放射诊断学基础

Brant and Helms' Fundamentals of Diagnostic Radiology

第5版

主　编　Jeffrey S. Klein　William E. Brant
　　　　Clyde A. Helms　Emily N. Vinson

主　译　杜　勇　杨汉丰

副主译　徐晓雪　李　杨

译　者（按姓氏笔画排序）
左后东　冯　林　杜　勇　李　杨　李　兵　李　勇　李　睿
李素平　杨　林　杨汉丰　肖　波　余进洪　余枭漩　闵旭立
张　川　张　青　张　勇　陈　莉　陈耀康　岳文胜　周海鹰
胡富碧　袁红梅　徐　浩　徐晓雪　唐　伟　冀一帆

人民卫生出版社
·北　京·

Brant and Helms' Fundamentals of Diagnostic Radiology, 5th Edition, ISBN: 978-1-4963-6738-9

本书提供了药物的适应证、副作用和剂量疗程，但它们可能会改变。读者需阅读药品包括盒内的使用说明书，并遵照医嘱使用。本书的作者、编辑、出版者或发行者对因使用本书信息所造成的错误、疏忽或任何后果不承担责任，对出版物的内容不做明示或隐含的保证。作者、编辑、出版者或发行者对由本书引起的任何人身伤害或财产损害不承担任何责任。

图书在版编目(CIP)数据

放射诊断学基础/(美)杰夫瑞·克莱因(Jeffrey S. Klein)主编；杜勇，杨汉丰主译．—北京：人民卫生出版社，2023.1
ISBN 978-7-117-33157-9

Ⅰ.①放… Ⅱ.①杰…②杜…③杨… Ⅲ.①放射诊断 Ⅳ.①R814

中国版本图书馆 CIP 数据核字(2022)第 088065 号

人卫智网	www.ipmph.com	医学教育、学术、考试、健康，购书智慧智能综合服务平台
人卫官网	www.pmph.com	人卫官方资讯发布平台

图字:01-2019-3245 号

放射诊断学基础
Fangshe Zhenduanxue Jichu

主　　译： 杜　勇　杨汉丰
出版发行： 人民卫生出版社（中继线 010-59780011）
地　　址： 北京市朝阳区潘家园南里 19 号
邮　　编： 100021
E - mail： pmph @ pmph.com
购书热线： 010-59787592　010-59787584　010-65264830
印　　刷： 三河市宏达印刷有限公司（胜利）
经　　销： 新华书店
开　　本： 889×1194　1/16　　**印张：** 101
字　　数： 4286 千字
版　　次： 2023 年 1 月第 1 版
印　　次： 2023 年 2 月第 1 次印刷
标准书号： ISBN 978-7-117-33157-9
定　　价： 860.00 元
打击盗版举报电话：010-59787491　E-mail：WQ @ pmph.com
质量问题联系电话：010-59787234　E-mail：zhiliang @ pmph.com
数字融合服务电话：4001118166　E-mail：zengzhi @ pmph.com

前言

《放射诊断学基础》终于与大家见面了。译者做访问学者时初次见到本书英文版，即为其涵盖章节之浩瀚、专业描述之翔实所惊叹。工作之余慢慢研读，愈发觉得此书对放射学基础知识描述颇为着重，尤其适合于医学影像专业学生学习，又恰逢研究生恳请推荐放射基础书籍和英文专业书籍，推荐之，屡获好评，自此便有了翻译此书的念头。

经过数十名影像资深教师数载努力，几易其稿，初稿方成。摩拳擦掌准备出版之际，不曾想本书英文新版又复面世，本着与时俱进的理念，再次组织大家重新翻译……历经数年，到今日方才成书，其间辛苦自知。

本书分 12 篇、83 章，涵盖放射诊断、超声诊断、核医学、介入医学等相关内容。从影像基本原理到包括神经系统、胸部、腹部、心血管、胃肠、泌尿、肌肉骨骼等各系统疾病的 X 线、CT 及 MRI 影像表现，再从血管介入相关操作到穿刺活检，更兼有乳腺、小儿放射学，特别包括了乳腺影像引导手术的操作。对于超声诊断及核医学相关章节的描述也同样翔实。

本书全面覆盖常见病及多发病，同时也包括罕见病、少见病。不但适用于影像专业本科生、住培生掌握理论知识，同样也适用于基层和刚从事影像诊断的影像医师查漏补缺。对于中级医师或资深医师同样也大有裨益，极具参考价值。但鉴于水平有限，书中错漏之处在所难免，恳请各位专家、老师、读者批评指正。

主译

2022.4

目录

第 7 篇 胃肠道

第 8 篇 泌尿生殖道

第 9 篇 超声检查

第 10 篇 肌肉骨骼影像

第 11 篇 儿科放射学

第 12 篇 核医学

第 1 篇

基本原理

第 1 章 ■ 放射诊断方法

随着科学技术不断进步，放射诊断学得到了快速发展。这不仅仅表现为影像检查方法的增加，而且每种方法也在不断发展和完善。本章将系统回顾主要的影像诊断方法以及它们的基本原理。同时，广泛应用于放射诊断中的对比剂也将一并讨论。核医学的基本原理将在后面章节中讨论。

传统 X 线摄影

人体的传统放射学检查可追溯至 1895 年伦琴为其夫人手部拍摄的第一张 X 线片。到目前为止，传统 X 线摄影仍然是影像诊断的基础。

图像的产生。X 线是一种辐射能，许多方面与可见光相似。与可见光不同的是，其波长很短，可以穿透许多不透光的物质。X 线由 X 线管内的电子束轰击钨靶产生。

X 线胶片。传统的 X 线照片方法是利用暗盒内的增感屏胶片系统来探测 X 线。当 X 线穿过人体时，由于人体组织的阻挡而衰减（吸收和散射），从而在胶片上产生包含人体解剖信息的影像。穿透人体的 X 线轰击暗盒内涂有荧光粒子的胶片，产生光化学反应使胶片曝光（图 1.1）。将胶片从暗盒内取出并经过自动化学胶片洗片机处理后，含有人体解剖信息的胶片（图 1.2）就生成了。

计算机 X 线成像（CR）产生数字化图像，不需要胶片及化学处理过程。CR 使用暗盒内的荧光成像板取代胶片，而其所用的扫描架、X 线管和曝光控制系统都与传统的 X 线摄影相同。荧光板与穿透人体的 X 线作用形成潜影。将荧光板置于示读装置内，经氦氖激光器激发发出荧光，然后被光电倍增管捕获，经处理后形成数字影像。数字影像传入影像存储与传输系统（PACS）。PACS 系统通过电脑网络储存和传输数字图像，为医师提供可诊断的影像。

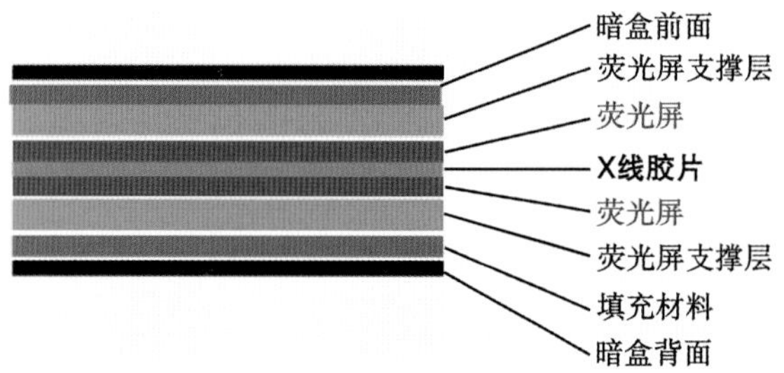

图 1.1 X 线胶片盒。上图显示暗盒内 X 线胶片位于两个荧光屏之间。

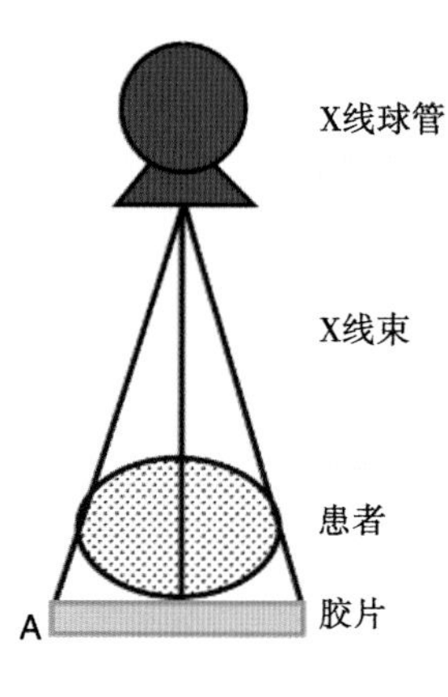

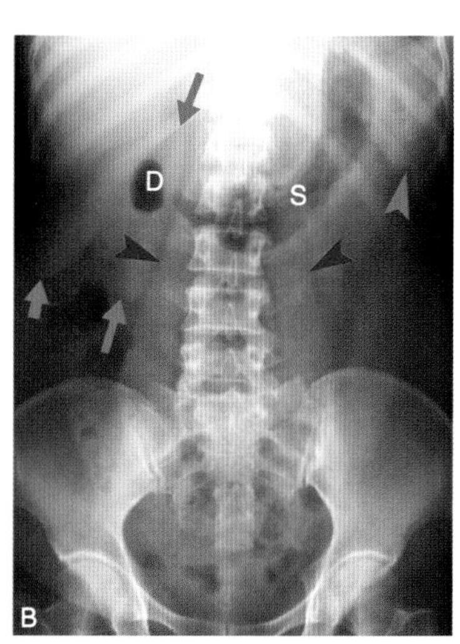

图 1.2 传统 X 线摄影。A 图显示 X 线管产生 X 线，穿过人体后使胶片曝光。数字化 X 线摄影使用荧光板或固定的电子探测器取代了胶片暗盒。B 图为仰卧前后位腹部 X 线图像。由于 X 线穿透不同解剖结构的能力不同，从而可显示患者的解剖结构。胃（S）和十二指肠（D）由于腔内气体与胃肠道周围软组织存在放射学密度差异而得以显现。右肾（细蓝箭）、肝脏边缘（粗蓝箭）、脾脏边缘（蓝箭头）和双侧腰大肌（红箭头）则由周围的脂肪组织勾勒出了它们的轮廓。脊柱、骨盆和髋关节与软组织相比为高密度。

数字 X 线成像（DR）以数字形式获得 X 线图像，不需要胶片和暗盒，DR 取代了胶片系统和荧光板固定的电子探测器或电荷耦合元件，直接读取检测器产生即时的数字射线图像。大多数 DR 探测器安装在固定扫描架上，因此不能用于床旁患者，而 CR 则可以用于床旁。直接数字成像在血管造影和透视中尤其适用，可为前者提供快速的数字减影，使后者能以持续低辐射获取视频图像。

透视能够实时显示运动的解剖结构。连续的 X 线透过人体后记录在数字影像系统上。这些数字图像在电视监视器上实时显示，并以数字形式记录为电影剪辑片段或一系列图像。透视对于评价器官的运动极为有用，如胃肠道蠕动、膈肌随呼吸运动和心脏运动。透视也用于进行或监视一些连续性操作如钡餐造影和置管。动态的和静止的透视图像以数字形式常规地储存在 PACS 中。

传统的血管造影经血管注入碘对比剂，从而使血管不透明。传统的动脉造影采用小软导管置于动脉系统，穿刺点通常为腹股沟区的股动脉。在透视的引导下，通过选择不同大小和形状的导管，大多数大血管都可以进行穿刺。对比剂一般通过手动或高压注射器进行注射。在注射对比剂的同时，利用快速连续摄片或 DR 获得透视影像。这样就可获得对比剂流经动脉和该动脉所供应的组织时的一系列实时影像。传统的静脉造影通过静脉末端穿刺或选择性导管置入后注入对比剂来实现。

放射学方位的命名。多数放射学方位是基于 X 射线束通过人体的路径来命名的。后前位（PA）胸部 X 线是 X 线由背部射过人体，从患者的前方射出并使 X 线探测器曝光。前后位（AP）胸部 X 线为 X 射线束由前向后穿透人体。头尾位（CC）乳腺片为患者处于立位或坐位时，X 射线束从头侧向尾侧垂直照射。此外，可将患者的体位加在命名中，如立位、仰卧位或俯卧位等。胸部右侧卧位是指 X 射线束水平通过右侧卧患者的胸部。透视时，由于 X 线管位于检查台下方，摄片方位应根据患者相对于检查台的位置而命名。比如，右后斜位（RPO）时患者右侧靠在检查台上，左侧远离检查台，检查台下 X 线管产生的 X 线穿过人体，射入位于患者上方的暗盒或探测器。

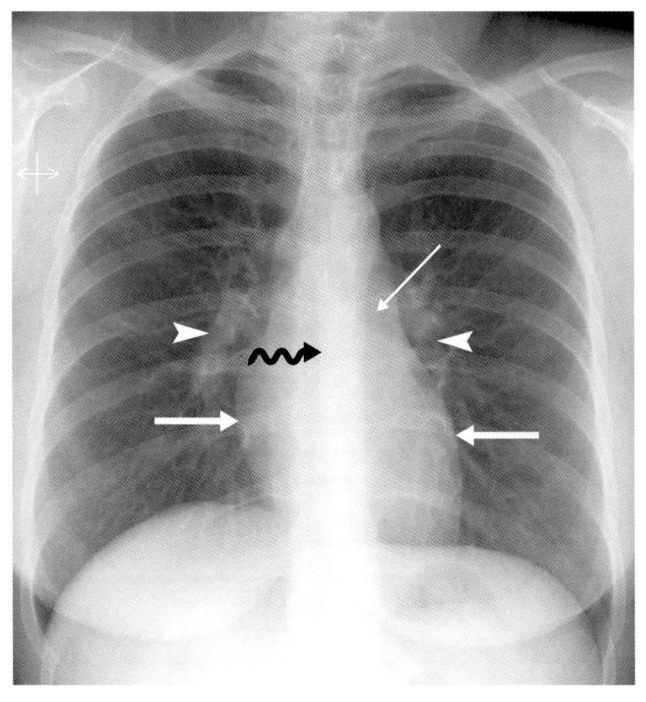

图 1.3　立位后前位胸部 X 线。肺泡内的气体勾勒出肺动脉（箭头）的边缘。左、右心缘（粗箭）被邻近的充满气体的肺组织清楚地勾画出来。左主支气管（细箭）由于腔内含有气体，周围是纵隔软组织包绕而显示。奇静脉食管隐窝（弯箭）被充满气体的右肺下叶衬托显示良好。

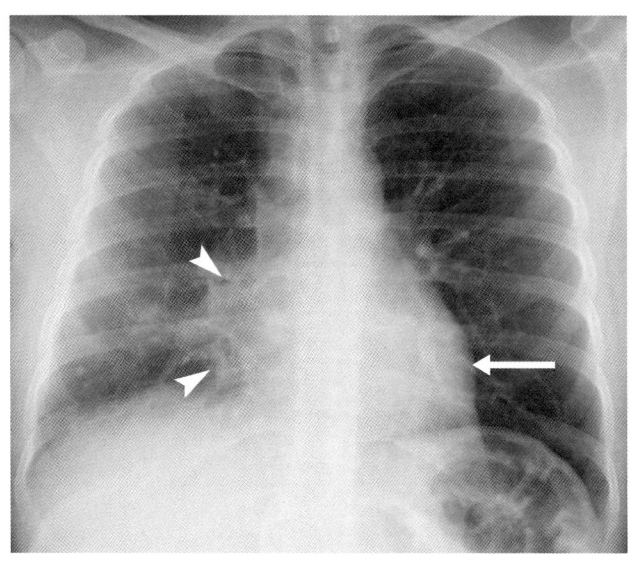

图 1.4　右肺中叶肺炎。立位后前位胸部 X 线显示右肺中叶肺炎（箭头）。右肺中叶内的气体密度被软组织密度所取代，右心缘模糊。但由于有正常肺泡内气体衬托，左心缘（箭）仍可很好地显示。

X 线摄影的阅片原则。传统的 X 线片能显示五种基本的密度：气体、脂肪、软组织、骨和金属（或 X 线对比剂）。气体仅能使极少量的 X 线衰减，几乎能透过全部 X 线使胶片曝光，呈黑影。骨、金属和放射学对比剂能吸收大部分 X 线，只有少量 X 线透过使胶片曝光，呈白影。脂肪和软组织使中等量的 X 线衰减，呈灰影。对于相同成分的组织，厚的组织比薄的组织可吸收更多的 X 线。由于不同组织衰减 X 线的能力不同，它们的解剖轮廓可完全或部分地在 X 线检查中得以显现。肺内的气体使肺血管结构显现，从而产生出肺实质的细节图像（图 1.3）。腹部的脂肪勾画出肝脏、脾脏和肾脏的边缘，从而使这些器官得以显现（图 1.2B）。骨骼的高密度使得人们能够从覆盖在其表面的软组织影中分辨出细节（图 1.2B 和图 1.3）。金属物体如外科夹子由于其不透 X 线而可清晰显示。放射学对比剂为不透 X 线的碘和钡的悬液，可用于显示解剖结构。疾病状态可能遮盖正常解剖结构的显示。例如右肺中叶肺炎时，肺泡内气体被液体取代，从而使右心缘模糊不清（图 1.4）。

断层成像技术

CT、MR 和超声都可产生人体横断面影像，这三种方法都是通过对机体三维或一定层厚的组织进行检查，产生二维图像。产生的图像由像素矩阵组成，每一个像素都代表一个体积元（体素）。将由体素组成的组织平均分配（体积平均化）显示出来，即为像素。CT 和 MR 对矩阵中的每一像素都赋予了一个数值，形成图像的像素矩阵通常为在 256×256（65 536 像素）和 1 024×1 024（1 048 576 像素）之间，并由特定的采集参数决定（图 1.5）。

图像的每一像素都有一个灰阶值。例如，320 像素值的窗宽可划分 16 个灰度梯度（图 1.6），每一个灰阶都有 20 个像素值，中心灰阶值定位于所选择的窗位的中心。像素值大

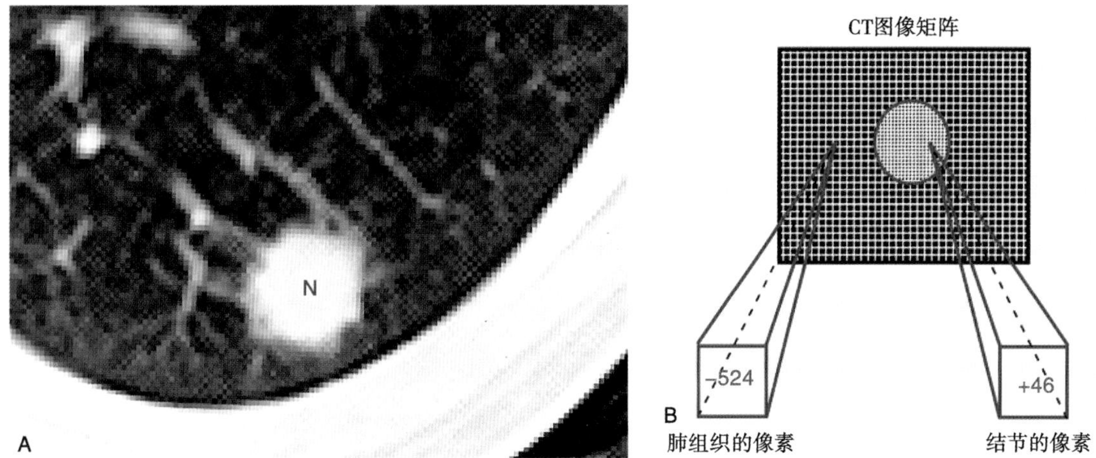

图1.5　图像矩阵。A. 肺结(N)节放大后的CT图像。形成图像的像素表现为图像内的细小方格。窗宽为2 000H,窗位为-600H,突出显示含气肺组织灰色背景中的白色软组织结节。B. 构成CT图像矩阵的示意图。来自于肺像素的CT值为-524H,表现为灰色,而软组织结节像素的CT值为+46H,表现为白色。

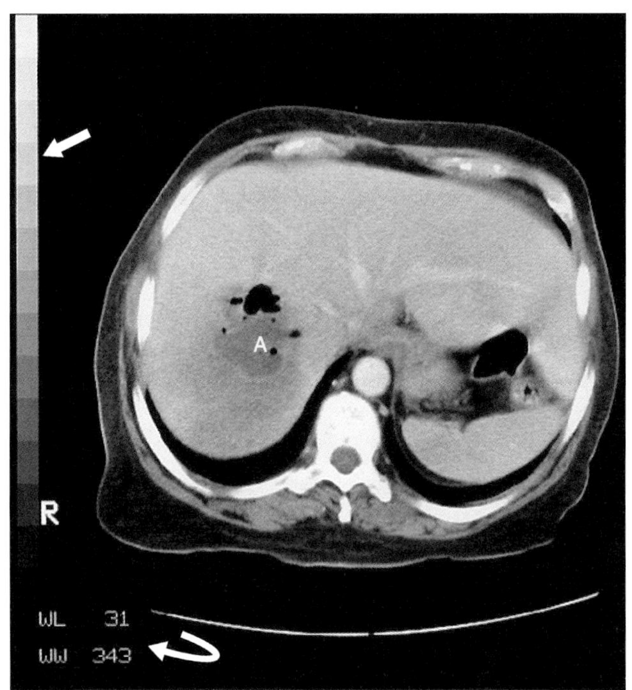

图1.6　灰度。左侧有灰度标记(直箭)的腹部CT图像。CT图像中每一像素都对应一灰度,这是由它的CT值(H unit)和CT医师选择的窗宽(WW)、窗位(WL)所决定的。纯白色和纯黑色位于灰度的顶部和底部。R表示患者的右侧。观察横断面图像是"由下向上"观察,如同站在患者的足侧,这样可以与平片相对应,观察后者时,患者的右侧是观察者的左侧。该患者肝内有一脓肿(A)。

于窗宽的表现为白色,低于则表现为黑色。为了更好地显示骨、含气肺组织、软组织等,需要选择不同的窗宽和窗位(图1.7)。

由CT、MR和超声检查获得的数字图像由PACS系统储存和读取。目前的PACS系统允许在观察图像时进行多种后处理技术,包括改变窗宽和窗位、放大、多种检查方法结合、格式转换、三维重建和具有主要征象的关键图像的标记。

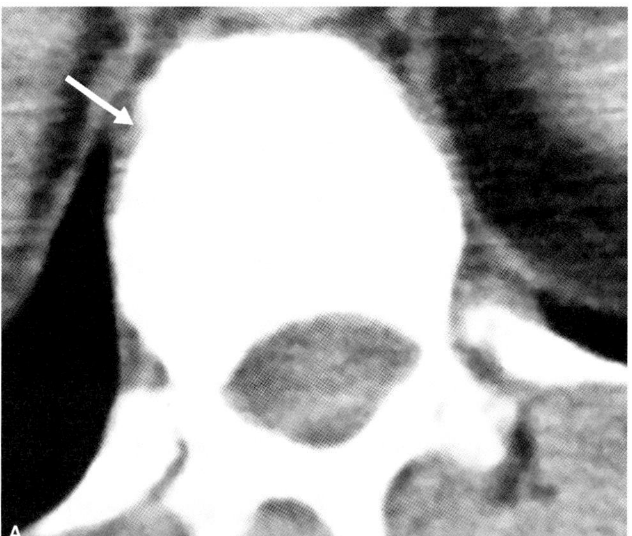

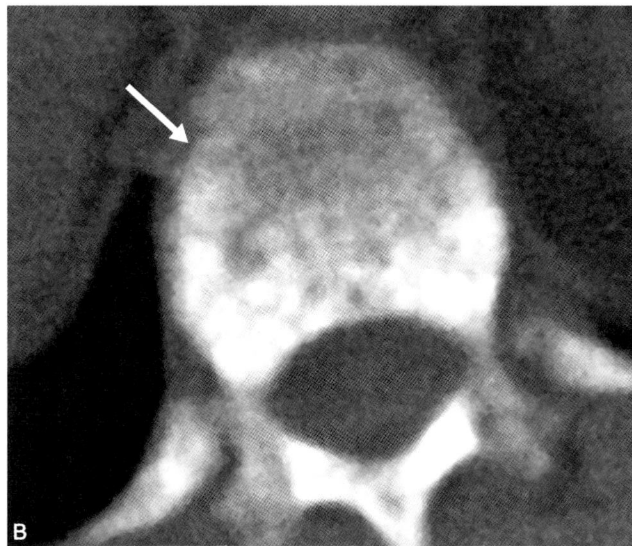

图1.7　CT窗。A. 用"软组织窗"(窗宽=482H,窗位=-14H)显示下胸椎椎体的CT图像,胸椎为白色(箭),无法显示骨质细节。B. 用"骨窗"(窗宽=2 000H,窗位=400H)显示相同CT图像可见转移性肺癌导致的椎体骨质破坏(箭)。

计算机断层成像

CT 应用计算机计算出穿透人体组织的 X 线，重建出断面影像。CT 可以清晰地显示每一层图像。在患者的一侧产生一条窄的、高度准直的 X 射线束（图 1.8），当 X 线穿透人体时因吸收和散射而衰减，位于患者另一侧的探测器可敏感地检测穿透过来的 X 线。当 X 线球管围绕患者旋转时，该过程在不同方向上重复进行。根据测得的 X 线透过量，可利用计算机计算出所得图像每一像素的 CT 值。CT 值是根据体素中组织的平均 X 线衰减与水的衰减之间差异来确定的，以 CT 的发明者 Godfrey Hounsfield 的姓氏 Hounsfield（H）为计量单位。水的 CT 值为 0H，人体内组织的 CT 值范围从-1 000H（空气）到+3 000H（致密骨骼）。H 单位不是一个绝对值，而是一个相对值，在不同的 CT 系统中，其数值可有所变化。一般来说，骨骼为+400～+1 000H，软组织为+40～+80H，脂肪为-60～-100H，肺组织为-400～-600H，空气为-1 000H。

体素是由重建的计算机算法和扫描层厚共同决定的。多数 CT 的层厚可以为 0.5～10mm。X 线管做 360°旋转后获得一个层面图像，只需要 1s 或更短。相对于 MR，CT 的优点在于扫描速度快、更好的显示骨细节和显示钙化。CT 扫描通常限于轴位，但是，可以通过重建得到矢状位、冠状位、斜位或三维图像。多层螺旋 CT 允许在所有三个方向上获取长度相等各向同性体素的立方体形状。各向同性体素允许在任何平面中直接重建图像而不会损失分辨率。

传统 CT（单层 CT）一次只能获得一层图像。在扫描时，患者需要屏气，然后患者呼吸，检查床再移动，这样重复进行。这种技术所需时间至少是螺旋 CT 的 2～3 倍。胸部或腹部扫描时，每次肺体积轻微的改变都可能引起明显改变，导致“跳跃”区域。传统的扫描仪已基本上被多层螺旋 CT 扫描仪取代。

螺旋 CT 在扫描时，患者及检查台匀速通过 CT 扫描架，而围绕患者转动的 X 线管也作连续扫描。一次屏气可以获得一组连续的图像，该技术显著提高了扫描速度，可以实现增强扫描，减少了由于移动和呼吸造成的伪影。一次屏气可以实现全肝的扫描，全腹和骨盆的扫描在 2～3 次屏气可以完成，而且所有的扫描均可在静脉注射对比剂后 60～90s 完成。容积采集可以进行后期的多种重建，可以更好地显示小病灶，使 CT 三维血管成像成为可能（图 1.9）。

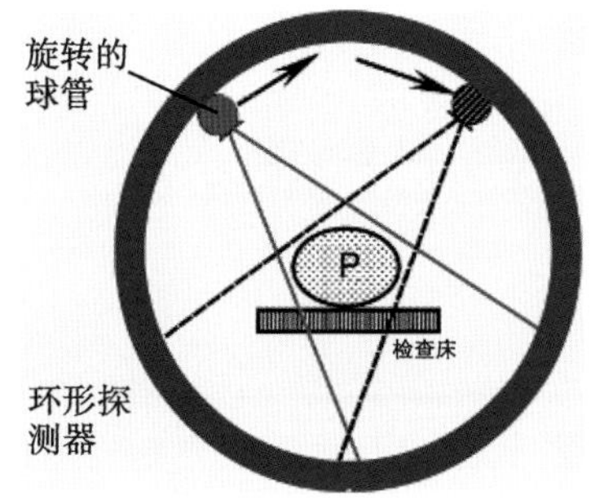

图 1.8　计算机体层成像。CT 扫描装置简图。患者（P）置于 CT 扫描仪的检查床上，X 线管围绕患者做 360°旋转，产生的 X 线穿透人体，透过的 X 线被周围的放射性探测器探测到。数据传入计算机，利用特定的算法计算出 CT 值矩阵，进而产生横断面图像。利用螺旋扫描技术，检查床使患者连续的通过 X 线束。在多层螺旋 CT，患者通过扫描仪时可以同时获得多幅图像。

多层螺旋 CT（MDCT）是 CT 成像技术的重要进步，它利用了螺旋扫描的原理及多排探测器，X 线球管转动一周就可以获得多层图像，因此增加了扫描范围。可用系统已快速从 2 层到 256 层到 320 层，每隔 1s 或更短的球管旋转可覆盖超过 400mm 的患者体长。MDCT 的主要优势在于速度，比单层螺旋 CT 快多倍。对于体部扫描，1mm 层厚就可以产生各向同性的体素（1mm×1mm×1mm），进而进行图像重建而分辨率不会改变。高分辨率 CT 的大范围扫描可以实现 CT 血管造影以及“虚拟的”CT 结肠造影和支气管造影。不过，MDCT 的缺点在于其放射剂量，比单层 CT 的剂量高 3～5 倍。薄层和多次采集大幅增强了诊断性能，但代价是增加了对患者的辐射剂量。

CT 透视是 CT 技术的另一项进步，可实现实时 CT 成像。该技术显著提高了影像引导下经皮介入操作的能力，并且仅需要一般中等辐射剂量。操作者可以在移动 CT 检查床或观察患者运动的同时踩踏地板踏板。快速图像重建可提供解剖学、病变和针或导管放置的实时图像。CT 透视现在通常用于引导身体任何部位的活检、引流和介入手术。它特别适用于在有生理运动的部位（如胸部或腹部）引导穿刺。

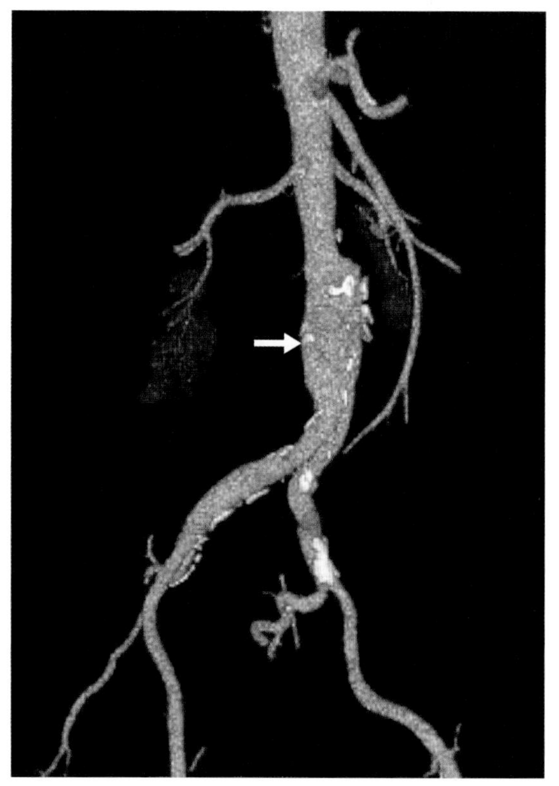

图 1.9　CT 血管成像。主动脉及其分支三维及表面遮蔽显示图。该图像由在快速推注造影剂给药期间获得的一系列轴位平面 MDCT 图像创建。静脉注射对比剂大大增加了动脉的 CT 值，通过“阈值化”从图像中去除具有较低 CT 密度的结构。仅显示 CT 值高于指定阈值的像素。计算机算法根据许多重叠轴位断层图像提供的数据创建“虚拟”三维图像。可以在计算机显示器上任意角度旋转和观看三维图像。“阴影”模拟来自远程光源投照，增强了三维视觉效果。该患者患有晚期动脉粥样硬化（动脉粥样硬化斑块显示为白色）和肾下腹主动脉的小动脉瘤（箭）。增强的肾脏部分呈红色阴影。

双能CT(双源CT)利用两个X射线源和两个X射线探测器同时扫描组织,以确定组织在不同辐射能量下的表现。该技术增加了关于组织成分的信息。不同能量水平下脂肪、软组织和对比剂的差异扩大了病变的显著性和表征。其图像获取仅需要传统MDCT所需时间的一半。这极大地提高了对心脏成像的能力,而无需使用有潜在危险的β受体阻滞剂来降低心率。此外,双能CT可以检测泌尿系统结石的化学成分,从而指导临床选择治疗方案。

CT对比剂管理。在CT扫描过程中经静脉注射碘对比剂可以增强病灶和周围实质的差异,显示血管解剖以及血管通畅情况,并可通过强化方式判断病变的特点。静脉注射对比剂的最佳应用取决于感兴趣区的解剖、生理和病理特点。在大脑,正常的血脑屏障毛细血管内皮连接紧密,可阻止对比剂进入血管外间隙;而肿瘤、脑卒中、感染和其他病变可破坏血脑屏障,使对比剂积聚于病变组织中,从而使它得到更好的显示。在非神经组织中,毛细血管内皮连接较为疏松,对比剂可以进入血管外间隙。为了使病灶和正常组织之间的差别更好地显现,需要设计好对比剂的注射及CT扫描的时间。例如,多数肝脏肿瘤主要由肝动脉供血,而肝实质主要由门静脉供血(约70%),肝动脉供血较少(约30%),经外周静脉团注的对比剂首先到达肝动脉,使得肿瘤比肝实质强化明显(即CT上密度增加)。肝实质最大程度强化出现在1~2min直至对比剂通过肠道和脾脏循环,并通过门静脉返回肝脏。通过静脉团注对比剂观察动脉期及门静脉期强化特点,显示肿瘤和肝实质的区别。螺旋CT是肝脏早期、快速扫描的理想设备,腹部或盆腔CT扫描前,通常需要口服或经直肠注入对比剂;腔内无对比剂的肠道较难与肿瘤、淋巴结和血肿相鉴别。

CT伪影。伪影是图像的组成部分,由于失真、叠加或信息缺失而不能如实地显示组织的真实解剖结构,可降低图像质量,甚至可能导致诊断错误。

容积效应存在于每一幅CT图像,在图像分析时必须随时考虑到。显示的二维图像是由采集到的人体组织的三维数据平均而来。图像上、下方的层面由于部分容积效应可能会误诊为病理改变。

射束硬化伪影主要由透过人体组织时低能X线衰减引起,X线平均能量增加(射束硬化)导致X射线束的末端比开始部分衰减得少。射束硬化伪影表现为从高X线衰减结构,如坚硬的骨骼、肩部和髋部,延伸而来的纹状或区域性低密度(图1.10)。

运动伪影为检查时,组织结构的位置发生变化而引起。包括自主或不自主运动,如呼吸、心跳、血管搏动或蠕动。运动伪影在图像上主要表现为高低密度分界处纹状影或模糊、重叠图像(图1.11)。

纹状伪影来源于边缘清楚的高密度物体,如血管夹和牙科材料(图1.12)。重建也不能够削弱高密度物体与邻近组织在X线衰减的巨大差异。

当CT扫描仪未校准且探测器在每个旋转角度给出错误的读数时,会出现环形伪影。环形伪像在图像中被视为高密度或低密度圆环。

量子斑点伪影在图像中产生噪声,在整个图像中显示为随机的黑暗和光斑,类似于盐和胡椒的图案。该伪影的产生是由于扫描定位和患者的体形设置不当,导致穿透的X射线量不足。

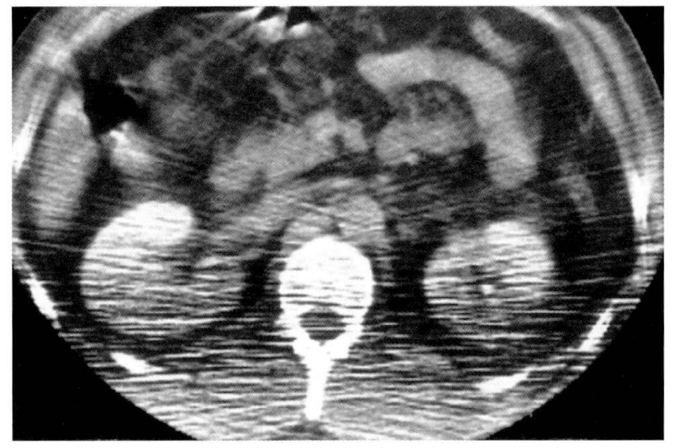

图1.10　射束硬化伪影。由于射束硬化伪影而使图像质量严重下降的腹部CT图像,在图像的下半部分有许多水平的黑色条纹,这些伪影是由于患者受伤后双手置于两侧,导致X线明显衰减而引起。

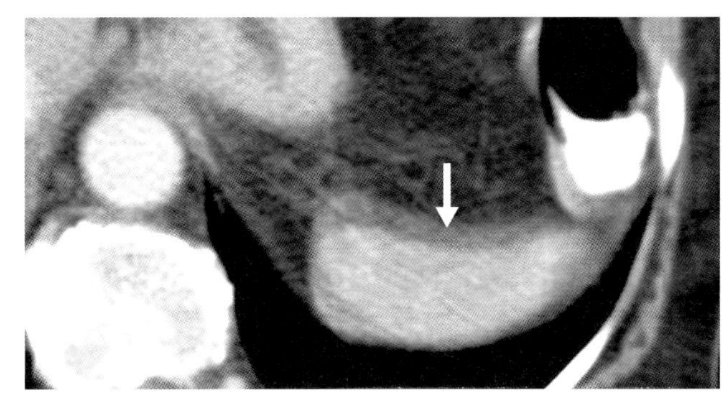

图1.11　运动伪影。患者腹部损伤后检查,呼吸运动导致脾脏边缘重影(箭),与包膜下血肿相似。

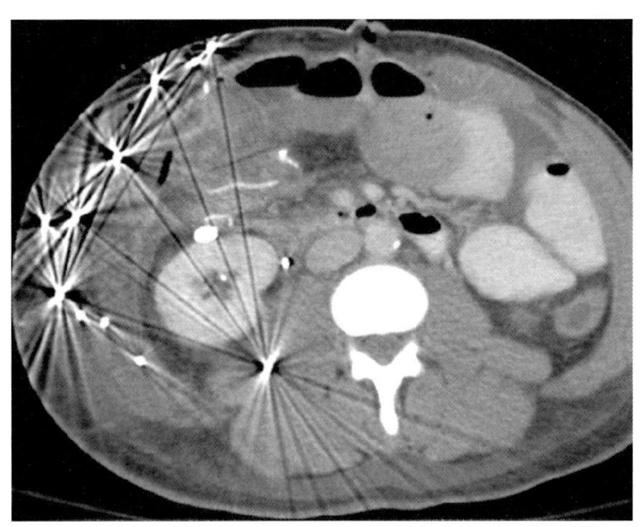

图1.12　纹状伪影。CT图像上严重的放射状伪影。

CT分析原则。同所有影像检查一样,CT图像分析有着系统的、全面的方法,观察CT图像时要有连续的解剖顺序,每一层面都要与上下层面联系起来。放射学者必须努力构建起解剖和病理的三维概念。要同时考虑到扫描参数、层厚、间距、对比剂注射和伪影。轴位图片时应该使观察者从下方观察，患者的右侧标记在图片的左侧，骨细节最好在“骨窗”观察，一般骨窗窗宽为 2 000H，窗位为 400～600H，肺窗窗宽为 1 000～2 000H，窗宽为-500～-600H，软组织窗窗宽为 400～500H，窗位为 20～40H。窄窗（窗宽为 100～150H，窗位为 70～80H）可以使图像对比增加，有利于检出肝脏和脾脏的较小病灶。PACS 工作站可以允许改变窗宽、窗位来更好地显示解剖结构。

磁共振成像

磁共振是通过磁场和射频脉冲来产生断面图像的一种技术。CT 只评价一种组织参数——X 线衰减，MR 却可分析多种组织参数，包括氢（质子）密度、组织的 T_1/T_2 弛豫时间和组织内血流情况。它对软组织的显示明显优于其他影像检查方法。不同质子密度产生的 MR 信号也不同，从而可用来鉴别不同的组织。依据 T_1 和 T_2 弛豫时间的明显差异，大多数组织得以鉴别。T_1 和 T_2 反映了所扫层面质子周围由分子构成的三维环境。T_1 可衡量质子与周围化学矩阵交换能量的能力，并测量将该组织磁化所需的时间；T_2 则反映了组织去磁化的时间。血管内血流在 MR 信号上表现复杂多样，既可为信号增加，也可为信号减低。

磁共振的物理原理非常复杂，不在本书讲述范围之内。不过，简单地说，就是当人体置于强磁场中时，体内一小部分质子可以吸收和发射射频脉冲能量，不同组织吸收和释放的射频信号不同，这些射频信号能被检测到的比率、信号特征同样不同比例。MR 扫描时将人体置于强度为 0.02～4T 的固定磁场中。低场强（<0.1T）、中等场强（0.1～1.0T）和高场强（1.5～3.0T）都有其自身的优点和缺点。设备的选择取决于其优先性和实用性。人体组织内只有少数质子与主磁场方向相同，加入射频梯度磁场后，质子发生移位，射频梯度磁场结束后，发生移位的质子根据主磁场重新排列，释放出脉冲信号，探测这些信号，经计算机应用类似于 CT 的方法产生出断面影像。断层的选择由在 Z 轴强度逐渐增加的梯度磁场决定，组织内质子释放的脉冲在一个方向（X 轴）进行频率编码，另一个方向（Y 轴）进行相位编码，通过调整 X 轴、Y 轴和 Z 轴方向上的磁场强度大小，可以获得任何方位图像。由于 MR 信号十分微弱，为了得到最佳的图像，通常需要延长成像时间。标准的自旋回波序列产生一组图像需要 10～20min。而许多自旋回波序列不是一次只获得一层图像的数据，而是在整个扫描时间内获得扫描范围内所有层面的数据。因此，呼吸运动和心血管搏动会很大程度地影响图像质量。MR 利用梯度回波、回波链及平面回波序列等技术实现了呼吸抑制快速成像。随着 MR 技术的不断发展，MR 成像时间也在逐渐地向 CT 接近。

目前 MR 技术有多种成像序列，不同生产商的命名可能不同（图 1.13）。采用首字母原则。

自旋回波脉冲序列（spin-echo，SE 序列）可以产生标准的 T_1WI、T_2WI 和质子密度加权图像。T_1WI 着重强调组织间 T_1 弛豫时间的差异，常能够很好地显示解剖细节和辨别脂肪、亚急性出血与富含蛋白质的液体。T_2WI 则强调组织间 T_2 弛豫时间的差别，对于检测水肿和病变最为敏感。质子密度加权则是强调组织内的质子密度差异，最常用于脑成像。

自旋回波序列用于 MR 成像的序列参数主要包括重复时间（TR）和回波时间（TE），TR 是指相邻时间内重复使用脉冲序列的间隔时间，或质子与主磁场方向一致所需的时间。TE 是吸收射频脉冲到释放和检测到回波信号所需要的时间。自旋回波 T_1WI 为短 TR（≤500ms）和短 TE（≤20ms），T_2WI 利用长 TR（≥2 000ms）和长 TE（≥70ms），质子密度加权则应用长 TR（2 000～3 000ms）和短 TE（25～30ms），以减少 T_1、T_2 作用，着重显示组织的质子密度差异。

多重自旋回波序列，又称回波链、快速采集弛豫增强（RARE）、快速自旋回波（FSE 或 TSE）序列，明显地缩短了成像时间。但与 SE 序列相比，其信号强度降低，图像可变得模糊。脂肪在 T_2WI 上呈现高信号，不利于病灶的检出，比如脂肪邻近组织内代表炎症反应的水肿。脂肪抑制序列可以减少这种效应，小角度的快速自旋回波（FLARE）和半傅立叶采集单次激励快速自旋回波序列（HASTE）都是该技术的应用。

反转恢复序列（inversion recovery，IR 序列）主要着重于组织间 T_1 弛豫时间的差异。延迟时间、反转时间被加于 TE 和由操作者挑选出来的仪器设置的 TR 时间。标准的反转恢复序列反转恢复时间较长，产生 T_1WI 图像，短 T_1 的组织表现为高信号。短时反转恢复序列最常用，该序列应用于 T_1 加权、T_2 加权和质子密度加权可以突出显示病灶。在短反转时间反转恢复序列（STIR）中，所有的短 T_1 组织（包括脂肪）都被抑制，而富含水分的组织（包括许多病变）则被突出显示，表现为低信号背景中的高信号成分。STIR 图像与重 T_2WI 相似。

梯度回波序列（gradient recalled echo，GRE 序列）用于 MR 快速成像和 MR 血管造影。快速成像序列在体部成像尤其适用，能减少由呼吸运动、心血管搏动和肠道蠕动等产生的运动伪影。采用小于 90°的小“翻转角”技术可以减少回波时间。在 GRE 图像上，那些源于 T_2 弛豫时间的信号强度受磁场缺陷影响很大。梯度回波成像去磁化时间称为 T_2^*（T_2 star），比自旋回波成像的“真正”T_2 衰减时间要短。GRE 序列的图像对比度差、伪影严重，流动的血流表现为高信号。T_1、T_2、T_2^* 和质子密度加权序列是由翻转角、TR 和 TE 共同决定。快速梯度回波技术包括快速小角度激发（FLASH）、梯度回波稳态采集（GRASS）、稳态梯度回波序列（FISP）、梯度回波快速采集（RAGE）和磁化准备 RAGE（MPRAGE）。

平面回波序列是一种 MR 快速成像技术，生成一幅图像仅需 20～100ms。所有的空间编码信息均可在一次射频激发后获取，而传统的 MR 则需要多次射频激发。这样就使得运动伪影减少，可将运动的结构“冻结”成像。平面回波序列需要专用的硬件，但同时也可用于获得标准的 SE、GRE、IR 序列。平面回波序列克服了时间和运动对传统 MR 的限制，可应用于一些新的领域，如血流灌注和脑皮质活动成像。

弥散加权成像（diffusion-weighted imaging，DWI）序列用于检测组织内水分子的随机（布朗）运动的改变。DWI 测量扩散，也就是水分子在特定时间间隔内行进的平均扩散路径长度。DWI 技术最初应用于神经系统放射学，特别是用于检测急性脑梗死。目前，其在肿瘤检测、肿瘤表征和肿瘤对治疗反应的评估等体部成像方面也发挥着越来越重要的作用。

弥散张量成像（diffusion tensor imaging，DTI）和纤维束示踪成像显示白质纤维的方向和完整性，特别适用于诊断胼胝体

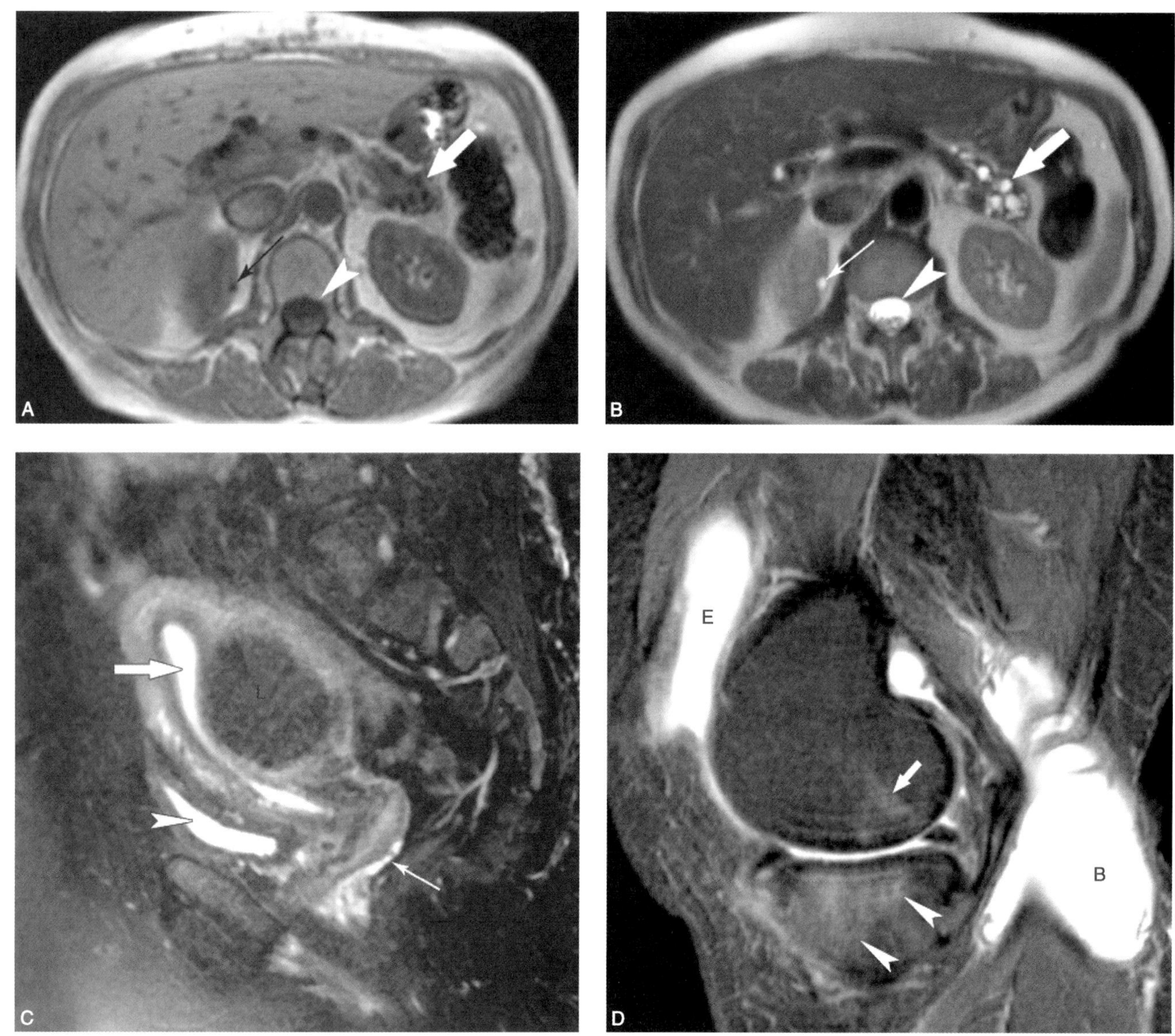

图 1.13 MR 序列。同一层面梯度回波同相位 T_1WI(A)和 HASTE T_2WI(B)显示，自由水 T_1WI 表现为低信号，T_2WI 表现为高信号，T_2WI 比 T_1WI 能够更好地显示胰腺的囊性病灶（粗箭）。椎管内的脑脊液（箭头）在 T_2WI 上信号明显增高。右肾中的小囊肿（细箭）显示为自由水信号（T_1WI 为低信号，T_2WI 为高信号）。C. 矢状位 TSE T_2WI 脂肪饱和法显示平滑肌瘤（L）表现为低信号，子宫腔内（粗箭）液体和膀胱内尿液（箭头）表现为高信号，这是育龄妇女正常表现。相对于没有使用饱和技术的图像 B，C 图上脂肪信号缺失。D. 膝关节矢状位 STIR 图像显示关节积液（E）、腘窝囊肿（B）、股骨髁（粗箭）和胫骨平台（箭头）的骨挫伤水肿都表现为明显高信号。

疾病和皮质发育不良。DTI 还可用于心脏和肌肉骨骼系统中的肌纤维成像。

MR 波谱可检测基于化学位移现象的相对组织代谢物浓度。胆碱、肌酸、柠檬酸盐、乳酸盐和其他代谢物在不同的病理条件下发生变化。例如，在乳腺组织的胆碱峰表明恶性肿瘤。MR 波谱增强了 MR 诊断脑、乳腺、腹部器官和肌肉骨骼系统疾病的性能。

MR 脂肪抑制技术可以用于检测脂肪的存在，或者压低脂肪的信号来更好地显示病变组织（肿瘤侵入脂肪或脂肪组织水肿）。

脂肪饱和技术利用了水和脂肪共振频率的差异。来自脂肪的信号被抑制，同时保留水的信号。脂肪饱和技术仅修改脂肪信号而不改变其他组织的信号特征。它可以有效地用于对比度增强的图像。该技术对磁场不均匀性和配准不良伪像非常敏感，并且在低场强中效果较差。该技术最适于抑制单一脂肪组织的信号（图 1.13C）。

STIR 提供全面均匀的脂肪抑制，而且会抑制所有 T_1 非常短的组织，包括静脉注射的钆对比剂、黏液组织、出血和含蛋白质液体（图 1.13D）。它可以在低磁场中使用，并且对磁场不均匀不敏感。

化学位移成像（反相位 MR）快速、可靠，最适合检测少量脂肪，如肾上腺腺瘤中的细胞内脂肪和肝脏中脂肪浸润的肝细胞（图 1.14）。水的共振频率快于脂肪的共振频率。同相位（IP）图像上水和脂肪的信号相加，反相位（OP）图像从脂肪信号中减去水信号。与同相位图像相比，反相位图像上信号强度的明显下降证明了细胞内脂肪的存在。化学位移成像有两个

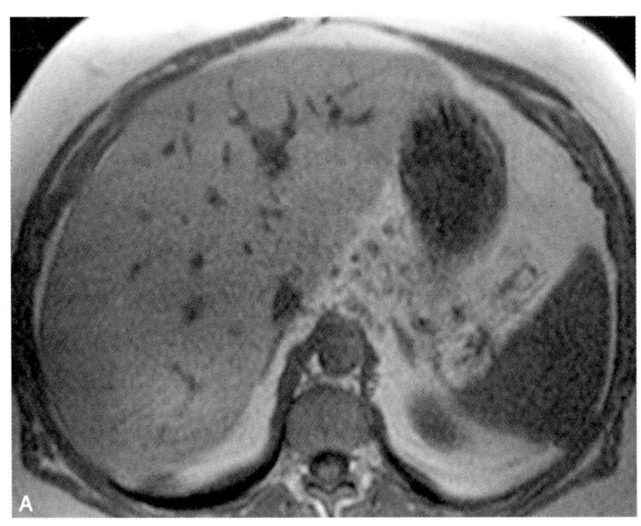

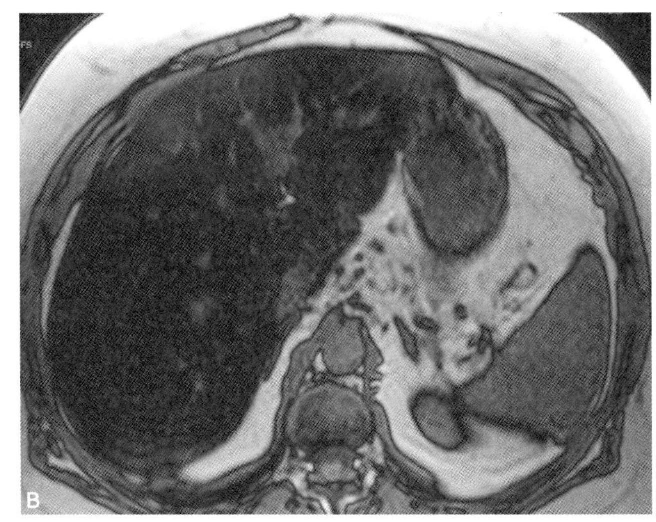

图1.14　反相位脂肪抑制技术。比较肝脏同相位图像(A)和反相位图像(B),由于弥漫性脂肪浸润,反相位上肝脏信号明显减低,肝细胞内脂肪的信号被从同相位的包括脂肪和水的总信号中减去。

特征性的边缘伪影。该技术导致脂肪信号的空间重合失调,在频率编码方向上的水/脂肪界面处的亮信号和暗信号的交替带。第二个伪影是在充满脂肪和水的组织之间的界面处的细黑线(例如,肾和肾周围脂肪之间的界面),被称为"勾边效应"。该伪影可用于识别反相位图像,并且可以用于鉴别含脂肪的肿瘤,例如血管平滑肌脂肪瘤。不仅在频率编码方向上,勾边效应可见于脂肪和水(脂肪-器官,脂肪-肌肉)之间的所有边界区。伪影是由同一体素中脂肪和水分子的同时存在导致的,通过所有方向上的相位消除导致信号损失。脂肪组织含有大量脂肪和少量水,因此在反相位上信号改变较少,而含有少量脂肪却富含水的组织(肾上腺腺瘤,脂肪浸润的肝细胞),其反相位相对于同相位有明显的信号丢失。不过,反相位技术的局限在于它无法抑制脂肪组织的信号(图1.14B)。

MR的优势在于它良好的软组织分辨率、能够从任何平面成像和无辐射。相对CT来说,其对骨细节或钙化的显示不佳、成像时间较长、空间分辨率较差等不足限制了其在一些部位的应用;此外,它的检查费用也比较昂贵。由于检查时患者处于一个狭窄的空间,不少有幽闭恐惧症的患者需要镇静,甚至有的患者因此而无法进行MR扫描。"开放型"磁体设计可以用于肥胖和幽闭恐惧症患者,但是其场强较小,分辨率不及高场强的"管型"磁体结构。

MR对比增强。钆螯合物被用于MR,与CT中应用的碘对比剂作用相似,能够鉴别血脑屏障破坏的区域、使器官强化以突出病变(图1.15)以及反映病灶的强化方式。钆是一种顺磁性稀土重金属离子,可以缩短局部磁场内质子的T_1、T_2弛豫时间。钆对比剂在MR血管造影中必不可少,可增强血管和周围组织的信号差异,从而提供高质量的血管成像图像。在推荐剂量范围,钆对比剂对T_1时间的缩短比T_2更为显著。由钆对比剂导致T_1缩短而使信号增强,这在T_1WI上能更好显示。但是,当某些组织内对比剂浓度非常高时,如肾脏集合系统,T_2缩短可导致组织信号明显减低,这在T_2WI图像上能很好地显示。

安全性。MR检查对体内有电子的、磁性的或有机械活动的植入物体的患者来说是禁止的,包括心脏起搏器、胰岛素泵、耳蜗植入物、神经刺激器、骨生长刺激剂和植入型药物输注泵。心内起搏器或Swan-Ganz导管植入的患者可发生由射频直流引起的心房纤颤和烧伤。铁磁性植入物,如脑动脉瘤夹、血管

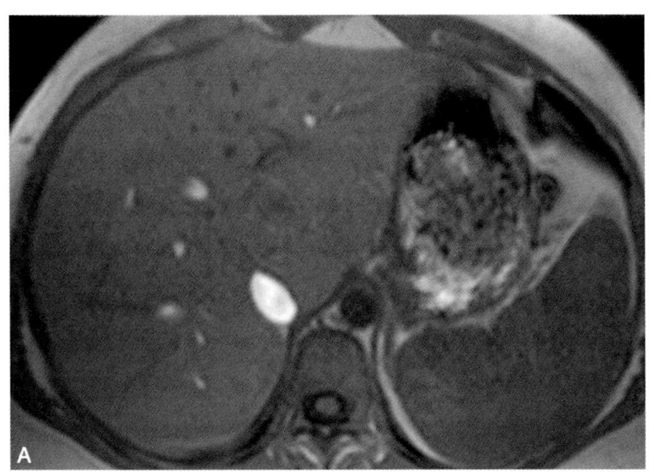

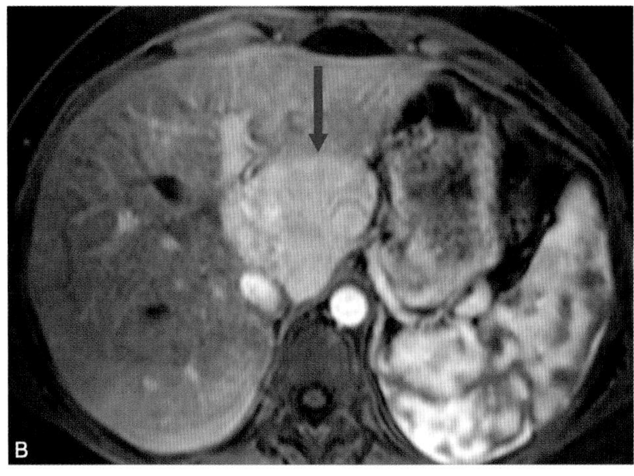

图1.15　MR对比增强。静脉注射钆对比剂后早期扫描(B)相对于平扫(A)可以突出显示肝脏肿瘤(箭),增加它的检出率。脾脏呈现斑点状强化是由于对比剂在脾窦间隙弥散相对较慢。

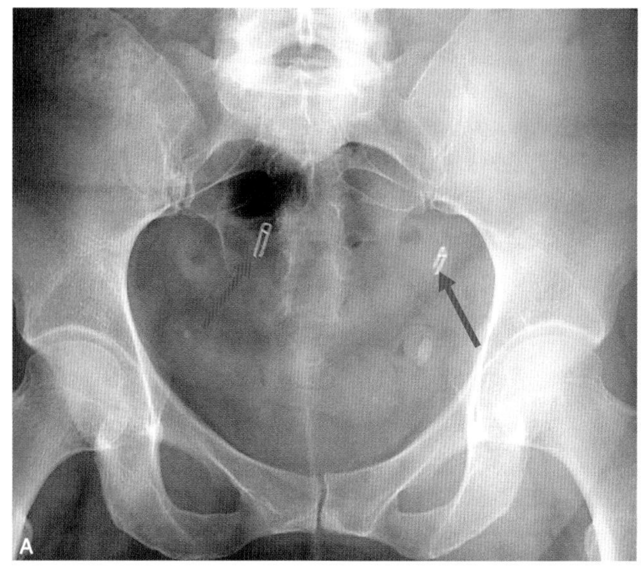

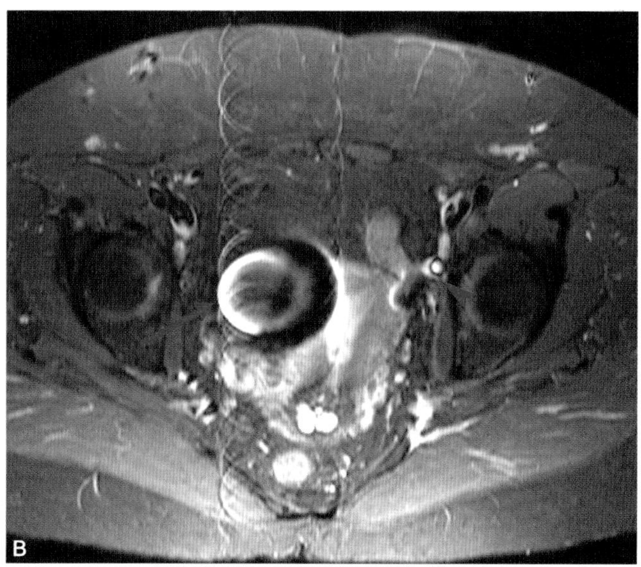

图 1.16　磁敏感性伪影。同一患者骨盆的 X 线片(A)和轴位 T_2WI(B)显示异物(红箭、红箭头),为输卵管结扎的金属夹(蓝箭)。右侧(红箭)的异物比左侧(红箭头)大,是由右侧近端血管搏动使金属夹运动引起的。

夹、皮肤缝钉都有发生移位、烧伤和产生电流的危险。子弹、弹片和金属碎片可发生移动而产生二次损伤,或者在磁场中自动推进。加工金属的工人和有眼球穿透性损伤病史的患者在做 MR 检查前需要进行眼球 X 线筛查,确定眼球内是否有金属异物,这些异物在检查时可能移动、造成视网膜撕裂甚至失明。一些植入物在 MR 检查时是安全的,包括非磁性血管夹以及非磁性材料的矫形设备。具有金属成分的人工瓣膜和不锈钢的 Greenfield 滤器被认为是安全的,因为人体内影响它们的因素比磁场中的偏转力更大。尽管不能证明 MR 对孕妇是绝对安全,但目前并无证据表明短期的磁场暴露会影响胎儿,只要有适应证,孕妇是可以进行该检查的。在心搏骤停的情况下,必须将患者带离 MR 室后再进行心肺复苏。

MR 伪影。伪影是 MR 固有的,必须识别这些伪影以免误认为是病变。

磁敏感性伪影是由铁磁性物体如矫形设备、外科夹或钢丝、义齿和金属异物导致主磁场内局部变形而引起的。该伪影表现为金属植入物部位的信号缺失(图 1.16),常有环形的增强信号和邻近组织变形。

由于 MR 成像时间较长,运动伪影比较常见。随意运动使图像变得模糊,周期性运动如血管搏动形成该运动物体的重影(图 1.17)。运动伪影在相位编码上最常见。切换相位编码和频率编码方向可以减少伪影。

化学位移伪影出现在脂肪和水的界面。在梯度磁场中,脂肪分子中的质子比水中质子共振频率小,导致信号位置出现失真。表现为脂肪-水界面一侧的线样高信号,界面另一侧为线样信号缺失(图 1.18)。出现该伪影时难以确定胆囊壁和肾脏边缘。

截断伪影发生于信号差别大的交界区。该伪影是由图像重建时傅里叶转化技术引起的。表现为规则的明暗相间的条带影,与脊髓的中央管或膝关节半月板撕裂相似。

混淆伪影又称卷折伪影,是被检查部位的大小超过视野时,视野以外部分的解剖部位的图像移位至另一幅图像上,例

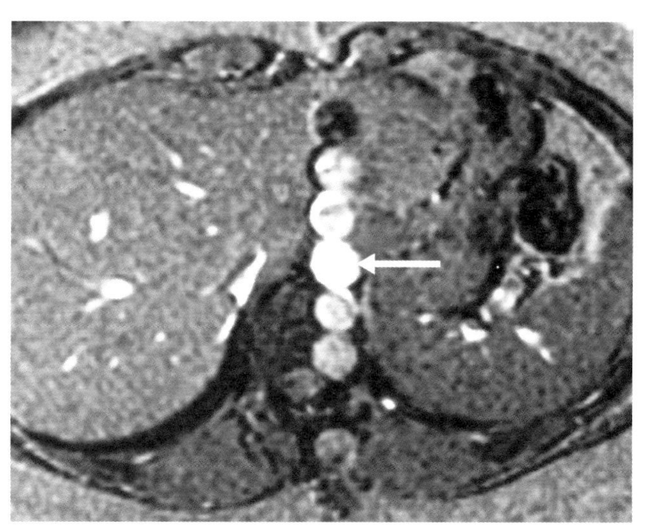

图 1.17　运动伪影。主动脉搏动(箭)在相位编码方向上产生许多重影。切换相位编码与频率编码可以减少该伪影,准确评价肝左叶。

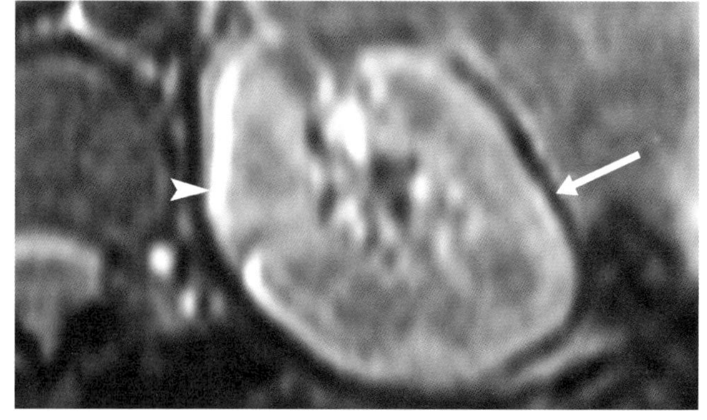

图 1.18　化学位移伪影。脂肪和肾组织之间的化学位移在左肾中份产生一高信号带(箭头),其侧方产生一低信号带(箭)。

如，大脑 MR 矢状位的中线上，鼻可出现在颅后窝的部位。增加视野范围可以消除这种伪影（但图像分辨率下降），也可采用增加视野外的相位编码（密集采样）。

MR 分析原则。通过选择成像序列显示组织间 T_1 和 T_2 弛豫时间的差别，可以获得良好的软组织对比。显示质子密度差异的序列在脑成像中效果显著，但不能用于质子密度差异小的颅外软组织成像。对 MR 图像进行分析需要很好地理解 MR 组织对比的生物物理学基础。除了脂肪，组织内 MR 信号的主要来源是水。富含矿物质的结构（如骨、钙化）、胶原组织（如韧带、肌腱、纤维软骨和纤维组织）水分含量较少，缺乏可移动的质子产生 MR 信号，所以它们在所有的序列上都表现为低信号。组织内的水至少以两种形式存在：游离水和结合水。前者可以不规则运动，主要存在于细胞外液；而后者由于氢质子与蛋白质结合而使其运动受限，主要存在于细胞内液。细胞内既有游离水又有结合水，且两者之间可以快速地交换。

游离水 T_1、T_2 弛豫时间较长，因此在 T_1WI 表现为低信号、T_2WI 表现为高信号（表 1.1）。富含细胞外液（即含有大量游离水）的器官包括肾脏（尿液）、卵巢和甲状腺（液性滤泡）、脾和阴茎（血液滞留）、前列腺、睾丸和精囊（小管内液体）（表 1.2）。水肿为细胞外液体增多，导致组织的 T_1、T_2 弛豫时间延长。多数肿瘤组织细胞外液及细胞内游离水同时增加，从而导致其在 T_2WI 上表现为高信号。而对于肾脏这类富含细胞外液或游离水的器官，肿瘤在 T_2WI 相对于正常肾实质的高信号可表现为等信号或低信号。细胞较少或纤维化的肿瘤由于纤维组织是信号的主要来源，在 T_2WI 表现为低信号。单纯性囊肿、脑脊液、膀胱内尿液和胆囊内胆汁都表现为游离水的特点。

含蛋白质液体。自由水中增加的蛋白质成分可使其 T_1 弛豫时间缩短，在 T_1WI 上呈现高信号，T_2 弛豫时间也缩短，但 T_1 弛豫时间缩短更加明显，甚至在 T_2WI 图像上。因此，液体在 T_2WI 上仍然呈高信号，包括滑液、复杂性囊肿、脓肿、许多病理性液体和肿瘤内坏死区。

软组织与含有大量细胞外水分的组织相比，以细胞内结合水为主的软组织表现为短 T_1、短 T_2，包括肝脏、胰腺、肾上腺和肌肉，在 T_1WI 和 T_2WI 都表现为中等信号。细胞内蛋白质合成使 T_1 缩短更为明显。因此，由于肌肉合成蛋白质活性较低，在 T_1WI 相对于蛋白质合成旺盛的器官表现为低信号。主要由正常细胞组成的良性肿瘤如肝脏局灶性结节增生，在所有的序列上都表现为与周围实质相等的信号。透明软骨主要含细胞外水分，但是这些水分大量地与黏多糖基质结合，使其信号与软组织相似，在大多数序列上表现为中等信号。

表 1.1

MR 软组织对比规则

T_1 加权		
短 T_1	→	高信号
长 T_1	→	低信号
T_2 加权		
短 T_2	→	低信号
长 T_2	→	高信号

表 1.2

组织和体液 MR 表现

组织/体液	例子	T_1WI 信号强度	T_2WI 信号强度
气体	肺、肠道内气体	缺失	缺失
富含矿物质组织	骨皮质、结石	缺失	缺失
胶原组织	韧带，肌腱，纤维软骨，瘢痕组织	低	低
脂肪	脂肪组织，脂性骨髓	高	中-高
富含结合水组织	肝脏，胰腺，肾上腺，肌肉，透明软骨	低	低-中
富含游离水组织	肾脏，睾丸，前列腺，精囊，卵巢，甲状腺，脾脏，阴茎，膀胱，胆囊，水肿	低	高
液体	尿液，胆汁，单纯性囊肿	黑色	白色
含蛋白质液体	复杂性囊肿，脓肿，滑液，牙髓病	中等	高
脑组织/脑脊液		低 高 黑色	高 低 白色

修改自：

1. Mitchell DG, Burk DL Jr, Vinitski S, Rifkin MD. The biophysical basis of tissue contrast in extracranial MR imaging. AJR Am J Roentgenol 1987; 149: 831-837.
2. Atlas SW, ed. Magnetic Resonance Imaging of the Brain and Spine. 4th ed. Philadelphia, PA: Lippincott Williams & Wilkins; 2009.

脂肪内的质子结合在中等大小的疏水分子上，能与周围化学环境有效地交换能量。其 T_1 弛豫时间较短，在 T_1WI 表现为高信号；T_2 弛豫时间比水短，在重 T_2WI 图像上相对于水表现为低信号。在 T_1 效应占主导地位时，脂肪表现为等信号或稍高信号。脂肪饱和技术可以减低脂肪的信号强度，而使脂肪内水肿和病变得以更清晰地显示。STIR 序列能够抑制包括脂肪在内的短 T_1 组织的信号。

血流。缓慢流动的血液，如脾脏、静脉丛、海绵状血管瘤内的血液，由于含有大量的细胞外液，所以在 T_1WI 上表现为低信号，T_2WI 上为高信号。高速流动的血流 MR 信号变化多样，受多种因素影响。在 RF 脉冲发射和接收的间隔时间内，受激发的质子可以流出成像平面，导致其信号缺失。另一方面，成像范围以外的完全磁化的血液流入成像范围时，可引起流动相关增强效应。该效应主要出现在 GRE 图像上，使流动的血液表现为高信号（“白血”），在自旋回波序列中可以出现高速流动的血液信号丢失，使血流区域信号缺失（“黑血”）。

出血的 MR 表现受多种因素影响，出血时期、血红蛋白状态、出血部位以及来源于动脉或静脉都可对其造成影响（表 1.3）。1h 内（超急性期）的出血水分较多，T_1WI 表现为低信号，T_2WI 表现为高信号。动脉出血后，由于红细胞与氧结合，含有非顺磁性的氧合血红蛋白，对周围水中的质子信号无影响。而静脉出血则含有顺磁性的去氧血红蛋白，可影响周围水

表1.3
出血MR表现

分期	主要成分	T_1WI 信号强度	T_2WI 信号强度
超急性期(<12h)			
动脉	游离水+氧合血红蛋白	低	高
静脉	游离水+去氧血红蛋白	低	低于动脉出血信号
急性期(几小时至几天)	去氧血红蛋白	低	低
亚急性早期(几天)	细胞内高铁血红蛋白	高	低
亚急性晚期(4~7天至1个月)	细胞外高铁血红蛋白	高	高
慢性期(数周至数年)	含铁血黄素和铁蛋白	低	低
瘢痕	含铁血黄素	低	低

修改自：

1. Mitchell DG, Burk DL Jr, Vinitski S, Rifkin MD. The biophysical basis of tissue contrast in extracranial MR imaging. AJR 1987;149:831-837.

2. Brant WE, de Lange EE, eds. Essentials of Body MRI. New York: Oxford University Press; 2012.

中的质子信号，细胞内的去氧血红蛋白选择性缩短 T_2 弛豫时间，导致 T_2WI 上信号减低。因此 T_2WI 上静脉的急性期出血不如动脉出血信号高。几个小时内，动脉或静脉的出血都会发生去氧而富含去氧血红蛋白。血肿去氧程度越高，信号就越低。该期的低信号血肿通常被其周围的血清或水肿形成的高信号所包绕。约1周时，血凝块周围细胞内的去氧血红蛋白开始转化为高铁血红蛋白。细胞内的高铁血红蛋白为顺磁性，能缩短 T_1 弛豫时间，并选择性缩短 T_2 弛豫时间，但其运动受限且分布不均匀，从而导致血肿在 T_1WI 上表现为高信号，T_2WI 上表现为低信号。1周至1个月，红细胞溶解，高铁血红蛋白与水分子结合，从而增加了缩短T1弛豫时间的效应。在 T_2WI 上，T_1 弛豫时间比 T_2 弛豫时间缩短得更为明显，从而导致其在 T_1WI 和 T_2WI 上都表现为高信号。细胞外血红蛋白含量越低(水分越多)，T_2WI 上信号越强。

在血凝块中心发生红细胞溶解，释放出游离高铁血红蛋白的同时，血凝块周围的巨噬细胞大量摄入含铁血黄素。含铁血黄素具有高度顺磁性，但其不溶性阻止了它与水的结合，从而使 T_1 弛豫时间缩短受到限制。细胞内含铁血黄素运动受限，导致局部磁敏感性不均匀和 T_2 弛豫时间缩短。所以其在 T_1WI 和 T_2WI 上都表现为低信号。围绕在含铁血黄素低信号带外周的水肿表现为高信号。充满含铁血黄素的巨噬细胞迅速进入血液系统，血肿内的含铁血黄素进入非神经组织和血脑屏障被破坏的区域，如肿瘤内出血区。血脑屏障被破坏的区域快速修复后，含铁血黄素仍可长时间地存在于脑组织中，表现为一持续低信号区域。鉴别血肿和这些组织通常至少需要两种序列。不同时期，血肿成分不同，信号强度也不同。

超声成像

超声成像利用的是脉冲回波技术(图1.19)。超声换能器将电能转换成能穿透患者组织的高频脉冲声能，然后它又变成声能接收器来接收从患者组织中反射回来的声波。回波的深度由发射脉冲的往返时间和回波共同决定。计算组织界面深度时，假定声波的平均速度为1 540m/s，假定超声换能器检测到的所有回波都是以直线的形式反射到超声换能器的，通过在视野内发射密集的超声波来获取超声图像，最终图像的形状和表现取决于特定的换能器(图1.20)。现代超声设备几乎能很快地实时显示运动中的组织，从而能够评估呼吸和心脏运动、血管搏动、胃肠蠕动以及胎儿的活动。大多数的超声使用频率为1~10MHz的超声换能器。高频换能器(5~10MHz)能获得空间分辨力较高的图像，但对组织的穿透能力有限。低频换能器有较好的组织穿透性，但分辨率低。高频换能器通常用于腔内和甲状腺、乳房、睾丸等浅表器官，以及婴儿、儿童和年轻成人的检查。低频换能器多用于大多数腹部器官、盆腔以及产科检查。

超声检查时，用探头在患者皮肤上直接探查，同时使用水溶性耦合剂使患者与探头充分接触并传输声束。通过调整探头的位置、角度以及患者的体位，可以获得任何解剖断面的图像。标准的断面包括横断面、矢断面以及冠状面，但并不适于显示所有的结构。超声检查的质量取决于检查者的技术和熟练度。对于某些特定的临床问题，超声检查常可提供较多的诊断信息。

超声对显示骨以及含气组织(如小肠和肺组织)的解剖结构价值有限。声能在软组织和骨界面几乎被完全吸收，并形成声影，从而导致骨深面不能显示。声束在软组织-气体交界面几乎完全被反射，同样使深部结构难以显示。各种器官检查时需要有能透过声束的“声窗”。肝脏的超声检查是通过肋间隙声窗来显示的。胰腺是通过肝左叶声窗来显示的。盆腔内器官的显示是通过充盈尿液的膀胱将含气的小肠推移出盆腔来实现的。胸内组织的超声检查取决于在肋骨和含气的肺组织间是否能找到声窗。超声检查可能对手术切口、包扎处及皮肤病变处价值受限，因为探头无法接触这些部位。腔内探查技术能解决许多表面探查遇到的问题。阴道内超声检查不仅能排除干扰组织，还能获得子宫和卵巢的高清晰图像。直肠内超声能较为直观地检查前列腺和直肠。

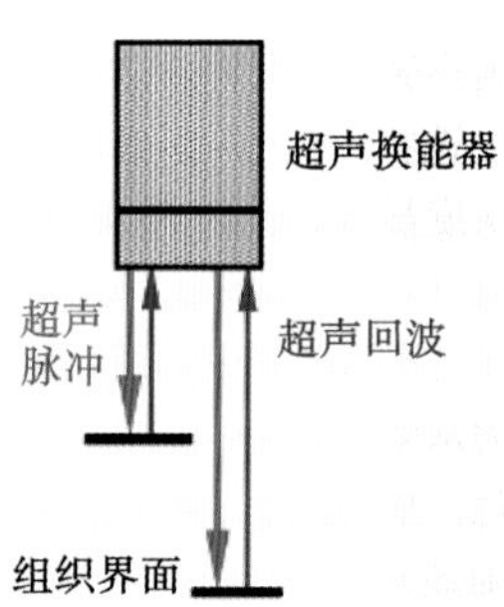

图1.19 超声脉冲回波技术。超声换能器发射短的超声脉冲波进入组织。在遇到组织界面后，一部分超声波反射回换能器。组织界面的深度是由发射脉冲的往返时间和回波共同决定，假定声波在人体组织内平均速度为1 540m/s。

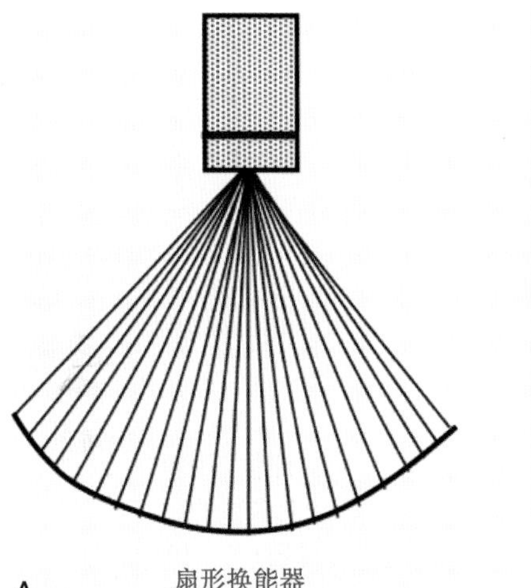

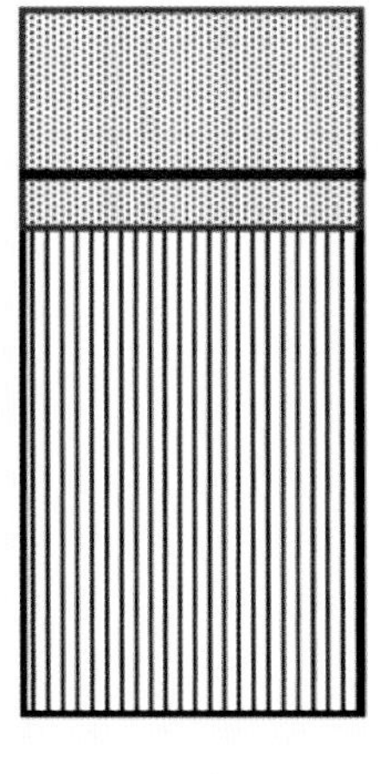

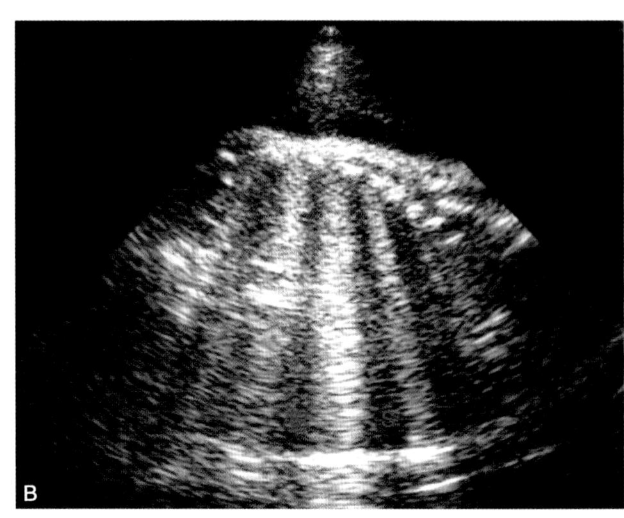

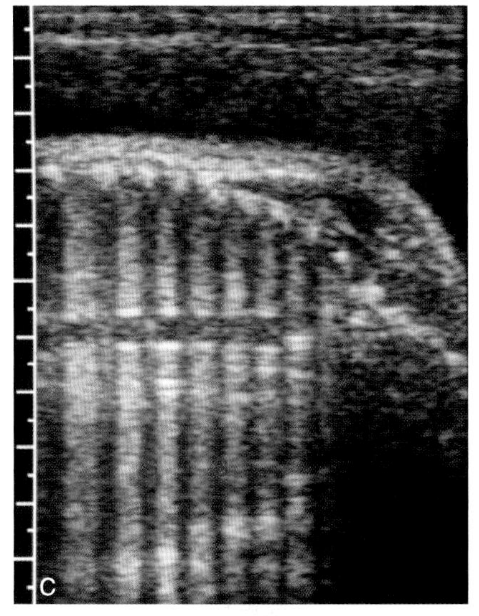

图 1.20　扇形换能器和线阵换能器的比较。A. 简图显示扇形换能器发射的扇形超声束（左侧）和线阵式换能器发射的平行超声束（右侧）。扇形换能器的优势在于其在远场处视野较宽，而线阵换能器在近场区视野较宽。B. 胎儿的扇形扫查图像显示胎儿肋骨后方明显的声影（S）。随着深度增加，声影逐渐加宽。C. 用线阵探头检查同一胎儿，肋骨后没有显示增宽的声影（S）。近端区域显示更加清晰。

多普勒超声是实时灰阶成像的一个重要辅助技术。多普勒效应是指由于被探查物体运动，回波相对于发射脉冲的频移。在医学检查中，感兴趣的移动物体通常为血液中的红细胞。如果血流方向与探头方向相反，回波频率将降低；而如果血流朝着换能器方向流动，回波频率将升高。频率改变的大小与红细胞相对速度的大小成比例。

多普勒超声不仅能检测血流存在与否，而且还能检测血流的方向和速度。多普勒频移的频谱处于可听声频范围内，可以将血流的速度转化为声音，也有一定的诊断价值。脉冲多普勒利用采样容积技术来选择感兴趣区，从而测定其多普勒频移。双能多普勒将实时灰度显像和脉冲多普勒结合，能够准确地将采样容积放置于血管或特定的感兴趣区。彩色多普勒则结合了灰阶和彩色编码多普勒技术（图 1.21）。静止组织无多普勒频移在图像上表现为灰影，而血流和运动的组织能够产生多普勒频移而表现为彩色。血流朝向探头通常显示为红色，而血流方向背离探头方向则显示为蓝色。色调明亮意味着血流速度较高。在第 54 章将进一步讨论多普勒超声。

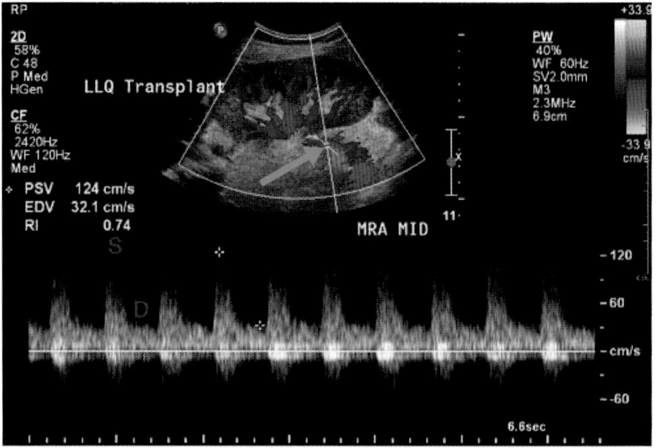

图 1.21　移植肾的彩色和频谱多普勒。顶部的彩色图像显示移植肾的正常灌注，动脉显示为红色（血流朝向探头），静脉显示为蓝色（血流远离探头）。底部的频谱多普勒显示血液由主动脉流入移植肾的正常脉动。收缩期（S）中的高速血流明显，整个舒张期的流速较低（D）。绿色箭头表示获得频谱多普勒信号的样本位置。

组织谐波成像。谐波声波出现在声音频率上，该声音频率是主声波频率的整数倍。谐波超声仪器滤除主声波的频率，并根据主波的二次谐波生成诊断图像。组织谐波成像（THI）的优点是减少了由旁瓣、栅瓣和混响引起的伪影，同时提高了图像信噪比。差量谐波成像使用两个脉冲同时传输到组织。两个脉冲的主要频率被抵消,两个脉冲的二次谐波频率以及两个脉冲之间的频率差用于产生US图像。两种形式的THI均可改善图像细节,降低噪声,提高边缘清晰度,并提高超声渗透率。THI用于提高并改善乳腺病变、淋巴结、甲状腺结节、肝脏和胰腺局灶性异常的检测和表征,以及肾脏囊肿和实性病灶的分化。THI也可用于微泡超声对比剂的应用。

弹性成像。超声弹性成像是一种基于检测组织硬度差异的超声成像技术。各种肿瘤、病理和生理过程改变了正常组织的弹性。弹性描述了组织抵抗来自施加力的变形的倾向,并且当力被移除时回到其原始形状。许多实体瘤比周围的健康组织更坚硬。肝脏的纤维化变化比正常的肝实质更坚硬。病变肌腱比正常肌腱更柔软。常用的有两种类型的超声弹性成像:应变弹性成像和剪切波弹性成像。应变弹性成像通过手动按压病变或组织上的超声探头,或通过观察生理运动(例如心跳或呼吸)对组织的压缩来测量组织物理位移。通过多普勒跟踪和/或射频回波跟踪来测量组织位移,其取决于仪器制造商的不同。剪切波弹性成像测量组织位移产生剪切波的速度。剪切波是声能波,其垂直于弹性组织中的压缩力传播。通过产生短持续时间的高强度声脉冲即声脉冲辐射力成像技术(ARFI)来实现组织压缩。弹性成像用于测量慢性肝病的纤维化程度,有助于乳腺癌、肝癌、甲状腺癌、肾癌、前列腺癌和其他组织的良性和恶性病变的鉴别,并可表现肌肉骨骼系统的各种病理状况和创伤性损伤。

超声伪影。伪影在超声图像中极为常见,必须加以识别,以免误诊。一些伪影,如声影,对诊断具有帮助。

声影是由于超声束被完全吸收或者被反射而形成的,其深部组织结构显示不清。声影通常由胆系结石(图1.22)、泌尿系结石、骨骼、金属物体及气泡引起,声影有助于各种类型结石的鉴别诊断。

后方回声增强指的是在透声性非常好的组织结构后方回声急剧增强的现象。例如囊肿(图1.23)、充盈的膀胱和胆囊以及被淋巴瘤侵袭的淋巴结。后方回声增强有助于囊性占位的鉴别。

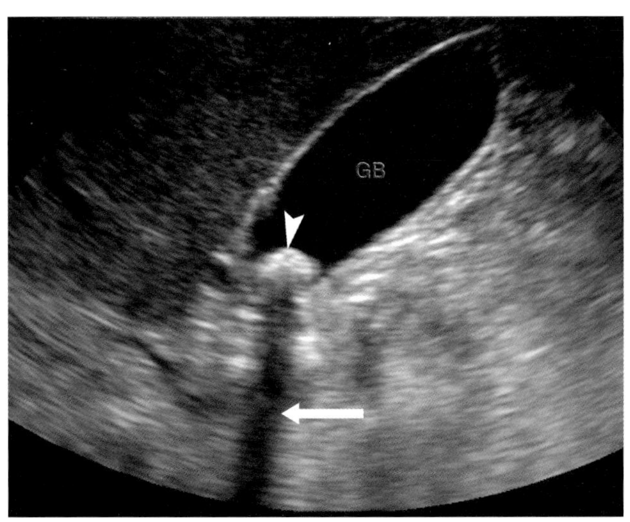

图1.22　声影。胆囊(GB)颈部的胆结石(箭头)通过吸收声束产生声影(箭)。在超声诊断胆道和肾结石时,声影的显示非常重要。

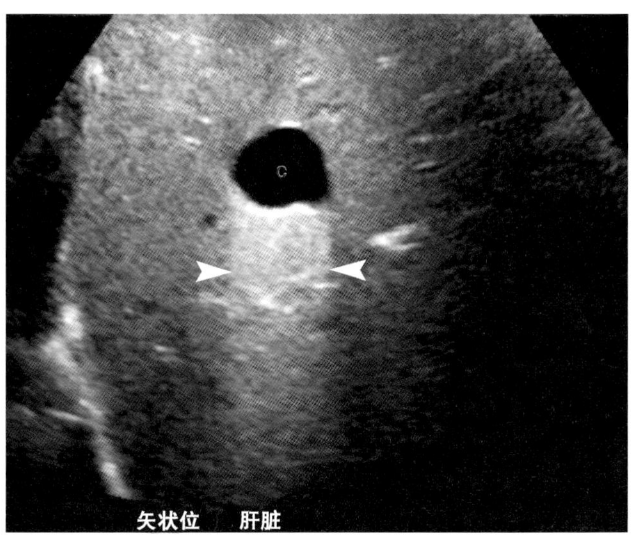

图1.23　后方回声增强。肝囊肿(C)的超声影像显示囊肿深部的带状强回声(箭头)。

混响伪影是由于声束在两个平整界面之间多次反射而形成的。回声重新反射入组织,产生同一结构的多个回声,由于这些回声到达探头的时间延长了,从而使得获得的图像逐渐位于组织的深面。混响伪影被认为是在一定周期内逐渐减弱的回声多次反射形成的。

镜面伪影通常在扫查上腹部和横膈时发生。从含气肺组织强回声界面反射回的回声经多次反射最终在横膈的上下都显示出肝脏或脾脏组织(图1.24)。

环形回声衰减或者彗星尾征是气泡和胆固醇结晶等强回声点后的减弱回声带,可能由反射面振动或多次短距离混响引起。

闪烁伪影是彩色多普勒固有的机器噪声伪影(图1.25)。

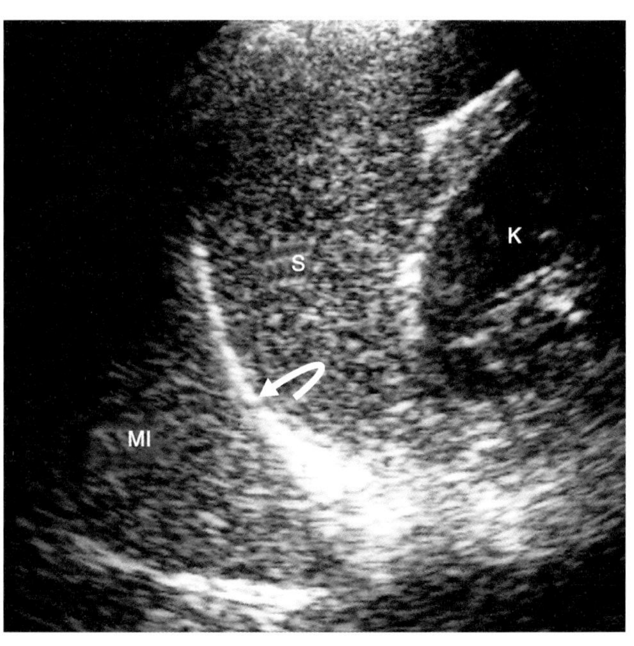

图1.24　镜面伪影。左上腹长轴扫查显示脾脏(S)、横膈(箭)以及在横膈上脾脏的镜面伪影(MI)。K,左肾。

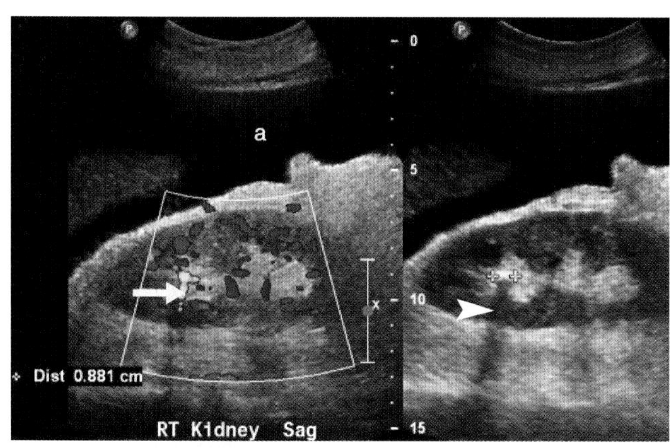

图 1.25　闪烁伪影。右侧右肾的灰度图像显示肾结石（光标“+”之间）伴声影（箭头）。左侧图像利用彩色多普勒的相同图像显示红色和蓝色的肾脏血流，以及由结石发出的闪烁伪影（箭），表现为无定形颜色信号。该患者还有腹腔积液（a）。

闪烁伪影表现为在高反射物体（例如结石）上显示的各种颜色的随机图案。与声学阴影相比，闪烁伪影对于探测石头更敏感。闪烁伪影高度依赖于机器设置，并且当反射表面粗糙时最明显。

超声诊断原则。超声检查需要检查者熟悉超声成像原理并能独立操作探头对患者进行检查。熟练超声科医师可以对患者进行动态的检查，并有机会直接询问患者当前和过去的症状、手术史以及相关的治疗史，还可对疑似肿块进行触诊以及超声检查。在实时显像中，伪影更容易与真实影像相鉴别。动态扫查能快速了解其三维解剖关系。PACS 中记录的静态图像和短视频片段仅用于记录动态实时检查。所有跟诊断有关的问题都可通过动态扫描来获取。

液性结构如囊肿、扩张的肾盂和输尿管以及扩张的膀胱和胆囊特征性表现为界限清楚的囊壁，囊内无回声以及后方回声增强。实性组织的声像图表现为斑点样的组织结构，其内可见血管纹理。脂肪组织通常表现为高回声，而实性器官如肝脏、胰腺及肾脏等实质组织表现为稍低回声。实质内或来源于该器官的病变表现为占位效应，影响其轮廓，使其血管移位、组织结构发生改变。病变回声比周围组织回声低（低强度回声）称为低回声病变，比周围组织回声强（高强度回声）则称为强回声病变。无回声指的是完全无回声的组织，如单纯性囊肿。含有血液、脓液或黏蛋白的囊性结构表现与囊性和实性组织都不同，表现为血管纹理消失、液-液分层、探头压迫或病变形状随体位改变而改变，囊壁可清楚显示，可出现或不出现后方回声增强。

超声生物安全考虑因素。通常，常规超声诊断的低能量输出被认为是安全的，但是，更高能量水平（包括多普勒超声所使用的声波能量）被证明有不利的影响。潜在的不利影响包括热量沉积、组织空洞形成和氧自由基引起的化学反应。应该特别注意胎儿，尤其是在妊娠头三个月的脆弱期间，不应该使用多普勒超声来记录胎儿的心脏运动，并且应该注意在诊断检查期间保持妊娠早期胎儿不受直接多普勒波束的影响。应始终使用尽可能低的声功率设置。超声检查应该仅用于医疗诊断，而不是用于娱乐。高强度聚焦超声可用于治疗恶性和良性疾病的组织。

影像对比剂

碘对比剂

水溶性对比剂，由含有碘原子的分子组成（表 1.4），广泛用于 CT、尿路造影、血管造影、关节造影、膀胱造影及胃肠道造影中。随着 CT 的广泛运用，使用碘对比剂的患者持续增加。幸运的是，其发生不良反应的风险较低，不过仍存在风险。无论是何种剂量或给药途径，使用对比剂都有可能引起轻度至致命的反应。快速治疗对比剂的任何不良反应是必要的。出于安全考虑，最新的、更贵的低渗对比剂取代了旧的、便宜的高渗离子对比剂。

离子型对比剂（高渗对比剂）在过去 70 年的时间里被认为是安全而有效的。所有的含碘对比剂都包含有三个碘原子的苯环结构，在酸性介质中分解成含碘的负离子电荷（泛影酸、碘酞酸盐）和正离子（钠、葡甲胺）。对比剂浓度需要足够高（几乎是血浆渗透压的六倍）才能达到放射显影的有效碘离子浓度。具有高渗透压和高黏度的对比剂进入血液，可造成显著的血流动力学、心脏及人的感觉改变，包括血管扩张、发热、疼痛、渗透性利尿以及心肌收缩力减弱。

非离子对比剂（低渗对比剂）的渗透压浓度为血液渗透压浓度的 1~2 倍，明显减低了其发生副作用的概率。降低对比剂的渗透压是通过制造非离子单体复合物来实现的。降低对比剂渗透压浓度是为了减小对比剂注入血液时的血流动力学改变。非离子对比剂的价格比离子型对比剂更为昂贵。

所有碘对比剂均具有基于含有三个碘原子的苯环的化学结构。静脉注射后，对比剂迅速分布到细胞外空间。排泄是通过肾小球滤过。当肾功能受损时，通过肝脏、胆道系统和肠道进行排泄。

不良反应在接受非离子型低渗透压剂的患者中较罕见，发生率在 0.2%~0.7%。血管内使用低渗透压碘对比剂的死亡率估计为 1/170 000。发生不良反应的病理机制尚不清楚。然而，越来越多的尸检证据表明，IgE 沉淀并介导的过敏反应可能是其主要原因。该沉淀物触发肥大细胞释放组胺，并导致更激烈的反应。对比剂不良反应进行准确预测是不能实现的，但具

表 1.4
慢性肾病分级

分级	描述	肾小球滤过率（GFR）/[mL/(min·1.73m²)]
1 级	肾功能损害，GFR 正常或增加	>90
2 级	GFR 轻度减低	60~89
3A 级	GFR 中度减低	45~59
3B 级		30~44
4 级	GFR 重度减低	15~29
5 级	肾衰竭	<15

慢性肾病定义为肾损伤或肾小球滤过率降低，小于 60mL/(min·$1.73m^2$)，持续 3 个月或更长时间。

Kidney Disease: Improving Global Outcomes (KDIGO). Levin A, Stevens PE. Summary of KDIGO 2012 CKD Guideline: behind the scenes, need for guidance, and a framework for moving forward. Kidney Int 2014; 85: 49-61.

有先前对比剂不良反应史的患者明显具有更高的风险,风险增加高达五倍。哮喘病史或对其他过敏原的显著过敏反应也会增加风险。心血管不良反应在有心脏疾病的患者中更加常见和严重。患者报告对贝类的“过敏”不再被视为危险因素。

轻微的不良反应最为常见。恶心、呕吐、荨麻疹、注射对比剂时发热、注射部位疼痛都经常发生,这与对比剂的高渗性有关。多数轻微的不良反应不需要治疗,但需观察20~30min以确保不良反应不会加重。

中度不良反应没有生命危险,但通常需要对症治疗。发生严重荨麻疹、血管迷走神经反应、支气管痉挛、轻度喉头水肿等不良反应的患者应严密监测,直到症状消失。苯海拉明能有效地缓解荨麻疹症状。吸入β受体激动剂能帮助缓解支气管痉挛,肾上腺素能缓解喉痉挛。腿抬高可用于血管迷走神经反应和低血压反应。

潜在致命的严重副作用几乎都发生在注射对比剂后20min内。这样的副作用很少发生,但应尽可能地诊断和治疗。静脉内注射碘对比剂导致死亡的发生率约为1/170 000。严重支气管痉挛或喉头水肿可引起意识丧失、癫痫发作以及心搏骤停。发生心源性休克时需要生命支持设备,并立即进行心肺复苏术。对比剂的心脏毒性反应,包括低血压、心律失常、急性充血性心力衰竭。

局部不良反应。静脉血栓可能是由于静脉输注对比剂时损伤血管内皮而引起的。对比剂在注入部位外渗会引起局部组织疼痛、水肿、皮肤腐烂以及深层组织溃疡。如果发生对比剂外渗,患侧肢体局限性隆起。热敷有助于对比剂吸收,而冷敷似乎更能有效地减轻注射部位的疼痛。

对比剂注射后急性肾损伤。在血管内对比剂给药48h内发生的肾功能恶化被称为对比剂注射后急性肾损伤(PC-AKI)。该术语包括急性肾损伤(AKI)的所有原因,无论是否由对比剂引起。对比剂肾病(CIN)是应用于由对比剂的毒性作用引起的PC-AKI罕见病例的特定术语。AKI由急性肾损伤网络定义为在肾毒性事件发生后48h内出现以下标准之一。

1. 血清肌酐绝对值升高≥0.3mg/dL。
2. 血清肌酐的百分比增加≥50%。
3. 尿量减少至≤0.5mL/(kg・h)至少6h。

CIN的确切致病因素尚不明确,可能包括肾血管收缩、对肾小管的直接毒性、渗透性损伤和化学毒性。对比剂的动脉内给药,尤其是心脏血管造影,比静脉内对比剂给药具有更高的CIN风险。PC-AKI的典型临床过程是血管内对比剂注射后24h内血清肌酐的短暂无症状升高。血清肌酐水平在4d内达到峰值,大多数在7~10d内恢复到基线水平。然而,其中一些患者可能发生永久性肾功能损伤。

PC-AKI重要的危险因素包括慢性严重肾功能不全和糖尿病。其他次要的风险因素包括脱水、高龄、高血压、多发性骨髓瘤,以及在短时间内(24h)接受多次对比剂给药的患者。患有心血管疾病的患者心血管不良反应的风险增加。

单独测定血清肌酸酐浓度并不是肾功能评估的敏感指标。血清肌酐水平受患者年龄、性别、肌肉质量和营养状况的影响。常用的判断值≥1.5mg/dL无法确定40%有CIN风险的患者。肾小球滤过率(GFR)通常被认为是肾功能的最佳指标。已经开发了几种经过充分验证的公式,以提供从测量的血清肌酸酐浓度估计的肾小球滤过率(eGFR)。eGFR已被广泛接受为快速评估肾功能的方法。现在可以通过即时检验在几分钟内确定血清肌酸酐浓度。最常用的eGFR计算是肾病饮食改良(MDRD)公式。然后应用eGFR值来估计肾脏疾病的阶段和严重程度(表1.5)。稳定基线eGFR>45mL/(min・1.73m^2)不是CIN的危险因素。对于稳定基线eGFR为30~44mL/(min・1.73m^2)的患者,CIN风险非常低。

Ⅳ期和Ⅴ期慢性肾病和eGFR低于30mL/(min・1.73m^2)的患者具有明显CIN风险,尽管风险概率依然很低。美国放射学会建议,在血管内使用碘对比剂之前,以下风险因素是肾功能评估的指征。

1. 年龄>60岁。
2. 肾病史包括:透析、肾移植、单肾、肾癌和肾脏手术。
3. 需要药物治疗的高血压病史。
4. 糖尿病史。
5. 使用二甲双胍或含二甲双胍的药物组合。

肾功能评估筛查包括血清肌酐的测定和eGFR的计算。没有列出风险因素的患者不需要肾功能筛查。无尿的终末期慢性肾病患者可以接受对比剂而没有进一步肾损伤的风险,因为他们的肾脏不再起作用。少尿型终末期肾病的患者在接受血管内对比剂时可能变得无尿。透析患者理论上可以通过对比剂的渗透负荷使容量超负荷,并且那些患有严重潜在的心脏功能障碍的透析患者可能进一步受损。由于低渗透压对比剂很容易通过透析清除,因此可在对比剂给药后立即进行透析以限制不良反应。

充分的水化对于预防对比剂肾病十分关键。所以患者在注射对比剂前后12~24h应该摄入大量的水。

二甲双胍是用于治疗2型糖尿病的口服降血糖药物。对有肾脏损害的患者,可导致致死性乳酸酸中毒。如果发生这种情况,患者死亡率为50%。二甲双胍本身不是PC-AKI的危险因素,但与对比剂同时使用可能会导致AKI和乳酸性酸中毒。美国食品药品监督管理局建议对接受碘对比剂的患者暂时停用二甲双胍。对比剂使用后应停用二甲双胍48h,并且仅在重新评估肾功能正常后才恢复给药。MR较小剂量的钆对比剂注射后,不需要停用二甲双胍。

用药前方案。已经证明,用药前方案可以减少但不能消除急性过敏性对比剂不良反应的发生率。

关于安全使用碘对比剂的建议

1. 确保血管对比剂对于每次放射检查确实是必要的,其中对比剂给药是一个考虑因素。

2. 每次检查使用最小有效剂量的对比剂。

3. 对被认为有不良反应高风险的患者使用术前用药方案,包括:①血管内给药对比剂的不良反应史(感觉发热、潮红,或单次恶心、呕吐不会增加风险);②哮喘或过敏的明确病史(特应性个体)(对贝类或碘特异性过敏史不能作为对比剂不良反应的预测因子)。

4. 测量血清肌酐并计算至少属于以下类别的患者的eGFR:已知的肾脏疾病;肾衰竭家族史;用胰岛素或其他药物治疗的糖尿病;多发性骨髓瘤;使用肾毒性药物患者;已知的心功能不全包括严重的充血性心力衰竭、严重的心律失常、不稳定型心绞痛、近期心肌梗死或肺动脉高压;镰状细胞贫血;所有住院患者。通过参考肾脏疾病的阶段对患者风险进行分级(表1.5)。

表 1.5

碘对比剂选择列表

名称[浓度/(mg/mL)]	碘/(mg/mL)	在25℃时的黏度(cp OR mPa.s)[a]	渗透压/(mOsm/kg·H_2O)
非离子型			
碘海醇(300)	300	11.8	672
碘帕醇(612)	300	8.8	616
碘普罗胺	300	9.2	607
碘普兰(623)	300	9.4	610
碘佛醇(640)	300	8.2	651
碘克沙醇(652)	320	26.6	290
离子型			
碘酞酸盐(600)	282	4	1 400
碘克沙酸葡胺(589)	320	15.7	~600
泛影葡甲胺(760)	370	16.4	1 551

[a]cp,厘泊;mPa·s,毫帕秒。
修改自2016年ACR对比剂手册10.2版,附录A:对比剂规范。

5. 鼓励接受对比剂的每位患者进行口服补液,并考虑在PC-AKI风险增加的患者静脉造影前后静脉注射生理盐水。

6. N-乙酰半胱氨酸给药在预防对比剂引起的肾病方面可能有效。有关N-乙酰半胱氨酸给药的最新建议,请参阅美国放射学会对比剂手册。

7. 慢性透析患者存在对比剂渗透压的不良影响及其对心脏的直接毒性的风险。由于对比剂很容易通过透析从血液中清除,对比剂给药后即可进行透析。

8. 确定患者在给予碘对比剂之前是否服用二甲双胍。

9. 向儿童施用碘化对比剂需要特别考虑对比渗透压和黏度、不良反应的治疗以及PC-AKI的预防。母乳喂养的母亲可以安全地接受对比剂。

10. 如果可能,应避免在孕妇中使用对比剂。对比剂穿过胎盘并进入胎儿循环。对比剂对孕妇和胎儿的安全性目前尚不明确。如果必须使用对比剂,美国放射学会建议获得母亲的书面知情同意书。

11. 对比剂的不良反应治疗建议见美国放射学对比剂手册。

表 1.6

基于钆的血管内对比剂

名称	渗透压/[mOsm/(kg·H_2O)]	弛豫率[a] 1.5T T_1/T_2
非离子型		
钆特醇	630	4.1/5.0
钆双胺[b]	789	4.3/5.2
Gadoverstamide[b]	1 110	4.7/5.2
钆布醇	1 603	5.2/6.1
离子型		
钆喷酸葡胺[b]	1 960	4.1/4.6
钆贝葡胺	1 970	6.3/8.7
钆塞酸二钠	688	6.9/8.7
正钆特酸葡甲胺	1 350	3.6/4.3
钆磷维塞	825	19/34

[a]MR对比剂的弛豫率是指对比剂可以增强纵向(T_1)或横向(T_2)水弛豫速率常数的程度,其标准化为对比剂的浓度。
[b]使用这三种对比剂有较高地发生NSF的风险,占所有报告病例的97%。
修订自附录A——对比剂规格,对比剂ACR手册——版本10.2,2016。

MRI 血管内对比剂

钆螯合物是MR最常用的对比剂(表1.6)。分子内钆由于其顺磁性作用可使组织信号增强。美国或欧洲批准的钆对比剂包括表1.6中列出的离子和非离子、大环和线性螯合物。这些对比剂的主要区别在于渗透压和黏度,它们的分布和清除与CT使用的水溶性碘对比剂十分相似,都是通过静脉注射,很快地弥散至细胞外液和血池间隙,最后通过肾小球滤过排出。约80%的注射剂量在3h内排出。通常在注射对比剂后应立即进行MR扫描。

速发不良反应在钆对比剂剂量为0.1~0.2mmol/kg时很少见(0.07%~2.4%)。最常见的轻度不良反应包括恶心、呕吐、头痛、注射部位发热或冰冷、感觉异常、眩晕或瘙痒。致命性的副作用罕见(<0.01%)。在对2 000万例对比剂使用者的调查中,仅报告了55例出现严重不良反应。用于MR检查的使用剂量钆没有肾毒性。钆对比剂不良反应的治疗与碘对比剂引起的不良反应相同。

风险因素。有急性不良反应史的患者不良反应的风险增加约8倍。有哮喘或严重过敏史的患者风险会轻微增加。对碘对比剂有不良反应史的患者对钆对比剂不良反应的风险没有增高。由于可获得许多不同化学形式的钆对比剂,因此对于具有不良反应病史的患者而言,可尝试更换不同的钆对比剂。

血清钙。钆双胺和钆弗塞胺可干扰用于测定血清钙水平的比色方法,导致误诊低钙血症。钆喷酸葡胺和钆贝葡胺螯合物不会干扰血清钙的比色测量。

肾性系统性纤维化。多年来,基于钆的MR对比剂被认为是医疗实践中最安全的药物之一。对于肾功能受损和担心对比剂肾病的患者,常建议使用钆对比增强MR代替CT碘对比增强。1997年,研究者在慢性肾衰竭患者群体中发现了一种新的、罕见的硬化性皮肤病,该疾病不局限于皮肤,可影响多个器官,包括肝、肺、肌肉和心脏,被称作肾性系统性纤维化(NSF)。在2006年,发表的论文倾向于将NSF与肾功能受损患者使用钆对比剂联系起来,并在世界范围内被认可。NSF的征象可在接受钆对比剂后数小时至30d内被检测到。临床上,患者与患者之间,以及不同时间NSF表现可不相同。皮肤变化开始为红斑性皮疹,伴有水肿和局部的剧烈瘙痒,接着出现疼痛、感觉迟钝和感觉过敏。强烈的神经病变导致行走困难和疼痛所致功能障碍。皮肤变厚、变硬、不灵活,并导致挛缩,损害关节活动性。受影响的皮肤色素沉着。严重的病例导致患者无法行走、洗澡或照顾自己。NSF患者的放射学检查结果包括皮肤增厚、皮下组织浸润、关节挛缩,骨扫描成像时,NSF病变影响软组织对放射性核素的摄取。迄今为止,该疾病尚无治愈性治疗的方法。绝大多数病例(>95%)发生于5期慢性肾病患者[eGFR<15mL/(min · 1.73m^2)],肾功能正常的患者均未出现NSF[eGFR>60mL/(min · 1.73m^2)]。目前认为,第4、5期[eGFR<30mL/(min · 1.73m^2)]慢性肾病的患者,在血管内施用钆对比剂后有1%~7%的概率发生NSF。具有特定NSF风险的患者包括任何形式的透析患者和AKI患者。

任何年龄组都可能受到影响。已发表的病例与钆双胺(约70%)、钆喷酸葡胺(约25%)和钆弗塞胺(约5%)有关。接近15%的终末期肾病患者或接受透析的患者在高剂量(40mL)钆双胺注射时,NSF发病率明显增高。研究者在NSF患者受影响的组织中发现了剧毒且以游离的离子形式存在的钆。

游离离子形式的钆是强效毒素。钆对比剂将离子结合(或螯合)成分子,以使该试剂对人类相对安全。在肾功能正常的患者中,螯合物很快在尿液中排出。然而,在肾功能受损的患者中,螯合物在体内停留的时间长。发现与NSF联系最紧密的三种药物同时也是钆与配体分子结合最不稳定的药物。当离开配体时,离子钆分布到皮肤和其他组织。这些药剂对人成纤维细胞增殖也具有极大的刺激作用。使用高剂量的钆进行MR血管造影及成像应用会增加NSF的风险。

最近的研究表明,钆可以无限期地保留在接受高剂量钆对比剂的无肾功能损害的患者的脑、皮肤和骨骼中。患有多发性硬化症的成人和有多次钆增强MR检查的儿童尤其高危。在脑中,钆集中在基底神经节内。组织中保留的钆似乎依赖于剂量,而不依赖于肾功能。迄今为止,尚未报道这种钆沉积的副作用,但长期影响尚不清楚。

美国放射学会已经发布了避免NSF和安全使用MR对比剂的指南。在接受钆对比剂之前,应对所有患者进行潜在的肾功能损害筛查。肾功能损害的危险因素与碘化对比剂一节中列出的相同。有风险的患者应进行血清肌酐和eGFR计算的血液检测。eGFR<30mL/(min · 1.73m^2),任何形式的透析或AKI的患者NSF风险增加,大多数情况下应避免使用钆对比剂。慢性肾病1期或2期[eGFR>60mL/(min · 1.73m^2)]患者不被认为有NSF风险,可安全使用钆对比剂。在儿童中仅报告了少数NSF病例,并且未报告6岁以下的病例。但是,ACR建议儿童和成人遵循相同的指导原则。

应该在所有患者中使用满足诊断的最小剂量的钆对比剂。在所有情况下都应记录检查和使用钆对比剂的原因。特别是在有NSF风险的患者中,所选择的对比剂不应该NSF风险最高的三种药物之一(表1.6)。在妊娠的患者中,应谨慎使用钆对比剂。与碘化对比剂一样,钆对比剂在母体静脉内给药后11min内容易穿过胎盘并进入胎儿循环,出现在胎儿膀胱中。当胎儿吞咽羊水时,胎儿排入羊水中的钆对比剂可以再次循环。虽然对于胎儿没有不良反应的报告,也没有孕妇患有NSF的病例,但对胎儿的影响仍然未知。如果给予钆对比剂,则应该使用满足诊断的最小剂量。

胃肠对比剂

硫酸钡是胃肠道造影检查的标准对比剂,可以很好地显示胃肠道黏膜。稀的对比剂常用于单对比,而黏稠的对比剂常用于双重对比检查。钡剂检查对被检查者来说十分容易耐受。吸入钡剂很少引起症状,吸入量少时可在数小时内经肺清除,但吸入量大时可引起肺炎。过敏反应罕见,包括荨麻疹、呼吸停止和过敏。灌肠时所用的球囊和直肠检查的手套引起的橡胶过敏反应比钡剂本身引起过敏反应更常见。应用硫酸钡进行胃肠道造影检查最主要的危险是胃肠道穿孔时,钡剂从穿孔处漏出,进入腹腔导致腹膜炎。钡剂沉积成为异物,可产生纤维素沉积和大量腹腔积液。漏出的肠内容物导致细菌污染可引起败血症、休克,死亡率高达50%。

气体对比剂。空气和二氧化碳气体是CT和透视检查良好的天然对比剂。检查中常用一些与水接触可以释放出二氧化碳的粉剂、颗粒和片剂,使胃膨胀良好,从而有利于CT和钡剂检查。通过鼻胃管或灌肠管直接注入空气也可用于扩张胃和结肠。

水溶性碘对比剂通过充盈使肠腔显影,而钡剂检查是通过钡剂涂布于黏膜而显影,多数放射学者都认为前者用于胃肠道透视检查效果较差。但由于钡剂所致的腹膜炎死亡率较高,所以怀疑有胃肠道穿孔的患者应选择水溶性对比剂。如果有穿孔存在,水溶性对比剂可以迅速被吸收。离子型对比剂的稀释溶液(2%~5%)可常规地用于胃肠道CT检查。它可以刺激肠道蠕动,使远端肠管更好显示,对于术后肠梗阻患者也有效。口服水溶性对比剂的主要危险在于误吸所导致的化学性肺炎。所以对有误吸危险的患者应使用低渗对比剂。胃肠道内大量的高渗水溶性对比剂可以使水分进入肠道,导致血容量不足、休克甚至死亡,尤其是婴儿和糖尿病患者。

超声血管内对比剂

与CT和MR的血管内对比剂相似,超声对比剂可以提高对组织特点和病灶血供情况的显示。超声对比剂是由空气或全氟碳的微泡组成,外层由薄壁的蛋白质、脂质或聚合物组成。

微泡比红细胞稍小，从而使其在血管系统中可由外周静脉注射后经肺循环流动至体循环，从而成为血池介质。气体可以通过外壁弥散出去，因此在几分钟后微泡会逐渐消失。目前尚无该对比剂的副作用报道。多种超声成像技术用于对比剂成像。这些包括能量和频谱多普勒，谐波成像和脉冲反转成像。微泡与成像技术相互作用，以共振频率振荡，并且可以使其突然破裂以改善来自对比剂的信号，进行动脉和静脉期成像，评价病变的对比减弱或持续增强。

辐射风险及患者安全保障

使用电离辐射进行医学诊断的益处毋庸置疑，但必须重视使用电离辐射的相关的风险。由于 CT 在提供准确医疗诊断的能力方面有显著提高，因此其使用率也在不断上升。据估计，目前，在美国每年进行多达 7 200 万次 CT 扫描，全世界每年接近 3 亿次 CT 扫描。这种应用使一部分人受辐射剂量高于暴露于天然辐射的剂量。目前，医学成像辐射估计占人口辐射总辐射量的 48%，高于 1987 年估计的 15%。仅 CT 检查产生的辐射剂量就占人口辐射总量的 24%。特别值得关注的是对儿童、孕妇和患有慢性病的患者（特别是年轻患者）使用电离辐射检查，尤其是 CT 扫描。暴露于电离辐射的潜在风险包括诱导恶性肿瘤、基因突变和先天性畸形。已知的临床上明显的不良反应包括瞬时和永久性皮肤反应，可见于透视引导介入手术期间受到辐射的患者。

关于用于放射诊断的低剂量电离辐射风险，其数据还不够完善，尚有争议。低剂量辐射的风险评估主要来源于 1945 年日本广岛和长崎原子弹爆炸后，暴露于辐射中的幸存者的数据。其他数据来自 1986 年切尔诺贝利核事故的高水平暴露。仍然没有直接证据表明低水平辐射会导致癌症或先天性缺陷。最保守的风险评估使用基于高水平暴露数据的无阈值的线性模型，该数据表明由于 CT 扫描和使用电离辐射的其他医学成像导致癌症的风险很小，特别是在儿童中。这些风险评估假设没有阈值剂量，低于该阈值剂量可能不会发生伤害。许多专家认为风险应该有阈值剂量，而非线性增高的趋势；没有阈值，则外推法是正确的模型。尽管如此，使用线性外推法，1 岁接受腹部 CT 扫描的患者，估计其终生风险为 0.18%，头部 CT 扫描为 0.07%。然而，与一生中患癌症的个体风险估计为 23% 相比，这种风险的增加是微不足道的。这种非常保守和明显的风险高估必须与使用 CT 实现正确诊断的益处相平衡。在许多情况下，直接收益大大超过了微小的风险。目前没有可用的标记物允许区分由天然辐射暴露引起的癌症。可能与辐射暴露有关的其他癌症具有 30~40 年的潜伏期。50 岁以上的患者和已经患有癌症且接受过重复 CT 扫描的患者不太可能经历其他辐射诱发的癌症。

辐射剂量。在近 100 万成人 CT 和核医学成像的研究中，累计有效辐射剂量占 75%。CT 占所有基于 X 线成像的 10%，但占医疗相关辐射暴露总量的三分之二。腹部 CT 可以是胸部 X 线的 200~250 倍辐射剂量。乳房 X 线摄片对单个乳房产生射线剂量约 0.30rads（3mGy），相比之下，CT 肺血管造影对单个乳房产生射线剂量约 2.0rads（20mGy）。表 1.7 列出了利用电离辐射的各种常见诊断成像程序的估计平均剂量。

表 1.7

放射诊断患者辐射剂量评估

诊断检查	有效剂量评估（16 层 CT 扫描仪）/mGy
头部 CT	2
胸部 CT	8~10
肺动脉 CTA	15
腹部 CT	10
盆腔 CT	10
通气/灌注放射性核素扫描	1
胸部 X 线（后前位）加滤线栅	0.20
胸部 X 线（侧位）加滤线栅	0.75
腹部 X 线（前后位）	5
颈椎 X 线（前后位）	1.20
胸椎 X 线（前后位）	3.50
胸椎 X 线（侧位）	10.00
腰椎 X 线（前后位）	5.00
腰椎 X 线（侧位）	15.00
骨盆 X 线	5.00
臀部 X 线	5.00
本底辐射	
海平面暴露剂量	3mGy/年
海拔 1 500m（5 000 英尺）暴露剂量	10mGy/年
7h 飞机飞行	0.05mGy

数据来自：

1. Fazel R, Krumholz HM, Wang Y, et al. Exposure to low-dose ionizing radiation from medical imaging procedures. NEJM 2009; 361: 849-857.
2. Parry RA, Glaze SA, Archer BR. Typical patient radiation doses in diagnostic radiology. Radiographics 1999; 19: 1289-1302.

妊娠和辐射。在妊娠期间，胎儿受到辐射的危险会被放大，因为发育中的胎儿体积小，生长迅速，细胞分裂异常活跃。电离辐射对胎儿的潜在有害影响包括：产前死亡（特别是在非常早期的妊娠期）、胎儿生长受限、精神发育迟滞、器官畸形以及儿童期癌症的发展。这些风险取决于暴露与电离辐射时的孕龄和整个妊娠期间的总胎儿剂量。妊娠早期的辐射风险最高，妊娠中期的辐射风险其次，妊娠晚期的辐射风险最低。如果子宫位于 X 射线束的视野之外，则胎儿仅接收散射辐射并且辐射剂量较小。如果胎儿暴露于视野内的直接 X 射线束，剂量取决于患者的身体前后径厚度，皮肤到孕体的深度，X 射线技术和射束方向（表 1.8）。在妊娠的前 2 周，辐射暴露有全或无的效应。辐射可以终止妊娠或胚胎可以完全恢复。在受孕后 3~8 周，对器官的影响最大，辐射暴露可能导致器官畸形。中枢神经系统在妊娠 8~15 周时最敏感。此时大剂量辐射暴露可能导致精神发育迟滞头小畸形。在妊娠晚期，胎儿的放射敏感性要小得多，并且不太可能出现功能障碍和器官畸形。美国辐射防护和测量委员会在整个妊娠期间将 50mGy（5rads）作为累积

表 1.8

孕妇放射诊断对胎儿射线剂量评估

诊断检查	有效剂量评估(16 层 CT 扫描仪)/mGy
头部 CT	0~0.1
胸部 CT	0.2
肺动脉 CTA	0.2~0.6
腹部 CT	4
腹部及盆腔 CT	12~25
Stone protocol CT(低剂量)	10~12
主动脉 CTA	34
手足 X 线	<0.001
胸部 X 线(后前位、侧位)	0.002
颈椎 X 线(前后位、侧位)	<0.001
胸椎 X 线(前后位、侧位)	0.003
腰椎 X 线(前后位、侧位)	1~3.4
骨盆 X 线	1.7
臀部 X 线	1.3
钡灌肠	7~39

数据来自:

1. McCollough CH, Schueler BA, Atwell TD, et al. Radiation exposure and pregnancy: when should we be concerned. Radiographics 2007;27:909-918.
2. Patel SJ, Reede DL, Katz DS, Subramaniam R, Amorosa JK. Imaging the pregnant patient for non-obstetric conditions: algorithms and radiation dose considerations. Radiographics 2007;27:1705-1722.
3. Wieseler KM, Bhargava P, Kanal KM, et al. Imaging in pregnant patients: examination appropriateness. Radiographics 2010;30:1215-1233.

最大“可接受”胎儿剂量。低于该阈值,不太可能检测到对胎儿的任何不利影响。没有诊断研究超过该剂量(表 1.8)。然而,在妊娠期间反复暴露于电离辐射肯定会超过该剂量并损害胎儿。风险在 100mGy 以上变得显著增加。国际放射防护委员会指出,低于 100mGy 的胎儿剂量不应被视为终止妊娠的原因。胎儿剂量高于这个水平时,可能会伤害胎儿,其严重程度和类型与暴露剂量大小与妊娠时期有关。

儿童与辐射。很多进行放射检查的婴儿或儿童(高达 11%)都被认为更容易受到辐射的不利影响。这些考虑因素要求放射科医师和临床医师在适应证明确时方可进行婴儿或儿童 CT 检查,并提供选择最佳的剂量方案。对有高度辐射风险的幼儿提供其他的成像技术,与制造商合作以限制辐射剂量,并教育患者和医务工作者有关低剂量辐射的潜在风险。

皮肤反应。在高于 5Gy 的辐射剂量下,例如在透视引导的介入手术期间接受的辐射剂量,可能发生临床上明显的皮肤和毛发变化。皮肤反应包括红斑、脱毛、脱屑、皮肤萎缩和毛细血管扩张。根据剂量的不同,变化可能是暂时的或永久性的。如果皮肤剂量超过 10Gy,可能需要专门的伤口护理。

辐射防护措施

1. 所有利用电离辐射的影像诊断必须在剂量和技术方面使用“尽可能低的合理可行性”原则(ALARA)。最佳剂量是目标。辐射剂量太低导致无诊断检查不能提供诊断并可能误导患者的正确治疗。辐射剂量太高会造成不必要的暴露。应该使用基于患者体形的方案及儿科专用方案。

2. 相关的临床医师和放射科医师必须权衡进行检查所需的电离辐射暴露风险与诊断信息所得的预期益处。

3. 必须避免不必要的利用电离辐射诊断,特别是 CT 扫描成像。

4. 美国放射学会通过专家小组制定了适当性标准,作为在各种特定临床条件下采用最合适的成像指南,用于促进放射学检查的最有效使用。

5. 柔和影像(image gently)计划是儿科成像辐射安全联盟的一项倡议,提供旨在降低接受影像诊断的儿童的辐射照射剂量指南。

6. 每项检查必须根据患者的需要量身定制。

7. 在适当的时候使用其他成像方法,例如磁共振或超声。

8. 在妊娠头三个月避免胚胎受到辐射暴露。必须询问育龄妇女在接触辐射之前妊娠的可能性,特别是如果要直接投照子宫时;若答案不确定,则必须进行妊娠检查。

9. 将辐射范围限制在所关注的区域——避免直接照射未屏蔽的子宫。

10. X 线片包含较少准直的 X 射线束,导致房间内散射更多的辐射。在进行其他身体部位的放射线摄片时,骨盆应该用铅屏蔽。

11. 在妊娠期间,对未将子宫直接暴露于 X 射线束的身体区域进行平片、透视和 CT 检查,胎儿受到的辐射剂量较小(表 1.8)。

12. CT 包含紧凑准直的放射线束,房间内的散射辐射非常小。除直接 X 射线束之外的辐射暴露来自患者体内的散射。屏蔽骨盆几乎没有保护作用,是不必要的。

13. 超声和 MR 应该作为评估孕妇急性病症的首选成像方法。CT 可能被证明是适当的诊断测试。可以进行单次 CT 扫描,尚无证据证明单次有限 CT 检查会对胎儿造成伤害。

14. 迄今为止,1.5T 及以下的临床 MR 检查均未报道对胎儿有害。

15. 在妊娠期间,母亲和胎儿都是患者。虽然应该谨慎使用放射诊断,但必须考虑对母亲和胎儿的潜在益处。如果母亲不能存活,胎儿可能也无法存活。

16. 尽可能避免在妊娠期间使用 CT 或 MR 对比剂。碘对比剂和钆对比剂均未被批准用于妊娠患者。只有在对母亲的健康至关重要时才应使用对比剂。

放射学报告

放射科医师的一项基本技能是准备放射学报告,描述成像结果及其重要性,并尽可能果断地得出结论。放射学报告必须准确、全面、简洁、清晰、易懂。这是一份医疗法律文件,是患者病历的重要组成部分。有效的及时沟通至关重要。

以下是放射学报告的基本组成部分。

1. 人口统计学:患者姓名;病历号码;申请医师或医疗服务提供者;检查名称、日期和时间;检查组成部分、部位;放射科医师的姓名和联系方式。

2. 临床信息：证明检查合理性的指标，对于确定结果的相关性至关重要。

3. 结果：使用相关医学术语的病变和重要的正常表现。应比较先前的相关检查。所要求的临床问题应尽可能明确地回答。

4. 限制：影响检查或程序的因素。描述任何重大并发症或患者不良反应。

5. 印象/结论/诊断：应尽可能进行具体诊断；在适当的时候给出鉴别诊断；在临床适当时推荐或建议额外或后续检查。

6. 必须尽快将重要发现传达给申请医师，通信记录应包括在最终报告中。

7. 考虑向患者提供最终报告。这已成为许多乳腺成像和其他放射学实践的标准。

推荐阅读

ACR Expert Panel on MR Safety; Kanal E, Barkovich AJ, Bell C, et al. ACR guidance document on MR safe practices: 2013. *J Magn Reson Imaging* 2013;37:501–530.

American College of Radiology. *ACR Practice Parameter for Communication of Diagnostic Imaging Findings*. Resolution 11, Revised 2014. Reston, VA: American College of Radiology; 2014:1–9.

American College of Radiology Committee on Drugs and Contrast Media. *Manual on Contrast Media. Version 10.2*. Reston, VA: American College of Radiology; 2016.

American College of Radiology; Hendrick RE. MRI terminology glossary. https://www.acr.org/~/media/ACR/Documents/PDF/QualitySafety/Resources/GlossaryOfMRTerms.pdf

Amis ES Jr, Butler PF, Applegate K, et al. American College of Radiology white paper on radiation dose in medicine. *J Am Coll Radiol* 2007;4:272–284.

Anvari A, Forsberg F, Samir AE. A primer on the physical principles of tissue harmonic imaging. *Radiographics* 2015;35:1955–1964.

Bioeffects Committee of the American Institute of Ultrasound in Medicine. American Institute of Ultrasound in Medicine consensus report on potential bioeffects of diagnostic ultrasound. *J Ultrasound Med* 2008;27:503–515.

Boone JM. Multidetector CT: opportunities, challenges, and concerns associated with scanners with 64 or more detector rows. *Radiology* 2006;241:334–337.

Brant WE. *The Core Curriculum: Ultrasound*. Philadelphia, PA: Lippincott Williams & Wilkins; 2001.

Brant WE, de Lange EE, eds. *Essentials of Body MRI*. New York: Oxford University Press; 2012.

Bushberg JT, Seibert JA, Leidholdt EMJ, Boone JM. *The Essential Physics of Medical Imaging*. 3rd ed. Philadelphia, PA: Lippincott Williams & Wilkins—Wolters Kluwer; 2012.

Carroll QB. *Radiography in the Digital Age: Physics-Exposure-Radiation Biology*. Springfield, IL: Charles C. Thomas Publisher; 2011.

Cibull SL, Harris GR, Nell DM. Trends in diagnostic ultrasound acoustic output from data reported to the US Food and Drug Administration for device indications that include fetal applications. *J Ultrasound Med* 2013;32:1921–1932.

Cody DD, Mahesh M. Technological advances in multi-detector CT with a focus on cardiac imaging. *Radiographics* 2007;27:1829–1827.

Coursey CA, Nelson RC, Boll DT, et al. Dual-energy multidetector CT: how does it work, what can it tell us, and when can we use it in abdominopelvic imaging? *Radiographics* 2010;30:1037–1055.

Dance DR, Christofides S, Maidment ADA, et al. *Diagnostic Radiology Physics: A Handbook for Teachers and Students*. Vienna: International Atomic Energy Agency; 2014.

Denham SL, Alexander LF, Robbin ML. Contrast-enhanced ultrasound: practical review for the assessment of hepatic and renal lesions. *Ultrasound Q* 2016;32:116–125.

Hendee WR, O'Connor MK. Radiation risks of medical imaging: separating fact from fantasy. *Radiology* 2012;264:312–321.

Huang SY, Seethamraju RT, Patel P, et al. Body MR imaging, artifacts, k-space, and solutions. *Radiographics* 2015;35:1439–1460.

Johnson TRC. Dual-energy CT: general principles. *AJR* 2012;198:S3–S8.

Körner M, Weber CH, Wirth S, et al. Advances in digital radiography: physical principles and system overview. *Radiographics* 2007;27:675–686.

Morelli JN, Runge VM, Attenberger U, et al. An image-based approach to understanding the physics of MR artifacts. *Radiographics* 2011;31:849–866.

Paulsen EK, Sheafor DH, Enterline DS, et al. CT fluoroscopy-guided interventional procedures: techniques and radiation dose to radiologists. *Radiology* 2001;220:161–167.

Pooley RA, McKinney JM, Miller DA. The AAPM/RSNA physics tutorial for residents: digital fluoroscopy. *Radiographics* 2001;21:521–534.

Prabhu SJ, Kanal K, Bhargava P, Vaidya S, Dighe MK. Ultrasound artifacts: classification, applied physics with illustrations, and imaging appearances. *Ultrasound Q* 2014;30:145–157.

Raman SP, Mahesh M, Blasko RV, Fishman EK. CT scan parameters and radiation dose: practical advice for radiologists. *J Am Coll Radiol* 2013;10:840–846.

Sigrist RMS, Liau J, Kaffas AE, Chammas MC, Willmann JK. Ultrasound elastography: review of techniques and clinical applications. *Theranostics* 2017;7:1303–1329.

Tirada N, Dreizin D, Khati NJ, Akin EA, Zeman RK. Imaging pregnant and lactating patients. *Radiographics* 2015;35:1751–1765.

Williams MB, Krupinski EA, Strauss KJ, et al. Digital radiography image quality: image acquisition. *J Am Coll Radiol* 2007;4:371–388.

（胡海　杜平杰　杨汉丰　杜勇）

第 2 篇
神经放射学

第 2 章 ■ 颅脑影像学导论

观察大脑
当前神经系统成像选择
临床常见症状影像学检查
异常征象的分析

本章将提供神经系统解剖学图谱，并讨论和解释颅脑的成像原理。分别通过轴位的 3T MR T_2 加权图像（图 2.1～图 2.8）、冠状位的 3T MR T_1 加权图像（图 2.9～图 2.16）和矢状位的 3T MR T_1 加权图像（图 2.17、图 2.18）显示大脑解剖结构。图 2.19 和图 2.20 为超快 MR FIESTA（采用稳态采集的快速成像）图像，图 2.21 为磁敏感加权图像（SWI）。图 2.22、图 2.23 和图 2.24 分别为功能性磁共振成像（fMRI）、MR 3T 扩散张量图像和扩散脑白质纤维追踪成像图。脑卒中影像学介入病例如图 2.25A～F 所示。

观察大脑

中线结构。患者的脑中线应该在其头部的中间位置，两侧大脑半球基本对称（图 2.1～图 2.5）。尽管双侧大脑半球存在着重要的功能性差异，但解剖结构的差异甚微。在神经系统放射学中，这样微小的解剖学差异可以忽略不计。观察头颅图像时，应关注中线结构的是否移位，任何中线结构偏移都表明偏移侧的可能存在肿块或严重损伤。在临床上，大脑损伤并不会将中线结构牵拉向损伤侧。若室间隔和第三脑室位置居中，可排除大脑镰下疝（图 2.5）。

双侧大脑对称性是影像学上评估颅脑的关键。只有不断地经验累积才有助于判断双侧大脑半球不对称的正常变异范围。一般来说双侧脑沟对称，一侧脑沟与另一侧相对应的脑沟的宽度相同，可见大脑纵裂池前份。脑沟消失常提示肿瘤的压迫；脑脊液密度增高则常提示蛛网膜下腔出血，也可以在脑膜炎或沿脑脊液转移的肿瘤中出现，但后两者比较少见。脑沟延伸至颅骨内板。老年患者中，脑组织可以出现一定程度的萎缩。脑外积液可能引起脑沟明显的向内侧移位，如硬膜下血肿或硬膜外血肿。由于这些病变可能双侧对称，其密度可能与脑实质密度类似，所以在对脑部边缘进行评价时需要倍加注意。

大脑基底池。颅内肿瘤的表现虽然细微但却很重要的征象包括：大脑基底部和颅后窝蛛网膜下腔变形。四叠体池和鞍

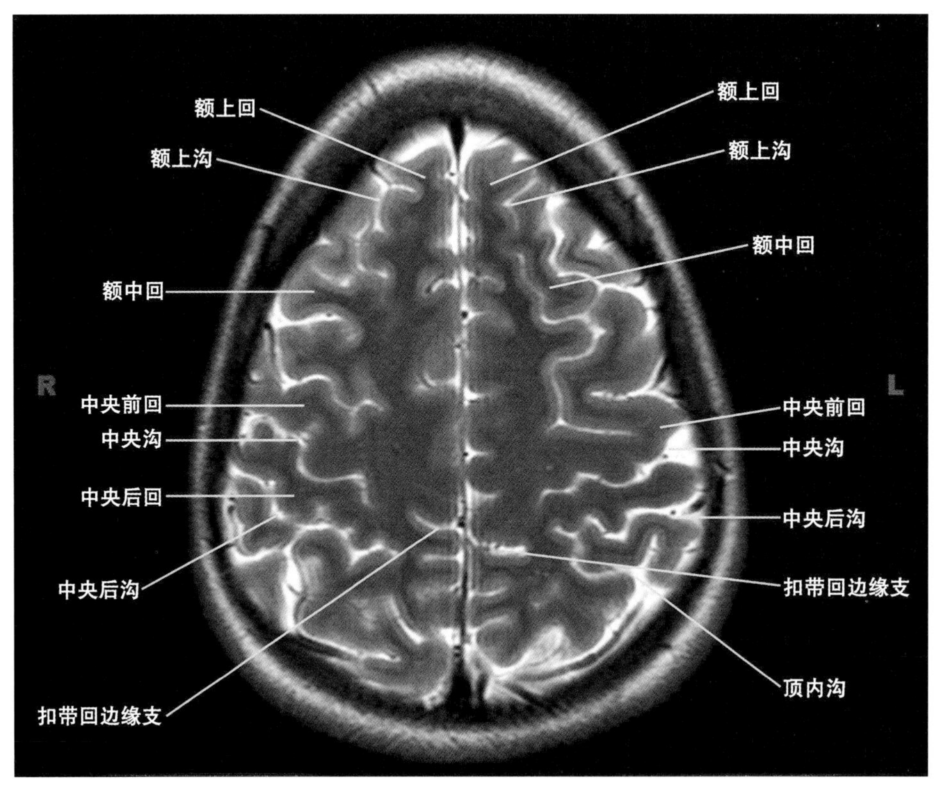

图 2.1 颅脑 MR。大脑半球。3.0T 轴位 T_2 加权图像。

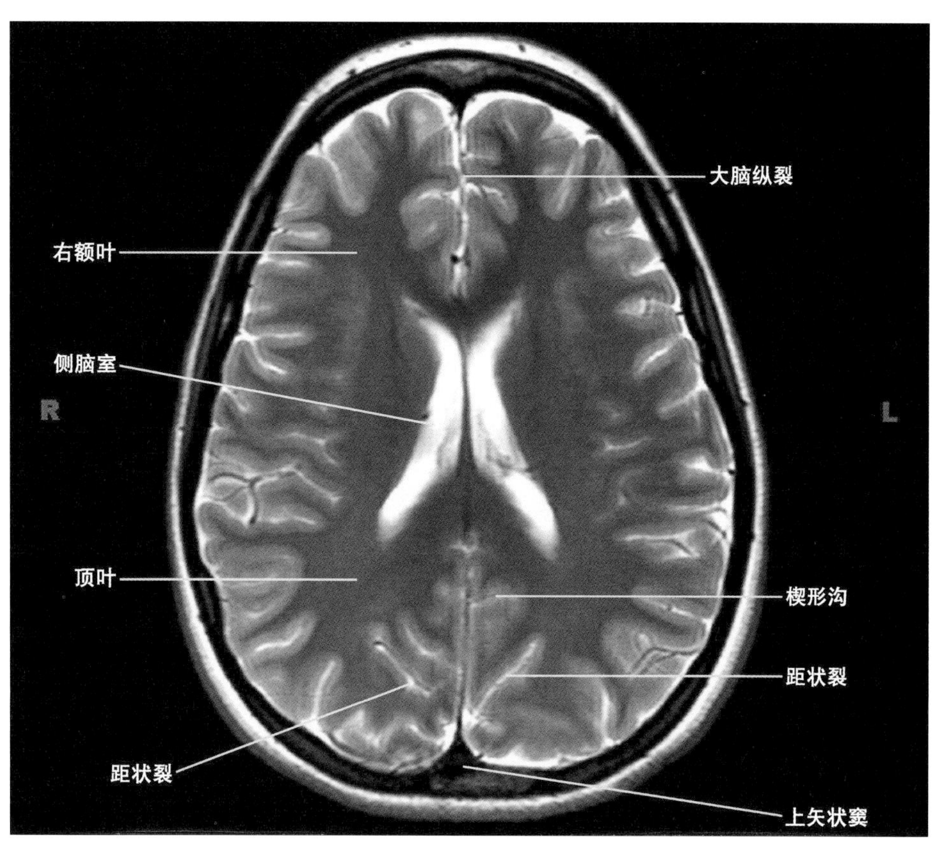

图 2.2 颅脑 MR。双侧侧脑室体部层面。3.0T 轴位 T_2 加权图像。

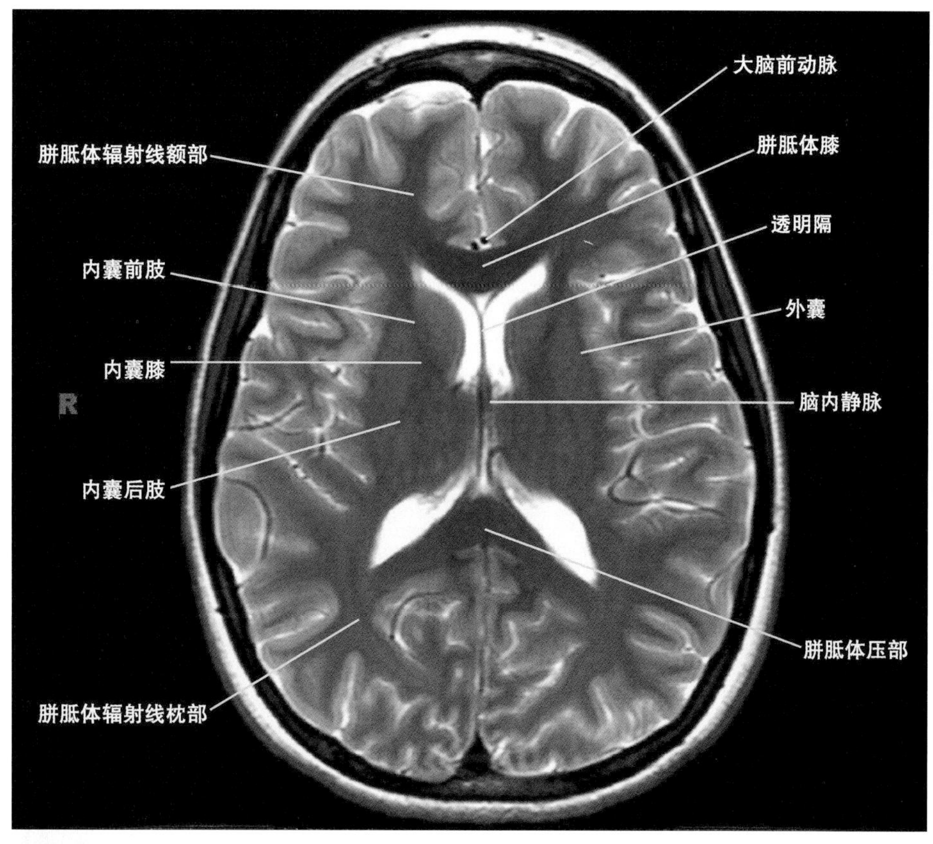

图 2.3 颅脑 MR。大脑内静脉层面。3.0T 轴位 T_2 加权图像。

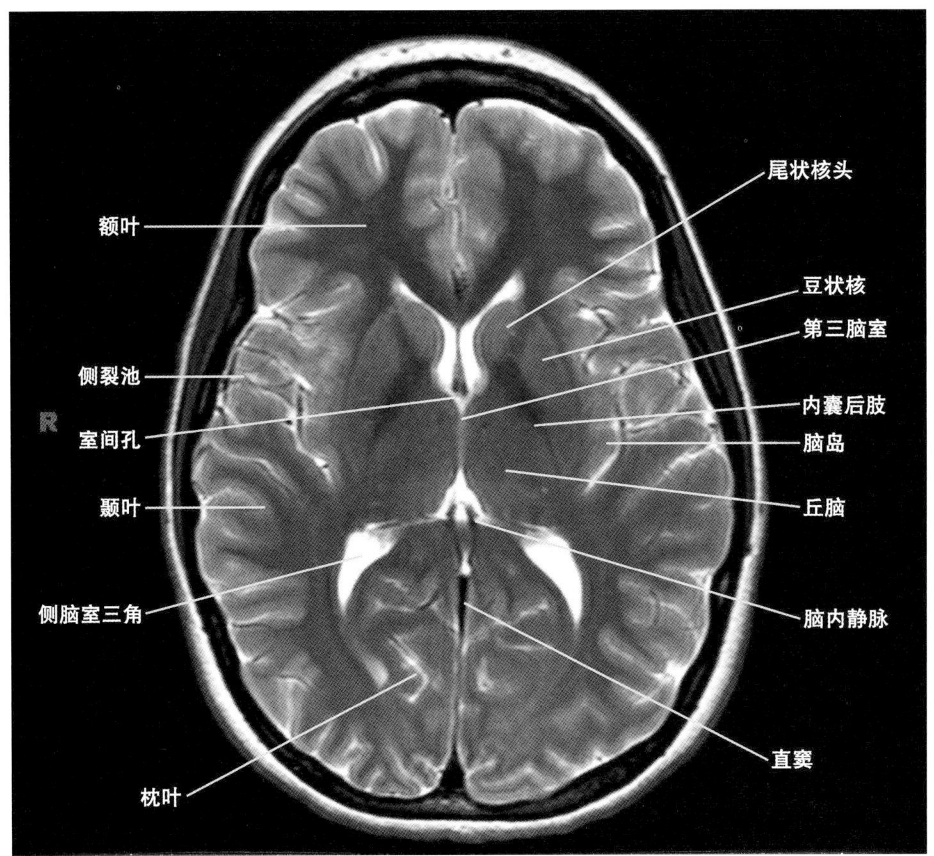

图2.4 颅脑MR。室间孔层面。3.0T轴位 T_2 加权图像。

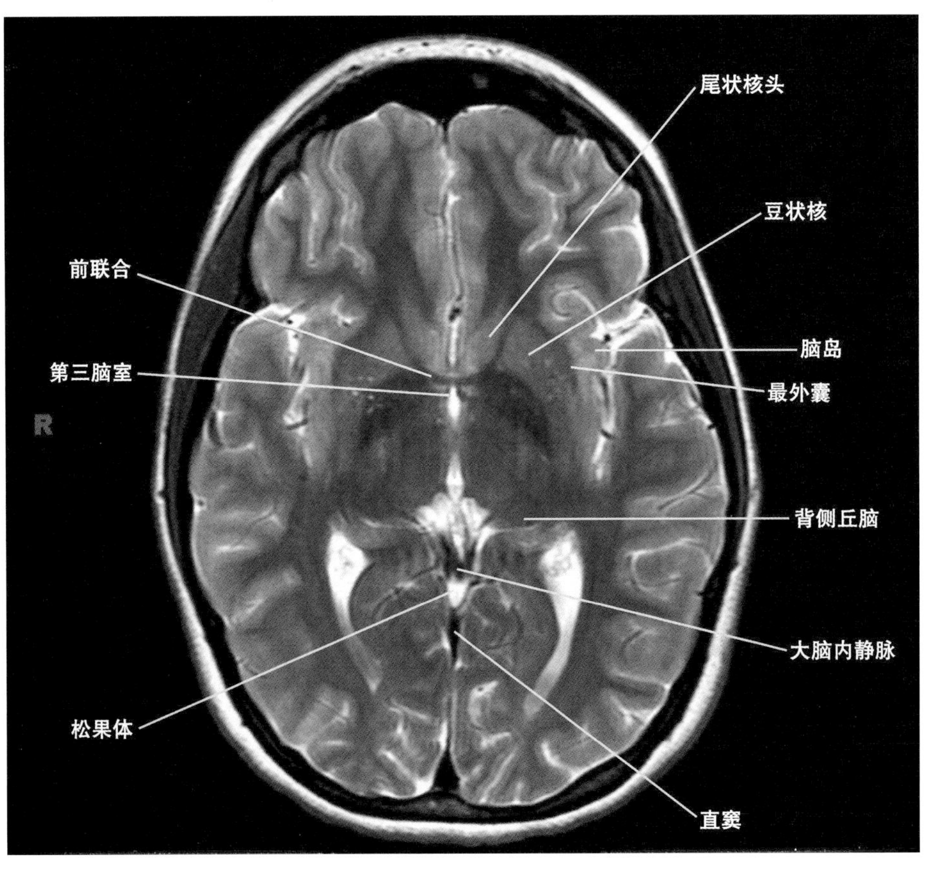

图2.5 颅脑MR。第三脑室层面。3.0T轴位 T_2 加权图像。

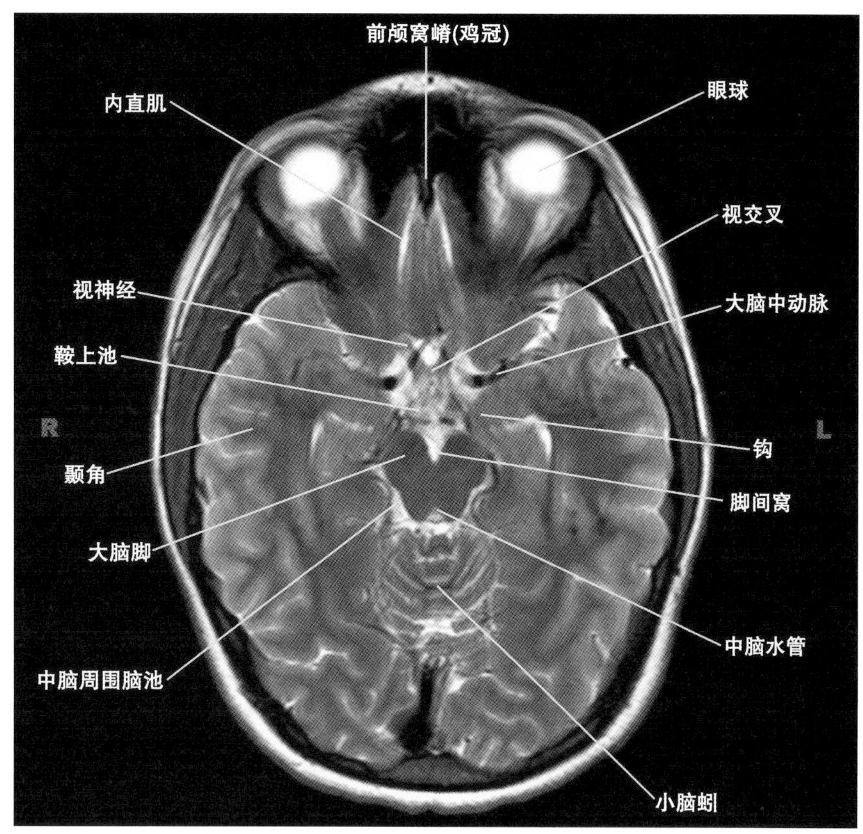

图 2.6　颅脑 MR。鞍上池层面。3.0T 轴位 T_2 加权图像。

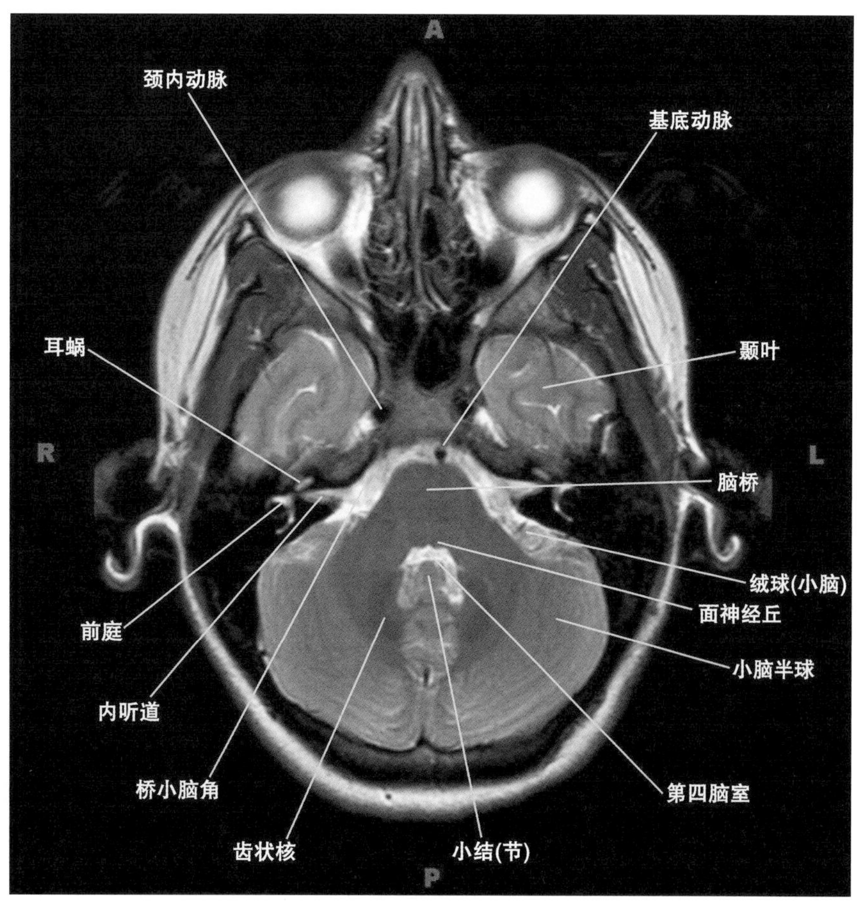

图 2.7　颅脑 MR。第四脑室层面。3.0T 轴位 T_2 加权图像。

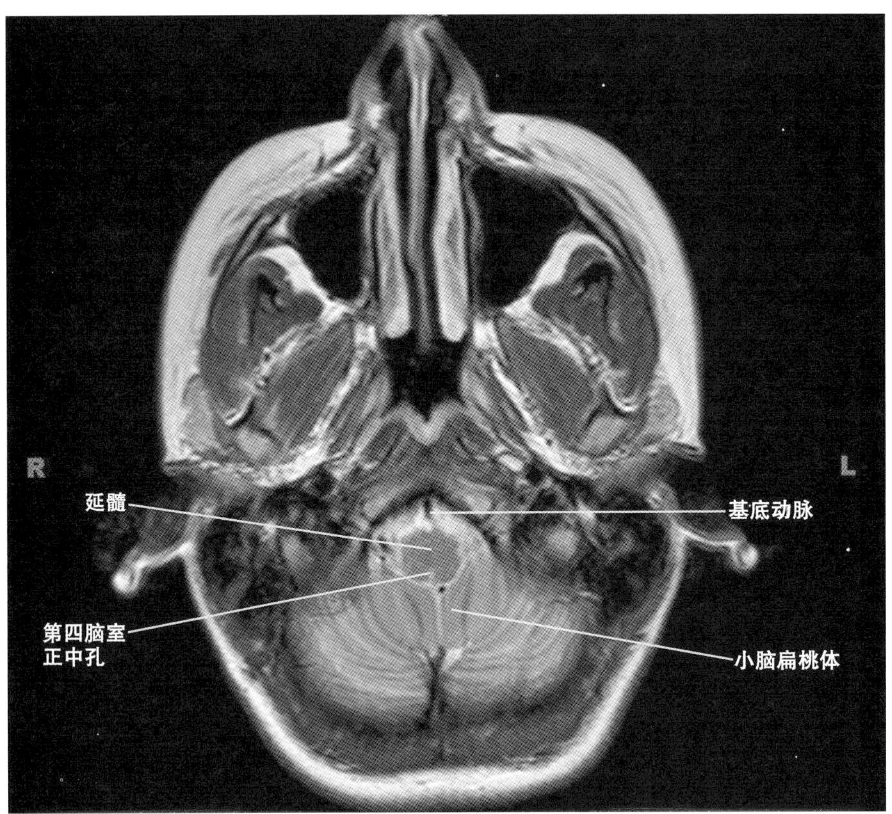

图2.8 颅脑MR。延髓层面。3.0T轴位T_2加权图像。

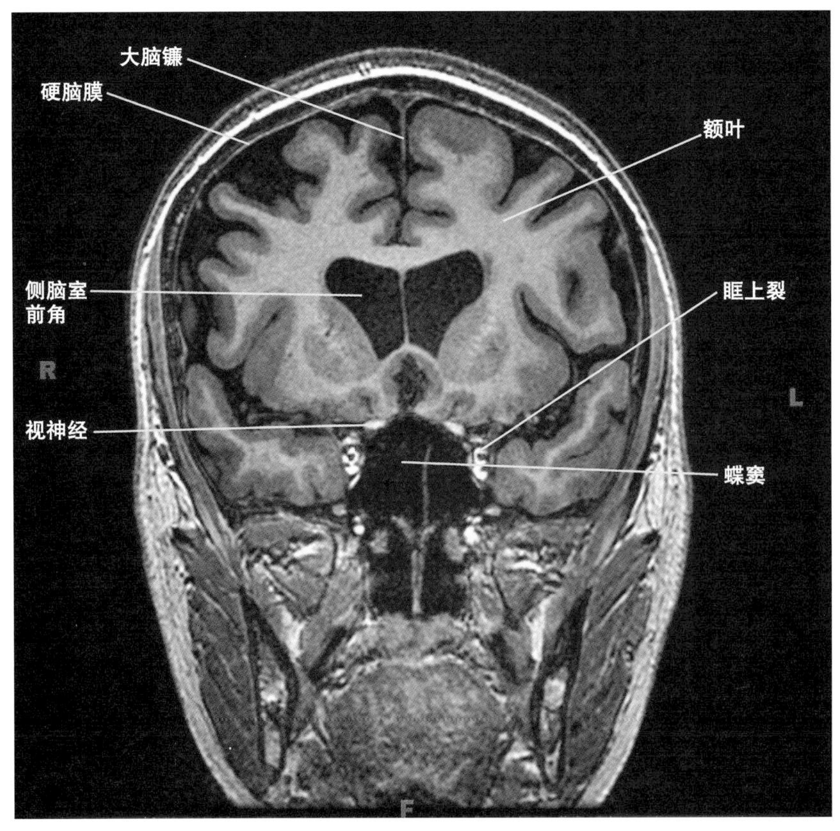

图2.9 颅脑MR。额叶层面。3.0T冠状位T_1加权图像。

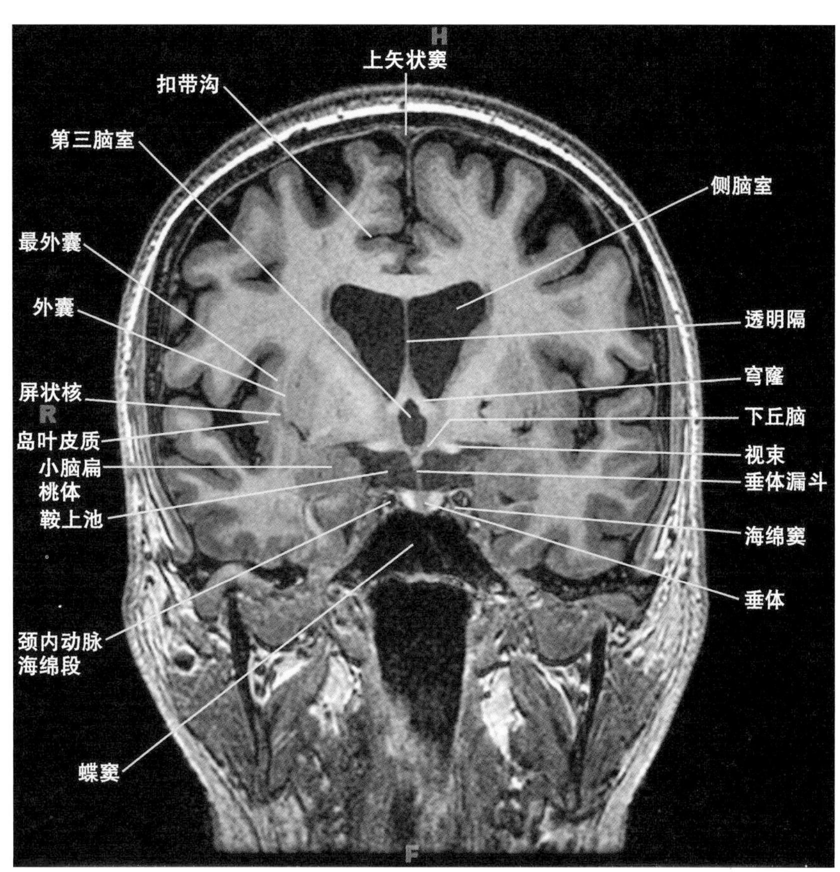

图 2.10　颅脑 MR。垂体漏斗层面。3.0T 冠状位 T_1 加权图像。

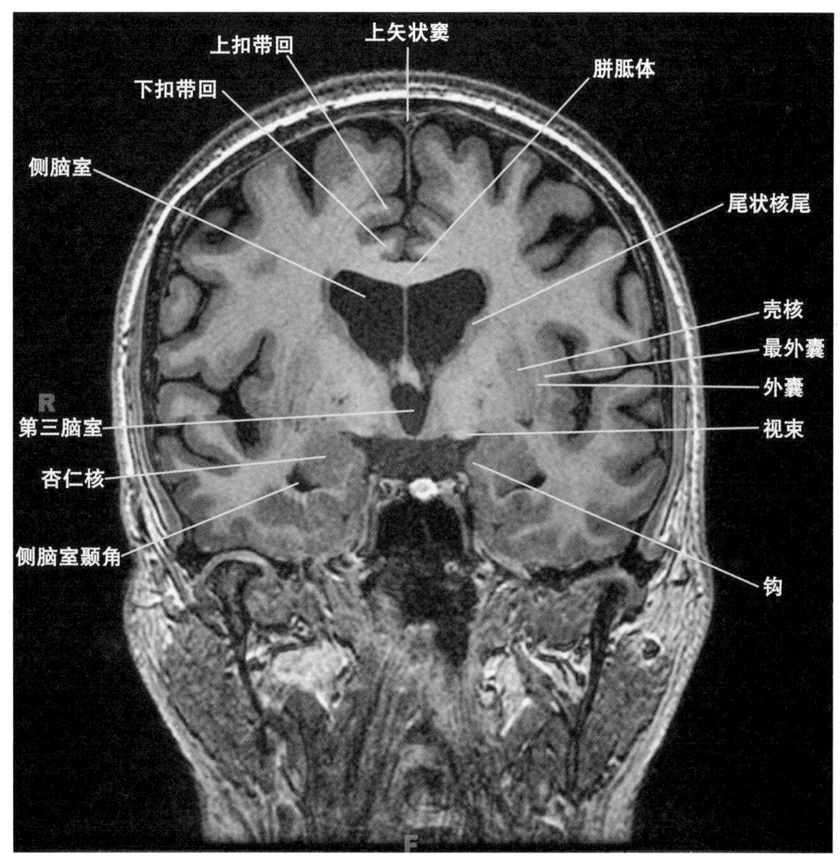

图 2.11　颅脑 MR。视束层面。3.0T 冠状位 T_1 加权图像。

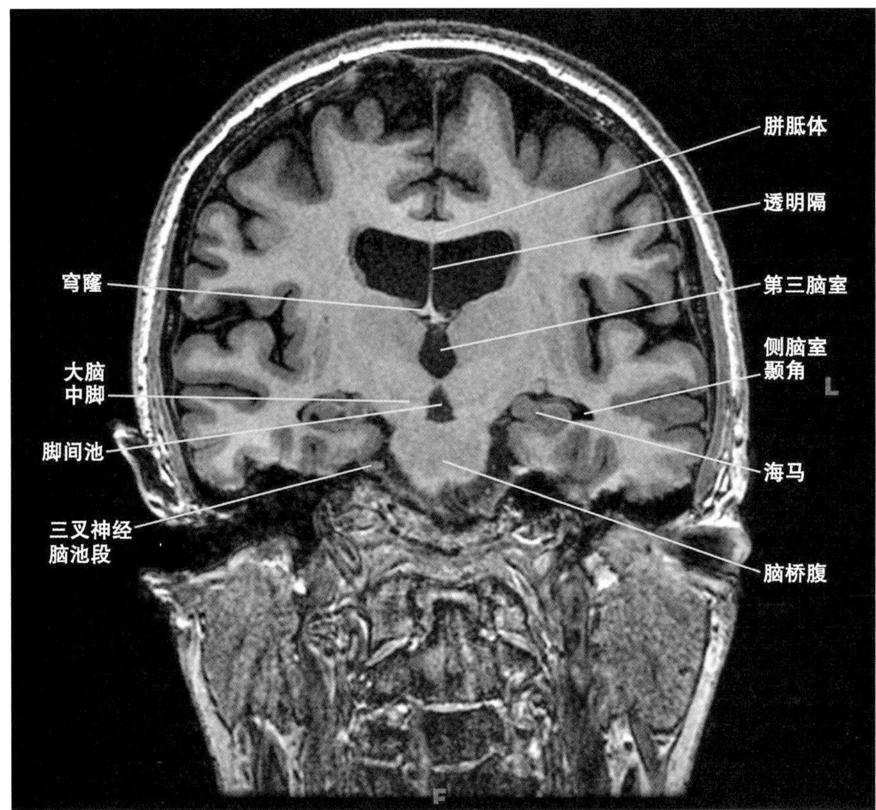

图2.12　颅脑MR。第三脑室层面。3.0T冠状位T_1加权图像。

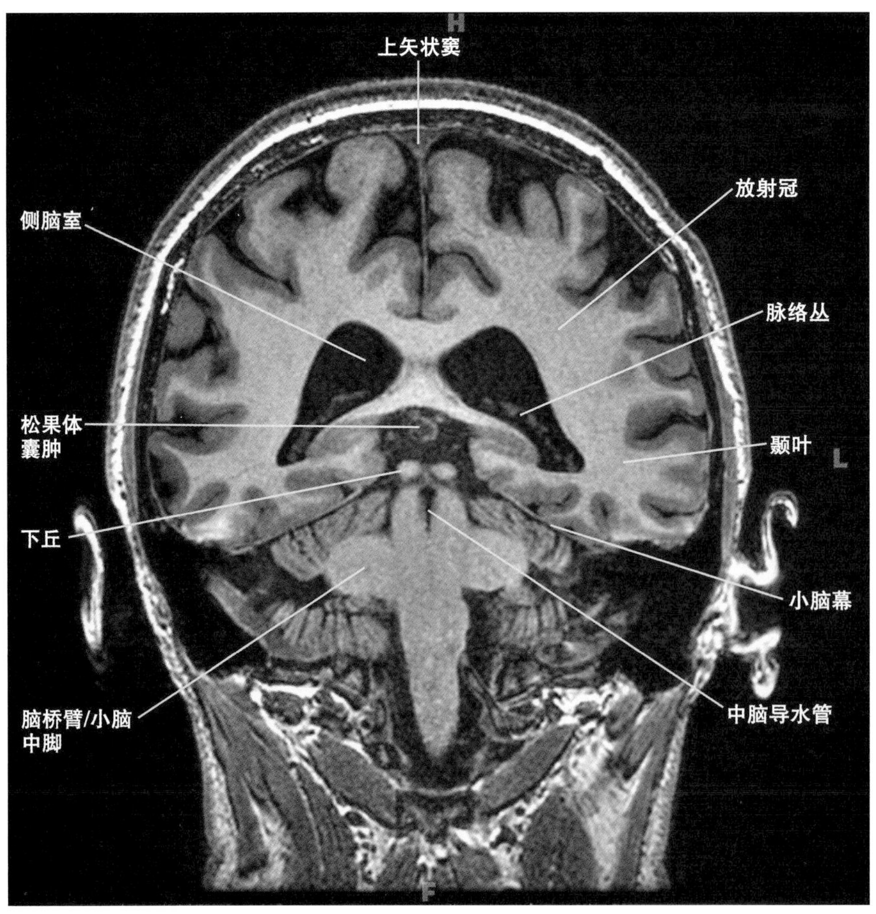

图2.13　颅脑MR。小脑中脚层面。3.0T冠状位T_1加权图像。

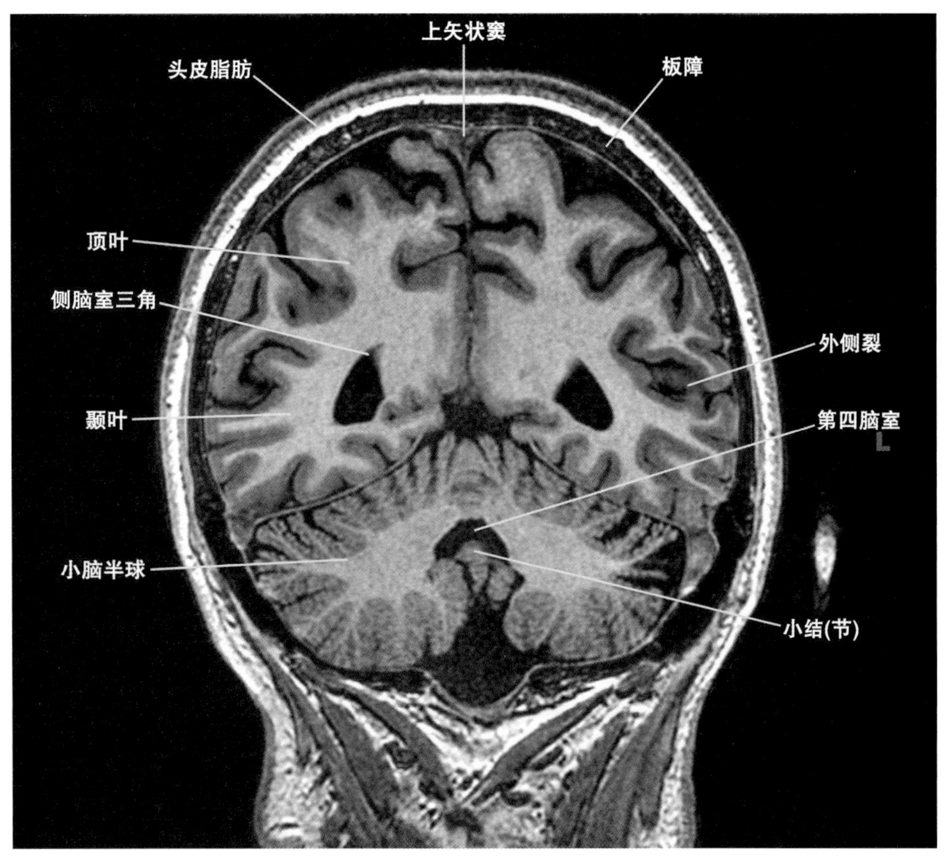

图 2.14　颅脑 MR。第四脑室层面。3.0T 冠状位 T_1 加权图像。

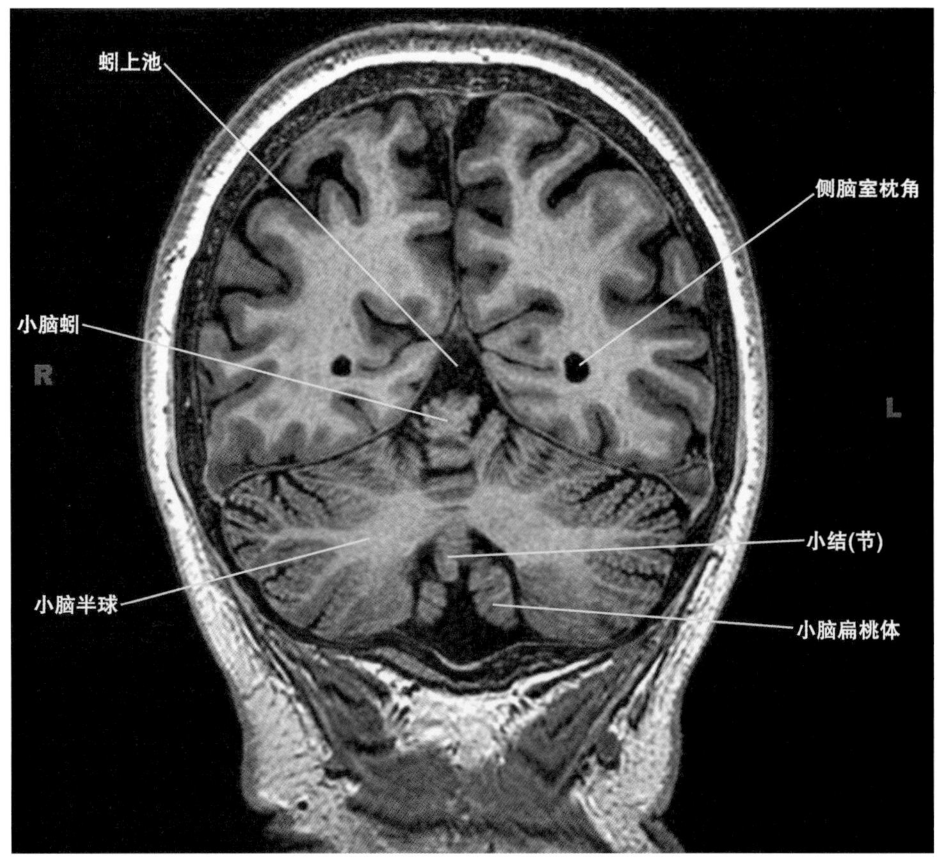

图 2.15　颅脑 MR。侧脑室枕角层面。3.0T 冠状位 T_1 加权图像。

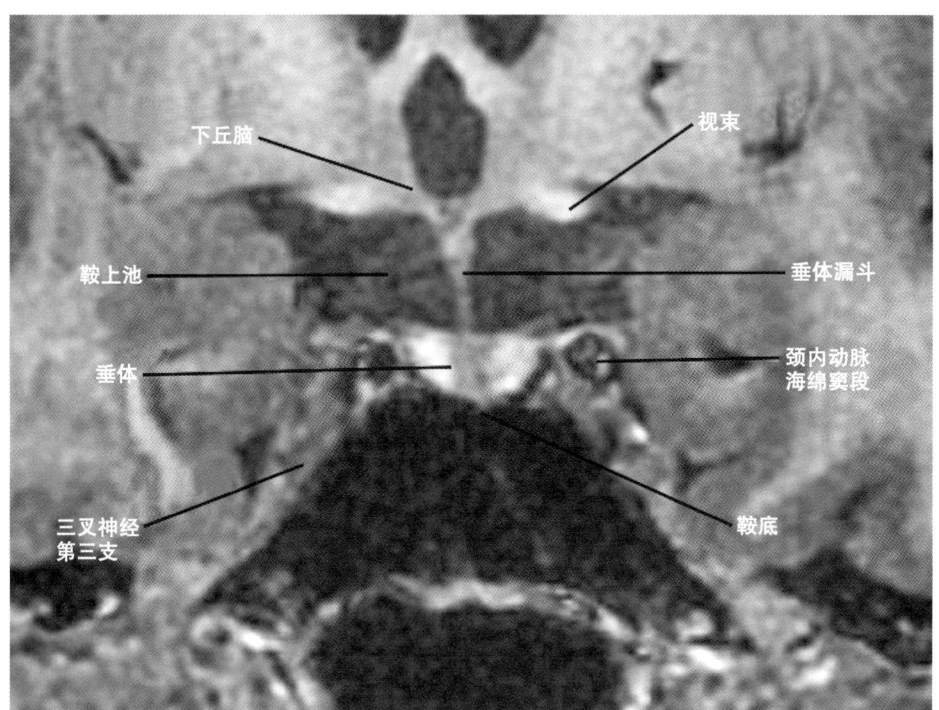

图 2.16 颅脑 MR。垂体层面。3.0T 冠状位放大 T_1 加权图像。

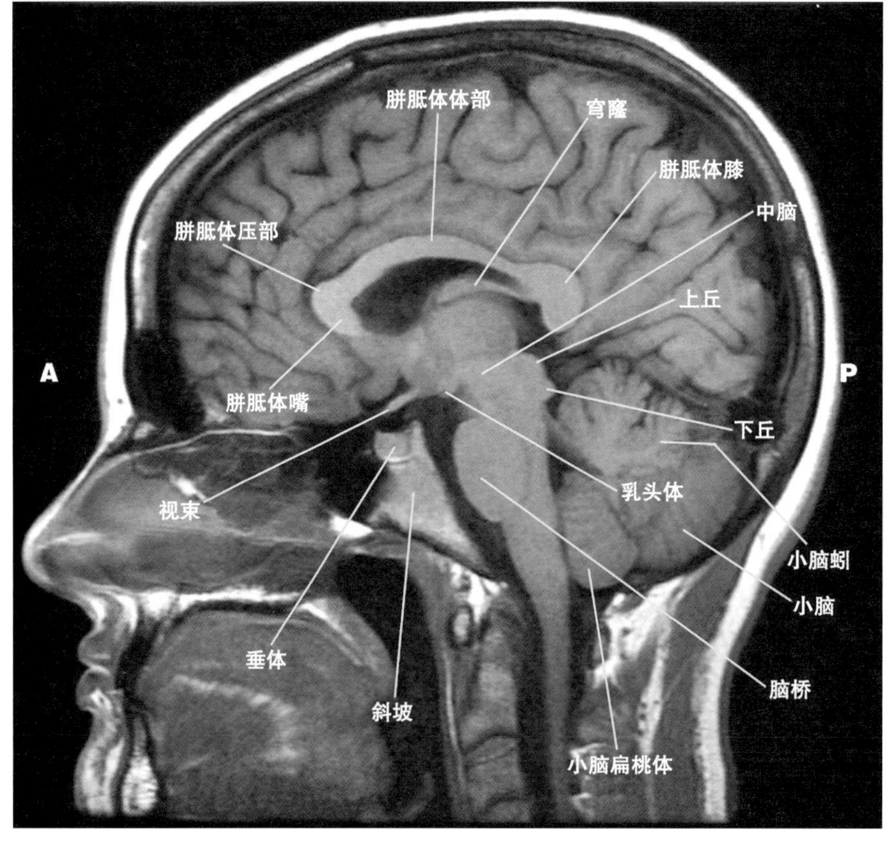

图 2.17 颅脑 MR。矢状面中线层面。3.0T T_1 加权图像。

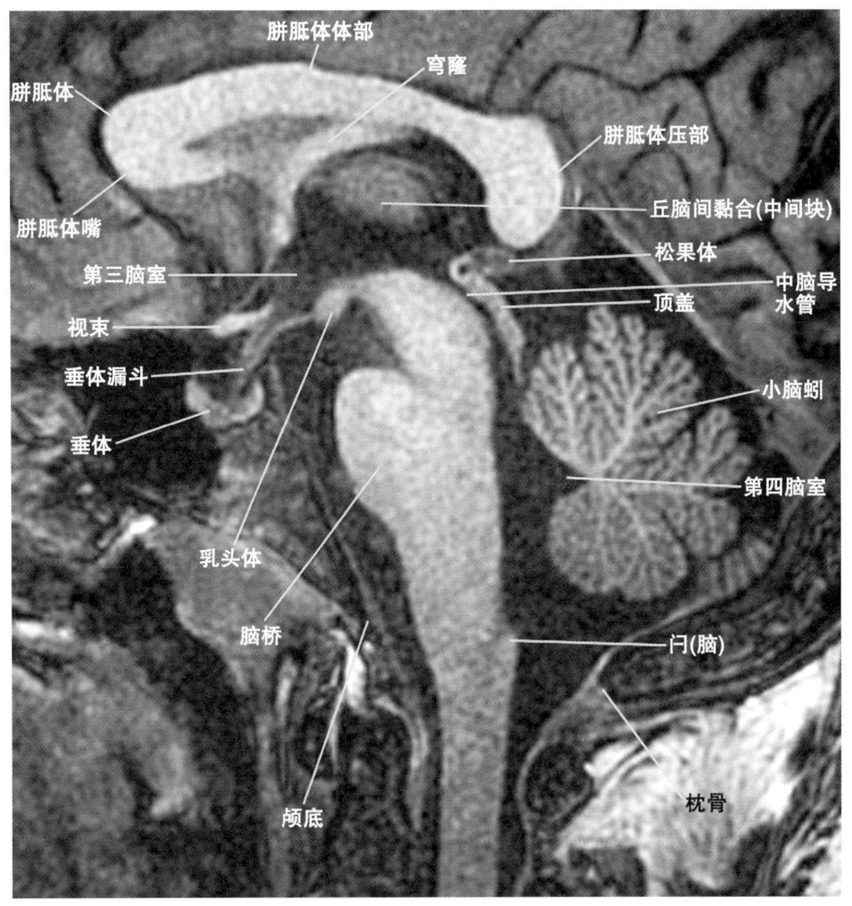

图 2.18　颅脑 MR。垂体漏斗层面。3.0T 矢状位 T_1 加权图像。

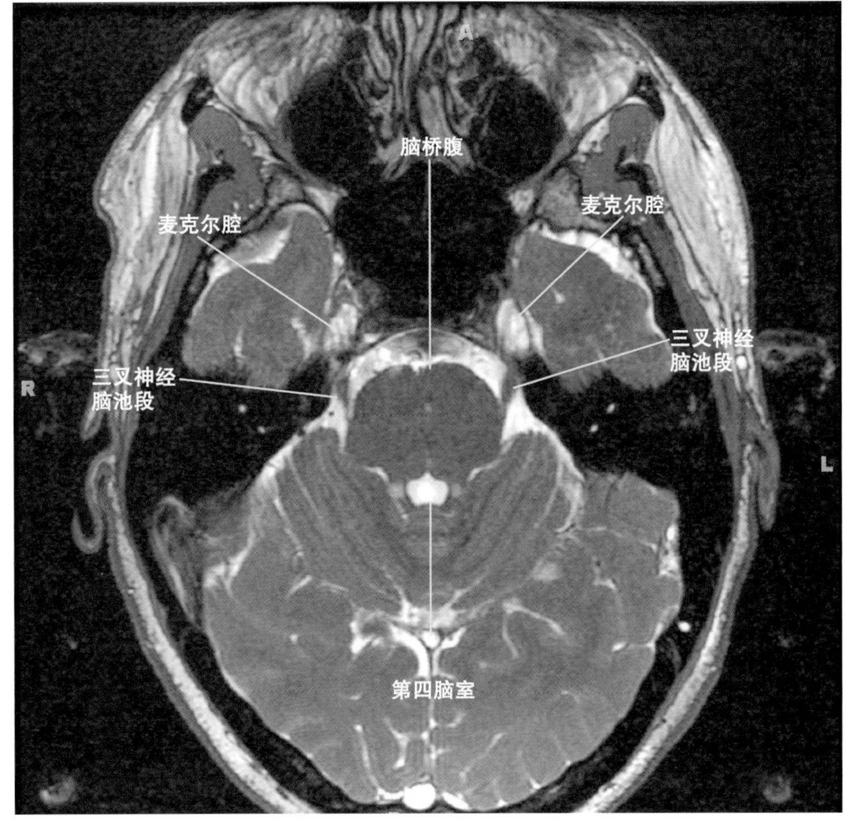

图 2.19　颅脑 MR。三叉神经。3.0T 轴位 FIESTA 图像。

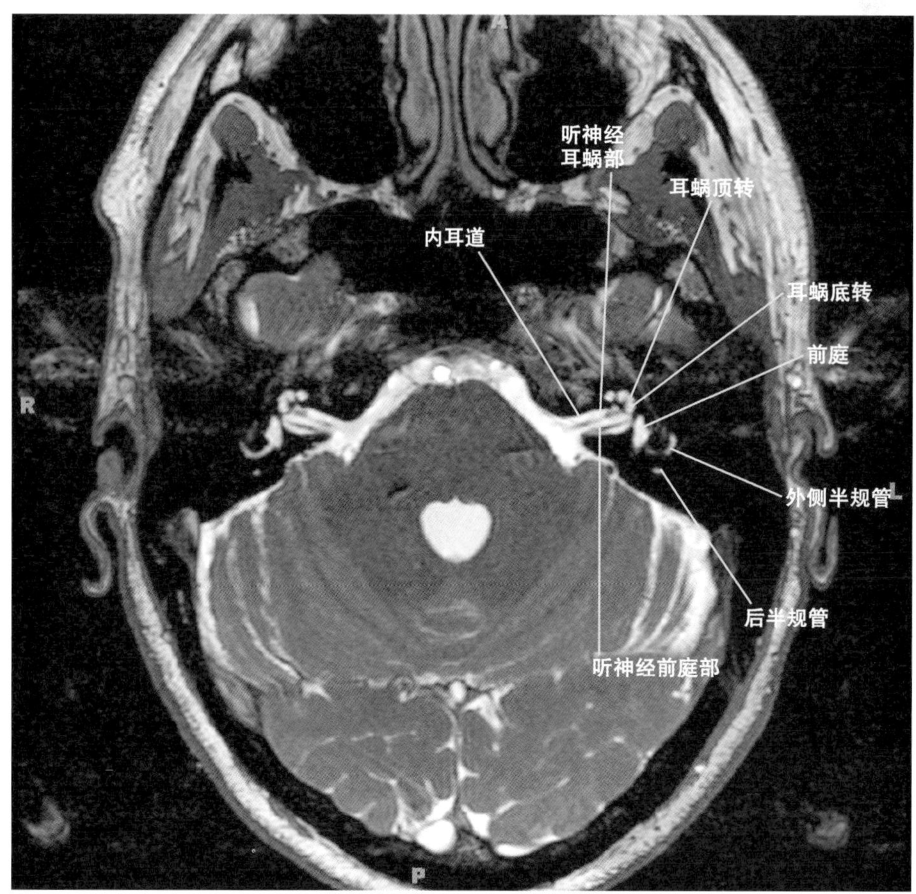

图2.20　颅脑MR。内耳道。3T轴位FIESTA图像。

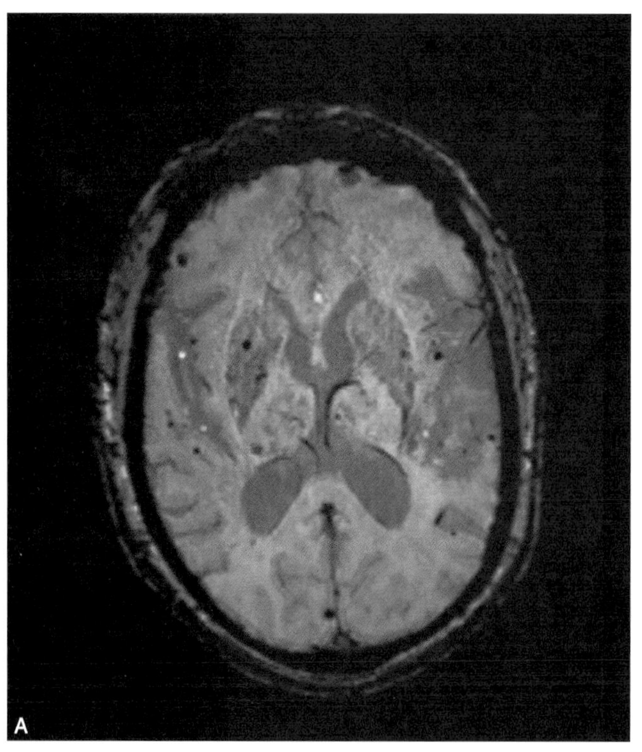

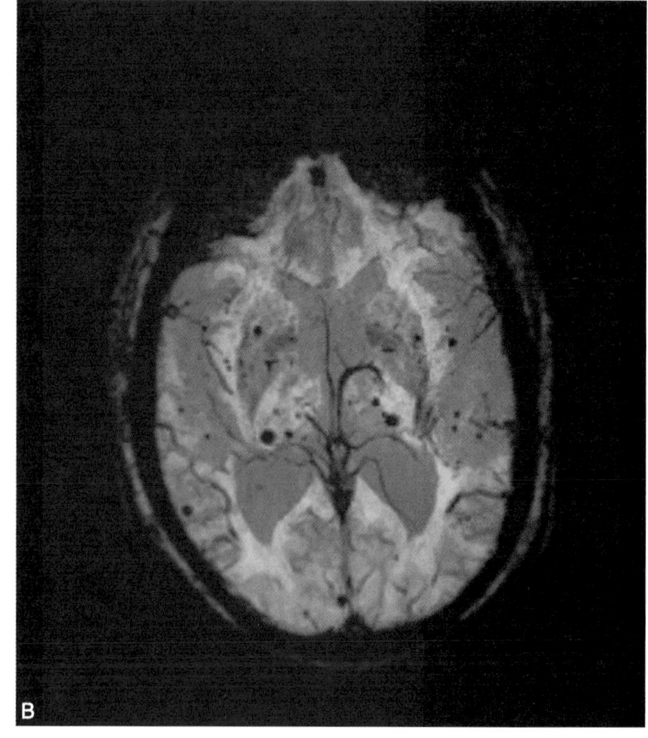

图2.21　颅脑MR。基底节区层面，多发微出血。A. 3TWE轴位SWI。B. 最大强度下的轴位SWI。

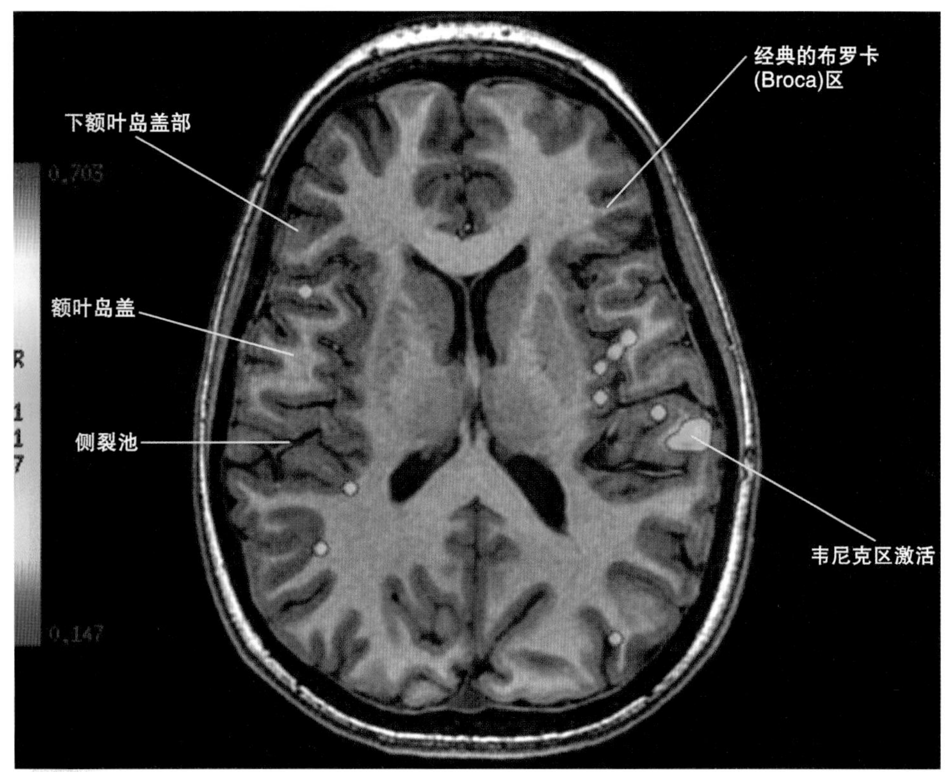

图2.22　颅脑功能磁共振。左侧大脑半球韦尼克区以语义决策任务模式激活。血氧水平依赖性(BOLD)序列衍生的数据覆盖在3T获得的FSPGR图像上。

上池是该处的关键结构(图2.6、图2.10、图2.16)。由于其内有重要的神经通过,所以有必要认真观察该区域的结构。四叠体池在横轴平面上如一对称的笑脸。双侧的任何不对称和脑池的异常可能提示小脑幕疝所致的脑干移位,小脑或脑干肿瘤所致的脑池消失或蛛网膜下腔出血而致的脑池密度增高。

根据扫描的角度不同,鞍上池在影像学上呈五角星或六角星形状(图2.6)。五角星的五个角是大脑纵裂池前份、侧裂池前外侧以及环池后外侧。六角星的第六个角是后方的脚间窝。脑池含脑脊液,其结构对称。脑池解剖结构的连续性有脑脊液相同的密度。颞叶沟疝可引起脑池显著的不对称。中央型脑肿瘤可能是鞍上肿瘤或鞍区肿瘤。脑池密度增高可能为蛛网膜下腔出血或脑膜炎所致。

脑室。在快速阅读头颅影像检查时,脑室系统是一个非常重要的结构,必须进行评估。最好从颅后窝的第四脑室开始观察,因为此结构在CT扫描时很难观察。第四脑室的不对称或改变可能是一些重要颅内肿瘤的唯一表现。但第四脑室形状不对称也可能患者体位不正所致。

接下来对脑室系统大小进行评估。在头痛的患者中,侧脑室和第三脑室扩大可能是颅内肿瘤的表现,也可能是可治愈但危及生命的脑积水。积水可以通过脑室扩大和脑沟加深程度、侧脑室前角和下角特征性扩大及第三脑室前面部分变圆这些改变与脑萎缩所致的脑室系统扩大鉴别。

急诊CT检查注意事项。急诊CT扫描时,放射科医师必须思考这五个问题。

1. 脑中线结构是否偏移?
2. 双侧脑半球是否对称?
3. “笑脸征”及五角星或六角星是否可见?
4. 第四脑室是否在脑中间,是否大致对称?
5. 侧脑室是否扩大,脑沟是否消失?

如果能准确回答这五个问题,就基本可以准确判断大部分神经外科急诊了。对于溶栓患者来说,对基底核及脑皮质早期的缺血灶进行仔细观察极为重要。当对脑卒中患者实施治疗后,需行一些特殊的影像学检查[如灌注CT、CT血管造影(CTA)]来补充常规的CT扫描。随着多中心研究数量的增加,虽然目前MR检查对临床怀疑脑内出血患者没有禁忌证,采用MR检查的比例却是很低的。

脑中线结构。脑中线上解剖结构是相当复杂的,因为这些结构没有重复的,不能运用对称原则。必须对脑中线结构进行详细地学习,特别是三个需主要学习的地方。

鞍上区。第一个需学习的地方是鞍上区和鞍区,实际上每次MR检查都可能需要确定蝶鞍、垂体、垂体漏斗部、视交叉、第三脑室前份、乳头体、大脑镰前份的位置,一些重要血管可以在这个区域内见到。在后方可见基底动脉末端和大脑后动脉,而鞍区前上方可见大脑前动脉(见图2.10)。大脑前动脉沿大脑镰走行。在稍偏离脑中线位置可见S形的颈动脉虹吸部和后交通动脉。平后交通动脉处,我们常常可以看见第Ⅲ对脑神经。矢状面视交叉附近,前方是视神经,后方则是视束。

松果体区域。第二个需学习的重要的中线结构区域是松果体区。它对识别中脑、中脑脚(常伴有一个很小的透明区,代表小脑上脚交叉)、中脑导管、伴有上丘和下丘的中脑顶盖、松果体、小脑蚓部等很关键。如果在小脑上蚓池区域可见小脑中央静脉,那么可排除该处的肿瘤可能。

颅颈连接部。在以前,颅颈连接处对于影像学者来说是一个相对的盲点,但现在这个问题已不存在,所以对此区域的研究极为重要。其前方可见寰椎的前弓,齿突及颈枕韧带。斜坡尖锐的下缘是枕骨大孔前唇的标志。枕骨的皮质边缘是枕骨大孔后唇的标志。小脑扁桃体不应该超过枕骨大孔前、后唇之间假设连线的下方 3mm。闩,为延髓背侧最后方的突出物,应该位于该假设连线的上方。在包含头颅骨和椎管的平面上,颈髓连接和小脑扁桃体组织小部分是唯一可见的结构,否则就是病态的。

当前神经系统成像选择

随着头部影像学检查方法的不断增多,对于有特定临床症状的患者来说,选取一种最适合的检查方法是非常困难的。为了简便化,从一开始就可以排除两种检查方法:X 线摄影的作用不大,仅用于骨折时作为医疗或法律方面的证据;核医学脑扫描仅对某些特殊疾病如难治性癫痫、运动障碍和痴呆有用。评价急性神经系统患者时,需在 CT、MR、超声和动脉造影中作出选择。

放射科医师还需要决定是否给予静脉内对比剂,以及使用何种特殊的 CT 和 MR 检查技术。脑血管造影应用于急诊情况,要根据 CT、MR 影像和临床表现综合判定。超声可作为婴儿神经系统初筛手段,或用于颈动脉的评估,以及经初步影像筛查后,使用经颅技术评估脑内血管。因此,MR 和 CT 是头部检查的首选的方法。标准 MR 检查通常包括 T_1 加权序列、T_2 加权序列、弥散加权成像(DWI)和液体衰减反转恢复(FLAIR),并且可以通过使用含钆对比增强的 T_1 加权图像来补充。SWI 有助于检测出血。标准 CT 检查包括脑组织窗和骨窗的轴位图像,并且可以通过注射静脉含碘化对比剂的增强图像来补充。在较先进的卒中中心,CT 灌注和 CTA 可作为补充诊断。

作为头部成像的一般原则,CT 用于急性神经系统疾病,而 MR 更多用于慢性或亚急性神经系统疾病。这就是说,在与脑部有关的神经系统症状的起初 48h 内,应行 CT 检查。如果症状已超过 2d,应先行 MR 检查。如果 CT 或 MR 提示为原发性血管疾病,比如动静脉畸形(AVM)或动脉瘤,则需要行 MR、CT 血管造影或动脉导管造影。MR 血管造影(MRA)最适用于筛查 AVM,CTA 用于动脉瘤的诊断及治疗计划制定。导管血管造影通常在拟行血管腔内治疗时实施,因为其他影像诊断方法都是非侵入性的。如果 CT 或 MR 怀疑病变为肿瘤或脓肿,可行增强扫描。如果 CT 或 MR 未显示急性梗死,但临床症状考虑短暂性脑缺血发作或卒中时,可行颈动脉多谱勒超声、MRA 或 CTA。使用北美有症状颈动脉内膜剥脱术试验组(NASCET)标准记录狭窄。除非高度怀疑脑脓肿、肿瘤或者有卒中分诊方案的需要,在紧急情况下通常不使用对比增强 CT 扫描。当出现特异性神经系统定位的临床症状时、癫痫发作或者有确切的肿瘤病史以及怀疑感染性疾病时,需行 MR 增强扫描。这些一般性原则的例外情况很少。按照这个原则,在大多数情况下是不会出错的。有时 MR 将用于进一步解释 CT 所提示的病变。一些危重患者难以进行 MR 检查,如多系统外伤患者或需要呼吸机辅助呼吸的患者。对于那些不能自主保持安静的患者,比如小孩儿或随意运动增多的成年人,行 MR 时必须使用镇静剂。镇静剂也有它自身的危险性,需谨慎使用,同时,需配备受过训练的急救人员和监护仪。对急性神经综合征的患者,不应该因为 CT 辐射风险和钆对比剂 NSF 风险而改变影像检查方法。因为在这种情况下,影像检查的好处通常会远远大于风险。

MR 波谱,MR 和 CT 血管造影及灌注技术,以及 MR 扩散技术,是目前临床神经放射学的常规检查方法。

MR 波谱显示了基于质子化学位移的大脑代谢物的分布,这是由质子的化学环境决定的性质。请参阅第 5 章和第 7 章,分别为肿瘤和白质病例波谱分析。在临床上,最有趣的是三种正常代谢物:胆碱,它是细胞膜的标志物,因此是细胞更新的标志物;N-乙酰天冬氨酸(NAA),为仅存在于神经元内的化合物,因此可以作为判断神经元密度的标志物;肌酸,在许多种细胞中有分布,作为一种参考标准。

胆碱被认为可能是一种肿瘤标志物。如果颅内肿块的性质难以确定,那么胆碱-肌酸比值增高有助于区分放射性坏死与肿瘤复发及感染。胆碱峰值的另一主要作用是帮助肿瘤分级。因为颅内原发性肿瘤的预后是由肿瘤内最高组织病理学分级所决定的,而组织学分级与胆碱-肌酸比值有关,在胆碱-肌酸比值最高的区域行组织活检很有可能反映出肿瘤的组织学分级。通过 MRS 对组织行活检可以更好地反映病变组织的真正性质。但也有例外,比如脑膜瘤的胆碱峰很高,多发性硬化的脱髓鞘过程也可以呈现升高的胆碱峰。

NAA-肌酸比值下降常见于各种各样与神经元坏死有关的情况。实际上,NAA 减少见于颞叶硬化症和梗死。NAA 总体值的降低可能见于多发性硬化症和痴呆性疾病,如阿尔茨海默病(AD),此时肌醇升高。一些占位性肿瘤呈现一个小的 NAA 峰值。脓肿和转移性病变的 NAA-肌酸比值低于原发脑肿瘤,后者倾向于脑组织浸润而非替代大脑组织。NAA 水平明显升高见于海绵状白质脑病(卡纳万病),是一种缺乏特异性促进代谢酶的疾病。NAA 积累可产生独特的波谱模式。

在脑中有时可能出现异常代谢物的升高。在恶性肿瘤、感染和一些活动性脱髓鞘病变中可见一些非特异性的坏死峰值。乳酸特异性双峰可以帮助诊断局部缺血。这有利于疑似缺氧缺血性脑病婴儿的诊断,同时也可能有助于线粒体脑病的诊断。

无创性动脉造影现在已经广泛应用。CTA 是根据快速团注含碘对比剂、多层螺旋 CT 快速扫描以及快速数据处理,生成临床可用的脑血管图像。图像处理研究主要分两类:当轴位图像相对较厚时使用的最大密度投影(MIP)和三维表面遮盖重建技术。由于重建技术非常耗时,骨骼很难与血管区分开来,静脉污染同样也是一个问题,因此,在解读 CTA 图像时,需根据具体情况具体分析,参考可以帮助解答临床问题的 MIP 图像。要记住,CTA 是一项解决问题的技术,而不仅是一项筛查方法。检查蛛网膜下腔出血患者时,矢状位的 MIP 用于观察颈内动脉眼动脉段动脉瘤、后交通动脉和小脑后下动脉(PICA)起始部;冠状位的 MIP 用于观察前交通动脉、颈内动脉"T"字部和基底动脉尖,横断位 MIP 可用于观察前交通动脉和后交通动脉。大脑的中动脉相对是一个盲点,在所有的图像上都应仔细地观察。一旦发现动脉瘤,表面阴影渲染重建技术在治疗计划中非常有用，特别是在确定瘤颈的形状和动脉瘤的尺寸以进行弹簧圈选择时。出现可疑梗死灶时，以一些症状作为指导，仔细观察有无相应的突然中断或明显狭窄的血管。一个血管段应该完全包含在 MIP 容积内，有利于作出准确的分析。通过在横断位上观察血管来确定血管狭窄的程度。

MRA 根据流动相关增强效应，在该效应中流动液体的信号表现不同于静止的物质。图像是通过选择一些可以增加流动血液信号的参数而得到。钆对比剂磁共振成像增强扫描可以提供质量比较高的图像，虽然该图像可以增加诊断的可靠性但并不是绝对准确的。需回顾患者的原始图像和最大密度投射重建。可以对前后脑循环分别成像和左右颈动脉系统分别成像。虽然可能存在一些来自患者运动、血管内血液流动所致的伪影和磁敏性伪影的问题，但由于这些血管是可以单独进行观察的，所以对动脉瘤和其他血管疾病的显示都是非常好的。获得 MRA 图像比较难但观察起来比较容易。MRA 上的血管与周围组织之间在本质上有很大的差异。对于非急性脑部疾病，MRA 是最有用的检查方法。颅内血管狭窄和血管动脉瘤是常见的。MRA 和 CTA 对颅外病变也是很有用的。然而，应该注意的是，与 MRA 相比，CTA 具有更高的分辨率，因此其通常可用于解决 MRA 发现的可疑问题。

弥散加权成像（DWI）大大提高了 MRI 早期、准确诊断脑梗死的能力。该技术在分子水平上利用与布朗运动有关的弥散现象。DWI 利用细胞内水分子比细胞外水分子运动更受限制这个现象，因为细胞内的水分子需要快速地打破包绕它们的细胞膜，水分子被限制得越多，DWI 信号就越高。脑卒中时，局部缺血部分会因自由水渗入坏死细胞内而有膨胀趋势，在这些区域的 DWI 会因细胞内、外水分子的比值升高而使得信号更高。DWI 的改变先于 T_2 和 FLAIR 成像改变之前，所以 DWI 是检测早期脑梗死的主要检查方法。CSF 是脑内的自由水，在 DWI 显示低信号。因此，DWI 上的低信号可以鉴别蛛网膜囊肿与颅内上皮样囊肿。

肿瘤、外伤、感染在 DWI 上可有类似的表现，三种病变均可能出现细胞内和细胞外水分子增加。幸运的是，细胞外水肿的 T_2 效应可以通过表观弥散系数（ADC）图来显示和“消除”。请参考第 4 章示例图，帮助理解复杂、功能强大的 ACD 图，目前 ADC 图已成为一种常规检查方法。弥散受限在多发性硬化及其他脱髓鞘病变的活动期、脑脓肿和高度富于细胞性的高级别原发性脑肿瘤、转移性疾病和淋巴瘤的文献中已经得到充分描述。在较高级别的肿瘤中，弥散受限可以有助于确定诊断，并使临床医师更好地了解所评估的肿瘤级别。

磁共振弥散现象也被用于绘制白质纤维束示踪图，用于外科手术治疗计划的制订和其他目的。弥散张量成像（DTI，图 2.23）显示细胞的一些狭长细胞突，如轴突，其内有沿轴的自由弥散，可以利用此成像（图 2.23、图 2.24）。

MR 和 CT 灌注成像在描述血流相对减少的缺血脑组织和灌注区域是很有用的。大多数的 MR 灌注扫描依赖于钆对比剂的快速推注，在这期间脑部连续成像。因为钆是顺磁性物质，所以在灌注时 T_2 加权像信号明显降低。在急性脑卒中的

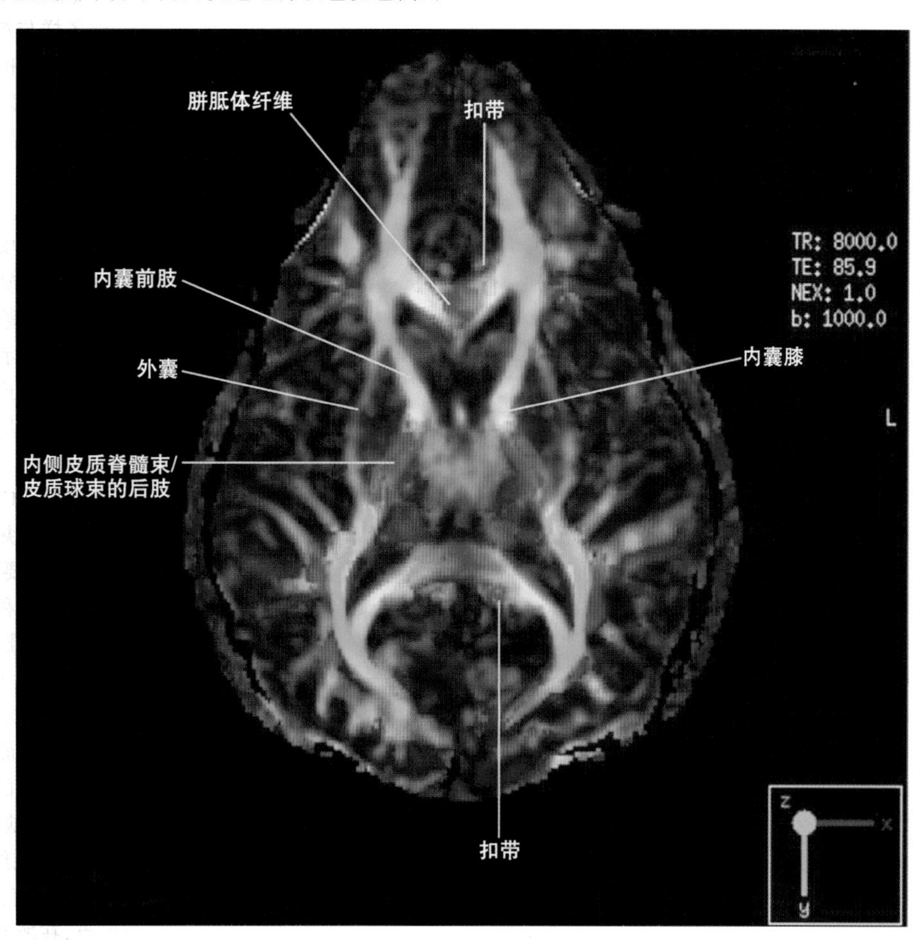

图 2.23 弥散张量成像。内囊水平的白质纤维束。3TMR 扩散张量伪彩图。

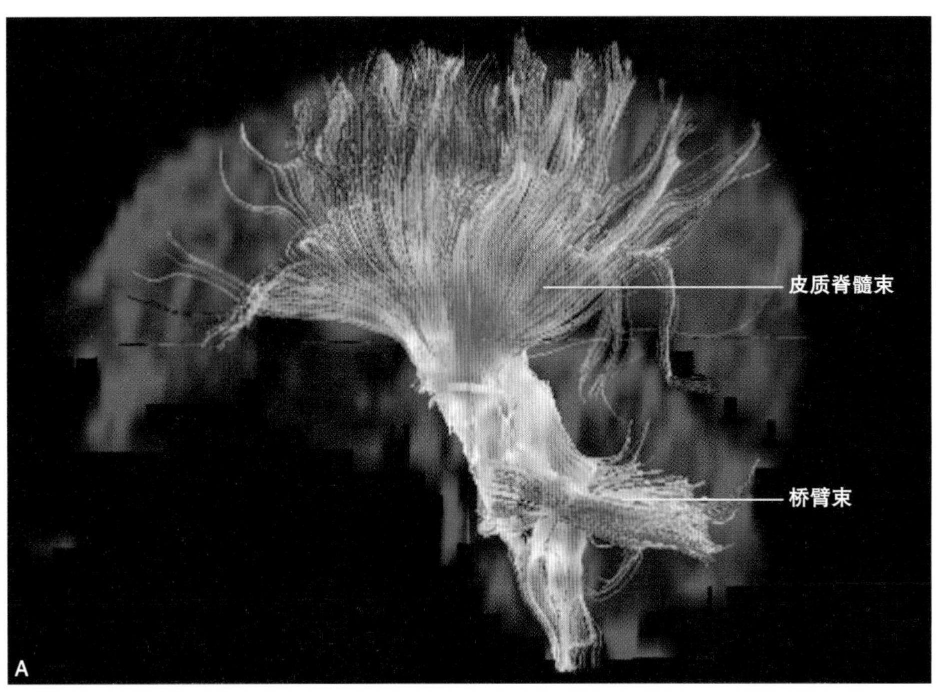

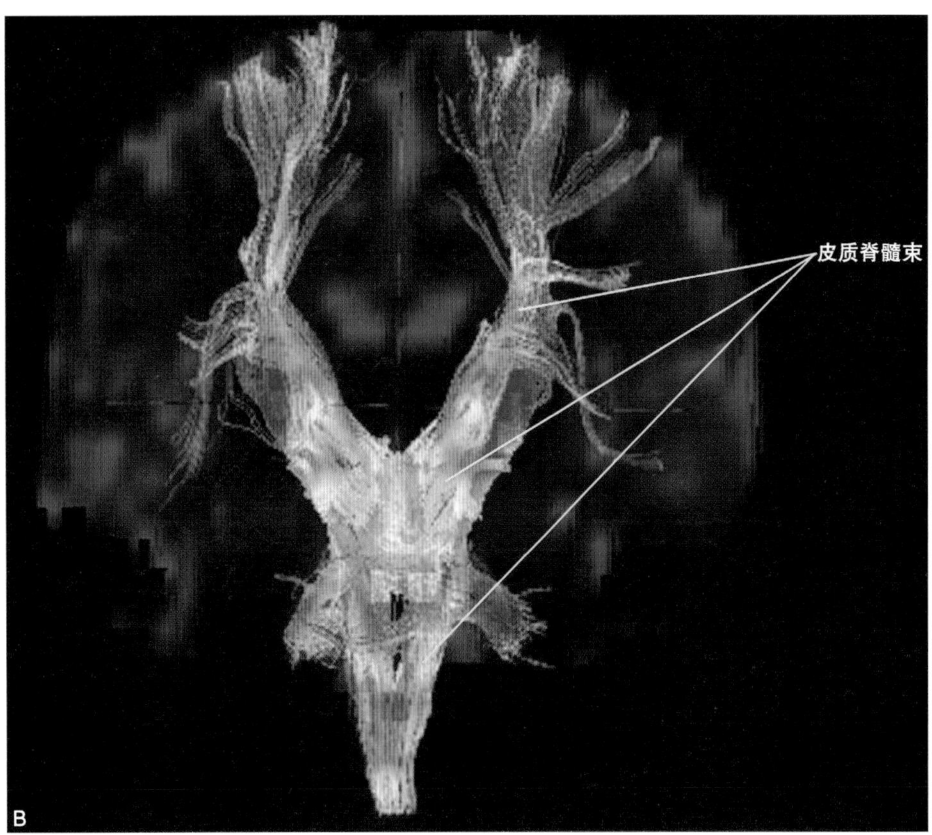

图 2.24 皮质脊髓束。A. 白质纤维束成像。矢状面投影。B. 冠状投影。

患者，峰值延迟超过 6s 高度提示局部缺血。CT 弥散技术依赖于在注入碘化对比剂期间，正常脑部弥散区域的 X 射线束比局部缺血部分多。这是因为对比剂到达正常脑组织的速度比到达异常脑组织的速度快。通过连续扫描，计算出增强值达到高峰的时间和其他的参数。增强峰值的延迟可以提示梗死。其他参数对梗死也有一定的作用。

MR 灌注成像技术在原发性脑肿瘤的治疗方面起着重要的作用，通过预测肿瘤的成分，来判断肿瘤的生物学本质和患者的预后情况。肿瘤内相对增高的血液量与肿瘤血管生成和肿瘤的分级及分期有关。在 MR 灌注加权成像检查中，异常的程度越高，肿瘤的恶性程度越高。由这些图像引导的活组织检查和治疗有望改善星形细胞瘤和其他脑肿瘤患者的预后。应注意，经过新型血管生成调节类化疗药物治疗后的高级别肿瘤或脉管肿瘤（如少突胶质细胞瘤），其脑血流容量（CBV）可能发生改变，可能类似于更高级别的肿瘤。

出血敏感序列：T_2^* 对比磁敏感加权成像（SWI）。虽然平扫 CT 仍然被认为是检测急性蛛网膜下腔出血的首选方法，但在检测创伤、高血压/缺血性出血、淀粉样血管病、黑色素瘤引起的血管炎以及出血转移等实质性出血时，MR 为病灶检出提供了更多的选择。最常见的是缺少 180°重聚焦脉冲的 T_2^* 和梯度回波序列，此序列中，顺磁性血液产物（如含铁血黄素）的信号会发生衰变。几乎所有 MR 扫描仪都可以使用此选项。另一个是 SWI，它是一个更复杂的序列，长 TE 3D 梯度回波序列，使用幅度和滤波相位数据进行流量补偿。这比血液的 T_2^* 成像更敏感，并且相位数据可以区分出血和钙化。序列的灵敏度和精细的静脉可视化使得使用最大强度投影（MIPs）在区分正常静脉与病理静脉时非常有用（见图 2.21）。

功能性磁共振成像（fMRI）是利用血氧水平依赖成像（BOLD）技术对大脑进行研究（见图 2.22）。脑功能图像的生成依赖于一个有趣的事实，即神经元的激活，例如，在手运动丘上，局部血流量和氧合血红蛋白含量增加，超过组织氧需求，此时，氧合血红蛋白与脱氧血红蛋白比值的局部增加引起磁化率的变化，这种变化在功能磁共振成像序列上可被测量，并且与神经元活动密切相关。通过将患者在兴奋、运动活动和高强度的脑力活动时所摄取的图像同患者在安静状态或限制条件下所获取的图像进行对比，图像上信号增高的地方就是脑部功能异常的区域。语言和运动中枢的确切定位有助于制订癫痫、脑部肿瘤和动静脉畸形的手术诊疗计划。fMRI 已成为对基础神经行为和神经生理研究不可缺少的技术。对该强大技术的潜质的探测仅仅才是一个开始。

临床常见症状影像学检查

虽然很多种临床症状都可能与中枢神经系统相关，但大多数的患者可被分为以下几类（表 2.1）。

表 2.1

根据临床症状选择最佳的影像学检查方法

临床症状	CT 平扫	增强 CT 扫描	MR 平扫	增强 MR 扫描
外伤	XX			
脑卒中	XX			
癫痫	X	X	X	XX
感染	X	X	X	XX
肿瘤	X	X	X	XX
急性头痛	XX			
慢性头痛			XX	
痴呆			XX	
昏迷	XX			

XX 表示最佳方式；X 表示可行的检查方式（根据实际情况来选择）。

急性外伤患者可有明显的症状。由于 CT 快速成像，可对任何患者行 CT 平扫。CT 扫描普遍应用急诊检查中。脑外血肿是最重要的异常改变。这些疾病可以产生损伤性的神经系统症状，如果早期治疗可完全治愈。而脑挫伤难以行手术治疗，治疗效果欠佳。

创伤后脑病/慢性创伤性脑病。除了认为 MR 梯度回波序列或 SWI 序列可良好地显示出血性挫裂伤/弥漫性轴索损伤所致脑实质出血之外，该病的影像诊断标准在文献中并没有明确定义。评估创伤性脑损伤的临床和影像学特征至关重要，特别在轻症病例中，同时要根据造成损伤的机制（如平时和战时）进行区分。制定非出血性损伤的成像标准比较困难，很大程度上源于多种混杂的临床伴随疾病和常见的脑白质疾病。许多鉴别诊断技术在研究层面上很有价值，但应用在患者身上并没有得到令人满意的验证。

脑卒中。CT 平扫是首选的影像学检查方法。大多数的脑卒中为脑梗死，急性期 CT 扫描表现正常或近似正常。在我们研究脑出血的患者中，根据病变的分布及患者的年龄提示高血压脑病或淀粉样血管病。硬膜下血肿需要进一步行 MR 和/或血管造影来寻找动脉瘤或动静脉畸形病变。如 CT 上无出血征象，临床医师可实施抗凝或溶栓治疗来防止病变进一步发展，甚至扭转神经系统的损害。

溶栓和血栓切除术前评估。脑卒中治疗最近进展要求进一步关注需急性溶栓治疗患者的检查情况，因为在首次行 CT 或 MR 检查诊断（或推断）大面积脑梗死时，后期常可出现脑出血性并发症。CT 上出现脑白质、灰质之间分界不清、基底节区密度降低、岛叶回避征象时，应禁止溶栓治疗。

在行平扫 CT 检查评估急性卒中综合征时要问的一组简单的问题。

1. 是否有急性梗死迹象？多大？
2. 有急性出血吗？
3. 是否存在表明有大血管栓子的高密度动脉（如大脑中动脉）？

在一些医疗中心，对脑卒中患者实施治疗来评估缺血脑组织的生存潜力。该方法可以用于对脑部不可逆性损伤与暂时性脑部缺血的鉴别，同时也可以直接观察一些脑血管性病变。一些因素决定优先选择 CT 或 MR 检查。检查脑部不可逆性梗死灶，MR 的优势更为明显，可相对快速地提供许多有用的生理学参数，此外，含钆对比剂比含碘对比剂更为安全。然而，为脑卒中赢得治疗时间窗口方面 CT 优于 MR，CT 几乎没有禁忌证，实际上 CT 可以用于所有的急性脑出血，同时可以有效地、安全地提供同 MRI 相同的所有有用的信息。

CT 技术通常依赖于有效的推断，即 CT 图像上可见的实质变化是不可逆的，相反，如果 CT 平扫看起来正常，那么这些区域可能仅是血流减少，其损伤有可能是可逆的。一项 CT 灌注研究显示了临床症状与影像的不匹配性，因此可以通过患者脑 CT 灌注异常区减去 CT 平扫异常区来定义“缺血半暗带”。我们可以反复比较多个灌注参数图来完善评价。相对脑血容量与梗死相关，灌注时间和血容量不匹配，提示缺血半暗区。CTA 可以直接显示血管闭塞情况，这对选择机械性血栓切除术患者至关重要。考虑到最近 DAWN 和 DEFUSE 试验中发现大血管血栓切除术对栓塞治疗有益的证据，如果涉及大血管，CTA 技术对于治疗尤为重要（图 2.25）。

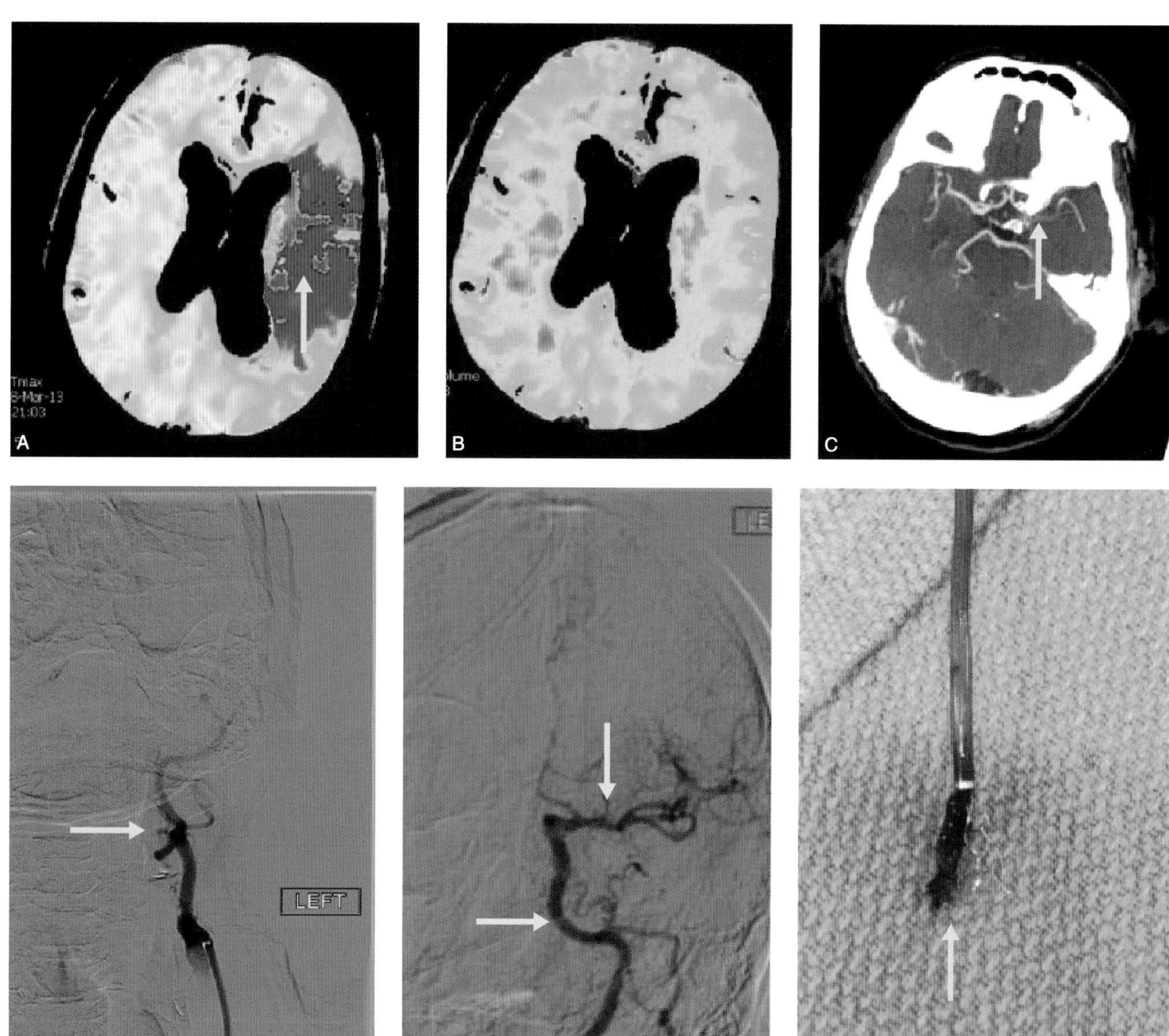

图2.25 脑卒中影响干预。92岁男性，突发失语症和右侧偏瘫1h。机械性血栓切除术后完全恢复。A. CT灌注，Tmax图像显示对应于左大脑中动脉区域的大片阴影（蓝箭）。B. CT灌注，CBV图像显示没有显著流动停滞（梗死相关）。C. CT血管造影，左侧大脑中动脉MCAM1至近端M2分支闭塞（蓝箭），并延伸至颈内动脉。D. 左颈动脉血管造影显示左颈内动脉闭塞（蓝箭）。E. 机械血栓切除术成功后的左颈动脉血管造影，显示左前循环再通（蓝箭）。F. 从左大脑中动脉取出的血栓。注意，远端血栓形状与远端M1和近端M2分支的形状匹配（蓝箭）。（由Lotfi Hacein-Bey，MD提供）

MR技术也可以有类似的应用。T_2^*加权序列用于观察出血，弥散加权成像用于观察梗死组织，灌注成像可以显示血流量少的区域。通过从异常灌注的容积中减去异常弥散的容积，这些“弥散灌注不匹配”的区域代表着半暗带。

谨慎地在医疗机构卒中单元中应用、验证这些技术，并尽可能地使实施方案简单化。记住在脑卒中患者中不能轻易地排除脑部出血，如果MRI是主要的脑卒中成像方式，那么仔细的MRI参数设计和解读是必不可少的。

癫痫患者有趣的表现引起影像学者的关注。如果患者第一次发作癫痫，那么可能伴随有颅内肿瘤、感染或其他严重性病变。针对这个原因，可行MR增强扫描或CT增强扫描。如果患者为癫痫发作后或者神经缺陷表现时，那么应首选CT平扫。

如果是慢性癫痫发作（特别是需要药物治疗的患者），那么需要行一个详细的MR检查，包括：颞叶内侧和其他临床怀疑为异常的部分行高分辨率冠状位成像。最好在了解临床癫痫发作相关症状和脑电图（EEG）测试结果的情况下进行本研究，以便获得最准确的解释。

感染和肿瘤。对于怀疑有颅脑感染或肿瘤的患者，MR增强扫描为首选的检查方法，可显示脑实质肿瘤和脑转移性肿瘤；此外，MR增强扫描显示脑膜疾病方面比其他影像检查方法更有优势。CT平扫可清楚显示点状钙化。

头痛是头部影像学检查最常见的适应证。剧烈急性头痛的患者应该行头部CT平扫检查。剧烈急性头痛可能为蛛网膜下腔出血、急性脑积水或者增大的颅内肿瘤所致。慢性头痛患者一般通过MR评估。如果头痛不伴有局部神经系统的症状，行 MR 平扫即可。然而，如果头痛伴有局部的神经系统症状，需行 MR 增强扫描。当慢性头痛是唯一的主诉时，影像学检查的阳性率很低，指南表明可不行影像学检查。

昏迷。急性昏迷患者同慢性痴呆患者的鉴别至关重要。急性昏迷或神志不清的患者应该行影像学检查以观察是否有颅内出血。这些患者应立即行 CT 平扫。然而，大多数这样的患者都没有急性脑部结构性异常。许多的昏迷都为脑部代谢异常所致。急性脑梗死，特别是脑干的梗死也可表现为昏迷症状，CT 检查可显示病变。

痴呆。慢性痴呆患者常常需行 MR 平扫检查，该检查用于筛查额叶大肿瘤、脑积水和其他可治愈性的病变，以帮助与临床症状难以鉴别的阿尔茨海默病做出鉴别。MR 也可以显示在临床症状与阿尔茨海默病相似的脑白质内小缺血灶和小梗死灶。如果 MR 没有这些征象，临床症状符合，那么临床医师就可以诊断为阿尔茨海默病。PET 检查在评估预后情况和指导治疗方案方面有着其独特的作用，特别是对轻度认知功能障碍的患者。

异常征象的分析

观察到异常的征象时，影像学者需对征象进行分类，如果可能的话，做出特异性的诊断。通过对常见及一些相对罕见的特异性神经病学表现的认识，可以帮助临床上缩小诊断疾病的范围。通过对临床、解剖和病理学基础知识的掌握，我们可以形成一个系统性的认识。

肿块和萎缩是疾病分析中的核心问题。大脑一旦发育成熟，那么任何原因导致的脑组织损伤都是永久性的。虽然功能可以恢复，但组织性损伤是绝对不可能修复的。无论是局限性的或是弥散性的脑组织损伤，该损伤肯定是永久性的并且是不可治愈的。另一方面，如果脑的正常结构被病变组织推压移位引起脑实质扩大，该病变可能处于活动期，有治愈的可能性。因此，对一些特异性病变的诊断是很重要的。

肿块。首先需要了解占位效应的概念。肿块通过异常结构代替正常结构而得到识别的。这里所指的肿块在某种意义上与我们物理学上有重力效应的肿块是不同的。这些所谓的肿块在神经放射学上来说为占位效应。由于两结构不可能存在于同一个空间，所以肿块就会将正常的脑部组织向健侧推移。正常的脑中线结构可能像肿块对侧偏移。由于在脑沟中的脑脊液被肿块推移，邻近肿块的脑沟可能消失。类似地，肿块压迫同侧的脑室，使同侧脑室的大小小于对侧脑室。这些特殊的征象可以被这样一个问题概括：在颅内有多余的组织结构吗？

脑萎缩。相反地，脑萎缩可以通过同侧脑沟增宽或病变邻近的脑室增大来辨认。我们可以提出下列问题：脑组织减少了吗？需重点注意的是，我们并没有把脑中线向患侧移位作为脑萎缩的标志。单侧脑组织向患侧移位是很罕见的，仅仅常见于先天性单侧萎缩。即使是进行了单侧大脑半球完全切除术，中线向切除侧移位常提示大脑半球肿瘤或其脑外肿瘤压迫所致。

当我们遇到弥漫性脑萎缩时，需问的第一个问题是：该患者的年龄有多大？如果该患者年龄超过 65 岁但认知能力正常，那么就应该作出年龄相关性脑萎缩的诊断。经验告诉我们每个年龄段脑组织的正常变化范围。如果患者同时患有痴呆症，那么在临床上可以作出阿尔茨海默病的诊断。最近有人认为阿尔茨海默病存在其特有的神经放射学特征，比如颞叶内侧海马区域的局部萎缩，这一点在以后可能被充分证明。就此情况，PET 扫描有时可能有用。如果该患者的年龄不到 65 岁，那么许多相对罕见的情况（详见第 7 章）必须得考虑。

可逆性脑萎缩。对于放射科医师来说，认识引起可逆性脑萎缩的三个常见原因是非常重要的。主要与脑组织脱水和脑缺血有关。艾迪生病患者或有其他引起脑脱水或脑部血流平衡失调疾病的患者，有时在 CT 检查时会偶然发现有脑萎缩征象。通过治疗，脑内的异常征象可以恢复。在神经性厌食症患者或食欲亢进者中，可出现营养所致的可逆性脑萎缩。在这些条件下，脱水和饥饿的相对影响很难确定。酒精中毒有时也可以引起可逆性的“脑萎缩”。虽然酒精的神经毒性作用是不可逆的，但与之伴随的营养缺乏被认为是可逆的，恢复后的脑部的影像学检查可表现为正常。

肿瘤性病变：脑内肿块或脑外肿块。对肿瘤进行辨别时，我们需问的第一个问题是：肿块是位于脑内还是脑外，脑内肿块导致脑组织扩大，脑外肿块导致脑组织受压？它们之间的区别常常是很明显的，但有时又很难区分。对于患者来说，脑内肿块更危险，治疗没有脑外肿块容易。在大多数情况下，脑内肿块为转移性肿瘤、颅内出血、原发性颅内肿瘤（如胶质母细胞瘤及脑脓肿）。脑外肿块大多数情况下为硬膜下或硬膜外血肿、脑膜瘤、神经瘤和皮样或上皮样囊肿。

通过着重观察肿块的边缘可以鉴别脑内肿块和脑外肿块。脑外肿块常常与硬膜呈宽基底。脑内肿块的周围几乎完全被脑组织包围。在后颅窝，诊断脑外肿块最可靠的征象是同侧蛛网膜下腔增宽，小脑和脑干被肿瘤推移而离开颅骨边缘。相反地，脑内肿块表现为同侧蛛网膜下腔缩小。而对于幕上肿块的评估却有一定的困难。脑内肿块，脑回扩大，脑脊液间隙受压。另一方面，当我们观察肿块时发现，脑外肿块邻近的脑脊液间隙会变得更大。

MRI 多平面成像下，我们能够直接观察由于脑外肿瘤的原因导致脑组织远离相应的硬脑膜征象。当行钆对比剂增强扫描时，脑外肿块则表现为硬脑膜增强，然而，该现象在脑内肿块中是不常见的。脑外肿块常成均质增强比，如脑膜瘤或神经肿瘤；或不增强，如脑外血肿和脑外囊肿。脑内病变趋向于环形或不规则的增强。一般地，脑内肿块周围的水肿带比同等大小的脑外肿块明显。

孤立病变和多发病变。一旦颅内肿块及其位置（脑内或脑外）被断定，那么接下来的问题就是：该病灶是孤立性的还是多发性的？这就意味着单个病灶很有可能是脑部孤立性原发性病变所致，多个病灶很有可能为系统性疾病或广泛转移的表现。脑内单个环形强化的病变可能为胶质母细胞瘤。脑内多个环状强化的病变很可能为转移性病变或脑脓肿。如果出现单个梗死灶，可能为同侧颈动脉血液循环异常所致。如果出现多个梗死灶，可能由总体灌注不足而致的边缘带梗死或心源性栓子所致。

脑灰质或脑白质病变。如果脑内病变在 CT 上表现为密度降低或在 MRI 上表现为 T_2 加权信号增加，那么其中最重要的问题就是:病变位于脑白质还是脑灰质,或两者兼有。很多原因引起的脑白质内病变没有占位效应(见第7章)。梗死、外伤、脑炎常常会累及到脑灰质。如果该病变有占位效应,可能是急性病变。如果该病变已萎缩,则可能为慢性病变。

如果脑白质是唯一被累及的地方,同时病灶在不断增大,则最可能出现了水肿。常见于脑内肿块所致的血管源性水肿,可见典型的脑白质水肿及占位效应。水肿的产生与脑外伤、脑脓肿或血肿侵犯毛细血管紧密连接处有关。这种类型的水肿形成相对较慢,持续时间长。如果水肿的范围比病变的范围还大,那么是肿瘤或脓肿的可能性比血肿大。

如果脑白质体积增大,其MR的T_2信号增加或CT密度降低,同时累及脑灰质,则可能为细胞毒性水肿的表现。细胞毒性水肿是细胞死亡后的神经病理学反应,可导致组织含水量增加。此时,应考虑为梗死、外伤或脑炎导致,即所谓的脑灰质病变。

病变分布。当在脑灰质部分出现异常时,需对梗死、外伤和脑炎进行鉴别。梗死常与血管供血区域分布一致,脑动脉供血在第4章中叙述。比如,一楔形病变累及大脑外侧裂上部及其下面的脑白质和基底核,那么就可诊断为大脑中动脉供血区梗死。类似地,如果大脑半球前内侧及整个大脑凸面区域被累及,则诊断为大脑前动脉供血区域梗死。如果累及区域位于两个大血管分布区之间,那么可能为缘带或"分水岭"梗死。伴有多个缘带梗死,则必须得怀疑因心搏骤停所致的总体血液灌注不足。如果双侧脑深部灰质结构被累及,那么需考虑因一氧化碳中毒或呼吸骤停而致的单纯性缺氧症。这些单纯性病变在一定程度上是一种理想模式,因为低氧血症和局部缺血常常是相伴随的。

外伤性病变的分布也有其特有的表现(见第3章)。由于力通过大脑的传递以及大脑与其周围颅骨之间的关系,在加速或减速损伤时,外伤性损伤常发生在眶额叶区、额叶、颞叶及枕叶。直接性的敲击伤,其受伤部位位于着力点下方或对侧。在着力点对侧的损伤被称为对冲伤。脑部穿通伤的分布与子弹穿行的轨道或外伤的位置有关。

单纯性疱疹性脑炎的分布也有其独特的表现。单纯性疱疹从口腔和鼻黏膜传播到三叉神经或嗅神经节细胞,然后经过硬脑膜传播到大脑。最常累及的位置是与三叉神经节邻近的颞叶内侧及邻近嗅神经节的眶额叶区。其他类型的脑炎不常见,常通过典型的临床表现、脑脊液的改变,及其他被累及区域所示的脑白质和脑灰质模糊来进行诊断。

对比增强。对于大脑异常接下来我们需要提出的问题是,异常脑组织是否需要增强检查。脑实质强化意味着该处血脑屏障被破坏及该处的生物学代谢活跃。星形细胞瘤,分化程度高的星形细胞瘤对比增强明显。然而,强化并不代表着该病变为恶性肿瘤。梗死、出血、脓肿及脑炎增强扫描都可以强化。然而,这些非肿瘤性病变,增强仅出现在该病的急性阶段,并随时间而消失。

信号强度或密度类型。你会注意到,最后我们介绍信号强度类型。这些类型是为放射学的成像方式或MR序列的应用而特定设置的,并普遍地被应用,而且很大程度上是可信的放射学表现。了解CT和MR成像原理对理解大脑信号强度的类型是很有必要的。然而作为基础,我们应该知道病变在CT成高密度或MR在T_1加权像呈高信号、T_2相位上呈低信号时应需考虑出血。如果在MR弥散成像,脑实质出现像灯泡一样亮的征象时,考虑脑梗死。这点将在其他章节进行深入讨论。

推荐阅读

Albers GW, Marks MP, Kemp S, et al. Thrombectomy for stroke at 6 to 16 hours with selection by perfusion imaging. *N Engl J Med* 2018;378(8):708–718.

Atlas S, ed. *Magnetic Resonance Imaging of the Brain and Spine*. Philadelphia, PA: Lippincott Williams & Wilkins, 2002.

Brodal P. *The Central Nervous System: Structure and Function*. 1st ed. New York: Oxford University Press; 1992.

Burger PC. *Surgical Pathology of the Nervous System and Its Coverings*. New York: Churchill-Livingstone; 2002.

Davis RL, Robertson DM. *Textbook of Neuropathology*. 3rd ed. Baltimore, MD: Williams & Wilkins; 1997.

DeGroot J. *Correlative Neuroanatomy*. 21st ed. Norwalk, CT: Appleton & Lange; 1991.

Escourolle R, Poirier J, Gray F. *Manual of Basic Neuropathology*. 4th ed. London: Butterworth-Heinemann; 2003.

Fox PT, Raichle ME. Focal physiological uncoupling of cerebral blood flow and oxidative metabolism during somatosensory stimulation in human subjects. *Proc Natl Acad Sci USA* 1986;83(4):1140–1144.

Grossman RI, Yousem DM. *Neuroradiology: The Requisites*. St. Louis, MO: Mosby; 2003.

Nogueira RG, Jadhav AP, Haussen DC, et al. Thrombectomy 6 to 24 hours after stroke with a mismatch between deficit and infarct. *N Engl J Med* 2018;378(1):11–21.

Osborn A. *Diagnostic Imaging: Brain*. Salt Lake City, UT: AMIRSYS; 2004.

Plum F, Posner JB. *The Diagnosis of Stupor and Coma*. 3rd ed. Philadelphia, PA: FA Davis; 1980.

Shams S, Martola J, Cavallin L, et al. SWI or T2*: Which MRI sequence to use in the detection of cerebral microbleeds? The Karolinska Imaging Dementia Study. *AJNR Am J Neuroradiol* 2015;36(6):1089–1095.

Sox HC, Blatt MA, Higgins MC, Marton KI. *Medical Decision Making*. Boston, MA: Butterworths; 1988.

Von Kummer R, Bozzao L, Manalfe C. *Early CT Diagnosis of Hemispheric Brain Infarction*. Berlin: Springer; 1995.

(胡海 刘建壕 陈莉)

第 3 章 颅面部创伤

头部创伤

检查方法

CT 和 MRI 是创伤性颅面部影像检查的主要手段。这些检查方法各自发挥不同的作用,并具有其自身的优点和缺点。多层螺旋 CT(MDCT)平扫通常是首选的成像方式,因为其使用广泛,快速且非常灵敏,可用于检测神经外科急症,如急性颅内出血、脑疝和脑积水。MDCT 对颅骨骨折和不透射线的异物(例如子弹碎片)的检测起着重要作用。静脉注射对比剂通常不用于最初的评估,因为它可能会掩盖潜在的出血。同时需要调整 CT 图像窗宽以获得更多信息来进行诊断。窄窗宽用于评估大脑,稍宽的窗宽用于增大硬膜下与相邻颅骨之间的对比度,而更宽的窗宽来评估颅骨的情况。

从传统上来说 MRI 在急诊状况下不如 CT,因为其检查时间较长,难以管理生命支持和其他监测设备,并且骨骼细节表现较差。MR 还要求对金属异物(尤其是穿透性创伤的异物)和不相容的医疗设备进行额外的安全检查。然而,MRI 在检测急性硬膜外和硬膜下血肿以及非出血性脑损伤方面已被证明具有与 CT 相同或更优的能力。MR 对脑干损伤及亚急性和慢性出血也更敏感,尤其是液体衰减反转恢复(FLAIR)、梯度回忆回波(GRE)T_2^*加权和磁敏感加权成像(SWI)。SWI 对出血特别敏感,通常可以识别 GRE 序列或 CT 检测不到的小区域出血。弥散加权和弥散张量成像改善了急性和慢性神经元损伤的检测。在大多数情况下,MR 是亚急性和慢性颅脑损伤患者的首选方式,推荐用于 CT 难以解释的急性颅脑损伤患者。MR 在预测长期预后方面也更准确。随着成像序列和扫描设备地不断发展,MR 在评估急性头部创伤中的作用将越来越大。已知或怀疑血管损伤的病例可能需要专门的血管成像。无创技术包括 CT 和 MR 血管造影,有些病例可能需要 DSA 进行诊断和治疗。

过去,颅骨 X 线平片通常用于创伤的初步评估,特别是对儿童创伤;但目前已经很少使用,因为严重的颅内损伤在颅骨 X 线平片上有时可无异常表现。根据仔细地询问病史和体格检查判断为颅内损伤风险低的患者应进行临床观察,对高危患者应进行 CT 检查。通常根据临床指南决定是否在创伤情况下进行成像,如加拿大头部 CT 规则、新奥尔良标准或美国国家紧急 X 射线利用研究Ⅱ(NEXUS Ⅱ)。

头皮损伤

应用 CT 进行头部创伤诊断读片时,首先观察颅外结构(头皮损伤或者阳性异物)是很有用的。头皮软组织肿胀常常是判断撞击部位的唯一可靠证据。帽状筋膜下血肿是最常见的头皮损伤改变,它能够通过 CT 或者 MR 检查发现,即介于皮下纤维脂肪组织与颞肌和颅盖间局部头皮软组织肿胀。

颅骨骨折

颅骨无移位的线性骨折是最常见的颅骨骨折类型。CT 扫描检查检出较困难,特别是当骨折走行与扫描平面平行时。幸运的是,单纯的线性骨折不需要特殊临床治疗处理,而凹陷性和复合性颅骨骨折常常需要经外科治疗[这两类骨折 CT 检查均较 X 线检查显示效果好(图 3.1)]。凹陷性骨折常常合并有脑组织挫伤。颅内积气见于复合性骨折或者骨折线累及鼻旁窦。薄层 CT 扫描检查骨算法重建是观察关键部位(颅底、眼眶或者面骨)骨折最好的方法,且对评价粉碎性骨折和凹陷性骨折的严重程度很有用。

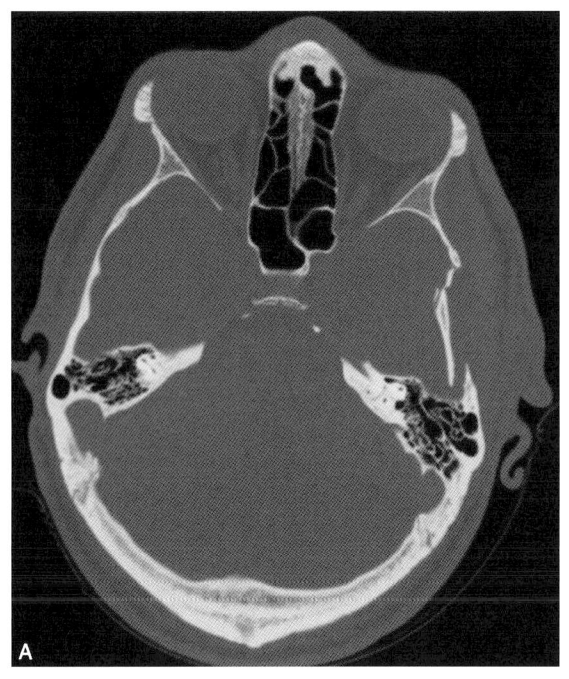

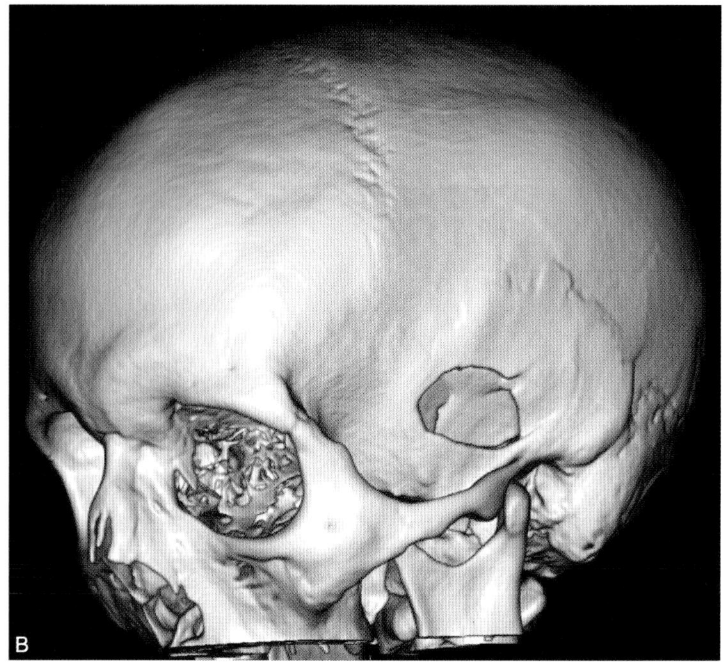

图 3.1　头骨塌陷性骨折。同一 CT 的轴位骨窗图像(A)和 3D 重建(B)显示左颞骨粉碎性凹陷骨折。

颞骨骨折

薄层高分辨率 CT 扫描显著提高了颞骨骨折诊断的阳性率及特异性。颞骨骨折的患者可能出现耳聋、面瘫、眩晕、眼花或者眼球震颤等临床表现。这些临床症状常常被其他严重的损伤表现掩盖。颞骨骨折的体征有鼓室积血、脑脊液漏和乳突淤血斑(巴特尔征)。当行常规 CT 扫描排除颅内损伤时发现如下征象应该首先怀疑颞骨骨折,如乳突气房密度增高、中耳腔积液、颅内积气或者气迷路(图 3.2)。对疑似颞骨骨折的最佳评估需要使用骨算法进行轴向和冠状重组的薄切片 MDCT(通常为亚毫米)。

颞骨的骨折可以根据它们相对于颞骨岩部长轴的方向或根据是否累及听软骨囊进行分类。在以往的 Ulrich 分类的基础上,如果骨折平行于颞骨岩部长轴,则称为“纵向”骨折,垂直于颞骨岩部长轴的骨折称为“横向”骨折。“混合”类型的骨折也会发生。

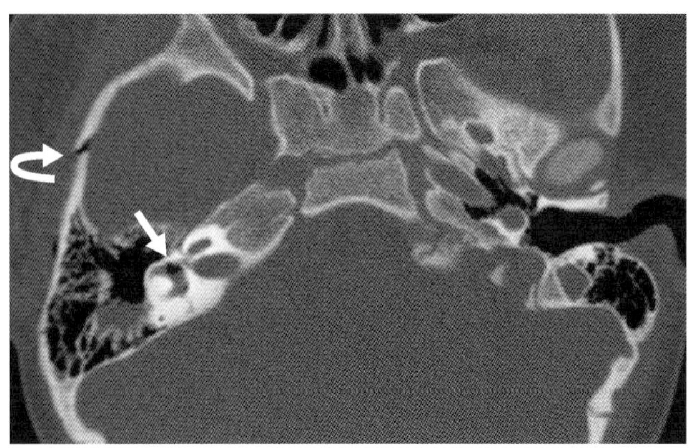

图 3.2　气迷路。右听软骨囊水平的轴位骨窗 CT 图像显示右前庭器官内的异常气体密度,与迷路积气有关(直箭)。右侧颞骨鳞部也有一个微小移位的骨折(弯箭)。

颞骨纵行骨折(图 3.3)占颞骨骨折的 70%~90%。纵行骨折缘于头颅侧面的撞击伤。并发症有传导性听觉丧失、听小骨脱位或者骨折(图 3.3、图 3.4)和脑脊液耳漏。也可出现面瘫,但是常常是迟发性和不全性。感觉神经性耳聋不常见。

颞骨岩部横行骨折常常是因为枕部或者额部受到撞击所致。这类骨折的并发症常常较纵行骨折时更加严重,如感觉神经性耳聋、严重的眩晕、眼球震颤和外淋巴瘘。30%~50%的这类骨折病例合并有面瘫并且是完全性面瘫。横行骨折也可累及颈动脉管或者颈静脉孔导致颈动脉或者颈静脉血管损伤。

纵向或横向骨折的简单分类可能不充分,也可能出现混合型和斜向型骨折类型。未累及听软骨囊型骨折在耳部前外侧延伸并且通常由直接击打颞顶部区域引起。累及听软骨囊型骨折耳蜗和半规管受损(图 3.5)。这些骨折是对枕骨区域直接作用的结果。与未累及听软骨囊型骨折相比,累及听软骨囊型骨折的患者发生面神经损伤的可能性是 2~5 倍,发生脑脊液漏的可能性是 4 到 8 倍,听力损失的可能性是 7~25 倍,以及更有可能出现颅内损伤,如硬膜外血肿和蛛网膜下腔出血。

头部外伤分类

外伤性头部损伤可分为原发性和继发性两类。原发性病变是由头部撞击直接产生的病变;而继发性病变则是由原发性病变引起的继发性改变,常常是占位效应或者血管损伤的继发性改变。继发性病变常常是可以预防的,反之原发性病变,根据定义为在患者来到急诊科之前就已经产生的病灶。

原发性病灶包括硬膜外、硬膜下、蛛网膜下腔、脑室内出血以及弥漫性轴索损伤、脑挫裂伤、脑内血肿和皮质下灰质损伤。大脑脉管系统的直接损伤是原发性损伤的另一个类型。

继发性病灶包括脑组织肿胀、脑疝、脑积水、缺血或者梗

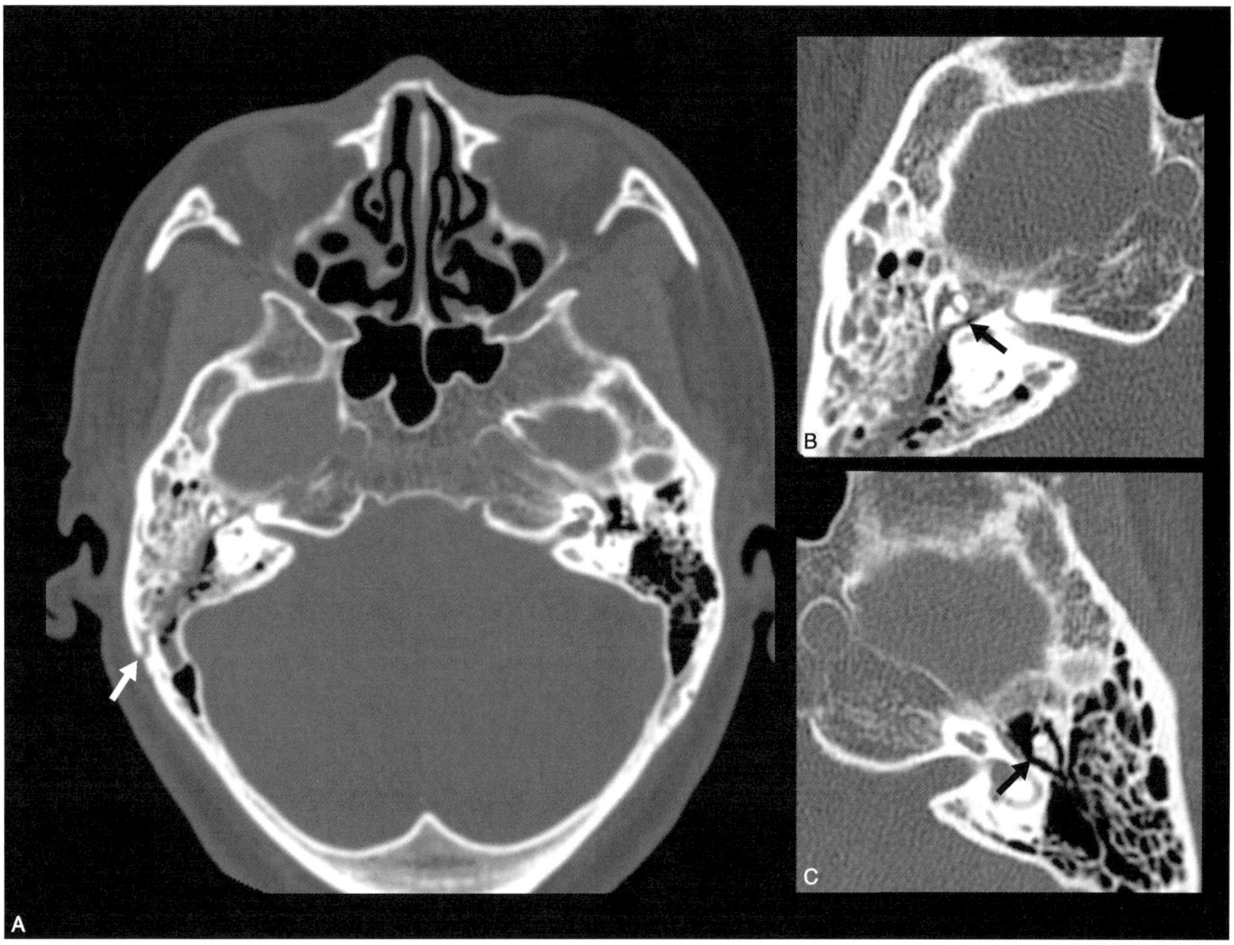

图 3.3　颞骨纵行骨折。在平扫 CT 上检测到右侧颞骨纵行骨折（A，白箭）。右侧中耳腔及乳突气房出血。颞骨的高分辨率重建显示右侧锤骨-砧骨关节轻微脱位（B，黑箭），左侧为正常的锤骨-砧骨关节（C，黑箭），此类骨折不损伤听软骨囊。

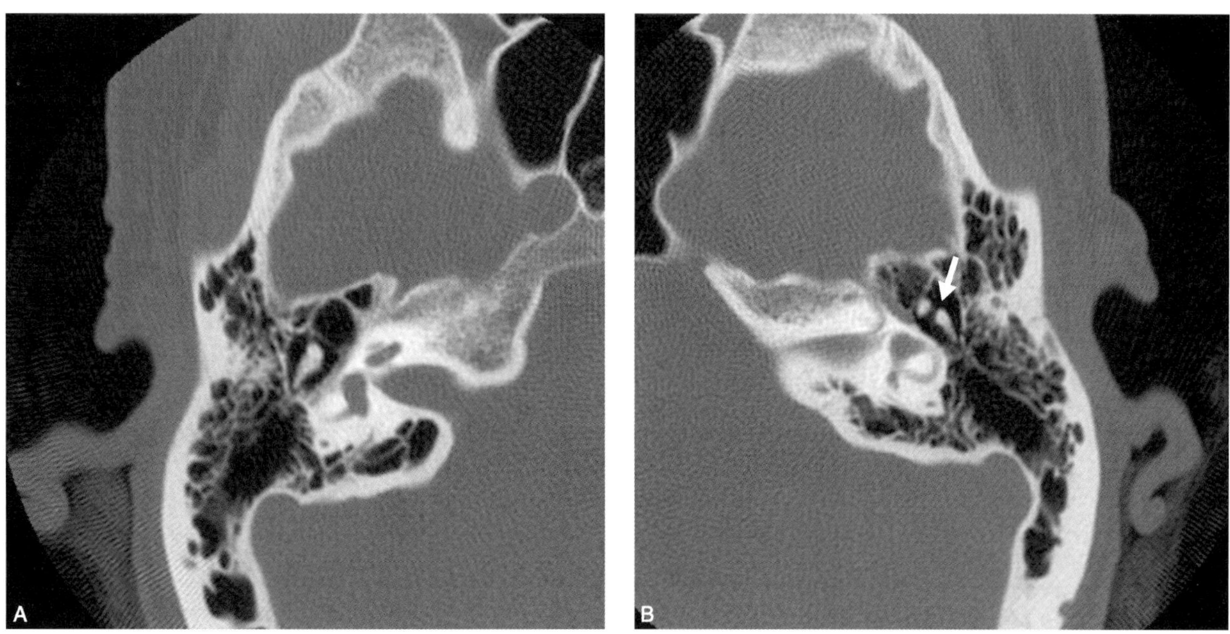

图 3.4　关节脱位。通过双侧颞骨的轴位高分辨率 CT 图像显示左侧锤骨-砧骨关节脱位（B，箭）。右侧正常的听小骨（A）。

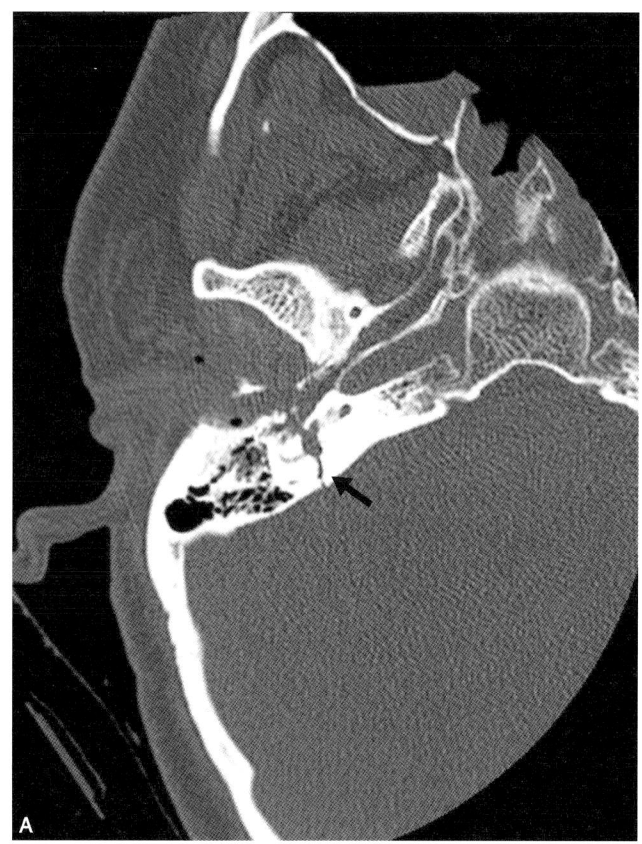

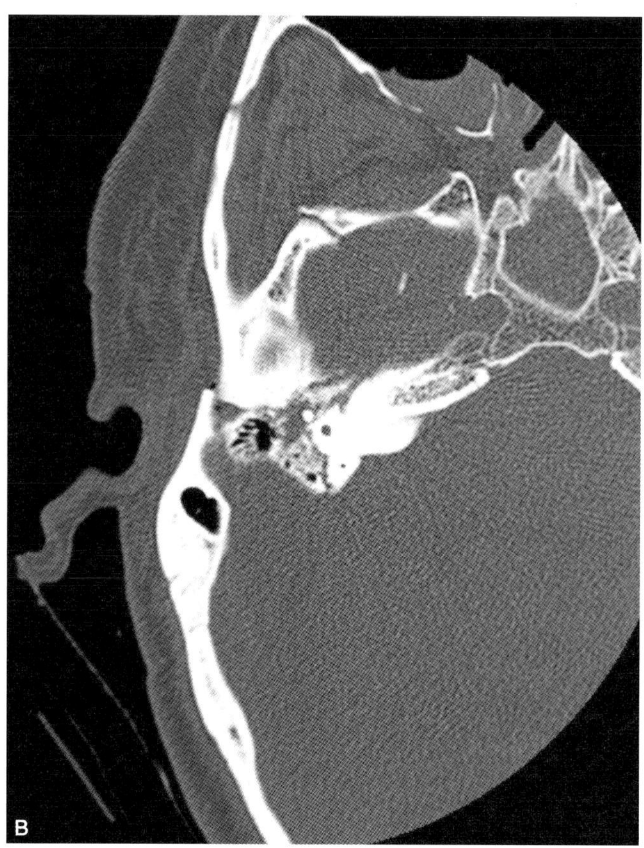

图 3.5　累及听软骨囊的右颞骨骨折。右颞骨轴位 CT 图像显示累及听软骨囊的粉碎性横行骨折。(A)从前庭延伸到后颅窝的骨折线(黑箭)。(B)另一层面显示骨折线延伸到中颅窝。中耳腔和乳突气房有液体。锤骨头可见,但与砧骨不连。

死、脑脊液漏、软脑膜囊肿和脑软化。

脑干损伤(也被分为原发性和继发性两种类型)将在本章后面部分中进行讨论。

原发性颅脑损伤:脑外

硬膜外血肿常常起始于动脉破裂,常常因颅骨骨折累及脑膜中动脉所致。不断增大的血肿引起硬脑膜从颅骨内板上剥离,进而形成一个梭形肿块,引起邻近脑组织移位(图 3.6、图 3.7)。硬膜外血肿也可由脑膜动脉被拉伸或者撕裂所致而与骨折无关,特别是儿童患者。所有的硬膜外血肿病例中 85%~95%合并有颅骨骨折。大约 1/3 的硬膜外血肿患者在经历一个中间清醒期之后会出现神经系统症状加重的临床表现。

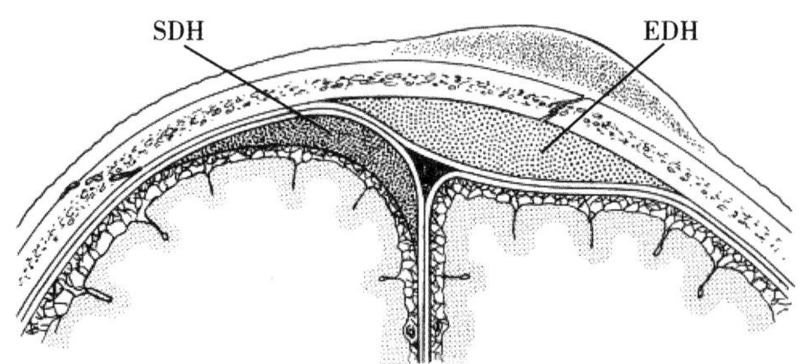

图 3.6　硬膜外血肿与硬膜下血肿比较。额叶脑表面横断位示意图显示硬膜外血肿(EDH)与硬膜下血肿(SDH)的特征与位置。硬膜外血肿位于外层硬脑膜之外,而硬膜下血肿位于内层硬脑膜之内。只有硬膜外血肿能够跨越大脑镰。

大多数硬膜外血肿位于颞部或者颞顶部,但也可发生在额部和枕部。静脉源性硬膜外血肿较动脉性硬膜外血肿少见并且倾向于发生在顶部、后颅窝或者中颅窝前部。它常常是由硬脑膜静脉窦破裂所致(图 3.8)。

CT 上,急性硬膜外血肿表现为边界清楚、透镜样或者双凸透镜样脑外高密度影(图 3.6),常有占位效应(脑沟消失和中线结构移位)。骨窗常常可发现潜在的线性骨折改变(图 3.7)。因为硬膜外血肿存在于硬脑膜与颅骨内板间的潜在间隙内,因此通常不会跨颅缝(硬脑膜的骨膜层牢牢地固定于颅骨内板上)(图 3.6)。顶部附近的骨膜因构成矢状窦的外壁而与矢状缝结合不牢。因此,顶部硬膜外血肿(常常是由矢状窦破裂而形成的静脉性血肿)可跨越中线(图 3.8)。偶尔,急性硬膜外血肿会出现一些特殊的改变:密度不均匀,形成不规则的低密度影。这种征象可能预示着新鲜的不凝血外渗,强烈暗示需要立即进行外科处理。

硬膜下血肿是典型的静脉性血肿,由皮质静脉(走行过程中横跨硬膜下腔直至硬脑膜窦)拉伸或者撕裂伤所致,也可由脑动脉表浅分支破裂所致。因为硬脑膜内层与蛛网膜二者没有像构成硬膜外腔的两层壁一样牢固地贴在一起,所有典型的硬膜下血肿较硬膜外血肿能够延伸到更大的范围(图 3.6)。硬膜下血肿患者常常发生在从摩托或者高处坠落急性减速性损伤的情形下。相同发生机制可能引起脑挫裂伤和弥漫性轴索损伤(经常与急性硬膜下血肿并发)。

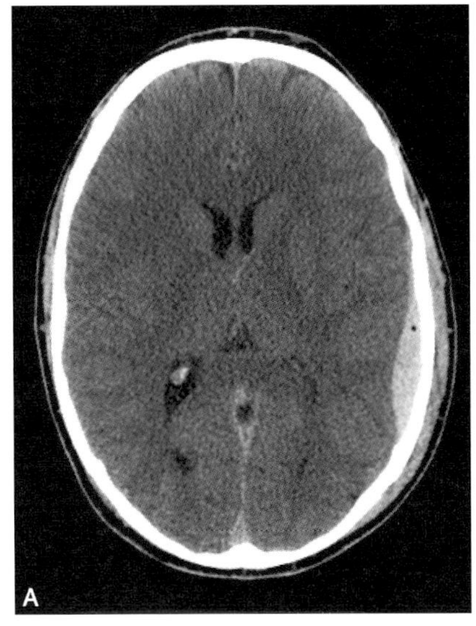

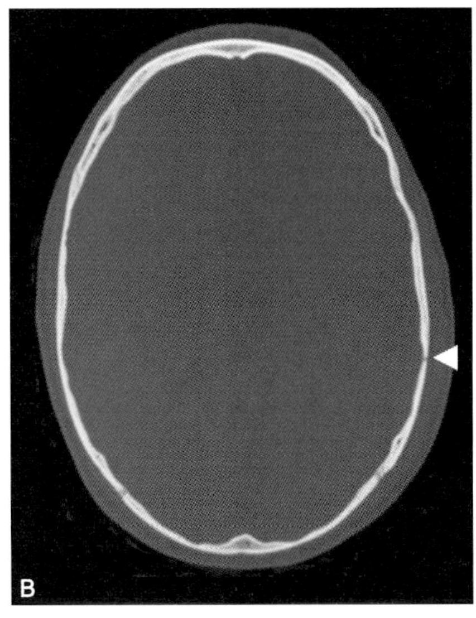

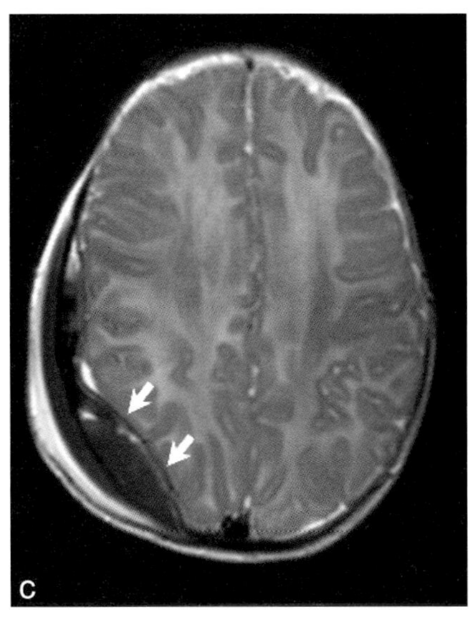

图3.7　硬膜外血肿。对一名精神状态改变的年轻人进行CT平扫(A,B)。注意经典的双凸面高密度硬膜外血肿伴有邻近的非移位颅骨骨折(箭头),血肿中有少量气体。不慎跌落的3个月大婴儿,"快速"MR方案的轴位T_2WI(C),显示右顶部双凸低信号硬膜外血肿。注意血肿深处的硬脑膜(白箭指示的黑色线条)的位置,证明该血肿位于硬膜外。

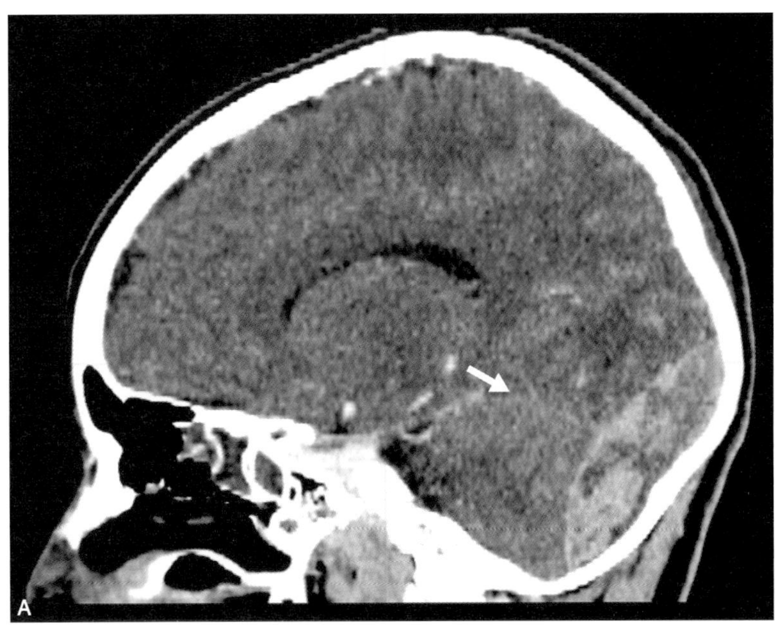

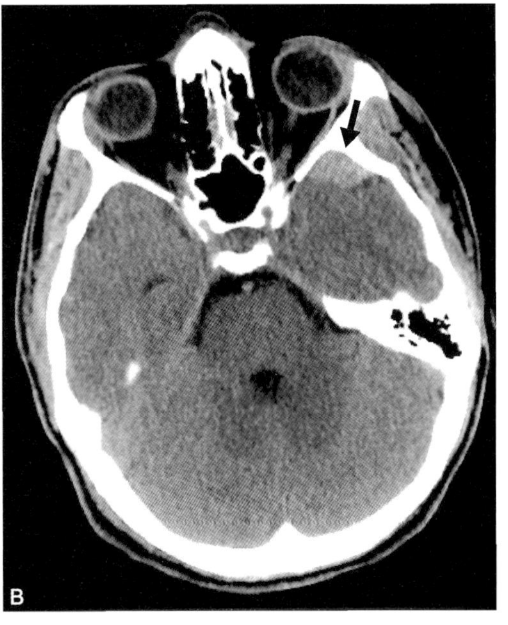

图3.8　硬膜外血肿。CT平扫矢状位重建图像示一13岁少年后颅窝硬膜外血肿(A)。图像显示血肿如何穿过小脑幕(白箭)的平面进入后颅窝,这是硬膜外血肿(与硬膜下血肿不同)的特征,因为它们不受硬脑膜边界的限制。来自不同外伤患者(B)的平扫CT显示沿着中颅窝前缘的高密度静脉硬膜外血肿(黑箭)。与动脉硬膜外血肿相反,静脉硬膜外血肿在较低压力下出血,因此不太可能增大。

轴位CT,急性硬膜下血肿表现为脑外新月形高密度影(图3.9)。在窄窗宽观察时小的硬膜下血肿可被邻近骨皮质掩盖,但是在中间窗宽中可被显示。大多数硬膜下血肿发生在幕上,沿大脑凸面分布。它们也常常沿大脑镰和小脑幕分布。因为硬脑膜反折形成大脑镰和小脑幕结构,所以硬膜下血肿不会跨越这些结构(见图3.6)。与硬膜外血肿不一样,硬膜下血肿可以跨颅缝;事实上,常常覆盖整个大脑半球凸面,即从大脑镰前部一直向后延伸到大脑镰后部。硬膜下血肿常常合并大脑半球潜在弥漫性肿胀改变。因此,会出现更加严重的占位效应表现(与单纯脑外血肿时相比较);在清除半球硬膜下血肿后中线结构移位程度几乎或者根本不会减轻。

在急性硬膜下血肿从急性期向慢性期不断演化过程中,会出现一个等密度期,常常发生在急性出血后几天至3周期间。尽管硬膜下血肿本身在等密度期会变得不明显,但凭借CT平扫中的间接征象仍可作出正确诊断。这些间接征象包括邻近脑沟消失,灰质移位,白质坍陷,中线结构移位(图3.10)。

硬膜下血肿的MR征象取决于血红蛋白的生化状态[因血肿处于不同时期而不同(详见第4章)]。急性硬膜下血肿在T_1加权像呈等信号,T_2加权呈低信号。亚急性期,磁共振表现特别具有诊断价值,此时在CT上呈等或者低密度改变。T_1加权上呈高信号,这是因为血肿内高铁血红蛋白形成;这种高信号特点能够清晰地将硬膜下血肿与大多数非出血性液体聚集

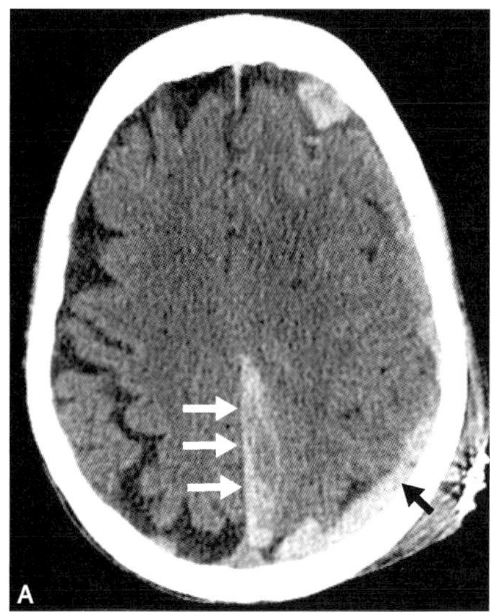

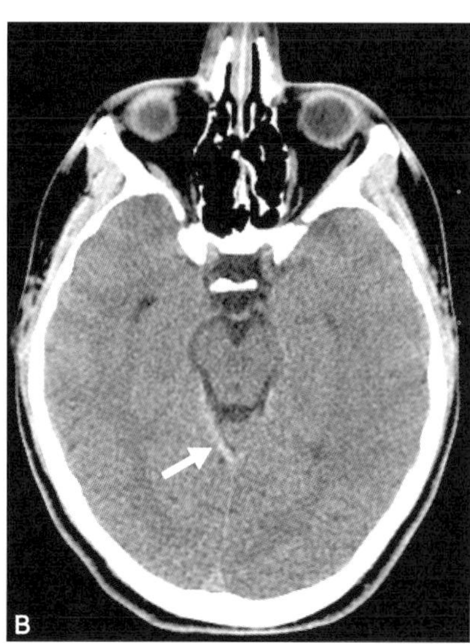

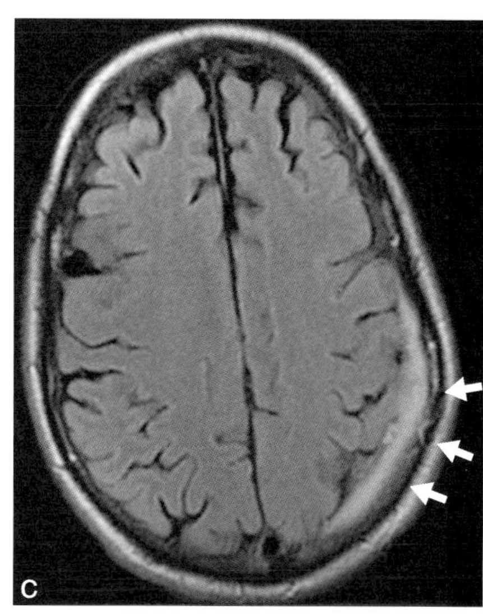

图 3.9　急性硬脑膜下血肿。A. 老年妇女跌倒后顶部头皮裂伤，平扫 CT 示沿大脑镰（白箭）和左侧顶部（黑箭）急性硬膜下出血。请注意，硬膜下血肿不会穿过硬脑膜窦延伸到大脑镰的另一侧。B. 年轻患者，车祸后平扫 CT 显示沿右侧小脑幕（白箭）的轻微硬膜下血肿，这是一个常见的位置。C. 另一男性患者，头部外伤后轴位 T_2-FLAIR MR 图像显示 FLAIR 高信号硬膜下血肿（白箭）与相邻低信号颅骨之间的良好对比度差异。随时间推移硬膜下血肿的 CT 征象会不断变化。急性硬膜下血肿的密度最初会增高，这是因为血凝块收缩。这期间大多数急性硬膜下血肿呈高密度改变，CT 值为 50～60HU，而正常脑组织 CT 值为 18～30HU。之后血肿密度会随着血肿内蛋白降解而逐渐降低。偶尔，急性硬膜下血肿呈等密度或者低密度改变，这种情况见于严重贫血或者急性外渗（超急性硬膜下血肿）的患者（图 3.10A）。如果在硬膜下血肿不断演化过程中再次出血则会出现不均匀改变，这是因为新鲜出血与部分液化血肿混合存在。沉淀分层现象或者"血细胞压积效应"可见于再发出血或者患者凝血功能障碍（图 3.11）。慢性硬膜下血肿呈低密度改变，类似脑脊液表现。CT 平扫中，这很难与蛛网膜下腔增宽（继发于脑萎缩）相鉴别。CT 增强扫描检查有助于显示强化的包膜或者移位的皮质静脉结构（图 3.10B）。

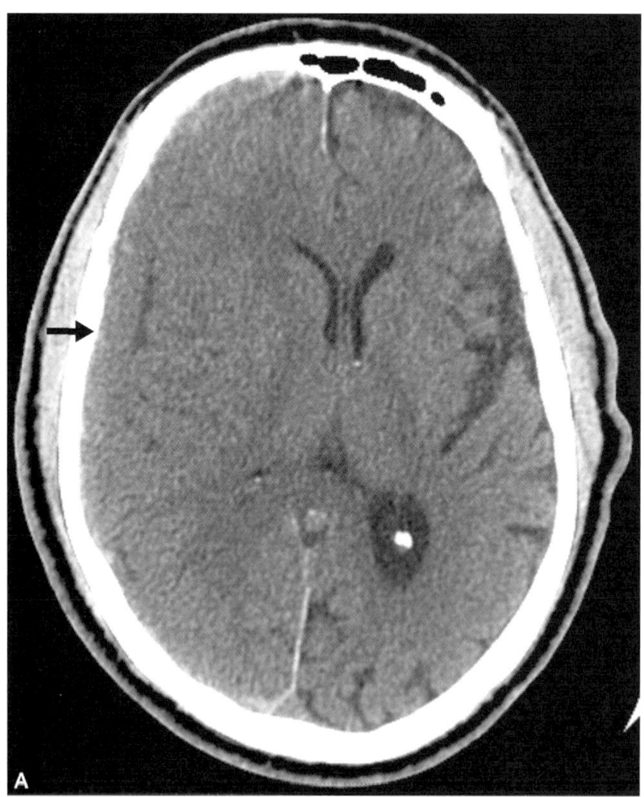

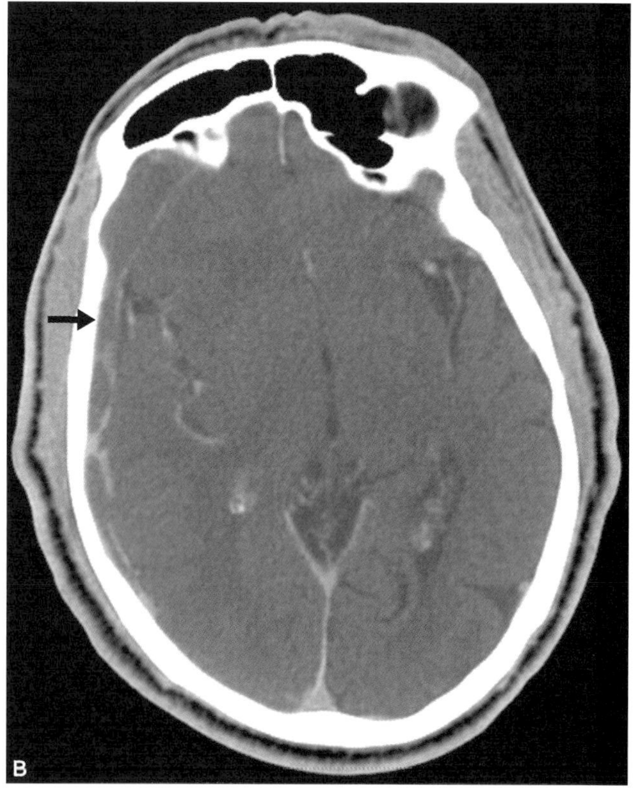

图 3.10　亚急性硬膜下血肿。A. 82 岁男性患者跌倒后，平扫 CT 显示右侧凸起硬膜下血肿（黑箭），与邻近皮质密度相同，与出血时间相符。此例进行了 CT 增强，但评估硬膜下血肿通常不需要增强检查。B. 增强 CT 显示血肿的外周增强（黑箭），没有进行性出血的证据，同样与亚急性损伤相符合。

相鉴别。随着慢性硬膜下血肿出血时间的增加，T_2 信号增加，T_1 信号逐渐减低（图 3.11）。亚急性血肿在磁共振冠状位上常常也可呈透镜样或者双凸透镜样外观，而不是新月形外观（是横断位 CT 图像的特点）。磁共振任意方向扫描成像的特点有助于检出小的凸面和顶面血肿；这些血肿在 CT 横断位图像上因与邻近颅骨具有相似的密度表现而不易被检出。

蛛网膜下腔出血常常见于脑外伤，出血少不会产生占位效应。由蛛网膜下腔内小血管破裂、脑挫裂伤或者血肿直接向蛛网膜下腔蔓延而形成。CT 图像上，蛛网膜下腔出血表现为脑沟和脑池内线状高密度影改变（图 3.12）。沿脑凸面或者脑幕分布的蛛网膜下腔出血能延伸至邻近脑沟内，借此可与硬膜下血肿相鉴别。偶尔，唯一的征象是脑沟消失（脑沟内聚集了少量血液）。无外伤且神志不清的患者中，蛛网膜下腔出血则意味着发病原因为动脉瘤破坏而不是创伤。需要考虑进行增强 CT 血管成像和/或传统血管造影检查。

传统 MR 比 CT 扫描更难检测超急性蛛网膜下腔出血，因为超急性出血在 T_1 加权和 T_2 加权图像上可呈等信号。然而，FLAIR 和 SWI 在检测急性蛛网膜下腔出血方面比 CT 更敏感（图 3.12、图 3.13）。磁共振在检查亚急性蛛网膜下腔出血也具有优势，这是因为出血灶在 MR 上表现为高信号而 CT 上其密度与脑脊液密度相等。慢性蛛网膜下腔出血可因蛛网膜下腔含铁血黄素沉着而在 T_1WI 和 T_2WI 均表现为低信号。蛛网膜下腔出血可通过损伤蛛网膜绒毛处脑脊液重吸收进而导致继发性脑积水。

脑室内出血常见于脑外伤患者，可能有几种发生机制。第一种，它可能是因为旋转导致脑室表面的室管膜下静脉血管撕裂。第二种机制是邻近脑实质内血肿直接蔓延进入脑室系统。第三种，脑室内积血可能起因于蛛网膜下腔出血，血液通过第四脑室流出口倒流进入脑室系统。脑室内出血具有继发阻塞性脑积水的风险，这种阻塞性脑积水的梗阻水平要么位于导水管要么位于蛛网膜绒毛。

CT 上，脑室内出血表现为脑室内高密度影及脑室系统内分层（见图 3.18）。侧脑室枕角处少量分层高密度影可能是脑室内出血的唯一线索。

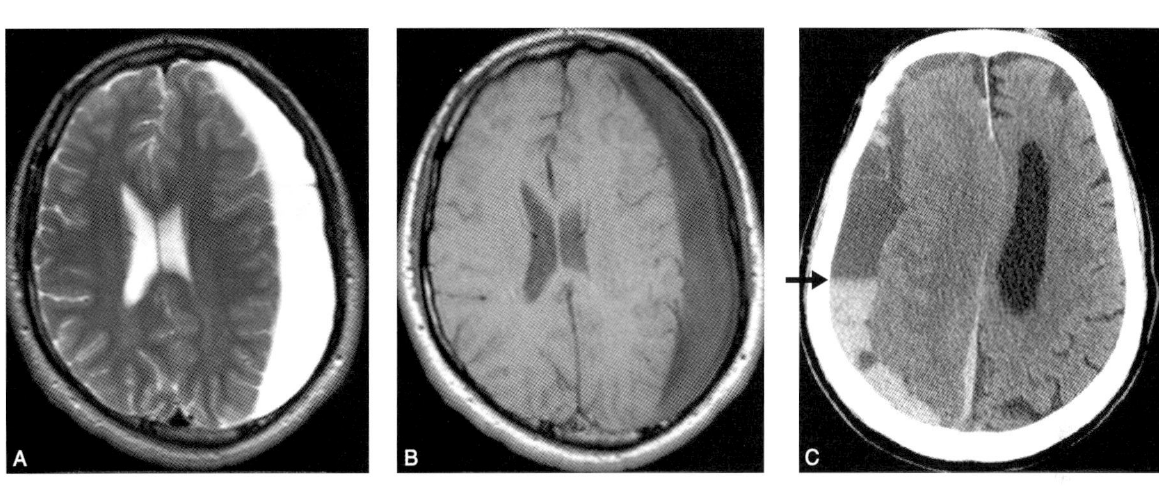

图 3.11　慢性硬膜下血肿。22 岁患有头痛和头部创伤史的患者，轴位 MR T_2WI（A）和 T_1WI（B）显示左侧慢性硬膜下血肿。73 岁男性，左侧肢体无力，轴位 CT 平扫（C）显示沿右侧大脑凸面混杂密度影，为慢性硬膜下血肿合并急性出血，伴大脑镰下疝。注意急性出血聚集出现“液液”平面，这通常被称为“血细胞比容征”（箭）。

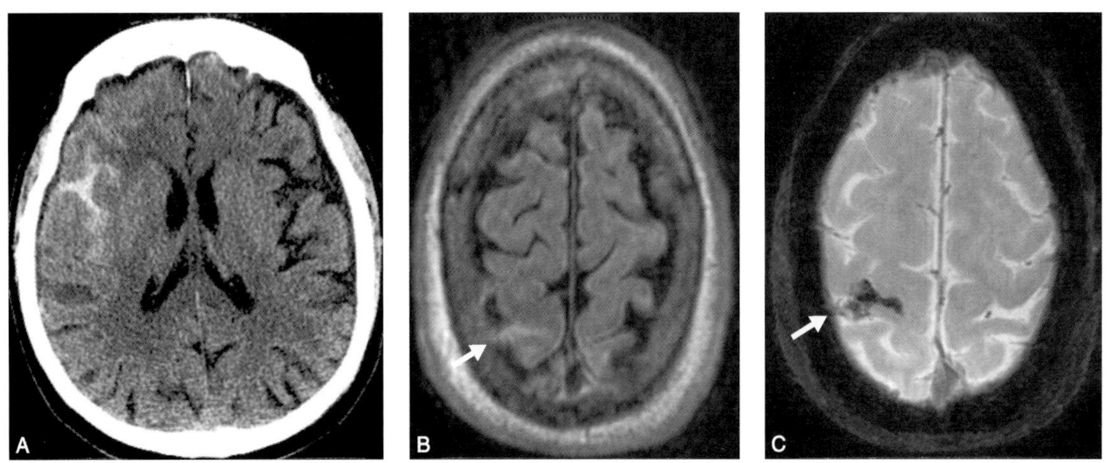

图 3.12　蛛网膜下腔出血。平扫 CT 轴位图像（A）显示脑沟内和右侧侧裂池内的高密度影与蛛网膜下腔出血一致。另一患者跌倒 3d 后进行的 MRI 显示了 MR 对少量蛛网膜下腔出血（白箭）敏感，FLAIR 成像（B）上不像正常 CSF 那样被抑制并且在 SWI 上显示出显著的低信号（C）。

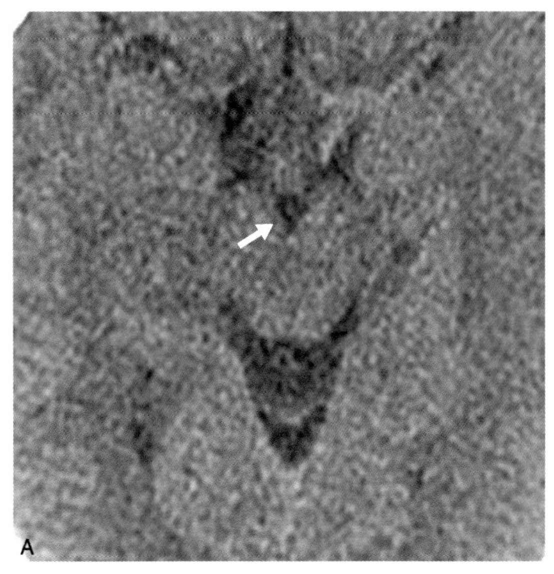

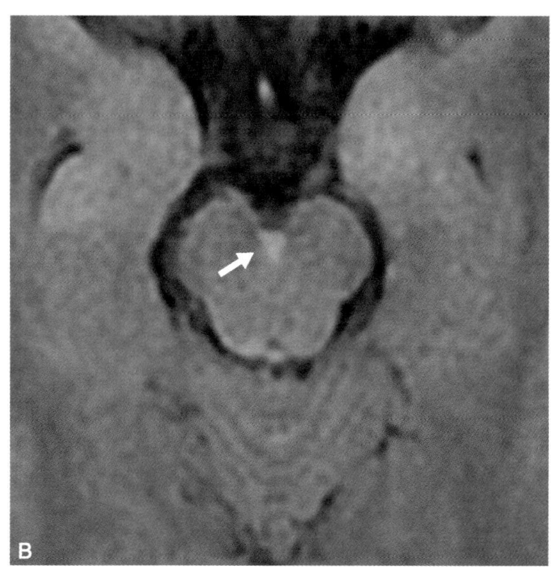

图 3.13　蛛网膜下腔出血。33 岁女性患者,车祸。平扫 CT(A)和 FLAIR MR(B)显示微量脚间池蛛网膜下腔出血(箭)在 CT 上不明显但在 MR 上可见,提示 MR 对出血更敏感。

原发性颅脑损伤:脑内

弥漫性轴索损伤(DAI)是严重头颅创伤患者最常见的原发性神经损伤类型之一。顾名思义,弥漫性轴索损伤的特征是轴索广泛断裂;这类轴索断裂发生在加速性或者减速性损伤的时候。大脑受损区可能远离碰撞部位;事实上,不一定要有直接碰撞才可引起这类损伤。

弥漫性轴索损伤的发生率在过去可能一直被低估,因为现存的成像方法与组织学方法很难显示清楚这种类型的脑损伤。DAI 在 MR 上显示较 CT 上清楚。这解释了为什么 MR 在解释创伤后神经病学缺陷和预测远期预后方面具有更高的成功率。尽管 MR 已经提高了脑外伤患者 DAI 的检出率,但这种类型的脑损伤的发生率仍然可能被低估。新近出现的成像方法,例如弥散加权成像和三维弥散张量成像,已经被证实在提高急慢性 DAI 中的白质损伤检出率方面具有极大的潜力。

DAI 患者常常是高速机动车事故中的受伤者。这类损伤一直都没有被看作单纯坠落伤的后果,比如患者从站立位摔倒的情况。典型时外伤后立即出现意识丧失,并且意识丧失程度比皮质挫伤或者血肿患者更加严重。

DAI 的 CT 征象不明显或者说几乎没有。最常见的是在大脑半球或胼胝体的灰白色交界处发现小的瘀点性出血(图 3.14A)。对于非出血性病变,偶尔可以看到 CT 上稍低密度的区域。

在 MR 上,非出血性 DAI 病变表现为 FLAIR 图像上长 T_2(信号增加)的小病灶或白质内弥散加权图像上的低 ADC(图 3.14、图 3.15)。出血性 DAI 在梯度回波(GRE)或 SWI 上表现为低信号。病变倾向于多发,在严重颅脑损伤患者中可见多达 15~20 个病灶。DAI 病灶在创伤后数周至数月内因轴突退变和水肿消失而在 MR 检查中变得模糊不清。残留征象包括非特征性萎缩和含铁血黄素沉着,这种情况可持续多年,尤其在 SWI 或 GRE 图像上特别明显(图 3.16)。

DAI 有其特定的发病部位,这与创伤的严重程度相关。损伤最轻的患者病灶局限于额叶和颞叶灰白质交界处,典型的病灶位于额叶大脑镰旁和颞叶脑室旁。损伤较重的患者病灶弥漫性分布于各叶白质和胼胝体,特别是胼胝体后部及压部(图 3.14、图 3.15)。胼胝体损伤占所有 DAI 病灶的 20%。胼胝体的损伤在最初被认为是因大脑镰受到直接碰撞所致;现在实验结果证实其最常见的损伤原因与其他所有 DAI 病灶一样也是因受到旋转剪切力所致。大脑镰对大脑半球移位的阻止作用使得胼胝体可能特别易于发生 DAI,因而胼胝体 DAI 病灶几乎都同时合并脑叶白质损伤病变。损伤最严重患者的 DAI 病灶同时累及中脑和脑桥上部的背外侧面、脑叶白质和胼胝体(参阅本章"脑干损伤"内容)。

皮质裂伤即局部脑组织损伤主要累及脑表面灰质。皮质裂伤患者与 DAI 患者相比不易发生意识障碍。裂伤与 DAI 相比预后较好。皮质挫裂伤是严重头颅创伤患者的常见表现类型,且 CT 扫描检查易于检出。典型的挫裂伤发生在颅骨隆起的部位及颅底邻近的脑组织内;他们常常表现为双侧、多发,且出血较 DAI 更常见。常见发病部位:颞骨岩部上方或者蝶骨大翼后方颞叶,筛板、蝶平面和蝶骨小翼上方额叶(图 3-17A~C, F)。累及小脑的不到 10%(图 3-17D~F)。挫裂伤也可发生在凹陷性骨折旁脑组织内。

脑挫裂伤的 CT 征象随病灶时期不同而发生变化。很多非出血性病灶最初都很难被显示清楚,但在第一周内会变得越来越明显,这是因为相应的水肿的出现。出血性损伤表现为表层灰质(图 3-17B)内高密度病灶。这些出血灶被周围更大范围的继发性低密度环状水肿带环绕。在第一周内,这种特征性的高、低混杂密度表现(盐椒征)会变得更加明显。偶尔,需要进行脑挫伤外科减压术来减轻严重的占位效应。先前的脑挫裂伤病变区常常在相同的特定部位出现局灶性脑软化灶。

MR 上,脑挫裂伤在 FLAIR 和 T_2WI 序列上表现为边界不清的高信号(图 3.17E,F)。这些病灶可因它们在额叶及颞叶

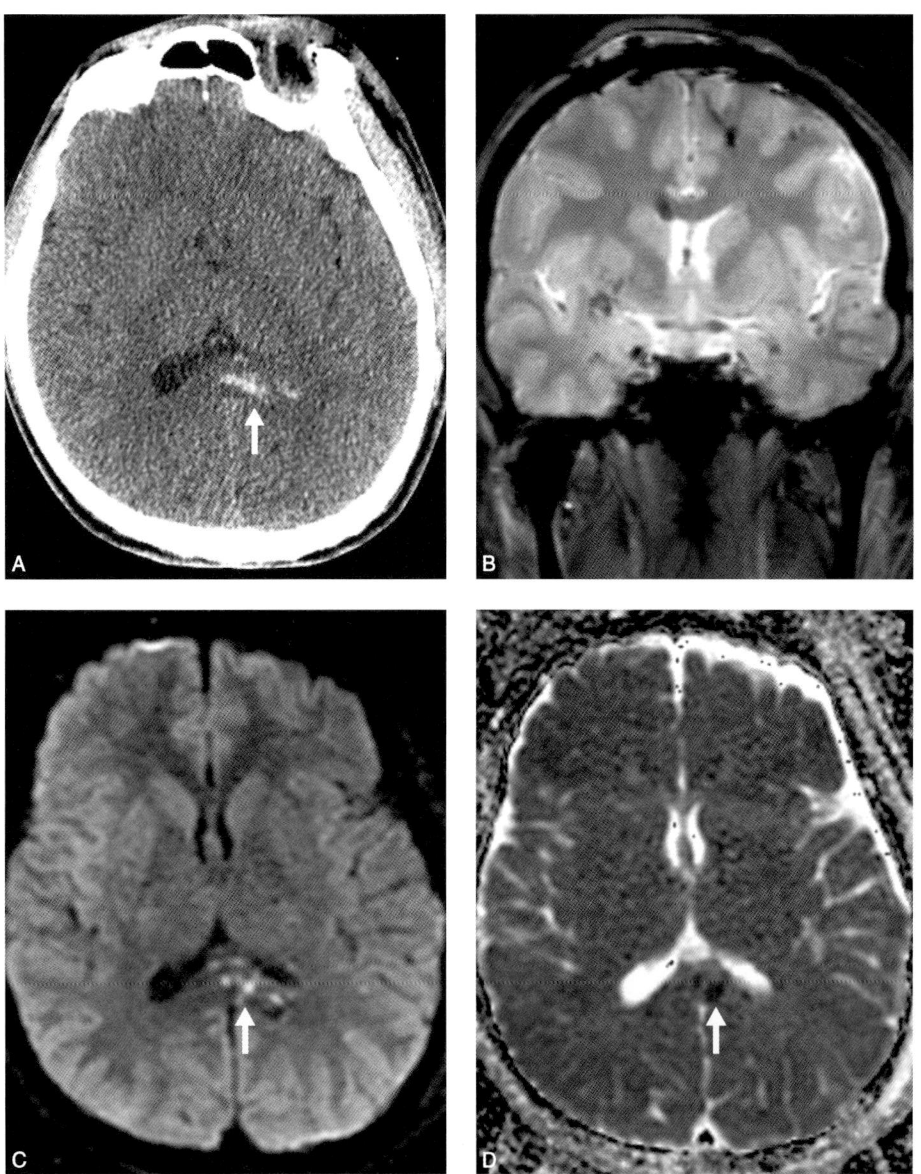

图 3.14　急性弥漫性轴索损伤。一名头部外伤后出现精神状态改变患者的 CT 及 MRI 图像。平扫 CT(A)显示胼胝体压部多个出血性轴索剪切损伤区域(白箭)。MRI 显示该区域(白箭)对 MPGR(B)的敏感性增加和扩散(C)减少,相应区域表观扩散系数(ADC)减低(D)。冠状 MPGR 图像(B)还显示出许多与弥漫性轴索损伤相符合的其他白质剪切损伤(低信号)。

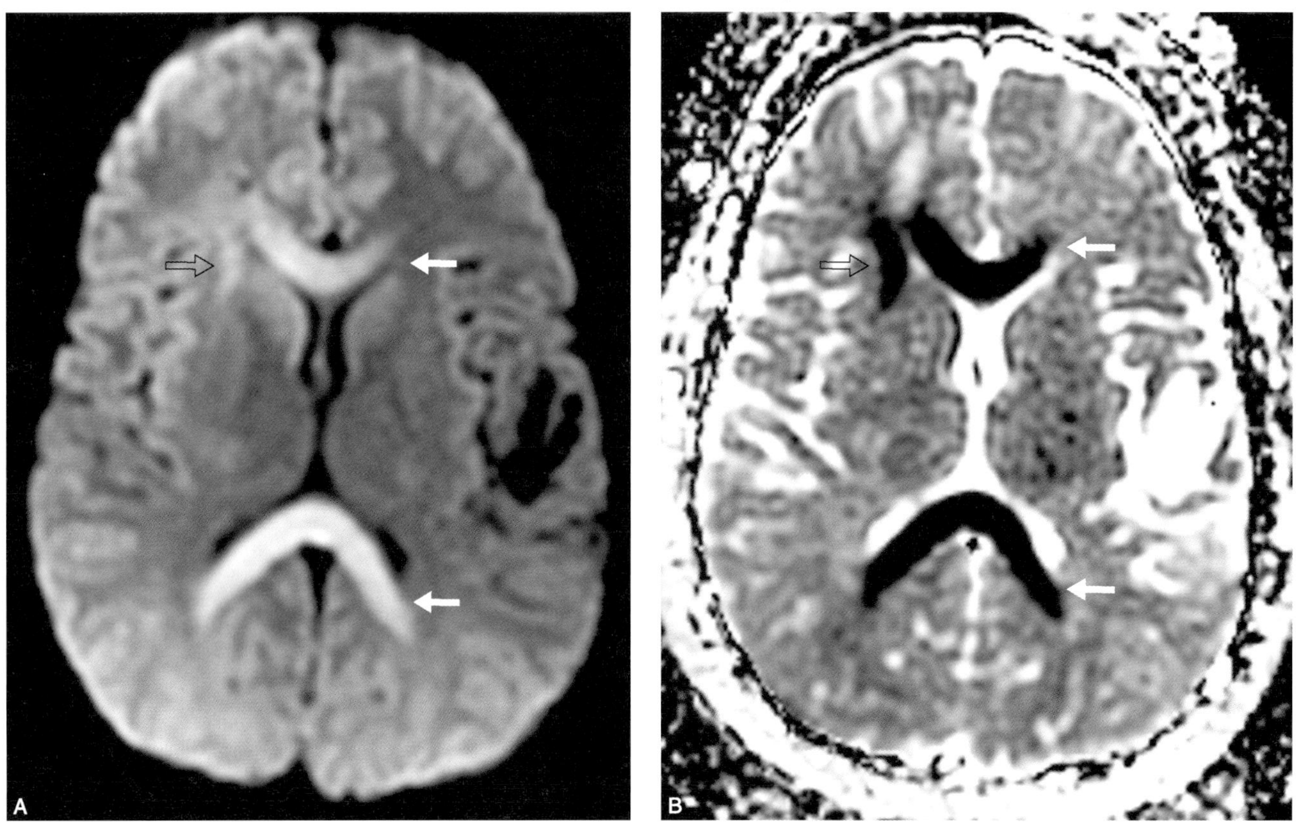

图3.15　严重的弥漫性轴索损伤。23岁患者,车祸头部创伤,MR DWI(A)和ADC图(B)显示,胼胝体的膝部和压部(白箭)的扩散明显减少,这也与沃勒(Wallerian)变性和创伤的病史相符合。右额叶白质显示异常信号(空心箭)。

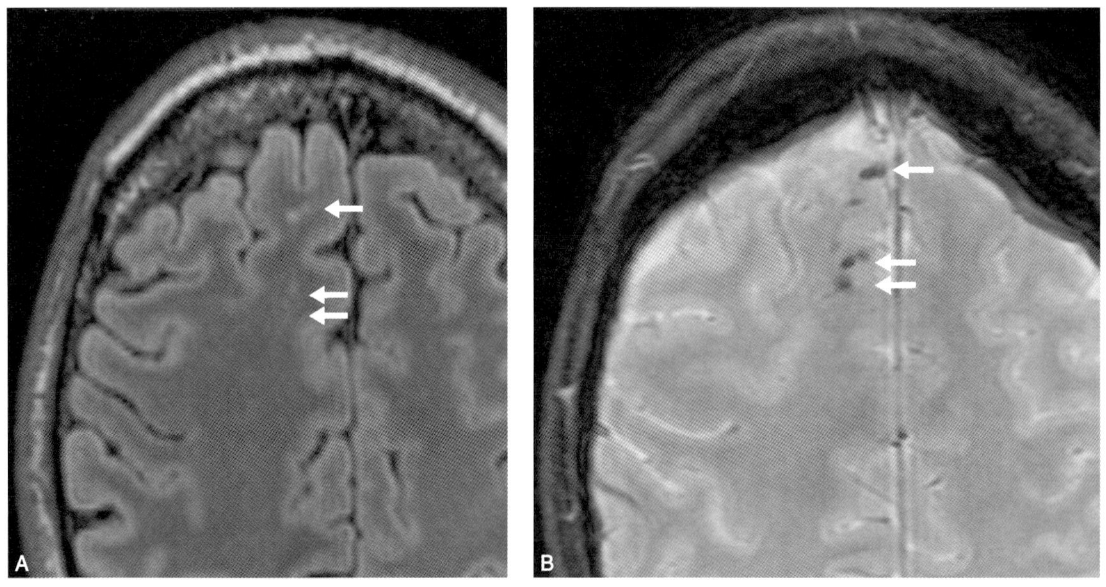

图3.16　慢性创伤性轴索损伤的MR表现。31岁男性,检查前2个月遭受轻度颅脑损伤。MR图像显示右侧额叶皮质下白质在T_2-FLAIR图像(A)上的微小高信号(白箭)。这些病变(白箭)在SWI上更明显,它们表现为低信号(B)。

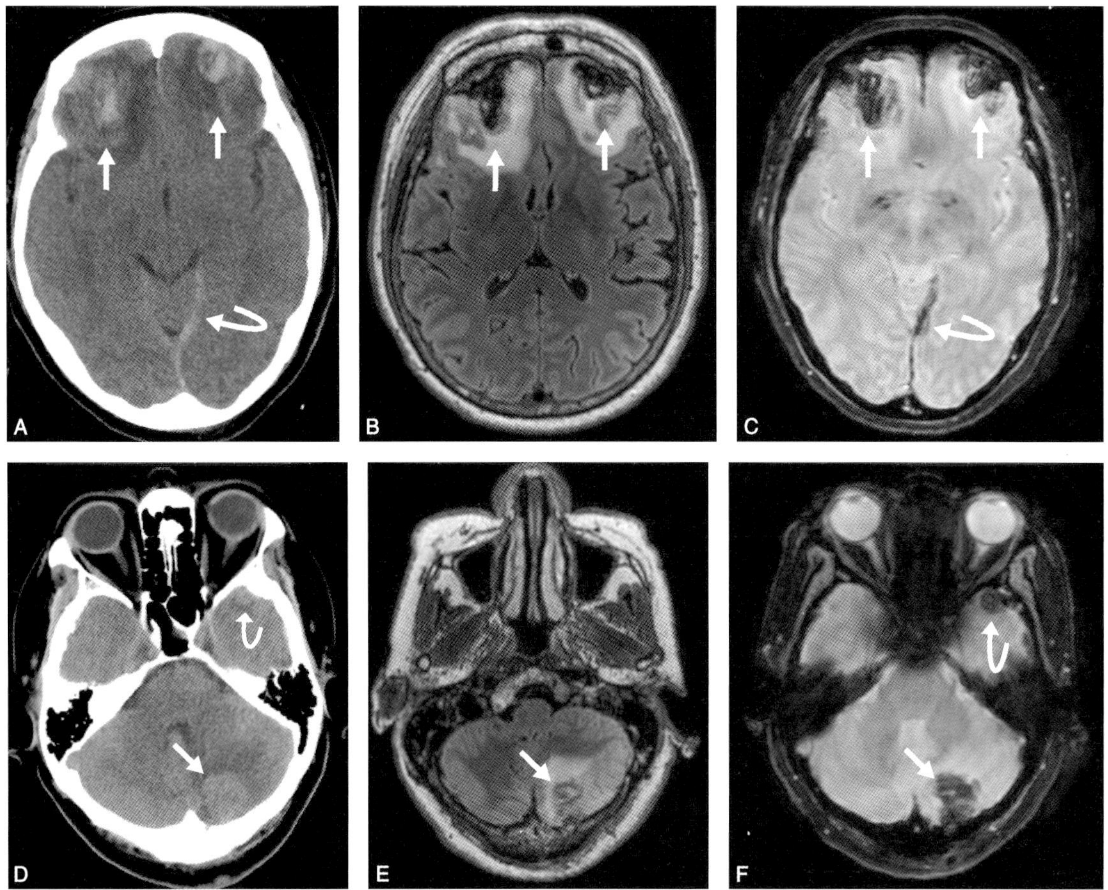

图3.17 出血性皮质挫伤。中年女性,跌倒后头部外伤。平扫CT(A,D),FLAIR(B,E)和SWI(C,F)图像显示左小脑(D~F,直箭)和大双侧(A~C,直箭)出血性挫伤(包括直接损伤和对冲伤)。在左前颞叶(D,F,弯箭)中也存在对冲伤。这些病变在CT和MR上具有典型的表现,在SWI(C,F)上为低信号并且在CT上密度增加(A,D)。周围存在明显的血管源性水肿,即FLAIR图像(B,E)上的高信号和CT上的低密度(A,D)。另请注意,与CT(A)相比,MR SWI(C)上左侧幕上硬膜下血肿(弯箭)的显示更加显著。

特征性分布和常有脑回状形态改变的特点而得以检出。出血导致信号不均,病灶的信号特点会依其所处的时期而变化。任何原因的出血所导致的含铁血黄素沉着均会导致病灶信号强度显著降低,特别是在GRE或SWI上(图3.17C,F)。低信号不能作为先前出血的明确标志。

脑内血肿。偶尔,检出的脑内血肿不一定与大脑皮质挫伤有关,而是脑实质内的小血管因剪切伤导致破裂而引起的出血。这种病灶被简称为脑内血肿。脑内血肿所致的周围水肿较脑挫伤轻,这是因为脑内血肿周围是相对正常的脑组织。大多数脑内血肿位于额颞部脑白质内,但也可位于基底节区(图3.18)。它们常常与颅骨骨折和其他原发性神经损伤(挫伤和弥漫性轴索损伤)相关。在缺少其他显著损伤的情况下,脑内血肿患者在创伤之后还可能保持神志清楚。而临床症状加重常常是由于血肿不断增大而引起的占位效应。脑内血肿也可能继发于迟发性出血,这是头部创伤后的最初几天出现临床症状加重的另一个病因。

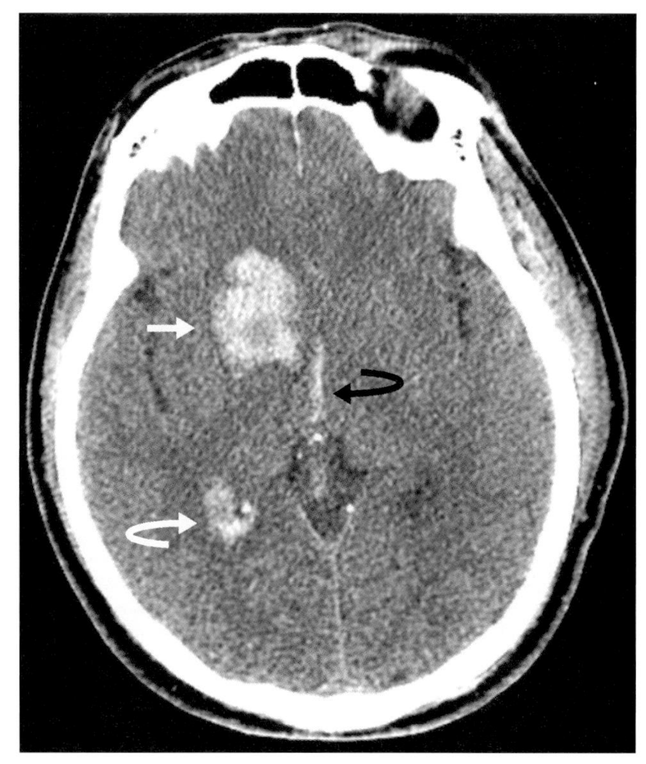

图3.18 脑内血肿。轴位CT扫描显示右侧基底节区的高密度影(直箭),提示急性脑内血肿。血肿破入右侧脑室(白色弯箭)和第三脑室(黑色弯箭)。

皮质下灰质损伤是原发性脑内损伤中的一种并不常见的情况，它表现为多发瘀点状出血，主要影响基底神经节和丘脑。这些瘀点状出血就是血管周围的细微点状出血灶(由多发小的穿支血管破裂所致)。这些病变常见于严重的头部外伤。

血管损伤。之前已经讨论过血管损伤后引起脑内外血肿形成。其他类型的创伤性血管损伤包括动脉夹层(图3.19)或者阻塞、假性动脉瘤形成(图3.20)和后天性动静脉瘘(图3.21)。动脉损伤常常与颅底骨折相伴随，颈内动脉是最常见的损伤动脉，特别是动脉位置较固定的部位更常见，如颞骨岩部基底颈动脉管入口处、前床突下海绵窦出口处(图3.20)。

血管损伤的MR征象：壁内血肿形成(脂肪抑制 T_1 加权成像显示最清楚，图3.19A)、内膜剥离、正常血流留空信号消失(阻塞后)，还可见到相应脑实质梗死灶形成。尽管MR血管成像在评价可疑外伤性血管损伤方面具有一定潜力(图3.19B，C)，但是常常还需要进行传统血管造影检查来进一步证实、描述剥离的具体情况和显示血管痉挛或者血管壁损伤后形成的假性动脉瘤。

颈内动脉海绵窦瘘(CCF)是颈内动脉海绵窦段与其周围静脉丛间隙的一种异常交通。该病变继发于动脉壁全层损伤，导致海绵窦及其引流属支静脉怒张(例如眼上静脉和岩下窦)。因为双侧海绵窦间有静脉交通，所以可能表现为双侧的海绵窦受累。颈内动脉海绵窦瘘最常见的病因是头颅严重创伤。颅底骨折(特别是那些累及蝶骨的骨折)提示患者具有并发相应颈内动脉海绵窦段损伤的高风险性。颈内动脉海绵窦瘘也可因海绵窦处的颈内动脉瘤破裂而形成。颈内动脉海绵窦瘘CTA或MR检查征象：眼上静脉增粗、海绵窦增大、海绵窦及岩下窦内流空效应(MR可见)。还有眼球突出、眼睑软组织肿胀以及眼外肌增粗。为了明确诊断常常需要进行选择性颈动脉造影快速点片来显示交通部位(图3.21)。偶尔，患者在受伤数个星期或者数月后才出现类似表现。

硬脑膜瘘也与创伤有关。例如，脑膜中动脉撕裂后脑膜动脉与静脉间瘘管形成。由于有脑膜静脉引流就不会形成硬膜外血肿。该类患者可无症状或者以诸如耳鸣之类的非特异性症状为主诉。

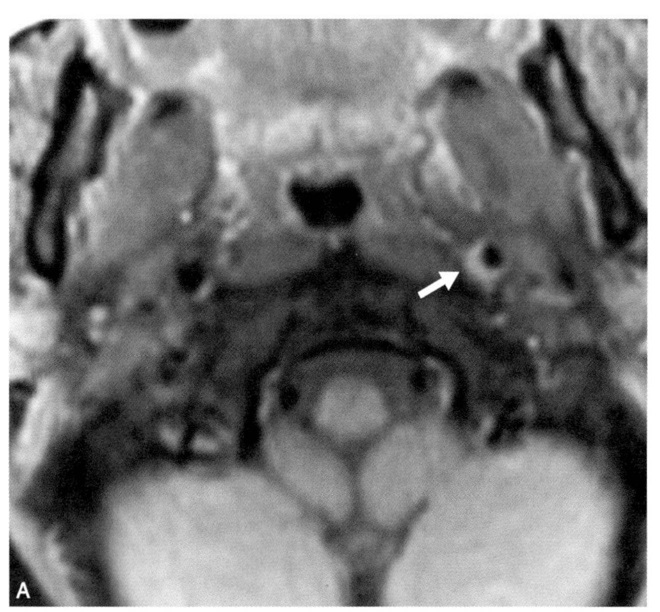

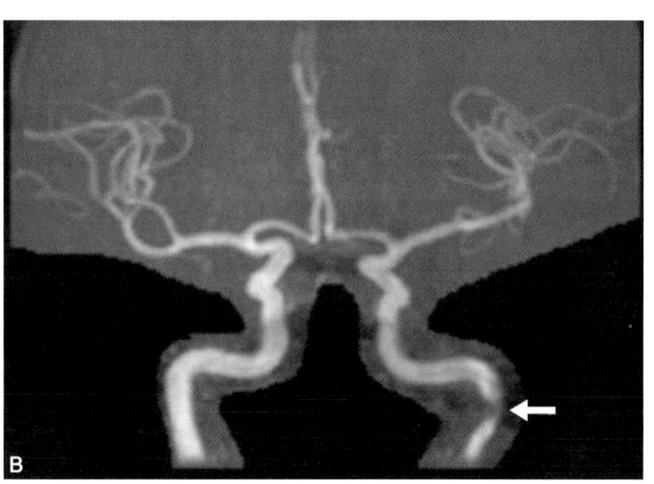

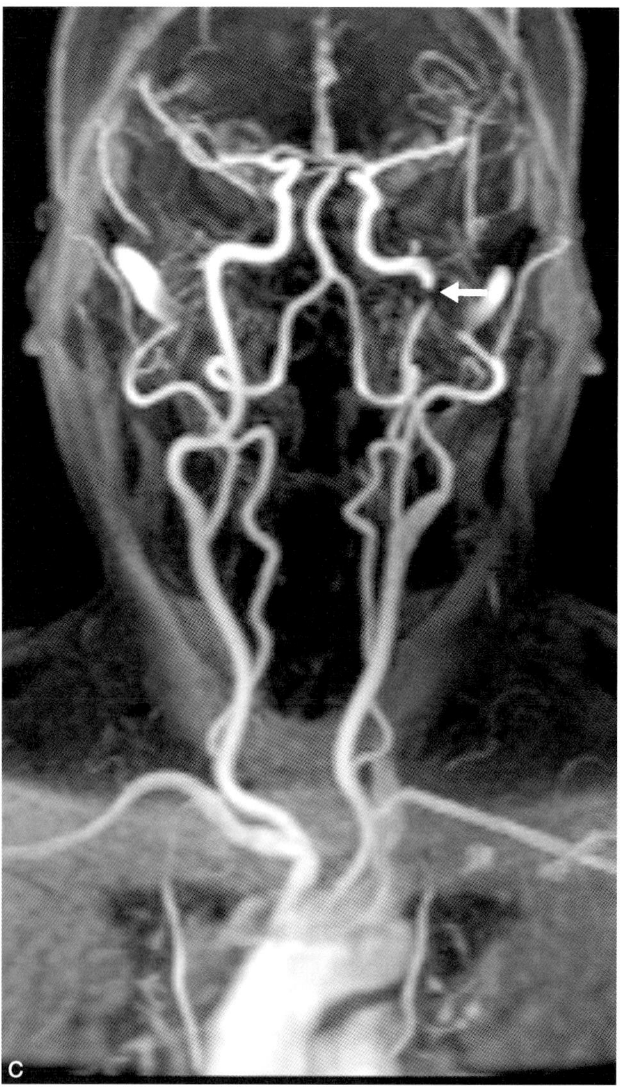

图3.19　颈动脉夹层。T_1 加权脂肪抑制MR图像(A)显示左侧颈内动脉急性夹层后，出现新月形 T_1 高信号的壁内血肿(白箭)。同一患者时间飞跃法(TOF)非对比剂MRA(B)显示颅底左侧颈内动脉的局灶性变窄(白箭)，这是创伤性夹层的常见部位。头颈部对比增强MRA(C)也显示颅底左侧颈内动脉夹层部位(白箭)相应狭窄。

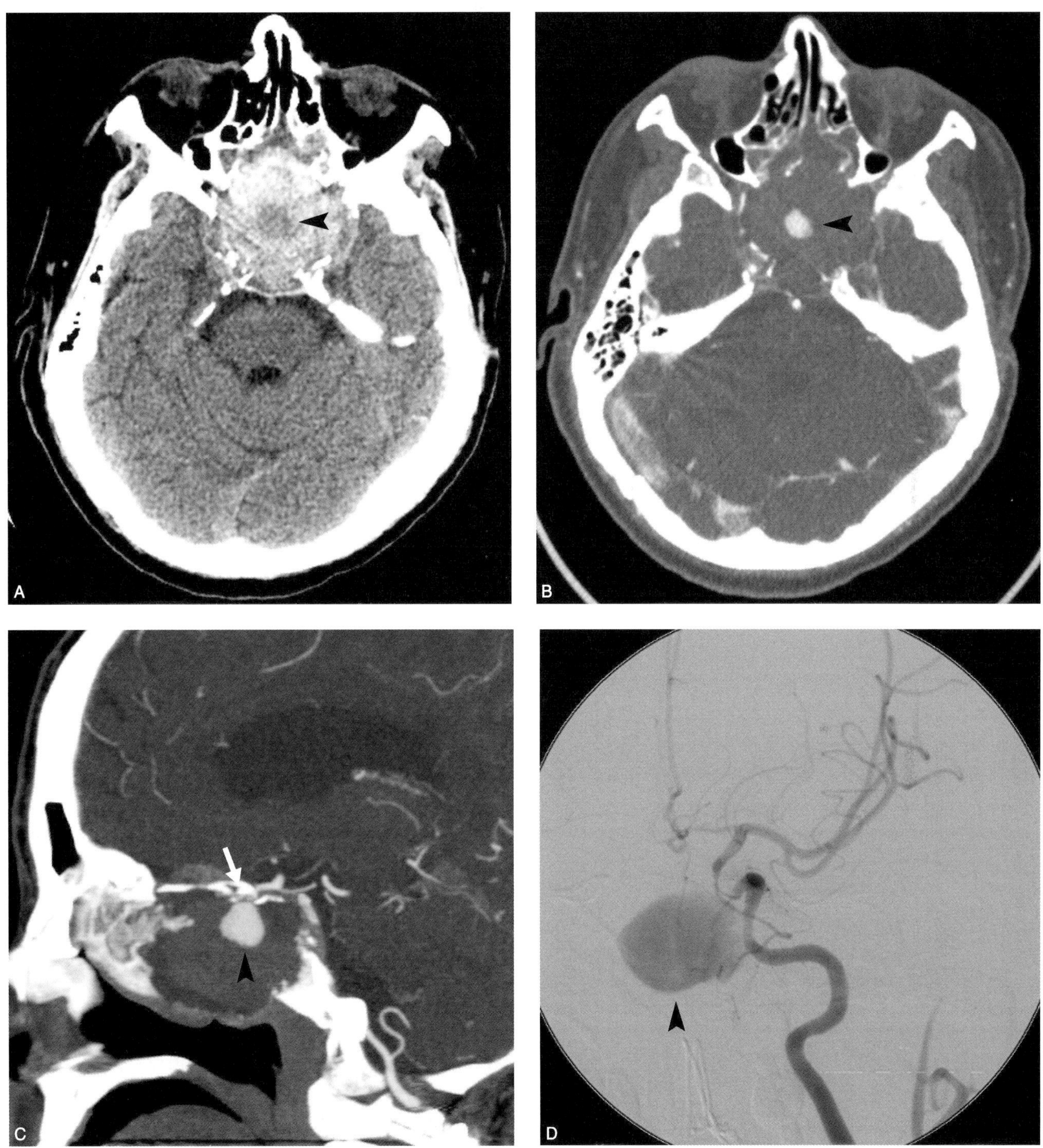

图 3.20　外伤后假动脉瘤。男，43 岁，车祸所致面部骨折，3 个月后出现头痛及视觉症状。平扫 CT 显示前颅底（A）高密度肿块，侵及蝶骨、蝶鞍和眼眶。同天进行的轴位（B）和矢状位（C）CT 血管造影显示肿块中心强化程度（箭头）与相邻脑内动脉（C）强化程度相同。此外，可见一个明显的狭颈（箭）连接强化部分和左颈内动脉海绵窦（C），符合假性动脉瘤。值得注意的是，假性动脉瘤高密度血栓形成部分的中心低密度区（A，箭头）即造影后图像上的中心非血栓形成增强区（B，箭头）。经左侧颈内动脉 DSA（D）再次显示假性动脉瘤（箭头），后经血管内弹簧圈栓塞治疗。

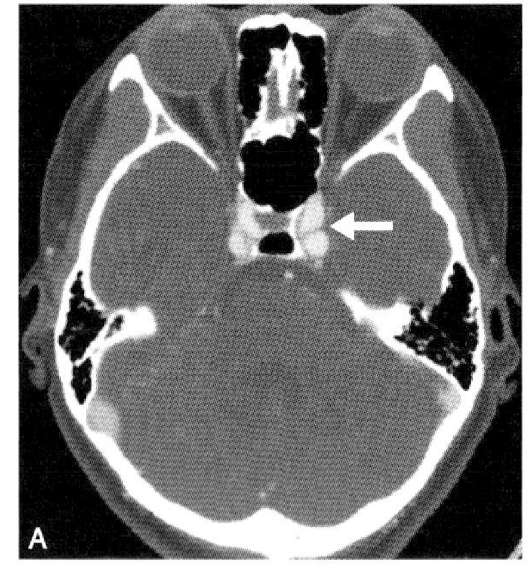

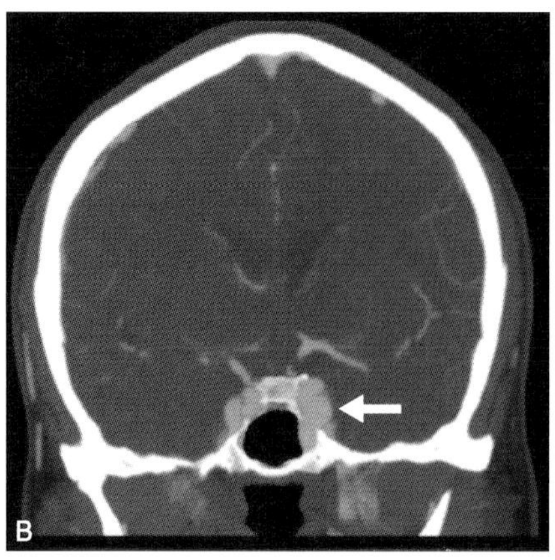

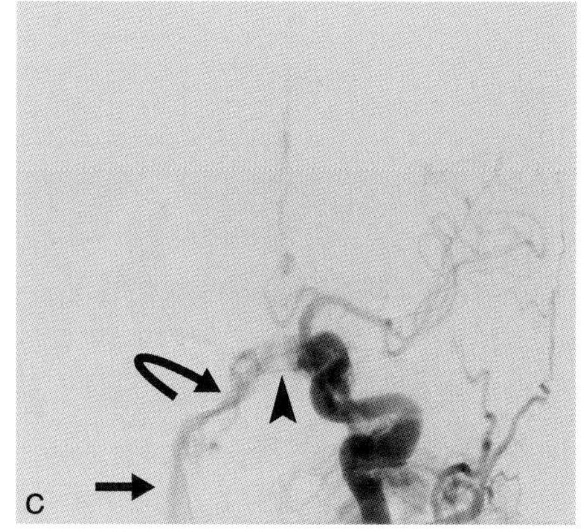

图3.21 颈内动脉海绵窦瘘。头部CTA的轴位(A)和冠状位(B)图像显示左侧海绵窦增宽(箭)。同一患者左侧颈总动脉血管造影(C)显示动脉早期海绵窦(箭头)、岩下窦(弯箭)、颈静脉(箭)异常的过早显影。

原发性头颅损伤的机制。早期研究发现头颅损伤可能是由直接碰撞引起脑实质受压和肿胀改变所致。但是很多作者仍然沿用“冲击伤”“对冲伤”这两个术语来分别描述发生在头部撞击一侧及撞击对侧的脑组织损伤。尽管如此,金特里和其他作者对这两个术语的使用还是提出了疑问,他们认为这两个词语不能正确地反映神经组织损伤是由直接碰撞导致实质受压和肿胀这一现象。

真纳雷利等人通过灵长类动物实验表明,所有主要类型的脑实质损伤,包括硬膜下血肿,可能是由单纯地头颅旋转加速而不是受到直接碰撞所致。仅仅头颅骨折和硬膜外血肿是因头颅受到物理碰撞后造成的。旋转加速是因形成剪切力而非压缩牵拉而产生颅脑损伤。压缩牵拉机制在大多数头颅损伤中起的作用并不大。加速力的不同特点决定脑损伤类型。脑组织挫裂伤及脑组织内血肿形成在瞬间加速或者减速的情况下会更加严重;然而弥漫性轴索损伤和滑动挫伤则与较长时间的加速或者减速创伤有关。所以,弥漫性轴索损伤在摩托车事故中更常见,而脑挫裂伤及脑内血肿形成在坠落伤中常见。

继发性颅脑损伤

弥漫性脑组织肿胀是头颅外伤的一个常见表现。这可能是因为脑血量增加(脑充血)或者组织液增加(脑水肿)。这两种情况都将导致弥漫性占位效应,表现为脑沟、鞍上池、四叠体池消失和脑室系统受压。其中桥前池消失提示严重的占位效应并可能预示很快就会发生小脑幕裂孔疝。

充血性脑组织肿胀以儿童和青少年最常见,其发病机制尚不清,但是似乎与脑组织自身调节功能失调有关。充血在CT上表现为边界不清的占位效应:脑沟消失、脑组织密度可能正常。急性硬膜下血肿常常只引起单一同侧半球脑组织肿胀。

弥漫性脑水肿是脑组织缺氧后的继发性改变。因组织液增多、水肿导致脑组织CT密度降低、灰白质分界不清;而小脑及脑干常不受累及,相对大脑半球脑组织呈高密度改变(图3.22)。大脑镰和脑血管密度常常增高与急性蛛网膜下腔出血类似。局灶性水肿则与脑挫裂伤有关,并可引起明显的占位效应。

脑疝有几种类型,可为原发性颅内损伤继发占位效应所致,但它并不是头颅创伤的特征性征象,它也可见于其他病因导致的占位效应,如颅内出血、梗死或肿瘤(图3.23)。

大脑镰下疝即扣带回横过大脑镰下中线,是最常见的脑疝形式(见图3.11)。CT扫描可发现同侧侧脑室受压,对侧侧脑室因室间孔梗阻而扩大。双侧大脑前动脉(ACAs)可移位到对侧。这类患者往往具有继发大脑前动脉胼胝体缘分支供血区脑组织梗死的危险。因为此处受到大脑镰的限制。

颞叶沟回疝也很常见(图3.24),即颞叶内侧面向内移位跨过。

小脑幕游离缘。颞叶沟回疝引起环池和鞍上池一侧消失。罕见征象:脑干移位引起对侧大脑脚受压移向小脑幕缘,进而导致相应大脑脚出血或者梗死。大脑脚局部受压征被称为“克诺汉切迹”。第三对脑神经占位效应和对侧大脑脚受压会引起一种可以辨别的临床综合征,这种临床综合征以一侧瞳孔扩大合并同侧轻偏瘫为特征。

小脑幕切迹疝。脑组织既可向下也可向上脱出跨过小脑幕。我们可通过鞍上池和中脑周围脑池消失等征象诊断小脑幕切迹下疝。松果体向下移位,常常于侧脑室三角区内脉络丛钙化灶的同一层面被发现,大的后颅窝血肿能引起小脑幕切迹上疝,即小脑蚓和部分小脑半球可通过小脑幕切迹疝出。小脑幕切迹上疝较小脑幕切迹下疝少见。后颅窝血肿还能够引起小脑扁桃体疝。最后,脑外疝可发生于因脑组织肿胀或者占位效应通过局部颅骨缺口脱出。脑外疝常发生于创伤后或者颅骨切开术后,影响颅骨骨瓣闭合。

脑积水可继发于蛛网膜下腔出血或者脑室内出血,既可因蛛网膜颗粒水平脑脊液重吸收障碍也可因导水管或第四脑室流出口阻塞所致。脑组织肿胀或者邻近血肿的占位效应也能够引起脑积水,这种情况是通过挤压导水管或者第四脑室流出口而发生的。而室间孔受压后则引起非对称性侧脑室扩大。

缺血或者梗死。创伤后局部缺血或者梗死的可能病因有:颅内压增高、血管夹层栓塞、脑疝或脑外血肿对脑血管的直接挤压效应。另外,患者在某些情况下可能遭受弥漫性缺血性脑损伤,如脑血流量急剧减低、呼吸暂停后或者癫痫持续状态时继发性低氧血症。局部占位效应导致的脑梗死形式有:大脑镰下疝后大脑前动脉梗死、颞叶沟回疝(见图3.24)后大脑后动脉梗死以及小脑扁桃体疝后后交通动脉梗死。继发于整个大

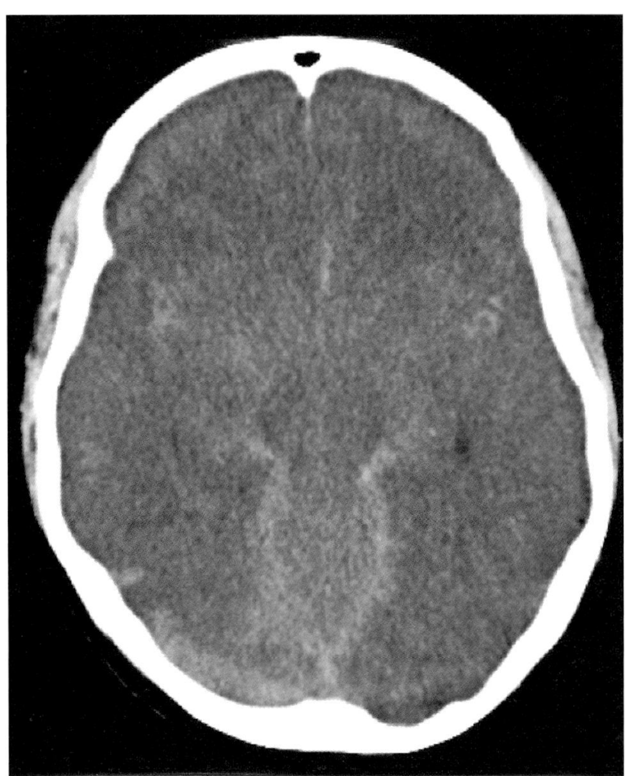

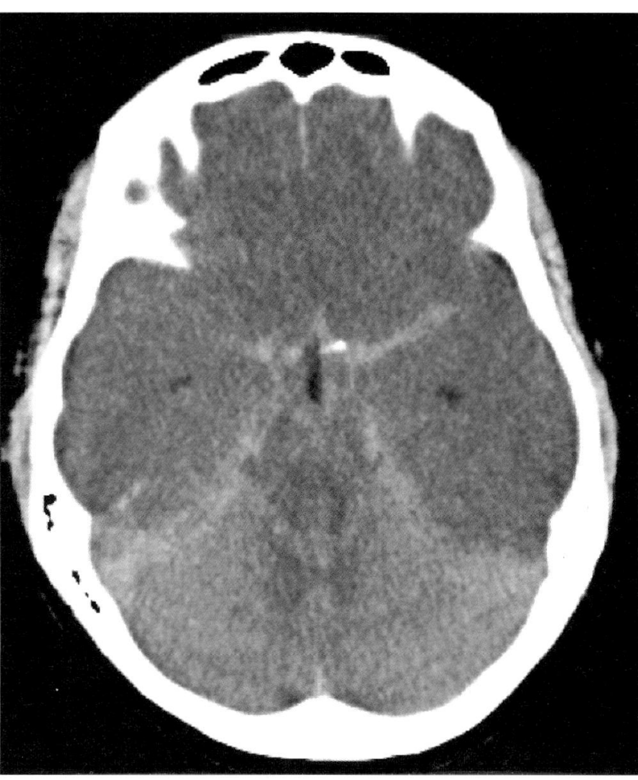

图 3.22 弥漫性脑水肿。创伤后的平扫 CT 扫描显示广泛的大脑半球密度降低，灰白质分界不清，提示弥漫性脑水肿。脑干和小脑未受累及，相对于脑的其他部分呈相对高密度。蛛网膜下腔的密度相对增加，被称为“假性蛛网膜下腔出血”。

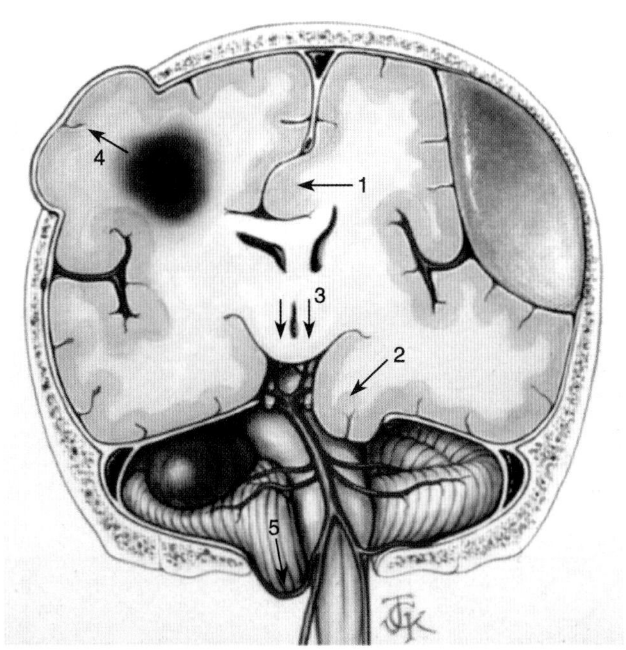

图 3.23 主要脑疝类型。1. 大脑镰下疝；2. 颞叶沟回疝；3. 下行小脑幕裂孔疝；4. 外部疝；5. 小脑扁桃体疝。（经许可转载于 Gean AD. Imaging of Head Trauma. Philadelphia, PA: Lippincott Williams & Wilkins; 1994: 264.）

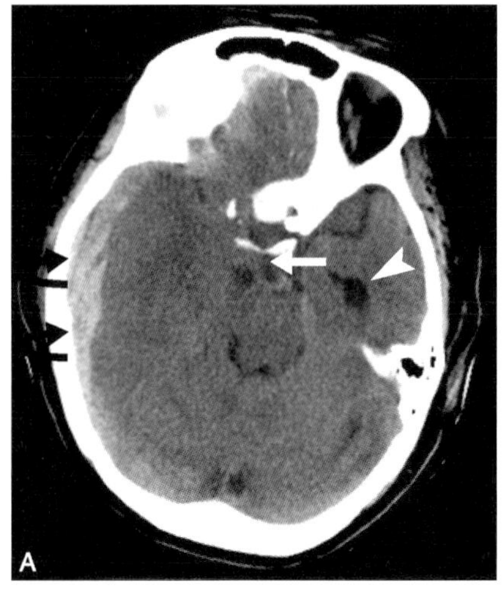
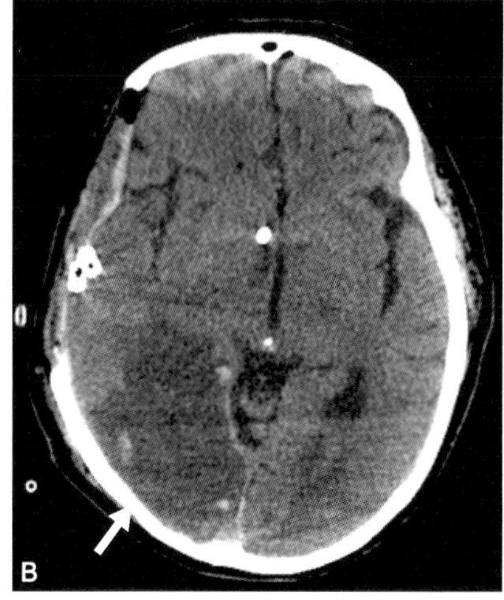
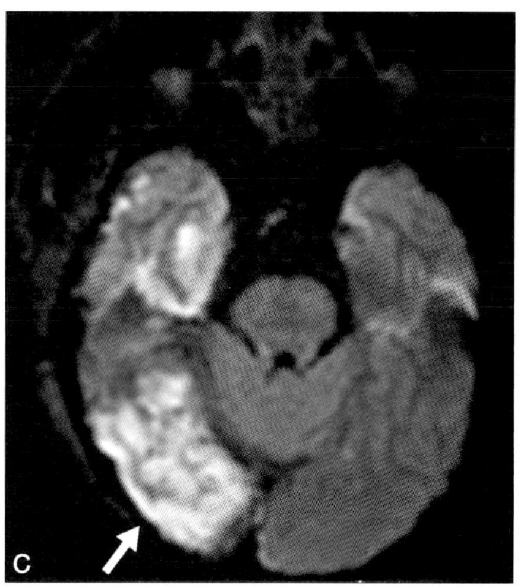

图 3.24　颞叶沟回疝。女性,74 岁,脑外伤。术前平扫 CT(A)显示右侧大脑半球硬膜下血肿(弯箭)引起明显的右侧沟回疝(箭)和左侧脑室颞角(箭头)的偏移。术后当天平扫 CT(B)显示减压性颅骨切除、引流管放置,并出现一个新的较大范围低密度灶累及右侧大脑后动脉区域(箭),与梗死灶相似。损伤后 4d DWI(C)证实右侧大脑后动脉区域梗死(箭),继发于先前疝出的右侧沟回压迫右侧大脑后动脉近端。

脑灌注减少的缺血或者梗死病变好发于分水岭,具有特征性;而继发于创伤后的缺血或者梗死病变却不是特征性(见第 4 章)。

脑脊液漏由硬脑膜撕裂所致,常常继发于颅盖骨或者颅底骨折。脑脊液鼻漏即由骨折造成蛛网膜下腔与鼻旁窦或者中耳鼓室间形成异常交通,脑脊液耳漏即蛛网膜下腔与中耳间异常交通同时合并鼓膜破裂而形成。脑脊液漏定位很难,并且会导致反复的脑膜感染。放射性核素脑池显像对发现脑脊液外渗具有极高的敏感性,但是,仍需要 CT 鞘内注射对比剂检查来确定脑膜撕裂的详细解剖位置(图 3.25)。

软脑膜囊肿或者“生长性骨折”是由硬脑膜创伤性撕裂引起,具体说就是蛛网膜经颅缝或者颅骨骨折处外翻而形成。最终导致颅骨缺损或者颅缝缓慢进行性增宽,据推测可能是由脑脊液不停地搏动而引起。CT 或者 X 线平片检查软脑膜囊肿表现为颅骨囊状缺损(图 3.26),并随时间推移不断增大。

脑软化。局灶性脑软化的病理基础为脑组织缺失合并外周胶质增生,是头颅创伤后的远期表现。可无症状或者有产生临床症状的潜在病灶。CT 表现为边界清楚的低密度区合并负性占位效应,可能伴有邻近脑室结构扩大(见图 3-25)。MR 表现为类似于脑脊液的信号,但胶质增生在 FLAIR 加权及 T_2WI 上呈高信号。脑软化不是创伤后的特征性表现,但是其位置分布具有特征性:额、颞叶前下部。沿白质纤维束的局限性萎缩与细胞死亡有关,即所谓的“沃勒变性”,行 CT 特别是 MR 检查有时能见到。

脑 干 损 伤

原发性脑干损伤。最常见的原发性脑干损伤形式是 DAI,它影响中脑及脑桥上份的背外侧部(图 3.27)。小脑上脚和内侧丘系特别易于受损。由于位置特殊和出血量少使得通过 CT 检查来对这种损伤作出诊断变得非常困难。脑干 DAI 几乎都与额叶或颞叶白质和胼胝体损伤病变并发。这有助于将脑干 DAI 与一种罕见的原发性损伤形式(因小脑幕脑干处的游离缘直接碰撞脑干)相鉴别。原发性脑干损伤也可以导水管周围多

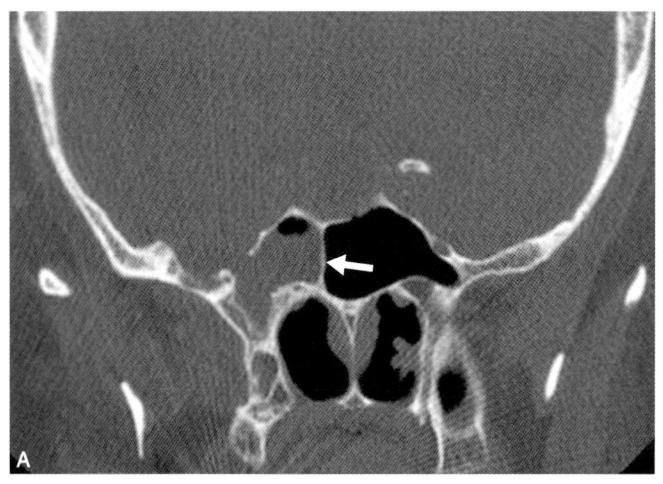
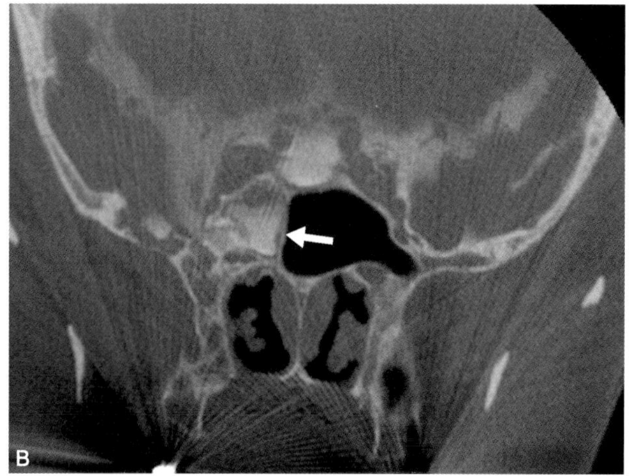

图 3.25　脑脊液漏。女性,55 岁,有陈旧性外伤及脑膜炎病史。冠状位重建图像(A)显示几乎完全不透明的右蝶窦(箭)与右蝶窦侧壁和颅中窝之间的骨缺损。硬膜下注射对比剂(B)后 CT 脑池造影证实脑脊液漏入蝶窦(箭)。

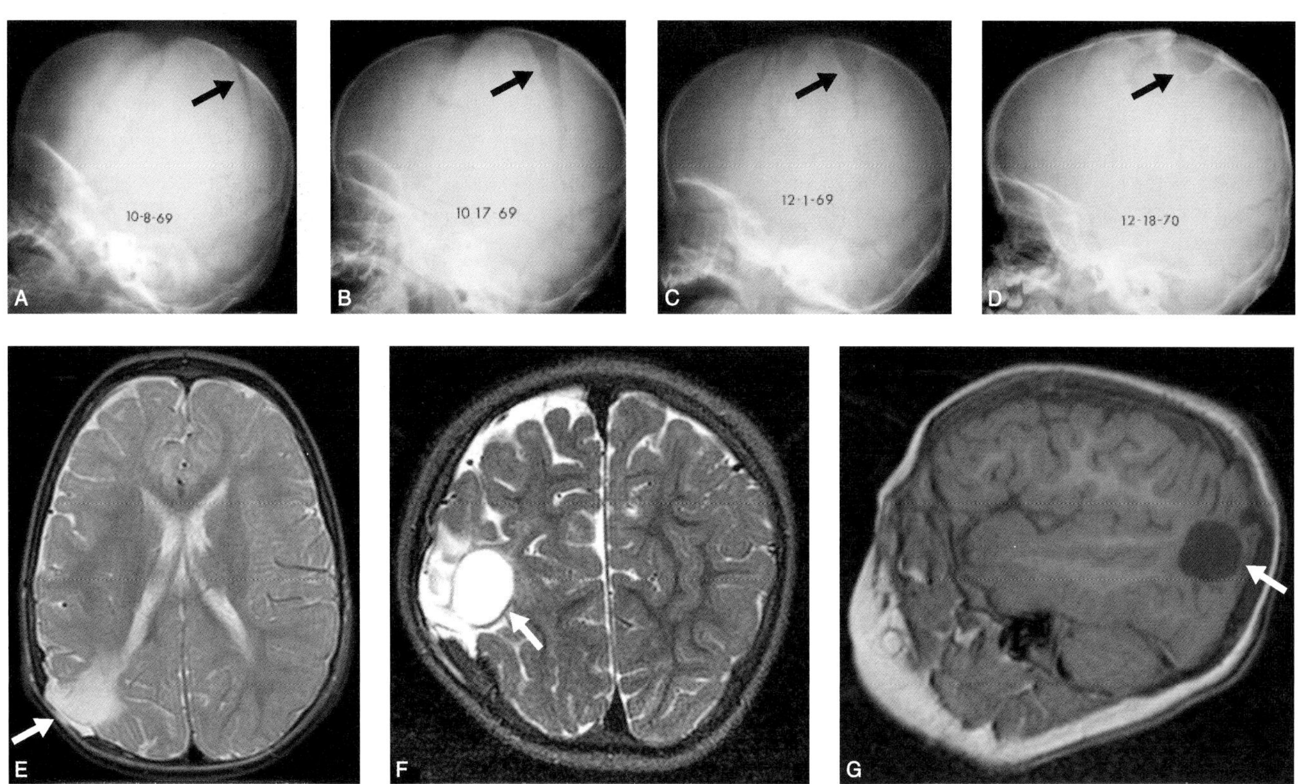

图 3.26　软脑膜囊肿。6 个月大的婴儿出现意识丧失,头颅侧位 X 线片(A)显示顶骨有轻微的分离骨折(黑箭)。随访 2 周(B)和 6 周(C)的 X 线片显示骨折裂隙逐渐变宽(黑箭)。由此导致的慢性软脑膜囊肿(D,黑箭)表现为分叶状囊性病变,边缘呈扇形。另一个 13 个月大的婴儿的磁共振成像(E~G),她在 9 个月前从母亲怀里跌落。轴位(E)、冠状位 T_2WI(F)和矢状位 T_1WI(G)显示右侧颞顶叶皮质囊性病变(白箭),伴周围脑软化,延伸至与慢性软骨膜囊肿相符合的上顶骨缺损区。注意囊肿在 T_1WI 和 T_2WI 上都与脑脊液信号相同。

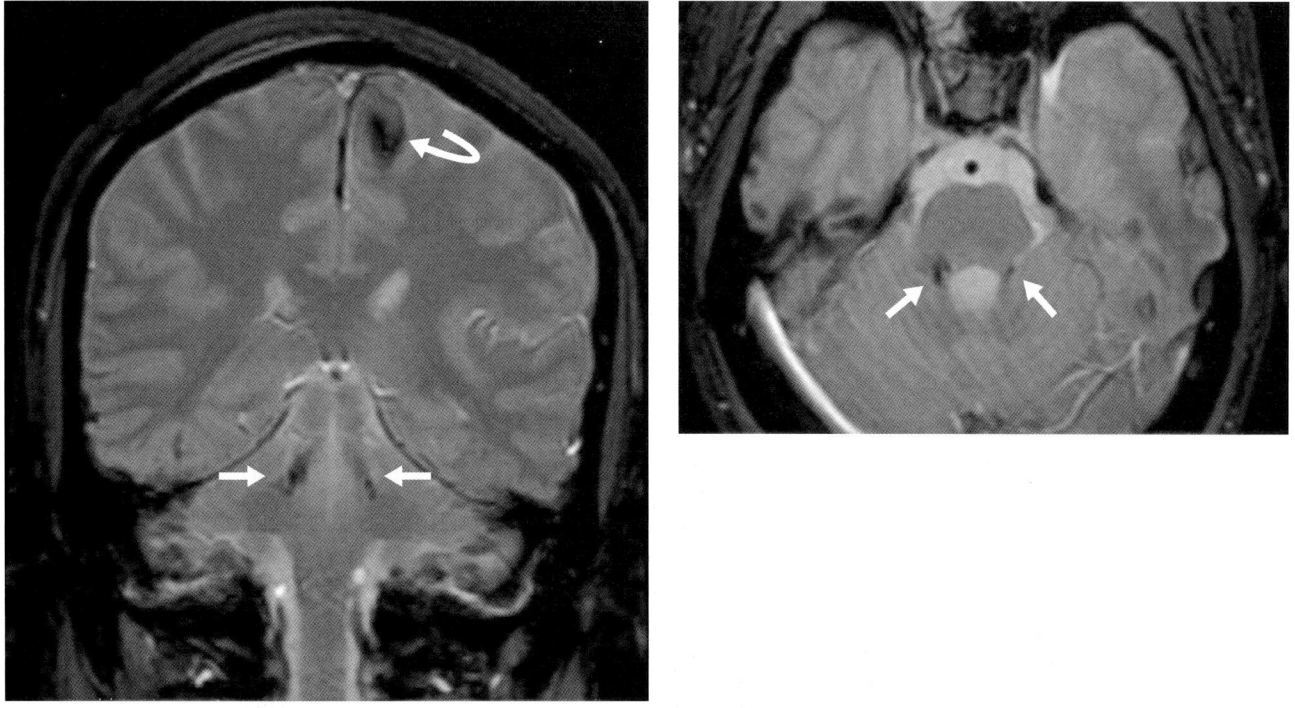

图 3.27　原发性脑干损伤。23 岁患者,车祸。冠状位和轴位 MRI 显示严重弥漫性轴索损伤。值得注意的是,双侧小脑脚(脑干外伤性轴索损伤的常见部位)的信号减低(箭)。冠状位图像见幕上损伤,包括一个小的硬膜下血肿和皮质下轴索损伤(弯箭)。

发瘀点性出血的形式出现(详见前述皮质下灰质损伤部分)。这些瘀点性出血与DAI无关,尽管病灶分布类似。这种形式的损伤意味着剪切力导致脑干穿支血管破裂,预后较差。

脑桥延髓分离或离断伤是间接原发性脑干损伤中极其罕见的一种形式。顾名思义,就是在脑干的脑桥与延髓交界处腹侧面撕裂。从轻的、小的撕裂伤到最严重的完全离断伤均可能发生。脑桥延髓分离伤不一定伴随弥漫性脑损伤,但损伤常常是致命性的。

继发性脑干损伤。包括梗死、出血、邻近或全身性疾病引起脑干受挤压。因低血压导致脑灌注不足性脑干梗死常常伴随幕上缺血性脑损伤。脑干在缺氧性损伤中相对少见。脑干机械性压迫常见于颞叶沟回疝,其占位效应导致脑干明显移位或者整个脑干变形。挤压伤导致的脑干神经损伤在缺少脑干实质损伤的情况下是可逆的。

下降型脑疝、缺氧或者缺血引起脑干损伤常常累及脑干腹侧或者腹外侧面,这与原发性脑干损伤(以脑干背外侧常见)不同。杜雷特出血是一种典型的继发性脑干损伤,表现为脑桥和中脑背侧中线部分出血,与下降型小脑幕裂孔疝相关,人们认为是脑干向尾侧移位时牵拉或者撕裂穿支动脉所致(图3.28)。脑干梗死是继发性脑干损伤的另一个类型,典型发病部位位于脑桥和中脑的中央被盖区。

穿 透 伤

钝性伤属于加速运动时剪切力作用产生的弥漫性损伤。穿透伤与钝性脑损伤不同,其损伤范围有限,一般位于异物贯穿路径,锐利器械(如刀或者玻璃)引起组织沿器械穿行路径撕裂,损伤血管后发生出血或者梗死。可通过平片或者CT检查发现并定位不透X线的颅内异物。铅玻璃和金属表现为高密度,而木材则表现为低密度。

枪伤是头颅穿透伤最常见的原因之一。枪伤也可引起非穿透性损伤,这是因为子弹撞击颅骨时会产生明显的钝性力量。金属异物如弹片常常产生明显的条状伪影,这可能使潜在的损伤变模糊。通过倾斜CT扫描架来改变断层方向将有助于减少这种伪影。可通过观察颅骨缺损的斜切面方向或者颅骨骨折的类型来鉴别穿透伤的入出口。弹道轨迹在CT上表现为一线性出血带(图3.29)。子弹横跨中线或者有小弹片从弹体分离的枪伤常常提示预后不良。

穿透伤的其他并发症是由颅骨骨折和硬脑膜撕裂伤引起的颅内积气、脑脊液漏和感染。当骨碎片、皮肤或者头发等被带到颅内后会增加继发脓肿的风险。

急性头部创伤的预后

格拉斯哥昏迷量表(GCS)通过患者的临床症状如意识水平、脑干反射和疼痛反应来对患者病情进行分级,有助于标准化评价创伤的严重程度(表3.1)。GCS评分:13~15分为轻微脑损伤;9~12分为中度脑损伤;≤8分为重度脑损伤。尽管最初的GCS评分与发病率和死亡率间有直接相关性,但是其格拉斯哥评分在预测预后方面的作用是有限的。同样,CT检查,尽管在发现那些需要紧急处理的损伤方面具有极大的价值,但是对预后判断的价值也有限。越来越多的证据表明,MR检查在判断严重头颅外伤患者预后方面非常有用。这体现了MR在检出脑干损伤和弥漫性轴索损伤方面较CT有优势。MR研究

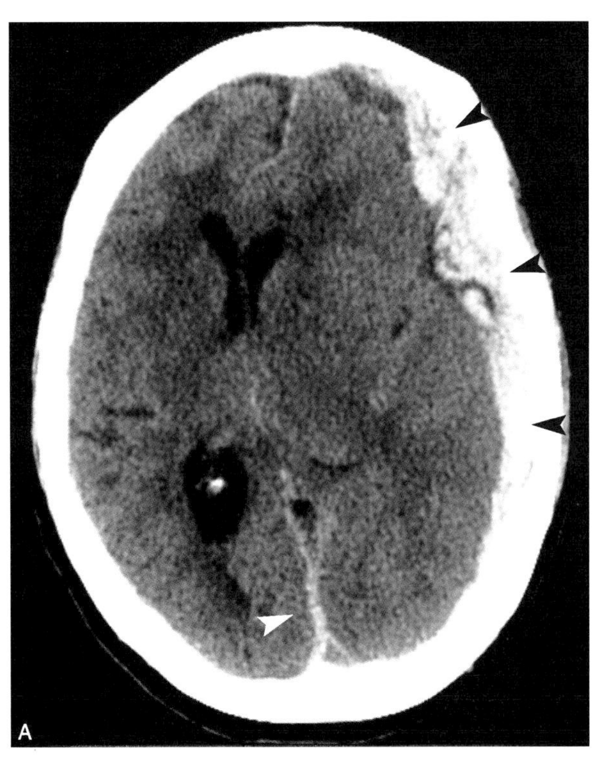

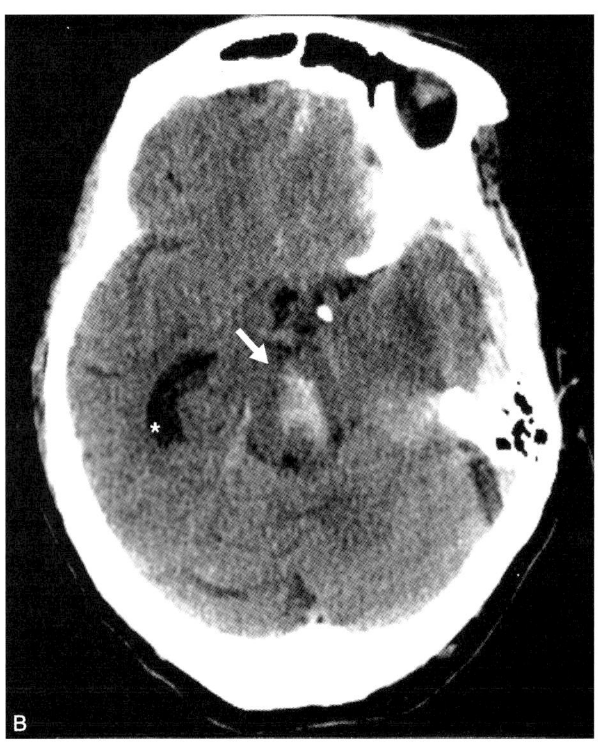

图3.28 杜雷特出血。女性,80岁。轴位平扫CT显示左侧半球(A,黑箭头)和大脑镰旁(A,白箭头)硬膜下血肿。与占位效应相关的继发性并发症包括大脑镰下疝(A)、左侧小脑幕切迹下疝(B)、右侧侧脑室颞角扩大(*)、中脑急性出血(未指出)和杜雷特出血(B,箭)。杜雷特出血是继发性脑干损伤的一种,发生于小脑幕切迹下疝,其中线位置与大多数原发性脑干损伤不同(图3.27)。

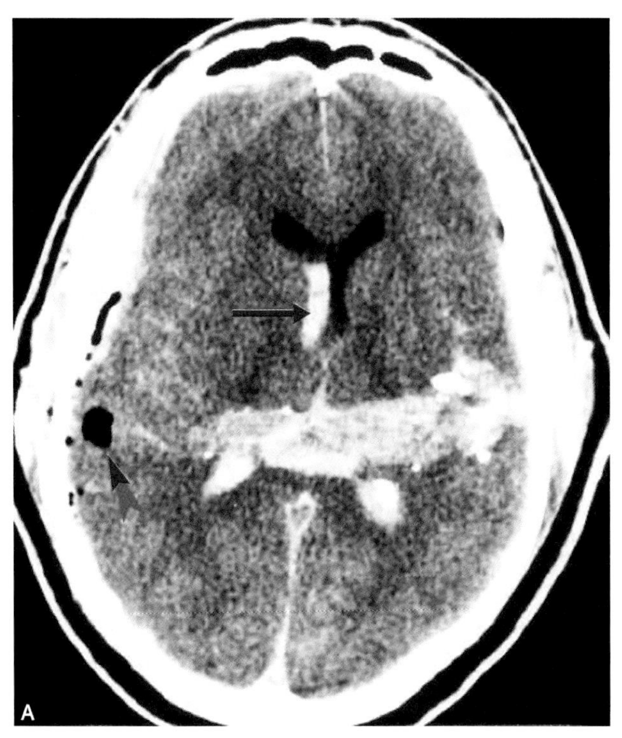

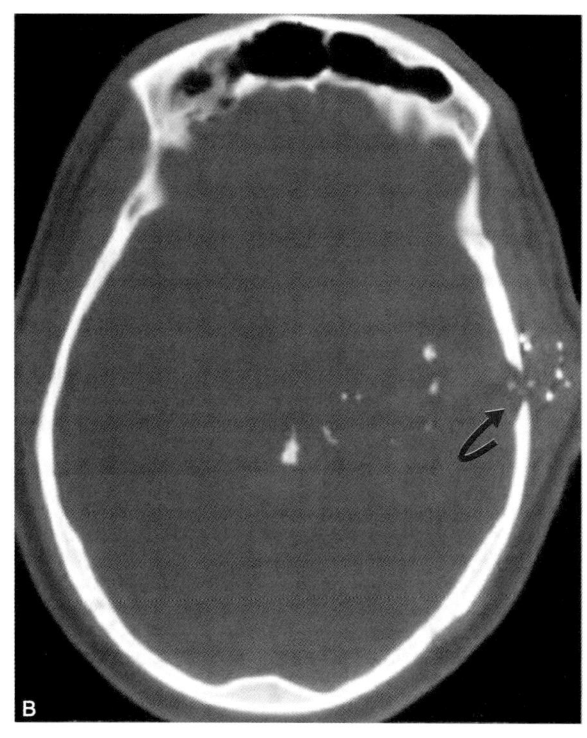

图 3.29 枪击伤。A. 平扫 CT 显示，沿大脑左侧进入的子弹的路径伴有出血。伴有脑室（箭）和蛛网膜下腔出血，以及气颅（箭头）和右侧硬膜下血肿。B. 骨窗显示的是典型的斜入射点（弯箭）和沿弹道散落的弹片。

表 3.1

格拉斯哥昏迷量表

睁眼反应	运动反应	言语反应
4——能自行睁眼	6——能按吩咐完成动作	5——能对答，定向正确
3——呼之能睁眼	5——能定位	4——能对答，定向有误
2——疼痛刺激能睁眼	4——疼痛刺激时能回缩	3——胡言乱语，不能对答
1——不能睁眼	3——疼痛刺激时双上肢过度屈曲	2——不能理解语言
	2——疼痛刺激时四肢过度伸展	1——无法发声
	1——肢体松弛	

总分等于各类评分之和。

发现格拉斯哥最初评分与弥漫性轴索损伤的数量及分布部位两者间具有很好的相关性。当 DAI 病灶数目较多以及在胼胝体或者脑干发现 DAI 病灶时，常与严重的临床表现和较低的格拉斯哥评分相关。也许，DAI 病灶的数目和脑干或者胼胝体发现 DAI 病灶与预后不良相关这一发现才更加重要。皮质挫伤的数目与预后无关，但那些有明显占位效应的病例除外。硬膜外和硬膜下血肿与远期预后相关性也差，当然同时出现了小脑幕裂孔疝除外。

儿童虐待性颅脑损伤

非意外性创伤占 2 岁内儿童颅脑损伤死亡病因的 80%。要考虑到儿童虐待性颅脑损伤的可能性并识别出这些可疑病例的特征非常重要。

颅骨骨折是继长骨骨折之后儿童虐待性损伤中第二常见的骨骼损伤，发病率大约占受虐儿童颅脑损伤的 50%。凡是怀疑有颅脑损伤的患者都应该首选 CT 检查。X 线价值有限，一般只用于无神经系统症状的颅骨损伤受虐患儿。

硬膜下血肿是儿童虐待性损伤最常见的颅内并发症。1946 年，Caffey 报道了儿童硬膜下血肿、视网膜出血与长骨干骺端骨折之间存在关联，并命名为“挥鞭-摇晃损伤”。认为其发病机制是剧烈的摇晃产生颅内旋转剪切力（儿童颈部肌肉薄弱）。其发病机制还可能包括撞击柔软物体（褥垫），这已经得到实验证实：柔软物体也能够产生足够大的力量引起昏迷、硬膜下血肿和原发性脑损伤，最终导致所谓的“摇晃冲击损伤”。

儿童虐待性损伤发生硬膜下血肿常位于大脑镰后份。CT 上表现为内缘扁平，沿大脑镰走行，外缘不规则外凸的高密度影。硬膜下血肿也可位于大脑凸面、小脑幕面上、颅底或者后颅窝。偶尔，在那些无任何明确创伤或者感染病史的婴儿中可发现脑外低密度液体聚集。这常常意味着蛛网膜下腔扩大，即所谓的“婴儿良性蛛网膜下腔扩大”,但是与慢性硬膜下血肿表现类似。常常见于那些无神经学异常的3~6个月大的婴儿,临床表现为头围增大。这种情况,一般不需要治疗,常常在两岁前消失。一个旧术语“脑外积水”,已经被很多人放弃使用,因为它未能传达出这种疾病的良性性质。硬膜外血肿在儿童虐待性损伤中很少见。

儿童虐待性损伤最常见的脑内病变是弥漫性脑组织肿胀。人们认为最初的肿胀是因大脑自身调节功能丧失导致血管舒张。这个阶段,损伤可逆,尽管具有明显的CT异常。CT表现为蛛网膜下腔消失和脑室受压。当发展成脑水肿后,脑灰白质分界不清甚至密度倒转。双侧大脑半球呈弥漫性密度减低改变。而脑干、小脑和深部灰质结构可能未受影响(见图3.22)。发生于震荡性脑损伤时,脑水肿也可继发呼吸抑制、呼吸暂停和缺氧。在本章前部分已经详细描述的其他脑内损伤病变也可见于儿童虐待性损伤患者,包括DAI和脑干损伤。脑挫裂伤少见,可能是因为儿童颅骨内侧面相对较光整。在婴儿,头颅外伤可引起脑灰白质交界处撕裂,特别是额叶和颞叶。

不同时期多发损伤也强烈提示儿童虐待性损伤,儿童头部外伤性后遗症包括慢性硬膜下积液(偶尔会钙化)、弥漫性脑萎缩、脑软化。尽管可用CT来评估儿童急性头部外伤,但MR能够区别不同时期的硬膜下血肿或出血后含铁血黄素沉积。因MR具备区分这些远期颅内出血的能力,使其成为可用于鉴定儿童虐待性损伤的重要工具。在某些中心,已经推荐把MR作为骨骼系统摄片检查的必备补充性检查手段。患者临床症状稳定后,人们还推荐用MR来判定损伤的严重程度并预测远期预后情况。“快速”MRI限制采集序列,成像时间缩短至3~4min,在未来或许有助于对损伤的诊断,但需要进一步研究以确保诊断的准确性与CT和标准MR成像相媲美。

面部创伤

检查方法

CT。MDCT取代了X线作为评估面部骨折的首选成像方式,因为它可更加出色地显示骨质细节。容积扫描可通过单次采集进行亚毫米级厚度的薄层和多平面重建。冠状重组对于评估眼眶、上颚和颅底特别有用。容积CT数据还可用于创建三维重建,这可用于评估复杂骨折或制定手术计划。软组织窗用于评估并发症,例如眼眶血肿、眼外肌卡压或视神经撞击。除了在考虑罕见的血管损伤时,通常不需要增强扫描。

X线。现在已经很少用其来评估面部外伤,但面部骨折通常可以通过X线来诊断,并且依然可用于一些不太复杂的病例。通常四个不同体位的X线就足够了,它们是:柯氏位、华氏位、水平侧位相以及颏顶位相。侧位及颏顶位相属水平位投照,因此能够检出气液平。

磁共振。因面骨及相邻的含气鼻旁窦在MR上都呈相对无信号改变,以致MR对面骨显示效果不佳。面部外伤首选横断位CT扫描,主要是因为CT能够提供极好的骨骼细节。MR对显示眶内组织损伤有一定价值,包括视神经、眼球和眼外肌;MR在评估潜在血管性并发症方面,如动脉剥离、假性动脉瘤和动静脉瘘也非常有用,并且MR还是评估颞下颌关节外伤最好的方法。

血管造影检查指征:临床或者X线证据提示有血管性损伤。血管性损伤更常见于穿透伤,例如枪伤或者刺戳创伤。骨碎累及颈动脉管也可诱发血管损伤,这种情况也需要进行血管造影检查。

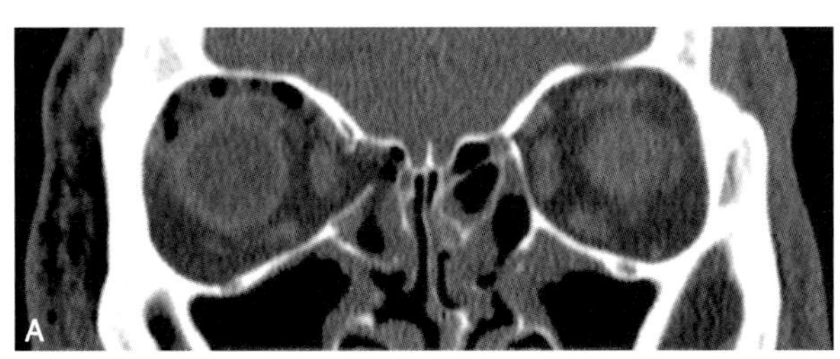

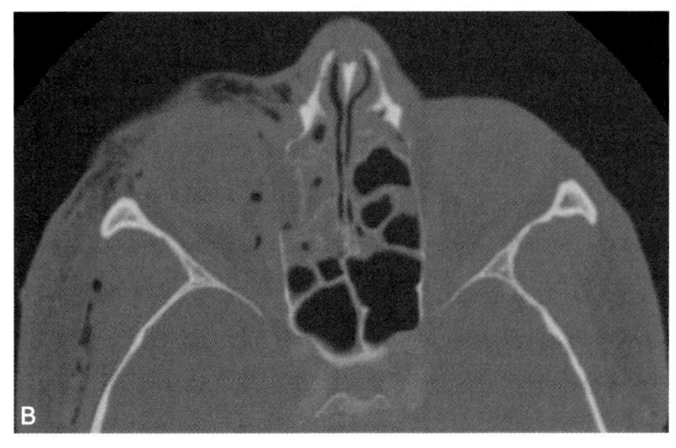

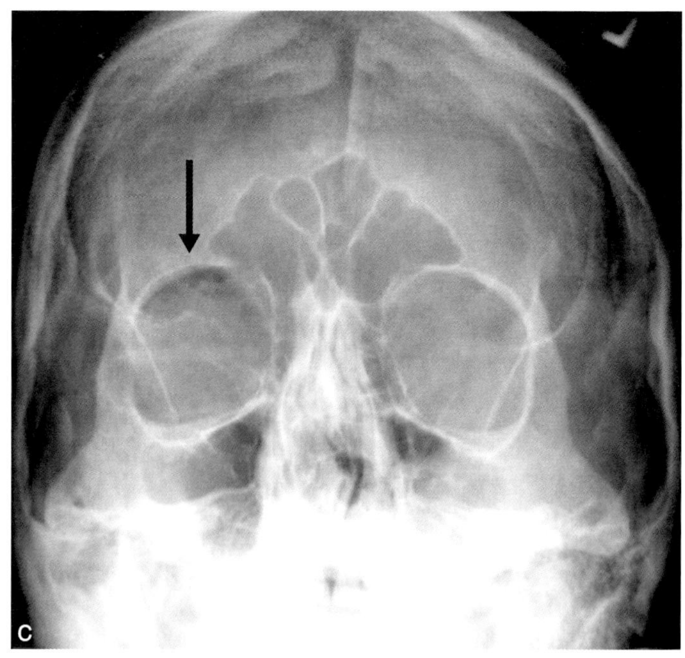

图3.30 眼眶内侧壁骨折。眼眶冠状位(A)和轴位(B)CT图像显示右侧眼眶内壁的筛骨板骨折。眼眶脂肪通过缺损疝入右侧筛泡(A),眼眶内可见积气。另一名患者的头颅X线片显示右侧眼眶积气(箭)。细微的骨折在X线上很难辨认,但如果有眼眶积气,则需要进一步行CT检查来评估。

软组织征象

CT 和 X 线上的面部损伤间接征象可为创伤提供客观证据，可定位撞击部位，并推断出潜在骨骼损伤区域。

鼻旁窦密度增高常提示相应骨折，特别是在看到气液平面时诊断价值更大。液平以上颌窦最常见，但是也可见于额窦或者蝶窦。筛骨骨折出血时筛窦密度会增高，但是 X 线上很难看到液平，这是因为其内有很多分隔。

软组织内积气也常提示相应面颅骨骨折。眼眶气肿最常见的原因是薄弱的眼眶内侧壁骨折。眶底爆裂骨折也可引起眼眶气肿（图 3.30）。

偶尔，面骨 X 线可显现一些与面骨骨折无关的重要征象。例如，仔细观察 X 线有时会发现异物，这些异物往往不会引起明显的临床表现。当颅颈交界部及上颈椎显示在 X 线上时也须留意，鼻咽部和椎前软组织肿胀可提示颈椎或者颅底骨折。偶尔还可见到颅内积气或者凹陷性颅骨骨折。

鼻 骨 骨 折

鼻骨骨折是面骨骨折中最常见的类型。可单独发生，也可合并其他面骨骨折。鼻部创伤常常导致一侧鼻骨凹陷性骨折，不伴筛骨骨折。来自前方的打击可同时导致双侧鼻骨和鼻中隔骨折。相应侧上颌骨额突也可发现骨折。鼻软骨损伤不能借助 X 线进行诊断。

鼻骨骨折通常临床表现明显，不需要放射学诊断。鼻骨 X 线可显示其损伤但是对患者治疗帮助不大，因此常常是不必要的。鼻骨骨折分横行骨折和纵行骨折两类。纵行骨折可与鼻上颌缝及鼻睫状沟混淆（走行一致）。鼻骨横行骨折更常见且易于检出，这是因为其走行方向与正常骨缝垂直。

观察 X 线时，切记观察上颌骨鼻突是否发生骨折，因它常与鼻骨骨折一起出现。鼻中隔血肿是一种潜在的严重性损伤，可借助 X 线或者 CT 诊断。鼻中隔软骨创伤可引起软骨膜下血肿形成，进而导致软骨血供中断最终坏死。血肿还可引起呼吸困难，诱发鼻中隔脓肿。

上颌骨及鼻旁窦骨折

上颌骨齿槽骨折是最常见的单纯性上颌骨骨折。常常是因颏部受到打击后下颌骨牙齿咬入上颌骨牙弓所致。通常借助牙片或者全景牙片显示，当 CT 向下扫及上腭平面也能够发现。这种形式的损伤常合并下颌骨骨折，其受伤机制类似。

上颌骨腭突及腭骨水平板骨折常常发生在旁矢状面。腭骨骨折也可伴随着面中部复合性骨折（图 3.31）。

单纯鼻旁窦骨折最常累及上颌窦前侧壁。可直接见到骨折，也可通过发现急性外伤后上颌窦内液平这一间接征象推测。

单纯额窦骨折也可发生，如果累及颅内，病情更加严重。额窦骨折分为线性骨折和粉碎性或凹陷性骨折。开放性（复合）额窦骨折累及后组筛窦壁。这些情况可能导致脑脊液鼻漏、反复发作性脑膜炎或者脑内脓肿形成，还可能伴有颅内积

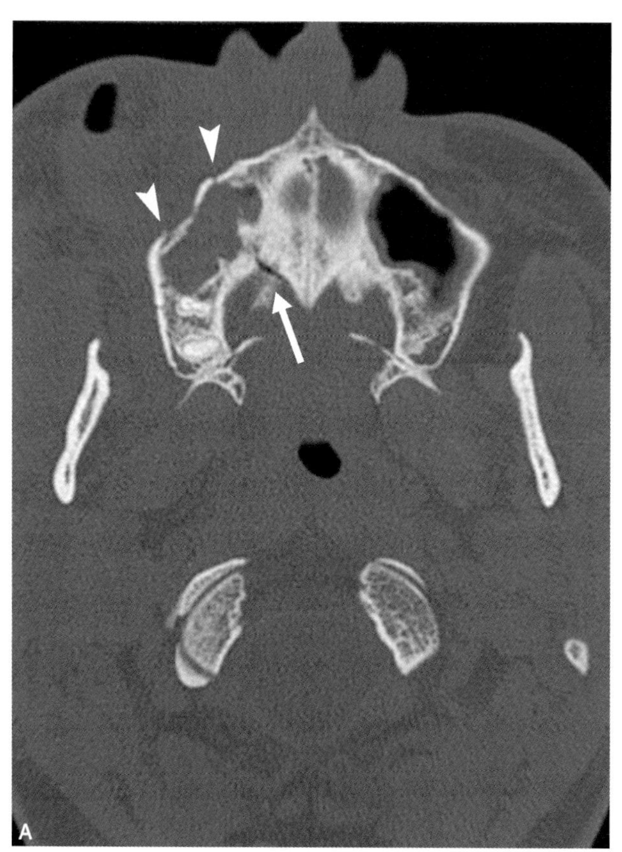

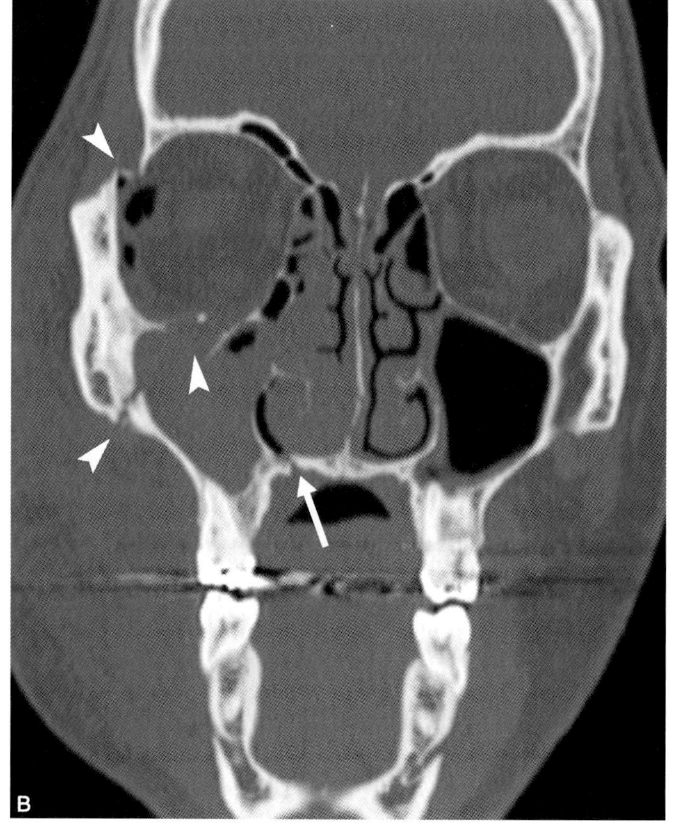

图 3.31 腭骨骨折。轴位（A）和冠状位（B）CT 图像显示右上腭轻度移位骨折（箭）。另外还有多处右侧面部骨折，包括右侧上颌骨复合骨折（箭头）。右侧眶积气和右侧上颌窦积血。

气。眼眶内壁和上缘骨折经常累及额窦。

蝶窦骨折常常与眶顶、鼻筛复合体、面中部或者颞骨骨折合并发生。非移位性蝶窦骨折在CT上表现不明显。如果怀疑相应血管损伤累及颈内动脉海绵窦部则需进行血管造影检查。

眼眶外伤

眼眶骨折。与很多面部骨折有关,包括面部三角区骨折、勒福(Le Fort)骨折和鼻筛窦复合体骨折。单纯眶壁骨折以内壁或者底壁常见。X线可通过眶内气肿和邻近筛窦气房密度增高等间接征象发现内壁骨折。CT横断位或者冠状位扫描可直接显示眼眶内壁骨折。骨碎片一般移位不明显,眼外肌内陷也罕见。

与其他面骨骨折并发的眶底骨折常常是线性骨折。眼底骨折很少表现为凹陷性骨折。眶底粉碎性或者爆裂性骨折可为孤立外伤病变,是由于眼部受到直接打击,眶内压急剧增高,而导致眶底骨折(图3.32)。单纯眶底爆裂性骨折眶缘保持完整。爆裂性骨折经常引起眶内容物经由骨折处疝出。下直肌受损将导致患者持续性垂直复视。而眶周水肿或者出血只引起轻微或者暂时性复视。眶底骨折的碎片偶尔会向上进入眶内,这种损伤称为"击入性"骨折。

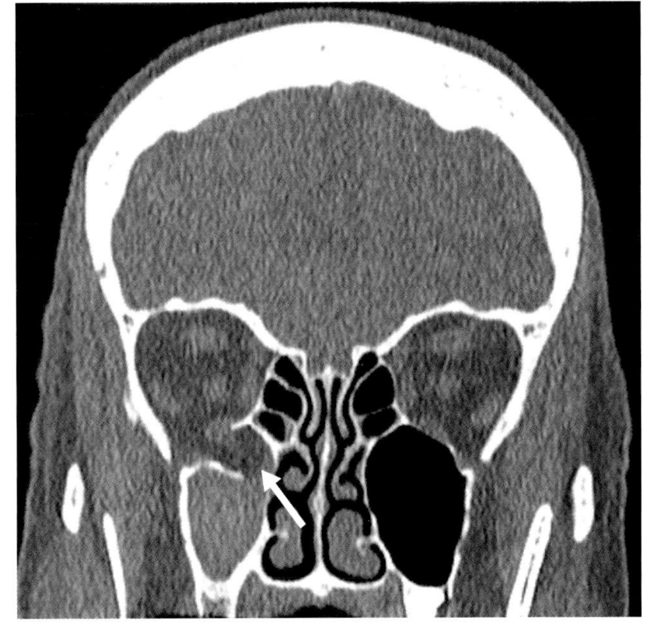

图3.32 眶底骨折。冠状位重建CT显示右侧眶下壁骨折,眶脂肪疝入缺损(箭)。右下直肌也有部分脱出,与对侧左下直肌相比,略显增大。这与眼外肌卡压有关。

提示眶底爆裂骨折的X线征象包括:眼眶气肿、同侧上颌窦液平、华氏位眶底壁显示不清和代表脱出的眶内容物的上颌窦腔上部软组织影。窦腔内可能发现骨刺,代表骨碎片向下移位。爆裂性骨折在冠状位CT图像上显示最为清楚(图3.32)。

软组织损伤。对眼球的钝性创伤可表现为创伤性眼球破裂、晶状体脱位或出血(图3.33)。视网膜下出血表现为沿着眼球后部以视神经为界的双凸高密度影(图3.33)。

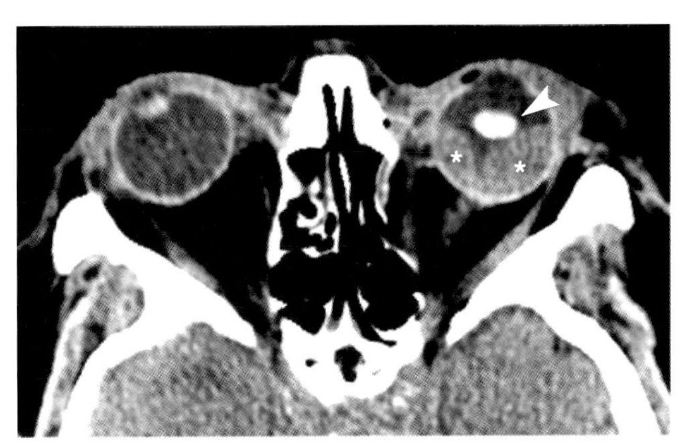

图3.33 眼球损伤。左眼外伤后眼眶轴位CT图像显示晶状体后脱位(箭头)伴视网膜脱离和视网膜下血肿(*)。

穿透性的异物,如子弹、金属碎片、玻璃或其他尖锐物体等,会对眼眶造成巨大创伤。薄层MDCT是确定异物存在和定位异物的首选方法。CT通常可以清楚地显示骨碎片或异物与关键结构(如视神经、眼球或眼外肌)之间的关系(图3.34)。MR因可引起眼内铁磁性元素的运动而具有导致进一步损伤的潜在风险。

创伤性视神经病变在大量严重头颅外伤患者中可见,偶尔也见于某些相对轻微的减速性损伤患者。损伤可一开始就很重,表现为一侧偏盲或者视力模糊,或者损伤在受伤后最初几天逐渐加重。一旦病情恶化,应该考虑视神经鞘水肿或者出血引起继发性视神经受压。影像研究特别是CT扫描发现这类损伤都与视神经管或眶尖骨折有关。移位性骨折可直接引起视神经鞘损伤,但少见。相对常见的原因是非移位性骨折,眶内

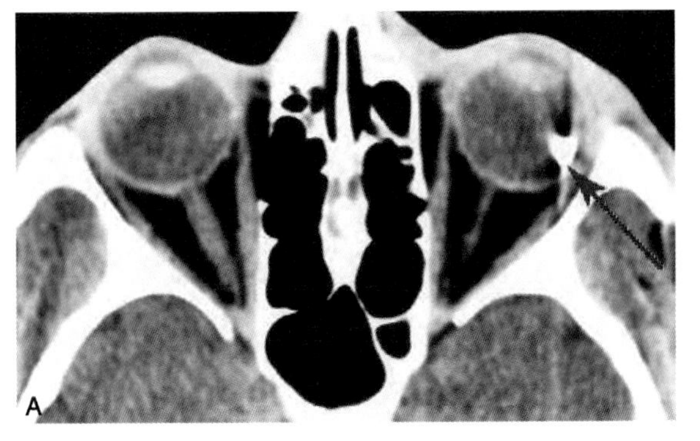

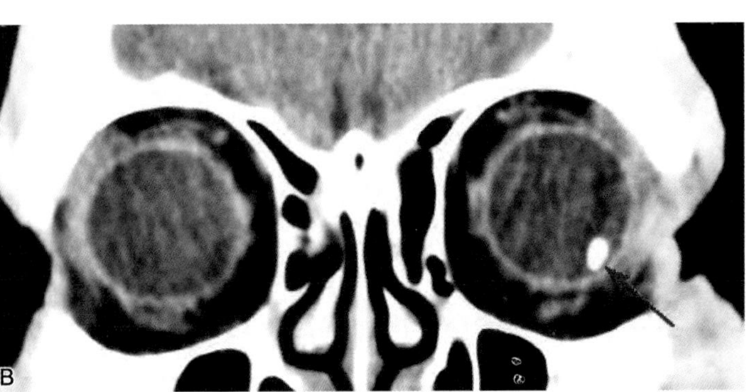

图3.34 眼内金属异物。轴位(A)和冠状位(B)CT扫描证实左侧眼球存在金属异物(箭)。

压力急剧增高并传向眶尖而间接引起视神经损伤。视神经损伤可能是因为减速牵拉，导致脆弱的脑膜血管损伤或者视神经直接断裂。继发性神经损伤可能是因为视神经管段的神经肿胀，导致继发性的机械性压迫和血管损伤。

颧 骨 骨 折

颧骨是多发性面骨外伤骨折最常见的部位。颧弓骨折可单独发生或者作为颧上颌骨复合体骨折的一部分。颧弓骨折可分为粉碎性和凹陷性。在 X 线上，颧弓以颏顶位显示最好。颧弓变形是面部外伤患者常见的征象，临床上需要鉴别是新鲜骨折还是陈旧性骨折。

颧上颌骨复合体骨折常常是因面部受到打击所致。颧骨与额骨、上颌骨、蝶骨以及颞骨相连。骨折类型常不定，但是典型骨折累及颧弓、颧额缝、眶下缘、眶底、上颌窦外壁及眼眶外侧壁。眶下神经受损常常与眶下缘的眶下孔骨折有关。颧额缝脱位可能损伤眼球外眦韧带或者悬韧带。X 线和 CT 扫描检查可发现很多导致这种类型损伤的骨折（图 3.35）。X 线征象：同侧上颌窦密度增高和颏顶位上颧骨体后移位且伴软组织肿胀。

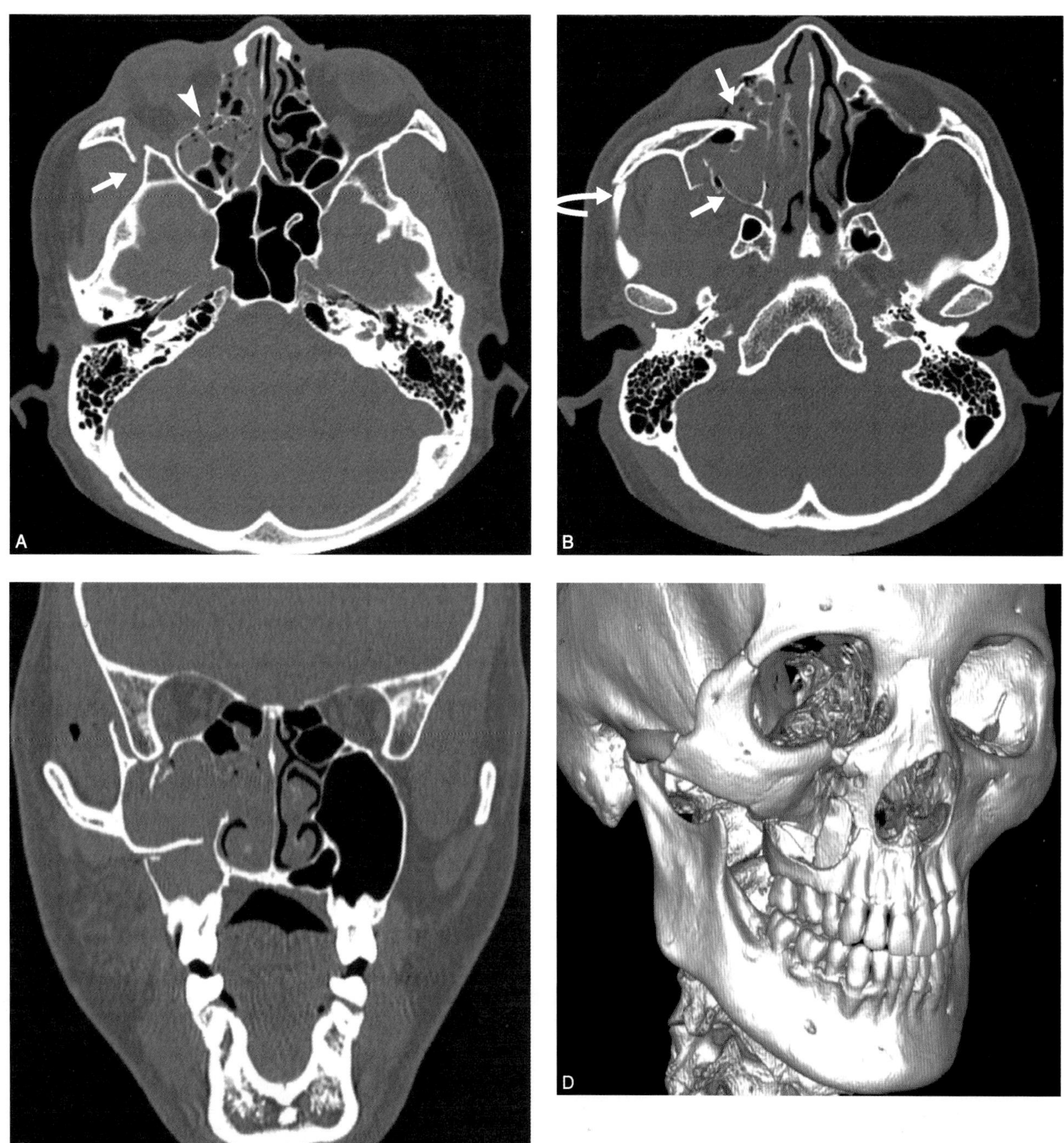

图 3.35　颧上颌骨复合体骨折。轴位（A，B）和冠状位 CT 重建显示右侧眶壁/颧骨外侧骨折（A，箭），眶底骨折（A，箭头），颧弓骨折（B，弯箭），右侧上颌窦前、后壁骨折（B，箭）。冠状位重建（C）和三维重建（D）便于显示骨折移位和由此导致的右下外侧眼眶畸形。

面中部骨折(勒福骨折)

面骨复合型骨折常常依据勒福(他用尸体进行面部创伤实验并分析实验结果进而形成的理论)的方法进行分类。根据骨折平面部位不同,大体分三类,三类骨折均累及双侧面部(图3.36)。所有这些都累及翼板,而翼板有助于将各个面骨固定。尽管各种复合型面骨骨折间有着巨大的区别,且典型的勒福(Le Fort)骨折几乎不会单独出现,但是他们仍然是对损伤的基本类型进行分类和描述的简易方法。通常,相似的损伤类型只见于一侧,即所谓的"半勒福"骨折。也可表现为联合骨折,例如一侧勒福Ⅰ型合并另一侧勒福Ⅱ型骨折。

勒福Ⅰ型或者"上腭浮动"骨折即通过上颌窦的水平骨折,通过鼻中隔和上颌窦壁一直延伸到翼突下方。尽管骨折平面与轴位CT扫描平面相平行,但是可通过骨折线累及双侧上颌窦所有壁这一特点识别(图3.37)。在冠状面显示最清楚。可能合并腭中间或者上颌骨分离骨折。与勒福Ⅱ型或者勒福Ⅲ型骨折相比,勒福Ⅰ型骨折更常以单独形式出现。偶尔,可伴单侧颧上颌骨复合体骨折。

勒福Ⅱ型或者"锥形"骨折,即通过眼眶内侧壁和上颌窦外侧壁的骨折。起于鼻梁并以锥形的方式延伸,通过鼻中隔,上颌骨额突,眼眶内侧壁,眼眶下缘,上颌窦上、侧及后壁,翼板中部。颧弓及眼眶外侧壁完整。勒福Ⅱ型骨折常常伴有面骨向后方移位进而导致"碟状脸"和牙咬合不全。眶下神经常受累。勒福Ⅱ型骨折很少单独出现。

勒福Ⅲ型骨折或者"颅面骨分离",即水平通过眼眶的骨折。起始于鼻额缝附近并向后延伸,累及鼻中隔,眼眶内壁、侧壁,颧弓和翼突基底部。勒福Ⅲ型骨折的患者也可出现碟状脸畸形和牙咬合不全等临床表现,但与勒福Ⅱ型骨折相比,眶下神经损伤较少见。X线上一个可识别的特征是眼眶在华氏位和柯氏位上投影变狭长。

在进行面部外伤CT读片时,用勒福方法描述具体哪侧、哪块骨发生骨折可能最合适。适当的时候,也可使用勒福方法来对复合型骨折进行分类,因这种方法是描述骨折分布情况的最好方法。

鼻筛骨骨折

鼻筛复合损伤指的是两眼间的面中部受到打击后产生的一组损伤征象。该术语包括一大类不同的复合性骨折,描述时最好罗列出CT扫描上能看到具体哪块骨发生骨折。这类损伤包括筛骨眶板,眼眶下、内及上缘,额或筛窦,眶顶,鼻骨及上颌骨额突,蝶骨的骨折(图3.38);一直还被称为眶筛或者鼻筛眶骨折,这是因为眼眶损伤的诊断非常重要;还可能伴有颅底和枕骨斜坡骨折。其他征象包括眼眶和颅内积气,筛窦及额窦密度增高,面中部凹陷。当侧位X线发现鼻骨向后移位时就应该高度怀疑有鼻筛复合骨折。薄层CT扫描有助于评估损伤程度和定位骨碎片(累及视神经或者视神经管)。

鼻筛复合骨折的并发症取决于损伤发生的部位及损伤程度。前颅窝底骨折的患者容易发生脑脊液漏,这是因为这种情况下合并脑膜撕裂的概率高。当骨折延伸到筛板时就会出现嗅觉神经受损。如前所述,眼眶损伤常常被看作鼻筛复合骨折的一个组成部分。眼球或者视神经可能会被移位的眼眶内壁骨碎片损伤。

下颌骨骨折

在颌面部损伤患者中经常见到下颌骨骨折。当怀疑下颌骨损伤时,可先行X线检查。摄片体位包括后前正位、侧位、汤氏位

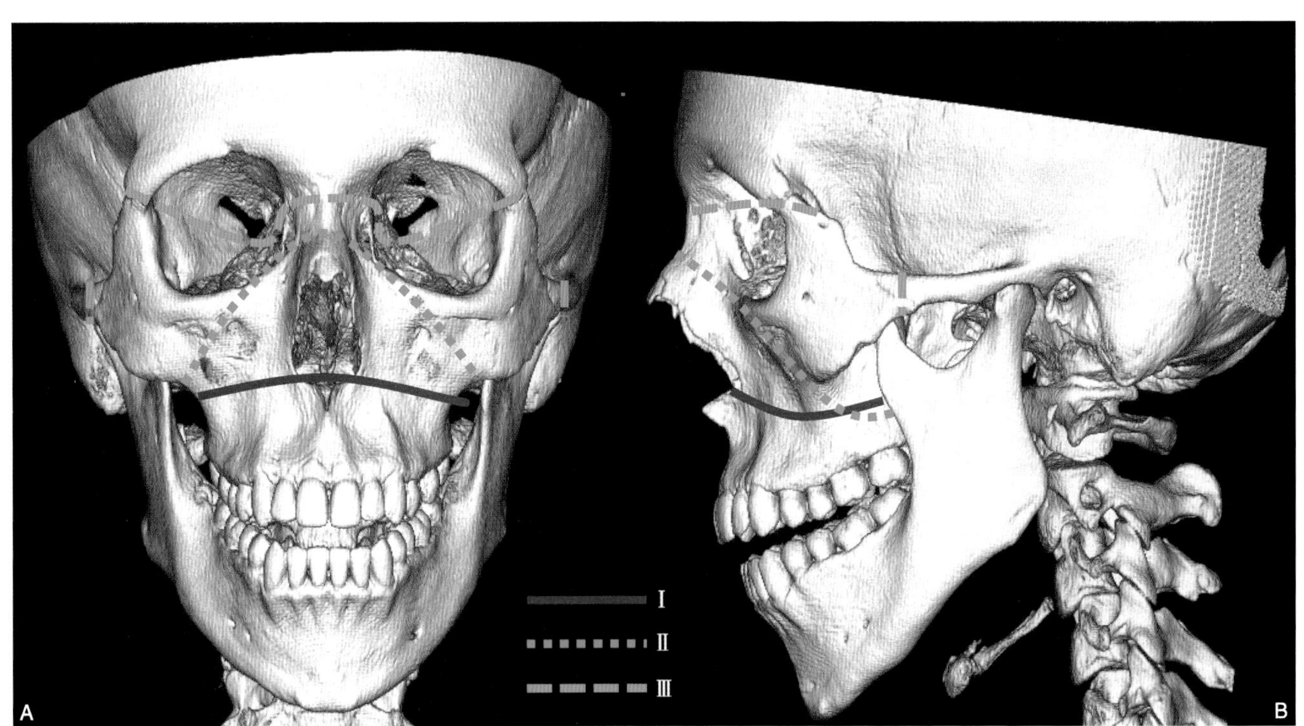

图3.36　勒福骨折。面部CT三维重建的正面(A)和侧面(B)投影显示了勒福最初描述的面部骨折模式。

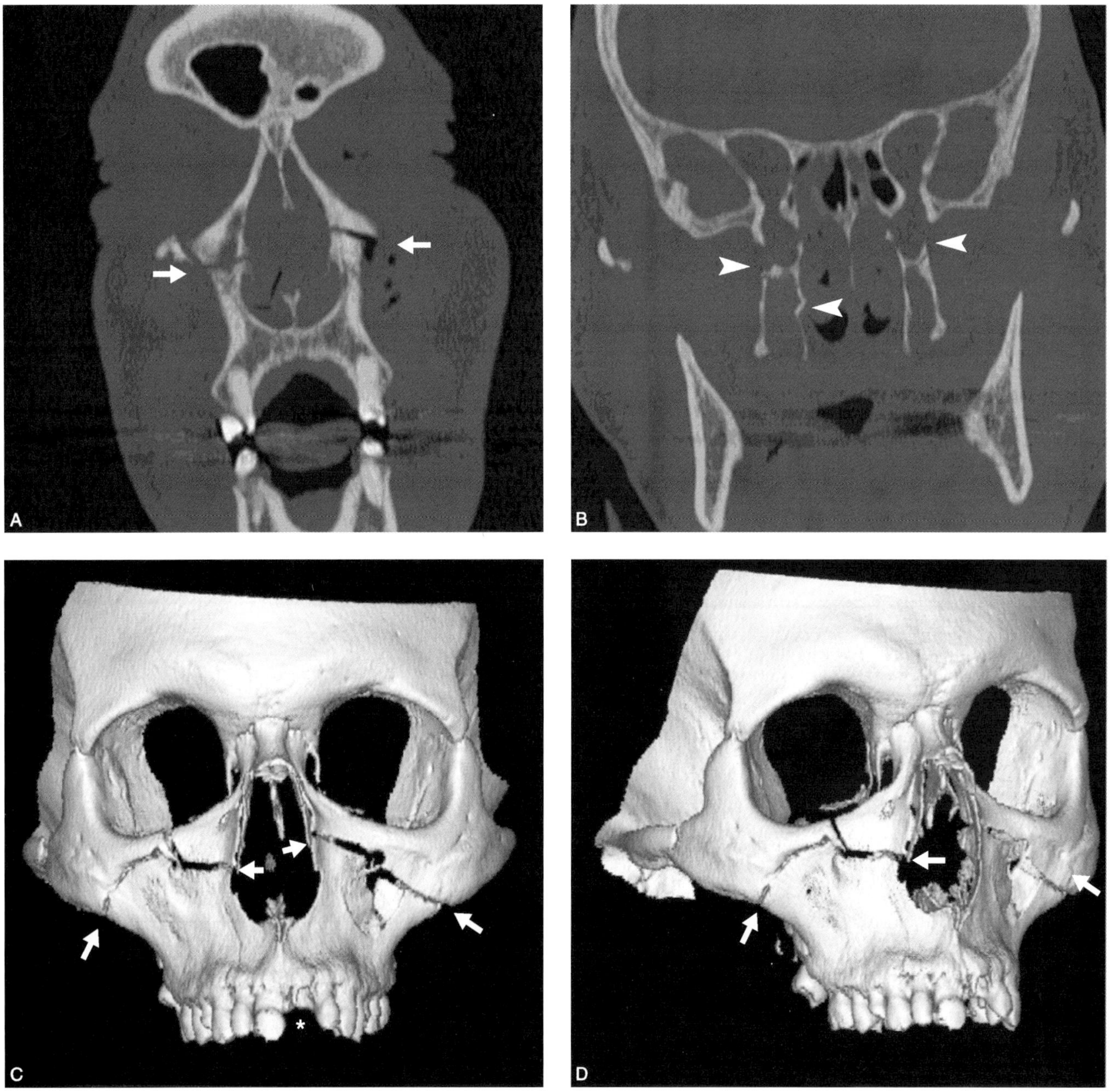

图 3.37　勒福Ⅰ型骨折。通过上颌窦前部(A)和后部(B)的冠状位 CT 重建显示骨折贯穿上颌窦的各壁并延伸至翼板(B,箭头)。这种损伤通常在冠状位显示最佳,因为骨折线通常与轴位图像平行。这些骨折(C、D,箭)破坏了上颌骨所有的三个垂直支撑(鼻上颌、颧骨和翼腭),并可能导致"上颌浮动"的外观,这在前后位(C)和斜位(D)三维重建中得到了很好的证明。注意左上颌中切牙也被撕脱(*)。

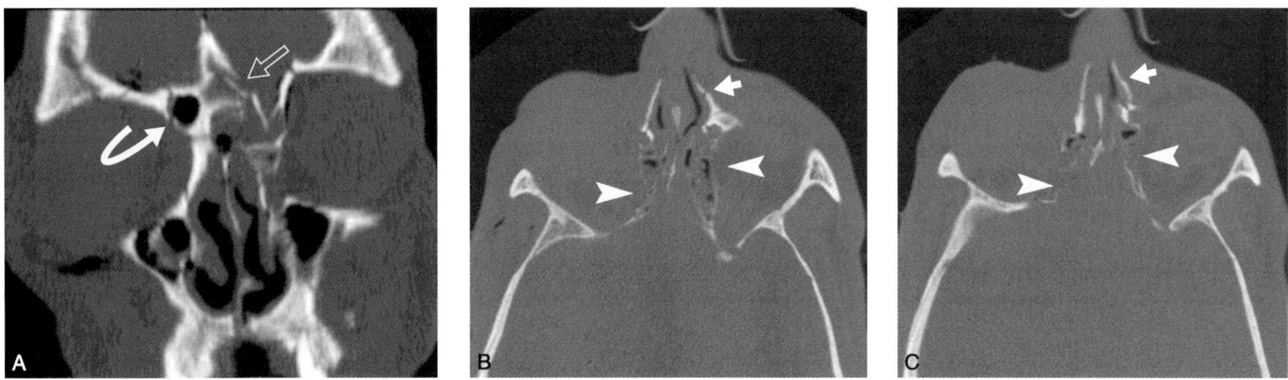

图 3.38　鼻眶筛骨复合骨折。冠状位(A)和轴位(B,C)CT 图像显示了一处凹陷性骨折,涉及鼻根(空心箭)、鼻骨(箭)、鼻泪管(弯箭)和前筛骨。双侧眶壁骨折(箭头)伴眶气肿。骨折也通过眼眶顶部延伸,伴有少量的颅内积气(A)。

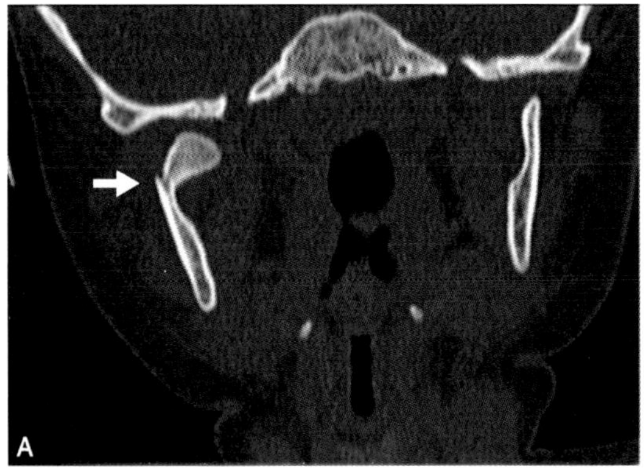

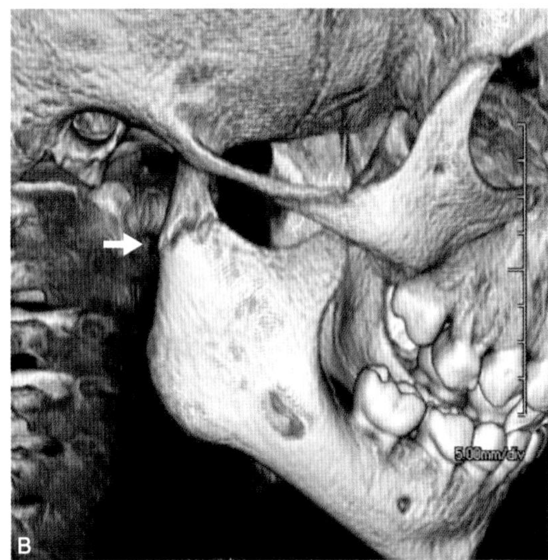

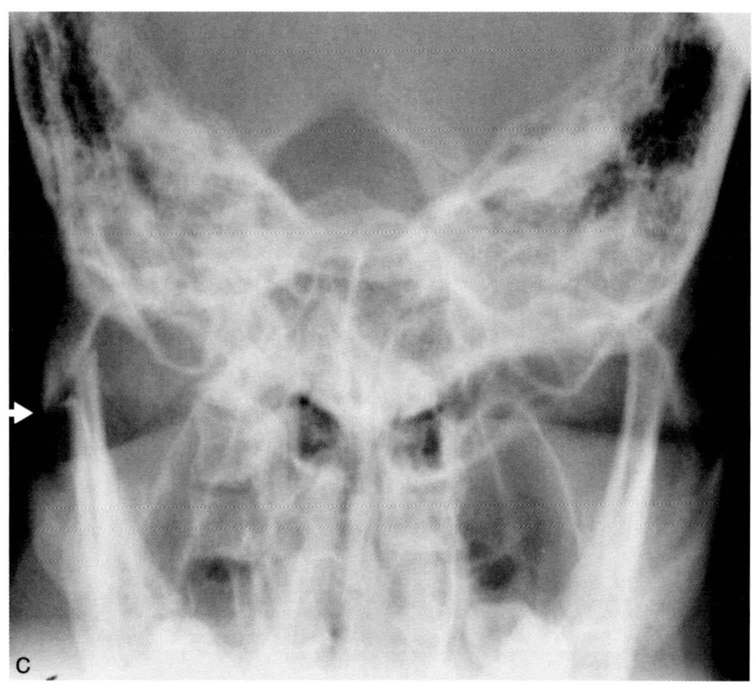

图3.39 下颌髁突骨折。2.5岁儿童,右脸外伤。冠状面重建CT(A)和三维重建(B)显示右下颌髁状突骨折(箭)。另一名成人患者的X线片(C)显示右髁下移位骨折(箭)。

和侧斜位。也可选CT或者曲面X线片来观察下颌骨骨折情况。

下颌骨骨折可表现为单纯骨折也可表现为复合骨折。下颌骨单纯骨折以下颌骨支部及齿状突最常见,既不与外界相通也不与口腔相通。下颌骨复合骨折可向内通过牙槽与口腔相通,也可以向外通过一撕裂口与外界相通。下颌骨体部的骨折几乎都是复合骨折。病理性下颌骨骨折可发生在感染部位或者肿瘤部位。下颌骨骨折常为多发或者双侧同时发生,且常累及齿状突(图3.39)。在X线上可通过"皮质环"征识别髁下骨折,其侧位片显示髁状突颈部套管状皮质密度影,为水平横断走向的骨碎片投影。常见的损伤模式是单侧髁状突骨折合并对侧下颌角骨折。下颌角也是单纯骨折的好发部位。下颌支和冠状突的骨折比较罕见。发生于骨联合部位或联合部旁的骨折较常见,但是由于其骨折面倾斜走形,借助X线很难诊断。累及牙槽骨复合体的骨折也常常被X线漏诊,需要用口腔内牙片或者CT扫描检查来确诊。双侧下颌体部骨折或者粉碎性骨折会引起舌后移位及产生游离的下颌骨碎片,进而造成呼吸道的阻塞。

参考文献

1. Wintermark M, Sanelli PC, Anzai Y, Tsiouris AJ, Whitlow CT. Imaging evidence and recommendations for traumatic brain injury: advanced neuro- and neurovascular imaging techniques. *AJNR Am J Neuroradiol* 2015;36(2):E1–E11.
2. Ryan ME, Palasis S, Saigal G, et al. ACR Appropriateness Criteria head trauma—child. *J Am Coll Radiol* 2014;11(10):939–947.
3. Shetty VS, Reis MN, Aulino JM, et al. ACR Appropriateness Criteria head trauma. *J Am Coll Radiol* 2016;13(6):668–679.
4. Gentry LR, Godersky JC, Thompson B, Dunn VD. Prospective comparative study of intermediate-field MR and CT in the evaluation of closed head trauma. *AJR Am J Roentgenol* 1988;150:673–682.
5. Orrison WW, Gentry LR, Stimac GK, Tarrel RM, Espinosa MC, Cobb LC. Blinded comparison of cranial CT and MR in closed head injury evaluation. *AJNR Am J Neuroradiol* 1994;15:351–356.
6. Noguchi K, Ogawa T, Seto H, et al. Subacute and chronic subarachnoid hemorrhage: diagnosis with fluid-attenuated inversion-recovery MR imaging. *Radiology* 1997;203:257–262.
7. Woodcock RJ, Short J, Do HM, Jensen ME, Kallmes DF. Imaging of acute subarachnoid hemorrhage with a fluid-attenuated inversion recovery sequence in an animal model: comparison with non-contrast-enhanced CT. *AJNR Am J Neuroradiol* 2001;22:1698–1703.
8. Haacke EM, Xu Y, Cheng YC, Reichenbach JR. Susceptibility weighted imaging (SWI). *Magn Reson Med* 2004;52:612–618.
9. Tong KA, Ashwal S, Holshouser BA, et al. Hemorrhagic shearing lesions in children and adolescents with posttraumatic diffuse axonal injury: improved detection and initial results. *Radiology* 2003;227:332–339.
10. Alsop DC, Murai H, Detre JA, McIntosh TK, Smith DH. Detection of acute pathologic changes following experimental traumatic brain injury using diffusion-weighted magnetic resonance imaging. *J Neurotrauma* 1996;13:515–521.
11. Huisman TA, Schwamm LH, Schaefer PW, et al. Diffusion tensor imaging as potential biomarker of white matter injury in diffuse axonal injury. *AJNR Am J Neuroradiol* 2004;25:370–376.
12. Arfanakis K, Haughton VM, Carew JD, Rogers BP, Dempsey RJ, Meyerand ME. Diffusion tensor MR imaging in diffuse axonal injury. *AJNR Am J Neuroradiol* 2002;23:794–802.
13. Liu AY, Maldjian JA, Bagley LJ, Sinson GP, Grossman RI. Traumatic brain injury: diffusion-weighted MR imaging findings. *AJNR Am J Neuroradiol* 1999;20:1636–1641.
14. Stiell IG, Wells GA, Vandemheen K, et al. The Canadian CT Head Rule for

patients with minor head injury. *Lancet* 2001;357:1391–1396.
15. Mower WR, Hoffman JR, Herbert M, et al. Developing a decision instrument to guide computed tomographic imaging of blunt head injury patients. *J Trauma* 2005;59:954–959.
16. Haydel MJ, Preston CA, Mills TJ, Luber S, Blaudeau E, DeBlieux PM. Indications for computed tomography in patients with minor head injury. *N Engl J Med* 2000;343:100–105.
17. Ulrich K. Verletzungen des Gehorlorgans bei Schadelbasisfrakturen: eine histologische und klinische Studie. *Acta Otolaryngol Suppl* 1926;6:1–150.
18. Dahiya R, Keller JD, Litofsky NS, Bankey PE, Bonassar LJ, Megerian CA. Temporal bone fractures: otic capsule sparing versus otic capsule violating clinical and radiographic considerations. *J Trauma* 1999;47:1079–1083.
19. Little SC, Kesser BW. Radiographic classification of temporal bone fractures: clinical predictability using a new system. *Arch Otolaryngol Head Neck Surg* 2006;132:1300–1304.
20. Gentry LR. Temporal bone trauma: current perspective for diagnostic evaluation. *Neuroimaging Clin N Am* 1991;1:319–340.
21. Ghorayeb BY, Yeakley JW. Temporal bone fractures: longitudinal or oblique? The case for oblique temporal bone fractures. *Laryngoscope* 1992;102:129–134.
22. Gentry LR. Imaging of closed head injury. *Radiology* 1994;191:1–17.
23. Verma RK, Kottke R, Andereggen L, et al. Detecting subarachnoid hemorrhage: comparison of combined FLAIR/SWI versus CT. *Eur J Radiol* 2013;82:1539–1545.
24. Stuckey SL, Goh TD, Heffernan T, Rowan D. Hyperintensity in the subarachnoid space on FLAIR MRI. *AJR Am J Roentgenol* 2007;189:913–921.
25. Gentry LR, Thompson B, Godersky JC. Trauma to the corpus callosum: MR features. *AJNR Am J Neuroradiol* 1988;9:1129–1138.
26. Gennarelli TA, Thibault LE, Adams JH, Graham DI, Thompson CJ, Marcincin RP. Diffuse axonal injury and traumatic coma in the primate. *Ann Neurol* 1982;12:564–574.
27. Shanmuganathan K, Gullapalli RP, Mirvis SE, Roys S, Murthy P. Whole-brain apparent diffusion coefficient in traumatic brain injury: correlation with Glasgow Coma Scale score. *AJNR Am J Neuroradiol* 2004;25:539–544.
28. Yuh EL, Cooper SR, Mukherjee P, et al. Diffusion tensor imaging for outcome prediction in mild traumatic brain injury: a TRACK-TBI study. *J Neurotrauma* 2014;31:1457–1477.
29. Moen KG, Brezova V, Skandsen T, Håberg AK, Folvik M, Vik A. Traumatic axonal injury: the prognostic value of lesion load in corpus callosum, brain stem, and thalamus in different magnetic resonance imaging sequences. *J Neurotrauma* 2014;31:1486–1496.
30. Bruce DA, Zimmerman RA. Shaken impact syndrome. *Pediatr Ann* 1989; 18:482–484, 486–489, 492–494.
31. Merten DF, Osborne DR, Radkowski MA, Leonidas JC. Craniocerebral trauma in the child abuse syndrome: radiological observations. *Pediatr Radiol* 1984;14:272–277.
32. Zimmerman RA, Bilaniuk LT. Pediatric head trauma. *Neuroimaging Clin N Am* 1994;4:349–366.
33. Caffey J. Multiple fractures in the long bones of infants suffering from chronic subdural hematoma. *Am J Roentgenol Radium Ther* 1946;56:163–173.
34. Duhaime AC, Gennarelli TA, Thibault LE, Bruce DA, Margulies SS, Wiser R. The shaken baby syndrome. A clinical, pathological, and biomechanical study. *J Neurosurg* 1987;66:409–415.
35. Cohen AR, Caruso P, Duhaime AC, Klig JE. Feasibility of "rapid" magnetic resonance imaging in pediatric acute head injury. *Am J Emerg Med* 2015; 33:887–890.
36. Le Fort R. Etude experimentale sur les fractures de la machoire superieure, parts I, II, III. *Revue Chirurgio* 1901;23:208–227.

推荐阅读

Intracranial Injury

Gean AD. *Brain Injury: Applications From War and Terrorism*. Philadelphia, PA: Wolters Kluwer Health; 2014: p. 338.

Wintermark M, Sanelli PC, Anzai Y, Tsiouris AJ, Whitlow CT. Imaging evidence and recommendations for traumatic brain injury: advanced neuro- and neurovascular imaging techniques. *AJNR Am J Neuroradiol* 2015;36(2):E1–E11.

Wintermark M, Sanelli PC, Anzai Y, Tsiouris AJ, Whitlow CT. Imaging evidence and recommendations for traumatic brain injury: conventional neuroimaging techniques. *J Am Coll Radiol* 2015;12:e1–e14.

Cranial and Skull Base Injury

Kennedy TA, Avey GD, Gentry LR. Imaging of temporal bone trauma. *Neuroimaging Clin N Am* 2014;24(3):467–486, viii.

Head Trauma in Child Abuse

Choudhary AK, Servaes S, Slovis TL, et al. Consensus statement on abusive head trauma in infants and young children. *Pediatric Radiology [electronic article]* 2018. Available from https://doi.org/10.1007/s00247-018-4149-1.

Facial Trauma

Uzelac A, Gean AD. Orbital and facial fractures. *Neuroimaging Clin N Am* 2014;24(3):407–424, vii.

（胡海　冯旭　陈莉）

第 4 章 ■ 脑血管疾病

中风又称脑卒中,是一个临床术语,适用于任何突发的非创伤性脑损伤,如同字面意思所说:被看不见的东西击中。脑卒中包括脑梗死(75%)或脑出血(25%),同时需要与其他原因导致的急性神经系统疾病相区别。由组织灌注量长时间不足时而发生的脑梗死是一个永久性损伤,通常是由供血动脉闭塞引起。短暂性脑缺血发作(TIA)是指出现持续不到 24h 的短暂神经系统症状或体征,这可能成为未来几周或几个月内发生梗死的"警告信号"。短暂性脑缺血发作通常是由于供血动脉暂时闭塞造成的。尽管体征和症状可能是短暂的,但如果影像检查确认为急性病变,则认为该患者有脑卒中。脑出血是指血液从破裂的血管壁溢出到周围脑实质、蛛网膜下腔或脑室内。

脑卒中是美国第 3 大死亡病因,也是幸存者长期残疾的主要来源。对于缺血性脑卒中的发作在过去主要是采取积极预防和支持性治疗;而现在对脑卒中患者则可进行紧急静脉溶栓,同时应用脑神经保护药物,快速的影像检查和介入治疗都是非常重要的。脑出血患者可能存在血管瘤、颅内血管畸形或其他疾病,且每种疾病在治疗方法的选择上都有很大不同。放射科医师在对脑卒中患者的分类和评价中起着重要的作用。选择适当的成像技术,识别早期缺血性改变,区别脑卒中和其他脑疾病以及脑卒中亚型的认识都对疾病的治疗和预后起重要作用。

本章内容将回顾脑卒中的病理生理学,CT、MRI 上病变的发展变化过程,动静脉阻塞的类型,以及评价脑卒中患者的所有放射学方法。

缺血性脑卒中

病因学。虽然我们尽了最大的努力进行临床检查,但仍有 1/4 以上脑梗死患者未发现明确的病因。在发病机制明确的患者中,约 2/3 的梗死是由血栓引起的,而另外 1/3 则是由栓子引起的。血栓形成于异常的血管内皮区域,典型位置是粥样硬化斑块或溃疡处。小血管血栓常常发生在脑的"末端动脉"中,约占脑梗死的 1/5("腔隙性脑梗死")。栓子可来源于心脏、主动脉弓、颈动脉或椎动脉,通过远端迁移和闭塞引起梗死。由于大部分栓子始于那些心血管系统更近端的血栓,所以血栓性和栓塞性两类患者之间有明显的重叠(因此,该病实际上又称为"血栓栓塞性疾病")。血管炎、血管痉挛、凝血功能障碍、大范围灌注不足以及静脉血栓形成各占急性脑卒中的 5%或更少,由于治疗和预后各不相同,所以对它们的鉴别非常重要。患者的年龄、病史和脑卒中类型有助于确定主要病因(表 4.1)。

表 4.1

不同年龄组缺血性脑卒中的鉴别诊断

儿童	年轻人	老年人
先天性心脏病	心脏来源的栓子	动脉粥样硬化
血液病	动脉粥样硬化	心脏来源的栓子
脑膜炎	药物滥用	凝血病
动脉夹层	动脉夹层	淀粉样变性
创伤	凝血病	血管炎
ECMO	血管炎	静脉血栓形成
静脉血栓形成	静脉血栓形成	

ECMO,体外膜氧合。

影像学改变的病理生理学基础

脑代谢与易损伤性。神经元具有不稳定性。脑的能量消耗占心输出总量的 20%,用以维持不断需要的葡萄糖和氧气。因为脑组织没有长期有效的能量储备(如糖原或脂肪),所以甚至几分钟的脑血流中断,都会导致神经元的死亡。损伤的情况取决于缺血的持续时间和程度。轻微的血流灌注不足,最初可以通过增加底物的提出来弥补,但是低于临界流速阈值[10~20mL/(100g · min),正常值为 55mL/(100g · min)]时,损伤是不可避免的。

某些细胞类型和神经解剖区域显示对缺血性损伤的选择性易损。正常情况下,灰质的血流量是白质的 3~4 倍,因此在缺血状态下,灰质更容易受损。一些神经元亚群(如小脑浦肯野细胞、海马 CA-1 神经元)比其他神经元更容易损伤,可能是由于兴奋性氨基酸受体的浓度更高。代谢较慢的毛细血管内皮细胞和白质少突胶质细胞对缺血的抵抗力比灰质强,但当营养缺乏时也会死亡。穿过动脉终末支的细胞或位于主要区域之间分水岭区的细胞没有替代的灌注途径,因此更容易发生梗死。大脑动脉环(Willis 环)不完整患者的损伤可能比动脉侧支循环完整的患者更严重。

急性缺血的影像表现。缺血导致一系列细胞层面的改变,这些改变的病理学变化最终可以通过影像学方法观察到。细胞膜损伤会引起钾离子(K^+)外流,同时钙离子(Ca^{2+})、钠离子(Na^+)和水内流。这导致细胞("细胞毒性")水肿,临床表现为受累区域的含水量增加。理解 CT 和 MRI 上脑梗死影像,脑内水的变化是关键。即使微小的含水量增加都会引起特征性的 CT 值减低,MRI 的 T_1 信号减低,T_2 和弥散加权像信号增高。细胞毒性水肿在梗死后 3~7d 达到峰值,并且在灰质中最高。少部分血管源性水肿也会合并细胞毒性水肿,因为高阻抗毛细血管内皮细胞失去了完整性。(相比之下,肿瘤相关性水肿主要是血管源性的,且先累及白质,详见第 5 章。)

仔细观察血管闭塞后几分钟到几小时的 CT 和 MRI 影像可以提供局部缺血损伤的线索,甚至能在发生明显水肿和占位效应前观察到。这些"超急性"征象主要与血管的形态学变化或灌注生理学有关,而不是实质中的密度或信号变化。CT 上,颅内大血管分支偶尔可见实际的血栓,表现为"动脉高密度征"(图 4.1)。在 MRI 上,管腔内代表正常血流的"黑色信号征"("流空效应")消失,并被代表血凝块或低流速的异常信号代替。

急性大脑中动脉缺血的 CT 表现:"岛带征"和豆状核水肿。大脑中动脉(MCA)梗阻后 6h 内行 CT 扫描通常会出现"岛带征",是早期水肿所致的岛叶灰白质中轻微但重要的模糊条带影(图 4.2)。大脑中动脉近端梗死时,豆状核壳也可能出现明显的早期水肿(豆状核水肿征)。最初几小时内的 MR 检查可显示类似的灰白质带损伤以及梗死受累区域脑沟轻微变窄的征象。而用于检测脑缺血最灵敏的成像序列是弥散加权 MR 成像,其在梗死发生几分钟后即可出现阳性表现,甚至远在 CT 显示微小的征象之前。弥散加权成像(DWI)上的高信号("灯泡征")早于 T_2 上的高信号,其典型表现出现在发作后 6~12h(见图 4.5)。

急性脑卒中的影像学表现

仔细、快速的 CT 扫描、图像分析对进行静脉溶栓药物治疗[如组织纤溶酶原激活剂(t-PA)]、动脉内(IA)血管内介入治疗或联合治疗是非常重要的。静脉注射 t-PA 是患者症状发作后 4.5h 内的一线治疗方法,如果患者的影像显示较好,也可选择 24h 内进行血管内血栓取出术,有时采用联合方法,动脉介入治疗后进行静脉介入治疗。CT 筛查用于排除脑出血、肿瘤或其他禁忌溶栓的器质性病变患者。患者在初期的 CT 检查时有大范围的水肿,可能已经具有"核心区"广泛的梗死形成,也可能会降低疗效,增加再灌注出血的风险。以前的指南建议水肿范围超过大脑中动脉区域 1/3 的患者应该从再灌注治疗中排除,但没有严格的水肿基线临界值得到普遍认同。许多医院采用简单的 10 点评分系统(ASPECTS)给卒中治疗组提供快速、定量的评估(见图 4.1)。ASPECTS 评分"低"(<7 分)的患者被排除在一些治疗方法之外,而那些 ASPECTS 评分"良好"(7~10 分)、水肿较轻(如单独的岛叶和豆状核水肿)的患者,被认为适合接受溶栓治疗。目前研究表明,敏感的 CT 和 MR

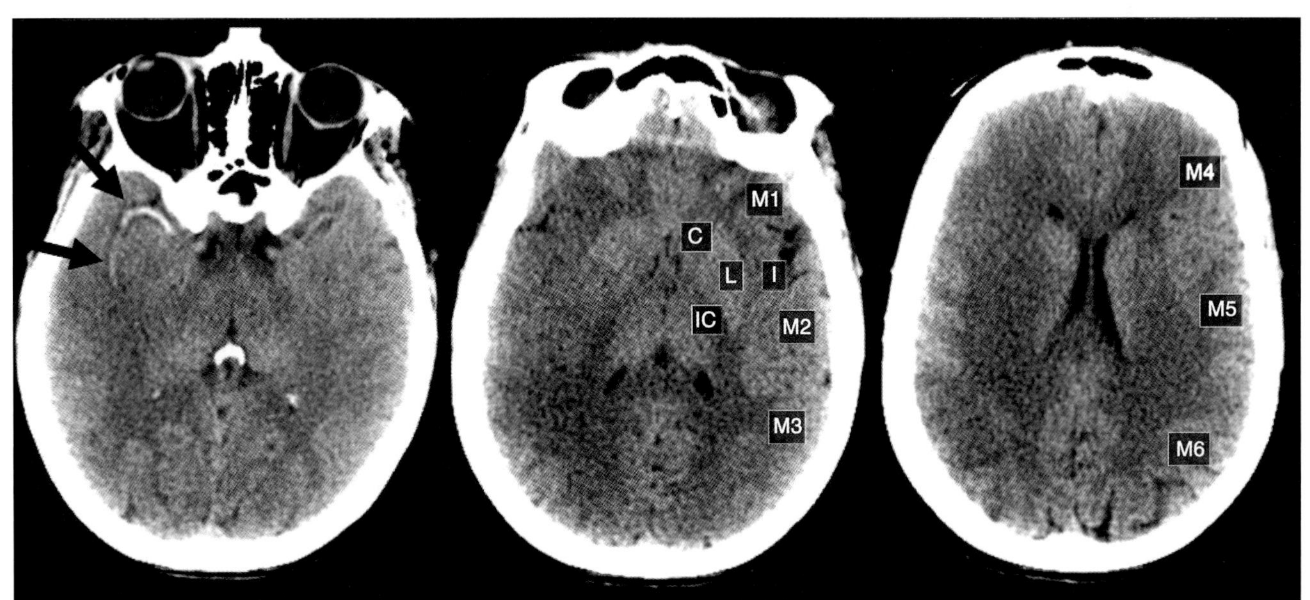

图 4.1　CT 上的动脉高密度征和早期水肿。闭塞后 3h,在右侧大脑中动脉区可见高密度血栓(箭)。右半球广泛的水肿。根据 Alberta 卒中项目早期 CT 评分(ASPECTS)系统显示左半球 10 个区域显示在正常范围。右侧岛叶及后部豆状核的 M1,M2,M3,M4 和 M5 皮层区域的低衰减点评分偏低,ASPECTS 评分仅为 3 分。水肿范围超过 1/3 的大脑中动脉区域,ASPECTS 评分远低于 7 分,两项都支持不适合进行急性溶栓治疗。C,尾状核;IC,内囊;L,豆状核;I,岛叶。

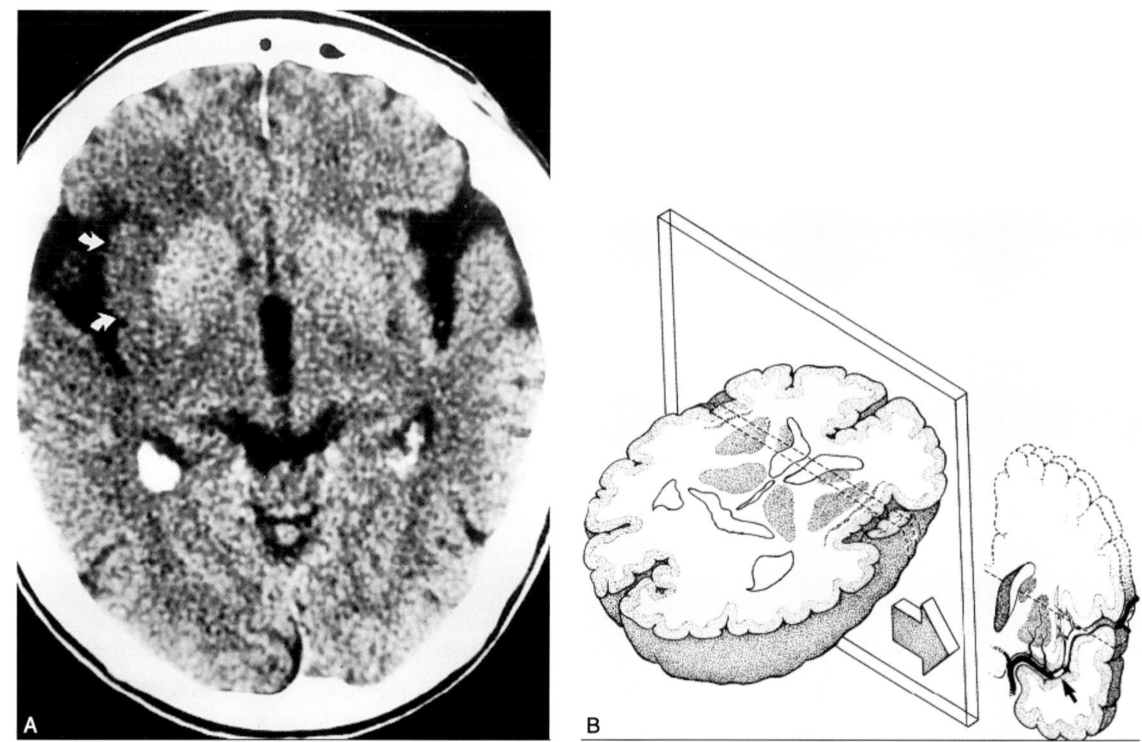

图4.2　岛带征。A. 右侧大脑中动脉阻塞后4h的头颅CT平扫显示右侧岛叶区脑实质密度减低，灰白质边界消失（箭）。B. 岛叶横断面和冠状面的简图。大脑中动脉的外侧豆状核纹状体分支（箭）阻塞所致的岛叶皮质、屏状核和外囊梗死。（摘自：Truwit CL, Barkovich AJ, Gean-Marton A, Hibri N, Norman D. Loss of the insular ribbon: another early CT sign of acute middle cerebral artery infarction. Radiology 1990;176:801-806.）

灌注技术也可用于辨别局部虽缺血但尚能挽救的组织（缺血半暗带），以成功指导在发病超过4.5h的患者选择支架治疗（图4.3~图4.6）。

急性缺血期的弥散加权成像（DWI）。DWI是一种新型非侵袭性的组织对比MR检查方法，可用来检查卒中刚开始发生几分钟内的缺血性改变。DWI通过施加一个强梯度场而获得敏感的微观（布朗）水分子运动图像。在急性缺血期，大脑内水的弥散速率迅速下降，在梗死组织中需要数天或数周才能恢复正常。由于急性缺血区水分子的自由运动变慢，早期梗死在DWI上表现为高信号，相反，正常组织表现为低信号（去相位）。急性卒中患者可在自旋回波T_2WI出现任何异常前数小时就在DWI上表现出显著的变化（见图4.5）。这也是区别新鲜缺血区（DWI表现为高信号）和陈旧灶（DWI表现为等或低信号）的一个有效手段。通过一系列不同的弥散扩散梯度，这个过程也可以被表观扩散系数（ADC）量化。ADC单纯反应水分子弥散性质，对T_2信号没有任何潜在的影响（穿透效应或暗效应）。使用速度快、梯度场强大的平面回波MR系统有助于DWI信号的采集。

缺血在液体衰减反转恢复（FLAIR）技术上的表现。FLAIR显示脑实质的重T_2加权，同时抑制脑脊液中的自由水信号。这个技术使局部缺血在T_2上表现更加明显。FLAIR本身在局部缺血的早期检测并不比T_2好，但它对检测皮质小的损伤和排除蛛网膜下腔出血有特殊的帮助。

亚急性和慢性缺血。在亚急性期，水肿导致占位效应，范围从轻微脑沟消失到明显中线结构移位伴脑疝形成，这主要根据梗死的大小和位置。这些改变约在第3~7天达到峰值，随后出现进行性脑软化。在梗死后第2周进行CT检查，可能会遇到一个潜在的影像，称为“模糊效应”，因为水肿和占位效应在减退。在这个阶段，水肿的减轻与从细胞中裂解出来并聚集的蛋白质相互均衡，使得脑损伤区域的形态和密度在CT上的表现近似正常。因为MRI有更强的组织敏感度，特别是在增强时，所以它的模糊效应更少（图4.7）。如果水肿和占位效应超过1个月，可以排除单纯的局部缺血，并且增加了再次发生梗死和潜在肿瘤的可能性。

梗死数周或数月后，巨噬细胞清除坏死组织，随后形成少量的胶质细胞瘢痕以及脑软化。脑脊液填充原来脑组织的区域。受累的皮质脊髓束萎缩（沃勒变性）导致同侧大脑萎缩。如果梗死伴出血，则含铁血红素大量出现，或在T_2WI上表现为低信号。梗死邻近的脑沟变宽，脑室增大（图4.8）。

脑梗死的出血变化

梗死后毛细血管床再灌注可导致继发的严重或轻微出血，这出现在一半以上的梗死病变中。在多数病例中表现为红细胞的轻微外渗（血细胞渗出），但是也有极少数形成血肿。毛细血管内皮细胞的物理性破裂、丧失血管自身调节能力和抗凝作用、溶栓剂的使用都可以导致出血。可能因为出血部位是已经坏死或无功能的区域，所以出血时患者可出现头痛但是常常无其他新的症状。出血性梗死仅仅出现在梗死血管区，而原发性出血不会限制在血管边界范围内。出血性梗死很少并发脑室内出血，但增加了其他疾病发生的可能性[如高血压性出血或动静脉畸形破裂出血（AVM）]。

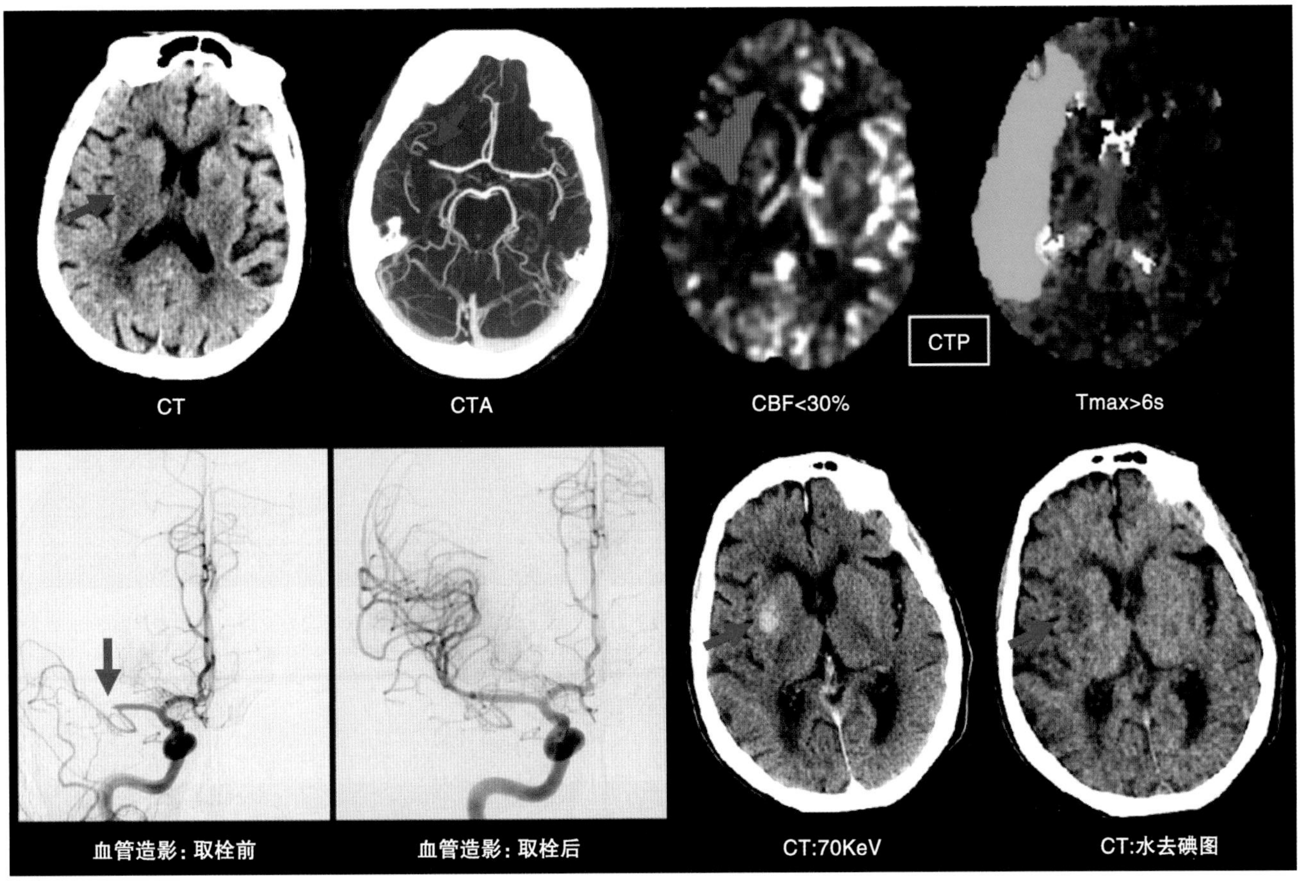

CT CTA CBF<30% Tmax>6s CTP

血管造影：取栓前 血管造影：取栓后 CT:70KeV CT:水去碘图

图4.3 基于多模式CT的脑卒中损伤程度诊断和血管内介入治疗。78岁的女性在结肠癌半切除术后2d突发左侧偏瘫。既往有房颤和栓塞性脑卒中病史，因常期口服抗凝药而被禁止进行手术。CT显示右侧豆状核和内囊后肢低衰减（箭），ASPECTS=8分。CTA证实右侧M1阻塞（箭），远端分支血流不良。使用RAPID软件（iSchemaView）处理的CT灌注（CTP）显示出良好的“目标不匹配”模式：低CBF容积为=6mL（粉红色阴影），延长的Tmax通过时间为=92mL（绿色阴影），计算出配合错误的体积（推定半影）为86mL。鉴于较低的ASPECTS评分，较小的梗死“核心”区，以及推定的半暗带较大和血凝块位置较近，她接受了紧急血栓取出术。在血管造影中，确认M1闭塞（AP视图，右颈动脉注射，箭），然后使用支架取出器迅速再通。术后使用低KeV的双能CT显示豆状核中的点状密度，表明血管造影碘对比剂在缺血核中保留（“染色”，箭），在水密度图像上减去碘浓度，确认了小梗死灶（无出血）。

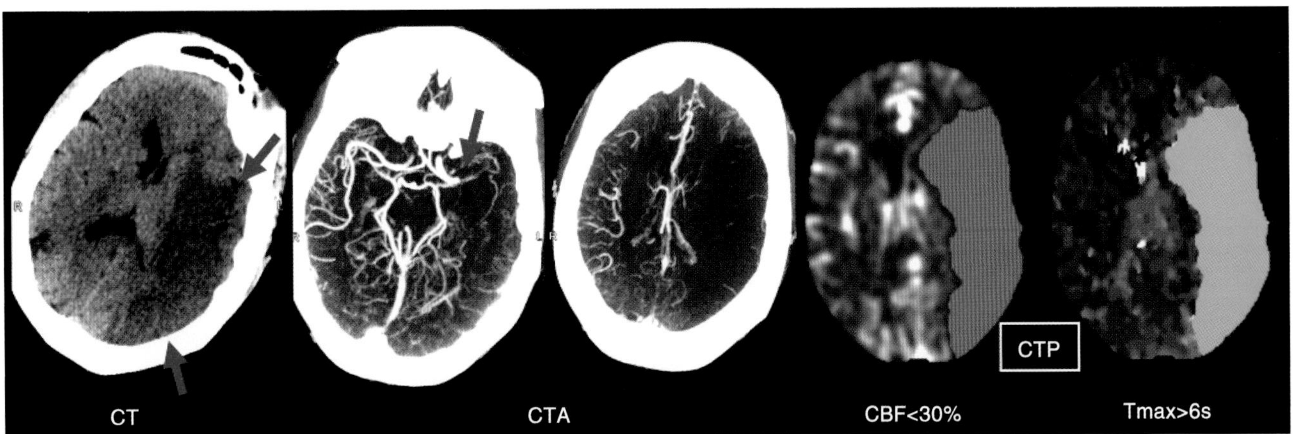

图4.4 CT脑卒中分类；不能治疗/“治疗有害”的病例，不适合进行溶栓或血管内治疗。这名62岁的女性脑卒中的发病时间不明。CT显示左侧大脑中动脉区大面积梗死（箭，ASPECTS=1分），右侧顶叶及基底节区陈旧性小梗死灶。CTA显示左侧大脑中动脉M1段近端闭塞（箭），远端分支对比剂填充不良。CT灌注图（RAPID软件）描绘了基本匹配/完整的大梗死灶，具有低CBF容积=135mL（阴影粉红色）和延长的Tmax通过时间=153mL（阴影绿色）。虽然血凝块位于近端并且技术上可以接近，但由于大的核心梗死区（低ASPECTS评分和低CBF）、匹配明显的Tmax区域（表示无明显可挽救半暗带）以及CTA上显示的稀疏血管影等负面特征，所以这样的患者已不适合接受溶栓或血管内治疗。

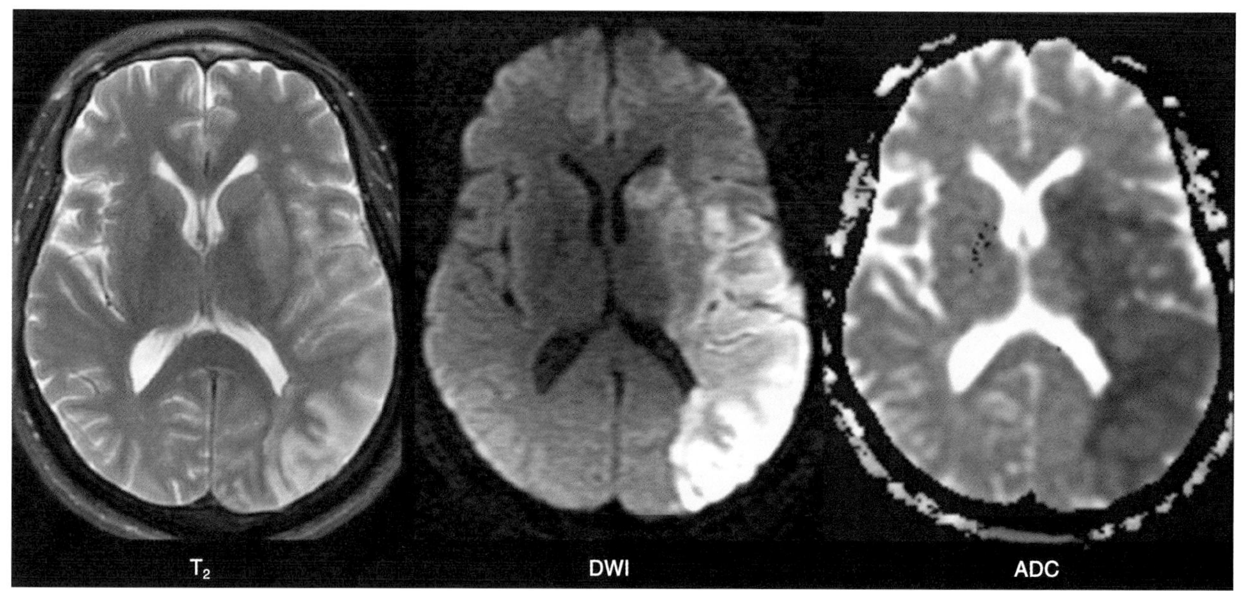

图4.5　不知发病时间的脑卒中水肿。患者被发现无应答症状且发病的时间不详。T_2WI横断面成像上表现为左侧大脑中动脉水肿区高信号，周围脑沟变浅、消失。在DWI上的高信号和ADC上的低信号是急性缺血时细胞毒性水肿的特征。这些影像提示卒中发生约4~8h。近期的脑卒中康复试验表明，如果T_2/FLAIR为阴性，只有DWI显示一个小的阳性病变，提示该患者可接受溶栓或血管内治疗。

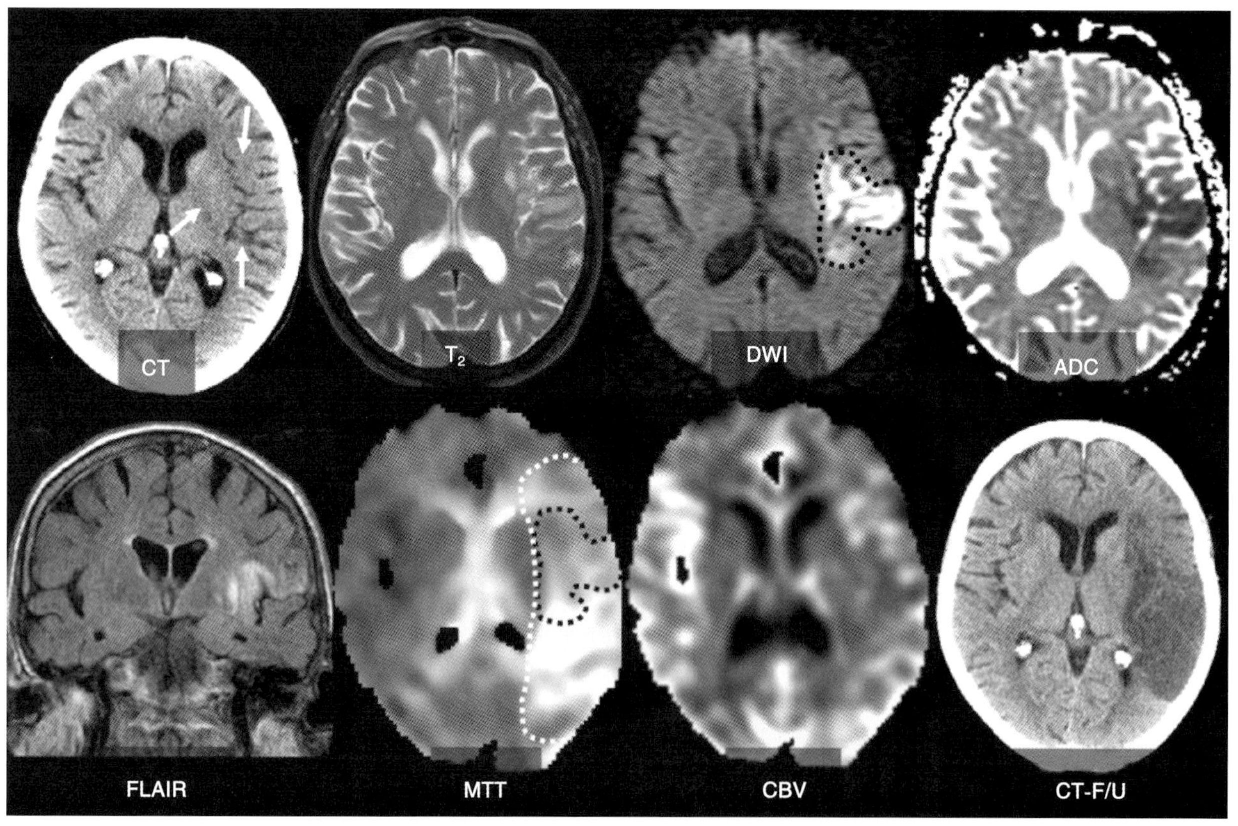

图4.6　急性缺血期弥散-灌注不匹配。这名有房颤病史的86岁老年女性突发右侧偏瘫和失语症。CT平扫显示左侧豆状核壳、岛叶皮质密度稍降低，脑沟略浅（箭）。在T_2WI上大脑灰质皮层显示轻度水肿，在DWI和ADC上证实为细胞毒性水肿。FLAIR显示左侧大脑中动脉区皮质水肿。灌注加权图像[平均通过时间（MTT）和脑血容量（CBV）]显示更大的风险区域延伸到顶叶（白色划线内为MTT缺失，DWI病变重叠在黑色划线内）。低灌注而未阻塞的组织被认为是高风险组织，或称为缺血半影区。如果周围低灌注区不治疗，病变会进一步加重。随访CT显示梗死延伸到MTT所示的半影组织区。

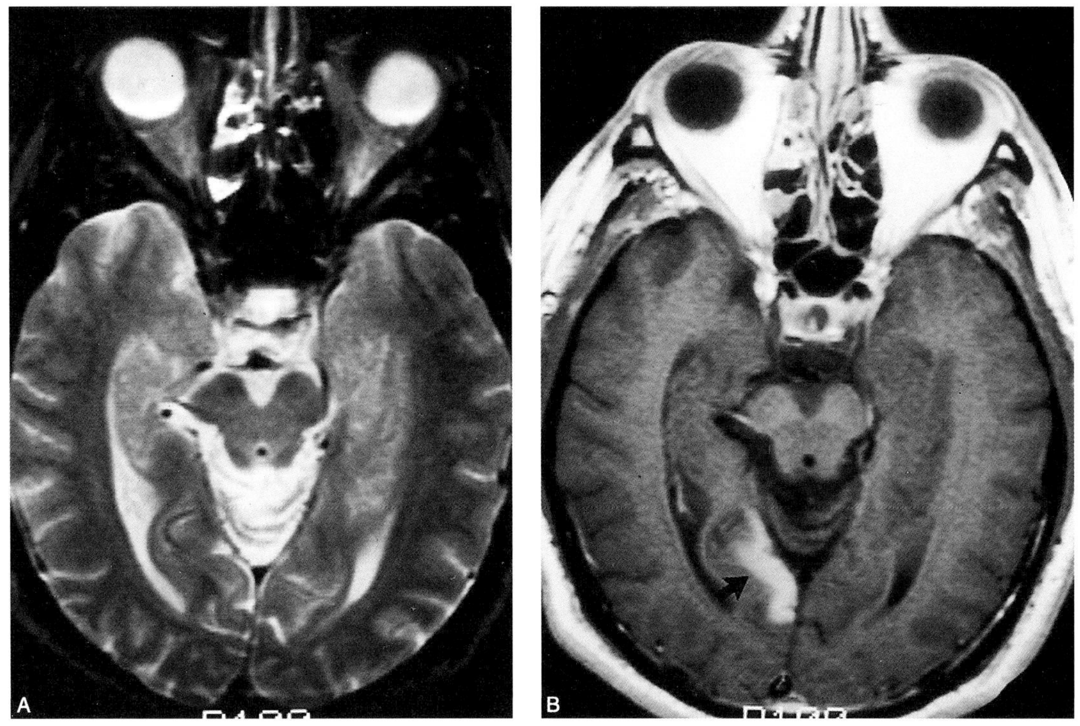

图 4.7　亚急性脑梗死的模糊效应和钆对比剂增强扫描。在水肿和占位征象消失而脑萎缩出现之前，梗死在平扫 CT 或 MRI 上不明显。A. 右侧大脑后动脉梗死后的第 13 天，枕区的 T_2WI 显示基本正常。B. 钆对比剂增强 T_1WI 显示的右枕叶深部皮质梗死区强化(箭)。

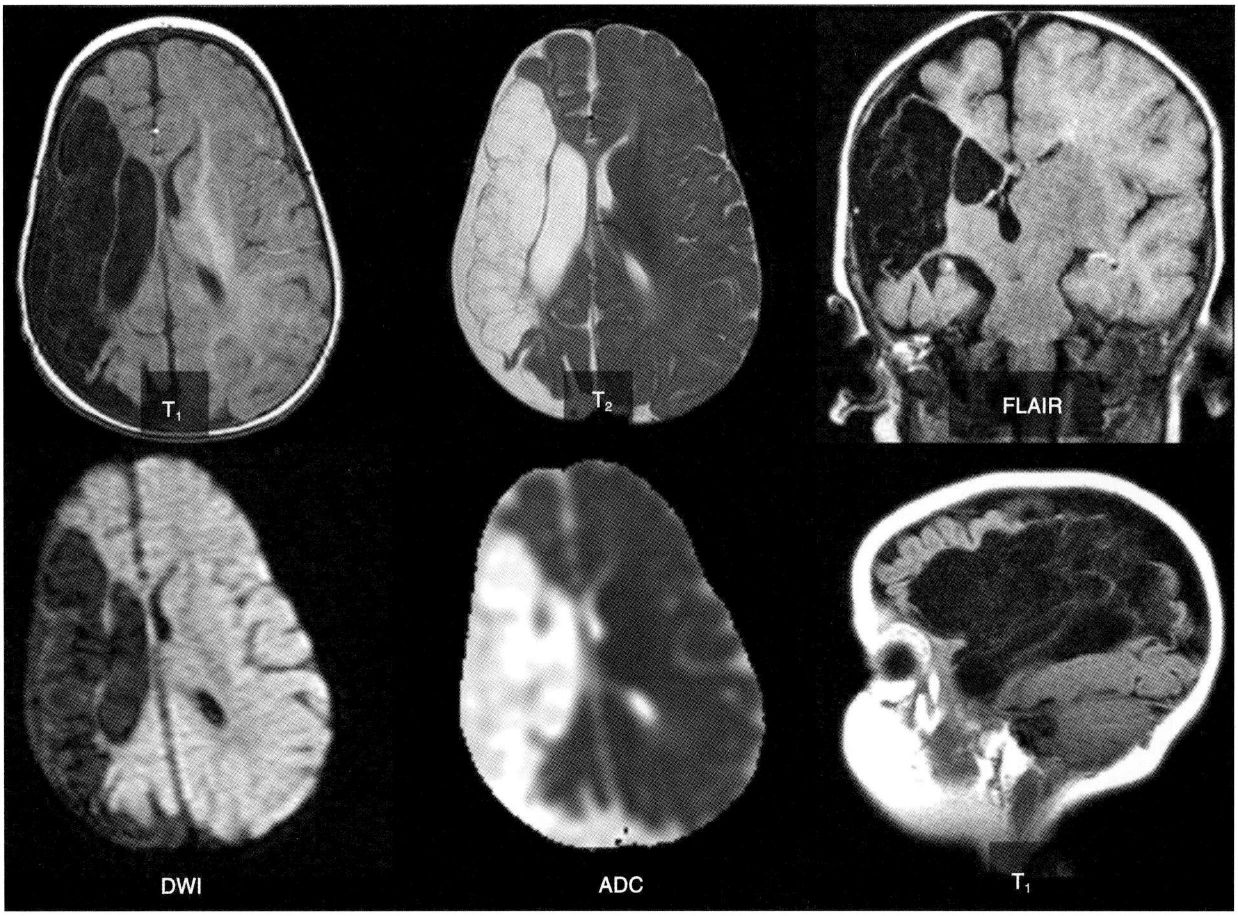

图 4.8　慢性梗死。7 个月大的新生儿 MR 显示右大脑中动脉区域的囊性脑软化。在所有序列中囊性改变均表现为脑脊液信号，包括 DWI 和 ADC，伴轻微的神经胶质增生。脑体积减小，同侧脑室增宽。

出血出现的峰值时间约为梗死后 1~2 周。出血瘀点沿着梗死皮质的脑回轮廓形成线样表现。这些出血点常不均匀、不连续。在 CT 上呈模糊的高密度线，由于高铁血红蛋白的原因，平扫 T_1WI 上可见受累脑回边缘呈 MR 高信号(图 4.9)(关于这高信号的其他解释，包括与梗死有关的层状坏死或钙化；实际上它是局部缺血的一个特征性表现)。在出血的早期看不到点状脑回瘀血点，但对证实可疑区域局部缺血的病因学是有帮助。这被认为是脑梗死演化过程中正常的一部分。目前，对点状出血的处理存在争议，如果证明有栓塞源，许多神经学家建议持续抗凝。

梗死组织出现更广泛的出血改变将导致严重脑实质血肿的形成。出血与脑回不一致时会形成一个血肿块，这难与原发性脑出血相鉴别。大范围的皮质梗死相对于小范围的皮质或皮层下梗死是一种更高危的类型。严重出血也可是溶栓的结果，尤其是治疗延迟或横断面 CT 显示广泛性脑水肿。相比于上面描述的瘀点状脑回改变，严重脑实质出血出现的时间更早，并常伴随临床病情恶化。在梗死后的随访中发现有融合的血肿应该立即报告，即便是偶然发现的也应重视，因为它是溶栓治疗的禁忌证。

对比剂在缺血性脑卒中的应用

CT 增强。CT 平扫仍然是可疑急性脑卒中急诊首选的放射学检查。平扫技术对筛查患者是必要的，它适用于排除出血、确定缺血损伤的类型和范围、显示异常血管钙化区(如巨大动脉瘤)，以及排除肿瘤病变。这是临床医师所需的重要的第一手资料，用于决定是否需要行腰椎穿刺术、血管外科治疗、抗凝治疗、溶栓治疗、心脏功能评估或其他治疗。目前，先进的分诊方案前瞻性地纳入 CTA 和灌注检查，可帮助患者对静脉溶栓、血管内介入治疗或组合治疗进行选择。先进的成像也应该结合早期影像资料，以实现快速、准确的诊断，选择个性化治疗。鉴于卒中的紧迫性和现代碘化对比剂的低毒性，增强检查不需要等待肾功能筛查，即脑卒中患者的紧急处理如同急诊外伤患者，所有急性卒中患者均应优先进行 CT 检查，在扫描控制台或 PACS 系统上实时显像，快速排除出血或大范围梗死，以便确定是否进行静脉溶栓治疗。如果可以进行血管介入治疗，最好在 CT 平扫后立即进行 CTA 和 CT 灌注检查，无需让患者从扫描仪上下来，以帮助选定最终治疗方案。头颅增强 CT 检查经常安排在卒中诊疗方案中，因为像肿瘤、脓肿或等密度的硬膜下血肿等非卒中性病变在增强扫描时显示更好。虽然 MRI 弥散序列对急性卒中评估优于 CT，但 CT 速度快，更具实用性。

正常情况下，完整的血脑屏障阻止对比剂进入大脑。通过破损的血管漏出的大分子对比剂在局部形成碘聚集，表现为梗死脑实质的高密度(强化)。血脑屏障受损是脑梗死出血改变和对比增强的基础。而且这些病变一般同时出现，合并发生。同瘀点样脑回出血一样，强化呈脑回状(CT 或 MRI)是诊断潜在梗死的高特异性表现。梗死脑实质的 CT 强化一般约在 1 周时出现，峰值出现在第 7~14 天，常常表现为脑回样结构，且在皮质下区很少出现。在第 1 周内，约一半的患者可见强化；在第 1~4 周，约 2/3 患者可见强化。当神经胶质增生出现、血脑屏障修复时，强化减弱，约 3 个月后消失。

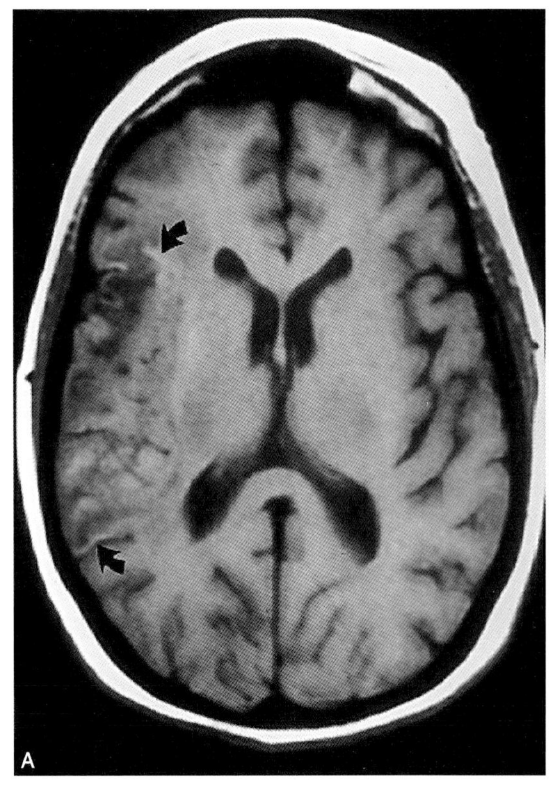

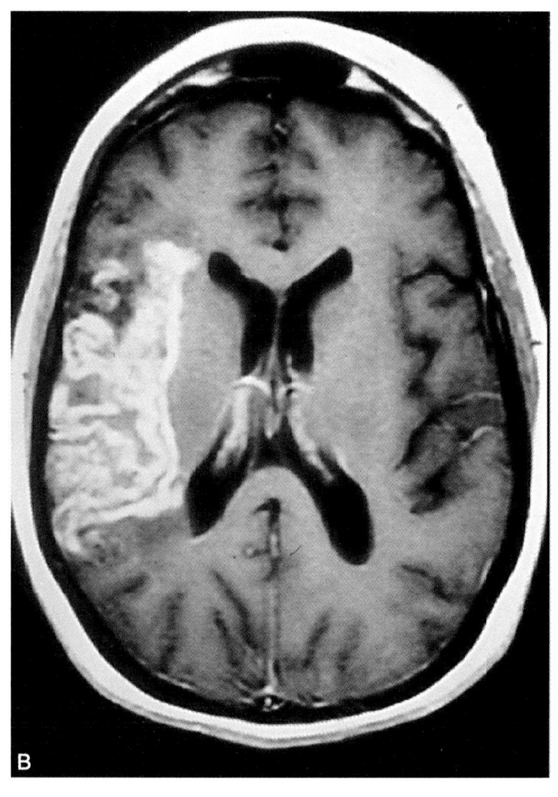

图 4.9 亚急性梗死的瘀点状出血和增强扫描。A. 平扫 T_1WI 显示右侧大脑中动脉区脑沟轻度变浅。沿皮质散在分布的少许高信号区域提示点状出血或层状坏死(箭)。B. 增强 T_1WI 显示明显的脑回样强化，提示亚急性脑梗死。

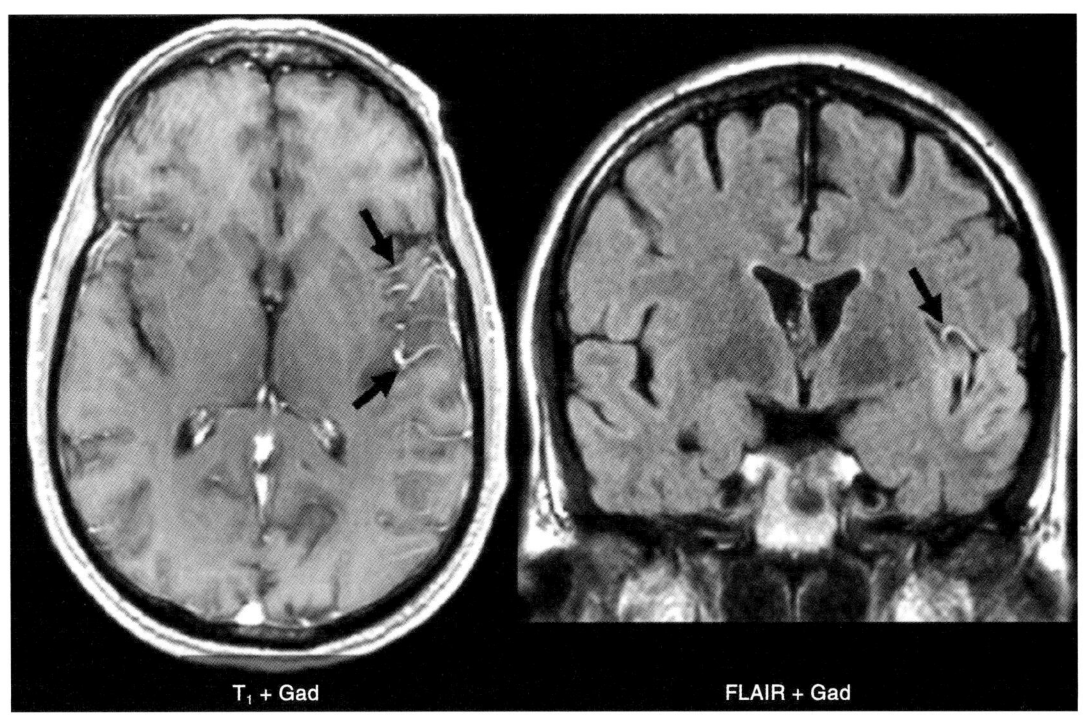

图 4.10　急性脑梗死患者的血管内淤滞和强化。急性左侧大脑中动脉梗死的增强 T_1WI 和 FLAIR 成像。T_1WI 上显示脑沟变窄消失和大脑中动脉外侧裂支显著强化(箭)。如图所示,FLAIR 可在增强前后均显示相似的血管淤滞信号,血管内增强只在卒中后的前 10d 可见。

MR 增强。大多数关于 CT 的诊断思路、病理生理学和增强类型等评论也同样适应于 MR 增强。卒中患者对静脉内注射钆对比剂耐受性较高,且能得到较 MR 平扫更多有价值的信息。血管内钆对比剂淤滞或对比剂通过异常血脑屏障渗漏将缩短邻近质子的 T_1 弛豫时间,形成 T_1WI 上的高信号(强化)。与 CT 一样,在应用对比剂之前必须进行非增强 MR 检查,那是因为增强和亚急性出血在 T_1WI 上均表现为高信号(将在本章出血性脑卒中一节详细讨论。)应用团注对比剂的快速动态成像技术得到的灌注加权影像对诊断局部缺血区域很有帮助。

MR 的血管内增强常见于在梗死区域的第 1 周,这可能是由慢速血流或血管扩张导致的钆对比剂滞留引起的,在动脉和静脉中均可见。血管阻塞的数分钟内就可出现血管内增强,大多数皮质梗死患者的第 1~3 天可见,约第 10 天时消退。更多远端闭塞动脉的近端主干和软脑膜皮质常受累明显(图 4.10)。血管增强区域范围超过 T_2 高信号区,提示在缺血边缘可能有侧支循环建立。脑膜炎所致的脑膜强化和手术后的硬脑膜强化可轻度类似于血管内强化,但是在临床上极易鉴别。MR 血管内强化有助于区别早期卒中,提示进行性血流变慢,而 CT 却不能。

在 MRI 上脑实质的增强影像与 CT 上的影像相似(陈旧性梗死灶核医学扫描可见相同表现)。它出现的时间最早可在第 1 天,但是在 1 周后出现典型表现,在这个时间内血管增强慢慢减弱。溶栓后再灌注可导致早期强化。事实上 MR 上显示的所有皮质梗死增强出现在第 2 周。艾斯特在他的"三分律"中总结为 MR 脑实质增强的峰值出现在第 3 天~第 3 周,将在 3 个月后消失。脑梗死在 CT 或 MRI 上成像时间表现的总结见表 4.2。

表 4.2
脑梗死后的成像改变

时间	CT	MR
数分钟	无变化	缺乏血液流空效应
		动脉增强(1~10d)
		DWI 高信号
2~6h	动脉高密度	脑肿胀(T_1)
	狭长带状高密度	微弱的 T_2 高信号
6~12h	脑沟消失	T_2 高信号
	±密度减低	
12~24h	密度减低	T_1 低信号
3~7d	最大程度脑肿胀	最大程度脑肿胀
3~21d	脑回强化(峰值 7~14d)	脑回强化(峰值 3~21d)
		瘀点样高铁血红蛋白
30~90d	脑软化	脑软化
	无强化	无强化
	瘀点消失	瘀点消失

缺血性脑卒中的分类

熟悉主要血管分布可有助于区别梗死和其他病变的病理变化过程。临床病程和定位应与影像学表现一致,且均应与已知的血管分布相符。脑卒中定位并不一定要确定在一个病灶

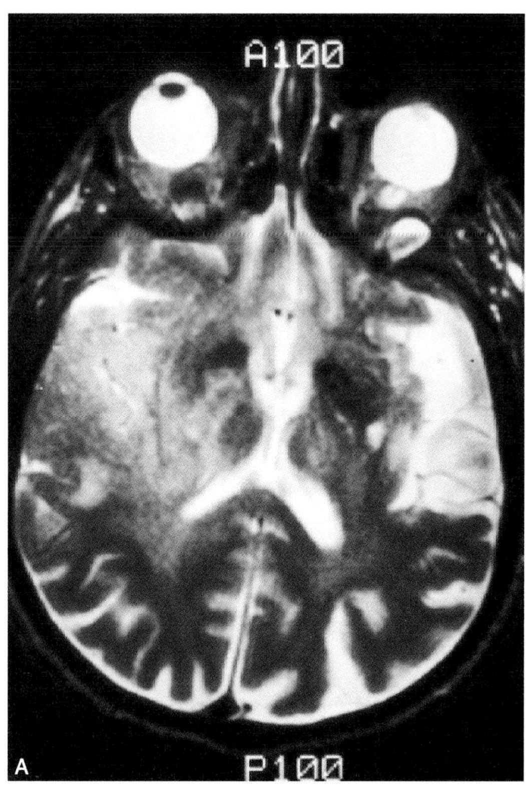

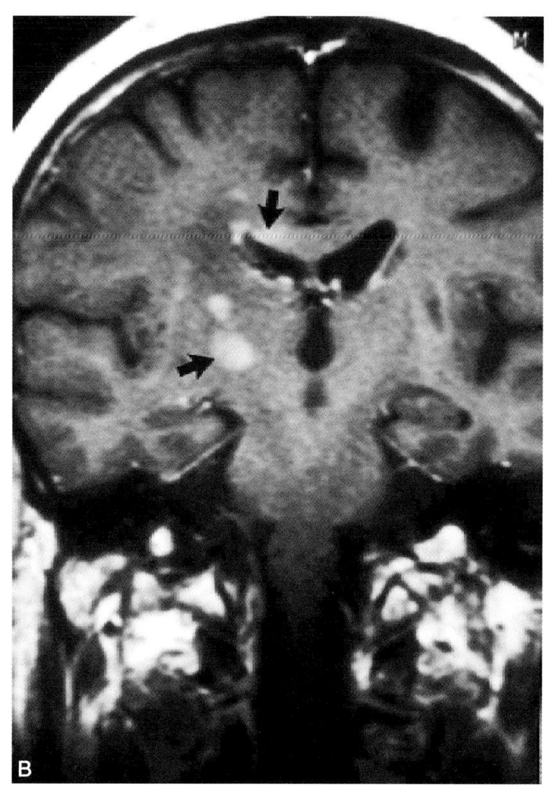

图4.11　类似脑卒中的胶质母细胞瘤。A. 横断面 T_2WI 显示右侧大脑中动脉范围内的水肿，还另外累及颞叶近中线部分、丘脑和脑室周围区域；B. 冠状位增强 T_1WI 显示基底神经和室周区域的结节状强化（箭）。尽管有类似卒中发作的严重临床表现，但其非血管性分布和不规则强化类型有效排除了梗死的可能。当难以诊断时，后续的影像检查常可明确诊断。

上。缺血病变可形成的病变类型有弥漫性（低含氧量-缺氧损伤）、多病灶（脉管炎、栓子）或单病灶（单个栓塞或血栓）。血管源性卒中可大可小，也可出现在动脉或静脉。没有难以解释的卒中，如果其不符合血管分布区域，应考虑改变鉴别诊断（图4.11）。

理解脉管解剖学与功能性神经解剖学之间的联系，是学习卒中临床和放射学相关性的关键。卒中和一过性脑缺血发作分为前循环（颈动脉区域）和后循环（椎基底动脉区域）缺血。当显示患者发生前循环局部缺血发作时，如当颈动脉狭窄程度超过了正常的70%时，可以采用颈动脉内膜剥离术进行治疗。外科手术对轻度颈动脉狭窄或后循环范围TIA患者作用不明显，因此这些患者常常接受药物治疗（如抗凝治疗）。颈动脉范围内缺血将出现由视网膜、皮质、皮质下损伤所导致的视力改变、失语症或感觉运动障碍。椎基底动脉卒中更可能导致晕厥、共济失调、脑神经病变、同侧视野偏盲和对侧面部症状。病损部位可通过已知的皮质功能分布和其与内囊之间的联系来预测（图4.12）。

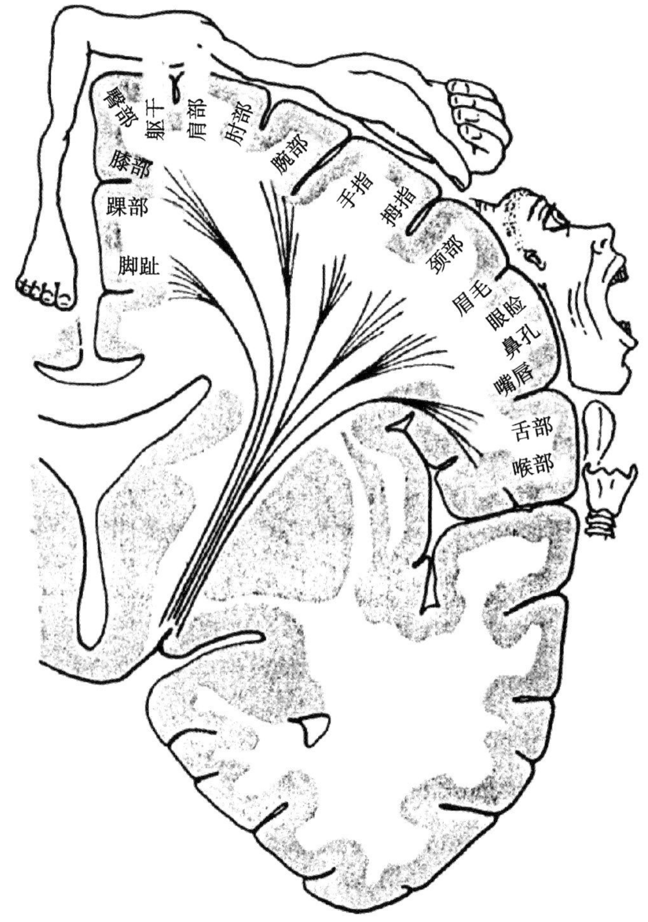

图4.12　解剖模型。通过中央前回的冠状面显示与对侧肢体相对应的部位。面部和手的区域对应在大脑中动脉范围，而腿部对应大脑前动脉区域。（来自：Gilman S, Winans SS. Essentials of Clinical Neuroanatomy & europhysiology. Philadelphia, PA: F. A. Davis Company; 1982.）

前后循环的大动脉闭塞后，任何区域的小动脉及硬脑膜静脉通路均应按顺序被观察评估。

前循环（颈动脉）

颈内动脉（ICA）。ICA 的血栓栓塞性疾病可以导致短暂性脑缺血发作，大脑前动脉（ACA）、大脑中动脉（MCA）和它们分界区域的梗死。颈内动脉眼支的栓塞可导致暂时性单眼失明（一过性黑矇）。观察到任何这些征象都应该立即进行颈动脉影像检查。观察缺血程度和分布，评估阻塞的时间、血量减少程度和有效的侧支循环建立情况。偶尔可见颈动脉完全阻塞的患者，有良好侧支循环，因而无临床症状。

近颈动脉分叉区的动脉粥样硬化是导致大多数颈内动脉区域内缺血疾病的主要原因。动脉夹层、创伤、纤维肌性发育不良、肿瘤包埋、先前的颈部放射线治疗和结缔组织疾病均可导致显著的颈动脉狭窄（图 4.13）。当区域内血量减少超过

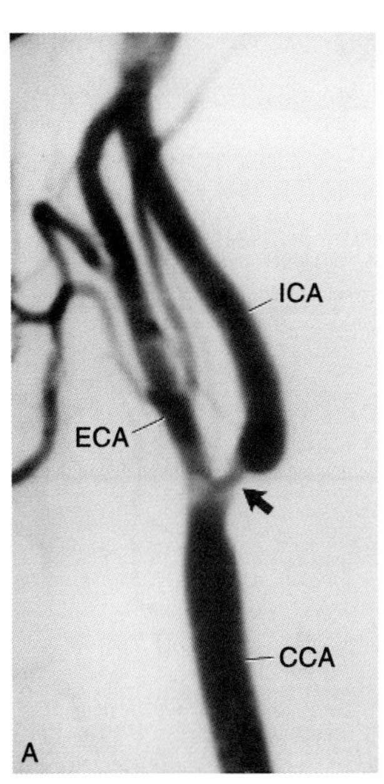

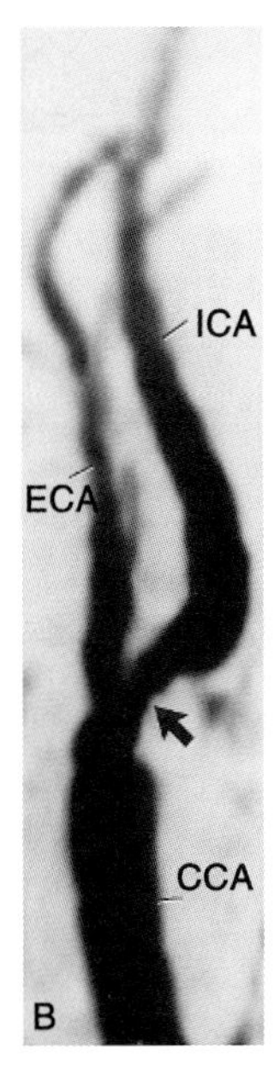

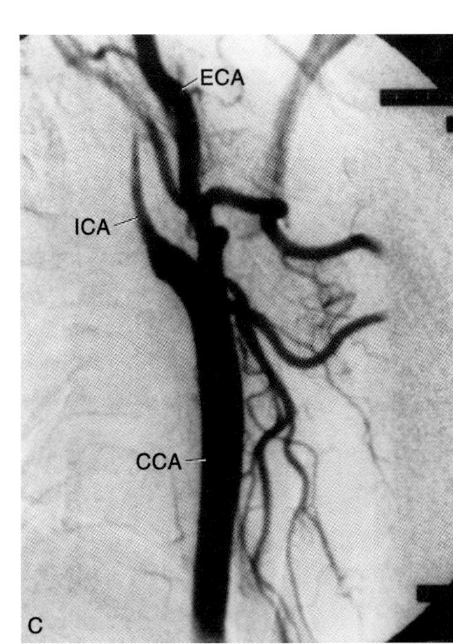

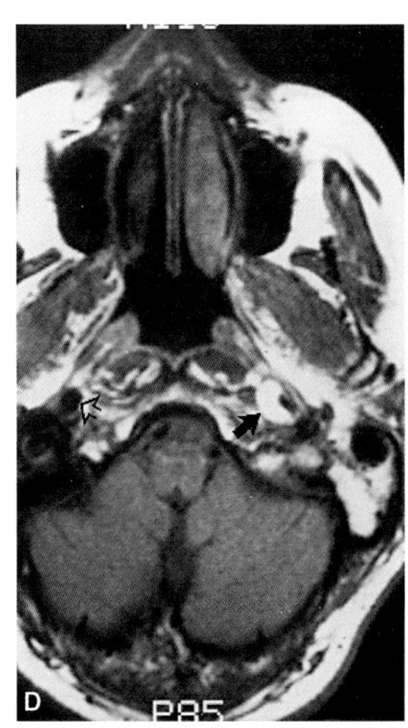

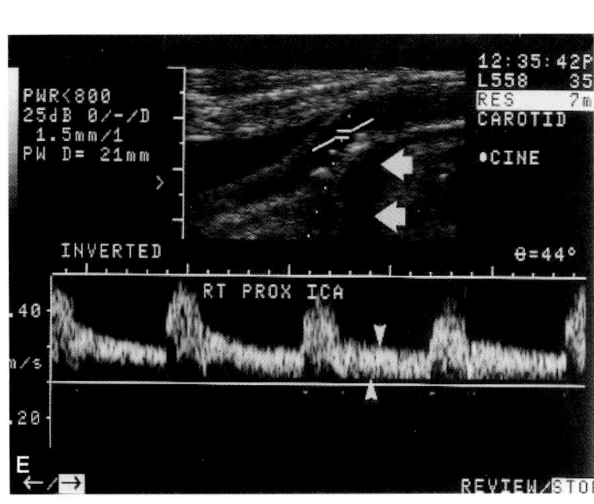

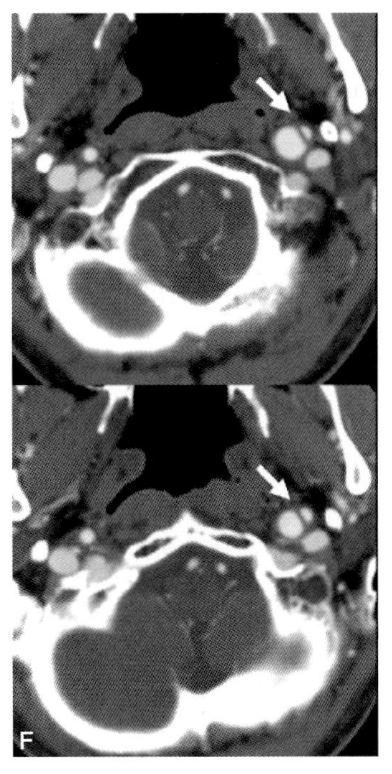

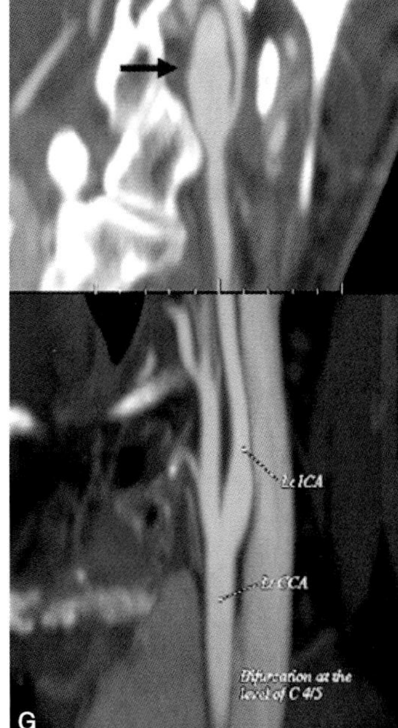

图 4.13　颈动脉疾病。A. 动脉粥样硬化。常规数字减影血管造影术显示动脉分叉处的侧位图。颈内动脉近端（箭）内径较正常管径变窄 60%以上。颈总动脉（CCA）；颈内动脉（ICA）；颈外动脉（ECA）及其分支。B. 动脉粥样硬化。同一患者的二维 TOF MR 造影术的侧面最大信号投影显示与之相似的近端狭窄改变。C. 分叉上方逐渐变细闭塞的颈内动脉夹层。D. 另一动脉夹层患者显示“侧壁新月征”，这提示左侧颈内动脉岩部壁内血栓（箭）。右侧颈内动脉（空箭）正常的管腔流空效应及周围少许脂肪间隙。E. 颈动脉超声检查显示动脉粥样硬化患者的钙化斑和声影（箭）、血管变窄和频谱变宽（箭头之间）。F、G. 动脉夹层伴假性动脉瘤的 CTA。原始图像（F）显示狭窄真管腔与内侧假性动脉瘤之间的片状影（白箭）。较厚层二维重组图像（G）显示正常的动脉分叉和颈部远端的假性动脉瘤（黑箭）。

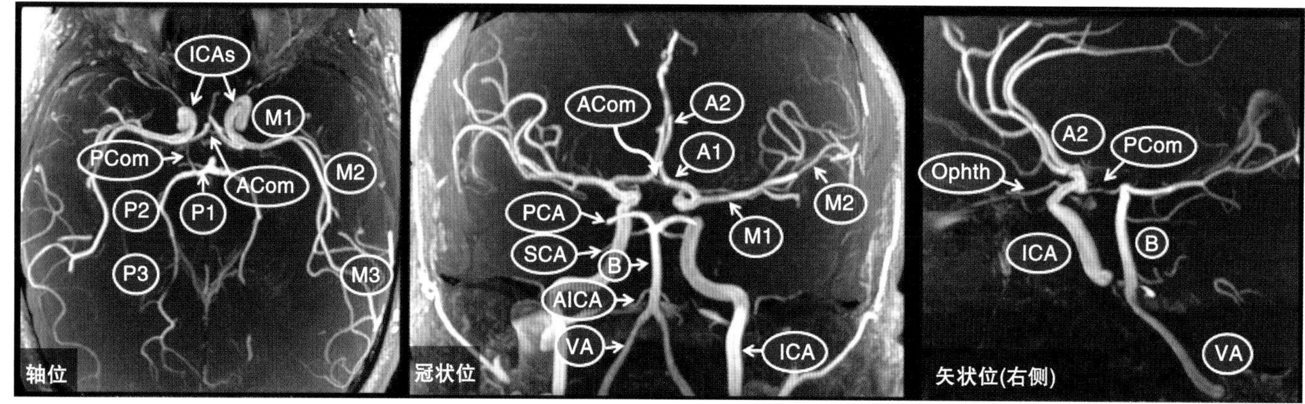

图 4.14 MR 血管造影显示正常的大脑动脉环及分支。3D(TOF)MRA 影像经过最大信号投影(MIP)技术在 3 个平面显示前循环(颈动脉)和后循环(椎基底动脉)的主要分支。轴位显示主要血管与大脑动脉环的关系。可以观察到颈内动脉(ICA)的圆圈和基底动脉。细小的右后交通动脉(PCom)和细小的前交通动脉(ACom)在环周围提供潜在的侧支循环路线。冠状位/前投影显示了正常的颈内动脉(ICA)发出了 ACA 和 MCA 的颅内分支,远端分支按顺序编号(如 M1,M2,M3 等,由近端到远端)。成对的椎动脉(VA)形成单一个基底动脉(B),最后形成一对大脑后动脉(PCA),按顺序发出小脑动脉(SCA,小脑上部;AICA,小脑前下动脉;PICA,小脑后下动脉,这里没有显示)。矢状位/侧向投影显示单个右侧 PCom 向后延伸,眼动脉(Ophth)向前延伸。

80%或内径狭窄大于正常值的 60%时,会出现血流动力学改变。当病损处血栓形成或低血压时,即使病变导致不是很严重的狭窄也可出现症状。研究表明动脉内膜切除术对有症状的患者(血管狭窄>70%)有明显的效果,但对于血管狭窄<30%的患者没有明显效果。现在,在很多医院,颈动脉支架置入术已取代了外科治疗,特别是针对那些有高危险因素的患者。

非侵袭性的颈动脉影像检查有超声、MRI 血管造影(MRA)或 CT 血管造影(CTA)。检查方式的选择依据患者和设备的情况而定。这些技术的检测敏感性和特异性都高达 85%~90%。这些非侵袭性方法提示患者有明显血流动力学异常时,患者将接受传统的血管造影术或血管内介入的方法。在很多地方超声是最常用的筛查手段,其优点是方便携带、费用较低、可用于有 MR 或 MRA 禁忌的患者。超声较 MRI 更具技师主观性,且不能有效地观察近颅底的颈内动脉远端部分。从主动脉弓到颅内循环,CTA 都能很好地显影,但对比剂毒性和辐射暴露尚存在一定的风险。MRA 能评价整个颈动脉的分布,并能与患者的 MR 图像快速结合。对行传统血管造影术困难的儿童或老年患者来说是非常好的一种筛查手段。

选择性颈动脉血管造影术仍是术前颈动脉评估的金标准,但是在很多地方已被非侵袭性方法替代。这种检查可覆盖颈内动脉全程,包括颈部和颅内。对手术难以接近的颅内段(岩部段、海绵窦段和前床突段)的评估是必要的,以便排除严重的颅内狭窄或其他病变,这些病变可能是动脉内膜切除术的禁忌证。

大脑前动脉。颈内动脉的终末分支为大脑前动脉和大脑中动脉(图 4.14)。大脑前动脉分为 3 支:①内侧豆状核纹状体分支,供应基底神经节的前部;②胼胝体周分支,供应胼胝体;③半球分支,对应额叶和顶叶的中间部分(图 4.15)。约 5%的梗死发生于大脑前动脉。

内侧豆状核纹状体分支供应内囊前下部、豆状核壳、苍白球、尾状核头、部分下丘脑和视交叉。这些血管的大部分供应尾状核头或内囊前肢区域,称为赫布纳返动脉。内侧豆状核纹

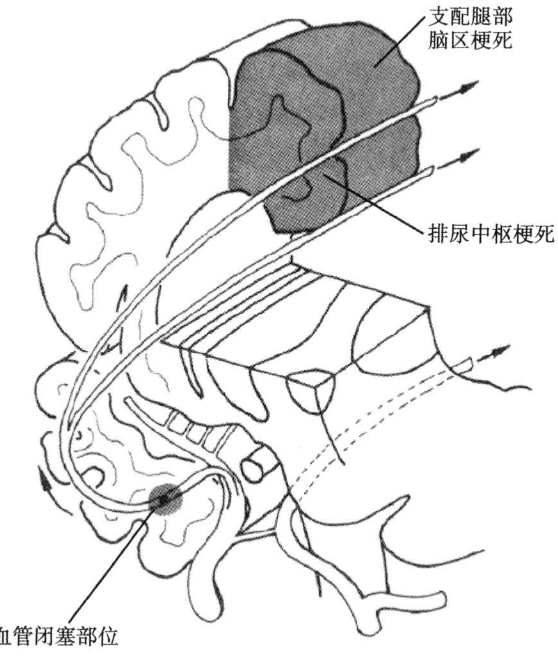

图 4.15 大脑前动脉(ACA)闭塞。大脑前动脉闭塞形成额叶的旁正中皮质梗死,影响对侧腿(斑点状区域)的运动和感觉功能。如果为双侧梗死,也可见失禁、无动性缄默症。箭头表示血流方向。(来自 Patten J. eurological Differential Diagnosis. New York:Springer Verlag;1996.)

状体支范围内的梗死可导致言语生成障碍(运动性失语症)、面神经无力、情绪和判断障碍。

在分出豆状核纹状体分支前,大脑前动脉通过前交通动脉相连。每根大脑前动脉向更远处上升,向额极发出分支(眶额动脉和额极动脉)。大脑前动脉终末分支为胼胝体周分支(下方)和胼胝体缘分支(上方)。这些动脉从前向后平行于胼胝体,供应额叶和顶叶的内侧皮质。就像其名字一样,胼胝体周动脉环绕并供养胼胝体。大脑前动脉分支形式是相对不确定的,约 10%人群只有一条胼周分支,它负责供应两侧脑半球,即奇大脑前动脉(图 4.16)。

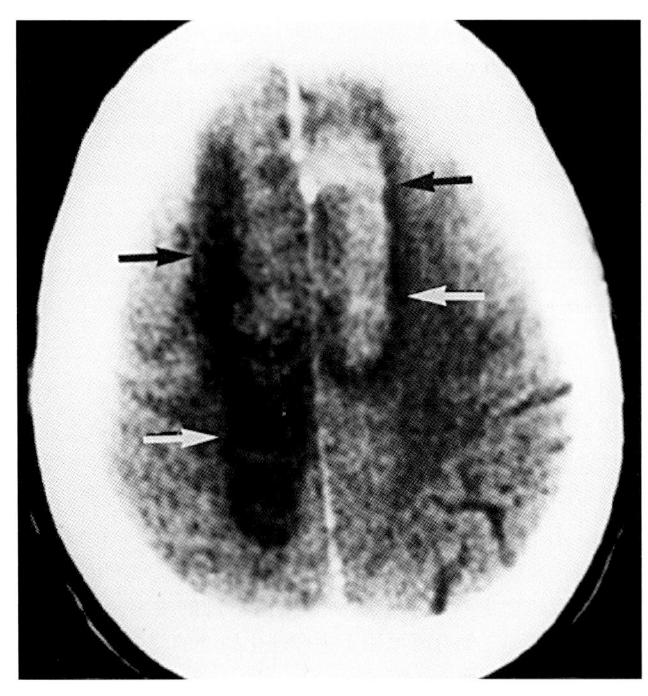

图 4. 16　出血性梗死形成。CT 平扫显示沿双侧大脑前动脉(ACA)分布区域的出血性梗死(箭)。这是一例栓塞性卒中的患者,可能只有一支大脑前动脉。

一侧的大脑前动脉半球分支闭塞将首先导致对侧下肢运动障碍(表 4. 3)。双侧大脑前动脉闭塞将会导致失禁和处于清醒但无情感状态(又称为无动性缄默症)。胼胝体梗死可导致多种大脑半球的分离综合征。

大脑中动脉。MCA 供血的脑组织比其他任何颅内血管都要多,约 2/3 的梗死发生于此供血区域。其分支外侧的豆状核纹状体分支供应大部分基底神经节区域;半球支供应外侧大脑皮质(见图 4. 4、图 4. 17)。

外侧豆状核纹状体分支起于大脑中动脉近端,再分为很多小分支穿通终动脉分布到豆状核壳、外侧苍白球、内囊上半部和邻近的辐射冠以及大部分尾状核。苍白球或豆状核壳的孤立性血管病变常常无症状或影响对侧肌张力和运动控制。内囊或辐射冠的损伤可导致对侧肢体单纯性或混合性感觉和运动功能障碍。中断与外侧膝状核的视觉连接可导致对侧同向偏盲。少见的是,从韦尼克(Wernicke)区到布罗卡(Broca)语言区弓形的神经束通路发生选择性梗死时,将导致传导性失语症(尽管能够理解和保持流利,但不能重复和大声朗读)。

大脑中动脉从侧面环形穿过岛叶,并在此分为 2 支或 3 支进入它的主要皮质分支(见图 4. 14)。岛叶自身由半球支供血,而不是外侧豆状核纹状体分支。当近端大脑中动脉闭塞后,岛叶区域可以由最远的潜在侧支供给,这或许可以解释早期"岛带征"周围水肿的征象(见图 4. 2)。大脑中动脉的前半球分支供应颞叶的前外侧顶部(颞前动脉)、额叶(额动脉)以及运动感觉区(中央沟动脉)。大脑中动脉的后半球分支供应感觉区后的顶叶(顶叶后动脉),枕叶的后外侧上部和外侧部(内眦动脉)以及颞叶的大部分(颞叶后动脉)。

表 4. 3

功能性脉管解剖[a]

血管	分支	方向	缺损/综合征
大脑前动脉	半球支	任一	腿无力
		两侧	失禁,无动性缄默症
	内侧豆状核纹状体支	任一	面神经无力
		左侧	构音障碍(±)运动性失语
大脑中动脉	半球支	任一	面部及手臂无力重于腿无力
		左侧	运动性失语(陈旧损伤)
			感觉性失语(新发损伤)
			完全性失语(整个大脑中动脉)
		右侧	忽视综合征
			空间辨别功能失调
	外侧豆状核纹状体支	任一	可变的腔隙综合征
大脑后动脉	半球支	任一	偏盲
		两侧	皮质盲
			记忆障碍
	丘脑穿通支	任一	嗜睡
			感觉障碍
小脑	小脑后下动脉,小脑前下动脉或小脑上部	任一	协同动作障碍,眩晕,呕吐
			当出现肿块样表现时,可伴昏迷
			(±)脑干损伤
分水岭区	大脑前动脉/大脑中动脉/大脑后动脉	任一	桶人综合征
		两侧	严重的记忆障碍

[a] 假设左半球占语言优势。

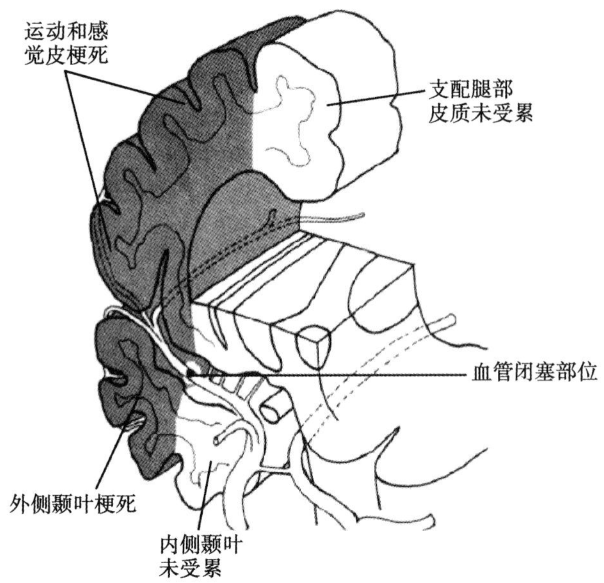

图4.17　大脑中动脉闭塞。大脑中动脉远端的外侧豆状核纹状体分支闭塞导致对应手臂和面部运动和感觉的皮质区梗死（斑点状区域）。近端闭塞将影响内囊，可能增加腿部的功能障碍。（来自 Patten J. Neurological Differential Diagno sis. New York：Springer Verlag；1996.）

优势大脑半球的大脑中动脉前端分支闭塞将导致运动性失语（布罗卡失语症），但其理解力是完好的。优势半球后端分支供应韦尼克区，当闭塞时导致感觉性失语。后颞支闭塞将阻断视辐射，导致对侧同向性偏盲。累及任一半球的中央前回将导致对侧肢体无力，对面部和手臂的影响较下肢的影响大（见图4.12）。当中央沟后面的主要或相关感觉皮层受累时，可出现对侧皮肤感觉缺失。非优势右半球的大脑中动脉后端分支阻塞常导致意识错乱和视觉空间能力的损坏，但往往不累及左侧肢体。从豆状核纹状体分支发出的大脑中动脉完全闭塞会导致缺陷组合出现：如对侧面部和手臂偏瘫，视野缺损伴或不伴完全性失语（根据半球受损情况而定）。当大脑中动脉主干闭塞时，因内囊受累可以出现下肢无力。这些关系在表4.3中进行了简述。

后循环（椎基底动脉）

椎动脉。常起源于锁骨下动脉，向上垂直穿过 $C_6 \sim C_3$ 的横突孔，通过 $C_2 \sim C_1$ 枕骨大孔水平迅速上升，在延髓前方联合形成基底动脉（图4.18）。动脉粥样硬化性狭窄常常累及椎动脉的起始部，也可累及基底动脉的任一节段。椎骨钩突骨赘的压迫可引起颈部椎骨的狭窄。快速转头（如机动车事故）可在 $C_1 \sim C_2$ 水平拉长椎动脉，导致动脉夹层。上述任意一种情况都可因血栓或栓子因素导致椎基底动脉供血不足。应用抗凝和抗血小板药物仍然是椎基底动脉供血不足的主要治疗手段。血管成形术和支架有时可用于粥样硬化病变的修复，但是通常用于治疗严重的顽固性疾病。

基底动脉。由两侧椎动脉联合形成，在斜坡和脑干之间向上发出大分支进入小脑，发出细小的穿通支进入脑干。基底动脉在其分叉处终止于小脑幕上方的大脑后动脉。基底动脉阻塞所致的延髓呼吸中枢和心脏中枢梗死，常常是患者快速死亡的原因。基底动脉穿通支的终动脉梗死导致局部脑干梗死，这常表现为脑神经功能障碍、共济失调、嗜睡和交叉性运动或感觉功能障碍。这些病变特征性分布在脑干的中线位置，并常延伸到腹侧面（图4.19）。代谢紊乱（如脑桥中央髓鞘溶解）和高血压性出血（最常见的是在脑桥）更偏向为中央型或弥散型分布。脑桥大面积或多发的病变可导致认知功能完整的四肢瘫

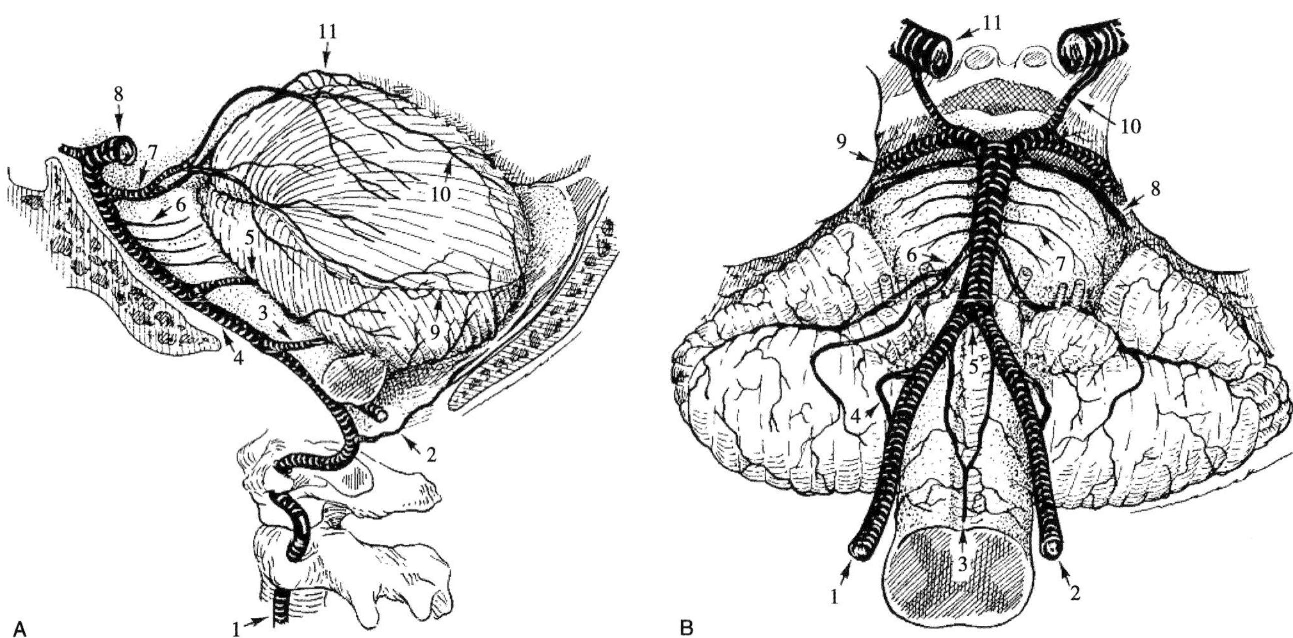

图4.18　椎基底动脉。A. 侧位观。1. 左侧椎动脉；2. 脑膜后动脉；3. 小脑后下动脉（PICA）；4. 基底动脉；5. 小脑前下动脉（AICA）；6. 脑桥穿通支；7. 小脑上动脉（SCA）；8. 大脑后动脉（PCA）；9. 小脑水平裂区小脑上动脉和小脑前下动脉的分支；10. 小脑上动脉的半球支；11. 上蚓分支。B. 前正面观。1. 右侧椎动脉；2. 左侧椎动脉；3. 脊髓前部；4. 小脑后下动脉；5. 基底动脉；6. 小脑下前动脉；7. 脑桥；8. 小脑上动脉；9. 大脑后动脉；10. 后交通动脉；11. 颈内动脉。（来自 Osborn AG. Introduction to Cerebral Angiography. Philadelphia，PA：Harper & Row；1980.）

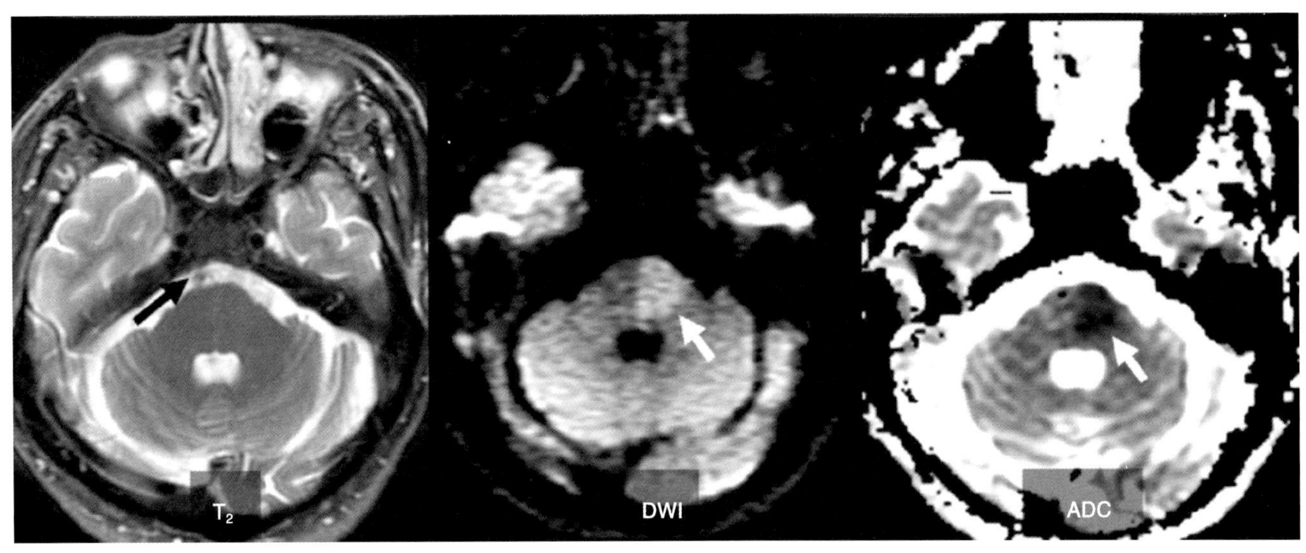

图 4.19　急性脑干梗死。尽管脑桥的 T_2WI 显示正常，但 DWI 和 ADC 显示脑桥左侧旁正中梗死（白箭），其邻近正中线。T_2WI 上显示基底动脉管壁增厚，管腔变窄（黑箭），由局灶性动脉粥样硬化引起。

痪，如“禁闭”状态。

大脑后动脉（PCA）。基底动脉在其分叉处终止于中脑水平的大脑后动脉，小脑幕切迹的正上方。大脑后动脉的血管主要分支包括中脑和丘脑的穿通支、脉络丛后动脉、颞内侧和枕叶皮质分支（图 4.20）。10%~15%的梗死发生在大脑后动脉范围内。

大脑后动脉的近端节段经过中脑后侧面，沿途向中脑和丘脑发出小的穿通支动脉。中脑梗死导致瞳孔对光反应消失、上视功能障碍及嗜睡，分别由四叠体、第三对脑神经和网状激活系统损伤所致。大脑后动脉近端穿通支也供应大部分丘脑，有时也供应部分内囊后肢。丘脑梗死可导致各种损伤表现，但是对侧肢体感觉障碍是最常出现的问题。

脉络丛后动脉起源于大脑后动脉近端，供应第三脑室、侧脑室的脉络丛，松果体和第三脑室周围区域。由于脉络丛有丰富的侧支循环，故孤立的脉络丛后动脉梗死少见。大脑后动脉皮质支供应内下侧颞叶（颞下前动脉）、枕上回（顶枕动脉）以及枕叶的视觉皮质（距状裂动脉）（图 4.21）。大脑后动脉的半

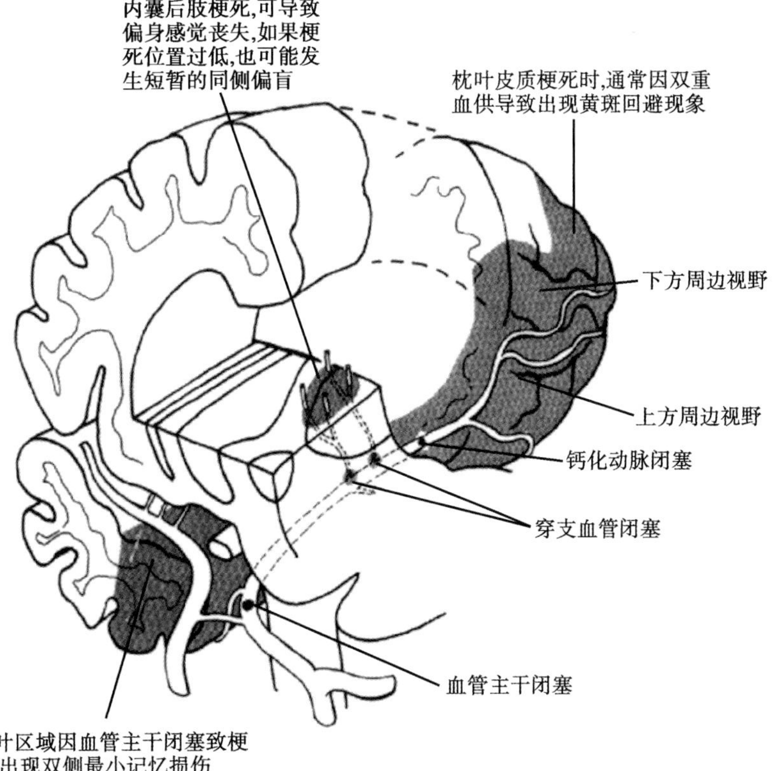

图 4.20　大脑后动脉（PCA）梗死。PCA 闭塞导致记忆障碍综合征、对侧视野缺失，有时导致单侧感觉障碍。（来自 Patten J. Neurological Differential Diagnosis. New York：Springer Verlag；1996.）

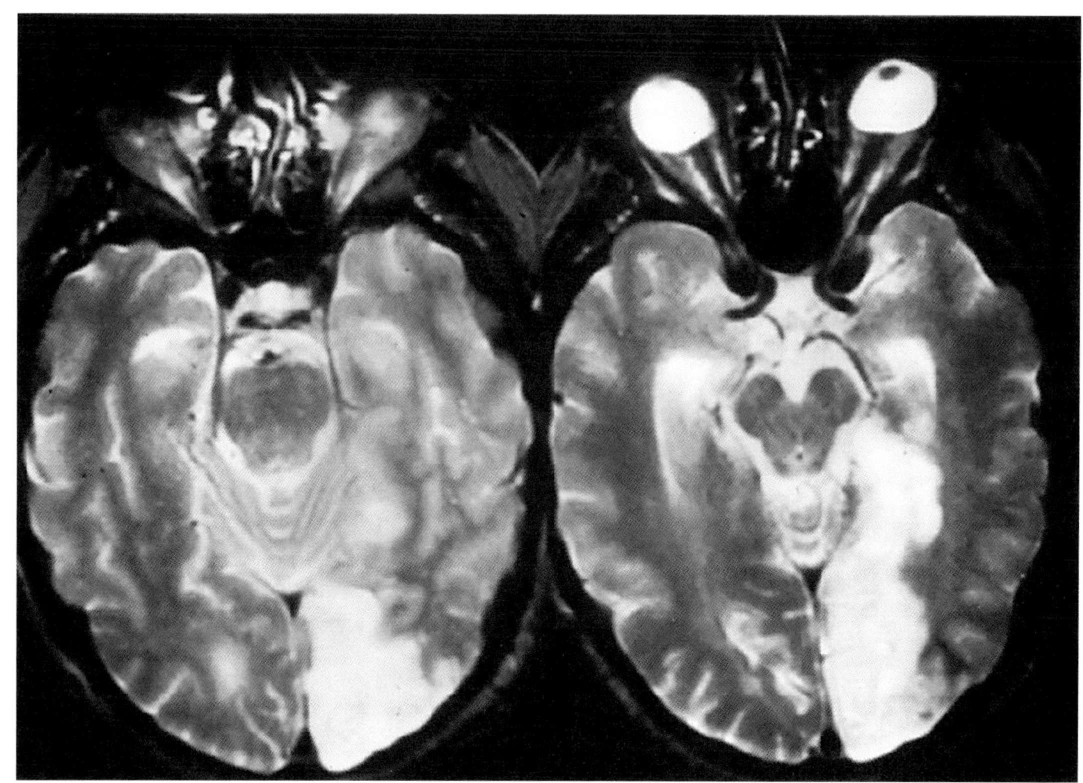

图 4.21　大脑后动脉闭塞。T_2WI 显示邻近的左枕叶和颞叶中部受累。这个患者表现为右侧视野缺失。

球支梗死常由栓子引起。内下侧颞叶梗死可导致记忆障碍，当双侧受累时更严重。单独的视皮质损伤可导致对侧视野完全丧失（同侧偏盲）。

约 20% 的患者可出现一侧或两侧大脑后动脉近端 P 段发育不全或完全缺失。在这些患者中，血流通过后交通动脉由颈内动脉系统提供。这就是常常提到的大脑后动脉的起源，因为在胚胎学上大脑后动脉由颈内动脉发育，这是很常见的变异，所以当出现大脑后动脉闭塞时，应评估椎动脉和颈动脉。

小脑动脉。头痛、眩晕、恶心、呕吐以及同侧肢体共济失调是小脑卒中的重要标志；85% 为局部缺血，15% 为原发性出血。在临床上很难区别小脑亚区受累的区域，也很难辨别卒中的原因是缺血还是出血；由于病情紧迫，常使用 CT 检查对可疑的小脑卒中患者进行紧急评估。小脑出血和任何伴显著占位效应的梗死都需要神经外科行后颅窝减压术的急诊治疗。由于 CT 上的射线硬化伪影，降低了后颅窝的成像质量，所以多维 MR 是急性期后诊断的首选检查方法。

尽管很难从临床上鉴别小脑范围内的病变，但识别病变的典型分布有助于阐明卒中的机制。小脑分支从上到下的正序分布为上动脉、前下动脉和后下动脉（见图 4.18）。

小脑上动脉（SCA）。提供小脑上部分的血液供应，起源于基底动脉远端，是小脑幕下方发出的最后一个大分支。小脑上动脉范围包括小脑上蚓部，小脑脚中上部以及小脑半球的上外侧部分（小脑的顶盖）。大多数小脑上动脉梗死由栓子引起。

小脑前下动脉（AICA）。起源于基底动脉近端，供应小脑的前内侧区，有时供应部分小脑中脚。小脑前下动脉常常是 3 支小脑半球分支中最小的血管。梗死常导致同侧肢体的运动性共济失调、恶心、呕吐，眩晕和头痛。

小脑后下动脉（PICA）。供应小脑底部，是椎基底动脉系统的第一个颅内主要分支，常起始于椎动脉远端 1～2cm 处。它供给的范围多变，但是常常包括延髓的背外侧、下蚓部以及小脑半球的后外侧。小脑后下动脉与小脑前下动脉相互关联是：如果小脑后下动脉较大，则身体同侧的小脑前下动脉常常较小，反之亦然。这种情况有时称为 AICA-PICA 循环。小脑后下动脉常常是小脑半球的最大分支，也最常发生梗死。开始于 C_1～C_2 平面的椎动脉延伸可出现梗死（图 4.22）。如果仅仅累及小脑半球时，同侧肢体运动性共济失调、恶心、呕吐、眩晕和头痛均可见，如同小脑下前动脉闭塞。小脑后下动脉闭塞累及延髓时，将增加瓦伦贝格（Wallenberg）综合征的发生率，包括共济失调、面部麻木、霍纳综合征、吞咽困难和发声障碍。

交界区（分水岭）梗死

短暂的整体灌注不足发作可导致动脉供血范围之间的交界区两侧梗死（也称分水岭区）。典型诱因包括：心搏骤停、大量出血、过敏性反应以及全身麻醉下的外科手术。交界区是由两个相邻动脉区域的末端分支灌注的区域（图 4.23）。当其中一支或两支供血大血管的血流低于正常流量，交界区的脑组织会首先受累。颈动脉梗死或狭窄时可见单侧交界区损伤。图中显示一连串小的深部白质病变（“串珠征”）或从较高等的侧脑室角向外延伸的病变（图 4.24）。典型的临床表现有单纯的上臂无力（“桶人综合征”）、皮质盲和记忆丧失。

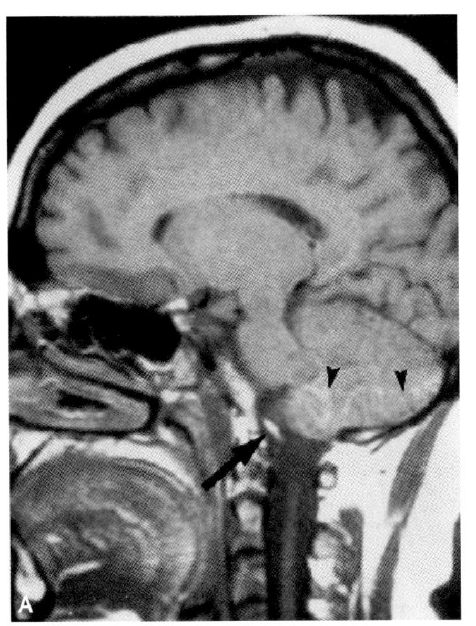

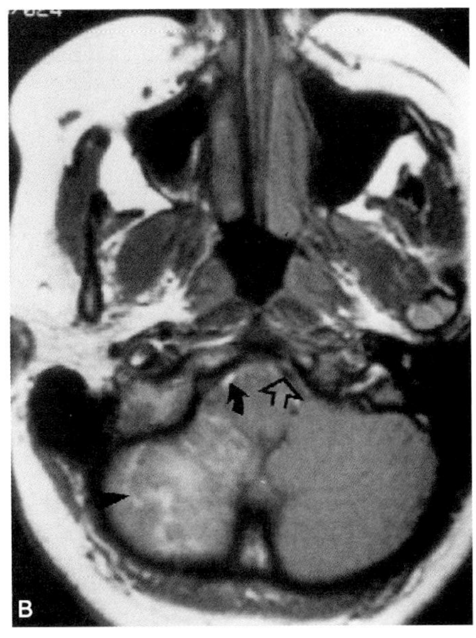

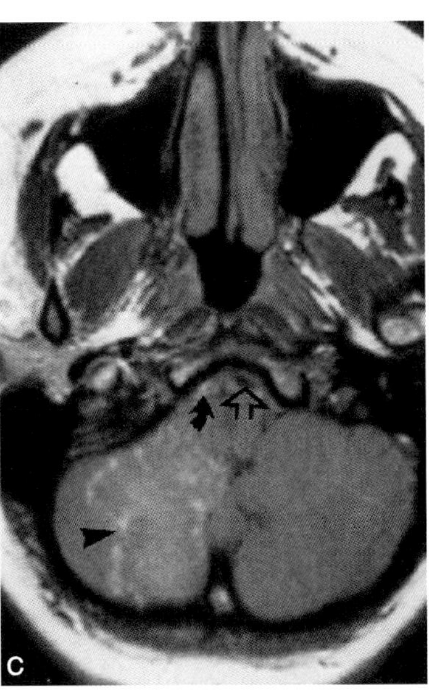

图 4.22 小脑后下动脉(PICA)闭塞的脊椎解剖。该患者在滑雪事故后出现颈部疼痛和共济失调。矢状面(A)和横断面(B、C)平扫 T_1WI 显示右侧椎动脉闭塞呈高信号(闭合箭)以及左侧椎动脉的流空效应(空箭)。出血性梗死发生在右侧小脑后下动脉范围内(箭头)。

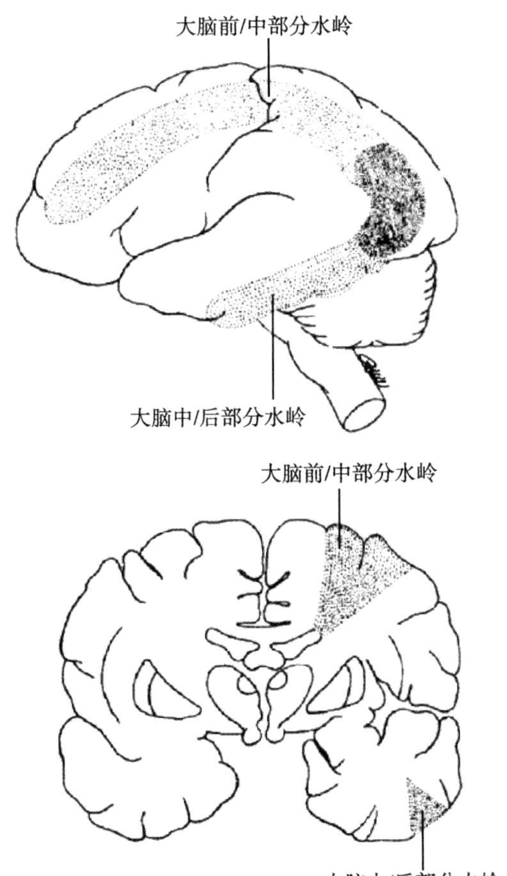

图 4.23 交界区脑缺血。斑点状区域由营养动脉的终末支供血。在单侧或双侧颈动脉血流量减少的情况下，交界区发生梗死的风险最高。(摘自 Simon RP, Aminoff MJ, Greenberg DA, eds. Clinical Neurology. Norwalk, CT: Appleton & Lange; 1989.)

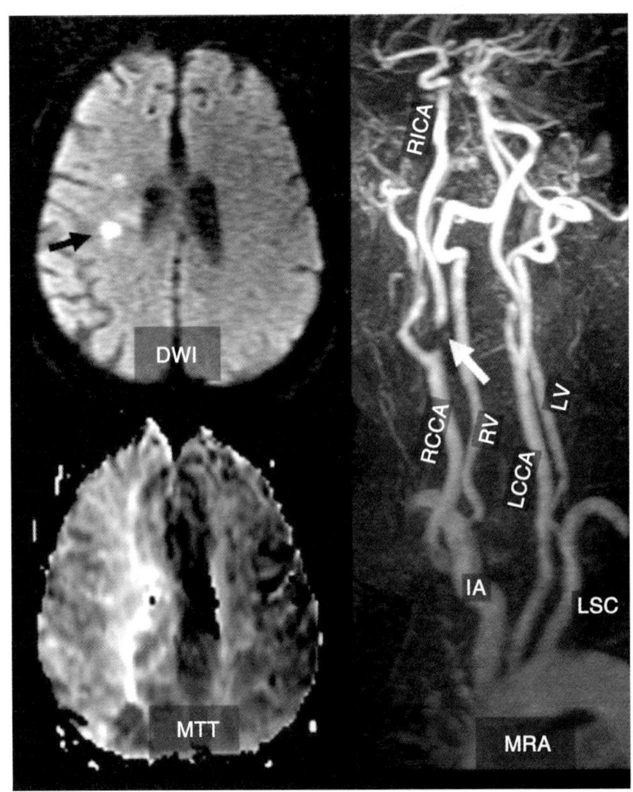

图 4.24 交界区梗死。这个患者表现为左侧肢体摇摆的短暂脑缺血发作。DWI 显示右侧辐射冠的一些病变(黑箭)。平均通过时间(MTT)提示整个半球的通过时间延长，特别是深部分水岭区(白色=较长时间)。钆对比剂增强 MRA 清楚显示大血管的起源正常，右侧颈内动脉近端狭窄(白箭)。导致交界区缺血的机制存在争议，可能还包括远端的栓子，血流减慢所致的血栓形成以及血流动力学等原因。RICA，右侧颈内动脉；RCCA，右侧颈总动脉；RV，右侧椎动脉；LCCA，左侧颈总动脉；LV，左侧椎动脉；IA，无名动脉；LSC，左锁骨下动脉。

小血管缺血改变

腔隙性梗死是出现在皮层下任何部位的小梗死，约占所有卒中的15%～20%。梗死的腔隙范围约2～5mm^3，是由大脑中穿通动脉的闭塞，引起梗死和随后形成的脑软化所致。患者常常有长期高血压病史，导致血管的脂质透明变性，最终形成血栓。短暂性脑缺血发作（TIA）在60%的卒中病例中会较早出现，并且在前2d常出现口吃的现象。单纯的运动或感觉综合征将伴随这些小病变出现。好发部位包括豆状核（37%）、脑桥（16%）、丘脑（14%）、尾状核（10%）以及内囊/辐射冠（10%）（图4.25）。

内囊的腔隙性梗死很常见且导致典型的综合征，所以在腔隙性梗死亚型中占有非常重要的位置。由于进出皮质的轴突必须通过内囊和脑干，在这个位置上微小腔隙性梗死也可能导致严重的损伤表现。内囊的供血动脉为脑底部的多根小的穿通动脉，均是腔隙性梗死和高血压性出血的常见位置。其供血动脉包括大脑前动脉和大脑中动脉的豆状核纹状体分支、颈内动脉的前脉络膜分支以及大脑后动脉的丘脑膝状体分支。内囊前肢的孤立性损伤阻断与前缘额叶的连接，但是临床上常无症状。内囊开始于内囊膝部并向后延伸，在躯体皮层定位组织型中运送皮质延髓、头部、手臂和下肢的纤维（图4.26）。内囊后肢的损伤可导致严重的感觉、运动或综合缺失，所以其在临床上非常重要。膝部损伤会出现语言和吞咽困难，双侧病变时更加明显。

腔隙与血管周围间隙。“腔隙型”是指多发腔隙性脑梗死的一种情况。这个术语仍然在文献中使用，它应该与术语“筛孔型”区别开来，后者指的是穿通性血管周围形成的扩大的血管周围间隙（VR间隙）（图4.27）。这些正常间隙类似于腔隙，但是不会伴随神经功能损伤或其他的临床表现。根据定义，血管周围间隙在任何MR序列中信号均与脑脊液相似，不伴占位效应，且沿着穿通血管的路径出现。常见位置为内侧颞叶、豆状核壳的下1/3和丘脑。特别是在3T的T_2图像上，偶尔也可见于小髓质静脉走行路径的上缘周围。大多数血管周围间隙的直径在MR上约1～3mm，部分可达5mm以上。在所有年龄组中，观察到扩大的血管周围间隙均是正常变异（图4.28）。大小及出现的频率随年龄的增加而增加。

小血管缺血改变。在T_2WI上，老年人的脑内经常可以观察到分散的点状高信号，伴或不伴临床症状。常与半卵圆中心不均匀或弥漫分布的T_2高信号有关（图4.28）。这种病变有很多种命名：白质高信号、小血管缺血性疾病、衰老表现、宾斯旺格病、多发梗死性痴呆以及脑白质疏松等。关于这些影像学变化何时视为异常，何时仅仅代表正常衰老过程的一部分，目前尚未达成共识。但在最终一个结果就是当患者长年累月罹患足够多的小梗死灶时，就会损伤脑功能；个别或少数患者可能无症状，但总体上这些损伤会导致血管性痴呆。另一种情况就是完全健康的患者可能会出现一点胶质增生或无关紧要的小血管闭塞，这常被认为是正常的衰老现象。可以通过临床表现来确定哪些小血管缺血改变的患者需要进一步检查。

血管炎和可逆性脑血管收缩综合征（RCVS）。动脉壁的斑块性炎症变化可能导致大血管或小血管卒中。血管炎可由自身免疫性疾病、结节性多发性动脉炎以及特发性疾病（如巨细胞动脉炎）等诱发。药物暴露（海洛因、安非他明、5-羟色胺再摄取抑制剂）、偏头痛及发作后状态与可逆性脑血管收缩综合征（RCVS）有关，这可能类似于血管炎。RCVS导致血管不规则成串珠样，但通常没有血管炎的血管壁炎性浸润。血管炎性梗死通常分散在多血管区域，因此可能产生不同范围的损伤模式。不同阶段的炎症、坏死、纤维化和动脉瘤可同时出现。

通过常规血管造影术评估疑似血管炎的病例，可提供较高的诊断率。对颅内循环和颈外动脉的影像进行回顾，观察研究不规则的局灶性狭窄。具有脂肪饱和度的高分辨率钆对比剂增强MR图像中的黑血影像有时是局灶性血管壁增厚的表现。然后可以选择阳性位点进行组织活检确认。有时候血管病变很小以至于血管造影表现正常；在这些病例中，皮肤、神经、肌肉或随机的颞动脉活检均可用于诊断。明确诊断非常重要，因为许多血管炎对类固醇或细胞毒性药物治疗有反应，或者决定是否对RCVS患者使用血管扩张药物治疗或去除潜在的诱发因素。

静脉性梗死

静脉闭塞是卒中的不常见但重要的病因。静脉梗死的特征是年轻患者出现头痛、突发局灶性神经功能缺损和频繁癫痫发作。诱发因素包括：高凝状态、妊娠、感染（从邻近的头皮、面部、中耳或鼻窦扩散）、脱水、脑膜炎和肿瘤直接侵袭。即使动脉供血完好，静脉回流的阻塞也会导致血液淤滞、血液脱氧和神经元死亡。持续灌注常常会导致损伤及闭塞的血管出血。任何硬脑膜窦或皮质静脉均可受累，但最常见的是上矢状、横窦、直窦和海绵窦闭塞，可以是单个或多个部位的闭塞。

在深层皮质或皮质下区域出血性梗死形成的患者比较多见。这些病变区域往往呈圆形，挤压周围皮质，与典型的朝向表面的楔形动脉闭塞恰恰相反。当明显的梗死区域与已知的动脉区域不相符时可以怀疑是静脉梗死（图4.29）。

增强CT的上矢状窦充盈缺损，间接代表了静脉血栓形成，即“空三角征”（图4.30）。“空三角征”常出现在上矢状窦闭塞后的1～4周，在疾病的急性期和慢性期可能不出现。小的静脉闭塞在CT上很难发现。约10%以上的正常患者当CT增强扫描延迟30min以上时，也会出现类似于“空三角征”的影像。原因可能是不同的血池清除率和对比剂被硬脑膜吸收，有效地突出了正常静脉窦的硬脑膜边界。

联合应用自旋回波MR和MRV成像可能是诊断硬脑膜窦闭塞最佳影像学评估方法。在MR上当静脉流空效应消失时应怀疑静脉窦血栓，而当发现实际血凝块时可确诊（图4.30）。正常的静脉血管里流速缓慢的血液有时表现为高信号，这是MR诊断静脉闭塞的潜在误区。MR静脉造影术可有助于确诊这些可疑病例。全脑的CTA检查，对比剂注射后略微延迟扫描时间也是对静脉疾病很好的无创评估方法。当诊断困难或考虑血管介入治疗时，才采用常规血管造影技术。

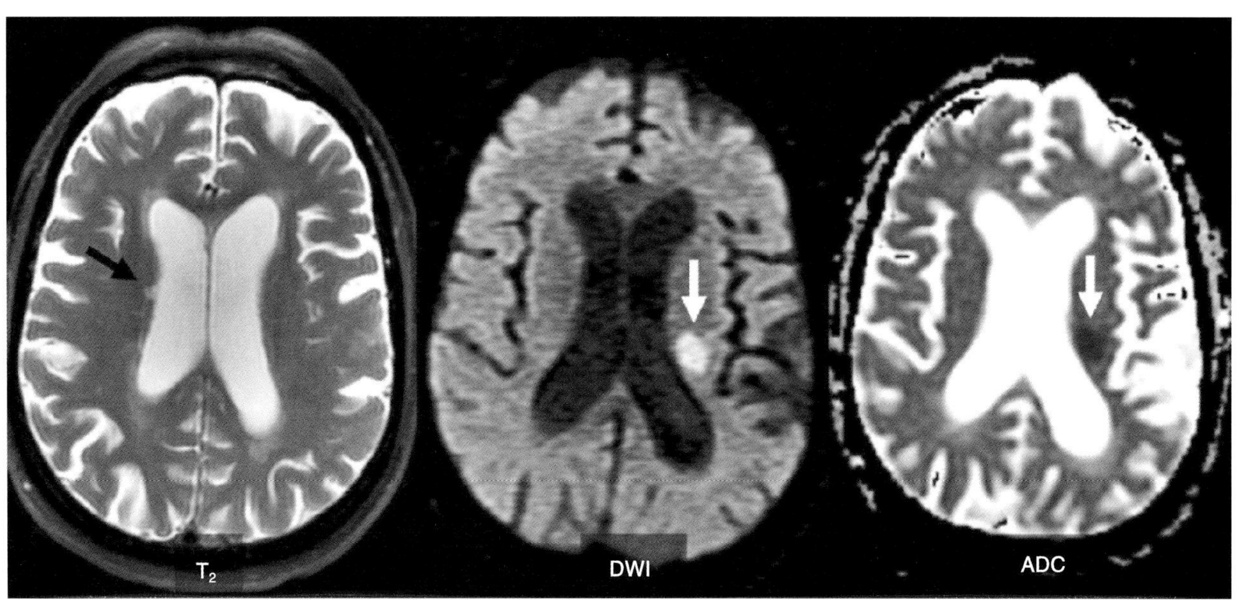

图 4.25　新旧腔隙性脑梗死在 T_2 和 DWI 上的鉴别。这些患者表现为运动性卒中。T_2 显示右侧脑室旁白质小的陈旧性腔梗(黑箭)及与年龄相关的脑室周围白质改变。急性梗死的细胞毒性水肿仅见于 DWI 和 ADC 图(白箭)。急性梗死的 DWI 可持续 1 个月的高信号,然后逐渐向更像水的信号发展。

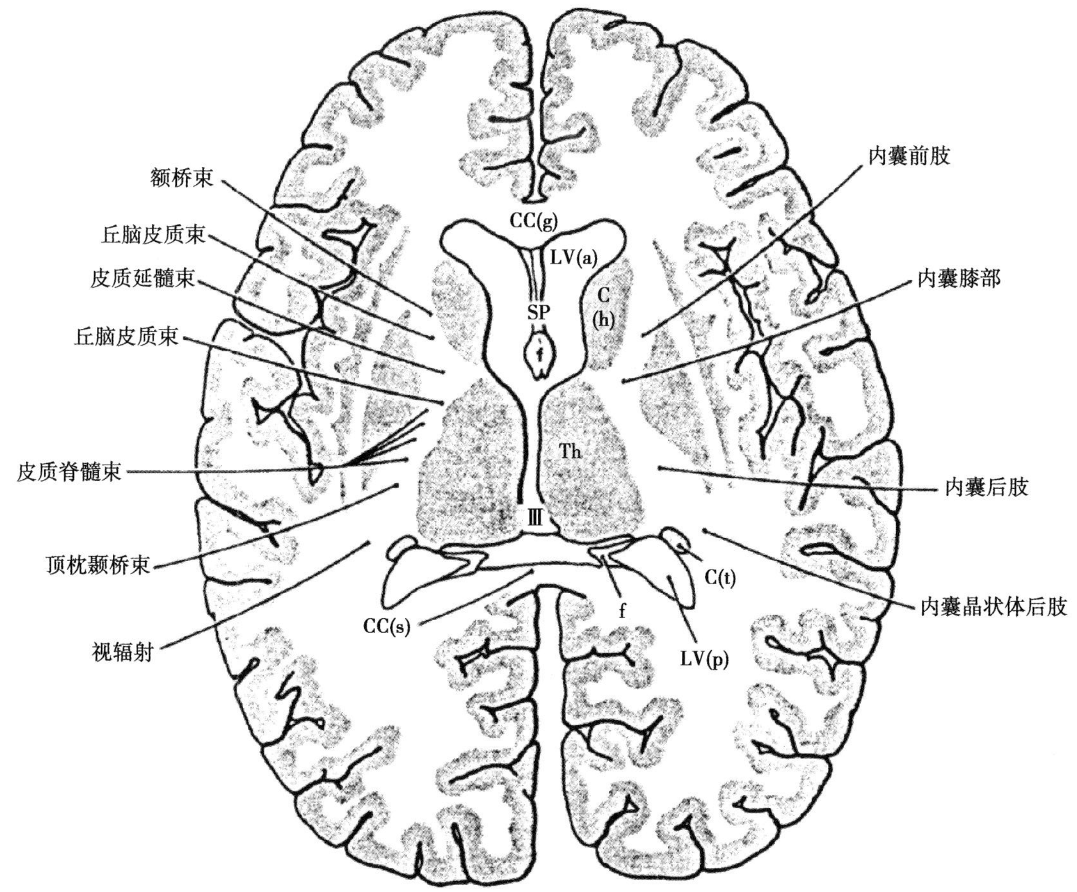

图 4.26　内囊解剖定位。横断面简图显示内囊的主要部分(标记在右侧)和通过它的主要纤维束(标记在左边)。CC(g),胼胝体膝部;CC(s),胼胝体压部;C(h),尾状核头;C(t),尾状核尾部;f,穹窿;LV(a),侧脑室前角;LV(p),侧脑室后角;SP,透明隔;Th,丘脑;Ⅲ,第三脑室。(来自 Gilman S,Winans SS. Manter and Gatz's Essentials of Clinical Neuroanatomy & Neurophysiology. Philadelphia,PA:F. A. Davis Company,1982.)

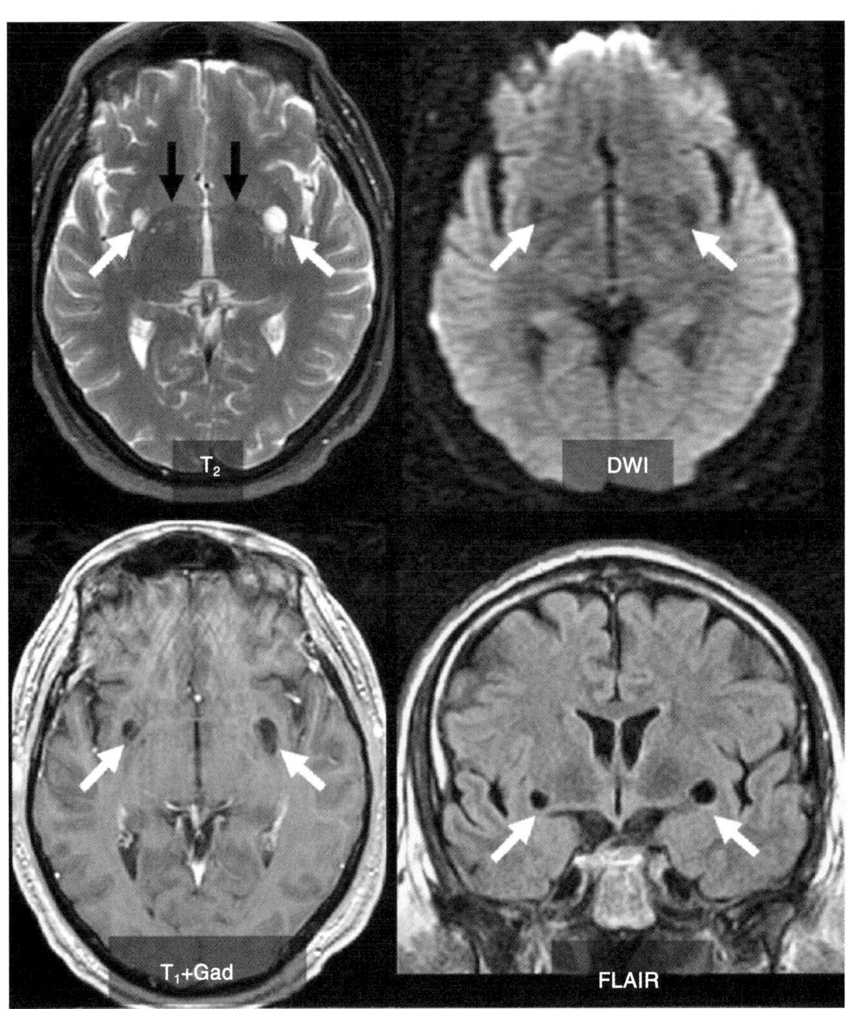

图4.27 血管周围间隙。所有序列显示扩大但却是正常的血管周围间隙(白箭),且与脑脊液信号相似。无占位征象,患者没有相关区域的临床症状。这些空间通常出现在基底神经节前下部的前连合末端("黑胡须",黑箭)。不能误认为腔隙性梗死,后者的典型表现是急性期DWI上高信号和FLAIR上的神经胶质增生信号。

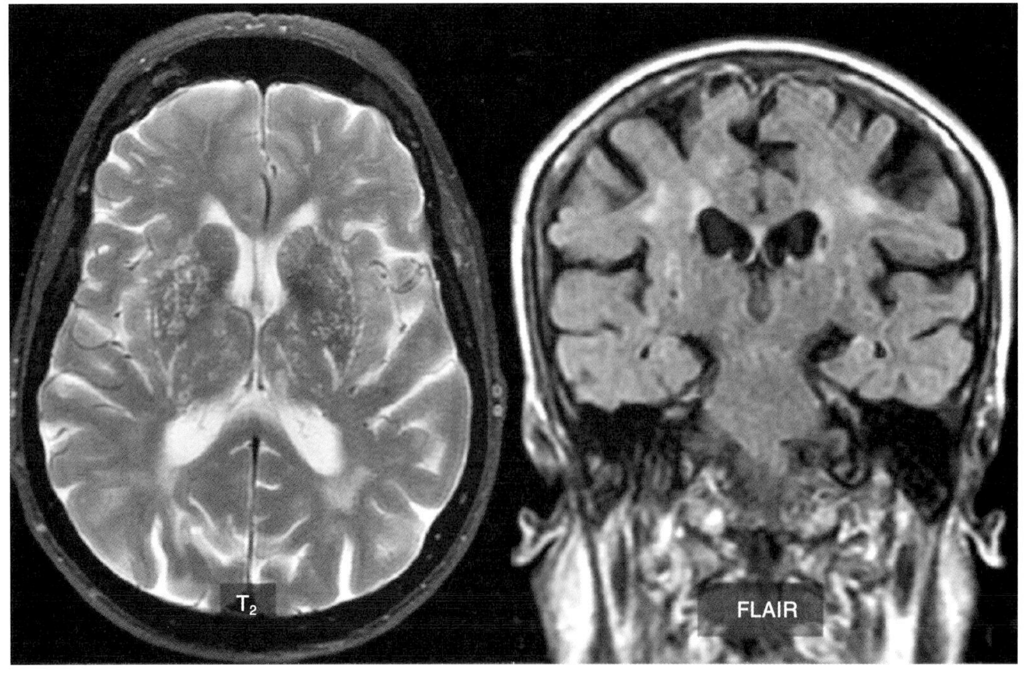

图4.28 小血管缺血性改变和衰老性血管周围间隙。横断面T_2WI显示基底节许多高信号区域。辐射性或线样区域可能代表小髓质静脉周围的脑脊液间隙("筛孔型")。冠状位FLAIR显示高信号,提示陈旧性缺血性病变周围的神经胶质增生,而未显示邻近的血管周围间隙。

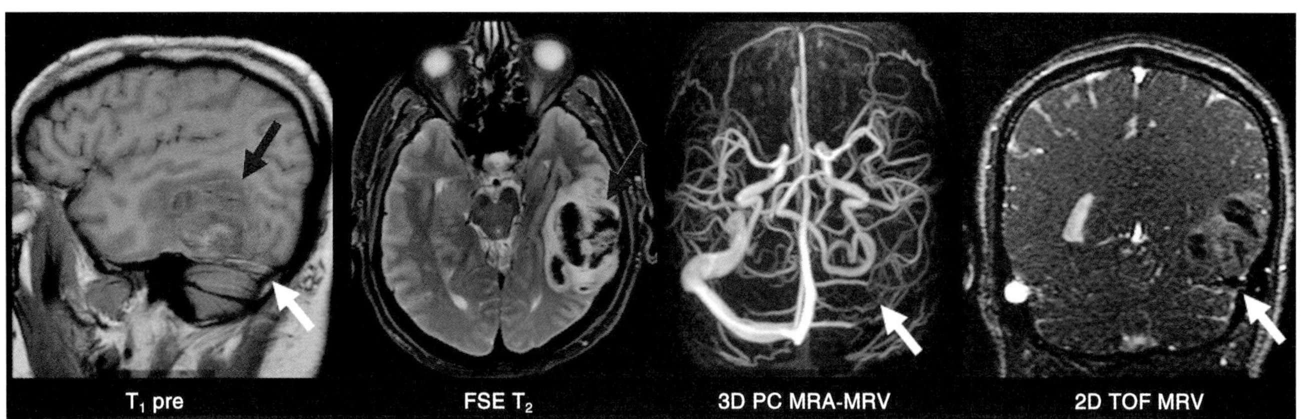

图 4.29　横窦闭塞与静脉梗死形成。静脉梗死包括左侧横窦和下吻合静脉。这位既往健康的男人突发韦尼克失语症(感觉性失语症)。T_1 和 T_2 加权图像显示左下颞叶的混合性水肿和早期出血(细胞内脱氧血红蛋白在 T_1 上的等低信号与 T_2 上的低信号一致,红箭)。这个位置和形态是下吻合静脉梗死的典型表现,通过 MRV 成像证实,其进入横窦(白箭)的管径内血栓形成。

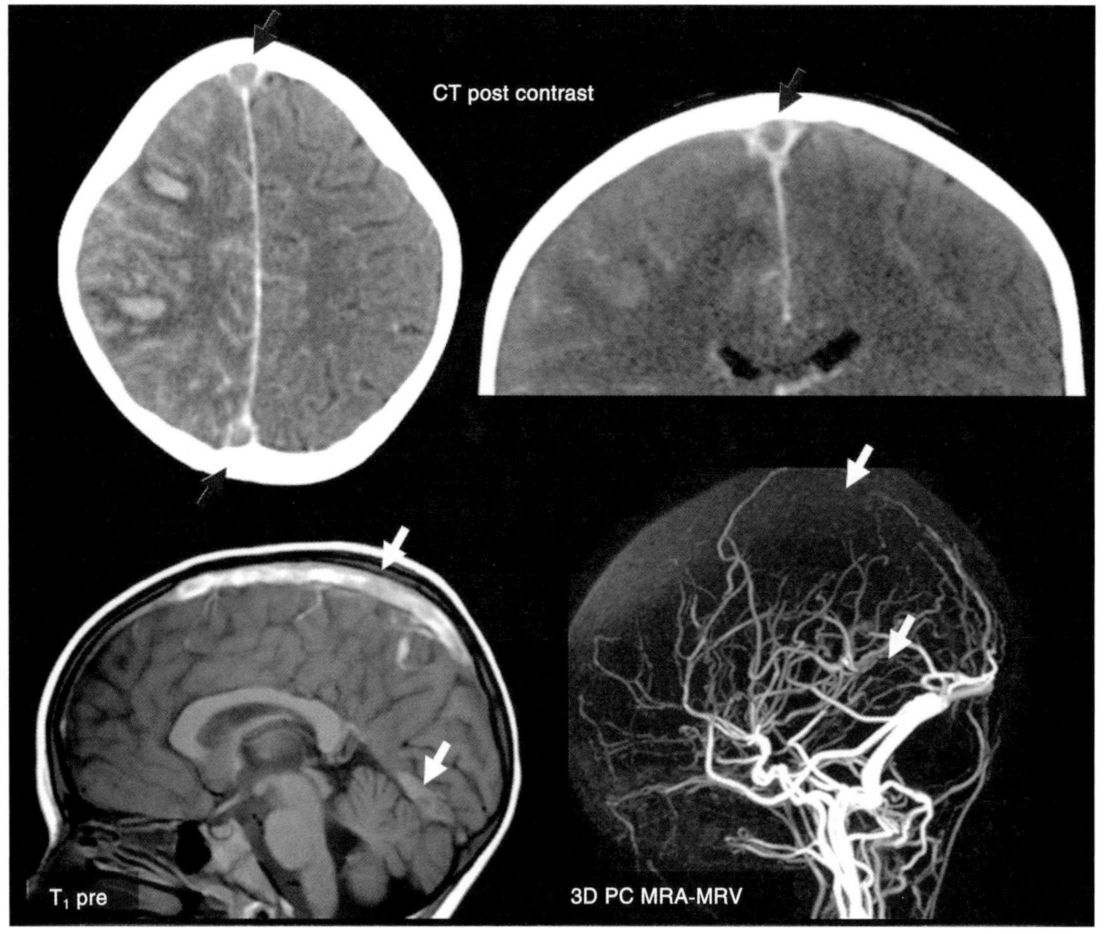

图 4.30　静脉窦血栓形成并发出血性静脉梗死。4 岁女孩,近期使用 *L*-天冬酰胺酶治疗白血病,现出现头痛、癫痫发作和左侧偏瘫。CT 图像(上图)显示右额叶区域出血、水肿和软脑膜充血。通过增强在轴向和冠状重建中观察到上矢状窦的充盈缺损(血凝块)是典型"空三角征"(箭),表示硬脑膜窦血栓形成。随访 MRI(下图)显示上矢状窦(白箭)T_1 中明亮的高铁血红蛋白凝块高信号和直窦中的等信号;MRV 证实这些静脉窦缺乏流动性。

出血性脑卒中

当动脉或静脉破裂时会发生出血，使血液突然进入脑实质或蛛网膜下腔。尽管有时出现混合型，但是出血最常分为蛛网膜下腔出血和脑实质出血。影像检查对确定出血来源和显示并发症至关重要。出血的定位和类型有助于预测潜在的病变是什么和指导进一步检查。

出血的影像学表现

出血在 CT 上表现为高密度，而在 MR 上表现为与铁氧化相关的复杂信号。在所有病例中，"血凝块"中血清的含量较少（因此含水量比全血少得多），这在成像中也起到了重要的作用。平扫 CT 仍是对可疑出血患者进行紧急评估的首选检查。尽管急性出血患者有时在常规 MR 上较难诊断，但是当 FLAIR 用于蛛网膜下腔出血时和梯度回波 T_2^* 序列用于脑实质出血时，其敏感性是非常高的。对于亚急性或慢性出血的检测和鉴别，MR 较 CT 更具优势（图 4.31）。

血液的 MR 信号产生取决于血细胞比容、血氧含量、血红蛋白的类型和含铁部分的化学状态、组织的 pH、不同血凝块结构的蛋白含量以及红细胞膜的完整性等复杂的相互作用。这些机制中占主导地位的是氧化状态和血红蛋白相关的铁的化学状态。随着时间的推移，氧合血红蛋白依次转化为脱氧血红蛋白、高铁血红蛋白，然后转化为含铁血黄素。转化过程中降解产物的磁性改变将影响邻近组织的 MR 弛豫率，从而发现出血。脑实质出血的亚急性阶段常可见周围水肿的小晕轮影，使得有时难以理解信号的变化。高场强扫描仪和梯度回波序列有助于更好显示亚急性期和慢性期的出血。表 4.4 和图 4.32 总结了在 1.5t 磁共振图像上出血随时间推移的 MR 信号变化规律。当然，由于多因素作用，有些病例可能与这些简化指南有所不同。

相关物理化学知识有助于我们了解出血过程中复杂的信号变化。出血是通过影响 T_1、T_2 的弛豫时间来改变组织的信号特征。由于物质磁性和分子构象变化，血红蛋白产物完成了相继的氧化作用。出血分解产物内的铁，有效地改变了局部磁场，这个过程被称为磁化率。由于可加快或减慢 T_1 和 T_2 的弛豫率，这种变化将转化为信号强度的变化。T_1 弛豫的改变只发生在非常小的范围内，而 T_2 弛豫影响可见于毫米范围内。

正常情况下，循环内的红细胞包含氧合血红蛋白和脱氧血红蛋白的混合物。当通过毛细血管床时，组织根据代谢的需要来吸收氧，在这个过程中把氧合血红蛋白转化为脱氧血红蛋白。

在临床影像上，上述过程不会产生可见的 T_1 信号强度改变，但由于它们对 T_2WI 的相反影响，可能会被区分。氧合血红蛋白是一种含二价铁（Fe^{2+}）的抗磁化物，在 T_2WI 上表现为高信号强度（尤其是第一回波）。脱氧血红蛋白也含有 Fe^{2+}，但是一种顺磁性物质。脱氧血红蛋白的磁化率导致 T_2 或 T_2^* 成像的自旋加速去相位（如快速梯度回波序列），最终导致信号减低。因此，在重 T_2WI 上脱氧血红蛋白呈低信号。急性出血时偶尔可见这些 T_2 信号改变的类型。这些与血氧平衡相关的磁化率效应是临床功能 MR 成像方法的基础（有活性的大脑区域重新灌注血流和氧合血红蛋白，被检测到局部 T_2^* 信号增加）。

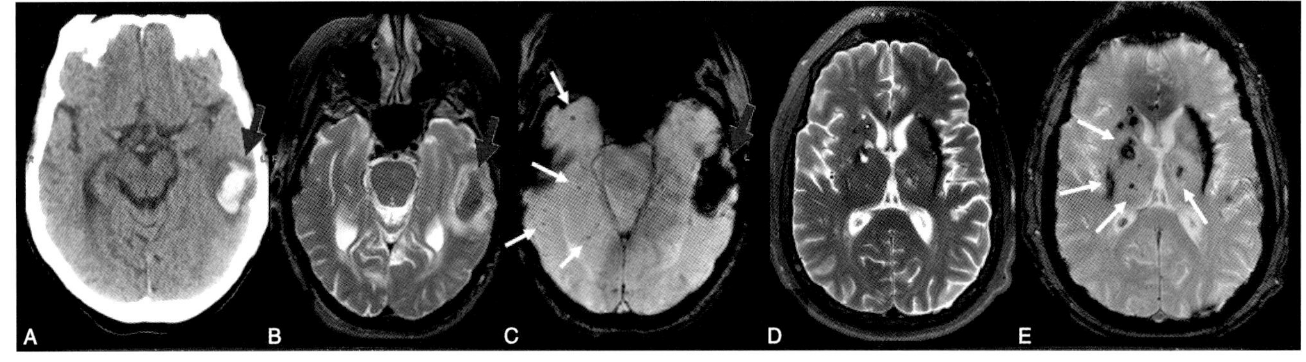

图 4.31 淀粉样蛋白变性与高血压微出血。淀粉样蛋白变性（A~C）：平扫 CT（A）和 FSE T_2（B）显示急性左颞叶血肿（红箭），其在 T_2^*（C）呈低信号。诊断淀粉样蛋白变性的关键是在 T_2^* 上识别许多额外的点状陈旧性出血（又名微出血），在灰白色交界处（白箭）周围分布。高血压性出血（T_2，D 和 T_2^*，E）更明显的累及深部灰质结构（白箭），尤其是丘脑和基底神经节，通常伴有腔隙性梗死。尽管 CT 可以检测到各种原因引起的急性大出血，但仍需要 MRI 梯度回波 T_2^* 或磁敏度加权序列来检测陈旧性的微出血而进行鉴别诊断。

表 4.4

出血的 MR 信号演变

时间	红细胞	血红蛋白状态	T_1 信号	T_2 信号
<1d	完整	氧合血红蛋白	等/低	高
0~2d	完整	脱氧血红蛋白	等低	低
2~14d	完整	高铁血红蛋白（细胞内）	高	低
10~21d	溶解	高铁血红蛋白（细胞外）	高	高
≥21d	溶解	含铁血黄素/铁蛋白	等/低	低

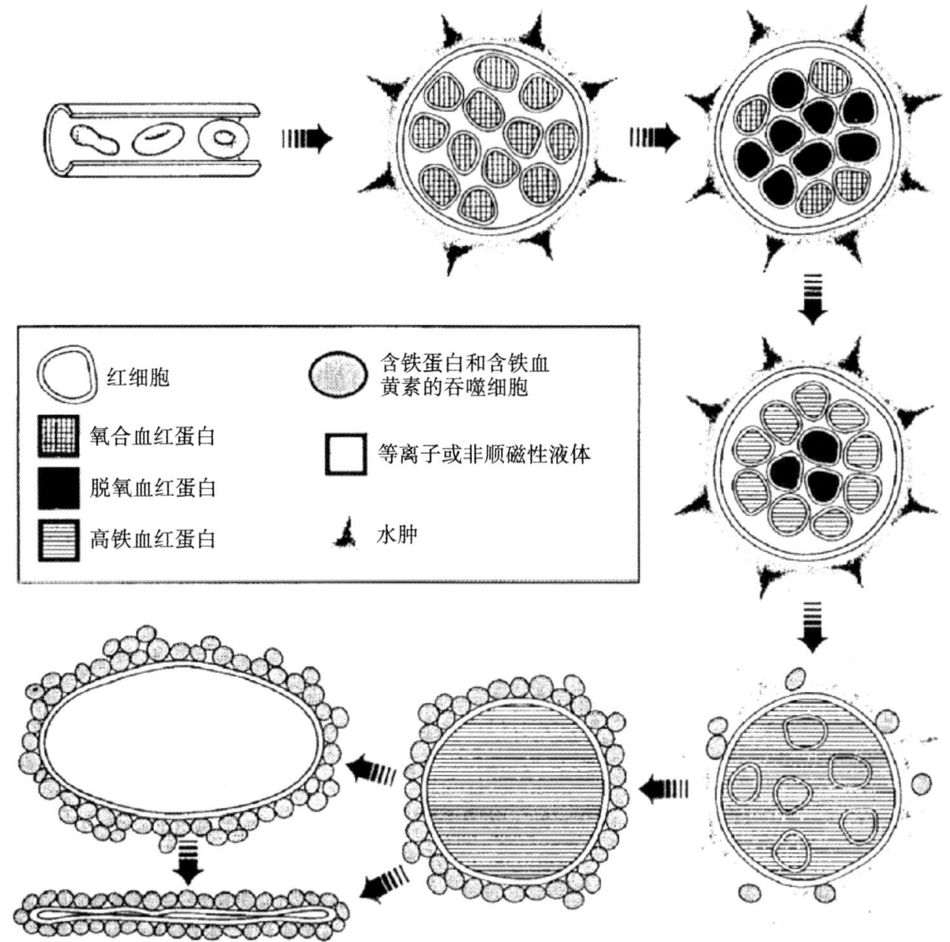

图 4.32　出血的生化演变。出血在几分钟内，血肿由含氧合血红蛋白的完整红细胞组成。几个小时后，血肿开始收缩，血红蛋白由氧合血红蛋白氧化成脱氧血红蛋白再到高铁血红蛋白。高铁血红蛋白倾向于形成一个环，随着时间的推移，从外围向中心汇聚。红细胞溶解，将高铁血红蛋白释放到周围的液体中，巨噬细胞将其分解为含铁血黄素和铁蛋白，在陈旧性的血肿周围留下印痕。（来自 Atlas SW. Magnetic Resonance Imaging of the Brain and Spine. New York：Raven Press；1991.）

发生出血后，氧合血红蛋白转化为脱氧血红蛋白的速率依赖于局部的 pH 和氧张力。这出现在脑实质出血后的数小时，但是当含氧脑脊液环绕蛛网膜下腔出血时，可延长相当长时间。这可以解释为什么急性蛛网膜下腔出血通过常规 MR 相对难以检测，但却很容易通过 FLAIR 成像检测到（血性脑脊液中的信号未被抑制）。脑实质或外周血肿中脱氧血红蛋白进一步氧化导致高铁血红蛋白的形成，这是一种三价铁（Fe^{3+}）的顺磁性物质。这发生在数天或更长的时间，与红细胞裂解的时间过程平行。

高铁血红蛋白使 T_1 弛豫显著加快，形成 T_1WI 上的高信号（见图 4.30）。完整红细胞中包含的高铁血红蛋白，能够在细胞和外部质子之间建立局部场梯度，这种磁化率导致 T_2WI 信号丢失。细胞裂解后，高铁血红蛋白弥散分布于组织液中，场梯度消失，类似于脑脊液的 T_2 弛豫时间。T_1 明亮的高信号是亚急性出血有用的指标，T_2 信号可以判断这是否仍然是早期细胞内（T_2 低信号）阶段或晚期细胞外（T_2 高信号）阶段。因此，亚急性期血肿的 T_2WI 显示为一种“血细胞比容效应”：完整的血细胞表现为低信号，而上层的血浆表现为高信号。

血红蛋白的进一步氧化及球蛋白的破坏，使得含铁血黄素在巨噬细胞溶酶体内积聚。即使出血发生几年后，手术或尸检仍可发现含铁血黄素所致的陈旧性血肿边缘的大量铁锈样染色。这是一种含顺磁性三价铁离子（Fe^{3+}），且不溶于水的物质。由于磁化率（$T_2{}^*$）的影响，含铁血黄素没有显示出明显的 T_1 效应，但表现出明显的短 T_2（低信号）效应。陈旧性出血在 CT 或 T_1WI 上仅能观察到体积萎缩，而在 T_2WI 上可观察到沿病变边缘分布的低信号环，提示之前的出血灶。偶尔大量或复发的蛛网膜下腔出血可引起大脑表面的弥散性含铁血黄素沉着，这种情况称为表面含铁血黄素沉着症（或浅表性铁质沉着）。

蛛网膜下腔出血

蛛网膜下腔是脑脊液循环流动的间隙，其围绕血管，并与脑室系统相通。蛛网膜下腔出血（SAH）通常是由脑动脉瘤破裂引起。脑或脊髓的动静脉畸形和硬脑膜的血管畸形也可能引起蛛网膜下腔出血，但通常与实质或硬膜下出血共同出现。当受到药物、创伤或夹层损伤时，之前正常的血管也可能破裂，引起蛛网膜下腔出血。在血小板减少症或者其他严重凝血功能障碍性疾病的患者中有时也会发生蛛网膜下腔出血。

动脉瘤患者可因出血或局部占位效应而出现症状。当动脉瘤破裂时，最常见的症状是突发的、严重的头痛，有时甚至被患者描述为人生中最剧烈的头痛。未破裂的动脉瘤或周围出血有限的动脉瘤也可能在有或没有头痛的情况下产生显著的占位效应。后交通动脉瘤引起的典型症状是单侧动眼神经麻痹，海绵窦综合征是由颈内动脉瘤或蝶鞍旁的动脉瘤引起，视交叉综合征（双侧颞区的视野缺损）由前交通动脉瘤引起。

蛛网膜下腔出血多是由隐匿性先天性动脉瘤破裂引起（图4.33）。1%～2%的人患有动脉瘤，常认为是由动脉管壁中膜的先天性缺失所致。大多数动脉瘤患者无症状，但是若动脉瘤直径超过3～5mm时，破裂的危险程度也相应增加。颅内动脉瘤经常发生在大脑动脉环分支附近，大约85%出现在大脑动脉环前部，另外15%则发生在椎基底动脉区域。常见位置包括前交通动脉（33%）、大脑中动脉（30%）、后交通动脉（25%）和基底动脉（10%）附近的分支点，不常见位置有眼动脉、颈内动脉海绵窦段及小脑后下动脉。当看到远端分支动脉瘤时，应考虑创伤或全身感染的发作（如细菌性心内膜炎所致“感染性”动脉瘤）。其他与动脉瘤相关的疾病包括动脉粥样硬化、纤维化肌病和多囊肾病等。治疗要根据临床表现和动脉瘤的大小及位置的情况来决定，治疗方案包括手术夹闭、介入性血管内弹簧圈栓塞或二者联合治疗（图4.34）。

急性大量的蛛网膜下腔出血很容易通过CT观察到，但却可能在常规自旋回波MR中完全被忽视掉。CT对检测急性蛛网膜下腔出血的敏感性要高于90%，这可能是血肿密度增高的原因。在MR上使用FLAIR序列能提高急性出血的显像率，但当临床考虑蛛网膜下腔出血时，CT仍被认为是首选的成像方法（图4.34）。若患者红细胞比容低、出血量少或扫描延迟时，

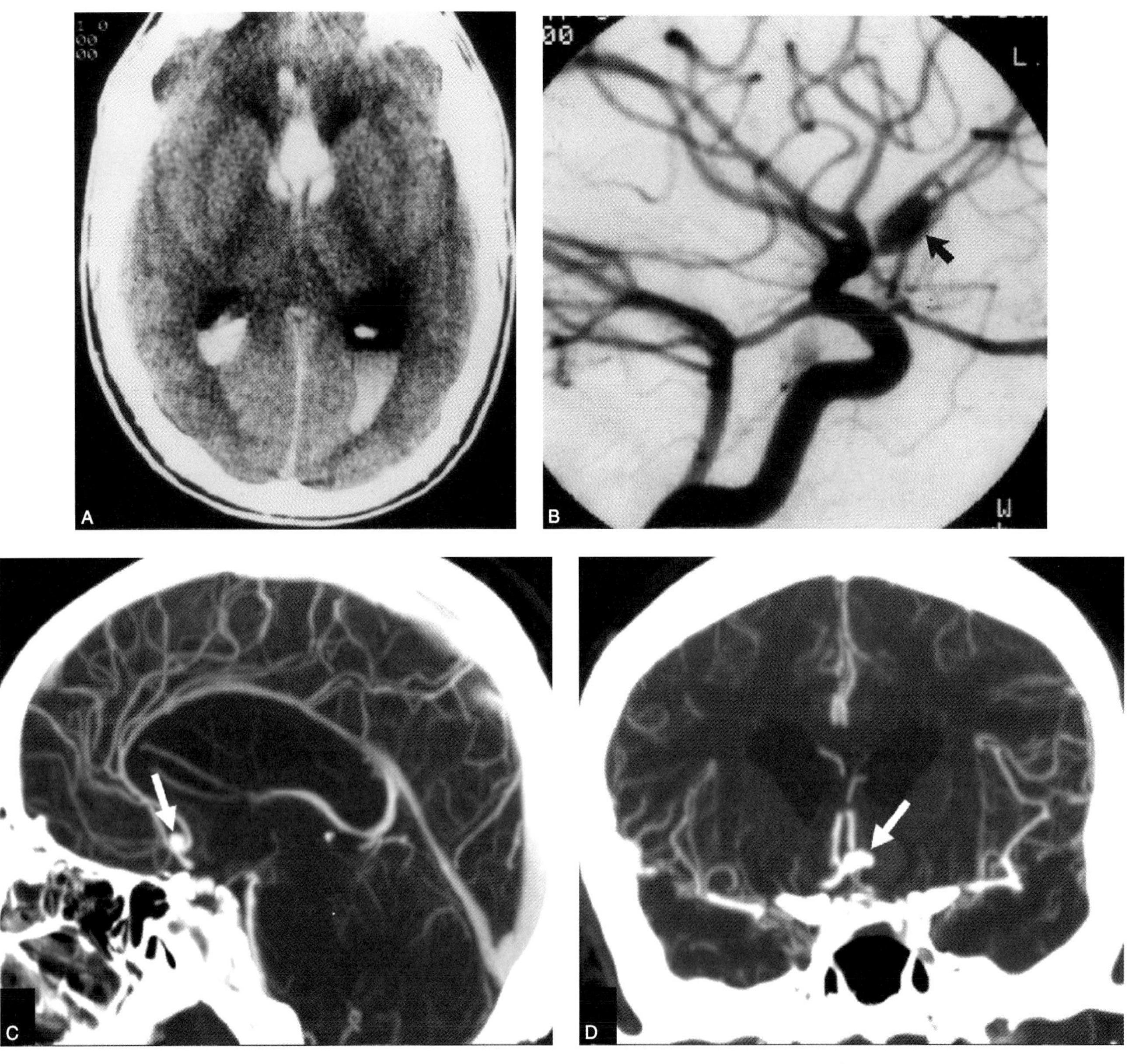

图4.33 前交通动脉瘤破裂。21岁男性患者，吸食可卡因后立即昏倒。A. CT平扫显示大脑纵裂池内及侧脑室内积血。根据定义，脑室、脑池及脑沟内出血均属于蛛网膜下腔出血。B. DSA侧位片显示大的前交通动脉瘤（箭）。超过一半的蛛网膜下腔出血患者有药物滥用病史，会发现潜在的动脉瘤或动静脉畸形。同一患者的CT动脉造影，从矢状位（C）和冠状位（D）二维重建显示动脉瘤破裂（白箭）。

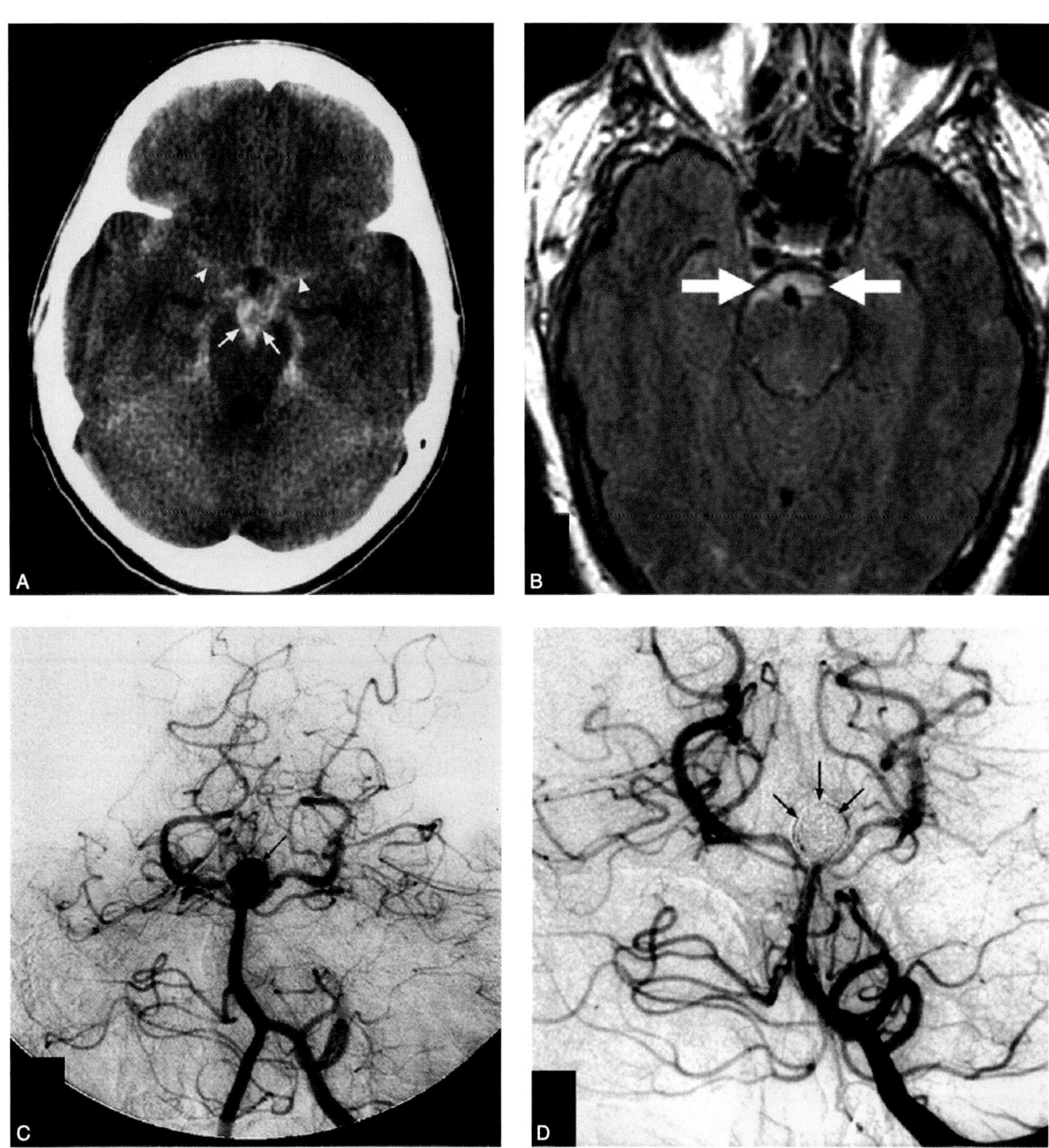

图 4.34　基底动脉顶端动脉瘤的血管内弹簧圈治疗。36 岁男性患者剧烈头痛。A. CT 平扫显示脚间池（箭）和基底池（箭头）内的蛛网膜下腔出血；B. 常规 MR 序列通常会漏诊蛛网膜下腔出血，但在 T_2 的 FLAIR 序列上却容易显示（大白箭）；C. 血管造影，左侧椎动脉注射对比剂前后位像显示基底动脉顶端动脉瘤（箭）；D. 血管内弹簧圈置入后的血管造影显示动脉瘤闭塞（箭），同时也保留了邻近的动脉分支。

CT 上有时也难以发现蛛网膜下腔出血。这时通过腰椎穿刺检测红细胞可能是鉴别疑似蛛网膜下腔出血的唯一方法。CT 上发现蛛网膜下腔出血最敏感的位置是血液在重力的作用下沉积在蛛网膜下腔相关的部位：脚间池、大脑外侧裂池后部、枕骨角远侧（图 4.35）。尽早扫描非常重要，因为蛛网膜下腔血液的溶解，在第 3 天 CT 敏感性将降低至 66%。

大约 15%～20%的蛛网膜下腔出血患者合并多发性的动脉瘤。由于这种多样性，初始评估需要 CTA 或血管造影。当出现多发性动脉瘤时，体积最大或最不规整、有局部占位效应、动脉瘤内有血凝块或随访检查体积出现变化的动脉瘤，可能是造成出血的主要原因。CTA 是用于紧急评估蛛网膜下腔出血的一线筛选方法，在一些医院已取代了大部分的诊断性血管造影。MRA 对蛛网膜下腔出血早期诊断的可靠性尚未得到证实。MR 和 MRA 的组合可检测出大部分>3mm 的动脉瘤，使之成为对一些高危患者（如有明确家族史、多囊肾等患者）的筛选工具。

蛛网膜下腔出血的位置和动脉瘤破裂的位置不完全相关，所以蛛网膜下腔的血液可能会有相关的分层。有时脑实质的血凝块会环绕在出血的部位，或者动脉瘤本身可能会出现血栓。当常规 CT 筛查显示蛛网膜下腔出血时，患者在 CT 扫描仪上就可迅速进行 CTA 检查评估动脉瘤。几天之内，在 MR 上高铁血红蛋白的聚积可能使出血的部位更清楚。除非是大量蛛网膜下腔出血或再次出血，否则一周左右蛛网膜下腔的血就会在 CT 上显示不明显。

随着 CTA 和血管内弹簧圈栓塞术的广泛应用，评估和治疗动脉瘤性蛛网膜下腔出血在过去的 15 年内有很大的变化。虽然传统的开放式夹闭术仍然可以很好地治疗手术容易到达

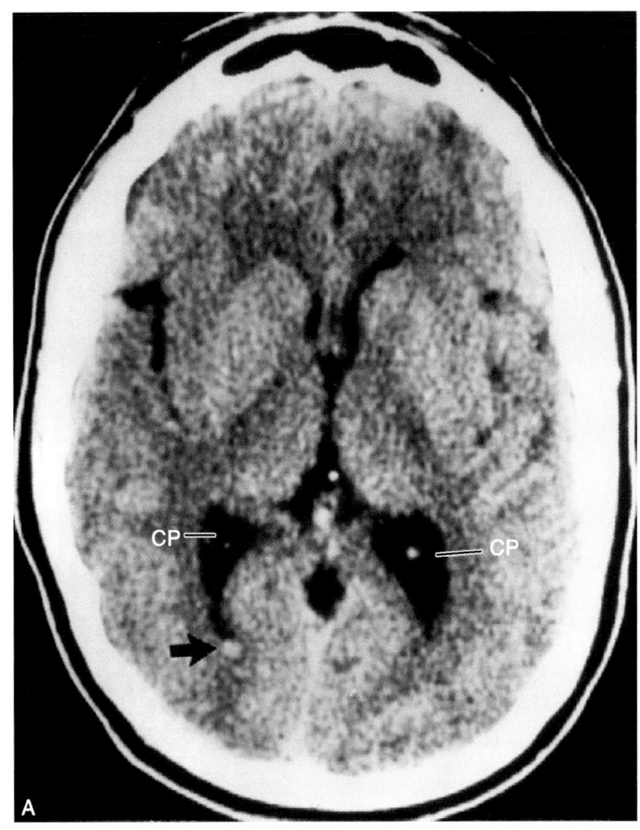

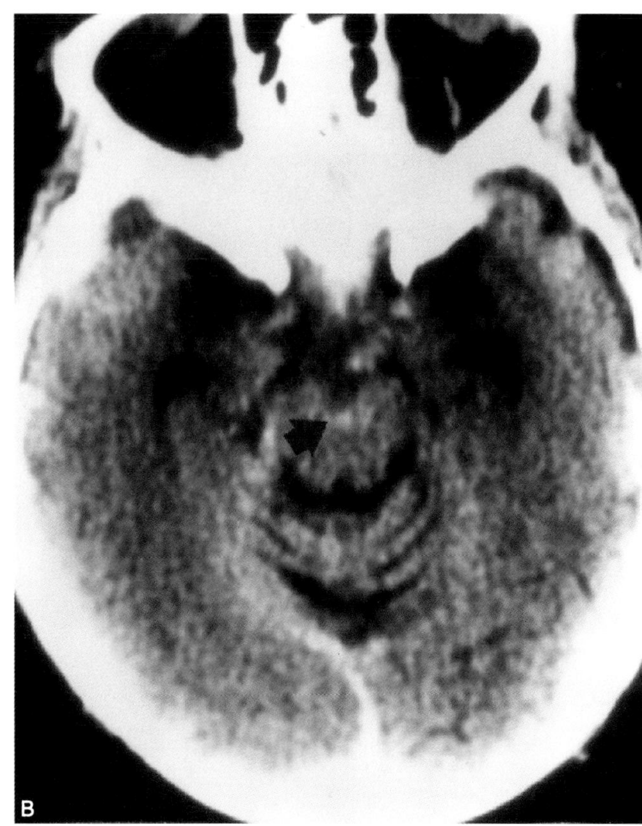

图 4.35　CT 诊断少量的蛛网膜下腔出血。检查蛛网膜下腔出血最敏感的区域为侧脑室后角(A,箭)及脚间池(B,箭)。侧脑室内可见钙化或增强的密度增高的脉络丛(A,CP)。根据脉络丛的固定位置使其与出血区分开来。

的动脉瘤,但血管内弹簧圈栓塞治疗已经被证明具有较低的发病率和死亡率。血管痉挛是蛛网膜下腔出血发生几天后出现的一种严重的并发症,可通过早期夹闭和弹簧圈栓塞进行积极治疗。上述情况使得许多医院开始对所有急性蛛网膜下腔出血患者使用诊断性 CTA,然后对复杂病例进行血管造影或预期进行弹簧圈介入干预。动脉瘤的二维和三维 CTA 重建可以帮助选择行开放手术或是血管内手术。

随访评估是评价蛛网膜下腔出血的重要方法。最初或随后的 CT 显示交通性脑积水,需要行脑室造瘘或分流术。CT 平扫可以评估可能再次发生的出血。颅内压增高或脑血管痉挛患者也可能有梗死,也是早期蛛网膜下腔出血后情况继续恶化患者的主要病理表现。治疗后血管造影常用于评估夹子的位置和排除血管痉挛。血管造影或 MRA 常用于对弹簧圈介入治疗动脉瘤的随访。

脑实质出血

原发性脑出血的发生是由于血流直接进入脑实质。创伤性脑出血不包含在此章节内容中,已在第 3 章中讨论。脑实质出血的初期死亡率一般高于脑梗死,但在愈后方面比类似大小的脑梗死稍好。这是因为出血倾向于脑组织撕裂、移位,但血肿可以被吸收。类似大小的梗死灶是由无活性的神经元组成而不是移位的神经元。需要考虑的主要鉴别诊断是高血压性出血、血管畸形、药物效应、淀粉样血管病和肿瘤出血。

高血压性出血发生于壳核(35%~50%)、皮层下白质(30%)、小脑(15%)、及脑桥(5%~10%)(图 4.36)。尽管血管壁的粟粒性动脉瘤也可能与出血有关,但与腔梗一样,血管脂肪透明变性被认为是主要的致病性病理特征。少量高血压性出血吸收后可能没有后遗症,而后颅窝的大量出血会出现占位效应或出血延伸至脑室系统内,其预后相对较差。有时在出血患者中看到的微出血模式可以帮助区分高血压与淀粉样蛋白相关的出血(见图 4.31)。在 CTA 或常规对比增强时发现急性血肿的局灶性对比剂外渗图像("斑点征象"),预示入院后最初几小时内血肿扩大的风险要高于没有斑点征象的患者(图 4.36、图 4.37)。

血管畸形发生率远低于高血压,却是脑出血必须排除的一个病因,特别是年轻患者。颅内血管畸形是一种先天性异常的血管连接,可随时间推移而逐渐扩大。颅内脑血管畸形作为颅内脑出血的病因,其发病率约为 5%。主要有四种亚型:动静脉畸形(AVM)、海绵状血管畸形、毛细血管扩张以及静脉畸形。

动静脉畸形是脑血管畸形中最常见的亚型,它是动脉直接连接于静脉而不通过毛细血管网的异常血管团。约 80%~90%发生在幕上,但是也可发生在任何部位。大多数患者出现出血或癫痫发作。动静脉畸形每年出血风险为 2%~3%,在初次出血后的第一年风险可能增加 1~3 倍。根据患者的年龄、症状和主治医师的经验来选择适宜的治疗方式,如栓塞术、外科手术和放射治疗等。

未破裂的动静脉畸形的典型表现是混乱扩大的血管团不伴占位效应(图 4.38)。平扫 CT 显示一种混杂密度病变,有时可见钙化影。MR 显示血液流空效应或复杂的血流类型,有时在相位编码方向出现伪影。T_2 或 T_2^* 加权图像可能显示与动静脉畸形相关的低信号,这是之前出血与含铁血黄素沉积的征

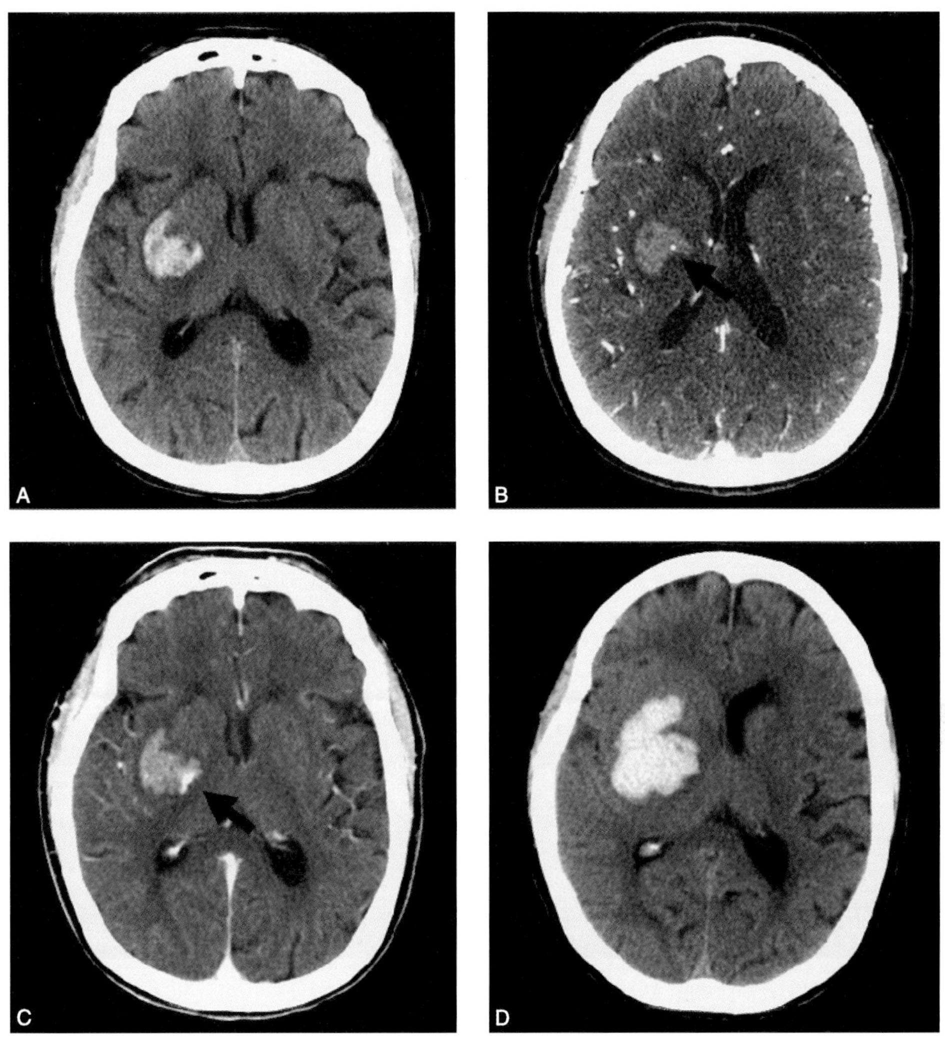

图 4.36　高血压性出血,“斑点征象”预示血肿扩大。这位有高血压病史的患者突发左侧偏瘫。平扫 CT(A)显示以右侧豆状核壳为中心的局灶性实质血肿。CTA 原始图像(B)显示血肿中包含微小的点状对比剂外渗(箭),其在 CTA 后 4min 的延迟图像(C)上更加明显。CTA 或增强 CT 上的斑点征象表明有活动性出血,因此在接下来的几个小时内血肿扩大的风险很高。(D)24h 后平扫 CT 随访确认血肿明显增大以及伴有明显占位效应。

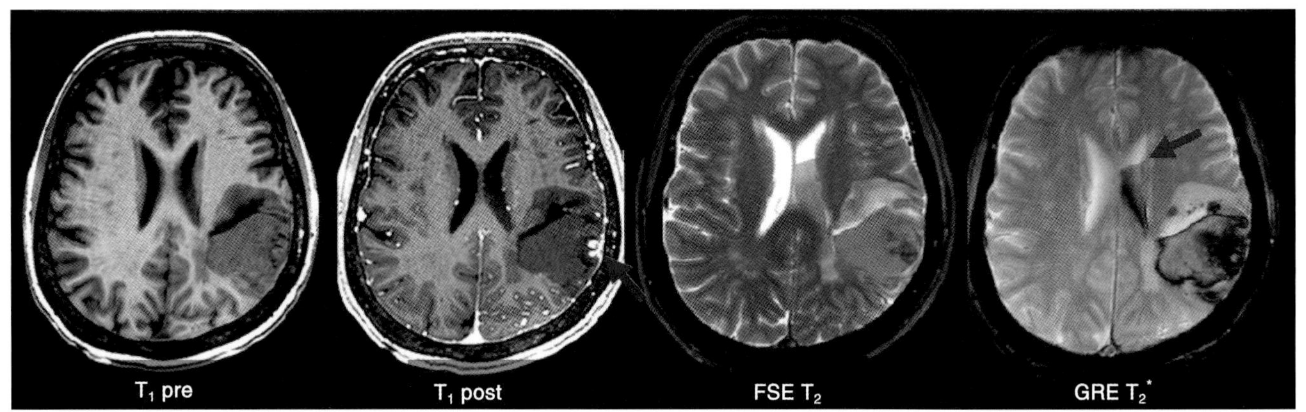

图 4.37　MRI 上的急性左顶叶实质血肿。信号强度在 T_1 和 T_2 上是等信号,在 T_2^* 上具有异常低信号,表示氧合血红蛋白和脱氧血红蛋白的混合物(脱氧=低信号,由于磁化率不同而出现“模糊”现象)。MRI 的 T_1 增强图像显示沿侧缘的“斑点征象”(箭),表明活动性出血,伴有血肿进一步扩张风险。其他预后不良的征象包括脑室内积血(箭,T_2^*)和凝块体积>30mL(病灶大小为 5cm×5cm×4cm,使用[A×B×C]/2 公式进行计算,估计体积为 50mL)。

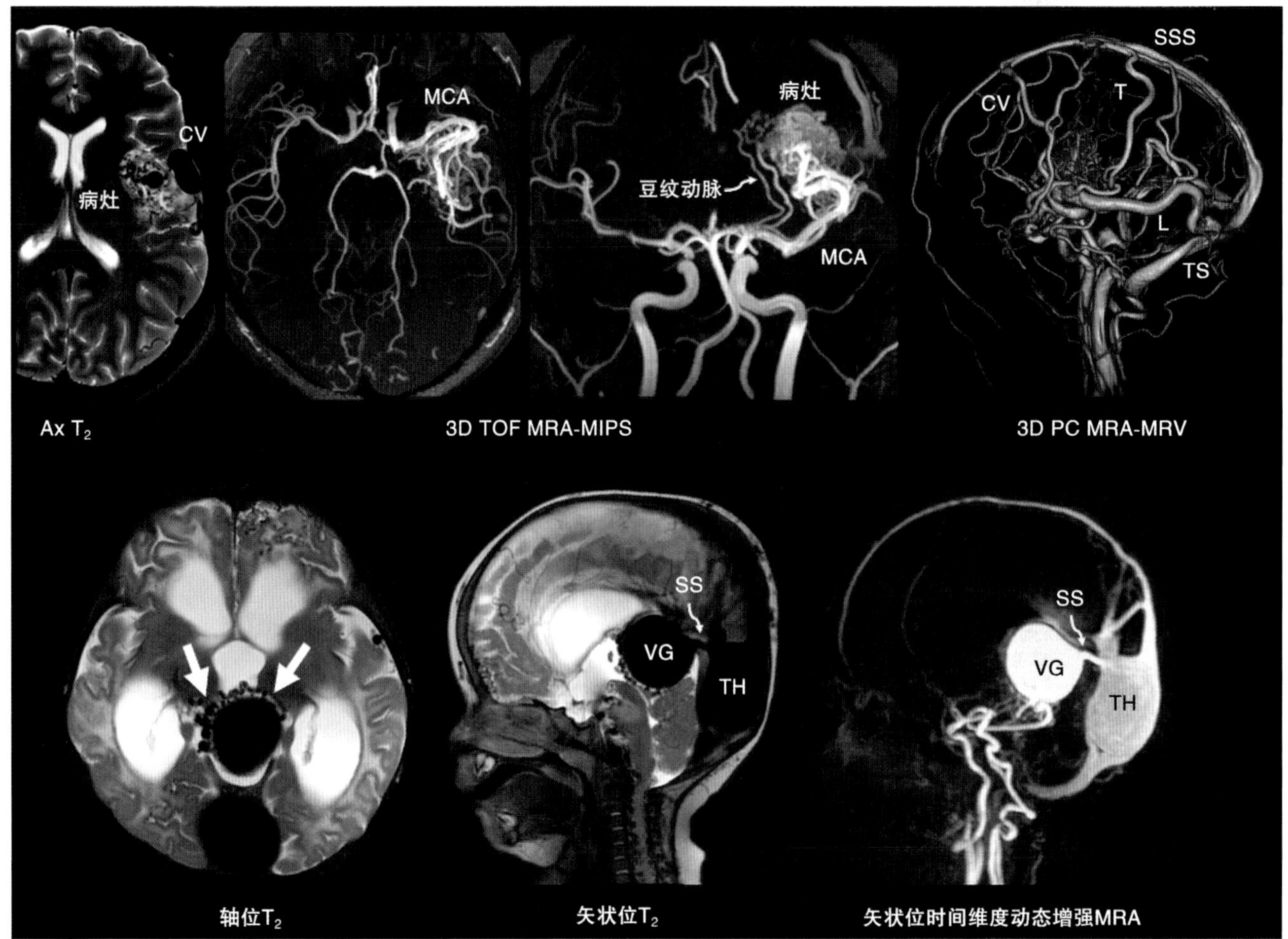

图 4.38 高流量血管畸形。上图. 动静脉畸形（AVM）病灶在左侧岛区域中，通过增宽的大脑中动脉（MCA）供血，充血的皮层静脉（CV）引流包括上吻合静脉（T）和下吻合静脉（L），有凸出的上矢状窦（SSS）。下图. 女婴头围增大，发现大脑大静脉畸形，伴有阻塞性脑积水。滋养血管（箭）是扩张呈囊袋样的大脑大静脉（VG），并通过狭窄的直窦（SS）向外连接于明显扩大的窦汇（TH）。

象。CT 和 MR 检查中，静脉内对比剂注入均可导致明显强化，因此可增加动静脉畸形的显示率。供血动脉和引流静脉扩大的幅度较动静脉畸形中心部位的血管更甚。约 10%的动静脉畸形伴随动脉瘤的发生，一般出现在供血动脉。血管造影术是评估动静脉畸形解剖及动态分型的最终方法。

毛细血管扩张就是指毛细血管的管径扩大，常常是在尸检的时候才确诊。其一般为孤立性小病变，MR 增强偶然发现，最常见于脑桥。其不需要治疗。

静脉畸形（又称为静脉发育异常或静脉血管瘤）是脑的先天性异常引流静脉。在增强 MR 检查中约 5%患者能被发现，但是在 CT 或平扫 MR 中很容易漏诊。典型表现是扩大的强化星形静脉团，可延伸到脑室或皮质表面。增强 MR 表现具有特征性，并且由于静脉血脱氧，大多数在 T_2^* 上显示低信号，因此很少需要血管造影确诊。虽然它们可能很少出血，但治疗上存在争议，因为它们在无症状患者中很常见，并且通常是特定脑组织区域唯一的引流静脉。

海绵状血管畸形是薄壁的窦状小管（既不是动脉也不是静脉），表现为癫痫或小的脑实质出血。这些病变可无症状，也可呈家族遗传性发作。CT 扫描常常显示正常。在 MR 的 T_2 上呈网状结构，增强病灶边缘常呈低信号（含铁血红素）（图 4.39）。海绵状血管畸形有时可看到静脉畸形引流，但不应看到供血动脉。同时，海绵状血管畸形不显示占位效应或水肿，除非近期发生破裂。如果满足所有这些标准，则不需要行常规血管造影术诊断。

凝血功能紊乱导致的出血。颅内也可因恶血质发生出血。长期口服抗凝剂使颅内出血的危险性增加 8 倍。当凝血参数延长超过推荐的治疗范围并且在直接使用凝血酶抑制剂的情况下出血时，这种关联性尤其明显。

药物所致的出血。拟交感神经药似乎可为脑血管异常提供有效（在非故意情况下）的负荷试验（见图 4.33）。苯丙胺类、可卡因等药物常与颅内出血有关。使用药物后数分钟至数小时内就可出现症状。其发生与暂时性高血压或可逆性脑血管收缩综合征有关。高达 50%以上发生颅内出血的药物滥用患者有确切的潜在器质性病变，如动脉瘤或动静脉畸形。

淀粉样蛋白血管病或嗜刚果红样血管病是颅内出血的一种认可度不断提高的病因，其本质通常是脑叶性的。特点是出现在中等大小和小的软脑膜皮质动脉中层、外层的淀粉状蛋白沉淀物。它与全身系统性血管淀粉样变性病无关，这种血管疾病的特征是累及老年患者。尸检显示其发病率随年龄增加而增高，从 70 岁的 8%到 80 岁的 22%～35%，90 岁为 40%，大于 90 岁上升到 58%，而 55 岁以下的患者少见。大约 30%的病例中，脑淀粉样蛋白血管病与进行性老年痴呆有关。全身性高血压在该年龄组常见，但是与脑之淀粉样蛋白血管病没有直接关

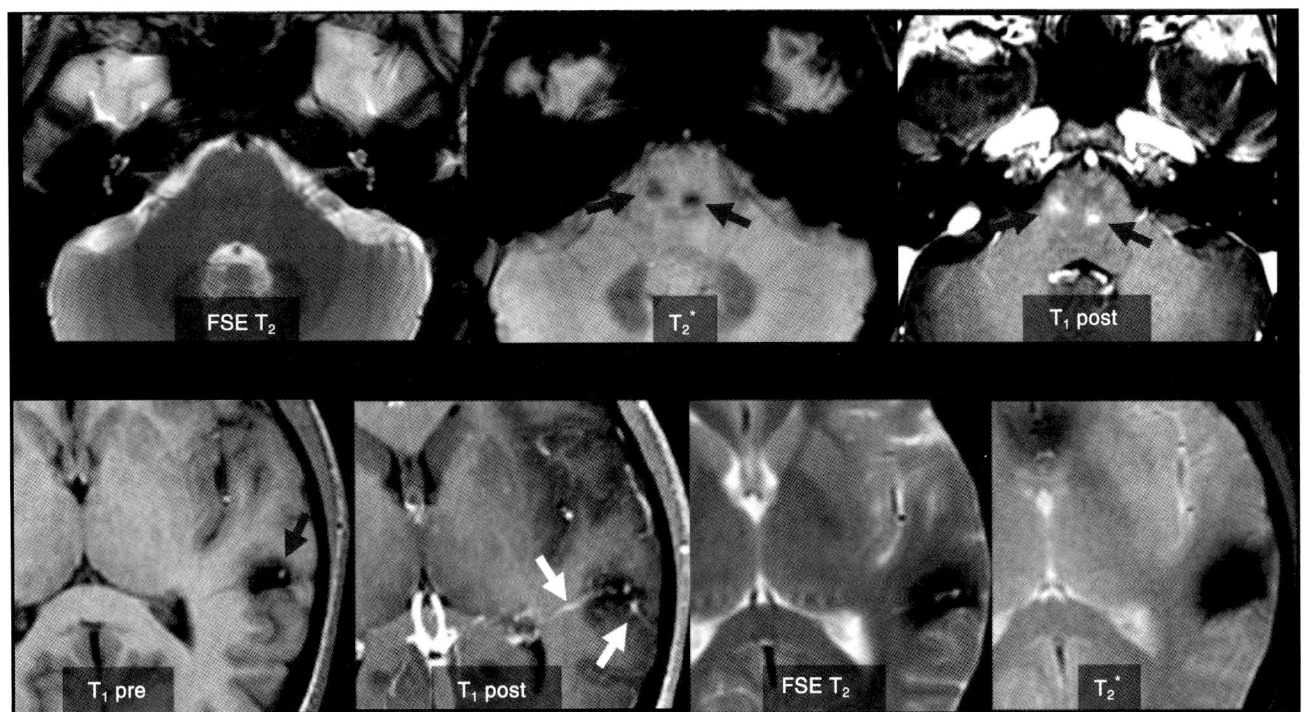

图4.39 低流量血管畸形。上图，脑桥毛细血管扩张。T_2上无异常表现，但T_2^*上的斑点状低信号(SWAN序列)表明缓慢流动的小静脉中的脱氧血红蛋白。这些在钆对比剂增强T_1加权图像上表现为边缘模糊的强化斑点(箭)。这些"多发"病变，不应与转移性疾病或活动性脱髓鞘相混淆。下图，先天静脉畸形(DVA)伴有相关的海绵状畸形(又名海绵状血管瘤)。特征性的"爆米花"病变区在T_1和T_2上表现为中央斑点状高信号灶，伴周围低信号环绕(红箭)。可以看到一条异常静脉，其基底端与海绵状血管瘤相邻，收集与它相对应的室管膜静脉(白箭)。T_2^*显示由于包含含铁血黄素导致的低信号范围放大("晕染")。静脉畸形通常无症状，但在少数情况下会合并海绵状畸形，可能出现复发或引起局灶性症状。

系。部分病例可见广泛的多发病灶，尤其是MR的T_2^*加权序列可增加陈旧性出血的检出率(见图4.31)。当老年人或痴呆患者出现新的或复发的浅表性出血时，也应该想到淀粉样血管病。之前存在的淀粉样蛋白"微出血"也可视为部分溶栓药治疗后脑出血病例的潜在病因。

原发性出血与肿瘤出血

颅内肿瘤是一种不常见却已被公认的颅内出血的病因。在尸检中占出血的1%~2%，而在临床放射学检查中高达6%~10%。肿瘤坏死、血管受侵以及新生血管生成均和肿瘤出血有

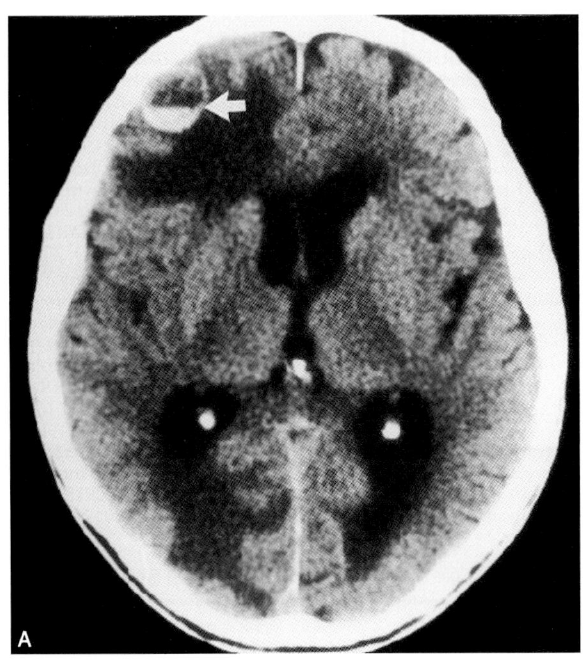

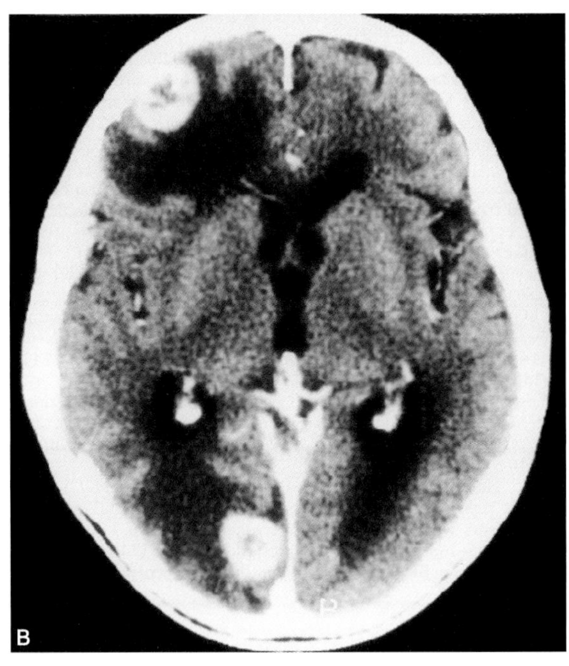

图4.40 转移瘤出血。肺燕麦细胞癌患者出现新现的癫痫发作。平扫CT(A)显示右侧额叶的圆形血块伴"红细胞比容"分层(箭)。病变周围白质水肿明显，也见于右侧枕叶。增强扫描(B)显示出血病变不规则环形强化，且在枕叶发现第2个游离病变。周围水肿程度、局灶性、不规则强化以及非血管性分布提示转移瘤而非卒中。

关。胶质母细胞瘤是引发出血的最常见的原发性脑肿瘤，转移瘤、支气管肺癌、甲状腺癌、黑色素瘤、绒毛膜癌和肾细胞癌也常引发出血(图4.40)。

MR可鉴别肿瘤出血与原发性(良性)颅内出血。肿瘤内出血往往较良性血肿更复杂、更不均匀。肿瘤出血的发展通常迟于预期，可能是因为肿瘤内部缺氧的原因。如果在急性期对患者进行扫描，则血肿以外的强化不足会强烈支持原发性颅内出血。如果其内可见强化成分，则病变可考虑肿瘤或动静脉畸形。然而在亚急性期，吸收中的血肿可有较薄的自身环形强化区域。急性出血和肿瘤出血都会出现水肿反应，只是肿瘤的水肿更明显些。良性颅内高血压性出血的水肿一般在一周内可基本消退，而肿瘤周围的水肿会一直存在。随着良性血肿的吸收，约2~3周时MR可观察到周围完整的含铁血黄素环。在与肿瘤相关的血肿中，该含铁血黄素环可能不存在或不完整。这些非常有用的鉴别特征均总结在表4.5中。当病变表现不典型时，可在3~6周进行随访检查明确诊断，一般不需要行活体组织检查。

表4.5

颅内良恶性出血的鉴别特征

信号	良性	恶性
血液分解产物的进展	从外周到中央	不规则，复杂
含铁血黄素环	完整	延迟出现，不完整
周围水肿	极少/轻微	中度/重度
强化程度类型	极轻(除非伴动静脉畸形)	中度/重度

推荐阅读

Akbik F, Hirsch JA, Cougo-Pinto PT, Chandra RV, Simonsen CZ, Leslie-Mazwi T. The evolution of mechanical thrombectomy for acute stroke. *Curr Treat Options Cardiovasc Med* 2016;18(5):32. Available from https://doi.org/10.1007/s11936-016-0457-7.

Albers GW, Marks MP, Kemp S, et al. Thrombectomy for stroke at 6 to 16 hours with selection by perfusion imaging. *N Engl J Med* 2018;378(8):708–718. Available from https://doi.org/10.1056/NEJMoa1713973.

Bracard S, Ducrocq X, Mas JL, et al. Mechanical thrombectomy after intravenous alteplase versus alteplase alone after stroke (THRACE): a randomised controlled trial. *Lancet Neurol* 2016;15(11):1138–1147. Available from https://doi.org/10.1016/S1474-4422(16)30177-6.

Brunnquell CL, Avey GD, Szczykutowicz TP. Objective evaluation of CT time efficiency in acute stroke response. *J Am Coll Radiol* 2018;15(6):876–880. Available from https://doi.org/10.1016/j.jacr.2018.01.011.

Campbell BCV, Donnan GA, Lees KR, et al. Endovascular stent thrombectomy: the new standard of care for large vessel ischaemic stroke. *Lancet Neurol* 2015;14(8):846–854. Available from https://doi.org/10.1016/S1474-4422(15)00140-4.

Cheng-Ching E, Frontera JA, Man S, et al. Degree of collaterals and not time is the determining factor of core infarct volume within 6 hours of stroke onset. *AJNR Am J Neuroradiol* 2015;36(7):1272–1276. Available from https://doi.org/10.3174/ajnr.A4274.

Deipolyi AR, Hamberg LM, Gonzaléz RG, Hirsch JA, Hunter GJ, et al. Diagnostic yield of emergency department arch-to-vertex CT angiography in patients with suspected acute stroke. *AJNR Am J Neuroradiol* 2015;36(2):265–268. Available from https://doi.org/10.3174/ajnr.A4112.

Goyal M, Yu AY, Menon BK, et al. Endovascular therapy in acute ischemic stroke: challenges and transition from trials to bedside. *Stroke* 2016;47(2):548–553. Available from https://doi.org/10.1161/STROKEAHA.115.011426.

Hemphill JC 3rd, Bonovich DC, Besmertis L, Manley GT, Johnston SC, et al. The ICH Score: a simple, reliable grading scale for intracerebral hemorrhage. *Stroke* 2001;32;891–897.

Josephson SA, Dillon WP, Smith WS. Incidence of contrast nephropathy from cerebral CT angiography and CT perfusion imaging. *Neurology* 2005;64(10):1805–1806. Available from https://doi.org/10.1212/01.WNL.0000161845.69114.62.

Jovin TG, Saver JL, Ribo M, et al. Diffusion-weighted imaging or computerized tomography perfusion assessment with clinical mismatch in the triage of wake up and late presenting strokes undergoing neurointervention with Trevo (DAWN) trial methods. *Int J Stroke* 2017;12(6):641–652. Available from https://doi.org/10.1177/1747493017710341.

Lansberg MG, Christensen S, Kemp S, et al. Computed tomographic perfusion to predict response to recanalization in ischemic stroke. *Ann Neurol* 2017;81(6):849–856. Available from https://doi.org/10.1002/ana.24953.

Leach JL, Fortuna RB, Jones BV, Gaskill-Shipley MF. Imaging of cerebral venous thrombosis: current techniques, spectrum of findings, and diagnostic pitfalls. *Radiographics* 2006;S19–S41; discussion S42–S43. Available from https://doi.org/10.1148/rg.26si055174.

Lev MH, Farkas J, Rodriguez VR, et al. CT angiography in the rapid triage of patients with hyperacute stroke to intraarterial thrombolysis: accuracy in the detection of large vessel thrombus. *J Comput Assist Tomogr* 2001;25(4):520–528. Available from https://doi.org/10.1097/00004728-200107000-00003.

McTaggart RA, Ansari SA, Goyal M, et al. Initial hospital management of patients with emergent large vessel occlusion (ELVO): report of the standards and guidelines committee of the Society of NeuroInterventional Surgery. *J Neurointerv Surg* 2017;9(3):316–323. Available from https://doi.org/10.1136/neurintsurg-2015-011984.

Menon BK, Almekhlafi MA, Pereira VM, et al. Optimal workflow and process-based performance measures for endovascular therapy in acute ischemic stroke: analysis of the solitaire FR thrombectomy for acute revascularization study. *Stroke* 2014;45(7):2024–2029. Available from https://doi.org/10.1161/STROKEAHA.114.005050.

Morotti A, Dowlatshahi D, Boulouis G, et al; ATACH-II, NETT, and PREDICT Investigators. Predicting intracerebral hemorrhage expansion with noncontrast computed tomography: The BAT Score. *Stroke* 2018;49(5):1163–1169. Available from https://doi.org/10.1161/STROKEAHA.117.020138

Muir KW, Ford GA, Messow CM, et al. Endovascular therapy for acute ischaemic stroke: The Pragmatic Ischaemic Stroke Thrombectomy Evaluation (PISTE) randomised, controlled trial. *J Neurol Neurosurg Psychiatry* 2017;88(1):38–44. Available from https://doi.org/10.1136/jnnp-2016-314117.

Nogueira RG, Jadhav AP, Haussen DC, et al. Thrombectomy 6 to 24 hours after stroke with a mismatch between deficit and infarct. *N Engl J Med* 2018;378(1):11–21. Available from https://doi.org/10.1056/NEJMoa1706442.

Pexman JH, Barber PA, Hill MD, et al. Use of the Alberta Stroke Program Early CT Score (ASPECTS) for assessing CT scans in patients with acute stroke. *AJNR Am J Neuroradiol* 2001;22(8):1534–1542. Available from https://doi.org/10.1111/j.1747-4949.2009.00337.x.

Powers WJ, Rabinstein AA, Ackerson T, et al. 2018 guidelines for the early management of patients with acute ischemic stroke: a guideline for healthcare professionals from the American Heart Association/American Stroke Association. *Stroke* 2018;49(3):e46–e110. Available from https://doi.org/10.1161/STR.0000000000000158.

Riedel CH, Zimmermann P, Jensen-Kondering U, Stingele R, Deuschl G, Jansen O. The importance of size: successful recanalization by intravenous thrombolysis in acute anterior stroke depends on thrombus length. *Stroke* 2011;42(6):1775–1777. Available from https://doi.org/10.1161/STROKEAHA.110.609693.

Rowley HA. The four Ps of acute stroke imaging: parenchyma, pipes, perfusion, and penumbra. *AJNR Am J Neuroradiol* 2001;22(4):599–600.

Tsai JP, Mlynash M, Christensen S, et al. Time from imaging to endovascular reperfusion predicts outcome in acute stroke. *Stroke* 2018;49(4):952–957. Available from https://doi.org/10.1161/STROKEAHA.117.018858.

Turk AS, Turner R, Spiotta A, et al. Comparison of endovascular treatment approaches for acute ischemic stroke: cost effectiveness, technical success, and clinical outcomes. *J Neurointerv Surg* 2015;7(9):666–670. Available from https://doi.org/10.1136/neurintsurg-2014-011282.

Venema E, Boodt N, Berkhemer OA, et al. Workflow and factors associated with delay in the delivery of intra-arterial treatment for acute ischemic stroke in the MR CLEAN trial. *J Neurointerv Surg* 2018;10(5):424–428. Available from https://doi.org/10.1136/neurintsurg-2017-013198.

(黄亚勇　冯旭　陈莉)

第 5 章 ■ 中枢神经系统肿瘤及肿瘤样病变

尽管中枢神经系统(CNS)肿瘤并不常见,但患者临床症状常较明显,对日常生活影响极大,因此 CNS 肿瘤得到了广泛的关注。美国中枢神经系统肿瘤登记处(CBTRUS)提供了一份报告,该报告统计超过 3 亿人群中原发性中枢神经系统肿瘤的发病率,显示在 2009—2013 年期间,年发病率为 22/10 万。大约 1/3 的病例为恶性,其中一半为胶质母细胞瘤。另外 2/3 的病例为非恶性,其中半数为脑膜瘤。这些发病率不包括继发性 CNS 肿瘤(即颅外原发的颅内转移),随着年龄的增加,这些肿瘤发病率更高。

肿瘤分类

1926 年,神经外科医师 Bailey 和 Cushing 出版了一本里程碑式的书:*A Classification of the Tumors of the Glioma Group on a Histogenetic Basis With a Correlated Study of Prognosis*。它是现代神经肿瘤学和当前世界卫生组织(WHO)分类的基础,该分类继续基于组织发生(起源细胞)和预后(肿瘤分级)对 CNS 肿瘤进行分类。自 1979 年第 1 版蓝皮书出版以来,CNS WHO 分类已经历了 4 次修订。虽然该蓝皮书在 2016 年更新,并首次引入基因是实体的这一定义,但 2007 年的第 4 版仍然较好地介绍了 CNS 肿瘤的详尽信息。

2007 年 CNS WHO 将 CNS 肿瘤分为 7 大类(2016 年 CNS WHO 采用 17 类):①神经上皮组织肿瘤;②脑神经和脊旁神经肿瘤;③脑膜肿瘤;④淋巴瘤和造血系统肿瘤;⑤生殖细胞肿瘤(GCT);⑥鞍区肿瘤;⑦转移性肿瘤。推测的起源细胞直接影响肿瘤命名。例如,如果细胞成分主要与星形胶质细胞相似,则称为星形细胞瘤(表 5.1)。除了命名外,每个公认的肿瘤实体也被指定为 WHO 分级,从Ⅰ级(恶性程度最低)至Ⅳ级(恶性程度最高)。Ⅰ级和Ⅱ级视为低级别;Ⅲ级和Ⅳ级视为高级别。

表 5.1
基于组织学表现的病理分类

分类	细胞来源	病例
神经上皮肿瘤	星形细胞	弥漫性星形细胞瘤
	少突胶质细胞	少突胶质细胞瘤
	室管膜	室管膜瘤
	脉络丛	脉络丛乳头状瘤
	神经元	神经节细胞瘤
	松果体	松果体细胞瘤
	胚胎细胞	髓母细胞瘤
周围神经肿瘤	神经鞘	神经鞘瘤
脑膜肿瘤	脑膜	脑膜瘤
	间叶细胞	血管外皮细胞瘤
	黑色素细胞	黑色素细胞瘤
造血肿瘤	淋巴细胞	原发性中枢神经系统淋巴瘤
	组织细胞	朗格汉斯细胞组织细胞增生症
生殖细胞肿瘤	生殖细胞	生殖细胞瘤
鞍区肿瘤	Rathke 囊	颅咽管瘤
转移性肿瘤	系统原发性	继发性中枢神经系统淋巴瘤

临床表现

中枢神经系统肿瘤患者可出现头痛、癫痫或局灶性神经功能缺损。鞍区肿瘤也可出现内分泌缺陷。有时患者可能无症状,仅在检查时发现异常。

头痛。虽然脑实质本身缺乏痛觉感受器,但在脑膜和血管中有痛觉感受器,对牵张和颅内压(ICP)的任何变化都很敏感。而占位性新生物比低血压更容易引起颅内高压,所以这些头痛通常在仰卧位比直立位时更明显,如在夜间睡眠中或睡眠后发生严重头痛。

癫痫发作。影响或毗邻大脑皮质的病变,包括但不限于肿瘤,可导致阵发性神经元放电,从而引起癫痫发作。

局灶性神经功能缺损。局灶性神经功能缺损的性质将取决于肿瘤的位置。例如,额叶旁的大型前部镰状脑膜瘤可出现认知行为症状,而弥漫性浸润性脑干胶质瘤可出现多处下脑神经麻痹。

神经影像学方案

颅内肿瘤神经影像学评价的主要方式是计算机断层扫描(CT)和磁共振成像(MRI)。位置发射断层扫描(PET)在特定情况下也可能有用。

CT。头部CT是评价急性症状患者的首选检查方法。在检测潜在神经外科急症(如急性脑出血、疝形成或脑积水等)方面,因其快速、高效而被广泛使用。如果筛查头部CT发现可疑肿块,通常需头颅MRI进一步评估,除非存在危及患者安全的禁忌证(如敏感部位的弹片或植入的电子设备)。对于能接受MRI检查或不能接受含钆对比剂增强MRI检查的患者,均可使用含碘对比剂进行增强头部CT检查。

MRI。对比度增强的脑部MRI是评价颅内肿瘤患者的首选检查。与CT相比,它在增强前和增强后成像时提供了更好的对比分辨率。基本评价包括弥散加权成像(DWI)、T_2加权成像[通常使用液体衰减反转恢复(FLAIR)使CSF信号为零]、T_2^*加权成像(梯度回波GRE或磁敏感加权成像SWI)和造影后T_1加权成像。更先进的肿瘤分析选项包括灌注加权成像(PWI)和质子MR波谱(MRS)。

扩散。MR扩散测量水分子的扩散,是大多数脑部MRI检查协议中的标准序列。DWI通常涉及脑的快速回波平面成像(EPI),具有和不具有扩散敏感梯度,通常称为b1000和b0图像。b0至b1000的T_2信号损失程度与扩散率有关,因此b1000图像上的高信号表明扩散受限。这可能见于急性卒中(细胞毒性水肿)、细胞增多性肿瘤(如淋巴瘤)和高黏性液体。弥散张量成像(DTI)是一种相关技术,采用多方向弥散增敏梯度;有时用于术前白质束成像。

灌注。MR灌注测量脑血容量(CBV)作为肿瘤血管的无创标志物,其通常随肿瘤分级而增加。动态磁敏感对比(DSC)和动态对比增强(DCE)技术分别测量团注静脉对比剂期间的T_2和T_1信号变化。动脉自旋标记(ASL)是一种非对比技术,通过磁性标记流入感兴趣区(脑)的动脉血水。DSC是最常见的,经过后处理生成T_2^*信号曲线和相对CBV值,这可能有助于鉴别孤立性脑转移瘤和高级别胶质瘤,以及鉴别放射性坏死和复发性肿瘤。

光谱学。MRS测量感兴趣区(单个或多个体素)中非水分子的化学位移,作为肿瘤代谢的无创标志物。相对于四甲基硅烷(TMS)校准的化学或频率偏移以百万分之一(ppm)计。在正常大脑中,主要代谢产物峰为3.2ppm的胆碱、3.0ppm的肌酸和2.0ppm的N-乙酰天冬氨酸,从左向右形成向上的斜率(即亨特角)。胆碱/肌酸>2提示高度恶性肿瘤(表5.2)。

表5.2

MRS上的代谢物峰值

代谢物(/ppm)	肿瘤标记	增高分类[a]
肌醇(3.5)	星形细胞	降低
胆碱(3.2)	细胞性	增高
肌酸(3.0)	能量	降低
N-乙酰天冬氨酸(2.0)	神经元	降低
乳酸(1.3)	缺氧	增高
脂类(0.9~1.4)	坏死	增高

[a] 本栏列举了高级别肿瘤的代谢物水平是增高或是降低。

PET。尽管使用氟脱氧葡萄糖(FDG)的PET常用于CNS以外的癌症分期,但由于正常脑组织(尤其是灰质)对葡萄糖的高自然背景摄取,其在CNS内部的灵敏度较低。在某些情况下,如区分残留的复发肿瘤和放射引起的白质改变可能是有用的。替代放射性示踪剂(如C-11蛋氨酸)在特定情况下也可能有用,可提供更好的对比度分辨率,用于检测高级别肿瘤,但大多限于具有适当专业知识和设备的医疗中心(如现场回旋加速器)。

神经影像学分析

在神经影像学检查完成后,发现颅内异常应立即提出以下3个问题。

肿瘤?重要的是要记住,CT上密度衰减的局灶性异常或MRI上的信号强度表明有病变,但不一定等同于肿块,根据定义,必须有占位效应。换句话说,CT上应表现出体积增加,并取代正常的大脑结构。不应该有萎缩或体积减少,这将提示慢性胶质增生,而不是肿块。有两个注意事项:①对于较小的病灶,有时很难确定体积增加与体积减少的关系;②许多非肿瘤性疾病也可产生占位效应,因此被认为是肿块(图5.1)。

定位?一旦确定了肿块的存在,下一个重要的问题是明确肿块位于颅内还是颅外,这有助于缩小起源的可能部位和鉴别诊断的范围。在本章中,颅内是指软脑膜内部,包括实质和脑室,类似脊髓髓内(请注意,颅内有时仅用于指脑实质室)。由于脑来源于神经外胚层,原发于颅内的肿瘤,无论是脑实质还是脑室,多由神经上皮组织构成,少数例外。

相反,原发于软脑膜外的颅外肿瘤主要由非神经上皮组织组成,如脑膜上皮间质细胞。在影像学上,颅外肿块的特点是白质屈曲或向内压迫皮质灰质和下面的白质脑叶(也可有可见的介入性脑脊液裂)。另一方面,颅内肿块往往使白质膨胀,其叶增厚,肿块边缘有正常脑实质包绕的"爪征"。颅内和颅外的区别是确定颅内肿瘤鉴别诊断的关键步骤(图5.2),然而,对于靠近脑表面的病灶(软脑膜),这种区分有时是困难的,甚至是误导性的。

成像模式?确定肿块后,我们可以查看其他有助于指导治疗或缩小鉴别诊断范围的影像学特征(表5.3)。

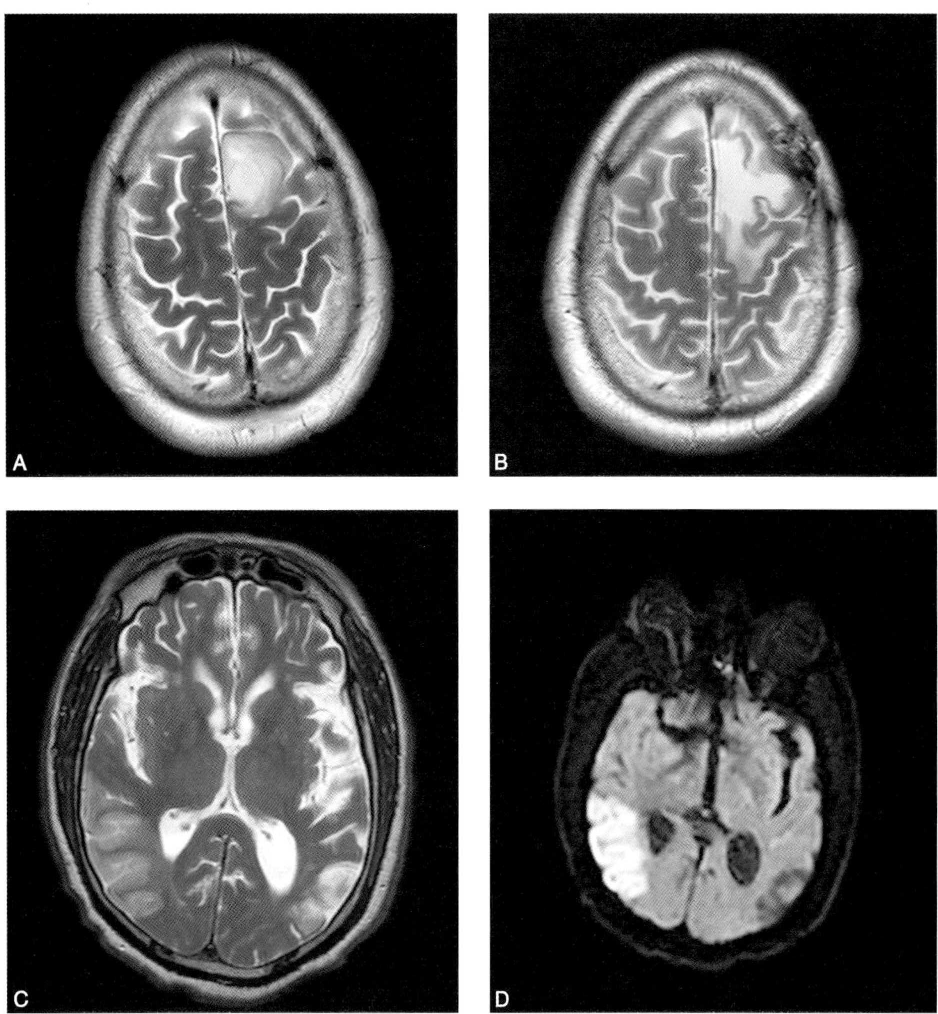

图 5.1　是肿瘤吗？肿瘤/水肿与慢性胶质增生。A. MRI 轴位 T_2WI 示左侧额叶膨胀性病变，具有“肿块效应”，手术切除后证实为肿瘤（低级别少突胶质细胞瘤）。B. 术后随访，MRI 轴位 T_2WI 显示原肿瘤切除部位萎缩性病变，病变体积减小，此为慢性胶质增生。C. 另一位患者，MRI 轴位 T_2WI 示右颞叶膨胀性病变，也有“肿块效应”。此为水肿或肿胀，本例为急性脑梗死患者。左颞叶尚可见慢性期脑梗死病变（慢性胶质增生）。D. MRI 轴位 DWI 示右颞叶病变弥散受限。此病例虽然相当简单，但水肿可能被误认为是肿瘤，反之亦然。慢性胶质增生显示体积减少而不是增加，不应被误认为是水肿或肿瘤。

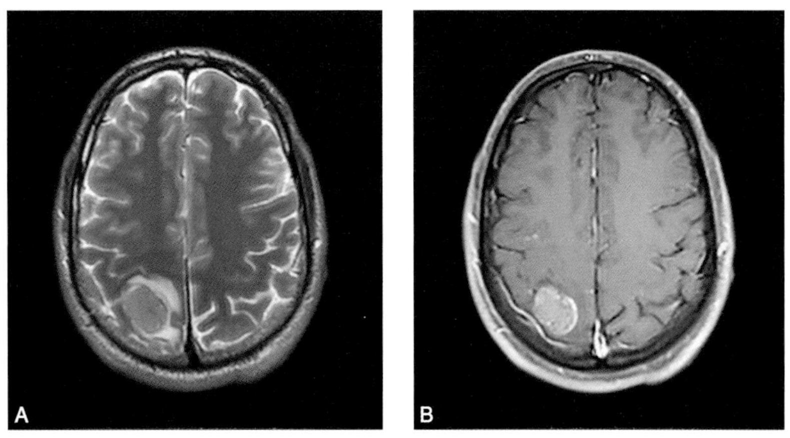

图 5.2　部位？颅内与颅外。A、B. 轴位 T_2WI 和钆对比剂增强后 T_1WI 示右顶叶强化的转移灶，病变周围伴有少量水肿。

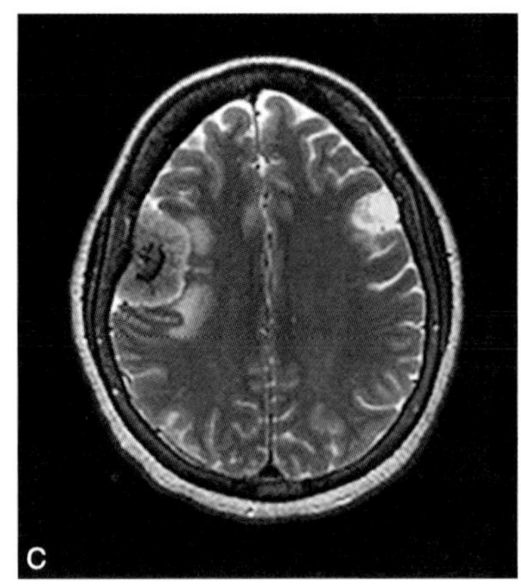

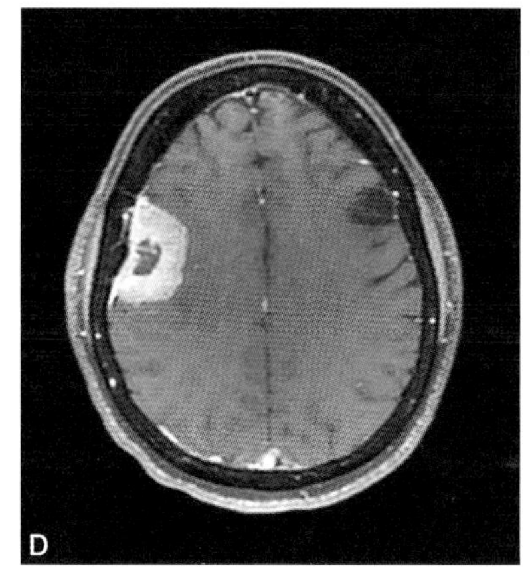

图5.2(续) C、D. 轴位 T_2WI 和钆对比剂增强后 T_1WI 示右额叶强化的脑膜瘤,病变周围伴有少量水肿(另左额叶见一慢性胶质增生病变)。该颅外肿块与脑实质分离,因此,邻近脑白质受压或变形。在分析颅内肿块时,区分颅内和颅外非常重要(但不总是那么容易)。

表5.3

基于神经影像表现的放射学分类

分类	影像表现	病例
颅内肿瘤(通常为神经上皮源性)	无强化肿块	弥漫性星形细胞瘤
		少突胶质细胞瘤
	成人强化肿块	胶质母细胞瘤[a]
		转移瘤
	儿童强化肿块	毛细胞型星形细胞瘤
		胚胎源性肿瘤
	高密度肿块	原发性中枢神经系统淋巴瘤
		胚胎源性肿瘤
	皮质来源肿块	DNET
		神经节细胞瘤
	脑室来源肿块	室管膜瘤
		中枢神经细胞瘤
	脉络丛来源肿块	脉络丛肿瘤
		脑膜瘤[a]
	松果体区肿块	松果体实质细胞肿瘤
		生殖细胞瘤
颅外肿瘤(非神经上皮源性)	脑神经肿瘤(Ⅲ~Ⅻ)	神经鞘瘤
		软脑膜疾病
	脑膜肿瘤	脑膜瘤[a]
		间叶源性肿瘤
	鞍区肿瘤	垂体腺瘤[a]
		颅咽管瘤

[a] 胶质母细胞瘤、脑膜瘤和腺瘤约占原发性中枢神经系统肿瘤的67%。

出血。瘤内出血多见于富血管性肿瘤,如胶质母细胞瘤或少突胶质细胞瘤,以及某些转移瘤(表5.4)。临床上可无症状,也可因占位效应突然增大而急性出现。CT上表现为高密度、T_1 上的高信号和 T_2/T_2* 上的低信号。

表5.4

出血性转移瘤记忆法[a]("MR CT BB")

黑色素瘤	甲状腺癌
肾细胞癌	乳腺癌
绒毛膜癌	支气管源性癌(肺)

[a] 胶质母细胞瘤、少突胶质细胞瘤和不典型畸胎瘤/横纹肌样瘤的出血筛查。

疝。疝是解剖结构从正常位置突出。就大脑而言,肿块可引起镰下疝或钩回疝。镰下疝更常见,涉及跨中线的大脑半球(如扣带回)部分移位至对侧颅室(即中线移位)。严重时可压迫或损伤大脑前动脉。钩回疝较少见,涉及颞叶内侧(如钩回)部分移位至基底池和小脑幕裂孔(即经小脑幕疝)。严重时可压迫同侧大脑后动脉、对侧中脑或同侧动眼神经(瞳孔散大)。就小脑而言,肿块可引起上蚓部或下扁桃体疝,对脑干具有潜在破坏性的占位效应。

脑积水。脑积水也会导致颅内压(ICP)升高,可能是非交通性的或交通性的。观察到非交通性脑积水的肿瘤位置可能阻碍脑室系统内的脑脊液(CSF)流动,例如,靠近门罗孔(Monro孔)或中脑导水管。交通性脑积水见于妨碍蛛网膜颗粒处CSF重吸收的疾病(如软脑膜转移),较少见的是可引起CSF过度产生的脉络丛肿瘤。一般来说,临床病程告知了神经外科干预的紧急程度,例如,头痛或快速进展的神经缺损比症状稳定或缓慢进展数月至数年的病例更需要紧急的关注。

CT上低密度。CT上的低密度是相当非特异性的,像 T_2 上的高信号强度,因为与正常脑组织相比,许多肿瘤的含水量增加。低密度病变的鉴别诊断包括肿瘤和水肿,包括与肿瘤疾病无关的水肿(如卒中引起的细胞毒性水肿、脑炎引起的炎性水肿)。当临床病史和神经影像学特征不足以区分可能的肿瘤与缺血性或炎性水肿,考虑短期随访研究,以观察病变是否随时间进展或消退。

CT上高密度。CT上的高密度像 T_2 上的低信号一样,可能是由出血、钙化、蛋白液体或富细胞性肿瘤引起的。小圆蓝细胞瘤,包括淋巴瘤和胚胎性肿瘤,相对于正常灰质,常为等密度到高密度。这些细胞增生性肿瘤的特点是核质比高,游离水

表 5.5

钙化颅内肿瘤记忆法（"CA COME"）

颅咽管瘤
星形细胞瘤、动脉瘤
脉络丛肿瘤
少突胶质细胞瘤[a]
脑膜瘤
室管膜瘤

[a] 出现率最高（50%以上）。

含量低，这也导致 T_2 加权和表观扩散系数（ADC）图像上信号强度较低。钙化最好用 CT 检测，在某些肿瘤中更常见（表 5.5）。

T_1 高信号。T_1 加权像上的高信号相对少见，通常表明存在脂肪（脂质）、血液（高铁血红蛋白）或蛋白质（如黑色素）。无论是 CT 上的低密度（-Hu）还是脂肪饱和图像上的信号丢失都可用于确认 T_1 缩短是否由于脂肪或脂类，如颅内皮样瘤、脂肪瘤或畸胎瘤。

T_2 低信号。T_2 低信号可见于肿瘤内钙化或出血，也可见于富细胞性肿瘤。常见于低度恶性脑膜瘤。

增强。本节的主题之一是不同的神经成像技术可以提供关于肿瘤的不同类型的信息，类似于组织病理学家可以获得的各种不同的染色。脑实质增强无论是使用含碘对比剂还是含钆对比剂，当血脑屏障缺失或破坏时，对比剂大分子能够从血管内漏入，导致实质强化。可见于没有血脑屏障的特殊组织中，例如脉络丛、垂体和松果体。也见于梗死和血肿恢复期、肿瘤。

术后成像

在评价脑肿瘤术后患者时，时机至关重要。人们认识到，血管化肉芽组织在术后 48~72h 内形成，并在注射对比剂后增强。因此，只要对患者是安全的，在 48~72h 的时间窗内获得术后对比增强研究（通常是 MRI）以最大限度地减少易与残留增强肿瘤混淆的反应性肉芽组织的形成。

随访影像

大多数低度恶性肿瘤仅采用最大安全切除进行治疗，这在一定程度上取决于肿瘤的位置。随访研究用于检查任何残留或复发性肿瘤，如 T_2WI 和钆对比增强图像上的任何新的或增大的病变。大多数高级别肿瘤可采用综合治疗，包括最大限度的安全切除及加放疗和/或化疗。例如，目前胶质母细胞瘤的标准疗法是替莫唑胺辅助化疗（Stupp）方案：最大限度安全切除，术后分次放疗和替莫唑胺化疗 6 周，术后辅助以替莫唑胺 6 个周期或 6 个月。放射治疗可损伤小血管和脑白质，使对肿瘤残留或复发的评估复杂化。例如，假性进展是指短暂的辐射诱导增强胶质母细胞瘤治疗期间出现的病变，放疗后不到 6 个月，难以与真正的进展相区分（表 5.6）。放射性坏死是指放疗后数月至数年发生的更严重的永久性组织损伤。治疗效果与复发性肿瘤的问题通常是通过密切随访或活检来处理；仅靠影像学检查还不能提供明确的答案。

表 5.6

胶质母细胞瘤随访的 5 种可能结果

随访结果	强化病变[a]	肿瘤负担
间歇稳定	稳定	稳定
肿瘤应答	降低	降低
肿瘤进展	增加	增加
假性进展[b]	增加	稳定或降低
假性应答[c]	降低	稳定或增加

[a] 如果使用 RANO（神经肿瘤反应评估）标准，反应被定义为病变可测量强化部分减少 50%及以上（轴位图像长径和短径乘积）；进展被定义为 25%及以上的增长；两者之间的其他情况稳定。

[b]假性进展发生在最近的放射治疗中。可能的线索包括根据 T_2WI/FLAIR 图像或临床状态提示缺乏进展。

[c]假性应答发生在最近的抗血管生成疗法中。可能的线索包括通过 T_2WI/FLAIR 图像或临床状态进行判断。

特异性肿瘤

基于影像学表现做出具体的组织学诊断是很困难的，虽然并非不可能。通过考虑诸如肿瘤位置（颅内、颅外、松果体鞍区）和临床（年龄、性别、血清 CSF 实验室检查）等因素，有可能将鉴别诊断局限在几种诊断中，有时甚至可做出一个诊断结果，尤其是相对常见的肿瘤，如胶质母细胞瘤或脑膜瘤。在图像判读方面的主要职责是帮助指导临床诊疗，使其朝着正确的方向发展；明确诊断是次要的，尤其是在处理相对罕见的肿瘤或变异时。组织学诊断始终是"金标准"。

颅内肿瘤：神经胶质瘤

根据 2009—2013 年的美国中央脑肿瘤登记处（CBTRUS）数据，大约 40 例原发性中枢神经系统肿瘤为颅内肿瘤，主要是神经上皮组织肿瘤，少数例外，如原发性中枢神经系统淋巴瘤（PCNSL）。因为胶质细胞比神经元的有丝分裂活性更强，胶质瘤占原发性轴突内肿瘤的大部分，约占所有原发性中枢神经系统肿瘤的 25%。胶质瘤这一术语没有标准的定义。在本章中，它将广泛用于包括所有来源于胶质细胞的肿瘤：星形胶质细胞、少突胶质细胞、室管膜细胞和脉络丛上皮。

星形细胞瘤。星形细胞肿瘤占所有胶质瘤的大部分（大约 75%）。星形细胞瘤和胶质瘤均可根据生长方式分为两大类：局限型和弥漫型（表 5.7）。边界清楚的胶质瘤在显微镜检查时显示出更清晰的边缘，更倾向于手术治疗。临床常见于低年级和年龄较小患者（如儿童）。弥漫性或浸润性胶质瘤在显微镜检查时表现出更多的边界不清，而无论其在横断面成像时的肉眼表现如何。

毛细胞型星形细胞瘤。毛细胞型星形细胞瘤（WHO Ⅰ级）是最常见的儿童中枢神经系统肿瘤和典型的局限性胶质瘤。最常见的位置是小脑（60%），其次是视路下丘脑（30%），然后是脑干。最常见的年龄组是儿童（<20 岁），因此也被称为青少年毛细胞型星形细胞瘤。尽管它很少在成年时出现，但有时也会意外发现，同时其侵袭性更高。常与神经纤维瘤病 1 型（NF1）有关，见于 15%（视神经胶质瘤）。这种Ⅰ级肿瘤增殖活性低，预后极好，尤其是位于手术可触及的位置（如小脑）时。

表 5.7

按生长方式分类的两组胶质瘤

生长方式	局限性生长	弥漫性或浸润性生长
细胞起源	星形细胞 室管膜细胞 脉络丛上皮	星形细胞 少突胶质细胞
好发年龄	儿童(除室管膜下瘤)	成人
WHO 分级	Ⅰ~Ⅲ级	Ⅱ~Ⅳ级
强化	常强化(不论级别)	高级别肿瘤的表现
病例	毛细胞型星形细胞瘤=最常见的儿童中枢神经系统肿瘤	胶质母细胞瘤=最常见的原发性颅内 CNS 肿瘤

其他局限性星形细胞瘤。毛黏液样星形细胞瘤(WHO Ⅱ级)是毛细胞型星形细胞瘤中较少见且侵袭性较强的一种变异型,最常发生于鞍上。室管膜下巨细胞星形细胞瘤(WHO Ⅰ级)是一种生长缓慢的肿瘤,位于 Monro 孔处,与结节性硬化有关。多形性黄色星形细胞瘤(PXA,WHO Ⅱ级)是一种常累及皮质脑膜的周围型定位脑肿瘤。存在一种更具侵袭性的变体,称为间变性 PXA(WHO Ⅲ级)。

影像表现。最常见的影像学表现为局限性强化肿块,可伴有囊变坏死。因此,典型儿童毛细胞型星形细胞瘤的表现是小脑的无强化囊变区伴强化的壁结节(图 5.3)。这也见于血管母细胞瘤,常见于成年人。

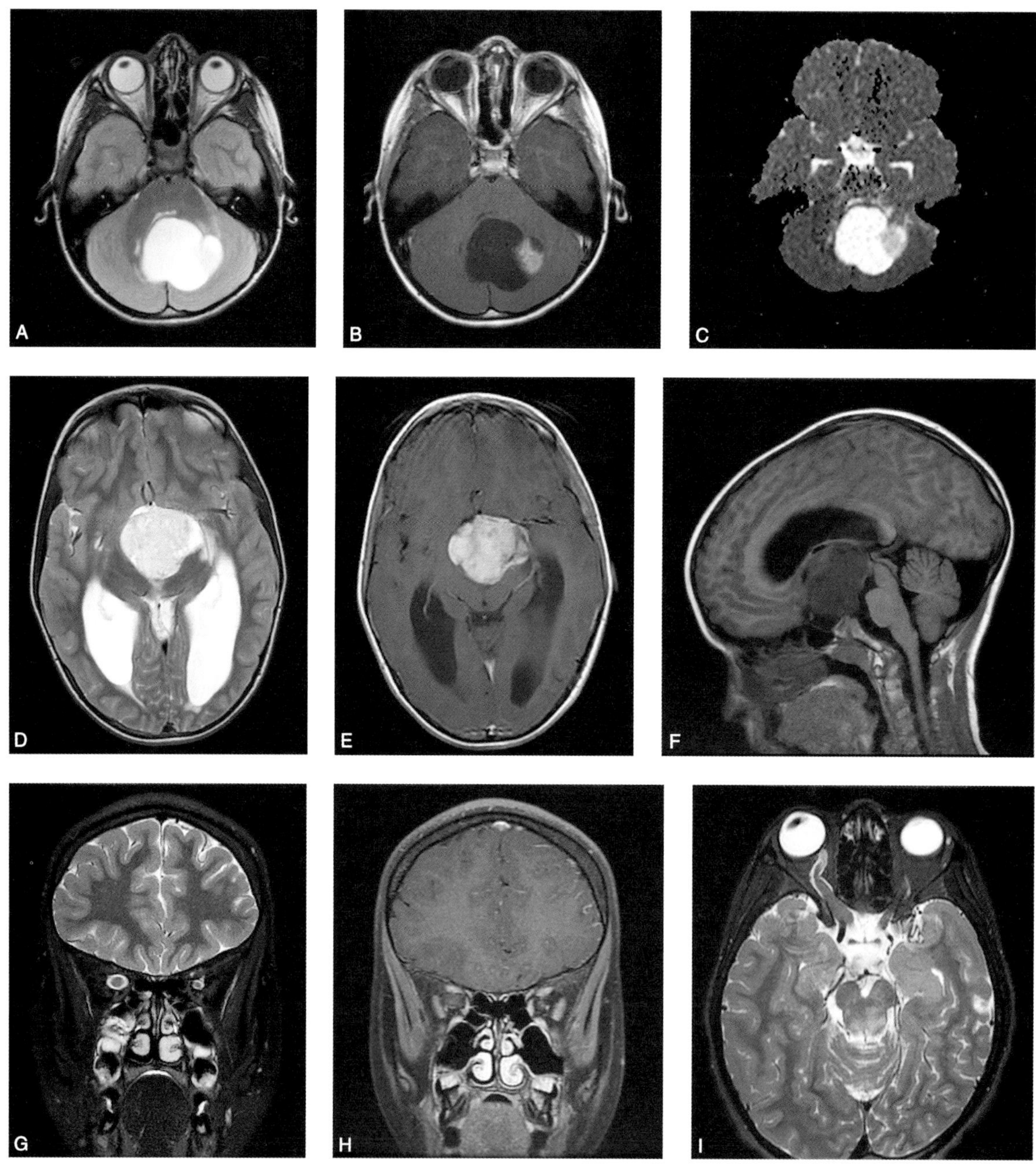

图 5.3　3 例星形细胞瘤患儿。A~C. 头痛和顽固性呕吐患儿,轴位 T_2WI、增强 T_1WI 和轴位 ADC 示小脑毛细胞型星形细胞瘤的典型"囊结节"表现。肿瘤结节可见强化和弥散受限。血管母细胞瘤也可有类似的表现,但常见于成年患者。D~F. 头痛和视神经乳头水肿患儿,轴位 T_2WI、增强 T_1WI 和矢状位 T_1WI 示大部分强化的实性肿块,病变以鞍上池为中心。该部位的毛细胞型星形细胞瘤也被称为"下丘脑交叉性胶质瘤"。鉴别诊断包括毛细胞黏液样星形细胞瘤。G~I. 冠状位 T_2WI、增强 T_1WI 和轴位 T_2WI 示右侧视神经增粗及无强化的毛细胞型星形细胞瘤(视神经胶质瘤)。另外,患有神经纤维瘤病Ⅰ型患儿还可在深部白质中见到局灶性信号异常区(FASI),因此,在轴位 T_2WI 图像上,需要注意观察中脑的斑片状 T_2WI 信号异常区。

弥漫性星形细胞瘤和间变性星形细胞瘤。弥漫性胶质瘤是浸润性的，从低级别到高级别。弥漫性星形细胞瘤（WHO Ⅱ级）是一种具有低水平增殖活性的低级别星形细胞肿瘤。组织病理学上细胞结构、有丝分裂活性或细胞核异型性增加可确定为间变性星形细胞瘤（WHO Ⅲ级）。2016 年 CNS WHO 从遗传学上将弥漫性胶质瘤细分为异柠檬酸脱氢酶（IDH）突变型与野生型；大多数弥漫性和间变性星形细胞瘤为 IDH 突变型，其预后较好。光谱（2-羟基戊二酸盐）无创检测 IDH 突变胶质瘤是神经肿瘤学的分子成像和精准医学中正在进行的研究工作。

影像表现。低度恶性的弥漫性星形细胞瘤和高度恶性的间变性星形细胞瘤影像学表现类似。CT 上呈低密度，T_2 上呈高信号，无明显强化（完整的血脑屏障）。少突胶质细胞瘤也可见这种类型，与星形细胞瘤相比，少突胶质细胞瘤是一种较少见的肿瘤。活检前可能无法区分弥漫性和间变性星形细胞瘤（图 5.4）。后者的可能线索包括年龄较大（>40 岁）和细胞增多（弥散减少）、有丝分裂活动（胆碱增多）或肿瘤血管增多（灌注增多）。

胶质母细胞瘤。胶质母细胞瘤也称为多形性胶质母细胞瘤（GBM），是一种Ⅳ级或恶性星形细胞瘤，为最常见的原发性颅内肿瘤。占胶质瘤的一半以上（55%），与之相比，级别较低的是：间变性星形细胞瘤（6%）、弥漫性星形细胞瘤（8%）和毛细胞型星形细胞瘤（5%）。最常见于老年人（>40 岁），但可出现于任何年龄，甚至婴儿期。它是一种弥漫性或浸润性星形细胞肿瘤，具有与间变性星形细胞瘤相似的高级别特征，加上组织病理学上坏死和/或微血管增生的额外发展。肿瘤的坏死和新生血管形成是肿瘤在缺氧条件下快速生长的继发结果。

绝大多数为 IDH-野生型（>90%），也称为原发性胶质母细胞瘤，因为它们倾向于通过跳跃或快速进展扩散间变性等级而在老年人（中位年龄 62 岁）中重新出现。其余（<10%）为 IDH 突变型或继发性胶质母细胞瘤，倾向于从较年轻成人（中位年龄 44 岁）的低级别肿瘤发展而来，临床病程侵袭性较低。另一个有利的分子标记是 O6-甲基鸟嘌呤-DNA 甲基转移酶（MGMT）修复酶基因启动子的甲基化（失活），该酶可抵消替莫唑胺化疗的作用。虽然有长期存活者，但接受治疗的中位生存期为 15 个月（IDH 突变型为 31 个月）。

影像表现。胶质母细胞瘤典型表现为不均匀增强的实质肿块，周围有血管源性水肿（图 5.5）。不均匀强化反映了组织学上观察到的坏死和微血管增生，后者缺乏正常的血脑屏障，

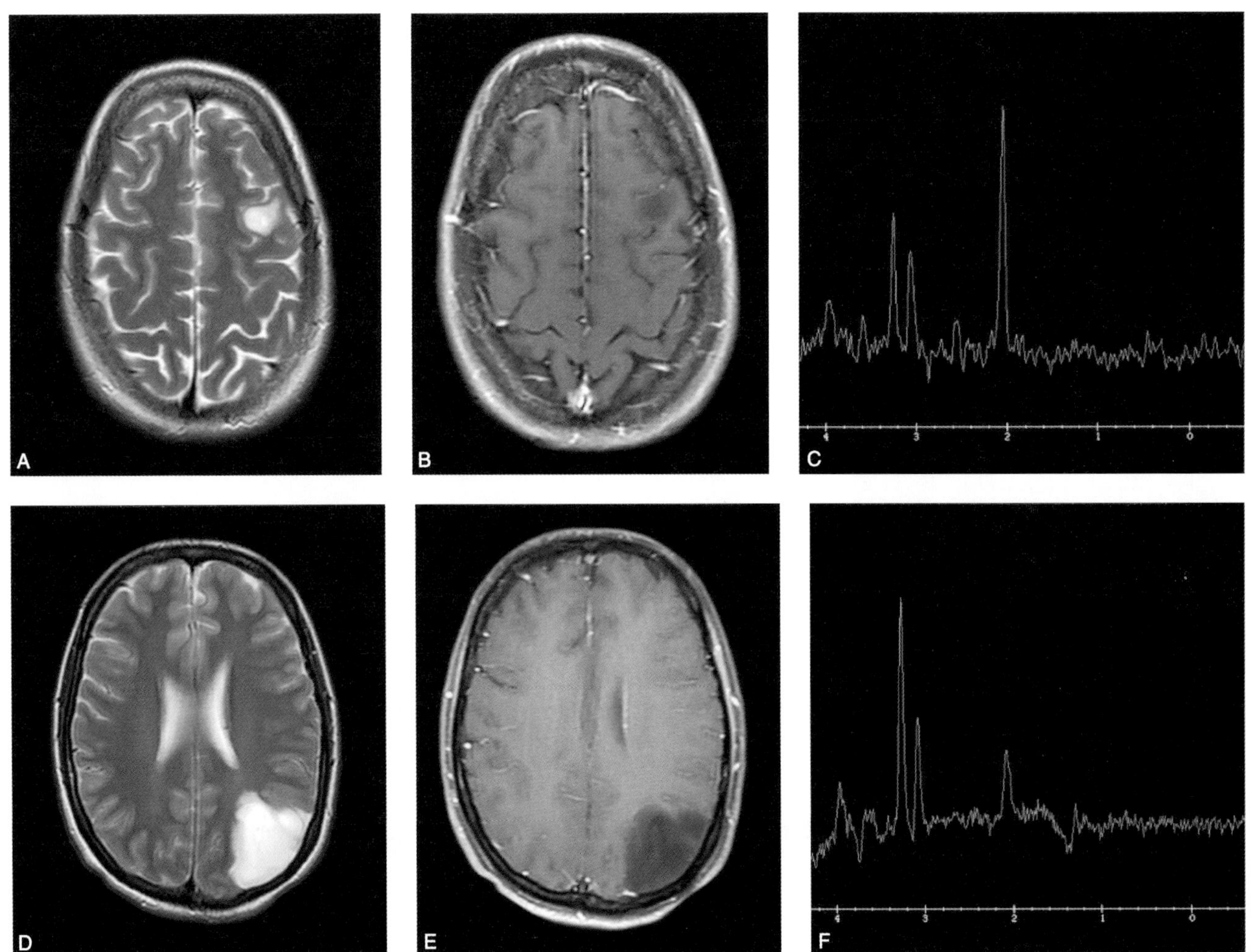

图 5.4 弥漫性和间变性星形细胞瘤。A、B. 轴位 T_2WI、T_1WI 示左额叶无强化 T_2WI 高信号肿块。C. 单体素 MRS 显示相对于相邻肌酸峰（3.0ppm），胆碱峰（3.2ppm）轻度升高。活检证实为弥漫性星形细胞瘤（WHO Ⅱ级）。D、E. 轴位 T_2WI、钆对比剂增强后 T_1WI 示左顶叶无强化 T_2WI 高信号肿块。F. 单体素 MRS 显示相对于相邻肌酸峰（3.0ppm），胆碱峰（3.2ppm）明显升高。胆碱是细胞数量增多或有丝分裂活性增强的标志。活检证实本例为间变性星形细胞瘤（WHO Ⅲ级）。

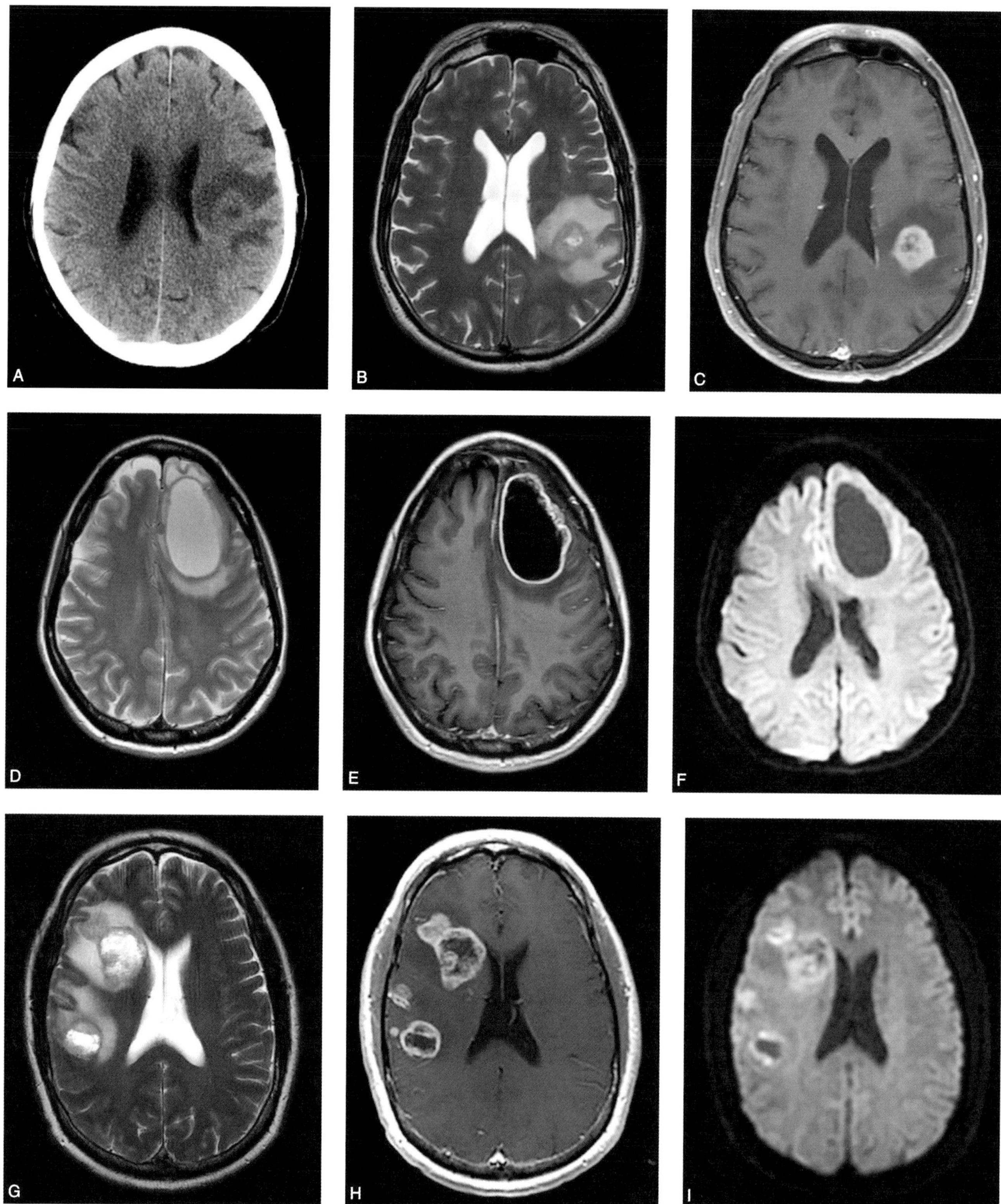

图5.5 胶质母细胞瘤。A.头部CT显示左额叶环状肿块，周围血管源性水肿；B、C.轴位T_2WI、增强T_1WI示左额叶不均匀强化肿块（即血脑屏障不完整），边界不清提示可能为易转移的胶质母细胞瘤；D、E.轴位T_2WI、增强T_1WI示环形强化肿块，中央或内部坏死程度更明显；F.轴位DWI示病变内部弥散不受限，此与化脓性脑脓肿不同；G、H.轴位T_2WI、增强T_1WI示环形强化肿块右额叶多灶性胶质母细胞瘤；I.轴位DWI示病变实性部分或强化部分弥散受限，这是由于肿瘤细胞增多，水分子在实性或增强部分中的弥散受到限制，而在液体或坏死部分弥散更加自由造成的。

因此在增强后出现强化。除中心坏死外，还可有钙化或出血。胶质母细胞瘤可以表现为单个增强肿块、多灶性增强肿块或同时存在增强和无增强的肿瘤。

环形强化。在增强 CT 和 MRI 上，几乎所有的胶质母细胞瘤都至少会表现出一些强化，通常呈不均匀或环状。许多其他病变可表现为环状肿块，包括转移和脓肿（表 5.8）。不管是胶质母细胞瘤还是转移瘤，坏死肿瘤的增强边缘往往更厚更不规则，而脓肿的增强包膜往往更薄更光滑。而且，在 DWI 上，与脓肿的脓性内容物对比，肿瘤坏死细胞壁密集引起的弥散受限更具有特征性（图 5.5）。不完全环状强化的肿块（"马蹄征"或"环征"）应考虑肿瘤样脱髓鞘病变，而不是肿瘤或脓肿。

表 5.8

环形强化病变记忆法（"MAGIC DR"）

转移瘤
脓肿[a]
胶质瘤（尤其是胶质母细胞瘤）
脑梗死（亚急性期或愈合期）
挫伤/血肿（亚急性）
脱髓鞘病变
放射性坏死

[a] 需考虑不典型感染、CNS 淋巴瘤、免疫抑制的患者。

蝴蝶状胶质瘤。当弥漫性或浸润性胶质瘤（最常见的是胶质母细胞瘤）越过胼胝体累及两侧大脑半球时，在轴位和冠状位成像上它可类似于蝴蝶翅膀的形状（图 5.6）。这被通俗地称为蝴蝶状胶质瘤（不是 CNS WHO 分类中的定义实体）。重要的是要认识到胼胝体内的病变不能归因于血管源性水肿，因为胼胝体纤维排列太紧以至于组织液不能通过。这代表浸润性肿瘤（如蝶形胶质瘤或淋巴瘤）或胼胝体白质的直接损伤（如脱髓鞘病变或细胞毒性水肿）。

脑干胶质瘤。在成人，脑干胶质瘤可以是指与幕上弥漫性胶质瘤相似但较少见部位的弥漫性浸润性胶质瘤，也可以是局灶性顶盖胶质瘤，后者是中脑的一种低度恶性肿瘤，可引起梗阻性脑积水（图 5.7）。在幼儿中，脑干胶质瘤或弥漫性内在性脑桥胶质瘤是指具有高度侵袭性行为的弥漫性浸润性胶质瘤，尽管无强化或轻微强化。在接受立体定向穿刺活检的儿科患者中，最可能的诊断是弥漫性中线胶质瘤，H3K27M 突变型，是 2016 年 CNS WHO 新定义的一个遗传学实体，是除胶质母细胞瘤之外唯一的其他Ⅳ级胶质瘤。

大脑胶质瘤病。是指弥漫性胶质瘤广泛浸润性生长，星形细胞瘤比少突胶质细胞瘤更常见，累及至少 3 个脑叶。该病少见，在 2007 年 CNS WHO 中列出，但又从 2016 年 CNS WHO 中

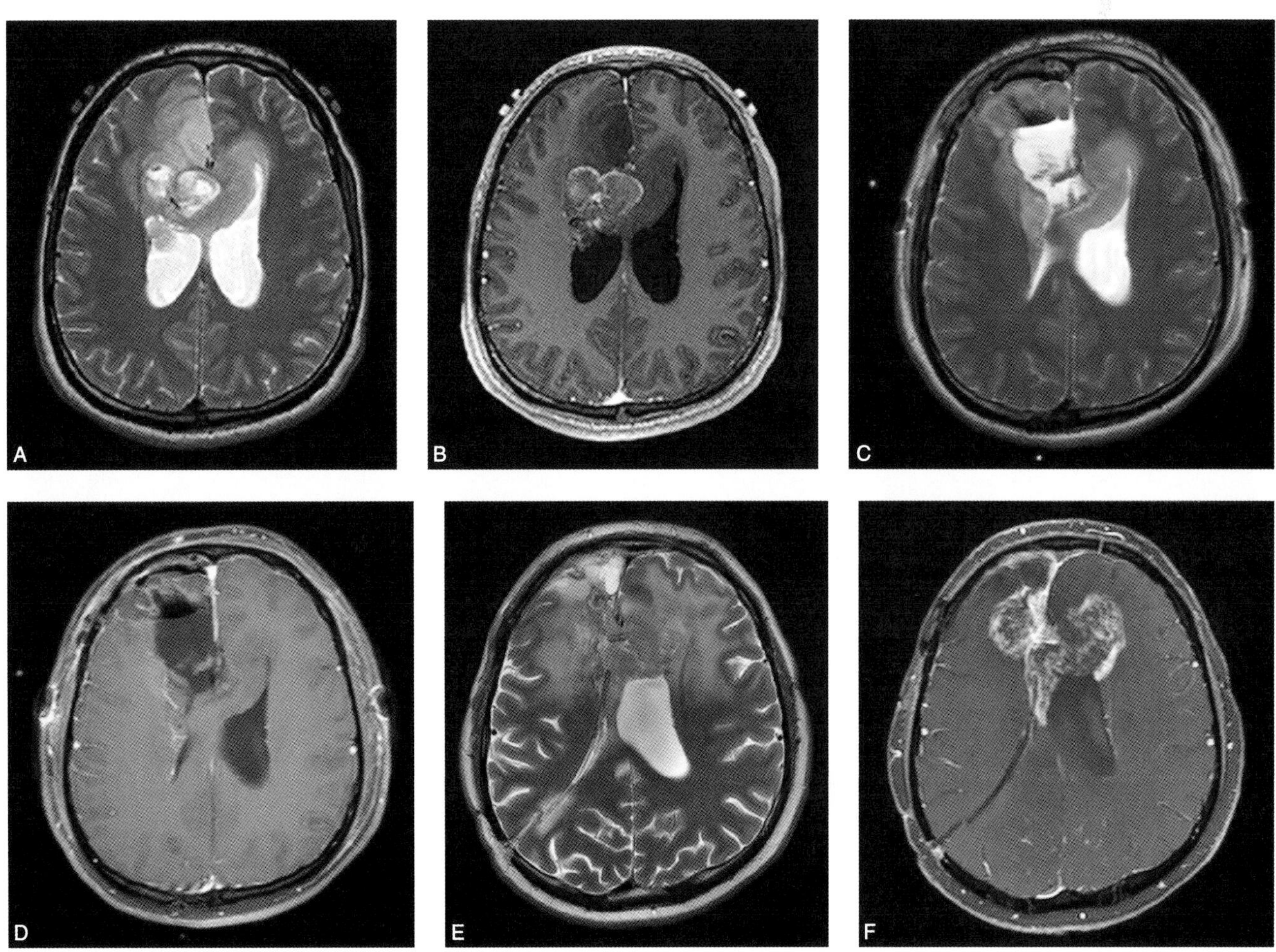

图 5.6 "蝴蝶型胶质瘤"，首先假进展，之后真进展。A、B. 轴位 T_2WI、增强 T_1WI 示跨胼胝体膝部生长的不均匀强化肿块（术前 MRI）。C、D. 术后轴位 T_2WI、增强 T_1WI 证实病变强化部分已成功切除，残留少许无强化的 T_2WI 高信号肿瘤。病理检查证实为胶质母细胞瘤，IDH 基因突变（多为 IDH 野生型）。E、F. 放射治疗后的随访 MRI 轴位 T_2WI、增强 T_1WI 示新出现的强化肿块，以胼胝体膝部为中心，呈"肥皂泡"或"瑞士奶酪"样改变。

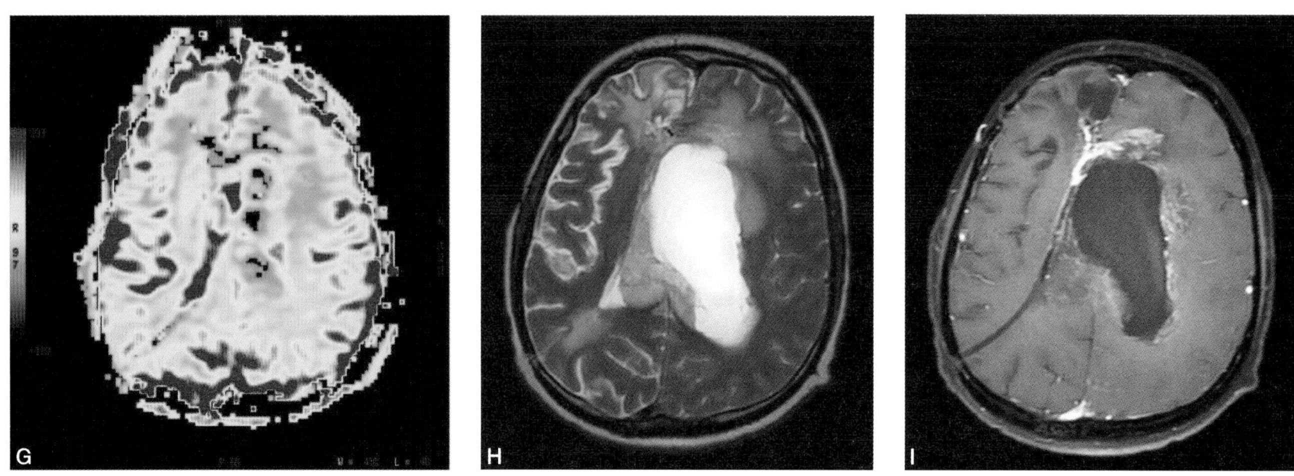

图5.6(续)　G. 在灌注MRI(局部脑血容量图)上，没有显示复发性胶质母细胞瘤的高血流性，提示可能为假性进展，因而选择保守治疗。H、I. 一年以后，轴位 T_2WI、增强 T_1WI 示原胼胝体膝部的强化病变已经基本消失，但在左侧脑室的内侧壁和外侧壁处出现新的强化病变。

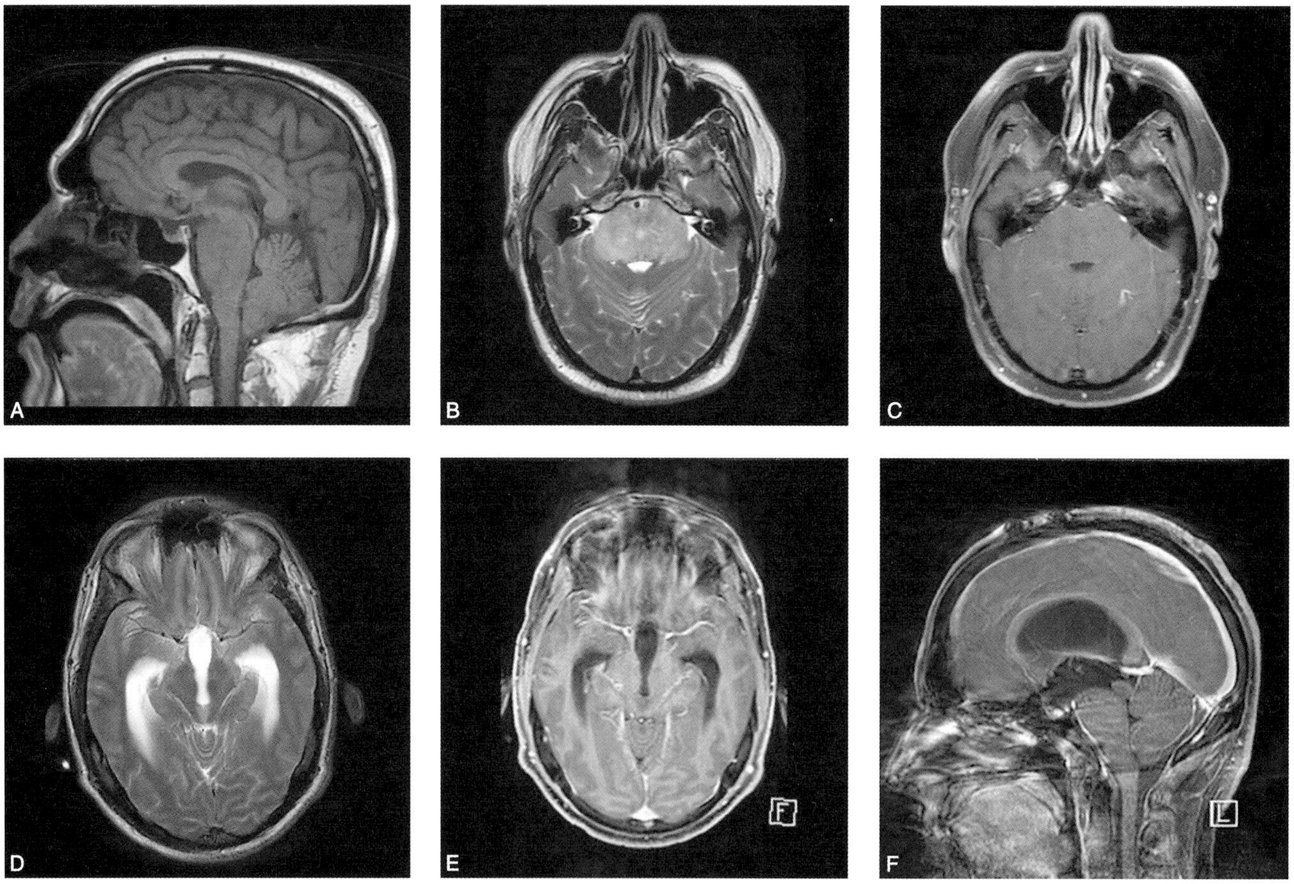

图5.7　脑干胶质瘤。A～C. 矢状位 T_1WI、轴位 T_2WI 和轴位增强 T_1WI 示脑干巨大膨胀性生长的无强化肿块，立体定向活检证实弥漫性星形细胞瘤(WHO Ⅱ级)，上述表现被称为"弥漫性固有脑桥胶质瘤(DIPG)"。尽管其增强扫描未见强化，但在儿童其往往更具侵袭性。D～F. 轴位 T_2WI、轴位和矢状位增强 T_1WI 示中脑背侧小的膨胀性生长的无强化病变，该表现常被称为"局灶性顶盖神经胶质瘤"，其通常是低级别的，无须活检，治疗的目的是缓解梗阻性脑积水。

删除，这有利于应用特定的组织学诊断（如胶质母细胞瘤）。尽管如此，在临床实践中仍可能遇到这一术语。

少突胶质细胞瘤。弥漫性胶质瘤包括星形细胞瘤和少突胶质细胞瘤。后者较少见，仅占所有胶质瘤的 6%，表现出弥漫性生长模式。在显微镜下，由于圆形细胞核被透明细胞质包围（固定伪影），这些细胞具有煎蛋外观。其他组织学特征包括微钙化和密集的分支毛细血管网。细胞结构、有丝分裂活性或细胞核异型性增加将少突胶质细胞瘤（WHO Ⅱ级）升级为间变性少突胶质细胞瘤（WHO Ⅲ级）。后者也可出现坏死和/或微血管增生。

分子参数。根据 2016 年 CNS WHO，少突胶质细胞瘤现采用表型和基因型分类标准（综合诊断）。除上述组织学特征外，还具有以下特征：IDH 突变和 1p/19q 缺失（即染色体臂 1p 和 19q 缺失）。这些基因改变预后良好（表 5.9），总体上，少突胶质细胞瘤比同等级别的星形细胞瘤预后好。

影像表现。少突胶质细胞瘤的影像学表现与较常见的星形细胞瘤（弥漫性）重叠。两者均表现为浸润性病变，典型者在 CT 上呈低密度，T_2 上呈高信号。少突胶质细胞瘤最常见于额叶，常向周围扩展累及皮层。与星形细胞瘤相比，少突胶质细胞瘤在 CT 上更易表现为钙化，在 MRI 上表现为边缘欠清晰、信号强度不均匀（图 5.8）。增强表现为不同程度的强化。可

表 5.9

基于不同表现型和基因型的弥漫性胶质瘤分类

分类	预后佳	预后欠佳
表现型		
细胞起源	少突胶质细胞[a]	星形细胞
组织学分级	低级别（Ⅱ级）	高级别（Ⅲ～Ⅳ级）
组织学特征	仅细胞异型性	退变、有丝分裂活性、微血管增生、坏死
基因型	Ⅰ～Ⅲ级	Ⅱ～Ⅳ级
IDH1 和/或 IDH2	突变	野生型
MGMT 基因启动子	甲基化	非甲基化
1p/19q 染色体[a]	共缺失	不完整

[a] 少突胶质细胞瘤的分子特征是 IDH 突变和 1p/19q 缺失，与星形细胞瘤比较，其更具富血管性和侵袭性。

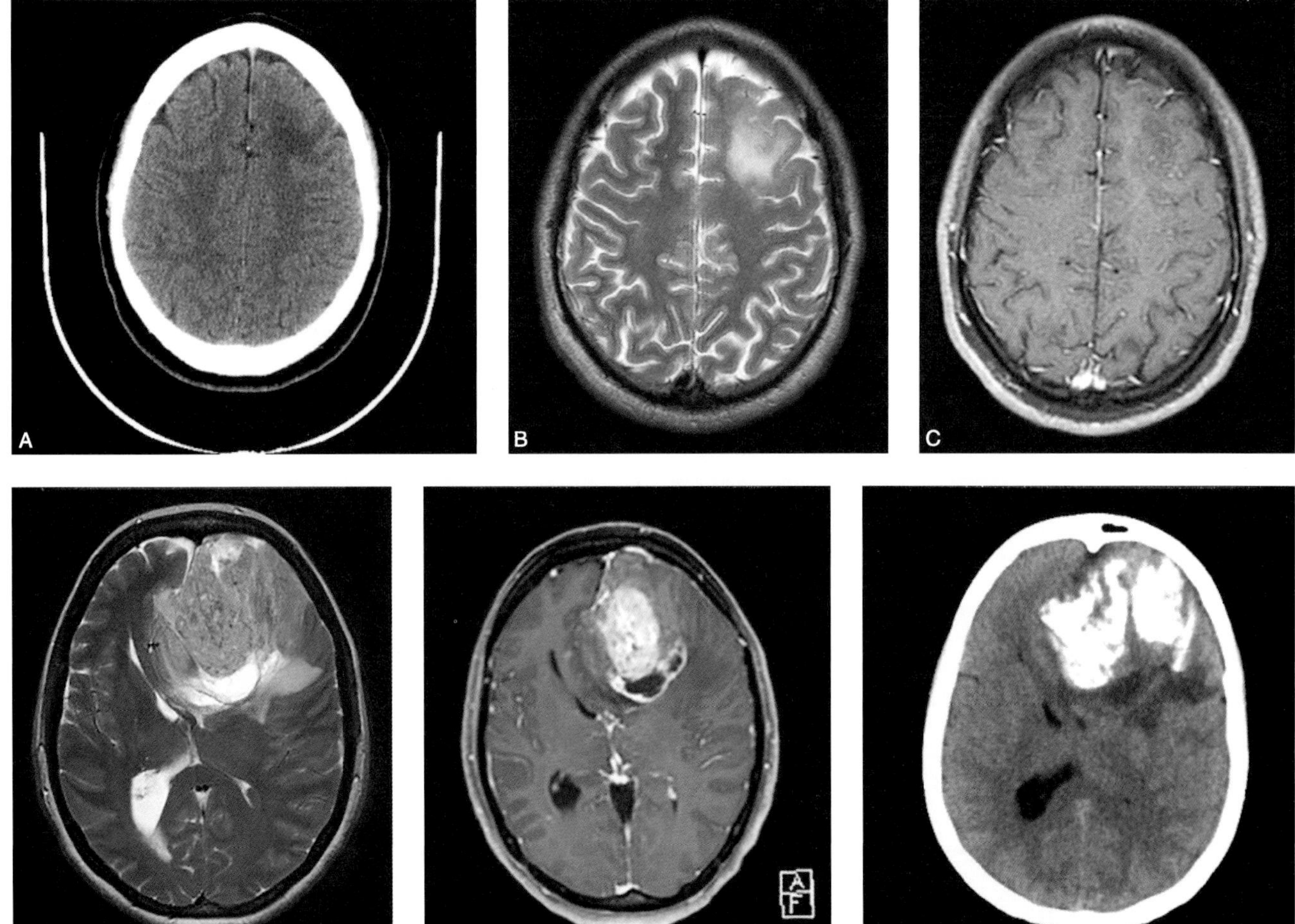

图 5.8　少突胶质细胞瘤和间变性少突胶质细胞瘤。A. 头部 CT 示左额叶稍低密度病变，鉴别诊断包括水肿或肿瘤。B、C. 轴位 T_2WI 和轴位增强 T_1WI 示病变为无强化 T_2WI 高信号肿块，边界不清，累及左额叶皮质和皮质下白质，边缘不清楚，上述表现符合典型的少突胶质细胞瘤（WHO Ⅱ级），后经切除后病检证实。D、E. 轴位 T_2WI 和轴位钆对比剂增强后 T_1WI 显示了一个更大、更不均匀的肿块，起源于左额叶，异常强化，病检结果为间变性少突胶质细胞瘤（WHO Ⅲ级）。F. 头部 CT 显示特征性钙化，钙化在 CT 上比在 MRI 的 T_2WI* 梯度加权回波序列上显示得更好（未显示）。

能无法区分少突胶质细胞瘤和间变性少突胶质细胞瘤。后者的可能线索包括年龄较大(>40 岁)和细胞增多(弥散减少)、有丝分裂活动(胆碱增多)或肿瘤血管增多(灌注增多)。

室管膜瘤。室管膜肿瘤也不常见,约占所有胶质瘤的 7%。与其他局限性胶质瘤相似,常见于儿童(<20 岁)。室管膜瘤(WHO Ⅱ级)和间变性室管膜瘤(WHO Ⅲ级)起源于脑室系统和脊髓中央管的室管膜细胞,因此在儿童常表现为第四脑室肿块,成人较少表现为髓内肿块。室管膜瘤也好发于幕上脑实质内。其中许多幕上室管膜瘤具有基因改变,2016 年 CNS WHO 将其归类为 RELA 融合阳性室管膜瘤。

影像表现。儿童颅内室管膜瘤最常见的表现是第四脑室的不均匀强化肿块(图 5.9)。常向外侧突入第四脑室外侧孔(Luschka 孔)或向下突入第四脑室正中孔(Magendie 孔)。也可侵入脑室旁或室管膜,引起血管源性水肿。较少见的起源部位包括桥小脑角(CPA)、大脑半球和外侧第三脑室。无论在哪个部位,室管膜瘤在 CT 和 MRI 上常不均匀,以瘤内钙化、囊变和/或出血为特征。脉络丛肿瘤也可表现为脑室内强化的肿块,常见于侧脑室。

室管膜下瘤。在脑室系统的室管膜衬里正下方有一个薄的室管膜下胶质板。发生于该区域的肿瘤称为室管膜下瘤(WHO Ⅰ级)。最常见的位置是第四脑室下部,其次是第三脑室外侧,再次是脊髓。这些肿瘤通常存在于老年人(年龄>40 岁),可能完全无症状或有梗阻性脑积水。与室管膜瘤以及大多数其他脑室肿瘤不同,室管膜下瘤的血供相对较少,增强程度较低(图 5.9)。

脉络丛肿瘤。由于脉络丛在胚胎学上是通过脉络膜裂将软脑膜内陷入侧脑室而形成的,因此脉络丛上皮和间质分别来源于室管膜细胞和蛛网膜。脉络丛上皮肿瘤罕见,在所有胶质瘤中占比小于 1%。通常存在于儿童(年龄<20 岁)中,属于以下类型:脉络丛乳头状瘤(WHO Ⅰ级)、非典型脉络丛乳头状瘤(WHO Ⅱ级)和脉络丛癌(WHO Ⅲ级)。肿瘤常导致交通性脑积水(CSF 生成过多和/或吸收受损)以及 CSF 播散。

影像表现。肿瘤增强明显强化,边缘呈分叶状,常见于以侧脑室三角区为中心(图 5.10),第四脑室者较少见。乳头状瘤和癌的影像表现可有重叠。后者常侵犯脑实质。

颅内肿瘤:非神经胶质瘤

非神经源性脑内原发肿瘤绝大多数来源于神经上皮细胞;具体而言,约 2/3 来源于胶质细胞。神经上皮来源的非神经源性肿瘤包括:神经元肿瘤、胚胎性肿瘤和松果体肿瘤。

神经元和混合性神经元-胶质肿瘤。这些肿瘤的特点是不同程度的神经元分化(如神经细胞和神经节细胞),并含有胶质成分。通常存在于儿童或年轻成人(年龄<40 岁)中。但它们并不常见,约占所有原发性中枢神经系统肿瘤的 1%。

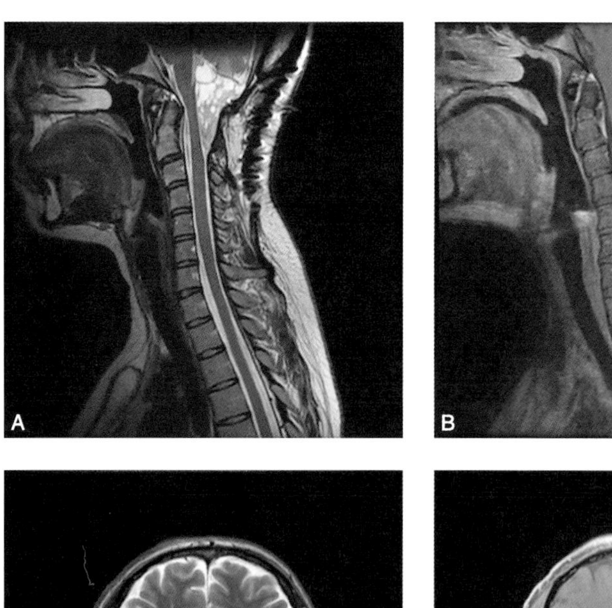

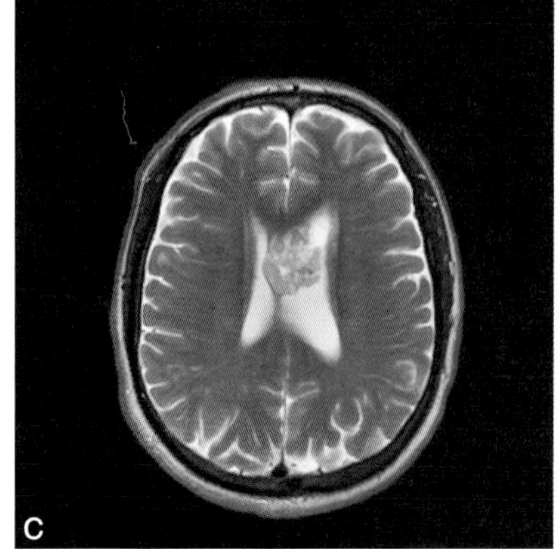

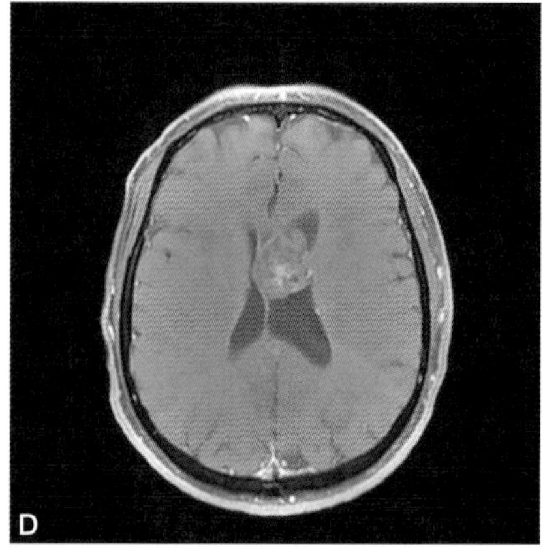

图 5.9　室管膜瘤 2 例。A、B. 颈椎矢状位 T_2WI 和增强 T_1WI 显示第四脑室下方不均匀强化肿块,含实性强化部分和囊性非强化部分,术后病检提示为室管膜瘤(WHO Ⅱ级)。C、D. 轴位 T_2WI 和增强 T_1WI 显示左侧脑室内侧壁(透明隔)肿块,此为室管膜下瘤(WHO Ⅰ级),其往往表现为轻度强化。

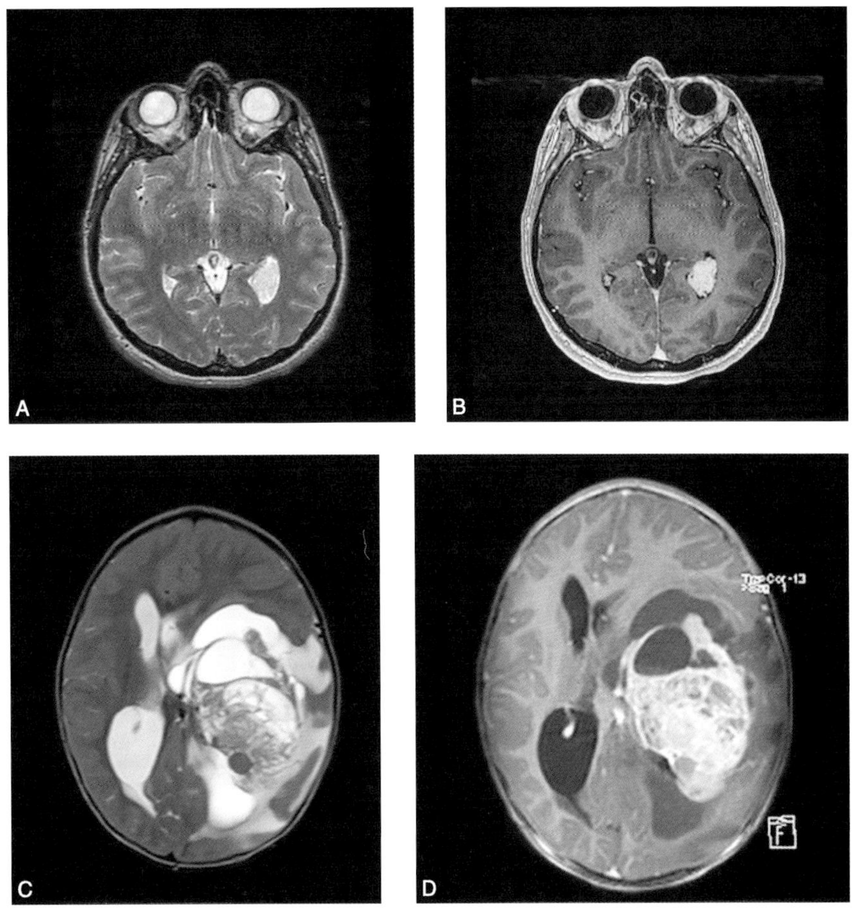

图 5.10　脉络丛肿瘤 2 例。A~B. 轴位 T_2WI 和增强 T_1WI 示左侧脑室后角区明显强化肿块，边缘呈分叶状，术后提示为脉络丛乳头状瘤（WHO Ⅰ级）。C~D. 轴位 T_2WI 和增强 T_1WI 显示左侧脑室内巨大不均匀的肿块，被证实为脉络丛癌（WHO Ⅲ级）。

胚胎发育不良性神经上皮肿瘤（DNET）。DNET 是一种良性混合性神经元-胶质细胞肿瘤（又称神经胶质细胞瘤），预后极好（WHO Ⅰ级），与儿童或年轻成人药物难治性部分性复杂癫痫发作相关。DNET 的组织学特点是皮质发育不良，轴突束状排列，内衬少突胶质细胞样细胞（特殊的胶质神经元单位）。有皮质神经元漂浮在黏液背景中；后者与 T_2 上的高信号相关。典型的影像学表现是年轻患者大脑皮质的无强化多囊性肿块，通常位于颞叶（图 5.11）。

神经节细胞瘤和神经节细胞胶质瘤。顾名思义，神经节细胞瘤是一种纯粹的神经元肿瘤，由肿瘤性神经节细胞组成；神经节细胞胶质瘤是一种混合性胶质神经元肿瘤，也有肿瘤性胶质细胞。两者均为低度恶性肿瘤（WHO Ⅰ级），预后良好，尽管有一种罕见的变异型——间变性神经节细胞胶质瘤（WHO Ⅲ级），其神经胶质成分具有高度特征性。典型的影像学表现是年轻患者大脑皮质部分强化的肿块（图 5.11），这是颞叶癫痫最常见的肿瘤病因。神经节细胞瘤和神经节细胞胶质瘤可发生于 CNS 内任何部位的灰质，包括下丘脑、小脑和脊髓。

小脑发育不良性神经节细胞瘤（莱尔米特-杜克洛病）。与小脑错构瘤（WHO Ⅰ级）相比，这种良性缓慢生长的肿瘤通常在年轻成人中出现与局部占位效应相关的症状。典型的影像学表现为无强化的肿块，扩大了小脑叶，在 MRI 上表现为小脑条纹。它经常与多发性错构瘤综合征有关，这是一种伴有多发性错构瘤和 PTEN（磷酸酶和张力蛋白同源物）肿瘤抑制基因突变的常染色体显性遗传的斑痣性错构瘤病。

促结缔组织增生性婴儿星形细胞瘤（DIA）和神经节细胞胶质瘤（DIG）。虽然 DIA 没有肿瘤性神经元，但 DIA 和 DIG 在组织学分类上都归类于神经元肿瘤。与节细胞胶质瘤一样，它们可以表现为累及大脑皮质的不均匀囊实混合性肿块（囊肿和结节表现）（图 5.11）。可引起结缔组织增生反应，上覆脑膜增厚和增强，类似于 PXA。与神经节细胞胶质瘤和 PXA 不同，DIG 倾向于在婴儿期出现（<2 岁），伴有快速进展的大头畸形。由于体积大和异质性，它可能表现出侵袭性，但预后良好（WHO Ⅰ级）。

乳头状胶质神经元肿瘤（PGNT）和菊形团形成性胶质神经元肿瘤（RGNT）。这些肿瘤为胶质和神经元成分混合的罕见Ⅰ级肿瘤。在 PGNT 中，胶质细胞与乳头间神经元细胞形成假乳头排列。表现为脑混合性囊实性肿块，好发于颞叶，类似神经节细胞胶质瘤。在 RGNT 中，胶质成分类似于毛细胞型星形细胞瘤，而神经元成分则形成神经细胞花环和血管周围假花环。也可表现为囊实混合性肿块，但最常见于中线、第四脑室周围或导水管。

中枢神经细胞瘤。与其他神经元肿瘤相比，中枢神经细胞瘤（WHO Ⅱ级）是一种起源细胞不清的脑室肿瘤。组织学上，神经细胞类似于少突胶质细胞，因此这些肿瘤最初被误认为是

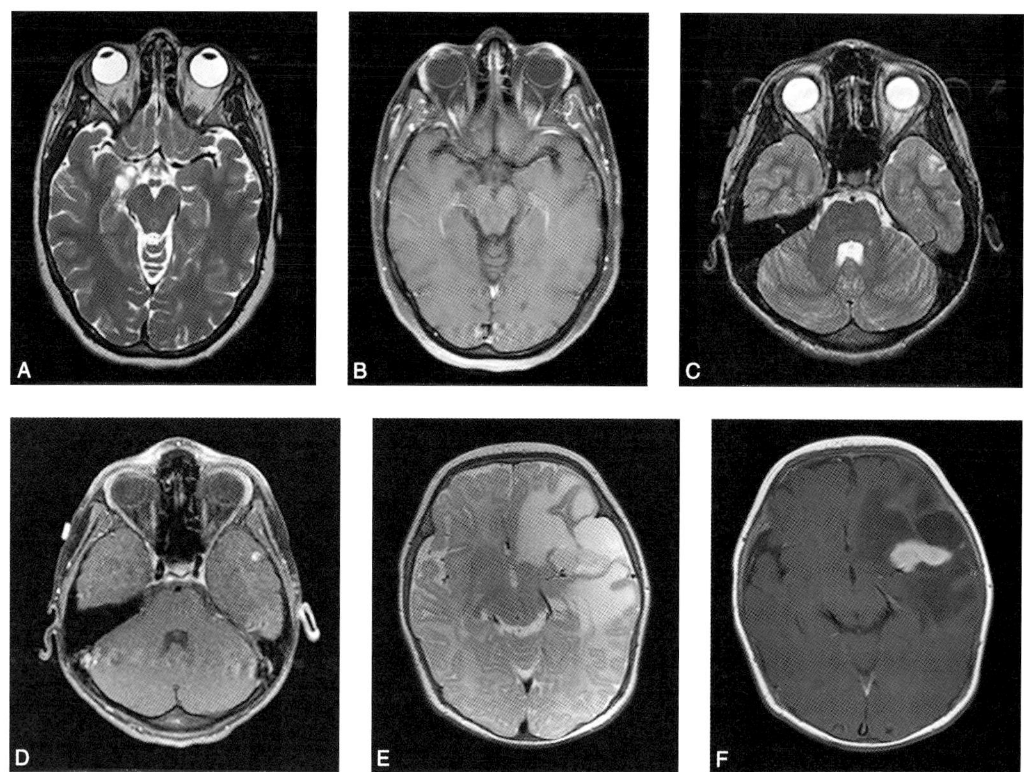

图5.11 神经元肿瘤3例。A、B. 轴位 T_2WI 和钆对比剂增强后 T_1WI 示右颞叶内侧皮质区见一无强化、多囊状肿块，活检证实为神经元肿瘤（WHO Ⅰ级）。C、D. 轴位 T_2WI 和增强 T_1WI 示左颞叶外侧皮质区一部分强化、部分囊状肿块。结果是神经元胶质瘤（WHO Ⅰ级）。E、F. 轴位 T_2WI 和增强 T_1WI 显示一囊实性肿块，累及左额叶和颞叶。这是一例促纤维增生型神经节细胞胶质瘤的婴儿患者，也是一种 WHO Ⅰ级的神经元胶质瘤。

脑室内少突胶质细胞瘤。本病多见于20~40岁的年轻人，表现为起源于室间孔附近的透明隔或侧脑室壁的明显强化的肿块。在 T_2 加权图像上，它们有不均匀的表现（气泡状）。发生于脑实质内的组织学相似的肿瘤称为脑室外神经细胞瘤（WHO Ⅱ级）。

胚胎性肿瘤。这些是神经上皮起源的高度恶性肿瘤（WHOⅣ级），分化太差而不能归类为神经胶质或神经元肿瘤。这些肿瘤的组织学和放射学表现可有明显的重叠，常见于儿童（年龄<20岁），约占所有原发性中枢神经系统肿瘤的1%。

髓母细胞瘤。婴儿期后、青春期前儿童幕下肿瘤较幕上肿瘤多见。髓母细胞瘤是最常见的中枢神经系统胚胎性肿瘤（占所有病例的2/3），也是第二常见的儿童中枢神经系统肿瘤（仅次于毛细胞型星形细胞瘤），是儿童后颅窝鉴别诊断的重要组成部分（表5.10）。大多数病例发生于10岁以下的幼儿，并起始于小脑蚓部的中线部位。当这些肿瘤出现在较大的儿童和成人时，常位于小脑半球外侧。

组织学和遗传学定义的亚型。髓母细胞瘤有4种组织学亚型（经典型、促结缔组织增生型/结节型、广泛结节型（MBEN）和大细胞/间变型）以及4种基因亚型（WNT激活、SHH激活、组3和组4），不同组织学及基因亚型具有不同的预后意义（表5.11）。三分之一的髓母细胞瘤可见脑脊液播散，其中大细胞/间变性型发生的可能性最高。

影像表现。髓母细胞瘤最典型的表现是幼儿小脑蚓部的高密度肿块（图5.12）。高密度反映了细胞增生（小圆蓝细胞瘤），也导致 T_2 和 ADC 图像上信号较低。当儿童或年轻人的后颅窝出现高密度的肿块时，即使肿瘤偏离中线，也应考虑髓母细胞瘤。

表5.10
儿童后颅窝肿瘤记忆法（"GAME"）

肿瘤类型	典型部位	典型影像表现
脑干胶质瘤（尤其是 WHOⅣ级）	脑桥	浸润性、无强化、T_2WI 高信号、膨胀性生长肿块
毛细胞型星形细胞瘤（WHO Ⅰ级）[a]	小脑半球	无强化、囊性、强化壁结节
髓母细胞瘤（WHOⅣ级）[a]	小脑蚓部	CT 高密度，T_2WI/ADC 低信号
室管膜瘤（尤其是 WHO Ⅱ级）	第四脑室	不均匀强化，有囊变及钙化

[a] 毛细胞型星形细胞瘤（局限性胶质瘤的典型例子）和髓母细胞瘤（胚胎性肿瘤的典型例子）是儿童最常见的两种中枢神经系统肿瘤。

表 5.11

髓母细胞瘤的分子和组织亚型

基因型	表型	备注
WNT 激活	通常为经典型	预后佳
	小脑内侧（脑干）	最少见
SHH 激活 TP53 突变	经典型或大细胞/间变型	预后差
	小脑中线部位（蚓部）	
SHH 激活 TP53 野生型	促结缔组织增生/结节型，MBEN	预后佳
	侧方（小脑半球）	
组 3	典型或大细胞/间变型	预后最差
	中线部位（蚓部）	
组 4	典型或大细胞/间变型	中等预后
	中线部位（蚓部）	最常见

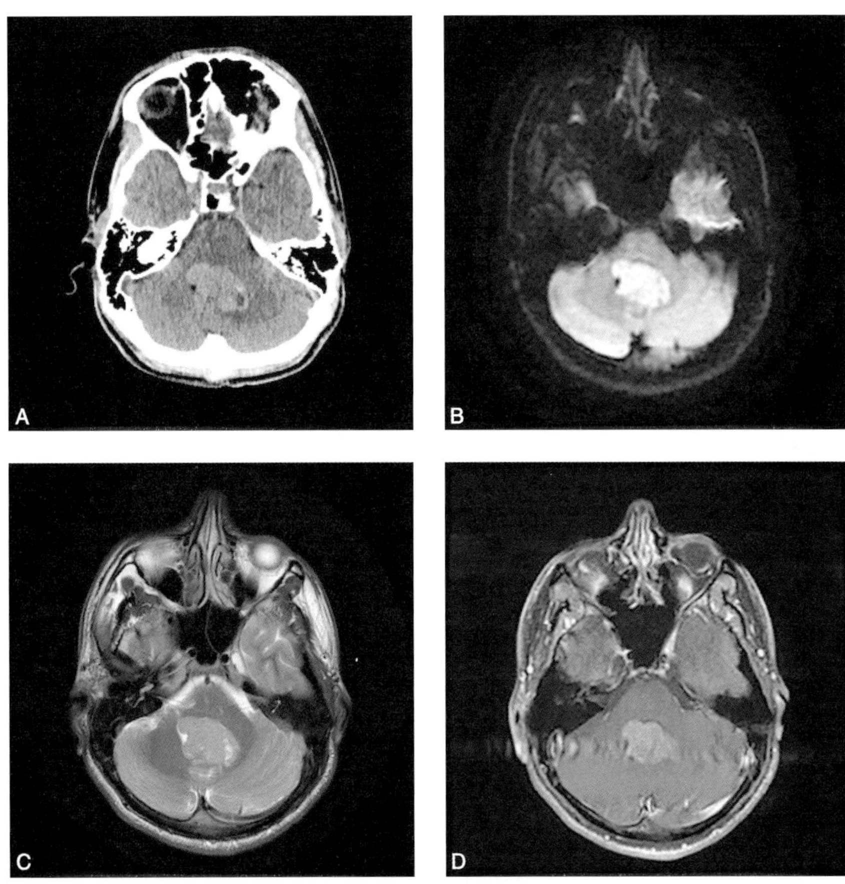

图 5.12　胚胎性肿瘤（髓母细胞瘤）。A. 年轻头痛患者的头部 CT 显示位于中线后颅窝的高密度肿块；B. 轴位 DWI 显示弥散受限，这也是富细胞肿瘤的可疑征象；C、D. 轴位 T_2WI 和增强 T_1WI 证实为强化的肿瘤，T_2WI 信号强度与正常灰质相似。年轻患者出现任何具有富细胞特征的颅内肿瘤应及时考虑胚胎性肿瘤，其中以髓母细胞瘤最常见，起源于后颅窝。本例病理诊断为髓母细胞瘤（分级：Ⅳ级；组织学：经典型；遗传学：WNT 活化；预后：相对较好）。

其他胚胎性肿瘤。1/3 的中枢神经系统胚胎性肿瘤将被诊断为非典型畸胎样/横纹肌样瘤（AT/RT）和其他更罕见的非髓母细胞瘤。AT/RT 可表现为中枢神经系统任何部位不均匀的高密度肿块，通常发生于婴儿或幼儿（年龄<4 岁）。它在遗传学上由 INI1 的改变来定义，其可以通过免疫组织化学进行检测。当病例不符合髓母细胞瘤、AT/RT 或其他定义的标准时，中枢神经系统胚胎性肿瘤（NOS）已取代中枢神经系统原始神经外胚层肿瘤（PNET）成为新的名称。

颅内肿瘤:非神经上皮性肿瘤

由于大脑来源于神经外胚层,因此非神经上皮源性的原发性颅内肿瘤相对少见。继发性或转移性疾病占非神经上皮性颅内肿瘤的绝大多数。

血管母细胞瘤。髓母细胞瘤是儿童期最常见的原发性后颅窝肿瘤,而血管母细胞瘤是成年期最常见的原发性后颅窝肿瘤,通常出现在中年(40~60岁)。尽管后缀是"母细胞瘤",但这是一种良性肿瘤(WHO Ⅰ级),以具有血管生成潜能的空泡化间质细胞为特征。根据2007年和2016年CNS WHO分类,将其归类为脑膜和间叶性肿瘤。虽然大多数病例是散发的,但大约25%的病例是家族性的,并与希佩尔-林道综合征(Von Hippel-Lindau,VHL)综合征相关。这些患者往往在较年轻的时候(20~40岁)出现多发性肿瘤。

影像表现。血管母细胞瘤是一种局部强化的肿瘤,可分泌液体并形成囊腔。因此,与发生在小脑的毛细胞型星形细胞瘤有相同的典型的"囊腔结节"表现(图5.13)。成人的临床表现和血管分布增加(如流空、中心静脉压升高)支持血管母细胞瘤。主要的鉴别诊断是富血供转移,如肾细胞癌。少于10%的血管母细胞瘤发生于后颅窝以外,常为希佩尔-林道综合征,也可表现为以软脑膜为基础的强化结节,伴或不伴囊腔。

原发性中枢神经系统淋巴瘤(PCNSL)。弥漫性大B细胞淋巴瘤是成人最常见的非霍奇金淋巴瘤,可发生于身体任何部位,包括脑实质。原发性中枢神经系统淋巴瘤(PCNSL)常见于精神状态改变或局灶性神经功能障碍的老年人(年龄>40岁)。怀疑原发性中枢神经系统淋巴瘤(PCNSL)者应先行腰穿脑脊液细胞学检查,如果是阴性的,应行立体定向穿刺活检。原发性中枢神经系统淋巴瘤(PCNSL)不进行最大安全切除,主要用化疗治疗。糖皮质激素可使肿瘤一过性缩小,有时可使肿瘤急剧缩小(幽灵肿瘤);活检前不给予类固醇治疗,有助于最大限度地提高敏感性。

影像表现。与胚胎性肿瘤一样,淋巴瘤的特点是细胞密度高、核质比高、游离水含量低。在免疫功能正常的患者中,原发性中枢神经系统淋巴瘤(PCNSL)的典型影像模式是紧邻脑脊液间隙并包绕脑室或脑沟的均匀强化肿块,CT上呈均匀高密度,T_2/ADC上呈相应的低信号(图5.14),肿瘤可侵犯胼胝体。与艾滋病相关或EB病毒阳性的原发性中枢神经系统淋巴瘤(PCNSL)往往表现为多灶性不均匀病变和多变或环状强化。鉴别诊断包括免疫功能低下伴发的感染或脓肿,如弓形虫病。

转移性肿瘤。大约25%的全身癌症患者会发生脑转移,大约50%脑转移瘤继发于肺癌。在颅内或硬脑膜外,脑实质转移瘤比脑室内、软脑膜或硬脑膜转移更常见(通常在幕上)。由于血源性播散,转移瘤常为多灶性,也可表现为孤立性肿块。可用皮质类固醇或抗惊厥药减轻水肿或癫痫发作;放疗和外科手术是脑转移瘤可能的治疗方式。

影像表现。转移瘤在CT或MRI上的典型表现是一个或多个强化的肿块,边缘清楚,位于灰白质交界处附近,周围有明显的血管源性水肿(图5.15)。这种增强反映了缺乏血脑屏障(非神经组织);清晰的边缘反映了组织学表现;外周部位与血源性播散相关;任何增强病变均可观察到血管源性水肿。如果患者不能接受钆对比增强,可以进行平扫MRI或增强CT检查,但对小转移瘤或小于1cm的转移瘤敏感性较低。

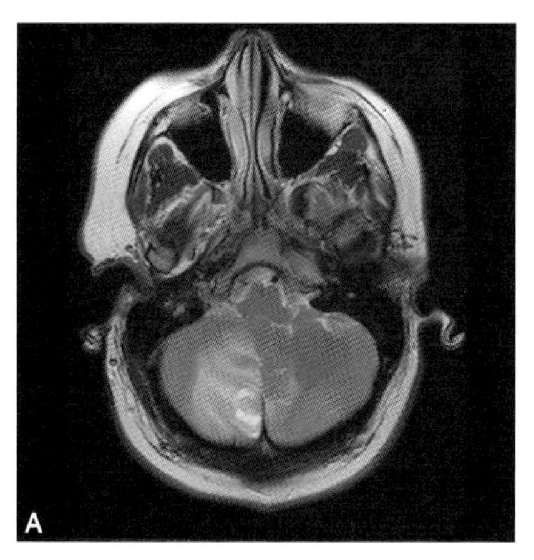

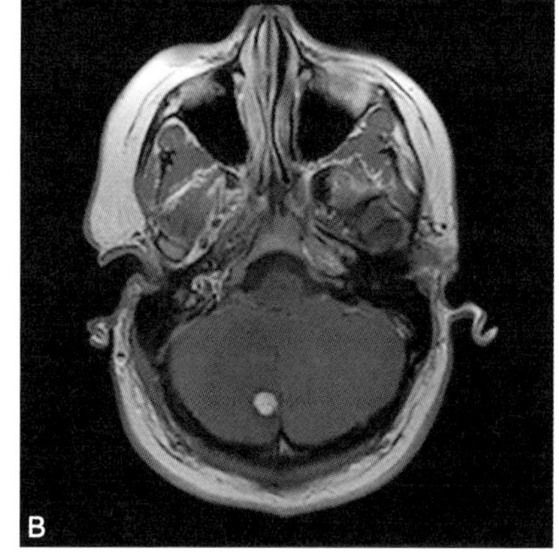

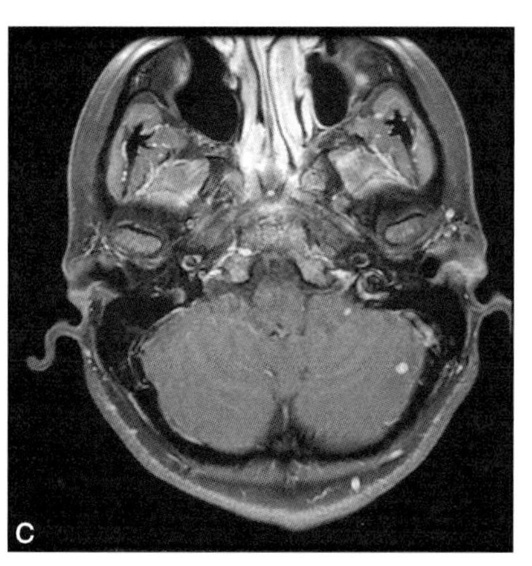

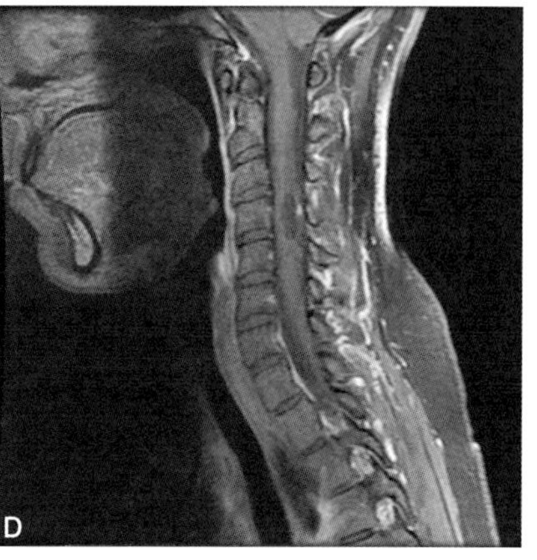

图5.13 间充质瘤(血管母细胞瘤)A、B.轴位T_2WI和增强T_1WI示右小脑半球表面囊实性肿块,实性部分强化,周围血管源性水肿,术后证实为散发性血管母细胞瘤;C、D.一例Von Hippel-Lindau综合征患者,增强轴位头部和矢状位颈椎T_1WI示左小脑半球和颈段脊髓表面3个强化小结节,邻近可见无强化小囊腔,此为家族性血管母细胞瘤,与希佩尔-林道综合征有关。

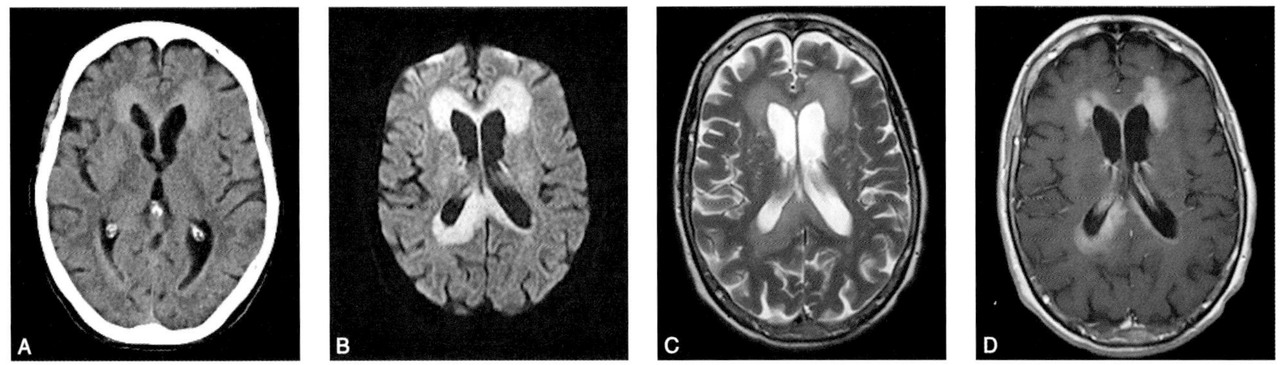

图 5.14　原发性中枢神经系统淋巴瘤（PCNSL）。A. 一位进行性痴呆的老年患者的头部 CT 显示侧脑室附近的脑实质异常高密度影；B. 轴位 DWI 显示相应区域弥散受限，提示可能为富细胞肿瘤；C、D. 轴位 T_2WI 和增强 T_1WI 示侧脑室旁均匀强化肿块，与正常灰质的 T_2WI 信号强度相似。此为原发性中枢神经系统淋巴瘤（弥漫性大 B 细胞淋巴瘤）的典型表现。免疫缺陷相关的中枢神经系统淋巴瘤可能有不同的表现（不均匀或轻度强化）。

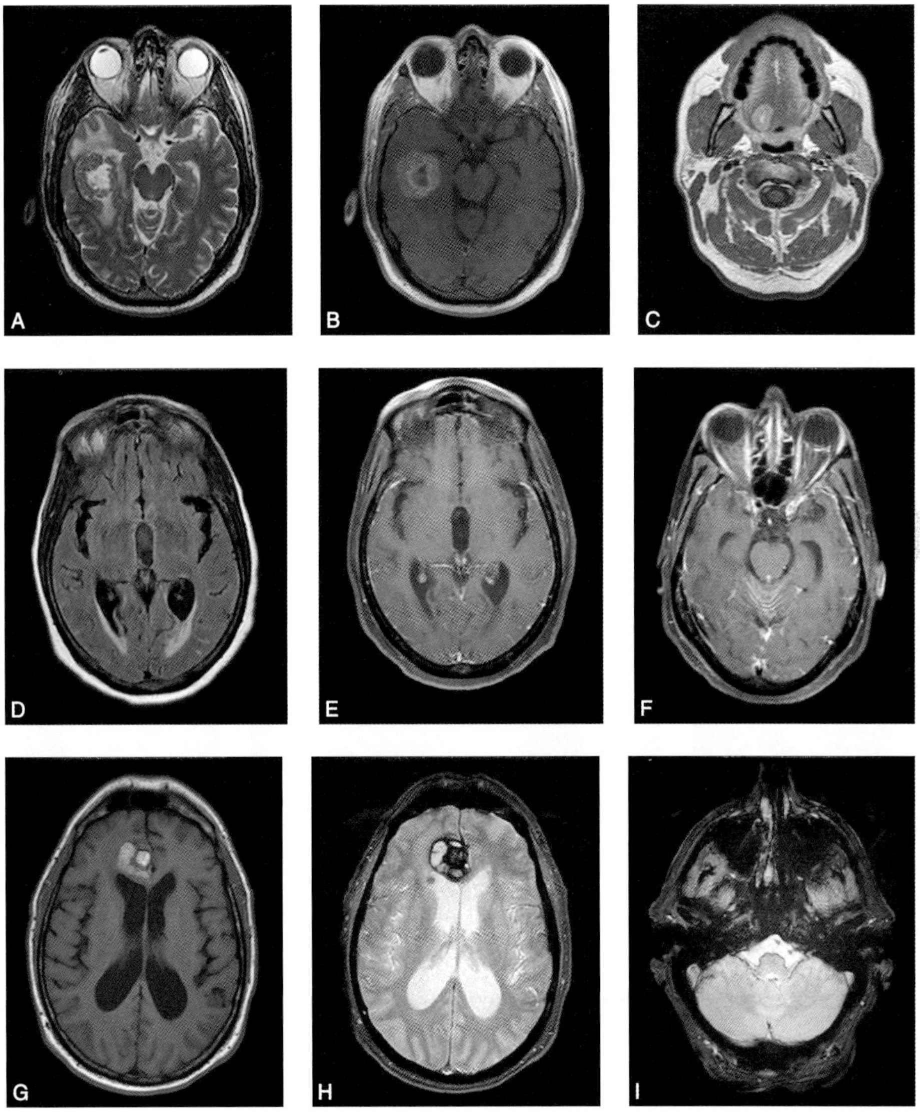

图 5.15　继发性或转移性肿瘤 3 例。A、B. 轴位 T_2WI 和增强的 T_1WI 显示右颞叶不均匀强化肿块，邻近血管源性水肿，这是一例平滑肌肉瘤伴脑转移的患者。C. 增强 T_1WI 显示舌部病变，转移性病变通常边缘清楚。D、E. 另一位有乳腺癌病史的患者，轴位 T_2WI-FLAIR 和增强 T_1WI 显示脑室扩大，枕角出现室管膜水肿。T_2WI-FLAIR 显示脑沟信号异常和强化。F. 增强 T_1WI 显示小脑内异常强化灶，这是一例扁桃体癌合并交通性脑积水患者。G、H. 黑色素瘤病史的患者，轴位 T_1WI 和 GRE 显示右额叶出血性肿块（T_1WI 高信号 T_2WI^* 低信号），增强后强化程度很小（未显示）。I. 轴位 GRE 序列的较低层面，沿髓质表面可见铁质沉着。

软脑膜疾病。软脑膜转移瘤有许多同义词：脑脊液/蛛网膜下腔播散性肿瘤、软脑膜癌病、癌性脑膜炎、肿瘤性脑膜炎或原发于中枢神经系统肿瘤的"滴状"转移。在影像学上，表现为蛛网膜下腔的细小或结节状强化，在 T_2-FLAIR 像上常常伴有正常脑脊液信号消失，有时还并发交通性脑积水（图 5.15）。延迟扫描和增强后 T_2-FLAIR 成像是提高诊断软脑膜疾病敏感性的方法。

颅外肿瘤

虽然发生在软脑膜内的非转移性肿瘤绝大多数为神经上皮来源，但发生在软脑膜外（脑外）的非转移性肿瘤在性质上倾向于间叶组织，反映了它们来源于不同类型的组织。

神经鞘瘤。少突胶质细胞负责中枢神经系统的髓鞘形成，施万细胞则负责外周神经（包括脑神经Ⅲ～Ⅻ）的髓鞘形成。颅内神经鞘瘤是良性的脑外肿瘤（WHO Ⅰ级），绝大多数病例起源于前庭神经（CN8）。少数情况下，起源于其他脑神经（Ⅴ），极少数可能起源于脑实质和支配血管壁的外周神经（血管神经）。症状取决于肿瘤部位。由于前庭神经鞘瘤是成人最常见的后颅窝肿瘤，所以在非对称性感觉神经性耳聋患者中需要进行 MRI 检查。

影像表现。神经鞘瘤是局灶有包膜的肿瘤，组织病理学上为梭形肿瘤性施万细胞，可组织为较多细胞的 Antoni A 型，有核栅状（Verocay 小体），而较少细胞的 Antoni B 型，常伴囊性变，肿瘤较大时，信号不均匀，T_2WI 呈高信号。通常发生于骨性内耳道，并逐渐扩大，同时向内侧生长进入桥小脑脚池（CPA），产生"冰激凌"样圆锥外观（图 5.16）。桥小脑脚池（CPA）的其他肿块性病变非常少见（表 5.12）。

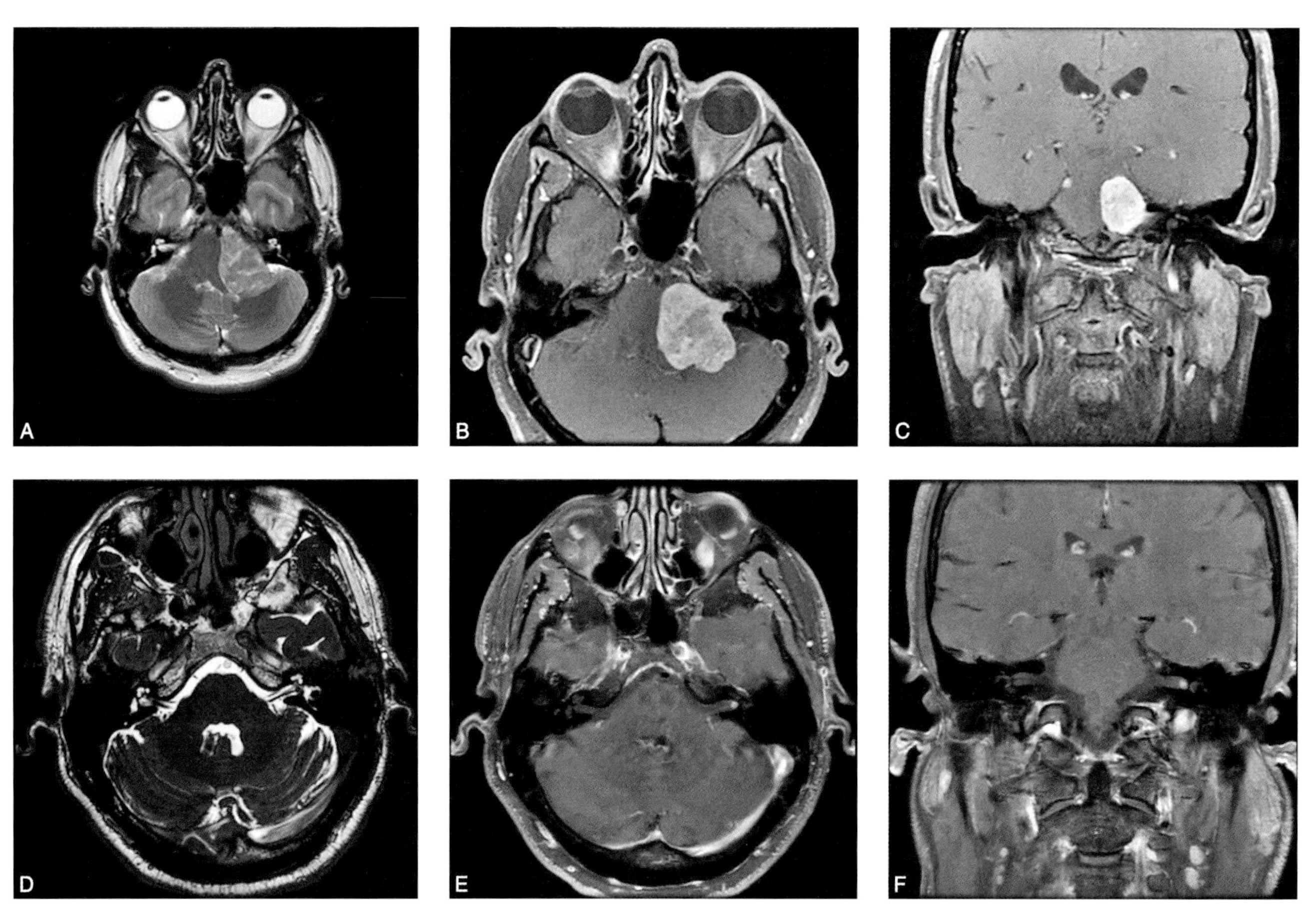

图 5.16　神经鞘肿瘤 2 例。A. 非对称性感觉神经性耳聋患者，轴位 T_2WI 显示左桥小脑角巨大脑外肿瘤。B、C. 内耳道的轴位和冠状位增强 T_1WI 肿块强化并累及左内耳道（IAC），术后活检证实为前庭神经鞘瘤。冠状位图像中脑右侧边缘见一轻度强化病变，可能为另一个神经鞘瘤。D. 另一位非对称性听力损失 FIESTA 筛查患者，左内耳道（IAC）底部见一小圆形病变，该患者后被召回进行额外检查。E、F. 轴位和冠状位增强 T_1WI 清晰显示微小强化的肿瘤，推测为神经鞘瘤（保守治疗）。

表 5.12

桥小脑角肿块记忆法（"AMEN"）

肿块	T_1WI	T_2WI	ADC	强化
蛛网膜囊肿（arachnoid cyst）	低信号	高信号	高信号	否
脑膜瘤（meningioma）	等信号	等信号	等信号	是
表皮样囊肿（epidermoid cyst）	低信号	高信号	等信号	否
神经瘤（neuroma）（如神经鞘瘤）[a]	低信号	高信号	高信号	是

[a] 前庭神经鞘瘤曾被称为"听神经瘤"（另一个助记词称"听神经瘤"）。

神经纤维瘤病 2 型和神经鞘瘤病。2 型神经纤维瘤病是一种误称，其特点是多发性神经鞘瘤（脑膜瘤），而不是神经纤维瘤。它是常染色体显性遗传病，与 NF2 抑癌基因的突变有关。双侧前庭神经鞘瘤可诊断 NF2。顾名思义，神经鞘瘤病也表现为多发性神经鞘瘤，尽管没 CN8 的倾向。神经鞘瘤病为常染色体显性遗传病，与 SMARCB1 抑癌基因的突变有关。

其他外周神经鞘膜瘤。2016 年 CNS WHO 还列出了神经纤维瘤（WHO Ⅰ级）、神经束膜瘤（WHO Ⅰ级）和恶性外周神经鞘膜瘤（WHO Ⅱ～Ⅳ级）。

脑膜瘤。脑膜瘤是最常见的脑外肿瘤，也是最常见的原发性中枢神经系统肿瘤（36%）。女性多于男性（比例为 2∶1），好发于老年人（年龄>40 岁）。它们起源于蛛网膜内的蛛网膜帽细胞，与颅骨内侧的硬脑膜相邻。半数患者表现为沿着大脑凸面或大脑镰（矢状窦旁）的硬脑膜肿块。其他位置包括蝶骨翼、海绵窦、视神经鞘、嗅沟、鞍上区、颞骨岩部嵴、小脑幕、后颅窝、桥小脑脚池（CPA）、枕骨大孔、椎管和侧脑室。

WHO 分级。良性（Ⅰ级）、非典型（Ⅱ级）和间变性或恶性（Ⅲ级）分别占脑膜瘤的 90%以上、6%和 1%。肿瘤分级依据核分裂活跃程度或间变特征。组织学Ⅰ级肿瘤突破软脑膜屏障（即脑侵犯）被认为是Ⅱ级肿瘤。除了这 3 种分级，WHO 分类还列出了 13 种组织学变异。最常见的是过渡型脑膜瘤，兼有脑膜上皮瘤和纤维母细胞型脑膜瘤的特征。脊索状型和透明细胞型为Ⅱ级脑膜瘤；乳头型和横纹肌样脑膜瘤为Ⅲ级脑膜瘤。

影像表现。典型表现为强化的硬脑膜肿块，可伴有邻近的硬脑膜增厚（硬脑膜尾）和骨质改变（如骨质增生）。CT 上呈等密度，在 T_2/ADC 上与灰质呈等信号（图 5.17），肿瘤较小时，

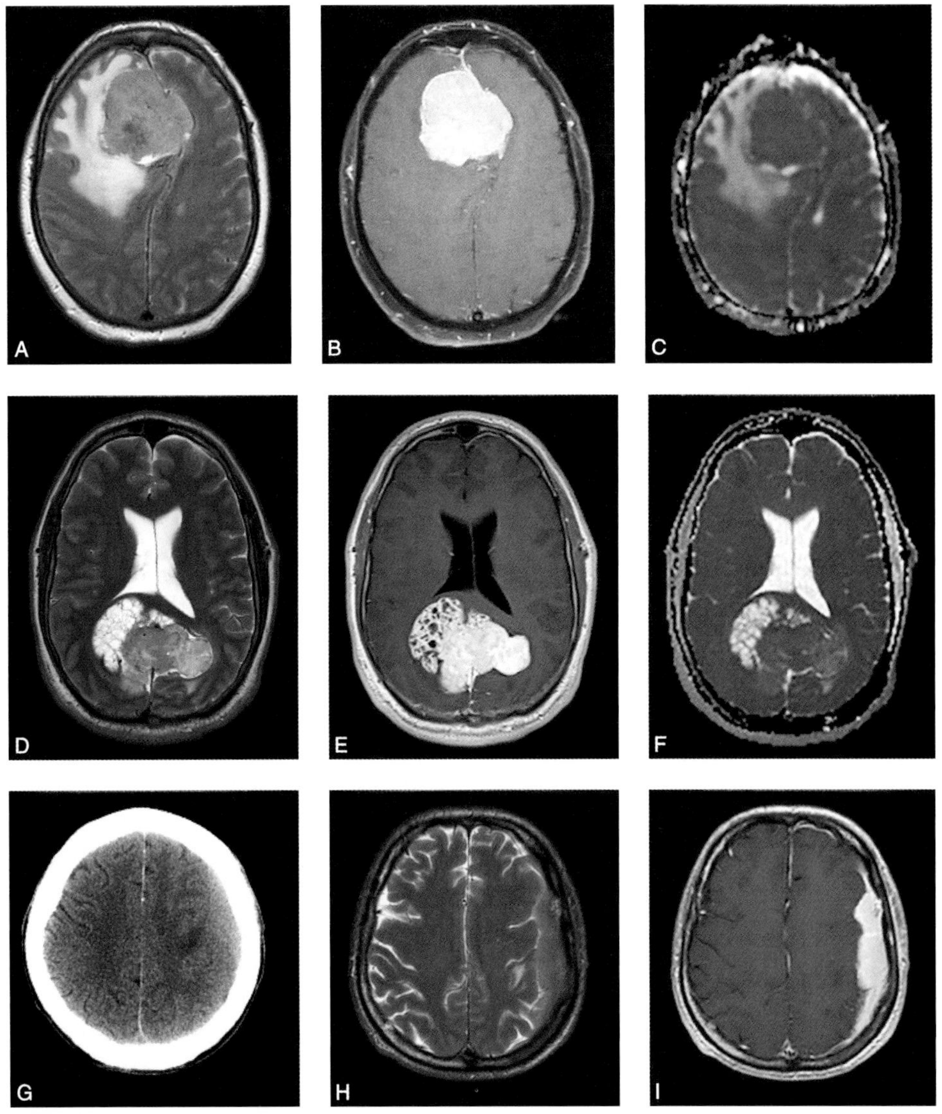

图 5.17　三种不同类型的硬脑膜肿瘤。A、B. 一位有认知障碍的老年女性。轴位 T_2WI 和增强 T_1WI 示由大脑镰前部起源的 T_2WI 等信号显著强化肿块，右额叶可见血管源性水肿。该脑外肿瘤的边缘可见“脑脊液裂隙征”，病理证实为脑膜瘤（WHO Ⅰ级）。C. 脑膜瘤虽然通常是低级别的肿瘤，但由于富细胞，其 ADC 上的扩散系数或信号强度相对较低。D～F. 年轻男性的轴位 T_2WI 和增强 T_1WI、ADC 示大脑镰后部起源的分叶状不均匀强化肿块，实性强化部分具富血管和富细胞（在 T_2WI/ADC 上与灰质等信号强度），但这是一个血管外皮细胞瘤（WHO Ⅱ级）。G. 一名突然发作右上肢无力的老年男性患者的头部 CT，最初被诊断为沿左额-顶部凸起的等密度硬膜下血肿。H、I. 随后的轴位 T_2WI 和增强 T_1WI 显示强化的 T_2WI 等信号肿块，而不是血肿。结果是淋巴结边缘区淋巴瘤。硬脑膜肿瘤的鉴别诊断类别包括脑膜（脑膜瘤）、间充质和转移/造血源性肿瘤。

平扫很难显示。因此,增强扫描被广泛应用于脑膜瘤诊断。如果将血管造影作为检查的一部分(如术前栓塞),则血管呈放射状排列,并伴有早期致密的肿瘤染色,一直持续到静脉期。血管造影的表现被称为"婆婆征",肿瘤染色早而停留时间长。脑膜瘤可呈圆形、球形或扁平状。当位于硬脑膜静脉窦内或紧邻硬脑膜静脉窦时,评估侵袭或累及是很重要的,因为这可能影响评估肿瘤是否能安全地全部切除。脑膜瘤引起邻近脑实质的血管源性水肿并不少见,尤其是脑膜瘤由颈内动脉分支供血而非颈外动脉分支供血;水肿并不是脑侵犯或高级别肿瘤的标志。很难分清楚最常见的脑膜瘤和不常见的高级别的脑膜瘤以及其他非脑膜上皮原因引起的硬脑膜肿块(表 5.13)。活检与观察是主要选择。

脑室脑膜瘤。由于脉络丛在胚胎学上是由软脑膜通过脉络膜裂隙凹入侧脑室而形成的,因此脉络丛上皮和间质分别来源于室管膜细胞和蛛网膜。因此,蛛网膜帽细胞存在于正常脉络丛间质中,并可能在非常罕见的部位引起常见的肿瘤(脑膜瘤,约 1%)。位于侧脑室三角区的强化明显的肿块应考虑儿童脉络丛乳头状瘤和老年人脑室内脑膜瘤(表 5.14)。

血管外皮细胞瘤。血管外皮细胞瘤以前被称为"血管母细胞性脑膜瘤",在 2007 年被 CNS WHO 正式确认为一种独特的临床病理实体。这种罕见的肿瘤在 30~50 岁有一个发病高峰,起源于改良的毛细血管周围平滑肌细胞(齐默尔曼外膜细胞)。与脑膜瘤一样,血管外皮细胞瘤表现为以硬脑膜为主的肿块;与脑膜瘤不同,它是一种侵袭性间叶组织肿瘤(肉瘤),有局部复发和远处转移倾向。具有富细胞和富血管,组织学检查有不规则的分支毛细血管(鹿角状血管)。

2007 年 CNS WHO 分类包括Ⅱ级血管外皮细胞瘤和Ⅲ级间变性血管外皮细胞瘤,后者通过核分裂活性增加来进行区分。现在认为它们与细胞较少而胶原较多的孤立性纤维性肿瘤属于同一谱系,后者是颅外软组织的一种良性Ⅰ级肿瘤。这 3 个实体都有一个共同的分子特征(STAT6 基因融合),在 2016 年 CNS WHO 分类下被一起列为孤立性纤维性肿瘤/血管外皮细胞瘤(Ⅰ级、Ⅱ级或Ⅲ级)。

表 5.13

脑膜源性肿块的简化分类方法

分类	举例
脑膜上皮性	脑膜瘤
间叶细胞性	血管外皮细胞瘤
转移性	乳腺、前列腺、肺
造血性	白血病、淋巴瘤
炎性	结节病、结核

表 5.14

脑室肿瘤的简化分类方法

分类	起源	好发年龄/岁	强化
室管膜瘤	室管膜	<20	强
中枢神经细胞瘤	透明隔	20~40	强
室管膜下瘤	室管膜	>40	弱
脉络丛肿瘤	脉络丛上皮	<20	强
脑膜瘤	脉络丛间质	>40	强
转移瘤	脉络丛间质	>40	强

影像表现。除了少数例外,影像学表现与脑膜瘤非常相似(见图 5.17)。在 33%的病例中,血管外皮细胞瘤显示与硬脑膜相连的窄基底,而不是在绝大多数脑膜瘤中观察到的宽基底;典型的呈多分叶状,而不是像大多数脑膜瘤那样呈半球状。骨质破坏和血管流空多见于血管外皮细胞瘤;骨质增生和钙化灶多见于脑膜瘤。波谱可显示血管外皮细胞瘤中肌醇升高,而脑膜瘤显示丙氨酸峰特征。

脑膜黑色素细胞瘤和黑色素瘤。软脑膜以及眼葡萄膜中有正常的黑色素细胞,可引起原发性低度恶性黑色素细胞瘤或高度恶性黑色素瘤。皮肤恶性黑色素瘤继发转移较常见。这些疾病具有非特异性的影像表现,表现为硬膜内强化的肿块,或脑膜黑色素细胞增多症和黑色素瘤病为背景的肿块。T_1 高信号可能提示与黑色素或出血有关。

松果体区肿块

松果体是一个小的,通常在 1cm 以下的"松果"形结构,曾被描述为"第三只眼"或"灵魂的主要所在地"。作为一个内分泌器官,分泌褪黑激素进入血液,因缺乏血脑屏障,增强后常强化。松果体通常在青春期开始钙化。松果体位于第三脑室后缘正中,胼胝体压部正下方,中脑顶盖正上方。常见囊肿,囊肿很大时可压迫中脑/导水管。松果体区肿瘤是罕见的,占所有原发性中枢神经系统肿瘤的不到 1%。

松果体实质肿瘤。当影像学表现为松果体区的实性强化肿块时,首先想到的是来自组成松果体的神经上皮细胞(松果体细胞)的肿瘤。这些松果体实质肿瘤的级别从Ⅰ级到Ⅳ级不等。

松果体细胞瘤。松果体细胞瘤为 WHO Ⅰ级,是局限性缓慢生长的肿瘤,成人易出现与局部占位效应有关的症状。形态上可为囊性或实性。作为典型的低级别肿瘤,手术是主要的治疗方法。

松果体中分化实质性肿瘤(PPTID)。PPTID 为 WHO Ⅱ或Ⅲ级肿瘤,非典型侵袭性分叶状强化肿块,常见于成人。这种罕见的疾病在 2000 年的 CNS WHO(第三版)中首次被确认。

松果体母细胞瘤。松果体母细胞瘤为 WHO Ⅳ级肿瘤,是一种高度恶性的松果体未分化胚胎性肿瘤,多见于儿童。增强后密度增高,如 CT 呈高密度,T_2/ADC 呈低信号(图 5.18)。与其他胚胎性肿瘤一样,预后较差,有脑脊液播散倾向,治疗是手术、放疗和化疗的多模式结合。

生殖细胞肿瘤。虽然生殖细胞通常与性腺相关,也可发生中枢神经系统(CNS)的生殖细胞肿瘤(GCTs),是松果体区最常见的肿瘤类型(60%)。与性腺生殖细胞肿瘤类似,颅内生殖细胞肿瘤(GCTs)可分为两个亚类:生殖细胞瘤,也称为无性细胞瘤或精原细胞瘤;以及非生殖细胞型或非精原细胞型生殖细胞瘤。本病好发于儿童,且常位于中线部位,如松果体约占 2/3,鞍上约占 1/3。与造血和转移肿瘤相似,颅内生殖细胞肿瘤没有中枢神经系统的 WHO 分级。

生殖细胞瘤。生殖细胞瘤是最常见的颅内生殖细胞肿瘤

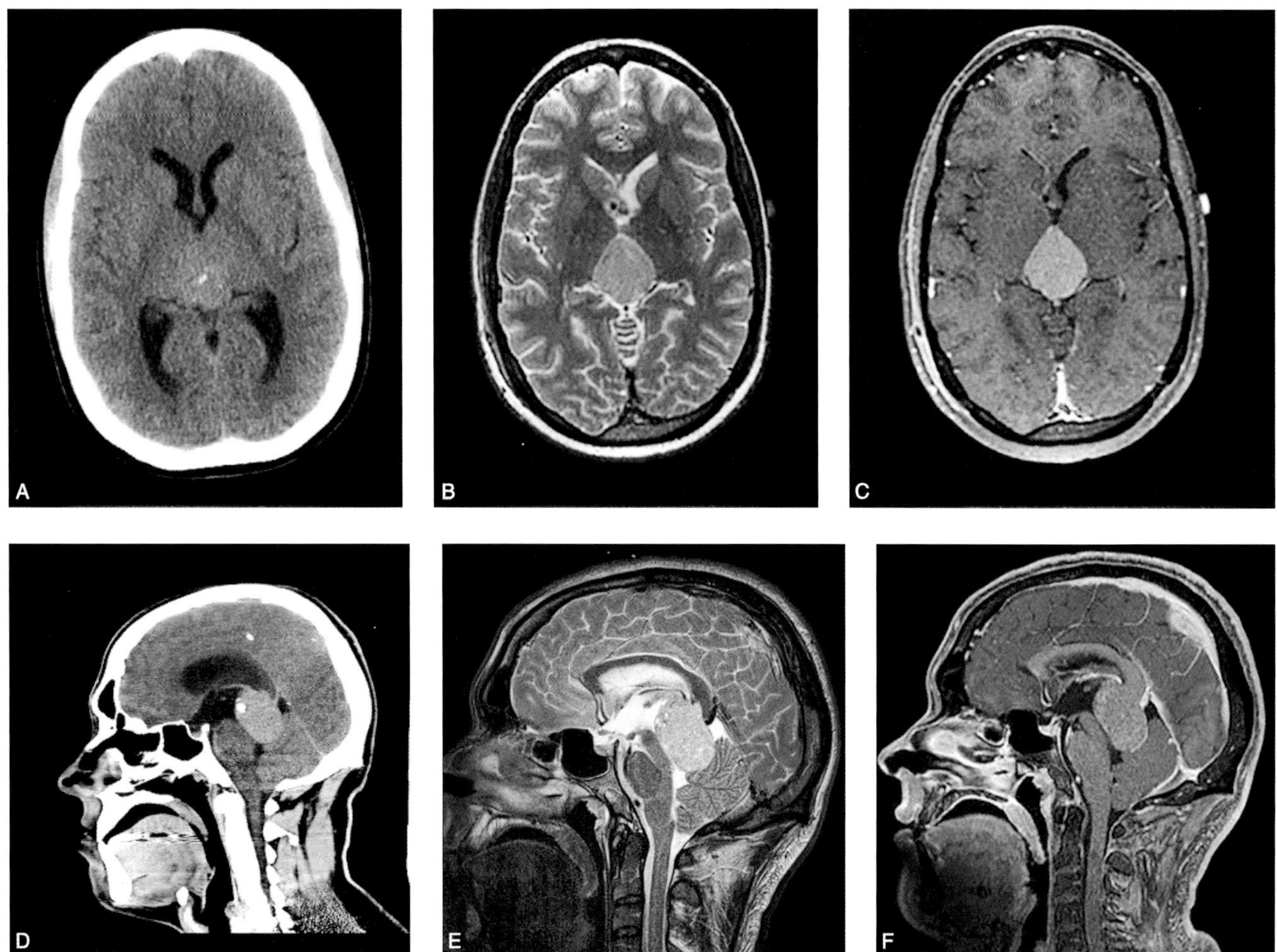

图 5.18 松果体区两种不同类型的肿瘤。A. 年轻成年女性患者，头部 CT 显示松果体区一枚等至高密度的肿块，位于第三脑室后缘。B、C. 术前 MRI，T_2WI 和增强 T_1WI 显示病变为明显强化的实性肿块，诊断为松果体母细胞瘤（WHOⅣ级）。患者出现了梗阻性脑积水的临床表现（注意右前角的脑室引流端）。D~F. 年轻成年男性的脑积水患者，矢状位 CT、MRI-T_2WI 和增强 MRI-T_1WI 显示松果体区强化的肿块。与上一个病例不同，该肿块包绕正常的松果体钙化，诊断为生殖细胞瘤，对放射治疗反应良好。松果体区肿块的鉴别诊断类别包括松果体实质肿瘤（WHO 分级Ⅰ~Ⅳ级）和生殖细胞肿瘤。

（GCTs），男性明显多于女性，尤其是在松果体区（男女之比为 10∶1）。具有多角形生殖细胞片状的增生细胞，可并发脑脊液播散。难与松果体母细胞瘤区分。生殖细胞肿瘤倾向于包绕正常的松果体钙化，而松果体实质肿瘤则倾向于将其移位。生殖细胞瘤多采用放疗而非手术治疗，其预后良好（见图 5.18）。

其他生殖细胞肿瘤。非生殖细胞肿瘤（NGGCTs）包括胚胎癌、卵黄囊瘤（又称内胚窦瘤）、绒毛膜癌、畸胎瘤、混合性生殖细胞肿瘤等。像生殖细胞瘤一样，这些肿瘤好发于儿童，常发生在松果体或鞍上位置。与生殖细胞瘤不同，这些肿瘤较少见，更具侵袭性，外观也更不均匀。内部含脂肪密度或信号的不均匀增强肿块应考虑畸胎瘤，包含来自多个胚层的组织。新生儿中线不均匀肿块应考虑先天性畸胎瘤。

起源于邻近结构的肿瘤。除松果体实质和生殖细胞肿瘤外，其他邻近松果体区的肿块包括小脑幕脑膜瘤和起自小脑延髓上部或小脑顶叶下部的外生性胶质瘤。还有松果体区乳头状肿瘤（PTPR），系 WHOⅡ或Ⅲ级神经上皮肿瘤，起源于连合下器官，是位于第三脑室后缘、后连合正下方的小室管膜腺。在成人表现为增强肿块，很难与其他松果体区肿瘤鉴别（表 5.15）。

表 5.15

松果体区肿瘤简化分类

细胞起源	肿瘤
松果体实质肿瘤	松果体瘤（Ⅰ级）
	中间分化松果体实质肿瘤（Ⅱ级或Ⅲ级）
	松果体母细胞瘤（Ⅳ级）
生殖细胞肿瘤（GCT）	生殖细胞瘤
	胚胎癌
	卵黄囊瘤（内胚窦瘤）
	绒毛膜癌
	畸胎瘤（成熟或未成熟）
	混合性 GCT
邻近结构	松果体区乳头状瘤
	脑膜瘤
	胶质瘤
非肿瘤性	Galen 静脉畸形

蝶鞍区肿块

蝶鞍(土耳其鞍)是蝶骨体顶部的中线凹陷,容纳垂体。鞍膈与鞍上池隔开,鞍膈附着于鞍结节前方,鞍背附着于后方。随着年龄的增长,这种硬脑膜反射会减弱并允许蛛网膜下腔从鞍上池向下疝入蝶鞍("空蝶鞍"现象)。

垂体柄(漏斗)和神经垂体(垂体后叶)来源于神经外胚层,是间脑的延伸。腺垂体(垂体前叶)来源于神经外胚层,特别是来源于原始口腔(嘴由此产生)。在发育过程中,该组织形成上皮憩室,又称颅咽管或拉特克囊,从咽延伸至颅穹窿,与神经垂体相接,向前形成腺垂体。

垂体腺瘤。垂体腺瘤起源于腺垂体,未列入 CNS WHO 分类(考虑为内分泌)。根据 2009~2013 年的 CBTRUS 数据,它们是 3 种最常见的原发性中枢神经系统肿瘤之一:脑膜瘤(36%)、腺瘤(16%)和胶质母细胞瘤(15%)。通常在成年时出现,常在青壮年时出现(20~40 岁)。可按大小分为微腺瘤(<1cm)和大腺瘤(>1cm)。大腺瘤通常可在 CT 或 MRI 上显示,但微腺瘤采用更高分辨率的鞍区/垂体 MRI 进行专门的评价。

微腺瘤太小而不引起局部占位效应,因出现分泌过多的症状或在神经影像学(或尸检)检查时偶然发现。激素症状取决于肿瘤内分泌细胞的来源:催乳素瘤生成催乳素(PRL)、生长激素瘤生成生长激素(GH)、促肾上腺皮质激素瘤生成促肾上腺皮质激素(ACTH)、促甲状腺激素瘤生成促甲状腺激素(TSH)、促性腺激素瘤生成促黄体生成素(LH)和促卵泡激素(FSH),而"裸细胞"是无功能性的。催乳素瘤最常见,可产生女性闭经溢乳或男性性欲下降;其次是分泌生长激素(GH)的腺瘤,它可引起肢端肥大症或巨人症。催乳素瘤可用多巴胺受体激动药卡麦角林治疗(图 5.19)。

大腺瘤可因局部占位效应引起症状。通常主要关注的是视神经、视交叉或上方纤维束压迫引起的视力丧失。压迫垂体腺或垂体柄可能分别产生垂体功能减退或高催乳素血症。海绵窦的侧方被侵犯可产生严重的高催乳素血症或因脑神经的占位效应而引起的复视。对于有症状的大腺瘤,特别是进行性视力丧失的患者,可通过手术切除来减轻占位效应,通常采用经鼻蝶入路(图 5.19)。绝大多数腺瘤为良性;非典型腺瘤和癌极为罕见。

影像表现。垂体腺采用薄层 T_1 和 T_2 加权图像的矢状面和冠状面图像来评估。增强以帮助鉴别任何增强肿瘤并提高微腺瘤的检出率。由于内分泌垂体含缺乏血脑屏障的垂体门脉系统,正常情况下表现为明显均匀强化。因此,腺瘤通常与正常垂体和海绵窦相比,表现为相对低信号。DCE-MRI 检查有助于发现微腺瘤,微腺瘤将比正常组织摄取对比剂慢。

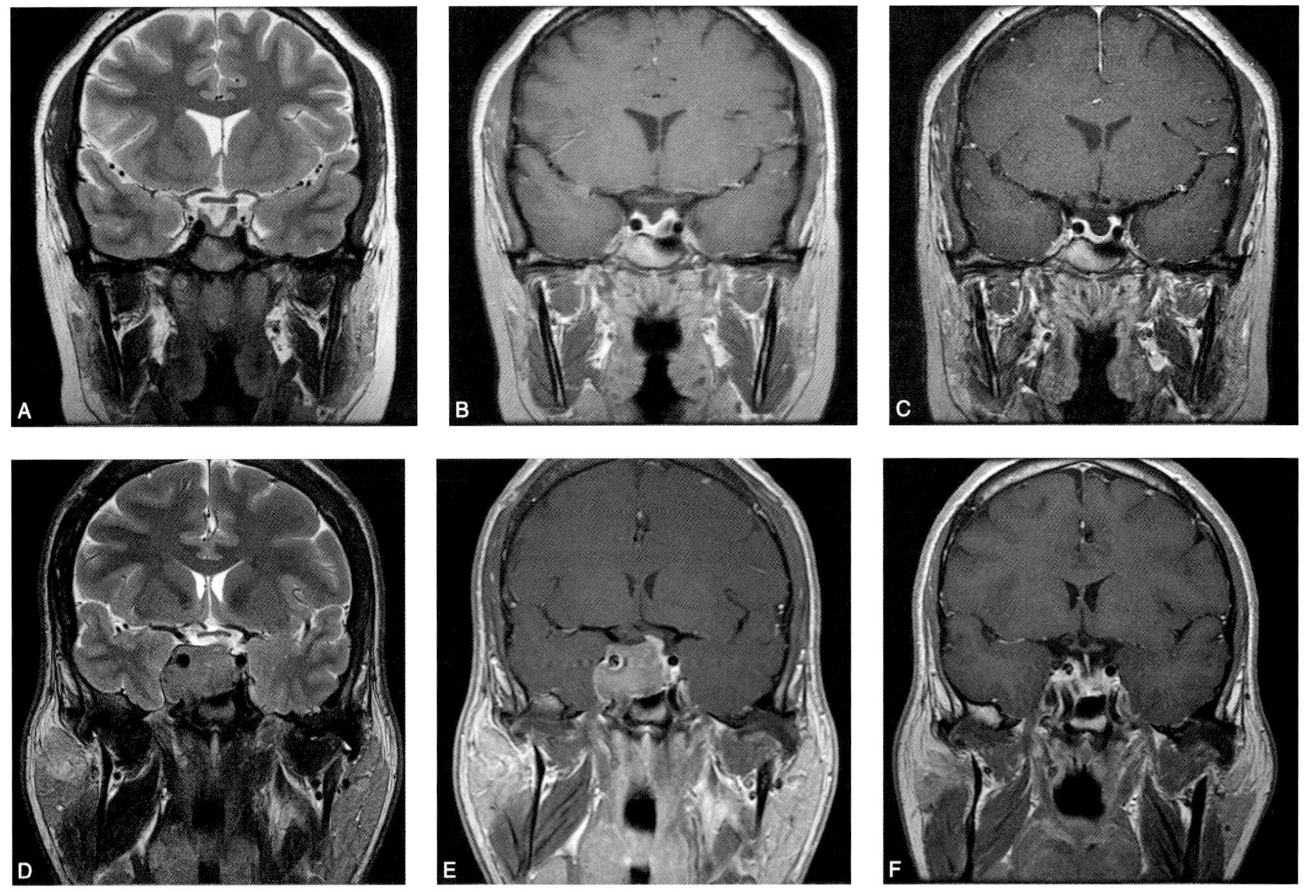

图 5.19 鞍区肿瘤 3 例(加 1 例囊肿)。A、B. 年轻溢乳女性患者,MRI 冠状位 T_2WI 和增强 T_1WI 显示垂体左侧一个不到 1cm 的 T_2WI 高信号病变,其强化程度低于正常垂体腺体。该例为分泌催乳素的微腺瘤。C. 增强 T_1WI 随诊,证实卡麦角林药物治疗后微腺瘤的体积缩小。D、E. 年轻男性肢端肥大症患者,MRI 冠状 T_2WI 和增强 T_1WI 显示一巨大的强化的 T_2WI 低信号肿块,病变位于鞍区右侧,并累及右海绵窦。肿块明显地推压残余垂体/柄向左侧移位。F. 手术治疗后(经蝶窦切除)增强 T_1WI 随诊,显示右侧仅少量肿瘤组织残留。

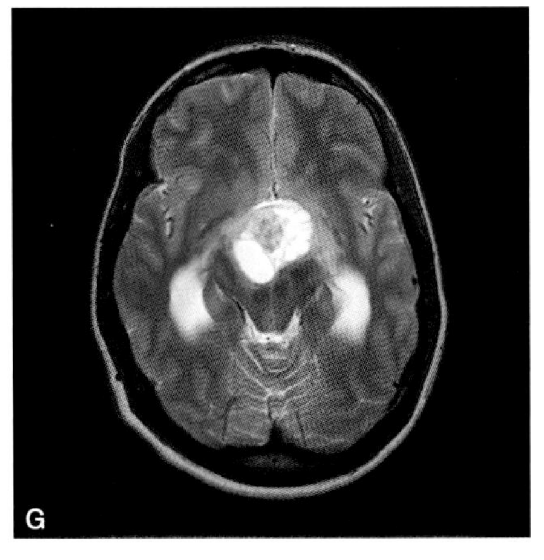

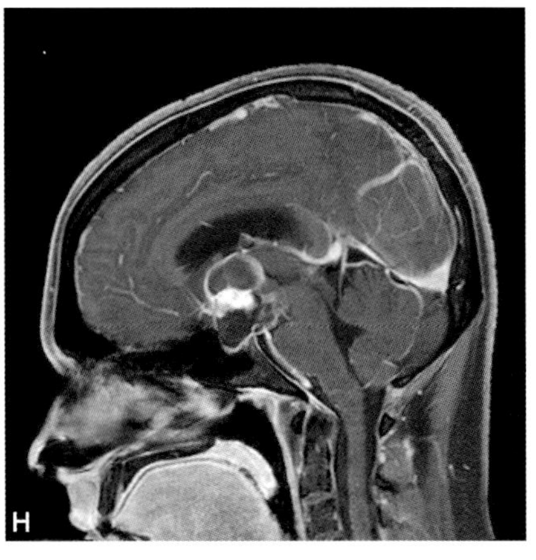

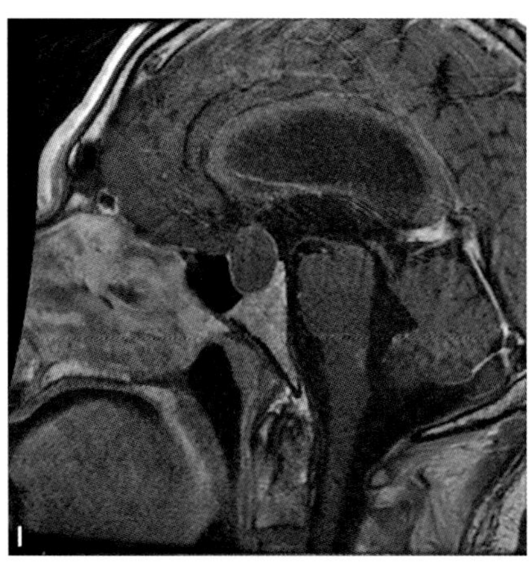

图 5.19(续)　G、H. MRI 横断位 T_2WI 和增强矢状位 T_1WI 显示一强化的混杂信号的囊实性肿块，病变主要位于鞍上池并引起了梗阻性脑积水。这是颅咽管瘤的典型影像表现。I. 增强矢状位 T_1WI 显示另一例可能来自胚胎颅咽管的病变。与颅咽管瘤不同，拉特克裂囊肿是先天性发育异常，不是肿瘤，没有强化的实性部分。

因为催乳素细胞和生长激素细胞位于垂体的侧面，所以大多数腺瘤也会发生在侧面。微腺瘤可表现为一侧垂体上缘轻度向上膨隆，并可引起垂体柄向另一侧轻度偏移。大腺瘤可扩大骨性蝶鞍，向上伸入鞍上池，向外侧侵入海绵窦。后者在冠状面图像上显示肿瘤向外侧扩展超过颈内动脉海绵窦段中点(见图 5.19)。由于富细胞，在 CT 上可呈高密度，在 T_2 加权图像上呈低信号，与灰质相似。肿瘤发生囊变、坏死或出血呈不均匀信号。当垂体大腺瘤因出血而突然增大时，称为“垂体卒中”。

颅咽管瘤。颅咽管瘤是起源于颅咽管鳞状上皮残留的 WHO Ⅰ级肿瘤，又称 Rathke 囊肿。可以发生在鼻咽和第三脑室之间的任何部位，最常见于鞍上区(表 5.16)。成釉细胞型颅咽管瘤是儿童期最常见的中枢神经系统非神经上皮性肿瘤。按照 90%法则的描述，具有不均一性的特征：90%表现为囊性改变、90%表现为钙化、90%表现为实性或结节状强化(见图 5.19)。也可发生在成人。

另一种类型是乳头状颅咽管瘤，少见。在老年人中，往往呈实性强化的肿块。拉特克囊肿是非肿瘤性囊肿，由拉特克囊中的持续性裂隙未能退化所致。与造釉细胞型颅咽管瘤一样，呈囊性，常充满蛋白质液体，位于鞍区或鞍上区。与颅咽管瘤不同，拉特克囊肿不含有实性或结节状强化(见图 5.19)，通常较小，无症状。

其他鞍区肿物。梭形细胞嗜酸细胞瘤是一种罕见的腺垂体非内分泌肿瘤(WHO Ⅰ级)，与无功能大腺瘤极为相似。垂体细胞瘤和颗粒细胞瘤是罕见的神经胶质肿瘤(WHO Ⅰ级)，起源于神经垂体或漏斗部。其他肿瘤性原因包括生殖细胞瘤或朗格汉斯细胞组织细胞增生症(儿童)以及淋巴瘤或成人转移瘤。炎性病因包括脑膜炎、神经系统结节病和淋巴细胞性垂体炎。

表 5.16

鞍上肿瘤记忆法(“SATCHMO”)

结节病
腺瘤、动脉瘤
畸胎瘤/生殖细胞瘤、结核
颅咽管瘤、Rathke 囊肿
下丘脑胶质瘤、错构瘤、组织细胞增多症
脑膜瘤、转移瘤
视神经胶质瘤

发育性肿块

在最后的这部分中，所有的实体肿块都是先天性或发育性的肿块，而不是肿瘤性的肿块，但之所以包括在内，是因为它们可以引起占位效应，并且可能被误认为是肿瘤。以下任何征象均不能显示任何实性或结节状强化。

蛛网膜囊肿。这些薄壁脑膜上皮囊肿位于蛛网膜下腔，被认为是在发育过程中胚胎蛛网膜的先天性复制或分裂导致的结果。罕见情况下，继发性或获得性蛛网膜囊肿也可发展为既往炎症的慢性后遗症(如脑膜炎、出血)。蛛网膜囊肿将遵循 CT 和 MRI 上表现为脑脊液(CSF)密度或信号影，包括 DWI(即水分子的自由弥散)。大约有 50%位于颅中窝，在颅中窝蛛网膜囊肿可能很大(图 5.20)。其他部位包括大脑凸面、基底池和后颅窝。除非小脑和第四脑室有占位效应，否则扩大的小脑后间隙常称为大枕大池。

表皮样及皮样囊肿。在由神经外胚层形成的胚胎神经管闭合过程中，表面或外部外胚层的异常包涵体可产生内衬类似正常皮肤上皮的囊肿。表皮样囊肿约占所有颅内肿块的 1%，常见于成人(高峰年龄约 40 岁)；皮样囊肿较少见，常见于青年人(高峰年龄约 20 岁)。两者均为良性，以生长缓慢为特征，内衬鳞状上皮，产生大量角蛋白。表皮样囊肿和皮样囊肿的主要组织学区别是皮样囊肿含有皮肤附属器或附属器，如毛囊和汗腺(表 5.17)。

影像表现。表皮样囊肿更常见于靠近外侧(如 CPA)，皮样囊肿更常见于靠近中线(如鞍上池)，但部位有重叠，更显著的区别在于内容物。表皮样囊肿的影像学表现为分叶状囊肿，CT 上类似脑脊液密度，T_1 和 T_2 加权像上类似脑脊液信号。DWI 是鉴别表皮样囊肿和蛛网膜囊肿的最好方法。与脑脊液不同，表皮样病变在 DWI 上呈高信号，ADC 图将显示扩散受限(见图 5.20)。表皮样囊肿罕见，呈高蛋白，CT(高密度)或 MRI(T_1 高信号)表现不典型，这种不典型表现称为“白色表皮样囊肿。”

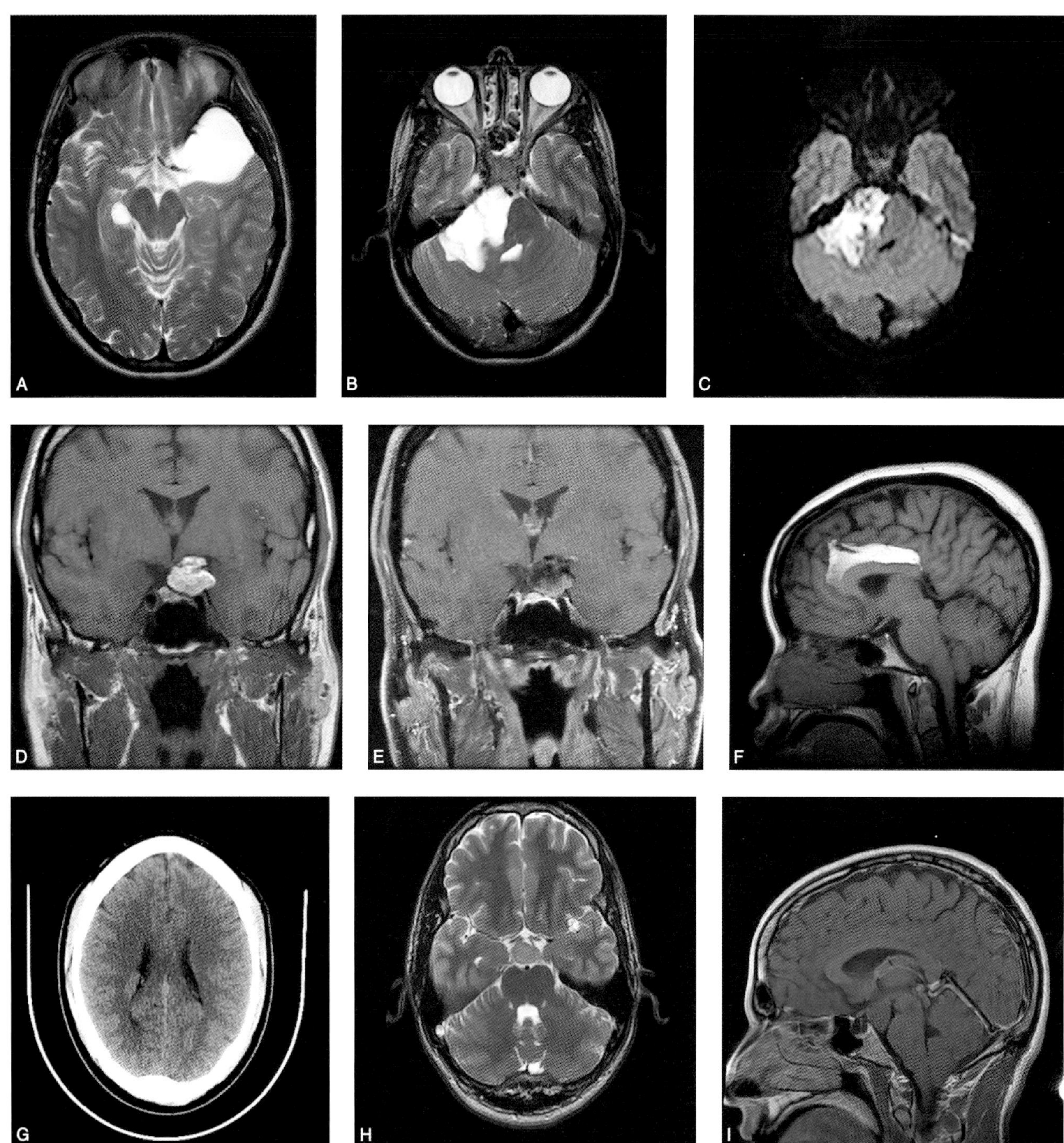

图5.20　六种不同发育起源的“肿块”(不是肿瘤)。A. 第1位患者，MRI-T_2WI 轴位显示两个先天性蛛网膜囊肿。较大者位于左中颅窝，较小者位于右脉络膜裂，MRI所有序列上均表现为脑脊液样信号改变。B、C. 第2位患者，MRI-T_2WI 和 DWI 轴位像均显示位于右侧桥-小脑角区巨大的表皮样囊肿(注意其间穿过的第五对脑神经)。在某些影像学上，表皮样囊肿可能类似于蛛网膜囊肿，但其特征性的弥散受限(相对于正常的脑脊液)对诊断非常有帮助。D、E. 第3位患者，冠状位 MRI-T_1WI 和增强 T_1WI 压脂序列显示位于左侧鞍上池信号不均匀的肿块，伴有内部脂肪或脂质信号，这是皮样囊肿内含脂质。注意没有实性或结节样强化(不是肿瘤)。F. 第4位患者，矢状位 MRI-T_1WI 显示了一个胼胝体周或大脑半球间的脂肪瘤，其信号比前面的皮样囊肿更均匀。胼胝体轻度发育不良。颅内脂肪瘤也可发生在基底池，并由原始脑膜发育不良引起。G. 第5位患者，头部CT显示右侧脑室旁或室管膜下灰质异位。在随后的脑部MRI成像中(未显示)，信号与灰质信号一致。H、I. 第6位患者，MRI 轴位 T_2WI 和矢状位增强 T_1WI 显示下丘脑灰结节处的外生性肿块，其信号与脑灰质相近，增强扫描无强化，该例为下丘脑错构瘤。

表 5.17

表皮样与皮样“肿瘤”

鉴别要点	表皮样	皮样
发病率	更常见	较少见
病因	外胚层包涵囊肿	外胚层包涵囊肿
影像表现	除了 DWI 明显高信号外，可类似脑脊液的密度和信号强度	寻找皮脂引起的内部脂肪密度和信号，无实性强化部分
手术	角蛋白引起的“珍珠状肿瘤”	囊肿内容物意外破裂或溢出可导致化学性脑膜炎
病理	与表皮相似（角质、鳞状上皮）	表皮 + 皮肤附件（如皮脂腺、汗腺、毛囊）

虽然皮样囊肿含有角质和鳞状碎屑，如表皮样囊肿，但由于毛囊、皮脂腺的存在，也含有油性皮脂。在 CT 或 MRI 上表现为类似脂肪密度或信号（见图 5.20）。这是非肿瘤性包裹性囊肿，增强无强化。可破入蛛网膜下腔，引起无菌性或化学性脑膜炎，影像学上有多个脂肪型小滴（皮脂）。

胶样囊肿。胶样囊肿是内胚层包涵体囊肿，其内衬类似支气管或呼吸道上皮，因此充满黏液，并富含蛋白。常见于第三脑室的前上方靠近门罗孔（Monro 孔），可引起急性脑积水和猝死；也可以表现为慢性阵发性头痛和/或神经功能障碍，由于囊肿的球瓣活动，头部前倾（Brun 现象）会加剧这种症状。平扫 CT 上，典型的影像表现是位于第三脑室前部靠近室间孔附近的圆形高密度病灶，T_1/T_2 加权图像上信号强度随蛋白质含量的不同而变化。

脂肪瘤。颅内脂肪瘤是真正脂肪组织的非肿瘤性肿块，由胚胎期原始脑膜分化为脂肪而不是由正常的蛛网膜下腔所致。最常见于纵裂池（可能与胼胝体发育不全有关）、鞍上池和四叠体池。通常无症状，正常穿过血管和脑神经。脂肪瘤完全由脂肪密度或信号组成，与皮样囊肿和畸胎瘤不同（见图 5.20）。

灰结节错构瘤。灰质异位是由于发育过程中神经元迁移受阻而形成的错位神经元异位结节（见图 5.20）。可被误认为肿瘤，最常见于脑室周围或室管膜下。异位灰质可无症状或导致癫痫，CT、MRI 上的信号类似正常灰质密度或信号，胶质增生可引起 T_2 信号增加。发生在下丘脑（通常是视交叉和乳头体之间的灰质结节）时，常被称为错构瘤，引起痴笑性癫痫或性早熟。形态上可无蒂或有蒂，需与视交叉-下丘脑胶质瘤相鉴别；后者 MRI 信号与灰质信号不相似，通常会强化（毛细胞型星形细胞瘤）。

推 荐 阅 读

Barajas RF Jr, Cha S. Metastasis in adult brain tumors. *Neuroimaging Clin N Am* 2016;26(4):601–620.

Brandão LA, Poussaint TY. Pediatric brain tumors. *Neuroimaging Clin N Am* 2013;23(3):499–525.

Castillo M. History and evolution of brain tumor imaging: insights through radiology. *Radiology* 2014;273(2 Suppl):S111–S125.

Cha S. Update on brain tumor imaging: from anatomy to physiology. *AJNR Am J Neuroradiol* 2006;27(3):475–487.

Clarke JL, Chang S. Pseudoprogression and pseudoresponse: challenges in brain tumor imaging. *Curr Neurol Neurosci Rep* 2009;9(3):241–246.

Dalesandro MF, Andre JB. Posttreatment evaluation of brain gliomas. *Neuroimaging Clin N Am* 2016;26(4):581–599.

Drake-Pérez M, Smirniotopoulos JG. Extraparenchymal lesions in adults. *Neuroimaging Clin N Am* 2016;26(4):621–646.

Ferguson S, Lesniak MS. Percival Bailey and the classification of brain tumors. *Neurosurg Focus* 2005;18(4):e7.

Given CA 2nd, Stevens BS, Lee C. The MRI appearance of tumefactive demyelinating lesions. *AJR Am J Roentgenol* 2004;182(1):195–199.

Johnson DR, Diehn FE, Giannini C, et al. Genetically defined oligodendroglioma is characterized by indistinct tumor borders at MRI. *AJNR Am J Neuroradiol* 2017;38(4):678–684.

Johnson DR, Guerin JB, Giannini C, Morris JM, Eckel LJ, Kaufmann TJ. 2016 updates to the WHO brain tumor classification system: What the radiologist needs to know. *Radiographics* 2017;37(7):2164–2180.

Koeller KK, Henry JM. From the archives of the AFIP: superficial gliomas: radiologic-pathologic correlation. Armed Forces Institute of Pathology. *Radiographics* 2001;21(6):1533–1556.

Koeller KK, Rushing EJ. From the archives of the AFIP: pilocytic astrocytoma: radiologic-pathologic correlation. *Radiographics* 2004;24(6):1693–1708.

Koeller KK, Rushing EJ. From the archives of the AFIP: oligodendroglioma and its variants: radiologic-pathologic correlation. *Radiographics* 2005;25(6):1669–1688.

Koeller KK, Shih RY. Extranodal lymphoma of the central nervous system and spine. *Radiol Clin North Am* 2016;54(4):649–671.

Kunschner LJ. Harvey Cushing and medulloblastoma. *Arch Neurol* 2002;59(4):642–645.

Louis DN, Ohgaki H, Wiestler OD, et al. The 2007 WHO classification of tumours of the central nervous system. *Acta Neuropathol* 2007;114(2):97–109.

Louis DN, Perry A, Reifenberger G, et al. The 2016 World Health Organization classification of tumors of the central nervous system: a summary. *Acta Neuropathol* 2016;131(6):803–820.

Mabray MC, Cha S. Advanced MR imaging techniques in daily practice. *Neuroimaging Clin N Am* 2016;26(4):647–666.

Mohammadzadeh A, Mohammadzadeh V, Kooraki S, et al. Pretreatment evaluation of glioma. *Neuroimaging Clin N Am* 2016;26(4):567–580.

Ostrom QT, Gittleman H, Xu J, et al. CBTRUS Statistical Report: Primary Brain and Other Central Nervous System Tumors Diagnosed in the United States in 2009–2013. *Neuro Oncol* 2016;18(suppl 5):v1–v75.

Rees JH, Smirniotopoulos JG, Jones RV, Wong K. Glioblastoma multiforme: radiologic-pathologic correlation. *Radiographics* 1996;16(6):1413–1438.

Shih RY, Koeller KK. Embryonal tumors of the central nervous system: from the radiologic pathology archives. *Radiographics* 2018;38(2):525–541.

Shih RY, Smirniotopoulos JG. Posterior fossa tumors in adult patients. *Neuroimaging Clin N Am* 2016;26(4):493–510.

Smith AB, Horkanyne-Szakaly I, Schroeder JW, Rushing EJ. From the radiologic pathology archives: mass lesions of the dura: beyond meningioma-radiologic-pathologic correlation. *Radiographics* 2014;34(2):295–312.

Smith AB, Rushing EJ, Smirniotopoulos JG. From the archives of the AFIP: lesions of the pineal region: radiologic-pathologic correlation. *Radiographics* 2010;30(7):2001–2020.

Smith AB, Smirniotopoulos JG, Horkanyne-Szakaly I. From the radiologic pathology archives: intraventricular neoplasms: radiologic-pathologic correlation. *Radiographics* 2013;33(1):21–43.

（严高武 宋佳芮 陈莉）

第6章 ■ 中枢神经系统感染

神经影像是评价和治疗中枢神经系统(CNS)感染的重要检查手段。中枢神经系统感染可造成严重的神经系统的损伤,因此早期对该类疾病的诊断特别是借助CT和MRI等影像学检查是至关重要的。在CT广泛应用之前,化脓性脑脓肿的死亡率为30%~70%;而CT在中枢神经系统的广泛应用,使得中枢神经系统感染患者的死亡率下降到5%以下,很大程度上是因为神经影像学能够准确诊断和定位脓肿,并监测其疗效。与CT相比,MRI的灵敏度和特异性更高,因此通常是中枢神经系统感染的首选影像学检查方法。然而,对于不稳定和/或不配合的患者,CT可以作为首选检查方式,其成像时间更短,患者更容易配合。

先天性感染

胎儿和新生儿脑部的先天性感染通常称为TORCH感染组,其中包括:弓形虫病、风疹、单纯疱疹、巨细胞病毒、人类免疫缺陷病毒(HIV)和其他感染(如梅毒、水痘带状疱疹、淋巴细胞性脉络丛脑膜炎等)所致的感染性疾病。寨卡病毒现在也被认为是另一种重要的产前中枢神经系统感染。这些病原体可在子宫内或产程中经胎盘传播,常导致明显的脑损伤;先天性脑畸形更常见,这是由于宫内感染,在胎儿妊娠期间破坏了正常的中枢神经系统发育。

巨细胞病毒(CMV)是疱疹病毒家族的一员,是最常见的先天性中枢神经系统感染。血清反应阳性的孕妇(全球不同人群的巨细胞病毒血清阳性率为40%~100%)病毒再激活或妊娠期感染病毒通过血液传播。母亲巨细胞病毒感染导致30%~50%的病例经胎盘传播给胎儿,5%出现症状性疾病。产后感染可通过乳汁中病毒而感染。新生儿的症状包括肝脾大、黄疸、脑部受累(精神运动性迟缓)、脉络膜视网膜炎和耳聋等症状。病毒沿室管膜和生发层优先增殖,导致脑室周围损伤和营养不良性钙化。颅脑超声可显示脑室周围低回声环状带及其后特征性的脑室周围高回声钙化。CT平扫清晰显示脑室周围钙化(图6.1)。类似先天性弓形虫病,先天性巨细胞病毒感染通常无基底节或皮质的钙化。脑室周围白质丢失会导致囊肿、脑室扩大和小头畸形。孕早期感染可导致神经元移行异常,如灰质异位和无脑回,以及脑裂畸形、多脑回和皮质发育不良,这些异常改变可通过MRI清晰显示。髓鞘形成迟缓和小脑发育不全也是常见的表现。中枢神经系统畸形在妊娠后期感染的患者中较少见,但仍可见髓鞘形成延迟和脑室周围白质病变。

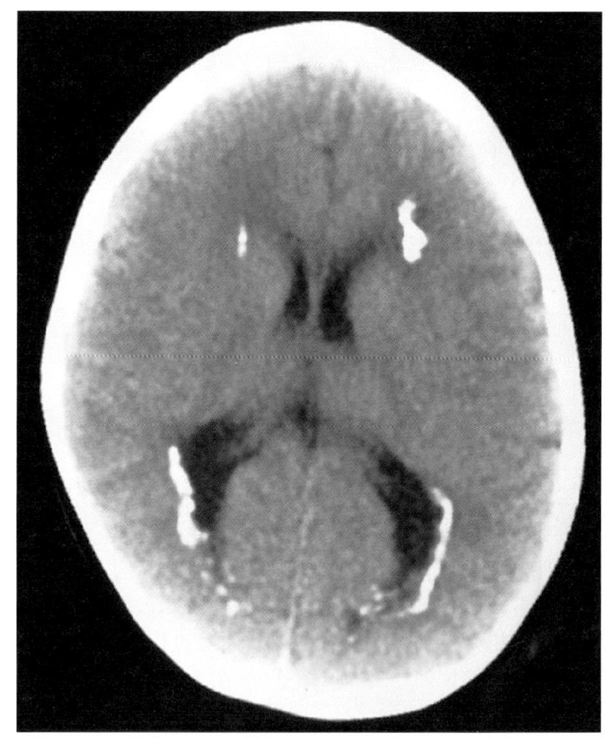

图6.1 先天性巨细胞病毒(CMV)感染。CT平扫显示脑室周围多个高密度钙化。先天性巨细胞病毒感染的钙化往往仅出现在脑室周围。先天性弓形虫病可全脑发现钙化灶。

弓形虫病在先天性中枢神经系统感染中的发生率仅次于巨细胞病毒(CMV),由刚地弓形虫引起,呈全球流行。先天性弓形虫感染是孕妇食用未煮熟的肉类或接触猫粪便后血行播散所致,这两种情况均可藏有存活的弓形虫卵囊。这可能引起胎儿脑的坏死性脑炎,造成严重的损害,特别是在妊娠头3个月,但通常不伴发育畸形。婴儿出生时常患有小头畸形、脉络膜视网膜炎和智力障碍。影像学检查显示脑萎缩、脑室扩张和营养不良性钙化(图6.2)。钙化散在分布于白质、基底节和皮

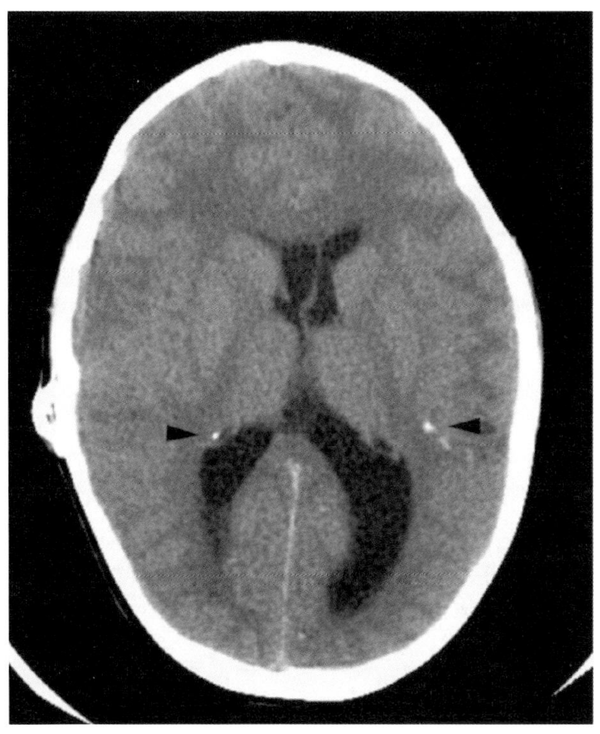

图 6.2 先天性弓形虫病。CT 平扫显示左侧大脑半球灰白质交界处和右侧脑室周围区域高密度钙化(箭头)。由于慢性脑积水伴脑室腹膜分流术(未显示),患者还出现脑室扩大。

质。这与在先天性巨细胞病毒感染中主要观察到脑室周围的钙化不同。

淋巴细胞性脉络丛脑膜炎病毒(LCMV)是一种啮齿类动物源性沙粒病毒,在新生儿神经影像上与弓形虫病和巨细胞病毒相似。孕早期感染发病常导致自然流产。出生时的典型临床表现为脉络膜视网膜炎和脑积水或小头畸形,而其他常见先天性病原体呈阴性。当 CT 或 MRI 提示脑钙化,可位于脑室周围,也可分布在白质、深部灰质核团和皮质之间。白质体积减少,CT 表现为低密度,MRI 表现为 T_2 高信号,并可伴脑室增大。

单纯疱疹(HSV)新生儿脑炎最常见的原因是由于母亲生殖道感染 2 型疱疹病毒时,通过产道下降而感染。分娩前病毒偶尔有经胎盘传播,但这通常导致自然流产。中枢神经系统感染可引起弥漫性脑炎伴梗死,这可能会致命或导致严重的神经系统损伤。婴儿在出生后最初几周内出现发热、皮疹、嗜睡和癫痫发作。脑脊液分析显示细胞增多、蛋白质增加和葡萄糖降低。若患者存活,可出现不同程度的小头畸形、智力障碍、小眼球、脑室扩大、颅内钙化和多囊性脑软化。在脑炎早期,头颅超声显示脑实质回声增强。CT 可显示弥漫性脑肿胀或大脑白质和皮质双侧斑片状低密度区,基底节、丘脑和后颅窝结构相对不受累(图 6.3A)。这些低密度病灶对应于 MRI-T_2 高信号区域,并进展为坏死和囊性脑软化区域。CT 和 MRI 均可显示相关的出血、钙化、脑膜和斑片状脑实质强化(图 6.3B)。

先天性 HIV。人类免疫缺陷病毒(HIV)的感染可在分娩期间经胎盘或在出生后通过母乳喂养所致。感染的婴儿易患呼吸道感染和腹泻,并可出现脑病、发育迟缓和发育不良。成人获得性免疫缺陷综合征(AIDS)患者的机会性感染和肿瘤通常

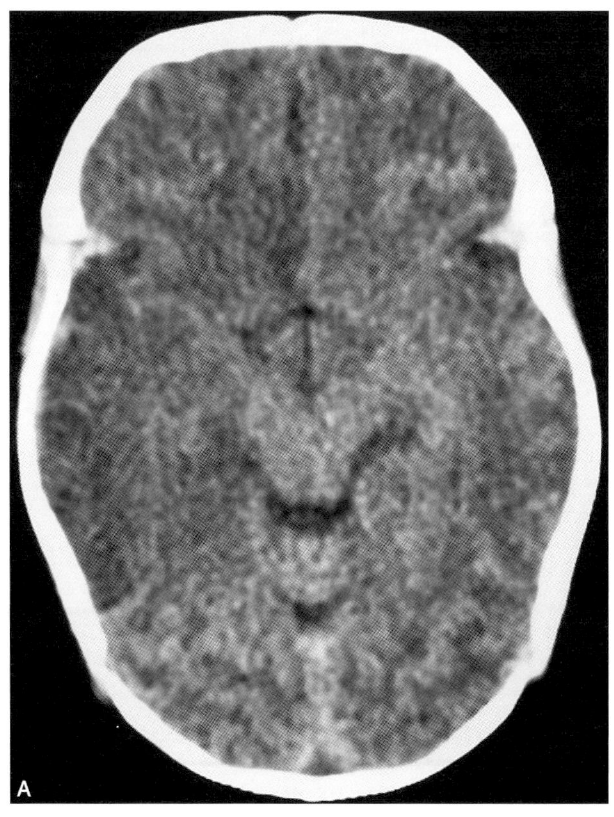

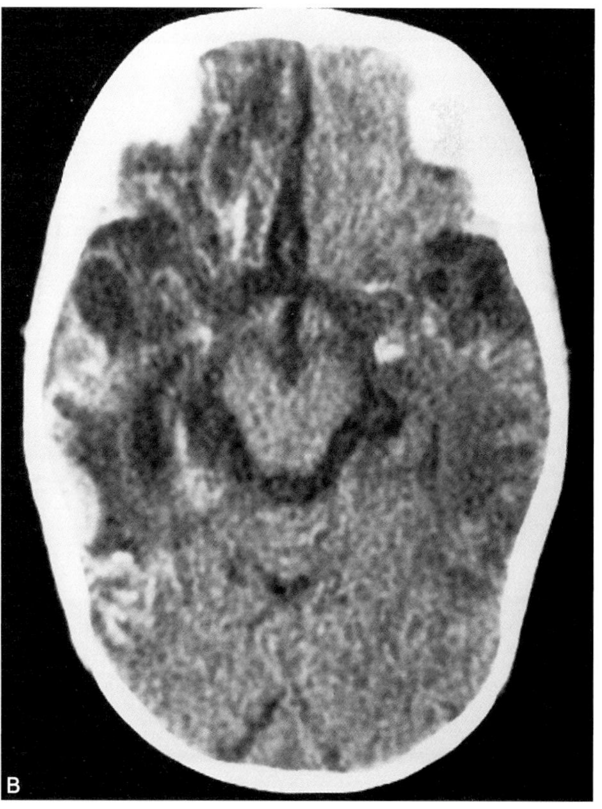

图 6.3 新生儿疱疹性脑炎。A. 2 周大的 2 型急性单纯疱疹性脑炎患儿的 CT 平扫显示右颞叶低密度肿胀,额叶和左颞叶程度较轻;B. 3 周后,对同一婴儿进行的 CT 平扫显示多个囊性脑软化区域和广泛的灰质钙化,这是晚期新生儿疱疹病毒感染的典型表现。

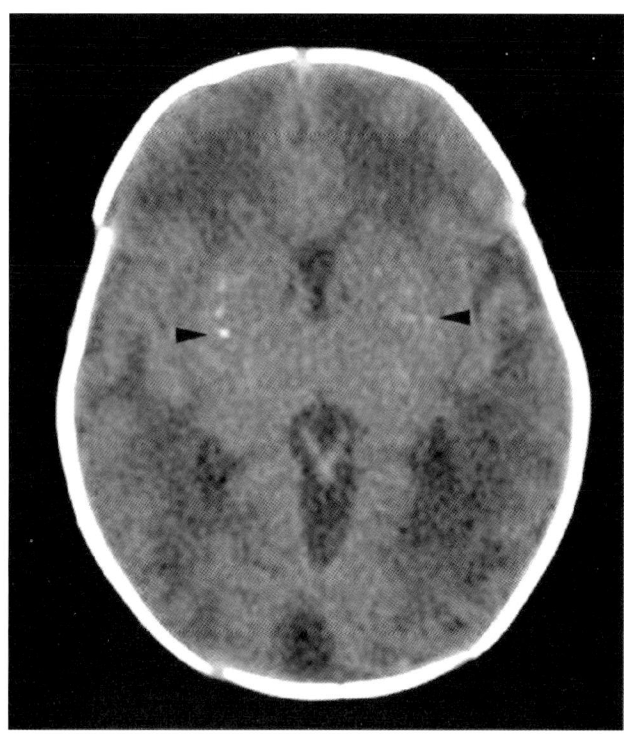

图6.4　先天性风疹。该新生儿的CT平扫图像显示双侧基底节(箭头)多发点状高密度钙化和脑白质低密度影。

在幼儿中不易发生。HIV脑炎主要影响白质和基底节,导致弥漫性脑萎缩。CT能很好地显示基底节区特别是苍白球的对称性钙化,而MRI能更好地显示T_2高信号的白质异常。偶尔可以检测到基底神经节的轻度强化。在某些情况下,磁共振血管造影(MRA)可以发现与颅内动脉梭形扩张和扩张相关的血管病变。

风疹曾经是一种毁灭性的胎儿病毒感染,但现在非常罕见,因为女性在育龄前广泛接种疫苗。经胎盘传播发生在产妇感染期间,最严重的是在妊娠头3个月感染引起弥漫性脑膜脑炎、脑梗死和坏死。在严重感染中存活下来的婴儿表现为小头畸形、眼部异常和耳聋。CT显示深部灰质核团和皮质营养不良性钙化(图6.4),而MRI能更好地显示梗死灶、白质体积减少,偶尔可显示髓鞘形成延迟。

寨卡病毒(ZIKV)是一种起源于非洲和东南亚的黄病毒,通过多种蚊子传播,尤其是埃及伊蚊。近年来在太平洋岛屿和美洲,特别是巴西东北部暴发的疫情与先天性小头畸形和中枢神经系统畸形的发病率明显升高有关。然而,在伴有和不伴有小头畸形的中枢神经系统畸形婴儿中均已证实存在寨卡病毒的感染。已从胎儿脑中分离出病毒组织,与巨细胞病毒不同的是,寨卡病毒并不仅仅累及基质;寨卡病毒还损害细胞增殖机制,促进细胞凋亡和细胞死亡。CT能很好地显示主要位于额叶和顶叶灰白质交界处的点状或线状钙化,在较小的范围内,沿深部灰质核团和脑室周围带。其他典型的神经影像学特征在MRI上显示最佳,可与先天性巨细胞病毒感染重叠,包括脑萎缩、脑室扩大、髓鞘异常、胼胝体发育不全、灰质异位、无脑回和多小脑回(图6.5);但小脑和脑干发育不全伴钙化很罕见。严重小头畸形的患者中,常见颅骨畸形。在妊娠18~20周后连

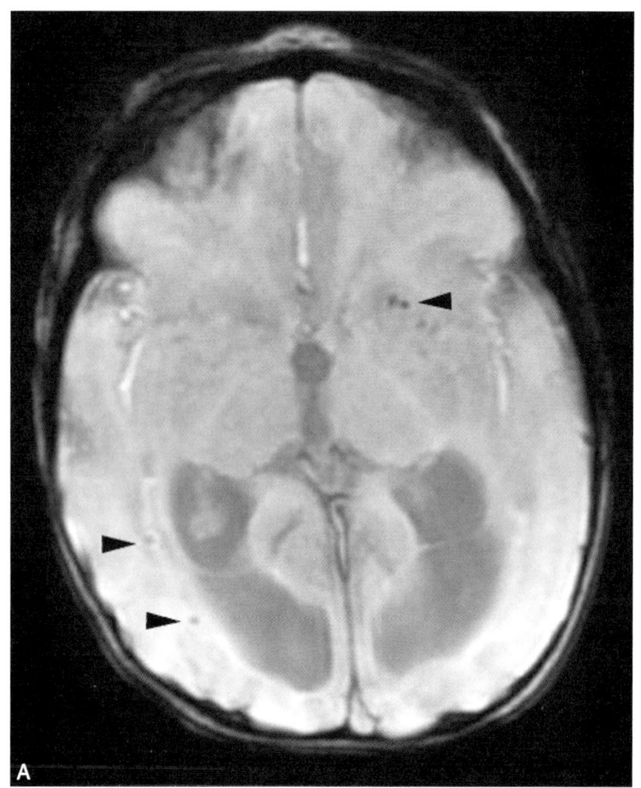

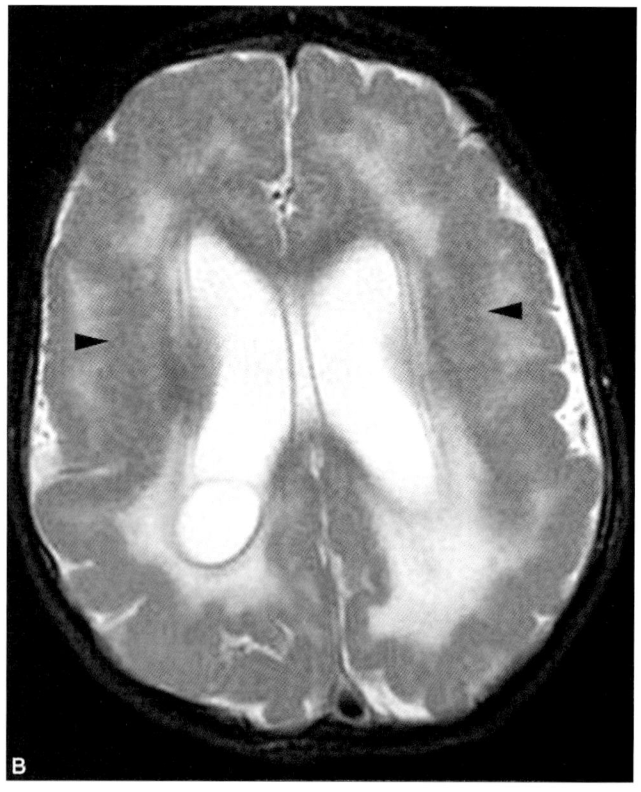

图6.5　先天性寨卡病毒感染。A.8个月大的小头症和痉挛婴儿的磁敏感加权成像(SWI)显示沿着左侧基底神经节和右侧脑室周围区域有多个小的点状低信号钙化(黑箭头)。B.T_2WI显示皮质厚且不规则,巨脑回和多小脑回。双侧前部脑室周围和皮质下异位(黑箭头)。注意异常T_2高信号白质和右后侧室管膜下囊肿。

续进行胎儿超声，筛查胎儿小头畸形和中枢神经系统畸形和钙化。胎儿 MRI 可以很好地显示复杂的中枢神经系统畸形。

脑外感染

硬膜下和硬膜外感染

脑外化脓性感染可累及硬膜外或硬膜下腔。硬膜外和硬膜下脓肿或积脓均可由鼻旁窦炎、耳乳突窦炎、眼眶感染、穿透性损伤、手术或已有的脑外感染引起。CT 和 MR 扫描显示局部密度增加（图 6.6）或与脑脊液信号相比，T_1 和 T_2 信号强度增加，增强边缘强化。对于硬膜外和硬膜下积脓，MRI 比 CT 更敏感，因为 MRI 的多平面成像能力解决了 CT 上颅骨部分容积效应。如果患儿同时患有脑膜炎，颅脑超声可显示不均匀回声的脑外积液和蛛网膜下腔的高回声物质。硬脑膜积脓通常被硬脑膜附着所限制，阻止了硬脑膜外脓肿的迅速扩大，常呈梭形。硬膜下积脓更容易通过硬膜下腔扩散，对生命的威胁更大（图 6.7A、B），因此需要迅速进行神经外科手术。两种疾病都可发生脑炎。感染常引起皮质静脉血栓形成导致静脉梗死，MRI 和 MR 静脉造影（MRV）更易于检测静脉血栓形成和静脉梗死。还需要评估邻近鼻窦炎或颅骨异常，儿童额窦炎可并发骨髓炎，伴有骨膜下、硬膜外或硬膜下脓肿。硬膜下积脓在弥散加权成像（DWI）上可呈高信号，这与硬膜下积液（图 6.7C）相鉴别。硬膜下积液在密度和信号强度上与脑脊液相同，无强化。

在开颅术后和使用脑室造口导管患者的 MR 扫描图像中，可能会观察到轻度、平滑的硬脑膜或脑膜强化（图 6.8）。这种

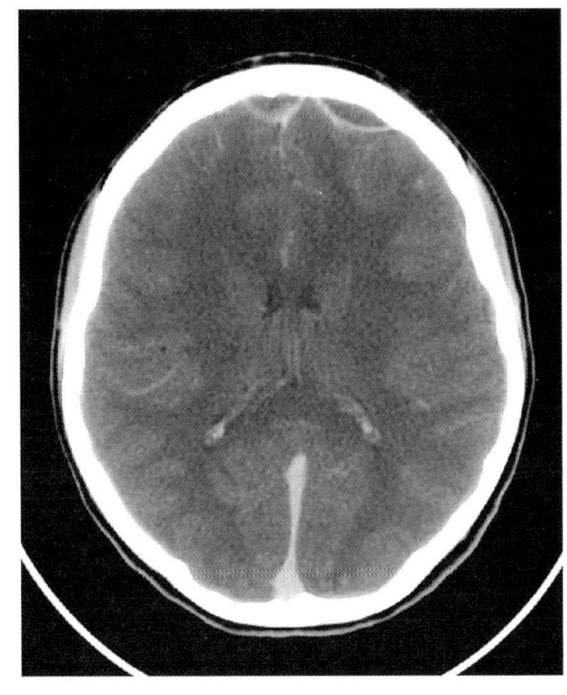

图 6.6　硬膜外脓肿。伴额窦炎和头痛的 13 岁儿童增强 CT 图像。额部颅骨内板下硬膜外见两个相邻的梭形等密度脓肿影，边缘强化。其中一个病变在大脑镰前方，跨越中线。

增强可持续数年，在这种临床情况下应视为良性。很可能是化学性脑膜炎由围手术期出血和/或硬脑膜瘢痕形成导致。自发性或医源性脑脊液漏（包括最近的腰椎穿刺）引起的颅内低压也可导致颅内和沿椎管的平滑对称性硬脑膜增强。

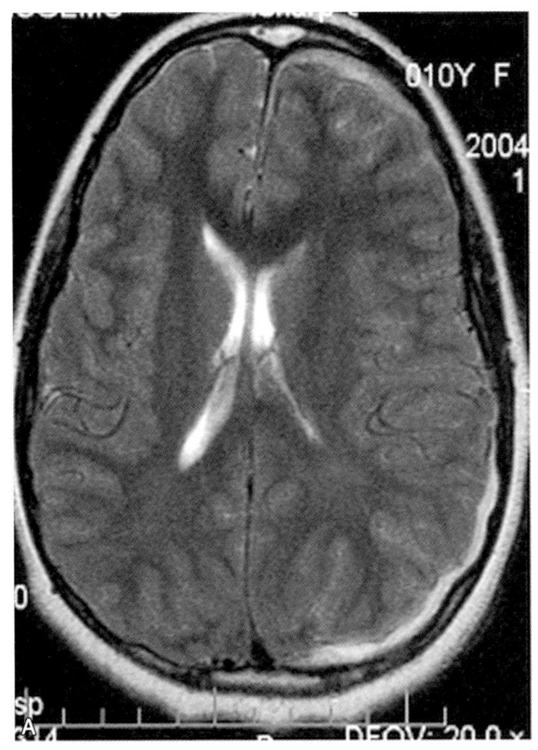

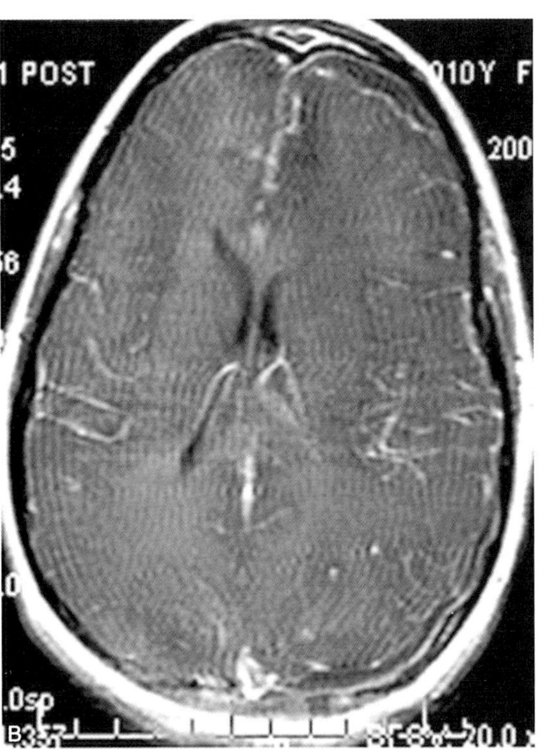

图 6.7　硬膜下积脓。A. 8 岁儿童的 T_2WI 显示沿左侧大脑半球的高信号硬膜下积液伴占位效应；B. 增强 T_1WI 显示左侧硬膜下低信号液体，伴硬脑膜强化；

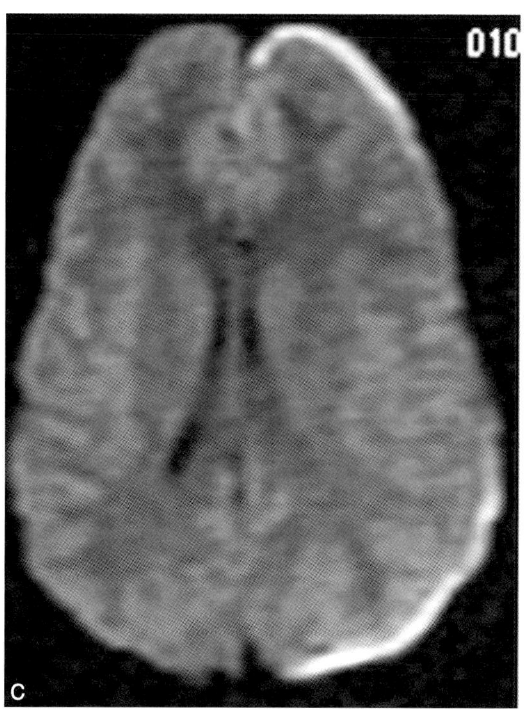

图 6.7(续)　C. 弥散加权成像(DWI)显示液体信号强度增加,表明积脓,而硬膜下积液在该序列上为低信号。

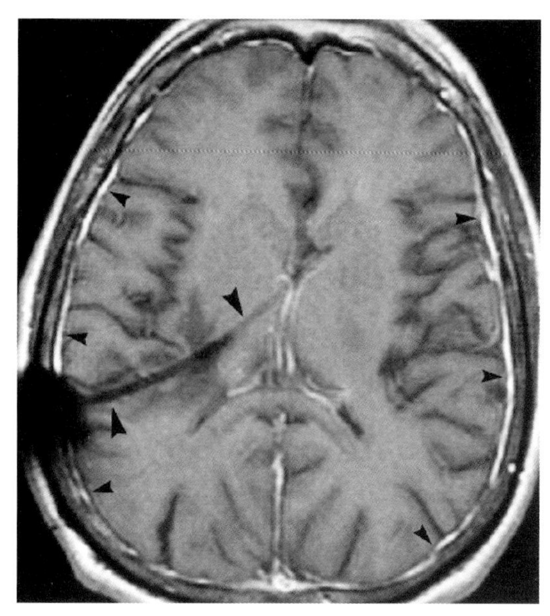

图 6.8　术后良性脑膜强化。脑部手术后数年,增强 T_1WI 显示硬脑膜(小箭头)光滑的异常强化。无感染、肿瘤复发征象。右侧可见脑室分流管(大箭头)。

脑　膜　炎

脑膜炎可由细菌、分枝杆菌、真菌、寄生虫和病毒引起。超过 80% 的细菌性脑膜炎是由流感嗜血杆菌(儿童)、脑膜炎奈瑟菌(青少年和年轻人)和肺炎链球菌(老年人)引起的。B 族链球菌和大肠埃希氏菌脑膜炎常见于新生儿,而枸橼酸杆菌脑膜炎常见于早产儿。细菌最常在全身性菌血症时期进入脑膜,但也可直接从感染的鼻窦传播或手术或创伤后扩散。患者表现为起病相对较急的发热、颈项强直、烦躁不安和头痛,随后出现精神状态下降。脑脊液检查确诊,CT 扫描常为阴性(图 6.9A)。脑膜炎引起的蛛网膜下腔和脑室内的炎性渗出物在 CT 上呈高密度,在 MRI-FLAIR 序列上呈高信号。其他鉴别诊断考虑包括动脉瘤破裂伴蛛网膜下腔出血、软脑膜转移、神经系统结节病和淋巴瘤。可见弥漫性脑水肿(图 6.9B)。增强扫描脑膜可呈无强化、轻度强化或广泛明显强化。

神经影像学应用于脑膜炎的后期出现脑积水、脑炎或脓肿、动脉或静脉梗死、硬膜下积液或积脓、脑疝形成等并发症尤为重要。交通性脑积水较非交通性更为典型,反映了蛛网膜颗粒脑脊液吸收障碍。MRI 对动脉和静脉梗死的评估可以结合弥散加权成像、MRA 和 MRV 来完成。增强 CT 血管造影(CTA)和 CT 静脉造影(CTV)也有帮助,但会增加辐射剂量。硬膜下积液可见于婴儿,特别是患有流感嗜血杆菌脑膜炎的婴幼儿。硬膜下积液表现为沿脑表面分布的薄层积液,CT、MRI 上与脑脊液呈等密度、等信号(图 6.10),增强扫描可轻度强化。通过颅脑超声检查,US 可显示细菌性脑膜炎婴儿的脑沟回声、脑室扩大和脑实质异常回声(图 6.9C)。

结核性脑膜炎是中枢神经系统结核中最常见的一种。通常由结核分枝杆菌引起,但鸟-胞内分枝杆菌等非典型分枝杆菌很少致病。结核性脑膜炎可发生在所有年龄段,特别是儿童和老年人;来自结核病流行地区的艾滋病患者、囚犯和移民患病率增高。约有 5%~10% 的结核病患者会发生中枢神经系统疾病,该病传播至肺经血源性传播到脑膜,但 40%~75% 的患者胸部 X 线正常,结核菌素皮肤试验可呈假阴性。临床上,通常有亚急性或隐袭起病的头痛、不适、虚弱、淡漠或局灶性神经系统表现。脑脊液检查应显示细胞增多、蛋白质升高和葡萄糖水平显著降低。脑脊液分枝杆菌培养可能为阴性或需要数周才能确认感染,聚合酶链反应(PCR)检查可能更敏感;影像学检

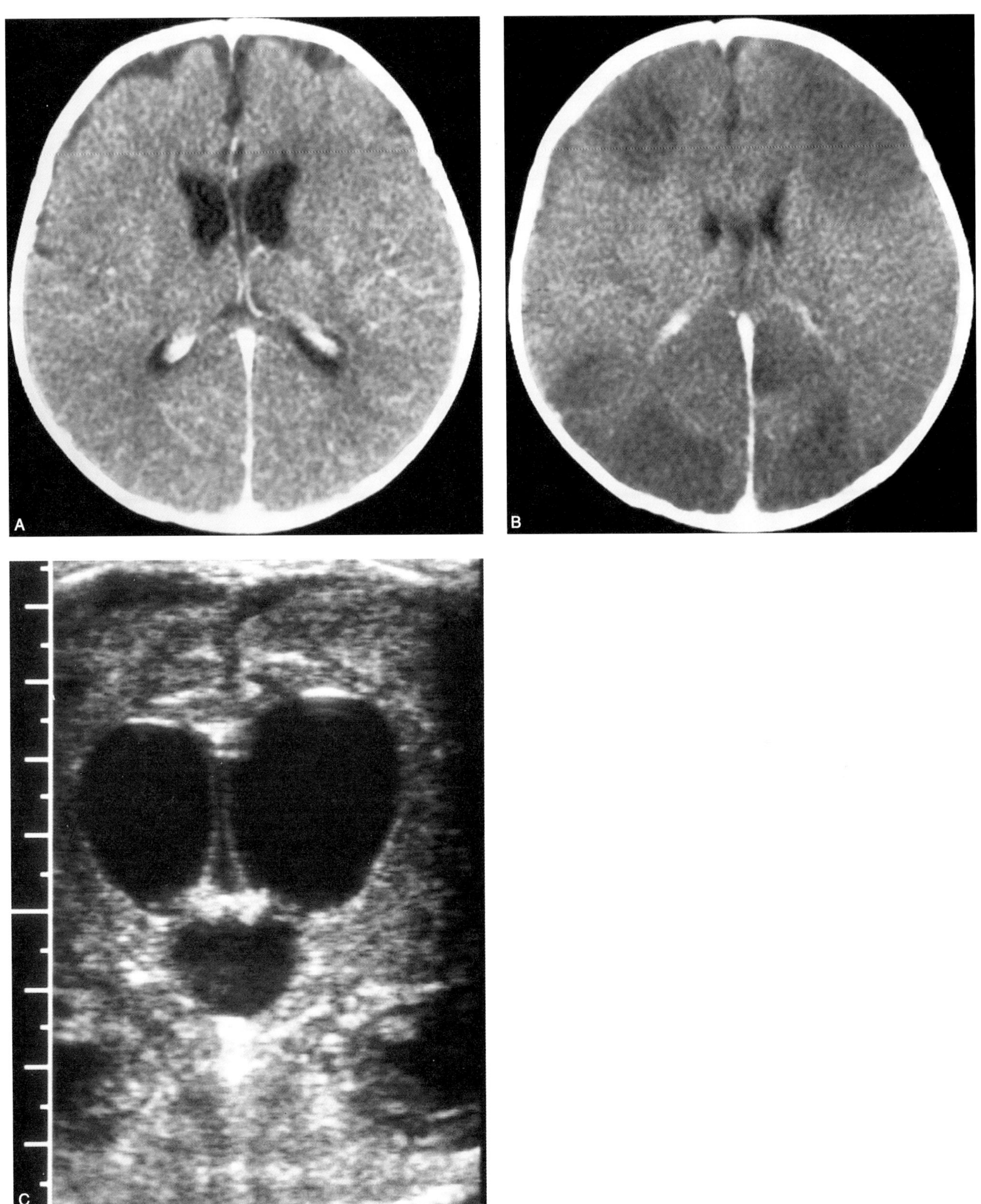

图 6.9　细菌性脑膜炎。A. 3 个月大的男孩初次增强 CT 扫描显示正常；B. 1d 后进行的增强扫描显示明显的脑肿胀，局灶性低密度区域代表额叶和枕叶水肿或缺血；C. 1 个月后，颅内超声显示脑室扩大，这是由于广泛的皮质破坏引起的明显的皮质萎缩。

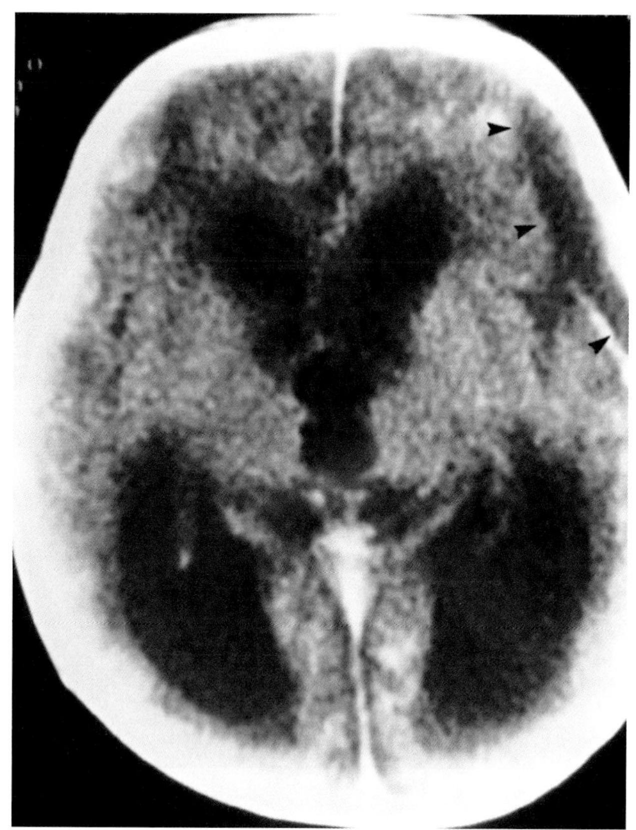

图6.10 硬膜下积液。6岁儿童流感嗜血杆菌脑膜炎的增强CT显示硬膜下积液与脑脊液几乎呈等密度(箭头)。硬膜下积液常见于流感嗜血杆菌脑膜炎。交通性脑积水引起侧脑室和三脑室扩大,这是脑膜炎的常见并发症。

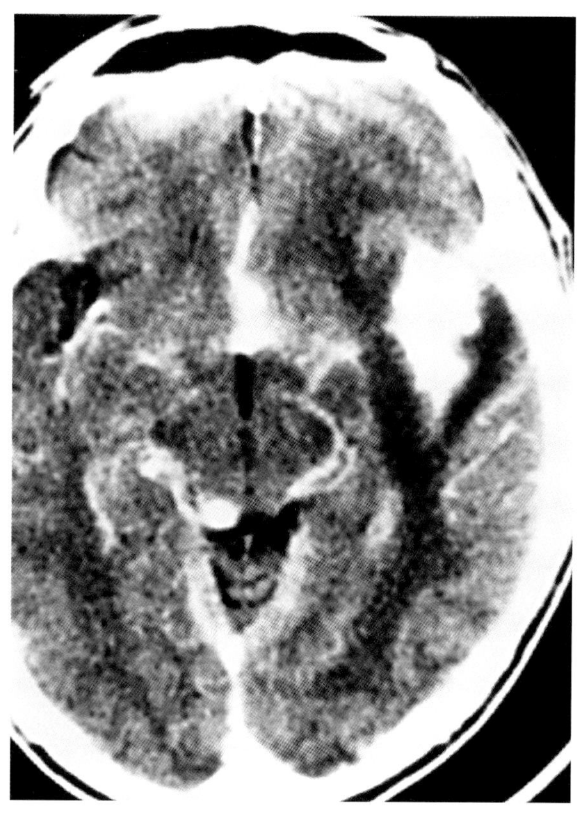

图6.11 结核性脑膜炎。增强CT显示左侧大脑侧裂、纵裂、环池和小脑幕异常强化;基底池的不规则强化是结核性或真菌性脑膜炎等硬脑膜炎的典型表现。细菌性脑膜炎患者的CT扫描通常正常,或可发现脑沟周围的轻度高密度影或强化。

查显示脑膜增厚和强化,特别是沿着基底池(图6.11),有相当稠厚的胶状炎性渗出物。相反,与结核性和其他肉芽肿性脑膜炎相比,细菌性脑膜炎的脑膜强化通常更呈外周分布,且脑膜增厚程度较轻。结核性脑膜炎的鉴别诊断包括真菌性脑膜炎、囊虫病、神经系统结节病和癌性脑膜炎。

结核性脑膜炎可伴有粟粒型脑实质感染或伴有较大的结核瘤或脓肿,这将在后面章节更详细地讨论。常见并发症包括脑积水或梗死。基底池的炎性渗出物可沿血管周围间隙延伸,引起动脉炎,血管不规则狭窄或闭塞,梗死最常发生在豆纹动脉和丘脑穿孔动脉的分布以及深灰核内。磁共振血管成像(MRA)可显示血管改变。

真菌性脑膜炎通常在基底池引起明显脑膜强化,类似于结核(图6.12)。但在隐球菌性脑膜炎中,强化程度因患者的免疫能力而异。常见脑积水,但与结核性或化脓性脑膜炎相比,脑梗死和真菌感染扩展到脑实质的发生率较低(曲霉菌病和毛霉菌病除外)。脑实质的真菌感染随后将进行更详细的讨论。

颅底脑膜型或蔓状囊虫病。当猪肉绦虫的幼虫侵入蛛网膜下腔,特别是基底池(脑实质囊虫病将在后面讨论)时,就会发生颅底脑膜囊虫病。幼虫的胞囊可呈葡萄状(簇状)生长,或与受累的脑池形状一致。这些囊性病变在CT、MRI上与脑脊液呈等密度、等信号(图6.13)。未见附壁结节(即囊虫头节)或钙化,但可观察到囊虫的附壁强化或弥漫性脑膜强化,常出现脑积水。

脑室内囊虫病很难被CT和MRI发现,因为囊虫常与脑脊液呈等密度或等信号。细微的信号改变[特别是在质子密度加权和液体衰减反转恢复(FLAIR)序列上]和囊肿内缺乏脑脊液搏动使其在MRI比CT上更易显示(图6.14)。增强可强化或无强化,这取决于疾病的分期,与实质型相似。壁性头节常可见于这些囊肿内,囊肿可阻塞Monro孔、外侧导水管或第三、四脑室,导致脑积水;急性脑积水和囊肿破裂后的脑室炎可能导致死亡。

病毒性脑膜炎最常见的病因是肠道病毒,但也可由腮腺炎、EB病毒、披膜病毒、淋巴细胞脉络丛脑膜炎病毒和人类免疫缺陷病毒(HIV)引起。患者通常表现为流感样疾病、发热、头痛和颈项强直。大多数患者不需要治疗,除非进展为脑炎,否则神经功能障碍少见。神经影像学检查通常正常,脑膜可轻度强化。

结节病是一种病因不明的非感染性肉芽肿性疾病,尸检时高达14%的患者累及中枢神经系统。仅少数病例表现为神经系统体征或症状,如头痛、脑神经病变、垂体功能障碍、癫痫或其他局灶性神经功能障碍。除活检外,血清和脑脊液中血管紧张素转换酶(ACE)水平升高和肺部受累有助于诊断。神经系统结节病主要影响软脑膜,CT和MRI均可见软脑膜和硬脑膜强化(图6.15A);可见脑神经和下丘脑-垂体的增粗和强化(图6.15B);也可出现局灶性强化的脑内肿块或无强化的白质小病变,钙化不典型。鉴别诊断包括肉芽肿性中枢神经系统感染、转移性疾病、韦格纳肉芽肿病和朗格汉斯细胞组织细胞增生症。

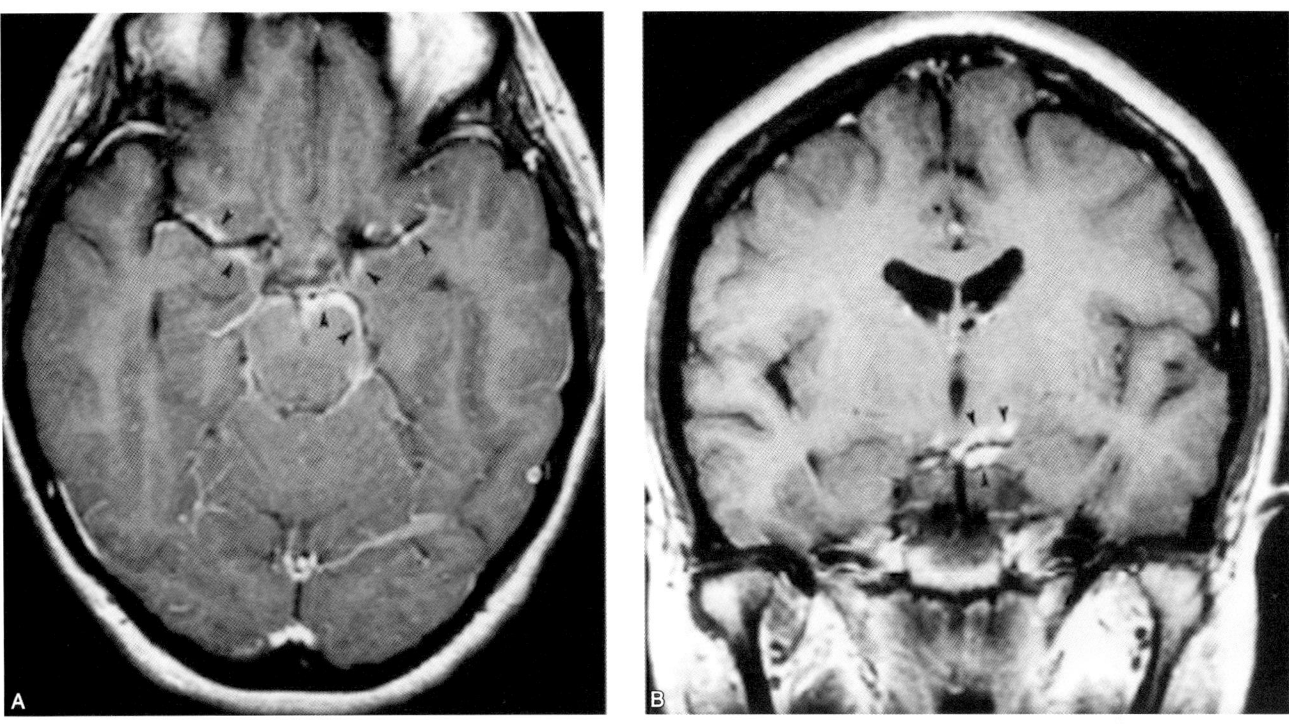

图 6. 12　球孢子菌病脑膜炎。增强横断位(A)和冠状位(B)T_1WI 显示基底池(箭头)脑膜异常强化。

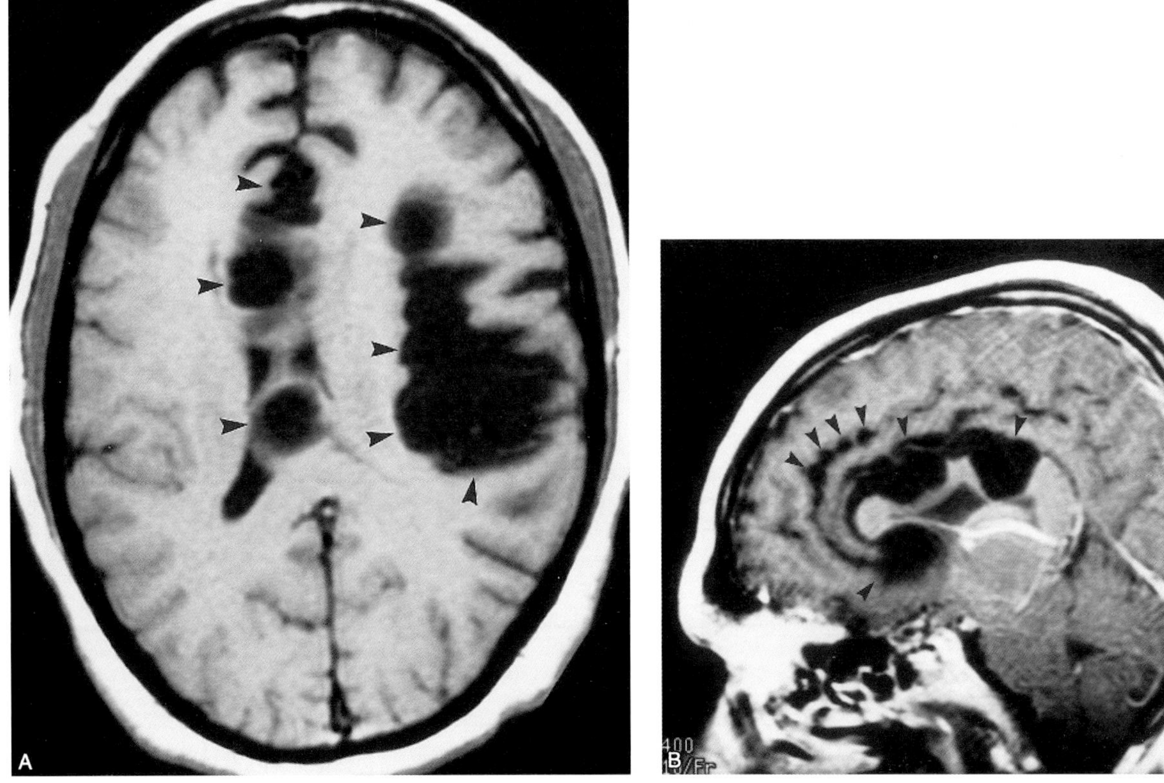

图 6. 13　蛛网膜型(蔓状)囊虫病。横断位 T_1WI 平扫(A)和增强 T_1WI 矢状位(B)扫描显示左侧外侧裂、胼胝体沟和扣带回沟内多发无强化囊肿(箭头)。胼胝体明显扭曲。这些囊肿缺乏头节,通过囊壁增殖生长。

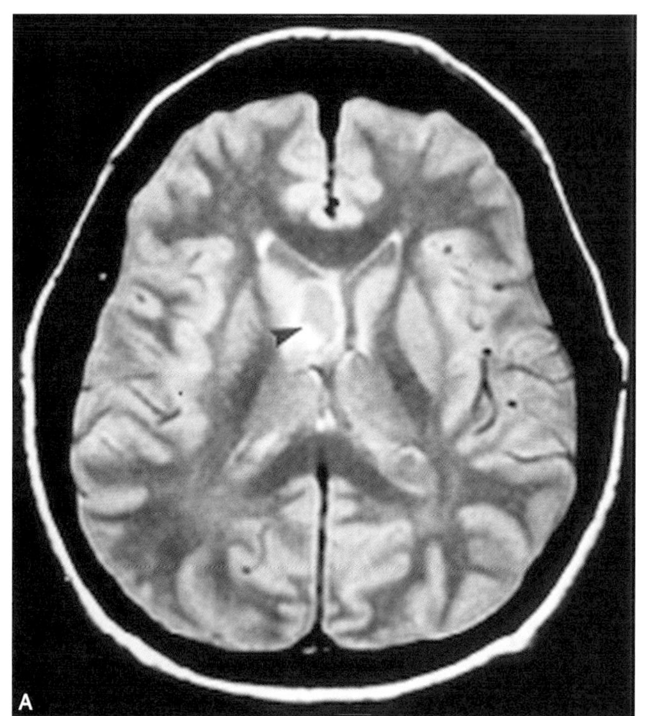

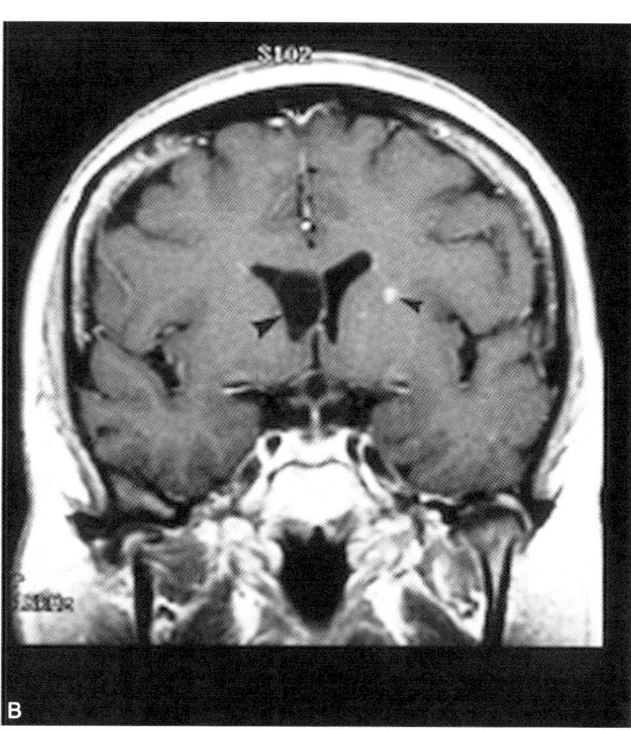

图6.14 脑室内囊虫病。横断位质子密度加权像(A)和增强冠状位 T_1WI(B)显示右侧侧脑室额角囊性病变(大箭头)。与脑室内脑脊液相比,病灶呈稍高信号。头节位于囊肿后部呈高信号(A)。左侧基底节区见小的脑实质病灶(小箭头)。

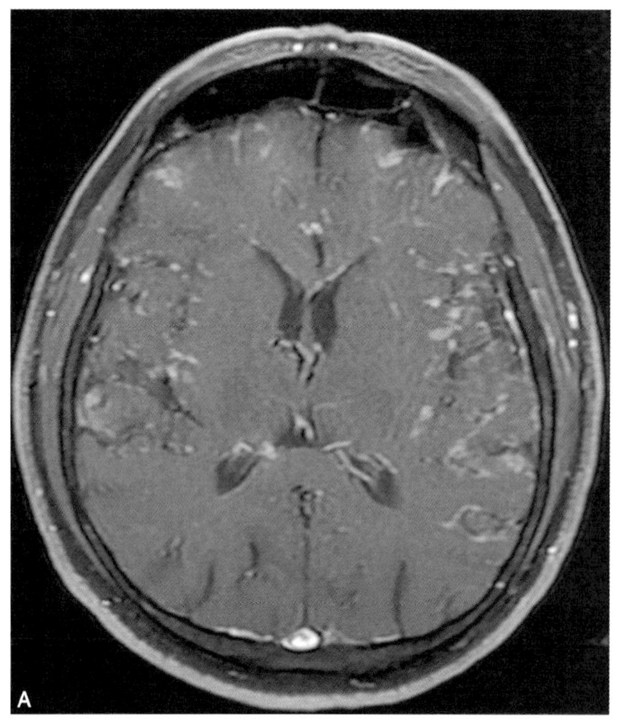

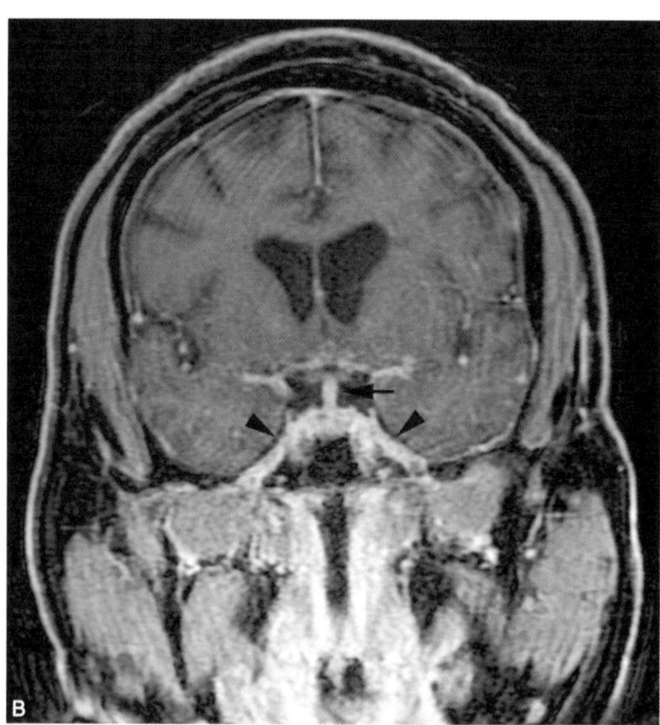

图6.15 神经系统结节病。增强扫描横断位(A)和冠状位(B) T_1WI 显示软脑膜广泛结节状强化,室管膜轻度强化,伴周边皮质散在强化灶。下丘脑漏斗部(箭)、垂体、双侧三叉神经的V2和V3分支(箭头)也有明显的强化和增粗(B)。

脑实质感染

化脓性脑炎和脓肿

在外伤、手术、鼻旁窦炎、耳乳腺炎或口腔感染后，细菌可通过直接扩散造成脑部细菌感染。血源性传播感染的发生率更高，尤其是肺部感染、心内膜炎或先天性心脏病患者。厌氧菌是最常见的感染微生物；金黄色葡萄球菌感染常见于手术或外伤后；革兰氏阴性杆菌、肺炎球菌、链球菌、李斯特氏菌、诺卡菌和放线菌感染也较常见。血行播散引起的感染最常累及额叶和顶叶（大脑中动脉分布区），脓肿集中在灰白质交界处。额叶最常见的是鼻窦感染扩散，中耳乳突炎常导致颞叶或小脑受累。

化脓性脑感染患者的临床症状可轻可重，头痛常见。可有不同程度的嗜睡、迟钝、恶心、呕吐和发热，超过 50% 的患者无发热，仅 30% 患者出现脑膜体征。局灶性神经功能缺损、视神经乳头水肿、颈项强直和癫痫可在几日内迅速发展。这与通常的肿瘤不同，在肿瘤中这些症状发展较慢，常有白细胞计数升高，脑脊液检查通常是非特异性的。

单发脓肿通常采用手术治疗。常进行立体定向针吸，然后进行抗生素治疗，尤其是脓肿位于脑功能区时。如果有明显的占位效应或病变在相对安全的区域，则进行引流或切除。早期的脑炎、小脓肿或多发性脓肿，或患者不适合手术时，则单独使用抗生素治疗。

影像学检查监测治疗效果并评估并发症，如疝形成、梗死和脑积水。脑炎和脑脓肿的影像学表现演变并与四个病理描述阶段相对应。

早期脑炎。在感染的最初几天内，受感染部分的脑组织会肿胀和水肿。早期坏死区域充满炎性多形核白细胞、淋巴细胞和浆细胞，病变中心和周围均有病原体存在。CT 扫描可能正常或显示低密度区（图 6.16A）；MRI 上病灶在 T_1WI 上呈低信号或等信号，在 T_2WI 及 FLAIR 像上呈高信号（图 6.16B、C）。CT 和 MRI 上病灶内可有轻度占位效应和斑片状强化区，此阶段不存在环状强化，从而与后三个阶段相区别。这些影像学特征是非特异性的，可见于肿瘤或梗死，因此临床特征是做出正确诊断的最重要因素，如果能在这个阶段做出诊断，则抗生素治疗有效。

晚期脑炎发生在感染后 1～2 周内。中央坏死进展并开始融合，病理学检测到的微生物较少。病灶周边有血管增生，有较多的炎性细胞和早期肉芽组织。这与影像学上病灶边缘的不规则强化有关（图 6.17）。CT 表现为中央低密度，T_1WI 呈低信号，MRI-T_2WI 及 FLAIR 序列呈高信号；DWI 可显示病灶中心内部分信号增高，延迟扫描可显示中央强化；增强边缘以外的血管源性水肿加重，占位效应增加，包膜呈 T_2 低信号。

早期包膜。在 2 周内，感染灶形成胶原和网状蛋白的包膜，沿着感染的炎性血管边缘形成。包膜内还存在巨噬细胞、吞噬细胞和中性粒细胞，坏死中心含有极少微生物。增强 CT 和 MR 扫描显示边界清楚、光滑、薄壁的边缘强化（图 6.16D）；包膜呈 T_2 低信号，中心坏死 CT 呈低密度，MRI 呈 T_1 低信号、T_2 高信号。周围血管源性水肿常持续存在，DWI 上弥散受限伴中心高信号。

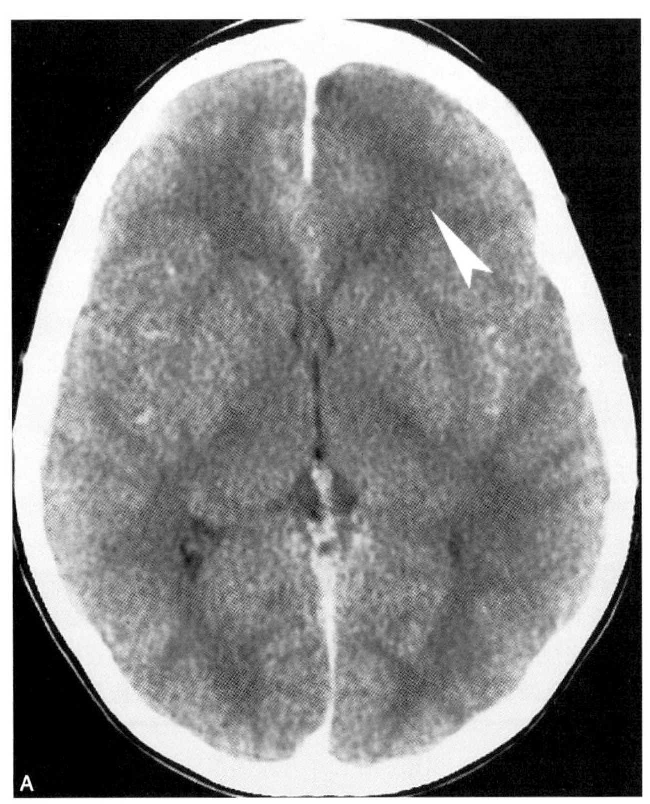

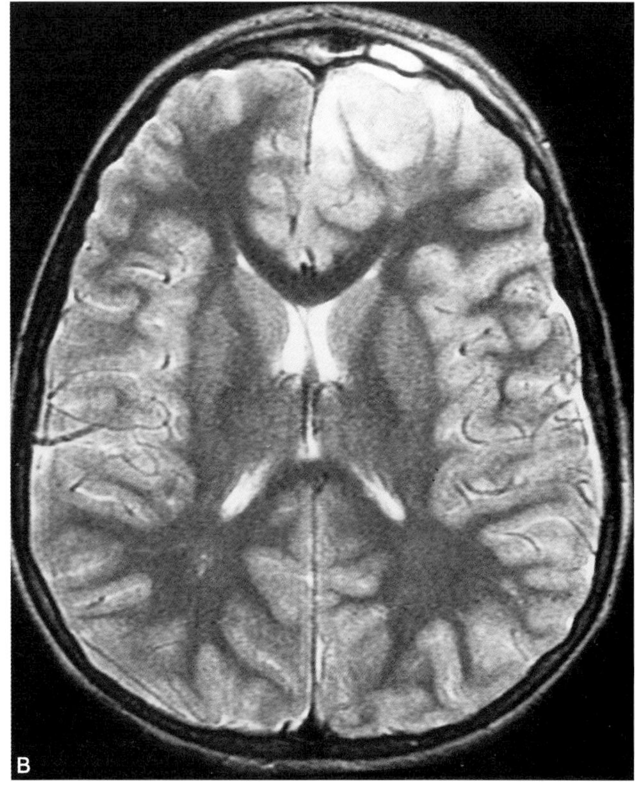

图 6.16　早期脑炎。A. 增强 CT 显示左额叶（箭头）一个密度降低的区域；B. 次日 T_2WI 示左额叶及左额窦炎呈高信号；

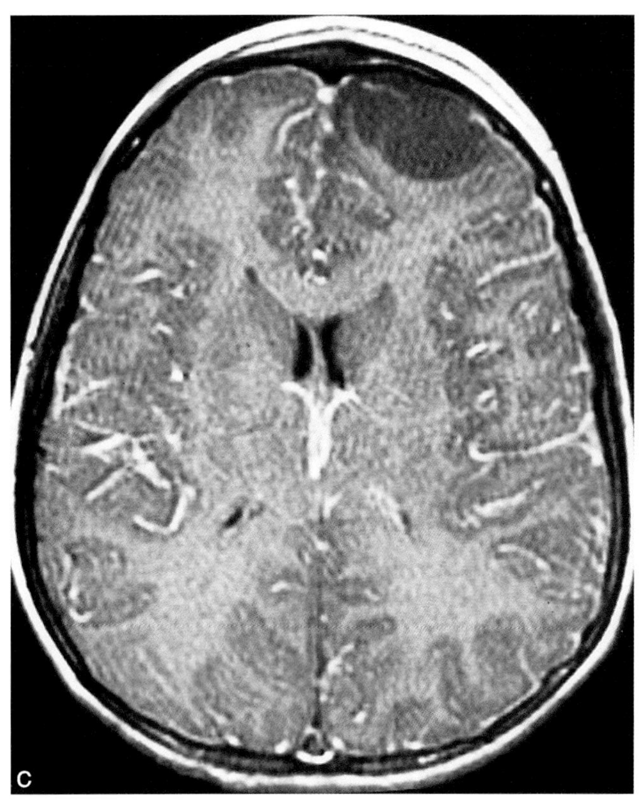

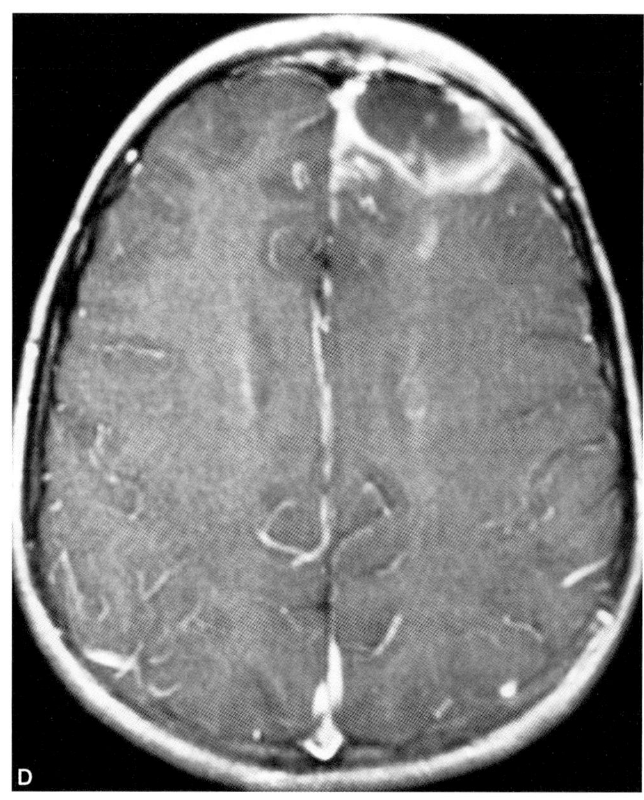

图6.16(续)　C. 增强 T_1WI 呈低信号，无强化，与早期脑炎一致；D. 两周后，增强 T_1WI 显示环状强化脓肿伴包膜。

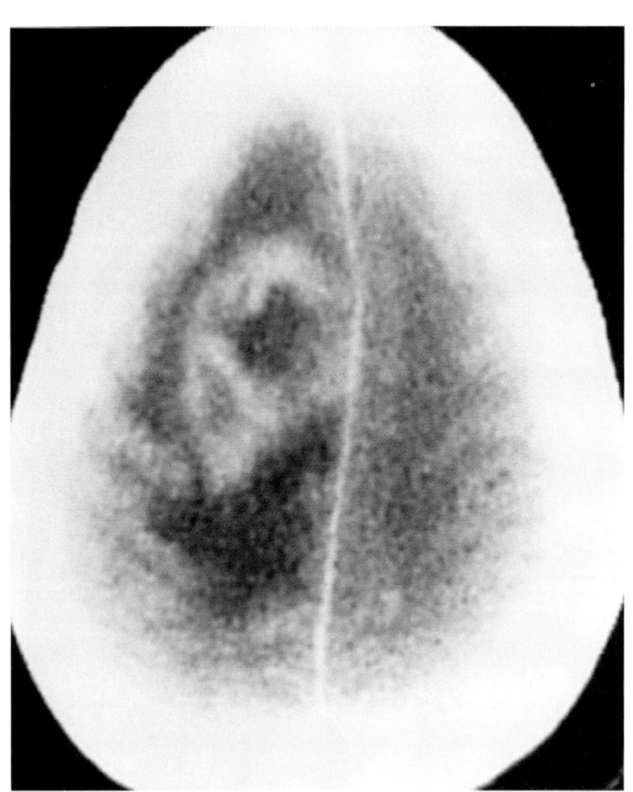

图6.17　晚期脑炎。增强CT扫描病变周边不规则强化，中心低密度区。周围有低密度血管源性水肿。这是化脓性感染晚期脑炎的典型表现。

晚期包膜。在包膜晚期，强化的边缘变得更加清楚、更厚，反映更多还原在脓肿壁形成完整的胶原(图6.18)，常见多房脓肿。DWI上中心出现显著的信号增高(图6.19C)。在MRI上，包膜常表现出特征性表现，在此阶段有助于诊断。在 T_1WI 上，包膜呈等信号或高信号，在 T_2WI 上呈低信号(图6.19A、B)。这些信号特征提示顺磁性 T_1 和 T_2 缩短，与血肿演变过程中所见相似(见第4章)。但在病理上并不总能发现出血，这些顺磁性效应也可能反映了巨噬细胞产生的自由基的存在。不管怎样，包膜的MRI表现对脓肿来说是相当特异的。增强脓肿壁的内侧通常(约50%的情况下)比周围薄(图6.18C和图6.19D)，这反映了与皮质相比，血供相对减少，成纤维细胞向中央迁移。薄的内侧缘易发生脑室内脓肿破裂，导致室管膜炎脑室炎(图6.18C)。CT或MR扫描显示脑室室管膜内层强化，脑室内脑脊液密度和信号强度改变。

细菌性脑脓肿的鉴别诊断包括肿瘤、血肿、亚急性梗死或脱髓鞘。临床症状结合DWI出现明显的中心高信号、光滑完整的强化边缘，明显的周围血管源性水肿和包膜 T_2 低信号应强烈提示脑脓肿。肿瘤典型表现为不规则强化，DWI信号很少增高，血肿表明存在明显的血液信号；亚急性梗死典型表现为相应的临床病史和沿血管区域的脑回状强化。脱髓鞘病变常有不完整的环形强化及伴随的特征性白质病变，如果在病灶中心发现乳酸和氨基酸联合升高，MR波谱(MRS)可协助确认脑脓肿。

脓毒性栓子。以脓毒性栓子开始的感染可不具有脓肿的典型表现。栓子常引起梗死，这是影像学的主要表现。根据栓子的大小，可出现小的圆形强化区或较大的楔形皮质梗死，与

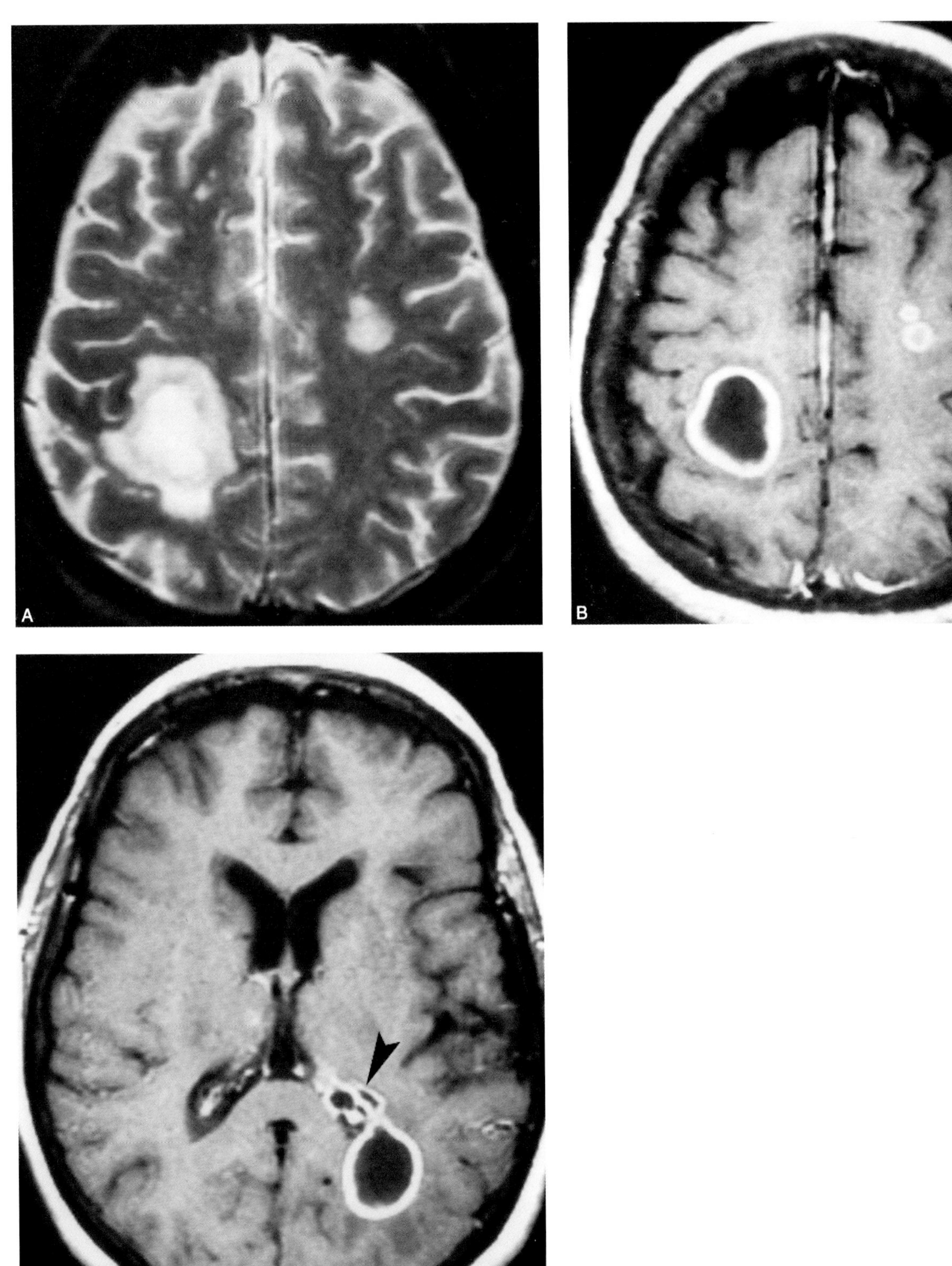

图 6.18　多发性化脓性脓肿。A. T_2WI 示右侧顶叶病变，中央为高信号，腔内周边为低信号。周围有高信号血管源性水肿，左侧出现两个较小的高信号病灶。B. 增强 T_1WI 显示 3 个病灶均呈薄而光滑的强化。C. 增强 T_1WI 显示第 4 个脓肿已经延伸到左侧脑室内（箭头）。脑室内强化方式和范围有利于脑脓肿的诊断。这些病变证明是脓肿培养厌氧链球菌。（病例由文森特·伯克博士提供，加利福尼亚州，阿瑟顿）

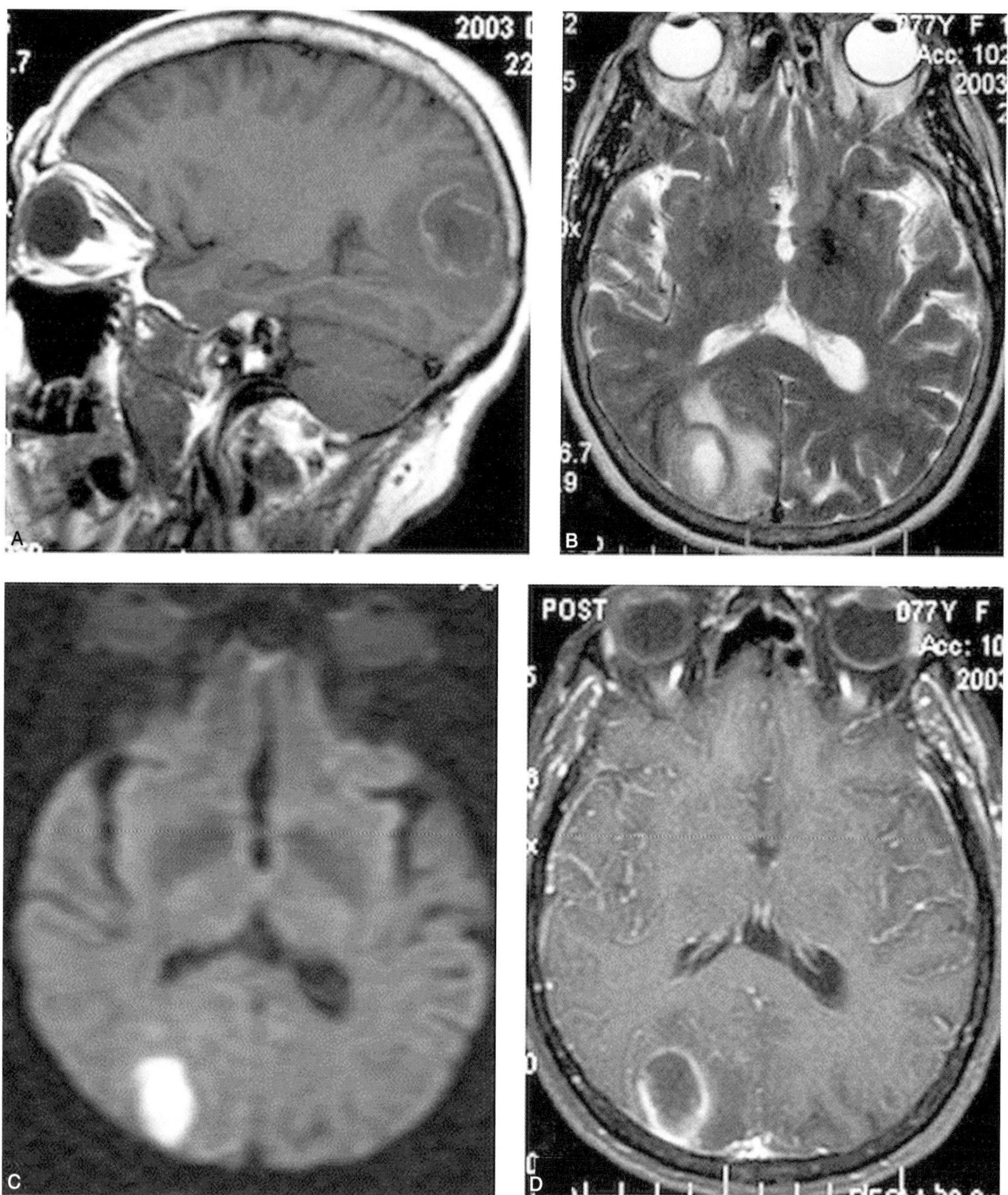

图6.19 化脓性脑脓肿。这个病例说明了脑脓肿的大多数典型特征。A. 矢状位 T_1WI 显示脓肿边缘的高信号是顺磁性 T_1 缩短的结果；B. 横断位 T_2WI 显示边缘自 T_2 缩短呈低信号，中央呈高信号，周围水肿明显；C. DWI 中央呈高信号，脓肿的特征性表现，肿瘤坏死常无此表现；D. 增强 T_1WI 显示内侧薄壁的边缘强化，该强化形式常见脓肿。

其他栓塞性梗死一样可能发生出血。由于梗死组织的血供很差，可能不会形成典型的包膜，在梗死区域内持续存在的厚壁、不规则的强化环应提示诊断。脓毒性栓子可能导致细菌性动脉瘤形成，从而导致脑实质内或蛛网膜下腔出血。

分枝杆菌感染

最常见的中枢神经系统分枝杆菌感染是结核性脑膜炎，前面章节已经讨论过。脑的局灶性分枝杆菌感染有两种形式：结核球和脓肿。结核球是中心干酪样坏死的肉芽肿；相反结核性脓肿的特征与化脓性脓肿相似，但通常发生于T细胞免疫受损的患者。

结核球。在20世纪初，英格兰所有脑占位病变中有1/3为结核球。改善的预防和治疗措施使这些病变在工业化国家变的不常见。不幸的是，在发展中国家的结核病流行地区，结核球仍占脑部肿块的15%～30%。在发达国家，结核球通常由静止期疾病的复活引起，尽管仅50%患者有已知的既往结核病史。如前所述，感染从肺部经过血行播散至大脑，大多数结核球与结核性脑膜炎无关。临床特征包括头痛、癫痫发作、视神经乳头水肿和局灶性神经功能缺损，发热罕见。脑脊液检查表现为细胞增多伴蛋白增高和葡萄糖降低，但分枝杆菌培养很难确诊结核。多达 50% 患者出现胸部 X 线异常，如果有特征性的临床表现和影像学特征，这些病变可以进行药物治疗。当诊断有疑问或药物治疗失败、病灶较大时，常施行手术。

大多数成人结核瘤位于幕上，累及额叶或顶叶。小儿结核球 60% 在后颅窝，通常是小脑，常见多发性和粟粒性病灶。CT 表现为 1 个或多个等密度或稍高密度结节，约 50% 出现多发性病灶。由于干酪样坏死，结核球的中心通常比细菌性脓肿的脓液致密；病灶中央钙化灶，周围环状强化，此征象少见，但有助于诊断。在初次诊断时，不到 5% 病例中存在钙化，但在治疗中常见。在 MRI 上，结核瘤在 T_2WI 上的信号强度可高可低，这取决于病灶的大小和干酪样坏死的含水量（图 6.20A）。结核球壁在 T_2WI 上常呈低信号。增强表现为实性结节状或粗环状明显强化（图 6.20B）。DWI 中心信号可能增加，也可能不增加，周围水肿常较轻。鉴别诊断包括肿瘤、细菌性脓肿、真菌和寄生虫感染以及神经系统结节病。然而脑实质脓肿与基底脑膜炎同时出现时应高度怀疑中枢神经系统结核。

结核性脓肿是一种罕见的并发症，主要见于免疫功能低下的患者。T 细胞功能受损阻止了干酪样坏死结核瘤形成所需的正常宿主反应。与结核球相比，症状的发展和病灶的增长速度更快，影像学特征与细菌性脓肿相似，病灶常大而多房，与结核球不同。明显的水肿和肿块效应也可鉴别结核性脓肿和结核瘤。非典型分枝杆菌感染也多见于免疫功能低下的患者。

真菌感染

中枢神经系统真菌感染可分为地方性和/或机会性两类。地方性真菌感染通常受地理位置的限制，它们可发生于免疫功能正常和免疫功能低下的患者。机会性真菌感染在世界各地都有发生，但通常发生在免疫功能低下的患者，如婴儿、老年人或慢性病患者。正如已经讨论过的，地方性真菌感染主要表现为肉芽肿性脑膜炎，实质损害很少见。另外，机会性真菌感染实质受累的概率要高得多。

地方性真菌感染。美国最常见的地方性真菌感染是球孢子菌病、北美芽生菌病和组织胞浆菌病。如前所述，这些感染通常表现为肉芽肿性脑膜炎，少见局灶性实质病变。中枢神经系统受累是播散性感染的一种表现，伴有血行播散，通常来自肺部疾病。

球孢子菌病是由发生在美国西南部和墨西哥北部的土壤真菌粗球孢子菌引起的。在建筑工程破土动工后，孢子被吸入而患病。多数感染患者无症状或有轻度呼吸道症状，少于 1% 患者发生播散性感染和脑膜炎。局灶性实质性肉芽肿罕见。

芽生菌病是由皮炎芽生菌引起的，存在俄亥俄河和密西西比河流域潮湿的土壤中。在播散性感染中有，中枢神经系统受累的比例为 6%～33%。脑膜炎是最常见的表现，但实质脓肿和肉芽肿比球孢子菌病更常见。硬膜外肉芽肿和脓肿也发生在头部和脊柱，通常来自邻近骨髓炎的直接扩展，高达 40% 的脑局灶性病变为多发性。

组织胞浆菌病通常见于无症状或已有肺部感染的患者。致病病原体是另一种土壤-荚膜组织胞浆菌，也见于俄亥俄河和密西西比河流域。播散性感染不常见，只有小部分播散性病例累及中枢神经系统，其中脑膜炎最常见。可出现多发性或单发性肉芽肿，脓肿很少发生。

正如 CT 或 MRI 所见，大多数真菌性肉芽肿很小，表现为实性或厚壁的环状强化（图 6.21），与结核球相似。真菌性脓

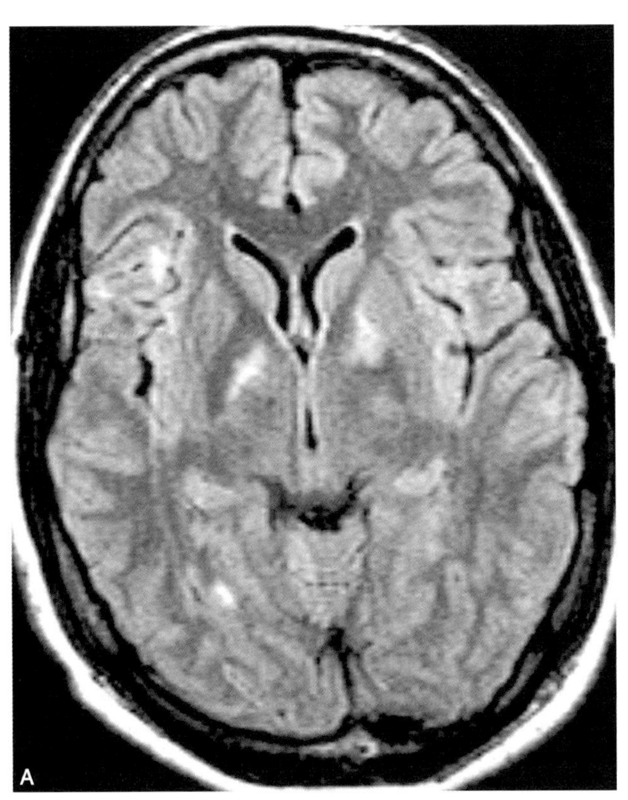

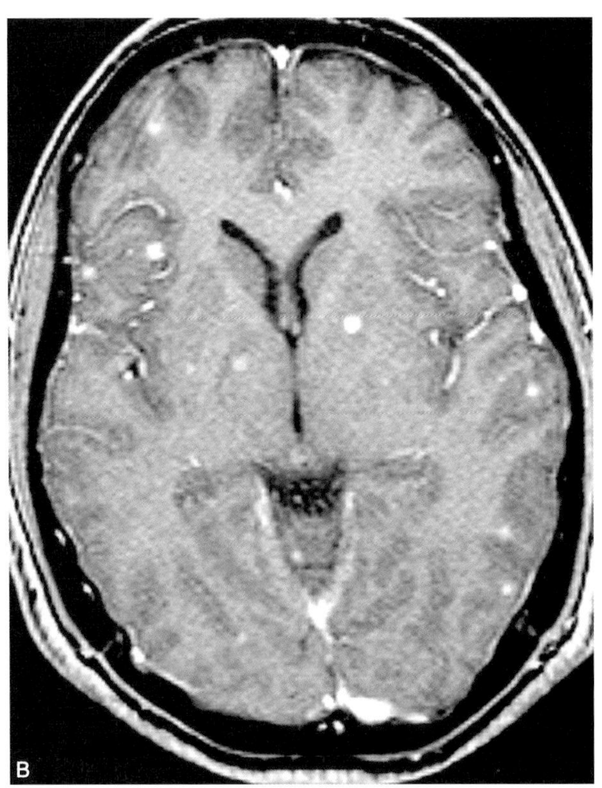

图 6.20　多发结核瘤。A. FLAIR 图像显示双侧多个小片状 T_2 高信号和轻度水肿；B. 增强 T_1WI 显示多发强化小结节。

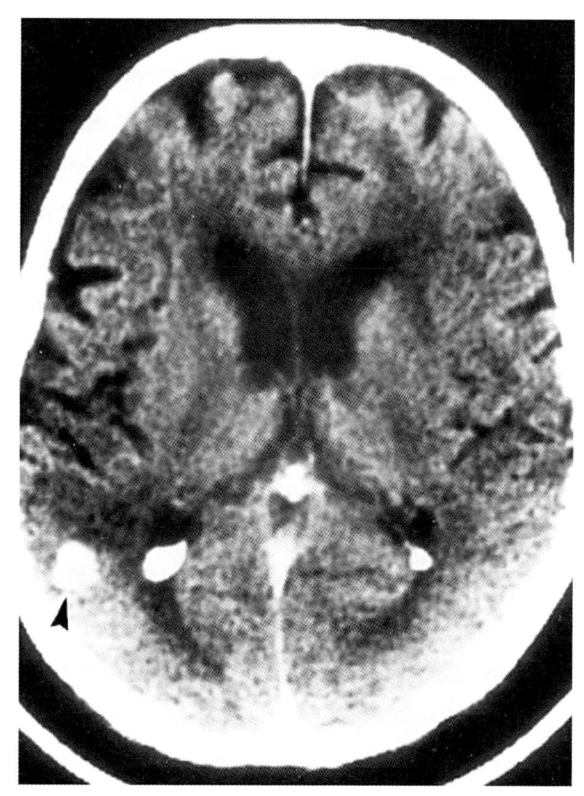

图 6.21　组织胞浆菌性肉芽肿。该患者患有播散性组织胞浆菌病，脑部和脊柱中有几处病变。增强 CT 显示右侧侧脑室一实性强化病灶(箭头)。大多数真菌性肉芽肿较小，表现为实性或厚壁的边缘增强。(病例由得克萨斯州圣安东尼奥金斯博士提供)

肿(有时见于芽生菌病)的外观与细菌性脓肿相似，伴有脑膜强化的脑膜炎是其常见特征；脑积水也很常见，尤其是球孢子菌病。鉴别诊断包括结核、多发性细菌性脓肿、脓毒性栓子、寄生虫感染和转移性疾病。

机会性真菌感染。最常见的机会性真菌中枢神经系统感染是隐球菌病、曲霉病、毛霉菌病和念珠菌病。这些通常表现为脑膜炎，在免疫力低下的糖尿病、白血病、淋巴瘤、艾滋病或器官移植患者中，局灶性实质病变并不少见。

60%~70%的播散性曲霉病患者累及中枢神经系统。感染可由血行播散引起，或由受感染的鼻旁窦直接和侵袭性扩展引起，导致脑膜炎或脑膜脑炎。侵袭性脑内曲霉菌病的死亡率大于 85%。实质病灶常表现为多发脓肿，呈不规则环状强化(图 6.22)，强化的程度取决于免疫功能低下的宿主抵抗感染的能力。由于出血或真菌引起的重金属浓集，脓肿在 MRI 上通常呈 T_2 低信号(图 6.23)。血管侵犯可发生皮质下或皮质梗死。

毛霉菌病。毛霉菌通常直接从鼻窦、鼻或口腔侵入颅内，但也可发生血行播散。几乎所有患者都是糖尿病患者或其他免疫缺陷患者。接受治疗的糖尿病患者的死亡率为 65%~75%，免疫功能低下的患者死亡率更高。与曲霉病一样，毛霉菌病倾向于侵犯血管。对中枢神经系统毛霉菌病患者进行 CT 和 MR 检查，可发现单个或多个肿块病灶，其外周强化和血管源性水肿的程度随患者免疫受损状态的不同而不同(图 6.24)。较小的病灶将表现为实性强化模式，病变常在脑底部，邻近病变的鼻窦。CT 和 MRI 可见梗死灶、出血及脑膜强化。边缘强化、皮质不受累和非血管分布的病灶更可能是毛霉菌脓肿而不是梗死灶，但两者通常很难区分。

念珠菌病通常引起脑膜炎，但也可发生肉芽肿和小脓肿，通常是由肺或胃肠道通过血源性扩散到大脑。在中枢神经系统念珠菌病中，通常可见脑膜强化或多发性小强化肉芽肿或微小脓肿，与梗死、脑积水和大脓肿也可鉴别。

隐球菌病是最常见的中枢神经系统真菌感染。常见于免疫力低下的患者，尤其是艾滋病(AIDS)患者，但也见于免疫功能正常者。免疫功能低下患者大多由新生隐球菌引起，而免疫功能正常的患者大多由隐球菌感染引起。在鸟类排泄物中发现了高浓度的新生隐球菌、格特隐球菌与热带和亚热带树木有关。AIDS 合并中枢神经系统隐球菌病也将在本章后面介绍。肺部感染灶的血源性播散造成中枢神经系统感染。血清和脑脊液检查对诊断很有价值，因为约 90%的患者的脑脊液和/或血清中有隐球菌抗原(CrAg)。常见的表现是脑膜炎，但约 10%的患者可发生肉芽肿(隐球菌)，且通常为多发性。隐球菌病患者的 CT 扫描常为正常，或仅显示轻度脑膜强化和/或脑积水。隐球菌瘤表现为小的、多发的、位于外周的实质强化结节，伴有血管源性水肿。环状强化及钙化偶见。随着 MRI 灵敏度的提高，脑实质病变和脑膜疾病较 CT 更常见。软脑膜结节常仅在增强 T_1WI 上表现为基底池附近和脑沟内多发微小强化病灶，弥漫性脑膜强化少见。隐球菌胶状假性囊肿见于免疫功能低下者，特别是艾滋病患者，后面将进一步详述。简单地说，这些是充满微生物和黏液物质的扩张的血管周围间隙。表现为基底节区圆形、边缘光滑的与脑脊液几乎等密度、等信号的病灶(见图 6.41)，轻微的外周水肿或强化。

寄生虫感染

寄生虫感染在大多数发展中国家很常见，但在发达国家相对少见。在美国最常见的感染是囊虫病、棘球蚴病、弓形虫病，阿米巴病罕见。在美国很少见到与疟疾、锥虫病、肺吸虫病、裂头蚴病、血吸虫病和旋毛虫病相关的中枢神经系统疾病，因此将不讨论。然而，值得注意的是，疟疾和阿米巴病是全球寄生虫感染死亡的两个最常见原因。

猪囊虫病是由猪带绦虫的幼虫引起的。通过粪-口途径传播。当幼虫被食入后，会导致肠道疾病，并将虫卵释放到肠管中。如果虫卵被人而不是猪吞食，人类就成为中间宿主。在这种情况下，虫卵形成瘤球(初级幼虫)，在肠道孵化，并在全身血液分布，形成囊尾蚴(次生幼虫)。囊尾蚴在人体内不能进一步发育，最终会死亡。到达中枢神经系统的囊尾蚴可侵犯脑实质、脑膜、脑室或脊柱。这种疾病在美国西南部相当常见，尤其是在拉丁美洲移民中。90%的患者出现头痛和癫痫发作，脑囊虫病是拉丁美洲移民癫痫发作最常见的原因，脑炎症状也很常见。血清和脑脊液检测是重要的诊断试验。治疗用抗囊尾蚴药物，如吡喹酮和阿苯达唑。

脑实质囊虫病比上文讨论过的脑膜基底和脑室内的脑外感染更常见。脑实质脑囊虫病经过几个月或几年的病程可发生不同阶段的进展，CT 和 MRI 有助于该病的诊断、分期和治疗监测。在感染最早出现时，神经影像显示轻微水肿和/或结节状增强。在囊泡期，可存活的寄生虫囊肿表现为小的(通常为

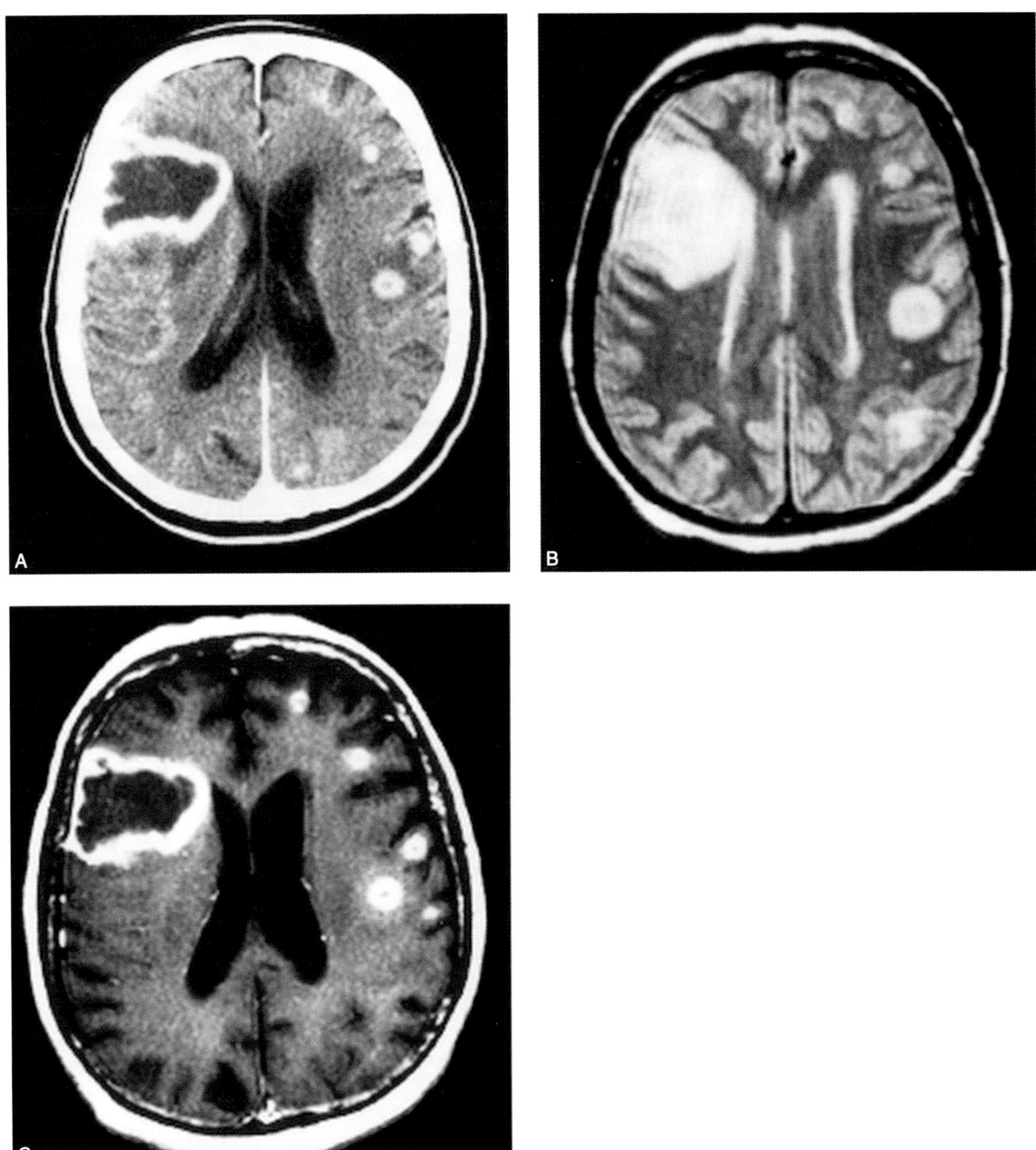

图 6.22　播散性曲霉病。增强 CT(A)、质子密度加权序列(B)和增强 T_1WI(C)显示右额叶一大的坏死肿块，左侧大脑半球有几个较小的病灶。手术引流右额叶病灶，发现曲霉菌病。患者为血糖控制不佳的糖尿病患者。

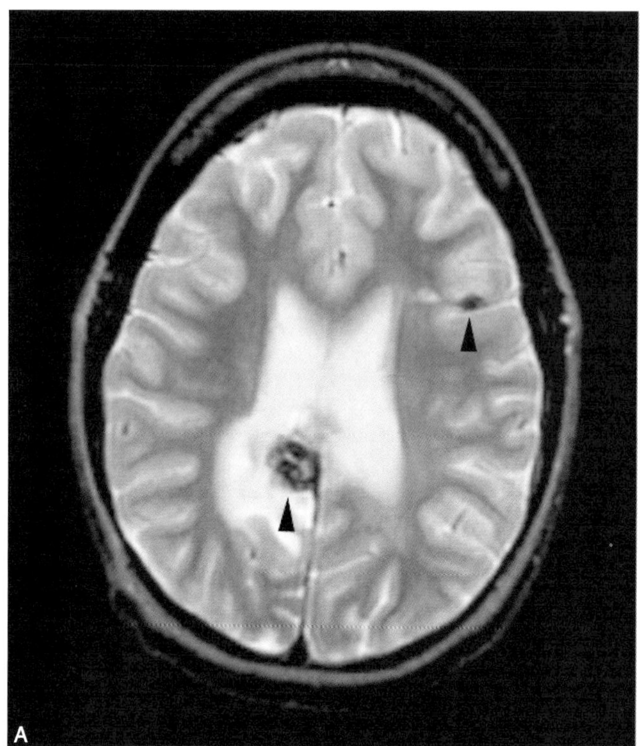
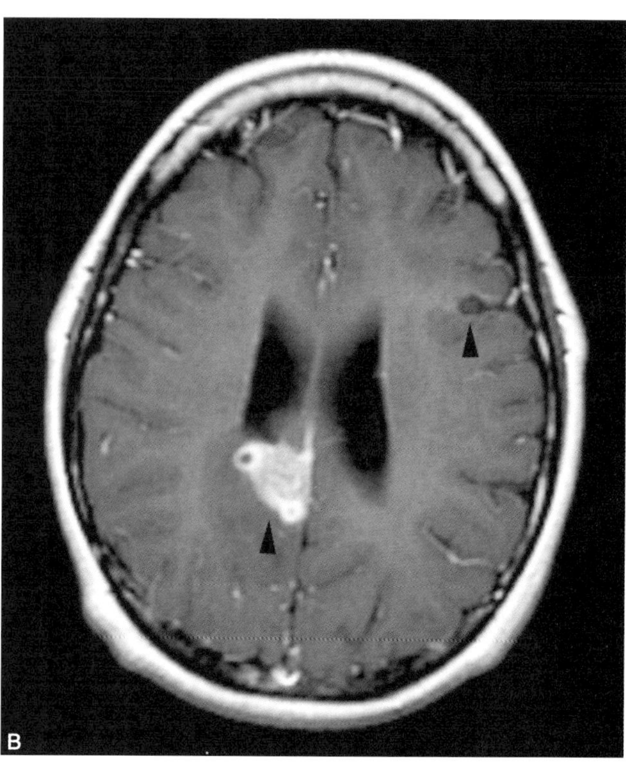

图6.23　播散性曲霉病。A. 12岁的白血病患儿的T_2WI显示胼胝体右后体部和左额叶灰白质交界处（箭头）两个T_2低信号病灶。右侧较大病灶的出现是由于顺磁性出血和/或重金属，常与真菌感染相关造成T_2缩短；较小的左额叶病变之前接受过治疗，CT显示钙化（未显示）。B. 增强T_1WI显示右侧病灶明显强化。

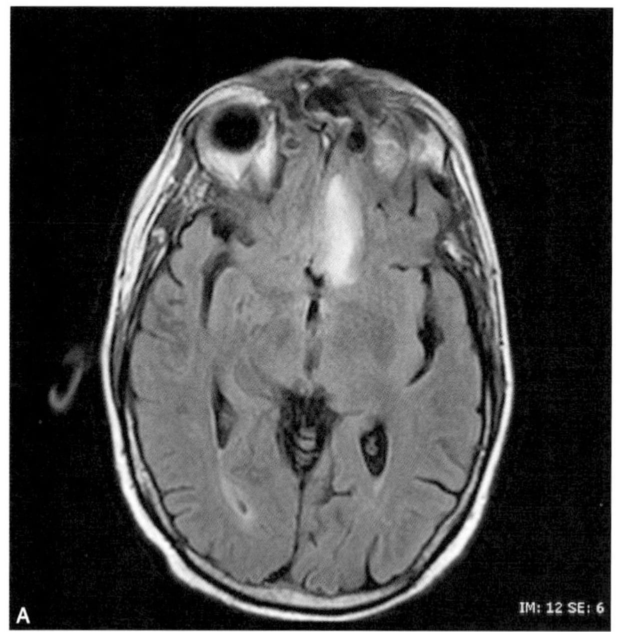

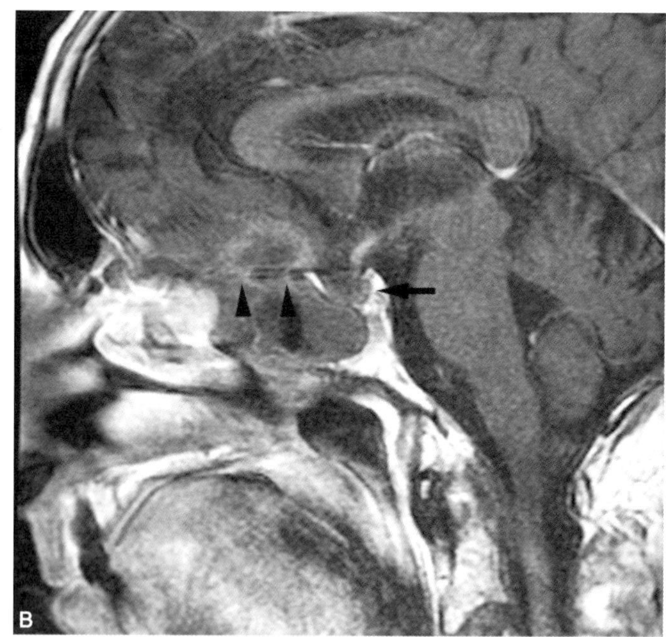

图6.24　毛霉菌病。A. 一位64岁的糖尿病和白血病患者，FLAIR显示T_2高信号水肿和沿着左额叶内下方的直回肿胀（箭头），反映脑炎。B. 增强矢状位T_1WI显示筛窦和蝶窦顶部骨质破坏，并向颅内扩展真菌性鼻窦感染（箭头）。邻近额叶直回轻度不规则强化，与迟发性脑炎一致。由于垂体梗死，缺乏正常强化（箭），患者还表现出垂体功能障碍的体征，尽管接受了手术和抗真菌治疗，但患者仍在就诊后数天内死亡。

1cm或更小）、单发或多发圆形病灶。在CT上呈低密度，在MRI上与脑脊液呈等信号（图6.25）。病变通常在灰白质交界处或灰质内呈外周性分布。有时可见代表头节的小边缘结节（图6.25B和图6.26）。通常无强化或水肿。当囊虫死亡，液体漏入周围的脑组织引起炎症时，包膜期随之发生，这就产生了急性脑炎的临床症状，其严重程度取决于病变的数量。影像学检查显示环状强化的病灶周围有血管源性水肿（图6.26）；与脑脊液相比，胶体囊液在CT上密度增加，在MRI上呈高信号。死亡的囊肿在结节颗粒期进一步变性、变小并引起水肿减轻，但表现为逐渐增大的结节状或不规则的周边强化。

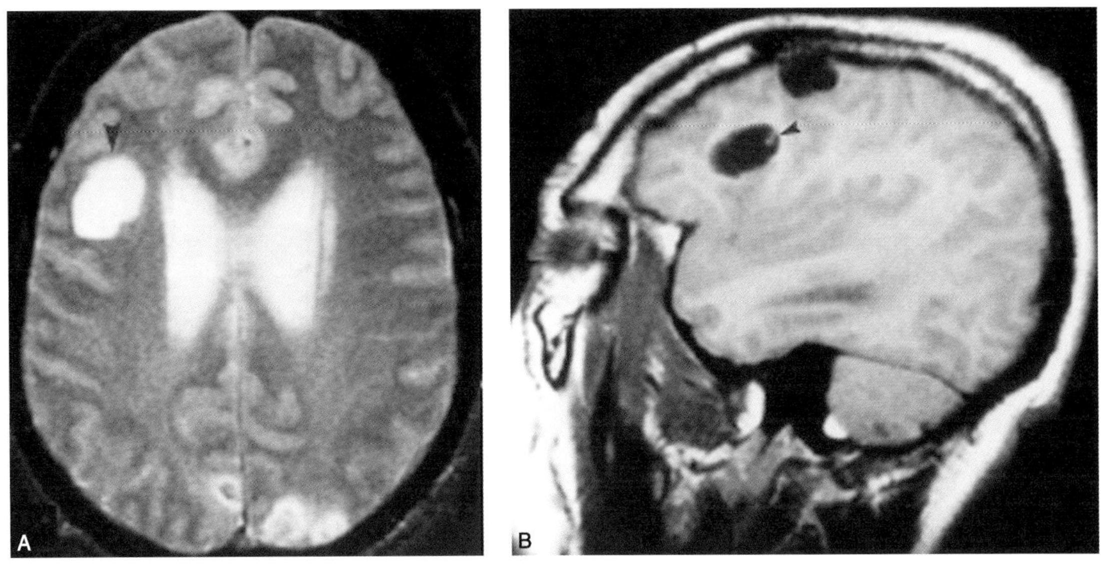

图 6.25　囊虫病。A. T_2WI 显示右侧额叶病灶与脑脊液呈等信号（箭头），周围无水肿，说明这是病程早期。后方出现 3 个较小的病灶。B. 同一患者矢状位 T_1WI 显示两个囊尾蚴囊肿，与脑脊液呈等信号。其中一个囊肿可见头节（箭头）。

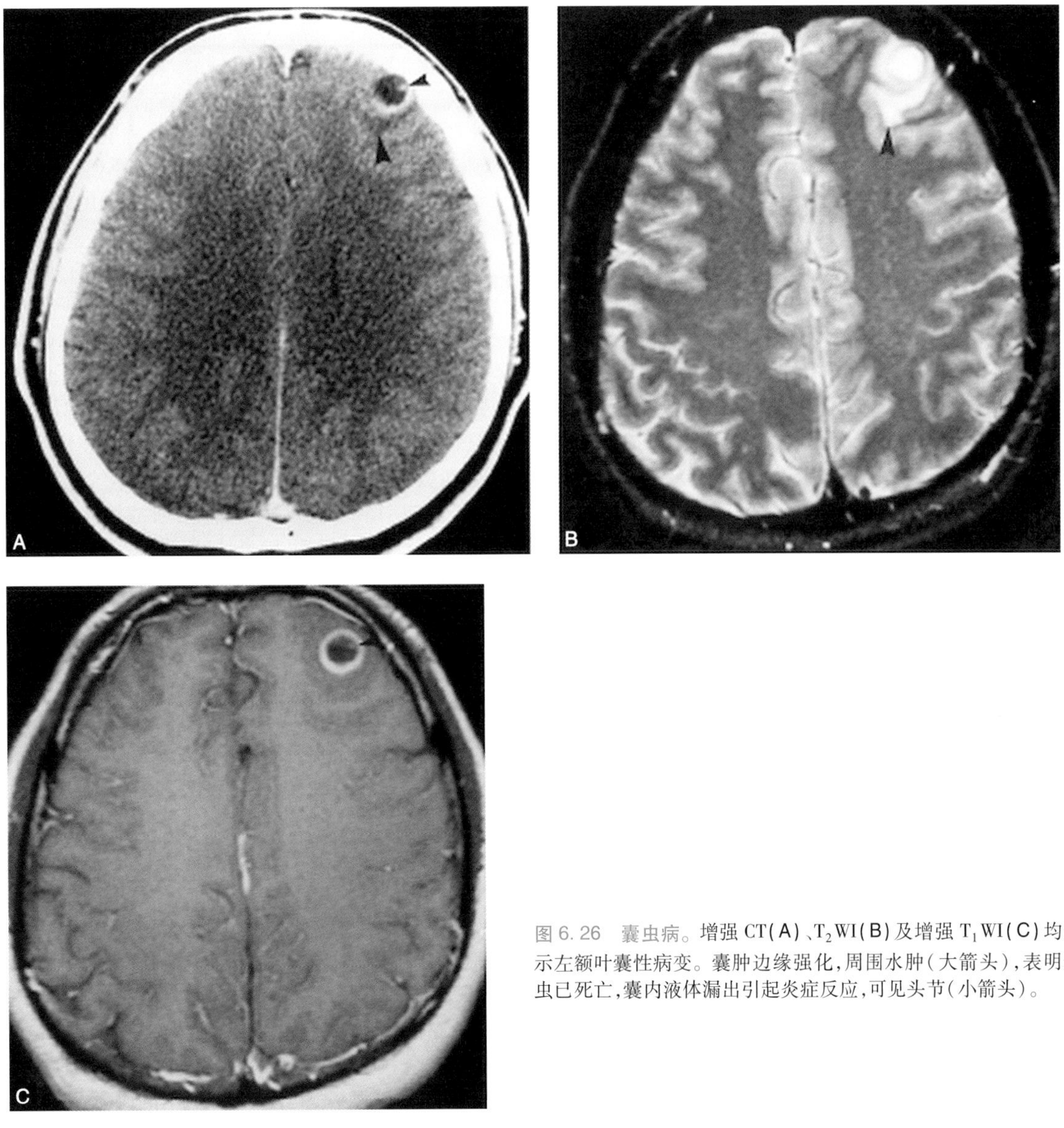

图 6.26　囊虫病。增强 CT（A）、T_2WI（B）及增强 T_1WI（C）均显示左额叶囊性病变。囊肿边缘强化，周围水肿（大箭头），表明囊虫已死亡，囊内液体漏出引起炎症反应，可见头节（小箭头）。

结节钙化期形成致密钙化，无水肿或强化。CT平扫对这些细小的、周边分布的钙化灶的检出更有优势（图6.27）。在MRI中，钙化在T_2^*加权梯度回波（GRE）序列中最易观察到。鉴别诊断包括转移性疾病、肉芽肿性感染或脓肿。

颅底脑膜型囊虫病和脑室内囊虫病已在本章讨论过（见图6.13和图6.14）。脊髓囊虫病通常在硬膜内，但也可以在髓内或髓外。髓内病变在MRI上表现为实性或环状强化的脊髓病变，与脑实质相似。像大多数脊柱病变一样，最好用MRI评价。

棘球蚴病又称包虫病，多发生于南美、非洲、中欧、中东，美国西南部少见。病原体是犬细粒棘球绦虫，人是中间宿主，如囊虫病。最常见于肺脏和肝脏，有1%~4%的病例累及大脑，通常出现与颅内压增高有关的神经系统症状。常为单发、单房或多房性、大、圆形且边缘光滑。最常见于幕上，罕见有壁钙化。在CT上，囊内的液体通常与脑脊液呈等密度。通常无周围水肿或强化，除非包虫囊肿破裂，导致炎症反应和急性的表现。在MRI中，病变与脑脊液呈等信号，但边缘可呈T_2低信号。

弓形虫病是由原生动物弓形虫引起的，在世界各地都有发生。先天性型已在前面描述（见图6.2）。获得性感染主要见于免疫功能低下的患者，在AIDS患者中很常见，将在后面章节列出（见图6.39）。

阿米巴脑膜脑炎有时见于美国南部。溶组织内阿米巴、棘阿米巴和福氏耐格里阿米巴原虫是最常见的病原体。胃肠道阿米巴感染患者血行播散至中枢神经系统最常见，但也可发生在吸入微粒或通过皮肤伤口暴露之后。福氏耐格里阿米巴原虫入在受污染的淡水池塘中游泳的患者鼻腔，并通过嗅器和筛板进入大脑。从而导致严重的、致命的脑膜脑炎。影像学检查往往可能低估了疾病的严重程度，感染早期可有脑膜和/或灰质强化，偶而可观察到相关的血管炎和脑梗死。以后有弥漫性脑水肿，可出现出血。有少数阿米巴脑脓肿的报道，表现为单个或多个病灶，实性或环状强化，周围水肿（图6.28）。阿米巴脓肿多见于衰弱或免疫能力低下的患者。

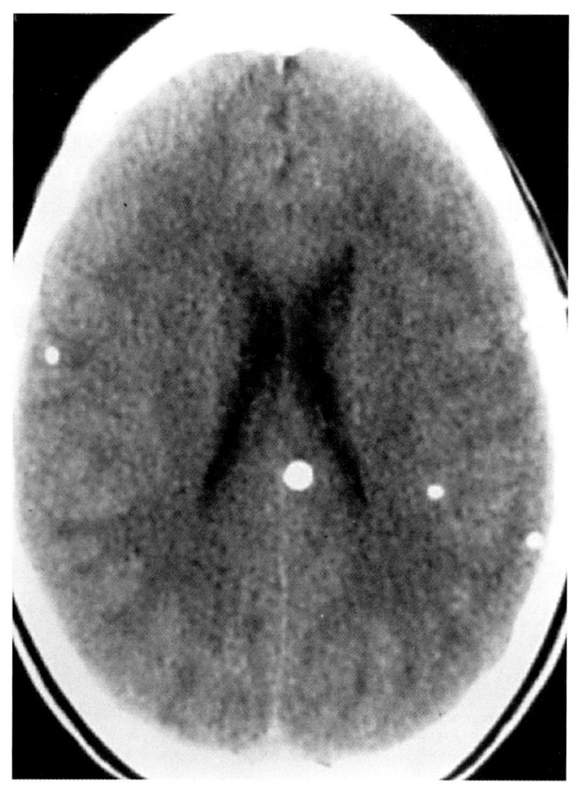

图6.27 晚期囊虫病。CT平扫显示灰质内和灰白质交界处多发钙化灶，为陈旧性囊虫病的典型表现。

螺旋体感染

神经梅毒是由经性传播的螺旋体——梅毒螺旋体引起的。发生在大约5%的未接受原发感染治疗的患者中。中枢神经系统的受累通常发生在Ⅱ期或Ⅲ期，由于抗生素即青霉素的疗效显著，本病现已少见。然而HIV感染的患者更容易发生神经梅毒，并且与其他患者相比，HIV患者神经梅毒的潜伏期较短。神经梅毒患者通常无症状。有症状的患者可能出现头痛、脑膜炎、脑神经病变、缺血性卒中、精神状态改变、进行性痴呆或脊髓压迫（脊柱痛觉和本体感觉丧失），可通过血清学标志物或微生物培养来确诊。神经影像学检查可以是正常的，也可以在MRI上显示脑容量减少和非特异性T_2高信号的白质病变。脑膜强化不常见，但梅毒性脑神经炎患者的脑神经强化已有描述，很少发生树胶肿（梅毒性肉芽肿）。这些通常表现为脑表面的小增强结节伴邻近脑膜强化。

脑膜血管梅毒表现为急性卒中综合征或亚急性病症，症状多种多样。病理上有脑膜增厚和大、中血管动脉炎。影像学检查显示基底节、白质、大脑皮质或小脑的小梗死灶（图6.29A），梗死可呈斑片状或脑回状强化，最好采用MRI检查。脑膜血管型神经梅毒患者的MRA和常规血管造影可显示大、中动脉的多段狭窄或闭塞，包括颈内动脉远端、大脑前动脉、大脑中动脉、大脑后动脉和基底动脉远端（图6.29B）。

莱姆病（Lyme borreliosis）是一种多系统螺旋体感染，在北美最常见的是由伯氏疏螺旋体引起。通过鹿、老鼠、浣熊和鸟类的蜱虫传播给人类。该病在美国的任何地方都可能发生，但多见于东海岸。该病开始为流感样症状，伴有皮疹和不断扩大的皮损；少数患者出现心脏、关节炎或神经系统症状，神经系统异常见于10%~15%的患者。已报告多种症状，包括外周和脑神经病变、神经根病、脊髓病、脑炎、脑膜炎、疼痛综合征以及认知和运动障碍。抗生素和皮质类固醇治疗可能会有不同的结果。MRI是这些患者的首选影像诊断方式。脑神经炎患者，MRI扫描可显示粗大、强化的脑神经。Ⅲ~Ⅷ脑神经均可受累，其中面神经最常受累。在实质型中枢神经系统莱姆病患者中，MRI显示多种小的白质病变，类似于多发性硬化。病变可见于幕上、幕下白质束，根据其大小常呈结节状或环状增强，可有脑膜强化。鉴别诊断包括多发性硬化、其他脱髓鞘病变、神经系统结节病或血管炎。

病毒感染

单纯疱疹病毒性脑炎好发于各年龄段免疫功能正常的患者，是散发性脑炎最常见的病因。如上所述，新生儿疱疹脑炎是由母亲在阴道分娩时将生殖器疱疹病毒2型（HSV2）传播给婴儿引起的。而单纯疱疹病毒1型（HSV1）则是其他年龄组绝大多数病例引起脑炎的原因。疱疹感染可能引起脑炎或脑神经炎。感染通常继发于潜伏的HSV1的再激活，特别是在三叉

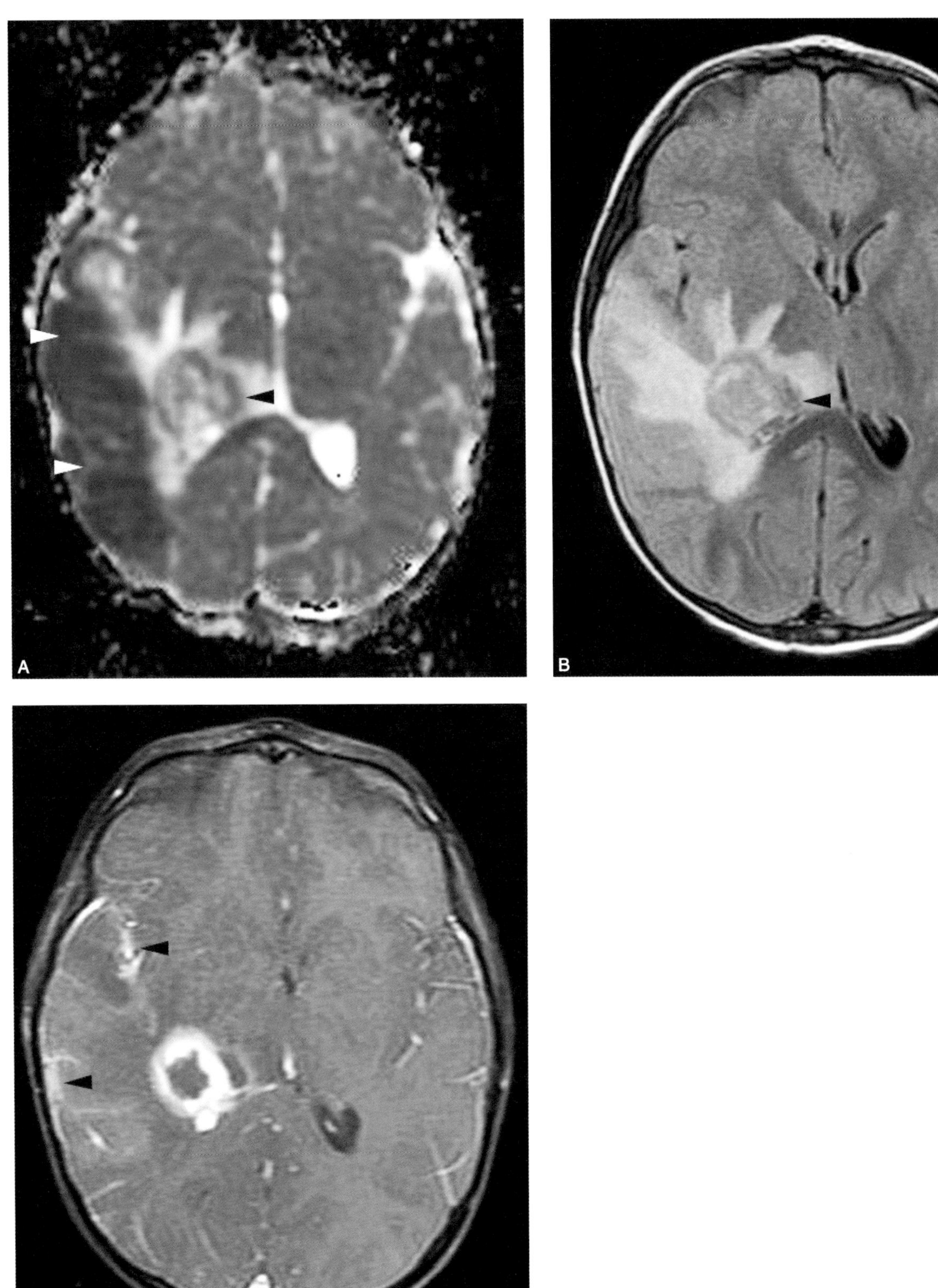

图 6.28　肉芽肿性阿米巴脑炎。A. 2 岁儿童的致死性肉芽肿型阿米巴脑炎感染 ADC 图，表现为不规则的坏死性脓肿沿右脑室周围扩散（黑箭头）。同时出现右侧大脑中动脉急性梗死伴低信号弥散受限（白箭头）。B. FLAIR 显示脓肿（黑箭头）呈低信号，不规则外周环和显著周围 T_2 高信号水肿。C. 增强 T_1WI 显示脓肿壁不规则强化。可见沿着右侧大脑侧裂和颞顶区（黑箭头）的强化，炎性软脑膜渗出物可能导致血管炎和上述梗死。

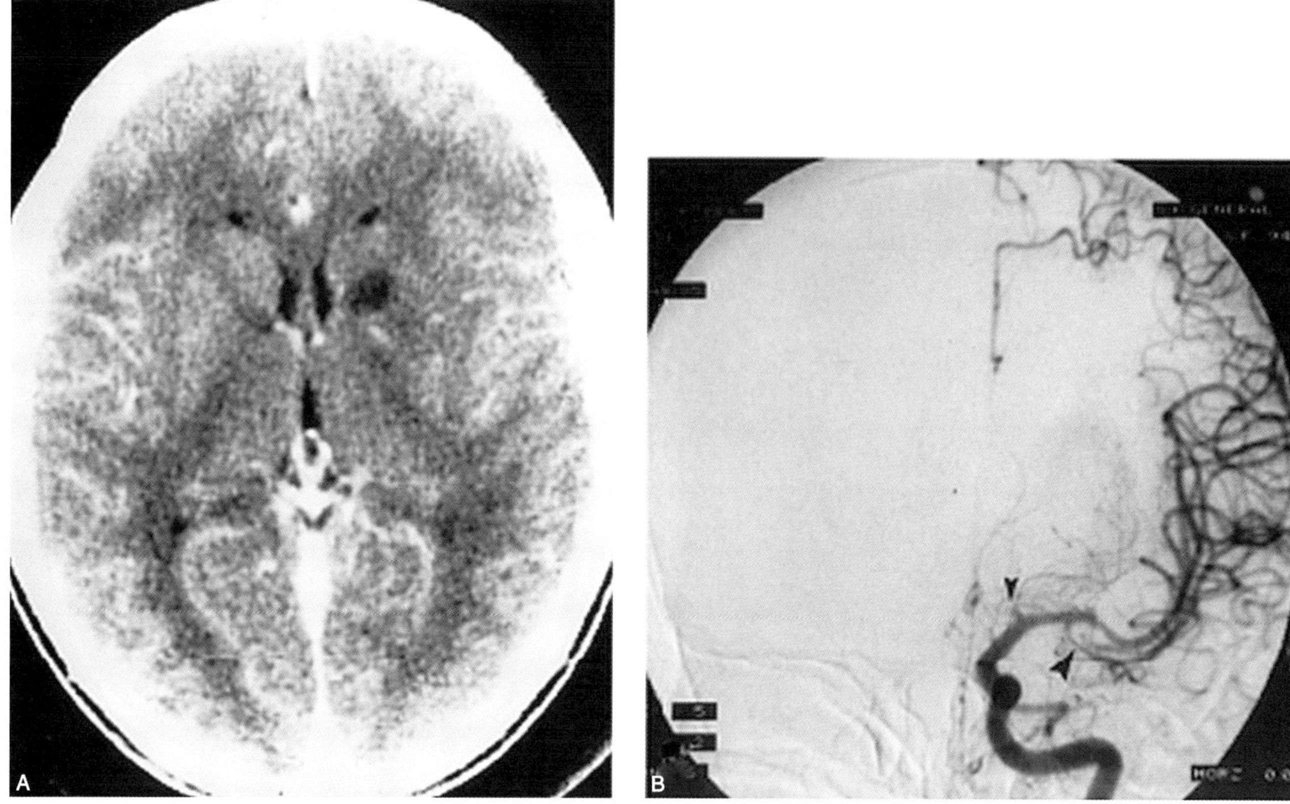

图 6.29　脑膜血管梅毒。A. 增强 CT 显示 21 岁男性脑膜血管梅毒患者左侧纹状体核小梗死灶。B. 另一例脑膜血管梅毒患者，常规正位左颈内动脉造影显示左大脑前动脉闭塞（小箭头）和左大脑中动脉分支狭窄（大箭头）。两例患者经青霉素治疗均好转。

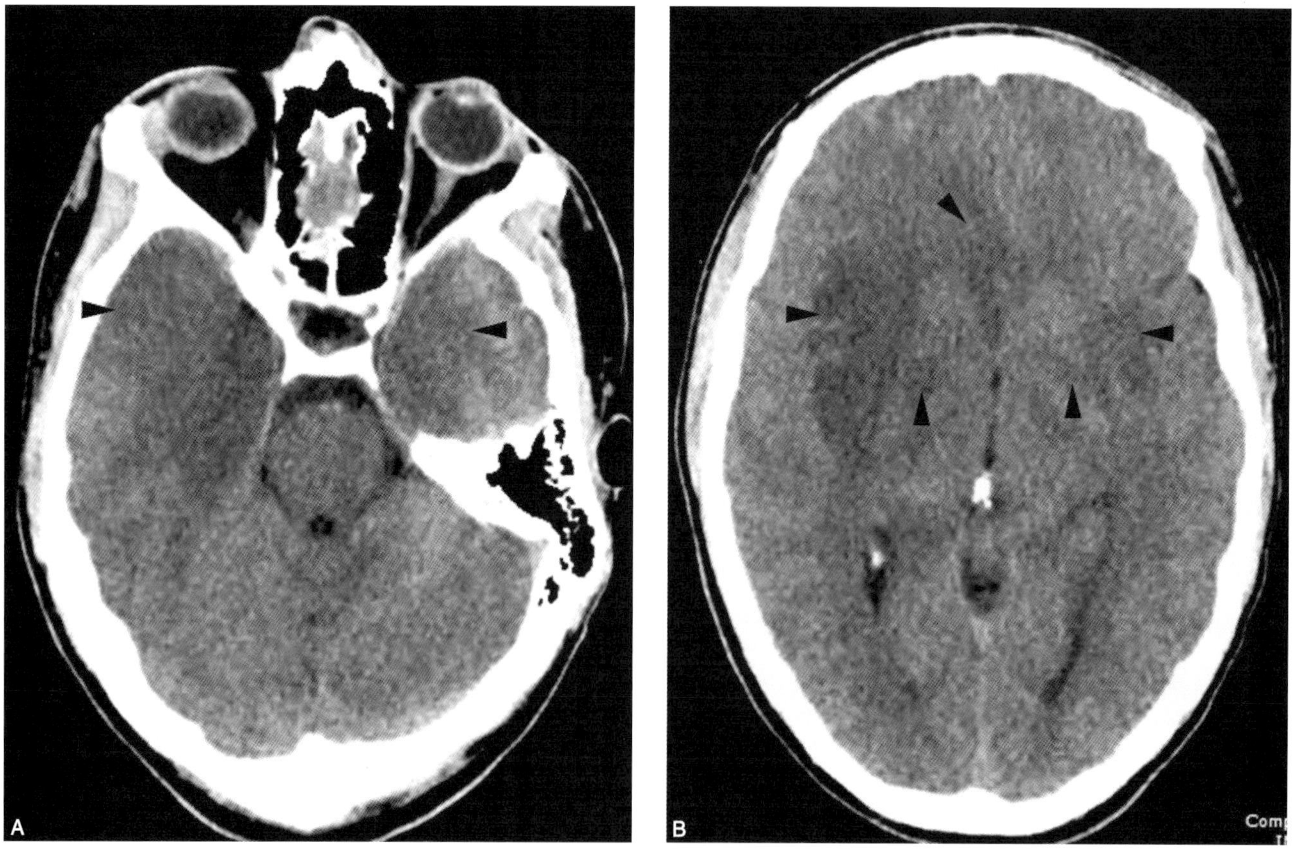

图 6.30　成人单纯疱疹 1 型（HSV1）脑炎。增强 CT（A、B）显示颞叶和额叶、颞叶周围区域和基底节区低密度和水肿，右侧多于左侧（黑色箭头）。外观与脑梗死相似，但临床表现通常不同。

神经节内。疱疹性脑炎患者表现为发热、头痛、嗜睡、精神状态改变、失语或其他局灶性神经功能缺损，可出现癫痫发作和昏迷。不恒定但具有特征性的脑电图（EEG）可发现颞叶中局部的棘波和慢波模式。神经影像是一种重要的诊断工具，因为脑脊液研究最初通常是非特异性的。即使在脑脊液 PCR 检查确诊之前，早期经验性阿昔洛韦抗病毒治疗可显著降低死亡率，但许多存活者有永久性神经功能缺损。死亡率在未经治疗的患者中可超过 70%。CT 扫描可能正常或显示一侧或双侧颞叶边界不清的低密度区（图 6.30、图 6.31A）。由于 CT 检查结果在症状出现的最初几天可能并不明显，因此应使用 MRI 进行早

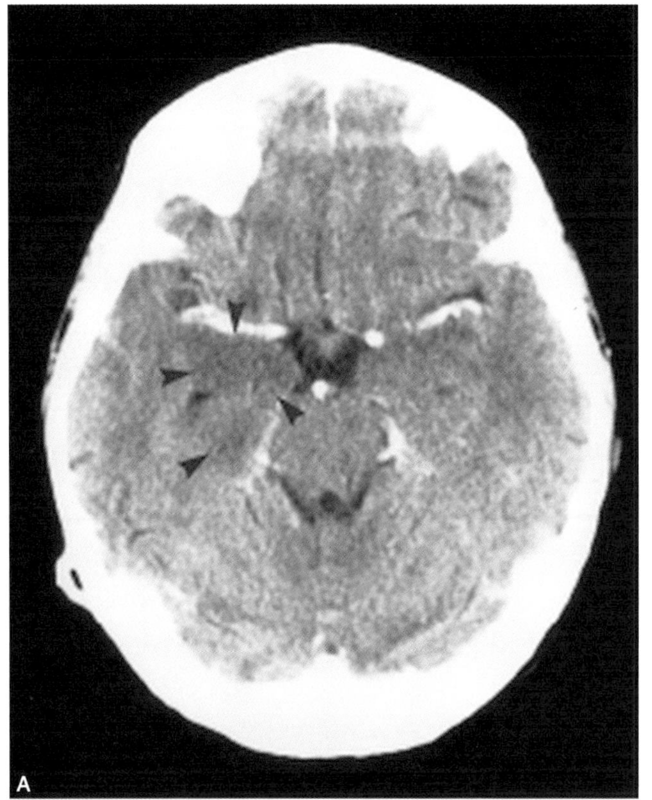

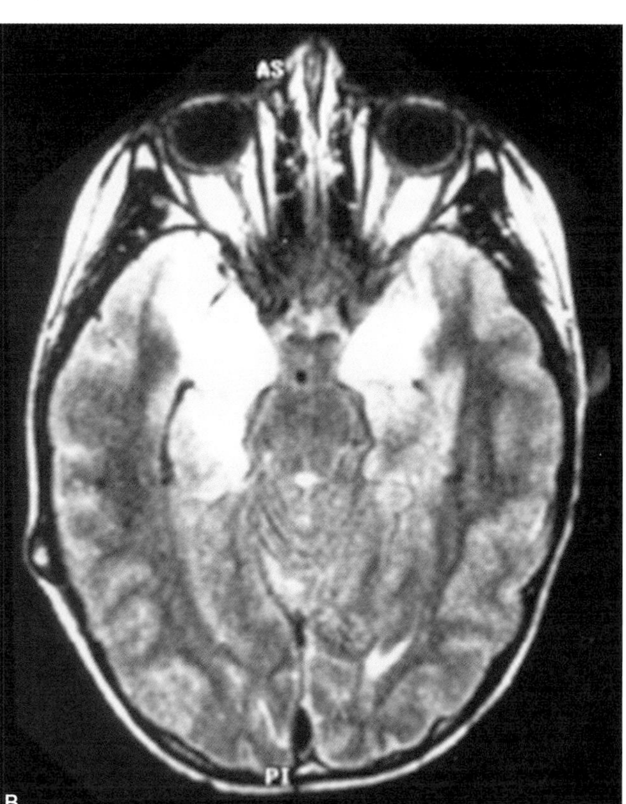

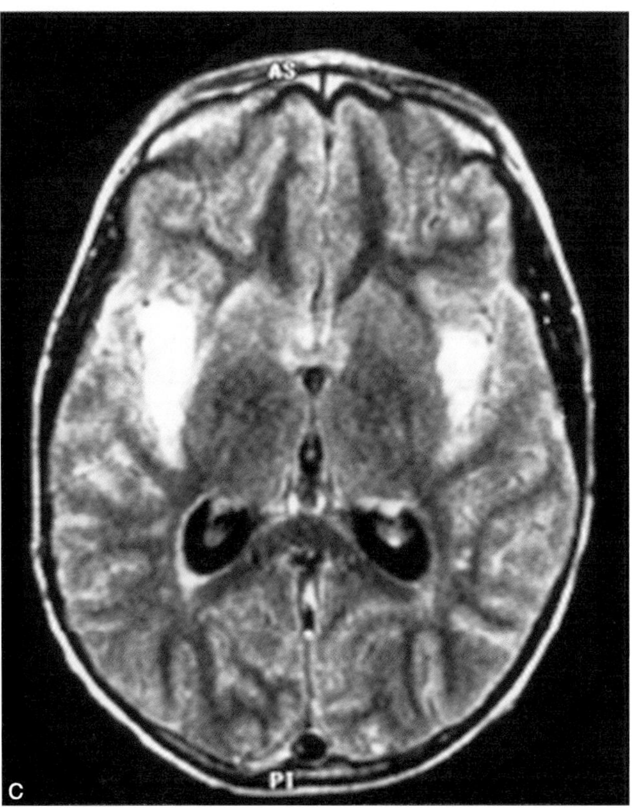

图 6.31　HSV1 脑炎。意识水平下降的 8 岁男孩行增强 CT（A）显示右颞叶轻微的低密度影（箭头）。FLAIR 图像（B、C）显示了双侧颞叶中 T_2 高信号区域，壳核不受累。当怀疑疱疹性脑炎时，MRI 是首选的成像方式。

期评价。MRI 显示颞叶 T_2WI 和 FLAIR 上对称或不对称的脑回高信号，好发于海马和岛叶皮质，但不累及下壳核，这在 FLAIR 序列上得到了最好的评价（图 6.31B、C，图 6.32A）。额叶和扣带回也可受累，可见肿胀伴占位效应，DWI 常显示弥散受限（图 6.32B）。早期可见脑膜强化，随后可出现实质强化或轻微的出血表现（图 6.32C）。鉴别诊断包括大脑中动脉梗死（随血管分布）、其他病毒性脑炎、发作后改变和浸润性胶质瘤。

水痘带状疱疹病毒（VZV）很少出现类似于单纯疱疹引起的脑炎。神经系统症状通常发生在皮疹疾病之后，水痘带状疱疹病毒脑炎与 HSV1 相比具有更多的多灶性分布和较少累及颞叶。水痘带状疱疹病毒也是眼带状疱疹的病因，眼带状疱疹可并发同侧脑血管炎，引起脑梗死和对侧轻偏瘫。神经影像学检查显示典型的梗死灶，血管造影显示大、中型动脉节段性狭窄区或串珠状改变。可能发生霉菌性动脉瘤。脑干也可受累。水痘带状疱疹病毒可感染任何一种脑神经，面神经和听神经最常受累，并导致耳带状疱疹[拉姆齐・亨特（Ramsay Hunt）综合

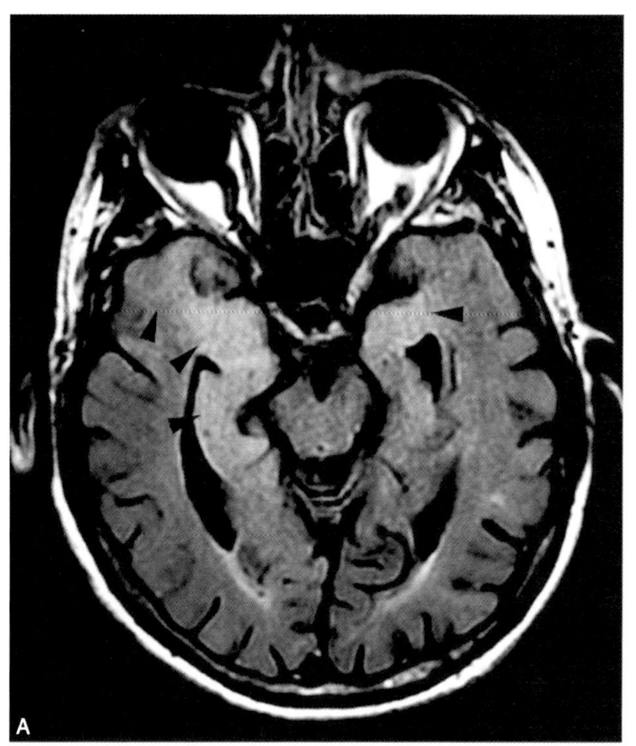

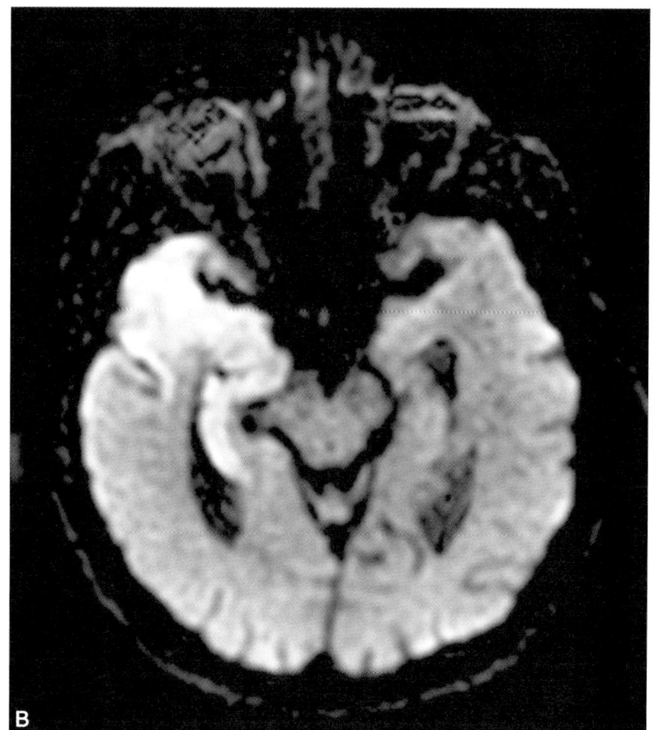

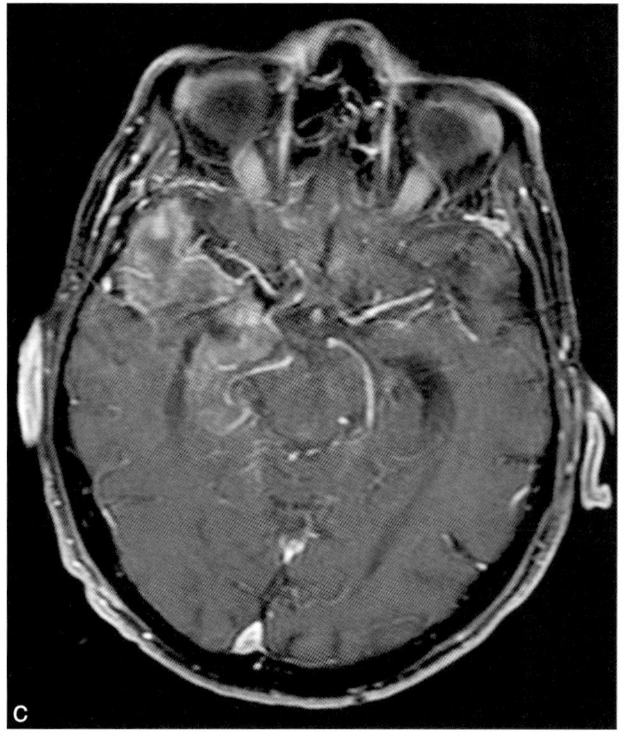

图 6.32　HSV1 脑炎。A. 出现精神状态改变的 83 岁患者 FLAIR 显示前内侧右颞叶（包括海马）和左杏仁核（箭头）T_2 高信号。B. DWI 显示相应的右颞叶弥散受限和高信号。C. 2 周后的增强 T_1WI 显示右侧颞叶脑回实质强化。

征]。临床上有耳痛和面瘫,并伴有耳部周围水疱疹。CT 扫描通常正常,但内耳道 MRI 应显示一侧或双侧脑神经异常强化。

巨细胞病毒性脑炎罕见,除非是先天性的(见图 6.1)或免疫能力低下的成人患者,特别是 AIDS 患者。这两种表现在本章的其他部分都有介绍。

亚急性硬化性全脑炎(SSPE)是由麻疹病毒变异株慢性感染引起的一种非常罕见的疾病。其典型表现为 2 岁以前感染过麻疹的儿童和青年,在长达数年的无症状期后发病。这种疾病可导致进行性痴呆、癫痫、肌阵挛和瘫痪,并且死亡率高。目前尚无根治方法,但如果诊断得足够早,用抗病毒药物和干扰素终身治疗可能会减缓神经功能衰退。脑脊液检查和脑电图检查可提供有用的诊断信息。常规 MRI 特征与疾病的 4 个明确临床分期之间的相关性较差。最初的检查往往是正常的,但可以发现早期不对称的斑片状或弥漫性肿胀,伴有脑白质低密度和 T_2 高信号,通常无强化。DWI 上,在少数早期或快速进展的亚急性硬化性全脑炎病例中,弥散受限常见于皮质、白质、胼胝体、内囊、丘脑和脑干(图 6.33)。其他报道认为脑白质弥散增加与后期临床症状的严重程度相关,到了晚期皮质开始严重萎缩。鉴别诊断考虑包括脱髓鞘、进行性多灶性白质脑病(PML)和 HIV 脑炎。

脑炎可由多种的病毒引起,包括 EB 病毒、肠道病毒、虫媒病毒和腮腺炎病毒。在美国圣路易斯、加利福尼亚、西部马和东部马脑炎,都是由虫媒病毒引起的,虫媒病毒最先影响深部灰质核团和脑干。西尼罗病毒是一种经蚊子传播的虫媒病毒,在美国越来越常见,可引起临床严重程度不一的脑膜脑炎。在神经影像上,西尼罗脑炎和流行性乙型脑炎均可显示丘脑、基底节和脑干对称性肿胀、低密度和 T_2 高信号(图 6.34)。还可观察到相关的增强和弥散受限。在儿童急性坏死性脑炎中也可见到类似的损伤,可伴出血,并与甲型和乙型流感病毒有关。拉斯姆森(Rasmussen)脑炎是一种儿童破坏性疾病,病因不明,病毒性和/或自身免疫性脑炎与此有关。临床特点是顽固性癫痫发作、进展性神经功能缺损,并经常昏迷。本病通常累及一侧大脑半球,MR 显示局灶性早期受累半球皮质肿胀和 T_2 高信号伴轻微强化,但随后进展为严重的不对称萎缩。SPECT 和 PET 扫描显示受累半球代谢减低。

非病毒性病原体,如细菌立克次体(落基山斑点热)、单核细胞增生性李斯特氏菌和肺炎支原体是脑炎的罕见病因。李斯特氏菌属和支原体属明显好发于脑干和小脑,可引起菱形脑炎。

小脑炎是一种少见的感染或炎症过程,主要累及小脑半球,呈对称性或不对称性。已发现许多相关的病毒感染因子,包括单纯疱疹病毒 1 型、水痘带状疱疹病毒、EB 病毒、巨细胞病毒、人类疱疹病毒 6 型(HHV-6)、肠道病毒、麻疹病毒、腮腺炎病毒、风疹病毒和甲型流感病毒。

支原体和李斯特氏菌以及莱姆病也在急性小脑炎患者中得到证实。不幸的是,在这些患者中的很大一部分人往往不能确定病因。小脑炎常见于儿童,表现为头痛、呕吐、共济失调和其他小脑体征。CT 上呈低密度,MRI 上呈 T_2 高信号,相当于双侧或单侧小脑水肿和肿胀,偶有脑干受累(图 6.35A、C)。DWI 显示弥散受限(图 6.35B),而急性小脑梗死弥散减少;典型表现为轻度软脑膜和实质强化(图 6.35D);第四脑室和脑干的占位效应和压迫可导致非交通性脑积水。鉴别诊断应包括小脑梗死、重度缺氧缺血性损伤、急性播散性脑脊髓炎、接种后炎症、小脑发育不良性神经节细胞瘤(Lhermitte-Duclos 病)、其他肿瘤或极罕见的毒性或代谢性损伤(如一氧化碳和线粒体病)。

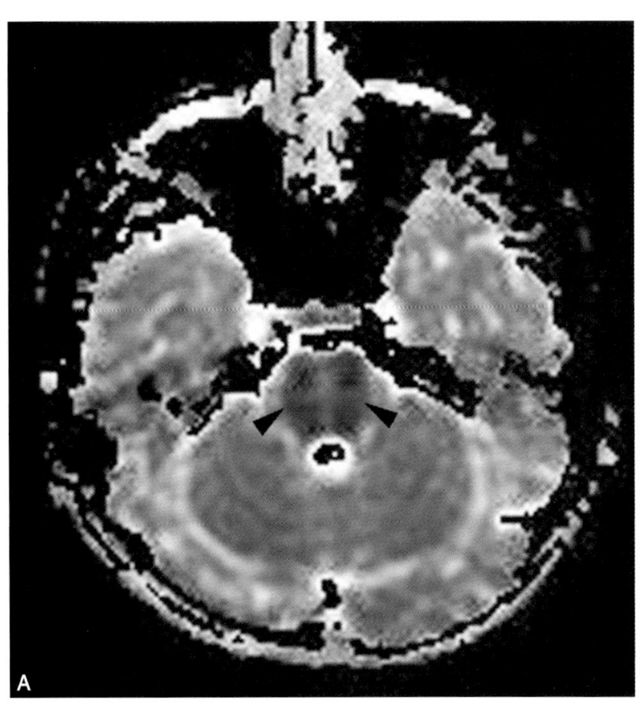

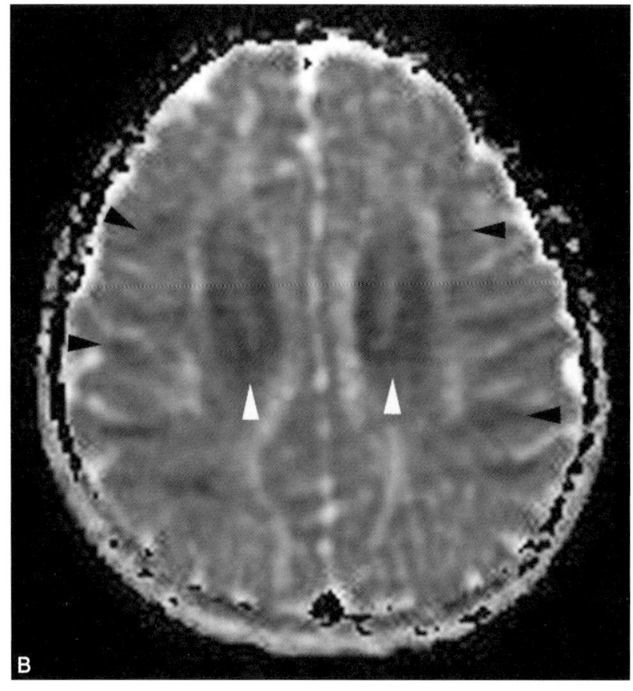

图 6.33　亚急性硬化性全脑炎。该患儿最初表现为肌阵挛和进行性痴呆,经血清学标志物检查确诊为亚急性硬化性全脑炎,ADC(A、B)显示双侧脑桥、额叶和顶叶灰白质交界区和皮质下白质(黑箭头)以及半卵圆中心(白箭头)出现广泛的对称性低信号弥散受限区。在未显示的其他 MR 图像上,沿放射冠、胼胝体、内囊和中脑有额外的弥散受限区,但其余 MRI 序列正常。

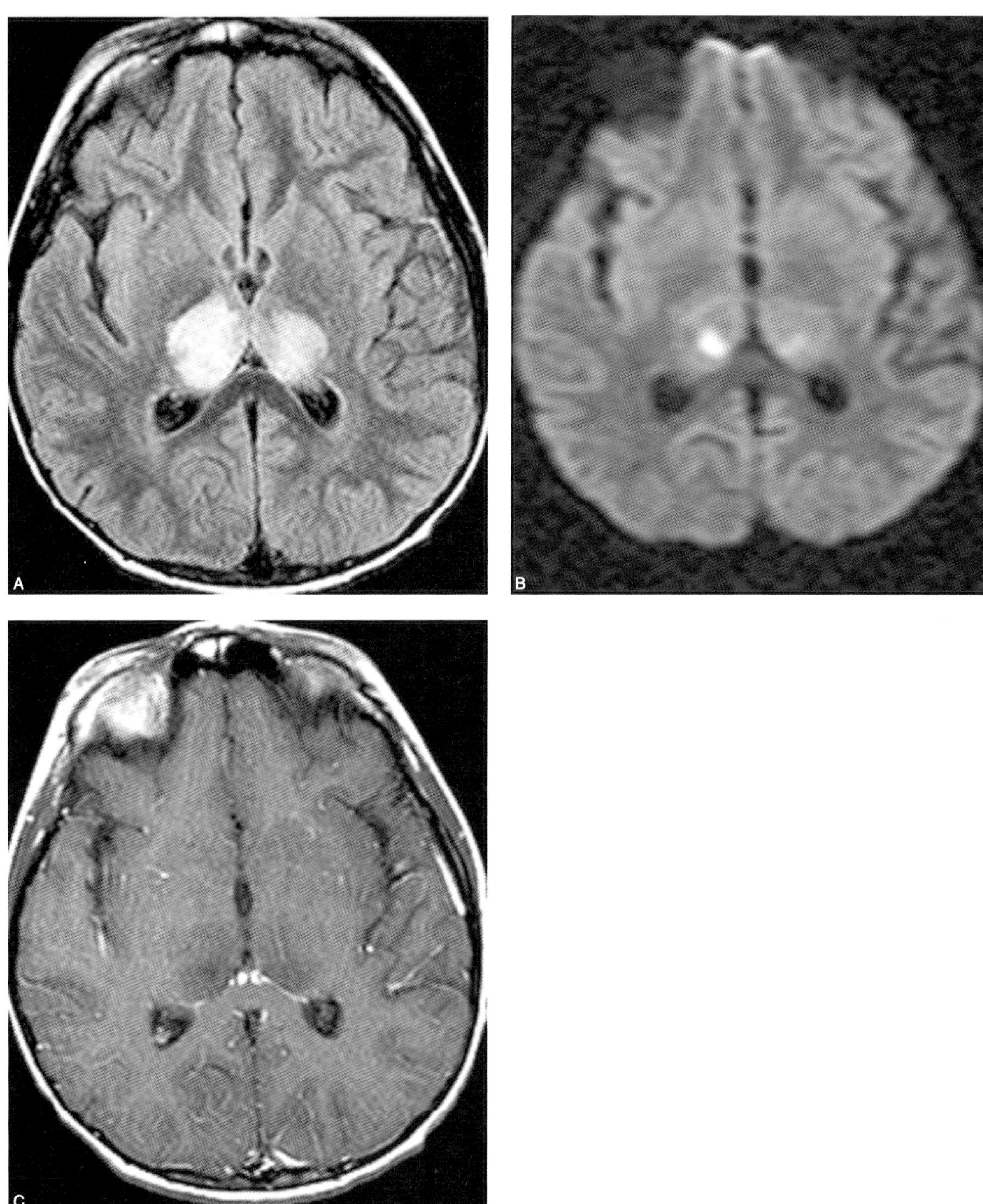

图6.34 西尼罗脑炎。A. 7岁嗜睡患儿的FLAIR显示双侧丘脑信号明显增高；B. DWI显示部分高信号，但大多数丘脑没有显示弥散受限；C. 增强 T_1WI显示无强化。脑脊液检查西尼罗病毒呈阳性。

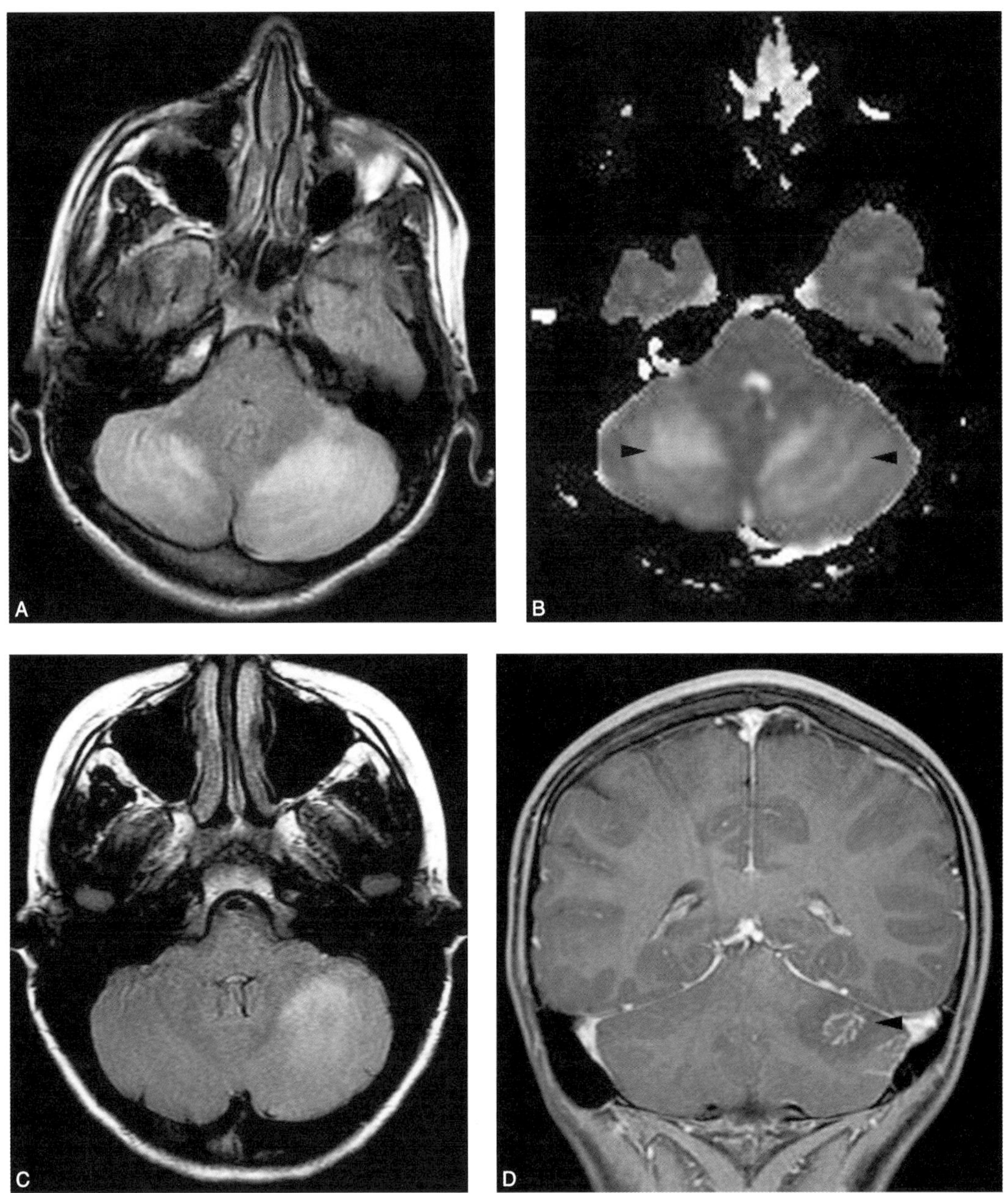

图 6. 35 小脑炎。A. 病毒性感染后出现头痛和呕吐的儿童，FLAIR 成像显示双侧小脑半球明显的 T_2 高信号水肿和肿胀。B. 表观扩散系数图显示相应的高信号增强扩散（黑箭头）。未鉴定出致病性感染的病原体。C. 不同支原体感染的儿童横断面 FLAIR 图像。左侧小脑非对称性 T_2 高信号水肿。D. 增强冠状位 T_1WI 显示软脑膜和实质强化（黑箭头）。

急性播散性脑脊髓炎（ADEM）是一种急性脱髓鞘疾病，最常发生于近期病毒性感染或疫苗接种后，但有时可自发产生。自身免疫性脱髓鞘是目前公认的发病机制，感染性病原体尚未分离出。急性症状包括发热、头痛和脑膜炎；可出现癫痫发作、局灶性神经功能障碍和昏迷。死亡率在 10%～20%之间，但如果早期开始类固醇治疗，大多数患者可完全康复。与 CT 相比，MRI 更能敏感地发现相关的白质病变，这些病变在 CT 上呈低密度、T_2 上呈高信号，通常为多发性（图 6. 36）。脑干、小脑、深部灰核和灰白质交界处均可受累，增强表现多种多样。在无灰质受累的情况下，影像学表现可与多发性硬化相似；成功治疗后病变消失，临床症状改善。急性出血性白质脑炎是一种罕见的、严重的 ADEM 变异，通常致命。主要的影像学特征是脑白质病变在数天内快速进展；病理上有血管周围出血性坏死，主要在半卵圆中心。

克-雅病

克-雅病（CJD）是一种传染性海绵状脑病，由传染性蛋白质颗粒或朊病毒引起。这是一种罕见的、致命的、快速进展的神经退行性疾病。朊病毒是由 PrP 基因编码的使正常宿主细胞蛋白构象发生改变而产生的蛋白酶抵抗颗粒。朊病毒在神经组织中积累并导致细胞死亡。患者最初表现为不同的神经系统体征，但最终发展为快速进展性痴呆，伴有肌阵挛性抽搐和运动不能性缄默症。据报告，第一年内的死亡率>80%。脑

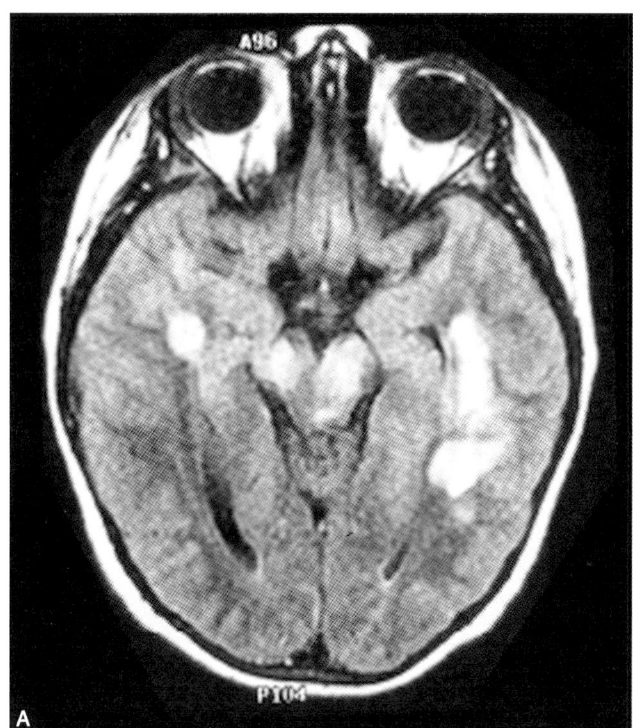

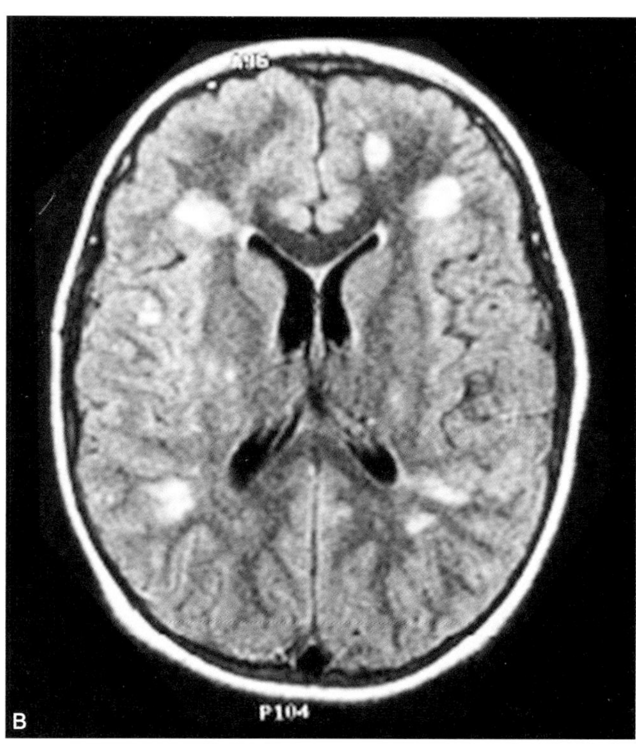

图 6.36 急性播散性脑脊髓炎(ADEM)。FLAIR(A、B)显示脑白质及中脑内多发高信号区。FLAIR 序列对脑白质病变的检出极为敏感。该8岁患儿在类固醇治疗后完全康复。

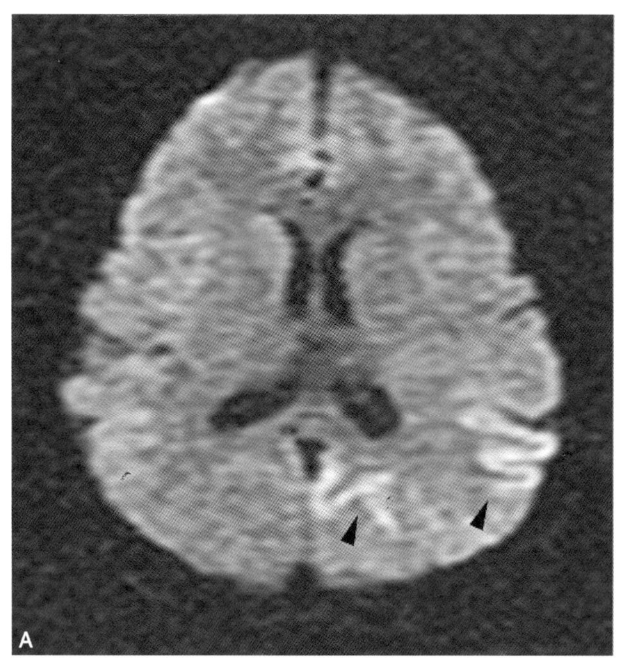

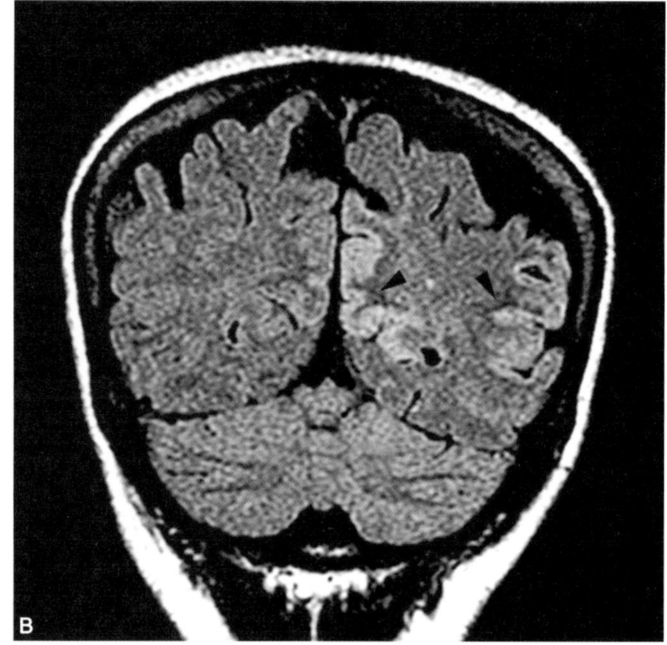

图 6.37 散发型克-雅病。A. 进行性记忆丧失的 41 岁患者,DWI 显示带状皮质高信号和沿着左枕叶和顶叶弥散受限(箭头)。B. 冠状位 FLAIR 显示相应皮质 T_2 高信号。

电图可见特征性的周期性尖波,散发型(sCJD)见于全球老年人。有报道称医源性 CJD 是通过神经外科工具、角膜移植和使用尸体硬脑膜或垂体提取物等途径传播朊病毒的。采用 CT 检查诊断克-雅病,通常表现为正常或广泛的脑萎缩。如果这些患者接受 MRI 检查,常用 DWI 和 FLAIR 序列。两种序列均可显示早期病例中纹状体内的高信号(尾状核和壳核)和大脑皮质散在区域呈对称性或细微的带状高信号(图 6.37)。这些特征和脑萎缩随着患者病情的恶化而变得更加明显,病灶常无强化。新变种克-雅病(nvCJD)与牛海绵状脑病有关,而朊病毒会传染给吃了受感染牛肉的人。nvCJD 患者一般比 sCJD 患者年轻,大多数病例出现在英国。虽然其他临床特征与 sCJD 相似,但 MRI 显示丘脑核团后部和背内侧对

称性 T_2 高信号(即丘脑枕征和曲棍球征)的表现不同。CJD 的鉴别诊断包括缺血缺氧性脑病、代谢性或中毒性损伤或脑炎。

获得性免疫缺陷综合征相关性感染

中枢神经系统是艾滋病患者常见的受累部位。自高效抗逆转录病毒治疗(HAART)问世以来,中枢神经系统受累的发生率已有所下降,但仍有高达 2/3 的艾滋病患者发生某种形式的中枢神经系统疾病。在这些患者中可诊断出各种感染和肿瘤。最常见的感染包括:HIV 脑病、弓形虫病、隐球菌病和其他真菌感染、巨细胞病毒性和疱疹性脑炎、分枝杆菌感染、进行性多灶性白质脑病和脑膜血管梅毒。原发性中枢神经系统淋巴瘤是迄今为止最常见的肿瘤,但也可能发生转移性淋巴瘤、胶质瘤和罕见的卡波西肉瘤。

HIV 脑病。人类免疫缺陷病毒是 AIDS 的病原体,主要感染 CD4 淋巴细胞,但也显示出嗜神经性。该病毒在高达 90% 艾滋病患者尸检中被发现,在这些患者中有少数出现 HIV 累及脑部的临床症状。HIV 原发感染大脑导致白质空泡化,伴有脱髓鞘区域和多核巨细胞。所有白质束(包括脑干和小脑)均可受累,但半卵圆中心受累最严重,皮质灰质不常受累。临床上 HIV 脑炎患者可出现认知、行为和运动功能退化的皮质下痴呆,这被称为成人艾滋病痴呆综合征(ADC);根据 HAART 的可用性,在各类艾滋病患者中的 5%~30%会出现这种情况。另外,HIV 相关的进行性脑病(HPE)见于婴儿和儿童的 HIV 脑炎,表现为发育迟缓、情感淡漠、脑生长和髓鞘形成障碍以及痉挛性瘫痪。与成人艾滋病痴呆综合征患者相比,HPE 患儿较少发生中枢神经系统机会性感染和肿瘤。

弥漫性脑萎缩是 HIV 感染脑部神经的最常见影像学表现(图 6.38)。这主要是中枢性萎缩,反映主要的白质受累。白质病变也常见于 ADC 患者。在检测这些异常表现时,MRI 明显比 CT 更敏感。深部和脑室周围白质的 T_2 高信号或多个小的 T_2 高信号白质病变,呈弥散性、对称性和边界不清。点状病变与症状相关性差,无占位效应或无强化。HIV 脑病最晚期症状表现为广泛的双侧区域的异常 T_2 信号影,累及脑室周围白质、脑干和小脑(图 6.39)。先天性 HIV 感染前文已有描述。在 HIV 脑炎的幼儿中,最常见的观察结果是基底神经节的广泛萎缩和对称性钙化,有时也可见脑白质低密度和 T_2 高信号。如果患者对 HAART 治疗有效,这些异常影像表现往往会消失。鉴别诊断包括巨细胞病毒性脑炎、单纯疱疹病毒性脑炎和进行性多灶性白质脑病。

弓形虫病是 AIDS 患者最常见的机会性中枢神经系统感染,其中 13%~33%的患者伴有中枢神经系统并发症。好发于 CD4 淋巴细胞计数<200 个细胞/mm^3 的患者。刚地弓形虫是一种原生动物,广泛存在于世界各地,在大多数人中引起亚临床或轻度感染。在艾滋病中,中枢神经系统弓形虫病是由曾经获得过的感染被再激活所致。坏死性脑炎通常是薄壁脓肿形成的结果,患者表现为头痛、发热、嗜睡、意识水平减退和局灶性神经功能障碍,最初在临床上常与原发性 HIV 感染的亚急性脑炎相混淆。因此,早期神经影像学检查在患者管理中很重要。

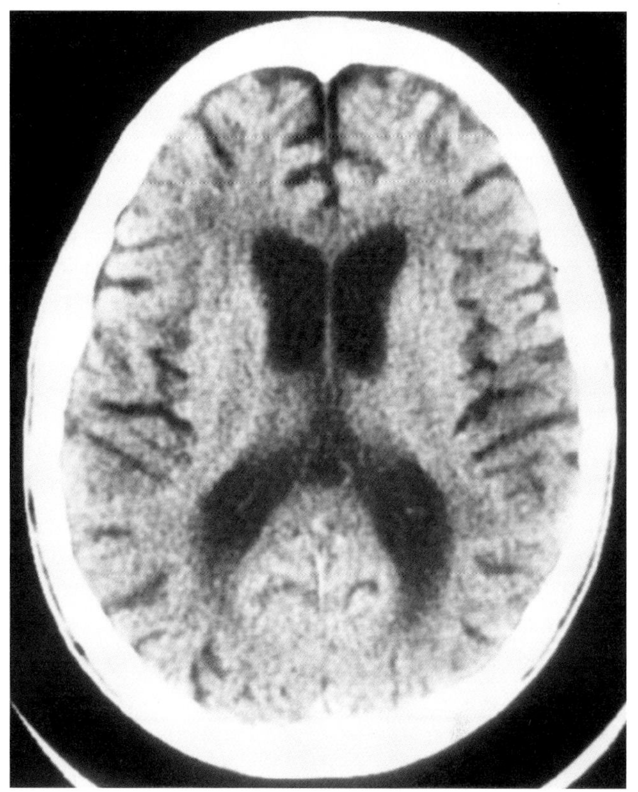

图 6.38　AIDS 相关性脑萎缩。CT 平扫显示 24 岁艾滋病患者脑室和脑沟扩大。这是艾滋病患者的脑部成像中最常见表现。往往与艾滋病痴呆综合征有关。

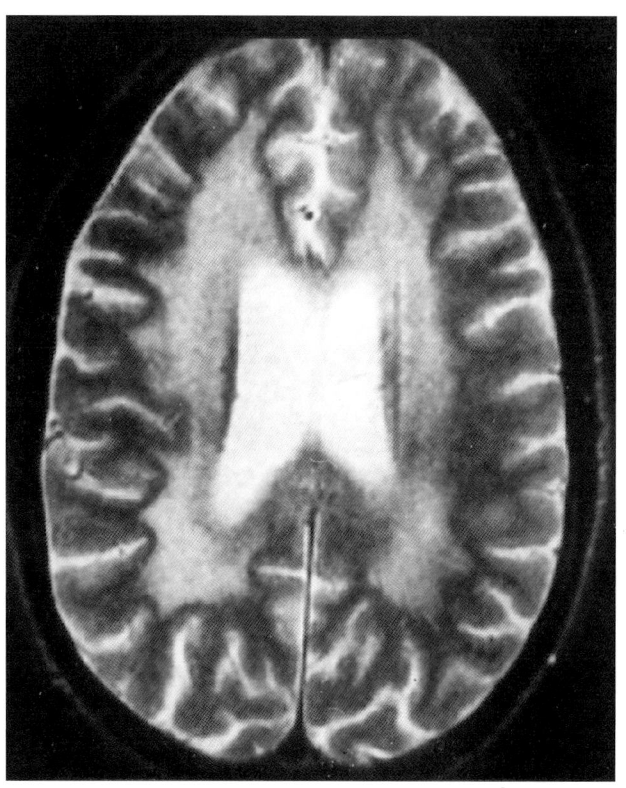

图 6.39　HIV 脑病。该年轻患者临床上有 AIDS 痴呆综合征。T_2WI 显示脑萎缩,脑室周围白质广泛异常高信号。

中枢神经系统弓形虫病的典型影像学表现为多发强化的实质病灶，周围有血管源性水肿(图6.40、图6.41)。病变通常相对较小，直径在1~4cm之间，周围血管源性水肿常伴有占位效应。病灶在CT上呈低密度，MRI上呈T_1低信号，在T_2WI和DWI上呈高信号；较大的病灶通常呈环状强化，而较小的病灶通常呈实性强化。基底节是好发部位，也见于白质和皮质。主要鉴别诊断考虑原发性中枢神经系统淋巴瘤，后文将讨论。在大多数情况下，对抗生素治疗的有反应和影像学表现可区分弓形虫病和淋巴瘤(图6.41)。对不典型病例或对抗生素无反应时考虑活检，治疗成功后可能会形成钙化。其他类似弓形虫病的感染或肿瘤也不常见，也有真菌性、分枝杆菌性和阿米巴性脓肿发生，但AIDS患者并发细菌性脓肿罕见。

真菌性脑膜炎。虽然真菌性脓肿和肉芽肿不常见，但真菌性脑膜炎是AIDS常见的并发症，见于5%~15%的患者。中枢神经系统隐球菌病是HIV阳性患者最常见的真菌性中枢神经系统感染，当在血清或脑脊液中检测到隐球菌抗原(CrAg)时即可作出诊断。因宿主免疫受损导致炎症反应而引起轻度脑膜炎是最常见的表现，因此在神经影像学检查中可以看到脑膜或室管膜轻微强化，脑积水常见。隐球菌胶状假性囊肿是一种特殊的病变，仅见于免疫缺陷患者，特别是AIDS患者(图6.42)。这些囊性病变通常在基底神经节，此时细菌和黏液性沉积物已从血管周围间隙扩展到周围的脑实质。在CT上胶样假性囊肿为光滑的、圆形低密度肿块，无强化，类似于陈旧性腔隙性脑梗死。病变在T_1WI上呈等或低信号，T_2WI上呈高信号，轻度外周水肿和增强强化。

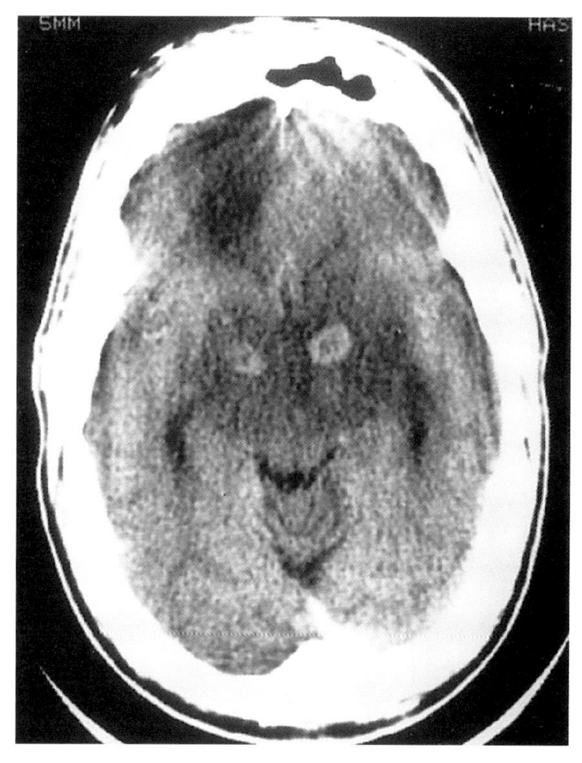

图6.40 弓形虫病。增强CT显示艾滋病患者双侧基底节区环形强化病灶，周围有明显的低密度水肿。常累及基底神经节。

进行性多灶性白质脑病(PML)是免疫功能低下患者出现的感染，由潜伏的JC多瘤病毒(JC是首次描述病毒的患者的首字母缩写)再激活引起。PML在AIDS患者中的发生率高达

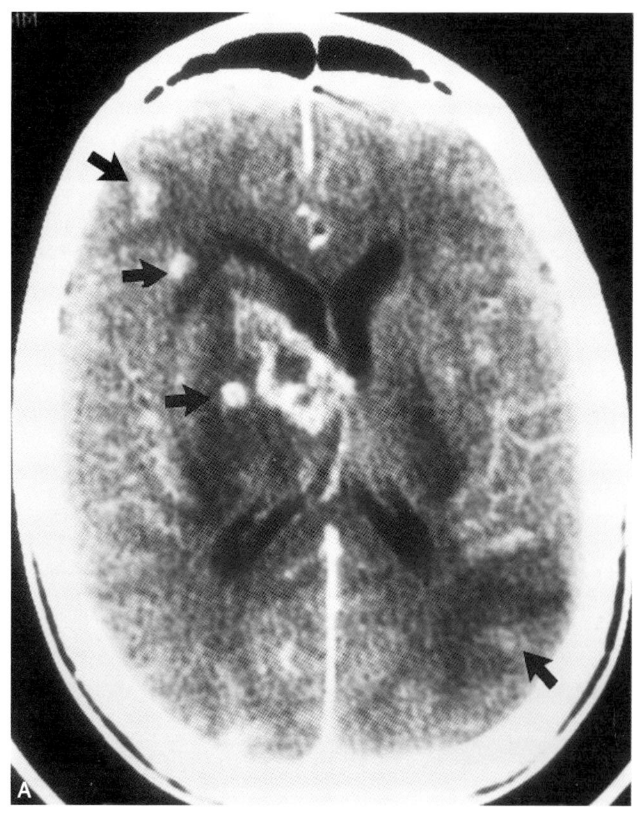

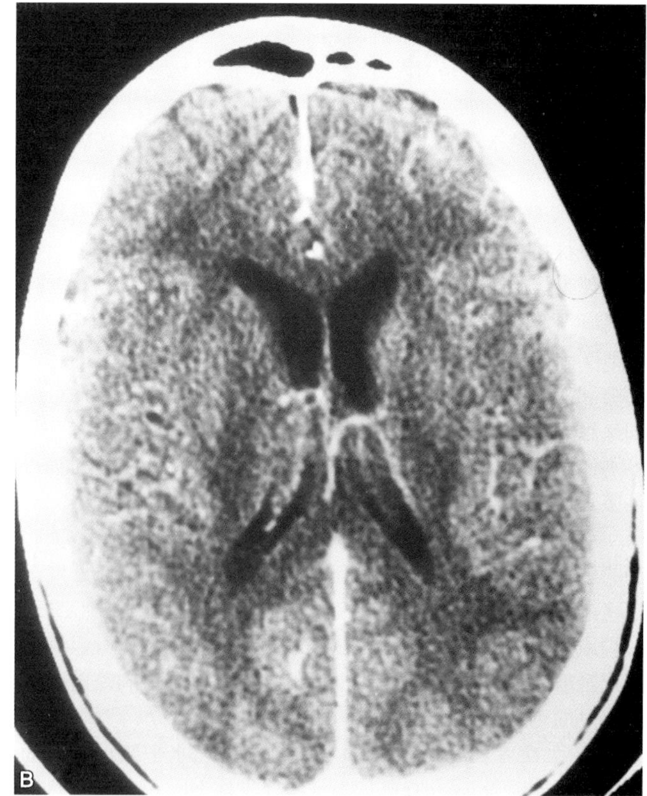

图6.41 弓形虫病。A.增强CT扫描显示右侧基底节区巨大强化肿块及其他几个小强化病灶(箭)，病变的小范围和多样性支持弓形虫病而不是淋巴瘤；B.抗生素治疗2周后，增强CT扫描显示病变完全消失，这是弓形虫病的典型表现。

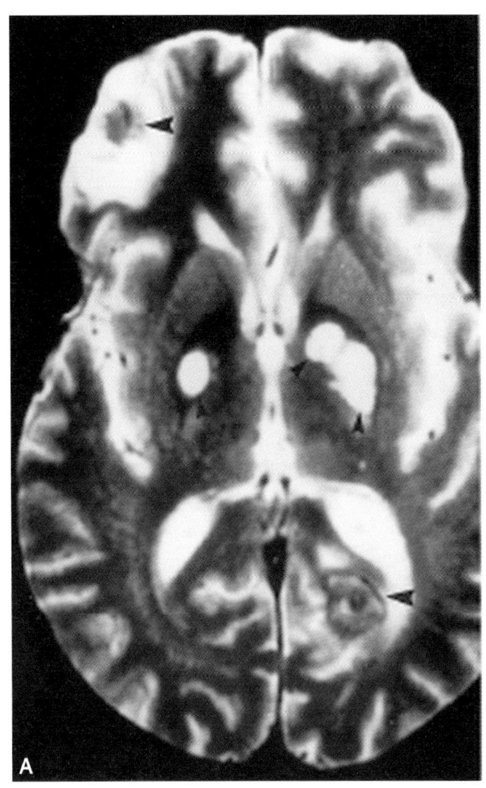

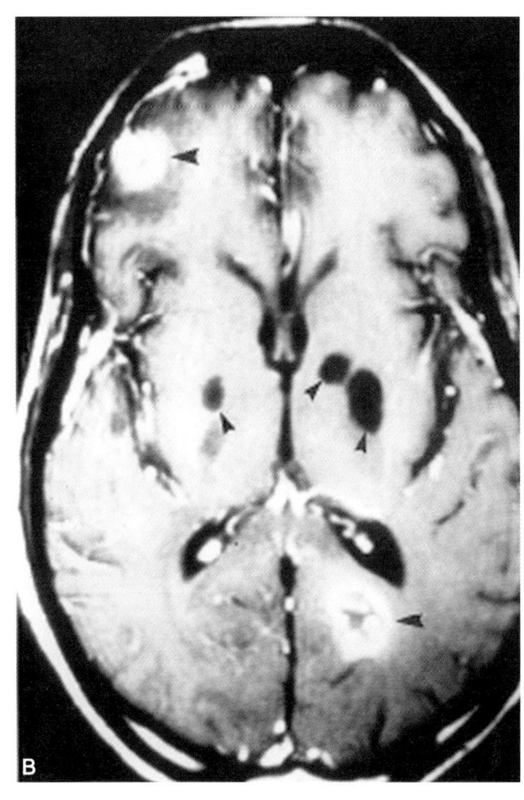

图 6.42　隐球菌病和弓形虫病。A. T_2WI 显示基底节区(小箭头)多个类似脑脊液信号的圆形病灶,周围无水肿;右侧额叶和左侧枕叶(大箭头)病变呈稍低信号,周围水肿。B. 增强 T_1WI 显示基底节病变与脑脊液呈等信号(小箭头),增强扫描无强化;这是典型的隐球菌胶状假性囊肿,表现为血管周围间隙扩张,其内充满隐球菌和黏蛋白;右额叶和左枕叶的病变明显强化,为典型的弓形虫病表现(大箭头)。

8%,但在高效抗逆转录病毒治疗(HAART)的作用下发病率降低。也可发生于其他免疫功能低下的患者,如移植受者、白血病、淋巴瘤或先天性免疫缺陷者。通常在免疫力正常的患者中不会发生。多发性硬化患者在接受单克隆抗体那他珠单抗治疗时,因该药物可抑制淋巴细胞穿过血脑屏障,也可导致发生 PML。感染引起多灶性脱髓鞘和坏死,主要累及白质。临床体征包括精神状态改变、失明、失语、轻偏瘫、共济失调和其他局灶性神经功能障碍。诊断后 1 年内的死亡率>90%。HAART 可显著延长生存期,但可通过促发免疫重建炎性综合征(IRIS)而加重脑损伤。伴有 PML 的 AIDS 患者通常 CD4 计数<200 个细胞/mm^3,脑脊液常规检查常为正常。阳性脑脊液 PCR 结果和对应的临床症状及适当的神经影像学特征可用于诊断。CT 表现为皮质下和深部白质内单个或多个低密度灶,常呈不对称分布;MRI 上表现为 T_1WI 低信号,T_2WI、FLAIR 和 DWI 高信号(图 6.43)。病变可为单发或多灶性,少见占位效应和强化,这是非常重要的鉴别特征。罕见灰质和白质或基底节均受累,类似梗死。主要鉴别诊断是 HIV 脑炎,MRI 通常是弥散的、对称的 T_2 稍高信号,并不延伸到灰白质交界处。

病毒感染。巨细胞病毒感染是 AIDS 患者常见的中枢神经系统感染,但通常不引起明显的组织坏死,常为亚临床感染。有许多病例经病理证实为巨细胞病毒脑感染,CT 和 MR 扫描常正常。巨细胞病毒性脑膜脑炎偶见脑室周围白质 T_2WI 高信号区,室管膜下强化,是有价值的诊断征象。巨细胞病毒很少表现为环状强化肿块。

颅内分枝杆菌感染在艾滋病患者中发生的比例相对较小。此类患者多为静脉药物滥用者合并肺结核,约 65% 的患者胸部 X 线结果阳性,在这些患者中有非常高的死亡率(近 80%)。中枢神经系统鸟-胞内分枝杆菌感染更为罕见,多数患者表现为脑膜炎,影像学检查显示交通性脑积水和/或脑膜强化。

HIV 相关的中枢神经系统结核患者中约有 25% 发生结核球。艾滋病患者易发生结核性脓肿,较结核球少见。与结核性脓肿相比,结核球通常较小,水肿较轻。

原发性中枢神经系统淋巴瘤是 AIDS 患者最常见的颅内肿瘤。多达 5% 艾滋病患者会发生这种肿瘤,但随着 HAART 的应用,发病率已经下降。当发现艾滋病患者颅内肿块时,中枢神经系统弓形虫病是主要的鉴别诊断。弓形虫病比淋巴瘤更常见,对抗生素治疗有效。与弓形虫病一样,患者表现为占位性颅内病变的症状,神经影像学检查可发现单发或多发强化的肿块(图 6.44)。病变通常位于深部白质或基底节区,偶见皮质病变。可见室管膜下蔓延或跨胼胝体扩展,这些表现少见于弓形虫病。CT 检查与脑白质相比,病灶常呈等密度或高密度;MRI 表现为 T_1WI 呈等或低信号,T_2WI 及 FLAIR 呈低或高信号,增强呈环状或实性的强化。影像学表现常与弓形虫病难以区别,但病变的大小和数目可有帮助;弓形虫病更常见多发,病变通常比淋巴瘤小。如果病灶在 MRI 上表现为 T_2 低信号并伴有弥漫性、均匀的强化,多见于淋巴瘤;中央 T_2 高信号、T_2 低信号边缘和环形对比增强,多见于弓形虫病。淋巴瘤更常见的表

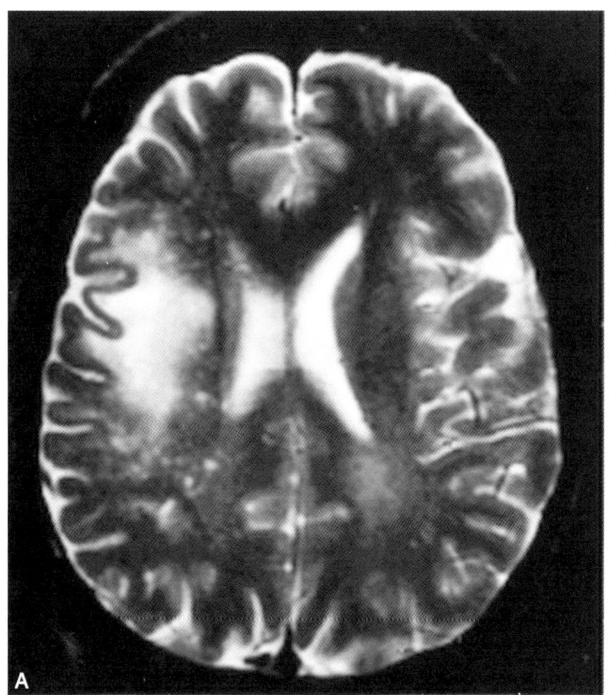

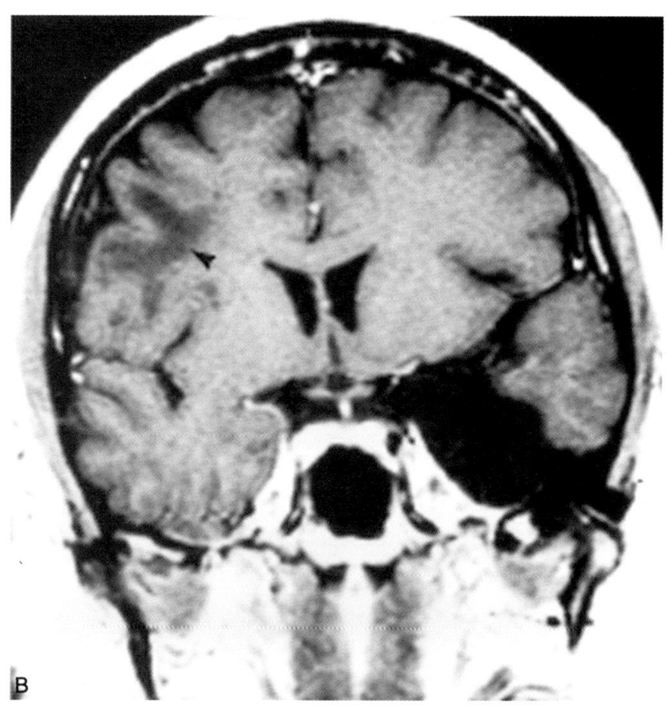

图6.43　进行性多灶性白质脑病(PML)。A. T_2WI显示右侧放射冠异常高信号区。无明显占位效应。B. 增强T_1WI显示病灶为低信号(箭头),无强化,这些都是PML的典型特征。这例AIDS患者经活检证实为PML,并且左侧颞叶可见蛛网膜囊肿。

现为弥散受限和DWI上的高信号,推测是由于细胞过多所致。磁共振波谱显示淋巴瘤时胆碱增加,N-乙酰天冬氨酸(NAA)降低;而弓形虫病显示胆碱和NAA降低,脂质和乳酸增加。

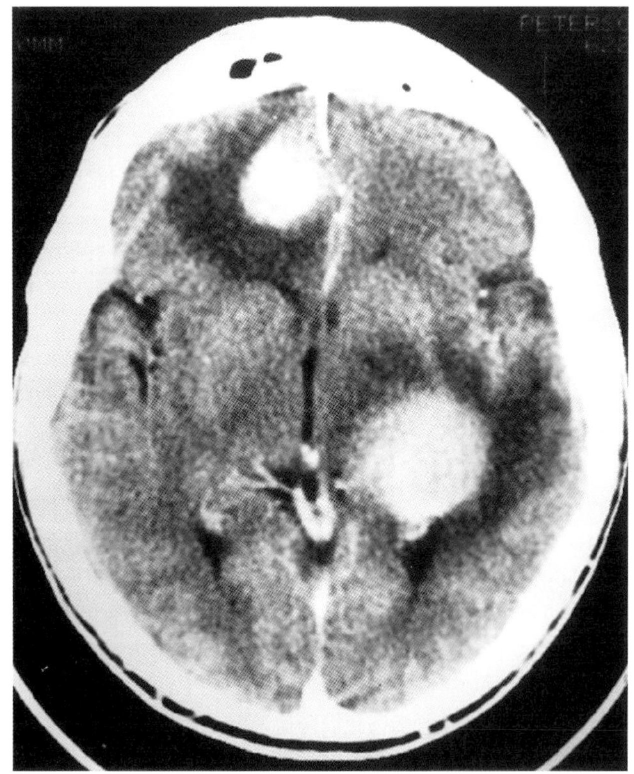

图6.44　原发性中枢神经系统淋巴瘤。AIDS患者CT增强扫描显示两个实性强化肿块,周围血管源性水肿。与弓形虫病相比,相对较大的肿块和实性强化更常见于淋巴瘤。

推荐阅读

Barkovich AJ, Lindan CE. Congenital cytomegalovirus infection of the brain: imaging analysis and embryologic considerations. *AJNR Am J Neuroradiol* 1994;15(4):703–715.

Becker LE. Infections of the developing brain. *AJNR Am J Neuroradiol* 1992;13(2):537–549.

Boesch C, Issakainen J, Kewitz G, Kikinis R, Martin E, Boltshauser E. Magnetic resonance imaging of the brain in congenital cytomegalovirus infection. *Pediatr Radiol* 1989;19(2):91–93.

Brightbill TC, Ihmeidan IH, Post MJ, Berger JR, Katz DA. Neurosyphilis in HIV-positive and HIV-negative patients: neuroimaging findings. *AJNR Am J Neuroradiol* 1995;16(4):703–711.

Collie DA, Summers DM, Ironside JW, et al. Diagnosing variant Creutzfeldt-Jakob disease with the pulvinar sign: MR imaging findings in 86 neuropathologically confirmed cases. *AJNR Am J Neuroradiol* 2003;24(8):1560–1569.

Dumas JL, Visy JM, Belin C, Gaston A, Goldlust D, Dumas M. Parenchymal neurocysticercosis: follow-up and staging by MRI. *Neuroradiology* 1997;39(1):12–18.

Garrels K, Kucharczyk W, Wortzman G, Shandling M. Progressive multifocal leukoencephalopathy: clinical and MR response to treatment. *AJNR Am J Neuroradiol*. 1996;17(3):597–600.

Kanamalla US, Ibarra RA, Jinkins JR. Imaging of cranial meningitis and ventriculitis. *Neuroimaging Clin N Am* 2000;10(2):309–331.

Kauffman WM, Sivit CJ, Fitz CR, Rakusan TA, Herzog K, Chandra RS. CT and MR evaluation of intracranial involvement in pediatric HIV infection: a clinical-imaging correlation. *AJNR Am J Neuroradiol* 1992;13(3):949–957.

Küker W, Mader I, Nägele T, et al. Progressive multifocal leukoencephalopathy: value of diffusion-weighted and contrast-enhanced magnetic resonance imaging for diagnosis and treatment control. *Eur J Neurol* 2006;13(8):819–826.

Küker W, Nägele T, Schmidt F, Heckl S, Herrlinger U. Diffusion-weighted MRI in herpes simplex encephalitis: a report of three cases. *Neuroradiology* 2004;46(2):122–125.

Lai PH, Ho JT, Chen WL, et al. Brain abscess and necrotic brain tumor: discrimination with proton MR spectroscopy and diffusion-weighted imaging. *AJNR Am J Neuroradiol* 2002;23(8):1369–1377.

Lim CC, Sitoh YY, Hui F, et al. Nipah viral encephalitis or Japanese encephalitis? MR findings in a new zoonotic disease. *AJNR Am J Neuroradiol* 2000;21(3):455–461.

Mader I, Stock KW, Ettlin T, Probst A. Acute disseminated encephalomyelitis: MR and CT features. *AJNR Am J Neuroradiol* 1996;17(1):104–109.

Mishra AM, Gupta RK, Jaggi RS, et al. Role of diffusion-weighted imaging and in vivo proton magnetic resonance spectroscopy in the differential diagnosis of ring-enhancing intracranial cystic mass lesions. *J Comput Assist Tomogr* 2004;28(4):540–547.

Post MJ, Hensley GT, Moskowitz LB, Fischl M. Cytomegalic inclusion virus encephalitis in patients with AIDS: CT, clinical, and pathologic correlation. *AJR Am J Roentgenol* 1986;146(6):1229–1234.

Rafto SE, Milton WJ, Galetta SL, Grossman RI. Biopsy-confirmed CNS Lyme disease: MR appearance at 1.5 T. *AJNR Am J Neuroradiol* 1990;11(3):482–484.

Rosas H, Wippold FJ 2nd. West Nile virus: case report with MR imaging findings. *AJNR Am J Neuroradiol* 2003;24(7):1376–1378.

Sibtain NA, Chinn RJS. Imaging of the central nervous system in HIV infection. *Imaging* 2002;14:48–59.

Soares de Oliveira-Szejnfeld P, Levine D, Melo AS, et al. Congenital brain abnormalities and Zika virus: what the radiologist can expect to see prenatally and postnatally. *Radiology* 2016;281(1):203–218.

Stadnik TW, Demaerel P, Luypaert RR, et al. Imaging tutorial: differential diagnosis of bright lesions on diffusion-weighted MR images. *Radiographics* 2003;23(1):e7.

Thurnher MM, Schindler EG, Thurnher SA, Pernerstorfer-Schon H, Kleibl-Popov C, Rieger A. Highly active antiretroviral therapy for patients with AIDS dementia complex: effect on MR imaging findings and clinical course. *AJNR Am J Neuroradiol* 2000;21(4):670–678.

Tien RD, Chu PK, Hesselink JR, Duberg A, Wiley C. Intracranial cryptococcosis in immunocompromised patients: CT and MR findings in 29 cases. *AJNR Am J Neuroradiol* 1991;12(2):283–289.

Tien RD, Felsberg GJ, Osumi AK. Herpesvirus infections of the CNS: MR findings. *AJR Am J Roentgenol* 1993;161(1):167–176.

Ukisu R, Kushihashi T, Kitanosono T, et al. Serial diffusion-weighted MRI of Creutzfeldt-Jakob disease. *AJR Am J Roentgenol* 2005,184(2).560–566.

Wada R, Kucharczyk W. Prion infections of the brain. *Neuroimaging Clin N Am* 2008;18(1):183–191.

Wasay M, Kheleani BA, Moolani MK, et al. Brain CT and MRI findings in 100 consecutive patients with intracranial tuberculoma. *J Neuroimaging* 2003;13(3):240–247.

Whiteman M, Espinoza L, Post MJ, Bell MD, Falcone S. Central nervous system tuberculosis in HIV-infected patients: clinical and radiographic findings. *AJNR Am J Neuroradiol* 1995;16(6):1319–1327.

Wong AM, Zimmerman RA, Simon EM, Pollock AN, Bilaniuk LT. Diffusion-weighted MR imaging of subdural empyemas in children. *AJNR Am J Neuroradiol* 2004;25(6):1016–1021.

（严高武　宋佳芮　陈莉）

第7章 白质和神经退行性疾病

白质与灰质不同,并非由神经元组成,而是由这些神经元的轴突组成。轴突被髓鞘包裹,白质就是以这些髓鞘的脂质成分命名的。本章描述了以白质受累为特征的多种疾病,随后讨论脑积水和神经退行性疾病。

T_2 加权成像(T_2WI)在检测病理性水肿和瘢痕形成(胶质增生)方面灵敏度高,使得白质病变易于检测,对病变检测有较高的敏感度。然而,很多疾病均可能累及白质,因此白质病变的影像表现不具备特异性,这就造成诊断的困难。结合各种脑白质疾病相应的临床特征与病变形态和解剖分布的特点有助于进一步诊断白质病变。只有将临床症状和影像学表现相结合,放射科医师才能准确诊断及鉴别诊断白质类病变。

脑白质病分为脱髓鞘性和髓鞘形成障碍性两大类。脱髓鞘是一种影响正常髓鞘的后天获得性疾病。绝大多数的白质疾病,特别是成人都属于这一类,是本章的重点。相反,髓鞘形成障碍是一种影响髓鞘形成或维持的遗传性疾病,因此在儿童中较为常见。髓鞘形成不良较罕见,将在本章后面部分讨论。

脱髓鞘疾病

脱髓鞘疾病根据病因可分为4大类:原发性和/或免疫介导性、缺血性、感染性、毒性和代谢性(表7.1)。

原发性脱髓鞘

多发性硬化(MS)是原发性或自身免疫性脱髓鞘疾病,其同时也是年轻成人非创伤性神经功能障碍的最常见原因。MS是一种影响中枢神经系统的自身免疫性疾病,是以产生异常免疫球蛋白和T细胞的免疫功能紊乱为特征的疾病,这些免疫球蛋白和T细胞针对髓磷脂被激活并介导与疾病相关的损伤。它是一种慢性、复发性、致残性疾病,仅在美国就影响了超过25万人。发病年龄在20~40岁之间,50岁以上的人群仅占10%。女性占多数,女:男比例约为2:1。尽管一些环境因素与MS相关,如较高的地理纬度和较高的社会经济地位,但MS的病因目前仍不清楚。

MS的确诊困难,因为任何单一特殊检查、实验室检查或体格检查均不能明确诊断。治疗方法包括β干扰素和抗肿瘤药物。这些药物可抑制T细胞、B细胞和巨噬细胞的活性,而这些细胞常被认为是导致髓鞘受到攻击的原因。

表7.1

脑白质疾病分类

原发性脱髓鞘
- 多发性硬化

缺血性脱髓鞘
- 深部白质缺血(白质疏松症)
- 腔隙性梗死
- 血管炎(包括结节病和狼疮)
- 夹层
- 血栓栓塞性梗死
- 偏头痛性缺血
- 烟雾病
- 缺氧后白质脑病

感染性脱髓鞘
- 进行性多灶性白质脑病
- HIV 脑病
- 急性播散性脑脊髓炎
- 亚急性硬化性全脑炎
- 莱姆病
- 神经梅毒

毒性和代谢性脱髓鞘
- 脑桥中央髓鞘溶解和脑桥外髓鞘溶解
- 马-比二氏病(Marchiafava-Bignami 病)
- 韦尼克-科尔萨科夫综合征(Wernicke-Korsakoff 综合征)
- 放射性白质脑病
- 坏死性白质脑病

髓鞘发育不良(遗传性白质病)
- 异染性白细胞营养不良
- 肾上腺脑白质营养不良
- 利氏病(Leigh 病)
- 亚历山大(Alexander)病

MS患者可表现为几乎任何神经的功能障碍,最常见的表现为肢体无力、感觉异常、眩晕、视觉或排尿障碍。MS症状的重要特征是多样性和有随时间变化的趋势。MS的临床过程以复发和症状缓解为特征。临床研究可以支持诊断,临床研究包括视觉、躯体感觉或运动诱发电位和脑脊液寡克隆区带分析、免疫球蛋白G指数和髓鞘碱性蛋白的存在。在组织病理学上,活动性MS病变代表髓鞘选择性破坏和静脉周围炎症区域,相对保留潜在的轴突。这些病变可发生在中枢神经系统的整个白质，包括脊髓。炎性脱髓鞘中断神经传导和神经功能，产生多发性硬化的症状。需要注意的是，从病理上来说，炎症是 MS 和其他白质疾病的关键鉴别特征，如渗透性髓鞘溶解（脑桥中央和脑桥外髓鞘溶解）和缺乏炎症变化的可逆性后部脑病综合征（PRES）。MRI 是检测多发性硬化最敏感的检查方法，在临床确诊的 MS 病例中，90% 以上的病例 MRI 的表现呈典型改变。与之相比，头颅 CT 诊断的比例远小于 50%，而脑干诱发电位和脑脊液寡克隆区带等实验室检查的诊断率为 70%～85%。然而，最终的诊断有赖于结合临床症状、病史和包括 MRI 在内的临床检查。

已有多种 T_2WI 技术用于优化脑白质病变的检测，以 T_2 液体衰减反转恢复（FLAIR）序列为主导。顾名思义，FLAIR 成像的优势在于提供重 T_2 加权，同时抑制来自脑脊液的信号。因此，FLAIR 图像提高了脑室周围病变的病变检出率，而采用快速自旋回波（FSE）成像，T_2WI 上脑脊液的高信号可掩盖病变。FLAIR 序列在后颅窝和脊柱成像时有一定局限性，部分原因是搏动伪影。在这些解剖区域，质子密度和 STIR 成像均有价值。

多发性硬化斑块呈典型的圆形或卵圆形，位于脑室周围、皮质附近、幕下和脊髓内（图 7.1）。T_2WI 上病变呈高信号，反映了伴有活动性炎症脱髓鞘的急性病变或伴有胶质增生性瘢痕的慢性病变。增强强化和弥散加权成像（DWI）弥散受限的病变提示急性病变伴活动性脱髓鞘和血脑屏障破坏。晚期病灶，无残留炎症反应，T_2WIs 上异常高信号持续存在，反映残留瘢痕（胶质增生）。在中枢神经系统内细胞对神经元损伤的反应有限，这种瘢痕通常表现为损伤部位星形胶质细胞的局灶性增生，称为胶质增生。在 MS 严重病例中，可能发生神经元组织的实际损失，白质病变可能在 T_1WIs 上呈低信号。这些病变具有预后意义，因为它们反映的是底层神经元组织的实际损失，而不是单纯的脱髓鞘，并且与这种疾病的更晚期阶段保持一致。此外在慢性 MS 病例中，存在脑深部白质弥漫性丢失，伴有胼胝体变薄和脑室扩大。

虽然许多白质病变本质上是非特异性的，但提示 MS 的特点包括室管膜周围（紧邻室管膜，即脑室表面）、皮质旁（灰白质交界处）或累及后颅窝结构的病变。脑桥被排除在外，因为大多数脑桥病变不是缺血性的，就是渗透性脱髓鞘的结果，将

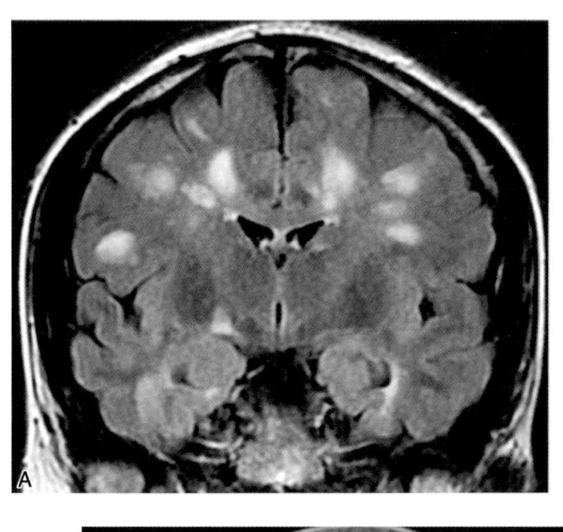

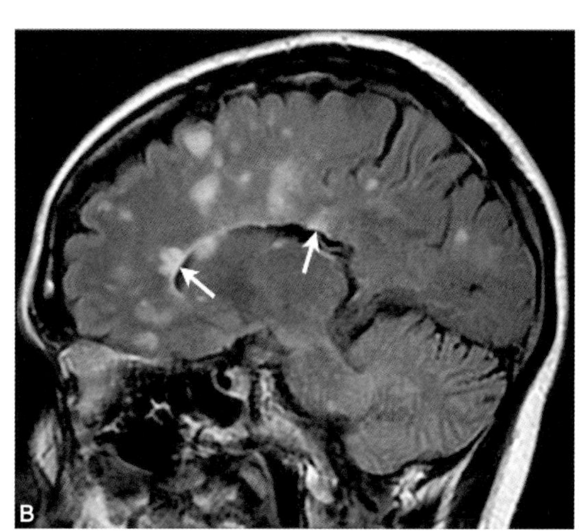

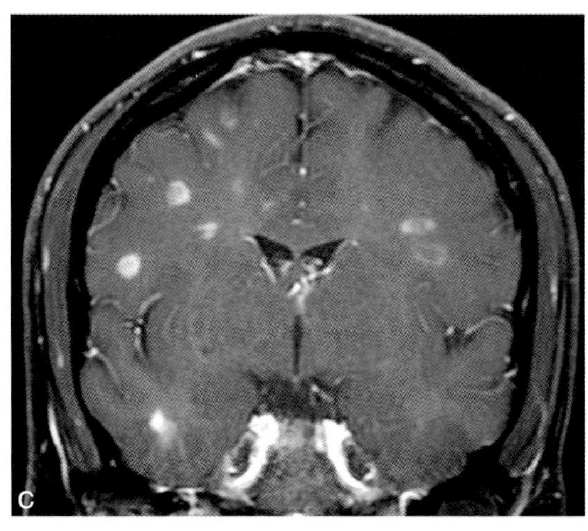

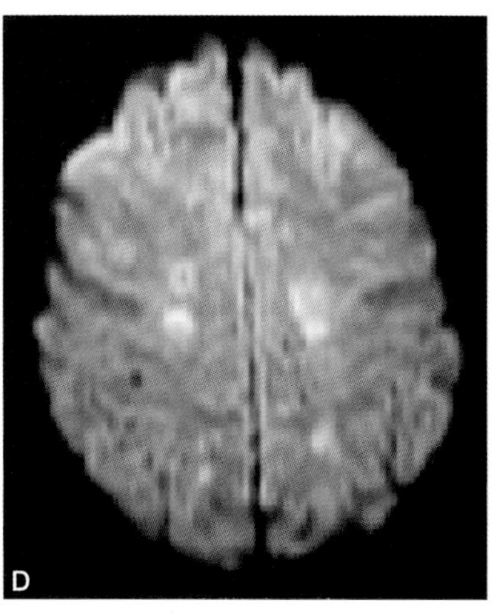

图 7.1　多发性硬化。冠状位和矢状位液体衰减反转恢复图像（A、B）、冠状位增强后脂肪饱和度 T_1WI（C）和弥散加权图像（D）。26 岁女性多发性硬化（MS）患者，近期临床症状突然发作，表现出大量散在分布于皮质下和脑深部白质的斑片状白质病变。注意这些损伤中有多少具有特征性的火焰状结构，位于室管膜周围或皮质附近（箭）。尽管脑室周围病变明显提示 MS，但这些病变本身并不能诊断 MS，在确诊 MS 之前必须与临床检查和其他临床研究（视觉、躯体感觉或运动诱发电位，脑脊液寡克隆区带分析和免疫球蛋白 G 指数）相关联。这些病变可能与其他脱髓鞘疾病（如急性播散性脑脊髓炎）和自身免疫性结缔组织疾病（如系统性红斑狼疮）难以区分，值得注意的是病变增强明显强化（C），弥散加权图像（D）弥散受限。

在本章后面部分讨论。提示 MS 的脑室周围病变常为卵圆形，垂直于脑室长轴排列，这是病变沿微静脉周围间隙排列的结果。其他特征性表现包括沿胼胝体分布，脑室周围或皮质附近的融合改变，且直径大于 6mm。

除脑室周围白质外，MS 还可累及小脑和大脑脚以及胼胝体、延髓和脊髓，这些部位发生缺血改变罕见；因此如果病变位于这些区域，同时还伴有脑室周围病变，这就增加了诊断原发性脱髓鞘疾病的特异性。脑桥因其易发生小血管缺血性损伤而被排除。相反，由于缺血改变很少累及延髓和小脑大脑脚，这些区域出现病变是提示 MS 的一个有用的鉴别诊断因素，这在年龄大于 50 岁的患者中尤为重要，因为很难确定多灶性白质病变是缺血的结果还是脱髓鞘过程的结果。此外，MS 脑干病变通常位于外周，而缺血性病变往往位于中央。

尽管上述脑白质病变的室管膜周围、皮质旁和后颅窝部位提示 MS，但这些发现并不是 MS 的诊断依据，因为下文概述的许多其他病理情况，如系统性红斑狼疮、抗磷脂综合征和其他血管炎性血管病可能都具有相似的影像学表现。

与上文讨论的室管膜周围和后颅窝白质病变（提示某种形式的病理性脱髓鞘疾病）相反，许多正常患者偶发白质病灶，通常分散在深部白质中。特别是因为新的 MRI 设备及序列（如薄层 3D 容积 T_2-FLAIR 序列）敏感性较高，相当数量的正常患者 MRI 会发现小的散在的白质病变。与上述讨论的病理损害的形态不同，这些偶发的损害不是在室管膜周围或在后颅窝，但通常在深部白质，特别是额叶。例如，在年龄 50~60 岁的老年患者中，这些散在的深部白质病变通常与下文所述的血管危险因素有关，称为脑白质疏松症或微血管病性改变。然而在正常年轻患者（包括儿童和年轻成人）中，无任何血管风险因素的非特异性深部白质病变也可能被发现。事实上，在年轻组，研究已经发现白质病变高达 50%。需要注意的是，这些偶发病灶通常为点状，大小约为 1~2mm，与 MS 的室管膜周围病灶完全不同。与 MS 病灶相比，这些偶发的高信号病灶通常位于皮质下和深部白质内，通常位于额叶，并与血管周围间隙相关（图 7.2）。这些点状病灶可能仅代表与血管周围间隙相关的正常胶质增生。

多发性硬化病灶也可表现为大的、聚集的深部白质肿块，可被误认为是肿瘤（图 7.3）。这些病变被称为肿瘤样 MS 或肿瘤样脱髓鞘病变（TDL），与恶性肿瘤难以区分，在明确诊断之前，病变通常会进行活检。影像学表现可将这些聚集的 MS 斑块与肿瘤区分开来，即周边新月状强化的边缘，代表了活跃脱髓鞘；诊断的其他线索包括病灶周围无水肿以及病灶大小相对缺乏占位效应。发现这些独特的特征并仔细寻找其他更具特征性的脑室周围或后颅窝病变是鉴别 TDL 和肿瘤的重要线索。

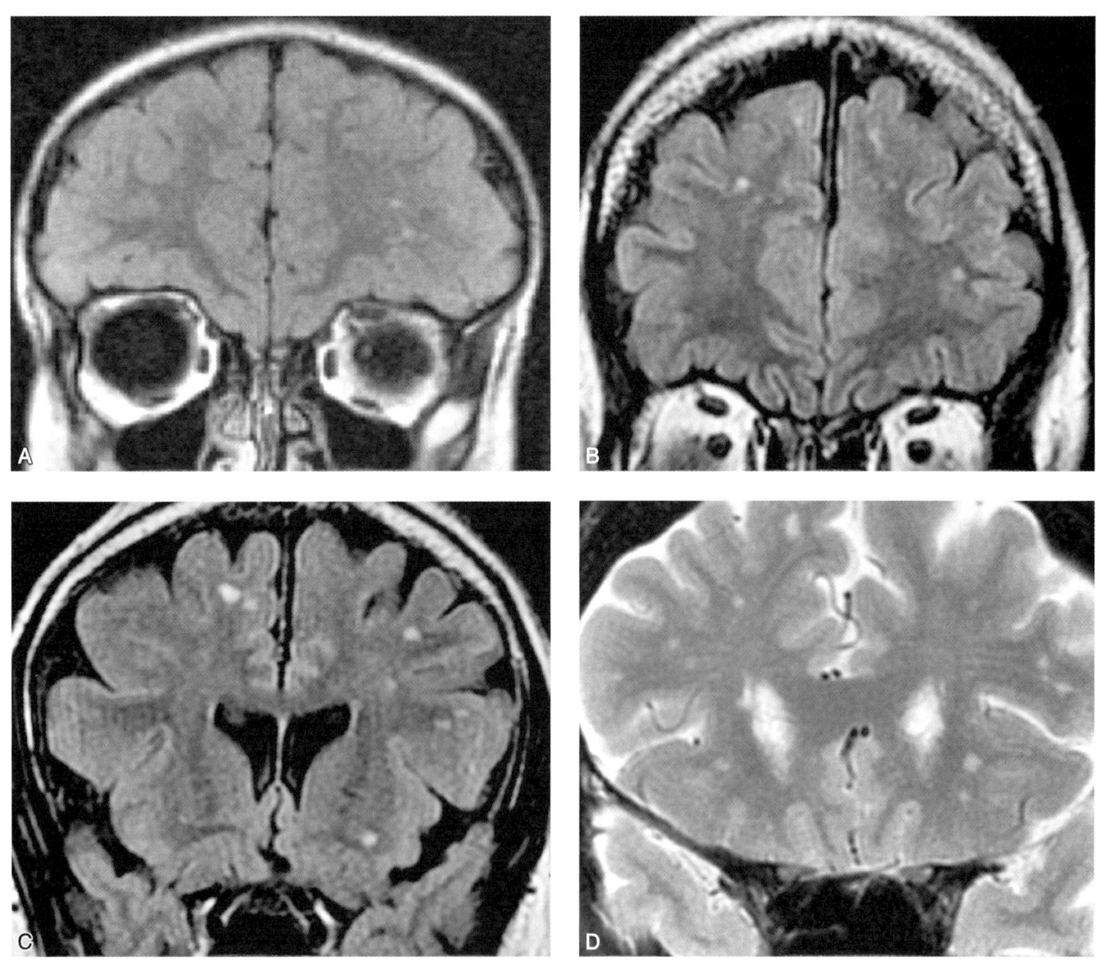

图 7.2　无基础疾病的点状白质病灶。患者 A、B、C 和 D（年龄分别为 3、12、17 和 21 岁）在鼻窦 MRI 检查时显示部分脑实质图像。这些微小的点状病灶已在高达 50% 的年轻患者中报告，并可能反映与血管周围间隙相关的非特异性小病灶。

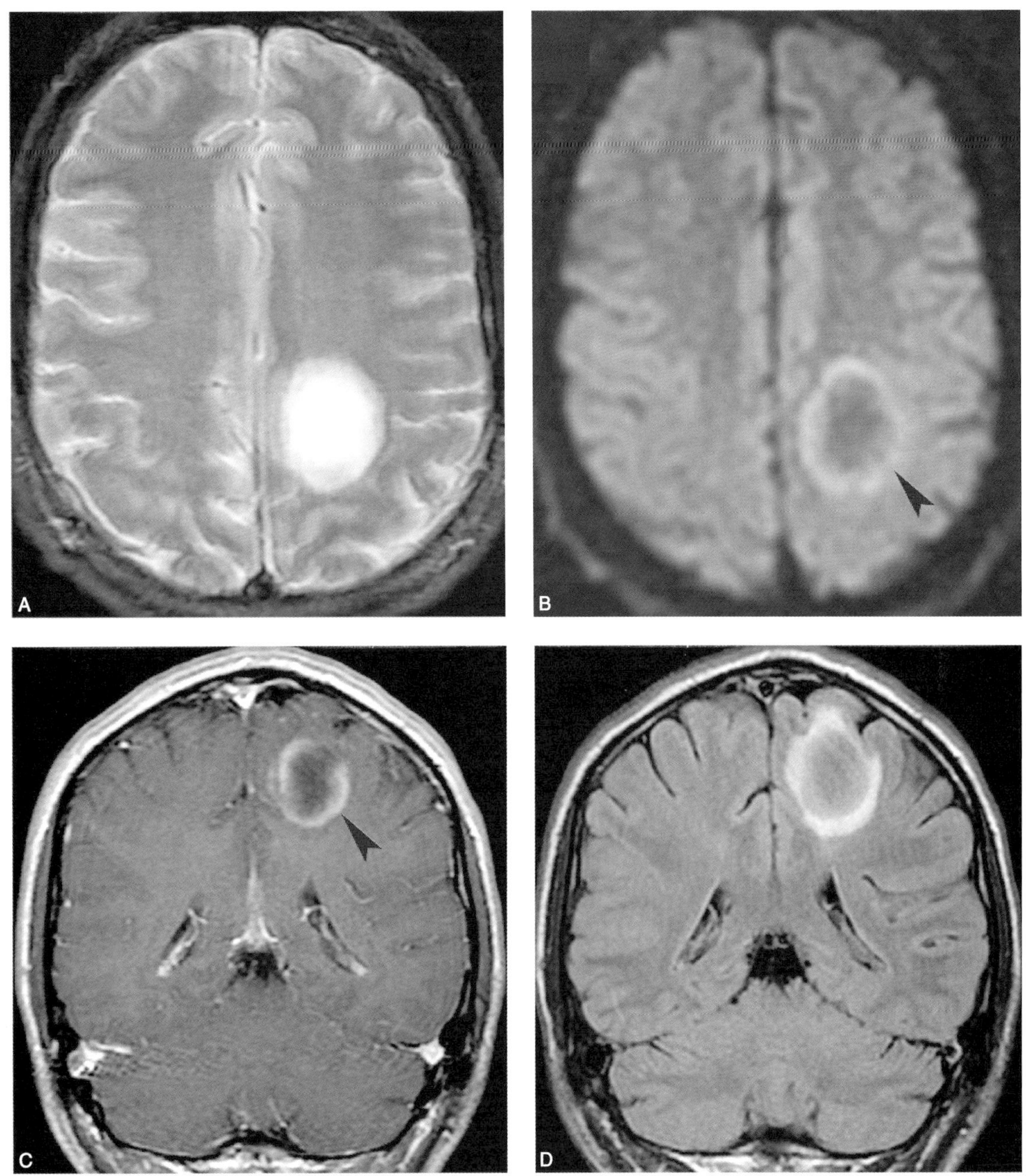

图 7.3 肿瘤样脱髓鞘病变(TDL)。横断位 T_2WI(A)、DWI(B)、冠状位增强后 T_1WI(C)及液体衰减反转恢复像(D)。30 岁女性,出现短暂性发作右侧轻偏瘫,伴抑郁症和疲乏。图像显示左顶叶一肿块,其周围边缘弥散受限和强化(箭头)。这种病变可能会被误认为是肿瘤或不典型的进行性多灶性白质脑病,并进行活检。临床检查包括诱发电位和脑脊液寡克隆区带。

MS 也可累及脊髓,每当检测到脊髓局灶性异常时,必须与脱髓鞘 MS 斑块进行鉴别诊断。脱髓鞘斑块可能有轻度占位效应以及强化,因此类似肿瘤。典型的脊髓 MS 斑块界限清楚,上下范围少于 1~2 个椎体节段,并且小于 50% 的脊髓横截面积,通常影响外周白质。大多数脊髓 MS 病变(70%~80%)都伴有脑实质病变。脊髓有病变的情况下,进行头部 MRI 检查可以确诊,从而避免了脊髓活检(见第 9 章,图 9.36)。

缺血性脱髓鞘

年龄相关性脱髓鞘脑深部白质内的小血管缺血性改变在中年(50~60 岁)时频率较高,因此认为是衰老的正常现象。这是穿透性脑动脉的动脉硬化性血管病变。深部白质比灰质更容易受到缺血性损伤的影响,血供特点为终末动脉供应,没有明显的侧支循环。相反灰质以及部分脑干,如中脑和延髓,具有丰富的侧支血液供应,从而最大限度地降低了缺血的风险。供应脑白质的深层血管因动脉硬化和脂质沉积而变窄,形成缺血性小病变,主要累及脑深部和脑室周围白质以及基底节(图 7.4)。皮质、皮质下“U”纤维、中央胼胝体、延髓、中脑和小脑脚由于具有双重血供,不易发生脑梗死。如前所述,如果在这些部位发现病变,应考虑缺血以外的原因。

组织学上,梗死区域显示轴索萎缩伴髓鞘减少。早期的神

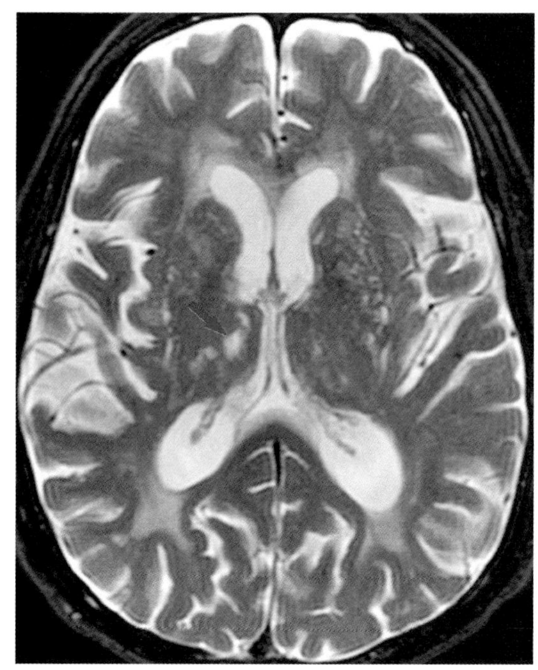

图7.4 缺血性脱髓鞘。女性,72岁,因健忘就诊。T_2WI显示整个皮质下和深部白质弥漫性斑片状病灶。这些病变符合脑深部白质缺血性脱髓鞘,伴丘脑陈旧性腔隙性梗死(箭),以及因深部白质丢失而造成脑室扩大。

经病理学家注意到与这些变化相关的苍白区域,并创造了"髓鞘苍白"这一术语。这些白质改变有许多名称,包括脑白质疏松症、微血管病性白质脑病和皮质下动脉硬化性脑病。这些术语均不能准确反映组织学观察到的所有变化,并且夸大了这些病变的临床意义,一个更恰当的术语可能只是与年龄相关的白质改变。这些小的缺血性白质病变常无症状,在诊断为皮质下动脉硬化性脑病或多梗死性痴呆(Binswanger病)之前,需结合临床表现。刚刚描述的白质梗死不同于腔隙性梗死,腔隙性梗死是指发生在基底节内,典型的是壳核上2/3的小梗死灶(5~10mm);腔隙性和深部白质梗死两者有相似的病因,是疾病累及深部穿通动脉的结果。

区分MS病变与缺血性改变相关的白质病变可能很困难,特别是在老年患者中,但仅10%的MS患者年龄大于50岁。实验室检查如脑脊液分析寡克隆区带和病史有助于鉴别。此外,深部白质梗死通常不累及皮质下弓状纤维和胼胝体,MS可累及两者。

非特异性点状白质病变(T_2WIs高信号小病变)更常见于有血管病变的患者,如与动脉粥样硬化和血管危险因素(如年龄、高血压、糖尿病、高脂血症、冠状动脉疾病、吸烟)有关、高凝状态、血管炎(狼疮、结节病、结节性多动脉炎、贝赫切特综合征)或药物相关的血管病变。在有点状白质病变的年轻患者中,如果存在明确的病变、高凝状态(包括多种疾病)以及栓塞和血管炎等病因(图7.5~图7.8),可导致微血管血栓性疾病风险增加。血清检测可用于评价这些疾病的存在情况,包括同型半胱氨酸血症、抗磷脂综合征、凝血因子V基因莱顿突变、凝血酶原基因突变和阻止凝血的天然蛋白缺陷(抗凝蛋白,如抗凝血酶、蛋白C和蛋白S缺陷)。例如一个典型的病例,一名年轻的成年女性,有流产史,表现为头痛、偏头痛和缺血性脑白质病变。这些发现提示抗磷脂综合征(又称磷脂抗体综合征),其

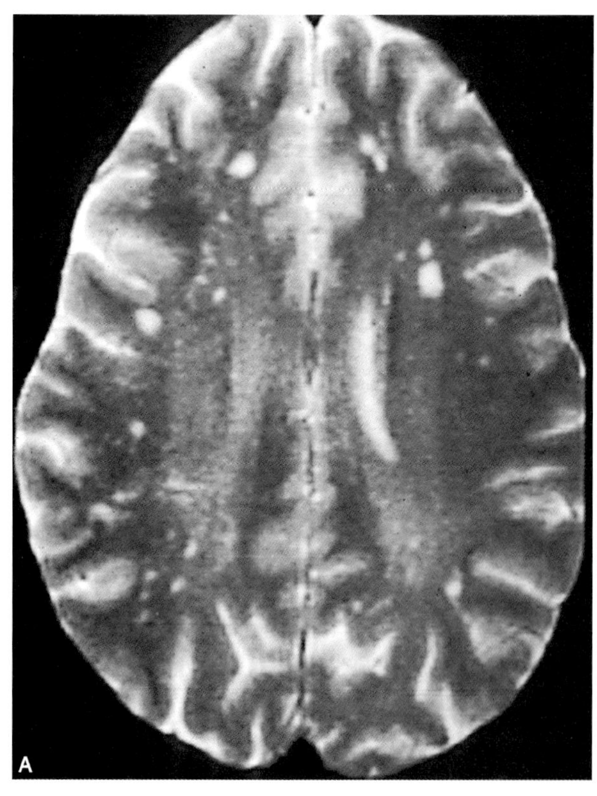

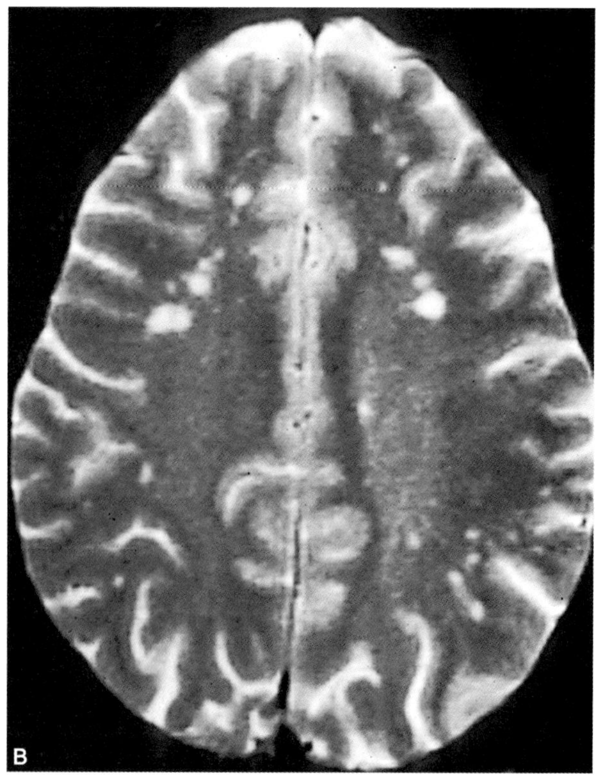

图7.5 抗磷脂抗体综合征。女性,32岁,头痛,有数次流产史(A、B)。T_2WI显示散在的局灶性皮质下和深部白质病变。虽然这些病变是非特异性的,但血清检测显示循环中特异性靶向DNA的致病性免疫球蛋白抗体和其他核成分(统称为核抗原抗体)升高,如狼疮抗凝物和抗心磷脂抗体。这代表一种免疫复合物病,简称抗磷脂抗体综合征。

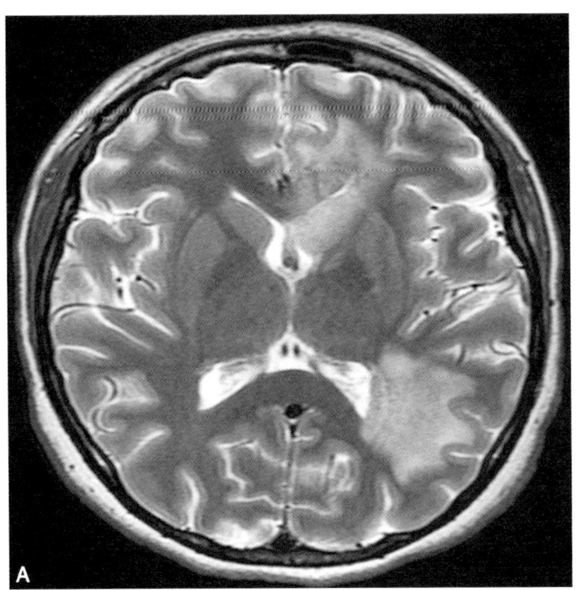

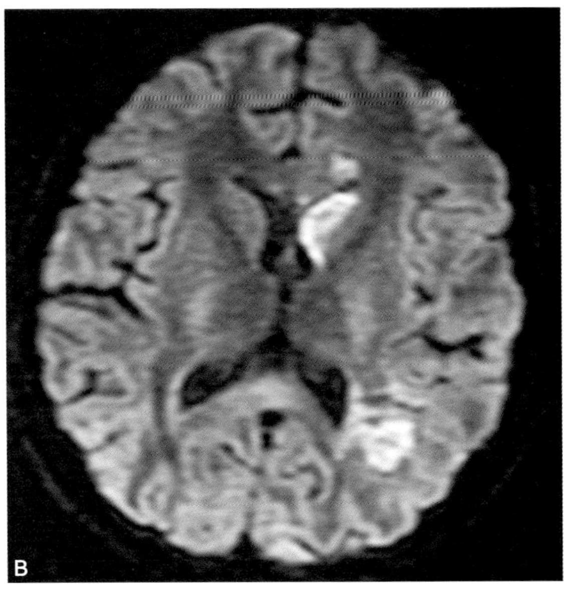

图 7.6　狼疮性脑炎。女性，24 岁，急性发作的神经精神状况。T_2WI（A）和（B）DWI 显示急性缺血区域。缺血性结果通常是非特异性的，必须考虑多种病因，包括各种血管炎性疾病。血管炎性疾病分为原发性（局限于中枢神经系统，如中枢神经系统原发性血管炎）或继发性（与全身炎症或感染过程相关）。继发性血管炎可根据受累血管的大小进行划分（大血管：巨细胞动脉炎；中等血管：结节性多动脉炎；不同血管大小：贝赫切特综合征）。继发性血管炎也可根据其相关的系统性疾病（如系统性红斑狼疮、类风湿关节炎、干燥综合征、抗磷脂综合征和硬皮病）以及已知病因如药物、放射或感染诱发的血管炎进行分类。

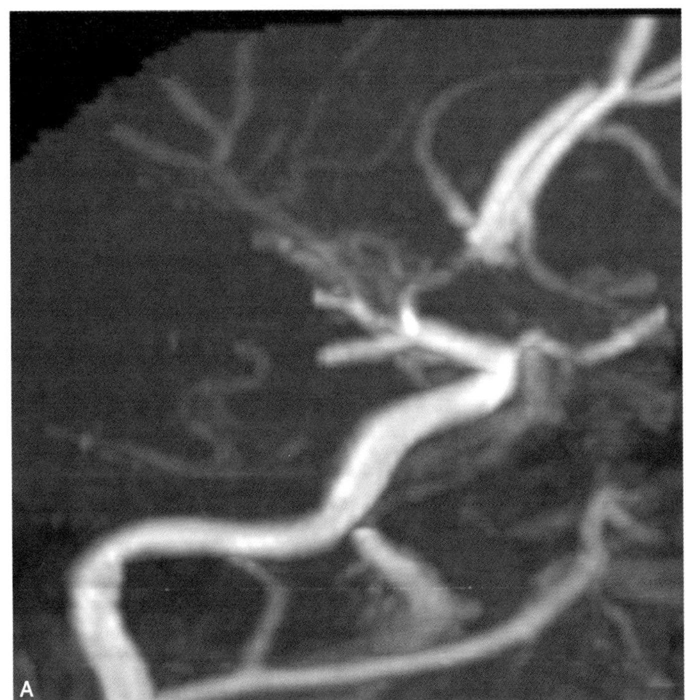

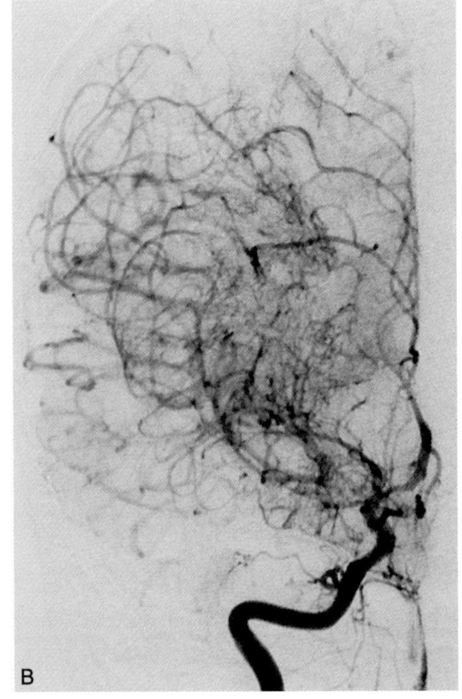

图 7.7　烟雾病（moyamoya 病）。17 岁患者出现局灶性运动无力。T_2WI 及 T_1WI（图片未提供）示多发散在皮质下白质高信号及左侧丘脑梗死。A. MRA 显示整个深部灰质内增多的细小侧支血管。B. 传统的血管造影显示颈内动脉床突上段明显狭窄，显著增多的细小侧支血管表现类似“一股烟雾”（日语“moyamoya”的直译）。术语烟雾病一词是指这种疾病的特发性形式，而烟雾综合征是在已知基础病因的情况下（如肌纤维发育不良、马方综合征、NF1、SLE、唐氏综合征等）。该患者血管疾病的原因尚不清楚，但可以通过各种内外血管旁路手术进行治疗，MRA 可以有效评估手术疗效。

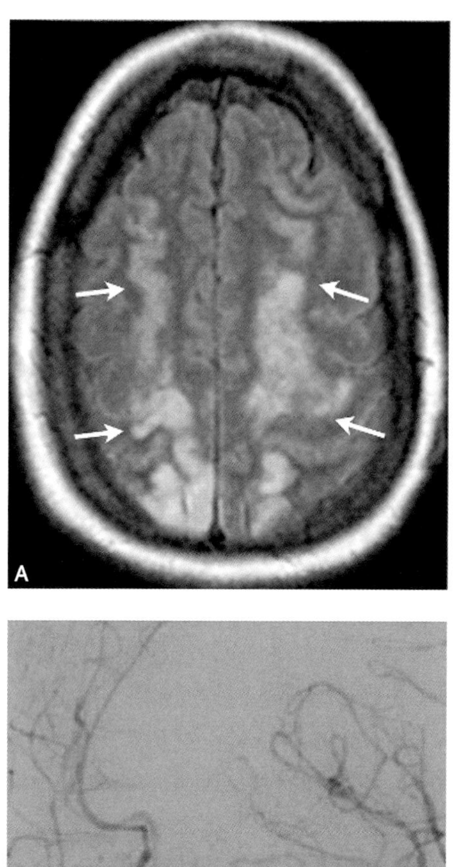

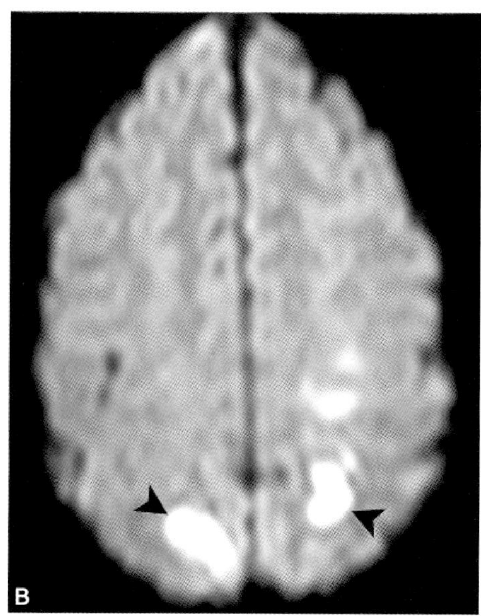

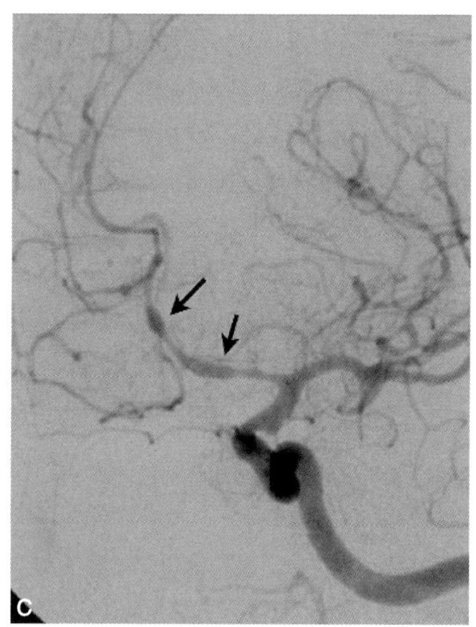

图7.8　药物引起的血管病变。女性，43岁，头痛、意识不清、虚弱。液体衰减反转恢复图像(A)，弥散加权图像(B)和血管造影(C)。明显的信号异常涉及皮质和额顶叶皮质下白质(A中的箭)，并且弥散受限(B中的箭头)。导管血管造影显示大量血管串珠状改变(C中的箭)。药物引起的血管病变最常见于甲基苯丙胺和拟交感神经药物，血管造影和脑活检各有约30%的假阳性率。

中循环抗磷脂抗体(心磷脂或狼疮抗凝物抗体)导致高凝状态，导致白质和缺血性变化。

在表现为小点状白质病变的儿童和年轻成人人群中，请记住这些可能仅仅代表正常患者中常见的偶发非特异性病灶。具体而言，如前所述在许多正常儿童和年轻人中，微小的深部白质高信号很常见，尽管对上述所有情况进行了评估，但病因尚不明确。在这种情况下，这些病变可能简单地反映了与正常血管周围间隙相关的胶质增生的小病灶，或简单地反映了远端不明损伤的胶质残留，如免疫介导的病毒感染后损伤。但是如果临床上怀疑非特异性点状白质病变，应考虑高凝状态和偏头痛性缺血等情况，以及心源性栓塞的病因。超声心动图在评价卵圆孔未闭或心脏瓣膜赘生物中起重要作用。

颗粒性室管膜炎是一种类似病理的正常解剖表现。T_2WI上显示沿着侧脑室额角的高信号区(图7.9)，范围从几毫米到1cm。室管膜下区域的组织学研究显示较松散的轴突网状结构，髓鞘计数低。这种多孔室管膜允许脑脊液的跨室管膜流动，导致局限性T_2高信号。使用FLAIR成像，侧脑室三角区的T_2高信号也是正常表现。随着年龄的增长和血管危险因素，侧脑室周围T_2高信号可沿侧脑室周围分布，称为老年性脑室周围高信号或脑室周围晕。可随着血管病变程度的加深或在脱髓鞘条件(如MS)的背景下变得更加明显。

明显的血管周围间隙也可能类似深部白质或腔隙性脑梗死。由血管穿入脑实质时被脑脊液和软脑膜鞘包裹而形成。

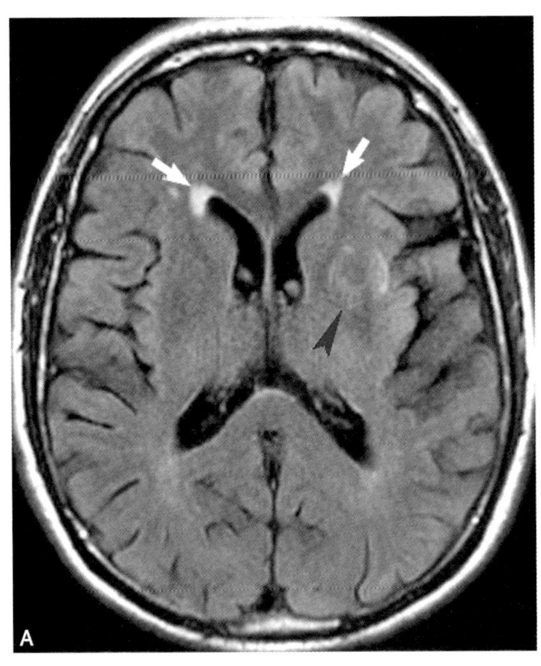

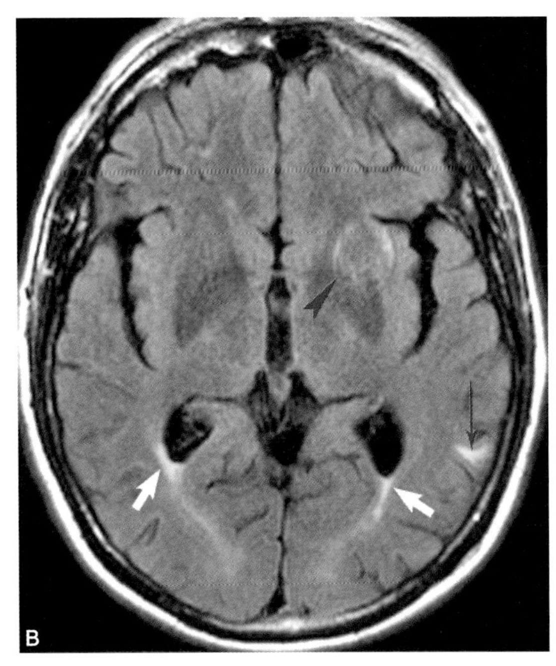

图 7.9　颗粒性室管膜炎（正常表现）。A、B. 男性，42 岁，头痛。液体衰减反转恢复图像显示脑室额角和枕角周围高信号（白箭），为正常表现。这些室管膜周高信号影可因任何潜在白质疾病进展而明显。注意位于左侧基底节内的圆形伪影，这与患者正畸牙套（红箭头）的磁化率伪影相关。沿着左颞顶叶皮质下可见一高信号的小病灶，与创伤后胶质增生有关（B 中红色箭）。

这些充满脑脊液的血管周围裂隙被称为脑血管周围间隙（菲-罗间隙），T_2WIs 上表现为点状高信号灶（图 7.10），常位于半卵圆中心（大脑半球中心白质区）和前连合水平的下基底节区，豆纹动脉在此进入脑实质。直径通常为 1～2mm，偶尔也可能较大。在任何年龄均可视为正常变异，但随着年龄的增加和脑萎缩的发生而变得更加显著。

鉴别脑室周围间隙与脑实质病变的重要方法是使用质子密度加权（第一回波 T_2WI）或 FLAIR 图像。在质子密度加权序列上，脑脊液具有与白质相似的信号强度。血管周围间隙由脑脊液组成，所有序列与脑脊液信号相同（即在质子密度序列上与脑实质呈等信号）。相反，缺血性病变，除非伴有囊变，否则由于胶质增生的形成，质子密度序列表现为高信号。在二次回波 T_2WI 上，深部梗死灶和血管周围间隙均表现为高信号，但只有梗死灶在第一回波图像表现为高信号。同样在 FLAIR 图像上，由于液体信号衰减，只有真正的脑实质病变伴胶质增生才会产生异常信号。然而，有时在质子密度或 FLAIR 序列上，少量的持续性 T_2 高信号可与血管周围间隙相关，这可能解释了在年轻人中观察到的许多偶发的点状高信号灶。大血管周围间隙和腔隙性梗死之间的另一个鉴别特征是位置。腔隙性梗死倾向于发生在纹状体的上 2/3，因为它们反映了远端血管分布的小动脉梗死。相反，脑室周围间隙通常较小，为双侧，通常对称分布在纹状体下 1/3 区域。

由于囊液内含蛋白成分，FLAIR 上的囊状腔隙可表现为高信号。在这种情况下，只能通过结合高分辨率三维 T_1 加权序列反映病变的真正囊性特征。

CADASIL 疾病。伴有皮质下梗死和白质脑病的常染色体显性遗传性脑动脉病（CADASIL）是一种与 19 号染色体 Notch3 突变相关的遗传性疾病。顾名思义，这种疾病通常在中年出现缺血性改变。疾病的相对特异性改变包括颞叶前部和额叶内侧皮质下病变（图 7.11）。CADASIL 病白质受累的区域与小血管缺血性疾病不同，因为 CADASIL 累及较大管径的软脑膜血管。

中枢神经系统血管炎。中枢神经系统血管炎是一组与血管炎症相关的疾病，导致多种缺血表现，包括缺血性脑损伤、脑灌注不足、脑内或蛛网膜下腔出血和血管狭窄。血管炎的影像学表现往往是非特异性的，因此每当遇到缺血性病变时都应考虑血管炎。许多血管炎性疾病与全身症状相关，当中枢神经系统的疾病是全身性疾病的一部分时诊断就容易了，如全身性结缔组织疾病、感染、恶性肿瘤、药物使用或放射治疗。此外，相关的实验室检查如红细胞沉降率（ESR）、C 反应蛋白水平、类风湿因子和补体水平可能对血管炎的诊断有价值。

中枢神经系统原发性血管炎（PACNS）。PACNS 是一种局限于大脑和脊髓的特发性血管炎，常见于 50～60 岁。与红细胞沉降率（ESR）等炎症标志物升高有关。MRI 表现无特异性，血管造影可显示小、中型实质和软脑膜血管节段性不规则和狭窄。

系统性红斑狼疮（SLE）。SLE 是一种自身免疫性疾病，表现为白质病变（75%的患者）以及一系列神经病学和神经精神病学表现，如精神病、卒中、头痛和神经认知缺陷。女与男的患病比例为 10∶1，发病高峰年龄在 20～40 岁。其中约半数患者可伴有广泛性脑萎缩。

烟雾病。日语中的“烟雾”是大脑内动脉床突上段或终末段的一种进行性闭塞性疾病。烟雾病一词用于特发性或家族性疾病，因已知病因如放射性血管炎、镰状细胞贫血和唐氏综合征或马方综合征等引起烟雾病时，使用烟雾综合征来描述。烟雾病是一种儿童和青年人的疾病，呈双峰年龄分布（4 岁为

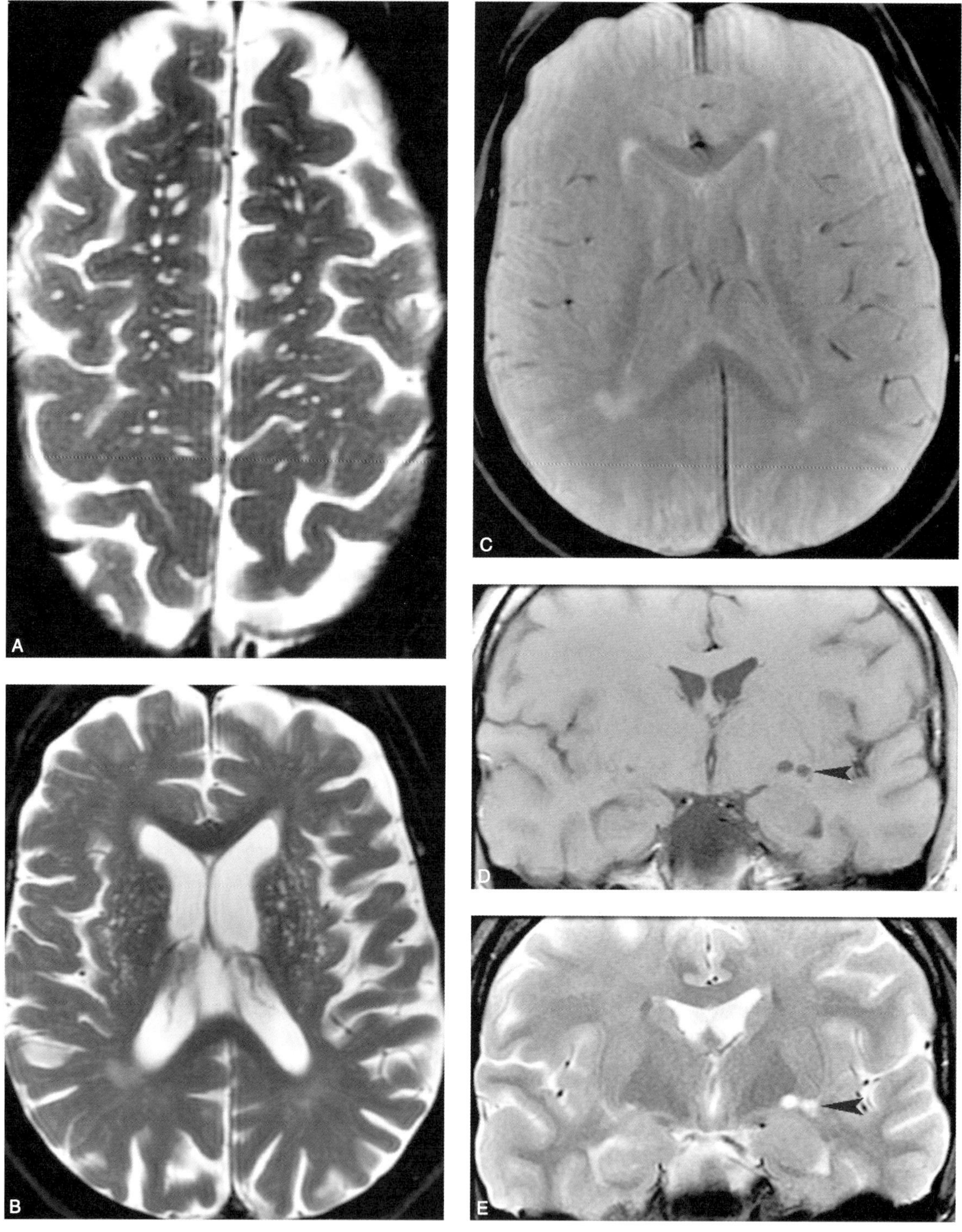

图7.10　脑血管周围间隙。半卵圆中心(A)和基底节区(B)内观察到小的点状脑脊液信号。这些间隙穿透脑实质，反映了软脑膜的血管周围延伸，伴随着动脉进入和静脉从大脑皮质出现。质子密度加权图像(C)上几乎无法显示，这有助于确认它们是脑脊液，而不是白质缺血性胶质细胞病变。尽管血管周围间隙的直径通常为1~2mm，偶尔也可能较大。基底节区偶尔可见大的血管周围间隙(约0.5~1cm)，称为大血管周围间隙。38岁男性冠状位T_1WI(D)和快速自旋回波T_2WI(E)显示沿着左侧豆纹动脉(箭头)走行的圆形囊性灶，并进入基底节。陈旧性腔隙性脑梗死可有类似表现，但在纹状体下部却很少见。腔隙性梗死是血管闭塞导致，因此沿着豆纹动脉的远端范围发生，往往位于基底节的上部。此外，腔隙性梗死形成的胶质细胞增生在质子密度和液体衰减反转恢复图像上呈T_2高信号。

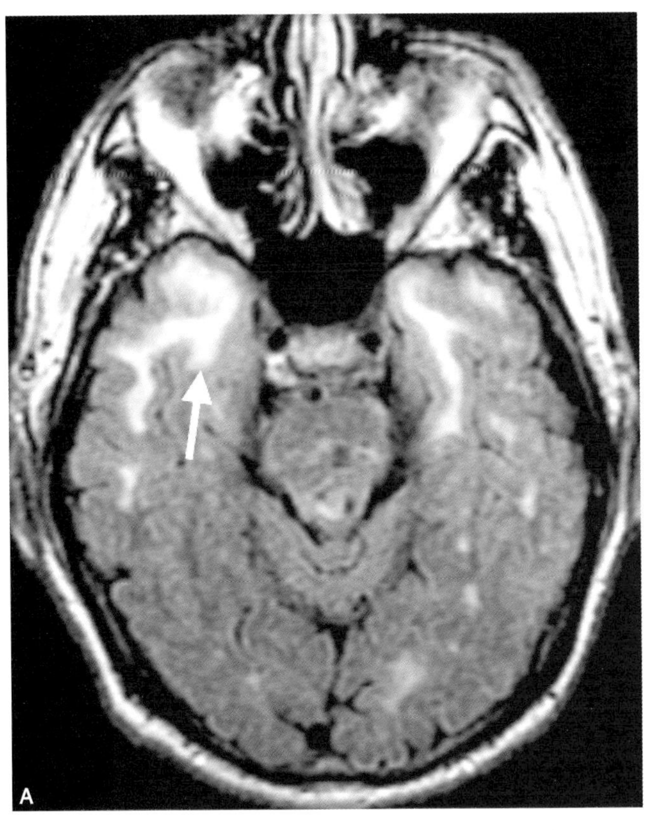

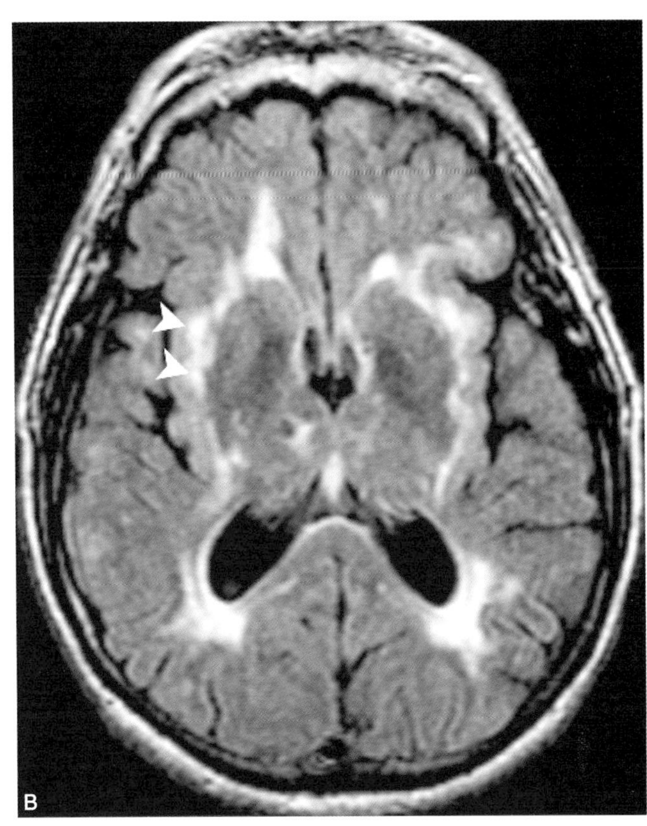

图7.11 CADASIL疾病。常染色体显性遗传性脑动脉病(CADASIL)伴有皮质下梗死和白质脑病。A、B.52岁患者伴有早期认知功能障碍。液体衰减反转恢复图像显示颞前部(箭)、额叶内侧和外囊白质(箭头)的受累,对诊断这种疾病具有相对特异性。与典型的小血管缺血性疾病相反,CADASIL累及较大的软脑膜血管,导致这些区域弓状纤维受累。

第一个高峰,30~40岁为第二个高峰)。特征性的影像学表现包括终末大脑内动脉明显狭窄和闭塞(通常为双侧,但可能不对称,偶尔为单侧),整个深部灰质结构形成广泛的微小侧支血管网。在血管造影中,这些侧支血管的显影形成浓密烟雾样改变。

感染相关性脱髓鞘

各种感染因素可直接或间接导致脑白质病,最常见的是病毒性的。这里介绍一些较常见的药物。关于病毒引起的白质病变的更多讨论见第6章。

疱疹性脑炎是最常见的致死性脑炎。尽管第6章也讨论了这种情况,但其重要性值得反复讨论。疱疹性脑炎多见于儿童和成人,由单纯疱疹病毒(HSV)1型(口腔疱疹)引起;这与新生儿疱疹性脑炎不同,后者由HSV2型(生殖器疱疹)引起。典型的症状无特异性,包括头痛、轻度意识模糊和定向障碍、行为改变和记忆困难;严重病例可有发热、精神恶化和癫痫发作。由于临床表现的多样性,诊断可能很困难。抗病毒治疗简单有效,但治疗失败则100%死亡。虽然诊断可通过聚合酶链反应得到证实,但脑脊液中疱疹病毒DNA的检测需要数天时间,在检查结果返回之前,必须根据临床表现和影像学检查结果进行治疗。

HSV1型感染好发于边缘系统,感染部位主要位于颞叶、岛叶皮质、额下区和扣带回(图7.12)。边缘系统负责情绪、记忆和复杂行为的整合,这些结构的参与解释了就诊时的一些行为症状。影像学检查显示受累皮质和皮质下结构的T_2高信号,表现为脑炎伴不同程度强化。最初,疱疹性脑炎通常是单侧的,然而相继的双侧受累则高度提示本病。组织病理学上,疱疹感染是一种暴发性坏死性脑膜脑炎,伴有水肿、坏死、出血,最终脑软化。因此受累实质内的出血强烈支持这一诊断。

急性播散性脑脊髓炎(ADEM)是一种感染后和疫苗接种后发生的脑脊髓炎,通常发生在病毒性疾病或疫苗接种后,麻疹病毒、风疹病毒、水痘病毒和腮腺炎病毒是最常见的病原体。此疾病被认为是一种免疫介导的炎性脱髓鞘疾病,但有时也无确切的病因。

据推测,机体的抗病毒免疫反应与髓鞘发生交叉反应,导致急性、侵袭性的脱髓鞘。这种针对髓磷脂的非预期抗病毒反应是病毒蛋白和正常人中枢神经系统蛋白之间的共同分子同源性的结果。而少突胶质细胞负责髓鞘的形成和维持,其损伤会导致脱髓鞘。

与ADEM相关的脱髓鞘病变通常开始于病毒感染后大约2周,表现为突然出现临床神经系统症状,包括意识水平下降,从嗜睡到昏迷、惊厥、多灶性神经系统症状,如轻偏瘫、下肢轻瘫和四肢轻瘫、脑神经麻痹、运动障碍和癫痫发作。在大多数病例中,症状可自发消退,但高达25%的患者有永久性后遗症,甚至死亡。尽管ADEM最常见于儿童,但任何年龄的患者均可发病。病变主要累及白质,灰质也可受累。MRI显示与多发性硬化相似的多灶性或融合性白质病变(图7.13)。与MS不同,ADEM是单相性疾病,前者有缓解和复发病程。这一特征通常有助于鉴别ADEM和MS。具体而言,如果大多数已确定的白质病变增强,则提示单相性脱髓鞘过程(即ADEM)。

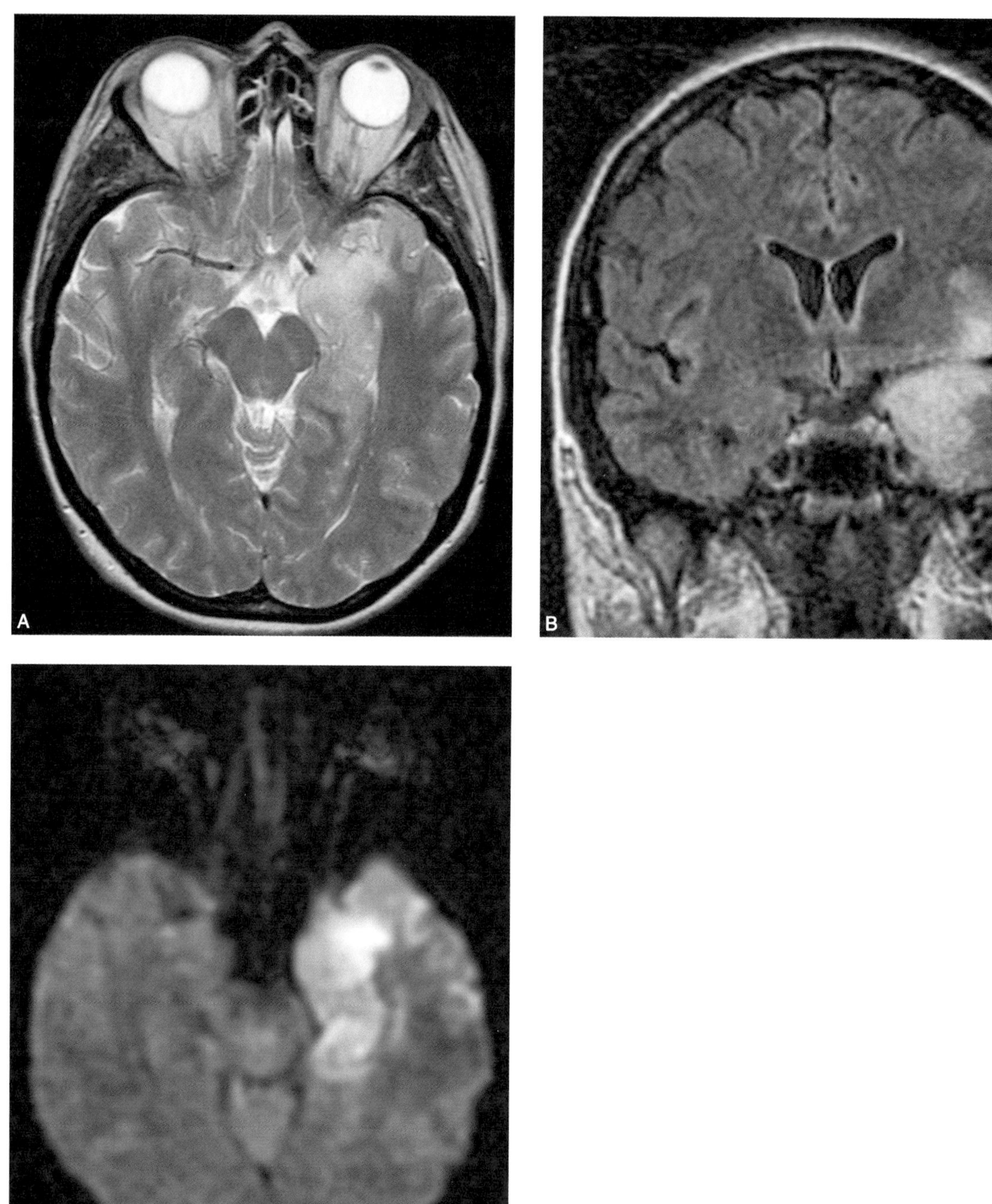

图7.12　疱疹性脑炎。A. T_2WI；B. T_2-FLAIR；C. DWI。青年男性表现为意识模糊，用词困难，行为怪异。MRI显示左颞叶显著异常，包括弥散受限。在早期，这种异常通常局限于双侧岛叶皮质或内侧颞叶，这是疱疹性脑炎的特征。当颞叶、岛叶皮质或扣带回异常时，疱疹脑炎是放射科医师能够做出挽救生命的诊断中少数的几种情况之一，但很容易被临床医师忽视。

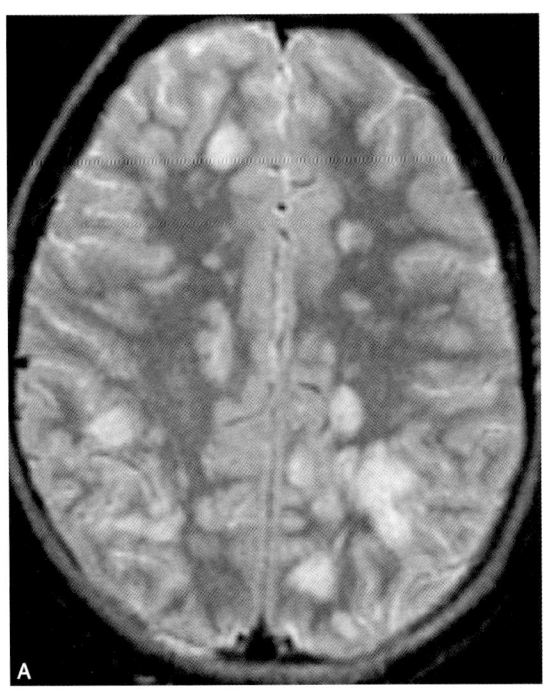

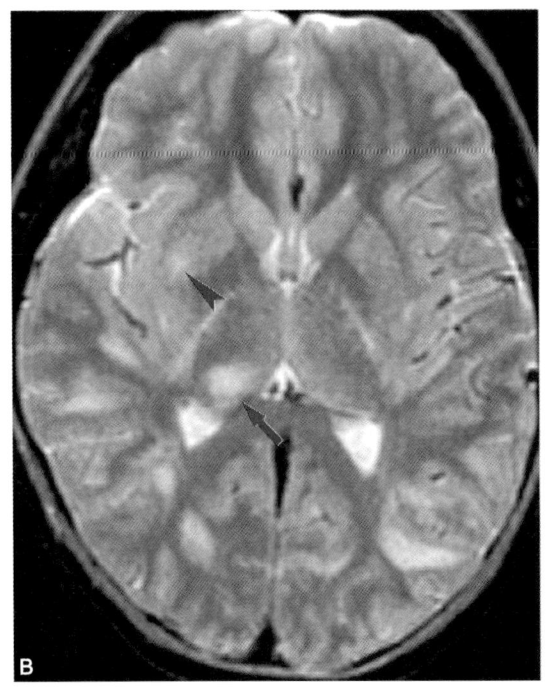

图 7.13 急性播散性脑脊髓炎。A、B. T_2WIs。14 岁男孩在病毒性胃肠炎后 1 周出现精神状态异常。影像学显示多发性皮质下和深部白质斑片状病灶，以及深部灰质结构受累，包括右侧壳核（箭头）和丘脑（箭）。增强后大多数病灶强化（图未提供）。大多数病灶的强化提示活动性脱髓鞘。患者经大剂量静脉注射皮质激素及静脉注射免疫球蛋白治疗后好转。

亚急性硬化性全脑炎是由麻疹病毒引起的一种再活化、进展缓慢的感染。5~12 岁的患儿常在 3 岁以前患过麻疹，为典型表现。MRI 显示脑室周围脱髓鞘斑片状区域以及基底节病变，病程长短不一，可迅速进展或迁延不愈。

进行性多灶性白质脑病（PML）广泛见于免疫功能低下患者，如接受免疫抑制剂和细胞毒性药物治疗者（如器官移植、炎症性关节炎患者）或艾滋病患者。PML 代表潜在的 JC 病毒再激活。这种机会性感染通常见于 T 细胞计数极低的严重免疫缺陷患者，特别是 AIDS、淋巴瘤、器官移植和播散性恶性肿瘤患者。JC 病毒感染少突胶质细胞，后者是生成髓鞘的轴突支持细胞，少突胶质细胞的损伤导致广泛的脱髓鞘。PML 通常累及脑深部白质和皮质下 U 纤维，但不累及皮质和深部灰质（图 7.14）。病变的特点包括少见占位效应、强化及出血，通常位于顶枕部。这些病变进展迅速，融合成较大的不对称融合区域。虽然大多数病变累及幕上白质，但也可能累及灰质和幕下结构（小脑和脑干）。PML 通常是不断进展的，死亡通常在最初诊断后的几个月内发生，尽管有更多的慢性和惰性病例被报道。

HIV 脑病。HIV 累及大脑表现为亚急性脑炎，简称艾滋病痴呆综合征或弥漫性 HIV 脑病。临床特征为进行性痴呆，无局灶性神经系统体征。HIV 脑病似乎不是神经元或巨胶质细胞（即 CNS 支持细胞、星形胶质细胞、少突胶质细胞）直接感染的结果。相反，活跃的 HIV 感染发生在小胶质细胞（脑巨噬细胞）中。这种感染产生的细胞因子和兴奋性化合物对邻近的神经元有毒性作用。

HIV 脑病最常导致轻度脑萎缩而无局灶性异常。偶见 HIV 脑病引起 T_2WIs 局灶性或弥漫性白质高信号。通常 HIV 白质受累表现为弥漫性的 T_2 高信号，呈双侧、相对对称的分布。这种幕上白质信号异常边界不清，常累及大片区域。HIV 脑病也可出现较多的局灶性点状损害。病变增强无强化。

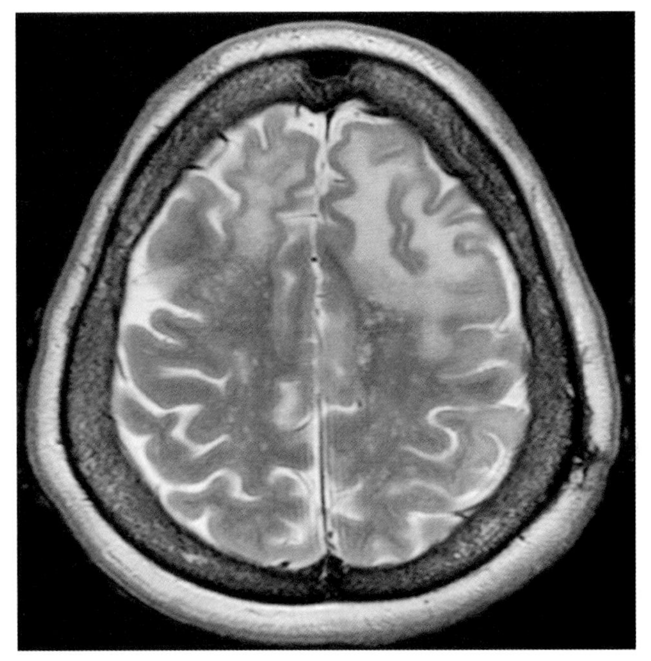

图 7.14 进行性多灶性白质脑病。32 岁的 HIV 阳性男性出现认知功能退化和轻度虚弱。T_2WI 显示左侧额叶内皮层下异常病灶大于右侧。这种脱髓鞘过程的特征包括无或轻微占位效应（即使非常大），以及基本无强化或出血。病变向皮质下 U 纤维延伸，即延伸到皮质下外套膜的边缘，这是脱髓鞘的特征性表现。T 细胞计数极低反映免疫功能低下状态也是诊断的关键。在免疫功能正常的患者中，这种类型病变的鉴别诊断考虑可能包括可逆性后部脑病综合征，它可以有相似的影像表现，但没有这样明确的皮质下 U 纤维扩展。

脱髓鞘也可能是病毒感染的间接结果。具体来说，脱髓鞘可能是由病毒性疾病引起的，这是病毒对白质诱导的自身免疫反应的结果。这一过程可以解释许多在年轻患者中偶然出现的 T_2 高信号点状病灶。

中毒和代谢性脱髓鞘

脑桥中央髓鞘溶解症（CPM）是一种导致特征性脑桥中央脱髓鞘的疾病。这最常见于电解质异常的患者，特别是低钠血症，可迅速纠正，从而产生了“渗透性脱髓鞘综合征”这一术语。这种情况最常见于儿童以及营养不良的酗酒者。偶尔发病与糖尿病、白血病、移植受者、慢性衰弱患者和其他导致慢性营养不良的疾病有关。临床过程被经典地描述为双相，从低钠血症引起的全身性脑病开始，通常在最初纠正钠后短暂改善。随后出现第二种神经系统综合征，在纠正或过度纠正由髓鞘溶解引起的低钠血症后 2~3d 出现。后一阶段的典型特征是快速进展的皮质脊髓束综合征，伴有四肢瘫痪、精神状态的急性改变和闭锁状态；患者处于缄默状态，不能活动，偶尔昏迷。患者往往病情严重，预后极差。

CPM 的病理生理学与脑组织内渗透压生理平衡紊乱有关。少突胶质细胞对 CPM 相关的渗透应力最敏感，CPM 的分布变化与少突胶质细胞在中央脑桥、丘脑、苍白球、壳核、外侧膝状体和其他脑外部位的分布平行。髓鞘溶解的机制尚未完全阐明，但它似乎有别于像 MS 那样的脱髓鞘过程，其中炎症反应占优势。CPM 以肌球蛋白内分裂、空泡形成和髓鞘破裂为特征，推测可能是渗透作用所致。然而有神经元和轴突的保护，不存在相关的炎症反应伴有渗透性脱髓鞘，可将此过程与以明显的血管周围炎症为特征的 MS 相鉴别。MRI 特征性地显示了 T_2WI 上的异常高信号，相当于脑桥中央脱髓鞘区域（图 7.15）。此外，脑桥

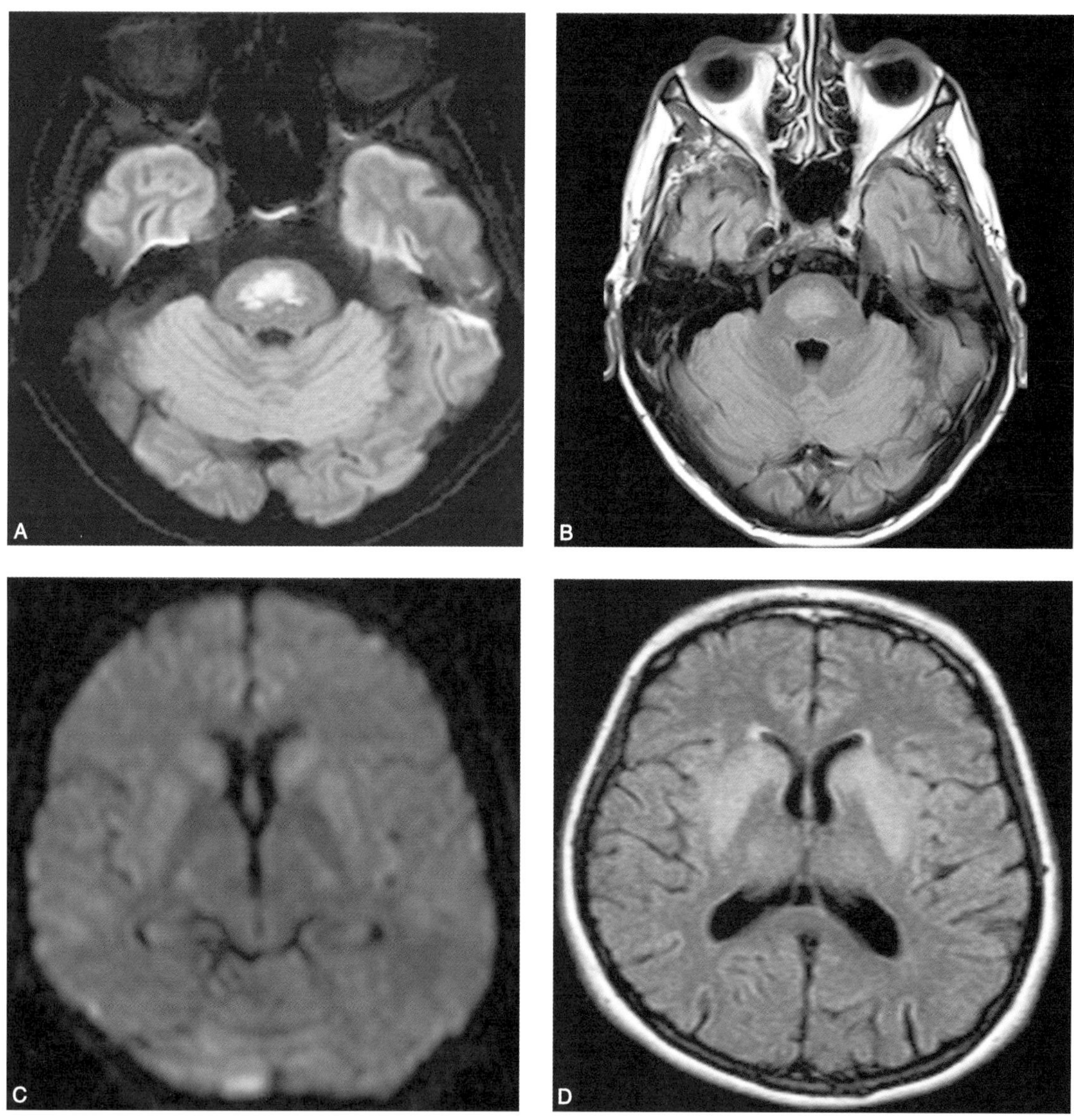

图 7.15　渗透性脱髓鞘综合征。脑桥中央和脑桥外髓鞘溶解症（CPM 和 EPM）。A. 弥散加权成像。B. T_2-FLAIR。酗酒患者入院时血清钠为 110mEq/mL。血钠迅速恢复正常后，患者昏迷。影像学表现为脑桥基底弥漫性高信号伴弥散受限。影像学改变通常首先在 DWI 上出现，早于 T_2WI 出现异常前几天，因此一定要仔细研究 DWI 序列。而仅有 T_2WI 改变的影像特征，最常见于长期存在的小血管缺血性改变。临床病史有助于鉴别脑桥中央髓鞘溶解症和梗死（缺血性脱髓鞘）。C. 弥散加权图像。D. T_2-FLAIR。脑桥外也可出现渗透性脱髓鞘，称为脑桥外髓鞘溶解症，典型者累及深部灰质结构（基底节、丘脑）和深部白质束（内、外和最外囊以及胼胝体压部）。

外受累部位也有报道，包括小脑白质、丘脑、苍白球、壳核和外侧膝状体，引起脑桥外髓鞘溶解症。

可逆性后部脑病综合征（PRES）是一种以脑实质内信号改变为特征，主要累及后部血管分布的疾病。也有人称之为可逆性后部白质脑病综合征（RPLE）。患者可出现各种各样的症状，包括头痛、癫痫发作、视觉改变和精神状态改变，MRI 显示顶枕叶相对对称的双侧皮质下和皮质血管源性水肿（图 7.16）。有关该病症病因的主要理论是脑血管的自身调节能力暂时失效，导致过度灌注、血脑屏障破坏以及随后的血管源性水肿，但无急性缺血性改变。尽管全身血压改变，自动调节仍保持了恒定的脑血流量，但这可以在“突破点”被克服，此时增加的全身血压被传递到大脑，导致脑过度灌注。这种灌注压的增加足以克服血脑屏障，使液体、大分子甚至红细胞外渗进入脑实质。顶叶和枕叶的优先受累被认为与后循环交感神经支配相对较差有关。

各种各样的情况导致 PRES 特征性的临床表现和影像学表现。病症包括环孢菌素 A 或他克莫司（FK506）治疗、急性肾衰竭尿毒症、溶血性尿毒症综合征、子痫、血栓性血小板减少性紫癜以及多种化疗药物（包括干扰素）治疗。最近，在阿尔茨海默病的治疗中也有类似的发现，使用了各种针对中枢神经系统淀粉样蛋白清除的试验性治疗药物。当在使用淀粉样蛋白去除剂治疗的情况下观察到 PRES 的影像学结果时，这种情况被称为淀粉样蛋白相关的影像学异常（ARIAs）。

不同的致病因素提示最终的共同病因途径涉及内皮损伤、

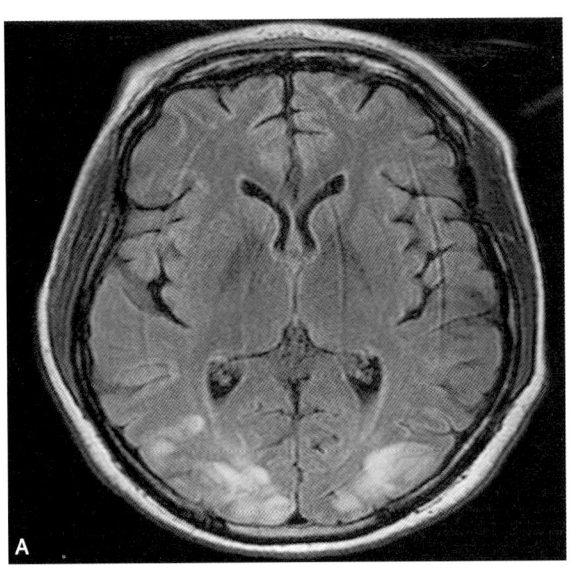

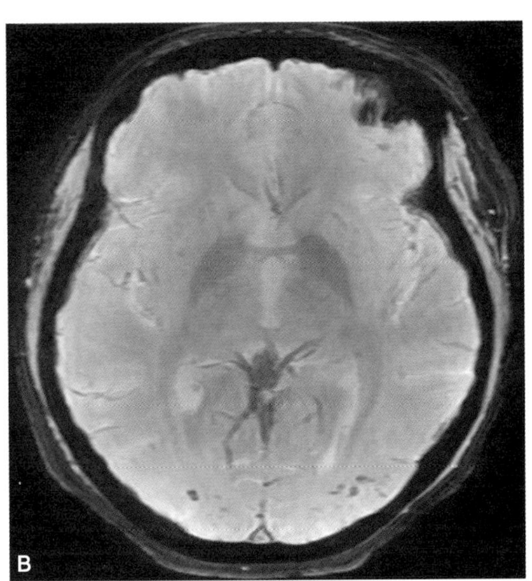

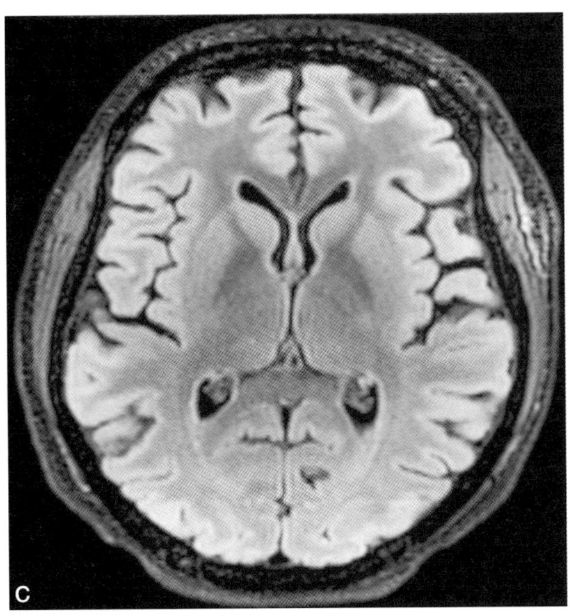

图 7.16　可逆性后部脑病综合征（PRES）。A. T_2-FLAIR。43 岁移植患者正在接受环孢素治疗时出现视力障碍和高血压。T_2WIs 显示顶枕叶内主要为皮质下信号异常的斑片状区域，伴有一些皮质受累，对应于后部血管分布。B. 磁敏感加权成像（SWAN）。典型的 PRES 与细胞毒性水肿或实质出血无关。然而在更严重的病例中，这种情况可继续导致不同程度的出血（微小的瘀点到明显的实质出血）和缺血。C. T_2-FLAIR。PRES 的治疗通常是去除致病因子。在这种情况下，减少环孢素剂量后，临床症状和影像学表现均得到了缓解，证实这是毛细血管渗漏的一过性阶段。

血压升高或这些因素的组合。相关的临床状况可能通过对血管内皮的细胞毒性作用(内毒素)促成了这种生理效应,导致毛细血管通透性增加,使这一过程在接近正常血压时发生,或通过诱导或加重高血压。高血压通常与PRES相关,但可能相对较轻,并且不普遍存在,尤其是在免疫抑制的情况下。这种情况并不总是可逆的,偶尔可导致出血性梗死。

Marchiafava-Bignami病是脱髓鞘的一种罕见形式,最常见于酗酒者。首次报道对意大利红酒饮酒者的描述,但此后对其他类型的饮酒者以及非饮酒者也有报道。该病以累及胼胝体中央纤维(内侧带)的脱髓鞘为特征,但也可累及其他白质束,包括前后连合、半卵圆中心和大脑中脚。这反映了渗透性脱髓鞘的一种形式,如前面所讨论的脑桥外髓鞘溶解症。起病通常隐匿,最常见的症状是非特异性痴呆。

韦尼克脑病与科尔萨科夫综合征是由硫胺素(维生素 B_1)缺乏引起的代谢紊乱,继发于重度慢性酒精中毒(最常见)、血液系统恶性肿瘤或孕妇反复呕吐。事实上,这种情况可能发生在许多不同的与酒精无关的病理状态下,但这些情况都有营养不良的共同点。一般来说硫胺素有良好的临床反应,因此当遇到深部灰质和中脑导水管周围灰质的特征性病变时,考虑这种情况可以对病情进行早期诊断。

典型的韦尼克脑病表现为急性发作的眼球运动异常、共济失调和意识模糊的临床三联征。俄罗斯精神病学家科尔萨科夫描述了长期酗酒者的记忆障碍,因此如果韦尼克脑病患者存在持续性学习和记忆缺陷,则症状群称为韦尼克-科尔萨科夫综合征。

本病急性期MRI可发现乳头体、基底节、丘脑及脑干 T_2 高信号或增强强化,导水管周围受累。相反,慢性期可表现为乳头体、中脑被盖萎缩以及第三脑室扩张。除乳头体受累外,这些发现与利氏病(Leigh病)非常相似,支持利氏病酶学异常在某种程度上与硫胺代谢有关的观点。

放射性脑白质病。辐射可能导致继发于辐射诱发血管病变的白质损伤。放射性脑白质病通常在治疗后6~9个月累积剂量超过40Gy时发生。这些异常表现包括 T_2WIs异常高信号区域,典型的表现为白质区,并延伸至照射脑区的皮质下U纤维(图7.17)。注意,这是辐射对脑的间接影响,由小动脉和小动脉受累的动脉炎(内皮肥大、中膜玻璃样变和纤维化)引起。

放射性坏死和放射性动脉炎。与放射性脑白质炎的良性性质相反,放射性坏死和放射性动脉炎是与中枢神经系统辐射有关的主要危害。这两种辐射效应均与剂量密切相关,放射性坏死可发生于放疗后数周至数年,但最常见于放疗后6~24个月。除非采用γ刀治疗,否则在治疗后不到6个月时很少观察到放射性坏死。γ刀是一种消融手术,旨在破坏靶组织,因此可能更容易引起明显的放射性坏死。这与放射治疗相反,放射治疗本质上不是消融,放射性坏死可以是进行性的和致命的。放射性坏死通常表现为具有占位效应和环状强化的强化病变或多发增强病灶,类似复发性肿瘤。辐射也可能诱发照射野内的毛细血管扩张,可能出现类似于隐匿性血管畸形。

放射性坏死最常见于受照的瘤床内或其附近,但有时见于较远的瘤床。理论上认为瘤床内及邻近的部分损伤的脑实质更易受到放射性损伤,从而解释放射性坏死的分布。在脑肿瘤切除和随后的放疗后,鉴别肿瘤复发和放疗相关的坏死是非常

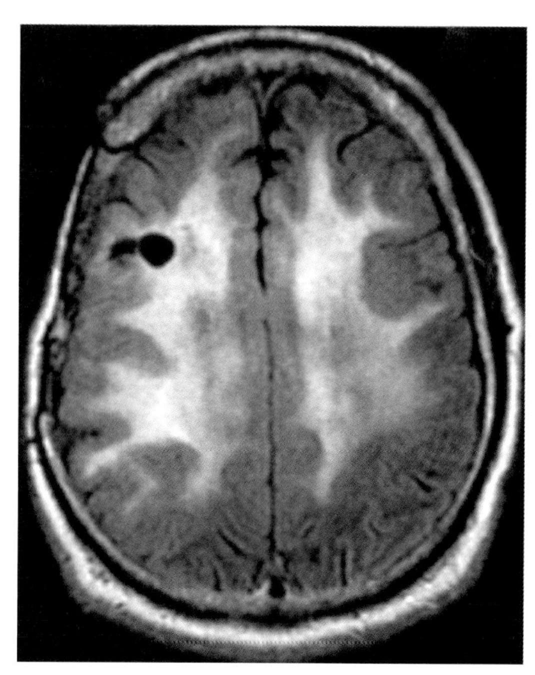

图7.17 放射性脑白质病。62岁女性因转移性中枢神经系统乳腺癌全脑放疗1年后行MRI检查。液体衰减反转恢复图像显示整个脑室周围白质高信号,右额叶局部信号异常为转移瘤切除术后改变。虽然这种情况可能导致某种程度的神经认知障碍,但该患者完全无症状,只是返回接受常规随访检查。

困难的,因为这两种情况都可能继续生长并表现出肿瘤的影像学特征,即病变生长、不规则环形强化、水肿和占位效应(图7.18)。如果在连续扫描期间,治疗瘤床内的病灶稳定和消退,这显然是放射性坏死;但如果病灶进展,则很难区分肿瘤和放射性坏死。PET和MR波谱(MRS)在区分肿瘤复发和放射性坏死方面有价值。通过PET扫描,通过发射正电子衰变的短寿命放射性同位素(如 ^{18}F-FDG)与葡萄糖(一种代谢活性分子)

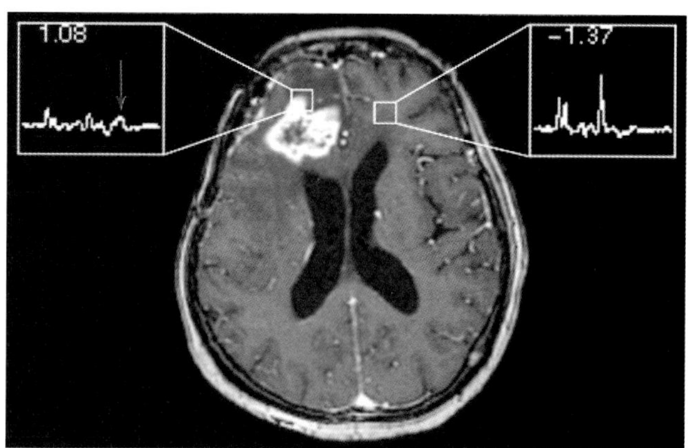

图7.18 放射性坏死。增强 T_1WI与多体素磁共振波谱。45岁男子切除并照射的右额叶胶质瘤8个月后,术区显示强化肿块。但2-脱氧-2-氟[^{18}F]-D-葡萄糖PET未显示放射性同位素摄取(未显示)。病变增强区域的MR波谱体素显示一个小的乳酸和脂质峰值(箭)(0.9~1.3ppm),所有其他主要代谢物(胆碱、肌酸和N-乙酰天冬氨酸)减少,与左侧额叶的正常频谱形成对比。PET和MR波谱分析均证实了放射性坏死的诊断。在间隔3个月进行的连续MR扫描显示病变缓慢消退,在24个月随访时病变消失。

结合。这种示踪剂模拟葡萄糖，被高于正常代谢活性的组织摄取和保留，如肿瘤复发。这与放射性坏死相反，后者代谢不活跃。

质子(氢)磁共振波谱成像特征的代谢物的肿瘤和非肿瘤的脑损伤。这些生化信息有助于区分肿瘤复发区域和放射性坏死区域。主要脑代谢物包括胆碱(Cho)、肌酸(Cr)和N-乙酰天冬氨酸(NAA)(分别位于3.2、3.0和2.0ppm处)。Cho反映细胞的密度和增殖，常随肿瘤增大而升高。Cr是正常细胞的代谢产物，在多种疾病情况下常保持稳定。因此Cr通常用作计算Cho及NAA比值(Cho/Cr和NAA/Cr)的分母，校正个体差异并允许个体受试者之间进行比较。NAA是神经元标志物，反映神经元密度。NAA信号的缺失与神经元的缺失或损伤相一致，这可以在各种各样的疾病状态中看到，包括放射性坏死甚至MS。

辐射区内的大血管可能会发生辐射诱导的内皮肥大、中膜玻璃样变和纤维化，最终导致进行性血管狭窄，甚至闭塞。这常常涉及儿童患者的颈动脉海绵窦段和床突上段，这些患者为了治疗肿瘤而接受了鞍旁区的照射，如颅咽管瘤或视神经和下丘脑胶质瘤。颈动脉床突上段几乎完全闭塞导致脑和纹状体缺血性改变，偶可出现豆纹侧支代偿性增生。血管造影时，这些侧支血管显示称为烟雾病，意思是冒出烟雾。经典的烟雾病是指床突上段闭塞性动脉病变，主要发生于儿童，属于特发性(见图7.7)。

当氨甲蝶呤化疗(鞘内或全身)与中枢神经系统放疗联合给药时，这些药物可能具有协同作用，导致明显的白质异常。理论上低剂量辐射可改变血脑屏障，使氨甲蝶呤的渗透率增加至神经毒性水平。这在接受白血病治疗的儿童中最为常见，并描述了两种特殊情况：第一种称为矿化性微血管病，见于其中1/3的患儿，是以对称性皮髓质交界处和基底节钙化为特征的脑弥漫性破坏性改变，白质内也有弥漫性信号异常；另一种是放疗和氨甲蝶呤联合治疗所致的更严重但不常见的并发症称为坏死性白质脑病，可导致白质的广泛损伤，包括脱髓鞘、坏死和胶质增生，MRI显示大面积弥漫性融合区白质信号异常，皮质保留。临床上这些患儿可出现从认知功能轻度减退到进行性痴呆、癫痫发作、偏瘫、昏迷等症状。

髓鞘发育不良性疾病

到目前为止所描述的疾病过程是脱髓鞘，因为它们代表了正常髓鞘的破坏。相反，髓鞘形成障碍也称为脑白质营养不良，是由于遗传性酶或代谢障碍导致髓鞘异常形成或不能维持在正常状态的疾病。虽然这些疾病大多是无法治疗的，但确立诊断对预测预后和进行亲代遗传咨询是有价值的。这些疾病的特征是由于特定的酶缺乏，使各种分解代谢产物蓄积，导致髓鞘进行性破坏。。临床上患儿常表现为进行性精神和运动功能减退。影像学上，这些疾病表现为弥漫性白质病变，彼此非常相似；但是确实存在一些显著特征(表7.2)，有助于鉴别脑白质营养不良的因素包括发病年龄和白质受累的类型。血清生化和酶学分析也可做出特异性诊断。

异染性脑白质营养不良是脑白质营养不良中最常见的一种，由常染色体隐性遗传方式传播，是芳基硫酸酯酶A缺乏的结果。最常见的类型是婴儿型，在约2岁时明显出现步态障碍和精神退化，疾病进展稳定，通常在发病5年内死亡。MRI显示进行性对称性非特异性白质受累，皮质下U纤维减少，影像学表现无特征性。

肾上腺脑白质营养不良是一种性连锁隐性遗传病(过氧化物酶体缺乏)，仅发生于男孩，典型的发病年龄在5~10岁之间。顾名思义，这类患者常有肾上腺相关症状，如肾上腺皮质功能不全或皮肤色素异常等。肾上腺脑白质营养不良表现为对称性累及脑室周围白质，并向胼胝体压部扩展(图7.19)。脑室周围受累的好发部位为膝状核的内侧和外侧，分别代表听觉和视觉通路的中枢。这解释了这些儿童早期出现视觉和听觉症状的原因。

利氏(Leigh)病又称亚急性坏死性脑脊髓病，是一种线粒体酶缺陷性疾病，通常在婴儿期或儿童期(<5岁)发病。利氏病的组织病理学表现与韦尼克(Wernicke)脑病相似(慢性酗酒者缺乏维生素B_1引起的代谢紊乱)，因此怀疑其与先天性硫胺素代谢缺陷有关。临床表现差异性极大，常无特异性。基底节和丘脑以及皮质下白质可见对称性局灶性坏死病灶(图7.20)。病变也可扩展到中脑、髓质和脊髓后柱，特征性表现为中脑导水管周围灰质受累。与韦尼克脑病不同的是，乳头体正常。在同一线粒体疾病家族中，还有另外两种脑病，其首字母缩写为MELAS(线粒体脊髓病、脑病、乳酸酸中毒和卒中样发作)和MERRF(肌阵挛癫痫伴破碎红纤维综合征)。这些遗传性线粒体异常是由线粒体DNA或线粒体RNA的点突变引起的，代表着进行性神经退行性疾病，临床特征为卒中、卒中样表现、恶心、呕吐、脑病、癫痫发作、身材矮小、头痛、肌无力、运动不耐受、神经感觉听力丧失和肌病。

表7.2

髓鞘发育不良疾病

疾病	头部大小	发病年龄/岁	白质受累	灰质受累
异染性脑白质营养不良	正常	婴儿型:1~2 少年型:5~7	弥漫性受累	无
肾上腺脑白质营养不良	正常	5~10	胼胝体膝部和压部对称性受累	基底节和导水管周围灰质
利氏病	正常	<5	皮质下白质区	无
亚历山大病	正常至增大	≤1	额叶	无
Canavan病	正常至增大	≤1	弥漫性受累	灰白质空泡化

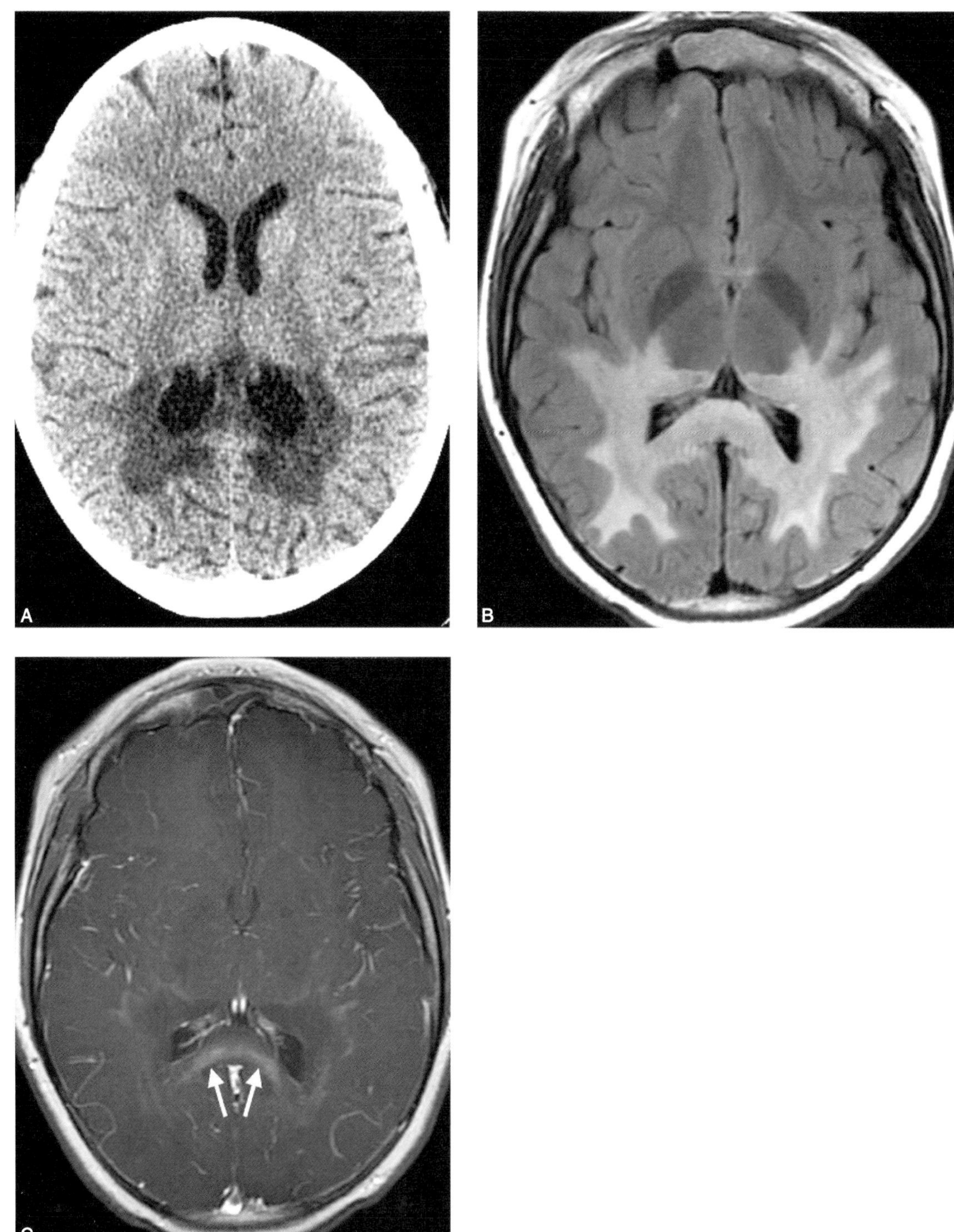

图7.19 肾上腺脑白质营养不良。A. CT;B. 液体衰减反转恢复图像;C. 增强 T_1WI。两例不同的患者(分别为CT和MRI)表现为逐渐加重的步态障碍、听力和视觉症状以及肾上腺功能不全。影像学显示脑室周围和枕叶白质异常,延伸至胼胝体压部。累及延伸至内侧和外侧膝状体区域,分别解释了患者的听力和视觉症状。压部(箭)强化,代表与代谢相关脱髓鞘急性期。

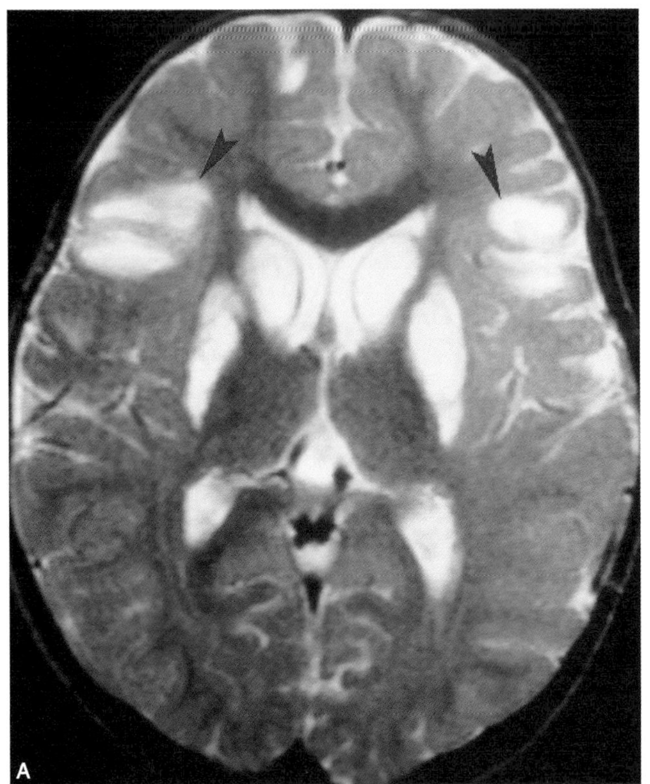

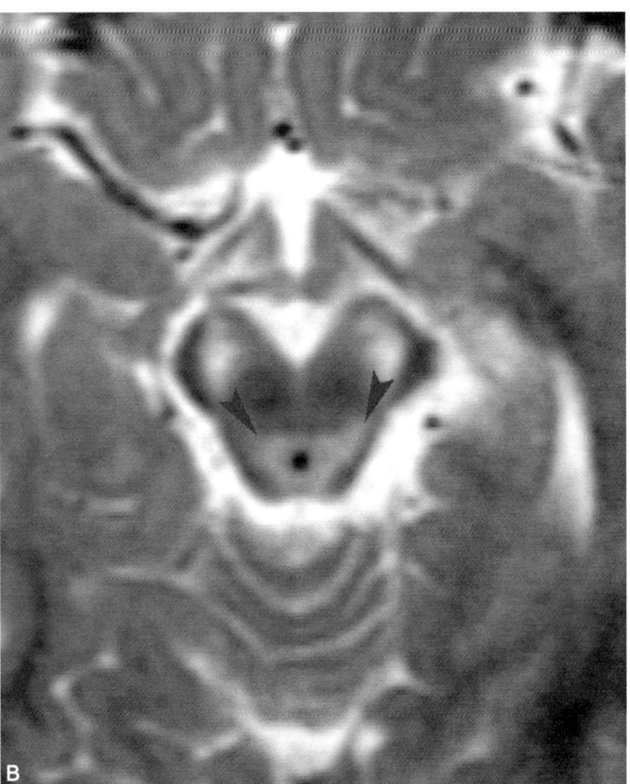

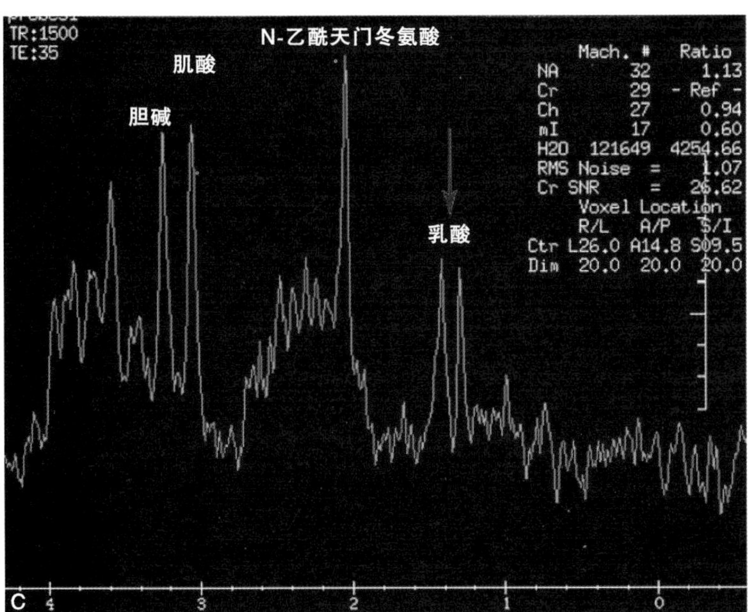

图7.20 利氏病。3岁利氏病(线粒体酶缺陷)患儿表现为进行性肌张力减退和癫痫发作。A. T_2WI 显示灰质和白质广泛病变,包括基底节(苍白球、壳核、尾状核)、脑干(中脑和导水管周围灰质)以及皮质下白质受累(箭头)。B. 中脑导水管周围灰质(箭头)受累是利氏病或韦尼克综合征的典型表现。这两种情况都与硫胺素缺乏有关;前者与参与硫胺素代谢的线粒体酶缺乏有关,后者则是营养性的。鉴别特征之一是韦尼克综合征乳头体受累,而利氏病乳头体正常。C. MR 波谱显示乳酸峰值升高至1.3ppm,支持利氏病的诊断。与利氏病相关的线粒体酶缺陷包括丙酮酸脱氢酶复合物、丙酮酸羧化酶和电子传递链,可导致血液、脑脊液和中枢神经系统乳酸和丙酮酸水平升高。

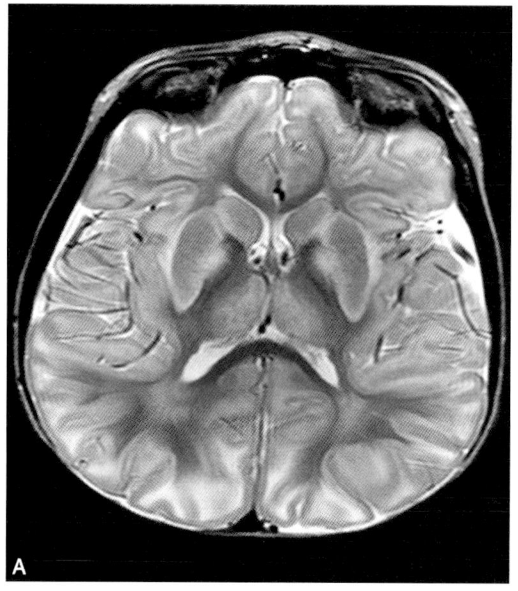

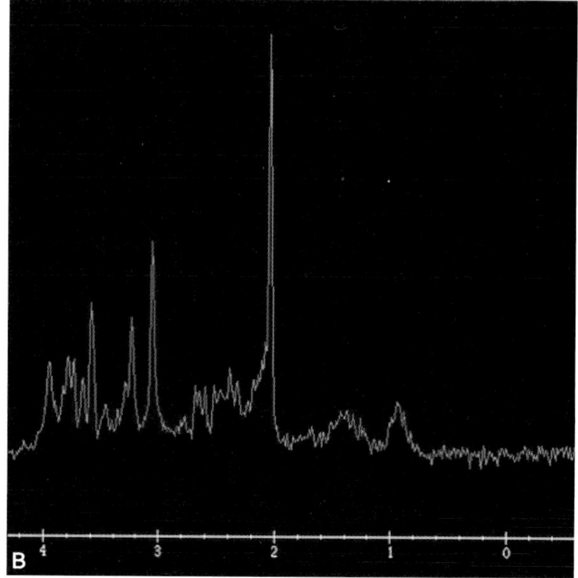

图7.21　Canavan病。22个月大的患儿出现进行性痉挛性四肢轻瘫和大头畸形。A. T_2WI 显示弥散性高信号延伸至整个人脑白质，累及皮质下U纤维。这个非特异性的表现见于许多脑白质营养不良的晚期阶段。B. 磁共振波谱显示N-乙酰天冬氨酸(NAA)升高，诊断为门冬氨酸酰化酶缺乏(Canavan病)，导致NAA在脑内蓄积和随后的髓鞘破坏。

Alexander病和Canavan病是最罕见的脑白质营养不良，可能出现在出生后的头几周。患者常出现脑部扩大，大头畸形。表现为癫痫发作、痉挛和发育延迟。Alexander病白质病变常始于额叶白质，向后进展(图7.21)。Canavan病是由天冬氨酸酰化酶缺乏引起的，天冬氨酸酰化酶缺乏会导致NAA在大脑中积累，继而导致髓鞘破坏。可形成由一个巨大的NAA峰组成的特异性MRI波谱。

脑脊液动力学

在急性脑积水患者中，脑脊液的经室管膜流动可能类似脑室周围白质疾病。脑脊液主要由侧脑室、第三脑室和第四脑室的脉络丛产生。脑脊液从侧脑室流经室间孔进入第三脑室，然后经大脑水管进入第四脑室。脑脊液通过第四脑室外侧孔和正中孔(分别为Luschka孔和Magendie孔)离开脑室系统。流经基底池和大脑半球表面。主要的吸收部位是通过蛛网膜绒毛进入静脉循环，然后进入硬膜窦，主要是上矢状窦。虽然脑脊液产生和吸收的主要途径如上所述，但仍有大量脑脊液可通过脑室室管膜内层产生和重吸收。这种脑脊液的经室管膜流动可成为脑室阻塞时脑脊液重吸收的重要手段。

脑积水由脑脊液循环通路阻塞引起，分为两种主要类型：非交通性和交通性。非交通性脑积水是指脑室系统内发生阻塞，阻碍脑脊液流出脑室(图7.22)，相反对于交通性脑积水，脑脊液阻滞发生在脑室系统之外，位于蛛网膜下腔内。脑脊液

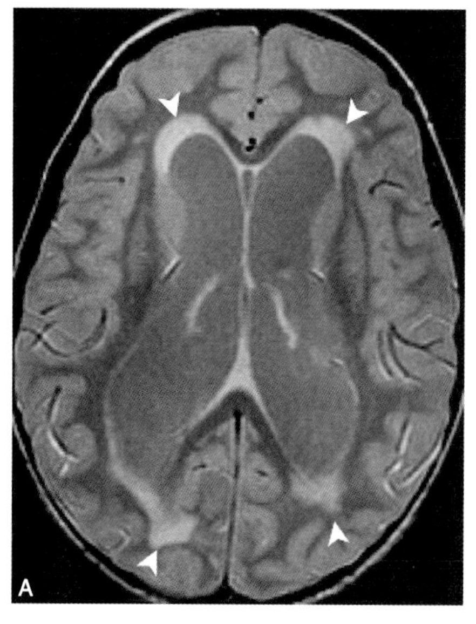

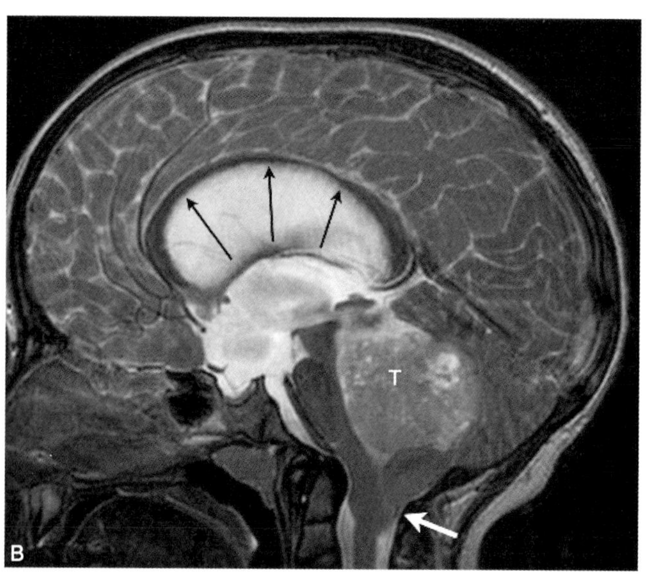

图7.22　脑积水。A. 液体衰减反转恢复图像；B. 矢状位 T_2WI。6岁患儿表现为慢性头痛。脑室扩张伴脑室周围高信号(箭头)。在矢状面成像上，胼胝体向上凸起(箭)、第三脑室向下凸起，使鞍上池闭塞和扁桃体下移(白箭)。阻塞型室管膜瘤(T)充填第四脑室。

能够从脑室系统流出，但不能被蛛网膜绒毛正常吸收。理论上，交通性脑积水时，脑室系统的大部分扩大；而非交通性脑积水，脑室系统扩张至梗阻点。由于后颅窝相对局限，第四脑室常不扩张，因此不能作为鉴别交通性和非交通性脑积水的可靠方法。交通性脑积水通常表现为幕上脑室扩大，第四脑室显示正常。尽管第四脑室扩张提示交通性脑积水，但不是可靠的征象，因为在第四脑室出口孔（Luschka 和 Magendie）的阻塞可导致类似的表现。

在评估是否存在脑积水时，应特别注意第三脑室和侧脑室颞角。第三脑室侧壁和下壁的向下凸起是脑积水的特征。一个更敏感的脑积水指标是颞角增大，颞角扩大甚至在侧脑室受累明显之前。

萎缩性脑室扩大。必须区分脑积水和萎缩性脑室扩大。后者是脑实质萎缩导致的扩大的脑室系统，脑萎缩导致脑沟和脑室扩大。与脑积水不同，脑室扩大与脑沟扩大成比例，第三脑室和颞角特别有助于区分。这两处均被脑组织包围，通常无明显萎缩。第三脑室被丘脑（灰质）包绕，颞叶白质相对较少，这与侧脑室周围的大量白质形成对比，因此脑萎缩时侧脑室扩大较明显。而第三脑室扩大、颞角扩大，提示为脑积水。

蛛网膜下腔出血和脑膜炎是急性脑积水最常见的原因，可导致交通性或非交通性脑积水，在脑室系统的任何水平、基底池或蛛网膜绒毛处发生阻塞，阻塞是由粘连和炎症引起的。非交通性脑积水可以是后天或先天性所致的梗阻，良性先天性蹼可横跨大脑导水管形成，导致导水管狭窄。此外小脑扁桃体下疝（Chiari）畸形、第四脑室孔闭塞综合征（Dandy-Walker 畸形）被认为是中枢神经系统（CNS）发育期间发生的粘连，位于第四脑室和后颅窝的出口孔。多种肿瘤可导致梗阻性脑积水，常发生于非常典型的部位。胶样囊肿通常阻塞第三脑室前部，松果体肿瘤和顶盖胶质瘤阻塞导水管，室管膜瘤和髓母细胞瘤在第四脑室水平中断脑脊液流动。脑积水时检查脑室是否有引起阻塞的肿瘤非常重要，应特别评估的位置是大脑导水管。在常规横断位和矢状位图像可显示正常的流空的血流，如未显示则应考虑导水管狭窄的诊断。

影像学表现因脑积水的持续时间长短而不同。急性脑积水中，由于代偿机制的时间不足，可观察到大量的脑脊液跨室管膜流动，T_2WIs 上显示脑室周围白质的高信号。慢性脑积水中，中枢神经系统产生和吸收的代偿机制已经发生，脑脊液跨室管膜流动大大减少。

正常压力脑积水（NPH）是一种慢性、低水平的脑积水，典型的临床三联征是痴呆、步态障碍和尿失禁。在这种情况下，脑脊液压力在正常范围内，但由于不完全的蛛网膜下腔脑脊液阻滞，脑室系统和蛛网膜下腔之间存在轻微的梯度。最常见的原因是蛛网膜下腔出血或脑膜感染。其结果是弥漫性脑室扩大，与脑沟扩大的程度不成比例。区分轻度脑积水与萎缩性脑室扩大是非常困难的。研究表明，MRI 脑脊液流速和每搏流量计算可用于预测对脑室腹腔分流术有良好反应的患者。放射性同位素研究对脑积水的评价也有一定价值。放射性同位素脑池造影的典型表现是放射性药物早期进入侧脑室，24h 和 48h 持续存在，并且大部分延迟进入矢状窦旁区域。鉴别 NPH 和萎缩性脑室扩大是非常困难的。NPH 不是影像学诊断，需要结合临床和影像学表现才能明确诊断。NPH 的确诊依赖于进行脑室分流术后临床症状的改善。

神经退行性疾病

神经退行性疾病通常没有已知的原因，导致进行性神经功能恶化，其速度超过了患者年龄的预期。

阿尔茨海默病（AD）是最常见的神经退行性疾病，也是痴呆最常见的原因。据估计，仅在美国就有约 400 万人患有这种疾病，随着世界人口老龄化，AD 患者人数迅速增加。据估计到 2050 年，AD 患者人数将增加 3 倍，全球约 6 000 万，仅美国就有约 1 400 万。虽然 AD 的病因尚不明确，但在组织病理学上该病的特点是脑内有两种异常结构：神经炎性斑块和神经纤维缠结。神经炎性斑块是由一个围绕中央淀粉样蛋白核心的曲折神经炎性突起组成，它主要由一种被称为淀粉样蛋白的小肽组成，来源于一个较大的淀粉样蛋白前体蛋白。神经纤维缠结包含一种与微管相关的异常 tau 蛋白，斑块和缠结似乎都会干扰正常的神经元功能。

AD 患者的神经影像学检查显示弥漫性萎缩，好发于海马结构、颞叶和顶颞皮质。因此颞角、鞍上池和外侧裂的扩大可能有助于鉴别 AD 和正常年龄相关性萎缩（图 7.23）。多种功能成像方式（PET 以及带有动脉自旋标记和局部脑血流量计算的灌注 MRI）正被用于诊断和鉴别 AD 与衰老性痴呆。PET 在 AD 的治疗药物试验中也发挥着重要作用，大量的 ^{18}F 标记的 PET 配体（对 AD 相关蛋白，如淀粉样蛋白具有特异性）不仅可以早期检测这种疾病，还可以通过评价药物的早期反应帮助确定有效的治疗方法，远在临床症状出现任何明显变化之前。

帕金森病是最常见的基底神经节疾病，也是 60 岁以上患者神经系统残疾的主要原因之一。本病临床上以震颤、肌强直和姿势反射消失为特征。大约 25% 的帕金森病患者也会发展为痴呆。帕金森综合征是由于多巴胺能神经元系统，特别是黑质致密部功能障碍引起的神经递质多巴胺缺乏。神经细胞的丢失导致内源性纹状体多巴胺浓度降低，当细胞死亡达到 80% 后，患者就开始出现症状。MRI 在检测这种组织丢失方面相对不敏感，但它可用于对运动障碍患者进行成像，以排除其他潜在的疾病，如卒中或肿瘤。MRI 偶尔可发现致密部变薄。黑质后方由致密部（T_2WIs 上的高信号强度带）构成，位于在网状部前方和红核后方之间，随着致密部变薄，网状部与红核之间的高信号强度带丢失。然而这一发现仅偶尔见于非常严重的疾病类型。相反 PET 是研究多巴胺能系统疾病的更敏感的检查。特别是 ^{18}F 标记的 PET 配体已被开发用于突触后多巴胺 D1 和 D2 受体系统的显像。该受体系统参与了许多脑部疾病，如精神分裂症、帕金森病和其他运动障碍，促使了该领域的深入研究。用 ^{18}F 标记的左旋多巴，帕金森患者表现出特征性壳核多巴胺摄取缺陷。左旋多巴治疗有时可缓解帕金森病的症状，左旋多巴可增加内源性多巴胺合成的量，促进剩余多巴胺能神经元的活性。帕金森综合征涵盖包括帕金森病、进行性核上性麻痹和纹状体黑质变性等。特发性帕金森病被称为震颤麻痹。

以下是锥体外系核团的变性疾病。

亨廷顿病是一种渐进性遗传性疾病，出现在 40~50 岁。这种疾病的特点是运动障碍（典型舞蹈手足徐动症），痴呆和情绪障碍。亨廷顿病是一种常染色体显性遗传模式与完全外显。尽

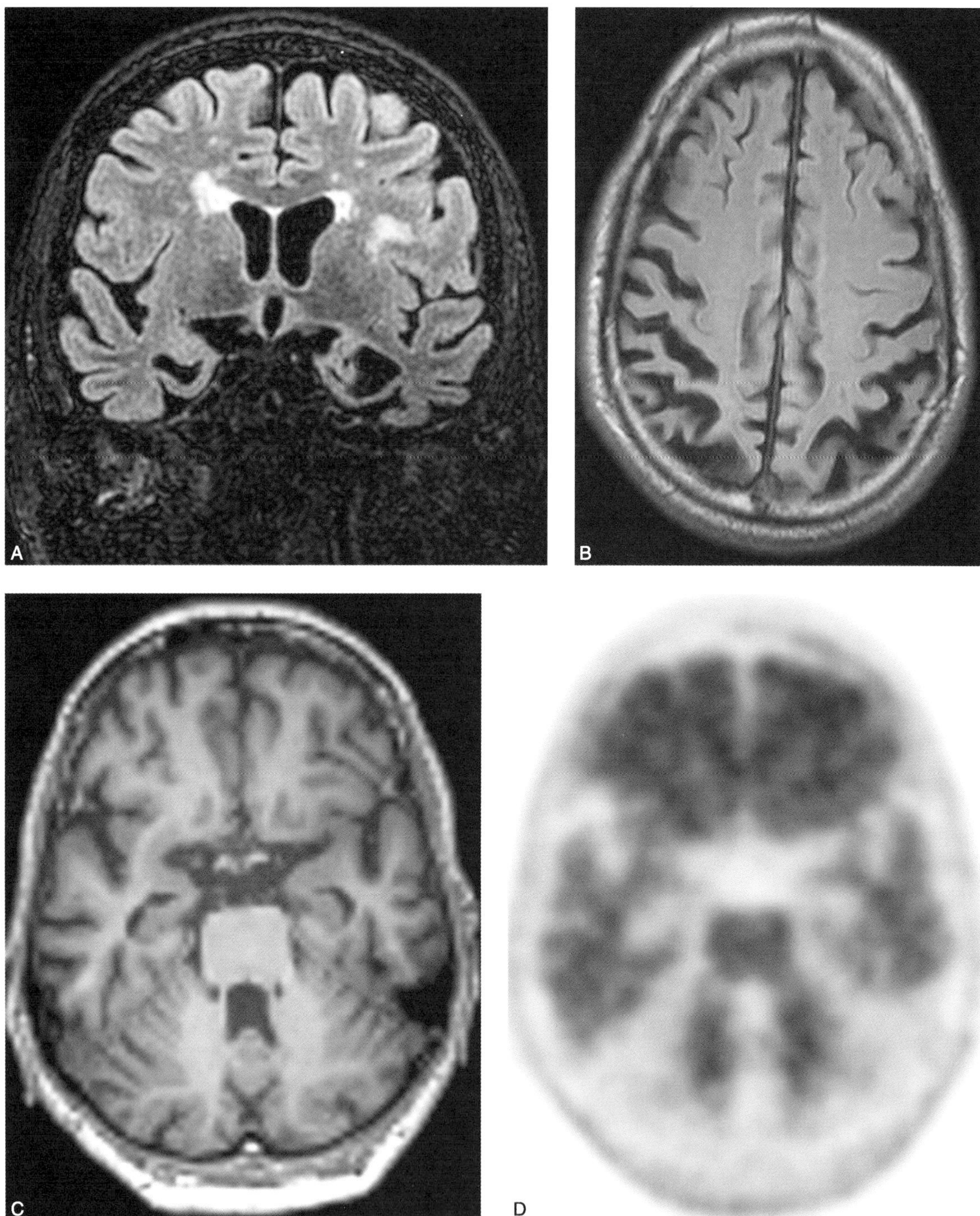

图7.23　阿尔茨海默病。A. T_2-FLAIR。70岁早期痴呆的男性患者表现颞叶和海马明显的萎缩。B. T_2WI。阿尔茨海默病还表现为后部皮质萎缩，即顶叶（包括后扣带回沟、顶枕沟和楔前叶）。阿尔茨海默病是一种神经退行性疾病，是痴呆最常见的病理原因，占所有痴呆的60%~80%。危险因素包括高龄和载脂蛋白E4（APOE）等位基因携带状态。相对于白质病变，不成比例的顶颞皮质萎缩支持阿尔茨海默病的诊断，而不是单纯的缺血性或多梗死性痴呆。C. T_1WI。D. 淀粉样蛋白PET扫描。轻度认知障碍（MCI），50岁女性出现轻度记忆缺陷。MRI成像正常，无任何颞叶或顶叶萎缩。然而使用淀粉样蛋白示踪剂的PET扫描显示皮质（光滑皮质外观）的异常摄取与大脑中异常淀粉样蛋白蓄积一致，这与AD发生的可能高度相关。阿尔茨海默病的早期特征是大脑内淀粉样蛋白-β（Aβ）的积累，形成神经炎斑块，神经纤维缠结。

管神经影像学研究显示弥散性皮质萎缩，尾状核和壳核受累最严重，尾状核萎缩导致特征性的额角增大，呈心形(图7.24)。

肝豆状核变性(Wilson病)是一种先天性铜代谢障碍，与肝硬化和基底节退行性改变有关。铜蓝蛋白(铜的血清转运蛋白)缺乏导致铜在不同器官中沉积。患者表现为不同的神经和精神症状，包括肌张力障碍、震颤和强直。凯-弗环(Kayser-Fleischer环)是角膜内的铜沉积物，当出现时(75%)实际上可诊断本病。MRI表现包括弥漫性萎缩，信号异常累及深部灰质核团和深部白质。

除这些神经退行性疾病外，基底节的异常可有广泛的病因。一氧化碳或甲醇中毒等可导致基底节信号异常，特征性的表现为苍白球和壳核(图7.25)；此外感染性疾病如西尼罗病毒

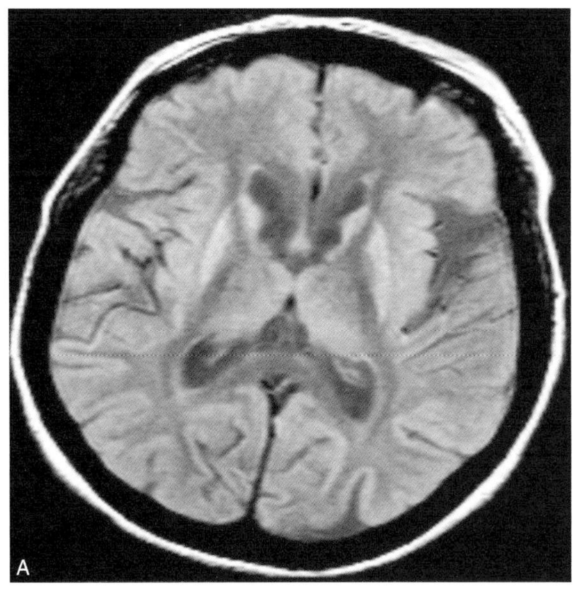

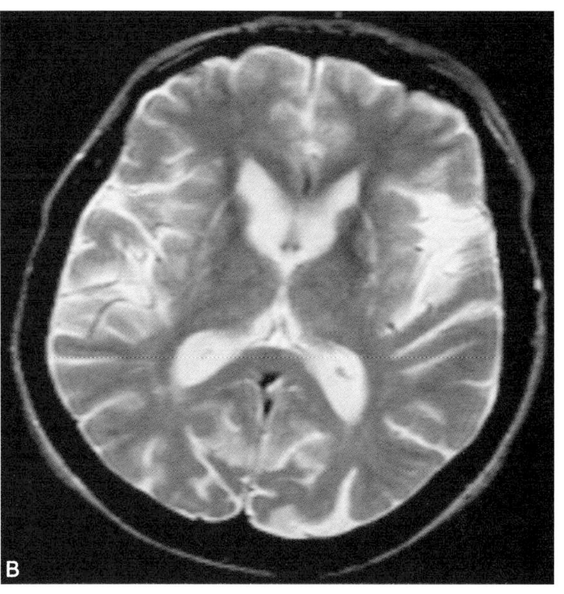

图7.24 亨廷顿病。T_2-FLAIR(A)和T_2WI(B)。48岁女性有运动和行为障碍，有家族史，父亲患病。注意尾状核头和壳核的高信号和萎缩性改变，尾状核头明显萎缩导致特征性的额角扩大，冠状面呈心形。这种神经变性疾病是常染色体显性遗传，具有完全外显率。这些灰质结构的受累导致舞蹈手足徐动症，典型的发病年龄为50岁。

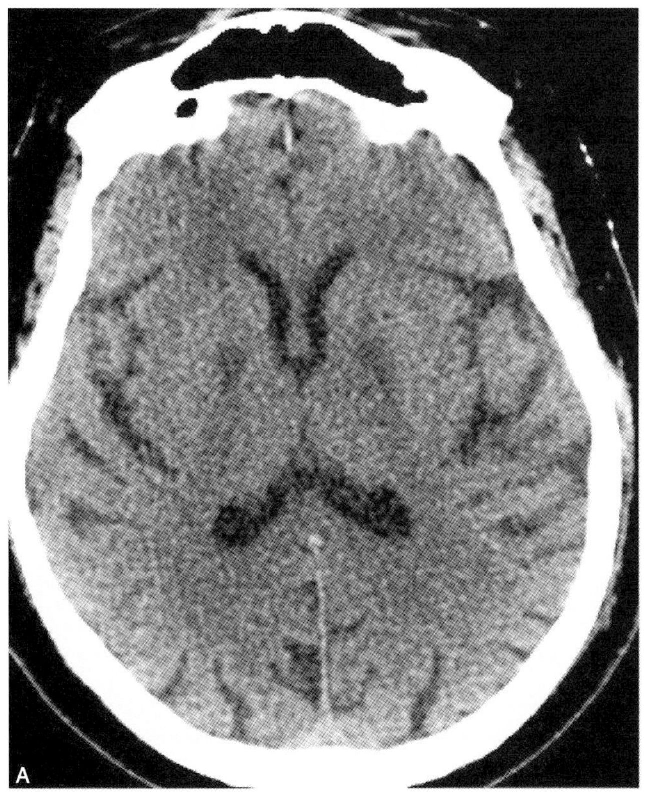

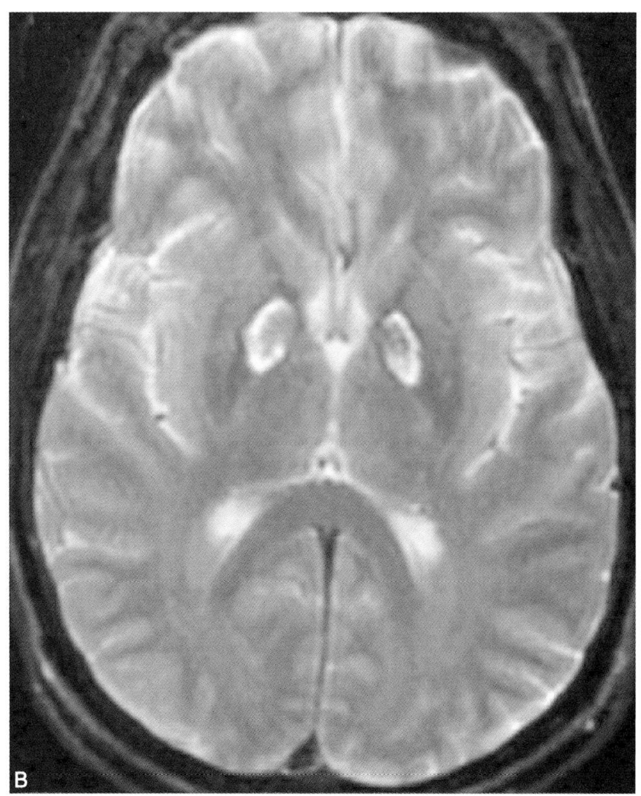

图7.25 一氧化碳中毒。A. CT；B. T_2WI；

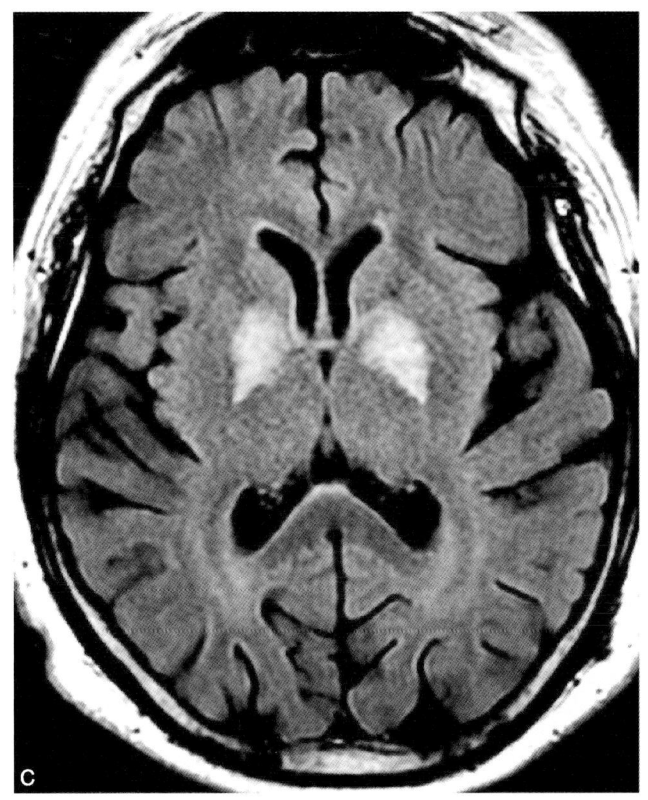

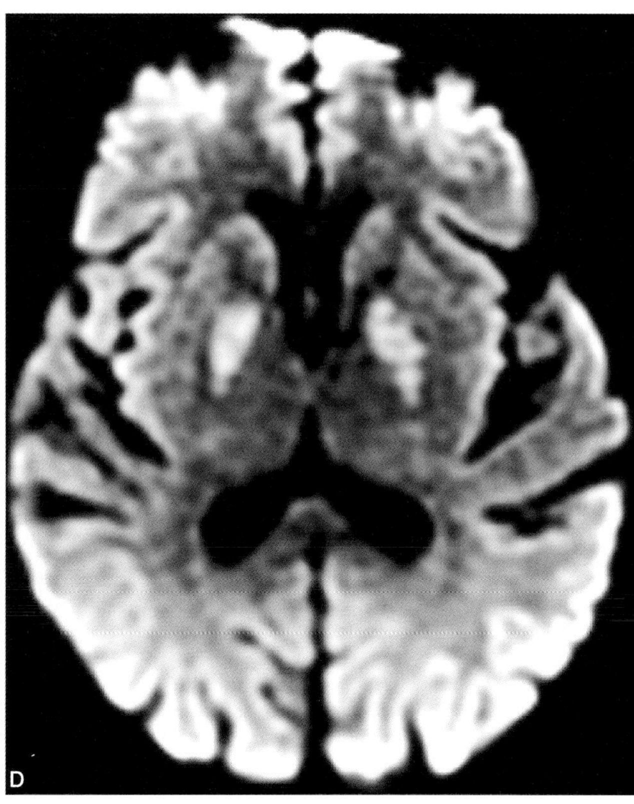

图7.25(续) C.液体衰减反转恢复图像;D.弥散加权像。男性,55岁,一氧化碳中毒。双侧苍白球高信号病灶。双侧基底节病变可见于多种损害,包括甲醇中毒(壳核);代谢性疾病如肝豆状核变性(铜代谢障碍);哈勒沃登-施帕茨病(Hallervorden-Spatz病),即苍白球内铁沉积;线粒体疾病,如利氏病(Leigh病)和卡恩斯-塞尔综合征(Kearns-Sayre综合征)。

(WNV)和克雅氏病(CJD)可能存在基底节内信号异常区域。这两种情况最近都引起了高度关注,因为它们的发病率增加和传播方式异常(通过蚊子传播的西尼罗病毒和通过食用感染的牛肉制品传播的克雅氏病)。基底节和脑干在 T_1WIs上可见高信号,与肝功能障碍相关,如肝性脑病以及高营养治疗。目前尚未完全确定这些发现的原因。偶见基底节轻微钙化,在 T_1WIs上也可表现为高信号,这是水化层效应的结果,其中邻近钙化的水分子的弛豫时间缩短。同样的效应也会导致蛋白体液中的 T_1 缩短。因此导致基底神经节内轻微钙化的任何情况都可能显示基底神经节内 T_1 缩短。

推荐阅读

Abdel Razek AA, Alvarez H, Bagg S, Refaat S, Castillo M. Imaging spectrum of CNS vasculitis. *Radiographics* 2014;34(4):873–894.

Kartal MG, Algin O. Evaluation of hydrocephalus and other cerebrospinal fluid disorders with MRI: An update. *Insights Imaging* 2014;5(4):531–541.

Martin-Macintosh EL, Broski SM, Johnson GB, Hunt CH, Cullen EL, Peller PJ. Multimodality imaging of neurodegenerative processes: Part 1, The basics and common dementias. *AJR Am J Roentgenol* 2016;207:871–882.

Martin-Macintosh EL, Broski SM, Johnson GB, Hunt CH, Cullen EL, Peller PJ. Multimodality imaging of neurodegenerative processes: Part 2, Atypical dementias. *AJR Am J Roentgenol* 2016;207:883–895.

Sarbu N, Shih RY, Jones RV, Horkayne-Szakaly I, Oleaga L, Smirniotopoulos JG. White matter diseases with radiologic-pathologic correlation. *Radiographics* 2016;36:1426–1447.

Thompson AJ, Banwell BL, Barkhof F, et al. Diagnosis of multiple sclerosis: 2017 revisions of the McDonald criteria. *Lancet Neurol* 2018;17(2):162–173.

(严高武 宋佳芮 陈莉)

第 8 章 头颈部影像

头颈部是一个全面描述颅外结构的术语，包括：鼻窦、颅底、咽、口腔、喉、颈部、眼眶、颞骨。头颈部在狭小的空间里包含了很多组织，几乎包含了每个系统，包括：消化系统、呼吸系统、神经系统、骨骼系统和血管系统。掌握头颈部的正常解剖结构和病变范围可对该区域做出准确的评估。我们先讨论鼻旁窦和鼻腔病变，之后再讨论颅底、颈部深面结构、淋巴结及眼眶病变，最后讨论头颈部先天性疾病。

成像方法。多层螺旋 CT 和 MRI 能精确地显示头颈部正常和病变的解剖结构。每一种检查方法都有其利弊，但对于每个病例来说，决定使用 CT 或 MR 往往是基于患者更有可能耐受哪种技术。例如，如果患者有头颈部手术史尤其是有气管切开术或部分舌切除术史，不能有效地清除口腔分泌物，他们很可能难以耐受耗时较长的 MRI 检查，那么快速成像的多层螺旋 CT 能够减少运动伪影从而成为了这部分患者的首选检查方法。由于钙化灶在 CT 上更易观察，当观察阻塞唾液腺的导管结石（涎石）或骨折时可以选择行 CT 检查。有辐射是 CT 扫描主要的缺点，且越来越受关注，尤其是在儿童和青少年人群中。然而，在老年人中，尤其是对合并有恶性肿瘤的老年人，CT 具有快速扫描和减少运动伪影的优势，这些优势使人们减少了对辐射剂量的担忧。相反，MRI 则对软组织分辨率有显著的敏感性，并且可以显示整个病变范围，同时，MRI 的良好组织对比度可以提高诊断的特异性。MRI 多方位成像技术也可以提高对病变病理学方面的评估能力。例如，由于上颚、口底、颅底等结构呈水平方向，采用矢状位和冠状位成像有利于更好地评估这些结构。

正电子发射体层成像（PET）。PET 的出现对头颈部肿瘤的评估和分期有着深远的影响。结合 MRI 或 CT 成像，PET 可以提高评估原发性和复发性恶性肿瘤的特异性和敏感性。PET 是基于探测葡萄糖类似物放射性同位素（^{18}F-氟脱氧葡萄糖）分布的一种功能成像技术，病变对葡萄糖的亲和力比周围正常组织强，摄取同位素的速度更快，从而帮助判断病变位置（图 8.1）。

PET 扫描发现病变常以标准摄取值（SUV）来描述其特征。SUV 反映根据患者体重注入标准化剂量时某一特定疾病的相对放射强度。因此，每个患者每次检查的 SUV 值是一个绝对值。通常，SUV 超过 3.0 应考虑为病理改变，但有时也不是绝对的。许多良性病变特别是一些感染性病变或术后改变会出现 SUV 明显升高。另外，有些肿瘤对葡萄糖亲和力很弱，导致 SUV 较低。单独运用 PET 有很高的敏感性，但是特异性不高。当 PET 所提供的生理学或功能学信息同高空间分辨率 CT 和 MRI 所提供的形态学信息相结合时，PET 真正的优势就体现出来了。总之，PET 和 CT 或 MRI 相结合可以明显提高诊断的敏感性和特异性，这种结合能够有效地诊断疾病。

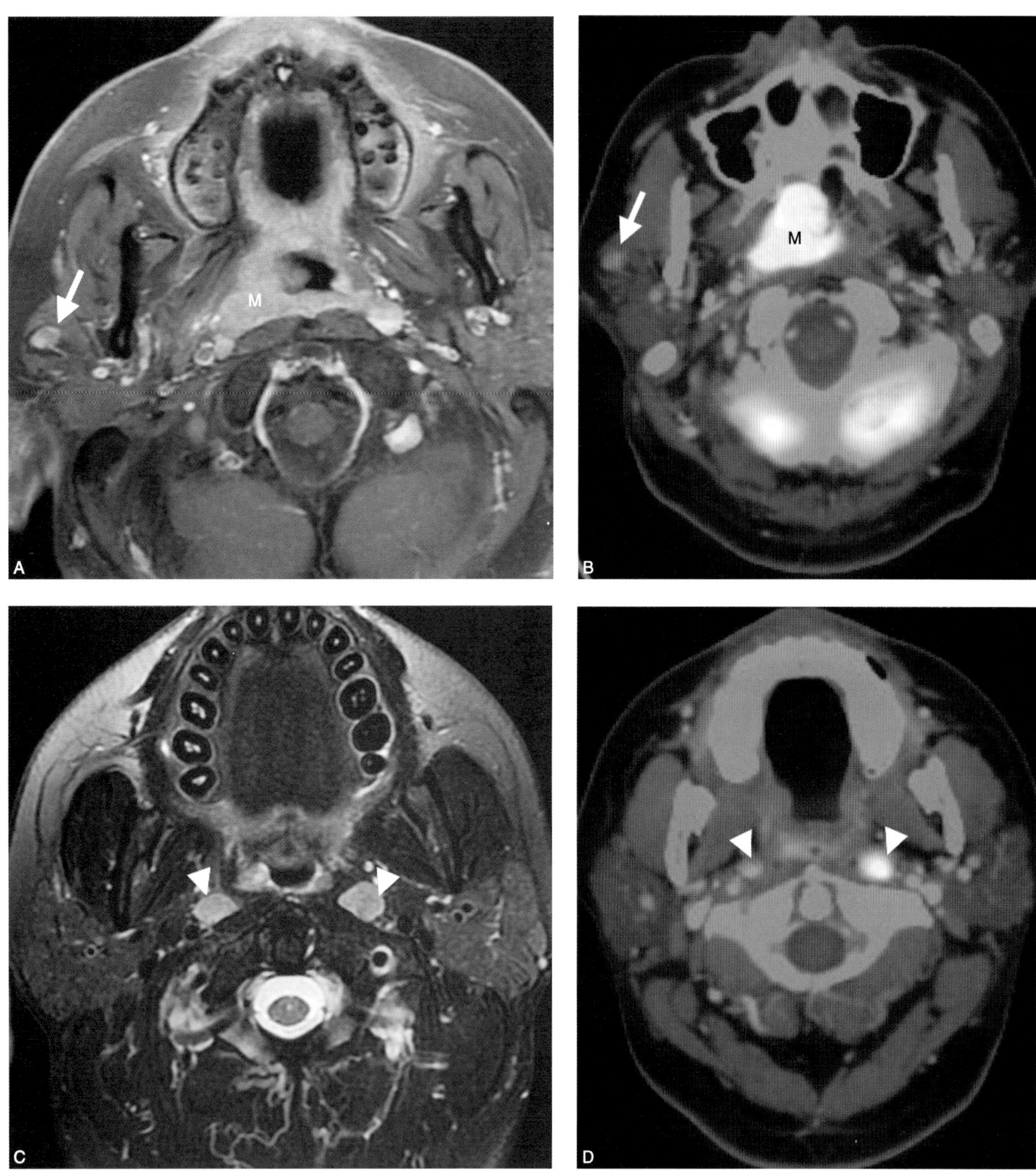

图 8.1　MRI 和 PET/CT。A. 男性，47 岁，增强压脂 T_1WI 显示鼻咽右侧肿块（M）。B. 相应的 PET/CT 显示肿块内异常同位素摄取。右侧腮腺的淋巴结中也有异常同位素摄取（图 A 和 B 中的箭）。在 MRI 图像中，该病灶很容易被忽略。鼻咽肿块的组织学表现为鳞状细胞癌，右侧腮腺淋巴结转移。C、D. 在 MRI（箭头）上显示双侧咽后淋巴结明显增大，在 PET/CT 上相应区域具有异常同位素摄取。该病例证实了 PET/CT 对头颈部恶性肿瘤分期的价值，以及功能/生理成像（PET）与形态学成像（CT/MRI）相结合能够增加诊断的特异性。

鼻旁窦和鼻腔

鼻窦炎。炎症是鼻旁窦和鼻腔最常见的疾病。影像学表现为轻度鼻黏膜增厚，主要发生于上额窦和筛窦，即便是无症状的个体也较常见。相反，急性鼻窦炎的特征是出现气-液平面或泡沫状的分泌物，通常由病毒性上呼吸道感染所致(图 8.2)。慢性鼻窦炎的改变包括：黏膜增厚及窦壁骨质增生。鼻窦炎软组织改变常表现为 T_2WI 上的高信号影。但是当慢性鼻窦炎分泌物变干时，MRI 表现为无信号，可以类似于充气的窦腔。慢性鼻窦炎窦腔内结石及窦壁骨质增厚在 CT 上最易观察。慢性霉菌性鼻窦炎和慢性过敏性鼻窦炎有相似的影像学表现，T_1WI 上为低信号，T_2WI 上为混杂信号。

内镜下行鼻窦手术来评估和治疗鼻窦的炎性病变已经开展得极为广泛。鼻窦 CT 冠状位成像可清楚地显示鼻窦的解剖结构，并进行鼻窦内镜检查前的评估(图 8.3)。掌握鼻腔侧壁的解剖结构及鼻旁窦黏液纤毛的引流路径对了解鼻旁窦炎性病变的类型非常重要，中鼻道是黏液纤毛引流的主要部位，被称为窦口鼻道复合体。需要注意的是当病变局限于上额窦开口处的漏斗部时会引起上额窦局限性阻塞。相反，当病灶位于半月裂孔(中鼻道)时会阻塞同侧的上颌窦、前组筛窦、中组筛窦及额窦。这种复合性鼻窦疾病被称为窦口鼻道复合体阻塞。该病变应该被引起重视，需要鉴别半月裂孔的病变，而不是单纯地描述弥漫性鼻窦病变的表现。

与鼻窦炎有关的一些常见并发症包括：炎性息肉、黏液潴留囊肿、黏液囊肿等，最重要的是海绵窦血栓形成。

炎性息肉。少量的黏膜骨膜增厚，通常两者不能明确鉴别。当上额窦息肉向窦口脱出时，被认为是上额窦后鼻孔息肉。虽然这些息肉可能与慢性鼻窦炎无关，但是与炎性息肉表现相似，都代表反应性黏膜增厚。其特征性表现为：软组织肿块从上额窦延伸并填充同侧鼻腔及鼻咽部。通常情况下，息肉形成肿块常使上颌窦开口扩大。值得注意的是，如果这类疾病像鼻息肉一样仅切除息肉而不将蒂切除，则常复发。

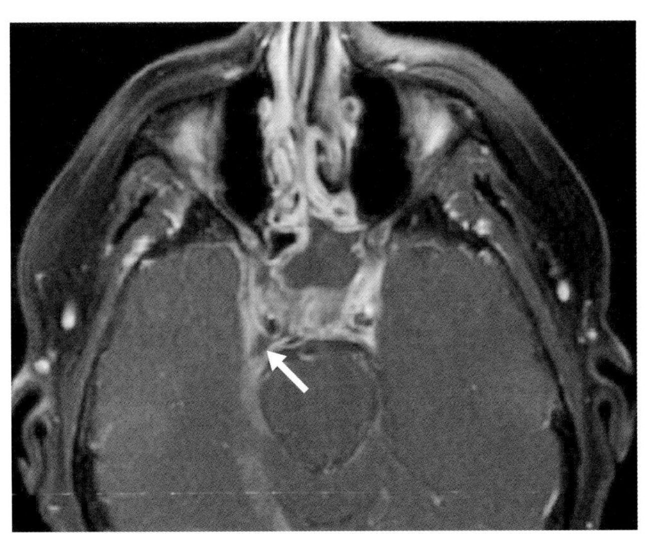

轴位T_1增强图像

图 8.2 急性蝶窦炎伴海绵窦血栓形成。35 岁的男性糖尿病患者患有急性鼻窦炎，伴有头痛和眼肌麻痹症状。T_1WI 增强显示蝶窦黏膜增厚。蝶窦炎很容易向颅内扩展。当感染延伸到海绵窦中时，患者的临床状况迅速恶化，导致海绵窦血栓形成。海绵窦血栓形成的特征表现是海绵窦的扩大，边缘不光整，而在海绵窦右后方(箭)内可见血栓(低信号)。海绵窦扩大的鉴别诊断包括颈内动脉海绵窦瘘和托洛萨-亨特(Tolosa-Hunt)综合征(海绵窦的特发性非肉芽肿性炎性病变)。

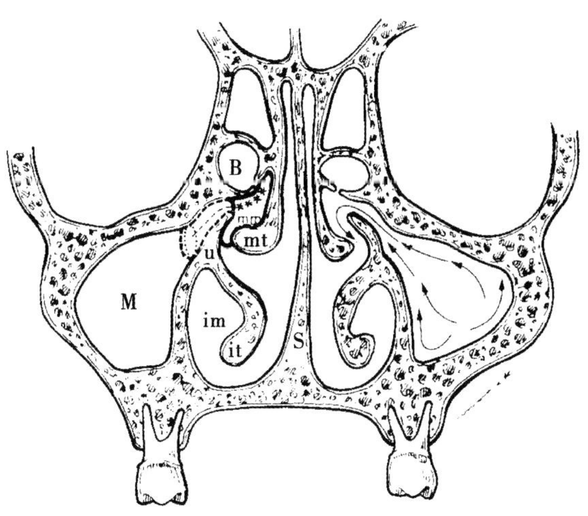

图 8.3 窦口鼻道复合体(OMU)。冠状面的线条图展示了 OMU 的解剖结构。带箭头的线条表示黏液纤毛清除的正常路线。漏斗状(虚线)和 OMU(实线)型阻塞。B. 筛泡；M. 上颌窦；u. 钩突；mt. 中鼻甲；mm. 中鼻道；im. 下鼻道；it. 下鼻甲；S. 鼻中隔。(经许可转载。Babbel RW, Harnsberger HR, Sonkens J, Hunt S. Recurring patterns of inflammatory sinonasal disease demonstrated on screening sinus CT. AJNR am J Neuroradiol, 1992, 13(3):903-912.)

黏液潴留囊肿仅仅代表黏膜内的黏液腺被阻塞，这种病变的特征性表现为圆形囊肿，直径为 1cm 到几厘米不等，上额窦最常受累，通常无临床症状。

黏液囊肿类似于潴留囊肿，但黏液囊肿是由于整个窦口被阻塞而不是单纯的黏液腺受阻。常继发于肿块阻塞引流窦口。黏液囊肿的特征为窦腔扩大伴有窦壁骨质变薄及重塑。最常发生于额窦，但是所有鼻窦都可以发生(图 8.4)。如果黏液囊肿伴有感染，可出现环状强化，形成黏液脓肿。

内翻性乳头状瘤。发生在鼻腔内的各种乳头状瘤，最受关注的是内翻性乳头状瘤。这些乳头状瘤是根据其组织学表现来命名的。肿瘤性鼻腔上皮翻转并生长到下面的黏膜中。乳头状瘤被认为与过敏或慢性感染无关，因为它们通常是单侧发病。内翻性乳头状瘤好发于鼻腔侧壁，以半月裂孔为中心。由于内翻性乳头状瘤会增加发生鳞状细胞癌的概率，所以需要外科手术切除。

青少年鼻咽纤维血管瘤好发于青年男性，典型症状是鼻出血。肿瘤是起源于蝶骨体及翼突内侧的纤维血管间质的良性肿瘤，局部侵袭力强。男性青少年伴有鼻腔内肿块和鼻出血，临床上应高度怀疑此疾病，如果尝试穿刺活检或局限性切除可能会导致致命性出血。鼻咽纤维血管瘤的特征是肿块充满鼻咽腔，向前侵犯前方上颌窦后壁。实际上，本病的特征性表现是上颌骨后方的翼腭窝改变，是诊断青少年鼻咽血管纤维瘤的依据。增强扫描鼻咽血管纤维瘤明显强化，可与淋巴管瘤鉴别。术前行介入栓塞术以减少病变的血供，使手术切除

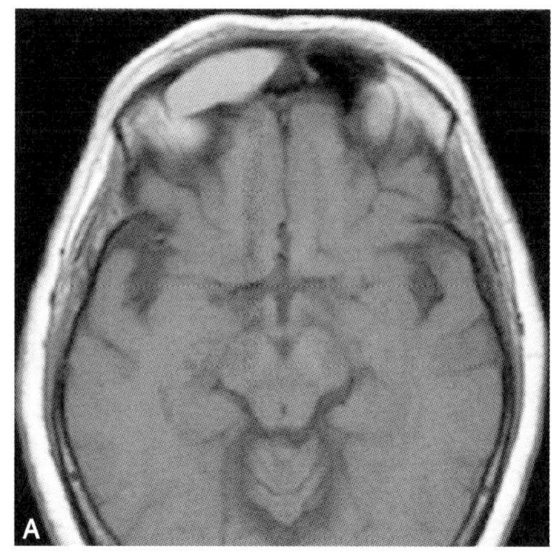

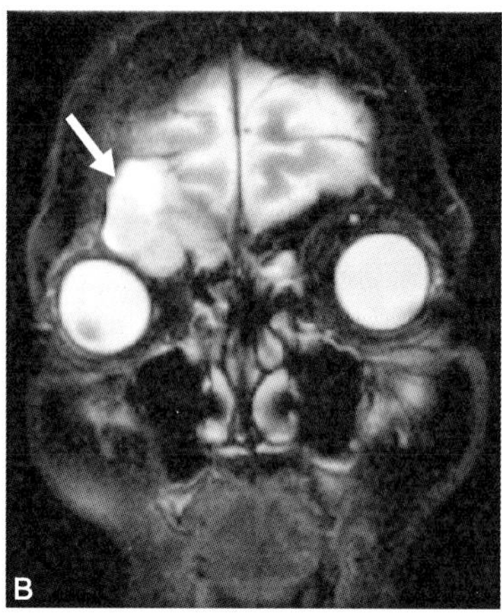

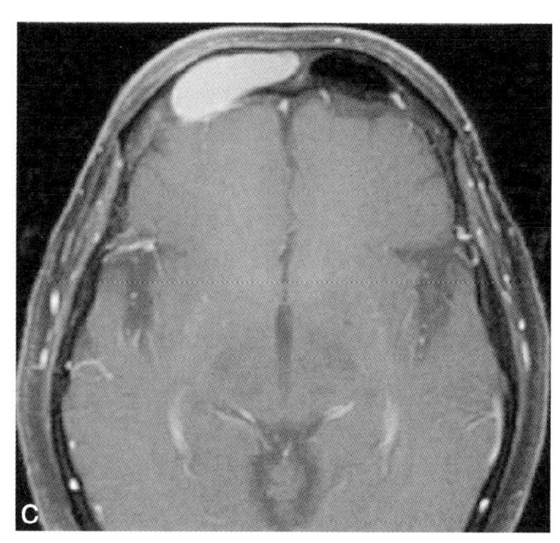

图 8.4　鼻窦黏液囊肿。A. 横断位 T_1WI；B. 冠状位 T_2WI；C. 横断位增强 T_1WI。患者出现额部头痛，由额窦黏液囊肿的占位效应引起。黏液囊肿是由鼻窦的慢性阻塞引起的，鼻窦被阻塞形成充满液体的囊肿。随着时间的推移，病变可能会增大，侵蚀骨骼并导致突眼。

更加容易。

恶性肿瘤。鼻旁窦和鼻腔内发生的恶性肿瘤组织来源包括：鳞状上皮组织、淋巴组织及小唾液腺。与之相对的恶性肿瘤是鳞状细胞癌、淋巴瘤及小唾液腺瘤。因为整个上呼吸道都被覆鳞状上皮，所以鳞状细胞癌不仅是鼻腔和鼻窦最常见的恶性肿瘤（80%～90%），而且是整个头颈部最常见的恶性肿瘤。鼻窦鳞状细胞癌早期症状隐匿，直至肿瘤快速进展才出现临床症状。早期症状常表现为阻塞性鼻窦炎。影像学表现为鼻窦软组织肿块及窦壁骨质破坏。但这些影像学表现并没有特异性，不能与非霍奇金淋巴瘤、小唾液腺瘤相鉴别。如果出现明显的持续性头颈部疼痛或全身多发的淋巴结肿大，特别是发生在儿童或青年阶段，应怀疑淋巴瘤。

小唾液腺分布在整个上消化道，但是主要集中在上腭，分布在头颈部的任何小唾液腺都有可能发生唾液腺瘤。与腮腺腺瘤多为良性相比，大部分小唾液腺瘤都是恶性。最常见的恶性唾液腺肿瘤包括腺样囊性癌、腺癌、黏液表皮样癌。

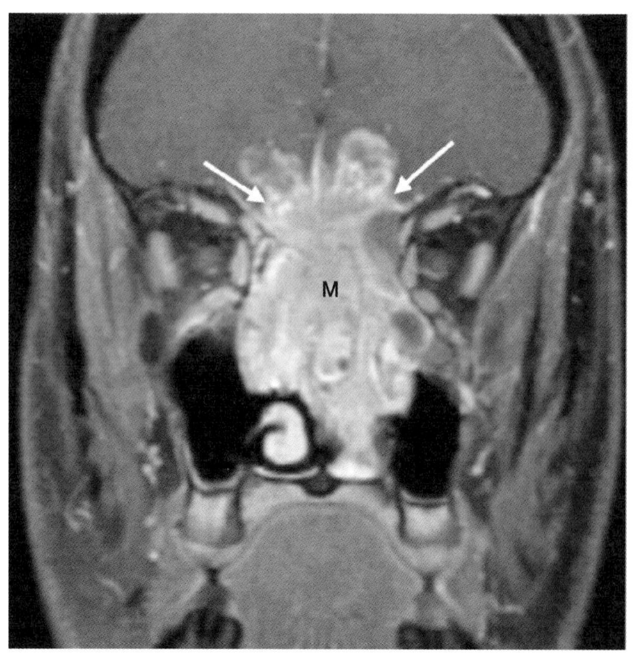

图 8.5　嗅神经母细胞瘤。冠状位增强 T_1WI 脂肪抑制显示鼻腔内的巨大侵袭性肿块（M）通过筛板延伸到前颅窝（箭头）。直接的骨质破坏是嗅神经母细胞瘤的特征，在鳞状细胞癌和淋巴瘤中少见。

嗅神经母细胞瘤是鼻腔的另一种恶性肿瘤。来源于嗅神经上皮分布的部位。因此，该病变可以起自从筛板到鼻甲的任何部位。通常发生在鼻穹窿（图 8.5），常累及筛板及前颅窝。

评估鼻窦腔内病变的大小和侵及范围时，恶性肿瘤与鼻窦内的阻塞性分泌物常很难鉴别。在这种情况下，T_2WI 压脂序列很有价值，因为一般来说，恶性肿瘤信号常常与肌肉信号相等，鼻窦内的分泌物比恶性肿瘤的信号高。

颅　　底

颅底从鼻前庭到枕骨隆突，由筛骨、蝶骨、枕骨、颞骨和额骨五块骨头构成。颅底有很多裂孔，是血管和神经通过的路径。因为颅底表面凹凸不平，所以采用冠状位及矢状位成像评估颅底很有价值。

颅底肿瘤

颅底肿瘤可以起源于颅底本身。此外，颅底外的肿瘤也可能向上或向下侵犯到颅底。任何来自鼻旁窦和鼻腔的病变都可能侵及颅底。其他可能侵犯颅底的病变包括：副神经节瘤、神经源性肿瘤（神经鞘瘤和神经纤维瘤）、脑膜瘤。接下来我们就讨论各种颅底原发性恶性肿瘤，尽管大多数颅底恶性肿瘤都是转移性病变。

颅底原发性恶性肿瘤。颅底原发性恶性肿瘤较少见，仅占颅底肿瘤的2%～3%。脊索瘤、软骨肉瘤、骨肉瘤是三种最常见的颅底原发性恶性肿瘤。鉴别这些肿瘤非常困难，特别是用组织学和影像学标准来鉴别脊索瘤和软骨肉瘤。因此病变的解剖位置对确诊较为重要。脊索瘤起源于胚胎残余的脊索组织。脊索瘤的典型表现是以斜坡为中心的侵袭性肿块，可以发生在沿着中轴骨的任何部位。约 35% 累及斜坡，50% 累及骶骨，15%侵及椎体。影像学的特征性表现为：骨组织的破坏，常侵及蝶枕连接处。在矢状位上，蝶枕骨连接处位于鞍和颅底之间（斜坡上端）。软骨肉瘤是一种起源于软骨的恶性肿瘤。由于颅底由软骨组成，所以颅底好发软骨肉瘤，主要位于蝶鞍旁、颞骨岩部斜坡连接处。骨肉瘤通常是由之前放射治疗或者佩吉特病恶化而致。

虽然以斜坡为中心的侵袭性肿块常提示脊索瘤，椎旁骨质破坏提示软骨肉瘤，但需与其他骨肿瘤相鉴别。跟其他骨骼一样，颅底骨也可以发生转移性骨肿瘤、骨髓瘤、浆细胞瘤、纤维性结构不良和佩吉特病。CT 可以帮助鉴别诊断。例如，纤维性结构不良在 CT 上表现为光滑的磨玻璃样变，而佩吉特病表现为骨小梁增粗，两者都不会引起骨组织的破坏。

副神经节瘤是颈静脉孔区最常见的病变，将在本章的"颈动脉间隙"部分讲述。副神经节瘤起源于胚胎神经嵴的神经球细胞，是交感神经系统的一部分。因此，该疾病可发生于头颈部有交感神经分布的任何位置。但是当病变累及颅底，特别是累及颈静脉孔则被称为颈静脉球体瘤。这些患者常表现为搏动性耳鸣和传导性耳聋。CT 和 MRI 检查对诊断该疾病具有互补的作用。CT 上常表现为颈静脉孔周围骨组织呈"虫蚀样"改变，MRI 则表现为瘤内大量肿瘤血管因流空效应而形成不均匀"椒盐征"信号。在 CT 上，恶性肿瘤常不能与副神经节瘤鉴别，但大多数恶性肿瘤却在 MRI 上没有血管流空信号。发生在颈静脉孔的其他疾病包括：神经鞘瘤（来自第九~十一对脑神经）和脑膜瘤。这些肿瘤可引起颈静脉孔的扩大，增强扫描时明显强化。另外，神经鞘瘤可发生囊变。

颞骨

虽然本章对颞骨不会进行深入探讨，但我们将对一些常见的、典型的病变进行讲解。颞骨最常见的病变是炎症和胆脂瘤。咽鼓管功能障碍而致的鼓室内压力降低被认为是中耳和乳突炎症病变的主要原因。

胆脂瘤也称表皮样囊肿，是由鳞状上皮脱落后形成的团块，因外耳道上皮脱落逐渐堆积所以表皮样囊肿增大。包括先天性胆脂瘤（2%）和后天获得性胆脂瘤（98%）。先天性胆脂瘤来源于颞骨残余上皮组织或邻近的颞骨。获得性胆脂瘤起源于鼓膜复层鳞状上皮，病灶最初位于鼓膜松弛部。中耳腔内发现软组织肿块并伴有骨质侵蚀常作为诊断胆脂瘤的依据。鼓膜上份（即松弛部）容易收缩，也是获得性胆脂瘤形成最常见的位置。起源于普鲁萨克间隙（鼓膜上隐窝）的胆脂瘤，位于鼓膜松弛部的内侧，鼓室盾板与锤骨颈之间。所以，在该区域发现软组织肿块，并伴有鼓室盾板微小的破坏和内侧听小骨的移位是胆脂瘤的特征表现。需要注意的是，当有积液或炎性病变时，例如中耳乳突炎，由于它们的密度相似所以很难鉴别。

虽然耳镜检查能够很容易诊断大多数胆脂瘤，但是临床医师并不能确定病灶的大小及整个病变范围，所以，CT 在评价病灶大小及听小骨、迷路、鼓室盖及面神经情况方面起着重要作用。由于 MRI 不能明确显示病变的位置，不能提供听小骨及其他骨结构的信息，所以 MRI 在评估颞骨骨质破坏方面有一定的局限性。但是胆脂瘤在弥散加权平面回波成像（DW-EPI）上常表现为弥散受限呈高信号，因此，磁共振弥散成像能够为原发病灶提供补充诊断，也能够评估残余或者复发的胆脂瘤。

胆固醇肉芽肿也被称为巨大的胆固醇囊肿，是一类累及颞骨岩部尖的肉芽肿性病变，胆固醇肉芽肿主要表现为颞骨岩部尖部乳突气房被胆固醇碎片或血液填充。由于出血，这类病变在 T_1WI 和 T_2WI 上表现出特征性的高信号。颞骨岩部尖部出现异常物质时，需考虑的鉴别诊断包括：分泌液潴留（与液体信号相同，T_1 上为低信号，T_2WI 上为高信号，无强化）；颞骨岩尖炎（与囊肿信号相同，T_1WI 为低信号，T_2 为高信号，环状强化）；无气化的颞骨岩部尖（与骨髓信号相同，T_1WI 高信号，T_2WI 低信号，无强化）。

舌骨上头颈部

当患者出现头颈部肿块时，年龄在鉴别诊断中起着重要的作用。发生在儿童的病变大多数（>90%）是良性，由各种先天性或炎性病变组成（详见本章"先天性病变"部分内容）。如果是恶性肿瘤，则淋巴瘤（如果生长过快，则考虑伯基特淋巴瘤）或横纹肌肉瘤常见。与之相反，当成年人出现头颈部肿块（排除甲状腺疾病），大多数病变是恶性肿瘤（>90%，图 8.6）。在青壮年（20~40 岁）中，最常见的恶性肿瘤是淋巴瘤，在年龄大于 40 岁的中老年患者中，最常见的颈部肿块是淋巴结转移瘤。

在舌骨以上，头颈部一般被分为鼻咽、口咽和口腔三个部分。掌握这些间隙的划分对正确诊断和描述病灶累及的范围非常重要。

鼻咽是咽部的一个特殊解剖部位。鼻咽位于口咽的上方，通过硬腭和软腭的水平连线与口咽分开。鼻咽后方为咽缩肌，鼻咽前方是鼻腔的鼻后孔（鼻腔和鼻咽之间成对的漏斗形的开口）。硬腭下方为口腔和口咽。口腔和口咽被一个环形结构分开，这个环形结构由环状乳头（位于舌的后方），腭咽弓和软腭构成。

将头颈部分为（鼻咽、口咽、口腔）三部分，对描述浅表部位和黏膜病变方面很重要。与这种划分方法相反的是，用多个平面将头颈部深面划分成多个间隙以形成真正的间隔。重要的是要认识到，这些深部间隙与头颈部的传统划分无关，并在不考虑传统划分的情况下穿过颈部。因此，当描述头颈部深面病变时，用传统的划分方法再细分咽部就很受限制。许多放射科医师已经适应了头颈部的这种空间分区方式，由哈恩斯伯格广泛推广。

头颈部深部解剖结构被深颈筋膜层分为如下几个间隙：①浅表黏膜间隙；②咽旁间隙；③颈动脉间隙；④腮腺间隙；⑤咀嚼肌间隙；⑥咽后间隙；⑦椎前间隙。当评估患者头颈深部病变时，判断病变位于哪个间隙里是很重要的。因为每个间隙里存在的结构很少，病变常来源于这些结构。因此，在这些独立的间隙内只能发现特定的病变，从而使得诊断较明确，鉴别诊断的疾病较少。例如，腮腺间隙里的主要结构是腮腺和腮腺淋巴结，那么，如果明确是腮腺间隙的肿块，诊断主要考虑腮腺肿瘤或淋巴结病变。我们将对这 7 个间隙进行详细地讲解（表 8.1）。值得注意的是虽然放射科医师经常用这种空间划分方法，但是外科医师及耳鼻咽喉科医师偶尔会用不同的术语，比如，用"茎突后间隙"代替"颈动脉间隙"。

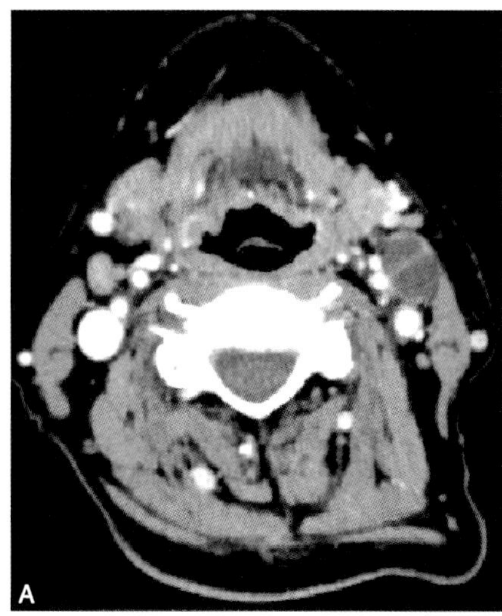

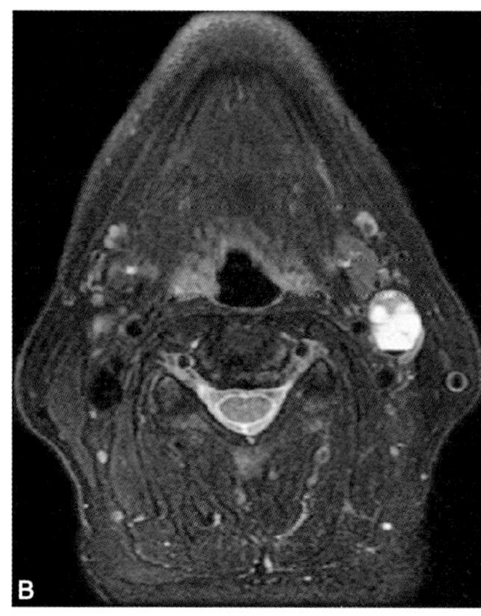

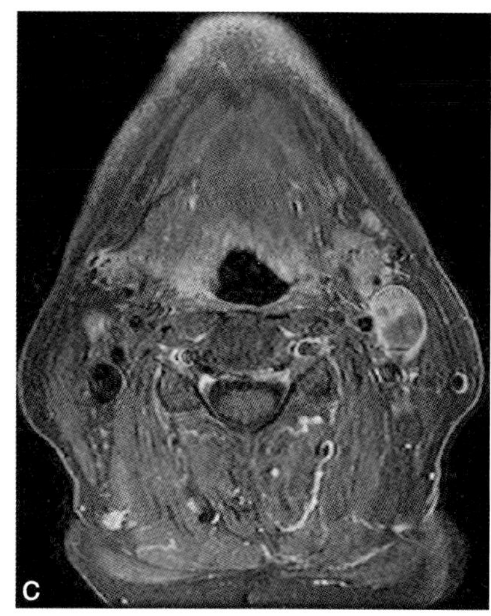

图 8.6 鳞状细胞癌:囊性淋巴结转移。A. 增强 CT;B. T_2WI;C. 增强 T_1WI 脂肪抑制。45 岁的患者被拟诊为"鳃裂囊肿"。患者发现左侧颈部肿块 4 个月,在上呼吸道感染时会出现肿胀。图中显示左血管鞘旁多发囊性病灶。活检证实该病变为鳞状细胞癌发生囊性淋巴结转移。虽然该病变易与鳃裂囊肿混淆,但是鳃裂囊肿很少出现额外的淋巴结。鳃裂囊肿感染可呈厚壁伴分隔。

表 8.1

头颈部的深面结构

解剖位置	内容物	病变
黏膜	鳞状黏膜上皮 淋巴组织(腺样体,舌扁桃体) 小唾液腺	鼻咽癌 鳞状上皮细胞癌 淋巴瘤 小唾液腺瘤 青年鼻咽血管纤维瘤 横纹肌肉瘤
咽旁	脂肪组织 三叉神经 颌内动脉 咽升动脉	小唾液腺瘤 脂肪瘤 蜂窝织炎/脓肿 神经鞘瘤
腮腺	腮腺 腮腺内淋巴结 面神经(Ⅶ) 颈外动脉 下颌后静脉	涎腺肿瘤 转移性淋巴结 淋巴瘤 腮腺囊肿
颈动脉	Ⅸ~Ⅻ脑神经 交感神经 颈静脉淋巴结链 颈动脉 颈静脉	神经鞘瘤 神经纤维瘤 副神经胶质瘤 转移性淋巴结 淋巴瘤 蜂窝织炎/脓肿 脑膜瘤
咀嚼肌	咀嚼肌 下颌支和下颌体 下牙槽神经	牙源性脓肿 骨髓炎 鳞状上皮细胞直接侵犯 淋巴瘤 小唾液腺肿瘤 肉瘤或骨肉瘤
咽后	淋巴结(咽后中间或侧面) 脂肪	转移性淋巴结 淋巴瘤
椎前	颈椎 椎前肌 椎旁肌 膈神经	脓肿/蜂窝织炎 骨转移 脊索瘤 骨髓炎 蜂窝织炎 脓肿

进一步的讨论见 Harnsberger HR, Glastonbury CM, Michel MA, Koch BL. Diagnostic Imaging: Head and Neck. Salt Lake City, UT: Amirsys Diagnostic Imaging(Lippincott);2010.

浅表黏膜间隙

这些浅表黏膜间隙包括咽颅底筋膜呼吸道旁的所有结构,该间隙主要由上消化道黏膜构成,上消化道黏膜由鳞状上皮、黏膜下淋巴系统及成千上万的小唾液腺组成。咽颅底筋膜代表咽上缩肌的腱膜上份,延伸到颅底。这些坚韧的筋膜将黏膜间隙同周边的咽旁间隙分开。来源于浅表黏膜间隙的病变可以侵犯黏膜表面,最初使其向侧方移位,最后在咽旁间隙消失。然而,起源于黏膜间隙的很多病变早期仅表现为黏膜轻度不规则或不对称(图 8.7)。

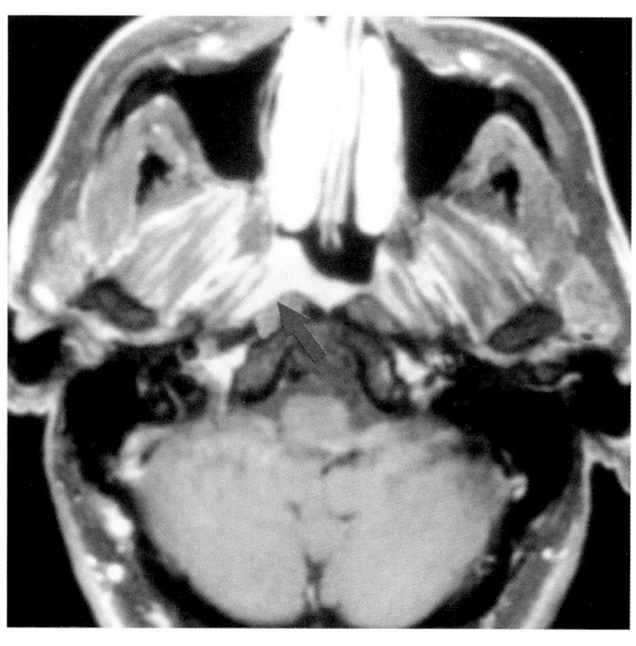

图 8.7 鳞状细胞癌。增强 T_1WI 脂肪抑制显示右侧咽隐窝见明显强化的软组织肿块(箭)。尽管病变未侵及咽旁组织,但存在下颌下淋巴结转移。

临床医师很容易对该间隙进行评估，因此放射科医师也就可以轻松发现该间隙内的异常。儿童期，鼻咽部通常有腺样体凸起。即便是成人，上呼吸道感染后，黏膜组织也会凸起，但是只要没有深层面的侵犯及淋巴结肿大，就无需担心（图 8.8）。

良性病变。来源于黏膜间隙的最常见的良性病变是桑汶地（Tornwaldt）囊肿和一些与小唾液腺相关的病变。Tornwaldt 囊肿位于鼻咽部正中，T_2WI 上呈高信号（图 8.9），被认为是残余脊索组织异位于鼻咽部，正常人群中大约有 1%～2%会发现 Tornwaldt 囊肿。来源于小唾液腺的病变包括：潴留囊肿和良性肿块。潴留囊肿代表腺体阻塞，与鼻旁窦内潴留囊肿类似。最常见的良性肿块为混合细胞瘤（如多形性腺瘤）。这两种病变均表现为边界清楚的类圆形肿块，T_2WI 上呈高信号。

恶性肿瘤。黏膜层最常见的恶性肿瘤是鳞状细胞癌、非霍奇金淋巴瘤及小唾液腺恶性肿瘤，其中鳞状细胞癌最为常见。这些恶性肿瘤在 CT 和 MRI 上的表现都很类似，常表现为肿块，伴有一侧咽旁间隙受压或消失，可侵及颅底。早期影像学表现包括：①鼻咽黏膜表面不对称；②同侧咽后淋巴结肿大；③乳突气房密度增高。乳突气房密度增高是重要的提示征象（图 8.10）。乳突气房密度增高在 T_2WI 上很容易显示，提示咽鼓管咽口可能被阻塞，常由肿瘤累及腭帆张肌所致。这些征象直接提示放射科医师需仔细地评估鼻咽黏膜。在每个常规头部 CT 和 MRI 扫描中，都需要仔细观察鼻咽两侧及乳突气房情况。T_2WI 脂肪抑制和增强扫描结合有助于发现病灶并确定病灶范围。这是由于抑制脂肪的高信号，能够增强 T_2WI 高信号病变

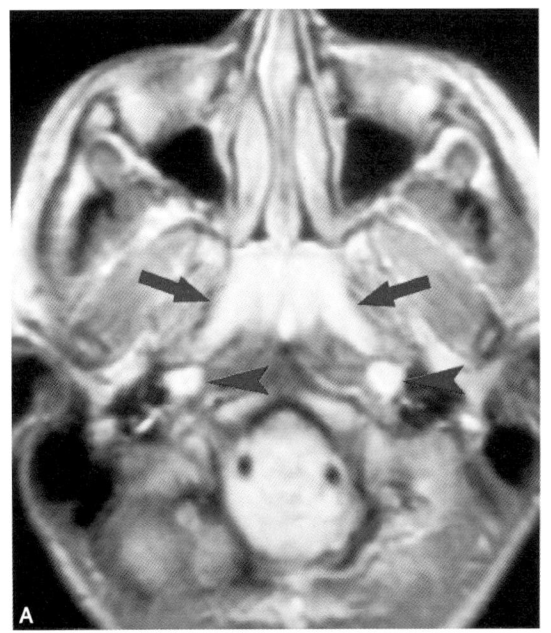

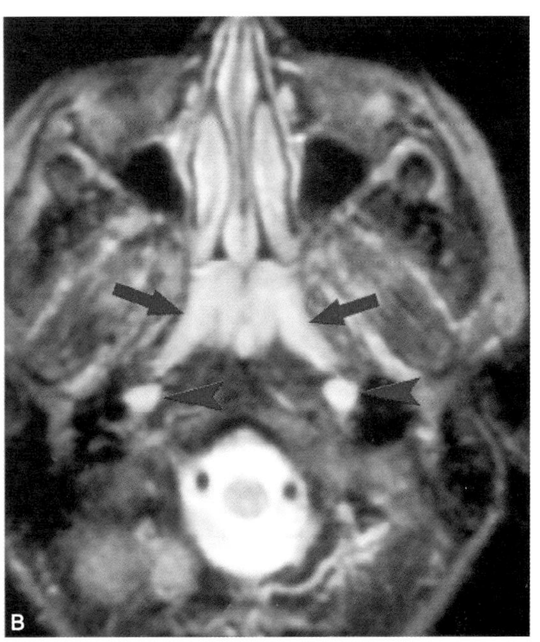

图 8.8　腺样体肥大。5 岁儿童的质子成像和 T_2WI。增大的腺样体组织（箭）填充鼻咽，双侧咽隐窝受压变窄。双侧咽后淋巴结（箭头）清晰可见。这些表现在正常儿童中较为典型，也常发生于近期伴有上呼吸道感染的成人中。通常结合临床病史帮助诊断。

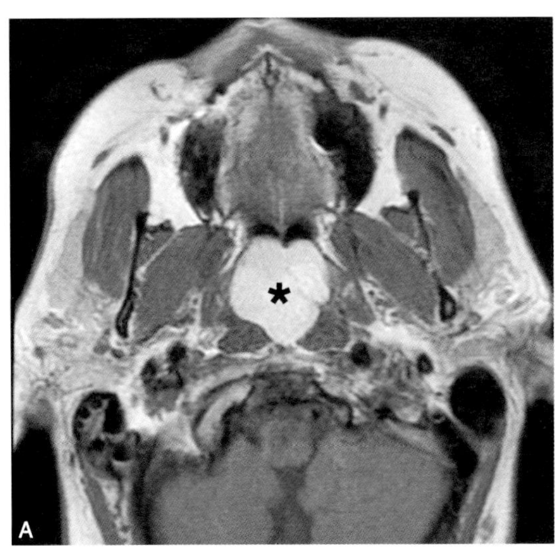

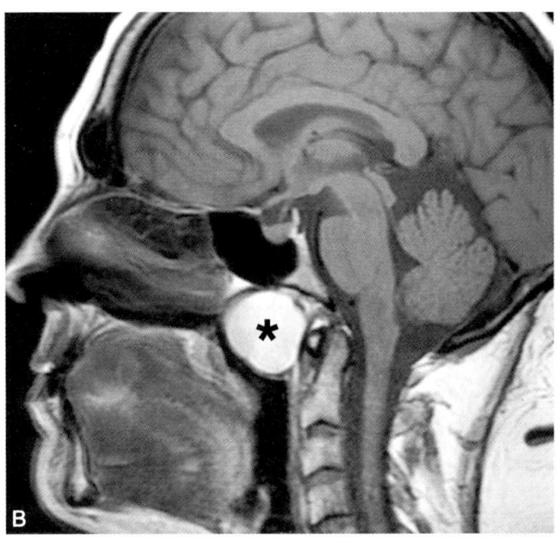

图 8.9　Tornwaldt 囊肿。横断位（A）和矢状位（B）T_1WI。鼻咽表浅黏膜间隙见边界清楚的类圆形肿块，T_1WI 上呈高信号（*）。

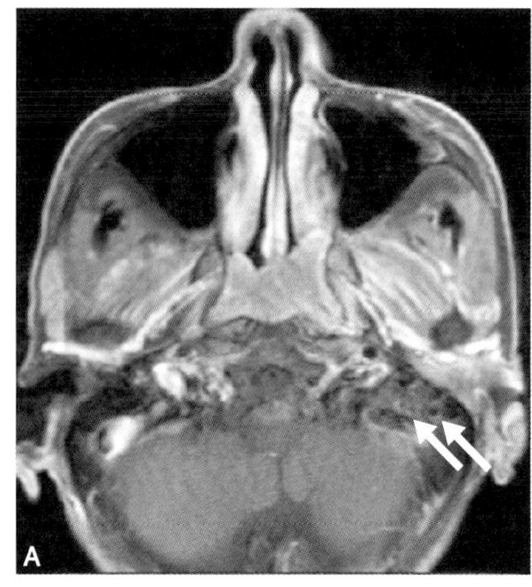

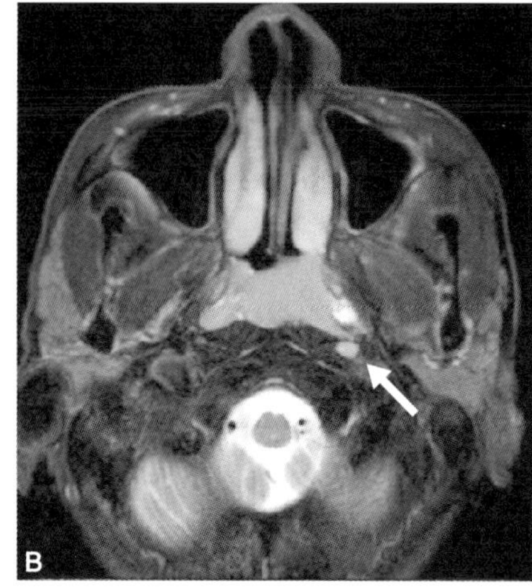

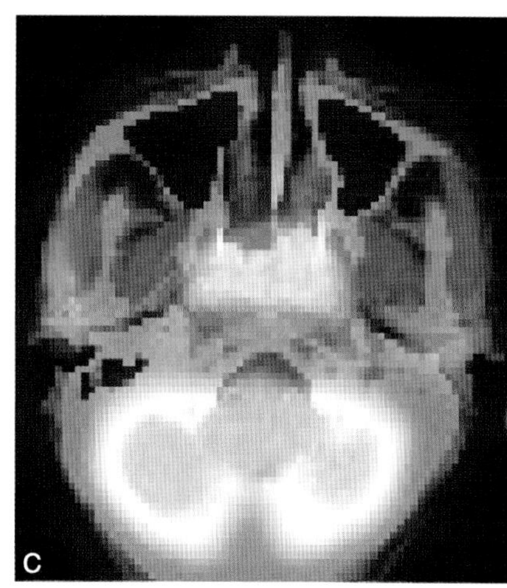

图 8.10　鼻咽恶性肿瘤。A. T_1WI 增强；B. T_2WI；C. FDG PET/CT。影像显示在左侧鼻咽黏膜可见高同位素摄取的肿块影。鼻咽恶性肿瘤的三联征包括：①鼻咽一侧黏膜肿块（咽隐窝）；②咽后淋巴结（B，箭）；③乳突信号不均匀/积液（A，箭）。

的对比度。然而，由于脂肪平面呈高信号 T_1WI 平扫图像对于评估疾病累及情况有重要价值。此外，这些序列还可以检测肿瘤侵及神经周围的微小改变，尤其对沿脑神经侵及颅底的病变显示更明显。这对于诊断腺样囊性癌非常重要，因其具有明显的沿周围神经扩散的趋向，也是最常见的小唾液腺恶性肿瘤。

鳞状细胞癌。是上消化道最常见的恶性肿瘤。然而，发生在鼻咽部的鳞状细胞癌是一种特殊变异，被称为鼻咽癌。鼻咽癌相较于鳞状细胞癌表现出几个独特的组织学特征。鳞状细胞癌在白种人群中常见，但鼻咽癌较少见，每年的发病率约 100 000∶1。虽然吸烟和嗜酒常常与鳞状细胞的发生有关，但与鼻咽癌却没有直接联系。环境因素和遗传因素是鼻咽癌的主要病因。特别是 EB 病毒的免疫球蛋白 A 抗体与鼻咽癌密切相关。

淋巴瘤。累及黏膜的淋巴瘤在影像学上不能与鳞状细胞癌或小唾液腺癌相鉴别。然而，非霍奇金淋巴瘤常常出现全身性的表现，常伴有淋巴结外的侵犯，这在其他恶性肿瘤中并不典型。因此，黏膜肿块同时伴有锁骨上、纵隔淋巴结肿大和脾大时，应考虑淋巴瘤。

咽旁间隙

咽旁间隙是一个三角形间隙，被脂肪组织充填，从颅底延伸至下颌下腺区域。咽旁间隙位于周围间隙的中心，常受到来源于其他间隙肿块的压迫或侵犯。咽旁间隙最重要的作用是作为提示深层面肿瘤占位效应的重要标志。当病灶发生在周围间隙时，会累及咽旁脂肪间隙，这些征象可以提示肿瘤来源于哪个间隙。

咽旁间隙被后方的颈动脉间隙、外侧的腮腺间隙、前方的咀嚼肌间隙、内侧的黏膜间隙包绕。因此，起源于黏膜面的肿瘤会压迫咽旁间隙的内侧，颈动脉鞘瘤会引起咽旁间隙向前方移位，腮腺肿瘤会引起咽旁间隙向内侧移位，来源于咀嚼肌间隙的肿瘤可出现咽旁间隙向后方和内侧移位。这样，通过对咽旁间隙的位置和移位的评估，我们就可以推测出深层肿块来源的间隙（图 8.11）。

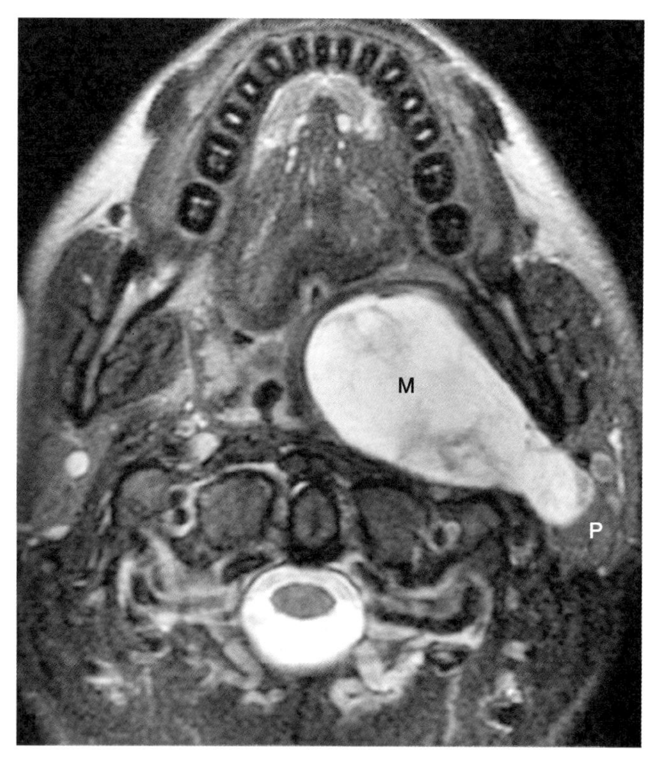

图 8.11　腮腺良性混合细胞腺瘤（多形性腺瘤）。T_2WI 脂肪抑制。肿块（M）位于左侧咽旁间隙内，该病变与腮腺深叶（P）分界不清并向内生长，病灶推移咽旁间隙向内移位，并向前推移咀嚼肌间隙。腮腺深叶病变的特征是从颈动脉到下颌骨的茎突下颌切迹变宽。这是一个腮腺深叶病变的典型表现，尽管它看起来与正常的腮腺组织（P）有明显分界。起源于颈动脉间隙的病变会使茎突下颌切迹变窄。

颈动脉间隙

颈动脉间隙向前推移咽旁间隙，并使颈动静脉分离或向前移位。该类肿块有时还可向前推移茎突，使茎突下颌切迹（位于茎突和下颌骨之间的间隙）变窄。该特征性表现可以同其他腮腺深叶病变相鉴别，腮腺深叶病变常使茎突下颌切迹增宽。

假性肿瘤。在评估颈动脉间隙肿瘤时，需考虑位于颈动脉间隙的一些假性肿瘤。某些血管变异在临床上和影像学上都可能误诊为肿瘤。双侧颈内静脉不对称是颈部血管最常见的变异，左右颈内静脉管腔大小明显不对称很常见，右侧颈内静脉常较大。而且，颈静脉管腔内信号强度也可以有很多变化，可从高信号到无信号。血管腔内高信号区域不能误认为是腔内血栓形成，连续层面观察管腔本身是非常重要的，这样可以证实该信号实际为血管结构；否则，该信号就会很轻易地被误认为是病变组织。咽部颈动脉迂曲可能表现为一个黏膜下搏动的肿块，常见于老年人，在 CT 或 MRI 上很容易显示。如果不怀疑外伤后动脉瘤存在，常不需要行进一步的诊断检查。

肿瘤。颈动脉间隙的肿块大多是起源于神经的良性肿瘤，位于颈动脉鞘内。其中副神经节瘤（也叫化学感受器瘤）和神经鞘膜瘤（如神经鞘瘤和神经纤维瘤）最常见。副神经节瘤是一种由神经嵴细胞衍生而来的血管性肿瘤。这些病变以他们来源的神经和起源的位置来命名。当起源于颈动脉分叉处的颈动脉体时，副神经节瘤被称为颈动脉体瘤（图 8.12）。副神

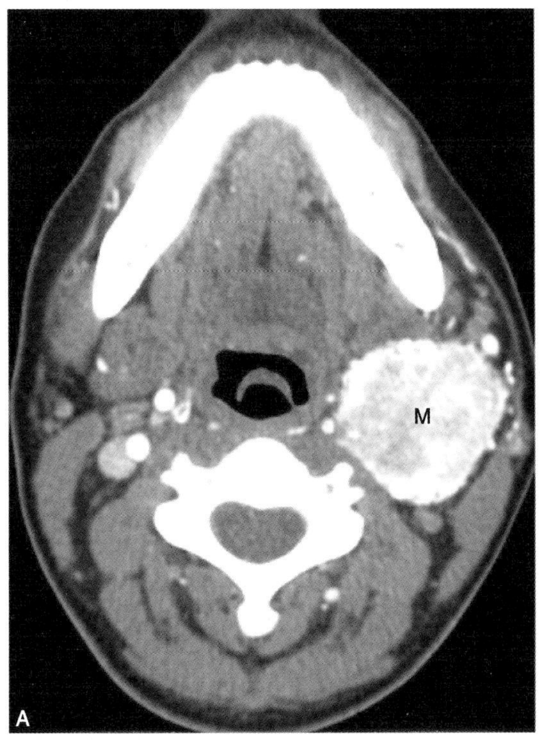

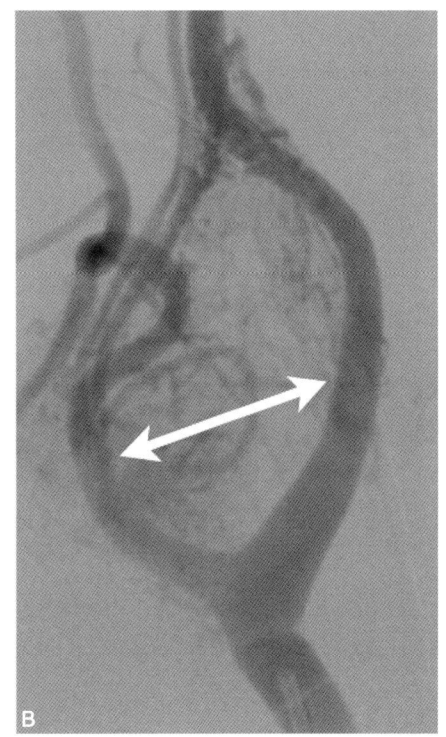

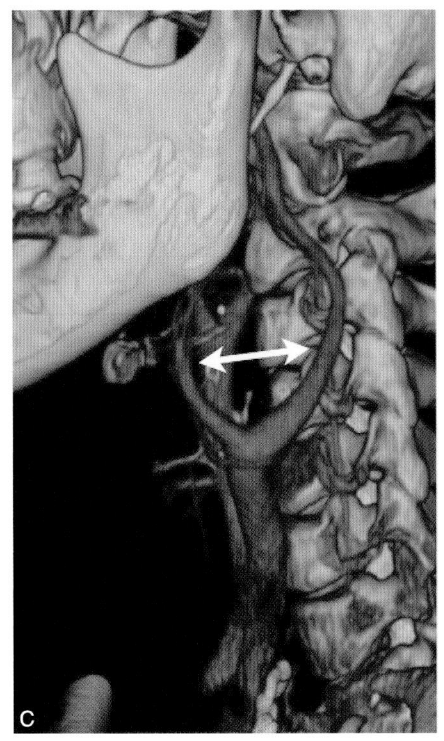

图 8.12　颈动脉体瘤。A. 动脉期 CT 增强；B. 传统的 X 射线血管造影术；C. CT 血管造影。肿块（M）位于颈动脉分叉处，颈动脉体瘤的特征性表现是颈内和颈外动脉分开（双头箭头）。血管分布和位置对诊断副神经节瘤，特别是颈动脉体肿瘤有重要作用。病变血管分布通常在 MR 上提供许多流空征象，产生“椒盐征”表现。CT 血管造影有助于术前栓塞，便于手术切除。

经节瘤也可能来源于迷走神经节(迷走神经球瘤),沿迷走神经的颈静脉神经节分布(颈静脉球瘤),位于中耳的迷走神经耳支(Arnold 神经)和舌咽神经鼓室支(Jacobson 神经,鼓室球瘤)。即使命名不同,但影像学特征和组织学表现都是相同的。

临床上,副神经节瘤患者常表现为无痛的、缓慢进展的颈部肿块,可伴有杂音及搏动。由于这类病变位于颈动脉鞘内,可累及脑神经(Ⅸ~Ⅻ)(图 8.13)。副神经节瘤常为多发的(5%~10%),有家族史,在家族病例中约 25%~30%的患者为多发。因此如果发现病灶,则需要观察是否合并其他病灶。

血管造影显示副神经节瘤是富血供病变,在微血管期明显强化。常通过手术切除治疗。介入放射学在用术前栓塞来降低术中出血风险的治疗中具有重要作用。CT 和 MRI 检查,副神经节瘤和神经源性肿瘤均明显强化,所以很难鉴别。副神经节瘤在 MRI 上具有特征性的流空血管影及显著强化,而神经源性肿瘤常无血管流空征象,且可伴囊变(图 8.14)。这些特征反映了副神经节瘤典型的富血供特点。值得注意的是,这些表现并不是副神经节瘤的特异性征象,因为神经鞘瘤偶尔也可能出现血管流空征象。

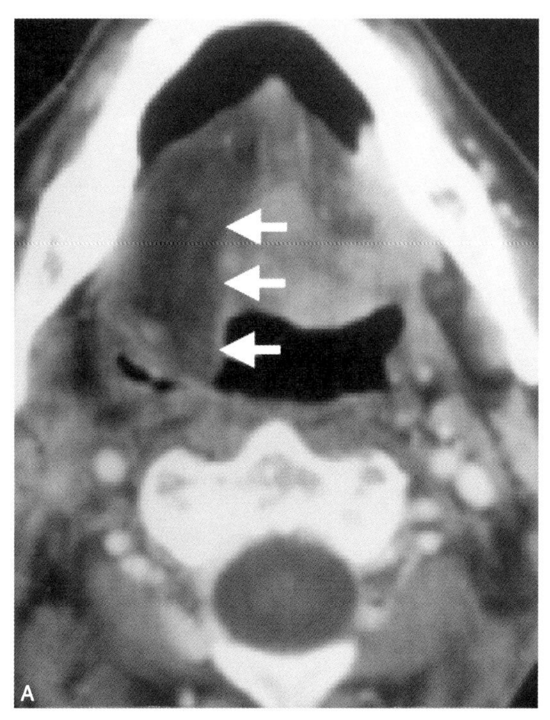

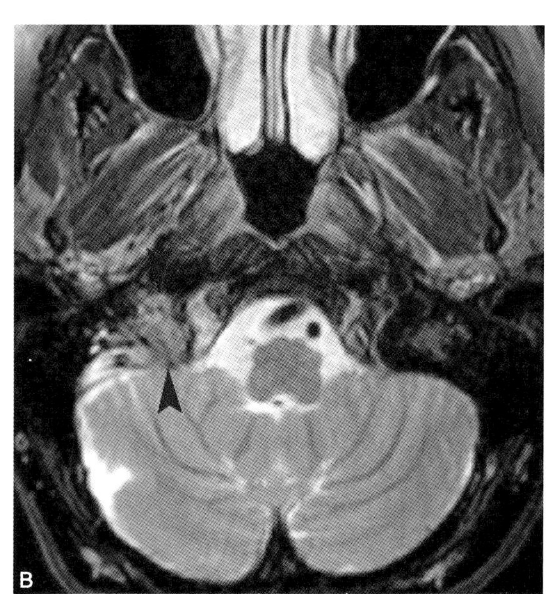

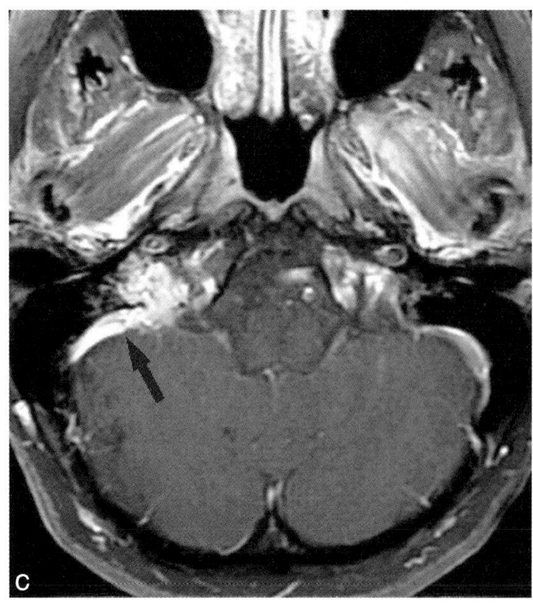

图 8.13　颈静脉球瘤。A. CT 增强。右舌(舌下神经麻痹)脂肪性萎缩和右侧口咽扩大明显(迷走神经麻痹)(白箭)。多发脑神经功能障碍表明颅底受累,邻近有Ⅸ~Ⅻ脑神经。B. T_2WI 脂肪抑制和(C)T_1WI 增强。右侧颈静脉孔内可见一强化肿块(箭头),提示颈静脉球瘤。C. 邻近乙状窦内可见血流缓慢或血栓(箭)形成。

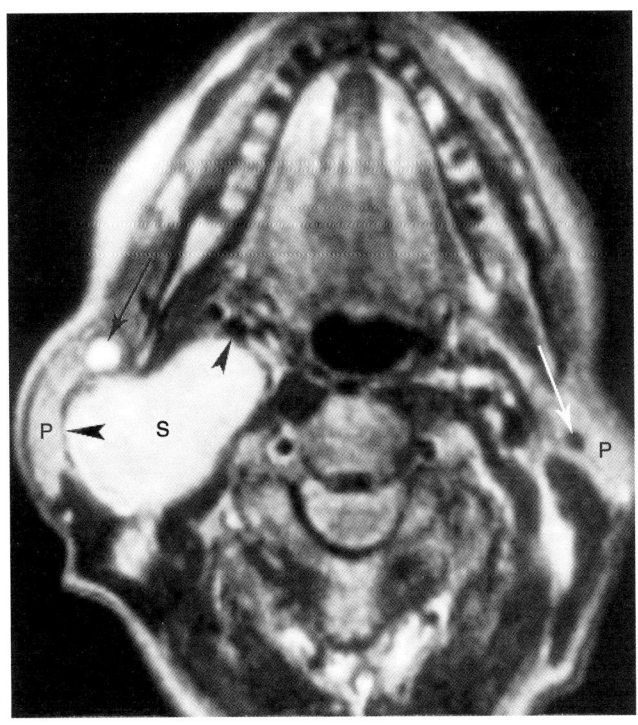

图 8.14　神经鞘瘤。经过口底层面的横断位 T_2WI。患者颈部出现无痛性肿块。可见一均匀性肿块(S)向前移位颈动脉间隙(红箭头)并向外推移(黑箭头)腮腺间隙(P)。颈动脉间隙肿块的特征性表现是颈动脉向前移位。因缺乏血管流空征象,提示该肿瘤是神经鞘瘤,而非副神经节瘤。右下颌静脉(红箭)内的高信号提示该静脉部分受压,对侧下颌静脉可见正常流空征象(白箭)。

神经鞘瘤是起源于神经鞘膜的肿瘤,不侵犯神经。在颈动脉间隙内,神经鞘瘤常起源于迷走神经,表现为颈部良性肿块。神经鞘瘤有时会发生囊变和坏死。与之相反,神经纤维瘤无包膜,常多发,可侵及神经纤维。

颈动脉间隙内常见淋巴结肿大。其中以鳞状细胞癌淋巴结转移最为常见。深部颈静脉淋巴结链位于颈动脉间隙内,作为头颈部淋巴引流的最终途径。这样,头颈部的很多病变(转移性病变、淋巴瘤、感染、良性增生)都将累及颈静脉淋巴结并可在颈动脉间隙内发现肿大淋巴结。

腮 腺 间 隙

腮腺深叶的肿瘤会推压邻近的咽旁间隙。与来源于颈动脉间隙的肿瘤不同,腮腺深叶的肿瘤向后推压茎突和颈动脉,导致茎乳孔增宽,这是其特征性表现。在腮腺间隙内可引发病变的结构包括腮腺和淋巴结。腮腺是唯一含有淋巴结的唾液腺。这是由于在腮腺胚胎发育过程中,晚期包裹导致腺体薄壁组织内存在淋巴结(图 8.15)。总而言之,腮腺间隙的病变包括腮腺肿瘤和淋巴结病变。正常情况下,腮腺内淋巴结较小,很难观察到。

腮腺肿瘤。腮腺肿瘤多为良性(80%),其中以混合细胞瘤(多形性腺瘤)最为常见。腮腺淋巴瘤次之。腮腺的恶性肿瘤约为 20%,包括囊腺癌、腺癌、鳞状细胞癌和黏液表皮样癌。MRI 和 CT 检查不能明确诊断肿瘤的良恶性。两者的边界都显示清楚。肿瘤的均匀性、边界和信号强度不能较好的区分其组织学特征。然而,良性多形性腺瘤的典型表现为边界清楚,T_2WI 明显高信号且强化不均匀(图 8.16)。CT 和 MRI 检查有助于描述肿瘤与周围正常解剖结构的关系,并且能够在活检前观察到该病变的位置和病变的整个范围。肿瘤向颈深部结构侵犯,比如,咀嚼肌间隙或咽旁间隙受侵犯,则提示恶变可能。临床上面神经受累也提示肿瘤恶变。

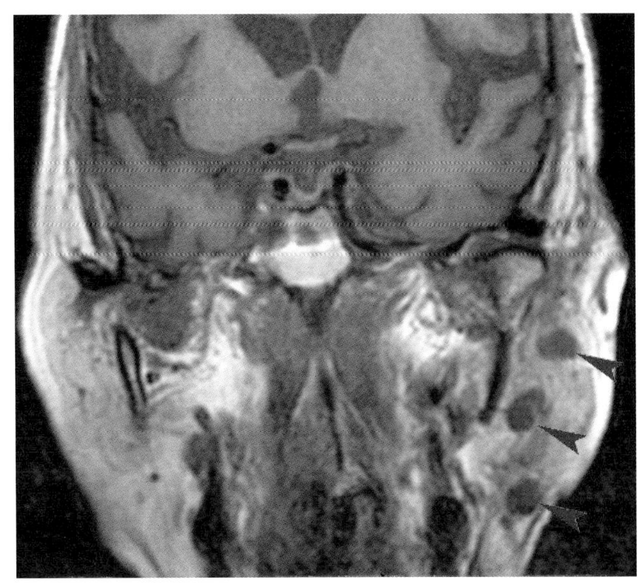

图 8.15　腮腺腺体内淋巴结转移。男性,78 岁,左侧腮腺肿胀。冠状位 T_1WI 可见左侧腮腺内增大的结节(箭头)。腮腺作为耳后头皮静脉的引流通道,其特征是脂肪信号强度。腮腺内淋巴结肿大、坏死提示同侧病变,最后可见耳后头皮血管肉瘤。

腮腺间隙内多发病变可见于炎症或恶性肿瘤。腮腺淋巴瘤(良性唾液腺瘤)也可多发,常见于男性。腮腺囊肿见于胶原血管病(干燥综合征),也可见于 AIDS 患者(图 8.17)。腮腺囊肿也被称为淋巴上皮囊肿,被认为是由周围淋巴细胞浸润引起的腮腺末端导管阻塞所致。

咀嚼肌间隙

咀嚼肌间隙是由包绕咀嚼肌和下颌骨的颈深筋膜的浅层形成,从上方的下颌角延伸到颅底并跨过颞肌。咀嚼肌包括颞肌、翼内外肌和咬肌。另外,三叉神经分支和上颌动脉也位于咀嚼肌间隙内。咀嚼肌间隙内的肿块将咽旁间隙向后内侧推移。

咀嚼肌间隙肿块多源于感染性,常见于龋齿或拔牙。该类肿块常常包绕下颌骨,并向上沿颞肌扩散。另外,咀嚼肌间隙的假性肿瘤也很常见,包括副腮腺及因磨牙所致咬肌增生。有时,副腮腺可能沿着咀嚼肌前方生长,可被误诊为肿瘤。咀嚼肌不对称可能是由三叉神经支配的下颌骨区域单侧肌萎缩所致。头颈部最常见的肿瘤多沿着三叉神经周围分布。

咀嚼肌原发恶性肿瘤非常罕见。该区域的恶性肿瘤多是由口咽或舌根部的鳞状细胞癌扩散累及咀嚼肌所致。另外,来

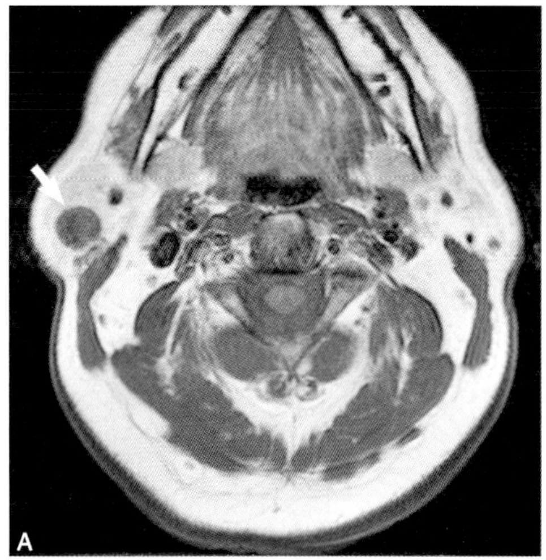

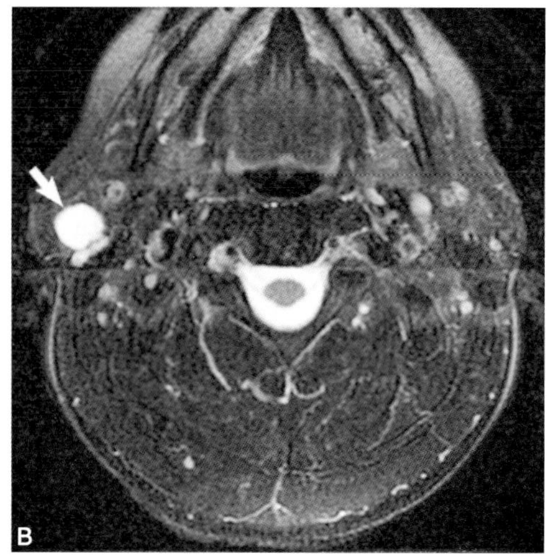

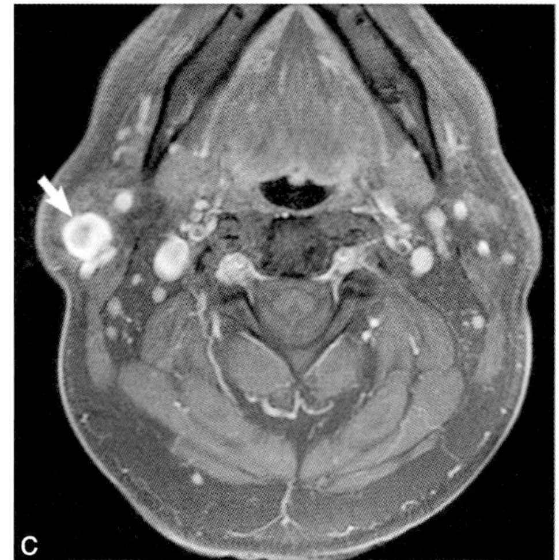

图 8.16　良性多形性腺瘤。A. T_1WI；B. T_2WI 脂肪抑制；C. 增强 T_1WI 脂肪抑制。右侧腮腺内可见边界清楚的肿块，T_2WI 上明显高信号，增强后不均匀强化。

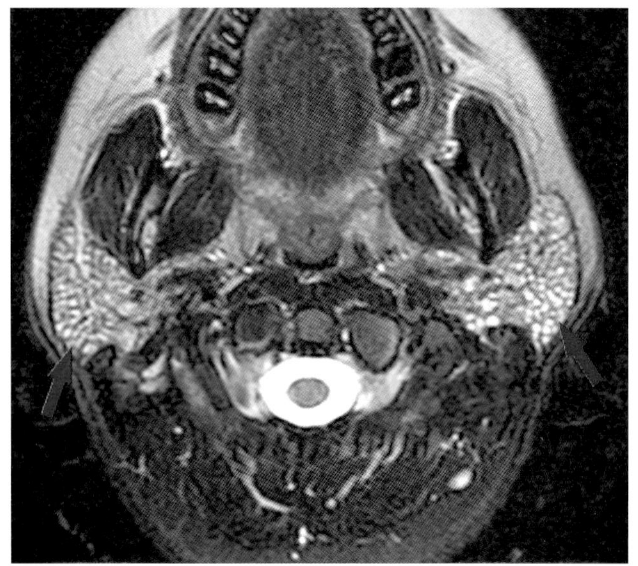

图 8.17　干燥综合征的良性淋巴上皮囊肿。横断位 T_2WI。女性，27 岁，有腮腺肿胀和眼干、口干的症状，被诊断为干燥综合征，是一种慢性自身免疫性疾病。MRI 显示了腮腺多发囊肿（箭），提示淋巴细胞浸润外分泌腺，导致淋巴阻塞和囊肿的形成。

源于口咽部或鼻咽部的肿瘤或感染性病变也可能沿三叉神经的第三支扩散，使肿瘤向上经过卵圆孔侵及海绵窦（图 8.18）。当浸润至海绵窦时，肿瘤组织可能向后沿三叉神经池扩散累及脑干。咀嚼肌间隙的原发性恶性肿瘤包括：①来源于肌肉、软骨或神经的肉瘤；②来源于骨的肉瘤，如骨肉瘤（图 8.19）和尤因肉瘤；③非霍奇金淋巴瘤有时可累及咀嚼肌间隙的下颌骨或骨外软组织。

咽后间隙

咽后间隙是位于浅表黏膜间隙和咽缩肌后方、椎前间隙前方的潜在间隙。该间隙内的肿块会向后推移椎前肌。该区域的筋膜是很复杂的，但可以把它简单地认为是一个单独的分隔。该间隙是肿瘤或炎症从咽部向纵隔扩散的重要途径（图 8.20）。颈动脉间隙和腮腺间隙内感染性和转移性病灶较少见，而咽后间隙病变多为感染或肿瘤转移。以淋巴瘤和头颈部鳞癌淋巴结转移多见。肿瘤常累及咽后淋巴结内、外侧组。咽后外侧淋巴结组，也被称为鲁维埃（Rouviere）淋巴结，正常可见于青少年，但是当见于年龄大于 30 岁的受检者时，则需怀疑是异常表现。另外，头颈部的感染可以通过淋巴系统累及咽后间隙。由于咽后间隙可作为感染播散至纵隔的通道，所以该间隙

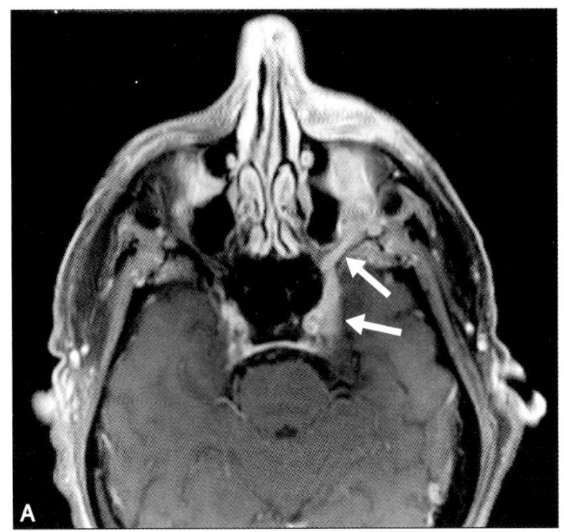

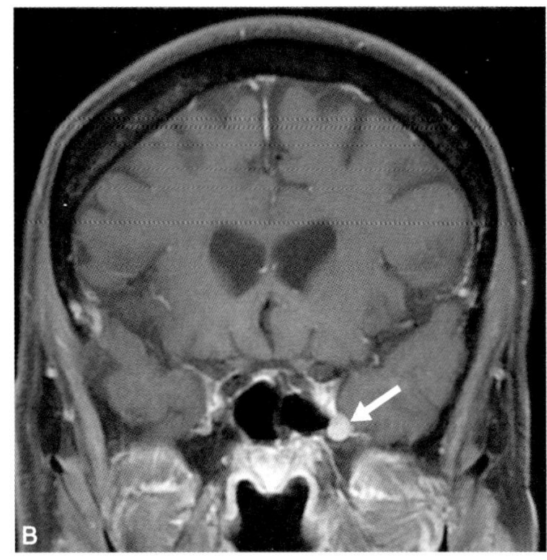

图 8.18　向神经周围蔓延的疾病：毛霉菌感染。21 岁的患者出现糖尿病酮症酸中毒，左侧面部麻木，病灶沿左侧神经从前颊向海绵窦延伸。肿瘤如囊腺癌、鳞癌沿神经蔓延可有相同的影像学表现。横断位 T_1WI 增强（A）和冠状位 T_1WI 增强（B）显示左侧软组织肿胀，并沿三叉神经（V2）的上颌支（箭）延伸进入海绵窦。在冠状位图像中，显示 V2 神经圆孔扩张（箭）。

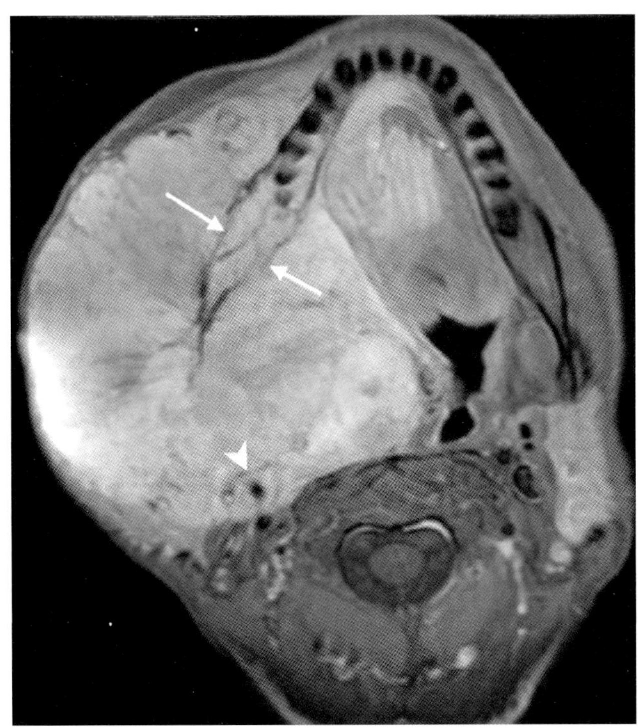

图 8.19　咀嚼肌间隙内骨肉瘤。男性，23 岁，T_1WI 增强显示右侧咀嚼肌内可见弥漫浸润性肿块。该病变是以下颌骨体右份（箭）为中心，并累及周围软组织。病灶包绕并向后推移右侧颈动脉（箭头）。

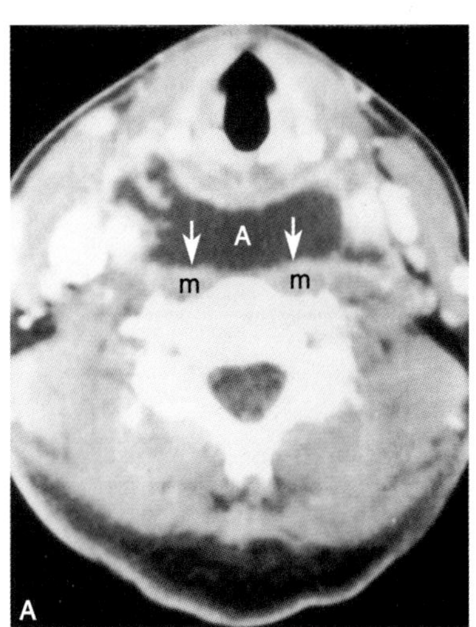

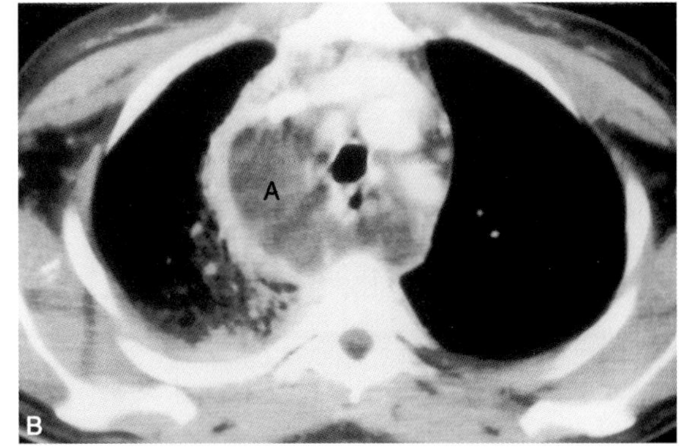

图 8.20　咽后脓肿。增强 CT 经喉（A）和上纵隔（B）层面。大量液体集聚（A）从咽后间隙延伸到上纵隔。椎前肌向后移位（m，箭）可与位于椎前间隙的病灶鉴别。

也称为"危险间隙"。大多数的颈部感染性病变可由扁桃体炎、牙源性疾病、外伤、心内膜炎和全身性疾病(如肺结核)所致。抗生素的应用使感染性病变减少,但免疫能力低下的患者仍容易合并感染。在常规 T_1WI 和 T_2WI 上很难鉴别脓肿和蜂窝织炎,两者在 T_1WI 上表现为等信号,T_2WI 上为高信号。增强检查可以鉴别二者,脓肿表现为环形强化,其中央是液化坏死区域。

椎前间隙

椎前间隙是由包绕椎前肌的椎前筋膜构成。椎前间隙的肿块将椎前肌向前推移。这可以与咽后间隙病变相鉴别。颈椎椎体病变是该间隙最常见的病变。任何累及椎体的病变,肿瘤(转移性肿瘤和脊索瘤等)或骨髓炎,均有可能向前播散累及椎前间隙。

跨间隙病变

有时,肿块可能不会位于上述的任何一个间隙里。该类肿块通常继发于累及头颈部正常间隙的解剖结构里,例如,淋巴系统、神经系统、血管系统,包含:①淋巴源性肿瘤(淋巴管瘤);②神经源性肿瘤(神经纤维瘤、神经鞘瘤、神经周围瘤);③血管源性肿瘤(血管瘤)。根据病灶的信号强度可鉴别不同类型的肿瘤。例如,神经纤维瘤在 T_1WI 上表现为中央低信号,常累及多个外周神经,这点可以与淋巴源性及血管源性病变鉴别。

淋巴管瘤和血管瘤都是先天性疾病,在 MRI 上表现极为相似,在 T_2WI 上呈高信号,且呈浸润性生长。血管瘤可出现静脉石,在 CT 上很容易观察(图 8.21)。淋巴管瘤由于其内有血液降解产物所以信号不均匀。对于有慢性面部隆起病史及 CT 或 MRI 检查证实病变具有浸润性,且横跨几个不同间隙时,我们需要考虑这两种病。

周围神经性病变。感染或肿瘤可沿周围神经播散至头颈部的不连续性间隙内。经过颅底的复杂脑神经系统是肿瘤或炎症播散的途径。霉菌感染(见图 8.18)、鳞状细胞癌、腺囊癌有特殊的噬神经性,可以作为诊断这些疾病的标志。如果有头颈部原发性肿瘤病史或免疫抑制状态(易合并霉菌感染)出现面部麻痹或感觉迟钝,高度提示病变已累及周围神经,需对颅底的脑神经进行仔细观察。

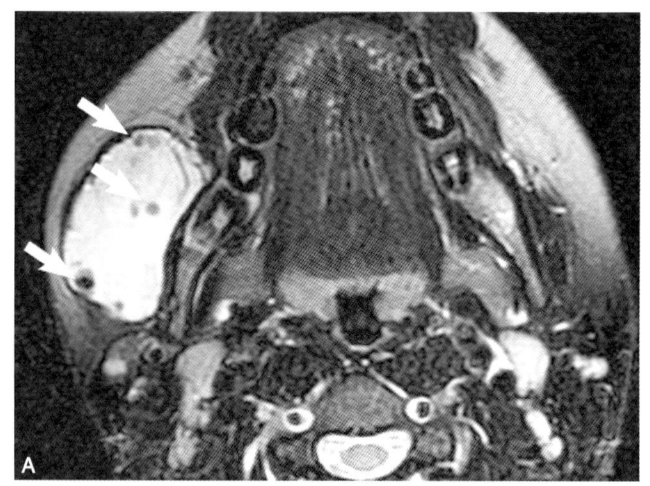

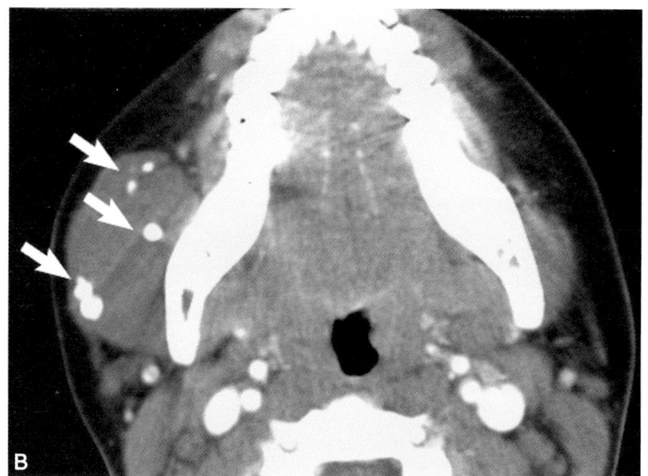

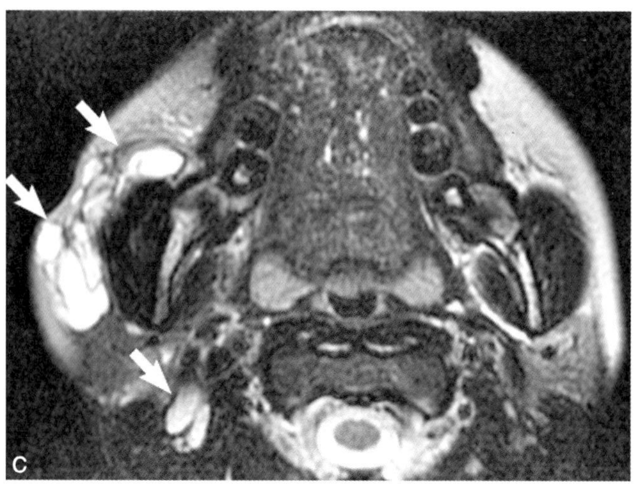

图 8.21　血管瘤。A. 患者出现面部肿块,T_2WI 上显示高信号内可见点状低信号(箭);B. CT 上证实这些低信号病灶为静脉石(箭),这是血管瘤的特征性表现;C. 临床表现相似的另一位患者,病灶 T_2WI 呈高信号,内可见多发分隔。血管瘤的典型特征是跨空间生长并在 T_2WI 上呈高信号(箭)。淋巴管瘤与该病很难区分,但常因出血而出现液-液平面。

淋　巴　结

一旦发现头颈部原发性肿瘤，则淋巴结的评估就是肿瘤分期的重要组成部分。同侧单个恶性淋巴结的出现可使患者预期生存率降低 50%，同时伴有淋巴结包膜外扩散时患者的生存率再降低 25%。因此，淋巴结的检测对患者预后和治疗的评估是很重要的。CT、MRI、PET 在头颈部肿瘤分期方面起着重要作用，因为临床上很难判断原发肿瘤的大小及相关的淋巴结累及情况。至少 15% 的恶性淋巴结在临床上是很难被检测到的，因其位置比较深（如咽后淋巴结），临床上不易触及。通过触诊来评估病变的误诊率为 25%～33%。因此，PET 联合 CT 或 MR 检查能够获得最准确的术前信息。

颈部至少有 10 组重要淋巴结组。掌握颈部淋巴结链的位置及头颈部疾病淋巴结转移的特点对分析 CT 和 MR 图像非常重要。颈部的淋巴结被分成七组，即 Ⅰ～Ⅶ区（图 8.22）。该分类通常用于鳞状细胞癌的分期。值得注意的是，该系统不包括一些重要的淋巴结组，如咽后、腮腺和锁骨上窝以及枕部淋巴结组。我们将重点观察颈部的主要淋巴结：颈内静脉组。颈内静脉组是整个头颈部淋巴管引流最终传入的共同通道。颈内静脉组斜行经过颈静脉下方及胸锁乳突肌前缘，颈内静脉二腹肌淋巴结组是颈内静脉位置最高的淋巴结，这组淋巴结位于二腹肌后腹，接近舌骨水平。颈内静脉二腹肌淋巴结位于下颌下腺的后方，是扁桃体、口腔、咽部和颌下淋巴结的淋巴管引流通路。

头颈部淋巴结短轴直径一般小于 1.0cm，而颈静脉二腹肌淋巴结和颌下淋巴结直径可达 1.5cm。当 CT 或 MR 检查显示淋巴结增大，很难区分良性反应性增生与恶性结节。提示恶性征象有：①淋巴结环形强化，并中央坏死；②包膜外淋巴结扩散伴有相邻组织的浸润；③结节融合，边缘不光整。根据淋巴结大小很难鉴别良恶性，但其他鉴别的恶性征象少见，因此临床上常根据淋巴结大小来判别良恶性。如果仅根据淋巴结大小来判断淋巴结良恶性，约 70% 的肿大淋巴结是转移性病灶，30% 是良性反应性增生。

PET 检查在头颈部恶性肿瘤分期方面起着重要的作用。因为转移性结节，不论其大小都表现为典型的高葡萄糖摄取，PET 检查颈部转移性结节具有很高的敏感性和特异性。在 MR 或 CT 上表现为正常大小的淋巴结结节，如果在 PET 上显示为热结节则是恶性结节。反之 CT 或 MR 上表现为增大的淋巴结，如果在 PET 上表现为冷结节，则是良性反应性增生结节。

多层螺旋 CT 或 MR 都可以对淋巴结进行准确评估。患头颈部肿瘤的患者通常会有呼吸和吞咽问题，很难保持静止状态，从而难以获得令人满意的 MR 图像。头颈部多层螺旋 CT 可以快速薄层扫描，减少运动伪影。MR 快速自旋回波 T_2WI 脂肪抑制、平扫和增强 T_1WI 都能较好显示淋巴结。T_1WI 平扫及增强或 T_2WI 上正常的淋巴结信号均匀，当信号不均匀，尤其是出现囊变或坏死，提示转移性病变可能（见图 8.6、图 8.23）。正常情况下，淋巴结门含脂肪组织。病变的形状也具有鉴别特征，比如，圆形的病变提示为肿瘤结节浸润伴相关淋巴结扩散。实际上，如果一个淋巴结增大，但保留着正常肾形结构，那么很可能是良性反应性增生而不是转移性病变。

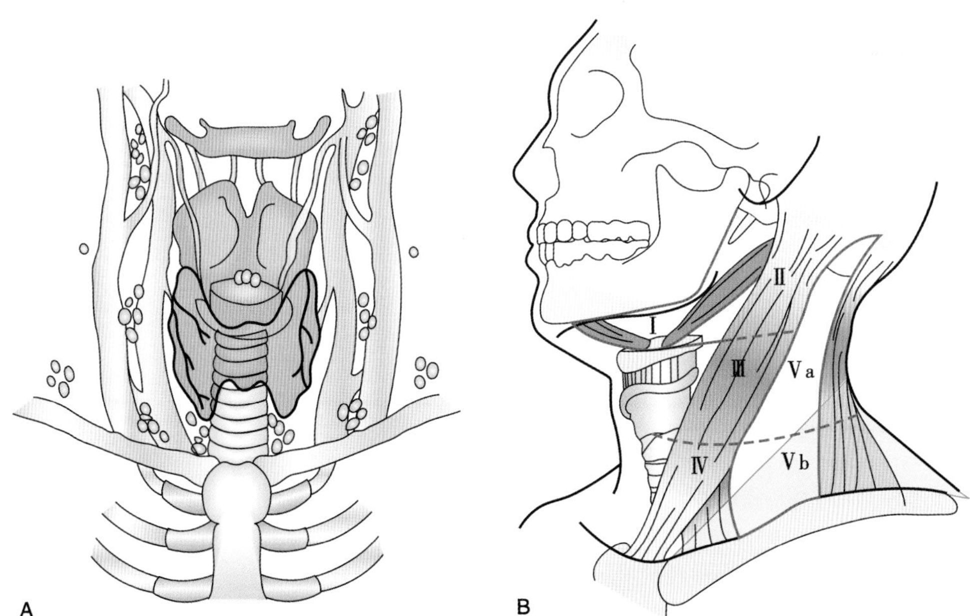

图 8.22　甲状腺和淋巴结分布。A. 颈部淋巴结的示意图。颈部外侧区淋巴结（Ⅱ～Ⅴ区）和颈中央区淋巴结（Ⅳ区）。B. 中央区解剖学边界的示意图（Ⅵ区）。上至舌骨水平，下至头臂血管水平，两侧缘至颈总动脉的内侧（A）。颈中央区（Ⅵ区）包含环状软骨前、气管前、气管旁和甲状腺周围淋巴结，包括沿喉返神经和喉上神经外支的结节。甲状旁腺通常也位于中央颈部（B）。

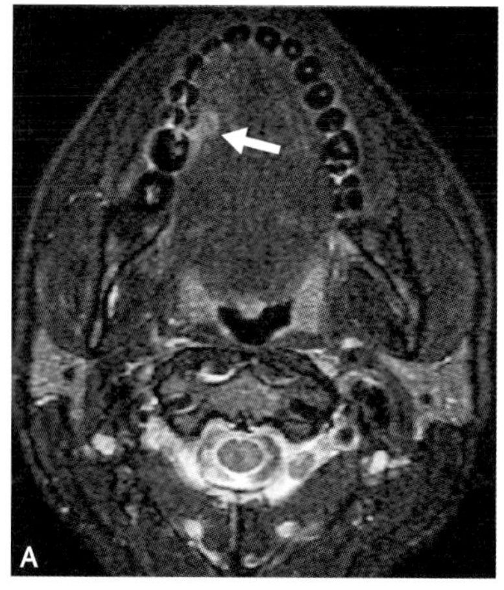
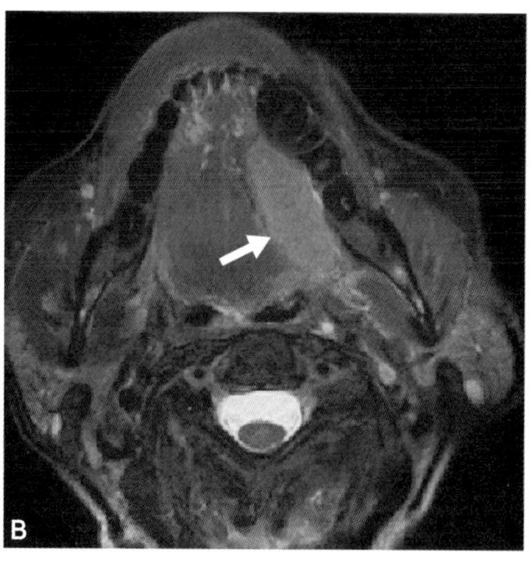
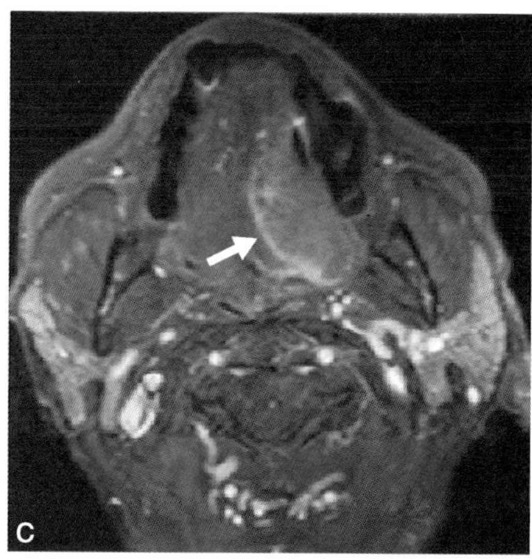

图 8.23　舌鳞状细胞癌2例。病例1 T_2WI(A)显示右前外侧舌部小病变(箭)。早期舌癌通常预后好,隐匿性转移的存在是影响生存率的主要预测因素。病例2经口咽水平 T_2WI(B)和增强 T_1WI 脂肪抑制(C)。左侧舌鳞状细胞癌侵犯舌固有深部肌肉组织(B、C箭)。

眼　眶

CT 和 MR 对眼眶成像都很有价值,二者都有其特殊的优势。当评估钙化时,如儿童患有以白瞳征为表现的视网膜母细胞瘤或者外伤后骨折,则 CT 作为首选。MR 多方位成像和良好的软组织分辨力在眼眶成像检查方面有很大优势。大多数眼眶异常病变,包括对视通路病变的评估,MR 作为首选。

掌握眼眶各间隙的内容物,能较为准确地掌握不同间隙来源的病变。球后间隙包括肌锥外间隙和肌锥内间隙,被肌锥或"总腱环"分开。肌锥由眼外肌(上、下、内和外直肌、上斜肌、上睑提肌)和纤维隔膜组成。这些结构共同形成圆锥,其基底部位于眼球后方,其顶部位于眶上裂。当诊断一个肌锥内病变时,需要鉴别该病变是否来源于视神经鞘。视神经鞘由视神经和周周的神经鞘组成。视神经是大脑的延伸,被脑脊液和软脑膜所包裹,形成了视神经鞘。因此,包裹视神经的脑脊液间隙和颅内蛛网膜下腔是相通的。如果病变来自视神经鞘,则以视神经胶质瘤或视神经鞘脑膜瘤最常见。

视神经胶质瘤。是视神经最常见的肿瘤,好发年龄小于10岁(图8.24)。与神经纤维瘤病Ⅰ型密切相关,当双侧视神经受累更甚。组织学上,该病变是低级别毛细胞星形细胞瘤。其影像学特点是视神经鞘的增大,可呈管状、梭形或者偏心性。一些视神经胶质瘤与增厚的眼周脑膜有广泛相连。组织学上,这反映了肿瘤旁脑膜反应性改变,被称作蛛网膜增生或神经胶质瘤病。这种表现常见于神经纤维瘤病患者。

视神经鞘脑膜瘤起源于视神经鞘蛛网膜层的血管内皮细胞。该病变呈圆形,沿着视神经生长。视神经鞘脑膜瘤增强后,因神经鞘膜强化而神经不强化,进而表现出"轨道"征。MRI 容易显示出任何通过眶尖沿着视神经鞘生长的肿瘤(图8.25)。与视神经胶质瘤不同,脑膜瘤会侵犯并通过硬脑膜生长,表现为不规则及不对称。另外,视神经鞘脑膜瘤可有广泛的钙化,而视神经胶质瘤很少合并钙化。患有结节病、白血病或淋巴瘤的患者,细胞浸润可以沉积在眼周神经鞘膜的脑脊液腔隙内,增强表现有与神经鞘脑膜瘤相似的"轨道"征。视神经

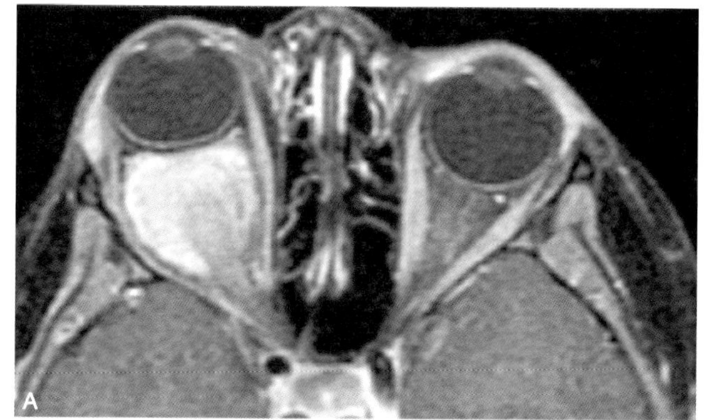
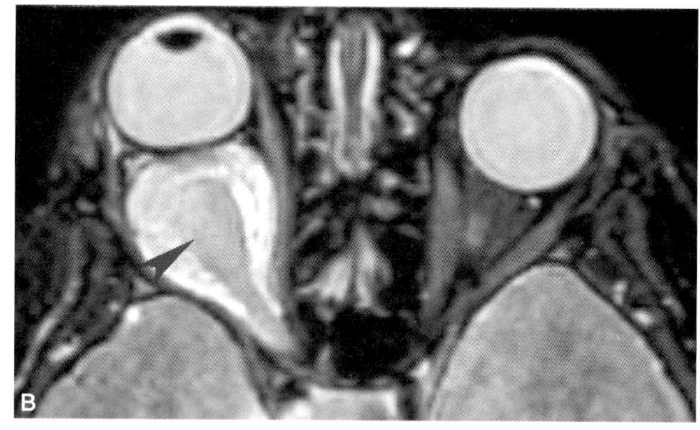

图 8.24　视神经胶质瘤。经过视神经的横断位增强 T_1WI 脂肪抑制(A)和 T_2WI 脂肪抑制(B)。右侧视神经可见巨大强化肿块影。增粗的视神经(箭头)穿过明显增厚的视神经鞘软组织。这种软组织代表蛛网膜增生,这是神经纤维瘤病患者合并有视神经胶质瘤的表现。

强化需要考虑是否合并视神经炎。与刚刚提及的视神经鞘强化不同(如视神经周围强化),视神经炎在 T_2WI 上显示为异常高信号并强化,由视神经本身的炎症所致(图8.26)。视神经炎在临床上表现为急性视觉损伤,通常被描述为"视力模糊",也可以是多发性硬化(MS)的首发征象。大约20%的 MS 患者最初表现为视神经炎。事实上,在单独患有视神经炎的患者

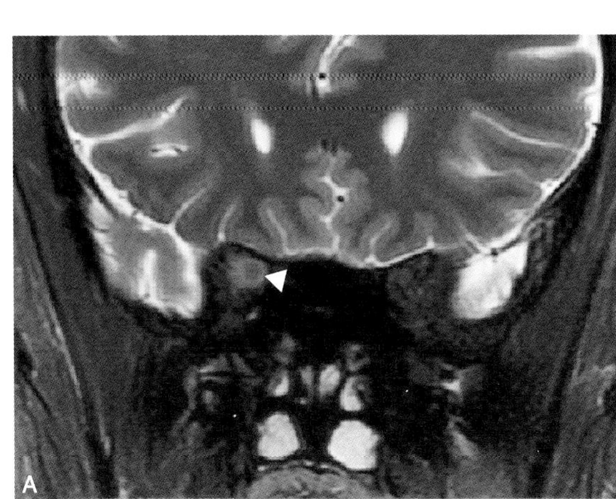

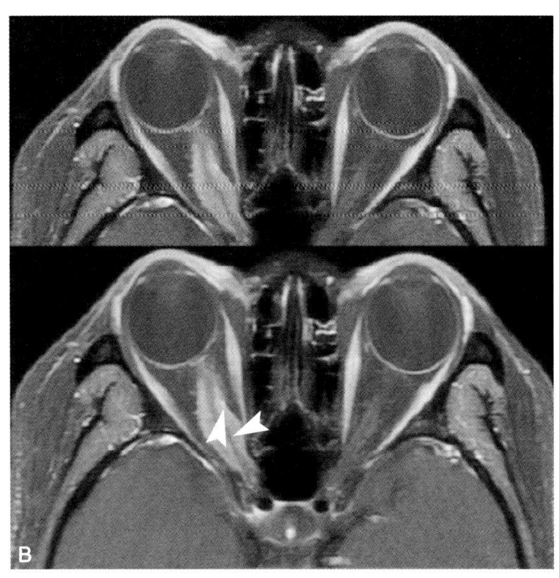

图 8.25　视神经脑膜瘤。A. 冠状位 T_2WI。右侧眶尖视神经结节状增大，T_2WI 上呈高信号(箭头)；B. 经视神经层面 T_1WI 增强显示视神经鞘呈“轨道”征强化并累及右侧视神经管。

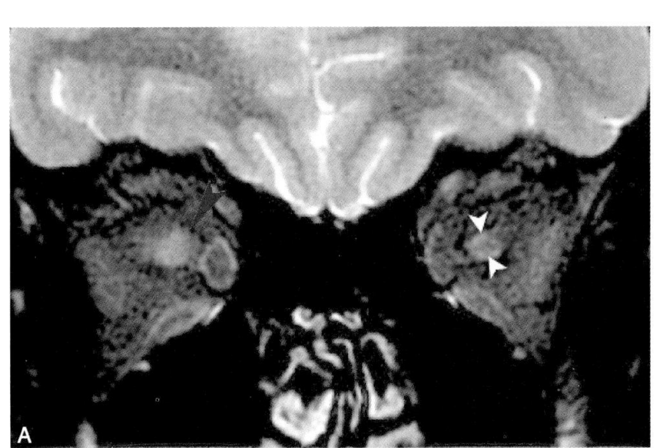

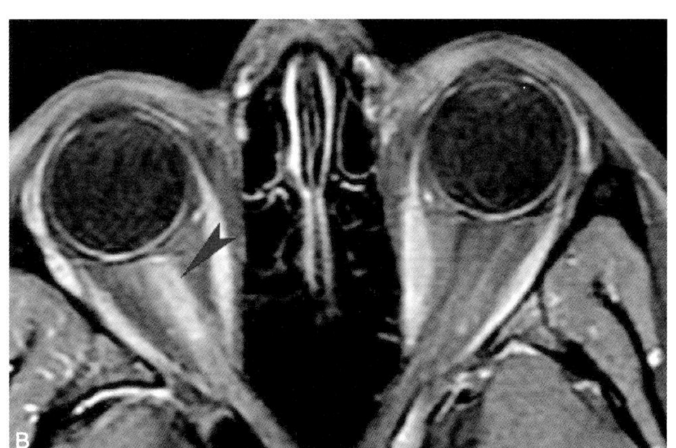

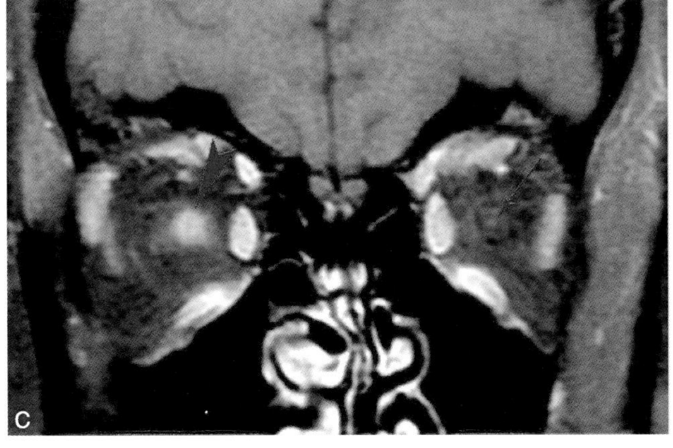

图 8.26　视神经炎。A. 冠状位 T_2WI 脂肪抑制；B. 横断位 T_1WI 增强；C. 冠状位 T_1WI 增强。女性，25 岁，右侧视力丧失。右侧视神经(红箭头)在 T_2WI 上呈高信号，增强后可见明显强化，提示视神经炎。左侧视神经鞘的微小突起是正常的表现(小白箭头)。左侧视神经中央的轻微强化(C，长箭)，即邻近球后区域中的视神经乳头。

中，最后大约有50%被诊断为MS。

血管性疾病。眼部可以发生多种血管性疾病。常见的有毛细血管瘤、淋巴管瘤、海绵状血管瘤和静脉曲张。结合影像特征、临床表现及患者年龄，可以很容易区分这些病灶（表8.2）。毛细血管瘤发生于婴儿（1岁以下）并且在出生后几周内就可以做出诊断，虽然这类病变生长较快，一般在第一年或第二年病变生长最快，但是之后就会发生自然退化。影像学表现为浸润性软组织影，常见多发血管流空征象。相反，淋巴管瘤是儿童时期最常见的眼球肿瘤，常发生于较大年龄儿童（3～15岁）。淋巴管瘤常具有出血倾向，常含有血液降解物。淋巴管瘤急性出血会使其明显扩大，并且出现眼球突出（图8.27）。MRI表现为多房、分叶状肿块，因含血液降解物而信号不均。患病发病年龄较大，结合MRI上含血液降解物成分导致的信号不均匀特点，可以与毛细血管瘤（图8.28）相鉴别。海绵状血管瘤是成人最常见的眼眶肿瘤之一，与眼眶其他血管源性病变相比，海绵状血管瘤表现为边界清楚的类圆形肿块（图8.29）。血管瘤表现为弥漫性强化，也可表现为斑点状强化。静脉曲张为静脉血管极度扩张，瓦尔萨瓦（Valsalva）动作时静脉曲张程度会发生明显变化是其特征性表现。

眼上静脉在MRI检查中可以很好显示。病变包括血栓形成和血管扩张。眼上静脉血栓形成通常发生于合并海绵状血栓形成的患者中，表现为正常血液流空信号的消失，信号强度与血栓形成时间有关。颈内动脉海绵窦瘘患者还可以观察到眼上静脉扩张（图8.30）。颈内动脉海绵窦瘘表现为颈内动脉与海绵窦静脉直接或间接交通。这些病变可以是先天性的或外伤后造成的，临床上表现为搏动性突眼并伴有杂音。

炎性假瘤和淋巴瘤是眼眶内常见的肿瘤，两者影像学表现相似。特发性炎性假瘤是一种来源于炎性淋巴细胞的浸润性病变，是成人眼眶内肿块病变形成的最常见的原因，炎性假瘤发展较快，并出现疼痛性眼球突出，球结膜水肿和眼肌麻痹。相反，淋巴瘤表现为无痛性眼球突出。淋巴瘤是继炎性假瘤和海绵状血管瘤之后，成人第三常见的眼眶肿瘤。淋巴瘤和炎性假瘤的影像学检查都表现为弥漫性浸润性病变，并可向球后任何间隙浸润（图8.31）。有些报道认为病灶使T_2信号减低缩短（T_2WI为低信号），则提示是炎性假瘤。然而，从临床症状、影像学表现，甚至组织病理上都很难鉴别这两种疾病。

表8.2
眼部血管疾病

病变	年龄	影像特征	形态学
毛细血管瘤	<1岁	血管流空征象	浸润性病变
淋巴管瘤	3～15岁	血液成分	多房分叶状肿块
海绵状血管瘤	成年人	边界清楚的肿块	圆形肿块
静脉曲张	任何年龄	静脉扩张，Valsalva动作时静脉扩张	血管结构

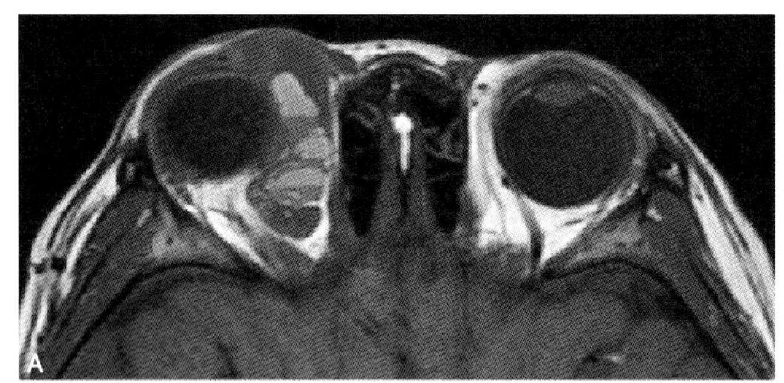

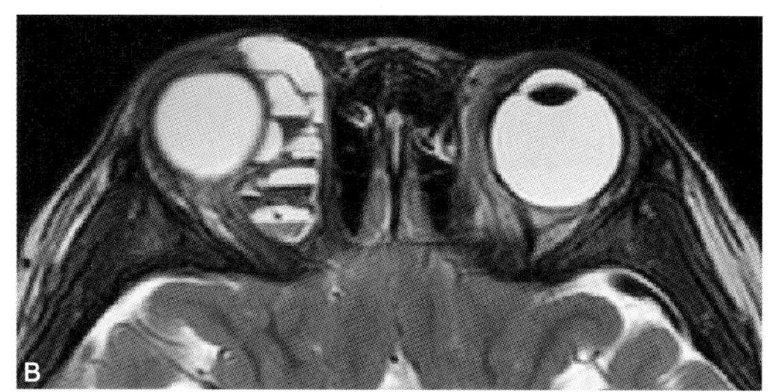

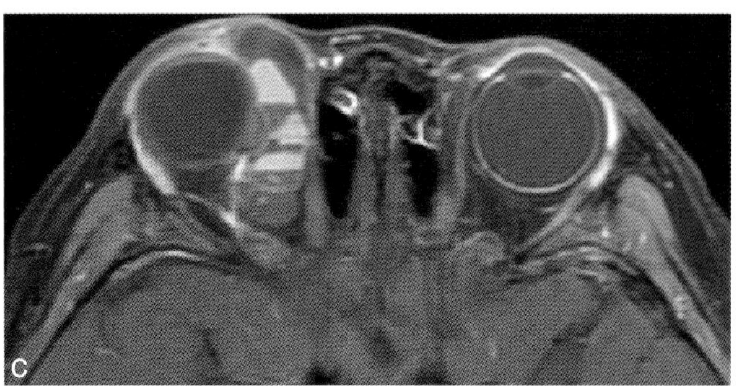

图8.27　眼眶淋巴管瘤。A. T_1WI；B. T_2WI；C. 增强T_1WI脂肪抑制。MRI上右侧眶内可见多囊性病灶，并可见多发液-液平面。出血是淋巴管瘤的特征，可能与突发突眼有关。

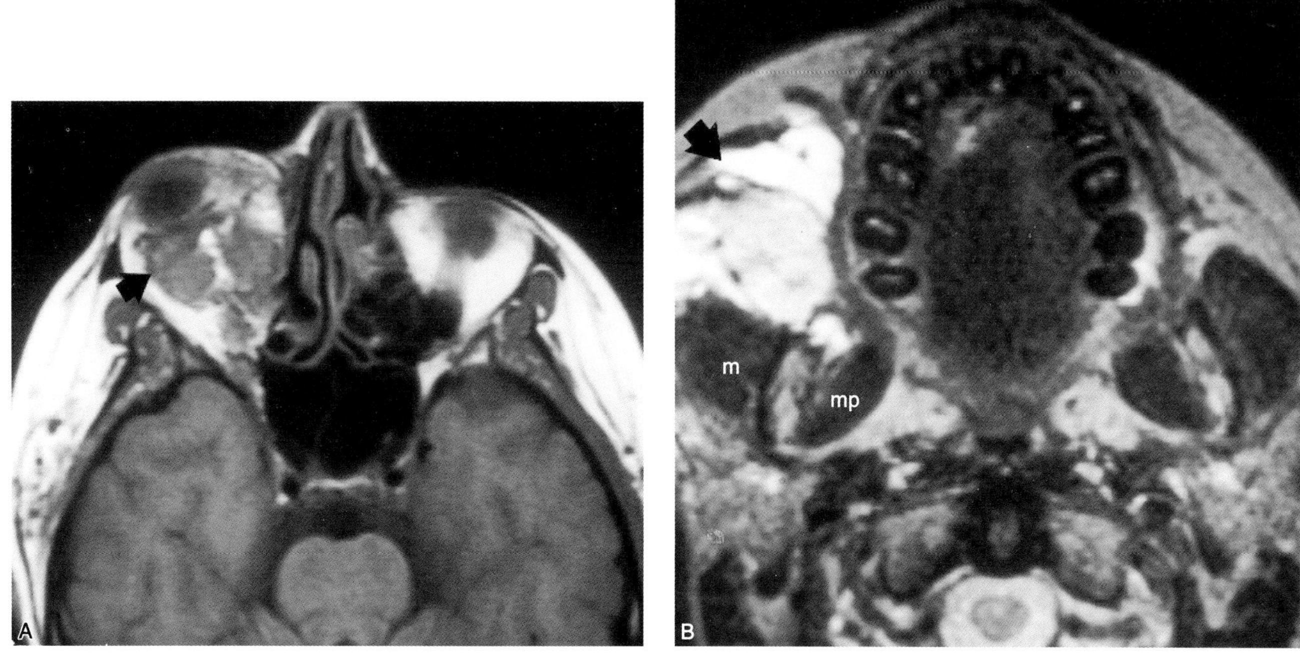

图8.28 淋巴管瘤。A. T_1WI；B. T_2WI。从右眼眶通过下眶裂到咀嚼肌间隙内可见信号不均匀团块影（箭）。该病变的信号不均匀，以及其跨越筋膜间隙生长，是淋巴管瘤的特征表现。m，咬肌；mp，内侧翼肌。

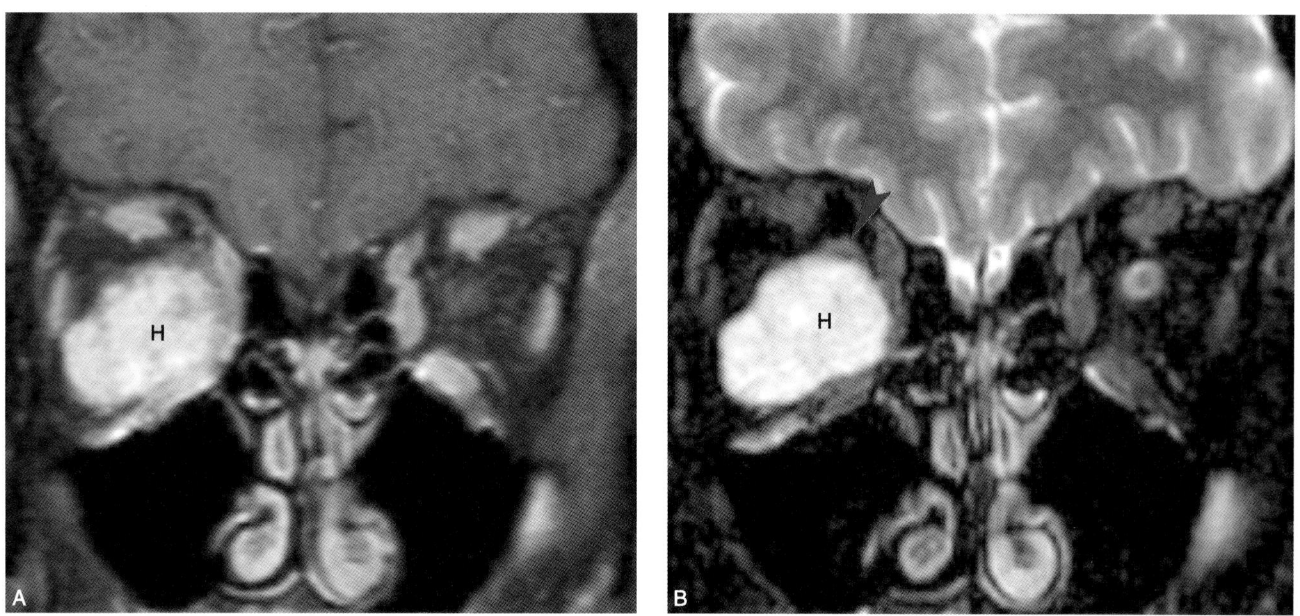

图8.29 海绵状血管瘤。A. 增强冠状位 T_1WI 脂肪抑制；B. 冠状位 T_2WI 脂肪抑制。球后脂肪内可见边界清楚的类圆形肿块影（H）与视神经（红箭头）分界清。

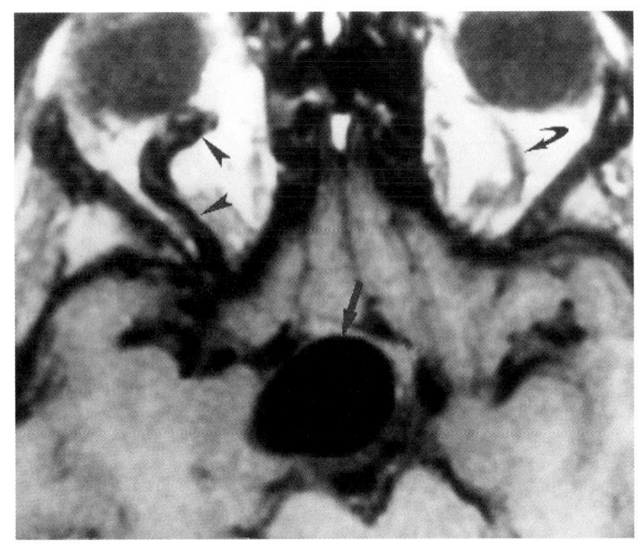

图 8.30 颈内动脉海绵窦瘘。患者有头部外伤史，出现结膜水肿。T_1WI 显示海绵窦右侧（直箭）可见较大流空影。右上眼静脉异常扩张（箭头），左静脉正常（弯箭）。

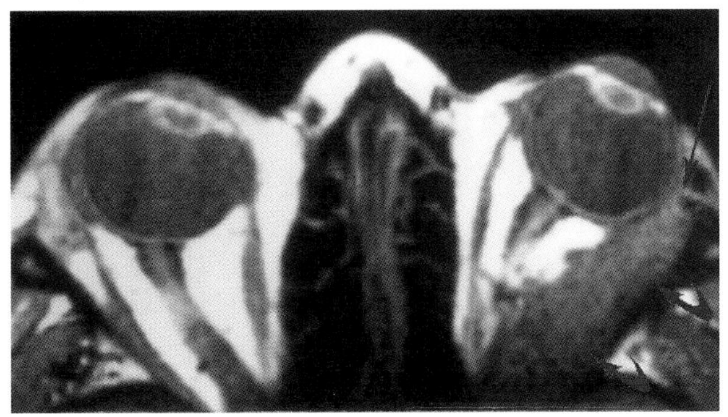

图 8.31 炎性假瘤。T_1WI 显示经外直肌的弥漫性浸润性病变（弯箭），肌腱也受累（长箭）。这可以区分甲状腺眼病，其特征是肌腱不受累。

类固醇治疗可以有效地区分这两种疾病。类固醇有持续效应，直至病变消失。然而类固醇的细胞溶解效应在淋巴瘤中也有同样的作用，但是持续时间短，所以在开始往往会将两者混淆。另外，当青少年头颈部的任何部位包括眼眶，发现弥漫性浸润性肿块时，应考虑横纹肌肉瘤。

甲状腺眼病（Graves 病）也是一种常见病，是引起成人单侧或双侧眼球突出的主要原因，甲状腺眼病由眼肌和眼眶结缔组织的炎症性浸润所致。大多数患者根据临床症状或实验室检查均证实合并甲状腺功能亢进，但 10%的患者没有合并甲状腺功能亢进，这部分患者称为“甲状腺功能正常眼病”。影像学常表现眼外肌增粗而不累及肌腱（图 8.32）。这与炎性假瘤相反，后者肌腱常受累。眼外肌受累的顺序依次是下直肌、内直肌、上直肌和外直肌。80%的患者出现双侧眼外肌受累。在某些甲状腺眼病中眼外肌可正常，球后脂肪增多导致眼球突出。

泪腺。眼外间隙主要含有脂肪和泪腺，然而，大多数眼外间隙的病变是由周围结构的肿瘤或炎症引起。起源于眼外间隙的疾病主要来源于泪腺。泪腺疾病缺乏特异性，可分为炎性病变（如结节病、干燥综合征）和肿瘤性病变。泪腺肿瘤包括上皮源性肿瘤和淋巴源性肿瘤。上皮源性肿瘤包括起源于涎腺的肿瘤，如良性混合细胞瘤或腺样囊性癌。淋巴源性肿瘤包括淋巴瘤和炎性假瘤。这些病变缺乏特异性影像学表现，但是皮样囊肿具有特征性表现，其内可见脂肪成分（图 8.33）。

眼球。许多疾病可以发生于眼球，临床病史对鉴别诊断具有重要意义。在儿童中，视网膜母细胞瘤是最常见的眼部恶性肿瘤，特征表现为白瞳征（白色瞳孔反射）和病变内钙化灶（图 8.34）。其他疾病较罕见，包括先天性发育异常病变（永存原始玻璃体增殖症和外层渗出性视网膜病变（Coats 病））、后天性视网膜病变（早产儿视网膜病）以及感染（继发于弓形虫病的眼内炎）。早产儿视网膜病和永存原始玻璃体增殖症可以是双侧发病，但 Coats 病和继发于弓形虫病的眼内炎大多是单侧发病

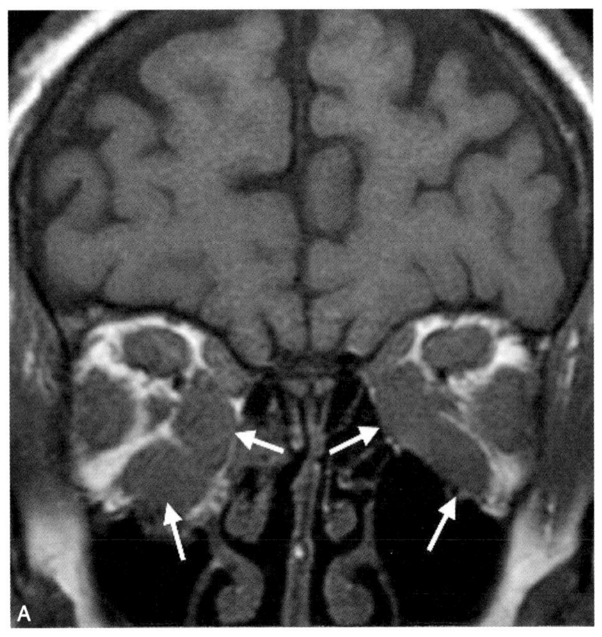

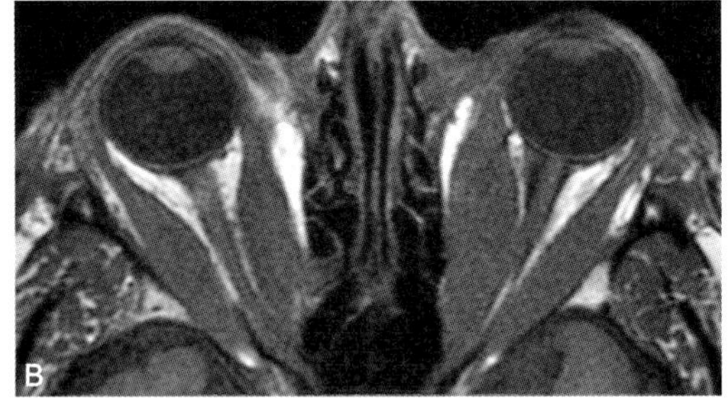

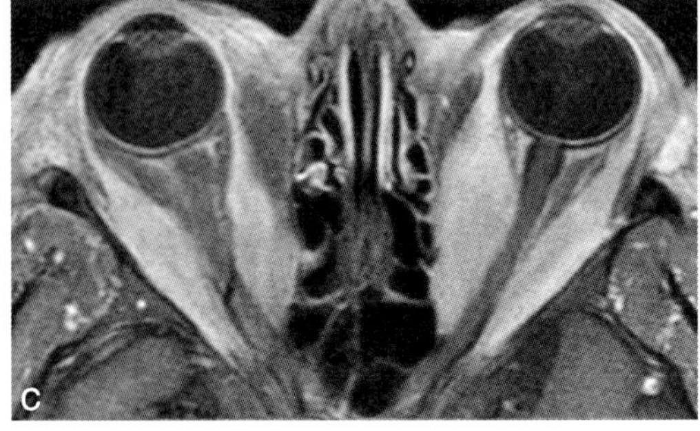

图 8.32 甲状腺眼病。A. 冠状位 T_1WI；B. 横断位 T_1WI；C. 横断位增强 T_1WI。所有眼外肌肌腹明显增大，以下直肌和内直肌最为明显（箭）。

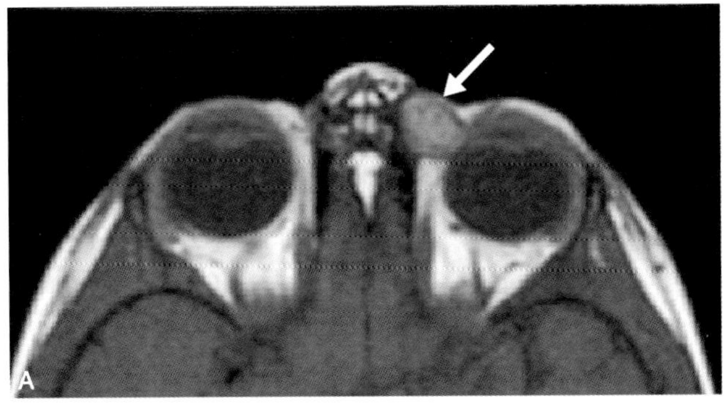
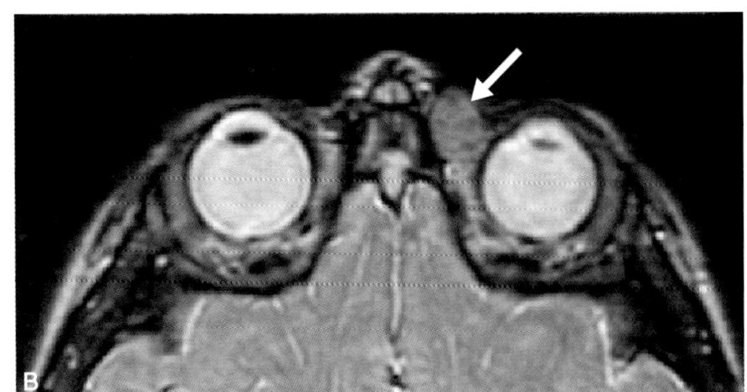
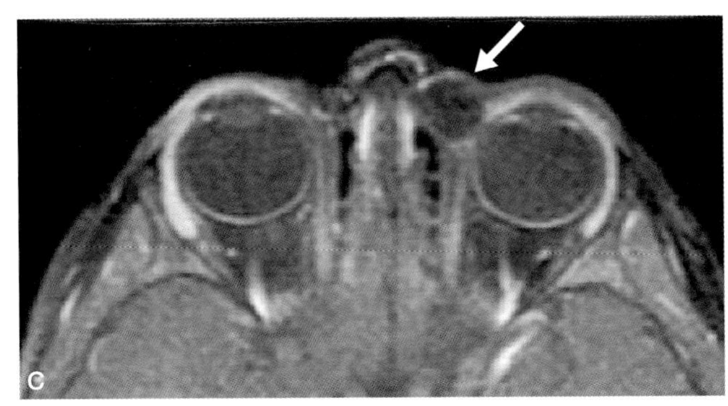

图 8.33　眼眶皮样囊肿。A. T_1WI；B. T_2WI 脂肪抑制；C. 增强 T_1WI。左眼眶内侧间隙内见边界清楚的肿块影（箭）。其内可见脂肪成分，这是皮样囊肿的特征。

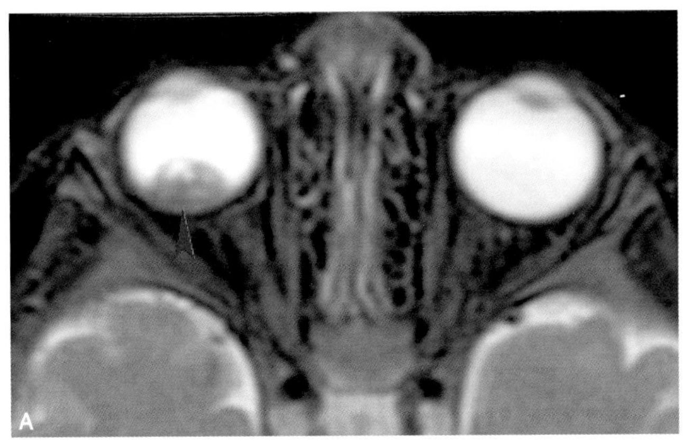
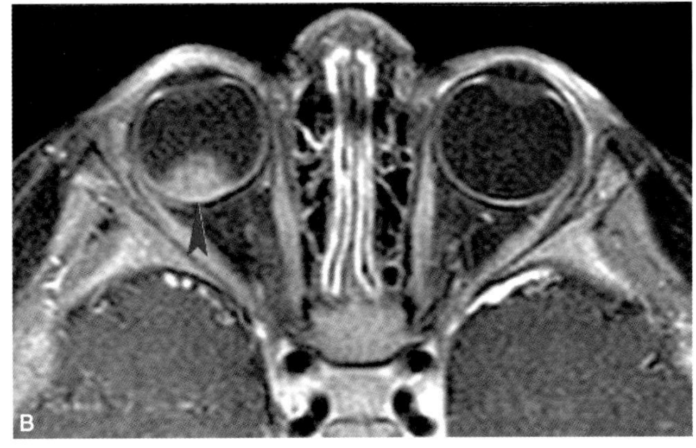

图 8.34　视网膜母细胞瘤。一个 18 个月大的婴儿表现为白瞳征。T_2WI（A）和增强 T_1WI（B）可见球后局限性肿块，不伴球外和视神经浸润（A 和 B 中的箭头）。

的。成年人，常见的眼部疾病包括视网膜和脉络膜脱离，葡萄膜黑色素瘤及转移性肿瘤。

先天性病变

在儿童中，颈部肿块多为良性病变，包括先天性病变（甲状舌管囊肿、鳃裂囊肿和淋巴管瘤/先天性囊性水瘤）和炎性病变。当发生恶性肿瘤时，在儿童中最常见的是淋巴瘤，其次是横纹肌肉瘤。

甲状舌管囊肿占颈部先天病变的 90%，多发生在儿童，偶见于成年人。甲状舌管是原始甲状腺移行的上皮管道。这个管状结构起源于盲孔（在舌根部），向前延伸到甲状舌骨膜和带状肌，止于甲状腺峡部水平。甲状舌管一般在妊娠 8～10 周退化。甲状舌管内呈分泌性，任何部分的甲状舌管未退化都可能形成囊肿或瘘管。另外，甲状腺组织能够生长在甲状舌管任何部分，发展为异位甲状腺。75% 的甲状舌管囊肿位于中线，且大多数位于甲状舌骨膜区域的舌骨水平或其下方。甲状舌管囊肿是颈中线最常见的肿块。

因这些病变可能合并感染，所以将手术作为治疗的首选方法。如果手术切除不彻底，则容易复发。因此，术前行矢状位 MRI 检查以显示病变的整个范围很重要。病灶在 CT 和 MRI 检查中，表现为囊性肿块，可见薄壁环形强化，偶伴分隔（图 8.35）。鉴别诊断包括颈前淋巴结坏死、颈前静脉血栓形成、脓肿或阻塞性喉气囊肿。喉气囊肿是喉室旁喉囊的异常扩张。

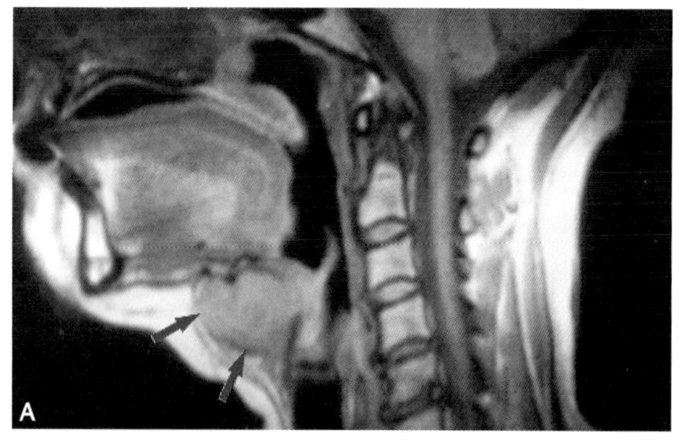
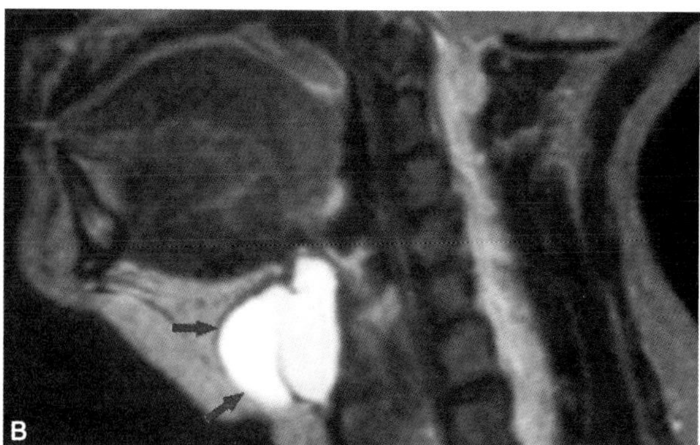
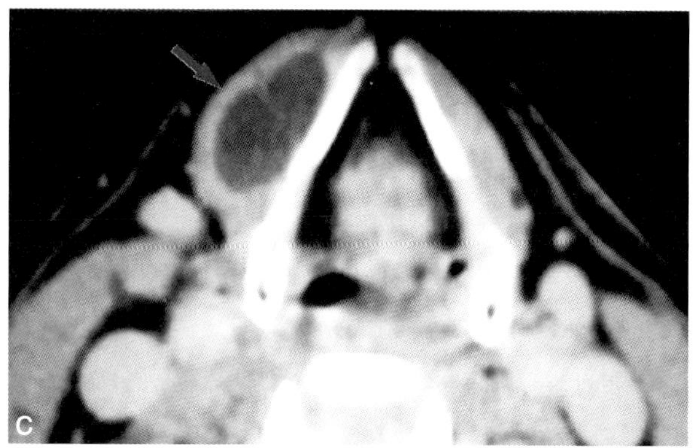

图 8.35 甲状舌管囊肿。A. 矢状位 T_1WI。B. 矢状位 T_2WI。在舌根下方可见边界清楚的多囊性肿块(箭)。矢状面成像对于确定病变的范围很重要。C. 另一患者的 CT,颈部右侧肌肉内甲状舌管囊肿(箭)。病灶常位于中线,但有 25%的病例可能偏离中线。鉴别诊断考虑包括颈前淋巴结坏死、颈前静脉血栓形成或脓肿。

真声带和假声带之间为喉室,在喉室前端有一个小囊称喉囊。喉室小囊内压力慢慢增高会导致喉气囊肿,见于吹奏乐器的演奏家、玻璃吹制的手艺人或者严重咳嗽的患者。根据与甲状舌骨膜的关系,喉气囊肿分为喉内型、喉外型和混合型。当病变局限于喉内,则称喉内型;当病变突出于甲状软骨上方,穿过甲状舌骨膜时,就称为喉外型,典型表现是位于舌骨附近的颈外侧肿块(图 8.36);最常见的类型是病变部位同时位于甲状舌骨膜内外两侧,称为混合型。不明原因出现喉气囊肿应该怀疑喉室内可能合并肿块。

鳃裂囊肿。面部和颈部的结构起源于鳃裂组织,由六个鳃弓组成。如果颈窦或囊状残余组织未退化就会形成鳃裂囊肿、窦道或者瘘管。虽然鳃裂异常可来源于任何鳃裂,但是大多数(95%)来源于第二鳃裂。第二鳃裂起于扁桃体窝底部,延伸至颈动脉内外侧。因此,第二鳃裂囊肿常发生在胸锁乳突肌中部的前缘、颈动脉分叉处颈内静脉的外侧。临床上通常表现为沿着胸锁乳突肌前缘的无痛性颈部肿块,病史可达 10~30 年,鳃裂囊肿随着时间的延长病变大小会发生改变,当发生上呼吸道感染时,病灶会增大。

鳃裂囊肿在 CT 和 MR 上很容易诊断,表现为边界清楚的囊性病变。当合并感染时,可表现为囊壁增厚、不规则且有强化。鳃裂囊肿在 T_1WI 上既可以表现为低信号,也可以表现为高信号(图 8.37),信号变化与囊肿内蛋白质含量有关。单纯液体成分表现为 T_1WI 低信号,而蛋白可以缩小 T_1 弛豫时间,从而表现为高信号。鉴别诊断包括坏死淋巴结、脓肿、囊性神经系统病变和静脉血栓。

淋巴管瘤。先天性淋巴管畸形,该病变为良性且无包膜。组织学上分为毛细血管型、海绵状型或者囊型。病灶合并多种组织学类型,但是占优势的组织学类型可作为其分类依据。毛细血管淋巴管瘤由毛细血管大小薄壁淋巴管组成。海绵状淋巴管瘤由伴有纤维外膜的淋巴管中度扩张形成。囊性淋巴管瘤是由淋巴管囊状扩张形成。

淋巴系统是由静脉系统形成的原始淋巴囊发展而来的,如果这些淋巴囊不与静脉系统相交通,淋巴液就会滞留而致淋巴系统扩张。因此,淋巴管瘤由原始胚胎的淋巴囊内液体不断增多所致。如果病变局限,那么就形成一个独立的先天性囊状水瘤,病变遍布淋巴管之间与胎儿并无相互交通,就会导致胎儿水肿。各种与胎儿先天性囊状水瘤有关的先天畸形综合征包括:特纳综合征、胎儿酒精综合征、努南(Noonan)综合征和一些染色体病。大多数淋巴管瘤(90%)发生在 2 岁以前的患儿,其中 50%在出生时发现。这是由 2 岁内淋巴细胞大量生长所致。

淋巴管瘤和先天性囊状水瘤表现为颈部软组织肿块,无痛且易变形,该病变通常发生于颈后三角区。影像学表现为伴有分隔的多房性囊肿(图 8.38)。可出现自发性出血,导致病变突然增大。影像学上可以观察到血液-液体平面或血液降解产物导致的信号不均匀。由于该病变很容易变形,故不易推压邻近软组织结构,这有助于鉴别其他囊性病变,例如坏死淋巴结。

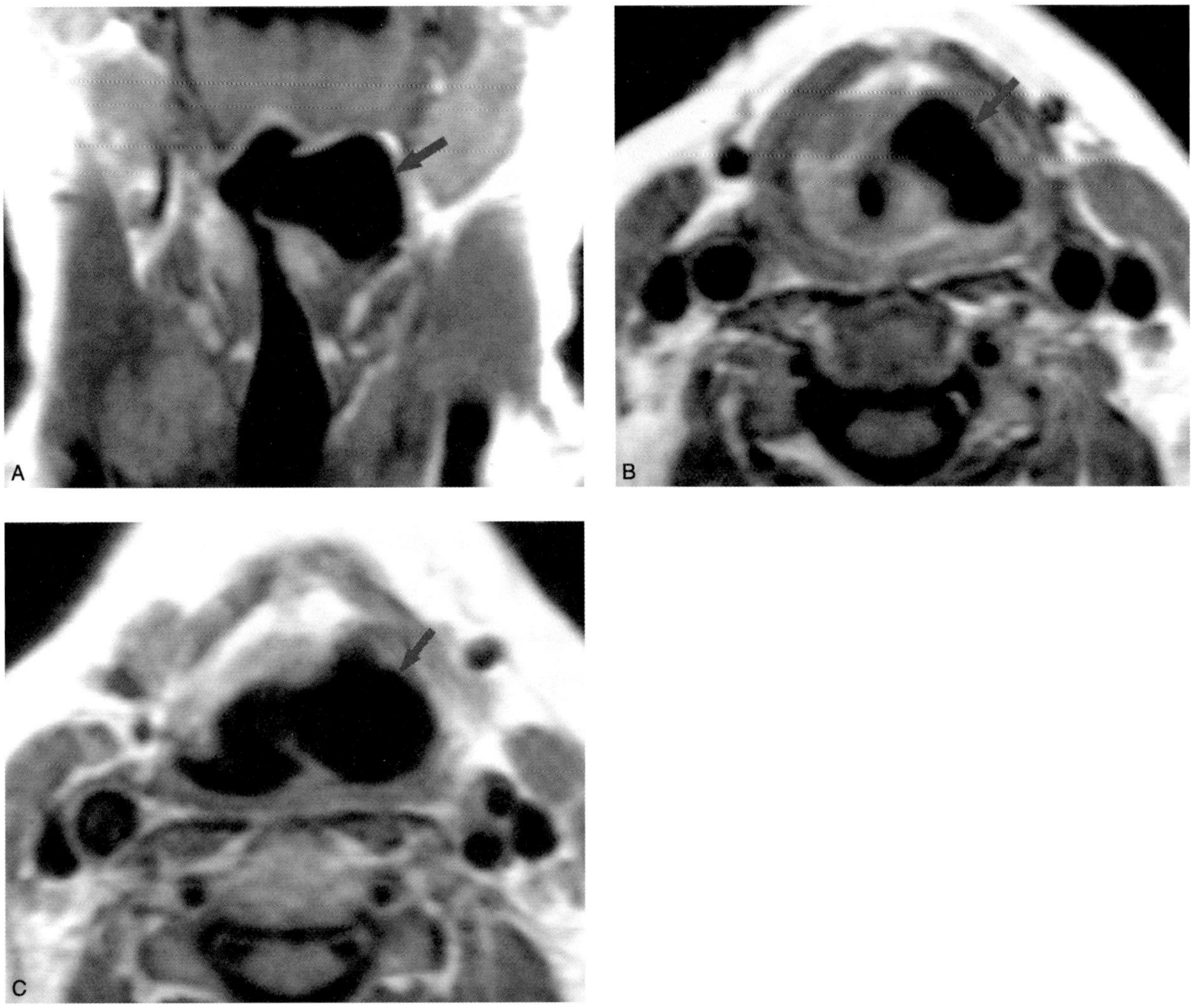

图 8.36 喉气囊肿。一名小号演奏家表现出轻微的左颈部丰满。冠状位(A)和横断位(B,C)T_1WI 显示喉部的含气病变(箭)。

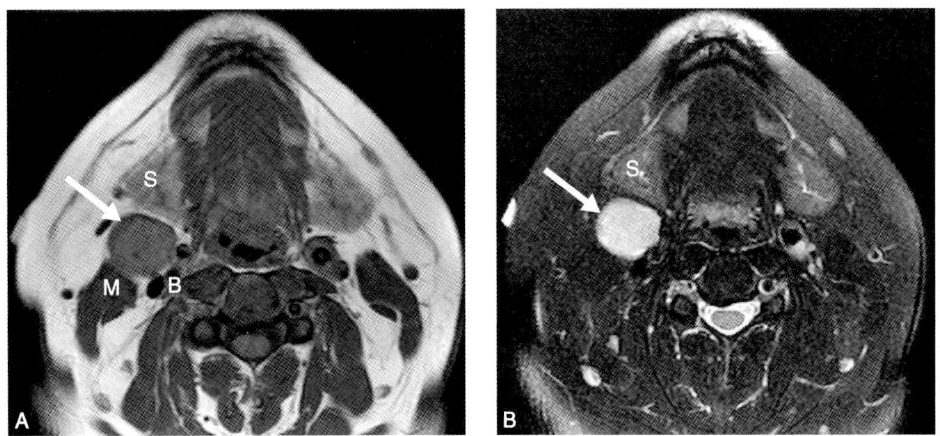

图 8.37 鳃裂囊肿。经口底层面的横断位 T_1WI(A)、T_2WI(B)、增强 T_1WI(C)和多普勒超声(D)。右侧胸锁乳突肌(M)前方可见边界清楚的局限性肿块影(箭),右侧胸锁乳突肌向后移位,颌下腺(S)向前移位。该病变处于颈动脉分叉处(B)。

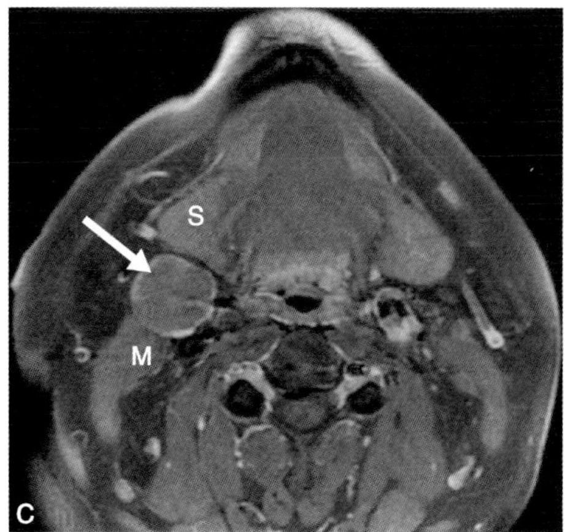

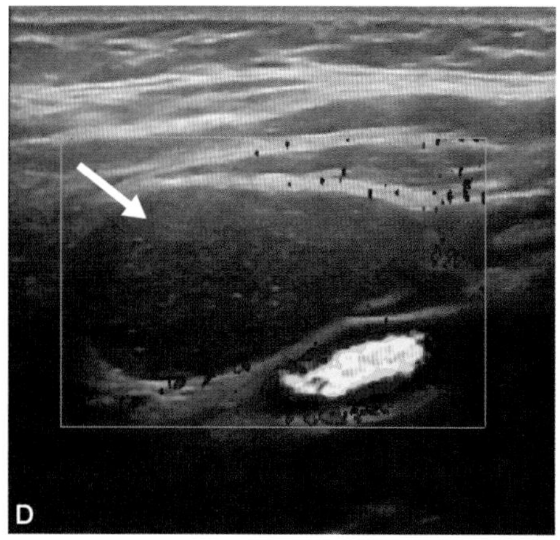

图 8. 37　鳃裂囊肿。(续)

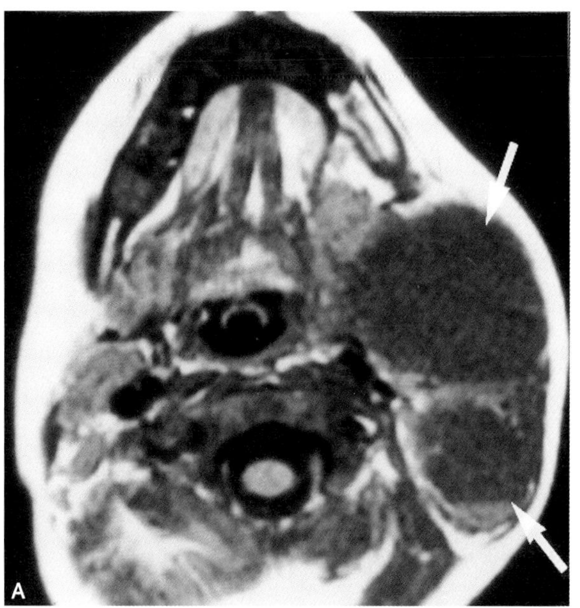

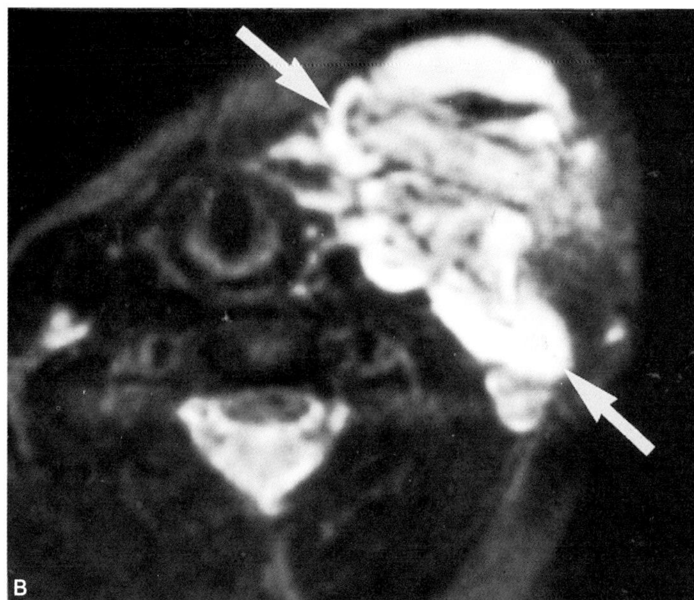

图 8. 38　先天性囊性水瘤。A. T_1WI；B. T_2WI。2 个月大的婴儿颈前软组织内可见多房囊性肿块影。

推 荐 阅 读

Forghani R, Yu E, Levental M, Som PM, Curtin HD. Imaging evaluation of lymphadenopathy and patterns of lymph node spread in head and neck cancer. *Expert Rev Anticancer Ther* 2015;15(2):207–224.

Glastonbury CM, Harnsberger HR. *Specialty Imaging: Head & Neck Cancer: State of the Art Diagnosis, Staging, and Surveillance*. Salt Lake City, UT: Amirsys; 2012.

Hasso AN. *Diagnostic Imaging of the Head and Neck: MRI with CT & PET Correlations*. Lippincott Williams & Wilkins; 2012.

Koch BL, Hamilton BE, Hudgins PA, Harnsberger HR. *Diagnostic Imaging: Head and Neck*. 3rd ed. Elsevier; 2016.

Plaxton NA, Brandon DC, Corey AS, et al. Characteristics and limitations of FDG PET/CT for imaging of squamous cell carcinoma of the head and neck: a comprehensive review of anatomy, metastatic pathways, and image findings. *AJR Am J Roentgenol* 2015;205(5):W519–W531. https://www.ajronline.org/doi/abs/10.2214/AJR.14.12828

Som PM, Curtin HD, Mancuso AA. Imaging-based nodal classification for evaluation of neck metastatic adenopathy. *AJR Am J Roentgenol* 2000; 174(3):837–844.

Widmann G, Henninger B, Kremser C, Jaschke W. MRI Sequences in head & neck radiology—state of the art. *Rofo* 2017;189(5):413–422. https://pdfs.semanticscholar.org/907b/ea334316fbf574ea0e74e476a0edce52b4ce.pdf

Yousem DM. *Head and Neck Imaging: Case Review Series*. 4th ed. Philadelphia, PA: Elsevier Saunders; 2014.

（王兴林　宋佳芮　李勇）

第 9 章 ■ 脊柱影像

本章重点介绍脊柱、脊髓、脊膜和棘旁软组织的疾病。第一部分为炎症、感染、肿瘤、血管疾病和外伤。第二部分主要讨论椎间盘退变和椎管狭窄。累及椎体的原发性骨肿瘤，请参阅骨肌系统部分（见第 55 和 56 章）；先天性脊柱畸形，请参阅儿科学（见第 66 章）。

常见临床表现

退行性疾病的临床表现与非退行性疾病的临床表现不易鉴别。脊柱功能紊乱的患者临床表现为局部或广泛的背部疼痛、神经根病变或脊髓病变。不伴有神经系统损伤或者发热的局部背部疼痛十分常见，可能造成患者丧失劳动力。局部背部疼痛既可由各种退行性病变引起，也可由非退行性病变引起。下腰部局部疼痛的最主要病因是骨科相关疾病，例如，肌肉和韧带拉伤、小关节面疾病或者不引起神经根损害的椎间盘疾病。尽管如此，脊柱椎体转移瘤或者感染性椎间盘炎也可引起背部局部疼痛。由于脊柱退行性病变远比非退行性疾病常见，所以非退行性疾病早期常常可能被忽视，最终导致严重后果。因此，详细的临床病史，特别是任何肿瘤或者进行性高热和寒战病史，对考虑非退行性病变诊断方面具有极其重要的作用。通常情况下，当临床病史和体格检查不具特征性时，影像学检查就变得至关重要。

对于那些伴有脊柱神经症状的患者，应该尽力区分是脊髓病症状还是神经根病症状的病史，因为在一些重要方面（包括危急程度）存在差异。神经根疾病与脊髓疾病重要的鉴别要点见表 9.1。

表 9.1

脊髓疾病与神经根疾病临床鉴别要点

鉴别要点	脊髓疾病	神经根疾病
病因	脊髓损伤	神经根损伤
典型病程	髓外病变：硬膜外占位压迫脊髓 颈椎椎管狭窄 髓内病变：肿瘤、炎症、动静脉畸形、硬脊膜动静脉瘘	赘生骨刺的刺激（特别是颈椎） 椎间盘突出 腰椎管狭窄症 髓外及椎旁肿瘤和损伤神经根的炎性病变
神经系统症状	共济失调 大小便失禁 巴宾斯基征阳性	特定肌群的神经反射减弱或者消失，皮肤感觉丧失
临床定位准确度	通常定位不准确，病灶可能高出预计受损平面几个椎体高度	通常定位准确
影像检查的紧迫性（急性表现）	高：严重脊髓压迫超过 24h 未治疗，后期恢复较差	低：短期保守治疗的耽搁，通常不会引起任何风险
首选的影像检查方法	MRI 作为早期筛查的首选	CT，尤其是鞘内注射对比剂检查效果仍然好，特别是在颈椎上的应用

脊髓疾病是由于脊髓本身受到机械压迫、脊髓病变或炎症而引起。典型临床表现包括:大小便失禁、痉挛、肌无力、共济失调等。当脊髓受压时,可能形成一个脊髓运动及感觉功能障碍平面,明确这个平面将有助于影像检查的定位。然而,病变往往比依据皮节法则确定的感觉障碍平面高出几个椎体高度,特别是在胸段。脊髓疾病常常表现为没有一个确定的感觉障碍平面,在这种情况下,需要对从颈和延髓连接处到脊髓圆锥的全脊髓进行病变筛查。

和脑组织一样,脊髓再生能力有限。事实上,脊髓对损伤的耐受力比大脑差。由于椎管直径很小,小占位,如2cm的硬膜外血肿或脊膜瘤占位,可造成脊髓永久性损伤,导致永久性瘫痪。而颅内同样大小的占位病变几乎不会引起任何临床症状。据文献研究表明,特别是在年轻患者中,脑组织的可塑性很强,即未受损的正常大脑皮质可通过众多复杂的神经元网络连接来代偿受损区脑组织的相应功能。而脊髓(主要由长条状轴索构成)的可塑性很差。严重的急性脊髓压迫24h后,脊髓完全恢复的概率几乎为零。因此,急性脊髓病属急症,放射科医师应当尽快为患者提供影像学检查。

神经根疾病通常是神经根(椎管内、外侧隐窝内、神经孔内或者椎间孔外)损伤所致。由占位效应引起神经根损伤为典型表现,其导致特定皮肤感觉功能缺失和/或特定肌群无力。神经根疾病最常见的病因是椎间盘突出、椎管狭窄以及颈椎钩椎关节骨刺刺激。当然,恶性病变和感染性病变也可损伤脊神经,但临床上并不常见。与中枢神经系统不同,周围神经系统有较强的耐受和再生能力。因此,单纯的伴有神经根症状,尽管有时患者疼痛明显,却很少为外科急症。广泛侵犯的硬膜外肿瘤和感染病变可同时表现出脊髓病和神经根病两种症状。这样的患者必须作为急症处理。

检查方法

传统的脊柱X线摄影曾是脊柱评估初筛的首选。X线摄影在排除脊柱创伤和其他急性筛查方面仍然有用。X线平片和透视对于术中正确定位是必不可少的。过伸过屈位X线片有助于评估脊柱滑脱的稳定性。

对于非退行性病变,需仔细观察椎体和椎弓根(脊柱转移性肿瘤好发部位)的完整性。X线检查不能发现骨髓腔内早期浸润性改变,而这些改变在MRI上则能很容易发现。

脊髓造影。如今脊髓造影几乎总是与CT扫描检查结合进行。适应证包括复杂的术后病例和有金属植入物而不能行MRI检查的患者。离子型对比剂禁用于脊髓造影,否则会引起严重炎性反应、癫痫、蛛网膜炎,甚至死亡。因此要求医师必须亲自检查使用的对比剂并亲自取药。

非离子型对比剂的成人推荐剂量取决于检查的区域、患者体积和骶管容积。一个简易且保守的经验法则是鞘内注射碘不超过3克,即三种浓度标准:17mL(180mg/mL)对比剂、12.5mL(240mg/mL)对比剂或10mL(300mg/mL)对比剂。

行脊髓造影术时,首先透视下患者俯卧位行腰椎穿刺,最佳穿刺部位取决于临床症状,通常于腰中部,即L_2或L_3后方下缘,该平面进行穿刺能够避免严重的椎间盘突出、椎管狭窄(下段腰椎间盘突出和椎管狭窄更为严重)和脊髓圆锥(成人位于T_{12}/L_1和L_1/L_2椎间隙水平)。留意并确保穿刺针位于中线部位以减少蛛网膜外注射或损伤神经根的机会。在确认脑脊液自发性反流建立后可注入对比剂。穿刺不当产生的并发症包括硬膜下和硬膜外注射。如果怀疑对比剂进入间隙错误,应立即停止注射,摄取正侧位片,仔细检查。穿刺注射过程中应避免气体进入椎管内,因为气泡能够产生充盈缺损而与转移灶混淆。如果怀疑肿瘤或者感染且未行脑脊液相关检查的情况下,应留取足量的脑脊液用于生化分析、培养和细胞学检查。至于一般退行性病例,脑脊液检查没有什么实际价值。

很少需要在C_1、C_2进行穿刺;该部位穿刺可能直接损伤脊髓或者小脑后下动脉环,比腰椎穿刺更危险。最好在透视下侧位进行穿刺,将穿刺针前端置入$C_{1\sim2}$后方椎管后1/3处。典型穿刺指征包括:远端阻塞或者需要对颈椎和上胸椎椎管进行造影。目前,极少见的有装有心脏起搏器的患者(不能进行MRI检查)进行腰段脊髓造影后发现胸段椎管中部完全阻塞,为了明确上方梗阻段的长度,需要进行$C_{1\sim2}$穿刺行脊髓造影。如果起搏器对MRI检查无影响(现在有些与MRI兼容),应该选择MRI来进行检查,因为MRI检查较快、更舒适,最重要的是,对患者来说更安全。即使脊髓造影检查没有出现技术方面的并发症,蛛网膜下腔压力及脑脊液流动的轻微改变(只要穿刺就不可避免会出现)都可能导致椎管梗阻而使患者病情恶化,即脊髓圆锥综合征。X线平片脊髓造影后CT评估椎管梗阻的步骤如图9.1所示。与MRI的比较见图9.12。对肿瘤病变的检查,MRI更具优势,能够很好评估脊髓中央管(CT无法评估)。

椎管内占位性病变按其发病部位分成三类:髓内肿瘤、髓外硬膜下肿瘤以及硬膜外肿瘤。这种分类源于脊髓造影,但CT和MRI也能区分椎管内肿瘤的发病部位,这对鉴别诊断至关重要。髓内肿瘤常常局限在脊髓内,但也可呈外生性生长。髓外肿瘤即发生于脊髓外的肿瘤病变,也可能是硬膜下和硬膜外病变。各病变部位的影像学表现和鉴别诊断要点总结见表9.2。

计算机断层扫描(CT)和磁共振成像(MRI)。除了急性创伤外,大多数脊柱的影像学筛查基本上都用MRI代替CT。低剂量CT脊髓造影在硬膜囊和神经根袖界限需要被精确界定的情况下仍然有用,将在本章末退行性变部分讨论的复杂术后状态中体现。MRI的优越之处在于其卓越的软组织对比度(包括脊髓显影),多平面成像能力,无创及对钆增强的高灵敏度。

脊柱MRI扫描技术不断改进,且随着各种成像系统的广泛应用,在一般检查中推荐特定扫描方案是没有意义的。

钆增强在评估感染和转移时是必不可少的,但周围的骨髓脂肪等信号可能掩盖椎体转移。此外,出血在增强图像上也很难评估。一定要获得一个增强前的T_1加权图像。

弥散加权成像有助鉴别椎体转移性病变和压缩性骨折,因肿瘤区水分子扩散受限(见图9.10)。弥散、灌注以及光谱学技术在髓内疾病应用的前景广阔,因为脊髓是大脑的缩影。然而,这一领域的研究滞后于对大脑的研究,有两个原因:一是脊髓体积小,MRI采样困难;二是髓内病变较大脑病变少见。脊髓卒中表现为弥散受限。弥散张量成像在评估多发性硬化等情况下的脊髓长轴索束方面显示出潜在价值。

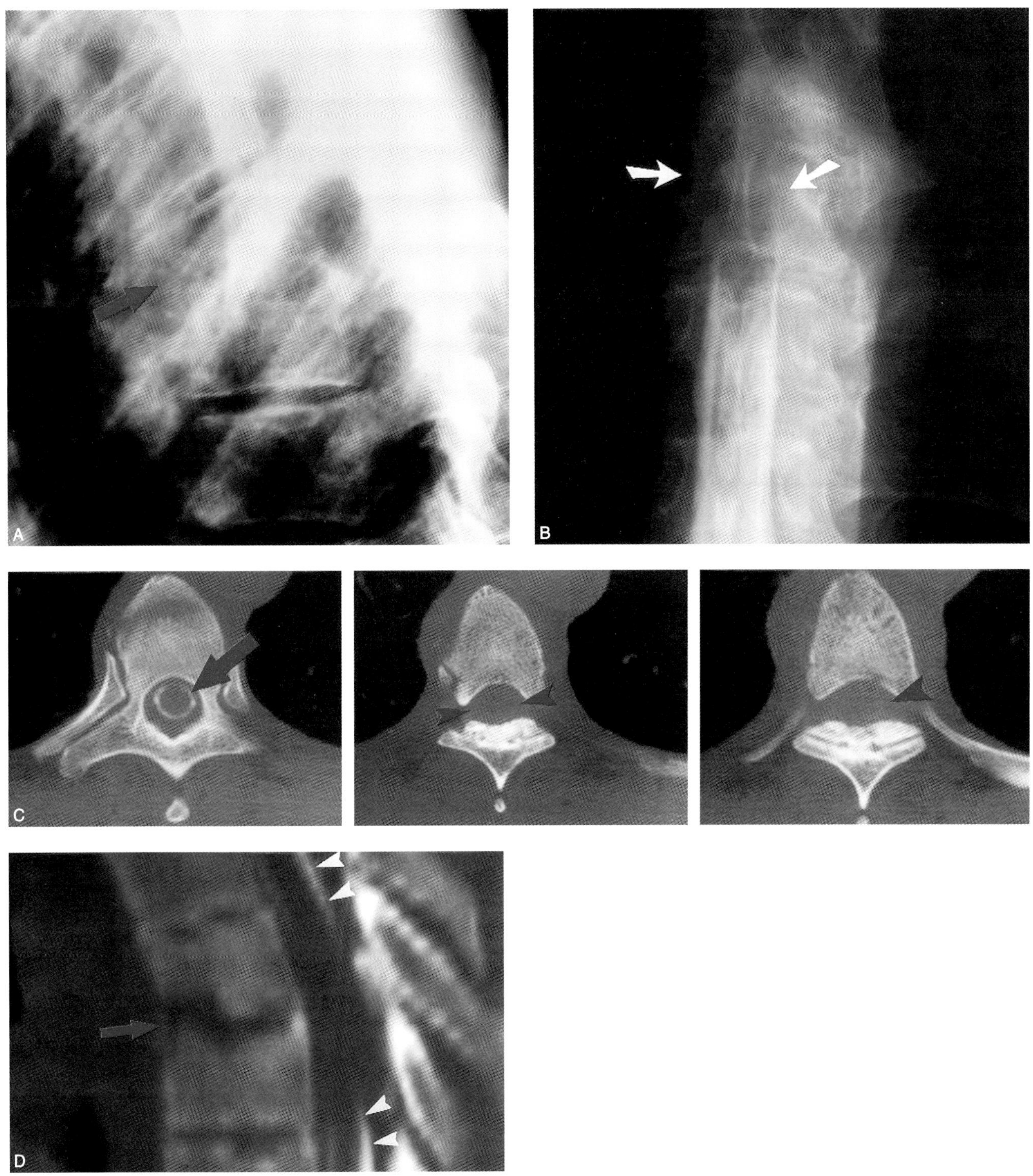

图 9.1　急性脊髓受压。一位装有心脏起搏器的中年急性脊髓病的患者，感觉中胸背部疼痛，按照“老式”程序进行了检查。A. 急诊侧位片检查示胸椎压缩性骨折（箭）；B. 腰椎脊髓造影显示胸中部椎体处椎管完全阻塞（箭），之后又在移动 C 臂透视下 C_{1-2} 穿刺行颈椎及上胸椎脊髓造影检查（无图）；C. 上胸椎 CT 脊髓造影显示蛛网膜下腔逐渐变小（箭）并最终消失于上述梗阻处（箭头）；D. 矢状位重建显示脊髓受压，并以异常椎间隙为中心（箭），符合感染病变，后在椎板切除术中得到证实。另注意蛛网膜下腔逐渐消失（箭头）。

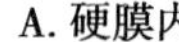
表 9.2

脊柱病变的定位鉴别诊断

定位和影像学表现

A. 硬膜内 髓内

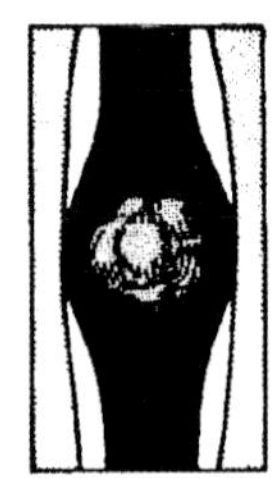

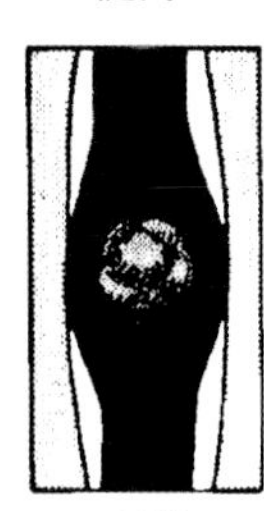

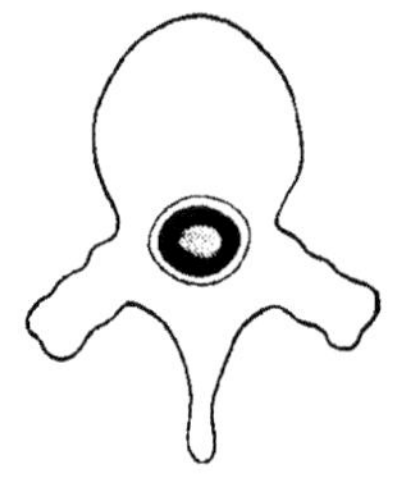

脊髓增粗,脑脊液间隙变窄

鉴别诊断
室管膜瘤
星形细胞瘤
血管母细胞瘤
脂肪瘤/(表皮样)皮样囊肿
脊髓空洞症
髓内动静脉畸形
罕见的:转移、脓肿

B. 硬膜内 髓外

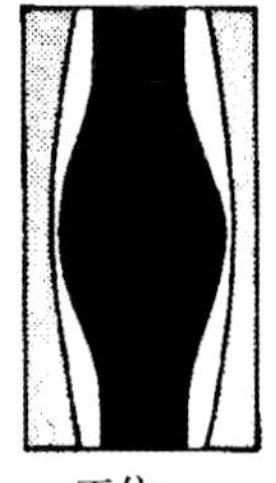

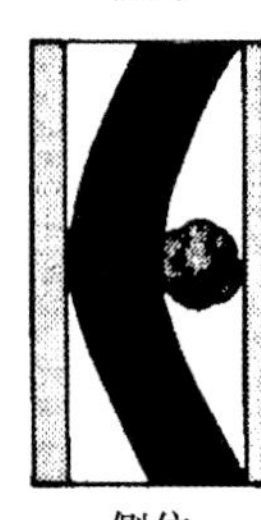

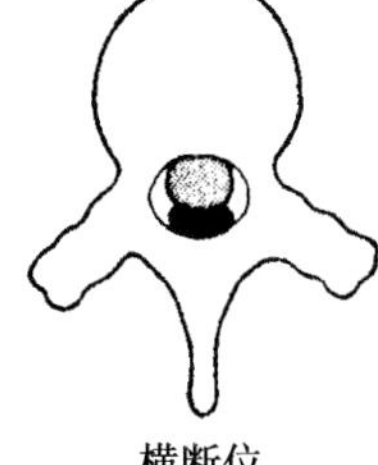

对比剂/脑脊液与肿块形成锐角。脊髓和肿块之间的蛛网膜下腔变宽,而另一侧的脑脊液消失。

鉴别诊断
脑膜瘤
神经鞘瘤
神经纤维瘤
血管外皮细胞瘤
脂肪瘤/(表皮样)皮样囊肿
蛛网膜囊肿/软脑膜转移
髓外动静脉畸形

C. 硬膜外

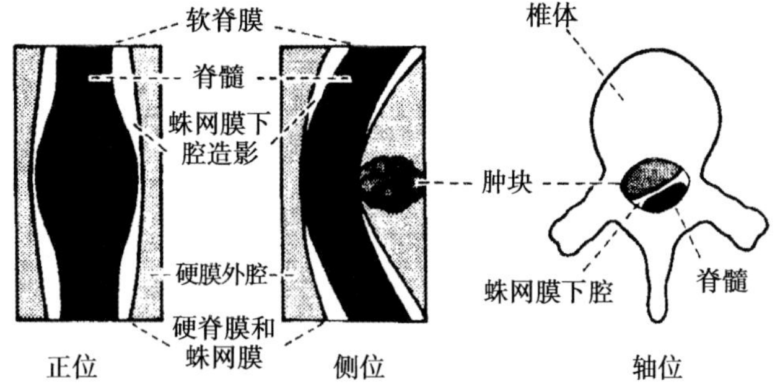

硬脑膜和硬膜囊受肿块压迫推移。脊髓两侧的对比剂减少

鉴别诊断
退变:
腰椎间盘退变
滑膜囊肿
骨赘
类风湿关节炎
非退变:
转移
脓肿
血肿
原发性肿瘤扩散或侵袭
硬膜外脂肪增多症

脊髓血管造影。技术要求高,对新手来说危险性大,并且很难解释其中原理,另外尽管存在着某些变异的相互交通的血管弓结构,但脊柱没有像大脑动脉环(Willis 环)那样能够提供丰富侧支血液循环的血管结构,因此,导管引发的并发症可能导致严重后果。关于脊柱血管造影的优秀文章不少,但这是介入神经放射学的研究领域,他们既能诊断又常常治疗血管动静脉畸形(AVMS),血管动静脉畸形是脊柱血管造影检查的主要适应证。目前 CT 和 MRI 血管造影都用于脊柱血管系统,并且成功率越来越高(见图 9.34~图 9.37)。

核医学骨扫描。独特之处在于,能够一次扫描整个骨骼,以发现转移性骨肿瘤。然而,当椎体有异常核素聚集时,X 线检查可能为阴性。因此更常用 MRI,MRI 能够显示骨髓腔早期浸润病变和排除脊髓压迫。骨扫描灵敏度高,而特异性较差,因为退行性和非退行性病变都会显示摄取增加。当这样的患者做 MRI 检查时,参考骨扫描结果对制定一个恰当的检查方案至关重要。有关骨扫描和 PET 扫描的内容将在核医学章节中进一步讨论。

炎　症

炎症性疾病主要通过直接侵犯脊髓而引起脊髓病变。很多该类病变的发病机制尚不十分清楚,因而有时候就以“脊髓炎”笼统概括。脊髓炎可以是局限性或弥漫性的。当临床和病理学上都明确病灶局限在一个特定部位时,可使用“横贯性脊髓炎”这一术语。但是必须明确“横贯性脊髓炎”并不是一个特定的疾病,而是一类疾病,很少有人明确认可某一病理过程就应当被称之为“横贯性脊髓炎”。在实际出具 MRI 报告工作中,最好仔细描述影像学表现,并给出鉴别诊断,而不是在 MRI

报告中使用这些非特异性术语。

多发性硬化是最常见的脊髓炎症性疾病，也是 MRI 检查发现髓内病变最常见的病因。第 7 章对多发性硬化的流行病学和病理生理学进行了详细的概述。脊髓和大脑的多发性硬化临床特征相似。虽然影像学检查具有诊断价值，但最终诊断还需结合临床病史。当以脊髓多发性硬化为主时，常见进展型的病理过程，而不是大脑更常见复发缓解型。大多数多发性硬化患者表现不一，可为脑和脊髓同时受累，单独脊髓病变病例不足 20%。2/3 多发性硬化的病变位于脊髓颈段。

最佳扫描方案包括矢状位 T_2 加权或者短时间反转恢复序列（STIR）扫描。多发性硬化斑块表现为高信号，因为在大脑中，斑块信号强度与急性活动期病变有关（图 9.2）。由于白质位于脊髓的"外部"，多发性硬化斑块往往位于脊髓外周。虽然多发性硬化斑块长度通常小于椎体两个节段，且累及范围常不到脊髓横截面积的一半，但区分孤立斑块和胶质肿瘤仍然可能很困难。当 T_2WI 上出现如图 9.2 所示的高信号髓内病变时，下一步应该是行脑 MRI 扫描寻找脑内的多发性硬化斑块。大脑和脊髓由相同的组织类型组成，通过脑脊液流通相互连接。因此，一个总的原则为当发现任何弥漫性的脊髓病变（髓内或者软脊膜上）时，一定仔细检查颅内情况，因为同样的病变也可能累及脑组织和软脑膜。

视神经脊髓炎（NMO）是一种影响脊髓和视神经的自身免疫疾病。脊髓病变时间长于多发性硬化，很少累及脑组织。现在有针对星形胶质细胞中的水通道蛋白 4 的视神经脊髓炎 IgG 抗体的特异性测试。视神经脊髓炎与多发性硬化症的治疗也不同。

红斑狼疮。其他中枢神经系统炎性病变都可能同时累及脑和脊髓。一个典型例子是系统性红斑狼疮（SLE），坏死性细动脉炎导致脊髓缺血和损伤，产生的抗体也可直接损害神经元。在 T_2 加权像上表现为脊髓内弥漫性高信号病灶，并伴有脊髓肿胀。系统性红斑狼疮病灶边界模糊，可累及 4~5 个椎体节段以上的脊髓。皮质类固醇治疗后，MRI 表现可出现明显好转。多发性硬化斑块代表局灶性髓鞘破坏的区域，尽管皮质类固醇治疗后临床症状减轻，MRI 表现改变却不明显。

类风湿关节炎（RA）是另一个可引起脊髓损伤的"胶原-血管"疾病，尽管其发病机制不一样。局灶性炎性改变（血管翳）破坏寰椎横韧带，导致齿状突向寰椎后方滑脱并压迫脊髓，头屈位更明显（图 9.3）。因此，类风湿关节炎神经元损伤是由于寰椎关节失稳，而不是原发性髓内病变。寰椎失稳导致间断性脊髓压迫，最终导致脊髓软化。60% 的类风湿关节炎患者合并有颈椎病，5% 的患者明确有寰椎关节失稳。典型临床表现为手或者其他部位受累，这是一个非常有意义的鉴别点，因为寰枢关节处不稳定软组织肿块并不一定诊断为脊柱类风湿关节炎。齿状突区可发生纤维性假性肿瘤，并可长期慢性发展（针对脊柱失稳的适应性反应，包括未愈合的 Ⅰ 型齿状突骨折）。

强直性脊柱炎（AS）。表现为典型的"竹节"样变，由于多个椎体间韧带钙化并形成骨桥。因椎间盘缺乏弹性，即使受到轻微的创伤，患者僵硬的脊柱也可能发生骨折（图 9.4）。

急性病毒感染常以很多不同方式引起脊髓炎，发病机制仍尚未完全研究清楚。脊髓灰质炎病毒直接损伤脊髓前角细胞。带状疱疹潜伏期，影像学表现为阴性，但是有报道急性带状疱疹暴发可表现为脊髓肿胀和强化，并且脊髓内病灶部位与皮肤疱疹相对应。麻疹引起自身免疫反应，可损伤脊髓，已被作为多发性硬化的实验模型研究，命名为亚急性硬化性全脑炎。急性播散性脑脊髓炎（ADEM；见第 7 章）是一种单纯的病毒后综

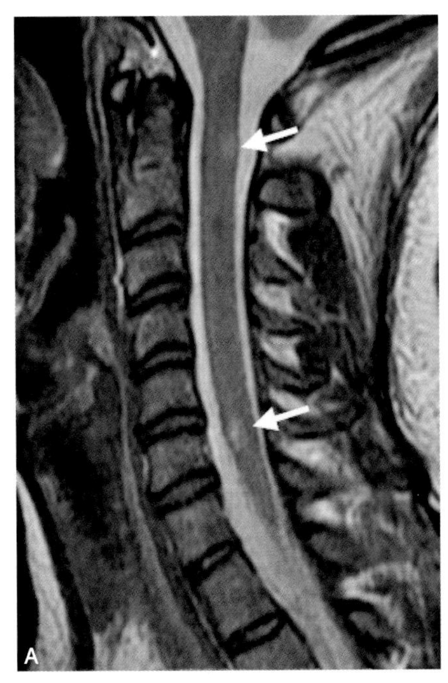

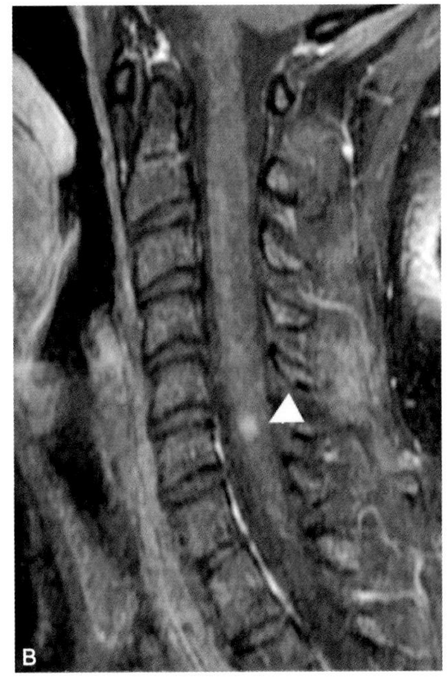

图 9.2　多发性硬化症。矢状位 T_2（A）和增强 T_1（B）图像。矢状位图像上见颈髓内多灶性脱髓鞘斑块影（箭）。注意 C_6（箭头）的病变强化方式，提示活动性炎症或脱髓鞘。脊髓病变的多样性表现（在大脑中更多）有助于从鉴别诊断中排除原发性脊髓肿瘤。

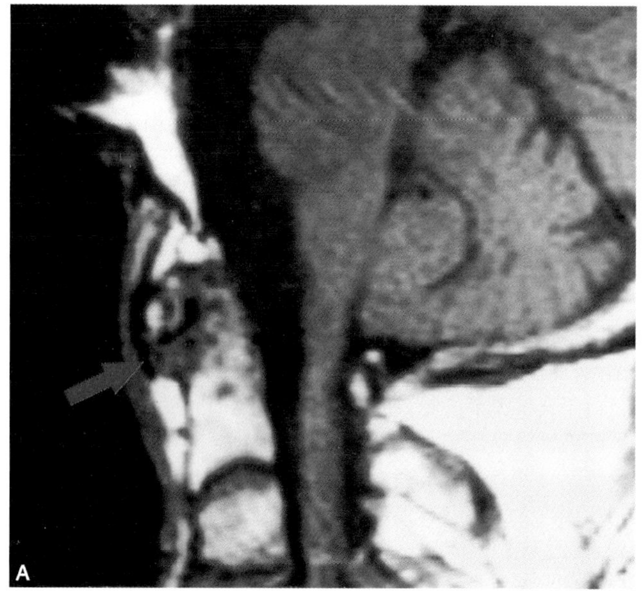

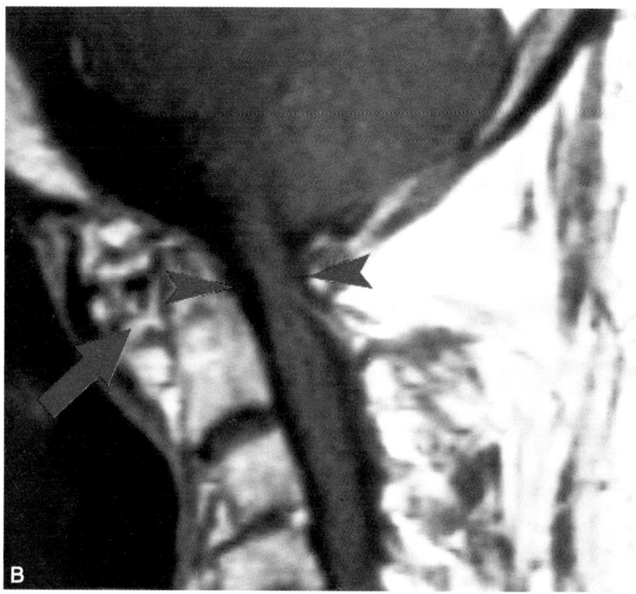

图9.3 类风湿关节炎。A. 老年患者，由于血管翳（箭）引起寰枢关节失稳导致脊髓病变，破坏了 C_1 的横韧带，未显示脊髓受压；B. 屈曲位，脊髓（箭头）受压，增强扫描血管翳明显强化（箭）。

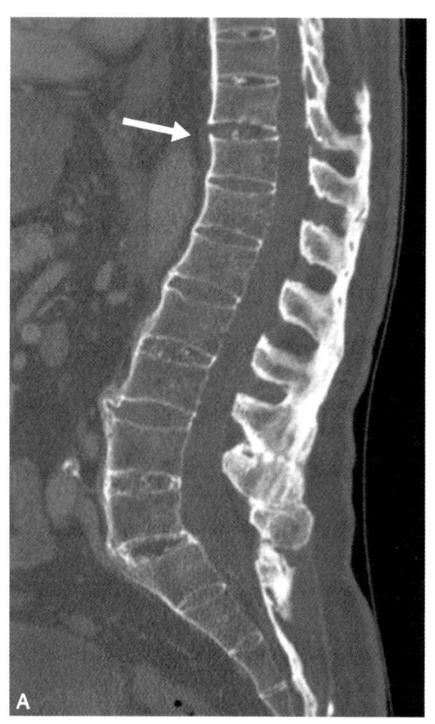

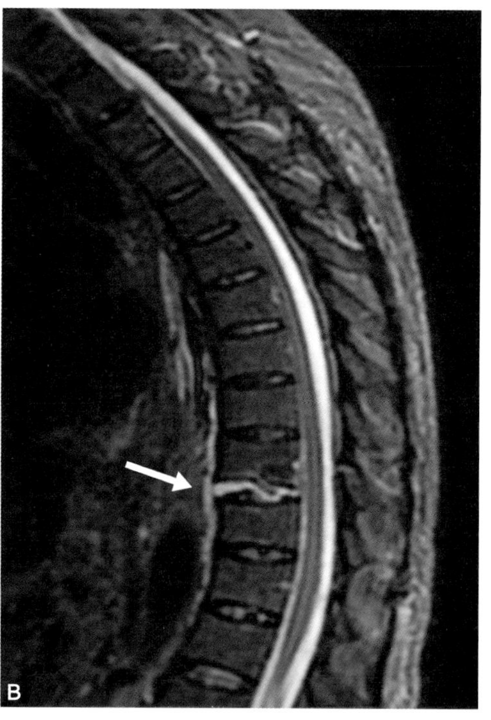

图9.4 强直性脊柱炎（AS）伴假关节形成。A. 矢状位 CT 重建显示 AS 典型"竹节"样变，由于多个椎体间广泛的韧带钙化及骨桥形成，没有椎间盘的弹性，即使是轻微创伤，僵硬的 AS 脊柱也很容易骨折（箭）；B. 胸段正中矢状位 T_2WI 显示骨折部位水肿（箭）。强直性脊柱炎骨折可能导致脊柱不稳定，偶尔伴有硬膜外血肿，可导致瘫痪。因此，对于有创伤后背痛的强直性脊柱炎患者，及时进行影像学检查是必要的。

合征，也可影响脊髓，正如其名"脑脊髓炎"所示。

这类患者典型的临床表现是：突发高热（可能是病毒源性的），随后四周内很快出现运动、感觉功能障碍，通常为自主神经功能障碍，有时候与特定的脊髓水平相关。因这种临床表现，很多神经学家沿用"横贯性脊髓炎"的名称；该病可能是由于自身免疫引起的，其典型的影像学表现为：局灶性脊髓肿胀，T_2WI 表现为高信号，而程度强化不一。这与吉兰-巴雷综合征不同（又名急性炎性脱髓鞘性多发性神经根神经炎）。无论哪一个名称，它是属于一种进行性运动功能减退的疾病，不仅仅影响一侧肢体，还累及整个周围神经（而非脊髓）。吉兰-巴雷综合征常见于疫苗接种后（非常罕见），并且最多持续4周。常常伴有脊神经强化（图9.5），但这种征象不具特异性，因该征象还可见于累及脑脊液通路的感染和肿瘤，甚至偶尔椎间盘疾病也有该表现。

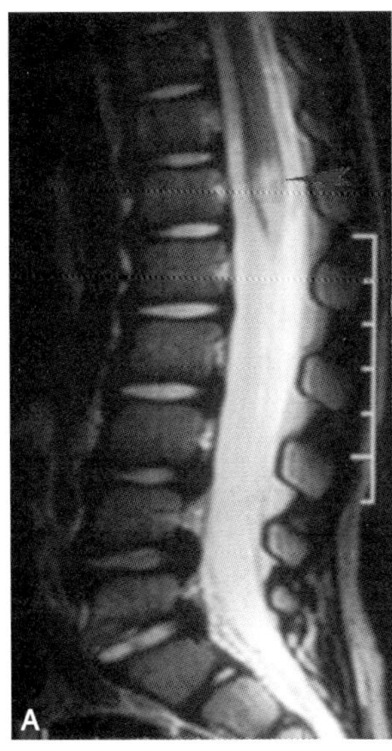
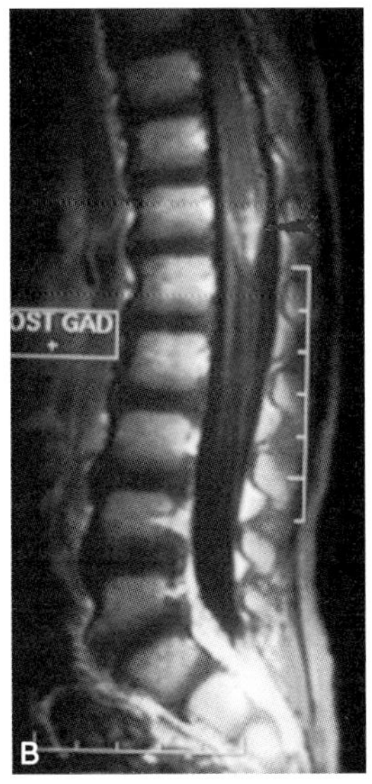

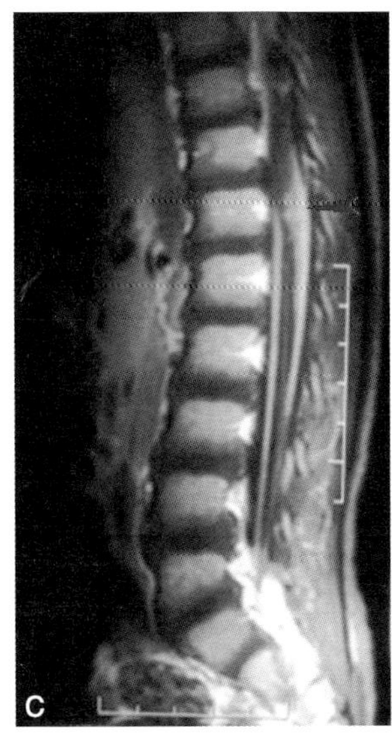
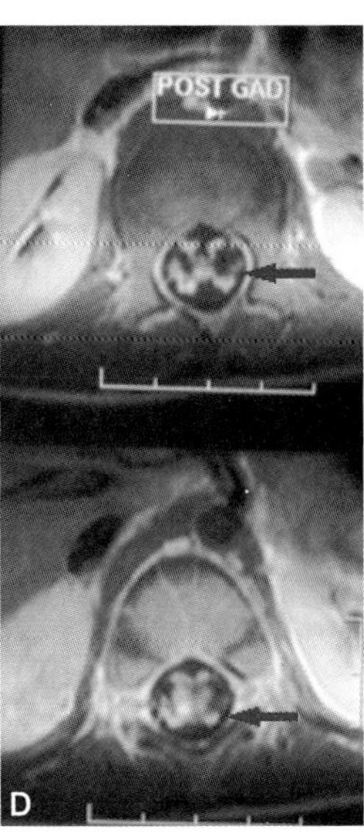

图 9.5 吉兰-巴雷综合征或急性炎性脱髓鞘性多发性神经根神经炎。患者 3 岁，腹泻后出现急性共济失调和肠道紊乱。A. T_2WI 显示脊髓圆锥水肿（箭头）。矢状位（B，C）和轴位（D）增强后 T_1WI 示脊髓圆锥（箭头）和脊神经（箭）明显强化。患者 6~8 周完全康复。

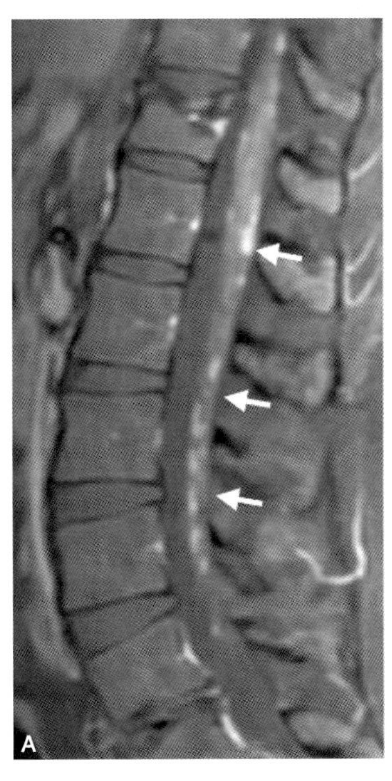
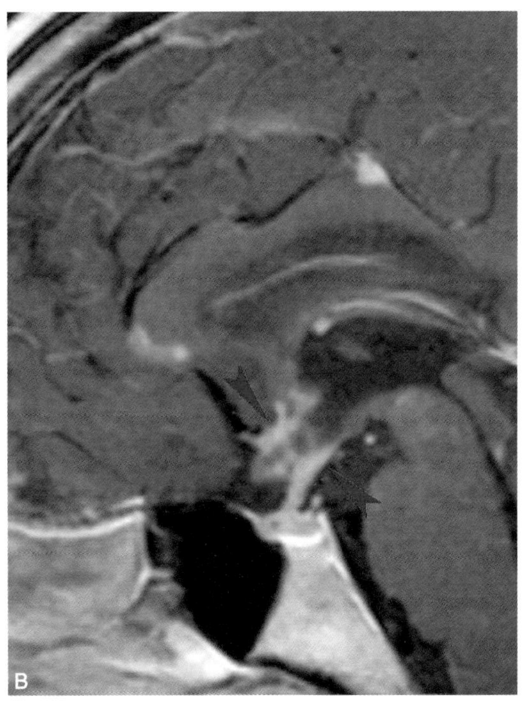

图 9.6 神经结节病。A. 沿着脊髓圆锥和马尾神经根（箭）可见结节状强化；B. 同时行头颅 MRI 显示下丘脑和垂体柄（箭头）的软脑膜强化。形态学和分布部位是神经结节病的特征。

神经结节病是累及软脑膜和蛛网膜的炎症性病变，具有类似的表现，鉴别诊断主要看是否累及脑和脊髓软脑膜。一个典型例子就是神经结节病，可表现为弥漫性软脑膜肉芽肿性结节形成，增强扫描可见明显强化（图 9.6）。该表现与癌性（图 9.27）和结核性脑膜炎类似，鉴别点取决于临床表现。结节病也可表现为髓内或者椎体内肉芽肿病变。

蛛网膜炎。最常见的原因是医源性感染，包括脊柱手术、脊髓麻醉或硬膜外神经阻滞等脊柱“注射”手术后发生的炎症。蛛网膜炎时，可见腰神经根粘连或与硬膜囊的外周壁粘连。

放射性脊髓炎是类似于对大脑的放射性损伤（见第 5 章）。初始治疗后 6~12 个月出现高峰发病率，受影响的区域表现为 T_2WI 高信号，增强不同程度强化。在脊柱椎体中，正常的红骨髓被脂肪取代，T_1WI 上椎体显示高信号（图 9.28）。在生长中的儿童中，由于骨骺的辐射损伤，椎骨可能停滞生长（图 9.7）。

脊髓炎性疾病类型还很多，需与颅内炎性疾病相鉴别。化疗和其他毒素、代谢性疾病、电烧伤以及光辐射等都是引起脊髓损伤的物理因素。大部分脊髓损伤后的损伤不是由于机械暴力，而是随之而来的炎症反应。维生素缺乏（例如，维生素 B_{12}

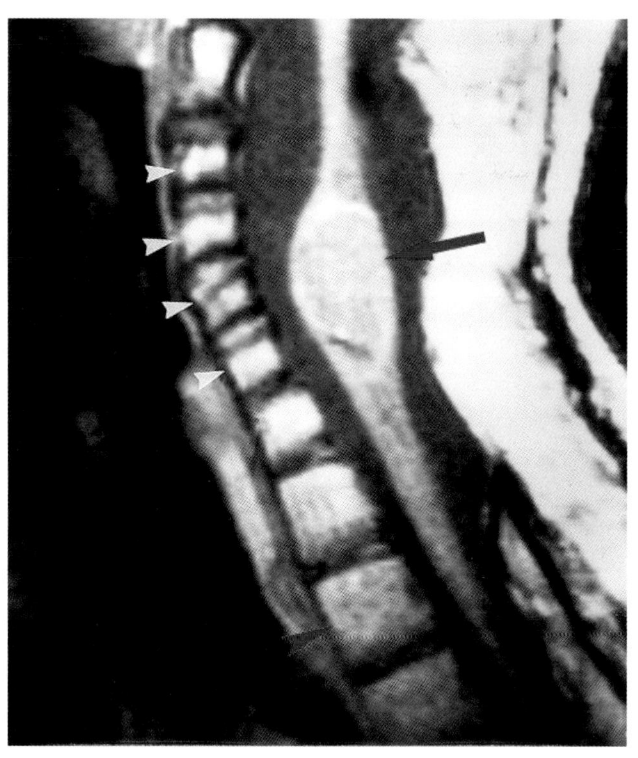

图9.7　辐射(XRT)效应。该儿童患髓内星形细胞瘤(箭),行椎板切除术及放射治疗。与放疗靶区外椎体(红箭头)相比,靶区内的椎体(白箭头)很小。与其他快速分裂的组织一样,椎骨的骨骺板对辐射损伤高度敏感,表现出生长发育迟缓。还要注意颈椎放疗后的高信号改变,其中脂肪已经取代了受辐射损伤的造血骨髓。

和叶酸)导致的脊髓炎性改变,严格意义上讲不属炎性病变,但也可引起脊髓后柱退变。

感　染

累及脊髓的感染性疾病可根据病原微生物或者发病部位进行分类。两种方法都有实用价值。某些感染性疾病,例如,儿童化脓性脑膜炎,其临床表现典型,不需要影像学检查,急诊腰椎穿刺并脑脊液分析是诊断该疾病的关键。其他感染性疾病,例如,免疫缺陷的癌症患者、真菌性骨髓炎等,可能很难与转移性浸润性肿瘤或轻度压缩性骨折区分开来。椎体疾病的诊断一直都是个挑战,一些经验法则总结见表9.3。

化脓性感染

金黄色葡萄球菌是成人脊柱化脓性感染的最常见原因,其次是革兰氏阴性菌,特别是大肠埃希氏菌、假单胞菌和克雷伯氏菌。沙门氏菌与镰状细胞病有关。在大多数情况下,为血源性播散导致骨髓炎,然后扩散到椎间盘和相邻的椎体。细菌通过动脉途径播散,可通过椎旁静脉从到达下脊柱。伴有窦道形成的儿童或术后患者存在感染直接扩散的可能。

骨髓炎/椎间盘炎。成年人椎间盘血供相对较差,因此原发性感染性疾病少见。但是在儿童,有动脉穿过发育阶段的椎间盘,为原发性血源性椎间盘感染提供了途径。一旦这些血管消失,脊柱最常见的血源性感染部位变成了椎体,特别是终板附件(该处血供最丰富),发生脊椎骨髓炎(图9.8),T_1WI表现为骨髓信号降低、终板不规则。当化脓性感染突破终板进入椎间盘后,随之发生椎间盘炎并最终不可避免导致邻近椎体感染。这就导致了骨髓炎/椎间盘炎复合体形成,称为“化脓性椎间盘炎”(图9.9)。这种表现高度提示感染而不是肿瘤(表9.3)。但是,区分退行性终板改变和早期感染可能很困难。弥散加权图像上的“爪征”被认为是一个有用的鉴别征象(图9.10)。

表9.3

病理学椎体改变的影像学评价

标准	感染	肿瘤	骨质疏松
椎骨受累的数量和形式	单一椎体受累罕见 通常至少两椎体围绕受累及椎间盘周围(化脓性)或者完整椎间盘周围(感染沿韧带向下播散,通常为结核性或者真菌性)	单一或者跳跃性受累常见	通常同时几个椎体受累 不同程度的椎体压缩性改变
椎骨受累部位	终板破坏最严重 椎体附件相对很少累及 骨髓-椎间盘复合炎症时以椎间盘为中心的异常骨髓信号	不规则椎体受累 典型表现为椎弓根受累 常常表现为整个椎骨浸润性改变	椎体前部呈楔形改变 附件不受累 即使发生急性压缩性骨折后,部分椎体内保留正常骨髓组织
骨髓信号	T_1加权信号降低 T_2加权信号增高 弥散信号正常 椎体附件相对很少累及 骨髓-椎间盘复合炎症时以椎间盘为中心的异常骨髓信号	T_1加权信号降低 T_2加权信号增高 因骨髓组织内肿瘤组织充填致使弥散受限 椎体常有浸润性改变,伴病理性压缩性骨折	T_1和T_2信号正常(急性骨折除外) 骨折处弥散增强 即使发生急性压缩性骨折后,部分椎体内保留正常骨髓组织
椎间盘	化脓性感染:椎间盘受累并病灶强化 非化脓性感染:无椎间盘受累	不累及椎间盘(前列腺癌除外)	不累及椎间盘
硬膜外成分(如果有的话)	肉芽组织(钆对比剂增强扫描显示最清楚)自受累椎骨起上下延伸到达多个椎骨平面	局灶性肿块常常只局限在一个受累椎骨内 淋巴瘤除外,可伴有更广泛的硬膜外肿块	罕见,当急性骨折并发血肿或者骨碎片后移除外
局限性	T_1加权像上椎间盘源性的椎骨硬化可能类似骨髓炎复合体而混淆(增强扫描除外)	钆对比剂增强扫描可能使转移灶变模糊,减轻它们与脂肪间的对比	急性压缩性骨折表现为骨髓水肿,与病理性骨折间很难鉴别(尽管附件常常不受累)。2~6个月后复查有助于鉴别诊断

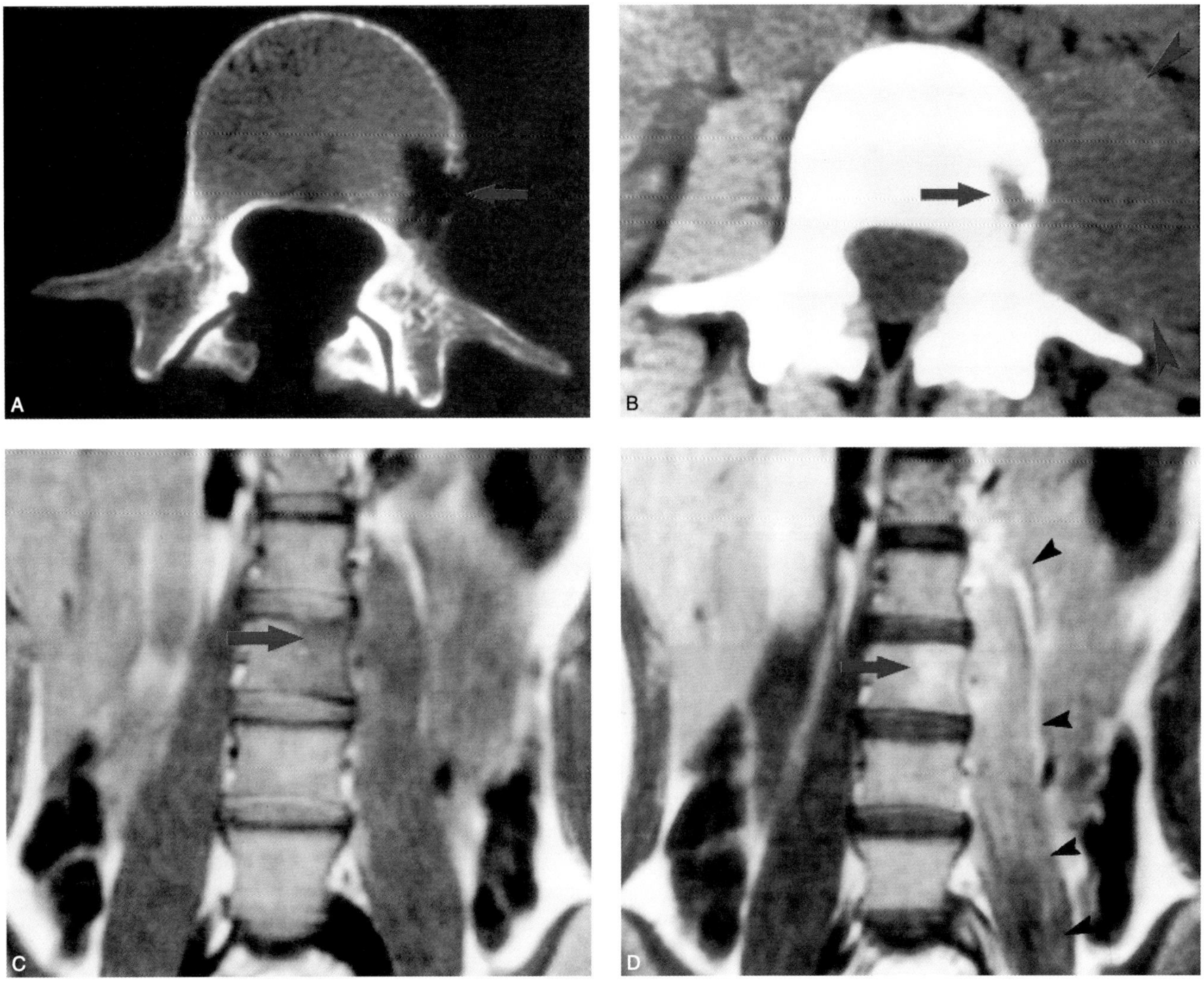

图 9.8　早期骨髓炎，无明显椎间盘炎。这名年轻运动员出现背部疼痛，红细胞沉降率略升高，血培养阴性，常规 X 线检查阴性。骨扫描显示 L_3 椎体摄取增加。CT 骨窗(A)和软组织窗(B)显示椎体破坏(箭)，累及左侧腰大肌，腰大肌肿大(箭头)；C. 冠状位平扫 T_1WI 显示 L_3 椎体左侧(箭)信号减低；D. 增强 T_1WI 显示 L_3 椎体病灶(箭)和左侧腰肌(箭头)明显强化。肿瘤很少有这种强化方式。活检结果为金黄色葡萄球菌。椎间盘很少受累，这是金黄色葡萄球菌的典型表现。

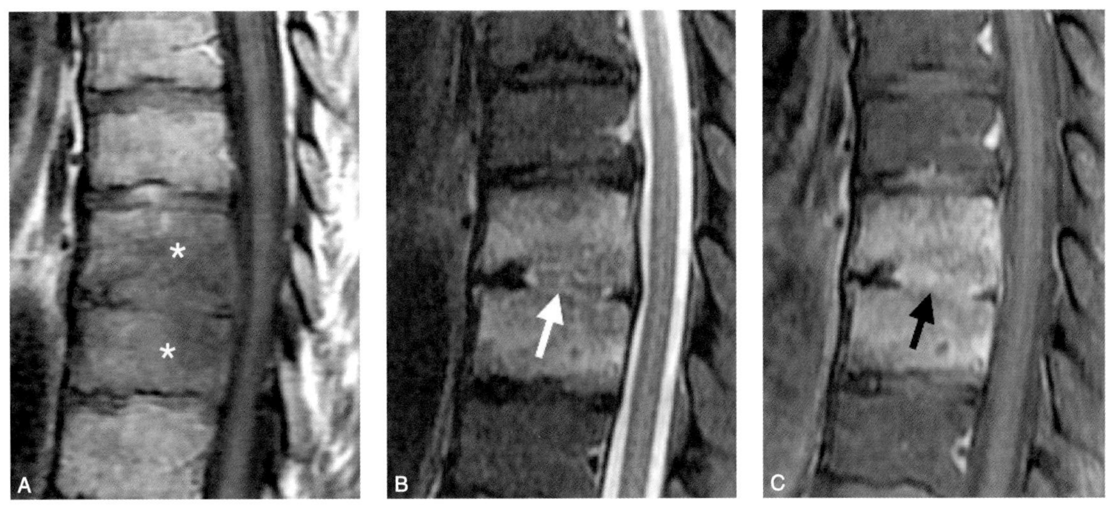

图 9.9　化脓性椎间盘炎。A. 矢状位 T_1WI 显示椎体及相应椎间盘(＊)信号降低；B. 矢状位压脂 T_2WI 示骨髓异常高信号(水肿)及椎间盘局灶性高信号(白箭)；C. 矢状位增强 T_1WI 示椎间盘明显强化(黑箭)，诊断椎间盘炎。

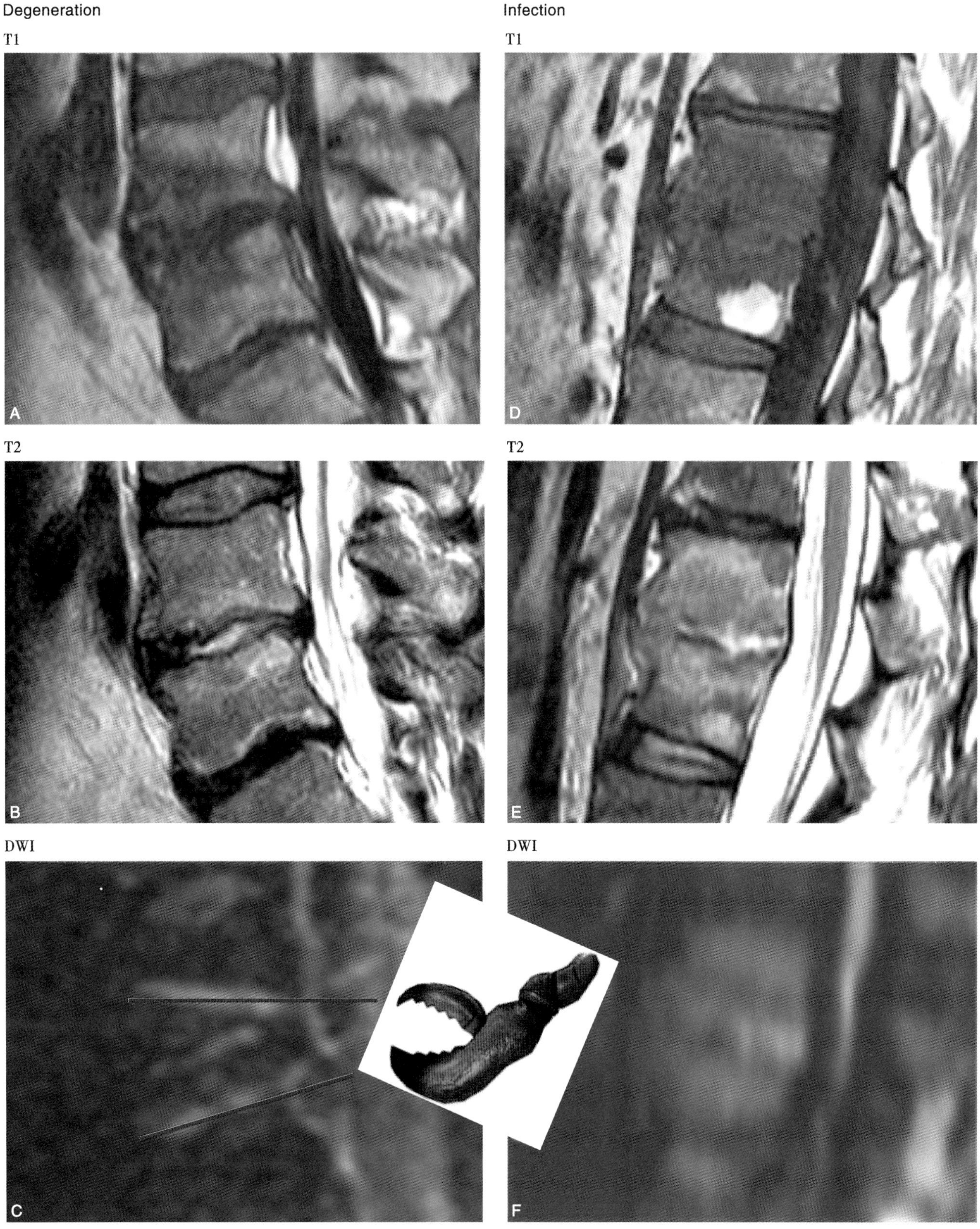

Degeneration

T1

A

T2

B

DWI

C

Infection

T1

D

T2

E

DWI

F

图 9.10 退行性终板改变与感染:DWI 值和“爪征”。左侧患者显示退行性 Modic Ⅰ型椎体终板改变。慢性微创伤引起的骨髓水肿在 T_1WI(A)上信号减低,T_2WI(B)上信号增高。DWI(C)示距终板几毫米的边界清楚的高信号带(红线)。这些条带(红线)类似于“爪”,代表愈合的骨内细胞内水的增加。右侧显示一名急性感染患者。异常区域从终板向外扩散,T_1WI 显示低信号(D),T_2WI(E)显示信号增高。在 DWI(F)上无“爪征”,因为感染没有从少量细胞到大量细胞的过渡带。

硬膜外脓肿。很多硬膜外感染没有像身体其他部分脓肿那样被局限形成包裹积液，因此更准确的术语为“硬膜外蜂窝织炎”。硬脊膜对感染具有一定屏障作用，故硬膜外感染从上向下播散时，可向外延伸多达 3~4 个间隙（图 9.11），这种现象在转移性硬膜外肿瘤中不常见（见表 9.3）。由于椎管狭窄，硬膜外脓肿可导致脊髓受压。硬膜外间隙可以发生血源性播散，但更多情况下是脊柱直接累及硬膜下间隙（图 9.12）。

脊膜炎通常是由于脑脊液的直接血源性播散，而不是邻近椎体感染的连续扩散，除非在先天性或后天基础上出现软脑膜破坏。如第 6 章所述，增强 MRI 扫描是脑（脊）膜炎最敏感的影像学检查。但是，在排除脊膜炎的时候，MRI 不能替代腰椎穿刺。

脊髓脓肿罕见，常常是由于脓毒症直接播散到脊髓所致。脊髓化脓性脓肿与脑组织脓肿的表现类似：T_2WI 示病灶呈高信号，边缘低信号，增强扫描可见边缘强化（图 9.13）。

传统的 X 线摄影不能明确脊柱感染，除非发生椎间盘或骨质破坏，这可能需要 4~8 周，最早的迹象是椎体终板的侵蚀。老年患者常因退行性病变而导致椎体和椎间盘高度的显著下降，因此即使在症状出现数月后，在疑似感染的情况下也很难对 X 线进行评估。在感染后期，随着逐渐愈合，终板增生硬化，

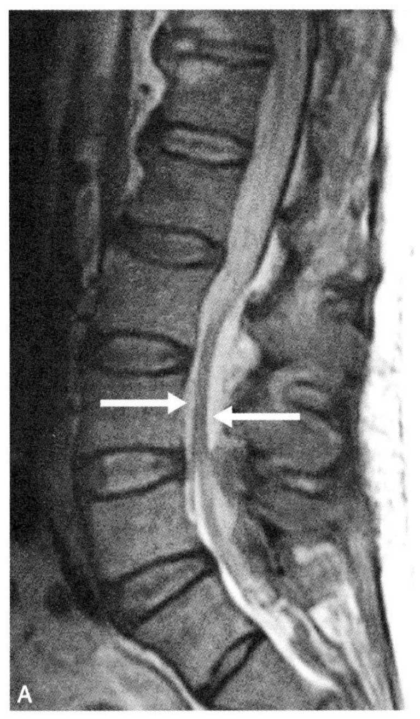

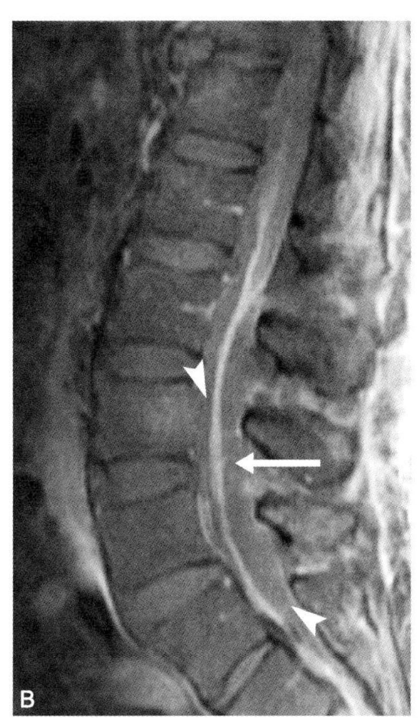

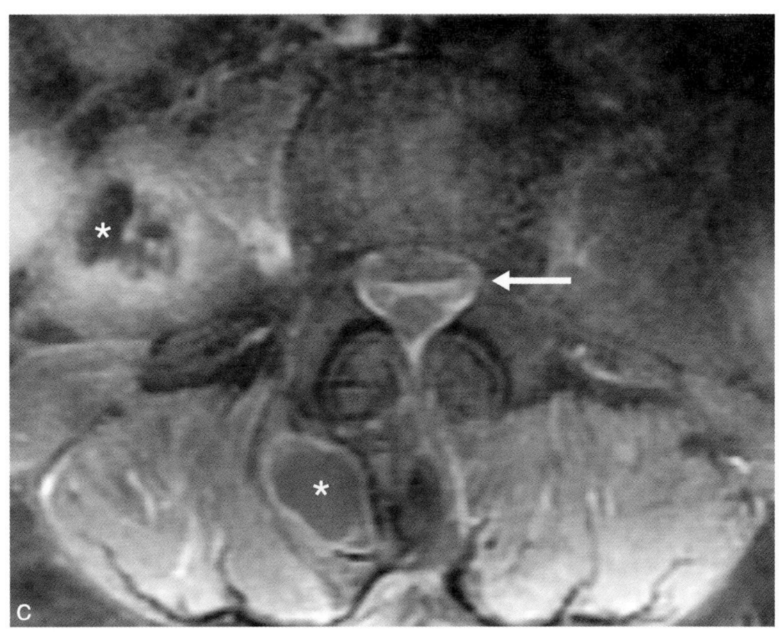

图 9.11　腰椎硬膜外脓肿。A. 矢状位 T_2WI。腰部硬膜囊向中央移位成带状结构（箭）；B. 增强扫描硬脊膜边缘强化（箭），硬膜囊（箭头）受压。硬膜外脓肿通常需要手术引流；C. 硬膜囊（箭）压扁成呈线带。右侧两个椎旁脓肿（＊）可定位导管引流和培养。越早获得培养物（最好在使用抗生素之前），越有可能呈阳性。

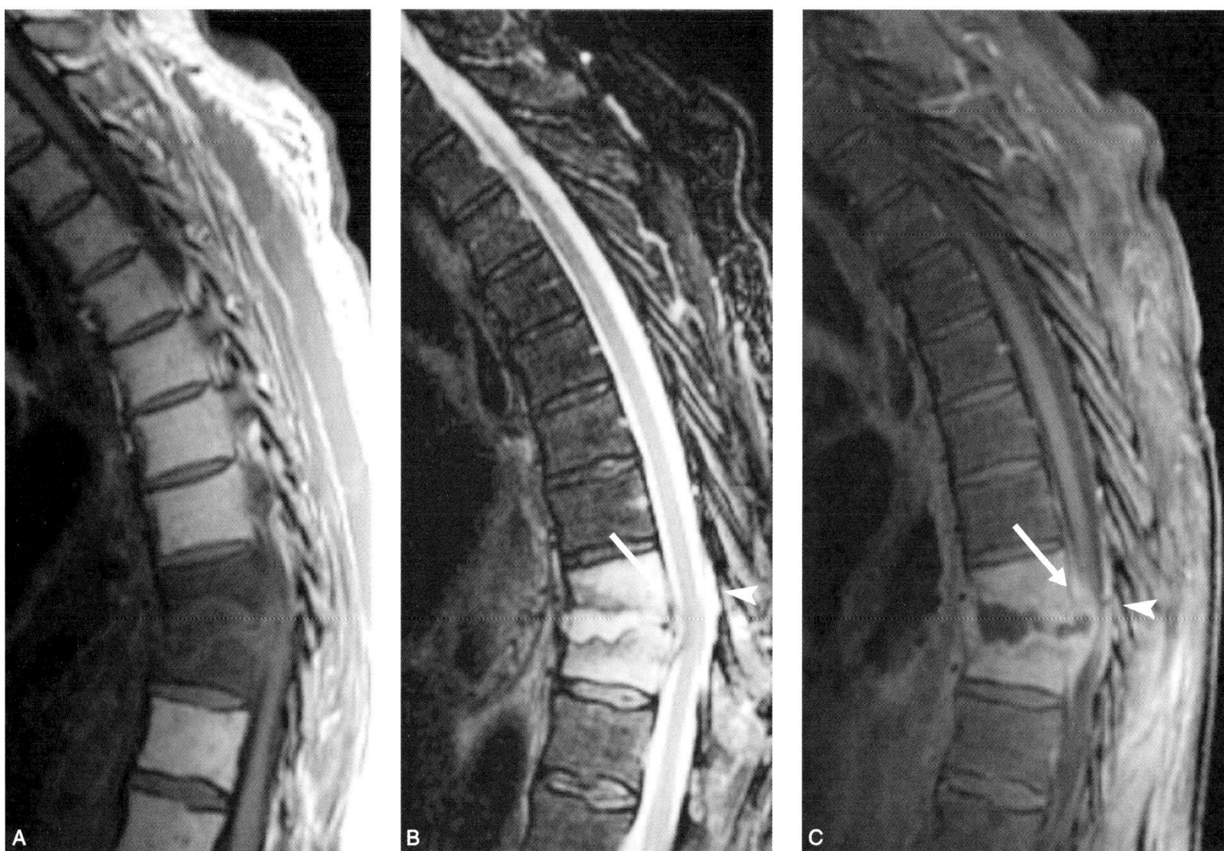

图 9.12　晚期椎间盘炎伴硬膜外脓肿，导致脊髓压迫。A. 矢状位 T_1WI 显示两个相邻椎体骨质破坏，信号降低，椎间盘消失，是感染的典型征象；B. STIR 显示腹侧（箭）和背侧（箭头）硬膜外间隙的异常软组织开始压迫脊髓；C. 增强 T_1WI 压脂显示感染的椎间盘周围明显增强。

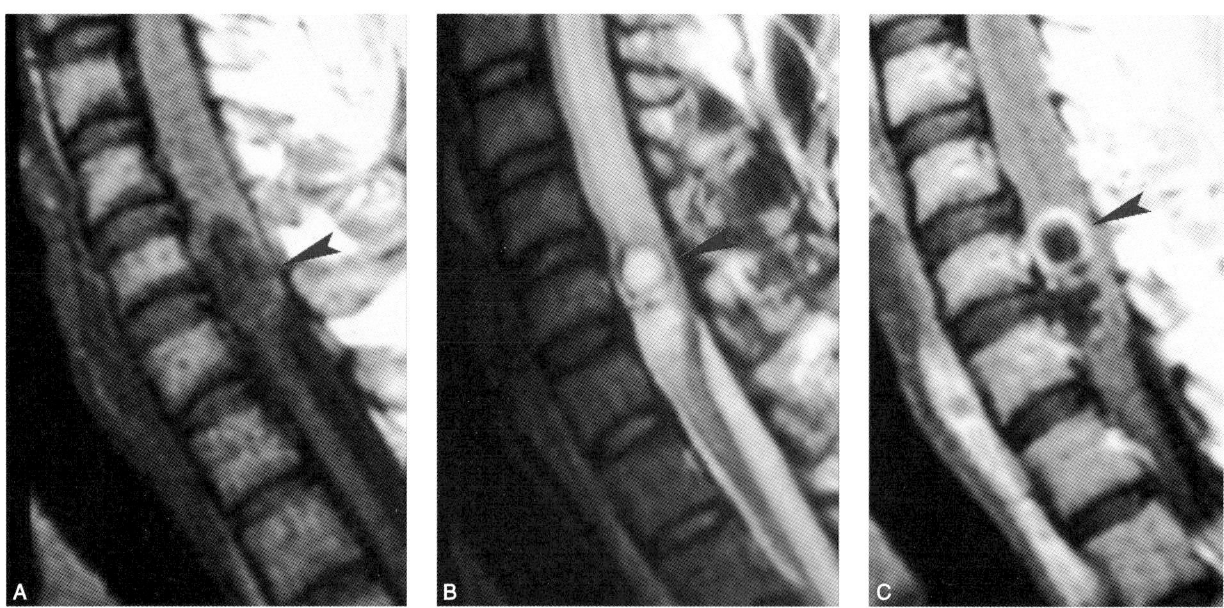

图 9.13　脊髓脓肿。矢状位 T_1 加权（A），T_2 加权（B）和 T_1 加权增强（C）显示 C_6 处的髓内病变。T_2WI 上边缘低信号，增强边缘强化。

可导致椎间隙消失。放射性核素骨扫描比 X 线平片更早发现病变，但退行性和非退行性病变表现类似。铟标记的白细胞扫描和镓扫描对感染更具特异性，但是对椎体骨髓炎的小病灶相对不敏感。前文（见图 9.10）中所示的 DWI 上“爪征”在这种情况下也有用，但如果有疑问，可以做 CT 引导下穿刺。

非化脓性感染

脊柱结核（波特病），可引起一个或多个（常见）椎体慢性塌陷（骨碎片沿前后纵韧带向下分布）（图 9.14）。最终结果是急性脊柱后突畸形或者“驼背”畸形。该脊柱成角改变，伴随着

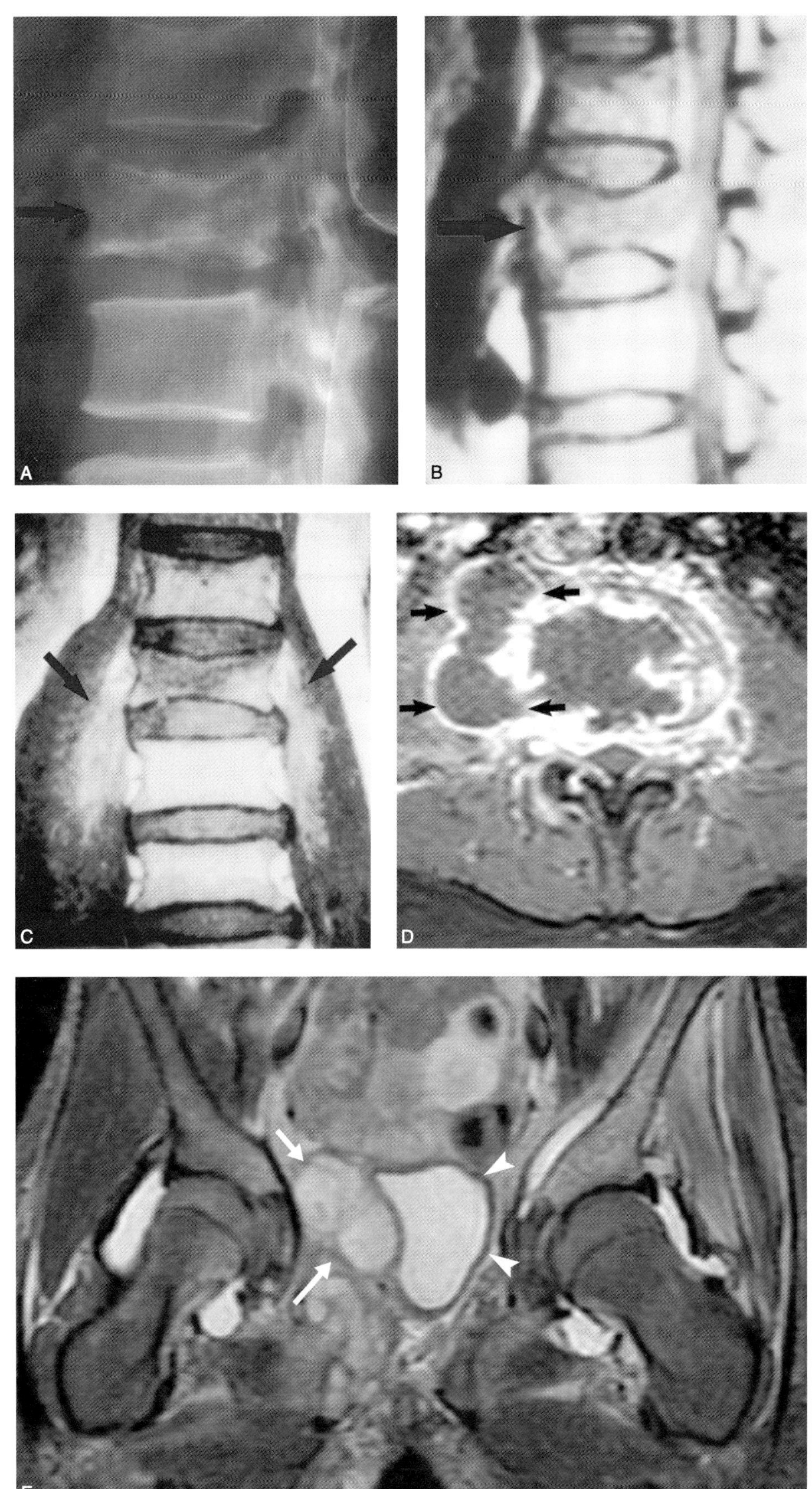

图 9.14 脊柱结核性骨髓炎(波特病)和“冷脓肿”。A. X线平片显示 L_2 的高度降低(箭)伴少许硬化;B. 增强 T_1WI 显示 L_2 信号异常(箭)。急性压缩性骨折通常表现为前缘呈“楔形”,慢性压缩性骨折含正常的骨髓;C. 冠状位增强显示双侧腰肌受累(箭),椎间盘正常;D. 另一位慢性脊柱结核的患者在右侧腰肌中显示出“冷脓肿”(箭);E. 扩散范围更广,冷脓肿(箭)压迫膀胱(箭头)。

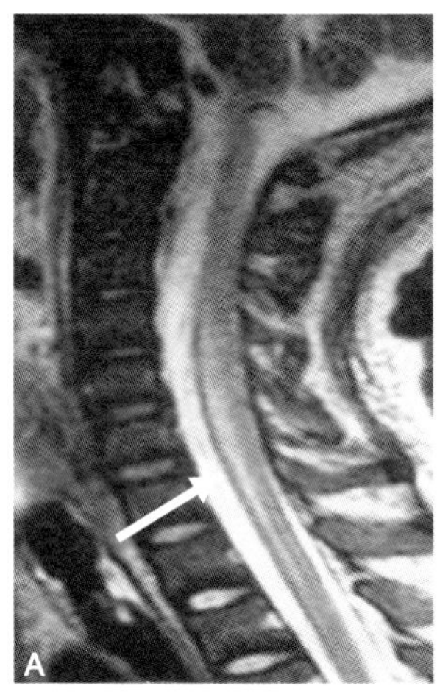
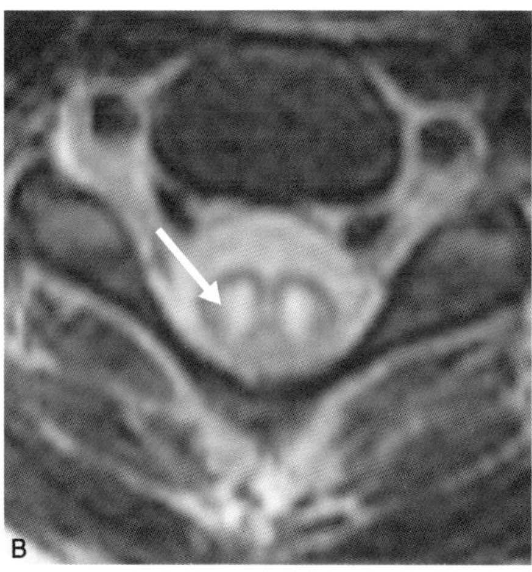
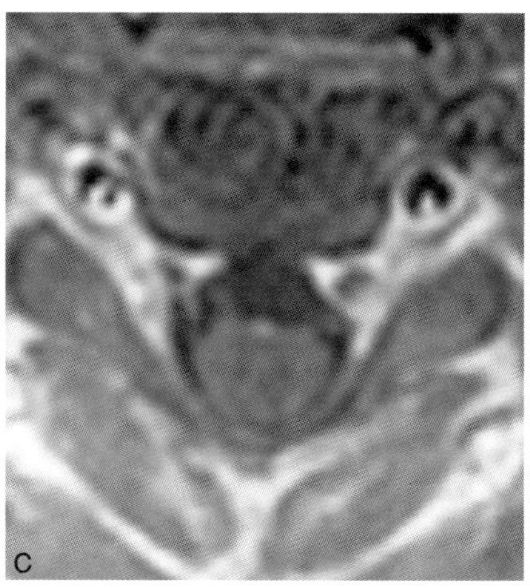

图 9.15 脊髓灰质炎。该患者入院时伴有低热和下肢进行性弛缓无力。T_2WI 矢状位(A)和横断位(B)显示脊髓前角呈高信号(箭),增强无强化(C)。肌萎缩侧索硬化(ALS)具有相似的发现,因为前角细胞也是 ALS 中的损伤部位。

硬膜外肉芽组织和碎骨片形成,可引起脊髓压迫。与化脓性感染不同,此病不累及椎间盘(表 9.3)。晚期脊柱结核,常常出现大的椎旁脓肿,不伴明显疼痛或者单纯脓液渗出,表现为"冷脓肿"(图 9.14D 和 E)。与其他肺外结核一样,胸部 X 线检查结果可能意义不大,这时肺内原发病灶往往临床上无明显表现。

真菌感染特别不易与恶性病变相鉴别,最典型的是肿瘤患者的念珠菌和曲霉菌感染。球孢子菌病和芽生菌病有特定的流行地区,但由于人员流动广泛,地理界限的意义有限。球孢子菌病在美国南部常见,芽生菌病在东南部更常见。两种病在非洲和南美洲都较常见,但菌株可能有些差异。另外一个不同点是:球孢子菌病,像结核病一样,不累及椎间盘;而芽生菌病,与放射菌病一样,可破坏椎间盘和肋骨。隐球菌属感染,常常与脑脊膜炎有关,也可累及椎骨,表现为边界清楚的溶骨性骨质破坏。

病毒主要或通过反应性改变可以影响神经根(参见上面的炎症部分)。脊髓灰质炎直接破坏前角细胞(图 9.15)。在艾滋病患者中可见脊髓空泡改变。这似乎是 HIV 病毒本身的直接影响,而不是伴随感染或感染后综合征。MRI 在艾滋病相关的脊髓疾病中的作用更多的是排除其他可治疗的疾病,例如脊髓压迫,而不是做出高度特异性的诊断。

肿 瘤

MRI 独特的优势就是能够检出脊髓内非膨胀性生长肿瘤,它是唯一可靠的用于检查椎管内肿瘤(不累及骨)的非侵袭性方法。在阐述椎管内肿瘤鉴别诊断时,确定病灶的位置至关重要,正如前面脊髓造影检查和表 9.2 描述部分:椎管内肿瘤分为髓内、髓外硬膜下、硬膜外三类肿瘤。明确病灶部位后,确定某个区域病灶类型时需要考虑患者的年龄因素,不同年龄阶段患不同肿瘤的概率是不同的。38%有症状儿童的椎管内病灶是先天性的。脊膜瘤占成人所有椎管内肿瘤的 25%,但儿童罕见。

这些数字不包括脊椎转移瘤,转移性肿瘤是成人中累及脊柱的肿瘤类型中最常见的一种。MRI 为检查椎骨转移性肿瘤的极好检查手段。T_1 加权像上正常骨髓脂肪组织表现为高信号,当其内出现异常肿瘤性信号改变时,MRI 常常优先于 X 线平片或 CT 检出(图 9.16),锝对比剂全身骨扫描仍然是性价比

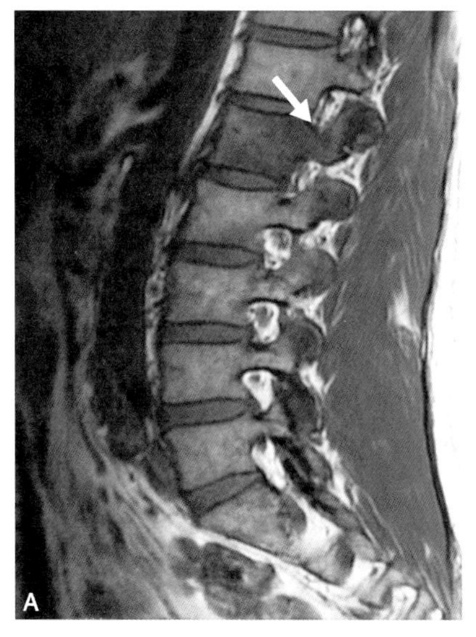
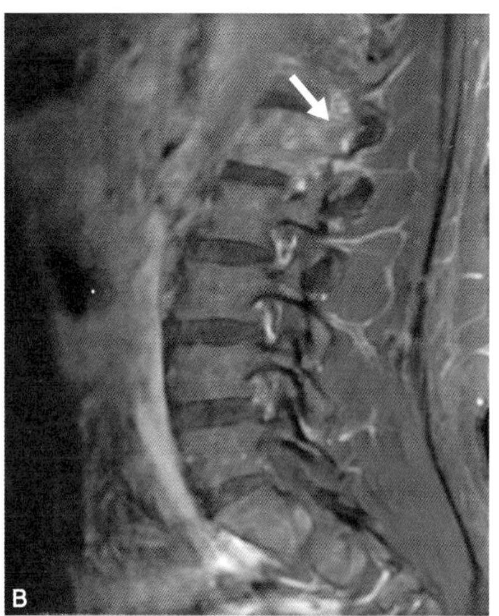
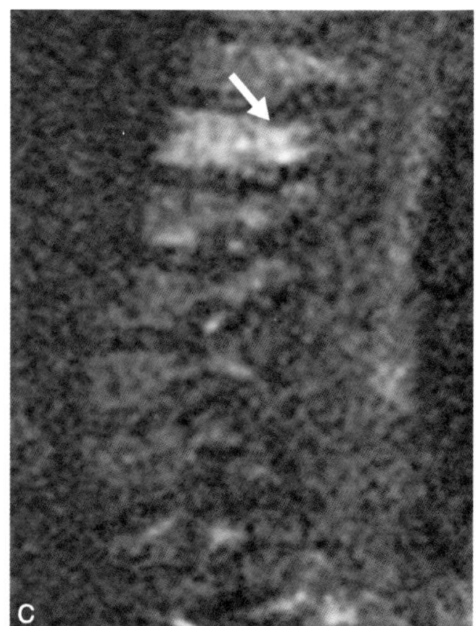

图 9.16 早期椎体转移性疾病。A. L_1 椎弓根(箭头)在 T_1WI 呈低信号;B. STIR 呈高信号;C. DWI 呈高信号。

最高的检查手段。如今,PET在肿瘤学中被广泛应用于检测椎体转移。

髓内肿瘤

星形细胞瘤和室管膜瘤是最常见的髓内肿瘤,但仅凭其影像学表现鉴别两者较困难。两者都呈膨胀性改变,T_1加权像呈低信号,T_2加权像呈高信号,不同程度强化。在神经纤维瘤病中这两种肿瘤的发病率都高。一些指南指出星形细胞瘤累及脊髓,使直径明显增粗和脊髓节段增长,而室管膜瘤造成的囊变和出血更为常见。但在某些具体病例的应用中却不能替代组织活检。MRI增强扫描有助于检出原发病灶和肿瘤脑脊液种植。

室管膜瘤是成人最常见脊髓肿瘤,分细胞型(髓内型)和黏液乳头状型(终丝型)两种类型。脊髓室管膜瘤在遗传学和流行病学上不同于颅内的室管膜瘤。发病高峰为40~50岁男性患者。这些缓慢生长的肿瘤起源于脊髓中央管的室管膜细胞或者终丝上残留的室管膜细胞。这类肿瘤在组织学上常为良性,但是要完全切除治愈髓内型室管膜瘤几乎不可能。常见肿瘤出血和囊变(图9.17)。终丝型室管膜瘤因其独特的组织学类型而被命名为黏液乳头状室管膜瘤,由于它们位于与脊髓圆锥相邻的位置,因此可以对成像进行合理的特定诊断(图9.18)。可以完全切除黏膜上皮室管膜瘤,因为它们包膜完整。

星形细胞瘤。75%的星形细胞瘤好发于颈段和上胸段脊髓,脊髓圆锥星形细胞瘤比室管膜瘤更罕见。脊髓梭形肿胀,T_2加权高信号,增强后强化,病变范围通常延伸累及多个脊髓节段(图9.19)。通常较脑内胶质瘤组织分化级别更低。与脑内星形细胞瘤一样,其组织分化差异大,例如,原浆型星形细胞瘤可累及相当长一段脊髓。星形细胞瘤是儿童最常见的脊髓肿瘤,发病高峰在20~30岁,较脊膜瘤发病年龄较小。可呈外生性生长,甚至表现为髓外的大肿块。脑干胶质瘤有时会延伸至颈髓上段。图9.7显示了椎板切除术和放疗后可扩张的颈髓星形细胞瘤。

血管母细胞瘤既可发生在脊髓,也可发生在后颅窝。与希佩尔-林道病(von Hippel-Lindau disease)有关(见儿科章节)。属罕见肿瘤,特点是原发灶显著强化,占椎管内肿瘤的2%,其中40%位于髓外,20%多发。常因病灶内血管增多(图9.20),被误认为动静脉畸形(AVM)。然而,AVM通常不发生囊变、脊髓增粗或生成非血管强化的结节(比较图9.20和图9.34)。

脊髓空洞症。脊髓积水即脊髓中央管扩大(中央管壁为室管膜);另一方面,脊髓空洞症却是中央管外髓内空洞(空洞壁为胶质细胞构成)。两种症状在影像学常无明显差别,这是因为无法检出壁的组织学构成。“脊髓空洞积水症”这一笼统性术语似乎有点绕口,常常看到这两种疾病都在用“脊髓空洞”这一简称。引起脊髓空洞的病因学也是多种多样的,如小脑扁桃体下疝畸形(Arnold-Chiari malformation)(见第66章)。同样,外伤和肿瘤与炎性和缺血性病变一样,也可导致脊髓空洞形成。

脊髓空洞边缘清楚,其内容物与脑脊液密度一致。除非有明确的脊髓挫伤病史或者Chiari Ⅰ畸形的低位小脑扁桃体(图9.21),否则应该怀疑由肿瘤引起,需要借助MRI增强扫描来

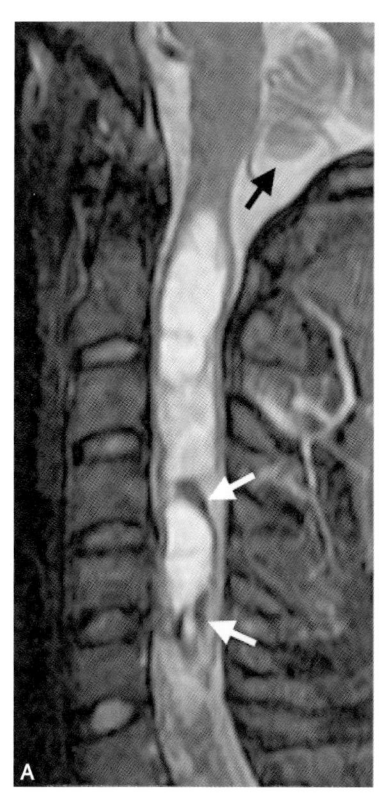

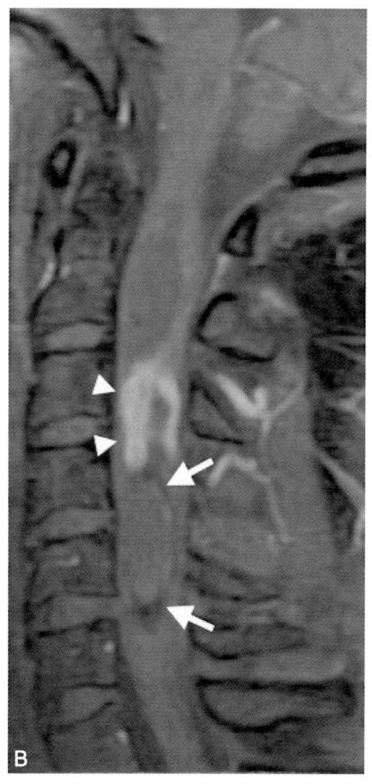

图9.17 室管膜瘤。A. T_2WI颈髓不规则膨胀、囊变(白箭),但小脑扁桃体(黑箭)位置正常;B. 增强显示髓内明显强化成分(箭头),不规则低信号(箭头)提示出血。

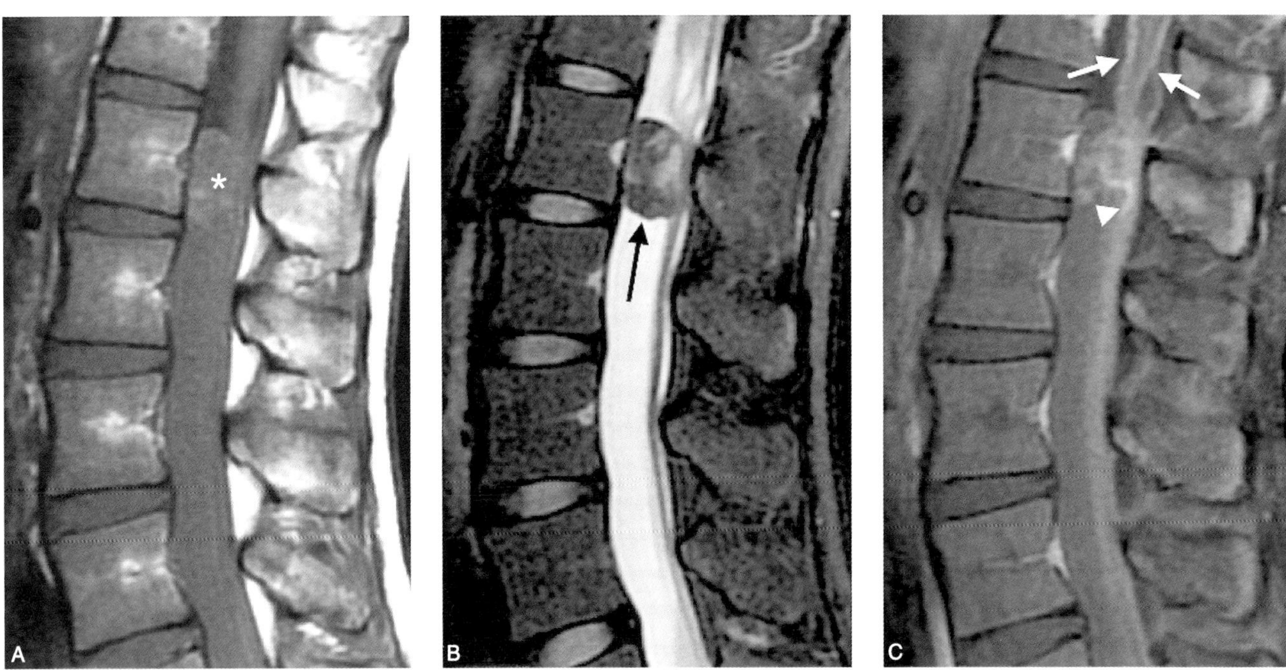

图9.18　终丝的椎管内黏液乳头型室管膜瘤。该患者出现下肢神经根症状。A. T_1 加权矢状位显示肿块邻接脊髓圆锥，呈等信号（*）；B. 矢状位脂肪抑制 T_2 加权呈低信号（黑箭）；C. 增强信号不均匀强化，邻近的脊髓圆锥软脊膜（箭）和马尾神经根（箭头）强化。

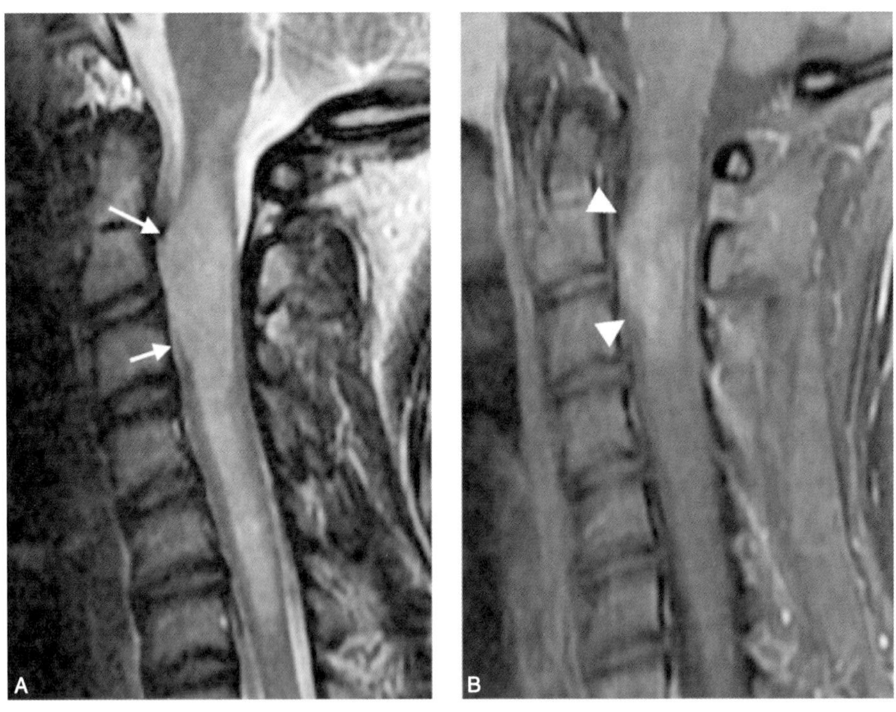

图9.19　星形细胞瘤。A. 矢状位 T_2 加权图像显示颈髓上段增粗，肿块呈浸润性生长（箭头）；B. 矢状位脂肪抑制增强 T_1 加权图像显示不均匀强化，边界不清（箭头）。

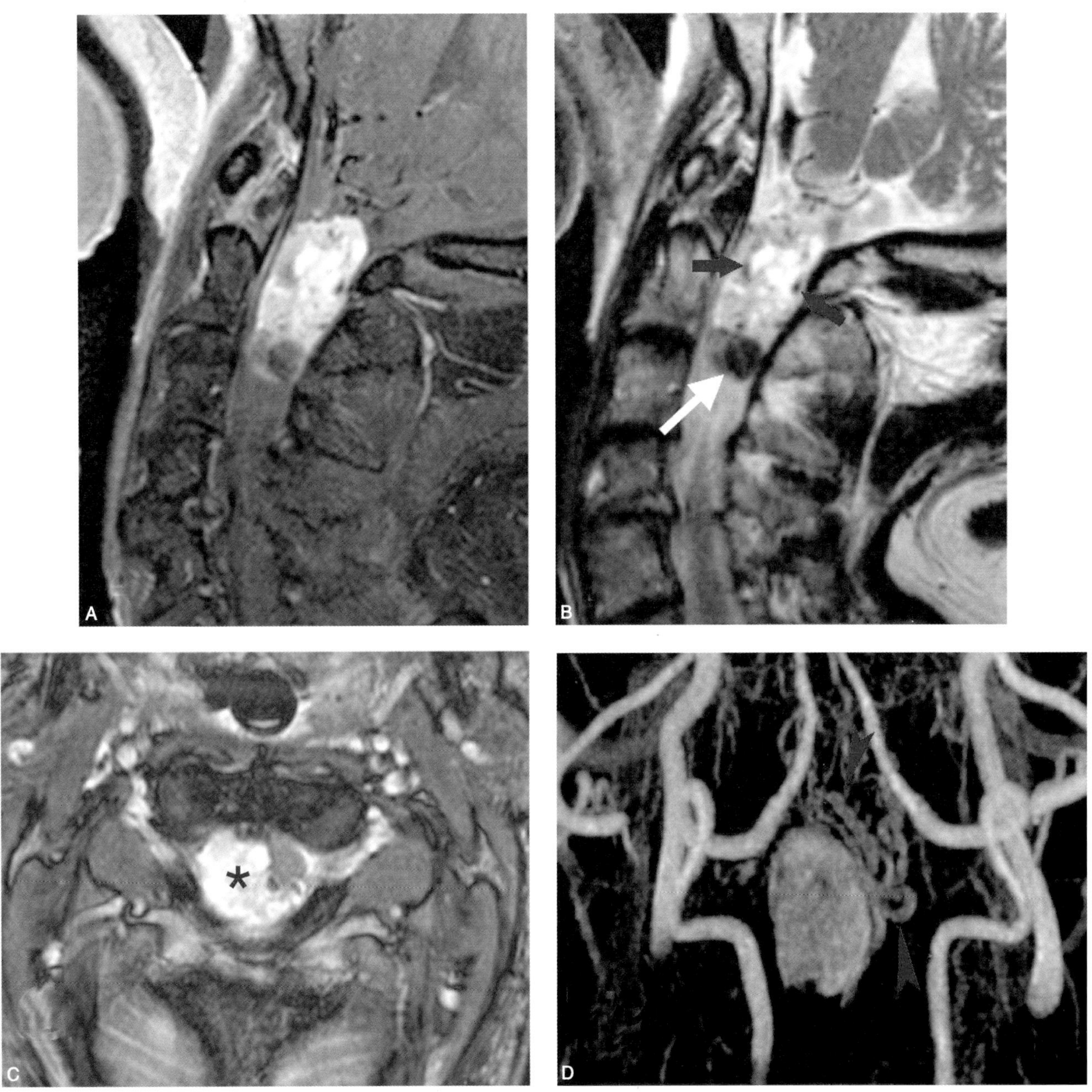

图 9.20　血管母细胞瘤。A. 矢状位增强 T_1WI 显示上颈椎管髓内明显强化的肿块；B. 矢状位 T_2W1 肿块下方的低信号结节，代表肿瘤内出血（白箭），并见增多扭曲肿瘤血管（红箭）；C. 横断位梯度回波（GRE）图像显示肿块（＊）压迫脊髓移位；D. 增强 MRA 的冠状 MIP 重建显示了肿块的供血血管（箭头）。

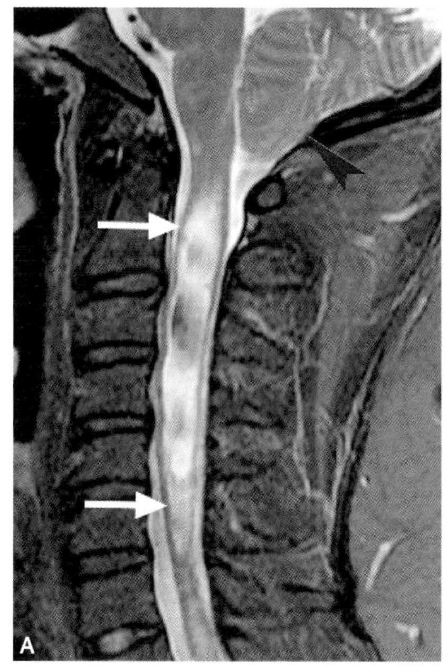

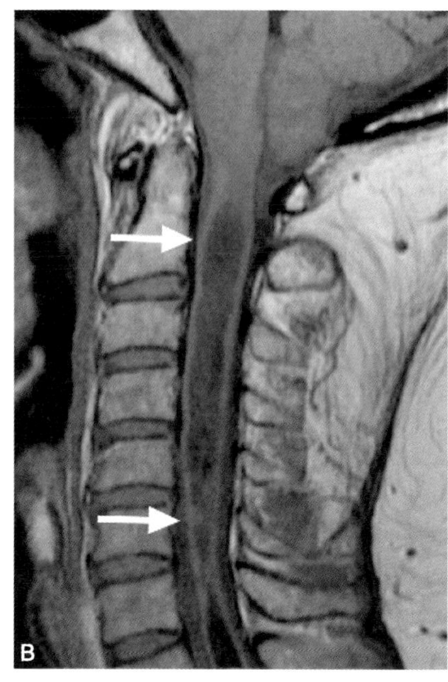

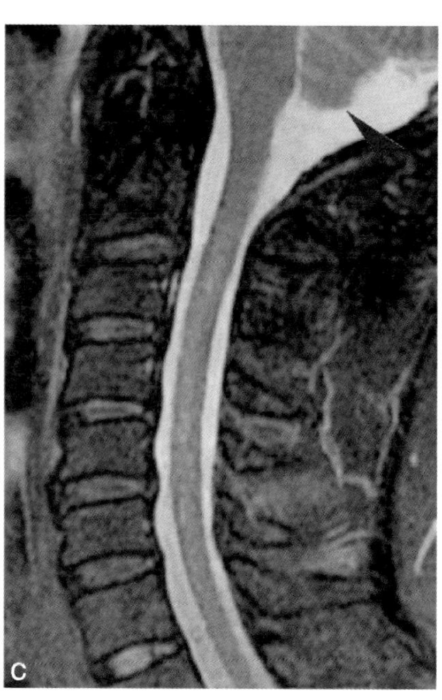

图9.21 脊髓空洞。A. T_2WI;B. T_1WI。边缘清楚,内容物与脑脊液信号一致(T_2WI上的斑片状低信号与脑脊液流动有关)。原因为Chiari畸形(箭头)的小脑扁桃体下疝。C. 枕下减压术后,T_2WI显示脊髓空洞消失(箭头)。

寻找肿瘤原发灶。如果空洞边界不清并且信号特点为T_1加权其内信号高于脑脊液,T_2加权信号低于脑脊液,可认为是严重的脊髓中央管阻塞,与脑脊液流动阻塞有关(见图9.13)。

髓外硬膜内肿瘤

脊膜瘤是胸段最常见的硬膜内肿瘤(图9.22),大约占成人椎管内肿瘤的25%,其中80%为女性,平均年龄为45岁。多发性脊膜瘤,需考虑为神经纤维瘤病。常见部位是髓外硬膜内,当然也可能会发生在硬膜外。CT和MRI表现与颅内脑膜瘤类似:有均匀显著强化,与硬脊膜呈宽基底相连(图9.23A、B)。需与神经鞘瘤鉴别,神经鞘瘤血供不及脑膜瘤,易发生囊变坏死,并常延伸出神经孔(图9.23C、D)。

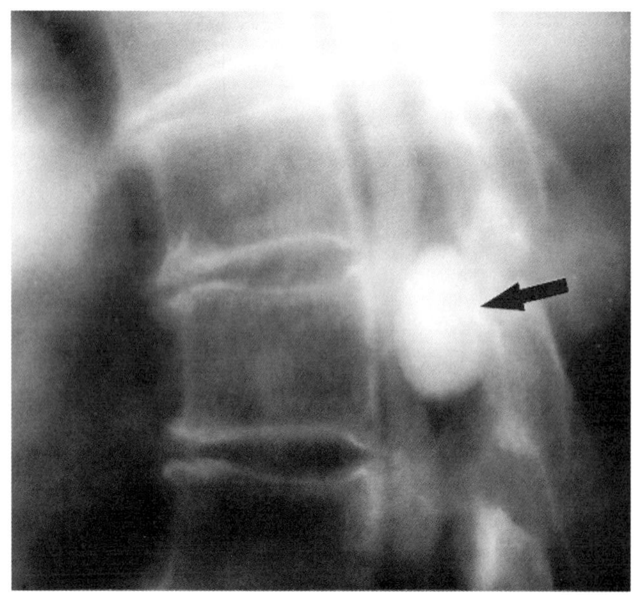

图9.22 脊髓脑膜瘤。T_1椎管内硬膜内、髓外肿块严重压迫脊髓。患者虽然脊髓受累,但仍能走动。如果脊椎骨折、硬膜外血肿或脓肿等急性病变导致类似程度的脊髓压迫,患者可能会截瘫。脊髓对慢性压迫的耐受性比急性压迫要强得多。

神经鞘膜瘤包括神经鞘瘤(又名施万细胞瘤,是由施万细胞构成)和神经纤维瘤。它们是最常见的椎管内肿瘤,占椎管内肿瘤的29%。神经鞘瘤常常起源于背侧感觉神经根,具有完整包膜,位于神经外部,可引起占位效应,大多数单发,散在分布,发病高峰在40~50岁。随着MRI的广泛应用,越来越多的神经鞘瘤在年轻患者中被偶然发现(图9.24)。延伸进入椎间孔是其常见的征象,特别在颈椎和胸椎区域。肿瘤部分位于椎管内,部分位于椎管外,腰部常常位于扩大椎间孔内,表现出典型的“哑铃”征(图9.25)。腰椎神经鞘瘤常位于硬膜囊内(图9.24)。脊髓神经纤维瘤与神经纤维瘤病(NF)Ⅰ型(与17号染色体异常有关)有关。这些患者也可能有硬脑膜扩张和肋骨畸形。详情请参阅第66章。

硬膜内转移性肿瘤。脊髓硬膜内-髓外转移的典型原因是原发性中枢神经系统肿瘤蛛网膜下腔播散,如髓母细胞瘤、室管膜瘤和生殖细胞肿瘤。肿瘤细胞脱落到脑脊液中并“下降”到椎管内,植入到蛛网膜上,并生长成小结节,从而产生“下降转移”一词。非中枢神经系统肿瘤,如乳腺癌、肺癌和淋巴瘤也可播散到蛛网膜下腔。白血病(将在本章后面讨论)可能是任何非中枢神经系统肿瘤脑膜浸润率最高的。软脑膜转移可引起严重的炎症,患者可出现脑膜刺激征,导致“癌性脑膜炎”。

软脑膜转移通常表现为硬膜内多发结节,通常附着于软脑膜,MRI增强后更易显示(图9.26)。增厚的软脑膜炎的鉴别诊断包括癌性和感染性脑膜炎,感染见于吉兰-巴雷综合征(见图9.5),肉芽肿性疾病(见图9.6)和术后患者的炎性蛛网膜炎。特别是在免疫缺陷患者中,弥漫性软脑膜强化需要脑脊液分析来鉴别肿瘤和感染源性。

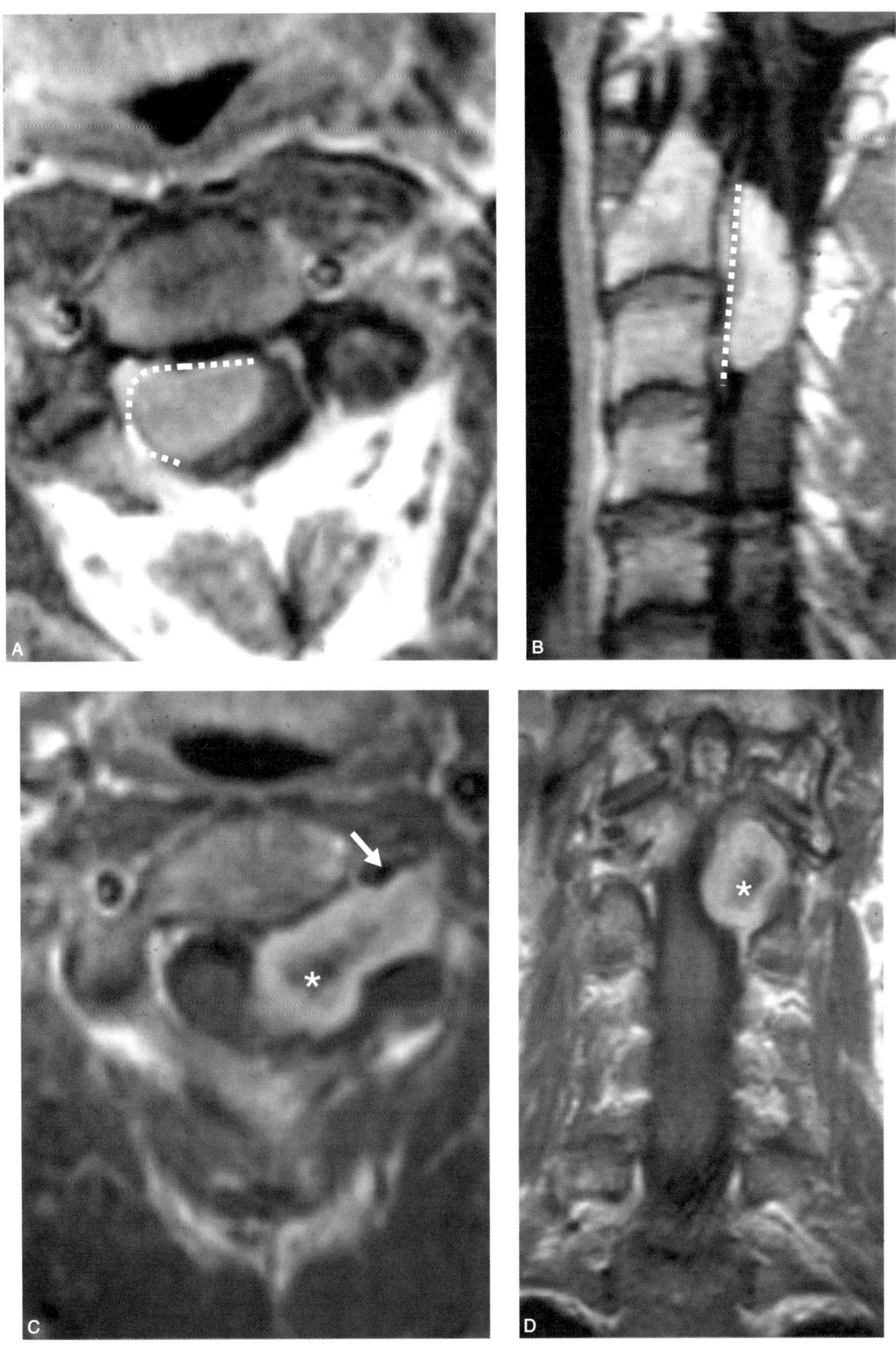

图9.23 脊髓脑膜瘤与神经鞘瘤。A、B. 脑膜瘤与硬脊膜呈宽基底相连（虚线），血供丰富，强化均匀，并且不延伸出神经孔；C、D. 神经鞘瘤常中央囊变坏死（＊），延伸出神经孔（箭）。

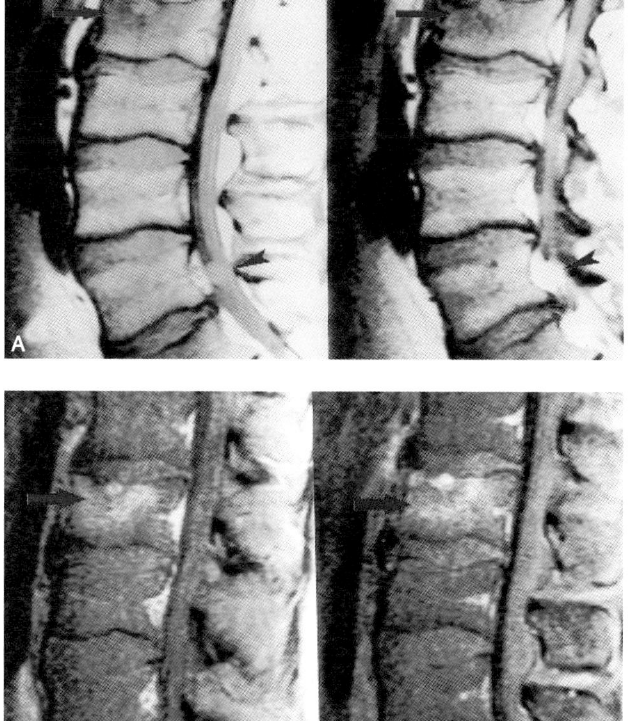

图 9.24　腰段神经鞘瘤。A. 患者外伤后出现急性局部背痛，导致 L_2 椎体上缘急性压缩性骨折，骨髓水肿（箭），在 L_5（箭头）处也发现椎管内的小肿块；B. 病变增强后明显强化（箭头）。

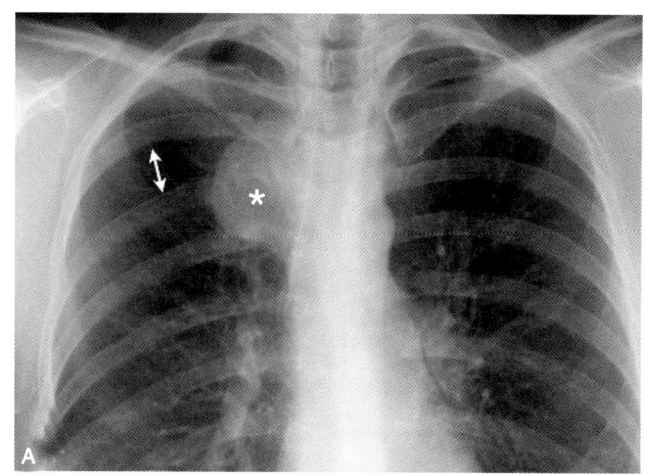

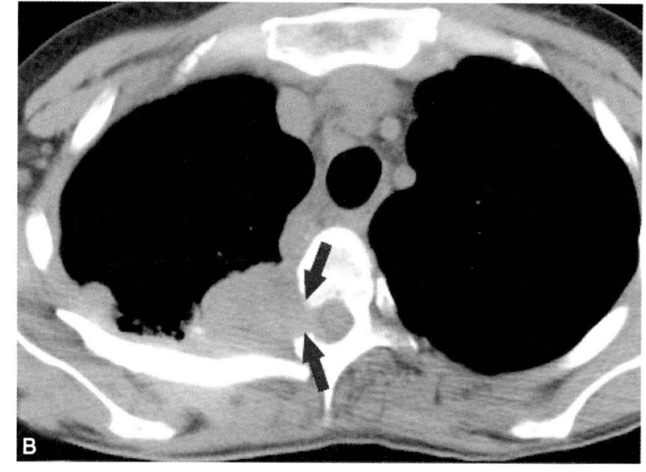

图 9.25　胸段神经鞘瘤。A. 前后位胸部 X 线显示后纵隔肿块（*），肋间隙增宽（双向箭头）；B. 横断位 CT，后纵隔肿块呈"哑铃"状改变，神经孔扩大（箭）。

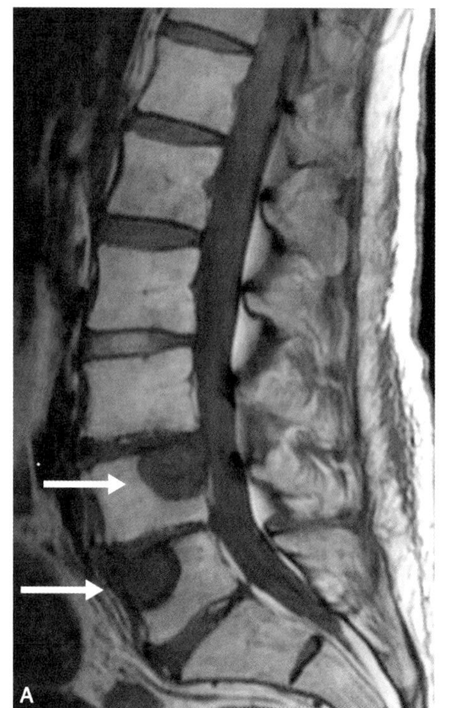

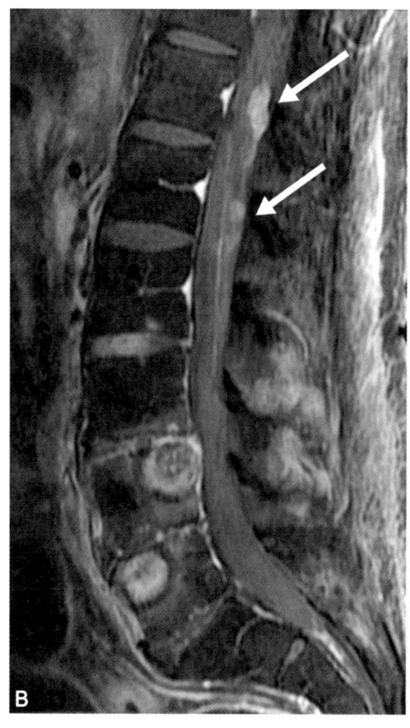

图 9.26　乳腺癌椎体和软脑膜转移。A. T_1WI 显示 L_4 和 L_5 骨质破坏（箭）；B. 增强 T_1WI 显示附着于马尾神经的软脊膜转移瘤（箭）。

硬膜外肿瘤

转移性肿瘤是继椎间盘突出和其他退行性病变后硬膜外肿块的第二大常见病因。脊髓瘤、巨细胞瘤、血管瘤和肉瘤等原发性椎体肿瘤在“肌肉骨骼”部分进行了讨论（见第 55、56 和 60 章），应进行鉴别诊断。然而，最常见的硬膜外肿瘤是转移性肿瘤，例如，乳腺癌、肺癌和前列腺癌的转移。与感染性病变类似，大多数转移瘤是通过动脉种植到椎体；而前列腺癌可优先通过椎旁静脉丛转移至腰椎。像肝和肺一样，椎骨骨髓腔含有丰富的血液，也为肿瘤转移做好了充分的物质准备。骨髓内含有大量脂肪，T_1WI 上呈高信号，随着种植病灶的不断生长，将替代正常骨髓（图 9.26～图 9.28）。转移灶相对于脂肪组织水分含量较高，其信号表现为：T_1WI 呈低信号，T_2WI 呈高信号。MRI 上转移性前列腺癌和其他成骨性转移瘤容易混淆，除非发现所有致密硬化的骨组织在所有序列上都呈低信号改变（图 9.27）。T_1WI 平扫和 STIR 是椎体评估的主要方式（图 9.28），增强 T_1WI 应该结合脂肪抑制，因为转移瘤的强化使其与常规非脂肪抑制 T_1WI 中的正常骨髓相似。

弥散加权成像（DWI）在脊柱应用越来越广泛。由于肿瘤细胞浸润，转移在 DWI 上表现为高信号（图 9.29）。骨质疏松所致骨折弥散不受限，这是因为细胞外水可能会增加，但细胞内水不会增加。转移性肿瘤可同时出现肿瘤（表观弥散系数减小）和病理性骨折（表观弥散系数增大）两种情况。

肿瘤一旦累及椎体，可很快扩散进入硬膜外间隙。硬膜外肿瘤和压缩性骨折易导致脊髓损伤。一些典型的征象（总结在表 9.3 中）有助于判定压缩性骨折是由感染或是肿瘤引起的，还是骨质疏松症/创伤所致的继发性改变（见图 9.23、图 9.38 和图 9.39）。一般来说，与化脓性感染的不同之处在于转移性肿瘤为多发，但不连续地累及椎体，且椎间盘未受累。而椎弓根（见图 9.25）、椎板等附件（图 9.30）受累，常提示肿瘤。

椎旁肿瘤直接浸润。“圆形细胞肿瘤”，如成人淋巴瘤和儿童神经母细胞瘤，可以累及椎管，通过神经孔浸润（图 9.31）。当 CT 用于胸部和腹部淋巴瘤随访时，很容易忽略椎管的微小受累。任何淋巴瘤患者伴随背痛，都应行 MRI 扫描。

血液系统恶性肿瘤。影响脊柱的恶性血液病包括白血病、骨髓瘤和淋巴瘤。白血病引起椎骨特征性弥漫性异常改变，甚至完全取代脊髓（图 9.29）。实性白血病肿块或绿色瘤可累及硬膜外间隙，引起脊髓受压。

多发性骨髓瘤。在 T_1WI 上表现为脊柱弥漫性、均匀性的低信号，但更典型的表现为多发局灶性骨质破坏。孤立性浆细胞瘤（图 9.30）需要与嗜酸性肉芽肿、白血病和严重骨质疏松症进行鉴别诊断。由于锝对比剂全身骨扫描可能会漏诊骨髓瘤病灶（因为骨髓瘤代谢相对不高）。这使得 MRI 脊柱检查成为“筛查”骨髓瘤唯一有效的方法。

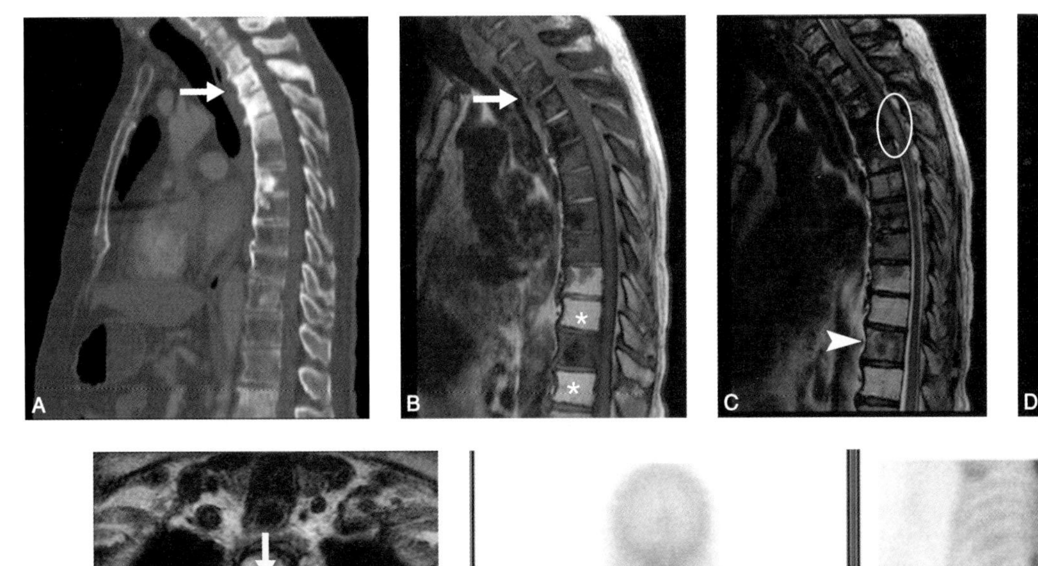

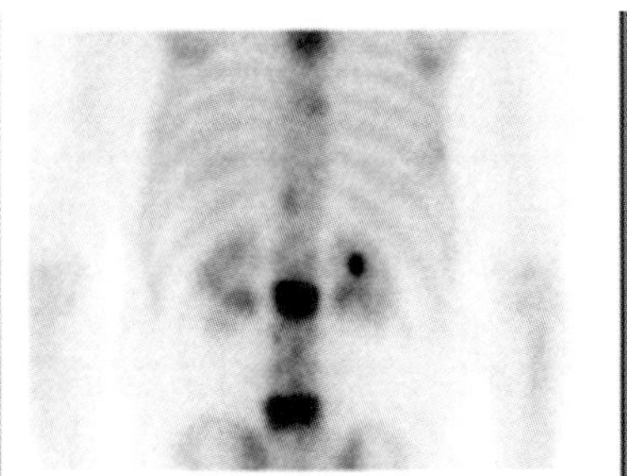

图 9.27　前列腺癌转移。A. 矢状位 CT 重建显示上胸椎中的致密硬化区域（箭），为晚期前列腺癌转移的典型表现；B～C. 这些硬化区域表现为非常致密的反应性骨，在 T_1WI（B）和 T_2WI（C）上为较低信号，因为几乎没有骨髓、脂肪或水残留（箭）。注意在几个下胸椎（＊）骨髓高信号的脂肪，为放射后改变；C. 肿瘤浸润的未硬化区域 T_2WI 表现为典型高信号影，提示转移（箭头）；D. 与大多数倾向于富血管的转移相比，硬化区域不会增强（箭头），因为存在的血管很少。未硬化区域会强化（箭头）；E. 硬膜外肿瘤（箭）充填椎管外侧，压迫脊髓。受损的脊髓在 T_2WI 上显示高信号，与骨髓软化一致（参见 C 上的圆圈区域）；F. 核医学骨扫描显示硬化病变最佳。

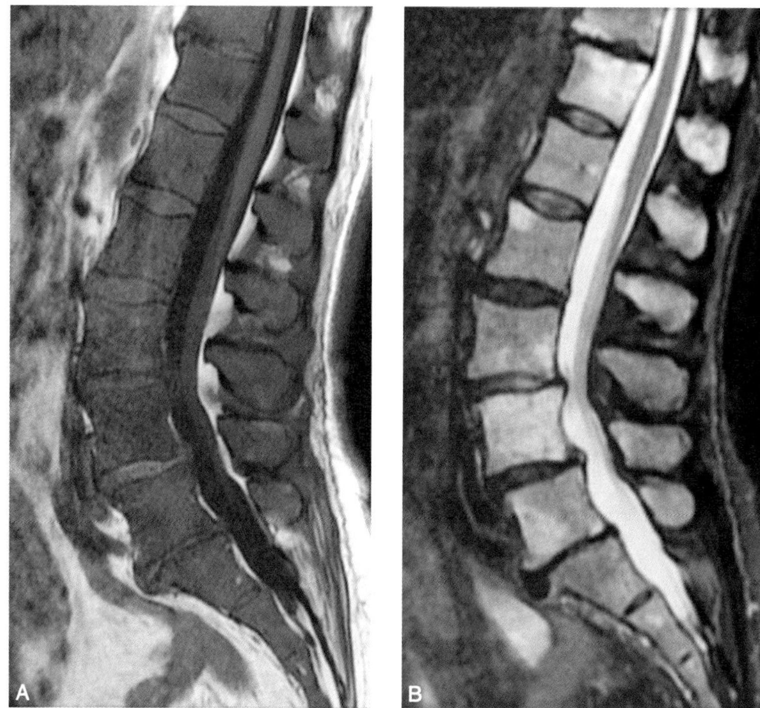

图 9.28　急性白血病。A. 由于白血病细胞完全取代了正常的红骨髓和脂肪，椎体在 T_1WI 上呈均匀低信号。一个好的经验法则：椎体的信号不应低于 T_1WI 上的椎间盘信号；B. 由于含水量增加的白血病细胞，STIR 图像显示高信号骨髓。骨髓纤维化在 T_1WI 上具有相似的外观，但由于无细胞纤维化而在 STIR 上呈低信号。

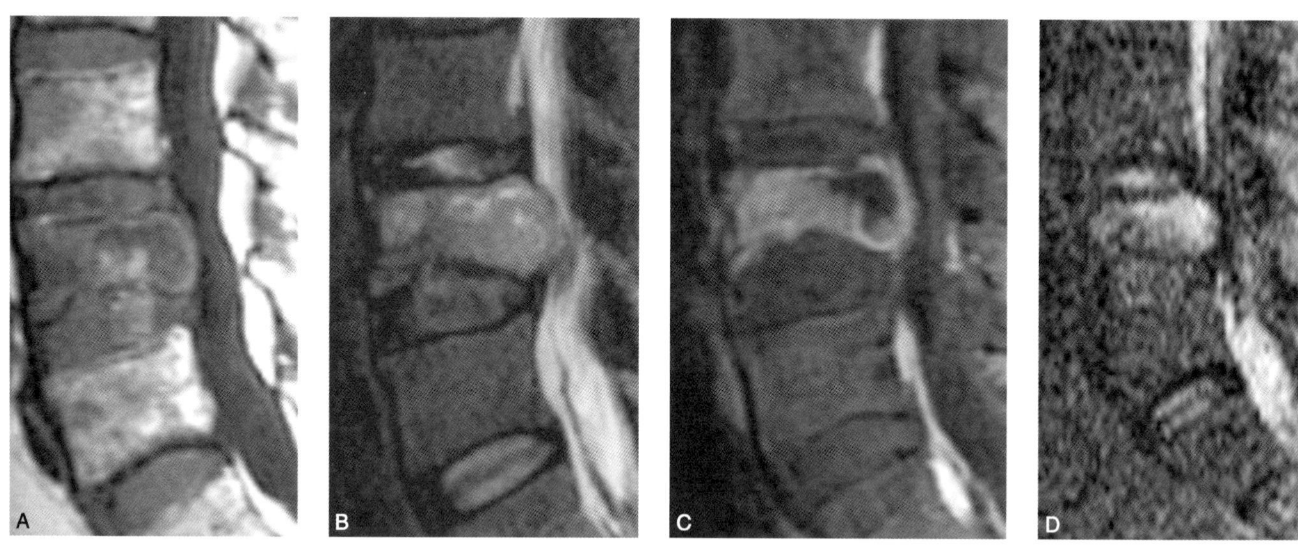

图 9.29　椎体转移性肿瘤。A. T_1WI 显示 L_4 受累，高度降低，椎体后部向后凸入椎管内；B. T_2WI 显示高信号；C. 增强明显强化；D. 弥散加权图像显示高信号。

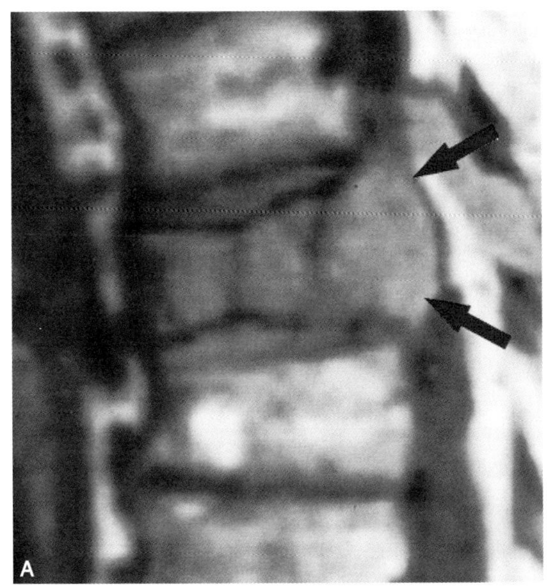

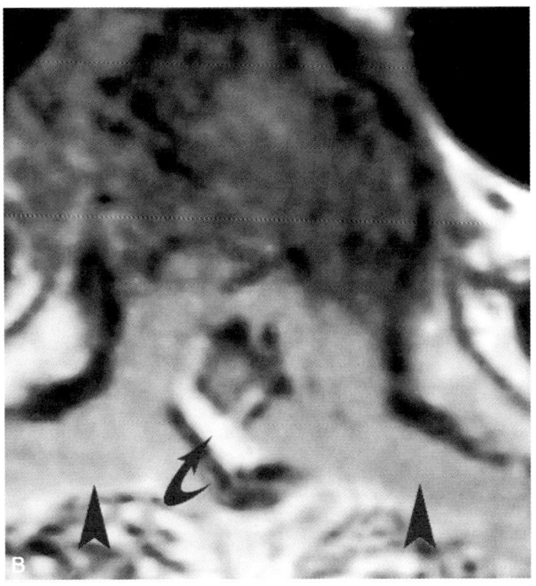

图9.30　浆细胞瘤。矢状位(A)和横断位(B)MRI显示胸椎肿瘤浸润。椎骨完全受累,椎间盘正常,形成硬膜外肿块(箭)。椎弓根和椎板受累(箭头),硬膜外脂肪(弯曲的箭头)被推移。

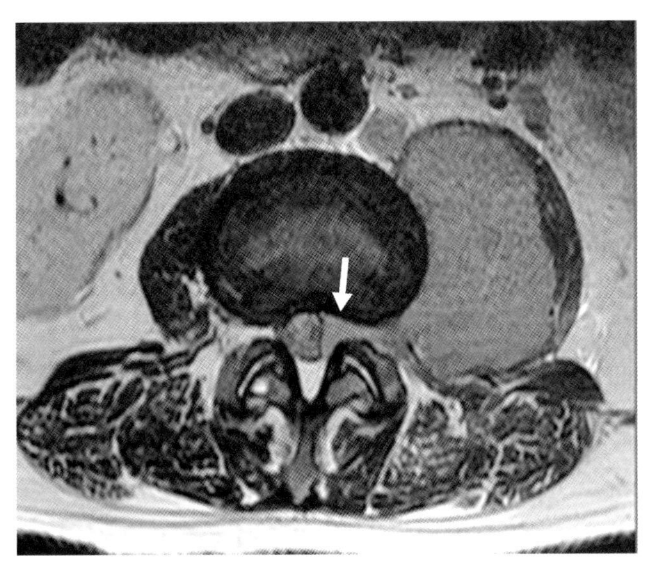

图9.31　淋巴瘤浸润神经孔。T_2WI 显示左侧腰大肌肿块向神经孔侵犯(箭)。任何时候患有淋巴瘤或其他椎管旁肿瘤的患者都会出现背痛,MRI是首选的检查。其他椎旁肿瘤也可以类似的方式浸润椎管,包括肺上沟瘤、腹膜后和纵隔的恶性肿瘤。

血管性疾病

脊髓梗死。脊柱和脊髓的血管性疾病可分为脊髓梗死和血管畸形。相对于脑血管意外来说,脊髓卒中相当罕见。最典型的情况是患者在接受大型胸外科手术后所致瘫痪,如胸主动脉瘤修补术。脊髓卒中的另一个医源性病因是脊髓硬膜外类固醇注射进入供应脊髓的血管系统。

受累的脊髓节段在 T_2WIs 和 DWIs 上均表现为高信号,类似于脑梗死,随后发生脊髓软化。就像脑卒中一样,梗死时脊髓灰质比白质受到更大程度的影响(图9.32)。当主动脉手术后患者出现截瘫时,很容易考虑到脊髓梗死。然而,动脉粥样硬化疾病或严重退行性疾病导致血栓栓塞性脊髓梗死,则不易诊断。对于任何原因不明的脊髓疾病,必须考虑到脊髓梗死。病毒性疾病引起的脊髓急性损伤与卒中相似,因为灰质受到了影响(见图9.15)。

脊髓海绵状血管畸形类似于脑的海绵状血管瘤(见图4.39)。由于缺乏可塑性,在脊髓中更危险,甚至小的出血就会造成严重的后果(图9.33)。

脊髓动静脉畸形(AVM)。脊髓卒中可能与脊髓动静脉畸形有关。这些病变成为研究热点有两个原因:首先,介入神经放射学和显微外科技术的发展提高了对这些病变的认识和治

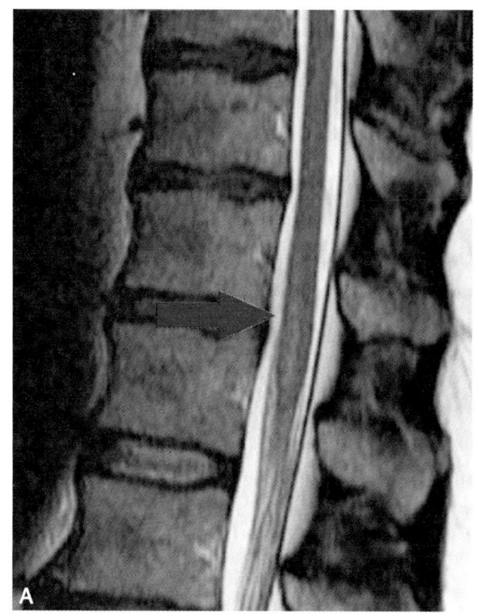

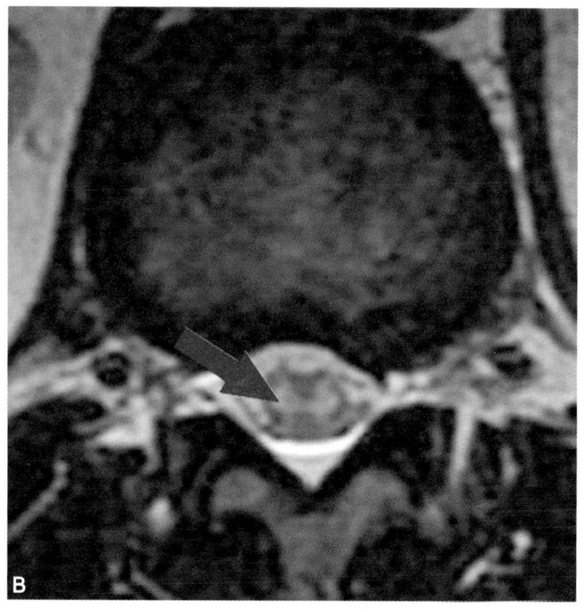

图9.32　脊髓卒中。A. 矢状位MRI；B. 横断位MRI。该患者在胸腰段交界处注射硬膜外类固醇后几乎立即出现截瘫。考虑类固醇进入供应脊髓圆锥的动脉，导致梗死。T_2WI上的高信号位于中央脊髓内，累及灰质。而脊髓多发性硬化是白质先受影响。

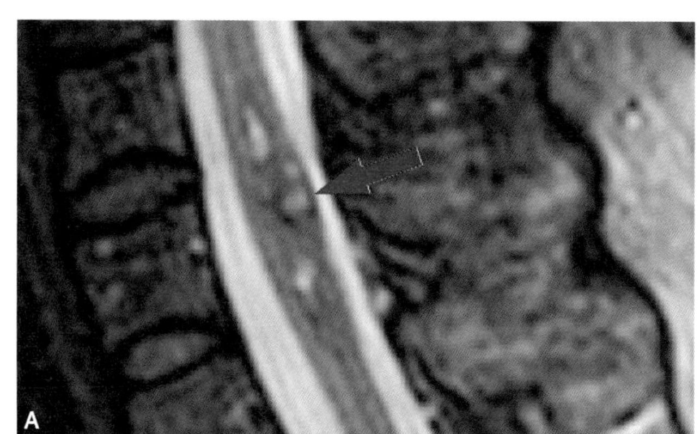

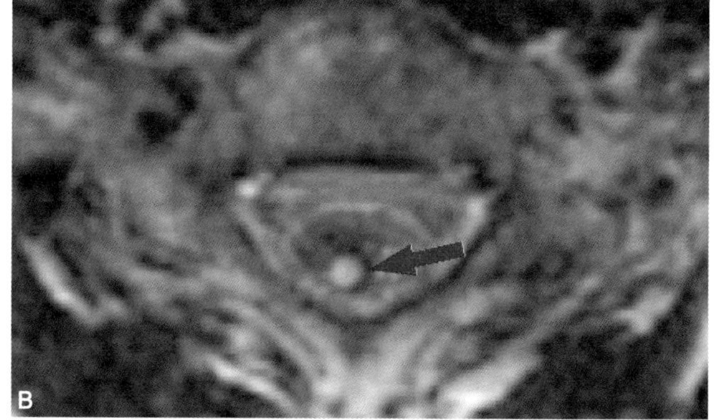

图9.33　海绵状血管畸形。矢状位(A)和轴位(B)MRI图像显示髓内病变，呈混杂信号。所有序列都可见中心圆形高信号病灶和含铁血黄素环(箭)。MRI或血管造影上未见异常血管，符合经手术证实的隐匿性血管畸形。

疗；其次，MRI对原因不明的脊髓疾病患者进行广泛筛查，发现了更多的脊髓动静脉畸形患者(见图9.37)。

动静脉畸形(AVM)是用于概括所有血管畸形的总称；这可能与更复杂的脊髓动静脉畸形的分类系统不一致，也许真正的动静脉畸形仅仅是一个特殊亚型。如需更深入地讨论，请参考罗森布拉姆的文献。在第一次讨论这个话题时，最值得做的是应追溯到任何脊髓病变的最初问题：病变位于髓内，髓外硬膜内或硬膜外。虽然过于简化，但这种方法提供了一个较好的脊髓动静脉畸形的最初分析。

髓内动静脉畸形是脊髓内的一个先天性的异常血管病灶，可因盗血现象引起出血或缺血症状。通常出现在年轻出血患者中，并导致急性轻截瘫。部分可见脊髓内的血管流空信号(图9.34)。

髓外动静脉畸形位于蛛网膜或硬脊膜。当位于硬脊膜时，就像神经根鞘一样，位于脊髓的远侧方。典型的病变是硬脊膜动静脉瘘(SDAVF)，这是一种动静脉之间直接相连，而不伴动静脉之间先天性异常的血管团。动脉血直接通过瘘口流入局部静脉系统，因不受毛细血管床的阻力作用，增加了无静脉瓣的冠状静脉丛引流至脊髓的压力(图9.35)。

硬脊膜动静脉瘘因为静脉高压和脊髓充血而引起水肿。这些水肿可通过MRI发现，表现为T_2WIs上信号增高，通常在脊髓圆锥内(图9.36)，有时会强化。硬脊膜动静脉瘘脊髓强化的原因尚未完全清楚，但可能是由于慢性梗死或继发于静脉高压的毛细血管渗漏现象导致血脑屏障破坏所致。这些病变被认为是后天形成而不是先天性的，类似于大脑中硬脑膜动静脉瘘。关键是不要将这种病变误诊为肿瘤，活检可导致严重的出血。

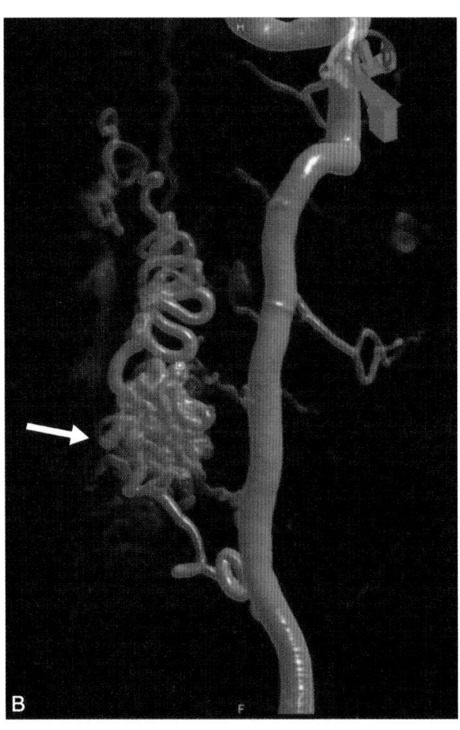

图 9.34　髓内动静脉畸形。A. 矢状位 T_2WI 显示颈脊髓内的多个迂曲流空信号（箭头），符合髓内动静脉畸形。在蛛网膜下腔（箭头）中也注意到长的流空血管；B. 椎动脉注射对比剂行脊柱血管造影，也证实了 MRI 的发现，并且更好地显示了 AVM 的病灶（箭头）。

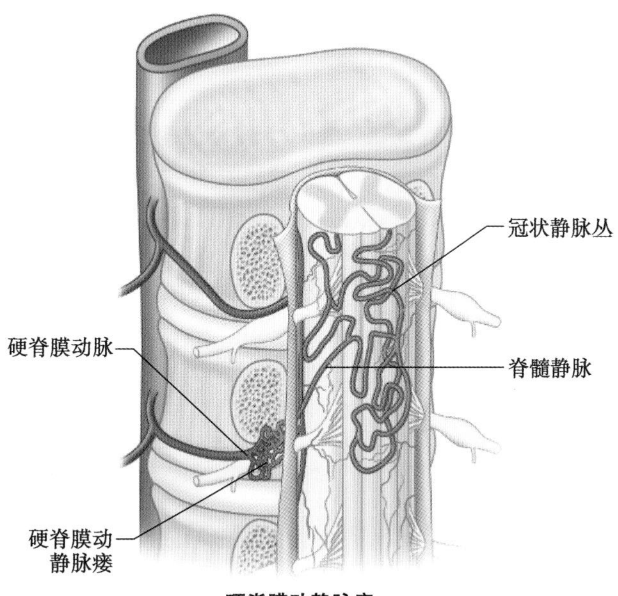

图 9.35　硬脊膜动静脉瘘的解剖。瘘管是神经根囊硬脑膜中动脉和静脉之间的异常连接。瘘管导致引流静脉中的血流逆转（箭），进而在高压下为冠状静脉丛注入动脉血液。冠状静脉丛扩张，成像研究可见由于瘘管引起的静脉高压，脊髓难以排出血液，T_2WI 上表现脊髓水肿，呈高信号（图 9.36A）。

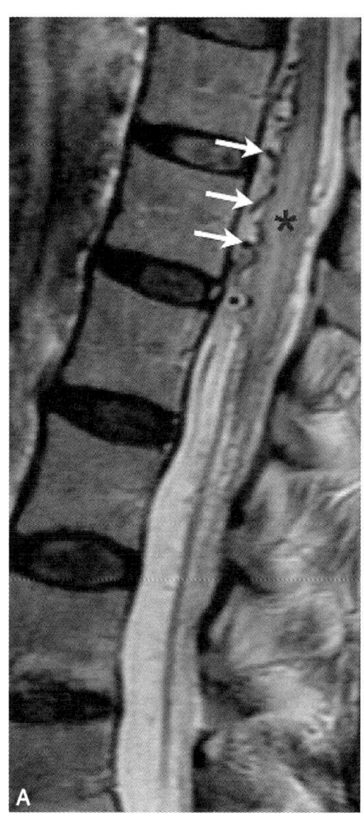

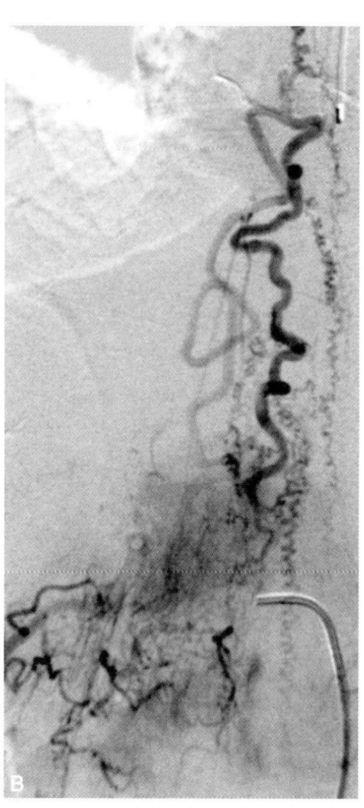

图 9.36　硬脊膜动静脉瘘。A. 患者患有进行性脊髓疾病，T_2WI 显示脊髓圆锥水肿，信号增加（*），许多迂曲流空血管环绕脊髓圆锥（箭）；B. 脊柱血管造影显示整个冠状静脉丛扩张。

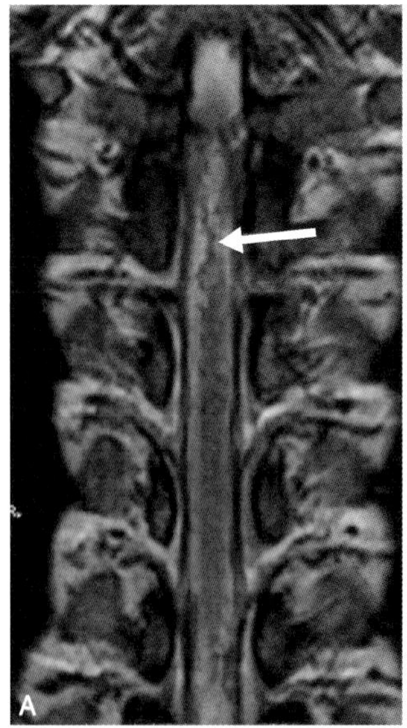

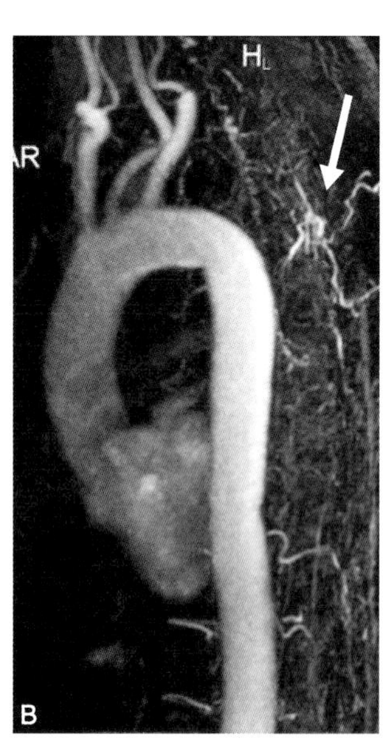

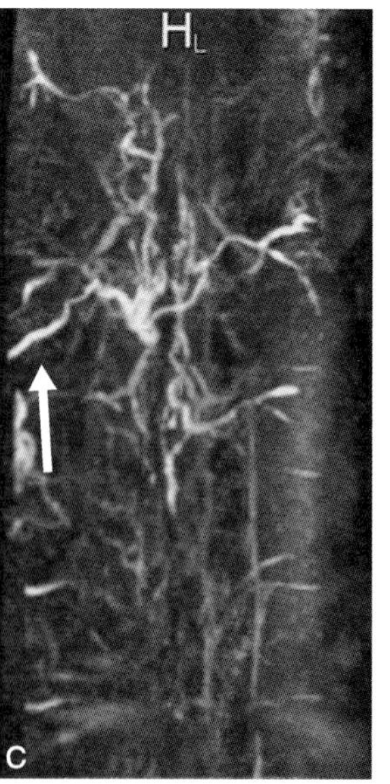

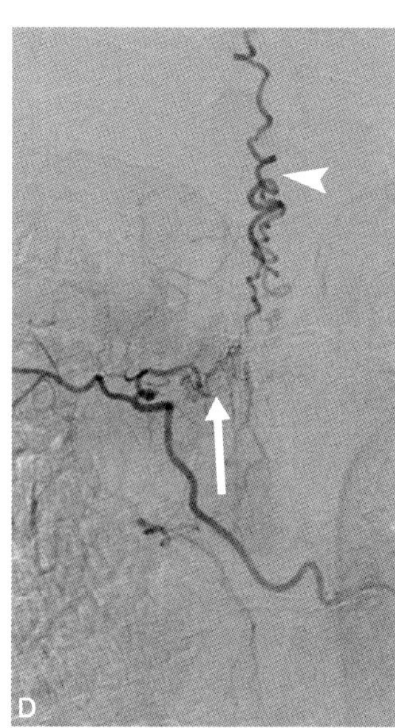

图 9.37　脊髓硬脊膜动静脉瘘（SDAVF）。A. 冠状位 T_2WI 证实脊柱背侧的血管扩张（箭）；B. 增强 MRA 图像显示脊柱后方增粗血管影（箭）；C. 位于右侧的最大的血管（箭）可能是硬脊膜动静脉瘘（SDAVF）的供应动脉；D. 相应胸段的右侧脊柱动脉导管血管造影证实了蛛网膜下腔中的瘘管（箭）和充盈的引流静脉（箭头）。

外　　伤

对于急性创伤患者，必须立即评估脊柱以排除骨折。详细讨论请参阅肌肉骨骼部分。不稳定的骨折可能影响椎管直径，导致脊髓压迫和麻痹。X 线检查一直是急救的首选，因为它们快速且廉价，不会对其他抢救工作造成重大影响，最新数据显示传统的造影检查仍然适用于低风险病例。

然而，严重外伤后，颈椎（或完整脊柱）螺旋 CT 扫描只需要比必需的头颅 CT 扫描多几秒钟。X 线检查可能会忽略细微的病变，如椎动脉所在的横突孔骨折等。当在 X 线上发现复杂的脊柱骨折时，CT 检查有助于明确骨碎片之间的关系。

急性骨质疏松性压缩性骨折通常是由于轻微椎体损伤引起的。这种人群可能受益于椎体成形术和其他手术。急性压缩性骨折合并骨髓水肿的患者（图 9.23、图 9.38C 和图 9.38D）适合骨水泥治疗。在慢性愈合的压缩性骨折中不需要这样的手术（图 9.38A、图 9.38B），因为它们已经稳定。

关于脊椎创伤对脊髓和脊髓神经的直接和延迟损害进行一些讨论是必要的，这些损伤不能用 X 线或 CT 平扫来评价。这些创伤包括脊髓挫伤、硬膜外血肿及其后遗症（如脊髓软化和脊髓积水）和神经根撕脱。

脊髓挫伤。脊髓和人脑一样，位于在脑脊液中，周围由蛛网膜、硬脑膜和骨性椎管包绕，在突然的加速和减速过程中，易受到来自它周围起保护性作用的骨性结构的对抗性撞击。在典型的对冲伤模型中，脑挫伤出现在撞击位点及其 180°的反方向。某些特殊的骨性结构，例如，蝶骨平面，由于其不规则的轮廓，往往会损伤邻近的大脑。在脊柱中，脊髓挫伤通常发生在骨折的位置，继发于骨折和脊髓压迫（图 9.39）。

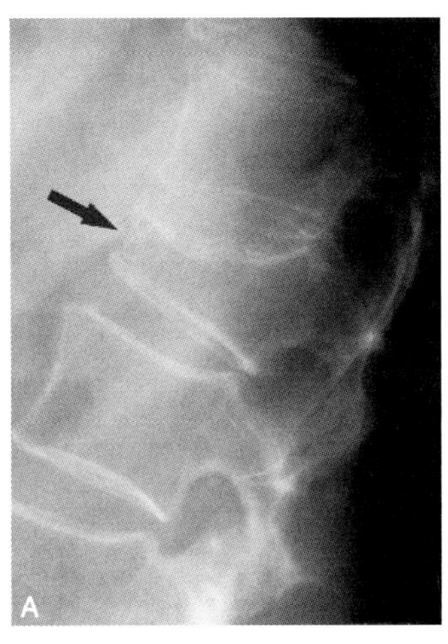

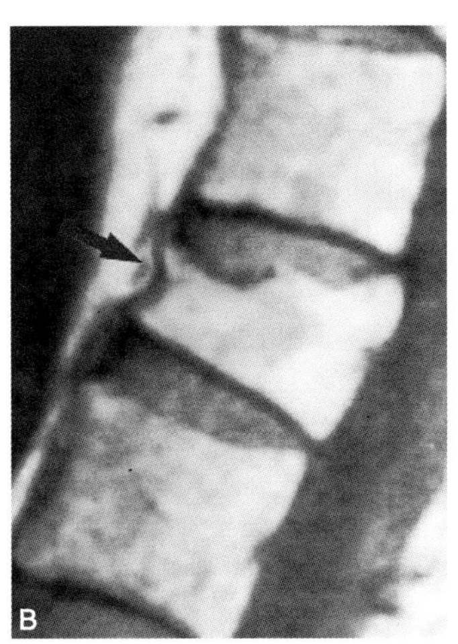

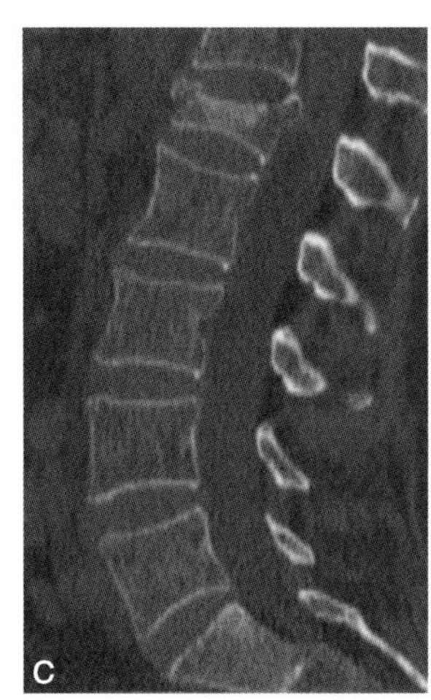

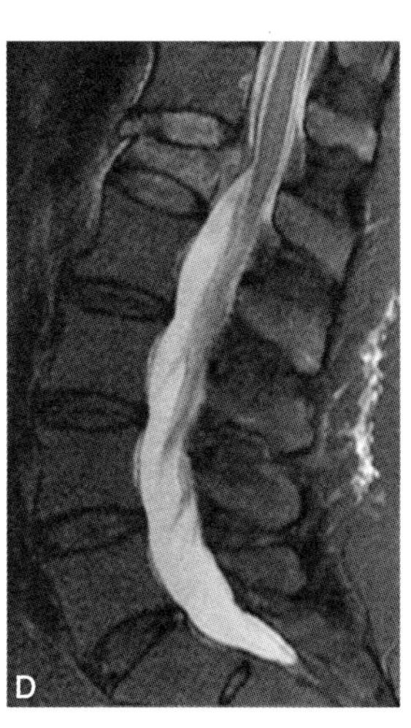

图 9.38　急性和慢性良性压缩性骨折。A. X 线片显示 L_1 椎体的压缩性骨折（箭），椎体呈楔形；B. T_1 矢状位 MR 显示椎体骨髓信号正常（箭），证实为良性压缩性骨折，如骨质疏松症所致；C. 矢状位 CT 重建显示 L_1 椎体压缩骨折；D. STIR 图像显示均匀的骨髓水肿，但在一年内骨髓脂肪恢复正常。

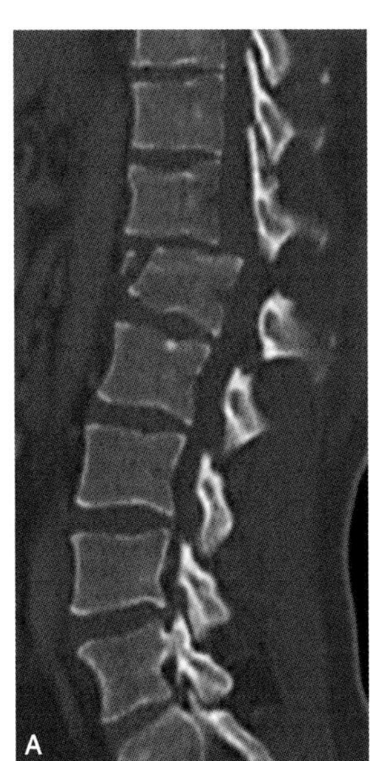

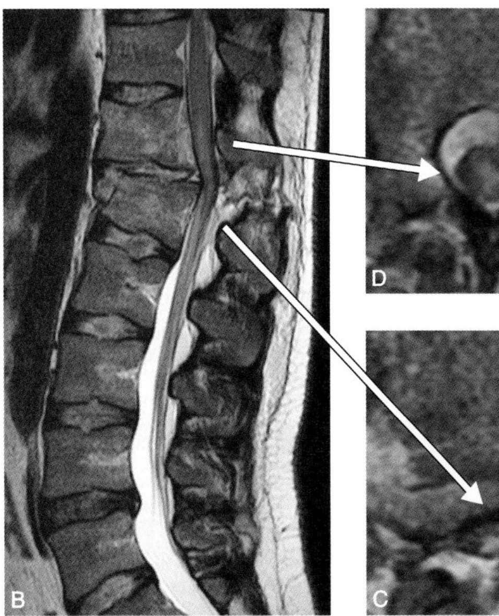

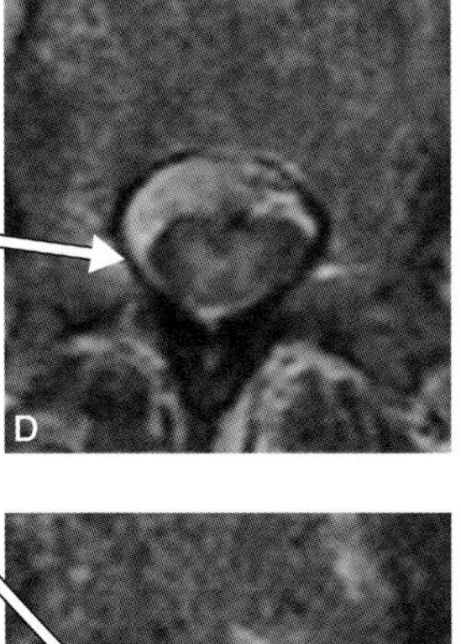

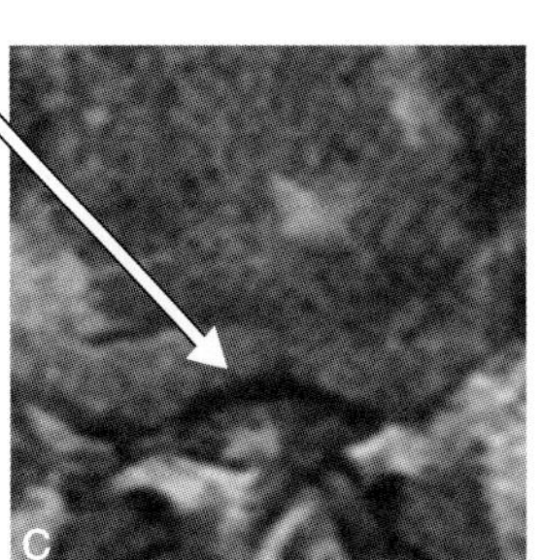

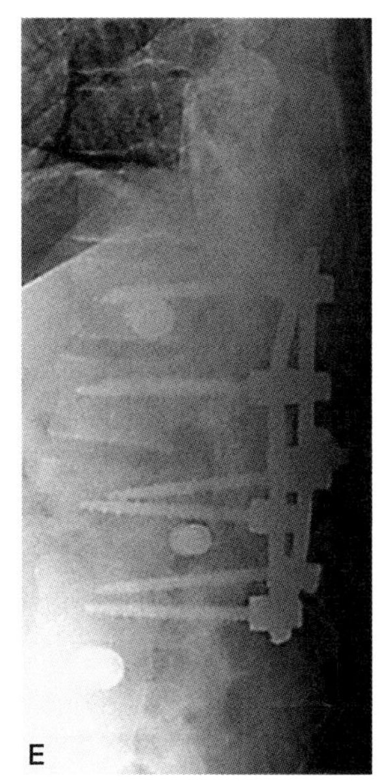

图 9.39　脊椎骨折伴脊髓挫伤。男性，29 岁，在登山事故后出现严重的下肢无力。A. CT 显示 L_1 椎体的压缩性骨折，向后突入椎管；B~C. T_2WI MRI 显示圆锥受压，GRE 图像（未显示）显示脊髓无出血（出血提示预后差）；D. 脊髓水肿，可能是由于缺血或静脉阻塞；E. 进行紧急减压内固定，通过积极的康复治疗，该患者在 6 个月后出院。

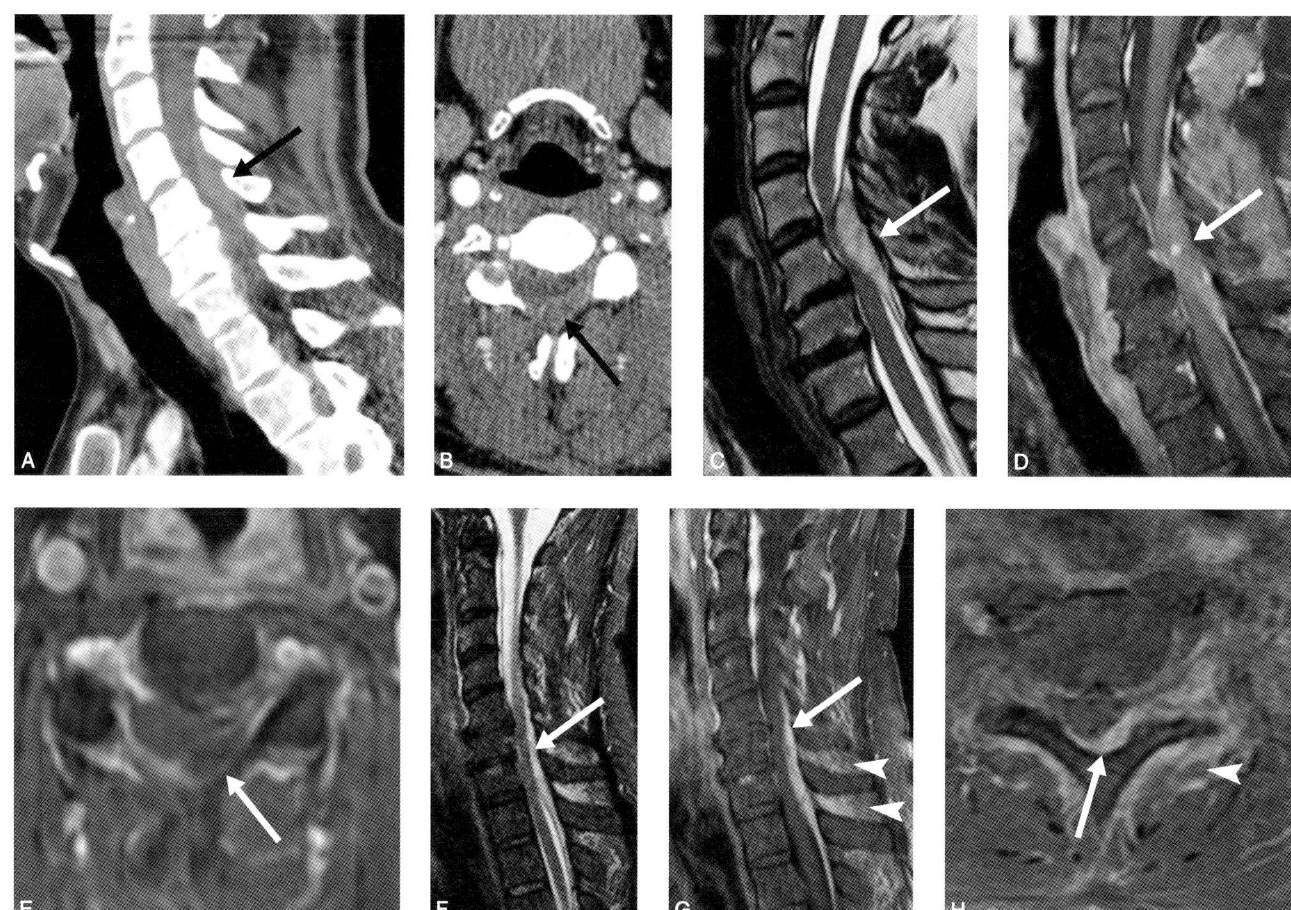

图9.40　硬膜外血肿(A~E)与硬膜外脓肿(F~H)。矢状位(A)和横断位(B)CT图像显示在C_5椎体(箭)左后方硬膜外一个稍高密度影,压迫脊髓。T_2WI(C)呈中等信号的硬膜外肿块(箭),增强矢状位(D)和横断位(E)T_1WI显示无明显强化(箭)。F. T_2WI上呈高信号,增强明显强化(G、H,箭)。

然而,在没有脊柱骨折的情况下,脊髓挫伤可因脊柱过屈或过伸而发生,导致脊髓病变。MRI也可作为脊髓损伤预后的评估手段,脊髓出血通常预示患者预后不良。因此,T_2^*或梯度回波成像是任何脊柱创伤磁共振扫描方案中的重要序列。由于脑脊液的流动,如果脊髓受到损伤,可导致脊髓软化。脊髓软化区可扩大,尤其是粘连干扰脑脊液流动,并演变为创伤后的瘘管。扩大的瘘管可能引起更进一步的神经损伤,这需要进行脑脊液分流术。

硬膜外血肿。或者更恰当地说应为"髓外"血肿。像在头部一样,硬脊膜外血肿也可以发生在创伤后,但有一些重要区别。硬膜下血肿在脊柱中少见(通常与凝血病有关),而硬膜外血肿则更为常见,在颅骨中则相反(如第3章所述)。

这种差别可以用颅骨和脊柱静脉解剖结构的不同来解释,因为大多数的创伤出血是静脉出血。在颅骨中,硬脑膜是功能上的骨膜。在硬脑膜和颅骨之间没有潜在的腔隙,低压的静脉血不能在此蓄积。动脉压力下的出血可能因为从内板剥离硬脑膜而产生硬膜外血肿。在脊柱中,硬膜外脂肪将硬脊膜与骨分离。在腹侧椎管,硬膜外间腔也包含丰富的静脉丛,它们引流椎体的血液。无论有无脊椎骨折,外伤均可撕裂这些静脉,导致硬膜外血肿。这些血肿随着时间而增大,在正常X线上可见脊髓压迫。在腰椎,因为有一些脂肪提供对比,CT偶尔可以发现这些硬膜外血肿。但是在颈椎、胸椎的硬膜外血肿常被忽略,除非做脊髓造影。鉴于MRI能够无创地显示椎管内容物及血液分解产物,MRI往往作为首选(图9.40)。

神经根撕脱。到目前为止,我们主要关注的是脊髓损伤的影响。硬膜外血肿和挫伤也会影响神经根,并导致神经根症状。外伤会导致脊髓神经与脊髓的连接断裂,最常见的部位是颈椎。支配臂丛和上肢的神经表现很典型,有明显的神经功能减退症状。产伤,尤其是肩部牵拉,常导致颈胸髓交界区神经根撕脱伤,引起患儿病变侧发生厄尔布麻痹。其临床表现为肩部内收内旋,肘关节旋前外展,腕关节屈曲,其病因是C_5、C_6、C_7神经根撕脱伤(见儿科部分)。临床诊断可通过MRI或CT脊髓造影确诊。典型的影像学表现为脑脊液通过缺损神经组织从蛛网膜和硬脊膜的裂隙进入硬膜外间隙(图9.41)。胸脊神经(除T_1外)和腰椎的马尾神经很少发生撕脱伤。横断位薄层(1~2mm)T_2WI提供清晰的细节和结构变化,并能重建出类似MRI血管造影的"MRI脊髓造影"图像。MRI神经成像是评估臂丛和腰丛的另一种有价值的工具。

虽然MRI在急性病变中并不实用,但已成为一种较好的评估外伤引起神经系统损伤的无创性检查手段。MRI加深了医师对脊髓损伤的认识,并有助于预测脊髓损伤的远期疗效。

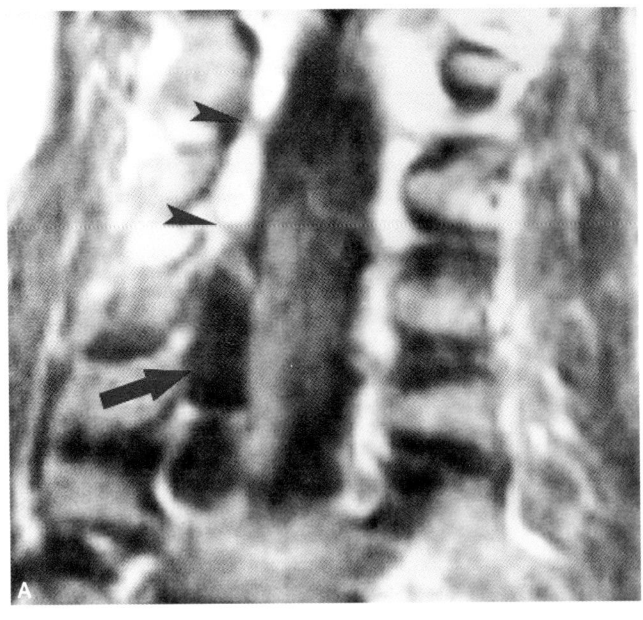

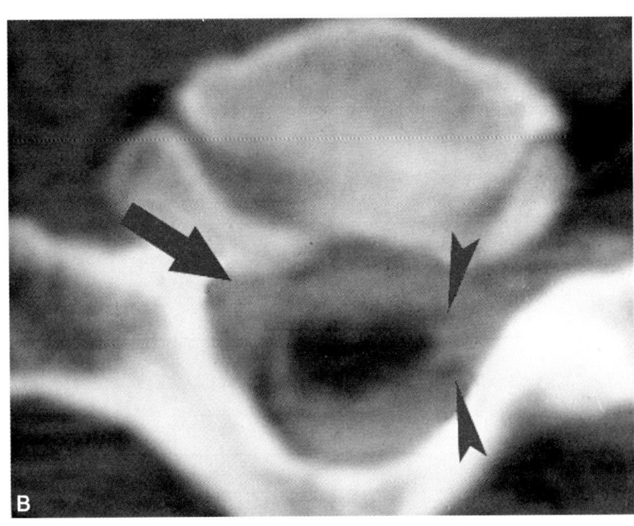

图9.41 神经根撕脱。A. 冠状位 T_1WI 显示在颈椎右侧硬膜外间隙的低信号（箭），与脑脊液信号一致。完整的双侧脊神经（箭头）穿过正常的硬膜外脂肪；B. CT脊髓造影证实右侧神经根缺失，脑脊液漏（箭），脊髓造影左侧神经根正常（箭头）。

脊柱退行性疾病

成像方法

脊柱椎间盘疾病和椎管狭窄的影像学检查首选MRI。CT和脊髓造影用于MRI禁忌证或体内有大量金属物的患者中。MRI提供了比CT更多的信息和更完整的分析。例如，MRI可以通过在 T_2WIs 上显示信号降低的程度来判断椎间盘是否退化，还可通过 T_2WI 上的高信号来显示纤维环是否破裂（图9.42）。这些椎间盘缺损在腰椎命名法中被称为“环状裂隙”，但外科医师经常使用“高强度区”（HIZ）。HIZ与椎间盘髓核变性（IDD）有关。IDD可能是引起轴向背痛的原因之一，外科医师可以用脊柱融合术进行椎间盘切除术治疗IDD。

CT最适用于显示钙化结构，如骨赘，骨性椎间孔狭窄和韧带骨化。后纵韧带（OPLL）钙化在MRI上可能是被误认为是椎

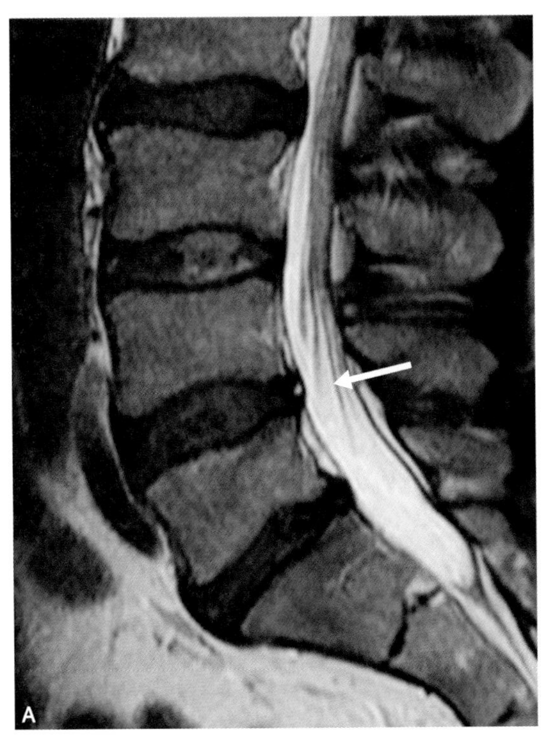

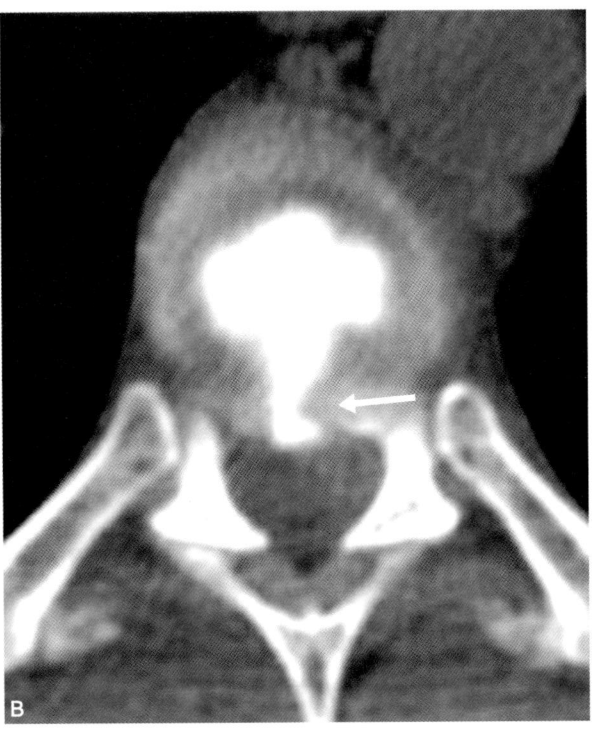

图9.42 后环状裂隙。A. 矢状位 T_2WI 显示腰椎间盘信号异常减低，提示椎间盘退变。环形裂缝为高信号（箭），因此也称为“高信号区”（HIZ）；B. 横断位CT椎间盘造影显示了高密度的放射状裂隙（箭）。

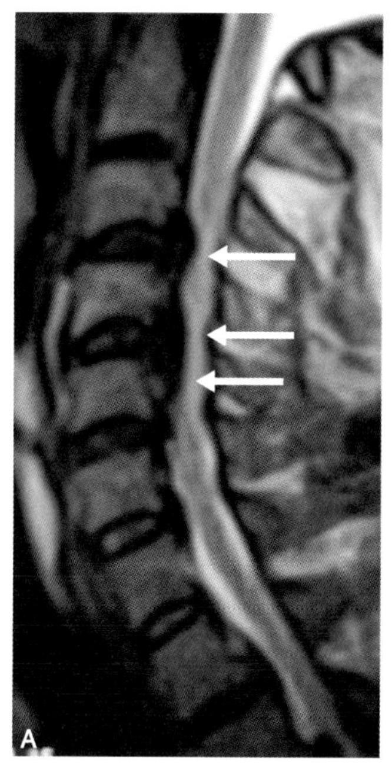

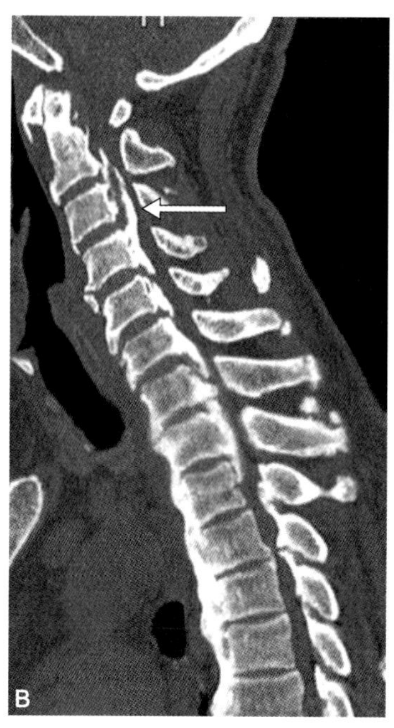

图 9.43　后纵韧带骨化。A. 矢状位 T_2WI 显示增厚的后纵韧带呈低信号（箭），可能被误认为椎间盘突出物；B. 另一名患者的矢状位 CT 清晰显示 OPLL 骨化。

间盘突出症，CT 图像上能被清晰地显示出来（图 9.43）。

大多数脊柱研究中采用矢状位 T_1WI、T_2WI、T_2 脂肪抑制（STIR）。横断位 T_2WI 用于胸腰椎成像。颈椎横断位梯度回波成像采用层厚更薄。DWI 可能有助于区分退化性疾病和感染，如图 9.10 所示的“爪征”。增强扫描用于术后和对需要鉴别肿瘤或感染的患者。

椎间盘疾病

“腰椎间盘命名法”多专业共识文件于 2001 年发布，并于 2014 年更新，以解决脊柱成像报告中对清晰度和标准化的迫切需求（图 9.44）。放射科医师使用正确的术语来描述椎间盘病至关重要，因为我们的报告可能具有法律和医学意义。

椎间盘突出症被定义为椎间盘内容物的局部或小灶性位移，所累及椎间盘周长小于 25%（90°），如横断面所示，可进一步细分为突出或脱出。高达 50% 的无症状人群患有椎间盘突出症。因此，仅仅发现椎间盘突出并不一定意味着它具有临床意义。事实上，许多公共卫生专家认为腰椎 MRI 被过度使用，认为它发现了太多的偶然病变，损害了患者利益以及我们的医疗保健预算。

如果突出的椎间盘压迫神经根或造成狭窄，一定要报告，以帮助临床医师确定该发现与临床症状的相关性。并非所有椎间盘突出都需要手术，许多椎间盘突出可以随着时间的推移而再次吸收。同时可能存在多个椎间盘突出。在报告颈椎和胸椎间盘疾病时，腰椎间盘命名描述的含义也很有用。

椎间盘膨出。“膨出”累及椎间盘周长的 25% 以上，并且可能由椎间盘退变、韧带松弛等引起。根据定义，椎间盘膨出不同于椎间盘突出。在 $L_5 \sim S_1$ 小于 2mm 处的轻度椎间盘膨出被认为是正常的变异。

椎间盘突出。突出部分不超过椎间盘周长的 25%，在任何平面中的最大径小于基底部直径（图 9.45）。突起在其原点处具有宽的基部，并且在矢状面上不延伸到椎间盘的上、下面。

椎间盘脱出：脱出被定义为疝，其中疝出物的最大径大于基底部直径，在椎间盘空间水平中上下延伸的任何椎间盘突出物均应称为脱出（图 9.46）。脱出的存在意味着纤维环破坏。如果脱出的椎间盘连续性中断，则形成游离物（图 9.47）。游离物可以向头或尾侧移动。

椎间盘突出部位

在横断位上，椎间盘突出的位置包括中央、关节下、椎间孔、椎间孔外和前部（图 9.48）。“中央偏右”或“中央偏左”应取代“中央旁区”，但“中央旁区”这一术语仍被广泛使用。“远外侧”有时与“椎间孔外”同义。尽管椎间孔外突出不常见（<5%），常未引起重视，也是手术失败的原因之一。因为会影响出椎间孔的神经根，可表现出近端椎间盘突出症相同的症状。例如，在一个患有多节段椎间盘疾病的患者，其症状与 $L_{3\sim4}$ 椎间盘突出有关，椎间盘突出可能压迫 L_4 神经根。然而，$L_{4\sim5}$ 椎体外侧或远侧椎间盘可压迫 L_4 神经根并引起完全相同的症状（图 9.49）。告知外科医师椎间盘位于神经孔的侧面是至关重要的，因为通过椎板的标准手术方法不能切除远侧椎间盘。通过椎体终板间隙向上下方向突出的椎间盘称为椎内突出或“许莫氏结节”。

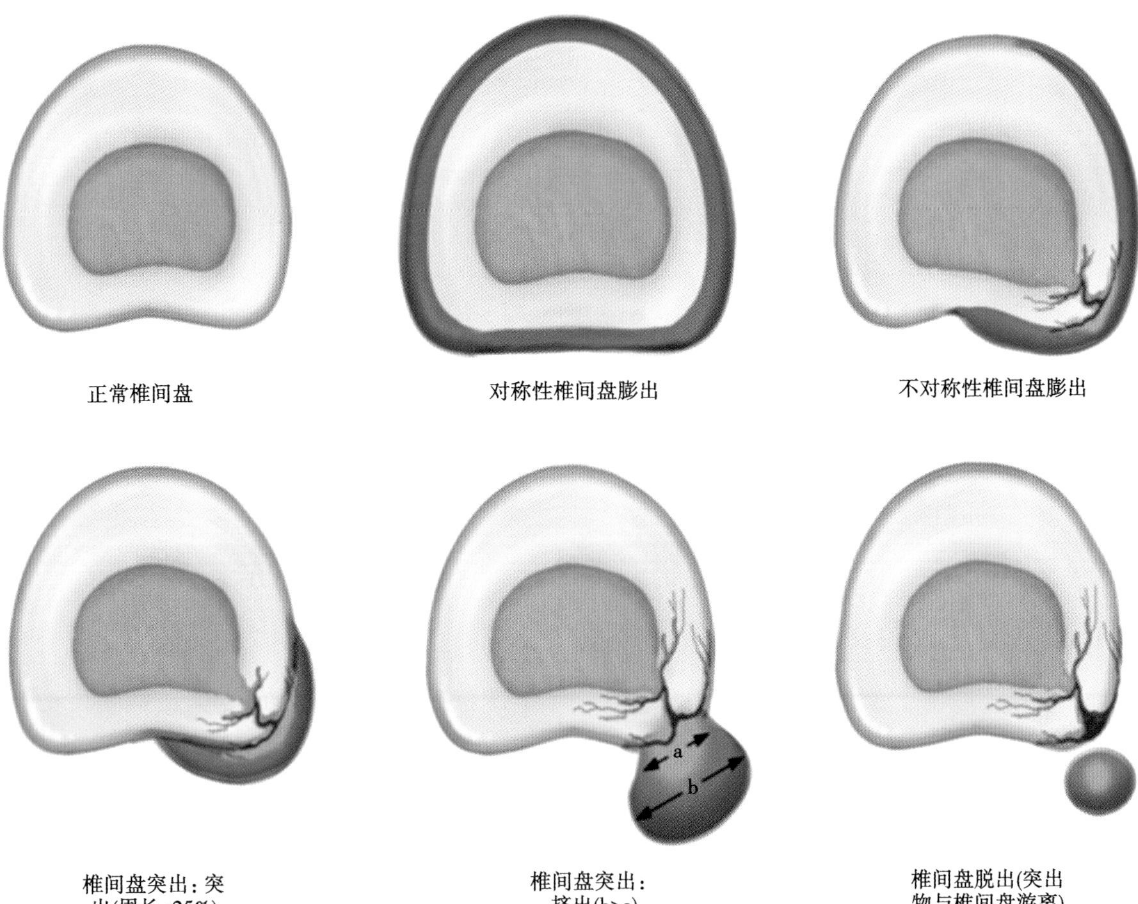

图 9.44　基于 2014 年共识文件的椎间盘命名总结。[Fardon DF, Williams, AL, Dohring EJ, et al. Lumbar Disc Nomenclature: Version 2.0: Recommendations of the Combined Task Forces of the North American Spine Society, the American Society of Spine Radiology, and the American Society of Neuroradiology. Spine J 2014, 14(11): 2525-2545.]

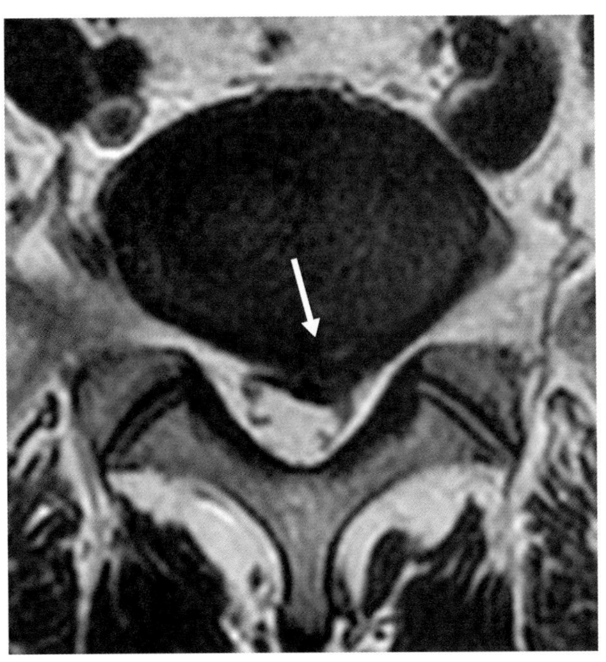

图 9.45　椎间盘突出。横断位 MR 图像显示 $L_4 \sim L_5$ 椎间盘左后方突出(箭)，压迫左侧 L_5 神经根。

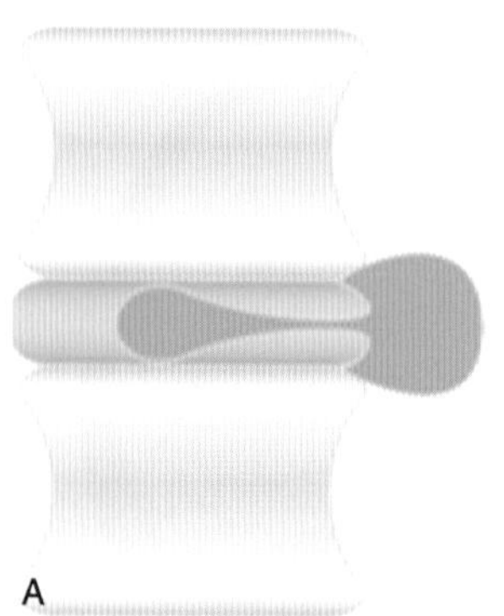

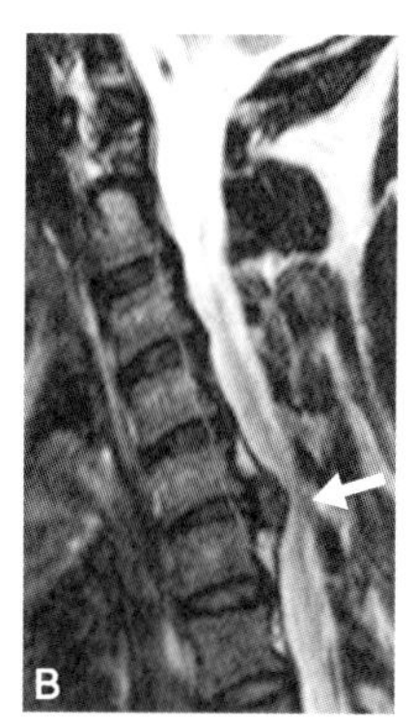

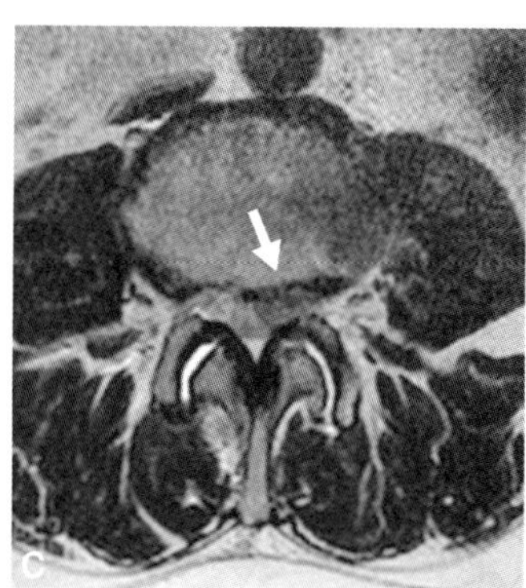

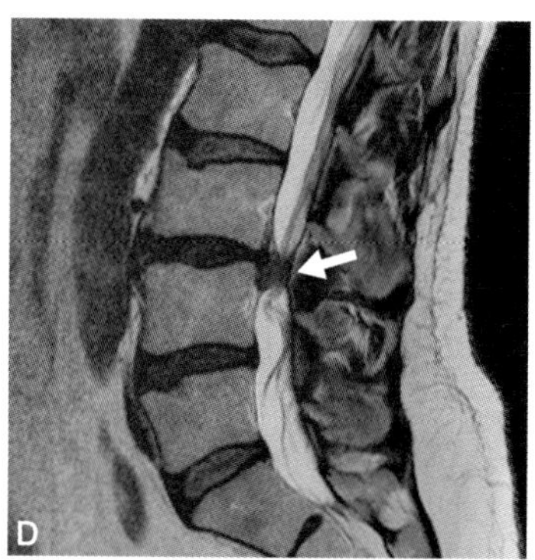

图9.46 椎间盘脱出。A.脱出示意图;B.矢状位 T_2WI MRI显示颈椎间盘脱出,其顶部比基底部更宽,且在椎间盘间隙水平的上方和下方延伸,图示脱出的腰椎间盘推移后纵韧带(箭);C~D.腰椎间盘突出(箭)。

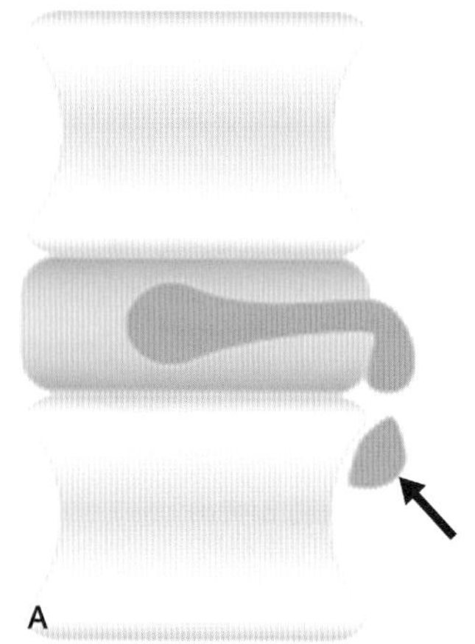

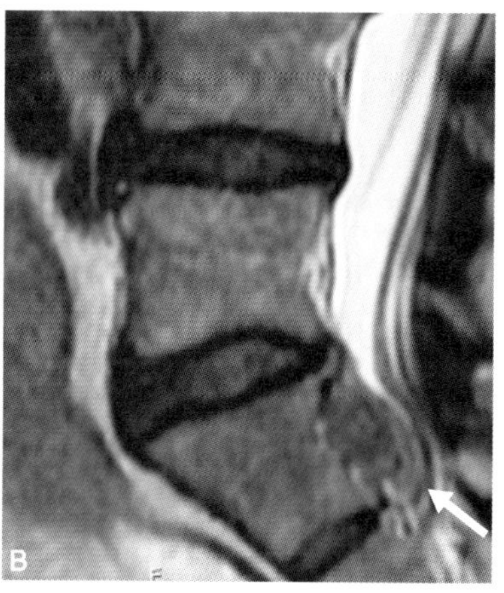

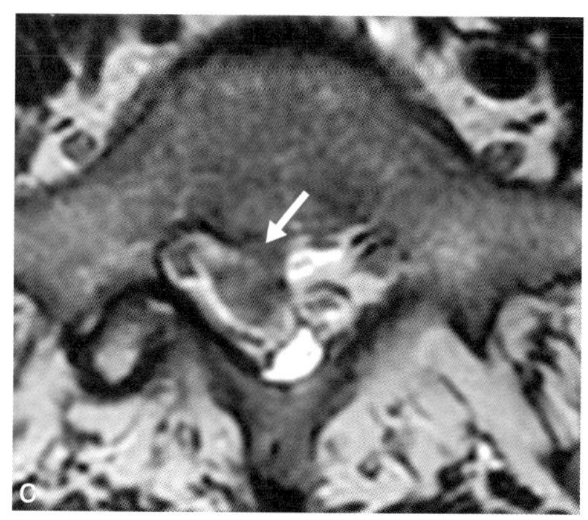

图9.47 椎间盘脱出并游离。A.示意图;B~C.椎间盘脱出并游离到右侧 S_1 侧隐窝(箭),位于 S_1 神经根的内侧并压迫 S_2 神经根。

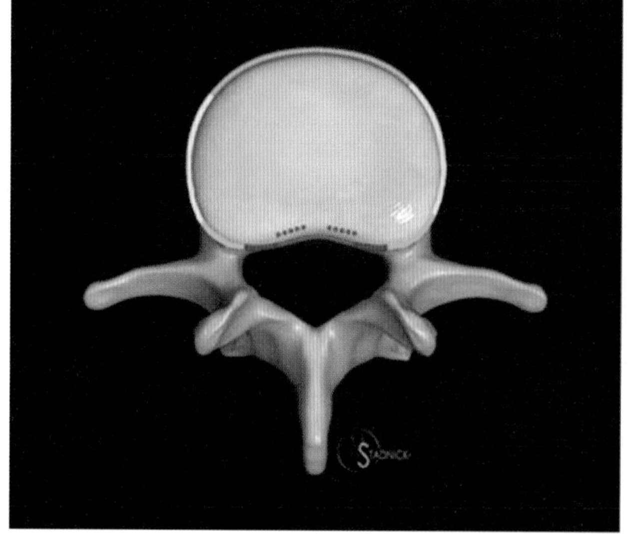

图9.48 描述椎间盘突出位置的区域图。中央或中央偏右/左(红色),关节下(蓝色),椎间孔(绿色),椎间孔外或远侧(黄色)或前(灰色)。

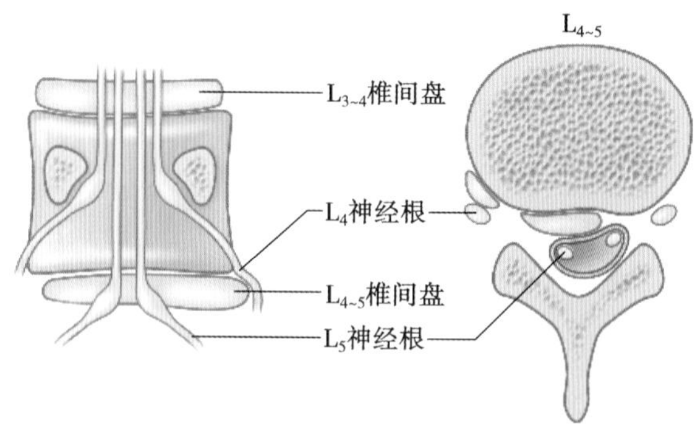

图9.49 椎间盘侧突示意图。该示意图说明 $L_{4\sim5}$ 椎间盘向后突出如何压迫 L_5 神经根,而 $L_{4\sim5}$ 椎间盘外侧突出如何压迫 L_4 神经根。

椎管狭窄

椎管狭窄是由各种原因引起椎管各径线缩短，压迫硬膜囊、脊髓或神经根导致的症状。传统上分为先天型和后天型。然而，即使最严重的先天性狭窄也不会引起症状，除非有后天性狭窄的因素（通常是退行性疾病）。在解剖学基础上可分为：中央管狭窄、侧隐窝狭窄和神经孔狭窄。与椎间盘疾病一样，影像学表现必须与临床表现相结合。患者可在 MRI 上表现为严重狭窄，但完全无临床症状，老年患者患脊柱转移瘤时经常发现无症状椎管狭窄。

中央型椎管狭窄。在评估中央型椎管狭窄（通常在前后方向）程度为轻度、中度或重度时，进行数据测量很有价值，但进行主观评估通常也很有必要。在硬膜囊内未见脑脊液意味着严重的狭窄，如果进行脊髓造影则可能意味着完全闭塞。椎管前后径大于等于 10mm 被认为是正常。

中央型椎管狭窄的最常见原因是关节面的退行性疾病，伴有累及中央管的骨性关节炎。这也是侧隐窝狭窄的最常见原因。当小关节经历退行性关节病（DJD）时，常发生一定的移位，导致黄韧带屈曲，这是中央型椎管狭窄的常见原因（图 9.50）。椎间盘突出经常加重中央型椎管狭窄。

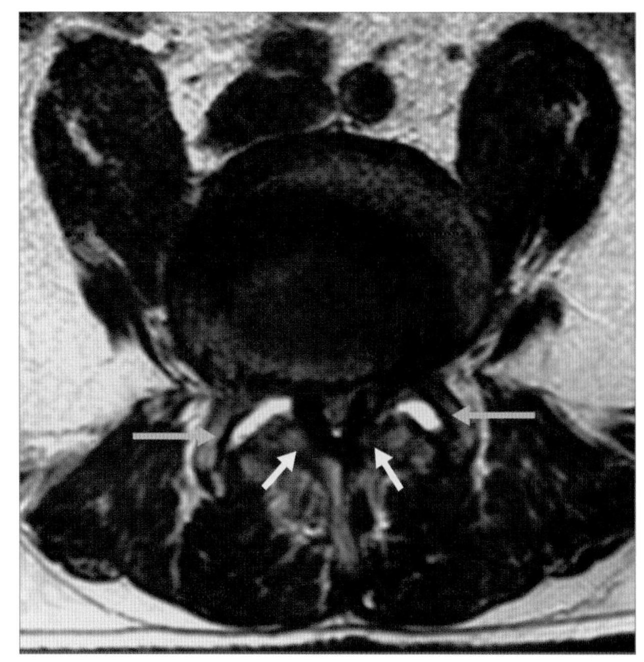

图 9.50　脊髓狭窄。横断位 T_2WI 显示严重的中央型椎管狭窄，其内未见脑脊液。椎间盘突出，黄韧带屈曲（黄箭），双侧关节突关节炎伴关节突积液（蓝箭）。

神经孔狭窄。小关节的退行性关节病是神经孔椎管狭窄的最常见原因。然而，椎间盘外侧突出和脊椎滑脱可压迫神经根（图 9.49、图 9.51A 和图 9.52）。横断位上腰椎神经孔位于椎间盘间隙水平头侧。椎间盘间隙位于神经孔的下部，出神经孔的神经根位于神经孔的上部。

在颈椎中，钩椎关节退行性改变形成骨刺，使椎间孔在前内侧变窄（图 9.51B）。这些关节及其相应的骨刺在胸椎或腰椎中不存在。

侧隐窝狭窄。侧隐窝是神经根离开鞘膜囊进入神经孔之前所处的侧椎管。来自 DJD 的上关节面的关节炎性骨刺是最常见引起侧隐窝狭窄的原因。与神经孔一样，椎间盘突出或膨出也会引起神经根受压。

腰椎峡部裂和腰椎滑脱。关节间峡部裂在 10% 的无症状个体中发现，可在斜位 X 线平片上看到（图 9.52A），是引起下腰痛和椎体不稳定的原因。在椎间盘手术或其他背部手术之前，必须对任何峡部裂进行鉴别。没有注意和评估腰椎椎弓峡

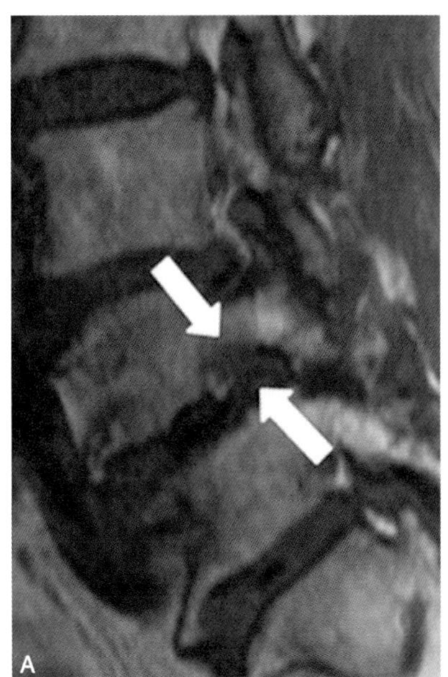

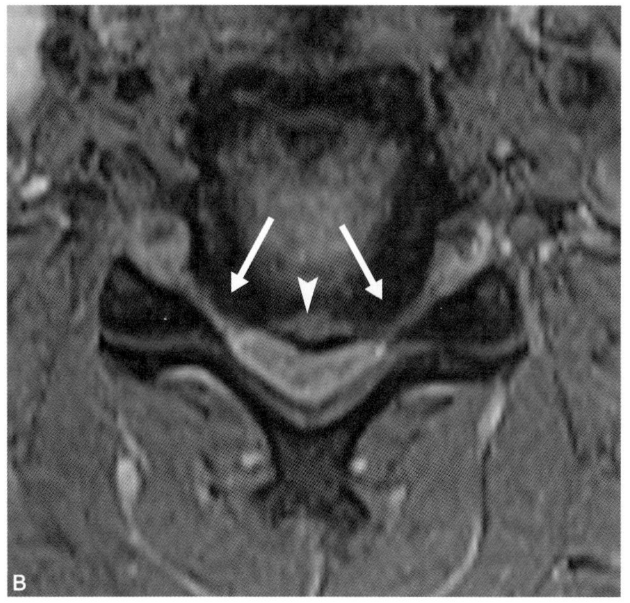

图 9.51　严重的椎间孔狭窄。A. 矢状位 T_1WI 腰椎 MRI 显示神经周围脂肪消失，神经根受压，箭表示 L_4 神经根在 $L_{4\sim5}$ 孔中受压；B. 颈椎横断位梯度回波 MRI 显示椎间孔狭窄，原因是钩椎关节增生（箭），椎间盘突出（箭头）也导致中央型椎管狭窄。

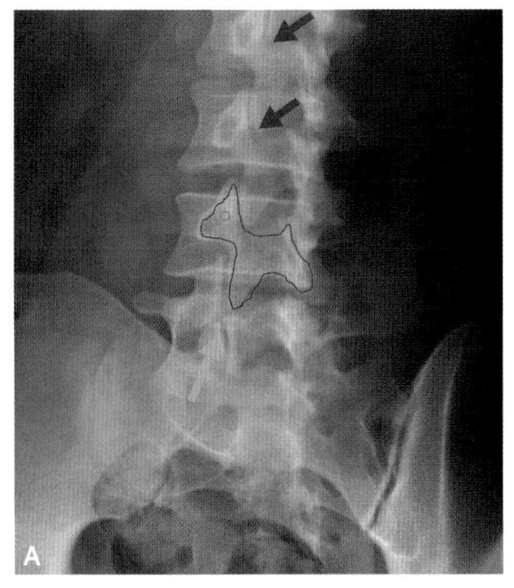
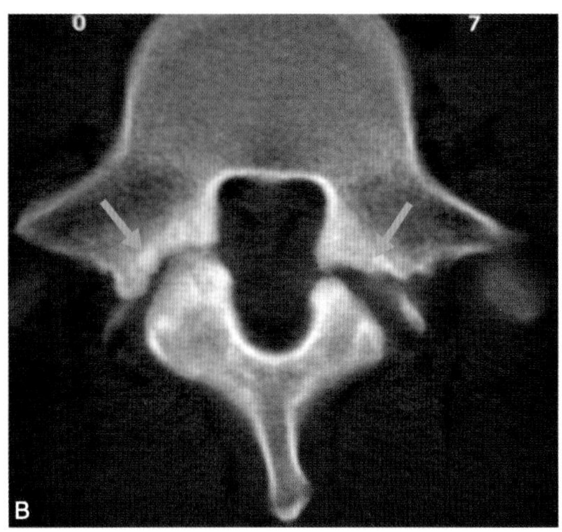

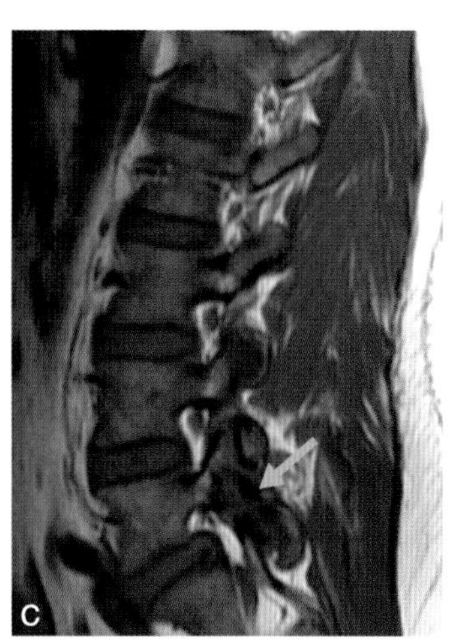

图 9.52　峡部裂。A. 斜位 X 线片显示 L_5 椎体峡部骨质不连续（蓝箭），也称为“苏格兰犬”颈部。在 L_4 椎体水平用红色线条勾勒出完整的“苏格兰犬”，红箭表示 L_2 和 L_3 椎体峡部完整；B. CT 扫描图像显示双侧椎弓板（箭）不连续；C. 另一名患者矢状位 MRI 显示峡部裂。

部裂是背部手术失败的原因之一。

CT 在诊断峡部裂方面优于 MRI 成像。横断位图像显示椎体中部正常完整椎板骨环的断裂时，椎体峡部裂可以被确诊（图 9.52B）。虽然 MRI 会显示峡部裂，但有时这些病变很难被看到（图 9.52C）。

椎体滑脱（上一椎体相对下椎体向前移位）发生在双侧椎弓峡部裂两个椎体的移位，或由椎间小关节的退行性关节病引起移位。椎体滑脱严重，可能导致中央型椎管狭窄，但通常首先发生的是椎间孔狭窄。椎体滑脱在 $L_{4\sim5}$ 和 $L_5\sim S_1$ 水平最常见。

迈耶丁（Meyerding）分级量表广泛用于描述腰椎滑脱的程度。尾侧椎体分为四等份，头侧椎体后缘确定向前滑动的位置。仅向前滑到尾侧椎体的四分之一，则为Ⅰ级滑脱（图 9.53）。分类可归纳如下：

Ⅰ级：0～25%；Ⅱ级：25%～50%；Ⅲ级：50%～75%；Ⅳ级：75%～100%；Ⅴ级：大于 100%（图 9.53）。

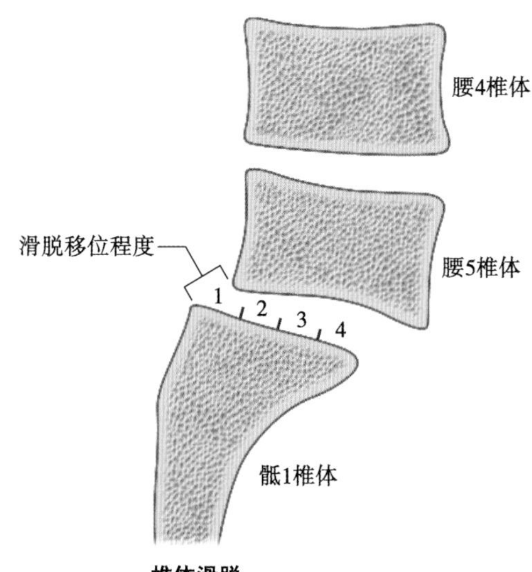

图 9.53　脊椎滑脱分级量表。该示意图显示了用于测量椎体滑脱程度的分级量表。本例为Ⅰ级椎体滑脱。

术后变化

背部手术失败很常见，原因是手术不彻底（包括忽略游离物或侧方的椎间盘），融合失败，感染和邻近椎间盘疾病的发展。CT 用于评估脊柱融合。假关节（融合失败）的 CT 征象可能包括在椎间融合器周围透亮影，这表明椎体间骨结合不良，

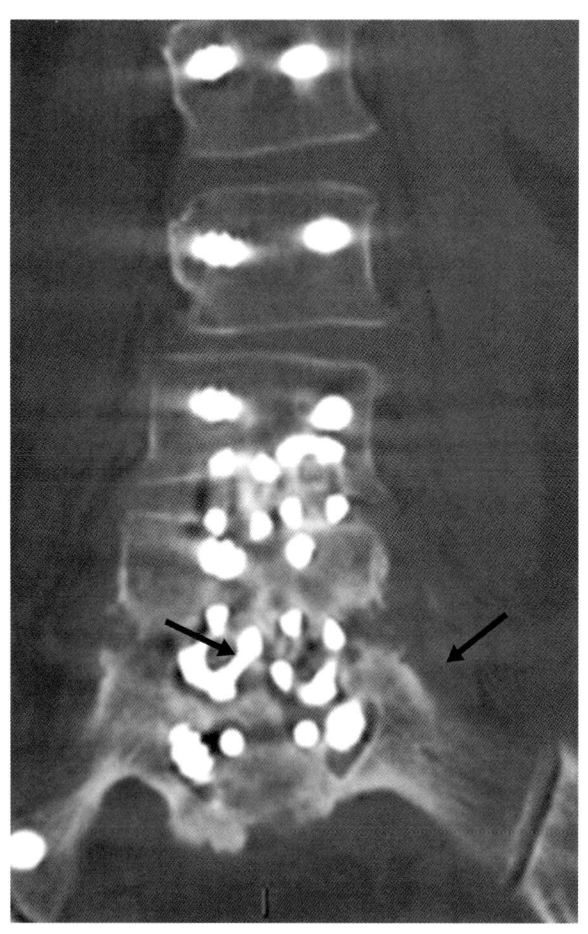

图 9.54　假关节形成。冠状位 CT 显示融合器陷入椎体和周围透亮影。

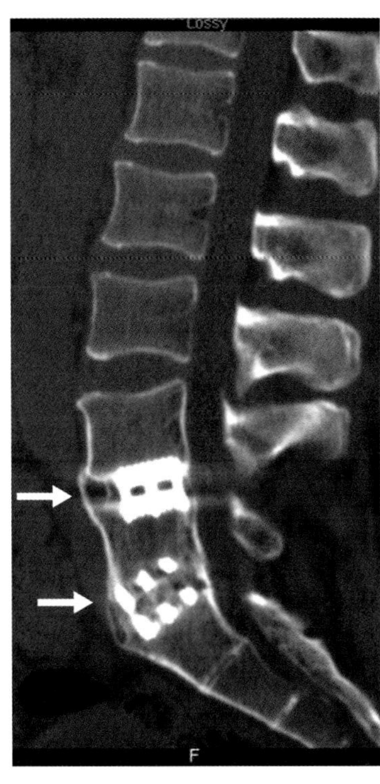

图 9.55　矢状面 CT 显示骨桥(箭)融合。

并通过终板的薄弱处塌陷到椎体内(图 9.54)。椎弓根螺钉的周围透亮影或回拉可能表明硬件松动或感染。CT 也有助于显示后路植骨材料的融合和关节突关节的骨融合。跨越椎间隙的骨性桥接是前路融合成功的 CT 征象(图 9.55)。脂肪骨髓在融合的椎间盘水平上出现是完全融合的 MRI 表现。磁共振造影有助于在椎间盘切除术中区分复发性椎间盘突出和瘢痕组织。除感染外,许多机构都忽略了术后脊柱常规使用 MRI 增强检查。

骨 质 异 常

纤维血管终板骨髓改变。在退变性椎间盘疾病中,常可见椎体终板附近平行的异常信号带(表 9.4),该摘要以首次描述这些变化的作者及其病理相关性命名。

Modic Ⅰ型为 T_1WI 上与终板平行的皮质下低信号带,T_2WI 上呈高信号(图 9.56)。通常是椎间盘退行性疾病的炎症反应,但也可见于感染。DWI 可以用于区分 Modic Ⅰ型变化和感染(见图 9.10),也可以增强检查鉴别。

表 9.4

Modic Ⅰ~Ⅲ型终板骨髓变化

Ⅰ型:T_2 亮、T_1 暗
纤维血管向内生长(液体增多)
Ⅱ型:T_2 亮、T_1 亮
脂肪变化(慢性刺激)
Ⅲ型:T_1、T_2 均暗
硬化改变(终期)

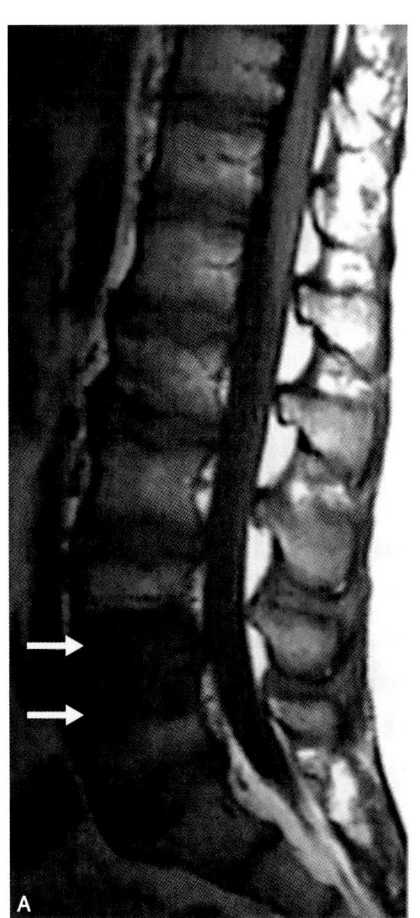

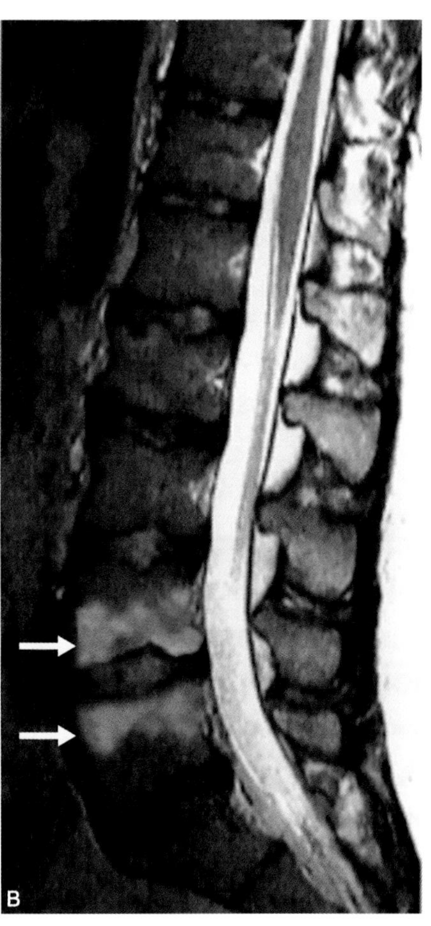

图 9.56　Modic Ⅰ型纤维血管骨髓改变。A. 矢状位 T_1WI 显示退行性椎间盘疾病患者 $L_{4\sim5}$ 椎体内低信号带(箭),与终板平行;B. 矢状位 T_2WI 上呈高信号(箭)。这提示纤维血管肉芽组织,增强后可强化。如果在椎间盘内看到高信号液体信号,应考虑感染。

Modic Ⅱ型最常见的表现是 T_1WI、T_2WI 上均为高信号。这些代表了脂肪骨髓转化。

Modic Ⅲ型表现是 T_1WI、T_2WI 上均为低信号。代表终末期骨质硬化，也可见于 X 线上。终板区域呈低信号，因为致密的硬化骨内的水或脂肪很少，这与前列腺癌的成骨性转移相似（见图 9.28）。

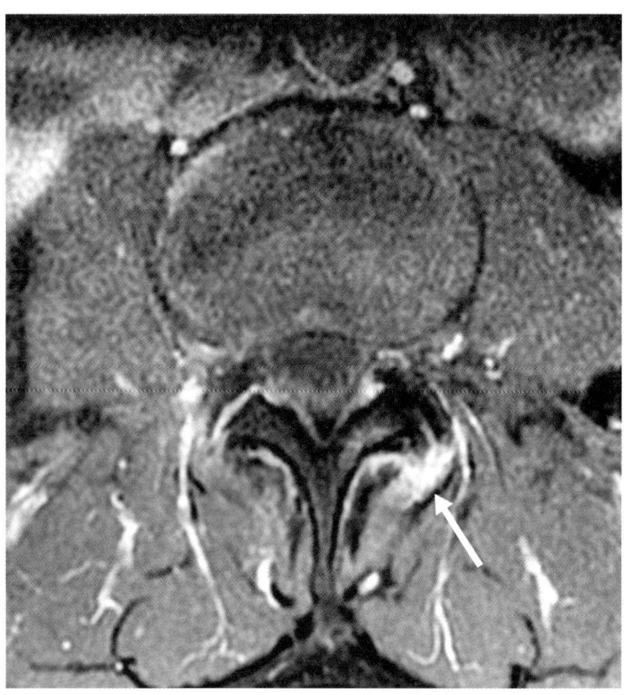

图 9.57 关节面滑膜炎。增强后压脂 T_1WI 显示关节面周围强化（箭）。

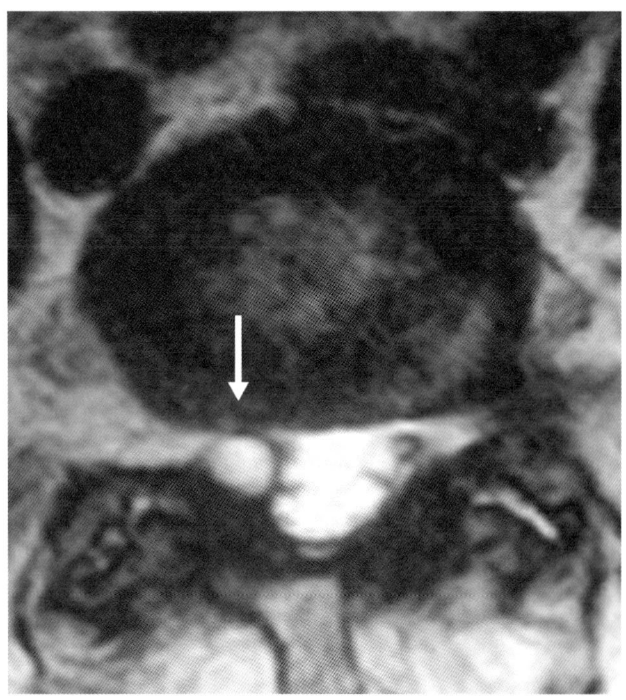

图 9.58 椎管内滑膜囊肿。椎管内滑膜囊肿（箭头）的典型表现，突出于侧隐窝，压迫邻近神经根。

纤维血管终板骨髓改变与关节退行性疾病（如膝关节）的急性和慢性表现有明显的相似之处：随着时间的推移，重复性骨损伤是从水肿到脂肪替代，再到骨性硬化进展的。

小关节疾病是一种常见病，且常常造成不明原因的背痛。小关节滑膜炎可能与小关节积液有关（见图 9.50）。增强后压脂 T_1WI 显示关节面周围强化（图 9.57）。关节突综合征可通过射频切断供应关节突关节的椎间神经内侧支来治疗。另一个小关节疾病的并发症是滑膜囊肿。这种情况最常见于腰椎，但也可能发生在颈椎（图 9.58）。滑膜囊肿可以通过微创影像引导下注入相邻的小关节或直接注射到囊肿中，这可导致多达 1/3 的囊肿破裂。

推 荐 阅 读

Aghakhani N, Parker F, David P, et al. Curable cause of paraplegia: spinal dural arteriovenous fistulae. *Stroke* 2008;39:2756–2759.

Atlas S, ed. *Magnetic Resonance Imaging of the Brain and Spine*. 5th ed. Philadelphia, PA: Lippincott Williams & Wilkins; 2016.

Berquist TH. Imaging of the postoperative spine. *Radiol Clin North Am* 2006; 44:407–418.

Birnbaum J, Petri M, Thompson R, Izbudak I, Kerr D. Distinct subtypes of myelitis in systemic lupus erythematosus. *Arthritis Rheum* 2009;60: 3378–3387.

Bley TA, Duffek CC, François CJ, et al. Presurgical localization of the artery of Adamkiewicz with real time resolved 3.0-T MR angiography. *Radiology* 2010;255:873–881.

Cuénod CA, Laredo JD, Chevret S, et al. Acute vertebral collapse due to osteoporosis or malignancy: appearance on unenhanced and gadolinium-enhanced MR images. *Radiology* 1996;199:541–549.

DeSanto J, Ross JS. Spine infection/inflammation. *Radiol Clin North Am* 2011; 49:105–127.

Fardon DF, Williams, AL, Dohring EJ, et al. Lumbar Disc Nomenclature: Version 2.0: Recommendations of the Combined Task Forces of the North American Spine Society, the American Society of Spine Radiology, and the American Society of Neuroradiology. *Spine J* 2014;14(11):2525–2545.

Friedman DP, Flanders AE. Enhancement of gray matter in anterior spinal infarction. *AJNR Am J Neuroradiol* 1992;13:983–985.

Hong SH, Choy JY, Lee JW, Kim NR, Choi JA, Kang HS. MR imaging of the spine: infection or imitation? *Radiographics* 2009;29:599–612.

Jain AK. Tuberculosis of the spine: a fresh look at an old disease. *J Bone Joint Surg Br* 2010;92:905–913.

Koeller KK, Rosenblum RS, Morrison AL. Neoplasms of the spinal cord and filum terminale: radiologic–pathologic correlation. *Radiographics* 2000; 20:1721–1749.

Krings T, Lasjaunias PL, Hans FJ, et al. Imaging in spinal vascular disease. *Neuroimaging Clin N Am* 2007;17:57–72.

Ledermann HP, Schweitzer ME, Morrison WB, Carrino JA. MR imaging findings in spinal infections: rules or myths? *Radiology* 2003;228:506–514.

Looby S, Flanders A. Spine trauma. *Radiol Clin North Am* 2011;49:129–163.

Miyanji F, Furlan JC, Aarabi B, Arnold PM, Fehlings MG. Acute cervical traumatic spinal cord injury: MR imaging findings correlated with neurologic outcomes—prospective study with 100 consecutive patients. *Radiology* 2007;243:820–827.

Modic MT, Steinberg PM, Ross JS, Masaryk TJ, Carter JR. Degenerative disk disease: assessment of changes in vertebral body marrow with MR imaging. *Radiology*. 1988;166 (1): 193–199.

Mulkey SB, Glaiser CM, El-Nabbout B, et al. Nerve root enhancement in spinal MRI in pediatric Guillain Barré syndrome. *Pediatric Neurol* 2010;43: 263–269.

Nguyen GK, Clark R. Adequacy of plain radiography in the diagnosis of cervical spine injuries. *Emerg Radiol* 2005;11:158–161.

Patel KB, Poplawski MM, Pawha PS, Naidich TP, Tanenbaum LN. Diffusion-weighted MRI "claw sign" improves differentiation of infectious from degenerative Modic type 1 signal changes of the spine. *AJNR Am J Neuroradiol* 2014: 35:1647–1652

Poonawalla AH, Hou P, Nelson FA, Wolinsky JS, Narayana PA. Cervical spinal cord lesions in multiple sclerosis: T1-weighted inversion-recovery MR imaging with phase sensitive reconstruction. *Radiology* 2008;246:258–264.

Quencer RM, Post MJ. Spinal cord lesions in patients with AIDS. *Neuroimaging Clin N Am* 1997;7:359–373.

Raya JG, Dietrich O, Reiser MF, Baur-Melnyk A. Methods and applications of diffusion imaging of vertebral bone marrow. *J Magn Reson Imaging* 2006;24:1207–1220.

Reijnierse M, Dijkmans BA, Hansen B, et al. Neurologic dysfunction in patients with rheumatoid arthritis of the cervical spine. Predictive value of clinical, radiographic and MR imaging parameters. *Eur Radiol* 2001;11:467–473.

Rosenblum B, Oldfield EH, Doppman JL, Di Chiro G. Spinal arteriovenous malformations: a comparison of dural arteriovenous fistulas and intradural AVMs in 81 patients. *J Neurosurg* 1987;67:795–802.

Ross JS, Moore KR. *Diagnostic Imaging: Spine*. Salt Lake City, UT: Elsevier; 2016.

Wang PY, Shen WC, Jan JS. Serial MRI changes in radiation myelopathy. *Neuroradiology* 1995;37:374–377.

Wnuk NM, Alkasab TK, Rosenthal DI. Magnetic resonance imaging of the lumbar spine: determining clinical impact and potential harm from overuse. *Spine J*. 2018. pii: S1529-9430(18)30159-1. doi: 10.1016/j.spinee.2018.04.005.

Yoshikawa T, Hayashi N, Yamamoto S, et al. Brachial plexus injury: clinical manifestations, conventional imaging findings, and the latest imaging techniques. *Radiographics* 2006;26:S133–S143 (published online).

（王兴林　冯旭　李勇）

第3篇

胸部

第10章 胸部疾病的检查方法、正常解剖和影像学表现

放射科医师可以使用各种成像技术评价胸部疾病。关于采用何种成像方式取决于许多因素，其中最重要的是患者年龄、各种方式的可用性和所寻求信息的类型。传统的胸部X线仍然是大多数放射科最常见的影像诊断检查。在过去的5~10年中，胸部CT因为它的广泛可用性和适应证范围不断扩大，采用该检查的数量也急剧增加，包括急性主动脉疾病的评价、创伤评价、孤立性肺结节评估、肺栓塞的诊断、肺癌筛查以及弥漫性肺疾病的特征描述和检查。

成像方式

常规X射线胸部摄影。后前位(PA)和侧位胸部X线是胸部成像的主要部分。对怀疑有胸部疾病的患者，应常规进行胸部X射线摄影。大多数放射科都有专业技术员摄片，采用技术为焦点到胶片的距离1.8m，高千伏(140kVp)，使用减少散射线的滤线栅和控制曝光时间的自动曝光调整装置。

正确的正位片摄片应包括四个基本的特征：穿透性、旋转、吸气和运动。显示模糊的胸椎间盘和通过心脏阴影及膈面显示个别分支血管是X射线穿透性的体现。旋转是通过观察经过锁骨头内侧缘皮质连线中点的垂直线和通过胸椎棘突的垂直线的关系进行评估。这两条线重叠(前胸壁中线和后胸壁中线)表示患者位置正常，无旋转。正常个体摄片时适当深吸气使右侧胸膈顶点低于第10后肋，在完全屏气的状态下曝光可以清楚地显示心缘、膈面和肺血管(图10.1)。

便携式X线摄影。当患者无法安全、方便地移动时，需要进行便携式前后位摄片。便携式X线摄影可帮助监测患者的心肺状态，评估各种监测和支持生命体征的导管及导线的位置，检查因使用这些设备而引起的相关并发症。

由于内在的生理学变化、患者个人因素和技术因素的影响，便携式床旁摄片有它的局限性。有限的最高千伏电压手提式设备需要更长的曝光时间以穿透心脏和纵隔结构，因此会导致更大的运动伪影。便携式X线摄影对危重患者来说很难摆放体位，通常需要旋转患者体位。X射线束投照时因不能准确垂直于患者，造成X线片上脊柱后凸或前凸。短焦距(通常是1m)及前后位技术可导致胸廓内结构放大效应。例如，显示的心脏直径增加15%~20%，心胸比例的正常上限从后前位的50%增加到前后位的57%。生理上，危重患者仰卧位时患者横膈升高，从而压缩双肺下叶且减少肺容积。

患者仰卧位时由于正常重力效应使双肺上、下叶的血流量一致，使得评估肺静脉高压很困难。全身性静脉回心血流量增加使得上纵隔增宽或出现“血管蒂”现象。由于重力作用，游离积液影响小病灶的观察。同样，气胸也难以观察，由于胸膜腔内的游离空气上升到非重力依赖的位置，胸膜腔内气体分布于胸膜腔前内侧或下部区域，导致透光度稍增加。

数字X线摄影。数字化胸部X线摄影最主要的优点是具有良好的对比分辨率和在任何计算机上通过PACS(图像保存和通信系统)系统都可以显示。调节对比度和窗宽可以清楚显示胸部的任何一个区域或者弥补部分曝光不足的区域。虽然数字图像比模拟图像空间分辨率低，但是数字图像的这些优点使它得到了广泛应用。

双能减影(DES)胸部摄影和数字断层(DTS)摄影是较先进的摄片技术。在最常见的减影成像中，依次通过60keV和120keV的两次快速连续曝光以产生三个正面图像：标准后前

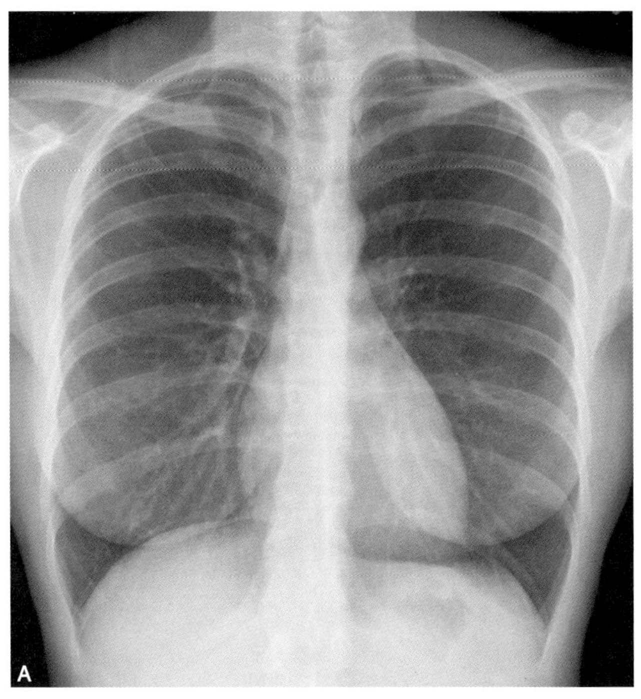
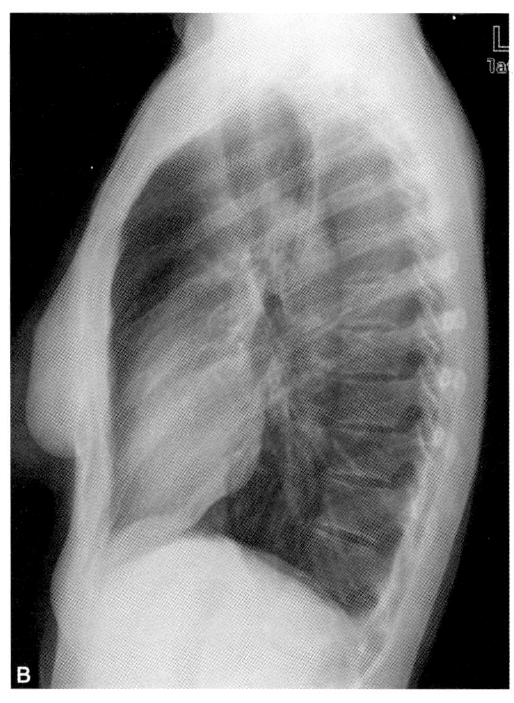

图 10.1　正常后前位(A)和侧位(B)胸部 X 线摄影。

位图像、骨骼减影后的软组织图像和骨骼图像(图 10.2)。优点包括:改善肺结节的显示、检测肉芽肿内部的钙化灶、发现骨岛或已经愈合的肋骨骨折(图 10.3)以及更好显示留置线和导管。

在胸部数字断层(DTS)摄影中,单次屏气 10~12s,垂直于立式安装的平板探测器的 X 射线球管做弧形移动。使用滤波反投影产生一系列 50~60 个正面断层图像,图像层厚为 5mm。胸部数字断层(DTS)摄影的使用包括在标准双视图摄片中对肺部阴影精确定位,提高对结节的检测(图 10.4),改善异物的显示,改进包括呼吸道和间质性肺病在内的实质疾病的检测和特征表现。

特殊的技术。患者卧位,X 射线束水平穿透患者将获得侧卧位胸部 X 线,这种方法用来检测少量胸腔积液,可以显示卧位游离积液,或对侧胸腔的少量气胸。这种方法可以显示 5mL 的胸腔积液(图 10.5)或 15mL 的空气。正常情况下,下部的膈肌位置高于上部。住院患者由于支气管阻塞在 X 线摄影或透视时不能配合吸气/呼气,空气被滞留在肺内。

残气量(最大用力呼气末)获得的呼气相胸部 X 线能发现局灶性或弥漫性空气滞留且容易发现少量气胸。胸膜和支气管之间缺乏直接的交通,胸膜腔内的空气容积保持稳定,而肺实质内的空气容积量减少。由于肺与胸壁有间距,所以脏胸膜线显示得更加明显。

胸部 X 线透视检查主要是用于评估可疑膈肌麻痹患者的胸廓动度。进行透视"呼吸实验"时,取站立位,快速深呼吸时,膈肌麻痹患者膈肌反向向上运动。

CT 和高分辨率 CT。有几种技术可进行胸部 CT 检查。胸部 CT 图像通常以螺旋扫描方式获得,患者随着检查台机架稳定地移动时,连续进行采集实现单次大容量扫描。对于年轻患者而言,高分辨率 CT 主要是对弥漫性肺疾病的评估,采用薄层扫描,层厚≤1.5mm,扫描范围从肺尖至肺底部。大多数 CT 扫描仪使用具有 256~320 排探测器,在单次屏气采集中实现全肺连续薄层扫描。平扫通常用来评估或随访器质性肺疾病、孤立性肺结节和呼吸道疾病。经静脉增强扫描用于评估纵隔肿瘤和肿瘤的分期、全身动脉或肺动脉的评估和心脏研究。

图像重建的视野取决于 CT 上显示的最宽范围,即 CT 定位像所显示的范围。边缘增强的计算机重建算法("骨"或"锐利"算法)提高了实质结构的空间分辨率,所有的胸部 CT 扫描都采用这种算法。最常见的图像重建矩阵大小是 512×512,常规重建层厚为 2.5~3.0mm 的轴位图像,将薄层轴位、矢状位和冠状位重建图像传送到 PACS 工作站进行分析。通常设置 CT 显示纵隔结构窗宽=400,窗位=40;肺窗窗宽=1 500,窗位=-700。

呼气相 CT 扫描可用于检测呼吸道疾病患者的空气滞留或评估气管支气管软化症是否存在,相关正常和异常的高分辨率 CT(HRCT)表现将在第 16 章中进行讨论。

CT 最主要的优点是具有良好的对比分辨率和横断面图像显示形式。良好的对比分辨率可以鉴别肺结节内或纵隔结构内的钙化、软组织及脂肪成分。增强不但提高血管(如肺栓塞、主动脉夹层等疾病)的对比度,而且也提高组织或肿块的对比度。横断面图像显示形式可以消除结构重叠的伪影,还可以显示小至 1mm 的结节。

胸部 CT 的临床适应证在不同医院存在差异。胸部 CT 和高分辨率 CT 的适应证(除外心脏)见表 10.1。

磁共振。随着 MRI 的广泛应用,MRI 检查必须适应个体化要求。形态学检查只需要做横断位自旋回波 T_1WI 和 T_2WI 序列扫描,可以选择性加扫冠状位和矢状位。脂肪抑制序列如 STIR 或增强有利于评价肿块。心电门控 T_1WI-3D 增强 MR 血管造影可获得血管造影图像。快速单次屏气呼气采集或采用呼吸补偿序列可最大程度减少呼吸运动伪影。具有平行成像和更快梯度的最新一代多通道扫描仪在评估栓塞性疾病时,因可避免多层螺旋 CT 检查的辐射而显示出应用前景。

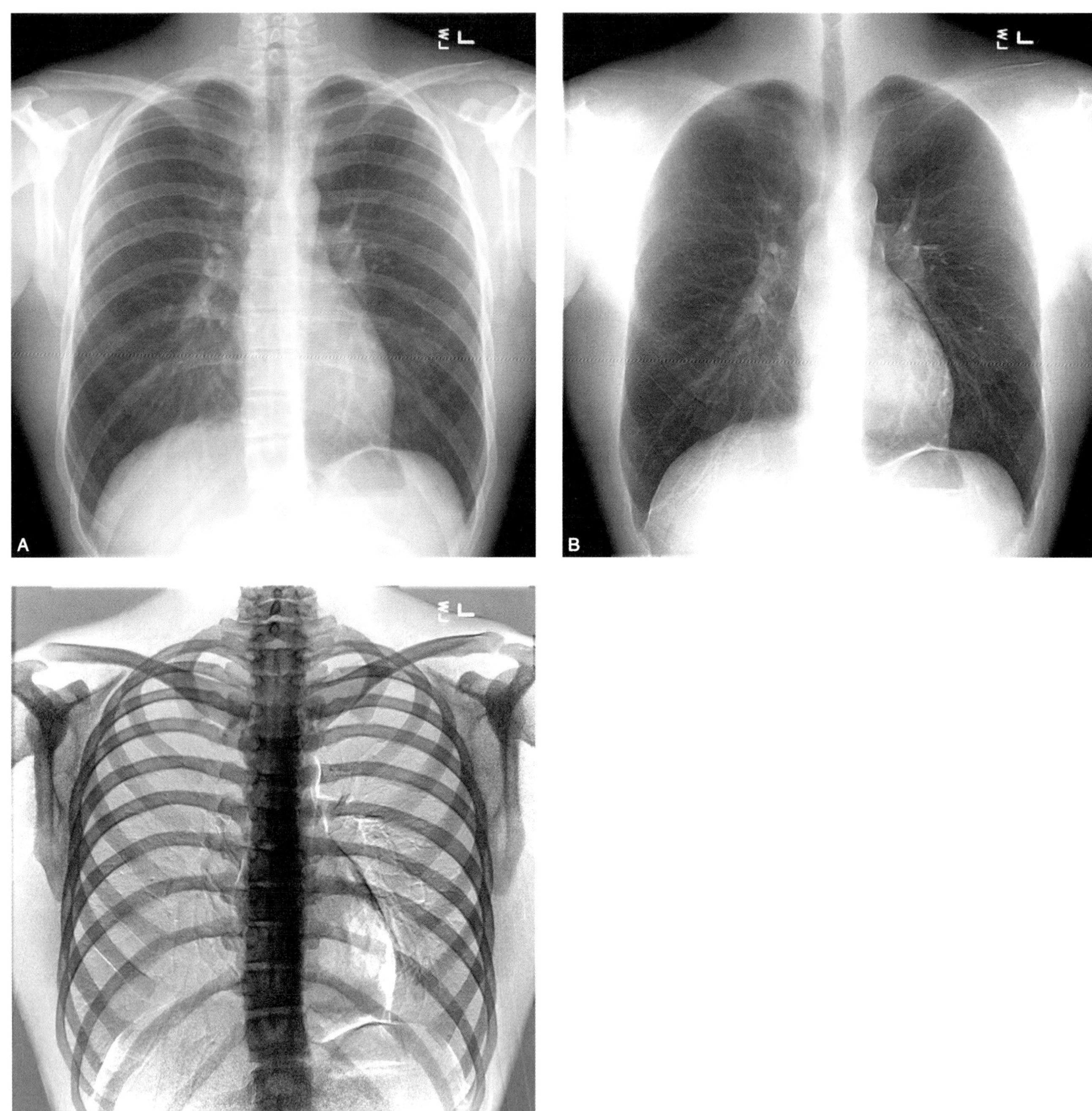

图 10.2　双能量条件下胸部正位摄片。A. 通过 120keV 曝光获得胸部正位图像；B. 软组织图像；C. 骨骼图像。

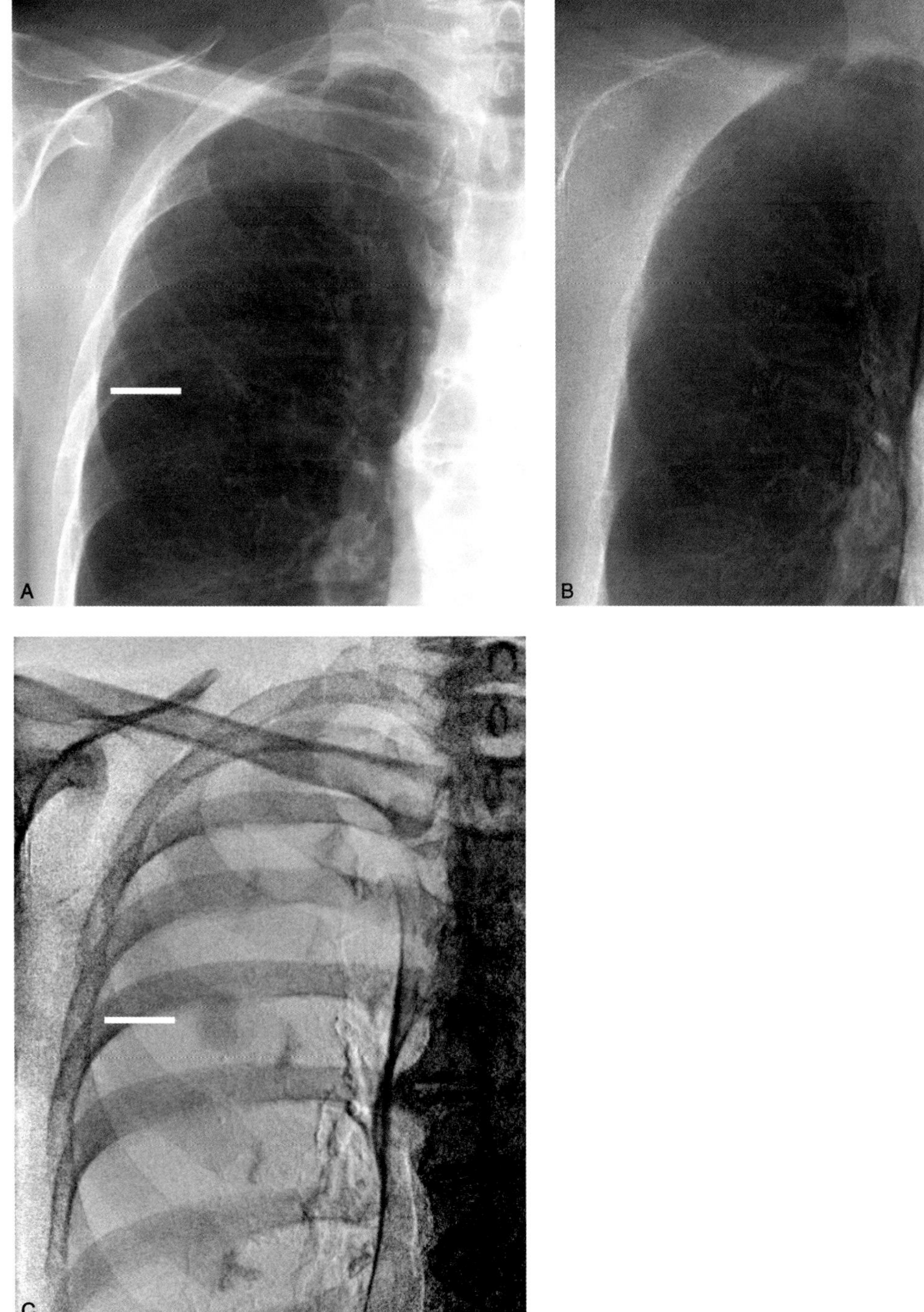

图 10.3　双能胸部 X 线摄影评估局灶性密度增高。A. 正位片示右肺上野局限斑片状阴影；B. 减骨后的软组织像无异常；C. 骨骼像：局限性密度异常为右侧第三前肋愈合后骨折（箭）。

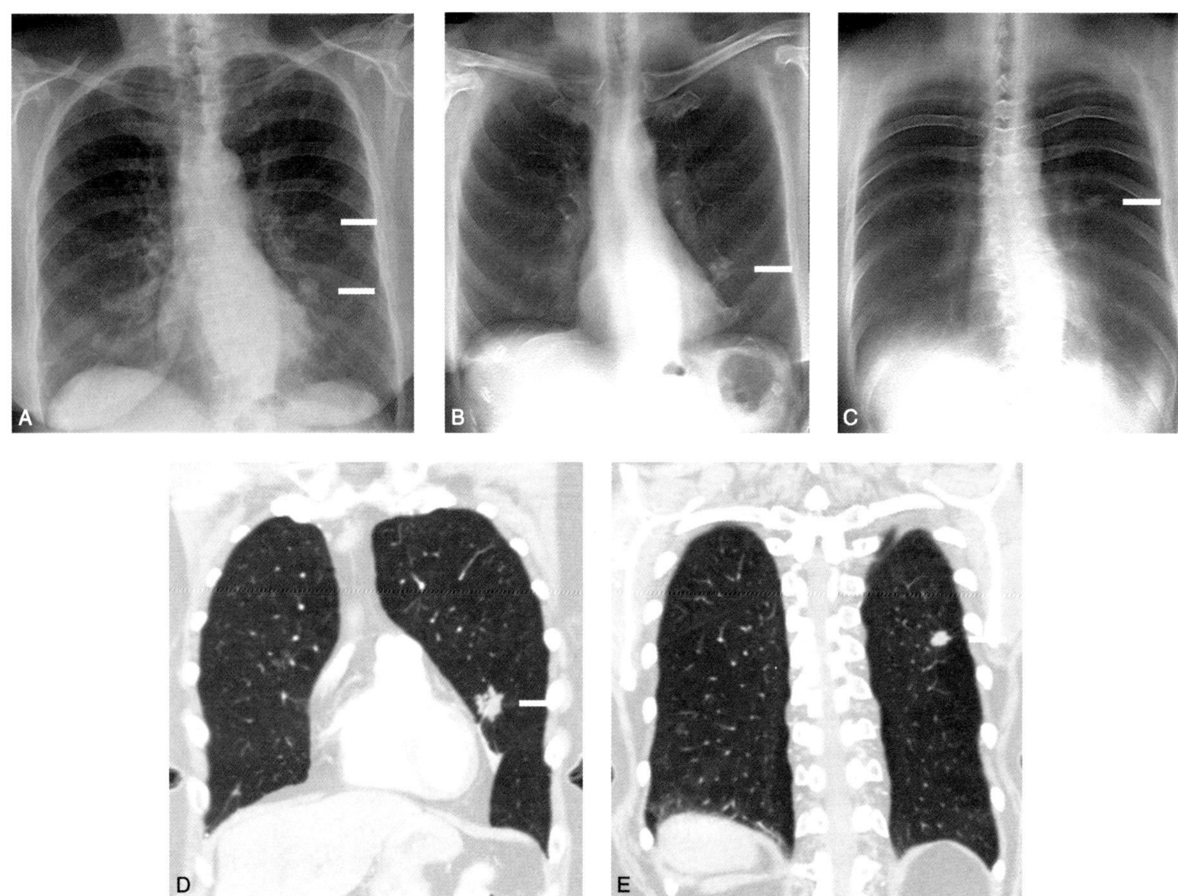

图 10.4　数字断层 X 线摄影对肺结节进行定位。A. 72 岁女性胸部正位片显示左肺两个结节状阴影（箭）；B. 数字断层 X 线摄影显示近前方左肺舌叶分叶状结节（箭）；C. 后方层面显示左肺上叶尖后段近下部相对较小结节（箭）；D～E. 冠状位图像显示左肺上叶舌段结节，边缘见分叶和毛刺（D，箭），以及左肺上叶尖后段相对较小结节（E，箭）。穿刺活检两病灶均为非小细胞癌。

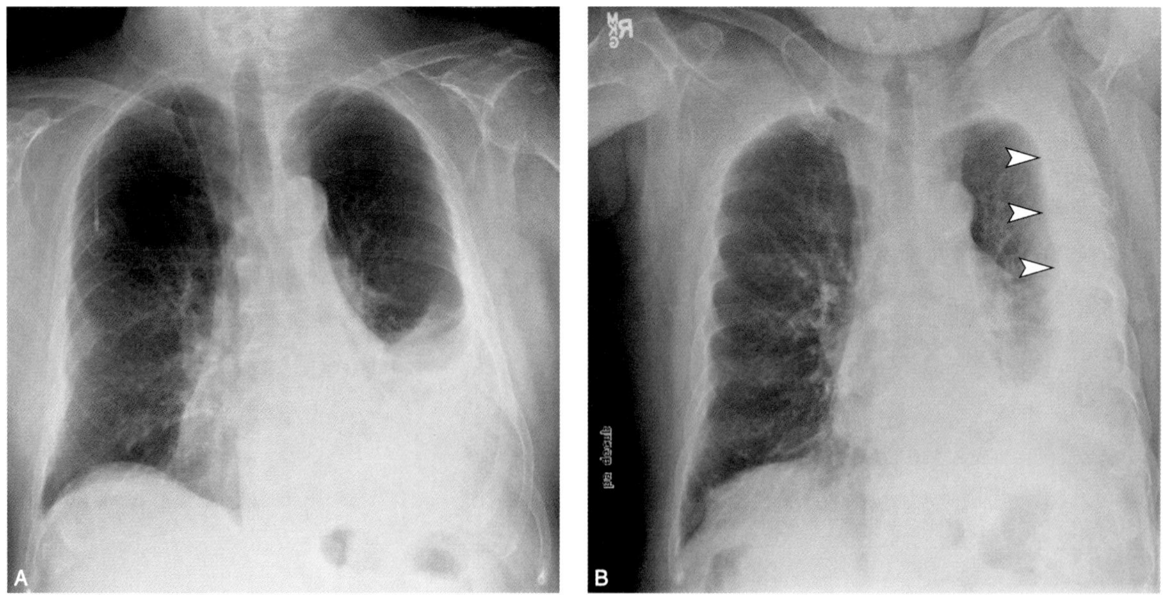

图 10.5　数字断层 X 线摄影显示胸腔游离积液。A. 站立位显示左侧胸腔中等积液；B. 左侧卧位显示游离胸腔积液。

表 10.1

胸部 CT 常见的适应证

适应证	举例
常规胸部 X 线发现异常征象	孤立性肺结节或肿块 肺门或纵隔肿块的定位和形态的描述
肺癌的分期	原发肿瘤的范围和肿瘤与胸膜、胸壁、气道及纵隔的关系 肺门和纵隔的淋巴结肿大
显示恶性肿瘤肺转移	胸外恶性肿瘤容易转移到双肺（淋巴瘤、乳腺癌、结肠癌、肾细胞癌、黑色素瘤）
评估复杂的胸膜病变	评估脓胸 评估原发性/转移性胸膜恶性肿瘤
评估肺栓塞	注射速度快、薄层扫描、精确的对比剂团注时间——CT 血管造影术
评估有肺部症状和肺功能异常而胸部 X 线无异常的患者	肺气肿、外源性过敏性肺炎、小气道疾病、免疫功能低下
评估慢性弥漫性浸润性肺疾病的早期表现及随访	囊性纤维化、结节病、慢性间质性肺疾病、朗格汉斯细胞组织细胞增生症
肺癌筛查	年龄段为 55~75 岁，30 年吸烟史的患者
评估急性主动脉异常	主动脉夹层和变异
评估钝性或穿透性胸部损伤	创伤性主动脉损伤、气管支气管损伤、食管破裂、复杂的胸壁损伤（连枷胸）
评估患者全身性疾病导致肺部受累情况	类风湿关节炎、硬皮病、结节病

MR 的最主要优点是肿瘤和脂肪之间具有良好的对比度，T_1 和 T_2 弛豫时间可以显示组织的特征，也可以直接进行扫描，或者斜矢状位和冠状位扫描，不需要用静脉注入含碘对比剂就可以形成良好的对比度。此外，还可以获得主动脉长轴的图像，MR 电影成像使 MR 成为大多数先天性和后天获得性胸部血管疾病的首选成像方式。T_1 和 T_2 弛豫时间显示的组织特征性可以诊断充满液体的囊肿、出血和血肿形成。

胸部 MR 扫描最主要缺点是空间分辨率有限，不能检测钙化灶，肺实质成像困难。而且 MR 检查比 CT 检查更费时、更昂贵。由于这些原因，CT 检查能提供同样或更多的信息，限制了 MR 在胸部非心血管疾病诊断中的应用。胸部 MRI 主要适应证见表 10.2。

表 10.2

胸部 MRI 非心血管疾病适应证

评估胸膜和胸壁肿块
评估肺癌对纵隔、心血管和胸壁浸润情况
鉴别胸腺增生和胸腺瘤
评估纵隔肿块

正电子发射断层成像（PET）是基于肿瘤和炎性组织的活性代谢产物氟代脱氧葡萄糖的一种成像方式，因此可作为胸部 X 线和 CT 显示的解剖信息的补充。PET 在胸部的作用主要用于评估不能定性的孤立性肺结节，肺癌分期以及淋巴瘤和随访。

超声。目前经胸超声常常用于胸膜、周围肺组织和纵隔病灶的检查、定性和胸膜取样。少量胸腔积液时在实时动态超声监视下抽吸优于盲目穿刺。同样，在实时动态超声监视下抽吸伴有恶性胸腔积液的胸膜肿瘤时，可以减少胸膜活检的阴性率。超声引导穿刺针通过肿块与胸膜的接触点进入病变内，安全地抽吸胸膜肿瘤或脓胸。前纵隔巨大肿块与胸骨旁胸壁有广泛的接触面积，可以不通过肺组织而进行活检。

实时动态超声没有电离辐射，可以确诊膈神经麻痹，还很容易诊断可能导致膈肌抬高的肺底和膈下积液。在急诊室和重症监护室，胸部超声检查用于检测气胸和引导中心静脉导管植入。

肺通气/灌注显像。通气/灌注（V/Q）肺显像（见第 72B 章）常用于诊断急性肺栓塞，及用以筛查肺动脉高压患者是否合并慢性血栓。定量 V/Q 扫描可用于肺切除术、肺结核切除术、肺气肿肺减容术和肺移植术等术前制定手术方案。

诊断性肺血管造影常用于 CT 肺动脉增强显示不清或诊断不明确的情况，也可于介入手术导管置入之前。如动静脉畸形栓塞治疗或中央型肺栓塞的溶栓治疗。CT 基本取代了胸主动脉造影，可用于创伤性主动脉损伤和急性非创伤性主动脉疾病的评估。支气管和全身动脉造影以及经导管栓塞术，均可用于大咯血的评估和治疗。

经胸穿刺活检术是一种经 CT、X 线透视或超声引导下的诊断性技术，用于肺内、胸膜或纵隔病变的患者。

CT 引导肺肿瘤消融包括：射频消融、微波消融和冷冻疗法。用于治疗无法切除的 Ⅰ 期肺癌和肺部转移灶较少的癌性肿瘤。

经皮导管引流术用于引流胸腔内的气体或液体，在影像设备引导下置入导管，对治疗脓胸、气胸、血胸、恶性胸腔积液和其他的胸腔积液非常有帮助。经导管引流感染性胸腔积液将在第 17 章“胸腔积液的处理”中讨论。

胸部正常解剖

气管支气管树（图 10.6）。气管是由一系列 C 形透明软骨环组成的空心圆柱状呼吸道。这些环后壁由平滑肌和结缔组织构成，称为后壁气管膜壁。气管黏膜由假复层纤毛柱状上皮细胞构成，包含神经内分泌细胞（APUD）。黏膜下层包含软骨、平滑肌和浆液黏液腺。

成人气管长大约 12cm，冠状面上气管的横径男性上限是 25mm，女性上限是 21mm。横断面上气管是卵圆形或马蹄形的，冠/矢状面直径比为 0.6∶1.0。冠状面直径狭窄导致冠、矢状面直径比<0.6，被称为剑鞘样气管，见于慢性阻塞性肺疾病。

胸部 X 线上，气管显示为从环状软骨上方至气管分叉下方垂直走行的圆柱状透光影，正常情况下，气管进入胸廓后轻度向右偏。右肺上叶（RUL）和气管壁右侧的交界区被称为右气管旁线(图 10.6A、B)。右气管旁线粗细均匀、平滑,宽度不超过 4mm,如果增厚或呈结节状改变常提示有病变,可由任何组织病变引起。气管左侧壁被纵隔内血管、脂肪包绕,正常情况 X 线平片上不显示。侧位胸部 X 线可观察气管后壁(图 10.6C)。食管内含气体形成气管食管线,代表气管壁和食管壁的厚度及之间的脂肪。气管食管线正常小于 5mm,这条线增厚常见于食管癌。

支气管树表现为一个不对称的二级分支结构,主支气管分出许多细支气管,其直径、长度和分出的支气管数量不一致。主支气管起源于气管隆嵴处,右主支气管与气管长轴形成一个钝角,右主支气管比左主支气管短(平均长分别为 2.2cm、5cm)(图 10.6D)。气管和主支气管,肺叶支气管和肺段支气管的解剖在 CT 上很容易显示(图 10.6E~图 10.6O)。

直立走行的支气管在胸部 X 线上表现为环状影。支持支气管的软骨组织从 1 级到 12~15 级逐渐减少,1~3mm 的支气管称为细支气管。后壁上有肺泡开口称为呼吸性细支气管。呼吸性细支气管分为肺泡管和肺泡囊。细支气管的末端称为终末细支气管,是无呼吸交换作用的最小细支气管。通常来说,从气管到肺泡总共有 21~25 级。

肺叶和肺段的解剖(图 10.7)。肺组织被脏胸膜反折形成的叶间裂分开,右肺水平裂将肺中叶和肺上叶分开,右肺斜裂将肺上叶上方和肺中叶下方与肺下叶分开。右肺上叶支气管及动脉在右肺主支气管前方发出,再分出三段支气管:前段、尖段和后段。右肺中叶支气管起源于中间段支气管,并分出内侧

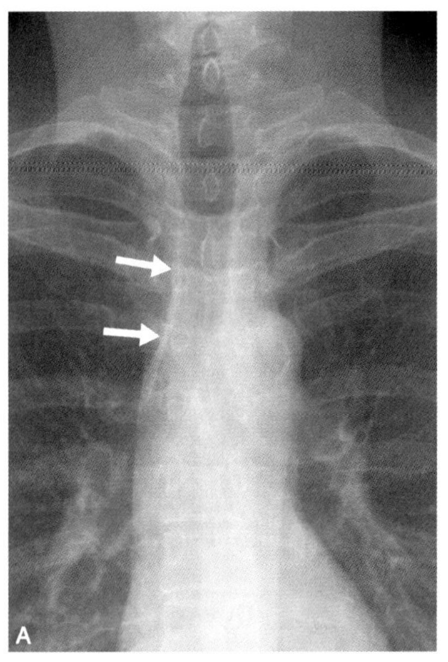

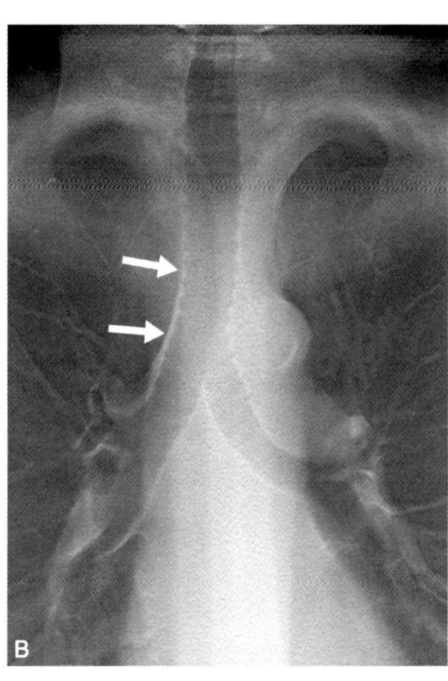

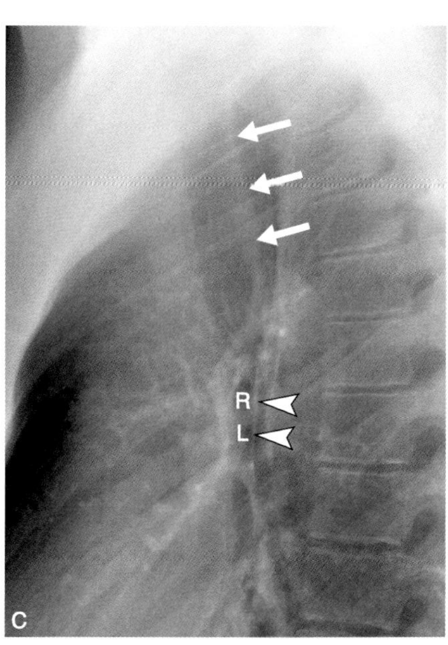

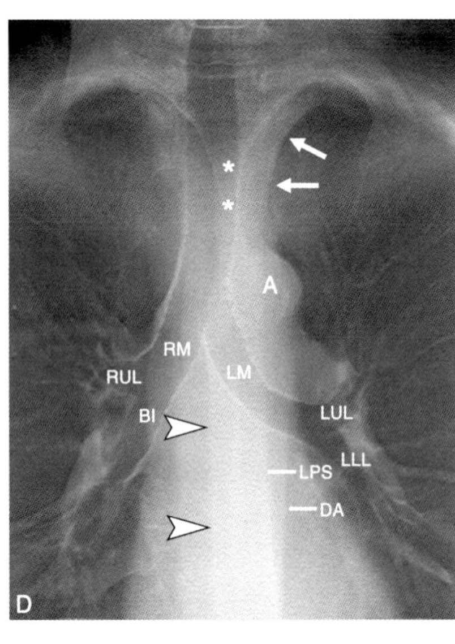

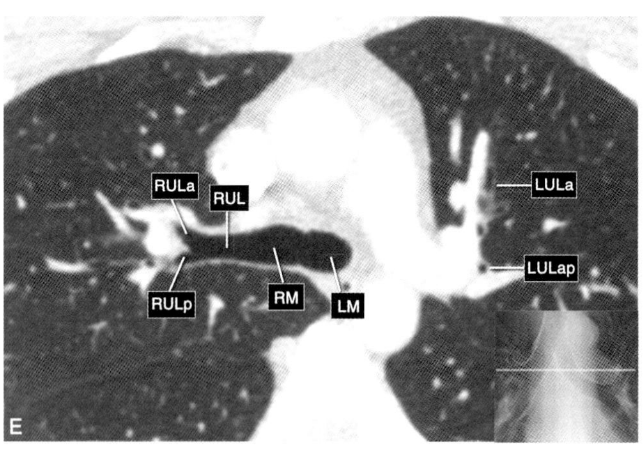

图 10.6　胸部 X 线摄影和 CT 图像上气管支气管树的解剖。A. 正位片显示气管;气管旁线(箭)由右侧气管侧壁、少量纵隔脂肪、气管旁淋巴结以及右肺上叶脏、壁两层胸膜组成;B. 通过气管正面断层摄片显示正常的气管环及右侧气管旁线(箭);C. 左侧位显示后气管食管线(箭),代表气管膜部和食管前壁;中间段支气管后壁(箭头),也称为中间干线,在侧位 X 线片上它与左肺上叶支气管起点交叉(L);右肺上叶支气管起点亦显示(R);D. 相对于图 10.6B 后方通过气管中心层面断层摄片显示气管和主支气管,后连接线从主动脉结向上延伸(*),左锁骨下动脉界面(箭),奇静脉食管隐窝上部(箭头),左侧椎旁界面(LPS);DA,降主动脉;RM,右主支气管;LM,左主支气管;RUL,右肺上叶;BI,中间支气管;LUL,左肺上叶;LLL,左肺下叶;E. 支气管解剖,主支气管层面 CT 横断位图像;RM,右主支气管;RUL,右肺上叶;RULa,右肺上叶前段;RULp,右肺上叶后段;LM,左主支气管;LULa,左肺上叶前段;LULap,左肺上叶尖后段;

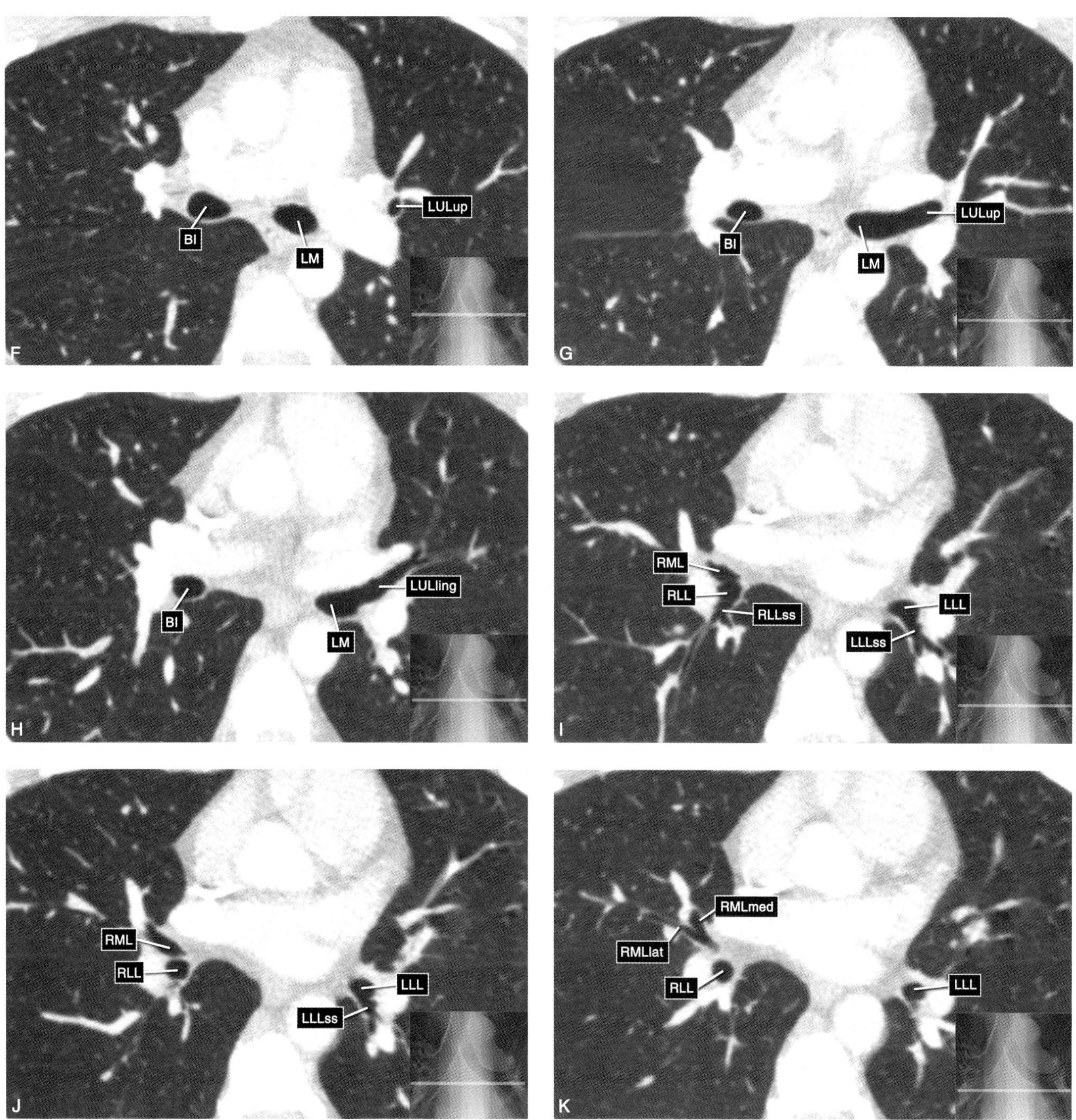

图 10.6(续)　F. 中间支气管层面 CT 横断位图像；BI，中间支气管；LM，左主支气管；LULup，左肺上叶支气管(连接前段和尖后段)；G. 左肺上叶支气管层面 CT 横断位图像；BI，中间支气管；LM，左主支气管；LULup，左肺上叶支气管(连接前段和尖后段)；H. 左肺上叶支气管层面 CT 轴位图像；BI，中间支气管；LM，左主支气管；LULling，左肺上叶舌段支气管；I. 右肺中叶支气管起始段层面 CT 横断位图像；RML，右肺中叶支气管；RLLss，右肺下叶背段支气管；LLLss，左肺下叶背段支气管；LLL，左肺下叶支气管；J. 右肺中叶支气管起始段层面 CT 横断位图像；RML，右肺中叶支气管；LLLss，左肺下叶背段支气管；LLL，左肺下叶支气管；K. 中、下叶支气管层面 CT 横断位图像；RLL，右肺下叶支气管；RMLmed，右肺中叶内侧段支气管；RMLlat，右肺中叶外侧段支气管；

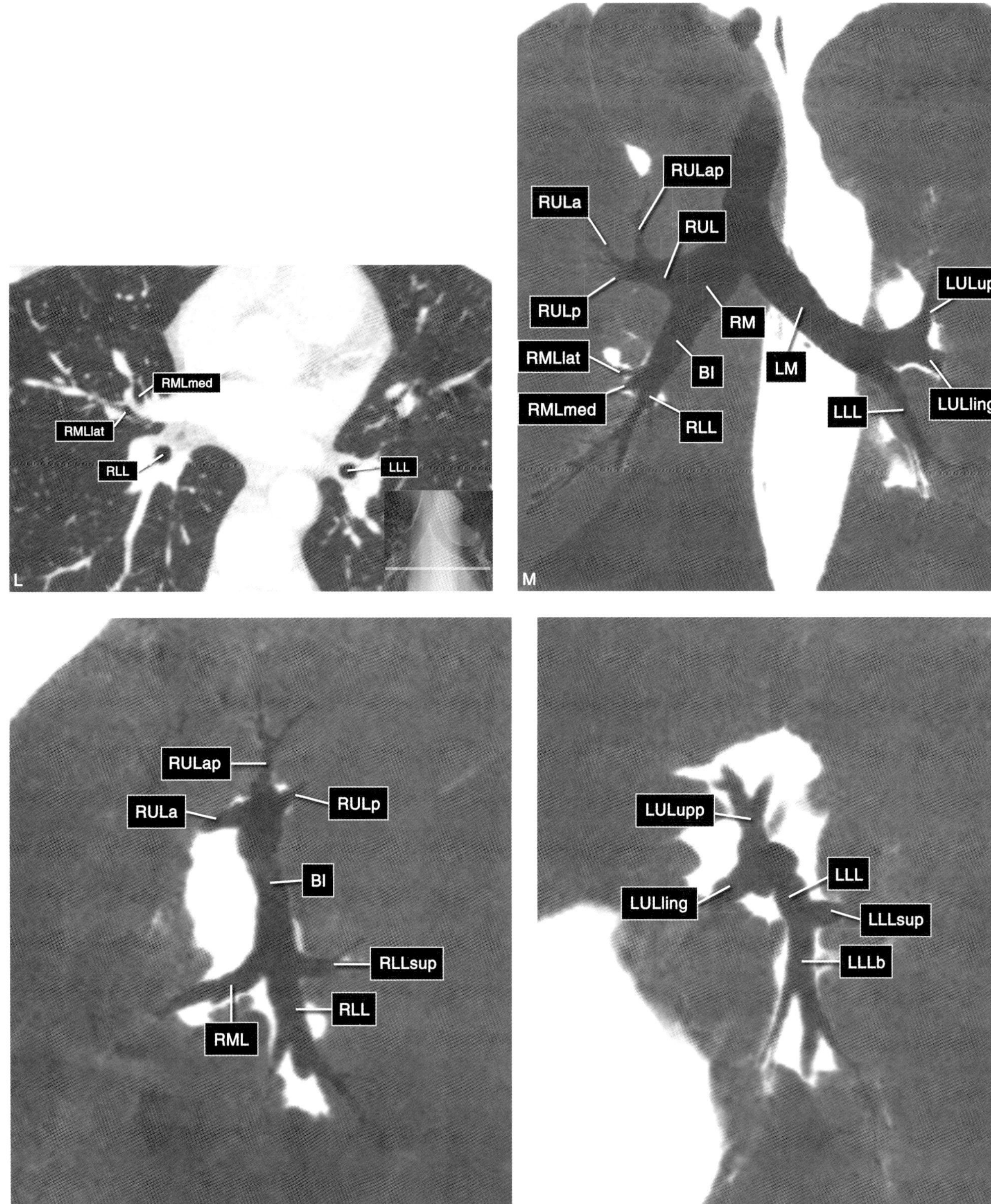

图10.6(续) L.下叶支气管层面CT横断位图像;RMLmed,右肺中叶内侧段支气管;RMLlat,右肺中叶外侧段支气管;RLL,右肺下叶支气管;LLL,左肺下叶支气管;M.气管支气管的解剖,冠状位minIP CT通过气道;RM,右主支气管;RUL,右肺上叶;RULap,右肺上叶尖段;RULa,右肺上叶前段;RULp,右肺上叶后段;BI,中间支气管;RMLmed,右肺中叶内侧段;RMLlat,右肺中叶外侧段;RLL,右肺下叶;LM,左主支气管;LULup,左肺上叶上部;LULling,左肺上叶舌段;LLL,左肺下叶;N.右肺门支气管解剖;经右肺门的minIP CT矢状位;RULa,右肺上叶前段;RULap,右肺上叶尖段;RULp,右肺上叶后段;BI,中间支气管;RML,右肺中叶;RLLsup,右肺下叶背段;RLL,右肺下叶;O.左肺门支气管解剖,经左肺门的minIP CT矢状位;LULupp,左肺上叶上部;LULling,左肺上叶舌段;LLL,左肺下叶;LLLsup,左肺下叶背段;LLLb,左肺下叶基底段。

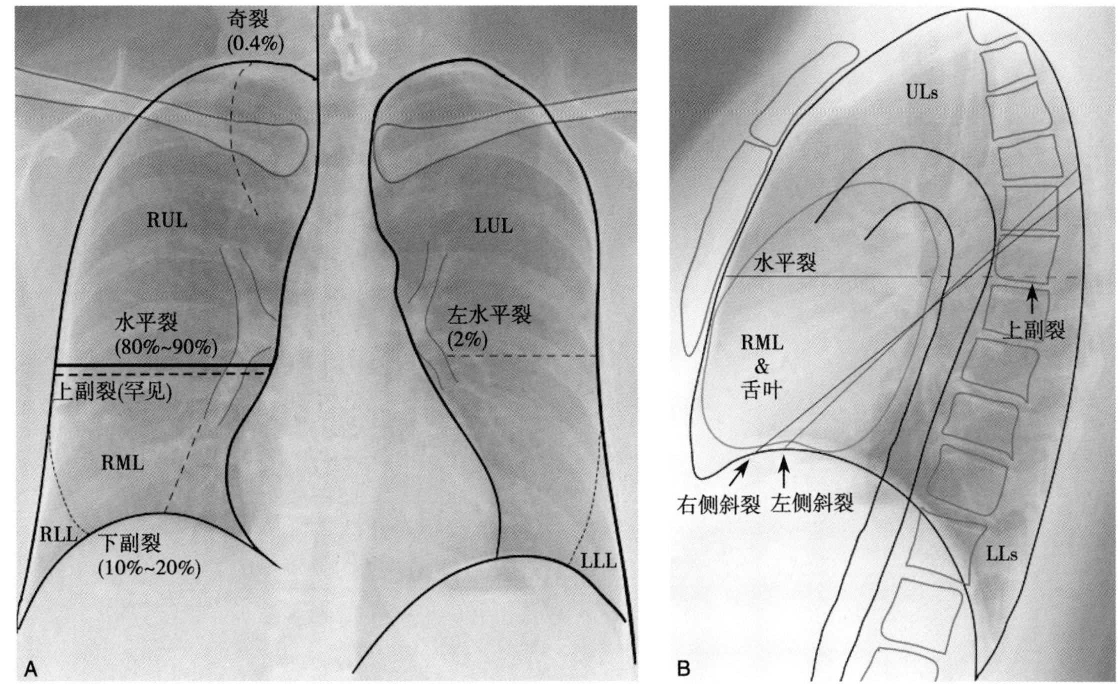

图 10.7　正常肺叶与叶间裂解剖。A. 前后位观；B. 左侧位观。RUL，右肺上叶；LUL，左肺上叶；RML，右肺中叶；RLL，右肺下叶；LLL，左肺下叶；ULs，双肺上叶；LLs，双肺下叶。

段和外侧段，其血流由右叶间肺动脉分支供应。右肺下叶（RLL）由右肺下叶支气管和肺动脉供应，右肺下叶分为背段和四个基底段：前基底段、外基底段、后基底段及内基底段。

左肺由左肺斜裂分为上、下两叶。左肺上叶（LUL）是相当于合并的右肺上叶和中叶。左肺上叶分为四段：前段，尖后段，上舌段和下舌段。左肺动脉的上叶支供应左肺上叶前段和尖后段的动脉，并与其支气管平行。左肺上叶上舌段和下舌段的血供由左肺叶间肺动脉的近端分支供应，与右肺中叶血供类似。左肺下叶（LLL）分为背段和 3 个基底段：前内基底段、外基底段及后基底段。

肺的呼吸部分。呼吸性细支气管管壁含有肺泡，它是气体交换的肺单位，包括肺泡管和肺泡囊。肺泡有两种上皮细胞构成：Ⅰ型肺泡由扁平鳞状上皮细胞覆盖 95%的肺泡表面，且在光学显微镜下不可见，这些细胞没有有丝分裂或修复能力；罕见的Ⅱ型肺泡由立方细胞构成，光学显微镜下可见，具有有丝分裂能力。新的Ⅰ型肺泡来源于Ⅱ型肺泡，提供肺泡损伤后的修复机制，这些细胞也被认为是肺泡表面活性物质的来源，其内含有一种可以降低肺泡表面张力的磷脂，并防止肺泡塌陷和肺容积减少。

肺亚段解剖将在第 15 章介绍，也将描述这些解剖结构在 HRCT 上的表现。

肺叶间裂是脏胸膜反折伸入肺实质内形成的（图 10.7）。它可以完全或不完全将肺叶分开。对于肺实质病变沿叶间裂播散、肺叶支气管阻塞侧支通气以及仰卧位患者胸腔积液表现等方面，不完全叶间裂都会导致明显的影响。肺叶间裂在 CT 和高分辨率 CT 上能够很好地显示出来（图 10.8A～图 10.8D）。

大多数人的右肺有 2 个叶间裂，左肺有 1 个叶间裂。叶间裂外侧完整，内侧不完整，常与邻近的肺叶融合，约 40%～70%的人双肺斜裂与邻近的肺叶融合；大部分人水平裂不完整。

侧位胸部 X 线上可清晰显示斜裂和水平裂，斜裂变异的部分是斜度的不同，表现为从后向前下方走行的细线状致密影。左肺斜裂比右肺斜裂起点更高，走行更垂直。叶间裂与膈肌或胸壁的连接点通常呈三角形，三角形的尖端指向叶间裂。虽然斜裂在正位胸部 X 线上通常无法显示，因为相对 X 射线束，其走行倾斜，但是有时斜裂上外侧胸膜外脂肪浸润在上胸部可形成一透亮弧形影。肺水平裂投影在右侧第四肋水平，约 50%的 X 线片上可显示不规则细线致密影。侧位上，水平裂常常表现为凸面向上的弧形致密影。通常，水平裂后部延伸到右肺斜裂后部，这是由于右肺水平裂与右肺下叶前部整个凸面相连，而右肺斜裂与凸面的顶点连接。

下副裂是最常见的副裂（图 10.7A），大约 10%～20%的人可见。它将内侧基底段与下叶剩余的基底段分隔开，往往不完整。在正位胸部 X 线上表现为从膈肌内 1/3 向上走行至肺门下部的弧形致密影，往往能被误认为下肺韧带（正常胸部 X 线不显示），由于上叶容积减小，下副裂向上牵拉形成膈上尖峰征。胸膜外脂肪形成的小三角形致密影，其基底与膈肌相连，有助于辨认下副韧带。CT 扫描在下胸部可见下副裂，表现为正好从肺下韧带前方向前外侧延伸到右肺斜裂的一条弧形致密影。

奇裂见于 0.5%的人（图 10.8E），由 4 层胸膜（2 层脏胸膜与 2 层壁胸膜）组成，由于奇静脉位置异常，没有位于右侧气管支气管角，与右肺尖胸膜反折形成。奇裂表现为垂直弧形线影，凸向外侧，从肺尖向下延伸，终端呈“逗点”状，这代表奇静脉。奇裂的重要作用是它可以限制右肺尖段的肺实变扩散到奇叶（奇裂分隔右肺尖段内侧部分形成），而且可以阻止胸膜腔尖部产生的气胸进入其内。

上副裂（图 10.7A）将下叶背段与基底段分开。由于上副裂位置较水平裂偏低，在侧位片或 CT 图像上容易鉴别。

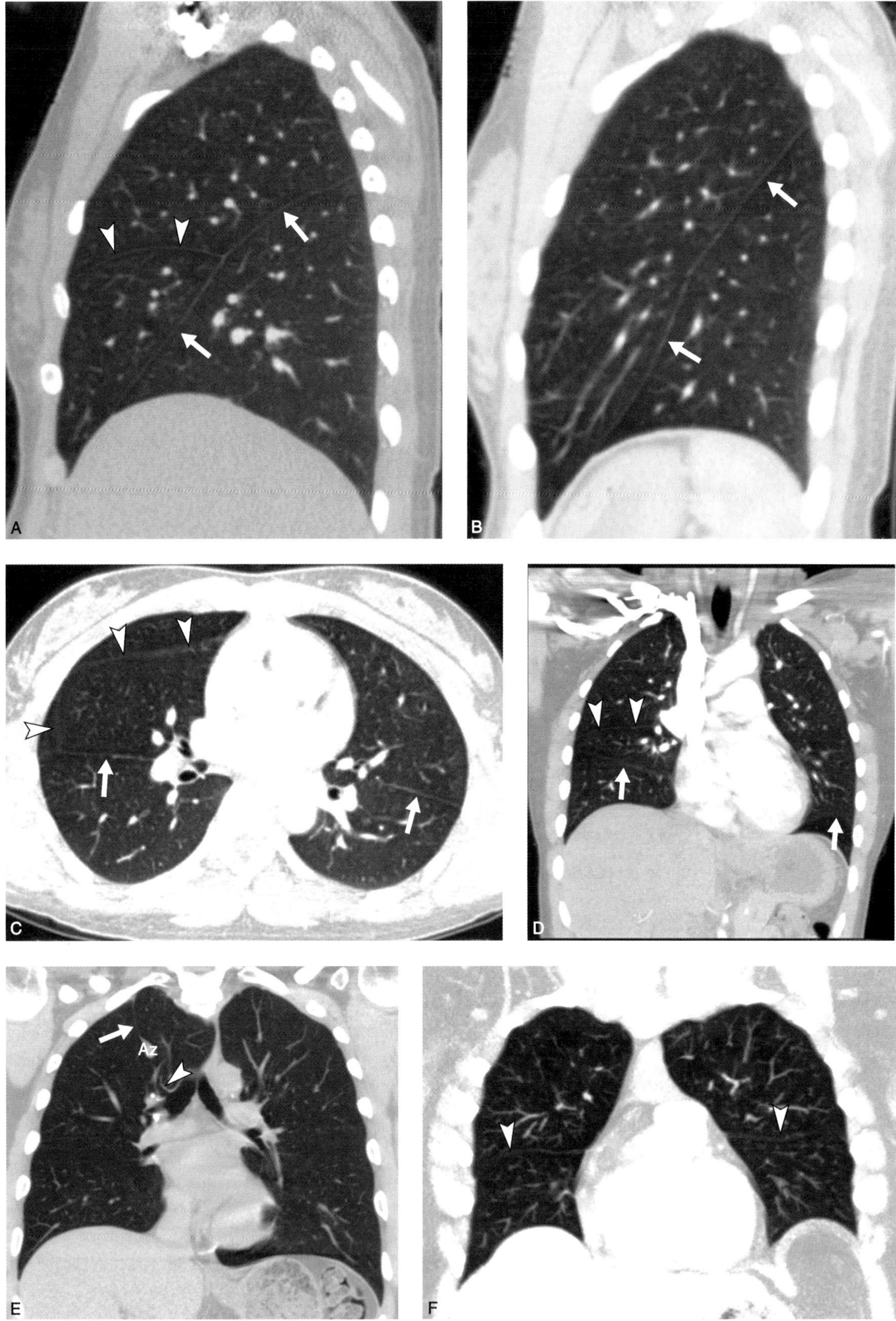

图 10.8 叶间裂 CT 解剖。A. 通过右肺的矢状位 CT 显示斜裂(箭)和水平裂(箭头);B. 通过左肺的矢状位 CT 显示左肺斜裂;C. 横断位 CT 显示斜裂为细线状(箭);水平裂(箭头)由于圆顶状和斜向而模糊不清;D. 冠状位 CT 显示斜裂(箭)和水平裂(箭头);E. 不同患者的冠状位 CT 显示奇静脉(Az)位于奇静脉裂内(箭),注意尖段支气管起源于右主支气管(箭头);F. 另一例患者的冠状位 MIP 和 CT 显示双侧水平裂(箭头)。

左肺水平裂属于罕见的正常变异，将舌叶与上叶的其余部分分隔（图 10.8F）。

韧带。下肺韧带是一层从肺门上方延伸至膈肌的结缔组织。因此，肺韧带是由壁层和脏层两层胸膜重叠形成的，连接于肺下叶与纵隔之间，沿着食管走行。肺韧带包含下肺静脉和数量不等的淋巴结。下胸部 CT 扫描有时候可以显示下肺韧带，表现为从紧邻食管处纵隔胸膜的一个鸟嘴状结构（图 10.9）。下肺韧带起着固定肺下叶的作用，这也解释了肺下叶不张时下叶会向内侧移位，呈三角形。

肺段间隔膜（图 10.9）是 CT 上看到的从纵隔胸膜延伸到下肺韧带附近的线性结构。

心包膈韧带在胸部 CT 的肺窗上表现为沿着心脏右缘后份向肺内延伸的一个三角形密度影（图 10.9），它是由胸膜覆盖在膈神经和心包膈血管下份形成，其位置更靠前以及在膈面有神经、血管的分支，从而与小叶间隔鉴别。

肺动脉。由右心室发出，是一种弹性动脉。左肺动脉是肺动脉主干的直接延续，右肺动脉从略低于气管隆嵴层面发出，与左肺动脉的角度约 90°。在左肺门处，左肺动脉位于左主支气管上方，在此处左肺动脉分出上叶肺动脉及下叶肺动脉，左肺下叶动脉跨过左肺门支气管形成左肺动脉弓（即支气管比肺动脉位置低）在侧位胸部 X 线上很容易观察（图 10.10）。右肺动脉走行在主支气管的前外侧，右肺动脉在心包膜内分肺动脉前干和叶间动脉。与左侧相比，右肺叶间动脉走行于支气管的前外侧（即支气管位于动脉的上方）。了解不同的空间关系对明确支气管与肺的位置非常重要。在同一水平，支气管软骨消失成为细支气管，弹性动脉失去弹性层变成肌性动脉。肺水肿或纤维化使肺泡毛细血管膜增厚阻碍气体交换，导致呼吸困难和低氧血症。

支气管动脉。是肺的主要营养血管，供应从支气管到终末细支气管管壁的营养。此外，一些纵隔结构也接收大量支气管循环的血液供应，这些结构包括气管壁、食管中段 1/3、脏胸膜、纵隔淋巴结、迷走神经、心包和胸腺。

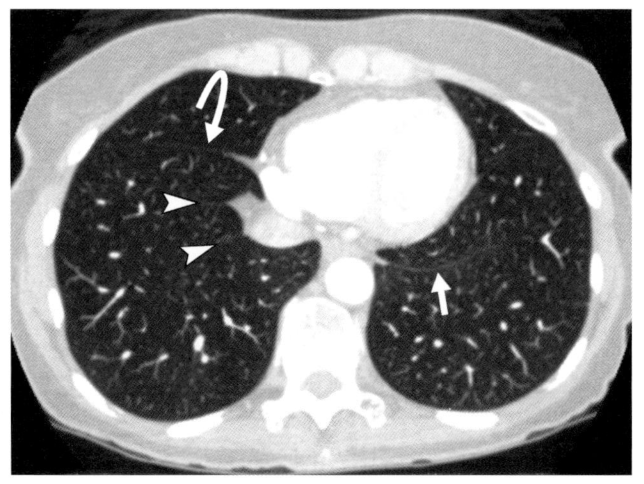

图 10.9 肺段间隔膜和心包膈韧带。通过肺窗肺底的横断位增强 CT 扫描显示一条细曲线（直箭），从食管外侧缘延伸至左下叶。肺段间隔膜从位于纵隔内的下肺韧带向外延伸。在右侧，两个线性阴影（箭头）从下腔静脉周围的脂肪延伸，代表右侧心包膈韧带的分支，包括右侧膈神经和心包膈血管的分支。斜裂（弯箭）可见纵隔脂肪延伸到其内侧。

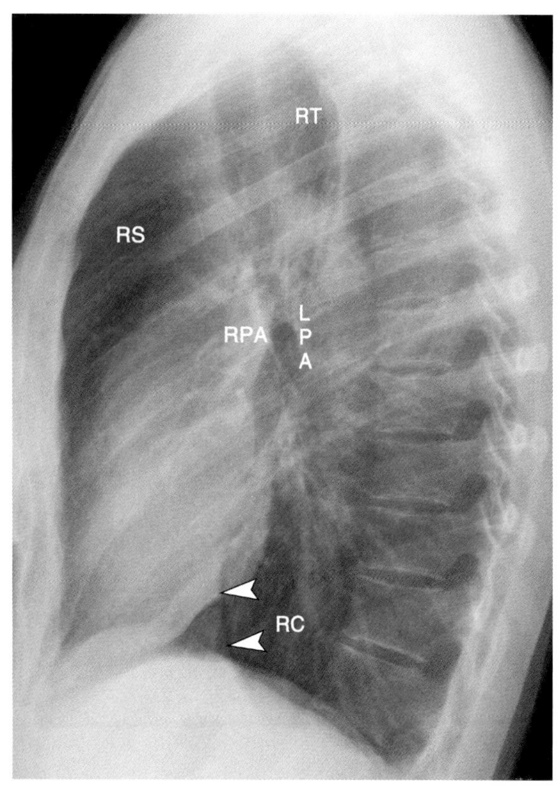

图 10.10 侧位胸部 X 线解剖。右肺动脉（RPA）在支气管前方呈椭圆形，而左肺动脉（LPA）在左主上叶支气管汇合处后方呈弓形。胸骨后间隙（RS）在前方以胸骨后缘为界，后方以心脏和升主动脉为界，并占正位 X 线片上所见的前交界线。气管后三角（RT）前方由气管后、后方由脊柱、下方由主动脉弓构成。心后间隙（RC）在前方以心脏后缘和下腔静脉（箭头）为分界，后方以胸椎为分界。

在气管隆嵴水平支气管动脉从降主动脉近端分出，但变异较大。最常见为右侧有一支动脉，左侧有两支动脉。右支气管动脉通常起源于主动脉壁后外侧及肋间动脉发出的肋间支气管动脉，左支气管起源于主动脉前外侧，很少起源于肋间动脉。大约 2/3 的支气管动脉血液经支气管静脉系统回流到肺静脉系统（少量右至左分流），剩下的支气管动脉血液，包括从大支气管、气管分叉和纵隔的静脉引流，均汇入奇静脉或半奇静脉系统。

肺静脉来源于小叶间隔内走行在肺泡和脏胸膜的毛细血管，静脉被结缔组织包绕，与支气管动脉干分开，肺静脉可能有 3~8 支，最后汇入左心房。

肺淋巴系统有助于清除肺间质内的液体和颗粒，肺和胸膜有两套主要的淋巴系统，脏胸膜淋巴系统位于脏胸膜血管层（最里面），在肺表面形成网状交通，与次级肺小叶的边缘走行一致，这些外周淋巴系统穿过肺组织到小叶间隔中央，与肺静脉伴行走向肺门。肺实质内淋巴系统来自肺泡间隔附近（肺泡旁淋巴管）走行于支气管动脉束中央。静脉周围淋巴系统与支气管动脉淋巴系统间接经肺中央区域的淋巴系统连接而相互交通，当液体积聚在这些静脉周围淋巴系统与其周围的结缔组织使其扩张时，胸部 X 线上就可以观察到 K 氏 A 线。

肺间质是肺的支持结构，支持气管和肺血管（图 10.11），肺间质始于肺门内向肺外周延伸直到脏胸膜。从纵隔开始延伸并包绕支气管血管束的部分称为中轴间质，小叶中央间隔伴

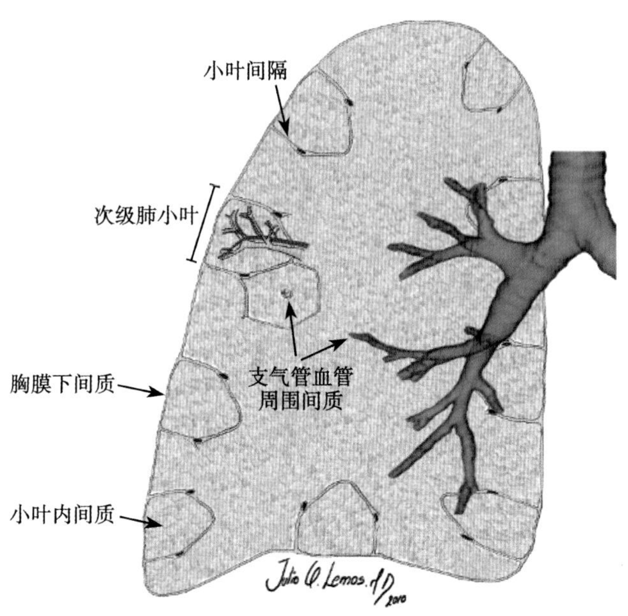

图 10.11 肺间质示意图。

随的小动脉、毛细血管和细支气管作为中轴纤维系统支持远端肺的气体交换部分。胸膜下间质和小叶间隔是周围间质的组成部分，将次级肺小叶分开，周围间质内含有肺静脉和淋巴管。小叶内间质是薄的纤维网状结构，连接小叶中央和外周。

间质性肺水肿使支气管壁厚度增加被称为支气管"袖口征"，在X线上很难鉴别出小叶间隔的病理状态，但是一些病例在X线和HRCT上呈"磨玻璃"密度影，在HRCT上增厚的间质部分有时候表现为小叶间隔线。X线上，外围间质和胸膜下间质水肿表现为K氏B线（在HRCT上称小叶间隔线）和肺叶间裂"增厚"。

胸部正位片

牢固掌握正常正位胸部X线（通常是后前位）解剖知识是发现、定位病理部位的关键，且能避免把正常的结构误诊为病理表现。

胸壁软组织由皮肤，皮下脂肪和肌肉组成，大多数人的胸锁乳突肌外侧边缘显示清楚，锁骨上窝的正常脂肪和与锁骨平行的皮肤、锁骨下脂肪阴影有助于排除这一区域的肿块、增大淋巴结和水肿。胸大肌下侧边缘呈弧形向腋窝方向走行。常规评估两侧的乳房阴影以判断是否进行过乳房切除术或是否为肿块。胸廓外侧的软组织应该是光滑、对称且密度均匀。

骨骼。正位胸部X线可以显示胸椎、肋骨、肋软骨、锁骨和肩胛骨；各垂直排列的胸椎椎体、终板、椎弓和棘突；两侧可见十二对对称的肋骨，上部肋骨皮质上下缘光整，中下部肋骨皮质下缘因有肋间神经血管束走行而凸起。大约2%的个体可见颈肋，可伴胸廓出口综合征。平行于第一和第二肋骨下缘的伴随阴影代表胸膜外脂肪，肥胖个体显示更明显。大多数成年人可见肋软骨钙化，随着年龄的增长逐渐增多，在后前位胸部X线上可显示多发的阴影。男性典型的钙化主要位于肋软骨上、下缘，而大多数女性钙化发生在肋软骨中心（见图17.24）。

肺-肺界面。熟悉正常纵隔界面是解读正位胸部X线的关键，由于肺和邻近胸膜衬托出各种纵隔结构，肺-纵隔界面边界清楚。正位片上显示的肺-肺界面与在侧位片上显示的3个间隙直接相关：胸骨后间隙，气管后间隙及心后间隙（见图10.10）。

胸骨后间隙与肺上叶的前上部相接触。正位胸部X线上，前连接线是一条细的垂直线，位于胸椎之上（图10.12A、B）。前连接线解剖基础是肺上叶向下延伸衬托出头臂静脉，头臂静脉形成一个倒V形的阴影。

侧位胸部X线上第二个潜在的肺-肺界面是气管后间隙，代表肺上叶后上部分的一个透光区。如果气管后间隙较窄，那么在后前位胸部X线上只能显示右侧食管周围界面。如果气管后间隙较大，也可以看到后连接线（图10.12C、D和表10.3）。

第三个潜在的肺-肺界面是心后间隙（见图10.10）。如果心后间隙较大，右肺下叶内侧的奇静脉食管隐窝紧靠左肺下叶主动脉前隐窝产生下后连接线。

肺-纵隔界面（表10.4）。肺-纵隔界面是反映肺和邻近胸膜各种纵隔结构的锐利边缘。上腔静脉右外侧缘通常与右肺上叶的交界面平直或略凹陷，从锁骨水平延伸至右心房上缘（图10.13），腔静脉突出或凸起常提示腔静脉扩大或增宽、迂曲的主动脉弓或其他纵隔肿块压迫使腔静脉向外侧移位。

大多数人沿着右上纵隔观察，可见右上肺与右侧气管壁相邻，形成右侧气管旁线（见图10.6A、B）。在奇静脉水平上方测量右侧气管旁线不超过4mm，气管旁线增厚或呈结节状改变，提示组成气管旁线的组织内有病变，包括气管肿瘤、气管旁淋巴结肿大和右侧胸腔积液。

正位胸部X线上奇静脉弓将右气管旁与奇静脉食管间隙上份分开。测量奇静脉弓应该通过奇静脉弓中点垂直于右主支气管。仰卧位或行Müller法检查（闭合声门用力吸气）可以增加奇静脉的直径。通常，后前位胸部X线上如果奇静脉直径超过10mm那么高度提示肿瘤、增大淋巴结或奇静脉扩张，后者可见于右心衰、静脉回心血流受阻或先天性静脉畸形（如奇静脉汇入腔静脉）。与旧片比较奇静脉直径的增宽比实际测量的直径更重要。

奇静脉食管隐窝界面与胸椎前方重叠呈垂直界面（见图10.6D、图10.12C和图10.13）。虽然正常的奇静脉食管隐窝轮廓平直或凹陷，在右下肺静脉水平，该界面的中1/3轻度向右凸出。奇静脉食管隐窝上1/3凸出提示气管隆嵴下淋巴结增大或肿块形成。奇静脉食管隐窝的中1/3凸出通常是右肺静脉汇入左心房的汇合点或左心房右缘。左心房扩张将会导致该界面增宽或向外侧移位，使右心房、左心房的右缘形成双房影。奇静脉食管隐窝的下1/3凸出最常见于滑动性食管裂孔疝。有时降主动脉迂曲或食管旁淋巴结增大会导致该隐窝的下1/3向右凸出。当远端食管含有空气，食管右侧壁的奇静脉食管隐窝表现为一条线（右下食管胸膜线）而不是一个边缘。

椎旁交界面是一条沿着右胸直的、垂直交界面，代表右肺与胸椎之间的少量组织，通常不连续。该交界面局限性凸出提示脊椎或椎旁病变。

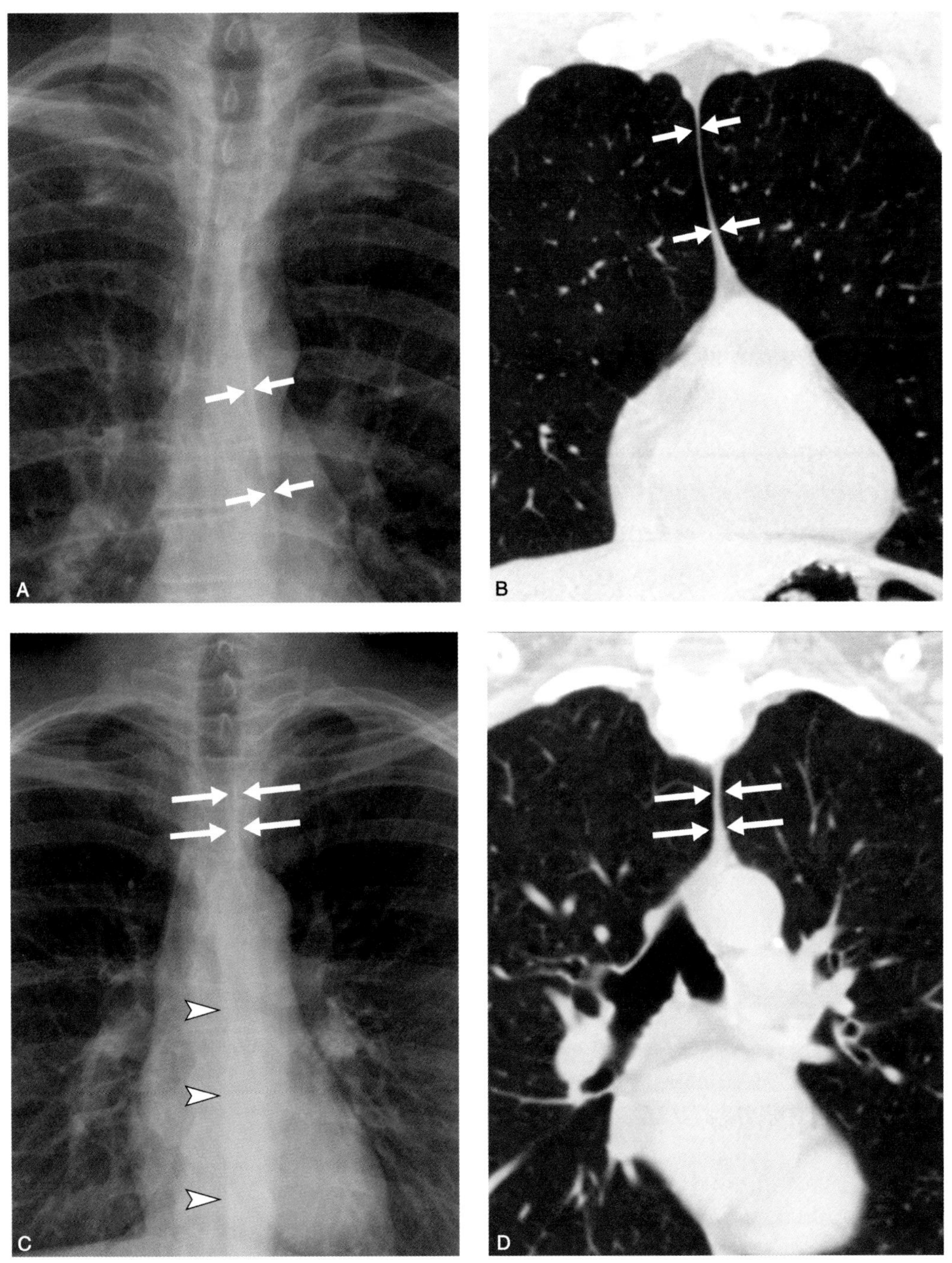

图 10.12　前后连接线。A. 正面 X 线片显示正常的前连接线(箭);B. 另一例患者肺窗冠状位 CT 显示前连接线;C. 正位 X 线片显示后部连接线(箭)和奇静脉食管隐窝交界面(箭头);D. 同一患者肺窗冠状位 CT 显示后交界线(箭)从主动脉弓向上延伸。

表 10.3

前、后连接线

线	特征
前连接线	从右上到左下的倾斜走行 从胸骨上份延伸到心底
后连接线	在正中线的垂直走行 从上胸椎水平延伸到奇静脉弓和主动脉弓的层面

表 10.4

正常的肺-纵隔交界面

右侧	右食管旁界面 上腔静脉/右气管旁线 奇静脉的前弓 右脊柱旁交界面 奇静脉食管隐窝 右心房外侧缘 右肺静脉的汇合处(左心房的右缘) 右心房 下腔静脉的外缘
左侧	左锁骨下动脉的外缘 主动脉结 左上肋间静脉(“主动脉乳头”) 主肺动脉窗的交界面 肺动脉主干的外缘 主动脉前隐窝 左侧脊柱旁交界面 左心耳 左心室 心外脂肪垫

正常的后前位胸部X线显示右心正好投影在胸椎右侧缘(图10.13),即右心房右侧缘,与右肺中叶内侧段形成一个光滑的凸面。漏斗胸的心脏向左移位可能无法显示该界面。当右心房增大该界面凸向右肺。

下腔静脉右侧缘在右侧膈肌水平形成一个凹陷,在侧位片上显示最清晰(见图10.10)。当奇静脉汇入下腔静脉则该界线消失。

纵隔左侧最上面部分,主动脉弓头侧分支可形成一个或多个界面,最常见为左锁骨下动脉(见图10.6D、图10.13)。由于左锁骨下动脉和邻近脂肪干扰,所以通常气管左侧壁与左肺上叶形成的左气管旁线不易显示。

在正常人,主动脉弓的横段(“主动脉结”)产生一个小凸向左肺的压迹(图10.13)。随着年龄增长主动脉逐渐延长和扩大,主动脉结向肺内凸出更明显,肺组织包绕主动脉结也更明显。

大约5%的个体,正位胸部X线上左肋间上静脉位于主动脉弓上外侧向肺内呈局限性圆形或三角形样凸起,这个阴影称为“主动脉乳头”(图10.14),代表肋间上静脉从椎旁围绕主动脉弓向前成弓形汇入后面的左无名静脉。这一结构,通常直径<5mm,当右心房压力升高或有先天性或后天性静脉回流到右心受阻时增大。

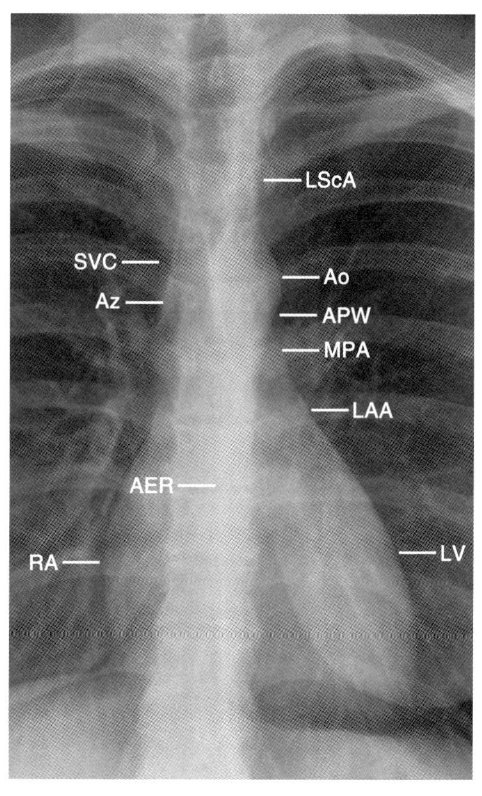

图10.13　正常肺纵隔界面。正位X线摄影,右侧(从上至下):SVC,上腔静脉;Az,奇静脉;RA,右心房;左侧(从上至下):LScA,左锁骨下动脉;Ao,主动脉结;APW,主肺动脉窗界面;MPA,主肺动脉;LAA,左心耳;LV,左心室;AER,奇静脉食管隐窝界面。

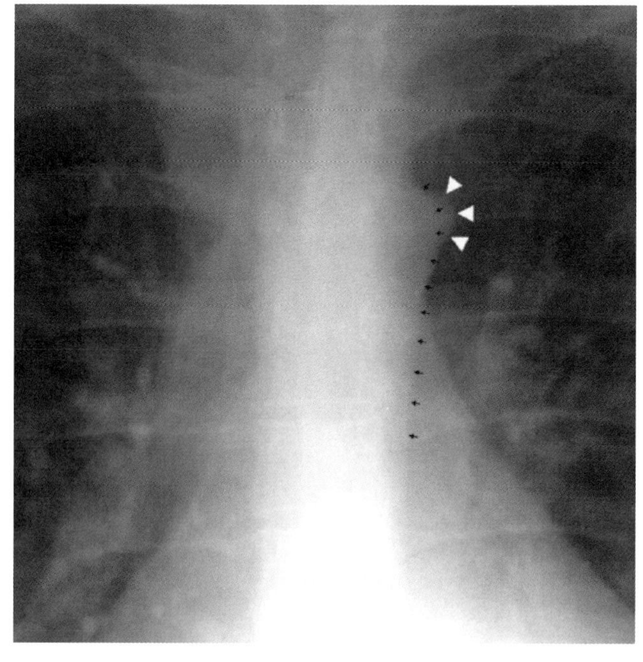

图10.14　主动脉乳头。胸部X线显示由左上肋间静脉形成的“主动脉乳头”轮廓(白箭头)。小黑色箭头表示主动脉结和近端降主动脉的轮廓。

主动脉弓下行,在左上叶与纵隔连接处产生主肺动脉窗(见图10.13)。该界面常常平直或凹向肺内,主肺动脉窗凹向肺内见于:主动脉迂曲、肺气肿或先天性左心包缺失;主肺动脉窗向外侧凸出提示主肺动脉窗内肿块或淋巴结肿大。

主肺动脉窗下方是肺动脉主干的左侧边缘(图 10.13),这个结构可以向肺内凸起、平直或向肺内凹陷。年轻女性肺动脉主干扩张是一种特发性疾病,例如,肺动脉瓣膜狭窄所致的狭窄后扩张或肺动脉系统血流压力增大(左向右分流)。

少部分正常人可见主动脉前隐窝交界面,左肺下叶食管前方到降主动脉,从主动脉结下方垂直延伸到横膈的投影,通常显示为黑色(负马赫效应)。

左侧脊柱旁交界面(见图 10.6D)代表含气的左肺组织与脊柱旁软组织的界限,主要由脂肪构成,但是也包含交感神经链、肋间血管近端、肋间淋巴结、半奇静脉与副半奇静脉,左脊柱旁交界面表现为白色影像(正马赫效应),与右侧比较,左侧脊柱旁交界面更常见。神经源性肿瘤、血肿、椎旁脓肿、脂肪瘤样病变和内侧胸腔积液均可引起该交界面向外侧移位。

紧邻肺动脉主干下方层面是左心耳形成的一个凹面,这个凹面变直或隆凸常常见于风湿性二尖瓣疾病,但也可见于任何原因引起的左心房扩大的患者。

左心室构成左心缘的大部分。左心耳有稍微的凸缘是正常的(图 10.13)。左室轮廓异常改变将在第 5 篇心血管疾病里进行详细讨论。

邻近心尖的脂肪在左心边缘形成一个局部隆起,使左心膈角处心缘显示模糊。心包脂肪垫通常是单侧,主要位于左侧,最常见于单纯肥胖患者和使用糖皮质激素所致的肥胖患者。侧位胸部 X 线上典型的影像学表现通常可以明确诊断,CT 有助于对可疑病例的诊断(图 10.15B)。

双肺(图 10.1)。肺血管系统和包绕肺的间质结构在 X 线上呈高密度影。肺动脉呈圆柱状分支沿着气道分布,肺动脉和气管随着逐层分级口径逐渐减小,小于亚段以下的支气管在 X 线上不显示。沿水平方向至左心房可见肺静脉,而在肺门处寻找肺动脉,更多位于左心房上方而不是左心房。重力效应可以解释站立时下肺血管比上肺血管多,同样仰卧位患者血管系统均匀分布。正常胸部 X 线上肺呈黑色透明区域,由于女性乳房重叠所致,男性胸大肌重叠,使下肺透明度比上肺减低。肺间质或含气腔隙内有不透 X 线的物质会导致肺透光度减少,肺血流量减少或肺实质结构破坏会导致肺透光度增加。

膈肌。膈肌是主要的吸气肌,起源于肋缘并伸入到膈膜顶。右侧膈肌位于肝脏上面,左侧位于胃和脾上面。正位 X 线检查,深吸气时摄片,右侧膈顶通常位于第 6 前肋水平,大约比左侧高 1.5 个肋间隙(见图 10.1)。膈肌呈波浪状改变是正常的,膈肌轮廓的局部凸起通常是由于后天性膈肌膨出所致。

上腹部。正位胸部 X 线上通常可以观察到部分肝脏、脾脏和胃底,腹内脏器异常可以通过观察肝脏、胃和脾的位置和形态来确定。肝体积增大会导致横膈抬高且压迫胃的右侧。肝内气体见于胆道系统、门静脉内或肝脓肿。还可显示肝内病变的钙化和与肝下部重叠的结石影。胃底的肿块有时在充气的胃腔内形成一个致密的软组织影。脾大将胃泡影推向前内侧移位,结肠脾曲向下移位,左上腹部呈现软组织影。

胸部侧位片

由于左、右侧胸腔相互重叠,正常侧位胸部 X 线的解剖结构复杂(见图 10.1B)。掌握正常侧位胸部 X 线的解剖知识对发现和定位实质和心脏纵隔病变有很大帮助。

软组织。腋前皱褶其内侧低密度气体影衬托下可显示覆盖在上胸部皮肤皱褶的前缘,双侧边缘在胸廓两侧形成致密影,前方凹陷,延续至胸廓入口处,与上臂软组织融合。

骨。肩胛骨的前缘呈斜行平直投影在胸腔后上方,通常位于气管后间隙之上。胸椎椎体前后皮质边缘相互对齐,逐渐向后弯曲。

肺的界线。气管/食管后缘、脊柱前缘主动脉弓上方层面共同围成气管后间隙(见图 10.10)。靠近肺尖的肿块和含气疾病,气管后肿块(如迷走锁骨下动脉或后方的甲状腺肿)或食管肿块可以在气管后间隙产生一个异常致密影。

如果降主动脉迂曲,则它的后缘及有时它的前缘长度多变,这取决于主动脉返回到脊柱前的位置且穿过主动脉裂孔进入腹部的距离。奇静脉弓上缘投影到主动脉弓下方的现象很罕见。某些个体,无名动脉或左锁骨下动脉的后缘在气管内气体的衬托下可以显示。

胸骨后间隙取决于胸骨的形状和前纵隔的脂肪含量。在穿透性良好的侧位片上,胸骨体显示清晰(见图 10.1B)。可以观察到紧邻胸骨体后方少量脂肪构成的薄的胸骨后线。胸骨骨折、感染、肿瘤或有胸骨切开术史会导致胸骨后线扭曲或增厚。胸廓内动脉扩大(如主动脉缩窄)或淋巴结增大(典型的淋巴瘤或乳腺癌转移)在肋软骨凹面产生肿块投影。下方层面,左肺与前内侧胸壁被一个类圆形或三角形致密影分开,这是心尖和邻近的胸膜外脂肪,这一结构位于左肺上叶舌段,称为心切迹,不要误诊为肿块(图 10.15B)。CT 有助于诊断疑难病例,正位胸部 X 线上可能无法显示起源于前纵隔的肿块,但是这些病变通常会侵犯胸骨后间隙。

20%的人心包前份与心肌是分离的,呈细线状,由心外膜和心包脂肪层之间的心外膜构成,如果这一结构呈结节状或厚度大于 2.0mm,则提示有病变或心包积液。

大多数人下腔静脉后方边缘是后凹或平直,位于心脏后下方,刚好位于膈肌上方(见图 10.11B、图 10.10)。在儿童患者中,该结构缺乏往往与心脏异常有关。

侧位片上,两侧膈肌表现为平行的圆拱形(见图 10.11B、图 10.10),膈肌后份比前份位置稍低,所以形成的后肋膈角比前肋膈角深。在侧位片上有很多方法可以鉴别左、右侧膈肌,左侧膈肌前份由于有心脏遮挡而显示不清,然而右侧膈肌前后份均可清楚显示。标准的左侧位片,右胸离胶片较左侧远,由于 X 射线束的散射作用,所以右侧前、后肋膈角投影在左侧上面。确定左、右侧肋膈角便确定了左右侧膈肌。胃或结肠脾曲内的气体投影在一侧膈肌之上,一侧膈肌之下,上方的是左侧膈肌。有时,可以区分左、右肺斜裂(左侧走行较右侧垂直),沿着斜裂走行与膈肌的连接点就可辨别左、右侧膈肌。

纵隔正常解剖

纵隔是位于两侧肺内侧壁胸膜之间的一个较狭窄、垂直走行的结构。纵隔内包含重要的心脏大血管、气管支气管及被脂肪包绕的食管,其中还有淋巴结(图 10.16)。CT 和 MRI 检查是显示胸廓入口结构最好的方法。有不同的划分方法将纵隔

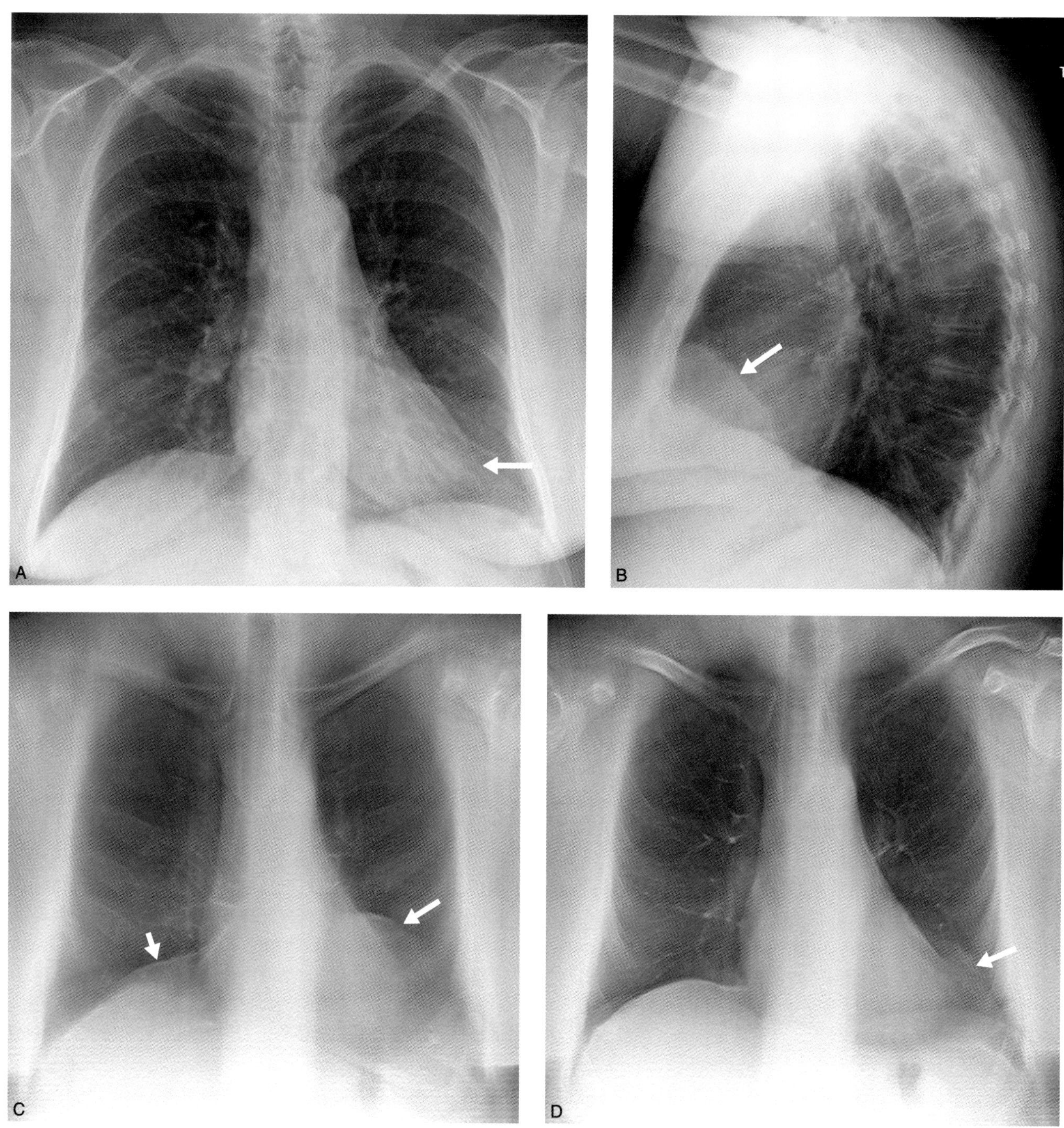

图 10.15　正常心包脂肪垫。A~B. 正位(A)和侧位(B)胸部 X 线显示心包脂肪(箭)。C~D. 胸部正位体层片显示右侧心包脂肪垫(C 中的短箭)和左侧心包脂肪垫(C 和 D 中的长箭)。

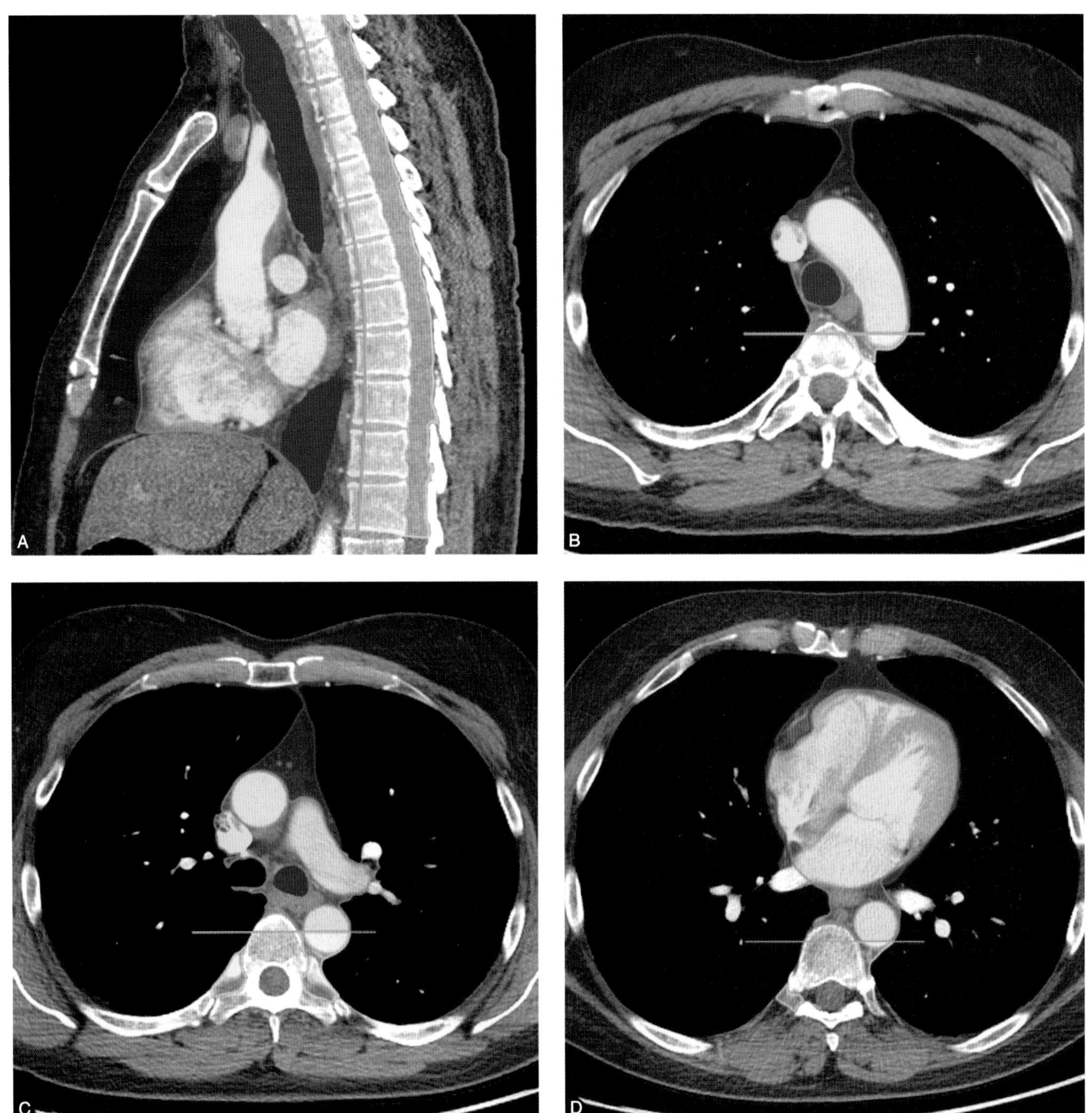

图 10.16　纵隔的分区由国际胸腺恶性肿瘤兴趣小组（ITMIG）定义。A. 正中矢状位增强 CT；B. 主动脉弓层面横断位 CT 增强扫描；C. 左肺动脉水平横断位 CT 增强扫描；D. 左心房水平横断位 CT 增强扫描。血管前（紫色）、内脏（蓝色）和椎旁（黄色）分区。绿线，内脏和椎旁纵隔之间的边界。（转自 Carter BW, Benveniste MF, Madan R, et al. ITMIG classification of mediastinal compartments and multidisciplinary approach to mediastinal masses. Radiographics 2017;37(2):417;Figure 1.）

表 10.5

纵隔内容物

分区	内容物
前纵隔(血管前)	胸腺 左头臂静脉 脂肪 生殖细胞残余 淋巴结
中纵隔(脏器)	心脏和心包 升主动脉、主动脉弓及降主动脉 右、左肺动脉主干和近端 肺静脉汇合 上、下腔静脉 气管和主支气管 纵隔内的淋巴结和脂肪 奇静脉和半奇静脉 胸导管
后纵隔(椎旁)	胸椎 交感神经节和肋间神经 脂肪 淋巴结

划分为几个部分。其中一种解剖学划分方法是:通过前面的胸骨角和后方的第四胸椎间盘水平画一条直线将纵隔分为上、下纵隔,下纵隔再分为前、中和后纵隔。这种划分纵隔的方法很简单,因为在这三部分之间并没有真正的解剖界限。然而,通过最容易辨认的纵隔内结构,心脏作为定位标记,就可以将纵隔内肿块与心脏的关系简单而准确的划分。侧位胸部X线上这种纵隔的划分区域很容易辨别。解剖方法划分常存在细微的不同,另一种方法是:没有上纵隔和下纵隔之分,从胸廓入口上方向下垂直延伸至膈肌下方划分成3部分,即前、中、后纵隔,这种划分方法对放射科医师更实用(表10.5)。各部分内的结构和间隙容易辨认,其内含脂肪和淋巴结,各部分的结构和间隙及正常表现都将在下文讲述。

前纵隔。前(血管前)纵隔包括胸骨后和心脏及大血管之前的所有结构,还包括内乳动静脉(即胸廓内动静脉)、淋巴结、胸腺和头臂静脉(图10.17A、B)。

内乳动静脉位于胸骨两侧,胸骨旁脂肪内。正常的淋巴结与血管伴行,但在CT上通常不显示。侧位胸部X线上可以显示双肺前缘与胸骨后间隙的界面,见“侧位胸部X线”章节。胸腺是一个呈三角形或双叶状结构,在青春期最大,之后逐渐退化为脂肪组织。35岁后大多数人的胸腺主要成分是脂肪,几乎没有或无腺体(软组织)成分。在成人,胸腺的边缘应该是平直或凹向肺内,左叶通常大于右叶。在解剖学上,胸腺位于血管前间隙,与前面的胸骨后间隙相连。它紧贴上腔静脉、主动脉弓、大血管,肺动脉主干及下心脏的前方。血管前间隙通常保留原三角形的胸腺部位,正常淋巴结在血管前间隙脂肪内的CT上可见。大多数人血管前间隙的前份从主动脉弓层面开始逐渐变窄,形成一个细长的、垂直走行的线性密度影,代表前连接线。左右头臂静脉位于大血管根部水平血管前间隙的后面,右侧头臂静脉由于其垂直走行,所以在CT横断面上表现为圆形密度影;而左侧头臂静脉是横向走行,所以CT上表现为椭圆形或管状密度影(见图10.12B)。

中纵隔。中(血管)纵隔包括心包及其内容物、主动脉弓和大动脉近端、肺动脉主干和静脉、气管和主支气管及淋巴结(图10.17C~H)。肺门可以被认为是中纵隔的延伸。膈神经和迷走神经在CT扫描上不显示,但却一起走行于锁骨下动脉和头臂静脉之间。双侧喉返神经分别位于两侧的食管气管沟内。

围绕气管和气管隆嵴的四个中纵隔区域可以识别(图10.17B、C)。右气管旁间隙,包含淋巴结和少量脂肪,在后前位胸部X线上表现为气管旁线,从胸廓入口上方延伸到奇静脉下方。气管前间隙位于气管前和升主动脉后之间,与下方的气管隆嵴前间隙相连,其内包括脂肪、淋巴结和心包上隐窝主动脉后部分,并且是常规行纵隔镜检查术的解剖途径。前后位胸部X线上气管后间隙大小不一,取决于右上肺在支气管上部后方内凹的程度。在气管左侧是主肺动脉窗,主肺动脉窗的边界:上方为主动脉弓;下方为左肺动脉;内侧为气管远端、左主支气管和食管;外侧为左上肺表面的纵隔胸膜;前方为升主动脉后缘;后方为邻近降主动脉前缘。主肺动脉窗内包含脂肪、淋巴结、动脉韧带和左侧喉返神经。

肺动脉主干和左肺动脉位于中纵隔左前外侧。气管隆嵴构成中纵隔的后缘。刚好在气管隆嵴下方层面可见右肺上叶支气管。再往下继续观察,右肺动脉向右且略向后走行,刚好位于升主动脉后方及中间段支气管前方。气管隆嵴下间隙后缘由奇静脉食管隐窝内的气体构成,前方为右肺动脉横向走行部分的后缘构成,左上肺静脉刚好位于左主支气管和上叶支气管前面。右心室流出道层面位于肺动脉主干下方,在这一层面上,可显示左、右心耳和左心房上部(图10.17E)。在这个层面上还可显示右上肺静脉,位于中叶支气管之前,随后又位于右下叶支气管之前。下方层面,可以看到右固有心房、右心室和左心室(图10.17F~H)。

淋巴结。国际肺癌研究协会(IASLC)制定了纵隔淋巴结分类方案(图13.19),为肺癌或者其他恶性肿瘤淋巴结转移提供了更为统一的标准。

后(血管后)纵隔。位于心包之后,包括食管、降主动脉、奇静脉和半奇静脉、胸导管、肋间神经和自主神经。食管位于气管后或后外侧,从胸廓入口层面上方到达气管隆嵴下方。上胸部CT扫描可以看到从胸廓入口到主动脉弓层面,双肺上叶在食管后方和脊柱前方接触,形成狭窄的后连接线,在正位片上表现为通过气道的一条垂直线。食管与降主动脉保持一种固定的位置,通常位于降主动脉的前内侧,向下至主动脉裂孔层面,主动脉位于椎体前面,而食管跨主动脉前方通过食管裂孔出胸部。

降主动脉在主动脉肺动脉窗层面位于胸椎的前外侧。年轻人中,降主动脉一直走行在胸椎前正中直到膈肌主动脉裂孔处。主动脉迂曲或扩张的老年人,血管向外侧走行,且在其下行时可突向左肺下叶,食管伴随着降主动脉在主动脉裂孔层面回到胸椎前正中处。奇静脉和半奇静脉分别位于脊柱右侧和左侧,降主动脉后外侧的脂肪间隙其内还包含胸导管和交感神经链(通常不显示)和小淋巴结(图10.17E~G、图10.17I)。下方层面,该脂肪间隙与膈脚后间隙延续并位于椎旁外侧,其中包含肋间动、静脉和淋巴结。

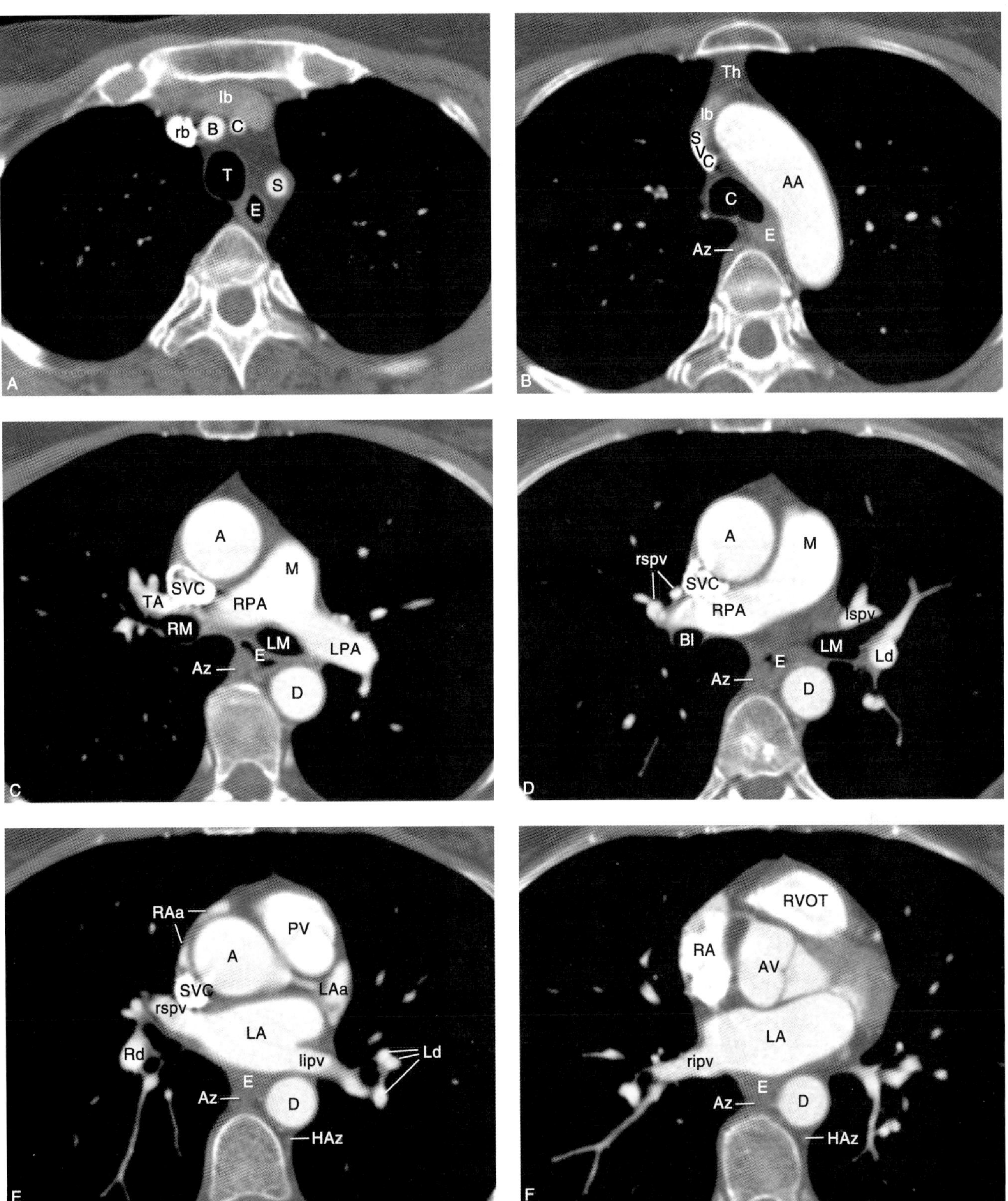

图 10.17　纵隔正常解剖轴位 CT。A. 主动脉上水平。rb，右头臂静脉；lb，左头臂静脉；B，头臂干；C，左颈总动脉，左锁骨下动脉；T，气管；E，食管；B. 动脉弓水平。Th，胸腺脂肪退化；lb，左头臂静脉；SVC，上腔静脉；AA，主动脉弓；C，气管隆嵴；E，食管；Az，奇静脉；C. 主肺动脉和左肺动脉水平。SVC，上腔静脉；A，升主动脉；D，降主动脉；M，主肺动脉；LPA，左肺动脉；RPA，右肺动脉；TA，右肺动脉前干；RM，右主支气管；LM，左主支气管；E，食管；Az，奇静脉；D. 右肺动脉水平。A，升主动脉；SVC，上腔静脉；M，主肺动脉；RPA，右肺动脉；rspv，右上肺静脉分支；lspv，左上肺静脉；BI，中间支气管；LM，左主支气管；Ld，左肺动脉降支；E，食管；Az，奇静脉；D，降主动脉；E. 左心房水平。RAa，右心耳；SVC，上腔静脉；A，升主动脉；PV，肺动脉瓣；LAa，左心耳；LA，左心房；rspv，右上肺静脉；lipv，左下肺静脉；Rd，右下叶肺动脉；Ld，左下叶肺动脉基底段分支；D，降主动脉；E，食管；Az，奇静脉；HAz，半奇静脉；F. 主动脉瓣水平。RA，右心房；RVOT，右心室流出道；AV，主动脉瓣；ripv，右下肺静脉；LA，左心房；D，降主动脉；E，食管；Az，奇静脉；HAz，半奇静脉；

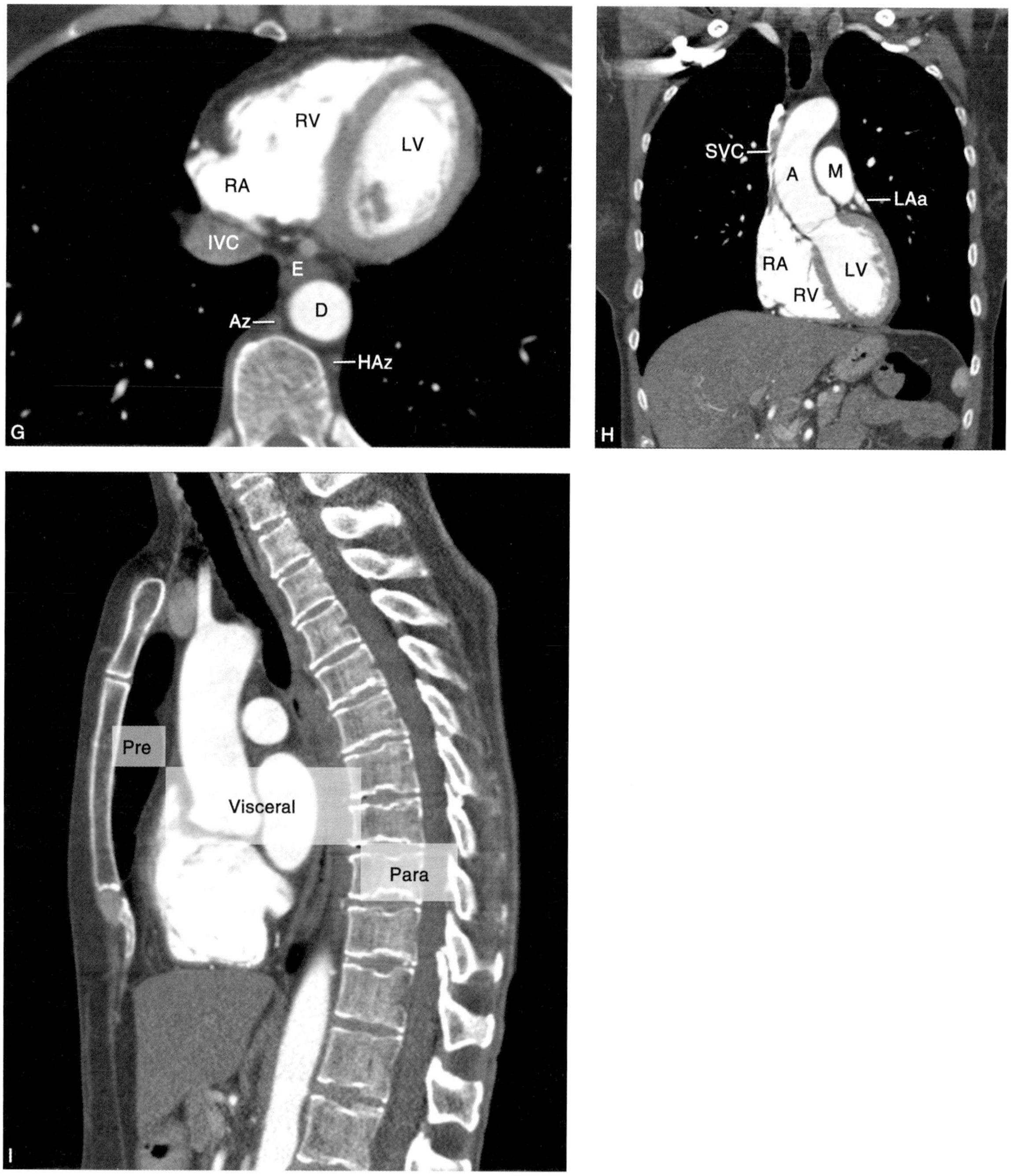

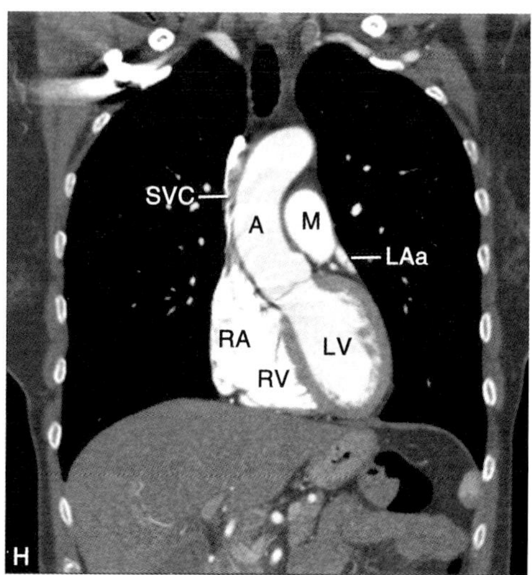

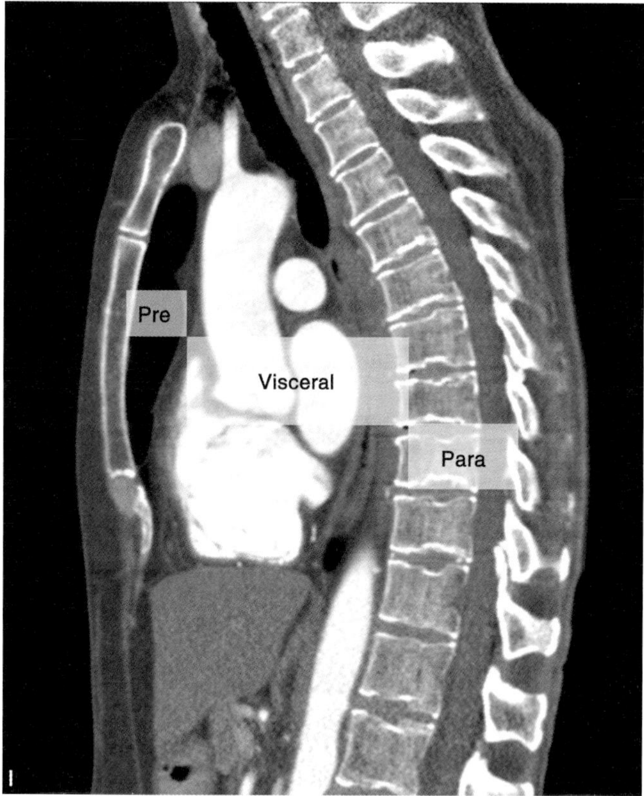

图 10.17(续) G. 心室水平。RA,右心房;RV,右心室;LV,左心室;IVC,下腔静脉;D,降主动脉;E,食管;Az,奇静脉;HAz,半奇静脉;H. 正常冠状位纵隔解剖。SVC,上腔静脉;RA,右心房;RV,右心室;A,升主动脉;M,主肺动脉;LAa,左心耳;LV,左心室;I. 正常矢状纵隔解剖,充分显示了血管前(Pre)、内脏(Visceral)和椎旁(Para)纵隔的组成。

肺门正常解剖

正位片。肺门是肺与纵隔的连接处,由上肺静脉和肺动脉分支及伴行支气管组成(图 10.18)。这些都被少量脂肪包绕,其内含有淋巴结。在正位胸部 X 线上,右肺动脉和左肺动脉是构成肺门影的主要部分,而上肺静脉、肺叶支气管、支气管淋巴结和少量脂肪也参与小部分肺门总合的投影。90%以上的正常人,左肺门影比右侧高。这是因为左肺动脉是构成左肺门影的主要部分,它走行于左主支气管和上叶支气管的上方,而右肺动脉位于右上肺支气管的下方;其他人则是左、右肺门位于同一水平。右肺门高于左肺门,提示右肺上叶或左肺下叶肺体积减小。

X 线平片上右肺门的形状像一个斜行的 V 形,开口指向右侧(图 10.18A)。V 形的上份主要是由右肺上静脉干前、后分支构成。右叶间动脉形成 V 形的下半部分,向下走行于中间支气管外侧。右下肺静脉跨越右肺门下部,但是并不组成肺门结构。

左侧位。在一张标准的侧位片上,右、左肺门影大部分重叠,由右、左肺动脉和上肺静脉共同组成(图 10.6C、图 10.18B)。肺门影的前方是由右肺动脉的横部组成,形成一个垂直走行的椭圆形致密影,刚好位于中间支气管的前方。右上肺静脉汇入左心房处重叠在右肺动脉下份,并形成致密影。位于后上方的逗点状左肺动脉,通过后上方圆形或椭圆形的透亮区,代表水平走行的左肺上叶支气管影,并与部分左主支气管重叠,向下走行于左肺下叶支气管之后。左上肺静脉汇入处位于右上肺静脉层面的下方,产生的致密影形成复合肺门影的后下份。复合肺门影的无血管区位于右肺动、静脉影的下方以及左肺动脉降部和左上肺静脉的前方,称为下肺门影(图 10.18B)。这一区域大体呈三角形,其顶点在左肺上叶和左肺下叶支气管的交界处和其底部朝前下方。右肺中叶和左舌叶静脉穿过下肺门影,但由于较小,在这一区域并不能显示。

复合肺门影的血管结构包绕在主支气管周围(图 10.18B)。大约 50%的人,右肺上叶支气管的起点在复合肺门影上缘呈圆形透亮影,向上走行。当这一支气管在上述的胸部 X 线上不显示,提示该支气管的肿块或周围淋巴结肿大。中间支气管的后壁呈一细垂直线,2mm 或更薄,从右肺上叶支气管后向下延伸。95%的患者可见此线,在侧位片上,向下延伸至左上肺叶支气管的两分叉处透亮区。这一结构容易显示是因为该结构前方有含气的中间支气管,后方有奇静脉食管隐窝内的肺组织,从而就衬托出其后壁。该线的增厚或结节状见于支气管肺癌、肺水肿或奇静脉食管隐窝内淋巴结增大。

75%的人左肺上叶支气管位于右上肺叶支气管之下不超过 4cm 处,由于左肺动脉和其他纵隔结构的衬托,左肺上叶支气管比右肺上叶支气管更容易显示,而右肺上叶支气管仅与右主肺动脉的前下方和奇静脉弓上方相邻。右肺中间支气管后壁投影在左肺上叶支气管之上也有助于确定其位置。左肺上叶支气管椭圆形透亮影的下方,有时可见左肺下叶支气管基底干,其前壁呈一条白线,由支气管腔内和肺内的气体衬托出来。左肺下叶支气管刚好位于其下方,与水平走行的左肺上叶支气管相延续。

胸膜解剖

胸膜是一浆膜,覆盖在肺的表面,贴于肋骨表面、膈和纵隔上。分为两层,即脏胸膜和壁胸膜,连接于肺门处。壁胸膜的血液是通过体循环供应的,而脏胸膜的血液是通过肺循环供应

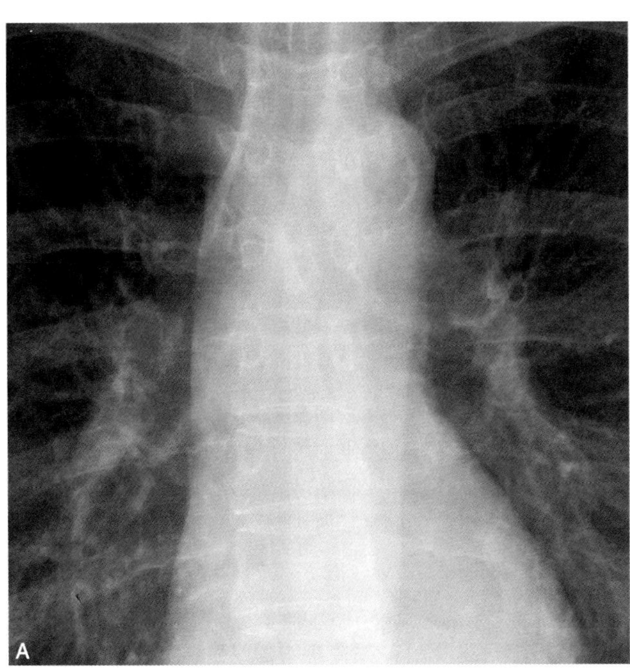

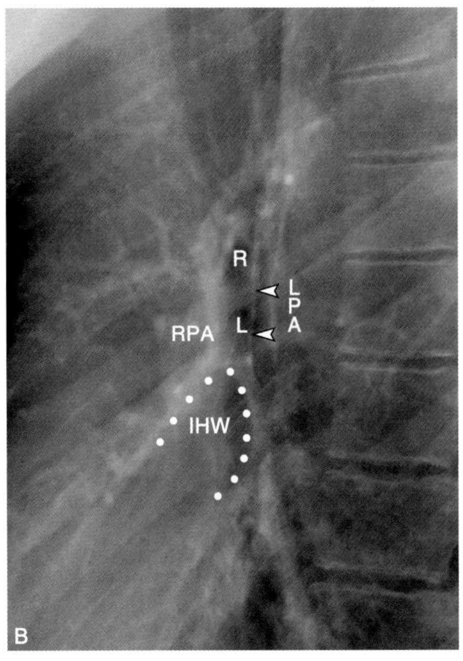

图 10.18 正侧位肺门解剖。A. 正位 X 线片,注意左侧肺门略高于右侧;B. 侧位 X 线片(与图 10.6C 相同的患者),RPA. 右肺动脉;LPA. 左肺动脉;R. 右上叶支气管;L. 左上叶支气管汇合部(箭头),中间支气管后壁(中间干线);IHW. 肺门下区(虚线区域表示)。

的。壁胸膜紧密贴附于胸壁和横膈，向后延伸至后肋膈角，而脏胸膜覆盖在肺表面。胸膜腔是存在于这两层胸膜之间的一个潜在间隙，正常情况下其内含有少量液体(小于5mL)，有助于减少呼吸时的摩擦。

正常的肋胸膜、膈胸膜和纵隔胸膜在X线或CT不显示。HRCT检查，在两肋骨之间的肋间隙可见1~2mm的细线(图10.19)。该"肋间线"代表两层胸膜、胸内筋膜及肋间肌肉最内层(图10.20)。正常贴于肋骨内侧的胸膜不显示，肋骨皮层内侧与肺接触。HRCT上在肋骨内侧和肺之间可见软组织密度影，提示胸膜增厚。在解剖上，椎旁区域无肋间肌肉的最内层，如果在肺和椎旁脂肪或肋骨之间显示细线影，提示两层胸膜和胸内筋膜相连。

胸壁解剖

本节将介绍正常正位胸部X线上胸壁软组织和骨结构的影像学解剖，CT可以提供正常胸壁和腋窝的详细解剖信息。熟悉正常横断面上胸壁和腋窝的知识对疾病准确定位和其特征非常关键。图10.21显示了CT上有代表性的6个胸壁解剖层面。

膈肌解剖

膈肌由横纹肌和大量的中心腱组成，分隔胸腔和腹腔。膈肌前侧起自胸骨剑突后面，前外侧、外侧和后外侧起自第6~12肋软骨和肋骨。膈肌脚起自上腰椎且走行至中央腱的后部，并没有与胸廓直接连接(图10.22A)。膈肌有三个正常裂孔和两个潜在的间隙。主动脉裂孔位于中线处，紧靠膈肌脚后方和第12胸椎体之前，有主动脉、胸导管、奇静脉及半奇静脉通过。食管裂孔位于主动脉裂孔左前上方，有食管和迷走神经通过(图10.22B)。下腔静脉在第8胸椎椎间盘水平通过膈肌的中央肌腱(图10.22C)。Morgagni孔(莫尔加尼孔)是位于前内侧膈肌的一个三角形间隙，通常含脂肪和内乳动静脉，腹腔内容物可能由此疝入胸内形成膈疝。博赫达勒克孔(Bochdalek孔)是膈肌后外侧在胸腹膜与横膈连接闭合处的薄弱部分。将在17章介绍通过Morgagni孔和Bochdalek孔的膈疝。

CT扫描显示横膈穹窿呈圆形阴影位于心底水平的双侧胸部，深吸气扫描时，由于膈肌收缩使其呈波浪状或结节状外观，常见于老年人，且左侧比右侧更常见。在后方，可见膈肌脚上份，膈肌脚起源于第2、3腰椎上部，呈弧形阴影。在CT上可见食管和主动脉裂孔位于膈肌脚处(图10.22)。继续向下观察进入上腹部，横断面上膈肌脚下份可见一圆形阴影，不要误认为是膈肌脚后增大的淋巴结。连续观察CT扫描层面可正确辨认这些结构。

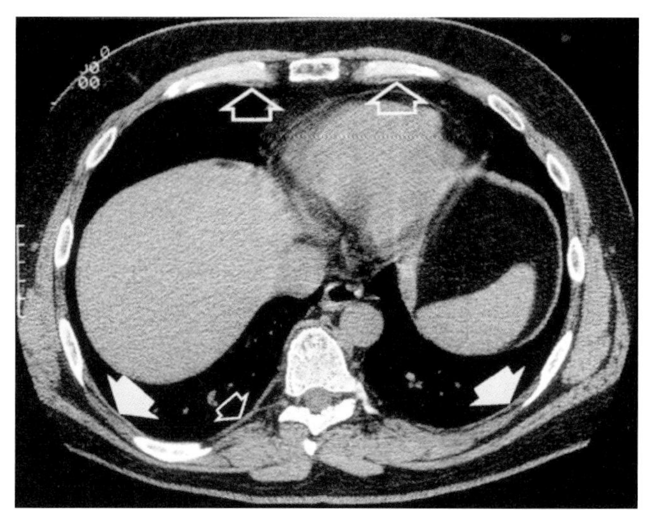

图10.19 胸膜的HRCT。通过肺底的HRCT扫描显示正常肋胸膜(实心箭)，由一层脂肪与肋间肌分隔。椎旁可见肋间静脉(小空心箭)。在前方，肋间肌(大空心箭)紧贴胸骨旁胸膜表面。

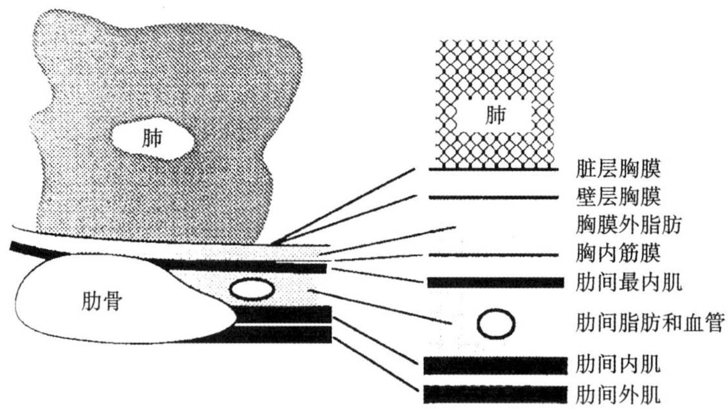

图10.20 正常胸膜和胸壁解剖结构。脏胸膜厚0.1~0.2mm，由单层间皮细胞及其相连的纤维弹性筋膜组成，称为胸膜下间质，是外周间质网的一部分。壁胸膜厚0.1mm，由单层间皮细胞组成，内衬疏松结缔组织层，内含全身毛细血管、淋巴管和感觉神经。壁胸膜外是纤维弹性胸内筋膜，由薄层胸膜外脂肪与胸膜分隔。胸内筋膜内衬肋骨和肋间肌。

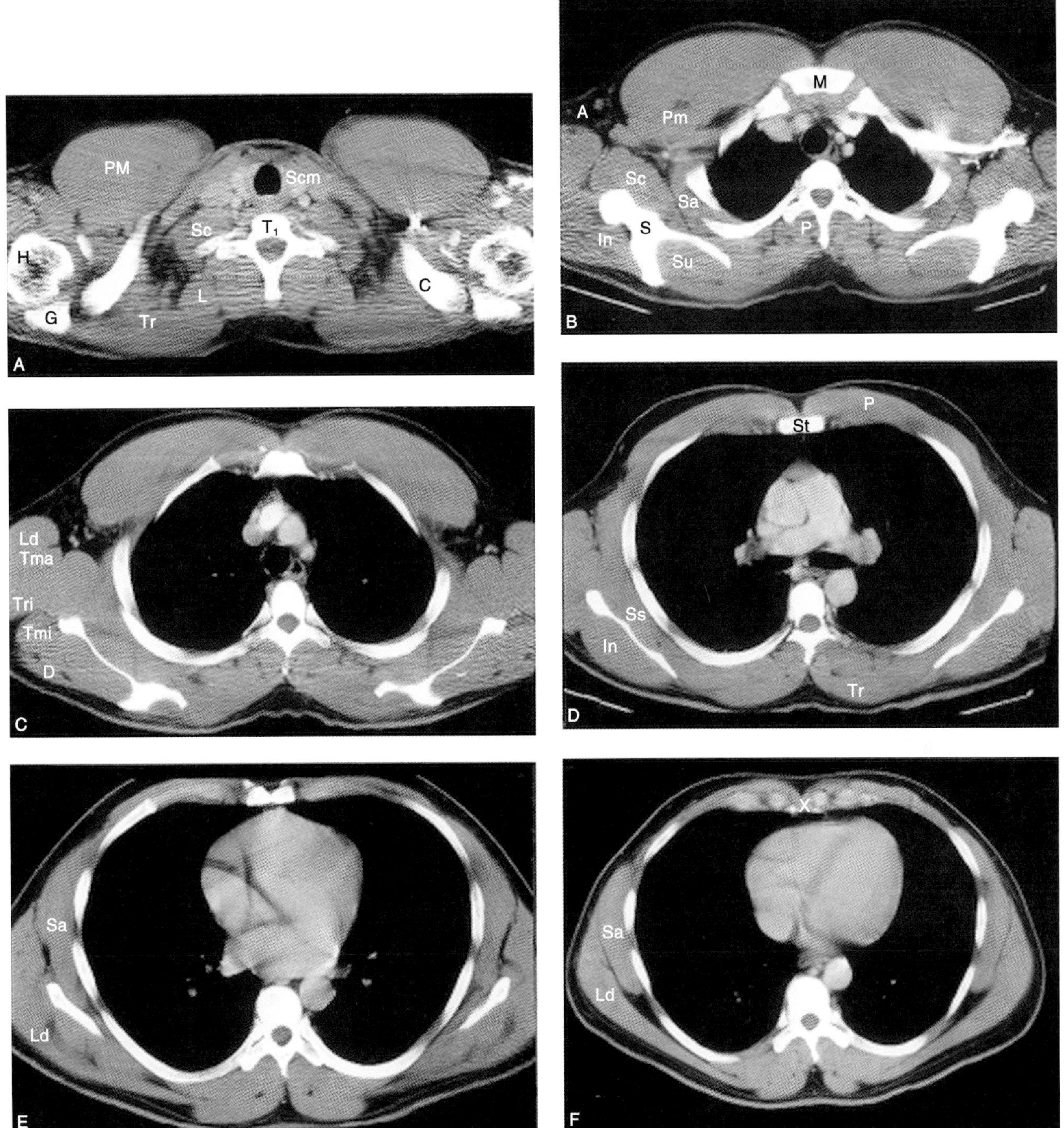

图 10.21　CT 示胸壁正常解剖结构。A. 胸腔入口水平。PM，胸大肌；Tr，斜方肌；L，肩胛提肌；Sc，斜角肌；Scm，胸锁乳突肌；H，肱骨头；G，关节盂；C，锁骨远端；T_1，第 1 胸椎椎体；B. 腋窝血管水平。Pm，胸小肌；Sa，前锯肌；Su，冈上肌；In，冈下肌；P，椎旁肌；M，胸骨柄；S，肩胛骨体；A，正常腋窝淋巴结；C. 胸锁关节水平。Ld，背阔肌；Tma，大圆肌；Tri，三头肌长头；Tmi，小圆肌；D，三角肌；D. 胸骨体水平。P，胸肌；Ss，肩胛下肌；In，冈下肌；Tr，斜方肌；St，胸骨体；E. 肩胛骨尖端水平。Ld，背阔肌；Sa，前锯肌；F. 剑突水平，Ld，背阔肌；Sa，前锯肌；X，胸骨剑突。

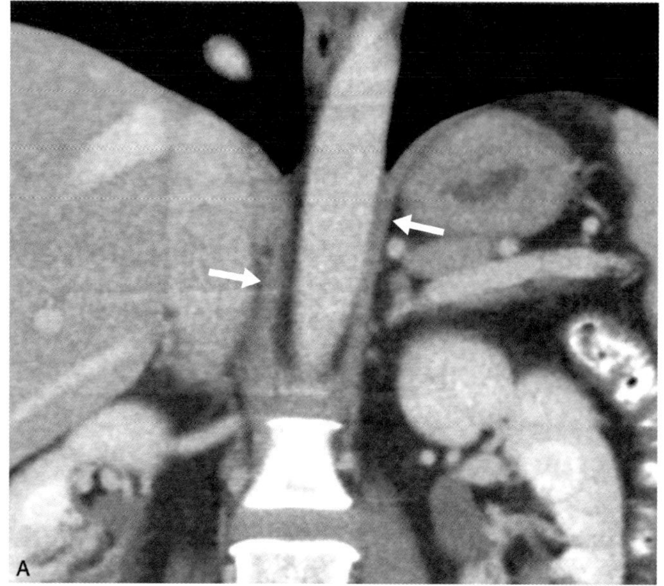

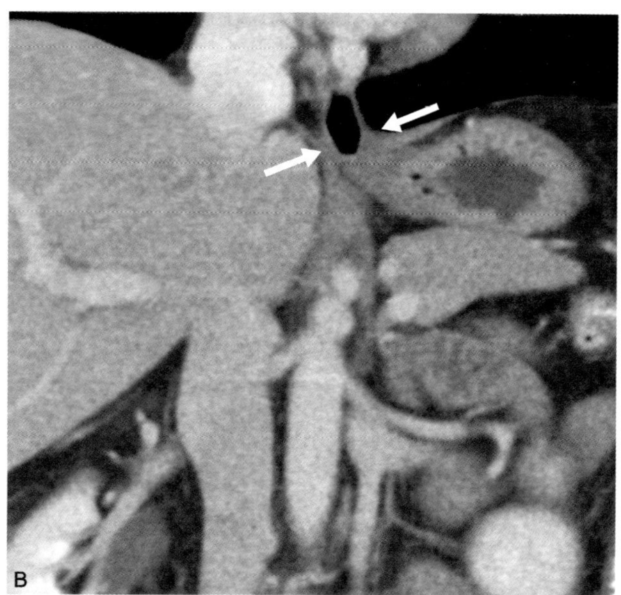

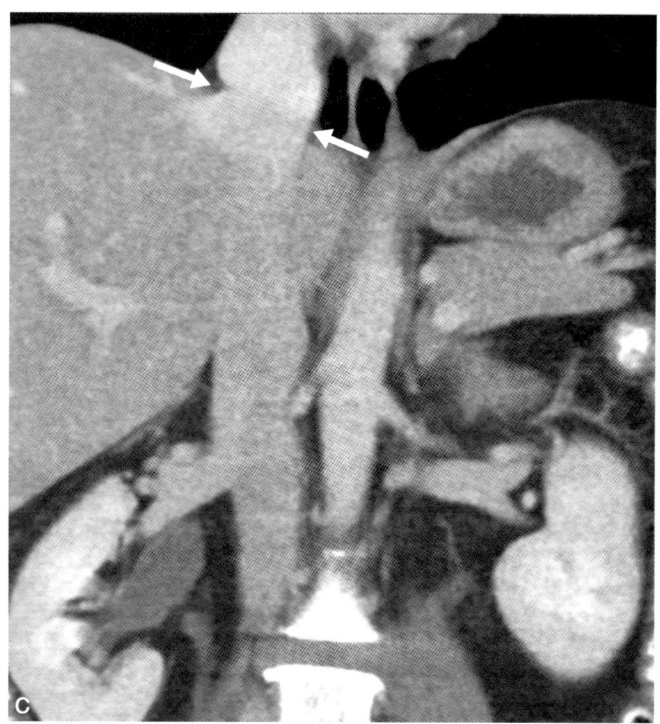

图 10.22　CT 显示正常膈肌裂孔。A. 通过上腹部冠状位增强 CT 显示位于膈脚之间的主动脉裂孔（箭）；B. 冠状位增强 CT 显示食管裂孔（箭）；C. 冠状位增强 CT 显示腔静脉裂孔（箭）。

胸部疾病影像学表现

肺实质疾病可以分为：胸部 X 线上整个肺或部分肺组织密度影异常增高（肺不透光）和肺密度异常减低（肺透光）。正常肺组织密度与空气和软组织（血液或实质）的比例相关，约为 11∶1。因此，很明显如果软组织增多则空气和软组织之比将明显减低，这将比破坏血管和肺实质弥漫性疾病显示的更清楚，弥漫性疾病的空气和软组织之比改变不明显，所以整个肺组织密度仅轻微减低。CT 具有良好的对比分辨率，所以在整个胸部密度轻度减低的情况下 CT 比 X 线显示更敏感。

异常的肺部致密影分为：肺泡实变、肺不张及间质病变、结节或肿瘤样病变，支气管病变所致的异常致密影（表 10.6）。在相关的放射病理学中，这种分类方法可以正确反映肺部疾病的病理过程，在广泛的肺部疾病中基于对肺实质受累的类型可以做鉴别诊断。

肺内致密影

肺泡实变。X 线特征如表 10.7 所示。当肺终末气道内正

表 10.6
肺部致密影类型

类型		举例
肺泡实变		肺炎球菌性肺炎,肺水肿
肺不张	肺叶性	支气管内肿瘤
	肺段性	线性肺膨胀不全
肺间质增厚	网状	特发性肺间质纤维化
	点网状	结节病
	线状	间质性肺水肿
结节	粟粒状(<2mm)	粟粒性结核
	微结节(2~7mm)	急性过敏性肺炎
	结节(7~30mm)	肉芽肿
		肺癌
		错构瘤
		转移性肿瘤
	肿块(>30mm)	肺癌
		脓肿
管状/分支状		黏液囊肿

表 10.7
肺泡实变 X 线特征

肺叶或肺段分布
边界不清
肺泡结节
融合的趋势
空气支气管征
蝙蝠翼(蝴蝶样)分布
病变随着时间变化大

常空气被软组织密度影(如血液、漏出液、渗出液或肿瘤细胞)代替时,原肺内气体区域则形成致密影。肺炎球菌性肺炎按肺段分布,起源于肺终末呼吸道,经过肺泡间孔和肺泡的终末细支气管向未受累的肺泡扩散。最初,病变边界显示不清,因为肺泡被填满的过程是以不规则的方式累及邻近组织,并与 X 射线束产生一个不规则的界面。肺泡结节常常边界不清,直径为 6~8mm 的圆形致密影,可见于肺泡实变的早期。这些结节代表腺泡或其他小叶下结构内的密度增高,且最常见于弥漫性肺泡性肺水肿和经支气管播散的空洞性肺结核。

肺泡实变进展的特点是病变在肺内扩散,并有融合的趋势。由于肺泡内气体被细胞物质和液体取代,肺泡腔密度增高,正常含气的支气管呈管状透明区,称为空气支气管征(图 10.23)。严重的间质疾病累及含气腔隙产生空气支气管征的情况很少见;最典型的见于"肺泡"结节病。当肺泡实变累及叶间裂时,形成一个边界清晰的致密影。

一种肺实质致密影表现为"蝙蝠翼"或"蝴蝶样"改变,属于肺泡实变。表现为致密影占据肺门区域并在向外侧延伸,到达肺周围部分之前,边缘显示清楚,因此称为"蝙蝠翼"。到目前为止,对这一疾病这样分布的改变没有进一步说明,几乎完全出现在肺水肿或出血的患者中。肺泡实变过程的另一个特点表现为在短时间内迅速变化的趋势,即肺实质致密影在数小时内扩大或溶解消散,肺不张和间质性肺水肿表现最明显。弥漫性融合性肺泡腔致密影的鉴别诊断见表 10.8。

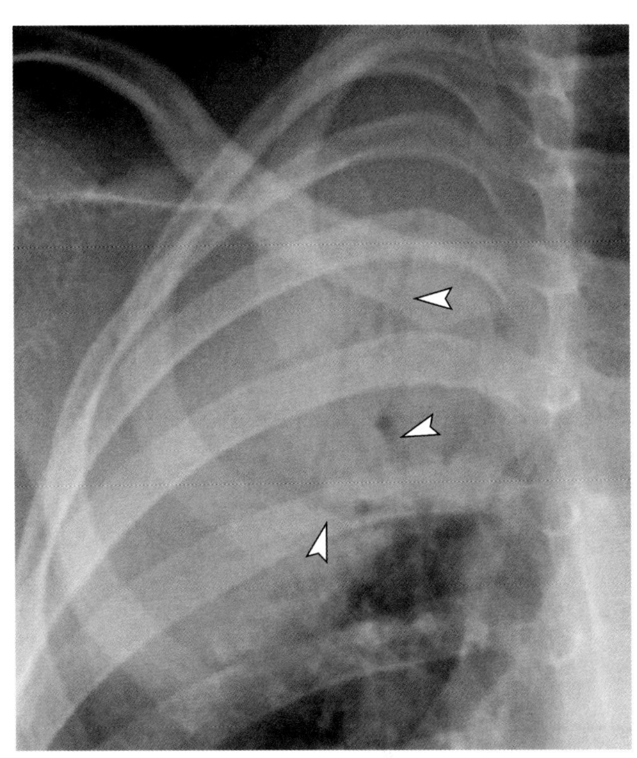

图 10.23 肺泡实变致空气支气管征。4 岁患儿大叶性肺炎正位片显示右肺上叶肺泡渗出伴空气支气管征(箭头)。

表 10.8
弥漫性融合性肺泡腔致密影的鉴别诊断

类型	举例
肺水肿	心源性
	体液过量/肾衰竭
	毛细血管通透性增加(见表 12.2)
肺部无菌性炎变	急性过敏性肺炎
	急性嗜酸性粒细胞性肺炎
	急性狼疮性肺炎
肺部感染	卡氏肺孢菌
	革兰氏阴性菌
	病毒性(流感)
	真菌
	组织胞浆菌病
	曲霉病
出血	见表 12.3
肿瘤	腺癌(黏液性)
	淋巴瘤
肺泡蛋白沉积症	急性二氧化硅吸入
	淋巴瘤
	白血病
	艾滋病

肺泡疾病的 CT 和 HRCT 表现与普通胸部 X 线的表现相似:①肺叶、肺段和/或小叶分布;②边界密度不清,有融合的趋势;③肺泡结节;④空气支气管征。一个肺叶或肺段性分布的疾病在横断面影像上很容易识别。CT 和 HRCT 还可更好的显示单个小叶致密影,称为"小片状"影,见于许多肺泡实变疾病,最典型的是支气管肺炎(图 10.24)。通过一系列 CT 检查,可

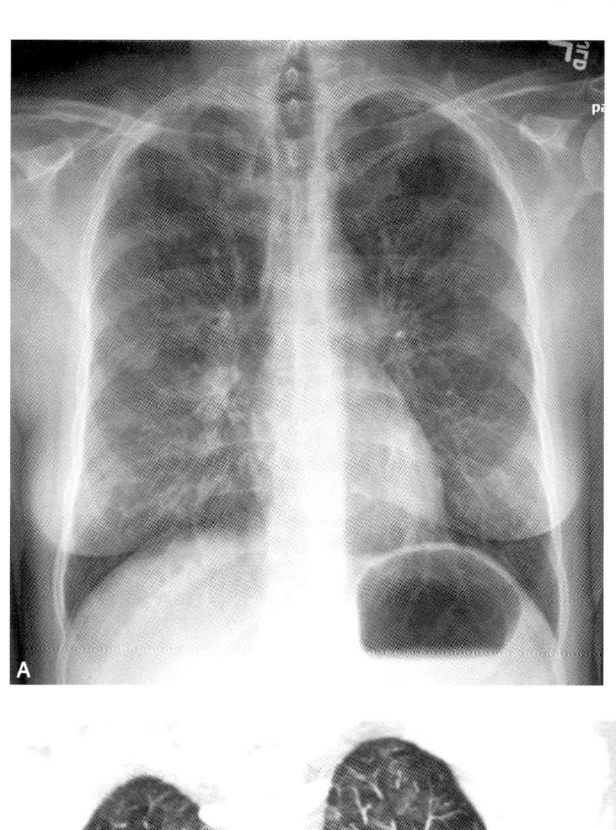

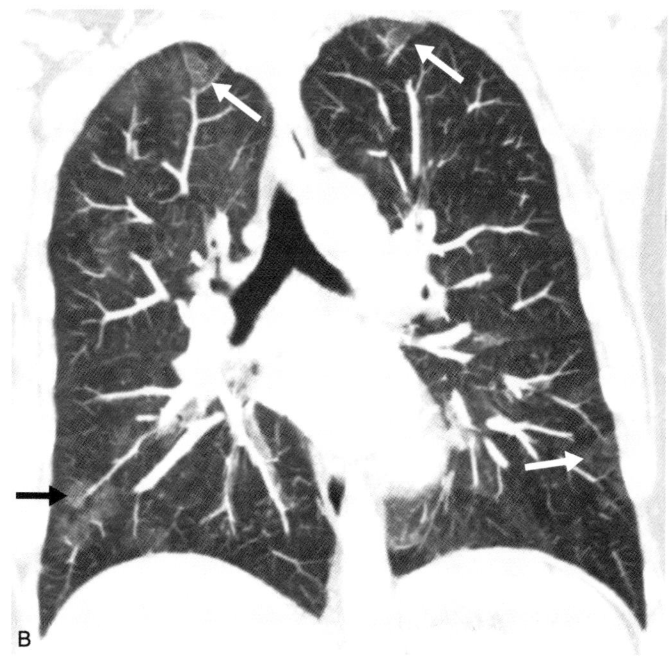

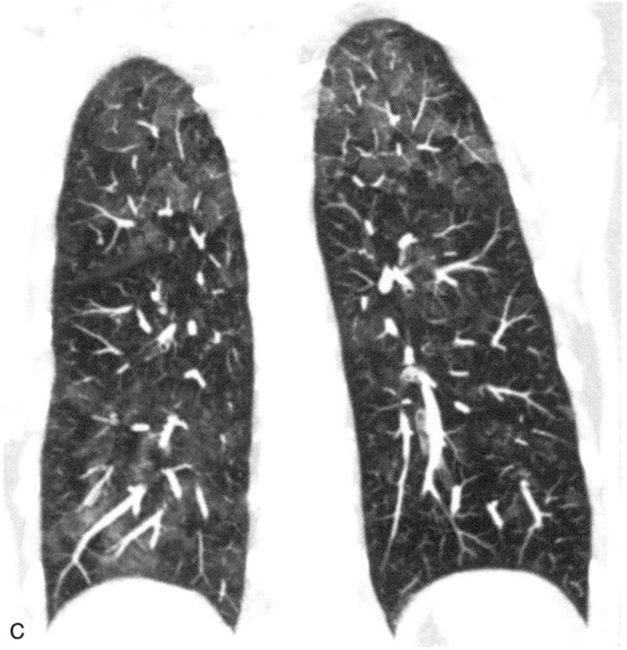

图 10.24　支气管肺炎中的小叶性气道疾病。A. 47 岁女性支气管肺炎患者的正位胸部 X 线显示双肺斑片状密度增高影；B~C. 通过气管隆嵴（B）和后方层面（C）的冠状 CT 扫描显示多灶性小叶磨玻璃样阴影（箭）。

以很好评估致密影融合的改变，常见于肺水肿和肺炎，在孤立的肺泡实变中，小叶间隔正常或模糊。在 X 线片上，肺泡结节的出现更提示存在肺泡实变的依据。在高分辨率 CT 上，这些结节通常出现在肺小叶的细支气管周围（小叶中央）区域。由于 CT 良好的对比度分辨力和横断层面扫描成像，空气支气管征或细支气管充气征通常在 CT 和 HRCT 比 X 线片上更好显示，这在肺内支气管走行与横断面扫描层面一致的（上叶前段，中叶和舌叶，下叶背段）区域尤其明显。

严格说**肺不张**表示为"膨胀不全"，用于描述任何情况下所致的肺容积减小，但并不总是有密度增高的表现。导致肺不张的五种基本机制（表 10.9）。

表 10.9

肺不张的类型

类型	举例
阻塞性	肺癌（支气管内）
被动性	胸腔积液
	气胸
压缩性	肺大疱
瘢痕性	原发性结核治疗后
	放射性纤维化
粘连性	新生儿呼吸窘迫综合征

肺不张最常见的形式是阻塞性肺不张，继发于叶段支气管管腔完全阻塞，其远端的气体被吸收。支气管不完全阻塞因为气体可吸入肺但不能呼出，则容易形成产生肺气肿而不是肺不张。主支气管的完全阻塞可能不会产生肺不张，气体可通过肺泡间孔、兰伯特通道或不完整的叶间裂进入被阻塞的肺组织，使其保持膨胀。由于从肺泡到肺泡毛细血管的氧气被快速吸收，因此在接受吸氧的患者中可见的含有高氧分压的阻塞的肺叶或肺将比含有环境空气的肺更快地（有时在几分钟内）塌陷。支气管癌、异物、黏液栓和气管内导管的位置不正是支气管阻塞性肺不张最常见的原因。

被动性肺不张是由胸膜腔内大量积气或积液压迫邻近肺组织产生。当肺组织与胸壁、胸膜分离后，由于肺组织自然地发生萎陷，从而产生肺不张。肺不张的程度取决于胸腔内气体或液体的多少及肺和脏胸膜的顺应性。胸膜或胸壁巨大的肿块或膈肌抬高也可产生被动性肺不张。

压缩性肺不张属于被动性肺不张的一种表现，见于肺内肿块压缩邻近肺实质；常见的原因包括肺大疱、肺脓肿和肿瘤。

实质纤维化会减少肺泡容积并产生瘢痕性肺不张。局部的瘢痕性肺不张最常见于慢性肺上叶纤维结节性肺结核。X 线上的表现为：瘢痕引起的严重肺容积减少，支气管扩张症和邻近肺组织的代偿性过度充气。弥漫性瘢痕性肺不张见于任何原因引起的肺间质纤维化，其特征表现为整个肺野密度增加，呈网状致密影，肺容积减少。

粘连性肺不张发生于表面活性物质不足。Ⅱ型肺泡细胞产生表面活性物质，可因全身麻醉、缺血或放射性损伤而减少。表面活性物质不足可导致肺泡表面张力的增加、弥漫性肺泡塌陷和体积减小。X 线片显示肺容积的减少，可伴肺野密度的增加。

肺叶不张唯一的直接影像学表现是叶间裂的移位（表 10.10）。肺叶不张有几个间接征象，其中大多数反映由于代偿肺容积减小而产生的（表 10.10、图 10.25）。通气减少导致受累的肺野密度增加，支气管血管聚积。肺叶不张通常导致气管、心脏或纵隔和肺门结构向患侧移位。典型的全肺不张导致整个纵隔的移位。为了补偿肺不张的通气功能，邻近周围正常肺组织代偿性过度充气。通常由于慢性容量减少引起，而不见于急性肺不张。随着肺血管纹理密度减低，肺野透光度增加。全肺或上叶肺不张，健侧上叶可能通过前连接线疝入患侧（图 10.26）。代偿性过度充气在 X 线片上有一个特征性但少见的表现为"肉芽肿移位"，即肺不张周围含气肺组织内的肉芽肿位置不断变化，而且向不张的肺组织靠近。慢性肺不张时，由于肋间隙变窄引起胸廓塌陷。无空气支气管征有助于区分阻塞性肺叶不张和大叶性肺炎，特别是不张的肺叶仅轻微体积减少时。尖端指向肺门的三角影是肺叶不张所有类型的共有表现。叶间裂形成不张肺组织的边界，通常呈凹形。完全的肺叶不张在后前位和侧位胸部 X 线上容易遗漏，但在 CT 上容易识别。

节段性肺不张。在 X 线片上难以显示肺叶的一个或几个的节段不张。其表现不一，可呈细线样致密影，也可表现为楔形的致密影，且不与叶间裂相连。CT 能更好显示节段性肺不张。

亚段（盘状）肺不张。线性肺不张条呈带状致密影，通常与通气不足有关。这见于胸膜炎性胸痛的患者、术后患者、肝脾大患者和大量腹腔积液的患者。亚段肺不张往往发生在肺底，呈 2~10cm 长的线性阴影，且通常是垂直于肋胸膜（图 10.27）。病理学上，这些线性不张区域是由于脏胸膜叶间裂不完整或存在瘢痕，从而内陷形成。

表 10.10

肺叶不张的 X 线征象

直接征象	间接征象
叶间裂的移位	支气管血管聚集
不张的肺组织密度增加	同侧膈肌抬高 同侧气管、心脏、纵隔移位 肺门抬高（上叶肺不张）或降低（下叶肺不张） 邻近正常肺叶的代偿性过度充气 肉芽肿移位 同侧胸廓缩小 同侧肋间隙变窄

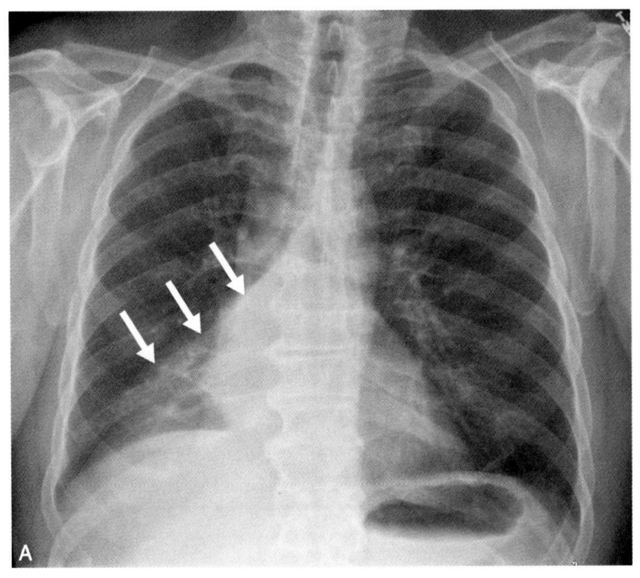

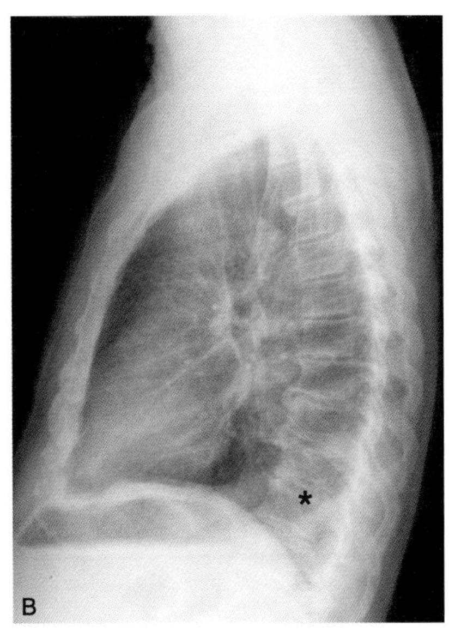

图 10.25　右肺下叶不张。A. 右下叶肺不张患者的正位胸部 X 线显示右下肺均匀的三角形阴影遮盖了右膈肌内侧（箭头），右侧斜裂移位；B. 在侧位 X 线片上，下段脊柱（*）有不透明阴影重叠，右后膈肌被遮盖。

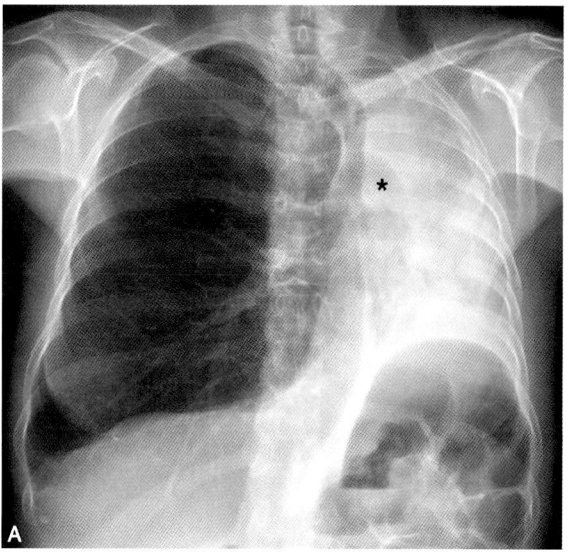

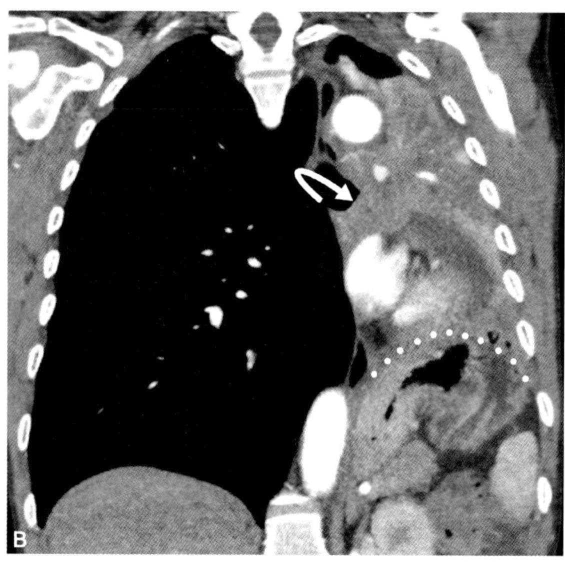

图 10.26 全肺不张。A. 62 岁男性，呼吸急促和咯血，正面胸部 X 线显示完全左肺不张，纵隔向左明显移位，右肺上叶过度充气（*）和左横膈抬高；B. CT 增强扫描冠状位显示左肺不张，纵隔左移，左侧膈肌升高（虚线），肿块（弧形箭）阻塞左主支气管，为肺不张的原因。支气管镜检查为鳞状细胞癌。

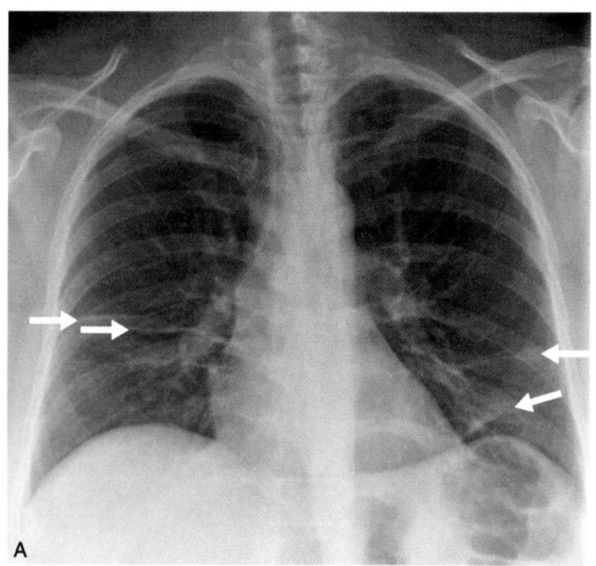

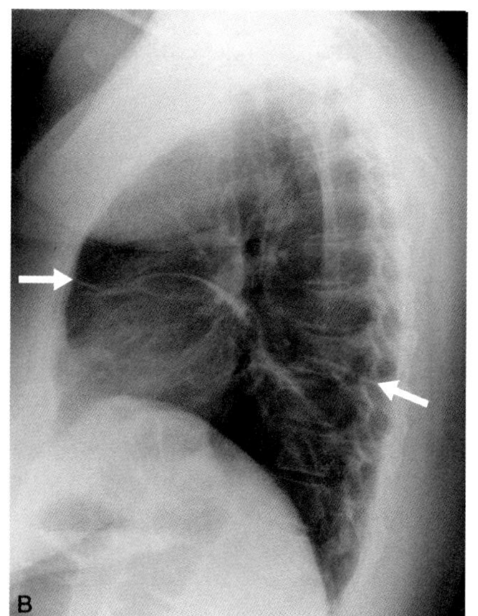

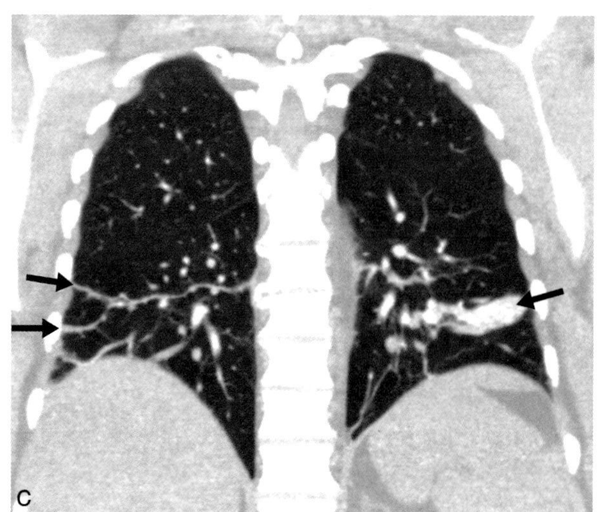

图 10.27 亚段（盘状）肺不张。男性，腹痛，患者的正位（A）和侧位（B）胸部 X 线和冠状位 CT 图像（C）显示肺容量减少，双侧下叶粗线状阴影（箭）平行于膈，垂直于肋胸膜，代表亚段肺不张区。

圆形肺不张。是一种罕见类型的肺不张，由萎陷的肺组织在下叶形成一圆形肿块。与石棉相关的胸膜疾病关系最密切，但也可能见于任何情况的渗出性（蛋白质性）胸腔积液。在胸腔积液吸收的过程中形成胸膜粘连，并导致邻近萎陷的肺组织在重新复张时形成的圆形致密影。最常在邻近胸膜纤维化和斑块形成区域的后下肋胸膜表面发现圆形致密影。X 线显示 2~7cm 以胸膜为基底的肿块，邻近下肺胸膜增厚。在侧位片或断层上可显示支气管血管束纠集或呈"彗星尾"进入肿块前下缘，这是特征性的表现。圆形肺不张的 CT 表现具有特征性（图 10.28）。圆形或楔形肿块与胸膜成锐角，邻近胸膜增厚，通常在后下胸部。血管支气管的"彗星尾"是见于肺门和肿块顶点之间的弯曲致密影。萎陷的肺组织在静脉注射对比剂后有增强。当患者具有特征性的 CT 表现并且有胸膜病变病史，可以确诊而不需进一步的检查。

右上叶肺不张（图 10.29A、B）。在右上叶肺不张时，肺组织的上部和内侧萎陷伴水平裂内上侧移位及斜裂上半部分向前内侧移位，正位胸部 X 线上显示右上纵隔密度增高，掩盖了正常的右气管旁线和奇静脉。向下隆起的肺门肿块阻止部分叶间裂的向上移位，并产生"S 征"（图 13.13B）。气管向右侧移位，右肺门和膈肌抬高。膈肌上偶见"幕状"或"峰状"影，代表被牵拉的下副裂下部内的脂肪。慢性上叶肺不张可见中叶和下叶代偿性过度充气，及左上叶可通过前连接线处疝入右侧。肺结核形成的瘢痕，支气管内肿瘤和黏液栓是引起右上肺不张的常见原因。

由于左肺没有水平裂，左上叶肺不张/舌叶肺不张（图 10.29C、D）与右上肺不张的表现不同。左上叶萎陷肺组织的前方，保持与前肋胸膜表面广泛的接触。在侧片上，斜裂向前方移位，呈边界清楚的长而窄的带状致密影，与前胸壁平行。在正位上诊断左上叶肺不张/舌叶肺不张可能比较困难，左上胸部呈大片密度增高影，主动脉结和左上心缘显示不清。左肺尖由于左肺下叶上段过度充气仍呈透亮影。其他征象如气管向左侧移位，肺门和膈肌的抬高，右上叶代偿性气肿通过前连接线凸向左侧都能帮助诊断。正位胸部 X 线左上肺不张有一种罕见的表现，即沿着左上纵隔的新月形含气影，这是由于左下叶背段代偿性肺气肿部分嵌入主动脉弓内侧和萎陷的上叶外侧之间而造成的（图 10.29C）。炎症后瘢痕的形成和支气管内肿瘤是引起左上叶肺不张最常见的原因。

中叶不张（图 10.29E、F）使水平裂下移和斜裂上移。由于萎陷的中叶体积最小和下移的斜裂呈斜形走行，中叶肺不张在正位胸部 X 线上很难显示，仅见右下肺上方有模糊的致密影，右心缘则显示不清。侧位胸部 X 线显示为典型的顶端位于肺门的三角形致密影。

右下叶肺不张（图 10.25）。由于下肺韧带的牵拉作用，右肺下叶萎陷朝向纵隔下部。这导致斜裂的上半部分下移和下半部后移，在右下脊柱旁间隙产生一三角形致密影，在正位胸部 X 线上右侧膈肌内侧显示不清。此三角形致密影的外侧缘由移位的斜裂形成，右侧膈肌可能升高。右叶间肺动脉被下叶不张肺组织掩盖，通过观察叶间动脉是向外侧移位还是被掩盖有助于区分右肺下叶肺不张形成三角形致密影与内侧胸腔积液。侧位片上，可见一个模糊的三角形致密影，顶端位于肺门及基底在右侧膈的后部和后肋膈沟之上。黏液栓、异物、支气管内肿瘤是引起右下叶肺不张最常见的病因。

右肺中、下肺叶不张可见于由黏液栓或肿瘤造成的中间支气管阻塞。正位胸部 X 线的 X 线征象具有特征性，表现为一密度均匀的三角形致密影，上界由下移的水平裂构成而边界清晰，右心缘和右侧膈肌显示不清。心脏和纵隔常常向右侧移位（图 10.29G、H）。

左肺下叶不张与右肺下叶不张相似（图 10.29I）。在正位胸部 X 线上表现为左前下纵隔旁区三角形阴影，左膈内侧轮廓消失。除此之外，左肺门下移，叶间动脉显示不清，左膈顶上

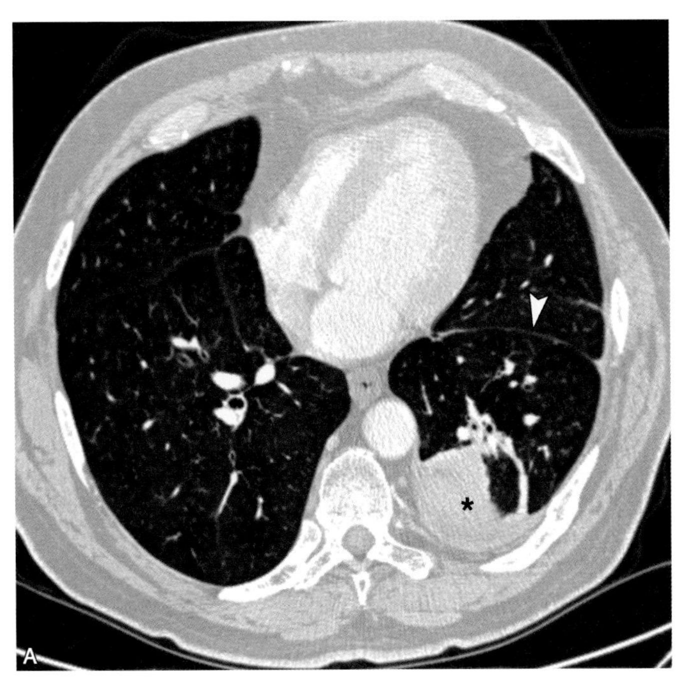

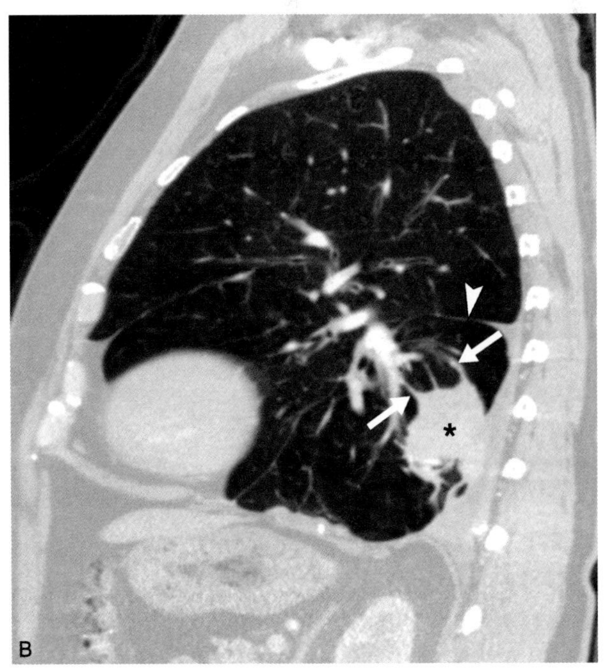

图 10.28 圆形肺不张。A、B. 左肺下叶圆形肺不张患者的增强扫描肺窗横断位（A）和左肺矢状位（B）显示左肺下叶后下方胸膜基底部肿块（*），伴有胸膜增厚。注意走行进入肿块的血管（B 中的箭），通过左侧斜裂后下方位移（A 和 B 中的箭头），证明左肺体积减小。

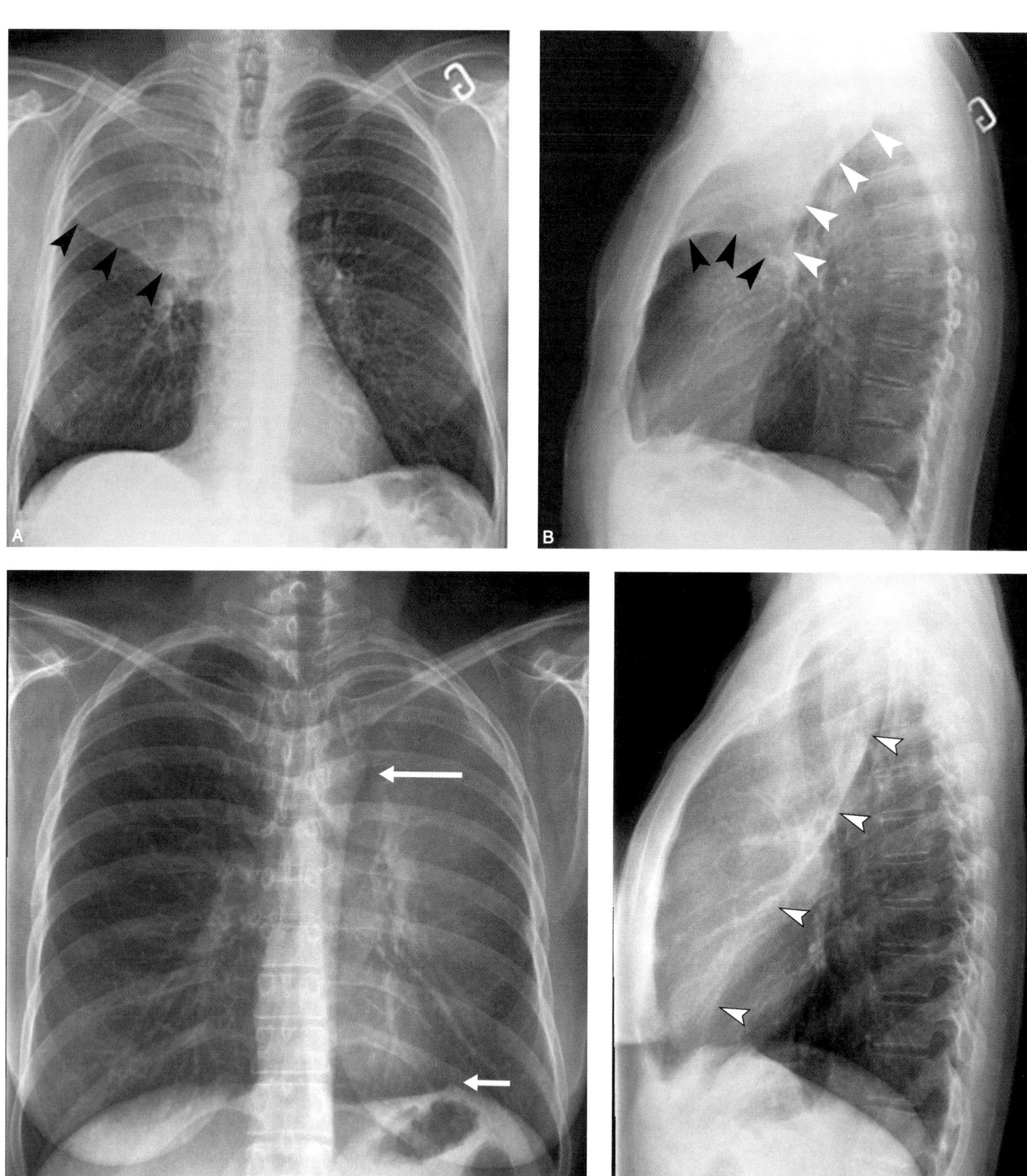

图 10.29　肺叶不张。A~B. 右肺上叶不张。正位(A)胸部 X 线显示右肺密度增高,水平裂向上移位(箭头),侧位(B)X 线片显示斜裂向前移位(箭),水平裂向上移位(箭头);C~D. 左上叶肺不张。患者的正面位(C)和侧位(D)胸部 X 线显示左上肺阴影,左纵隔界面模糊。在正位(C)X 线片上,存在左侧近膈尖峰状突起阴影(短箭),代表左上肺叶体积缩小导致的左侧膈肌下副裂隆起。主动脉结轮廓清晰(长箭)代表左肺下叶背段代偿性过度充气。侧位(D)X 线显示左斜裂(箭头)向前移位,勾勒出不透明的左上叶不张肺组织;

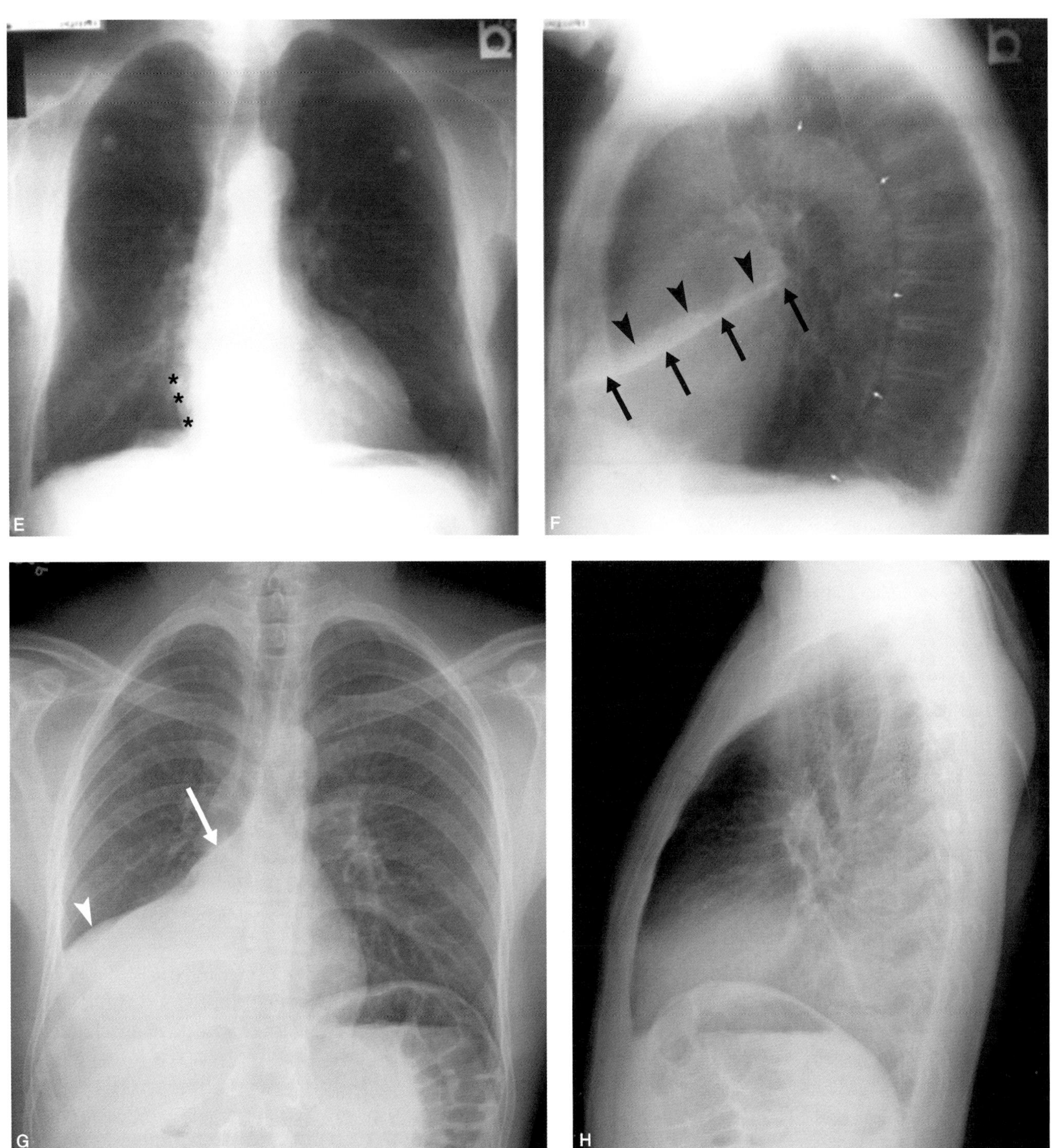

图 10.29(续)　E~F. 右肺中叶肺不张。在正位(E)X 线片上,右心缘轮廓模糊,侧位(F)X 线片显示,下方移位的水平裂(箭头)和前方及上方移位的斜裂(箭)勾画了肺不张的中叶肺组织轮廓;G~H. 右肺中下叶肺不张。14 岁,男性,哮喘患者。正位(G)和侧位(H)胸部 X 线显示完全中下叶肺不张。在正位(G)胸部 X 线上,可以看到移位的斜裂(箭)和水平裂(箭头)。注意右心缘和右膈肌被肺不张的肺叶遮蔽;

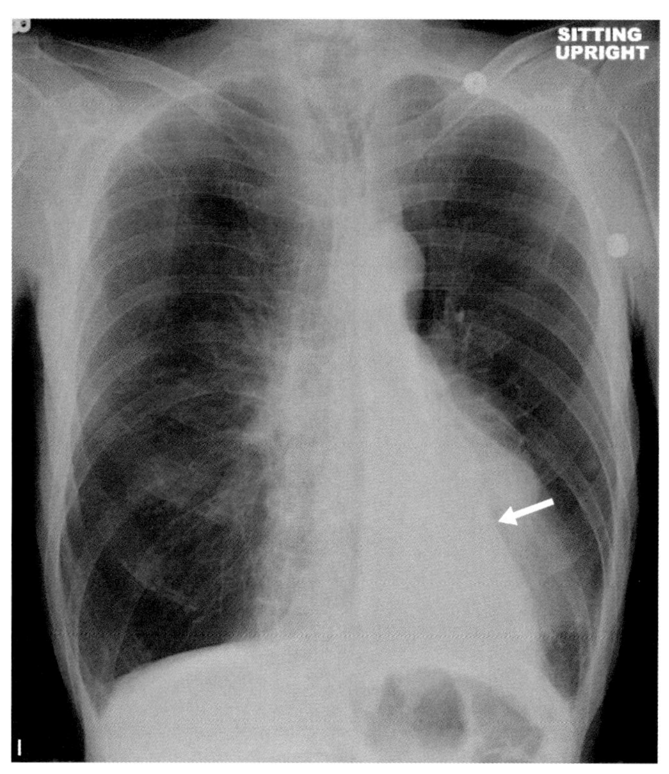

图 10.29(续) I. 左肺下叶肺不张。重度脓胸伴左肺下叶不张的阻塞性肺癌患者,正位片显示密度增高的左肺下叶遮蔽了左膈肌。注意左纵隔移位和左肺斜裂移位(箭),勾勒出肺不张的肺叶。

抬,心脏向左移位,左肺上叶代偿性过度充气。左肺下叶不张常见于心脏术后患者。

全肺不张最常见由主支气管内的肿块阻塞或气管插管异位引起。肺野密度增高,无空气支气管征。气管和心脏患侧移位,健侧前内侧肺跨越前连接线疝入患侧,侧位片上胸骨后间隙增宽,正位片上可见前连接线突出健侧(图 10.26)。慢性肺萎陷的患者,可见肋骨间隙变窄。左肺不张时,左侧膈肌代偿性抬高,可见胃泡或结肠脾曲的上移。

间质性疾病。间质致密影的形成是肺间质间隙增厚的过程。水、血液、肿瘤、细胞、纤维组织或上述任何原因共同作用可使间质间隙在X线平片上显示。间质致密影在X线上通常分为网状、点网状、结节状和线样影(图 10.30,表 10.11)。间质病变产生致密影的类型,取决于基础疾病的性质和累及的范围。

网状型呈弧线样的网状致密影,通常弥漫累及肺部。依据交叉网状致密影构成的透亮影的大小,将网状致密影进步一步分为细网状、中等网状和粗网状致密影(图 10.30A)。细网状型,也称为"磨玻璃样",见于增厚或线样的肺实质、间质形成细网状影内直径为 1~2mm 的透亮区(当肺泡物质不完全充满肺泡时,"磨玻璃"影也可反映气腔疾病),最常见的疾病包括肺间质肺水肿和普通型间质性肺炎。中等网状型,也被称为"蜂窝样",指的是直径为 3~10mm 网状致密影形成的透亮区,最常见于肺纤维化,累及肺实质和周围的间质间隙。粗网状致密影间的透亮区的直径大于 1cm,最常见于由于实质的破坏产生囊性间隙的疾病,最常见于普通型间质性肺炎、结节病和肺朗格汉斯细胞组织细胞增生症。

结节致密影代表肺间质内的小圆形病灶。与肺泡结节相比,间质性结节密度均匀(无细支气管充气征和空气肺泡征)、边界清晰且周围被正常的肺组织包绕。此外,与肺泡结节不同,间质性结节大小均匀一致(直径约 8mm),可分为粟粒性(<2mm)、小结节(2~7mm)、结节(7~30mm)或肿块(>30mm)。结节或粟粒性主要见于肉芽肿病,如粟粒性肺结核或组织胞浆菌病(图 10.30C),血行性肺转移(最常见的是甲状腺癌和肾细胞癌)和肺尘埃沉着病(硅沉着病)。结节和肿块型最常见于肿瘤转移性疾病。

点网状致密影可由大量相互重叠的网状影或结节、网状致密影并存形成。虽然这种表现在X线片上很常见,却仅有少数疾病通过病理学显示有点状、细网状改变。硅沉着病、结节病和癌性淋巴管炎(图 10.30D)是可导致产生真正的点状、细网状致密影的疾病。

线性间质致密影见于肺支气管血管束或周围的肺间质增厚的疾病。由于肺支气管血管束间质围绕支气管血管结构,其增厚形成自肺门发出的平行的线性致密影,或在终末端时可见支气管周围的"袖口征"。肺门区线性间质性疾病最常见于间质性肺水肿或"纹理增加"的肺气肿。这种间质性疾病可能与气道疾病不能区分,如支气管扩张症和哮喘,其主要是气道管壁的增厚。增厚的肺间质产生的线性致密影,可为 2~6cm 长,小于 1mm 厚,呈斜形走行朝向肺门(Kerley A 线)线,或 1~2cm 细线影位于肺周边,走行与胸膜垂直(Kerley B 线)(图 10.30E)。Kerley A 线对应肺内结缔组织的增厚,其中包括静脉周围与支气管动脉周围的淋巴管之间的淋巴管网,而 Kerley B 线代表外周胸膜下小叶间隔的增厚(见图 12.1)。呈线性致密影改变的疾病见于肺水肿、癌性淋巴管炎、急性病毒性或非典型细菌性肺炎。间质性肺疾病的薄层 CT 表现见第 15 章。

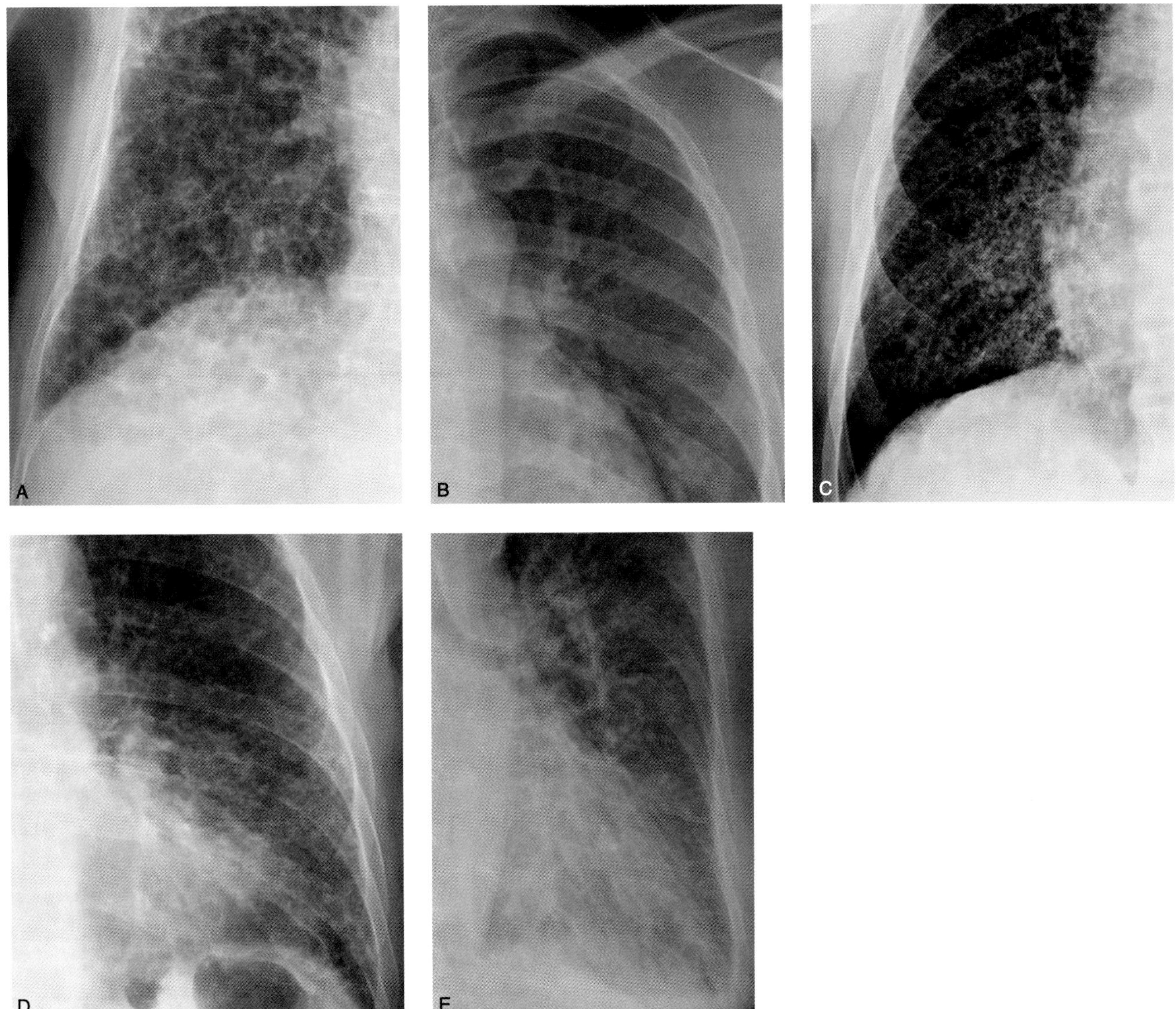

图 10.30　胸部 X 线间质异常的类型。5 例不同间质性肺病患者的正位胸部 X 线片。A. 特发性肺纤维化中的粗网状阴影；B. 过敏性肺炎的细网状（磨玻璃样）阴影；C. 粟粒性肺结核中粟粒结节；D. 癌性淋巴管炎中的点网状致密影；E. 肺水肿中的线性间质性密度增高影（Kerley B 线）。

表 10.11

肺间质密度增高的类型

模式	病因学	举例
线性为主	间质性水肿	淋巴管癌病
	肿瘤	支原体肺炎
	感染	病毒性肺炎
	特发性	淀粉样变性(肺泡隔型)
网状为主:急性	间质性水肿	
	感染	病毒
		支原体
		卡氏肺孢菌
网状为主:慢性	感染后瘢痕形成	结核(原发后)
		组织胞浆菌病(慢性)
		球孢子菌病(慢性)
	胶原血管疾病	类风湿肺
		硬皮病
		皮肌炎/多发性肌炎
		强直性脊柱炎
		混合性结缔组织疾病
	肉芽肿性疾病	结节病
		朗格汉斯细胞组织细胞增生症
	吸入性淋巴细胞增生	淋巴细胞性间质性肺炎
		石棉肺
		硅沉着病和煤工尘肺
		过敏性肺炎(慢性)
		慢性吸入
	药物反应	呋喃妥因
		化学治疗药物
		胺碘酮
	慢性放射性肺炎	
	特发性	特发性肺纤维化
		非特异性间质性肺炎
		淋巴管肌瘤病
		神经纤维瘤病
结节为主	感染	分枝杆菌
		真菌
		水痘(痊愈)
	吸入性疾病	硅沉着病和煤工尘肺
		铍中毒
		铁尘肺
		重金属粉尘
		滑石病
		过敏性肺炎
	肉芽肿性疾病	结节病
		朗格汉斯细胞组织细胞增生症(早期)
	肿瘤性病变	转移性病变
		淋巴瘤样肉芽肿病
	特发性	肺泡微石症
		淀粉样变性(实质结节型)
		胸膜肺弹力纤维增生症(上叶)

肺内结节。是指肺内散在的圆形致密影,直径小于 3cm。如大于 3cm 称为肿块。孤立性肺结节通常诊断困难,将在第 13 章讨论。

黏液栓呈分支管状致密影,可与形态不变的正常血管阴影相区分,其内黏液充填,支气管扩张,被称为支气管囊肿或黏液栓。其外形像手套指或 V/Y 形,这取决于累及气道的长度和分支的数目。当位于肺门周围时,可能是如下原因导致:①非阻塞性支气管扩张,例如,囊性纤维化或过敏性支气管肺曲菌病;②支气管内肿瘤梗阻后的远端支气管扩张;③先天性支气管闭锁(见图 16.2)。典型的紧邻尖段支气管远端的相应位置扩张和由于含气的改变,支气管囊肿远侧肺段或肺叶透亮度增加,应提示先天性支气管闭锁。

肺内透亮影

肺部透亮度异常可能是局限性或弥漫性改变(表 10.12)。肺的局灶性透亮病灶包括空洞、囊肿、肺大疱、气泡和肺气囊(图 10.31)。这些病变常常是通过病灶边缘壁的改变来确定。

表 10.12

肺实质密度减低的原因

分布			举例
局灶性			空洞
			囊肿
			肺大疱
			气泡
			肺膨出
单侧性	技术因素		滤线栅截止
			患者体位旋转
	肺外	胸壁/软组织	胸肌缺失(Poland 综合征)
			乳房切除术
		胸膜病	对侧胸腔积液/胸膜增厚
			气胸
	肺内	血流量减少	肺动脉发育不良
			肺栓塞
			纵隔肺门肿瘤
			纤维性纵隔炎
			肺叶肺不张肺切除术
		肺血流量减少和过度充气	Swyer-James 综合征
			支气管内肿瘤/异物(活瓣效应)
双侧性	技术因素		放射照片过度穿透
	肺外		双侧乳房切除术
	肺内	肺血流减少	先天性心脏病
			慢性血栓栓塞性肺性高血压
		肺血流减少和过度充气	哮喘
			肺气肿

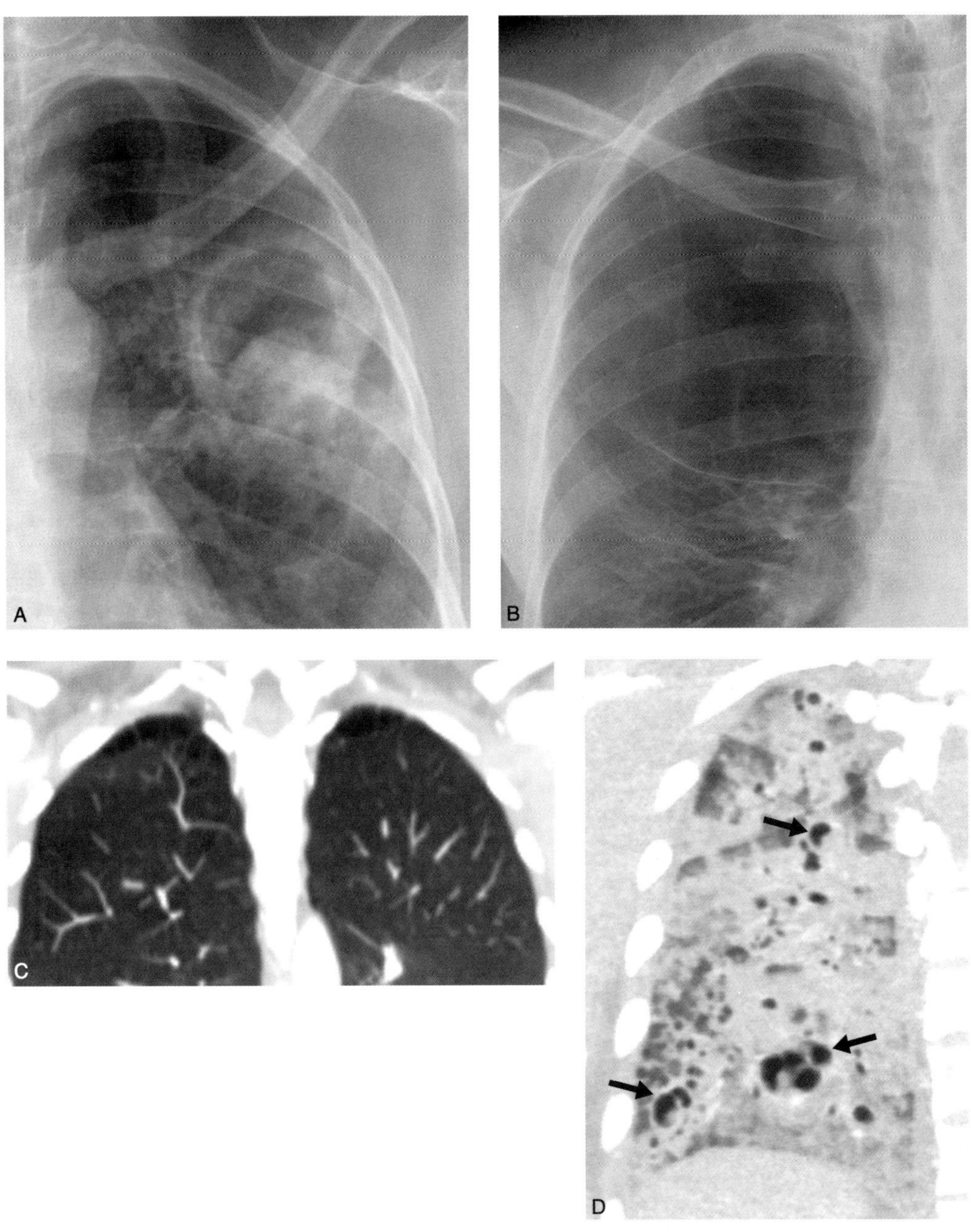

图 10.31　局灶性肺透亮影。A. 正位胸部 X 线示原发性肺结核后患者左肺上叶空洞；B. 右上肺叶显示一肺大疱；C. 冠状位 CT 扫描显示双肺尖胸膜下肺气泡；D. 葡萄球菌肺炎患者的右肺冠状位 CT 扫描显示多个囊状透亮影（箭），即肺气囊。

当肺部肿块坏死并与气道相通时，导致肿块中心出现气体，就会形成空洞。空洞壁通常可呈不规则或分叶状，其壁厚度大于 1mm（图 10.31A）。肺脓肿和肿瘤坏死是最常见的肺空洞性病变。肺大疱是肺实质内直径大于 1cm，壁厚小于 1mm 的含气腔隙。它代表局灶性的肺实质破坏（肺气肿）并可能含有纤维条索、残余的血管或肺泡隔（图 10.31B）。肺气囊是任何边界清楚的肺内气体积聚，壁光滑，厚度大于 1mm。然而有些病变可含真正的上皮层（支气管囊肿与支气管相通），但大多数没有上皮层，可见于炎症后或创伤后病变。有些直径小于 1cm 的气泡由脏胸膜内含气腔隙组成，通常位于肺尖（图 10.31C）。肺尖部气泡破裂可导致自发性气胸。肺气囊是含气的薄壁结构，是支气管和细支气管管腔形成单向活瓣扩大的远端气腔，最常继发于金黄色葡萄球菌肺炎（图 10.31D）。外伤性肺气囊见于钝器伤所致的肺裂伤。这些病变通常在 4~6 个月内吸收消散。支气管扩张所致的囊肿通常是多发、圆形、薄壁透光区，常聚集于双肺下叶，常见于静脉曲张型或囊状支气管扩张症引起的气道扩张。

单侧肺透亮度异常必须与由技术因素或软组织重叠异常造成的肺密度差异区分开来。先天性胸肌缺失（Poland 综合征）（见图 17.18）或乳房切除术可以增加透亮度。

真正的单侧肺透亮度增加是由肺的血流量减少而引起。血流量减少的可能原因为大血管异常，行分流术后使相应肺血流减少、空气滞留，或上述两个原因共同作用所致。左或右肺动脉发育不全产生透亮度增加且肺容积减小。肺叶切除术或肺不张可产生类似的表现，残存正常的肺叶或肺组织通气过度代偿，从而肺血管密度减低，透亮度增加。肺动脉阻塞可继发于肺门肿块外源性压迫、侵犯或肺栓塞。支气管内肿瘤或异物产生单向活瓣作用，引起空气滞留，造成血液分流和单侧透亮度增加。Swyer-James 综合征或单侧肺透亮度增加是婴儿期间腺病毒感染所致（见图 16.23）。非对称性闭塞性细支气管炎伴随严重的呼气时空气滞留和继发性单侧肺动脉发育不全生产肺透亮度增强。最后，不对称性的肺气肿肺透亮度增加，最常见于肺气肿伴严重大疱性疾病。

双侧性肺透亮度增加与曝光过度或体形偏瘦的患者摄片表现相似。与单侧肺透亮度增加一样，真正的双侧肺透亮度增加是由肺血流量的减少所致。这可由先天性肺动脉瓣狭窄所致，最常见于法洛四联症或继发于后天性肺循环的梗阻，如肺动脉高压或慢性血栓栓塞性疾病。肺气肿导致过度充气伴呼气时空气滞留，肺微血管的破坏和肺叶肺段血管密度减低，从而产生双肺透亮度增加。哮喘产生短暂的空气滞留和弥漫性双侧血管密度减低，同时导致双肺过度充气和透亮度增加。

纵隔肿块

正位片上纵隔肿块呈软组织密度，引起纵隔轮廓/界面消失或移位。典型的肺组织与肿块的接触面外侧清楚，突于邻近肺野，其上、下缘与肺形成钝角（见图 11.4）。巨大纵隔肿块可引起气管或心脏的移位，有时首先通过留置气管导管、鼻胃管或血管内导管的移位而辨别。

事实上，纵隔肿块的患者都会行胸部 CT 或 MRI 检查，超声仅限于血管源性肿块的评估和经胸穿刺活检的实时成像引导。

血管源性的纵隔肿瘤在对比增强的 CT 和 MRI 上容易显示，偶尔可在经胸或经食管的超声检查中出现。在 CT 和 MRI 上的纵隔肿块内含有的脂肪可缩小鉴别诊断的范围，例如，膈疝、脂肪瘤、畸胎瘤、心外膜脂肪垫和脂肪瘤。实际上脂-液平面是成熟畸胎瘤的特征表现。虽然 X 线上偶尔可见纵隔肿块的钙化，但 CT 对钙化更敏感并能显示钙化特征性的表现。前纵隔肿块内含不成熟钙化灶提示畸胎瘤（如果可见牙齿影则使诊断更明确）或胸腺瘤（不成熟钙化灶）。弧形样钙化提示囊肿或动脉瘤。相反，未经治疗的纵隔肿块内伴钙化可排除淋巴瘤。

通常正位和侧位胸部 X 线确定纵隔肿瘤位于前、中或后纵隔（见第 11 章）。例如，如果病变的轮廓被空气衬托出来并位于锁骨上，该病变一定位于后纵隔。相反，如果在胸廓入口的水平病变的轮廓消失，它一定位于前纵隔。显然，CT 和 MRI 提供更准确的肿块内成分的信息，这不仅有助于缩小鉴别诊断的范围，还是进一步确诊的关键。例如，与食管密切相关的后纵隔肿块可能最好通过食管镜和经食管活检来评估，而气管隆嵴下肿块最好通过纤维支气管镜和经气管隆嵴针吸活检。

纵隔增宽

在正位胸部 X 线上纵隔增宽表现为光滑、均匀一致的纵隔横径增宽（见图 11.30）。真正的纵隔疾病往往与技术因素引起的纵隔增宽难以区分，包括前后位技术、仰卧位和旋转位。纵隔脂肪增多症是正位胸部 X 线上纵隔增宽最常见的疾病。纵隔疾病存在的线索包括与旧片比较正位胸部 X 线显示纵隔增宽，肿块对邻近纵隔结构（气管移位、留置鼻胃管或中央静脉导管的移位）的影响，纵隔密度的增加和正常纵隔轮廓模糊，特别是主动脉结和气管旁线。虽然正常纵隔宽度测量值已用于评价纵隔的增宽，但因个体差异大，有时绝对测量值评价也不准确。

纵隔、心包积气

纵隔积气通常应用常规胸部 X 线检查来明确诊断。少量空气沿纵隔内解剖结构勾画出纵隔轮廓影，呈透亮的直线或弧线影（见图 11.31）。大量积气可勾画出心脏轮廓、纵隔血管、气管支气管树或食管。最常见于左心缘，可见纵隔积气的曲线样透亮影与邻近舌叶脏胸膜、壁胸膜形成的致密影平行。纵隔积气的另一征象是“横膈连续征”（见图 11.31A），其中空气上方的心包膜和下方左、右膈肌连接处分离，且双肺下叶勾画出左、右膈肌连接处。虽然这一征象是纵隔积气的特异性表现，但心包积气也可产生类似的表现。少量纵隔积气往往在侧位胸部 X 线上更容易识别，因为空气勾画出了主动脉根部、肺动脉主干或大分支。

纵隔积气需与表现相似的三类疾病相鉴别，这三类疾病的病因和治疗方案明显不同，分别为心包积气、胸腔内侧气胸和马赫带（Mach bands）。心包积气局限在心包腔内，向上延伸到升主动脉和主肺动脉的近端。成人心包积气常见于心脏术后早期，但也可见于机械通气或创伤所致肺泡破裂（图 10.32）。心包腔内的气体在卧位时将上升到固定的位置，与纵隔气肿不同，它不移动。

纵隔气肿与胸腔内侧气胸的鉴别也需卧位观察，因为胸膜腔内的空气会沿胸膜腔侧缘自由地上升。与气胸不同，纵隔气肿可勾画出纵隔内的结构（肺动脉和气管），通常为双侧。然而，尤其在新生儿，纵隔气肿和气胸可能无法鉴别，且这两种情况常常是共存的，马赫带效应（Mach effect）造成的纵隔旁透亮线很容易与纵隔积气相区别。透亮的马赫带外侧缘由肺实质组成，而纵隔积气外缘为细线状胸膜线。马赫带产生视错觉（视网膜强化反应所造成的），随纵隔软组织和肺之间的界面消失而消失。

肺门病变

支气管肺淋巴结增大或肺门肿块在正位胸部 X 线的征象包括肺门增大、肺门密度增加、肺门影呈分叶状和主支气管变形。与对侧肺门和旧片对比，异常的肺门影很容易显示（图 11.32、图 11.33）。CT 常常可显示出常规胸部 X 线表现为阴性的左肺门肿块。锐利的右肺门角外缘上、下部分别由右叶间肺动脉、右上肺静脉构成，常因右肺门肿块而变形或模糊。肺门影密度的增加见于主要位于正常肺门血管阴影前、后的肺门肿块。这些患者在正位胸部 X 线上肺门淋巴结增大将使肺门影密度增加，侧位片上呈分叶状影。

当发现肺门影密度异常时，应评估血管和异常肺门密度影

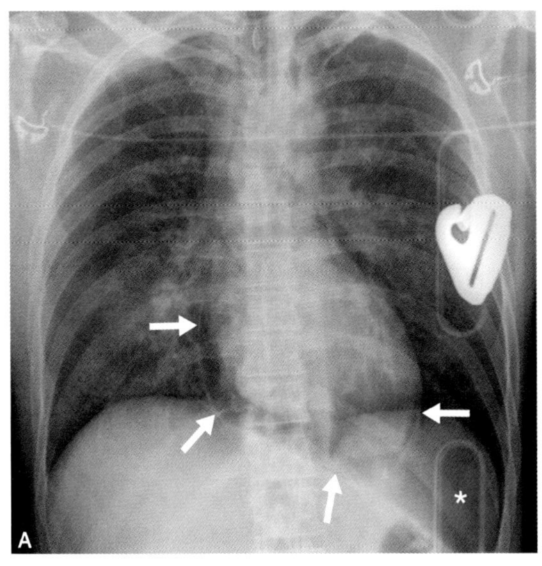

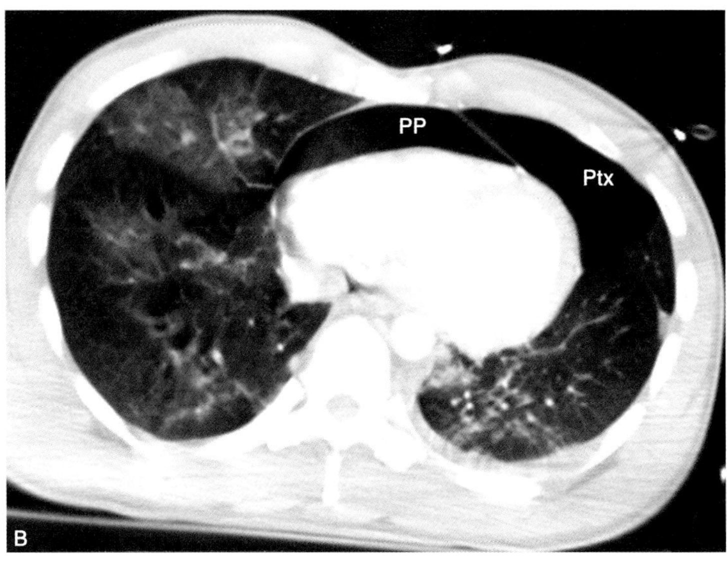

图 10.32　心包积气。A. 遭受钝性胸部创伤患者的仰卧床旁胸部 X 线显示心脏轮廓异常透亮影(箭)。左下胸部、上腹部(＊)可见异常透亮影即为左侧气胸。双侧片絮状密度增高影提示肺挫伤；B. 增强 CT 扫描显示心包积气(PP)和左侧气胸(Ptx)。

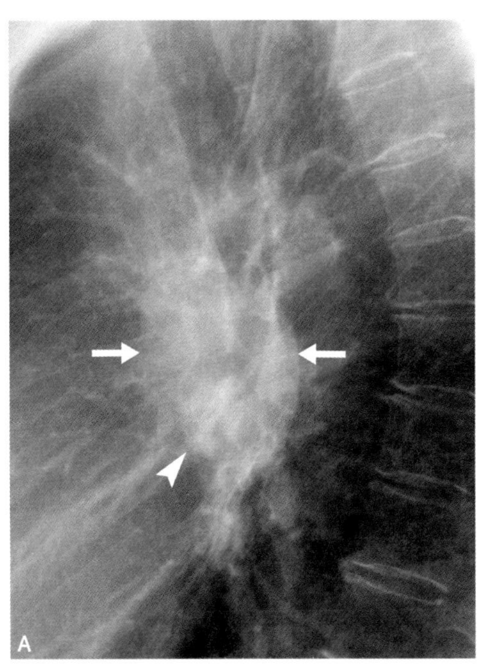

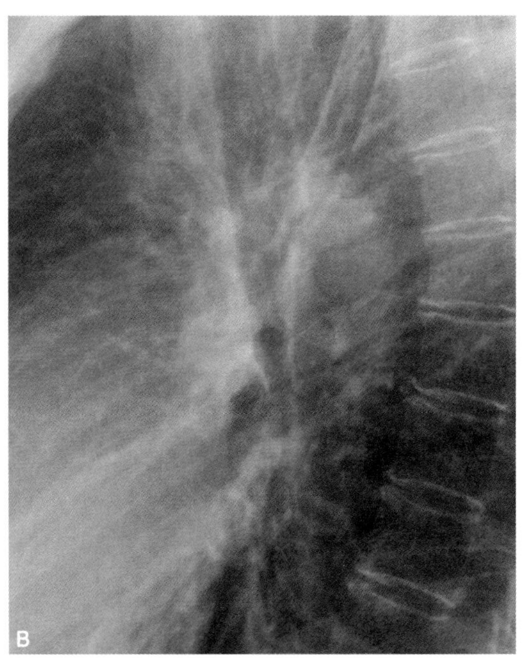

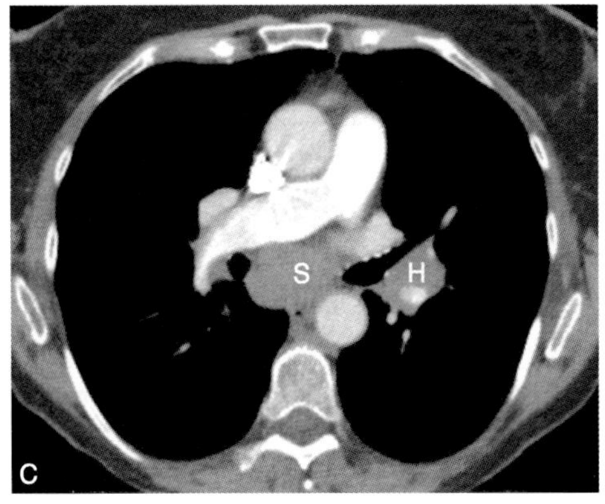

图 10.33　侧位 X 线片肺门淋巴结肿大。A. 结节病肺门和纵隔淋巴结肿大的患者，侧位 X 线片显示覆盖在肺门上的椭圆形密度增高影(箭)，并累及肺门下区，导致密度增高(箭头)；B. 同一患者之前的侧位胸部 X 线显示肺门解剖结构正常；C. 通过肺门的 CT 增强横断位图像显示气管隆嵴下(S)和左肺门(H)淋巴结肿大，能显示侧位 X 线片上观察不到的病灶。

之间的关系。通过正常肺门血管影(叶间动脉、上叶动脉、左降支动脉)的异常肺门密度可形成"肺门重叠征",表明肿块叠加在肺门(图 11.5、图 11.10)。反之,血管结构仅集中增加的肺门密度影外缘,表明肺门血管结构的扩大("肺门聚集征"),侧位胸部X线或CT可清楚显示。肺容积变小或明显脊柱后凸畸形的患者,在正位胸部X线上,右下肺门的肿块可类似于水平走行的右叶间动脉的终末投影。通常需与旧片对比来明确诊断,CT用于疑难病例的诊断。

肿瘤累及肺叶支气管和中间支气管可引起支气管腔内狭窄伴肺门影增大(见图 11.15)。有时,支气管内肿块引起管腔突然截断,伴肺叶不张或阻塞性肺炎。

肺动脉扩张引起的左或右肺门阴影扩大,这是由肺循环的血流量增加或压力增加而造成(见图 11.37)。在正位胸部X线,肺动脉扩张通常通过右叶间动脉的测量来评估。该血管的边缘很容易显示内、外侧缘分别由中间支气管、下叶内所含空气勾画出。右叶间动脉近端横径的正常上限,和在正位胸部X线上直接测量中间支气管的近端部分外侧的宽度一致,男性为17mm,女性为15mm。

肺门肿块在侧位片上的影像学表现为正常血管阴影大小的异常或呈分叶状轮廓,正常透亮区可见软组织影,重叠的肺门影密度增加和主支气管异常(见图 11.15)。与旧片对比,很容易识别重叠的肺门阴影大小和密度的增加,通常见于结节病所致双侧肺门淋巴结肿大。肺门淋巴结肿大引起正常轮廓光滑的右、左主肺动脉呈分叶状。侧位上还有其他表现,提示肺门肿块的存在及可辨别单侧肺门的异常。由于在侧位上仅能显示小部分右上叶支气管,因此侧位片显示出右上叶支气管腔(特别是在旧片上不显示),则是右上肺门肿块或淋巴结肿大的有力证据。中间支气管后壁呈分叶状或厚度>3mm,表明支气管异常(支气管炎或支气管肺癌),间质性水肿(肺水肿或癌性淋巴管炎),或右下肺门后方的淋巴结增大。

侧位胸部X线可证实正位上所见的异常肺门影,并且当正位胸部X线显示正常时,侧位可发现主要位于肺门血管前或后的肿块。由于侧位胸部X线是双侧肺门阴影的重合,双侧肺门肿块的重叠可使重合肺门影密度明显增加,因此在侧位比正位更容易观察。

肺门下部的正常解剖在本章的前面部分已学习。该透光区域内直径>1cm的软组织肿块可准确的提示单侧或双侧肺门肿块。有时,左下叶支气管前壁的轮廓改变,与左上叶支气管前壁相延续处受压凹陷,常作为识别左下肺门肿块依据。肺门下部正常透光区内肿块影在侧位胸部X线上显示重叠肺门影处的椭圆形致密影(图 10.33)。

CT是显示和定位肺门肿大淋巴结和肿块最敏感的影像学方法。虽然对纵隔结节的评估并不一定要求行增强CT检查,但增强CT很容易区分扩张的血管结构或未强化的肺门结节(定义为短轴直径超过10mm)或肿块。在横断位或冠状位T_2加权磁共振上肺门肿块呈低或中等信号的圆形肿块,与肺门血管内流空的血液信号或支气管内空气信号形成差别。肺门肿块侵犯肺动脉或静脉分支时,增强CT上显示血管腔内的充盈缺损或在MRI上显示腔内异常信号。肺门肿块在CT上密度的特点有助于鉴别诊断,例如,在无症状的年轻人肺门处发现一个圆形、囊性、囊壁不明显的肿块,这是典型支气管囊肿的表现。

无需使用对比剂,通过CT平扫就可发现增大的肺门淋巴结。在CT上可了解详细的正常肺门血管和支气管解剖,对轻微肺门轮廓异常的鉴别是有必要的。在肺组织直接与支气管壁相接触的肺门区,正常支气管壁细线样影的增厚或分叶状提示肺门的异常。尤其见于右下叶、左下叶分别与右叶中间支气管、左上叶支气管相接触处。在正位上由于与心脏和肺门血管影的重叠,而无法显示这些区域的淋巴结肿大。对位于肺叶或段支气管近端内软组织肿块的检出,CT比X线或MRI更敏感。大多数患者支气管腔内有肿块,而大部分病变位于腔外,在X线上表现为肺门软组织肿块影和阻塞性肺不张。

增大的肺门淋巴结在CT上可能有不同的表现。散在的淋巴结增大最常见于结节病,表现为多发散在的圆形肿块(见图 11.36B)。当肿瘤或炎症通过淋巴结被膜累及相邻淋巴结,导致多个淋巴结融合形成肿块,则与原发肺门支气管肺癌难以区别。后者最常见于小细胞肺癌或淋巴瘤的肺门淋巴结转移(见图 11.15)。与纵隔淋巴结增大一样,CT上增大的肺门淋巴结密度改变可以提供诊断依据(见表 11.4)。

异常的肺门影变小常提示左、右肺动脉管径的缩小。

胸腔积液

胸腔积液的X线表现取决于液体量的多少,检查时患者的体位以及脏、壁胸膜之间是否存在粘连。少量胸腔积液最初积聚在下叶和膈肌之间。随着液体越来越多,聚集至后、外侧肋膈角。中量胸腔积液的患者(>175mL)在站立位正位胸部X线上有一个特征性的表现,下肺野外侧肋膈角呈均匀致密影,其凹面朝向肺。这个凹缘被称为胸膜半月征,因为包绕肺肋面的外侧积液与X线束呈切线位,所以正位胸部X线上呈外高内低。同样,在侧位上,该征象也见于前、后肋膈角(图 10.34)。

怀疑胸腔积液的患者,侧卧位片(患侧朝下)是发现少量积液的最灵敏的检查。小至5mL的胸腔积液就可引起肺和侧胸壁的分层而在侧卧位片中显示。立位胸部X线上则很容易显示中量游离积液。大量胸腔积液可引起全肺压迫性不张,患侧肺野呈致密影,很难与全肺萎陷相区别。而大量积液使纵隔向对侧移位,全肺萎陷不伴胸腔积液时,纵隔向患侧移位。在某些患者中,有必要采用CT或超声区分胸腔积液和肺萎陷。

CT检测游离积液非常灵敏。横断位扫描,胸腔积液呈特征性半月形,位于胸腔后部,CT值为0~20HU。少量积液可能很难与胸膜增厚、纤维化或继发性肺不张相区别,可采用卧位扫描鉴别。胸腔和腹腔在横断面上以膈肌划分,可能引起对膈肌一侧或双侧的积液定位困难。胸腔或腹腔的积液都可使肝脏和脾脏向内侧移位,远离胸壁。胸、腹腔积液在横断位CT上鉴别的关键是观察积液与膈肌脚的关系。后肋膈角内的胸腔积液位于膈肌的后内侧并使膈肌脚向外侧移位。与此相反,腹腔积液位于膈肌内,将使膈肌脚向内侧移位。另一个有用的鉴别特征为积液与肝脏和脾脏形成的"界面征"。腹腔积液直接与肝脏和脾脏接触,交界面清晰、光滑。而胸腔积液和与肝脏、脾脏间有膈肌,交界面模糊不清。由于腹膜腔没有覆盖肝后部的肝裸区,因此积液向后内侧右侧脊柱旁聚集的应为胸腔积液。

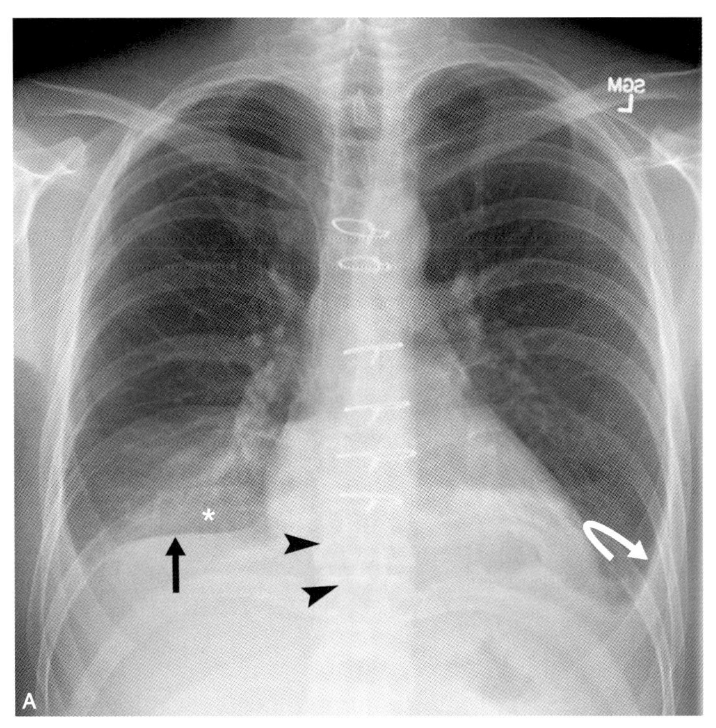

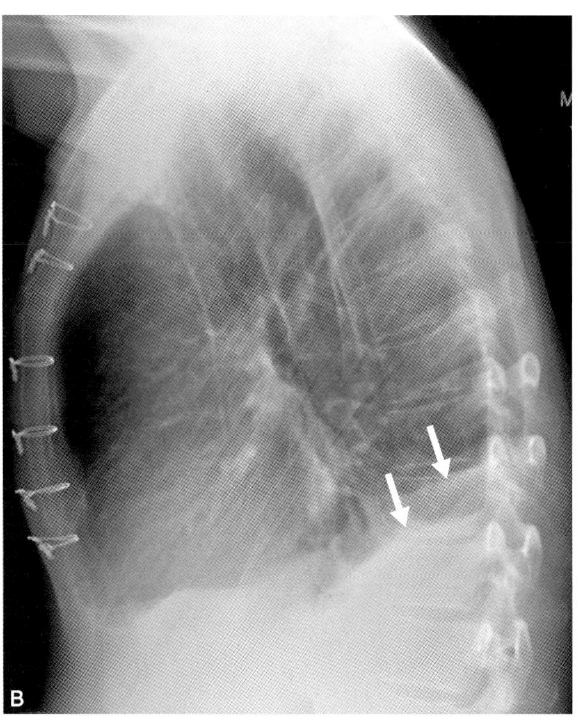

图 10.34　站立位胸部 X 线显示胸腔积液。A. 冠状动脉旁路移植术后患者胸部 X 线显示右侧胸腔积液，部分为肺底积液（箭），左侧胸腔积液为典型的外侧弧形致密影（弧形箭）。注意覆盖右下肺的模糊密度增高影（*），反映了后方的液体；B. 侧位片显示两侧后肋膈角因积液而变钝（箭）。

超声对检测游离胸腔积液特别有用，通常表现为在胸腔底部围绕的萎陷肺组织周围的无回声区。

胸腔积液可在胸膜层之间形成局限性包裹，与胸膜肿块难以区别。肋胸膜层内包裹性积液显示为垂直走向的椭圆形致密影，与胸壁广基底接触，在切线时边缘锐利、凸向肺野。CT 通常用于发现和定位包裹性积液，特征性的表现为边界清晰，凸透镜形的水样密度肿块，基底紧贴胸壁，与胸壁的夹角呈钝角，邻近的肺组织有压缩和移位（见图 17.2）。多房性积液的 X 线表现类似胸膜转移瘤或恶性间皮瘤；CT 或超声可以证实这些胸膜“肿块”为液性。

胸腔积液可延伸至叶间裂，产生特征性的表现。在正位片上，水平裂游离积液常表现为叶间胸膜光滑、均匀性增厚。当斜裂呈正面观时，斜裂积液常常在正位胸部 X 线上不易显示。但也有例外，当液体延伸到不完整的斜裂外侧，从肺下外侧至上内侧形成一个弧线样密度影（见图 17.7）。叶间裂脏胸膜间沿叶间裂长轴走行局限性积液形成椭圆形致密影，被称为“假性肿瘤”，最常见于充血性心力衰竭患者的正位胸部 X 线的水平裂内。行利尿治疗后，这些异常致密影很快消失，被称为“消失的肺肿瘤”。虽然 X 线片上特征性表现足以诊断，但 CT 可证实斜裂或水平裂的包裹性积液。

胸腔积液罕见表现见于当液体聚集在下叶和膈肌之间，常被称为肺底积液。而少量胸腔积液通常聚集于此，大量积液仍局限在肺底，没有流入后肋膈角与侧肋膈角，这一表现十分罕见。肺底积液可能很难在立位胸部 X 线上显示，因为积聚的液体形成类似于该侧膈面抬高的表现。该征象在正位上的间接表现为：膈肌升高，在呼气时膈面最高点位于外侧，水平裂接近膈肌（右侧胸腔积液），胃泡与肺底的间距增加（左侧胸腔积液）。尽管不典型肺底积液在正位胸部 X 线上立位不易显示，但是在侧卧位时液体常聚集于下方（图 10.35）。

患者仰卧时 X 线检查很难发现胸腔积液，由于液体重力而向后积聚。最常见的表现为患侧膈肌呈致密模糊影，外侧肋膈角变钝。积液延伸至肺尖，可形成软组织密度影，其凹面朝向肺，而内侧积液可使纵隔明显增宽。

气　胸

气胸在立位胸部 X 线上的典型影像学表现为与胸壁平行的脏胸膜弧线影，将向中央部分萎陷的肺组织与外周胸膜腔的空气分隔开（图 10.36）。呼气时胸膜腔内空气体积的增加，呼气相胸部 X 线有助于发现少量气胸，从而使脏胸膜移位远离胸壁而显示，增大气胸（黑色）和肺（灰色）在呼气末期的密度差异。

当在仰卧位拍摄胸部 X 线时，很难发现气胸。在仰卧位 X 线片上成像的气胸中，大约 30%的气胸患者会漏诊。由于危重患者，尤其是 ICU 中的患者，存在医源性创伤或气压伤导致气胸的风险，因此在仰卧位 X 线片上识别气胸尤为重要。在仰卧位患者中，胸膜腔最独立的部分是前或前内侧。小气胸最初会聚集在这些区域，不会产生可见的胸膜线。受累的一侧胸廓可能出现透亮线。前内侧空气可锐化纵隔软组织结构的边界，从而改善心脏边缘和主动脉结的可视化。外侧肋膈沟可表现为异常的深而透明影像，称为“深沟”征（图 10.37）。由于空气在前方和下方引起的前肋膈沟的可视化产生了“双隔膜”征，因为膈的穹窿和前部分别由肺和胸膜内气体勾画。当卧位胸部 X 线怀疑为前部有气胸时，可行立位胸部 X 线、患侧朝上的侧卧位胸部 X 线、CT 扫描或超声检查来鉴别。

肺底积气罕见。X 线上，肺下方的局部区域透亮度增加，

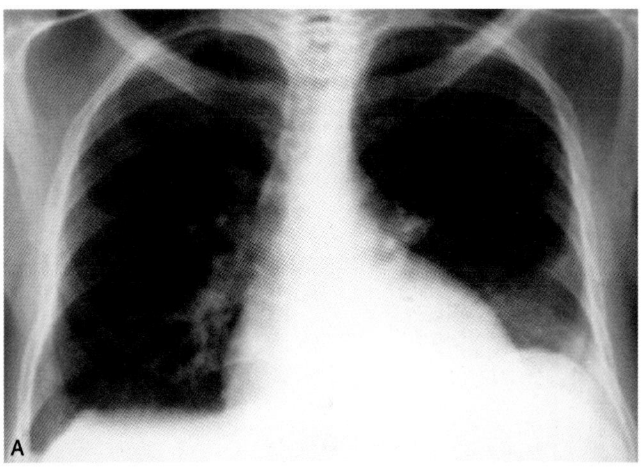
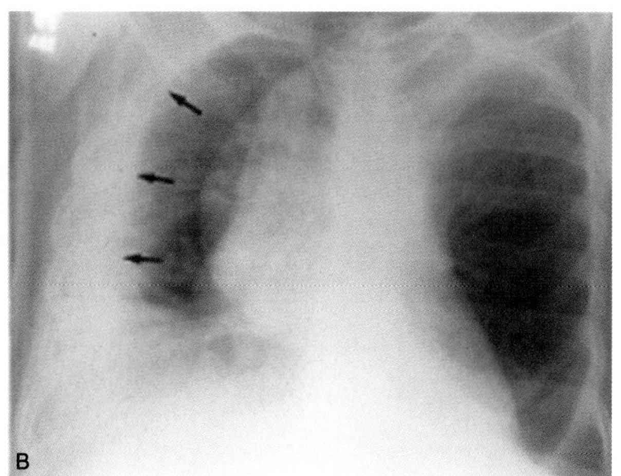
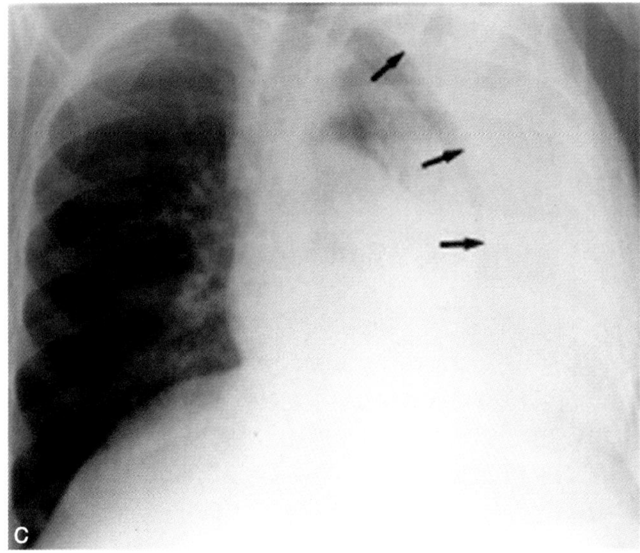

图 10.35 双侧胸腔积液。41 岁,女性,站立后前位胸部 X 线(A)显示因腹腔积液导致双侧膈肌明显抬高。右(B)和左(C)卧位片显示肺下胸腔积液分层(箭)。

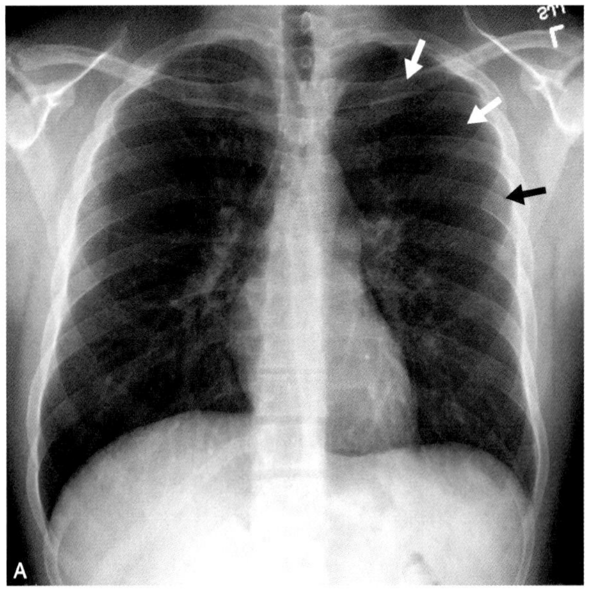
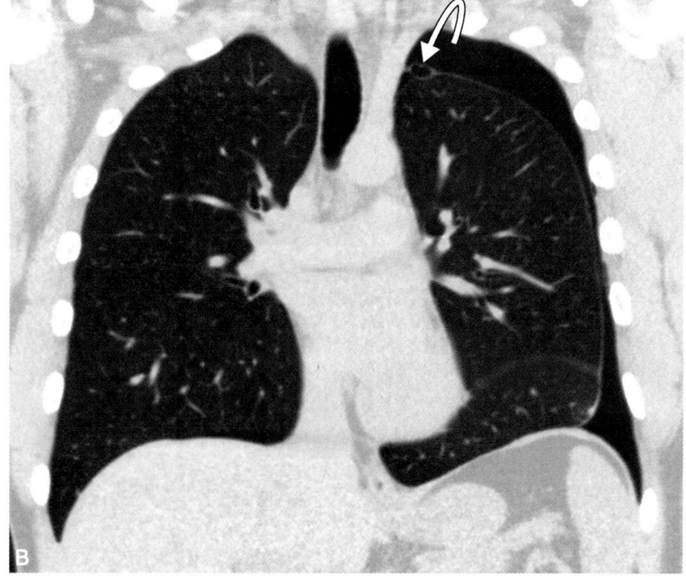

图 10.36 胸部 X 线和 CT 图像显示气胸。A. 28 岁,男性,正位胸部 X 线显示左侧气胸,可见脏胸膜线(箭);B. 冠状位 CT 扫描显示左侧气胸可能由左肺尖肺气泡导致的自发性气胸(弧形箭)。

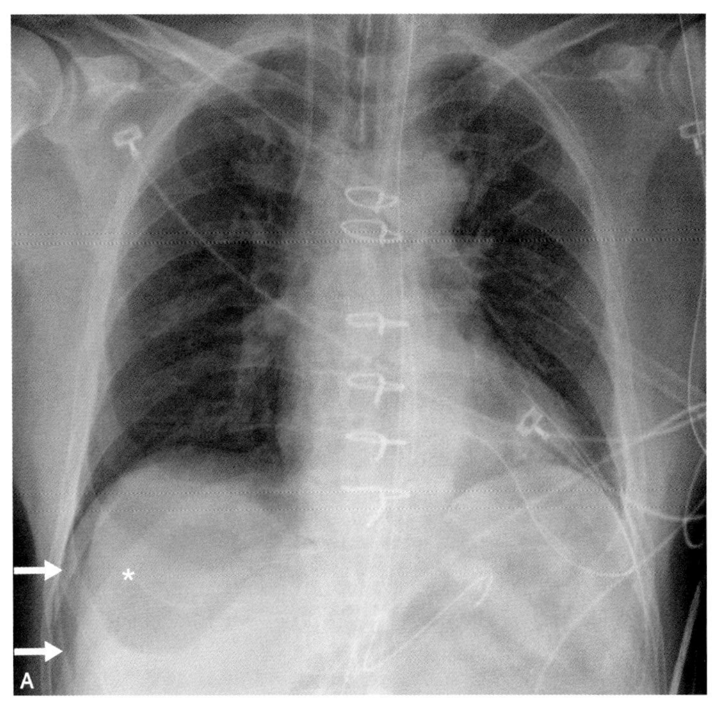
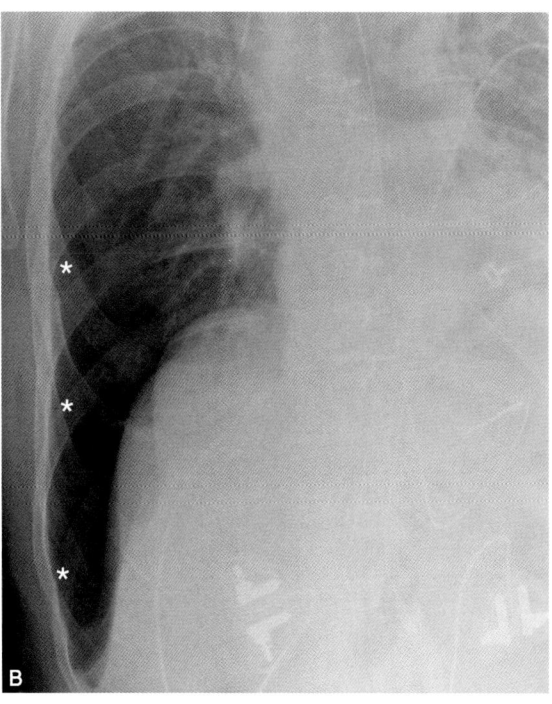

图 10.37　仰卧位气胸患者。A. 右侧中线放置后仰卧位患者的床旁胸部 X 线显示右上腹部重叠区异常透亮影（*）和明显的右侧肋膈加深（深沟征）（箭）；B. 右侧球管低位水平投照左侧卧位片显示右侧胸腔大量气胸（*）。

可见与膈肌平行的脏胸膜线。包裹性气胸是由脏层和壁层胸膜之间的粘连形成，可以发生在胸膜腔的任何部位。为明确诊断常常需行 CT 检查。

有几种情况在胸部 X 线上表现为弧形线样或界面透亮度增加，应与气胸鉴别。由于多余的皮肤与胶片盒过度挤压形成皮肤褶皱为类似气胸的脏胸膜线的弧形界面，但皮肤褶皱与大气中的空气形成边界或界面，这不同于气胸的脏胸膜线。该界面极少延续至肺尖上，但常见延伸至胸壁之外（图 10.38）。肺血管密度可延续至皮肤皱褶界面的外周。肺大疱形成局部或单侧的透亮度增加，在胸部 X 线上的表现可类似于气胸，肺大疱边缘可见弧形线样薄壁，且凹向而不凸向胸壁。气胸和肺大疱性疾病的鉴别可能比较困难，但临床表现常常明显不同。然而，由于这种区分具有重要的治疗意义，某些患者可能需要 CT 扫描。

便携式床旁超声可用于在急诊或重症监护环境中检测气胸。正常患者可见肺在与胸膜交界面处滑动。当存在气胸时，不存在这种滑动。

局限性胸膜增厚

局限性胸膜增厚表现为一个扁平、光滑，略高于软组织的致密影，范围超过 1~2 个肋间隙，切线可见紧邻最内侧的肋骨皮质缘的肺组织被牵拉。局限性胸膜增厚的正面观常常在 X 线上不能显示，因为病变不能造成 X 射线明显衰减，且不形成凸起边缘的明显致密影。胸膜钙化除外，当从一端向另一端观察时，通常表现为不连续的细线样或弧形样钙化密度，平行于肋骨内面，正面观呈圆形或分叶状的密度增高区（见图 17.16）。局限性胸膜纤维化在常规或高分辨率 CT 上最容易显示，由于密度的差异，很容易与胸膜下脂肪沉积区别。

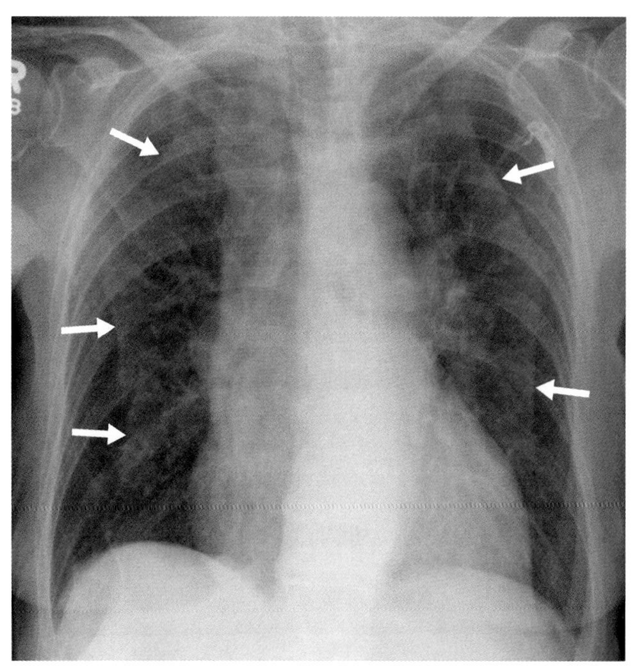

图 10.38　与气胸容易混淆的皮肤褶皱。床旁胸部 X 线显示双肺双侧曲线样密度影（箭），反映了空气勾勒的皮肤皱褶。皮肤皱褶常为双侧，并可见边缘，并且不延伸至肺尖；而脏胸膜表现为细线状。

这里还有两个的影像学表现类似于局限性胸膜增厚。肺尖帽表现为弧形的胸膜下致密影，厚度<5mm，偶尔可见钙化，其下缘清晰或略不规则，代表肺尖和邻近脏胸膜的非特异性纤维化（图 10.39）。虽然通常呈双侧对称，但厚度轻微的不对称也常见。任何密度的增加、明显不对称、向下凸的致密影、肋骨破坏或有其他临床症状时应立即进行 CT 或磁共振检查，并活

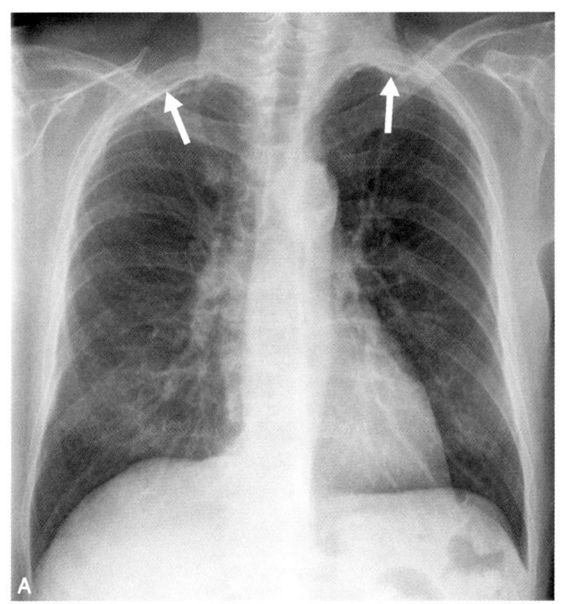

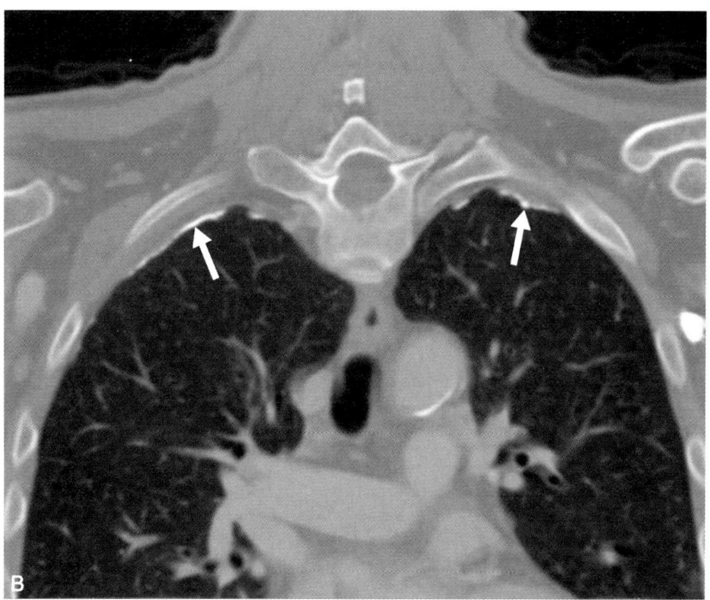

图 10.39　肺尖反应性纤维化。A. 正位胸部 X 线显示双侧肺尖曲线状钙化影（箭）；B. CT 增强扫描冠状位肺窗显示胸膜下纤维化伴钙化（箭）。

检排除肺尖肿瘤（肺上沟瘤）（见图 13.14）。

广泛性胸膜增厚

纤维胸表现为薄而光滑的条带样软组织影，内缘清晰，紧贴并平行于肋骨和肋间隙内缘，通常单侧，范围较大时累及胸膜腔后、下部。前或后肋胸膜增厚可形成幕状致密影，在正位片正面观时边缘不清，正位上外侧肋角变钝（见图 17.15），而后肋膈角清晰和卧位上无分层的积液则有助于区分胸膜纤维化和少量积液。纤维胸往往不会累及叶间裂和纵隔胸膜。对胸膜增厚的检出，CT 和高分辨率 CT 比传统的 X 线更加敏感。广泛的纤维胸使患侧胸廓容积减少，这在横断位 CT 图像上比正位 X 线上更容易识别（见图 17.12）。CT 和 HRCT 可了解弥漫性胸膜增厚患者的双肺情况，可以发现并发的间质性肺纤维化。这对于可疑石棉沉着病患者的评估和考虑行胸膜切除术的肺部疾病患者的病变范围评估是很重要。

胸膜和胸膜外病变

常规 X 线上显示的外周致密影的外形和边缘有助于鉴别肺实质、胸膜或胸膜外病变。胸膜肿块与相邻正常胸膜呈钝角，而肺周边的病变与邻近的正常胸膜呈锐角。胸腔和胸膜外肿块通常是垂直走向的椭圆形致密影。胸膜病变使邻近肺组织受压，其边缘光滑，边界清晰。这些光滑的边缘，在 X 射线束投影与肿块和肺组织交界面呈切线位时最好显示（见图 17.14）。胸膜病变的另一个特点是病变在切线位时表现为边缘清晰、由肺组织勾画出锐利的轮廓，但在病变垂直方向观察时边界则显示不清。与此相反，肺内病变周围被空气包绕，在不同位置观察边缘的变化不大。与肺实质病变不同，胸膜病变不会随着呼吸运动而改变位置。肺内病变往往局限于肺叶内，而胸膜病变可跨越叶间裂缝生长。带蒂的胸膜病变很罕见，如纤维瘤具有胸膜和肺实质病变的影像学特征。

尽管有上述特征，胸膜与外周实质性病变的鉴别可能是困难的。这种区别具有重要的诊断意义：实质病变最好通过痰液或支气管镜检查来诊断，而胸膜病变则需要胸腔穿刺或胸膜活检。CT 常用于帮助区分胸膜和肺实质疾病。在 CT 上完全被肺包绕的周围性病变是肺实质内病变，但叶间裂内罕见胸膜病变除外。周围型肺肿块一般边缘不规则，可含空气支气管征。那些与胸膜接触的实质性病变将与胸壁形成锐角。胸膜与胸膜外或胸壁病变的 CT 表现相似。胸膜和胸膜外的病变边界清楚，与胸壁呈钝角；肋骨破坏或皮下肿块是将肺外病变局限在胸壁的唯一表现（见图 17.22）。当周围实质病变侵犯胸膜时，要确定肿块的边缘是不可能的。CT 可以根据病灶的密度进一步确定周围性病变的特征，光滑的脂肪团块几乎可以肯定是胸膜脂肪瘤（见图 17.13），而均匀的胸膜或胸膜外软组织肿块最有可能是胸膜局限性纤维性肿瘤或神经源性肿瘤（见图 11.24、图 17.14）。MR 图像上的信号强度有助于局灶性胸膜肿块的定性。局限性积液在 T_1 上显示为均匀的低信号，在 T_2 上显示为高信号。脂肪瘤表现为均匀的 T_1 高信号和脂肪抑制 T_1 低信号。胸膜局限性纤维性肿瘤由于其富细胞性，在 T_1 上为典型的中等信号强度，在 T_2 上为典型的高等信号强度。

胸 壁 病 变

在下面几种情况下，胸壁病变可在 X 线上显示：①向胸内生长，肺组织受压移位显示其边缘；②肿块引起的骨位移或破坏；③凸向体表，被周围空气衬托出边界。CT、MRI 和超声均可用于评估胸壁病变的特征。虽然 CT 和 MRI 在确定胸壁病变累及胸腔内的程度方面最有用，但超声仍是评估可触及胸壁肿块性质最便宜和最简单的方法。涉及胸壁特殊骨性或软组织成分的胸壁病变的影像学表现，请详见第 17 章胸壁疾病章节。

膈 肌 异 常

膈肌疾病的影像学表现包括膈肌的抬高或低平以及膈肌

轮廓的异常。膈肌疾病的诊断要点将在第 17 章学习。

推 荐 阅 读

Chou SH, Kicska GA, Pipavath SN, Reddy GP. Digital tomosynthesis of the chest: current and emerging applications. *Radiographics* 2014;34(2):359–372.

Gibbs JM, Chandrasekhar CA, Ferguson EC, Oldham SA. Lines and stripes: where did they go?—from conventional radiography to CT. *Radiographics* 2007; 27(1):33–48.

Heitzman R. *The Mediastinum: Radiologic Correlations with Anatomy and Pathology*. Berlin: Springer-Verlag; 1988:311–349.

Im JG, Webb WR, Rosen A, Gamsu G. Costal pleura: appearances at high-resolution CT. *Radiology* 1989;171:125–131.

Kuhlman JE, Collins J, Brooks GN, Yandow DR, Broderick LS. Dual-energy subtraction chest radiography: what to look for beyond calcified nodules. *Radiographics* 2006;26:79–92.

Müller NL, Webb WR. Radiographic imaging of the pulmonary hila. *Invest Radiol* 1985;20:661–671.

Nason LK, Walker CM, McNeeley MF, Burivong W, Fligner CL, Godwin JD. Imaging of the diaphragm: anatomy and function. *Radiographics* 2012; 32(2):E51–E70.

Proto AV, Speckman JM. The left lateral radiograph of the chest. Part 1. *Med Radiogr Photogr* 1979;55:29–74.

Proto AV, Speckman JM. The left lateral radiograph of the chest. *Med Radiogr Photogr* 1980;56:38–64.

Schaefer-Prokop C, Neitzel U, Venema HW, Uffmann M, Prokop M. Digital chest radiography: an update on modern technology, dose containment and control of image quality. *Eur Radiol* 2008;18(9):1818–1830.

Wilkinson GA, Fraser RG. Roentgenography of the chest. *Appl Radiol* 1975; 4:41–53.

（孙清泉　冯旭　陈耀康）

第 11 章 ■ 纵隔及肺门

纵隔肿块
- 前纵隔肿块(血管前)
- 中纵隔肿块(脏器)
- 后纵隔肿块(椎旁)

弥漫性纵隔疾病

肺门
- 单侧肺门增大或密度增高
- 双侧肺门增大
- 肺门缩小

本章讲述纵隔肿块、弥漫性纵隔疾病及肺门病变的影像学检查手段及诊断标准。

纵 隔 肿 块

纵隔局灶性病变是放射科医师在临床工作中经常遇到的难题之一。纵隔肿块患者通常表现为以下三种症状之一:①肿块压迫或侵犯邻近结构引起相关症状(甲状腺肿患者的哮喘);②患者因其他疾病寻找病因发现纵隔异常(如重症肌无力患者查找是否有胸腺瘤);③常规胸部 X 线或 CT 检查偶然发现异常。有时在评估已知恶性肿瘤(如非霍奇金淋巴瘤)的过程中发现纵隔病变。对比增强多层螺旋 CT(MDCT)是用于评价纵隔肿块的主要影像学检查方法。MRI 检查通常用于更复杂或 CT 无法解决的病变:①不能接受碘对比剂的患者;②可疑血管病变;③蛋白成分丰富的囊性病灶;④区分胸腺增生和胸腺肿瘤。PET 用于评估疑似恶性肿瘤代谢活性增加情况;也可评估纵隔肿瘤对治疗的反应,尤其是淋巴瘤,并区分肿瘤的残留、复发及纤维化(表 11.1)。

为便于以下讨论,将纵隔分为前纵隔(血管前)、中纵隔(脏器)和后纵隔(椎旁)。

表 11.1

影像学方法在纵隔肿块评价中的应用

设备	优点	局限性
常规 X 线摄片	检查便捷 放射剂量低 胸部整体评估 肿块分区	
多排 CT	密度分辨率高 检查便捷 检测钙化 空间分辨率优于 MRI	电离辐射 碘剂增强
磁共振成像	非碘剂增强扫描 血管病变 囊肿的诊断(前肠性、心包来源) 评估胸腺肿瘤与增生	不能评估钙化 空间分辨率低于 CT
FDG-PET	测量代谢活性 区分存活肿瘤坏死或纤维化 局部或远处转移的整体评估 评估治疗反应	

前纵隔肿块(血管前)(表 11.2)

表 11.2

前纵隔(血管前)肿块常见来源

常见	分类
血管	迂曲扩张的右锁骨下动脉或头臂动脉
甲状腺	胶样结节
	甲状腺肿
甲状旁腺	腺瘤
淋巴	淋巴瘤:霍奇金淋巴瘤 非霍奇金淋巴瘤
	转移性疾病
胸腺	胸腺瘤
	胸腺增生
生殖细胞肿瘤	畸胎瘤(良性-成熟畸胎瘤)
间叶性肿瘤	脂肪瘤
少见	**分类**
血管	升主动脉瘤
	主动脉窦动脉瘤
甲状腺	癌
甲状旁腺	增生
	癌
淋巴	淋巴管瘤
	炎症
胸腺	胸腺囊肿
	胸腺脂肪瘤
	胸腺神经内分泌肿瘤(类癌)
	胸腺癌
生殖细胞肿瘤	畸胎瘤(恶性-未成熟畸胎瘤)
	精原细胞瘤
	内胚窦瘤
	胚胎细胞癌
	绒毛膜癌
间叶性肿瘤	平滑肌瘤
	纤维瘤
	血管瘤
	错构瘤

血管结构。老年患者最常见的胸腔入口肿块可能是迂曲的动脉结构，特别是右头臂动脉和右锁骨下动脉汇合处或左锁骨下动脉向上膨出，产生类似胸腔入口肿块的表现（图 11.1）。肿块位于胸廓入口的前方，其在锁骨上方的外侧边界模糊不清，位于后方或椎旁的边界则由向后延伸的肺尖勾勒清楚显示出来，这一征象被称为“胸廓入口”或“颈胸征”，有助于胸廓入口区域肿块的定位，进而推测病因。迂曲的动脉结构可以通过动脉粥样硬化钙化斑块来识别，并且在侧位胸部 X 线上看到一个突出于气管后缘的肿块，肿块后缘边界清晰。与胸腔入口的其他肿块相比，气管通常向迂曲的血管侧移位，而大多数甲状腺肿和其他肿块气管向病变对侧移位。

前纵隔或血管前肿块不常见的血管原因是起源于右主动脉窦的动脉瘤或升主动脉瘤向前延伸。主动脉窦瘤通常在心脏 CT 或 MRI 检查上偶然发现，在 X 线检查中不易发现。侧位胸部 X 线上见血管前间隙内含弧形钙化肿块，提示升主动脉瘤或前肠囊肿。

甲状腺肿块。在少数颈部甲状腺肿大的患者中，由于甲状腺癌或甲状腺炎所致腺体增大，甲状腺可能经胸廓入口延伸至上纵隔。这些病变常常在胸部 X 线上偶然发现。由于肿块压迫气管或食管，少数患者表现为呼吸困难或吞咽困难等。起于甲状腺下极或峡部的甲状腺单发或多发肿块可以进入气管前方的上纵隔（80%病例）或气管右侧、后外侧（20%病例）。极少数患者为胸内甲状腺肿，进入胸腔内组织与甲状腺峡部通过纤细的纤维组织相连，如果没有该纤维组织，那么在横断层图像上两者之间没有明显的联系。

在胸部 X 线上，前上纵隔肿块通常使气管偏向一侧，或推向后方（前方肿块）或前方（后方肿块）。甲状腺肿块常见粗大、成簇的钙化。尽管可能出现假阴性结果，放射性碘检查仍然是初期应做的影像检查方法。CT 常具有特征性表现：①肿块边界清晰；②肿块与颈部甲状腺延续；③粗大钙化；④囊变或坏死性区域；⑤高 CT 值（由于其内碘含量）；⑥由于大多数甲状腺肿块血供丰富，并且经静脉注入对比剂后延迟强化（由于从对比剂中摄取碘活跃）的肿块明显强化（>25H）（图 11.2）。MR 无需静脉注射对比剂就能很好地显示甲状腺肿在纵轴方向的延伸。

甲状旁腺肿块。约 2%的患者中，甲状旁腺与颈部胸腺相连，一起下行进入前上纵隔。这些腺体可在胸廓入口附近找到，位于胸腺内或附近。当患者有甲状旁腺功能亢进临床症状和生化检查证据时，进行常规颈部探查和甲状旁腺切除时，这种现象尤其要引起重视。大多数异位甲状旁腺病变为腺瘤

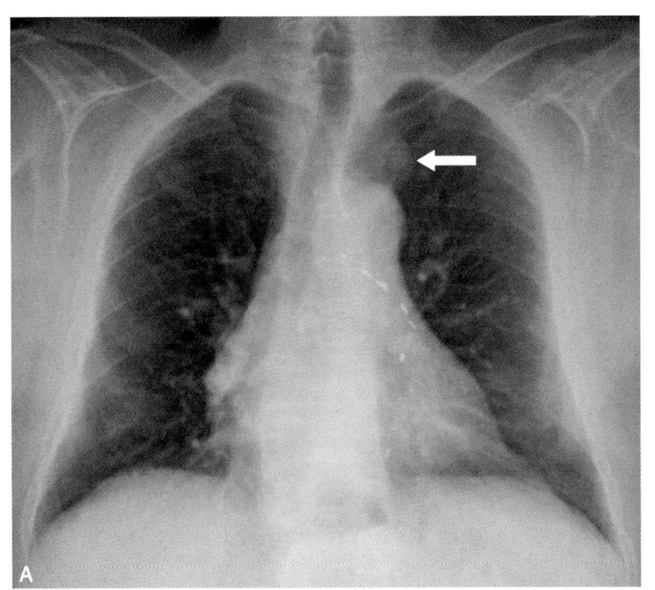

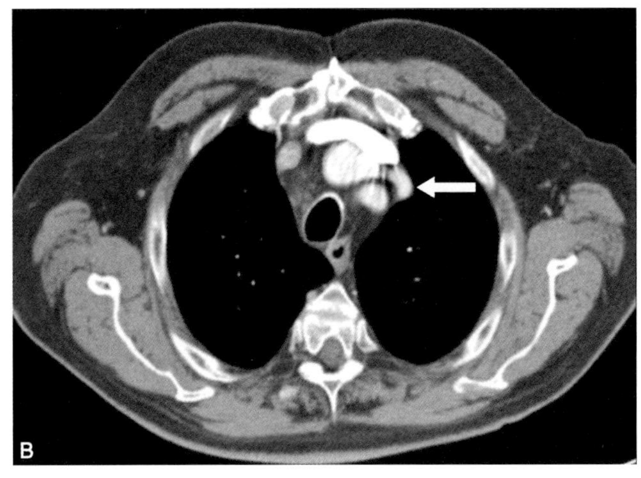

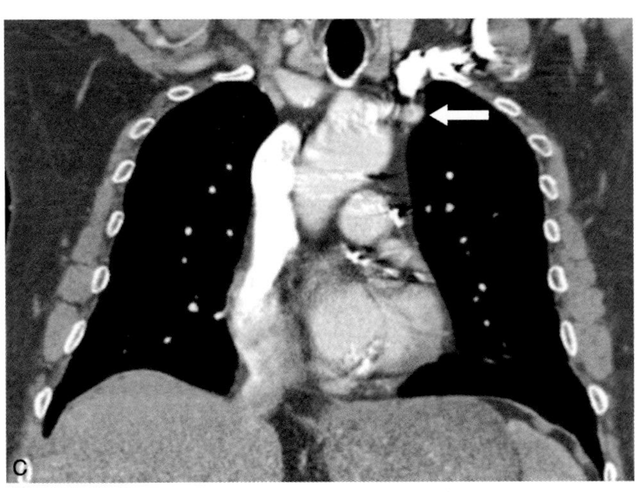

图 11.1　迂曲的左颈总动脉表现为上纵隔肿块。A. 正位胸部 X 线显示左上纵隔肿块（箭）；B～C. CT 对比增强扫描横断位（B）和冠状位（C）显示迂曲的左颈总动脉起源于主动脉弓（B 和 C 中的箭），类似“肿块”。

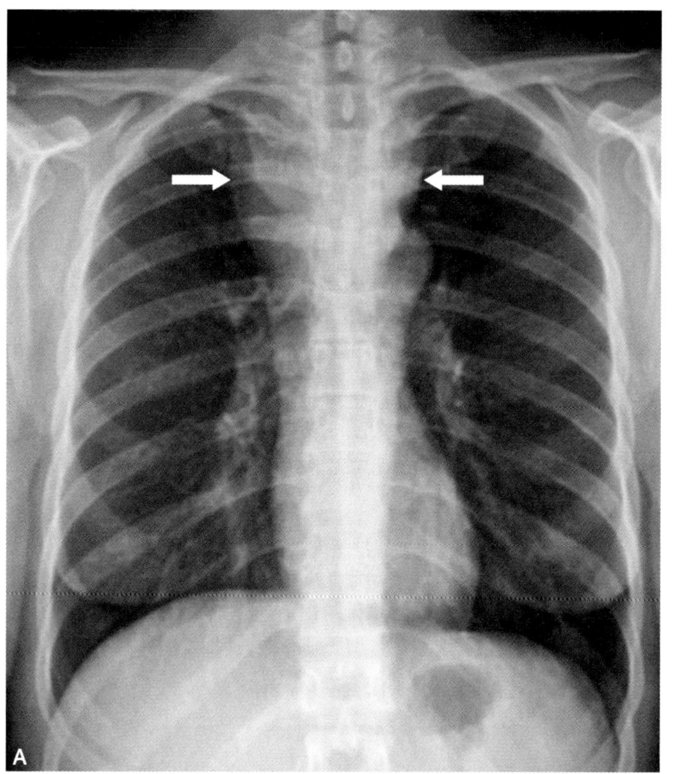

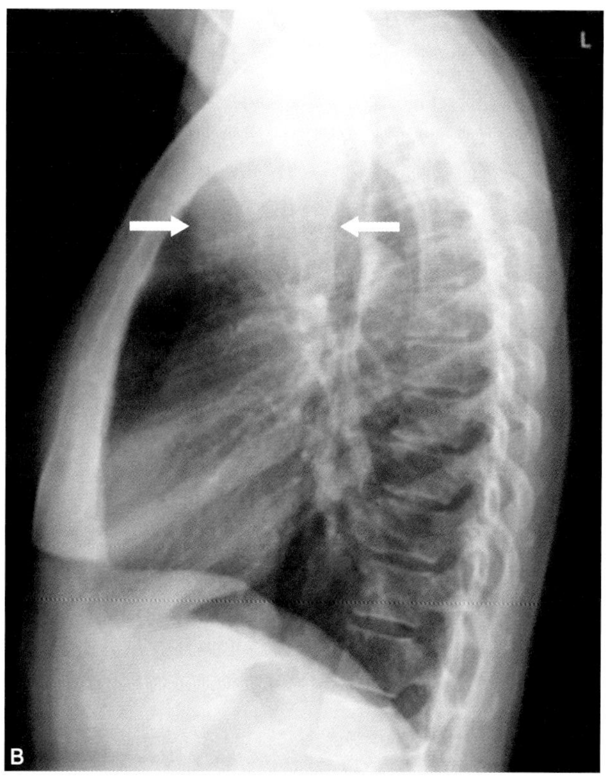

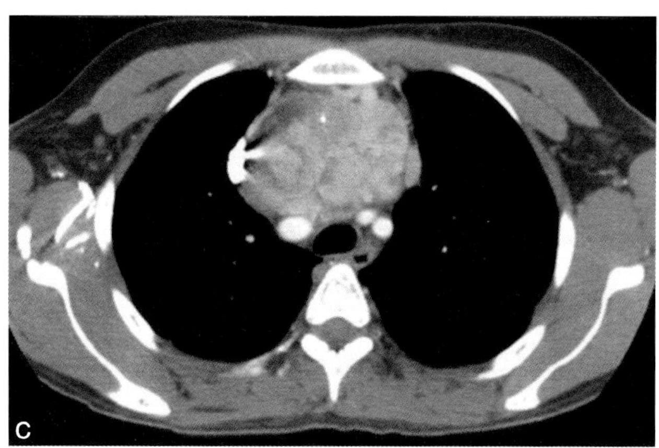

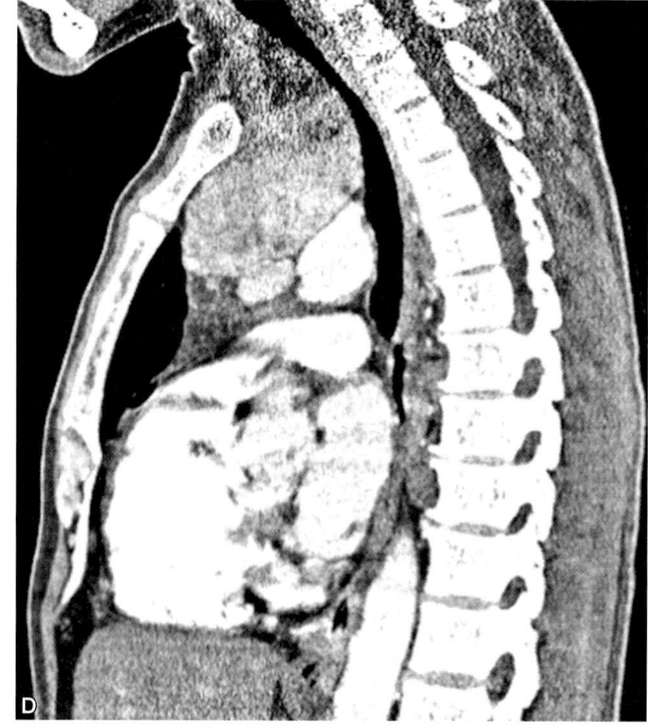

图 11.2　甲状腺肿。正位(A)和侧位(B)X线片显示前上纵隔分叶状肿块(箭);C.横断位增强 CT 显示胸骨柄水平气管血管前间隙的混杂密度肿块,内含高密度钙化灶及低密度灶;D.矢状面重建正中层面显示肿块从胸腔入口延伸至前纵隔。

(<3cm);少数为腺体增生或甲状旁腺癌。当超声或核医学检测不能定位颈部病变时,CT、MRI 或锝(^{99m}Tc)标记的司他比锝扫描可能对检测纵隔病变有用(图 11.3)。

淋巴管瘤。这类罕见肿块是淋巴管扩张形成。囊性或海绵状(囊性淋巴管瘤)淋巴管瘤最常见于婴儿,常与染色体异常有关,包括特纳综合征(Turner syndrome)和 13、18、21 号染色体异常的三体综合征。在婴儿中,该病变常由颈部延伸至前纵隔,在老年人中少数病变可在前纵隔发生。

胸腺瘤(胸腺上皮肿瘤)。胸腺瘤或胸腺上皮肿瘤是成人仅次于淋巴瘤的第二常见的纵隔原发性肿瘤。这类病变起源于胸腺上皮,其内含有不同数目的混杂淋巴细胞。传统上将该类肿瘤划为胸腺瘤和胸腺癌,前者组织学上为良性,但可能有

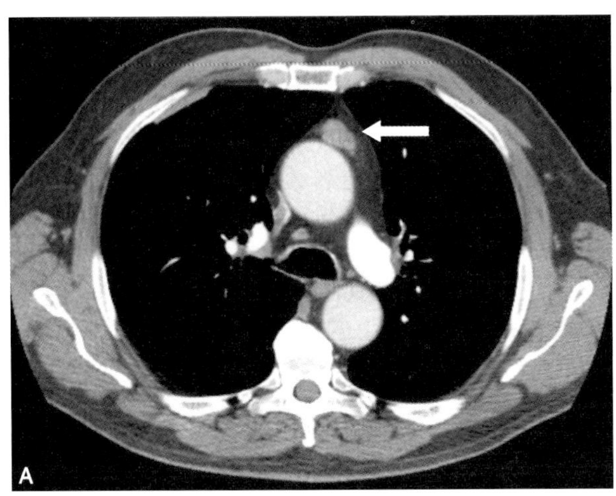

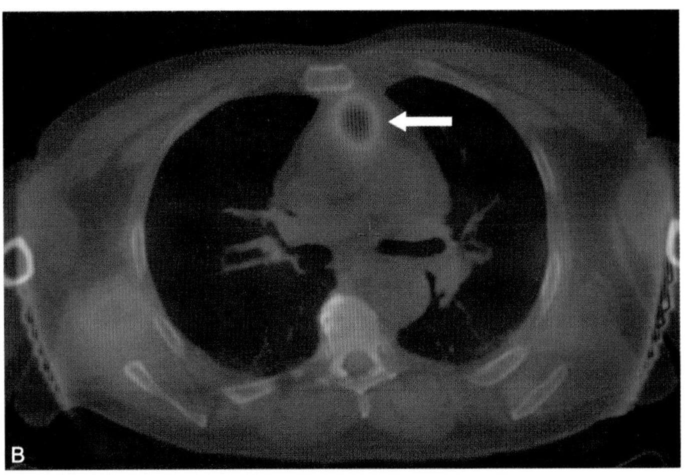

图 11.3　甲状旁腺腺瘤。A. 男性，60 岁，高钙血症患者，上胸部横断位增强 CT 显示主动脉前结节（箭）；B. 融合 SPECT/CT 司他比锝（^{99m}Tc）显示病灶内活性增加（箭），手术探查证实为异位甲状旁腺腺瘤。

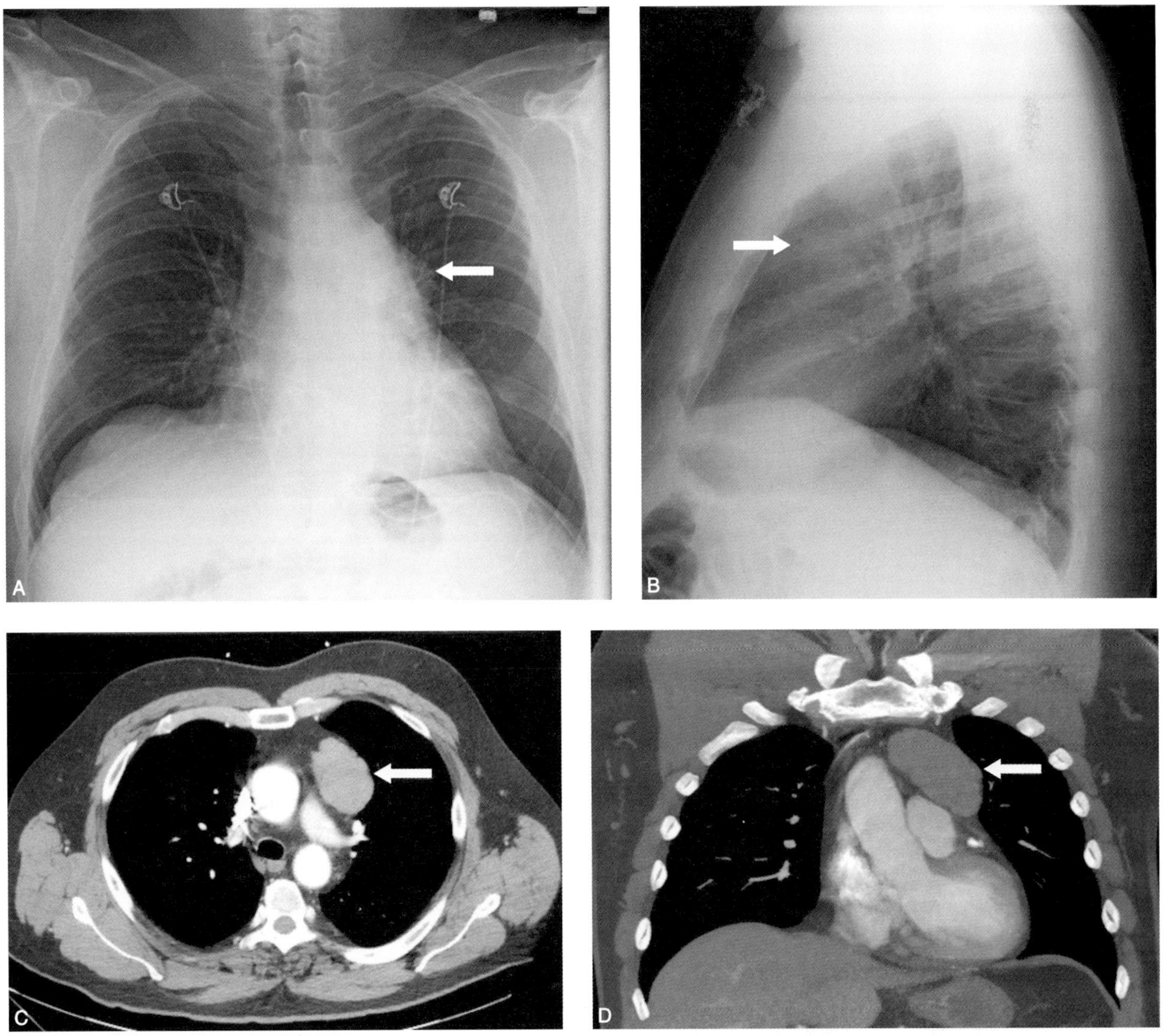

图 11.4　非侵袭性胸腺瘤。A. 胸部 X 线示左前纵隔肿物（箭）；B. X 线侧位片确认肿块位于前纵隔（箭）；C～D. 增强 CT 扫描显示左前纵隔分叶状肿块（箭）。手术切除证实为非侵袭性胸腺瘤。

包膜（非侵袭性）或为侵袭性的，胸腺癌中的上皮成分常提示为恶性。世界卫生组织最近根据上皮细胞的形态学特点和其占淋巴细胞的比例将该类肿瘤重新分类。此分类系统将这类肿瘤分为A、AB、B1、B2、B3和C型，其组织学变化范围从典型的非侵袭性胸腺瘤（A）到胸腺癌（C），前者预后良好，而后者则预后不良。对于胸腺上皮性肿瘤的分期，国际胸腺恶性肿瘤兴趣小组（ITMIG）制定了基于TNM分期的详细分类。

胸腺瘤的平均发病年龄为45~50岁，20岁以下的患者很少见。虽然大多数胸腺瘤伴有重症肌无力，但也伴有其他自身免疫性疾病，如单纯红细胞再生障碍、毒性弥漫性甲状腺肿（Graves' disease）、干燥综合征（Sjögren syndrome）和低丙种球蛋白血症。在重症肌无力患者中，10%~15%患有胸腺瘤，而较大一部分胸腺瘤患者（30%~50%）伴有或将会发展成肌无力。

在胸部X线上，胸腺瘤表现为发生在心脏大血管根部附近的圆形或卵圆形的、光滑或分叶状的软组织肿块。CT检查最容易发现胸腺瘤的特征，以及术前检测肿瘤的局限性浸润（图11.4）。由于其质地较硬，胸腺瘤在接触到前方的胸骨以及后方的心脏和大血管时，其形状不变。相对于A型肿瘤，较高等级的胸腺瘤，尤其是B3和C型，体积较大，形态不规则，强化不均匀，有坏死区域，合并有纵隔淋巴结转移和钙化。33%~50%的患者的肿瘤通过胸腺包膜侵犯（图11.5）。在这些患者中，大多数在CT或MR上不能确定微小包膜侵犯。在少数患者中，纵隔胸膜、心包、肺、胸壁、膈肌和大血管的局部侵犯按发生频率降序排列。胸腺瘤与邻近胸壁或纵隔结构的接触不能作为侵犯这些结构的可靠证据。转移到胸膜腔是胸腺瘤最常见的转移途径。尽管有胸膜肿瘤经膈肌扩散到腹膜后的报道，但胸腔外转移是罕见的。基于此，对任何怀疑有侵袭性胸腺疾病的患者，有必要进行胸部和上腹部影像检查。

在已经被诊断为胸腺瘤的重症肌无力患者中，CT可以显示常规X线不能显示的肿瘤。但是，在CT上不能区分非常小的胸腺肿瘤与正常或增生的腺体，尤其是有大量残留胸腺组织的年轻患者。

胸腺囊肿。可能是先天性或后天性的。先天性单房胸腺囊肿是一类罕见病变，为残留的胸咽管，其内含有稀薄或黏稠的液体。在组织学上以黏膜上皮为特征，囊壁有胸腺组织，借此可以在组织学上与前纵隔内的其他先天性囊性疾病相鉴别。

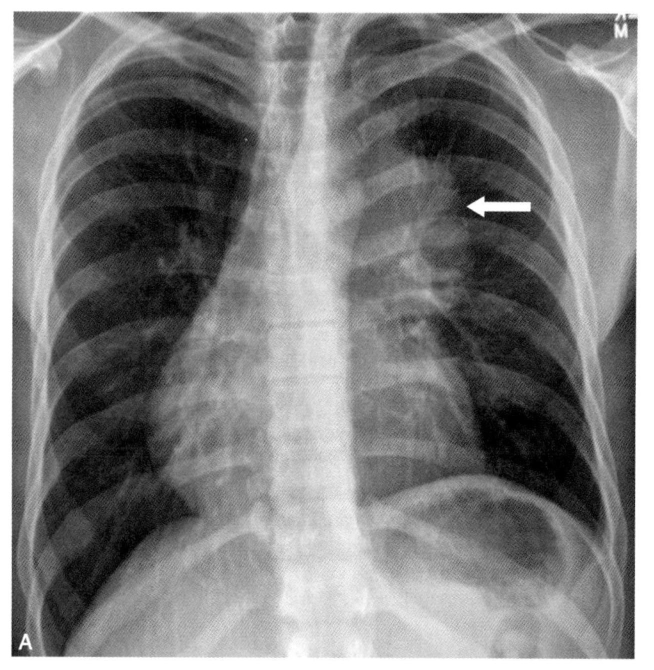

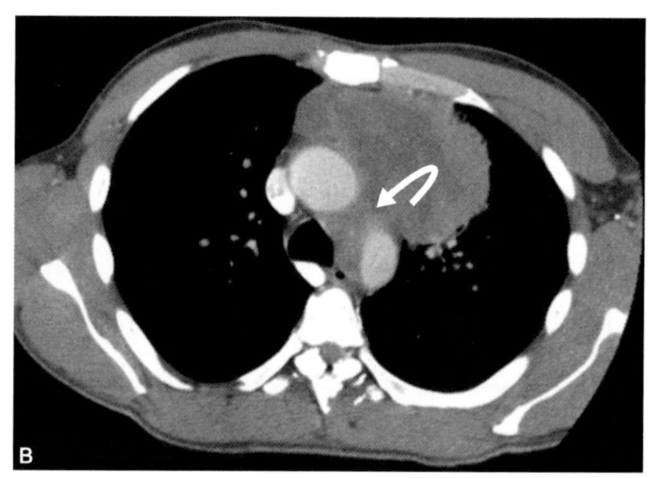

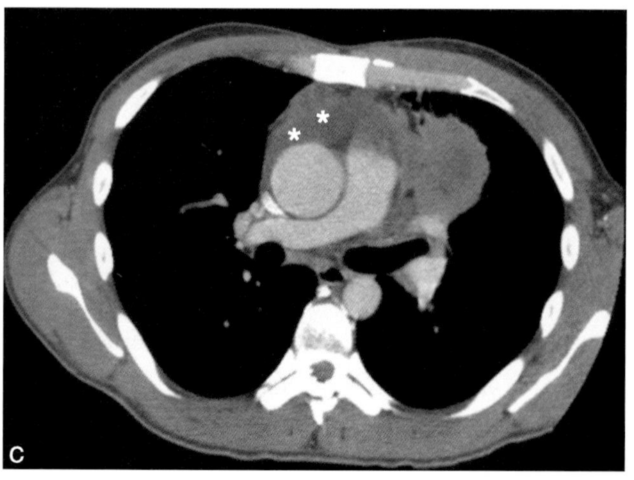

图11.5 侵袭性胸腺瘤。A. 胸部X线显示左纵隔肿块（箭），侧缘不规则；B. CT证实左前纵隔实性肿块伴坏死灶（箭），注意主肺动脉窗软组织浸润（弧形箭），提示侵犯纵隔；C. 横断位扫描更下方显示肿瘤与纵隔广泛接触，伴有心包积液（*）。手术证实肿瘤侵犯纵隔和心包。

后天性多房性胸腺囊肿本质上是炎症后形成的,伴随有艾滋病、放射或手术史及自身免疫性疾病,如干燥综合征、重症肌无力或再生障碍性贫血等。后者的这些情况,通过临床和影像学来鉴别多房性胸腺囊肿与胸腺瘤比较困难;实际上,这两种情况可以同时存在。在常规 X 线片上由于有软组织肿块,较大的囊肿比较明显,并且 CT 或 MR 可以显示病变的囊性特征。如果真正的胸腺囊肿、囊性变的胸腺瘤或淋巴瘤、精细胞肿瘤或淋巴管瘤在临床或影像学上难以鉴别,需要活检或切除。

胸腺脂肪瘤。是一类很少见的良性胸腺肿瘤,主要由脂肪和残留正常胸腺组织混合组成。这些肿块常无临床症状,因此首次发现时病变较大。胸部 X 线显示前纵隔巨大肿块,由于其柔韧的本质,通常会包裹心脏和膈肌。CT 显示为脂肪肿块和散在的软组织密度影,手术切除可以治愈。

胸腺类癌。胸腺的神经内分泌肿瘤是少见的恶性肿瘤,被认为是源于神经嵴来源的胸腺细胞[库尔契茨基氏细胞(Kulchitsky cells)]。最常见的组织学类型为类癌,与起源于支气管内的肿瘤相似,其分化程度和生长方式不同,从典型类癌到非典型类癌再到小细胞类癌。由于肿瘤分泌促肾上腺皮质激素,约 40%患者表现为库欣综合征。这些患者由于皮质类固醇过量,导致症状出现较早,诊断时肿瘤常较小。胸腺类癌中类癌综合征较少见。X 线和 CT 难以将此类病变和胸腺瘤区分开。

胸腺增生。为胸腺增大,肉眼观和组织学检查正常。这种疾病少见,主要发生于儿童,是先期应激,化疗中断或皮质醇增多症治疗的反弹作用的适应。毒性弥漫性甲状腺肿患者也可并发此病。胸腺增生这一术语被错误地用于描述胸腺淋巴滤泡增生的组织学检查所见,在 60%的重症肌无力患者中可以见到。与大多数真正胸腺增生的病例不同,淋巴样增生不会引起胸腺增大。在 CT 上,大多数胸腺增生的患者,其腺体正常或弥漫性增大(图 11.6),少数胸腺增生可表现为肿块,在影像学上不能与胸腺瘤相鉴别。通过随访观察病变体积缩小,大多数病例可以做出诊断,从而不需要活检。

胸腺淋巴瘤。40%~50%的结节硬化型经典型霍奇金淋巴瘤患者的胸腺会受累。其影像学表现不能与其他源于胸腺的实性肿块相鉴别。纵隔内其他部位淋巴结增大或前胸壁受累提示该诊断。

淋巴瘤。霍奇金淋巴瘤或非霍奇金淋巴瘤(NHL)是成人最常见的原发性纵隔肿瘤。在出现临床表现时,85%的霍奇金淋巴瘤患者会有胸部受侵。大多数(90%)胸部受侵的患者都有纵隔淋巴结增大,最常累及前纵隔和肺门淋巴结组。在霍奇金淋巴瘤患者中,前纵隔是局灶性结节肿块最常发生的部位,尤其是结节硬化型(图 11.7)。前纵隔外孤立的纵隔或肺门淋巴结增大也提示疾病诊断。只有 25%霍奇金淋巴瘤患者的病变局限于纵隔内。将近 40%的非霍奇金淋巴瘤患者,在出现症状时,胸部已受侵。与霍奇金淋巴瘤不同,只有 50%的非霍奇金淋巴瘤和胸部病变有纵隔淋巴结增大,仅 10%的 NHL 患者的病变局限于纵隔内。在表现为纵隔肿块的各种类型的非霍奇金淋巴瘤中,淋巴母细胞性淋巴瘤和弥漫大 B 细胞淋巴瘤最常见(图 11.8)。在只侵犯一个纵隔或肺门淋巴结组的淋巴瘤中,非霍奇金淋巴瘤要比霍奇金病常见得多。NHL 最常见于侵犯中纵隔和肺门淋巴结,膈上和后纵隔淋巴结受累不常见,但几乎只见于 NHL。淋巴瘤肺实质受侵将在第 13 章中讨论。

霍奇金淋巴瘤的扩散很容易预测,由一个淋巴结组扩散到邻近组;而非霍奇金淋巴瘤由于是多病灶病变,其转移方式路径难以预测。局灶性胸内霍奇金淋巴瘤通常使用放疗,其有效率为 90%。分布更广泛的霍奇金病和非霍奇金淋巴瘤使用化疗,霍奇金淋巴瘤疗效好于非霍奇金淋巴瘤。

在常规 X 线片上,侵及前纵隔的淋巴瘤与胸腺瘤或生殖细胞肿瘤都表现为延伸至一侧或双侧的分叶状肿块(图 11.7),难以鉴别。未经治疗的淋巴瘤中出现钙化极为少见,若前纵隔肿块中出现钙化则应该考虑其他疾病。纵隔、肺门、颈部和腋窝淋巴结受累,则更倾向淋巴瘤诊断。在上腹部正位胸部 X 线上看到增大的脾将胃泡向内侧推移,为该诊断提供了另一线索。

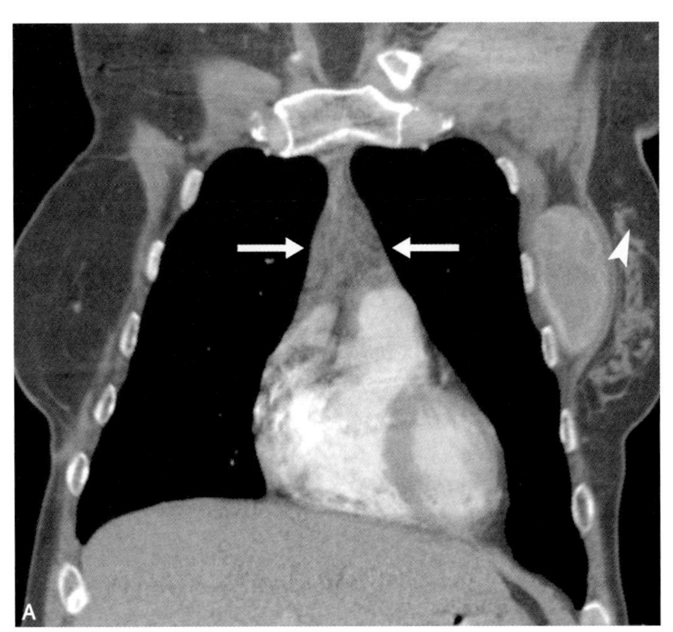

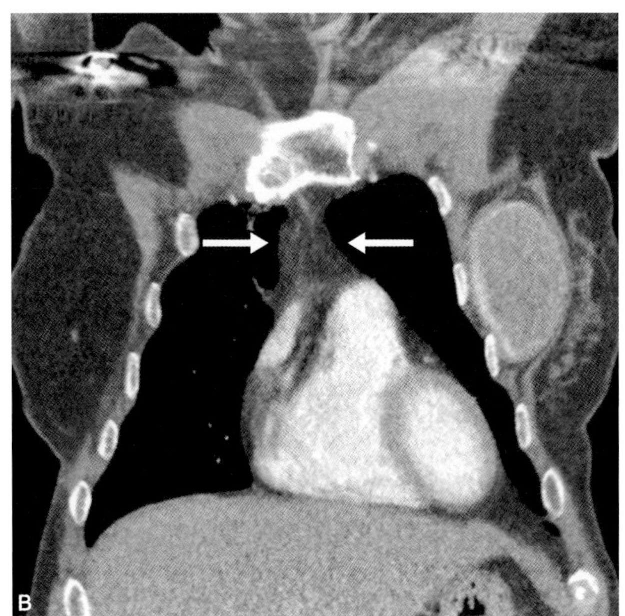

图 11.6 胸腺增生。A. 近期完成左乳腺癌化疗的 55 岁女性患者,冠状位增强 CT 前纵隔显示胸腺弥漫性增大(箭),主要为软组织密度影,注意左乳房假体(箭头);B. 化疗结束后数年冠状位 CT 扫描显示胸腺体积减小(箭),呈较均匀脂肪组织。

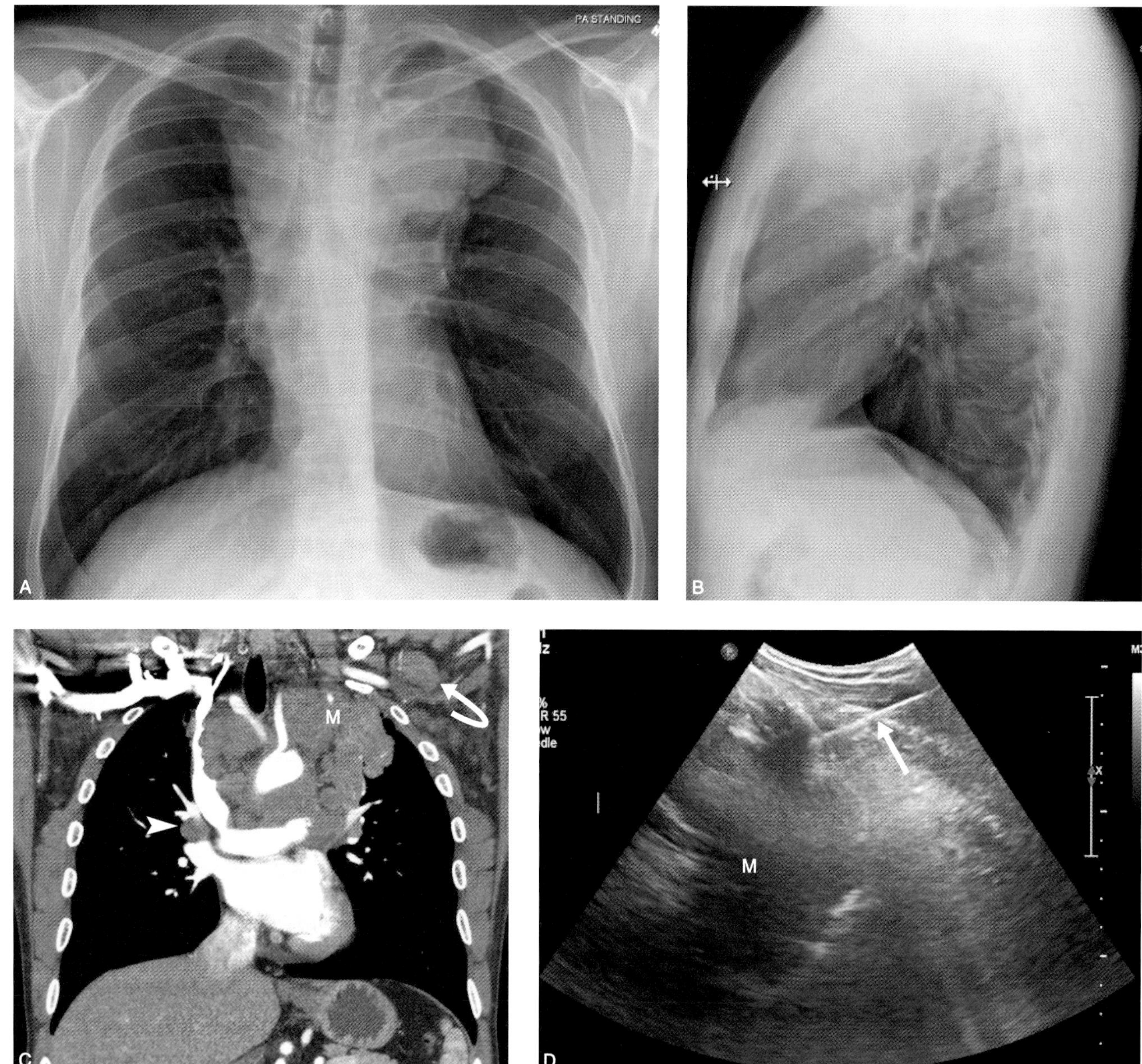

图 11.7　霍奇金淋巴瘤。A、B. 35 岁，男性，后前位(A)和侧位(B)胸部 X 线显示巨大的分叶状前上纵隔肿块；C. 主动脉弓水平冠状位增强 CT 显示一个巨大的上纵隔肿块(M)包绕主动脉弓和大血管。注意增大的右肺门(箭头)和左腋下(弧形箭)淋巴结；D. 超声引导下粗针活检显示病灶边缘肿块(M)，带活检针(箭)。组织活检显示霍奇金淋巴瘤的结节硬化型。

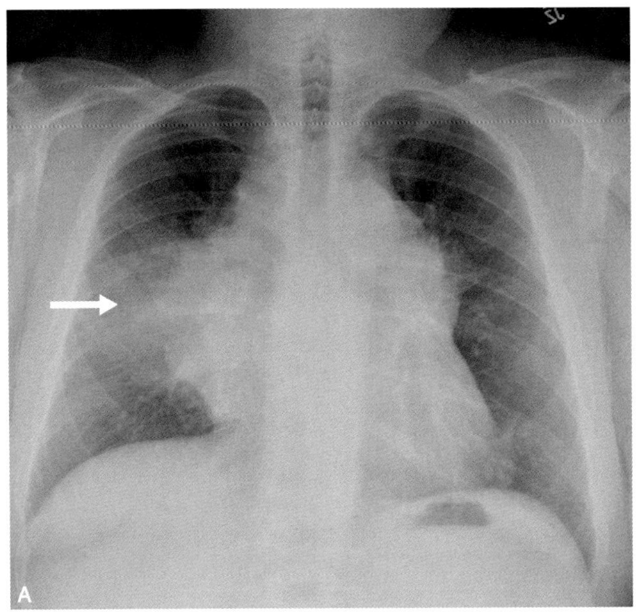

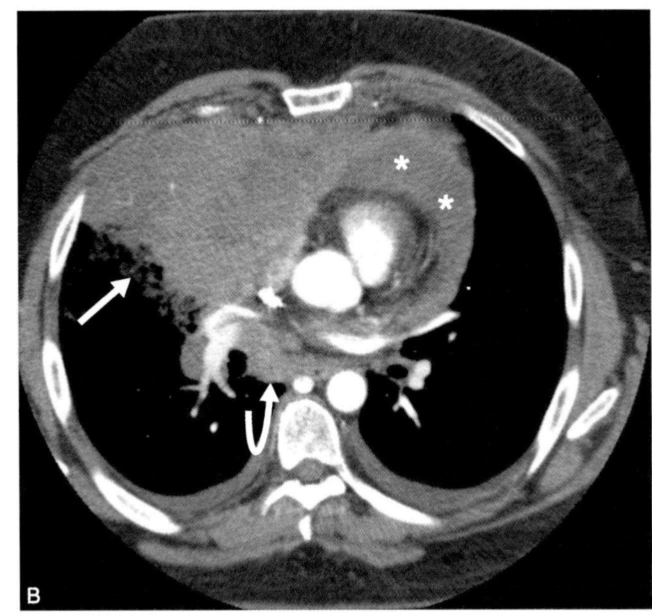

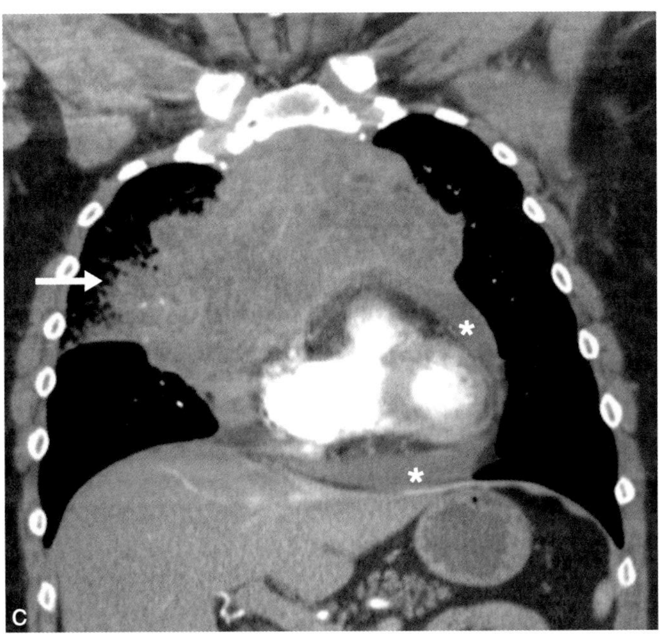

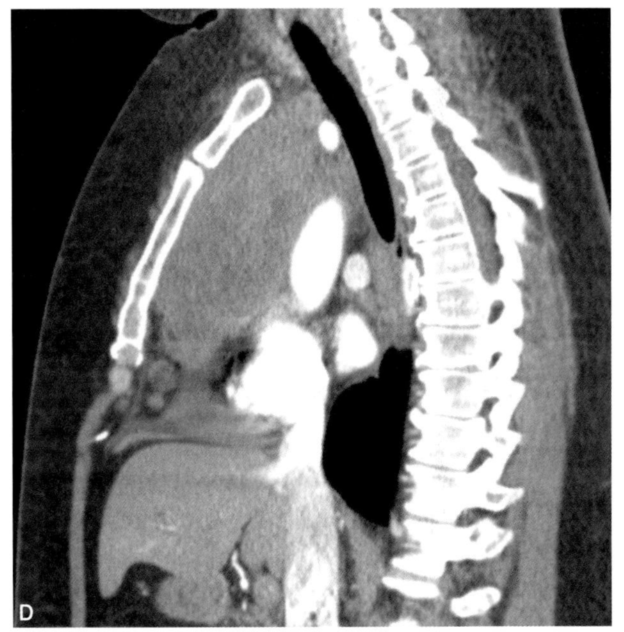

图 11.8　弥漫大 B 细胞非霍奇金淋巴瘤。A. 胸部 X 线显示纵隔肿块延伸到右肺门周围（箭）。B～D. 横断位（B）、冠状位（C）和矢状位（D）增强 CT 扫描显示巨大前纵隔肿块，混杂密度，延伸到右肺上叶（B 和 C 中的箭），伴有右肺门和气管隆嵴下淋巴结肿大（弧形箭），少量胸腔积液和心包积液（B 和 C 中的 *）。活检示弥漫大 B 细胞淋巴瘤。

临床上，几乎所有淋巴瘤患者都进行了 MDCT 检查。胸部 CT 检查的优势包括能够更精确地描述和定位胸部 X 线上发现的肿块；检测病变累及的范围，指导病变分期、预后判断和治疗方法选择；指导经胸或开放性活检；监测对治疗的反应；检测复发。淋巴瘤受累淋巴结的表现不同，最常见的为分散增大的实性淋巴结或融合成团的淋巴结（图 11.7C）。肺实质受累通常是由肿瘤经肺门淋巴结沿支气管血管旁淋巴管系统直接蔓延的结果，轴位 CT 图像比胸部 X 线更容易鉴别。同样，更好在 CT 或 MR 观察肿瘤从纵隔延伸到心包、胸膜下间隙和胸壁。未经治疗的淋巴瘤在 T_1WI 上表现为均匀的低信号肿块，T_2WI 上为均匀高信号或高低混杂信号。未经治疗的结节硬化型霍奇金淋巴瘤患者 T_2WI 上显示的低信号区域可能是纤维化组织。

纵隔霍奇金淋巴瘤的患者治疗成功后，往往在纵隔受累部位残留软组织密度影。治疗后淋巴结可见营养不良性钙化（图 11.9）。CT、氟代脱氧葡萄糖（FDG）-PET 用于监测淋巴瘤对治疗的反应。尽管 CT 可以准确地评价肿瘤的消退或检测治疗区域以外的淋巴结复发情况，但鉴别残留灶和已灭活纤维化团块的能力有限。据报道，超过 50% 的患者有残留软组织肿块，最常见于结节硬化型霍奇金淋巴瘤，也常见治疗前的肿块较大的情况。CT 或 MR 上显示有残留灶的患者，在完成治疗后 6～12 个月内将会出现肿瘤复发。通常，治疗后 6 个月以上，T_2WI 显示为高信号的区域提示肿瘤复发。镓-67 的放射性核素扫描尤其是 SPECT，在最初诊断和胸部淋巴瘤分期方面，很大程度上

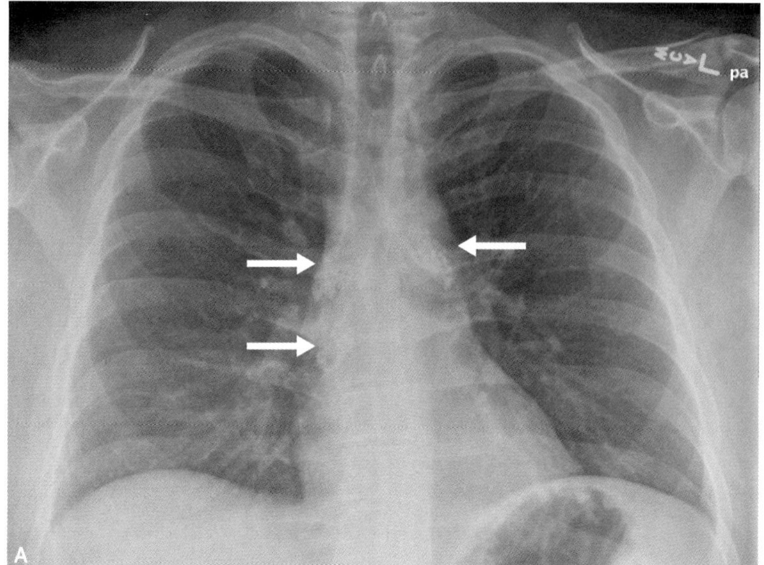

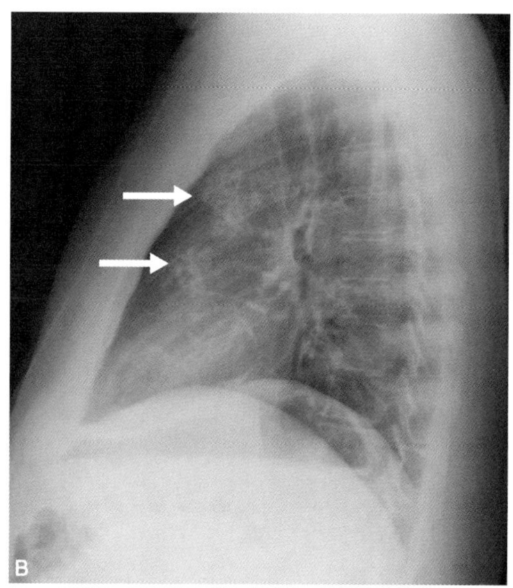
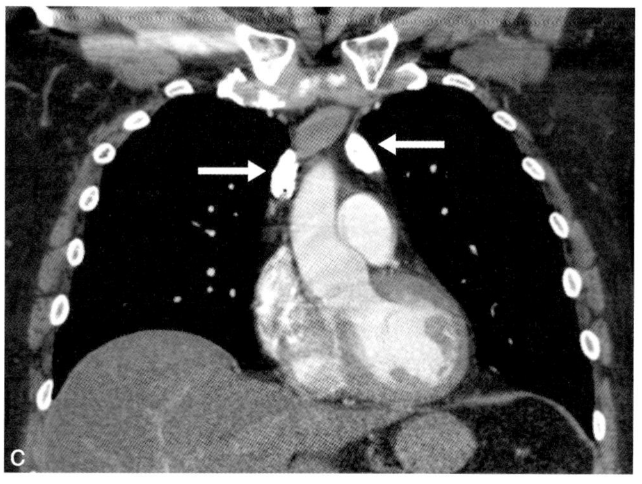
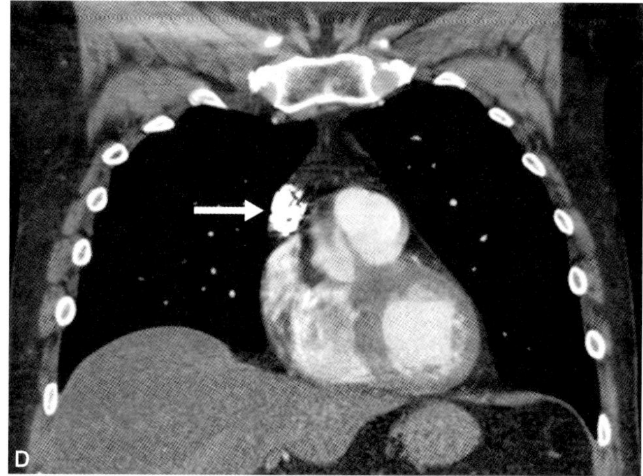

图 11.9　霍奇金淋巴瘤治疗后残留钙化结节。A、B. 正位(A)和侧位(B)胸部 X 线显示前上纵隔粗大钙化(箭);C、D. 通过前纵隔的增强冠状 CT 扫描显示治疗后肿瘤的多个钙化结节(箭)。

已经被 FDG-PET 取代。对霍奇金淋巴瘤和非霍奇金淋巴瘤,在鉴别肿瘤复发和纤维化方面,FDG-PET 显然优于 CT 或 MR。

生殖细胞肿瘤。包括畸胎瘤、精原细胞瘤、绒毛膜癌、内胚窦瘤、胚胎细胞癌,均起源于原始生殖细胞系统,其在胚胎发育期性腺转换过程中停留在了前纵隔。由于它们在组织学上无法与起源于睾丸和卵巢的生殖细胞肿瘤相鉴别,原发性恶性纵隔生殖细胞肿瘤的诊断需要排除作为纵隔转移灶来源的原发性生殖腺肿瘤。鉴别原发性和转移性纵隔生殖细胞肿瘤的关键在于转移性生殖腺肿瘤会出现腹膜后淋巴结受侵。

最常见的良性纵隔生殖细胞肿瘤是畸胎瘤,占 60%~70%。畸胎瘤可为囊性或实性,囊性或成熟畸胎瘤为纵隔中最常见的畸胎瘤类型,常包含外胚层、中胚层和内胚层成分。实性畸胎瘤通常是恶性的,精原细胞瘤占 25%~50%。大多数生殖细胞肿瘤发生在 20~40 岁的患者。良性肿瘤在女性中稍多(女∶男为3∶2),而恶性肿瘤几乎只发生在男性。

在影像学上,这些肿瘤的表现类似于胸腺瘤。大多数病变位于前纵隔,位于后纵隔者约 10%。良性病变通常为圆形或卵圆形,边缘光滑。形态不规则,呈分叶状或边缘不规整提示为恶性。33%~50%肿瘤有钙化,但不具特异性,除非为牙齿结构。在 CT 上,良性畸胎瘤通常为囊性,含有软组织、骨、牙齿、脂肪或罕见的脂-液平面(图 11.10)。精原细胞瘤、绒毛膜癌和内胚窦(卵黄囊)瘤为恶性病变,主要见于年轻患者。精原细胞瘤是最常见的恶性生殖细胞肿瘤,占 30%,放射学征象不具特异性。典型 CT 表现为巨大的分叶状软组织肿块,内可含有出血、钙化或坏死区(图 11.11)。血清甲胎蛋白或人绒毛膜促性腺激素的升高有助于诊断可疑的恶性纵隔生殖细胞肿瘤,而临床和 CT 上男性性乳腺发育是另外一个证据。

间叶组织肿瘤。起源于纵隔的纤维、脂肪、肌肉或血管组织的良性或恶性肿瘤,表现为纵隔肿块,最常见于前纵隔。脂肪瘤可发生于纵隔的任何部位,但最常见于前纵隔。看到边界清楚的均匀脂肪密度肿块即可做出诊断(CT 值低于-50HU)。出现软组织成分要考虑到胸腺脂肪瘤或脂肪肉瘤的可能性(图 11.12),后者可能有邻近结构受侵的征象。成熟畸胎瘤或经横膈的网膜脂肪疝内的脂肪组织通常易与脂肪瘤鉴别。

血管瘤是由血窦组成的良性肿瘤,可能与遗传性出血性毛

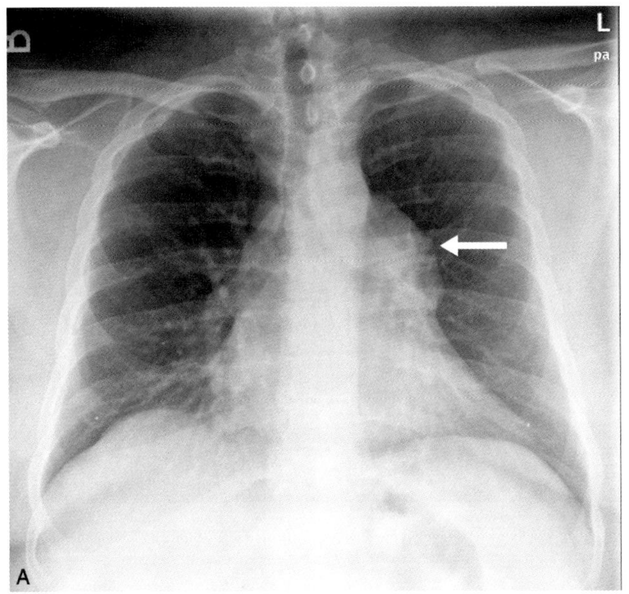

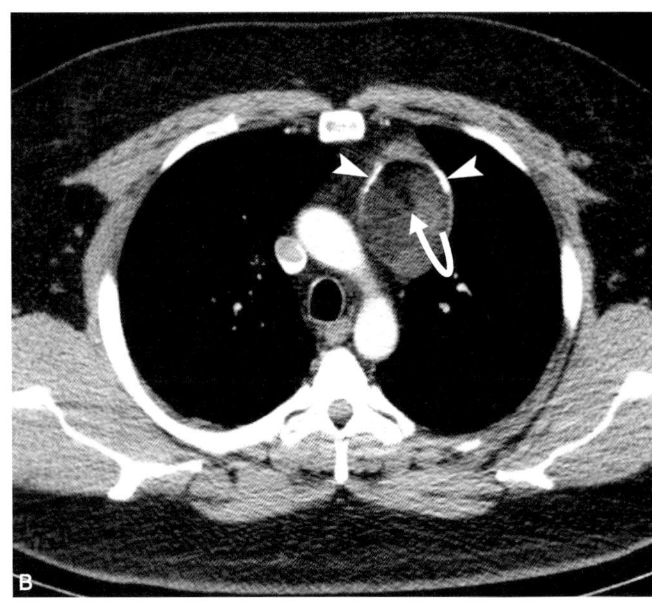

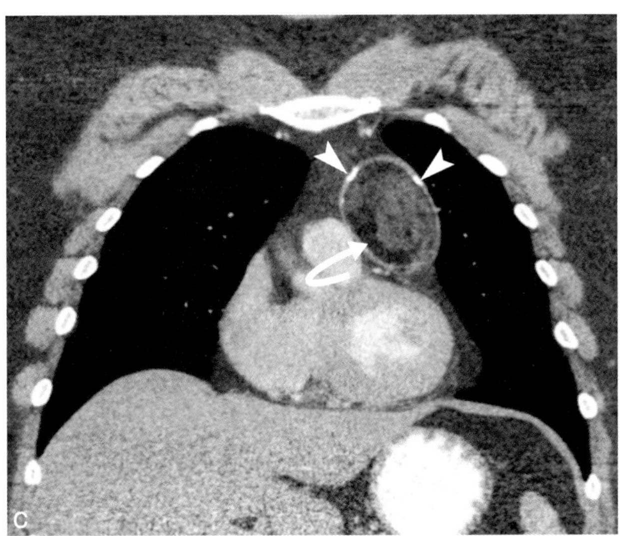

图 11.10　成熟畸胎瘤。A. 42 岁，男性，正位胸部 X 线显示左纵隔肿块(箭)。B~C. 横断位(B)和冠状位重建(C)增强 CT 显示圆形前纵隔肿块伴外周钙化(B 和 C 中的箭头)，包含脂肪(B 和 C 中的弧形箭)和软组织成分。手术切除证实为成熟畸胎瘤。

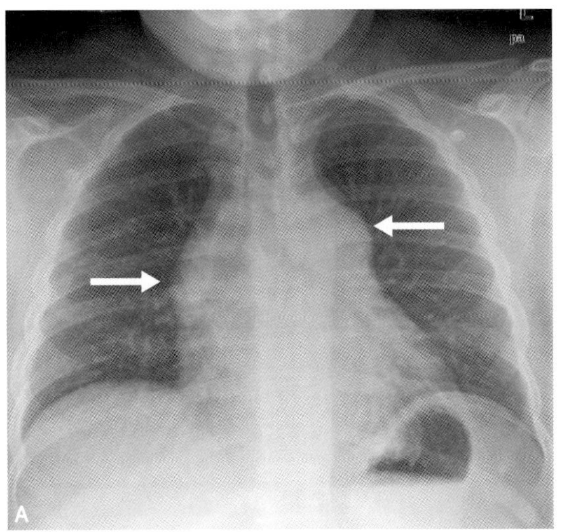

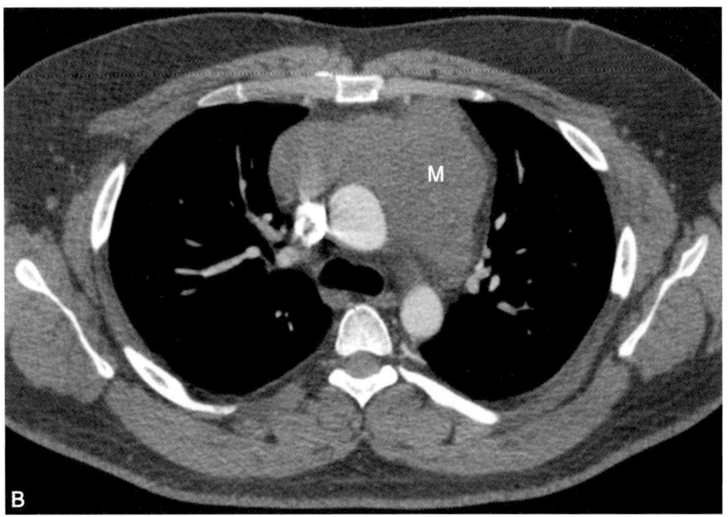

图 11.11　恶性非精原细胞性生殖细胞瘤。A. 30 岁，男性，正位胸部 X 线显示纵隔肿块(箭)；B. 横断位增强 CT 显示前纵隔软组织肿块(M)呈分叶状。CT 引导下活检显示非精原细胞瘤，卵黄囊和胚胎成分混合。

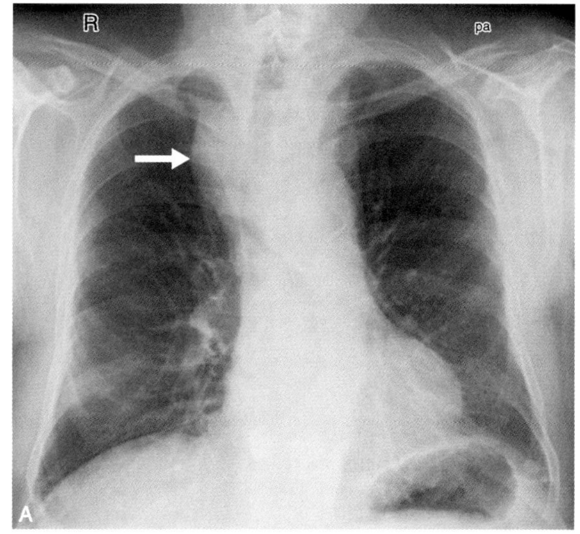

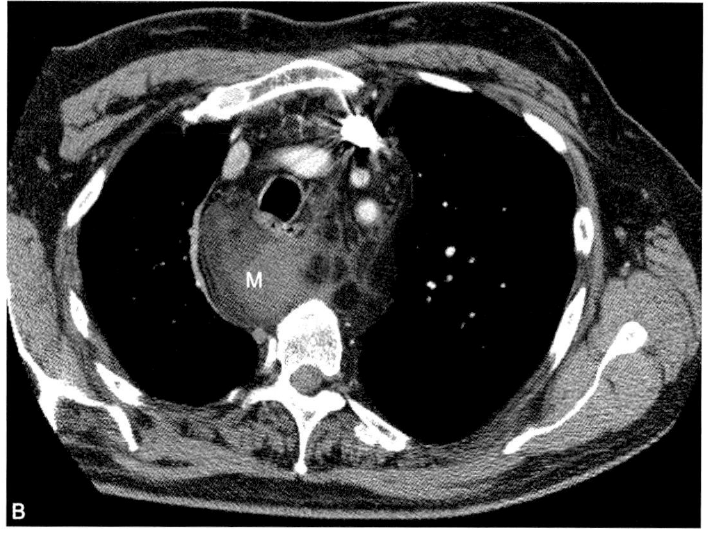

图 11.12　纵隔脂肪肉瘤。A. 83 岁，男性，吞咽困难，患者的正位胸部 X 线显示上纵隔肿块（箭）；B. 增强 CT 显示有脂肪和软组织成分浸润纵隔的混合密度肿块（M）。CT 引导下活检显示脂肪肉瘤，并经手术证实。

细血管扩张综合征有关。胸部 X 线上的特异征象是光滑或分叶状软组织肿块内出现静脉石。血管肉瘤为罕见的血管恶性肿瘤，与其他来源于前纵隔内的侵袭性肿瘤不易区别。

平滑肌瘤是罕见的良性肿瘤，起源于纵隔内的平滑肌。同样，纤维瘤和错构瘤（含有一个以上间叶成分的肿瘤）也很少表现为前纵隔肿块。

中纵隔肿块（脏器）（表 11.3）

淋巴结增大或肿块。大多数中纵隔淋巴结肿块是恶性的，代表有：肺癌、胸外恶性肿瘤或淋巴瘤转移。导致中纵隔淋巴结增大的良性病因包括：前肠囊肿、血管异常或动脉瘤（图 11.13）、结节病、分枝杆菌和真菌感染以及血管滤泡性淋巴结增生（Castleman 病）。

在 X 线上，一些征象提示中纵隔肿块为淋巴结增大。双侧纵隔多发肿块使肺-纵隔接触面形态失常，这一征象对判断淋巴结增大有相对特异性。X 线平片上有时可见增大淋巴结内的钙化。CT 对检测结节内钙化和在淋巴结内的分布情况更加敏感。

进行胸部 CT 检查的主要指征之一是发现纵隔淋巴结肿大。CT 最常用于证实胸部 X 线有异常表现或评估怀疑有纵隔病变而胸部 X 线正常的患者（怀疑有孤立性肺结节或颈部霍奇金淋巴瘤的患者）。MDCT 可识别胸部 X 线检查不明显的异常肿大淋巴结。一般而言，异常淋巴结表现为短径>1.0cm 的圆形或椭圆形软组织肿块。尽管仅凭 CT 的大小标准无法区分良性炎性结节和恶性结节，但 CT 可以提供结节内部密度的有用信息（表 11.4）。肺门和纵隔淋巴结的标准化分类系统是国际肺癌研究协会（IASLC）淋巴结图，常与第八版肺癌 TNM 分类系统一起使用。该淋巴结分类系统基于 Mountain-Dressler 美国胸科学会淋巴结分布图，将胸内淋巴结分布与容易识别的 CT 相关解剖标志联系起来。IASLC 淋巴结分布图见第 13 章图 13.19。

表 11.3

中纵隔肿瘤（脏器）

淋巴结	恶性	原发性胸内恶性肿瘤：非小细胞肺癌、小细胞癌、原发性肺淋巴瘤、类癌、胸外恶性肿瘤伴淋巴结转移
		头颈部癌
		乳腺癌
		泌尿生殖系统（肾细胞癌、精原细胞癌）
		黑色素瘤
		全身恶性肿瘤：淋巴瘤、白血病（T 细胞）、卡波西肉瘤
	炎症	感染：分枝杆菌
		结核病：真菌
		组织胞浆菌病
		球孢子菌病
		芽生菌病：病毒
		麻疹
		单核细胞增多症
		肉芽肿：结节病
		其他：卡斯尔曼病
囊肿		前肠囊肿：支气管源性囊肿、肠源性囊肿、神经肠源性囊肿
		间皮囊肿：心包囊肿
气管/中央型/支气管恶性肿瘤		类癌
		唾液腺肿瘤：黏液表皮样癌，腺样囊性癌
		支气管癌：鳞状细胞癌，小细胞肺癌
血管		胸主动脉瘤
		双主动脉弓
		奇静脉扩张
		肺主动脉扩张
		食管静脉曲张
食管		肿瘤：平滑肌瘤，胃肠道间质瘤，癌
		憩室
		食管裂孔疝

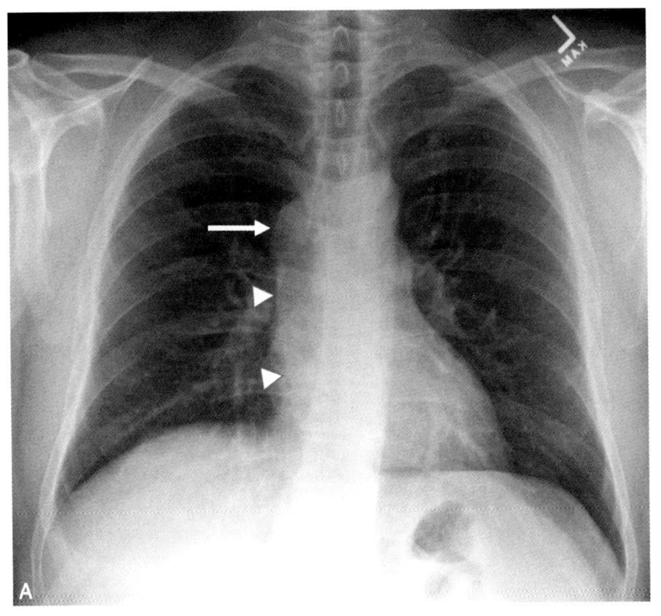

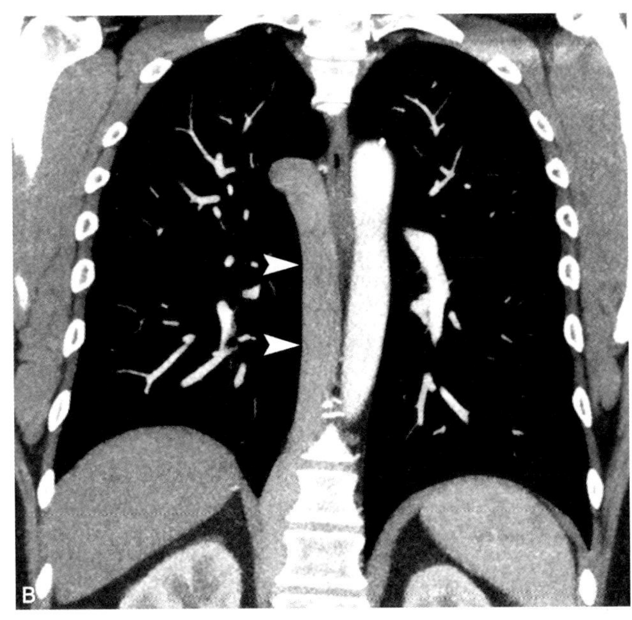

图 11.13　奇静脉汇入下腔静脉(IVC)表现为气管右侧旁肿块。A. 40 岁,男性,患者无症状,胸部 X 线显示气管右侧旁肿块(箭),与垂直方向的管状密度影相连(箭头);B. 冠状位增强 CT 显示奇静脉扩张(箭头)。IVC 肝内段未显示;未发现其他异常。

表 11.4

纵隔肺门淋巴结 CT 密度

密度	形态	举例
钙化	中心或点状	分枝杆菌
		真菌
		淀粉样变性
		结节病
		硅沉着病
		分枝杆菌感染
		淋巴瘤治疗后
	周围环状(蛋壳样)	
	完全钙化	
多血管性		类癌
		小细胞癌
		转移性肿瘤:肾细胞癌、甲状腺癌
		Castleman 病
坏死		感染:分枝杆菌、真菌,惠普尔病
		转移性肿瘤:鳞状细胞癌、精原细胞瘤、淋巴瘤

CT 除了可以发现和定性增大的纵隔淋巴结外,还可以引导淋巴结组织取样。这对疑似支气管癌的患者帮助很大。纵隔淋巴结疾病的准确分期对于预后和治疗计划非常重要。通过支气管内超声(EBUS)、内镜超声(EUS)或纵隔镜对 CT 上发现的肿大淋巴结进行活检。

如前所述,纵隔淋巴结增大在霍奇金和非霍奇金淋巴瘤中很常见。在成人中,淋巴瘤占所有纵隔肿瘤的 20%,绝大多数胸内淋巴瘤患者并发有胸外疾病。在大多数患者中,淋巴结为双侧不对称增大(图 11.14)。结节硬化型霍奇金淋巴瘤引起前纵隔和胸腺的淋巴结增大。孤立性的后纵隔淋巴结增大通常仅见于非霍奇金淋巴瘤。

白血病,尤其是 T 淋巴细胞类,可以导致胸内淋巴结增大。增大的淋巴结通常局限于中纵隔和肺门区。

中纵隔淋巴结转移最常见的来源是肺癌。在大多数患者中,患者临床症状或 X 线所见能提示肺内存在原发性肿瘤。少数患者,尤其是小细胞癌患者,原发灶在胸部 X 线片上显示不明显或无异常表现,淋巴结转移是唯一可见的异常表现(图 11.15)。淋巴结增大通常为单侧,位于患侧肺或肺门。气管旁和主-肺动脉窗淋巴结最常受累(见图 13.20A)。由于 CT 预测有无纵隔淋巴结转移的准确率约 60%~70%,大多数肺癌患者应行 PET/CT 检查,以进行准确分期。肺癌纵隔受累将在第 13 章进行深入探讨。

胸外恶性肿瘤的淋巴结转移可导致纵隔淋巴结增大,伴或不伴有肺内转移。这些纵隔淋巴结转移可能源于颈部肿块的向下蔓延(甲状腺癌、头颈部肿瘤)、膈下肿瘤经淋巴管转移(睾丸或肾细胞癌、胃肠道恶性肿瘤)或血行播散(乳腺癌、黑色素瘤、Kaposi 肉瘤)。

结节病患者中,纵隔淋巴结增大非常常见,发生率约 60%~90%。典型的淋巴结增大为双侧、对称的,同时侵及肺门和纵隔,这一点常用于鉴别结节病、淋巴瘤和转移性疾病。在结节病中,增大的淋巴结在胸部 X 线和 CT 上表现为分叶状,且不融合,这与淋巴瘤和肿瘤淋巴结转移不同,后两者增大淋巴结突破包膜,相互融合呈软组织肿块。左右气管旁淋巴结受累较典型。最近报告前、后纵隔淋巴结增大检出率比较高,可能与 CT 检测这些区域淋巴结受累的灵敏度增加有关。

很多感染,最常见的组织胞浆菌病、球孢子菌病、隐球菌病和结核病,可引起纵隔淋巴结增大(图 11.16)。患者胸部 X 线上的典型表现是肺实质阴影,有时可见孤立的增大淋巴结,尤其是儿童和青年人。细菌感染,如炭疽、淋巴腺鼠疫和土拉菌病,则罕见淋巴结增大。典型表现是患者有急性感染的症状和

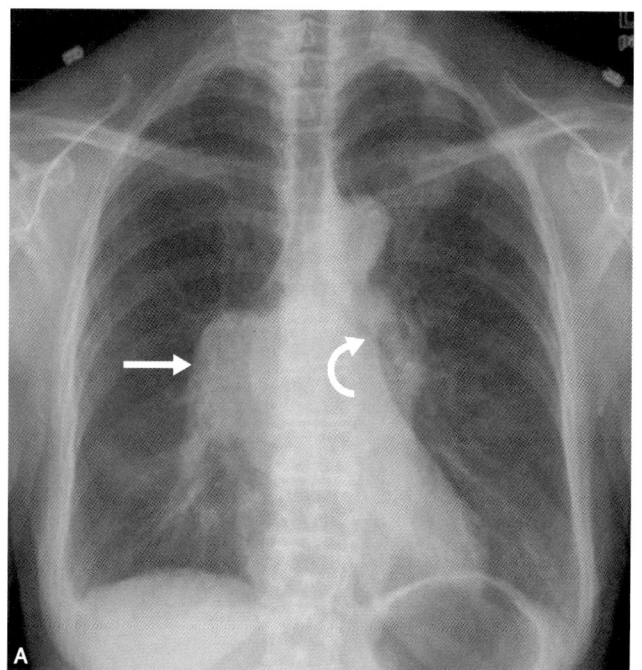

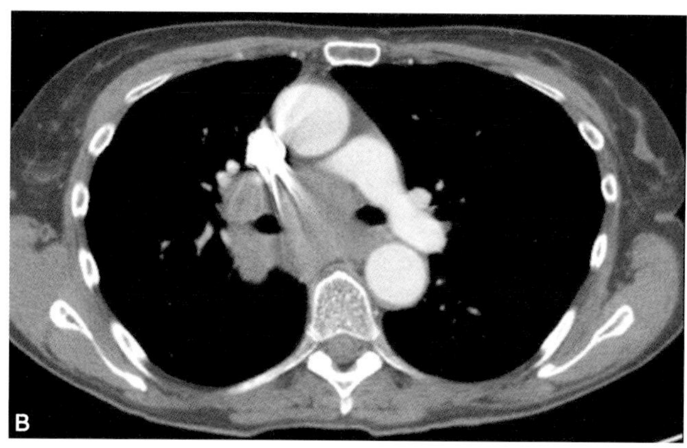

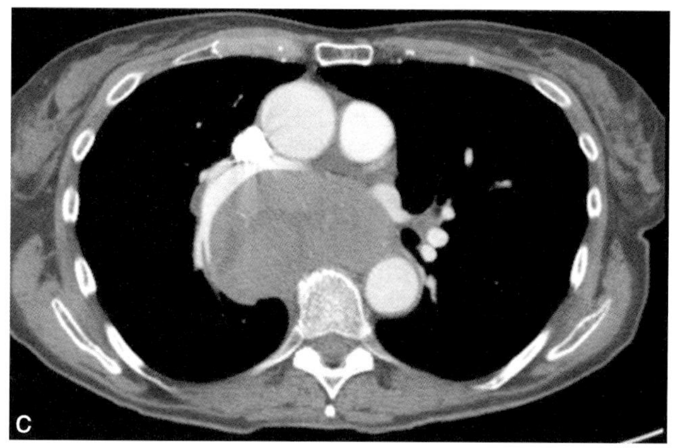

图 11.14 非霍奇金淋巴瘤致右肺门、中纵隔肿块。A. 胸部 X 线示右肺门及气管隆嵴下肿块（箭），注意气管隆嵴增宽和左主支气管变窄（弧形箭），左肺上叶斑片状密度增高影为伪影；B～C. CT 横断位增强扫描显示右肺门和气管隆嵴下软组织肿块。CT 引导下气管隆嵴下组织活检显示非霍奇金淋巴瘤。

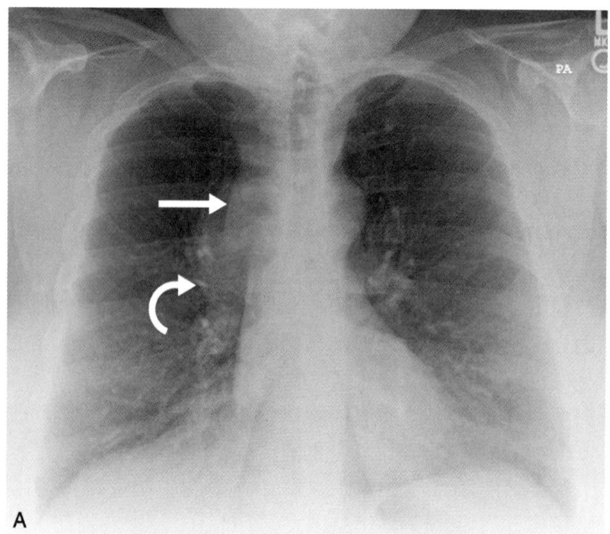

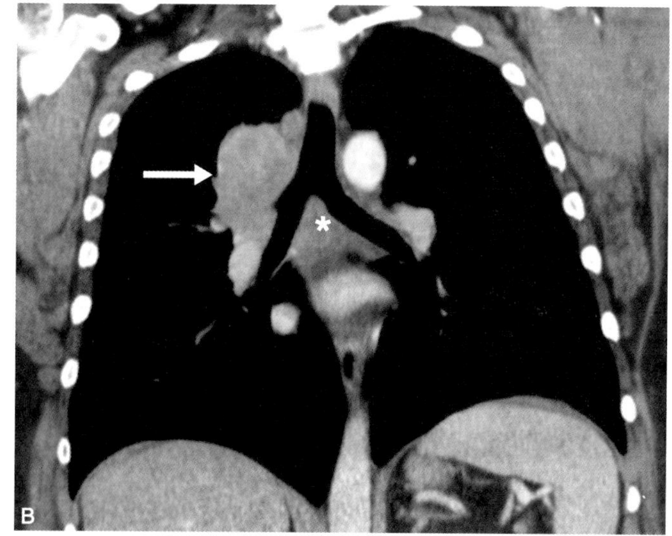

图 11.15 肺小细胞癌致中纵隔、肺门淋巴结肿大。A. 46 岁，男性，肺小细胞癌患者，正位胸部 X 线显示右侧气管旁（直箭）和右肺门（弯箭）淋巴结肿大；B. 气管隆嵴水平冠状位增强 CT 扫描显示右侧气管旁和右肺门分叶状软肿块（直箭头），伴气管隆嵴下淋巴结肿大（*）。

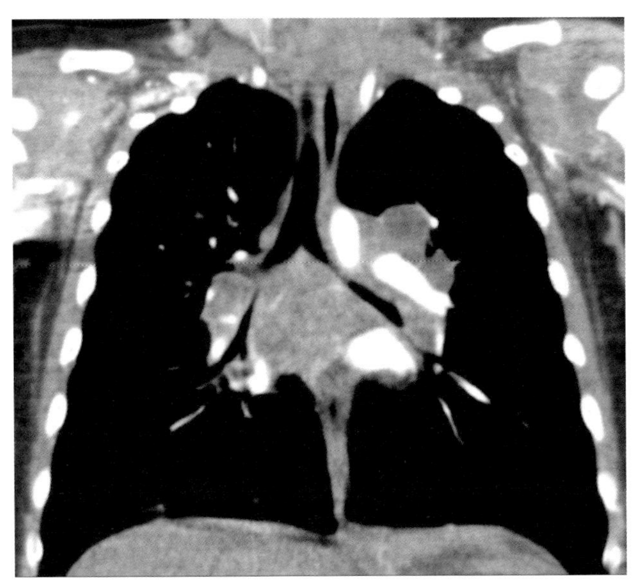

图 11.16 结核性淋巴结肿大。1 例儿童原发性结核，冠状位增强 CT 显示双侧肺门及气管隆嵴下淋巴结肿大伴坏死，支气管镜检查获得的标本提示结核分枝杆菌。

体征，胸部 X 线显示有明显肺炎。细菌性肺脓肿也可能导致反应性淋巴结增大。麻疹肺炎和传染性单核细胞增多症的患者肺门和纵隔淋巴结可能增大。

血管滤泡淋巴结增生或巨淋巴结增生（卡斯尔曼病，Castleman disease，CD）以肺门和纵隔淋巴结增大为特征，主要位于中、后纵隔内。本病可局限化（单中心或一个淋巴结群）产生单组肿大淋巴结或多中心累及多个淋巴结群和含有淋巴组织的器官。单中心型 CD 预后良好，而多中心型 CD 最常见于 HIV 和人类疱疹病毒 8（HHV-8）感染，且临床病程变异较大。在较常见的透明血管亚型中，该病表现为无症状的纵隔软组织肿块。较少见的浆细胞亚型与多中心疾病有关，常合并全身症状。组织学上表现为正常淋巴结结构被替代，有多个生发中心和多条小血管，管壁玻璃样变，垂直于生发中心，在光学显微镜下呈现特征性的“棒棒糖样”外观。这些肿块的血管性质解释了 CT 增强所见的强化方式。肿块可见钙化。单中心病灶通过切除治愈，而与 HHV-8 感染相关的多中心疾病通过利妥昔单抗治疗，HHV-8 阴性疾病通过西妥昔单抗治疗。

前肠和间皮囊肿是常见的纵隔病变，在年轻人常规胸部 X 线上典型表现为无症状肿块。CT 和 MR 显示为特征性的囊性病变。

支气管源性囊肿是胚胎发育过程中气管支气管树异常出芽所致。由于具有支气管起源的特点，囊壁是由假复层柱状上皮细胞连同呼吸上皮细胞排列而成，含有浆液黏液腺，少许壁内可能含有软骨和平滑肌。根据位置和病理表现通常很难区分支气管囊肿和肠源性囊肿。前肠囊肿常用于描述那些不能明确定性的病变。大多数气管囊肿（80%～90%）起源于纵隔内气管隆嵴附近。多数纵隔囊肿无症状，偶尔由于气管支气管或食管受压可能产生呼吸困难、哮喘或吞咽困难。纵隔囊肿与气管或食管相通后继发感染，或出血后迅速增大而引起压迫症状，这些情况比较罕见。在正位胸部 X 线上，支气管囊肿表现为气管隆嵴下或右侧气管旁区的软组织肿块，其次受累的部位包括肺门、后纵隔和食管周围区域。表现为单发光滑的圆形或椭圆形肿块，少数边缘呈分叶状。MDCT 是诊断纵隔囊肿的最佳方法。如果看到边界清楚的薄壁肿块，内含液体密度（0～10HU），静脉注射对比剂后无强化，可以认为是良性囊肿（图 11.17）。当囊肿内充满黏液样物质、钙乳或血液时，CT 值增高（>40HU），提示为实性肿块。囊壁钙化较少见。MR 特征性表现是 T_1WI 呈低信号，T_2WI 呈高信号，若囊内有蛋白样物质，则会缩短 T_1 弛豫时间，而使 T_1WI 产生高信号；磁共振增强扫描病灶无强化。如果要获得最终的准确诊断，需要手术切除进行病理学检查。对于大多数无临床症状，具有典型影像学表现的患者，无须进行手术切除。支气管镜检、经皮穿刺抽吸和引流已经成功用于这些疾病的诊断和治疗。

心包囊肿源于心包壁层，其内含有清亮的浆液，外围为间皮细胞层。心包囊肿最常起源于前心膈角，发生于右侧是左侧的两倍。病变常表现为心膈角处圆形或卵圆形肿块，患者无症状（图 11.18）。囊肿柔韧的特性使其随着患者体位而改变。CT 上的典型表现是心脏附近单房的囊性肿块。MR 或经剑突下超声可以显示典型的单纯囊肿。与支气管囊肿一样，CT 上曾有高密度囊肿的报道，切除后发现囊内充满蛋白样或黏液物质。心膈角区肿块鉴别诊断包括心包囊肿、增大的心包外脂肪垫（图 11.19），近膈淋巴结肿大和膈疝将在第 17 章讨论。

气管和中央支气管肿瘤。通常会引起阻塞性肺炎、肺不张等上呼吸道症状，很少表现为无症状的纵隔肿块。少数情况下，当中央气道肿块使气管气道或纵隔轮廓受压变形时，在 X 线片上就会表现出异常。这些肿瘤将在第 15 章讨论。

食管病变。食管中段或远段 1/3 的病变可表现为纵隔肿块。常见的临床表现包括吞咽困难和吸入性肺炎，但仍有许多患者无症状。

除了发生在食管-胃连接处的肿瘤，大多数食管肿瘤为鳞状细胞癌。与后纵隔的良性肿瘤不同，在胸部 X 线上发现此类病变时，患者很少是无症状的。这类患者的典型表现是有吞咽困难和明显体重减轻的病史。目前对于无症状和未侵及浆膜的病变检测较为困难，是食管癌发展为晚期的重要原因，这些患者 5 年生存率低于 20%。大多数食管癌患者在 X 线上有异常表现，包括奇静脉食管隐窝异常突出、纵隔增宽（由于肿瘤本身或阻塞导致食管近端扩张）、气管食管线异常增厚、气管受压移位和变窄。该病通常经食管钡餐诊断，由内镜活检确诊。CT 扫描可以对食管癌进行准确的分期，征象包括：腔内肿块、食管壁增厚、食管和邻近纵隔结构的脂肪界面消失（通常为上段食管病变与气管，下段食管病变和降主动脉脂肪间隙消失）及淋巴结和远处转移。

少数食管良性肿瘤，包括平滑肌瘤、纤维瘤和脂肪瘤等，在正位胸部 X 线上可表现为平滑的孤立性肿块，突向后纵隔。它们通常发生于食管下 1/3，从气管隆嵴下间隙至食管裂孔水平。首选检查多用钡剂食管造影，表现为光滑的宽基底肿块，与食管壁呈钝角相交。CT 显示为光滑、边界清晰的软组织肿块，邻近食管无阻塞征象。肿块上方有无食管扩张有助于食管良性肿瘤和食管癌的鉴别。

起于颈胸连接处或远端食管的内压性憩室是假憩室，表现为食管肌层缺损处的黏膜外翻。巨大的近端食管内压性憩室（Zenker）可经胸廓入口向下延伸，表现为食管后方上纵隔肿

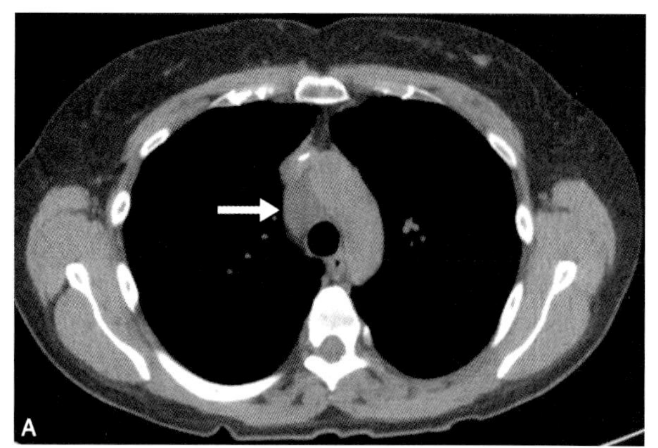

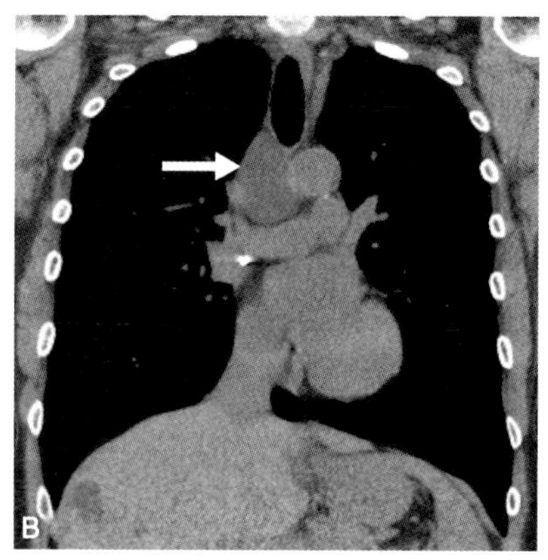

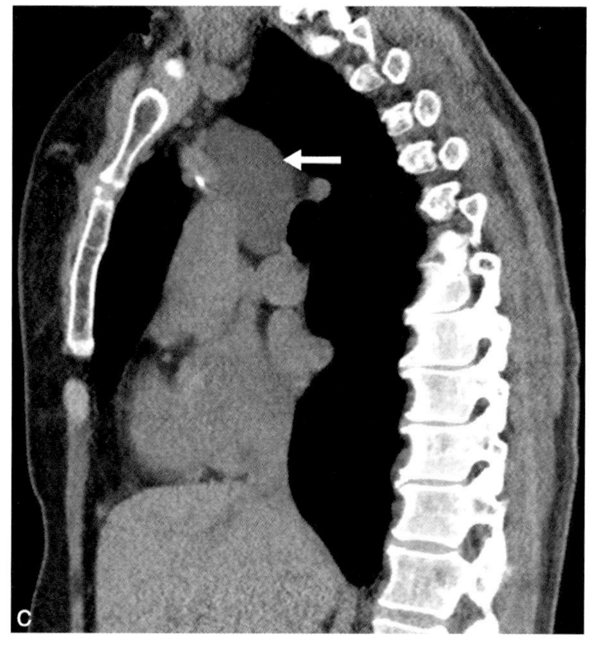

图 11.17　支气管源性囊肿。38 岁，男性，横断位(A)、冠状位(B)和矢状位(C)平扫显示右侧气管旁光滑的椭圆形低密度肿块(箭)，符合支气管源性囊肿。

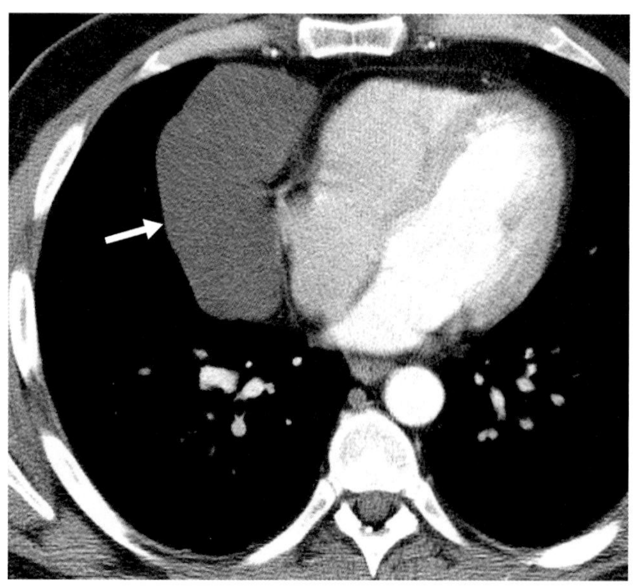

图 11.18　心包囊肿。增强 CT 显示右侧心膈角光滑、边缘锐利的低密度肿块(箭)，符合心包囊肿。

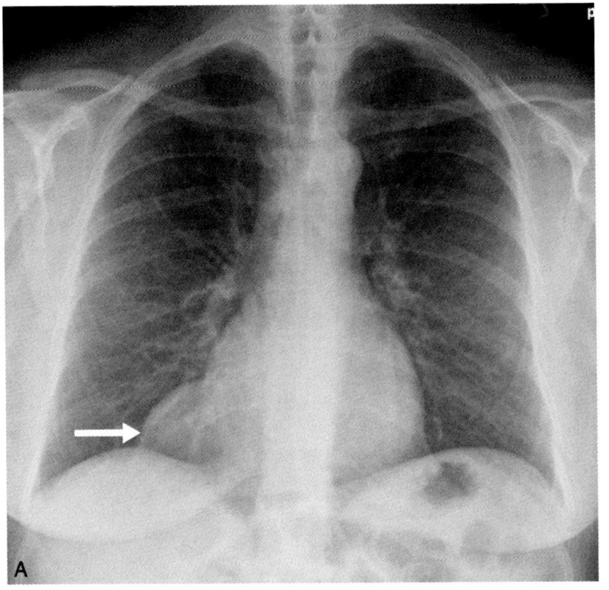

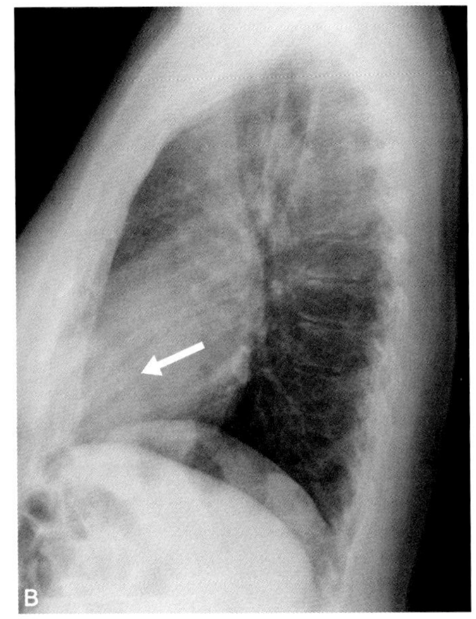

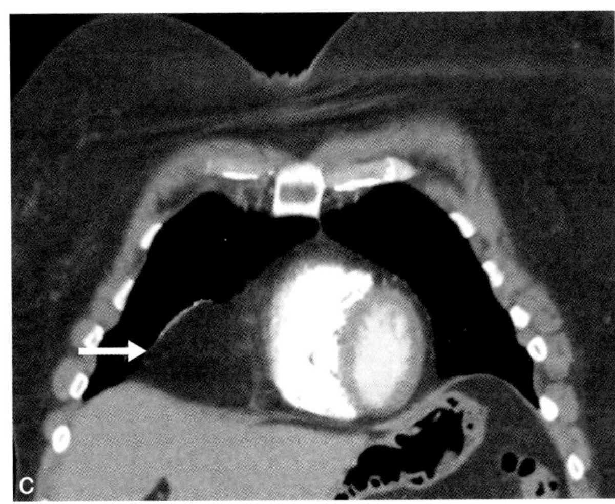

图 11.19　心包脂肪垫增大形成心膈角肿块。A~B. 正位(A)和侧位(B)胸部 X 线显示右侧心膈角肿块(箭);C. 增强 CT 冠状位显示均匀的低密度脂肪团(箭),考虑心包脂肪垫增大。

块,在站立位胸部 X 线上,可见气-液平面。远端的内压性憩室表现为纵隔旁偏向右侧肿块,含气-液平面。钡剂食管造影检查有诊断价值。

由功能性(失弛缓症、硬皮病)或解剖学上(狭窄、肿瘤)的阻塞引起的食管扩张可能会形成垂直的突出于纵隔右缘的纵隔内肿块(图 11.20)。立位片上常会显示出气-液平面。完全被气体充盈的扩张的食管表现为沿右侧胸腔内侧的细线。这是由食管腔内气体和右肺外缘勾勒出食管的右外侧壁。钡剂食管造影检查或 CT 可以确定食管扩张。扩张的原因需要内镜或食管测压术来确定。

在门静脉高压患者中,食管静脉曲张可表现为圆形或分叶状的心脏后方肿块。通过内镜发现黏膜下静脉曲张侵及食管远端可诊断该疾病。此外,通过增强 CT、MRI 或门静脉造影,静脉曲张也很容易被诊断出来。

后下纵隔肿块的常见原因是食管裂孔疝。这是由于横膈脚上缘分离和膈食管韧带牵拉所致。疝囊内最常见的结构是胃(图 11.21),可能累及贲门(滑动性疝)或胃底(食管旁疝)。罕见的是网膜脂肪、腹腔积液、胰腺假性囊肿通过食管裂孔疝入纵隔(图 11.22)。在立位片上,食管裂孔的典型位置及含有气或气-液平面的圆形团块具有诊断性意义。钡剂食管造影或 CT 检查可证实该诊断。

肠/神经肠源性囊肿。肠源性囊肿是由肠上皮覆盖而充满液体的团块。食管囊肿通常发生于壁内或紧邻食管处(图 11.23)。当肠源性囊肿与椎管永存交通(Kovalevsky 管),且伴有先天性胸椎缺损(前脊柱裂、半脊椎或蝶形椎骨)则被称为神经肠源性囊肿。CT 或 MRI 可确定肿块的囊性特征。如果该囊肿与胃肠道相通,可含有气平面、气-液平面或在上消化道造影时显示模糊。

膈疝可表现为心旁肿块,将在第 17 章讨论。

血管病变。先天性或获得性心脏和大血管异常是常见的中纵隔肿块,在儿科放射学和心脏放射学的章节中讨论。

神经源性病变。神经源性病变发生于膈神经的神经纤维瘤较为罕见,可表现为中纵隔心旁肿块。

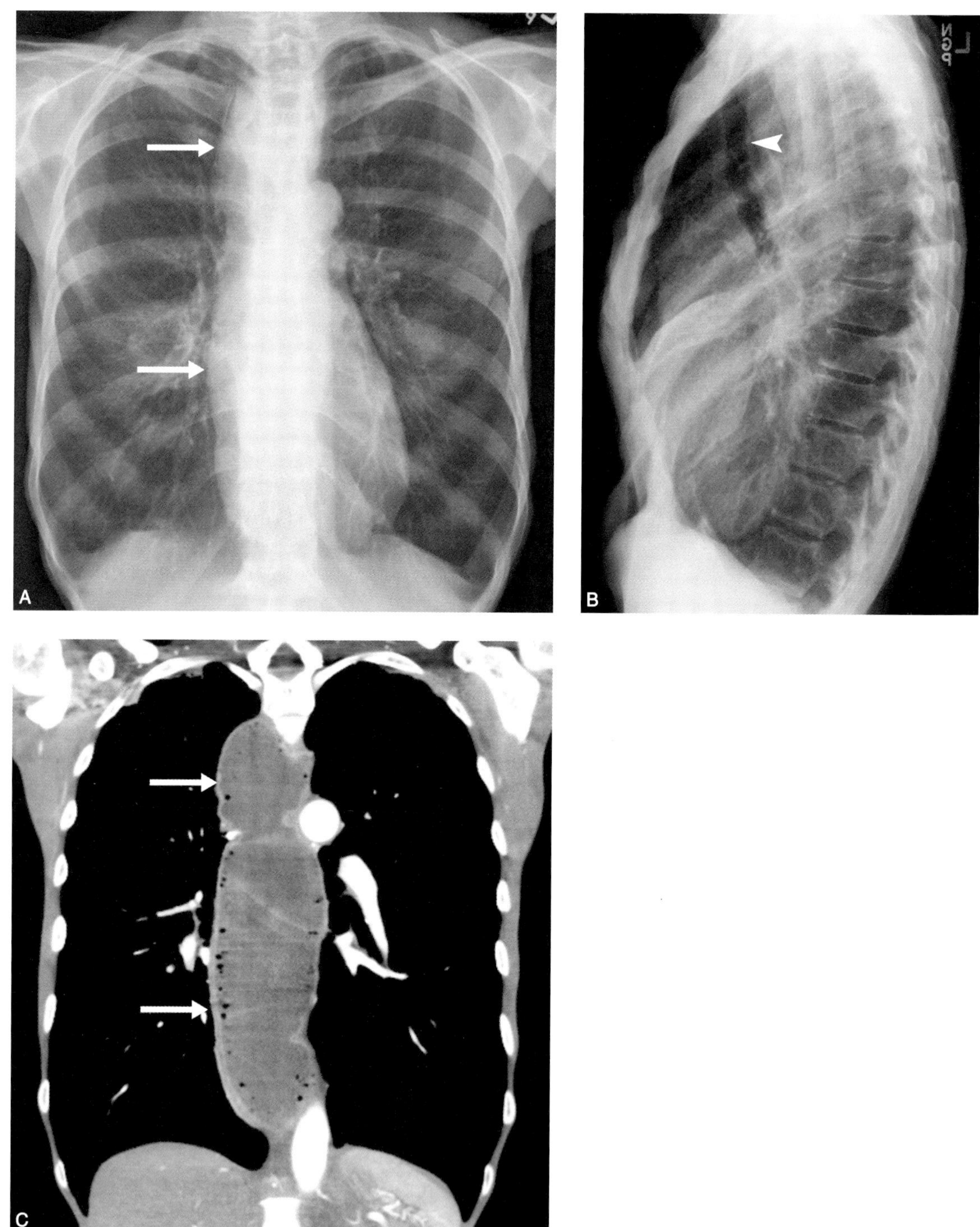

图 11.20　贲门失弛缓症。A~B. 52 岁，男性，贲门失弛缓症，患者正位（A）和侧位（B）胸部 X 线显示垂直走行的右纵隔肿块（A 中的箭），气管受压向前一位（B 中的箭头）；C. 通过后胸部 CT 增强冠状位显示含大量内容物的扩张食管（箭）。

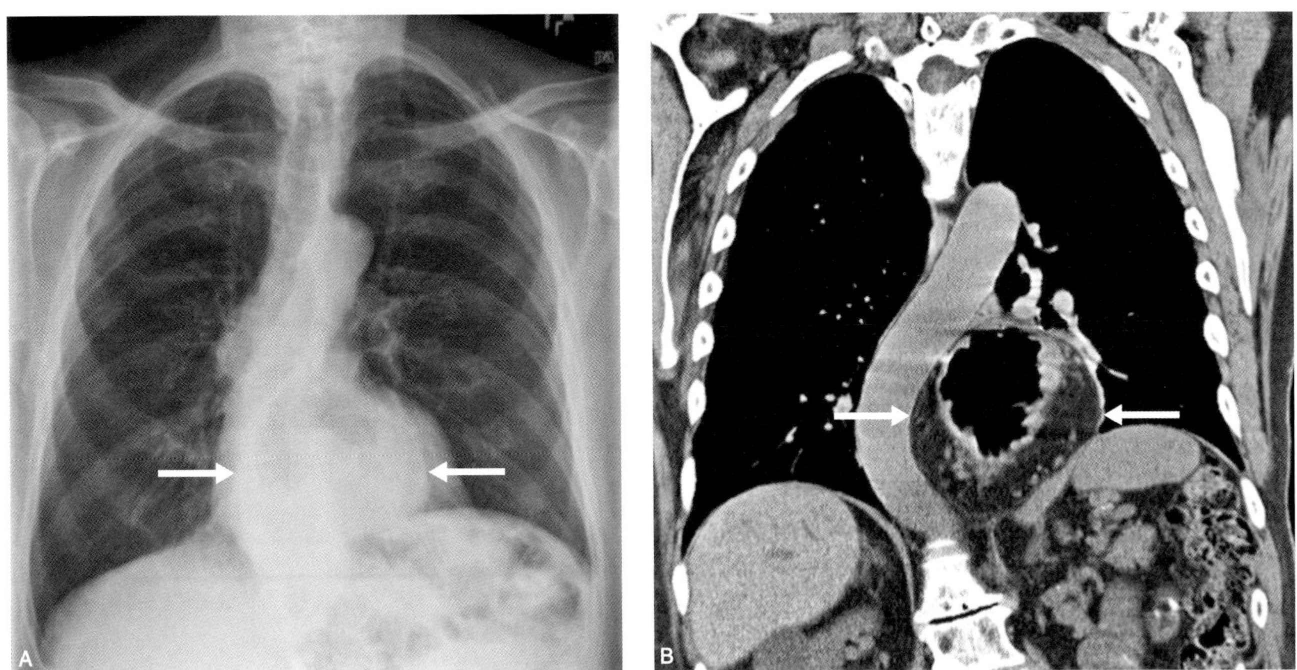

图 11.21　食管裂孔疝。A. 胸部 X 线显示含气的心后区肿块(箭)；B. 降主动脉水平冠状位 CT 扫描显示食管裂孔疝(箭)。

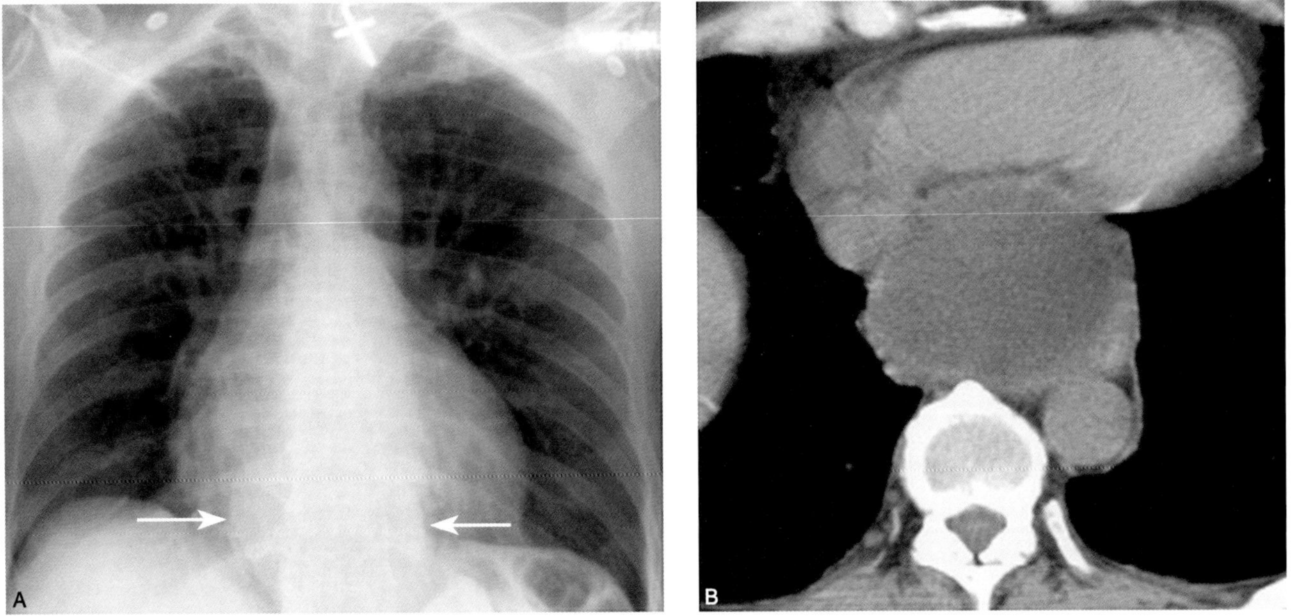

图 11.22　胰腺假性囊肿表现为纵隔肿块。A. 62 岁，男性，患者 7 个月前因重症胰腺炎发作行床旁胸部 X 线检查，显示心脏后肿块(箭)；B. 下胸部横断位 CT 平扫显示纵隔厚壁囊性肿块；

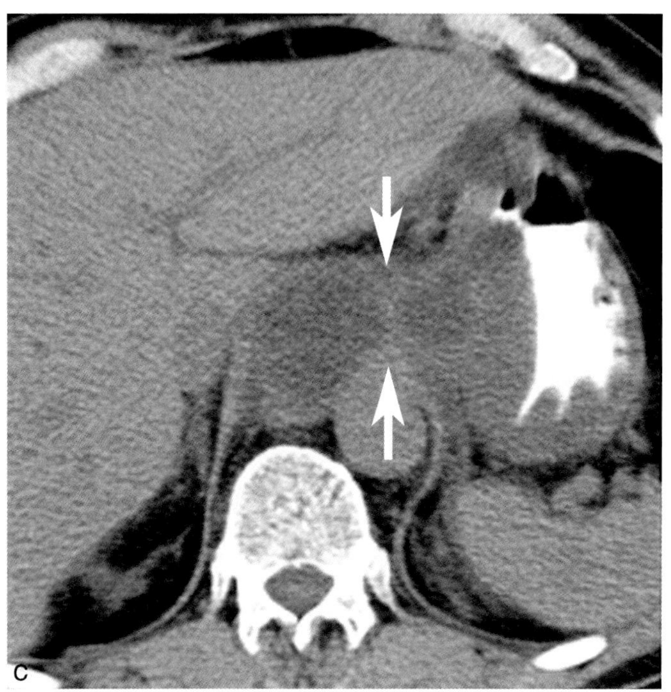

图 11.22(续)　C. 上腹部横断位扫描显示假性囊肿的腹部和胸部部分(箭)通过食管裂孔相通。

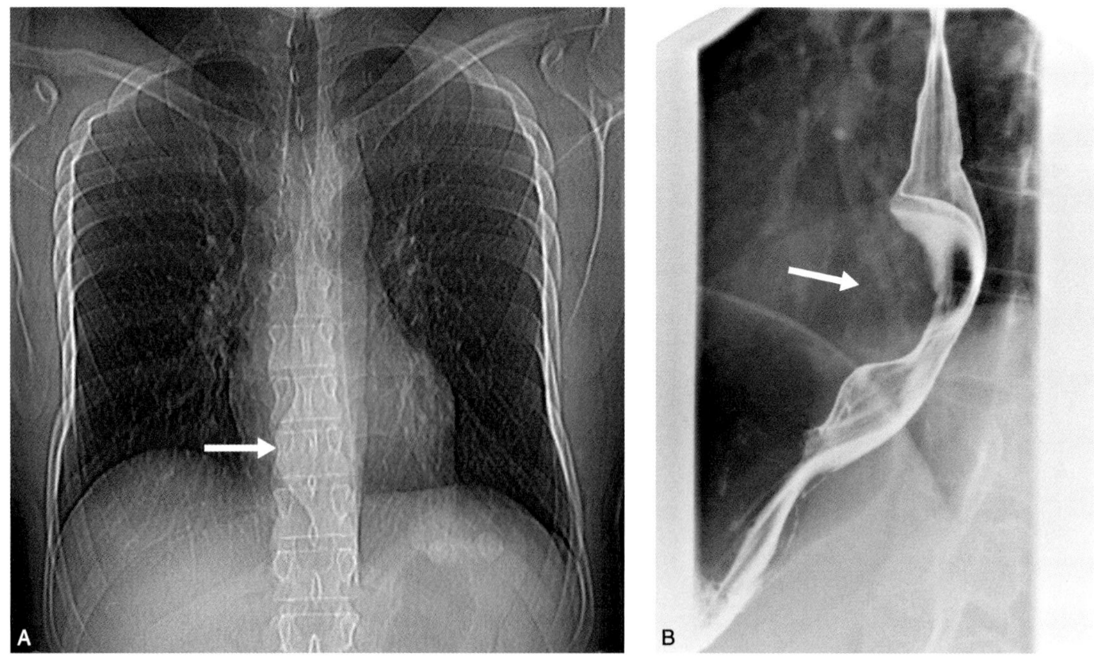

图 11.23　食管重复囊肿。A. 31 岁,男性,吞咽痛,CT 示肿块(箭)导致食管下段的奇静脉隐窝变形;B. 右后斜位钡剂食管造影显示食管远端肌层下肿块(箭);

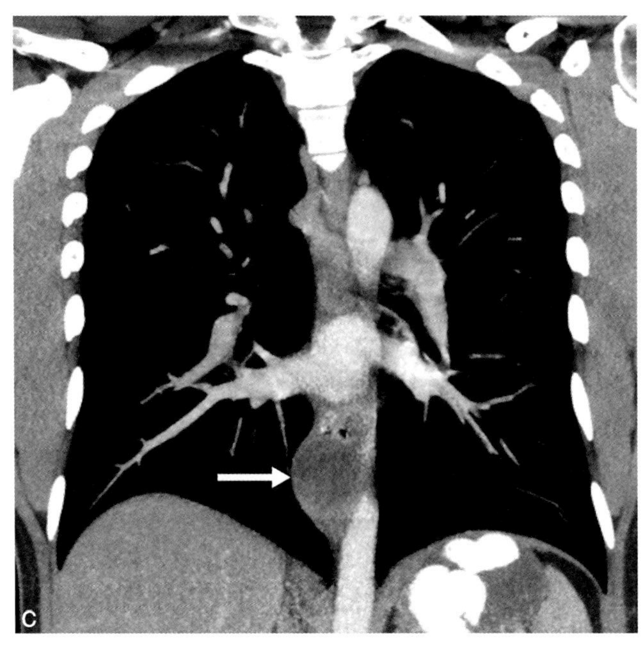

图 11.23(续)　C. 冠状位增强 CT 显示低密度肿块(箭)。手术证实为食管重复囊肿。

后纵隔肿块(椎旁)(表 11.5)

神经源性肿瘤源于神经的后纵隔肿块,根据其组织来源分类。目前公认的有 3 大类:①源于肋间神经(神经纤维瘤、神经鞘瘤);②源于交感神经节(神经节瘤、神经节神经母细胞瘤和神经母细胞瘤);③副神经节细胞(非嗜铬性副神经节细胞瘤、嗜铬细胞瘤)。这三组肿瘤中每组都可能为良性或恶性肿瘤。尽管神经源性肿瘤可以发生于任何年龄,但最常见于年轻患者。神经母细胞瘤和神经节瘤最常见于儿童,而神经纤维瘤和神经鞘瘤多好发于成人。

表 11.5
后纵隔肿块(椎旁)

神经源性肿瘤	周围(肋间)神经:神经纤维瘤、神经鞘瘤、神经纤维肉瘤
	交感神经节:神经节瘤、神经节神经母细胞瘤、神经母细胞瘤
	副神经节瘤
脊柱病变	创伤:椎旁血肿
	感染:椎旁脓肿
	葡萄球菌
	结核
	肿瘤:转移瘤、骨髓瘤、淋巴瘤
	退行性疾病:骨赘形成
	其他:髓外造血
血管	胸主动脉瘤
	双主动脉弓
	奇静脉扩张
	主肺动脉扩张
	食管静脉曲张
囊肿	胸廓外侧脊膜膨出

神经纤维瘤和神经鞘瘤在组织学上都含有来源于施万细胞的梭形细胞。神经纤维瘤有包膜,含有散在的神经元;而神经鞘瘤无包膜,不含神经元成分。在神经纤维瘤病患者中,这两种肿瘤都比较常见。实际上,纵隔内的多发病变,尤其是双侧心尖后的肿块,可以诊断为神经纤维瘤病。少数神经鞘瘤(10%)有局部侵袭性(恶性神经鞘瘤)。

影像学上肋间神经肿瘤表现为椎旁圆形或卵圆形的软组织肿块。CT 显示为椎旁光滑或呈分叶状的软组织肿块,邻近椎体或肋骨可能有破坏(图 11.24)。肿瘤通过扩大的椎间孔自椎旁间隙向椎管内生长,肿瘤延伸的 CT 表现显示为典型的"哑铃状"神经纤维瘤。MRI 是检查可疑神经纤维瘤较好的成像方式。除了偶尔表现为椎管内外肿瘤,神经纤维瘤在 T_2WI 上都表现为典型的高信号,并且在钆对比剂增强扫描中有强化。

发生于交感神经节的肿瘤在组织学上多种多样,有从好发于青少年和年轻人的良性神经节细胞瘤,也有仅发生于 5 岁以下儿童的高度恶性的神经母细胞瘤。这些肿瘤一般表现为狭长的、垂直于脊柱旁的软组织肿块,以宽基底与后纵隔相连为特征(图 11.25)。这些表现有助于与神经纤维瘤相鉴别,后者通常与脊柱和后纵隔呈锐角,因而在侧位胸部 X 线上可以清楚地显示出其上下缘。较大的肿块可能侵蚀椎体或肋骨。25% 的病例可出现钙化,是这类肿瘤的诊断性特点,但不能用来鉴别良恶性肿瘤。由于肿瘤常产生儿茶酚胺类物质,因此尿液中儿茶酚胺代谢产物香草基扁桃酸或变肾上腺素的水平会升高。该疾病的预后取决于肿瘤的组织学特点、患者年龄及诊断时病灶的范围。

纵隔副神经节瘤是起源于自主神经系统胸腰交感神经节附近的神经嵴或嗜铬细胞的肿瘤。大多数发生在前纵隔或中纵隔,后纵隔发生的副神经节瘤的可能性小于 25%。影像学上,这些肿瘤与其他神经源性肿瘤难以区分。但多数患者有高血压和儿茶酚胺分泌过多的表现。CT 和血管造影显示血供丰富的肿块。^{123}I 间碘苄胍(MIBG)、^{68}Ga-DOTA(DOTATATE)

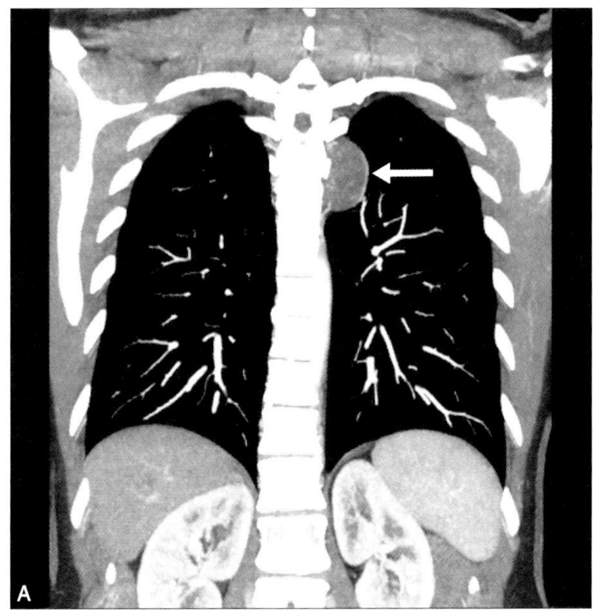
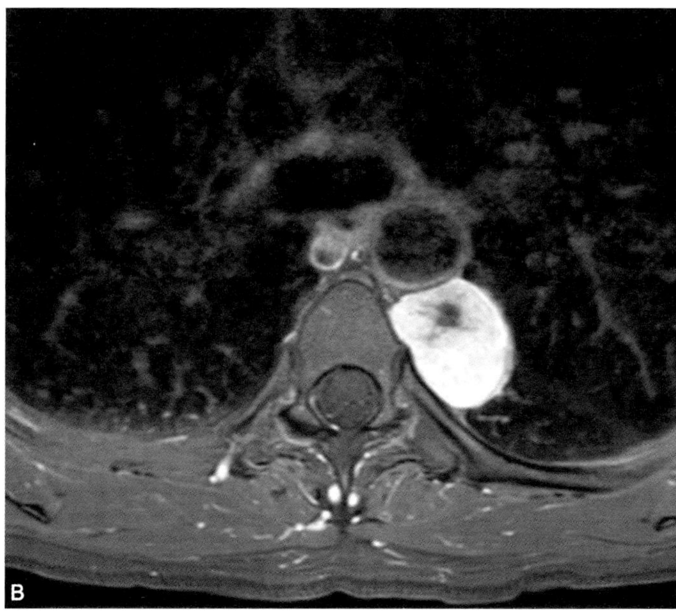

图 11.24　神经鞘瘤。A. 39 岁，女性，无临床症状，增强 CT 显示左上椎旁软组织肿块（箭）；B. MRI T_1 加权脂肪抑制增强显示病灶强化，CT 引导下活检证实为神经鞘瘤。

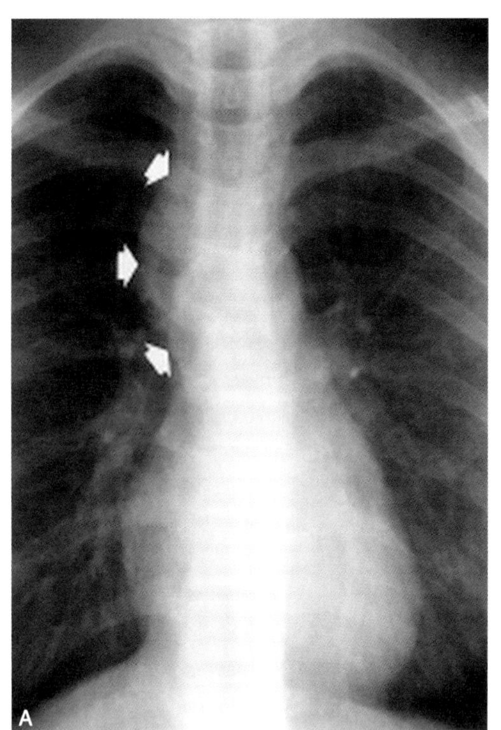
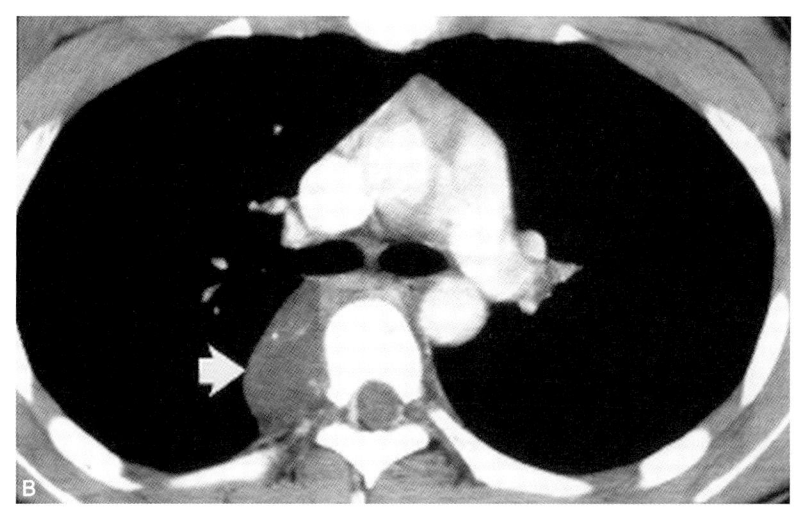

图 11.25　神经节细胞瘤。A. 15 岁，女性，后前位 X 线片显示右侧纵隔椭圆形、垂直走行的肿块（箭）；B. 增强 CT 显示后纵隔低密度肿块（箭）伴钙化，经手术证实为神经节细胞瘤。

PET/CT 或 ^{18}F-FDG PET/CT 可用于确诊。

脊椎病变。疾病累及胸椎时可能表现为后纵隔肿块。在正位片上，这类病变通常表现为典型的突向脊柱旁的阴影。在最初检查时，这些病变所致的骨性改变常不明显，与神经源性和其他后纵隔肿块鉴别比较困难。

胸椎肿瘤、感染、代谢、损伤或退行性改变可产生脊柱旁肿块，有以下 4 种机制：①椎体或其后方组织膨胀性生长（多发性骨髓瘤、动脉瘤样骨囊肿）；②感染、肿瘤或骨髓成分的骨外延伸（感染性脊椎炎、转移癌、髓外造血）（图 11.26）；③病理性骨折或脊柱旁血肿形成（任何造成组织破坏的肿瘤、炎症或损伤）；④退行性改变形成骨赘突出。肿瘤性病变通常较易鉴别，表现为椎体的膨胀和破坏，而椎间盘较少累及。支气管癌、乳腺癌、肾细胞癌为最容易出现胸椎转移的原发性肿瘤。感染性脊椎炎与肿瘤的表现不同，脊椎炎表现为以最大骨质破坏灶为中心的椎旁肿块，常继发于结核或细菌感染的椎旁脓肿患者，邻近的椎间隙变窄和椎体终板破坏是诊断的重要依据。髓外

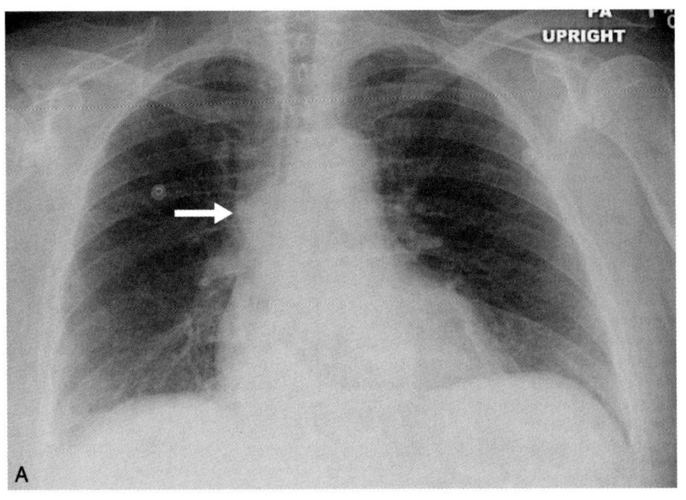

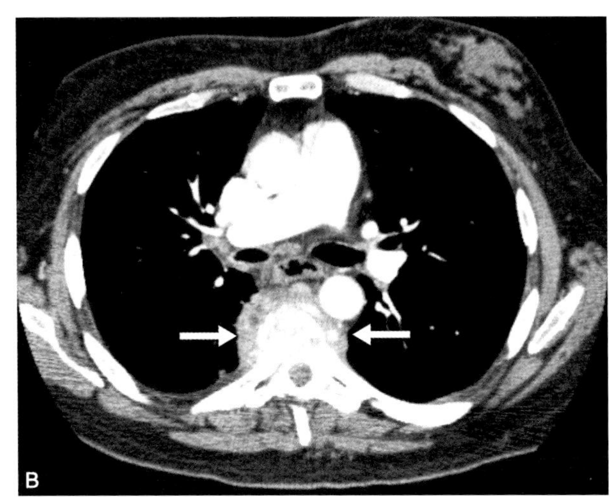

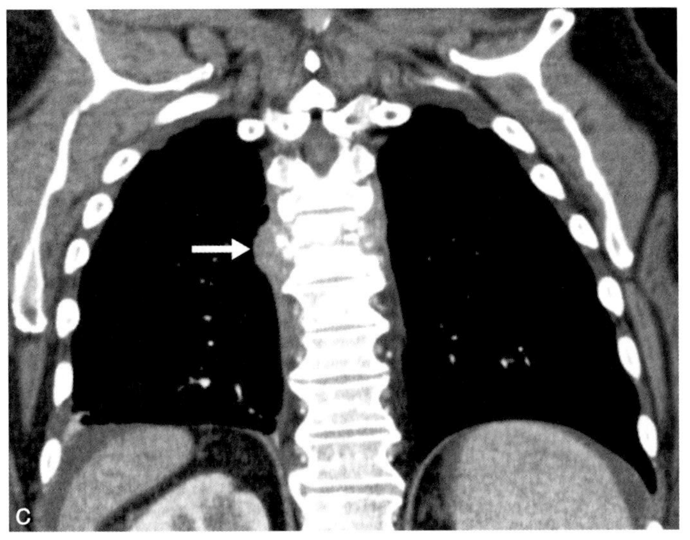

图 11.26 胸椎椎间盘骨髓炎表现为椎旁肿块。A. 53 岁，男性，肝硬化、发热和背痛，正位胸部 X 线显示右纵隔肿块（箭）；B~C. 横断位（B）和冠状位（C）增强 CT 显示椎间隙变窄和椎体终板破坏伴椎旁炎性肿块（箭）。活检显示葡萄球菌感染。

造血几乎只发生于红细胞无效生成或过度破坏的情况，例如，重型地中海贫血、先天性球形红细胞增多症和镰状细胞性贫血。其表现为长骨、肋骨和椎体内骨髓腔扩大和囊肿形成，并伴有脊柱旁的分叶状软组织肿块。这些肿块是增生的骨髓从椎体和肋骨后段溢出，典型病例出现在下胸部和上腰部区域。胸椎外伤通过患者的病史和 X 线片及 CT 上显示的骨折可以明确诊断。椎间盘退行性疾病在正位片上可表现为椎旁的局限性肿块。穿透良好的 X 线片可以在肿块水平显示特征性向下方延伸出骨赘，最常见于右侧，这是由于降主动脉的搏动效应抑制了左侧骨赘的形成。

胸廓外侧脊膜膨出是脊膜通过椎间孔异常疝出，形成的一个椎旁软组织肿块。大多数脊膜膨出发现于中年患者，表现为无症状肿块。发生于右侧的患者稍常见，10% 为多发性。胸廓外侧脊膜膨出和神经纤维瘤病高度相关。神经纤维瘤病患者中，最常见的后纵隔肿块是脊膜膨出；反之，大约 2/3 的脊膜膨出患者有神经纤维瘤病。典型的 X 线胸部 X 线表现为圆形的，边界清楚的椎旁肿块，与神经纤维瘤难以区别。该诊断其他征象包括肋骨侵蚀、相邻的神经孔扩大、脊柱异常或后凸侧弯畸形。当脊膜膨出伴有脊柱后凸侧弯畸形时，病变通常发生在脊柱侧凸曲线凸面的顶端部位。MRI 可以显示蛛网膜下腔疝，可作为一种诊断技术；常规 X 线脊髓造影或 CT 脊髓造影可显示对比剂充盈膨出的脊膜，但仅用于难以诊断的病例。

罕见情况下，恶性淋巴结肿大可产生脊柱旁肿块。最常见于非霍奇金淋巴瘤（NHL）、转移性肺癌和精原细胞瘤，病变常累及其他纵隔或胸外器官。

尽管检测和鉴定纵隔肿块的成像技术有一定发展，但是多数患者需要组织活检来明确诊断。但是，放射科医师可以通过 CT 或 MRI 提供的信息来缩小鉴别诊断的范围，进而引导合适的评价与治疗。对于大多数需要组织活检的病例，可以通过 CT 或超声引导下经胸活检取材来完成。

弥漫性纵隔疾病（表 11.6）

纵隔感染。是一种不常见的疾病，根据病因、临床特征和影像学表现可分为急性和慢性纵隔感染。区分急性和慢性感染很重要，因为在治疗和预后方面存在相当大的差异。

急性纵隔炎是由细菌感染引起，常继发于食管穿孔和心、胸外科手术术后并发症。食管穿孔可继发于食管探查术（如内镜检查、活检、扩张或支架植入）、穿透性胸外伤、食管癌、异物或腐蚀剂的摄入和呕吐。继发于长期呕吐的自发性食管穿孔被称为特发性食管破裂综合征。在这种情况下，沿着远端食管左后外侧壁发生的垂直撕裂伤，位于食管-胃连接处上方，产生

表 11.6
弥漫性纵隔增宽

边缘光滑	纵隔脂肪过多症
	恶性肿瘤:淋巴瘤、小细胞肺癌、转移性疾病
	纵隔出血: 动脉出血:主动脉弓/大血管撕裂伤、动脉 静脉出血:上腔静脉/右心房损伤
	纵隔炎: 急性细菌性 慢性(硬化性):组织胞浆菌病、其他
	食管扩张:贲门失弛缓症、硬皮病、食管狭窄、食管远端恶性肿瘤
分叶状	淋巴结肿大(见表 11.3)
	恶性肿瘤:小细胞肺癌、转移性疾病
	血管病变:大血管迂曲
	上腔静脉血栓形成
	神经纤维瘤病

急性纵隔炎的症状和体征。其次,急性纵隔炎可由颈部、咽后间隙、肺、胸膜腔、心包或脊柱的感染向纵隔内延伸所致。

急性纵隔炎的临床表现通常较重,以急性胸骨后疼痛、发热、寒战和吞咽困难为特征,常伴有感染性休克的症状。查体可发现纵隔积气、颈部皮下气肿和心尖区收缩期捻发音(Hamman 征)。

最常见的胸部 X 线表现为上纵隔增宽(66%)和胸腔积液(50%),特异性征象如纵隔积气或气-液平面少见。当纵隔炎伴有特发性食管破裂综合征时,可见气腹和左侧液气胸。

当怀疑有食管穿孔时,应该进行食管造影检查,以检测对比剂是否渗入纵隔和准确定位穿孔部位。当患者无误吸危险时,最初应该选用水溶性对比剂。一旦排除严重的对比剂外漏,则应选择钡剂显示细微结构。在穿孔 24h 以内获得的食管造影影像显示对比剂渗漏的敏感性最高。

MDCT 是诊断急性纵隔炎的最佳影像学方法。CT 表现包括腔外气体、纵隔边缘膨隆、纵隔脂肪内局灶性或弥漫性软组织浸润。局限性积液提示局灶性脓肿形成(图 11.27)。其他相关征象包括纵隔静脉血栓形成、气胸、胸腔积液或脓胸、膈下脓肿和脊椎骨髓炎。

尽管临床和 X 线片诊断纵隔炎通常比较容易,但对于近期接受了正中胸骨切开术的术后患者却较为困难。对于这些患者,术中放置的纵隔引流管拔出数日至数周后,行术后 CT 扫描,纵隔脂肪浸润和局灶性积气或积液可能是正常表现。CT 随访扫描显示病变渐进性发展可以帮助正确诊断大多数术后

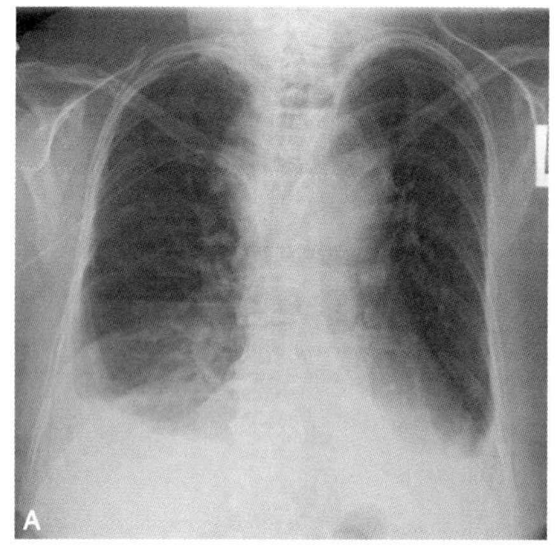

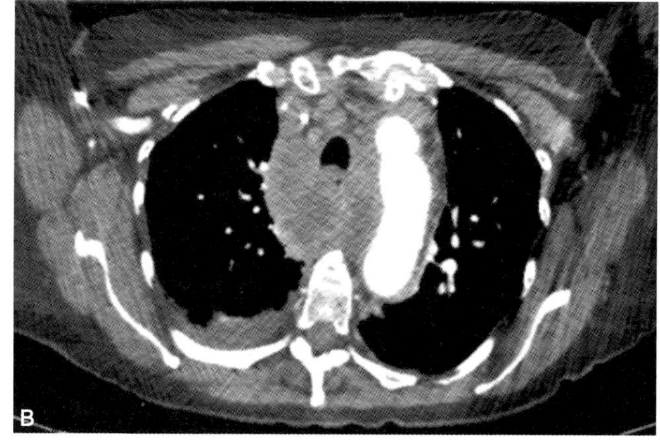

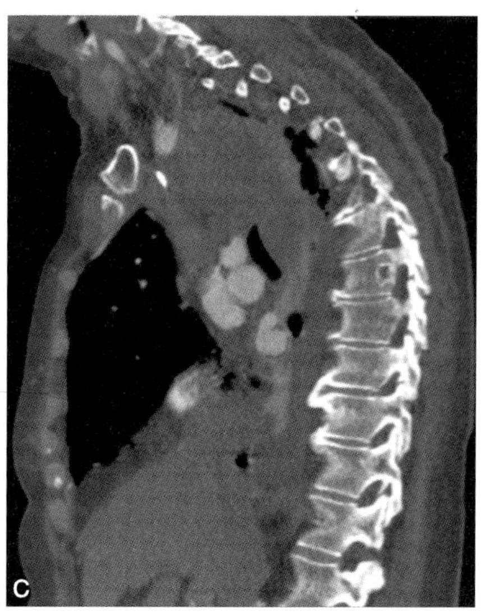

图 11.27　食管穿孔引起的急性纵隔炎。A. 67 岁,女性,胸部正位 X 片显示上纵隔增宽,双侧胸腔积液;B~C. 增强 CT 显示食管周围上纵隔内混合液体和软组织密度影,代表细菌性纵隔炎。

纵隔感染。

急性纵隔炎患者的预后因病因和纵隔受累的范围不同而异。食管穿孔患者预后最差,死亡率约 50%。纵隔感染的诊断和治疗超过 24h,其伴随的发病率和死亡率将显著增加。

CT 除了诊断纵隔炎具有较高的敏感性,也可以用于指导治疗和评价预后。广泛纵隔感染的患者,CT 上表现为弥漫性纵隔脂肪浸润而无脓肿形成,其死亡率接近 50%。相比而言,散在的纵隔脓肿患者,可手术切除或经皮引流,对于较小的局限性脓肿患者可以经抗生素治疗,其预后相对较好。此外,引流对纵隔脓肿和邻近脓胸或膈下脓肿患者的效果较好。

慢性纤维性(硬化性)纵隔炎。慢性硬化性纵隔炎的特点为慢性炎性改变和纵隔纤维化。这种少见疾病的最常见的病因为肉芽肿性感染,常继发于荚膜组织胞浆菌病。结核感染、放疗、药物(美西麦角)则为次要病因。特发性纵隔纤维化可能为自身免疫性疾病,与其他部位如腹膜后、眶内脂肪和甲状腺纤维化有关。

目前已经提出了一些理论用于解释组织胞浆菌病引起的硬化性纵隔炎的发病机制。被广泛接受的理论是:受感染的纵隔淋巴结渗出的真菌抗原,使感染者自身产生特异性超敏反应。

在临床上,该病发生在成人并表现出多种症状,患者临床症状取决于纤维化的范围和纵隔结构因纤维化而引起的改变。上腔静脉(SVC)是最常受累的结构,超过 75%患者出现 SVC 受累。上腔静脉综合征表现为头痛、鼻出血、发绀、颈静脉扩张和面部、颈部、上肢水肿。硬化性纵隔炎最严重的和可能致死的表现是肺静脉主干阻塞,导致肺水肿,类似于严重的二尖瓣狭窄。气管、支气管树受累的患者可表现为咳嗽、呼吸困难、哮鸣、咯血和阻塞性肺炎。食管受累可表现为吞咽困难或呕血。少数情况下,肺动脉狭窄可进展为肺动脉高压和肺心病。极少数情况下可发生缩窄性心包炎。

胸部 X 线上最常见的表现为上纵隔非对称性分叶状增宽,多为右侧。当病变由肉芽肿性感染引起时,可见增大的钙化淋巴结。此外气管、支气管树狭窄也很明显。血管受累的后遗症包括肺动脉受压引起血量减少或中心肺静脉受累引起静脉高压和肺水肿。也可见阻塞后肺不张或实变。

多层螺旋 CT(MDCT)是诊断和评价慢性硬化性纵隔炎的最佳方法。最常见的表现是淋巴结增大伴钙化(图 11.28),而

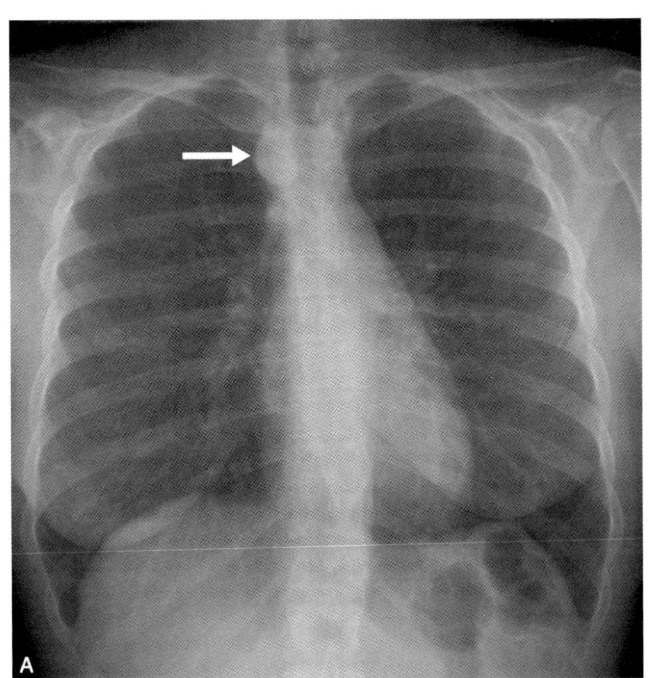

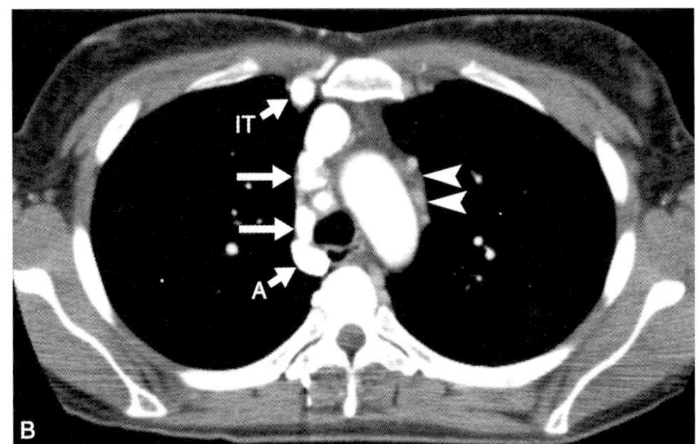

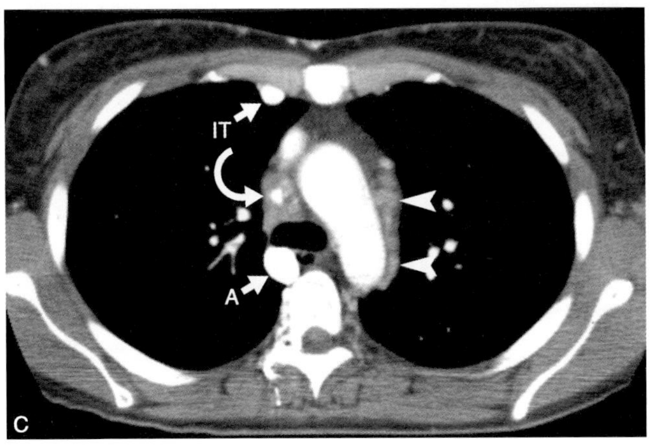

图 11.28　组织胞浆菌病引起的纤维性纵隔炎。A. 33 岁,女性,无临床症状,胸部 X 线显示右侧气管旁区域钙化(箭);B、C. 主动脉弓水平增强 CT 显示钙化的右侧气管旁结节(B 中的箭)伴上腔静脉钙化血栓形成(C 中的弧形箭)和扩张的右胸廓内静脉(IT)、奇静脉(A)和皮下静脉侧支。可见未强化的左上肋间静脉沿主动脉弓呈分叶状扩张(C 中的箭头),代表纵隔静脉侧支。

最有特征性的表现为纵隔脂肪纤维化，正常纵隔脂肪被取代，在 MDCT 上显示为异常的软组织密度影，正常纵隔界面消失。MDCT 可以显示纵隔血管、气管及中央支气管的受累程度。在 SVC 明显受累的患者中，纵隔和胸壁内的侧支静脉分支也可以得到良好显示。

对于确定慢性纤维性纵隔炎的确诊和确定潜在的病因比较困难。组织胞浆菌病和结核病的皮肤试验阳性可提供更多信息，但通常对诊断没有帮助。进行准确诊断，更重要是与浸润性恶性肿瘤的鉴别，可能需要活检。但在大多数情况下，典型的影像学表现可以提供较为准确的诊断。在缺乏组织胞浆菌病辅助检查结果（如肺、肝或脾钙化）的纵隔或肺门肿块无钙化的患者中，可能需要活检以明确诊断。

纵隔出血。由于钝性或穿透性胸部创伤导致的纵隔血管损伤是纵隔出血最常见的原因。胸部钝器伤在机动车事故中最常发生，由于迅速减速和胸廓受压在主动脉峡部产生剪切作用而导致血管受损。医源性损伤通常为中心静脉留置导管术，也可引起纵隔出血。凝血病、动脉瘤或动脉切开引起的主动脉破裂患者可形成自发性出血。长期血液透析、放射性血管炎和纵隔肿块出血是引起纵隔出血的罕见原因。

在非创伤性出血中，纵隔出血的症状和体征通常很轻或无症状。患者主诉可为胸骨后胸痛，并放射至背部。上腔静脉受压可导致上腔静脉综合征，但比较罕见。出血范围从上纵隔至咽后间隙可能导致颈强直、吞咽痛或喘鸣。

纵隔出血在 X 线平片上的主要表现是局限性或弥漫性的纵隔增宽，正常的纵隔轮廓模糊不清。纵隔出血显示为扁平或轻度突出轮廓外的肿块，而与圆形、分叶状或轮廓不规则的增大淋巴结或局灶性纵隔肿块不同。从纵隔延伸至胸膜或胸膜外腔的血液可以自由流动渗出或形成胸膜外局限性包裹。极少数情况下，血液通过支气管血管间质进入肺，表现为与肺水肿相似的肺间质模糊不清。连续摄片能显示持续出血患者纵隔或胸腔积液的急剧变化。CT 表现为纵隔内异常软组织，使得纵隔脂肪、血管和气道的正常界面消失（图 11.29）。新鲜的凝集血液为高密度，在 CT 上通常易于识别。CT 在显示出血的纵隔外范围方面优于 X 线片，在显示胸部钝器伤患者伴随的胸部损伤方面也比较有优势。

纵隔脂肪增多症。是良性、无症状的疾病，其特点为纵隔脂肪过度沉积。患病因素包括肥胖、库欣病和皮质类固醇治疗。但是，约有 50%的患者的病因未知。

在常规 X 线片上，最常表现为上纵隔光滑、对称性增宽。当脂肪沉积量很大时，纵隔可表现为分叶状边缘。与纵隔肿瘤浸润或出血导致的气管偏移或狭窄不同，纵隔脂肪增多症中气管保持居中。脂肪也可以积聚在脊柱旁区、胸壁和心膈角处，后者导致心包脂肪垫的增大，有利于诊断。

CT 通过显示大量的、均匀的非侵袭性脂肪凸出于纵隔轮廓（图 11.30），可以提供准确诊断。通常不伴有纵隔结构（尤其是气管）的移位或受压。脂肪内不均质，提示其他原发或重叠的疾病，如肿瘤浸润、感染、出血或纤维化。

恶性肿瘤。累及纵隔的恶性肿瘤典型表现为散在的肿块或增大的淋巴结。纵隔脂肪的弥漫性软组织浸润较少发生，伴或不伴有局灶性病变。X 线片上无特异性表现，常表现为纵隔增宽。CT 显示为正常纵隔脂肪的软组织浸润和正常软组织界面的消失。最常见于淋巴瘤转移或小细胞肺癌。后者有侵犯纵隔结构的高度倾向性，因此表现为气道阻塞或上腔静脉综合征。

纵隔气肿是纵隔内存在腔外气体产生的。这些气体的可能来源包括肺、气管、中央支气管、食管、外部创伤（包括手术和穿透性损伤）以及颈部或腹部气体扩散（表 11.7）。

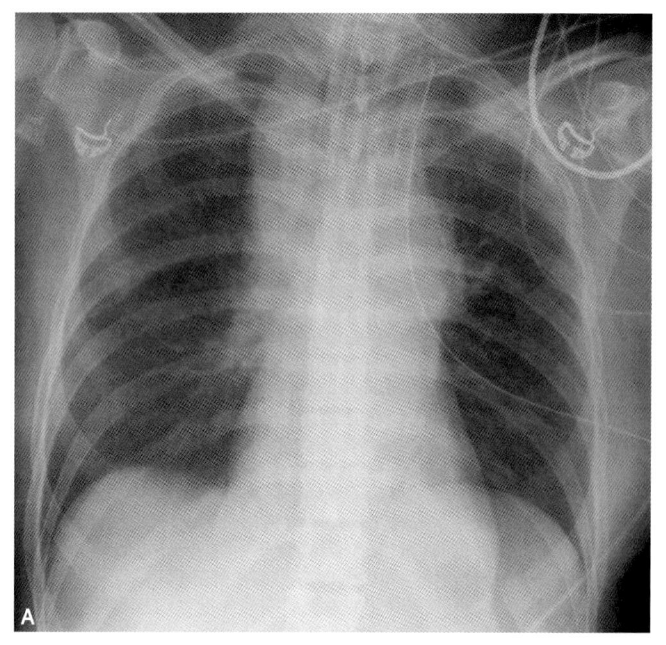

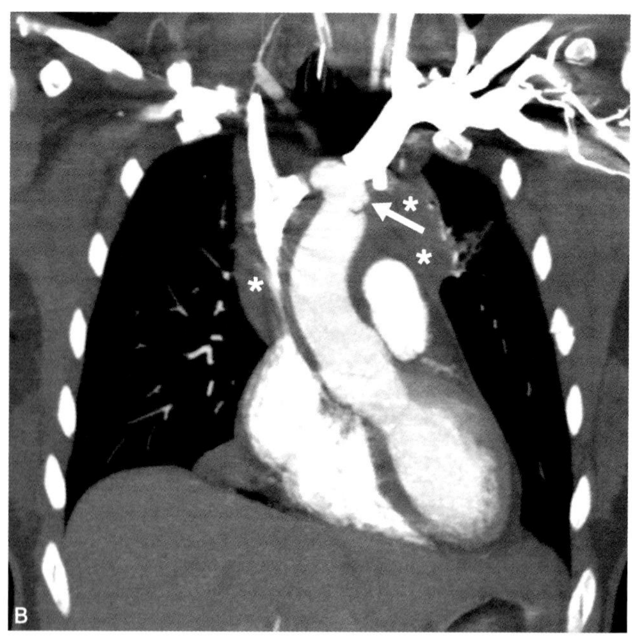

图 11.29　外伤性主动脉损伤致纵隔血肿。A. 38 岁，女性，机动车事故后便携式胸部 X 线显示纵隔增宽；B. 增强 CT 示主动脉弓创伤性假性动脉瘤（箭）伴广泛纵隔血肿（＊）。

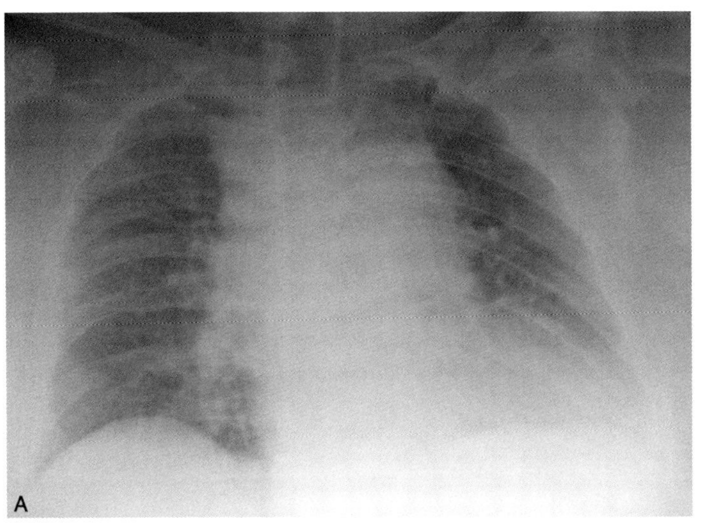

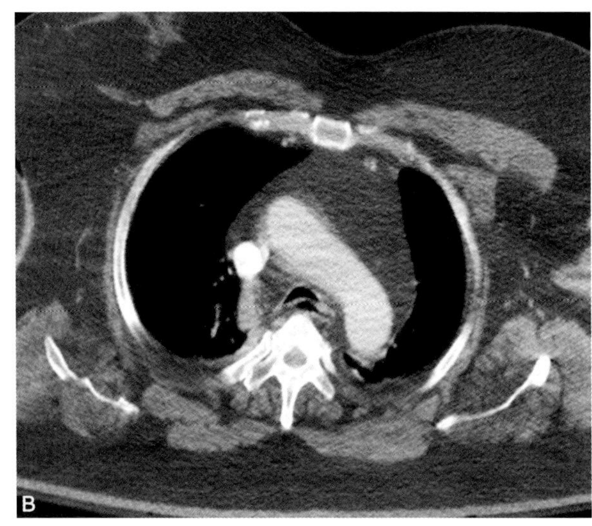

图 11.30　纵隔脂肪增多症。A. 54 岁，男性，正位胸部 X 线显示纵隔增宽；B. 主动脉弓水平增强 CT 显示纵隔脂肪增多，导致 X 线检查显示纵隔增宽。

表 11.7

纵隔气肿病因

胸内病因	胸外病因
肺泡：Valsalva 运动、正压通气	近期胸骨切开
气管支气管树：支气管断裂、气管支气管损伤	气腹/腹膜后积气
食管：布尔哈夫综合征、创伤性食管损伤	颈部皮下气肿
内镜相关：食管癌合并食管瘘	穿透性损伤
瘘管形成导致感染：结核、组织胞浆菌病	喉部损伤

肺内气体是纵隔积气的最常见来源。纵隔积气的形成机制包括胸内或肺泡内压力突然增加导致肺泡破裂。肺泡外的气体首先积聚于支气管血管间隙内，然后向中央分散至肺门和纵隔（麦克林效应）。其次，气体向周围分散至胸膜下间质，经破裂的脏层胸膜而形成气胸。

纵隔气肿会使急性呼吸窘迫综合征（ARDS）患者的机械通气复杂化，因为正压通气和肺异常僵硬会导致肺泡破裂。自发性纵隔积气可在深吸气或 Valsalva 运动、分娩、举重或吸入大麻、氧化亚氮和可卡因等药物时发生。哮喘患者更易出现纵隔气肿，这与气道阻塞相关（图 11.31）。任何原因导致的长期呕吐都可能导致胸内压力增高而产生纵隔气肿。在糖尿病酮症酸中毒患者中，呼吸作用增强以矫正潜在的代谢性酸中毒，也可导致纵隔气肿。胸部钝器伤可能由于肺泡内压突然增高和肺泡壁的剪切力作用导致纵隔气肿。

源于气管支气管或食管的纵隔气肿常是由于这些结构的损伤破裂所致。钝性外伤所产生的显著剪切力可导致气管或

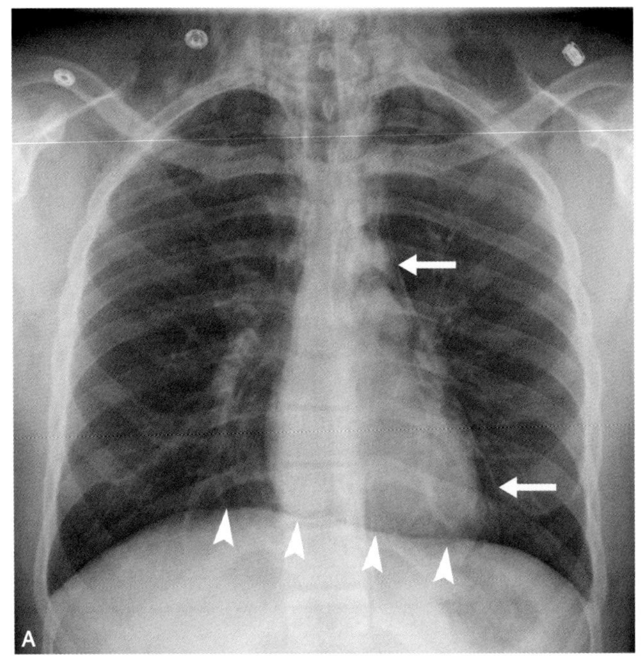

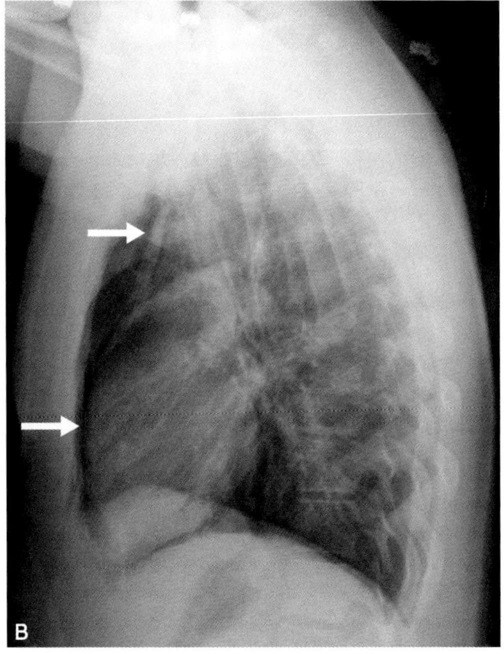

图 11.31　纵隔气肿。A~B. 1 例哮喘急性发作，正位（A）和侧位（B）胸部 X 线显示肺门周围支气管袖带（箭）和纵隔气肿延伸至颈部产生皮下气肿。注意横膈膜表现为连续界面（膈肌连续征）（箭头）；

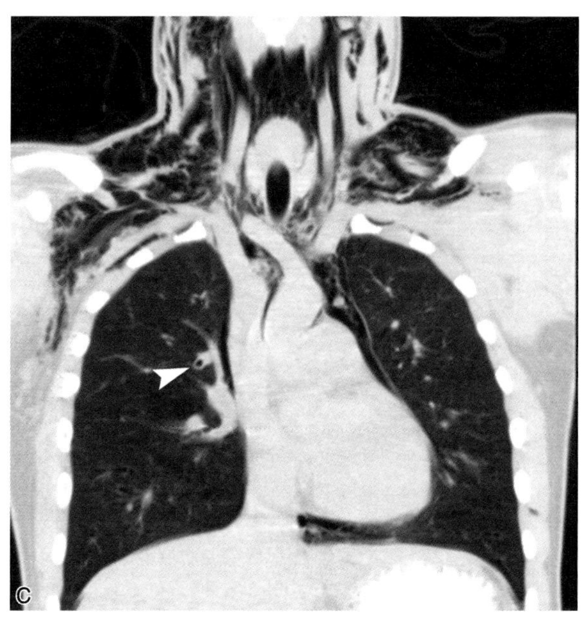

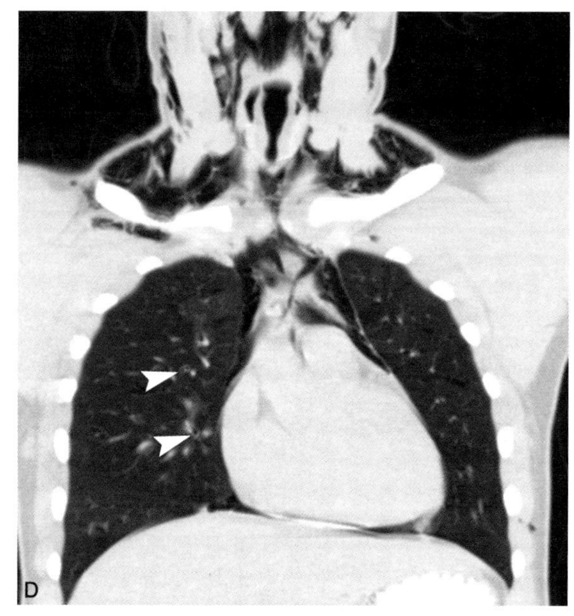

图 11.31(续) C、D. 升主动脉水平冠状位 CT 扫描显示气道增厚(箭头),纵隔气肿延伸至颈部。

主支气管破裂。气管支气管树的穿透性损伤通常是医源性的,可能是气管内插管、支气管镜检查或气管切开术造成的。肿瘤或炎性病变(如结核)可侵蚀气管壁而使气体进入气管周围脂肪引起纵隔气肿,较为罕见。食管破裂基本都是自发性的,患者通常有严重的、长期呕吐(布尔哈夫综合征)病史。除了纵隔气肿,也可出现左侧液气胸和气腹。自发性食管破裂可在分娩、严重哮喘发作或胸部钝器伤时发生。内镜操作、支架植入、食管扩张、腐蚀剂摄入和肿瘤可能引起食管穿孔,由细菌引起急性纵隔炎也可导致纵隔气肿。

穿透性损伤或喉部裂伤产生的颈部软组织气体,可经咽后和椎前间隙或沿着大血管鞘向下延伸产生纵隔气肿,颈部深面的感染可沿着筋膜层蔓延而导致纵隔炎。“脓性颌下炎”一词描述了这类感染是由纵隔内扩展引起的胸骨下胸痛。罕见情况下,空气从腹膜后向上经主动脉裂孔或从腹膜腔沿乳内血管鞘向上方延伸时发生纵隔气肿。

纵隔气肿的症状随着病因、积气范围和纵隔炎存在的不同而变化。无感染的纵隔气肿一般没有症状,不需要治疗。一些自发性纵隔气肿患者可有突发胸骨后、胸膜炎性胸痛症状,这与特殊的刺激因素有关,如呕吐或 Valsalva 运动。呼吸困难也可能出现。成人纵隔内气体在压力下可进入颈部而产生颈部、锁骨上区和胸壁的捻发音。比较罕见的是纵隔内气体在压力下可产生张力性纵隔气肿,临床表现为心脏压塞。纵隔炎或纵隔积气的患者通常患有严重的胸痛、高热、呼吸困难和败血症体征。纵隔气肿的影像学表现已在第 10 章讲述。

肺 门

单侧肺门增大或密度增高(表 11.8)

影像学上肺门异常常可表现为肺门增大、密度增高或两者兼有。肺门密度增加偶可由于正位 X 片检查时叠加在肺门区的实质异常引起,而侧位 X 线检查在这方面最有帮助,CT 对肺门病变的定位具有优势。与对侧肺门对比及既往 X 线片的复查对发现肺门异常最有帮助。

表 11.8

单侧肺门增大

淋巴结增大	恶性肿瘤	支气管癌
		淋巴结转移:支气管癌、头颈部恶性肿瘤、乳腺癌、黑色素瘤、泌尿生殖器恶性肿瘤
		肾细胞癌
		睾丸恶性肿瘤
		淋巴瘤
	感染	分枝杆菌感染:结核病、非结核分枝杆菌(MAI)
		真菌感染:组织胞浆菌病、球孢子菌病、芽生菌病
		细菌感染:肺脓肿、鼠疫、土拉菌病
		病毒感染:麻疹、单核细胞增多症
血管	肺动脉扩张	肺动脉瓣狭窄(左侧)
		肺动脉瘤:贝赫切特综合征、肺动脉栓塞综合征
		肺动脉血栓栓塞
囊肿	前肠性	支气管源性囊肿

恶性肿瘤。肺门肿块表示支气管肺癌或融合的转移性淋巴结(图 11.32)。鳞状细胞癌的放射学表现特征之一是单侧肺门增大,肺门的肿块代表支气管内肿瘤在段支气管内的中心性扩张。伴有肺门淋巴结受累的一些疾病可有肺门增大。近 20%的鳞状细胞癌患者在胸部 X 线上有肺门肿块。相比而言,腺癌和大细胞癌常表现为周围性肺结节或肿块。许多患者肺门肿块由于邻近肺不张或阻塞性肺炎而不能显现。

转移性淋巴结受累导致的单侧肺门增大最常见于小细胞肺癌(图 11.15)。该肿瘤易出现支气管黏膜下和支气管周围的淋巴管的早期侵犯,故在诊断时已出现广泛的血行转移和肺

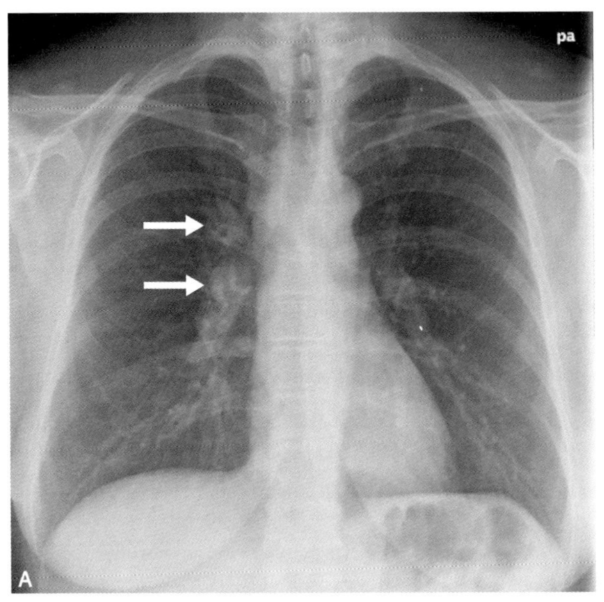

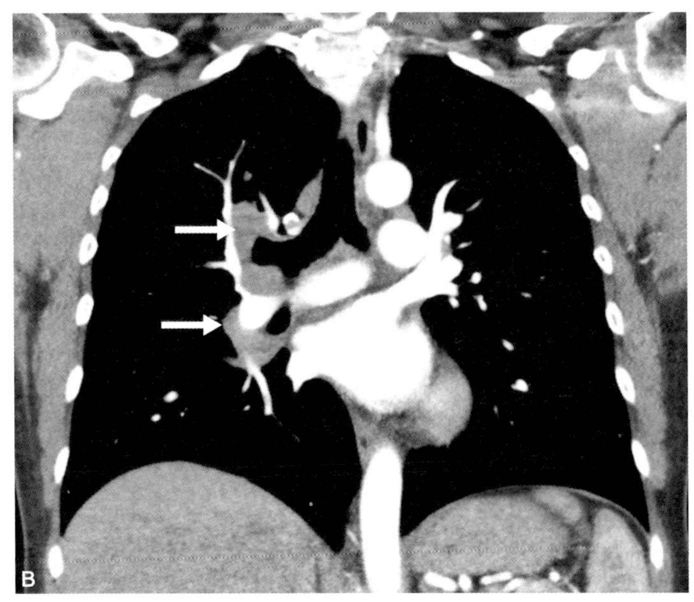

图 11.32　支气管肺癌表现为肺门淋巴结肿大。A. 49 岁，女性，患者胸闷，正位胸部 X 线显示右肺门增大（箭）；B. 经右肺门冠状位增强 CT 显示右肺门淋巴结肿大（箭）。支气管镜活检显示非小细胞癌。

门及纵隔的淋巴结转移。X 线片上，由腺癌或大细胞型肺癌引起的肺门淋巴结增大仅占 10%～15%。对比增强 CT 或 MRI 检测肺门增大的结节更加敏感，所有患者都应做该项检查来指导进一步的分期和术前或治疗计划。

来源于胸外恶性肿瘤的肺门和纵隔淋巴结转移比较少见，约占 2%。最常伴有胸内淋巴结转移的恶性肿瘤是来源于泌尿生殖器（肾脏和睾丸）、头颈部（皮肤、喉和甲状腺）、乳腺和黑色素瘤（图 11.33）。对于肾细胞癌和精原细胞癌，肿瘤经淋巴管转移至腹膜后淋巴结和经胸导管向上转移至后纵隔是胸部淋巴结转移的常见方式。尽管胸导管和前纵隔淋巴结没有直接相通，瘤栓经未完全关闭的瓣膜反流可以使肿瘤向肺门、气管旁和淋巴管系统内转移。头颈部肿瘤由颈部淋巴结经淋巴管转移至纵隔。乳腺癌胸内淋巴结转移常出现在疾病晚期，通常在初诊后数年。恶性黑色素瘤为胸外肿瘤胸内淋巴结转移发生率最高的疾病。淋巴结转移几乎是患者肺实质转移的影像学证据。

75%的霍奇金淋巴瘤患者有胸内淋巴结增大的表现，但单侧孤立性肺门淋巴结增大较少见。非霍奇金淋巴瘤患者的胸部表现与原发性肺淋巴瘤不同，非霍奇金淋巴瘤主要累及胸外部位，其次为肺部受累。原发性肺淋巴瘤胸部受累主要局限于肺实质和胸膜，而继发性肺内淋巴瘤一般表现为胸内淋巴结增大，35%患者为肺门或中纵隔淋巴结增大，少数为孤立性淋巴结增大（见图 11.14）。

感染。一侧肺门或纵隔淋巴结增大是原发性肺结核区别于继发性肺结核的特征性表现（见图 14.8），严重免疫缺陷的艾滋病患者除外。表现为孤立性淋巴结增大的原发性肺结核，在儿童中较成人多见。在具有免疫能力的患者中，除了淋巴结增大，几乎都伴有肺实质病变。组织胞浆菌病和球孢子菌病等真菌感染可能表现为肺门淋巴结增大，同侧肺内伴随有典型的斑片状或肺叶实变（见图 14.17）。许多细菌感染患

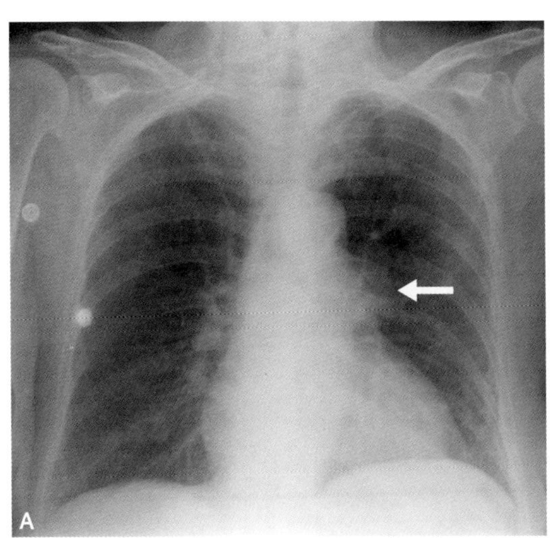

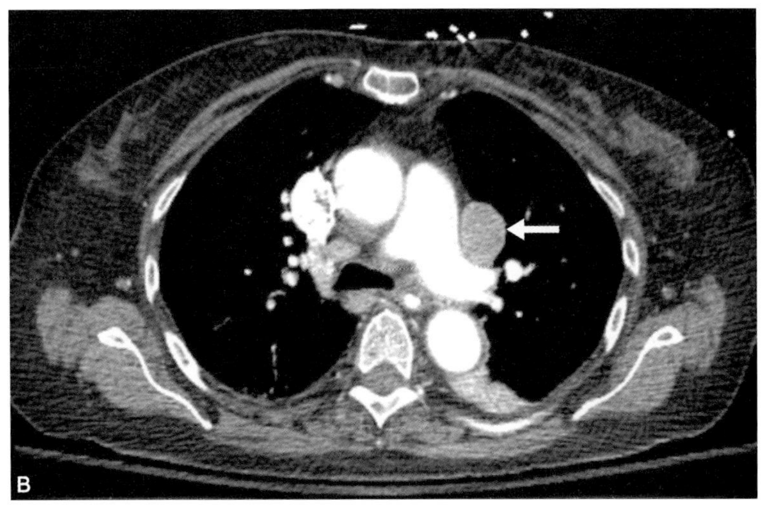

图 11.33　卵巢癌肺门淋巴结转移。A. 83 岁老年卵巢癌患者，正位胸部 X 线显示左肺门肿块（箭）；B. 增强 CT 显示左肺门淋巴结增大（箭），提示转移性疾病。

者伴有一侧肺门淋巴结增大，包括鼠疫、土拉菌病、厌氧性肺脓肿。CT平扫时，肺炎型鼠疫的特征性表现是纵隔和肺门结节密度增加，此为结节内出血累及肺实质的区域。土拉菌病（土拉热弗朗西丝菌）导致肺实变并伴有肺门淋巴结增大和胸腔积液。

最常引起肺门淋巴结增大的病毒感染是传染性单核细胞增多症和麻疹肺炎。单核细胞增多症较少累及胸部，但是肺门淋巴结增大是胸内疾病最常见的表现。典型的麻疹肺炎表现为淋巴结增大伴有网状的间质性阴影；不典型麻疹肺炎可伴有结节性、节段性或肺叶性阴影和胸腔积液。

肺动脉扩张。尽管肿块或增大淋巴结最常引起一侧肺门增大，但右侧或左侧肺动脉异常扩张也可能导致肺门增大（图11.34）。导致一侧肺动脉扩张的血管疾病包括瓣膜性或瓣膜后肺动脉瓣狭窄引起的狭窄后扩张（图11.35）、肺动脉瘤、血栓或肿瘤所致的肺动脉扩张。先天性肺动脉瓣狭窄患者，由于血液的喷射效应对肺动脉干及左肺动脉的冲击，造成肺动脉干及左肺动脉狭窄后扩张或形成动脉瘤。肺动脉炎、先天性风疹或 Williams 综合征所致的狭窄引起肺动脉狭窄后扩张比较罕见。主肺动脉的动脉瘤通常伴有先天性心脏病，如肺动脉瓣狭窄和左向右分流的室间隔缺损及动脉导管未闭。较少见的血管炎，如贝赫切特综合征和肺动脉栓塞综合征可表现为肺动脉瘤。较大的栓子阻塞肺动脉近心端时可导致其近端扩张。这些患者有明显的临床症状，在肺灌注扫描、螺旋CT和肺动脉造影时有特征性表现。

支气管囊肿。是肺门肿块少见的病因。CT和MRI表现为圆形、光滑的薄壁囊肿，通常见于无症状的年轻人。由于支气管囊肿不常发生在肺门，影像学上不能区分坏死肿瘤和淋巴结肿块，这些病变需要活检或切除。

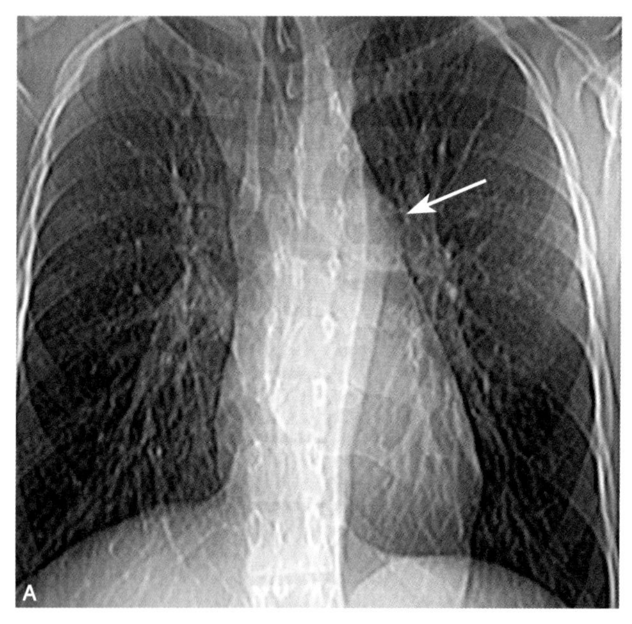

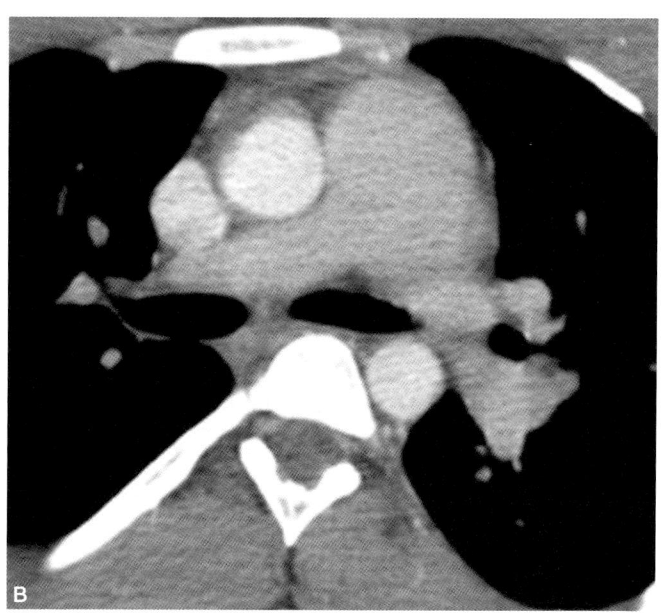

图11.34 特发性肺动脉扩张引起的单侧肺门增大。A.胸部CT扫描显示主肺动脉异常凸出（箭），注意胸椎侧弯；B.增强CT扫描显示主肺动脉扩张，左右肺动脉正常。体格检查和超声心动图显示无肺动脉瓣疾病的证据。

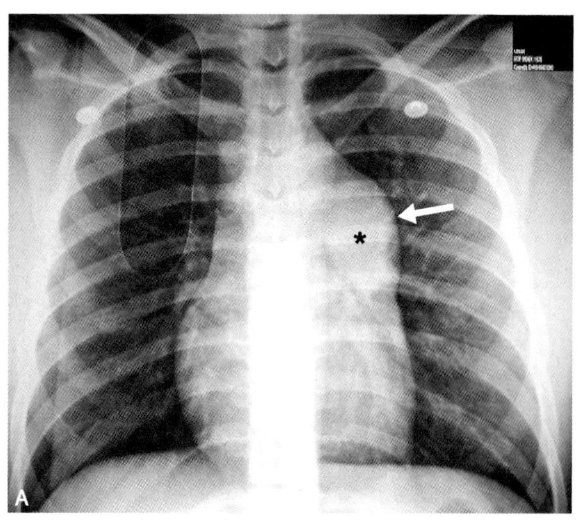

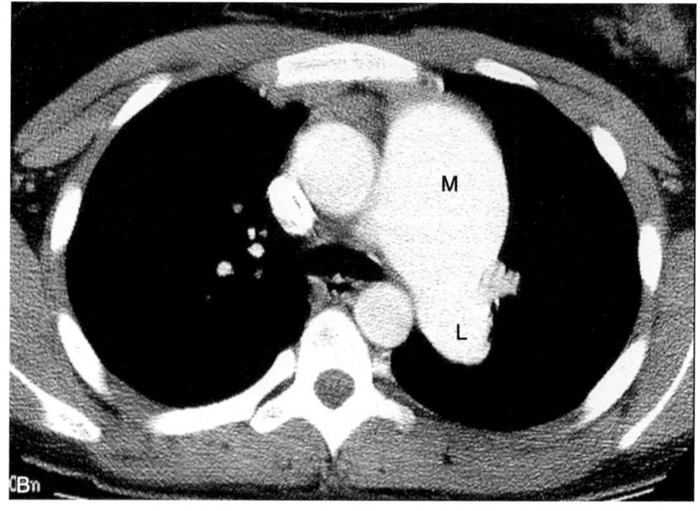

图11.35 肺动脉瓣狭窄时左肺门增大。A.胸部X线示中纵隔肿物（A中的箭）伴左肺门增大（*）；B.增强CT显示主肺动脉（M）和左肺动脉（L）明显扩张，是肺动脉瓣狭窄的结果。

表 11.9

双侧肺门增大

淋巴结增大	恶性肿瘤	原发性胸内恶性肿瘤:非小细胞肺癌、小细胞肺癌、原发性肺淋巴瘤、类癌、胸外恶性肿瘤伴淋巴结转移(头颈部恶性肿瘤,乳腺癌,泌尿生殖系统肿瘤包括肾细胞、精原细胞瘤,黑色素瘤)
		全身恶性肿瘤:淋巴瘤、白血病(T细胞)
	感染	结核
		真菌感染:组织胞浆菌病
		病毒感染:麻疹、单核细胞增多症
	肉芽肿	结节病
		铍中毒
	吸入性病变	硅沉着病
血管	肺动脉扩张	肺动脉高压
		肺血流量增加:左向右分流、肺静脉高压、贫血

双侧肺门增大

双侧肺门增大是肺门淋巴结增大或肺动脉增粗的结果(表 11.9)。

淋巴结肿大

恶性肿瘤。引起双侧肺门淋巴结增大的恶性肿瘤与引起单侧肺门淋巴结增大的恶性肿瘤相似。与单侧淋巴结增大不同的是,引起双侧肺门淋巴结增大的转移性肿瘤较少见。引起双侧肺门淋巴结肿大最常见的实性肿瘤是小细胞肺癌、淋巴瘤和恶性黑色素瘤。

霍奇金淋巴瘤较非霍奇金淋巴瘤更常见于淋巴瘤累及双侧肺门淋巴结。事实上,在不伴有前纵隔淋巴结增大的霍奇金淋巴瘤中看不到肺门淋巴结受累,而非霍奇金淋巴瘤可产生孤立性肺门病变。

白血病累及胸部的最常见胸部 X 线表现是肺门及纵隔淋巴结增大,多达 25%的患者会出现这种情况。淋巴细胞性白血病淋巴结增大比髓细胞性白血病要更常见,尤其是慢性淋巴细胞性白血病。

感染。感染引起的纵隔和肺门淋巴结增大最常见于结核和伴有组织胞浆菌病和球孢子菌病的真菌感染。在这些疾病中,淋巴结增大可为单侧或双侧性。双侧淋巴结是非对称性增大,不同于结节病,后者表现为典型的对称性增大。炭疽芽孢杆菌(炭疽病)和鼠疫杆菌(鼠疫)引起的细菌感染也可导致双侧肺门增大。炭疽病感染时,淋巴结增大多伴有肺下叶斑片状密度增高区。鼠疫可产生明显的肺门和纵隔淋巴结增大而无肺炎。再发性细菌感染合并囊性纤维化常导致双侧淋巴结增大,X 线片上与肺动脉高压所致的肺动脉增粗不易鉴别。

结节病。80%患者合并有双侧淋巴结增大。大多数患者伴有气管旁淋巴结增大,在 X 线片上发现约一半患者有肺实质病变。结节病中淋巴结受累形式标记为 1、2、3∶1 = 右侧气管旁;2 = 右侧肺门;3 = 左侧肺门淋巴结增大(图 11.36)。增大的孤立淋巴结在 X 线片上表现为对称的分叶状肺门肿块。在 20%的患者中受累淋巴结会出现钙化,通常表现为小斑点状钙化,但偶尔也可表现为外周“蛋壳样”钙化。CT 增强淋巴结可强化。多数患者中,增大的淋巴结在发现后 2 年内消退,在小部分患者中,淋巴结保持肿大多年。

铍中毒和硅沉着病。在 X 线片上慢性铍中毒引起的肺门和纵隔淋巴结增大很难与结节病相区别,硅沉着病也同样可引起肺门和纵隔淋巴结增大。虽然周围淋巴结钙化也可见于结节病、组织胞浆菌病或淀粉样变,但肺门淋巴结蛋壳样钙化高度提示硅沉着病。

肺动脉扩张

双侧肺动脉增粗常见于肺循环血流量增加或阻力增加(图 11.37)。第 12 章回顾了双侧肺动脉扩张相关疾病。

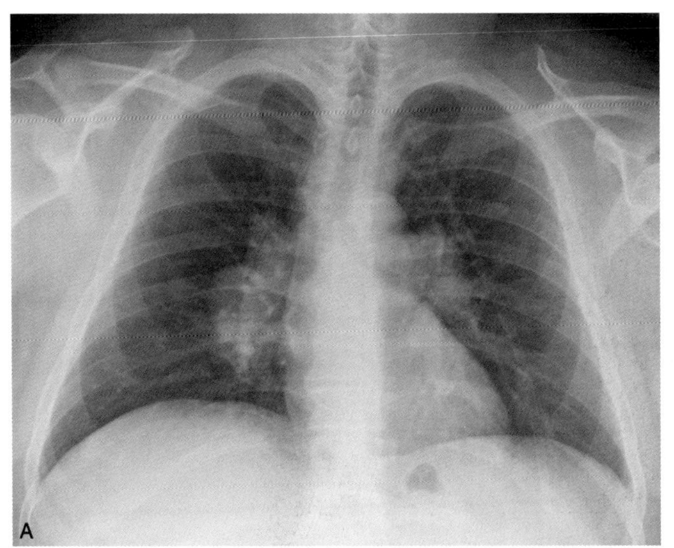

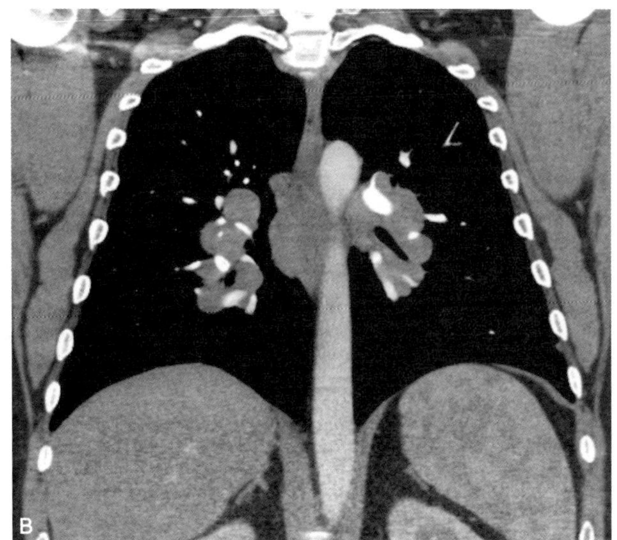

图 11.36　结节病双侧肺门淋巴结肿大。A. 46 岁,男性,结节病患者,胸部 X 线显示双侧肺门淋巴结肿大伴轻微的上中肺网状结节阴影;B. 增强 CT 冠状位显示双侧肺门淋巴结肿大。

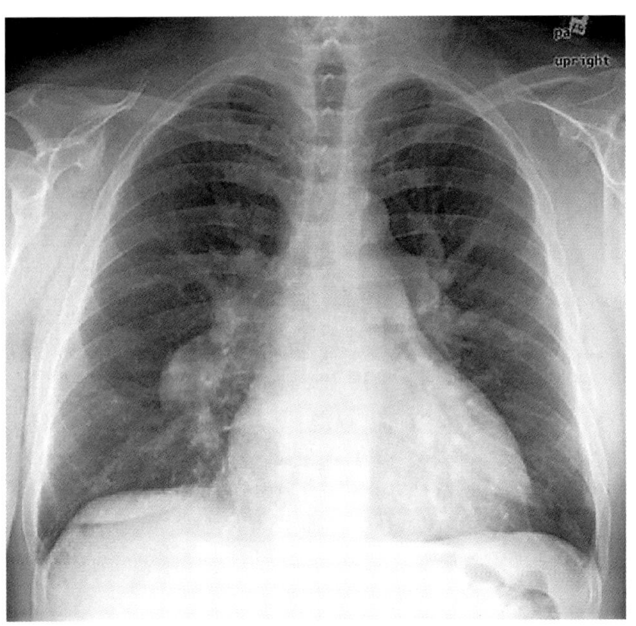

图 11.37　肺动脉高压时双侧肺门增大。1 例 COPD 所致重度肺动脉高压患者，正位胸部 X 线显示明显的中央肺动脉扩张伴周围血管纤细（截断）。

肺门缩小

双侧肺门缩小（表 11.10）可见于严重肺膨胀过度的肺气肿患者或者先天性肺流出道阻塞（法洛四联症，三尖瓣下移畸形）或罕见的纤维性纵隔炎所致的肺血流减少的成人。

表 11.10

肺门缩小

单侧性	先天性	肺动脉发育不良或缺如
		肺发育不全、肺缺如、肺不发育
		先天性肺静脉（弯刀）综合征（肺发育不全）
	获得性	缩窄性细支气管（Swyer-James 综合征）
		肺叶不张
		肺叶切除
		肺动脉狭窄：纤维性纵隔炎
双侧性		肺气肿
		肺血流减少：纤维性纵隔炎、法洛四联症、肺动脉瓣狭窄、三尖瓣下移畸形

导致肺门缩小最常见的原因是肺不张和肺部分切除，后者仅留下少量残留的肺门动脉供应残余的肺叶。另一个引起肺门缩小的原因是伴有同侧肺异常（肺发育不全综合征，Swyer-James 综合征）的肺动脉发育不全（见图 16.23）。较少见病因是纵隔肿瘤侵犯近端肺动脉或纤维性纵隔炎阻塞肺动脉。对于肺门较小的患者，应进行 CT 扫描以评估纵隔有无阻塞性疾病。当患者的左肺门影被左心缘上缘或主肺动脉边缘的脂肪组织遮挡时，可显示肺门影缩小。这种情况下，侧位胸部 X 线可显示正常大小的左肺动脉。

推荐阅读

Carter BW, Benveniste MF, Madan R, et al. IASLC/ITMIG staging system and lymph node map for thymic epithelial neoplasms. *Radiographics* 2017;37(3):758–776.

Carter BW, Benveniste MF, Madan R, et al. ITMIG classification of mediastinal compartments and multidisciplinary approach to mediastinal masses. *Radiographics* 2017;37(2):413–436.

El-Sherief AH, Lau CT, Wu CC, et al. International association for the study of lung cancer (IASLC) lymph node map: radiologic review with CT illustration. *Radiographics* 2014;34(6):1680–1691.

Inaoka T, Takahashi K, Mineta M, et al. Thymic hyperplasia and thymus gland tumors: differentiation with chemical shift MR imaging. *Radiology* 2007;243(3):869–876.

Katabathina VS, Restrepo CS, Martinez-Jimenez S, Riascos RF. Nonvascular, nontraumatic mediastinal emergencies in adults: a comprehensive review of imaging findings. *Radiographics* 2011;31(4):1141–60.

Kligerman SJ, Auerbach A, Franks TJ, Galvin JR. Castleman disease of the thorax: clinical, radiologic, and pathologic correlation: from the radiologic pathology archives. *Radiographics* 2016;36:1309-1332.

McAdams HP, Kirejczyk WM, Rosado-de-Christenson ML, Matsumoto S. Bronchogenic cyst: imaging features with clinical and histopathologic correlation. *Radiology* 2000;217(2):441–446.

McLoud TC, Kalisher L, Stark P, Greene R. Intrathoracic lymph node metastases from extrathoracic neoplasm. *AJR Am J Roentgenol* 1978;131(3):403-407.

McNeeley MF, Chung JH, Bhalla S, Godwin JD. Imaging of granulomatous fibrosing mediastinitis. *AJR Am J Roentgenol* 2012;199(2):319–327.

Webb WR. Chapter 3. The pulmonary hila. In: Webb WR, Higgins CB, eds. *Thoracic Imaging. Pulmonary and Cardiovascular Radiology*. Philadelphia, PA: Wolters Kluwer; 2017:78–105.

Webb WR. Chapter 6: Lymphoma and lymphoproliferative disease. In: Webb WR, Higgins CB, eds. *Thoracic Imaging. Pulmonary and Cardiovascular Radiology*. Philadelphia, PA: Wolters Kluwer; 2017:179–201.

Whitten CR, Khan S, Munneke GJ, Grubnic S. A diagnostic approach to mediastinal abnormalities. *Radiographics* 2007;27(3):657–671.

（孙清泉　李烨晗　冀一帆）

第 12 章 肺血管性疾病

肺 水 肿

基本原理。正常情况下，位于肺间质中心和周围的淋巴管使肺间质间隙保持干燥。淋巴管排出少量的漏出液，这些漏出液以血浆超滤液的形式进入肺间质间隙内。由于肺泡壁（实质间隙）内没有淋巴系统，肺泡间隙与肺中心和周围间质之间的压力差使滤过液流入淋巴管。当间质内液体积聚的速度超过肺淋巴管的引流能力时，液体首先积聚于间质间隙内。随着血管外液体量的增加，液体积聚于肺泡腔边缘。进行性增多的液体最终使肺泡腔内充满液体，从而导致肺泡性肺水肿。间质性肺水肿可不影响肺的气体交换功能，而肺泡腔内积液却可影响氧气和二氧化碳的交换。

肺内过量液体积聚可由以下 3 个基本机制中的任何一个引起。最常见的机制是肺内控制液体流动的有效滤过压受到了改变。正常肺内液体流动是由肺毛细血管和肺泡周围间隙的静水压和胶体渗透压之间的差异所决定的，这些压力的不平衡即可导致肺水肿。肺水肿大多数是由左心衰导致的毛细血管静水压升高引起，但血浆胶体渗透压和间质静水压降低也可能是其促成因素。第二个机制是肺正常淋巴管的缺失或阻塞导致的肺泡间隙液体过量积聚。第三个，由多种疾病引起的肺毛细血管内皮细胞和肺泡上皮细胞损伤，从而导致了毛细血管通透性增加，使得富含蛋白质的液体从毛细血管进入肺间质。

影像学表现。根据致病因素，肺水肿可分为间质性肺水肿和肺泡性肺水肿。间质性肺水肿表现为因液体积聚所致的不同的间质成分增厚。中轴间质增厚可导致肺内血管纹理边缘模糊、支气管“袖口征”和“轨道征”。肺泡间隔水肿形成磨玻璃样改变，早期主要出现在受累肺组织区域，进而累及整个肺组织，病变仍以受累肺组织为重。累及肺门周围和胸膜下间质结构的水肿可产生 Kerley 线和胸膜下水肿。Kerley A 和 B 线分别代表中央结缔组织间隔和周围小叶间隔的增厚（图 12.1）。胸膜下水肿是脏胸膜最里层（间质）的液体积聚，在侧位 X 线片上可清楚地看到叶间裂均匀增厚。在影像学上，可以观察到间质性肺水肿进展为肺泡性肺水肿，经过有效治疗后在 12~24h 内消散。

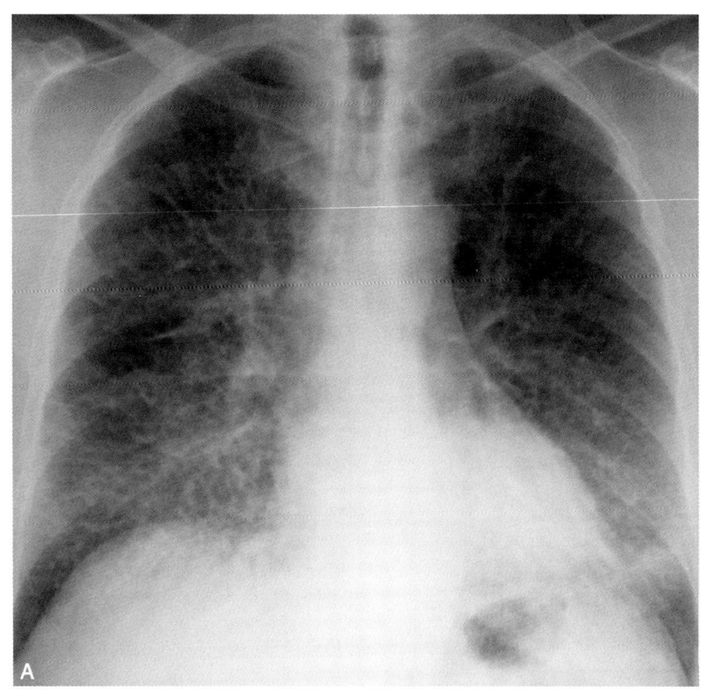

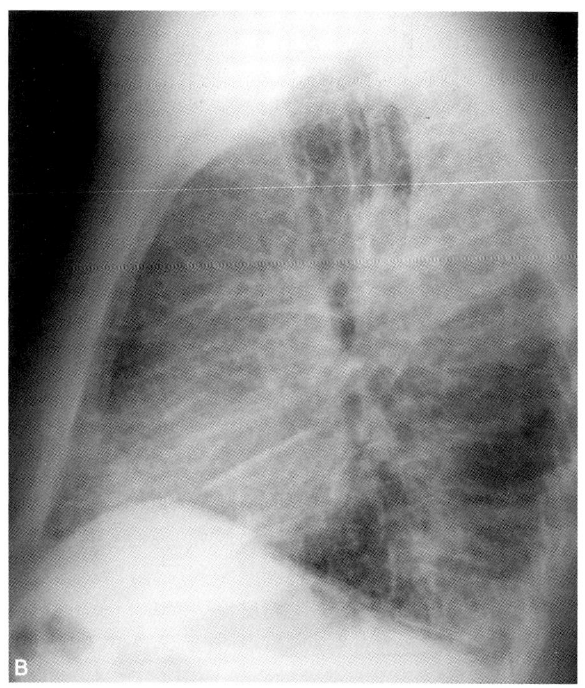

图 12.1 心脏病引起的间质性肺水肿。男性，65 岁，前壁心肌梗死，后前位（A）和侧位（B）胸部 X 线显示静水压性间质水肿，表现为明显的上叶血管（肺血流重新分布）、模糊不清的下肺区肺血管，急性左心衰竭引起的周围线性阴影（小叶间隔增厚或 Kerley B 线）和裂隙增厚（胸膜下水肿）。注意无心脏肥大。

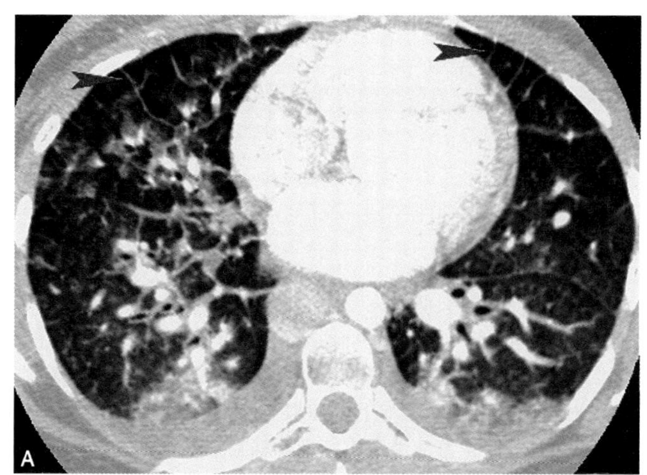

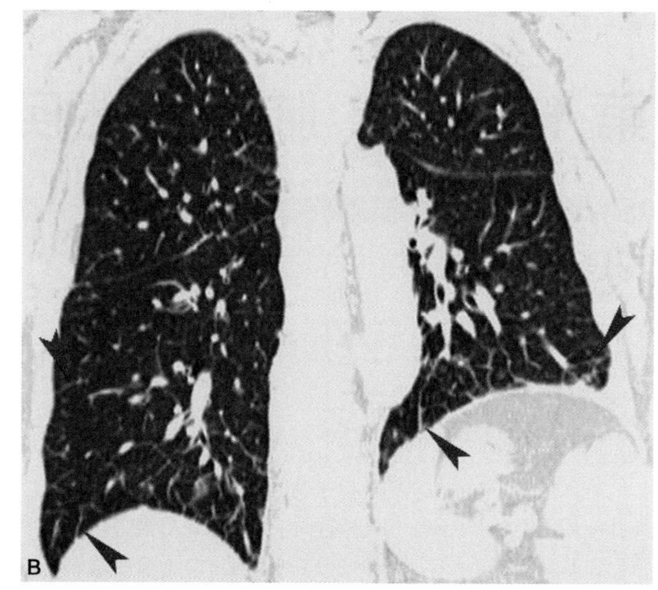

图 12.2　间质性肺水肿的薄层 CT 图像。A. 女性，28 岁，患有产后心肌病，CT 薄层扫描显示了间质性肺水肿的特征性表现：小叶间隔变厚（箭头）、支气管袖口征、磨玻璃样变以及实变。同时注意伴发的充血性心力衰竭的表现（肺血管充血）和双侧胸腔积液；B. 患有间质性肺水肿的另一患者的冠状位 CT 重建图像。增厚的小叶间隔线（箭头）和支气管血管束以及散在磨玻璃影。

当液体在肺间质间隙进行性积累或进入肺泡时，间质性肺水肿可发展为肺泡性肺水肿。胸部 X 线上典型表现为双侧对称、可相互融合的模糊阴影，主要位于肺的中下部。肺野外带可见肺泡结节和间质水肿（Kerley B 线和胸膜下线）。与间质性肺水肿一样，肺泡性水肿的肺泡实变通常在几个小时之内，变化很快。弥散的模糊阴影的鉴别诊断已论述（见表 10.9）。虽然 CT 和 HRCT 并不常用于评价肺水肿，但它们能清楚地显示其特征性表现。胸膜下、间隔以及支气管血管管壁增厚可在 HRCT 上很好地显示出来。轻微的肺实质水肿可在肺门周围形成磨玻璃样改变（图 12.2）。早期肺泡性水肿可见到小叶中央围绕小叶中心动脉的肺泡结节，而严重的肺泡性水肿可在肺门周围形成致密的实变影。

静水压性肺水肿（毛细血管通透性正常）。是肺水肿最常见的类型。它通常由肺静脉压升高[肺静脉高压（PVH）]引起。PVH 的典型病因是左心室收缩功能衰竭，但肾衰竭和各种心脏和非心脏性异常也可导致肺静脉压升高。如继发于低蛋白血症的患者肾病综合征或肝功能衰竭患者的毛细血管渗透压降低，可产生与肺静水压升高相同的病理表现。

PVH 的病因可分为 4 大类：①左心室流入阻塞；②左心室收缩功能障碍（左心室衰竭）；③二尖瓣反流；④全身或肺容量超负荷。左心室流入受阻最常见的原因是二尖瓣狭窄，但由肥大或慢性缺血性心内膜下纤维化引起的左心室顺应性差（舒张功能障碍）也是常见原因。二尖瓣相对性狭窄如左心房黏液瘤比较罕见。肿瘤、纤维性纵隔炎或肺静脉血栓形成引起的肺静脉阻塞也可能产生 PVH 的影像学表现。左心室衰竭的常见原因包括缺血性心脏病、主动脉瓣狭窄和反流，以及非缺血性心肌病（表 12.1）。严重的二尖瓣反流引起左心房压力过高，直接导致 PVH，或者通过引起左心室衰竭导致 PVH。急性肺容量超负荷相对常见并且最常见的是由于医源性液体输入过度。急性梗死后室间隔缺损是一种罕见的病因。急性或慢性肾衰竭患者可能由于高血容量和左心室功能障碍合并引起的肺毛细血管静水压升高而发生肺水肿功能障碍。

表 12.1

肺静脉高压和肺水肿的原因

左心室收缩功能障碍	缺血性心脏病
	左心室流出道受阻（主动脉狭窄、高血压、主动脉缩窄、肥厚型梗阻性心脏病）
	主动脉狭窄
	左心发育不全综合征
左心室流入受阻	二尖瓣狭窄
	左心室顺应性降低（肥大、心包压缩或填塞、限制性心肌病）
	左心房肿瘤
	三房心、二尖瓣瓣上狭窄
二尖瓣反流	心内膜炎
	乳头状肌断裂或功能不全
	腱索断裂
	二尖瓣脱垂
系统性或肺血容量超负荷	水中毒
	肾衰竭
	室间隔破裂穿孔
肺静脉阻塞	
中央肺静脉	纤维性纵隔炎
	肺静脉狭窄（肿瘤侵犯、心脏消融或术后）
	肺静脉血栓形成
肺内静脉	肺静脉闭塞性疾病

PVH 的典型影像学表现是增粗的肺静脉和肺血流再分布。肺静脉增粗在 X 线片上表现为渐进性、连续性扩张的肺静脉。肺血流量的重新分布是较低区域的肺静脉收缩导致下部区域血流阻力增加,从而使肺血优先流入上叶血管。因此,在具有正常肺实质的 PVH 患者直立时,上部区域血管通常与下部区域血管管径一样粗或者较下部区域血管粗。正常情况下由于重力对肺血流的作用,下部区域血管直径大于上部区域血管。应当注意,在患有基础肺疾病的患者中,即使患者无 PVH,肺血流也可以出现重新分布,而在患者有上肺叶疾病(如小叶中心性肺气肿)肺血流再分布可能不会改变。

肺静脉高压进一步发展的一系列表现已在心肌梗死后急性心脏失代偿的患者中得到研究。一些研究已把肺静脉高压患者站立位的影像学表现和运用 Swan-Ganz 气囊漂浮导管测量的肺毛细血管楔压联系起来。当肺毛细血管楔压正常(8~12mmHg)时,胸部 X 线未见明显异常。肺毛细血管楔压轻度增高(12~18mmHg)时,下肺血管收缩,上肺血管扩张。肺毛细血管楔压进行性增高(19~25mmHg)将导致间质性肺水肿:血管边缘模糊、支气管袖口征、Kerley 线(图 12.1)。肺毛细血管楔压超过 25mmHg 即产生肺泡实变,胸部 X 线上表现为双侧肺门和下肺区域斑片状模糊阴影。

PVH 的非典型影像学表现。几种情况可能会导致 PVH 非典型的影像学表现。因为水肿的分布受到重力的影响,在长期卧床或患有压疮的患者中,液体很容易向身体最低部位聚集形成身体后部或单侧不对称水肿。单侧不对称水肿的诊断可通过典型的影像学、临床上患者单侧肺部水肿迅速消退及随着患者体位变化而变化等表现而诊断。另一种不对称或单侧肺水肿的原因是一侧肺的血液供应中断。患者通常有肺动脉发育不全或获得性肺动脉血流梗阻,如肺动脉中央栓塞(PE)或外部肿瘤压迫血管或纵隔纤维化压迫肺动脉。支气管癌,淋巴瘤或其他原因所致的单侧淋巴结肿大可阻碍正常淋巴引流导致单侧肺水肿。同样,单侧肺静脉阻塞如肿瘤或纤维性纵隔炎可以引起同侧肺组织水肿。单侧肺水肿可以由肺部开始,通过快速扩散形成胸腔积液或气胸,这是复张性肺水肿,将在后续章节中讨论。

患有重度二尖瓣关闭不全的患者可见位于右上肺的肺泡性肺水肿,这可能与肺静脉血流优先通过管壁不全的二尖瓣流入右上肺有关。患者通常合并有典型间质性肺水肿的影像学表现(图 12.3)。

肺气肿患者常有不典型的肺泡水肿表现。肺大疱所在的肺尖区域由于血液在流向气肿区域时被肺气肿所阻挡,导致水肿无法出现。这些气肿区域在相邻的密度增高的肺组织衬托下可形成类似空洞病变,该现象与坏死性肺炎或肺气囊在胸部 X 线上难以区别。与之前的胸部 X 线相比较并结合患者临床病程将有助于正确诊断。

毛细血管通透性增加所致肺水肿。快速进行性呼吸困难是由富含蛋白的渗出液渗入肺组织,损害肺微循环而引起的可发展为全身性系统性疾病的并发症。当造成肺的硬度增加(无顺应性)以及呼吸衰竭时,称之为急性呼吸窘迫综合征(ARDS)。相对肺毛细血管通透性正常的静水压肺水肿来说,与这种综合征有关的肺水肿被称作肺损伤或毛细血管通透性增加性肺水肿。表 12.2 列出了与通透性增加所致肺水肿相关的肺源性和非肺源性病因,最常见的是休克、严重的外伤、烧伤、败血症、麻醉药物过量和胰腺炎等。尽管毛细血管通透性水肿的发病机制已很明确,但是目前的研究表明,在毛细血管内皮细胞损伤的发展进程中,肺组织中补充和激活中性粒细胞释放的酶类和氧自由基是关键性因素。

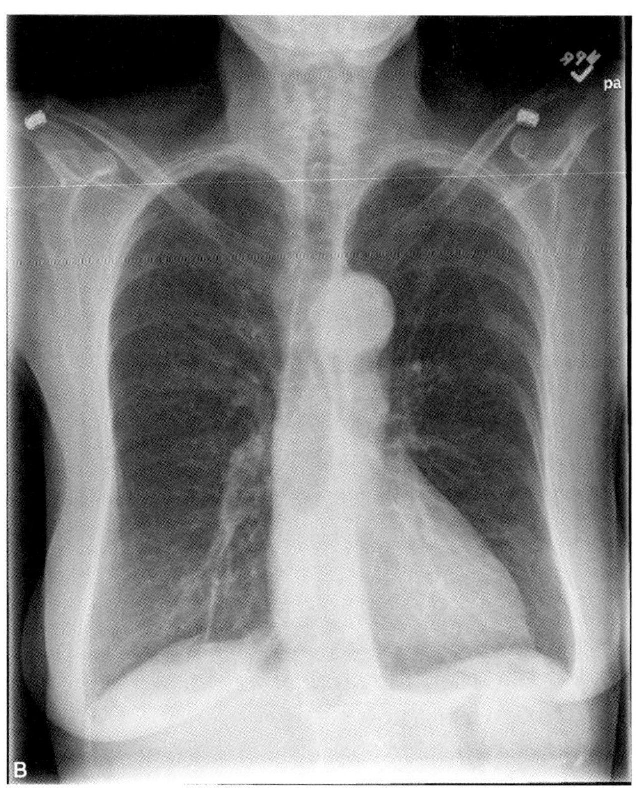

图 12.3 急性重度二尖瓣反流引起右肺上叶水肿。A. 胸部 X 线显示右肺上叶严重水肿,其他部位轻度水肿;B. 2d 后胸部 X 线显示水肿消退。

表 12.2

通透性增加的肺水肿的病因

败血症	革兰氏阴性菌
休克	
大手术	
烧伤	
急性胰腺炎	
弥散性血管内凝血	
药物	麻醉品
	海洛因
	可卡因
	阿司匹林
吸入有害气体	二氧化氮(填仓者病)
	碳氢化合物
	吸烟
	氯气
	光气
误吸液体	淡水或盐水的淹溺
	胃液误吸(Mendelson 综合征)
脂肪栓塞	
羊水栓塞	

与 ARDS 有关的病理改变是弥散性肺泡损伤,并可见于所有患者,不管它的潜在病因是什么。在损伤后的 12~24h(第一阶段或渗出性 ARDS),毛细血管内皮的损伤使毛细血管充血,并产生蛋白性间质水肿。在损伤后第一周(第二阶段或增殖性 ARDS),Ⅰ型肺上皮细胞的损伤导致含有水肿液、蛋白、细胞碎屑的肺泡出血,并形成透明膜覆盖在末梢气道和腺泡内壁。在 ARDS 的第三阶段(纤维性 ARDS),肺泡壁Ⅱ型细胞增生覆盖剥脱的肺泡表面,肺泡囊、肺泡管纤维组织增生。特别是在那些患有严重疾病或长期缺氧的患者中,这些纤维组织可能会吸收并留下小瘢痕,从而导致广泛的间质纤维化改变。

影像学上,ARDS 是一个可预见的疾病。在呼吸困难出现后的 12~24h,胸部 X 线即可表现出异常,主要为肺野外带不均匀的模糊阴影(图 12.4)。CT 扫描显示弥散的磨玻璃密度影和局限性透光减低区。小叶间隔增厚通常很轻微或不可见(图 12.5)。几天后这些病变相互融合并在双肺中形成含有空气支气管征的实变影。胸部 X 线所见实变影在第一周内即可见好转,但这是正压通气增加的结果,并不代表组织学上的好转。一周之后,实变影逐渐变成网点状致密影,可能在几个月后消散或一直没有变化,代表肺组织不可逆的纤维化(即蜂窝肺)。肺炎合并 ARDS 在 X 线上很难诊断,但当在病程中出现双肺中心区域模糊阴影或大量胸腔积液时应高度怀疑。同样,左心室衰竭合并 ARDS 也很难识别,但结合临床 PCWP 测量结果及患者临床症状快速恶化等表现可协助诊断。肺顺应性差的患者行呼吸正压通气可出现纵隔气肿和气胸等并发症,应在床旁胸片上仔细观察。

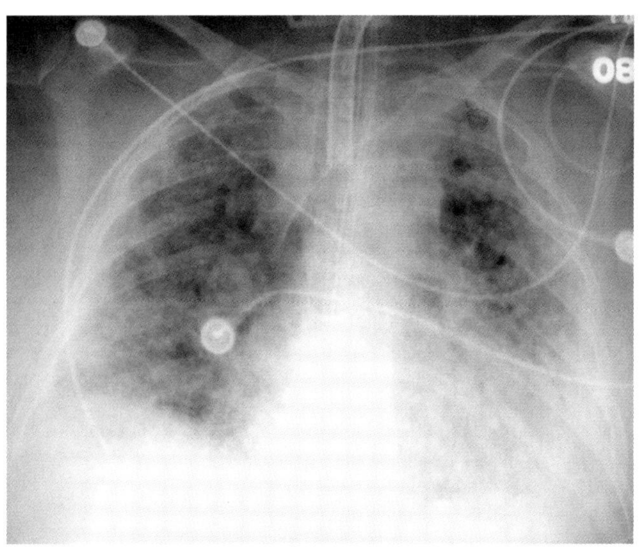

图 12.4　ARDS 患者毛细血管通透性增加(肺损伤)性肺水肿。女,46 岁,患有重症胰腺炎和呼吸困难。床旁胸部摄影显示双肺外带密度增高,提示弥漫性肺泡损伤和通透性肺水肿。

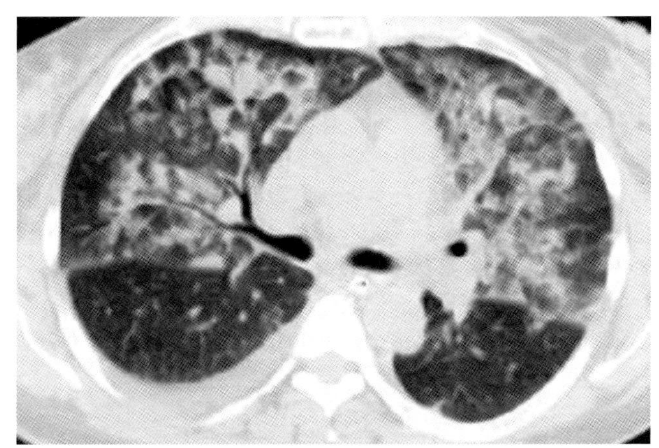

图 12.5　肺损伤水肿的薄层 CT。磨玻璃影和气体混在一起,但小叶间隔增厚不明显。

静水压性肺水肿和毛细血管通透性增加肺水肿的影像学区别。除了识别肺水肿的存在,区分不同类型肺水肿的能力,也具有显著的诊断和治疗重要性。Milne 等人描述了可用于区分心源性和过度水合性水肿与毛细血管通透性增加性水肿的胸部影像学结果。慢性心力衰竭合并肺水肿时,心脏通常扩大,呈倒置(再分布)的肺血流模式。水肿的分布均匀,从中央到外周超过下肺区。代表上腔静脉和左锁骨下动脉水平纵隔宽度的血管蒂增宽(后前位 X 线片>53mm),反映循环血容量增加。由于水肿引起肺顺应性降低,肺容量减少。支气管周围的袖口征/Kerley 线和胸腔积液分别代表间质和胸膜内渗出液。然而,这些发现可能难以鉴别。此外,心脏大小本身在区分心脏相关水肿与其他原因引起的静水压性和毛细血管渗漏性水肿方面并不是特别有用,原因如下:许多心力衰竭患者在 X 线检查上不存在明显的心脏增大;许多心脏增大的患者并不处于心衰状态;而心脏轮廓的扩大可能是心包液、纵隔脂肪和肺膨胀不良所致。心脏肥大被认为是慢性病变的最好证据,而不是特定疾病的特征。

毛细血管通透性增加性肺水肿和静水压性肺水肿在影像学上的差异表现在以下方面:水肿分布不沿重力部位及外周分布,无低蛋白性静水压性肺水肿表现,如小叶间隔增厚和胸膜下水肿;最重要的一点不同是水肿不会在短时间内改变。但是一些因素会导致在影像学上无法区别两者。卧位片不利于判断患者肺血流再分布及肺血管粗细情况。严重肺泡性肺水肿会掩盖肺血管边缘使其边缘模糊。很多毛细血管通透性增加的患者,机体为了维持正常的循环血容量而存在过度水合状态,可以导致复杂的影像学征象。多数进行插管治疗的患者通常合并不止一种疾病。

神经源性肺水肿继发于头颅损伤、癫痫发作或颅内压升高之后,表现非常复杂,可兼有静水压性和毛细血管通透性增高性肺水肿。在这些情况下,大脑中交感神经系统兴奋,释放大量儿茶酚胺,使全身血管收缩,静脉回血流量增多,从而导致左室舒张压升高和静水压性肺水肿。然而,在一些患者中可见富含蛋白质的水肿液,而肺毛细血管楔压(PCWP)正常,这表明通透性的增加可能也是神经源性肺水肿的影响因素。

高原性肺水肿发生在某些个体快速到达海拔 3 500m 以上的地区后。典型的肺水肿发生在到达该地区后 48~72h,是不同个体对血氧不足的反应,在肺动脉痉挛的区域出现短暂性肺动脉高压(PAH)。病变区域压力高的血液向未受累的区域流动,从而导致毛细血管内皮受损和通透性增高性肺水肿,不过这种分布是不均匀的。在补充氧气或返回低海拔地区后,这种症状会在 24~48h 内迅速消退。

复张性肺水肿。肺塌陷超过 48h 后,其快速复张可导致患侧肺水肿。危险因素为青年患者和持续较长时间的肺萎缩。目前研究指出其发生与流体静力学有关。缓慢抽取超过 24~48h 的胸腔积液、积气,同时供氧,使肺慢慢复张,能降低这种并发症的发病率和严重程度。

急性上呼吸道梗死。肺水肿可见于急性上呼吸道梗死治疗期间或治疗后。其发生机制包括为抵抗胸外的呼吸道梗死,胸内负压显著增高,从而导致液体渗入肺组织。它缺乏特征性的影像学表现。

羊水栓塞。孕妇在分娩时,羊水进入体循环后,会发生严重的、致命性的肺水肿。这与胎儿窘迫和死亡有一定的联系,在该疾病的发病机制中,胎儿粪便中的黏蛋白发挥着重要的作用。羊水中黏蛋白和胎屑栓塞肺血管系统会引起心输出量减少和肺水肿,从而导致突发性 PAH 和肺源性心脏病。羊水中的某些成分会导致血管收缩、塌陷、过敏反应和弥散性血管内凝血(DIC),促使休克的发生。其影像学表现为双肺融合的模糊阴影,不易和其他病因引起的肺水肿相鉴别。在重症患者中,可见肺中央动脉和右心继发性扩大,提示并发肺源性心脏病。经肺动脉导管抽取血样找到胎屑和黏蛋白可确诊该病。

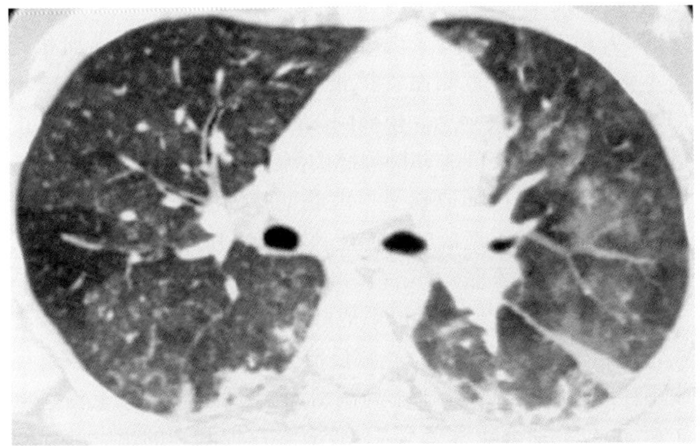

图 12.6 脂肪栓塞导致渗透性水肿。18 岁,男性,因股骨骨折髓内杆置入术后 48h 出现呼吸困难和低氧血症,CT 显示不对称磨玻璃影和实变,伴少量左侧胸腔积液。

脂肪栓塞。长骨(比如:股骨)骨折后 24~72h,骨髓脂肪栓塞是肺内常见的并发症。在肺内,脂肪被水解成脂肪酸,从而引起肺毛细血管通透性增加和出血性肺水肿。X 射线摄影或 CT 表现为融合的磨玻璃样变和模糊阴影(图 12.6)。外伤后,一定时间内发现全身性脂肪栓塞(皮肤瘀斑、中枢神经系统抑制)和肺内改变即可确诊。多数患者病程轻,仅有轻微的呼吸困难,但少数患者可发展为进行性呼吸衰竭,并导致死亡。

肺出血及血管炎

肺出血或出血性水肿可继发于外伤、出血、感染(侵袭性曲霉菌、毛霉菌病、假单胞菌属、流行性感冒)、药物(青霉胺)、肺栓塞、脂肪栓塞、ARDS 和自身免疫性疾病(表 12.3)。可造成肺出血的自身免疫性疾病包括肺出血肾炎综合征、特发性肺出血、韦氏肉芽肿病、系统性红斑狼疮、类风湿关节炎和结节性多动脉炎。

肺出血肾炎综合征是自身免疫性疾病,通过细胞毒性抗体损伤肺泡和肾小球基底膜。这种抗体主要定向地损伤肾小球基底膜,并和肺泡基底膜产生交叉反应,从而导致肾脏损伤和肺出血。好发于青年男性,表现为咳嗽、咯血、呼吸困难、疲乏。肺部表现通常早于肾衰竭的临床表现。胸部 X 线表现为双肺融合的模糊阴影,不易与肺水肿鉴别(图 12.7)。CT 图像可见磨玻璃或斑片状密度增高影,未见明显的小叶间隔增厚改变。几天之内,模糊阴影消退,由于血液成分吸收进入肺间质,该区域仅残留少许网状阴影。这导致所谓的广泛的铺路石样改变(图 12.8)。除了那些反复发作的出血,CT 上的异常密度影可在 2 周内完全吸收消退,反复出血患者可见代表肺纤维化的网状阴影持久存在。对该病的确诊依赖肾和肺组织的免疫荧光检验,表现为在基底膜出现一条光滑的波浪线。尽管应用免疫抑制药物和血液透析提高了存活率,但该病的总体预后仍较差。

特发性肺出血。特发性肺出血的肺部表现在临床上和影像学表现上不易和肺出血肾炎综合征相区别。该疾病常见于儿童,没有性别差异。其诊断是排除性的,当患者出现肺出血和贫血,而肾功能和尿液分析都正常,且缺乏抗基底膜抗体时,

表 12.3

肺出血的原因

自发性	血小板减少症
	血友病
	抗凝治疗
外伤	肺挫伤
栓塞疾病	肺栓塞
	脂肪栓塞
血管炎	自身免疫:肺出血肾炎综合征、特发性肺出血
	表 12.5 抗中性粒细胞胞质抗体(ANCA)相关性血管炎
	感染:革兰氏阴性菌、流感、曲霉菌、毛霉菌病
药物	青霉胺

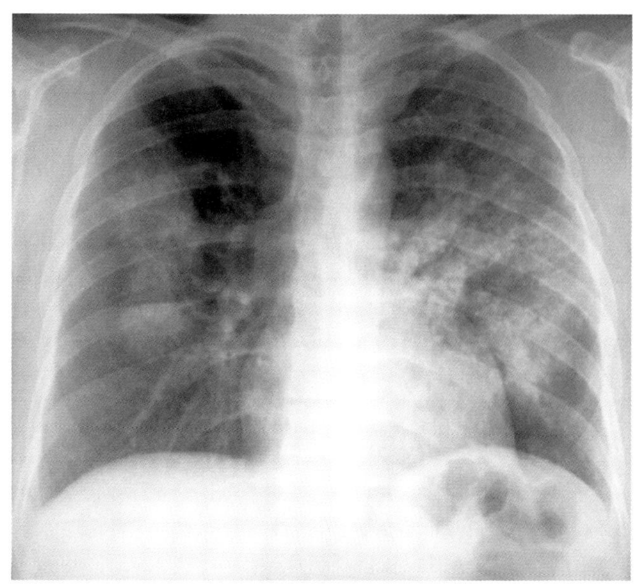

图 12.7 肺出血肾炎综合征引起的肺出血。胸部 X 线显示双肺不对称的模糊阴影，提示肺泡内出血。

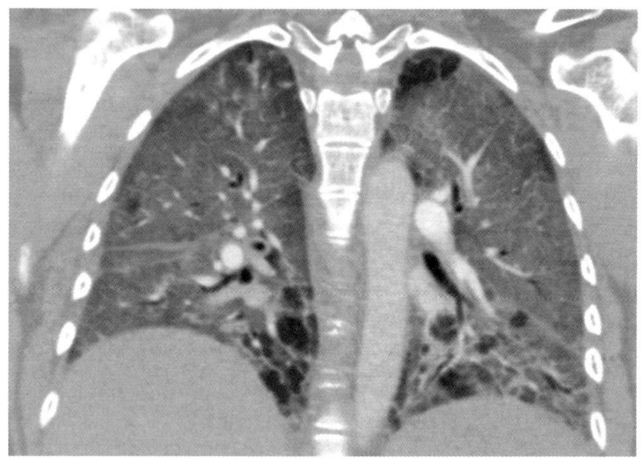

图 12.8 肺出血的 CT 图像。冠状位 CT 显示广泛的双侧磨玻璃样密度影，并伴有小叶间隔增厚，形成“铺路石征”。

可考虑此病。

其他的血管炎。肉芽肿性多血管炎、系统性红斑狼疮、类风湿关节炎和结节性多发性动脉炎都是自身免疫性疾病，与系统免疫复合物有关。这些疾病中肺出血的发展继发于可导致自发性出血的肺小动脉炎和毛细血管炎。这些疾病的肺部表现会在以后的章节进一步阐述。

肺出血难以与肺水肿或肺炎区别，特别是很多引起肺水肿和肺炎的因素都可能会导致肺内出血。结合肺内模糊阴影快速发展以及血细胞比容降低、咯血可提示该诊断，但是患者肺出血时不一定都表现出咯血症状。肾脏损伤、血尿、胶原蛋白性血管病或系统性血管炎可提供额外的诊断依据。肺出血与和肺炎的区别在于前者没有发热、脓痰以及一氧化碳弥散量正常或升高等表现。另外，测量肺内血管内外红细胞气体交换的容量有助于上述疾病的鉴别，该指标在肺出血和出血性肺水肿患者中升高，而肺炎患者减低。痰液、支气管肺泡灌洗液或组织样本中发现充满含铁血黄素的巨噬细胞是慢性和反复性肺内出血的诊断依据。影像学表现常可见肺出血的模糊阴影迅速好转，这一征象也有助于诊断。

肺 栓 塞

肺栓塞(PE)是常见的急性胸部疾病。虽然它具有较高的发病率和死亡率，但抗凝治疗能显著降低栓塞反复发生率，而栓塞反复发作可导致慢性血栓性肺动脉高压或死亡。由于抗凝作用和发病率密切相关，特别是对老年人和虚弱的患者，准确诊断是否存在 PE 非常必要。

对于可疑的 PE 患者，影像学在其诊断中起着重要的作用。这一部分先简要地回顾与除影像学检查之外的其他检查方法，再详述 PE 诊断中不同的影像学检查。

临床和实验室检查结果表现。大多数 PE 患者表现为多种非特异性症状，包括呼吸困难(84%)、胸痛(74%)、焦虑(59%)和咳嗽(53%)。需要注意的是有些 PE 的高危患者可发生无症状的栓塞。体格检查可发现呼吸急促(呼吸频率>16 次/min)、肺部啰音和明显的肺源性第二心音分裂。

PE 可疑患者主要的实验室检查是检测血浆 D-二聚体水平。D-二聚体是纤维蛋白的降解产物，对静脉栓塞非常敏感。酶联免疫吸附试验测量 D-二聚体诊断深静脉血栓(DVT)的灵敏度达 98%~100%。因此当临床表现提示 PE 的可能性较低时，若该值在正常范围内则可有效地排除 DVT 和 PE。

影像评估。目前多种成像技术用于评估可疑的 PE 患者，包括胸部 X 线、通气血流比例(V/Q)肺显像、螺旋 CT 血管造影术和传统的肺血管造影术。DVT 成像的非侵袭性方法包括下肢静脉压迫多普勒超声、下肢 CT 静脉成像以及四肢和骨盆的磁共振静脉成像。这些技术在诊断 DVT 方面具有相对非侵袭性、高精确度、易于影像医师操作和分析等优点，因此被广泛应用于 PE 评价。美国放射学会针对可疑 PE 患者制订了影像学检查指南。

胸部 X 线是可疑 PE 患者的第一项检查。尽管大多数 PE 患者胸部 X 线可有异常表现，但也有一部分患者表现正常。其异常表现包括心脏、肺动脉、肺实质、胸膜和横膈的改变。

心脏增大，准确地说是右心增大，在大量或广泛的 PE 引起肺源性心脏病的患者中并不常见。并发 PAH 则可见肺动脉增粗，它多是慢性血栓栓塞性疾病常见的继发改变。未形成肺梗死的 PE 最常见的 X 线表现是肺外周带局部透光度增加和肺段不张。伴或不伴近侧血管扩张的肺局限性外周血流量减少(Westermark 征)很罕见。模糊阴影代表局灶性的肺出血，它由进入阻塞区域的支气管和肺静脉的侧支血流形成，并可在肺外周部分而非中央区形成栓子。由Ⅱ型肺细胞缺血损伤和肺泡表面活性物质缺乏造成的粘连性肺不张使肺体积缩小，可造成横膈上升和肺段不张。

不到 10%的 PE 患者可形成肺梗死。在大多数患者中，支气管动脉侧支循环以及肺静脉反流会阻碍梗死形成。栓塞伴或不伴肺梗死在影像学上不易区别，由于两者在临床上治疗方法相同，故鉴别诊断意义不大。伴有潜在性心衰的患者肺栓塞时更易发生肺梗死，因为这些患者肺内能进入缺血区域的支气管动脉侧支血管有限。伴有肺梗死的 PE，其心脏、肺动脉和周围支气管的改变与无梗死的 PE 不易区别。

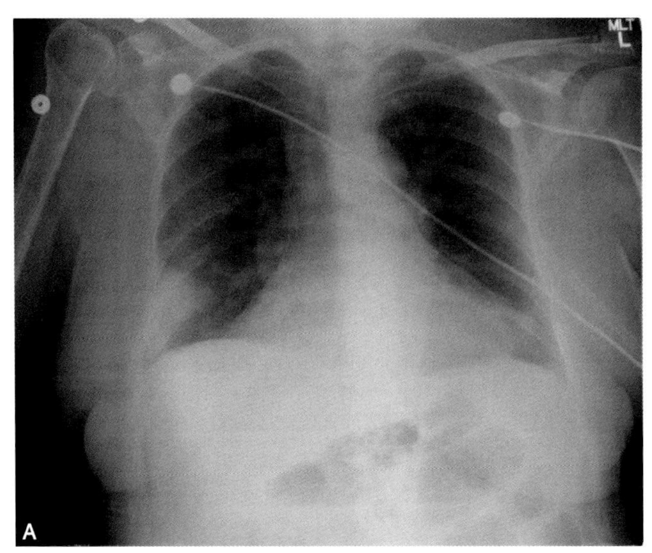

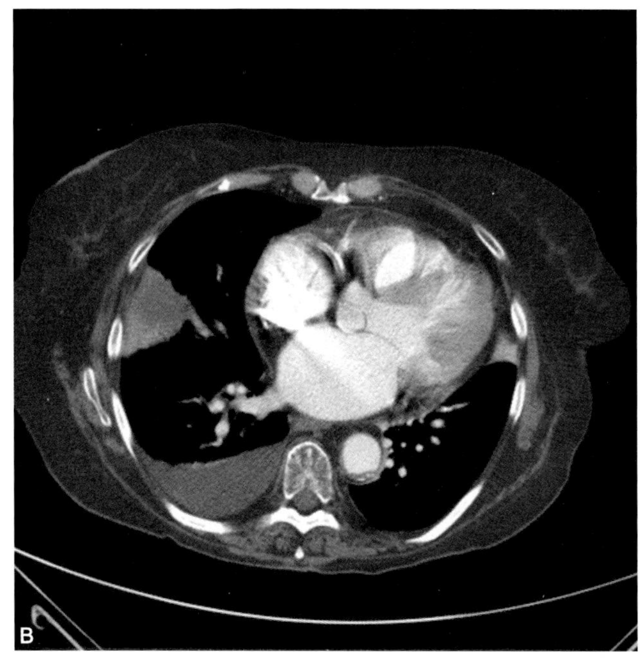

图12.9 继发于急性肺栓塞的肺梗死。A.胸部X线显示右肺周边一个楔形高密度区;B.CT显示楔形,呈宽基底与胸膜相连,中央区呈低密度坏死。

肺梗死的影像学表现包括少量胸腔积液和基底朝向胸膜的楔形阴影(Hampton峰),典型者位于后肋膈角和侧肋膈角区域,呈楔形,密度均匀,无空气支气管征。楔形阴影的尖部朝向闭塞的供应血管,基底部背对胸膜表面(图12.9)。在疾病的早期,这种楔形阴影常被周围的出血掩盖,随着肺外周带出血的吸收而逐渐显露出来。PE是否伴发肺梗死常根据影像上肺内阴影随时间推移的变化情况而定。不伴肺梗死的栓塞,肺内阴影在7~10d内可完全消散;而肺梗死消散的时间超过几周或几个月,且通常会留下索条状瘢痕和/或局部胸膜增厚。

上述影像学表现,无论是单独还是联合,均不能进行PE的确诊。需要注意的是高达40%的栓塞患者影像学表现可完全正常。胸部X线用于评估PE的最初目的是排除临床上类似PE的疾病,比如肺炎或气胸,并帮助分析肺通气与血流灌注比值。

通气与血流灌注比值(V/Q)肺显像。静脉注射放射性同位素锝(^{99m}Tc)标记的大颗粒聚合白蛋白为影像医师提供了一个评价肺循环的开放性非侵袭性方法。当灌注扫描表现为正常时,这种技术的敏感性足以对PE进行排除诊断。附加通气扫描提高了灌注扫描异常的特异性,如果条件允许,应和灌注扫描联合使用。

但是由于患者阳性率低,V/Q扫描不再常用于对PE患者进行评估,V/Q检查存在观察者之间的差异,CT血管造影检测肺栓塞的准确度要相对更高。在V/Q扫描中,ACR患者评分为7分时,提示PE风险较高;分数为2分时提示低风险或D-二聚体阴性。由于V/Q扫描对乳房的辐射剂量少于CT血管造影,因此美国胸科学会/胸部放射学会特别工作组现在推荐将其作为胸部X线正常的孕妇的首选成像方法。V/Q扫描同样适用于高预检概率,胸部X线正常,无慢性肺病史(ACR评分=7分)的年轻人。对于对比剂有严重不良反应的患者,它也是一种选择。

螺旋CT肺血管造影。运用多层螺旋CT(MDCT)进行的肺动脉动态CT血管造影术(CTPA)提高了检测PE的准确度(ACR评分为9分的高风险患者,预测概率低的患者为5分的低风险患者,7分的妊娠患者)。不仅检测肺栓塞的准确度高,而且阴性研究对近期肺血栓栓塞事件具有较高的阴性预测值。

经18号或更大规格的静脉内导管以5mL/s的速度注入80~120mL对比剂(300~350mg/mL碘)后,对整个胸部进行连续或间隔1~2mm的扫描,以观察高密度的肺动脉二三级分支。扫描所得图像必须在工作站上以分页或电影的形式进行分析,这样才能对目前所用的64层或256层MDCT所得的大量数据进行有效地讨论和精确地分析。

急性期栓子表现为管腔内的充盈缺损(图12.10)或强化血管管腔内朝向近端管腔的凸形软组织密度影。CT上可见的继发改变包括外周血量减少(Westermark征)、反应性外周出血或基底背离胸膜的楔形梗死、肺段不张和胸腔积液。PE患者肺动脉血栓在CT平扫上表现为高密度者少见。当充盈缺损黏附于血管壁而不是管腔中心或纤维网存在时,提示慢性栓塞(图12.11)。CTPA检测PE常见的误诊原因包括运动伪影、由高密度对比剂或医用导管产生的条纹状伪影、倾斜走行的血管的部分容积效应、肺门淋巴组织增大、肺静脉内对比剂充盈不佳、支气管内充满黏液以及因实变和肺不张导致局部肺动脉阻力增加,这些都可能被看作动脉管腔内的充盈缺损。

目前,MDCT被广泛认为是评价疑似PE的一线诊断方法。确定检测到离散腔内充盈缺损对PE具有高度特异性。相反,多项研究表明,良好质量的CTPA对PE的阴性预测值大于95%。

虽然MDCT检测小栓子的能力有显著提高,但CTPA的主要局限性仍然是对小栓子的可靠检测,尽管这种栓子出现的频率和临床意义具有很大争议。除了在CTPA检测栓子排除肺栓塞的急性胸部疾病患者之外,多达2/3的患者在CT上检测

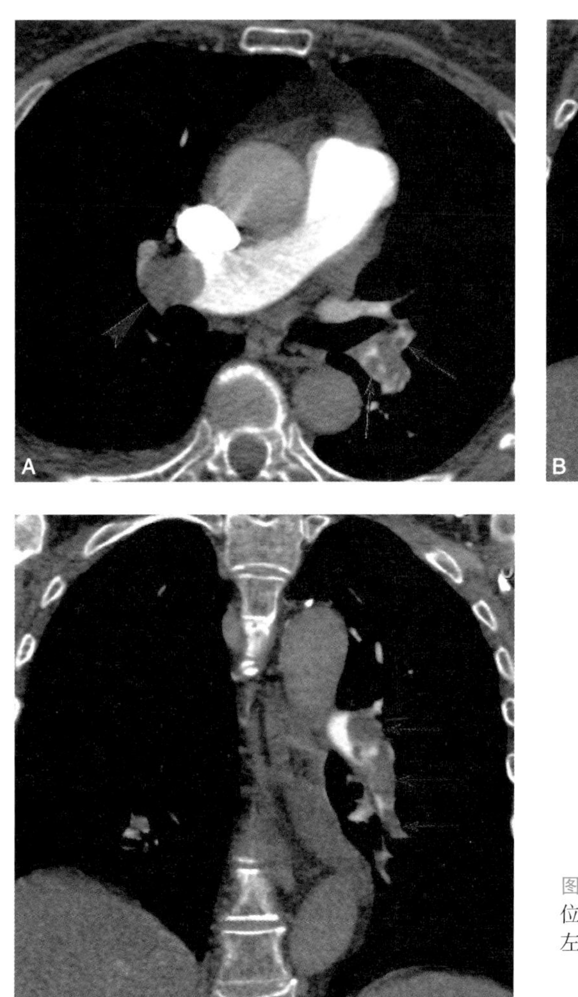

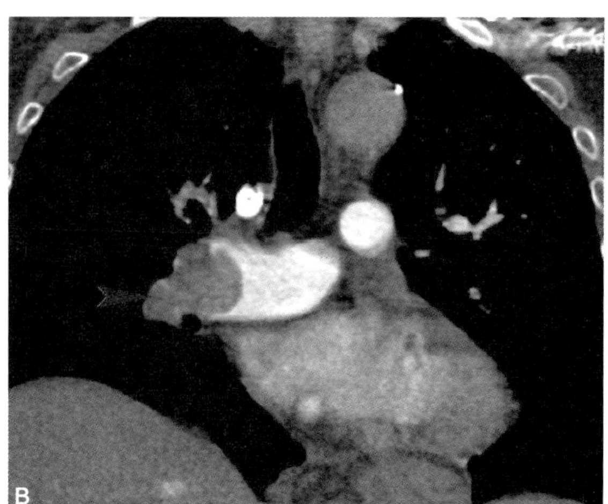

图 12.10　CT 血管造影的肺栓塞。横断位(A、B)和冠状位(C)CT 肺血管造影显示血栓位于右主肺动脉(箭头)和左下肺动脉及其分支(箭),血管几乎闭塞。

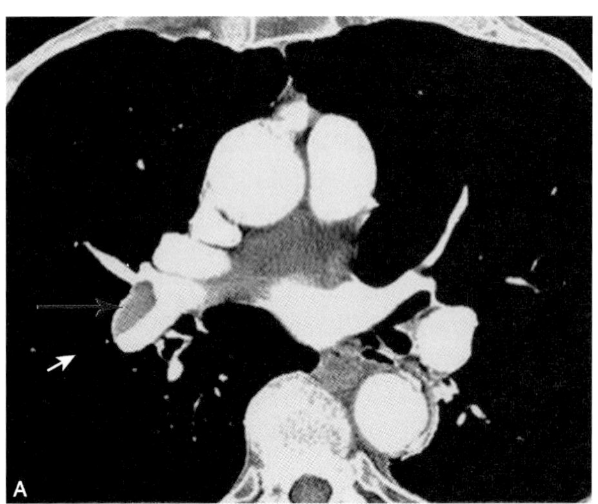

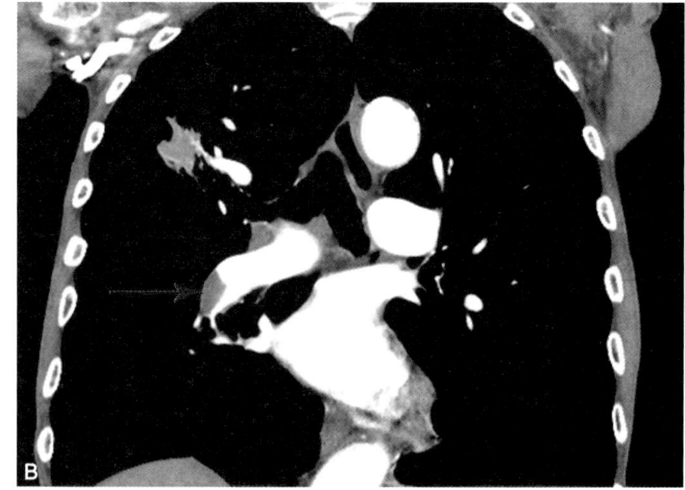

图 12.11　慢性肺栓塞。横断位(A)和冠状位(B)CT 肺血管造影显示出较大的充盈缺损(箭)附着于肺动脉的前外侧壁至右下叶;

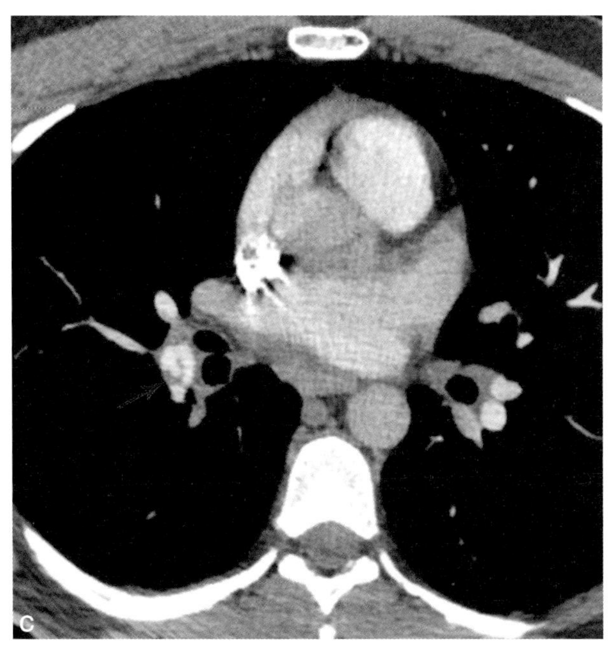

图 12.11(续)　C. 不同患者横断位 CT 显示右叶间动脉的线状充盈缺损(箭)。

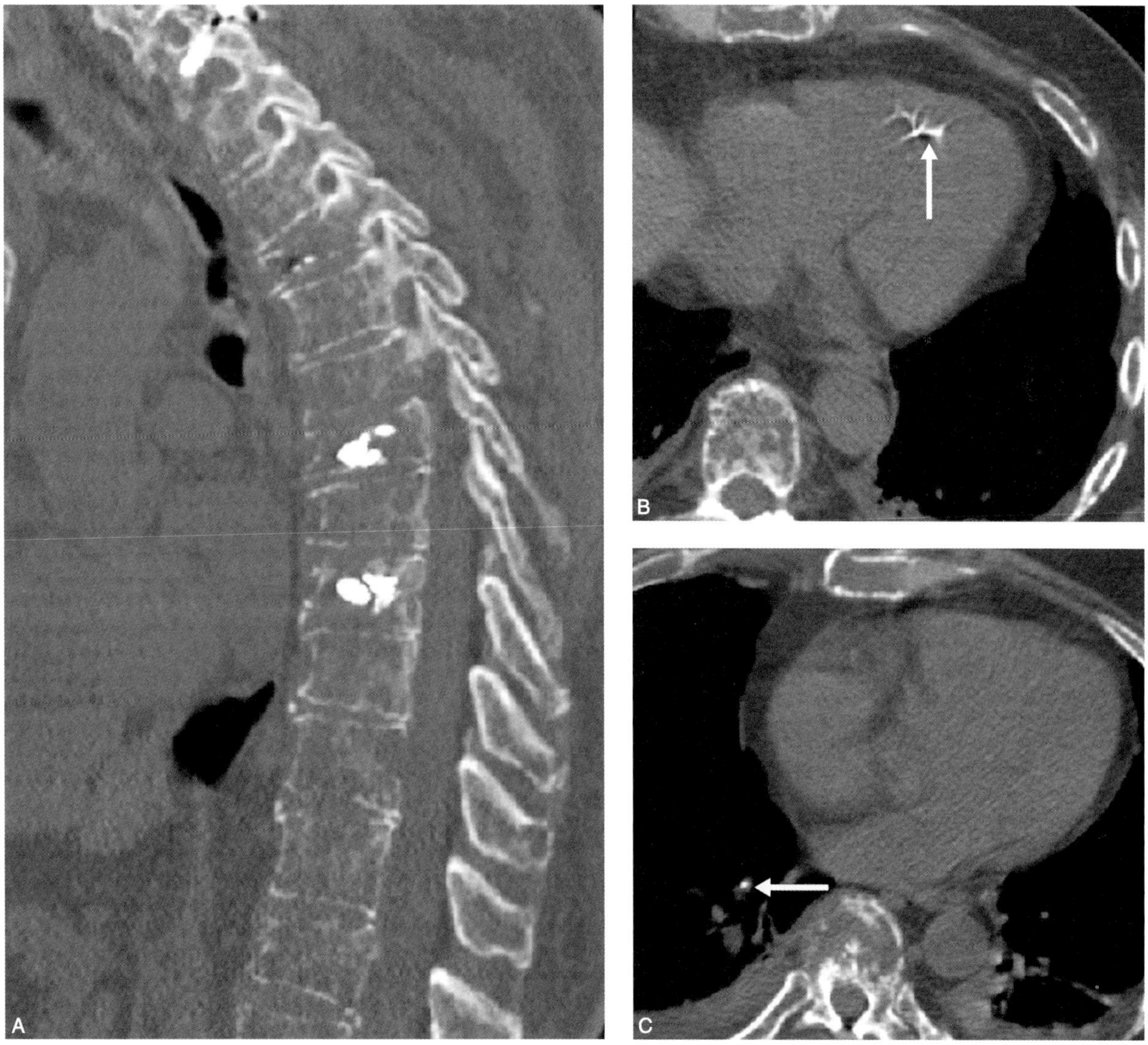

图 12.12　椎体成形术后栓塞物-甲基丙烯酸甲酯。A. 胸椎矢状位重建显示椎体严重骨质疏松,多个椎体高度降低和骨水泥植入;B. 平扫 CT 显示右心室尖端的骨水泥(箭);C. 心脏略低层面的扫描显示在右下肺动脉分支中的水泥(箭)。

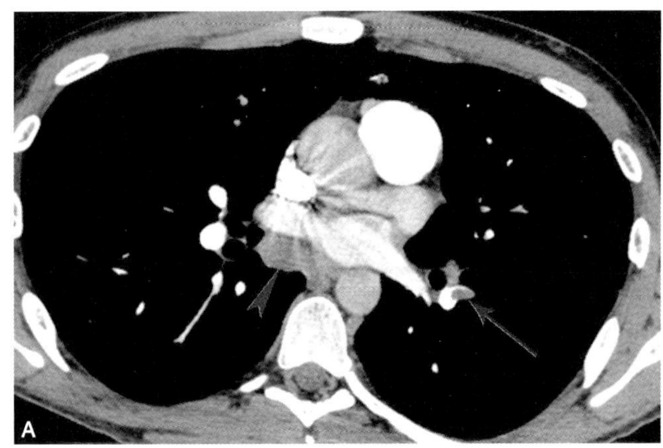

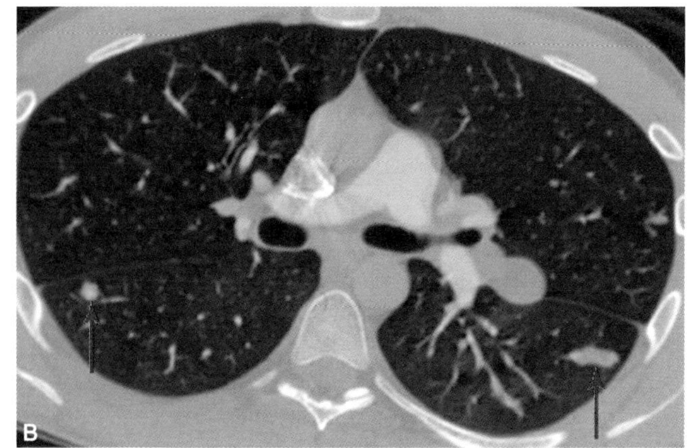

图 12.13 来自转移性肾细胞癌的肺动脉肿瘤栓子。A. CT 显示充盈缺损(箭),表示动脉中的肿瘤栓子至左肺下叶的前内侧基底节段动脉;气管隆嵴下肿大淋巴结(箭头);B. 肺部的圆形和卵圆形转移灶(箭)位于下叶背段。

到结果,这是灌注显像、磁共振血管造影术和仅评估肺部脉管系统的传统血管造影术所无法实现的。

虽然肺动脉造影在传统上被认为是诊断 PE 的"金标准",但是目前已基本被 CTA 取代。数字减影血管造影术用于其他侵袭性相对较小的检查方法不能明确诊断 PE 或 DVT 时,该方法需要进行右心和肺动脉导管插入,并选择性地注入非离子型对比剂,对大多数患者来说都可安全地使用,且诊断准确度高。对造影检查结果阴性的患者进行随访发现肺血管造影的敏感度为 98%~99%,与 CTPA 一样,诊断亚段 PE 的准确度约 66%。

肺血管造影通过发现管腔内充盈缺损或由对比剂勾画出闭塞性血栓末端的轮廓对 PE 进行诊断。其他的征象,包括动脉期延长、外周灌注减少和静脉期延迟,都是非特异性的,不能用于诊断 PE。一旦血栓诊断明确,检查也就结束了,不过即将进行外科血栓切除术或血栓溶解治疗的患者除外,还需要精确了解血栓的位置和范围以及偏向哪侧。

深静脉血栓的非侵袭性成像。非侵袭性技术在诊断 DVT 方面在评价肺栓塞疾病中占有重要位置。请参阅第 34 章。因为 90% 的 PE 来源于下肢,且近端(即高于膝盖)深静脉血栓形成(DVT)的治疗与 PE 的治疗方法相同,所以明确诊断近端 DVT 即可完成对血栓栓塞性疾病的评估。

如果检查者操作熟练,与血管造影术相比,下肢压迫 US 诊断急性 DVT 的灵敏度为 90%~95%,特异度为 95%~98%。

间接 CTV,在注入对比剂后进行,已成为 CTPA 的补充检查方法,主要用于检测大腿和盆部的 DVT。一些研究已初步证实在开始注入对比剂后 3min 进行从腘窝到横膈的轴位或螺旋扫描,可准确地检测下肢近端或盆部的 DVT。CTPA 加上 CTV 可给血栓栓塞性疾病的诊断提供更多信息,特别是在 CTPA 图像质量低、结果模棱两可或是阴性的时候,近端 DVT 的检出将有助于其明确诊断。MR 静脉造影及放射性核素显像也可用于检测 DVT,但在临床实际工作中并不常规使用。

肺动脉非血栓性栓塞少见,其最常见的栓子类型为:①空气栓子,常见原因包括空气进入静脉导管或进行 CT 增强扫描时空气经静脉注入;②长骨骨折后肉眼可见的脂肪栓塞,肺栓子内含骨髓成分;③继发于椎体成形术的氟乙烯栓塞(图 12.12);④前列腺近距离放射治疗植入的放射性物质栓塞。

肺动脉瘤栓在恶性肿瘤如肾细胞癌、乳腺癌、肝细胞癌和胃肠道恶性肿瘤的患者中,发生的概率较低。由于肿瘤栓子堵塞肺小血管,可导致患者出现明显的呼吸道症状。影像学征象包括中央肺动脉扩张和薄层 CT 上扩大的结节性外周肺动脉分支(图 12.13),但并不常见。

肺动脉高压

肺动脉高压(PAH)的定义为肺动脉收缩压超过 30mmHg。肺动脉收缩压可运用肺动脉导管插入术直接测量或通过超声心动图进行估计。PAH 的诊断通常依靠临床病史、体格检查以及胸部 X 线表现。其典型的 X 线表现为肺动脉主干和肺门动脉扩张,而肺外周动脉逐渐变细(图 12.14)。继发的 RV 扩张在侧位胸部 X 线上表现为心脏前上缘膨凸,胸骨后间隙消失,可为诊断提供线索。有时,在 X 线或 CT 上可见弹性大动脉因血压升高动脉粥样硬化引起的血管壁钙化,这种表现较为少有,对 PAH 具有特异性。在 PAH 胸部 X 线上,对扩张的肺动

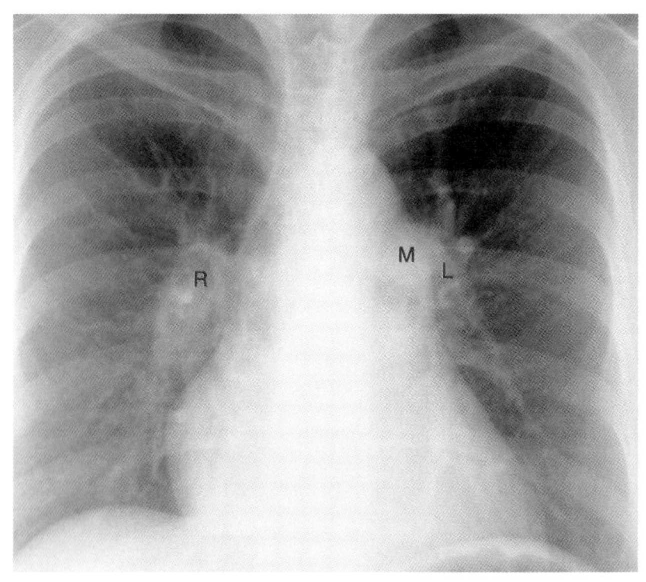

图 12.14 肺动脉高压。29 岁,女性患者,特发性肺动脉高压。正位胸部 X 线显示主肺动脉(M)、右肺动脉(R)、左肺动脉(L)扩张增粗,而外周血管变细。

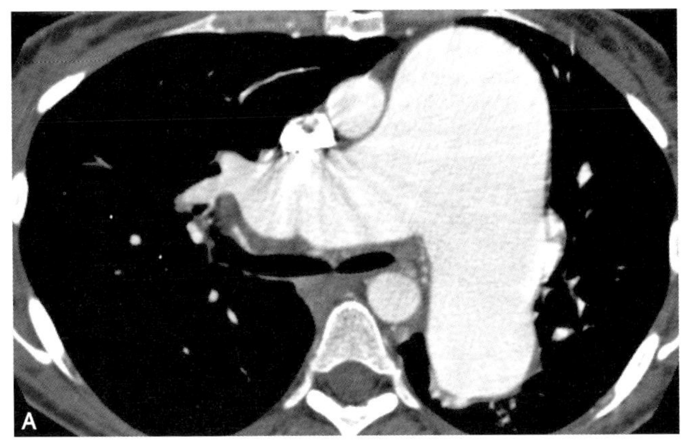

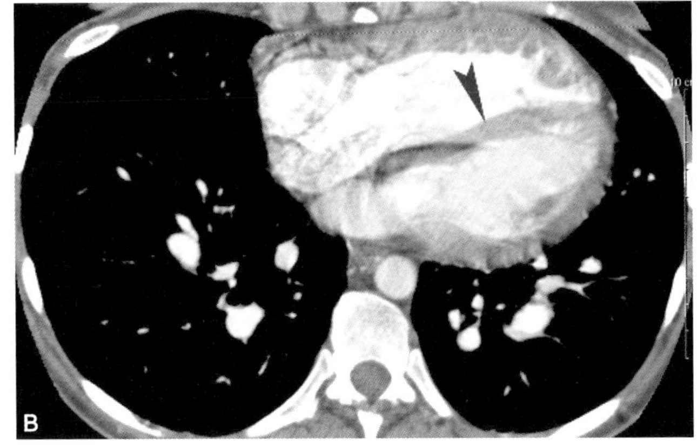

图 12.15　肺动脉高压。CT 扫描主肺动脉(A)和心室(B)的水平显示肺动脉主干和左右肺动脉干明显增粗。室间隔变薄(箭头)表明右心室压力很高。

脉进行有效的测量,其近端叶间肺动脉的横径超过 16mm。CT 测量肺动脉主干更有诊断意义。在年龄小于 50 岁的患者中,肺动脉主干直径(在右肺动脉主干水平测量)与同一水平升主动脉横向直径之比大于 1,提示平均肺动脉压大于 20mmHg。由于主动脉通常随着年龄的增长而扩大,在 50 岁以上的患者中,大于 29mm 的主肺动脉的最大横径测量值相关性更好(图 12.15)。所有这些都基于患者肺循环过量,在这种情况下外周血管也会扩大。室间隔向 LV 平坦或弯曲表明 RV 高血压。肺动脉主干或右叶间肺动脉管径测值正常不排除 PAH,因为具有轻度或甚至中度肺动脉压升高的患者可能具有大小正常的动脉。长期患有 PAH 的患者将会发展为 RV 肥大,最终 RV 扩张和右心衰竭(肺心病)。MR 也可在心动周期的舒张早期阶段显示腔内信号,这一发现表明血管阻力增加引起的紊流,有时可见肺动脉压显著升高。

除 PAH 外,肺动脉增粗在肺循环血量增多的情况下亦可以出现。这种情况发生在心输出量高的患者,如贫血、甲状腺毒症患者或左向右分流的心脏病患者。后者常见于心房和室间隔缺损,动脉导管未闭和部分异常肺静脉回流。在左向右分流的早期,肺血管阻力下降以补偿增加的血流量,肺动脉压此时正常或略微升高。在这些患者中,中央和外周肺动脉增大,在胸部 X 线上产生“分流血管”。如果继续进展,这些人中的一些会发生肺小动脉壁肌代偿性肥大及内膜增生和纤维化,导致肺血管阻力增加(艾森门格综合征)。由于长期循环容量负荷过重并叠加肺动脉高压,患者通常心脏非常大(图 12.16)。许多患有艾森门格综合征患者肺阻力增高,并且从幼年时期就出现发绀。胸部 X 线通常表现相对不明显,心脏大小正常,肺动脉干略微扩大(图 12.17)。

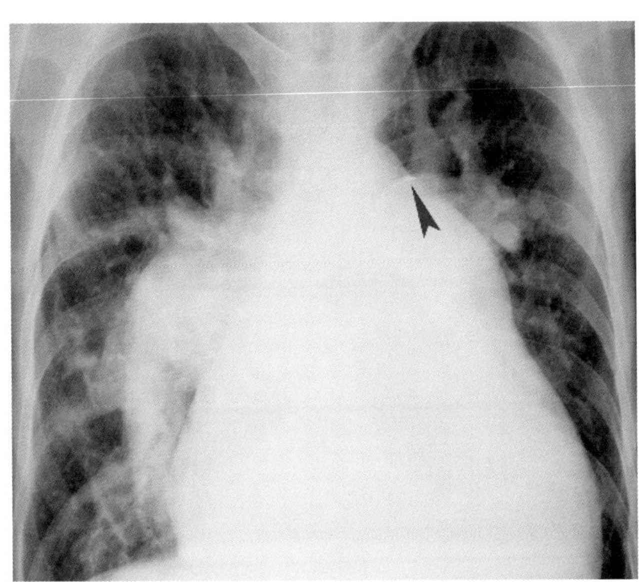

图 12.16　继发性艾森门格综合征。56 岁,男性,房间隔缺损。正位胸部 X 线显示肺动脉和心脏明显增大,周围血管呈“残根”状,左肺动脉(箭头)段突出。

对肺血流的抵抗力增加是 PAH 最常见的原因(表 12.4)。最普遍的原因是肺实质病变和肥胖症所致通气不足综合征。其他原因包括严重的胸壁畸形、弥漫性胸膜纤维化、复发性肺动脉栓塞、肺血管炎(如狼疮和硬皮病)和特发性(原发性)肺动脉高压。肺静脉压的慢性升高也可导致 PAH。尽管多种因素导致肺静脉回流至左心受阻都可以导致 PAH,但是二尖瓣狭窄

表 12.4

肺动脉高压的病因

慢性肺静脉高压
肺疾病/慢性低氧血症
肺气肿/慢性支气管炎
肺囊性病变:朗格汉斯细胞组织细胞增生症、淋巴管肌瘤病
囊性纤维化
间质纤维化:普通型间质性肺炎、结节病、放射性肺纤维化(罕见)
小气道病变
缩窄性细支气管炎
慢性通气障碍:肥胖和阻塞性睡眠呼吸暂停、胸壁畸形(脊柱侧弯后突畸形)
特发性(原发性)肺动脉高压
艾森门格综合征
肺血管炎(致丛性肺动脉病):结缔组织病(硬皮病、狼疮、混合性结缔组织病),ANCA 阳性血管炎(表 12.5),HIV 感染
药物(芬氟拉明、右芬氟拉明、“芬-芬”)
慢性肺栓塞性疾病
ANCA 阳性血管炎:肉芽肿性血管炎、嗜酸性肉芽肿性多血管炎(变应性肉芽肿性血管炎)、显微镜下型多血管炎、药物相关性血管炎

ANCA,抗中性粒细胞胞质抗体。

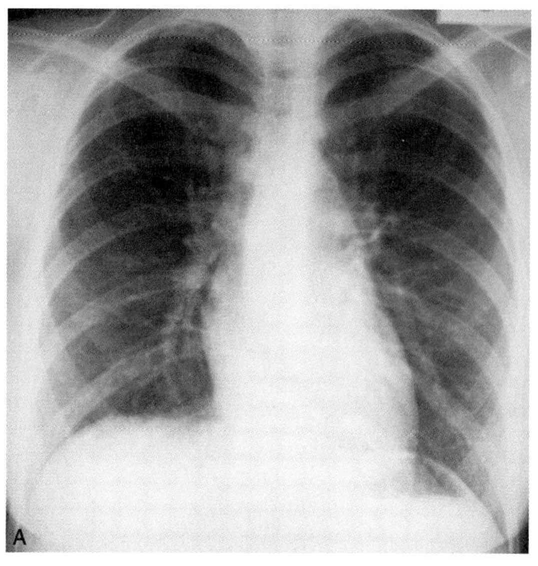

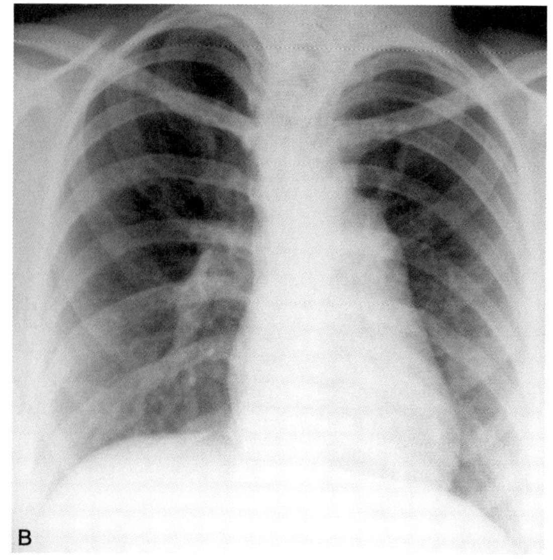

图 12.17 先天性艾森门格综合征。A. 19 岁，女性，除了肺动脉段的轻度突出，胸部 X 线是正常的，这对于这个年龄的患者来说可能是正常的。自幼儿期以来的发绀病史提示先天性肺动脉阻力升高；B. 16 岁，女性，室间隔缺损。胸部 X 线显示右下肺动脉干增粗，肺动脉段稍突出。

表 12.5

抗中性粒细胞胞质抗体(ANCA)相关性血管炎

抗中性粒细胞胞质抗体(ANCA)阳性血管炎
肉芽肿性血管炎
嗜酸性肉芽肿多血管炎(Churg-Strauss 综合征)
显微镜下型多血管炎
药物相关性血管炎

目前仍然是主要因素。不常见病因包括左心房肿瘤、三房心、肺静脉狭窄或闭塞以及肺静脉闭塞疾病(PVOD)。慢性 LV 衰竭很少。二尖瓣狭窄的一个重要表现是 LA 的扩大。但是当患者由于肺气肿导致缺血性心脏病导致 LV 衰竭时也可使肺动脉干增粗。

肺实质性疾病，尤其是肺气肿和弥漫性肺间质纤维化是 PAH 的常见原因。这些疾病产生血管阻力增加的机制包括慢性低氧血症和反应性血管收缩以及肺动脉、肺血管床广泛的不可逆性闭塞。影像学检查结果 PAH 发生时，肺气肿和间质纤维化通常表现明显(图 12.18)。

胸膜纤维化、脊柱后凸畸形和肥胖通气不足综合征引起肺泡通气不足所致的慢性低氧血症也可以导致 PAH。胸膜增厚和脊柱后凸畸形在影像学上表现明显。肥胖通气不足(阻塞性睡眠呼吸暂停)综合征通常伴有明显的躯干肥胖和肺体积缩小(主要是因为膈肌抬高)，但外观正常。

产生 PAH 的肺动脉疾病包括慢性 PE，血管炎和长期左向右分流所致肺血流量增加导致的肺动脉病变。产生 PAH 的肺叶肺段血管的闭塞可能是由于肺血栓栓塞无法溶解或完全再通所致(图 12.19)。比较少见的是由类风湿性肺病或大动脉

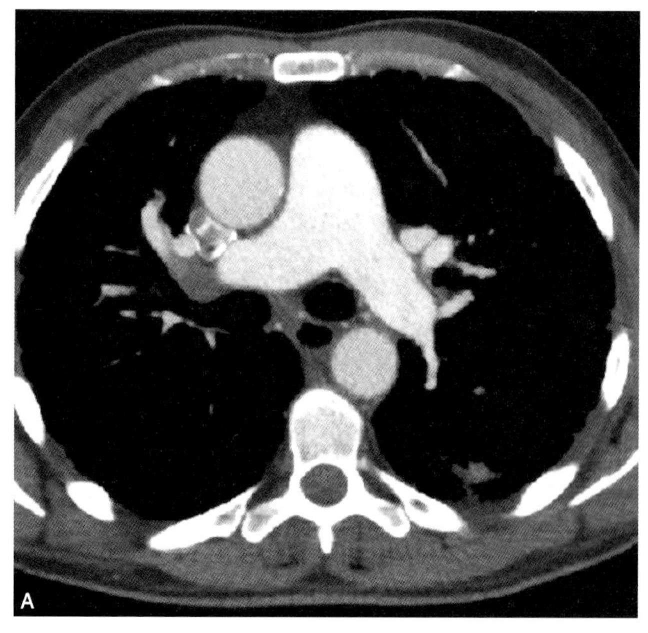

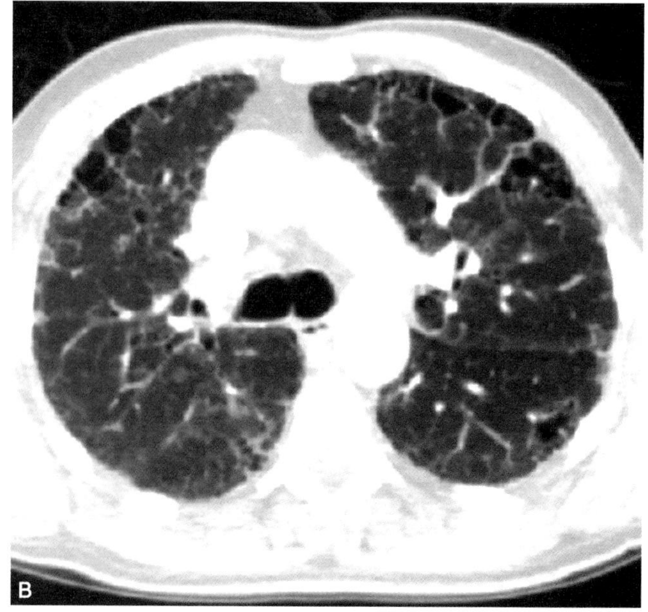

图 12.18 患者的肺动脉高压伴普通型间质性肺炎。A. 增强 CT 显示肺动脉干和左右主肺动脉增粗。在气管隆嵴(B)和肺底(C)水平上的扫描显示广泛的间质增厚、磨玻璃密度影和蜂窝肺形成。

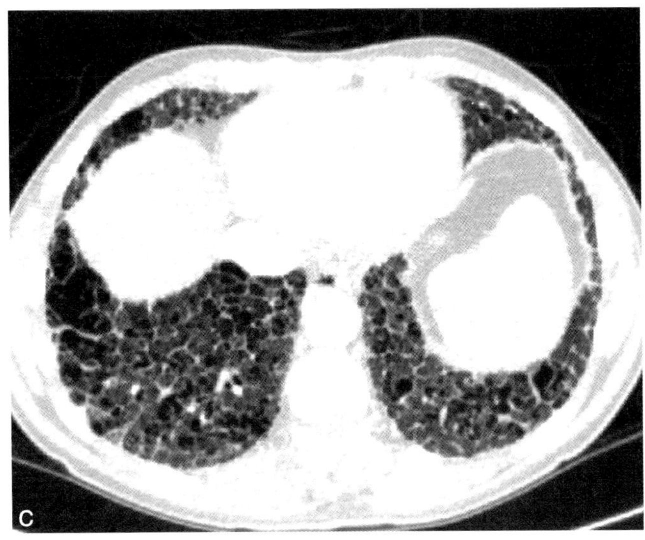

图 12.18(续)

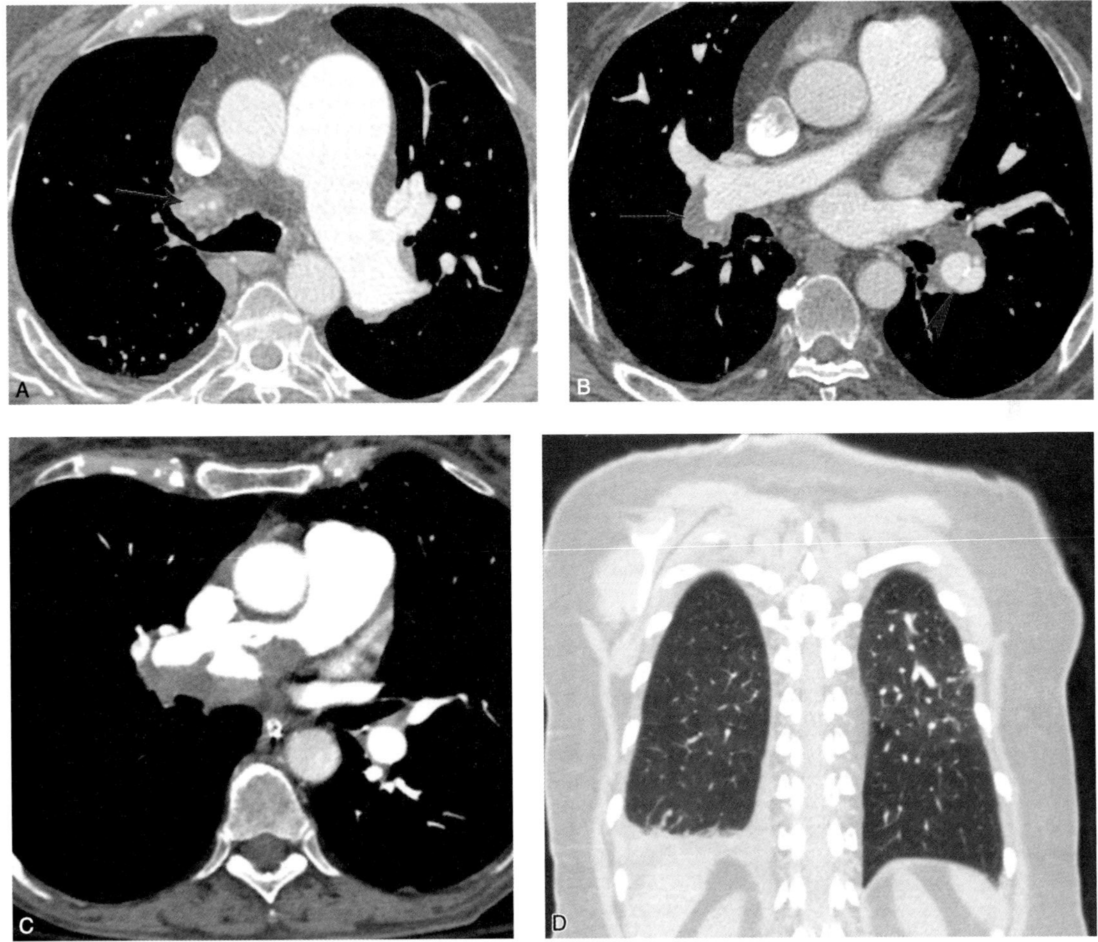

图 12.19　慢性血栓栓塞性肺动脉高压(CTPH)。A. 增强 CT 扫描显示主肺动脉和左肺动脉扩张,右肺动脉血栓形成(箭);B. 右叶间动脉偏心充盈缺损(箭),并且左叶间动脉中含有钙化的网状充盈缺损(箭头);C. 另一 CTPH 患者。CT 扫描显示右肺动脉管腔内广泛慢性血栓和增大的肺动脉干;D. 第三名患者通过 CT 冠状重建,肺下部有大面积灌注减低区,肺上部血管充血增粗。

炎等疾病引起的肺血管炎导致肺血管系统闭塞并导致PAH。

CTPH的CT血管造影结果与常规血管造影结果相似,包括局灶性狭窄、带状或网状充盈缺损以及管壁偏心壁增厚(见图12.11、图12.19)。CTPH患者的肺窗典型表现是马赛克征,是由局部血流减少引起的透光度增强区与肺动脉局部分支充血造成的透光度减低区对比所致。

特发性或原发性肺动脉高压。包括肺小动脉和小静脉疾病,无明显致病因素及特征性的组织学表现,包括致丛性肺动脉病、反复发作的微小PE和肺静脉阻塞性疾病(PVOD)。致丛性肺动脉病好发于年轻女性,主要表现为血管中膜增生、内膜纤维化,从而使肌性动脉闭塞。患者的组织学活检均可见阻塞血管远侧扩张。PAH和肺源性心脏病的特征性表现为进行性呼吸困难和疲乏。致丛性肺动脉病肺灌注扫描的典型表现为灌注正常或可见小的、非节段性的外周灌注缺损,可借此与大血管血栓性疾病区别。微栓子疾病在临床和影像学表现上都不易与致丛性动脉病相区别。理论上,前者小动脉内无致丛性损害,且灌注扫描常可见小的灌注缺损。组织学发现微小栓子并不是该病的特征性表现,因为病变小动脉的血栓也可有相似的表现。

PVOD(图12.20)肺内小静脉闭塞可导致间质性肺水肿。与PVOD相关的疾病是肺毛细血管瘤(PCH),它的特征是肺间质中毛细血管增生,并导致血管阻塞。增高的压力传至动脉可导致血管中膜增生、血管腔闭塞和血管硬化。PVOD和PCH的危险因素包括使用化疗药物、接触有机溶剂和系统性硬皮病等。EIF2AK4基因突变所致的常染色体隐性家族遗传病也可引起该疾病。

诊断PVOD/PCH并与特发性肺动脉高压进行鉴别诊断非常重要,因为PVOD/PCH患者的临床进展迅速,需要进行扩血管治疗,而这种治疗手段对于肺动脉高压患者会引发致命性肺水肿。胸部X线通常显示为心脏大小正常的间质性或肺泡性肺水肿。肺灌注扫描通常表现为正常或肺野外周可见非节段性的小的灌注缺损。结合肺水肿、心脏大小正常、无肺静脉高压、PCWP正常以及进行性呼吸困难可诊断为该疾病,患者无左心衰竭、二尖瓣疾病或肺大静脉血管阻塞性疾病。PVOD和PCH的薄层CT表现为肺静脉高压及小叶间隔增厚、中央小叶磨玻璃结节影和胸腔积液。该疾病的确诊依赖于开胸肺活检,患者预后一般较差,大多数患者在诊断后的两年内死亡。

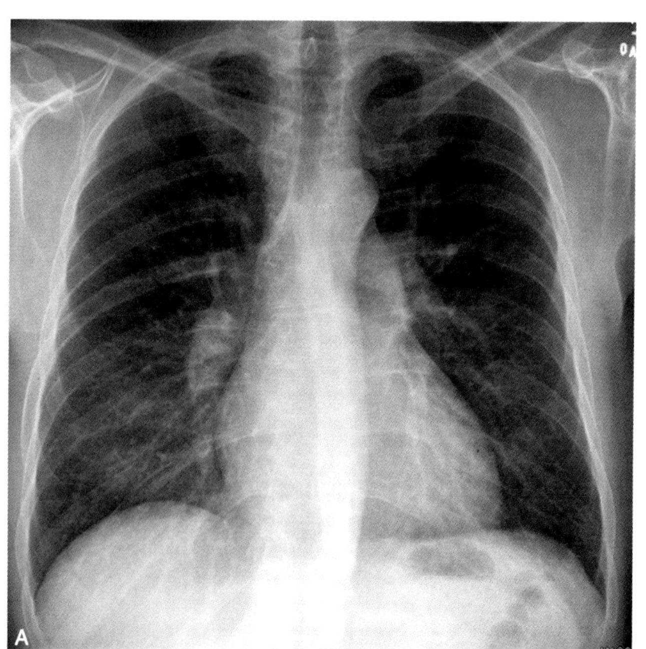

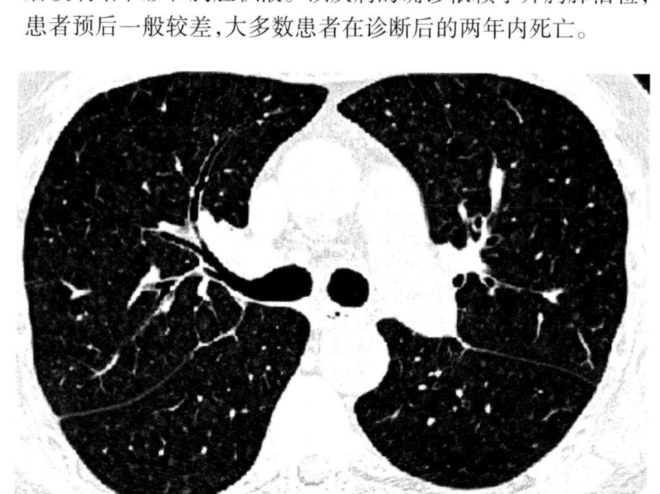

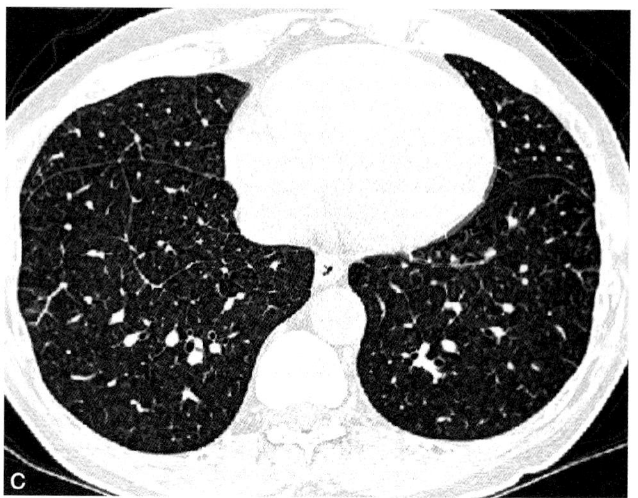

图12.20 肺静脉闭塞性疾病。胸部X线显示肺动脉增宽(A),周围血管粗细正常,肺下部出现Kerley B线。在气管隆嵴(B)和中心(C)水平的薄层CT扫描显示弥漫性小叶中心磨玻璃结节和小叶间隔增厚。

推荐阅读

https://acsearch.acr.org/docs/69404/EvidenceTable

Buckner CB, Walker CW, Purnell GL. Pulmonary embolism: chest radiographic abnormalities. *J Thorac Imaging* 1989;4:23–27.

Frazier AA, Rosado-de-Christenson ML, Galvin JR, Fleming MV. Pulmonary angiitis and granulomatosis: radiologic-pathologic correlation. *Radiographics* 1998;18:687–710.

Gosselin MV, Rassner UA, Thieszen SL, Phillips J, Oki A. Contrast dynamics during CT pulmonary angiogram: analysis of an inspiration associated artifact. *J Thorac Imaging* 2004;19(3):1–7.

Hansell DM. Small-vessel diseases of the lung: CT-pathologic correlates. *Radiology* 2002;225:639–653.

Ketai LH, Godwin D. A new view of pulmonary edema and acute respiratory distress syndrome. *J Thorac Imaging* 1998;13:147–171.

Leung AN, Bull TM, Jaeschke R, et al. An official American Thoracic Society/ Society of Thoracic Radiology clinical practice guideline: evaluation of suspected pulmonary embolism in pregnancy. *Am J Respir Crit Care Med* 2011;184:1200–1208.

Milne EN, Pistolesi M, Miniati M, Giuntini C. The radiologic distinction of cardiogenic and noncardiogenic edema. *AJR Am J Roentgenol* 1985;144: 879–894.

Ng CS, Wells AU, Padley SP. A CT sign of chronic pulmonary arterial hypertension: the ratio of the main pulmonary artery to aortic diameter. *J Thorac Imaging* 1999;14:270–278.

Pistolesi M, Miniati M, Milne ENC, Giuntini C. The chest roentgenogram in pulmonary edema. *Clin Chest Med* 1985;6:315–344.

Primack SL, Miller RR, Müller NL. Diffuse pulmonary hemorrhage: clinical, pathologic and imaging features. *AJR Am J Roentgenol* 1995;164:295–300.

Remy-Jardin M, Pistolesi M, Goodman LR, et al. Management of suspected acute pulmonary embolism in the era of CT angiography: a statement from the Fleischner Society. *Radiology* 2007;245(2):315–329.

Stein PD, Athanasoulis C, Alavi A, et al. Complications and validity of pulmonary angiography in acute pulmonary embolism. *Circulation* 1992;85: 462–468.

The PIOPED investigators. Value of the ventilation/perfusion scan in acute pulmonary embolism: results of the prospective investigation of pulmonary embolism diagnosis (PIOPED). *JAMA* 1990;263:2753–2759.

Tillie-Leblond I, Mastora I, Radenne F, et al. Risk of pulmonary embolism after a negative spiral CT angiogram in patients with pulmonary disease: 1-year clinical follow-up study. *Radiology* 2002;223:461–467.

（王兴林　李烨晗　冀一帆）

第 13 章 ■ 肺内肿瘤和类肿瘤性病变

孤立性肺结节

在胸部影像学上,孤立性肺结节(solitary pulmonary nodule, SPN)是最常见和诊断最难的病变之一(表 13.1)。随着多层螺旋 CT 的普遍运用及用于筛查肺癌的低剂量 CT 运用,SPN 的检出率逐渐增高。在对 SPN 作出详细的诊断评估之前,放射科医师需要判断胸部 X 线所示的结节是伪影还是真正的结节病灶。

表 13.1
孤立性肺结节的鉴别诊断

肿瘤	良性	错构瘤
		硬化性肺细胞瘤
		炎性肌纤维母细胞瘤
	恶性(原发)	类癌
		支气管肺癌间质肿瘤
		淋巴瘤(非霍奇金淋巴瘤)
	恶性(转移)	癌
		肉瘤
感染	细菌类	脓肿
		球形肺炎
		诺卡氏菌
	真菌类	组织胞浆菌病
		球孢子菌病
		芽生菌
	分枝杆菌类	结核杆菌
	寄生虫类	阿米巴脓肿
		棘球蚴病
		肺吸虫病
		丝虫病
结缔组织疾病		肉芽肿性多血管炎类风湿肺结节
血管性疾病		血肿
		梗死
		肺动脉瘤
		动静脉畸形
气道性病灶	先天性	支气管囊肿
		黏液囊肿
		感染性肺大疱
		创伤性肺囊肿
其他		淀粉样病变

当在胸部 X 线上发现一个结节,通过侧位胸部 X 线的仔细观察来确定它是否位于胸内,正位胸部 X 线上观察可能显示为伪影、皮肤、胸壁或胸膜病变或肺内结节。也可以通过体格检查确定由皮肤病变造成的胸部 X 线上结节灶。胸部 X 线透视可以对结节进行定位,以此分辨出结节是位于胸壁或肺内。对于像骨折愈合期的肋骨、骨岛、肺内的钙化肉芽肿或者胸膜钙化斑这些在正位胸部 X 线上可表现孤立结节的病灶,双能胸部 X 线摄影检查可以作为鉴别的有效工具。同样,胸部断层 X 线合成技术也可以在冠状位图像中确定病灶位于胸壁还是肺内。CT 平扫虽然作用相对增强扫描有限,但对于胸部 X 线所示的结节,可以明确结节的位置和成分。

通过胸部 X 线来对比结节的变化是诊断结节的一种有效方式。如果一个结节在两年以上都保持不变,可被视为良性病变并且不会再进一步发展。如果发现结节较前增大,则应引起重视,需行胸部 CT 检查进一步判断结节的性质。

一旦发现新的 SPN 或者 SPN 较前增大,放射诊断医师应首先进行一系列检查来明确此结节是否为良性病变或者高度可疑的恶性病变,还是缺乏明确的良性/恶性征象而无法定性。

临床因素。在通过结节的影像学表现判断结节的性质时,一些重要的临床因素也需要综合考虑。对于年龄不到 35 岁,特别是没有恶性肿瘤病史和吸烟史的患者来说,SPN 常常为肉芽肿病变、错构瘤和炎性病变。这些结节可以通过胸部 X 线随访证实其为良性病变。年龄大于 35 岁,特别是当前或既往有吸烟史的患者,恶性 SPN 的发病率显著提高。如果患者年龄大于 35 岁,没有进行活检,但是胸部 X 线或高分辨率 CT 上 SPN 出现良性钙化或有脂肪组织或者在两年内该结节没有长大,也不需行影像检查随访。患者有吸烟病史、长期接触石棉史,SPN 为恶性概率会提高。如果患者来自组织包浆菌病和肺结核流行地区,那么 SPN 为肉芽肿的概率很大,对这样的患者可以行保守治疗。患有肺外恶性肿瘤的患者出现 SPN 时,其为孤立性肺转移瘤可能性很大。肺外恶性肿瘤确诊两年后出现的孤立性肺结节常被认为是肺部的原发性肿瘤而不是转移瘤,但乳腺癌和黑色素瘤例外。

生长方式。肺的恶性肿瘤以一定的速度生长,孤立性肺结节的生长速度以倍增时间计算,倍增时间是指结节体积增长一倍所需要的时间。对于球形结节来,相当于直径增加了 26%。虽然一些良性病变(主要是错构瘤和组织胞浆菌病)可能表现出与恶性病变相似的生长速度,但实性结节不增大,生长异常缓慢或快速是证明 SPN 为良性的可靠证据。研究发现,由 SPN

单发的肺癌一般需要倍增时间为 180d。所以，如果一个病灶的倍增时间少于 1 个月或大于 2 年一般为良性病变。快速生长的孤立性结节主要见于感染病灶和绒毛膜癌转移、精原细胞癌转移和成骨性肉瘤转移。同时，几乎零增长或倍增时间大于 2 年的良性结节主要见于错构瘤和组织胞浆菌病。然而这个规律也有例外，一些恶性肿瘤，如高分化腺癌（如原位腺癌和微浸润腺癌）和类癌，这些恶性肿瘤的倍增时间可能会超过 2 年，特别是亚实性结节（如磨玻璃结节或磨玻璃和实性密度均有的混杂性结节）。

当临床和影像特征无法定性 SPN 患者，特别是结节直径小于 8mm 时，结节体积的薄层 CT 分析，提供了一种评估结节生长的无创方法，以判断结节是否需要组织活检或手术切除。容积分析法测定结节的体积，鉴别恶性孤立性肺结节与稳定性良性病变方面，比横断位测量法更加准确。对于通过影像学检查诊断为孤立性肺结节的患者，结节极大可能性为良性和某些患者因不能耐受或者拒绝接受有创性的诊断时，都应行 CT 薄层扫描。

大小。虽然结节的大小不能很准确地鉴别孤立性肺结节的良恶性，但病灶越大其恶性的可能性就越大。直径超过 4cm 的肿块常为恶性，反之则不成立。许多恶性肺结节患者在诊断时直径都没有超过 2cm，特别是通过胸部 CT 筛查发现时。即使为高风险患者，直径<6mm 的结节发生恶性肿瘤的可能性也不到 1%，因此，除非临床高度怀疑恶性，大多数放射科医师不会推荐评估这种病变。

结节边缘的特征性表现。孤立性肺结节的边缘特征有利于判断该结节性质。最好在 CT 上对结节边缘特征进行评估，因为通过 CT 评估比 X 线平片评估更准确。孤立性结节的边缘可清晰锐利或者模糊。圆形、边缘光滑的结节极大可能是肉芽肿或错构瘤，虽然少部分的原发性恶性肿瘤（如类癌、肺腺癌、孤立性转移瘤）也可以表现为边缘光滑的结节。边缘呈锯齿状或分叶状的 SPN 可以为错构瘤，但恶性肿瘤如类癌、肺癌也具有分叶状的边缘。病理学检查显示，恶性肿瘤边缘的分叶状改变代表肿瘤向邻近肺组织侵犯。如果结节边缘呈毛刺状也应高度怀疑为恶性（见图 13.1）。结节边缘常被描述为呈放射状，即起自结节边缘的线状密度影向周围肺组织放射。在病理

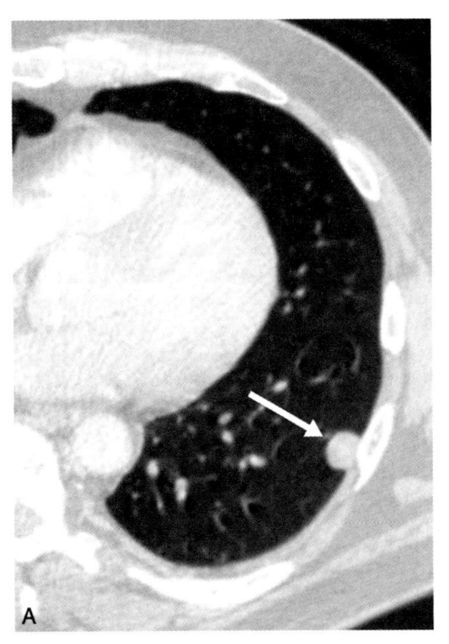

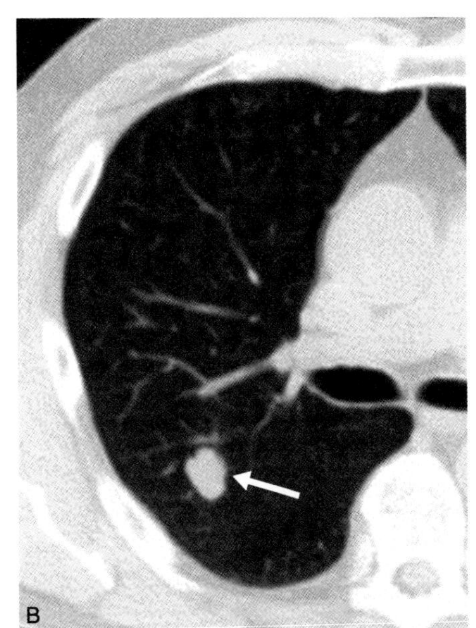

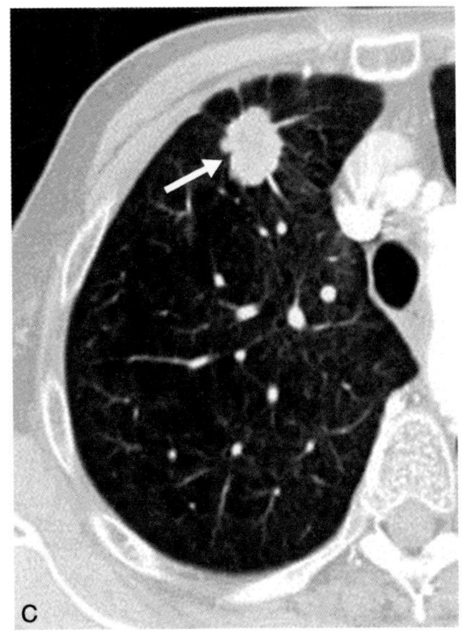

图 13.1　孤立性肺结节边缘的 CT 表现。A. 边缘光滑的肉芽肿；B. 边缘呈分叶状的错构瘤；C. 边缘有毛刺征的肺癌。

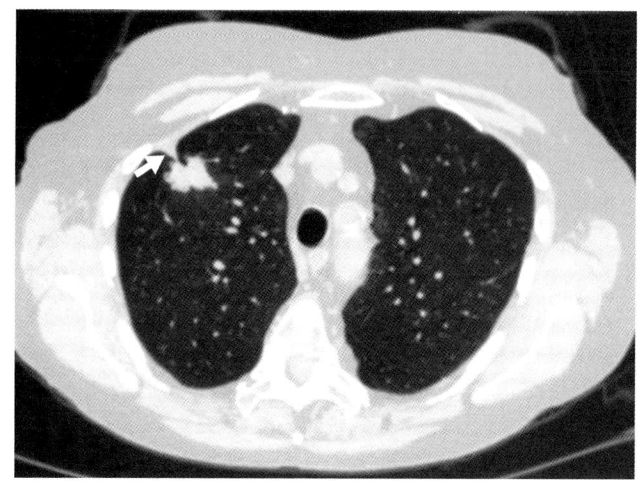

图 13.2　与肺腺癌相关的胸膜尾征。CT 可见右肺上叶边缘呈毛刺状的腺癌，邻近前外侧肋间胸膜与病灶粘连，呈三角形，提示胸膜尾征。

学上，结节边缘的线状放射是由于许多恶性肺部肿瘤的纤维瘢痕对结缔组织（小叶间隔）的牵拉所致（图 13.1C）。肿瘤向周围浸润、结缔组织水肿或纤维化都可能使放射状的线性密度影密度增宽。然而边缘呈锯齿状并非恶性结节所特有的征象，在良性结节发展到有瘢痕形成时也可有相同的征象。结节边缘呈锯齿状的良性病变包括：脂质性肺炎、机化性肺炎、结核球、尘肺合并大量纤维化。位于肺野外带的结节可与胸膜相连，或者与叶间胸膜相连形成“胸膜尾征”（图 13.2），表示病灶与胸膜相连导致胸膜凹陷，该征象并非恶性病灶特殊的征象。同病灶周围的放射状线状影一样，胸膜凹陷有时是恶性肿瘤（特别是腺癌）的可靠征象，但是在位于肺野外周的肉芽肿性病变也可见。边界不清的孤立性肺结节可能是良性或恶性，良性者多为炎性结节。

孤立性肺结节边缘的其他影像学特征有利于明确该病灶的良恶性。当在结节周围存在小的“卫星”灶时应高度怀疑为良性病灶，特别是肉芽肿感染。孤立性肺结节的供血动脉和引流静脉起源于肺门时则是一种肺动静脉畸形的特征性表现（图 13.3）。CT 可显示创伤后的肺假性动脉瘤，增强扫描病灶呈明显强化，并见其供血动脉。在免疫力低下、中性粒细胞减少的患者中，当其孤立性肺结节周围出现磨玻璃样密度影的晕环时应怀疑为侵袭性肺曲霉病。结节或肿块邻近的胸膜增厚，支气管和血管向肿块聚集呈“彗星尾征”以及与此相关的肺叶容积缩小，为盘状肺不张的特征性表现。

密度。SPN 的密度可能是良性病变或恶性病变最主要的特征性征象。一般来说伴钙化的病灶为良性。这里有 5 种钙化类型相对可靠地提示孤立性肺结节为良性。这些钙化类型常可以在胸部 X 线上显示，但要观察钙化的特征需行薄层 CT 检查。孤立性肺结节完全性、中心性或边缘环状钙化是肺结核球或组织胞浆菌病中愈合肉芽肿的特征性表现。同心形或层状钙化可以排除肿瘤，提示病灶为肉芽肿。结节爆米花样钙化常诊断为肺错构瘤，此时其内的软骨成分已经钙化。

需注意的是，只有在孤立性肺结节的钙化符合这 5 种类型中某一种时（图 13.4），该结节的内部钙化才能被认为是良性病变的钙化。近 10%恶性结节在 CT 上可出现钙化。在以前的肉芽肿性感染的区域内出现的支气管肺癌，其生长过程中可将之前的肉芽肿钙化灶包含在肿瘤组织内。此时，钙化灶常为偏心性，可同肉芽肿病变形成的中心钙化鉴别。恶性的肺部肿瘤常可出现微小或偏心性钙化，特别是可产生黏蛋白和砂粒体的腺癌。少数孤立性的骨肉瘤或软骨肉瘤肺部转移瘤可能钙化，但是这种患者其临床上诊断常常是很明确的。

孤立性肺结节内出现明确的脂肪组织时，常诊断为肺错构瘤（图 13.5）。肺错构瘤在胸部 X 线和 CT 上的特异性征象会在“表现为孤立性肺结节的病变”部分讨论。

在常规薄层 MDCT 的运用中，并不是所有的孤立性肺结节都是完全的实性结节，部分结节内也会有非实性（如磨玻璃样或囊性）成分。在对肺癌的高发人群行低剂量 CT 来筛查时，如果发现这类亚实性结节（磨玻璃或者磨玻璃-实性混合病灶），需要特别注意。在筛查肺癌试验数据中，显示大部分持续 3 个月以上的亚实性结节提示腺癌的可能性较大。相反，大部分纯

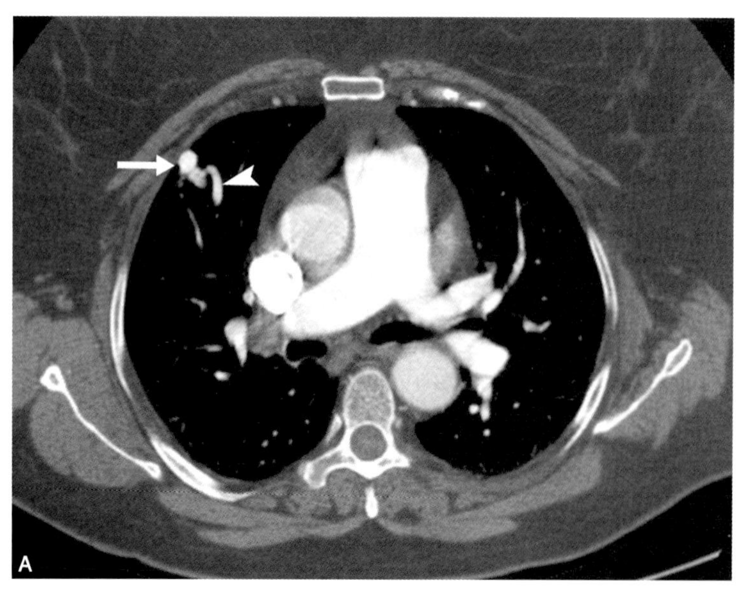

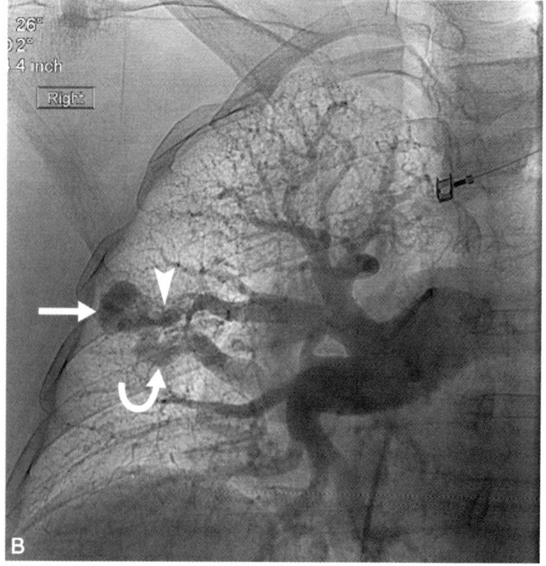

图 13.3　动静脉畸形。A. CT 增强可见明显强化的胸膜结节（箭）旁有一滋养血管与之连接（箭头）；B. 右肺血管造影可见左前斜方呈分叶状畸形团块影（箭），并见一条供血动脉（箭头）和一条引流静脉（弧形箭）与之连接，即动静脉畸形。

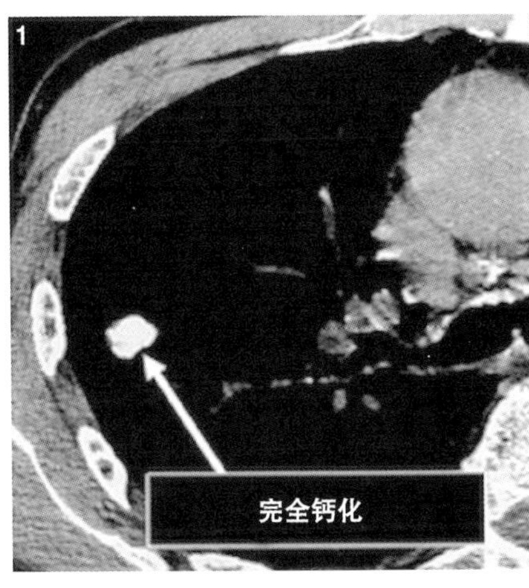

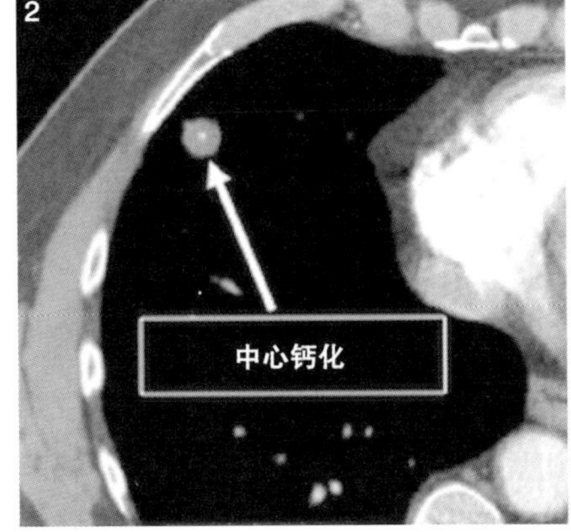

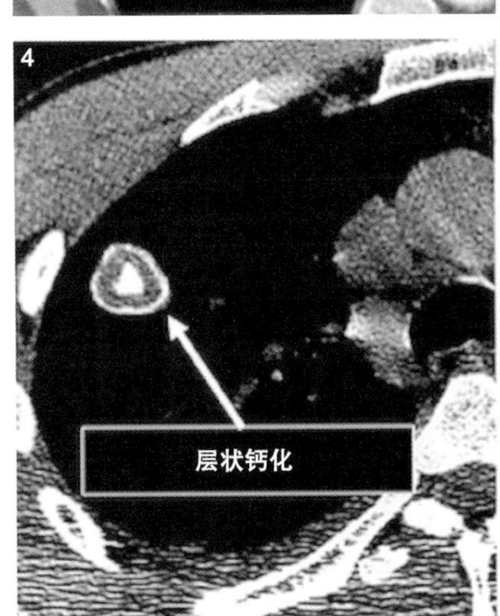

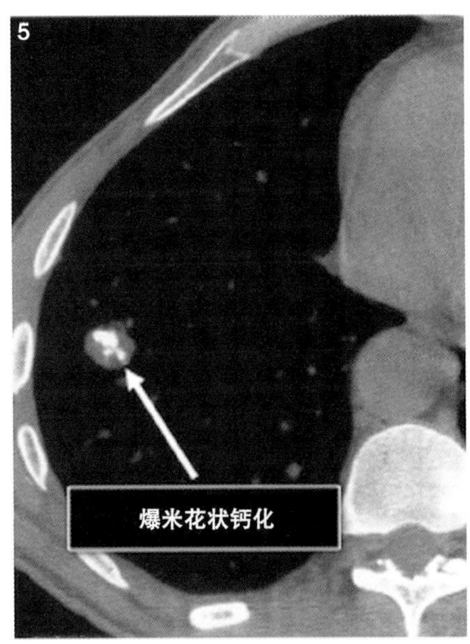

3 周边钙化

图 13.4　孤立性肺结节的良性钙化类型。

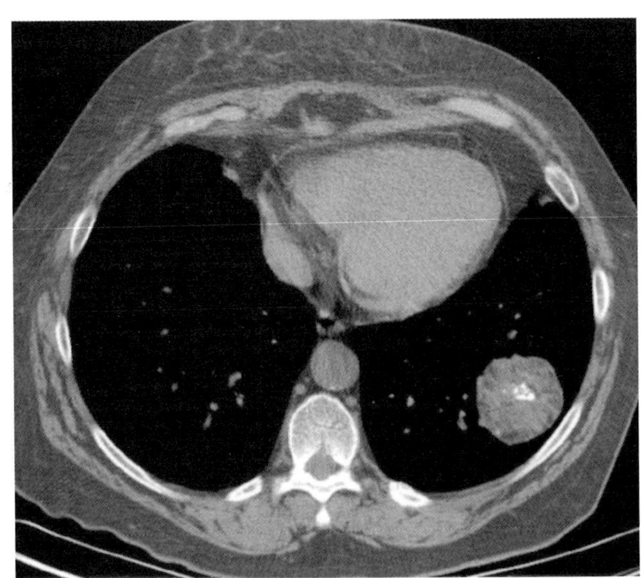

图 13.5　肺错构瘤中的脂肪成分。平扫示左肺下叶软组织肿块周围见脂肪密度影和粗粒状钙化灶，提示为错构瘤。

磨玻璃结节都是良性的。直径在 6mm 以内的磨玻璃结节提示不典型腺瘤增生或者局灶性纤维化。而直径大于 6mm 的亚实性结节可能提示恶性，少数为预后很好的腺癌。关于提示腺癌的亚实性结节将在"肺癌"章节中讨论。

目前一些患者的 CT 表现为厚壁囊肿或者囊肿伴壁内结节（图 13.6），大多数病灶最后经证实为腺癌。关于囊肿的发生机制目前尚无定论。任何在随访中囊壁有增厚的囊肿（非感染性/非外伤性）或者带有附壁结节的囊肿都是可疑的，需对其进行组织活检或切除来明确诊断。

需注意的是，并不是所有的孤立性肺结节的内部肿瘤组织

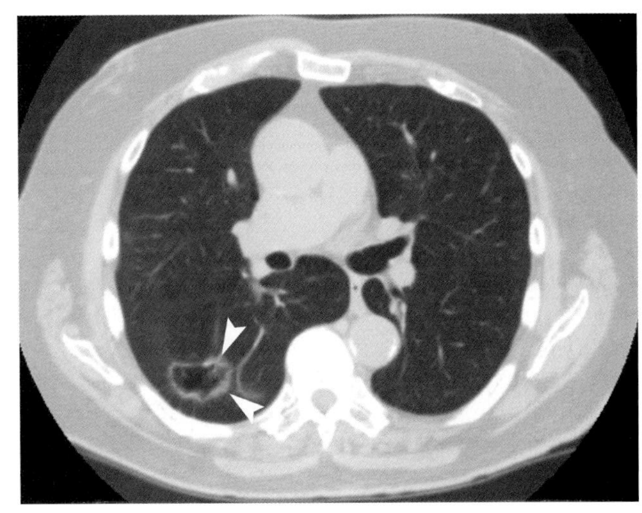

图 13.6　囊腺癌。平扫示右肺下叶背段可见厚壁囊性病灶，内侧壁增厚（箭头）。经 CT 引导下穿刺活检为腺癌，手术切除亦证实。

都会出现混杂密度。当病灶直径大于 3cm(称为肿块),边缘呈分叶状或毛刺状、厚壁空腔、含有混合实性及磨玻璃样密度结节时,恶性可能性大。同时,在孤立性肺结节内出现空气支气管征和空泡征应高度怀疑为腺癌(图 13.7)。

增强 CT。一些研究证实了动态增强 CT 在评估 SPN 时,所有的恶性结节在注入对比剂后强化值增加显著大于 15HU(图 13.8)。因此直径为 6~30mm 的孤立性结节在静脉注入碘对比剂后如不出现明显的增强(>15HU)即可排除恶性结节的可能(敏感度可达 98%)。

PET。PET 通过^{18}F 标记氟脱氧葡萄糖(FDG)在鉴别孤立性肺结节的良恶性方面有很高的准确度(图 13.9)。对于直径大于 8mm 的病灶,FDG-PET 的灵敏度可达 97%,特异度为 85%。特异度较低的原因是某些代谢活跃的炎性病灶如肉芽肿可以摄取大量 FDG。病变直径小于 10mm、病变代谢活动减低如类癌和支气管肺泡细胞癌的患者 PET 检查可出现假阴性。

治疗方案。费莱舍尔(Fleischner)协会最近更新了对偶然发现的实性和亚实性肺结节随访的建议,并提供了随访频率和时间的指南(表 13.2、表 13.3)。对于在 CT 上发现肺结节的高

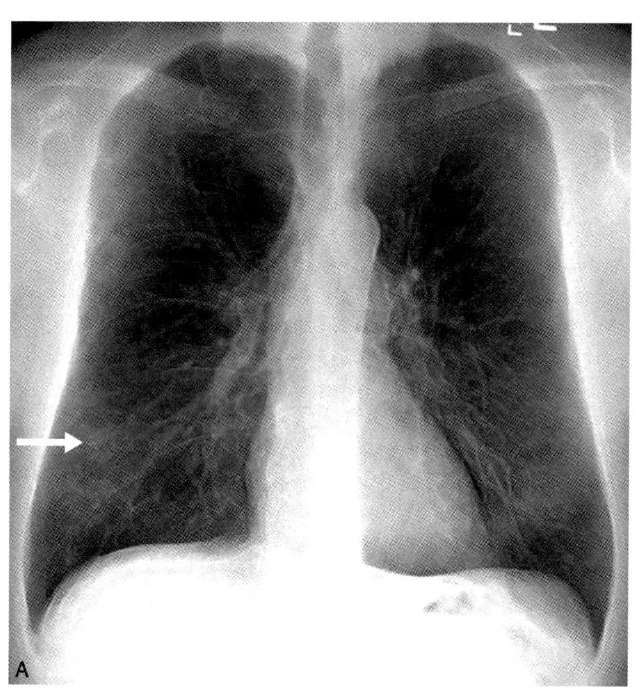

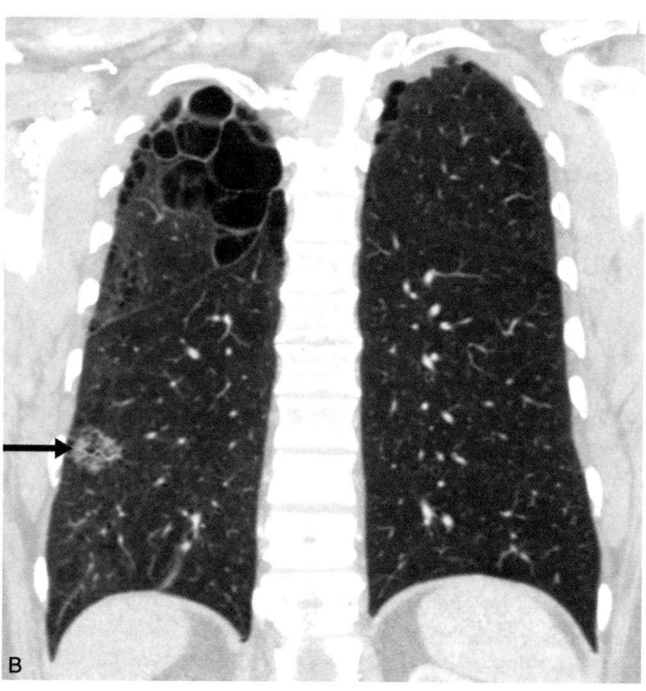

图 13.7 腺癌的空泡征。A. 双能胸部 X 线扫描中显示右下肺模糊的结节影;B. 冠状位 CT 示右肺下叶不规则的亚实性结节(箭),其内见多个小囊状透亮影。活检提示腺癌。

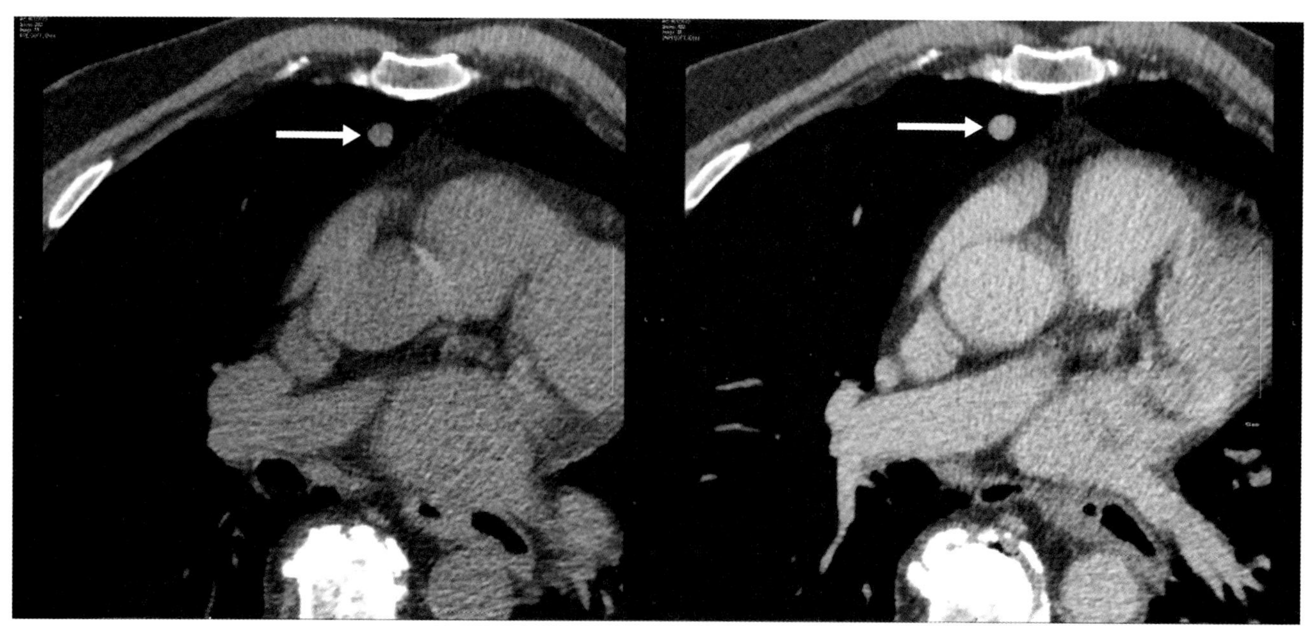

图 13.8 结节的 CT 增强。男性,80 岁,CT 平扫示右肺上叶边缘光整的结节(箭),静脉注入对比剂后 2min,结节强化了 50HU(右图示)。CT 引导下穿刺活检证实为类癌。

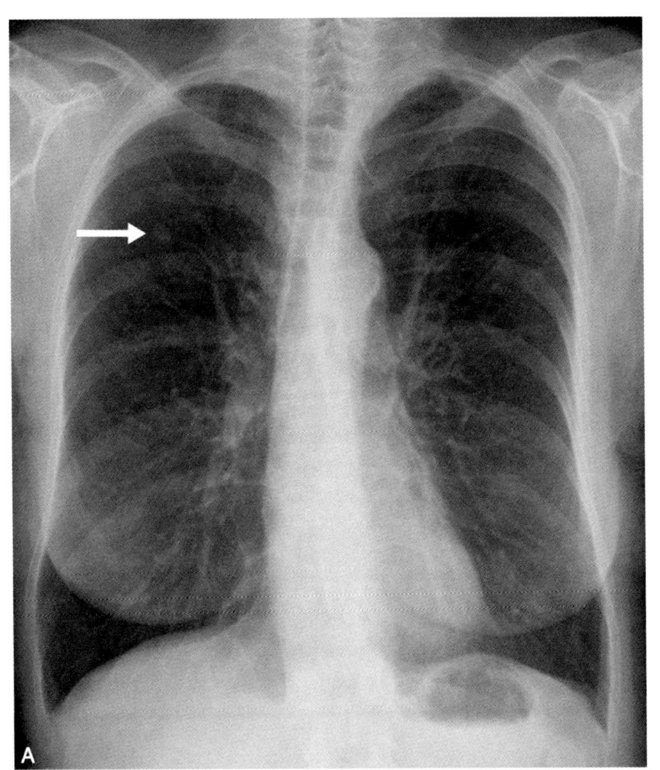

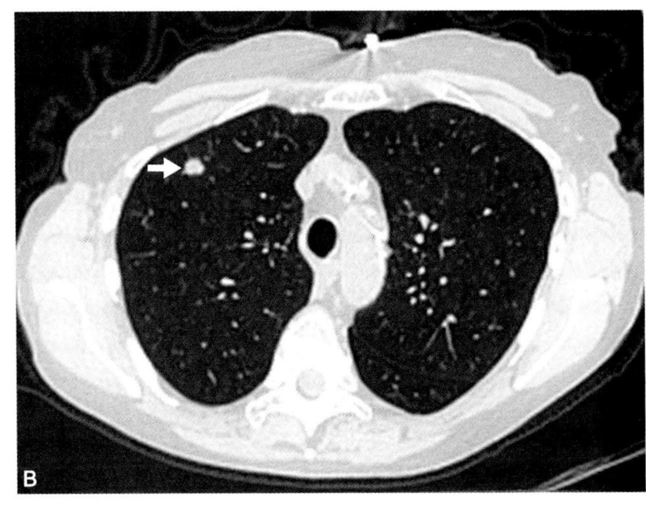

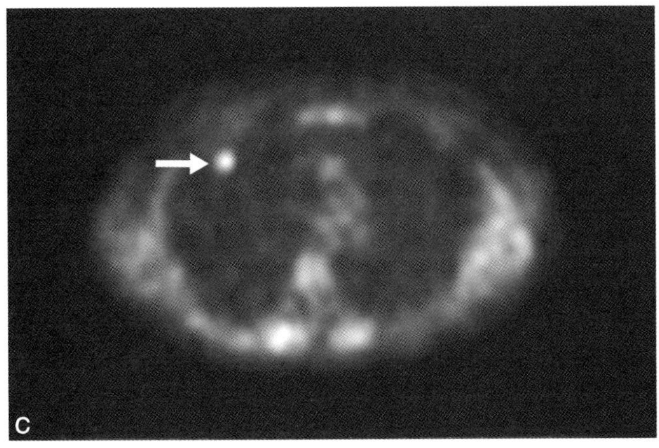

图 13.9　PET 对于孤立性肺结节的评估。A. 胸部正位片示右肺上叶见小结节影(箭);B. CT 显示右肺上叶(箭)见一不规则的结节影,直径约 9mm;C. PET 示结节摄取大量 FDG(箭)。活检证实为腺癌。

风险患者的治疗方案,美国放射学院对于孤立性肺结节的影像报告与临床治疗方案给出了较系统化的建议(表 13.4)。

表 13.2

Fleischner 协会 2017 年偶发肺结节 CT 管理指南

结节大小(体积)	低危	高危
<6mm(<100mm³)	无须随访	12 个月复查 CT(选择性的)
6~8mm(100~250mm³)	6~12 个月复查 CT,根据结果考虑是否 18~24 个月再复查 CT	6~12 个月复查 CT,之后 18~24 个月再复查 CT
>8mm(>250mm³)	3 个月后复查 CT,PET/CT 或活检	考虑 3 个月后复查 CT,PET/CT 或活检

MacMahon H, Naidich DP, Goo JM, et al. Guidelines for management of incidental pulmonary nodules detected on CT images: from the Fleischner Society 2017. Radiology 2017;284(1):228-243.

表 13.3

Fleischner 协会对于亚实性肺结节的随访的指南

孤立性结节	随访	建议
亚实性<6mm(<100mm³)	无须随访	如果可疑,第 2 年、第 4 年可随访
磨玻璃样≥6mm(>100mm³)	6~12 个月复查 CT,之后每两年复查,持续 5 年	如果出现实性成分或长大,可考虑切除
部分实性≥6mm(>100mm³)	3~6 个月 CT 复查,如果大小不变,且实性成分<6mm,每年复查 CT,持续 5 年	持续存在的部分实性结节应高度怀疑;PET/CT 所示实性成分>6mm

MacMahon H, Naidich DP, Goo JM, et al. Guidelines for management of incidental pulmonary nodules detected on CT images: from the Fleischner Society 2017. Radiology 2017;284(1):228-243.

表 13.4

美国放射学院关于低剂量 CT 筛查肺部的影像报告及数据系统(RADS)应用

分类	分类描述	类别	影像学表现	随访管理	恶性率/%	发病率/%
不确定性	-	0	与前次胸部 CT 对比 肺内部分或全部无法评估	其他肺癌筛查 CT 表现和/或与前次 CT 对比	N/A	1
阴性	无结节和肯定的良性结节	1	肺内没有结节 伴有钙化的结节:完全性、中心性、爆米花样、同心圆样和含脂肪结节	每年行低剂量 CT 随访	<1	90
良性表现	成为肺癌的概率较低的结节(因大小或未生长因素)	2	实性结节:<6mm,新发结节<4mm 结节伴实性成分:<6mm 非实性结节(GGN):<20mm 或≥20mm 并生长缓慢或未生长 3 类或 4 类结节 3 个月以上未见变化			
可能为良性	可能为良性表现:短期随访发现(包括临床认为成为肺癌的概率较低的结节)	3	实性结节:≥6~<8mm 或新增 4~6mm 部分实性结节:总直径≥6mm,实性成分<6mm 新增<6mm 结节 非实性结节(GGN)>20mm	6 个月后低剂量 CT	1~2	5
可疑恶性	因其他疾病发现和/或组织样本活检提示	4A	实性结节:≥8~<15mm 或生长<8mm 或新发 6~8mm 结节 结节伴部分实性:≥6mm 伴实性成分 6~8mm 或实性成分新增/生长<4mm 支气管内结节	3 个月复查 LDCT,当实性成分≥8mm 可行 PET/CT	5~15	2
		4B	实性结节>15mm 或新发/生长>8mm 部分实性结节:实性成分>8mm 或实性成分新增/生长≥4mm	根据结节的恶性概率判断是否行 CT 平扫/增强,PET/CT,组织取样 当实性成分≥8mm 可行 PET/CT	>15	2
		4X	3 类或 4 类结节并伴有其他可疑恶性影像学表现			
其他	具有临床意义或潜在临床意义的表现(非肺癌表现)	S	修正:可能会补充 0~4 类内容	视具体表现决定	N/A	10
既往肺癌	对有肺癌病史的患者随访的补充	C	修正:可能会补充 0~4 类内容			

在 CT 上测量某个实性/亚实性结节时,当在首次和随访中分别在冠状面、矢状面和横断面所测平均直径(包括最长径与垂直于该径线的最短径)均小于 10mm 时,可以在报告中只记录平均长径。但若病灶长径超过 10mm 时,则需在报告中记录平面的两条垂直长径。对于含有实性成分的亚实性结节,需测量实性成分的最大径线。

对于 SPN 诊断不明确的患者,应该行 FDG-PET,CT 随访或经皮组织活检或者直接切除病灶。当此病灶很可能为恶性时,此时可不需活检而直接行手术切除病灶。但在某些情况下,对于无法定性的 SPN 在外科手术前进行组织活检是有必要的。对诊断不确切的 SPN 行组织活检首要目的是明确该病灶是否为良性病变,避免不必要的胸腔镜检查和开胸术。这对于那些病变为良性可能的患者是有利的。良性的因素包括:年龄小于35 岁,无吸烟史,患者来自有结核病或组织胞浆菌病的地区,结节直径小于 2cm 且边缘光滑,近期有下呼吸道感染症状,结节倍增时间小于 30d 或大于 2 年。对不确定但可疑的 SPN 进行活检的另一个主要指征是:患者肺功能不佳,不具备肺切除术的手术适应证。这样的患者,行活组织检查可提供明确诊断及非手术治疗方案。大多数的 SPN 都位于肺部周围,经胸腔穿刺活检是首选的组织取样方法。如病变太小(直径≤5mm 的病变),无法成功穿刺取样时,也可以通过可视化胸腔镜进行组织取样。在邻近肺门位置有大支气管进入病变的 SPN 患者,应该在纤维支气管镜下进行组织取样。

根据患者年龄、病灶增长速度和良性钙化等依据可诊断良性孤立性肺结节；通过经胸穿刺活检证实为良性结节的患者，应该在至少 2 年内行胸部 X 线或 CT 随访，以此来证实此病变为良性。胸部 X 线随访时需行后前位和侧位片，或者每 6 个月进行一次薄层 CT 扫描，随访 1～2 年。

表现为孤立性肺结节的病变

在表 13.2 中已列出孤立性肺结节的鉴别诊断。除了支气管肺癌（特别是腺癌）和肉芽肿（结核和组织胞浆菌病）外，这里还有许多其他病变可以表现为孤立性肺结节。其中大多数病变在本章其他地方进行了讨论。

类癌。类癌可以表现为孤立性肺结节（见图 13.8），大部分（80%）的类癌是中央支气管内病变，常表现为喘息、肺不张或阻塞性肺炎。在恶性肺肿瘤部分会对类癌进行详细的讨论。

肺错构瘤是由正常肺组织的间质和上皮组织异常排列而形成的良性肿瘤。组织学上，此病灶内含有由纤维结缔组织包绕的软骨、不同数量的脂肪组织、平滑肌细胞及浆液黏液腺；在 30%的病灶可出现钙化和骨化。常见于 40～50 岁。近 90%的错构瘤发生在肺实质内，大约占孤立性肺结节的 5%。

肺错构瘤在胸部 X 线上表现为边缘光滑或有分叶的结节。虽然常可以在 X 线平片上给予诊断，但大多数的患者会进一步行 CT 检查确认。高分辨率 CT 显示结节边缘光滑或呈分叶状，并含有点状脂肪组织时可以明确诊断为错构瘤（见图 13.1B、图 13.5）。当出现钙化时，钙化灶常呈团块状散在分布在病灶内（呈“爆米花”样钙化，见图 13.4、图 13.5）。含有钙化的错构瘤通常同时含有脂肪组织。错构瘤的增长很缓慢，可根据 HRCT 上的特征性表现进行观察随访。当其增长速度加快、出现肺部症状或者病灶较大时需行经胸组织活检或切除术。

非霍奇金淋巴瘤。来源于支气管相关淋巴结组织（BALT）的肺原发性淋巴瘤是低度恶性的 B 淋巴细胞瘤，常发生于 50 岁的成年人中。其最常见的影像学征象表现为孤立性肺结节（图 13.10）或局灶性异常密度影。此病可通过免疫组织化学检查和通过切除术或经胸腔针吸活检所取的样本行流体细胞计数分析来明确诊断。

硬化性肺细胞瘤（血管瘤）来源于上皮的典型腺瘤，女性多见，常表现为单一的、边缘光滑的结节，因其血管特性增强可见明显强化。在薄层 CT 上病灶内可见局部低密度及钙化灶。

肺的炎性成肌纤维细胞瘤（肺浆细胞肉芽肿、炎性假瘤）特征性的组织学特点是成肌纤维细胞与慢性炎性细胞——浆细胞混合。好发于儿童和青年人，常表现为边缘光滑的孤立性肺结节。

类脂质性肺炎。老年患者治疗便秘时，不慎吸入矿物油可能产生局部肺病变。胃食管反流或吞咽功能异常的患者风险性更高。影像学上，在肺下叶可以见密度增高影或实性肿块。病变边缘常呈分叶状，这是因为误吸的矿物油可能引起周围肺组织慢性炎症反应而出现纤维化。虽然 CT 可以显示病变内的脂肪组织，但病变呈肿块样改变的患者需行切除术来明确诊断。

支气管源性囊肿。肺的液性囊肿可以表现为孤立性肺结节。肺内支气管源性囊肿在孤立性肺结节中并不常见，90%的支气管源性囊肿病变位于中纵隔。特征性表现是青年患者在 CT 上显示边界清晰锐利的囊肿。支气管源性囊肿与感染性肺大疱、孤立性包虫病、黏液囊肿和薄壁肺脓肿的鉴别很困难，严重的肺大疱感染也可能出现孤立性肺结节或肿块影。这种患者在胸部 X 线或 CT 上可表现为肺实质内薄壁的局限性透光影（常在肺上叶）内出现气-液平面，肺的其他部分也有典型的肺大疱改变征象，常可以诊断为感染性肺大疱。

局灶性机化性肺炎。在既往有肺炎病史或隐源性肺炎患者的胸部 X 线或 CT 上有时可以观察到孤立性肺结节征象。这些病灶常表现为形态不规则、边界模糊，PET 结果显示病灶摄取 FDG，和支气管肺癌的影像学表现有明显的相同之处（图 13.11）。有时患者近段时间有下呼吸道感染的病史。大部分患者在抗生素治疗后行影像随访可以与恶性病变相鉴别。但有一小部分患者的病灶仍需行外科切除术来确诊。

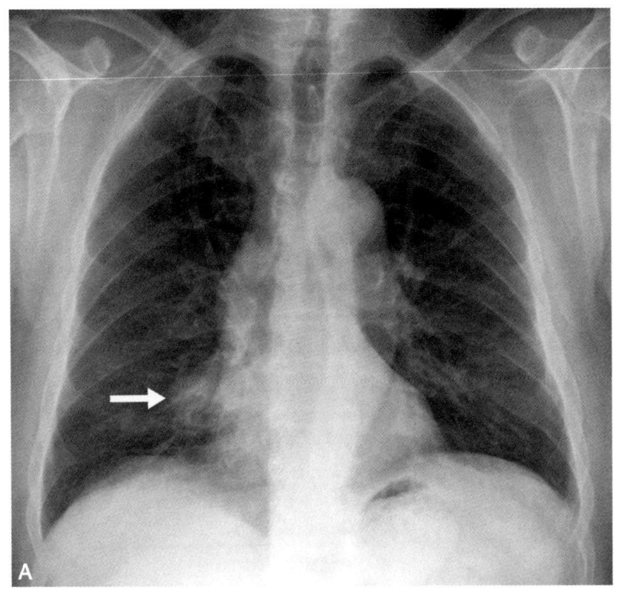

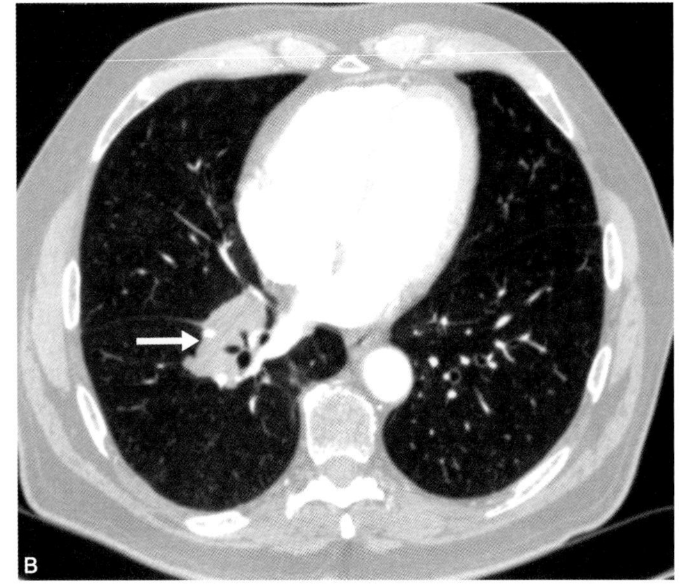

图 13.10　以孤立性肺内肿块为表现的非霍奇金淋巴瘤。A. 胸部正位片所示右肺下叶内侧见一肿块影（箭）；B. CT 示右肺中、下叶内侧段病灶（箭）内可见明显支气管扩张。经支气管镜取样活检后证实为非霍奇金淋巴瘤。

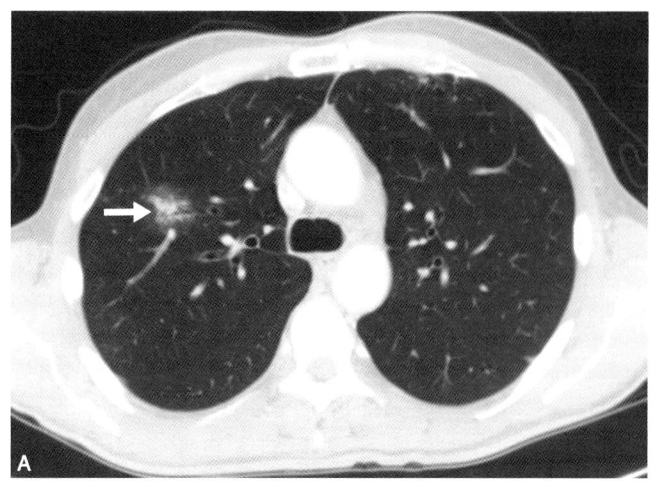

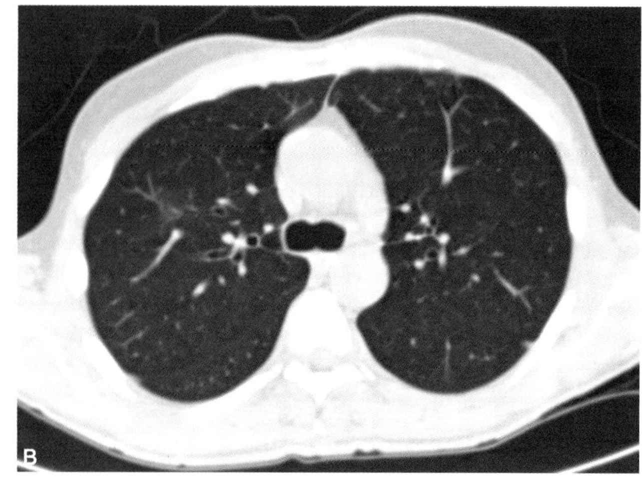

图 13.11 以亚实性病灶为表现的局灶性机化性肺炎。A. CT 显示右肺上叶见亚实性病灶(箭);B. 8 周后 CT 复查所示该病灶几乎完全吸收。

血肿/创伤性肺囊肿。胸部钝挫伤或贯穿伤可导致肺内血肿或者创伤性肺囊肿,通常表现为混杂密度的球形影,内可见气体或气-液平面。

肺 肿 瘤

2015 年,世界卫生组织(WHO)更新了肺部肿瘤的分类(表 13.5)。虽然肺内恶性肿瘤的大部分来源于上皮组织,但是来源于间叶组织和淋巴组织的肺部恶性肿瘤的比例也在上升。

表 13.5

世界卫生组织关于肺内原发肿瘤的分类

上皮来源	腺癌	
	鳞状细胞癌	
	神经内分泌肿瘤	
	大细胞癌	
	涎腺肿瘤	
	乳头状瘤	黏液表皮样癌
		腺囊癌
	腺瘤	硬化性肺细胞瘤
	腺鳞癌	
	肉瘤样癌	胸膜肺母细胞瘤
间质来源	错构瘤	
	软骨瘤	
	炎性肌纤维母细胞瘤	
	胸膜肺母细胞瘤	
淋巴组织来源	黏膜相关淋巴组织淋巴瘤	
	弥漫性大细胞淋巴瘤	
	淋巴瘤样肉芽肿	
异位细胞来源	生殖细胞瘤	
	黑色素瘤	
	肺内胸腺瘤	

改编自 Travis WD, Brambilla E, Nicholson AG, 等. The 2015 World Health Organization clas sification of lung tumors: impact of genetic, clinical and radiologic advances since the 2004 classification. J Thorac Oncol 2015;10(9):1243-1260.

肺 癌

肺癌是来源于肺实质内上皮的恶性肿瘤。在美国和其他工业化国家支气管肺癌是恶性肿瘤中引起死亡的首要原因。虽然肺癌的生存率很低,但影像学在肺癌的诊断和治疗方面起着核心作用。这章主要讲述支气管肺癌的主要病理、病因和影像学上的特征及肺癌的影像学分期。

细胞学和病理学特征。支气管肺癌是一种来源于支气管或肺泡上皮的恶性肿瘤。99%的肺恶性上皮肿瘤来自支气管或肺泡上皮,不到 0.5%来自气管。根据细胞数量及显微镜下的特征,支气管肺癌有 4 种主要的组织学亚型:腺癌、鳞状细胞癌、小细胞癌、大细胞癌(表 13.6,图 13.12)。

腺癌是肺癌最常见的类型,大约占肺癌的 43%。与吸烟关联性较小,是无吸烟史肺癌患者中最常见的亚型。大多数腺癌都位于肺周围以孤立性肺结节存在,大概 1/4 肿瘤位于肺中央位置。这些肿瘤组织来源于支气管或肺泡上皮,向邻近肺组织浸润形成不规则或毛刺状的边缘(图 13.12A、图 13.12B)。肿瘤组织内或周围常出现纤维化。在组织学上,腺癌内有腺体结构和黏蛋白生成。

表 13.6

肺癌常见类型

类型	发病率/%	影像学特征	治疗
腺癌	43	周围性结节影 周围性肿块影	Ⅰ~Ⅱ期行外科手术 Ⅲ~Ⅳ期行放疗/化疗
鳞状细胞癌	23	肺门肿块影 坏死、空洞型肿块 肺不张	Ⅰ~Ⅱ期行外科手术 Ⅲ~Ⅳ期行放疗/化疗
小细胞癌	13	肺门肿块影 纵隔肿块影	化疗
其他(大细胞癌、类癌)	21	肺部肿块 支气管肿块	多种方法

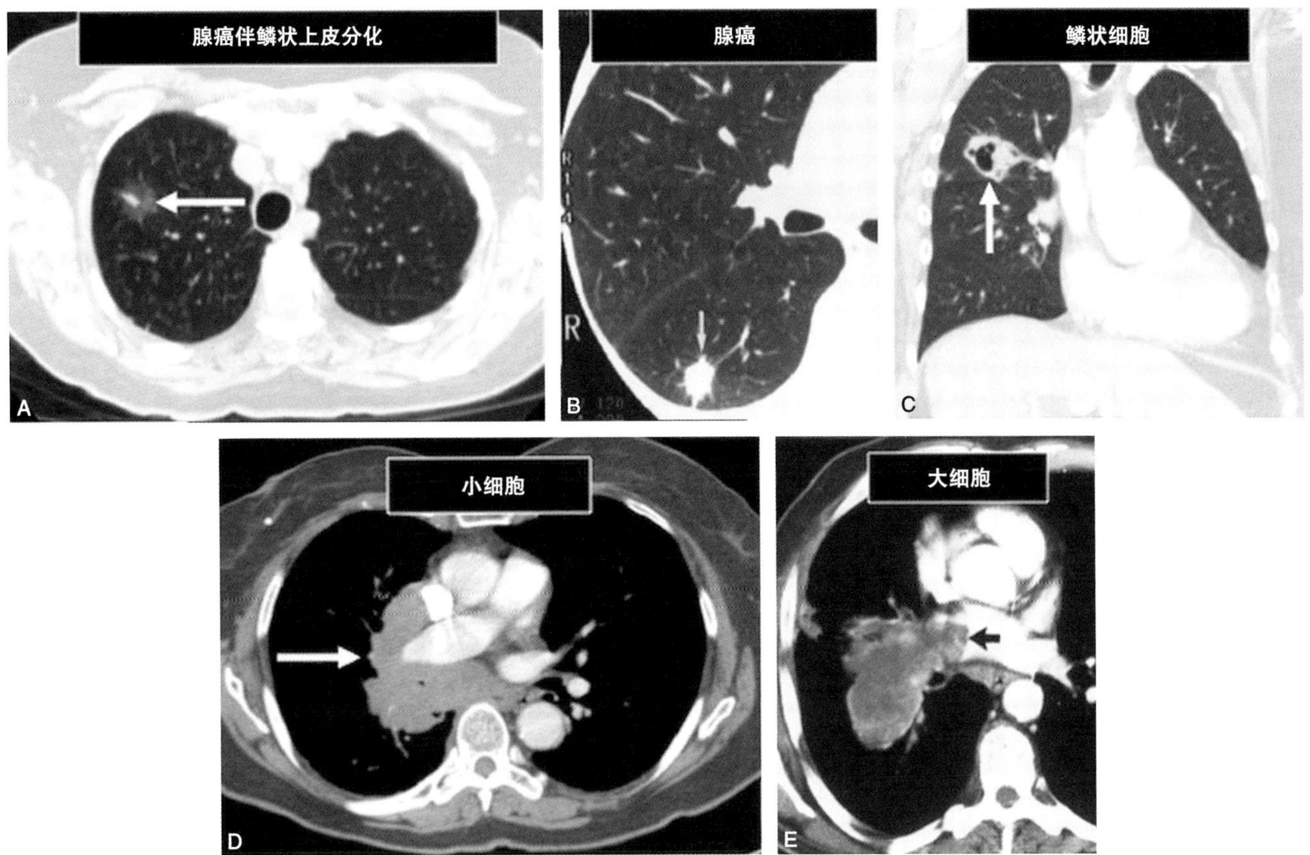

图13.12 支气管肺癌不同类型的CT典型表现。A.亚实性(实性/磨玻璃混合)结节;B.边缘呈毛刺状的结节;C.肿块伴空洞;D.右肺门处较大的肿块;E.肿块侵犯左心房(箭)。

虽然大多数腺癌在薄层CT上表现为边缘呈分叶状或毛刺状的实性孤立性肺结节,但在这些结节内也常见到磨玻璃或囊性成分。这些磨玻璃成分是由于肿瘤细胞沿着肺泡壁生长形成,而实性(软组织)成分则反映侵袭性。在薄层CT上可以有效地评估原位腺癌、微浸润腺癌及浸润性腺癌的表现,这对于预后也很有帮助。表13.7列出了癌前病变(如非典型性腺瘤增生)及肺内腺癌(原位腺癌、微浸润腺癌及浸润性腺癌)的分型及典型CT(薄层)表现。

鳞状细胞癌。是第二常见的肺癌亚型,约占23%。该肿瘤位于肺叶或段支气管内。总体来说,这些肿瘤是一种向支气管腔内生长同时侵犯支气管壁的息肉样肿瘤。中央型鳞状细胞癌和支气管腔内的肿瘤组织可引起咳嗽和咯血的症状以及影像学上常见的肺门肿块伴或不伴有阻塞性肺炎或肺不张。大的肿瘤常出现中心性坏死,如果肿瘤组织中心与支气管管腔相通时肿瘤可以出现空洞(见图13.12C)。在组织学上,鳞状细胞癌以含有大量细胞质的恶性肿瘤细胞巢侵犯支气管壁为特征。分化良好的鳞状细胞癌的特点为高分化肿瘤组织内可见的角蛋白珠和细胞间桥。

小细胞癌。是一种肺神经内分泌肿瘤,占支气管肺癌的13%,位于主支气管或叶支气管内。小细胞癌是恶性度最高的肿瘤,起源于支气管的神经内分泌细胞(Kulchitsky),也称为Kulchitsky细胞癌或KCC-3。典型性类癌(KCC-1)恶性程度最低,非典型性类癌(KCC-2)为中度恶性肿瘤。小细胞癌表现为支气管内的小的突出物,并在该肿瘤早期侵犯支气管壁和支气管周围组织。小细胞癌产生使支气管外部受压或支气管阻塞的肺门肿块或纵隔肿块。当肿瘤侵犯到黏膜下和支气管旁淋巴结时常引起局限性淋巴结肿大(见图13.12D)和血行转移。显微镜下,肿瘤细胞呈簇状排列,由于细胞质的减少而出现细胞核的明显聚集。组织学上,通过小细胞癌的有丝分裂表现可以同类癌相鉴别。电子显微镜和免疫组织化学可显示细胞质内的神经分泌颗粒。

大细胞神经内分泌肿瘤是一种不常见的高级别神经内分泌肿瘤(另一种不常见的为小细胞癌),通常表现为肺内结节或肿块,并且难与其他类型的肺癌进行鉴别。

大细胞肺癌很少被诊断,只有当非小细胞癌同时缺乏鳞状细胞癌和腺癌的组织学特征时才诊断为大细胞癌。组织学特征为含有丰富细胞质及显著核仁的大细胞。此肿瘤表现为肺周围的孤立性肿块,肿块一般较大(见图13.12E)。

流行病学。肺癌的大部分患者是年龄超过40岁有吸烟史的人。虽然随着女性吸烟变得越来越普遍,女性肺癌患者的百分比也在稳定地上升,但男性仍然是最主要的发病人群。

除了吸烟外,已被证实可以引起支气管肺癌的危险因素包括:慢性阻塞性肺疾病(COPD)、肺气肿、石棉接触史、既往患有霍奇金淋巴瘤病史、氡气接触史、弥漫性间质纤维化或局限性肺纤维化。吸烟是目前引起肺癌的首要原因,近87%的肺癌都为吸烟所致。吸烟与支气管肺癌的关系是不可辩驳的,吸烟的多少(年吸烟的只数)与恶性肿瘤发展的速度呈正相关。在无

表 13.7

肺内癌前病变及腺癌的分型

类型	影像特征	举例
非典型性腺瘤样增生	直径<5mm 的磨玻璃结节	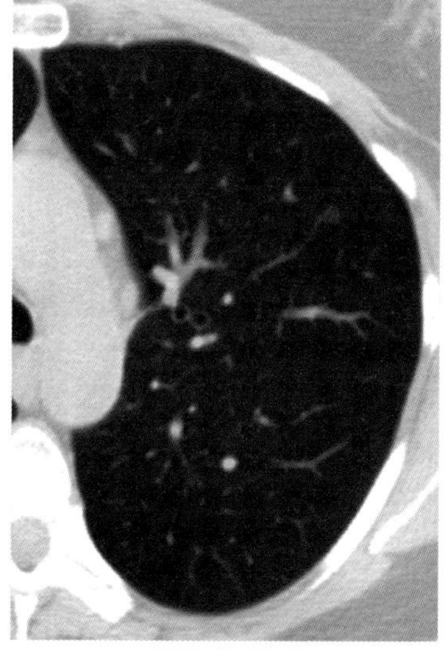
原位腺癌	直径<30mm 的磨玻璃结节,可伴有少部分实性/囊性成分	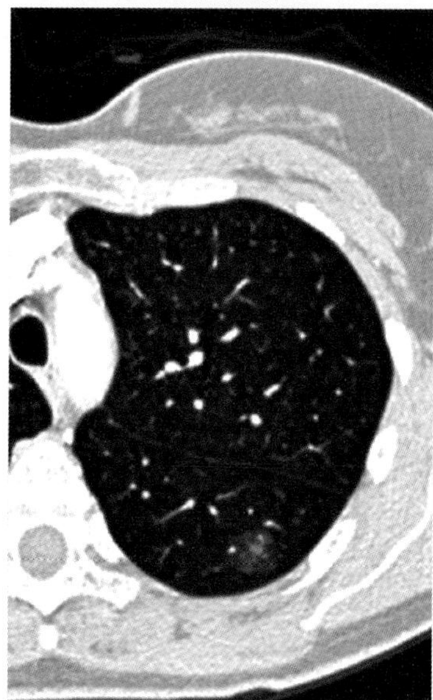
微浸润腺癌	直径<30mm 的磨玻璃结节,并伴有直径<5mm 的实性密度结节	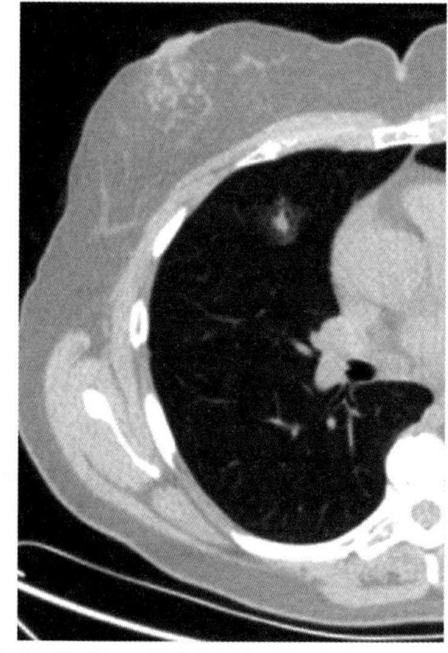

表 13.7
肺内癌前病变及腺癌的分型(续)

类型	影像特征	举例
贴壁生长为主的腺癌	直径>5mm 伴有软组织成分的亚实性结节/肿块	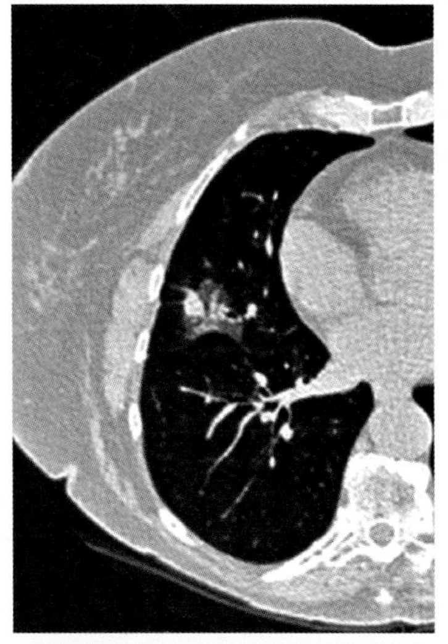
侵袭性腺癌(微乳头状、乳头状、腺泡状、贴壁生长、实性、黏液侵袭性)	实性结节/肿块	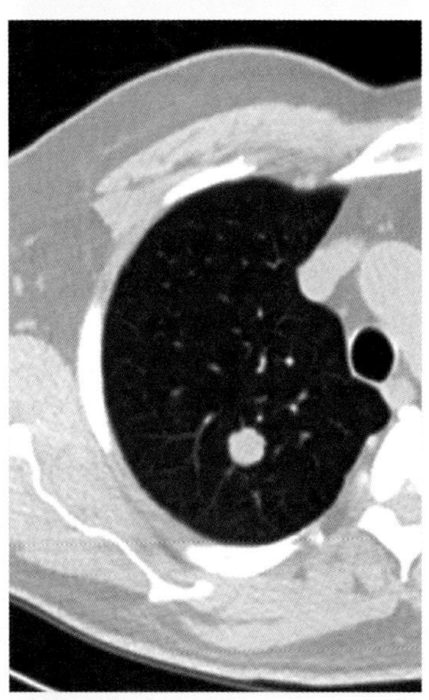
	局灶性/多发性实变	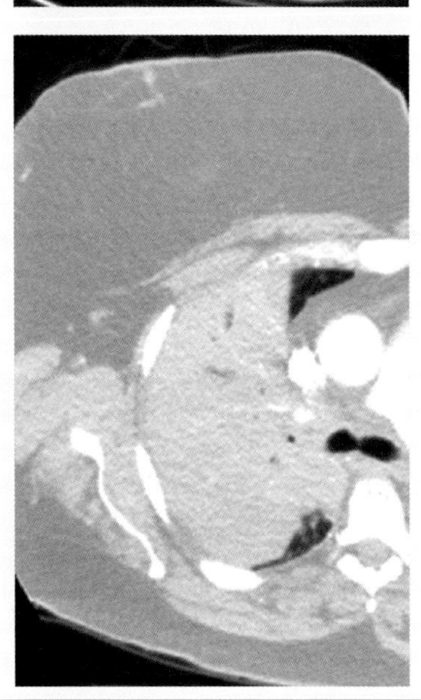

表 13.7

肺内癌前病变及腺癌的分型(续)

类型	影像特征	举例
	弥漫性实性结节	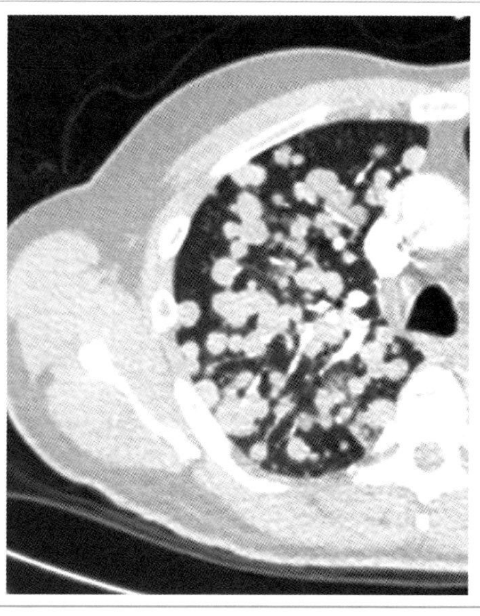

吸烟史的人群中,肺癌并不常见,有吸烟史的人群与无吸烟史的人群相比,支气管肺癌的发病率可增加 10~30 倍。戒烟可以降低发生肺癌的风险,在长期戒烟期间的人中肺癌发病率大大降低。香烟里的致癌物质可在癌变前使支气管上皮细胞产生异型性及鳞状化生。小细胞癌和鳞状细胞癌是有严重吸烟史的男性中主要的组织学类型,然而在女性吸烟者中所有支气管肺癌组织学亚型的发病率都增高。

石棉的接触史可提高支气管肺癌、恶性胸膜间质瘤、喉癌及食管癌的发病率。支气管肺癌患者可有长期从事采矿或石棉纤维的工作史(常为 20 年或更长的持续时间)。从最初接触石棉到发展为支气管肺癌有一段很长的潜伏期,一般为 35 年或更长。然而,仅有石棉接触史的人群支气管肺癌的发病率只比一般人高 4 倍,而吸烟作为癌变增强剂,在既有石棉接触史又有吸烟史的人群中,其支气管肺癌的发病率比没有接触石棉和无吸烟史的人群高 40~50 倍。

既往有纵隔霍奇金淋巴瘤病史,并且之前行过放疗、化疗或两者联合治疗的患者在 10 年内发生肺癌的概率比一般人高 8 倍。暴露于吸入的放射性物质的环境中,特别是氡,患者在放疗后 20 年或更长时间内可诱发肺小细胞癌发生。

由硬皮病、风湿性肺疾病或者特发性肺间质纤维化所引起的弥漫性肺间质性纤维化、间质性肺炎的患者可增加支气管肺癌特别是腺癌的发病率。很少有肺癌患者会留下类似结核病史患者肺上可见的局限性瘢痕或肉芽肿。

影像学表现。肺癌的影像学表现取决于于肿瘤的组织学类型及肿瘤的发展阶段。孤立性肺结节(大小:2mm~3cm)或肿块(大小:>3cm)和肺门肿块伴或不伴有支气管阻塞是最常见的两种影像学表现。所有的细胞类型均可表现为肺结节。由于鳞状细胞癌和小细胞癌是来源于中央支气管,所以大部分的支气管肺癌都表现为肺门肿块(图 13.12C、图 13.12D)。肺门肿块是由支气管肺癌腔外部分或者是病变转移至肺门淋巴结使其肿大所致。肺门肿块可以侵犯到纵隔或纵隔淋巴结转移,表现为边缘光滑或分叶状的纵隔肿块。显著增大的纵隔结节使纵隔轮廓呈分叶状是小细胞肺癌的特征性表现。无论是原发性肿瘤还是腔外结节扩张侵犯纵隔脂肪都可引起纵隔的弥漫性增宽,在增强 CT 可显示纵隔脂肪间隙消失,气管、支气管、食管及纵隔血管结构被侵犯或受压。

肿瘤向支气管腔内生长导致支气管阻塞影像学表现不同。最常见的影像学表现为在支气管阻塞远端形成阻塞性肺不张或阻塞性肺炎。典型的阻塞性肺不张常表现为肺叶不张或整个肺组织塌陷,而阻塞性肺炎常不伴肺不张或轻微的肺不张或者偶尔可显示其累及的肺组织的体积有所增加。肺叶或整个肺体积的异常膨胀在影像学上分别表现为肺叶间裂向阻塞性肺不张部分凸出和纵隔移位,这样的病变常被诊断为“溺水肺”。有时,可见引起肺叶不张的肿块向塌陷的肺叶凹面边缘突出形成的典型“S 征”(图 13.13)。阻塞性肺不张的不透光影内常隐藏一些病变。阻塞性肺炎的肺组织并非被感染,而是慢性炎症的浸润,肺泡里充满含有大量脂质的巨噬细胞,后者为医学上所描述的“金色肺”或“内源性类脂质肺炎”的表现。

除有肺不张的特征性影像学表现外,当主支气管或叶支气管近端的管腔结构消失、肺门肿块、中下肺叶不张所表现的肺不张征象和密度增高影持续超过 3~4 周时应该考虑为肿瘤阻塞性肺不张。CT 可以显示肺叶不张和在阻塞远端充满黏液的支气管影。中央型肺癌需与肺门的血管结构相鉴别,在肺窗上最好观察中央型肺癌所致的支气管管腔的狭窄或阻塞。通过增强发现肿块强化程度低于不张的肺组织,可以同肺不张鉴别。黏液性阻塞(黏液囊肿)在支气管肺癌所致的支气管阻塞中并不常见。在阻塞性肿瘤远端扩张的支气管管腔内可见黏液。这种表现可类比为手套,扩张的支气管则为手套的手指。黏液囊肿的影像学表现显示需要包含黏液侧口相连的阻塞的肺叶或被阻塞的肺组织。

肺癌来自细支气管或肺泡上皮细胞即腺癌和大细胞癌,在胸部 X 线上通常表现为孤立性肺结节或肿块。孤立性肺结节

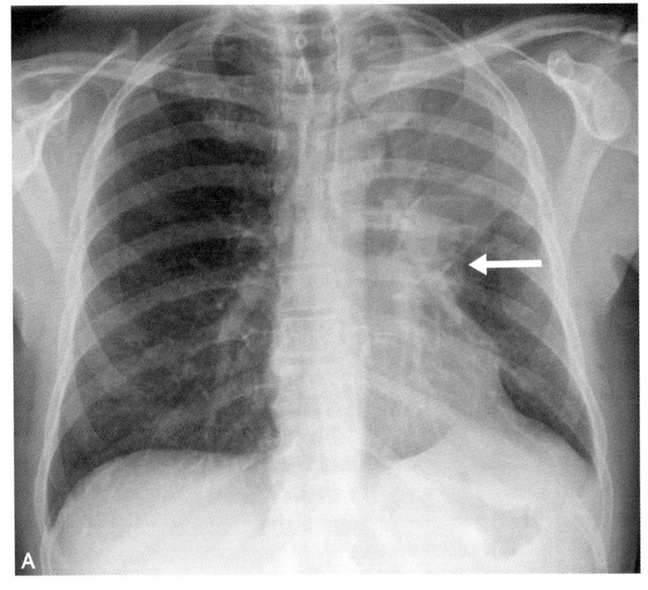

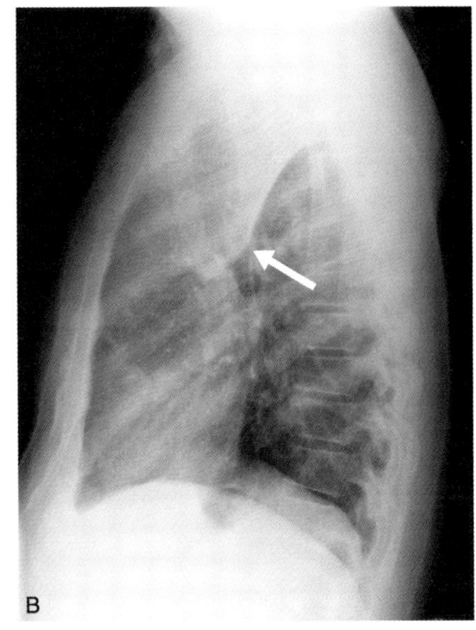

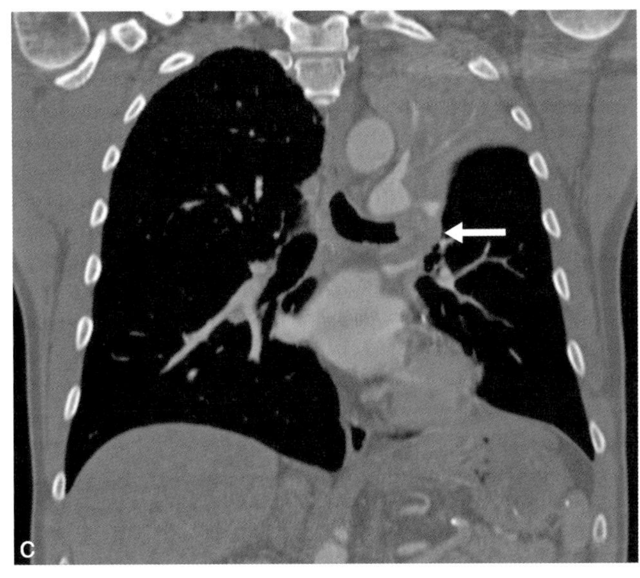

图 13.13　鳞状细胞癌所致的肺门肿块。A~B. 男性，58 岁，吸烟患者，咯血。胸部正位片(A)和侧位片(B)示左肺上叶不张，肺门向外侧凸出提示肿块可能(箭)；C. 增强 CT 冠状位示左肺门肿块阻塞左肺上叶支气管(箭)。肺不张组织内未见空气支气管征。

的影像学评估，特别是结节大小、生长速度、形状、边缘以及内部密度，在本章的前部分已经进行详细的描述。支气管肺癌的边缘常常呈锯齿状、分叶状和毛刺状(见图 13.2)。周围性结节放射状的毛刺征象被称为“放射冠”。最初人们认为“放射冠”是恶性肿瘤的特征性表现，现在发现“放射冠”征象并不具有特异性，在肉芽肿或机化性肺炎中也可以出现。SPN 边缘的特性可通过对该结节行薄层高分辨率 CT(≤1.5mm)扫描得到最好的观察。

孤立性恶性结节内出现空洞并不常见，但在鳞状细胞癌中时常看到(见图 13.12C)。癌性空洞与炎症疾病所致的空洞相比，前者空洞壁较厚且壁结节数量常较后者多。在结节、肿块(见图 13.7)、实性/磨玻璃混合病灶内有含气支气管影或空泡透光影时应高度怀疑为肺腺癌(见图 13.12A、表 13.7)。结节内偏心性钙化可以由坏死区域的营养不良性钙化、生长的肿瘤吞噬肉芽肿、腺癌的肿瘤细胞分泌的黏蛋白或砂粒体钙化所致。

孤立性肺结节的大小及生长方式是很重要的特征。年龄大于 35 岁的成年人，直径>3cm 的肿块极大可能是恶性的。恶性结节的体积倍增时间(相当于直径增加 26%所需的时间)常在 1 年(部分鳞状细胞癌或大细胞癌)到 5 年之间(原位癌或者微浸润腺癌)。

肺上沟癌属于肺周围性肿瘤，位于锁骨下动脉在肺尖的压迹位置。虽然肺上沟癌有很多种细胞类型，但主要是鳞状细胞癌和腺癌。其临床症状与侵犯邻近结构有关，当累及臂丛时可出现手臂疼和肌肉萎缩、累及交感神经干时可出现霍纳综合征，侵犯到胸腔壁时可出现肩疼(图 13.14)。胸部 X 线上肺尖上的异常密度影可能被误诊为在老年人中常见的胸膜帽。肺尖胸膜增厚>5mm，双侧不对称的肺尖胸膜厚度>5mm，在近期胸部 X 线对比该病灶增大，有肋骨破坏的表现时需行 CT 或 MRI 进一步检查。X 线上通常不能显示肿块向肺内轻微突出的边缘及肋骨和椎体被破坏的征象。多层螺旋 CT 可以更好地显示肺尖区域，并能很好地观察明确胸壁或椎体被侵犯的情况。MRI 的冠状位和矢状位对于明确肿块与锁骨下动脉、臂丛、椎管的关系更有利。

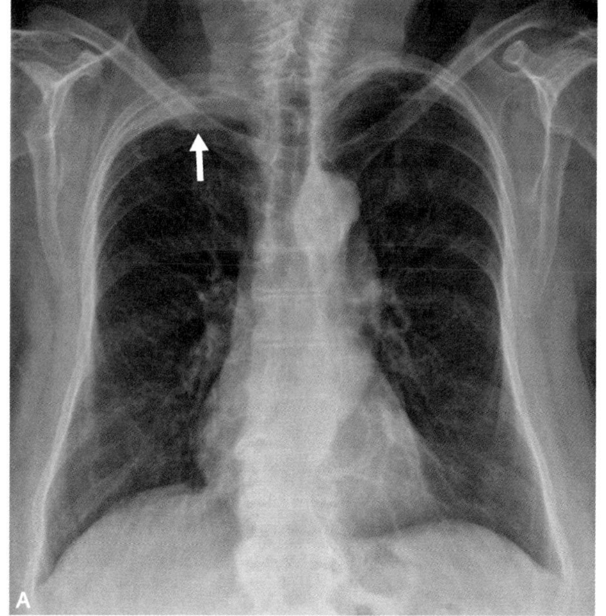

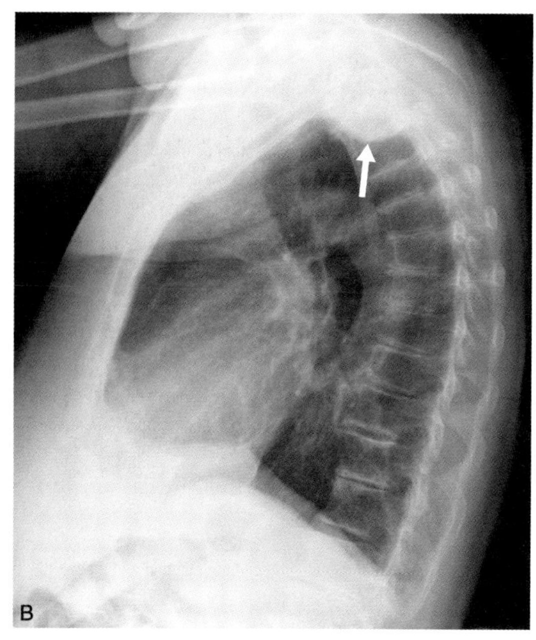

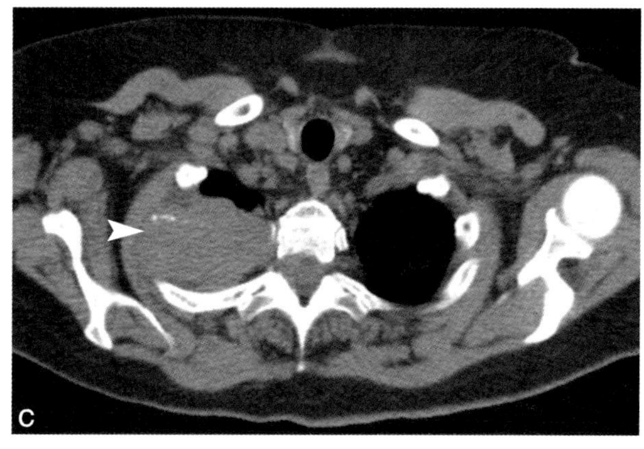

图 13.14　肺上沟癌。A、B. 男性,79 岁,胸部正位片(A)和侧位片(B)示右肺尖肿块(箭);C. CT 平扫示右肺尖软组织肿块,邻近右侧第二肋骨受侵(箭头)。诊断结果为非小细胞癌。

当支气管管腔未被病变阻塞时,支气管肺癌所致的肺部阴影在胸部 X 线上并不常见。黏液腺癌可能引起肺部异常密度影,因为恶性的肿瘤细胞在生长时可沿肺实质细胞边缘生长同时产生大量的黏液。大量的黏液成分可表现为单肺叶或多肺叶的肺部阴影,或者表现为双肺弥漫性的结节影(表 13.7)。虽然临床表现、疾病的慢性进程、痰细胞学检查及支气管镜检查可提供正确的诊断,但这些表现与肺炎或水肿不易鉴别。在患者肺组织上可以看到这类肿瘤产生的大量水样黏液,被称为“支气管黏液溢”。

上腔静脉综合征是由纵隔肿瘤侵犯或压迫上腔静脉导致的上腔静脉受阻而致,特别是小细胞癌和淋巴瘤。肺癌是引起上腔静脉综合征最常见的原因(图 13.15)。

通过胸腔穿刺术细胞学或肿瘤邻近胸膜组织学检查已经确诊为恶性肿瘤患者的恶性胸腔积液为渗出液。M_{1a} 到Ⅳa 期肺癌患者通常有恶性胸腔积液,因为合并有纵隔淋巴结转移,通常预后不良。虽然支气管肺癌患者的胸腔积液与预后不良有关,但并不等同于恶性肿瘤已侵犯到胸膜;因为恶性肿瘤患者的中央性淋巴管阻塞或阻塞所致的感染都可以产生良性的胸腔积液。光滑或分叶状胸膜增厚或胸膜多发肿块应考虑恶性肿瘤侵犯胸膜。增强 CT 可显示在胸部 X 线上因胸腔积液而显示不清的胸膜增厚或胸膜肿瘤(图 13.16)。CT 诊断胸膜和胸壁侵犯将在肺癌分期的章节中讨论。在胸部 X 线上通过胸腔外软组织肿瘤或肋骨破坏征象来间接反应胸壁被累及。CT 在观察微小的骨破坏方面比较敏感,MRI 可很好地用于观察胸壁脂肪或肌肉被侵及的情况,特别是在之前所提及的肺上沟癌。当恶性肿瘤侵犯到膈神经时可引起膈肌的抬高或麻痹。在恶性心包积液的患者可出现心脏轮廓进行性增大,超声心动图和心包穿刺术可以明确诊断。

癌性淋巴管炎是由肿瘤侵犯淋巴管所致。肿瘤侵犯淋巴管或肺门和纵隔会导致淋巴液反流及淋巴管的扩张,肿瘤间质沉着及纤维化。典型的影像学特征表现为线状或点、细网格状改变伴支气管袖口征和胸膜下水肿或胸腔积液。在支气管肺癌中,被侵犯和被阻塞的淋巴管呈段或叶分布。淋巴管炎会使近端肺间质模糊,伴邻近肺门或纵隔区的淋巴结肿大,然而肿瘤通过血行播散入肺内毛细血管,会使对侧淋巴管受阻,从而双侧肺间质病变。单侧或者双侧不对称的淋巴管肿瘤多提示肺癌而不是肺外转移来的(图 13.17)。CT 可以更好地显示小叶间隔及支气管血管周围间质呈均匀增厚或者呈串珠样改变。

控制肺癌死亡率最好和最有效的方法是防止肺癌的发生,然而戒烟不成功,防止肺癌也不会有成果。肺癌早期的诊断和治疗可能会提高肺癌的生存率。因为胸部 X 线仅仅能显示病变直径超过 1cm 的肿块,所以对肺癌高危患者行定期性胸部

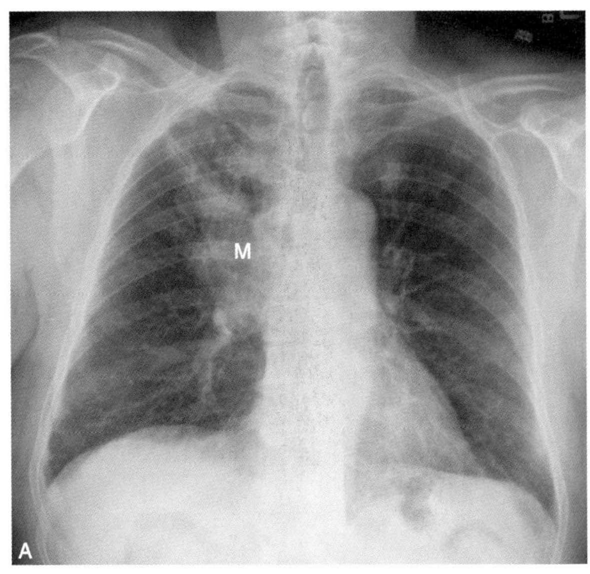

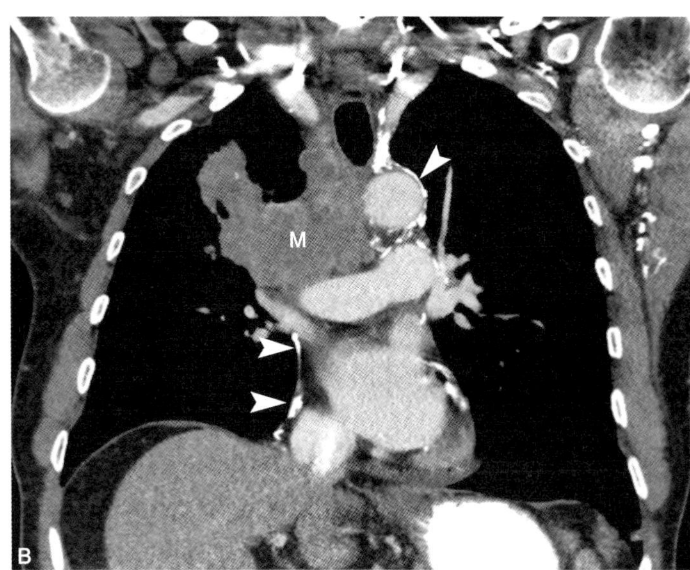

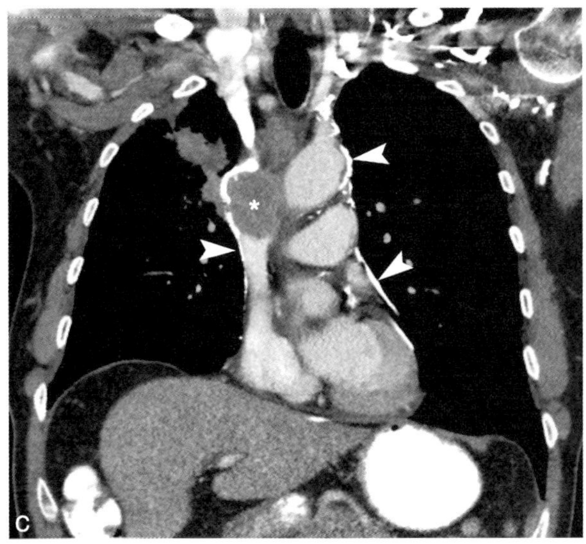

图 13.15　非小细胞肺癌中的上腔静脉综合征。A. 男性，73 岁，面部水肿，胸部正位片所示右肺门及纵隔区可见肿块影（M），右肺上叶受累；B、C. 增强扫描冠状位示右肺上叶及纵隔区可见巨大的肿块，上腔静脉受侵（C 中 *），可见扩张的纵隔静脉丛包括左右心包膈静脉（B、C 中的箭头）。

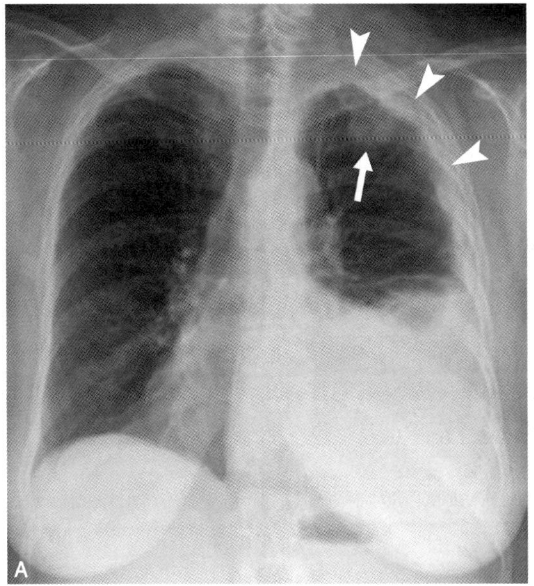

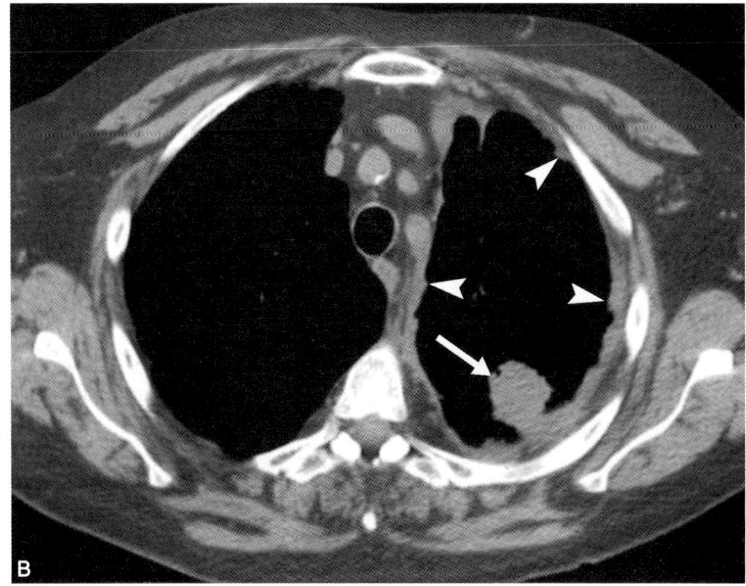

图 13.16　支气管肺癌侵犯胸膜。A. 胸部正位片示左肺尖病灶（箭），邻近胸膜呈分叶状增厚（箭头），左侧胸腔少量积液；B. CT 平扫示左肺上叶病灶形态不规则（箭），邻近胸膜不均匀增厚（箭头）。经胸腔积液细胞学检查证实为腺癌。

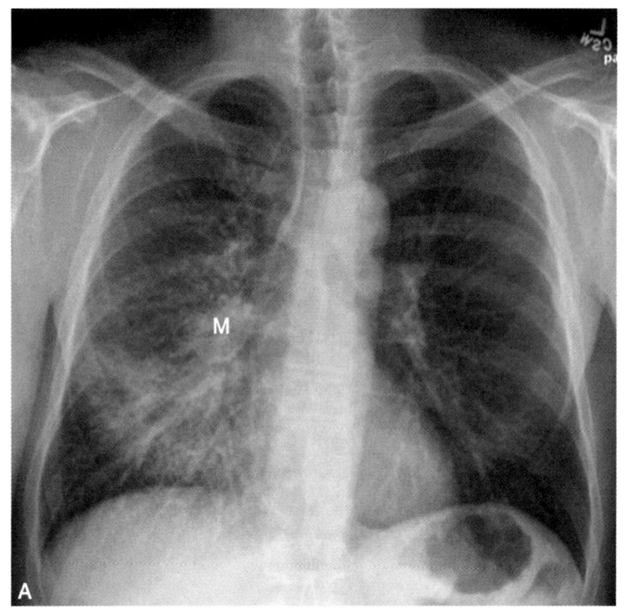

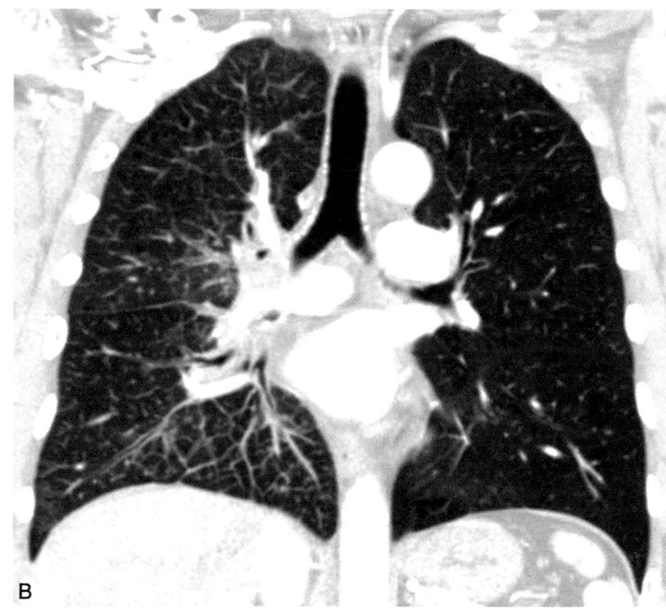

图 13.17　肺癌的癌性淋巴管炎。A. 女性，57 岁，咳嗽，胸部正位片示右肺门肿块（M）伴右肺间质性改变；B. CT 冠状位（肺门层面）示小叶间隔均匀增厚，提示癌性淋巴管炎。

X 线筛查效果不佳。通过大量的 CT 筛查肺癌的随机调查研究（NLST），表明低剂量 CT 可以减少肺癌的死亡率，因此现在在美国，低剂量 CT 已广泛用于高危人群的肺癌筛查（如年龄在 55~75 岁之间，有 30 年吸烟病史，且每日 1 包）。

诊断评估。对肺癌患者应进行分期，从而更快速地制定治疗计划，特别是关于该病的可切除性。痰液或支气管肺泡灌洗液的细胞学检查是一种简单且费用低廉的检查方法，最有利于中央型肺癌的诊断。支气管镜下进行支气管内活组织检查常用于直接观察病变和行主支气管或叶支气管病灶活检，支气管超声引导下细针穿刺活检可用于气管隆嵴下淋巴结取样。在 CT 或透视下行周围肿瘤经胸穿刺活检可以对 90%以上的肺癌患者明确诊断。FDG-PET 可以弥补 CT 的不足，减少有创性检查。

对可疑的支气管肺癌患者的诊断、分期及组织取样都可以在 CT 下完成。肿瘤远处转移，例如，肾上腺、肝或骨的检查可以提高诊断和分期的准确度。经支气管镜支气管内或气管内组织活检的阳性率主要由肿块与中央气道的关系决定，然而气管隆嵴下大结节可直接通过支气管超声引导下针吸活检进行检查。当出现胸膜增厚、胸膜肿块或胸腔积液时，可行胸腔穿刺术或闭式胸膜组织活检进行评估。开胸手术切除周围病灶适用于临床或 CT 上无淋巴结、纵隔、胸膜或胸外转移证据的可疑孤立病灶。在另一些病例中，也可通过可视化胸腔镜系统下行局限性外科手术切除肺周围型病灶。影像学有时对可视化胸腔手术也起一定的作用，应用术前 CT 或术中超声可以指导定位针或导丝定位。

FDG-PET/CT 在恶性肿瘤检测中有很高的灵敏度和中高度的特异度。由于恶性肿瘤的葡萄糖代谢率高于良性肿瘤，所以当病变有 FDG 聚集时应怀疑为恶性肿瘤。目前可以检测到直径大于 8mm 的肺癌虽然大多数伴有淋巴结肿大的肺癌患者会通过内镜或纵隔淋巴结取样活检来判断是否有手术切除的指征，但 FDG-PET/CT 仍是判断肺癌患者是否存在淋巴转移的最精准、且无创的影像检查方法。

肺癌的影像学分期。放射科医师对支气管肺癌患者成像的主要任务是观察肿瘤的解剖学范围及分期。这对制订治疗手段、评估患者疗效提供了重要信息。肺癌的分期主要是根据原发肿瘤的大小（T）、淋巴结受累情况（N）、是否有远处转移（M）。利用 TNM 分类法将肺癌分为四期。TNM 分类法在 2017 年得到修正，此为 TNM 分期的第 8 版（表 13.8）。传统上对于无法手术切除治愈的小细胞癌患者分为两类：病灶局限于单侧胸廓的患者（局限性病变）和病灶累及双侧肺组织或经胸腔转移的患者（扩散性病变）。最新的 TNM 肺癌分期适用于小细胞肺癌、非小细胞肺癌及典型/不典型类癌。

肺癌分期主要的区别是对Ⅰ或Ⅱ期患者（可切除）和Ⅲ~Ⅳ期患者（不可切除）进行划分（表 13.9）。ⅢA 期代表 T_1~T_2N_2 病变（例如，小于 5cm 伴有的同侧纵隔淋巴结受累），一个 T_3 病灶伴有同侧 N_1 病灶，或者一个 T_4 病灶伴 N_0 或单侧肺门淋巴结受累（即 N_1）。ⅢB 期是代表 T_1~T_2N_3（对侧肺门、纵隔、斜角肌、锁骨上淋巴结受累）或者 T_3~T_4N_2。Ⅳ期是代表对侧肺内、胸膜/心包，或者远处转移。

原发肿瘤（T）。最新的 TNM 分期进一步对原发肿瘤的 T 期标准进行细分，是为了更好地根据肿瘤的直径评估患者生存质量，同时有助于单侧肺叶或同侧肺内多发结节患者的手术切除评估。根据 1cm 递增原则细分为 T_{1a}（0~1cm），T_{1b}（1~2cm），和 T_{1c}（2~3cm）。同样，T_2（直径>3cm）分为 T_{2a}（3~4cm），T_{2b}（4~5cm）。现在将原来归为 T_3 内的主支气管肿瘤、肺叶不张归入 T_2（见表 13.7）。T_3 是指那些直径>5cm 的肿瘤或者侵犯胸壁或心包、胸膜、膈神经，或者在同肺叶出现多个结节。T_4 是指病灶>7cm，并且侵犯无法切除的组织，或者同肺的不同叶出现多个结节。

胸壁受侵。肿瘤侵犯胸壁（包括肺上沟）、横膈、纵隔胸膜、心包、主支气管近端时，被分为 T_3 期。在肺上沟癌患者中，当肿瘤侵犯到椎体、纵隔、臂丛神经、或肺尖上部的锁骨下动脉时无法行外科手术切除。恶性程度较低的肺上沟瘤可以先行局部放疗，然后整体切除肿瘤和胸壁，以得到合理的生存率。

表 13.8

第 8 版肺癌 TNM 分类

T(原发肿瘤)		
T_0		无原发肿瘤
	Tis	原位癌
T_1		肿瘤直径<3cm
	T_{1a}(mi)	微浸润性腺癌(MIA)
	T_{1a}	肿瘤直径≤1cm
	T_{1b}	肿瘤直径>1cm 但≤2cm
	T_{1c}	肿瘤直径>2cm 但≤3cm
T_2		肿瘤直径>3cm~≤5cm
	T_{2a}	肿瘤侵犯脏胸膜
	T_{2a}	肿瘤累及主气管,造成肺不张
	T_{2a}	肿瘤直径>3cm 但≤4cm
	T_{2b}	肿瘤直径>4cm 但≤5cm
T_3		肿瘤直径>5cm~≤7cm
		肿瘤侵犯胸壁/心包/膈神经
		同肺叶出现多个结节
T_4		肿瘤直径>7cm
		肿瘤侵犯气管/气管隆嵴/食管/纵隔/膈/心脏/大血管/喉返神经/脊柱
		同侧不同肺叶出现多个结节
N(淋巴结)		
N_x		无法评估淋巴结转移
N_0		没有淋巴结转移
N_1		同侧肺门/支气管周围/肺内淋巴结转移
	N_{1a}	N_1 所示的一处淋巴结转移
	N_{1b}	N_1 所示的多处淋巴结转移
N_2		同侧纵隔/气管隆突下淋巴结转移
	N_{2a1}	N_2 所示的一处转移,不伴有 N_1
		N_2 所示的一处转移,伴有 N_1
	N_{2b}	N_2 所示的多处转移
N_3		对侧肺门/纵隔或斜角肌/锁骨上淋巴结转移
M(远处转移)		
M_0		没有远处转移
M_1	M_{1a}	恶性的胸膜结节/胸腔积液
	M_{1a}	对侧的多发肿瘤结节
	M_{1b}	单处胸外转移
	M_{1c}	胸外多个转移灶/累及一个或多个脏器

Adapted from Detterbeck FC, Boffa DJ, Kim AW, Tanoue LT. The eighth edition lung cancer stage classification. Chest 2017;151(1):193-203.

表 13.9

第 8 版肺癌分期及五年生存率

分期		T	N	M	5 年生存率/%
Ⅰ	ⅠA1	T_{1a}(mi)	N_0	M_0	92
		T_{1a}			
	ⅠA2	T_{1b}	N_0	M_0	83
	ⅠA3	T_{1c}	N_0	M_0	77
	ⅠB	T_{2a}	N_0	M_0	68
Ⅱ	ⅡA	T_{2b}	N_0	M_0	60
	ⅡB	$T_{1a\sim c}$	N_1	M_0	53
		T_{2a}	N_1	M_0	
		T_{2b}	N_1	M_0	
Ⅲ	ⅢA	$T_{1a\sim c}$	N_2	M_0	36
		$T_{2a\sim b}$	N_2	M_0	
		T_3	N_1	M_0	
		T_4	N_0	M_0	
		T_4	N_1	M_0	
	ⅢB	$T_{1a\sim c}$	N_3	M_0	26
		$T_{2a\sim b}$	N_3	M_0	
		T_3	N_2	M_0	
		T_4	N_2	M_0	
	ⅢC	T_3	N_3		13
		T_4	N_3	M_0	
Ⅳ	ⅣA	任何 T	任何 N	M_{1a}	10
		任何 T	任何 N	M_{1b}	
	ⅣB	任何 T	任何 N	M_{1c}	0

在胸部 X 线上出现肋骨破坏或胸外软组织肿块是肿瘤侵犯胸壁的唯一特征性表现,邻近肺部肿块的胸膜增厚不具有特异性也不能提示侵犯胸壁。虽然 CT 诊断肿瘤侵犯胸壁有一定难度,但可疑患者仍然应行进一步的 CT 检查。CT 上出现胸膜与肿瘤之间的夹角为钝角、肿瘤的基底部>3cm、邻近肿瘤的胸膜增厚、胸膜外脂肪被侵犯时应考虑肿瘤侵犯胸壁。肿瘤向胸廓外扩张或肋骨被破坏是肿瘤侵犯胸壁在 CT 上的特异性表现但灵敏度并不高(见图 13.14B)。

MRI 诊断胸壁被肿瘤侵犯方面的效果等同于 CT。MRI 冠状位有利于观察肺上沟瘤对胸壁、臂丛神经或锁骨下动脉的侵犯情况。

纵隔侵犯。肿瘤侵犯纵隔,包括心脏、大血管、气管、气管隆嵴、食管、横膈或者喉返神经(T_4 期肿瘤)不适合手术切除。局限性的心包侵犯(T_3 期)可以手术切除。纵隔胸膜受侵在术前很难评估，并且与其他肿瘤特征对比，单从这点对患者生存质量并无较大影响，所以这点已经从最新的 T 期分级里面删除。

胸部 X 线上出现纵隔肿块，纵隔增宽或横膈上抬（由于累及到膈神经）时应考虑为肿瘤侵犯所致。同诊断肿瘤侵犯胸壁一样，在 CT 上邻近纵隔胸膜处出现肿块或纵隔胸膜增厚并不一定代表肿瘤向纵隔扩散或肿瘤不可切除。然而，邻近肺肿瘤的纵隔内有明显肿块，纵隔血管、食管受压，纵隔脂肪被侵犯应高度怀疑肿瘤已扩散到纵隔。除非有明确的 CT 征象提示原发肿瘤侵犯纵隔，否则也无法完全改变患者的手术切除方案，简单地描述肿瘤靠近纵隔就已足够。

中央气道受累。肿瘤侵犯到主支气管（T_2 期），无论距离气管隆嵴的距离是多少，该肿瘤都是可以切除的。虽然肿瘤侵犯气管隆嵴可以通过气管隆嵴切除术伴支气管与残余气管端接合术（袖式肺切除术）得到治疗，但大部分医师认为该肿瘤为无法切除。虽然 X 线平片有时可以显示主支气管或气管的肿块，然而 CT 在评估肿瘤与气管隆嵴之间的关系方面的准确度更高（图 13.18）。然而，CT 不能像支气管镜一样有效地评估黏膜或黏膜下肿瘤的波及范围，所以，中央型肺癌的患者如果 CT 上没有明显的气管隆嵴或气管受侵犯的征象，应行支气管内镜来明确肿瘤近端的大小。

同一肺叶内的多个肿瘤结节。国际上分期系统对非小细胞肺癌进行分期的最新资料显示，根据预后情况将在同一肺叶的肿瘤结节卫星灶划分为 T_3 期肿瘤。大部分在同一肺叶内出现多个肺结节但没有纵隔淋巴转移（N_2 期）或远处转移的患者可尝试根治性切除。

胸腔/心包积液。胸膜/心包有恶性的增厚、结节或者积液被列为 M_{1a} 期，并且无法进行有效切除。支气管肺癌的患者出现胸腔积液的原因很多，包括肿瘤侵犯胸膜、阻塞性肺炎、肿瘤阻塞淋巴管或肺血管。虽然与肺癌相关的胸腔积液常提示预后不好，但只在胸腔积液或胸膜组织活检中出现癌细胞的患者才被认为是不可切除的。其他胸腔积液患者被认为是可行切除治疗的，但是他们的预后也较差。通常 X 线检查，包括卧位片，可诊断胸腔积液。经胸穿刺细胞学检查或胸膜组织活检在明确恶性胸膜转移瘤时是必要的。在 CT 若出现胸膜增厚>1cm，胸膜呈分叶状增厚或呈广泛增厚（例如累及纵隔胸膜）应高度怀疑胸膜受侵（见图 13.16B）。虽然 PET 对于显示恶性肺癌患者的胸腔积液很有用，但对于之前有胸膜剥脱术的患者需谨慎，因为 PET 显示胸膜炎症可增加 FDG 的摄取率。

淋巴转移（N）（图 13.19）。虽然同侧纵隔或气管隆嵴下淋巴结转移的患者被划分为 N_2 期肿瘤患者常被认为是可切除的，但通过术前影像学检查或淋巴组织活检发现的 N_2 期淋巴结转移患者一般预后较差，通常对这些患者会进行新辅助疗法。而那些仅发生在纵隔的较小的淋巴结包膜内转移通常预后很好，经手术切除后病理证实为 N_2 期，因此手术切除是有必要的。对侧肺门/纵隔淋巴结或者锁骨上淋巴结（N_3 期）无法切除（图 13.20）。在新的淋巴结分期里对于 N_1 和 N_2 的范围以及不伴有 N_1 期的 N_2 期（纵隔内）淋巴结范围，即跳跃性淋巴转移新增了内容，将其细分成了单个和多个区域。

在定义患者是否可以行手术切除治疗之前，需行纵隔镜或经胸腔组织活检来明确肺癌患者胸部 X 线上所显示的纵隔肿瘤的侵犯情况。胸部 X 线正常或怀疑纵隔或肺门淋巴结肿大时，应该进一步行胸部 CT 来评估淋巴结的情况。因为并不是所有恶性淋巴结转移都会增大（出现假阴性征象和灵敏度降低），故单一测量并不能完全准确地鉴别该淋巴结为正常的还是恶性的。肺癌患者增大的淋巴结可能为淋巴结反应性增生而不是淋巴结转移（出现假阳性征象，特异度降低）。如果把一个小的淋巴结直径（5mm）作为良、恶性的分界点，其灵敏度将很高但特异度很低。然而选择一个大的淋巴结直径（2cm）作为良、恶性淋巴结的分界点时可以提高良恶性淋巴结鉴别的特异度，但会降低其灵敏度。大部分放射科医师使用 1cm 的短直径作为良、恶性淋巴结的分界点，因为这样可以获得最高的特异度和灵敏度。

最近研究发现，CT 用于明确肺癌患者的淋巴结变化情况相对来说不是很准确的。当把短径大于等于 1cm 的淋巴结看为异常淋巴结时，淋巴结转移的特异度和灵敏度两方面近

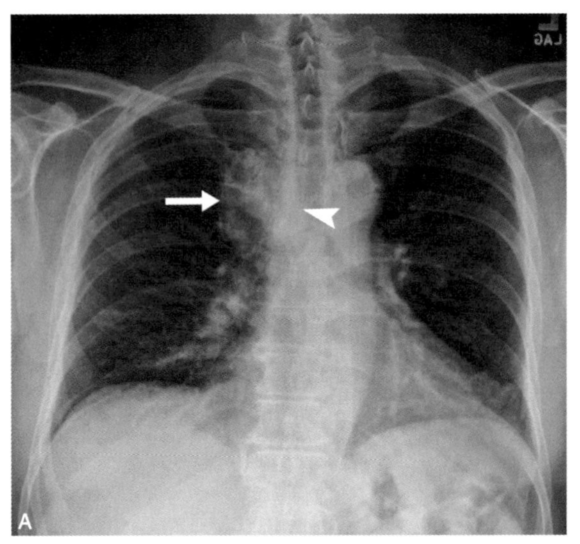

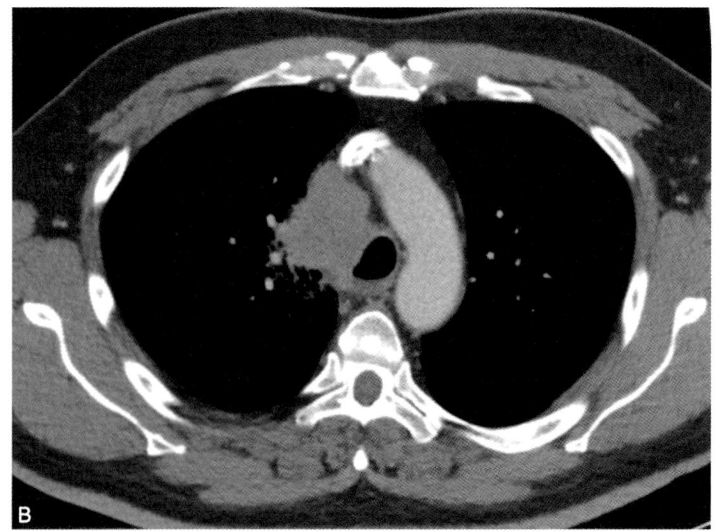

图 13.18 非小细胞肺癌侵犯气管。A. 胸部正位片示右侧气管旁肿块（箭）与邻近右下肺支气管壁分界不清（箭头）；B. CT 增强示气管旁一巨大软组织密度影，支气管镜显示右侧气管壁受侵。活检证实为非小细胞肺癌。

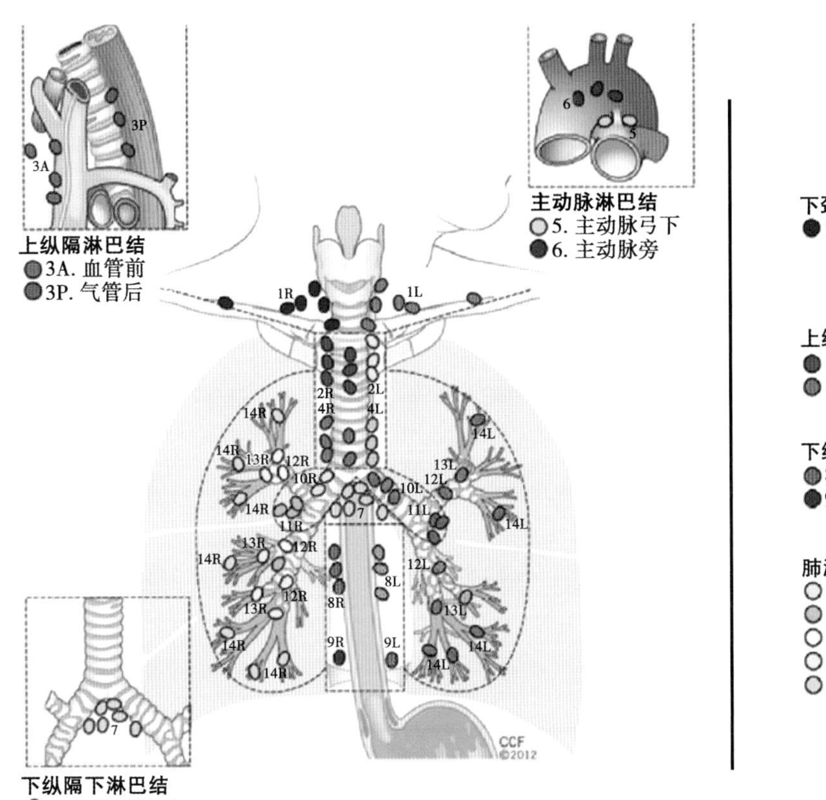

右边	左边
下颈部淋巴结	**下颈部淋巴结**
1R. 下颈部 锁骨上的 胸骨柄切迹淋巴结	1L. 下颈部 锁骨上的 胸骨柄切迹淋巴结
上纵隔淋巴结	**上纵隔淋巴结**
2R. 右上气管旁	2L. 左上气管旁
4R. 右下气管旁	4L. 左下气管旁
下纵隔淋巴结	**下纵隔淋巴结**
8R. 右食管旁	8L. 左食管旁
9R. 右肺韧带	9L. 左肺韧带
肺淋巴结	**肺淋巴结**
10R. 右肺门	10L. 左肺门
11R. 右叶间	11L. 左叶间
12R. 右叶	12L. 左叶
13R. 右肺段	13L. 左肺段
14R. 右肺亚段	14L. 左肺亚段

图 13.19　国际肺癌研究协会提出的肺癌淋巴转移分布区域。

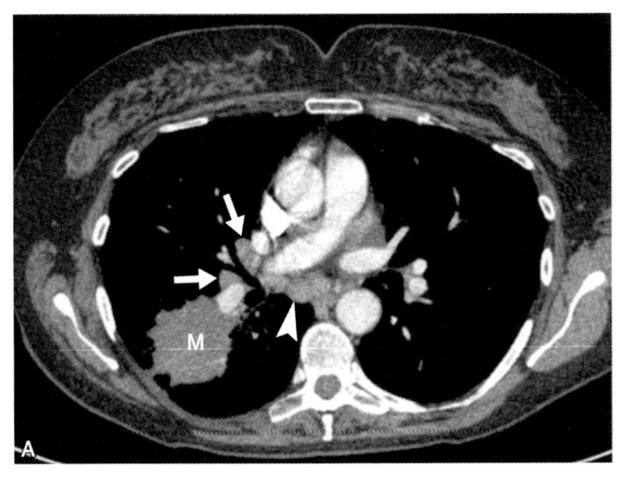

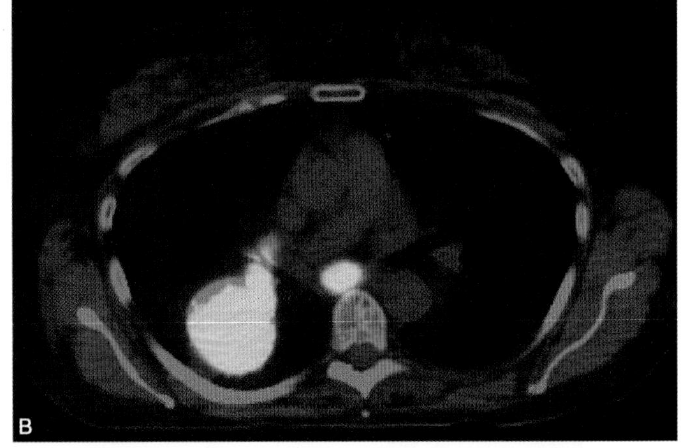

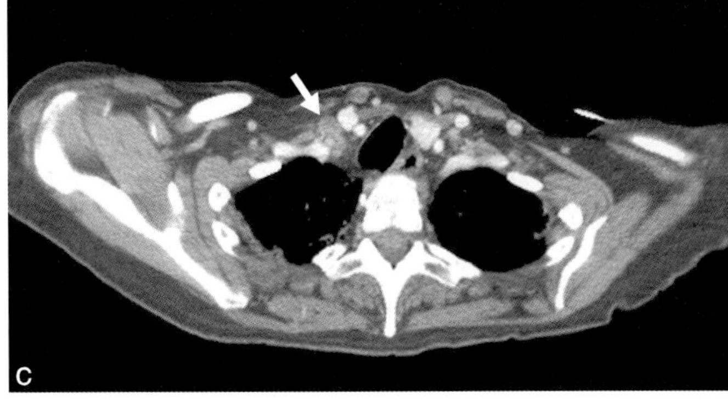

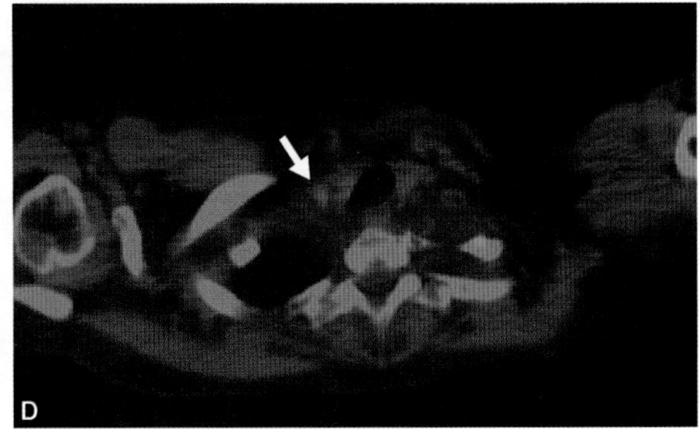

图 13.20　支气管肺癌的淋巴结转移。A. 横断位 CT 增强示右肺下叶肿块（M），邻近右肺门（小箭）（N_1 期）及气管隆嵴下淋巴结（箭头）（N_2 期）增大；B. PET/CT 示同一层面肿块和淋巴结 FDG 浓聚；C. CT 肺尖层面见右侧锁骨下淋巴结增大（箭）（N_3 期）；D. PET/CT 示同一层面此淋巴结 FDG 浓聚（箭）。超声引导下锁骨上淋巴结穿刺活检证实为腺癌。

60%~65%,在观察单个淋巴结时,其灵敏度和特异度可能更低。虽然CT不能准确判断纵隔淋巴结是否被肿瘤侵犯,但在指导其他的侵入性分期检查方面可提供重要的信息,例如,纵隔镜、经气管隆嵴细针穿刺活检、超声内镜组织活检和经胸腔或开胸活组织检查。PET/CT可提供一个比较准确的肺癌淋巴结的分期。

在肺癌淋巴结分期方面纵隔镜、支气管内镜可补充CT扫描的不足。在PET阳性或/和CT上有纵隔淋巴结增大的患者易于行纵隔镜(包括气管前淋巴结、气管隆嵴下前方淋巴结、右气管支气管淋巴结),超声支气管镜(气管前、气管旁、气管隆嵴、肺门和叶间淋巴结检查)或超声内镜(气管隆嵴、食管旁、下肺韧带)进行标本取样。当肺癌患者无上述CT或纵隔镜检查出现的阳性征象时,是否需行开胸术,仍然存在争议。纵隔镜组织活检对临界肺功能患者是有利的,因为一个阳性纵隔镜组织检查结果基本可以确定是否需要进行手术切除。

转移性病变(M)。每一个被确诊为肺癌的患者都需评估该患者的远处转移情况(M_1)。明确肿瘤出现远处转移可以避免不必要的开胸术。在肺癌患者的胸腔外转移的常见部位包括:淋巴结、肝、肾上腺、骨和大脑。当转移灶位于另一侧肺时,虽然位于胸腔内,但也被认为是M_1病变。这些位置的转移灶可能是由肺癌血源性转移而来。

在新的肺癌分期中已经对远处转移的标准进行了进一步的划分,分别是没有远处转移(M_0),有恶性胸膜/心包病灶或者对侧肺内转移(M_{1a}),胸外单个转移(M_{1b}),胸外同一脏器或多个脏器多处转移(M_{1c})。

胸部或上腹部CT扫描实际上是所有支气管肺癌患者最初评估性检查方法的一部分,可充分评估肝、脾、肾上腺和上腹部淋巴结的转移情况。MR和超声可以用于呈软组织密度的肝脏肿块和偶发性肝囊肿的鉴别。全身的FDG-PET成像被用于检查骨转移情况,常规的胸部X线或CT可以用于评价特定的异常增加的骨示踪剂的摄取灶和局部骨疼痛。

除了IA期的肺癌患者和没有临床证据的脑部转移,患者

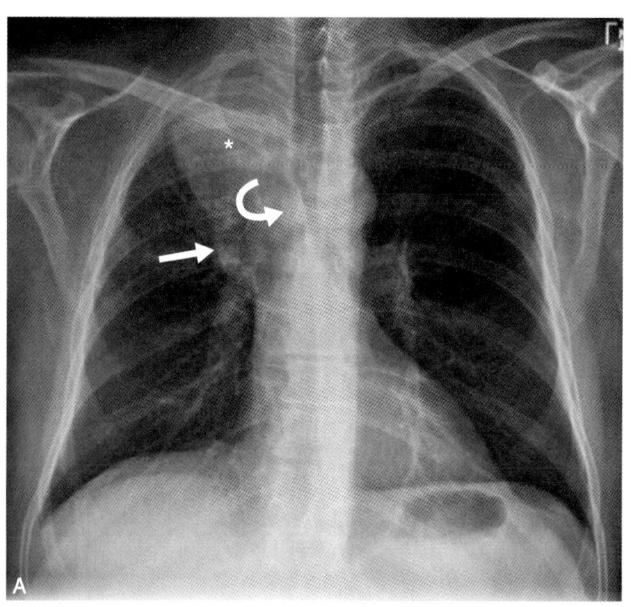

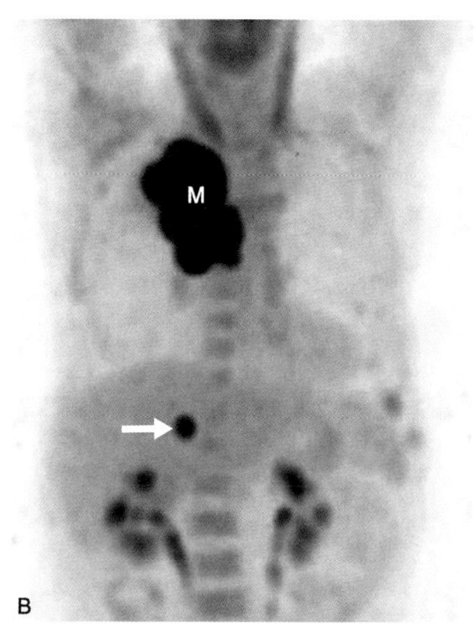

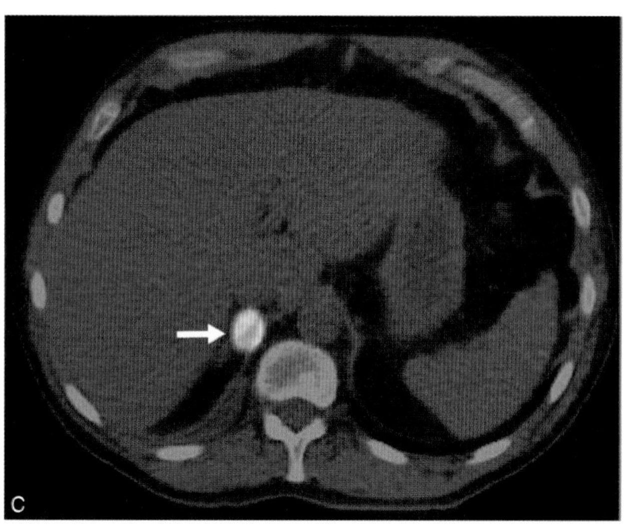

图13.21 支气管肺癌的肾上腺转移。A.胸部正位片示右上肺部分不张(*)、右肺门肿块影(箭)远端气管和右主支气管管腔狭窄(弧形箭);B.PET冠状位示右上肺肿块放射性标记物大量聚集(箭)。同时右上腹可以看到一浓聚放射性标记物的结节(箭);C.PET/CT示右侧肾上腺大量浓聚放射性标记物(箭)。

需通常颅脑 MRI 行肺癌分期。

近 60%~65%的小细胞癌患者在就诊时肿瘤都已发生转移。目前基本上所有的小细胞癌患者都可能存在宏观或微观的转移灶,这些患者失去了外科切除术的机会。然而,对胸外转移瘤患者的正确分期可以判断预后并为化疗疗效提供评估。对小细胞癌进行胸外转移灶分期的另一个原因是评估患者可否行放疗或对局灶性骨或软组织转移瘤切除。

在支气管肺癌患者行 CT 检查分期时可发现近 10%的患者出现肾上腺转移。然而在近 5%的正常人群中存在良性的肾上腺皮质腺瘤。实际上,在非小细胞支气管肺癌患者中,孤立性肾上腺肿块是腺瘤的可能性是转移瘤的两倍。许多患者肾上腺肿块是肿瘤胸外转移的唯一脏器,对肾上腺肿块做出正确的诊断对制定治疗方案至关重要。

鉴别肾上腺良、恶(包括原发或转移灶)性肿瘤的方法包括 CT、MR 化学位移性成像、FDG-PET 和针吸穿刺活检。通过联合利用平扫 CT 来检测脂肪组织丰富的腺瘤(≤10HU)和通过延迟增强 CT 来观察脂肪组织少的腺瘤(15min 内≥60%对比剂消失)可以准确地鉴别肾上腺病灶的良恶性。化学位移 MR 偶尔用于肾上腺病灶的检测。PET 检测肾上腺转移瘤的灵敏度近 100%(图 13.21),所以 PET 显示为阴性时可以有效排除肾上腺转移瘤。然而,腺瘤可以摄取 FDG 并产生一个假阳性结果,因此,孤立性的 FDG 阳性肾上腺病灶可能需要行组织活检来明确诊断。

非上皮性肺肿瘤及肿瘤样病变

淋巴瘤。霍奇金淋巴瘤肺实质受累比非霍奇金淋巴瘤概率高 2~3 倍。大多数肺内原发非霍奇金淋巴瘤来源于支气管相关淋巴组织(BALT),为恶性程度较低的 B 细胞淋巴瘤。这些来源于支气管相关淋巴组织的淋巴瘤也被称作结外边缘区淋巴瘤(MZL),与自身免疫性疾病有一定的相关性,特别是干燥综合征和类风湿关节炎。弥漫性大 B 细胞淋巴瘤在肺内则不常见。

霍奇金淋巴瘤的肺实质改变常表现为从增大的肺门淋巴结向肺延伸的条索状和粗点网状影。被侵犯的实质区域可出现肿块影和支气管阻塞。霍奇金淋巴瘤伴肺不张很少由支气管外结节压迫支气管所致,常由支气管内肿瘤阻塞支气管发展而来。当转移至胸膜下淋巴管时可能形成胸膜下结节或肿块,此表现仅可以在 CT 上显示。霍奇金淋巴瘤伴实质转移常不会侵犯至肺门和纵隔淋巴结(已有纵隔淋巴结转移的患者除外),非霍奇金淋巴瘤实质转移不伴淋巴结侵犯可高达 50%。肿块/结节或局部斑片灶是最常见的表现(图 13.22);后者类似于大叶性肺炎。粗点、网状结构或树枝状阴影并不常见,以单个结节/肿块为唯一表现较为罕见。

淋巴瘤样肉芽肿病。是指受到 EB 病毒感染后,肺内大量 T 细胞和 B 细胞增生形成的。高达 50%的患者中枢神经系统和皮肤受累。组织学上,多个的圆形淋巴结内含有的淋巴细胞浸润小血管形成闭塞性血管炎。影像学上,常在肺下叶有多发性结节影。空洞性病变很常见,常因缺血性坏死所致。总体来说预后不好,根据含有大量 EB 病毒 RNA 的恶性 B 淋巴细胞的数量,将预后情况分成 1(预后好)~3(预后差)级。

滤泡性细支气管炎,淋巴细胞间质性肺炎(LIP),结节性淋巴样增生。滤泡性细支气管炎和淋巴细胞间质性肺炎通常与自身免疫性及免疫性疾病所引发的炎症相关,如干燥综合征、风湿性关节炎、重症肌无力、常见的变异型免疫缺陷病和 HIV 感染。一般患者会有咳嗽、呼吸困难和长期呼吸道感染等症状。滤泡性细支气管炎的患者大多和类风湿关节炎有关,可以看到较小的、边界不清的小叶中心结节,提示小支气管周围淋巴增生。淋巴细胞间质性肺炎一般只发生在干燥综合征的患者和艾滋病儿童身上(与 EB 病毒感染也相关),胸部 X 线上可以看到肺下叶呈网格状或条索状改变,通常还可看到其内伴有支气管阻塞。CT 可见弥漫性的磨玻璃影,边界不清的小叶中心性结节,小叶间隔增厚以及薄壁囊肿(图 13.23),也可出现相关淋巴结增大。结节性淋巴样组织增生类似淋巴细胞间质

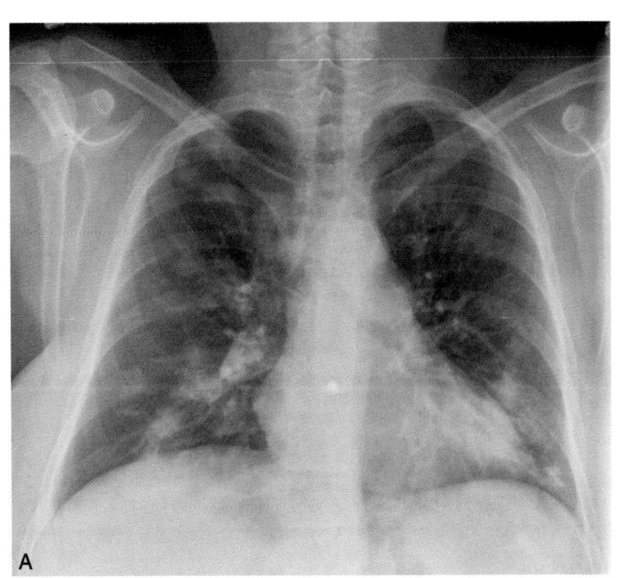

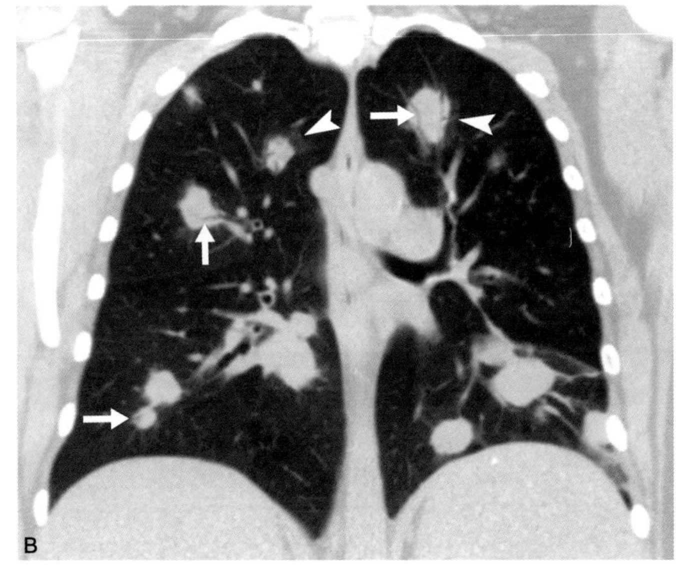

图 13.22 T 淋巴细胞瘤肺内浸润。A. 女性,57 岁,胸部正位片示双肺多发结节;B. CT 冠状位示双肺多发结节,部分结节内可见支气管穿行(箭),周围呈磨玻璃改变(箭头)。

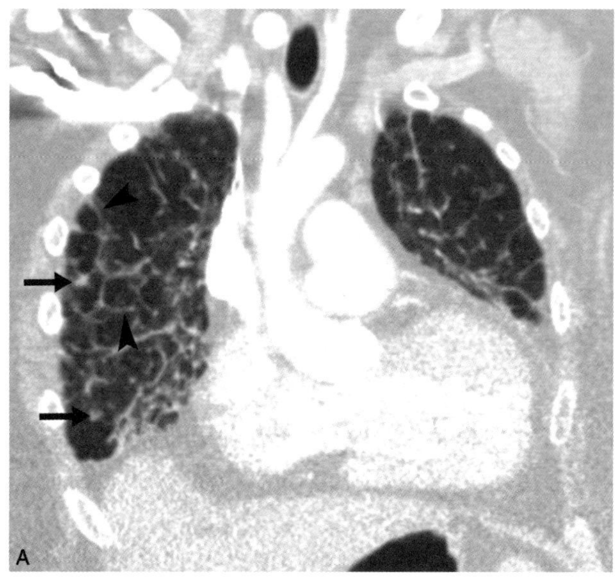

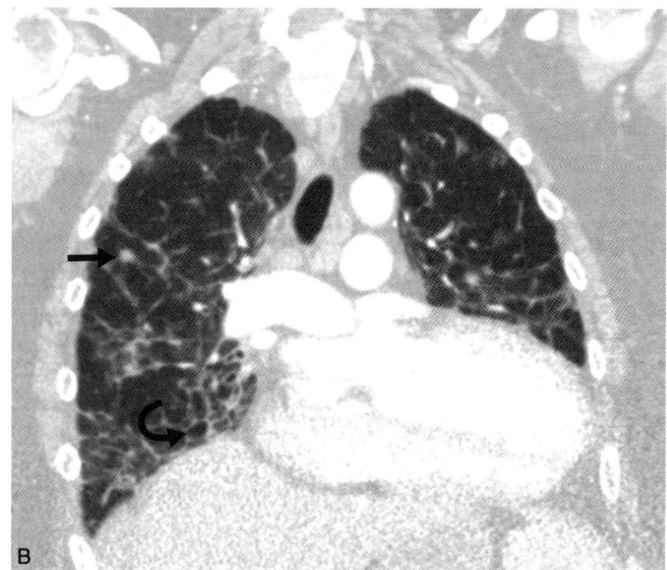

图 13.23　常见变异型免疫缺陷病中的淋巴细胞间质性肺炎。此为有免疫缺陷病的患者。A、B 分别是胸部 CT 冠状位肺窗。在 A 中可见边界不清的结节（A 中的箭），以及网格状模糊影（A 中的箭头）。在 B 中可见囊性病灶（弧形箭），这些征象可提示淋巴细胞间质性肺炎。

性肺炎的表现，在小气道周围可见到反应性增生的淋巴细胞，表现为单个或多个的结节或肿块。

移植后淋巴组织增生性疾病。是指在少数移植患者中可见的一系列疾病，从良性的多克隆淋巴细胞增殖到侵袭性非霍奇金淋巴瘤，常见于肺移植患者。EB 病毒感染是常见的原因，一般会引起淋巴以外的脏器受累，肺较常见。最常见的影像学表现为肺内出现孤立或多个边界清楚的结节或肿块（图 13.24）。治疗方法有很多，但对于无痛性的病灶，减少免疫抑制剂是比较有效的治疗。

白血病。尸检发现 1/3 的白血病患者发生肺部浸润，但临床或影像上肺实质性浸润改变的在患者存活时并不常见。白血病患者的大部分肺部病变是由白血病伴发的免疫抑制所形成的肺炎，心脏病变所形成的肺水肿，或因血小板减少所形成的肺出血所致。白血病伴肺实质浸润常表现为白细胞浸润肺间质，胸部 X 线上出现周围支气管袖口征和网结状改变。白细胞局限性聚集可形成绿色瘤，在影像学上表现为一个孤立性肺

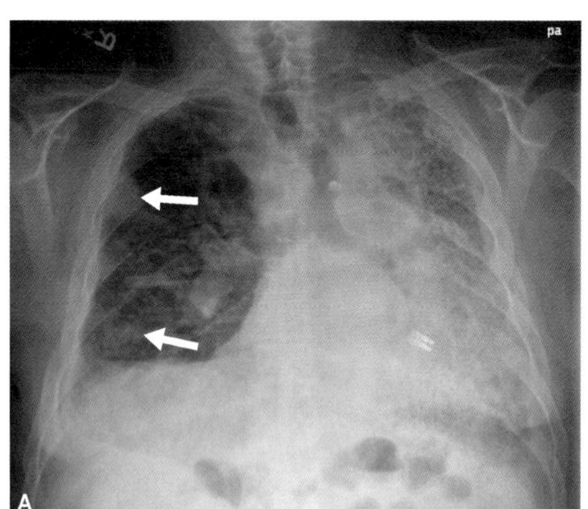

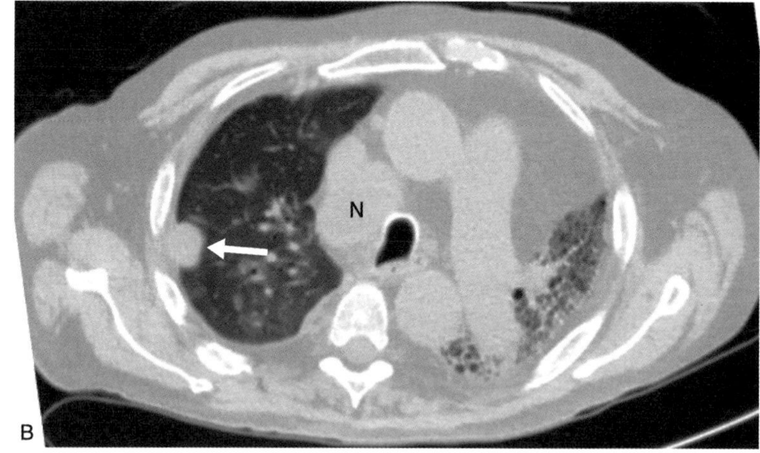

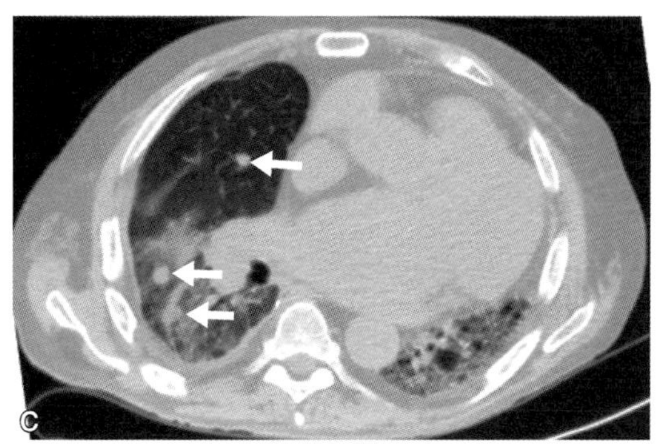

图 13.24　移植后淋巴组织增生性疾病。A. 患者因特发性肺纤维化进行了右肺移植手术，胸部正位片示右肺多发结节（箭）；B、C. 胸部平扫示右肺多发结节和磨玻璃影（B、C 中的箭），并可见右侧气管旁明显增大的淋巴结（B 中 N 所示）。活检证实为淋巴瘤。

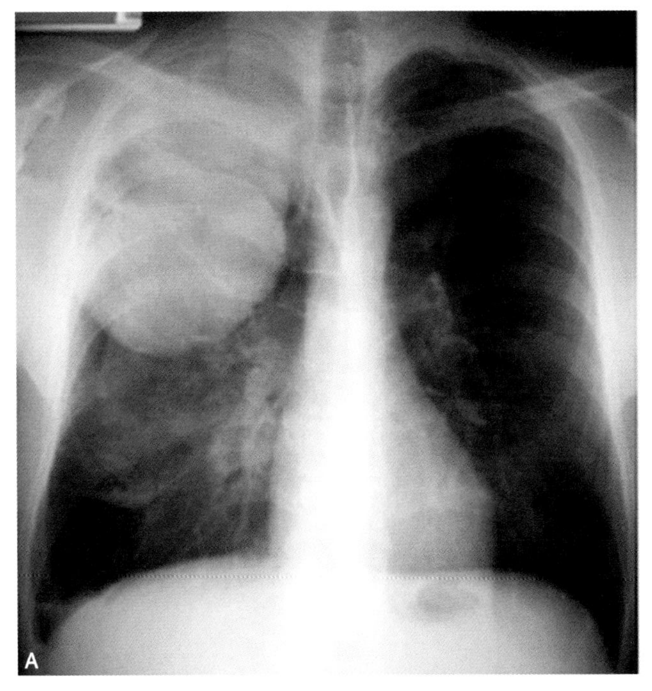

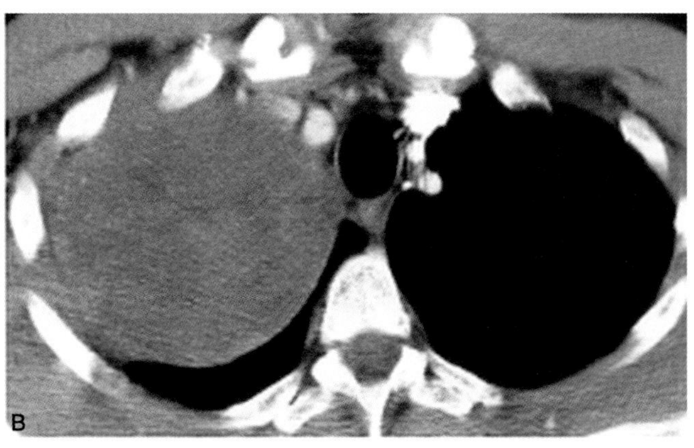

图 13.25　肺母细胞瘤。A. 男性，29 岁，胸部后前位片示右肺上叶巨大肿块影；B. 增强 CT 示右肺上叶巨大占位。经肺内切除术后病理活检提示肺母细胞瘤。

结节。肺内白细胞滞留是白血病在肺部很罕见的表现，此征象出现在急性白血病或原始细胞危象即周围白细胞数量超过 100 000~200 000/cm^3 的急变期患者，此时原始白细胞滞留在肺微脉管系统里可引起呼吸困难。在受影响的患者中近 50% 的影像征象正常，其余的表现为弥漫性的网结状改变。

卡波西肉瘤（KS）是艾滋病或移植患者常见的并发症，一般与 HHV-8 感染有关。卡波西肉瘤通常由皮肤、口咽和/或内脏器官转移而来。组织学特征表现为：一簇有大量有丝分裂像的梭形细胞间被含有红血细胞的薄壁血管分隔。卡波西肉瘤常侵犯气管支气管黏膜、支气管血管周围、肺泡和胸膜下间质。卡波西肉瘤表现为小到中等大小、边界不清楚的结节和从肺门向中、下肺延伸的粗的条索状影。CT 可显示典型的支气管血管周围的异常密度和肿瘤区域内可能的含气支气管征。较大的病灶通常沿支气管走行分布，似呈"火焰状"。高达 50% 的卡波西肉瘤患者可出现血性胸腔积液，常由肺胸膜下间质病变所致。20% 的患者可出现肺门和纵隔淋巴结增大。卡波西肉瘤主要的诊断特征是病变进展速度缓慢（常常超过几个月），即使浸润到肺实质，患者也无发热的症状或肺部症状。

通常卡波西肉瘤通常是通过在患者胸部 X 线和 CT 上发现典型的支气管内病灶从而间接诊断的。

肺母细胞瘤。是儿童和青壮年中很罕见的肺部恶性肿瘤。肿瘤由肺的间叶细胞和上皮细胞组成。肺母细胞瘤在组织学上很难同肺肉瘤鉴别。肺母细胞瘤通常在发现时就非常大（图 13.25）。通过切除术可明确诊断。患者就诊时大部分已发生转移，预后不佳。

弥漫性特发性肺神经内分泌细胞增生（DIPNECH）是指小气道黏膜神经内分泌细胞的癌前增生。一般发生于肺内出现与转移瘤相似的小结节而无症状的中年女性，或伴有咳嗽、呼吸困难、气喘症状的 COPD/哮喘中年女性患者。后者有气道受阻的病理学依据，即神经内分泌细胞增生和缩窄性细支气管炎。在 CT 吸气相和呼气相分别可以看到典型的马赛克灌注征和空气滞留。直径小于 5mm 的结节为微小类癌，而大的结节则为典型的类癌（图 16.22）。

气管和支气管肿块

气管肿瘤。气管内肿块可以分为肿瘤性或非肿瘤性两类。原发性气管肿瘤很罕见，但是 90% 的成年人气管原发肿瘤是恶性的。大部分原发性气管癌来源于气管上皮细胞或黏液腺（90%），其余的来自气管壁间质（10%）。鳞状上皮细胞癌是原发性气管癌最常见的类型，占所有的恶性原发性气管癌的 50%（图 13.26）。气管癌常好发于中年吸烟男性，高达 25% 的患者与喉部、支气管或食管恶性肿瘤有关。常好发于气管远端气管隆嵴 3~4cm 范围内，其次是颈部气管。咳嗽、咯血、呼吸困难和哮鸣是最常见的临床表现。患者常被误诊为哮喘。囊腺癌是一种来源于气管黏液腺的恶性肿瘤，占原发性恶性气管肿瘤的 40%。此肿瘤易累及气管、主支气管或叶支气管远端 2/3 的后外侧壁（图 13.27）。

虽然在标准的胸部 X 线可以显示被肿瘤所致的扭曲的气管，但原发性气管癌很少在胸部 X 线上得到诊断。CT 上可见分叶状或不规则的软组织肿块使气管腔呈偏心样狭窄和腔内软组织肿块（图 13.27）。直径大于 2cm 的肿块可能为恶性病变，直径小于 2cm 很可能为良性病变。肿块内钙化很罕见。气管癌的可切除性要根据就诊时气管被侵犯的范围和纵隔被累及的程度确定。CT 特别适合观察纵隔被侵犯的情况，也成为气管肿瘤成像的首选。鳞状细胞癌患者的预后很差，就诊时 50% 的患者都有纵隔受侵。虽然囊腺癌有一个比较好的预后，但那些生长缓慢的病灶呈局限性浸润并有晚期复发和转移的趋势。

除原发性气管癌外，气管还存在其他类型的病变，包括：黏液表皮样癌、类癌、腺癌、淋巴瘤、小细胞癌、平滑肌肉瘤、纤维肉瘤、软骨肉瘤。软骨肉瘤来源于气管软骨，可以通过肿瘤内

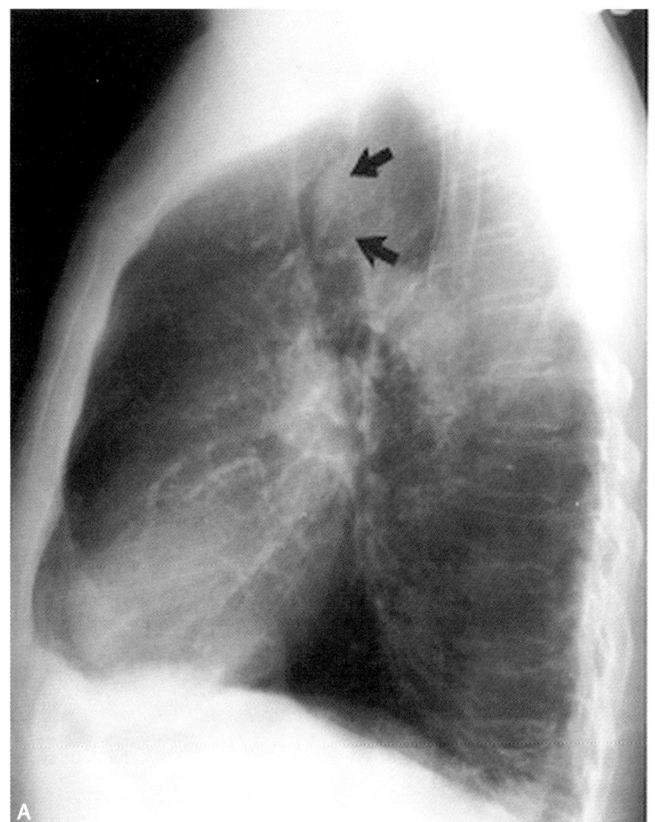

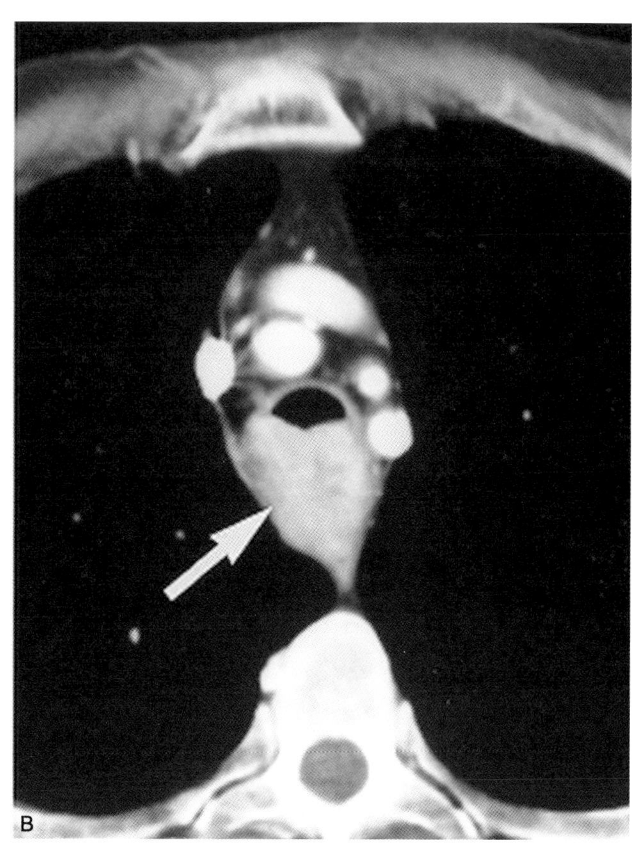

图 13.26 气管鳞状细胞癌。A. 男性,68岁。胸部侧位片示气管中部肿块影(黑箭);B. CT示气管后壁见一强化肿块影(箭),管腔狭窄。支气管镜取样活检提示鳞状细胞癌。

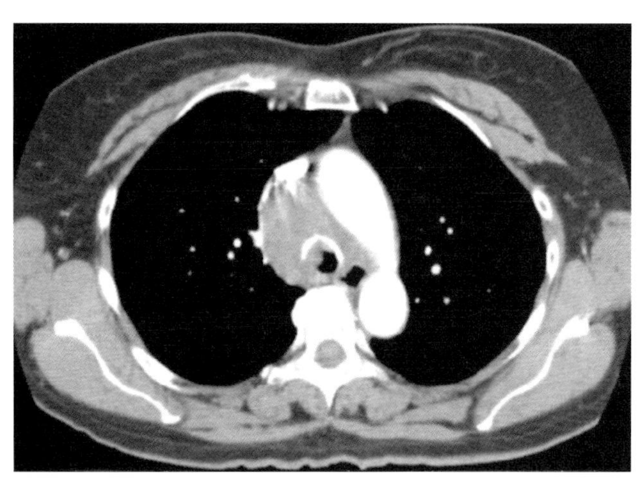

图 13.27 气管囊腺癌。CT示气管内肿块影,形态不规则,管腔不均匀狭窄,并且腔外/纵隔内可见较大肿块成分。支气管镜取样活检提示囊腺癌。

的软骨成分得以鉴别。气管是居第二位易被恶性肿瘤侵犯的位置,通过直接侵犯或血源性播散。喉癌可以向下侵犯声带进而侵犯到颈部气管。因喉癌有喉全切除术史的患者,肿瘤在气管切口处有复发的可能。甲状腺恶性肿瘤中,乳头状癌和滤泡状癌最容易侵犯气管。食管上1/3的小细胞癌可以侵犯气管后壁进而形成气管食管瘘。肺癌可以通过中央支气管邻近组织直接侵犯,通过气管前或气管旁淋巴结进行淋巴结转移,大的右上肺叶肿块可直接侵犯气管(见图13.18)。CT是用于检查气管转移瘤在气管壁或管腔内侵犯程度的最好检查方法。最常通过血行转移至气管的胸腔外原发性肿瘤包括:乳腺癌、肾癌、结肠癌和黑色素瘤。这些病变在CT上常表现为气管壁不规则增厚或表现为与气管良性肿瘤难以鉴别的边界清晰的局灶性结节或肿块。

软骨瘤、纤维瘤、鳞状细胞乳头状瘤、血管瘤、颗粒细胞瘤是成年人最常见的气管良性肿瘤。软骨瘤常来自气管软骨,形成边界清晰的腔内肿块。CT可以显示肿瘤内的软骨的点状钙化灶。纤维瘤是位于颈部气管的无蒂或有蒂的纤维组织肿块。鳞状细胞乳头状瘤是人乳头状瘤病毒感染所致的黏膜病变,此病变可以发生患有性病(尖锐湿疣)的女性生出的小孩身上,形成典型的喉部多发性肿块。气管、支气管、肺均可被累及,通常在青少年时消退,成人少见。颈部气管的血管瘤几乎为婴幼儿特异性疾病,在CT上常表现为局灶性肿块。颗粒细胞瘤是一种来自气管或支气管管壁的神经膜细胞的肿瘤。此病常常累及颈段气管或主支气管,但也可出现在小气道(图13.28)。CT上表现为一宽基底或有蒂的软组织肿块,肿块可能侵犯到气管壁。此肿瘤有局部复发的倾向。

常见的气管内非肿瘤性肿块多为异位的气管内甲状腺或胸腺组织,在影像学上常不能同气管内肿瘤相鉴别。气管内甲状腺可见于气管外甲状腺肿的女性患者。气管内组织可能为甲状腺肿的组织,可在气管的任何部位均可出现,但常位于颈部气管的后外侧壁。在有大量痰液或气道清除功能降低的患者的气道内肿块可能为黏液栓。咳嗽后,CT显示低密度肿块影可出现位置改变或消失征象。

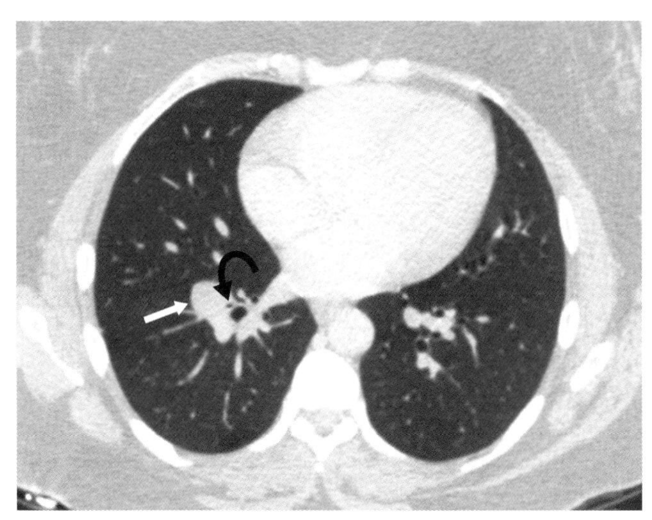

图 13.28 肺内颗粒细胞瘤。CT 示右肺下叶一边缘光滑的肿块影(箭),右肺下叶前段支气管管腔狭窄(弧形箭),经外科肺叶切除术后病理活检提示颗粒细胞瘤,来源于段支气管。

中央支气管的原发性恶性肿瘤包括肺癌、类癌、黏液腺肿瘤(囊腺癌、黏液上皮样癌和多形性腺瘤)。类癌和黏液腺肿瘤约占所有气管支气管肿瘤的 2%,其中 90%的位于支气管或肺内,其余的位于气管内。类癌占中央型支气管原发性恶性肿瘤的 90%,囊腺癌占 8%,黏液上皮样癌占 2%。然而,在不包括肺癌的所有恶性气管肿瘤中,囊腺癌占 90%,类癌占 10%。

类癌来自气道内的神经内分泌细胞。Kulchitsky 细胞源性肿瘤细胞组织学分化具有恶性生物学行为,从恶性程度低的典型类癌到非典型性类癌到恶性程度高的小细胞癌(KCC3)。80%的支气管类癌肿块位于中央支气管内,患者常表现为咳嗽、呼吸困难、哮鸣、反复发作的肺不张或肺炎、咯血(图 13.29)。由于类癌为富血供肿瘤,故患者常大量咯血。此病好发的平均年龄为 50 岁。组织学上,这些肿瘤细胞呈带状或条状,细胞间被血管纤维基质分隔。这些细胞内可能含有胞质内包涵体,在免疫组织化学上可能出现各种各样的神经内分泌细胞的分泌产物,包括血清素、血管活性肠肽、促肾上腺皮质激素、抗利尿激素。不到 3%的患者会出现类癌综合征。

影像学上,中央支气管的类癌表现为大气道阻塞性肺不张或肺炎。肺叶透光度增强或肺体积缩小可能是由不完全性阻塞或支气管反应性低氧血管收缩所致;这些表现在肺癌中很少见。位于肺内的类癌表现为边界清楚,边缘光滑或呈分叶状的结节或肿块。在 10%的病理样本上可见钙化或骨化,但在胸部 X 线上少见。CT 用于观察肿块与中央气管之间的关系。中央支气管的类癌在 CT 上的典型表现为主支气管内或叶支气管内出现边缘光滑或呈分叶状的软组织肿块(图 13.29)。非典型类癌表现为边缘不规则肿块,增强时呈不均匀增强,可能与肺门淋巴结和纵隔淋巴结转移有关。在一些病例中,CT 上病灶有周围性小的点状钙化或呈明显增强的征象时可以同肺癌鉴别。铟标记奥曲肽核素检查对于识别类癌很有用,特别是用于对肿瘤的术前评估及远处转移。由于 FDG-PET 相对来说诊断典型的类癌假阴性率较高,所以对于已知的或怀疑为类癌的患者行奥曲肽扫描来判断 TNM 分期还是有必要的。

典型的支气管类癌患者的预后很好,5 年生存率可达 90%。手术样本中近 5%的患者出现淋巴结转移,此类患者 5 年生存率可达 70%。患者远处转移可高达 70%,可以在发现原发肿瘤数年后出现,其 5 年生存率常不到 50%。

肺错构瘤是由正常支气管或肺内紊乱的间质和上皮组织构成的良性肿瘤。组织学上,其内包含由纤维结缔组织包围的软骨、不同数量的脂肪、平滑肌、浆液黏液腺,在 30%的病例里可见钙化和骨化。90%的肺错构瘤以结节或肿块形式位于肺实质内(见图 13.1B、图 13.5),位于支气管内的不到 10%。支气管内错构瘤常常是一种被含有少量软骨的纤维组织覆盖的以脂肪组织为核心的病变。此类型好发于 50 岁。中央支气管错构瘤常表现为咳嗽或上呼吸道阻塞。CT 上表现为不易与支

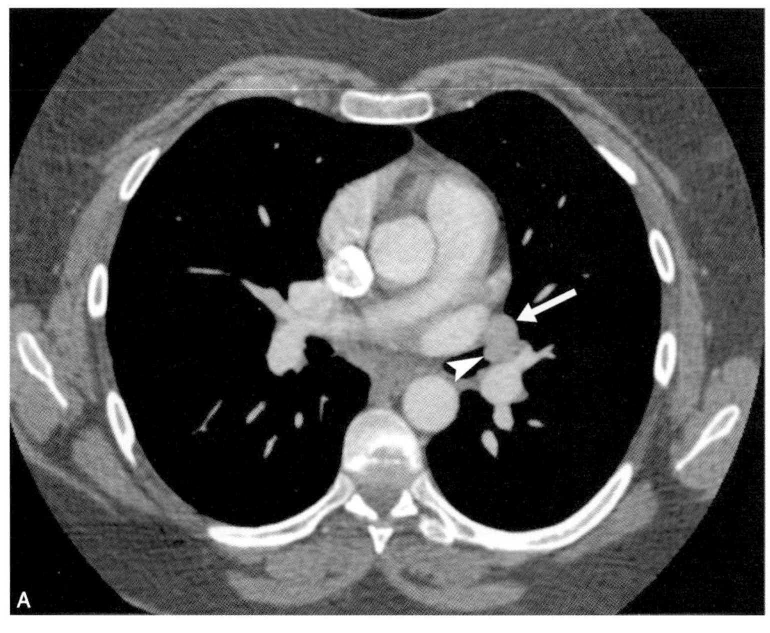

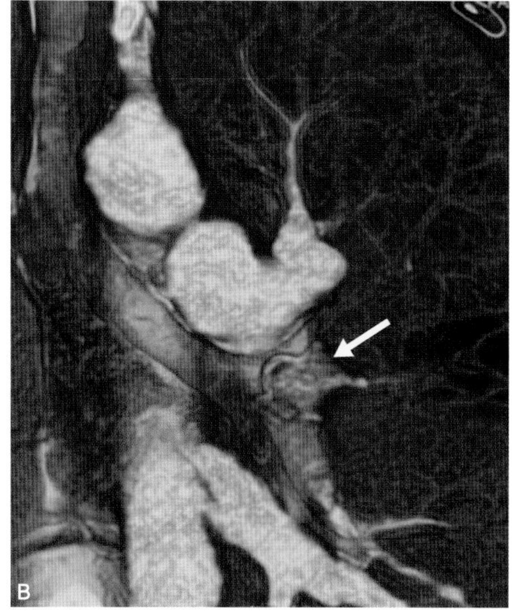

图 13.29 左肺上叶支气管类癌。A. 增强 CT 示左肺门见一软组织密度肿块影(箭),边缘见分叶,位于左肺上叶支气管内(箭头);B. CT 三维容积重建冠状位示左肺门肿块(箭)位于左肺上叶支气管内。支气管镜活检提示典型的类癌。

气管类癌相鉴别的软组织肿块。

胸部转移性疾病

肺外肿瘤可以通过肺实质直接侵犯或血源性扩散转移至肺，其中以血源性播散为主。肿瘤也可以通过气管支气管树播散至肺部，如喉气管乳头状癌和部分黏液腺癌，但并不常见。侵袭性胸腺瘤可以沿胸膜扩散。

纵隔、胸膜或胸壁的恶性肿瘤常可直接侵犯肺组织，最常见的纵隔恶性肿瘤是食管癌、淋巴瘤、恶性生殖细胞瘤，也可以是任何转移至纵隔或肺门淋巴结的恶性肿瘤。恶性间皮瘤和胸膜胸壁转移灶，可以扩散到胸膜进而侵犯邻近肺组织。

通过上、下腔静脉或胸导管引流的肿瘤常通过血源性扩散至肺，因为肺动脉是这些管道的最后共同通道。虽然在肺间质仅只有少量癌栓形成，但常可出现肺结节或淋巴管癌的形态学和影像学表现。

肺结节是肿瘤通过血源性扩散至肺最常见的征象。最常见的通过血源性播散的肿瘤包括：肺癌、乳腺癌、肾癌、甲状腺癌、结肠癌、子宫癌、头颈部肿瘤。虽然部分患者的转移灶为多发性结节，但也可以表现为孤立性结节。典型的转移性肺孤立性结节常表现为光滑的边缘，然而原发性支气管肺癌的边缘常呈分叶状或毛刺状。胸外恶性肿瘤合并肺内孤立性转移结节的可能性不到50%，然而，既往有恶性肿瘤病史患者的孤立性肺结节大部分是原发性肺癌或肉芽肿。孤立性肺结节为转移性肿瘤的可能性与原发性肿瘤的位置有关。乙状结肠癌、成骨肉瘤、肾细胞癌、黑色素瘤很可能出现肺孤立性转移灶。需注意的是，在胸部X线上显示的孤立性转移灶可能仅仅是胸部CT上多发性肺结节其中的一个。

转移性肺结节是一种边缘光滑或呈分叶状的病变。病灶数量多且位于肺下叶周边，因为肺下部是肺组织血流最丰富的地方。但转移瘤也可以类似于一些边界不清的炎性病灶。螺旋CT是评估肺转移灶的首选（图13.30），目前不能通过转移性肿瘤的特征来鉴别原发性肿瘤。同样转移灶与肉芽肿也不易鉴别。在无相关原发的骨肿瘤如成骨肉瘤、软骨肉瘤病史，多发性肺结节内出现钙化可以诊断为肉芽肿。结肠和卵巢的原发性黏液腺癌的肺转移灶可见少量钙化，但这些极微小钙化灶太小以致不能在CT上显示。另外，在粟粒状结节的患者，出现一个或多个大结节散在与一些大小一致的粟粒结节之间时应高度怀疑黑色素瘤、肺癌、甲状腺癌或肾癌。

肺转移性结节灶是基于恶性肿瘤患者出现肺部多发性结节且该肿瘤有肺部转移倾向。在一些患者中，特别是无其他地方转移证据的孤立性肺结节患者或既往有恶性肿瘤病史的患者，需对该结节进行组织学检查。对于孤立性肺转移瘤或肺周围性转移瘤患者，可以行手术切除。CT是用于随访化疗对转移瘤疗效的最好检查方法，结节的消退或稳定表明治疗有效。

癌性淋巴管炎。支气管肺癌直接侵犯淋巴管和肺门、纵隔淋巴结转移是单侧淋巴管转移最常见的原因，胸外恶性肿瘤通过血源性扩散至双肺形成间质性肿瘤沉着物后可以侵犯肺淋巴管。肿瘤淋巴管转移内的肿瘤细胞可侵犯支气管血管周围的淋巴管、周围间质，导致肿瘤在淋巴管内扩散，形成肺间质水肿、肺纤维化。乳腺癌、胃癌、胰腺癌、前列腺癌是形成淋巴管转移最常见的胸外恶性肿瘤。淋巴管转移有时可发生于原发恶性肿瘤不详的患者中。大部分患者有慢性进行性呼吸性困难和干咳。

胸外恶性肿瘤淋巴管转移的胸部X线征象与周围性支气管肺泡和周围性间质转移的病理学表现相关。常可见到一些特征性的表现如周围支气管袖口征，条索状影，特别是Kerley B线。粗网结状影也可显示。可无肺门和纵隔淋巴结增大。

肿瘤淋巴管转移在CT上主要的征象表现为小叶间隔和胸膜下间质增厚（见图13.17）。小叶间隔之间结节性增厚，提示为肿瘤结节，是肿瘤淋巴管转移的特征性表现，常发生在少数患者中。增厚的小叶间隔不会使肺叶变形，而典型的肺间质纤维化会使肺叶形状发生变化，这一特征可以用于肿瘤淋巴管转移和肺间质纤维化鉴别。常见小叶内细支气管及中央小叶血管突起、肺中央（肺门周围）的支气管血管周围间质增厚。这些

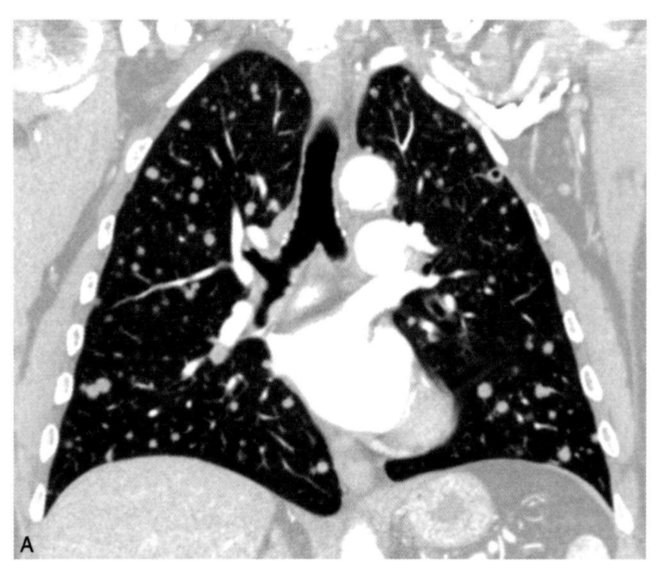

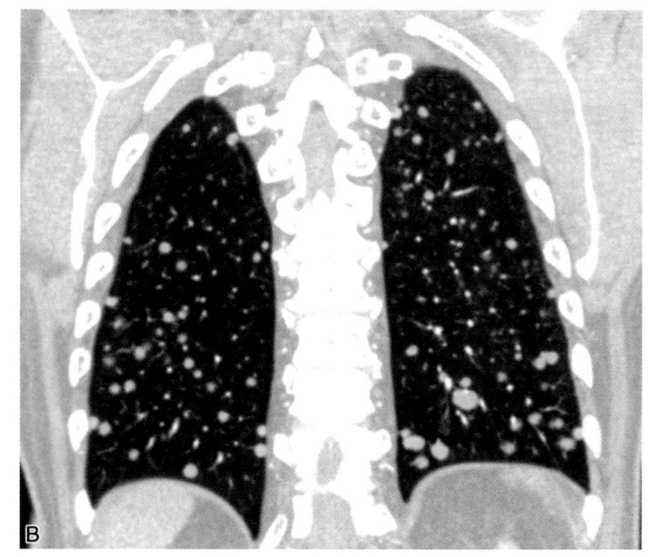

图13.30 肺内转移性结节。A、B分别是CT冠状位的中间层面和较后层面，双肺均可见弥漫性边缘光滑的结节，提示黑色素瘤的血行转移。

表现可以为单侧或仅局限于一个肺叶，特别是当淋巴管转移继发于支气管肺癌时。由于大部分肿瘤淋巴管转移患者在病理学上都会侵犯支气管血管周围间质，最好是通过支气管组织活检明确诊断。在有相关病史的患者中，肿瘤淋巴管转移在 CT 的表现较为有特征性，患者此时没有做支气管活检的必要。有时淋巴管转移在一般 X 线上表现正常或诊断不明确时，可行 HRCT 检查显示典型的淋巴管转移表现。

肺动脉癌栓。胸外肿瘤可以侵犯全身静脉系统从而进入肺动脉内生长，并以肉眼可见的瘤栓形式存在，这种情况比较少见。例如肝细胞癌和肾细胞癌可以各自侵犯肝静脉和肾静脉，从而进入右心再入肺动脉。一般肉眼可见的瘤栓以管状或分支状存在于肺动脉内，通常受侵肺动脉管腔会增粗（见图 12.11）。外周肺动脉瘤栓会引起肺梗死。

推荐阅读

Aquino SL. Imaging of metastatic disease to the thorax. *Radiol Clin North Am* 2005;43(3):481–495.

Bankier AA, MacMahon H, Goo JM, Rubin GD, Schaefer-Prokop CM, Naidich DP. Recommendations for measuring pulmonary nodules at CT: a statement from the Fleischner Society. *Radiology* 2017;285(2):584–600.

Detterbeck FC, Boffa DJ, Kim AW, Tanoue LT. The eighth edition lung cancer stage classification. *Chest* 2017;151(1):193–203.

Goldstraw P, Chansky K, Crowley J, et al. The IASLC lung cancer staging project: proposals for revision of the TNM stage groupings in the forthcoming (eighth) edition of the TNM classification for lung cancer. *J Thorac Oncol* 2016;11(1):39–51.

Kim SK, Allen-Auerbach M, Goldin J, et al. Accuracy of PET/CT in characterization of solitary pulmonary lesions. *J Nucl Med* 2007;48(2):214–220.

Kligerman S, Digumarthy S. Staging of non-small cell lung cancer using integrated PET/CT. *AJR Am J Roentgenol* 2009;193(5):1203–1211.

Lung-RADS. American College of Radiology. https://www.acr.org/-/media/ACR/Files/RADS/Lung-RADS/LungRADSAssessmentCategories.pdf

MacMahon H, Naidich DP, Goo JM, et al. Guidelines for management of incidental pulmonary nodules detected on CT images: from the Fleischner Society 2017. *Radiology* 2017;284(1):228–243.

Ngo AVH, Walker CM, Chung JH, et al. Tumors and tumorlike conditions of the large airways. *AJR Am J Roentgenol* 2013;201(2):301–313.

Sirajuddin A, Raparia K, Lewis VA, et al. Primary pulmonary lymphoid lesions: radiologic and pathologic findings. *RadioGraphics* 2016;36(1):53–70.

Song JW, Oh YM, Shim TS, Kim WS, Ryu JS, Choi CM. Efficacy comparison between (18)F-FDG PET/CT and bone scintigraphy in detecting bony metastases of non-small-cell lung cancer. *Lung Cancer* 2009;65(3):333–338.

Swensen SJ, Viggiano RW, Midthun DE, et al. Lung nodule enhancement at CT: multicenter study. *Radiology* 2000;214(1):73–80.

Travis WD, Brambilla E, Nicholson AG, et al. The 2015 World Health Organization classification of lung tumors: impact of genetic, clinical and radiologic advances since the 2004 classification. *J Thorac Oncol* 2015;10(9):1243–1260.

Truong MT, Ko JP, Rossi SE, et al. Update in the evaluation of the solitary pulmonary nodule. *RadioGraphics* 2014;34(6):1658–1679.

Wu C, Klein JS. Lung cancer: radiologic manifestations and diagnosis. Chapter 24. In: Chung, Wu NL, eds. *Imaging of the Chest*. Philadelphia, PA: WB Saunders; 2017.

（孙冬　李烨晗　冀一帆）

第 14 章 肺部感染

正常人群感染

呼吸系统与外界大气相通，对于进入空气传播的微生物，机体在咽部、气管及中心支气管处存在多种防御机制。当机体抵抗力下降时，致病微生物就可侵入末梢支气管及肺实质内。一旦微生物进入肺实质，会激活机体细胞和体液双重免疫机制。这种反应可出现临床和影像学的表现，如肺炎，在正常人群中可完全吸收消散或者至少抑制感染的微生物；但如果发生在免疫受损的患者中，即使进行抗生素适当治疗，下呼吸道感染也会导致严重疾病，甚至死亡。

发病机制及影像分型。引起肺炎的微生物通过 3 种潜在途径进入肺并引起感染：经气管支气管，经肺血管系统或由纵

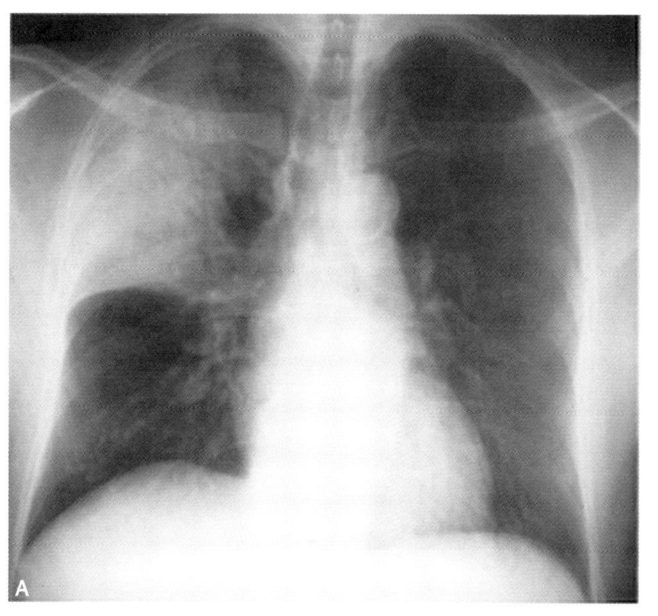

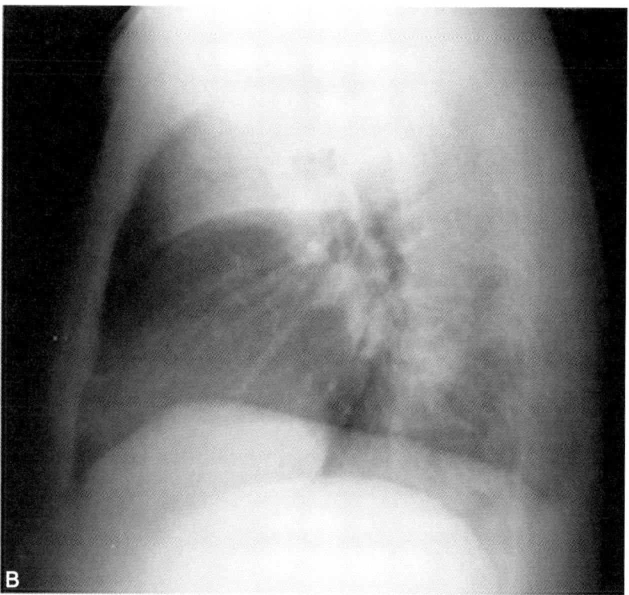

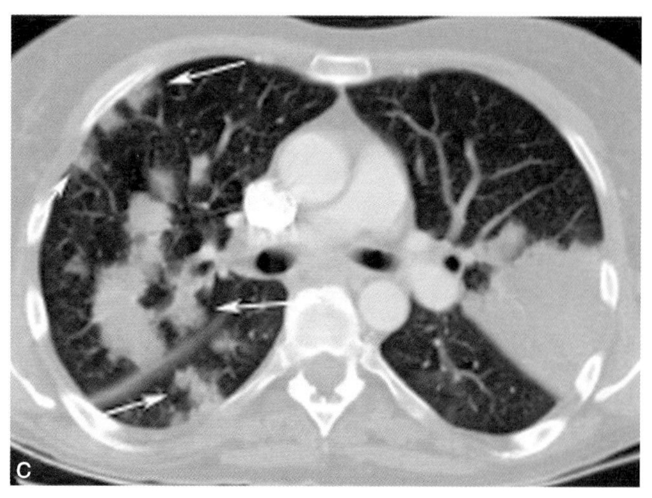

图 14.1 肺炎球菌性肺炎。57 岁，男性，发热、寒战和咳痰。A、B：正位(A)和侧位(B)X 线片显示右肺上叶实变伴空气支气管征。痰培养肺炎链球菌阳性；C. 另一例肺炎球菌肺炎患者的 CT 扫描显示上叶多灶性致密肺段实变。注意右肺上叶和右肺下叶背段(箭)的小叶性实变影，反映支气管肺炎的区域。

隔、胸壁或上腹部的感染直接蔓延。

呼吸道途径感染继发于吸入病原微生物后，根据大体病理性及影像学表现可分为 3 类：大叶性肺炎、小叶性或者支气管肺炎和非典型性肺炎。正如下面部分将讨论的一样，有些个体将典型的表现视为 3 种类型的 1 种，可能会有重叠。

大叶性肺炎是典型的肺部感染，末梢含气肺组织最先出现炎性渗出物。炎症通过肺泡间孔和兰伯特通道引起非节段性肺实变。如果未做治疗，炎症可最终累及整个肺叶组织（图 14.1）。因为气道不常受累，常可见空气支气管征，肺体积缩小罕见。

支气管肺炎是最常见的疾病类型，其中最典型的病理类型为葡萄球菌性肺炎。早期，炎性病变主要集中于小叶支气管内及其周围；随病情发展，渗出液沿支气管向周围蔓延并最终累及整个肺小叶。影像学表现为多灶性阴影，形态上大致呈小叶型，因为正常含气肺组织与病变小叶散开分布产生“拼缝被征”（图 14.1B）。支气管肺炎是多灶性斑片状阴影最常见的病因，需与多种疾病相鉴别。因支气管内有渗出，所以支气管肺炎没有空气支气管征。感染病变融合后可类似大叶性肺炎。

非典型肺炎，见于病毒或支原体感染，病理表现为支气管、细支气管壁及肺间质炎性增厚。影像学表现为纹理增粗及点、网状密度增高影。因肺泡腔仍含气，所以见不到空气支气管征。常见小气道梗阻引起段和亚段性肺不张。

血行播散性肺炎常见于全身性败血症患者。肺实质受累形式表现为双肺斑片状阴影。肺底部是受累最严重的部位，因肺底部血流量最大。直接蔓延性肺部感染见于邻近肺外感染灶的局部肺组织。如果引起广泛肺实质坏死，会导致脓肿形成。

细菌性肺炎

在美国，每年有 50 万～100 万人因社区获得性细菌性肺炎住院，最常见的原因是肺炎链球菌、肺炎支原体、肺炎衣原体和嗜肺军团菌感染。表 14.1 列出了导致细菌性肺炎的最常见微生物以及受累患者的典型 X 线和薄层 CT 影像表现。

革兰氏阳性菌

肺炎链球菌（肺炎球菌）。肺炎链球菌是一种革兰氏阳性菌，在健康人中可引起感染，但在老年人、酗酒者和其他易感人群中更常见，是肺炎患者最常分离出的需要住院治疗的致病菌。镰状细胞贫血或脾切除患者发生严重肺炎球菌性肺炎的风险更大。

肺炎球菌肺炎容易起始于下叶或者上叶后段。最初，终末气道受累，但不会局限于此，会迅速进展为含气肺组织的炎性渗出。感染经肺泡间隙连接通道蔓延到邻近含气肺组织，导致病变呈非节段性分布，最终均匀实变。

急性肺炎球菌肺炎的典型影像学表现是肺叶实变（图 14.1A、图 14.1B），空气支气管征明显。除血清 3 型肺炎外，空洞形成罕见。高达 50%患者会出现单纯胸腔积液或者脓胸，经恰当治疗后 10～14d 病灶可完全清除。老年患者或者有基础疾病的患者，完全清除可能需要 12～16 周。

肺炎球菌肺炎患者偶尔会出现疾病的非典型影像学表现。可见与支气管肺炎相似的斑片状小叶实变表现（图 14.1C），但少见网状结节样改变。在一些患者中，非典型影像学表现可能与先前存在肺部疾病（如肺气肿）、治疗不完全或免疫应答受损有关。在儿童和青年中，肺炎球菌肺炎可表现为球形密度增高影（球形肺炎），类似实质肿块（图 14.2）。

金黄色葡萄球菌肺炎是引起医院获得性肺炎的重要原因，常见于全身衰弱的患者。它可以由心内膜炎患者或者留置导管进行静脉内药物注射者经血行播散到肺内形成。社区获得性感染可混合有流感或者其他病毒性肺炎。

金黄色葡萄球菌引起支气管肺炎，影像学表现为斑片状实变阴影。严重病例中，斑片状阴影可融合产生肺叶型实变。因为炎性渗出物充填气道，罕见空气支气管征。在成人，病变常累及双肺，15%～30%的患者可合并脓肿形成。血行播散的肺部感染患者，表现为双肺多发边界不清结节状实变阴影，病变最终边界变得清楚，并形成空洞。15%～30%的患者发生肺气囊，可导致气胸。肺气囊与脓肿的区别在于其壁薄、大小迅速变化和感染晚期形成的趋势（图 14.3）。胸腔积液是常见的，30%～50%患者可见胸腔积液，并可迅速导致脓胸。

革兰氏阴性菌。革兰氏阴性菌日渐成为患者院内肺炎的重要致病因素，占院内肺部感染的 50%以上。虽然革兰氏阴性菌可能只从一小部分健康个体中分离出来，但住院患者和病情严重的患者革兰氏阴性菌分离率达 40%～75%。致病性革兰氏阴性病原菌有肠杆菌科（肺炎克雷伯氏菌、大肠埃希氏菌、奇异变形杆菌、黏质沙雷氏菌），铜绿假单胞菌，流感嗜血杆菌和嗜

表 14.1

细菌性肺炎的病原和影像学表现

病原	病变模式	相关表现
肺炎链球菌	肺叶/肺段性实变	球形肺炎
嗜肺军团菌	空气支气管征	Bulging 裂隙（克雷伯氏菌）
肺炎克雷伯氏菌		胸腔积液（克雷伯氏菌）
流感嗜血杆菌		
金黄色葡萄球菌	肺叶/斑片状实变	积液、积脓
铜绿假单胞菌	无空气支气管征	空腔、脓肿
大肠埃希氏菌	支气管壁增厚	肺气囊
厌氧菌		胸壁受累（放线菌）
衣氏放线菌		
肺炎支原体	边界不清的结节/斑片阴影	
肺炎衣原体	网状阴影	
	支气管壁增厚	
星形诺卡菌	结节/肿块	空洞
	实变（肿块样）	铺路石改变（伴肺泡蛋白沉积症）

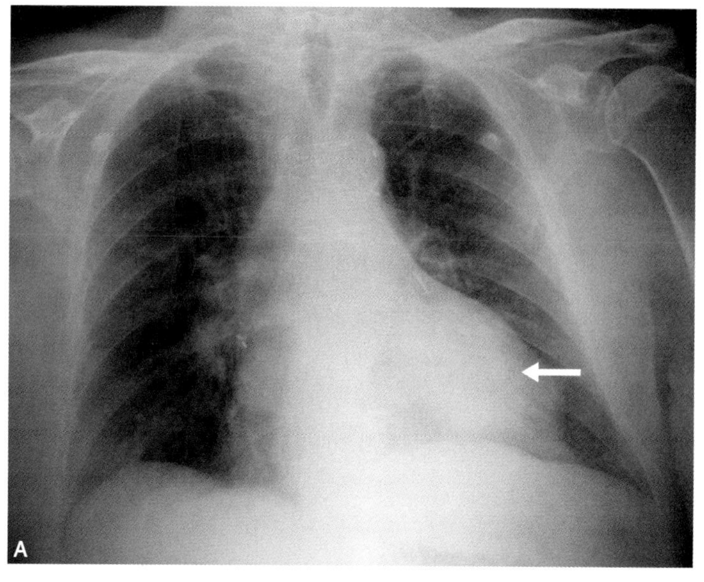

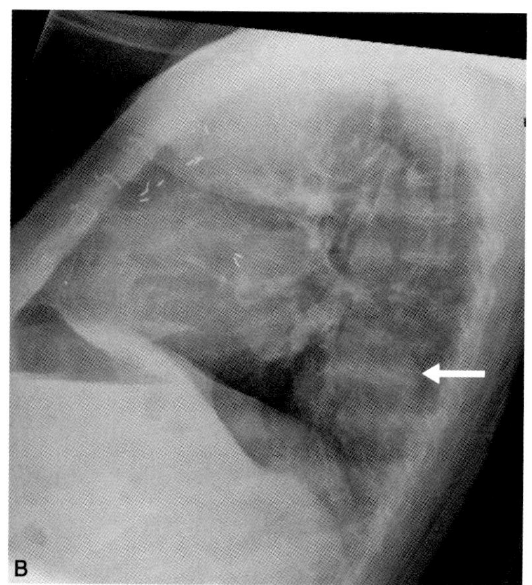

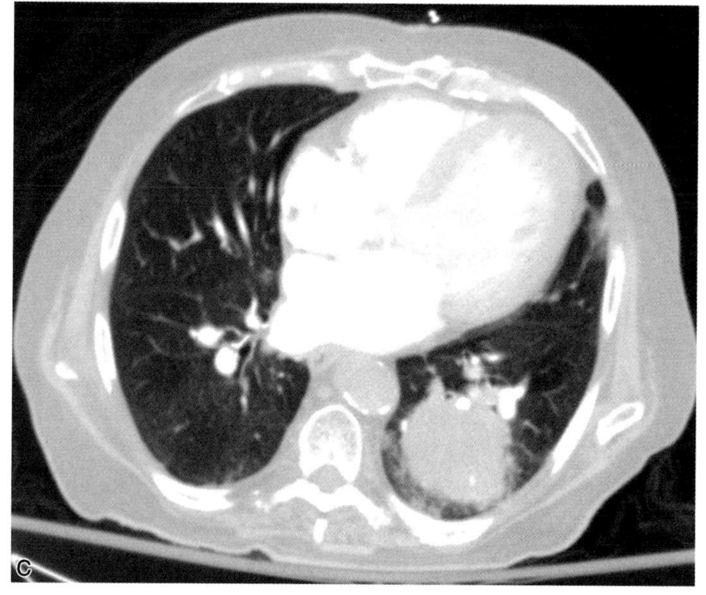

图 14.2　球形肺炎。76 岁，男性，咳嗽伴发热。A～B. 患者正位(A)和侧位(B)胸部 X 线显示左肺下叶肿块(箭)；C. 轴位 CT 扫描显示左肺下叶肿块，边缘不清。血培养显示肺炎球菌感染。

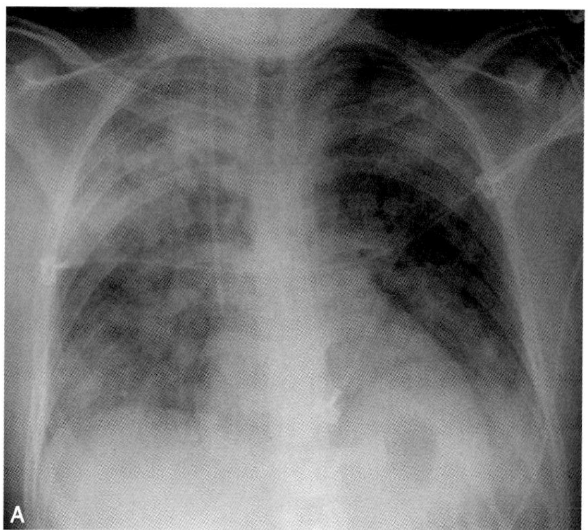

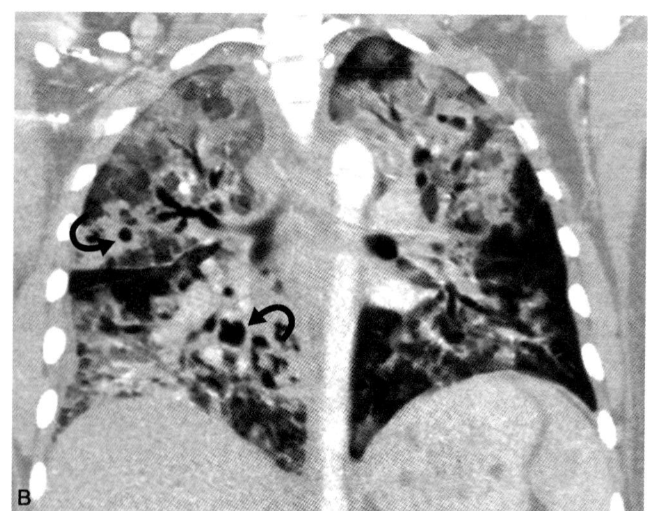

图 14.3　金黄色葡萄球菌肺炎。A. 1 例葡萄球菌肺炎患者的正位胸部 X 线显示多灶性阴影；B. 通过中间层面的增强 CT 冠状位显示多灶性空腔和磨玻璃样阴影。肺气囊(弧形箭)的存在与葡萄球菌的肺部感染一致。

肺军团菌。

革兰氏阴性菌肺炎的影像学表现从小的边界不清的结节影到斑片状密度增高影(融合后可呈大叶性肺炎样改变)。常是双肺多发局灶性病变,以双下肺最常见。肺脓肿并空洞形成相对常见。肺炎旁渗出常见,复杂的可继发脓胸形成。

克雷伯氏菌肺炎。克雷伯氏菌肺炎发生于老年酗酒者和全身衰弱的住院患者。影像学表现为均匀的肺叶实变并空气支气管征。3 个 X 线征象有助于与肺炎球菌肺炎相鉴别:①炎性渗出物致病变肺叶体积增大,继而产生叶间裂下坠;②可形成脓肿伴空洞形成,这在肺炎球菌性肺炎中不常见;③胸腔积液和脓胸的发生率更高,罕见肺坏疽。

流感嗜血杆菌。在成人中,流感嗜血杆菌感染最常见于慢性阻塞性肺疾病(COPD)、酒精中毒、糖尿病患者以及解剖性或功能性脾切除术患者。最常引起支气管炎,尽管其可发展为双肺下叶支气管肺炎。

铜绿假单胞菌。肺炎最常发生于衰弱患者,特别是需要机械通气的患者。该病的死亡率很高。肺实质受累的影像学表现取决于细菌到达肺的途径。当感染经气管支气管树到达肺时,常见斑片状阴影伴脓肿形成,类似葡萄球菌肺炎。双肺弥漫性边界不清的结节状密度增高影常提示血源性感染。常见少量胸腔积液。

嗜肺军团菌。军团菌肺炎是由嗜肺军团菌感染引起的,这是一种常见于空调和加湿器系统中的革兰氏阴性杆菌。这种感染好发于老年男性。社区获得性感染可见于慢性阻塞性肺部疾病患者和恶性肿瘤患者;院内感染主要见于免疫缺陷患者、肾功能衰竭或者恶性肿瘤患者。

特征性影像征象是阴影(含气肺组织密度增高),最初为外周性、亚肺叶分布。某些患者,实变表现为球形肺炎改变。即使已经开始抗生素治疗,感染可进展为单叶或多叶受累(图 14.4)。病变高峰期,肺实质受累常为双侧。30%的患者可合并胸腔积液。除免疫缺陷患者外,很少有空洞形成。影像检查上肺炎吸收消散时间长,可能晚于临床症状缓解。

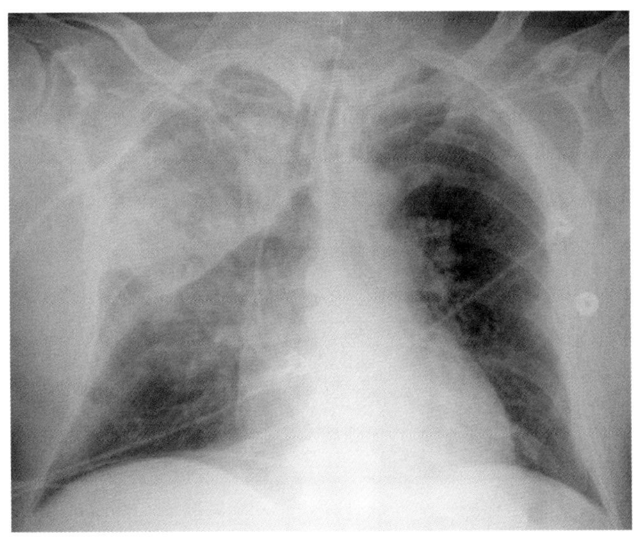

图 14.4 嗜肺军团菌肺炎。53 岁肾移植术后机械通气的患者,床旁胸部 X 线显示右肺上叶阴影。支气管镜检查最终证实为嗜肺军团菌肺炎。

厌氧菌感染。大多数厌氧性肺部感染是由于吸入感染的口咽内容物引起的。大约 25%的患者有意识障碍,且很多都有酗酒。最常见的致病菌是革兰氏阴性菌拟杆菌和梭杆菌,尽管大多数肺部感染为多重致病菌感染所致。所有的厌氧菌感染都产生一个相似的影像征象:实变阴影的分布情况反映吸入物质的重力下沉趋势。患者在仰卧位发生误吸时,主要累及上叶后段及下叶背段;而立位时,主要累及下叶基底段。典型的影像征象是周边小叶和节段性实变。实变区内空洞形成相对常见,50%的患者可见散在分布的肺脓肿(图 14.5)。肺脓肿的患者可见肺门和/或纵隔淋巴结肿大。多达 50%的患者可发生脓

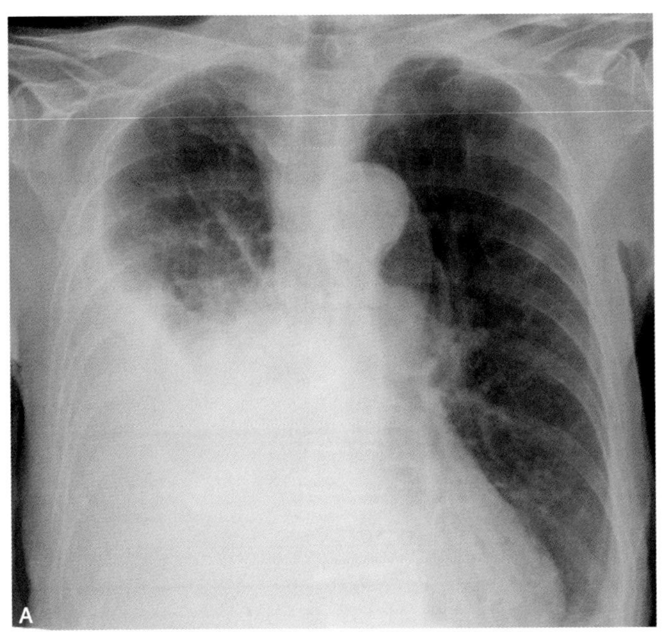

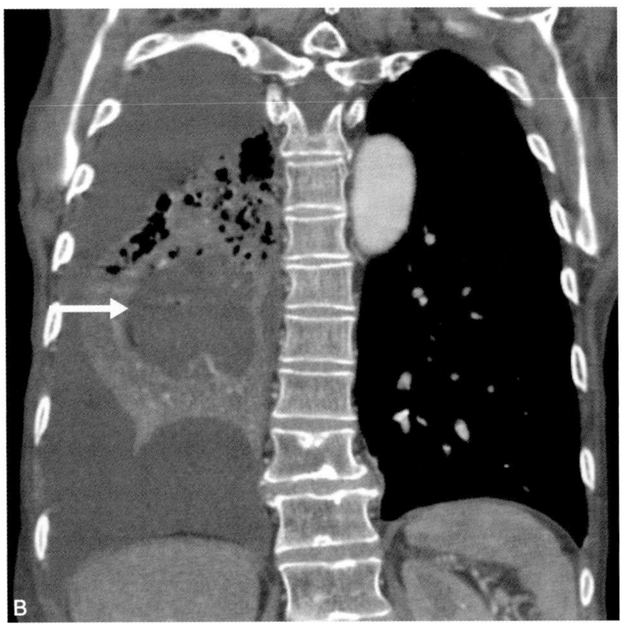

图 14.5 坏死性厌氧菌肺炎伴脓肿形成和肺炎旁胸腔积液。58 岁,男性,发热伴进行性气促。A. 胸部正位 X 线显示右侧大量胸腔积液;B. 增强冠状位 CT 扫描显示右肺实变和肺不张,其内可见脓肿形成(箭)及胸腔积液。痰培养中检测到厌氧菌。

胸，伴或不伴支气管胸膜瘘形成，为常见的并发症。

非典型细菌感染

放线菌病。衣氏放线菌是一种丝状革兰氏阳性厌氧菌，是寄生于人类口咽部的正常菌群。当其进入到利于其生长的坏死或者感染性病变组织后可引起发病。放线菌病最常见于拔牙术后，表现为下颌骨髓炎或者软组织脓肿。肺部感染通过吸入感染性口腔碎片或者罕见通过原发病灶的直接蔓延而致病。

放射菌病的影像学表现与诺卡菌病常常难以相鉴别。影像表现包括下叶周边的非节段性实变。某些病例，感染表现为一局限性肿块样密度增高影，这类似于支气管肺癌（图14.6）。如果不进行治疗，可发展为肺脓肿。胸部放线菌病的特征性表现是可形成跨叶性病变。当蔓延到胸膜时，可引起脓胸；而胸壁受累时，表现为特征性肋骨骨髓炎和胸壁脓肿。肋骨受累表现为波浪状骨膜反应或溶骨性骨质破坏。如果胸膜肺病发展为慢性病变，可见到广泛性纤维化。病变罕见呈播散和粟粒样表现。

支原体属表现出细菌和病毒的特征，被认为是一个单独的种属。它们可能是最常见的非典型肺炎且占所有社区获得性肺炎的10%~15%。患者感染后常有一个长达2~3周的亚急性病程。常见症状包括：发热、干咳、头痛和全身乏力。不常见的临床体征包括大疱性鼓膜炎和皮疹。

感染早期，间质性炎症导致胸部X线上细网状征象，可进展为磨玻璃样或斑片状阴影（图14.7），后者可融合产生叶状实变。支原体肺炎的CT征象常表现为斑片状实变并“树芽征”（提示细支气管炎）。常单侧发病且倾向于累及下肺。胸腔积液出现于实变形成期，以儿童多见。儿童常见淋巴结肿大。影像征象吸收消散需要4~6周。

分枝杆菌感染

结核分枝杆菌是一种需氧抗酸杆菌。临床上或者影像学上肺结核分主要两种类型：原发性肺结核和继发性肺结核。机体对结核分枝杆菌的炎症应答反应与对细菌体的正常反应不同，因为它涉及机体的细胞免疫（迟发型超敏反应）。最初，充满结核分枝杆菌的带菌飞沫被吸入并停留在胸膜下肺组织内。大多数患者，结核分枝杆菌会被肺内巨噬细胞吞噬并杀死。如果，结核分枝杆菌致病力超过宿主的免疫抵抗力时，就会出现局灶性炎症反应。巨噬细胞转变为上皮细胞，聚集形成肉芽肿。肉芽肿通常在1~3周时间内形成，常同时并发迟发型超敏反应。肉芽肿典型表现为中心干酪样坏死，借此与结节病中的肉芽肿相鉴别。原发性肺结核可见原发炎性病灶，增粗的引流淋巴管和肿大的纵隔淋巴结，尤其是在儿童和免疫缺陷患者中。

初次感染，肺实质病变和肿大淋巴结可完全消退，或者残留局部瘢痕或钙化。某些情况下，常常是一岁以内的婴儿，局灶性实性病变可进展成为浸润性肺结核。更多时候，病变会被肉芽肿包裹，多年后在宿主因变老抵抗力下降、酗酒、糖尿病、肺癌或者艾滋病时复发（复发性或者继发性肺结核）。继发性肺结核在超敏反应的影响下进展，组织学表现为干酪样坏死。

虽然原发性肺结核的发病率随着HIV疾病的增加而增加，但仍是典型的儿童疾病。大多数原发肺结核患者无临床症状，影像学上没有可见的感染征象。某些患者可见到原发综合征，包括实质病变钙化（Ghon病灶）和淋巴结钙化。如果患者有临床症状，可出现非特异性局灶性肺炎，表现为肺段或者肺叶内小的边界不清的实变阴影（图14.8）。肺实变表现类似于细菌性肺炎，但是其临床病程和影像学征象出现较慢。在免疫力低下的患者中，空洞形成相对不常见。肺内病变可完全吸收或者以Ghon病灶或者原发综合征形式持续存在。结核瘤是孤立存在的结节状密度增高影，它可在原发性肺结核时形成，但更常见于继发性肺结核。20%的患者可合并单侧胸腔积液，这通常与肺内病变有关。如果胸腔积液染色或培养为阴性时，可行胸膜活检提示为肉芽肿或检测胸腔积液样本中腺苷脱氨酶水平升高，即可推定诊断为结核性胸腔积液。若结核性脓胸进展可突破壁胸膜，形成胸膜外脓肿（自溃性脓胸）。单侧肺门或者纵隔淋巴结肿大常见，特别是儿童，这可能是结核分枝杆菌感染的唯一影像学征象。在结核病患者中检测到坏死

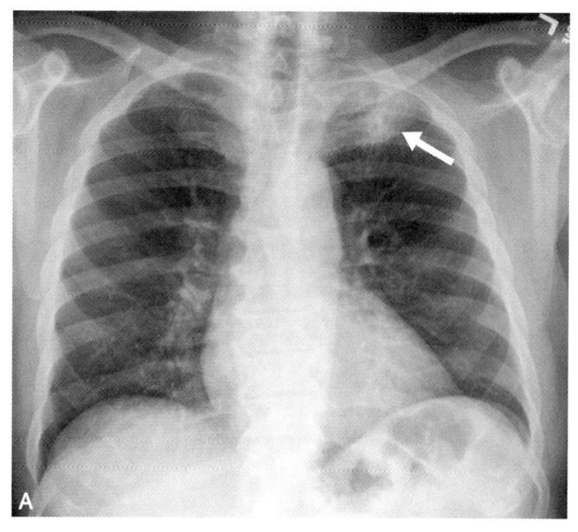

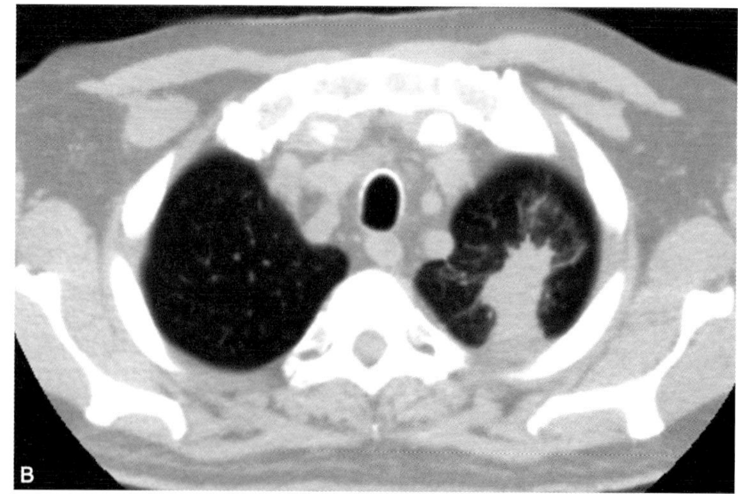

图14.6　放线菌肺部感染。A.胸部正位X线显示左侧第一肋骨（箭）上方有模糊阴影；B.横断位CT示不规则肿块及邻近的磨玻璃影，病变向后延伸并与胸膜广泛粘连。CT引导下经肺穿刺活检提示衣氏放线菌感染。

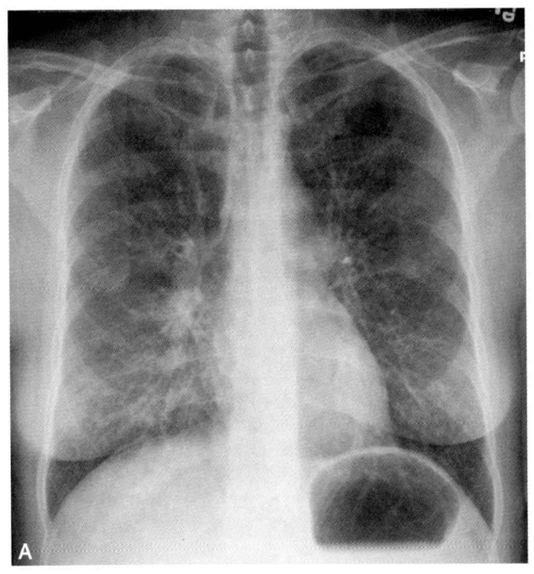

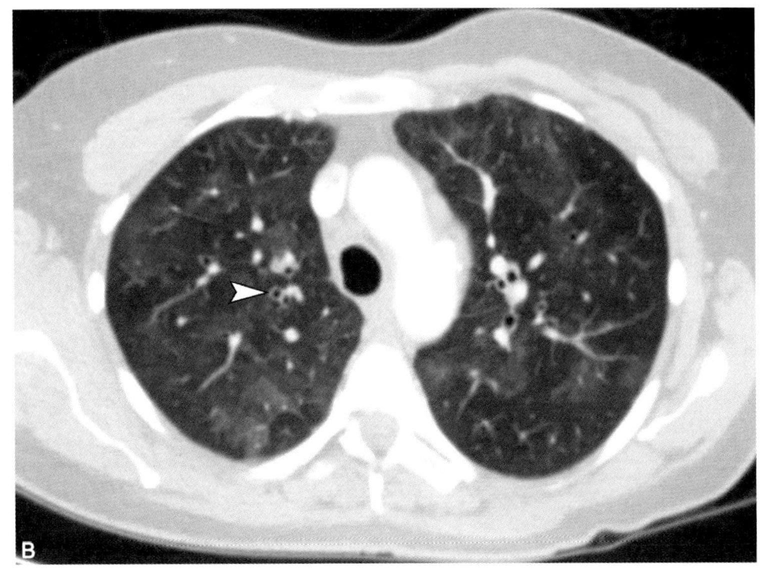

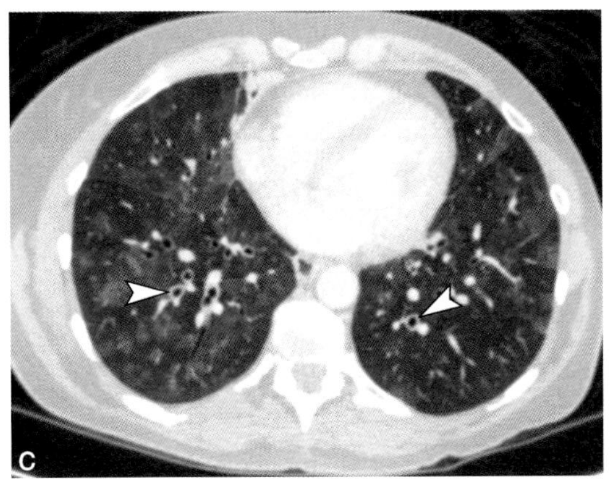

图 14.7　支原体肺炎。42 岁，女性，支原体肺炎患者。A. 正位胸部 X 线显示弥漫性细网状阴影；B～C. 上肺（B）和下肺（C）横断位 CT 显示小叶中心和小叶区磨玻璃影伴支气管壁增厚（箭头）。

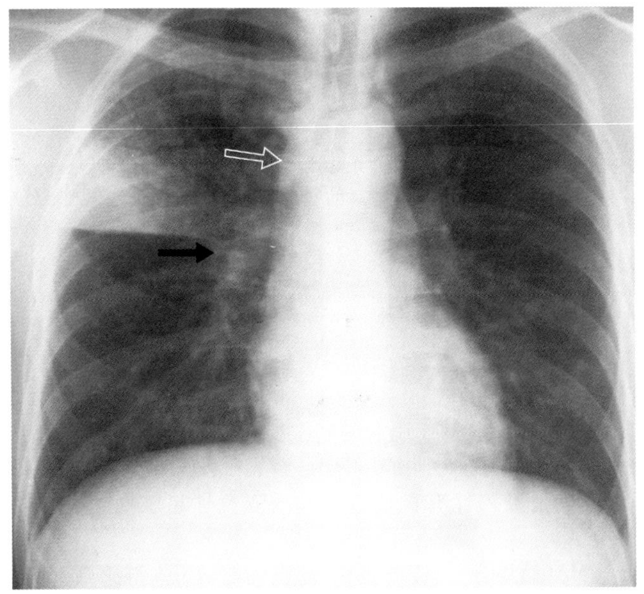

图 14.8　原发性肺结核。32 岁，男性流浪汉，正位胸部 X 线显示右肺上叶前段阴影，右肺门（实心箭）和气管旁（空心箭）淋巴结肿大。痰液染色和培养显示结核分枝杆菌。

性淋巴结肿大提示疾病处于活动期（见图 11.16）。可见双侧肺门或纵隔淋巴结肿大，但并不常见，淋巴结肿大几乎总是不对称，这可与结节病淋巴结肿大相区别。在原发性结核感染期间，氧分压高的区域会发生血源性播散，如肺尖、肾髓质和骨髓。这些微小病灶常不会引起临床症状，却是结核病复发的病原所在。

继发性肺结核通常反映既往静止期疾病的再激活，但是在 30%～40%的患者中实际上反映了最近获得的感染。受累患者常表现为咳嗽和全身症状，包括寒战、盗汗和体重减轻。病灶倾向于发生在肺上叶尖段和后段以及下叶背段。常见边界不清的斑片状和结节状阴影。空洞是继发感染的一个重要影像学特征，通常提示疾病处于活动期和具有传播性（图 14.9）。空洞可能导致病灶经支气管播散并导致多灶性支气管肺炎。空洞病灶侵蚀到肺动脉分支可产生动脉瘤（Rasmussen 动脉瘤）并引起咯血。通过适当的抗菌治疗，通常可通过肉芽肿性反应控制疾病。肺实质病愈合常形成肺纤维化、支气管扩张和上叶肺体积缩小（瘢痕性肺不张）。

肺结核有几种晚期并发症。肺间质纤维化可引起肺功能不全和继发性肺动脉高压。咯血可继发于支气管扩张、慢性结核空洞内霉菌球形成，支气管周围钙化淋巴结（支气管结石）累及支气管。支气管狭窄是支气管内结核治愈后的结果。

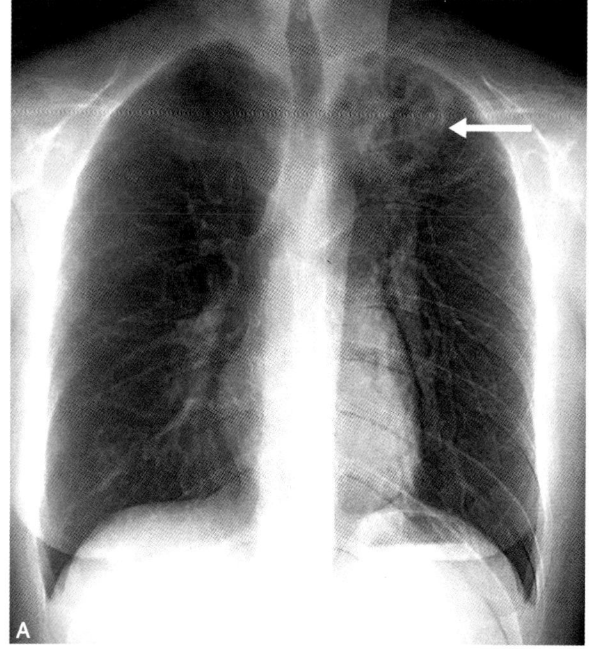

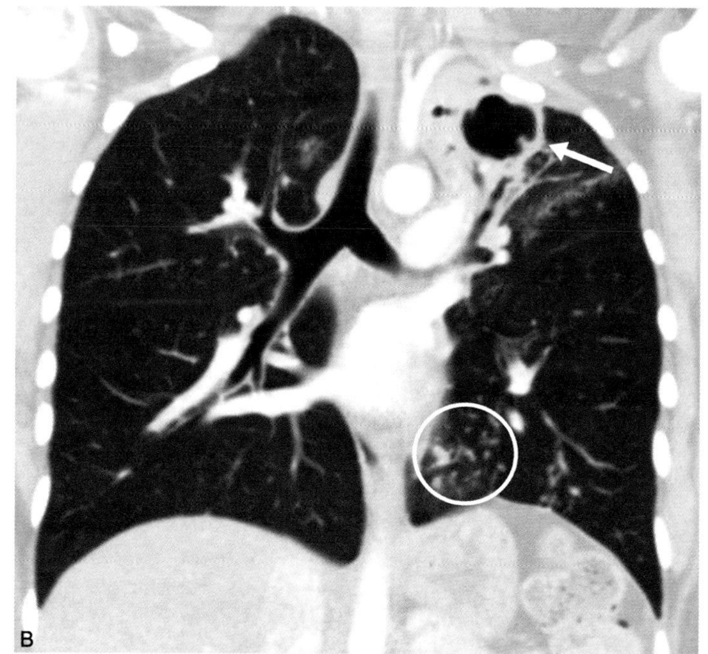

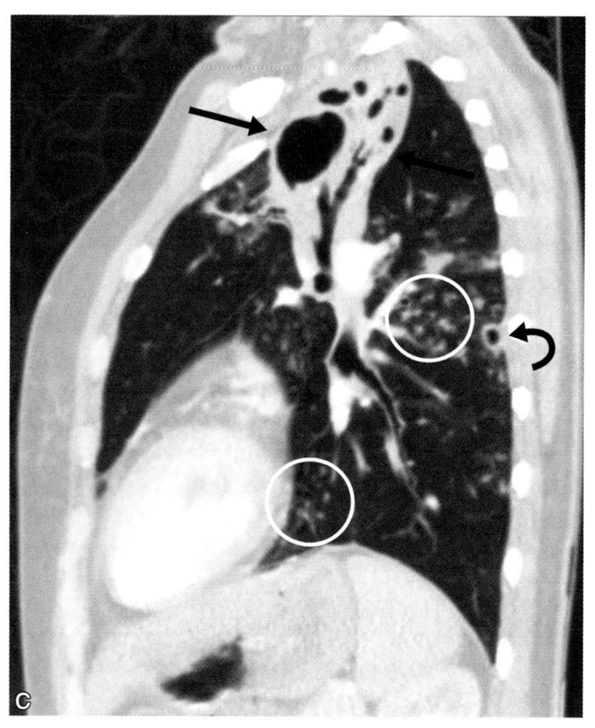

图 14.9　继发性(复发性)肺结核。A. 46 岁,女性,正位双能量减影胸部 X 线显示左肺尖空洞病变(箭)伴左肺上叶体积缩小;B、C. 增强 CT 扫描冠状位(B)和矢状位(C)显示左上叶实变(箭)伴"树芽征"(圆圈),反映支气管内疾病播散。注意左肺下叶背段的空洞影(C 中的弧形箭)。痰培养结核分枝杆菌阳性。

粟粒性肺结核可使原发性或继发性结核病复杂化。它是结核分枝杆菌血行播散的结果,引起双肺弥漫分布的直径为 2~3mm 的肺结节(图 14.10)。粟粒性结核死亡率高,需要及时治疗。

非典型分枝杆菌感染。有几种非结核性分枝杆菌可能引起肺部疾病。最常见的病原体是鸟-胞内分枝杆菌复合菌组(MAI)或堪萨斯分枝杆菌。非免疫功能受损患者若伴有潜在肺部疾病,包括慢性阻塞性肺疾病和支气管扩张,常引起上述病原菌感染。其影像学表现常不能与累及肺上叶伴慢性纤维空洞的继发性肺结核相鉴别(图 14.11)。该病空洞常见,而胸腔积液、淋巴结肿大、粟粒性播散罕见。MAI 的第二种表现常见于中老年女性,表现为小叶中心小结节和支气管扩张,常位于右肺中叶和左肺上叶舌段(图 14.12)。第三种类型的疾病是对吸入热水中 MAI 引起的超敏反应,并被称为"热浴盆肺病"。影像学特征为伴有小叶中心结节和磨玻璃影的过敏性肺炎,与其他吸入性有机抗原引起的亚急性超敏性肺炎难以区分。

MAI 感染合并 AIDS 将在"免疫功能低下人群感染"部分中讨论。

虽然由非结核分枝杆菌引起的疾病往往比结核分枝杆菌引起的疾病更具惰性,但通常难以有效治疗。肺部 MAI 的标准治疗是 3 种抗生素联合治疗至少一年。

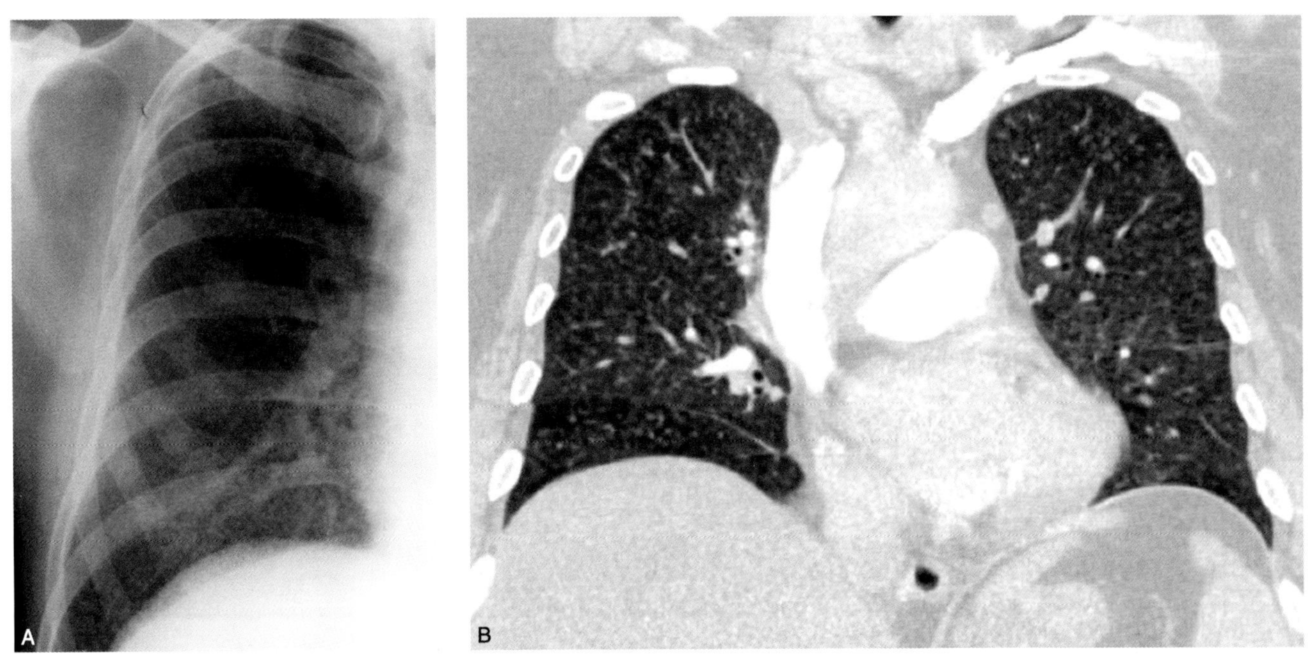

图 14.10　粟粒性肺结核。A. 正位胸部 X 线显示双肺弥漫微小结节（粟粒状）的间质性疾病。经支气管活检证实为含抗酸杆菌的干酪性肉芽肿；B. 另一例粟粒性肺结核患者 CT 冠状位图像显示无数随机分布的肺内小结节。

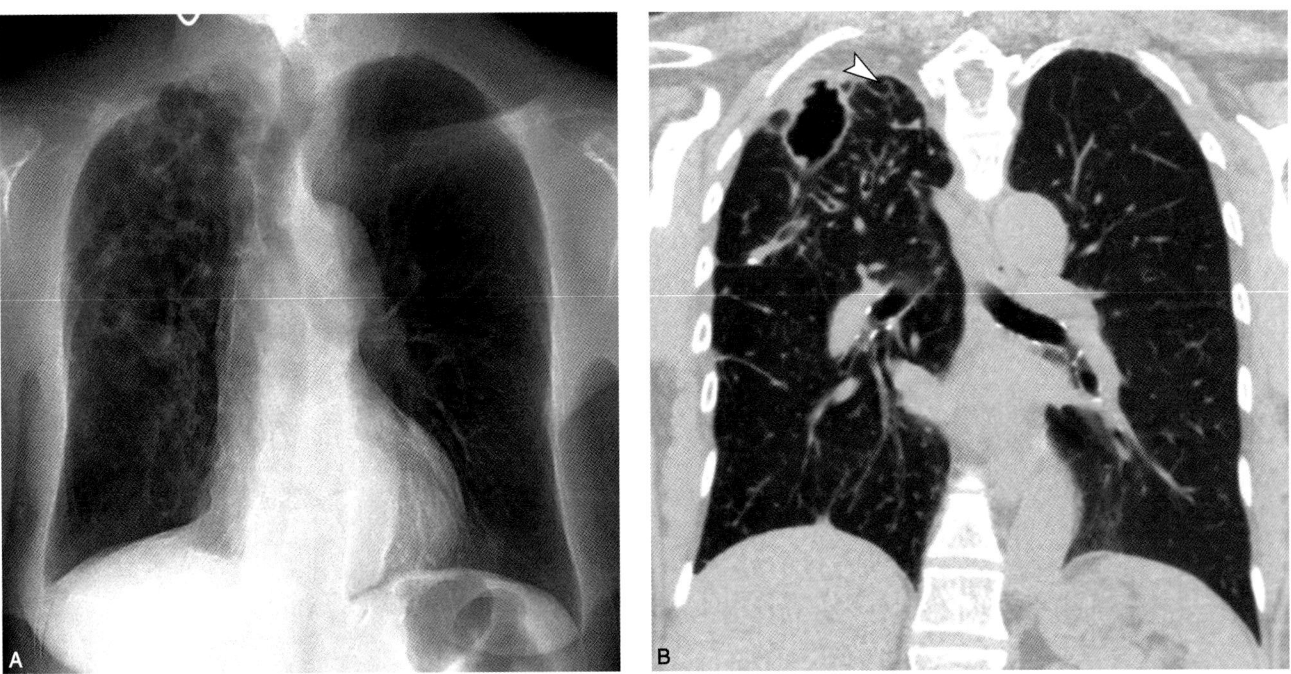

图 14.11　鸟-胞内分枝杆菌复合菌组（MAI）感染——纤维空洞型。A. 62 岁 MAI 感染女性患者正位胸部 X 线显示右肺上叶体积缩小伴多个空洞。B、C. 冠状位（B）和矢状位（C）CT 图像显示右肺尖不规则空洞，右肺可见支气管柱状扩张、小结节、"树芽征"（箭头）。注意此影像表现与继发性肺结核相似。

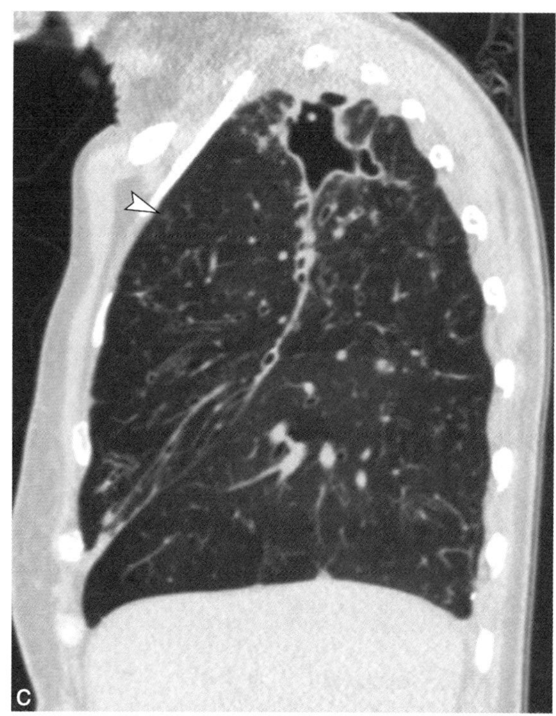

图 14. 11(续)

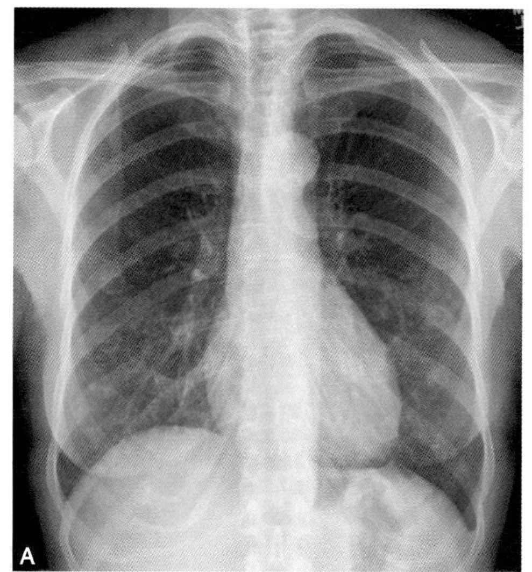

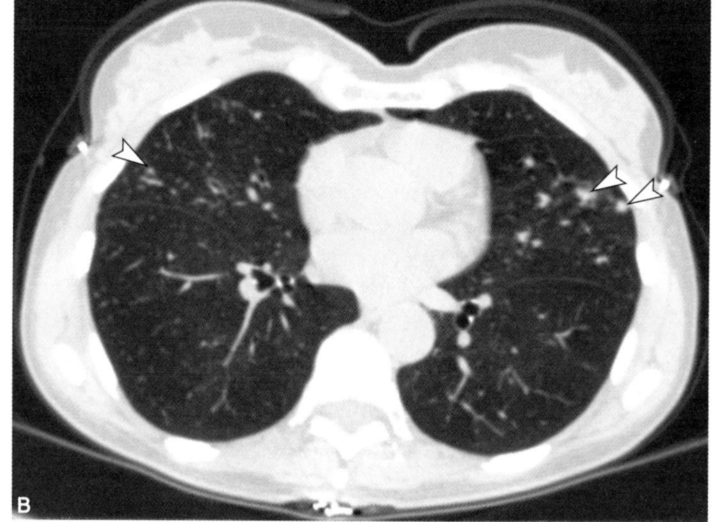

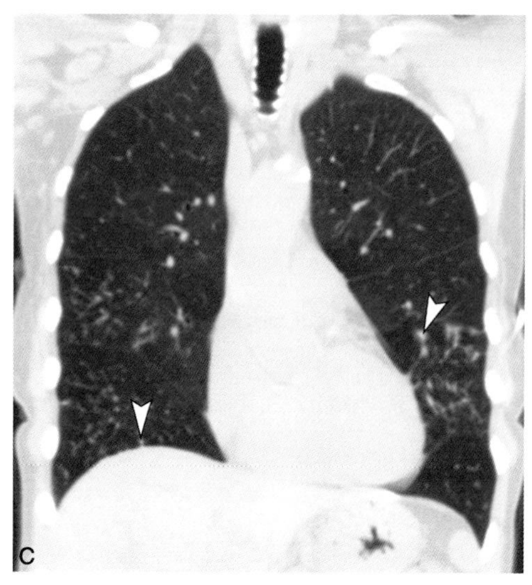

图 14. 12　鸟-胞内分枝杆菌(MAI)感染—结节性支气管扩张。A. 54 岁,女性,MAI 感染患者,正位胸部 X 线显示中下肺结节。B、C. 轴位(B)和冠状位(C)CT 扫描显示右肺中叶、左肺上叶舌段和右肺下叶柱状支气管扩张、“树芽征”和结节(箭头)。

表 14.2

结核分枝杆菌和非典型分枝杆菌感染的共同影像学特征

细菌	疾病形式	影像学表现
结核分枝杆菌	原发性病变	纵隔/肺门淋巴结肿大（坏死）
		肺段/叶实变
		胸腔积液
		粟粒样结节
	继发性病变	实变伴空洞
		小叶中心结节/“树芽征”
	非活动性（既往）病变	钙化结节伴或不伴淋巴结 肺上叶纤维性结节
非结核（非典型）分枝杆菌	纤维化空洞	单个/多个空洞
		小叶中心结节
		“树芽征”
	支气管扩张	柱状支气管扩张 小叶中心结节
		斑片状实变
	过敏（热浴盆肺病）	小叶中央型磨玻璃结节 磨玻璃影
		空气滞留（呼气相 CT 扫描）

表 14.2 回顾了结核分枝杆菌和非典型分枝杆菌感染的共同影像学特征。

病毒性肺炎

病毒是上呼吸道感染的主要病因，尽管引起肺炎相对少见。病毒性肺炎的诊断通常是排除性诊断。胸部影像学表现不具有特异性，通常表现为支气管肺炎或网状影。病变常常可以完全吸收，也可引起永久性后遗症，包括支气管扩张、闭塞性细支气管炎（可引起单侧透明肺或 Swyer-James 综合征）和肺间质纤维化。

流感。在成人中，病毒性肺炎最常见的病因是流感。流感暴发可发生于大流行、流行或散发。在大多数患者中，病变常局限在上呼吸道；但是老年人、伴有潜在心肺疾病或者免疫缺陷的患者以及孕妇，可发展为严重出血性肺炎。成年人流感肺炎可表现为双肺下叶散在分布的斑片状密度增高影。CT 表现为磨玻璃影或实变伴小叶中心结节（图 14.13）。链球菌或葡萄球菌重叠感染可导致病程暴发性发展，并可能导致死亡。肺叶实变、胸腔积液或空洞形成提示细菌重叠感染。

呼吸道合胞病毒和副流感病毒。呼吸道合胞病毒和副流感病毒是小儿流行性病毒性肺炎的常见病因。在成人中，这种疾病通常发生于身体虚弱或免疫功能低下的患者（图 14.14）。影像学表现与其他病毒性肺炎相似：斑片状实变影、支气管壁增厚（特别是 RSV 肺炎）、小叶中心结节和“树芽征”。

表 14.3

病毒性肺部感染——常见病原体和疾病模式

病毒	疾病模式	相关结果
巨细胞病毒	磨玻璃样阴影 网状影 斑片影 结节（少见）	
流感	小叶性/斑片状实变影 无充气支气管征 支气管壁增厚	细菌重叠感染
水痘带状疱疹病毒	小叶中心结节影 融合性实变影	小钙化结节（慢性）
呼吸道合胞病毒	小叶中心结节 实变影 磨玻璃影 支气管壁增厚	
腺病毒	小叶性/斑片状实变 磨玻璃影	单侧透明肺（Swyer-James 综合征）（慢性）

水痘带状疱疹病毒可引起水痘和带状疱疹，成人可能发生严重的肺炎。接受免疫抑制剂治疗或患有淋巴瘤的患者患病风险最高。典型的胸部 X 线表现为双肺弥漫分布直径 5~10mm 结节，边界不清。这些病灶常可完全吸收消散，但某些患者后期病灶钙化，继而产生无数小钙化结节（直径 2~3mm）（图 14.15）。

腺病毒常见于上呼吸道感染，偶尔见于下呼吸道感染疾病。肺过度充气和支气管肺炎伴肺不张是腺病毒肺炎最常见的 X 线表现。然而，儿童腺病毒可表现为肺叶或肺段实变。

病毒性肺炎最常见病因及典型影像学表现见表 14.3。

真菌性肺炎

正常宿主致病性真菌病的发病率不断提高和免疫缺陷患者机会性感染增加，使得真菌感染越来越常见。真菌可通过几种不同发病机制引起肺部疾病。一些真菌，包括荚膜组织胞浆菌、粗球孢子菌和芽生菌，是主要的病原菌，常常感染正常宿主；其他真菌，例如，曲霉菌属、念珠菌属、隐球菌属和毛霉菌（接合菌病），属于条件致病菌，常发生于有免疫缺陷的患者。所有病例中，真菌都会引起坏死性肉芽肿性反应。由于未经治疗的侵袭性感染的高死亡率和选择三唑类药物（氟康唑、伊曲康唑、伏立康唑和泊沙康唑）、脂基两性霉素 B 和棘白霉素（如醋酸卡泊芬净）等有效抗真菌治疗，使得早期和准确诊断真菌感染非常必要。许多血清学检查（补体结合试验、免疫扩散）和组织学方法可用于真菌感染的准确诊断。

组织胞浆菌病。荚膜组织胞浆菌在北美某些区域呈地方性流行，特别是俄亥俄州、密西西比州、圣劳伦斯河地区和墨西哥。绝大多数（95%~99%）荚膜组织胞浆菌感染无临床症状。常规胸部 X 线检查示多发边界清楚、小于 1cm 的钙化结节，伴或不伴有肺门或者纵隔淋巴结钙化，这可能是既往感染的唯一征象。

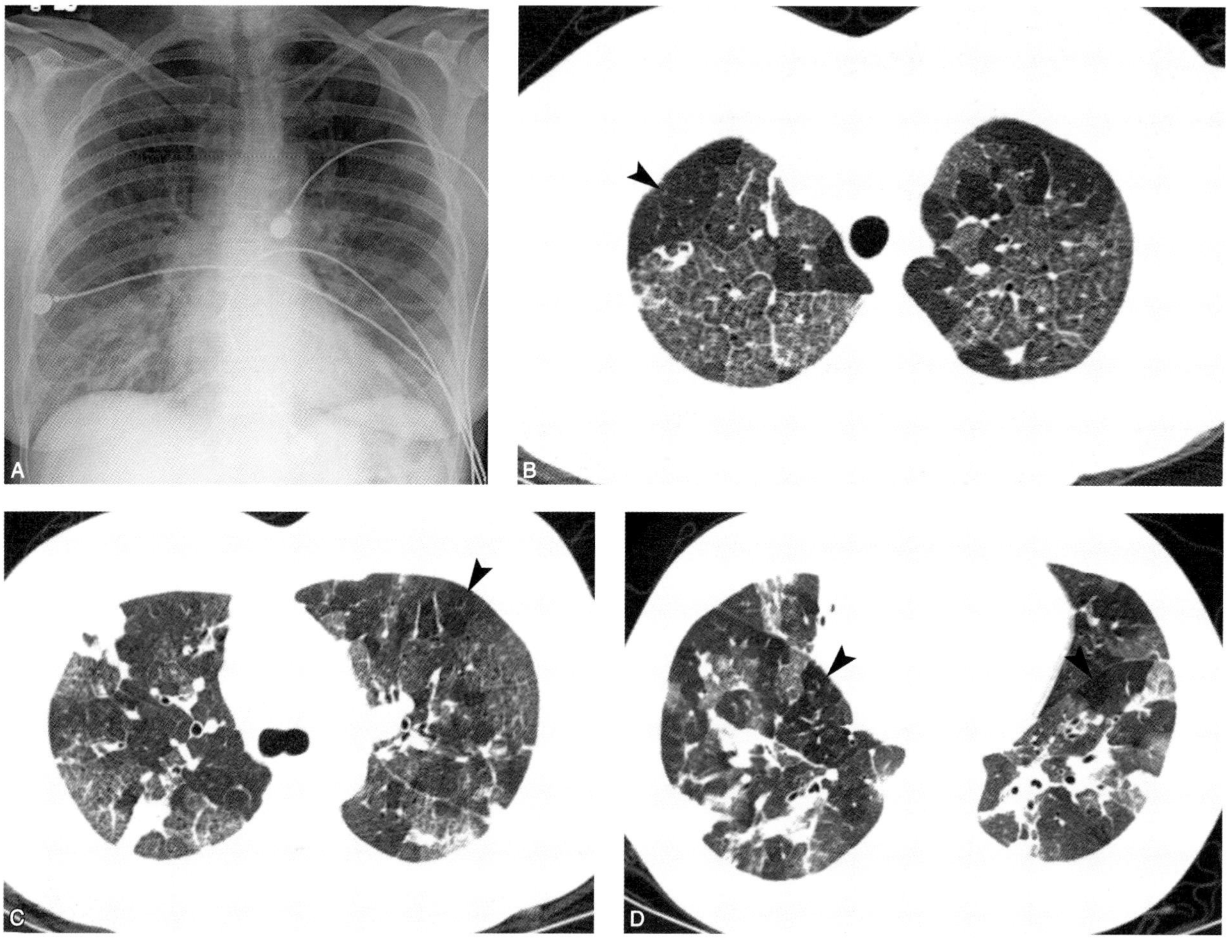

图 14.13 流感肺炎。A. 42 岁,女性,流感肺炎患者,正位胸部 X 线显示双侧细网状阴影伴右肺下叶实变影;B~D. 通过上(B)、中(C)和下(D)肺 CT 扫描显示支气管壁增厚,伴有小叶内和小叶间隔增厚的地图状磨玻璃影("铺路石征")和散在小叶实变影。小叶和亚段透亮区(B~D 中箭头),反映小气道疾病伴有继发性空气滞留。

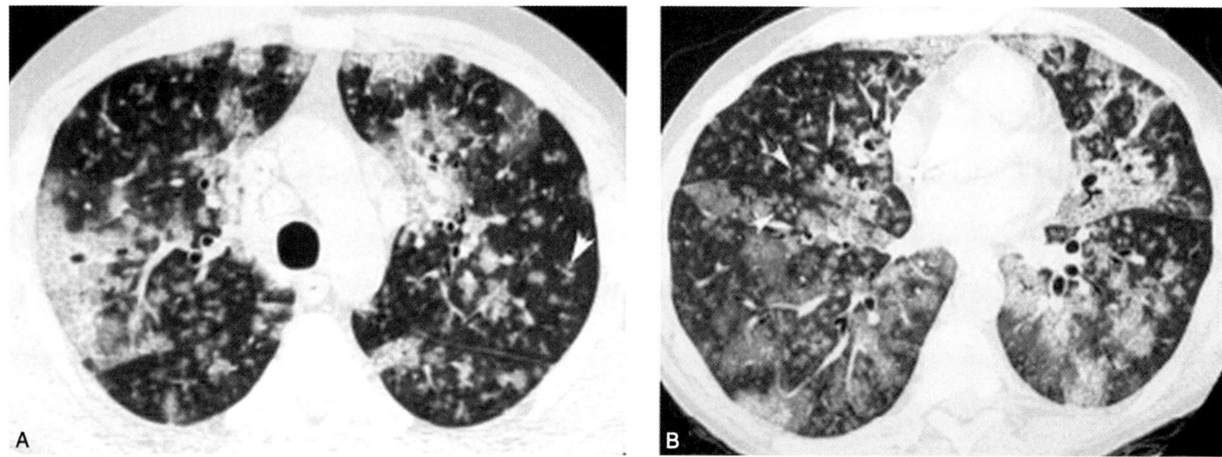

图 14.14 副流感病毒性肺炎。A、B. 急性粒细胞白血病(AML)患者,肺上叶(A)和中叶(B)CT 可见明显的支气管肺炎和细支气管炎(箭头)。该患者支气管肺泡灌洗液中分离出副流感病毒。

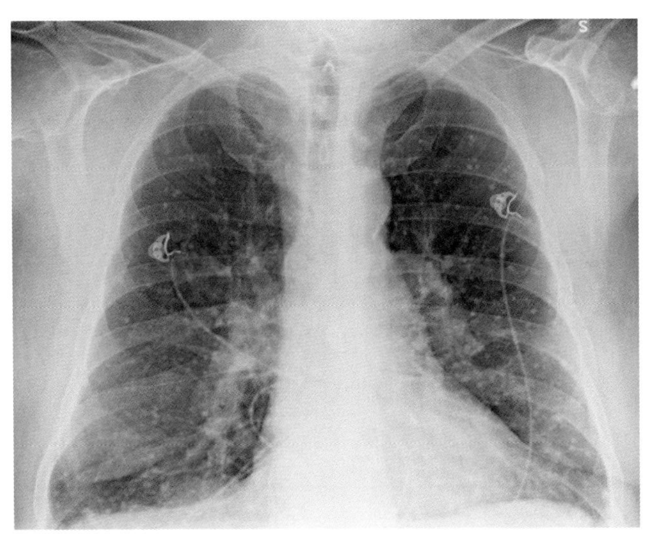

图 14.15 痊愈的水痘肺炎患者。曾患水痘肺炎的患者正位胸部 X 线显示肺部散在钙化结节。

急性组织胞浆菌感染最常表现为流感样症状的急性发作。胸部 X 线可表现正常或一些非特异性改变，如亚段性肺实变伴或不伴肺门淋巴结肿大(图 14.16)。如果患者吸入大量病原菌，则表现为广泛、散在分布的直径 3~4mm 的结节影并伴有肺门淋巴结肿大。急性组织胞浆菌病可形成直径小于 3cm 的孤立结节，称为组织胞浆瘤。组织胞浆瘤最常见于肺部下叶，常钙化。

荚膜组织胞浆菌亦可引起慢性肺部疾病，常见于有肺气肿的患者。影像学表现类似继发性肺结核，为单侧或双侧肺上叶瘢痕性肺不张伴明显肺门收缩。同样，也可出现肺上叶慢性纤维空洞型病变。慢性肉芽肿性炎症累及纵隔可导致纤维性纵隔炎，而支气管内病变则可引起支气管狭窄。

根据流行区居民脾脏钙化性肉芽肿的发生率判断，荚膜组织胞浆菌常见于无症状血液播散。然而，临床上有明显症状的播散性组织胞浆菌病极为罕见，通常见于婴儿或免疫功能低下的成人。其胸部 X 线常表现为广泛分布的 2~3mm 的结节影，也可出现网状影和斑片状实变影，与粟粒性肺结核难以鉴别。

球孢子菌病。球孢子菌病流行于美国西南部和加利福尼亚州的圣华金谷。球孢子菌肺部感染按临床和影像学表现分为急性、慢性和播散性 3 种类型。急性球孢子菌病感染者 40% 为成人。这些患者表现为自限性病毒性疾病，当伴有结节性红斑和关节痛时，称为“谷热病”。胸部 X 线检查可正常或者表现为局灶性或多灶性实变或结节影(图 14.17)，这些病变可在数月内吸收消散。实质性病变可伴发肺门和纵隔淋巴结肿大、胸腔积液。

播散性(粟粒性)球孢子菌病相对罕见，通常发生于免疫功能低下的患者和非白种人。典型的影像学表现为粟粒性肺结节，常发生在肺急性感染的基础上(如结节/实变)。

临床症状或者影像学异常表现持续 6 周以上的患者应该考虑为慢性球孢子菌病。慢性持续性疾病的影像学特征包括球孢子菌结节或肿块(球孢子菌瘤)和持续存在的肺实变。球孢子菌结节属于球形肺炎，常常位于肺上叶的胸膜下。这些结节容易迅速产生特征性薄壁空洞。在慢性进展疾病中，肺上叶纤维空洞性病变与继发性肺结核和组织胞浆菌病类似。

芽生菌病。北美芽生菌病是一种主要累及肺和皮肤的慢性系统性疾病，由皮炎芽生菌引起。其地理分布与组织胞浆菌病类似，但更广泛散播于北美东部和北部。其肺部感染通常无症状，症状性感染类似于急性细菌性肺炎。肺芽生菌病影像学表现缺乏特异性。该病最常见的征象是均匀的非节段性肺实变，且好发于肺上叶。不常见的表现是单发或多发肿块(图 14.18)，其中 15%病例中可见空洞形成。肺部肿块常见于具有长期临床症状(>1 月)的患者，临床表现类似于肺癌。胸腔积液和淋巴结肿大不常见。伴有免疫缺陷的患者肺部可见弥漫性粟粒结节。

曲霉菌可引起一系列肺部疾病，包括：在原来已经存在的空洞内形成曲菌球或霉菌球、轻度免疫受损患者的半侵袭性(慢性坏死)曲霉病、中性粒细胞减少性淋巴瘤或白血病患者侵袭性肺曲霉病，以及高免疫反应患者的过敏性支气管肺曲霉病。

曲霉球(霉菌球、真菌球)是由菌丝、黏液和细胞碎片组成的球形物，它寄生于原有肺大疱或者由其他病原菌或者破坏性病变如继发性肺结核引起的实质空洞内。除非宿主防御机制受损，否则不会侵袭邻近肺实质。曲霉球感染通常无临床症

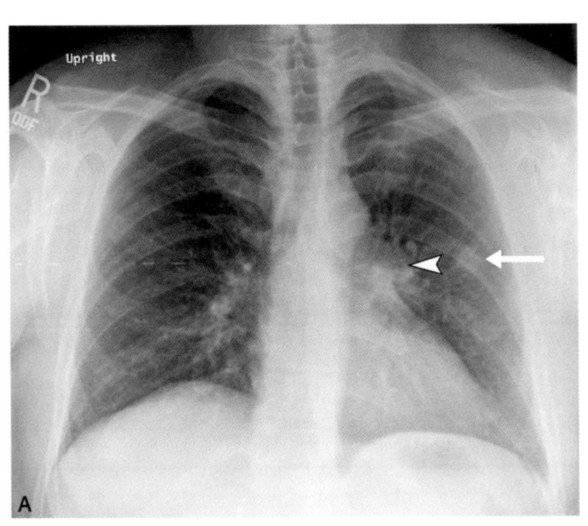

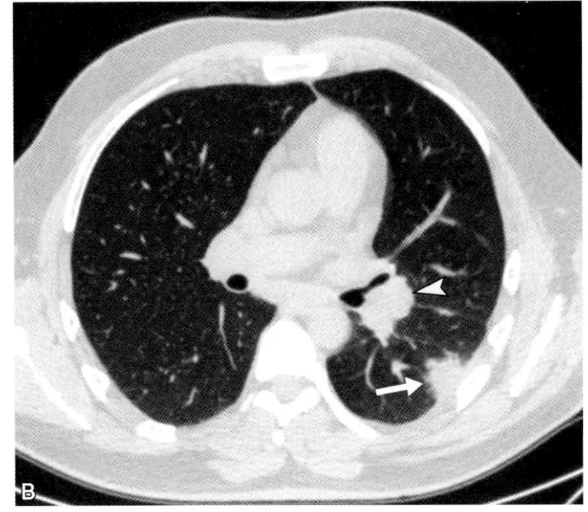

图 14.16 急性组织胞浆菌病。A. 38 岁，男性，组织胞浆菌病患者，正位胸部 X 线显示左肺中野结节(箭)与左肺门扩大(箭头)；B. CT 显示左肺下叶背段不规则结节(箭)，边界不清，左肺门增大(箭头)提示淋巴结增大。

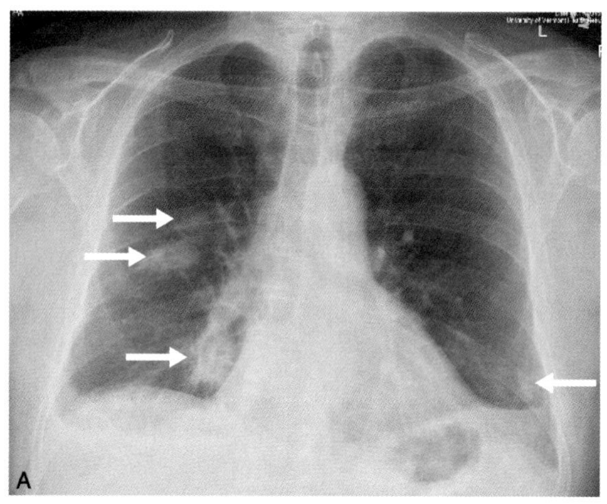
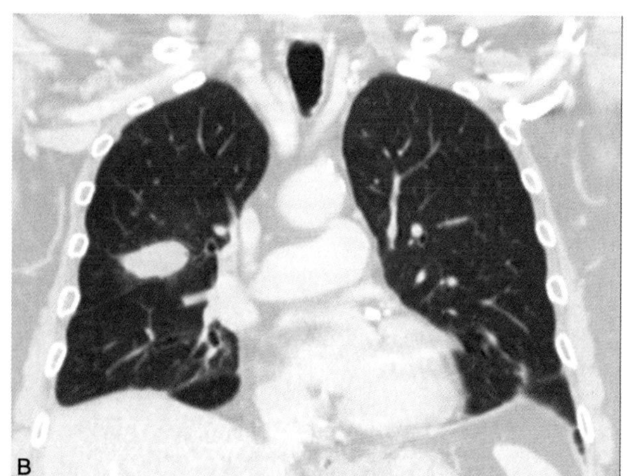
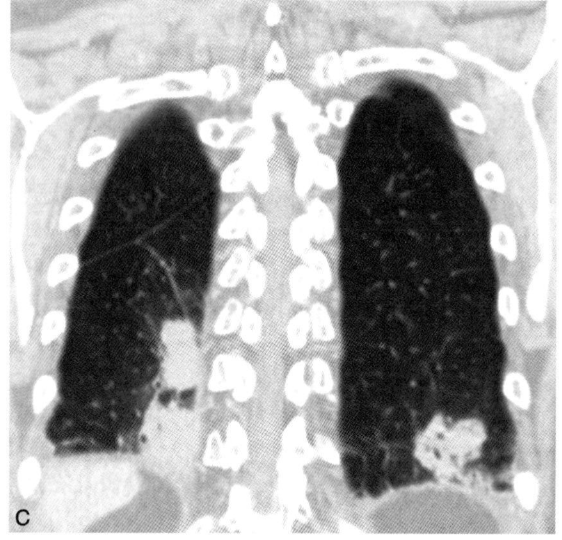

图 14.17　原发性球孢子菌感染。A. 54 岁,男性,临床诊断为谷热病,正位胸部 X 线显示右肺中下野和左肺下野多发结节(箭);B、C. 冠状位 CT 扫描证实双侧多发结节和肿块,部分结节内见支气管影。CT 引导下经肺穿刺活检证实为球孢子菌病。

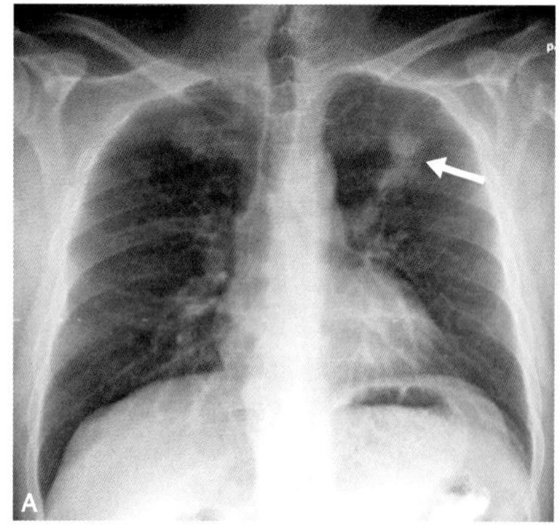
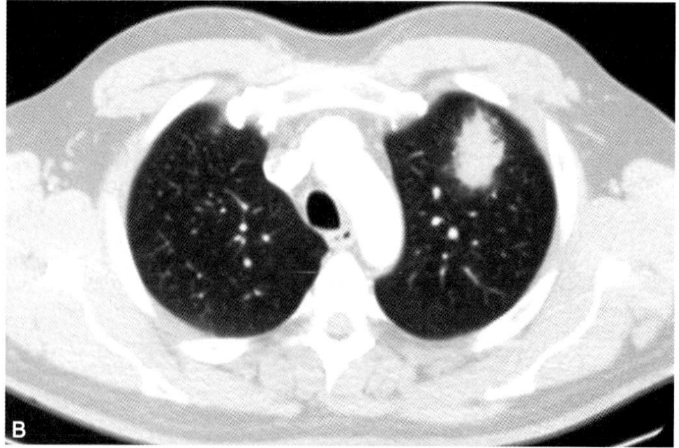

图 14.18　皮炎芽生菌感染。A. 39 岁,男性,胸部 X 线显示左肺上叶边界不清的肿块(箭);B. CT 显示左肺上叶不规则肿块,周围磨玻璃影。活检显示皮炎芽生菌感染。

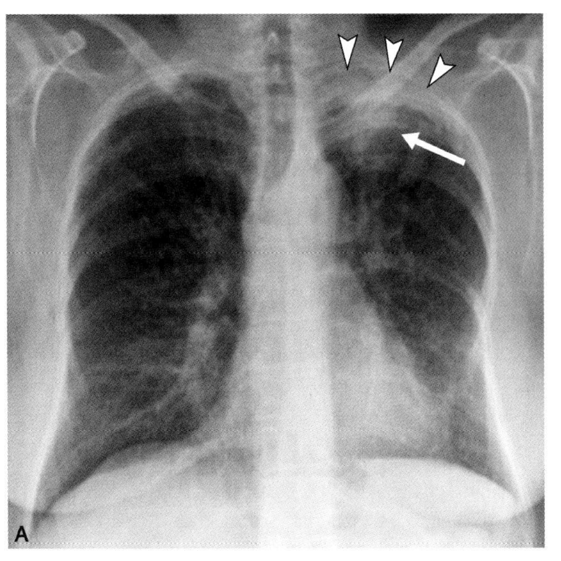

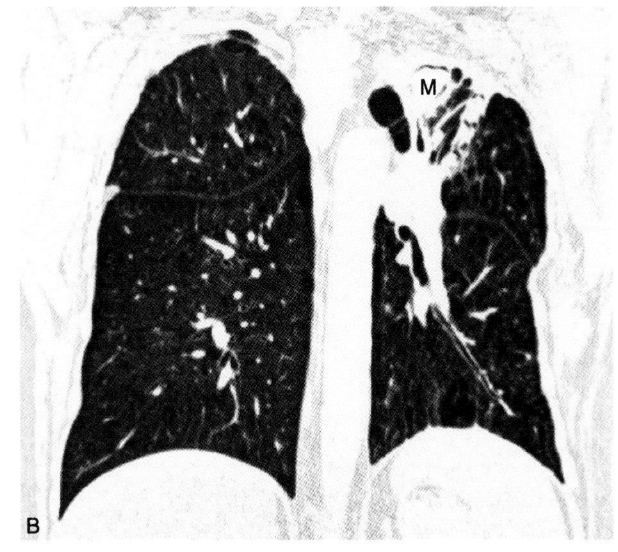

图 14.19　曲霉球。A. 67 岁，女性，咯血，胸部 X 线显示左肺上叶体积减小，左肺上叶肿块（箭）并伴有肺尖胸膜增厚（箭头），注意左侧肺大疱切除术后改变；B. 冠状位重建 CT 显示左肺尖瘢痕和肺大疱内肿块影，双肺肺气肿。

状，但可能引起大量咯血（>350mL/24h）。曲霉球是见于上叶空洞内的圆形实性肿块，与空洞壁之间形成“新月征”（图 14.19）。邻近空洞的胸膜进行性增厚是一种常见的 X 线表现，有助于发现复杂的曲霉球。本章后面将讨论半侵袭性和侵袭性曲霉病，而过敏性支气管肺曲霉病主要是大气道病变过程，将在第 16 章进行讨论。

表 14.4 总结了肺部真菌感染的临床类型及相关影像学表现。

寄生虫感染

在美国，肺部寄生虫感染相对少见（表 14.5）。然而，对于越来越多前往寄生虫流行国家旅行的人，或从这些地区移民到美国的人，以及越来越多的免疫功能低下的患者需要熟悉这些感染。一般而言，胸部寄生虫病表现为肺部和胸膜的直接受侵，或较不常见的过敏反应。

阿米巴病。溶组织内阿米巴的症状性感染通常局限于胃肠道和肝脏。如果感染局限在膈下间隙，可由局部膈肌炎症反应引起右侧胸腔积液和右肺下叶基底段肺不张。阿米巴病累及胸膜和肺的最常见传播途径为肝脓肿感染直接蔓延至右侧胸腔产生脓胸，或累及右肺下叶引起阿米巴性肺炎或肺脓肿。

肺包虫（棘球蚴）病。细粒棘球蚴是引起人类棘球蚴病的主要原因。该病流行于绵羊饲养区，在美国相对少见。狗和狼通常是最终宿主，绵羊、山羊和牛是中间宿主。当人类成为意外的中间宿主时，可能会导致疾病。幼虫进入到肝脏和肺后，如果能够躲避宿主的防御机制，将形成包囊并逐渐增大。棘球蚴病包囊由 3 层组成：外囊（壳层），是一种保护膜；内囊，可产生棘球子囊和一层由压缩的肺纤维组织形成的环状周围囊。

肺包虫囊肿典型表现为边界清楚的球状软组织块影。与肝包虫囊肿不同的是，肺包虫囊肿壁无钙化。囊肿大小约 1～20cm，好发于右肺下叶。通常大多数肺包虫囊肿不引起临床症状，但当囊肿与支气管相通后，患者可出现临床症状。如果囊肿膜破裂，囊肿周围会出现稀薄的新月形空气影，产生“半月

表 14.4

真菌性肺部感染的病原菌和典型影像学表现

病原菌	疾病类型	相关影像学表现
荚膜组织胞浆菌	急性	节段性实变
		结节/肿块
		肺门淋巴结肿大
	播散性	粟粒样结节
	慢性	上叶瘢痕性肺不张
		纤维空洞
	慢性纵隔病变	纤维化纵隔/肺门肿块/钙化
球孢子菌	急性	局灶、多灶性实变或结节
		淋巴结肿大
		胸腔积液
		弥漫小结节（大量暴露）
	播散性	粟粒样结节
	慢性持续型	结节/实变（伴或不伴空洞）
	慢性进行型	纤维空洞
皮炎芽生菌	急性	局灶性肺实变
		单发、多发结节或肿块
	播散性	粟粒样结节
烟曲霉	侵袭性	结节/肿块/局灶性实变伴晕征，伴或不伴空洞
	半侵袭性	肺上叶肿块/实变（与肺气肿、纤维化相关）
		邻近胸膜增厚
	腐生性	在囊肿、空洞及肺大疱内的结节或肿块
		邻近胸膜增厚
	过敏性	近端支气管扩张内的黏液嵌塞
新型隐球菌	急性	单发/多发结节
		局灶性非节段性实变

表 14.4

真菌性肺部感染的病原菌和典型影像学表现(续)

病原菌	疾病类型	相关影像学表现
白念珠菌	播散性	粟粒性结节
	血行性	随机/粟粒结节
	吸入性	下叶小叶中心结节/“树芽征”
耶氏肺孢子菌	急性	小叶实变
		弥漫性磨玻璃影
		肺实变
		肺大疱

表 14.5

人体寄生虫肺部感染及其影像学表现

疾病	病原体	影像学表现
阿米巴病	溶组织内阿米巴	右肺下叶肺炎/脓肿 右侧胸腔积液/脓胸
棘球蚴病	细粒棘球蚴	肺下叶囊肿(右) “空气半月征”
	多房棘球蚴	气-液平面 “水上浮莲征”
肺吸虫病	肺吸虫(卫氏并殖吸虫)	囊肿/囊肿伴空洞 胸腔积液
血吸虫病	曼氏血吸虫 日本血吸虫 埃及血吸虫	急性 小叶性实变影 慢性 网状阴影 肺动脉高压 粟粒样结节
恶丝虫病	犬恶丝虫	胸膜下孤立性肺结节

征”或“新月征”。如果囊肿自发破裂,囊肿内容物将被引流到气道,产生气-液平面。偶尔,囊肿壁会皱褶并漂浮在尚未塌陷的囊腔内,产生特异性“水上浮莲征”。囊肿很少会破裂进入胸腔,产生大量胸腔积液。

肺吸虫病。是感染卫氏并殖吸虫所致。病原体主要分布于东亚,因生吃螃蟹或蜗牛而被感染。肺部血吸虫感染可无临床症状,也可表现为咳嗽、咯血、呼吸困难和发热。20%感染患者,胸部X线无异常发现。最常见的影像学表现为多发囊肿。其壁厚薄不均。这些囊状阴影可相互融合,常伴有局灶性肺不张和肺亚段性实变。稠密的线状密度增高影代表着病原体的聚集处。因为肺吸虫能够穿透胸膜,所以患者常见有胸腔积液且量大。

血吸虫病。人类血吸虫病由3种血吸虫感染引起:曼氏血吸虫、埃及血吸虫以及日本血吸虫。血吸虫生活周期复杂,人类因接触污染的水源而获得感染。幼虫穿过皮肤或口咽部黏膜,通过静脉循环进入肺毛细血管。当幼虫通过肺时,可引起急性过敏性反应,影像学表现为一过性肺部阴影(嗜酸性粒细胞肺炎),可自行消退。然后幼虫通过肺部毛细血管后进入到体循环。曼氏血吸虫以及日本血吸虫最终停留在肠系膜静脉内,而埃及血吸虫停留在膀胱静脉内。成虫产的虫卵可引起肺栓塞并聚集在肺小动脉腔内及周围。病原体诱发肉芽肿性炎症和纤维化,引起闭塞性小动脉炎,导致肺动脉高压和肺源性心脏病。放射学上,弥漫性细网状阴影是最常见的征象,这与中心肺动脉扩张相关。小结节状密度增高影类似粟粒性肺结核的影像学表现,认为与虫卵周围肉芽肿形成有关。

恶丝虫病。犬恶丝虫(心丝虫)可通过蚊子从感染犬传染给人类。肺部受累表现为无症状的胸膜下孤立性肺结节,代表死亡蠕虫周围的炎症反应,该蠕虫从外周静脉栓塞到外周肺动脉分支中。通过切除结节做出诊断。

弓形虫病。弓形虫感染在“免疫功能低下人群感染”章节中进行综述。

肺部感染并发症

肺部感染有许多急性和慢性并发症,可能产生特征性的影像学表现,因此需要注意(表14.6)。

肺炎旁胸腔积液。与潜在肺炎相关的胸腔积液,称为肺炎旁胸腔积液,是肺炎最常见的并发症,在50%的患者中可见(见图14.5)。复杂性肺炎旁积液和脓胸表现为一系列的渗出性积液,前者为pH降低、乳酸脱氢酶(LDH)和蛋白质升高的渗出性积液,后者为典型脓液。肺炎旁积液影像学特征的详细讨论见第17章。

表 14.6

肺部感染并发症

病程	并发症部位			
	肺/气道	胸膜/胸壁	血管	纵隔
急性	脓肿 坏疽 肺大疱(肺气囊)	肺炎旁胸腔积液/脓胸	真菌性动脉瘤	
慢性	支气管扩张 Swyer-James 综合征 支气管结石症 支气管狭窄 间质纤维化	自溃性脓胸		纤维性纵隔炎

胸壁受累。肺外周部感染穿透胸膜侵犯胸壁极为罕见。当脓胸扩展到胸壁皮下形成感染性积液时，称为自溃性脓胸。与这种少见的肺部感染并发症最相关的微生物包括结核分枝杆菌、衣氏放线菌、诺卡菌病、真菌和葡萄球菌感染。

肺脓肿最常见于口腔厌氧菌伴或不伴需氧菌吸入，通常在吸入后 10~14d 发生。患者肺脓肿形成最高的风险因素，包括口腔卫生差以及易发生误吸的情况，例如，酒精中毒、癫痫发作、意识改变和药物过量。有些肺脓肿源于脓毒性血栓性静脉炎或三尖瓣心内膜炎产生的栓子造成的并发症。脓肿表现为结节或肿块，典型表现为中心坏死，伴或不伴气-液平面，常见于肺的低垂部位（后上叶、上段和下叶的胸膜下区域），见图 14.5、图 14.20。

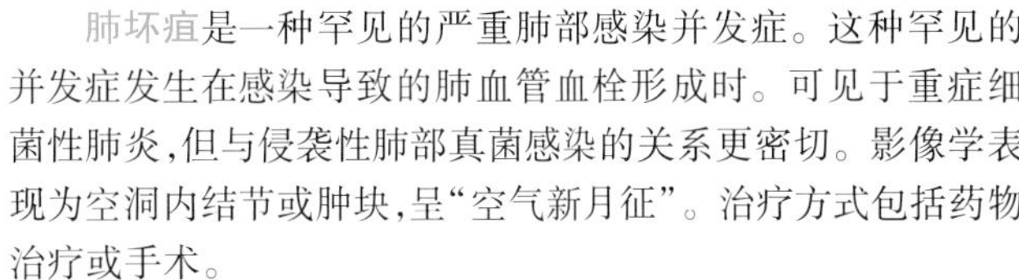

肺坏疽是一种罕见的严重肺部感染并发症。这种罕见的并发症发生在感染导致的肺血管血栓形成时。可见于重症细菌性肺炎，但与侵袭性肺部真菌感染的关系更密切。影像学表现为空洞内结节或肿块，呈“空气新月征”。治疗方式包括药物治疗或手术。

真菌性动脉瘤是肺部感染或感染性心内膜炎的罕见并发症。心内膜炎或肺炎患者肺门血管旁的结节或肿块应提示该诊断，增强 CT 是明确诊断的方法，因为它能显示肿块与肺动脉血管的关系。

支气管扩张。虽然感染后支气管扩张症在工业化国家已不常见，但病毒性肺炎、非典型分枝杆菌、细菌感染和真菌感染引起的肺部感染可导致局限性支气管扩张。支气管扩张在第 16 章将会详细介绍。

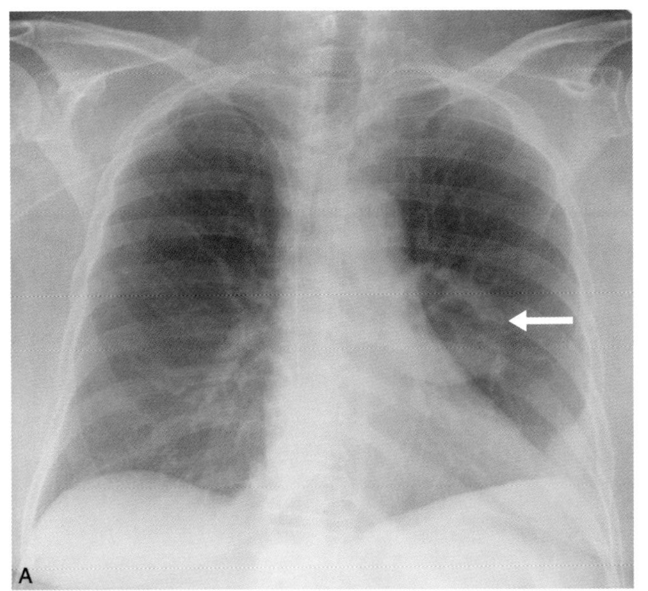

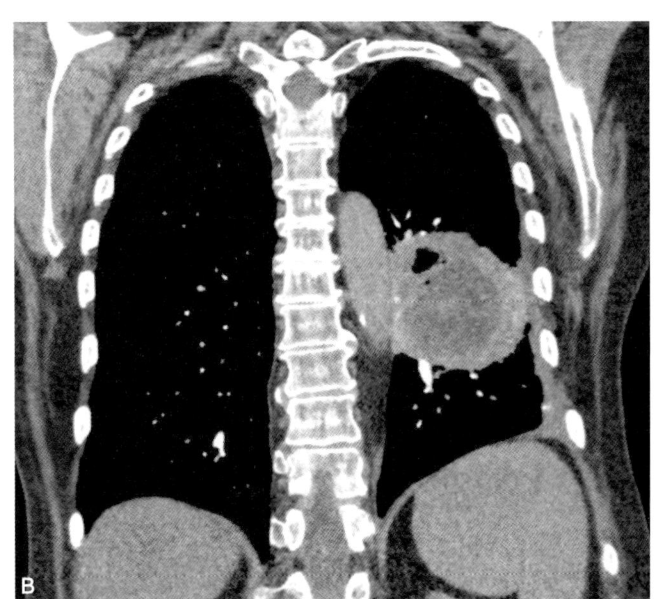

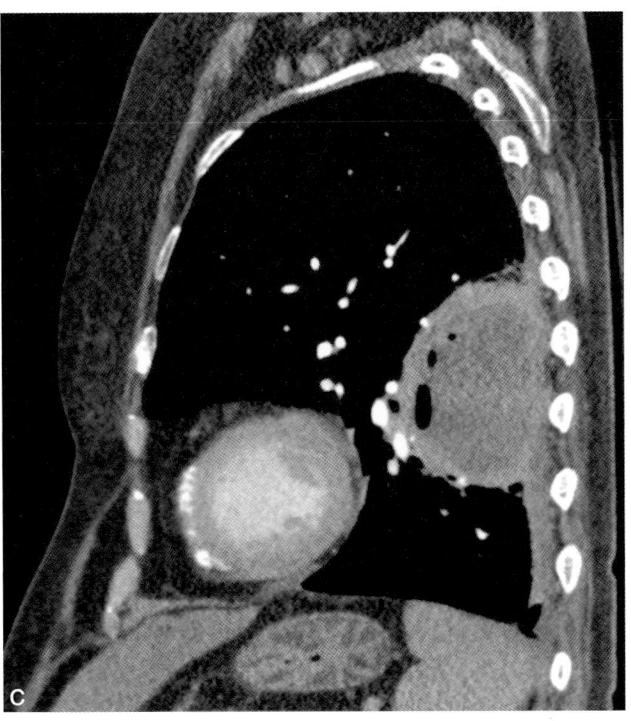

图 14.20　肺脓肿。A. 38 岁，男性，患者有 2 个月发热和脓痰病史，正位胸部 X 线显示左肺中野空洞性病变（箭）；B、C. 增强 CT 冠状位（B）和矢状位（C）显示厚壁病变，含空气和液体，提示肺脓肿。注意脓肿邻近后胸膜增厚。

Swyer-James 综合征是一种不常见的感染后缩窄性细支气管炎，通常在婴儿期或儿童期由严重的病毒或支原体感染引起。典型的影像学表现为肺透光度增强高、肺容积正常或减小、肺血管减少、呼气性空气滞留，偶尔可见近端支气管扩张（见图16.23）。

支气管狭窄。这是一种罕见的感染并发症，通常与支气管结核或组织胞浆菌病等真菌感染有关。

支气管结石病。这种情况反映支气管内存在钙化结节，最常见的原因是组织胞浆菌病或结核引起的支气管周围淋巴结钙化。影像学表现为支气管内钙化结节，常伴有远端肺不张、支气管扩张或黏液栓塞（见图16.10）。薄层CT是诊断该病首选的影像学检查方法。

纤维性纵隔炎（硬化性纵隔炎）。纵隔纤维化较罕见，少数先前有组织胞浆菌感染的患者可发生，这可能是对真菌抗原的一种免疫反应。其他真菌感染、自身免疫性疾病、药物和纤维炎症性疾病与纤维性纵隔炎有关。病理上纵隔内可见致密的纤维组织浸润。临床上，这种情况表现出与中央气道、血管或食管阻塞相关的体征和症状。影像学表现为纵隔增宽，可伴钙化，也可见局灶性纵隔肿块。典型的CT表现为右侧气管旁或气管隆嵴下局限性钙化肿块，或中纵隔软组织浸润伴结构受压或闭塞（见图11.28）。继发性肺实质改变是中央气道和血管受损的结果。

免疫功能低下人群感染

免疫损伤定义为正常宿主抗感染的免疫防御机制减弱。免疫功能低下患者包括HIV感染人群、血液系统恶性肿瘤的患者、正接受化疗和免疫抑制治疗的患者，尤其是器官移植受体者。免疫功能低下的患者肺部感染类型取决于人体防御机制的特定缺陷部分。免疫功能低下患者的肺部并发症大多数具有传染性，非传染性并发症只占25%。准确识别免疫受损患者主要的影像学征象有助于缩小鉴别诊断范围（表14.7、表14.8）。随着高效抗逆转录病毒治疗（HAART）的出现和有效的预防，HIV感染者或者艾滋病患者机会性感染的发生率急剧下降。如今细菌性呼吸系统感染已经成为发达国家中HIV感染人群肺部感染的主要原因。

细菌性肺炎。细菌是免疫缺陷患者并发肺炎最常见的病因。HIV感染的患者，细菌性肺炎可发生在感染的初期，发病率是正常人的6倍。对HIV感染者而言，复发性细菌性肺炎是被归类为艾滋病定义的疾病。在HIV患者中引起肺炎的最常见的病原体有肺炎链球菌、流感嗜血杆菌、金黄色葡萄球菌、大肠埃希氏菌和铜绿假单胞菌。艾滋病患者并发细菌性肺炎的少见致病菌包括星状诺卡氏菌、马红球菌、巴东体属细菌和五日热立克次体（杆菌性血管瘤病）。在非HIV免疫受损患者中，金黄色葡萄球菌和革兰氏阴性需氧菌（包括克雷伯菌属、变形杆菌属、大肠埃希氏菌、假单胞菌属、肠杆菌属和沙雷菌属）是最常见的细菌病原体。细菌性肺炎的特点是局灶性肺段或肺叶性密度增高影。空洞形成在免疫缺陷人群中比在正常人中更常见，可表现为多发性肺脓肿，或多叶同时受累和弥漫性肺炎，这种情况在正常个体中明显不常见。胸腔积液和脓胸罕见。

表14.7

HIV肺部感染的影像学表现及病因分析

类型	常见病因
肺局灶性病变	细菌感染
	真菌感染
	分枝杆菌感染
	非霍奇金淋巴瘤
	支气管肺癌
肺弥漫性病变	肺孢子菌肺炎（PJP）
	巨细胞病毒（CMV）肺炎
	淋巴细胞性间质性肺炎
结节	非霍奇金淋巴瘤
	分枝杆菌感染
	真菌感染
	脓毒性栓子（IVDA）
淋巴结肿大	分枝杆菌感染
	真菌感染
	非霍奇金淋巴瘤
	支气管肺癌
胸腔积液	肺炎旁积液/脓胸
	分枝杆菌感染
	真菌感染
	非霍奇金淋巴瘤

表14.8

造血干细胞移植患者的肺部感染

时相	时间/d	常见感染
移植前	0~30	曲霉病
		细菌感染
		呼吸道合胞病毒肺炎
移植后早期	30~100	巨细胞病毒
		肺孢子菌
		曲霉病
移植后晚期	>100	细菌感染
		曲霉病
		病毒：腺病毒、呼吸道合胞病毒、水痘带状疱疹病毒、副流感病毒

肾移植受者和大剂量皮质类固醇治疗患者患肺炎的风险增加，这类肺炎是由嗜肺军团菌和米克戴德军团菌（匹兹堡因子）引起的。嗜肺军团菌导致多叶局灶性肺实变（见图14.4），有时可伴有空洞和胸腔积液。匹兹堡因子引起的特征性表现为多发、边界清楚的伴中心空洞形成的结节。

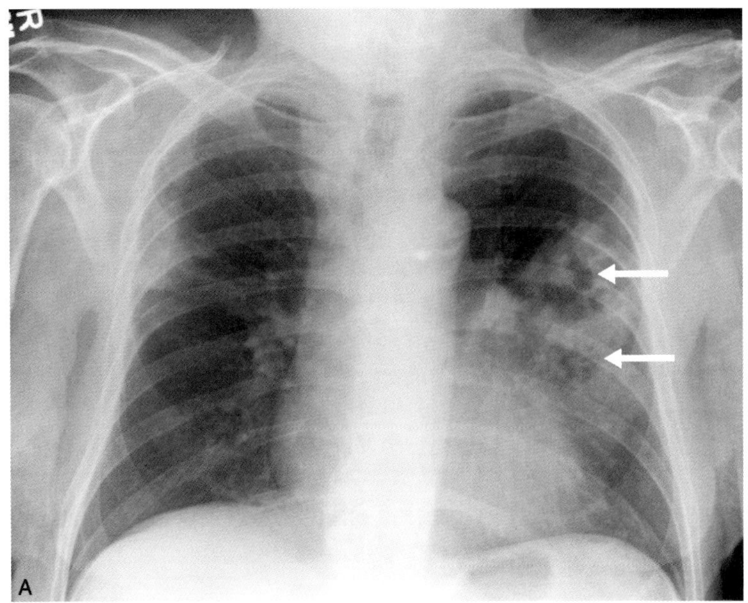
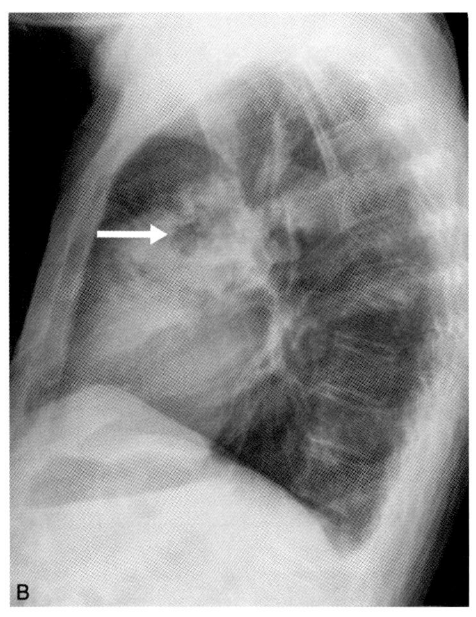

图 14.21　诺卡氏菌肺炎。A、B. 34 岁，男性，星状诺卡氏菌肺炎患者，正位（A）和侧位（B）胸部 X 线显示双肺实变影伴左肺上叶空洞（箭）。

诺卡氏菌是一种革兰氏阳性、分枝状、丝状芽孢杆菌，是一种弱耐酸菌。星状诺卡氏菌感染是引起肺部疾病的最主要原因。在免疫抑制治疗患者、淋巴瘤或白血病患者以及肺泡蛋白沉积症患者中，通常是机会性感染。最常见的 X 线表现是均匀的、非节段性的含气肺组织实变或者肿块影，空洞较为常见（图 14.21）。感染可扩展到胸膜腔和胸壁，分别产生脓胸和骨髓炎，并可引起肺门淋巴结肿大。治疗通常用磺胺类抗菌药。

肺结核。自从艾滋病流行以来，结核病的发病率也显著增加。大多数病例由既往获得性疾病复发而来。免疫功能缺陷患者继发肺结核的诊断较复杂，因为免疫缺陷患者的皮肤反应性和痰分析灵敏度低，故支气管肺泡灌洗的检出率降低。胸部 X 线表现取决于 HIV 感染的阶段和免疫功能障碍的程度，这个根据 CD4 细胞定量检测来评估。艾滋病早期阶段（$CD4^+>200$ 个细胞/mm^3），继发性上叶纤维空洞病变最常见，与免疫功能正常的患者中的慢性纤维空洞难以鉴别。艾滋病中期（$CD4^+$ 50~200 个细胞/mm^3），最常见与原发综合征相关的 X 线表现，包括肺叶实变、纵隔和肺门淋巴结肿大、胸腔积液。CT 显示边缘强化结节伴中心坏死是特征性征象，强烈提示艾滋病患者患有肺结核。艾滋病进展期（CD4<50 个细胞/mm^3），影像学表现不典型，特征性表现为弥漫性网状或者结节状（粟粒状）密度增高影。

鸟-胞内分枝杆菌复合菌组（MAI）。感染是艾滋病患者最常见的非结核分枝杆菌感染。该病主要影响胃肠道，但播散性疾病可累及胸部。淋巴结肿大是主要的影像学表现，也可见非特异性局灶性密度增高影或弥漫性结节影。鸟-胞内分枝杆菌感染可产生与继发性肺结核相同的影像学表现。

除 CMV 以外的**病毒性肺炎**在 AIDS 患者中并不常见，但在其他免疫功能低下患者中可见到（见图 14.14）。

巨细胞病毒是细胞免疫受损患者病毒性肺炎的常见原因，特别是肾移植受者和淋巴瘤患者，属于艾滋病患者肺炎的不常见病因之一。胸部 X 线和 CT 表现为双肺弥漫性磨玻璃影或结节影（图 14.22）。

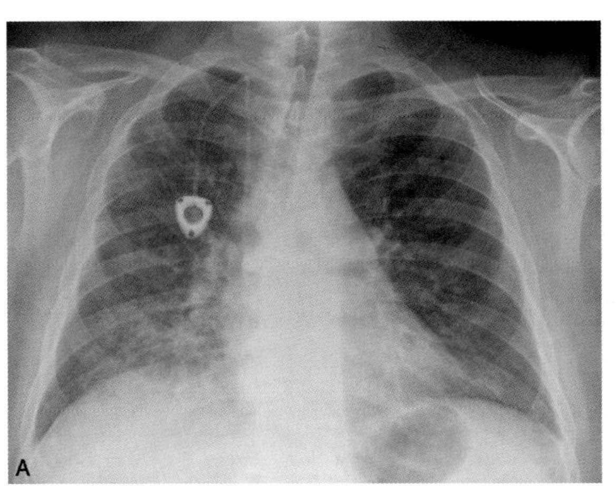
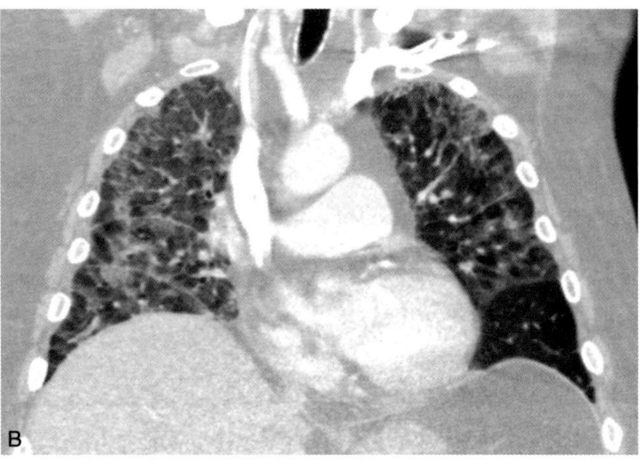

图 14.22　巨细胞病毒肺炎。A. 43 岁，患者接受骨髓移植，正位胸部 X 线显示双侧不对称的网状结节状阴影；B. 冠状位 CT 增强显示双肺磨玻璃影伴轻微小叶间隔增厚。经支气管肺活检证实为巨细胞病毒感染。

曲霉病。侵袭性曲霉菌感染通常发生在伴有中性粒细胞减少的免疫功能低下的患者，最常见于白血病患者、接受化疗或类固醇皮质激素治疗的患者。在艾滋病患者中发病率低，通常发生在该病的终末期。影像学表现多样：从大的结节状病灶到弥漫性肺实质实变（图14.23）。病原体易侵入血管，导致梗死。大部分观察到密度增高影，为出血和水肿的表现。如果形成胸腔积液，通常提示胸腔积脓。空洞形成（表现为“空气新月征”），在疾病早期阶段的X线片上常常不明显，但是当患者血液循环中的中性粒细胞补体恢复到正常水平时则表现典型（图14.23C）。CT有助于侵袭性曲霉病的早期诊断。中性粒细胞白血病患者患侵袭性曲霉病有相对特异的表现，表现为致密肿块样阴影周围环绕相对密度减低区，即“CT晕征”。晕环代表水肿和出血区，可发展形成“空气新月征”，将感染、坏死肺组织与正常肺组织分离开。

半侵袭性曲霉病是一种罕见的曲霉菌肺部感染，见于轻度免疫抑制患者。病原体侵袭先前已病变的肺组织，引起慢性进展性肺组织实变或者慢性空洞性病变。

球孢子菌病发生于艾滋病患者和其他免疫缺陷宿主的球孢子菌病常常表现为播散性感染，与发生于正常宿主的局灶性肉芽肿性病变不同。肺部受侵常表现为肺部弥漫性粟粒结节、弥漫性结节状或网结状阴影。肺门与纵隔淋巴结病变和胸腔积液不常见。

隐球菌病。新型隐球菌是一种出芽酵母菌，该菌常见于土壤和鸟排泄物中。新型隐球菌是艾滋患者群真菌感染最常见的病因，但是也能感染其他免疫缺陷患者。在一些患者中，特别是艾滋病患者，病原体从肺部侵入，播散到中枢神经系统、骨骼和皮肤黏膜组织。脑脊膜炎是该菌感染最严重的后果。该病影像学表现多样：单发或者多发结节或肿块（类似支气管肺癌）（图14.24）；单发或者多发斑片状实变影；多发小结节影（类似粟粒型肺结核）。相比较于正常人群，艾滋病患者空洞形

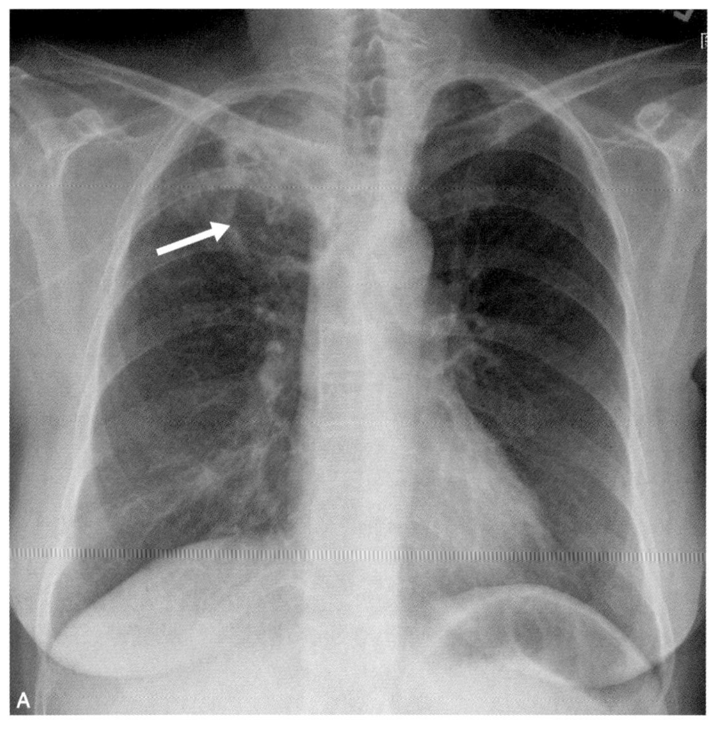

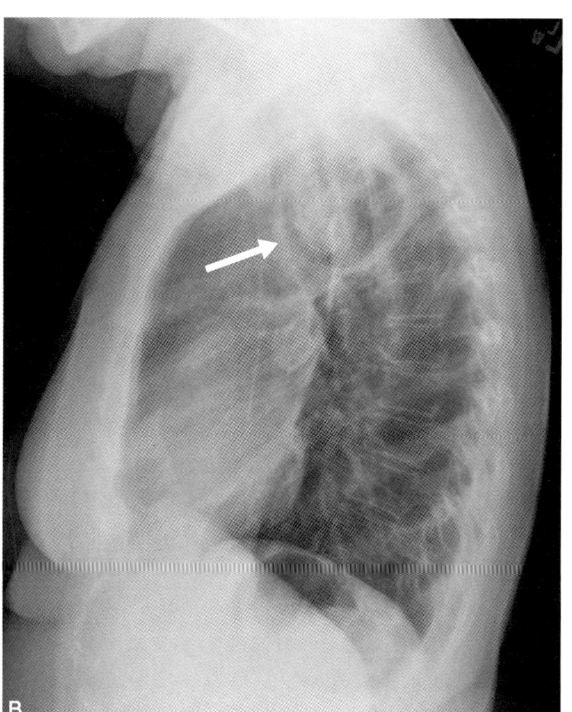

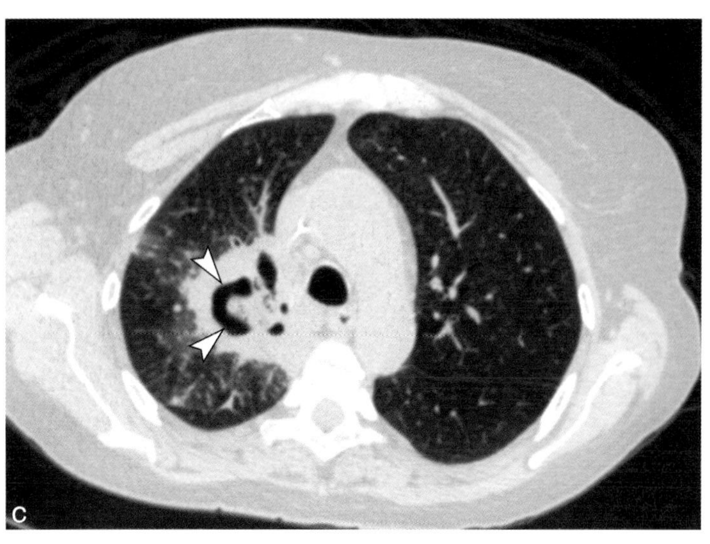

图14.23　侵袭性曲霉病。A、B. 非霍奇金淋巴瘤患者，接受造血干细胞移植，后前位（A）和侧位（B）X线片显示右肺上叶巨大空洞（箭）伴邻近肺实变；C. CT显示右肺上叶空洞性肿块，邻近磨玻璃影。注意病变内的“空气新月征”（箭头）。

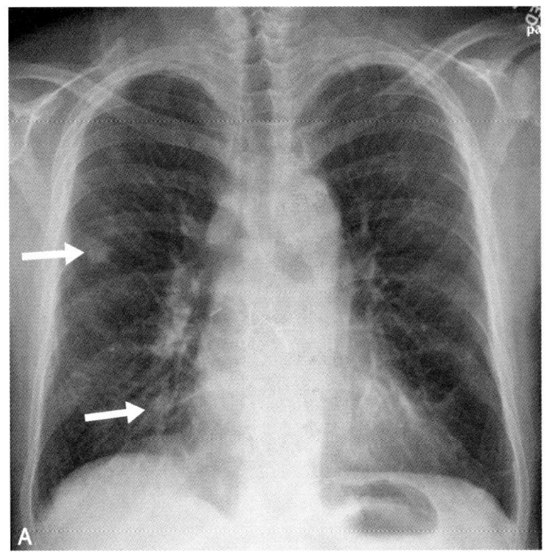

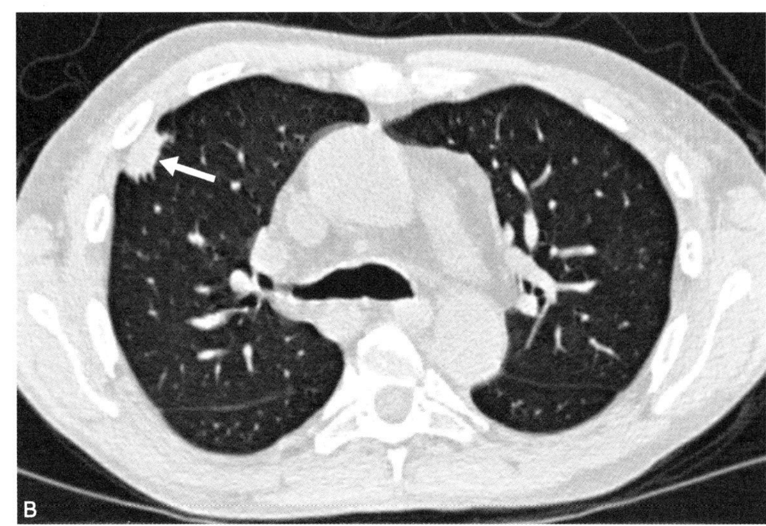

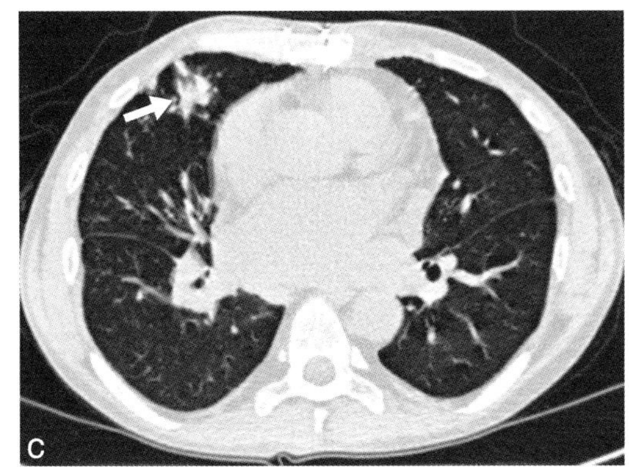

图 14.24　肺移植受者隐球菌感染。A. 35 岁双侧单肺移植患者的胸部 X 线显示右肺结节（箭）；B、C. CT 扫描显示右肺上中叶结节（箭）。经胸穿刺活检抽吸物的染色和培养显示隐球菌感染。

成、淋巴结肿大和胸腔积液更常见。

念珠菌病。白念珠菌是免疫缺陷患者患肺炎的一种罕见病因。因淋巴瘤或白血病晚期而继发严重中性粒细胞减少症的患者最易感染。因念珠菌是免疫缺陷患者的常见寄生菌，并且与其他机会致病菌感染相关，所以念珠菌病的诊断很困难。念珠菌肺炎患者胸部 X 线表现为双肺弥漫性非节段分布的实质性或间质性阴影，也可表现为粟粒样结节，但是空洞、淋巴结肿大和胸腔积液少见。

毛霉菌病（接合菌病）是患有淋巴瘤、白血病或糖尿病的免疫功能低下患者肺炎的罕见病因。肺部感染常伴有鼻旁窦感染，病变可累及大脑或脑膜。胸部 X 线征象包括孤立性结节（图 14.25）、肿块或者局限性肺实变，其内可伴空洞形成，胸腔积液少见。

肺孢子菌肺炎（PJP）。肺孢子菌是一种常见于人类肺部

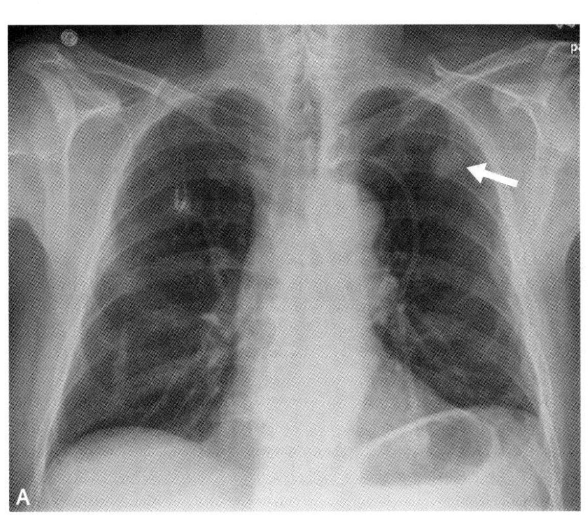

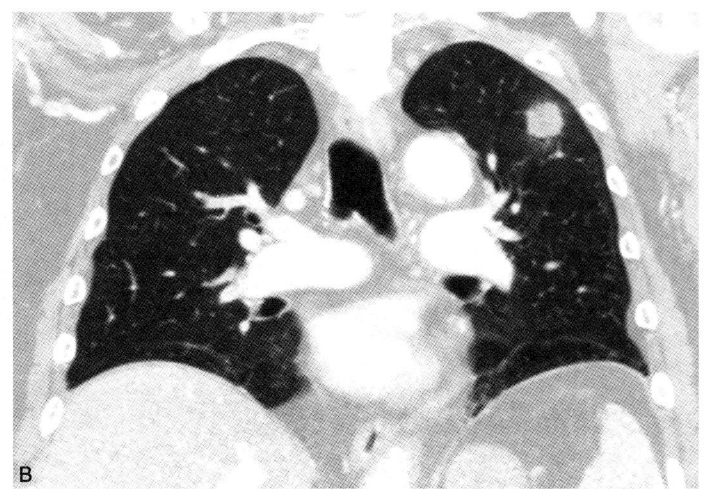

图 14.25　骨髓移植受体者毛霉菌感染。A. 经活检证实毛霉菌病。胸部 X 线显示左肺上叶界限清楚的结节（箭）；B. 冠状位 CT 增强扫描显示左肺上叶不规则结节，边缘稍模糊，周围少许磨玻璃影。

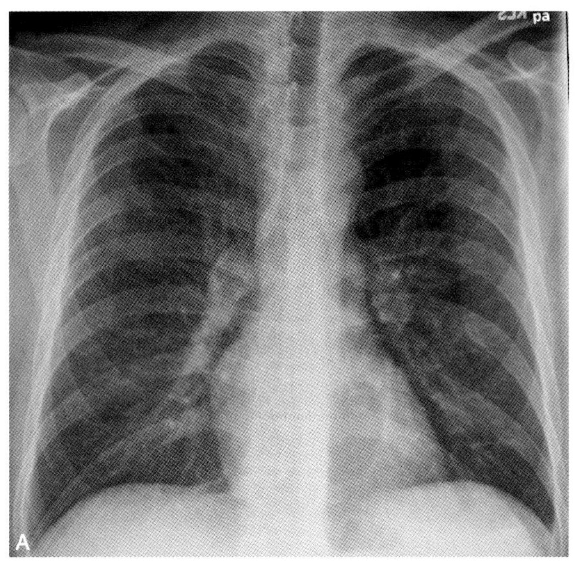

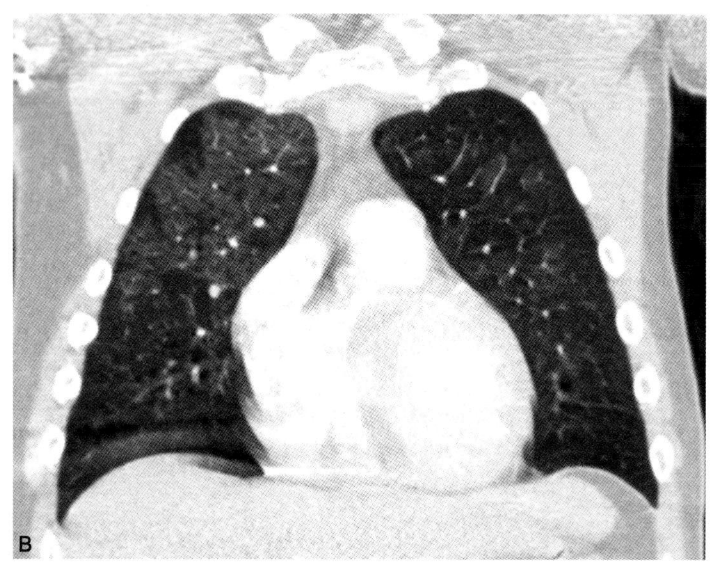

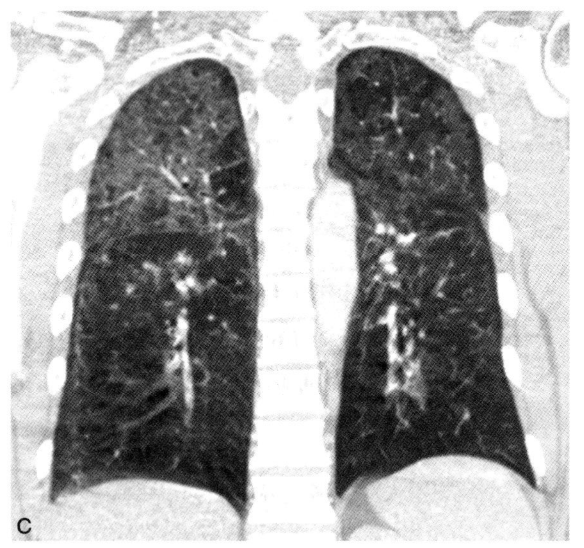

图 14.26　肺孢子菌肺炎(PJP)。A. HIV 阳性合并肺孢子菌肺炎患者,胸部 X 线显示细网状阴影;B、C. 冠状位 CT 扫描显示双侧磨玻璃影。

的真菌,尽管临床上有意义的肺炎仅见于免疫功能受损的个体。PJP 最常见于艾滋病患者,通常发生在 HIV 感染的晚期阶段(CD4<200 个细胞/mm^3)。随着高效抗逆转录病毒治疗的出现,发达国家肺孢子菌肺炎的发病率显著降低。但肺孢子菌肺炎在已经感染 HIV 而未得到诊断、高效抗逆转录病毒治疗无效者或没有使用磺胺甲噁唑/甲氧苄啶进行预防的患者中仍然会发生。尽管有高效抗逆转录病毒治疗与预防,肺孢子菌肺炎仍然是艾滋病患者最常见的机会性感染。器官移植受者使用免疫抑制药物(尤其是皮质类固醇)和淋巴系统恶性肿瘤患者患肺孢子菌肺炎的风险增加。

早期阶段胸部 X 线可无异常。对这些患者进行肺高分辨率 CT 检查可发现一些 X 线片不能发现的征象。随着疾病进展,患者肺部出现细网状或磨玻璃样改变,特别是肺门旁区肺组织(图 14.26)。病变进行性发展形成均匀对称的实变。薄壁肺囊肿或气囊可在病程中出现,并可导致自发性气胸,从而使肺孢子菌肺炎复杂化。胸腔积液或者淋巴结肿大不常见(<5%),如果出现则提示为另一病变或者合并有其他疾病。艾滋病患者肺孢子菌肺炎需通过痰或者支气管肺泡灌洗液标本进行组织病理学检查进行诊断。

弓形虫病。弓形虫是一种专性细胞内原虫,其最终宿主是猫。人类通过摄入含卵囊的粪便所污染物质而致病。据估计,弓形虫病在美国 50%的人口中以慢性无症状的形式存在。疾病可分为 4 种临床病理类型:先天性、眼性、淋巴性和全身性。肺部受累通常表现为全身性疾病,影响免疫功能低下的宿主,包括 AIDS 患者、器官移植受体者、白血病或淋巴瘤患者。

肺弓形虫病的 X 线表现为类似急性病毒性肺炎的弥漫性网状影。不常见征象为实变区伴空气支气管征。肺门及纵隔淋巴结肿大常见,而胸腔积液少见。对于全身性病变,最常见的是艾滋病患者,可见双侧弥漫性小结节影。

造血干细胞移植(HSCT)。受体者肺部并发症的发生率高达 40%~60%。由于是可预见的免疫抑制,预先推测出发生肺部并发症的时间窗可有助于缩小造血干细胞移植受体者影像学异常的鉴别诊断范围。造血干细胞移植术后分为 3 个阶段:中性粒细胞减少期、早期和晚期。中性粒细胞减少期大约持续 30d,然后是早期(术后 30~100d),最后是晚期(造血干细胞移植术 100d 以后)。并发症可以是感染性的,或非感染性的；最常见的感染是根据移植后出现的时间而发生的，详见表 14.6。

推荐阅读

Ahuja J, Kanne JP. Thoracic infections in immunocompromised patients. *Radiol Clin North Am* 2014;52:121–136.

Bartlett JG, Finegold SM. Anaerobic infections of the lung and pleural space. *Am Rev Respir Dis* 1974;110:56–77.

Brecher CW, Aviram G, Boiselle PM. CT and radiography of bacterial respiratory infections in AIDS patients. *AJR Am J Roentgenol* 2003;180:1203–1209.

Cheon JE, Im JG, Kim MY, Lee JS, Choi GM, Yeon KM. Thoracic actinomycosis: CT findings. *Radiology* 1998;209(1):229–233.

Chong S, Lee KS, Yi CA, Chung MJ, Kim TS, Han J. Pulmonary fungal infection: imaging findings in immunocompetent and immunocompromised patients. *Eur J Radiol* 2006;59:371–383.

Franquet T. Imaging of pulmonary viral pneumonia. *Radiology* 2011;260:18–39.

Jude CM, Nayak NB, Patel MK, Deshmukh M, Batra P. Pulmonary coccidioidomycosis: pictorial review of chest radiographic and CT findings. *Radiographics* 2014;34:912–925.

Martinez S, McAdams HP, Batchu CS. The many faces of pulmonary nontuberculous mycobacterial infection. *AJR Am J Roentgenol* 2007;189:177–186.

Martinez S, Restrepo CS, Carrillo JA, et al. Thoracic manifestations of tropical parasitic infections: a pictorial review. *Radiographics* 2005;25:135–155.

Morris A, Lundgren JD, Masur H, et al. Current epidemiology of Pneumocystis pneumonia. *Emerg Infect Dis* 2004;10:1713–1720.

Nachiappan AC, Rahbar K, Shi X, et al. Pulmonary tuberculosis: role of radiology in diagnosis and management. *Radiographics* 2017;37:52–72.

Oh YW, Effmann EL, Godwin JD. Pulmonary infections in immunocompromised hosts: the importance of correlating the conventional radiologic appearance with the clinical setting. *Radiology* 2000;217:647–656.

Reittner P, Muller NL, Heyneman L, et al. Mycoplasma pneumoniae pneumonia. Radiographic and high-resolution CT features in 28 patients. *AJR Am J Roentgenol* 2000;174:37–41.

Rossi SE, McAdams HP, Rosado-de-Christensen ML, Franks TJ, Galvin JR. Fibrosing mediastinitis. *Radiographics* 2001;21:737–757.

Sharma S, Maycher B, Eschun G. Radiological imaging in pneumonia: recent innovations. *Curr Opin Pulm Med* 2007;13:159–169.

Tarver RD, Teague SD, Heitkamp DE, Conces DJ, Jr. Radiology of community-acquired pneumonia. *Radiol Clin North Am* 2005;43:497–512.

Vilar J, Domingo ML, Soto C, Cogollos J. Radiology of bacterial pneumonia. *Eur J Radiol* 2004;51(2):102–113.

（孙清泉　李烨晗　李杨）

第 15 章 弥漫性肺疾病

表 15.1
间质性肺疾病的字母缩写

缩写	疾病名称
AFOP	急性纤维蛋白机化性肺炎
AIP	急性间质性肺炎
COP	隐源性机化性肺炎
CPFE	肺纤维化合并肺气肿
CWP	煤工肺尘埃沉着病
DIP	脱屑性间质性肺炎
IIP	特发性间质性肺炎
IPAF	自身免疫性间质性肺炎
IPF	特发性肺纤维化
LIP	淋巴细胞性间质性肺炎
LAM	淋巴管平滑肌瘤病
LCH	朗格汉斯细胞组织细胞增生症
NSIP	非特异性间质性肺炎
OP	机化性肺炎
PAP	肺泡蛋白沉积症
PMF	进行性大块纤维化
PPFE	胸膜肺弹力纤维增生症
RB-ILD	呼吸性细支气管炎伴间质性肺疾病
SLE	系统性红斑狼疮
TS	结节性硬化症
UIP	普通型间质性肺炎

弥漫性肺疾病广义上主要指累及肺间质的疾病(表 15.1)。这些疾病的表现多种多样,最典型的症状是进行性呼吸困难。但在偶然情况下或对胶原血管病相关的间质性肺疾病患者进行影像检查时,可发现部分临床症状极轻或无症状的患者。肺功能检查常表现为限制性肺疾病及低氧血症。间质性肺疾病的影像学表现已在第 10 章中叙述。HRCT 对于间质性肺疾病的诊断有着革命性的意义,本章将会详细阐述。

肺间质 HRCT

正常解剖结构。HR CT 是评价肺间质最直观的影像学手段,表 15.2 列举了 HRCT 在慢性间质性肺疾病的评价中的应用。肺间质是肺的支架,为气道、气体交换单元和血管结构提供支持,是由结缔组织纤维组成的连续性网状结构,源于肺门,向外延伸到脏胸膜(图 15.1)。间质从纵隔周围延伸,包绕支气管血管束,称为轴向间质或支气管血管间质。轴向间质紧邻环绕中央小叶的小动脉和次级肺小叶内的细支气管,称为中央小叶间质。肺间质的表面成分是胸膜下或外围间质,位于脏胸膜和肺表面之间。胸膜下间质内陷到肺实质形成次级肺小叶的边缘,表现为小叶间隔。在小叶中心的中央小叶间质和小叶外围的小叶间隔或胸膜下间质之间延伸的是结缔组织纤维构成的精细网状结构,其作用为支持肺泡腔,称为小叶内间质、肺间质或肺泡间质。

次级肺小叶是肺的亚节段,由 3~5 个终末细支气管组成,由插入的结缔组织(小叶间隔)与邻近的次级肺小叶分隔(图 15.1)。每个终末细支气管向下再分为呼吸性细支气管、肺泡

表 15.2

HRCT 在慢性间质性肺疾病评价中的应用

1. 临床检查怀疑肺实质异常而胸部 X 线正常或可疑异常
2. 弥漫性肺实质异常的特征
3. 确定普通型间质性肺炎/特发性肺纤维化的可能性
4. 活检规划：
   确定活检路径，即：经支气管、开放肺或支气管肺泡灌洗
   以活动性疾病为活检目标，避开终末期肺纤维化区
5. 监测疾病治疗情况或病情发展
6. 检测与弥漫性肺病相关的并发症或其治疗情况：
   感染
   恶性肿瘤
   药物毒性

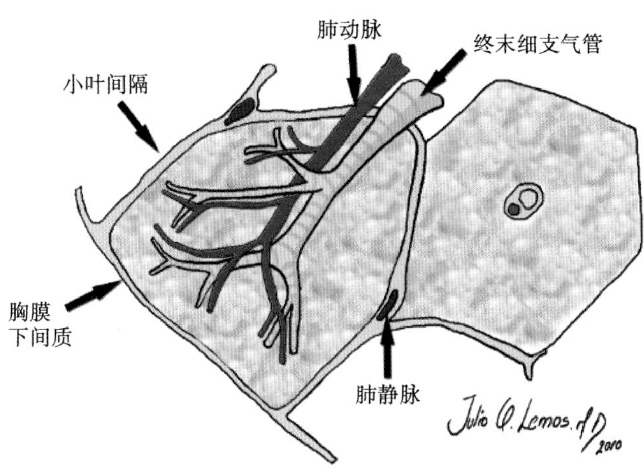

图 15.1 次级肺小叶的正常简图。

管、肺泡囊以及肺泡。来自单个终末细支气管的肺单位称为肺腺泡。中央小叶动脉和终末细支气管位于次级肺小叶的中央。肺静脉和淋巴管走行于小叶间隔内的小叶边缘，在邻近的胸膜下间质内可见淋巴管和结缔组织。次级肺小叶呈典型的多面形，每一面的长度在 1.0~2.5cm 之间。小叶间隔在肺周围最突出，在 CT 上轻松可见。肺表面的小叶间隔是垂直到达胸膜表面的短小结构，用于完全分离邻近的肺叶。肺门旁的小叶间隔更长，更倾斜延伸，不完全分离邻近次级肺小叶。

正常 HRCT 表现。HRCT 可显示许多次级肺小叶的正常解剖结构。正常小叶间隔厚约 0.1mm，肺周围可见，尤其是在胸膜表面上下（图 15.2）。在 HRCT 上中央小叶动脉（直径约 1mm）在距胸膜表面 5~10mm 内呈 V 字或 Y 字形结构。常可见正常小叶内动脉（直径 0.7mm）和腺泡动脉（直径 0.3~0.5mm）。气道正常情况下只可见于胸膜 3cm 内的肺野。中央小叶细支气管直径约 1mm，壁厚约 0.15mm，在 HRCT 上一般不显示。肺静脉（直径 0.5cm）在胸膜 1~2cm 内偶尔可表现为线样或点状结构，显示时表明小叶间隔的位置。支气管血管周围、中央小叶内、小叶内间质成分在 HRCT 上一般不显示。

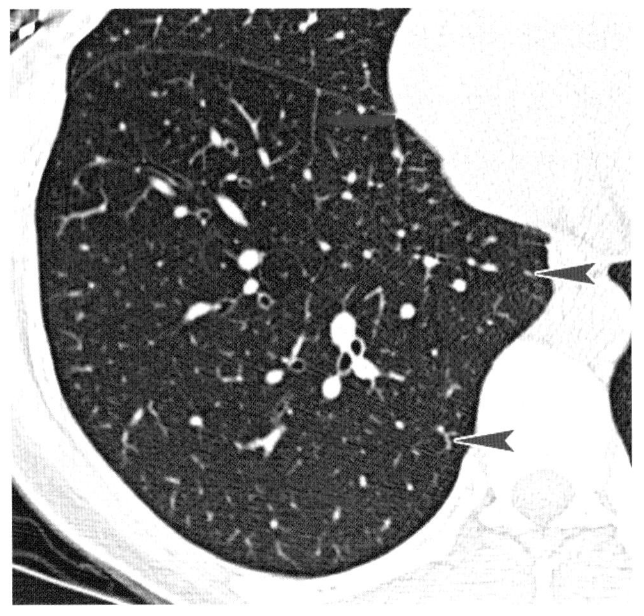
图 15.2 HRCT 上的正常肺小叶解剖结构。正常小叶间隔（箭）和小叶中央动脉（箭头）清晰可见。

疾病的 HRCT 表现

间质性肺疾病的 HRCT 表现见图 15.3，鉴别诊断见表 15.3。

小叶间隔线。小叶间隔增厚最常表现为约 1~2cm 的短小线样结构，垂直交叉于肋胸膜。这些线样结构在胸膜下区和近膈区最为直观，其勾勒出次级肺小叶的前后缘。在肺的中央区，增厚的小叶间隔可完全包裹肺小叶形成多边形结构。虽然小叶间隔可见于正常个体，但是主要见于累及肺小叶、间质的疾病中，这些线样结构会增厚（>1mm）、增多，如间质性肺水肿、特发性肺纤维化、癌性淋巴管炎（图 15.4）。HRCT 上的小叶间隔线相当于正位 X 线片肺下外侧部的 Kerley B 线。在肺中央区内可见长约 2~6cm 的高密度线样影表示斜行的结缔组织间隔，其相当于 X 线片上的 Kerley A 线。

小叶内线。部分患者的肺小叶中央部分可见网状细线放射到增厚的小叶边缘形成“车轮状”或“蜘蛛网”表现。这些细线代表小叶内或肺实质内间质增厚，正常情况下 HRCT 不能显示。小叶内线常代表纤维化，最常见于特发性肺纤维化（IPF）和普通型间质性肺炎（UIP）。小叶内线也可见于其他渗出性疾病，如肺泡蛋白沉积症（PAP）。

叶间裂增厚。间质性肺病患者叶间裂明显增厚，常为小叶间隔增厚直接蔓延并累及胸膜下区肺间质。这种病变一般累及所有胸膜，常在叶间裂处更明显，因为此处有两层脏胸膜，故有两层胸膜下间质，这可见于任何一侧肺。增厚的叶间裂可光滑或呈结节状，光滑的叶间裂增厚无法与少量叶间裂积液相鉴别，最常见于肺水肿。结节状叶间裂增厚最常见于结节病、癌性淋巴管炎（图 15.4），后者的结节位于胸膜下淋巴管。

肺支气管血管结构增厚。肺的支气管血管结构增厚是由支气管血管周围间质增厚引起的。在 HRCT 上表现为肺门血管结构明显增大和支气管壁增厚，相当于 X 线片上所见的支气

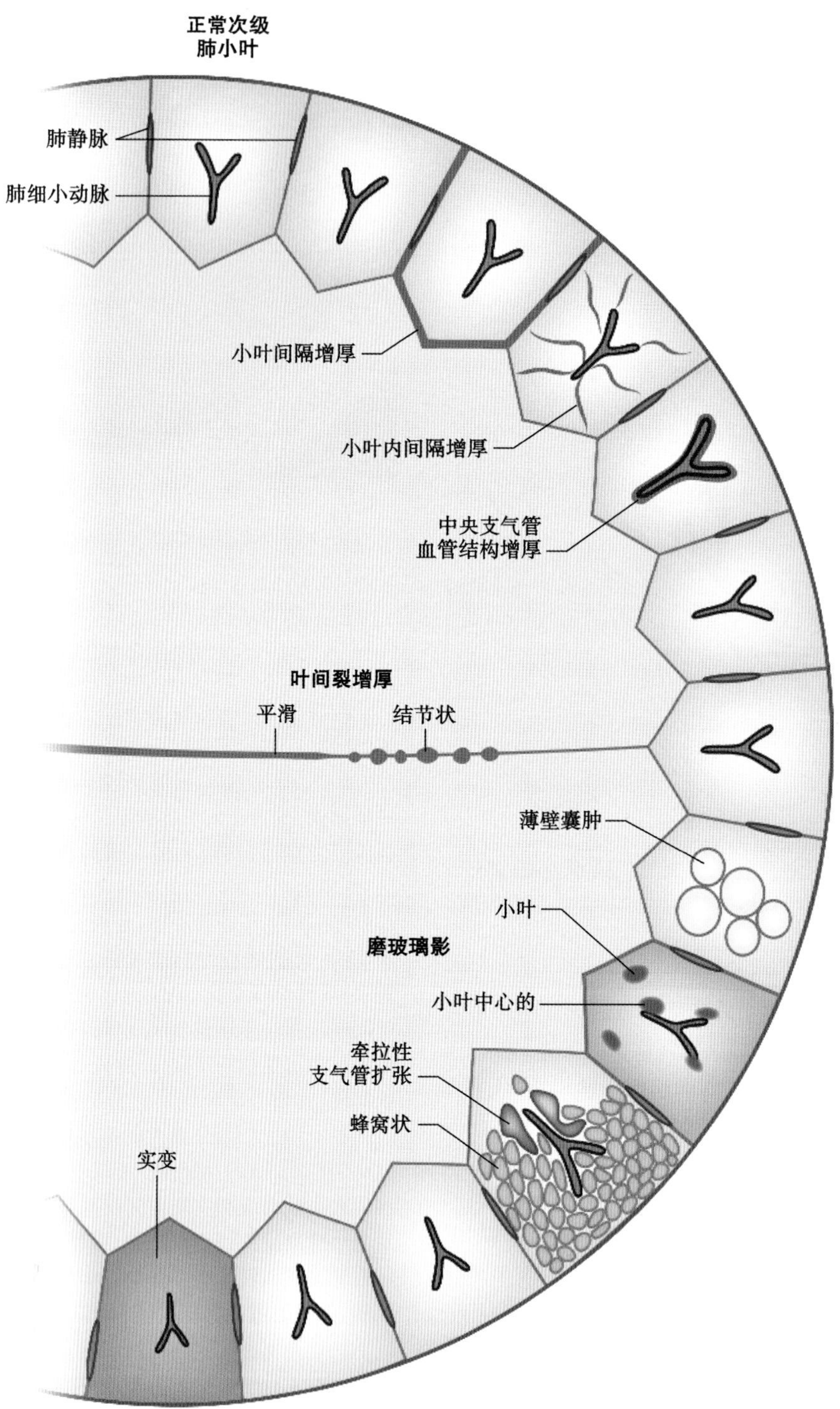

图 15.3 间质性肺疾病的 HRCT 表现。

表 15.3
肺间质性疾病鉴别诊断的 HRCT 征象

CT 表现	鉴别诊断
小叶间隔线	间质水肿 癌性淋巴管炎 结节病 普通型间质性肺炎（UIP）
小叶内线	普通型间质性肺炎（UIP） 肺泡蛋白沉积症 过敏性肺炎（慢性）
叶间裂增厚	肺水肿 结节病 癌性淋巴管炎
支气管血管周围间质增厚	肺水肿（光滑） 结节病（结节状） 癌性淋巴管炎（光滑或结节状）
中央小叶结节	过敏性肺炎 机化性肺炎（OP）/隐源性机化性肺炎（COP） 呼吸性细支气管炎伴间质性肺疾病（RB-ILD）
胸膜下线	石棉沉着病 特发性肺纤维化（IPF）
实质内带状结构	普通型间质性肺炎（UIP） 结节病
蜂窝状结构	普通型间质性肺炎（UIP） 过敏性肺炎（慢性） 结节病
薄壁囊肿	朗格汉斯细胞组织细胞增生症 淋巴管平滑肌瘤病 结节性硬化
不规则肺界面	肺水肿 普通型间质性肺炎（UIP） 结节病
多发结节随机分布	粟粒型肺结核或肺组织胞浆菌病 血行转移 硅沉着病/煤工肺尘埃沉着病（CWP） 嗜酸性肉芽肿（EG）
淋巴管周围多发结节	结节病 癌性淋巴管炎 硅沉着病/煤工肺尘埃沉着病（CWP）
磨玻璃样改变	普通型间质性肺炎（UIP） 脱屑性间质性肺炎 急性间质性肺炎（AIP） 过敏性肺炎 机化性肺炎（OP）/隐源性机化性肺炎（COP） 呼吸性细支气管炎伴间质性肺疾病（RB-ILD） 肺出血 杰氏肺囊虫肺炎 巨细胞病毒肺炎 肺泡蛋白沉积症
结构扭曲	特发性肺纤维化（IPF）/普通型间质性肺炎（UIP）
牵拉性支气管扩张症	结节病
融合性肿块	硅沉着病/煤工肺尘埃沉着病（CWP） 结节病 硅沉着病
实变	煤工肺尘埃沉着病（CWP） 放射性纤维化 闭塞性细支气管炎伴机化性肺炎（BOOP）/隐源性机化性肺炎（COP） 结节病 急性间质性肺炎（AIP） 普通型间质性肺炎（UIP）

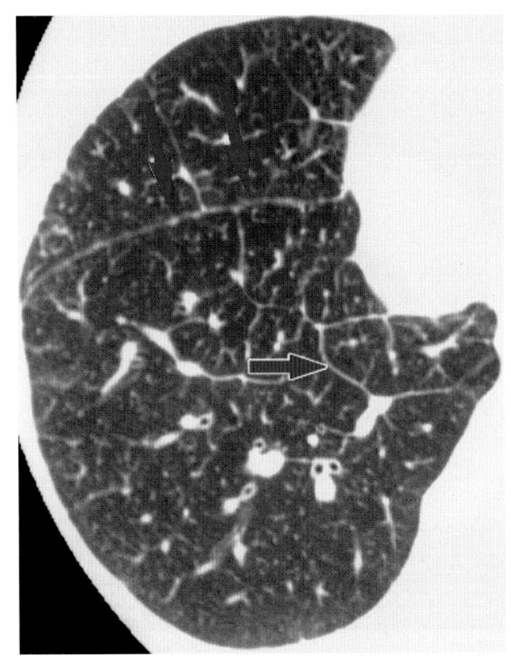

图 15.4　癌性淋巴管炎小叶间隔线。HRCT 显示癌性淋巴管炎患者小叶间隔（蓝箭）增厚。注意结节状叶间裂增厚（红箭）是癌性淋巴管炎的另一种常见表现。

管周“袖套”和“轨道样”结构。肺水肿会引起支气管血管周围间质光滑增厚，而结节状增厚见于结节病（图 15.5A）。癌性淋巴管炎可引起支气管血管周围间质光滑或不规则增厚，以前者更常见（图 15.6）。

小叶中央病变。中央小叶的轴向间质增厚导致中央小叶小动脉呈“点状”或分支状。通常出现这种情况的疾病有肺水肿、癌性淋巴管炎、UIP。中央小叶细支气管在 HRCT 上一般不显示，但是当管腔增宽或中央小叶间质增厚时可显示。小气道疾病可导致中央小叶细支气管异常，在 HRCT 上表现为扩大的 Y 字形分支结构充满液体形成“树芽”征。边界不清的中央小叶结节表示细支气管和邻近肺实质的疾病，常见于亚急性过敏性肺炎（图 15.7）、隐源性机化性肺炎（COP）、呼吸性细支气管炎伴间质性肺疾病（RB-ILD）以及其他疾病。

胸膜下线。距胸膜 1cm 内可见 5～10cm 长的平行于胸壁的弧形密度增高影。肺下叶后部常见，俯卧位扫描时位置保持不变。这种表现很可能提示肺纤维化的早期阶段，需要同普通人肺依赖性肺段不张所引起的相同的线性结构进行鉴别。胸膜下线常见于石棉沉着病患者中，其次为特发性肺纤维化（IPF）。

肺实质带状结构是宽度均匀的线样致密影，长 2～5cm，从肺内延伸到胸膜面。这些纤维化带状结构可通过其长度、厚度、路径、缺乏分支以及其同相关区域实质相扭曲与血管和增厚的间隔相区别。肺实质带状结构常见于石棉沉着病、IPF 以及结节病。

蜂窝状囊肿表现为多发小的厚壁（1～3mm）囊状结构（6～10mm），最常见位于肺下叶的胸膜下区后部，由不同病因的终末期肺纤维化所致。病理学上，囊肿是由细支气管上皮细胞形成，是细支气管扩张的结果。很多患者显示间质病的其他征象，包括小叶内线和小叶间隔线增厚、肺实质带状结构、肺表面

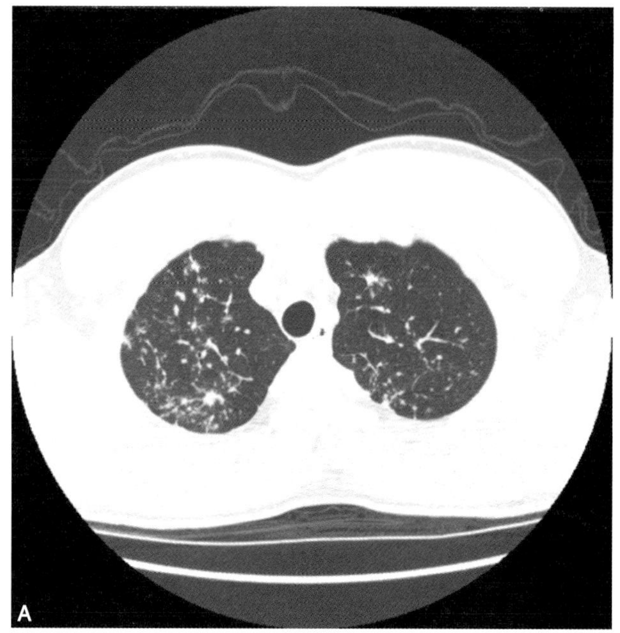

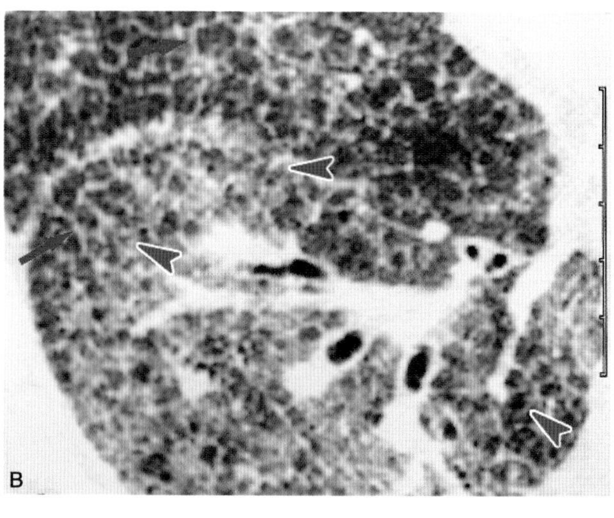

图 15.5　间质增厚。A. 结节病患者的 HRCT 显示间质结节状增厚和散在的不规则结节。B. 特发性肺纤维化患者右肺下叶 HRCT 显示小叶内(箭)和小叶间(箭头)间隔线增厚伴磨玻璃样影。

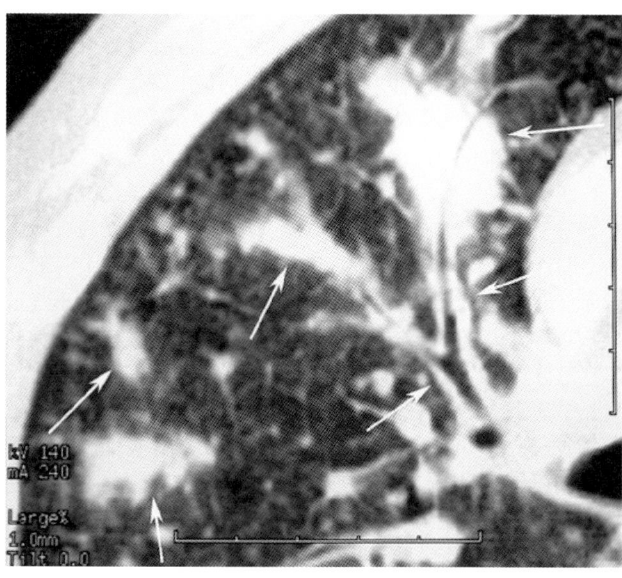

图 15.6　癌性淋巴管炎的支气管血管结构增厚。癌性淋巴管炎患者的 HRCT 显示光滑及结节状增厚的支气管血管结构(箭),表示环绕轴向间质的淋巴性肿瘤。

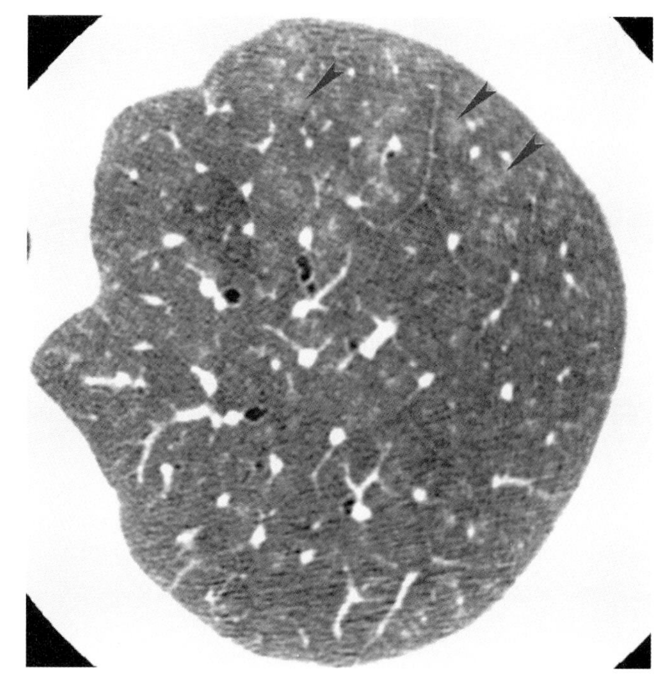

图 15.7　亚急性过敏性肺炎的小叶中心性磨玻璃样结节。HRCT 显示亚急性过敏性肺炎中典型的边界不清的小叶中心性结节(箭头)。

不规则以及磨玻璃影。蜂窝状结构常常见于 UIP(图 15.8)和慢性过敏性肺炎,偶可见于结节病。

薄壁囊肿是肺朗格汉斯细胞组织细胞增生症(LCH)末期的常见表现,也可见于嗜酸性肉芽肿、淋巴管平滑肌瘤病(LAM)。与蜂窝状囊肿相比,这些囊肿的直径大于 10mm,壁更薄。蜂窝状囊肿常有共同壁,而 LCH 和 LAM 的囊肿壁却没有。LCH 和 LAM 的囊肿常均匀分布于双肺上叶的中央到周边部分(图 15.9),伴或不伴肺下叶受累,而蜂窝状囊肿倾向于出现在肺下叶的胸膜下区。在 LCH 和 LAM 的囊肿间隔区域可见正常肺组织,而蜂窝状囊肿均匀破坏肺组织,导致肺边缘扭曲,形成牵拉性支气管扩张症,这些特征不常见于 LCH 和 LAM 中。

不规则肺界面。间质性疾病的常见 HRCT 表现是支气管血管束和周围肺组织之间的正常光滑界面欠规则,其反映了轴向间质水肿、纤维化或肉芽肿、肿瘤的浸润。同样,叶间裂或胸膜与邻近肺组织之间的界面不规则提示外周肺间质疾病。UIP(见图 15.5B)和结节病是不规则肺界面最常见的原因。

微小结节。HRCT 显示的 1~3mm、边界清楚的圆形结节影代表间质内肉芽肿或肿瘤细胞的聚集,最常见于结节病、LCH、

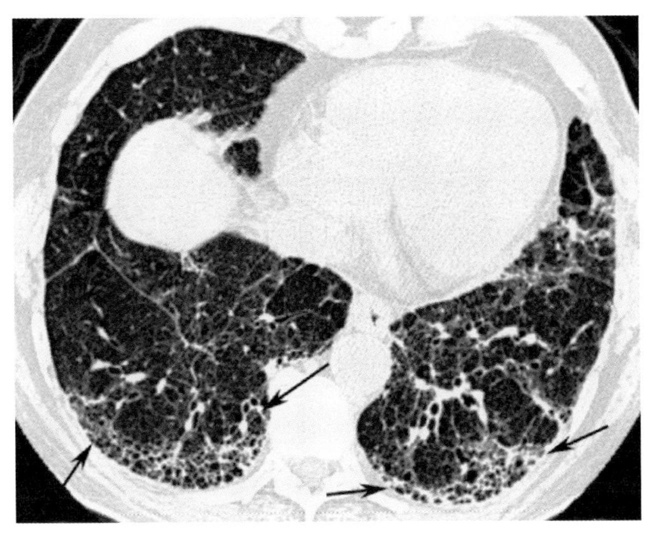

图 15.8 UIP 蜂窝肺。IPF 患者的 HRCT 显示肺外带蜂窝状结构(箭)提示终末期肺纤维化。

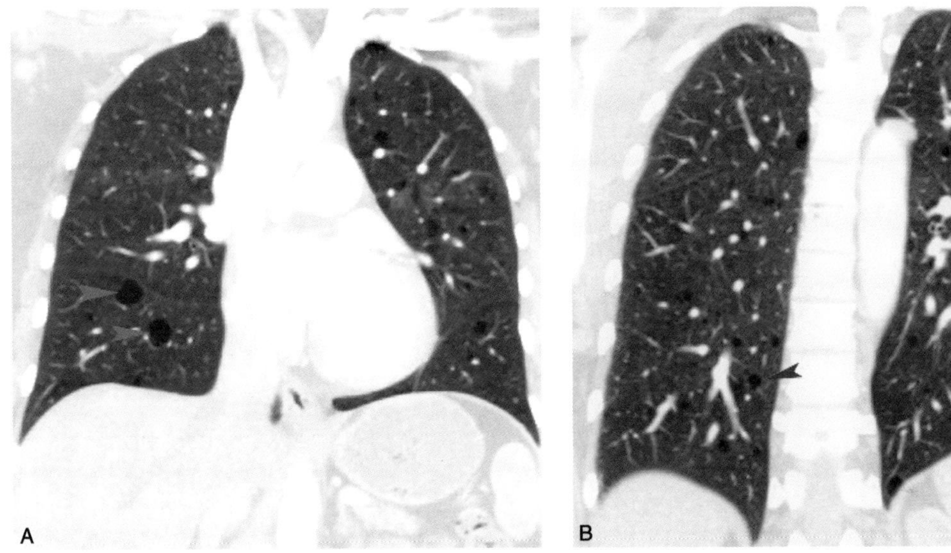

图 15.9 淋巴管平滑肌瘤病(LAM)中的薄壁囊肿。A、B. LAM 患者的 CT 显示多个薄壁囊肿(箭头)。虽然囊肿大小不一,但形状均匀。

硅沉着病(图 15.10)、粟粒型肺结核(TB)或肺组织胞浆菌病、转移性腺癌以及癌性淋巴管炎。病变见于中央支气管血管结构(结节病、LCH)、小叶间隔或胸膜下间质内(结节病、癌性淋巴管炎、硅沉着病),或肺小叶实质内(转移性腺癌、粟粒型肉芽肿感染)。结节主要位于支气管血管周围、小叶间、胸膜下区——淋巴管位于这些肺间质部分——被称为外周淋巴分布。

磨玻璃影。磨玻璃影是指在 HRCT 上可见正常实质结构的密度增高影。弥漫性间质性肺疾病患者有时可见多发的磨玻璃影。这些区域常靠近肺小叶边缘,而无空气支气管征。该异常密度影最常由肺泡间隔的增厚所致,伴或不伴肺泡腔壁的炎性渗出物、渗出液。最常合并这种表现的疾病包括脱屑性间质性肺炎(DIP)、杰氏肺囊虫肺炎、急性过敏性肺炎(图 15.11)、非特异性间质性肺炎(NSIP)以及间质性肺水肿。磨玻璃影有时仅分布于肺小叶的近中央小叶区,表现为模糊的结节影,并衬托出正常情况下不可见的中央小叶细支气管(见图 15.7),提示炎性过程累及范围包括支气管血管周围间质和周围肺泡,见于过敏性肺炎、COP 和泛细支气管炎。出现磨玻璃影常提示急性炎症或水肿,这些病变是可逆的并需要积极的治疗。然而,磨玻璃影伴蜂窝状改变提示轻度肺纤维化。

结构扭曲和牵拉性支气管扩张。广泛性肺实质纤维化的病变可扭曲肺的正常结构,导致肺-纵隔、肺-胸膜以及肺-血管交界面不规则。HRCT 显示肺实质扭曲较 X 线片更好。结节病和 UIP(图 15.12)是最常见合并结构扭曲的疾病。

牵拉性支气管扩张常伴随结构扭曲发生,纤维化牵拉支气管壁,导致支气管的不规则扩张。病变常累及段和亚段支气管,但也可见于小叶内水平,细支气管扩张导致蜂窝状改变。牵拉性支气管扩张最常见于 UIP(图 15.12),也可见于纤维性结节病和放射性纤维化。

融合块。部分广泛性肺纤维化患者中,纤维化组织的肿块出现在肺上叶近肺门区,常伴肺外带肺大疱。CT 上可见这些肿块包含聚集的肺血管和扩张的细支气管。融合块在末期结节病患者中最常见,但是可出现在硅沉着病伴进行性大块肺纤维化(PMF)(见图 15.10)或霍奇金淋巴瘤、肺癌治疗后的放射性纤维化患者。类似表现罕见于静脉注射毒品患者,其肉芽肿

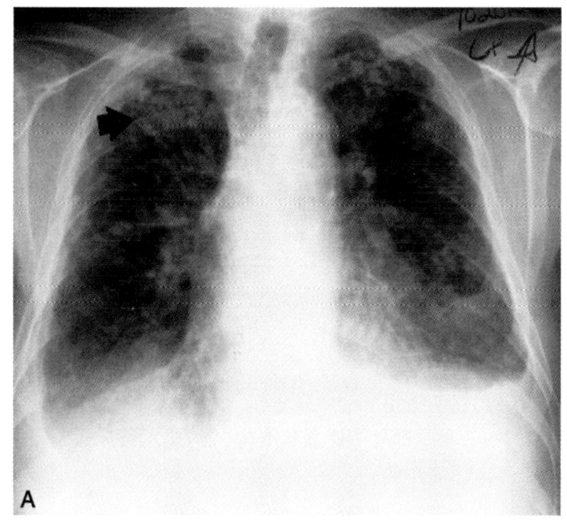

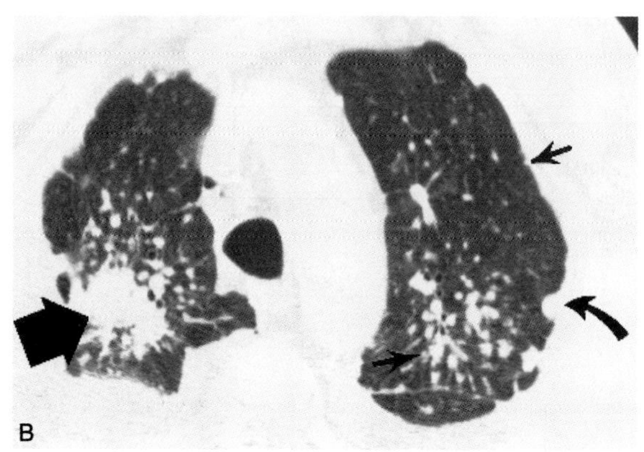

图 15.10　硅沉着病的小结节和融合肿块。A. 79 岁老年硅沉着病患者的胸部 X 线显示右上肺弥漫性结节伴融合肿块（箭）。B. HRCT 显示上叶肺组织支气管血管周围、胸膜下多发微小结节（细箭）、大结节（弯箭）以及代表了右肺上叶纤维化进展的大量的融合肿块（粗箭）。伴充血性心力衰竭导致胸腔积液。

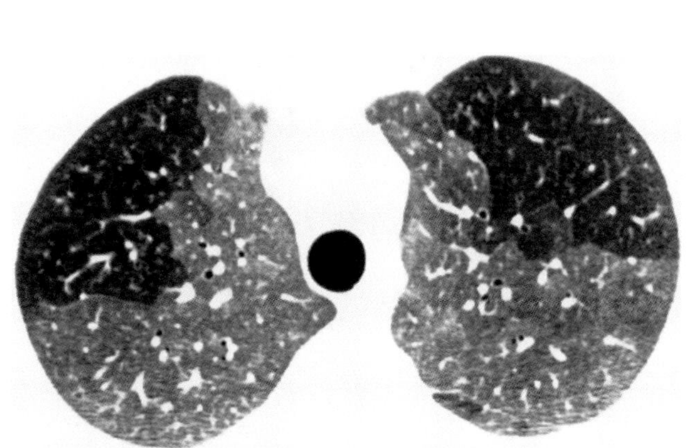

图 15.11　急性过敏性肺炎中的磨玻璃影。HRCT 显示过敏性肺炎患者肺上叶广泛的磨玻璃影。注意病变区内的肺血管仍然可见。

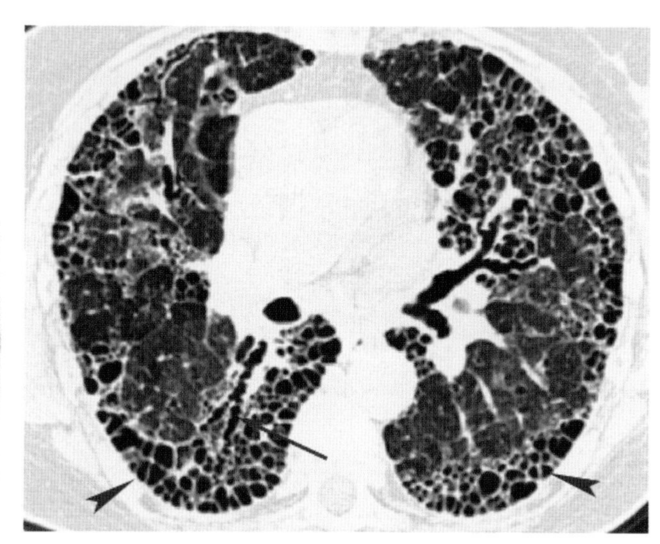

图 15.12　普通型间质性肺炎的结构扭曲和牵拉性支气管扩张。HRCT 显示双肺下叶外带蜂窝状结构（蓝箭头）、牵拉性支气管扩张（红箭）和结构扭曲。

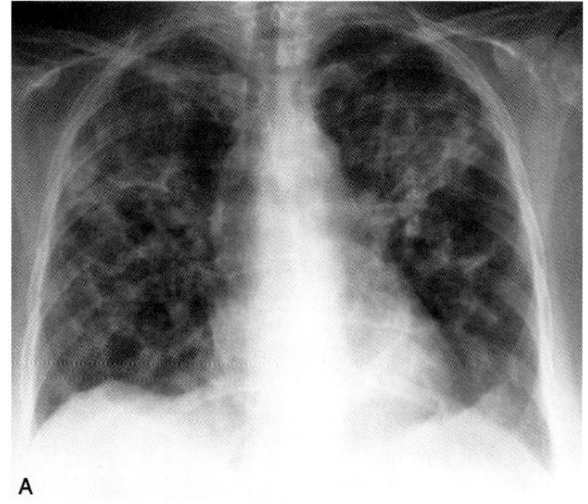

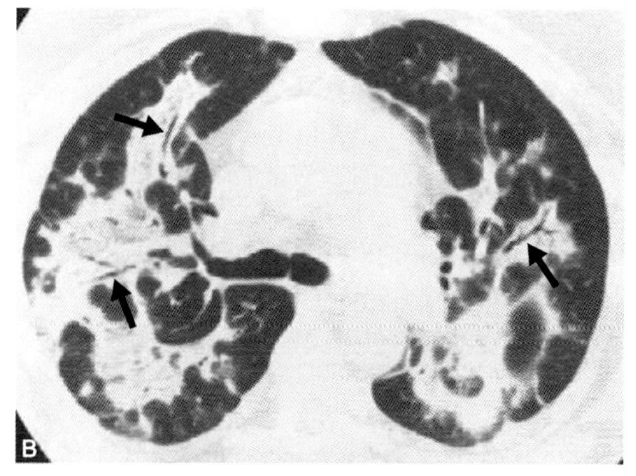

图 15.13　隐源性机化肺炎（COP）中的肺实变。A. 患者 53 岁，发热、呼吸困难、干咳。胸部 X 线显示不均匀肺实变和肺容积减小。B. HRCT 显示支气管周围分布的多发实变区，注意实变区内轻微扩张的支气管表现为空气支气管征（箭）。开胸肺活检证实为 COP。

性纤维化是由静脉注射滑石粉、淀粉混合毒品所致。

肺实变是指肺密度增加使其内的血管模糊，常见空气支气管征。此表现可见于任何含气肺组织填充过程（图 15.13）中，偶尔出现在如 UIP 和结节病这样的间质性疾病中。

慢性间质性肺疾病

慢性间质性肺疾病常由弥漫性炎性引起，这些炎性过程主要累及轴向和实质周围肺间质。多种疾病过程可导致肺间质的弥漫性损伤。因此，对所有的影像学方法进行仔细评估，并结合临床表现和实验室检查，对准确诊断慢性间质性肺疾病（表 15.4）非常重要。但大多数间质性肺疾病患者需通过肺组织的组织学检查进行确诊。

慢性间质性肺水肿

肺静脉压缓慢升高在 X 线片上可表现为肺间质纹理增多。肺间质增厚由肺淋巴管的扩张和慢性间质水肿形成，可导致肺

表 15.4

慢性肺间质性疾病的鉴别诊断

现象	鉴别诊断
分布于肺上部	肺结核（继发性） 慢性真菌感染 　组织胞浆菌病 　球孢子菌病 结节病 朗格汉斯细胞组织细胞增多症 硅沉着病 强直性脊柱炎 过敏性肺炎（慢性） 头颈恶性肿瘤治疗后放射性纤维化
分布于肺下部	特发性肺纤维化 石棉沉着病 类风湿性肺病 硬皮病 神经纤维瘤病 皮肌炎/多发性肌炎 慢性误吸
肺容积正常或增大	结节病 朗格汉斯细胞组织细胞增多症 淋巴管平滑肌瘤病 结节性硬化症 肺气肿伴间质病
蜂窝状结构	特发性肺纤维化 结节病 嗜酸性肉芽肿 类风湿性肺病 硬皮病 肺尘埃沉着病 过敏性肺炎 慢性误吸 放射性纤维化
粟粒状结节	肺结核 真菌感染 　组织胞浆菌病 　球孢子菌病 　隐球菌病 硅沉着病 转移癌 　甲状腺癌 　肾细胞癌 　支气管肺癌 　黑色素瘤 　绒毛膜癌 结节病 朗格汉斯细胞组织细胞增多症
肺门/纵隔的淋巴结增大	结节病 癌性淋巴管炎 淋巴瘤 血行转移 肺结核 真菌性感染 硅沉着病
胸膜疾病	石棉沉着病（斑块） 癌性淋巴管炎（胸腔积液） 类风湿性肺病（胸腔积液/胸膜增厚） 淋巴管平滑肌瘤病（乳糜渗出）
软组织和胸廓异常	皮肤结节 　神经纤维瘤病 皮下钙化 　皮肌炎 　硬皮病 锁骨远端侵蚀 　类风湿性肺病 　硬皮病 肋骨病变 带状肋骨/肋骨下缘侵蚀 　肋骨边缘 　神经纤维瘤病 肋骨上缘侵蚀 　类风湿性肺病 　硬皮病 脊柱后侧弯 　神经纤维瘤病 溶骨性骨病变 　转移瘤 　朗格汉斯细胞组织细胞增多症

纤维化，最常见于长期二尖瓣狭窄或左心室衰竭患者。在影像学上，可见支气管周围袖套、“轨道征”、肺血管纹理模糊以及线样或网状结构。血流再分布到肺上叶，肺静脉高压可伴由胸膜下水肿及纤维化引起的叶间裂增宽。蜂窝状结构不是慢性肺静脉高压的特征，如果出现在心脏病患者，提示肺纤维化的其他原因（如胺碘酮的肺毒性）。

结缔组织病

该类疾病与体内结缔组织免疫介导的炎症和损伤有关。最常见胸部表现是脉管炎和间质纤维化，胸膜、胸壁、膈以及心脏也可受累。

类风湿性肺病（表 15.5）。类风湿关节炎导致周围关节的慢性炎症，75%以上的患者可出现关节外改变。该病常见于女性，而肺部受累更多见于男性。类风湿疾病的胸膜肺是以伴随关节病变的出现而出现为特征，在血清类风湿因子滴度和嗜酸性粒细胞增高的患者中更常见。然而，约 15%的患者胸膜肺病变早于关节病变。

肺实质受累最常见的放射学表现是间质性肺炎和纤维化，其组织学检查表现为普通型间质性肺炎。早期为肺泡炎（肺泡间质的炎症），在 X 线片上表现为细网状或磨玻璃影，以肺下部为主。逐渐发展为末期肺纤维化伴双肺基底部粗糙的网状、网结状结构（“蜂窝状”）（图 15.14）。HRCT 在发现早期实质改变及间质纤维化进展（图 15.15）上较传统的 X 线片更灵敏。肺上叶为主的纤维化、空洞或肺大疱少见，其与强直性脊柱炎肺受累表现很难鉴别，而与继发性纤维空洞性肺结核需用痰抗酸染色法进行鉴别。

类风湿病较少见的表现是肺结节（图 15.15），其变化可归因为机化性肺炎。肺内渐进性坏死（类风湿性）结节在胸部 X 线上表现为肺外带边界清楚的结节影，在组织学上难与肘关节和膝关节伸面的皮下类风湿性结节相区分。肺结节常发展为厚壁空洞，其大小与类风湿关节炎的活动性有关。相似的结节可见于患类风湿关节炎的煤矿工人及硅、石棉工人的肺组织，

表 15.5

类风湿性肺病的表现

表现	影像学表现
浆膜炎	
胸膜炎	胸腔积液、胸膜增厚
心包炎	心包积液
间质性肺炎（UIP、NSIP）	肺纤维化（基底为主）
机化性肺炎	支气管血管周围斑片影及实变影
渐进坏死结节	多发肺外带空洞样结节
类风湿尘肺	多发肺外带空洞样结节
闭塞性细支气管炎	过度充气
肺动脉炎	肺动脉高压、右心增大
	肺出血

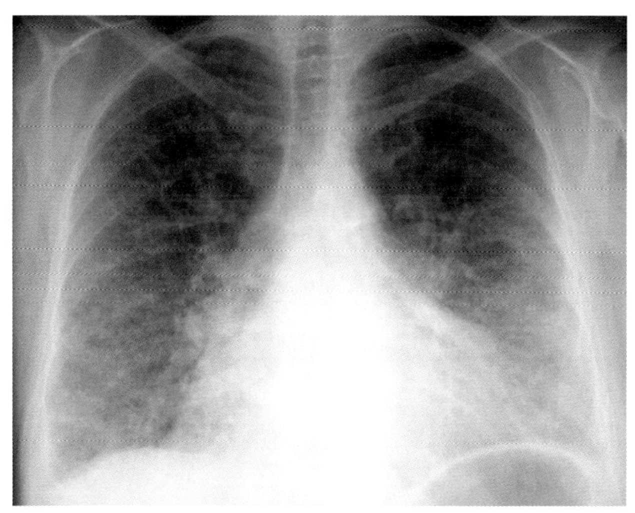

图 15.14 类风湿性肺病的“蜂窝状”结构。末期类风湿性肺病患者的胸部 X 线显示网状结构，代表蜂窝肺。注意疾病主要分布于肺外带。同时可见两侧胸腔积液和心包积液导致的心脏增大。

这是由吸入粉尘引起的超敏反应（类风湿尘肺）。尽管单纯性肺尘埃沉着病特征性的典型小结节或不规则实变影有助于其鉴别诊断，但是类风湿尘肺在 X 线片上常不能与单纯类风湿性肺病的渐进性坏死结节相区别。机化性肺炎（OP）和闭塞性细支气管炎与类风湿疾病有关。类风湿性肺病的临床症状、功能和影像学表现都类似于伴系统性红斑狼疮（SLE）、药物或病毒感染的机化性肺炎或闭塞性细支气管炎。

胸膜炎是类风湿病最常见的胸部表现，可见于 20%的患者。与肺组织受累相同，胸膜病也主要见于男性。胸腔积液为渗出性积液，低糖浓度为其特征。

肺动脉高压患者的胸部 X 线片可见到中央肺动脉增宽和右心室增大。这是类风湿病的少见表现，常继发于弥漫性间质纤维化。作为关节外类风湿疾病，肺动脉炎较罕见。而类风湿性肺动脉炎不会累及肺实质。

个别风湿性关节炎患者可见胸壁异常改变，包括：锁骨远端的锥形破坏、肱骨头高位的回旋套样萎缩、两侧对称的肩关节间隙变窄伴或不伴退行性关节病，或肋骨上切迹受侵。

系统性红斑狼疮。中青年女性的系统性红斑狼疮是自身抗体和循环免疫复合物介导的多器官炎症。胸部常受累，也可为最初的受累部位。虽然约 1/3 的患者肺、心脏、膈和肋间肌受累，但是胸部疾病常仅限于胸膜和心包。胸膜和心包的纤维蛋白性浆膜炎导致疼痛、胸腔和心包渗出性积液。在 X 线片上，胸腔积液少到中等量，可为单侧或双侧。积液常在皮质类固醇治疗后吸收。大多数慢性患者可见胸膜纤维化，最终导致弥漫性胸膜增厚。

肺组织受累可表现为急性狼疮性肺炎或慢性间质性肺疾病。急性狼疮性肺炎以发热、呼吸困难和低氧血症的急性发作为特征，偶尔需要进行机械通气。这些患者的病理改变难与 ARDS 相区别，后者有弥漫性肺泡损伤（DAD）形成渗出性肺泡内水肿伴透明膜形成。在胸部 X 线上可见双肺迅速融合的高密度影，而典型的 HRCT 表现为磨玻璃影（图 15.16）。这些表现很难与肺血管炎相关的弥漫性肺泡出血、免疫抑制治疗相关

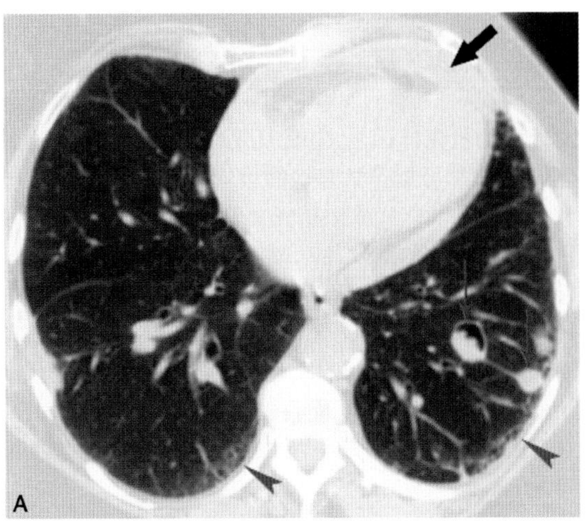

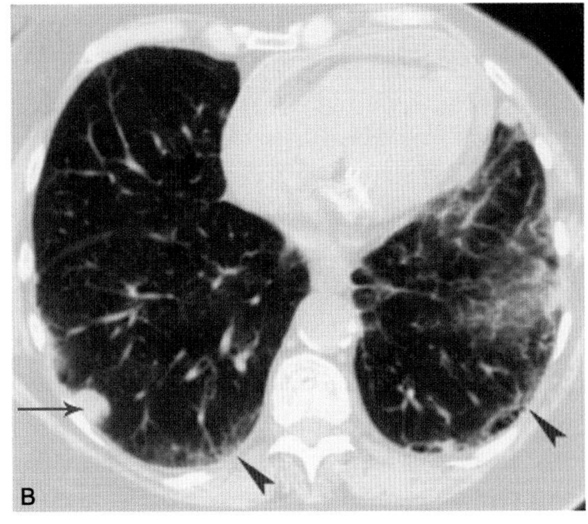

图 15.15 类风湿性肺病和类风湿性结节。类风湿关节炎患者肺底薄层 CT 扫描显示胸膜下不对称网状结构(蓝箭头)代表间质性肺炎。注意双侧空洞性或实性类风湿结节(A 和 B 中的红箭)和心包积液(黑箭),以及类风湿性胸部疾病患者的其他发现。

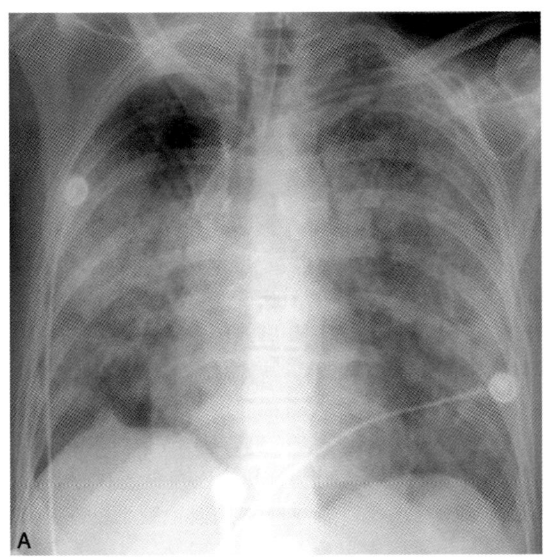

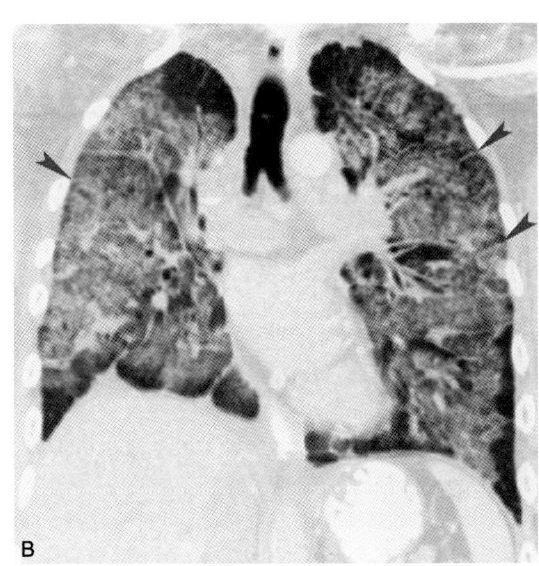

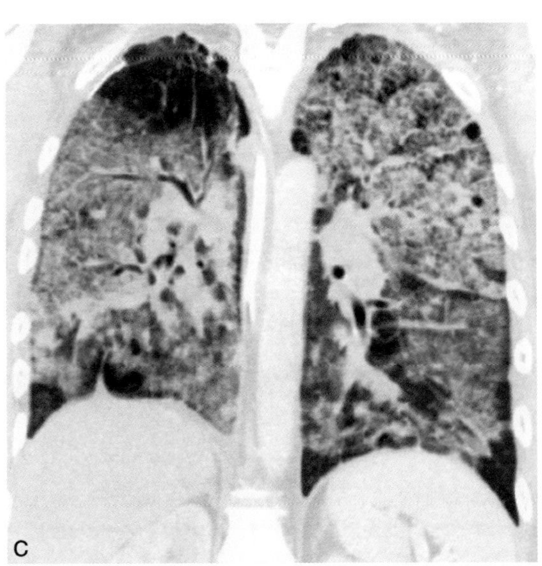

图 15.16 急性狼疮性肺炎。患有红斑狼疮和急性呼吸衰竭的 45 岁女性胸部 X 线正位片(A)显示双肺弥漫性磨玻璃影和实变影。胸部冠状位 CT(B、C)显示双肺磨玻璃影伴局部实变和小叶间隔增厚(箭);可见弥漫性肺泡损伤。

的严重肺炎或继发于肾衰竭的肺水肿相区分。通过排除肺炎、肺水肿和免疫抑制治疗开始后肺部改变可诊断急性狼疮性肺炎。

系统性红斑狼疮罕见普通型间质性肺炎的影像学改变，但是在病理上约1/3患者可见纤维化。X线片上表现为双肺基底部网状结构，不能与类风湿性肺病或硬皮病相鉴别。因此，SLE患者出现严重肺间质纤维化应考虑诊断为重叠综合征（混合性结缔组织病）。与类风湿性肺病和硬皮病一样，HRCT检测早期间质性疾病最敏感。

SLE的其他胸部X线表现包括膈肌上抬、肺容积变小和双肺基底部的反应性线样肺不张。膈肌上抬见于20%患者，是原发性肌病导致膈肌薄弱的结果，与类固醇治疗无关。继发于肺脉管炎的肺动脉高压所致的中央肺动脉扩大少见。肺栓塞伴或不伴梗死可导致肺外带实质密度增加，起因为循环狼疮抗凝物引发的深静脉血栓。OP可见于SLE患者，但由于对类固醇的反应均可产生肺实质致密影，故无论是临床还是影像学上均不能与狼疮性肺炎相鉴别。肋骨上部侵蚀可见，应同类风湿关节炎或硬皮病相鉴别。

硬皮病（进行性系统性硬化）是中青年女性皮肤、食管、肌肉骨骼系统、心脏、肺以及肾发生的炎症及纤维化，其病因学和发病机制未知。病理上约90%的患者出现肺部病变，而仅有25%的患者有呼吸道症状或出现影像学异常。与胸部X线相比，肺功能检查诊断肺疾病更敏感，且可以显示特征性肺容积变小、流量不变以及间质性肺纤维化所致的低弥散量。病理学上表现为NSIP类型的间质纤维化。X线上严重的肺病变表现为累及肺下叶胸膜下区的粗网状、网结状结构。最常见的HRCT表现是网状结构、磨玻璃影和牵拉性支气管扩张（图15.17）。HRCT检测和评估间质疾病较胸部X线更敏感。进行性肺容积减小可见于严重肺纤维化。肺下叶胸膜下巨大囊肿（1~5cm）进一步发展可形成自发性气胸。

肺动脉高压伴中央肺动脉及右心室扩大见于高达50%的硬皮病患者，也可见于无间质性纤维化患者。在这些患者中，小的肌性肺动脉以及小动脉的增粗和阻塞导致肺动脉高压。与类风湿性肺病或SLE相比，硬皮病患者胸腔积液明显少见，可为影像学上的鉴别特征。胸膜增厚通常是由肺间质纤维化扩展到胸膜间质层引起，而非胸膜炎。

硬皮病患者可出现其他胸部X线表现，曾有报道关于纵隔淋巴结的蛋壳样钙化，但是其更常发生于硅沉着病和结节病。胸部X线片可见扩张充气的食管，这是平滑肌萎缩、纤维化所致食管运动功能障碍。扩张食管内的气-液平面提示慢性反流性食管炎所致的继发性远端食管狭窄。功能性或解剖性食管梗阻可导致误吸伴肺下叶肺炎。因为硬皮病患者进展为肺癌风险更高，尤其是细支气管肺泡细胞癌，肿块或持续实变影更增加癌变的可能性。CREST综合征（皮下钙化、雷诺现象、食管活动不良、指端硬化以及毛细血管扩张）是硬皮病的一种变异，在X线上可见胸壁皮下组织内钙化，也可见肋骨上缘切迹或侵蚀。

皮肌炎与多发性肌炎引起自身免疫性炎症和骨骼肌破坏，产生近端肌肉痛和乏力（多发性肌炎），偶然可见皮疹（皮肌炎）。胸部表现包括呼吸肌和咽部肌肉肌无力。间质性肺炎见于5%~10%的患者，不能与类风湿性肺病、SLE、硬皮病或特发性肺纤维化相鉴别。急性期的轻微网状间质结构可进展为慢性粗网状或网结状结构，主要分布于肺基底部。大多数多发性肌炎和间质性肺病患者有类风湿关节炎或硬皮病的临床表现，这些患者可用皮质类固醇治疗。与硬皮病相同，肺实质的早期改变在X线上可为阴性，但可通过HRCT显示。其中实变和磨玻璃影分别代表机化性肺炎和弥漫性肺泡损伤（图15.18）。多发性肌炎的其他胸部X线表现包括骨骼肌病变、横膈上抬所致的肺容积变小以及继发于膈肌和肋间肌病变的基底部线样肺不张。咽和上段食管肌肉无力诱发吸入性肺炎。因皮肌炎和多发性肌炎患者支气管肺癌的发生率较常人更高，故胸部X线片上需仔细检查肺部肿块。

干燥综合征。干燥综合征是中年女性常见的自身免疫疾病，表现为眼干（干燥性角结膜炎）、口干（口腔干燥）、鼻干（鼻腔干燥），其分别起于泪管、唾液腺和黏液腺的淋巴细胞浸润。大多数干燥综合征患者同时伴有其他胶原血管疾病，如类风湿关节炎、硬皮病或SLE。

约1/3干燥综合征患者可出现胸部受累，伴或不伴胶原血管疾病。最常见的表现为间质纤维化，且不能与其他胶原血管

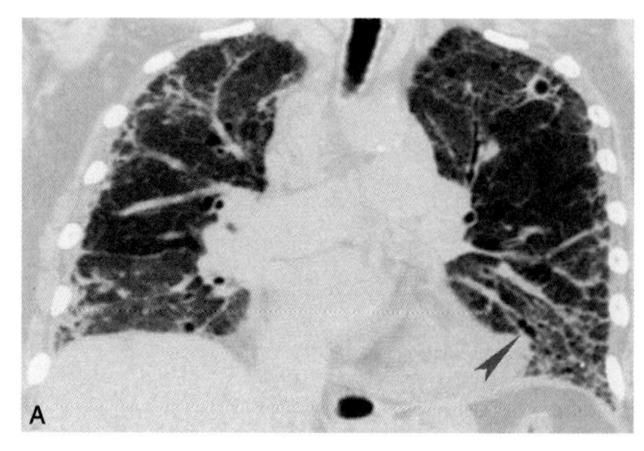

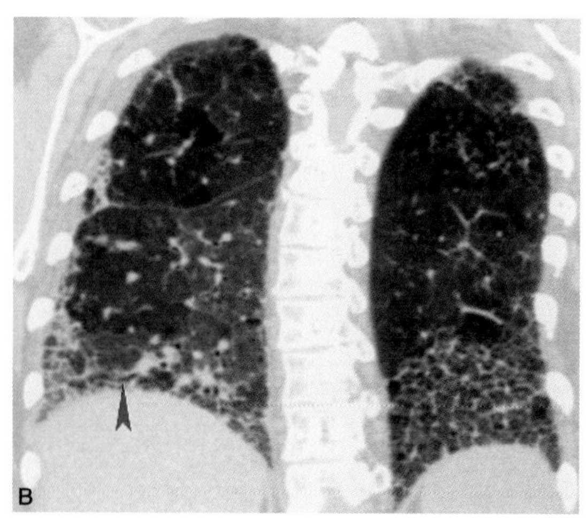

图15.17　硬皮病伴纤维化非特异性间质性肺炎（NSIP）。活检证实NSIP合并硬皮病的患者，胸部CT冠状位重建（A、B）表现为主要分布在双肺下叶外周带的网状结构和磨玻璃影，伴牵拉性支气管扩张（箭头）和微小蜂窝状囊肿形成。

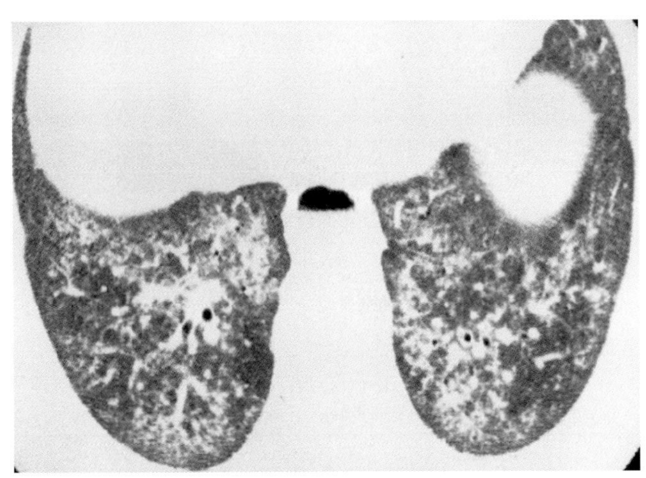

图 15.18　多发性肌炎。HRCT 显示肺基底部网状影和边界不清的小叶中心结节，分别反映了多发性肌炎患者的间质性肺炎和机化性肺炎。

疾病引起的纤维化相鉴别。气管支气管黏液腺受累后，导致浓痰、黏液栓和反复的支气管炎、支气管扩张、肺不张和肺炎。HRCT 可同时有肺间质密度增高、小气道受累伴细支气管扩张及“树芽征”表现。胸膜炎和胸腔积液少见。

干燥综合征患者进展为淋巴细胞性间质性肺炎（LIP）和肺非霍奇金淋巴瘤的风险较高。LIP 的 X 线表现是下肺粗网状、网结状密度增高影，难与间质性纤维化相区分。HRCT 显示散在的磨玻璃影和薄壁囊肿。这些患者出现肺结节或肺泡致密影伴纵隔淋巴结肿大应怀疑淋巴瘤。

强直性脊柱炎。约 1%～2%的强直性脊柱炎患者可累及肺部，为肺上叶纤维化。纤维化改变常伴肺大疱和空洞形成，易感染曲霉菌形成足菌肿。青中年男性具有典型的脊柱改变（脊柱后突、脊柱关节强直）伴肺容积异常增大和肺上叶纤维化肺大疱（后者表现类似于继发性纤维空洞性肺结核）时，应怀疑强直性脊柱炎。

重叠综合征和混合性结缔组织病。部分胶原血管疾病患者具有上述的已知综合征中不止一个的特征，因此归于伴其他病变胸部表现特征的重叠综合征。特殊类型的重叠综合征，又称为混合性结缔组织病，具有 SLE、硬皮病和多发性肌炎的临床特征，并有可提取核抗原的血浆抗体。混合性结缔组织病的胸部表现有特发性肺纤维化，丛源性肺动脉病导致的肺动脉高压，SLE 纤维蛋白性胸膜炎所致的胸腔积液和胸膜增厚。

自身免疫性间质性肺炎。在确诊为自身免疫性疾病，如类风湿关节炎、硬皮病、混合性结缔组织疾病和系统性狼疮的患者，肺间质纤维化的发生相对常见。然而，有一些患者，间质性肺炎是自身免疫性疾病的第一个或唯一的临床表现，但他们不符合特定的自身免疫性疾病的标准。这些个体有潜在的自身免疫性疾病的可能，但缺乏临床或实验室检查证据。在过去，这类疾病有许多名称，包括与未分化结缔组织疾病相关的 ILD、肺显性结缔组织疾病和自身免疫性 ILD。

慢性特发性间质性肺炎

特发性间质性肺炎（IIPs）的特征是肺组织的炎性过程，最终导致肺纤维化。2013 年，美国胸科学会（ATS）和欧洲呼吸学会（ERS）联合工作组更新了特发性间质性肺炎的分类，并将其重新划分为 5 类（表 15.6）：慢性纤维化 IIP、吸烟相关 IIP、急性或亚急性 IIP、罕见 IIP 和无法分类 IIP。这些疾病通过组织学表现精确分类，但当临床术语与组织学术语互换描述这些疾病时，很容易发生混淆。所以当组织学类型已知的情况下，用组织学术语描述疾病将更准确些；而当组织学类型未知的情况下，就可使用类似 IPF 或类风湿性肺病等临床术语描述这些有特殊临床疾病的间质性肺疾病。

表 15.6

特发性间质性肺炎的 ATS/ERS 分级

慢性纤维化 IIP	特发性肺纤维化 非特异性间质性肺炎
吸烟相关 IIP	呼吸性细支气管炎伴间质性肺疾病 脱屑性间质性肺炎
急性或亚急性 IIP	闭塞性细支气管炎-机化性肺炎/隐源性机化性肺炎 急性间质性肺炎 急性加重性 IIP
罕见 IIP	淋巴细胞性间质性肺炎 特发性肺胸膜实质弹力纤维增生症
无法分类 IIP	

慢性纤维化特发性间质性肺炎

普通型间质性肺炎（UIP）。UIP 是最常见的特发性间质性肺炎，可能由肺部反复损伤引起。肺的初始反应是炎症，随后修复，最终形成纤维化。UIP 的病理学异常表现为一系列症状，疾病早期的特征是肺泡间隙巨噬细胞的显著增生伴单核细胞所致的间质轻度、均匀增厚。疾病后期，典型的病理学表现是单核炎症细胞和纤维组织所致的肺泡间质增厚。UIP 的组织学特征是可在肺组织的不同部位见到疾病的不同阶段（时间异质性）。

UIP 的患者年龄多在 50～70 岁，男性患者居多。出现的症状包括进行性呼吸困难或干咳，肺功能检查显示限制性肺疾病和一氧化碳弥散力降低（DLCO）。大多数 UIP 病例为特发性，但是高达 30%的 UIP 患者合并胶原血管疾病或免疫病，最常见类风湿关节炎，但是也可见于 SLE、硬皮病或皮肌炎/多发性肌炎。Fleischner 学会推荐的 UIP CT 诊断标准见表 15.7。

UIP 的 X 线表现与病理变化一致。最早的 X 线改变是双肺基底部轻到中度网状影或磨玻璃影（图 15.19A）；当疾病进展时，将出现粗网状或网结状结构；最后发展为蜂窝状囊肿（直径 3～10mm）且肺容积进行性缩小（见图 15.8 和图 15.12）。广泛性肺纤维化可能伴肺动脉高压。肺上叶肺大疱可诱发自发性气胸。可发生肺门淋巴结增大以及胸腔积液，但是此种情况罕见，一旦出现将提示其他诊断。

表 15.7

CT 诊断普通型间质性肺炎/特发性肺纤维化的标准

CT 表现	分布	特征
典型 UIP 的 CT 表现	肺底胸膜下为主(偶尔呈弥漫性);不均匀分布	“蜂窝状”;周围牵拉型支气管扩张或细支气管扩张的网状改变;缺乏任何疾病诊断特征
可疑 UIP 的 CT 表现	肺底及胸膜下为主;不均匀分布	外周牵拉型支气管扩张或支气管扩张的网状改变;无蜂窝状改变;缺乏任何疾病诊断特征
UIP 的 CT 表现不明确	可变性或弥漫性	非 UIP 的不明显纤维化改变
非 IPF 诊断的 CT 特征	肺上部或中部纤维化改变为主;胸膜下支气管血管周围	以下任何一种:实变为主,广泛的磨玻璃影(无急性加重);广泛的“马赛克”样密度,呼气时广泛清晰的小叶空气滞留,弥漫性结节或囊肿

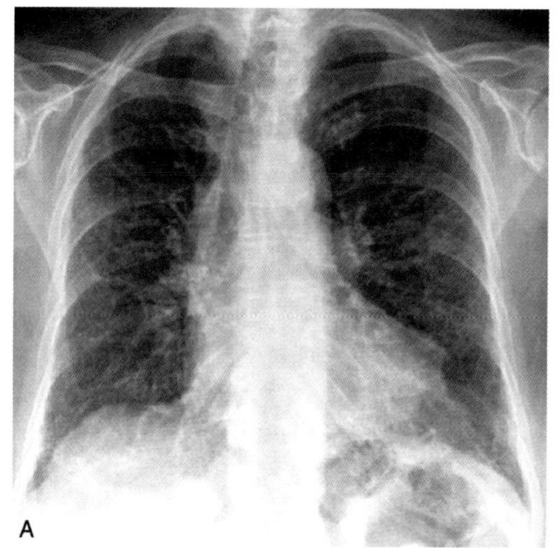

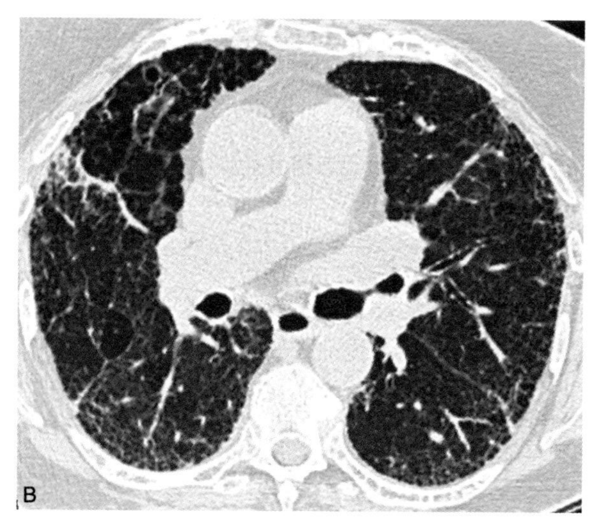

图 15.19 普通型间质性肺炎(UIP)。A. UIP 患者的前后位 X 线表现为双肺粗网格状改变。B. 薄层 CT 显示肺外周网状改变。

UIP 的 HRCT 表现在疾病的不同阶段和不同区域不同。当纤维化进一步发展,病变包括间隔或胸膜下不规则增厚(与肺水肿或肿瘤淋巴播散的光滑间隔增厚不同)、小叶内线、不规则界面、蜂窝状结构,牵拉性支气管扩张(见图 15.12、图 15.19B)。这些典型改变发生于肺外带和基底部分,并有助于鉴别诊断。常见纵隔淋巴结轻度增大。

大多数患者病情发展是不可逆的,平均生存时间<5 年。以前,IPF 无有效的治疗方式,但现在有两种新药:尼达尼布和吡非尼酮,目前已经被 FDA 批准使用。两者都不能治愈,但都能通过抑制纤维化而延缓疾病进展。IPF 患者肺癌的发病率增加,腺癌是最常见的组织学亚型。因此,不建议使用传统的 CT 扫描技术(层厚为 1cm)对这些患者进行随访检查,因为层厚较厚大部分肺组织未显示,进而无法及时发现癌症。

非特异性间质性肺炎(NSIP)。NSIP 是最近引入的一个术语,用于描述不能归类为 UIP、AIP、COP、RB-ILD 或 DIP 的间质性肺炎。许多 NSIP 病例被认为与胶原血管疾病或药物反应有关。病理变化在时间上是同质的,而 UIP 通常是异质性的。根据 HRCT 表现,病理学家通常将 NSIP 分为细胞型和纤维化型。细胞型 NSIP 在 HRCT 上表现为肺底及肺外周磨玻璃影和实变影(图 15.20)。支气管扩张和线状影是 NSIP 纤维化型的典型改变(见图 15.17),但与 UIP 不同,蜂窝状改变罕见。细胞型 NSIP 通常用类固醇治疗有效,纤维化型 NSIP 预后较差,类似 UIP。

吸烟相关特发性间质性肺炎

呼吸性细支气管炎伴间质性肺疾病(RB-ILD)。RB-ILD 是一种只有吸烟者才会出现的疾病,其特征是呼吸性细支气管内及周围出现炎症。RB-ILD 的组织学表现与脱屑性间质性肺炎(DIP)重叠,有学者认为 RB-ILD 是 DIP 的早期形态。RB-ILD 患者多为年轻、重度吸烟者,伴有轻度咳嗽和呼吸困难。肺功能测试显示限制性或混合性限制性-阻塞性通气功能障碍。症状对戒烟或类固醇治疗有反应,不会进展到终末期纤维化。

高达 21%的 RB-ILD 患者胸部 X 线正常,另外常可表现为弥漫性线状、结节状阴影及肺基底部不张。最常见的 HRCT 表现为散在的磨玻璃影和小叶中心结节,常以肺上叶为主分布(图 15.21)。线状影罕见,无蜂窝状改变,常伴肺气肿。

脱屑性间质性肺炎(DIP)。DIP 是一种以肺泡腔内巨噬细胞积聚为特征的疾病。90%的 DIP 患者吸烟。

DIP 的典型影像学表现为基底部网状阴影,肺容积正常或稍减小。磨玻璃影只在 33%的病例中可见,蜂窝状改变很少见。多达 22%的患者胸部 X 线正常。HRCT 肺基底部胸膜下

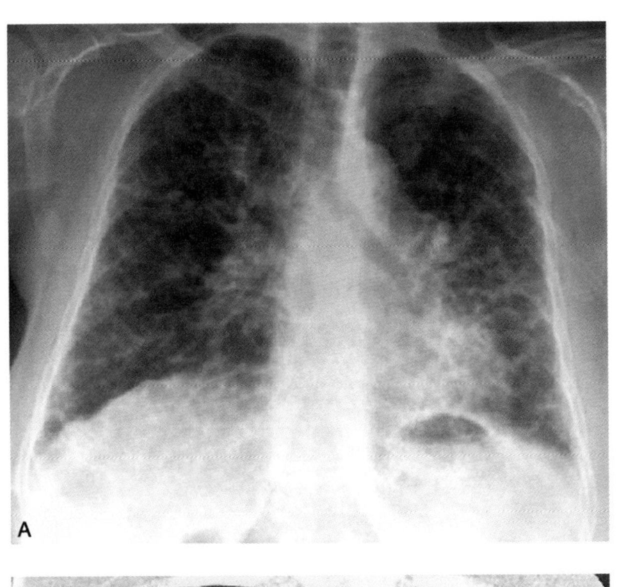

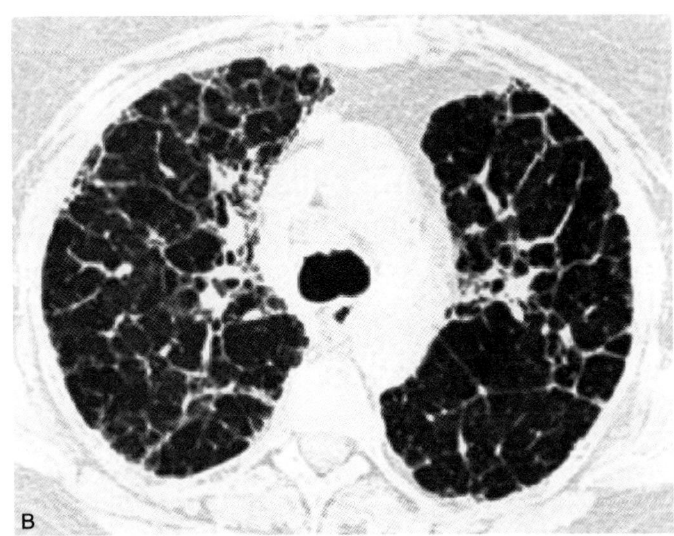

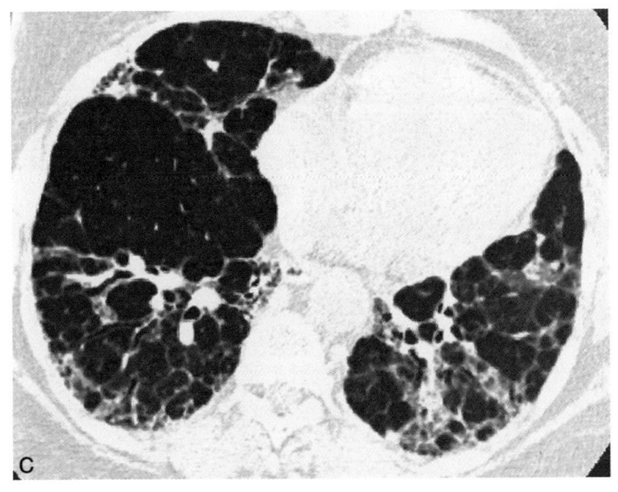

图 15.20　非特异性间质性肺炎(NSIP)。A. 胸部 X 线显示双肺间质增粗。B. 气管隆嵴水平的 HRCT 显示小叶间隔增厚,上叶内侧牵拉性支气管扩张。C. 肺基底部的 HRCT 表现为牵拉性支气管扩张、微小蜂窝状改变和磨玻璃影。肺活检证实为 NSIP。

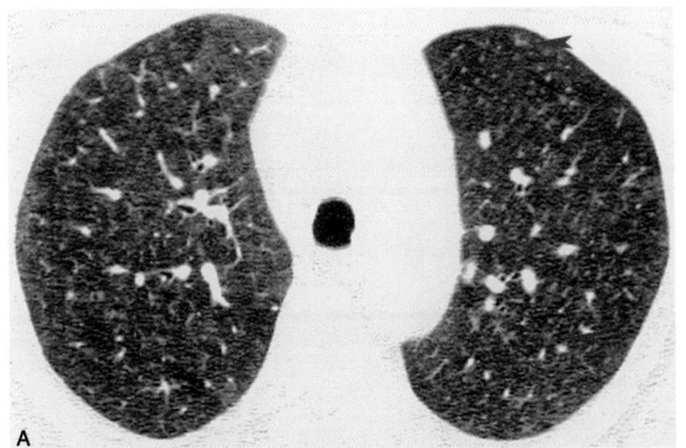

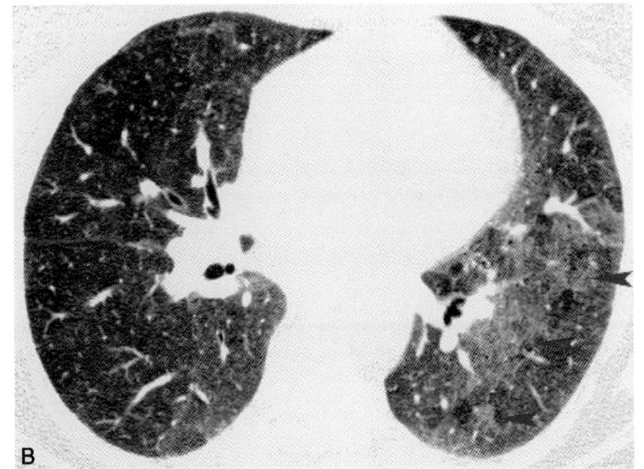

图 15.21　呼吸性细支气管炎伴间质性肺疾病(RB-ILD)。经活检证实为 RB-ILD 的患者,HRCT 扫描肺部上叶(A)和下叶(B),可见双肺小叶中心结节(箭头)和磨玻璃影。

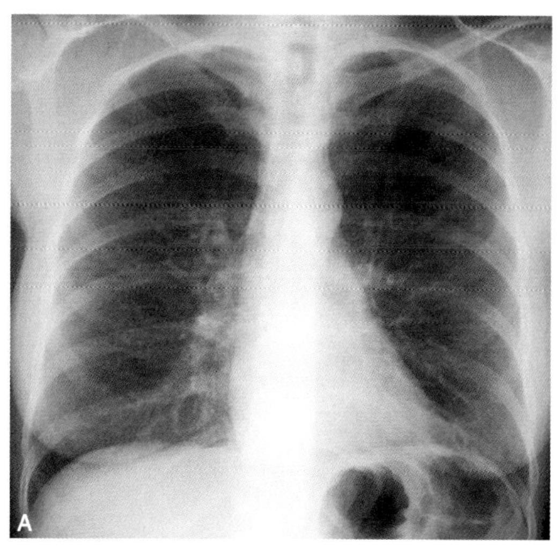

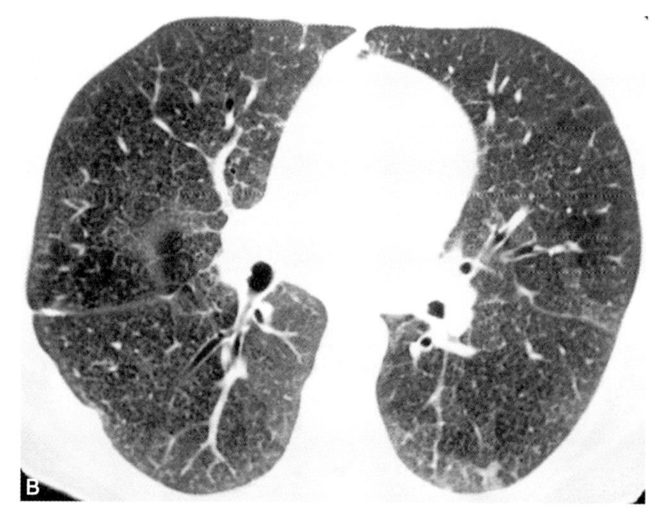

图 15.22　脱屑性间质性肺炎(DIP)。吸烟 DIP 患者胸部 X 线(A)及 HRCT(B)显示网状或磨玻璃影。

磨玻璃影多见(图 15.22)。相比 UIP,不规则线状影、蜂窝状改变、牵拉性支气管扩张较少见。皮质类固醇治疗后磨玻璃影常减少或完全消失。

急性或亚急性特发性间质性肺炎

机化性肺炎(OP)/隐源性机化性肺炎(COP)。OP 是一种以细支气管周围和细支气管内广泛肉芽组织(成纤维细胞、胶原蛋白和毛细血管)增生为特征的疾病。大多数机化性肺炎是特发性的,也称 COP。许多因素都与这种疾病有关,在这种情况下,通常被称为 OP。这些因素包括:病毒感染(流感、腺病毒和麻疹),吸入有毒烟尘(二氧化硫、氯),胶原血管疾病(类风湿关节炎和 SLE),器官移植(骨髓、肺、心肺),药物反应,慢性误吸。

COP 患者通常有亚急性疾病,包括数月的干咳和呼吸困难病史。体格检查可发现啰音或喘息。肺功能检查通常表现为限制性通气功能障碍、肺容积减少、流速通常增加,一氧化碳弥散力(DLCO)明显降低。病理上,细支气管及肺泡周围的单核细胞渗出形成支气管内及肺泡内肉芽组织。该疾病的特点与组织学变化一致,无实质变形和纤维化形成;这些特征有助于区分 COP 和 UIP,后者具有相似的临床、功能和影像学特征。

COP 患者胸部 X 线表现为双肺斑片影或磨玻璃影(见图 15.13A),部分患者可见散在结节影。HRCT 最常见的表现为沿胸膜下或支气管周围分布的斑片状实变影或磨玻璃样影(见图 15.13B)。最近,在 COP 患者中,HRCT 发现片状磨玻璃影周围有"新月形"的实变影,称为"反晕征"。虽然它不是特异性的,但仍有一定诊断价值(图 15.23)。支气管周围模糊小结节较少见。病变肺段常可见支气管扩张和支气管壁增厚。

COP 是根据典型的 CT 表现或开胸肺活检的组织学改变来确诊的。

急性间质性肺炎(AIP)。急性间质性肺炎又称为 Hamman-Rich 综合征,是一种急性、侵袭性的特发性间质性肺炎和

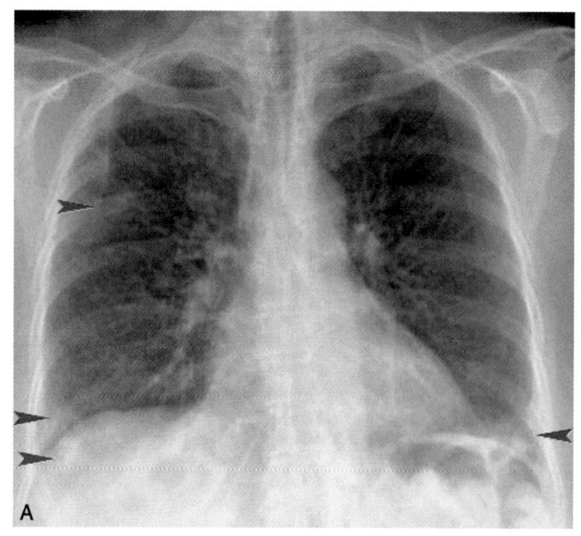

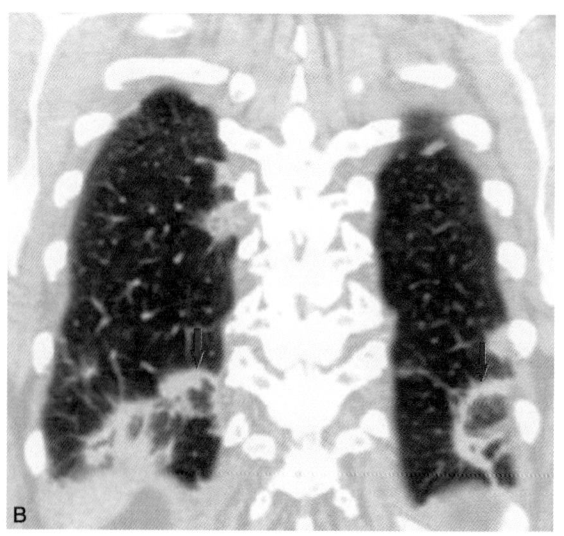

图 15.23　隐源性机化性肺炎(COP)中的"反晕征"。患者,女性,53 岁,干咳及呼吸短促,胸部 X 线(A)显示右肺外周及双肺基底部密度不清(箭头)。冠状位 CT(B)显示主要分布于双肺下叶外周带的肿块样阴影,部分表现为外周实变影或反晕征(箭头)。肺活检已确诊为 COP。

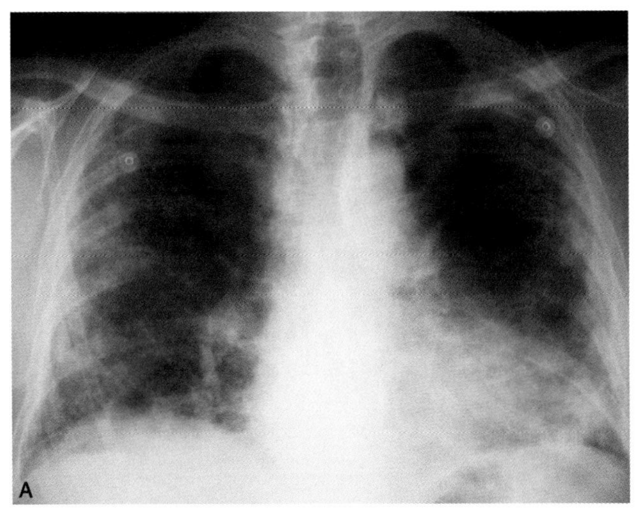

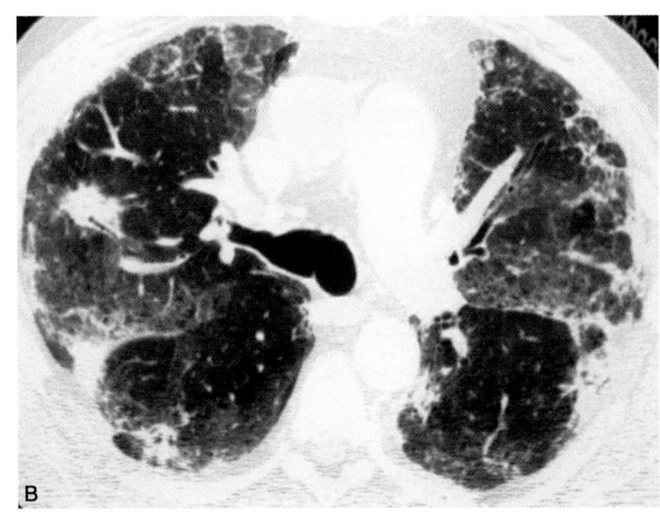

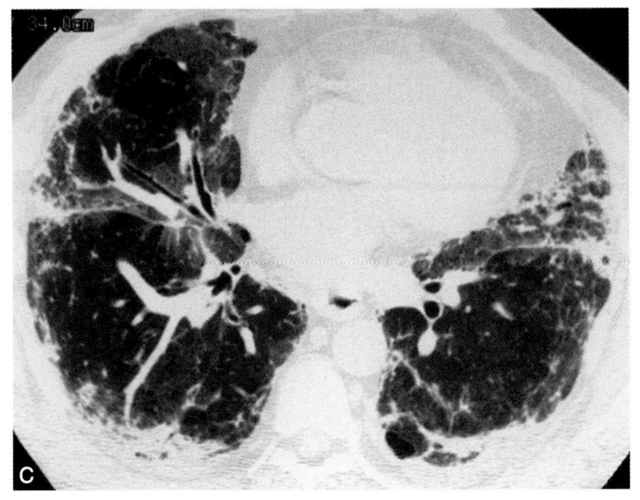

图 15.24 急性间质性肺炎(Hamman-Rich 综合征)。经活检证实的急性间质性肺炎患者的胸部 X 线(A)表现为肺外带实变影和磨玻璃影。通过肺上叶支气管(B)和下肺(C)的 CT 显示肺外带为主的磨玻璃影和网状影以及散在的实变影。

肺纤维化。AIP 患者典型表现是短暂的咳嗽、发热、呼吸困难,迅速发展为需机械通气的严重低氧血症和呼吸衰竭。AIP 的病理学表现与 ARDS 相同,且这种疾病曾经被称为特发性 ARDS。组织学表现是弥漫性肺泡损伤伴轻度成熟的胶原沉积。病变进展的特征是弥漫性分布且时间同质性。ARDS 的胸部 X 线片和 HRCT 均表现为弥漫性磨玻璃影、肺实变和空气支气管征(图 15.24)。在 CT 片上,常见从前到后肺组织密度梯度样增加。线状影、蜂窝状改变以及牵拉性支气管扩张不常见。作为其他类型的 ARDS,其死亡率在 60%~90%之间。可出现纤维化但是倾向于稳定,在恢复期后不会进行性发展。

间质性肺炎的急性加重。慢性间质性肺炎的急性加重(亦称间质性肺炎加速期)是由 DAD 引起的,可导致急性呼吸衰竭,最常见于 IPF 患者。CT 表现为广泛且进展迅速的磨玻璃影,有时纤维化病变上可见实变影(图 15.25)。对于出现急性呼吸衰竭和新的实质阴影的 IPF 患者,应考虑急性加重。但重要的是,在作出诊断之前,应首先排除更常见的肺部疾病,如感染和静水压性肺水肿。

罕见的特发性间质性肺炎

淋巴细胞性间质性肺炎已在第 13 章(肺肿瘤)中讨论。

肺胸膜实质弹力纤维增生症(PPFE)是一种罕见且可能致命的疾病,其特征是包括胸膜及邻近肺实质的弹性组织纤维化。虽然大多数病例是特发性的,但接受过放疗或化疗的患者以及骨髓和肺移植的患者可能尤其危险。通常情况下,肺上叶受累最严重。CT 扫描显示(图 15.26)胸膜不规则增厚、肺上叶容积缩小、结构扭曲、牵拉性支气管扩张。肺中低段受累相对常见,但更像是 NSIP。有时,PPFE 与结节病、强直性脊柱炎相关纤维化和慢性过敏性肺炎相似,虽然慢性过敏性肺炎偶有例外,其他通常无广泛的胸膜累及。

无法分类的特发性间质性肺炎

在某些 IIP 病例中,无论是临床、病理和影像学检查都不能给出确定诊断。常见的原因是因为开放性肺活检的风险高,而无法行组织病理学检查。在这些患者中发现可能或明确的 UIP 的 CT 表现比较常见。无论是否做出明确诊断,这些纤维化患者的预后都很差。疾病的治疗方式取决于其表现。

其他慢性间质性肺部疾病

神经纤维瘤病(NF)是一种常染色体显性遗传的神经皮肤

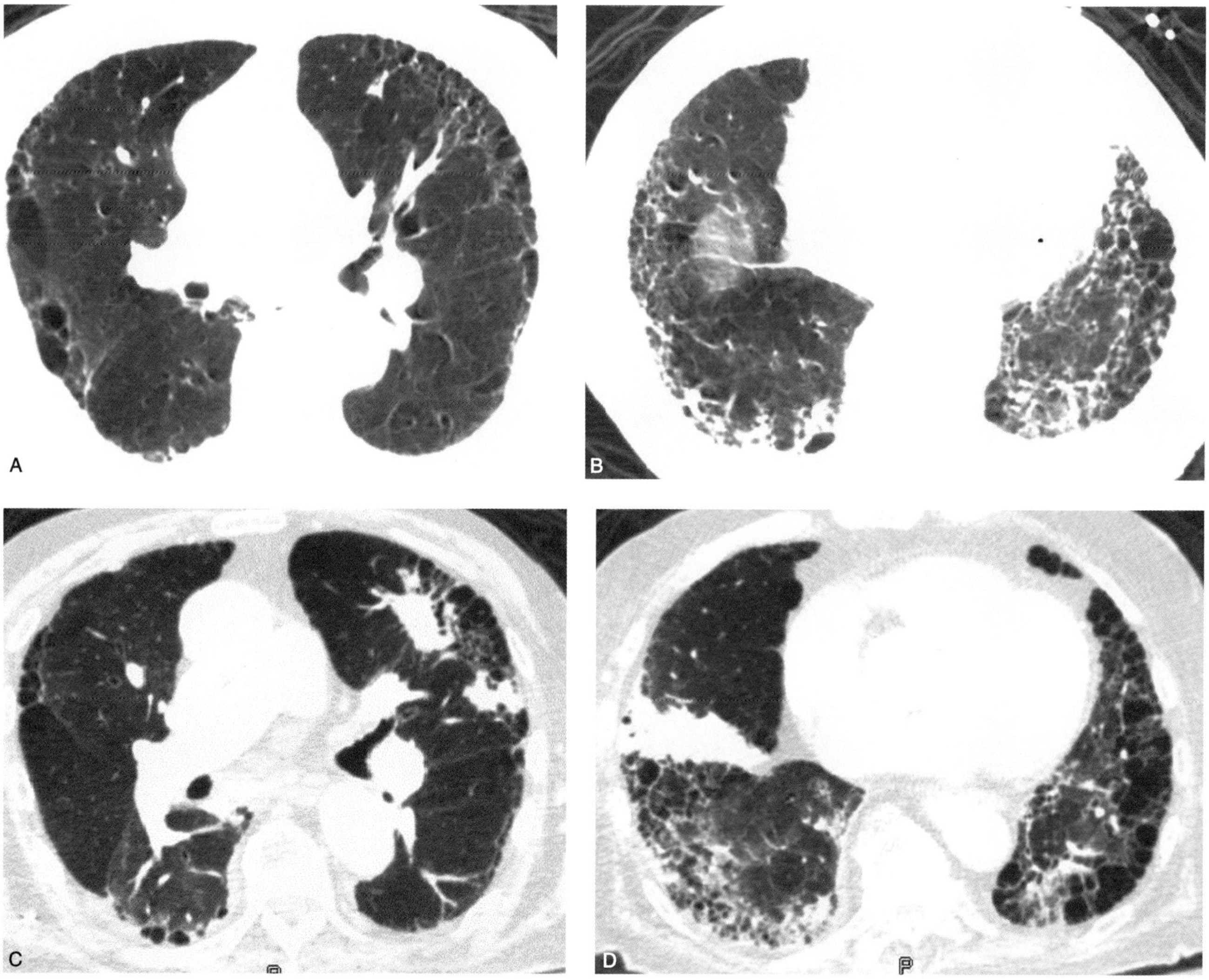

图 15.25 间质肺疾病急性加重。A、B. 从 2012 年开始,经肺中部和基底部的 CT 扫描显示,IPF 患者肺间质增厚、结构扭曲、蜂窝状囊肿,快速呼吸失代偿。C、D. 2015 年 CT 扫描显示双肺纤维化加重,新发实变影。外观与肺炎难以区分,但没有临床或支气管镜下感染的证据。

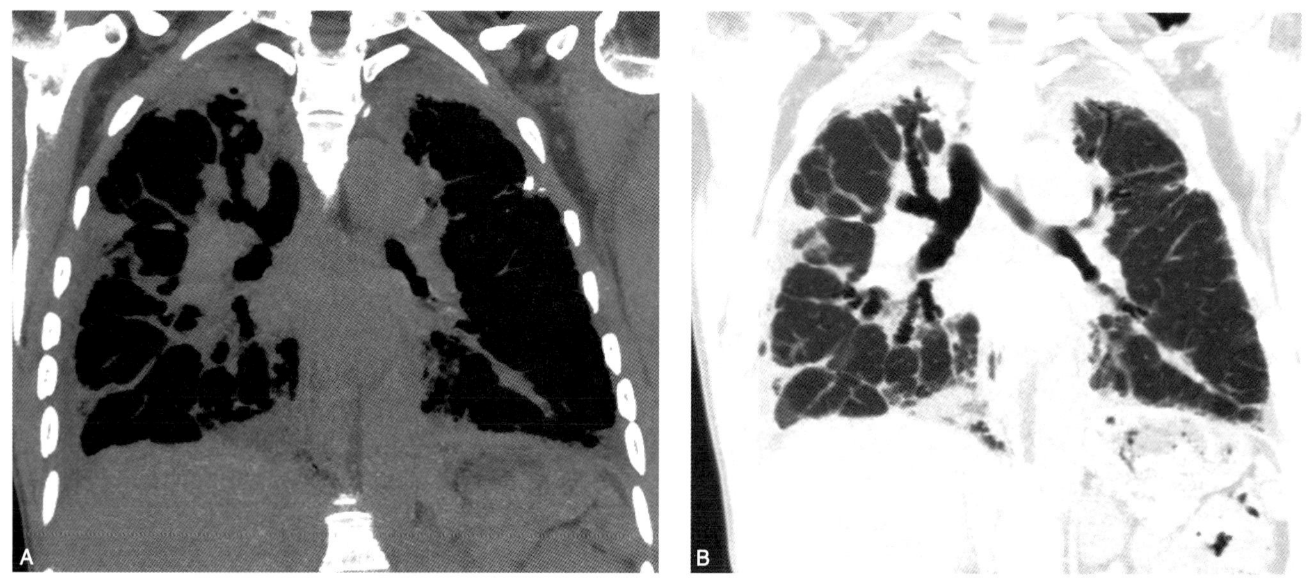

图 15.26 特发性肺胸膜实质弹力纤维增生症。纵隔窗(A)和肺窗(B)的冠状位 CT 重建显示广泛的胸膜增厚和邻近的实变影,累及右肺周边和左心尖,伴有支气管扩张和上叶容积减小。

综合征,其可分为两种类型:类型 1(神经纤维瘤病)和类型 2。NF1 型的典型表现是皮肤牛奶咖啡斑以及皮肤、皮下末梢神经和神经根的神经纤维瘤。此外,常累及骨骼、血管和肺。这种情况也与很多肿瘤相关,包括脑膜瘤、视神经胶质瘤、神经纤维肉瘤和嗜铬细胞瘤。

NF1 型的胸部表现有以下几种:沿胸壁或突出肺外的皮肤和皮下的神经纤维瘤;脊柱可表现为脊柱后侧凸,伴硬脊膜扩张所致的椎体后部扇状征;"带状肋骨"畸形和肋骨切迹可见。NF1 型患者的纵隔肿块包括神经纤维瘤、侧胸脊膜膨出及肾上腺外嗜铬细胞瘤。

约 20%的 NF1 型患者可见肺实质疾病。其表现有弥漫性间质纤维化和肺大疱。肺间质纤维化主要位于肺下带且双肺对称。肺大疱常出现在肺上带,且双肺不对称。肺部症状常极轻或无症状,但是肺功能检查显示闭塞性/限制性通气障碍。少部分患者将发展为呼吸衰竭,这是由肺纤维化、继发性肺动脉高压和肺源性心脏病引起的。

结节性硬化(TS)。TS 是一种伴多种表现的常染色体显性遗传神经皮肤综合征。TS 的典型临床三联征为发作性惊厥、智力发育迟缓和皮脂腺瘤。其他表现包括颅内钙化、大脑皮质及脑室周围错构瘤、肾血管平滑肌脂肪瘤、心脏横纹肌瘤、视网膜晶状体瘤以及硬化性骨病。

TS 较少累及肺部,见于约 1%的病例。肺部 TS 的患者年龄更大,出现发作性惊厥和神经发育迟缓的比例较低。从临床、病理以及影像学上均不能与淋巴管平滑肌瘤病的肺组织受累表现相鉴别。病理学上,支气管血管周围和肺实质间质的平滑肌增生。双肺散在分布直径约为几毫米的小腺瘤样结节。

胸部 X 线上呈双肺对称的网状或网结状影。在疾病后期可见粗网状或小囊状结构。囊肿大小均匀,直径<1cm。HRCT 是显示薄壁肺囊肿的最佳方法且有助于发现相关的肺外病变,包括肾血管平滑肌脂肪瘤和脑室周围结节。小气道阻塞和呼出性空气滞留使得 TS 患者的肺容积正常或增大,这是区分其他慢性间质性肺疾病最有用的特征。肺的朗格汉斯细胞组织细胞增多症和结节病的病变分布以肺上部为主,而 TS 几乎均匀累及双肺。气胸常见,主要由胸膜下囊肿破裂形成。胸腔积液不常见。肺部病变常导致肺动脉高压和肺源性心脏病,其死亡率较高。

淋巴管平滑肌瘤病(LAM)。LAM 是一种仅见于女性的罕见疾病。确诊时患者的平均年龄为 43 岁。虽然 LAM 与肺的 TS 有很多相同特征,但是其不具有遗传性且缺乏 TS 的肺外特征。

进展期 LAM 患者的病理学大体检查显示,正常肺组织被囊肿代替。这些囊肿直径在 0.2~2.0cm 之间,由包含许多交织平滑肌束的增厚间质分隔。肺静脉壁、支气管壁和淋巴管壁也可见平滑肌增生。淋巴管平滑肌增生导致淋巴管梗阻和扩张,这将导致乳糜胸、乳糜腹或乳糜心包形成。纵隔和腹膜后淋巴结内平滑肌增生呈结节样增大。淋巴周围的平滑肌增生和结节样增大有助于从病理上区分 LAM 和 TS 肺部受累。

LAM 患者的特征是多为育龄期女性,表现为进行性呼吸困难或自发性气胸。部分患者可见咯血,可能为平滑肌增生所致的肺静脉闭塞。

疾病早期的胸部 X 线片可显示正常,最终可见双肺对称的细网状或网结状结构。晚期 X 线表现为囊肿和蜂窝影,其囊肿壁较 IPF 或 NF(见图 15.9)更薄。TS 肺部病变的特点是肺容积正常或增大。反复出现大量乳糜性胸腔积液可为单侧或双侧。自发性气胸也是一种常见表现,可为双侧。

HRCT 显示遍及双肺的薄壁囊肿(见图 15.9、图 15.27B)。在少数严重受累的区域,会见到正常的肺组织。一般有轻度的或不伴小叶间隔增厚。虽然 HRCT 上的薄壁囊肿可见于许多其他疾病,但是当患者具有典型的病史(女性、呼吸困难、自发性气胸以及乳糜性胸腔积液)时可明确诊断。

有症状的 LAM 患者预后很差,约 70%患者在 5 年内死亡。部分患者使用他莫昔芬等抗孕酮药物可减缓病情的发展。

肺泡间隔淀粉样变。淀粉样变包括一组疾病,其特征为被称为淀粉样蛋白的不溶性纤维原蛋白在细胞外沉积。淀粉样蛋白包括许多在生物化学上有区别,但具有相似物理特性的蛋白质类,其多肽链为 β 折叠。淀粉样变传统上分为四种类型:

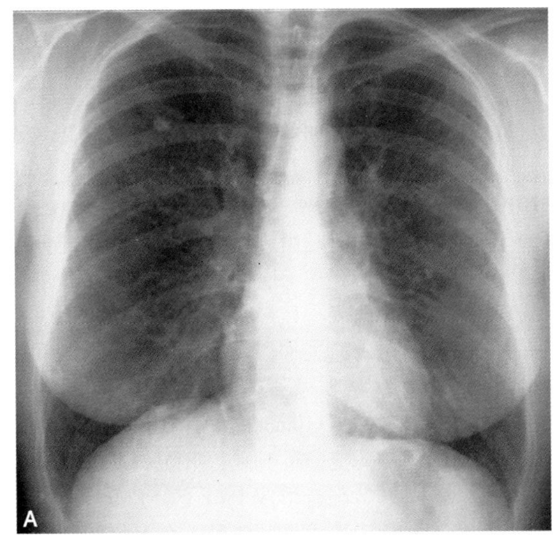

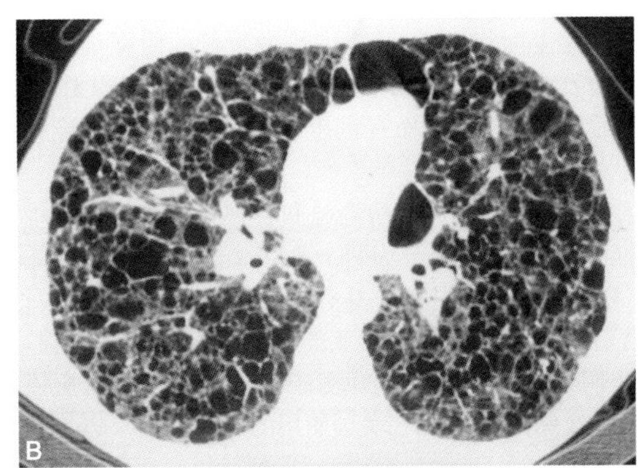

图 15.27 淋巴管平滑肌瘤病(LAM)。A. 36 岁 LAM 患者的胸部 X 线显示弥漫性粗网状结构,肺容积正常。B. 另一位 LAM 患者的 HRCT 显示肺实质几乎全部被薄壁囊肿代替。

①原发型，无伴随的慢性疾病但有潜在的浆细胞疾病；②继发型，出现肺结核等潜在的慢性疾病；③家族型，是最少见的一种类型，常局限于神经组织；④高龄型，见于年过70岁的老人，病变累及多器官。近期出现的一种分类法是根据淀粉样蛋白的特殊蛋白质来制定的。在这种方法中，最重要的类型是淀粉样蛋白L(AL)，常见于浆细胞恶性增生和相关的免疫球蛋白轻链沉积；淀粉样蛋白A(AA)，发生在慢性炎性疾病患者，例如家族性地中海热和某些肿瘤（如多发性骨髓瘤、淋巴瘤和白血病）。

肺和气道的淀粉样沉积有三种类型：气管支气管的沉积、实质内结节样沉积、实质内弥漫沉积（肺泡间隔）。在大多数病例中这些类型常单独发生，但也可重叠出现。

在肺泡间隔淀粉样变中，淀粉样蛋白位于肺的实质间质以及小血管中膜内。肺泡间隔内淀粉样蛋白沉积于毛细血管间隔内的内皮细胞和肺泡上皮细胞之间，特征是缺乏炎性细胞。

这一过程常见于有慢性进行性呼吸困难症状的老年患者，也可见于肺动脉受累引起中膜剥离而导致的反复咯血。肺泡间隔疾病患者的X线片显示肺间质改变，表现为细网状或网结状影，随时间可变为粗网状结节状影及融合。HRCT显示小叶间隔增厚、网状结节状影、微小结节；肺纤维化和淋巴结增大不常见。其影像学表现与硅沉着病或结节病相似。

明确诊断需行肺组织活检，识别出无定形嗜酸性物质增厚的肺泡间隔，使用刚果红染色，在偏振光下观察呈苹果绿色。目前没有有效的治疗措施。

慢性吸入性肺炎。反复误吸患者在胸部X线片上可出现慢性间质性改变。经过数月至数年的反复误吸，不规则网状影可持续存在，可能代表支气管周围瘢痕。食物残渣周围形成肉芽肿可导致出现网结状影。这些慢性间质性异常可见于急性吸入性肺炎发作间期。

吸入性疾病

肺尘埃沉着病

肺尘埃沉着病这个名词是用于描述吸入无机性粉尘所致的肺部非肿瘤性反应。无机粉尘的肺尘埃沉着病是由石棉、二氧化硅或煤炭颗粒的吸入和肺内沉积引起的。随着时间推移，这些颗粒积累导致两种病理反应单独或合并出现：纤维化表现为局部结节或弥漫网状影，以及充满粉尘颗粒的巨噬细胞聚集。有机粉尘吸入综合征与肺内粉尘颗粒的滞留和沉积无关，将在本章的后面部分讨论。而有机粉尘引起的过敏性反应称为超敏性肺炎或外源性过敏性肺泡炎。

石棉沉着病。石棉是一类耐高温和各种化学腐蚀的纤维状硅酸盐的总称。石棉主要分为两个亚群：蛇纹石和闪石。蛇纹石卷曲、柔软、光滑，其中唯一具有重要商业价值的是温石棉。闪石含有平直、针状纤维，其亚群包括青石棉和铁石棉。石棉纤维的不同类型可引发不同疾病，闪石较蛇纹石具有更强的致纤维化和致癌性。现在，在美国使用的石棉中90%以上是温石棉。

石棉吸入可导致胸膜、肺实质、气道和淋巴结的疾病。胸膜疾病是最常见的，其常表现为侧胸膜斑块。其他胸膜表现有胸腔积液、局限于脏胸膜的纤维化、弥漫性胸膜纤维化和间皮瘤。石棉暴露的胸膜表现将在第17章详细讨论。石棉吸入的肺实质改变包括间质纤维化（石棉沉着病）、圆形肺不张以及支气管肺癌。

石棉沉着病的定义是石棉纤维吸入导致的弥漫性肺实质、间质纤维化。疾病的发展取决于接触石棉的时间和严重程度，临床表现常出现在初次接触石棉后的20~40年。病理学上，肺组织内可见大量“石棉体”。这种典型结构以透明的石棉纤维为核心，周围围绕一圈铁和蛋白质。石棉体常出现在间质性纤维化组织或肺实质，仅在胸膜斑块内罕见。每克压缩性肺组织内的石棉体和纤维的数量与职业暴露的程度和间质性纤维化的严重性大致呈正比。受累肺的大体检查，纤维化以肺下部的胸膜下区为主。显微镜下表现各异，从间质胶原的轻微增加到完全阻塞正常结构，并由增厚的纤维带（实质性）和囊状改变（蜂窝状）代替。

大多数与石棉相关的胸膜肺疾病患者无症状。间质性肺纤维化的早期，患者常感觉呼吸短促且肺功能检查显示限制性通气障碍。这些患者也有发展为石棉相关肿瘤的风险，尤其是支气管肺癌和胸膜间皮瘤，故需密切随访。

石棉沉着病的X线表现有2种形式：小阴影和大阴影。小阴影可为网状、结节状或两者兼有。胸部X线上出现的变化分为以下三个阶段：早期表现是以肺下部为主的细网状结构，是早期的间质性肺炎和肺纤维化；中期小的不规则阴影变得更明显，形成粗网状结构；晚期网状结构可延展到肺中叶和肺上叶，同时心脏、膈肌的边缘逐渐模糊，肺容积逐渐缩小。大阴影，即直径大于1cm的病变，指广泛的间质性肺纤维化和胸膜斑块。这些大阴影主要发生于双下肺，边界清楚或不清、多发。

HRCT在检测临床石棉沉着病患者的胸膜和肺实质改变方面很敏感。小叶间隔增厚是最常见的HRCT表现。小叶内间隔增厚及中央小叶小“点状”影也很常见，后者由细支气管周纤维化所致。很多病例最后发展为蜂窝肺。石棉沉着病的大多数HRCT表现与UIP相重叠（见图15.12、图15.19），但是石棉沉着病患者同时有胸膜病变，有助于对这两种疾病的鉴别诊断（图15.28）。另外，与IPF和其他类型UIP相比，石棉沉着病的磨玻璃影相对不常见。

HRCT同时可用于辨别叶间裂内的斑片影，尤其当病灶内含有钙化时。对以局部肺肿块为典型CT特征的石棉接触患者可进行保守治疗。例如：局部增厚的胸膜旁楔形或圆形肿块伴肺叶容积变小以及“彗星尾样”支气管血管束进入其内，可通过HRCT确诊为圆形肺不张，无须活检。

硅沉着病。硅石是由规则排列的二氧化硅分子组成的丰富矿物质。它普遍存在于地壳中，暴露于高浓度的硅石可导致病理学和影像学改变。具有这种暴露水平的相关职业有采矿、采石、铸造工作、陶艺工作以及喷沙等。吸入二氧化硅后会产生两种不同组织病理学反应，分别是硅结节和硅蛋白沉积症。

硅结节直径在1~10mm之间，由密集的同心胶原层组成。其特点是大多数病变分布于肺上叶和肺门区，结节的钙化或骨化常见。这些结节融合形成PMF区。PMF可占据整个肺叶，在这些病变临近区域可见肺气肿。在大的融合病灶中央部位常见局灶性坏死，为局部缺血或肺结核、厌氧菌的二重感染导致。出现纤维化硅沉着病的影像学表现通常需要10~20年的

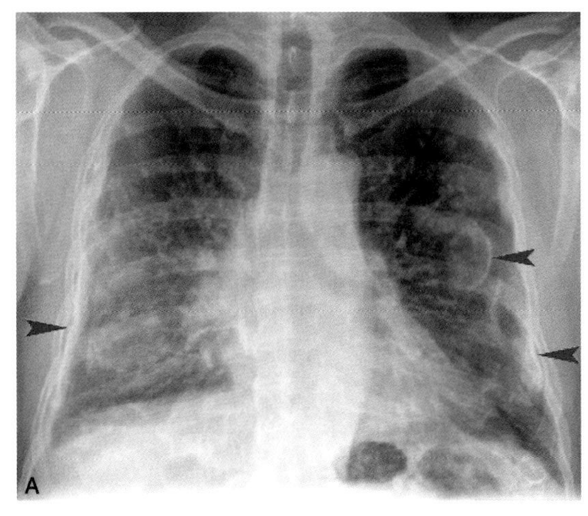

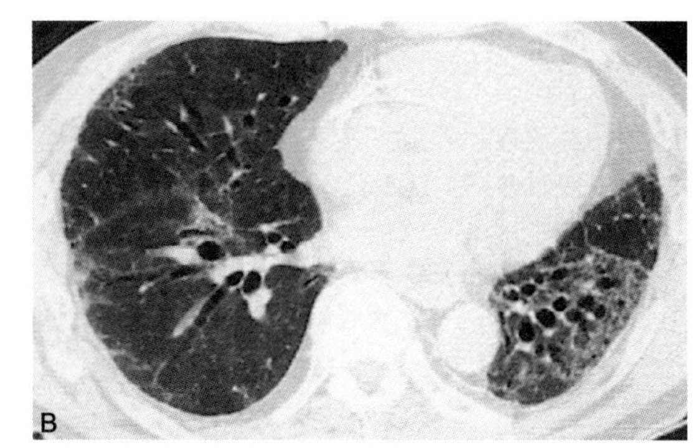

图 15.28 石棉沉着病。A. 胸部 X 线显示胸膜钙化斑块(箭头)。B. CT 示左肺下叶蜂窝状改变,伴周围磨玻璃影,双肺牵拉支气管扩张。

暴露史。典型的影像学表现为多发直径 1~10mm 的结节。约 20%的病例肺上区呈弥漫性结节影、钙化影。网状影常较早出现或与结节影同时出现,有时可为最早的 X 线表现。网结状影常常是指“单纯性”硅肺,而巨大融合性团块状影是“复杂性”硅肺的特征(见图 15.10)。这些融合性团块影代表 PMF 区,在上中肺野外带最常见。这些病变向肺门区迁移,在胸膜表面和进行性纤维化之间的区域可见肺气肿。融合病灶内可见空洞形成,常与合并结核感染相关。病变任何阶段均可见肺门淋巴结增大,这些肺门淋巴结常表现为“蛋壳样”钙化。临床上对硅沉着病诊断依据的是患者胸部 X 线片上的弥漫性网状、结节状或网结状影以及确切的暴露史。患者可能多年无症状,但随着影像学的改变,肺功能可能越来越差。即使患者脱离致病环境,肺纤维化和相关的限制性通气功能障碍也可能持续恶化。

硅蛋白沉积症通常发生在接触高浓度二氧化硅的人群中。它的特征是脂质物质填充肺泡腔,类似于特发性肺泡蛋白沉积症。与此反应相关的胶原沉积很少,边界清楚的胶原结节不是很常见。急性硅蛋白沉积症影像学上表现为弥漫性斑片影,与特发性肺泡蛋白沉积症难以区分。与纤维性硅肺患者一样,患有急性硅蛋白病的患者结核易感性增加。他们也易发生诺卡氏菌重复感染,从而可能出现肿块样融合灶和胸壁受累。

煤工肺尘埃沉着病。吸入大量含碳无机物后将导致肺尘埃沉着病。而导致疾病发作需要的粉尘接触几乎只能在工作场所。因为导致这种疾病最常见的职业是采煤,所以这种疾病被称为煤工肺尘埃沉着病(CWP)。

CWP 有两个特征性病理表现:煤尘斑和进行性大量纤维化。煤尘斑是圆形或星形结节,直径在 1~5mm 之间,为含碳物质肺内沉积引起的。由伴或不伴胶原结构、充满色素的巨噬细胞组成。在呼吸性细支气管邻近的间质内可见煤尘斑,在肺内散在分布,主要分布在肺尖。煤尘斑或结节是单纯性 CWP 的标志,一般不引起肺功能损伤。事实上,单纯性 CWP 可无异常 X 线表现。复杂性 CWP 的特征是出现进行性大量纤维化(PMF)。进行性大量纤维化的定义是结节样或肿块样病变,直径约 2~3cm,其成分为不规则纤维化和色素沉着。PMF 在肺上叶后段和下叶上段最常见。融合块可穿过叶间裂。中央空洞常见,其最常见原因是纤维化结节所致的肺血管闭塞导致梗死。结核或真菌所致的肿块二重感染偶尔也可导致中央坏死和空洞。复杂性 CWP 的肿块样病变与硅沉着病的表现类似。值得注意的是,PMF 并不一定会随着时间的发展而恶化及形成肿块。

CWP 患者只在 PWF 进展时出现呼吸困难,而当其只患单纯肺尘埃沉着病时一般无症状。复杂性 CWP 患者会出现进行性呼吸困难、肺源性心脏病。由于很多煤矿工人也吸烟,所以小叶中央性肺气肿和慢性支气管炎的出现使临床表现变得更复杂。

单纯性 CWP 的典型 X 线表现是肺上部网结状影或小结。单纯的网状影也可见,尤其是在疾病早期阶段。结节直径在 1~5mm 之间,病理上可见相应的煤尘斑融合。这些结节不能通过 X 线与单纯性硅沉着病的结节状改变相鉴别。在约 10%的挖煤工人中,部分结节将出现中央钙化,可与硅结节的弥漫性钙化相鉴别。结束煤尘接触后,单纯性 CWP 的结节影将不会进展。复杂性肺尘埃沉着病的病变(PMF)大小从 2cm 到累及整个肺叶之间不等,且以肺上部为主。开始时 PMF 在肺外带表现为外侧缘光滑、清楚而内侧缘模糊的肿块。PMF 逐渐向肺门移行,在病变和胸壁之间区域形成肺气肿。这些病变类似于原发性肺癌,特别是病变区域未出现结节影时。患者停止接触煤尘后,CWP 的进行性大量纤维化仍可发展。

某些因素可改变 CWP 的影像学表现。合并结核在 CWP 患者中相对常见,部分患者的 PMF 可形成中央空洞。患类风湿关节炎的煤矿工人可见类风湿尘肺或类风湿肺尘埃沉着病,其典型影像学表现是迅速且成批出现的直径约 0.5~5cm 的结节。与 PMF 肿块相比,这些结节边界更清楚、更多分布于肺外带。这些病变不是 CWP 所特有的,在硅沉着病或石棉沉着病患者中也可见。

混杂性肺尘埃沉着病。除了石棉、二氧化硅和煤尘,其他许多无机性粉尘也可导致肺胸膜病变,但是很少见。慢性铍中毒产生类似于结节病的反应,将在肉芽肿病章节讨论。铝矿工人也许会在接触铝粉尘(通常是铝土矿采集)数年后出现失去肺功能的肺纤维化。影像学表现包括遍及全肺、由细到粗的网状或网结状影,伴肺容积明显缩小以及胸膜明显增厚。肺尖的肺大疱可见,最终可导致自发性气胸。硬金属肺尘埃沉着病(以前称为巨细胞间质性肺炎)可能是由于接触钴钨合金,导致间质性肺炎和不同程度的纤维化。胸部X线片显示网结状影(可为粗网结状),如果进一步发展,则可伴发小囊状影。可见淋巴结增大。

过敏性肺炎

过敏性肺炎或外源性过敏性肺泡炎是与吸入一种抗原性有机粉尘有关的免疫性疾病。这些粉尘必须是大小刚好能渗透到肺泡腔内的小粉尘,引起宿主的炎性反应。多种病原体可致病,包括多数嗜热菌、真菌和多种动物性蛋白质。常见的疾病包括农民肺(接触发霉的干草后发病)、加湿器肺(接触嗜热菌污染的储水池后发病)和养鸟者肺(接触羽毛和排泄物中的鸟类蛋白质后发病)。

过敏性肺炎的发生与吸入的有机颗粒大小、数量和免疫原性以及宿主的免疫应答有关。这种疾病的两种类型可通过临床表现和免疫发病机制来鉴别。急性疾病在接触刺激性抗原后4~6h发生,由Ⅲ型(免疫复合物)免疫反应介导。典型症状有咳嗽、呼吸困难和发热。慢性疾病常隐性发生,常导致间质性肺纤维化。慢性病患者常有乏力、慢性咳嗽以及进行性呼吸困难。这种类型由Ⅳ型(细胞介导)免疫反应介导。

只有极少数病例能通过病理学标本确定抗原物质,因此不同类型的过敏性肺炎的组织病理学特征常常难以鉴别。病理学特征取决于变应原的接触程度和组织活检时所处的疾病阶段。早期表现包括肺泡间隔内毛细血管充血和炎症。急性病的晚期出现细支气管炎和肺泡炎伴肉芽肿形成。抗原反复接触后间质纤维化将进行性恶化,由最初的不均匀分布到后期的弥漫性间质性纤维化。

过敏性肺炎的X线改变与病理学变化一致。在急性期的早期胸部X线片可正常。数小时内,小结节或磨玻璃影出现,最常位于肺下叶;进行性肺内阴影可类似于肺水肿。数小时到数天内,阴影消失,胸部X线片显示正常。若持续性或反复接触,其胸部X线片在急性发作间期仍显示异常。慢性期表现为中上肺区弥漫性粗网状或网结状影,可见蜂窝状结构伴肺容积缩小。当间质性肺疾病患者反复出现变化迅速的磨玻璃影或实变影时,考虑过敏性肺炎。过敏性肺炎患者肺门或纵隔淋巴结增大及胸腔积液不常见。

HRCT诊断过敏性肺炎非常有用,尤其是在胸部X线表现正常或完全无特异性的亚急性期。急性期最常见表现是肺内致密影,而亚急性期的特征是斑片状磨玻璃影和边界不清(模糊的)结节(见图15.7、图15.11)。这些表现可相互重叠,全部以中下肺为主。慢性期表现为纤维化:小叶间和小叶内间质增厚、蜂窝状改变和牵拉性支气管扩张(图15.29)。疾病分布多

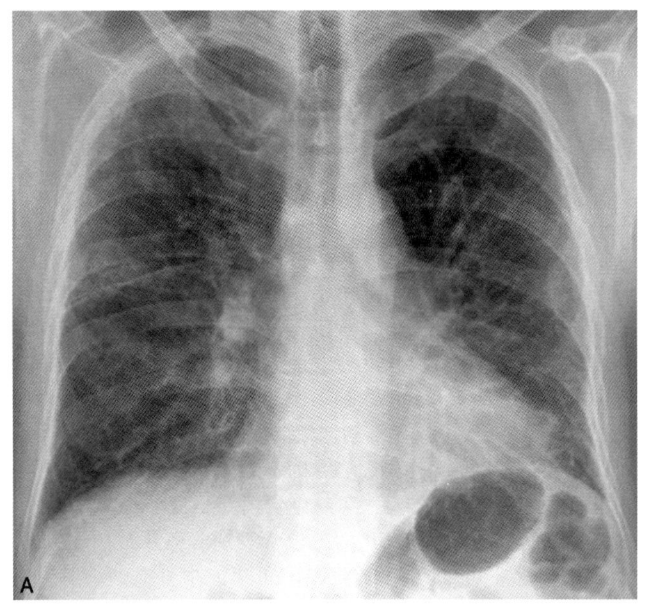

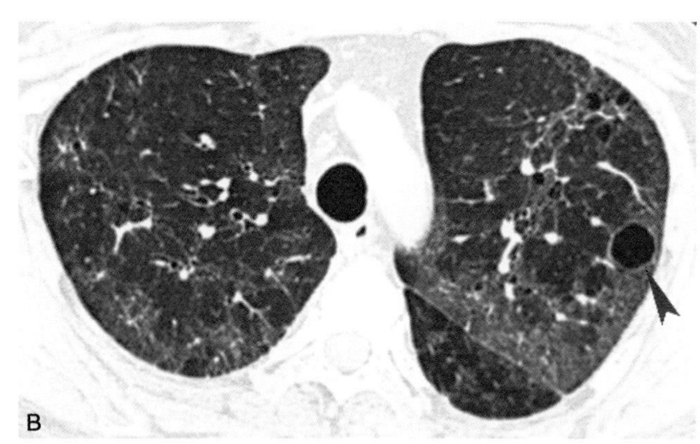

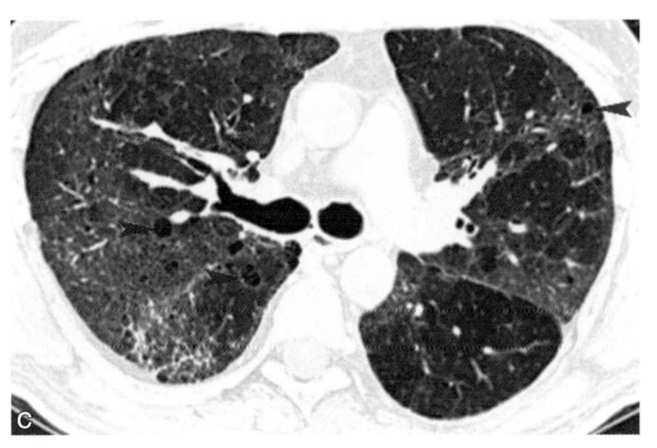

图15.29 慢性过敏性肺炎。患有慢性进行性呼吸困难的农民的胸部X线片(A)显示双肺网状影,分布区域无偏向性。通过肺上部(B)和肺中部(C)CT图像显示双肺网状和磨玻璃影。注意囊肿(箭头)的存在,可能反映了肺远端到小气道的过度扩张。

样，但是有时肋膈角消失，这有助于同 IPF 及 UIP 的其他类型区分。

通常通过患者症状和某一接触史之间的短暂关联来诊断过敏性肺炎。易感者对高浓度抗原的间断接触导致疾病的反复发作，特征是接触后 4～6h 发作，症状常在终止接触后持续 12h 然后自行消失。刺激性抗原的反复接触将导致病情的急性加重，伴典型的症状和影像学表现。抗原的连续低水平接触将导致慢性过敏性肺炎，但时这很难诊断。患者在早期阶段得到诊断且将致病原从患者周围环境中脱离，则患者预后较好。而较隐匿的慢性疾病，诊断常常滞后，在诊断时已出现大量的间质性肺纤维化。这些患者通常都有慢性呼吸功能不全。

肉芽肿性疾病

结　节　病

结节病是一种病因学不详的多系统肉芽肿病，其组织学特征是可能会发展为纤维化的非干酪样肉芽肿。这种疾病在黑人中比白人更常见，在亚洲人中也较少见。黑人女性患本病的风险尤其高。大多数患者在 20～40 岁确诊。然而，由于患者常无症状，所以很多病例没有诊断。

虽然有许多理论被提出，但结节病的病因仍不明。无论是什么病因，其根本的发病机制依次是肺巨噬细胞的活化、单核细胞进入到肺间质、肉芽肿的形成。活化的肺巨噬细胞也刺激肺内辅助性 T 淋巴细胞增生，诱导 B 淋巴细胞过度活化，形成这种疾病特有的高丙种球蛋白血症。结节病患者的支气管肺泡灌洗液可发现肺内过量辅助性 T 淋巴细胞，有助于鉴别诊断。

结节病的病理变化遵循一个完全可预测的模式。病变早期累及肺间质，出现非特异性淋巴细胞和组织细胞浸润，促使微小肉芽肿形成。肉芽肿包括栅栏样上皮组织细胞混合多核巨细胞，以及不同于结核性肉芽肿的典型性非干酪样坏死。肉芽肿中的巨细胞在其细胞质内包含暗染色的板层结构，称为绍曼小体，这是结节病的特征。肉芽肿在轴向（支气管血管周围）间质、肺外带或胸膜下肺间质中最常见，但是可累及实质（肺泡）间质和气道黏膜；气道损伤可通过支气管镜检直接看到。经支气管活组织检查可提供支气管壁、周围的轴向间质和邻近实质的标本，因此对肺的轴向间质组织病变的诊断率极高（约 90%）。小的肉芽肿常在数月或数年后消散，部分患者的微小肉芽肿可融合形成大结节。极少数情况下，这些结节可发展为边界清楚的巨大肿块或包括含气支气管影的边界不清的实变影。在“肺泡型”结节病中，肺泡内没有充填物质而是被周围间质内过度增生的肉芽肿压迫继而闭塞。

在 20%患者中，纤维化组织位于肉芽肿的外围，最终向内发展代替肉芽肿，形成间质纤维化。纤维化随时间而进展，带状纤维化组织将从肺门区延伸到肺尖，导致肺门上抬，肺门血管和上纵隔的扭曲。纤维组织肿块将出现在上肺的肺门区，伴周围肺气肿或囊肿。这些囊肿使患者易发生自发性气胸且为足菌肿提供发病场所。

结节病中淋巴结病变的典型表现是正常淋巴结被肉芽肿代替，不能与肺实质肉芽肿区别。当出现肺实质病变时，这些将退化、融合或纤维化。

肺内或肺外表现决定了结节病的临床表现，但是也有相当一部分患者无临床症状，通过胸部 X 线偶然发现而确诊的。约 25%患者会出现肺部症状，包括呼吸困难和干咳。常见的肺外表现包括发热、全身乏力、葡萄膜炎以及结节性红斑。少数患者的肝、心、肾或中枢神经系统病变决定了患者的临床表现。

结节病常见的实验室检查结果为高钙血症、高丙种球蛋白血症和血清血管紧张素转换酶水平增高。这些患者结核菌素皮肤试验（PPD）反映了迟发型超敏反应异常。肺功能检查结果各异，极轻或无器质性疾病的患者表现正常，而末期肺纤维化患者表现为伴低弥散量的严重限制性通气功能障碍。

淋巴结肿大。80%的结节病患者可见纵隔、肺门淋巴结增大，这些患者中的多数胸部 X 线显示肺组织正常。典型的胸部 X 线表现是右气管旁和两侧对称的肺门淋巴结肿大（图 15.30）。淋巴结的对称性肿大是其主要特征，用于区别恶性肿瘤和结核，后两者常形成单侧或不对称的淋巴结增大。CT 常见左气管旁淋巴结肿大，但是在正位 X 线片上此区域被主动脉和大血管遮住常常不能显示。增大淋巴结散在分布，边缘常为分叶状。纵隔（气管旁）淋巴结肿大而不伴肺门淋巴结肿大是少见的，提示淋巴瘤或转移性肿瘤。同样，单侧肺门淋巴结肿大不常见，仅见于 5%的患者。CT 能发现 X 线检查不能发现的纵隔内结节，常见前纵隔、后纵隔、隆凸下和主肺动脉窗淋巴结肿大。

75%受累患者的肿大淋巴结在 2 年内消退。小部分患者的淋巴结肿大将持续数年。肺内致密影进展伴肿大淋巴结消退是区别结节病和淋巴瘤的有用特征，淋巴瘤患者肺实质内异常病变进展同时肿大淋巴结不会消退。受累淋巴结钙化可见于 20%以上的患者，而且钙化只出现在这些结节的外缘（“蛋壳样”钙化）。

肺组织受累。尽管经支气管活组织检查中近 90%的结节病患者出现肺组织受累，但 X 线片上的肺部病变仅见于 40%～

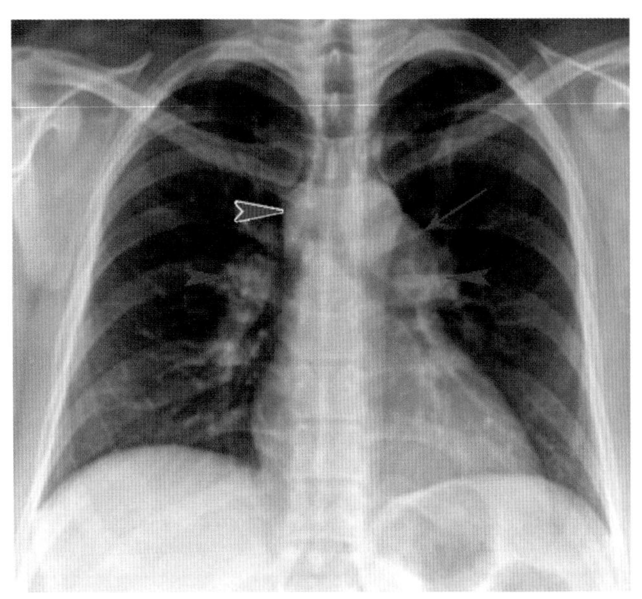

图 15.30　结节病。26 岁无症状青年的胸片显示右气管旁（蓝箭头）、双侧肺门（红箭头）和主肺动脉窗（红箭）淋巴结明显增大，这是结节病的特征。

50%患者。最早的表现是双肺对称网结状影,多见于肺中上部(图 15.31),代表肉芽肿和纤维化。CT 显示大多数结节主要位于支气管血管周围和胸膜下区(图 15.32A)。网结状影不会先于肺门和纵隔淋巴结肿大而出现。最早期的肺实质表现为弥漫性微结节影,与粟粒型肺结核相同,为微小的肉芽肿融合而形成(图 15.32B)。上述影像表现很少被发现,可能发生在肺门淋巴结肿大之前。

肺实质结节病有 2 种少见的影像学表现,约 10%患者肉芽肿融合可形成其中的一种。间质肉芽肿过度增殖可取代邻近实质,形成边缘不清的可有含气支气管影的实变影。在部分病例中,肺泡内炎症和肉芽肿形成肺泡型结节病。这些实变影首先出现在肺中部的外周部分,因此类似于嗜酸细胞性肺炎和隐源性机化性肺炎的影像学表现。肺的其他部分出现细结网状影或伴发的肺门、纵隔对称性淋巴结肿大(CT 和 HRCT 显示最好)为诊断提供了重要线索(图 15.32C)。

结节型或肿块型结节病发病方式类似肺泡疾病。这些肿块可相当巨大,边缘锐利。CT 和 HRCT 上常可见含气支气管影;空洞十分罕见。

20%长期肺实质病变患者可出现进行性肺纤维化。胸部 X 线显示从肺门延伸到上中肺的粗线影。肺门严重扭曲和上抬,肺-纵隔界面呈扇状。肺门区上部的纤维化肿块,类似于复杂性硅沉着病的进行性大量肺纤维化。CT 上这些肿块内有含气支气管影和牵拉性支气管扩张。纤维化所致的气道扭曲和闭塞可导致继发性空气滞留,肺泡间隔破坏、瘢痕性肺气肿和肺大疱形成(图 15.33)。在影像学上肺容积增大可伴囊状改变,这是肺大疱型结节病的特征。囊肿内出现的足菌肿可引起支气管动脉损伤,导致大量咯血。囊肿也可破裂形成自发性气胸。

胸膜变化。约 7%的结节病患者可出现胸膜增厚或胸腔积液,是脏胸膜和壁胸膜肉芽肿性炎症的结果。胸膜表面结节的聚集可引起胸膜假性斑块。

其他发现。支气管内肉芽肿可导致支气管壁的纤维化和支气管狭窄。肺动脉高压不常见,常继发于长期肺纤维化。

HRCT 表现。在检测结节病上,HRCT 显然比胸部 X 线更

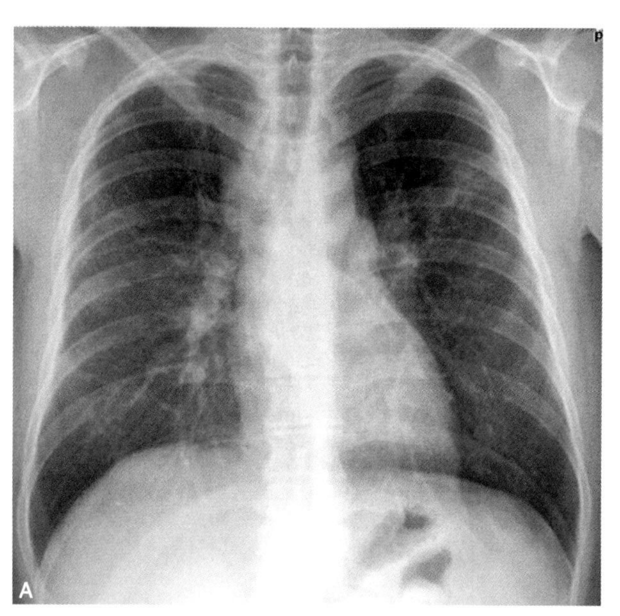

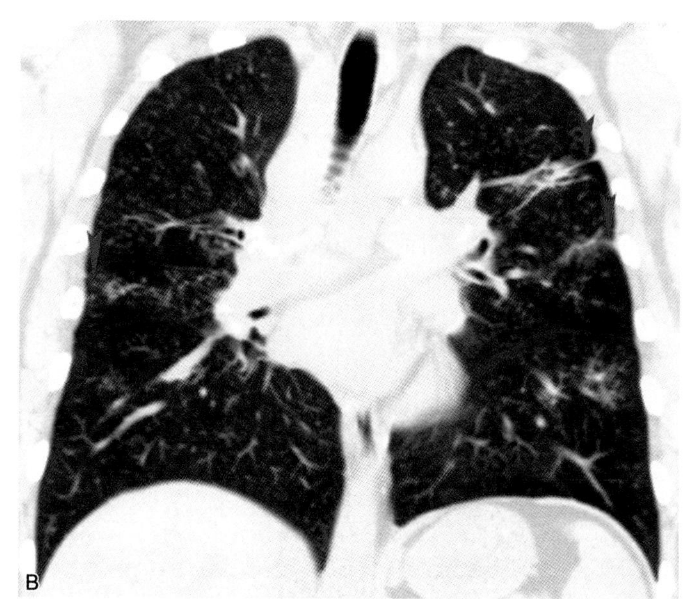

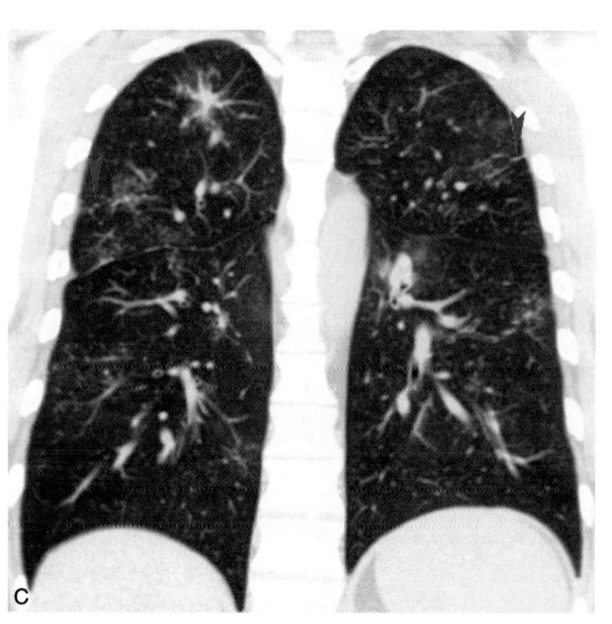

图 15.31 结节病伴网结状影。结节病患者的胸部 X 线(A)显示主要分布在双肺中带的网结状影,伴双肺门及气管旁淋巴结肿大。通过肺中部(B)和后部(C)的冠状面 CT 重建显示肺上部和中部斑片状的聚集性微结节,并混合网状影(箭头)。

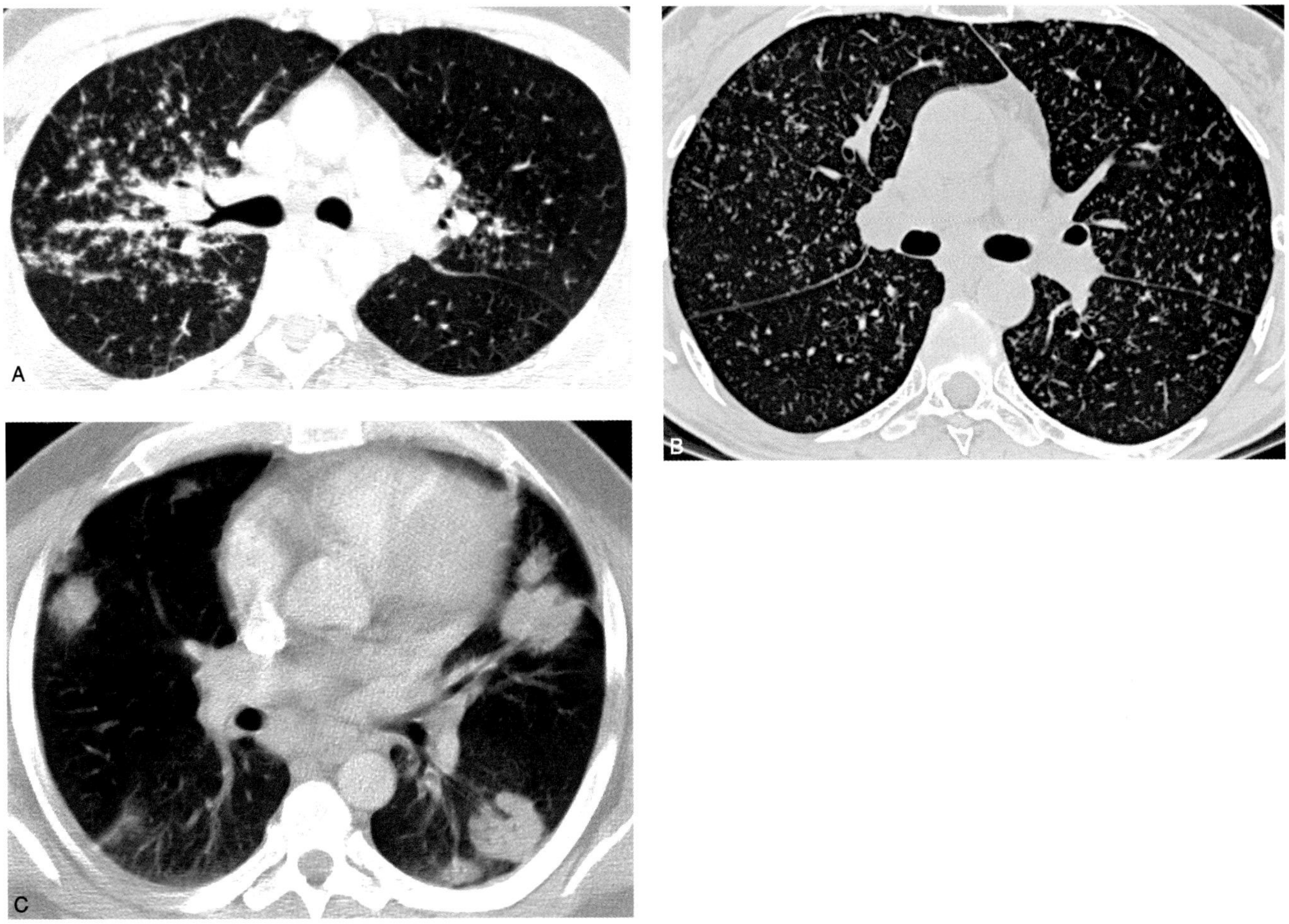

图 15.32 肺结节病的 CT 表现。结节病在三个不同患者中表现为典型的淋巴管周围结节(A)、粟粒性结节(B)、肿块影(C)。后两种情况不常见。

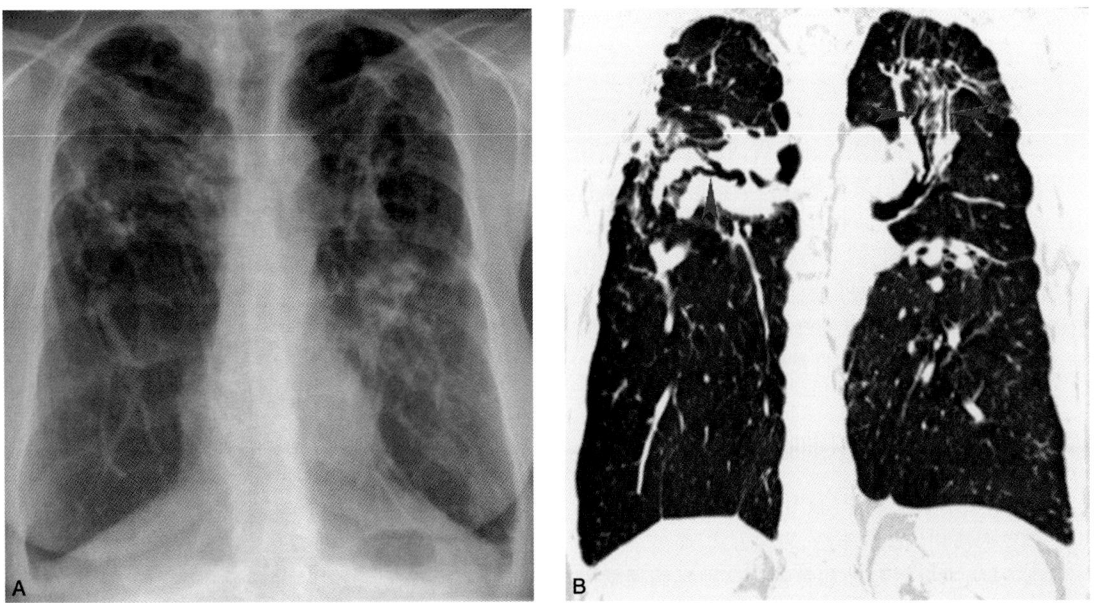

图 15.33 结节病Ⅳ期(纤维化)。女性,65 岁,25 年结节病史,胸部 X 线(A)显示粗糙的网状阴影,肺门和纵隔明显升高和扭曲。冠状位 CT 重建(B)显示肺门纤维化伴牵拉性支气管扩张(箭头)。注意在这个疾病阶段相对没有结节影。

表 15.8

结节病的 X 线分期

分期	X 线表现
0	胸部 X 线正常
1	两侧肺门淋巴结肿大
2	两侧肺门淋巴结肿大和肺实质病变
3	仅有肺实质病变
4	肺纤维化

敏感。这种疾病有许多种 HRCT 表现，组织学表现为肉芽肿和纤维化反应（见图 15.31B、图 15.32）。最常见表现是直径约 3~10mm 的间质结节，见于支气管血管周围间质、小叶间隔的结节状增厚或胸膜下结节。组织标本中的结节与融合的非干酪样肉芽肿联系密切。小叶间隔增厚、支气管血管束增宽、结构扭曲、肺囊肿、蜂窝状改变和中央融合块伴聚集扩张的支气管提示长期疾病引起纤维化的表现。节段样或肿块样致密影，称为肺泡型结节病，常提示活动性疾病，经皮质类固醇治疗后消退。同样，斑片状磨玻璃影表现与镓扫描摄取增加有关，提示活动性肺泡炎。

结节病的放射学分期。结节病的胸部 X 线表现分为五个阶段（表 15.8）。这些阶段一般平行于病程，可以判断疾病预后。疾病的第一阶段可有 75%的消退率，而第二阶段患者只有 30%、第三阶段患者只有 10%。

结节病的诊断常根据非干酪样肉芽肿累及多器官的组织学表现。病变组织最常经支气管镜引导下的支气管活组织检查获得，其确诊率高达 90%以上。组织活检可诊断该疾病，如肝和斜角肌淋巴结活检。经皮细针穿刺活检可为有肿块样肺病变的患者提供有诊断价值的组织标本。在某些情况下，结节病的诊断依靠一系列的胸部 X 线表现和特征性眼症或皮肤改变。

铍中毒

虽然铍中毒实际上是一种吸入性肺疾病，但是因为其临床表现、病理和影像学表现均类似结节病，所以在此讨论。这种不常见疾病在多个器官中形成非干酪样肉芽肿，最主要累及肺。铍中毒的影像学特征不能与结节病相鉴别。肺门、纵隔淋巴结肿大和双肺网结状影是最常见的表现。与结节病相同，发展到末期间质性肺纤维化时肺部可见蜂窝状改变或肺上叶肺大疱，后者使患者有患肺曲霉菌病和自发性气胸的倾向。

肺朗格汉斯细胞组织细胞增生症

朗格汉斯细胞组织细胞增生症（LCH）包括许多病理学特征相似的疾病，但这些疾病的确诊年龄、表现方式、特定器官受累和预后都不同。成人主要累及肺和骨骼。这种疾病通常发生于青年，无性别差异。肺部病变和吸烟之间有较高的相关性。

肺朗格汉斯细胞组织细胞增生症的病理学表现为多发小结节，主要位于中上肺细支气管周围的轴向间质。小结节由肉芽肿组成，其成分主要是胞质嗜酸性的朗格汉斯细胞。这种细胞一般在皮肤中易见，在这里其担当抗原提呈细胞，在肺和其他器官中识别不明抗原刺激而增殖。在部分患者中，疾病的结节期紧随渗出期，后者的肺泡腔内充满包含朗格汉斯细胞的细胞渗出液。细支气管周围的小结节可融合形成大结节，其内可形成空洞或浸润肺泡间隔引起间质性炎症反应。结节可完全消退，但在大多数患者中，结节的中央部分发生纤维化，这是肺朗格汉斯细胞组织细胞增生症的组织学特征。疾病后期的典型表现有纤维化和均匀薄壁小囊肿。较大的囊肿或肺大疱可出现在肺尖区，可能是纤维化所致的细支气管闭塞和远端空气滞留的结果。

2/3 肺朗格汉斯细胞组织细胞增生症患者会出现肺部症状。咳嗽和进行性呼吸困难是最常见的并发症。胸膜炎性胸痛提示胸膜下囊肿破裂所致的自发性气胸。肺功能检查反映纤维化和囊性变，表现为限制性和阻塞性通气障碍以及低弥散量。

朗格汉斯细胞组织细胞增生症的 X 线表现常有迹可循。虽然肺 LCH 的最早改变与肺泡填充有关，但 X 线显示肺部致密影很少见。最初表现是小到中等大小的结节状致密影，主要分布于中上肺（图 15.34）。部分病例中结节融合形成大结节或肿块，其内空洞少见。结节可完全消退或主要被网结状或网状影取代，这代表疾病的纤维化阶段。疾病晚期的特征是粗网状影合并薄壁囊肿。这些囊肿使得肺容积相对正常或增加，是 LCH 的特征。肺门、纵隔淋巴结肿大十分少见，这一特征有助于区别 LCH 和结节病。高达 25%的患者在病程中囊肿或肺大疱破裂形成气胸。无气胸的胸腔积液罕见。肺外表现为肋骨或椎体溶骨性病变。

HRCT 显示 LCH 肺实质病变最佳。病程短（<6 个月）的患者 HRCT 表现为大小不一的间质结节，边界清楚，部分可见空洞和肺上叶囊肿形成。病程长的患者表现为巨大囊肿（图 15.35）和蜂窝样改变。结节和厚壁囊肿可转变为薄壁囊肿，提示 LCH 病变发展的顺序如下：结节—空洞性结节—厚壁囊

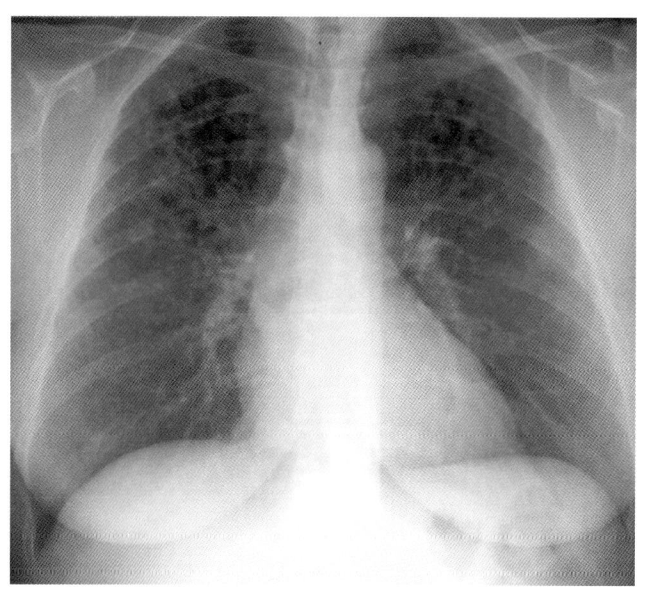

图 15.34 肺朗格汉斯细胞组织细胞增生症（LCH）。52 岁女性 LCH 患者，胸部 X 线显示以中上肺为主的结节影。

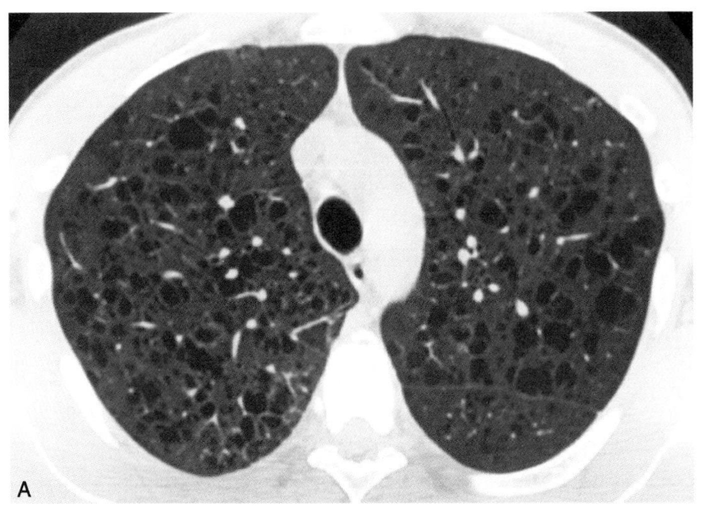

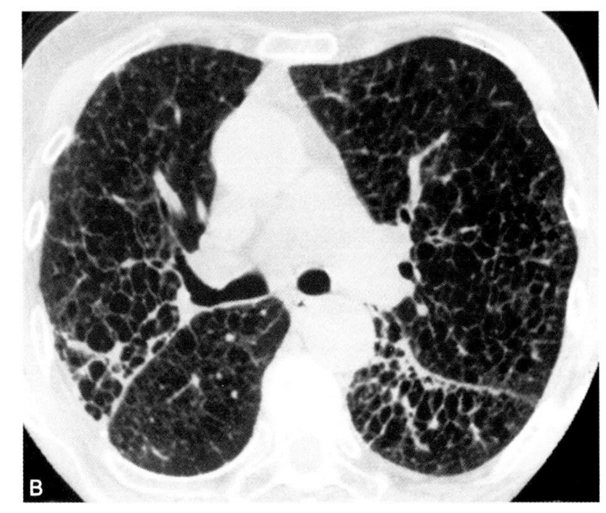

图 15.35　朗格汉斯细胞组织细胞增生症 HRCT 表现。A. 39 岁吸烟者患朗格汉斯细胞增多症，其 HRCT 显示多发薄壁囊肿，边界清楚。B. 另一位 LCH 患者，囊肿弥漫分布，其内仅少量正常肺实质。且囊肿形态不规则。

肿—薄壁囊肿。

LCH 和肺气肿的区别是 LCH 中的结节（伴或不伴空洞）和薄壁囊肿与中央小叶核心结构缺乏联系。HRCT 区别女性 LCH 和 LAM 患者非常困难；病变主要分布在上肺及结节影更可能是 LCH。LAM 的结节形态规则，而 LCH 的结节形态不规则。

肺 LCH 的诊断通过开胸活检，发现典型的星形结节伴朗格汉斯细胞。即使一半以上的患者肺部症状稳定或自行好转，但有症状的患者仍需使用皮质类固醇来治疗。

肉芽肿性多血管炎

肉芽肿性多血管炎（GPA），以前称为韦格纳肉芽肿，是一种系统性自身免疫性疾病，最典型的病理学表现是坏死性肉芽肿性脉管炎。病变累及上下呼吸道和肾脏。肺特征性病变是散在的伴中心性坏死和空洞的肉芽肿性结节或肿块。病变累及肺血管引起中心性坏死发病率增高，偶然出现肺出血。黏膜和黏膜下病变可出现在气管支气管树且几乎仅见于女性。

大多数 GPA 患者是中年人，男性稍多。所有患者均出现呼吸道受累，其症状常由鼻窦和鼻腔黏膜病变引起。肺部受累可无症状或表现为咳嗽、呼吸困难、胸痛。出现肺出血或咯血时类似其他肺-肾综合征，例如肺出血-肾炎综合征、特发性肺出血。肾脏受累常仅次于呼吸道受累，见于约 90%的患者。

GPA 肺部病变的典型胸部 X 线表现为边界清楚的多发结节或肿块（图 15.36A），高达 1/3 的患者呈单发。在疾病的发展过程中，50%的患者可见不规则厚壁空洞。局限性或弥漫性致密影代表出血或肺炎，后者常由金黄色葡萄球菌感染所致。患者可出现气管或支气管病变，用 CT 显示最好，表现为黏膜或黏膜下钙化，导致气道不规则狭窄。气道病变常与器质性疾病无关，但是支气管内病变可导致远端肺不张。胸腔积液常见。空洞破裂到胸膜腔可导致气胸形成。本病无淋巴结肿大。

GPA 的诊断依靠病变组织活检，常为鼻黏膜或肺组织，肉芽肿性炎和脉管炎是该病的特征。肾脏的病理改变常无特异性，因此肾活检常不能用于诊断。环磷酰胺对本病有明显效果。部分仅肺部受累患者口服复方新诺明有效。未治疗患者常死于肾衰竭或不常见的进行性呼吸性疾病。血清抗中性粒

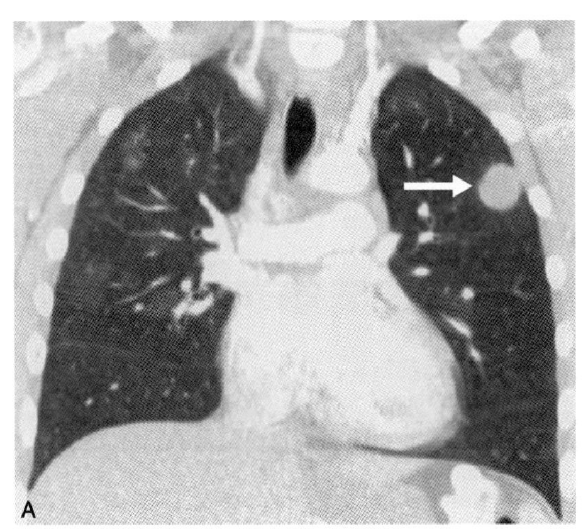

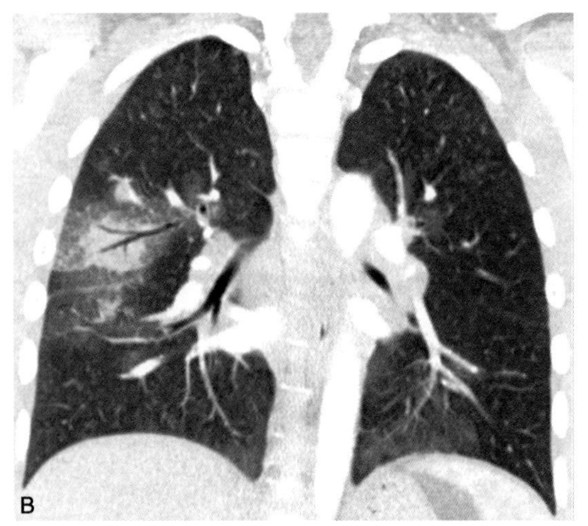

图 15.36　肉芽肿性多血管炎。A、B. GPA 患者冠状面 CT 重建显示左肺上叶结节影（箭），右肺上叶和左肺下叶磨玻璃影。

细胞胞质抗体(ANCA)滴度升高可以诊断GPA,尤其是在限制性或非活动性疾病患者中,需注意阴性结果不能排除诊断。

嗜酸细胞性肺疾病

这一术语是指一组异质性的变态反应性疾病,特征是肺内嗜酸性粒细胞过多,有时血液内也可见。Fraser和Pare把这类疾病分为三组:特发性、已知病因的、自身免疫性或胶原血管疾病相关性(表15.9)。

表15.9

嗜酸细胞性肺疾病

特发性	单纯性肺嗜酸性粒细胞浸润症(莱夫勒综合征)
	急性嗜酸性粒细胞性肺炎
	慢性嗜酸性粒细胞性肺炎
	嗜酸细胞增多综合征
已知病因的	药物
	抗生素类
	青霉素
	呋喃妥因
	非甾体抗炎药
	阿司匹林
	化疗药物
	博来霉素
	甲氨蝶呤
	寄生虫
	丝虫属
	粪类圆线虫属
	蛔虫属
	钩虫属
自身免疫性疾病	肉芽肿性多血管炎
	结节病
	类风湿肺病
	结节性多动脉炎
	变应性肉芽肿性血管炎(Churg-Strauss综合征)

特发性嗜酸细胞性肺疾病

与嗜酸性粒细胞增多症有关的特发性疾病包括单纯性肺嗜酸性粒细胞浸润症、急性嗜酸性粒细胞性肺炎、慢性嗜酸性粒细胞性肺炎和嗜酸细胞增多综合征。

单纯性肺嗜酸性粒细胞浸润症也称为莱夫勒综合征,是一类暂时性肺部病变,以嗜酸性粒细胞浸润伴肺渗出性病变为特征。大多数患者有过敏史,最常见的是哮喘。典型的X线表现是肺外带密度均匀、边界清楚的致密影,常与胸壁平行(图15.37);后者通过CT最好识别。由于病变区域快速消散伴其他区域出现新发病变,所以莱夫勒综合征的肺部致密影被认为是暂时性的。干咳、呼吸困难和外周血嗜酸性粒细胞增多常见,但未必一定存在。诊断需要综合肺部症状、血嗜酸性粒细胞增多以及典型的X线表现。多数患者患病为自限性,可在4周内自行好转。

急性嗜酸性粒细胞性肺炎是一种特发性疾病,其特征是严重的呼吸困难和5天内持续缺氧,肺泡灌洗液中有>25%嗜酸性粒细胞。该病进展迅速,类固醇治疗后消退。CT表现包括斑片状磨玻璃影和小叶间隔增厚。

慢性嗜酸性粒细胞性肺炎。患者的症状和影像学异常持续长达1个月以上就要考虑慢性嗜酸性粒细胞性肺炎。临床表现和影像学特征类似莱夫勒综合征,但好发于女性。患者的常见症状是发热、乏力和呼吸困难。皮质类固醇治疗明显有效,肺部症状和致密影在4~7d内好转,但是治疗中断后常常复发。

嗜酸细胞增多综合征是一种男性多见的系统性疾病,其特征是组织嗜酸性粒细胞浸润所致的多器官病变。这种情况下血液中嗜酸性粒细胞持续且显著增多。多数胸部X线表现与心脏受累继发充血性心力衰竭有关,包括心脏增大、肺水肿和胸腔积液。嗜酸性粒细胞浸润肺实质可引起肺间质或实质致密影。

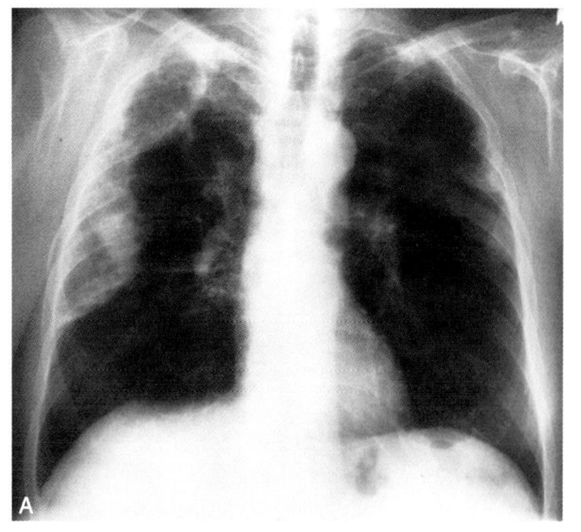

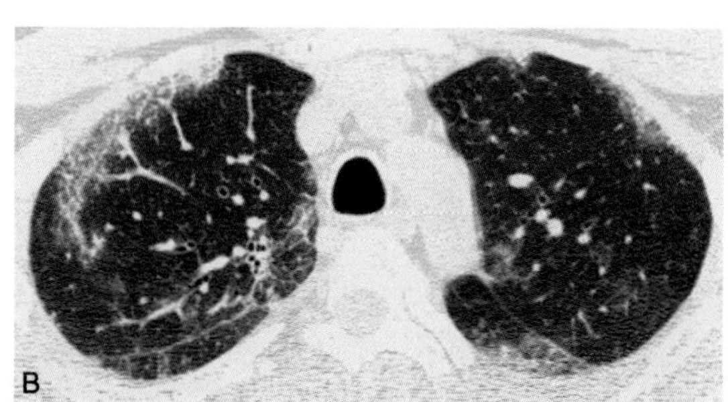

图15.37 嗜酸性粒细胞性肺炎。A.男性,38岁,伴哮喘、呼吸短促和外周血嗜酸性粒细胞增多,胸部X线显示双肺外带致密影。在开始皮质类固醇治疗后,患者的症状和X线表现很快改善。B.另一位嗜酸性粒细胞性肺炎患者的CT片显示上肺外带的磨玻璃影和网状结构。

已知病因的嗜酸细胞性肺疾病

肺嗜酸性粒细胞增多症的已知病因包括药物和寄生虫诱导。与肺嗜酸性粒细胞增多症相关的药物有呋喃妥因和青霉素。寄生虫感染最常见的是丝虫属、人蛔虫属和粪类圆线虫属。当这些寄生虫在人体内游走，穿过肺泡毛细血管移行到肺泡内时将导致肺嗜酸性粒细胞增多。其在临床上和影像学上均不能和莱夫勒综合征区分。

与自身免疫性疾病相关的嗜酸细胞性肺疾病

许多自身免疫性疾病与嗜酸性粒细胞肺浸润有关。包括肉芽肿性多血管炎、结节病、类风湿肺病、结节性多动脉炎、变应性脉管炎及肉芽肿病。前三种疾病有许多胸部表现，在其他章节进行讨论。结节性多动脉炎主要胸部 X 线表现为累及支气管动脉循环的脉管炎所致的肺出血，这种情况已在第 12 章中讨论。变应性肉芽肿性血管炎（Churg-Strauss 综合征）是一种多系统疾病，常见特征是哮喘、血嗜酸性粒细胞增多、坏死性脉管炎以及血管外肉芽肿。肺部病变无论是影像学或病理学均不能同慢性嗜酸性粒细胞性肺炎相鉴别。

药源性肺病

药物能在胸部引起各种不良反应。大多数药物诱导的胸部疾病是医源性的，意外或故意药物过量也可能导致严重的肺部疾病。临床和影像学表现往往难以与感染、肺水肿或其他正在治疗的肺部疾病区分开来。药物性肺损伤的主要组织学类型为 DAD、UIP、NSIP、BOOP、嗜酸细胞性肺疾病和肺出血（表 15.10）。DAD、嗜酸细胞性肺疾病和肺出血通常是急性肺损伤的结果。UIP、NSIP 和 BOOP 更常见的原因是慢性中毒。

表 15.10

药物性肺毒性的组织学特征

组织学	常见病因
DAD	环磷酰胺 博来霉素 卡莫司汀（BCNU） 金盐类 丝裂霉素 美法仑
UIP	环磷酰胺 博来霉素 甲氨蝶呤
NSIP	卡莫司汀 胺碘酮 甲氨蝶呤 金盐类 苯丁酸氮芥
嗜酸性粒细胞性肺炎	青霉胺 柳氮磺胺吡啶 呋喃妥因 非甾体抗炎药 对氨基水杨酸
BOOP	博来霉素 金盐类 环磷酰胺 甲氨蝶呤 胺碘酮 呋喃妥因 青霉胺 柳氮磺胺吡啶 利妥昔单抗 尼沃单抗 派姆单抗
出血	抗凝剂 两性霉素 B 环磷酰胺 丝裂霉素

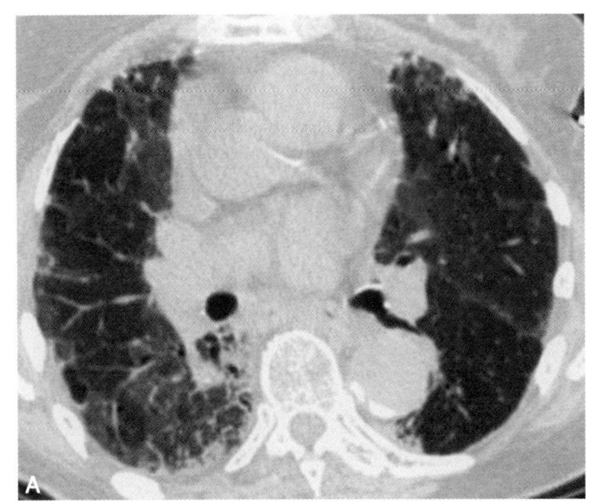

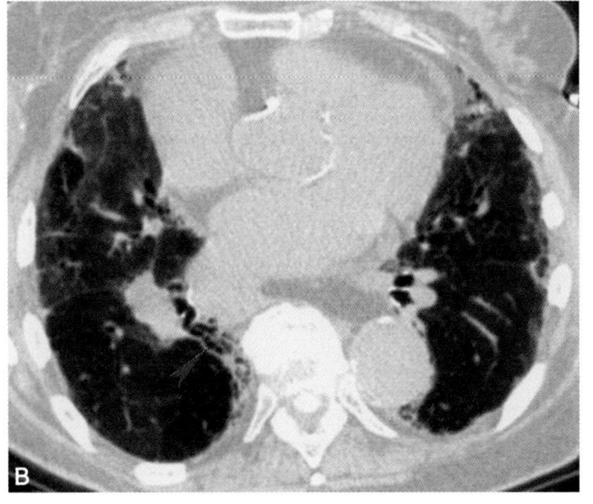

图 15.38 呋喃妥因所致的间质性肺炎。复发性尿路感染接受呋喃妥因治疗的老年女性行轴位 CT 扫描，于右肺中间段支气管层面（A）及双肺下叶支气管层面（B）显示双侧胸膜下网状影伴牵拉性支气管扩张（箭头），符合 UIP 改变。

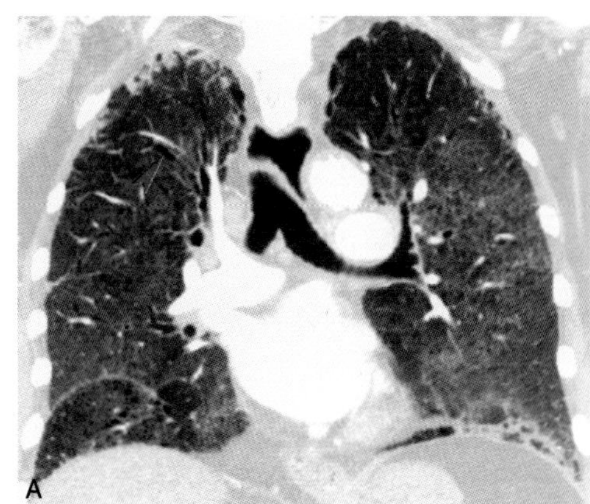
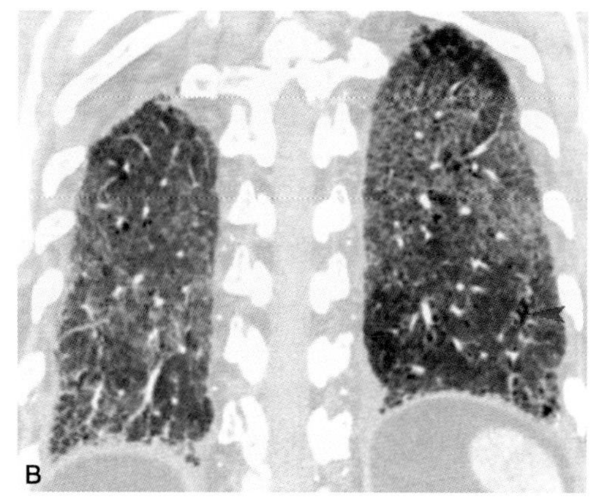

图 15.39　环磷酰胺致弥漫性肺泡损伤。经活检证实环磷酰胺引起的肺增生性改变和弥漫性肺泡损伤，经冠状位肺中部（A）及后部（B）CT 显示双侧磨玻璃影和网状影，伴牵拉性支气管扩张（箭头）。

DAD 最常见的病因是肺急性损伤，导致Ⅱ型肺泡细胞和肺泡内皮受损。最初表现为肺水肿，通常呈区域性或非依赖性分布，无大量胸膜液或小叶间隔增厚。停止使用相关药品后，病情可以缓解，趋于稳定或进展为 UIP 样的纤维灶（图 15.38）。通常引起 DAD 的药物包括化疗药物（白消安、博来霉素、卡莫司汀和环磷酰胺）、金盐类、丝裂霉素和美法仑。阿片类药物也能引起急性肺水肿。

UIP 可以是 DAD 进展形成，也可能是慢性药物毒性造成。造成这种肺部疾病最常见的药物是胺碘酮、呋喃妥因（图 15.39），以及化疗药物环磷酰胺、博来霉素和甲氨蝶呤。影像学主要表现为双肺下叶粗网状和线状影，肺容积减小。在接受恶性肿瘤化疗的患者中，上述影像学改变很难与癌性淋巴管炎、肺出血或机会性肺炎区分开来。肺水肿是接受胺碘酮治疗患者的主要鉴别诊断。通常可以通过排除其他疾病或行 HRCT 检查来进行诊断。

NSIP（确定由药物毒性引起时也被称为慢性间质性肺炎）最常见于接受胺碘酮、甲氨蝶呤、和 BCNU 治疗患者。偶见于金盐类和苯丁酸氮芥治疗患者。

OP 是一种比较常见的药物毒性肺部疾病，通常停止相关药物治疗和类固醇治疗后好转。据报道，许多药物可导致 OP，最常见的是博来霉素、环磷酰胺、甲氨蝶呤和金盐类；少见于胺碘酮、呋喃妥因、青霉胺和柳氮磺胺吡啶。生物制剂包括用于非霍奇金淋巴瘤和类风湿关节炎的 TNF-α 单克隆抗体利妥昔单抗，已被证实很少引起机化性肺炎伴相关间质性肺炎（图 15.40）。

嗜酸性粒细胞性肺炎是由于药物的代谢产物与内源性蛋白结合而引起的过敏反应。针对这种半抗原蛋白复合物的抗体，可产生直接抗原抗体反应或免疫复合物超敏反应。通常与发热、皮疹和血嗜酸性粒细胞增多有关。影像学上，药物治疗后数小时至数天，肺外周形成短暂斑片影。通常皮质类固

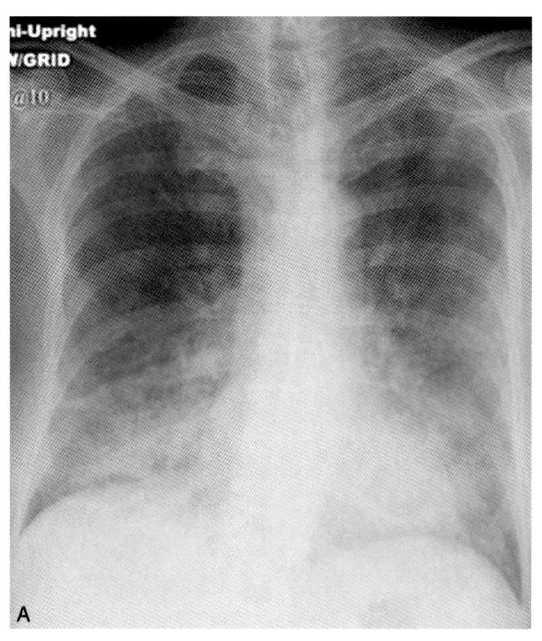

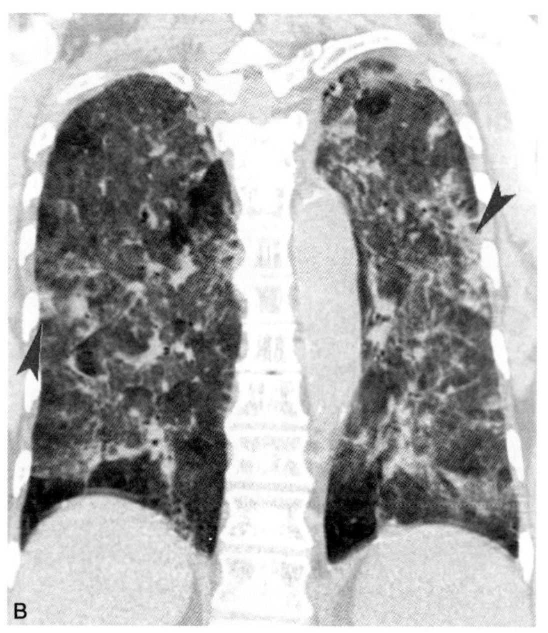

图 15.40　利妥昔单抗所致弥漫性肺疾病。接受利妥昔单抗预防肾移植排斥反应患者的胸部 X 线（A）显示弥漫性双肺磨玻璃影及基底部斑片影。冠状位 CT 重建（B）显示磨玻璃影混合斑片影（箭头）和小的网状影。肺活检显示为机化性肺炎和间质性肺炎。患者停用利妥昔单抗和皮质类固醇治疗后缓解。

醇治疗有效。青霉素和磺胺类抗生素是最常引起过敏反应的药物。

肺出血可能由药物性肺血管炎、复杂的抗凝治疗或由药物性血小板减少引起。类风湿关节炎患者的青霉胺治疗与肺出血有关,但其机制尚不清楚。这类患者通常有咯血和血细胞比容减小,导致双肺迅速出现弥漫性斑片影。肺出血的诊断通常是通过肺泡灌洗液见血液。灌洗液内含有含铁血黄素的肺泡巨噬细胞百分比增加。弥漫性肺出血会完全消失,无残留瘢痕组织,除非伴有肺梗死,可能引起胸膜增厚和肺实质纤维瘢痕影。

其他表现。肺结节是慢性肺损伤的一种罕见的影像学表现,由博来霉素或环磷酰胺引起,在这种情况下,胸部 X 线上难以与肺转移瘤区分。

许多药物与狼疮样综合征有关,最常见的是普鲁卡因胺、肼屈嗪和异烟肼,通常与 SLE 难以区分。常见胸膜和心包积液,基底间质病变有报道,但不常见。

闭塞性细支气管炎是一种小气道炎症,细支气管内肉芽组织增生导致气体滞留,严重时会导致呼吸功能不全。可由吸入性、器官移植、病毒感染、胶原血管疾病等多种病因引起;药物也可引起,尤其是青霉胺,详见第 16 章。

慢性肉芽肿性血管炎可能是由于非法将滑石粉或淀粉等颗粒物质与静脉注射药物混合使用而引起。可导致肺血管闭塞,产生肺动脉高压和右心室衰竭。影像学上,可表现为肺间质性疾病,同时伴有肺动脉及右心增大。X 线片很少显示与硅沉着病或终末期结节病难以区分的中央团块。

肺门及纵隔淋巴结肿大是药物毒性肺疾病罕见的影像学表现。这种少见的并发症主要与苯妥英钠和甲氨蝶呤有关。淋巴结肿大通常是全身超敏反应的一部分,随着致病因子的清除而消退。

特定药物(表 15.11)

呋喃妥因是一种广泛应用于泌尿系感染的口服抗生素。呋喃妥因相关的肺部反应有两种不同的模式:急性和慢性。急性型,约见于 90% 的病例,最可能代表超敏反应。胸部 X 线显示间质或混合肺泡/间质浸润,以基底部为主,常伴有少量胸腔积液。慢性型发生在持续数周至数年的药物治疗后,可能是由直接毒性损伤引起。病理上,间质性肺炎和纤维化与 IPF 难以鉴别(见图 15.38)。

博来霉素是一种细胞毒性抗生素,用于治疗淋巴瘤、鳞状细胞癌和睾丸癌。博来霉素引起的肺部疾病与药物的累积剂量有关。肺内的氧自由基在肺损伤中起主要作用,这也解释了博来霉素中毒患者给氧治疗是有害的。典型的影像学表现为双肺下叶网状影。少数患者会表现为急性斑片状或融合性斑片影,是药物或 DAD 的超敏反应所致。网状影或斑片影主要位于基底部。单发或多发肺结节是博来霉素肺毒性少见的影像学表现,影像学上与肺转移瘤难以区分,但病变通常在停药后消失。

烷化剂。用于治疗骨髓增生性疾病的白消安和广泛用于恶性肿瘤和自身免疫性疾病的环磷酰胺等药物在 1%~4% 的患者中可引起有临床症状的肺毒性病变。病理学表现包括肺泡内渗出物、纤维化和大量不典型Ⅱ型肺泡细胞。影像学上,表现为以基底部为主的弥漫网状影;白消安比环磷酰胺更易出现斑片影。

表 15.11

特定药物毒性

药物	主要病理改变	美国 FDA 药物分类	发病率	预后
环磷酰胺	DAD NSIP BOOP	d/c 类	一般	良好
卡莫司汀	DAD NSIP	d/c 类	20%~50%	良好
博来霉素	DAD NSIP BOOP	d/c 类	3%~5%	差
胺碘酮	NSIP BOOP 胸腔积液	d/c 类	5%~10%	良好
金盐类	DAD 和 NSIP BOOP	d/c 类	1%	良好
甲氨蝶呤	NSIP HSP BOOP	d/c 类	5%~10%	良好
呋喃妥因	NSIP	d/c 类		良好
纳武单抗	BOOP	d/c 类	5%	良好

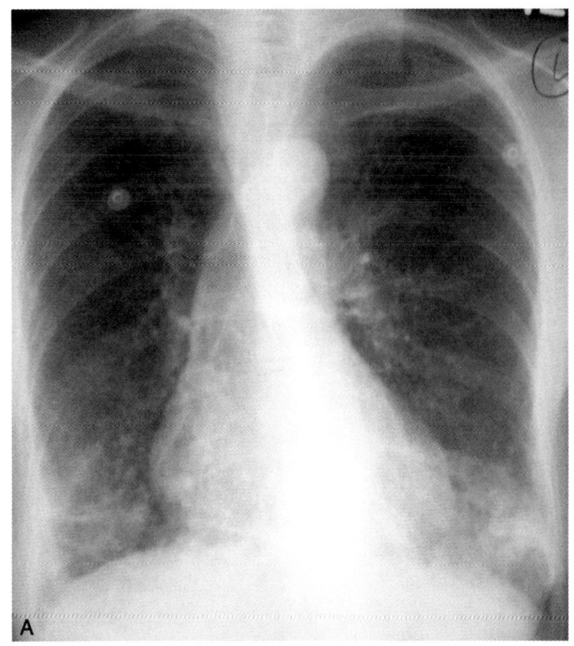

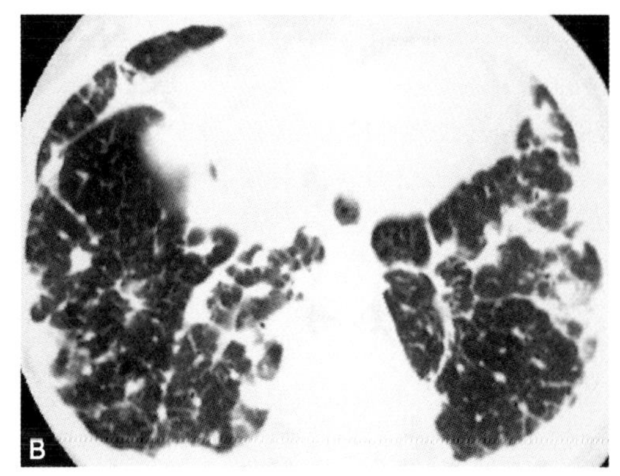

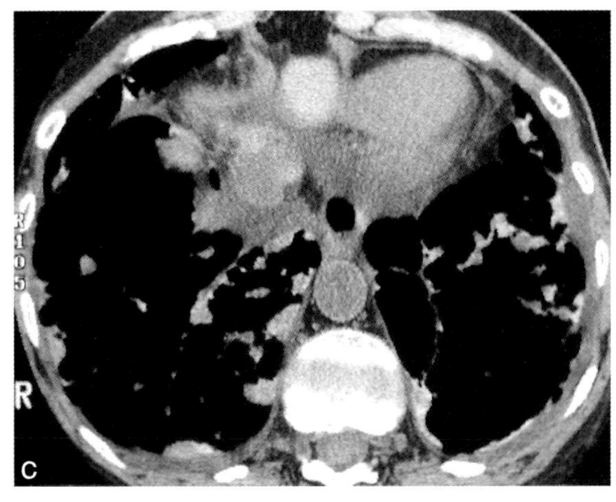

图 15.41 胺碘酮肺毒性。64 岁室性心动过速老年患者接受胺碘酮治疗时出现进行性呼吸困难，胸部 X 线(A)示心影增大，肺基底部斑片影，少量胸腔积液。HRCT(B)肺窗显示肺基底部粗网状和结节状影，纵隔窗呈密度增高影(C)，符合胺碘酮肺毒性改变。

阿糖胞苷是一种抗代谢药物，常用于治疗急性白血病。约 15%~30%的患者在用药后 30d 内出现肺毒性，表现为毛细血管通透性增加引起的肺水肿。

甲氨蝶呤是一种用于治疗恶性肿瘤和自身免疫性疾病(如类风湿关节炎和牛皮癣)的抗代谢药物。与博来霉素和烷化剂不同，甲氨蝶呤通常是由超敏反应引起的可逆性肺部疾病，而不是直接对肺造成毒性损伤。然而，在大约 10%的病例中，DAD 导致限制性肺疾病，在影像学上表现为弥漫性网状影。

胺碘酮是一种抗心律失常药物，是引起药物性肺损伤的重要原因，约 5%接受慢性治疗的患者受累。它作用于肺，组织半衰期长。肺损伤的确切机制尚不清楚，但与磷脂聚集有关，因为磷脂会干扰肺的代谢功能。病理上可见肺泡间隔炎症和纤维化，含脂肺泡巨噬细胞堆积，Ⅱ型肺泡细胞增生。

肺毒性始于治疗开始后数月至数年。患者通常表现为呼吸困难或干咳，这可能很难与充血性心力衰竭或肺炎区分开来。胸部 X 线显示典型的斑片和网状影。CT 表现与肺水肿很相似，肺水肿患者常见网状影、磨玻璃影和斑片影。纤维化和密度增高影高度提示胺碘酮肺毒性(图 15.41)。因为该药的半衰期特别长(约 90d)，胺碘酮应在出现毒性症状时立即停用或减少剂量。在出现毒性早期停止使用胺碘酮，或偶尔使用糖皮质激素，通常可以缓解。

其 他 疾 病

肺泡蛋白沉积病是一种少见疾病，主要表现为肺内脂蛋白表面活性剂沉积量异常。特发性 PAP 好发于 20~40 岁的男性，尽管有报道称这种疾病儿童中也有发生。成人 PAP 见于肺急性硅蛋白沉积症患者和免疫功能低下的淋巴瘤、白血病或艾滋病患者。这些疾病与肺泡巨噬细胞获得性缺陷有关，该缺陷导致巨噬细胞无法吞噬表面活性剂，引起表面活性剂在肺泡腔内聚集。病理上，肺泡内充满脂蛋白物质，该物质糖原染色呈深粉红色。通常不累及肺间质，但有些患者可能有慢性间质炎和纤维化。

PAP 患者通常无症状，部分患者有进行性呼吸困难和干咳。有无端坐呼吸是区分 PAP 和充血性心力衰竭继发肺水肿的重要临床特征。

肺泡蛋白沉积症的典型影像学表现为双侧对称肺门周围斑片影，与肺水肿无明显区别(图 15.42)。融合斑片影周围常

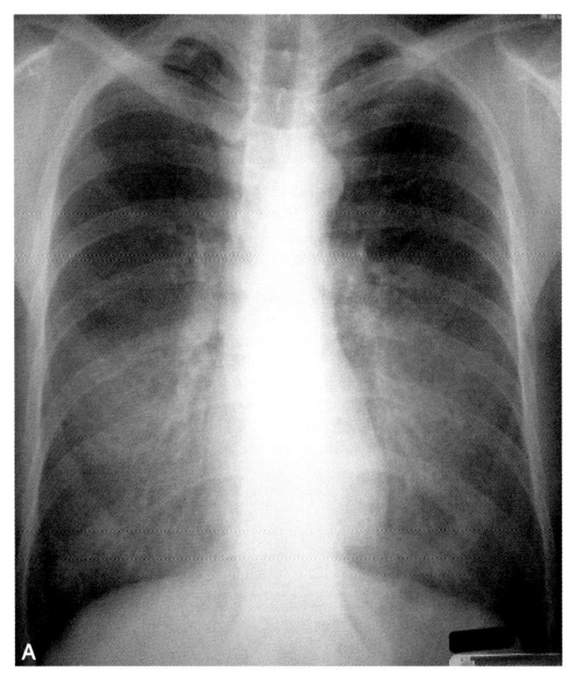

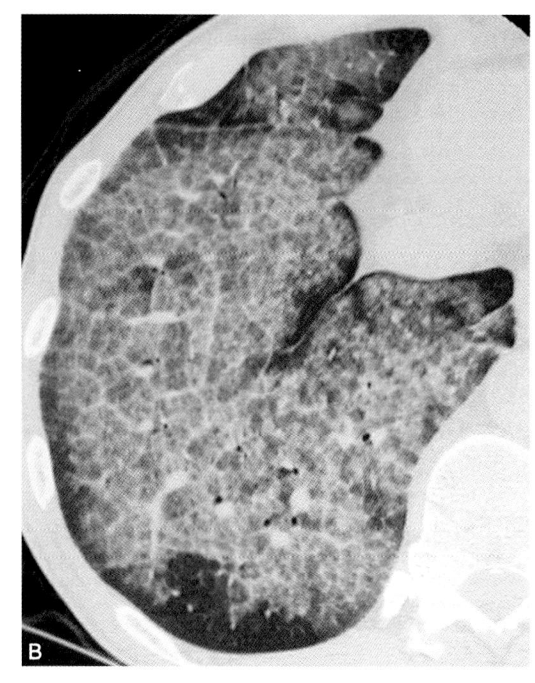

图 15.42　肺泡蛋白沉积症(PAP)。A. 34 岁 PAP 男性患者,胸部 X 线显示双肺轻度磨玻璃影。B. CT 肺窗显示,增厚的小叶间隔和小叶内间隔线上叠加磨玻璃影的混合表现,称为“碎石路”征,是本病的特征性影像学表现。

见结节影。无心影增大、胸腔积液、肺静脉高压的表现。HRCT 通常显示增厚的小叶间隔和小叶内间隔线上叠加的地图样磨玻璃影,这种表现被称为“碎石路”征。虽然“碎石路”征是本病的特点,但在 HRCT 上,许多其他疾病也可以出现这种影像学表现,最常见的是肺水肿(尤其是渗透性水肿)、非典型肺炎和肺出血,支气管肺泡细胞癌少见。

PAP 患者尤其容易发生肺内诺卡氏菌、曲霉菌、隐球菌和非典型分枝杆菌的重复感染,其原因可能包括巨噬细胞功能障碍和肺泡内脂蛋白物质的良好培养基。任何 PAP 患者出现肺炎症状或影像学表现局灶性斑片影、空洞及胸腔积液,要怀疑受到上述其中一种微生物感染。CT 有助于早期发现机会性感染,常规 X 线片可能会遗漏肺炎或脓肿。

在肺泡灌洗出现之前,1/3 的患者死于呼吸衰竭或机会性感染,其余 2/3 的患者要么稳定下来,要么自愈。经生理盐水反复灌洗后,死亡率明显降低。肺泡灌洗治疗时间长短不一,一些患者需要长期反复治疗,而另一些患者在一次治疗后就会痊愈。近年来,由于认识到 PAP 患者肺泡巨噬细胞的粒细胞-巨噬细胞集落刺激因子(GM-CSF)含量不足,因此采用 GM-CSF 作为肺泡灌洗的替代治疗方案。

肺泡微结石病是一种罕见的疾病,其特征是肺泡腔内沉积微小结石。虽然肺泡微结石病在各年龄阶段均可见,无性别偏好,但在兄弟姐妹中发病率很高。导致这些结石形成的潜在异常,即钙球蛋白,尚不清楚。这些小结石,直径小于 1mm,由磷酸钙组成。病理上,这些结石位于正常肺泡内;长期可出现间质纤维化。影像学表现具有特异性:双肺可见融合的致密小结节,由于其固有密度高,在其与胸壁交界处产生所谓的“黑色胸膜征”。肺尖肺大疱很常见,可导致自发性气胸。诊断是根据患者兄弟姐妹的肺泡微结石病病史,并结合典型的影像学表现作出的。通常不需要活检。大多数患者无临床症状,而影像学明显异常,是该疾病的特征。尽管有些患者多年来病情稳定,但大多数患者会出现进行性呼吸功能不全。目前无有效的治疗方法。

弥漫性肺骨化症是一种少见病,其特征是在肺实质内形成骨组织。这种疾病的结节形式见于严重的、慢性未经治疗的二尖瓣狭窄,而更不规则的骨化见于慢性炎症性疾病,如淀粉样变和 UIP。在 HRCT 表现为高密度的结节或线状影。其他能在肺实质中产生高密度影的疾病包括继发性甲状旁腺功能亢进时的肺钙化(好发于肺上叶)和胺碘酮肺毒性(胺碘酮的碘化代谢物沉积在肺、肝和甲状腺中)。

急性纤维素性和机化性肺炎是肺损伤的一种,其特征是机化性肺炎和肺泡内纤维蛋白沉积,不完全符合 DAD 或机化性肺炎的组织病理学表现。本病病因有很多,包括吸入有毒烟雾、药物毒性、自身免疫性疾病和感染。临床病程可能是突发性死亡,或变为亚急性并最终治愈。突发性死亡患者其影像学表现与 DAD 无明显差异,亚急性表现与 OP 无明显差异。

肺纤维化合并肺气肿综合征是一种由肺气肿与肺纤维化并存而引起的临床综合征,二者均继发于吸烟或其他多种病因。大部分肺纤维化或肺气肿患者是由一种症状引起。然而,在一些患者中,肺气肿(肺容积增加,最大呼气流量减少)和肺纤维化(肺容积减小,呼气流量正常)的生理效应结合,导致肺活量相对正常,但气体交换功能严重受损。因为临床和实验室检查可能无法诊断这种异常的表现,HRCT 在疾病诊断中起着重要作用。这种鉴别诊断在临床上很重要,因为其预后与单纯纤维化或肺气肿患者不同。无论患者是否患有 CPFE 综合征,CT 表现均相同,均为肺上叶小叶中央型肺气肿和肺基底部纤维化(多为 UIP 型)。在某些情况下,由于肺气肿的表现,特别是间隔旁型肺气肿和蜂窝状囊肿的表现可能相似,因此很难评估每种疾病的相对严重程度。

参考文献和推荐阅读

Aylwin ACB, Gishen P, Copley SJ. Imaging appearance of thoracic amyloidosis. *J Thorac Imaging* 2005;20(1):41–46.

Fischer A, Antoniou KM, Brown KK, et al. An official European Respiratory Society/American Thoracic Society research statement: interstitial pneumonia with autoimmune features. *Eur Respir J* 2015;46(4):976–987.

Frankel SK, Cool CD, Lynch DA, Brown KK. Idiopathic pleuroparenchymal fibroelastosis: description of a novel clinicopathologic entity. *Chest* 2004;126(6):2007–2013.

Holbert JM, Costello P, Li W, Hoffman RM, Rogers RM. CT features of pulmonary alveolar proteinosis. *AJR Am J Roentgenol* 2001;176(5):1287–1294.

Jankowich MD, Rounds SIS. Combined pulmonary fibrosis and emphysema syndrome: a review. *Chest* 2012;141(1):222–231.

Johkoh T, Müller NL, Akira M, et al. Eosinophilic lung diseases: diagnostic accuracy of thin-section CT in 111 patients. *Radiographics* 2000;216(3):773–780.

Kazerooni EA. High-resolution CT of the lungs. *AJR Am J Roentgenol* 2001;177(3):501–519.

Kim KI, Kim CW, Lee MK, et al. Imaging of occupational lung disease. *Radiographics* 2001;21(6):1371–1391.

Kim EA, Lee KS, Johkoh T, et al. Interstitial lung diseases associated with collagen vascular diseases: radiologic and histopathologic findings. *Radiographics* 2002;22(Suppl 1):S151–S165.

Kligerman SJ, Franks TJ, Galvin JR. From the radiologic pathology archives: organization and fibrosis as a response to lung injury in diffuse alveolar damage, organizing pneumonia, and acute fibrinous and organizing pneumonia. *Radiographics* 2013;33(7):1951–1975.

Koyama T, Ueda H, Togashi K, Umeoka S, Kataoka M, Nagai S. Radiologic manifestations of sarcoidosis in various organs. *Radiographics* 2004;24(1):87–104.

Lynch DA, Rose CS, Way D, King TE. Hypersensitivity pneumonitis: sensitivity of high-resolution CT in a population-based study. *AJR Am J Roentgenol* 1992;159(3):469–472.

Lynch DA, Sverzellati N, Travis WD, et al. Diagnostic criteria for idiopathic pulmonary fibrosis: a Fleischner Society White Paper. *Lancet Respir Med* 2018;6(2):138–153.

Mayberry JP, Primack SL, Muller NL. Thoracic manifestations of systemic autoimmune diseases: radiographic and high-resolution CT findings. *Radiographics* 2000;20(6):1623–1635.

Pallisa E, Sanz P, Roman A, Majo J, Andreu J, Caceres J. Lymphangiomyomatosis: pulmonary and abdominal findings with pathologic correlation. *Radiographics* 2002;22(Suppl 1):S185–S198.

Pandit-Bhalla M, Diethelm L, Ovella T, Sloop GD, Valentine VG. Idiopathic interstitial pneumonias: an update. *J Thorac Imaging* 2003;18(1):1–13.

Reddy TL, Tominaga M, Hansell DM, et al. Pleuroparenchymal fibroelastosis: a spectrum of histopathological and imaging phenotypes. *Eur Respir J* 2012:40(2):377–385.

Rossi SE, Erasmus JJ, McAdams HP. Pulmonary drug toxicity: radiologic and pathologic manifestations. *Radiographics* 2000;20(5):1245–1259.

Sundar KM, Gosselin MV, Chung H, Cahill BC. Pulmonary Langerhans cell histiocytosis: emerging concepts on pathobiology, radiology, and clinical evolution of disease. *Chest* 2003;123(5):1673–1683.

Sverzellati N, Lynch DA, Hansell DM, et al. American Thoracic Society-European Respiratory Society classification of the idiopathic interstitial pneumonias: advances in knowledge since 2002. *Radiographics* 2015;35(7):1849–1872.

（王雪梅　杜平杰　严高武）

第 16 章 ■ 气道疾病和肺气肿

概　　述

呼吸道疾病描述了一系列先天性和后天性疾病，可能是无症状的，但更常见的症状是呼吸急促或咳嗽。气道疾病的影像学表现很重要。因为在评估过程中，受影响的患者通常会在早期进行影像学检查。本章将回顾大气道（即气管、中央支气管和支气管）和小气道疾病的 X 线和 CT 表现。

气管和中央支气管

先天性气管和支气管异常

气管发育不全、气管软骨异常、气管蹼和狭窄、气管食管瘘、血管环和血管悬吊在新生儿和婴儿时期表现为呼吸困难和喂养困难。这些罕见的先天性病变将在第 67 章中讨论。

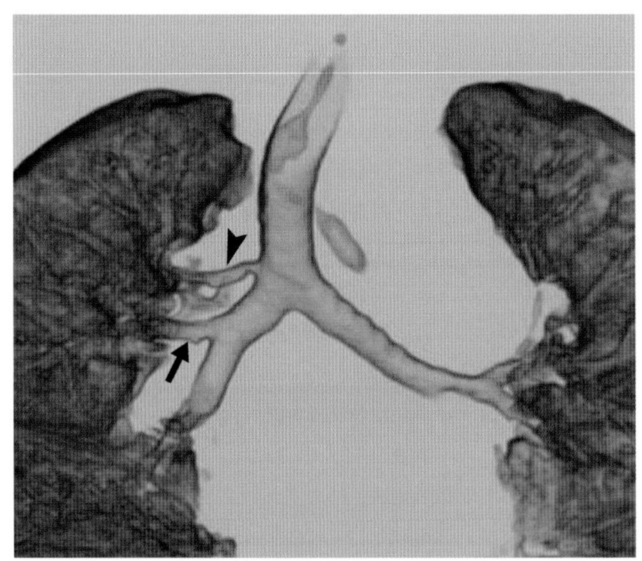

图 16.1　气管性支气管。螺旋 CT 的表面遮盖重建显示异常支气管（箭头），其起源于气管隆嵴上方的右侧气管壁，供应一部分右肺上叶。注意右肺上叶支气管（箭）。

气管性支气管或猪支气管，这样称呼是因为在猪中它是一种正常的气管支气管分支，它由右上叶部分或全部的副支气管构成，并且起源于气管隆嵴 2cm 以内的右侧气管壁（图 16.1）。通常进入右肺上叶尖段。通常是在胸部 CT 上偶然发现，占受检查人群的 0.5%~1.0%，与先天性气管狭窄有关。大多数患者无症状，但产生的分泌物可能会引起呼气性喘鸣和/或反复感染。

支气管闭锁。它的特征是段或亚段的支气管闭锁，远端气道正常。闭锁段远端气道常充满黏液（如支气管囊肿），远端肺实质因空气滞留而过度膨胀。患者通常无症状，但可能出现反复感染。CT 常显示肺实质节段性高透光区，常位于上叶，伴高密度管状结构（支气管囊肿）（图 16.2）。

支气管分支异常。先天性支气管分支异常是胸部 CT 上常见的无症状表现，反映了支气管位置异常（支气管来源于异常位置）或多余的支气管（除正常支气管外，还有支气管也供应一部分肺）。

局灶性气管疾病

局灶性气管疾病可能导致气管管腔变窄或扩张（表 16.1）。可见于良性肿瘤（如乳头状瘤和类癌）、恶性肿瘤（如鳞状细胞癌和腺样囊性癌）和非肿瘤性疾病（如肺结核、插管后狭窄和异物）。

局灶性气管扩张是由气管弹性膜或软骨环先天性或后天性异常引起的。局灶性气管扩张可见于气管囊肿、与长时间气管内插管有关的获得性气管软化，或严重单侧上叶实质瘢痕引起的气管牵拉。气管囊肿，也被称为气管旁气囊，可以是先天性的也可以是后天性的。最常见的气管囊肿见于真正的气管憩室，由气管气柱通过薄弱的气管后膜突出所形成。这些病变几乎全部发生在颈部气管，因为在 Valsalva 动作时，胸外气管与大气的压力差在该区域最明显。气管囊肿通常无症状，CT 上很容易识别胸部入口气管右后外侧的圆形透亮影。

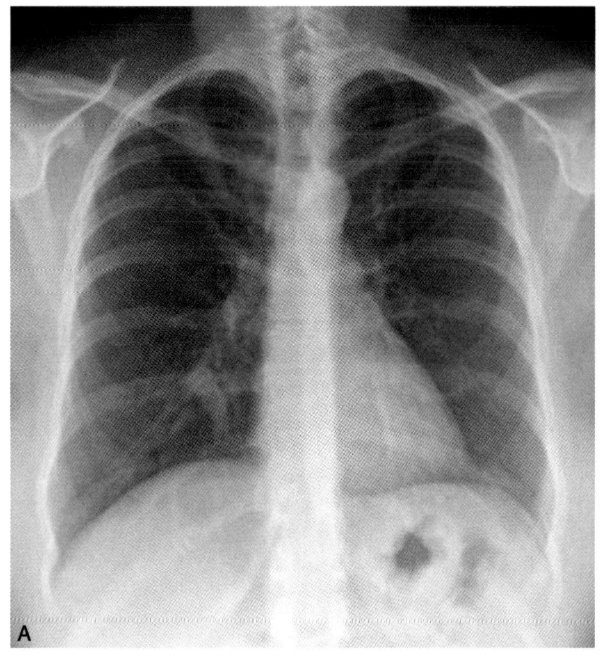

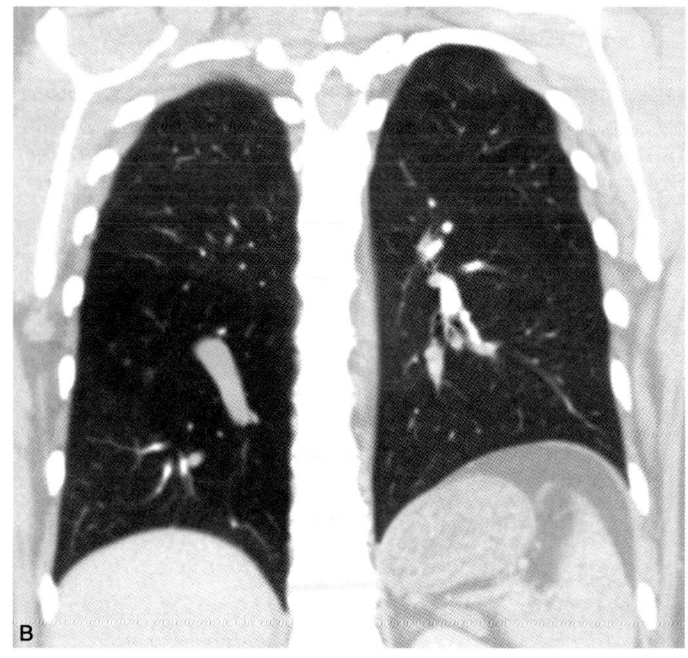

图 16.2　支气管闭锁。A. 无症状患者的胸部 X 线显示右下肺内侧曲线样阴影。B. 通过冠状 CT 显示右下叶管状致密影，代表扩张的黏液填充的支气管，周围透光度增强。注意，扩张支气管的直径大于肺正常血管。

表 16.1

局灶性气管疾病的病因

类别	病因
狭窄	外部原因
	甲状腺肿大
	气管旁淋巴结肿大
	不对称的或单侧性上叶肺纤维化
	结核
	组织胞浆菌病
	内部原因
	气管软化
	气管套管气囊
	气管切开术
	肉芽肿性多血管炎
	结节病
	感染
	结核
	真菌
	组织胞浆菌病
	球孢子菌病
	曲霉菌病
	硬结病
肿块	肿瘤
	恶性
	原发的
	鳞状细胞癌
	腺样囊性癌（圆柱瘤）
	转移性的
	直接侵犯
	喉癌
	甲状腺癌
	食管癌
	支气管癌
	血源性的（支气管内的）
	乳腺癌
	肾细胞癌
	结肠癌
	黑色素瘤
	良性
	软骨瘤
	纤维瘤
	鳞状细胞乳头状瘤
	血管瘤
	颗粒细胞成肌细胞瘤
	非肿瘤性
	异位甲状腺或胸腺
	黏液
扩张	气管囊肿
	气管软化
	上叶肺纤维化

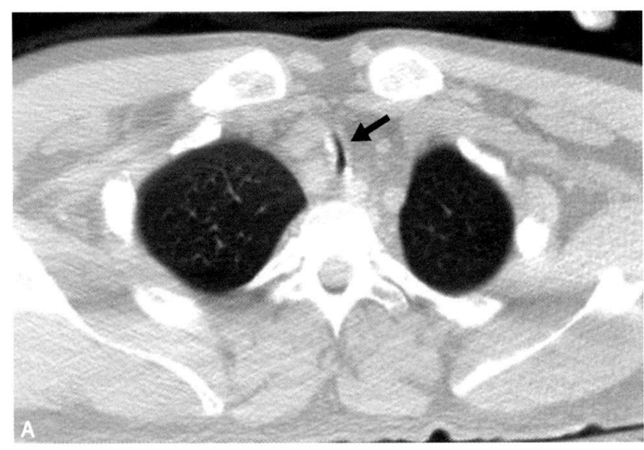

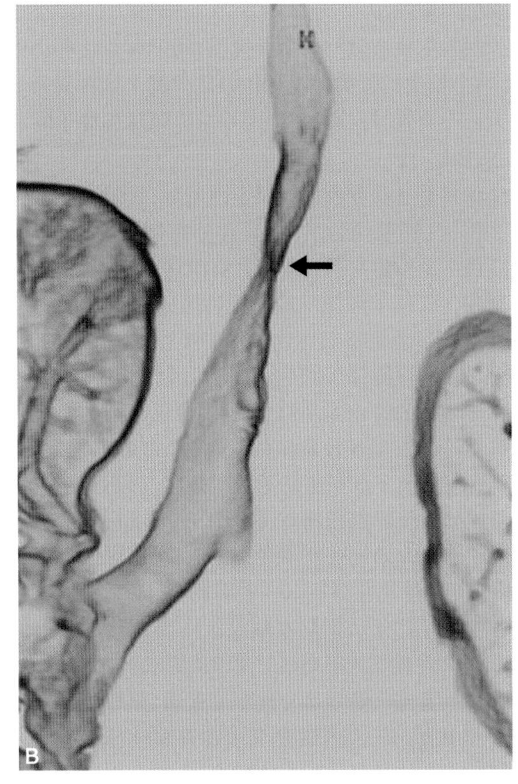

图 16.3　插管后气管狭窄。通过气管上部的横断位 CT（A）和螺旋 CT 表面遮盖重建冠状位（B）显示由于插管导致的气管显著变窄（箭）。

外部肿块效应。气管外部肿块效应最常见的原因是主动脉弓或头臂干扭曲或扩张，典型表现为老年人气管远端右偏。胸内甲状腺肿或较大的气管旁淋巴结肿大是导致气管外部肿块效应的另一个原因。先天性血管畸形，如异常左肺动脉（PA）和主动脉环，或大的纵隔支气管囊肿，也可见到外部肿块效应。由于气管软骨有弹性，外部肿块可使气管移位而无管腔变窄。气管牵拉异常通常见于瘢痕化过程中，双肺尖非对称性受累，最常见于继发性肺结核、组织胞浆菌病和放射纤维化。偶尔，硬化性纵隔炎患者可见远端气管狭窄，但该病更常累及中央支气管。

局灶性气管狭窄。局灶性气管或中央（主和近端肺叶）支气管狭窄可能起因于炎症累及气管或中央支气管壁。气管切开术或位于先前膨胀的气管套管气囊处软骨损害或肉芽组织形成、纤维化可导致局灶性气管狭窄（图 16.3）。正位胸部 X 线上气管狭窄会出现典型的沙漏样畸形。由于软骨损害导致气管软化的患者只有在呼吸周期中当气管外压力超过气管内压力时出现气管狭窄。因此，胸外气管软化患者，最常在先前气管切开术的部位看到吸气时气管狭窄。胸内气管软化患者，通常是由于先前接受过气管内插管术，并在呼气时出现气管狭窄。目前使用的低压、大容量气管插管，插管后狭窄罕见。肉芽肿性多血管炎（GPA）可引起气管和中央支气管的坏死性肉芽肿性炎症，导致局灶性的颈部气管狭窄，随病情进展，可导致整段气管狭窄。诊断肉芽肿性多血管炎累及气管是根据影像学显示上呼吸道的气管狭窄、肾脏受累以及活检。

许多感染过程可能导致气管或支气管炎症和狭窄。气管和支气管内结核通常与空洞性肺结核有关，空洞产生的大量传染性痰液会导致气管和中央支气管感染。上呼吸道炎症和狭窄可能是由肺组织胞浆菌病和球孢子菌病造成的。在免疫缺陷的患者中可见由曲霉菌病、念珠菌病、毛霉菌病引起的侵袭性气管支气管炎。气管硬结是一种慢性肉芽肿性疾病，由鼻克雷伯氏菌感染引起。这种疾病在美国不常见，在中南美洲和东欧社会经济地位较低的人群中最常见。

气管和支气管肿块主要是肿瘤，已在第 13 章中讨论。

弥漫性气管疾病

弥漫性气管疾病表现为气管腔狭窄或扩张。弥漫性气管狭窄可见于刀鞘样气管、淀粉样变性、骨化性气管支气管病、复发性多软骨炎、肉芽肿性多血管炎（GPA）或气管硬结（表 16.2）。后两种情况会引起弥漫性气管狭窄，但仅累及颈段气管更常见。

表 16.2

弥漫性气管疾病的病因

气管狭窄	先天性气管狭窄（完整软骨环）
	刀鞘样气管
	淀粉样变性
	骨化性气管支气管病
	复发性多软骨炎
	肉芽肿性多血管炎
	气管硬结
气管扩张	气管支气管巨大症（Mounier-Kuhn 综合征）
	气管软化
	间肺纤维化

弥漫性气管狭窄

先天性气管狭窄是一种罕见情况，其中有软骨环不完全间隔，产生一个长段气管狭窄或“餐巾环”气管。这种异常通常与其他先天性心血管异常有关，特别是左肺动脉起源于右肺动脉（“肺动脉吊索”）。

刀鞘样气管是胸腔内气管固定性畸形，气管冠状径小于矢状径的2/3。气管壁均匀增厚，大部分病例出现软骨环钙化。这种疾病最常见于患有慢性阻塞性肺疾病（COPD）的老年男性患者。这种气管狭窄可能反应了慢性阻塞性肺疾病中胸腔内压的慢性增加和慢性咳嗽导致的气管损伤。刀鞘样气管的典型表现可以在正位胸部X线和CT上显示（图16.4）。

淀粉样变性的特点是纤维蛋白-多糖复合物在多个器官中沉积。作为局部或全身性疾病的一部分，它可能累及呼吸道。气管支气管树黏膜下沉积更常见的表现为局限性疾病，可能与肺部结节或肺泡间隔沉积物有关。CT上可以很好地显示肿块样环状沉积物导致的气管腔不规则狭窄，也可导致反复性肺不张和肺炎。沉积物钙化只在10%的病例中可以看到。诊断的依据是气管或支气管壁活检标本刚果红染色后发现典型的蛋白质-多糖沉积。在偏振光下观察时呈苹果绿双折射（图16.5）。

骨化性气管支气管病是一种罕见疾病，其特征是老年男性患者气管和中央支气管内黏膜下多发骨和软骨沉积。病变表现为气管和支气管软骨的内生软骨瘤，在管腔内部产生结节状的黏膜下沉积物使气管腔出现不规则的狭窄，在支气管镜检查时会出现特征性的外观和触感。该疾病的诊断通常需要支气管镜和CT检查，可以看到钙化斑累及气管的前壁和侧壁。气管膜部因缺乏软骨而不受累，这是与气管支气管淀粉样变相区别的有用特征（图16.6）。虽然患者通常没有症状，但是会因肿块导致支气管阻塞而出现反复感染。

复发性多软骨炎是一种系统性自身免疫性疾病，通常累及耳垂、鼻、喉、气管支气管树、关节和弹性大动脉的软骨。在疾病的早期，气管壁炎症合并软骨损害导致气管顺应性异常和气管扩张。在疾病的后期，纤维化导致弥漫性固定的气管腔狭窄。死于因上呼吸道软骨受累引发的呼吸系统并发症患者占该疾病死亡人数的近50%。该疾病的诊断需要有两个或多个软骨部位的反复炎症，最常见于耳郭部（形成菜花耳）和鼻梁部（产生鞍状鼻畸形）。X线片和CT上看到气管和中央支气管壁弥漫性、光滑性增厚，管腔狭窄。

弥漫性气管扩张

气管支气管巨大症（Mounier-Kuhn综合征）是一种气管壁有弹性和平滑肌成分的先天性异常疾病。据报道，该疾病与埃勒斯-当洛（Ehlers-Danlos）综合征（一种先天性胶原合成障碍疾病）和皮肤松弛症（一种先天性弹性组织缺如）有关。这种疾病几乎全部发生于50岁以下的男性。气管和中央支气管的顺应性异常导致在咳嗽时出现中央支气管的塌陷。气道阻塞削弱了黏膜纤毛的清除能力，导致患者出现反复肺炎发作和支气管扩张。该病的症状与慢性支气管炎和支气管扩张相关疾病很难区别。在正位胸部X线上，气管和中央支气管的冠状径分别大于3.0cm和2.5cm。气管因为气管软骨中黏膜和黏膜下成分的疝出而形成波纹样外观（图16.7）。肺部出现典型的过度充气并可能出现肺大疱。

气管支气管软化症（TBM）伴弥漫性气管和中央支气管扩张，可能是由于先天性或后天性气管软骨缺陷导致气管软骨环软化和气道塌陷。最常与TBM相关的先天性疾病包括复发性多软骨炎、Ehlers-Danlos综合征和黏多糖贮积症。获得性TBM比先天性TBM更常见，而且最常与慢性阻塞性肺疾病有关。TBM也可能是由长时间插管、既往气管切开术以及纵隔肿块和血管异常所致的外源性气管压迫所致。症状和影像学表现与气管支气管巨大症相似，表现为咳嗽、呼吸困难、喘息和反复呼吸道感染。

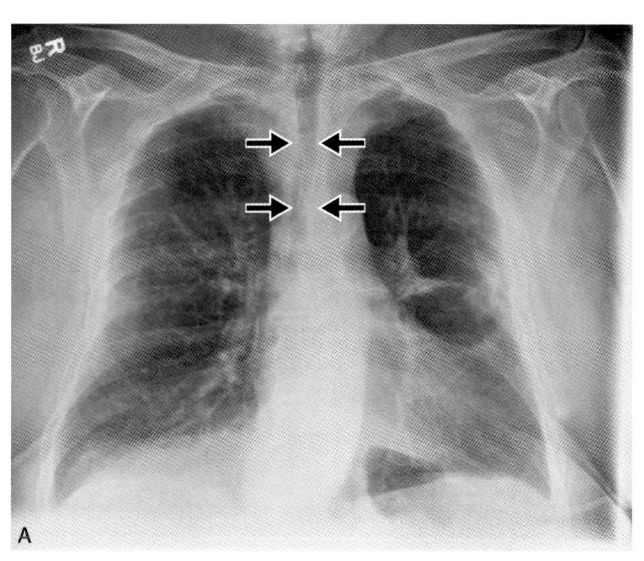

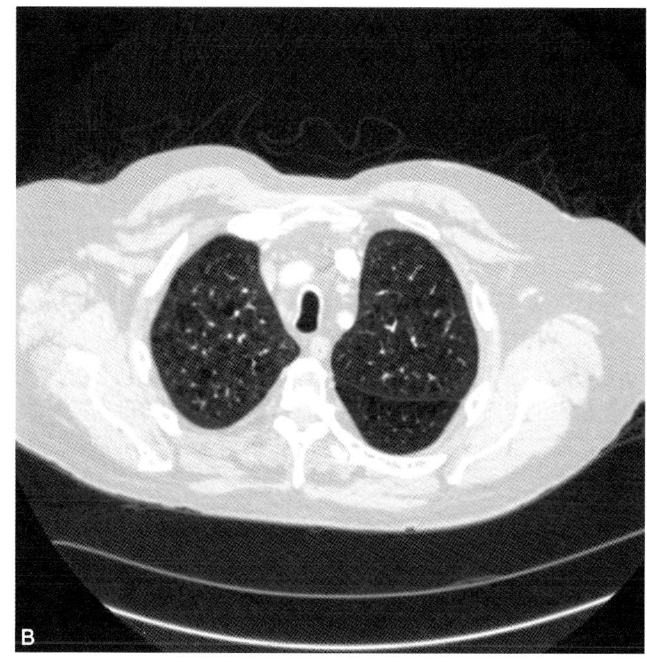

图16.4 刀鞘样气管。A. 76岁男性COPD患者的胸部X线显示胸腔内气管均匀变窄（箭）。B. CT显示气管呈典型刀鞘外形，矢状狭窄和冠状延长。注意上叶肺气肿的存在，这是一个常见的相关发现。

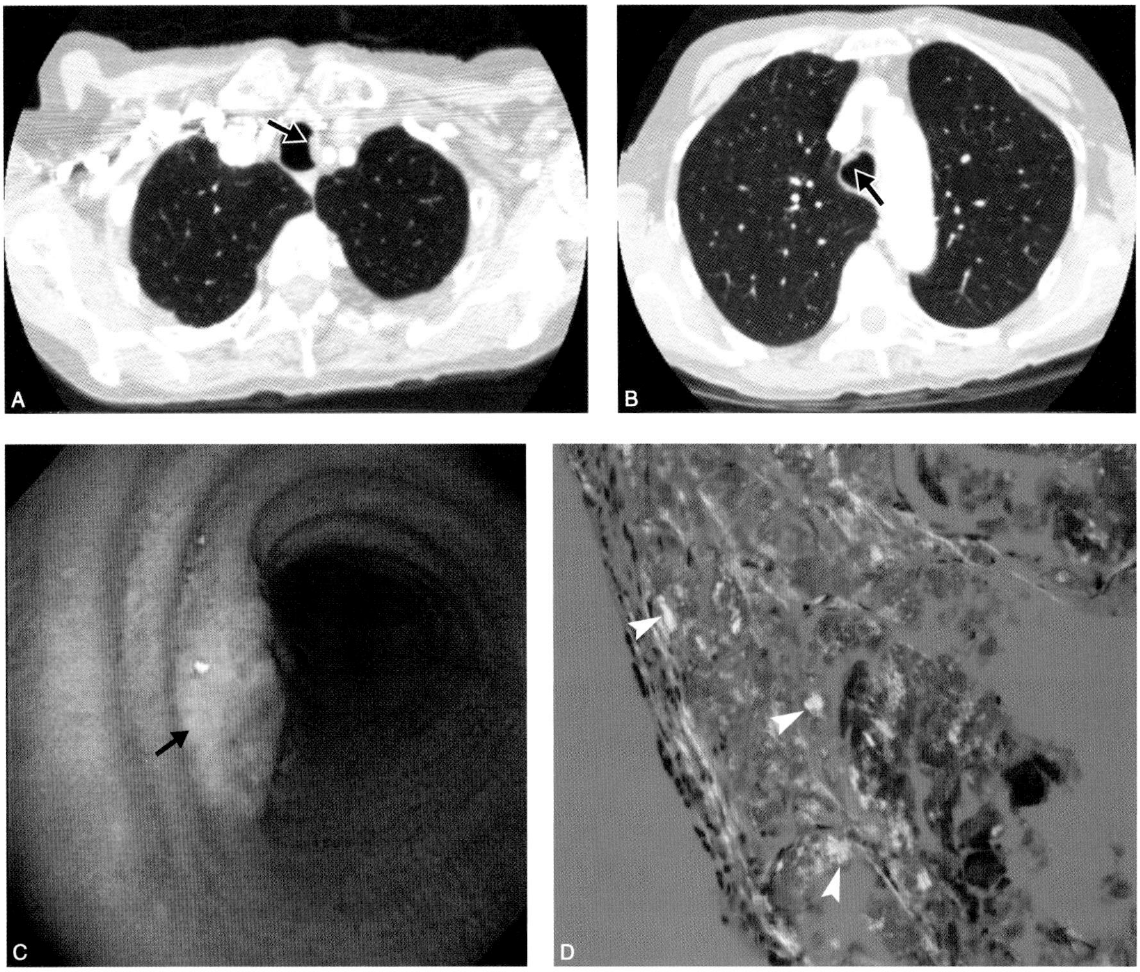

图 16.5　气管淀粉样变。通过上部(A)和下部(B)气管的 CT 肺窗显示沿气管壁的广基底结节(箭)。C. 来自纤维支气管镜检查的图像显示沿着近端气管左外侧壁隆起的黄色病变(箭)。D. 支气管活检标本刚果红染色后在偏振光下获得的显微照片显示了淀粉样沉积物典型的苹果绿双折射晶体(箭头)。

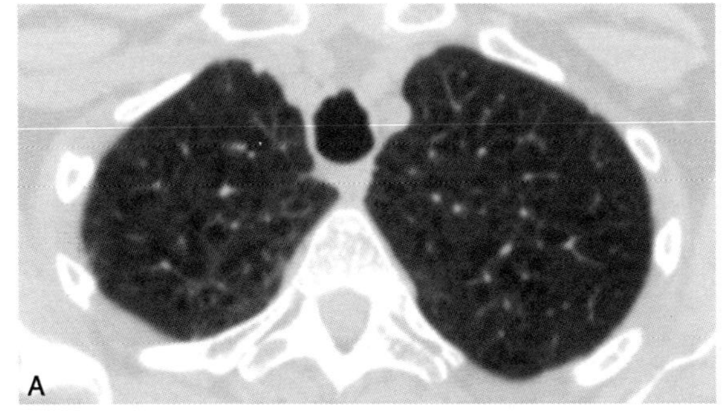

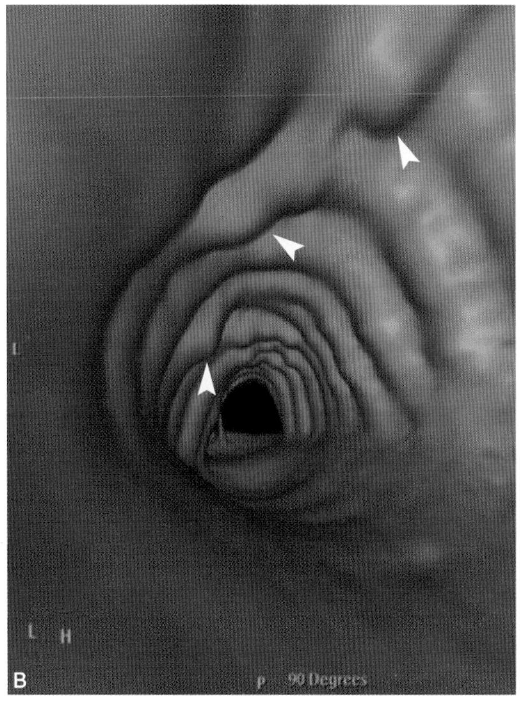

图 16.6　骨化性气管支气管病。A、B. 通过上部气管(A)的 CT 和气管腔内重建(B)显示气管壁软骨环的结节状突起(箭头)

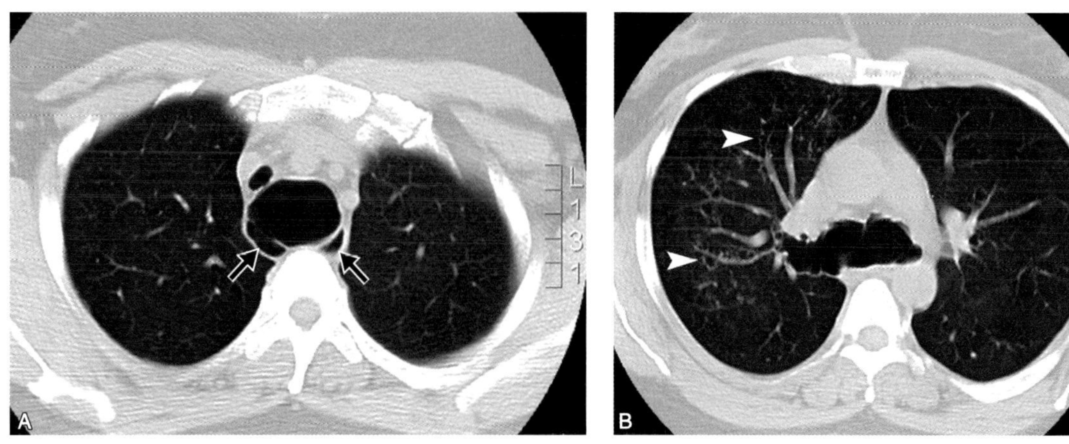

图 16.7 气管支气管巨大症(Mounier-Kuhn 综合征)。Mounier-Kuhn 综合征患者,气管(A)和隆嵴(B)水平的 CT 肺窗显示气管和主支气管明显扩张。注意中央气道有特征性憩室(A 中箭)和右肺上叶内的静脉曲张型支气管扩张(B 中箭头)。

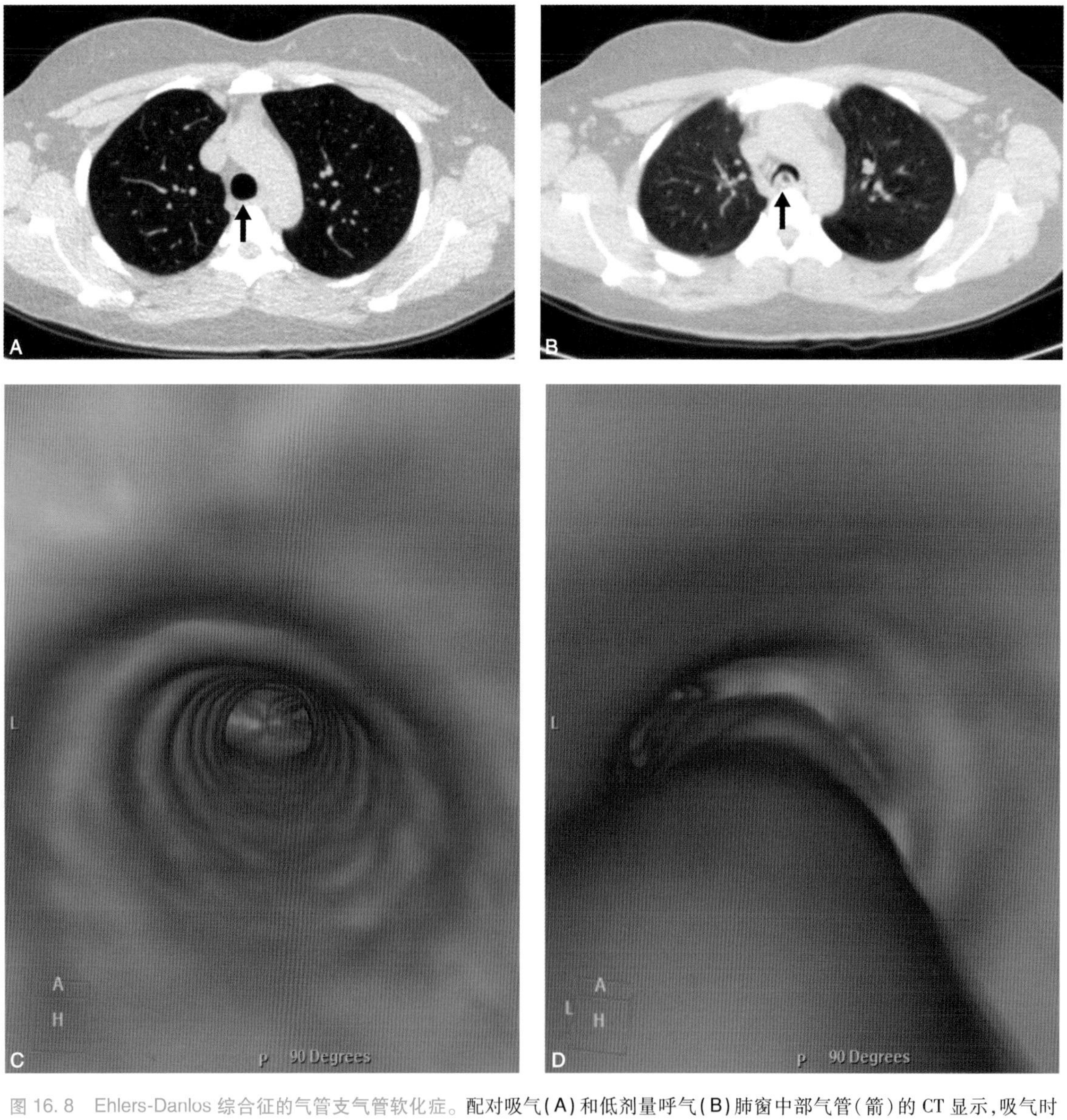

图 16.8 Ehlers-Danlos 综合征的气管支气管软化症。配对吸气(A)和低剂量呼气(B)肺窗中部气管(箭)的 CT 显示,吸气时气管呈正常圆形结构,在动态呼气期间明显塌陷,随后气管膜部内陷而呈"皱眉状"改变。吸气(C)和呼气(D)的成对气管内图像显示气管膜部内陷引起管腔明显狭窄。

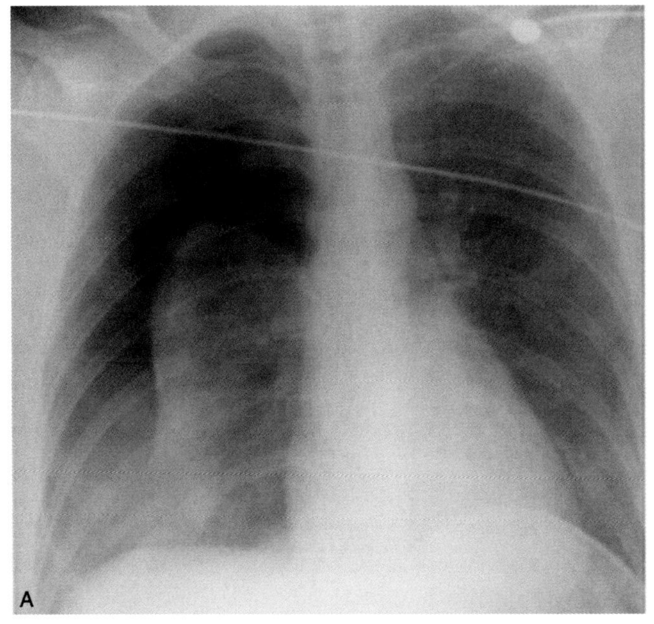

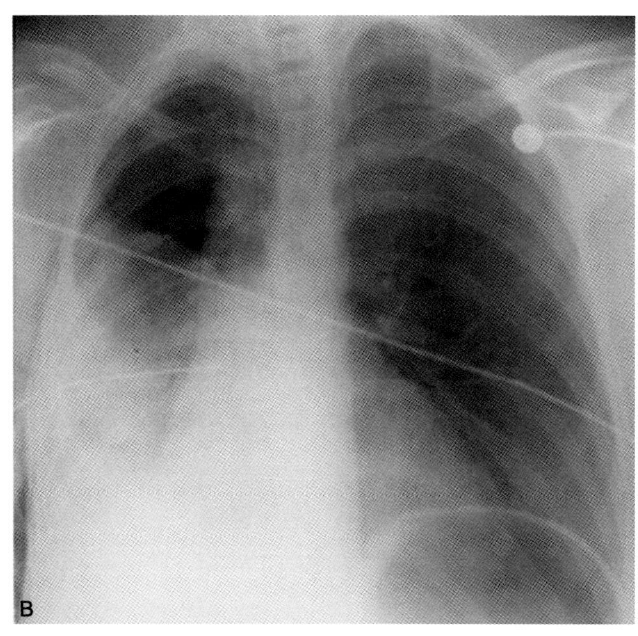

图 16.9 右主支气管损伤。A. 24 岁女性，汽车撞伤，胸部 X 线显示右侧锁骨骨折、右侧气胸和纵隔积气。B. 胸腔引流管放置后显示持续性气胸。从胸腔引流管中观察到大量气体。支气管镜检查显示右主支气管完全破裂，这在开胸手术中得到证实。

气管软化症的影像学特征是呼气时气道过度塌陷，在动态呼气 CT 上显示最好，在用力呼气期间使用低剂量 CT 采集。呼气 CT 上气管横截面积的减小超过 50%，尤其是当气管横截面积出现新月形"皱眉状"结构时，应提示该诊断（图 16.8），尽管该征象并不具特异性，因为相当大比例的正常患者会出现动态气道塌陷。TBM 的另一个线索是对"月牙形"气管的识别，横断位 CT 显示气管的冠状直径超过了正常吸气时的矢状直径。

在一些长期患有间质性肺纤维化的患者中可以看到弥漫性的气管扩张。气管扩张的病因学可能与肺顺应性减小或慢性咳嗽导致的跨肺压长期增加有关。

气管和支气管损伤

减速型损伤导致的肺部钝伤是气管和主支气管损伤的最常见的病因。并发主动脉撕裂、大血管损伤，或肋骨（特别是前上肋骨）、胸骨、肩胛骨、椎骨骨折是常见的并且可能是最主要的临床表现。损伤的机制是撞击过程中胸椎对中央气管支气管树的强大的外压作用。骨折通常累及近端主支气管（80%）或气管隆嵴 2cm 内的远端气管（15%）；5%的病例累及周边支气管。与气管支气管软骨平行的水平撕裂或横断是最常见的损伤形式。

气管支气管损伤的诊断通常依靠早期损伤后胸部 X 线上出现气胸和纵隔积气，特别是对没有接受过机械通气的患者（图 16.9A）。通常，因为气道损伤部位大量的气体漏出，胸腔引流管引流无效。紧靠侧胸壁的肺组织受压塌陷（"落肺"征）（图 16.9B）。不当的气管内插管或过度扩张的套囊也是气管支气管破裂的诱因。多达 1/3 的气管支气管损伤常被延误诊断；这些患者可能表现出肺萎陷或继发于支气管狭窄的肺炎。确诊需要通过支气管镜检查。多层螺旋 CT 三维重建和表面成像显示对因为延误诊断导致的支气管闭塞或狭窄患者有很大的帮助。

穿透性气管损伤通常累及颈部气管，它是由颈部枪击伤或刺伤所致。胸腔内气管损伤通常合并有致命性的穿透性心血管损伤。

支气管结石症

支气管结石就是气管支气管树内出现钙化物质，由钙化的支气管旁淋巴结侵蚀进入到支气管管腔内形成（图 16.10）。绝大部分钙化淋巴结是由肺组织胞浆菌病或肺结核引起的肉芽肿性淋巴结炎所致。支气管结石可能会阻塞气道，导致支气管扩张、阻塞性肺不张或肺炎。患者通常没有症状，但是可能会咳出石头或钙化的物质（结石）。咯血可能是由支气管结石侵蚀支气管血管所致。

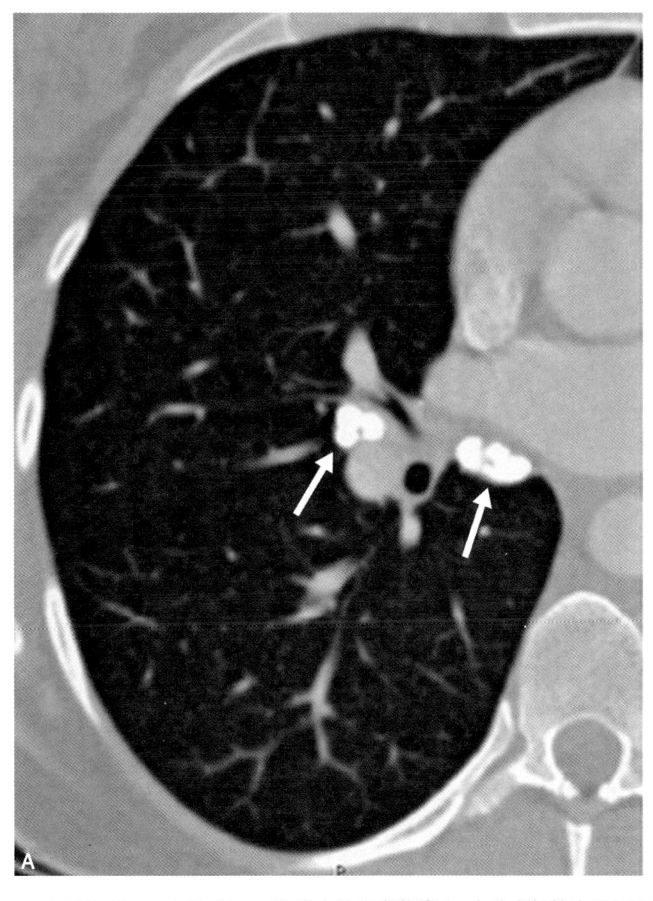

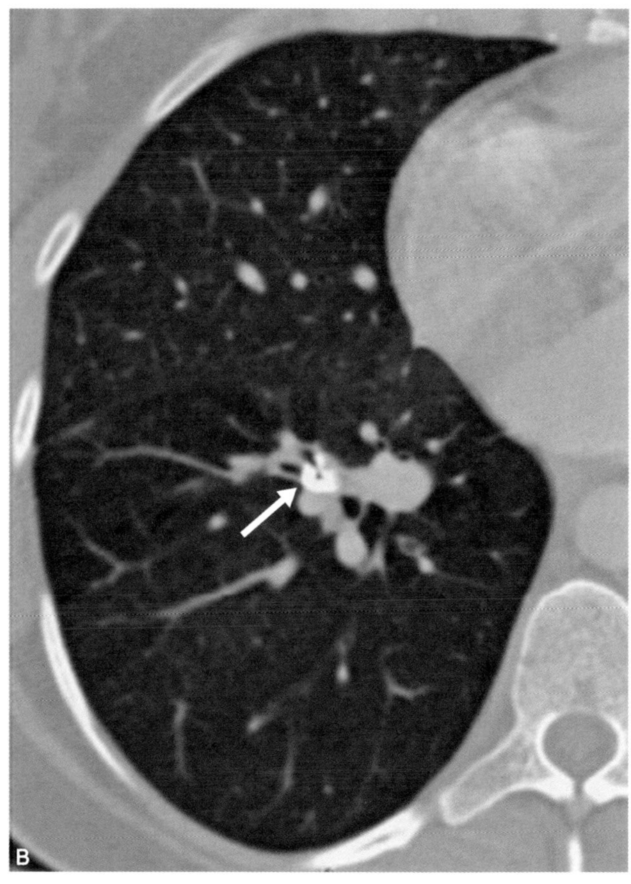

图 16.10　支气管结石。33 岁女性患者伴咯血，中叶支气管水平（A）和右下叶基底段支气管近端（B）CT 显示，右侧肺门部、奇静脉食管隐窝钙化的淋巴结（A 中箭），前基底段支气管内的钙化结节（B 中箭）。

慢性阻塞性肺疾病

COPD 包括哮喘、慢性支气管炎、支气管扩张和肺气肿。这类疾病共同的病理生理学基础是呼气气流受阻。

哮喘和慢性支气管炎

哮喘是一种气道疾病，其特征是快速发作的支气管狭窄，可自行缓解或通过治疗后缓解。引起哮喘的诱因有很多种。许多患者有过敏史，在接受抗原刺激后，由于 IgE 的过度产生而出现发作性支气管收缩。这导致支气管平滑肌收缩、支气管壁炎症，产生过多的黏液。这些反应使支气管腔变窄并产生咳嗽、喘鸣和呼吸困难等症状。

单纯性哮喘的 X 线表现主要是由弥漫性气道狭窄造成的。肺过度充气造成肺容积增加，膈肌低平或降低，外周血管纹理变细，由于呼气时空气滞留造成的胸骨后间隙透亮区增宽。支气管壁炎症和增厚在胸部 X 线上表现为支气管周围袖套或“轨道”征。在一些患者中，缺氧所致的血管收缩导致暂时性肺动脉高压，从而使肺门部凸出。

患者发生哮喘时需要做胸部 X 线检查的原因有很多。气管外或气管内病变导致的气管和中央支气管狭窄可出现呼吸困难和哮鸣，这会被误诊为哮喘。细菌性肺炎可以引起气道高反应性并表现为急性哮喘发作。哮喘的并发症可以在哮喘发作时和发作后的胸部 X 线检查中看到。黏液栓可引起支气管阻塞和吸气性肺不张；肺炎可以在塌陷的肺组织中发生；呼气性气流阻塞引起肺泡破裂可导致纵隔气肿（图 16.11）。如果肺泡外空气扩散到胸膜下间隙形成胸膜下疱，可能导致气胸。纵隔气肿和气胸在接受高正压通气的患者中会加重。

慢性支气管炎是一种临床诊断而不是影像学诊断。临床上以咳嗽、咳痰为主要症状，每年发病至少持续 3 个月，连续 2 年或 2 年以上。大部分慢性支气管炎患者也吸烟。形态学上，下叶支气管最常受累，由于黏液腺增生导致下叶支气管壁增厚。50%慢性支气管炎患者胸部 X 线正常。部分患者由于管壁增厚和支气管轻度扩张，可见支气管周围“袖套”征和“轨道”征。另外一些患者由于周围肺纹理增强而表现出“脏肺”征。这种影像学表现与疾病的病理并没有明确的联系，但是它可能代表气道壁增厚、吸烟相关的小气道疾病（如呼吸性细支气管炎），或由于肺动脉高压合并小叶中心性肺气肿导致的显著肺动脉突出。慢性支气管炎患者的 CT 表现为支气管壁增厚和黏液栓（图 16.12）。

支气管扩张症

支气管扩张症是一种异常的、永久性的支气管扩张。这与肺炎患者肺实变内可见的暂时性支气管扩张不同。形态学上支气管扩张分为三型：圆柱型、静脉曲张型和囊状型。圆柱型支气管扩张的特点是支气管轻度弥漫性扩张。静脉曲张型支气管扩张是囊状型支气管扩张被局限性的狭窄中断，外形看起

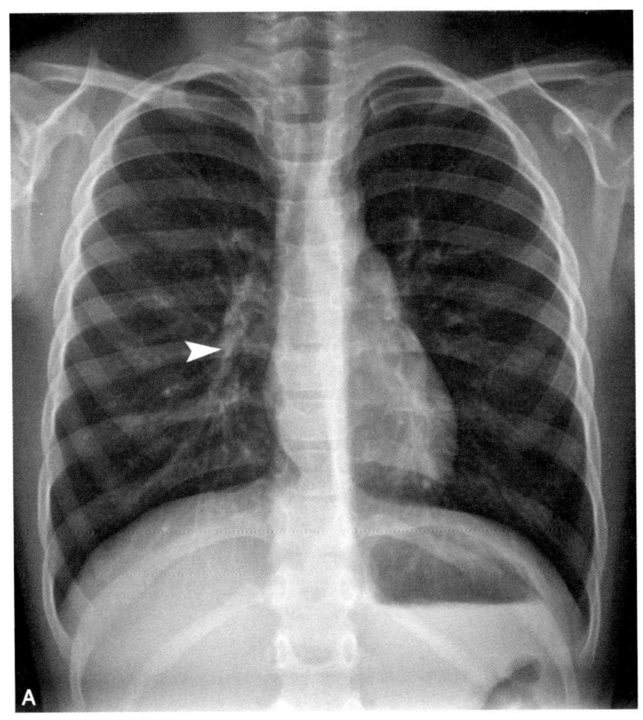

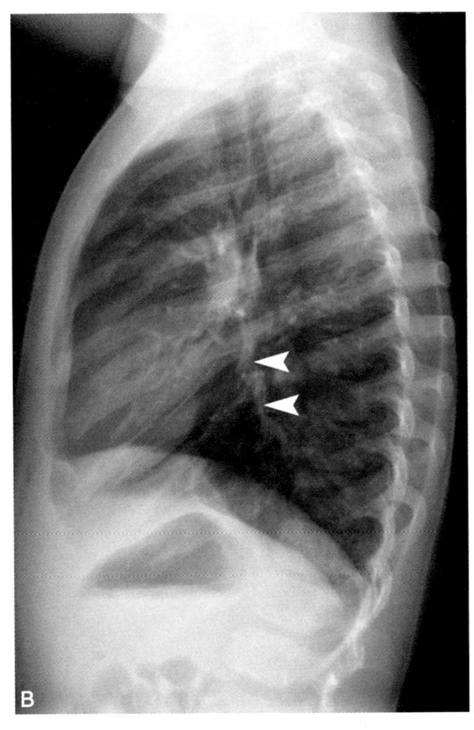

图 16.11　哮喘。A、B：急性哮喘加重儿童的正位（A）和侧位（B）胸部 X 线显示肺门周围支气管袖套征（箭头）和下肺叶支气管壁增厚（B 图箭头）。

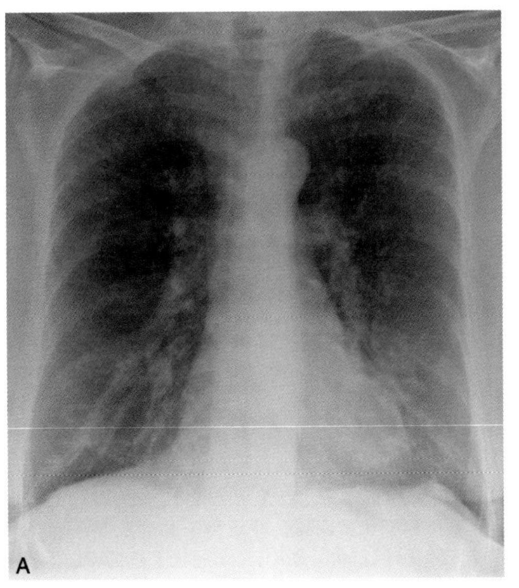

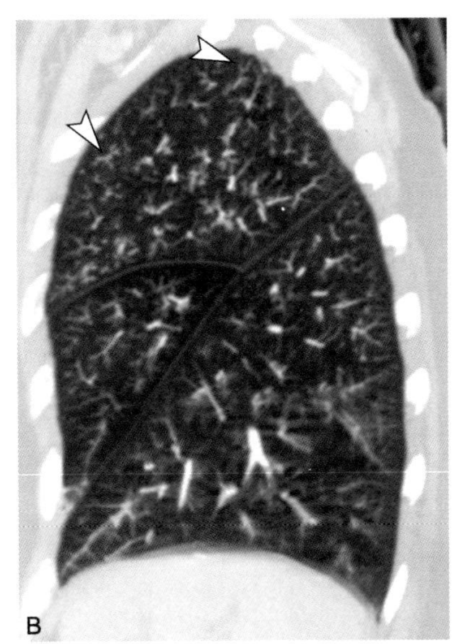

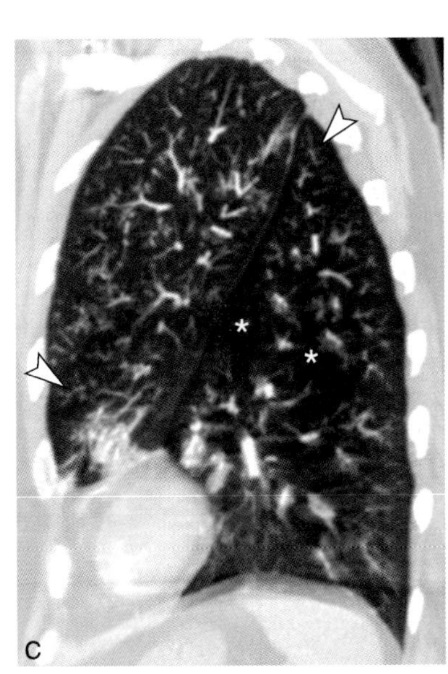

图 16.12　慢性支气管炎的“脏肺”征。A. 慢性支气管炎和慢性阻塞性肺疾病患者的正位胸部 X 线显示肺过度充气，透光度增强。B、C. 通过右侧（B）和左侧（C）肺矢状位最大强度投影 CT 显示肺上叶主要表现为小叶中心树芽征（箭头）和马赛克征（C 中的 *），后者可能是由空气滞留所致。

来很像一串珍珠。囊状型支气管扩张表现为簇状的局限性支气管显著囊状扩张。支气管扩张可以是局限性或广泛性的。局限性支气管扩张最常见的病因是先前的感染，而广泛性支气管扩张则多出现在囊性纤维化（CF）患者中。患者通常有慢性咳痰和反复下呼吸道感染的病史。咯血伴支气管动脉扩张很常见，有时会出现大量咯血并危及生命。

支气管扩张在胸部 X 线上的表现是非特异性的。受累肺组织可出现瘢痕、容积减小和支气管血管纹理模糊。可见代表圆柱型扩张支气管管壁的平行线状影。囊状型支气管扩张典型表现是肺周边多发薄壁囊状影，其内可有或没有气-液平，倾向于沿支气管血管束呈“簇状”分布。大部分局限性支气管扩张为外周性；中央支气管扩张只见于变应性支气管肺曲霉病（ABPA）、囊性纤维化、支气管闭锁或后天获得性中央支气管阻塞。

CT 是诊断支气管扩张最敏感的成像技术。支气管扩张的 CT 表现取决于病变部位和支气管扩张的类型。在肺上叶和肺下叶，全部的支气管均为横断面图，管腔直径可直接与伴行的支气管动脉比较。圆柱型支气管扩张表现为多发扩张的厚壁

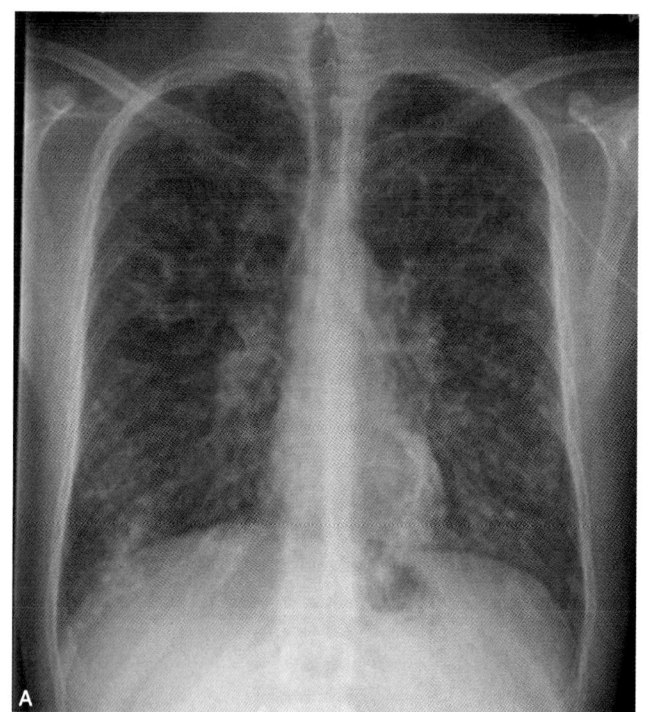

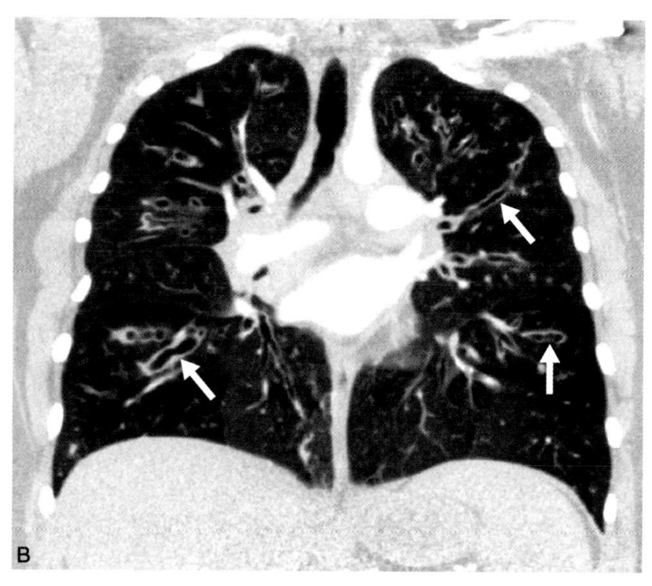

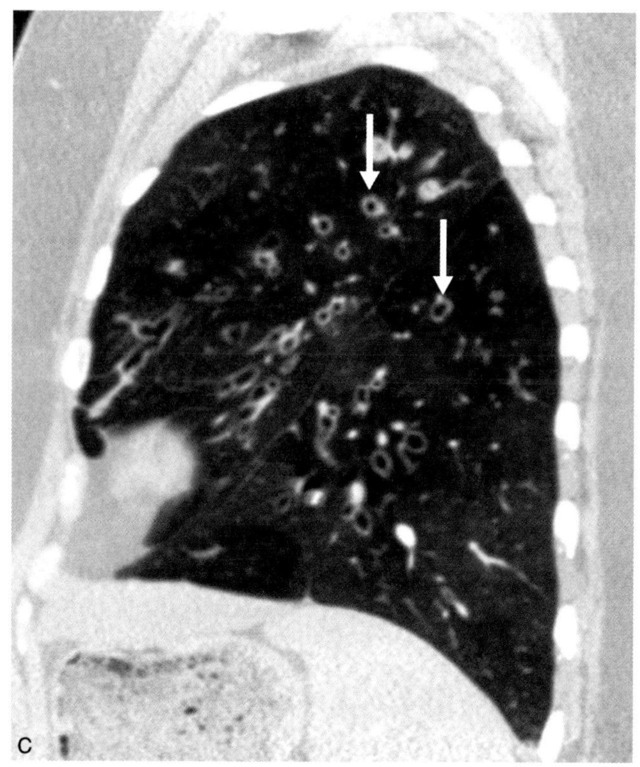

图 16.13 囊性纤维化的支气管扩张。A. 囊性纤维化患者胸部 X 线。肺气肿，伴多发线状和管状致密影。注意由于肺动脉高压和反应性淋巴结肿大引起双侧肺门扩大。B. 经气管冠状重建的 CT 显示双侧圆柱状支气管扩张（箭）和由于气道疾病所致的“马赛克样”肺密度减低区。C. 通过左肺的矢状面重建显示左肺圆柱状支气管扩张的“印戒征”（箭）。

圆形透亮区，扩张的支气管与邻近相对较小的支气管动脉形成“印戒征”（图 16.13）。在肺中部，支气管走行是水平的，表现为平行的线状影（“轨道”征）。扩张的肺上叶或肺下叶支气管内的黏液栓塞会被误诊为肺结节，除非在连续轴向扫描时看到致密影呈上下延续走行。在肺中部，黏液栓塞的支气管在长径上表现为分支状、指状致密影。任何部位的囊状型支气管扩张都很容易辨识：呈簇状的圆形透亮区，通常含有气-液平，这种表现很像“一串葡萄”。静脉曲张型支气管扩张不能与圆柱型支气管扩张区分，除非在肺中部取得纵切面，纵切面静脉曲张型支气管扩张表现像毛虫样的外观。在哮喘患者中，当检测到静脉曲张型支气管扩张以及黏液栓塞形成典型的“手套指状”征时，应提示诊断变应性支气管肺曲霉病（ABPA）。

支气管扩张是由多种疾病引起的，所有这些疾病易引起支气管慢性炎症，从而导致支气管软骨损伤和扩张（表 16.3）。

表 16.3

支气管扩张的具体原因

局限性	上叶结核瘢痕形成(继发性病变)
	支气管疾病
	外源性压迫
	肺门淋巴结增大
	支气管狭窄/闭塞
	支气管闭锁
	结核
	结节病
	既往支气管损伤
	支气管内肿块
	类癌
	支气管癌
	异物
弥漫性	囊性纤维化
	原发性纤毛运动障碍/运动障碍纤毛综合征
	先天性免疫缺陷
	炎症性肠病(溃疡性结肠炎)
	感染后
	腺病毒(Swyer-James 综合征)
	麻疹
	百日咳
	慢性吸入性
	变应性支气管肺曲霉病
	肺纤维化(牵拉性支气管扩张症)
	α-1-抗胰蛋白酶缺乏症

囊性纤维化(CF)是年轻白种人常见的一种遗传性疾病,其特征是肺分泌异常浓稠的黏液。黏液栓塞小气道导致支气管阻塞和感染。反复感染形成恶性循环,最常见于铜绿假单胞菌或金黄色葡萄球菌,最终导致严重的支气管扩张。这种支气管扩张合并有功能性的气道阻塞和呼吸困难。有时大量咯血,可能使支气管扩张复杂化,这时可能需要经导管支气管动脉栓塞术治疗。患者胸部 X 线显示由于空气滞留引起的肺充气过度和显著的肺上叶支气管扩张,支气管扩张可能比非囊性纤维化病变更广泛。CT 可显示支气管扩张的严重程度和范围,并显示相关的小气道疾病,即树芽状影和由于空气滞留导致的马赛克样密度减低区(图 16.13)。远端肺不张和阻塞性肺炎是常见的表现。由于慢性感染引起的淋巴结肿大或与肺动脉高压相关的血管扩张,使肺门影增大、突出。诊断依赖于家族史和汗液测试显示异常高浓度的氯化物。抗生素治疗和肺部理疗提高了长期生存率,但总体预后仍然很差,大多数患者在年轻时死于呼吸功能不全。治疗包括抗生素预防感染、黏液溶解剂(如阿法链道酶)和胸部理疗,以使黏液稀薄、松动和排出。最近,囊性纤维化跨膜传导调节器(CFTR)基因中至少有一个 G551D 突变的患者可以用依伐卡托治疗,它可以增加氯离子的转运,并改善呼吸症状和肺功能。

原发性纤毛运动障碍,也称为运动障碍性纤毛综合征,是一种上皮纤毛运动异常和无效的疾病。该病可见各种纤毛结构异常,最常见的是纤毛周围微管内的外动力蛋白臂缺失。这种异常可能会导致鼻炎、鼻窦炎、支气管扩张症、精子运动障碍和不育、脏器左右转位和右位心。鼻窦炎、脏器左右转位和支气管扩张三联征被称为 Kartagener 综合征。胸部 X 线显示弥漫性支气管扩张和肺过度充气,脏器左右转位在大约 50% 的患者中可以看到。疾病的诊断依据是临床和影像学表现,以及对鼻活检标本的纤毛解剖和运动的研究。

感染后支气管扩张。严重的儿童肺炎,通常是腺病毒、麻疹病毒或百日咳病毒感染的后遗症,可能会导致严重的支气管损伤和支气管扩张并反复感染。在一些患者中,儿童支气管炎和毛细支气管炎与阻塞性呼吸道疾病和肺发育不全有关,后者称为 Swyer-James 综合征(见"小气道疾病"部分)。

变应性支气管肺曲霉病(ABPA)是对曲霉菌抗原的超敏反应性疾病,典型的临床表现是哮喘、血嗜酸性粒细胞增多、支气管扩张合并黏液栓形成、血中出现曲霉菌抗原的循环抗体。对曲霉菌属抗原出现的速发型超敏反应(Ⅰ型)可表现为哮喘和呼吸困难的急性发作。叶支气管内出现免疫复合物型超敏反应(Ⅲ型)会导致支气管壁炎症和近端支气管扩张。受累患者常常有过敏史,ABPA 通常与已知的哮喘或囊性纤维化有关。有此种疾病的患者会出现反复的咳嗽、喘鸣和咳痰。胸部 X 线片显示近端,主要是上叶的支气管扩张;在疾病的急性期,大多数患者可见由相关嗜酸性粒细胞性肺炎引起的实变。扩张的支气管可显示为扩张的充气小管,或因为扩张支气管内黏液栓塞而显示为宽广的分支状致密影。CT 有助于显示扩张支气管(图 16.14)。在易感患者中检测到中央静脉曲张型支气管扩张伴周围支气管正常,应提示诊断。皮质类固醇是治疗该疾病的首选药物。

支气管阻塞。支气管扩张可由于肿瘤新生物、闭锁或狭窄而发展为支气管内阻塞。缓慢生长的中央支气管肿瘤大部分

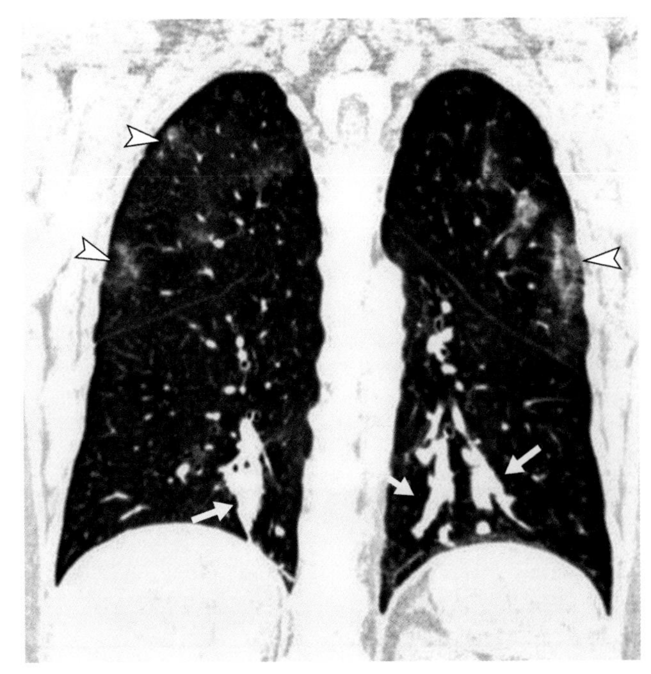

图 16.14　变应性支气管肺曲霉病(ABPA)。胸部冠状位重建 CT 肺窗显示双侧下叶黏液栓塞(箭)和上叶斑片状磨玻璃影(箭头)。

在管腔内(如类癌),可导致远端支气管阻塞,并引起黏液堵塞(黏液囊肿)的支气管扩张。同样的,外伤或慢性支气管感染(如支气管内结核)造成的支气管闭锁或狭窄也会导致远端支气管扩张。支气管内阻塞患者黏液囊肿形成的X线识别依赖于阻塞气道所供应肺的侧支通气。不幸的是,在大部分患者中,扩张的、充满黏液的支气管周围肺组织的塌陷阻碍了疾病在X线上的诊断。CT能显示中央气道的阻塞和含黏液的支气管扩张,有助于指导支气管镜检查和活检。

支气管周围纤维化。牵拉性支气管扩张症是指严重的肺纤维化累及外周气道。气道穿过纤维化和蜂窝样的肺实质时会变成不规则扩张,因为气道壁在周围肺组织纤维化中会出现收缩。常见于长期肺结核患者的肺上叶和特发性肺纤维化患者的肺下叶胸膜下区。因为伴随的纤维化阻碍了扩张支气管在胸部X线上的显示,所以牵拉性支气管扩张在HRCT上最容易看到。

肺　气　肿

定义和亚型。肺气肿是一种病理诊断,是终末细支气管远端气腔的异常永久性扩大,同时伴有肺泡壁的破坏,不伴明显肺纤维化。肺气肿的病理分型基于次级肺小叶被累及的部位。小叶中央型肺气肿最常见,其特征是肺小叶中央气腔的扩张,而小叶远端部分不受累。这种类型的肺气肿累及肺上叶比累及肺下叶更常见(图16.15)。全小叶型气肿是整个小叶内气腔均匀扩大的结果,从中央呼吸细支气管到周围的肺泡囊和肺泡。对比于小叶中央型肺气肿,这种类型的肺气肿好发于肺下叶(图16.16)。间隔旁型肺气肿是小叶间隔周围气腔选择性扩张,小叶中心区不受影响。这种类型的肺气肿最常见于肺上叶胸膜下区(图16.15)。间隔旁型肺气肿可融合形成肺大疱;这些大疱破裂至胸腔内引起自发性气胸。瘢痕旁或不规则肺气肿指的是合并有纤维化的肺组织毁损,并且没有固定发生部位的肺气肿。最常见于陈旧性肉芽肿性炎症(图16.17)。

病因和发病机制。肺气肿最常见的病因是吸烟。与吸烟有关的主要是小叶中央型肺气肿,但吸烟也可能是全小叶型肺气肿的病因。小叶中央型肺气肿的发病机制很复杂,现在尚未完全阐明。吸烟导致过多的中性粒细胞沉积在肺部,蛋白酶(如弹性蛋白酶)和抗蛋白酶抑制剂释放,进而导致肺泡间隔破坏。小气道的炎症和阻塞也可能导致远端气腔扩张和肺泡间隔破裂。血清蛋白α-1-抗胰蛋白酶(α-1-抗蛋白酶抑制剂)的缺乏与全小叶肺气肿有关,这种疾病是一种常染色体隐性遗传病。隐性基因S或Z(ZZ或SS基因型)中的两个纯合子的个体到中年会发展成全小叶肺气肿。杂合子(一个正常[M]等位基因和一个Z或S等位基因)的肺气肿发生率略有增加。吸烟通过产生过量的抗蛋白酶抑制剂,可以加速ZZ、SS和杂合子基因型患者肺气肿的发展。

临床表现和功能异常。确诊肺气肿需要依靠肺组织活检,诊断要结合临床、功能学和影像学。绝大多数肺气肿患者有长期吸烟史。与肺气肿相关的症状包括呼吸困难和湿性咳嗽,湿性咳嗽是由于慢性支气管炎造成的,并通常合并有小叶中央型肺气肿。肺气肿的功能学表现是气流减少和气体弥散功能下降。呼气气流受阻可出现第1秒用力呼气量(FEV_1)减小和第1秒用力呼气量占用力肺活量百分比(FEV_1/FVC)减小。气流阻塞继发于气道阻力增加和驱动力(即弹性回缩力)减小。在患有中重度肺气肿的患者中,最主要限制呼气气流的因素是肺实质破坏导致的弹性回缩力减小。然而,气流受阻并不总是存在于患有轻度肺气肿的患者中。弥散功能是单次屏气中一氧化碳从肺泡进入到血流中的量($DL_{CO}SB$),它评估的是肺泡毛细血管膜的完整性和表面积。在肺气肿中,弥散功能下降,是因为可用于气体交换的肺实质体积减小。肺气肿的严重程度与$DL_{CO}SB$有很大的关联。虽然在肺气肿诊断中弥散功能异常比肺呼吸量测量异常更敏感,但它也是非特异的。因为$DL_{CO}SB$依赖于可用于气体扩散的表面积和肺毛细血管内红细

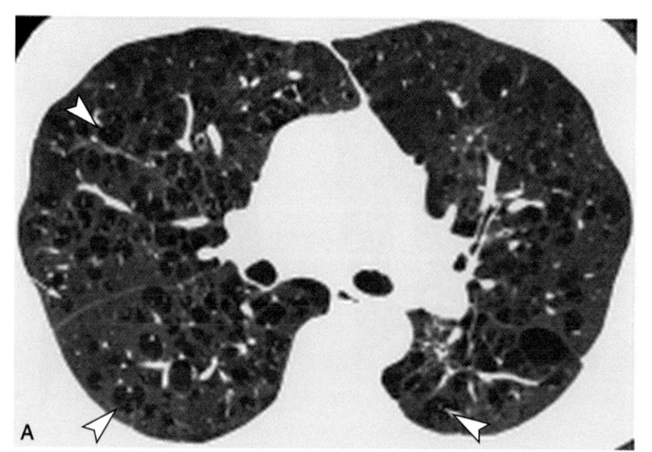

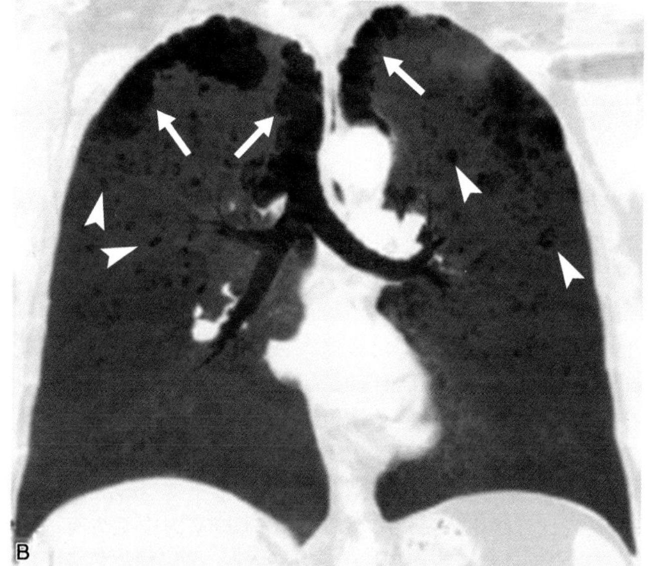

图16.15　CT所见小叶中央型和间隔旁型肺气肿。A.小叶中央型肺气肿患者,通过肺中部CT可见散在的无壁透亮区,其内包含小叶中央动脉分支(箭头)。B.另一小叶中央型和间隔旁肺气肿患者,冠状位最小强度投影重建看到胸膜下的透亮区,代表间隔旁肺气肿(箭)合并有小叶中央型肺气肿(箭头)

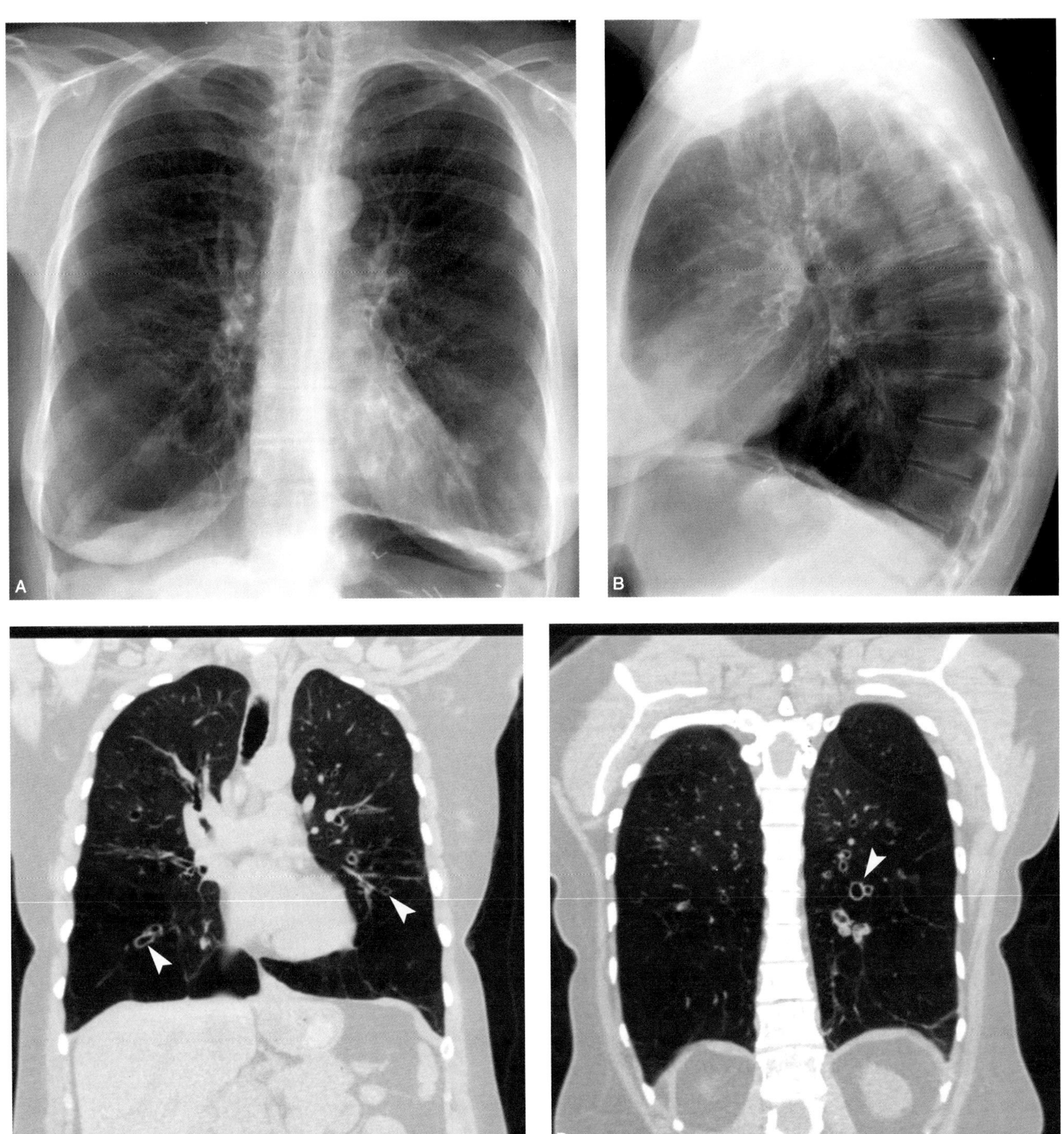

图 16.16　与 α-1-抗胰蛋白酶缺乏症相关的全小叶型肺气肿。A、B. 具有 α-1-抗胰蛋白酶缺乏症的 63 岁女性患者，正位（A）和侧位（B）胸部 X 线显示肺过度充气，基底部透光度明显增强。C、D. 通过中肺和后肺的冠状位 CT 显示次级肺小叶均匀破坏。注意支气管扩张（箭头）的存在，这是 α-1-抗胰蛋白酶缺乏症患者的另一个常见表现。

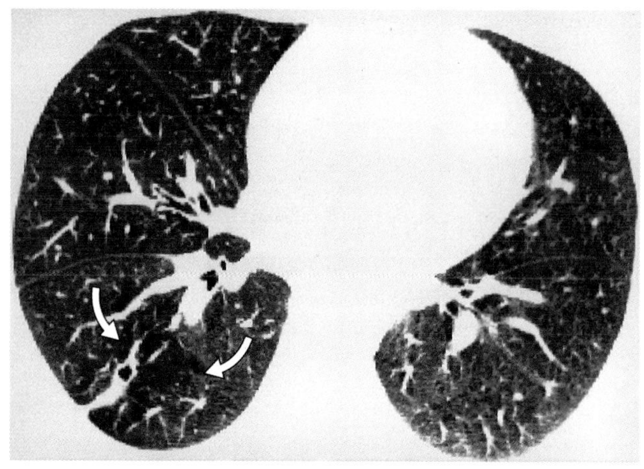

图 16.17 瘢痕旁型肺气肿。局灶性右肺下叶炎症后瘢痕和支气管扩张患者的 HRCT 显示局灶性高透亮区(箭)代表瘢痕旁型肺气肿。

表 16.4

肺气肿的影像学表现

表现	原因
弥漫性透亮区(全小叶型)	肺毛细血管床和肺泡间隔的破坏
膈肌偏侧膈变平或凹陷;胸骨后间隙增加(全小叶型>小叶中央型)	肺弹性回缩力减小导致的肺部充气过度
肺大疱	肺气肿破坏出现融合的薄壁区域(全小叶型>小叶中央型)
中央肺动脉增大;右心室扩大(小叶中央型)	肺毛细血管床丢失;相关联的慢性低氧血症引起肺血管阻力增加
外周血管纹理增强(小叶中央型)	小气道疾病 肺部血管增加

胞数量及血红蛋白含量,任何影响这些的因素都会导致 $DL_{CO}SB$ 测量值的变化。例如,$DL_{CO}SB$ 减小可见于用于气体交换的肺毛细血管容量减少的疾病(如肺栓塞),干扰气体交换通过肺泡毛细血管膜的疾病(如间质性肺纤维化),气道阻塞导致气体交换空间减少的疾病(如囊性纤维化)。

影像学评价。正侧位胸部 X 线是疑似肺气肿患者首要的影像学检查。X 线片上肺气肿的表现见表 16.4。X 线片上最重要的发现是肺充气过度,这反映了肺弹性回缩力的缺失。胸部 X 线上所示肺部充气过度相当于功能上异常增加了总肺容量。肺容积的异常增加可通过如下改变发现:膈面向下移位和低平、正常锐利的肋膈角变钝、胸部前后径增加(看到胸骨后间隙增宽是最有价值的)(图 16.18)。肺外周血管纹理缺乏或减少是由肺实质破坏和穿过气肿部位的外周肺动脉闭塞造成的。当外周无肺纹理区边缘可见特征性的薄壁肺大疱时,就可确诊肺气肿。由于肺部过度充气和外周血管纹理减少导致的肺透光度增强,在胸部 X 线上是难以检查的,因为它易受不同患者和检查技术的影响,因此它并不能准确地反映肺气肿的存在。众所周知,许多患有严重小叶中央型肺气肿的患者胸部 X 线片上很少或没有过度充气,并且它们往往表现出肺纹理的增加而不是周围血管的稀疏。在这些患者中,增加的肺纹理可能反映了与吸烟相关的小气道疾病的存在[如与呼吸性细支气管炎伴间质性肺疾病(RB-ILD)]。在合并肺动脉高压和肺心病患者中,肺气肿和慢性低氧血症累及右侧心脏可能会看到中央肺动脉和右心室

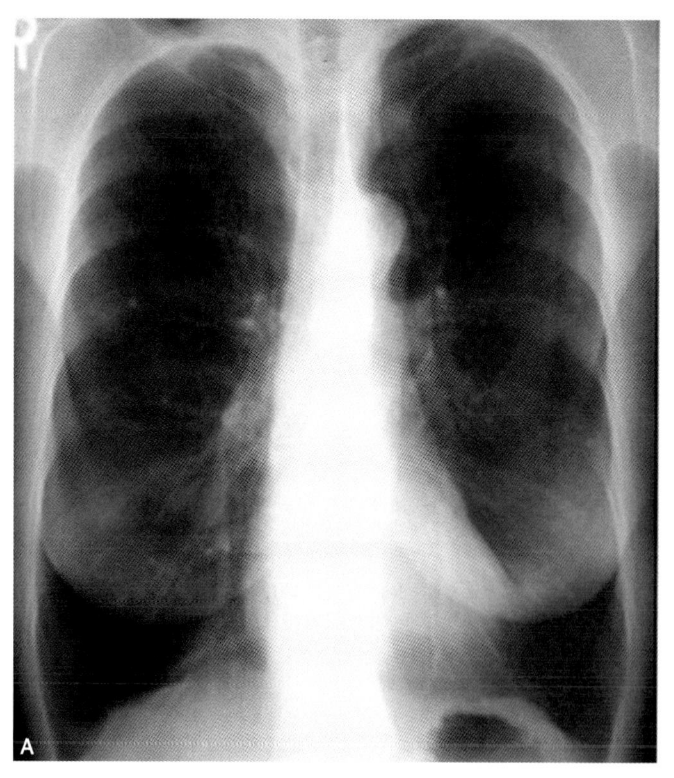

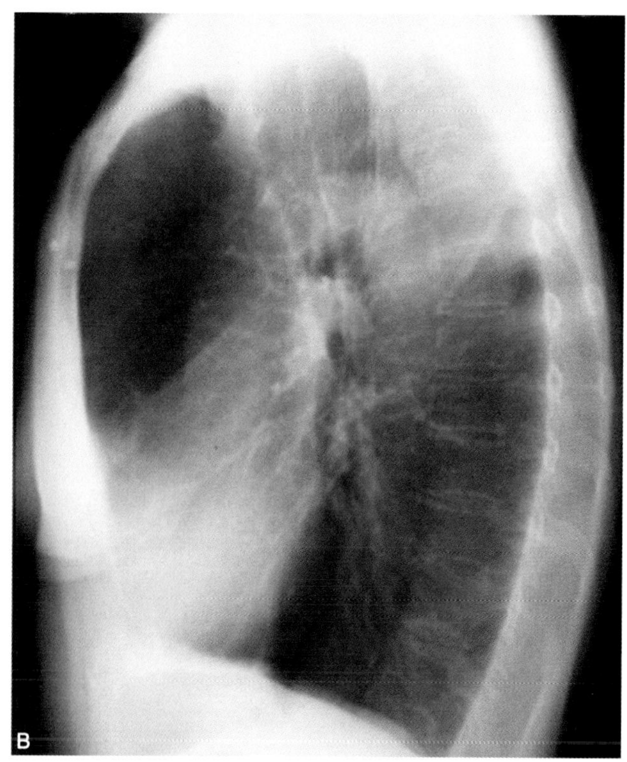

图 16.18 肺气肿胸部 X 线。62 岁女性肺气肿患者,正位(A)和侧位(B)胸部 X 线看到肺过度充气导致的肺透光度增强、上叶肺血管纹理稀疏、膈肌变平、胸骨后间隙增加,反映严重肺气肿。

增大。

用慢性阻塞性肺疾病来描述胸部 X 线上出现肺气肿的患者是不准确的,也不建议。COPD 是一种功能性诊断,而胸部 X 线只显示解剖学征象。实际上,在胸部 X 线上出现肺部过度充气和血管纹理稀疏的患者,常常已经出现了肺气肿的形态学表现,但可能很少缺乏气流受阻的功能性依据,因此并没有患 COPD。

广泛的肺气肿可以在胸部 X 线上准确诊断,但轻度时通常不明显。在胸部 X 线检查没有发现肺过度充气或实质异常的情况下,CT 对肺气肿可提供可靠的诊断。由于其横断面成像和高分辨率,CT 是诊断肺气肿的理想方法。薄层 CT 扫描(层厚<1.5mm)比厚层(3~5mm)扫描能更好地描述小叶中央型肺气肿。CT 可用于评估肺气肿的分布,特别是考虑行肺减容手术(LVRS)的患者。薄层 CT 显示小叶中心肺气肿表现为散在的、边界清楚的透光区,缺乏与次级肺小叶中心结构相邻的可界定的壁(见图 16.15)。薄层 CT 可以检测胸部 X 线检查中难以察觉的轻度小叶中央型肺气肿,这在 5mm 层厚的 CT 扫描中无法分辨,因为扫描层厚较厚导致的部分容积效应使肺气肿区域难以显示。最小强度投影(minIP)成像,其中显示 1mm CT 图像内的最低体素值,是量化肺气肿的最准确方法(见图 16.15B)。

肺气肿的治疗。手术技术的进展为肺气肿的治疗提供了手术选择和支气管内介入治疗。肺减容手术(LVRS)是一种通过切除严重肺气肿区来缓解患者呼吸困难和改善呼吸力学的手术方式。这项技术对那些手术前肺上叶肺气肿和运动能力低下的患者尤其有益。另外一种可用于治疗肺气肿的方法是单侧或双侧肺移植术,特别是对有 α-1-抗胰蛋白酶缺乏的年轻患者。对 α-1-抗胰蛋白酶所致中重度疾病患者的强化治疗包括静脉输注浓缩血浆蛋白,以增加血液和组织中 α-1-抗胰蛋白酶水平,并降低肺功能下降率。支气管镜下放置单向支气管内瓣膜可防止空气进入,但允许肺气肿内空气排出,可减少肺容量,改善肺功能,缓解部分患者的呼吸困难。

肺大疱

肺大疱是直径超过 1cm 的薄壁囊腔,位于肺实质内(图 16.19)。肺大疱最常代表气肿的融合区域,也可能是广泛性肺气肿的一部分。但是,在少部分患者中,肺大疱和肺气肿无关。例如,肺重量增加和慢性跨胸膜压提高的下叶肺间质纤维化患者,容易形成肺大疱。肺大疱也可在引起慢性肺上叶纤维化的疾病中发生,如结节病、肺朗格汉斯细胞组织细胞增多症和强直性脊柱炎。在这些疾病中,慢性细支气管阻塞导致远端气腔扩张、肺泡间隔破坏和肺大疱形成。肺囊肿或肺大疱的一个罕见原因是伯特-霍格-杜贝(Birt-Hogg-Dubé,BHD)综合征,这是一种常染色体显性遗传病,以皮肤纤维滤泡瘤、恶性肾肿瘤和薄壁肺囊肿为特征,后者易发生自发性气胸。

原发性肺大疱(表 16.5)是指一组肺大疱孤立发生的疾病,不合并有肺气肿和间质性肺病。原发性大疱肺病可能是家族性的,而且发现该病与马方综合征或 Ehlers-Danlos 综合征(皮肤弹性过度综合征)、静脉用药、HIV 感染和消失肺综合征有关。消失肺综合征是一种加速形式的间隔旁气肿(图 16.19),多发生在年轻成年男性。大部分患者无症状,除非增大的肺大疱压缩正常的肺组织,造成外压性肺不张和呼吸困难。胸部 X 线上,孤立的肺大疱分布在肺上叶,表现为大小不等的圆形薄壁透亮区。这些肺大疱可因空气滞留而变得很大,会造成同侧肺和膈肌受压,也可造成纵隔向对侧移位。CT 可以很好地评估肺大疱的范围和肺组织压缩量。

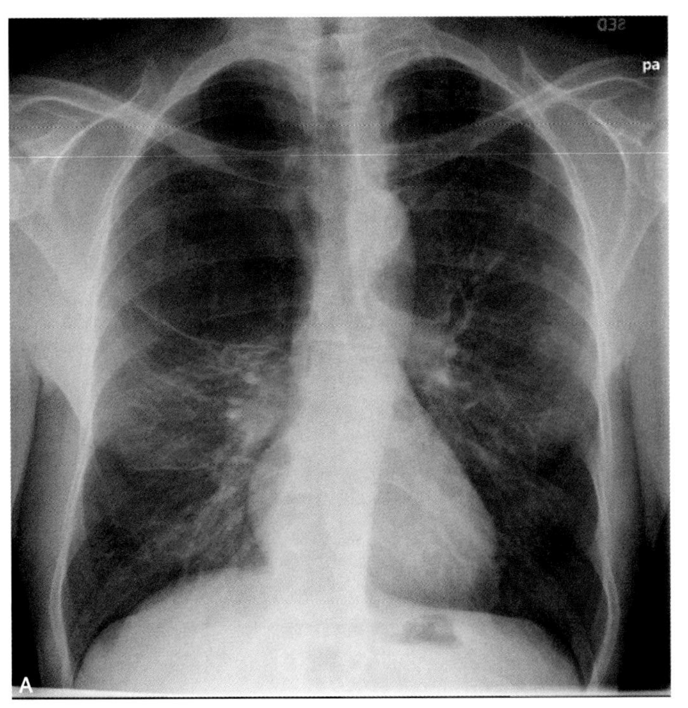

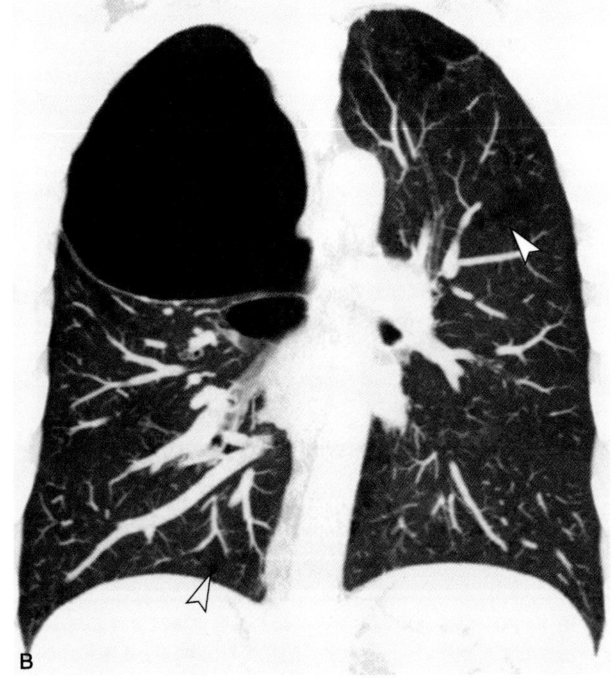

图 16.19 肺大疱。A. 27 岁男性的胸部 X 线显示右上叶肺大疱。B. 通过肺中部的冠状 CT 显示一个大的肺大疱,双侧小肺大疱(箭头)。

表 16.5

原发性肺大疱的病因
家族性
消失肺综合征
马方综合征
Ehlers-Danlos 综合征
静脉用药
HIV 感染
Birt-Hogg-Dubé 综合征

当胸膜下肺大疱破裂进入胸膜腔时会发生自发性气胸，这类患者可能很难治疗；持续性的漏气导致胸膜腔的持续引流时间长且不成功，肺复张常失败。当肺大疱继发感染时，胸部 X 线或 CT 会发现肺大疱内有气-液平形成，经过几周的抗生素治疗炎症会消失。癌症很少会发生在肺大疱的壁上。有症状的患者和肺大疱扩大的患者应该考虑肺大疱切除术。术前可进行放射性核素肺通气灌注检查，以评估肺大疱所压迫的肺实质的灌注量和潜在功能。

小气道疾病

小气道是指管腔直径小于 2mm 的无软骨性细支气管。小气道异常不能在 X 线上识别，但通常可在薄层 CT 上检测到。小气道疾病的确诊通常需要肺活检，而生理检查的准确性不高，影像学是患者评估的重要组成部分。虽然许多小气道异常的患者无症状，但一些主要影响小气道的疾病，如咳嗽、喘息或呼吸短促，可以通过 CT 诊断出来。本节将回顾可能表现为小气道疾病的炎症和纤维化情况。

小气道疾病的 CT 表现。薄层 CT 是诊断小气道疾病的敏感方法。小气道疾病的 CT 表现包括直接和间接表现。直接 CT 征象包括小叶中心结节，位于肋胸膜表面 5mm 范围内、边缘清晰的结节或磨玻璃结节，以及小叶中心树芽征，呈分支状，Y 或 V 形管状影。病理学上，这些树芽征反映扩张和黏液充填的终末前细支气管或细支气管周围炎症和纤维化。

间接 CT 征象包括近端支气管扩张，最常见于慢性闭塞性小气道疾病（即缩窄性细支气管炎），以及由于呼气空气滞留而导致的高透光区。受小气道疾病影响最严重的部分常表现为肺通气和灌注不良，与正常肺相比为相对高透光区，产生马赛克样密度减低，这种 CT 表现也可见于原发性肺血管病（尤其是慢性血栓栓塞性肺动脉高压）患者，肺孢子菌肺炎和脱屑性间质性肺炎可产生地图样磨玻璃影。使用吸气和呼气 CT 有助于区分气道或血管疾病（称为马赛克灌注）引起的马赛克样密度减低和浸润性疾病引起的马赛克样密度减低。因小气道疾病导致马赛克灌注的患者，呼气 CT 显示肺内血管纹理减少的透光区，提示肺灌注减少是导致肺透光度增加的原因，而正常肺和磨玻璃影之间的血管大小一致（图 16.20）。

细支气管炎或小气道疾病是指小气道的炎症（表 16.6）。病理学上，细支气管炎在组织学上分为细胞性/增生性或收缩性/闭塞性亚型。位于次级肺小叶中心的小叶中心细支气管通常不可见，只有异常时才可见。感染性细支气管炎是幼儿时期一种常患疾病，由呼吸道合胞病毒、腺病毒感染引起，并且会出现呼吸性窘迫和胸部 X 线上肺充气过度，这些表现很难和哮喘鉴别。然而，在成人中因为各种微生物感染导致的感染性细支气管炎现在逐渐被认识（图 16.21）。细支气管炎的一个特殊但不常见的原因是弥漫性泛细支气管炎，与鼻窦疾病有关，并且导致渐进性的肺部症状，包括咳嗽和咳痰。细支气管和支气管周围炎症通常是由于大量吸烟造成的。后一种疾病被称作

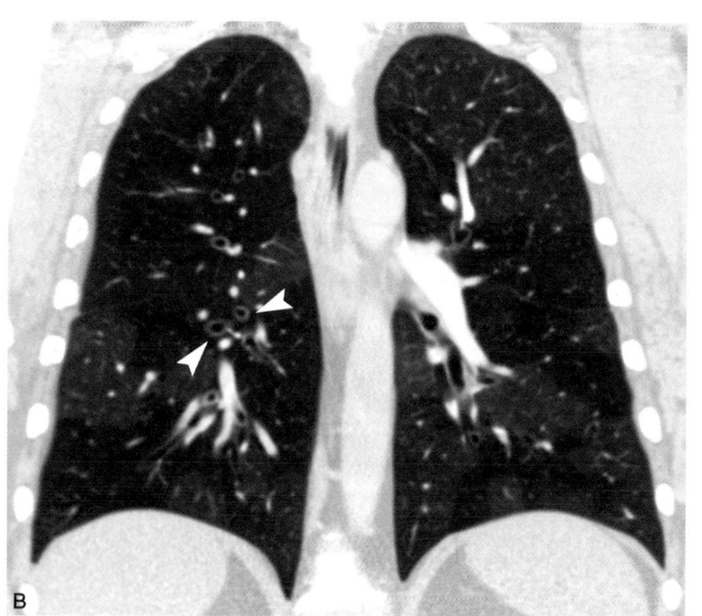

图 16.20　磨玻璃浸润性病变引起的马赛克样密度减低与小气道病变引起的马赛克灌注比较。A. 肺孢子菌肺炎患者的下肺横断位 CT 显示双侧磨玻璃影，部分不受累。注意受累区和未受累区域内的正常气道和均匀血管口径。B. 缩窄性细支气管炎患者经后肺冠状位 CT 显示由于空气滞留引起的密度减低。右肺门周围轻度支气管扩张（箭头）和透光区小血管的存在有助于证实由气道疾病的马赛克灌注引起的马赛克样密度减低以及相关区域灌注量的降低。

表 16.6
小气道疾病的临床和影像学特征

疾病	相关因素	CT 表现
感染性细支气管炎	病毒/非典型菌/分支杆菌感染	树芽征
弥漫性泛细支气管炎	无	树芽征；支气管扩张/增厚
呼吸性细支气管炎伴间质性肺疾病	吸烟	小叶中央和地图状磨玻璃影
过敏性肺炎（亚急性）	吸入有机抗原	小叶中央磨玻璃结节；呼气相扫描时气体滞留
滤泡性细支气管炎	类风湿关节炎，干燥综合征	小叶中央磨玻璃结节
缩窄性细支气管炎	移植患者；药物反应；吸入性损伤；感染后；炎症性肠病	呼气相扫描因为空气滞留而出现的马赛克样密度减低；支气管的扩张（后期出现）
弥漫性特发性肺神经内分泌细胞增生（DIPNECH）	类癌	呼气相扫描因为空气滞留而出现的马赛克样密度减低；支气管增厚；结节

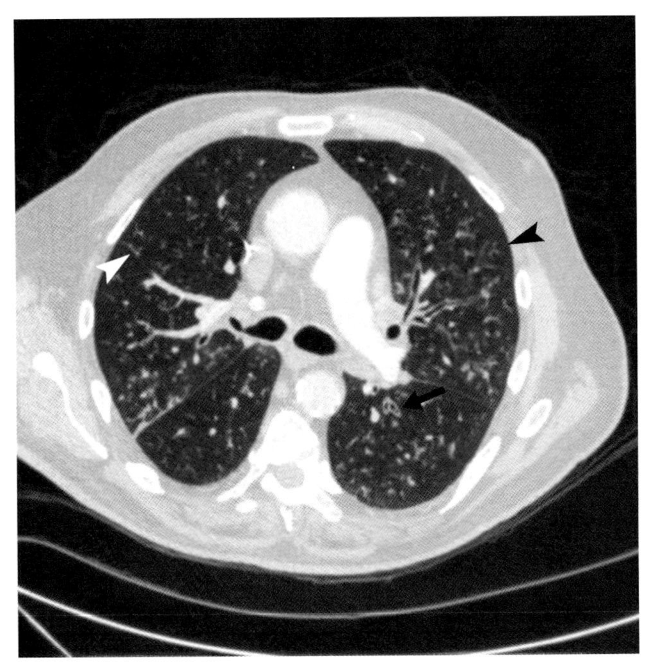

图 16.21　感染性细支气管炎伴“树芽征”。支原体肺炎患者，CT 显示小叶中心“树芽状”影（箭头）和支气管增厚（箭）。

呼吸性细支气管炎伴间质性肺疾病（RB-ILD），表现出间质性肺病的症状和体征。RB-ILD 在第 15 章中讨论过。细支气管炎也是亚急性过敏性肺炎患者的一个突出特征，在第 15 章中讨论过。炎症性肠病患者可见单核细胞浸润性细支气管炎，滤泡性细支气管炎是一种细支气管周围淋巴滤泡弥漫性淋巴细胞增生，并没有明确的临床意义并且常见于患有类风湿关节炎或干燥综合征的患者。薄层 CT 显示小叶中央内边界不清的磨玻璃结节，有时可见扩张的支气管。

缩窄性细支气管炎，又称闭塞性细支气管炎，它是一种亚急性疾病，其病理特征是呼吸性细支气管壁上单核细胞炎症，并导致肉芽组织形成，肉芽组织阻塞小气道，导致呼吸困难和功能性气道阻塞。这种疾病可以是特发性的或继发于病毒感染、有毒烟雾吸入（如填仓者病）、药物反应（如青霉胺）、胶原血管疾病（如类风湿关节炎）、器官移植或慢性吸入。肺、心-肺联合移植和骨髓移植患者患该病风险高（图 16.20B）。成人的缩窄性细支气管炎可能是由于幼童时期下呼吸道腺病毒、麻疹或支原体感染造成的，在这种情况下称为单侧透明肺或 Swyer-James 综合征。在 Swyer-James 综合征中，细支气管炎造成弥漫性小气道闭塞、空气滞留和肺泡壁破坏，肺气肿是由周围气腔过度扩张引起的。因为感染后闭塞性细支气管炎累及肺部是不对称的，而且该疾病通常发生在肺的生长发育阶段，所以被累及的肺组织特别小和过度透亮，同时伴同侧肺动脉发育不全。大部分 Swyer-James 综合征的患者无症状，只有一些患者会出现呼吸困难或反复的下呼吸道感染。一种罕见的缩窄性细支气管炎，称为弥漫性特发性肺神经内分泌细胞增生（DIPNECH），见于中年妇女，表现为严重气流受限，薄层 CT 表现为空气滞留的支气管增厚和扩张与代表神经内分泌细胞肿瘤的一个或多个小结节相关，如果结节直径大于 5mm，则为类癌肿瘤（图 16.22）。

单纯性缩窄性细支气管炎患者的胸部 X 线可能是正常的，尽管出现了严重的呼吸困难和功能性气道阻塞。这种疾病在胸部 X 线上最常见的影像学表现是弥漫性细网状影和肺部充气过度。并发中央支气管扩张，特别是心肺联合移植后出现的细支气管炎会并发中央支气管扩张。在患有 Swyer-Jam 综合征的患者中，受累肺组织体积正常或减小，在 X 线透视检查或呼气相胸部 X 线上可见明显的单侧空气滞留。空气滞留是由细支气管阻塞引起的，吸气时侧支空气进入远端肺，呼气时无法逸出。同侧肺门减小，肺血管减少，这可以解释胸部 X 线和 CT 上表现的高透光影（图 16.23）。肺灌注扫描显示受影响的肺灌注减少，而通气研究显示，伴随放射性同位素明显延迟冲洗的通气减少。后一种发现有助于区别 Swyer-James 综合征和原发性中央肺动脉闭塞或肺发育不全，原发性中央肺动脉闭塞或肺发育不全的肺通气是正常的。

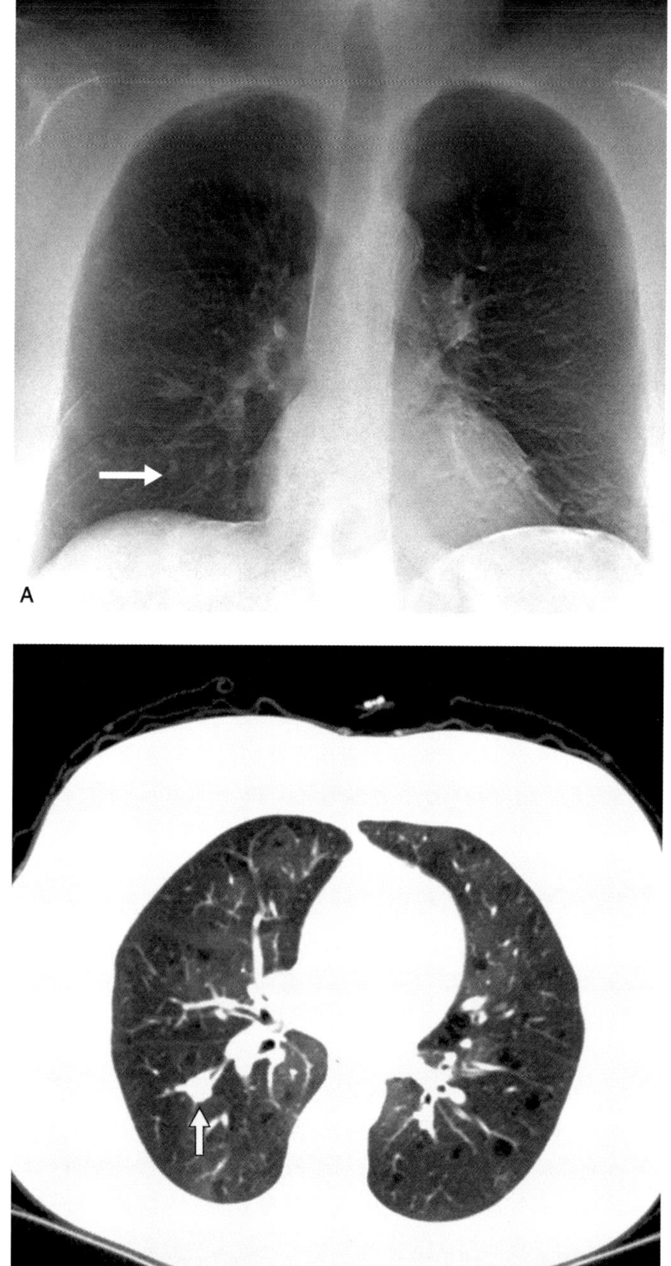

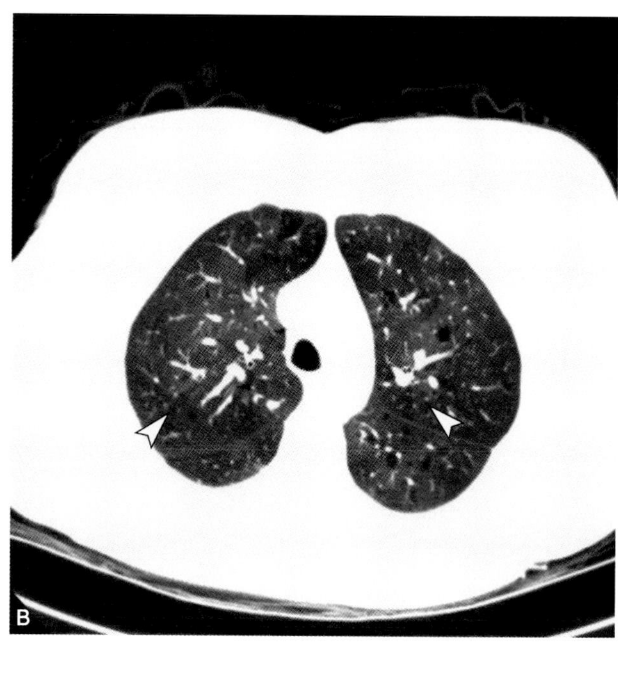

图 16.22　弥漫性特发性肺神经内分泌细胞增生(DIPNECH)。A. 53 岁女性哮喘患者,双能量减影胸部 X 线显示右下肺结节(箭)。B. 经上肺横断位 CT(B)显示明显的马赛克灌注伴多个小结节(箭头)。C. 横断位 CT 显示右肺下叶结节,沿支气管血管束分布(箭)。CT 引导下右肺下叶结节活检显示典型的类癌。随后对另一个结节的手术活检也显示类癌。

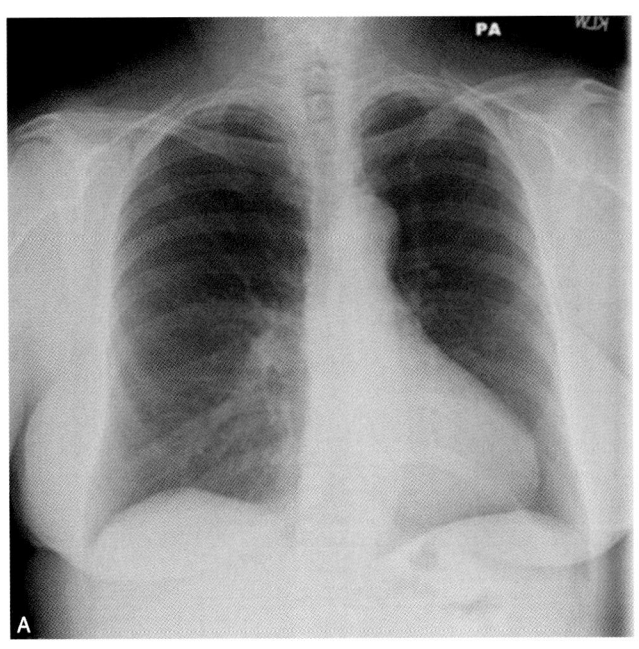

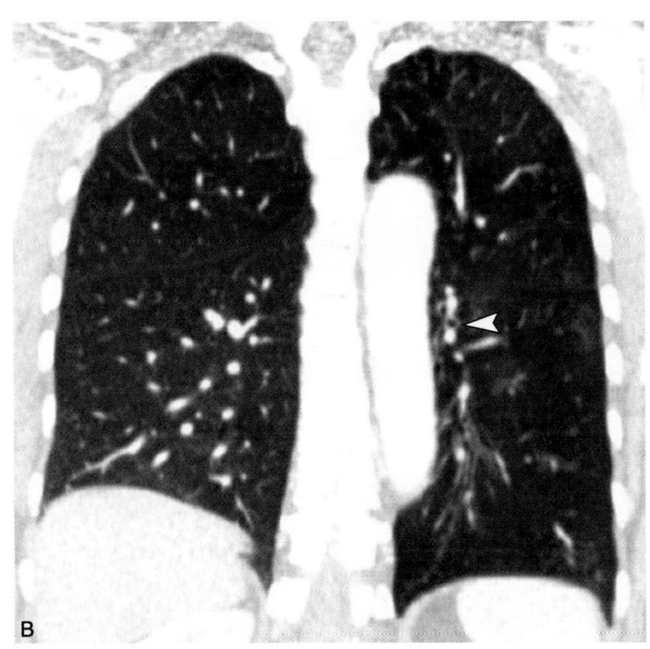

图 16.23　单侧透明肺(Swyer-James)综合征。A. 胸部 X 线显示左肺容积轻微减小,左肺门减小,血管纹理减少。B. 冠状位重建 CT 扫描通过降主动脉水平,肺窗显示左肺透光度增强,轻度中央支气管扩张和增厚(箭头)。

推荐阅读

Barnes D, Gutiérrez Chacoff J, Benegas M, et al. Central airway pathology: clinic features, CT findings with pathologic and virtual endoscopy correlation. *Insights Imaging* 2017;8(2):255–270.

Berniker AV, Henry TS. Imaging of small airways diseases. *Radiol Clin North Am* 2016;54(6):1165–1181.

Carden KA, Boiselle PM, Waltz DA, Ernst A. Tracheomalacia and tracheobronchomalacia in children and adults: an in-depth review. *Chest* 2005;127(3):984–1005.

Chung JH, Kanne JP, Gilman MD. CT of diffuse tracheal diseases. *AJR Am J Roentgenol* 2011;196(3):W240–W246.

Foster WL Jr, Gimenez EI, Roubidoux MA, et al. The emphysemas: radiologic-pathologic correlations. *Radiographics* 1993;13(2):311–328.

Hansell DM. Small airways diseases: detection and insights with computed tomography. *Eur Respir J* 2001;17(6):1294–1313.

Hansell DM, Bankier AA, MacMahon H, McLoud TC, Müller NL, Remy J. Fleischner Society: glossary of terms for thoracic imaging. *Radiology* 2008;246(3):697–722.

Lynch DA. Imaging of small airways disease and chronic obstructive pulmonary disease. *Clin Chest Med* 2008;29(1):165–179.

Marom EM, Goodman PC, McAdams HP. Focal abnormalities of the trachea and main bronchi. *AJR Am J Roentgenol* 2001;176(3):707–711.

Milliron B, Henry TS, Veeraraghavan S, Little BP. Bronchiectasis: mechanisms and imaging clues of associated common and uncommon diseases. *Radiographics* 2015;35(4):1011–1030.

Rice A, Nicholson AG. The pathologist's approach to small airways disease. *Histopathology* 2009;54(1):117–133.

Semple T, Calder A, Owens CM, Padley S. Current and future approaches to large airways imaging in adults and children. *Clin Radiol* 2017;72(5):356–374.

Stagnaro N, Rizzo F, Torre M, Cittadini G, Magnano G. Multimodality imaging of pediatric airways disease: indication and technique. *Radiol Med* 2017;122(6):419–429.

Washko GR. Diagnostic imaging in COPD. *Semin Respir Crit Care Med* 2010;31(3):276–285.

(杜平杰　杨朝凤　李杨)

第 17 章 胸膜、胸壁、膈肌及各种胸部疾病

胸 膜

解剖学、生理学和病理生理学

胸膜是一种浆膜,分为脏胸膜和壁胸膜。脏胸膜覆盖肺并形成叶间裂;壁胸膜覆于纵隔、膈肌和胸廓。脏胸膜和壁胸膜均由单层间皮细胞及其基底膜组成,基底膜是一层含不同比例的胶原蛋白与弹性蛋白的不规则结缔组织。脏、壁两层胸膜之间的潜在空间为胸膜腔。两层胸膜在肺门处汇合,并且在下肺静脉下方的内侧肺基底部处形成薄的双层褶皱,称之为肺韧带。在胸膜腔中通常存在少量液体,约为 2~5mL,以用作润滑剂,使呼吸期间脏胸膜沿着壁胸膜平滑地起伏。胸膜腔内的液体量是形成和再吸收之间动态平衡的结果。胸膜液的形成遵循 Starling 定律,取决于壁胸膜和胸膜腔的全身性毛细血管中的静水压力和渗透力。在正常情况下,胸膜液由壁层胸膜中的毛细血管系统滤过形成,并通过壁层胸膜淋巴管吸收(图 17.1)。

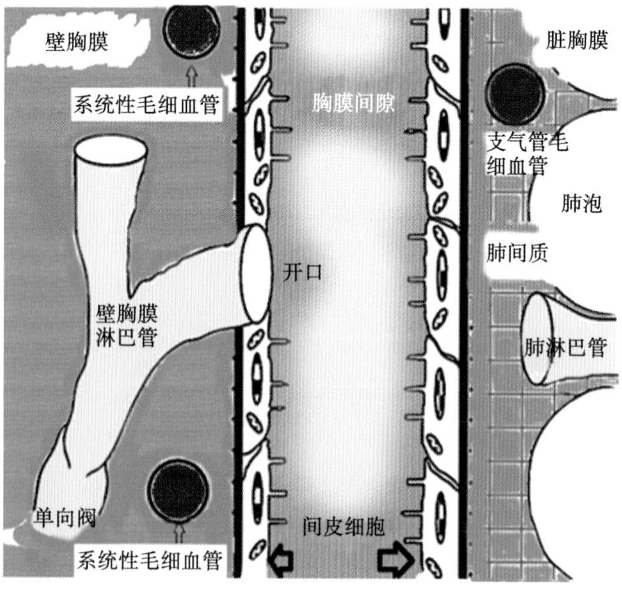

图 17.1 正常胸膜液体生理。[经许可,Diagram modified from Miserocchi G. Physiology and pathophysiology of pleural fluid turnover. Eur Respir J 1997;10(1):219-225.]

胸膜疾病的影像学表现较少,包括积液、增厚和钙化。

胸 腔 积 液

当形成和再吸收之间发生不平衡时形成胸腔积液(表 17.1)。胸腔积液可根据其总体外观(血性、乳糜性、化脓性、浆液性)、潜在的疾病过程(表 17.2),或通过异常胸腔积液形成的病理生理学(如漏出液与渗出液)进行分类(表 17.1)。通过测定胸腔穿刺术获得的胸膜液内的蛋白质、乳酸脱氢酶(LDH)和葡萄糖浓度鉴别漏出液与渗出液(表 17.3)。

表 17.1

胸腔积液异常形成的病理生理学

机制	疾病	漏出性/渗出性
间质液形成增加	CHF(充血性心力衰竭),肺炎旁胸腔积液,渗透性肺水肿,肺移植	漏出性
静水压增高	左室或右室衰竭,SVC 综合征(上腔静脉综合征),心脏压塞	漏出性
毛细血管通透性增加		渗出性
毛细血管胶体渗透压降低	低蛋白水平	漏出性
液体吸收障碍	恶性肿瘤	渗出性
全身静脉压升高		漏出性

表 17.2
胸腔积液的病因

疾病分类	病因
感染性	细菌
	真菌
	病毒
	分枝杆菌
	寄生虫
心血管性	充血性心力衰竭
	缩窄性心包炎
	上腔静脉阻塞
	心肌梗死后(Dressler)或心包切开术综合征
	肺梗死
肿瘤性	肺癌
	转移性疾病
	淋巴瘤
	胸壁或胸膜肿瘤
胶原血管性	系统性红斑狼疮
	类风湿关节炎
吸入性	石棉相关胸腔积液
外伤	钝性或穿通伤
	血胸
	乳糜胸
	食管破裂
腹部疾病	胰腺炎
	膈下脓肿
	肝硬化(肝性胸腔积液)
	腹腔积液(任何病因)
其他	药物
	黏液性水肿
	卵巢肿瘤[梅格斯(Meigs)综合征]

表 17.3
漏出液与渗出液的化学特征

漏出液	渗出液
积液 TP/血清 TP<0.5	积液 TP/血清 TP>0.5
积液 LDH/血清 LDH<0.6	积液 LDH/血清 LDH>0.6
积液 LDH<200IU/L	积液 LDH>200IU/L
比重<1.016	比重>1.016
疾病:	疾病:
心源性	感染
低蛋白血症	梗死
黏液性水肿	肿瘤
肝硬化(肝性胸腔积液)	炎症(浆膜炎)
肾病综合征	

胸腔积液的具体原因

充血性心力衰竭。充血性心力衰竭是漏出性胸腔积液的最常见病因。积液通常为双侧,右侧积液量较大。单侧积液中,出现右侧积液是左侧的两倍。

肺炎旁胸腔积液和脓胸。肺炎旁胸腔积液定义为与肺炎相关的积液。外周实质感染引起脏胸膜炎症,增加胸膜毛细血管通透性,从而产生渗出性胸腔积液。伴有淋巴阻塞的胸膜炎性增厚也可能为其促成因素。当肺实质感染延伸到胸膜腔时引起脓胸。通常导致脓胸形成的实质感染是细菌性肺炎、脓毒性栓子和肺脓肿,而真菌、病毒和寄生虫感染不常见。感染从脊柱、纵隔和胸壁蔓延到胸膜腔较少见。

40%的细菌性肺炎伴有胸腔积液。金黄色葡萄球菌和革兰氏阴性菌肺炎是导致肺炎旁胸腔积液和脓胸的最常见原因。肺炎旁胸腔积液的自然病程可分为三期。Ⅰ期是渗出期,脏胸膜炎症导致毛细血管通透性增加和胸腔积液积聚,大多数无菌渗出性积液通过适当的抗生素治疗解决。Ⅱ期是含有细菌和中性粒细胞的纤维蛋白脓性胸膜液积聚,脏、壁两层胸膜上的纤维蛋白沉积影响了液体再吸收并产生分隔。如果感染没有得到治疗,那么这些分隔会影响闭合性胸腔积液引流。Ⅲ期肺炎旁胸腔积液在胸膜液最初形成后 2~3 周发生,其特征在于胸膜上成纤维细胞向内生长,胸膜纤维化并使肺塌陷。在胸膜感染消退后,可能发展成胸膜的营养不良性钙化。由胸膜下干酪性肉芽肿破裂引起的结核性胸腔积液或脓胸可能使肺部感染复杂化,或作为疾病的主要表现而发生。结核性(TB)胸腔积液的发作在患有肺疾病的年轻成人和患有严重免疫缺陷的 HIV 阳性个体中更常见。胸膜液的特征是稻草色、淋巴细胞大于 70%且葡萄糖浓度低。

影像学中,脓胸最常见的是包裹性胸腔积液。CT 上,病灶呈椭圆形,常见于后部(肋胸膜)和下部(下肺)胸膜腔。这些积聚液体保持与胸壁的广泛接触(图 17.2)。区别脓胸与周围肺脓肿对于疾病治疗具有重要意义:脓胸需要外引流,而肺脓肿通常对体位引流和抗生素治疗有反应。胸部增强 CT 最有助于区分(表 17.4)。当存在广泛的实质实变时,可能难以发现脓胸。在这种情况下,CT 和 US 有助于发现肺炎旁胸腔积液并引导诊断性胸腔穿刺和胸腔引流。在 CT 上渗出性胸腔积液存在的特异表现包括壁胸膜的增厚和强化、分隔存在,并沿着壁胸膜散在分布的软组织病变,其由低密度胸腔积液勾勒出轮廓。血性积液可表现为高密度,或由细胞血液成分引起的液-液平,从而在 CT 上被识别出来。

表 17.4
脓胸与肺脓肿在 CT 上的鉴别

特征	脓胸	肺脓肿
形状	椭圆形,纵向走行	圆形
边缘	薄、光滑("胸膜分裂"征)	厚、不规则
与胸壁角度	钝角	锐角
对肺的影响	压缩	损耗
治疗	体外引流	抗生素治疗,体位引流

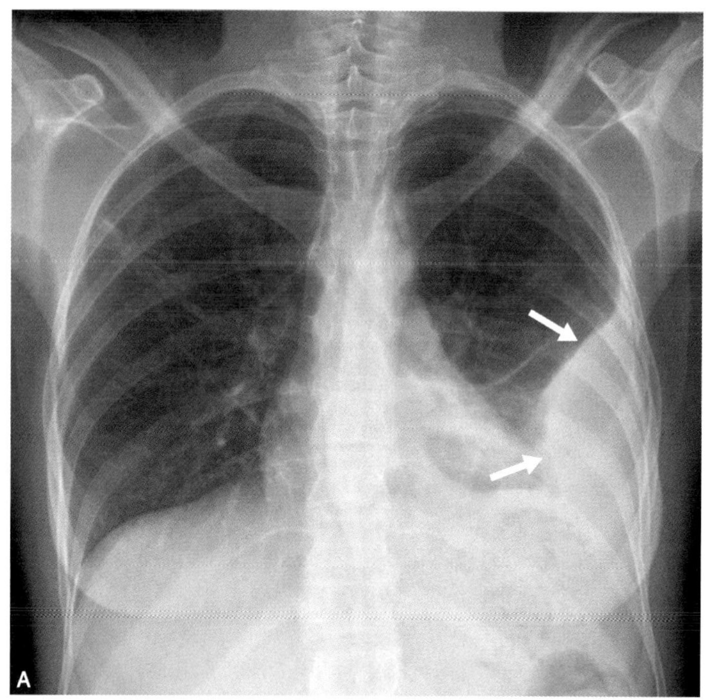

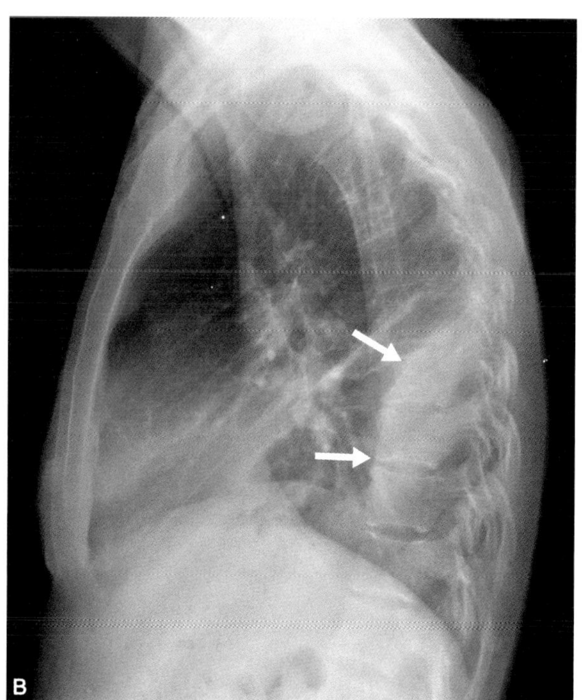

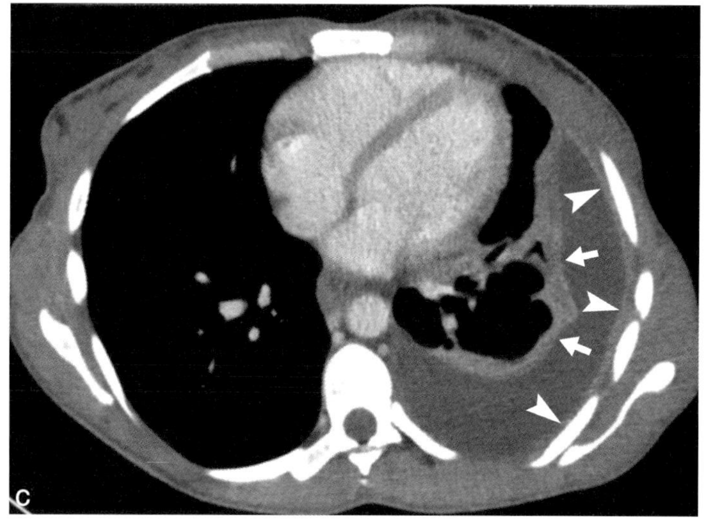

图 17.2　脓胸的 X 线和 CT。37 岁，女性脓胸患者，正位(A)和侧位(B)胸部 X 线显示，左侧和后方包裹性胸腔积液(箭)。C. 增强 CT 显示左侧胸腔积液，增强的胸膜壁层(箭头)和脏层(短箭)，表现为脓胸的特征。患者随后接受了影像引导下的导管引流，积液引流成功。

肿瘤。胸腔积液可见于良性或恶性胸内肿瘤。与胸腔积液相关的肿瘤依次为肺癌、乳腺癌、盆腔肿瘤、胃癌和淋巴瘤。胸腔积液可能由肿瘤引起的胸膜受累所致或由从壁胸膜到纵隔淋巴结的任何地方淋巴阻塞引起。积液属于渗出液，可能为血性积液。

在胸腔穿刺术中获得的胸腔积液，经细胞学检查显示恶性细胞才能诊断恶性胸腔积液。影像引导下闭合或胸腔镜活检适用于细胞学检查阴性的患者。存在恶性胸腔积液的线索包括光滑或结节性胸膜增厚、纵隔或肺门淋巴结肿大或肿块、单发或多发肺实质结节。CT 可用于显示大量胸腔积液患者的胸膜肿块或潜在的肺实质病变(图 17.3)。

外伤。胸部钝性或穿透性创伤，包括胸廓切开术、胸腔造口术或放置中心静脉导管等医源性创伤，可能导致血胸。血胸是由肺、纵隔、胸壁或横膈膜内的血管撕裂所引起。胸膜腔内血液迅速凝固，早期形成分隔。在一些个体中，胸膜运动引起蛋白去纤维化，使凝血溶解。急性情况下，可见高 CT 值(>80HU)的胸膜腔积液(图 17.4)，伴有肋骨骨折或皮下气肿应提示诊断。急性血胸用胸腔闭式引流，而胸廓切开术通常用于持续性出血或低血压。

长期呕吐(布尔哈夫综合征)导致的食管穿孔或作为食管扩张并发症可能导致胸腔积液，最常发生于左侧。临床上，若怀疑患者发生食管穿孔，胸膜腔积液中唾液淀粉酶水平升高和 pH 降低具有诊断价值。

中心导管血管外放置时，当静脉内溶液无意中注入胸膜腔或胸膜外腔时，可导致胸腔积液。

胶原血管和自身免疫性疾病。已有报道系统性红斑狼疮胸腔积液发生率为 33%～74%(图 17.5)。这些渗出性积液是胸膜炎症的结果，患者常出现胸膜炎性疼痛。心脏扩大为常见的相关影像学表现，可能由心包积液、高血压、肾衰竭或狼疮相关性心内膜炎或心肌炎引起。胸腔积液是类风湿关节炎最常见的胸内表现，并且常发生于在关节疾病发作后的男性患者。

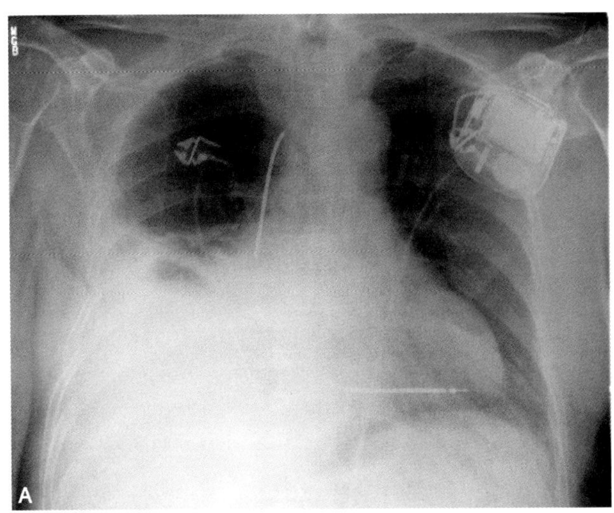

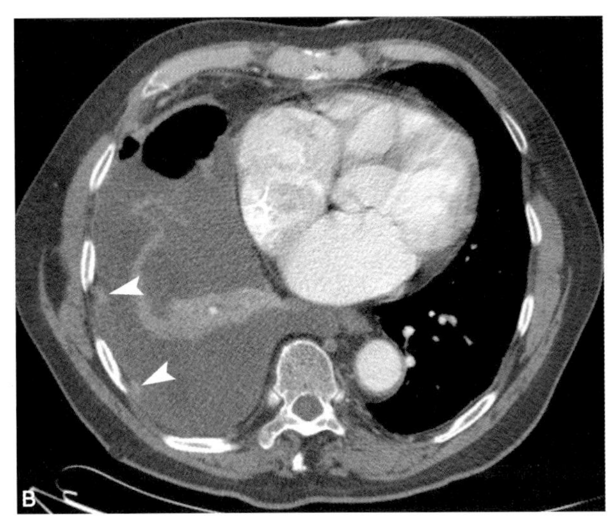

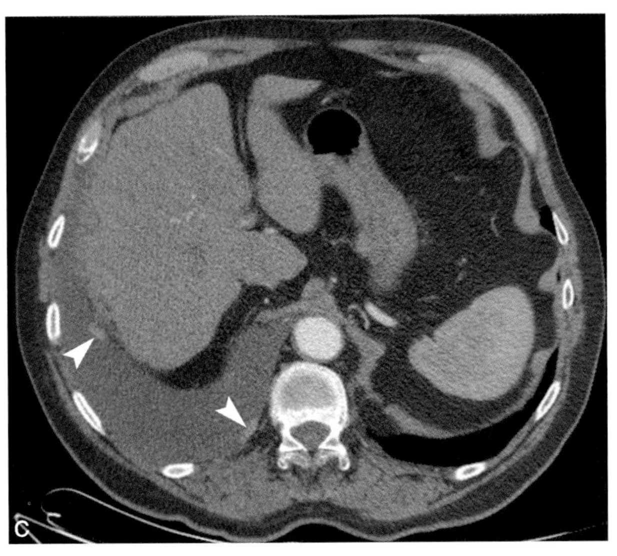

图 17.3　恶性胸腔积液:CT 诊断。A. 69 岁,男性,肾细胞癌病史,正位胸部 X 线显示右侧中度胸腔积液。B、C. 左心房(B)水平和上腹部(C)的增强 CT 显示壁胸膜结节(箭头),反映肿瘤植入伴胸腔积液。胸腔积液细胞学检查证实为转移性胸膜疾病。

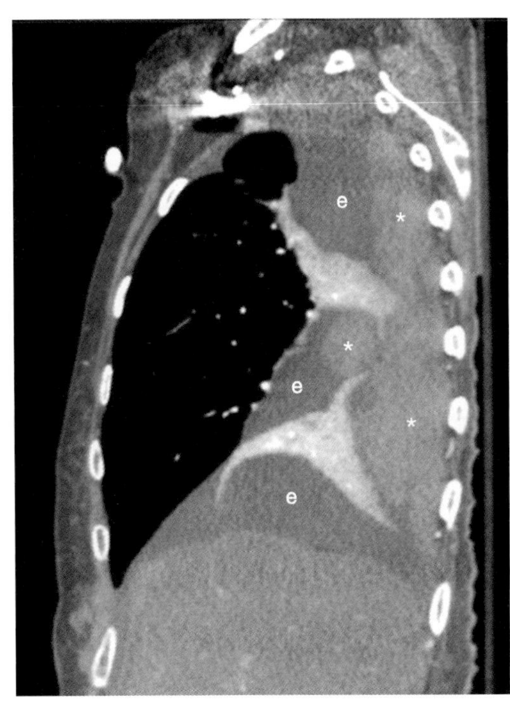

图 17.4　血胸。钝性胸外伤伴右侧肋骨骨折患者有右侧血胸,矢状位增强 CT 显示胸腔积液(e),其中可见高密度影(*),代表创伤性血胸中的凝血。

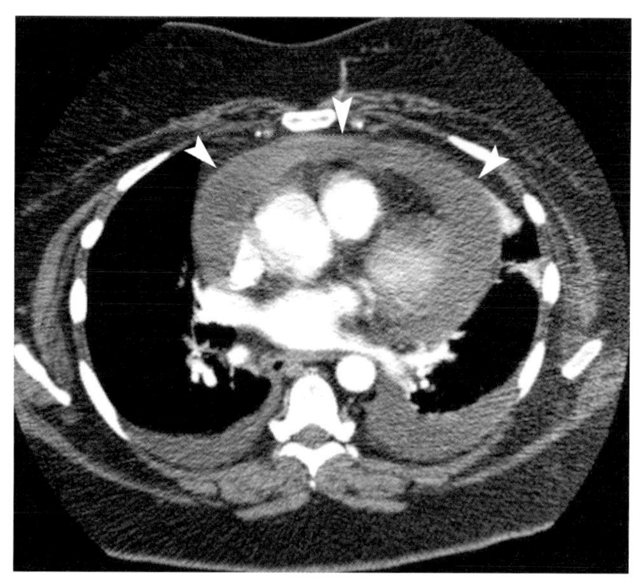

图 17.5　浆膜炎性胸腔积液和心包积液。54 岁红斑狼疮患者的 CT 显示双侧胸腔及心包积液。注意心包壁增厚、轻度强化（箭头），提示心包炎的存在。

胸腔积液的产生与肺实质受累无关，但可能在肺外带类风湿结节胸膜内破裂后发生。类风湿关节炎的积液属于渗出液，具有淋巴细胞增多、低葡萄糖浓度和低 pH（<7.2）等特点。类风湿性胸腔积液可能持续数年不变。在心肌梗死（Dressler 综合征）或心脏手术（心包切开术后综合征）后，自身免疫综合征产生胸腔和心包积液已有描述。两者的特征均为在数天至数周内出现发热、胸膜炎、肺炎和心包炎等症状。影像学表现包括心脏轮廓扩大、胸腔积液和肺实质致密影。超过 80% 的患者出现浆液性渗出性胸腔积液。非甾体抗炎药治疗通常会改善临床症状和影像学表现。

腹部疾病。放射性同位素研究表明，腹膜腔积液可经膈淋巴管或膈肌缺损进入胸膜腔。右侧淋巴管较大，导致与腹腔积液或肝衰竭（肝性胸腔积液）相关的右侧胸腔积液的发生率较高。

胰腺炎。急性或慢性胰腺炎可引起胸膜腔积液，因为胰尾靠近左半膈肌，所以最常出现在左侧。与急性胰腺炎相关的积液属于渗出液，可能是血性积液。慢性胰腺炎引起的胸腔积液可导致胸膜炎性胸痛和呼吸短促。胰管破裂可导致胰胸膜瘘。尽管恶性肿瘤或食管穿孔引起的胸腔积液中可能出现淀粉酶升高，胸腔积液中的高淀粉酶浓度仍应提示胰腺为胸膜腔积液的病因。

膈下脓肿。合并腹部手术或空腔脏器穿孔的膈下脓肿可导致膈肌麻痹、基底肺不张和胸腔积液。伴有上腹部疼痛、发热和白细胞增多的胸腔积液患者应进行 CT 或 US 检查，并在适当时经皮导管引流脓肿。

盆腔肿瘤。良性胸腔积液和盆腔肿瘤之间的联系早已被认识。卵巢纤维瘤（Meigs 综合征）和一些盆腹腔肿瘤，包括胰腺和卵巢恶性肿瘤、淋巴瘤和子宫平滑肌瘤，均可引起胸腔积液。Meigs 综合征的积液通常是漏出液，在盆腔肿瘤切除后可消退。

乳糜胸。乳糜胸是以乳糜微粒形式存在的含有甘油三酯的胸腔积液，由恶性肿瘤、医源性创伤或结核继发的胸导管内容物渗出引起（图 17.6）。胸导管起源于第一腰椎水平的乳糜池，沿右侧椎旁间隙上升，经主动脉裂孔进入胸腔。胸导管在第 6 胸椎水平从右侧转向左侧与食管上段并列上行。了解这一解剖学知识是有用的，因为直接外伤或梗阻造成的上胸导管破裂会产生左侧乳糜胸，而下胸导管损伤会产生右侧乳糜胸。左锁骨下动脉水平处，胸导管弓形向前进入左颈内静脉和锁骨下静脉汇合处。在传统 X 线片和 CT 上，难以与其他原因造成的胸腔积液相区分。胸膜腔积液中甘油三酯水平超过 110mg/dL 可确诊乳糜胸。

肺栓塞。肺栓塞并发梗死是公认的胸腔积液原因。积液可能伴有同侧膈肌的抬高和外周楔形密度影（"汉普顿驼峰"征）。这种胸腔积液通常属于少量的、单侧的浆液性渗出。

药物。药物可引起胸膜炎症（麦角新碱）或产生狼疮样综合征（苯妥英钠、异烟肼、肼屈嗪、普鲁卡因胺）而导致胸膜积液。呋喃妥因与引起伴嗜酸性粒细胞增多的胸膜肺疾病的免疫反应有关。

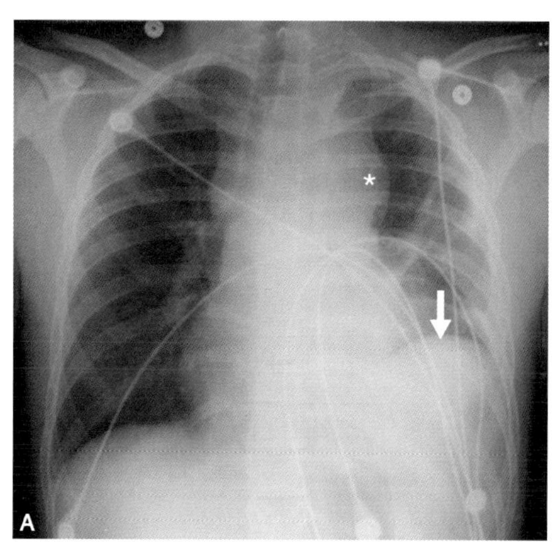

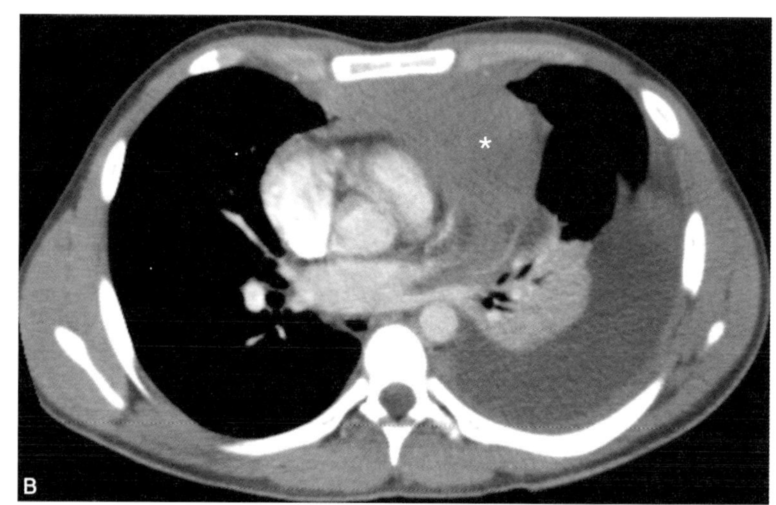

图 17.6　淋巴瘤引起乳糜性胸腔积液。A. 34 岁，男性，非霍奇金淋巴瘤患者，胸部 X 线显示纵隔肿块（＊）伴左侧肺底胸腔积液（箭）。B. 增强 CT 显示前纵隔肿块（＊）、左侧胸腔积液、左肺下叶压迫性肺不张。左胸穿刺术显示乳白色积液，呈乳糜性，胸腔积液甘油三酯的水平升高。

表 17.5

肺炎旁胸腔积液:解剖学、细菌学和化学

分类结果					
胸膜腔解剖学	**胸膜腔积液细菌学**	**胸膜腔积液化学**	**分类**	**不良后果风险**	**引流**
A_0=自由流动的积液<10mm	Bx=培养和革兰氏染色未知	Cx=pH 未知	1	非常低	不需要
A_1=小到中量自由流动积液>10mm 和<半胸	B_0=阴性培养和革兰氏染色	C_0=pH>7.20	2	低	不需要
A_2=大量自由流动积液(>半胸),包裹的或增厚的壁胸膜	B_1=阳性培养或革兰氏染色	C_1=pH<7.20	3	中等	需要
	B_2=脓性		4	高	需要

Colice GL, Curtis A, Deslauriers J, et al. Medical and surgical treatment of parapneumonic effusions: an evidence-based guideline. *Chest* 2000;118(4):1158-1171.

胸腔积液的处理:通过治疗潜在的疾病来控制漏出性胸腔积液,因为在这些疾病中胸膜本质上是正常的。肺炎旁胸腔积液的处理最好通过评估积液可能性来指导,积液如果不排出,可能导致长期住院、胸膜纤维化并引起呼吸系统损害、局部感染扩散或死亡。这种可能性基于积液的解剖、细菌学和化学(即 ABCs)而产生(表 17.5)。总体而言,较大的、有革兰氏染色或培养物阳性且 pH<7.20 的包裹性积液,有中到高等预后不佳的风险,如有可能,应将其引流。引流术的选择取决于多种因素,包括患者年龄和潜在情况、疾病的持续时间、接受影像引导治疗和胸腔镜检查结果。尽管使用组织型纤溶酶原激活

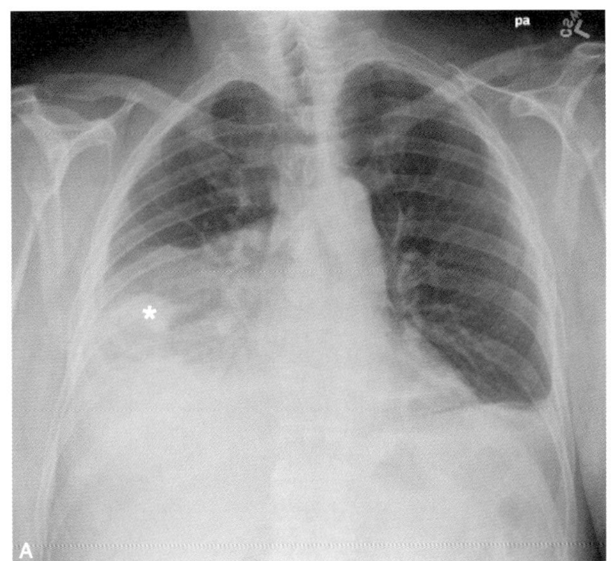

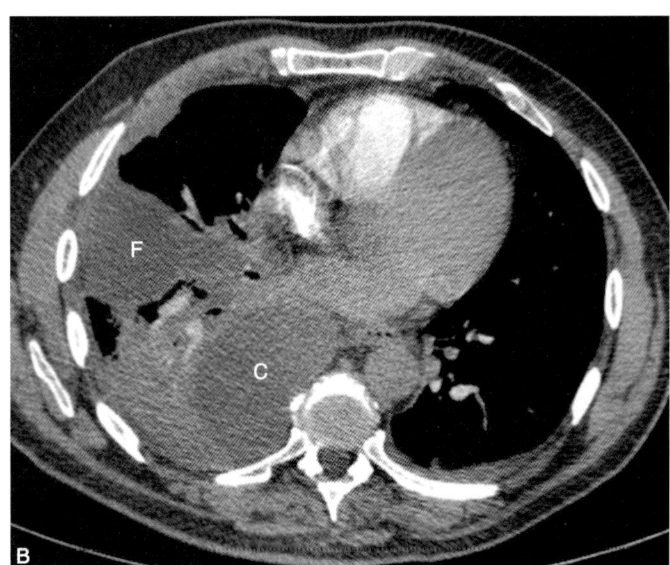

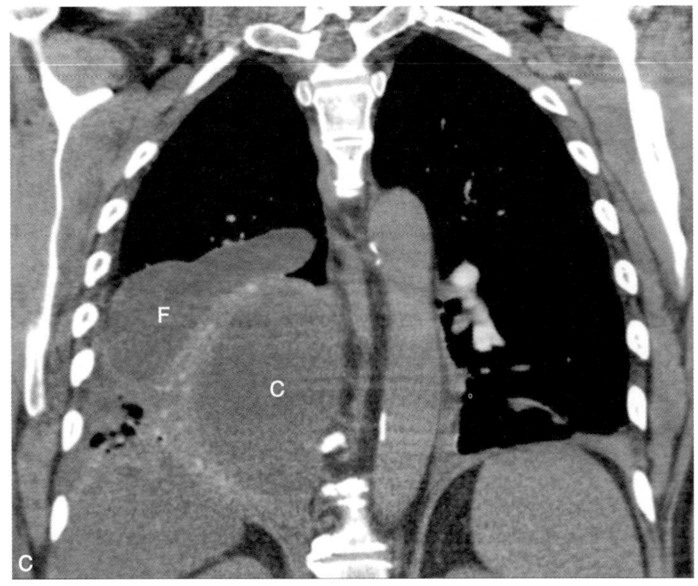

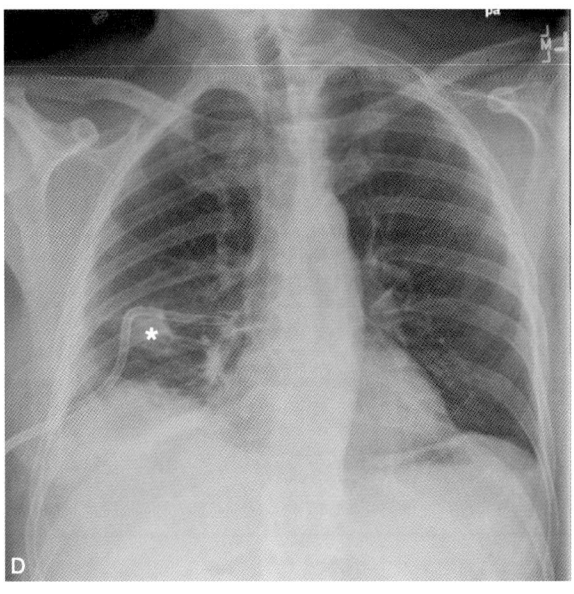

图 17.7 CT 引导下经皮纤维蛋白溶解性脓胸引流术。A. 64 岁,男性,咳嗽发热,胸部 X 线显示右下肺异常密度影,胸腔积液并伴有局灶性叶间裂内积液(*)。B、C. 增强横断位(B)和冠状位(C)CT 扫描显示右胸多发包裹性积液,位于叶间裂(F)和后下内侧肋胸膜间隙(C)。D. 经影像引导下导管引流和胸膜内纤溶治疗后,正位胸部 X 线显示引流导管,积液明显改善,仅残留少量叶间裂积液(*)。

物并伴有 DNA 酶的胸膜内纤溶疗法将有助于某些复杂的肺炎旁胸腔积液患者恢复(图 17.7),但有些患者需要通过视频辅助胸腔镜手术(VATS)或经皮开胸手术进行开放式胸腔引流。相反,恶性胸腔积液最常需要闭合引流和胸膜硬化,滑石粉是目前的首选药物。其他胸膜固定剂的试验因成本较高没有显示出优越性。值得注意的是,滑石粉胸膜硬化可引起 FDG-PET 阳性结节,这是一个假阴性 PET 评估的依据。有些患者可能因 VATS 引流和硬化而康复。选择引流的患者可以作为留置硅橡胶导管(如 PleurX™ 导管,CareFusion Corp,San Diego,CA)的门诊患者进行管理,该导管允许患者自控间歇性引流液体。淋巴瘤或结核继发的乳糜胸患者需要针对潜在原因进行治疗。尽管影像引导下的胸导管栓塞可以在特定的患者中成功进行,但外伤性胸导管破裂而导致的乳糜胸患者通常需要手术结扎导管。

创伤、肺栓塞、自身免疫性疾病和药物反应引起的胸膜腔积液患者通常不需要特殊治疗。使用非甾体抗炎镇痛药物治疗的心肌梗死后综合征(Dressler 综合征)患者和需要大口径导管引流预防胸膜纤维化和肺塌陷的大量血胸患者除外。

支气管胸膜瘘

支气管胸膜瘘是肺与胸膜腔之间的交通,通常起源于外周气道。支气管的支气管胸膜瘘通常会导致脓胸,而外周气腔的漏气可能会导致顽固性气胸,而不伴感染。支气管胸膜瘘通常由肺叶切除术或肺切除术后支气管残端裂开或坏死性肺部感染引起。出现症状包括发热、咳嗽和呼吸困难;胸膜引流患者可能出现大量漏气。影像学上,支气管胸膜瘘表现为包裹性胸膜腔内积气和积液。肺切除术区内见气-液体水平可提示诊断。CT 有助于评估疑似支气管胸膜瘘和脓胸患者(图 17.8),因为它可以区分液气胸和周围肺脓肿,偶尔显示真正的瘘口。

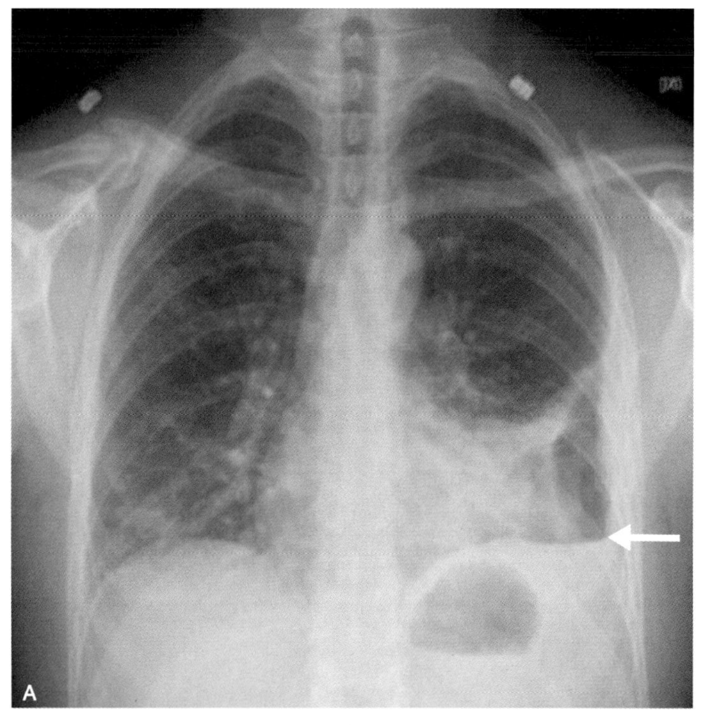

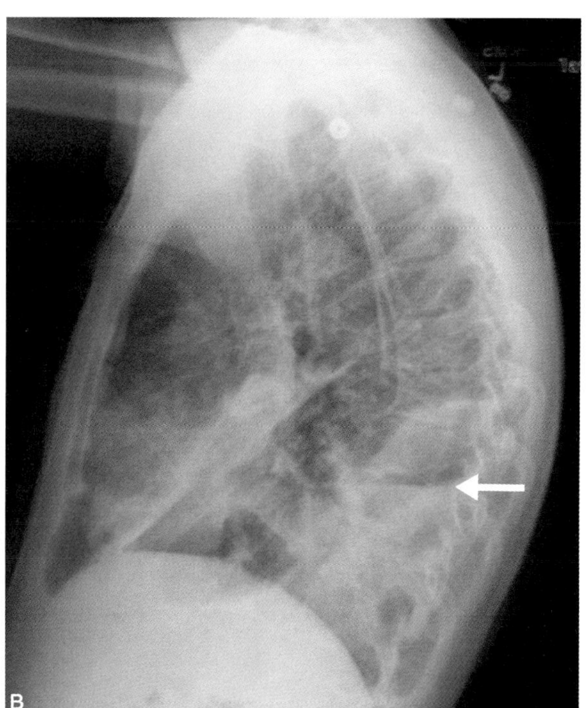

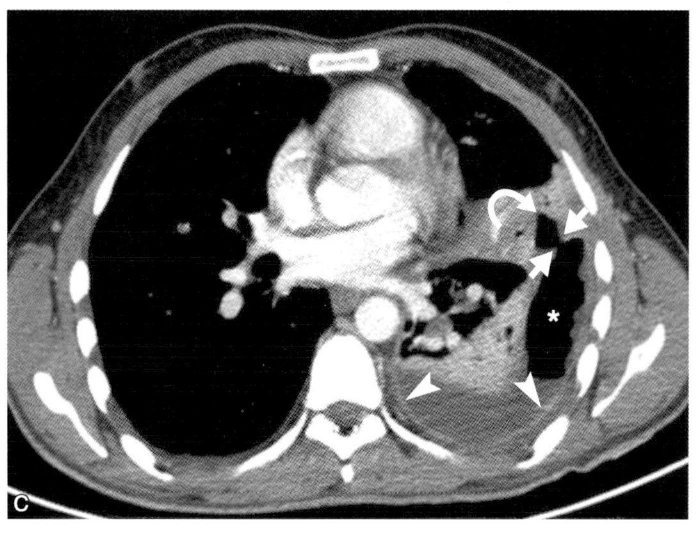

图 17.8 肺炎伴支气管胸膜瘘和脓胸。正位(A)和侧位(B)X 线片显示双肺下叶和左肺舌叶实变,左下肺包裹性液气胸(箭)。C. 增强 CT 显示左肺舌叶和下叶致密影,舌叶有空洞(弯箭),伴有支气管胸膜瘘(短箭)。胸膜腔内包裹性积气和积液(*),伴胸膜壁层(箭头)强化。

肺切除术后，残余间隙逐渐充满液体，影像学表现为不透明的半胸伴同侧纵隔移位。前一节描述了肺切除术后支气管胸膜瘘形成的影像学表现。CT 和 MR 有助于评价肺切除术后肿瘤复发，并诊断术后支气管胸膜瘘和脓胸。

气　胸

气胸是由空气进入胸膜腔引起，可能是创伤性或自发的（表 17.6）。自发性气胸进一步细分为原发性气胸和继发性气胸，前者病因不明，后者与潜在的肺实质性疾病有关。气胸患者通常会突然出现呼吸困难和胸膜炎性胸痛。

表 17.6

气胸的病因

自发性	原发性（特发性）	胸膜下肺大疱
	继发性	阻塞性气道疾病
		COPD/肺气肿
		哮喘
		囊性纤维化
		感染
		空洞性肺炎
		肺脓肿/脓毒性栓子
		肺大疱
		肿瘤
		肺癌（周围型）
		转移癌（空洞）
		囊性肺疾病
		朗格汉斯细胞组织细胞增多症
		结节病（Ⅳ期）
		淋巴管平滑肌瘤病
		结节性硬化症
		伯特-霍格-杜布（Birt-Hogg-Dube）综合征
		胶原血管疾病
		马方综合征
		Ehlers-Danlos 疾病
		皮肤松弛症
		月经性气胸
创伤性	医源性	胸、腹部手术
		经皮介入
		肺或胸膜活检
		胸腔穿刺术
		胸腔引流
		中央肺/起搏器安置
		机械通气
		食管活检/扩张
		经支气管镜肺活检
	非医源性	穿透性创伤
		枪伤
		刺伤
		钝器损伤
		气管支气管损伤
		食管破裂
		肋骨骨折

影像学表现中，站立位胸部 X 线上气胸表现为“新月形”的非重力性透光影，该透光影与胸壁平行，并使脏胸膜线向中心移位。在仰卧位患者中，如急诊室或重症监护室，由于胸膜腔中的气体非重力性上升，在下胸腔和上腹部产生难以察觉的透光度增加，因此无法发现气胸（图 17.9）。仰卧位显示气胸的征象包括上腹部透光度增高（尤其是在正常密度肝脏的右侧）、“深沟”征、“双膈膜”征、心外膜脂肪垫征（左侧气胸）和异常锐利的心缘。在既往存在胸膜粘连的患者中，气胸可表现为胸膜腔（包括叶间裂隙）内的包裹性透亮影。

在 CT 上，气胸是通过下前胸的非重力性透光影来识别。创伤患者中，多数可发现覆盖下胸部的少量基底气胸，而在胸部 X 线上并不明显。

创伤性气胸。创伤是气胸最常见的原因。穿透性损伤导致气胸，通过将空气从大气中引入胸膜腔或脏胸膜撕裂导致肺漏气。胸部和上腹部枪伤和刀伤、中心置管、胸腔穿刺术、经支气管活检和经胸细针活检是造成创伤性气胸的常见穿透性损伤。钝性胸部创伤引起气胸有两种不同的机制：①由于肺泡破裂，肺泡沿外周破裂进入胸膜腔，肺泡间质空气增加，导致胸腔内压力急剧增加；②气管支气管树的裂伤可导致气胸伴大支气管胸膜瘘。肋骨骨折患者，其骨折的游离端向内突出，撕裂肺部，引起气胸。

原发性自发性气胸。通常发生于青年或中年男性。已发现有家族遗传和高瘦个体的倾向。受影响的患者可能在肺尖有肺泡或大疱，这是导致复发性气胸的原因。首次发作的治疗方法是闭式引流，复发性发作或持续性漏气通过胸腔镜下大疱切除术治疗。

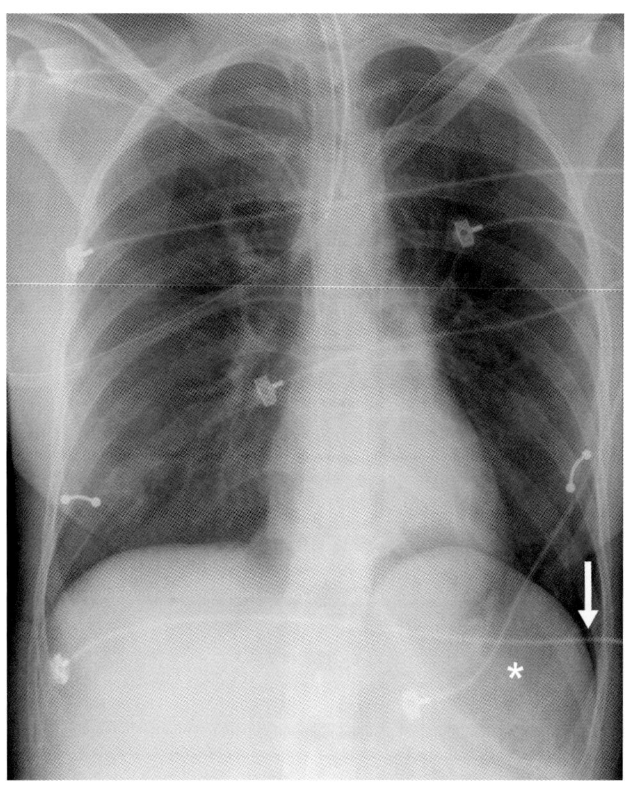

图 17.9　仰卧位气胸患者。女性，27 岁，左侧锁骨下静脉置管后，床旁仰卧位胸部 X 线显示左上腹部异常透光影（*），左侧肋膈沟变深（箭），表现为气胸。

继发性自发性气胸。多种疾病与继发性自发性气胸有关。慢性阻塞性肺疾病是最常见的诱因。支气管收缩(哮喘)引起的急性呼吸受阻或实施 Valsalva 动作(吸食可卡因或大麻、经阴道分娩)可能导致自发性气胸。气胸可并发囊性纤维化(图17.10)或囊性肺病变,如结节病、肺朗格汉斯细胞组织细胞增多症、淋巴管平滑肌瘤病、特发性肺纤维化伴胸膜下蜂窝囊肿形成。由革兰氏阴性或厌氧菌、肺结核或肺孢子菌肺炎引起的坏死性肺炎或肺脓肿可导致气胸,尤其是机械通气患者。肺部转移癌是气胸的罕见原因。这些病例中,当坏死性胸膜下转移灶破裂进入胸膜腔时,就会出现气胸。

肉瘤,尤其是骨肉瘤、淋巴瘤和生殖细胞恶性肿瘤是产生自发性气胸最常见的恶性肿瘤。马方综合征是产生气胸最常见的结缔组织病,通常由于肺尖大疱破裂引起。其他可以产生气胸的结缔组织疾病有 Ehlers-Danlos 综合征和皮肤松弛症。

由于施加正压通气、潜在的肺气肿、并发坏死性肺炎以及频繁的置管和其他侵入性操作,机械通气患者特别容易患气胸。ARDS 机械通气患者可能会发生小的外周囊性气腔破裂使气体进入胸膜腔,这种情况并不罕见。当看到这些在连续胸部X线片上进一步发展时,提示即将发生气胸。

月经性气胸是月经期间发生的一种特别罕见的复发性气胸。常见于40岁女性,很可能是由于胸膜的子宫内膜植入物的周期性坏死引起,导致肺和胸膜之间产生漏气。少见的是,在月经期间空气通过膈肌缺损进入胸膜腔。这种疾病倾向于右侧气胸,表明了右侧膈肌缺损。气胸量往往很少并且会自发消退。月经性气胸通过诱发闭经进行治疗。

张力性气胸是机械通气患者医源性创伤最常见的一种危重疾病。张力性气胸由单向活瓣性胸膜缺损引起,该缺损允许空气进入胸膜腔,但不允许空气流出胸膜腔。这导致胸膜气体积聚,在呼吸周期部分时间内胸腔压力超过大气压力,使肺组织完全塌陷,并妨碍静脉血回流至心脏。临床上,患者出现呼吸急促、心动过速、发绀和低血压。影像学表现中,受累侧胸腔扩张、透光度增高,伴肺组织受压、同侧膈下压或倒置以及纵隔对侧移位(图17.11)。重要的是,气胸的纵隔向对侧移位并不一定意味着张力,因为在没有张力的情况下,胸膜内负压程度的不平衡依然可以产生纵隔移位。因此,张力性气胸仍然是一种临床诊断。应立即使用针、导管或大口径胸腔引流管排空胸膜腔。

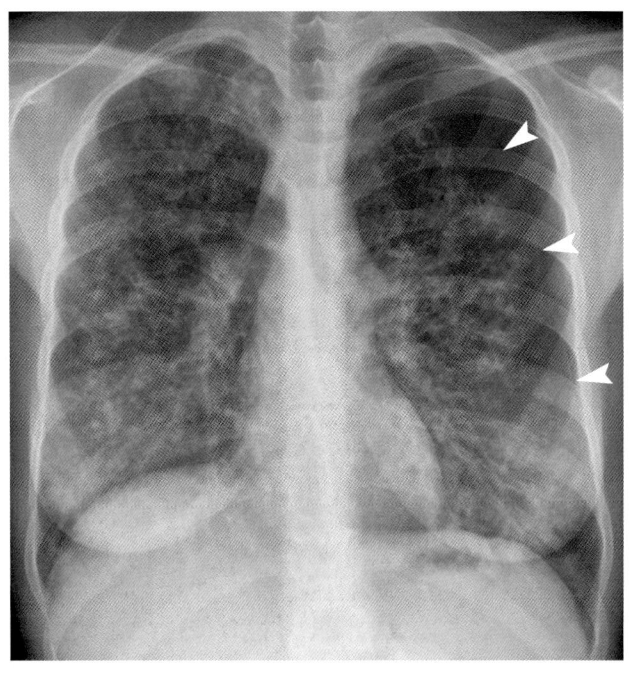

图 17.10 自发性气胸合并囊性纤维化。女性,27岁,囊性纤维化急性加重患者,站立正位胸部X线显示粗网状影和左侧气胸。注意胸膜腔空气勾勒出的脏胸膜线(箭头)。

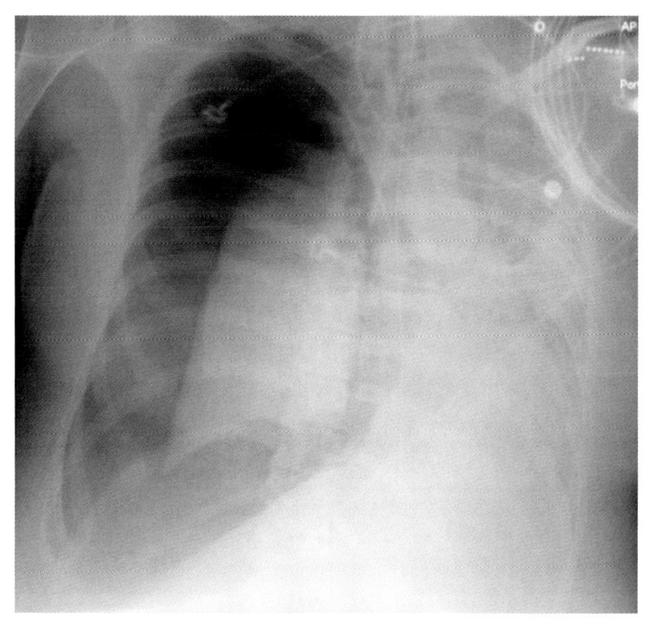

图 17.11 张力性气胸。女性,27岁,ARDS患者合并肺炎,便携式X线片显示右侧大量气胸伴右侧胸腔增大,膈肌明显下压,纵隔对侧移位。

局灶性胸膜疾病

局灶性胸膜疾病可分为局部胸膜增厚、胸膜钙化或胸膜肿块(表17.7)。

表 17.7

局灶性胸膜疾病

表现	病因
假性局灶性胸膜增厚	肺尖帽 肋骨伪影 胸膜下脂肪沉积
局灶性胸膜增厚	肺炎 肺梗死 创伤 石棉相关胸膜斑块(双侧)
钙化	脏胸膜 血胸 脓胸 壁胸膜 石棉相关胸膜斑块(双侧)

表 17.7

局灶性胸膜疾病(续)

表现		病因
胸膜/胸膜外肿块	肿瘤	良性
		局限性纤维瘤
		脂肪瘤
		神经纤维瘤
		恶性
		转移癌
		间皮瘤
		骨髓瘤
	其他	血肿
		包裹性胸腔积液
		愈合肋骨骨折
		脾组织植入

局部胸膜增厚是由纤维化引起的，通常是周围实质和胸膜炎性疾病的最终结果，肺炎是最常见的病因。其他病因包括肺栓塞伴梗死、石棉暴露、外伤、既往化学性胸膜固定术和药物相关胸膜疾病。

胸膜钙化通常是单侧的，累及脏胸膜。它通常由于既往血胸或脓胸(如结核)引起，尽管任何原因引起的胸膜纤维化都可能发生胸膜钙化。石棉暴露可导致双侧壁胸膜出现钙化斑块。胸膜腔出血或感染引起的脏胸膜钙化在影像学上不可区分。最初，钙化是点状的，但随后常常进展成片状。CT 在显示胸膜钙化方面特别有用(图 17.12)。CT 显示钙化胸膜层内有积液提示有活动性脓胸，最常见于既往结核病患者。CT 在石棉相关的局灶性胸膜疾病和钙化评估中的应用将在下一节中讨论。

胸膜肿块。局灶性胸膜肿块通常是良性肿瘤，如脂肪瘤；包裹性胸膜腔积液在影像学上类似胸膜肿块。胸部脂肪瘤可能出现在胸壁或胸膜下脂肪。CT 扫描呈均匀脂肪密度(-30~-100HU)具有诊断性(图 17.13)。胸膜局限性纤维瘤(LFTP)是一种少见的胸膜肿瘤。虽然通常是良性的，但大约 15%的患者会在切除后局部复发。这些病变表现为边缘清楚的球形或椭圆形肿块，起源于胸膜下间质细胞，约 80%为良性。这些肿瘤偶尔通过一个狭窄的蒂附着在胸膜上，这一发现实际上属于病理学表现，解释了偶尔可以看到的其在胸膜内位置随患者体位的改变而发生变化。CT 通常显示边缘光滑的、以宽基底与胸膜相连的软组织肿块，呈均匀软组织密度或由坏死区域引起的不均匀强化(图 17.14)。LFTP 与肥厚性肺骨关节病和低血糖有关。与恶性间皮瘤不同，LFTP 和石棉暴露无关。

弥漫性胸膜疾病

弥漫性胸膜疾病通常表现为弥漫性胸膜纤维化(纤维胸)、胸膜恶性肿瘤或多房性胸腔积液(表 17.8)。

表 17.8

弥漫性胸膜疾病

表现	疾病
光滑的胸膜增厚	胸膜纤维化
	血胸
	既往脓胸
	浆膜炎
	既往胸膜固定术
	胸腔积液(仰卧位胸部 X 线)
	胸膜外脂肪沉积
分叶状/结节状	恶性肿瘤
	原发
	间皮瘤
	转移性疾病
	肺腺癌、乳腺癌、卵巢癌、肾癌和胃肠道恶性肿瘤
	胸腺瘤(侵袭性)
	淋巴瘤
	积液
	脓胸
	既往胸膜粘连

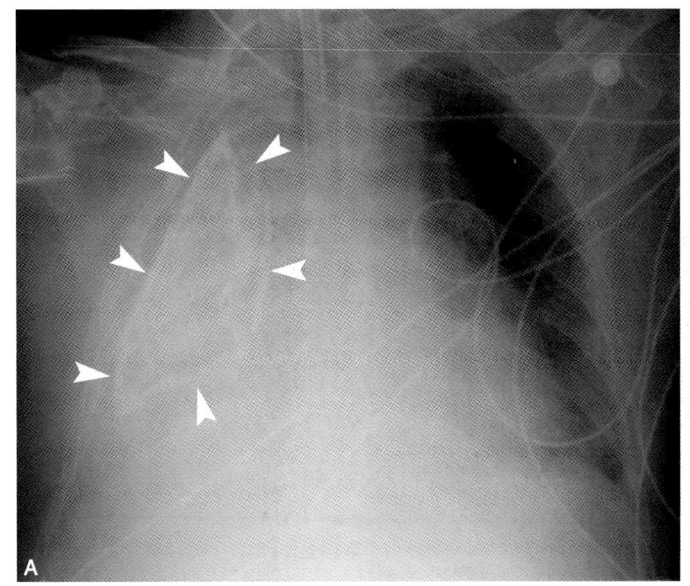

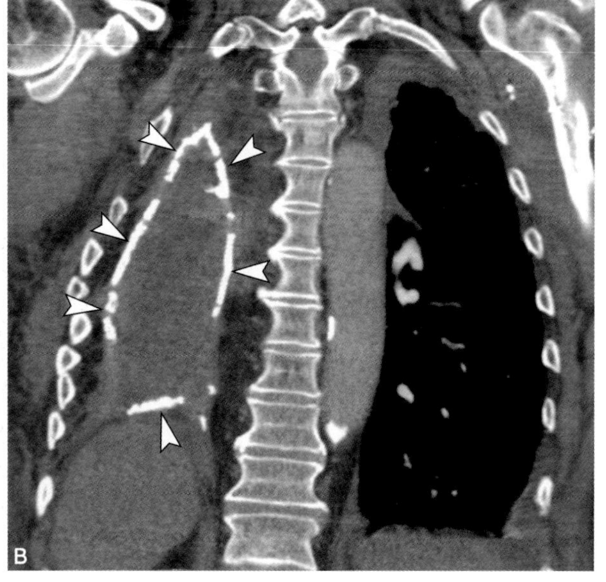

图 17.12　开胸术后胸膜钙化。A. 男性，74 岁，曾接受过右侧开胸全肺切除术，床旁胸部 X 线显示右侧胸廓小，密度增高，外周致密的钙化(箭头)。B. 冠状位 CT 显示右侧胸膜钙化(箭头)。

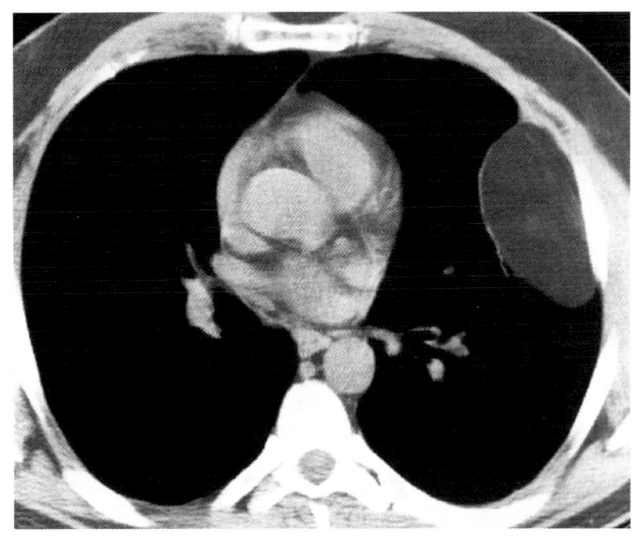

图 17.13　胸膜脂肪瘤。胸部 X 线偶然发现一个无症状的肿块，CT 扫描显示以左前外侧胸膜为基底的肿块，呈均匀脂肪密度，代表脂肪瘤。

纤维胸（弥漫性胸膜纤维化）是指胸膜增厚超过肋骨胸膜表面的 1/4。纤维胸最常见的原因是渗出性胸腔积液（包括石棉相关积液）、脓胸或血胸的吸收。纤维胸可以包围整个肺并导致肺塌陷。由于胸腔穿刺后出现异常低的胸腔内压，受累的患者可能会发展为慢性胸腔积液（图 17.15）。当其引起限制性通气障碍时，必须行胸膜切除术（剥脱术）恢复余下肺功能。

胸膜恶性肿瘤。胸膜的转移性疾病通常导致不规则或结节状胸膜增厚，并伴有胸腔积液。有胸膜转移倾向的恶性肿瘤包括肺、乳腺、卵巢、肾脏和胃肠道的腺癌。恶性间皮瘤几乎只见于石棉接触者。

恶性胸膜疾病通常由以下四种情况引起：转移性腺癌（见图 13.16）、侵袭性胸腺瘤或胸腺癌、间皮瘤和罕见的淋巴瘤。尽管胸膜病变常被伴随的恶性胸腔积液所掩盖，胸膜恶性肿瘤表现为多个不连续的胸膜肿块或结节状胸膜增厚。增强 CT 能区分实性胸膜肿块和局限性胸腔积液，并能显示有大量积液患者的不连续的胸膜肿块或增厚。与良性胸膜增厚相比，当 CT 显示胸膜增厚呈环形或结节状、厚度大于 1cm 和/或累及纵隔胸膜时，更可能发生恶性胸膜疾病。间皮瘤与转移性胸膜疾病在影像学上难以区分，这将在下一节讨论。胸膜肿瘤侵犯胸壁，表现为肋骨破坏或皮下脂肪和肌肉组织的软组织浸润，CT 或 MR 比 X 线能更好地显示。恶性胸膜疾病的诊断是通过胸腔穿刺液进行细胞学检查、闭合或胸腔镜引导下的胸膜活检或开胸手术获得的病变组织活检确定。

石棉相关胸膜疾病

长时间暴露于无机硅酸盐矿物纤维（通称石棉）可导致各种胸膜和肺疾病。良性胸膜疾病是石棉吸入最常见的胸部表现，包括胸膜斑块、胸腔积液和弥漫性胸膜纤维化。恶性石棉相关胸膜疾病表现为恶性间皮瘤。

良性石棉相关胸膜疾病

胸膜斑块是吸入石棉最常见的良性表现。这些斑块在最初暴露于石棉后 20~30 年内形成，并且随着暴露纤维的长度和严重程度的增加，斑块形成更加频繁。壁胸膜石棉斑最常见于横膈膜和后下胸壁。纵隔胸膜表面和肋膈沟一般不受累。斑块是不连续的、双侧的、稍凸起胸膜增厚病灶（厚度约 2~10mm），呈珍珠状白色，肉眼可见光泽。组织学上，斑块由密集的胶原带组成。点状或线状钙化在斑块内常见，并且随着斑块的扩大更为明显。斑块内看不到石棉体（短而直的、表面覆盖铁和蛋白质的石棉纤维，显微镜下形似小哑铃）。脏胸膜斑块常常伴随肺间质纤维化，在 CT 上表现为叶间裂内间断的扁平胸膜增厚区域。大多数单独的石棉相关胸膜斑块患者无临床症状。

从表面上观察，钙化斑块呈不透明地图样分布，类似于冬青叶（图 17.16）。CT 在检测石棉暴露个体的钙化和非钙化胸膜斑块方面极为敏感，它能区分胸膜斑块和弥漫性胸膜纤维化与胸膜下脂肪沉积，后者在常规胸部 X 线中可类似胸膜疾病。尽管在受累个体胸膜腔的大体检查中斑块总是双侧的，但在 X 线片或 CT 上看到单侧斑块（最常为左侧）并不少见。

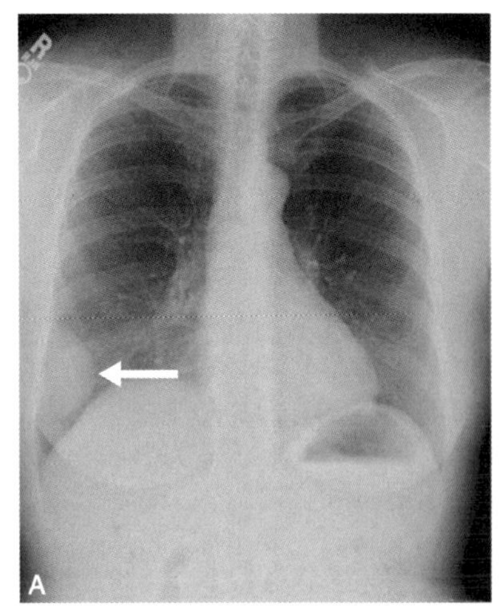

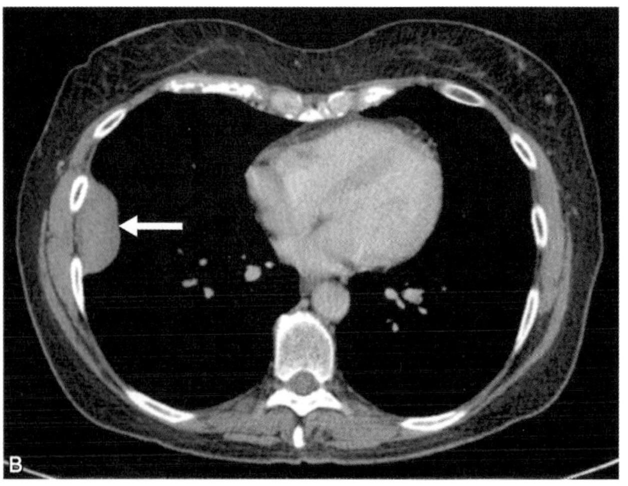

图 17.14　胸膜局限性纤维瘤。A. 女性，47 岁，胸部 X 线显示右下外侧胸廓内光滑的肿块，上、下边缘钝圆。B. 增强 CT 扫描显示轮廓清晰的软组织肿块（箭），沿右肋胸膜表面呈钝角，是典型的胸膜肿块。注意无胸壁受累。活检证实胸膜局限性纤维性瘤。

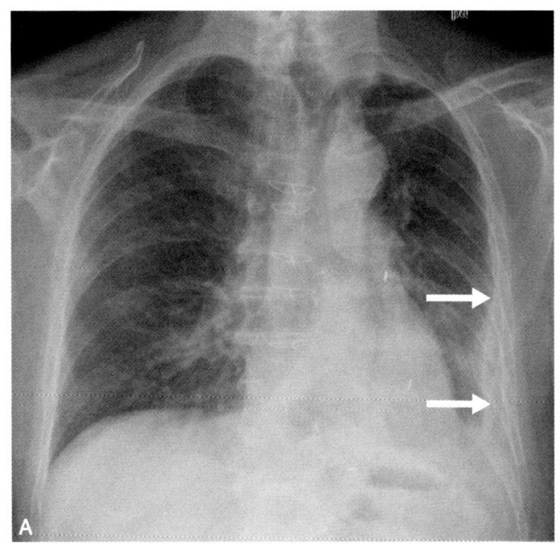

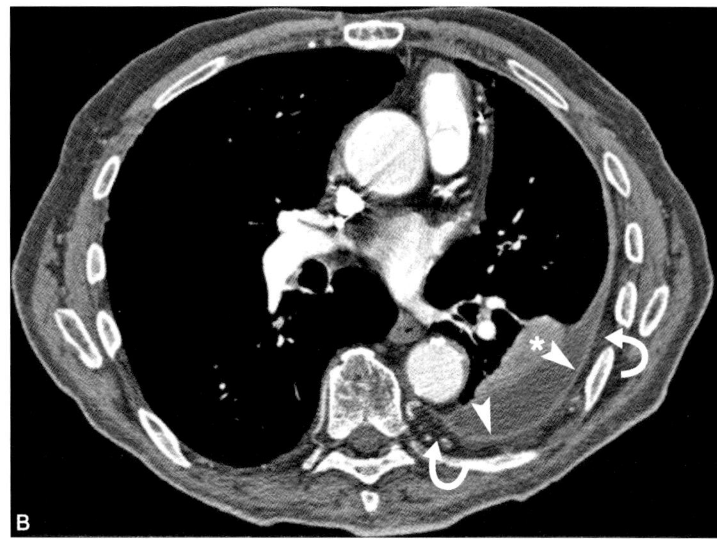

图 17.15　弥漫性胸膜纤维化伴肺塌陷。A. 既往有冠状动脉搭桥手术史，胸部 X 线显示左胸体积缩小，左下侧胸膜增厚（箭）。B. 增强 CT 显示左胸体积缩小，左肋壁胸膜表面平滑增厚（箭头），胸膜外脂肪过度增生（弯箭），伴有左下叶圆形肺不张（*）。胸腔积液是由于肺部受限并伴有高度负性胸腔内压所致。注意纵隔胸膜表面的保留，这是良性胸膜疾病的典型表现。

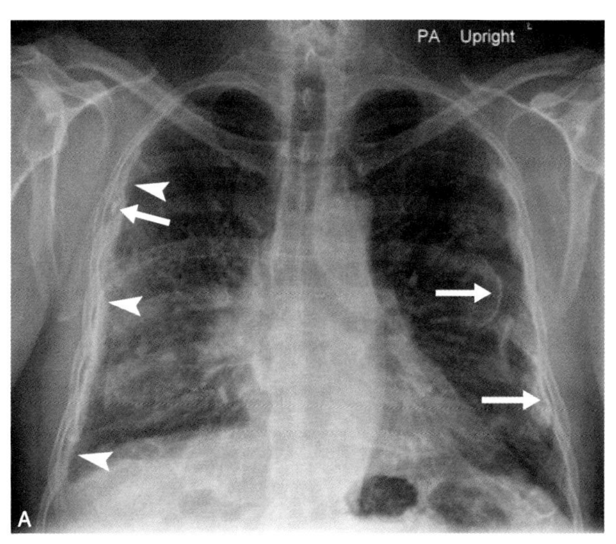

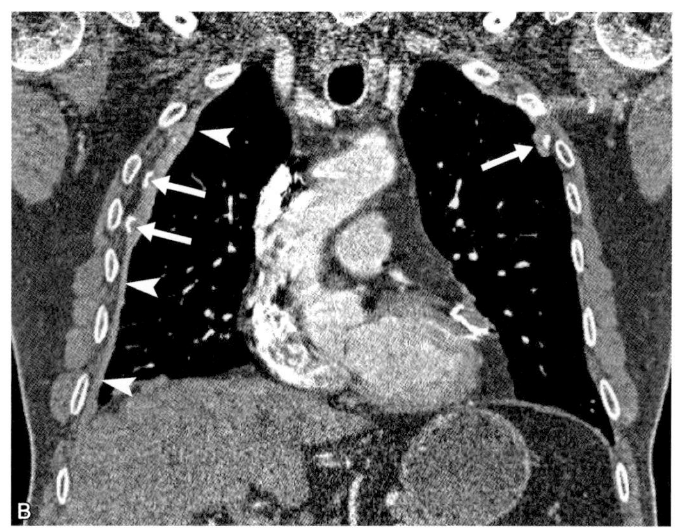

图 17.16　石棉相关胸膜疾病中的钙化性胸膜斑块和弥漫性胸膜纤维化。胸部 X 线（A）示双侧钙化斑块（箭），右侧胸膜表面弥漫性增厚（箭头）。升主动脉层面冠状位 CT（B）证实双侧胸膜斑块的存在（箭），并显示右侧胸膜增厚（箭头）。注意右半胸的体积轻微减少，肋间间隙变窄是最好的证明。纵隔胸膜不受累是良性胸膜病变的典型表现。

胸腔积液发生于与石棉初次接触 10~20 年后，是石棉相关胸膜疾病的最早表现。石棉相关积液的发展似乎与剂量有关。积液通常是少量的、单侧或双侧、渗出液，可能是血性的。良性石棉相关胸腔积液的诊断为排除性诊断，除了有暴露史，还需要排除结核或胸腔恶性肿瘤（即间皮瘤或转移性腺癌）。从最初接触到出现胸腔积液之间有很长的潜伏期（>20 年），应提示诊断为恶性间皮瘤。虽然大多数与石棉相关的胸腔积液可自发消退，但高达 1/3 的患者可复发，并且可发展为弥漫性胸膜纤维化。

弥漫性胸膜增厚或纤维化可发生在与石棉相关的胸腔积液之后，或由胸膜斑块汇合引起。弥漫性石棉胸膜增厚定义为光滑平坦的胸膜增厚，延伸超过肋胸膜表面的 1/4。与仅影响壁胸膜的胸膜斑块不同，弥漫性胸膜纤维化同时累及壁胸膜和脏胸膜。影像学上，弥漫性胸膜增厚表现为累及下胸腔的胸膜平滑增厚、肋膈沟变钝（图 17.16）。CT 有助于确定胸膜增厚的程度、受累的叶间裂，并发现潜在的纤维化或肺气肿。弥漫性胸膜纤维化可导致有症状的限制性肺病。

恶性石棉相关胸膜疾病

恶性间皮瘤是一种罕见的与石棉暴露有关的恶性胸膜肿瘤。与石棉导致的其他胸膜和实质疾病表现不同，该病与剂量无关。间皮瘤最常见于初次接触石棉后 30~40 年。尽管发病率随着暴露严重程度而增加，但恶性间皮瘤也可能在轻度接触后发生，同良性石棉胸膜疾病的发展与石棉接触剂量之间的线性关系形成对比。尽管温石棉占石棉相关间皮瘤的大多数，但青石棉是与恶性间皮瘤发展有关的最常见的纤维类型，因为它是最广泛使用的石棉类型。病理上，间皮瘤分为上皮型、肉瘤型和混合型，其中上皮型最常见，与肉瘤型和混合型相比其预后更好。

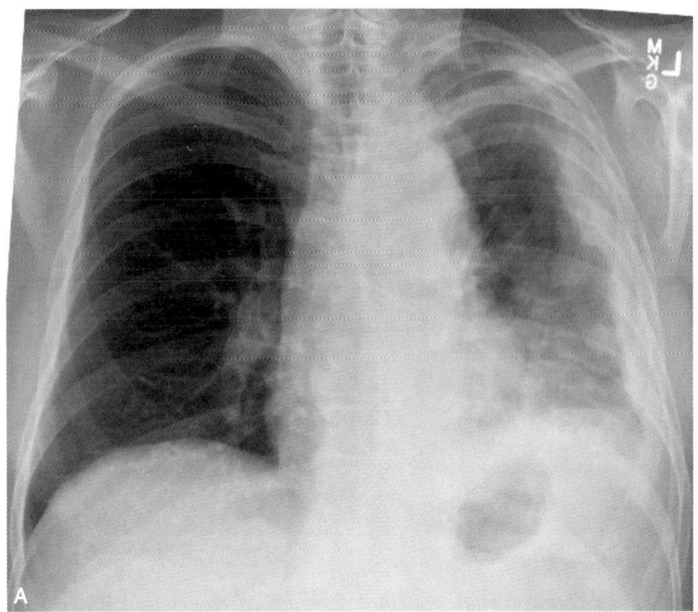

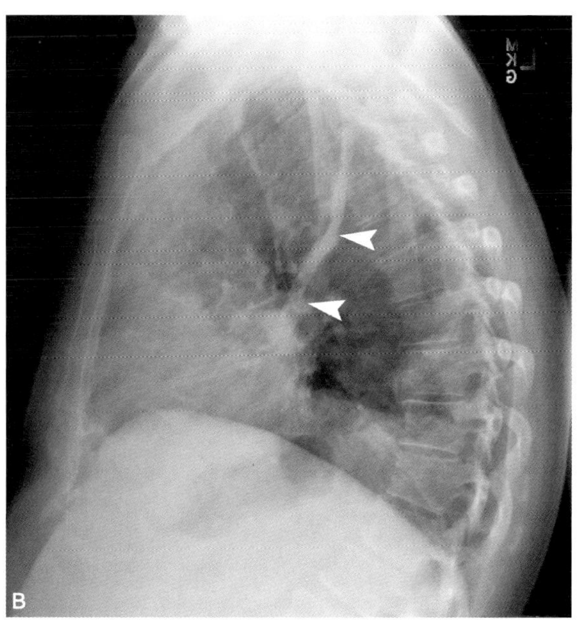

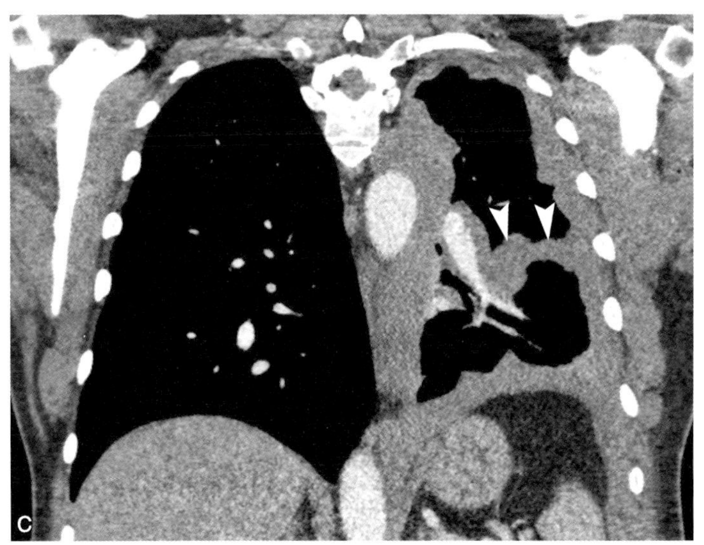

图 17.17　间皮瘤。A、B. 正位(A)、侧位(B)胸部 X 线示左胸结节性胸膜增厚,左胸体积减小。注意侧位 X 线片上左侧叶间裂增厚(B 中箭头)。C. 降主动脉近端层面冠状位增强 CT 显示左胸膜环形结节状增厚,并延伸至叶间裂(箭头)。CT 引导下的活检证实为上皮型间皮瘤。

间皮瘤通常是由胸膜腔向肺、胸壁、纵隔和膈肌连续扩散生长;常发生远处转移。最常见的影像学表现为胸膜增厚(>1cm)和结节性弥漫性胸膜增厚。在 20%的肿瘤中可见钙化或骨化(很少),尽管钙化的胸膜斑块可见于胸膜未受累的区域。常出现胸膜腔积液,若产生大量积液,可能会掩盖胸膜肿瘤。纵隔胸膜表面的恶性侵犯可防止纵隔向对侧移位,尽管胸膜肿瘤体积和积液会延伸扩大,这一发现可能有助于区分间皮瘤和转移性疾病。CT 是评价恶性间皮瘤的首选检查,可发现胸膜受累和胸壁及纵隔侵犯的程度(图 17.17)。肿瘤横膈侵犯程度最好由 MR 或 CT 评估,因为此结果对于不考虑肿块切除的患者十分重要。大约 50%患者的同侧肺门和纵隔内可见淋巴结病变。虽然放射学检查结果可能高度提示间皮瘤,但转移性胸膜恶性肿瘤可能具有类似的表现,因此需要组织学证实。

恶性间皮瘤的诊断由组织学得出,经常需要使用特殊染色。在光学显微镜下,上皮型恶性间皮瘤可能与腺癌难以区分。间皮瘤的分期采用 TNM 分类系统。Ⅰ期或Ⅱ期疾病反映肿瘤局限于同侧胸膜、肺或横膈膜,无淋巴结或远处转移。尽管胸膜切除术或胸膜外肺切除术可能有益于Ⅰ期或Ⅱ期疾病且肺储备良好的患者,但所有间皮瘤患者从诊断时起的中位生存期仅为 12~21 个月。

胸　壁

在有局部症状或体格检查评估肺部或胸膜疾病时,或在 X 线或 CT 检查中偶然发现的胸壁软组织或骨结构的紊乱可引起医师注意(表 17.9)。

软　组　织

先天性胸肌缺失导致在正位胸部 X 线上患侧胸部透光度增高。波兰综合征(Poland 综合征)是一种常染色体隐性遗传疾病,其特征是单侧胸大肌的胸肋骨头缺失、同侧并指、肋骨异常(图 17.18)。可能伴有同侧乳房发育不良。行乳房切除术的患者也会表现出单侧透光度增加。在经过改良根治性乳房

表 17.9

胸壁疾病

肿瘤	皮肤/皮下	痣
		色素痣
		疣
		神经纤维瘤
	肋骨	软骨肉瘤
		骨肉瘤
		转移癌
	软组织	原始神经外胚叶(Askin)肿瘤
		纤维肉瘤
		脂肪肉瘤
		黑色素瘤
		转移癌
感染		葡萄球菌
		结核
创伤		血肿

切除术的患者中,可以在正位 X 线片上观察到肥大的胸小肌的水平下缘。

各种各样的皮肤病变,如色素痣、痣、疣、神经纤维瘤和副乳头,均可能在正位 X 线片上产生结节影,类似于孤立的肺结节。任何胸部 X 线发现有新增结节的患者都应检查皮肤,并在皮肤病变处行不透 X 线标记物标记,然后再次行 X 线检查,以确认阴影的性质,避免不必要的 X 线和胸部 CT 随访。胸壁脓肿可表现为局部的、疼痛的、波动的皮下肿块。葡萄球菌和结核分枝杆菌是最常见的致病菌。临床诊断通常很明显。当脓肿累及胸前壁或胸后壁时,正位胸部 X 线上显示模糊的阴影。CT 可显示局部液体积聚,并具有强化的壁,有助于在引流前确定积液的位置和范围。

胸壁软组织肿瘤罕见。临床上常见从胸壁突出的肿块,在胸部 X 线上表现为非特异性胸外软组织。胸壁最常见的良性肿瘤是脂肪瘤。脂肪瘤可以在胸内或胸外,也可以部分突出于胸内或胸外(哑铃脂肪瘤)。CT 上可看到脂肪密度肿块,边界清楚,而 MR 在 T_1WIs 和 T_2WIs 上分别显示出特征性的高信号影和中等信号影。

纤维肉瘤和脂肪肉瘤是成人胸壁最常见的原发性恶性软组织肿瘤。恶性肿瘤通常表现为局限性胸壁疼痛和可触及的肿块。接受过胸壁放射治疗的患者有患肉瘤的风险。影像学表现,这些软组织肿块往往伴有骨质破坏。CT 最能显示肿瘤的骨质破坏和胸内肿瘤成分,而 MR 可显示肿瘤的范围,并从周围肌肉和皮下脂肪中勾画出肿瘤。Askin 瘤是一种罕见的恶性肿瘤,来源于胸壁的原始神经外胚层,好发于儿童和年轻人的胸壁。这些小圆形蓝色细胞瘤在组织学上与骨的尤因肉瘤相似,表现为胸壁或胸膜肿块,具有很强的侵袭性,死亡率高。

骨性胸廓

先天性异常(表 17.10)。肋骨最常见的先天性畸形是骨融合和叉状肋,两者均无临床意义。胸内肋骨是一种极为罕见的先天性畸形,副肋骨起自椎体或肋骨后表面,向下侧壁延伸至胸部,通常在右侧(图 17.19)。成骨不全和神经纤维瘤病可能伴有薄的、波浪状的、“带状”肋骨。颈肋为较常见的先天性异常,它来自第七颈椎椎体。颈肋通常无临床症状,尽管少数患者有胸廓出口综合征时,肋骨或相关纤维带可压迫锁骨下动脉,产生继发性缺血症状;或压迫锁骨下静脉和臂丛,产生上肢疼痛、无力和肿胀;还可能形成锁骨下静脉血栓。经外科手术切除颈肋减压可缓解受累患者症状。

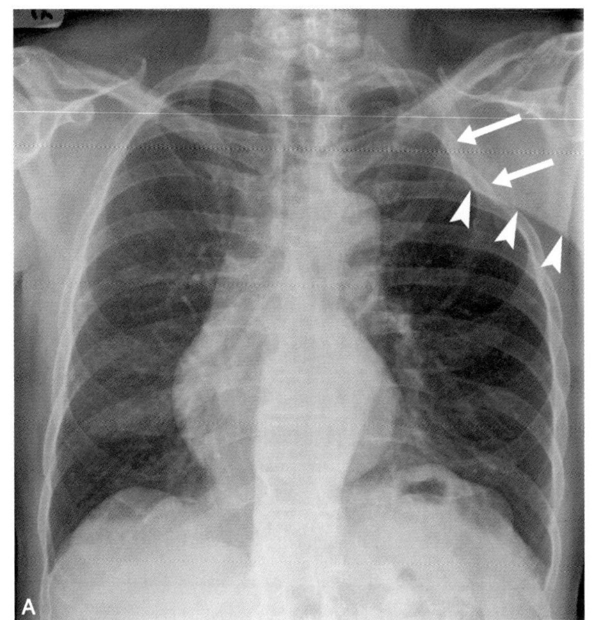

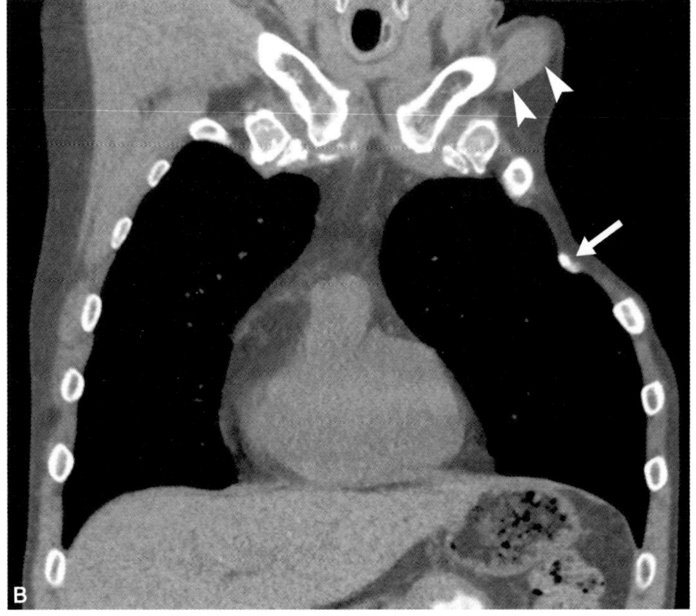

图 17.18 波兰综合征(Poland 综合征)。A. 波兰综合征患者的正位胸部 X 线显示左侧第三、四根肋骨发育不良(箭),由于左侧胸大肌缺失,左胸透光度增高。注意气体勾画出的左侧胸小肌肥大(箭头)。B. 前胸部冠状位 CT 示左侧第三肋骨发育不良(箭),左侧胸大肌缺失,左侧胸小肌完整(箭头)。

表 17.10

肋骨疾病

先天性	融合异常	肿瘤	良性
	颈肋		骨软骨瘤
	带状肋		内生软骨瘤
	肋骨切迹		成骨细胞瘤
	下切迹		恶性
	主动脉缩窄		原发性
	法洛四联症		软骨肉瘤
	上腔静脉阻塞		骨肉瘤
	锁骨下动脉肺动脉分流术(右侧单侧)		纤维肉瘤
	神经纤维瘤病		转移性
	上切迹		多发性骨髓瘤
	麻痹		转移癌
	胶原血管疾病		乳腺癌
	类风湿关节炎		支气管肺癌
	系统性红斑狼疮		肾细胞癌
外伤	肋骨骨折愈合		前列腺癌
肿瘤样病变	骨纤维异常增生症	骨髓炎	金黄色葡萄球菌
	嗜酸性肉芽肿		结核
	棕色瘤		放线菌病
			诺卡氏菌病

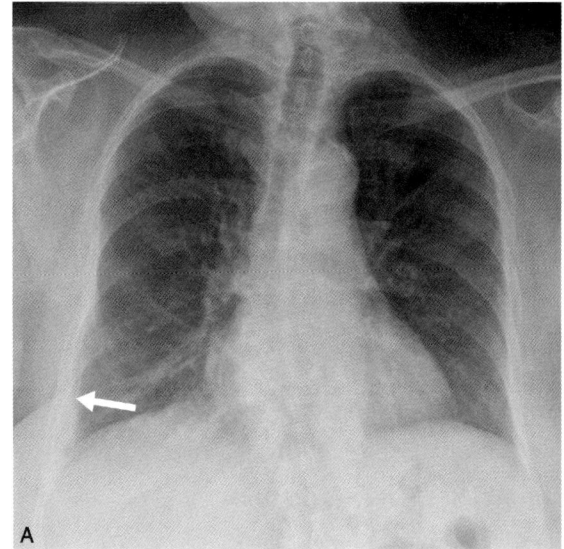

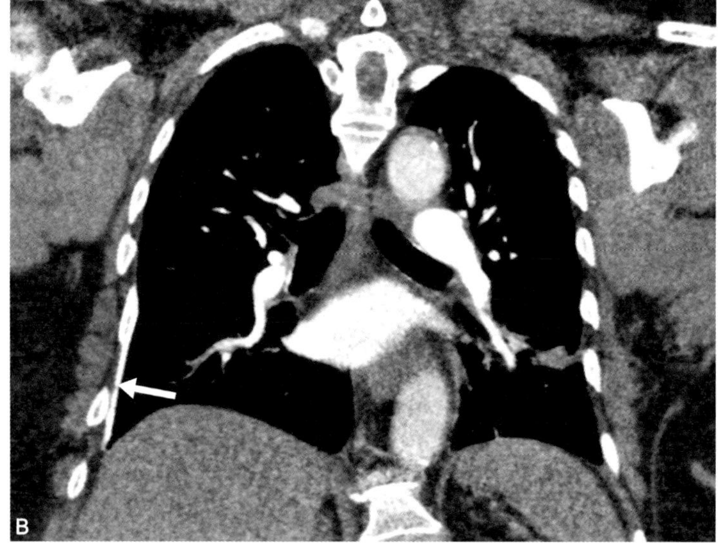

图 17.19 胸内肋骨。A. 无症状女性,胸部 X 线显示右下外侧胸部线形致密影(箭)。B. 经胸部中部增强冠状位 CT 显示胸内肋骨(箭)从右侧第六肋骨外侧向下延伸(箭)。

肋骨切迹可见于多种病理情况。肋下切迹较肋上切迹更常见,其由位于肋下沟(肋间神经、动脉或静脉)的一个或多个结构扩大引起。切迹主要影响双侧肋骨的后部,可能导致双侧肋骨变窄、变宽、变深或变浅。

双侧肋下切迹最常见的原因是左锁骨下动脉起点远端的主动脉缩窄。这种情况下,血液绕过主动脉梗阻处,通过锁骨下动脉、乳内动脉和肋间动脉到达降主动脉。肋间动脉的血流增多导致这些血管扭曲、扩张、侵蚀毗邻肋骨的下缘。主动脉阻塞的其他原因包括主动脉血栓形成和大动脉炎,可导致肋下切迹。先天性心脏病伴有肺血流量减少,此种情况可能与肋骨切迹有关,因为肋间动脉扩大,试图向血流量减少的肺部提供侧支血流。上腔静脉阻塞可导致肋间静脉流量增加,从而导致肋骨切迹。1 型神经纤维瘤病中多发性肋间神经纤维瘤是肋下切迹最常见的非血管性因素。神经纤维瘤病的相关表现包括带状肋骨、胸椎后凸和扇形椎体后缘,后者因硬脊膜扩张而形成。

肋上切迹较肋下切迹更为少见。尽管存在成骨细胞和破骨细胞活动性紊乱,以及肋间肌肉的应力作用,但肋上切迹的发病机制尚不清楚。麻痹是肋上切迹最常见的症状。其他病因包括类风湿关节炎、系统性红斑狼疮,罕见的还有严重、长期主动脉阻塞引起的肋间动脉扭曲。

创伤。肋骨和肋软骨骨折可能是正常肋骨由钝性或穿透性损伤所致,也可能是受转移性病变累及肋骨的轻微损伤所致。急性肋骨骨折表现为细小的垂直透光影；肋骨上下皮质的错位有时可能是唯一的影像学表现。由于有影响肋骨后外侧的倾向，所以对于怀疑骨折的患者，取同侧后斜位 X 线片是很有用的，因为该投影最能显示骨折线。对于任何急性肋骨骨折的患者，应仔细检查是否伴随气胸、血胸和肺挫伤或裂伤。由于前三根肋骨受到锁骨、肩胛骨和肩胛带的保护，这些肋骨骨折表明患者受到严重的创伤，应仔细评估是否伴随大血管和内脏损伤。第 10、11 或 12 根肋骨的骨折可伴有肝或脾的损伤。胸廓严重钝性损伤，多处相邻肋骨断裂，称为“连枷胸”，这导致胸壁自由矛盾运动：吸气时向内移动，呼气时向外移动。这些创伤后的胸壁损伤最好用 CT 进行评估，使用表面重建最能描述损伤程度，并有助于修复术前计划（图 17.20）。肋骨骨折的愈合显示骨痂的形成，其在接受皮质类固醇的患者中可能更活跃。多处连续愈合的肋骨骨折，特别是双侧骨折，可提示慢性

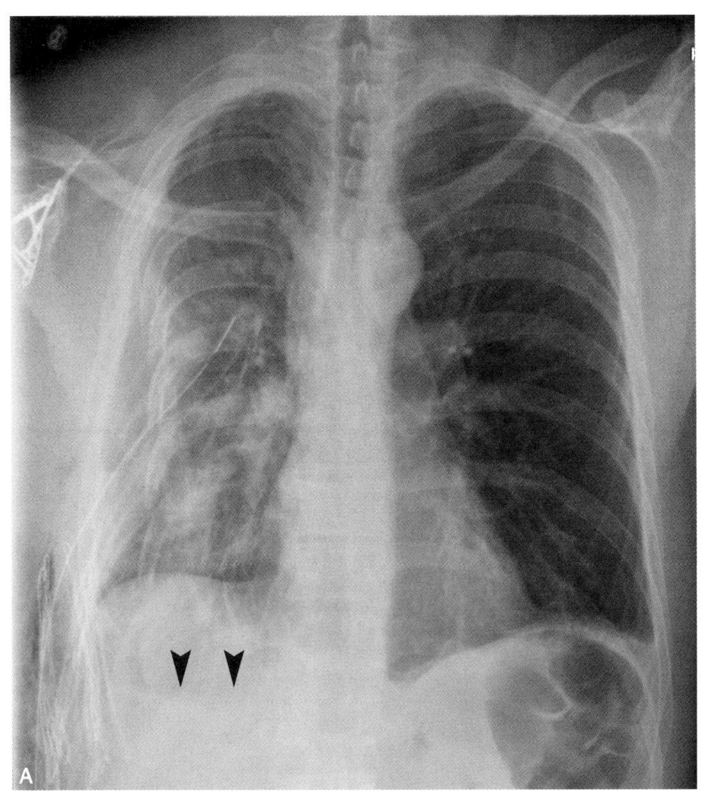

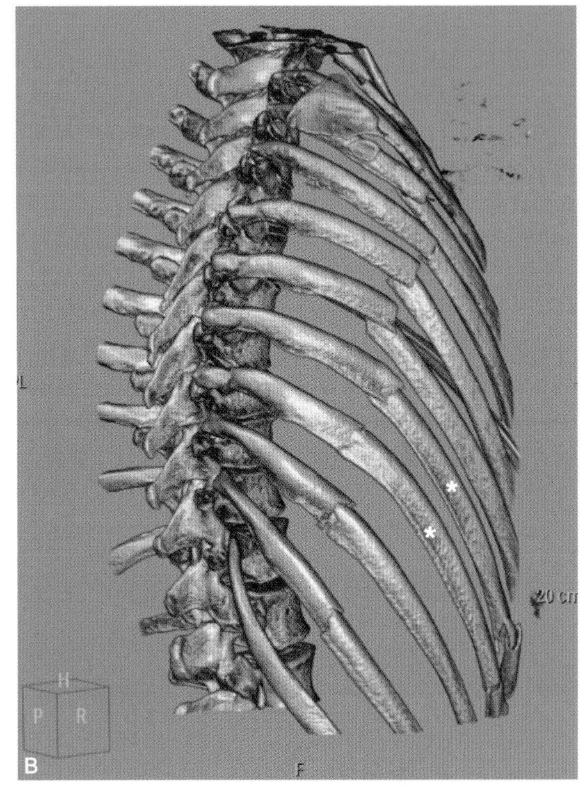

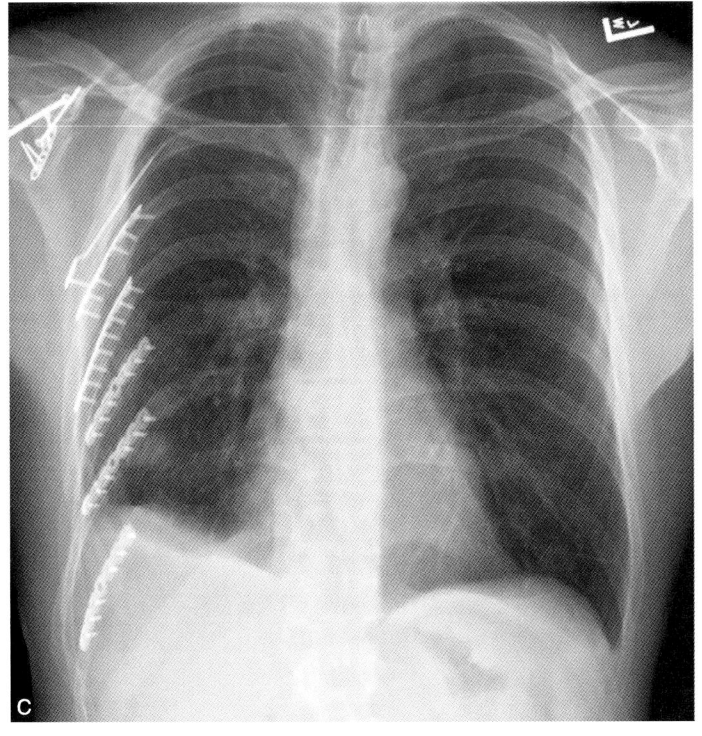

图 17.20 “连枷胸”。A. 男性，38 岁，数周前胸部遭受钝性外伤，胸部 X 线显示右肋骨多处移位骨折。尽管有右侧胸腔引流管，仍有右侧液气胸（箭头所指气-液面）。注意右肩胛骨骨折的修复。B. 移除肩胛骨的右后斜位表面重建 CT 显示右侧肋骨多处移位骨折。至少有两根相邻肋骨各有两处骨折（*），符合“连枷胸”的定义。C.“连枷胸”手术修复后的正位胸部 X 线显示肋骨骨折内钢板和钢钉固定，骨折对位对线改善。

酒精中毒或既往的机动车事故。双侧对称前外侧骨折可提示在心肺复苏时按压胸部造成的损伤。

肿瘤样病变。肋骨是单骨型纤维异常增生症最常见的受累部位(图17.21)。典型的表现是肋骨后部的膨胀性病变,具有透光或磨玻璃密度;罕见的病变有骨质硬化。多骨型骨纤维异常增生症的多发肋骨受累可导致严重的限制性肺部疾病。朗格汉斯细胞组织细胞增生症可引起30岁以下患者发生溶骨性病变。这些病变通常是孤立性溶骨性病变,可为膨胀性,但没有硬化边缘;后一特征有助于将这些病变与骨纤维异常增生症区分开。来自甲状旁腺功能亢进症的棕色瘤也可产生肋骨溶骨性病变。

肿瘤。原发性骨软骨瘤或转移性疾病可能累及肋骨。骨软骨瘤是肋骨最常见的良性肿瘤,其次为内生软骨瘤和成骨细胞瘤。肋骨原发性恶性肿瘤在成人中并不常见。软骨肉瘤是最常见的原发性肋骨恶性肿瘤,成骨肉瘤和纤维肉瘤较少见。多发性骨髓瘤或转移癌的肋骨受累可产生单发或多发性溶骨性病变,并且较原发性肿瘤更常见。骨髓瘤还可引起穿凿样骨质破坏,与严重的骨质疏松症难以区分;伴随的软组织肿块具有诊断性(图17.22)。骨髓瘤通过血清蛋白电泳上的单克隆峰和骨髓活检中浆细胞异常聚集等典型表现进行诊断。肋骨最常见的转移性病变来自肺癌和乳腺癌,血行播散产生多发性溶骨病变,邻近组织侵袭时产生局部肋骨破坏。膨胀性、溶骨性肋骨转移最常见于肾细胞癌和甲状腺癌。尽管肺癌和类癌可以产生成骨性转移(图17.23),硬化性肋骨转移最常见于乳腺癌和前列腺癌。

感染。胸壁感染和肋骨骨髓炎通常来自肺、胸膜腔和脊柱的连续扩散。感染使穿透性胸部创伤变得复杂,经血管血液扩散到肋骨的情况较为少见。可能穿过胸膜腔并产生胸壁感染的胸膜肺部感染包括结核病、真菌病、放线菌病和诺卡菌病。X线片可能显示骨质破坏、骨膜炎和皮下气肿;骨扫描可以检测亚放射线下骨受累。CT可以显示胸壁内的骨质破坏、软组织肿胀和脓肿。此外,CT可能显示相邻胸膜腔、肺、胸骨或脊柱的受累情况。

肋软骨。肋软骨的骨化是成人正位胸部X线的正常表现。女性肋软骨骨化累及软骨的中央部分,以单指状从肋骨向胸骨延伸,而男性肋软骨骨化累及软骨的周边部分并且表现为V形两指状(“和平”征)。这些典型的肋软骨骨化模式在70%的患者中可见(图17.24),不适用于第一肋骨。

肩胛骨。在正位片上可见的肩胛骨异常包括先天性、创伤后和肿瘤性病变。肩胛骨骨折可能由上背部和肩部的直接创伤或肱骨头撞击关节盂引起。当肩胛骨从其正常位置向上移位并且下部从胸壁向后移位时,可观察到翼状肩胛骨,导致其在正面X射线照片上的外观缩短,突出的肩胛骨由空气勾勒出来,呈“肿块”样表现(图17.25)。这种畸形通常是由胸长神经对前锯肌的神经支配中断引起,前锯肌有助于保持肩胛骨与胸壁的接触。肩胛骨的转移性病变可通过溶骨性破坏性病变的存在来识别,肺癌和乳腺癌是最常见的原发性恶性肿瘤。

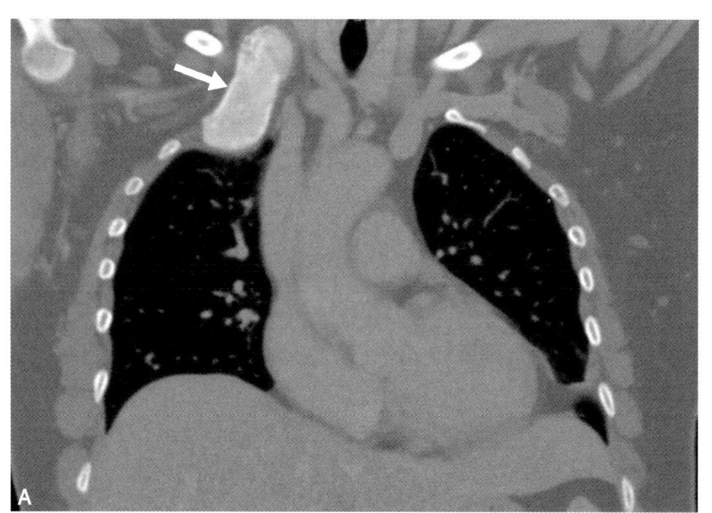

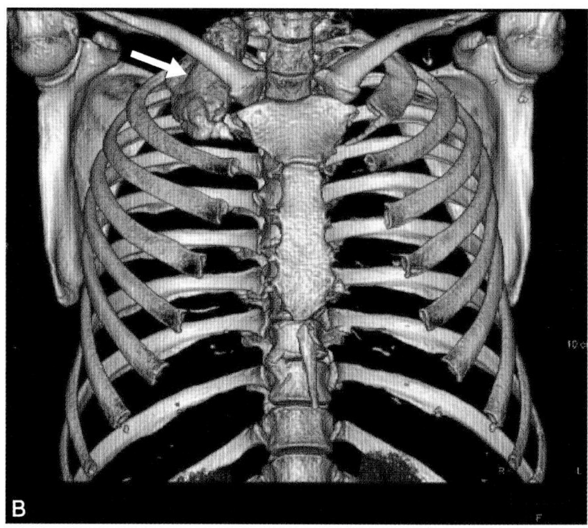

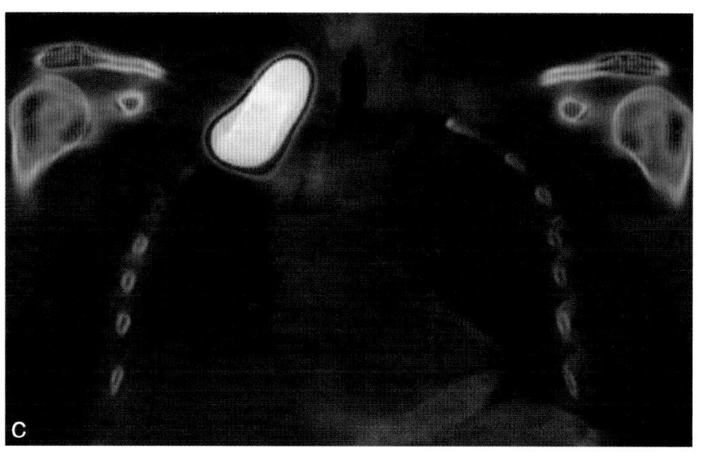

图17.21 骨纤维异常增生症。A、B.男性,34岁,可触及右侧锁骨上肿块,其冠状位增强扫描(A)和表面重建CT(B)显示致密肿块(箭)取代右侧第一肋骨,并延伸至右侧锁骨上间隙。C.融合的FDG PET/CT显示肿块内活性明显增强。手术切除显示骨纤维异常增生症。

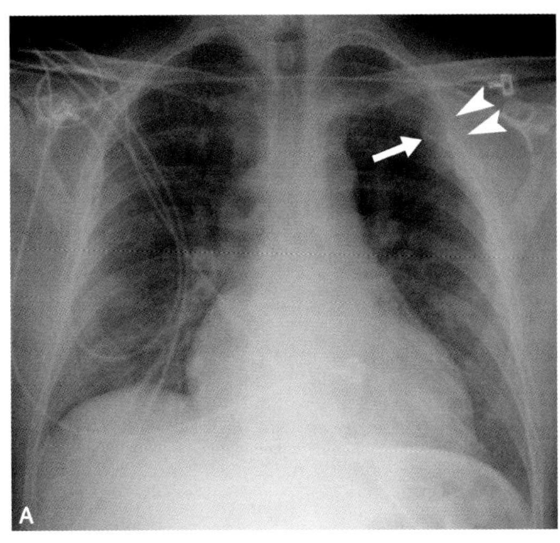

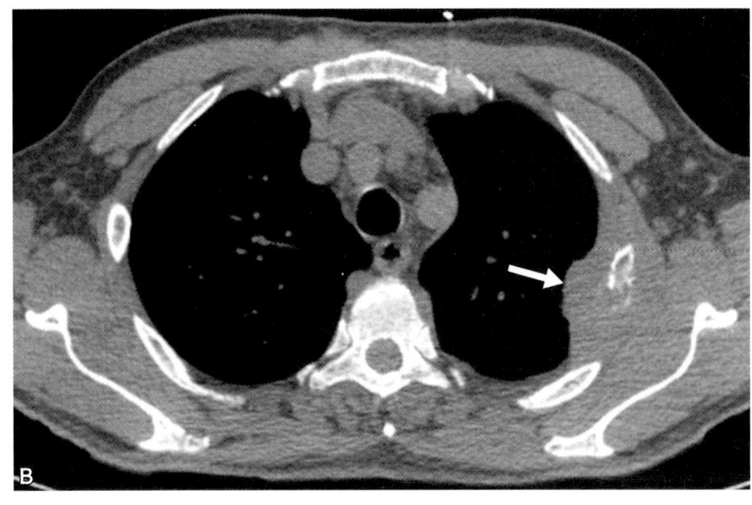

图 17.22　骨髓瘤伴胸壁肿块。A. 男性，67 岁，骨髓瘤病史，胸部 X 线显示左上胸部肺外肿块（箭），左侧第三肋外侧破坏（箭头）。B. CT 示左侧胸壁肿块（箭），伴肋骨破坏。活检显示骨髓瘤。

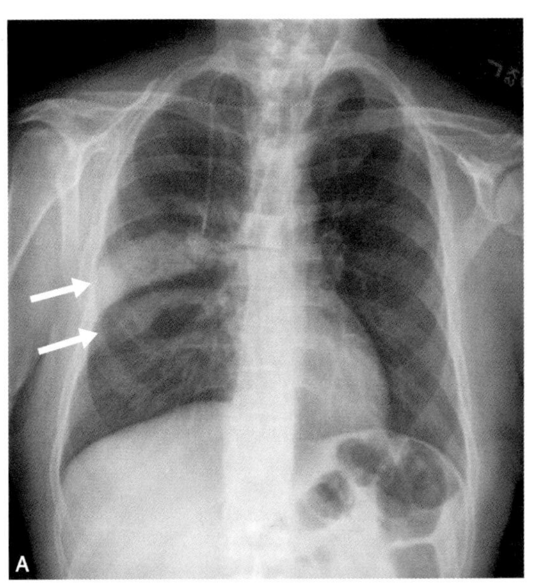

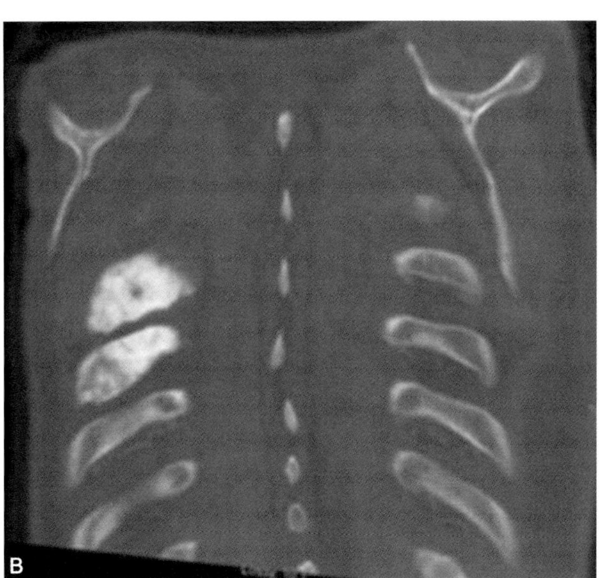

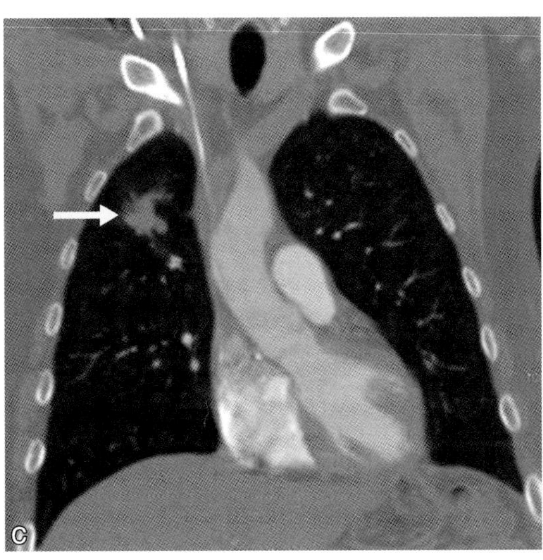

图 17.23　肺癌的成骨性骨转移。胸部 X 线（A）显示右侧两相邻后肋（箭）和中段胸椎的硬化性、膨胀性改变。经后胸壁的冠状重建 CT（B）显示相邻两根肋骨的成骨性转移改变。经升主动脉的冠状位重建 CT（C）显示右肺上叶结节（箭）伴毛刺，确诊为原发性非小细胞肺癌。

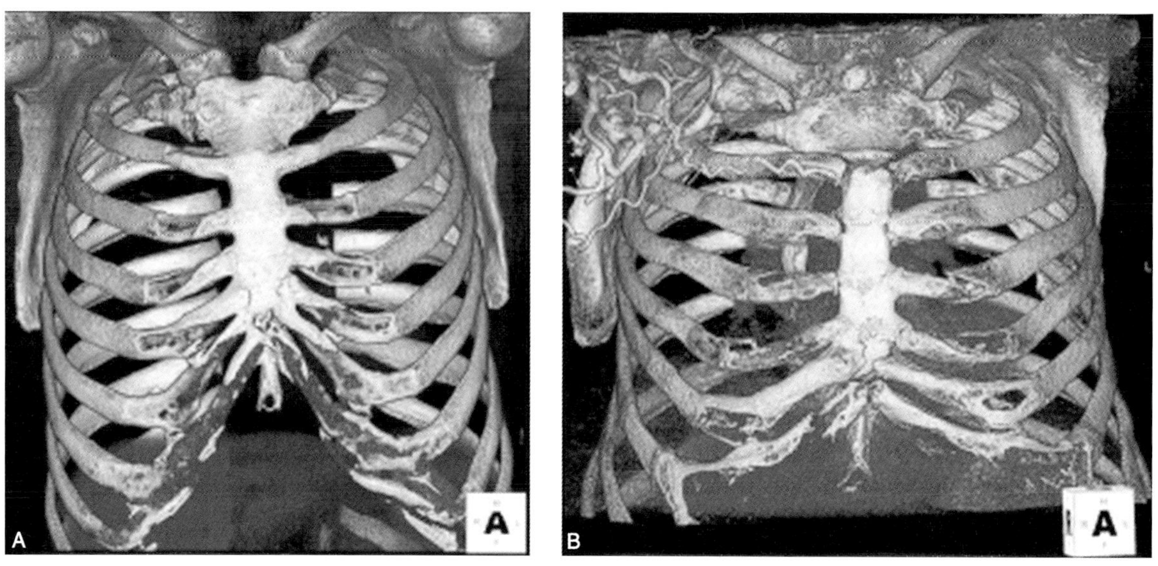

图 17.24　男性和女性的正常肋软骨骨化模式。前胸壁表面阴影三维重建显示典型女性(A)和男性(B)肋软骨骨化模式。

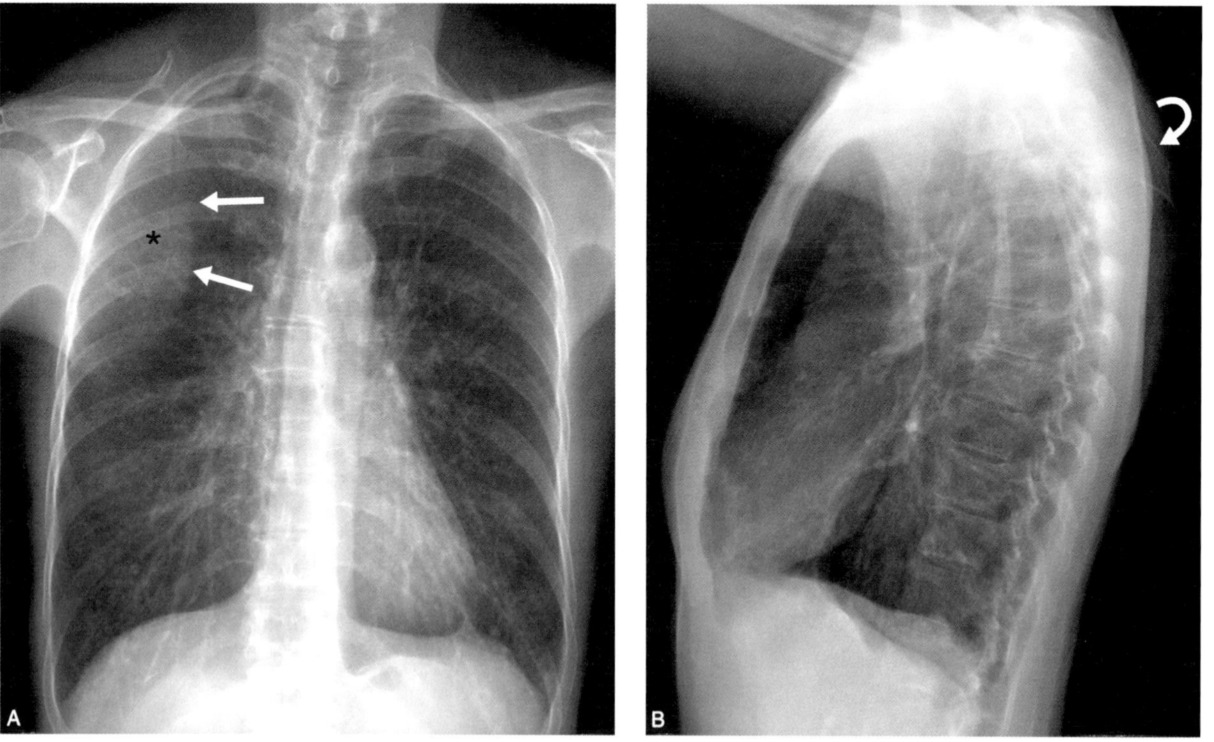

图 17.25　翼状肩胛骨。A. 无症状男性正位胸部X线显示右上胸部高密度影(＊),内侧边界清晰(箭),外侧边界不清。B. 侧位胸部X线显示肩胛骨从后胸壁突出(弯箭)。

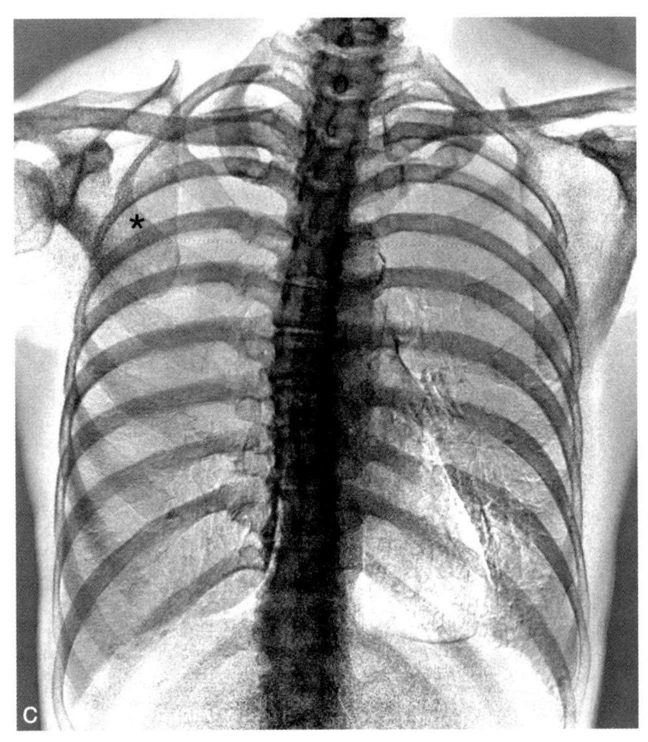

图 17.25(续)　C. 双能胸部 X 线骨像显示右肩胛骨缩短(*)。

锁骨。各种疾病都会影响成人的锁骨。锁骨的远端 1/3 通常在钝性创伤中骨折。类风湿关节炎和甲状旁腺功能亢进患者可以发生锁骨远端的侵蚀。类风湿关节炎患者锁骨远端轮廓清楚,并逐渐减小、变尖;而甲状旁腺功能亢进患者的锁骨远端往往模糊不清,且不规则。类风湿关节炎患者的其他影像学表现包括盂肱关节变窄和由肩袖萎缩引起的高位肱骨头。锁骨原发性恶性肿瘤包括尤因肉瘤或成骨肉瘤。锁骨的转移通常伴有骨性胸廓其他部分的病变。锁骨的骨髓炎并不常见,其最常发生于静脉注射毒品者。佩吉特病可能累及锁骨,但通常伴有盆骨和颅骨受累。

胸椎。胸部 X 线上可以看到多处胸椎异常。先天性畸形,包括半椎体、蝴蝶椎、脊柱裂和脊柱侧凸,可以在穿透良好的正位片检查中看到。创伤、骨质疏松症或转移引起的椎体压缩性骨折在侧位 X 线片上显示最佳,并可能产生明显的脊柱后凸。大的桥接骨赘在正位片上类似椎旁肿块或侧位胸部 X 线上的肺结节。椎体骨髓炎表现为椎体和椎间盘的破坏,通常伴有椎旁脓肿。重型地中海贫血或镰状细胞病患者慢性贫血的骨髓外造血能导致椎前或椎旁肿块,这代表了突出的增生性骨髓。镰状细胞贫血在侧位胸部 X 线上产生 H 形或"林肯原木样"椎体的特征性外观。同样,侧位胸部 X 线上胸椎的"橄榄球衣"样外观提示肾性骨硬化症(图 17.26)。

胸骨。发育性胸骨畸形包括漏斗胸、鸡胸和异常分段。漏斗胸的胸骨向内凹陷,肋骨向前突出于胸骨。其通常为常染色体显性遗传,但偶尔也可散发。漏斗胸常伴有先天性结缔组织疾病,如马方综合征、波兰综合征、成骨不全和先天性脊柱侧凸。大多数患者无临床症状。尽管有些胸廓畸形和收缩期杂音的患者会发生二尖瓣脱垂,但右心室流出道受压可导致临床上不明显的心脏收缩期杂音。正位胸部 X 线上,漏斗胸有特征性表现。心脏向左移位、前胸壁凹陷的软组织和前肋骨垂直方向的联合导致右心边界丢失。正位片的表现可能被误认为由肺炎或肺不张引起的中叶致密阴影。在侧位胸部 X 线上可见胸骨中下部的典型向内凹陷(图 17.27)。CT 有助于确定畸形,在严重情况下,可用于外科矫正的术前计划。

鸡胸为胸骨向外弯曲,可能是先天或后天形成。先天性畸形在男孩和有胸壁畸形或脊柱侧凸病史的家族中更常见。先天性房间隔或室间隔缺损和严重的儿童哮喘是获得性鸡胸的主要原因。患者无临床症状。侧位片上可见特征性的胸骨向外弯曲伴有胸骨后间隙加深(图 17.28)。

胸部严重钝性损伤,通常与机动车事故造成的减速损伤有关,可导致胸骨骨折或脱位。胸骨体骨折和胸骨柄脱位伴随主动脉、横膈膜、心脏、气管支气管树和肺损伤的死亡率为 25%~45%。胸骨片或侧位片可显示骨折,常显示胸骨后血肿;CT 可能对高度怀疑胸骨损伤但平片显示正常的患者诊断起作用。

正中胸骨切开术在常规 X 线片与胸部 CT 上最常见。圆形金属丝环绕胸骨,在肋软骨间隙中沿其长度分布。垂直透亮影代表胸骨切开术可能愈合,但许多患者并未发生骨愈合。术后早期可见胸骨后血肿,一般在术后数周内消退。放射科医师在胸骨伤口感染的评估中起关键作用。胸骨切开术后数周胸骨切口出现骨质破坏和空气的影像学表现是骨髓炎的特异性表现,但其不敏感。由于胸骨切开术后几个月内放射性核素的摄取量会增加,故骨扫描的作用并不大。CT 是评价胸骨创面感染的首选方法。胸骨骨髓炎的 CT 表现包括骨质破坏、胸骨周围软组织肿块、强化的积液和气体。同时 CT 还可以确定病灶的感染程度,尤其伴有纵隔炎时。

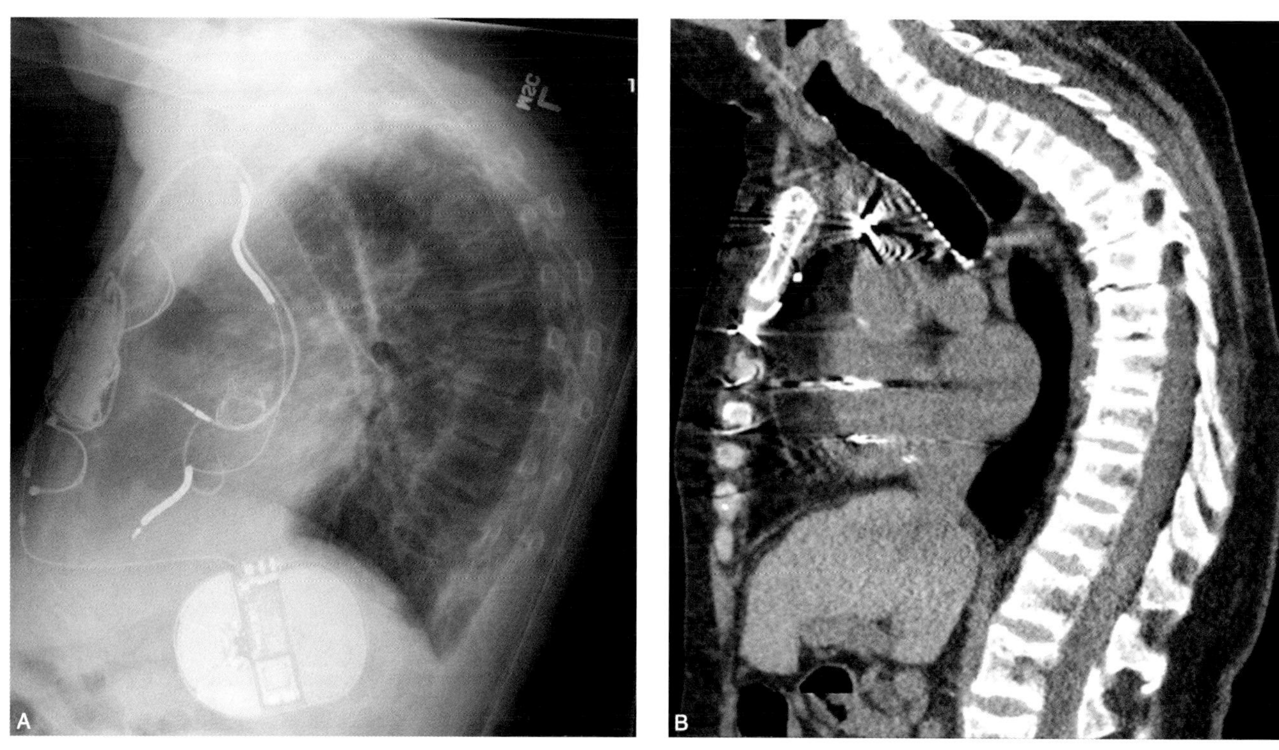

图 17.26 “橄榄球衣”样脊柱。A. 男性,87 岁,慢性肾衰竭患者,侧位胸部 X 线显示整个胸椎终板硬化。B. 中线矢状位 CT 显示典型的“橄榄球衣”样脊柱改变。

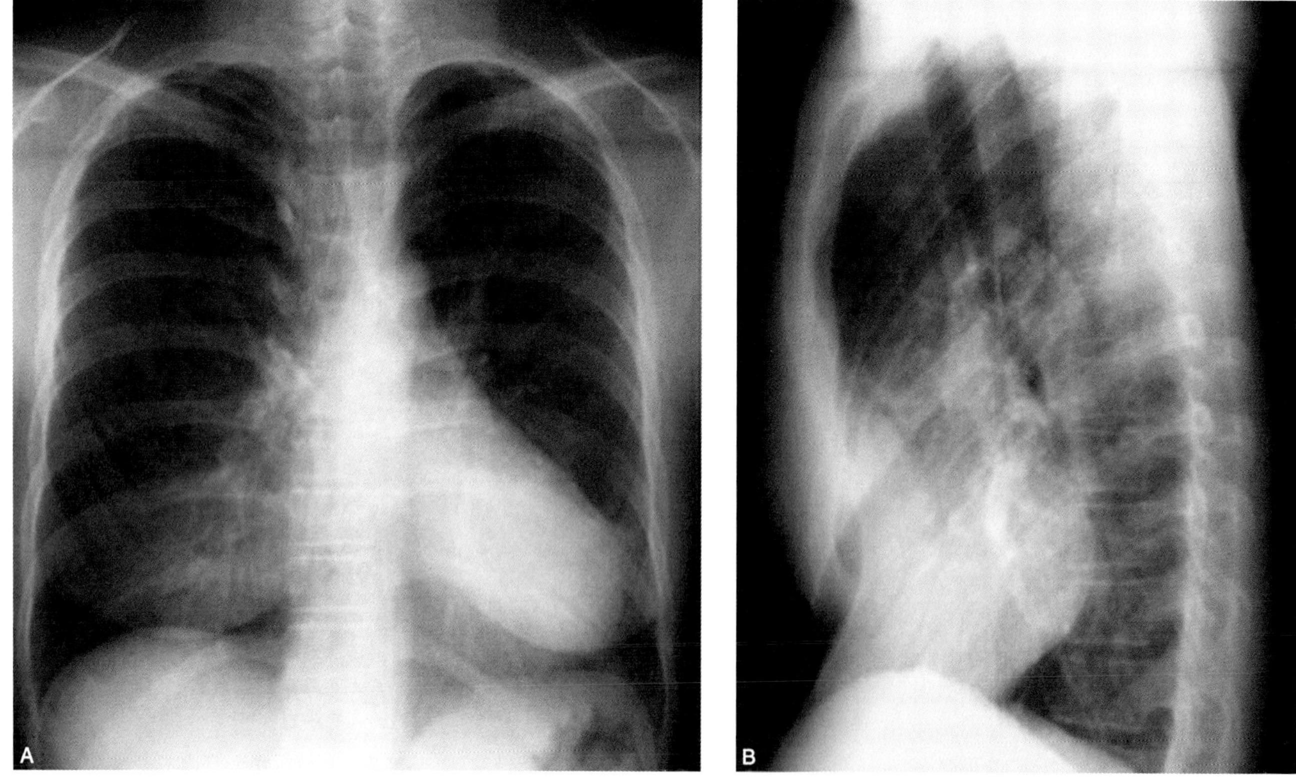

图 17.27 漏斗胸。A、B. 正位(A)和侧位(B)胸部 X 线示漏斗胸改变。注意正位胸部 X 线上明显的中叶致密影是该疾病的典型表现。

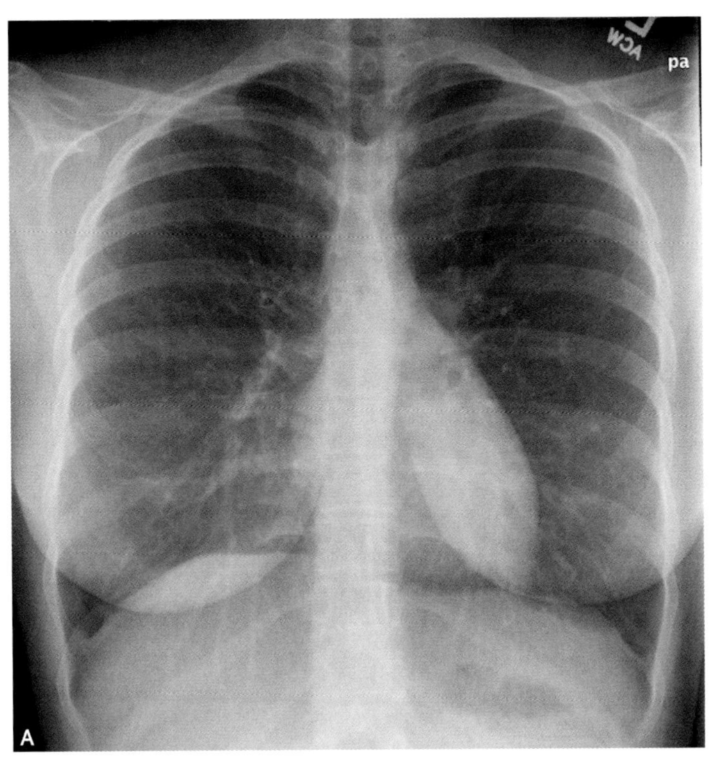

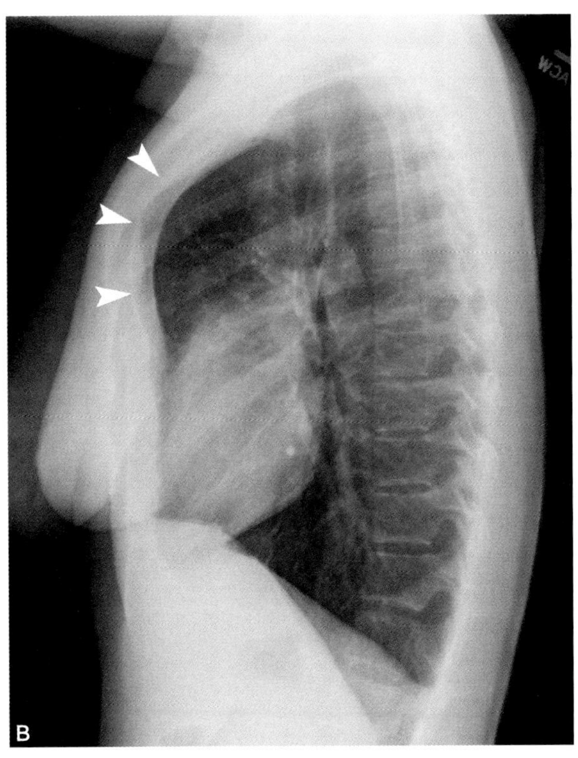

图 17.28　鸡胸。A、B. 无症状女性，正位(A)和侧位(B)胸部 X 线，侧位胸部 X 线上显示胸骨前弓(箭头)，提示鸡胸。

膈　　肌

单侧膈肌抬高。单侧膈肌抬高的鉴别诊断见表 17.11。膈肌膨出是先天性膈肌缺失、发育不全或萎缩导致。老年人的正位 X 线片上可出现半侧膈肌的局部抬高(图 17.29)，其在右侧与罕见的 Morgagni 孔疝难以区分。完全性膈肌膨出与膈肌麻痹在影像学中难以区分。

表 17.11

单侧膈肌抬高

膈肌膨出	
肺容积减少	先天性
	肺发育不全
	获得性
	肺叶/肺不张
	肺切除术
麻痹	特发性
	医源性膈神经损伤
	膈神经压迫(结核)
	外科手术中
	恶性肿瘤侵犯膈神经
	支气管肺癌
	膈肌炎症
	胸膜炎
	下叶肺炎
	膈下脓肿
上腹部包块	肝大或肝脏肿块
	脾大
	胃/结肠扩张
	腹腔积液(常是双侧的)
	膈疝[a]
	肺底胸腔积液[a]

[a] 明显的膈肌抬高。

单侧膈肌麻痹可能由手术损伤或肿瘤累及膈神经所致，其影响左右侧膈肌的概率相等。病毒性神经炎引起的特发性膈神经功能障碍是男性患者膈肌麻痹的常见原因，通常发生在右侧。透视检查或超声检查嗅探试验(吸气时胸腔内负压对松弛的膈肌的影响导致深吸气时膈肌的反常运动)阳性具有诊断性。肺容量的慢性丧失，特别是肺下叶的塌陷或切除，导致膈肌抬高。这也是肺结核肺上叶慢性瘢痕不张的常见后遗症。

肝脏增大或肝脏肿块可直接压迫膈肌下表面造成右半膈肌抬高。同样，脾脏增大、胃胀气或脾曲增大也会导致左半膈肌抬高。胸膜或胸膜底的实质病变(如梗死、肺炎)刺激膈肌上表面，或膈下脓肿、肝炎或胆囊炎刺激膈肌下表面，可造成膈肌松弛，导致其抬高。肺下积液的影像学表现可与半侧膈肌抬高相似。

双侧膈肌抬高可能由神经肌肉紊乱或胸内或腹内疾病引起。影像学中，膈肌在正面和侧面观均有升高。可见双肺基底线性不张或者肺叶或节段性肺下叶不张。双侧膈神经破坏或本身膈肌疾病会导致双侧膈肌麻痹和抬高。常见疾病包括颈脊髓损伤、多发性硬化和与系统性红斑狼疮相关的肌病。这些患者中，透视或实时超声成像的膈肌显示出嗅探试验阳性。

由间质纤维化、双侧胸膜纤维化或胸壁疾病(最常见于肥胖)引起的肺限制通气可导致双侧膈肌抬高。腹腔积液、肝脾大或妊娠引起的腹内容积增加，可限制膈肌运动。通过在透视、超声或吸气/呼气 X 线片上观察膈肌正常但下移减弱可与双侧麻痹鉴别。

膈肌凹陷。一侧横膈膜的凹陷和扁平可见于单侧肺过度膨胀，通常是对侧肺较小或同侧大量气胸时的补偿机制(见图 17.11)。根据临床病史和气胸患者的特征性发现，可以区分这两种疾病。张力性气胸可引起半侧膈肌倒置。双侧膈肌低平

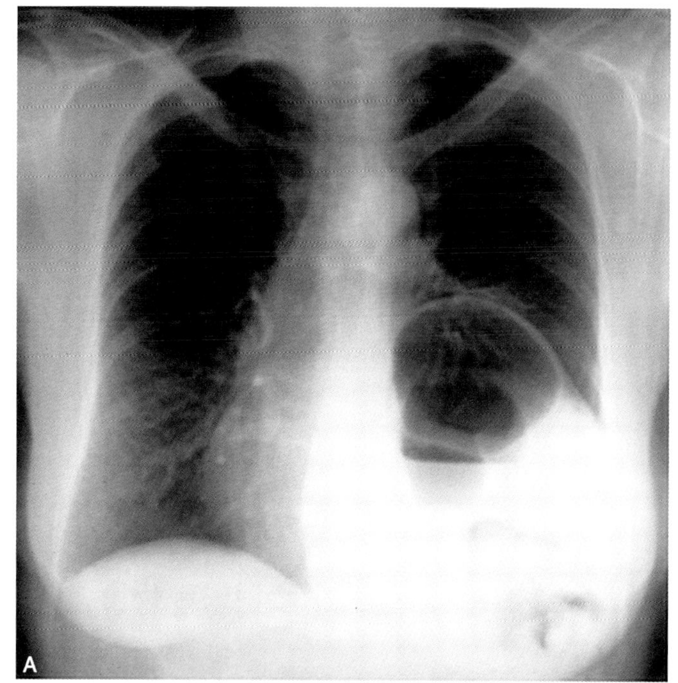

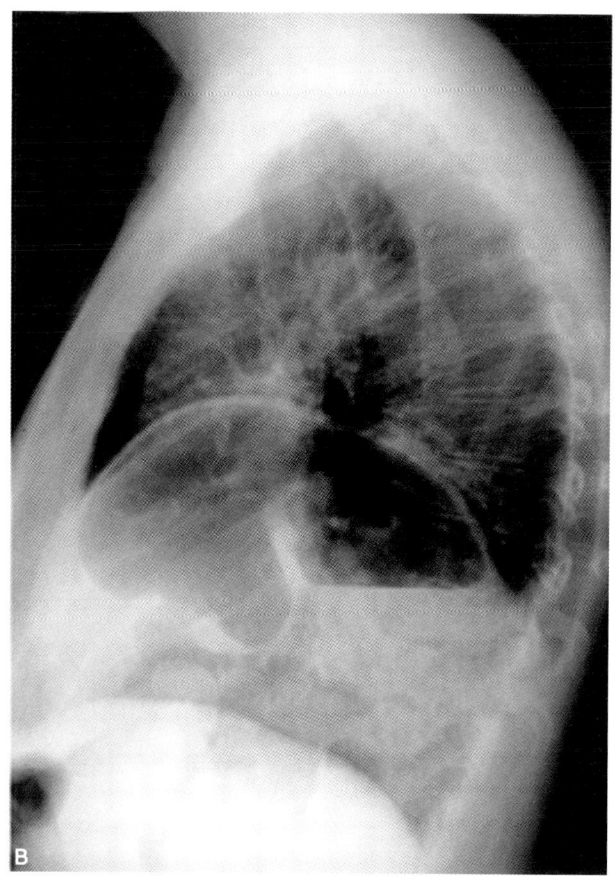

图 17.29 膈肌膨出。61 岁,无症状女性,正位(A)和侧位(B)胸部 X 线显示左侧膈肌明显抬高,代表膈肌膨出。

要么是永久性表现——肺气肿患者肺顺应性异常增高的结果,要么是哮喘和呼吸性空气滞留的短暂表现。

膈疝。非创伤性膈疝有三种类型。最常见的是食管裂孔疝,它代表部分胃通过食管裂孔疝入。胸部 X 线上常被视为偶然发现的无症状肿块,尽管一些患者可能有胃食管反流症状,或罕见的由疝入的胃嵌顿产生严重疼痛。正位胸部 X 线上,后纵隔紧靠膈上区域内可见裂孔疝投影在心脏后方。疝内可见气-液平。食管造影可以确诊。CT 显示食管裂孔扩大,并显示疝囊的内容物,通常包括胃、网膜脂肪和腹腔积液(很少)。

胸腹膜裂孔疝(Bochdalek 疝)。胸腹膜裂孔是一种胚胎期胸腹膜管部位的膈肌缺损。新生儿期经胸腹膜裂孔出现大疝伴有同侧肺发育不全及呼吸窘迫。成人中,通过此孔的小疝常见,且主要发生于左侧,可能因为肝脏的保护作用,会防止右侧膈下脂肪通过右胸腹膜裂孔疝入。这种疝通常显示为左侧膈上的后外侧肿块,也可以发生在后膈肌表面的任何位置(图 17.30)。CT 显示膈肌缺损伴腹膜后脂肪、大网膜、脾、或肾疝入。

先天性胸骨后膈疝(Morgagni 疝)。膈肌的胸骨旁区域缺损,莫尔加尼(Morgagni)孔为最少见的一种膈疝,其常发生于右侧,作为无症状的心膈角肿块出现(图 17.31)。通过经肺底的 CT 显示网膜脂肪、肝、或横结肠的疝入物通过右侧膈心旁区域确诊。心旁脂肪肿块内大网膜血管的存在具有诊断价值(图 17.31C)。冠状 CT 能显示膈肌缺损,将这一疾病与部分膈肌膨出区分。

创伤性疝。钝性胸腹损伤或穿透性损伤后,可能会出现膈肌中央或后部撕裂或破裂导致腹部内容物的外伤性疝出。90%以上的患者左侧受累,因为肝分散了创伤的力量而保护右侧膈肌不受损伤。X 线上,严重创伤后左侧膈肌轮廓模糊或抬高,或当左下胸部出现充气肠袢或胃时应怀疑该诊断。早期诊断往往困难,因为伴随的胸部和腹部损伤可能会掩盖临床和影像学表现。该诊断通常在创伤后得出,伴随绞窄性肠梗阻症状(疼痛、呕吐、发热)或左肺受压(咳嗽、呼吸困难、胸痛),或偶然发现,特别是只有脂肪而没有内脏通过缺损突出时(图 17.32)。除了胃,小肠、结肠、大网膜、脾、肾和肝脏左叶也可以通过该缺损疝入。通常通过 CT 显示肠管通过狭窄的膈肌缺损疝入胸部而确诊。肠管疝入在其通过膈肌缺损的狭窄或“束腰样”表现能区分疝气与单纯膈肌抬高。冠状位和矢状位 CT 重建可以发现疝出组织及伴随的内脏损伤(图 17.32B、C)。除此之外,即使没有内脏疝入,CT 仍可显示膈肌缺损。其他提示创伤性膈肌损伤的 CT 表现包括远离外伤的膈肌增厚或收缩、膈肌狭窄或“束腰样”的内脏疝入(“领口征”或“束腰征”,图 17.32C)、后肋与肝(右侧损伤)或胃(左侧损伤)接触,称为“内脏依靠”征。

膈肌肿瘤。原发性膈肌肿瘤罕见,良性和恶性病变具有同等的发病率。良性病变包括脂肪瘤、纤维瘤、神经鞘瘤、神经纤维瘤与平滑肌瘤。包虫囊肿和肺叶外隔离症可能发生在横膈膜。纤维肉瘤是最常见的原发性膈肌恶性病变。影像学上,纤维肉瘤表现为全部或部分遮盖膈肌的局灶性肺外肿块,与膈胸

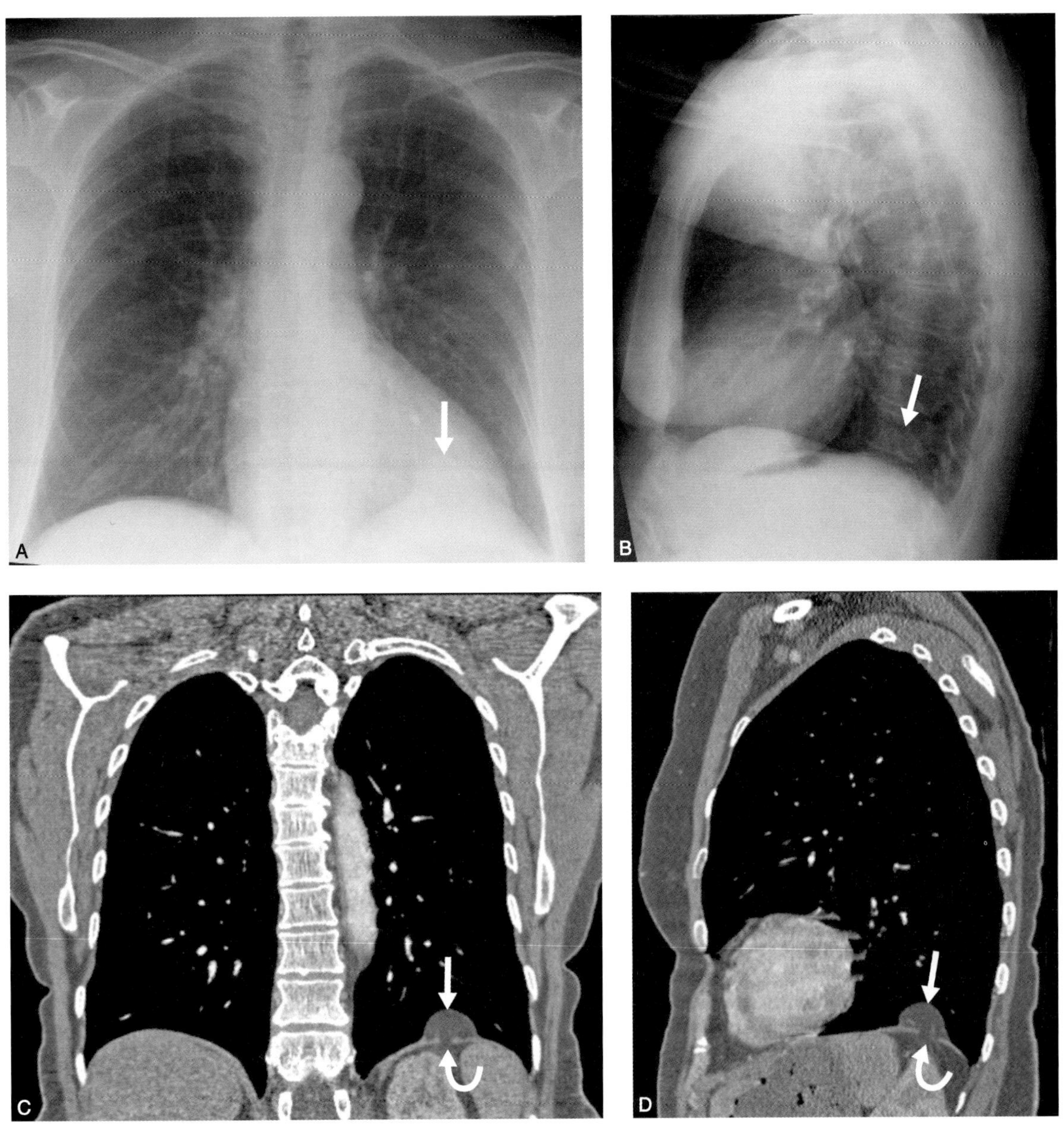

图 17.30　胸腹膜裂孔疝(Bochdalek 疝)。A、B. 无症状的 62 岁女性的正位(A)和侧位(B)胸部 X 线显示左后膈肌的肿块(A、B 中的箭)。C、D. 经膈肌的冠状位(C)和矢状位(D)CT 扫描显示脂肪(C、D 中的箭)通过 Bochdalek 孔疝入(C、D 中的弯箭)。

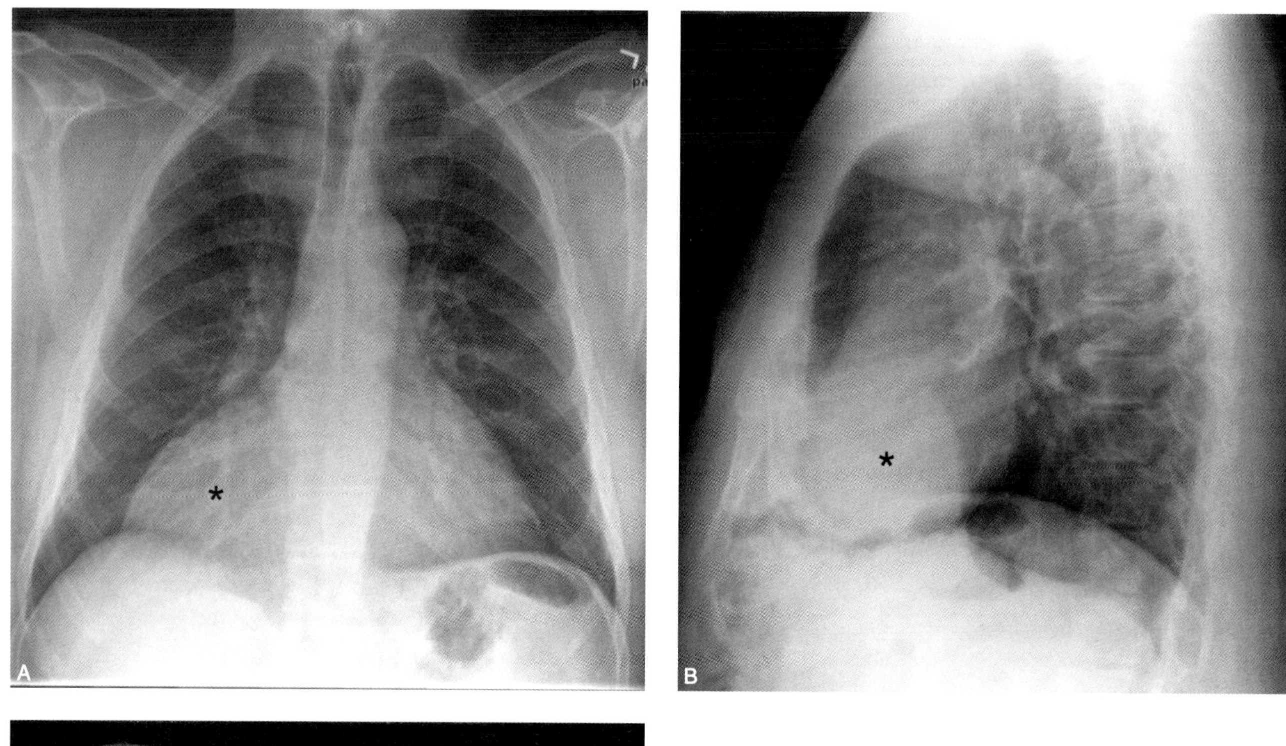

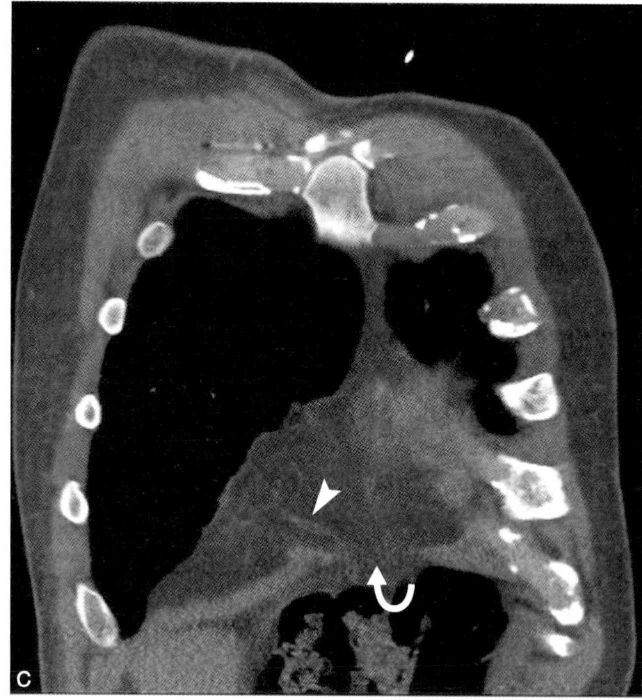

图 17.31 Morgagni 孔疝。女性，60 岁，正位（A）和侧位（B）胸部 X 线片显示右心膈角有一大肿块（＊）。C. 膈肌前份冠状位 CT 显示心旁脂肪性肿块，内含网膜血管（箭头）。横膈膜中间可见缺损（弯箭）。

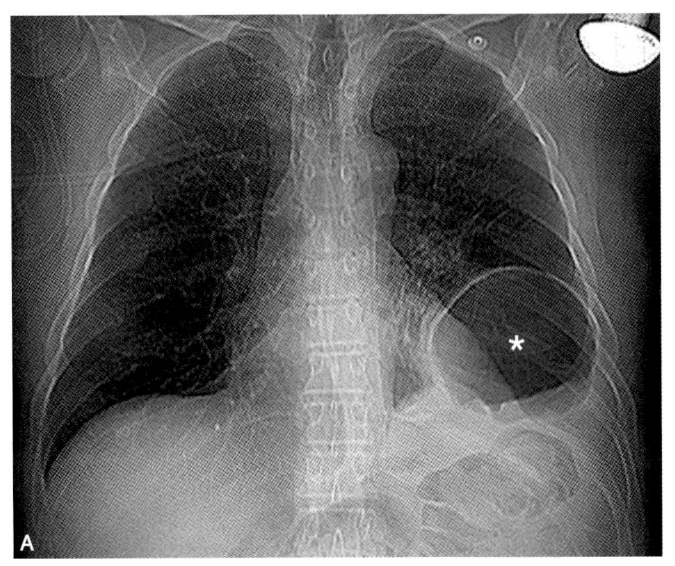

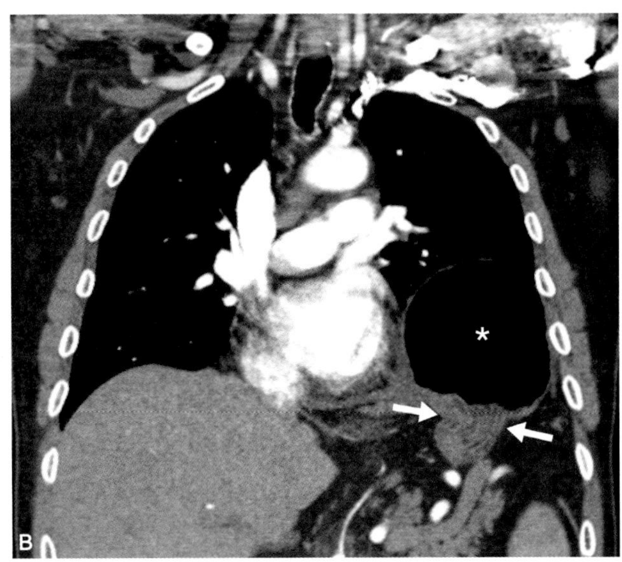

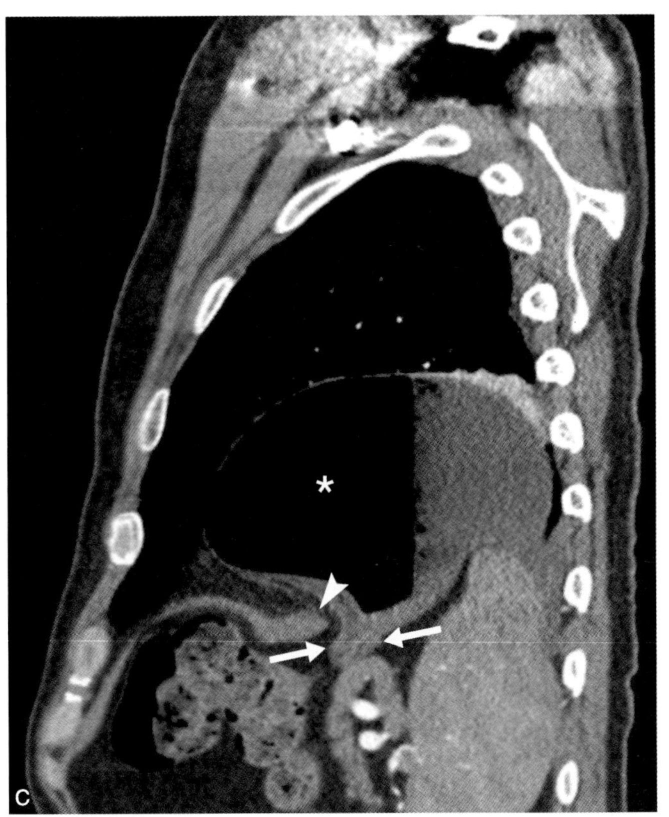

图 17.32　创伤性膈疝。A. 既往有钝性胸部外伤的患者，胸部 X 线显示左下胸部异常透亮影（*）。B、C. 冠状位（B）和矢状位（C）增强 CT 显示胃（*）通过膈肌缺损突出，疝入的胃发生"束腰样"狭窄（B 和 C 箭所指）。注意损伤横膈膜的前缘（C 中箭头）。

膜内发生的肿块难以区别。CT 可能显示肿块的起源，虽然肿块与膈肌之间的关系在冠状 MR 成像或经腹 US 是最好识别的。下叶支气管肺癌、间皮瘤或膈下肿瘤直接侵犯膈肌比原发性膈肌肿瘤更常见。

成人先天性肺疾病

支气管囊肿代表不与气管支气管树相通的原始前肠的异常外突，通常表现为无症状的纵隔肿块，呈水样密度，已在第 11 章进行详细讨论。

先天性肺气道畸形（CPAM）和先天性肺叶过度膨胀（肺气肿）在第 67 章讨论。

支气管闭锁在第 16 章和第 67 章讨论。

支气管肺隔离症是一种由部分气管支气管树的独立发育造成的先天性异常，与正常肺分离，并保持其胎儿期的全身动脉供应。大体上，隔离肺是囊性的和支气管扩张的。这些患者隔离肺组织最常出现由反复感染造成的反复肺炎，有时（主要是肺外隔离症）在常规胸部 X 线上作为无症状的后纵隔或膈肌肿块被发现。

肺隔离症分为肺叶内型和肺叶外型。肺叶内型肺隔离症包含于正常肺组织的脏胸膜内；肺叶外型肺隔离症被独立的脏胸膜包绕，可以在正常肺旁或膈肌内或下方发现。大多数肺叶内型肺隔离症的患者伴有肺炎。肺叶外型肺隔离症通常无症状,在有其他严重的先天性异常的新生儿中偶然发现。肺叶内型肺隔离症较肺叶外型更常见,比例为 3∶1。两种形式均出现在下叶,但肺叶外型肺隔离症主要发生在左侧(90%),而 1/3 的肺叶内型肺隔离症发生在右侧。两种类型之间的主要鉴别特征是隔离肺的动脉供应和静脉引流。肺叶内型肺隔离症由单一的、起源于膈下主动脉的大动脉供血,并通过肺韧带进入隔离肺。静脉引流尽管可以通过全身静脉,但主要通过肺静脉。与此相反,肺叶外型肺隔离症由全身动脉或偶尔肺动脉的多个小分支供血,静脉引流进入全身静脉系统(下腔静脉、奇静脉或半奇静脉)。

隔离肺表现为实性的后纵隔肿块或孤立或多囊性气体积聚。当感染使隔离肺和正常的气管支气管树之间产生交通时,可见气-液平。通过显示异常肺组织的异常系统性动脉供血可明确诊断,常通过 CT 血管造影完成(图 17.33)。导管血管造影术通常用于术前患者,在这些患者中,精确的显示供血血管的起源和数量为必需步骤。

肺发育不良是一种发育异常导致的小肺。这一疾病将在第 67 章中讨论。

发育不良性肺综合征/弯刀综合征是肺发育不全的一种变

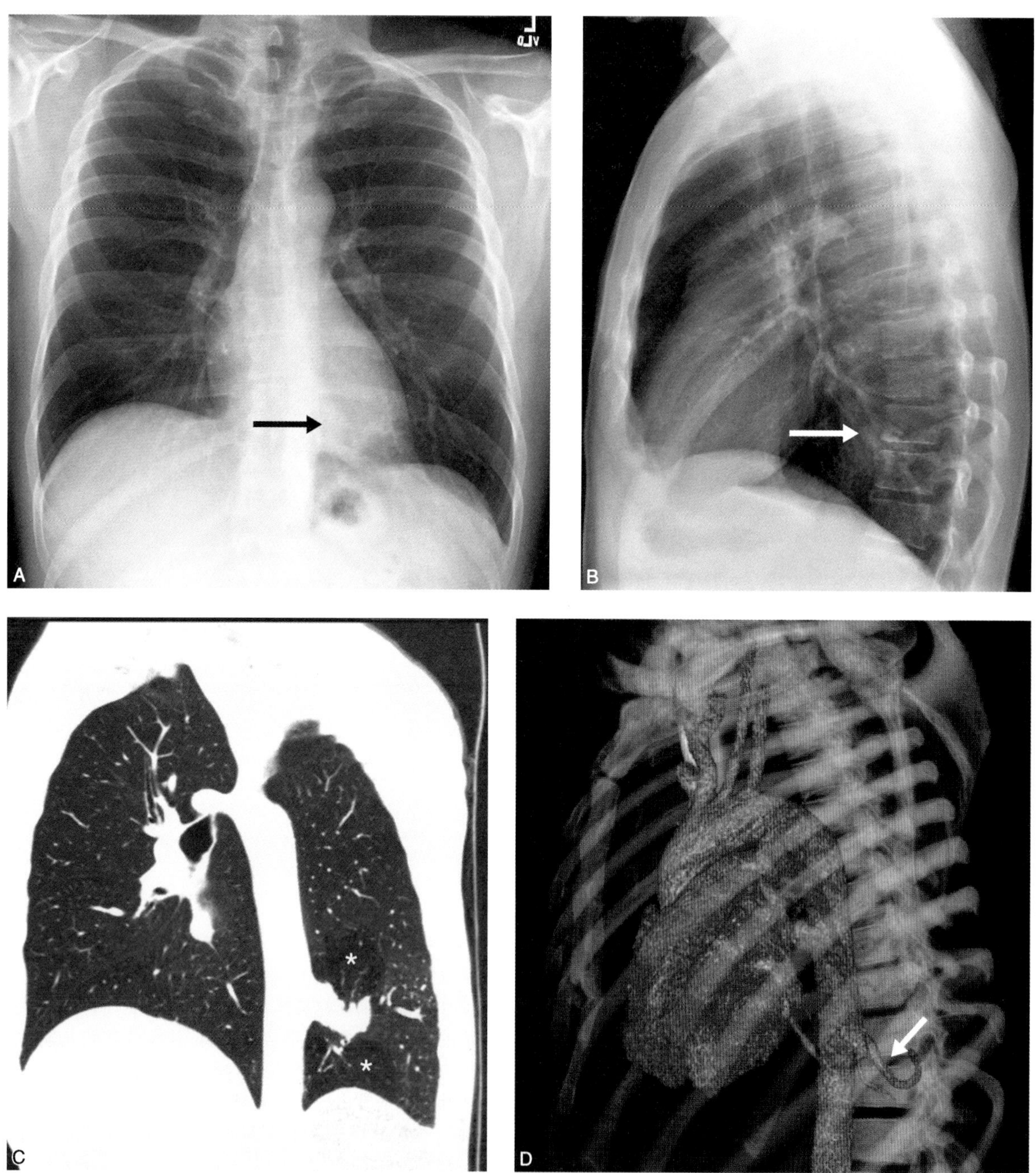

图 17.33 肺叶内型肺隔离症。A、B. 男性,28 岁,既往肺炎病史,正位(A)和侧位(B)胸部 X 线片显示左下叶内侧异常密度影(箭)。C. 斜冠状 CT 显示左下叶内异常透亮影(*),一异常密度影从降主动脉延伸到异常肺中。D. 来自 CT 主动脉造影的斜矢状阴影表面重现显示供血动脉来源于降主动脉(箭),诊断左肺下叶肺隔离。

异，其特征是右肺发育不全，肺部异常的静脉引流到下腔静脉，略高于或低于右侧膈肌或膈膨升。心脏右侧移位，左肺前部突入右半胸腔。这种疾病将在第 67 章中讨论。

肺动静脉畸形（AVMs）。AVMs 是异常的血管肿块，其中先天性薄弱的毛细血管局灶性聚集扩张形成一迂曲的血管复合体，由单个肺动脉供血、单个肺静脉引流。大多数肺动静脉畸形直到成年早期才引起关注，可在遗传性出血性毛细血管扩张症患者（Osler-Weber-Rendu 病）筛查评估时被偶然发现，这种病症在大约 80%的肺动静脉畸形患者中存在，或由于各种症状出现而被发现。最常见的肺部症状是咯血和呼吸困难，后者是由肺内右向左分流引起的缺氧导致。非肺部症状最常与中枢神经系统疾病有关。脑卒中可能发生于从右到左的反常脑栓子或慢性低氧血症引起的继发性红细胞增多症所致的血栓形成。脑脓肿可由反常的脓毒性栓子发展而来。

肺动静脉畸形的胸部 X 线片通常显示一孤立性肺结节，位于双肺下叶的胸膜下部分。大约 1/3 患者有多个病灶。病变通常呈分叶状，有从肿块发出并向肺门方向延伸的供应血管和引流血管。病变形态在 CT 上显示最好。供应血管和引流血管可以在 CT 或 MR 上显示（见图 13.3）。血管造影术适用于术前评估以及接受用弹簧圈经导管栓塞术治疗的患者，是多发 AVM 患者的首选治疗方法。

创伤性肺疾病

肺挫伤通常在钝性胸部创伤之后，撞击部位附近或发生在远处的剪切损伤。创伤后最初 12h 内，血液和水肿液充满肺泡，产生分散的气腔致密阴影可迅速融合，难以与吸入性肺炎区分（图 17.34）。患者可能有呼吸急促和咯血，血液通常可以通过气管插管被吸出。典型的影像学表现是 24h 内致密影，2～7d 内可改善。创伤后超过 48h 出现进行性致密影，应怀疑吸入性肺炎或急性呼吸窘迫综合征（ARDS）。

肺撕裂伤、创伤性肺囊肿和肺血肿。肺撕裂伤是穿透性或钝性胸部创伤的常见后遗症。后一种情况下，代表肺实质的剪切损伤。肺的弹性特性迅速将线性裂伤转变为圆形空气囊肿。这些囊肿可能充进不同量的血液，是肺毛细血管撕裂伤的结果；那些完全充满血液的囊肿更恰当地称为肺血肿。在 X 线及 CT 上，囊肿表现为圆性透亮影，可能含有空气或气-液平（图 17.34）。最初，囊肿通常被相邻的挫伤肺所掩盖，只有在血肿吸收后才被识别。囊肿在数周至数月内逐渐收缩。外伤性肺囊肿或肺气囊可见于这些病变，后一术语也用于描述由远端肺止回阀过度膨胀引起的气囊肿，如某些类型的肺炎。

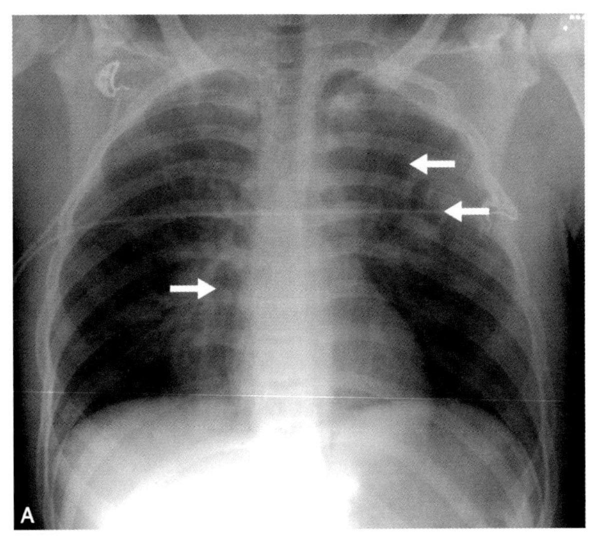

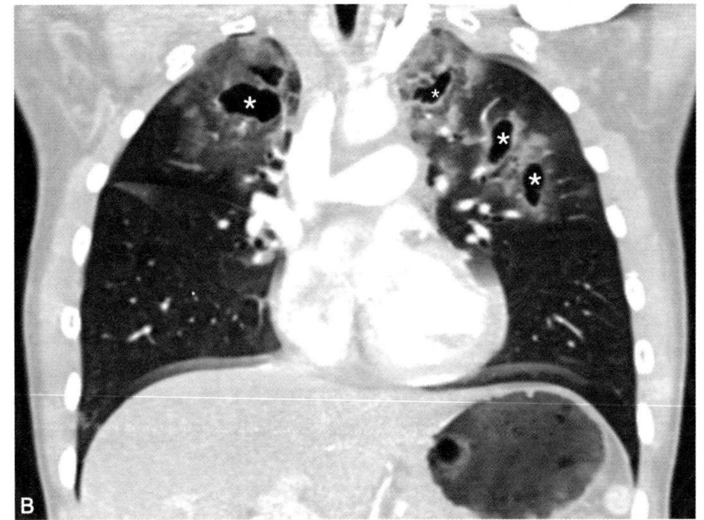

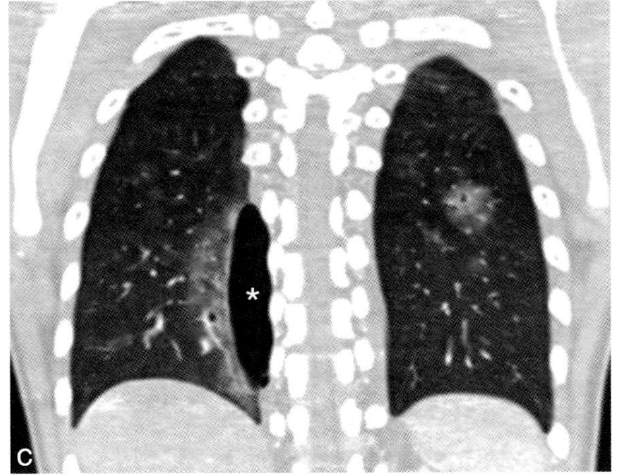

图 17.34　肺挫伤和创伤性肺囊肿。A. 交通事故患者的床旁胸部 X 线显示右肺内侧和左上叶密度增高影，其内可见透亮影（箭）。B、C. 胸部中份（B）和后份（C）的冠状位 CT 显示双肺上叶及右肺下叶内侧磨玻璃样密度影和薄壁透光的空腔密度影（*），分别反映肺挫伤和创伤性肺囊肿。左侧第一肋骨骨折与心尖部胸膜积液有关。

吸　　入

成人的吸入可能涉及吸入固体或液体物质或异物。头部创伤或创伤性插管后可能发生牙齿吸入。成人的异物吸入并不常见，但任何患有咳嗽、喘息、肺不张、肺炎或肺叶/肺过度充气的患者都应考虑，若 CT 表现伴有支气管内异常应特别注意。

吸入性肺炎是用来描述不同吸入物质对应的肺部炎症反应。如在肺部感染一章中讨论的吸入性肺炎，描述由于吸入受感染的口咽内容物而引起的混合厌氧菌感染。口咽或胃分泌物的吸入也可能以"干净"形式的发生，而不伴感染，导致吸入性肺炎。

口咽或胃分泌物的吸入可见于慢性疾病的体弱患者、有气管或胃管的患者、昏迷患者、脑卒中、癫痫或创伤的患者。上消化道解剖异常（Zenker 憩室、食管狭窄）或功能紊乱（胃食管反流、神经肌肉功能障碍）的患者可能出现较慢性和不易识别的误吸形式。

胃液对肺有强烈的刺激，经常刺激导致剧烈咳嗽和伴随的深吸气，使胃液在双肺广泛分布并进入外周气道。胃液中所含的盐酸对细支气管壁和肺泡壁均有直接损伤。由此引起的肺炎其严重程度取决于几个因素：随着吸入液 pH<2.5、吸入液量大、吸入液中颗粒物大、年龄小而加重。大量吸入胃内容物被称为门德尔松综合征（Mendelson 综合征）。当吸入物中含有颗粒物质时，颗粒在重力作用下分布，可能引起肉芽肿性异物反应。

已观察到吸入性肺炎的三种基本的影像学类型：①广泛的双侧致密影；②弥漫但离散的结节影；③不规则的实变影。实质受累往往是双侧的，且多见于基底和肺门周围区（图 17.35）。当有大量的混合食物时，致密影通常是靠后和节段性的。肺不张经常出现，可能是由食物颗粒引起的气道阻塞。影像学表现在最初几天可能会恶化，但随后会迅速改善。此阶段影像学表现的恶化提示并发感染、ARDS 或叠加肺栓塞。

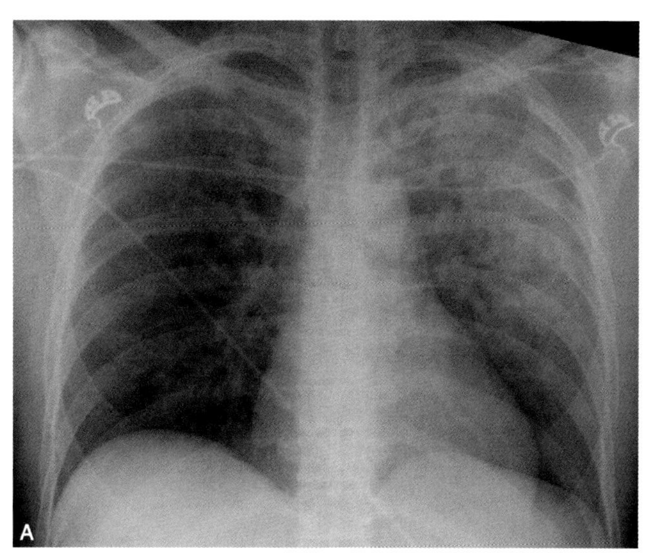

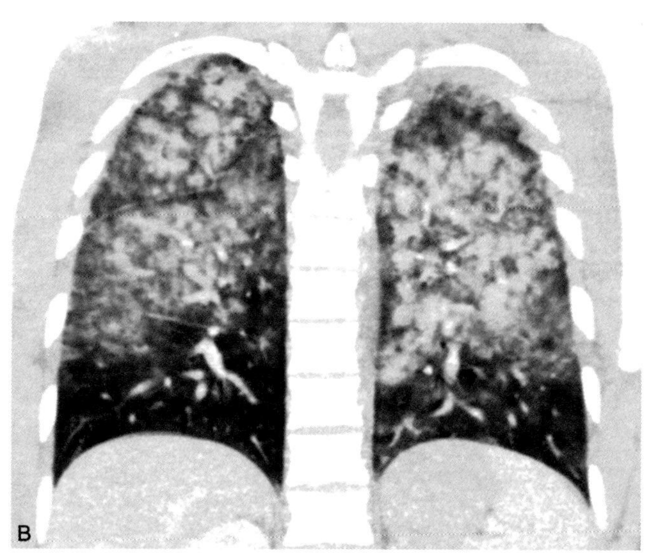

图 17.35　吸入性细支气管炎和肺炎。A. 吸入性事件患者的床旁胸部 X 线显示左肺上叶致密影，右肺上叶斑片状密度影。B. 冠状位 CT 显示双侧小叶中央和小叶致密影，反映吸入性细支气管炎和支气管肺炎。

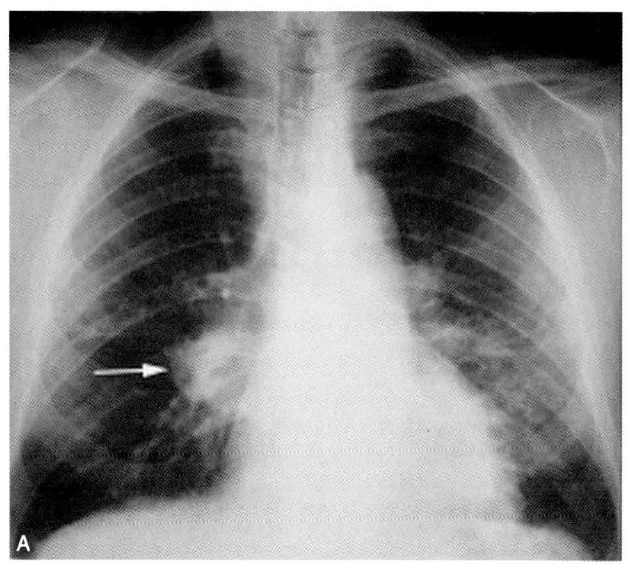

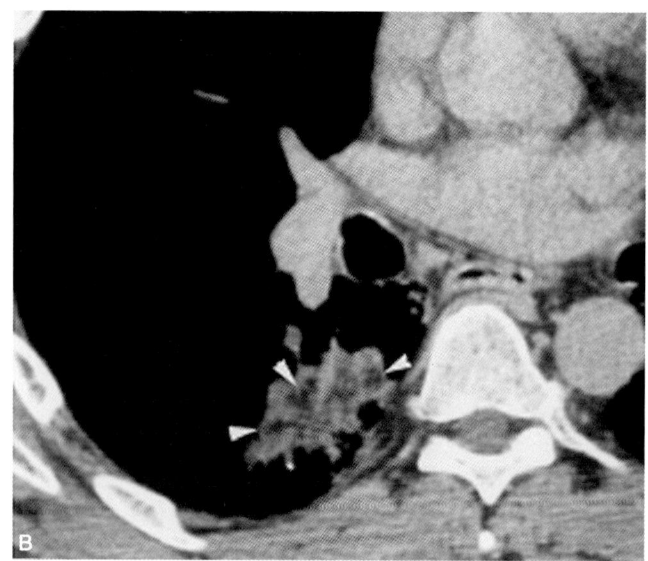

图 17.36　外源性类脂性肺炎。A. 77 岁男性使用矿物油泻药，胸部 X 线显示右下叶上段肿块（箭）并伴随下肺间质改变 3 年。B. CT 显示肿块内脂肪密度（箭头），提示类脂性肺炎。

慢性吸入性肺炎。反复吸入的患者可能在胸部 X 线上出现慢性间质异常。随着几个月到几年的反复吸入而发作，不规则的网状影可能会持续，可能代表支气管周围瘢痕。食物颗粒周围形成肉芽肿引起网状结节。这些慢性间质异常可在急性吸入性肺炎发作之间观察到。

外源性类脂性肺炎。多灶性实变或肿块可由吸入脂性物质引起，常见于有吞咽障碍或胃食管反流的老年患者，他们将矿物油作为泻药或吸入油性鼻液。单发时，病变可类似肺癌。CT 发现脂肪密度与临床病史相符，可诊断该疾病（图 17.36）。

放射性肺疾病

放射性肺损伤最常见于三种临床情况：不可切除的肺癌患者、纵隔淋巴瘤或胸腺瘤患者以及Ⅰ期至Ⅲa 期乳腺癌患者的治疗。外照射对肺的影响取决于多种因素。治疗后肺容积会影响放射损伤的发生率；辐射体积越大，发生辐射损伤的可能性越大。大多数放射治疗仅限于 1/3 至 1/2 的肺，因为对整个肺或双肺使用相同剂量的放射治疗会导致严重的肺损伤。总剂量和分级方法会影响放射损伤的发生率。20Gy 以下的剂量很少造成肺损伤，而超过 30Gy 的剂量，特别是如果对肺的很大一部分使用，则放射性肺炎发生率很高。单次大剂量的使用比相同的总剂量在几周内分次使用更有害。个体对辐射的敏感性存在差异；给药可能导致一名患者产生肺炎，而另一患者则不受影响。同时使用化疗药物（特别是博来霉素）或停用皮质类固醇治疗可能会加重辐射的有害影

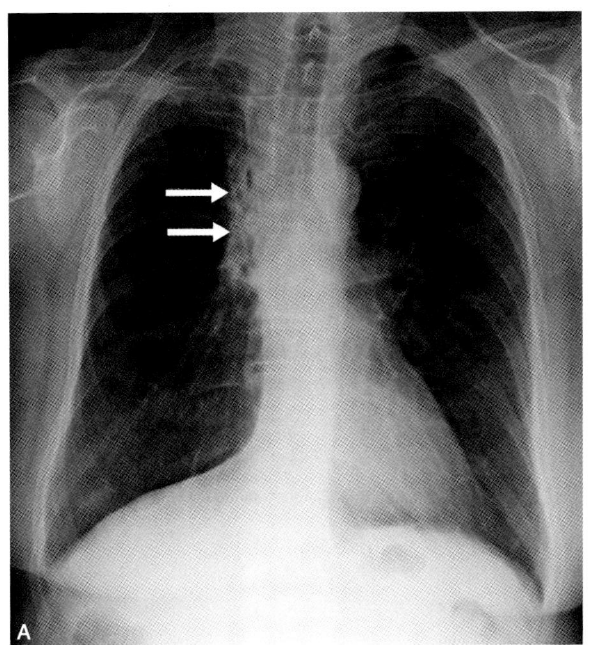

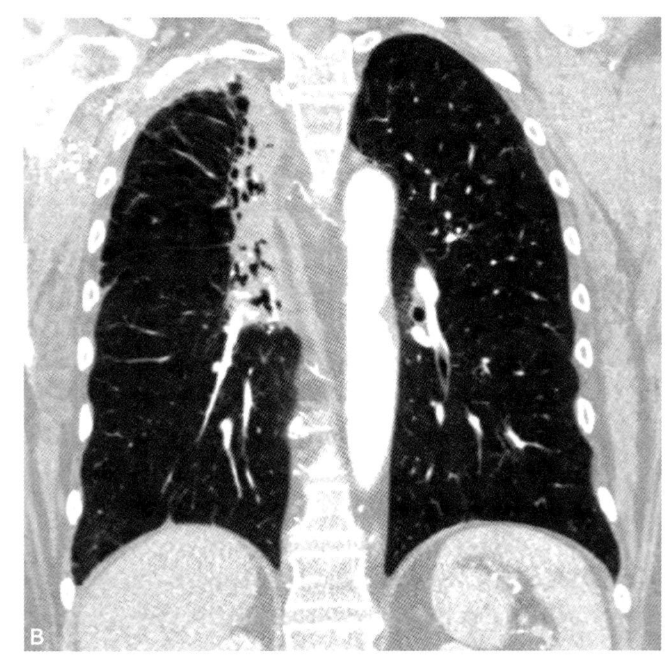

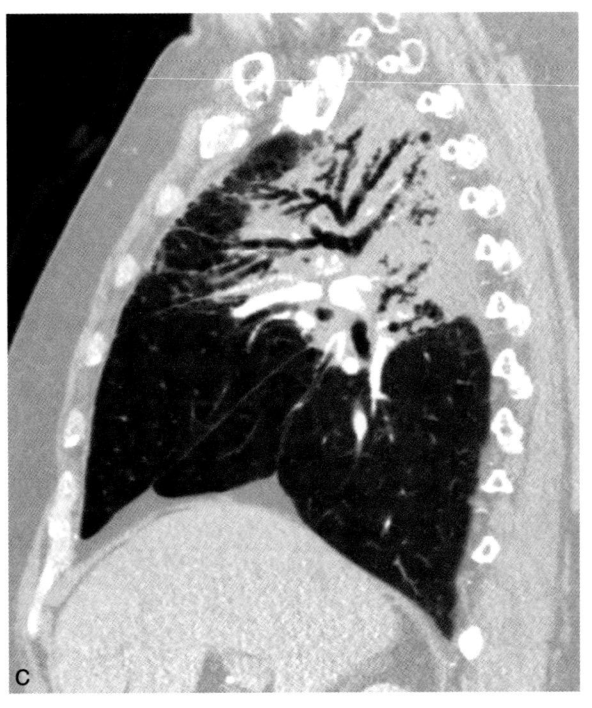

图 17.37　放射性纤维化。A. 不可切除的非小细胞癌而接受放射治疗的女性患者，胸部 X 线显示右肺门抬高，右肺纵隔旁界限清楚的致密影（箭）。B、C. 冠状位（B）和矢状位（C）CT 显示右侧椎旁致密、边界清楚的含气致密影，包含扩张的支气管，代表放射性纤维化。

响。放射性肺损伤的机制尚不完全清楚，但其急性影响包括对排列在肺泡周围的毛细血管内皮细胞和肺上皮细胞的损伤。弥漫性肺泡损伤产生细胞内蛋白样肺泡渗出物和透明膜，组织学上与 ARDS 难以区分。这些变化发生在治疗结束后 4～12 周。然而，大多数急性放射性肺炎患者无症状，但呼吸困难和干咳可能存在。

从影像学上看，边缘明显的局部致密影，不符合肺叶或节段的解剖边界，与放射部分直接对应。受累肺组织的粘连性肺不张常见，因为射线破坏Ⅱ型肺泡细胞，导致表面活性物质丢失。肺炎可在使用或不使用皮质类固醇激素的情况下完全消退，也可进展为肺纤维化。肺纤维化在组织学上与修复期相对应，随着Ⅱ型肺泡细胞再生，肺实质重组，肉芽组织向内生长，最终发生间质纤维化。受累部分肺纤维化表现为粗大的线性阴影，有时表现为均匀的实变影，伴有严重的瘢痕性肺不张。在平片上很难观察到实质纤维化改变的锐利边缘，但在 CT 或 MR 上通常很明显。纤维化组织在 T_2WI MR 序列上表现为低信号，这一发现有助于区分纤维化和复发性肿瘤，复发性肿瘤通常在 T_2WI 上呈高信号。放射性治疗后 1 年，肺实质改变基本稳定。由纤维化引起的胸膜增厚是一个常见的发现。少量的胸腔积液和心包积液也很常见。

放射性肺炎的诊断通常是通过排除感染或恶性肿瘤作为患者症状的病因，并通过对胸部进行放射治疗后出现典型的放射学学表现来做出的。这种鉴别可能需要支气管肺泡灌洗和经支气管活检。支气管肺泡灌洗液中淋巴细胞增加和恶性肿瘤细胞的缺乏证实了诊断。在 CT 上显示的致密影符合已知的放射部分，通常足以诊断（图 17.37）。治疗通常是支持性的，严重的病例需要皮质类固醇治疗。

推荐阅读

Baumann MH, Strange C, Heffner JE, et al; AACP Pneumothorax Consensus Group. Management of spontaneous pneumothorax. An American College of Chest Physicians Delphi Consensus Statement. *Chest* 2001;119(2):590–602.

Colice GL, Curtis A, Deslauriers J, et al. Medical and surgical treatment of parapneumonic effusions: an evidence-based guideline. *Chest* 2000;118(4):1158–1171.

Desir A, Ghaye B. CT of blunt diaphragmatic rupture. *Radiographics* 2012;32(2):477–498.

Guttentag AR, Salwen JK. Keep your eyes on the ribs: The spectrum of normal variants and diseases that involve the ribs. *Radiographics* 1999;19(5):1125–1142.

Kaewlai R, Avery LL, Asrani AV, Novelline RA. Multidetector CT of blunt thoracic trauma. *Radiographics* 2008;28(6):1555–1570.

Kim M, Lee KY, Lee KW, Bae KT. MDCT evaluation of foreign bodies and liquid aspiration pneumonia in adults. *AJR Am J Roentgenol* 2008;190(4):907–915.

Larici AR, del Ciello A, Maggi F, et al. Lung abnormalities at multimodality imaging after radiation therapy for non-small cell lung cancer. *Radiographics* 2011;31(3):771–789.

Leung AN, Muller NL, Miller RR. CT in the differential diagnosis of diffuse pleural disease. *AJR Am J Roentgenol* 1990;154(3):487–492.

Light RW (ed). *Chapter 2. Physiology of the pleural space.* In: *Pleural Diseases.* 6th ed. Philadelphia, PA: Lippincott Williams & Wilkins; 2013.

Miserocchi G. Physiology and pathophysiology of pleural fluid turnover. *Eur Respir J* 1997;10(1):219–225.

Nam SJ, Kim S, Lim BJ, et al. Imaging of primary chest wall tumors with radiologic-pathologic correlation. *Radiographics* 2011;31(3):749–770.

Nason LK, Walker CM, McNeeley MF, Burivong W, Fligner CL, Godwin JD. Imaging of the diaphragm: anatomy and function. *Radiographics* 2012;32(2):E51–E70.

Nickell LT Jr, Lichtenberger JP 3rd, Khorashadi L, Abbott GF, Carter BW. Multimodality imaging for characterization, classification, and staging of malignant pleural mesothelioma. *Radiographics* 2014;34(6):1692–1706.

Peterman TA, Brothers SK. Pleural effusions in congestive heart failure and in pericardial disease. *N Engl J Med* 1983;309(5):313.

Qureshi NR, Gleeson FV. Imaging of pleural disease. *Clin Chest Med* 2006;27(2):193–213.

Talbot BS, Gange CP Jr, Chaturvedi A, Klionsky N, Hobbs SK, Chaturvedi A. Traumatic rib injury: patterns, imaging pitfalls, complications, and treatment. *Radiographics* 2017;37(2):628–651.

（冯林　李泽勇　李杨）

第 4 篇
乳腺放射学

第 18 章 ■ 乳腺的正常解剖和组织病理学表现

概　　述

充分认识乳腺正常解剖和影像学表现非常重要。影像医师只有在熟悉正常影像表现的前提下，才更有可能发现异常表现。此外，正常组织可能与病变组织的影像学表现相似，明确正常组织结构的影像表现有助于提高癌症检出率，减少不必要的活检和随访。本章将由表入里地介绍正常乳腺的解剖结构（图 18.1）。

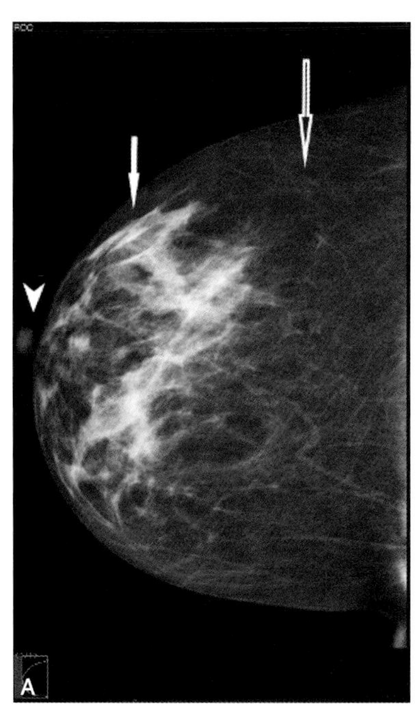

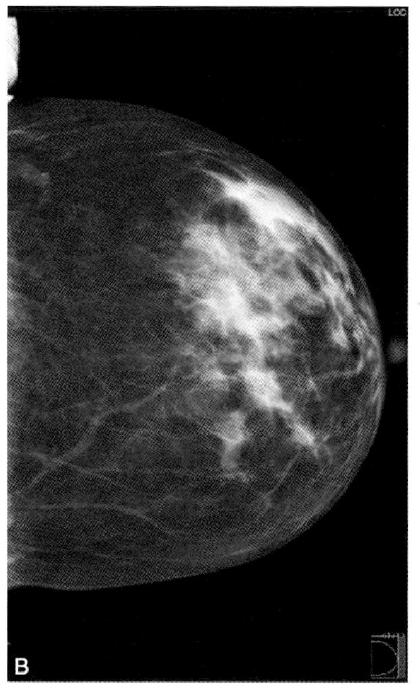

图 18.1　正常乳腺 X 线片。A. 右乳头尾（RCC）位示正常乳头（箭头）、纤维腺体组织（实箭）和脂肪组织（空箭）；B. 左乳头尾（LCC）位；

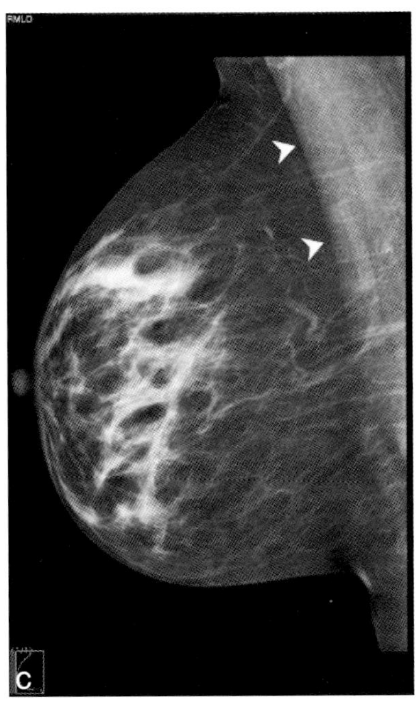

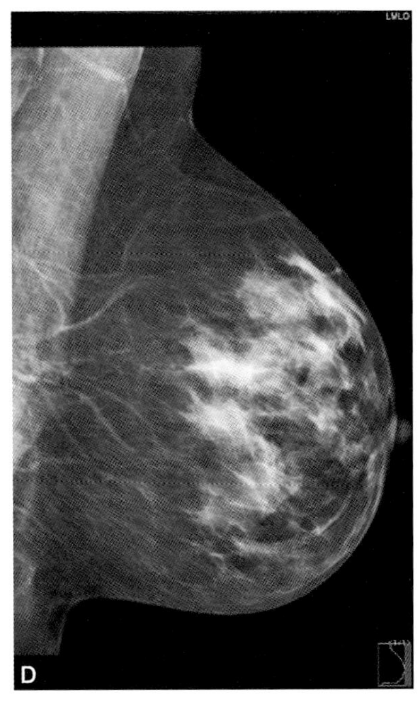

图 18.1（续）　C. 右乳内外斜（RMLO）位，在内外斜（MLO）位可见胸大肌（箭头）；D. 左乳内外斜（LMLO）位。

皮　　肤

乳房皮肤薄而均匀，厚约 2～3mm。乳房皮肤增厚表明有潜在的病变。浸润性乳腺癌可引起局灶性皮肤增厚和/或凹陷，炎性乳癌会导致乳腺皮肤弥漫性增厚或呈"橘皮样"变。单侧皮肤增厚常见于乳腺放射治疗后，弥漫性对称性皮肤增厚可见于系统性疾病（心力衰竭、肾衰竭等），这些疾病会导致液体潴留或水肿。当 X 射线束与皮肤垂直正切时，通过乳房 X 线检查评估皮肤厚度最精确，超声或 MRI 评估乳房皮肤厚度也很容易（图 18.2）。

皮肤中有多种结构，乳房真皮内有毛囊、皮脂腺和汗腺。毛孔堵塞会导致表皮样囊肿的形成，也称皮脂腺囊肿。这些囊肿通常含有角蛋白，可能容易重叠感染。妇女因触及肿块或乳腺 X 线筛查中发现肿块而就医。病变的位置在皮肤内提示其为良性病变，皮肤包围着病灶呈"爪形征"，并且可以见到病变表面覆着一层薄薄的皮肤。体格检查时，常可见突出的毛孔或"黑头"（图 18.3）。

皮肤病变也可以在乳房 X 线片上表现为假性肿块。肿块周围隆起的皮肤病变透光度增强，代表乳房受压时的空气滞留。皮肤损伤缝隙内也能看到气体透亮影。技术人员在显著的皮肤病变部位放置了一个金属 BB 标志，以避免不必要的工作。有时，多处皮肤病变可能是系统性病变，如神经纤维瘤病（图 18.4）。

乳头-乳晕复合体

非下垂乳房的乳头-乳晕复合体（NAC）通常位于胸第 4 肋间隙。乳晕由色素沉着的皮肤、平滑肌环和蒙氏腺体（Montgomery glands，一种特殊的顶浆分泌腺）组成。蒙氏腺体开口于乳晕皮肤表面的蒙氏结节，呈 1～2mm 的凸起。大约有 10～15 根乳腺导管开口于乳头，主要的乳腺导管汇聚形成乳管窦延伸至乳头表面。由于导管上皮延伸至乳头表面，故乳腺癌可能会累及 NAC。

乳头外观有正常变异，乳头可以回缩或凹陷，或可能表现为裂口状改变（图 18.5）。双侧、对称性且长期性的乳头回缩或凹陷通常为良性病变，而新发或不对称性乳头凹陷或回缩可能是由潜在的恶性肿瘤引起（图 18.6）。重要的是，至少要有一个乳腺钼靶成像视图中显示乳头的侧位影像，这不仅有利于评估乳头凹陷或回缩，还避免了影像表现中乳头与其下肿块重叠。乳头阴影也可类似假性肿块（图 18.7）。当不确定是乳头还是肿块时，可以放置一个诸如 BB 的皮肤标记物来标记乳头的位置。

由于乳头含有丰富的纤维组织，超声（US）检查时常可看到后方声影。保持超声探头与皮肤的良好接触也是一个难题，使用足量的超声耦合剂可以防止由于接触不良造成伪影，超声探头围绕乳头多平面、多角度显像有利于显示乳晕结构（图 18.8）。

MRI 静脉造影后常可见乳头强化，正常乳头的强化表现为对称的、淡薄的、持续性强化。而不对称的、浓密的或结节状强化提示恶性肿瘤可能（图 18.9）。

NAC 佩吉特病以乳头表皮细胞恶性变为特征，最常见的是乳腺导管原位癌（DCIS），临床上可以表现为红斑、鳞屑或湿疹样改变。当患者出现这些体征和症状时，有必要进行诊断评估，寻找潜在的钙化或肿块。如果影像学检查呈阴性，则有必要请乳腺外科医师或皮肤科医师会诊，行皮肤活检或 MRI 检查。

NAC 有丰富的感觉神经支配。在 NAC 周围进行乳房临床干预时需要进行麻醉。

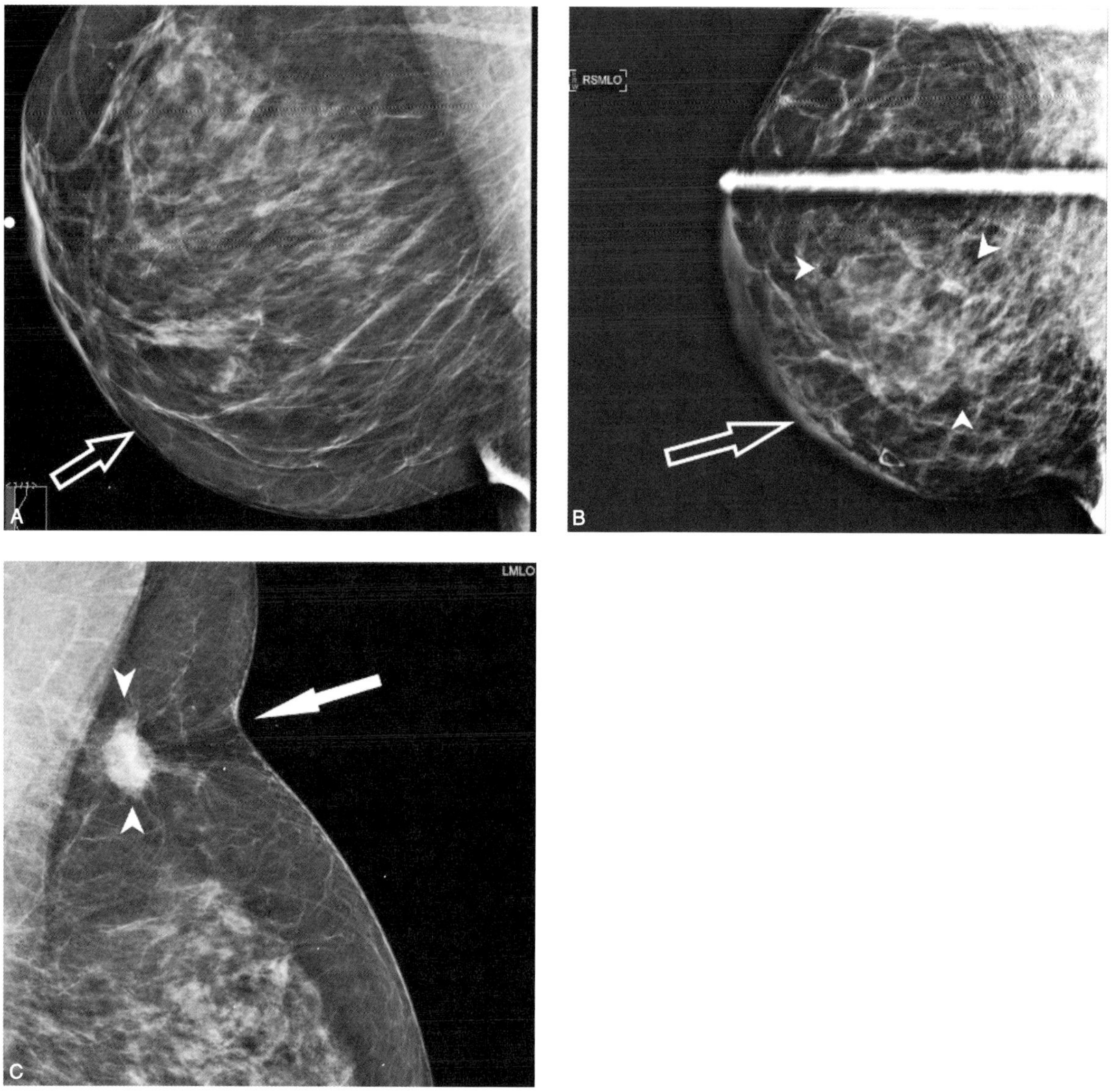

图 18. 2　皮肤厚度比较。A. 正常乳腺 X 线片的皮肤厚度(空箭)。B. 同一患者两年后的乳腺影像,由于炎性乳癌,皮肤呈弥漫性增厚(空箭),可见一个肿块(箭头)是浸润性导管癌。C. 另一名患者,患有潜在的浸润性导管癌(箭头),邻近皮肤凹陷(实箭)。

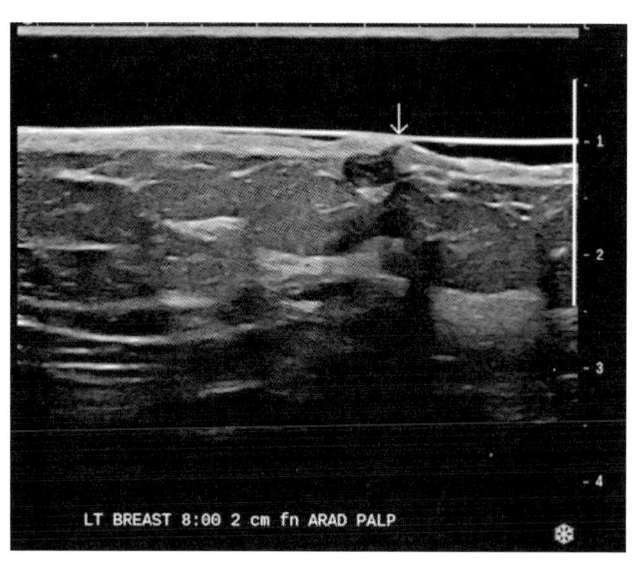

图 18. 3　皮脂腺囊肿。超声图像显示皮肤表面椭圆形肿块。特征为可见真皮束延伸到皮肤表面(箭)。

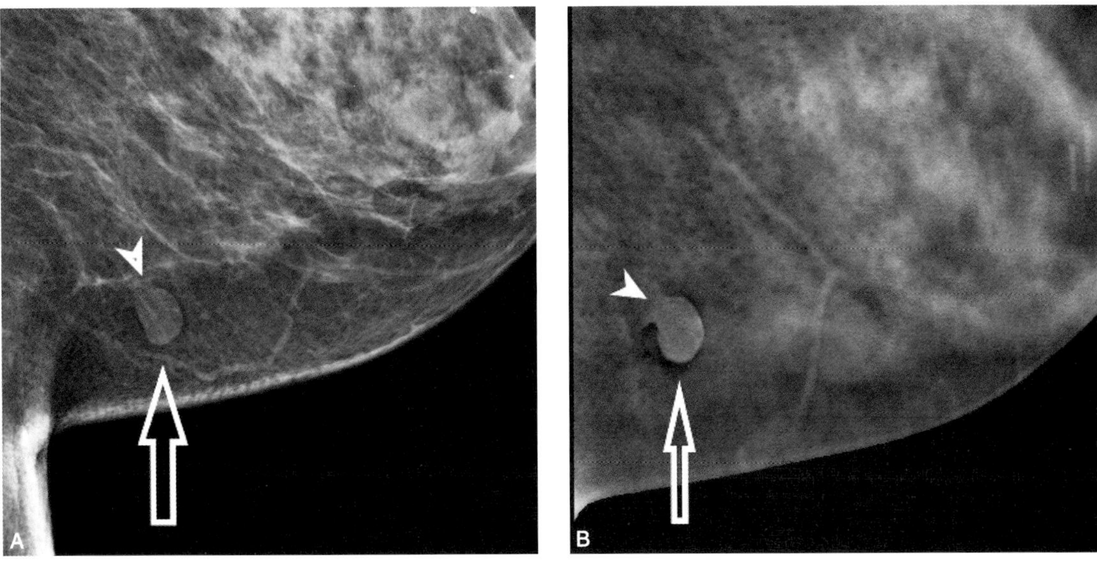

图 18.4　像肿块的痣。卵圆形肿块周围的“暗晕”(空箭)，是由痣周围的空气间隙所造成的，在皮肤附着处没有上述征象(箭头)。痣可以在(A)二维 X 线钼靶摄影和(B)数字乳腺断层融合(DBT)上显示。

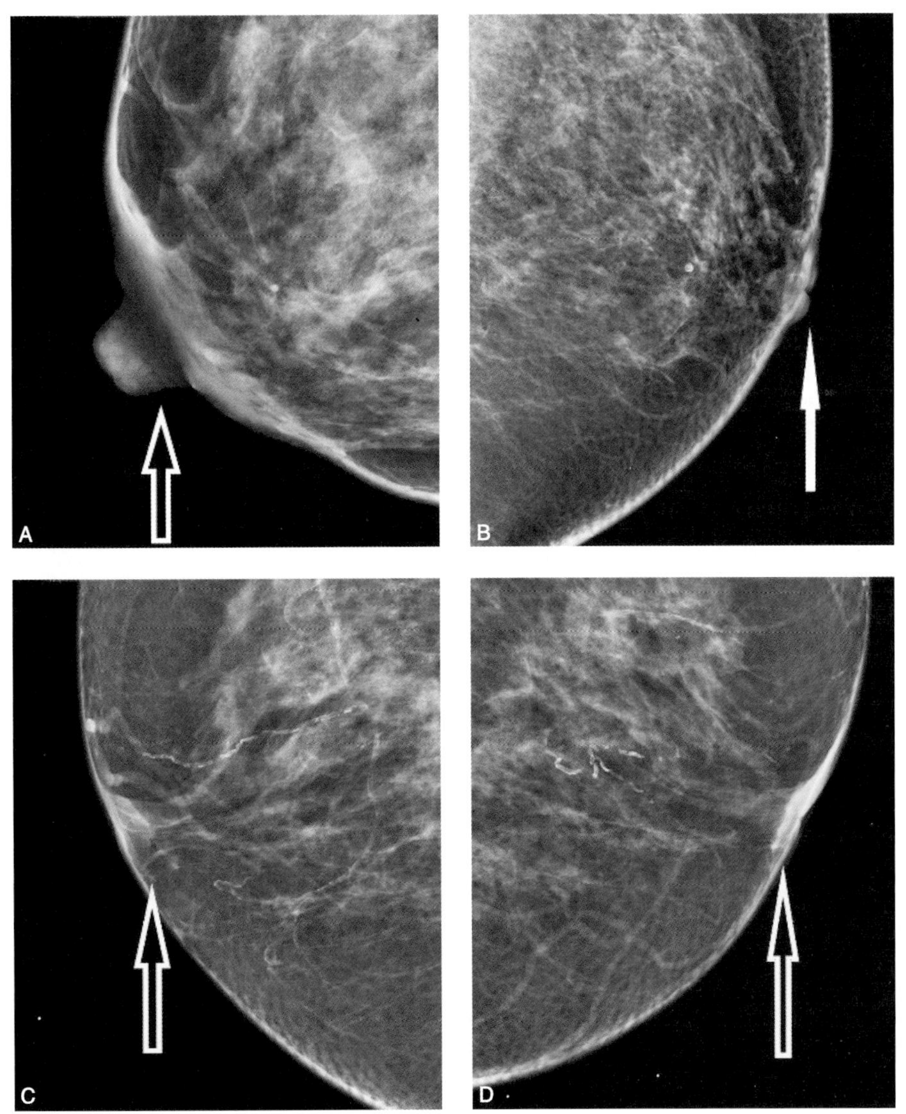

图 18.5　正常乳头外观。A. 最常见的正常乳头外观(空箭)；B. 正常裂口状乳头(箭)；C、D. 双侧乳头凹陷(空箭)。双侧、对称性、长期存在的乳头凹陷通常为良性病变。

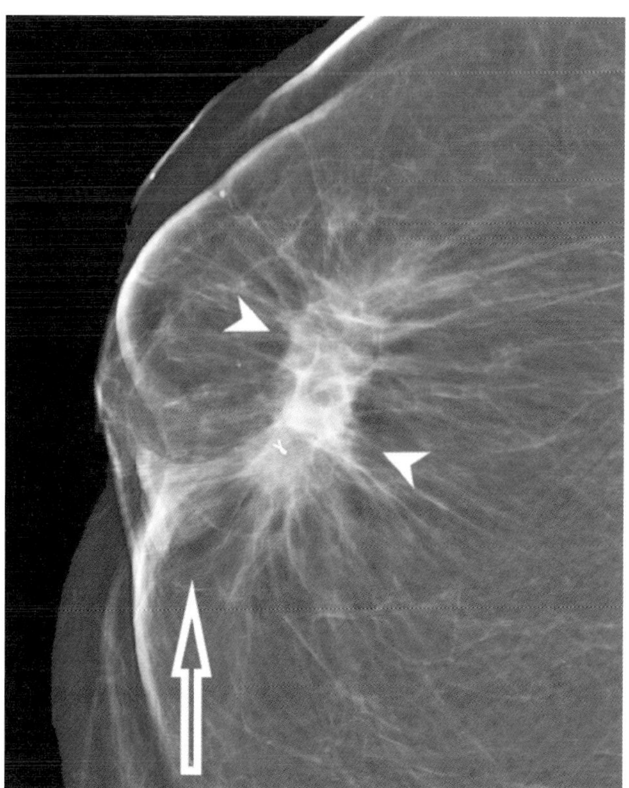

图 18.6 乳头病理性凹陷。边缘可见毛刺的高密度肿块是一种浸润性乳腺癌(箭头),其造成乳头回缩(空箭)。

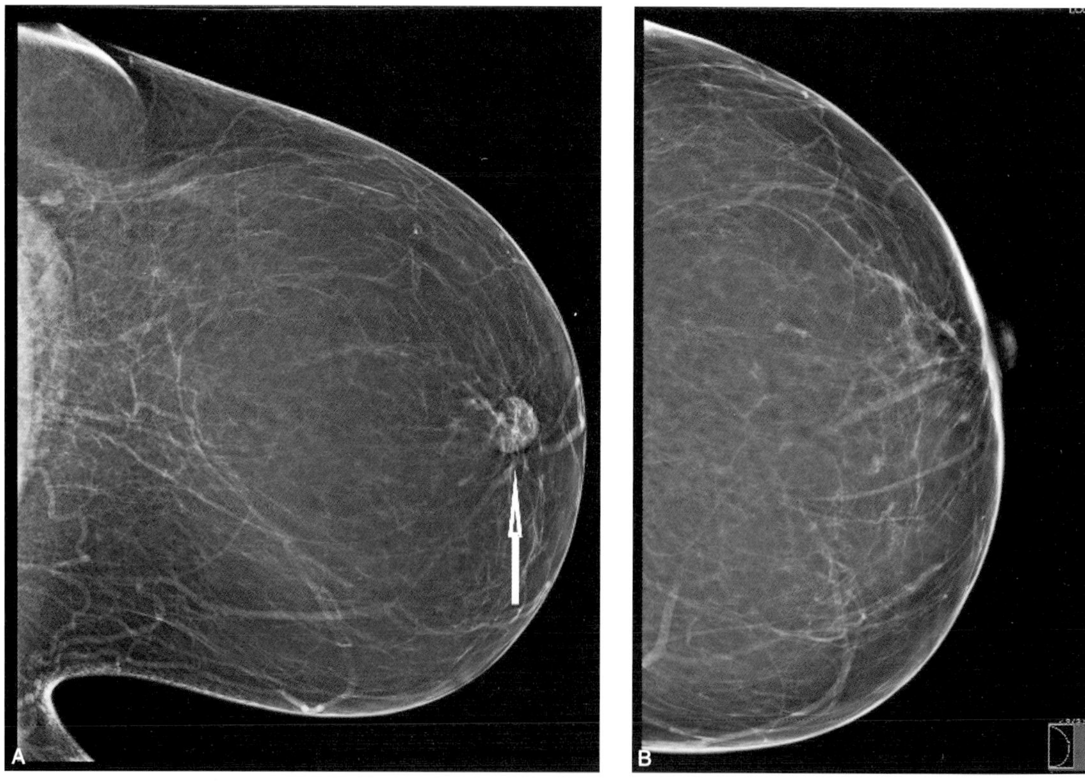

图 18.7 肿块样乳头。A. 如果没有侧位乳头影像,肿块样乳头与乳房肿块难以鉴别(空箭)。B. 乳头侧位钼靶成像复查确认没有乳房肿块。

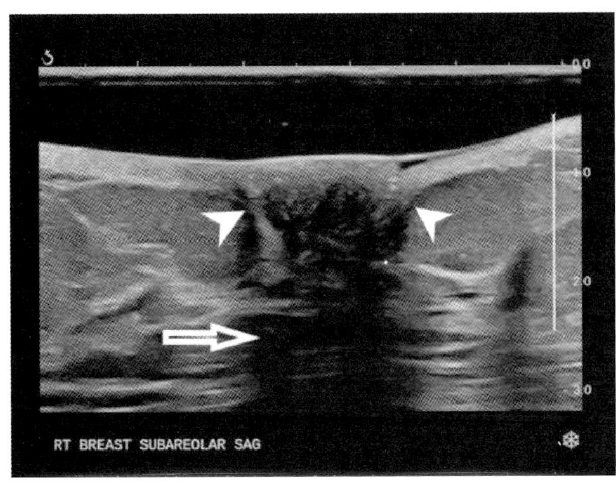

图 18.8 乳头超声影像。正常乳头声像图(箭头)。由于超声束衰减,乳头后方可见明显的声影(空箭)。

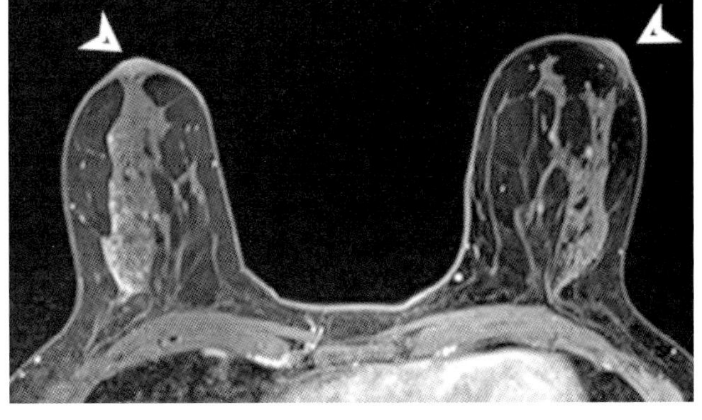

图 18.9 乳头 MRI。MRI 显示正常乳头(箭头)。

皮下组织

乳腺组织位于胸浅筋膜和胸深筋膜之间,其间散布库珀韧带(Cooper 韧带)与筋膜相连(图 18.10)。Cooper 韧带形成内部网状框架,以支撑乳房,在钼靶乳腺摄影和 MRI 上易显示。Cooper 韧带通常呈扇贝状、波浪状曲线。Cooper 韧带被拉直或扭曲可能是恶性肿瘤的重要标志(图 18.11)。韧带增厚可见于恶性肿瘤或水肿。当看到皮肤和 Cooper 韧带增厚时,需要进行仔细的影像学和临床评估来确定是否存在潜在的乳腺癌。乳腺癌影像学表现与感染性乳腺炎相似,后者在哺乳期较常见。Cooper 韧带增厚会引起乳头回缩或相应皮肤凹陷,这个征象提示潜在乳腺癌。

乳房中脂肪组织含量是可变的,脂肪含量与年龄和体质量指数都有关系。肥胖女性的乳房往往含有大量脂肪,非常瘦的女性乳房脂肪含量少。绝经后,乳房腺体内脂肪含量增加。

脂肪对 X 线的衰减低,因此在乳房钼靶检查中呈深灰色,与乳腺纤维组织或肿块的密度明显不同。乳房钼靶检查有助于确定出现在脂肪瘤或错构瘤等肿块中的脂肪成分。超声上,脂肪呈中等灰色,一些肿块的回声可能与之相似。压缩性评估技术有助于区分脂肪小叶团块和等回声肿块。脂肪是乳房中最可压缩的结构。如果用超声探头进行压缩,脂肪小叶的前后直径将减少 30%或以上(图 18.12)。

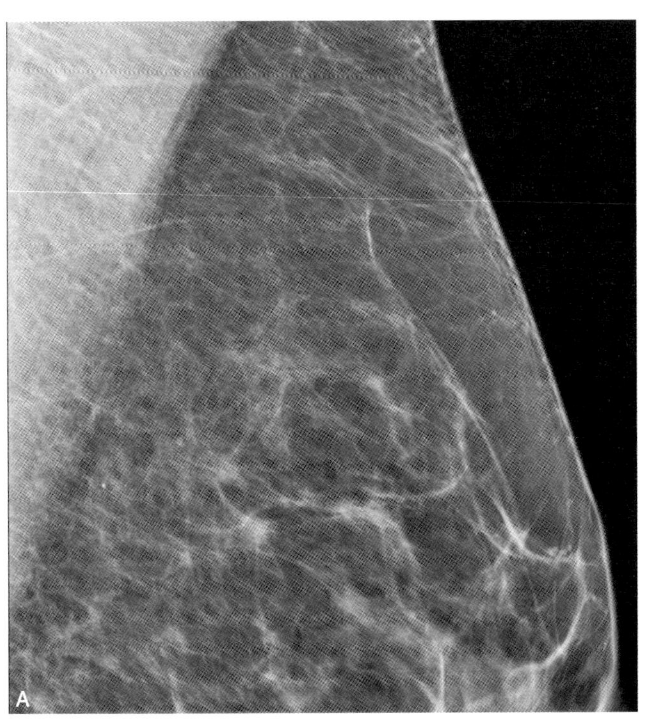

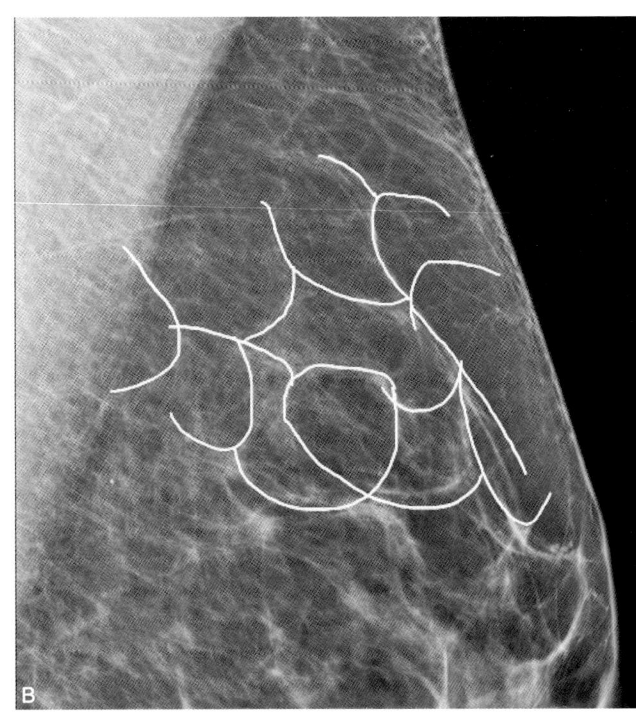

图 18.10 Cooper 韧带。A. 乳腺钼靶摄影,正常 Cooper 韧带呈细而薄的曲线影。B. 白线勾勒的即为 Cooper 韧带。

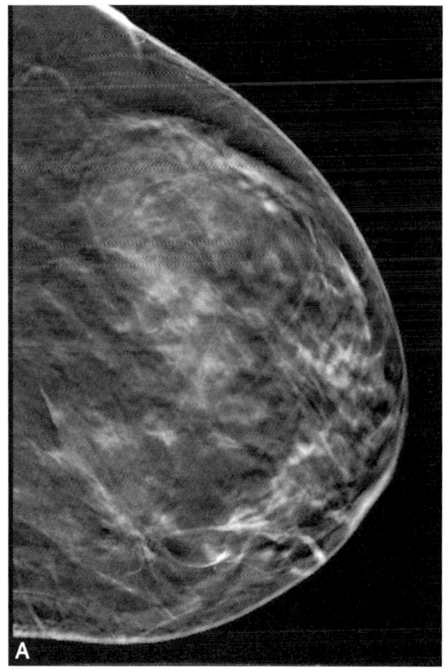

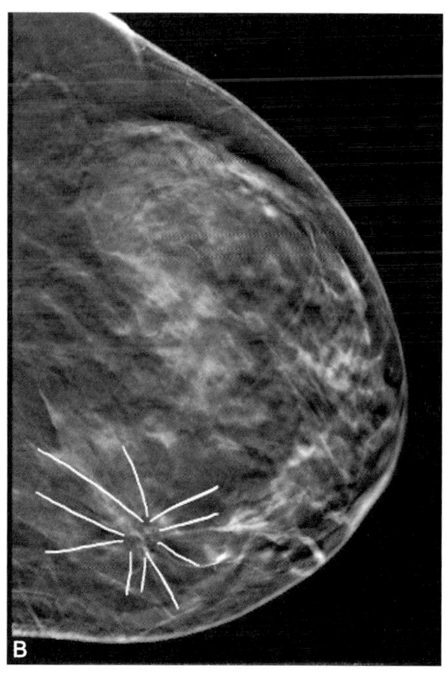

图 18.11 被牵拉变直的 Cooper 韧带。A. 可以看到被牵拉而变直的 Cooper 韧带，这也被称为结构纠集。B. 异常直的由白线勾勒的 Cooper 韧带。

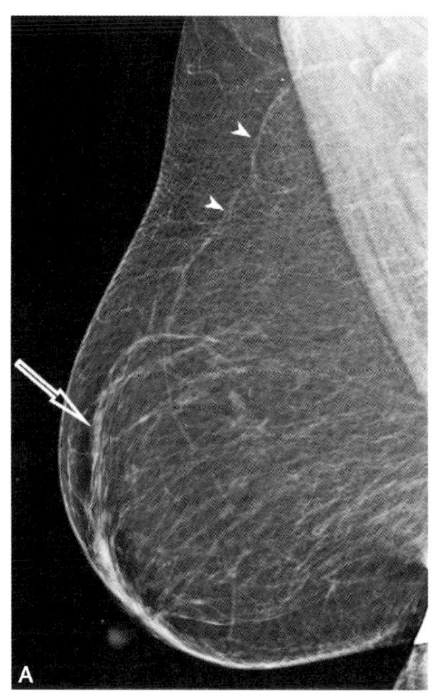

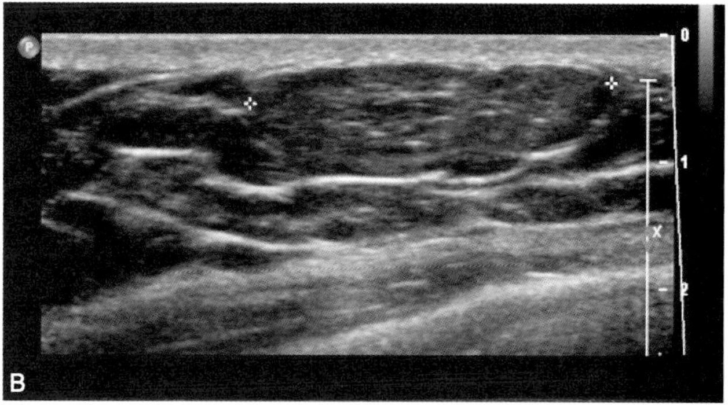

图 18.12 乳房钼靶检查和超声检查的脂肪。A. 由于脂肪对 X 射线束衰减小，脂肪呈深灰色。稀疏的纤维腺体组织(空箭)，Cooper 韧带和血管(箭头)很容易看到。B. 超声检查显示的脂肪小叶。

乳腺导管和乳腺小叶

乳腺腺体组织由乳腺小叶和乳腺导管组成，这些结构是由胚胎发育时期内陷的上皮组织形成的。这些结构很重要，因为大多数乳腺癌都源于乳腺导管或小叶的腺上皮细胞，因此大多数乳腺癌为腺癌。

乳腺导管系统呈树状结构(图 18.13)。大约有 10~15 条乳腺导管延伸到乳头表面(研究报道的范围是 5~20 条)。在每个乳头孔的后面，有一个轻微扩张的部分被称为乳管窦，这是哺乳和母乳喂养期间乳汁的重要储藏库。然后，乳管继续分叉，向后延伸，引流乳腺小叶。有些导管系统很小，只延伸几厘米；有的非常大，可能占据几乎整个乳腺象限。

导管系统在乳腺导管造影中显示最佳(图 18.14)。在乳腺导管造影过程中，需用一个小导管在乳头上的一个导管口上进行插管，然后将少量含碘对比剂注入导管，进行乳房钼靶检查。大多数导管癌起源于单个导管系统。若分布方式符合导管系统形状的线性或节段性微钙化则需引起重视，有可能是 DCIS(乳腺导管原位癌)(图 18.15)。

每个乳腺导管系统引流一个乳腺叶，每个乳腺叶有 20~40 个乳腺小叶，每个乳腺小叶有 10~100 个腺泡，腺泡是产生乳汁的最小功能单位。终末导管小叶单元(TDLU)由末端乳腺管和它的引流小叶组成，它是乳房的一个重要的结构和功能单位。

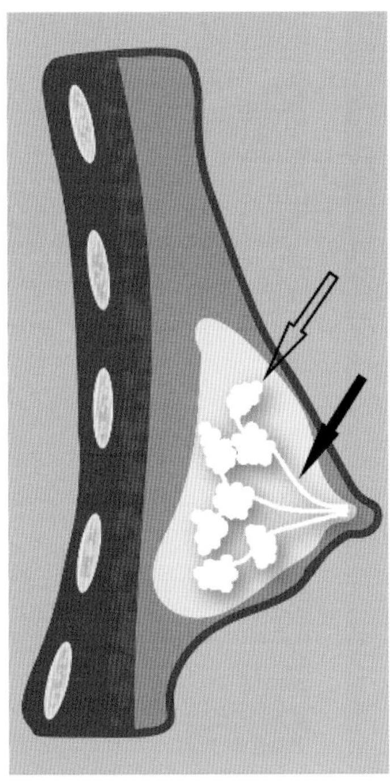

图 18.13　乳腺导管和小叶解剖示意图。在乳头处可见多根导管会聚(实箭)。小叶是乳房的功能单位和乳汁形成部位(空箭)。

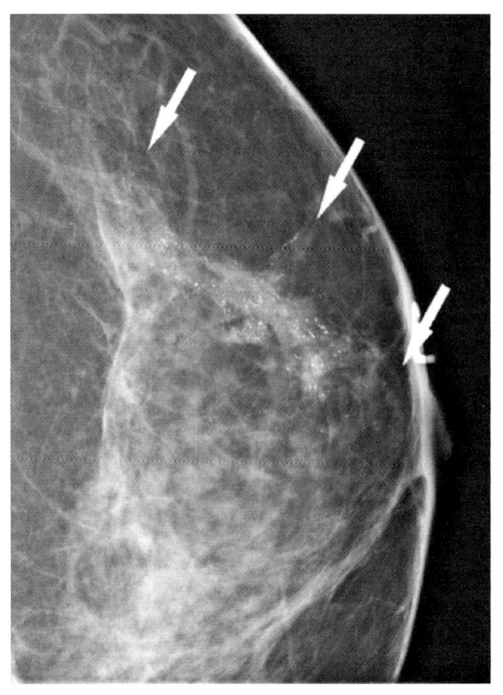

图 18.15　节段分布的 DCIS。节段分布的砂砾状多形性钙化灶(箭)从乳头沿导管走行,高度怀疑为恶性肿瘤。活检显示高等级别 DCIS。

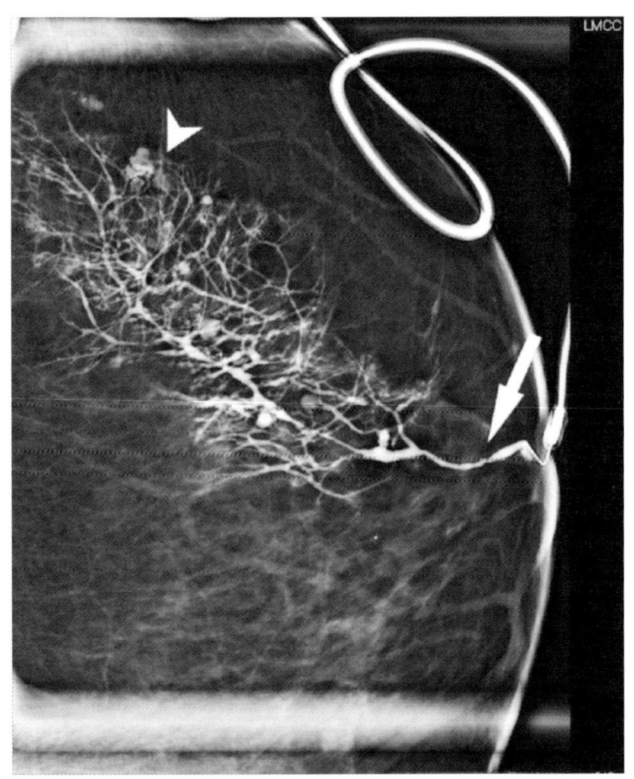

图 18.14　正常乳腺导管造影。将含碘对比剂注入一根导管,可以看到乳头正后方的正常乳管(实箭)及导管系统的许多分支。对比剂延伸到小叶(箭头),其中一些轻微膨胀成小囊肿。

TDLU 可引起许多病理改变,大多数乳腺导管和小叶癌发生在该部位(图 18.16)。

如果腺泡扩张,就会形成囊肿。乳腺囊肿和纤维囊性变很常见,在约 30%~50%的女性中可见。囊肿和纤维囊性变不会增加乳腺癌的患病风险。但是,在乳房成像中很常见,可能导致反复的乳房 X 线检查,以确定可疑肿块是实性的还是囊性。幸运的是,超声可以确定肿块是实性、囊性或混合型(实性和囊性)。

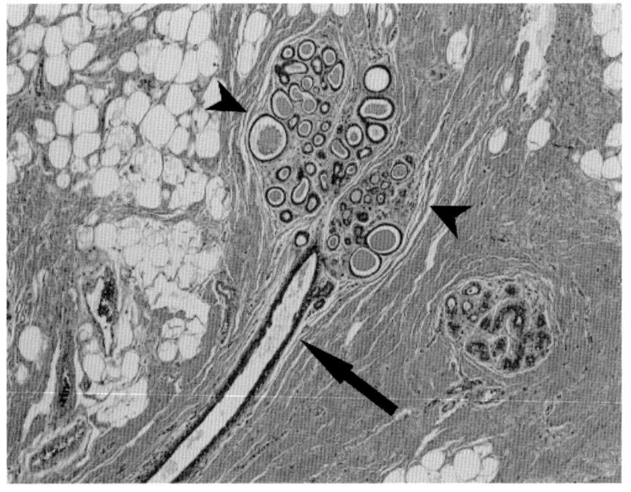

图 18.16　正常 TDLU 的组织病理学。正常乳腺组织的苏木精-伊红染色显示长管状终末导管(箭)和小叶单元(箭头)。

基　质

小叶和乳管间为脂肪和纤维间质,合在一起就是所谓的纤维腺体组织,其脂肪含量是可变的。当通过乳房 X 线图像测量时,这被称为乳房密度。乳房密度很重要,因为较高的密度可以在乳房钼靶检查中掩盖癌症。乳房钼靶检查致密组织的敏

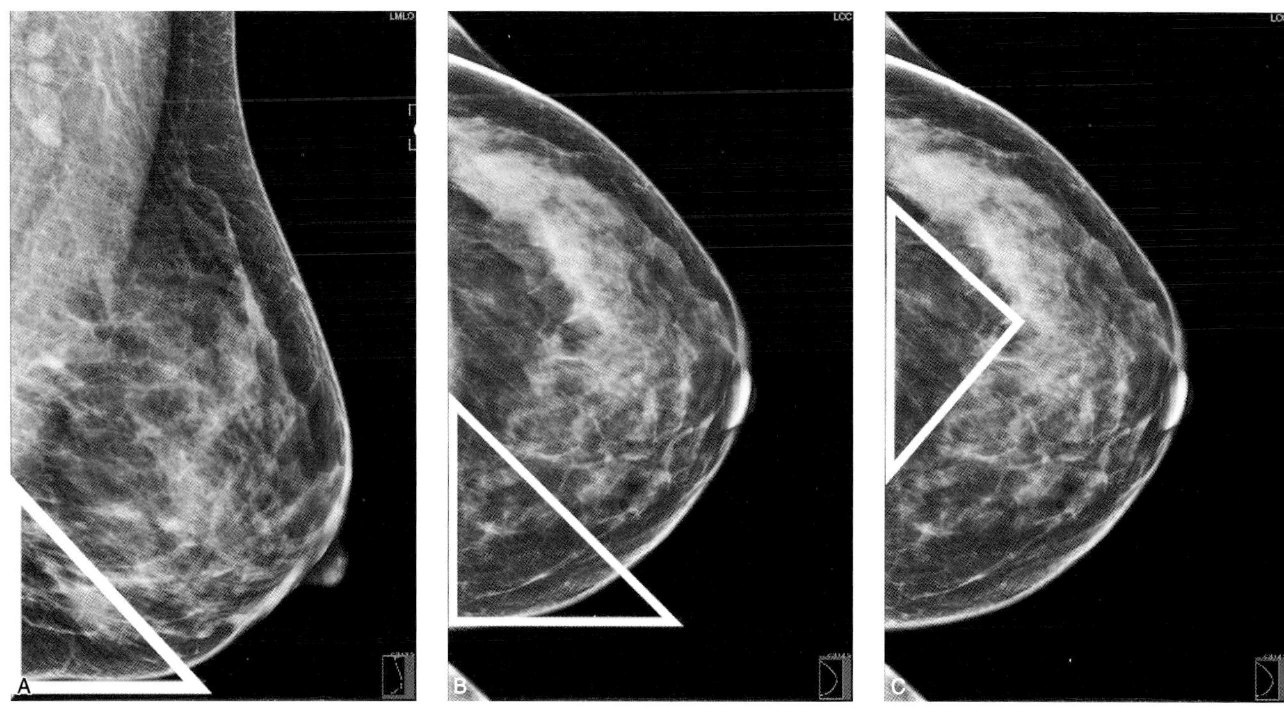

图 18.17　内下象限和乳腺后脂肪。下象限(A)、内象限(B)、乳腺后脂肪(C)内通常含较少的腺体组织。注意在这些位置形成的肿块或不对称表现。

感性降低。乳腺密度也是乳腺癌的独立危险因素。

大多数女性的大部分纤维腺体组织分布于外上象限。通常情况下,乳房内下象限和乳腺后脂肪中的腺体组织较少。也需注意这些区域的病灶(图 18.17)。仔细观察脂肪-腺体分界以检测侵袭性乳腺癌也很重要(图 18.18),乳房肿块可引起其局限性向外膨出或回缩(图 18.19)。

乳房大小可能对称或不对称。在没有临床症状或乳房钼靶检查异常的情况下,乳房大小不对称大多属于正常情况(图 18.20)。然而,"乳房萎缩"可能属于大的浸润性小叶癌(ILC)的征象。当 ILC 浸润乳房时,乳房不容易被压缩,因此与之前的乳房钼靶检查相比,乳房看起来更小,或者说"萎缩"(图 18.21)。

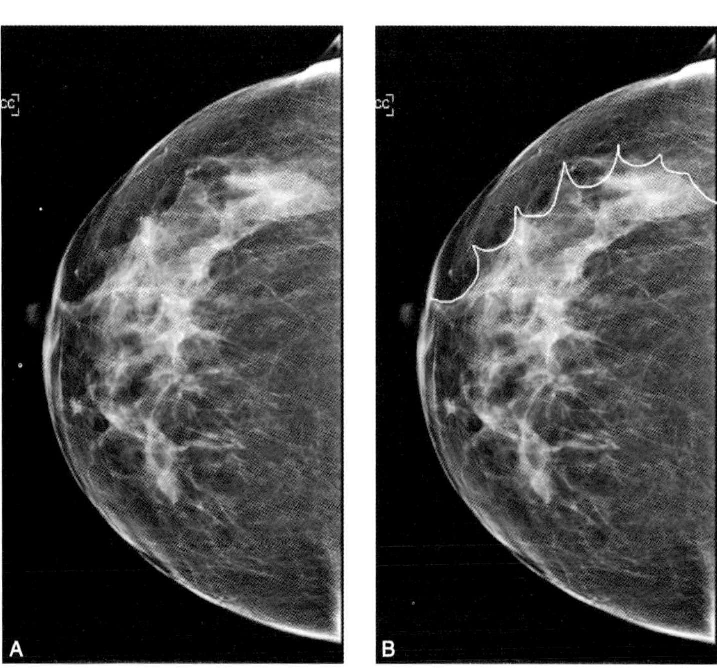

图 18.18　正常脂肪-腺体界限。A. 腺体组织和脂肪的界面通常呈扇形、柔和的曲线状。B. 白线勾勒脂肪-腺体界面。

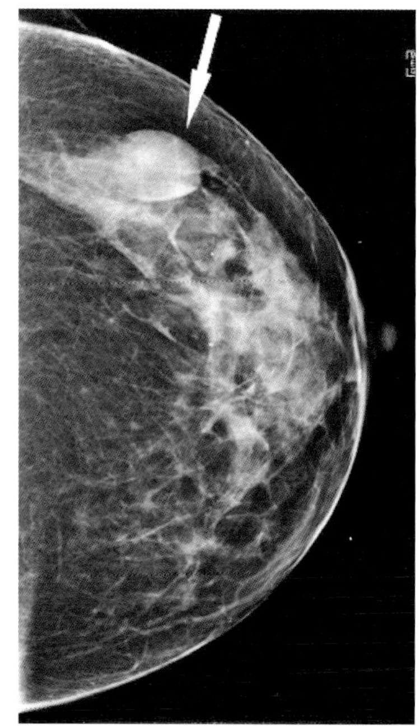

图 18.19　肿块导致脂肪-腺体界面隆起。正常的脂肪-腺体界面因肿块而变形,呈局限性向外突起(箭)。

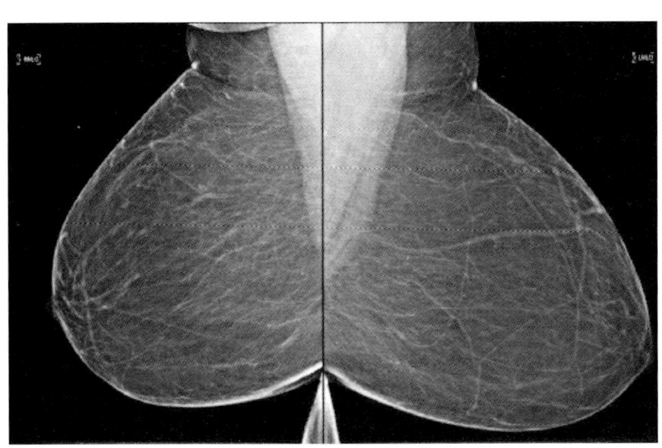

图 18.20　大小不对称的乳房。双侧乳房内外斜位显示乳房大小不对称，右乳比左乳小。乳房大小不对称常见，当它长期存在且与其他恶性征象无关时，多提示为良性。

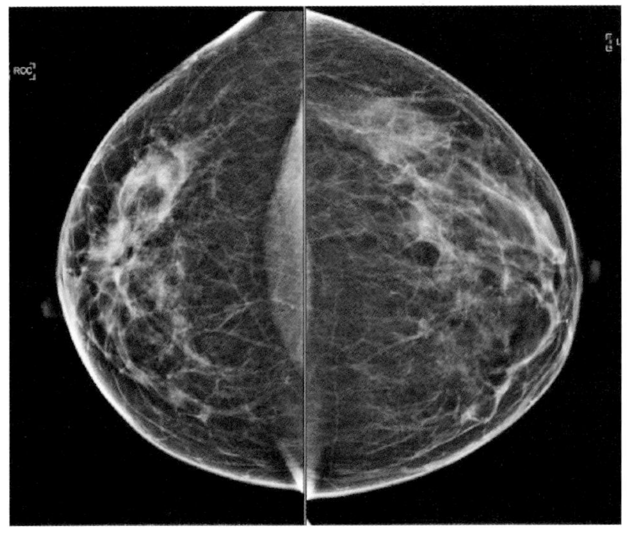

图 18.21　乳房萎缩。双乳头尾位显示乳房大小不对称，右乳比左乳小。原 X 线片（未显示）显示乳房大小对称，右乳密度增加和结构变形。活检显示为浸润性小叶癌。

胸　　壁

胸壁包括乳房深部的肌肉和肋骨。胸壁的胸肌位于乳房深部，胸大肌是评估图像质量和乳房定位的重要标志，在乳房钼靶摄影的内外斜（MLO）位上可见（见第 19 章），其他胸肌也可以看到（图 18.22）。胸壁肌肉被一层筋膜覆盖，其神经支配方式与乳房不同。在经皮介入和活检时，必须注意避开胸壁肌肉。乳腺癌侵犯肌肉是一个重要的预后指征，当乳房肿块固定或不能自由活动时，则怀疑有肌肉侵犯。在 MRI 上最容易显示肌肉侵犯（见第 22 章）。乳房钼靶摄影偶尔能看到脂肪层的消失。然而，由于肿块固定在胸壁上，通常很难成像。超声对肌肉侵犯的评价是有限的，因为许多乳腺癌引起的后方声影掩盖了底层肌肉的细节。

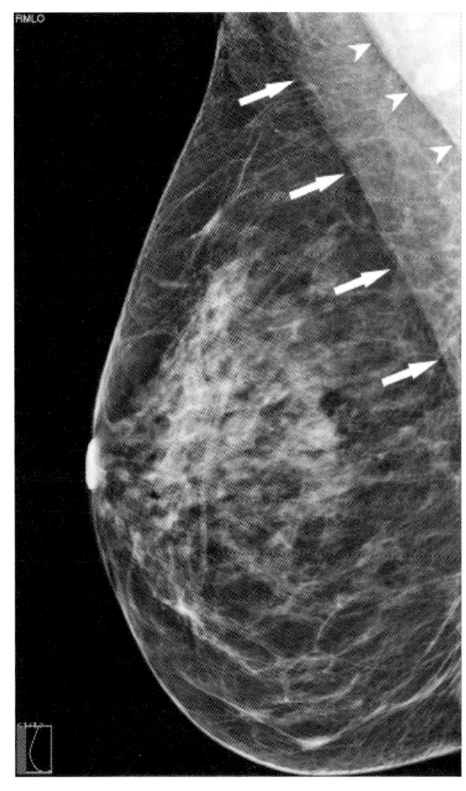

图 18.22　胸大肌和胸小肌。乳房内外斜（MLO）位钼靶摄影显示胸大肌（箭）和胸小肌（箭头）。

男性乳腺

男性乳房解剖与青春期前的女孩相似，由一个 NAC 和基本的乳腺管组成。基因和激素正常的男性不会有乳腺小叶，因此也不会产生与小叶相关的病变。男性也可能患乳腺癌，但几乎都是浸润性导管癌（IDC）或 DCIS。男性乳房也会发生肥大，称为男性乳腺发育，这通常与雌激素或药物刺激有关（见第 20 章）。

乳腺淋巴系统

乳腺淋巴引流很重要，淋巴转移是乳腺癌最常见的转移方式。淋巴结转移是乳腺癌患者最重要的预后指征之一，随着转移性淋巴结数量的增加乳腺癌存活率降低。

正常腋窝淋巴结呈椭圆形，边界清晰，有“脂肪门”，呈“肾形”（图 18.23）。正常淋巴结的长轴和短轴直径范围很广。Deurloo 等研究表明淋巴结形态学和皮质厚度是转移的最主要预测因子。我们将 2.3mm 作为乳腺癌患者正常淋巴结的最大皮质厚度，未患乳腺癌的女性腋窝淋巴结正常皮质厚度可以达到 3mm。观察淋巴结的其他特征同样重要，如“脂肪门”的丢失，局灶性皮质增厚也可能是转移的迹象。传入淋巴通道首先要通过淋巴结的皮质。因此，淋巴结皮质下区域通常是转移癌细胞沉积的第一个位置。见到淋巴结皮质的球状突起需考虑转移，淋巴结边缘模糊或不规则可能是肿瘤从包膜外转移到周围脂肪的征象（图 18.24）。

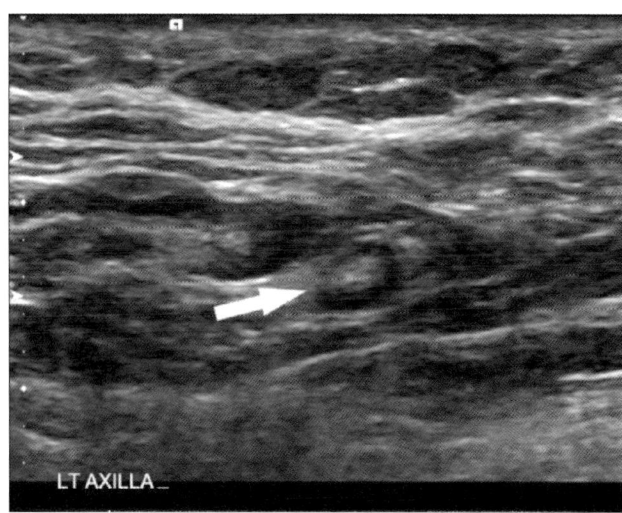

图 18.23　正常淋巴结(箭)。腋窝超声图像显示正常淋巴结呈肾形、皮质薄而均匀、边界清楚,可见正常回声的"脂肪门"。

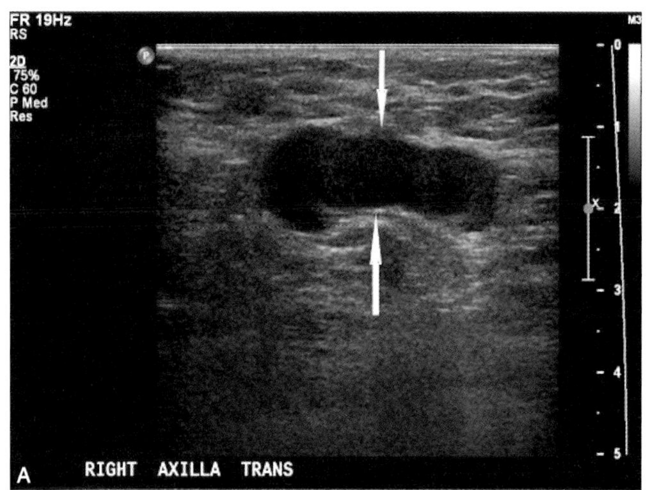

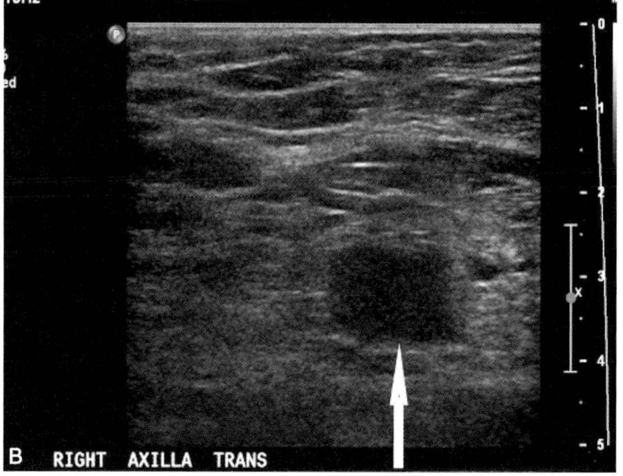

图 18.24　超声显示可疑淋巴结。超声图像显示(A)弥漫性皮质增厚(箭),(B)边缘模糊和正常脂肪门消失(箭)。

大部分的血管通过淋巴门供应淋巴结。供血动脉进入淋巴门,引流静脉通过淋巴门流出。癌症导致新生血管生成。淋巴结转移可引起大量的淋巴门外血流,或在淋巴结周围形成多条不通过淋巴门的供血血管。

无论淋巴结的大小或形态如何,需要特别关注这些指标随时间的变化情况。如果一个淋巴结多年未发生变化(如果没有预防癌症生长的治疗,如化疗),则可能是为良性病变。淋巴结增大或者有了新的可疑特性时需要引起重视。当然,淋巴结对感染或炎症反应的轻微变化属于正常表现。如果患者对淋巴结肿大有临床解释(如最近注射流感疫苗、湿疹接种等),需要进行短期随访以确保淋巴结恢复正常大小(表 18.1)。

表 18.1

可疑恶性淋巴结特征

皮质厚度>2.3mm
脂肪门消失
皮质局部增厚
边界模糊
脂肪门外的供血血管增多
随时间增大

大量的淋巴管遍布整个乳房和引流淋巴结的部位(表 18.2)。NAC 下方存在大的淋巴丛,称为乳晕下或萨佩(Sappey)淋巴丛。导管周围淋巴管与导管壁相邻。淋巴引流从浅到深、从乳房到腋窝和内乳(IM)链。约 75%~97%的乳房淋巴引流到腋窝淋巴结,少于 10%的淋巴引流到 IM 链。引流淋巴液首先到达的淋巴结叫作前哨淋巴结,该淋巴结可以在手术时通过注射蓝色染料和/或放射性同位素(^{99m}Tc-硫胶体)的映射技术进行识别,这些物质可以追溯到前哨淋巴结。不到 1/4 的乳腺淋巴引流到 IM 淋巴结,这些淋巴结位于胸骨邻近的肋间隙,并沿靠近 IM 动脉和静脉的胸骨旁平面垂直延伸。

表 18.2

淋巴结位置

腋窝淋巴结	Ⅰ级
	Ⅱ级
	Ⅲ级
	罗特(Rotter)淋巴结/胸肌间淋巴结
IM 链淋巴结	
锁骨上淋巴结	
乳腺内淋巴结	

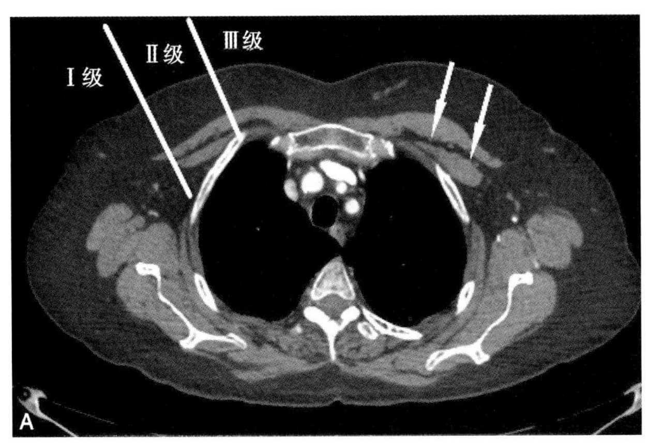

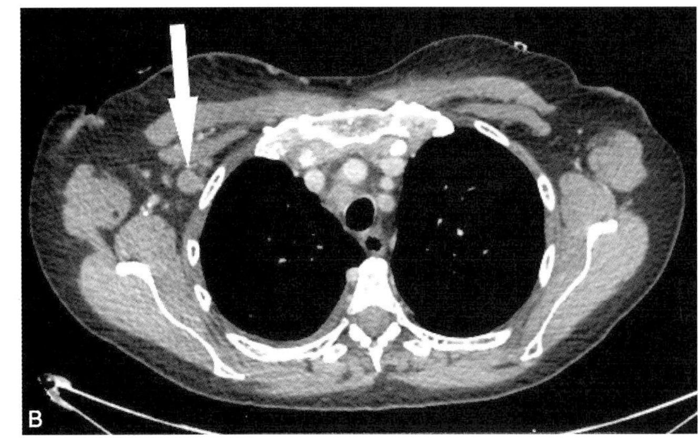

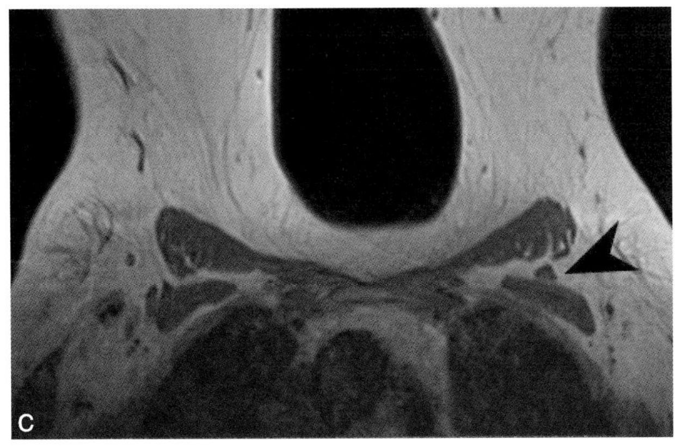

图 18.25　腋窝的淋巴结水平。A. 胸部横断位 CT 扫描。腋窝淋巴结分三级：Ⅰ级淋巴结位于胸小肌（箭）外侧；Ⅱ级在胸小肌深面；Ⅲ级位于胸小肌内侧。B. 同侧乳腺癌（未显示）患者的Ⅱ级淋巴结肿大（箭），也可见纵隔淋巴结病变。C. 位于胸大肌和胸小肌之间的淋巴结称为 Rotter 淋巴结（箭头）。

腋窝淋巴结分为三个层次（图 18.25）：Ⅰ级淋巴结位于胸小肌外侧；Ⅱ级淋巴结位于胸小肌后方；Ⅲ级淋巴结位于胸小肌内侧。Ⅲ级淋巴结有时称为锁骨下淋巴结。当淋巴结位于胸大肌和胸小肌之间时，被称为 Rotter 淋巴结。在腋窝淋巴结清扫过程中，Ⅰ级淋巴结最容易识别和切除。因此，因此，如果在肌肉深处的其他部位有异常淋巴结，则提示外科医师是很重要的。

常规乳房钼靶检查内外斜位图像可见多个腋窝淋巴结（图 18.26）。可见的淋巴结数量在很大程度上取决于技师的定位技术，因为淋巴结位于胸肌后方的脂肪间隙中，压迫时可能会滑出。若乳房 X 线片上显示淋巴结，则应该评估它们的大小和形态；如果没有显示，则无法评估。如果在当前检查中发现了淋巴结，但以往的检查中并未发现，那么很可能是定位导致。若淋巴结大小和形态正常，则不应被视为新发的或可疑的淋巴结。

腋窝淋巴结肿大或异常需要进一步检查，恶性和良性的感染或炎症性病因都可能导致淋巴结肿大。淋巴结肿大可以是双侧或单侧的，这有助于缩小鉴别诊断范围。需要注意的是，由于有些乳腺癌乳房钼靶摄影不能显示，故即使乳房钼靶检查正常，单侧腋窝淋巴结肿大也可能由乳腺癌引起。在腋窝淋巴结的诊断评估中，靶向超声最常用，CT 扫描或 MRI 也有一定作用。

常规对尚未进行活检而诊断为乳腺癌或尚未进行活检而高度可疑［BI-RADS（乳腺影像报告和数据系统）5 级］乳房肿块的患者行腋窝淋巴结成像。由于腋窝淋巴结接受了大部分乳腺淋巴引流，因此需对此进行常规成像检查。当乳房内侧存在癌症时，应对 IM 淋巴结进行成像，因为淋巴引流更有可能引流到 IM 淋巴结。

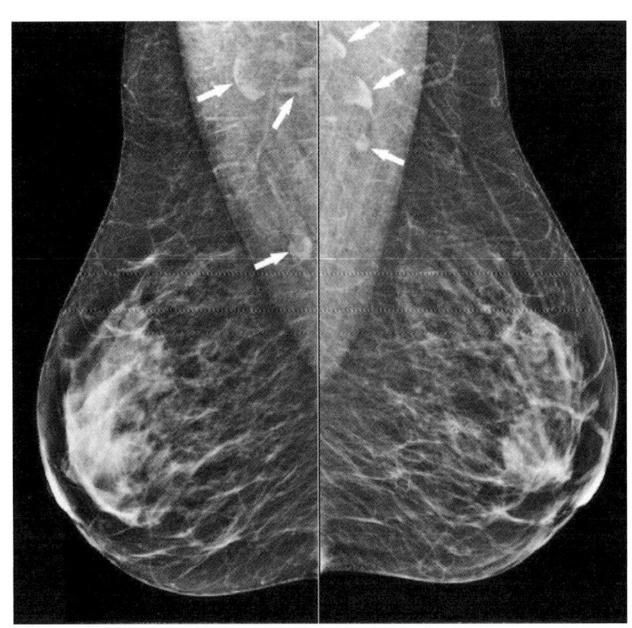

图 18.26　乳房钼靶摄影 MLO 位图像上的淋巴结。淋巴结（箭）在乳房钼靶摄影 MLO 中很常见。

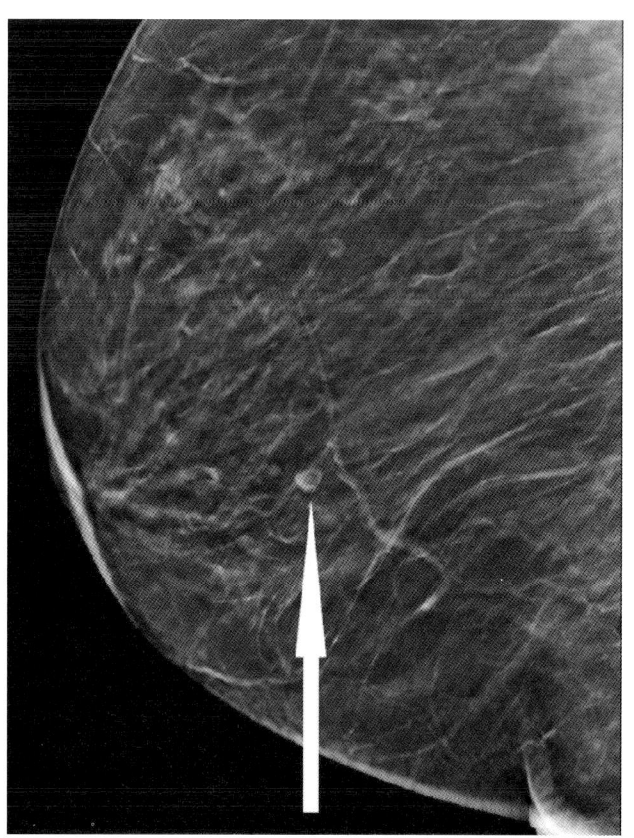

图 18.27　正常乳腺内淋巴结。正常乳腺内淋巴结(箭)经常可见,该淋巴结位于脂肪中、血管附近。在数字乳腺断层融合(DBT)摄影图像中,"脂肪门"经常可见。

乳腺内也可见淋巴结显示,称为乳腺内淋巴结(图18.27)。乳腺内淋巴结通常为偶然发现,其存在于脂肪中,与血管相邻。乳腺纤维腺体组织中不存在乳腺内淋巴结。当患者非常瘦且皮下脂肪很少时,很难区分乳腺内淋巴结。乳腺内淋巴结在外观上与别处的淋巴结相似,呈椭圆形、边界清楚、含有脂肪。乳腺数字断层摄影易评估乳腺内淋巴结的解剖结构。若乳房X线显示可疑乳腺内淋巴结,可进行靶向超声检查。乳腺内淋巴结的存在与否是恒定的,因此新发肿块不应该被视为乳腺内淋巴结。它可能之前被掩盖了或未包括在成像范围内。

血液供应

学习了解乳房的血液供应有助于避免在穿刺活检过程中损伤大血管。血液供应影响正常乳腺的MRI强化模式。乳房的血液供应来自供给乳房内部和中部的IM动脉,以及供给乳房上部和外部的胸外侧动脉。胸肩峰动脉的胸支和肋间动脉的分支也对乳房血供有微小的贡献(图18.28)。

乳房的主要引流静脉与供血动脉相伴行。乳房的浅静脉在妊娠期和哺乳期会明显增粗。浅静脉血栓性静脉炎称为蒙多病(Mondor病),病因包括既往手术、创伤、脱水、妊娠和其他血栓形成疾病。患者通常表现为有触痛的条索状、线状皮肤红斑(图18.29)。

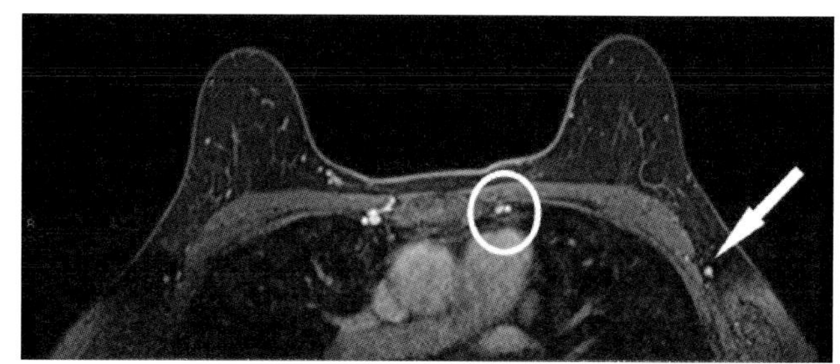

图 18.28　MRI显示乳腺供血血管。乳房的供血主要来自乳内动、静脉(圆圈)和胸外侧动、静脉(箭)。

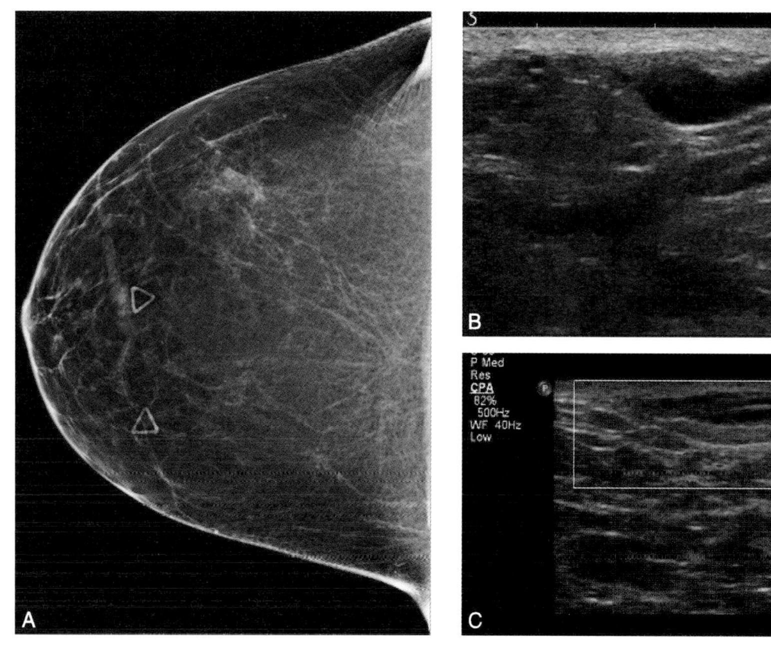

图 18.29　Mondor血栓性静脉炎。A. CC位乳房钼靶摄影见一可触及的管状结构(三角形)。B. 超声显示浅表的低回声管状结构,与血栓形成的浅静脉吻合。C. 由于血栓形成,彩色多普勒成像无法检测血流。

胚胎学与发育

女性乳房在其一生中会不断变化。男性和女性的乳房发育均开始于胚胎发育的第 5 周，腹外胚层向内折叠形成两条对称的线，称为“乳纹”。乳纹从腋窝一直延伸到腹股沟(图 18.30)。这条线在胸部的部分会持续变粗形成脊，其余部分开始退化。乳纹的不完全消退可导致副乳头或副乳形成，且在腋窝最常见，占女性的 2%~6%。副乳也有正常的生理变化，在哺乳期可产生乳汁。同样，副乳腺组织也可以癌变。女性有副乳头也很常见，通常很小、有色素沉着，可能被误认为是痣。

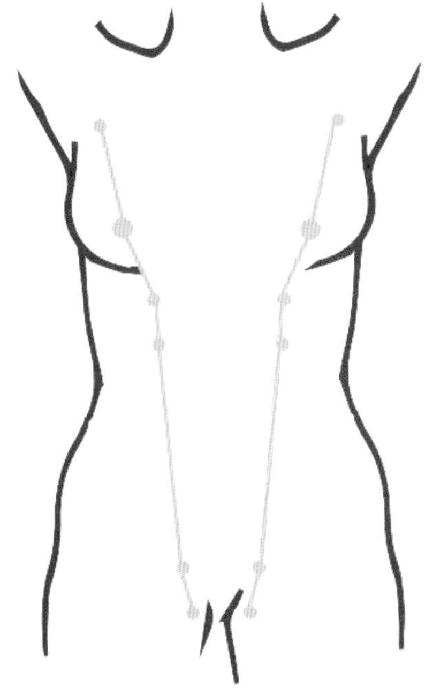

图 18.30　乳纹。乳纹的发育发生在胚胎时期(棕黄色线条)。乳纹退化不完全可导致副乳头或副乳形成。

副乳头的出现称为多乳头畸形，副乳腺组织的存在称为多乳腺畸形，先天性乳房缺失称为无乳畸形。当乳头下不存在乳腺组织时，称为无乳腺畸形(表 18.3)。先天性乳房异常可与其他结构异常并存。Poland 综合征于 1841 年首次被描述，它与胸肌缺失、胸壁畸形、乳房畸形和蹼指(趾)畸形伴中指骨发育不全和中央皮蹼有关(图 18.31)。

乳房的发育贯穿于胎儿的整个发育过程，伴随着上皮细胞的出芽和分支形成导管。出生后，男性乳腺仍未发育完全，仅由导管结构而非小叶组成。女性的乳房在青春期继续发育。乳管的发育主要受雌激素的影响。在青春期后期和 20 岁早期，终末导管小叶单元(TDLU)和乳腺小叶在雌激素和孕激素的刺激下开始形成。小叶是妊娠和哺乳期产乳的部位。

表 18.3

乳腺发育异常

多乳头畸形	出现副乳头
多乳腺畸形	出现副乳腺组织
无乳畸形	先天性乳房缺失
无乳腺畸形	乳头下未见腺体组织

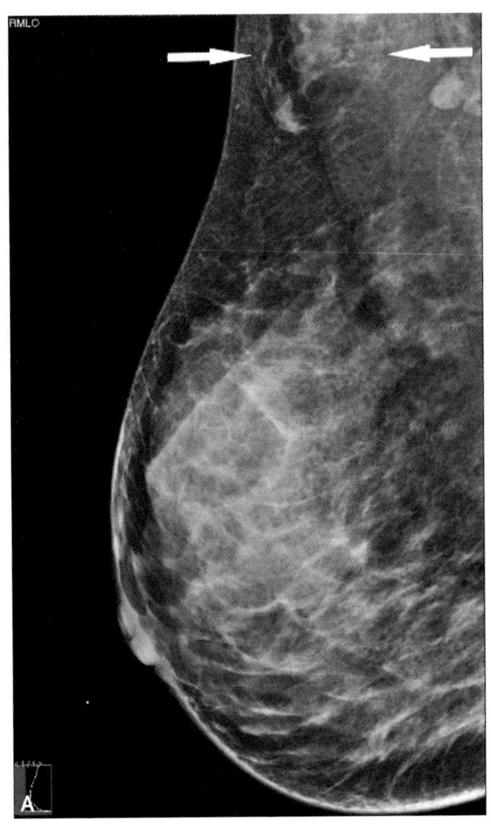

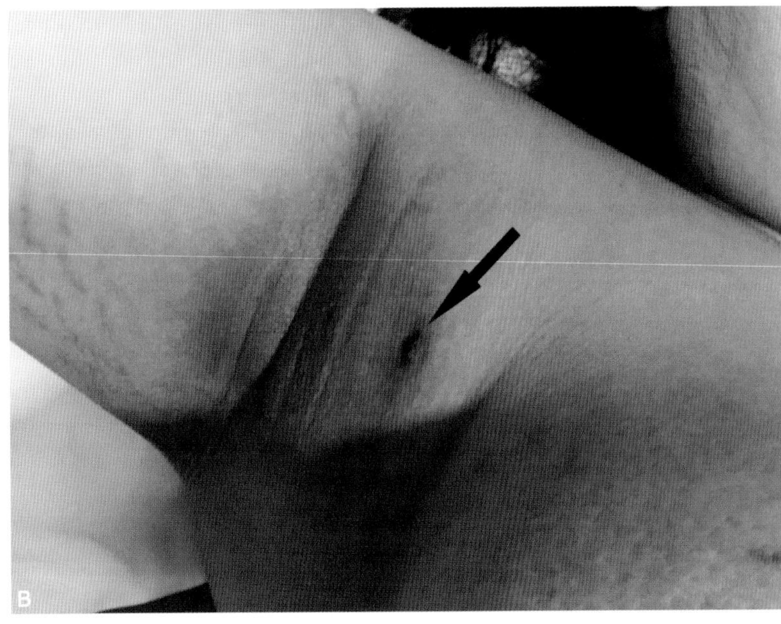

图 18.31　腋窝的副乳组织。A. 右侧 MLO 位乳房钼靶摄影显示腋窝副乳腺组织(箭)。B. 腋窝副乳头(黑箭)。

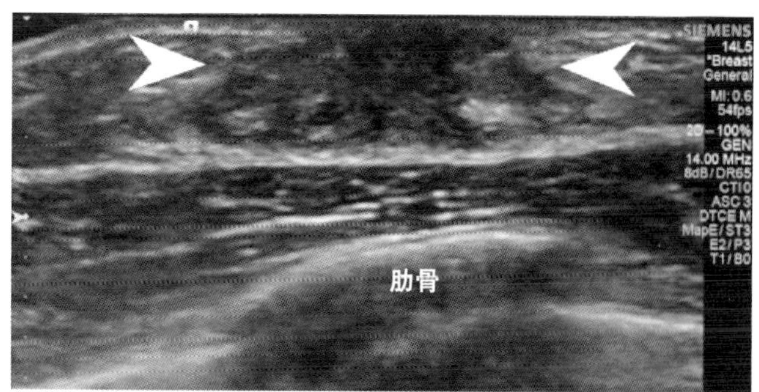

图 18.32　超声检查示乳腺芽。7 岁女孩正常乳腺芽，可触及乳晕下柔软的隆起。乳腺芽常呈低回声，直接延伸至乳头后方。不能误诊为肿块。组织活检会干扰乳房的正常发育。

乳房发育指乳房开始发育。在年轻女孩中，乳房发育的第一个迹象是乳头后面有一个镍币大小的隆起，称为乳腺芽。乳腺芽可以是柔软的、可触及的，并可用于诊断评估。乳腺芽一开始可能是不对称的。特别注意，不能对乳腺芽进行活组织检查。对乳腺芽的医源性损伤可能会阻碍乳腺的进一步发育，导致患者随后出现明显的乳房畸形和发育不良（图 18.32）。

随时间的变化：妊娠、哺乳和绝经

妊娠期和哺乳期乳腺的变化使其影像学表现有所不同。妊娠期，在孕激素的作用下，乳腺小叶快速发育，这种影响在妊娠中期和晚期最为明显。腺泡数量增多，小叶内基质增多。与脂肪相比，乳腺纤维腺体组织在乳腺中所占比例更大。乳房钼靶摄影显示乳房密度明显增加。在妊娠晚期，腺泡开始分泌初乳，然后分泌乳汁，这也会增加乳腺密度。因此，哺乳期妇女在检查前，需立即哺乳，以减少乳汁对成像的影响（图 18.33）。

妊娠期和哺乳期乳腺组织在超声和 MRI 上的影像表现也会发生变化。在超声检查中，纤维腺体组织的回声更低，也可以看到扩张的、充满液体的乳管。MRI 显示背景实质信号明显增强。由于钆对比剂对胎儿的影响尚不清楚，因此孕妇不进行常规乳房 MRI 检查。

由于雌激素和孕激素下降，绝经期乳腺组织正常退化，纤维腺体组织脂肪化。乳腺癌的患病风险随着年龄增长而增加，绝经后妇女出现新发的、进展的肿块或乳房不对称，应引起怀疑。绝经后妇女接受激素替代疗法（HRT）后，纤维腺体组织可能会短暂性增加。然而，由于激素替代疗法会使乳腺癌患病风险增加，过去十年该方法的运用有所下降。

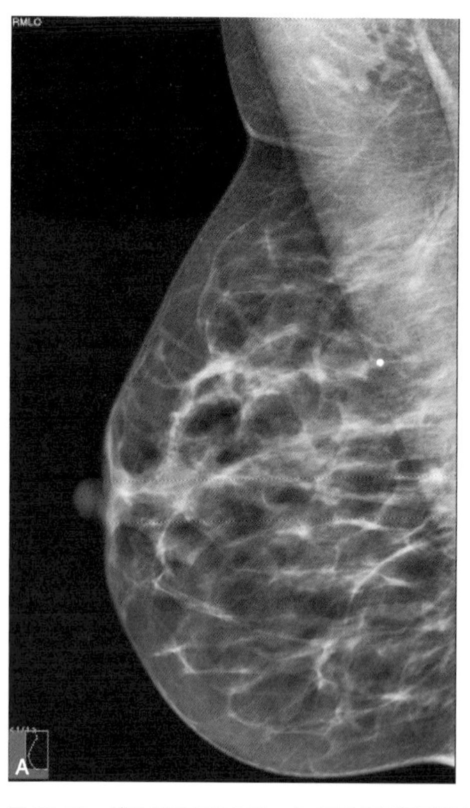

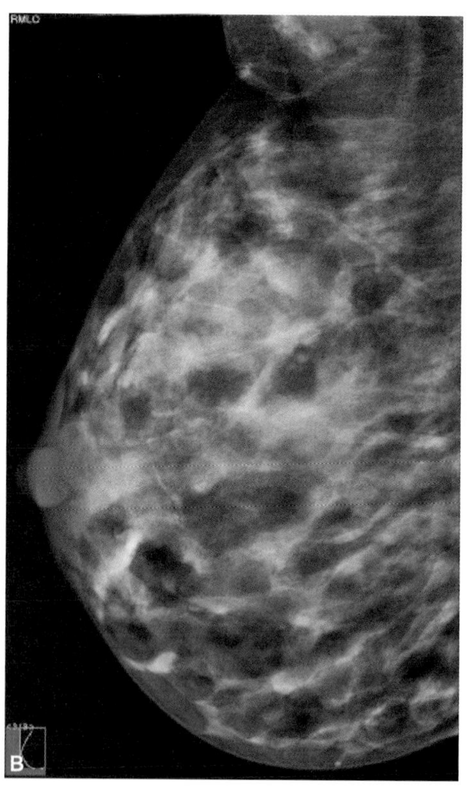

图 18.33　哺乳期乳腺的变化。A. 妊娠前钼靶摄影 MLO 位正常影像。B. 同一患者哺乳期 MLO 位乳房钼靶摄影显示乳腺纤维腺体组织和乳腺密度明显增加。

乳腺癌的病理生理学

乳腺癌是女性最常见的非上皮组织源性恶性肿瘤，是癌症死亡的第二大最常见原因（美国癌症学会）。大多数乳腺癌源于乳管和小叶的上皮细胞。因此，大多数乳腺癌是腺癌。由于 DNA 突变累积，细胞生长失控，导致癌症发生（图 18.34）。大多数乳腺癌起源于 TDLU 中的导管细胞。乳腺疾病的病理组织学表现包括导管增生、非典型性导管增生、DCIS（乳腺导管原位癌）和 IDC（浸润性导管癌）。DCIS 的恶性细胞局限于乳腺导管，没有穿过基底膜，因此根据定义，不会转移性扩散（图 18.35）。然而，DCIS 有可能向浸润性导管癌转化，因而被归类为乳腺癌。DCIS 通常表现为乳腺钼靶摄影上的钙化或 MRI 上的非肿块性强化。DCIS 的分布通常遵循乳腺导管系统的解剖走行（图 18.36）。

IDC 是最常见的乳腺癌。起源于乳腺管，并扩散到基底膜以外的基质。典型表现为乳房肿块，可以通过乳房钼靶摄影、超声和 MRI 看到（图 18.37）。IDC 可能发生淋巴结转移或全身转移。

较少见的情况，乳腺癌可起源于小叶细胞，被称为浸润性小叶癌（ILC）。ILC 的癌细胞缺乏上皮细胞钙黏蛋白。因此，细胞不会粘连在一起，而是形成一个浸润细胞网。ILC 的传统影像学检查具有很大的挑战性。ILC 也可表现为不对称的、结构扭曲的肿块（图 18.38）。数字乳腺断层融合和磁共振成像等成像技术的应用提高了检测 ILC 的能力。与 DCIS 相比，小叶原位癌（LCIS）不被认为是乳腺癌。这是一种高风险病变，会增加患乳腺癌的风险。

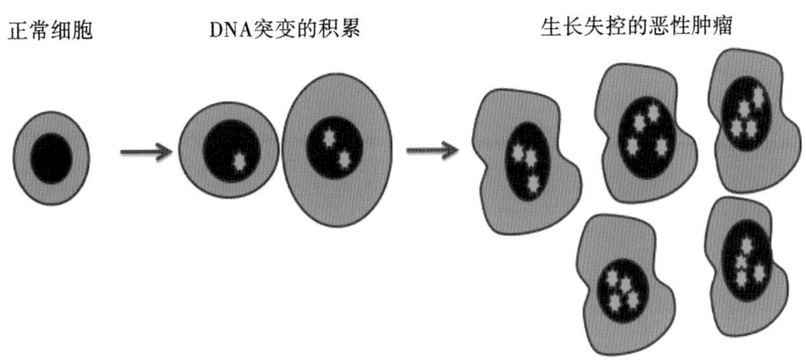

图 18.34　细胞核内 DNA 突变导致恶性肿瘤细胞生长失控示意图。

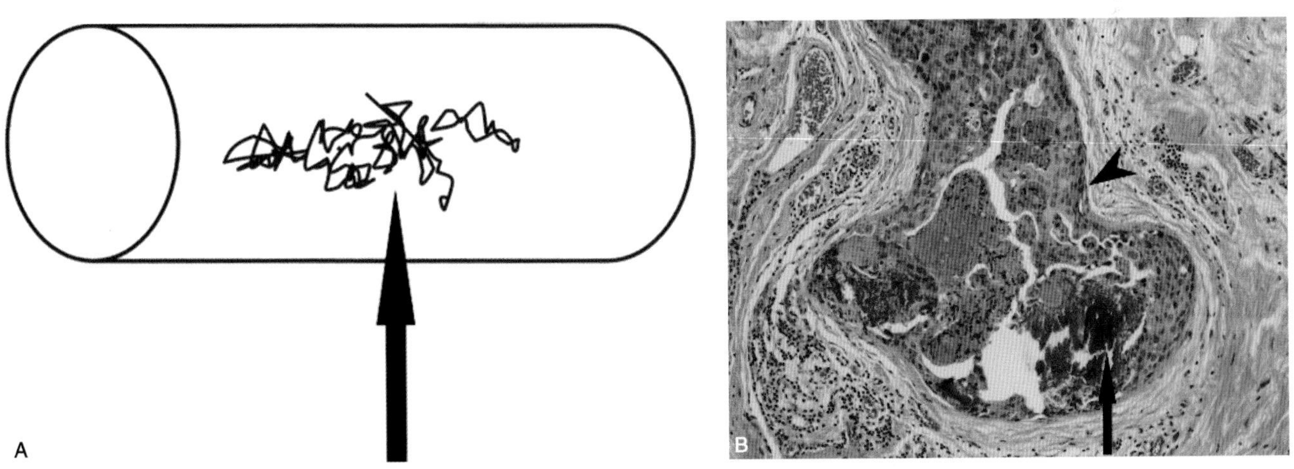

图 18.35　DCIS。A. DCIS 中钙化乳管的示意图（箭）。B. DCIS 的组织病理学。苏木精-伊红染色显示扩张的导管（箭头）内充满 DCIS 异常细胞伴坏死、钙化（箭）。钙化在乳房钼靶摄影中可以被检测到。

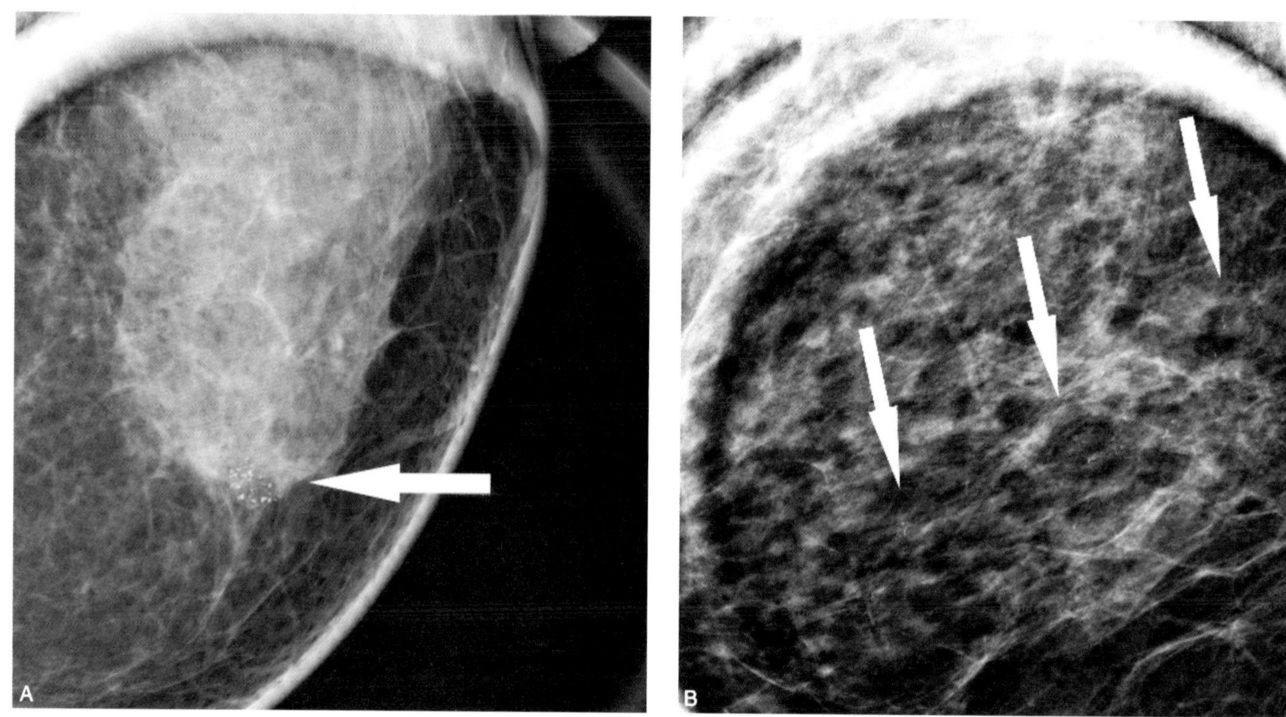

图 18.36　乳腺 DCIS 的 X 线表现。局部放大的乳房钼靶摄影。A. 一团砂砾状、多形性钙化(箭)，组织活检示高级别 DCIS。B. 节段性、砂砾状、多形性钙化沿乳管分布(箭)，组织活检示高级别 DCIS。

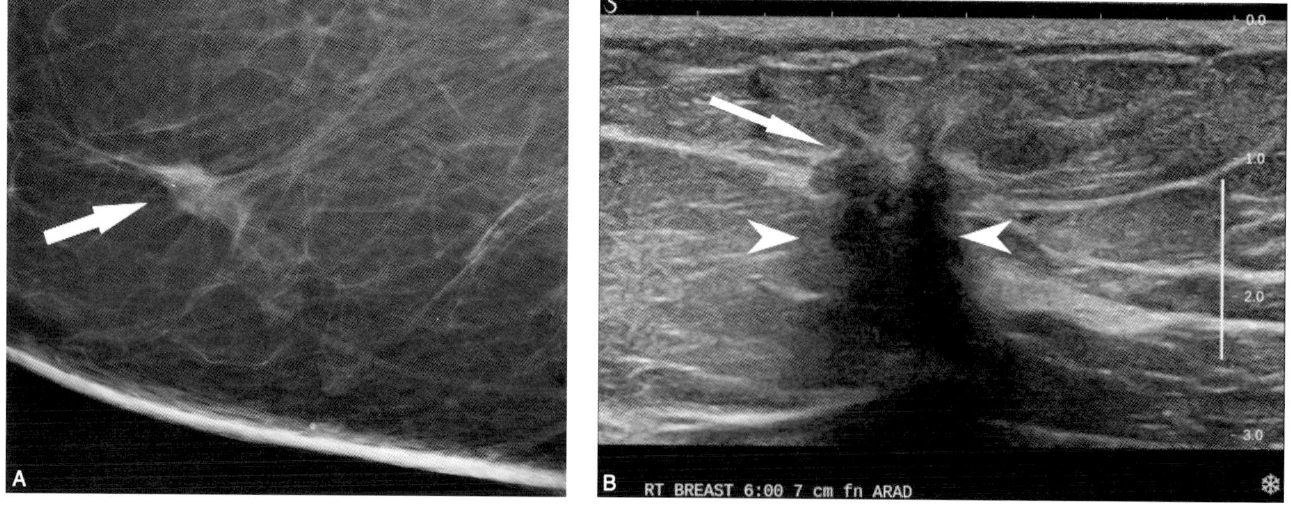

图 18.37　浸润性导管癌的 X 线及超声表现。A. ML 点放大显示形状不规则的高密度肿块，边缘毛刺，伴砂砾状、多形性钙化。B. 超声显示不规则的肿块(箭)，边缘欠清，伴后方声影(箭头)。

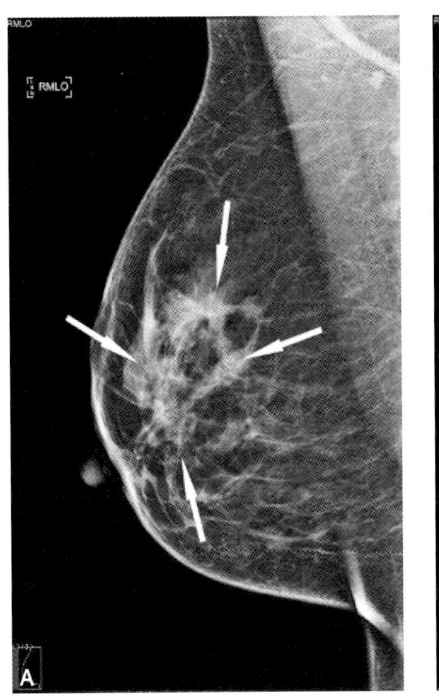

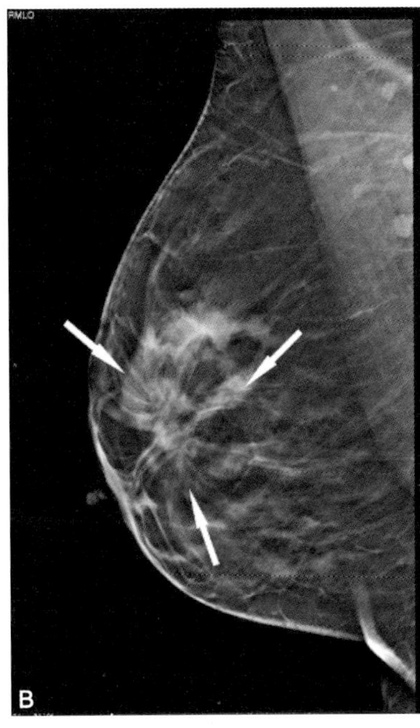

图 18. 38　浸润性小叶癌的 X 线表现。二维数字乳腺 X 线摄影(A)和数字乳腺断层融合(DBT)(B)显示大范围的乳腺结构扭曲(箭)。组织活检显示浸润性小叶癌。

推 荐 阅 读

American Cancer Society. Breast Cancer Statistics 2017. cancer.org/BreastCancerStats2017.

American College of Radiology. *American College of Radiology Manual on Contrast Media. Version 10.3*. Reston, VA: ACR Committee on Drugs and Contrast Media; 2017.

Beals RK, Crawford S. Congenital absence of the pectoral muscles. *Clin Orthop Relat Res* 1976;119:166–171.

Cao MM, Hoyt AC, Bassett LW. Mammographic signs of systemic disease. *Radiographics* 2011;31(4):1085–1100.

Chlebowski RT, Stefanick, ML, Anderson GA. Breast cancer in postmenopausal women after hormone therapy. *JAMA* 2011;305(5):466–467.

DeFilippis EM, Arleo EK. The ABCs of accessory breast tissue: basic information every radiologist should know. *AJR Am J Roentgenol* 2014;202(5):1157–1162.

Deurloo EE, Tanis PJ, Gilhuijs KG, et al. Reduction in the number of sentinel lymph node procedures by preoperative ultrasonography of the axilla in breast cancer. *Eur J of Cancer* 2003;39(8):1068–1073.

Harvey JA, Nicholson BT, Cohen MA. Finding early invasive breast cancers: a practical approach. *Radiology* 2008;248(1):61–76.

Hultborn KA, Larsen LG, Raghnult I. The lymph drainage from the breast to the axillary and parasternal lymph nodes: studied with the aid of colloidal AU198. *Acta Radiol* 1955;43(1):52–64.

McTiernan A, Martin CF, Peck JD, et al. Estrogen-plus-progestin use and mammographic density in postmenopausal women: Women's Health Initiative randomized trial. *J Natl Cancer Inst* 2005;97(18):1366–1376.

Nicholson BT, Harvey JA, Cohen MA. Nipple-areolar complex: normal anatomy and benign and malignant processes. *Radiographics* 2009;29(2):509–523.

Osborne MP, Boolbol SK. Breast anatomy and development. In: Harris JR, Lippman ME, Morrow M, Osborne CK, eds. *Breast Diseases*. 5th ed. Philadelphia, PA: Wolters Kluwer Health; 2014.

Santen R, Mansel R. Benign breast disorders. *N Engl J Med* 2005;353(3):275–285.

Stavros AT. *Breast Ultrasound*. Philadelphia, PA: Lippincott Williams & Wilkins; 2004.

（李泽勇　王恒　李杨）

第 19 章 ■ 乳腺癌的筛查

概　　述

乳腺影像学检查可以检出早期无症状乳腺癌，评估乳腺疾病进展情况，对临床有很大的帮助。乳腺影像学检查技术包括乳腺 X 线摄影、超声、磁共振成像（MRI）和功能成像。乳腺 X 线摄影是乳腺癌筛查的首选方式。

乳腺癌的筛查

筛 查 建 议

乳腺癌的预后受肿瘤大小和是否存在淋巴结转移的影响。肿瘤较小且无腋窝淋巴结转移者存活率可达 90% 以上。影像学筛查比体格检查更易发现这样的早期肿瘤。几项随机对照试验已经证实，乳腺 X 线摄影筛查可以有效地降低乳腺癌死亡率。

1963 年，纽约健康保险计划（HIP）邀请 31 000 名年龄在 40~64 岁的妇女参加了四次乳腺癌的年度乳腺 X 线摄影检查和体格检查，研究组与对照组进行相同的常规诊疗和护理。在开始这项研究 9 年后，接受年度筛查的那组乳腺癌死亡率比对照组低 29%。

乳腺 X 线检查的多项试验始于 20 世纪 70 年代末和 80 年代初。这些试验都以人口为基础，也就是说所有生活在特定区域内、在研究年龄范围内的妇女都纳入试验中。比较参加筛查的女性（实验组）和未参加筛查的女性（对照组）的乳腺癌死亡率。综合分析所有数据后发现，实验组 40~74 岁妇女乳腺癌死亡率降低了 24%。

实际上，对所有年龄段的妇女进行乳腺 X 线筛查的益处可能超过了那些随机临床试验所发现的。所有受邀筛查的女性乳腺癌死亡率数据，无论她们是否实际接受了乳腺 X 线检查，都被纳入数据计算，计算结果表明筛查可导致女生乳腺癌死亡率降低。其中 61%~89% 的受试者完成了乳腺 X 线摄影。从试验开始以来，乳腺 X 线摄影技术有了很大的改进，能够更早地检测出乳腺癌。最近一项对社区人群进行乳腺 X 线筛查的研究显示，经筛查的妇女乳腺癌死亡率降低了 50%；但仍难以确定筛查与乳腺癌治疗手段的进步对降低乳腺癌死亡率的贡献。

对无症状妇女进行筛查的目的是早期发现乳腺癌，早期治疗的患者生存率最高。在一项完善的筛查研究中，超过 50% 的乳腺癌应该是原位癌，即非侵袭性或有侵袭性但小于 1cm、无淋巴结转移的癌症。经筛查检出的乳腺癌 80% 以上无淋巴结转移。

筛 查 指 南

乳腺 X 线开始筛查的年龄和筛查的频率尚存在争议。一般来说，我们建议从 40 岁开始每年进行乳腺 X 线筛查，一直持续到预期寿命前 10 年。

2009 年，美国预防医学特别工作组（USPSTF）撤回了 40 岁开始乳腺癌筛查的建议，改为 50~74 岁的妇女每两年进行一次筛查，并在 2016 年的建议声明中重申了这一点。USPSTF 得出的结论是，筛查带来的益处不足以抵消它的缺点（假阳性结果、焦虑，以及可能的过度诊断和过度治疗）。尽管有些研究显示，在这个年龄段进行筛查，乳腺癌死亡率可降低 44%，但有学者通过 Meta 分析得出的结果仅为 15%。一些观察性研究显示，对于 40~49 岁的女性，每两年筛查一次比每年筛查一次更可能检出晚期癌症。其他的一些研究显示，年轻女性的乳腺癌比老年女性发展得更快。因此，美国放射学会和乳腺成像学会仍建议 40 岁以上的妇女每年进行乳房 X 线检查。美国癌症学会（ACS）建议从 45 岁开始每年进行筛查，在 55 岁时过渡为两年一次。虽然乳腺癌筛查可以降低 40 多岁妇女的乳腺癌死亡率，且每年进行乳腺 X 线筛查在更有效减少这个年龄段妇女乳腺癌死亡率，但是出于经济及个体化的考虑，之后可能会对筛查策略进行修改。

乳腺癌高风险妇女应就开始筛查的年龄、乳腺 X 线检查的频率以及其他筛查方式的选择征求专家意见，并进行风险评估。已知增加女性患乳腺癌风险的因素包括：①乳腺癌或卵巢癌个人史；②实验室检查证实是 BRCA1 或 BRCA2 基因突变的携带者，这些突变基因让 70 岁以上女性患乳腺癌的风险上升到 80%；③母亲、姐妹或女儿有乳腺癌病史；④曾乳腺活检确诊过乳腺非典型导管增生（ADH）或小叶瘤形成；⑤10～30 岁期间接受过胸部照射。高危妇女（乳腺癌患病风险大于 20%）除乳腺 X 线检查外，还应每年进行 MR 检查。这部分内容将在第 22 章中进一步阐述。此外，这些女性应在 25～30 岁开始进行乳腺 X 线摄影筛查。不能进行 MR 筛查的高危妇女可考虑进行乳腺超声检查。

当选择筛查方案时，医师必须记住所有女性均存在患乳腺癌的风险。ACS 估计，每八名妇女中就有一名会患上这种疾病。大多数乳腺癌患者没有高风险因素。

筛查中的技术因素

乳腺 X 线摄片

高质量的乳腺 X 线片需同时具备高对比度和高空间分辨率，所以不能使用常规的 X 线设备进行这种检查，而必须在专门的设备上进行。与标准 X 线摄影相比，乳腺 X 线摄影在设备和技术上有所不同。乳腺 X 线机运用钼靶作为阳极材料，产生 X 线，并在大多数专用胶片上形成影像。产生的 X 线为能量较低的 X 线，可在软组织结构之间产生更好的对比度。乳房的内部结构缺乏天然对比，所以这些低千伏光子对于产生高对比度图像尤为重要。一些乳腺 X 线装置也运用铑作为阳极，以此增加致密型乳房的对比度，同时降低辐射剂量、缩短曝光时间。全数字化乳腺 X 线摄影（FFDM）装置通常使用钨作为阳极。相对钼靶来说，钨靶效率更高，寿命更长，辐射剂量更低。运用钨阳极所拍摄的高质量乳腺 X 线片也可以利用数字乳腺 X 线摄影装置进行图像后处理。放射科医师必须能分辨乳腺 X 线片上的微小钙化，其中一些钙化的直径可能仅 0.1mm 或更小。用于乳腺摄影设备和高分辨率数字射线照相检测器的小焦点尺寸或与单乳胶片一起使用的高分辨率单增强成像有助于产生高分辨率图像。

压迫。所有乳腺 X 线摄影装置都配备有压迫板，将乳房压向图像接收器或胶片盒。想要获得高质量的乳房 X 线摄影，良好的乳房压迫必不可少。压迫可以将重叠的乳腺结构铺展开来，从而将真正的肿块与重叠的腺体组织区分开来。压迫时，乳房被固定，可以减少由患者运动所导致的伪影。压迫乳房结构，使其更接近胶片，可将有限的焦点尺寸所导致的几何不清晰度降到最低。压迫使乳房的厚度几乎一致，因此乳头附近的乳腺组织与胸壁附近的乳腺组织密度相似。良好的压迫还可减低辐射剂量，因为乳房组织越薄，穿透它所需要的射线就越少。

虽然压迫可能会让人不适，但在了解乳房压迫的好处后，大多数人都能忍受。在每一次常规乳腺 X 线摄影中，乳房仅需压迫几秒钟。许多设备都配备有自动压迫装置，因此技术人员可以在曝光后立即放松压迫板。

在进行高质量的乳房 X 线摄片时还需要考虑其他因素，包括 X 射线发生器、光束过滤、是否使用网格、胶片增强屏幕组合和胶片处理系统。所有这些因素相互关联，必须优化以不断改善乳腺 X 线片的质量。

全数字化乳腺 X 线摄影（FFDM）。自 2000 年以来，FFDM 已经商业化。目前，美国大多数乳腺 X 线成像都使用该装置。FFDM 使用电子系统进行图像采集和显示。与胶片乳腺 X 线摄影相比，对比分辨率更高，动态范围更大。虽然它的空间分辨率较低，但其较高的对比分辨率仍然能产生高质量的图像。对较小的乳房来说，FFDM 的辐射剂量与胶片乳腺摄影相当，而对较大的乳房来说，它的辐射剂量可能更低。相对于胶片乳房摄影，FFDM 的优点包括图像采集速度更快以及由此而增加的患者量、图像后处理的能力（图像亮度和对比度的优化可使废用胶片减少）、其他图像后处理算法（这可能使某些影像表现更加明显，包括微钙化、计算机辅助检测和诊断软件程序的集成）、电子存储从而减少胶片丢失以及胶片存储问题，并增加了远程放射学的可能性。

在美国和加拿大进行的一项关于数字乳腺 X 线摄影筛查的多中心试验中，纳入了超过 49 000 名妇女，结果发现 FFDM 的灵敏度与传统胶片乳腺 X 线摄片无显著差异。但是，对于绝经前和围绝经期妇女、小于 50 岁的女性以及致密型乳腺，FFDM 优于传统乳腺摄片，这些结果加上 FFDM 的技术优势使 FFDM 替代了传统胶片乳腺 X 线摄影在乳腺癌的筛查和诊断方面的应用。

辐 射 风 险

暴露于高剂量辐射（1～20Gy）的妇女，乳腺癌的易感性将会增加。日本原子弹爆炸的幸存者、接受放射治疗的患者以及接受多次胸透监测结核治疗效果的疗养院患者都是乳腺癌的高发人群。这些数据揭示了在用乳腺 X 线摄影筛查乳腺癌时受到的低剂量辐射所带来的风险问题。

对低剂量辐射的影响进行对照研究，例如在乳腺 X 线摄影期间接受的辐射，研究组和对照组均需要纳入大量的女性。为了得到有统计学意义的数据，每组需要接近 1 亿名患者。显然，这不切实际。因此，有研究者利用剂量-结果的线性关系，从接受较高剂量辐射所获得的数据外推，对上述风险进行假设或预估。

来自日本原子弹幸存者的跟踪数据表明，随着辐射暴露时年龄的增长，辐射风险逐渐降低。处于青少年时期的女性辐射暴露后的风险最高。40 岁或以上的女性暴露后不会增加辐射风险。对遭受大量乳腺辐射的其他人群的研究也支持这一结论。在 40～49 岁年龄组中，因单次乳房 X 线检查导致乳腺癌的风险约为百万分之二。在 50～59 岁的妇女中，这种风险降低到百万分之一以下；在年龄更大的人群中，这种风险进一步降低。这些理论风险应当与自发性乳腺癌的死亡风险进行权衡。在 40～49 岁的妇女中，自发性乳腺癌的死亡风险每百万人中约为 700 人；在 50～59 岁的妇女中，每百万人中约为 1 000 人。基于投影模型，常规筛查乳腺 X 线摄影与辐射引起的死亡率增加无关。

美国放射学会建议，单次乳房摄影的平均剂量不应超过

3mGy,而大多数乳腺摄影的平均剂量约为2mGy。从透视的角度来看,标准双体位乳腺摄影的平均有效剂量为0.44mSv,而美国自然辐射的剂量是每年3mSv。

乳腺X线的体位

乳腺X线摄影时,患者可取坐位或站立位。大多数乳腺癌筛查更倾向于站立位,因为站立位时技术人员操作起来更简便,能更轻松地摆好体位,从而在相同的时间内检查更多的患者。同时,患者站立时能够更大程度地倾斜到仪器中,从而使更多的乳腺后组织显像。

在美国,乳腺癌筛查一般采用两个体位进行摄影。在一些欧洲国家,乳腺癌筛查仅进行内外斜(MLO)位摄影,但研究表明,单个体位摄影会导致20%~25%的乳腺癌漏诊。此外,单个体位乳腺X线摄影会导致大量的患者被召回,加做其他体位的摄影。乳腺X线摄影的标准体位包括内外斜位和头尾(CC)位。

内外斜位。若体位标准,MLO位摄影可以最大程度地显示乳房组织。进行内外斜位摄影时,X线管和接收器应倾斜至与患者胸大肌平行的角度。技术人员可灵活选择倾斜角度,以便将更多的乳房组织包入片内。一般选择与水平线呈40°~60°角。

摄影时,患者手臂和胸部肌肉放松,倚靠机器,将乳房放置在图像接收器上,从内上方向施压,该方向与X射线的方向相同。乳房必须向前拉,并尽可能地向上、下方向展开,以减少乳房结构的重叠,最大限度地增加成像组织范围。乳头应该位于侧方。必须压迫乳房(图19.1)。通常,在MLO位图像中,左右标记及体位标记应放置在腋窝附近。

头尾位。头尾位摄影时,应将设备放置在垂直位置,使X线球管垂直于地板。光子从位于乳房上方的阳极向位于乳房下方的接收器传播。将乳房放置在图像接收器上,向前拉,再将压迫板压在乳房上部皮肤表面,使其水平地展开(图19.2)。乳头也是位于侧方,胸壁应贴在接收器上。左右标记及体位标记应放置在靠近乳房外侧的皮肤附近。按照惯例,在乳腺头尾位图像上,乳房的外侧应位于图像上部。

其他体位。有时可能需要某些其他体位以更好地观察乳房组织。前部加压位,特别是在MLO上,可以更好地评估较大乳房的前部乳房组织。夸大头尾位(XCCL)能可以在头尾位上显示后外侧方乳腺组织(图19.3)。乳沟位,可显示乳腺内侧乳腺组织。

图像质量

高图像质量是提高乳腺X线摄影敏感性和特异性的必要条件。为得到最佳图像,技术人员对患者的体位摆放发挥着关键作用。摄影时,技术人员应及时识别技术因素所造成的图像质量问题,以便重新对患者进行检查,避免患者离开后再次将其召回进行检查。

内外斜(MLO)位。MLO位乳腺X线片合格的标准是显示乳头与胸大肌连线的垂线(乳头后线)。乳头应位于侧方,以便能充分评估乳晕下区域。乳房下皱襞也应显示出来,以确保乳房下缘包入片内(图19.4)。

头尾位。一张高质量的CC位乳腺X线片,应确保胸大肌位于图像中央且乳头位于侧方(图19.5)。确保乳房后部组织显像的另一种方法是通过乳房中心轴测量乳头到胶片边缘的距离;该距离应该比MLO位上的后乳头线长度短1cm。

伪影。放射科技师和医师需要识别乳房X线摄影中可与乳腺疾病相混淆的一些伪影。运动伪影是降低图像质量的最常见的伪影之一。患者运动可使图像模糊,从而混淆正常结构和异常病变,尤其是微钙化(图19.6)。为了限制患者运动,技

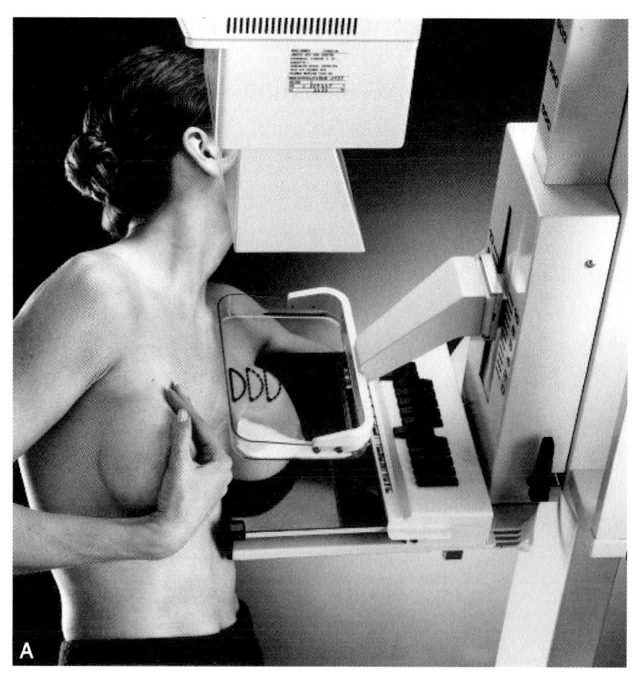

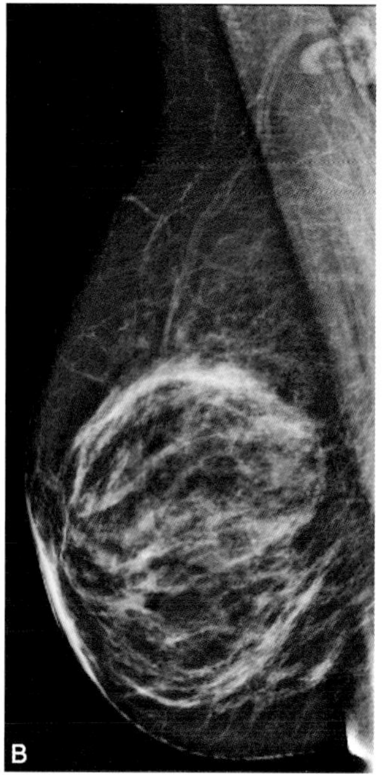

图19.1 内外斜(MLO)位。A. 内外斜位示意图(Courtesy of General Electric Medical Systems, Milwaukee, WI.)。B. 乳腺内外斜位图像。

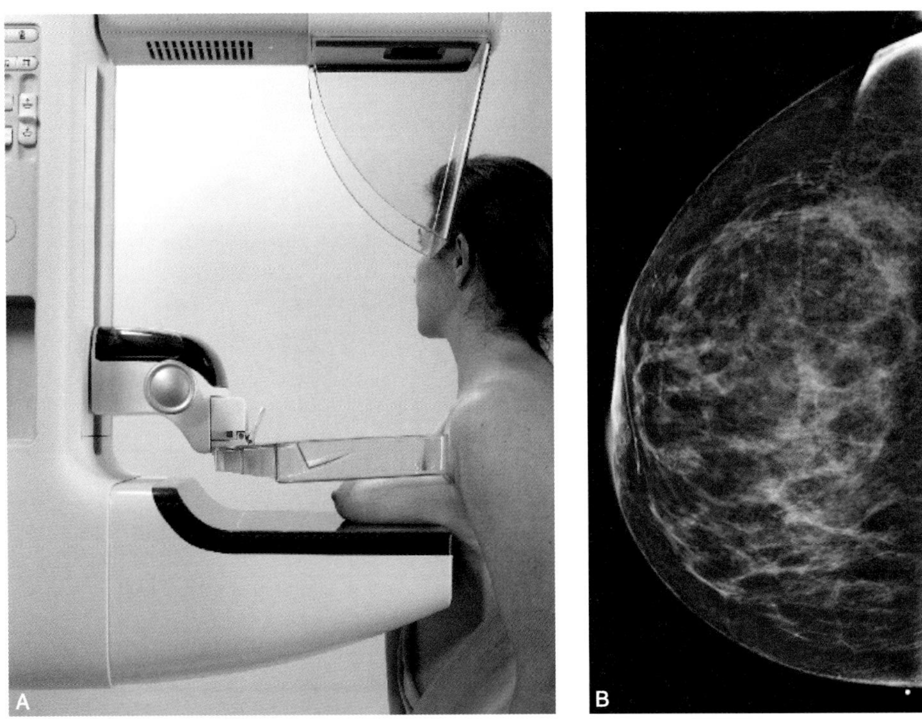

图 19.2　头尾位(CC)。A. 头尾位示意图(Courtesy of Hologic Inc,Bedford,MA.)。B. 乳腺头尾位图像。

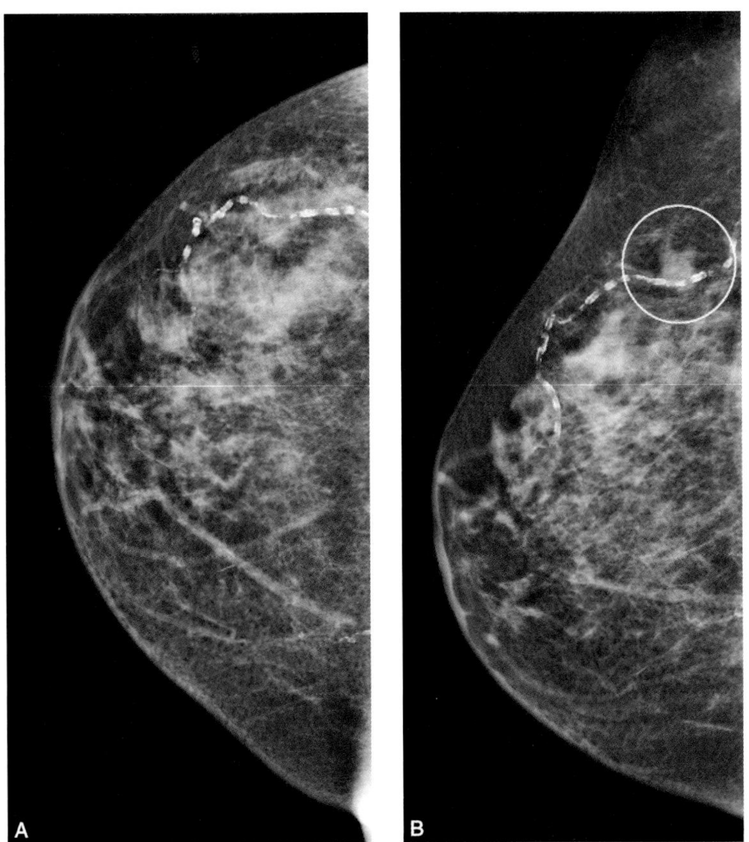

图 19.3　夸大头尾(XCCL)位。A. 头尾位,未将右侧乳房外侧份完全包入。B. XCCL 显示右侧乳房外侧组织中的肿块(圆圈)。此肿块活检证实为浸润性导管癌。

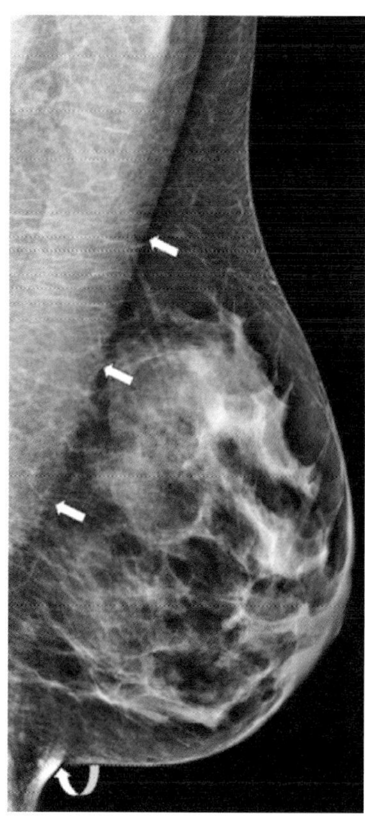

图 19.4　内外斜位。左侧乳房常规内外斜位。胸大肌(箭)从腋下一直延伸至乳头后线水平以下。乳房下皱襞(弯箭)清晰可见,乳头可见。

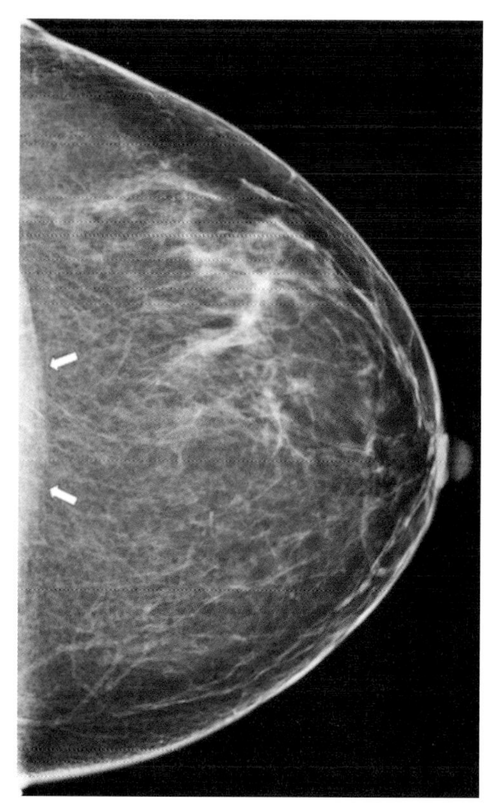

图 19.5　头尾位。左侧乳房常规头尾位。乳头位于外侧,胸大肌(箭)在后方可见,这是乳房组织显像良好的标志。

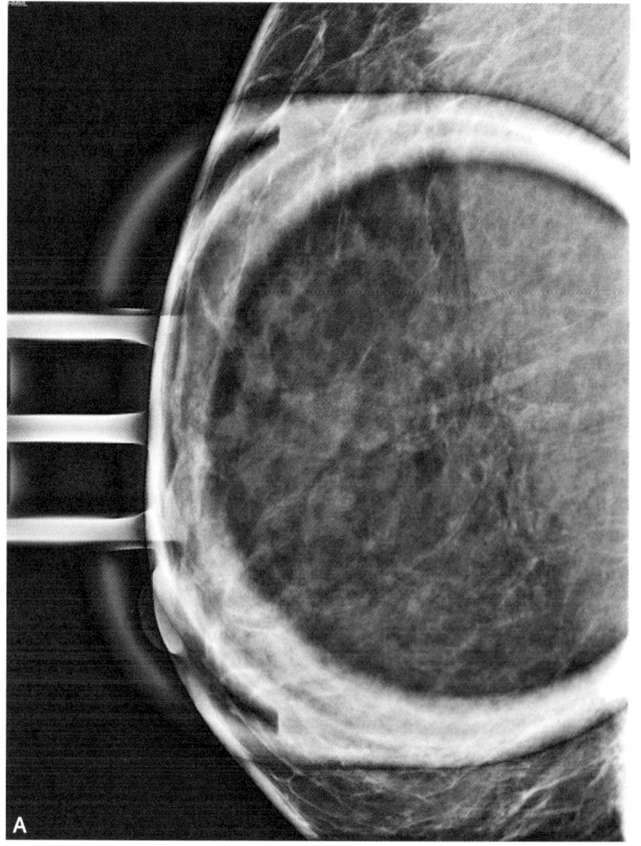

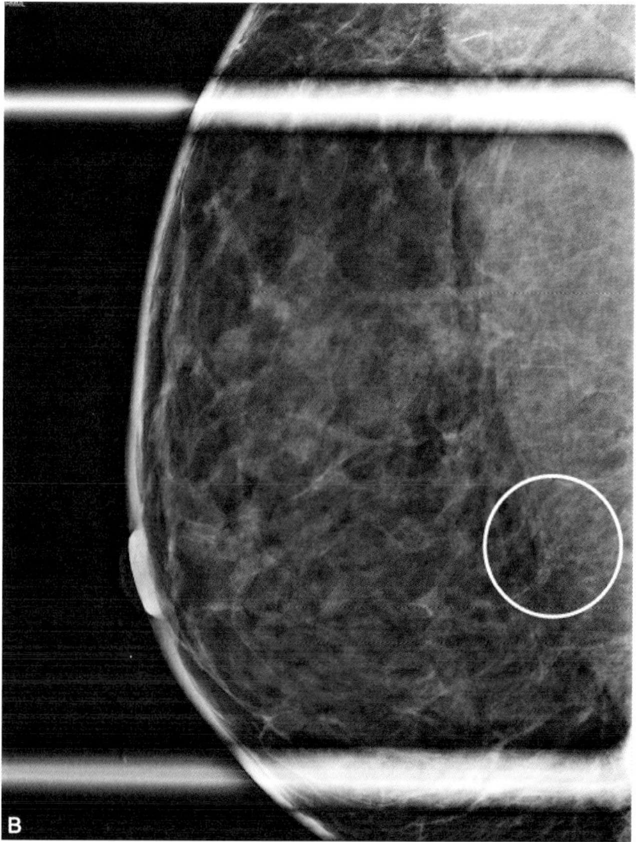

图 19.6　运动伪影所致模糊图像。A. 放大的侧位图图像模糊。B. 放大清晰的侧位图,可轻松识别可疑钙化(圆圈)。活检提示导管原位癌。

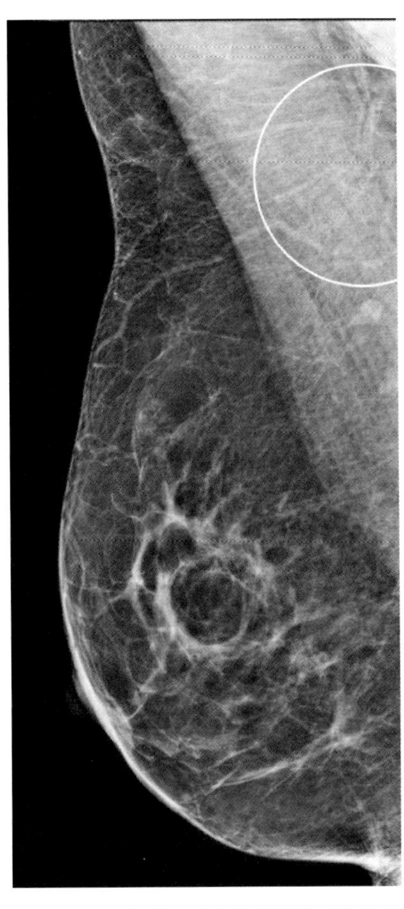

图 19.7　除臭剂。右侧腋下见除臭剂覆盖在胸肌上(圆圈)。许多除臭剂、粉末、软膏等含有不透射线的成分,可能会被误认为钙化。

术人员应该指导患者在成像过程中保持静止或屏住呼吸。增加压迫也有助于减少患者运动对图像质量的影响。

在做乳腺 X 线检查前还应提醒患者避免使用止汗剂和润肤霜。这可导致皮肤上出现不透 X 射线的物质,并且可能被误认为是乳房内的微钙化(图 19.7)。如果技师发现这种伪影,应该在重新检查之前要求患者将乳房皮肤清理干净。硬件或处理错误也可以在乳腺 X 线摄影图像上产生伪影,包括重影、网格线、无效像素、边缘处理和像素丢失,放射科医师应该识别这些伪影,并要求重新检查。

乳腺假体植入

在美国,大约 200 万名妇女有乳房假体。乳房切除术后本身无乳房组织的再造乳房妇女不需要进行乳腺 X 线筛查。行隆乳术有乳房假体的妇女应该接受乳腺 X 线检查。假体的存在使乳腺 X 线摄影检查变得更加困难,一项前瞻性研究表明乳腺 X 线摄影对有假体的妇女的敏感性较低。含有乳房假体的标准体位包括 CC 位和 MLO 位,应最大限度地包入原有乳腺组织。为了提高被假体压迫的乳腺前方组织的敏感性和可视性,我们还应增加两个额外的假体退避(ID)位。在该体位中,向前牵拉乳房组织,使假体相对于胸壁向后向上移位(图 19.8)。相对常规乳腺 X 线检查对单侧乳房进行两次曝光来说,对有乳腺假体植入的患者单侧乳房需进行四次曝光。

假 体 类 型

假体通常以材料和位置区分。最常用的两种假体材料是硅胶和生理盐水。在乳腺钼靶摄影中,硅胶呈现均匀的高密

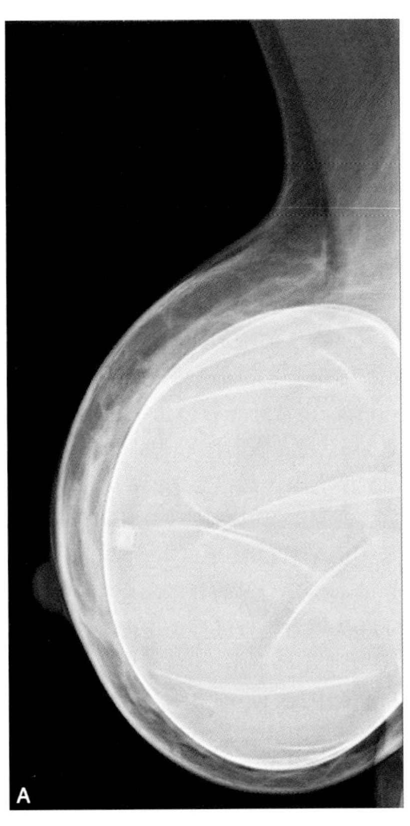

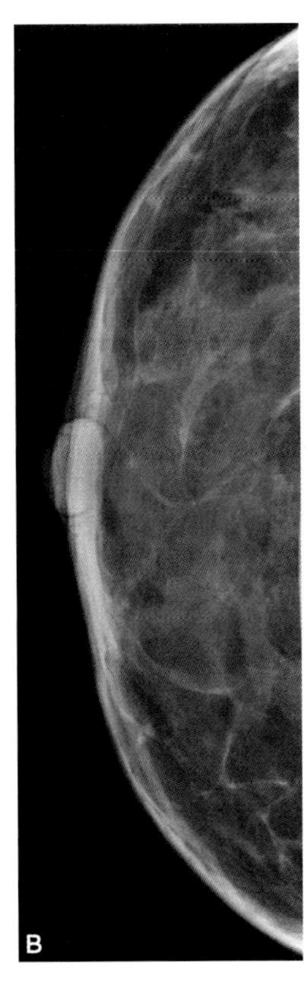

图 19.8　假体退避(ID)位。右侧乳房假体植入患者头尾位。A. 包括假体和乳房实质的乳腺 X 线片。B. 假体退避位可更好地显示乳房前部腺体。

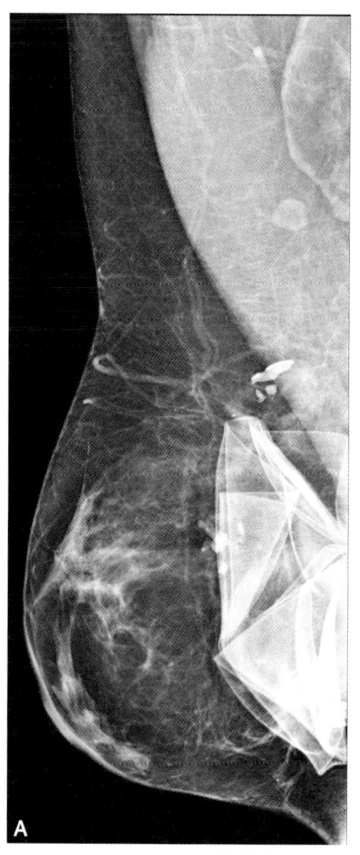

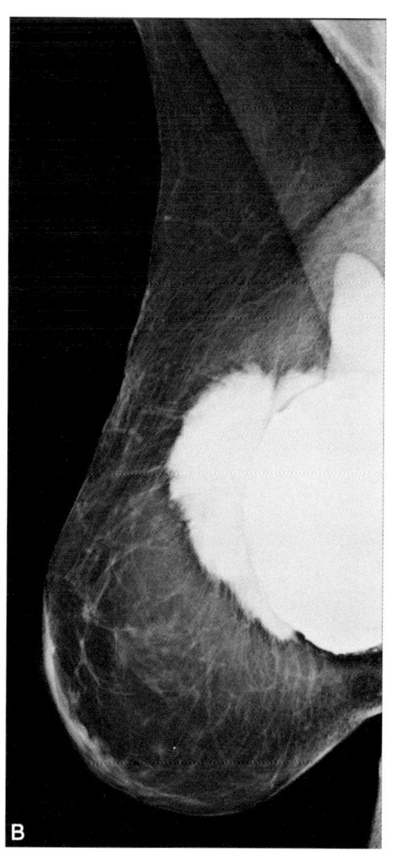

图 19.9　假体破裂。A. 右侧乳腺内外斜位图像显示一个破裂的生理盐水假体。还可见到纤维囊的营养不良钙化。B. 右侧乳腺内外斜位显示高密度材料向腺下硅胶假体前方和上方延伸，符合囊外破裂。

度。生理盐水的密度比硅胶低，X 射线束能够穿透这些填充材料。不同于硅胶假体，在生理盐水填充的假体中，由于密度较低，常可见到辐射状的皱褶和植入阀。也有双腔假体，包括生理盐水腔和硅胶腔，但使用较少。不管是什么材料，在假体被放置在乳房后，机体通常会在假体周围形成一个纤维囊。纤维囊很容易因为各种原因而破裂。也可根据假体的位置对它们进行描述：乳腺下或胸大肌下。胸大肌下假体发生纤维包膜挛缩的概率较乳腺下假体低。包膜挛缩是一种临床诊断，会导致纤维囊异常收缩，临床表现为乳腺假体过于隆起且坚硬。

假体破裂

乳腺 X 线摄影可以帮助检测假体相关并发症，如假体破裂。生理盐水假体破裂时，乳房快速减压，临床诊断较容易。在乳腺 X 线检查中，生理盐水假体压力减小，并向胸壁缩回（图 19.9A）。硅胶假体由于其密度高，诊断假体破裂将更加困难。假体向外隆起或假体外发现明显的不透射线的硅胶从假体中延伸出来提示囊内或囊外破裂（图 19.9B）。MR 成像已被证明是诊断硅胶假体破裂的最敏感的检查方法。假体的 MR 评估将在第 21 章进一步阐述。

X 线断层融合技术

数字乳腺断层融合（DBT）技术，也称为三维（3D）乳房 X 线摄影，以 3D 的形式观察整个乳房的多个薄层图像。摄影体位与常规乳腺 X 线摄片完全一致。不同的是在图像采集过程中，X 射线管沿弧线转动，而患者及其乳房保持静止。断层融合图像是将投影图像重建，类似于计算机断层成像。断层融合图像由乳房重建后的多个薄“切片”（通常为 1mm）组成。然后放射科医师可以通过手动滚动断层图像来分析这些图像，也可以通过电影循环显示，图像像电影一样自动滚动。

DBT 在诊断乳腺疾病方面具有明显的优势。在筛查人群中，对读片很大程度上依赖于对团块、双侧不对称和结构异常的检测。乳腺纤维腺体组织可掩盖这些病变，这就是乳腺 X 线的敏感性随着乳房密度的增加而降低的原因。通过对纤维腺体组织进行薄层扫描，诊断医师将更容易检出癌症（图 19.10）。换句话说，正常纤维腺体组织相互重叠，通常被误认为是肿块或双侧不对称（假阳性），这可以通过其他的影像检查来解决。相对数字乳腺 X 线摄影来说，DBT 能帮助医师鉴别真正的肿块与重叠的腺体组织。

研究证实，DBT 比 FFDM 更具有优势，可提高筛查的总体准确性。奥斯陆断层融合筛查试验将单独应用 FFDM 筛查与应用 DBT 和 FFDM 联合筛查进行了比较，结果显示癌症检出率提高了 27%，假阳性率降低了 15%。其他一些研究也证实，在乳腺癌筛查和诊断中，在 FFDM 中加入 DBT 可显著增加诊断的敏感性及显著降低假阳性率。

DBT 检查还应考虑患者的辐射剂量。对断层融合图像的解读有赖于传统标准数字乳腺摄影所得到的二维（2D）图像。

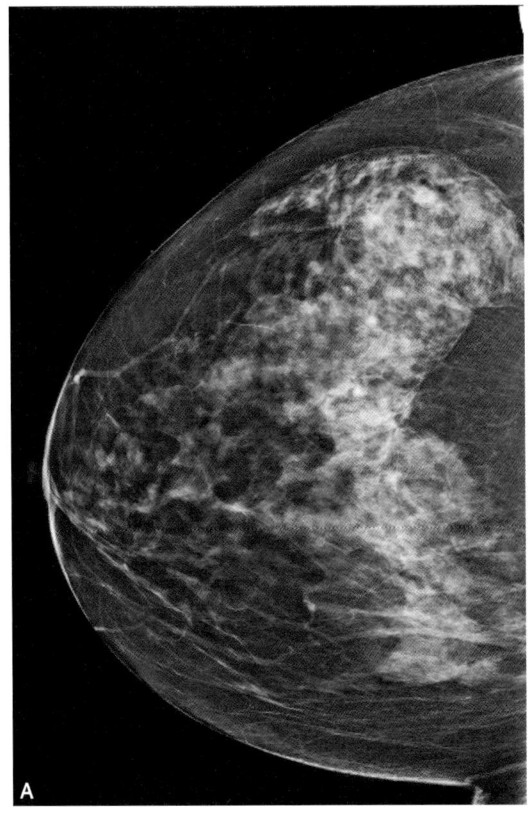

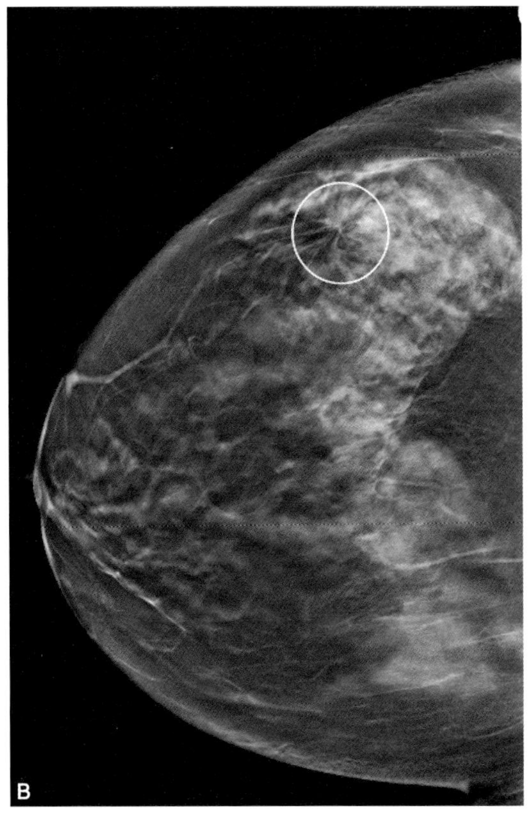

图 19.10　X 线断层融合成像。A. 右侧乳腺头尾位图像。B. 右侧乳腺头尾位断层融合图像。在断层融合图像上，乳房外侧的结构变形区域更加明显（圆圈）。活检提示浸润性导管癌。

若同时获取 2D 图像和断层融合图像将使每个体位的辐射剂量增加大约 38%。考虑到辐射剂量，2013 年美国食品药品监督管理局（FDA）第一次批准使用合成二维图像，即由 DBT 采集的数据生成二维图像。采用合成 2D 图像代替单独的 2D 图像，消除了接受 DBT 的患者的额外辐射，使其辐射剂量与标准 2D FFDM 图像相当。

乳腺 X 线片的解读

最大程度理解乳腺 X 线片

乳腺恶性肿瘤典型的 X 线征象为边缘有毛刺的肿块或成簇的多形性微钙化灶；然而，只有约 40% 的乳腺癌以这些形式出现。其他病例存在更多不确定的表现。乳腺癌可以表现为肿块、结构扭曲、双侧乳腺不对称或钙化。每种表现都有几个特征使其被怀疑恶性肿瘤的可能性更大。放射科医师必须非常仔细地观察每张乳腺 X 线片，以将假阴性率降至最低。

大多数时候，检查前都会要求患者填写一份简短的病历表，其中包括与乳腺健康和癌症风险有关的问题，便于技术人员在成像之前确定高风险患者。此外，了解患者的病史有助于放射科医师解释既往手术瘢痕、创伤后改变或激素替代相关改变。

观察条件对于正确的解读非常重要。照片室必须要暗。用于 FFDM 的计算机工作站应具有高分辨率监视器和放大功能。在读乳腺 X 线片时，应关闭所有相邻视图框的光线。专用的乳腺 X 线胶片交流发电机和视图框可以自动地完成上述动作。如果使用标准视图框或交流发电机，曝光的黑色薄膜可以切割，以掩盖不需要的光。

如前所述，乳腺 X 线检查包括每个乳房的两个体位：CC 位和 MLO 位。下面将讨论乳腺 X 线摄影的合理读片方法，但放射科医师也应该找出适合自己的方法来进行图像解读。放射科医师所选择的方法都应该一致且全面，以提高乳腺癌检出率。

首先，确认患者姓名和其他相关信息正确（即患者与图像匹配）且图像质量良好。如前所述，图像必须具有良好的对比度、压迫成像、体位，无运动或其他伪影。将当前检查与先前的图像进行对比将有助于看出前后的变化和异常。接下来，观察每个头尾位图像以寻找提示乳腺实质疾病（如肿块或不对称）的影像学表现。运用全分辨率或放大镜查看图像，可以最大限度地显示钙化和结构扭曲。所有乳房实质都应进行系统地扫描，以确保检查乳房的所有实质。并排比较左右头尾位图像，以识别微小的不对称结构。如果有断层融合图像，则应进行下一步分析。然后，用上述方法继续解读内外斜位图像和附加体位的图像。

如果发现有异常密度影，则应该与之前的乳腺 X 线片相比较，通过尽可能多的既往检查来评估该异常密度影是新发的、正在发展的还是稳定的。通常情况下，2 年或以上无变化的稳定病灶被认为是良性的。如果发现有任何可疑的乳腺 X 线异常改变，应进一步进行影像学检查。肿块或不对称、可疑的变化包括大小增大、密度增高，或者更可疑的边缘进展。对于钙化，数量或范围的增加被认为是可疑的变化。注意，恶性肿块

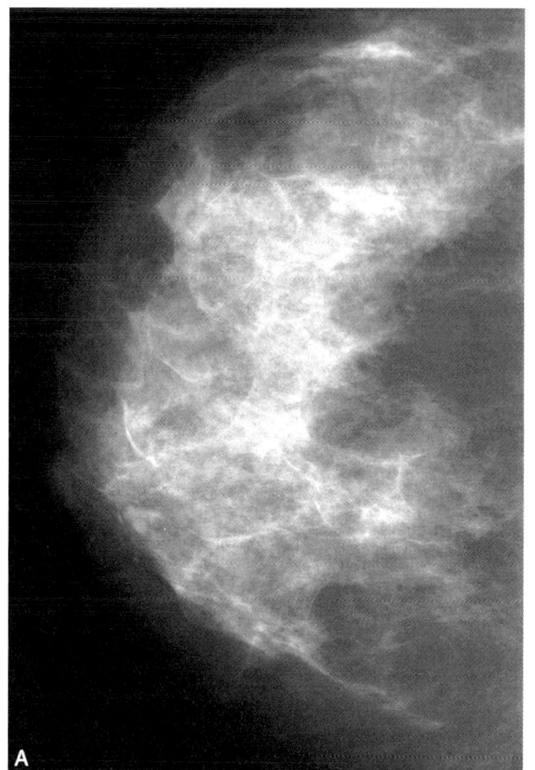

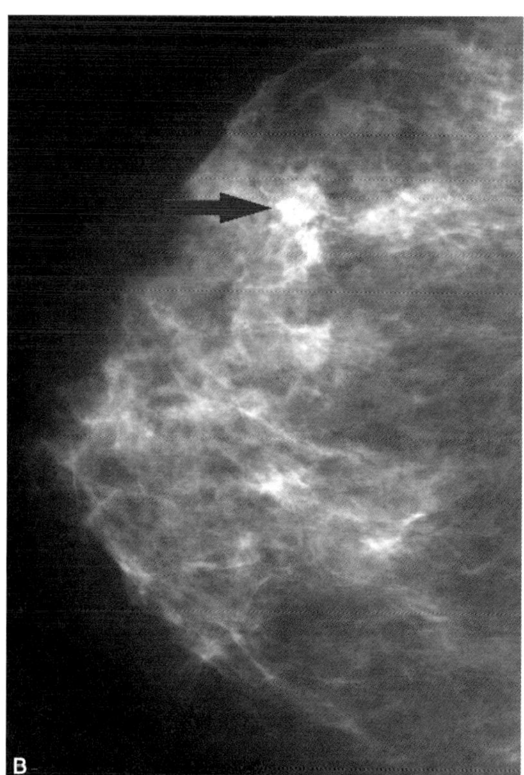

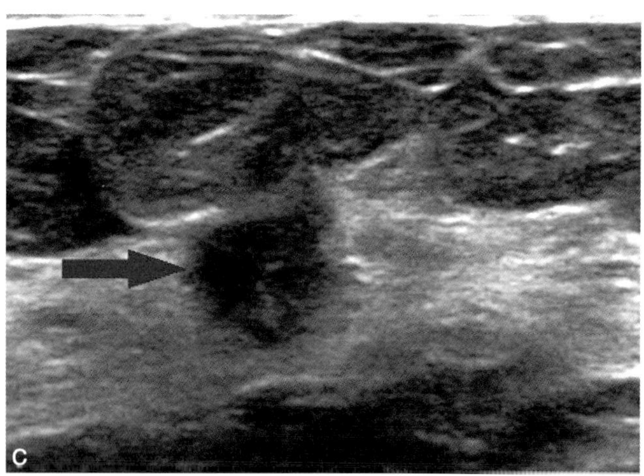

图 19.11　浸润性导管癌。A. 头尾位乳腺 X 线片显示乳房组织致密，无恶性肿瘤的征象。B. 一年后复查乳腺 X 线片，发现新的小病灶——不规则实性肿块（箭）；C. 超声显示不规则实性肿块，边界模糊（箭）。活检证实为浸润性导管癌。

或钙化也可能长达 4.5 年没有变化。虽然这样长时间的稳定不常见，但是这些报告强调无论高度可疑的病变或钙化在乳腺 X 线片上是否有明显变化，仍需进行活检。这些病灶在之前的检查中可能被忽视或误诊。

将当前的乳腺 X 线片和以前的检查进行比较非常重要，能够发现微小的变化，表明前后对比可以尽早对这些变化进行进一步的评估（图 19.11）。诊断为良性的病变与先前对比可能出现新病灶，或者随着时间推移增大，间歇性的乳腺改变通常是由于良性病变引起的，并且这些改变应该从筛查时的诊断评估来全面评估。

解读乳腺 X 线片主要是识别，是放射科医师试图从正常的乳腺实质中发现恶性肿瘤的征象。随着放射科医师对乳腺 X 线片解读的经验越来越丰富，他们的工作能力将越来越强。在美国，一项实验研究了放射科医师所看乳腺 X 线片的数量对乳腺癌检出率的影响。结果发现，与经验较少的医师相比，经验较丰富的医师写的诊断报告假阳性（误认为存在异常病灶的乳腺 X 线片）率更低，但两者的癌症检出率相似。美国食品药品监督管理局要求解读乳腺 X 线摄影的放射科医师在过去两年内应至少阅读 960 份乳腺 X 线片。

乳腺密度

乳腺由不透 X 线的乳腺实质和透 X 线的脂肪组成。根据乳腺影像报告和数据系统（BI-RADS）将乳腺组织密度相对于脂肪的密度分成四类。在 2003 年发布的第四版 BI-RADS 中，密度按四分位法划分为四种类型：几乎全部为脂肪（<25%）、散

在的纤维腺体密度（25%～50%）、不均匀致密（50%～75%）、极高密度（>75%）。在 2014 年发布的第 5 版 BI-RADS 更新了乳腺密度分类，以便让放射科医师在对乳房密度进行分类时考虑到掩蔽效应（图 19.12）。第五版 BI-RADS 的密度分类是：BI-RADS a——乳腺几乎完全是脂肪；BI-RADS b——有少量纤维腺体密度分布的区域；BI-RADS c——乳腺不均匀致密，可能遮

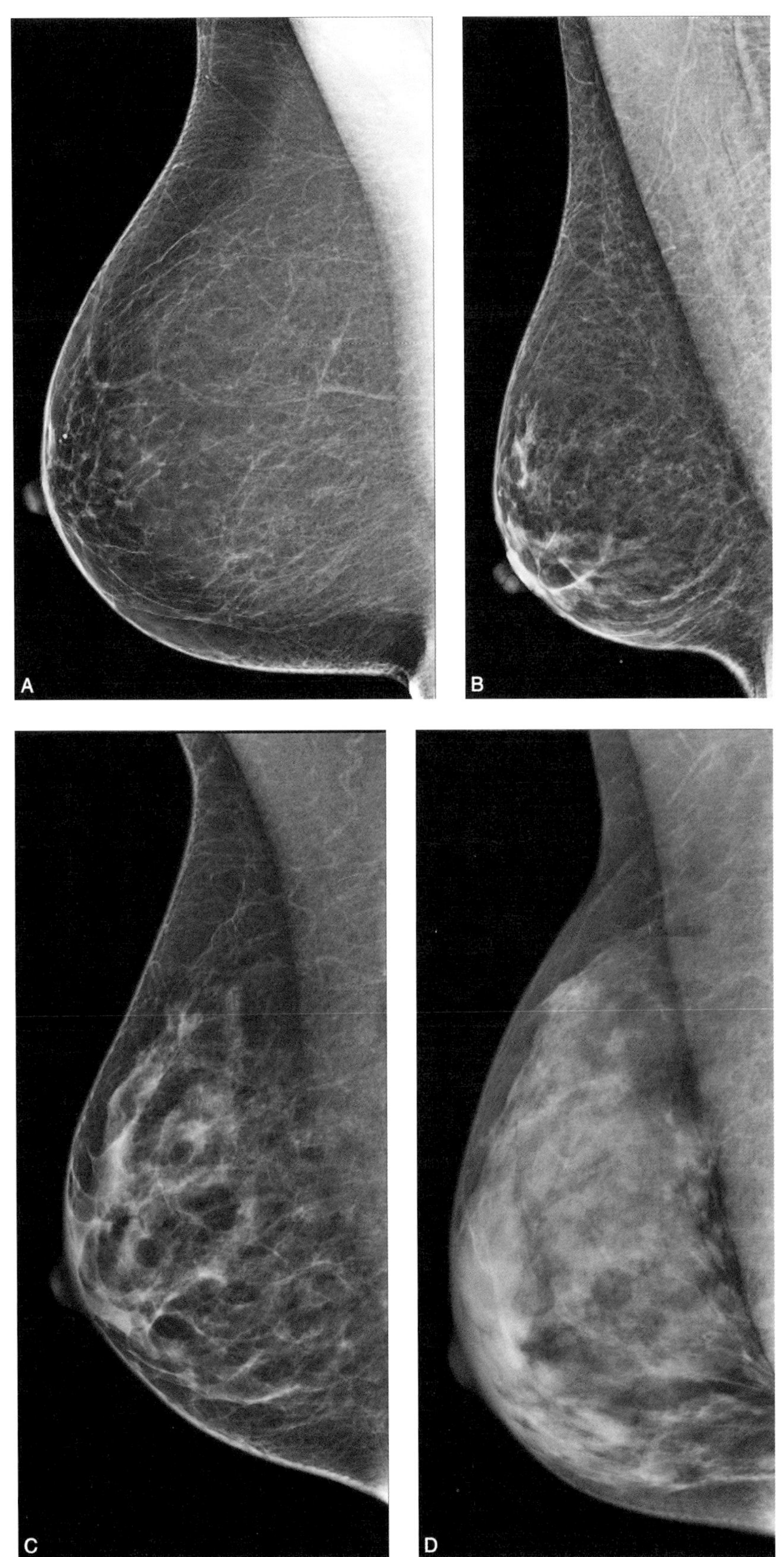

图 19.12　内外斜位上的乳腺密度。A. 脂肪型乳腺。B. 乳腺内少许纤维腺体组织。C. 不均匀致密型乳腺。D. 致密型乳腺。

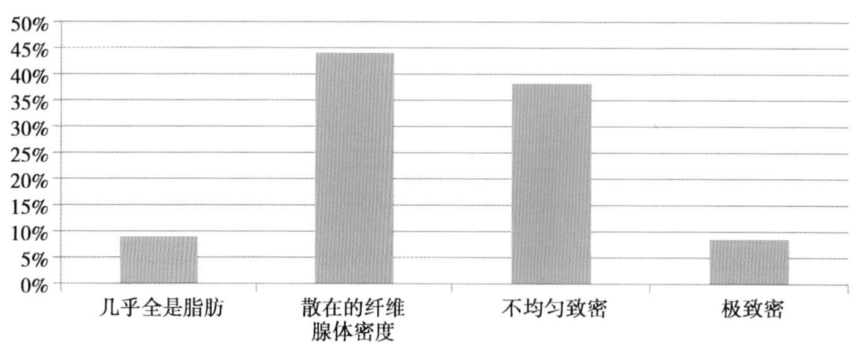

图 19.13　不同密度乳腺分布情况。

盖小肿块；BI-RADS d——乳腺致密，这就降低了乳腺 X 线摄影的敏感性。乳腺癌监测联合体（BCSC）从 1994—2008 年获得的 934 098 张阴性乳腺 X 线筛查片中收集的乳腺组织密度分布如图 19.13 所示。大多数乳腺密度分类是由放射科医师主观进行的。目前已有几个自动化的乳腺密度评估软件可提高诊断的可靠性。

由于掩蔽效应，乳腺密度的增加降低了乳腺 X 线检查对恶性肿瘤的敏感性。乳腺 X 线摄影之所以能检出乳腺癌，是因为乳腺癌组织与邻近结构之间的天然对比存在差异，特别是与脂肪结构之间差异最大。随着乳腺密度的增加，不透 X 线的致密乳腺组织相互重叠，可能掩盖肿瘤病灶。在卡尼进行的一项研究中，X 线摄影在脂肪型乳腺中的敏感性为 88%，而在致密型乳腺中的敏感性为 62%。

乳腺密度很重要的另一个原因是乳腺密度是乳腺癌的独立危险因素。乳腺癌通常由上皮细胞引起，上皮细胞存在于乳腺实质中。乳腺密度越高，意味着腺体组织越多，上皮细胞越多，演变成恶性肿瘤的机会就越大。麦考马克对已有的研究进行 Meta 分析，揭示了乳腺密度和乳腺癌发生风险的关系，即不均匀致密型乳腺与致密型乳腺发生乳腺癌的相对风险分别为 2.92 和 4.64。

由于这些因素，美国一些州已经通过了乳房密度告知法，要求 BI-RADS c（不均匀致密）或 BI-RADS d（极致密）的妇女知晓。截至 2018 年，已有 35 个州实施了强制性乳房密度告知法，其他几个州也在努力推出自己的乳房密度告知法。立法的完善状态因州而异，但大多数情况下都告知这些女性，由于她们的乳腺密度较高，乳腺 X 线检查敏感性可能减低，她们应该与临床医师讨论选择其他的检查方法进行筛查。

其他乳腺筛查方法的应用

乳腺 X 线检查是唯一能筛查出无症状妇女的乳腺癌以降低死亡率的成像方法。然而，乳腺 X 线检查的总体敏感性随人群而异，在乳腺致密的妇女中可能低至 42%。因此，其他成像方式已经发展成为传统数字乳腺 X 线摄影的补充检查。MR 作为乳腺 X 线摄影的一种补充手段，已应用于高危妇女的乳腺癌筛查。超声检查目前也被用于致密型乳腺妇女的筛查。一些功能成像序列也可用作常规筛查的补充。

乳腺超声检查

一些单中心研究显示，全乳腺超声检查可以在非均匀致密型或致密型乳房中发现乳腺 X 线摄影未发现的小浸润性癌。据报道，与单纯乳腺 X 线摄影相比，对高危妇女采用两种检查方法进行筛查可使乳腺癌的检出率增加 4.2‰；然而，当使用超声检查时，假阳性率也显著增加。几项后续研究证实，在致密型乳腺妇女中，乳腺癌的检出率可增加 3‰。

一些研究将乳腺 X 线摄影、乳腺超声和乳腺 MR 对高危妇女的筛查效果进行比较，指出若这些妇女合理地运用乳腺 X 线摄影和乳腺 MR 进行筛查后，再用超声进行额外的筛查没有任何益处。对于有 MR 检查禁忌证或不能忍受 MR 检查的高危妇女，可选用乳腺超声检查。除了假阳性率较高外，乳腺超声作为合并检查也存在挑战。超声检查高度依赖操作员的技术和扫描设备的条件。这也是一个耗时的、烦琐的检查，应由受过专门训练的影像科医师进行。

目前已有自动乳腺超声装置，可将图像采集和图像解读分开。与手持式超声相比，自动乳腺超声的优点包括操作者依赖性最小化、提高一致性和可复性，并且不需要医师花时间进行图像采集。缺点包括伪影增加，乳房较大者腋部和外侧部可能遗漏。最近一项对自动乳腺超声检查的研究显示，与传统超声相似，自动乳腺超声检查可使乳腺癌的检出率增加 3‰。

功 能 成 像

乳腺 X 线检查和超声属结构成像，用于了解乳房内物理结构的变化。而功能成像旨在分析乳房内的生理活动。功能成像比结构成像具有更高的灵敏度。MRI 增强扫描通过静脉注入对比剂观察肿瘤的血流，从而使病变强化。关于乳腺癌的筛查，目前只推荐 MRI 作为高危妇女乳腺 X 线检查的补充手段。乳腺 MRI 将在第 22 章中单独讨论。

对比增强能谱乳腺摄影（CESM）也可用于检测与乳腺癌相关的血流量增加，该检查方法费用低廉、检查时间短，也无须考虑 MRI 适应证的问题。检查时，首先给患者静脉注射碘对比剂，然后压迫乳房，类似于标准的乳腺摄影。但是，每采集一次图像，乳房 X 线摄影将获得两个图像：低能量图像和高能量图像。低能量图像与标准 2D 图像相似。将高能量图像进行后处理，突出乳腺内碘增强部分，并抑制乳腺背景组织的密度，从而使放射科医师更容易发现异常强化的区域（图 19.14）。早期

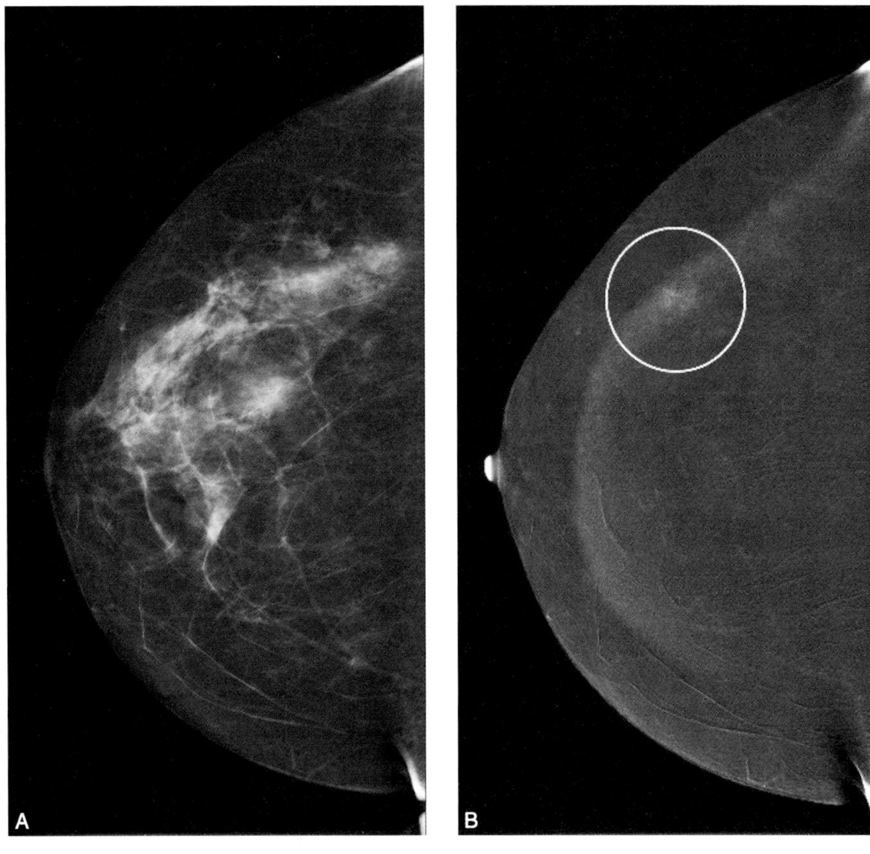

图 19.14　对比增强能谱乳腺摄影(CESM)。A. 右乳头尾位图像。B. 右乳头位尾 CESM 图像。乳腺导管癌,病灶有强化(圆圈)。

的研究表明 CESM 在乳腺癌检测中具有与 MRI 相似的敏感性,两者都优于标准乳腺 X 线摄影。

乳腺特异性伽马成像(BSGI)使用^{99m}Tc 甲氧基异丁基异腈检测恶性肿瘤。该方法的原理是,乳腺癌病灶对^{99m}Tc 甲氧基异丁基异腈的摄取量增加。与本节先前提到的检查方法一样,这种检查是功能性的,而不是结构性的,所以患者的乳腺密度不会影响检查的敏感性。布雷姆的一项研究显示其灵敏度为 96.4%,特异度为 59.5%。BSGI 的最大缺点就是它的辐射剂量较高。亨德里克指出,一次 BSGI 的辐射剂量相当于患者有生之年每年进行一次乳腺 X 线摄影筛查的辐射剂量总和。目前学者们正在进行一些研究,以提高 BSGI 在低剂量^{99m}Tc 甲氧基异丁基异腈状态下的灵敏度。

结　论

乳腺 X 线摄影筛查仍然是早期发现乳腺癌、降低乳腺癌死亡率的最佳方法。然而,在未来几年,很可能在乳腺癌筛查中使用基于风险和其他因素的更加个性化的方法,包括个性化的筛查策略和补充其他影像学检查。

推荐阅读

Are you dense? Available from http://www.areyoudenseadvocacy.org/dense/ Updated 2018. Accessed April 5, 2018.

American Cancer Society. Breast Cancer Facts & Figures 2017–2018. Atlanta, GA: American Cancer Society, Inc. 2017. https://www.cancer.org/content/dam/cancer-org/research/cancer-facts-and-statistics/breast-cancer-facts-and-figures/breast-cancer-facts-and-figures-2017-2018.pdf. Accessed June 22, 2018.

American College of Radiology. ACR appropriateness criteria. Available from https://www.acr.org/Quality-Safety/Appropriateness-Criteria Updated 2017. Accessed 9/28, 2017.

Ayyala RS, Chorlton M, Behrman RH, Kornguth PJ, Slanetz PJ. Digital mammographic artifacts on full-field systems: what are they and how do I fix them? *Radiographics* 2008;28(7):1999–2008.

Berg WA, Blume JD, Cormack JB, et al. Combined screening with ultrasound and mammography vs mammography alone in women at elevated risk of breast cancer. *JAMA* 2008;299(18):2151–2163.

Brem RF, Floerke AC, Rapelyea JA, Teal C, Kelly T, Mathur V. Breast-specific gamma imaging as an adjunct imaging modality for the diagnosis of breast cancer. *Radiology* 2008;247(3):651–657.

Brem RF, Lenihan MJ, Lieberman J, Torrente J. Screening breast ultrasound: past, present, and future. *AJR Am J Roentgenol* 2015;204(2):234–240.

Buist DS, Anderson ML, Haneuse SJ, et al. Influence of annual interpretive volume on screening mammography performance in the United States. *Radiology* 2011;259(1):72–84.

Carney PA, Miglioretti DL, Yankaskas BC, et al. Individual and combined effects of age, breast density, and hormone replacement therapy use on the accuracy of screening mammography. *Ann Intern Med* 2003;138(3):168–175.

Chiarelli AM, Edwards SA, Prummel MV, et al. Digital compared with screen-film mammography: performance measures in concurrent cohorts within an organized breast screening program. *Radiology* 2013;268(3):684–693.

Ciatto S, Houssami N, Bernardi D, et al. Integration of 3D digital mammography with tomosynthesis for population breast-cancer screening (STORM): a prospective comparison study. *Lancet Oncol* 2013;14(7):583–589.

Curpen BN, Sickles EA, Sollitto RA, Ominsky SH, Galvin HB, Frankel SD. The comparative value of mammographic screening for women 40–49 years old versus women 50–64 years old. *AJR Am J Roentgenol* 1995;164(5):1099–1103.

D'Orsi C, Sickles E, Mendelson E, Morris E, et al. *ACR BI-RADS® Atlas: Breast Imaging Reporting and Data System*. 5th ed. Reston, VA: American College of Radiology; 2013.

Elkin EB, Hudis C, Begg CB, Schrag D. The effect of changes in tumor size on breast carcinoma survival in the U.S.: 1975–1999. *Cancer* 2005;104(6):1149–1157.

Fallenberg EM, Schmitzberger FF, Amer H, et al. Contrast-enhanced spectral mammography vs. mammography and MRI—clinical performance in a multi-reader evaluation. *Eur Radiol* 2017;27(7):2752–2764.

Feig SA, Ehrlich SM. Estimation of radiation risk from screening mammography: recent trends and comparison with expected benefits. *Radiology* 1990;174(3 Pt 1):638–647.

Gennaro G, Bernardi D, Houssami N. Radiation dose with digital breast tomosynthesis compared to digital mammography: per-view analysis. *Eur Radiol* 2018;28(2):573–581.

Helvie MA, Chan HP, Adler DD, Boyd PG. Breast thickness in routine mammograms: effect on image quality and radiation dose. *AJR Am J Roentgenol* 1994;163(6):1371–1374.

Hendrick RE. Radiation doses and cancer risks from breast imaging studies. *Radiology* 2010;257(1):246–253.

Hendrick RE, Smith RA, Rutledge JH 3rd, Smart CR. Benefit of screening mammography in women aged 40-49: a new meta-analysis of randomized controlled trials. *J Natl Cancer Inst Monogr* 1997;(22):87–92.

Hooley RJ, Greenberg KL, Stackhouse RM, Geisel JL, Butler RS, Philpotts LE. Screening US in patients with mammographically dense breasts: initial experience with Connecticut Public Act 09-41. *Radiology* 2012;265(1):59–69.

Kelly KM, Dean J, Comulada WS, Lee SJ. Breast cancer detection using automated whole breast ultrasound and mammography in radiographically dense breasts. *Eur Radiol* 2010;20(3):734–742.

Kerlikowske K, Grady D, Barclay J, Sickles EA, Ernster V. Effect of age, breast density, and family history on the sensitivity of first screening mammography. *JAMA* 1996;276(1):33–38.

Kerlikowske K, Zhu W, Hubbard RA, et al; Breast Cancer Surveillance Consortium. Outcomes of screening mammography by frequency, breast density, and postmenopausal hormone therapy. *JAMA Intern Med* 2013;173(9):807–816.

Lee-Felker SA, Tekchandani L, Thomas M, et al. Newly diagnosed breast cancer: comparison of contrast-enhanced spectral mammography and breast MR imaging in the evaluation of extent of disease. *Radiology* 2017;285(2):389–400.

Linver MN, Paster SB. Mammography outcomes in a practice setting by age: prognostic factors, sensitivity, and positive biopsy rate. *J Natl Cancer Inst Monogr* 1997;(22):113–117.

McCormack VA, dos Santos Silva I. Breast density and parenchymal patterns as markers of breast cancer risk: a meta-analysis. *Cancer Epidemiol Biomarkers Prev* 2006;15(6):1159–1169.

Miglioretti DL, Rutter CM, Geller BM, et al. Effect of breast augmentation on the accuracy of mammography and cancer characteristics. *JAMA* 2004; 291(4):442–450.

Nystrom L, Rutqvist LE, Wall S, et al. Breast cancer screening with mammography: overview of Swedish randomised trials. *Lancet* 1993;341(8851):973–978.

Oeffinger KC, Fontham ET, Etzioni R, et al. Breast cancer screening for women at average risk: 2015 guideline update from the American Cancer Society. *JAMA* 2015;314(15):1599–1614.

Paci E, Duffy SW, Giorgi D, et al. Quantification of the effect of mammographic screening on fatal breast cancers: The Florence Programme 1990-96. *Br J Cancer* 2002;87(1):65–69.

Pisano ED, Gatsonis C, Hendrick E, et al. Diagnostic performance of digital versus film mammography for breast-cancer screening. *N Engl J Med* 2005;353(17):1773–1783.

Saslow D, Boetes C, Burke W, et al. American Cancer Society guidelines for breast screening with MRI as an adjunct to mammography. *CA Cancer J Clin* 2007;57(2):75–89.

Scaranelo AM, Marques AF, Smialowski EB, Lederman HM. Evaluation of the rupture of silicone breast implants by mammography, ultrasonography and magnetic resonance imaging in asymptomatic patients: correlation with surgical findings. *Sao Paulo Med J* 2004;122(2):41–47.

Shapiro S. Evidence on screening for breast cancer from a randomized trial. *Cancer* 1977;39(6 Suppl):2772–2782.

Siu AL; U.S. Preventive Services Task Force. Screening for breast cancer: U.S. Preventive Services Task Force recommendation statement. *Ann Intern Med* 2016;164(4):279–296.

Skaane P, Bandos AI, Gullien R, et al. Comparison of digital mammography alone and digital mammography plus tomosynthesis in a population-based screening program. *Radiology* 2013;267(1):47–56.

Tabar L, Fagerberg CJ, Gad A, et al. Reduction in mortality from breast cancer after mass screening with mammography. Randomised trial from the Breast Cancer Screening Working Group of the Swedish National Board of Health and Welfare. *Lancet* 1985;1(8433):829–832.

Tabar L, Vitak B, Chen HH, Yen MF, Duffy SW, Smith RA. Beyond randomized controlled trials: organized mammographic screening substantially reduces breast carcinoma mortality. *Cancer* 2001;91(9):1724–1731.

US Preventive Services Task Force. Screening for breast cancer: U.S. Preventive Services Task Force recommendation statement. *Ann Intern Med* 2009; 151(10):716–726, W-236.

Vyborny CJ, Schmidt RA. Mammography as a radiographic examination: an overview. *Radiographics* 1989;9(4):723–764.

Wald NJ, Murphy P, Major P, Parkes C, Townsend J, Frost C. UKCCCR multicentre randomised controlled trial of one and two view mammography in breast cancer screening. *BMJ* 1995;311(7014):1189–1193.

Weigert J, Steenbergen S. The Connecticut experiment: the role of ultrasound in the screening of women with dense breasts. *Breast J* 2012;18(6): 517–522.

White E, Miglioretti DL, Yankaskas BC, et al. Biennial versus annual mammography and the risk of late-stage breast cancer. *J Natl Cancer Inst* 2004; 96(24):1832–1839.

Yaffe MJ. AAPM tutorial. Physics of mammography: image recording process. *Radiographics* 1990;10(2):341–363.

Zuley ML, Bandos AI, Ganott MA, et al. Digital breast tomosynthesis versus supplemental diagnostic mammographic views for evaluation of noncalcified breast lesions. *Radiology* 2013;266(1):89–95.

（朱娅奇 周海鹰 杜勇）

第 20 章 乳腺诊断性成像

概 述

乳腺 X 线摄影筛查是针对无症状妇女进行的,目的是发现早期乳腺癌,而诊断性检查用于乳腺 X 线筛查发现异常及有临床症状的患者。由于患者群体的特殊性,诊断性检查具有更高的阳性率、更高的阳性预测值以及更高的癌症检出率,检出率可比筛查高出 10 倍。筛查和诊断性检查有着明显的区别,因为诊断性检查通常需要针对性的乳腺 X 线摄影和/或超声检查。

诊断性乳腺 X 线摄影

诊断性乳腺 X 线摄影是在近期进行乳腺 X 线摄影筛查时发现异常伴有恶性肿瘤的症状或征象、需要随访的良性病变或有乳腺癌个人史的女性中进行的。摄影体位包括常规体位,如头尾(CC)位和内外斜(MLO)位,以及其他特殊体位,以最好地评估需要关注或随访的区域(表 20.1)。

点 压 摄 影

点压乳腺 X 线摄影用于评估在全视野乳腺 X 线摄影发现的可疑病变。与全视野摄影相比,点压摄影采用更小的压迫板,压迫乳腺内的特定区域。对于肿块、结构扭曲和不对称的诊断性检查,点压摄影是必不可少的。压迫对于乳腺 X 线摄影有几个好处:减少乳腺厚度以改善组织对比度,减少图像模糊,并移开腺体组织。最后一个特征是诊断性成像的一个重要方面。通常,腺体组织是柔软且可移动的,点压摄影时容易发生移位。通过点压摄影,可解决由于正常腺体组织重叠而误诊为

表 20.1

诊断性乳腺 X 线摄影体位

体位	缩写	目的
90°侧位	ML(内外侧)或 LM(外内侧)	在一个体位上观察局部病变 利用重力效应显示钙乳
点压摄影	SC	鉴别病变和重叠伪影
放大摄影	M	更好地定义肿块边界和钙化形态
夸大头尾位	XCCL	显示头尾位上未显示的乳腺外侧和腋窝尾部的病变
乳沟位	CV	显示头尾位中未显示的乳腺后内侧深处的病变
切线位	TAN	显示皮肤病变 显示可触及但被致密组织遮挡的病变
旋转位	CCRM(内侧旋转)或 CCRL(外侧旋转)	验证阳性病变 通过观察病变位置的变化来确定在一个体位中看到的病变的位置
内外斜位	LMO	改善内上软组织成像 改善了漏斗胸、胸骨切开术后、植入起搏器的患者检查的舒适性和组织显像能力

肿块或不对称性的问题。相反，由于肿瘤可引起促结缔组织增生，乳腺癌质硬，不易被压迫，点压摄影时位移较少。因此，点压摄影能够更好地显示乳腺肿块。对点压摄影无法定性的乳腺病变应进一步行超声检查。

放大摄影

乳腺X线摄影经常发现微钙化，通常代表良性病变。大多数建议活检的微钙化结果都是良性病变(70%～80%)。然而，也可能是潜在恶性肿瘤的标志，最常见的是导管原位癌。在诊断过程中准确地评估和鉴别病变，对于提高钙化活检的阳性预测值非常重要。

评估微钙化时，通常采用头尾位中的放大摄影和正侧(ML或LM)位摄影。侧位摄影作为内外斜位投影的放大成像，用于评估钙乳，并更好地进行定位。放大摄影的分辨率高于全视野摄影，这样可以更准确地评估微钙化的形态和肿块的边界。

在评估钙化时，首先在乳腺中精准定位，以确保它们不在皮肤或伪影中。如果怀疑皮肤钙化，可以进行切线位摄影(图20.1)。然后评估它们是否可以归类为特定的良性形态，乳腺影像报告和数据系统(BI-RADS)2类：对良性病变进行评估。一个典型的例子是钙乳，在放大内外侧位上看到囊肿内的钙沉积物(图20.2)。钙化灶的形态、分布以及与旧片的对比在钙化灶的评估中必不可少。如果钙化不确定(图20.3)，应进行立体定向活检，这将在第23章中介绍。

正侧位和旋转头尾位摄影

乳腺X线摄影检查中，不对称的致密肿块若仅在一个体位上显示，则很难诊断。这种情况大多数都是由乳腺组织重叠而成；然而，也有可能是被掩盖或在另一个体位中没有显示的真正的乳腺病变。当无法进行数字乳腺断层融合(DBT)摄影时，可以使用正侧位和旋转头尾位摄影来评估这些仅在一个体位上显示的病变。如果仅在内外斜位图像中发现真正的乳腺病变，则可以加摄内外侧(ML)位或外内侧(LM)位解决重叠问题以及辅助定位。与MLO位图像相比，侧方的病变在正侧位图像上显示不佳，而正侧位对于内侧病变的成像有其独特的优势。如果仅在CC位图像中发现这类病变，则可以加摄旋转CC位图像。旋转CC位图像是在CC位摄影的基础上，在压迫乳腺之前将乳腺向内侧或外侧旋转所获得的。这些旋转CC位图像还可以解析或定位病变。例如，上部病变将在侧方旋转CC(CCRL)位图像上投射更多的侧面，而下部病变则相反。点压摄影也可以解决乳腺组织重叠引起的不对称问题。

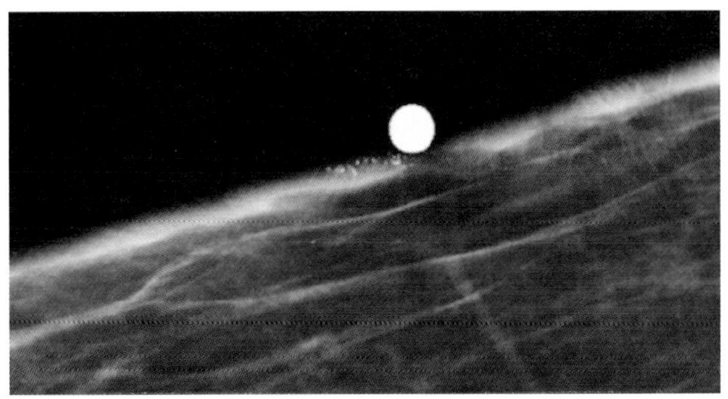

图20.1　皮肤钙化。切线位摄影显示钙化在皮肤中。在钙化部位的皮肤上放置了不透射线的标记物。这样做是为了便于定位。

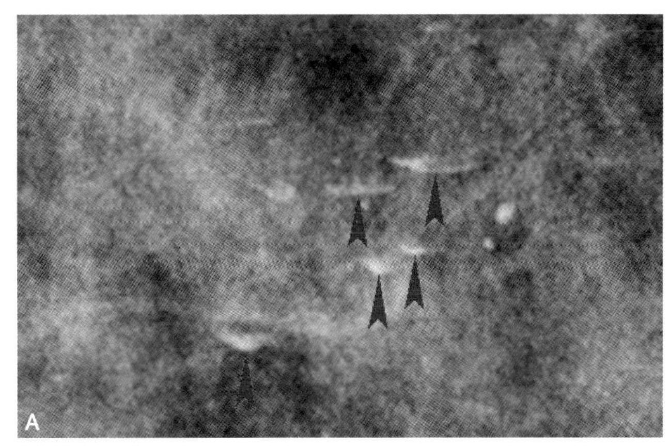

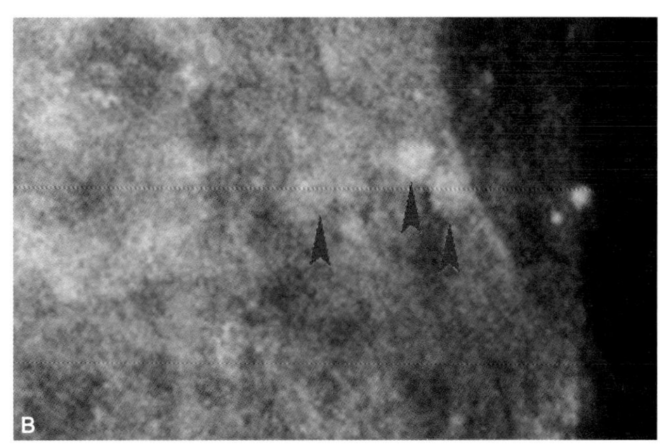

图20.2　乳腺囊肿中的钙乳。A. 90°侧位乳腺X线放大摄影显示了钙乳或分层钙化(箭头)。B. 同一区域头尾位的放大摄影显示模糊、圆形的钙化(箭头)。上述图像的这种变化是典型的钙乳沉积。钙化灶在微囊的底部分层，因此当在侧位上观察时，呈线状或弯月形。从顶部观察时，这些钙化灶呈模糊、圆形样改变。

断层融合摄影

在乳腺病变的诊断中，断层融合摄影已被证明是可以与传统诊断性乳腺X线摄影相媲美或更优越的成像手段。一项研究表明，与传统的2D乳腺X线摄影相比，乳腺断层融合摄影提高了诊断效率，减少了额外所需的图像数量。由于断层融合摄影提高了乳腺重叠和真正病变的区分能力及肿块特征的显示能力，因此断层融合摄影取代二维乳腺X摄影，越来越多地用于乳腺病变的诊断，以评估肿块、不对称和结构扭曲(图20.4)。可以根据需要进行全压或点压摄影。对于高度可疑的病变，断层融合摄影也可以扩大评估的范围，因为它增加了检测肿块的敏感性。断层融合摄影对于鉴别单一体位显示的不对称是代表真实的乳腺病变还是正常乳腺结构的重叠也有很大的作用。

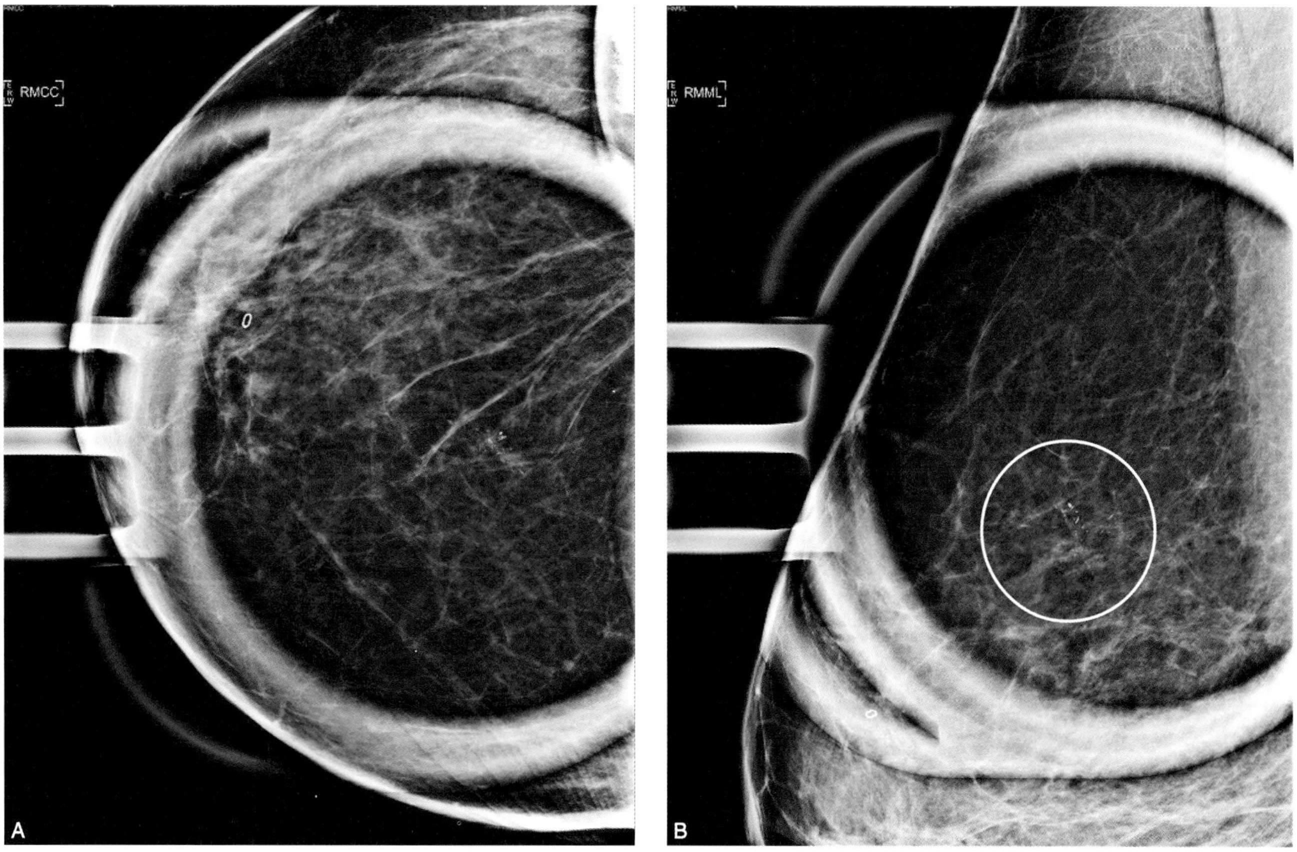

图 20.3　可疑钙化。A. 右侧放大 CC 图像。B. 右侧放大 ML 图像。显示一组细小的多形性钙化(圆圈)。患者有良性病变活检的病史,前面有夹子标记。活检显示钙化灶处为原位导管癌。

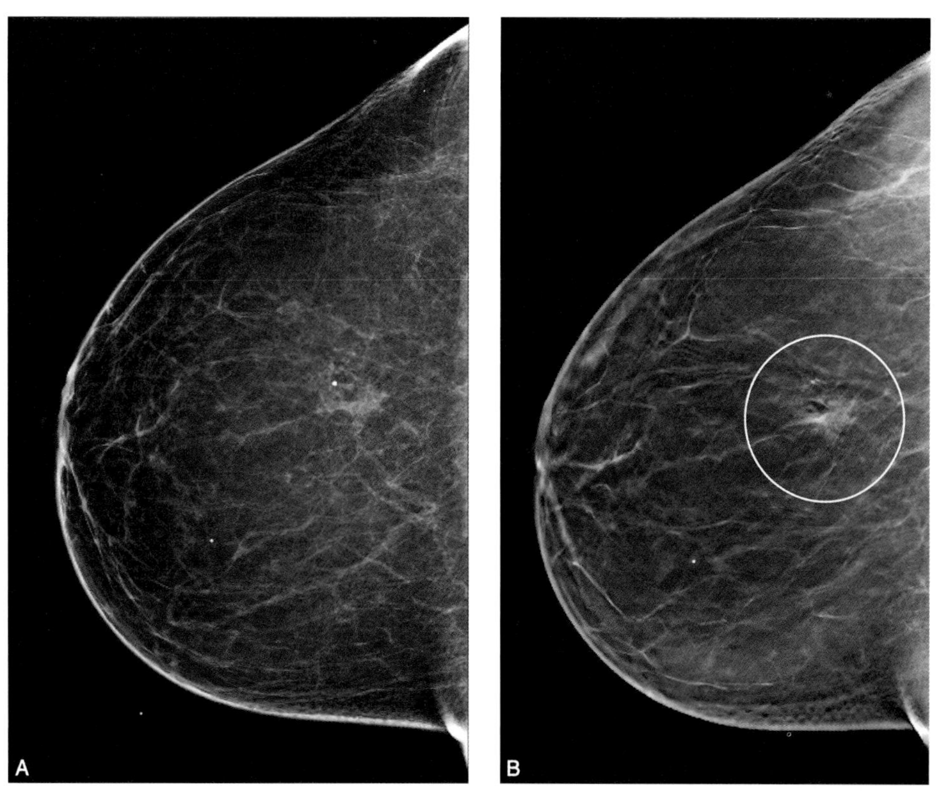

图 20.4　用于诊断性检查的断层融合摄影。A. 右侧乳腺 CC 位筛查发现乳腺后方进展的不对称性致密影。B. 断层融合摄影显示为形态不规则、边缘模糊的肿块(圆圈)。

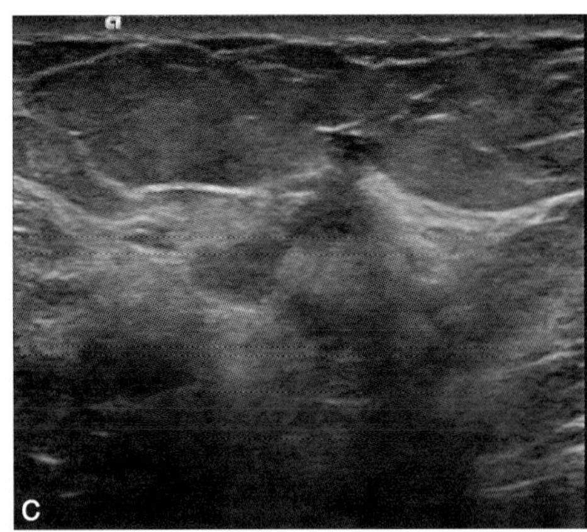

图 20.4(续)　C. 超声检查确认该病灶为不规则的肿块。活检证实其为 IDC(浸润性导管癌)。

超声检查

高分辨率超声是乳腺诊断性检查中的重要工具。超声波包括穿透人体的机械波/声波。当脉冲波与物体相互作用时,会产生回波,超声探头可以检测到并生成图像。超声的优点是受乳腺密度的影响比乳腺 X 线摄影小、应用广泛、没有辐射,并对肿块的检测敏感性高。其主要缺点是依赖于操作人员、难以检测钙化和某些结构扭曲,而这两者都可能是恶性肿瘤的迹象。因此,超声检查通常与乳腺 X 线摄影相互补充。

乳腺 X 线摄影的局限性是很难区分囊性肿块与实性肿块。超声波能鉴别肿块是囊性的还是实性的。在超声检查中,单纯囊肿具有特定的外形,它们表现为局限性、无回声的肿块,通常伴有后方回声增强(图 20.5)。对于实性肿块,超声可以清楚显示其边界及其他提示良性或恶性的声像图特征。乳腺常见的良性肿块是纤维腺瘤。纤维腺瘤通常呈局限性、椭圆形的均匀低回声,可评定为 BI-RADS 3 级:可能为良性病变(图 20.6)。如果未发现特定的良性表现,例如单纯的囊肿或淋巴结,并且该发现不符合超声的良性特征,则通常需要进行活组织检查(BI-RADS 4 级:可疑发现;或 BI-RADS 5 级:高度怀疑恶性肿瘤,取决于对癌症的关注程度)。如果超声检查发现病变,可以进行超声引导下的活检,第 23 章将单独介绍。

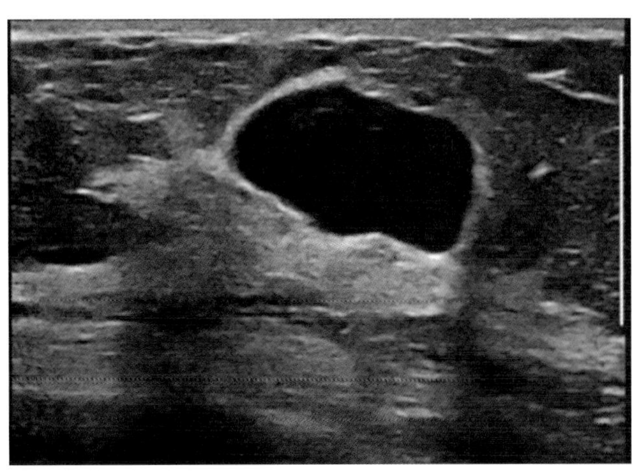

图 20.5　单纯囊肿。单纯囊肿的典型超声表现是椭圆形或圆形无回声肿块,后方回声增强。

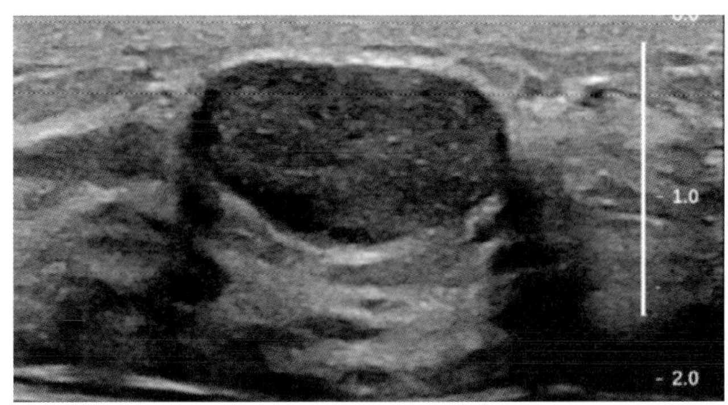

图 20.6　纤维腺瘤。具有良性征象的实性肿块。病变呈椭圆形,边界清楚,均匀低回声。活检证实为纤维腺瘤。

有症状患者的评估

有乳腺疾病体征或症状的患者不适合进行筛查。相反,这些患者可以进行诊断性检查,并根据具体情况选择影像检查方法。美国放射学会已经成立了专家小组,涉及亚专科医师,以制定适当的标准,这些标准是基于当前循证的最佳实践,针对不同临床情况的初始成像和检查提出建议。在乳腺成像中,症状的具体细节、患者的年龄、乳腺癌的风险以及成像方法的相对辐射水平都会影响患者检查方案的选择。

可触及的乳腺肿块

女性经常因触及乳腺肿块而求医。体格检查时,从正常乳腺结构中明确真正的乳腺肿块比较困难,需要适当的技术和经验。很少有患者对可触及肿块进行诊断性评估时发现是乳腺癌。常见的良性可触及肿块包括囊肿、纤维腺瘤或正常乳腺结构。研究表明,临床表现明显的乳腺癌往往比筛查到的乳腺癌更具侵袭性,诊断结果更差。

由于可触及的乳腺肿块与恶性肿瘤有关,因此大多数患者需要进行影像学评估。首选的影像学检查方法应因人而异,特别是应根据不同年龄进行选择,如表 20.2 所示。乳腺 X 线摄影适用于特定年龄的女性进行常规筛查,通常为 40 岁。30~39 岁的女性可以考虑开始进行乳腺 X 线摄影筛查,特别是对于乳腺癌高风险的患者。根据乳腺 X 线摄影图像,某些肿块,例如

表 20.2

可触及乳房肿块的首选影像学检查建议

年龄	首选影像学检查建议
<30 岁	超声
30~39 岁	乳腺 X 线摄影或超声
≥40 岁	乳腺 X 线摄影

含脂肪的肿块，可认为是良性病变。当发现可疑恶性肿瘤时，进行完整的乳腺 X 线摄影可以确定疾病的严重程度并评估对侧乳腺有无异常。此外，与之前检查比较有助于乳腺 X 线摄影的解读。不透 X 线的标记物通常放置在可触及的肿块处，以帮助放射科医师定位。还应对可触及的异常肿块进行点压摄影。放射科医师应检查不透 X 线标记物周围的区域是否存在肿块或与对侧相比不对称致密影，以解释患者症状。福尔克进行的一项研究表明，在可触及乳腺肿块的患者的检查中，使用点压摄影使癌症检出率增加了 9%。DBT 可用于代替数字乳腺 X 线摄影技术，具有同等或更好的性能。DBT 可以显示病变特征，特别是在乳腺实质模糊不清的部位。

无论可触及肿块的乳腺 X 线摄影是阴性还是阳性，通常都会进行超声检查。超声检查能够识别乳腺 X 线摄影中的隐匿性病变，也能对乳腺 X 线摄影的发现起补充作用。当超声检查发现实性、复杂性实性或囊性肿块时，则需进行超声引导下穿刺活检（图 20.7）。

对于最近乳腺 X 线摄影筛查正常的女性，低于特定筛查年龄的女性（有些人将 30 岁，有些人将 35 岁或 40 岁作为选择进行超声而不是乳腺 X 线摄影筛查的临界值），或孕妇，建议选择超声检查作为首选检查方法。年轻女性和孕妇首选超声检查，是因为乳腺 X 线摄影具有辐射风险，并且她们的乳腺通常比较致密，降低了乳腺 X 线摄影的敏感性。如果超声检查有可疑发现，则应进行乳腺 X 线检查进一步评估。

乳腺 X 线摄影和超声成像在排除可触及异常病变为恶性肿瘤方面是有效的。研究表明，若乳腺 X 线摄影和超声检查均为阴性或正常，则阴性预测值至少有 97%。然而，如果临床检查高度怀疑恶性肿瘤，尽管影像表现未见异常，仍需进行活组织检查。

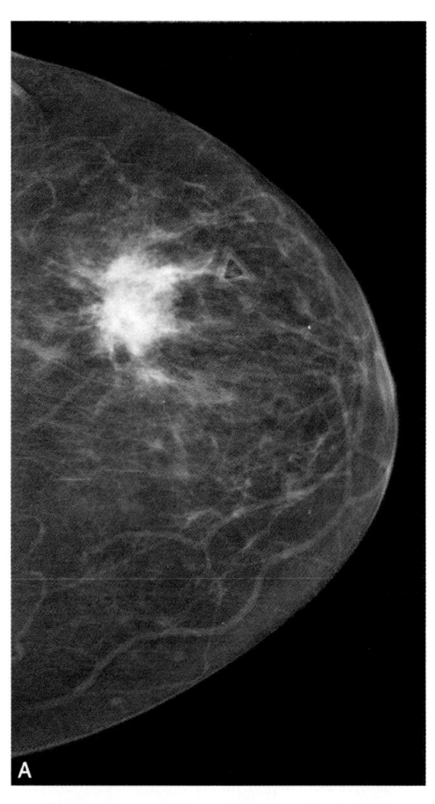

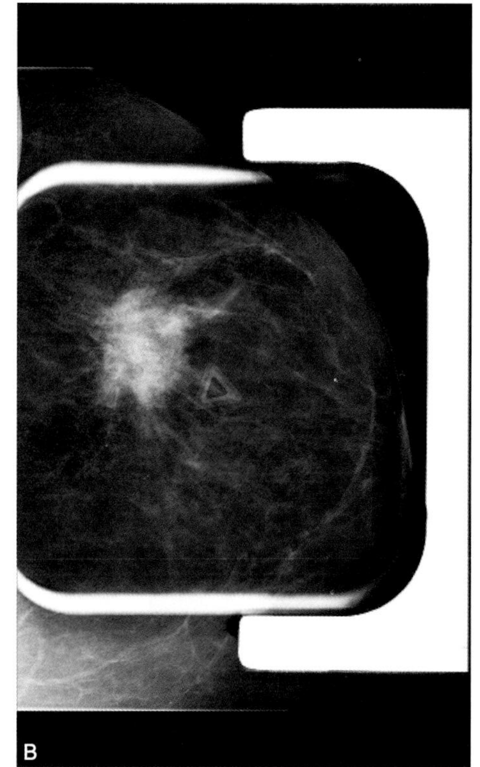

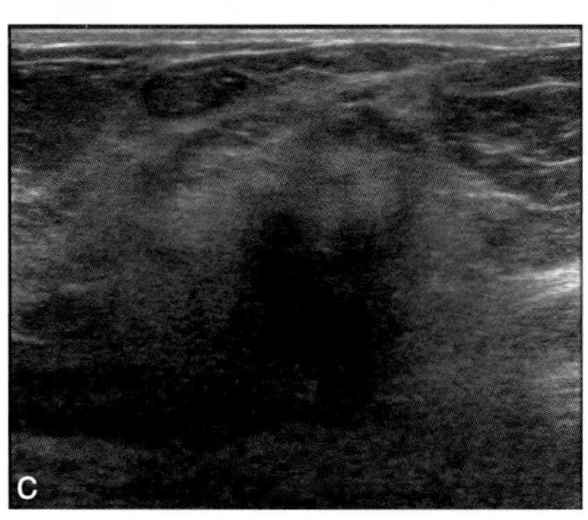

图 20.7　可触及肿块的检查。A. 患者发现可触及的肿块。技师将三角标记放置在皮肤上，以便给放射科医师标明需要关注的区域。乳腺 X 线摄影显示肿块呈高密度，边缘模糊，形态不规则。B. 点压摄影。点压片上肿块仍然存在。C. 超声显示病灶呈不规则的低回声实性肿块，边缘模糊不清。活检证实为浸润性导管癌。

乳房疼痛

乳房疼痛,也称为乳腺痛,是一种常见的乳房症状。一项研究发现,大约70%的女性在其一生中经历过乳房疼痛或压痛。乳房疼痛是女性求医的第二常见症状,并且可严重影响生活质量。乳房疼痛的原因尚未完全了解,现已经提出了许多理论,包括激素因子、液体-电解质平衡以及乳房内生理过程引起的炎症,例如纤维囊性变化或导管扩张。然而,没有研究能够完全确定乳房痛的病因,因为它可能是多因素的。幸运的是,乳房疼痛很少与恶性肿瘤相关。

乳房疼痛可分为周期性和非周期性。周期性乳房疼痛的定义是黄体期(即月经前)的间歇性乳房疼痛,并且由于其与月经周期的关系,激素水平变化常被认为是其主要病因。通常,疼痛或压痛也与乳房肿胀有关。疼痛可以是单侧的,也可以是双侧的。由于其为恶性肿瘤的可能性低,因此不需要对乳房进行影像学评估。

非周期性乳房疼痛往往是单侧的,比周期性乳房疼痛更局限。与周期性乳房疼痛相似,非周期性乳房疼痛是恶性病变的可能性较低。杜吉姆收集了987名因乳腺疼痛而行诊断性检查的女性病例,并与987名筛查患者进行对比。结果表明,在乳房疼痛的人群中,疼痛的乳房和对侧的无疼痛乳房之间的乳腺癌发病率没有差异。此外,诊断人群和筛查人群之间的癌症发病率没有显著差异。

尽管癌症检出率非常低,但影像检查仍然在非周期性疼痛的评估中起一定作用。乳腺炎或脓肿是可治疗的良性乳腺病变,可通过影像检查诊断。此外,患者可能会担心他们的疼痛是由恶性肿瘤引起的,所以阴性的影像结果可能会给患者带来一些安慰。如果对非周期性乳房疼痛进行影像学评估,40岁以上的女性通常选择乳腺X线摄影,30岁以下的女性则首选超声检查。30~39岁的女性,乳腺X线摄影或超声检查均可。

乳头溢液

乳头溢液是继可触及的乳房肿块和乳房疼痛之后的第三常见的乳房疾病。乳头溢液首先应认为是病理性的,可能是潜在的乳腺恶性病变的表现,或者是生理性的,可能为身体正常功能的表现。病理性乳头溢液为浆液性或血性、自发的、单侧的,并且由单个导管产生。生理性乳头溢液可以是绿色、黄色或乳白色,非自发(仅在挤压时出现)、双侧的,通常由多个导管产生。一些研究表明,生理性乳头溢液与乳腺癌的诊断或发展无关。正因为如此,生理性乳头溢液不需要行筛查之外的其他影像学评估。对于病理性乳头溢液,导管内乳头状瘤是最常见的病因,占35%~56%。而5%~23%的病例有潜在恶性的可能。

对病理性乳头溢液的女性进行影像学检查,首选的影像学检查方法与患者的年龄有关,类似于可触及肿块的建议(表20.3)。在乳腺X线摄影中,有症状侧乳腺内任何可疑的肿块或钙化都应特别注意。如果乳腺X线摄影是阴性的,通常应进行超声检查。引起乳头溢液的大多数病变位于乳头附近,而不是乳房深处(图20.8),因此通常对乳晕后区域进行评估。如果乳腺X线摄影和超声检查结果均为阴性,乳腺导管造影术(也称为导管造影术)和乳腺磁共振成像(后续章节将对此进行介绍)已被证实可用于评估病理性乳头溢液。

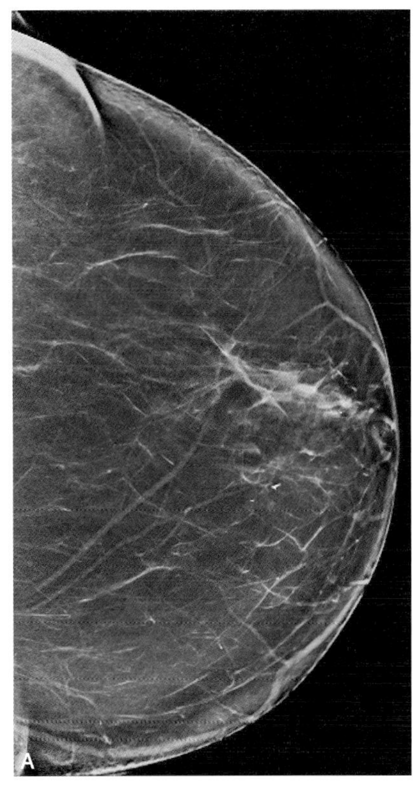

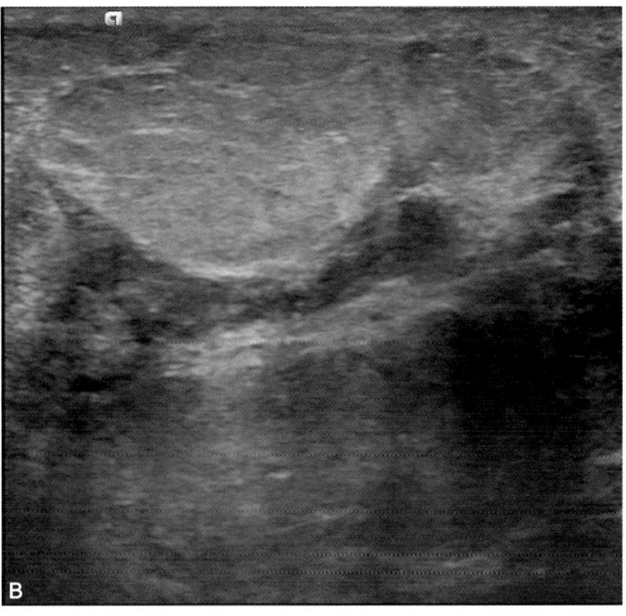

图20.8 左乳头病理性溢液患者的影像学检查。A. 乳腺X线摄影显示左侧乳晕下局灶性不对称致密影。B. 超声显示导管内肿块,与乳腺X线摄影发现一致。活组织检查证实为DCIS。

表 20.3

病理性乳头溢液的首选影像学检查建议

年龄	首选影像学检查建议
<30 岁	超声
30~39 岁	乳腺 X 线摄影或超声
≥40 岁	乳腺 X 线摄影

乳腺炎症

乳腺炎症，表现为乳房红肿，是一种不常见的乳腺疾病，但如果有脓肿表现则需要进行影像检查。感染性乳腺炎和乳腺脓肿通常发生于年轻女性。乳腺炎是哺乳期妇女的常见并发症，通常由金黄色葡萄球菌引起。超声通常是首选的检查方式，因为这些患者通常表现出疼痛并且不能耐受乳腺 X 线摄影的压迫。乳腺炎的超声特征性表现为由实质水肿、皮肤增厚和血供增加引起的不均匀回声。脓肿通常表现为可触及的肿块，局部皮肤发红，声像图上显示为不规则的、模糊的不均匀低回声聚集，有时呈多发性（图 20.9）。如果确诊为脓肿，可以进行超声引导下引流以便进行脓液分析助诊。

放射科医师应注意鉴别感染性乳腺炎与炎性乳癌（IBC）。如果患者年龄较大且使用抗生素 1~2 周内病变未完全消退，则应考虑 IBC。炎性乳癌是一种罕见的乳腺癌亚型，占所有乳腺癌的 2%~5%。患者出现乳房皮肤发红、肿胀和压痛，有时起病较快。患侧乳房的皮肤可呈橘皮样改变，表现为皮肤上的小凹陷，就像橘子皮的表面。IBC 是临床诊断，有时经皮肤穿刺活检可以确诊。

在乳腺 X 线摄影中，IBC 可表现为乳腺弥漫性增大、密度增高、皮肤增厚和腋窝淋巴结肿大（图 20.10）。如果在乳腺 X 线摄影上发现肿块则可以在超声引导下穿刺活检。IBC 侵袭性强，约 20%~40%的患者在确诊时已有远处转移。乳腺 MRI 和 CT 体部横断面显像有助于病变的分期。

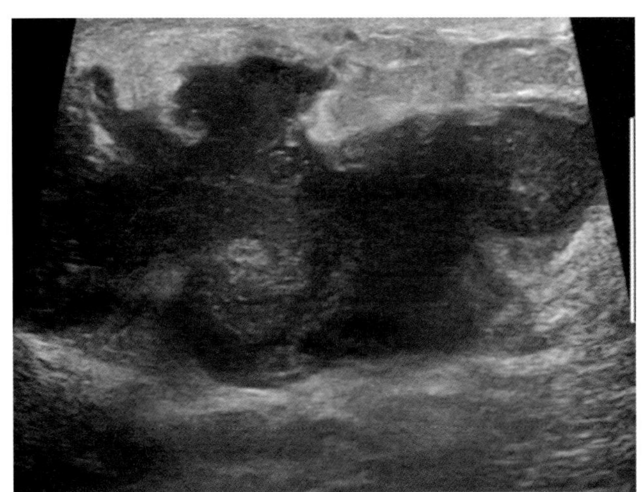

图 20.9　脓肿。超声显示左侧乳房皮肤发红处为脓肿，典型表现为不规则的低回声。

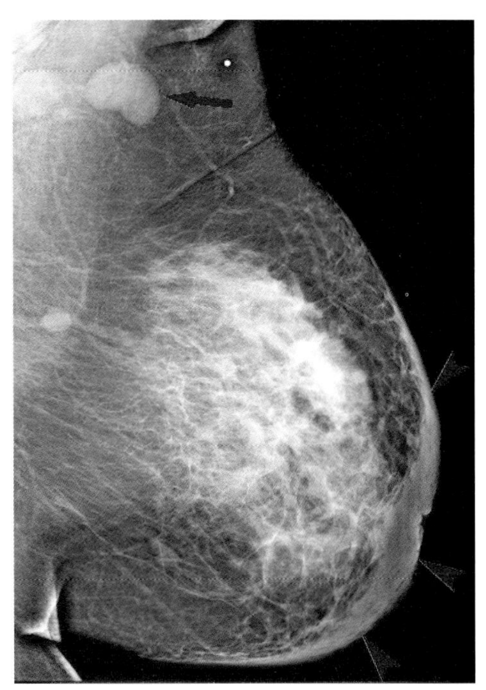

图 20.10　炎性乳癌。内外斜位显示乳腺实质密度弥漫性增高、皮肤增厚（箭头）。腋窝区可见多发肿大淋巴结（箭）。淋巴结可触及，并在皮肤上用不透光标记物标记。病理证实为恶性淋巴结肿大。

佩吉特病

如果患者出现乳头瘙痒、湿疹或溃疡，应考虑佩吉特病。佩吉特病的病理特征是恶性肿瘤细胞侵入乳头表皮。外科活检是诊断乳头佩吉特病的“金标准”。然而，影像检查也起着非常重要的作用。据估计，90%的女性佩吉特病患者在乳房深处潜藏着恶性肿瘤。完整的乳腺 X 线摄影检查应作为首选的影像学检查方法，用于初步评估恶性肿瘤的征象；然而，在许多情况下可能是阴性的。超声和 MR 成像也可用于识别潜在病变和制定手术切除范围。在发现潜在恶性肿瘤方面，乳腺 MR 是最佳的选择。

腋窝淋巴结肿大

乳腺内外斜位 X 线片上经常可见腋窝淋巴结。正常情况下，由于淋巴结门中脂肪组织的存在，淋巴结内可见透亮中心或凹陷，淋巴结本身的脂肪浸润可导致上述透亮区增大，这是良性表现。

在乳腺 X 线摄影中，病理性腋窝淋巴结呈均匀性、致密性增大。多种病因可以导致正常淋巴结结构改变。原发性乳腺癌、转移性肿瘤、淋巴瘤或白血病均可导致腋窝淋巴结受累（图 20.11）。炎症也可使腋窝淋巴结病理性增大。类风湿关节炎、系统性红斑狼疮、硬皮病和银屑病也可能导致腋窝淋巴结肿大。淋巴瘤和白血病导致双侧腋窝淋巴结肿大，而转移性乳腺癌或皮肤肿瘤常致单侧腋窝淋巴结肿大。一些炎症也可以使单侧腋窝淋巴结肿大，例如最近有接种史或同侧手臂的猫抓病（表 20.4）。腋窝淋巴结内出现粗钙化可能见于肉芽肿病。在

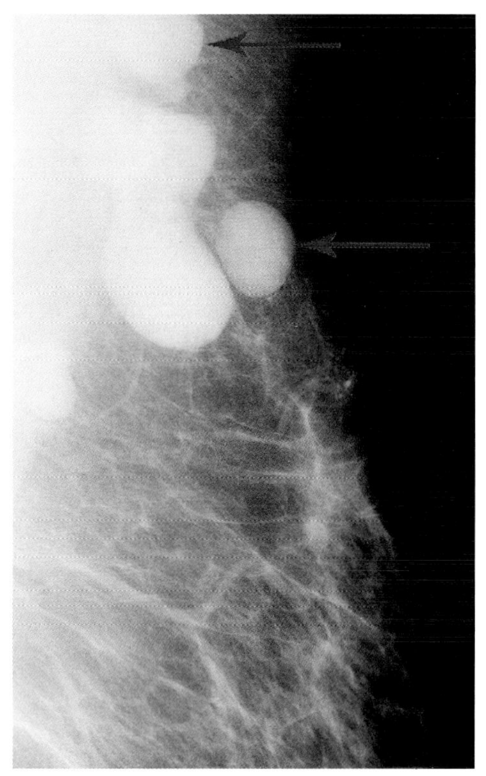

图 20.11　淋巴瘤。霍奇金病侵及腋窝淋巴结。腋窝区可见多发、体积增大、致密的结节(箭)。

表 20.4

腋窝淋巴结肿大的鉴别

单侧	双侧
同侧感染	系统性的感染,如 HIV
同侧乳腺癌转移	全身性肉芽肿/自身免疫性疾病
同侧黑色素瘤转移	淋巴瘤/白血病

接受类风湿关节炎治疗的患者中偶尔可见金沉积于腋窝淋巴结,易与钙化相混淆。

超声检查可用于评估乳腺癌初诊患者的腋窝淋巴结。良性或正常淋巴结具有高回声的淋巴结门和薄带状低回声皮质。据文献报道,正常淋巴结皮质厚度的上限为 2.3~3mm。转移性肿瘤表现为低回声皮质局灶性增厚或完全取代淋巴结(导致含脂肪的淋巴结门消失,图 20.12)。如果发现可疑淋巴结,可在超声引导下对其进行穿刺活检,以确定淋巴结肿大的病因。

男性乳腺

正常的男性乳腺 X 线摄影表现为没有腺体组织的皮下脂肪团(图 20.13)。男性乳腺增生症是男性乳腺成像的最常见指征。男性乳腺增生症是乳腺导管和基质组织的良性增生。男性乳腺增生症的原因很多(表 20.5),可在任何年龄出现,具体取决于病因。通常表现为乳晕下可触及的肿块或皮肤增厚。

男性乳腺可触及肿块的首选影像检查方法取决于患者的年龄(表 20.6)。由于男性乳腺增生症在乳腺 X 线摄影上具有典型的、特征性的良性表现,所以美美国放射学会(ACR)建议,25 岁及以上的男性均应将乳腺 X 线摄影作为首选检查方法。男性乳腺增生症一般表现为乳晕下见三角形或火焰状腺体组织,尖端指向乳头,其内见脂肪组织散布(图 20.14)。可以是单侧的,也可以是双侧的。双侧发生时,常常不对称。增生的形式有三种:结节状、树突状和弥漫性腺体增生。

表 20.5

男性乳腺增生症的病因

特发性
药物(包括合成代谢类固醇、醋酸亮丙瑞林、噻嗪类利尿剂、西咪替丁、三环类抗抑郁药、雌激素、螺内酯、洋地黄和大麻)
肝硬化
性腺功能减退
分泌激素的肿瘤
甲状腺功能亢进症
慢性肾病

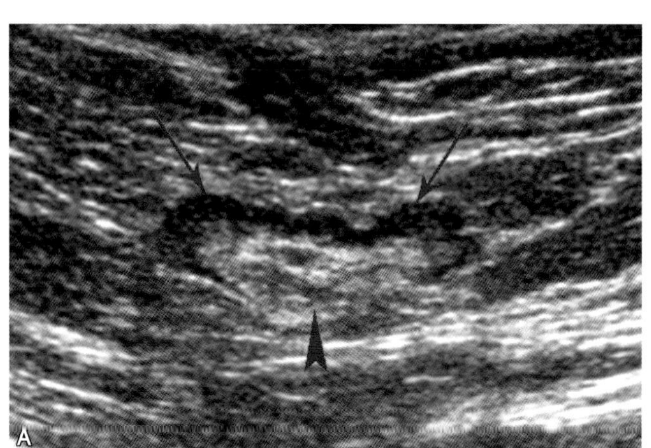

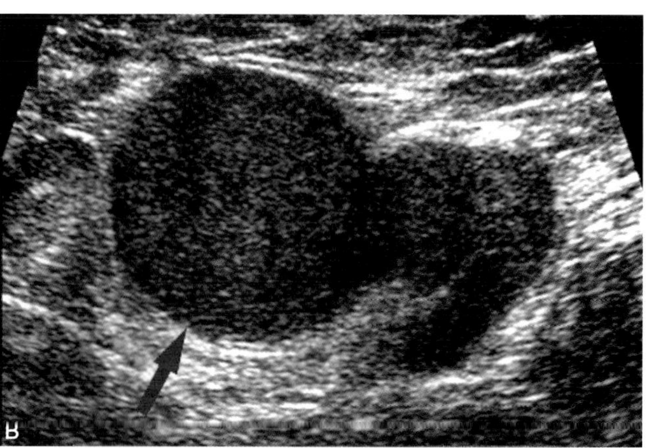

图 20.12　腋窝淋巴结。A. 正常腋窝淋巴结的超声图像。皮质呈弥漫性薄带状(箭),而淋巴结门(箭头)则是高回声的,这是由于脂肪细胞具有来自血管和小梁的高回声反射界面区域。B. 40 岁女性,新诊断为局部晚期右乳腺浸润性导管癌。右腋窝超声显示低回声的肿大淋巴结(箭),指示转移性疾病。

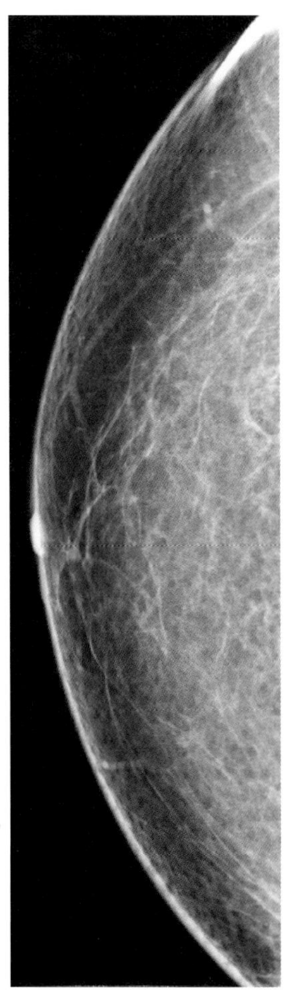

图 20.13　男性乳腺。相对正常的男性乳腺，表现为皮下脂肪。注意，其内缺乏腺体组织。

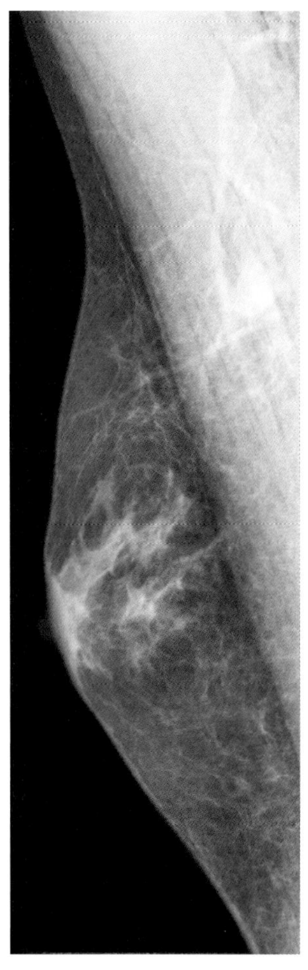

图 20.14　男性乳腺增生症。乳房 X 线摄影内外斜位示男性乳腺树突状增生。乳晕下区可见腺体组织。这种组织逐渐与脂肪交织在一起，未形成肿块。

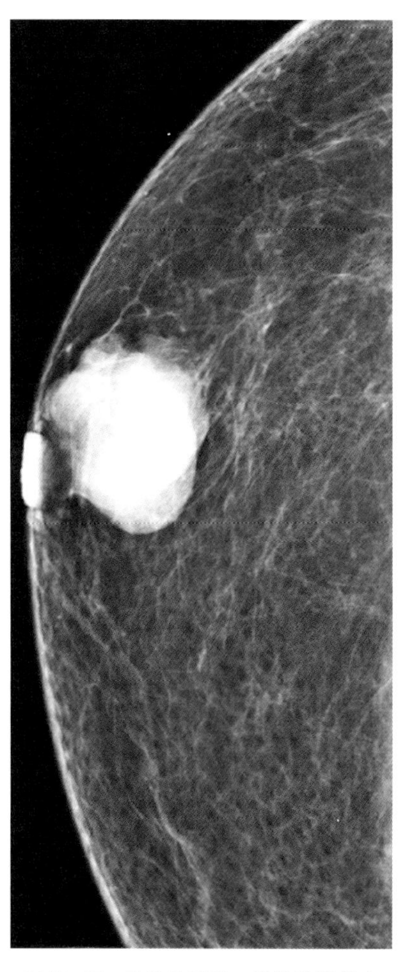

图 20.15　男性乳腺癌。男性乳腺的内外斜位图。肿块与周围的脂肪组织有明确的分界。

表 20.6

男性乳房可触及肿块首选影像学检查方法的建议

年龄	首选检查方法
<25 岁	超声
≥25 岁	乳腺 X 线摄影

男性乳腺癌很罕见，占所有乳腺癌的 1%，发病率约为 1/100 000。风险因素包括 BRCA1 或 BRCA2 突变、克兰费尔特(Klinefelter)综合征、家族史和胸部放射史。男性乳腺癌的影像学表现与女性乳腺癌相似。通常表现为具有可疑特征的肿块。由于男性和女性乳腺发育的差异，男性乳腺癌多为浸润性导管癌(IDC，见第 19 章)，约占男性乳腺癌的 80%(图 20.15)。

评估和建议

诊断性检查的作用是进行 BI-RADS 分类，以帮助指导治疗。在做出治疗决定之前，任何有助于评估乳腺病灶或症状的影像学检查，比如乳腺 X 线摄影或超声，都应该进行。实质上，每个 BI-RADS 分类都与治疗建议有关(表 20.7)。

表 20.7

BI-RADS 评估和建议

BI-RADS 评估	建议
BI-RADS 0	需要其他影像学检查评估和/或需与先前的图像进行比较
BI-RADS 1	常规筛查
BI-RADS 2	常规筛查
BI-RADS 3	短期随访
BI-RADS 4	组织活检
BI-RADS 5	组织活检
BI-RADS 6	应采取适当的治疗

BI-RADS 0 类：乳腺 X 腺摄影筛查不能全面评价病变，需要其他影像学评价。通常很少给出 BI-RADS 0 类的评价。理想情况下，应在患者在院时完成所有影像学检查，以最大限度地减少患者的回访和焦虑。此外，诊断性检查的作用是完全将病变定义为最终评估类别。但是，如果患者确实无法完成影像学评估，那么，做出不能全面评价病变的 BI-RADS 0 类评估将

表 20.8

初次影像学检查可评估为 BI-RADS 3 类的征象

一组圆形钙化
椭圆形、圆形肿块
局限性不对称

是合适的。BI-RADS 0 类也可用于患者之前在其他医院做过检查,但无法提供检查图像进行对比,或在确定最终类别之前,还需要其他信息。

如果诊断性评估显示影像学发现 BI-RADS 1 类为阴性,或特定良性病变 BI-RADS 2 类为良性,则患者可以进行常规筛查。对于临床症状高度可疑的患者,在 BI-RADS 1 类为阴性,或 BI-RADS 2 类为良性结果的情况下,可能仍需进行组织学检查。

BI-RADS 3 类:可能为良性,恶性危险性<2%。由银西可的研究证实,在初始评估中确定的三种类型符合该类别(表20.8)。如果相对之前的检查发现新的异常征象,尽管可能存在良性特征,也不能评定为 BI-RADS 3 类。在这种情况下,应评估为 BI-RADS 4 类:可疑评估并建议进行组织活检。

如果诊断性评估产生可疑的病变,则使用 BI-RADS 4 类:可能恶性,需要组织活检。如果从影像学特征上说,该发现是非常可疑的恶性肿瘤(恶性风险>95%),则为 BI-RADS 5 类:高度提示恶性肿瘤。对于这些病变,放射科医师应在诊断检查期间进行分期。对于 BI-RADS 5 类的病变,建议进行组织学检查。

乳腺癌分期

分期在乳腺癌患者的预后和治疗中起着重要作用。美国癌症联合委员会(AJCC)开发了一种肿瘤-淋巴结-远处转移(TNM)分期系统,允许临床医师为患者进行分期。放射科医师的作用是向临床医师提供这些信息。

T 分期是基于肿瘤的大小和侵犯范围。在评估肿块时,无论采用何种成像方式,都应记录肿块的最大测量值。皮肤、乳头和胸壁有无受侵等影响 T 分期的因素也应重点描述。当 BI-RADS 5 类:高度怀疑恶性肿瘤病变时,应评估乳腺的其余部分,明确肿瘤的范围或是否为多灶性,因为这将影响手术计划(图 20.16)。还应评估对侧乳腺以确保患者没有双侧乳腺癌症。与没有乳腺癌病史的女性相比,有乳腺癌史的女性对侧患乳腺癌的风险略有增加。对于乳腺癌分期,MR 成像是最敏感的检查方法,经常可发现乳腺 X 线摄影中的隐匿病变。这将在第 22 章进一步讨论。

淋巴结(N)分期对患者的治疗计划以及预后具有重要意义,可以通过临床检查或影像学检查来评估。超声在评估腋窝淋巴结状态方面优于乳腺 X 线摄影。如前所述,主要通过淋巴结的大小和形态进行评估,以确定它们是正常的还是异常的。即使在癌症患者中,肿大的淋巴结并不总是继发于转移性疾病,因此通常通过图像引导的活组织检查或手术活组织检查进行组织取样。腋窝的外科治疗是一个有争议的问题,关系到存活率与复发风险的平衡。放射科医师的作用是记录影像学检查结果,以帮助外科医师和肿瘤科医师做出决策。

远处转移(M)分期,如淋巴结状态,在患者的治疗计划中起重要作用。大多数新诊断的乳腺癌患者不需要进行远处脏器成像。当远处转移的可能性较高时,通常推荐临床医师对局部晚期乳腺癌的患者或复发的患者进行全身成像。

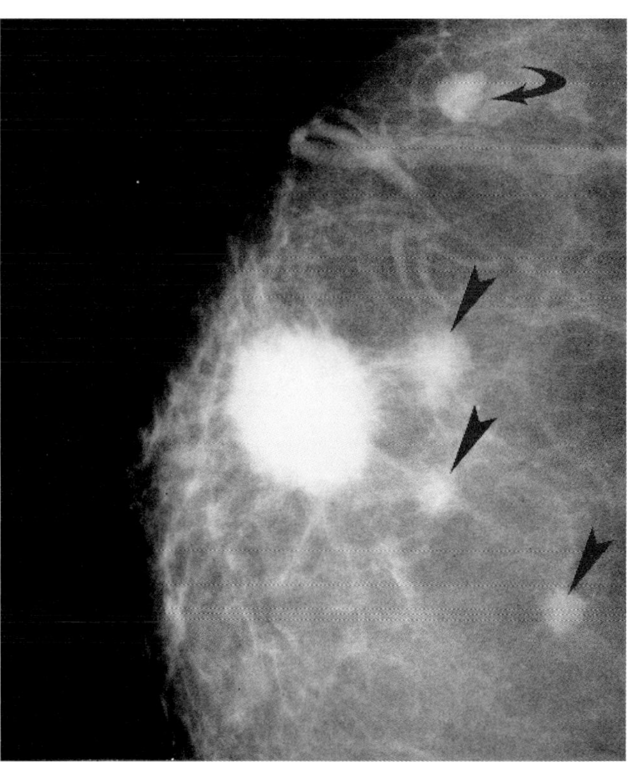

图 20.16　多灶性乳腺癌。头尾位。可以触及最大的肿块。通过乳腺 X 线摄影发现了其他多个病灶(箭头)。边界更清楚的结节(弯箭),可能代表乳腺内淋巴结。

术后监测

对于进行了适当治疗(乳房切除术或保留乳房治疗)的乳腺癌患者,每年复发率为 1%~2%,淋巴结阳性和手术切缘阳性会增加复发风险。接受乳房切除术的患者随后不需要进行同侧乳腺 X 线摄影,因为乳房切除术理论上会切除所有乳房组织。然而,任何乳房切除侧的可触及的异常应进行超声检查,以评估可能的复发。

对于接受保乳治疗的女性,仍应每年进行乳腺 X 线摄影,包括 2D 或 DBT,以检测有无复发。尽管治疗后监测没有严格的指导原则,但一些机构按诊断性检查的标准进行乳腺 X 线摄影。优点在于如果放射科医师认为它有助于检测局部复发,可以进行额外体位的摄影,如乳房肿瘤切除术区的放大摄影。

术后乳腺的影像学表现与术后时间有关。术后第一年,常见类似肿块的局限性积液。乳腺肿瘤切除部位通常由瘢痕形成和营养不良或脂肪坏死、钙化代替了原来的肿块(图20.17)。瘢痕形成在乳腺 X 线摄影中显示为结构扭曲,多年来形态稳定或消失。应仔细检查在乳房肿瘤切除部位内发现的任何钙化。如果患者接受放射治疗,常见乳房水肿和皮肤增厚。复发的证据包括肿块增大、不对称性改变,或在肿块切除术区区域内或附近出现新的或增加的可疑钙化。如果结果不确定,应使用诊断性检查评估这些发现并进行活组织检查(图20.18)。

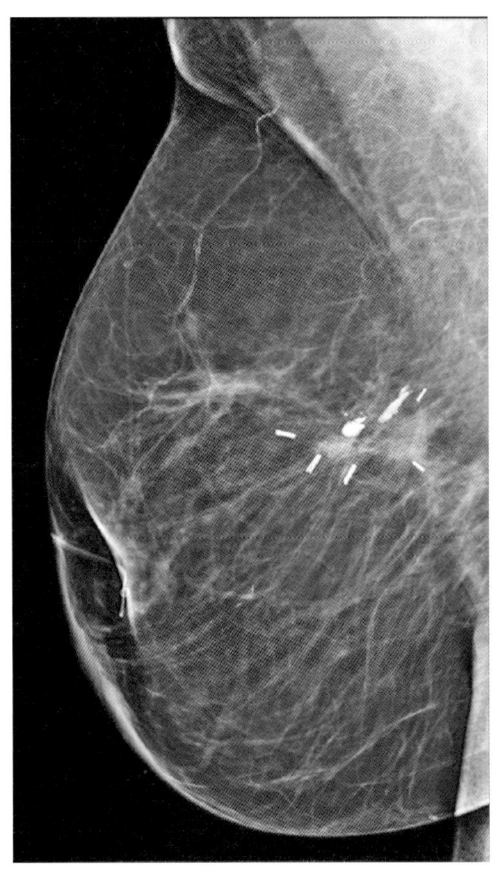

图 20.17 术后瘢痕。术后瘢痕表现为局灶性不对称，伴有结构扭曲和营养不良钙化。

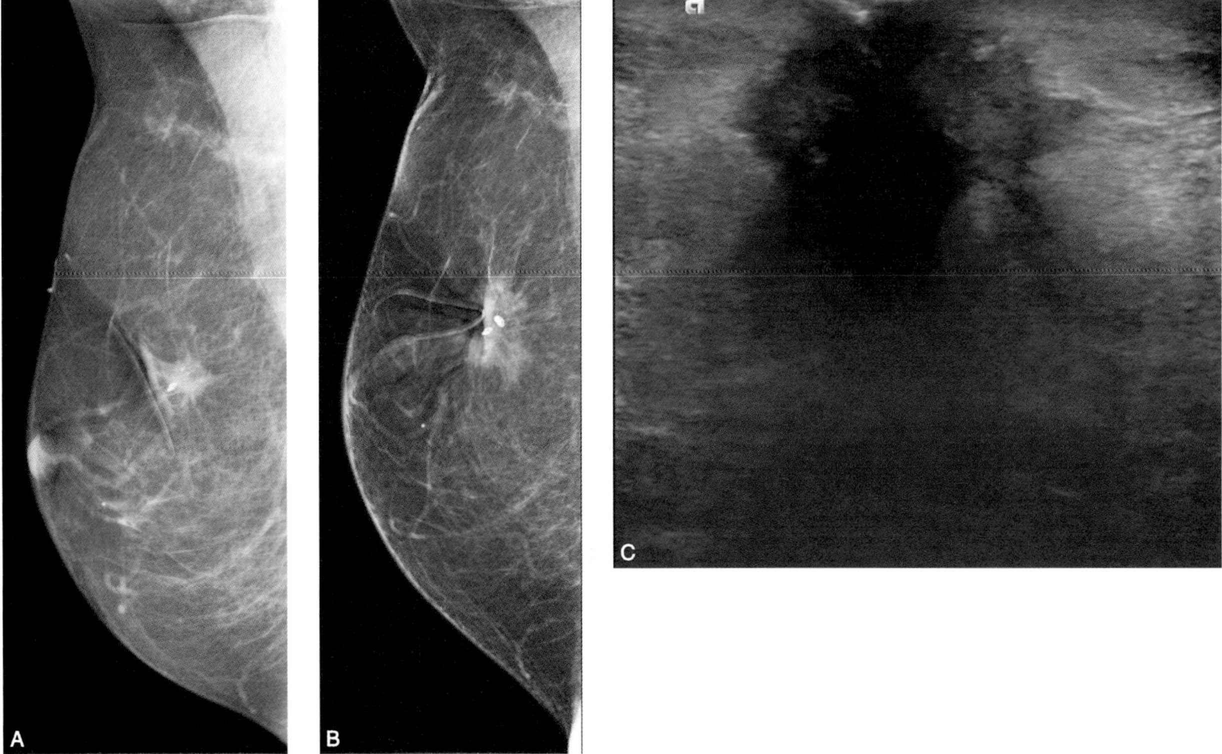

图 20.18 局部复发。A. 两年前的 RMLO，用于进行比较。B. 当前检查的 RMLO 显示肿块切除部位的肿块增大。活检显示复发性 IDC。C. 超声显示与乳腺 X 线摄影一致的不规则的肿块，周围见毛刺。活检显示 IDC。

结 论

诊断性成像用于有临床症状的患者或乳腺X线摄影筛查发现异常者。诊断性乳腺成像对于区分良性发现和可疑病变至关重要,可疑病变需要进行活组织检查以确定其是否为恶性。适当的检查和建议将最大限度提高发现恶性肿瘤的敏感性及特异性,以避免不必要的检查。

推荐阅读

Ader DN, Browne MW. Prevalence and impact of cyclic mastalgia in a United States clinic-based sample. *Am J Obstet Gynecol* 1997;177(1):126–132.

American College of Radiology. ACR appropriateness criteria. https://www.acr.org/Quality-Safety/Appropriateness-Criteria. Updated 2017.

Bahl M, Baker JA, Greenup RA, Ghate SV. Diagnostic value of ultrasound in female patients with nipple discharge. *AJR Am J Roentgenol* 2015;205(1):203–208.

Barton MB, Elmore JG, Fletcher SW. Breast symptoms among women enrolled in a health maintenance organization: frequency, evaluation, and outcome. *Ann Intern Med* 1999;130(8):651–657.

Berger N, Luparia A, Di Leo G, et al. Diagnostic performance of MRI versus galactography in women with pathologic nipple discharge: a systematic review and meta-analysis. *AJR Am J Roentgenol* 2017;209(2):465–471.

Berkowitz JE, Gatewood OM, Gayler BW. Equivocal mammographic findings: evaluation with spot compression. *Radiology* 1989;171(2):369–371.

Brandt KR, Craig DA, Hoskins TL, et al. Can digital breast tomosynthesis replace conventional diagnostic mammography views for screening recalls without calcifications? A comparison study in a simulated clinical setting. *AJR Am J Roentgenol* 2013;200(2):291–298.

Chansakul T, Lai KC, Slanetz PJ. The postconservation breast: part 1, expected imaging findings. *AJR Am J Roentgenol* 2012;198(2):321–330. doi: 10.2214/AJR.10.7298.

Chansakul T, Lai KC, Slanetz PJ. The postconservation breast: part 2, imaging findings of tumor recurrence and other long-term sequelae. *AJR Am J Roentgenol* 2012;198(2):331–343.

Clarke M, Collins R, Darby S, et al; Early Breast Cancer Trialists' Collaborative Group (EBCTCG). Effects of radiotherapy and of differences in the extent of surgery for early breast cancer on local recurrence and 15-year survival: An overview of the randomised trials. *Lancet* 2005;366(9503):2087–2106.

Dennis MA, Parker SH, Klaus AJ, Stavros AT, Kaske TI, Clark SB. Breast biopsy avoidance: the value of normal mammograms and normal sonograms in the setting of a palpable lump. *Radiology* 2001;219(1):186–191.

D'Orsi CJ, Sickles EA, Mendelson EB, et al. *ACR BI-RADS Atlas: Breast Imaging Reporting and Data System*. Reston, VA: American College of Radiology; 2013.

Duijm LE, Guit GL, Hendriks JH, Zaat JO, Mali WP. Value of breast imaging in women with painful breasts: observational follow up study. *BMJ* 1998;317(7171):1492–1495.

Ecanow JS, Abe H, Newstead GM, Ecanow DB, Jeske JM. Axillary staging of breast cancer: what the radiologist should know. *Radiographics* 2013;33(6):1589–1612.

Faulk RM, Sickles EA. Efficacy of spot compression-magnification and tangential views in mammographic evaluation of palpable breast masses. *Radiology* 1992;185(1):87–90.

Giess CS, Frost EP, Birdwell RL. Interpreting one-view mammographic findings: minimizing callbacks while maximizing cancer detection. *Radiographics* 2014;34(4):928–940.

Goksel HA, Yagmurdur MC, Demirhan B, et al. Management strategies for patients with nipple discharge. *Langenbecks Arch Surg* 2005;390(1):52–58.

Hooley RJ, Scoutt LM, Philpotts LE. Breast ultrasonography: state of the art. *Radiology* 2013;268(3):642–659.

Howard MB, Battaglia T, Prout M, Freund K. The effect of imaging on the clinical management of breast pain. *J Gen Intern Med* 2012;27(7):817–824.

Lee SC, Jain PA, Jethwa SC, Tripathy D, Yamashita MW. Radiologist's role in breast cancer staging: providing key information for clinicians. *Radiographics* 2014;34(2):330–342.

Liberman L, Morris EA, Dershaw DD, Abramson AF, Tan LK. MR imaging of the ipsilateral breast in women with percutaneously proven breast cancer. *AJR Am J Roentgenol* 2003;180(4):901–910.

Lim HS, Jeong SJ, Lee JS, et al. Paget disease of the breast: Mammographic, US, and MR imaging findings with pathologic correlation. *Radiographics* 2011;31(7):1973–1987.

Margolis NE, Morley C, Lotfi P, et al. Update on imaging of the postsurgical breast. *Radiographics* 2014;34(3):642–660.

Moy L, Slanetz PJ, Moore R, et al. Specificity of mammography and US in the evaluation of a palpable abnormality: retrospective review. *Radiology* 2002;225(1):176–181.

Newman LA, Sahin AA, Cunningham JE, et al. A case-control study of unilateral and bilateral breast carcinoma patients. *Cancer* 2001;91(10):1845–1853.

Nguyen C, Kettler MD, Swirsky ME, et al. Male breast disease: pictorial review with radiologic-pathologic correlation. *Radiographics* 2013;33(3):763–779.

Peppard HR, Nicholson BE, Rochman CM, Merchant JK, Mayo RC 3rd, Harvey JA. Digital breast tomosynthesis in the diagnostic setting: indications and clinical applications. *Radiographics* 2015;35(4):975–990.

Sickles EA. Breast calcifications: mammographic evaluation. *Radiology* 1986;160(2):289–293.

Sickles EA. Periodic mammographic follow-up of probably benign lesions: results in 3,184 consecutive cases. *Radiology* 1991;179(2):463–468.

Sickles EA, Miglioretti DL, Ballard-Barbash R, et al. Performance benchmarks for diagnostic mammography. *Radiology* 2005;235(3):775–790.

Siegel RL, Miller KD, Jemal A. Cancer statistics, 2017. *CA Cancer J Clin* 2017;67(1):7–30.

Smith RL, Pruthi S, Fitzpatrick LA. Evaluation and management of breast pain. *Mayo Clin Proc* 2004;79(3):353–372.

Stavros AT, Thickman D, Rapp CL, Dennis MA, Parker SH, Sisney GA. Solid breast nodules: use of sonography to distinguish between benign and malignant lesions. *Radiology* 1995;196(1):123–134.

Ulitzsch D, Nyman MK, Carlson RA. Breast abscess in lactating women: US-guided treatment. *Radiology* 2004;232(3):904–909.

Yeh ED, Jacene HA, Bellon JR, et al. What radiologists need to know about diagnosis and treatment of inflammatory breast cancer: A multidisciplinary approach. *Radiographics* 2013;33(7):2003–2017.

Zuley ML, Bandos AI, Ganott MA, et al. Digital breast tomosynthesis versus supplemental diagnostic mammographic views for evaluation of noncalcified breast lesions. *Radiology* 2013;266(1):89–95.

(李涛 周海鹰 李杨)

第 21 章 ■ 乳腺影像报告及数据系统

概　　述

乳腺成像报告与数据系统(BI-RADS)由美国放射学会(ACR)创立,其目的是规范乳腺 X 线摄影和报告。通过乳腺影像报告来改善沟通、规范乳腺病变的建议与管理。20 世纪 80 年代后期,为了解决乳腺 X 线摄影设备的质量和辐射剂量不一致的严重问题,学者们提出了 BI-RADS。这与美国国会 1992 年颁布的《乳腺摄影质量标准法案》(MQSA)相吻合,该法案旨在规范乳腺 X 线摄影的质量,“确保所有妇女都有机会获得高质量的乳房 X 线摄影,以便在最早的、最可治疗的阶段发现乳腺癌”。

BI-RADS 由几个部分组成,包括乳腺成像的专业术语、报告系统以及多种乳腺成像方法的指南[乳腺造影、超声和磁共振成像(MRI)]。除此之外,还包含随访和结果监测以及术语词汇(表 21.1)。BI-RADS 帮助放射科医师描述病变,对病变进行适当的评估和建议,评价乳腺成像技术以确保摄影质量,并改善患者的治疗。随着乳腺成像技术的变化和演变,2013 年出版的第 5 版的 BI-RADS 也是如此。

术语是 BI-RADS 的最大组成部分。术语和推荐的报告格式是为了使放射学报告标准化,且对非放射学家而言更加明确和有意义。术语中使用的描述是以证据为基础的,以帮助判断分类和恶性可能性。使用术语可以帮助放射科医师确定与发现相关的恶性肿瘤的风险。乳腺影像术语因其检查方式而异,即乳腺 X 线摄影、超声和磁共振均有其相应的术语。

表 21.1

ACR BI-RADS 章节

乳腺 X 线摄影(术语、报告和指南)
超声(术语、报告和指南)
磁共振(术语、报告和指南)
随访及结果监测
术语字典

乳腺 X 线摄影术语

乳腺组织构成

乳腺组织构成,或称乳腺密度,指的是乳腺中纤维腺体组织相对于脂肪的数量。这与体格检查时触及的“肿块”或“致密组织”无关。乳腺密度根据乳腺 X 线片来评估。纤维腺体组织的 X 射线穿透力比脂肪更弱。因此,在乳腺 X 线片上,致密的乳腺组织呈白色。X 射线更容易穿过脂肪,所以脂肪呈深灰色。乳腺组织构成分为:①乳腺几乎全部是脂肪;②纤维腺体密度散在分布;③乳腺密度不均匀致密,可能会使小肿块模糊不清;④乳腺致密,从而降低了乳腺 X 线摄影的敏感性(图 21.1、表 21.2)。评估乳腺组织构成应该以乳腺密度最大的区域为标准。致密组织的位置也可以在报告中描述(如乳晕后、外上象限等),以便提示临床医师哪个区域敏感性有限。乳腺的组织构成与恶性肿瘤被掩蔽的风险及乳腺癌的风险已经在第 19 章中进行了讨论。

肿　　块

乳腺肿块是指乳腺内具有三维(3D)结构的占位性病变,在乳腺 X 线摄影两个不同的投照位置上均可见,并具有向外凸出的边缘。

乳腺肿块可分为良性和恶性两种。为确保不遗漏癌症、避免不必要的检查或活检良性病变,仔细的描述和评估非常重要。如果乳腺癌以肿块的形式出现,那么通常是一种浸润性癌,所以准确地描述和评估病变的特征是避免延误诊断的关键。

表 21.2

BI-RADS 乳房组织构成分类

①乳腺几乎全是脂肪组织
②乳腺组织内有散在的纤维腺体
③乳腺密度呈不均匀致密,可能会掩盖小肿块
④乳腺致密型,乳房 X 线摄影敏感性降低

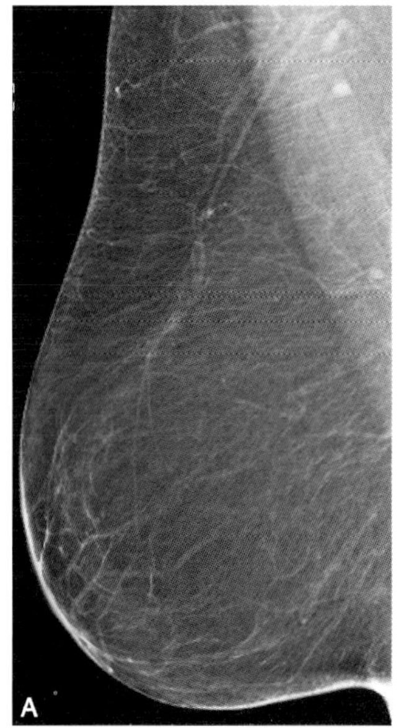

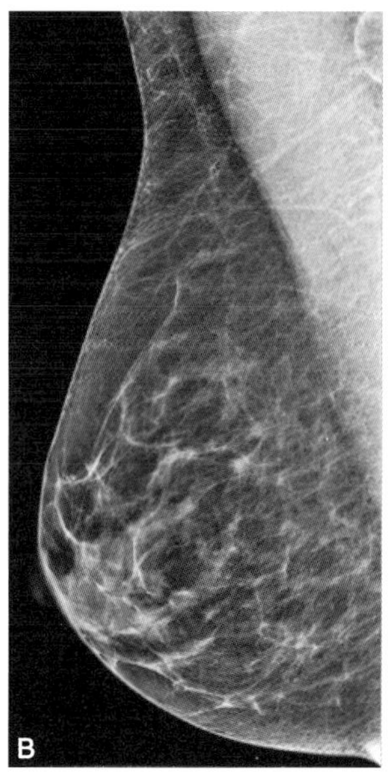

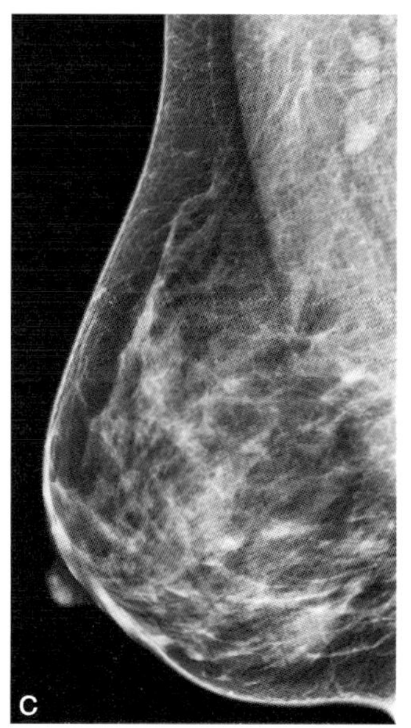

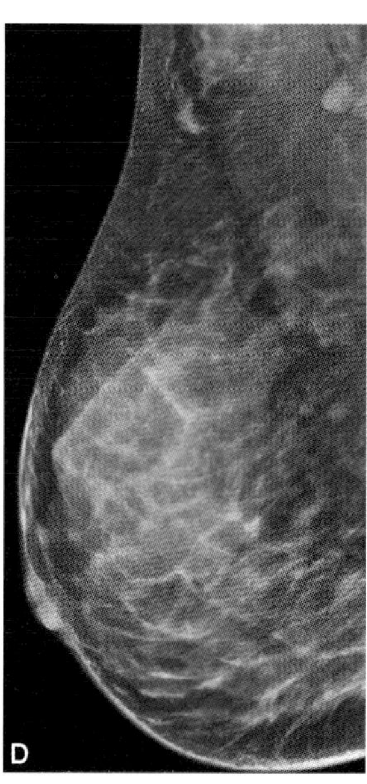

图 21.1 乳腺密度类型。A. 乳腺几乎全是脂肪组织。B. 乳腺组织内有散在的纤维腺体。C. 乳房密度不均匀致密，可能掩盖小肿块。D. 乳腺致密型，乳房 X 线摄影敏感性降低。

在乳腺 X 线摄影中，肿块的特征包括其形状、边缘和密度（表 21.3）。形状可以是椭圆形、圆形或不规则形。椭圆形的肿块形状与鸡蛋相似（图 21.2），其中一条轴线比其他轴线长。圆形肿块呈球形（图 21.3）。不规则的肿块则既不是圆形也不是椭圆形，可见从肿块主体部分延伸出来的小突起（图 21.4）。与椭圆形、圆形的肿块相比，形状不规则的肿块更容易被评估为 BI-RADS 4 类：可疑；或 BI-RADS 5 类：高度怀疑为恶性。

边缘是肿块与周围组织交界区域的边界，可分为清楚、遮盖、模糊、微小分叶或边缘毛刺。边缘清楚为肿块和周围组织之间有明确的、光滑的界面（图 21.5）。你可以拿一支铅笔在肿块的边缘画一条细线。许多良性病变有清楚的边缘，如囊肿、纤维腺瘤和乳腺内淋巴结。但是，一些癌症也可能有清楚的边缘。叶状肿瘤和浸润性导管癌（IDCs），如高级别 IDC、髓样癌、黏液癌和乳头亚型的 IDC，可表现为边界清楚。如果由于纤维腺体组织重叠，超过 25% 的边缘不能很好地显示，则被认为是边缘遮盖（图 21.6）。随着数字乳腺断层融合（DBT）成像技术的应用，这种情况较少见。边缘模糊是肿块和周围组织之间有一个非常模糊的界面（图 21.7）。在旧版本的 BI-RADS 中，这也被定义为边界不清。微小分叶边界指病灶表面有几个小凸起（图 21.8）。常见于良性成簇的微囊肿，但如果为实性肿块，则有可能是恶性。边缘毛刺指从肿块边缘向外延伸出多条直线（图 21.9）。这些毛刺通常由围绕肿瘤的促纤维增生反应引起。几乎所有边缘具有毛刺的肿块均被评估为 BI-RADS 5 类：高度提示恶性肿瘤。区分毛刺状肿块和结构扭曲（AD）非常重要。AD 的特点是有放射状的直线，但缺乏三维结构和向外凸的边缘（图 21.10）。在描述肿块的边缘时，放射科医师应该选择最令人担忧的特征进行描述。例如，如果肿块的大部分边界清楚，但一部分是模糊的，则应将肿块边界描述为模糊（图 21.11）。

表 21.3

BI-RADS 乳腺 X 线摄影肿块描述

形态	椭圆形
	圆形
	不规则形
边缘	清楚
	遮盖
	微小分叶
	模糊
	毛刺
密度	高密度
	等密度
	低密度
	含脂肪密度

肿块的密度指与周围的纤维腺体组织相比，肿块的 X 线衰减情况。浸润性乳腺癌通常由密集排列的细胞和纤维组织组成，理论上这些细胞比周围组织更能吸收 X 射线。因此，在乳腺 X 线上往往表现为高密度（或颜色更白）肿块。密度分为含脂肪密度、低密度、等密度或高密度。含脂肪的肿块有一个像脂肪小叶一样深灰色的区域（图 21.12）。当一个边缘清楚的椭圆形肿块内含有脂肪时，几乎都是良性的。局限性含脂肪肿块包括脂肪瘤、积油囊肿、积乳囊肿、淋巴结和错构瘤。注意，并非所有含脂肪的肿块都是良性。癌症在生长过程中会吞没或锁住脂肪。这些肿块通常有可疑的形状或边缘（图 21.13）。低密度肿块比周围组织密度低（图 21.14）。囊肿是常见的低密度肿块，往往具有更多的良性特征。然而，当癌症通过脂肪以浸润性模式生长时，可表现为低密度肿块。等密度肿块具有与周围组织相似的 X 射线衰减（图 21.15），良性和恶性肿块均可见。高密度肿块比周围的组织密度更高，是最令人担忧的一种。许多浸润性癌症均为高密度（图 21.16）。

为了确定恶性肿瘤的可能性，必须对乳腺 X 线摄影中所有肿块的形状、边缘和密度进行彻底的分析和分类。综合这些特征有助于指导病变评估和建议。

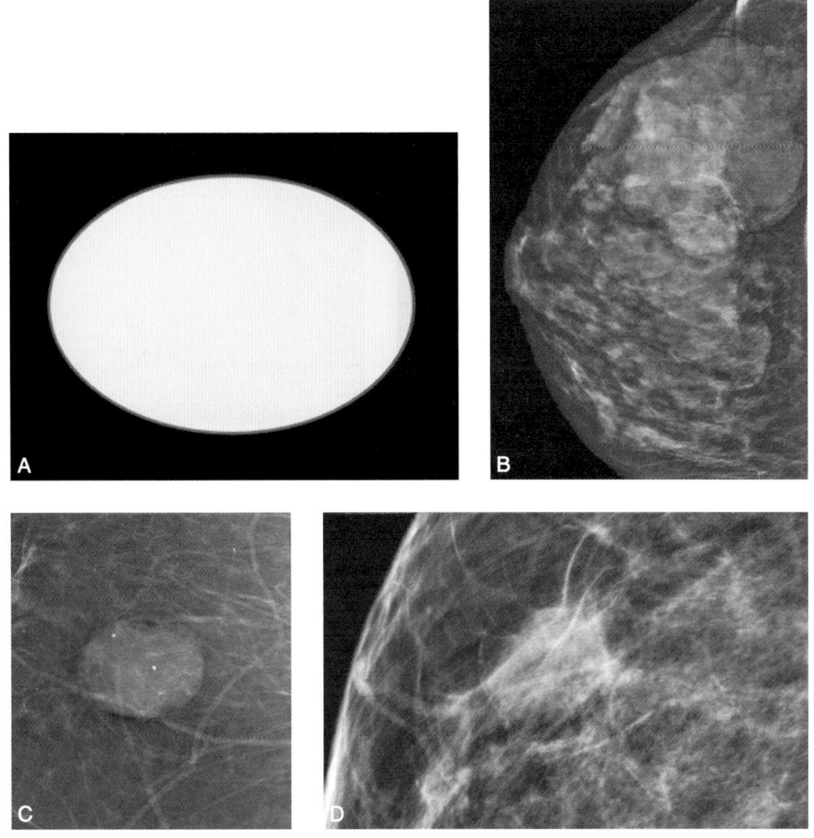

图21.2　乳房X线摄影上的椭圆形肿块。A. 肿块形状呈椭圆形，与鸡蛋相似。B. 乳腺X线片上见多发边缘清楚的椭圆形肿块。超声提示其为多发性单纯性囊肿。C. 边缘清楚的椭圆形肿块，活检显示纤维腺瘤。D. 边缘模糊的椭圆形肿块。活检证实为高级别浸润性导管癌（IDC）。

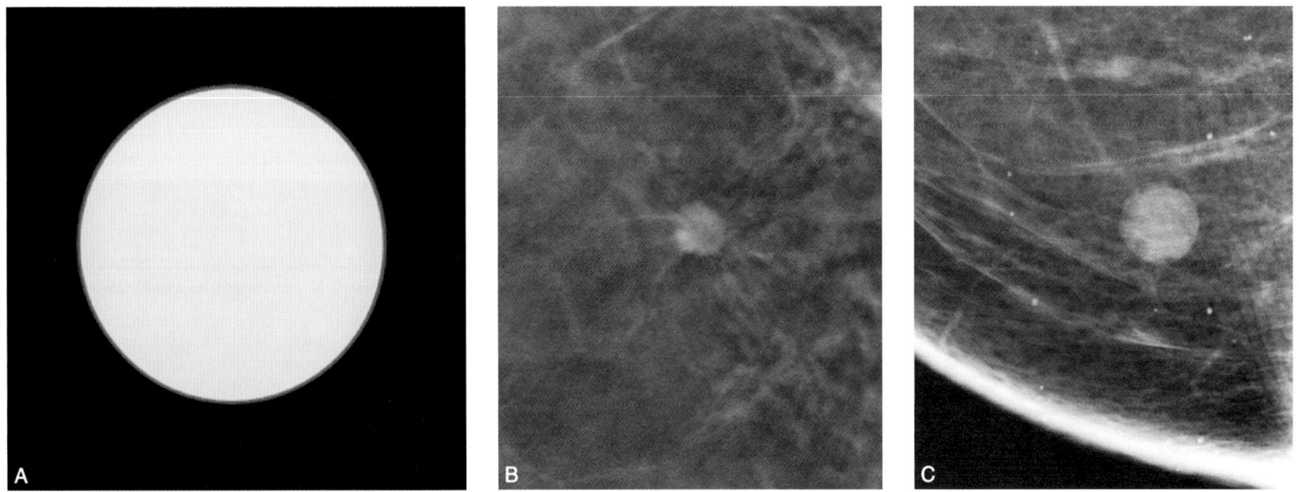

图21.3　乳房X线摄影上的圆形肿块。A. 圆形肿块呈球形。B. 边缘毛刺的圆形肿块，活检显示浸润性导管癌（IDC）。C. 边缘清楚的圆形肿块，超声显示为表皮样囊肿。

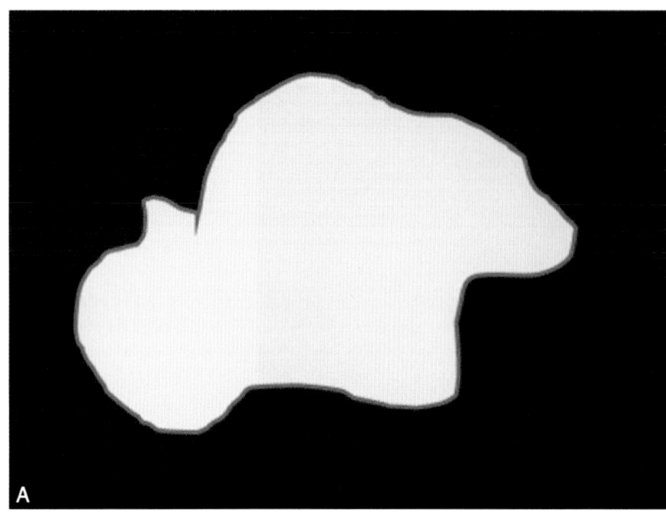
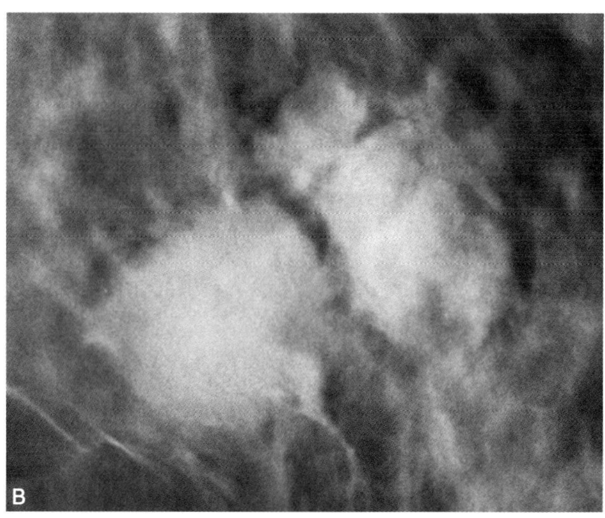

图 21.4　乳房 X 线摄影上的不规则形肿块。A. 不规则形肿块既不是圆形也不是椭圆形。B. 数字乳腺断层融合(DBT)成像技术显示不规则肿块。活检证实为浸润性导管癌(IDC)。

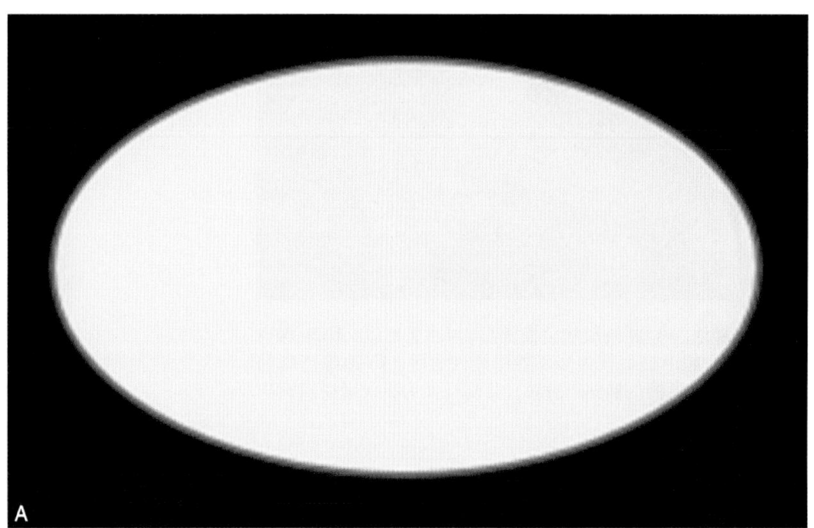
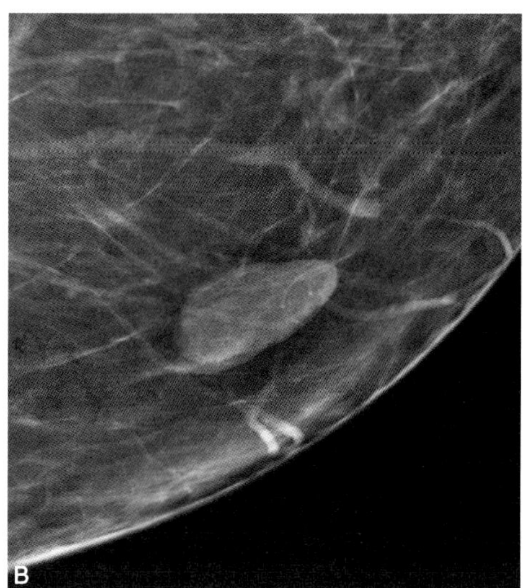

图 21.5　乳腺 X 线摄影显示边界清楚的肿块。A. 边缘清楚,界面光滑。B. 乳腺 X 线摄影显示多年稳定不变的边缘清楚的肿块,可能为纤维腺瘤。

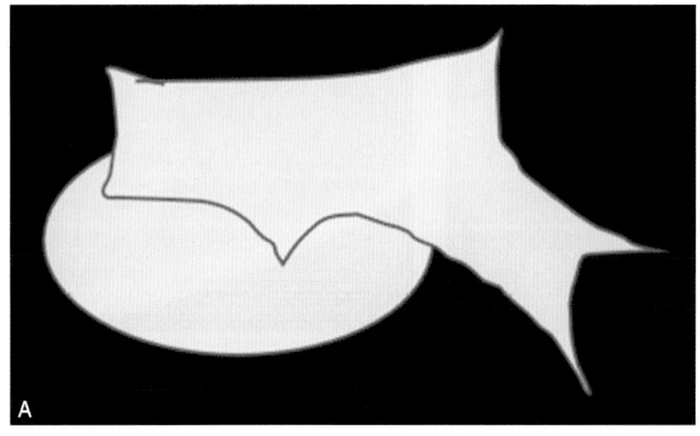
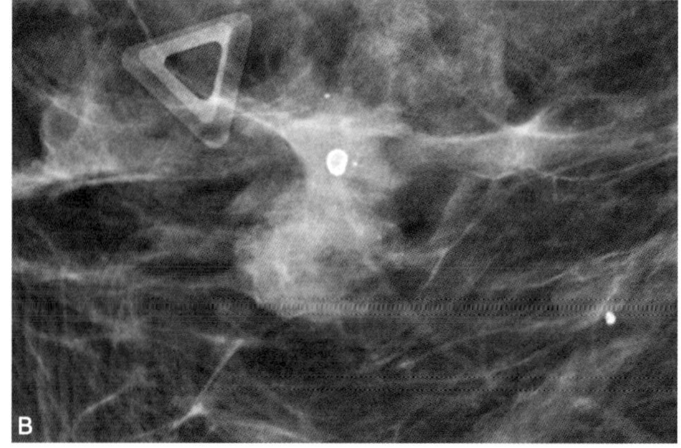

图 21.6　乳腺 X 线摄影显示边缘遮盖的肿块。A. 由于腺体组织重叠,超过 25%的病灶边缘未显示。B. 乳房 X 线片上边缘遮盖的肿块。这个三角标志表示可触及的肿块。活检示浸润性导管癌(IDC)。

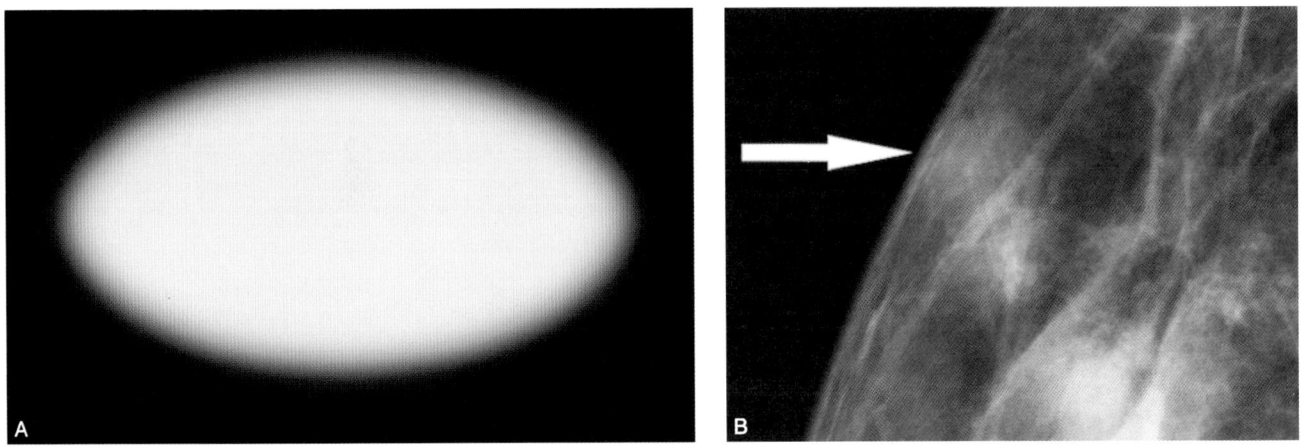

图 21.7　乳腺 X 线摄影显示边缘模糊的肿块。A. 肿块与周围组织间边缘模糊。B. 边缘模糊的乳腺肿块(箭)。活检示脂肪坏死。

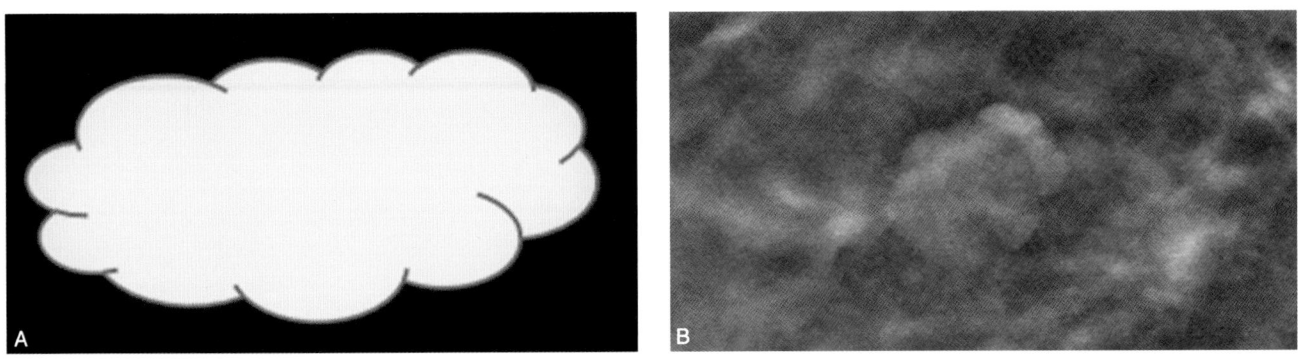

图 21.8　乳腺 X 线摄影显示边缘微小分叶的肿块。A. 边缘微小分叶,表现为肿块表面有几个小突起。B. DBT 显示微小分叶肿块。肿块在超声上呈囊实性(该图未显示)。活检提示纤维囊性变。

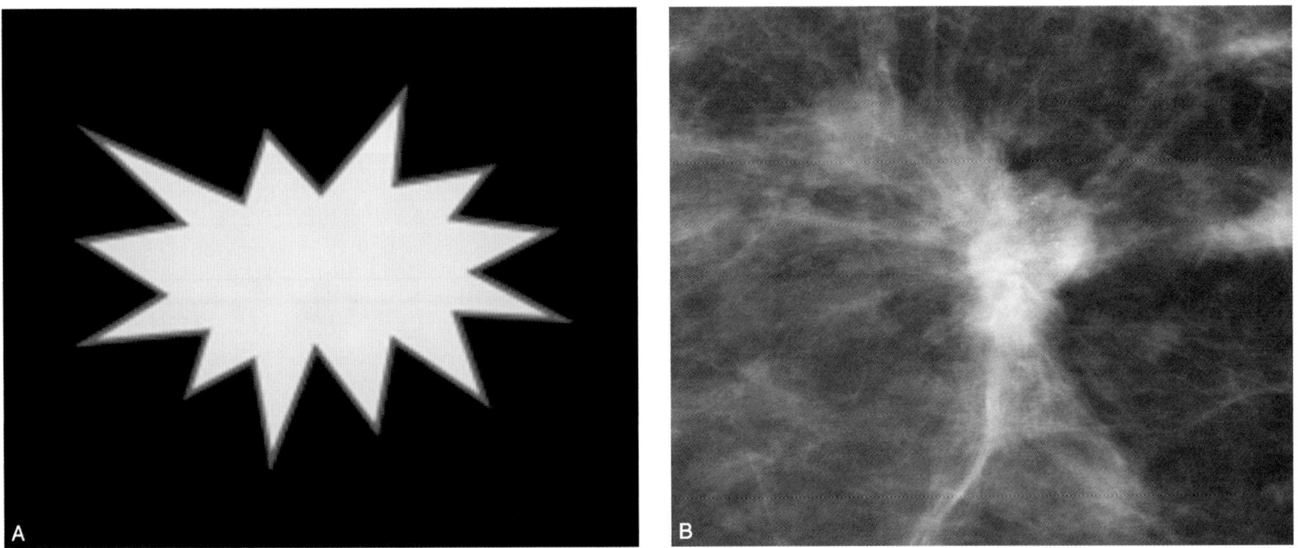

图 21.9　乳腺 X 线摄影显示边缘毛刺的肿块。A. 毛刺状边缘是指从肿块上向外延伸出来的直线。B. 乳腺 X 线摄影显示毛刺状肿块,伴多形性钙化。外观提示恶性可能性极大。活检示浸润性导管癌(IDC)。

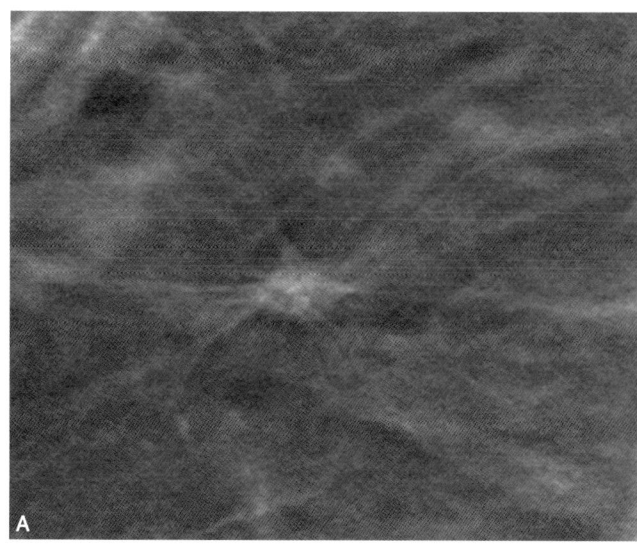

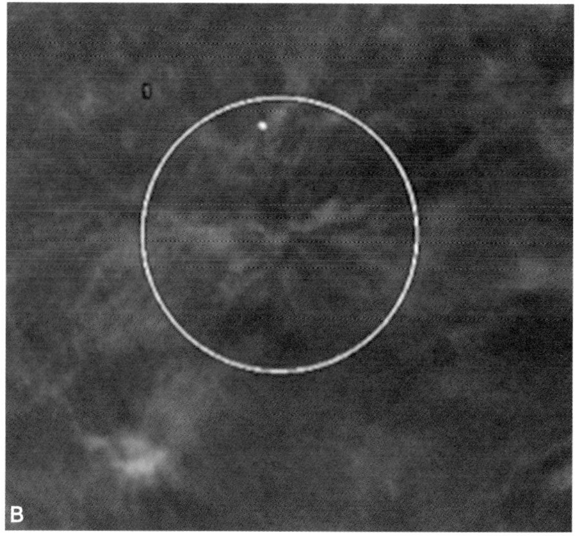

图 21.10　毛刺状肿块与结构扭曲。A. 毛刺状肿块，肿块具有三维结构和向外突出的边界。活检提示浸润性小叶癌（ILC）。B. 结构扭曲，DBT 上表现为从一个中心点发射出来的多条直线，没有潜在的肿块。活检示放射状瘢痕。

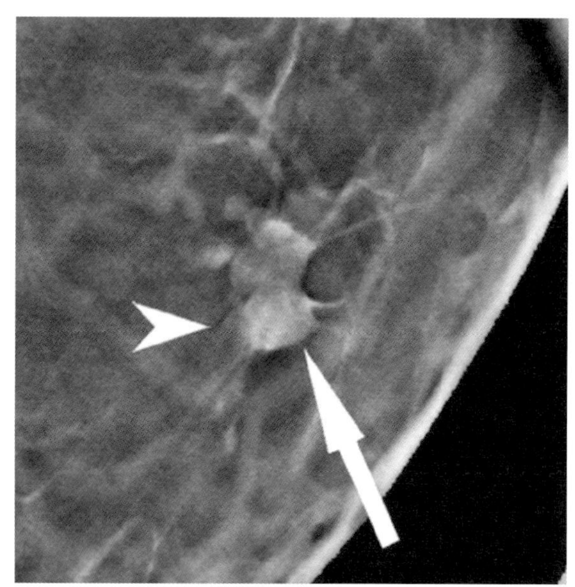

图 21.11　具有混合特征的边缘。DBT 显示乳腺肿块，边缘部分清楚（箭）和部分模糊（箭头）。肿块最正确的描述是"最坏"的特征——模糊。病理活检和手术切除显示非典型乳头状瘤。

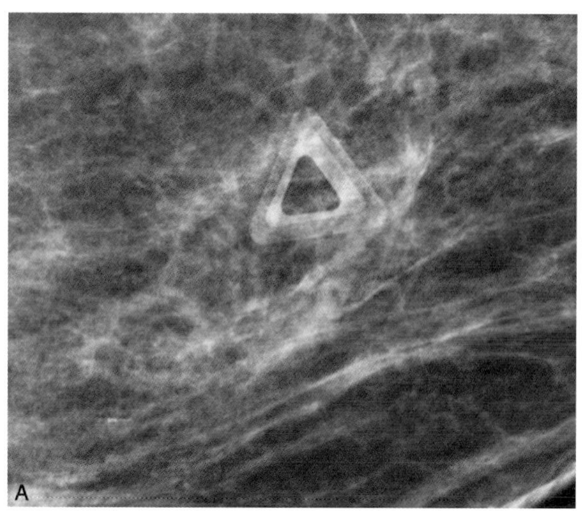
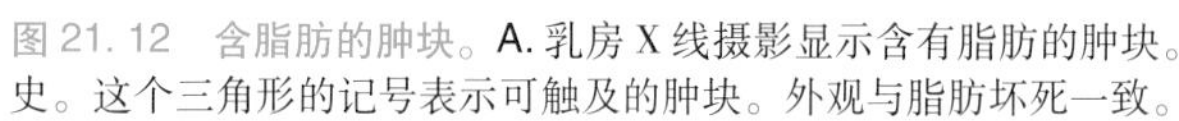

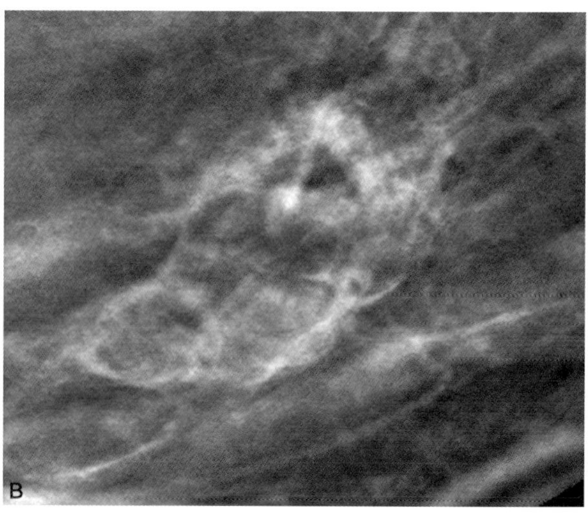

图 21.12　含脂肪的肿块。A. 乳房 X 线摄影显示含有脂肪的肿块。B. DBT 显示含有脂肪的肿块。患者在这个位置有创伤和挫伤病史。这个三角形的记号表示可触及的肿块。外观与脂肪坏死一致。

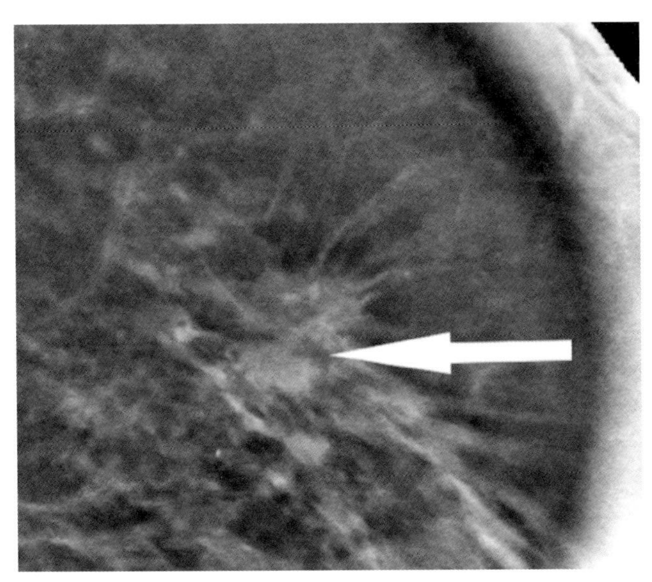

图 21.13 癌症吞噬脂肪。在这个不规则的毛刺状肿块（箭）内有低密度的脂肪。活检示浸润性导管癌（IDC）。

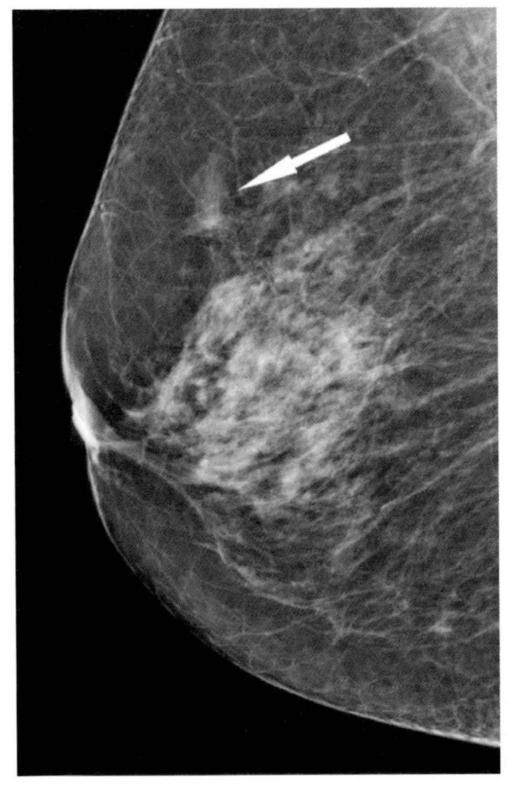

图 21.14 低密度肿块。乳腺 X 线片可见低密度肿块（箭）。超声显示为单纯性囊肿。

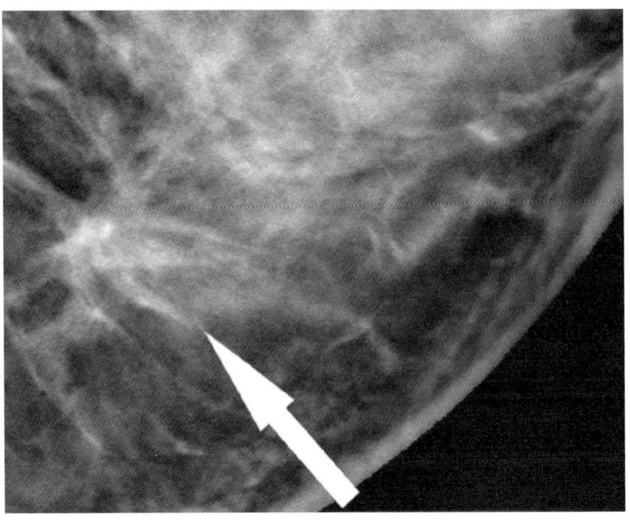

图 21.15 等密度肿块。带毛刺的不规则肿块（箭），与周围组织的密度相等或相似。活检显示浸润性小叶癌（ILC）。

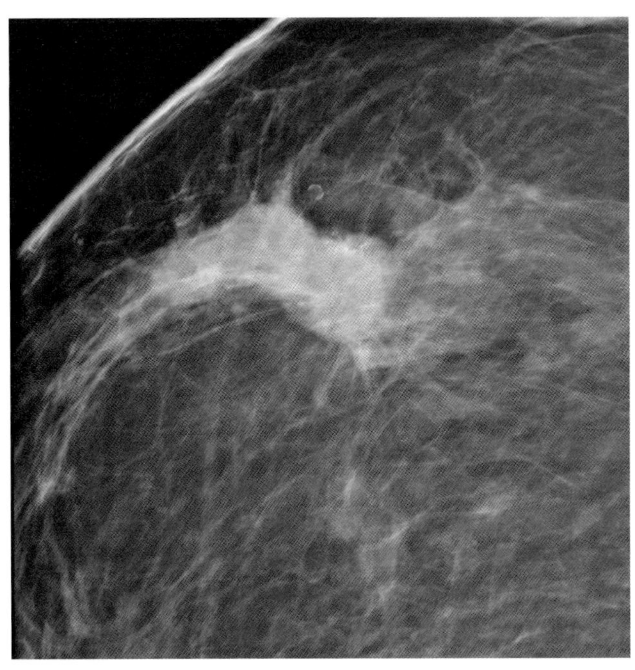

图 21.16 高密度肿块。带毛刺的、不规则高密度肿块。活检示浸润性导管癌（IDC）。

钙　　化

钙化按形态和分布进行描述。深入地理解不同形态和分布的钙化，有助于识别癌症，避免对明显良性的钙化（比如动脉钙化）病变进行活检。数字化乳腺 X 线摄影空间分辨率高，大约 0.1mm/像素。正因为如此，我们可以检测到组织中的微钙化，这是许多乳腺癌的一个重要特征。

病理性微钙化常与坏死的肿瘤碎片有关。最常见于导管内原位癌（DCIS）。根据定义，原位癌尚未穿透基底膜，肿瘤细胞填充在乳汁内，但不侵犯邻近的基质。DCIS 不能直接进入血管系统。营养物质只有在细胞增殖时才能在细胞层中扩散。位于导管中心的癌细胞，离基底膜及血管系统

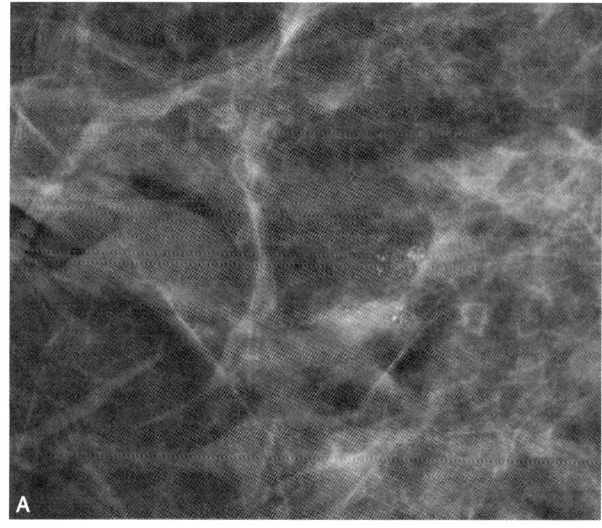

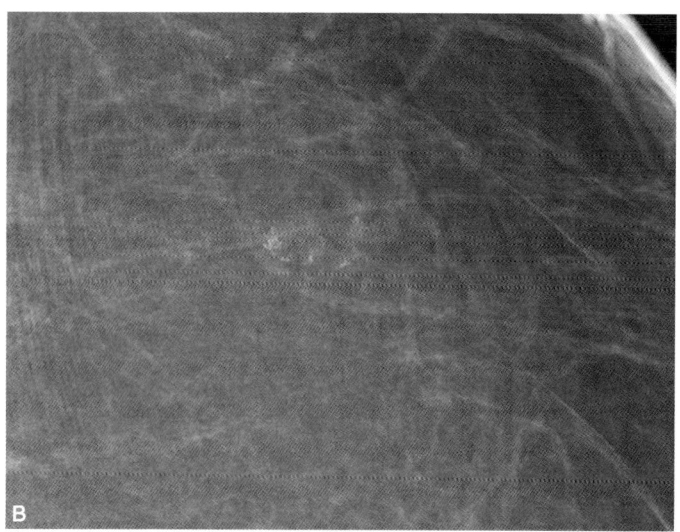

图 21.17　无定形钙化。A. 钙化细小模糊，数量难以计算，活检提示纤维囊性变。B. 活检示导管不典型增生。

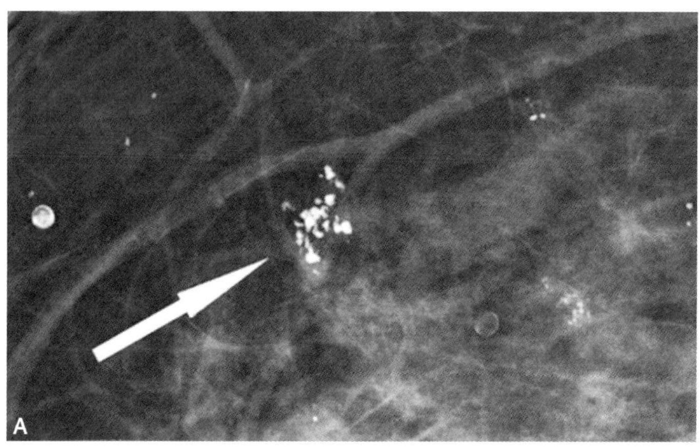

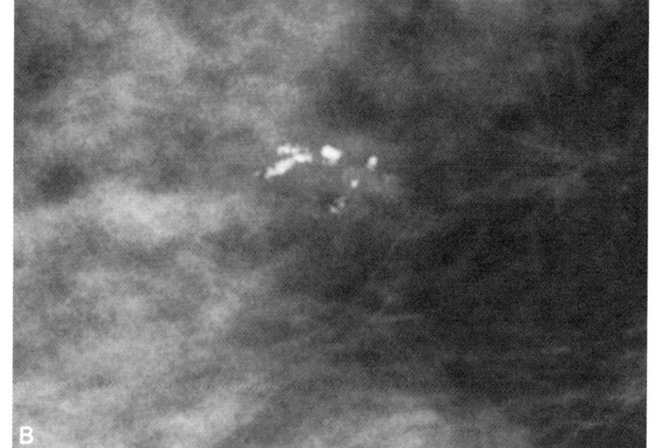

图 21.18　粗大不均质钙化。A. 乳腺 X 线摄影显示一组粗大的不均匀钙化（箭）多年来一直保持稳定，可能为退化的纤维腺瘤。B. 另一个患者乳腺内的粗大不均匀钙化，活检提示为高分化 DCIS。

最远，不能从扩散中获得足够的营养，从而导致这些细胞死亡或坏死。这些坏死细胞聚集在一起，开始钙化，在导管中心形成一层薄薄的“铸型”钙化。沿导管分布的钙化恶性的可能性更高。

与恶性肿瘤相关的钙化形态包括无定形、粗大不均质、细小多形性和细线状或细线状分支（表 21.4）。无定形钙化可能最难识别。它们的外观小而模糊（图 21.17），通常很难计算出确切数目。无定形钙化的鉴别诊断包括 DCIS（常为低级别）、高危病变（导管不典型增生、不典型小叶增生和小叶原位癌）、纤维囊性变和硬化性腺病。粗大不均匀钙化灶较大，介于 0.5~1mm 之间（图 21.18），鉴别诊断包括 DCIS（高级别）、变性纤维腺瘤或乳头状瘤、纤维囊性变或脂肪坏死。细小的多形钙化通常小于 0.5mm，大小和形状各异（图 21.19）。鉴别诊断与粗大不均质钙化相似，但细小多形性钙化的恶性可能性更高，约为 30%。细线状或细线分支状钙化灶呈细线状。其外观类似于导管系统或树枝，看起来像一个 Y 字或 V 字，提示他们位于导管分支内。这种钙化是所有钙化中恶性可能性最大的，约为 70%，并且几乎都需要活检（图 21.20）。

表 21.4

BI-RADS 钙化的形态学描述与恶性肿瘤的可能性

可疑的形态	恶性肿瘤的可能性
无定形	21%
粗大不均质	13%
细小多形性	29%
细线状或细线状分支	70%

除了形态学，准确描述钙化的分布有助于确定恶性肿瘤的可能性（表 21.5）。弥漫性钙化在乳腺内散在分布，与恶性肿瘤的相关性最低（图 21.21）。区域钙化所占面积大，超过一个导管系统（图 21.22）。簇状钙化所占面积小，通常在 2cm 内（图 21.23）。线性钙化排列成一条线，提示其位于乳腺导管内（图 21.24），可见于 DCIS，因为其通常位于单个导管中。节段性钙化呈楔形，基底部较宽，靠近胸壁，向乳头方向逐渐变细（图 21.25）。这些钙化的跨度可超过胸壁与乳头距离的一半，分布可以呈三角形，对应整个导管系统及其所有分支。这种分布通常令人担忧，恶性肿瘤的可能性在 62%左右。

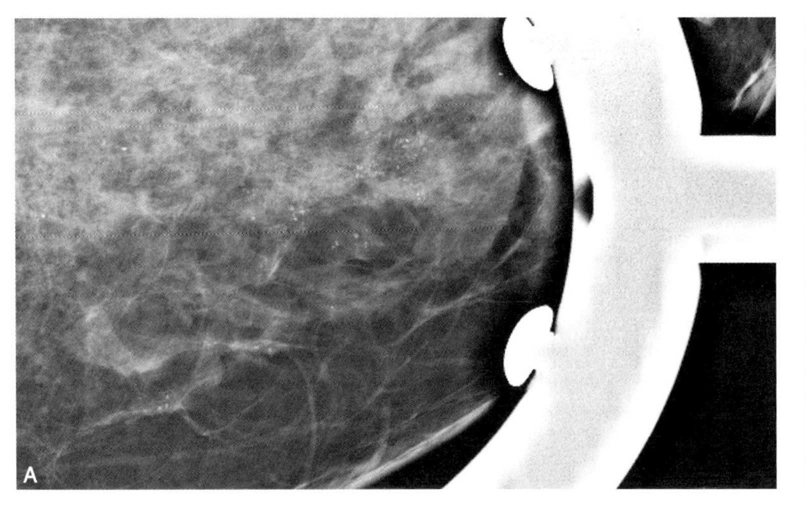
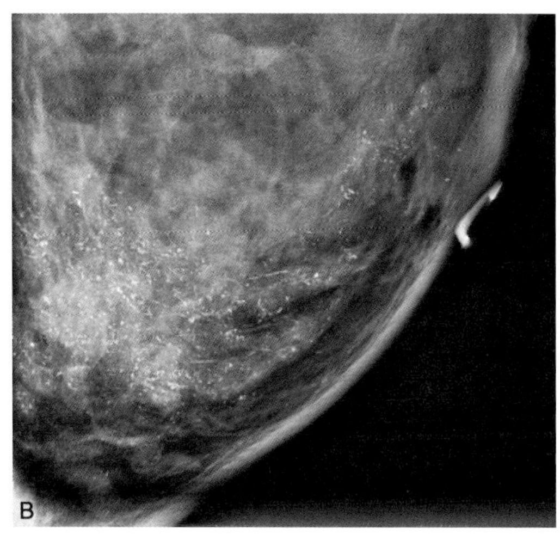

图 21.19　细小多形性钙化。A. 细小多形性钙化。活检为高级别 DCIS。B. 节段性细小多形性钙化。活检显示为高级别 DCIS。乳房切除术后的手术病理显示为 DCIS 伴多灶性浸润性导管癌(IDC)。

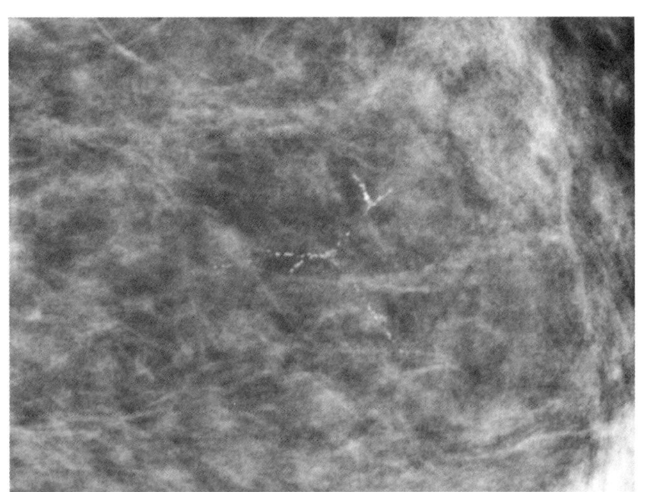

图 21.20　细线状或细线状分支钙化。细线状或细线状分支钙化，表现为沿着乳腺导管分支的 V 和 Y 形钙化，活检显示高级别 DCIS。

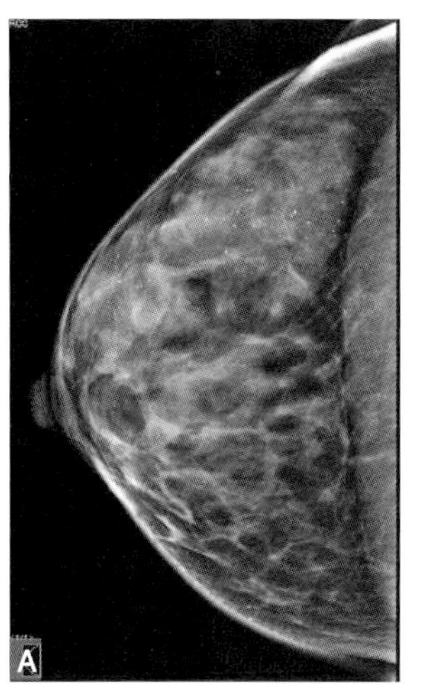
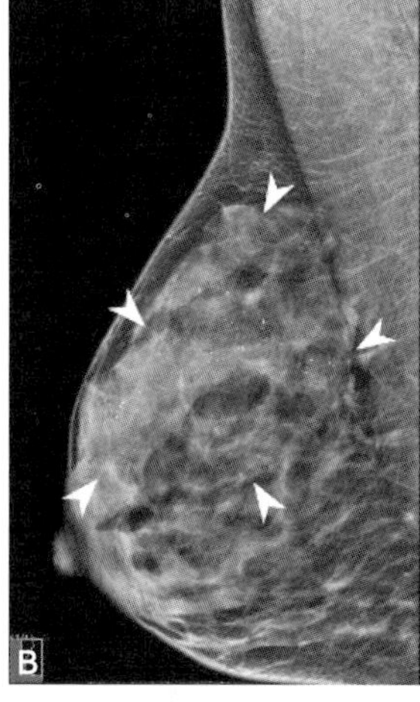

图 21.22　区域钙化。CC 位(A)和 MLO 位(B)上可见圆形钙化灶位于整个象限(箭头)。活检示纤维囊性变。

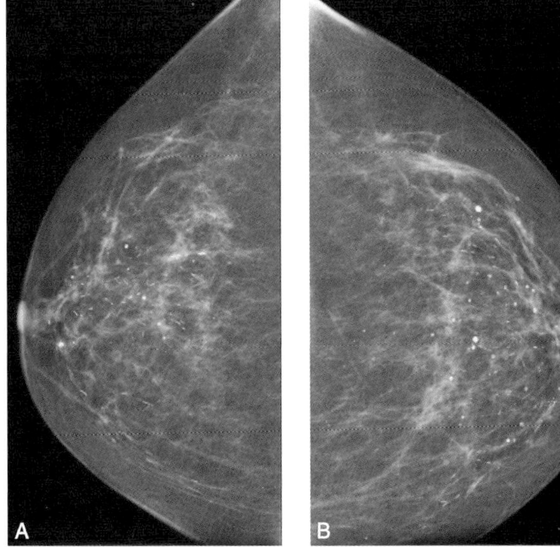

图 21.21　弥漫性钙化。乳腺 X 线摄片右乳 CC 位(A)和左乳 CC 位(B)显示双侧弥漫性杆状钙化和环形钙化，其外观符合良性分泌性钙化和积油囊肿钙化。双侧弥漫性分布通常是一种良性征象。

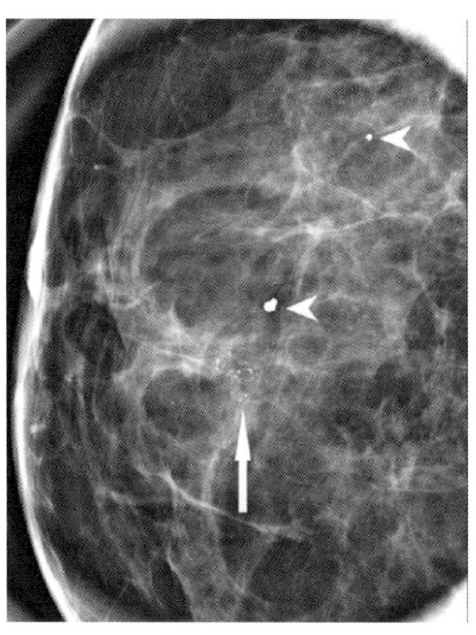

图 21.23　簇状钙化。簇状的细小多形性钙化(箭)。活检示高级别 DCIS，其旁见良性营养不良性钙化(箭头)。

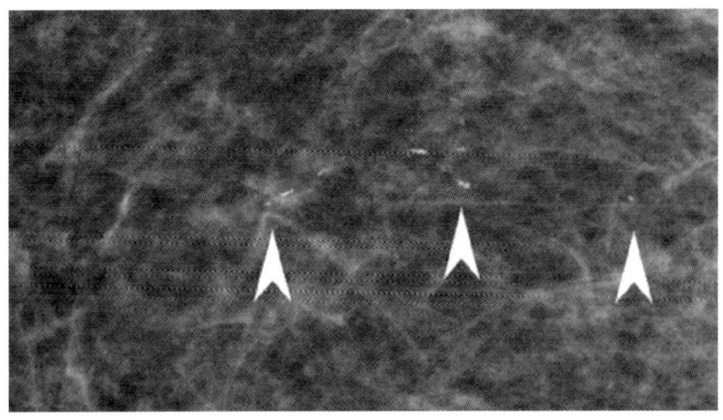

图 21.24 线状钙化。细线状分支钙化呈线性分布(箭头)。活检显示为高级别 DCIS。

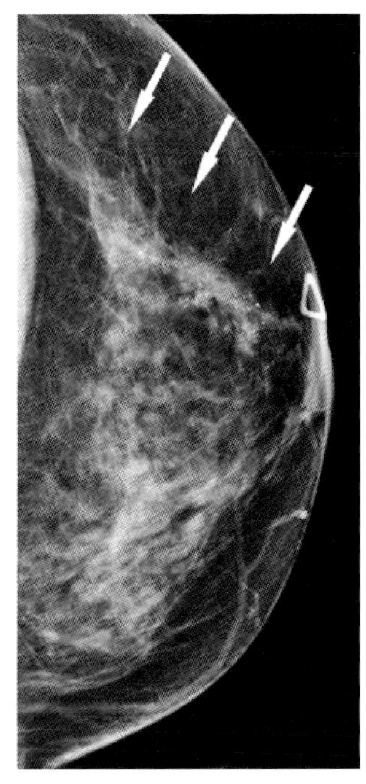

图 21.25 节段性钙化。细小多形性钙化侵犯从胸壁到乳头的整个导管系统(箭),活检显示为高级别 DCIS。皮肤上的三角形标记,表示此处为可触及肿块。

表 21.5

BI-RADS 钙化分布描述与恶性肿瘤的可能性

分布	恶性肿瘤的可能性
弥漫性分布	0%
区域性分布	26%
簇状分布	31%
线性分布	60%
节段性分布	62%

乳腺内也有许多良性钙化。在乳腺 X 线摄影上经常会发现某种形式的钙化。许多良性钙化具有非常典型的良性外观,不需要额外的影像学评估或活检。典型的良性钙化包括皮肤钙化、血管钙化、粗大或"爆米花状"钙化、大的杆状钙化、圆形钙化、环形钙化、营养不良性钙化、钙乳和缝线钙化(表 21.6)。皮肤钙化中心通常为透明的且数量较多。它们的位置通常表浅,可在一个乳腺 X 线摄影体位上确定。特殊体位(如切线位)可以帮助确定它们在皮肤中的位置(图 21.26)。常见于乳腺下部皮肤褶皱、乳沟和乳晕,也可见于瘢痕组织中。血管钙化常见于动脉壁,常表现为两条双线的"电车轨道"样外观,沿着供养乳腺动脉的路径进入乳腺,在乳腺的后份变宽,朝向乳头分支时变窄。DBT 或放大摄影可以帮助确定管状是否与钙化有关。血管钙化不同于 DCIS 的铸型钙化。血管钙化是在管壁(动脉),而不是在管中(乳腺导管),如 DCIS(图 21.27)。粗大或"爆米花状"钙化较大,约 2~3mm。顾名思义,它们看起来像一粒爆米花,可见于椭圆形、边界清楚的退化性纤维腺瘤(图 21.28)。大的杆状钙化是导管的良性钙

表 21.6

BI-RADS 典型的良性钙化

皮肤
血管
粗大或"爆米花状"
大的杆状
圆形
环形
营养不良性
钙乳

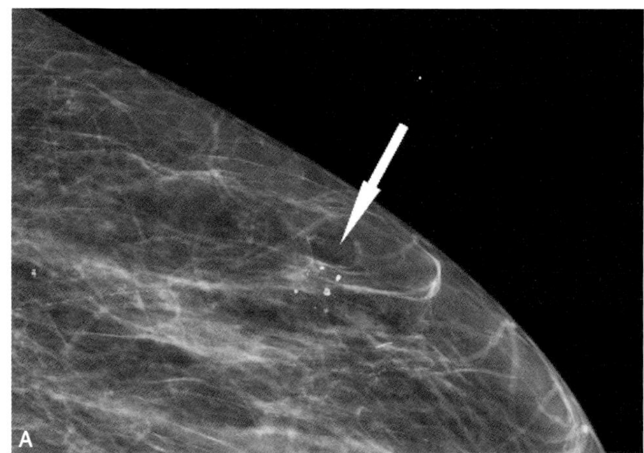

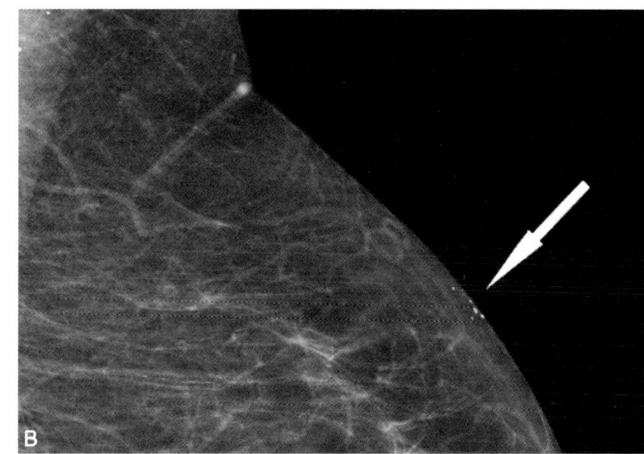

图 21.26 皮肤钙化。A. CC 位图像显示一组圆形、中心透明的钙化(箭)。B. MLO 视图证实了钙化位于皮肤(箭)。

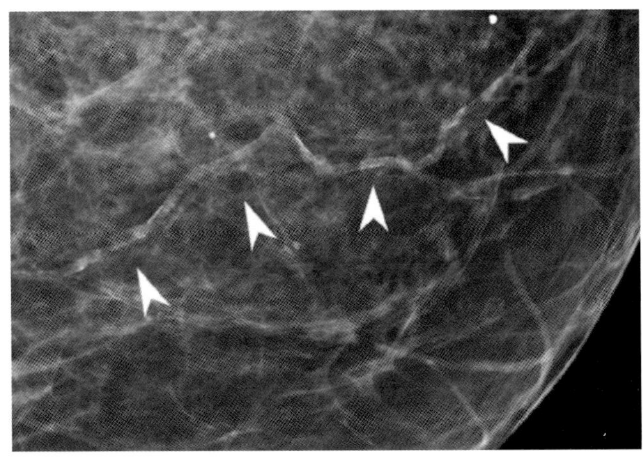

图 21.27　血管钙化。具有“轨道”外观的钙化(箭头)与血管钙化一致。

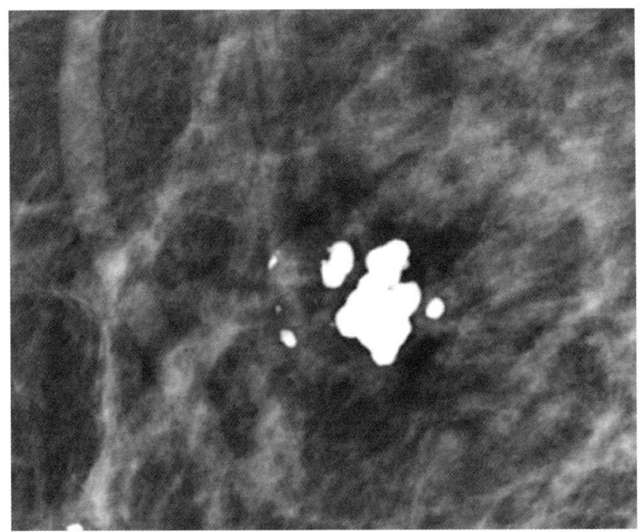

图 21.28　粗大或“爆米花状”钙化。在退行性纤维腺瘤中常见“爆米花样”钙化。这种钙化具有特异性,是良性的,不需要进一步的检查或干预。

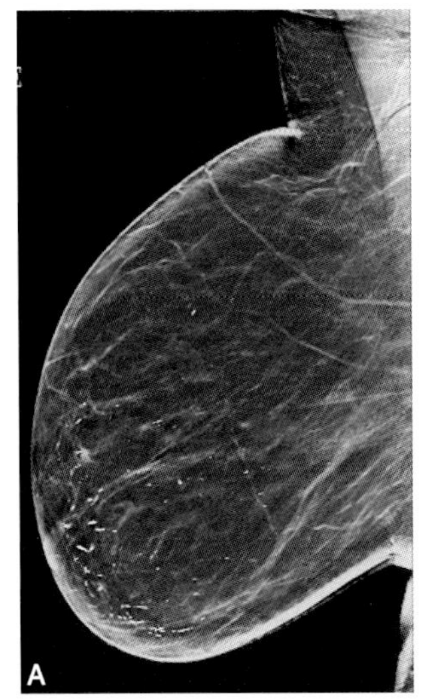

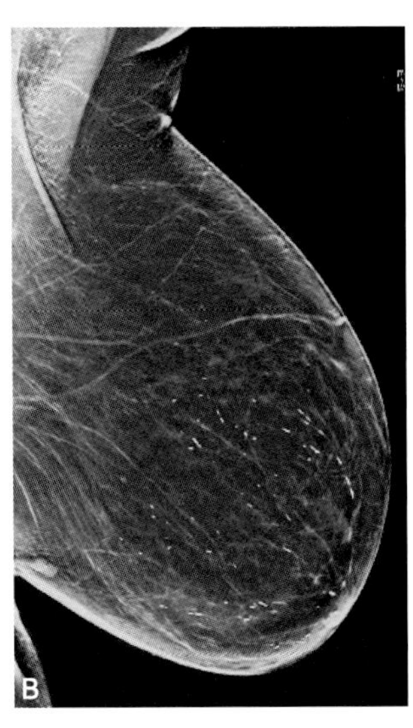

图 21.29　大的杆状钙化。右乳 MLO(A)和左乳 MLO(B)图像显示双乳弥漫大的杆状钙化灶。形态符合良性分泌性钙化。

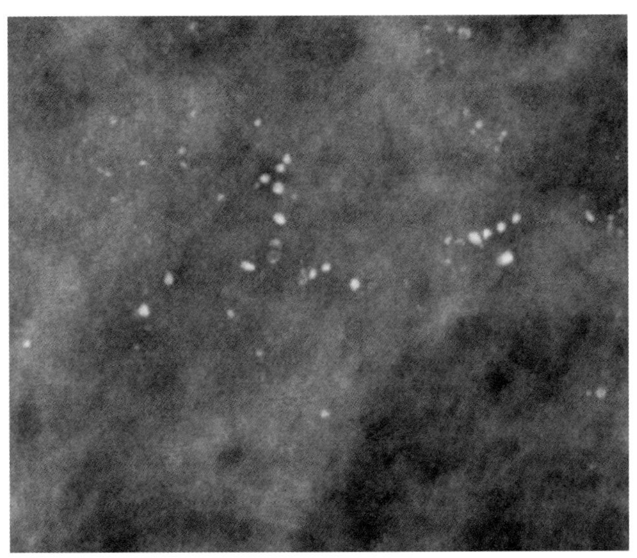

图 21.30　圆形钙化。圆形钙化,活检显示纤维囊性变。

化,常见分支。它们边缘光滑,呈雪茄状,通常呈双侧、弥漫性分布,几乎只见于绝经后的妇女。大的杆状钙化也被称为分泌性钙化(图 21.29)。圆形钙化可以是良性的,也可以是恶性的。它们呈光滑的圆形,形状相同,数量众多。分布是评价圆形钙化的关键。弥漫性或区域性分布的圆形钙化为良性。乳腺 X 线摄影中,簇状圆形钙化恶性可能性较低,BI-RADS 分级一般低于 3 级(见第 20 章)。圆形钙化灶呈线状、节段状、较前片为新近发生的,或有增大,或靠近已知癌症,则应怀疑恶性(图 21.30)。

钙乳是指从囊肿内的液体中沉淀出来的钙。从头尾(CC)位上看,就像模糊的水坑。在 CC 位图像上可能模糊不清和难以看到。从内外侧位或外内侧位观察时,就像一个小的、弯曲的半月板或茶杯。值得注意的是,在不同体位的乳腺 X 线摄影上,这些钙化的形状会发生改变(图 21.31)。

一些典型的良性钙化与既往创伤或手术有关。环形钙化通常是中心清晰的圆形或椭圆形的钙化,外观像蛋壳。常为积油囊肿或脂肪坏死的管壁钙化(图 21.32)。营养不良性钙化也可能有一个明亮的中心,但在形状上不规则(图 21.33),也可能是既往创伤、手术或放疗造成的。缝线钙化是缝合材料周围发生的钙化,具有环和结的缝合材料的形状和外观,且患者具有手术史。

结构扭曲

正常的乳腺组织由脂肪小叶和纤维腺体组织混合而成。正常情况下,腺体与脂肪组织的分界线柔软、规整,类似于海洋中的波浪,乳腺悬韧带也可以在乳腺 X 线摄影中看到,并且具有相似的外观。若乳腺发生纤维化,这些线会变得僵直,从而导致正常的结构变形,在乳腺 X 线成像上,表现为从一个中心点发散出来许多星芒状的直线,邻近的组织被牵拉、收缩。单纯的结构扭曲(AD)没有明确的肿块存在。如果为从肿块上发出直线,则应该被描述为具有毛刺的肿块。如果确定没有肿块存在,这些直线代表 AD(图 21.34)。

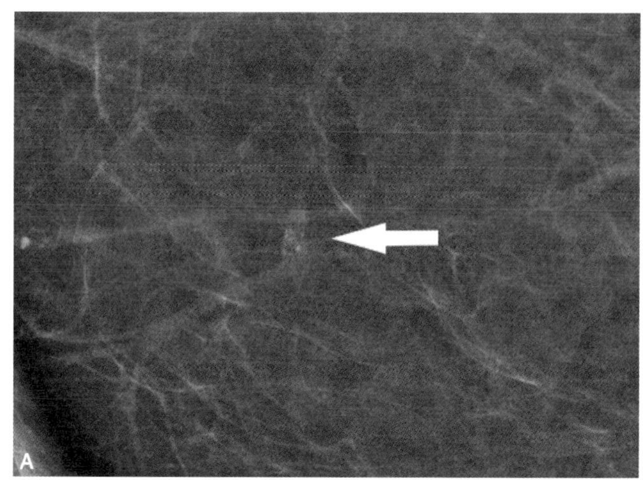

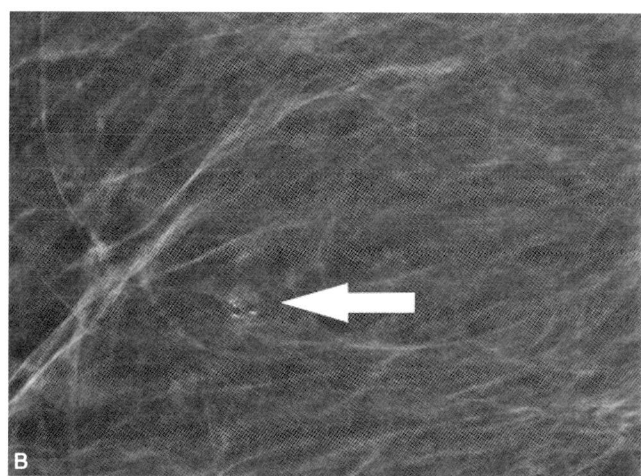

图 21.31 钙乳。A. 在 CC 位视图中显示小簇状模糊和无定形的钙化(箭)。B. 在 ML 图像上显示钙化分层,类似于茶杯(箭)。

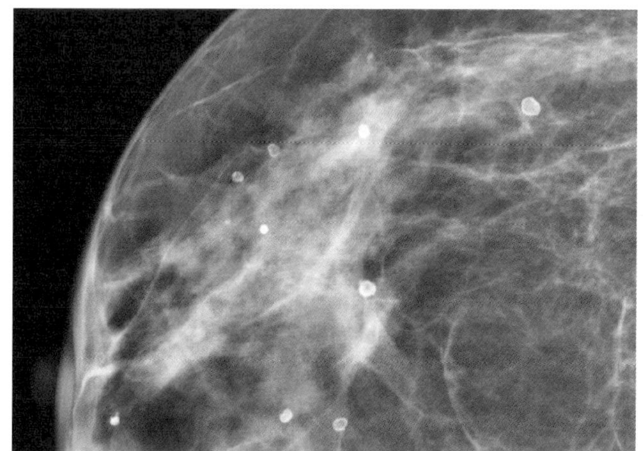

图 21.32 环形钙化。良性环状、蛋壳样钙化,常见于脂肪坏死和积油囊肿钙化。

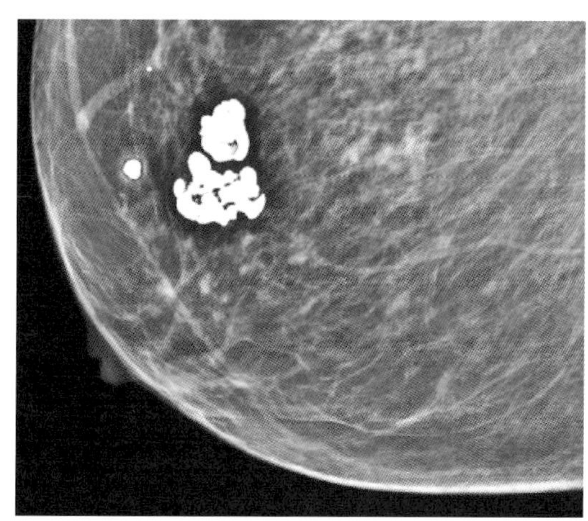

图 21.33 营养不良性钙化。大而光滑的钙化,中心透明,常发生在外伤、手术或放疗后。

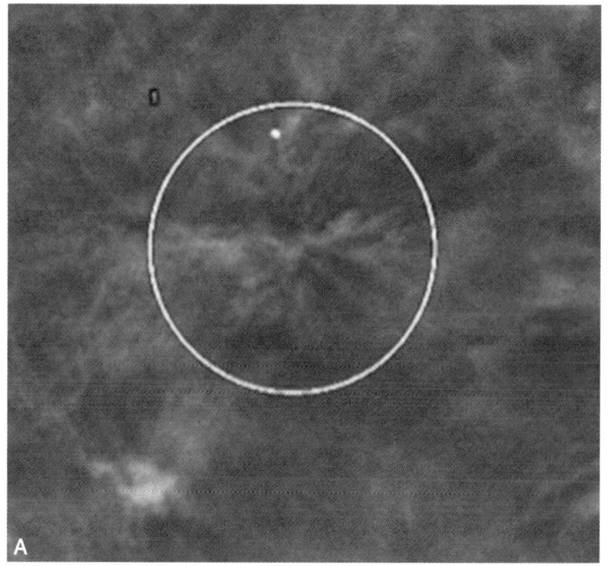

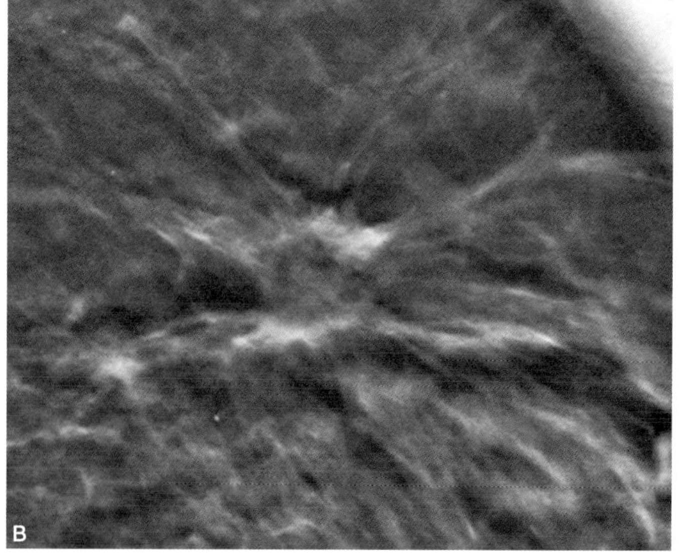

图 21.34 结构扭曲。A. 圆圈内显示多条线状影。活检示瘢痕。B. DBT 所示结构扭曲。活检示浸润性导管癌(IDC)。

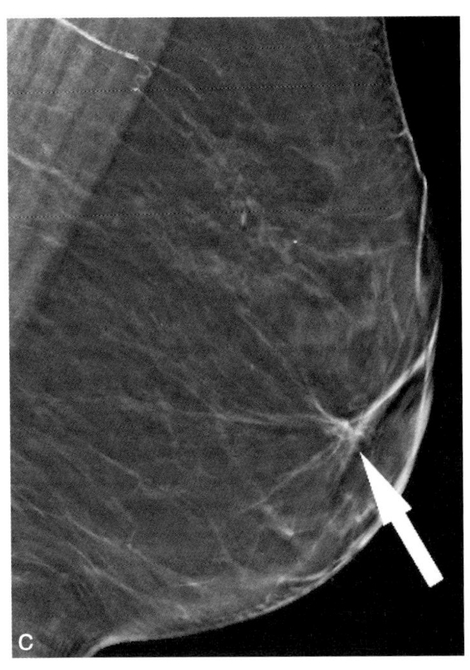

图 21.34(续)　C. DBT 图像显示由于手术瘢痕导致的结构扭曲(箭)。

表 21.7

结构扭曲的原因

浸润性乳腺癌——ILC 和 IDC
手术史
放射性瘢痕
纤维囊性变
纤维化

AD 的病因包括良性和恶性两种。手术史、外伤、纤维化、纤维囊性变或放射状瘢痕可引起 AD(表 21.7)。癌症也可引起。如果没有手术史,AD 必须活检。IDC 和浸润性小叶癌(ILC)均可出现 AD。没有肿块的 ILC,AD 是其典型表现。

乳腺 X 线摄影很难发现 AD,DBT 对其敏感性较高,从而使癌症检出率增加,特别是对散在不均匀密度的乳腺。在诊断性 2D 乳腺 X 线摄影中,AD 对恶性肿瘤有很高的阳性预测价值(PPV),约 60%~83%。

不 对 称

顾名思义,不对称只出现在一侧乳腺与另一侧不同。不对称类似于一团正常的纤维腺组织,其内常散在脂肪组织,它不是一个肿块(没有明确的 3D 形状或向外凸出的边缘)。不对称通常代表正常组织,偶见于恶性肿瘤。不对称可分为四类:不对称、整体不对称、局灶不对称和进展性不对称(表 21.8)。

不对称常只在一个乳腺 X 线摄影体位上出现,常常代表叠加的正常结构(图 21.35)。整体不对称范围很大,涉及的范围大于 1/4 个乳腺。在没有其他可疑发现(如钙化、AD、乳头回缩或可触及肿块)的情况下,通常为良性变异或正常的解剖结构(图 21.36)。局灶不对称在两个体位上都可以看到,范围小于整个乳腺的 1/4(图 21.37)。进展性不对称是最可疑的不对称类型。与旧片相比,为新近发生的或有所增大(图 21.38),这与恶性肿瘤的相关性最高——乳腺 X 线摄影筛查中,PPV 约为 12.8%,诊断性乳腺 X 线摄影中约为 26.7%。若筛查发现这类病变,则应运用诊断性乳腺 X 线摄影进行评估,以明确潜在的原因。如果没有明确的良性原因(创伤、潜在的囊肿等)导致进展性不对称,则应进行活检。

表 21.8

BI-RADS 不对称

不对称(一个体位可见)
局灶不对称(两个体位可见)
整体不对称
进展性不对称

相 关 征 象

正如上述,乳腺癌可以表现为肿块、钙化、结构扭曲或不对称。识别这些征象是单独发生还是同时发生至关重要。描述这些同时出现的征象也很重要,如紧邻肿块的钙化。一系列可疑的发现会增加恶性肿瘤的可能性。

皮肤回缩、乳头凹陷、皮肤增厚、小梁增厚和腋窝淋巴结肿大也是恶性肿瘤的重要征象(表 21.9)。有时候,首先发现的是一些异常病变的相关特征,这些相关的发现应该以怀疑的眼光看待,以确定根本原因(图 21.39)。

表 21.9

BI-RADS 相关特征

皮肤回缩	腋窝淋巴结增大
乳头凹陷	结构扭曲
皮肤增厚	钙化
小梁增粗	

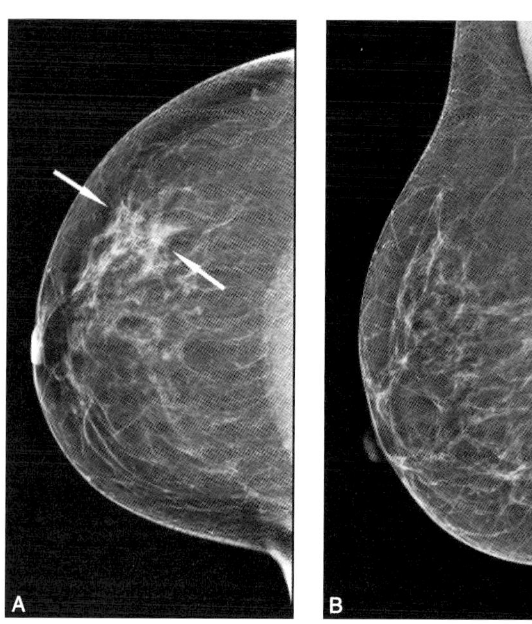

图 21.35 不对称。A. 不对称只出现在 CC 位图中(箭)。B. 在 MLO 图中没有相应的发现。使用断层融合摄影和超声检查显示为正常的乳房组织。

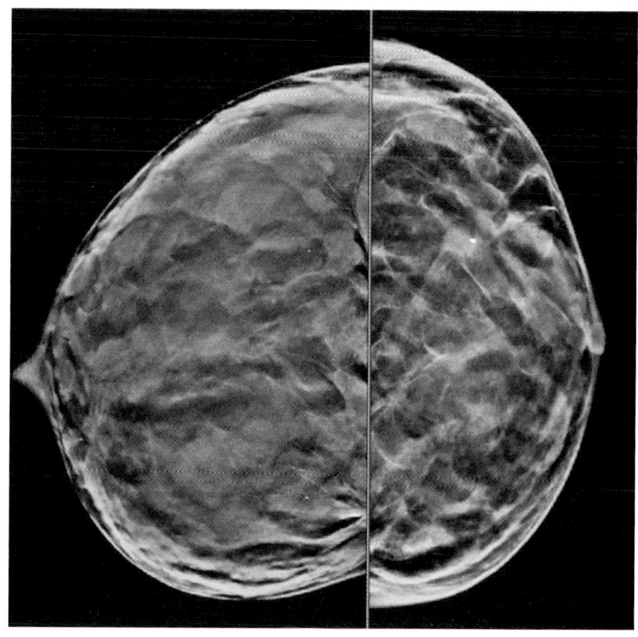

图 21.36 整体不对称。哺乳期患者的双侧 CC 位图显示右侧乳腺不对称。由于只是用右侧乳房哺乳,这可能是不对称的原因。

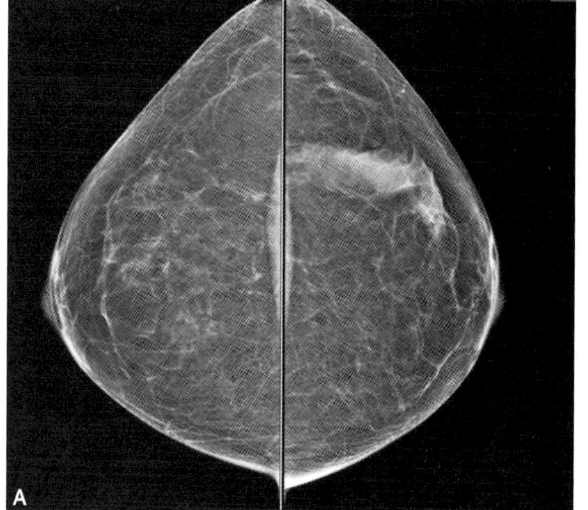

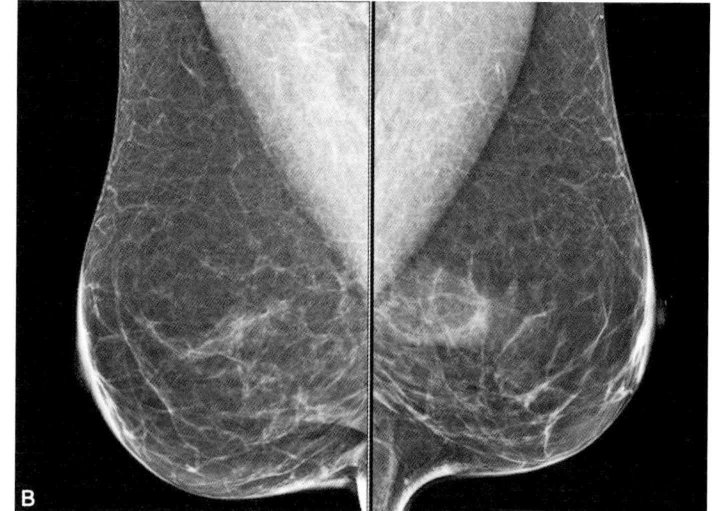

图 21.37 局灶不对称。双乳 CC 位图(A)和 MLO 位图(B)显示左乳局部不对称。

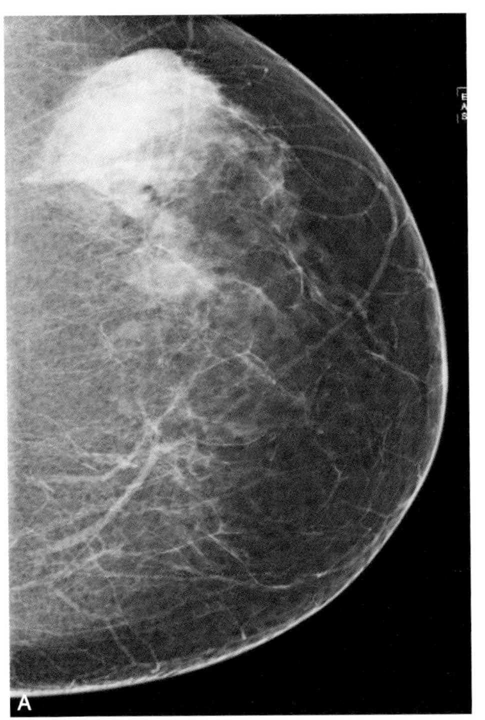

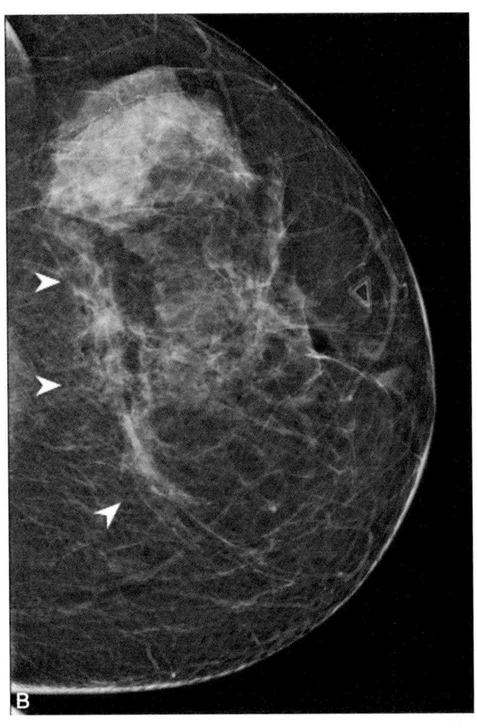

图 21.38　进展性不对称。A. 2 年前左乳的 CC 位图。B. 当前左乳 CC 位图显示进展性不对称(箭头)。体表触及肿块,并用三角形标记,活检显示为具有小叶特征的浸润性导管癌。

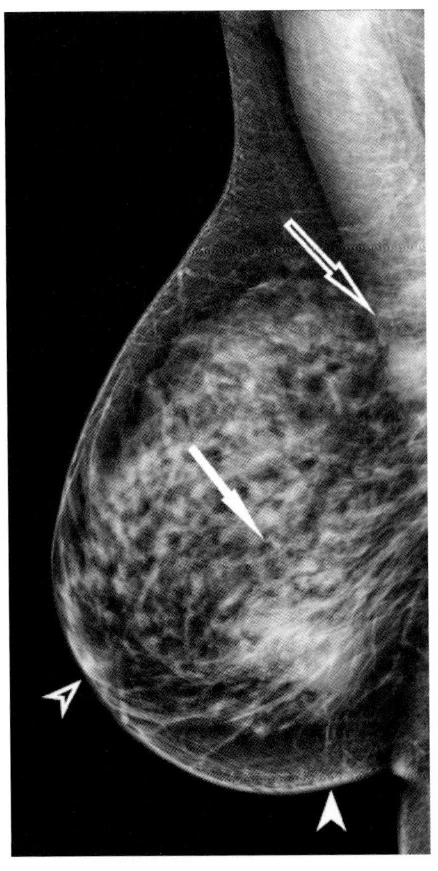

图 21.39　恶性肿瘤的相关特征。肿瘤表现为不规则高密度肿块,边界不清(实箭)。活检显示为浸润性导管癌。另外还要注意腋下淋巴结肿大(空心箭)、皮肤增厚(实心箭头)和乳头凹陷(空心箭头)。肿块和上述相关特征增加了恶性肿瘤的可能性。

超声术语

乳腺超声成像有单独的 BI-RADS 术语来描述肿块的形状、边缘、方向、回声模式和后部特征。与乳腺 X 摄影一样,超声对乳腺肿块的准确描述将指导评估、推荐和提高癌症的检出率(表 21.10)。

表 21.10

BI-RADS 超声对肿块的描述

形态	椭圆形
	圆形
	不规则
边缘	清楚
	模糊
	成角
	微小分叶
	毛刺
回波类型	无回声
	强回声
	复杂囊实性
	低回声
	等回声
	非均质
方向	平行
	不平行
后方声影特征	无后方特征
	增强
	减弱
	联合模式

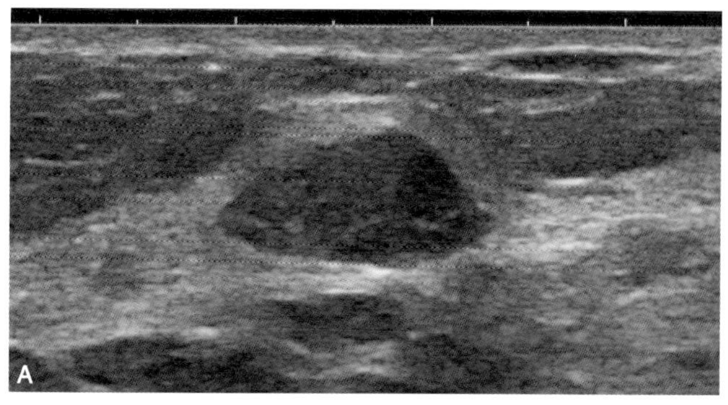

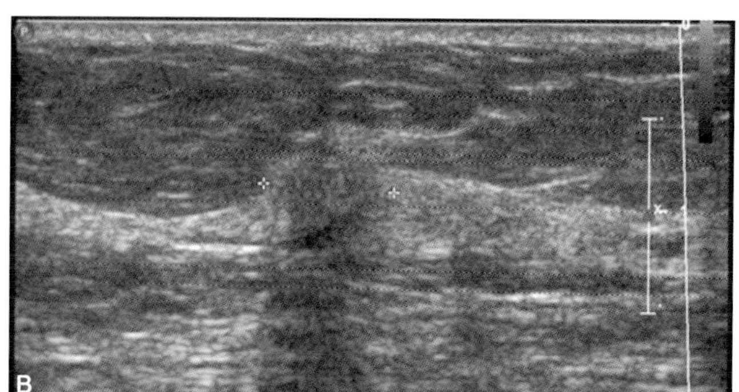

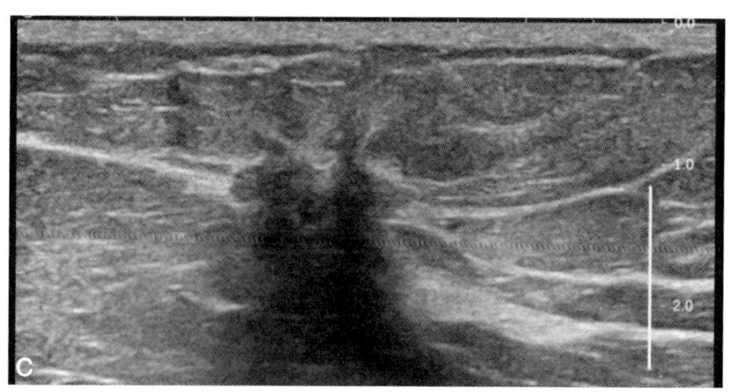

图 21.40　超声形状。来自不同患者的多个灰阶超声图像。A. 椭圆形肿块。B. 圆形肿块。C. 不规则肿块。

其形状描述符与乳腺 X 线摄影相同：椭圆形、圆形和不规则（图 21.40）。边缘被划分为清晰或不清晰。边缘清晰是指肿块和周围组织之间具有清晰、光滑的界面。不清晰的边缘包括模糊、成角、微小分叶和毛刺状（图 21.41）。边缘清楚、模糊、微小分叶和毛刺状的定义与乳腺 X 线摄影相似。边缘模糊指在肿块和周围组织之间有一个非常模糊的界面。边缘微小分叶是沿表面有几个小突起。边缘毛刺状是从肿块向外延伸的直线。成角边缘为超声波特有，肿块的边缘形成锐角或尾状延长，这可能意味着肿块从乳导管延伸出来。

肿块的回声模式是指内部内容物的回声。如果没有声波被反射，则肿块内部为无回声或全黑。这在液体结构常见，如

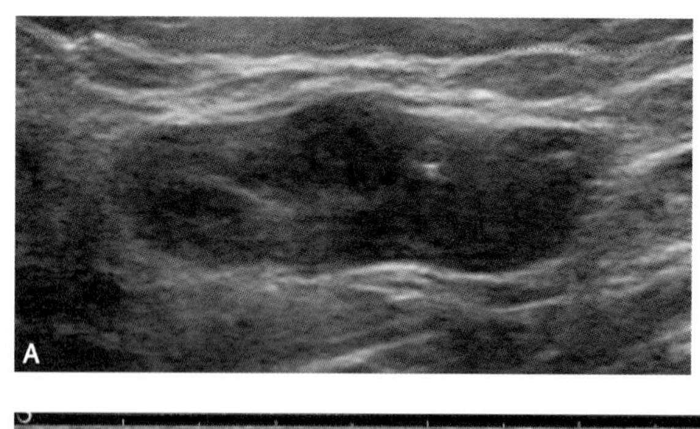

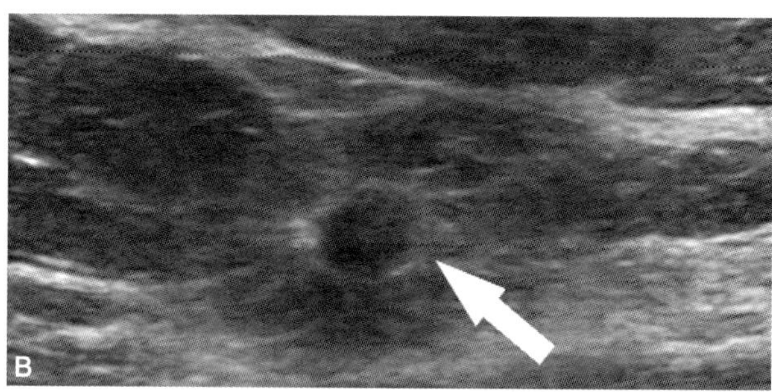

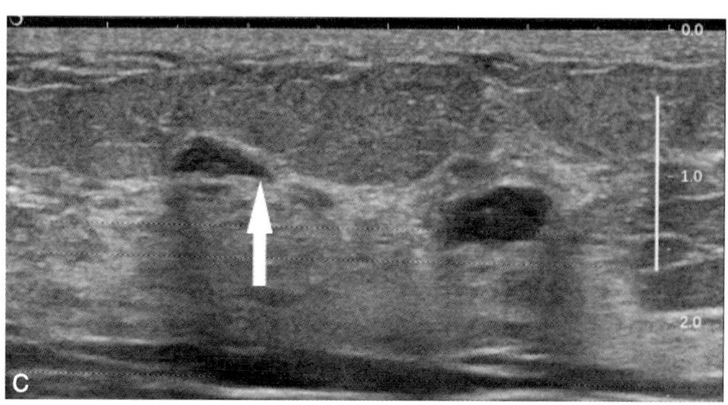

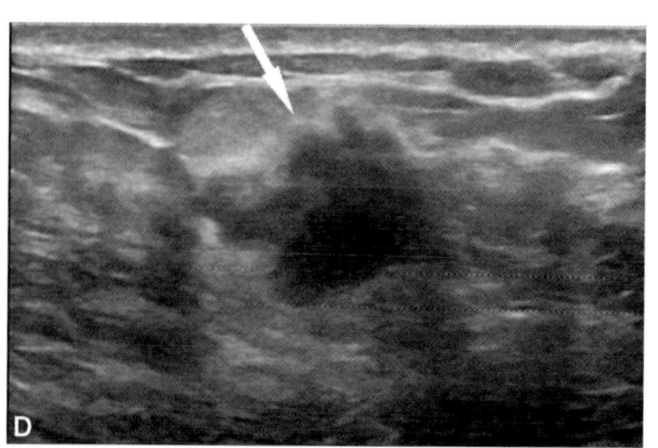

图 21.41　超声边缘。来自不同患者的多个灰阶超声图像。A. 边缘清楚。B. 边缘模糊（箭）。C. 成角是边缘形成锐角或尾状蔓延（箭）。D. 微小分叶是边缘有几个小突起（箭）。

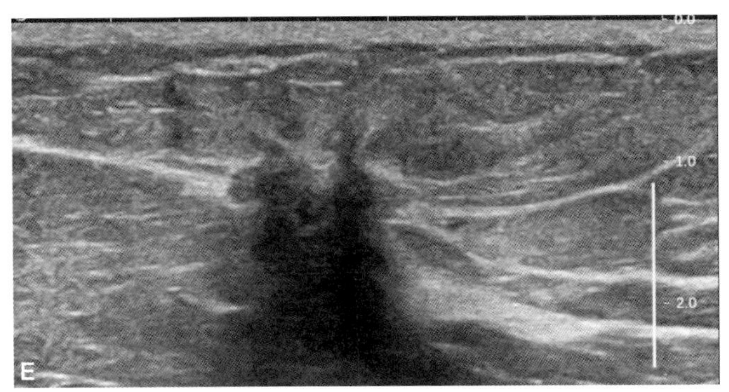

图 21.41(续)　E. 毛刺是肿块内有从向外延伸的直线。

单纯囊肿。与脂肪相比,高回声肿块具有更多的回声或更白,低回声肿块具有更少的回声或更黑。等回声肿块与周围的脂肪相同,这些肿块可能很难辨认。复杂的囊实性团块除了含有实性物质外,还含有液体成分。非均质肿块具有混合特征(图 21.42)。

肿块相对于胸壁的方向和肿块的后部特征也很重要。正

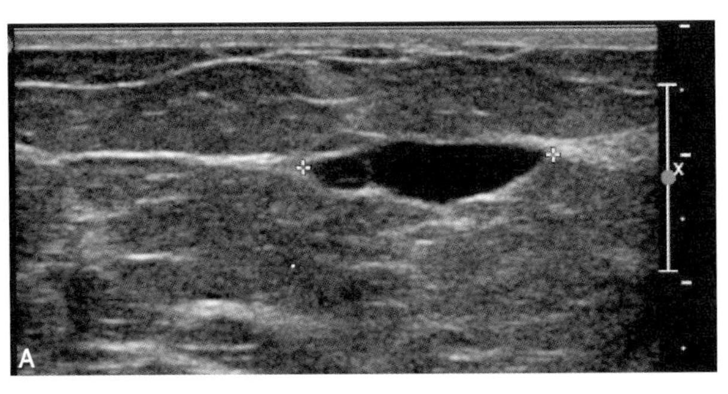

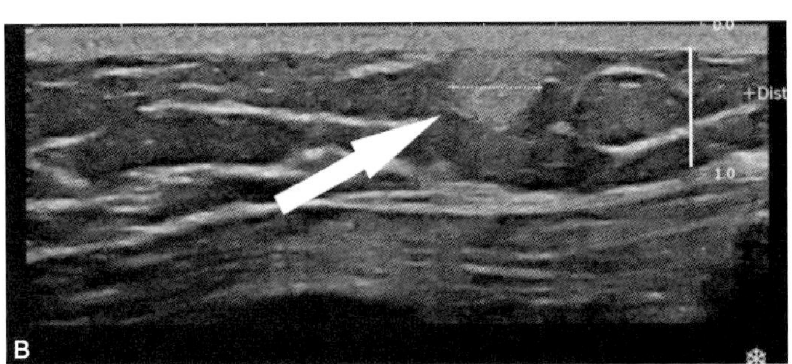

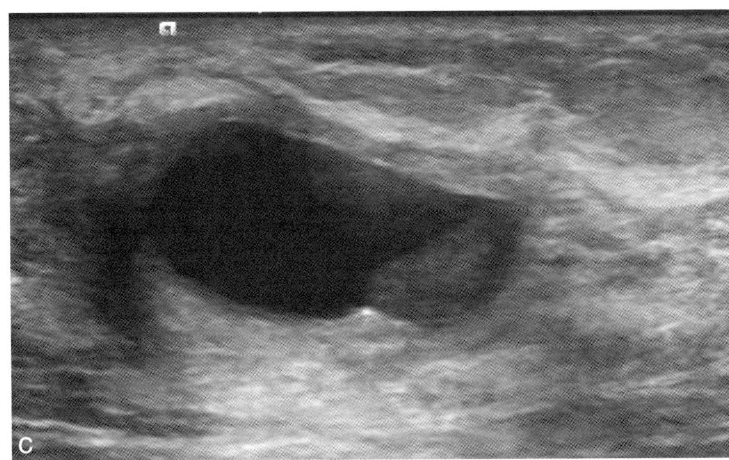

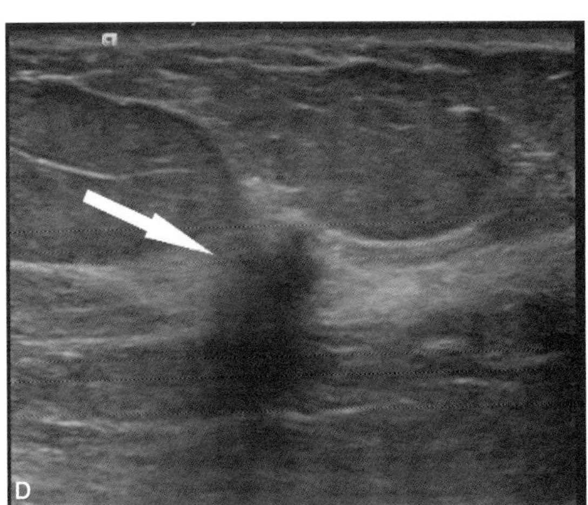

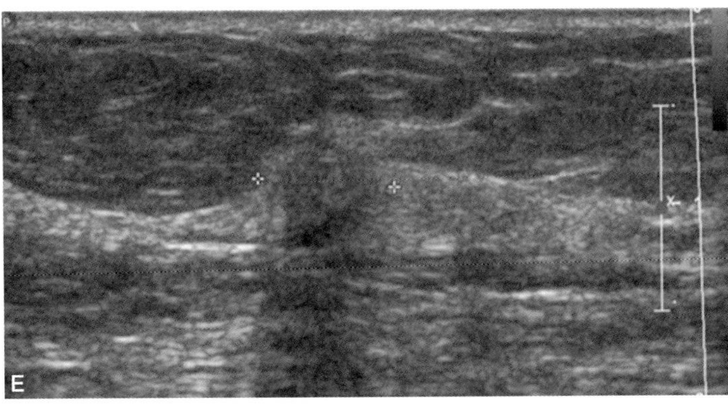

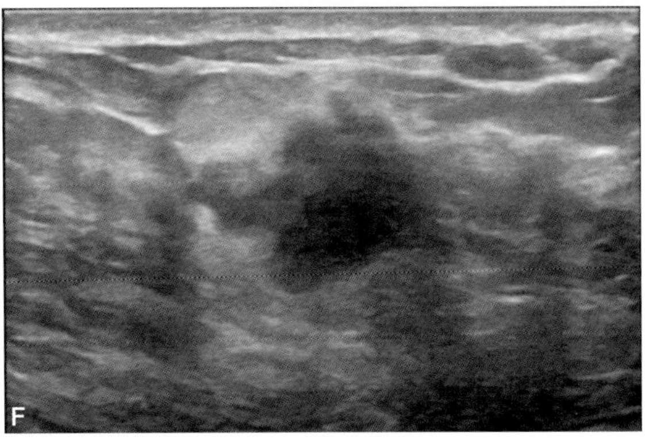

图 21.42　超声回波图。来自不同患者的多个灰阶超声图像。A. 单纯囊肿的无回声肿块。B. 脂肪坏死(箭)回声团块,肿块边缘有从向外延伸的直线,这一发现与乳房 X 线摄影(该图未显示)中的完全含脂肪的肿块有关。C. 复杂囊实性肿块。经过囊肿抽吸治疗后完全消失。D. 低回声肿块(箭),活检显示浸润性导管癌。E. 等回声肿块与邻近脂肪相似,由于后方声影,肿块很明显。F. 内部回声不均匀。

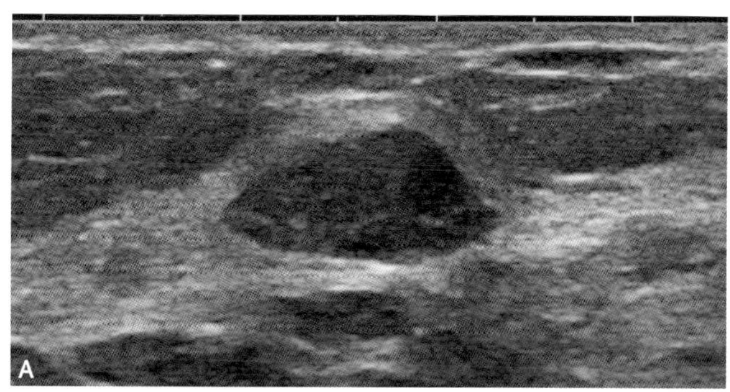

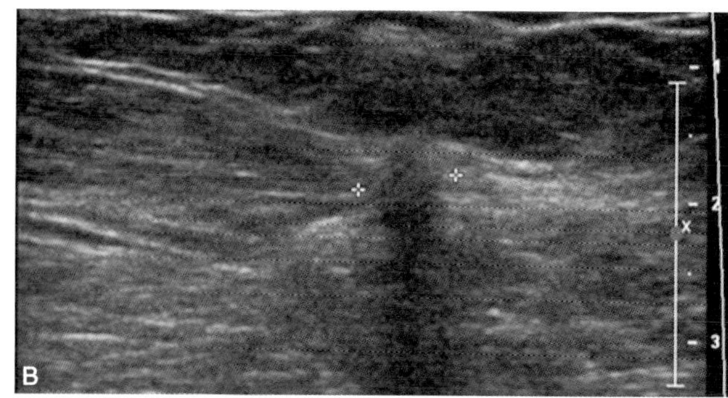

图 21.43　方向。A. 平行。肿块与胸壁平行。影像学表现提示纤维腺瘤。B. 不平行。肿块纵横比大于 1。活检示浸润性导管癌(IDC)。

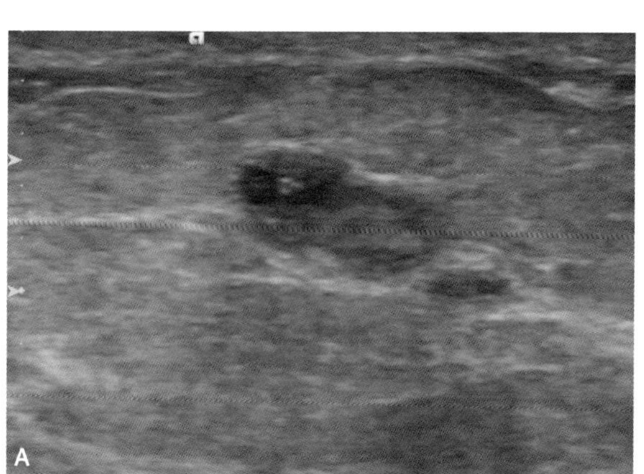

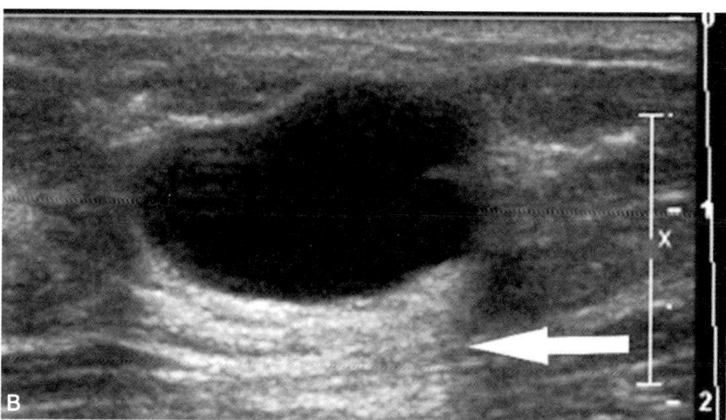

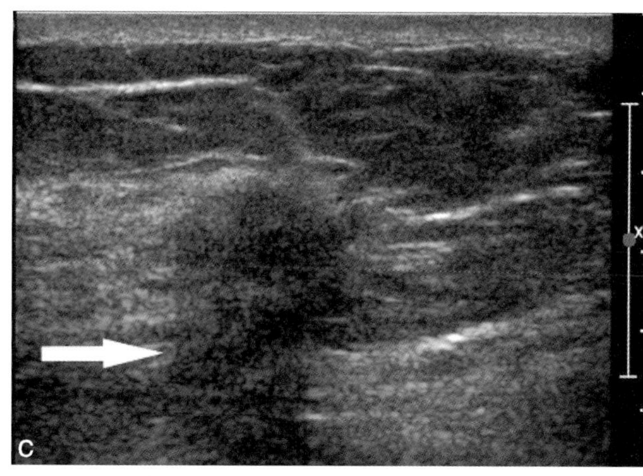

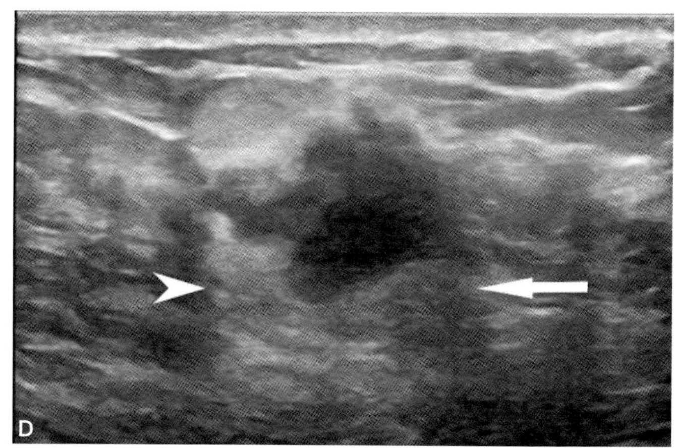

图 21.44　后方声影特征。A. 无后方声影特征。B. 声影增强(箭)。C. 声影减弱(箭)。D. 具有增强(箭头)和阴影区(箭)的混合后方声影。

常的纤维腺体组织和许多良性病变(如囊肿和纤维腺瘤)通常与胸壁平行。不平行(或纵横比>1)的肿块往往是可疑的浸润性乳腺癌(图 21.43)。后方特征描述的是肿块深部组织的外观。后方声影特征被描述为:无后方声影特征、增强、减弱或联合模式。含水量高的结构(如囊肿或坏死性肿瘤)常常表现为后方回声增强。由于超声束的衰减,浸润性乳腺癌、致密纤维化和大钙化可引起后方阴影(图 21.44)。

超声波非常擅长发现液体成分。这里有几类乳腺囊性肿块(图 21.45、表 21.11)。如果肿块完全无回声,壁薄而不明显,则可归类为单纯囊肿。许多相邻的小囊肿(1~3mm 大小)被称为簇状微囊。单纯囊肿和簇状微囊为良性病变。复杂囊肿有弥漫性的低回声,这与低回声实性肿块很难鉴别,需要抽吸或活检区别。复杂的囊实性肿块都既有实性也有液性成分,这种囊性肿块为恶性肿瘤的可能性很高。复杂的囊实性肿块也可能代表脓肿、血肿、脂肪坏死或手术后改变。确定患者是否有感染症状、近期创伤或手术史的相关临床病史很重要。

表 21.11

乳腺囊性肿块的超声诊断

单纯囊肿	良性
簇状微囊	良性
复杂囊肿	良性囊肿伴碎片,罕见恶性肿瘤
复杂囊实性肿块	良性囊肿伴碎片,脓肿,血肿,乳头状瘤,恶性肿瘤

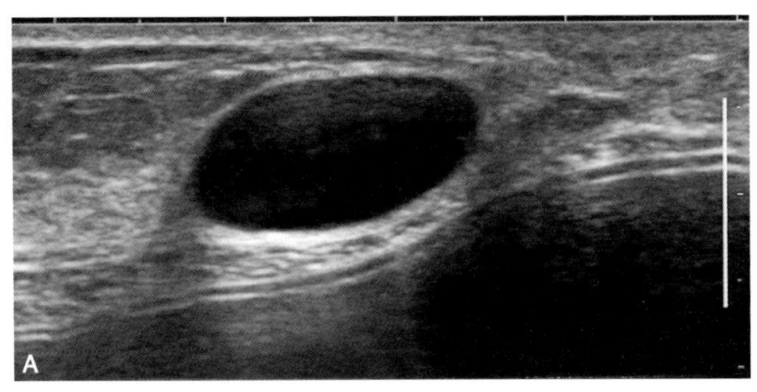

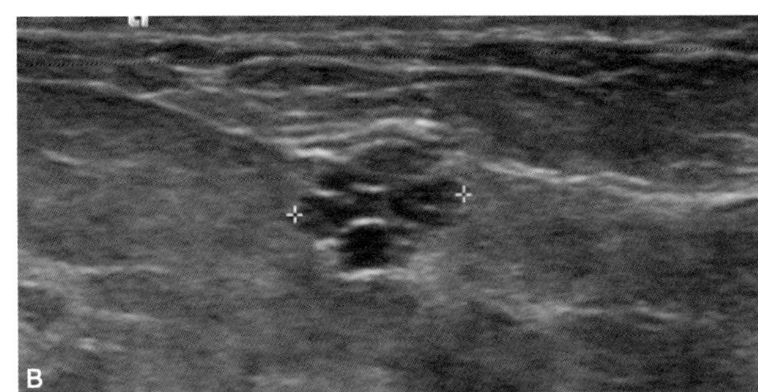

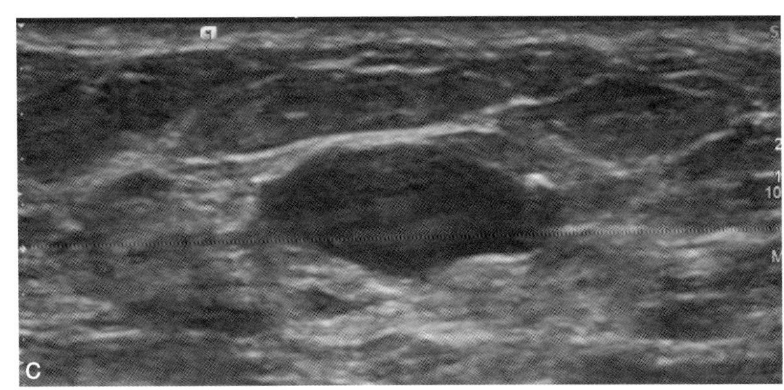

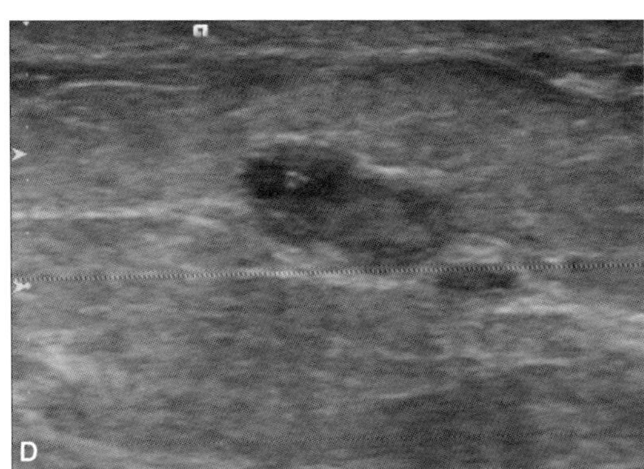

图 21.45　超声显示乳腺囊性肿块。A. 单纯性囊肿。B. 簇状微囊。C. 复杂囊肿伴有弥漫性低回声。D. 复杂囊实性肿块。

相关特征也可以在超声上看到，如结构扭曲、导管改变、皮肤增厚或回缩、水肿和血管。现代的高频探头也可以检测到肿块内或周围的钙化以及导管内的钙化。弹性成像是一种用来评估组织"硬度"的工具。由于许多癌症是由致密的恶性细胞构成，它们可能表现出坚硬的弹性成像评估，也可以被评估为中间或柔软的弹性成像。

超声波也被用于腋窝淋巴结成像，因为它们并不总是能在乳房 X 线片上看到。参见第 18 章和第 20 章关于淋巴结评估和管理。

磁共振术语

BI-RADS 也为磁共振成像提供了术语和指导，这将在第 22 章详细讨论。

报　告

BI-RADS 还为报告书写提供指导。一致、标准化的报告在改善与患者的沟通方面是很重要的。开始写乳房影像报告前，我们通常需要了解患者的病史，包括年龄、性别和就诊原因。如果可能，我们也会了解家族史和手术史。描述病变的位置非常重要，这将有利于后续随访或干预。仔细了解病变的位置也将有助于在不同的成像方式之间找到相关的发现。对于每个病变，应重点描述偏侧性、点钟方向、深度以及与乳头距离（表 21.12）。

在报告的结论部分，所有的病变都应被评估分类并给予建议。BI-RADS 评估类别分为 0～6 类（表 21.13）。当发现需要额外评价或者需要与旧片进行比较时，则使用 0 类，最常见于乳腺筛查发现的病变。需要其他体位的乳房 X 摄影检查，或者

表 21.12

病变位置
偏侧性（右或左）
象限和点钟方向
深度
与乳头的距离

表 21.13

评估类别	
0 类	不确定——需要其他额外的成像评估和（或）旧片进行比较
1 类	阴性
2 类	良性
3 类	可能良性
4 类	可疑恶性
5 类	高度恶性
6 类	活检证实的恶性

超声进一步检查，以评估筛查所发现的病灶是否有恶性肿瘤的可能。BI-RADS 1 类为阴性结论，乳房内只有正常结构存在，没有任何需要干预或随访的可疑病变。BI-RADS 2 类为良性病变。乳房内有病变存在，但它有一个典型的良性外观，如囊肿、脂肪坏死、正常淋巴结等。BI-RADS 3 类可能是一个良性的病变。恶性肿瘤的可能性很低，小于 2%。BI-RADS 3 类通常需要进行为期 2 年的短期随访（见第 20 章）。BI-RADS 4 类为可能恶性，恶性的可能性在 2%～95%之间，这是一个非常广泛的范围！4 类可根据恶性肿瘤的可能性进一步细分为 4A（2%～

10%)、4B(10%~50%)和4C(50%~95%)。BI-RADS 5类为恶性肿瘤可能性非常高的病变(>95%),有癌症典型表现的病变划分为这一类,包括不规则、毛刺、高密度肿块或节段的细线状分支钙化。BI-RADS 6类为已知的或活检证实的恶性肿瘤。

随访和结果监测

除了本章前面讨论过的术语表之外,BI-RADS也是一种质量保证工具。它提供指导以帮助放射科医师评估他们的表现,并确定需要改进的潜在领域。

统计术语

在MQSA下,收集所有设备进行乳房成像的数据,以创建临床相关的医学审计。与已公布的基准作比较,这种审计让医师评估他们的准确性和设备的性能。虽然收集这些数据看起来似乎是一项艰巨的任务,但是可以帮助放射科医师确定存在的不足,并制定适当的计划来提高质量。

首先,我们必须知道要收集哪些数据以及如何使用它们,乳房成像的目标是在最早期的治疗阶段识别乳腺癌,同时尽量减少不必要的检查和活组织检查。我们必须收集的第一个数据是每种检查方法进行研究的总量。这是很重要的,因为筛查性乳房X线摄影、诊断性乳房X线摄影、筛查性超声检查和磁共振成像的基准不同。筛查检查(乳腺X摄影、超声或MRI)主要针对目前没有任何乳房不适、体格检查正常、无已知的异常影像学表现的无症状的妇女,我们判断她是否正常,或者是否存在潜在的恶性肿瘤。如果患者有乳腺癌的临床症状或体征、乳房影像学表现异常,如最近筛查发现异常,或因近期活检或手术需要随访而接受短期监测,则进行诊断性检查(乳腺X线摄影、超声或MRI)。

接下来,我们对乳房成像结果进行分类。在筛查过程中,将对BI-RADS 0类进行重新评估,并将其视为检查阳性。在诊断成像中,对组织学诊断的要求,即BI-RADS 4或5类被认为是检查阳性。检查阴性为筛选成像发现的BI-RADS 1或2类,以及诊断性成像的BI-RADS 1、2或3类。(请注意,BI-RADS 3类不应用于筛查性乳腺X线摄影)如果在检查阳性后1年内组织学诊断为乳腺癌(DCIS或浸润性乳腺癌),则可将检查归为真阳性(TP)。如果在经过检查阴性后1年内没有已知的乳腺癌组织学诊断,则可将检查归为真阴性(TN)。如果在经过检查阴性后1年内有已知的组织学诊断为乳腺癌,则可将检查归为假阴性(FN)。如果检查阳性在1年内没有任何已知的乳腺癌组织学诊断阳性,则可将检查归为假阳性(FP)。这些数字相加(TP+TN+FN+FP),应该等于你所收集的检查总数。然后,我们使用这些数字计算我们的敏感性TP/(TP+FN),特异性TN/(TN+FP),每1 000例图像中癌症检出率、召回率、异常解释率、PPV。PPV是一个非常重要的指标,为诊断检查在1年内诊断出组织学为乳腺癌的百分率,PPV=TP/(TP+FP)。PPV又分为三种,PPV_1为筛查的阳性结果。PPV_2为诊断检查的阳性结果,建议进行组织学诊断或活检。PPV_3是经活组织检查诊断癌症的百分比。这也被称为活检阳性率。

这种数据收集可能看起来非常令人生畏。但是,在电子病历和乳腺报告软件时代,它正变得更加高效和可靠。

医疗审计

如果收集了上述数据,基本的临床相关审计就比较容易执行。一旦进行了审计,与国家基准进行比较对于评估性能和查明需要改进的领域至关重要。基准是通过学术文章和乳腺癌监测协会(BCSC)制定。放射科医师还可以参加美国国家乳腺X线摄影数据库(NMD),他们在数据库中上传审计数据,并将其性能与国家标准进行比较。

因为基准测试有多种来源,标准也可能不同。例如,在BI-RADS中,卡尼等人(2004年)建议在乳腺癌筛查中,可接受的最低肿瘤检出率为≥2.5‰。请注意,这远远低于乳腺癌监测协会(Breast Cancer Surveillance Consortium,BCSC)规定的标准,即每1 000名接受筛查的妇女中检出4.7例癌症。乳腺X线摄影筛查的召回率应控制在5%~12%之间。大多数乳房成像设备的目标是召回率小于10%。随着数字乳腺断层摄影的应用,假阳性率较前降低,召回率也正在持续下降。

收集更多的数据和比较数据可以帮助改善放射科医师工作表现。在收集到的数据中,必须协同努力,审查假阴性检查。这可以帮助放射科医师避免延误诊断。审计应至少每12个月进行一次。这些数据确实依赖于数量,因此,对于病例数量非常少时,审计和趋势的确定不太可靠。

推荐阅读

Alshafeiy TI, Nguyen JV, Rochman CM, Nicholson BT, Patrie JT, Harvey JA. Outcome of architectural distortion detected only at breast tomosynthesis versus 2D mammography. *Radiology* 2018:288(1):38–46.

Andersson I, Ikeda DM, Zackrisson S, et al. Breast tomosynthesis and digital mammography: a comparison of breast cancer visibility and BIRADS classification in a population of cancers with subtle mammographic findings. *Eur Radiol* 2008;18:2817–2825.

Bahl M, Baker JA, Kinsey EN, Ghate SV. Architectural distortion on mammography: correlation with pathologic outcomes and predictors of malignancy. *AJR Am J Roentgenol* 2015;205(6):1339–1345.

Bent CK, Bassett LW, D'Orsi CJ, Sayre JW. The positive predictive value of BI-RADS microcalcification descriptors and final assessment categories. *AJR Am J Roentgenol* 2010;194(5):1378–1383.

Berg WA, Arnoldus CL, Teferra E, Bhargavan M. Biopsy of amorphous breast calcifications: pathologic outcome and yield at stereotactic biopsy. *Radiology* 2001;221:495–503.

Berg WA, Campassi CI, Ioffe OB. Cystic lesions of the breast: sonographic-pathologic correlation. *Radiology* 2003;227:183–191.

Burnside ES, Ochsner JE, Fowler KJ, et al. Use of microcalcification descriptors in BI-RADS® 4th edition to stratify risk of malignancy. *Radiology* 2007;242:388–395.

Burnside ES, Sickles EA, Bassett LW, et al. The ACR BI-RADS® experience: learning from history. *J Am Coll Radiol* 2009;6(12):851–860.

Carney PA, Sickles EA, Monsees BS, et al. Identifying minimally acceptable interpretive performance criteria for screening mammography. *Radiology* 2010;255(2):354–361.

Chang YW, Kwon KH, Goo DE, Choi DL, Lee HK, Yang SB. Sonographic differentiation of benign and malignant cystic lesions of the breast. *J Ultrasound Med* 2007;26:47–53.

Conway BJ, McCrohan JL, Rueter FG, Suleiman OH. Mammography in the eighties. *Radiology* 1990;177:335–339.

D'Orsi CJ, Getty DJ, Swets JA, Pickett RM, Seltzer SE, McNeil BJ. Reading and decision aids for improved accuracy and standardization of mammographic diagnosis. *Radiology* 1992;184:619–622.

D'Orsi CJ, Sickles EA, Mendelson EB, Morris EA, eds. ACR BI-RADS® Atlas, Breast Imaging Reporting and Data System. 5th ed. Reston, VA: American College of Radiology; 2013.

Galkin BM, Feig SA, Muir HD. The technical quality of mammography in centers participating in a regional breast cancer awareness program. *Radiographics* 1988;8:133–145.

Haas BM, Kalra V, Geisel J, Raghu M, Durand M, Philpotts LE. Comparison of tomosynthesis plus digital mammography and digital mammography alone for breast cancer screening. *Radiology* 2013;269:694–700.

Kaas R, Kroger R, Hendriks JH, et al. The significance of circumscribed malignant mammographic masses in the surveillance of BRCA 1/2 gene mutation carriers. *Eur Radiol* 2004;14:1647–1653.

Karssemeijer N, Frieling JT, Hendriks JH. Spatial resolution in digital mammography. *Invest Radiol* 1993;28:413–419.

Lacquement MA, Mitchell D, Hollingsworth AB. Positive predictive value of the Breast Imaging Reporting and Data System. *J Am Coll Surg* 1999; 189(1):34–40.

Lazarus E, Mainiero MB, Schepps B, Koelliker SL, Livingston LS. BI-RADS lexicon for US and mammography: interobserver variability and positive predictive value. *Radiology* 2006;239:385–391.

Leung JW, Sickles EA. Developing asymmetry identified on mammography: correlation with imaging outcome and pathologic findings. *AJR Am J Roentgenol* 2007;188(3):667–675.

Liberman L, Abramson AF, Squires FB, Glassman JR, Morris EA, Dershaw DD. The breast imaging reporting and data system: positive predictive value of mammographic features and final assessment categories. *AJR Am J Roentgenol* 1998;171(1):35–40.

McLelland R. Mammography 1984: challenge to radiology. *AJR Am J Roentgenol* 1984;143:1–4.

Mendelson EB, Berg WA, Merritt CR. Toward a standardized breast ultrasound lexicon, BI-RADS: ultrasound. *Semin Roentgenol* 2001;36:217–225.

Schrading S, Kuhl CK. Mammographic, US, and MR imaging phenotypes of familial breast cancer. *Radiology* 2008;246:58–70.

Sickles EA. Nonpalpable, circumscribed, noncalcified solid breast masses: likelihood of malignancy based on lesion size and age of patient. *Radiology* 1994;192:439–442.

Sickles EA. Findings at mammographic screening on only one standard projection: outcomes analysis. *Radiology* 1998;208(2):471–475.

Skaane P, Bandos AI, Gullien R, et al. Comparison of digital mammography alone and digital mammography plus tomosynthesis in a population-based screening program. *Radiology* 2013;267:47–56.

Stavros AT, Thickman D, Rapp CL, Dennis MA, Parker SH, Sisney GA. Solid breast nodules: use of sonography to distinguish between benign and malignant lesions. *Radiology* 1995;196:123–134.

U.S. Food and Drug Administration. About Mammography Quality Standards Act (MQSA). Available from https://www.fda.gov/RadiationEmittingProducts/MammographyQualityStandardsActandProgram/AbouttheMammographyProgram/default.htm. Accessed December 2017.

Wang Y, Ikeda DM, Narasimhan B, et al. Estrogen receptor-negative invasive breast cancer: imaging features of tumors with and without human epidermal growth factor receptor type 2 overexpression. *Radiology* 2008; 246:367–375.

Woods RW, Sisney GS, Salkowski LR, Shinki K, Lin Y, Burnside ES. The mammographic density of a mass is a significant predictor of breast cancer. *Radiology* 2011;258(2):417–425.

（徐苏琴　张曼菁　周海鹰）

第 22 章 乳腺磁共振成像

MRI 概述

虽然乳腺 X 线摄影是乳腺癌筛查中最经济有效的方法，接受筛查的妇女乳腺癌死亡率降低了 20%~35%，但由于乳腺密度、患者年龄、肿瘤类型和风险等因素的影响，其检测乳腺癌的能力仍然有限。数字乳腺 X 线摄影的敏感性有限，可导致 10%~30%的乳腺癌漏诊。数字乳腺断层融合(DBT)摄影提高了乳腺 X 线摄影的灵敏度，但仍然无法像乳腺增强磁共振(CE-MR)一样检出那么多的癌症。

乳腺磁共振成像的初步研究始于 20 世纪 80 年代早期，但当时由于缺乏对比剂，其价值有限。然而，在 1985 年，钆二乙烯三胺五乙酸(DTPA)的出现，使得 CE-MR 成像有望作为乳腺成像的工具。CE-MR 的好处是它具有高的空间和软组织分辨率且无电离辐射。CE-MR 是目前乳腺癌最敏感的检查方法，其癌症检出率(CDR)高达 18‰。

适 应 证

当前乳腺磁共振成像的用途列于表 22.1。

表 22.1
乳腺增强磁共振(CE-MR)成像的适应证

高风险乳腺癌患者筛查
乳腺癌术前分期
乳腺肿瘤切除术后边缘阳性患者的术后评估
监测新辅助化疗疗效
对腋窝淋巴结转移的乳腺 X 线摄影呈隐匿性恶性肿瘤患者的检查
乳头溢液的检查(选择性)
评估硅胶植入物

筛 查

高风险筛查。美国癌症协会(ACS)指南推荐 CE-MR 可作为临床乳腺检查和年度乳腺检查的辅助检查，用于有遗传性乳腺癌风险、有 BRCA 基因突变女性的未经检测的一级亲属，以及终生患乳腺癌风险至少有 20%的患者。美国放射学会(ACR)的适宜性标准规定，CE-MR 对于被认为是高风险的女性来说“通常是合适的”。他们对高风险的定义类似于 ACS：具有 BRCA 基因突变的女性及其未经检测的一级亲属、10~30 岁具有胸部照射史的女性、终生患乳腺癌风险为 20%或更高的女性。表 22.2 显示 ACR 使用的适当性量表。这项建议是基于对至少六项高风险女性的前瞻性非随机研究的回顾，其中 MR 检查敏感性(77%~100%)显著高于单独乳腺 X 线摄影(25%~40%)或乳腺 X 线摄影+超声检查(US)±临床乳腺检查(49%~67%)，尽管患者人群和 MR 技术存在显著差异。表 22.3 列出了乳腺 MR 的敏感性、特异性、阴性预测值(NPV)和阳性预测值(PPV)。乳腺 MR 的敏感性适用于侵袭性和原位疾病，与乳腺 X 线摄影不同，MR 的敏感性不受乳腺密度的影响。图 22.1 显示了 CE-MR 筛查检出的浸润性导管癌。

表 22.2
美国放射学会(ACR)适当性标准评定量表。适当性按序数等级评定，使用从 1~9 的整数分为三类

评分	适当性	效益
1、2 或 3	“通常不合适”	做手术或治疗的危害超过了好处
4、5 或 6	“可能是适当的”	风险和好处是模棱两可的
7、8 或 9	“通常合适”	做手术或治疗的好处超过危害或风险

表 22.3
乳腺 CE-MR 成像的敏感性、特异性、阴性预测值(NPV)和阳性预测值(PPV)

敏感性	77%～100%
特异性	30%～97%
NPV	99%
PPV	25%

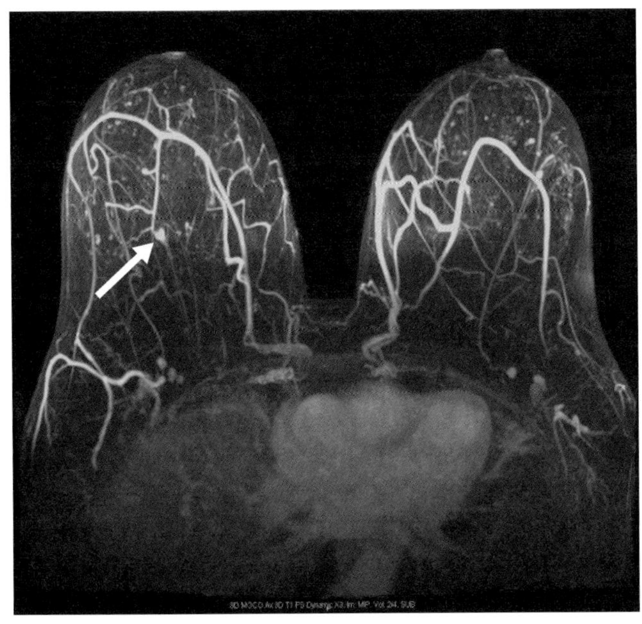

图 22.1　乳腺 CE-MR 筛查出的浸润性导管癌。高风险筛查后最大强度投影(MIP)乳腺增强 MR 显示乳腺 X 线检查未检出的(该图未显示)右侧乳腺边缘不规则、均匀强化的病变(箭)。

ACS 在 2017 年 7 月更新了他们的建议,并继续声明“基于某些因素的乳腺癌高风险女性应该每年进行 MRI 和乳腺 X 线摄影检查”。高风险女性在乳腺 X 线摄影年度检查后行乳腺 MR,可发现更多的癌症,因此建议每年进行一次。图 22.2 显示了年度筛查 MR 检出了上一年 MR 检查中未见的新发浸润性导管癌。ACR 适宜性标准还指出,对于中度风险的女性,CE-MR“可能是合适的”:中度风险即具有乳腺癌病史、小叶肿瘤、非典型导管增生或终生患乳腺癌风险在 15%～20%之间的女性。由于风险略高,这些女性也应每年进行个体化的乳腺 MR 筛查。

乳腺癌的个人史。除了确实属于 ACR 的中度风险和“可能是合适的”类别外,有乳腺癌病史者并不强烈建议使用 MR 进行筛查。但是,由于 CE-MR 敏感性高,与乳腺 X 线摄影相比,可发现更多的癌症,特别是在 DCIS 和尚未累及淋巴结的小的侵袭性癌。MR 成像还可以区分女性保乳治疗(BCT)后的瘢痕、纤维化与复发,并且可以对进行乳腺 X 线摄影或临床检查的患者有所帮助。图 22.3 显示了 CE-MR 对癌症史和乳腺 X 线摄影检查能力有限的女性的益处。图 22.3 中的患者有双侧乳腺癌病史,乳腺 X 线摄影检查显示双侧良性征象。MR 显示左乳腺有广泛的疾病,右乳腺未见强化。

疾 病 程 度

术前分期。BCT 是乳腺癌女性常见的治疗方法。包括手术加放射治疗,对于早期癌症,具有与乳腺切除术相同的生存率。BCT 术后 10 年局部复发率为 3%～19%。局部复发定义为同侧乳腺或同侧胸壁再次出现癌症;区域复发定义为区域淋巴结(同侧腋窝、锁骨上、锁骨下和/或内乳淋巴结)出现肿瘤。图

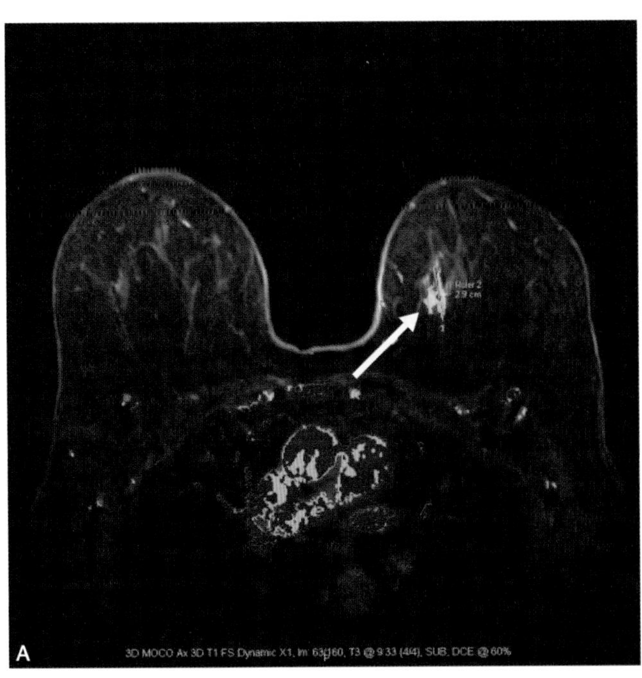

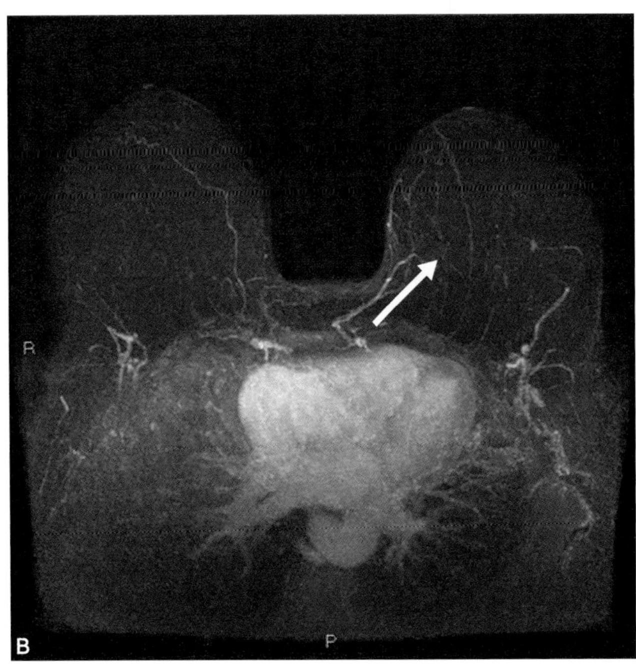

图 22.2　年度筛查乳腺 CE-MR 检出新发浸润性导管癌。A. 增强 T_1WI 抑脂序列乳腺 MR 减影显示左侧乳腺边缘不规则、不均匀强化的肿块(箭)。B. 在 1 年前检查中,该区域没有可疑的强化(箭)。

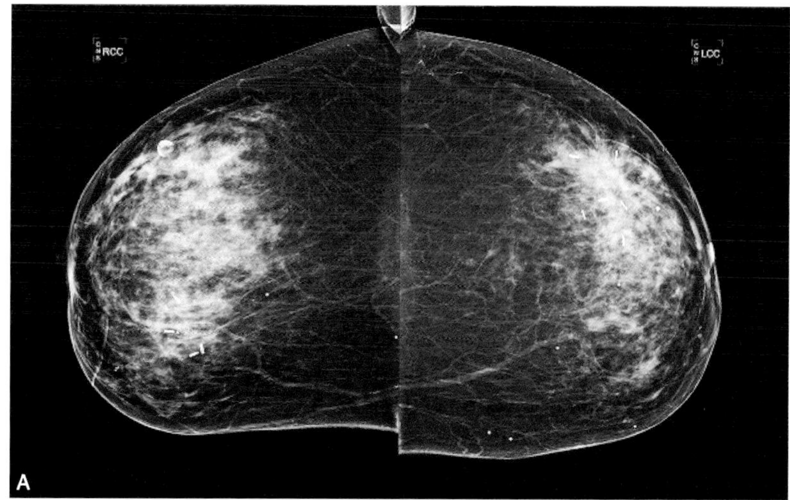

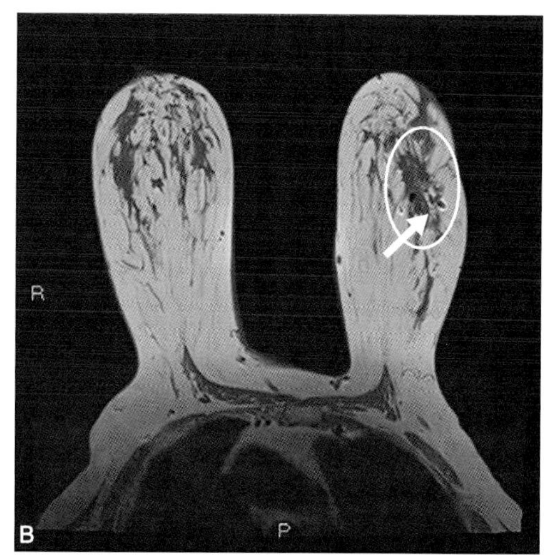

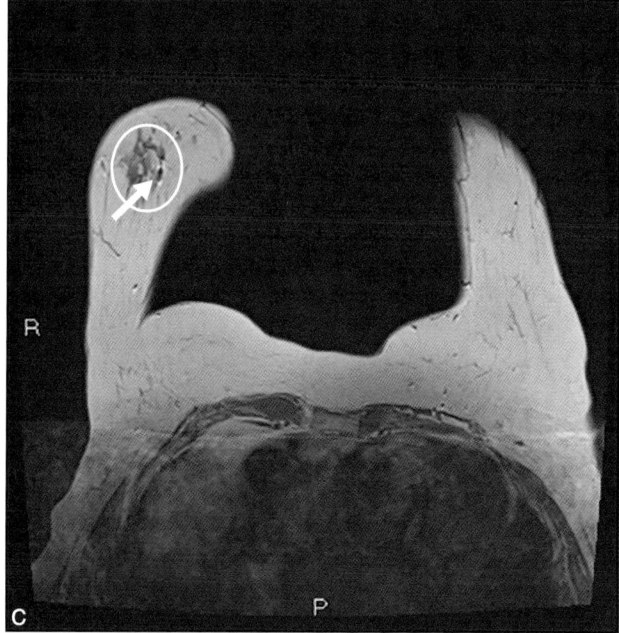

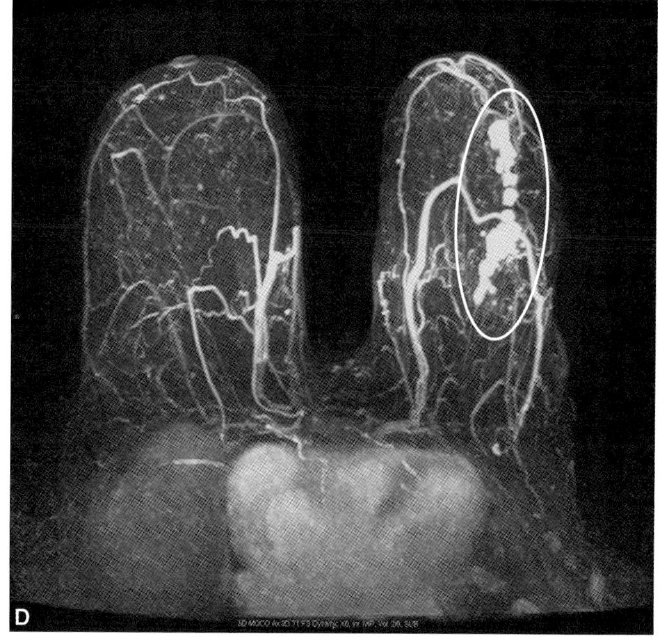

图 22.3　双侧肿块切除术后患者的 CE-MR 成像。A. 双侧乳腺 X 线照片(头尾位)显示双侧乳腺肿瘤切除术后瘢痕(手术夹)。B、C. 相应层面的 T_1WI 乳腺 MR 图像显示左(B)和右(C)乳腺变形(圆圈)和夹子的磁敏感伪影(箭)。D. 增强后 MIP 图像显示左侧乳腺肿瘤切除术区域(圆圈)中高度可疑的节段性非肿块强化，证实是复发性浸润性小叶癌，而右侧肿瘤切除术区没有可疑强化。

22.4 显示了具有左乳腺癌病史的患者，现在在左侧内乳淋巴结中出现局部复发。与乳腺 X 线摄影和超声相比，乳腺 MRI 能更好地显示内乳淋巴结。

距离原发肿瘤超过 2cm 的病变不可能使用经典的乳腺肿瘤切除术切除，同时，因距离太远，可能病理检查在原病变的边缘处也无法发现，所以极可能导致乳腺内复发。MR 成像可以检测出 10%的在乳腺 X 线摄影和/或超声上不可见的其他部位的肿瘤，特别是偶然发现距离已知癌症大于 2cm 的病变。图 22.5 显示 MR 在癌症分期检查时发现的与原发疾病位于不同象限的第二个浸润性肿瘤。多中心肿瘤(多于一个乳腺象限的肿瘤)的女性通常无法接受 BCT。

通过术前乳腺 MR，有些女性可能比其他人受益更多。这将包括本来就应该接受乳腺 MR 检查的高风险筛查女性、绝经前女性、乳腺组织致密的女性以及浸润性小叶癌(ILC)患者。图 22.3 中的患者在 CE-MR 上发现了采用乳腺 X 线摄影未检测到的隐匿性 ILC。图 22.6 所示的另一名患者乳腺腺体组织致密，临床扪及明显的肿块，发现是 ILC。在 MR 分期时，存在病变累及更广泛的额外病灶。患者进行了乳腺切除术，证实了 MR 所显示的疾病范围。当与组织病理学相关时，MR 成像是确定肿瘤大小的最佳检查方法。

乳腺 MR 对手术计划的影响是可变的。对 12 项研究的 Meta 分析发现，MR 通过寻找已证实的真阳性(TP)其他部位的病变使一些患者受益。由于额外病灶的发现，手术方式将由小的乳腺肿瘤切除术变更为乳腺切除术或更大的乳腺肿瘤切除术。在较少但仍占很重要比例的女性中，MR 可能会高估病变大小、多中心性和对侧受累，出现假阳性(FP)，导致不必要的乳腺切除术和更大的肿块切除术。

特别是 ILC 作为第二常见的浸润性乳腺癌，与 IDC 相比，其生长方式更具有弥漫性和浸润性。这使得乳腺 X 线摄影更容易遗漏或低估病灶，如图 22.3 所示。在这些患者中，通过术

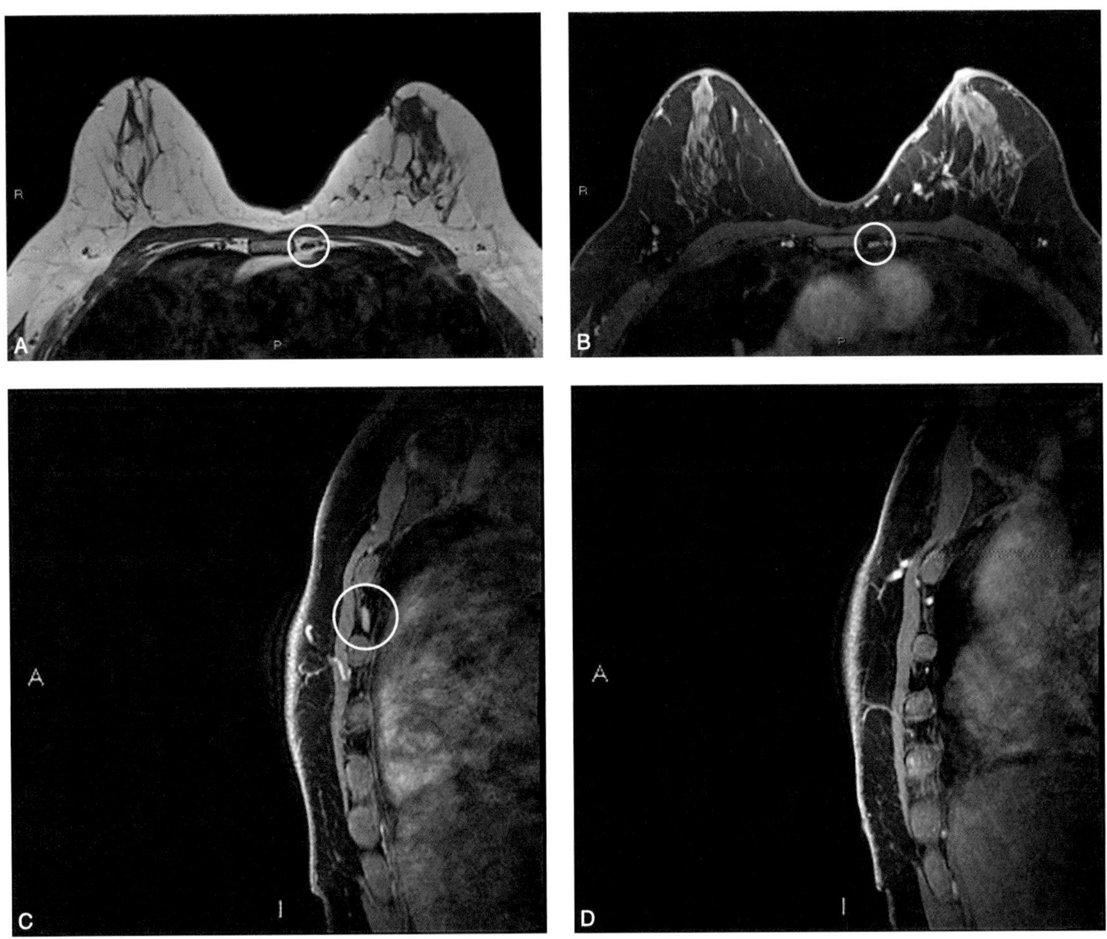

图 22.4　乳腺 MRI 上的内乳结节。A. T_1WI 显示左侧异常的内乳淋巴结(圆圈)。B. 增强 T_1WI 显示该结节强化(圆圈)。C. 矢状位通常最好显示内乳淋巴结,如在矢状位增强 T_1WI 上所见(圆圈)。D. 矢状位增强 T_1WI 上对侧未见可疑结节。

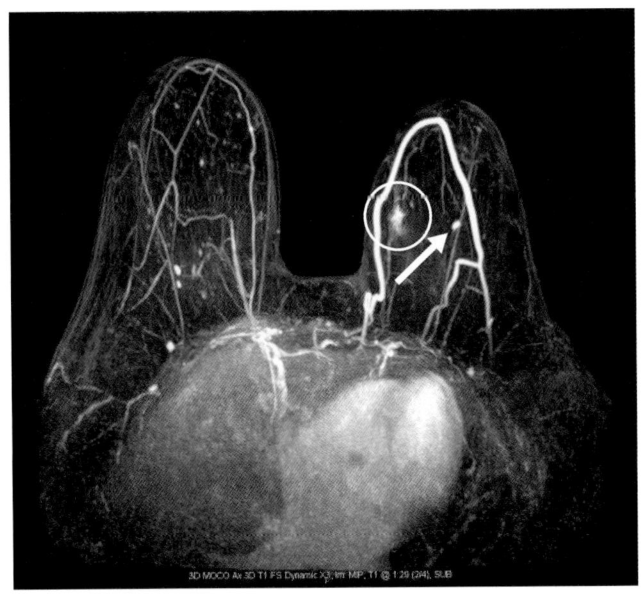

图 22.5　乳腺 MR 检出多中心乳腺癌。增强 MIP 图像显示肿瘤表现为乳腺内侧的不规则强化肿块(圆圈)。同侧乳腺内另可见椭圆形、边界清楚、均匀强化的肿块(箭),乳腺 X 线摄影未显示该病变。这两个病变在不同的象限。

前乳腺 MR 改变了近 1/3 的治疗方法,如图 22.6 所示。总体而言,无论其原发灶组织学表现如何,乳腺 MRI 在 3%~6%的女性中发现了对侧存在的隐匿性恶性肿瘤。图 22.7 显示了对已知的左乳 IDC 进行分期的患者 MR。MR 发现右乳腺有可疑肿块,证实为 DCIS。

MR 所显示的乳腺外疾病。MR 成像还可以显示乳腺外的结构,包括腋窝、肝穹窿部、纵隔、胸腔和胸廓的骨骼。大约 1/3 的乳腺 MR 检查可以看到乳腺外的病变,其中约 20%被证实是恶性的,并且正如人们所怀疑的那样,这些发现在乳腺癌 MR 分期的女性中更可能是恶性的。乳腺癌转移最常见的部位是骨、肺、脑、肝和淋巴结(按降序排列)(图 22.8)。常规乳腺 MR 成像可以显示除大脑以外的所有病变。目前的研究结果显示骨、肺和淋巴结的病灶更可能是恶性的。相反,如图 22.8C、D 所示,肝脏中的病变更可能是良性的(95%)。胸腔积液也很常见,在接受 MRI 筛查的健康女性中,近 90%可见胸腔积液,但通常是良性的。与乳腺 X 线摄影或超声比较,MR 还能更好地显示肿瘤对肌肉的侵犯。肌肉出现强化即提示肌肉可能受到侵犯;而脂肪间隙消失或肌肉水肿与肌肉受侵无关。图 22.9 显示了两名患者出现肌肉水肿;然而,只有肌肉强化才与组织学上所判定的肿瘤扩展到肌肉有关。

肿块切除术后切缘阳性。MR 可能使未接受术前 MR 检查但在乳腺肿瘤切除术中切缘阳性的女性受益。MR 可以在多达

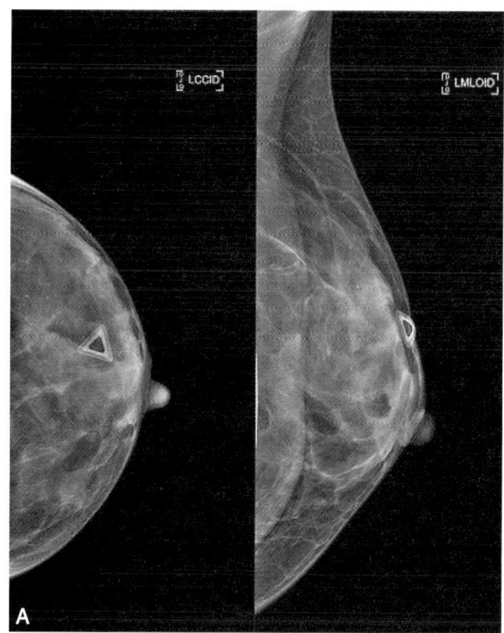

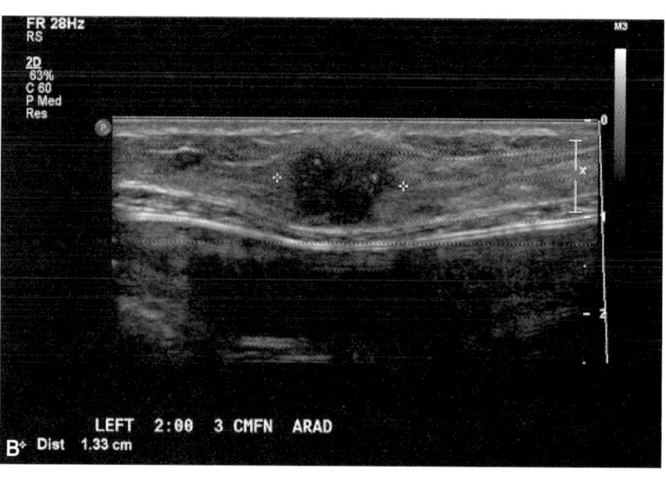

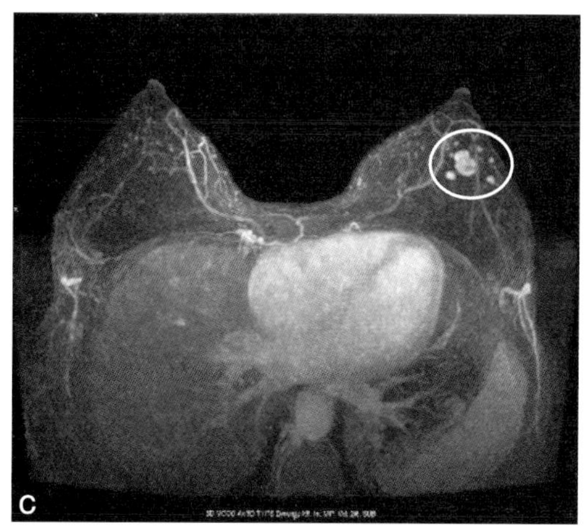

图 22.6　乳腺 MR 显示浸润性小叶癌(ILC)。48 岁女性患者,临床扪及肿块。A. 乳腺 X 线片显示致密的乳腺组织遮盖了可触及的肿块(三角形下方)。B. 超声显示乳腺内见长径约 13mm 的圆形、模糊不清的低回声肿块。该肿块经超声引导下穿刺活检,证实为 ILC。C. 由于乳腺密度和组织学,进行 MR 检查。乳腺 MR 增强 MIP 显示原发肿瘤被几个可疑强化病灶包围(圆圈)。乳腺切除术证实为广泛病变。

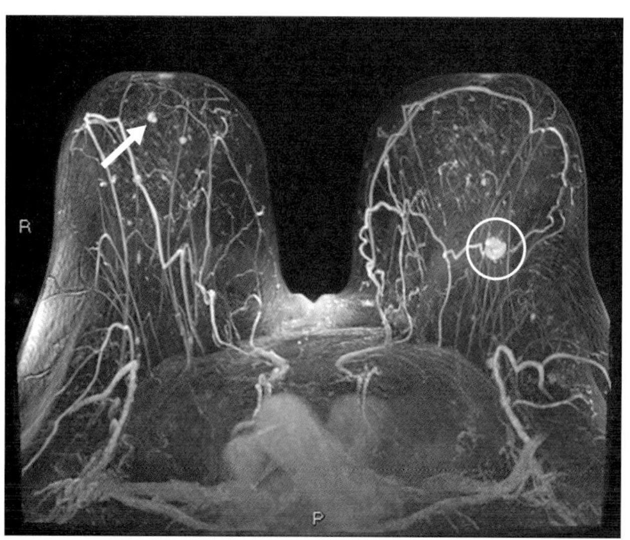

图 22.7　乳腺 MR 发现对侧乳腺隐匿性疾病。MIP 增强图像显示圆形、不规则、非均匀强化的肿块(圆圈),这是已知的左侧浸润性导管癌。在对侧乳腺前 1/3 处有一个小结节(箭),针吸活检证实为 DCIS。

80%的女性中显示并定位其他疾病。术后炎症和感染可以在 MR 成像上产生 FP 结果。与早期相比,术后第 28~35 天的影像学检查是最敏感和特异的。由于疼痛,术后时间越长,女性对磁共振的耐受也越好。

新辅助化疗疗效监测。新辅助化疗最常用于局部晚期乳腺癌的女性,以减轻肿瘤负荷;然而,越来越多的女性成为新辅助化疗的候选人。新辅助化疗的目标不再仅仅是为了使手术成为可能或减轻手术,而是为了提高治愈率,因此越来越多地使用。2012 年,研究显示,在所有时间点,CE-MR 在疗效评估方面均优于临床检查。在常规乳腺 MR 检查中添加功能成像,例如弥散加权成像(DWI),磁共振波谱(MRS)和其他先进的 MR 技术,可以提供对治疗早期反应的预后指标,特别是 DWI 和 MRS。然而,执行 MRS 和 DWI 是具有挑战性的,并且这些技术困难可能难以克服。

疑似乳腺原发肿瘤的转移性疾病

尽管对于患有乳腺癌的女性(<1%的患者)来说,这是一种罕见的首发症状,但怀疑为乳腺癌的转移性腋窝疾病的女性将进行全乳腺切除术和腋窝淋巴结清扫术。这种情况现在是进

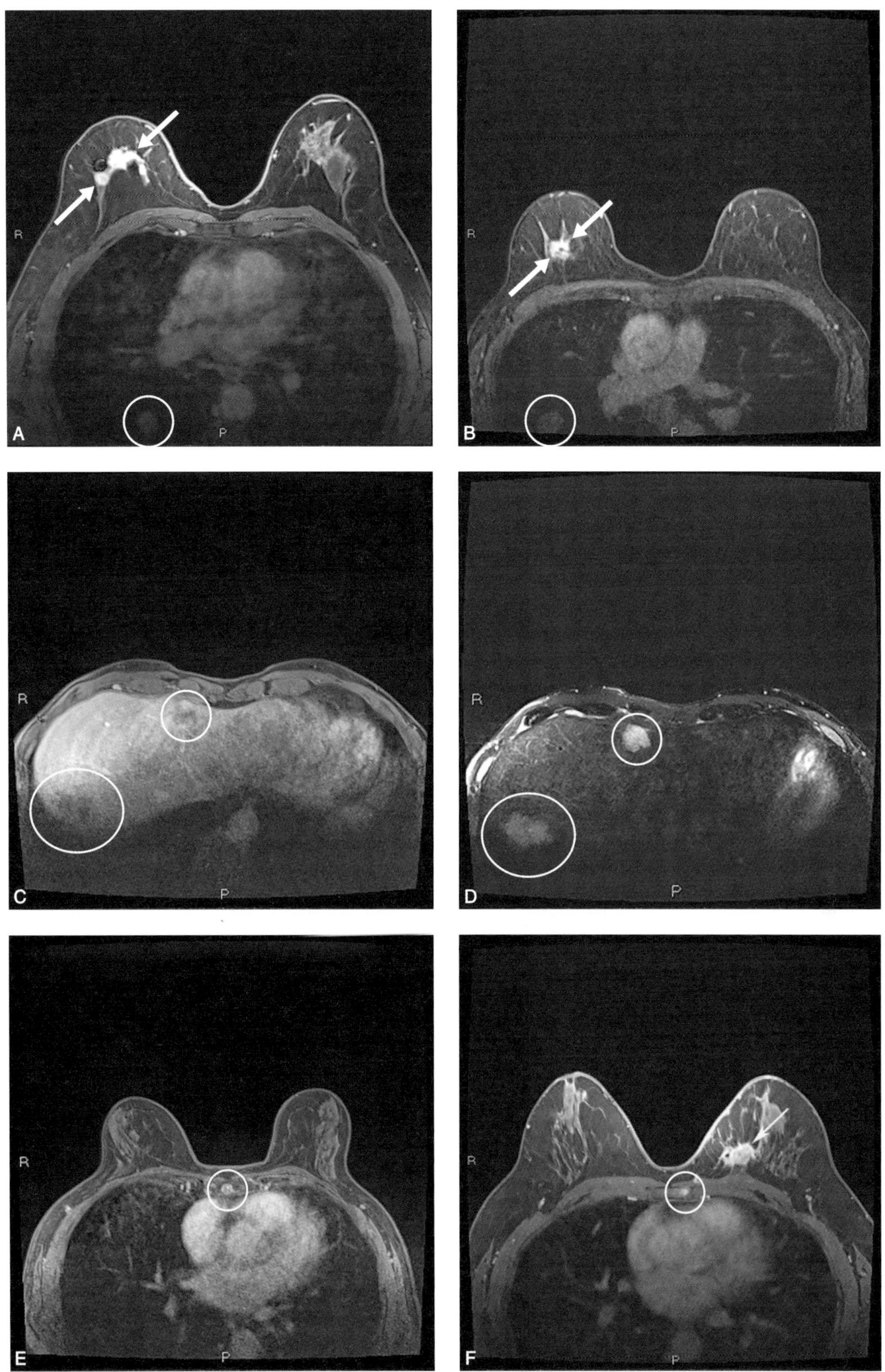

图 22.8　乳腺 MR 的偶然发现。A、B. 2 例右乳浸润性乳腺癌（箭）的患者，在乳腺 MR 分期时偶然发现了肺内肿块（圆圈）。两名患者进行 PET/CT 和活组织检查后，一个被证实为良性病变（A），另一个为原发性肺癌（B）。C、D. 晚期乳腺癌患者行乳腺 MR 分期，大量转移淋巴结（未显示），肝脏内显示多个肿块（圆圈）。T_1WI 增强呈不均匀强化（C），T_2WI 呈高信号（D）。肝脏 MR 检查（未显示）证实为良性血管瘤。E、F. 在 T_1WI 增强（E）及增强 T_1WI 减影图像上（F）两名患者偶然发现胸骨后肿块（圆圈）。第 1 例患者进行影像高风险筛检，胸骨肿块经过多年稳定不变，认为是良性的。第 2 例患者左乳腺癌（F，箭），大量转移淋巴结（未显示），胸骨肿块活检发现是转移性疾病。

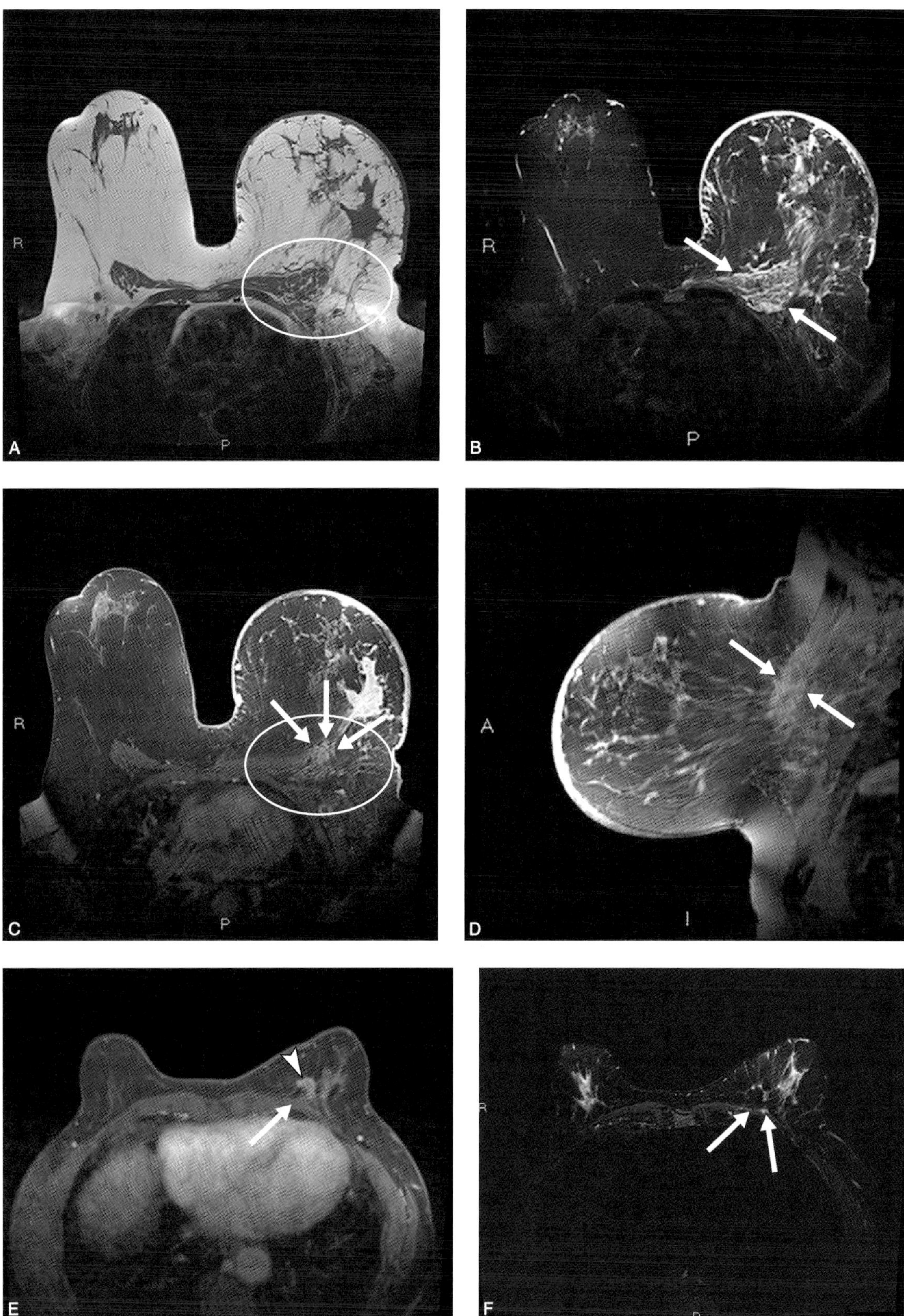

图 22.9 利用 MRI 确定肿瘤向胸大肌侵犯。A~D. 晚期浸润性乳腺癌患者的 MR 图像。A. T_1WI 显示肌肉位置(圆圈),周围 Cooper 韧带和皮肤水肿增厚。B. 同一层面压脂 T_2WI 横断位图像。胸大肌(箭)存在与水肿信号一致的 T_2WI 高信号,贯穿乳腺和皮肤。C. 横断位 T_1WI 增强 MR 显示肌肉(圆圈)中的异常强化(箭),组织学上证实与侵犯胸壁有关。D. 矢状位 T_1WI 增强再次显示肌肉强化(箭)。E、F. 另一位患有较小浸润性乳腺癌(E,箭头)的患者,靠近肌肉处可见 T_2WI 信号增加的水肿,横断抑脂 MR(F,箭)显示肌肉无强化(E,箭)。乳腺肿瘤切除术中证实无肌肉受侵。

行术前乳腺 MR 检查的指征。在这些女性中，MR 能够找到 2/3 的原发性乳腺癌，一旦发现了肿瘤，再进行超声检查就能发现 80%的原发乳腺癌，即所谓的"二次看"或"靶向"超声。鉴于 MR 的特异性和病变良性可能，因此，应进行术前活检以确认 MR 所发现的是否为恶性肿瘤。图 22.10 为一位女性患者近期的乳腺 X 线摄影检查显示转移性腋窝淋巴结。在超声检查后，乳腺 MR 最终发现了原发性乳腺癌。

乳头溢液

乳头溢液约占乳腺所有症状的 10%，1/3 患者具有乳腺疼痛和乳腺肿块。可疑的分泌物包括自发性、单侧、单管、浆液性或血性的溢液。大多数情况下，这是由良性乳头状瘤引起的，但也有 10%~15%的病例继发于恶性肿瘤。乳腺 X 线摄影在这类患者群体中通常无阳性发现，因此，乳腺导管造影检查通常用于这些女性的术前检查（第 23 章）。鉴于 CE-MR 对浸润性乳腺癌、原位乳腺癌及乳头状瘤的高敏感性，运用 MRI 评估这类女性患者是有意义的。虽然乳头溢液并不是乳腺 MR 的适应证，但在很多案例上具有良好的效果。从 MR 检查中受益的患者包括乳腺导管造影失败的女性、乳腺癌高风险的女性，或者那些在影像学或体格检查中发现其他可疑恶性肿瘤的女性。图 22.11 显示了乳腺 MR 如何帮助乳头溢液的女性进行检查，特别是当乳腺导管造影检查失败后，在 MR 上发现了一个小的乳头状瘤。

引导活检

正常的 MR 并不能排除恶性肿瘤；尽管很敏感，但它并不完美。因此，对于常规检查（乳房 X 线摄影和 US）的患者，乳腺 MR 不是典型的活检前检查的一部分。常规影像异常时 MR 检出肿瘤的灵敏度接近 90%（浸润性病变为 90.9%，DCIS 为 73%），其合理特异度约为 70%。然而，阴性的 MR 不足以使我们避免活组织检查。很少有 MR 可以帮助我们定位立体定向或 DBT 引导活检不适用的单个体位乳房 X 线摄影发现的病

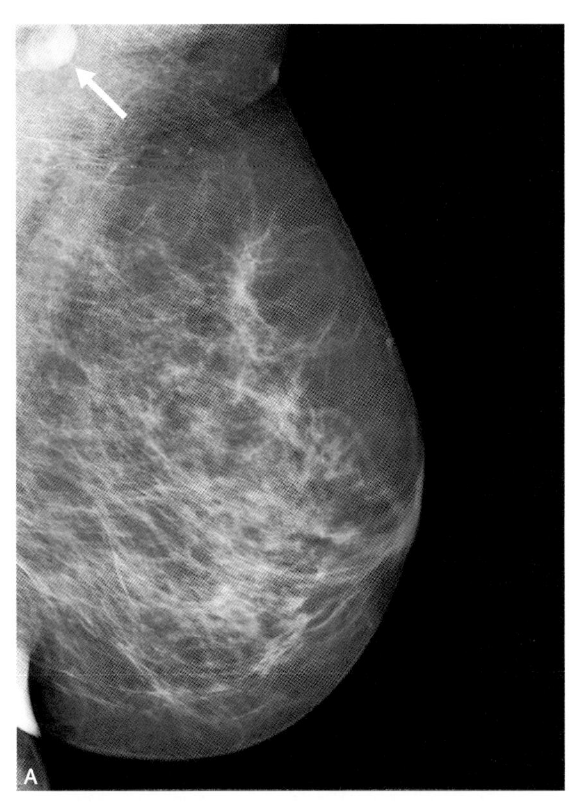

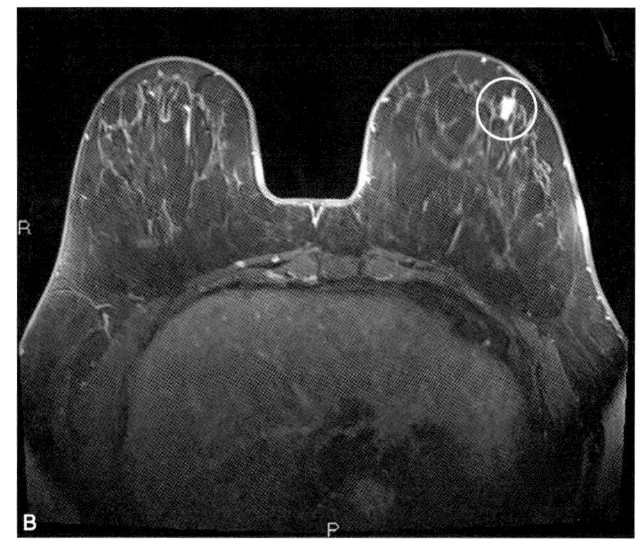

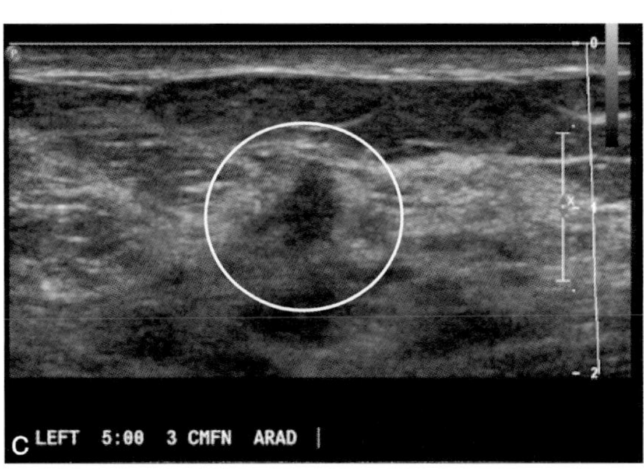

图 22.10　腋窝淋巴结转移，原发病变不明。A. 乳腺 X 线筛查新出现的左腋窝淋巴结肿大（箭）。初次乳腺超声未见原发灶（该图未显示）。淋巴结活检证实肿瘤为乳腺起源。B. 乳腺 MR 增强扫描显示外下象限强化的肿块（圆圈）。C. 靶向或二次超声检查在 5 点钟方向找到了原发肿块（圆圈），证实为浸润性乳腺癌，组织学与转移淋巴结相同。

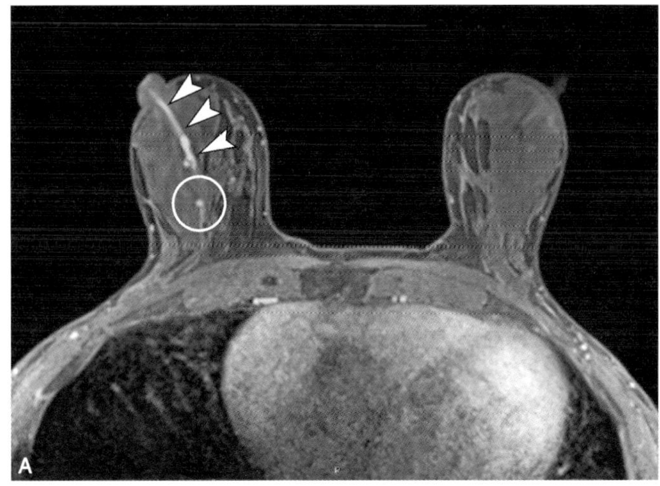

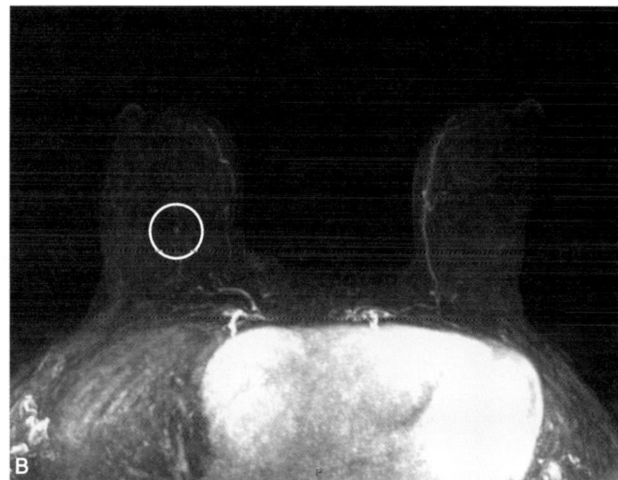

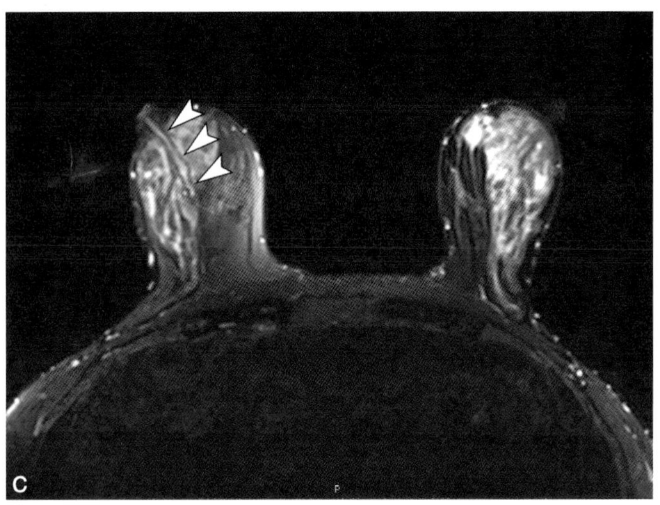

图 22.11　MR 在乳头溢液患者乳腺导管造影失败后的使用。A. 增强 T_1WI MR 图像显示右乳中央强化结节(圆圈)以及 T_1WI 上呈高信号的扩张导管(箭头)。B. 增强 MIP 仅显示了强化的结节(圆圈),扩张的导管未见强化。C. 抑脂 T_2WI MR 图像再次显示等至稍高信号的扩张导管(箭头)。导管内的信号与血液一致。在 MR 引导的活组织检查中发现了乳腺 X 线摄影未发现的小乳头状瘤。

变;幸运的是,这种情况并不常见。

假体评估

假体破裂。乳腺 MR 可用于评估硅胶假体的完整性,是明确假体破裂最准确的检查方法,具有最高灵敏度和特异性。据报道,其敏感性为 72%~94%,特异性为 85%~100%,而乳腺 X 线摄影和超声检查的敏感性和特异性分别约为 25%和 85%。需要注意的是,盐水假体破裂的诊断不需要 MR,临床上可通过乳腺快速萎缩来诊断,在乳腺 X 线摄影或超声上可见假体塌陷或缺失(见图 19.9A,第 19 章盐水破裂的乳腺 X 线表现)。

硅胶假体破裂有两种类型:囊内破裂(较为常见)和囊外破裂(硅胶破裂的 X 线表现见第 19 章图 19.9B)。纤维囊的完整性决定了破裂类型。图 22.12 显示了两种类型的假体破裂和乳腺 MR 上的纤维囊破裂。在囊内破裂中,纤维囊保持完整,特征性表现称为"扁面条征"。如图 22.12A、B 所示。扁面条的外观来自塌陷的假体膜(低信号)在硅胶中分层(T_2WI 上为高信号)。囊外破裂时,可在黑色纤维囊外见到硅胶信号。图 22.12C、D 显示囊外破裂。在评估硅胶假体时,采用 MR 技术来抑制或强调来自水、脂肪或硅胶的信号,使硅胶在囊外可见。在乳腺组织和淋巴结中可以看到硅胶。MR 评价假体破裂不需要使用对比剂。

假体周围积液。除了破裂外,乳腺 MR 还可用于显示女性假体周围积液。液体可能是由于感染或乳腺假体相关的间变性大细胞淋巴瘤(BIA-ALCL)造成。超声通常用于感染的临床诊断与抽吸治疗。在假体重建后感染常见,约 6%的女性会发生感染。临床上并不将乳腺磁共振作为常规检查。间变性大细胞淋巴瘤(ALCL)是一种很少见的非霍奇金淋巴瘤,它似乎更常与有纹理的假体相关。2007 年报告了第一例病例。据报道,在使用假体的女性中,发生 ALCL 的绝对风险极低,每年每 10 万名患者仅有 0.1~0.3 例。大多数患者放置假体后,在假体周围出现继发于积液的乳腺肿胀(有或没有肿块)。吸出液体或活组织检查可以确认 ALCL 和感染。在 ALCL 中,出现假体周围积液的女性预后比具有肿块的女性好。治疗方法是移除假体。是否进行放疗和/或化疗尚不清楚。图 22.13 显示假体周围积液的患者,该患者最终被诊断为 BIA-ALCL。

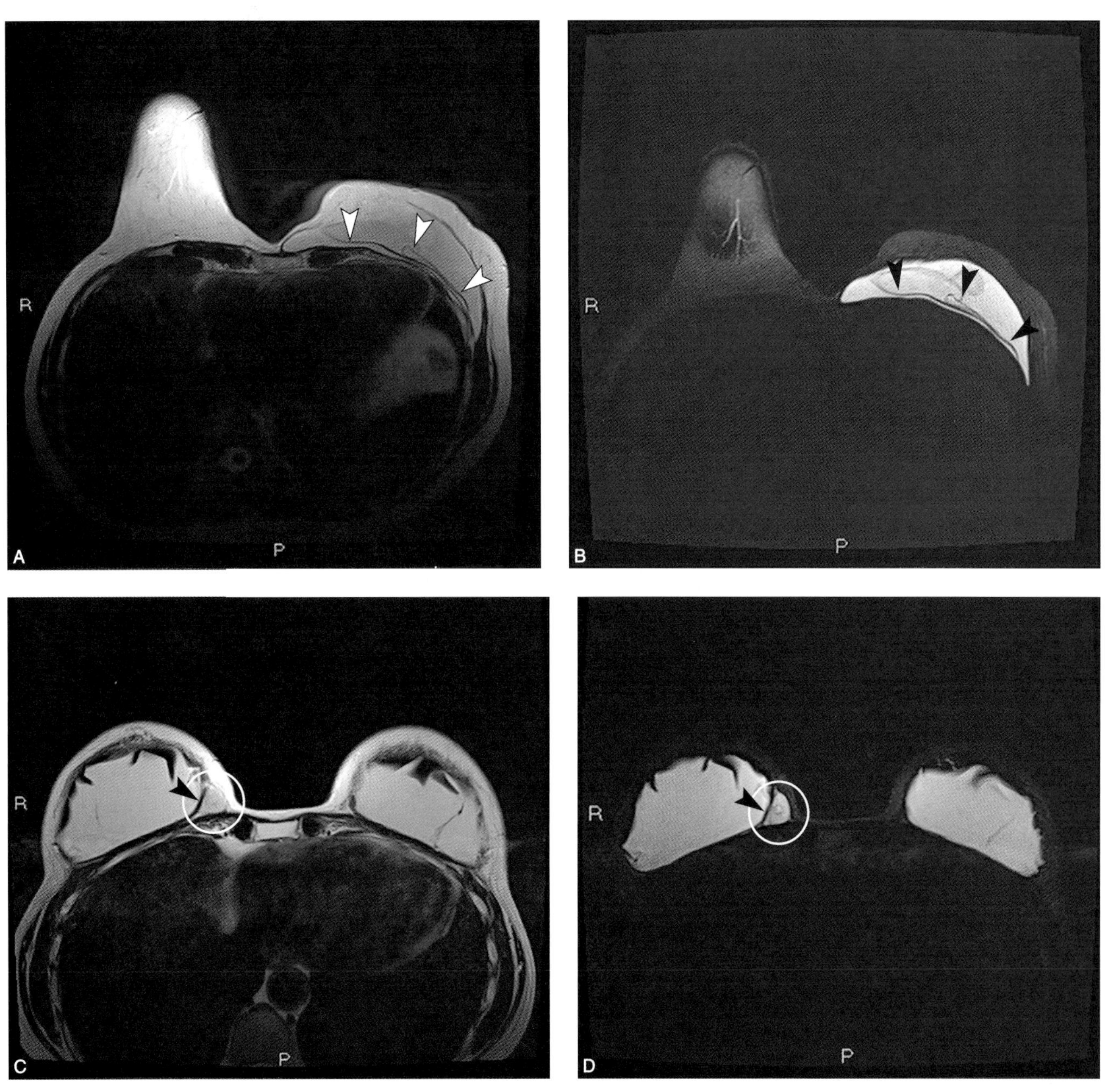

图 22.12　硅胶假体破裂的 MR 图像。A、B. 图像显示左侧假体后下侧扁面条征（箭头）。扁面条征来自硅胶中塌陷的假体膜分层。囊内破裂时，硅胶仍留在纤维囊内。C、D. 第二位患者的图像显示囊外破裂。黑纤维囊（黑箭头）外可见硅胶信号（圆圈）。

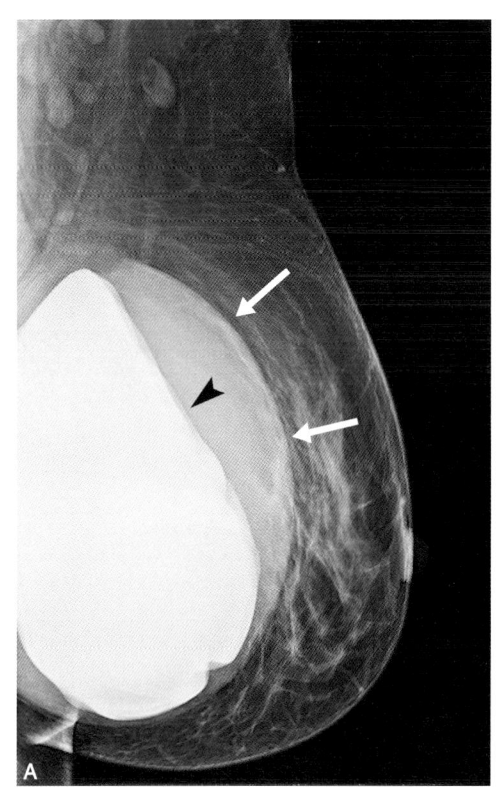

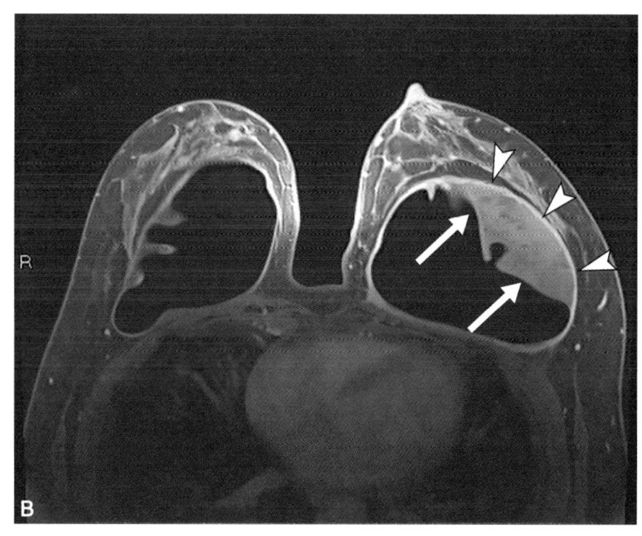

图 22.13 乳腺假体相关的间变性大细胞淋巴瘤。A. 乳腺 X 线图像显示假体周围液体聚集(箭),这些液体对下面的硅胶假体(箭头)产生了影响。超声证实了流体密度(该图未显示)。B. 乳腺增强 MR 评估肿块和疾病程度。显示了假体(箭)周围的复杂流体集聚(箭和箭头之间),液体边缘可见轻度强化(箭头)。

技 术

成像参数

2013 年,ACR 对 CE-MR 成像参数进行了修改,并在 2014 年进行了修订。表 22.4 按技术因素列出了扫描指南。乳腺 MR 成像的设备必须遵循 ACR 指南,但具体方案可因机构而异。此外,为通过 ACR 认证,他们必须能够进行乳腺 X 线摄影、乳腺超声和 MR 成像引导,或有可以为他们提供这些服务的相关机构。

表 22.4

ACR 乳腺磁共振成像技术指南

技术因素	指南
场强	由于场强和分辨率有关,故一般认为 1.5T 磁共振为最低要求
层厚	3mm 或更小
平面分辨率	1mm 或更小
脂肪抑制	化学脂肪抑制和/或图像减影
双侧乳腺成像	乳腺专用线圈同步双侧成像
增强	钆对比剂:标准剂量为 0.1mmol/kg,至少 10mL 生理盐水冲管
扫描时间	应根据增强情况报告动态信息,以 4min 或更少的时间间隔确定的数据

MR 成像设备的规格和性能还必须满足美国所有州和联邦的要求。患者以俯卧位进行扫描,乳腺悬垂在专用的乳腺线圈中。不能用体部线圈进行乳腺 MR 检查。应对乳腺进行横断位或矢状位或两者相结合成像。评估乳腺癌的核心序列包括三平面定位,T_1WI、脂肪抑制(FS)的 T_2WI、三维 FS 梯度回波序列平扫以及 3 期或更多期增强扫描。表 22.5 显示了从各种序列中获得的信息。建议使用脂肪抑制来最大限度地增加肿瘤和乳腺脂肪之间的对比度,使肿瘤在 MR 成像上呈高信号。同时进行对比增强减影以强调病变的异常强化。

肿瘤的强化与背景腺体组织不同,这是由于它具有更大的血管通透性,从而导致更快速地早期强化和洗脱。乳腺 MR 包括几个时间点,这使我们不仅能够评估区域增强,还能评估其随时间的血流动力学改变。第一个时间点大约是注入对比剂后 90s,这是检测乳腺癌的最佳时间,因为与实质相比乳腺癌的强化更为迅速。其他时间点因人而异,而延迟期通常在注入对比剂后 4~5min。

表 22.5

从 MR 成像序列获得的信息

序列	信息
T_1WI	脂肪组织与腺体组织的区别
T_2WI 抑脂	识别充满液体的结构,如囊肿
动态增强	形态和血流动力学

动 力 学

BI-RADS 定义了三种血流动力学曲线，根据早期增强程度（慢、中、快）和峰后延迟强化变化（持续型、平台型和廓清型）对其进行分类。图 22.14 所示为 ACR BI-RADS 描述的血流动力学曲线。对于早期强化，快速强化是指在开始的 2min 内信号强度增加>100%，中速强化是指信号强度增加 50%～100%，而慢速则指的是信号强度增加<50%。延迟期，持续型强化是指在增强扫描的整个时间内，病灶信号增高>10%；平台型强化是病灶信号强度达到峰值后，随着时间延长，没有显著的变化；而廓清型强化则是指信号达到峰值后，迅速下降，下降幅度>10%。最值得关注的曲线是速升廓清型，即在注入对比剂后 2min 内病灶信号强度快速上升，为延迟期迅速廓清的血流动力学曲线。然而，除了廓清型动力学曲线外，血流动力学曲线在预测恶性肿瘤方面的总体表现不佳。与血流动力学曲线相比，形态学改变更应该用来确定是否对病灶进行活检或随访。计算机辅助诊断（CAD）软件可用于帮助解释乳腺 MR 图像。该软件有助于以客观的方式提供血流动力学信息。如果病灶信号强度达到初始增强阈值（通常设置为 50%～60%），则 CAD 软件会对结果进行编码，根据延迟曲线选择不同的颜色。图 22.15 显示肿块的血流动力学曲线为平台型，主要表现为黄色。

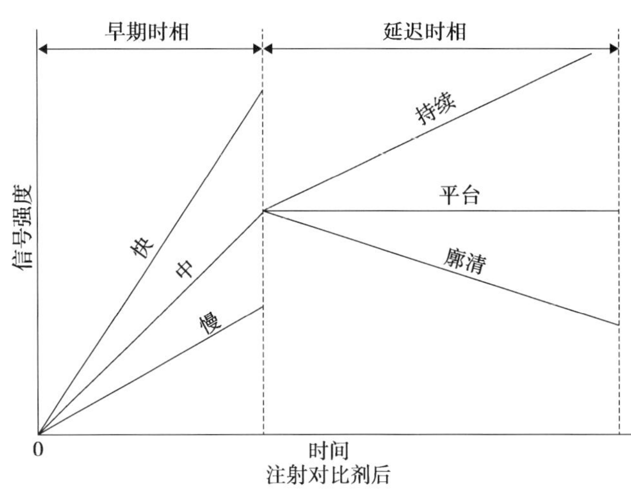

图 22.14 乳腺 MR 血流动力学曲线示意图。

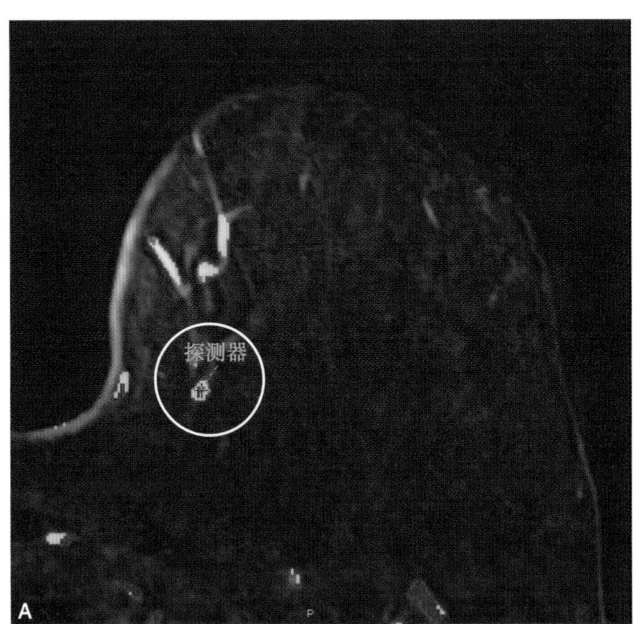

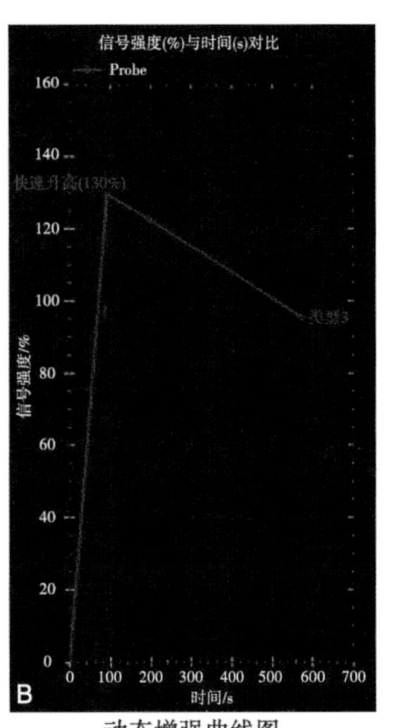

动态增强曲线图

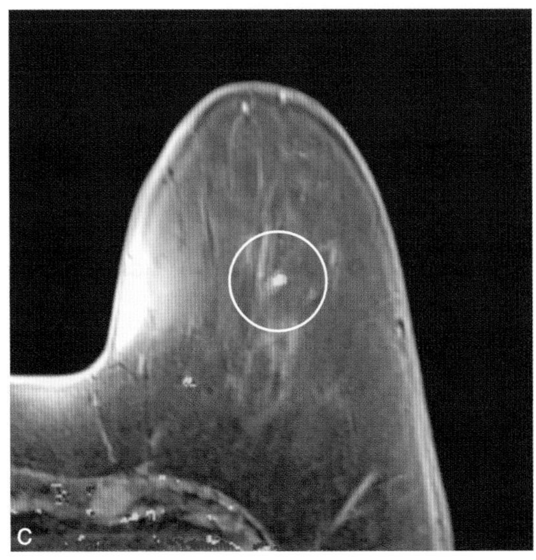

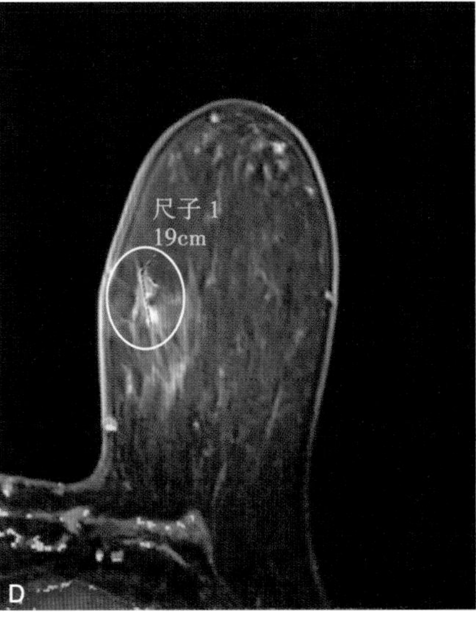

图 22.15 乳腺 MR 动态增强曲线。A、B. 小圆形、不规则、均匀强化肿块（A，圆圈），早期快速强化和延迟期呈廓清型，血流动力学曲线呈速升廓清型。C、D. 图 22.5 中的患者有两个肿瘤。较小肿块（C，圆圈）具有平台型延迟期血流动力学曲线，因此呈色黄色，较大的肿块（D，椭圆）具有持续型延迟期血流动力学曲线，呈蓝色（曲线未显示）。

图 22.15 显示了三种血流动力学曲线。图 22.15C、D 中的患者与图 22.5 中的相同。

伪　影

乳腺磁共振成像最常见的伪影与患者因素和脂肪饱和有关。患者因素包括体位、运动和金属制品。技术因素包括对视野和解剖范围的选择、线圈类型、脂肪饱和问题和各种伪影。为了尽量减少患者因素，每个乳腺应该对称摆放在线圈中心避免接触线圈元件。较差的体位会压缩部分乳腺、限制左右比较、产生高信号（乳腺接触线圈的地方）伪影。技术因素会影响图像质量，如果做得不好，可能会在图像上产生伪影。对于乳腺 MR，扫描视野（FOV）应包括乳腺和腋下，通常是从锁骨水平向下至乳腺下皮肤皱褶处。如果技术人员没有使用乳腺线圈，而使用图像体部线圈，图像将呈现颗粒状。

乳腺 MR 的关键技术因素之一是脂肪饱和技术。为了进行化学脂肪饱和，MR 装置施加低于水峰的脉冲频率，该频率为 3.5ppm（224Hz，1.5T）。对于以脂肪为主或缺乏脂肪（致密纤维腺组织）的患者来说，这可能是一个挑战。若峰值应用不当，脂肪仍然是高信号，掩盖了高信号肿瘤的检出。其他常见的伪影来自血流、呼吸运动和患者运动。这些是沿相位编码方向检测到的。因此，乳腺 MR 的相位编码方向在横断位图像上设置为由左到右，矢状位设置为由上到下，以减少对成像的影响。图 22.16 显示了乳腺 MR 的一些常见伪影，包括患者运动、脂肪饱和失败和化学位移伪影。

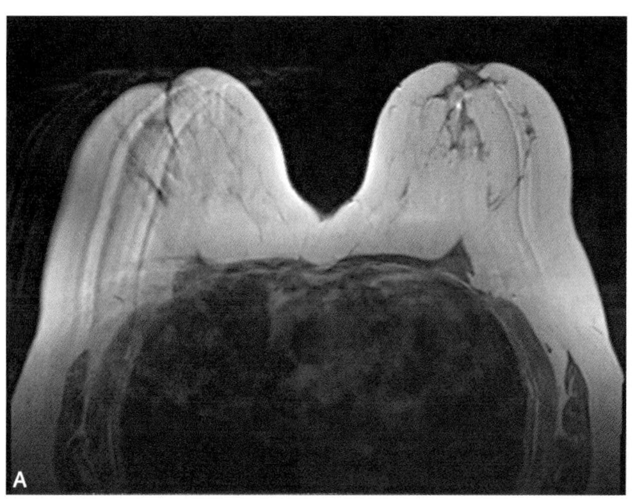

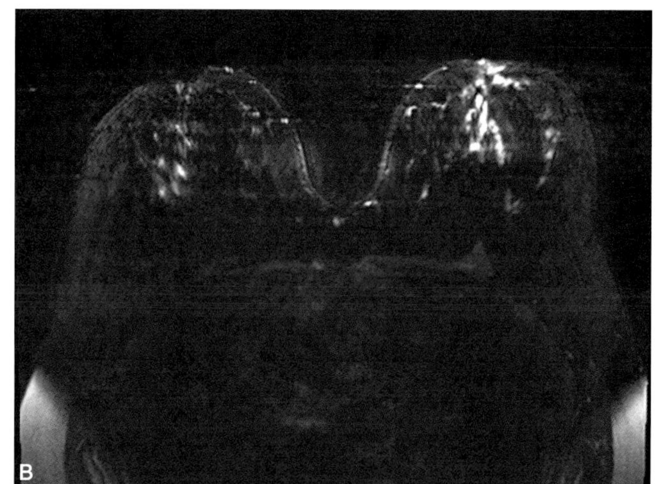

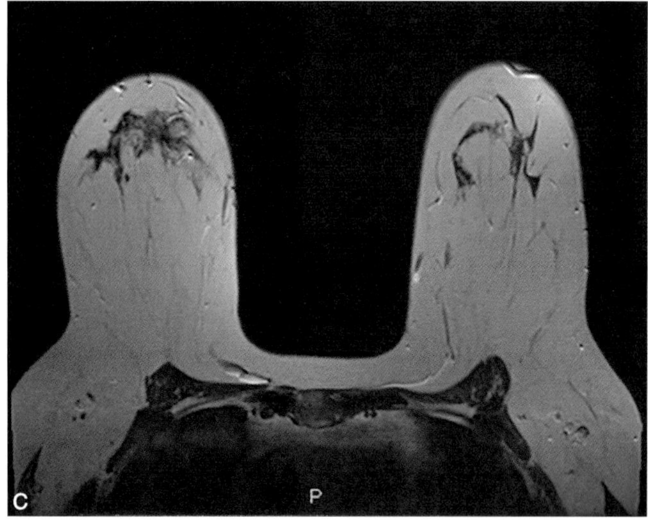

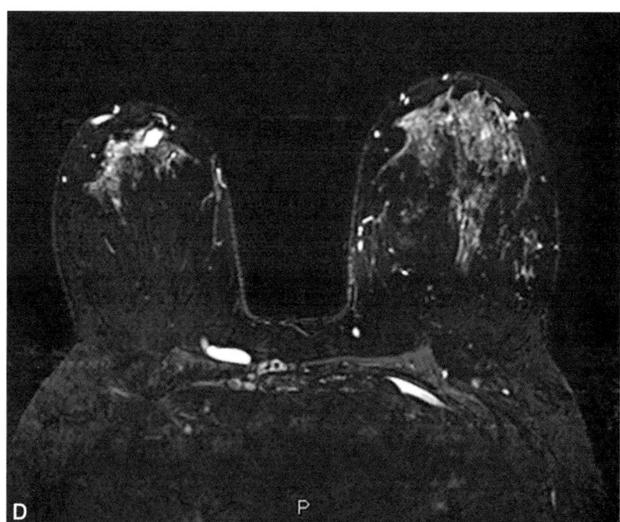

图 22.16　乳腺 MR 常见的伪影。A、B. 患者运动造成的 T_1WI（A）上形成重复的条带，在 T_2WI 抑脂图像（B）上图像模糊。C~F. 另一名患者初次接受乳腺 MR 肿瘤分期检查，抑脂失败，需重新扫描。C、D. 初次和重复轴位 T_2WI，失败（C）和成功（D）的抑脂图像。

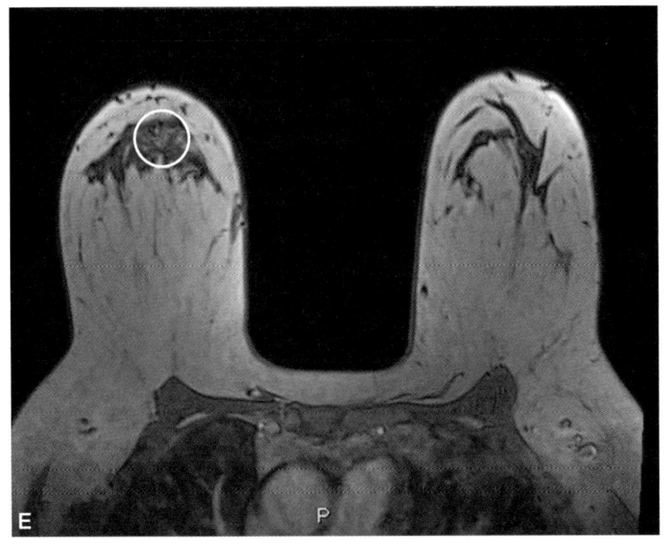

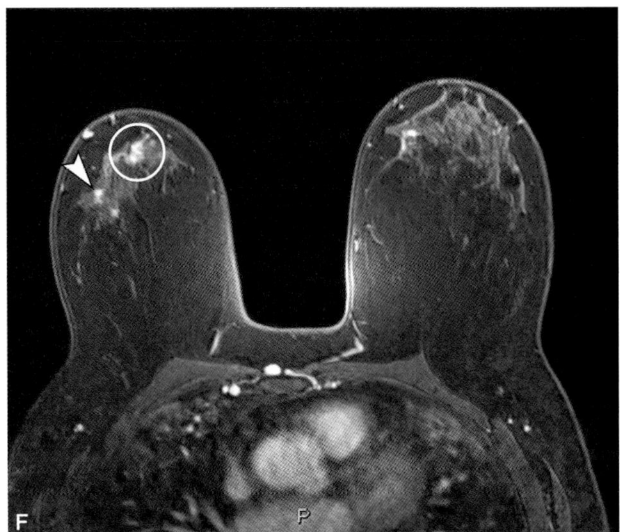

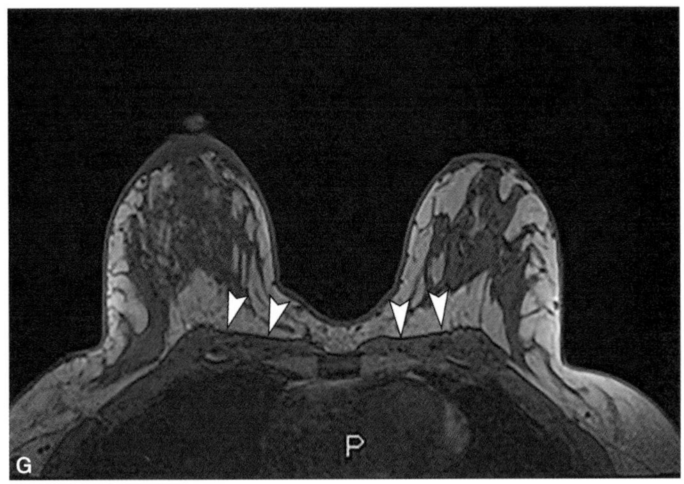

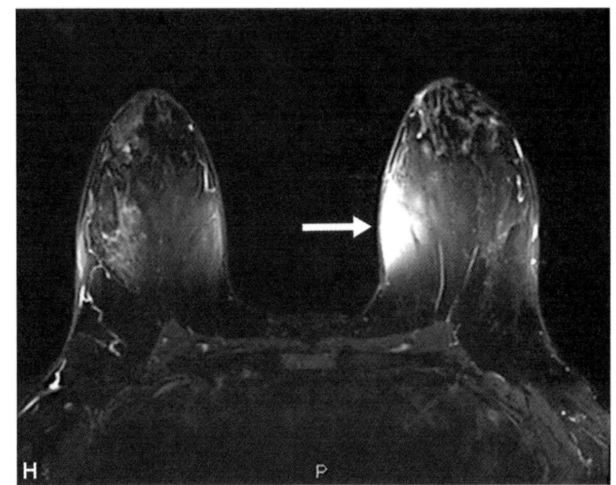

图 22.16(续)　E、F. 非抑脂增强 T_1WI(E)和抑脂增强 T_1WI(F)。乳腺组织在非抑脂的 T_1WI 序列上呈高信号(E),这容易掩盖强化后呈高信号的右乳腺前方肿瘤(圆圈)。除了已知的肿瘤,FS 还检测到疾病后外侧的额外病变(箭头)。G. T_1WI 化学位移伪影致局部信号减低,该伪影发生在脂肪-液体交界面,这是由于组织间的 224Hz 频率偏移导致的空间错配,并在界面上形成暗带。这发生在所有有脂肪-液体交界面的图像上,但可以通过适当的技术使它最小化。H. 当组织太靠近线圈时会发生眩光(箭)。在抑脂 T_2WI 上显示为明亮的区域。

解　　读

第 1 版 BI-RADS 于 1993 年发布,其中仅有关于乳腺 X 线摄影的专业词汇。1997 年开始增加乳腺 MR 术语,经过了 6 年对乳腺磁共振检查专业术语的测试和审查,在 2003 年第 4 版 BI-RADS 首次出现了 BI-RADS-MR 检查专业术语。第 5 版 BI-RADS 于 2013 年发布,其包含了对报告内容(即临床病史,与既往检查的比较,病灶描述)和术语的建议,特别是 MRI 术语。

背景实质强化和纤维腺体组织

背景实质强化。MR 报告应包括对背景实质强化(BPE)或者患者正常乳腺纤维腺体组织强化的描述(表 22.6)。图 22.17 显示了每个 BPE 级别的示例。正如在技术部分中描述的那样,这是对增强后大约 90s 的第一个对比增强图像进行评估所得到。

表 22.6

背景实质强化类别
几乎没有
轻度
中度
显著

背景实质强化(BPE)越明显,误诊率就越高,尤其对于年轻女性(50 岁及以下)。幸运的是,没有观察到 BPE 与乳腺癌 MR 的 PPV、CDR、敏感性、特异性有关。然而,BPE 越明显,患乳腺癌的可能性就越大。具体来说,具有轻度、中度 BPE 的女性和显著 BPE 的女性患乳腺癌的可能性可高达 9 倍。

BPE 受激素水平影响。一般而言,BPE 较低出现在绝经后患者和绝经前女性月经周期的第二周。BPE 在月经周期的增殖期(第 3~7 天)最少,分泌期(第 21~27 天)最高。因此,乳腺 MR 筛查应在月经周期的前半段(第 3~14 天)进行。月经周期对 BPE 的影响可能因患者乳腺密度不同而不同。对于月经周期紊

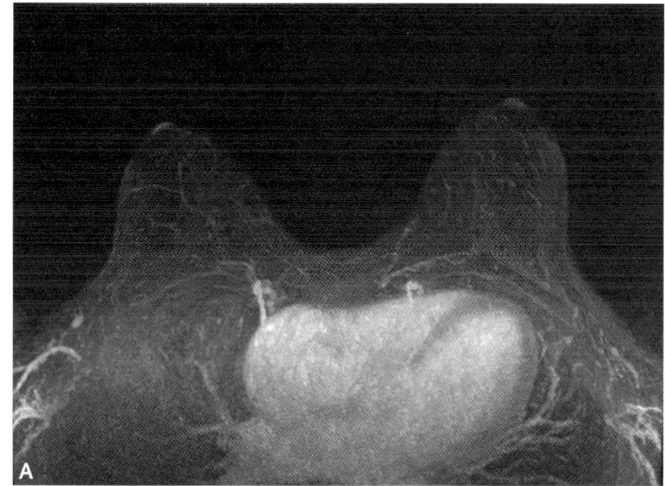

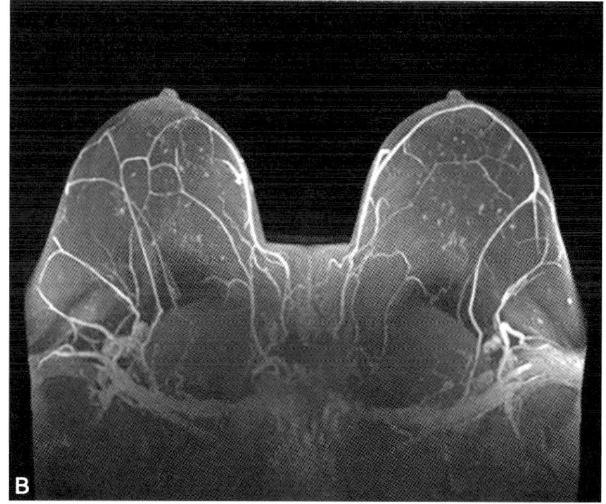

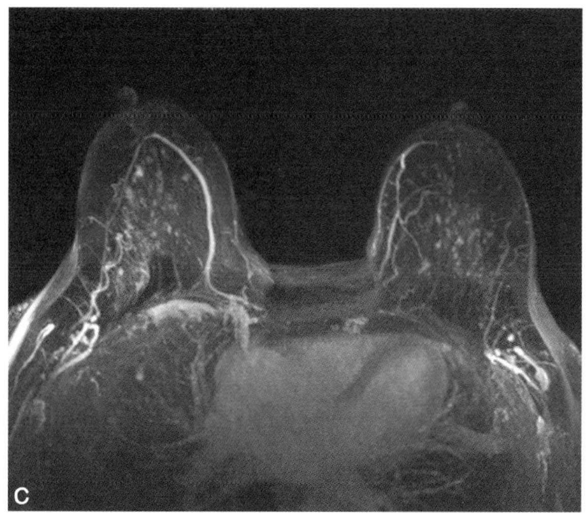

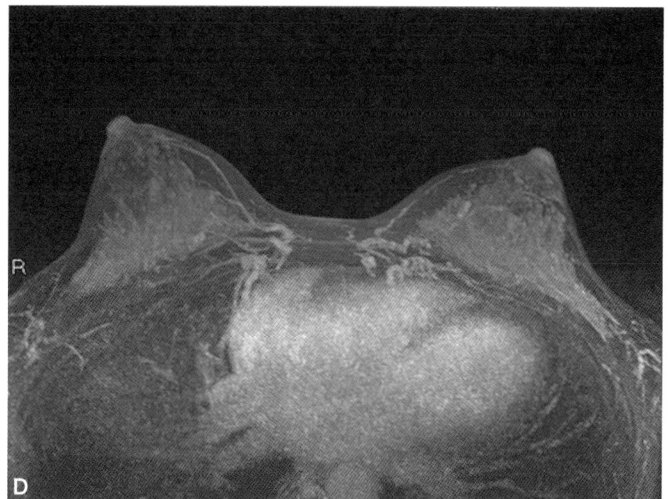

图 22.17 乳腺背景实质强化程度 MR。A. 几乎没有。B. 轻度。C. 中度。D. 显著。

乱的女性,血清孕酮水平可用于判断检查时间。对于进行肿瘤 MR 分期的患者,通常不考虑月经周期,以尽快进行临床决策。

纤维腺体组织。BPE 程度与乳腺 X 线检查中报告乳腺的密度类似,目前研究认为它主要反映纤维腺体组织的数量。表 22.7 列出了纤维腺体组织的分类,图 22.18 为示例。值得注意的是,BPE 的程度不依赖于纤维腺体组织的数量,并且无论月经周期或绝经情况,都可以以各种水平存在。

征　象

将乳腺 MRI 异常强化分为三大类:灶性强化、肿块强化和非肿块样强化(NME)表 22.8 列举了这三类征象相关的术语。

表 22.7

纤维腺体组织分类

几乎全是脂肪
散在纤维腺体组织
不均匀致密腺体组织
致密腺体组织

表 22.8

乳腺 MRI 词汇表的征象和术语

征象	术语	
灶性 肿块	形态	椭圆形[b] 圆形[a] 不规则[a]
	边缘	清晰[b] 不规则[a] 毛刺[a]
	内部强化特征	均匀[b] 混杂[a] 边缘强化[a] 无强化分隔[b]
非肿块样强化	分布	局灶 线样 节段[b] 区域[a] 多区域[a] 弥漫[a]
	内部强化特征	均匀 混杂 集丛状[b] 簇环状[b]

[a] 通常与恶性肿瘤有关的术语。[b] 通常与良性病变有关的术语。

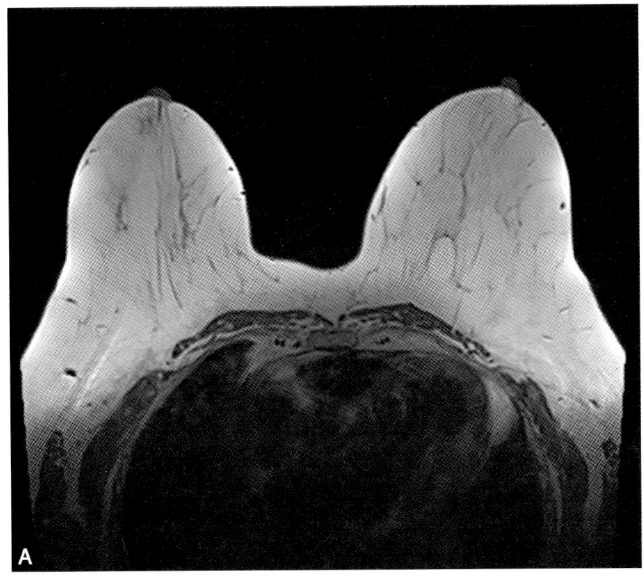

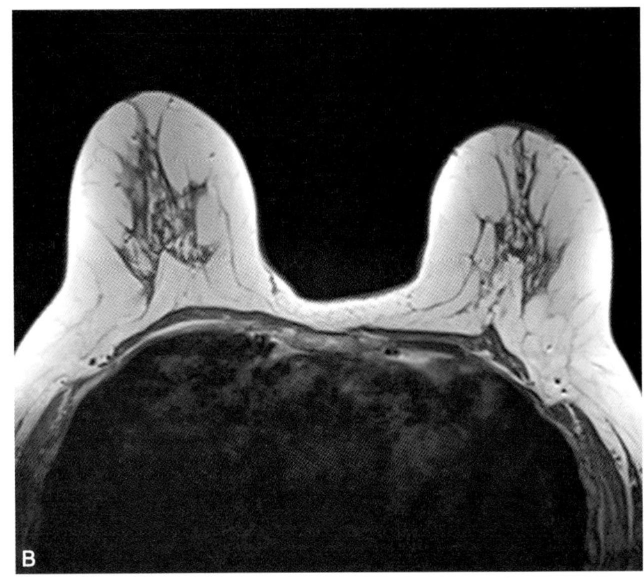

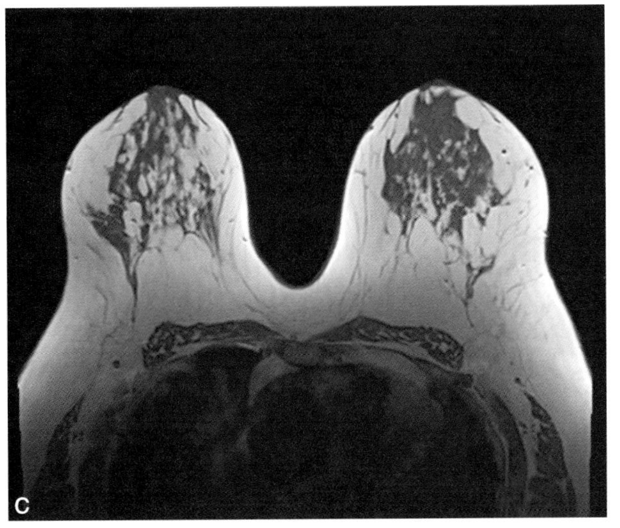

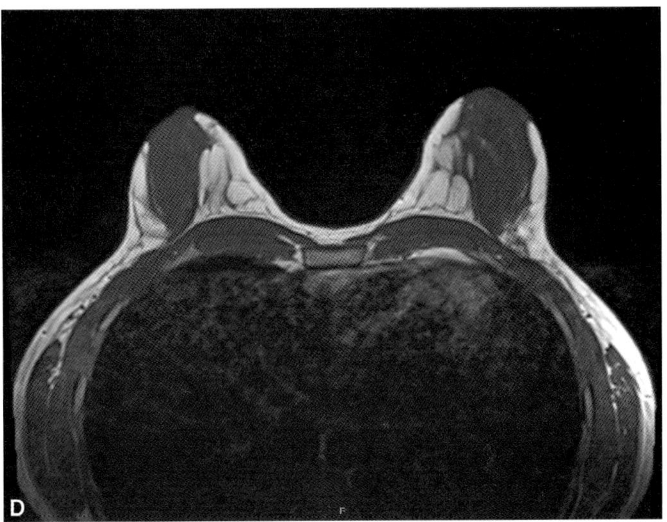

图 22.18 MR 显示乳腺纤维腺组织的数量。A. 几乎全是脂肪。B. 散在纤维腺体组织。C. 不均匀致密腺体组织。D. 致密腺体组织。

灶性强化。即有唯一的点状强化点，直径通常<5mm，缺少肿块的特征（图 22.19）。形状、边缘、分布或内部强化不用于描述点状病灶的特征；因此，如果你能够用这些特征去评估的话，那么这个病灶更适合归为肿块。当双侧乳腺存在多个点状强化灶时，常常是良性的，归为 BPE 的一部分，并不作为一个单独的征象来报告。如图 22.17B 所示患者可以作为该影像学表现的例子。灶性强化可能为恶性也可能为良性。表 22.9 列出了灶性病变的鉴别诊断。可疑恶性特征包括明显的或孤立的病变，淋巴结无脂肪门，较前片不同的病变，或可疑血流动力学（延迟期廓清型）。如果点状病灶在 T_2WI 上呈高信号，那就更倾向是良性的，特别是病灶大小稳定、有淋巴结脂肪门或延迟期持续强化。灶性强化为恶性肿瘤的概率很低，大约为 3%，但如果这些点状病变为新出现的和/或在 T_2WI 上呈低信号，那么恶性肿瘤的概率可高达 30%。

肿块。肿块具有三维空间占位效应，并有向外突出的边缘。其形态学从形状、边缘和内部强化特点来描述。因为几乎

表 22.9

乳腺 MRI 灶性病变的鉴别诊断

内乳淋巴结
乳头状瘤
小纤维腺瘤
乳腺纤维囊性变
典型导管增生
导管上皮非典型增生
浸润性导管癌
导管原位癌

Ha et al.（2014）；Ha and Comstock（2014）.

所有的病变都可能在 MR 上表现为肿块，所以我们用术语对可能为良性或恶性的肿块进行分辨。例如，不规则肿块最可能是恶性的，如图 22.5 所示。与边界清晰的病灶比较，边缘不清晰

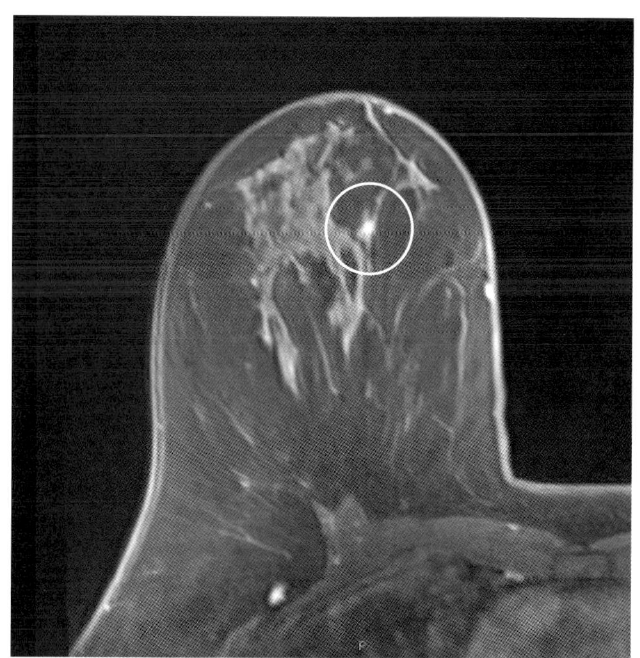

图 22.19 乳腺 MR 灶性强化。点状病灶(圆圈)太小,无法描述,因此不符合肿块或非肿块强化标准。

(包括毛刺和不规则)更有可能是恶性肿瘤。图 22.20 显示了有毛刺的肿块和边缘清晰的良性肿块。内部强化方式中,边缘强化值得关注。因此,圆形、毛刺、边缘强化的肿块高度提示恶性肿瘤。

MR 还可以帮助我们预测癌症的亚型。较低级别的 IDC 边缘更可能表现为不规则或毛刺,而边缘强化的局限性肿块通常是高级别的 IDC,有时是三阴性,并且具有较高的淋巴结受累风险。

某些征象是良性病变的影像学特征。最常见的两种良性乳腺肿块是纤维腺瘤和囊肿。如图 22.21 所示,纤维腺瘤通常呈椭圆形,边缘清晰,T_2WI 呈高信号,内部可见无强化的间隔,而囊肿也呈椭圆形,边缘清晰,T_2WI 呈高信号,内部无强化。

非肿块样强化(NME)。NME 被定义为增强扫描强化程度明显高于乳腺实质背景,其既不是肿块也不是灶性病变,一般用分布和内部强化方式对其进行描述,就像钙化的分布和形态一样,分布方式有 6 种,区域、多区域及弥漫分布多提示良性病变,最常见的原因为乳腺纤维囊性变。值得注意的是,多中心癌症也可能与部分良性病变具有相同的表现。相反,节段性分布具有较高的恶性 PPV(34.5%)。在内部强化特点中,簇环状强化(PPV 为 36.7%)是恶性肿瘤中很常见的类型,其次是集丛状强化(PPV 为 27.5%)。已知同侧乳腺癌症的患者,若年龄越大或 NME 范围越广,其恶性肿瘤的 PPV 较其他患者越高。NME 最常见的恶性肿瘤是 DCIS,图 22.22 三个患者均为 DCIS,表 22.10 列出了 NME 的鉴别诊断。

表 22.10

乳腺 MRI 对 NME 的鉴别诊断

乳腺纤维囊性变
炎性良性病变
典型导管增生
导管上皮非典型增生
浸润性小叶癌
导管原位癌

Milosevic et al. (2017).

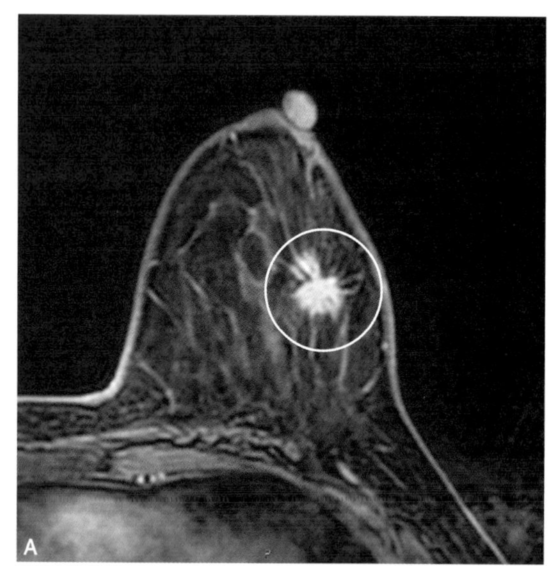

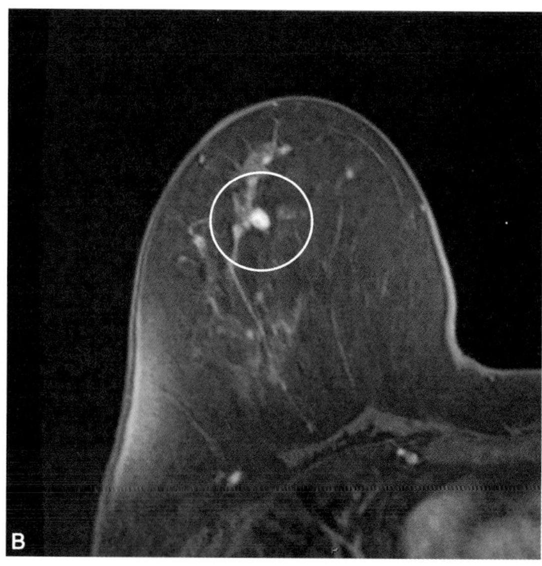

图 22.20 乳腺肿块。边缘毛刺的高度可疑肿块(A,圆圈)与边界清楚的良性肿块(B,圆圈)比较。虽然边界清楚的肿块有更多的良性特征,如果是新出现的或有所增大,也应该进行活检,因为一些癌症可以类似良性病变。

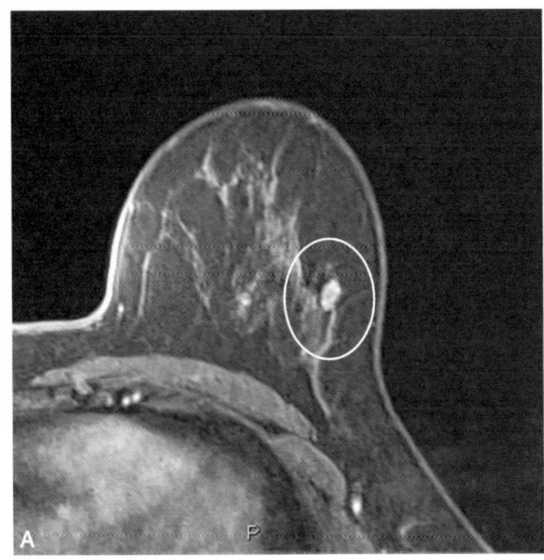

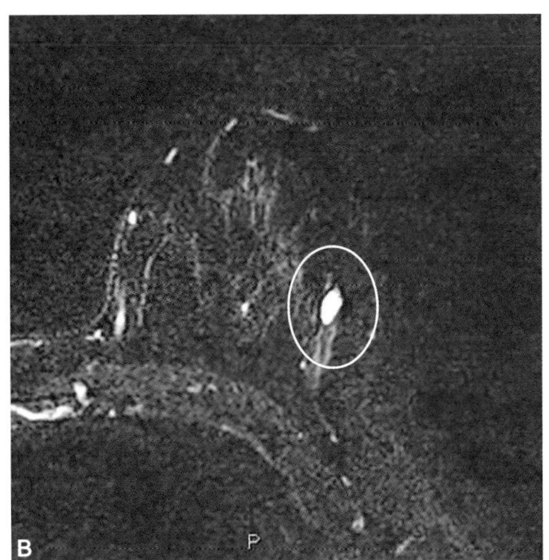

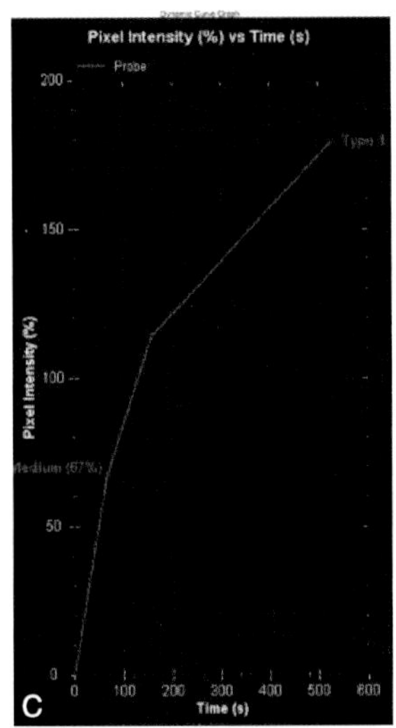

图 22.21　乳腺纤维腺瘤。纤维腺瘤通常呈椭圆形(A,椭圆),边界清晰,在 T_2WI 上表现为高信号肿块(B,椭圆),具有无强化分隔(A,肿块内的黑色区域)和良性血流动力学曲线(C)。

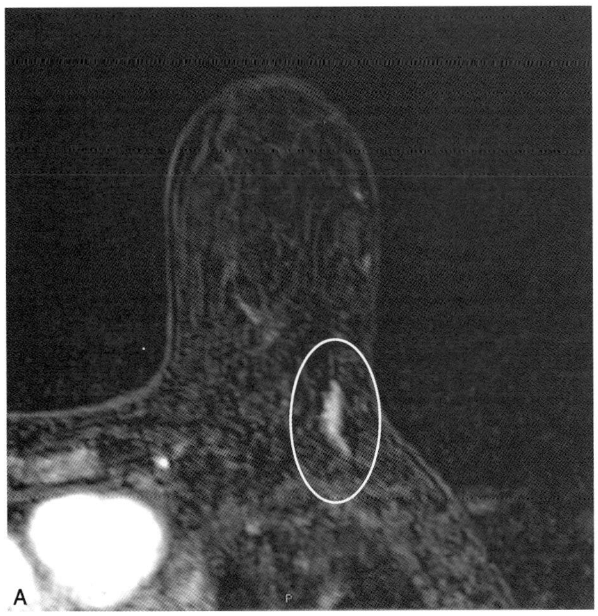

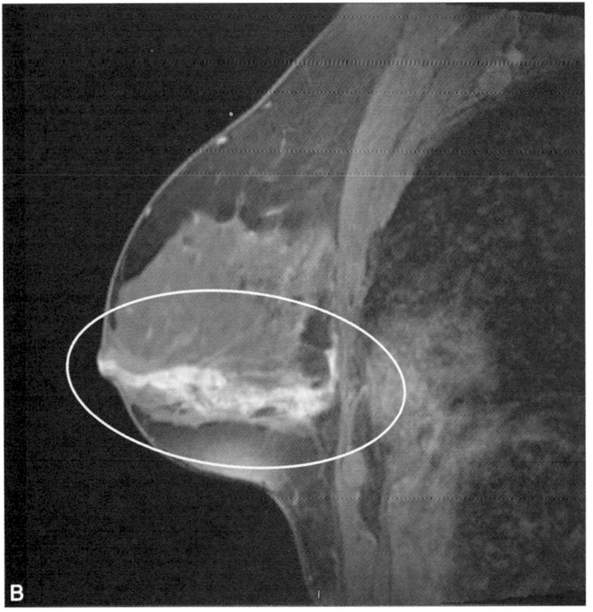

图 22.22　乳腺 NME。下列所有区域的 NME 均行活组织检查,发现为导管原位癌(DCIS)。A. 线性,符合预期的导管分布。B. 节段性,包括乳腺的一节段。

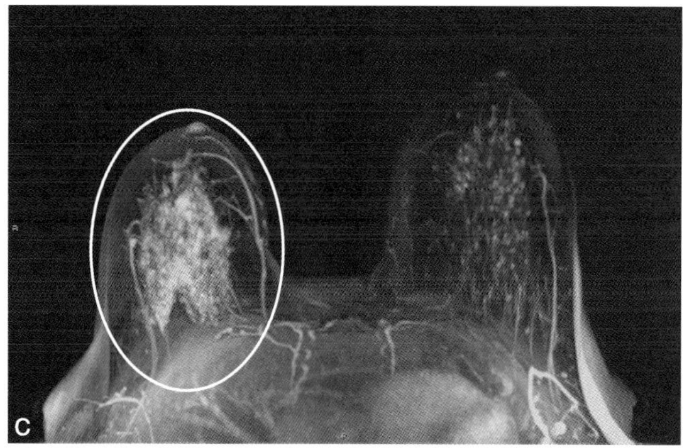

图 22.22(续)　C. 区域性,包括多个导管系统。区域性通常多为良性,但是在本例中是 DCIS。

MRI 异常发现的处理

当乳腺 MR 检查出现异常(BI-RADS 4 类:可疑发现;或 BI-RADS 5 类:高度可疑发现)时,患者可进行磁共振引导下穿刺活检,或乳腺 X 线摄影和/或超声检查评估。总的来说,磁共振所发现的肿块在常规成像(乳腺 X 线摄影和/或 US)上比 NME 更容易显示。NME 的发现率约为肿块的一半(平均为 30% 和 60%)。在所有的征象中,病灶范围增大、更多可疑的影像特征(BI-RADS 5 类>BI-RADS 4 类)、边缘强化(肿块)和簇状强化(NME)更有可能与 US 检查相关。当附近存在标志性结构(如手术瘢痕或囊肿),发现相关性的能力也会提高。除了超声外,DBT 和乳腺 X 线造影检查(一种通过静脉注射对比剂进行的乳腺 X 线检查)也可以用于引导活检。在随访中,大约有 1/8 病例初次进行 MRI 检查和超声引导下活检的结果认为是良性结果的病变,与 MR 随访发现不一致。确定活检目标和随访是影像引导活检成功的关键。

MRI 的风险

乳腺磁共振成像的一个优点是没有辐射。然而,对比剂的使用不可能对患者没有一点风险。在 1997 年,美国首次描述了与钆对比剂有关的肾源性系统性纤维化(NSF)。NSF 是一种多系统纤维化疾病,主要影响皮肤,进一步可累及内脏。死亡比较罕见,但已经有报道。严重肾功能损害的患者进行 CE-MR 检查后最大的风险是发生 NSF;因此,乳腺 CE-MR 通常不适用于 GFR<30 的女性。除了 NSF 的风险外,有证据表明钆同时沉积于体内的骨骼和大脑。线性钆对比剂在脑内的沉积呈剂量依赖性,与任何神经症状无关,与肾功能无关。表 22.11 列出了各种乳腺 MR 对比剂,以及它们的构成是线性还是大环类。早期数据表明,大环离子钆对比剂可能不会沉积在大脑中,因此可能更安全。

对这一现象在高危女性人群中进一步研究是很重要的,因为这些患者中许多 40 岁以上的人将被推荐每年进行乳腺 MR 检查。钆贝葡胺和钆喷酸葡胺是常见的乳腺对比剂,都是线性离子,并带有关于 NSF 的标签警告。许多机构正朝着钆布醇和钆特酸葡胺方向发展,因为它们是大环制剂。数据显示,所有

表 22.11

乳腺磁共振对比剂和类型

药剂	构成
钆特酸葡胺	大环类
钆布醇	大环类
钆贝葡胺	线性
钆弗塞胺	线性
钆双胺	线性
钆特醇	大环类
钆喷酸葡胺	线性

药物对乳腺癌的检测都具有适宜的敏感性,有些略优于其他的。

MR 成像的未来

高风险妇女的乳腺磁共振成像与乳腺 X 线摄影相比,CDR 高达 18,而平均风险妇女为 15.5‰。不幸的是,MRI 是一种高成本的成像方法,可用性有限。目前正对如何缩短扫描时间和读取时间进行研究。缩短扫描时间和读取时间将使费用减低,并允许磁共振成像用于更广泛地筛查目的。库尔已经评估了一个简短的 MR 扫描方案,它只包括增强前后序列和最大密度投影(MIP)序列。她的团队发现,在 10min 的扫描时间和小于 1min 的读取时间下,他们保持了 MR 的敏感性(CDR 18‰)。

一个简短的扫描方案的好处包括具有额外的成像时间、改善患者依从性、减少患者的运动、减少图像存储及减少医师的疲劳。该方案的潜在局限性是不能确定病变是否为含有脂肪的良性病变(无 T_1WI 非 FS),确诊特定良性病变(无 T_2WI)的信心下降,动态信息的丢失(无延迟时间点),以及偶尔需要召回患者进行全面的 CE-MR 成像。

其他小组正在研究包括 T_2WI 或两个强化时间点的简短方案。2017 年,一项乳腺 MR(包括 T_2WI)与乳腺融合断层成像针对致密型乳腺的对比试验正在进行中,这将有助于我们了解 MRI 在筛查有风险和乳腺致密的女性中的应用。

结　论

乳腺 MR 是评价乳腺癌最敏感的研究。包括但不限于高危妇女的筛查、乳腺癌的术前分期、假体评估等。在评估乳腺癌时，需要使用钆对比剂，可能有一些风险。未来的研究将着眼于与钆重复剂量相关的问题。鉴于乳腺 MR 的高度敏感性，降低费用以使更多的妇女受益是人们关心的问题。在不久的将来，一个简短的扫描方案可能会使 MR 更广泛地用于乳腺癌筛查。

推荐阅读

Agarwal K, Sharma U, Sah RG, et al. Pre-operative assessment of residual disease in locally advanced breast cancer patients: a sequential study by quantitative diffusion weighted MRI as a function of therapy. *Magn Reson Imaging* 2017;42:88–94.

Alduk AM, Brcic I, Podolski P, Prutki M. Correlation of MRI features and pathohistological prognostic factors in invasive ductal breast carcinoma. *Acta Clin Belg* 2017;72(5):306–312.

Amano Y, Aoki R, Kumita S, Kumazaki T. Silicone-selective multishot echo-planar imaging for rapid MRI survey of breast implants. *Eur Radiol* 2007;17(7):1875–1878.

American Cancer Society. Breast cancer early detection and diagnosis. Available from https://www.cancer.org/cancer/breast-cancer/screening-tests-and-early-detection/american-cancer-society-recommendations-for-the-early-detection-of-breast-cancer.html Accessed September 8, 2017.

American College of Radiology. *ACR BI-RADS Atlas Breast Imaging and Reporting Data System*. 5th ed. Reston, VA: American College of Radiology; 2013.

American College of Radiology (ACR). Breast magnetic resonance imaging (MRI) accreditation program requirements. Available from https://www.acr.org/~/media/ACRAccreditation/Documents/Breast-MRI/Requirements.pdf Accessed September 14, 2017.

American College of Radiology (ACR). Diagnostic radiology: magnetic resonance imaging (MRI) practice parameters and technical standards. ACR practice parameter for the performance of contrast-enhanced magnetic resonance imaging (MRI) of the breast. Available from https://www.acr.org/~/media/ACR/Documents/PGTS/guidelines/MRI_Breast.pdf Accessed September 8, 2017.

Badan GM, Roveda DJ, Paito S, et al. Ductal carcinoma in situ of the breast: evaluation of main presentations on magnetic resonance imaging compared with findings on mammogram and histology. *Rev Assoc Med Bras (1992)* 2016;62(5):421–427.

Ballesio L, Maggi C, Savelli S, et al. Role of breast magnetic resonance imaging (MRI) in patients with unilateral nipple discharge: preliminary study. *Radiol Med* 2008;113(2):249–264.

Baur A, Bahrs SD, Speck S, et al. Breast MRI of pure ductal carcinoma in situ: sensitivity of diagnosis and influence of lesion characteristics. *Eur J Radiol* 2013;82(10):1731–1737.

Berg WA, Gutierrez L, NessAiver MS, et al. Diagnostic accuracy of mammography, clinical examination, US, and MR imaging in preoperative assessment of breast cancer. *Radiology* 2004;233(3):830–849.

Bird RE, Wallace TW, Yankaskas BC. Analysis of cancers missed at screening mammography. *Radiology* 1992;184(3):613–617.

Bolan PJ, Kim E, Herman BA, et al. MR spectroscopy of breast cancer for assessing early treatment response: results from the ACRIN 6657 MRS trial. *J Magn Reson Imaging* 2017;46(1):290–302.

Braun M, Polcher M, Schrading S, et al. Influence of preoperative MRI on the surgical management of patients with operable breast cancer. *Breast Cancer Res Treat* 2008;111(1):179–187.

Brennan S, Liberman L, Dershaw DD, Morris E. Breast MRI screening of women with a personal history of breast cancer. *AJR Am J Roentgenol* 2010;195(2):510–516.

Chang YW, Kwon KH, Choi DL, et al. Magnetic resonance imaging of breast cancer and correlation with prognostic factors. *Acta Radiol* 2009;50(9):990–998.

Chikarmane SA, Michaels AY, Giess CS. Revisiting nonmass enhancement in breast MRI: analysis of outcomes and follow-up using the updated BI-RADS atlas. *AJR Am J Roentgenol* 2017;209(5):1178–1184.

Cho N, Im SA, Kang KW, et al. Early prediction of response to neoadjuvant chemotherapy in breast cancer patients: comparison of single-voxel (1) H-magnetic resonance spectroscopy and (18)F-fluorodeoxyglucose positron emission tomography. *Eur Radiol* 2016;26(7):2279–2290.

Ciatto S, Houssami N, Bernardi D, et al. Integration of 3D digital mammography with tomosynthesis for population breast-cancer screening (STORM): a prospective comparison study. *Lancet Oncol* 2013;14(7):583–589.

Clauser P, Carbonaro LA, Pancot M, et al. Additional findings at preoperative breast MRI: the value of second-look digital breast tomosynthesis. *Eur Radiol* 2015;25(10):2830–2839.

Clemens MW, Nava MB, Rocco N, Miranda RN. Understanding rare adverse sequelae of breast implants: anaplastic large-cell lymphoma, late seromas, and double capsules. *Gland Surg* 2017;6(2):169–184.

Cohen JB, Carroll C, Tenenbaum MM, Myckatyn TM. Breast implant-associated infections: the role of the National Surgical Quality Improvement Program and the local microbiome. *Plast Reconstr Surg* 2015;136(5):921–929.

Daniel BL, Gardner RW, Birdwell RL, Nowels KW, Johnson D. Magnetic resonance imaging of intraductal papilloma of the breast. *Magn Reson Imaging* 2003;21(8):887–892.

Dao TH, Rahmouni A, Campana F, Laurent M, Asselain B, Fourquet A. Tumor recurrence versus fibrosis in the irradiated breast: differentiation with dynamic gadolinium-enhanced MR imaging. *Radiology* 1993;187(3):751–755.

Dash N, Lupetin AR, Daffner RH, Deeb ZL, Sefczek RJ, Schapiro RL. Magnetic resonance imaging in the diagnosis of breast disease. *AJR Am J Roentgenol* 1986;146(1):119–125.

de Almeida JR, Gomes AB, Barros TP, Fahel PE, Rocha Mde S. Predictive performance of BI-RADS magnetic resonance imaging descriptors in the context of suspicious (category 4) findings. *Radiol Bras* 2016;49(3):137–143.

Debald M, Abramian A, Nemes L, et al. Who may benefit from preoperative breast MRI? A single-center analysis of 1102 consecutive patients with primary breast cancer. *Breast Cancer Res Treat* 2015;153(3):531–537.

de Bresser J, de Vos B, van der Ent F, Hulsewe K. Breast MRI in clinically and mammographically occult breast cancer presenting with an axillary metastasis: a systematic review. *Eur J Surg Oncol* 2010;36(2):114–119.

de Jong D, Vasmel WL, de Boer JP, et al. Anaplastic large-cell lymphoma in women with breast implants. *JAMA* 2008;300(17):2030–2035.

Delille JP, Slanetz PJ, Yeh ED, Kopans DB, Garrido L. Physiologic changes in breast magnetic resonance imaging during the menstrual cycle: perfusion imaging, signal enhancement, and influence of the T1 relaxation time of breast tissue. *Breast J* 2005;11(4):236–241.

DeMartini WB, Liu F, Peacock S, Eby PR, Gutierrez RL, Lehman CD. Background parenchymal enhancement on breast MRI: impact on diagnostic performance. *AJR Am J Roentgenol* 2012;198(4):W373–W380.

Dontchos BN, Rahbar H, Partridge SC, et al. Are qualitative assessments of background parenchymal enhancement, amount of fibroglandular tissue on MR images, and mammographic density associated with breast cancer risk? *Radiology* 2015;276(2):371–380.

El Yousef SJ, Duchesneau RH, Alfidi RJ, Haaga JR, Bryan PJ, LiPuma JP. Magnetic resonance imaging of the breast. Work in progress. *Radiology* 1984;150(3):761–766.

Feig S. Cost-effectiveness of mammography, MRI, and ultrasonography for breast cancer screening. *Radiol Clin North Am* 2010;48(5):879–891.

Fortunato L, Sorrento JJ, Golub RA, Cantu R. Occult breast cancer. A case report and review of the literature. *N Y State J Med* 1992;92(12):555–557.

Frei KA, Kinkel K, Bonel HM, Lu Y, Esserman LJ, Hylton NM. MR imaging of the breast in patients with positive margins after lumpectomy: influence of the time interval between lumpectomy and MR imaging. *AJR Am J Roentgenol* 2000;175(6):1577–1584.

Gao Y, Ibidapo O, Toth HK, Moy L. Delineating extramammary findings at breast MR imaging. *Radiographics* 2017;37(1):10–31.

Gorczyca DP, DeBruhl ND, Mund DF, Bassett LW. Linguine sign at MR imaging: does it represent the collapsed silicone implant shell? *Radiology* 1994;191(2):576–577.

Ha R, Comstock CE. Breast magnetic resonance imaging: management of an enhancing focus. *Radiol Clin North Am* 2014;52(3):585–589.

Ha R, Sung J, Lee C, Comstock C, Wynn R, Morris E. Characteristics and outcome of enhancing foci followed on breast MRI with management implications. *Clin Radiol* 2014;69(7):715–720.

Hambly NM, Liberman L, Dershaw DD, Brennan S, Morris EA. Background parenchymal enhancement on baseline screening breast MRI: impact on biopsy rate and short-interval follow-up. *AJR Am J Roentgenol*. 2011;196(1):218–224.

Harvey SC, Di Carlo PA, Lee B, Obadina E, Sippo D, Mullen L. An abbreviated protocol for high-risk screening breast MRI saves time and resources. *J Am Coll Radiol* 2016;13(11S):R74–R80.

Harvey JA, Hendrick RE, Coll JM, Nicholson BT, Burkholder BT, Cohen MA. Breast MR imaging artifacts: how to recognize and fix them. *Radiographics* 2007;27(Suppl 1):S131–S145.

Hennigs A, Riedel F, Marme F, et al. Changes in chemotherapy usage and outcome of early breast cancer patients in the last decade. *Breast Cancer Res Treat* 2016;160(3):491–499.

Houssami N, Ciatto S, Macaskill P, et al. Accuracy and surgical impact of magnetic resonance imaging in breast cancer staging: systematic review and meta-analysis in detection of multifocal and multicentric cancer. *J Clin Oncol* 2008;26(19):3248–3258.

Houssami N, Hayes DF. Review of preoperative magnetic resonance imaging (MRI) in breast cancer: should MRI be performed on all women with newly diagnosed, early stage breast cancer? *CA Cancer J Clin* 2009;59(5):290–302.

Igarashi T, Ashida H, Morikawa K, Motohashi K, Fukuda K. Use of BI-RADS-MRI descriptors for differentiation between mucinous carcinoma and fibroadenoma. *Eur J Radiol* 2016;85(6):1092–1098.

Ikeda DM. Progress report from the American College of Radiology Breast

MR Imaging Lexicon Committee. *Magn Reson Imaging Clin N Am* 2001;9(2):295–302.

Jatoi I, Proschan MA. Randomized trials of breast-conserving therapy versus mastectomy for primary breast cancer: a pooled analysis of updated results. *Am J Clin Oncol* 2005;28(3):289–294.

Kajihara M, Goto M, Hirayama Y, et al. Effect of the menstrual cycle on background parenchymal enhancement in breast MR imaging. *Magn Reson Med Sci* 2013;12(1):39–45.

Kang SS, Ko EY, Han BK, Shin JH, Hahn SY, Ko ES. Background parenchymal enhancement on breast MRI: influence of menstrual cycle and breast composition. *J Magn Reson Imaging* 2014;39(3):526–534.

Kazama T, Nakamura S, Doi O, Suzuki K, Hirose M, Ito H. Prospective evaluation of pectoralis muscle invasion of breast cancer by MR imaging. *Breast Cancer* 2005;12(4):312–316.

Keech JA Jr, Creech BJ. Anaplastic T-cell lymphoma in proximity to a saline-filled breast implant. *Plast Reconstr Surg* 1997;100(2):554–555.

King V, Gu Y, Kaplan JB, Brooks JD, Pike MC, Morris EA. Impact of menopausal status on background parenchymal enhancement and fibroglandular tissue on breast MRI. *Eur Radiol* 2012;22(12):2641–2647.

Kramer SC, Rieber A, Gorich J, et al. Diagnosis of papillomas of the breast: value of magnetic resonance mammography in comparison with galactography. *Eur Radiol* 2000;10(11):1733–1736.

Kriege M, Brekelmans CT, Boetes C, et al. Efficacy of MRI and mammography for breast-cancer screening in women with a familial or genetic predisposition. *N Engl J Med* 2004;351(5):427–437.

Kriege M, Brekelmans CT, Boetes C, et al. Differences between first and subsequent rounds of the MRISC breast cancer screening program for women with a familial or genetic predisposition. *Cancer* 2006;106(11):2318–2326.

Kucher C, Steere J, Elenitsas R, Siegel DL, Xu X. Nephrogenic fibrosing dermopathy/nephrogenic systemic fibrosis with diaphragmatic involvement in a patient with respiratory failure. *J Am Acad Dermatol* 2006;54(2 Suppl):S31–S34.

Kuhl CK, Schrading S, Leutner CC, et al. Mammography, breast ultrasound, and magnetic resonance imaging for surveillance of women at high familial risk for breast cancer. *J Clin Oncol* 2005;23(33):8469–8476.

Kuhl CK, Schrading S, Strobel K, Schild HH, Hilgers RD, Bieling HB. Abbreviated breast magnetic resonance imaging (MRI): first postcontrast subtracted images and maximum-intensity projection-a novel approach to breast cancer screening with MRI. *J Clin Oncol* 2014;32(22):2304–2310.

Lee JY, Park JE, Kim HS, et al. Up to 52 administrations of macrocyclic ionic MR contrast agent are not associated with intracranial gadolinium deposition: multifactorial analysis in 385 patients. *PLoS One* 2017;12(8):e0183916.

Lehman CD, Gatsonis C, Kuhl CK, et al. MRI evaluation of the contralateral breast in women with recently diagnosed breast cancer. *N Engl J Med* 2007;356(13):1295–1303.

Lehman CD, Isaacs C, Schnall MD, et al. Cancer yield of mammography, MR, and US in high-risk women: prospective multi-institution breast cancer screening study. *Radiology* 2007;244(2):381–388.

Liberman L, Morris EA, Dershaw DD, Abramson AF, Tan LK. MR imaging of the ipsilateral breast in women with percutaneously proven breast cancer. *AJR Am J Roentgenol* 2003;180(4):901–910.

Lubina N, Schedelbeck U, Roth A, et al. 3.0 tesla breast magnetic resonance imaging in patients with nipple discharge when mammography and ultrasound fail. *Eur Radiol* 2015;25(5):1285–1293.

Machida Y, Shimauchi A, Kuroki Y, et al. Single focus on breast magnetic resonance imaging: diagnosis based on kinetic pattern and patient age. *Acta Radiol* 2017;58(6):652–659.

Mahoney MC, Gatsonis C, Hanna L, DeMartini WB, Lehman C. Positive predictive value of BI-RADS MR imaging. *Radiology* 2012;264(1):51–58.

Manganaro L, D'Ambrosio I, Gigli S, et al. Breast MRI in patients with unilateral bloody and serous-bloody nipple discharge: a comparison with galactography. *Biomed Res Int* 2015;2015:806368.

Mann RM, Hoogeveen YL, Blickman JG, Boetes C. MRI compared to conventional diagnostic work-up in the detection and evaluation of invasive lobular carcinoma of the breast: a review of existing literature. *Breast Cancer Res Treat* 2008;107(1):1–14.

Mann RM, Loo CE, Wobbes T, et al. The impact of preoperative breast MRI on the re-excision rate in invasive lobular carcinoma of the breast. *Breast Cancer Res Treat* 2010;119(2):415–422.

McDonald RJ, McDonald JS, Kallmes DF, et al. Intracranial gadolinium deposition after contrast-enhanced MR imaging. *Radiology* 2015;275(3):772–782.

Meissnitzer M, Dershaw DD, Lee CH, Morris EA. Targeted ultrasound of the breast in women with abnormal MRI findings for whom biopsy has been recommended. *AJR Am J Roentgenol* 2009;193(4):1025–1029.

Milosevic ZC, Nadrljanski MM, Milovanovic ZM, Gusic NZ, Vucicevic SS, Radulovic OS. Breast dynamic contrast enhanced MRI: fibrocystic changes presenting as a non-mass enhancement mimicking malignancy. *Radiol Oncol* 2017;51(2):130–136.

Morris EA. Review of breast MRI: indications and limitations. *Semin Roentgenol* 2001;36(3):226–237.

Moschetta M, Telegrafo M, Rella L, Stabile Ianora AA, Angelelli G. Let's go out of the breast: prevalence of extra-mammary findings and their characterization on breast MRI. *Eur J Radiol* 2014;83(6):930–934.

Nelson HD, Fu R, Cantor A, Pappas M, Daeges M, Humphrey L. Effectiveness of breast cancer screening: systematic review and meta-analysis to update the 2009 U.S. Preventive Services Task Force recommendation. *Ann Intern Med* 2016;164(4):244–255.

Newburg AR, Chhor CM, Young Lin LL, et al. Magnetic resonance imaging-directed ultrasound imaging of non-mass enhancement in the breast: outcomes and frequency of malignancy. *J Ultrasound Med* 2017;36(3):493–504.

Nguyen J, Nicholson BT, Patrie JT, Harvey JA. Incidental pleural effusions detected on screening breast MRI. *AJR Am J Roentgenol* 2012;199(1):W142–W145.

O'Neill AC, Zhong T, Hofer SOP. Implications of breast implant-associated anaplastic large cell lymphoma (BIA-ALCL) for breast cancer reconstruction: an update for surgical oncologists. *Ann Surg Oncol* 2017;24(11):3174–3179.

Pengel KE, Loo CE, Wesseling J, Pijnappel RM, Rutgers EJ, Gilhuijs KG. Avoiding preoperative breast MRI when conventional imaging is sufficient to stage patients eligible for breast conserving therapy. *Eur J Radiol* 2014;83(2):273–278.

Piper ML, Roussel LO, Koltz PF, et al. Characterizing infections in prosthetic breast reconstruction: a validity assessment of national health databases. *J Plast Reconstr Aesthet Surg* 2017;70(10):1345–1353.

Prince MR, Zhang H, Morris M, et al. Incidence of nephrogenic systemic fibrosis at two large medical centers. *Radiology* 2008;248(3):807–816.

Sanyal S, Marckmann P, Scherer S, Abraham JL. Multiorgan gadolinium (Gd) deposition and fibrosis in a patient with nephrogenic systemic fibrosis–an autopsy-based review. *Nephrol Dial Transplant* 2011;26(11):3616–3626.

Sardanelli F, Newstead GM, Putz B, et al. Gadobutrol-enhanced magnetic resonance imaging of the breast in the preoperative setting: results of 2 prospective international multicenter phase III studies. *Invest Radiol* 2016;51(7):454–461.

Saslow D, Boetes C, Burke W, et al. American cancer society guidelines for breast screening with MRI as an adjunct to mammography. *CA Cancer J Clin* 2007;57(2):75–89.

Scaranelo AM, Marques AF, Smialowski EB, Lederman HM. Evaluation of the rupture of silicone breast implants by mammography, ultrasonography and magnetic resonance imaging in asymptomatic patients: correlation with surgical findings. *Sao Paulo Med J* 2004;122(2):41–47.

Schnall MD, Blume J, Bluemke DA, et al. MRI detection of distinct incidental cancer in women with primary breast cancer studied in IBMC 6883. *J Surg Oncol* 2005;92(1):32–38.

Shah AT, Jankharia BB. Imaging of common breast implants and implant-related complications: a pictorial essay. *Indian J Radiol Imaging* 2016;26(2):216–225.

Smith RA, Duffy SW, Gabe R, Tabar L, Yen AM, Chen TH. The randomized trials of breast cancer screening: what have we learned? *Radiol Clin North Am* 2004;42(5):793–806.

Soderstrom CE, Harms SE, Farrell RS Jr, Pruneda JM, Flamig DP. Detection with MR imaging of residual tumor in the breast soon after surgery. *AJR Am J Roentgenol* 1997;168(2):485–488.

Tabar L, Yen MF, Vitak B, Chen HH, Smith RA, Duffy SW. Mammography service screening and mortality in breast cancer patients: 20-year follow-up before and after introduction of screening. *Lancet* 2003;361(9367):1405–1410.

Van Zee KJ, Ortega Perez G, Minnard E, Cohen MA. Preoperative galactography increases the diagnostic yield of major duct excision for nipple discharge. *Cancer* 1998;82(10):1874–1880.

Varadarajan R, Edge SB, Yu J, Watroba N, Janarthanan BR. Prognosis of occult breast carcinoma presenting as isolated axillary nodal metastasis. *Oncology* 2006;71(5–6):456–459.

Warner E, Plewes DB, Hill KA, et al. Surveillance of BRCA1 and BRCA2 mutation carriers with magnetic resonance imaging, ultrasound, mammography, and clinical breast examination. *JAMA*. 2004;292(11):1317–1325.

Warner E, Plewes DB, Shumak RS, et al. Comparison of breast magnetic resonance imaging, mammography, and ultrasound for surveillance of women at high risk for hereditary breast cancer. *J Clin Oncol* 2001;19(15):3524–3531.

Wasif N, Garreau J, Terando A, Kirsch D, Mund DF, Giuliano AE. MRI versus ultrasonography and mammography for preoperative assessment of breast cancer. *Am Surg* 2009;75(10):970–975.

Wiener JI, Chako AC, Merten CW, Gross S, Coffey EL, Stein HL. Breast and axillary tissue MR imaging: correlation of signal intensities and relaxation times with pathologic findings. *Radiology* 1986;160(2):299–305.

Yang XP, Han YD, Ye JJ, et al. Comparison of gadobenate dimeglumine and gadopentetate dimeglumine for breast MRI screening: a meta-analysis. *Asian Pac J Cancer Prev* 2014;15(12):5089–5095.

Yeatman TJ, Cantor AB, Smith TJ, et al. Tumor biology of infiltrating lobular carcinoma. Implications for management. *Ann Surg* 1995;222(4):549–559; discussion 559–561.

Yilmaz R, Bender O, Celik Yabul F, Dursun M, Tunaci M, Acunas G. Diagnosis of nipple discharge: value of magnetic resonance imaging and ultrasonography in comparison with ductoscopy. *Balkan Med J* 2017;34(2):119–126.

Yitta S, Joe BN, Wisner DJ, Price ER, Hylton NM. Recognizing artifacts and optimizing breast MRI at 1.5 and 3 T. *AJR Am J Roentgenol* 2013;200(6):W673–W682.

（徐淑琴　张曼菁　周海鹰　杜勇）

第 23 章 影像引导乳腺手术

乳腺活组织检查概述

对于影像学发现的可疑病灶需要组织学或细胞学检查确诊。在过去,通常对女性的可疑乳腺癌进行手术切除。目前的处理标准是影像引导下行经皮穿刺活检。现在超过 160 万活检中,大于 80%是通过影像引导完成的。立体定向活检在 20 世纪 80 年代后期逐步开始应用。自那时起影像引导方式继续改进,并可以使用乳腺 X 线摄影、立体定向、断层融合(DBT)、超声(US)、或磁共振(MR)成像来完成,并具有与外科活检相同的准确性。此外,影像引导活检创伤小,操作时间短,能让大多数女性避免手术(约 80%的结果是良性病变),并有助于制订恶性肿瘤的新辅助化疗方案,减少治疗期间必要的手术次数。当影像引导活检难以完成时,患者会考虑行影像定位和手术切除。对于活检结果与影像结果不一致、活检提示高风险或恶性病变时,同样会进行定位和手术切除。

乳腺活组织检查

适　应　证

组织活检的适应证与手术活检的适应证类似。在活检前必须进行完整的诊断检查。影像诊断评估为 BI-RADS 4 类(可疑)或 BI-RADS 5 类(高度可疑)的病灶都应活检。对于 BI-RADS 3 类可能是良性的发现,建议短期随访;然而有时也需要进行活检,如表 23.1 所示。技术上的局限(如病变难以显示、乳腺厚度或病灶部位)可能会影响影像引导的活组织检查。在这些情况下,需要乳腺外科医师进行外科活检。

表 23.1
影像引导下活检术的适应证

BI-RADS 3 类:可能是良性发现[a]	无法进行随访 等待移植或其他免疫功能低下的患者 已知同侧乳腺癌 患者选择
BI-RADS 4 类:可疑发现 BI-RADS 5 类:高度可疑的发现	

[a] 建议选择短期随访。

活检针类型

在影像引导乳房活检中使用了几种针型。包括用于细针抽吸(fine-needle aspiration,FNA)的细针(22~25G)和用于同轴针活检(core needle biopsy,CNB)的粗针(9~12G)。

细针抽吸活检。在 1930 年首次报道,至今仍然是一种廉价、安全和相对准确的组织学检查方法。相对于 CNB,FNA 的局限性在于需要病理学家具有特殊的专业知识,并且假阳性(false positives,FP)和假阴性(false negatives,FN)相对较高。

同轴针活检。在 20 世纪 90 年代引入,可以用弹簧针或真空辅助装置来完成,其灵敏度(84%~88%)优于 FNA(72%~77%)。两种方法具有相似的特异性均为 94%~98%。相比于 FNA,CNB 还有一个优势是能获得更多的组织,从而更容易对肿瘤进行分级和评估受体状态。然而,CNB 比 FNA 更昂贵和更具侵袭性。

对于 CNB,要么使用 14G 的自动活检枪,要么使用 9~12G 的真空辅助针。标准 14G 枪是通过弹簧作用使针穿过病灶获取组织。首先将包含组织切割槽的内套管穿过病变,然后在其外发射切割套管,从而在切割槽内保留一小块组织样本。真空辅助装置是利用抽吸将组织带入针切口,然后用内旋转切割组织。真空辅助设备通常只需要一次穿刺就可以获得多个样本,而标准同轴针活检需要多次穿刺,每取一次样本需要穿刺一次。与标准活检枪相比,真空辅助针可以更好地获取微钙化灶。在 CNB 结果提示为良性或高风险时,钙化灶的存在有可能使结果升级为恶性肿瘤。与较小的自动化仪器相比,真空辅助针活检可获得更大体积的组织。真空辅助针是立体定向、DBT 和 MR 引导的首选设备。当对活检病灶较小(直径≤5mm)时,也偶尔应用于超声引导活检。

指　　南

同轴针活检可通过立体定向、DBT、超声或 MR 成像引导。

随着技术的发展，MR 和 DBT 引导的应用得到了越来越广泛的发展。所有方法均具有较高的准确率，报道成功率在 98%及以上。在确定引导方法时，首先考虑病变最易显示和最易实施，其次是考虑患者的舒适度。例如，如果病灶仅在 DBT 中可见，这将是所使用的引导方式。如果发现超声同样可见，那么通常选择超声，因为它对患者来说是舒适的，而且很快就能完成检查。如果患者有一个以上的病灶并且组织学结果将影响治疗方式，则需要对多个病灶进行活检。

立体定向活检。目前有两种立体定向装置，如图 23.1 和图 23.2 所示。第一个是俯卧专用，第二个是立位专用。俯卧位可以减少患者运动和血管迷走神经反射。然而，对于靠近胸壁、远后方或侧方的病灶可能有所受限，并且由于身体习惯、活动障碍和颈肩不适，患者会觉得胸壁不舒服。俯卧的检查床也限制了房间的利用。相比之下，立位系统安装于标准乳房 X 线摄影机上，并允许操作过程中进行常规成像。患者可以选择坐位或仰卧位，往往比俯卧位更舒服。但使用立位系统很难穿刺多个不同位置的病变，因此每种方法都有其局限性。

立体定向活检最常见的发现是钙化。图 23.3 显示了 BI-RADS 4 类的钙化和立体定向活检的成像步骤。其他的表现（如肿块、不对称或结构扭曲）只有在乳腺 X 线片显示或显示最佳，并用于立体定向活检，如图 23.4。对于这些类型的活组织检查需使用 9~12G 的真空辅助针。

在立体定向活检中，X 射线管头部的移动与受压的乳房无关。活检的靶点在孔中，而乳房处于压缩状态。首选需要摄片确认其居中，然后得到两个分别在中心倾斜 15°的图像。通过这两个斜位图中的病变偏离量可以精确地确定病变的深度。调整引导针可以精确地将针定位到病灶的中心。在注射局部麻醉剂后，在皮肤上开一个小切口使穿刺针进入乳腺。用立体定向的方法再次验证穿刺针位置，并进行活组织检查。乳腺厚度不足（≤30mm）可能限制活检装置和针尖位置导致活检不成功。受压乳腺组织较薄的妇女可能无法进行立体定向活检，此时需要手术切除。

完成取样之后，对组织样本进行 X 射线摄影，这称为标本 X 线摄片，如图 23.3H。用于确认预定目标已经被移除。确认后送往病理学检查的组织中存在钙化可提高手术的准确性。同样的方法可以用于肿块和乳腺不对称，确认样本中存在致密的组织，而不仅仅是脂肪。图 23.4B 显示了对肿块进行立体定向活检取得的一个样本的密度。如果样本不足，可以在取出针之前再取额外的组织。

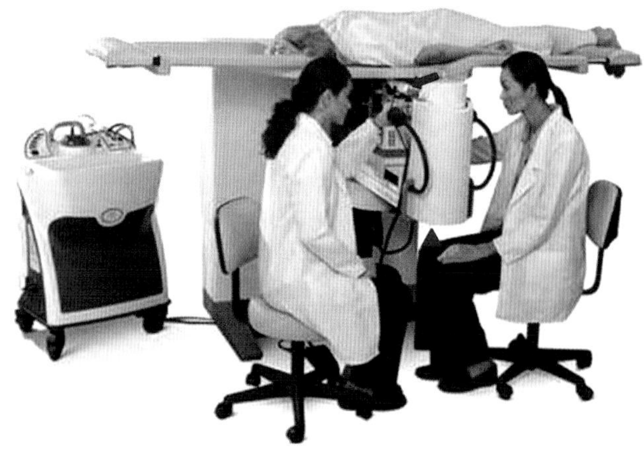

图 23.1　立体定向活检装置。X 射线管（红箭头）相对用于被压缩乳房可独立移动，因此可以获得立体图像。调整针引导器，使活检针（红箭）位于病灶中。

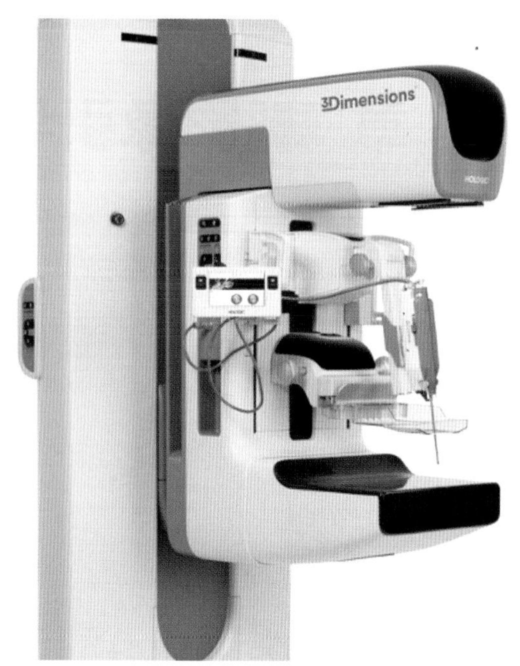

图 23.2　立体定向活检附加装置。活检装置附加于乳腺 X 线摄影机上。

一旦取样完成，标记物可以而且应该放置在活检部位。标记被设计成可以通过真空辅助装置的开孔针。活检后乳腺 X 线摄影将显示金属标记物。图 23.3I 显示了乳腺中标记物位于预期位置。

断层融合摄影引导活检。一些异常发现仅在断层融合图像上可见或更明显，即只有 DBT 检查图片上可见的结构扭曲，如图 23.5。对于这种或其他类似的病灶 DBT 是唯一可能获得成功的图像引导方式。当 DBT 成像开始时，DBT 引导活检还不可行，一般使用立体定向引导，或者外科切除。DBT 活检装置的发展使得图像引导活检可以获得不明显的病灶，而无需将患者送到手术室。2013 年，Schrading 等发表 DBT 引导活检的初步结果，发现比立体定向活检更优越。在 DBT 引导下的活检中，使用与立体定向引导相同的 9~12G 的真空辅助针。DBT 引导的许多步骤类似于立体定向引导（图 23.5）。乳房被置于压缩状态，目标在孔径中居中，进行成像以定位目标。不同于采取两个斜位的立体定向，在 DBT 引导下，X 射线球管在乳房上方以弧形移动，并获得断层融合图像。病变的位置在感兴趣层面上确定，并且直接计算深度。该程序继续进行，最后获得样本 X 线片和标记物位置。与立体定向引导相比，DBT 活检操作更快，术中暴露更少。但乳腺厚度不足会影响 DBT 活检的成功率，这点和立体定向引导一样。

超声引导活检。Parker 等人在 1993 年首次报道了超声引导活检，显示快速、准确、无明显并发症。如果要在超声指导下进行穿刺活检，必须对病变进行充分的超声显像，这意味着最常见的活检病变是肿块和腋窝淋巴结。14G 自动活检针和较大的真空辅助针都可以使用。一般来说，超声引导优于其他方法，更适合女性，具有操作过程中实时显示针尖、价格更便宜、操作时间更短的优点。超声引导的 CNB 费用比手术和立体定向活检分别便宜 56%和 30%。

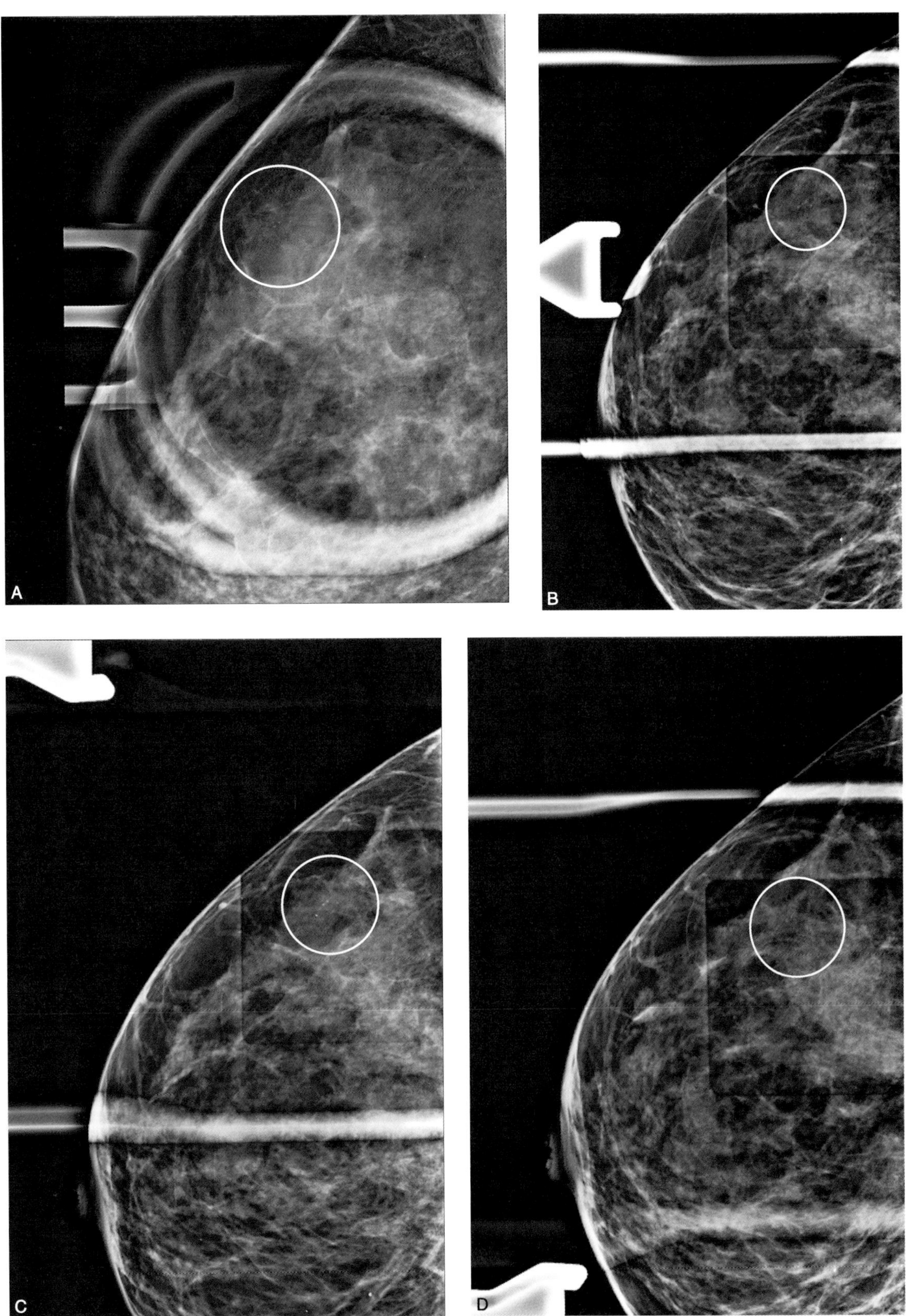

图 23.3 立体定向活检步骤。A. 左侧放大图像显示 BI-RADS 4 类的细小多形性钙化被推荐活组织检查(圆圈)。B. 有钙化的定位图像很好地显示于被压迫的乳房组织(圆圈)开口处。C、D. 取 15°偏离中心的两个斜位图,病变被软件识别(圆圈)。

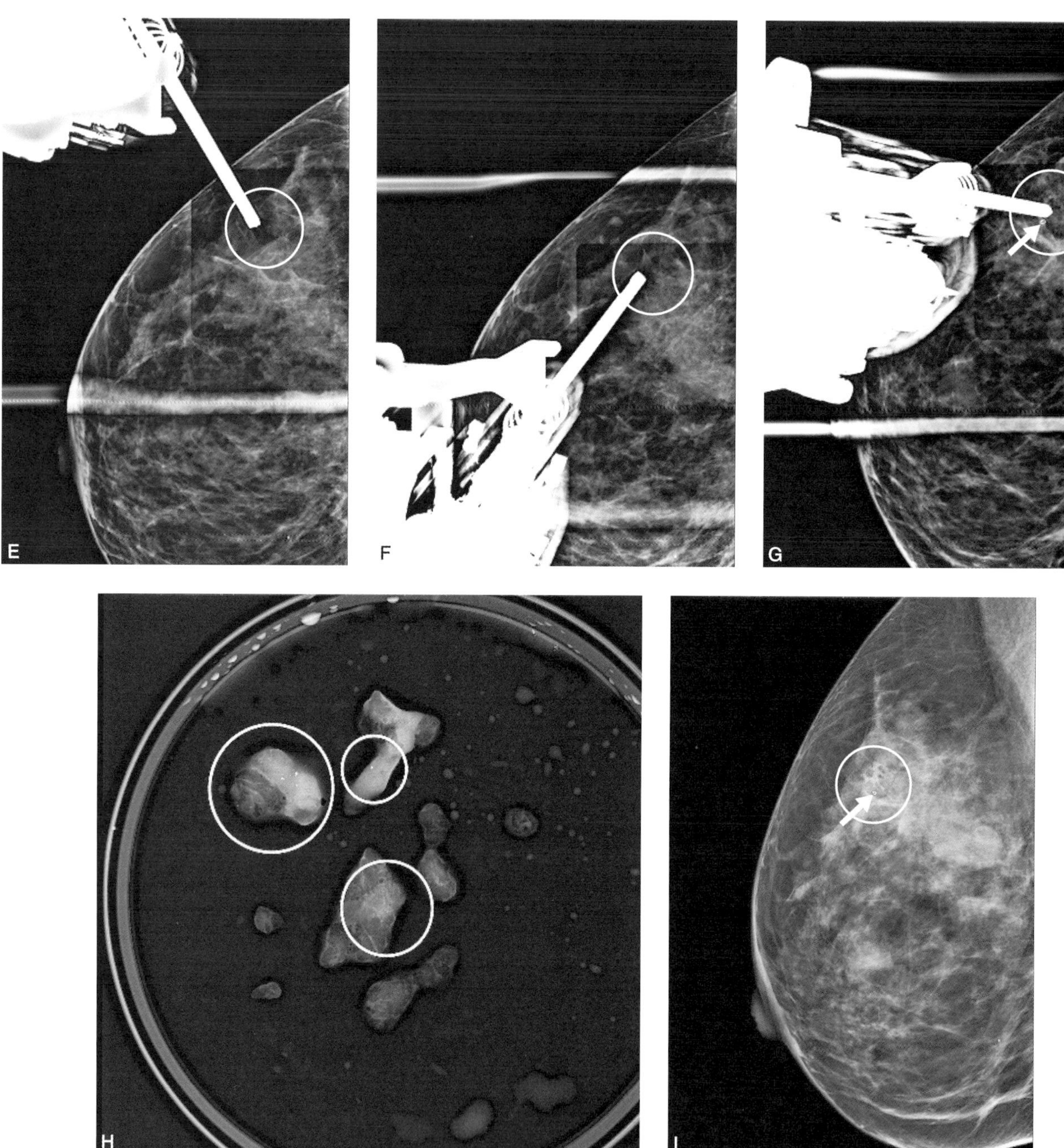

图 23.3(续) E、F. 在皮肤准备和组织麻醉后，将穿刺针置于目标的前缘或尖端（圆圈）处，并使用另外两个斜位图来确认定位。然后进针，并进行取样。G. 取样完成后，活检标记放置在活检部位（箭）。活检部位的变化也可以通过钙化减少观察到（圆圈）。H. 标本 X 线片证实活检有钙化（圆圈）。I. 最后一步是获得两个体位的活检后乳腺 X 线片，ML 图像查看与目标相关的活检标记。箭指向与图 A 相对应的预期位置的标记物和钙化数目减少（圆圈）。活检结果为导管原位癌。

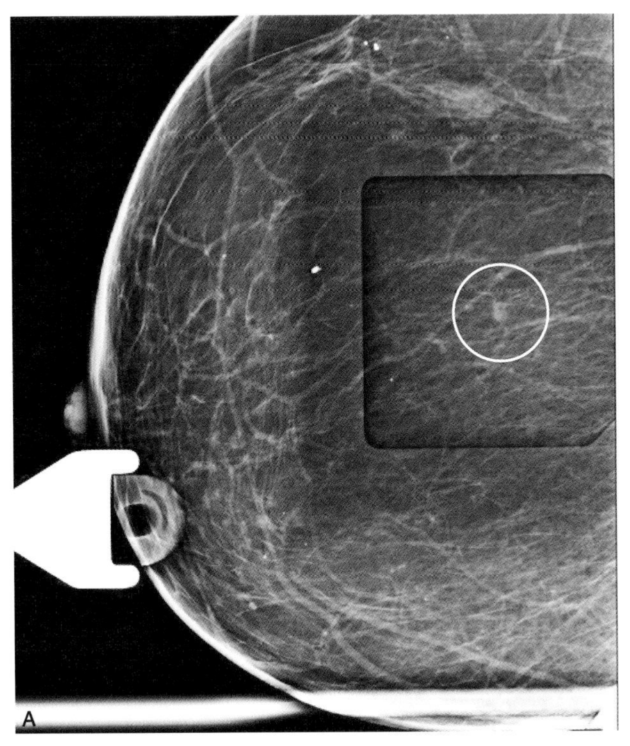

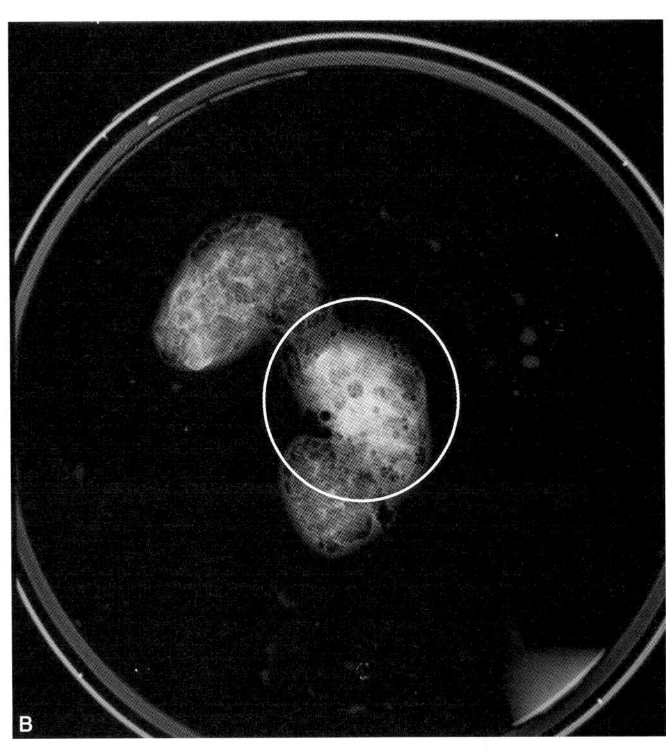

图 23.4　肿块立体定向活组织检查。A. 显示目标(圆圈)的图像。超声下未能显示该病变,行立体定向活检。B. 当存在致密组织而不仅仅是脂肪(圆圈)时,标本 X 线片可确认靶向性。病理结果为浸润性导管癌。

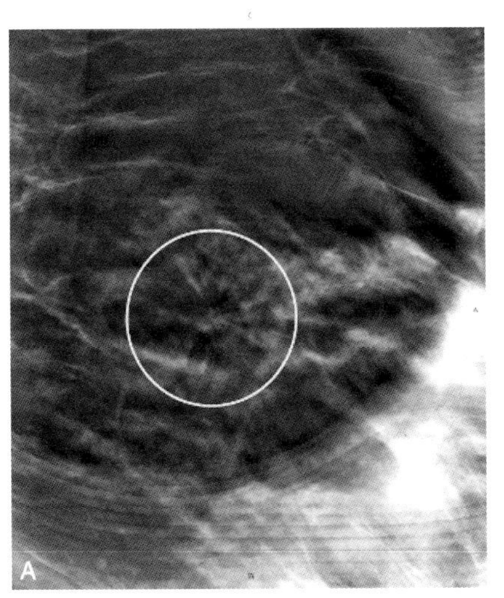

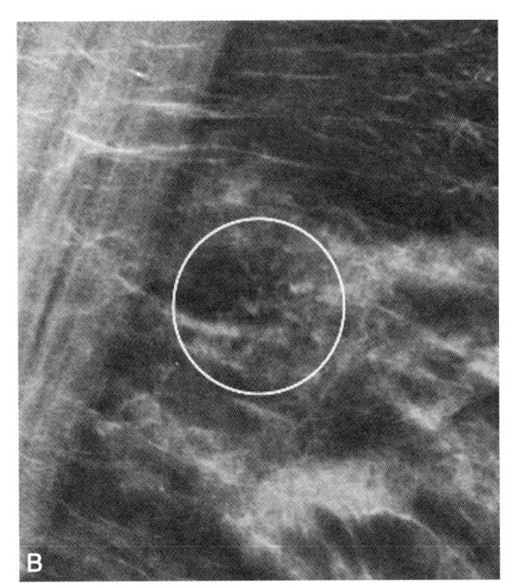

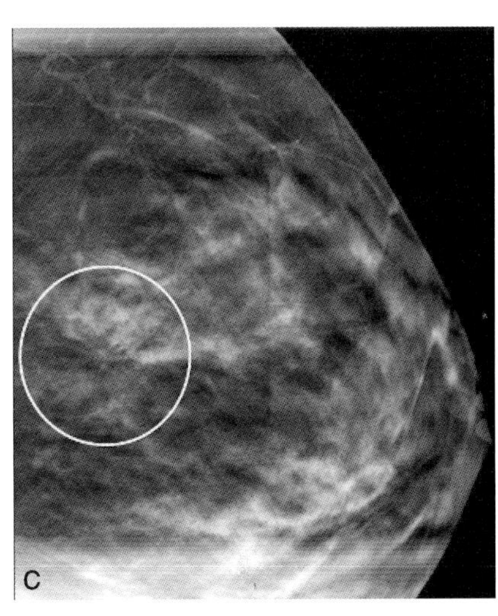

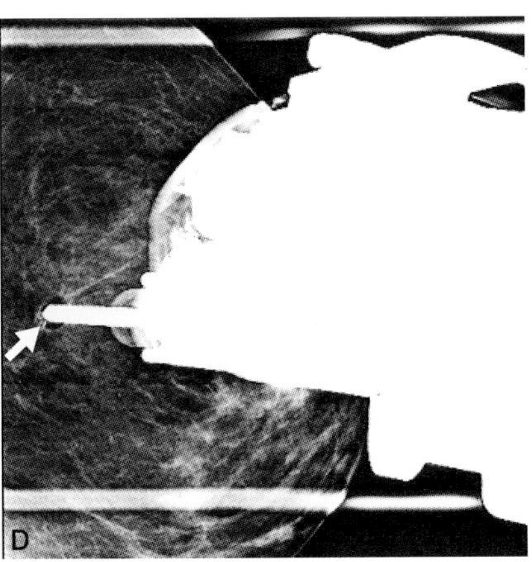

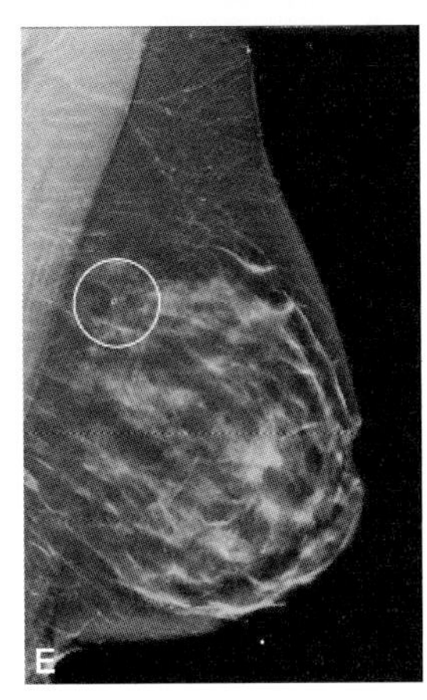

图 23.5　乳腺结构扭曲的断层融合摄影引导活检。A. DBT-MLO 图像显示了乳腺结构扭曲(圆圈)。B. 常规 MLO 摄影图像中,乳腺结构扭曲未见显示。C. 患者接受 DBT 引导活检。在活检规划期间从 DBT 放大的图像上显示目标(圆圈)。为活检选择最佳显示的层面。D. 活检的步骤和立体定向活检一样,最后一步是放置标记(箭)。E. 活检后的乳房 X 线片可以使用 DBT 或常规摄影。在这个病例中,MLO 图像是 DBT 合成的二维图像,显示了预期位置的标记(圆圈)。病理结果为放射状瘢痕。

超声引导CNB的在皮肤使用局部麻醉剂后，在皮肤上做一个小切口，穿刺针进入乳腺。麻醉剂应用在预期的针道和目标周围组织。根据针的类型和目标位置，该入路可以平行于胸壁（图23.6所示的自动CNB检查乳腺肿块）或带有一定角度（图23.7所示的弹簧加载的半自动针用于腋窝淋巴结）。目标是确保对目标病变进行取样，而不给患者带来风险。无论乳腺的厚度如何，大多数妇女可以成功地接受超声引导下的活检。

此外，FNA对充满液体的肿块的抽吸可以在超声的引导下进行。FNA是用小针（22~25G）完成的。局部麻醉剂作用于皮肤和针道。然后将针推进到病灶中，并在实时可视化下获得样本。无须皮肤切口。如果在FNA期间有细胞病理学家或病理学家在场，他们可以做初步检查。如果样本不确定，那么可以转换为CNB，从而提高灵敏度。

如果发现为不确定的肿块，实性或囊性病灶，可以在考虑CNB之前尝试抽吸。图23.8显示了一个不确定的病变，随后进行了CNB。如果发现可以通过成功的抽吸来证实，那么CNB可以避免。此外，可以抽吸伴有疼痛的单纯囊肿（BI-RADS 2类：良性病变），如图23.9所示。

磁共振成像引导活检。随着增强MR（CE-MR）成像在筛查高危妇女和新诊断为乳腺癌女性中的使用增加，仅MR发现BI-RADS 4类和BI-RADS 5类的病变越来越多。随之而来的是需要对其进行定位和取样。MR引导的定位开始于20世纪90年代中期，并证实其获得组织的准确性和阳性预测值在合理范围内。然而，我们希望能够执行CNB，这样就可以避免大多数

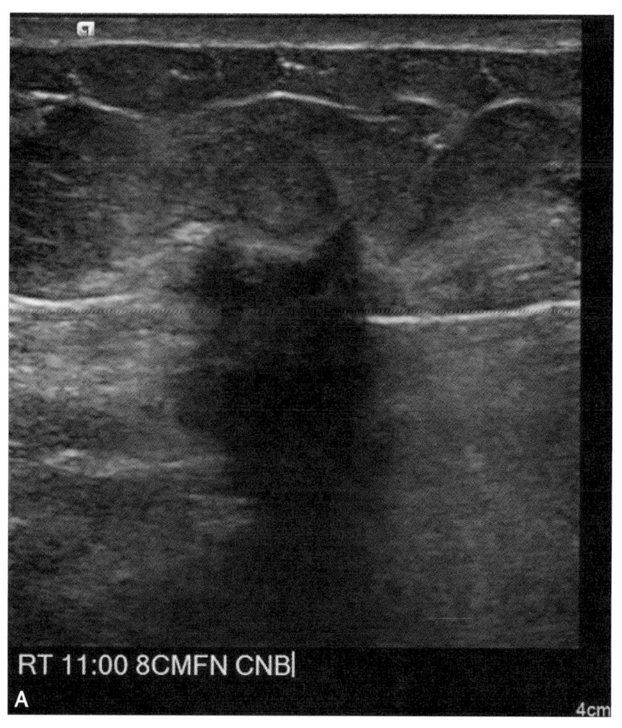

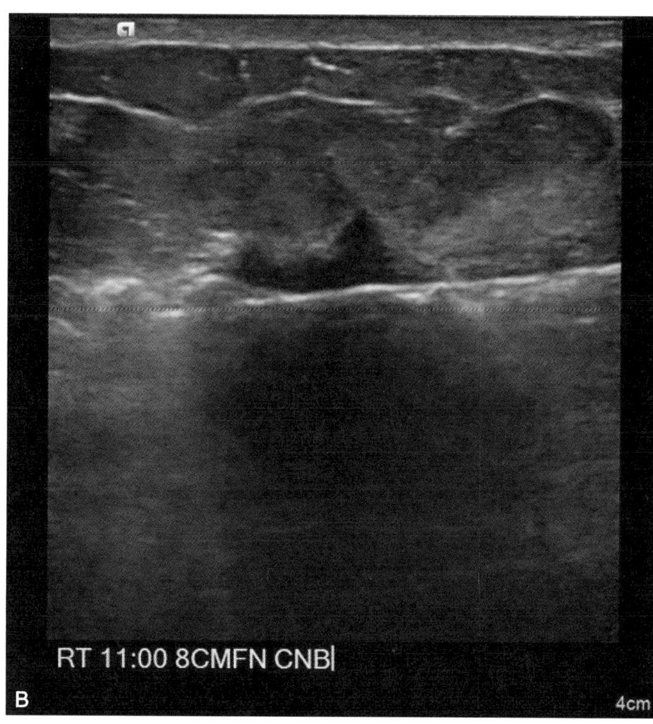

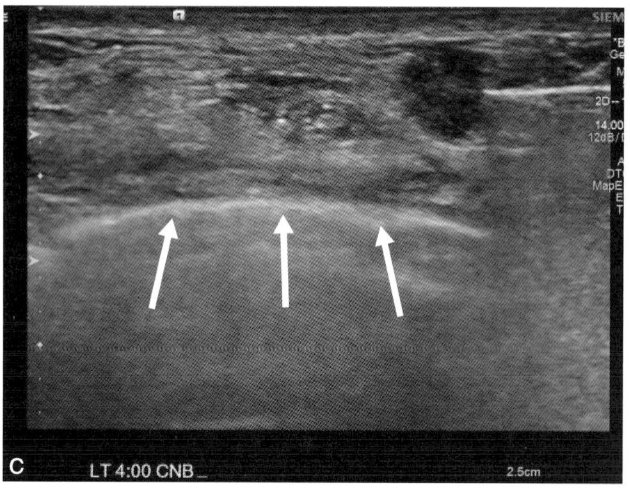

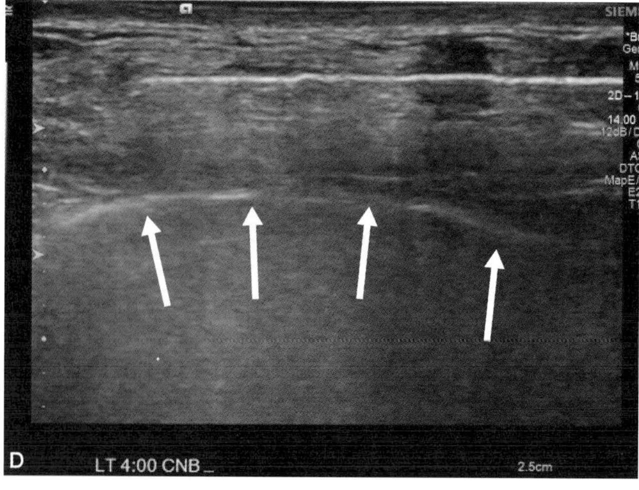

图23.6　肿块超声活检。A、B. 乳腺内可见一不规则、边缘模糊的低回声大肿块，在超声引导下进行同轴针活检。A. 在取样之前，14G针置于肿块的前缘。B. 图像显示平行穿过肿块的针。病理结果为浸润性导管癌。C、D. 较薄乳腺中较小的肿块可以成功和安全地进行同轴针活检。C. 与第一种情况一样，14G针位于肿块的前缘。在乳房较薄的情况下，保持针可见和平行入路变得更加重要。D. 图像显示针安全地通过远离胸壁的组织并穿过肿块。病理结果为浸润性导管癌。

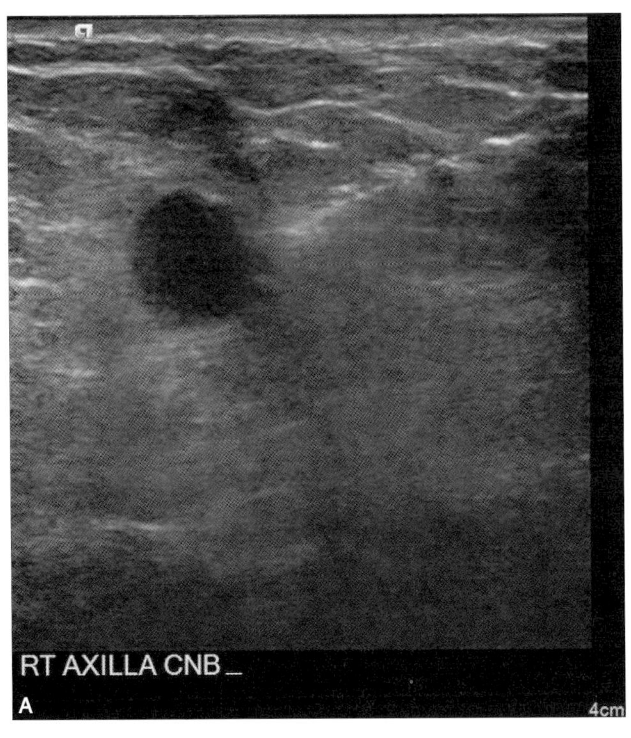

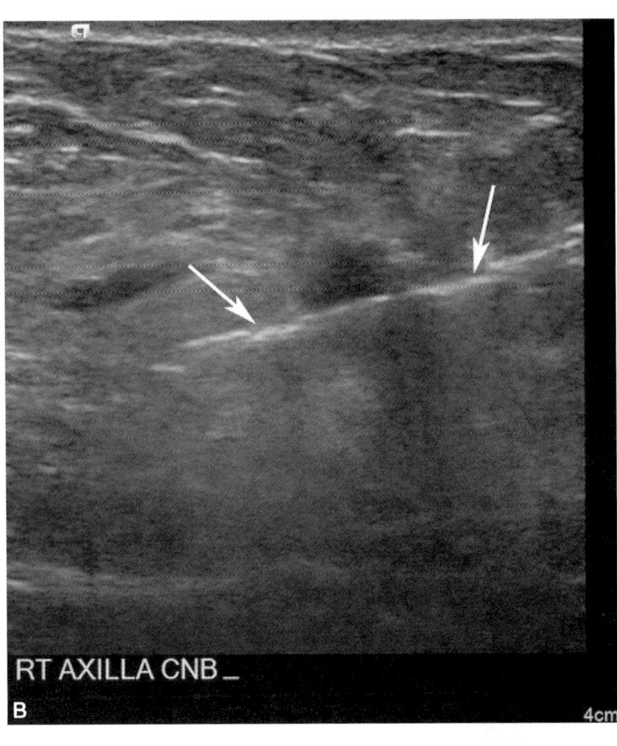

图 23.7　腋窝淋巴结的超声活检。A、B. 腋窝淋巴结活检的方法是倾斜一定角度。A. 在内套管穿过淋巴结之前，穿刺针放置于淋巴结的前缘。B. 内套管向淋巴结推进后可以被看见（箭示套管边缘）。当针进入时，被套管覆盖，但是针尖没有向前推进，这样对腋窝结构是安全的。病理结果为淋巴结转移。

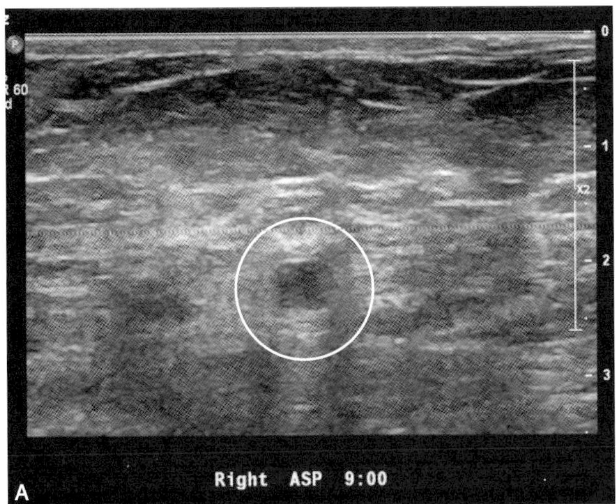

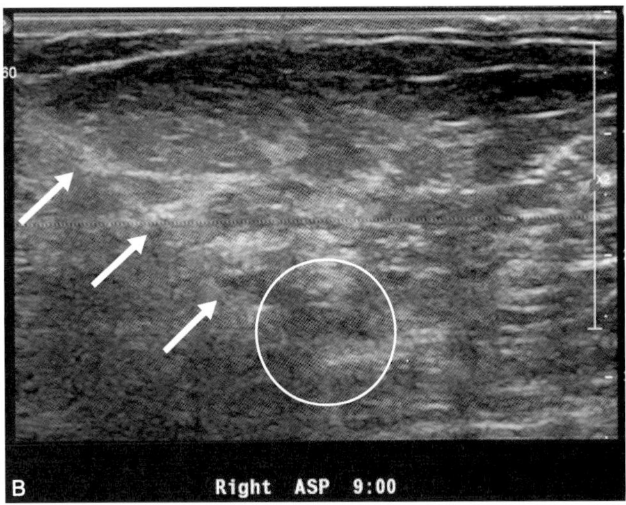

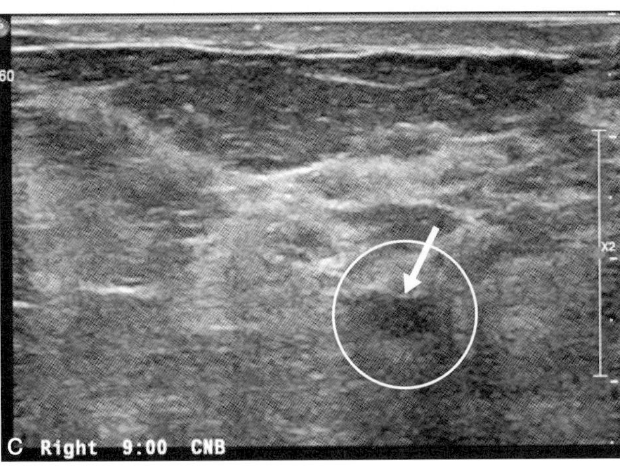

图 23.8　可疑肿块的抽吸失败。A. 超声显示圆形、边界清晰的低回声可疑肿块（圆圈）。B. 在抽吸过程中，可以看到 22G 针以一定角度穿过组织（箭）进入肿块（圆圈）。C. 抽吸后超声图像显示病变（圆圈）不完整。箭头显示抽吸后病变的扁平轮廓。然后对患者进行同轴针活检，图像未显示。病理结果为良性。

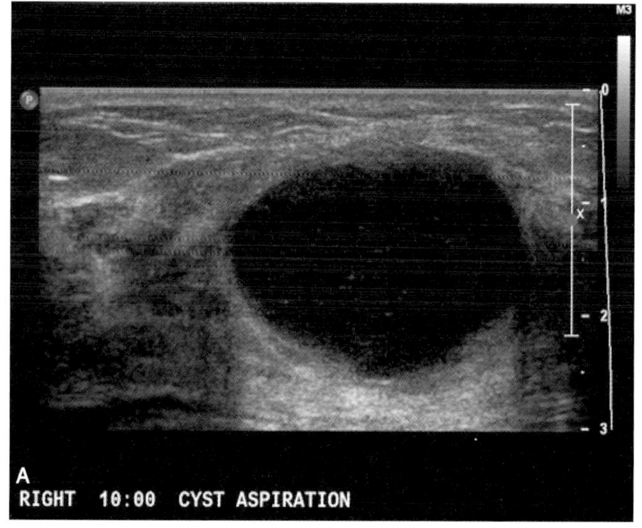

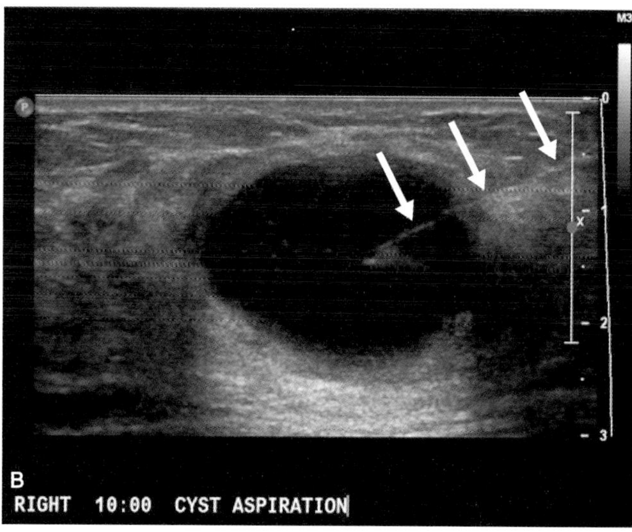

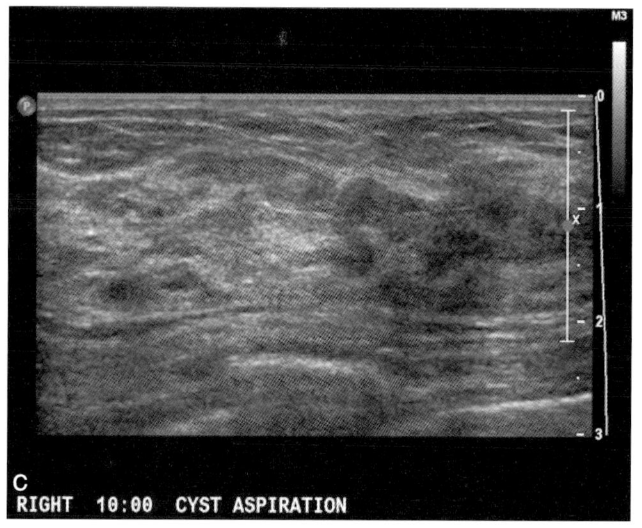

图 23.9　单纯囊肿抽吸。A. 超声显示大的疼痛性单纯囊肿。B. 在抽吸过程中，可以看到 22G 针以一定角度穿过组织（箭）进入囊肿。C. 抽吸后超声图像证实囊肿完全塌陷。

患者进行手术。最早的 MR 引导活检报告是在 20 世纪 90 年代后期。现在，在乳腺 MR 成像设备中，利用 MR 引导的 CNB 是常见的。

图 23.10 显示了患者线状非肿块强化病灶在 MR 引导下活检的成像步骤。为了进行 MR 引导活检，医师使用专门设计的网格系统，安装在乳腺线圈上。这些网格系统与 MR 引导软件程序相互通信，有助于软件将强化的乳腺病变作为目标。为了在 MR 引导活检过程中更好显示病变，可以适当地给予对比剂以确保定位准确。该过程需要及时执行，使得在采样之前对

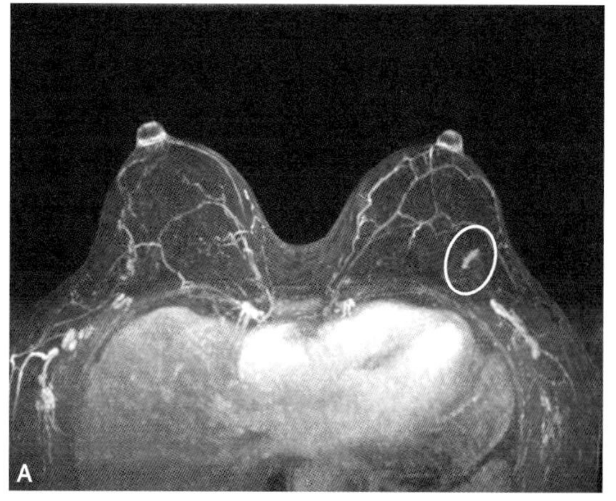

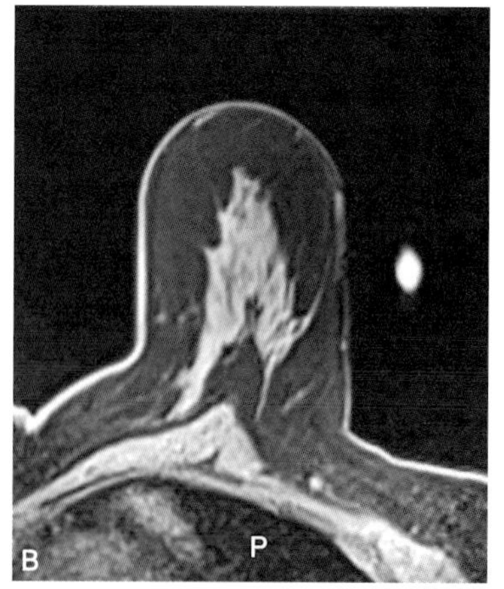

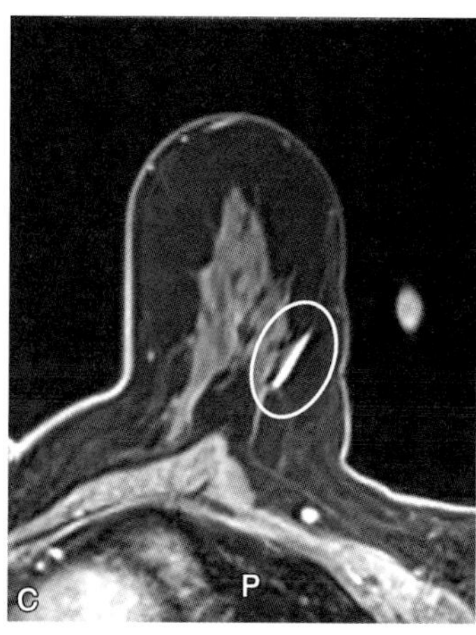

图 23.10　MRI 活检。A. CE-MRI 最大密度投影显示左后外侧乳腺（椭圆）的线状强化。B. 患者俯卧在扫描仪上，乳腺放置于压缩网格中。在进行增强扫描以前，先行 MRI 成像确认乳腺有足够的厚度，以评估可以在网格内穿刺至目标，并且优化 MRI 技术参数。C. 然后进行增强扫描，以确定活检的目标（卵圆）。

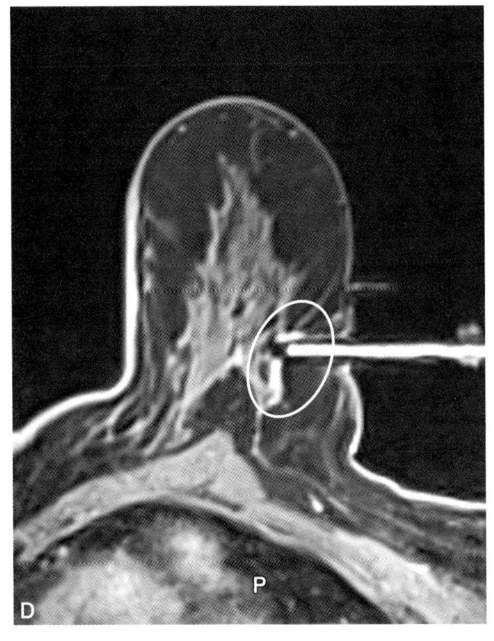

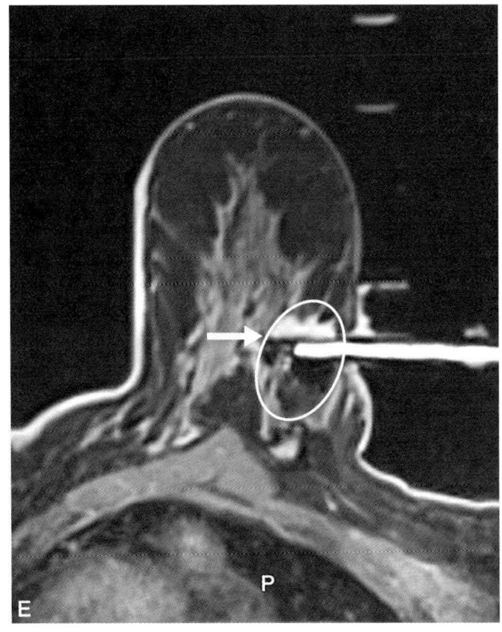

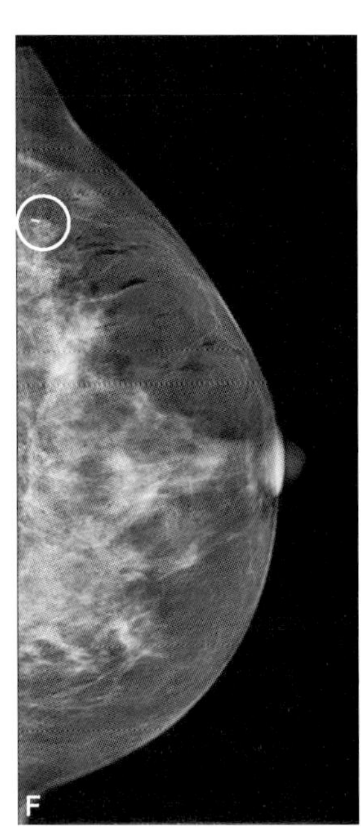

图 23.10(续) D. 在皮肤准备和麻醉后,将充满钆的导入器置于乳房中,尖端位于目标内(椭圆)。E. 用活检针代替充满钆的导入器,进行取样。取样后,将导入器放回乳房,获取最终图像以确认活检部位的变化。椭圆形显示活检部位的位置变化良好,箭显示正常活检后出血形成的气液平面(记住患者是俯卧的,所以空气"低于"液体)。F. 如同所有活检一样,放置标记物,进行活检后的双体位乳腺 X 线摄影。CC 图像显示标记物在预期位置,左乳房后外侧靠近组织脂肪界面(圆圈)。病理结果是导管上皮非典型增生。

比剂在目标病变中还没有消退。此外,患者必须在所有成像和活检过程中保持静止,以确保准确定位。

和其他手术一样,局部麻醉穿刺点和针道。需要在穿刺点做小切口以方便活检针、大口径的真空辅助及 MR 兼容活检针进入。

一些女性患有幽闭恐怖症,需要使用抗焦虑药物,这在非 MR 引导的乳腺手术中是比较少见的。不幸的是,由于某些病变位于乳腺远后部、内侧位置或患者的乳房厚度,这些病变可能难以或不能进行磁共振引导下活检。在立体定向和 DBT 引导活检中也有类似的局限性。对于乳房过薄的妇女,可以考虑在 MR 引导下直接图像引导定位或放置活检标志物,然后使用乳腺 X 线摄影引导定位(参见下面"定位"部分)作为替代。

活 检 标 记

在图像引导下的活检后放置标记物有以下两个原因:确认预定目标已经取样,并且有助于将来的定位(区别需要减去的取材区域以获得准确目标)。标记物的形状多种多样,当做过多次活检时,可以帮助区分活检部位。

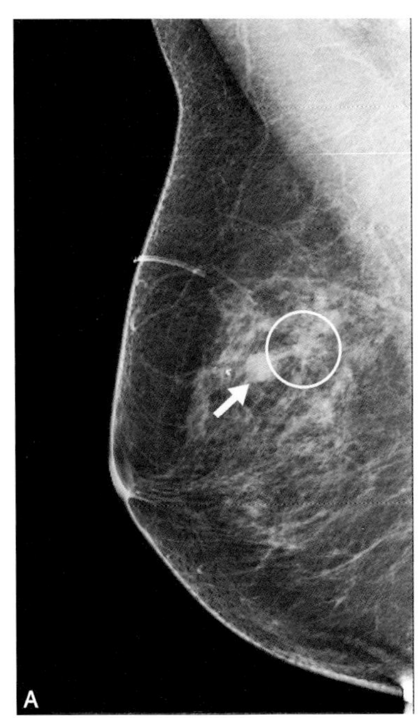

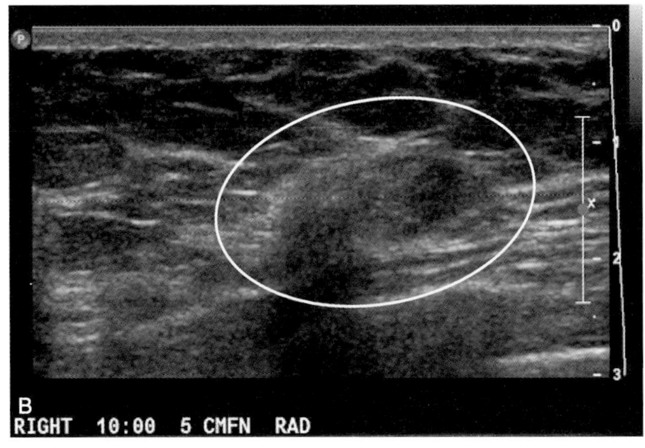

图 23.11 活检夹错位。A. MLO 图像显示:圆形肿块(箭)后方不对称的结构扭曲(圆圈)。B. 超声显示与乳腺 X 线摄影一致的肿块(椭圆),在超声引导下进行活检,并放置标记(活检夹)。

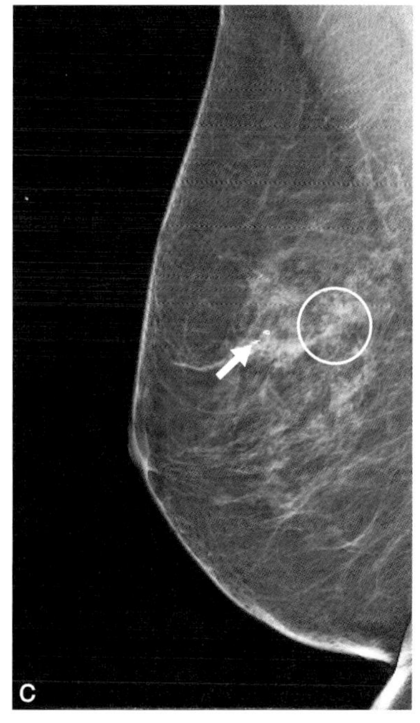

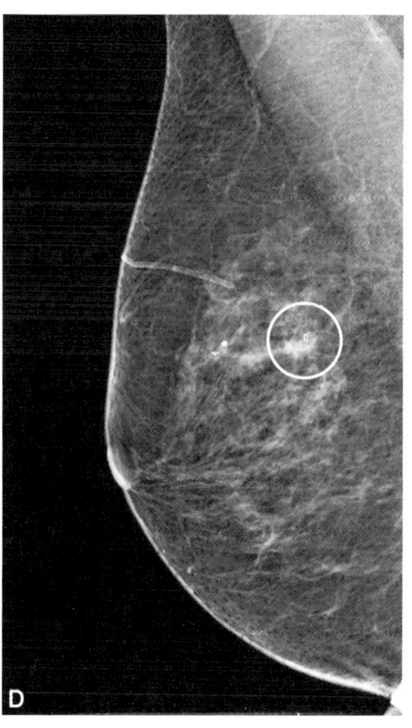

图 23.11(续)　C. 活检后显示标记物位于目标前方(箭),未在预期的位置(圆圈)。患者随后接受了立体引导活检,并放置标记(图像未显示)。D. 活检后乳腺 X 线片显示标记物位置良好(圆圈)。立体定向活检病理结果为浸润性小叶癌。超声活检结果为良性。

确认目标。所有活组织检查都需要确认目标。典型的结果如图 23.3、图 23.5 和图 23.10 所示,标记物位于预期的位置。图 23.11 是标记移位的一个例子。在这些情况下,应告知患者检查结果可能不一致和有可能计划再次活检。再次活检通常采用其他方式或改变体位,或在适当情况下行外科切除。所有组织必须行病理学检查。

活检后定位标记的应用。在癌症患者中,放置标记物进行定位与较高的阴性切缘率相关。有时,乳腺 X 射线摄影显示的整个病变在取材时被改变,标记物是唯一可用于定位的影像标示。有人认为如果活检后影像学检查表现消失,即无残余病灶,但研究证实,影像学上病灶的消失与有无残余肿瘤无关。

当抽取囊肿液体做细胞学检查时,应考虑放置标记物。当液体为血性或存在固体成分时应送检。囊肿可以通过手术完全消除。若术前囊肿未复发,则可用标记物定位。在良性单纯性囊肿抽吸时,不常规放置活检标记物。

即使是大的病灶也需要放置标记物。如果发现是恶性的,患者可能会接受新辅助化疗,肿块会缩小甚至不能显示。如图 23.12 所示,标记有助于成功的影像引导定位和肿瘤切除。同样的,影像学检查没有残余肿瘤征象也不能排除没有残余肿瘤,在这种情况下仍然需要手术。如果没有活检标记物,当肿瘤不可见时,患者可能难以进行乳房切除术。

并　发　症

总的来说,影像引导乳腺活检是安全的,并发症并不常见(表 23.2)。大多数女性在做同轴针活检时都有轻微出血,可

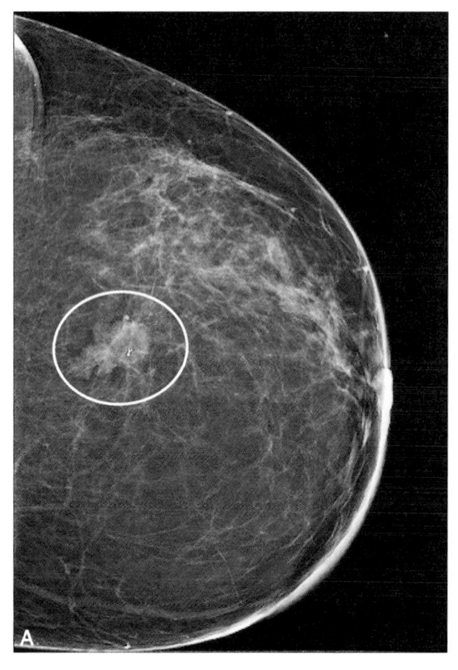

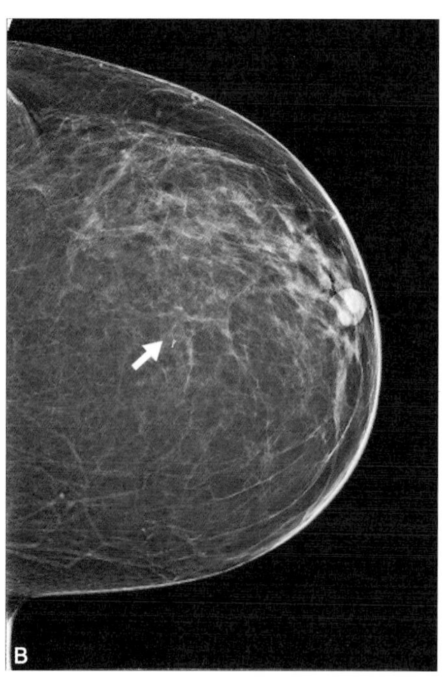

图 23.12　新辅助化疗。A. 活检后乳房 X 线片显示活检标记物位于明显的肿块内(椭圆)。B. 新辅助化疗后,肿块几乎不能显示,但标记(箭)可协助手术定位,以便行保乳治疗。

表 23.2

影像引导下穿刺活检的并发症

出血
感染
气胸(罕见)

通过压迫止血。临床明显出血发生率少于 1%,这类患者均使用 14G 针。即使使用更大的仪器或真空辅助活检设备,出血风险也相似。在使用抗凝药物的女性中,出血的风险可能会增加。尽管如此,如果不能停药,研究发现活检仍然可以安全进行,只轻微增加出血风险。据报道感染也发生在不到 1%的患者中。气胸是影像引导下乳腺活检的罕见并发症。通过详细的计划、直接的影像引导组织活检可以避免或尽可能减少这些并发症的发生(如 US 引导的 CNB 中的平行方法,图 23.6)。

影像学-病理学一致性

影像引导下 CNB 对乳腺癌的诊断准确率接近手术活检,敏感性为 85%~100%,特异性为 96%~100%。为了获得如此高的敏感性和特异性,必须使病变的乳腺 X 线摄影、超声和

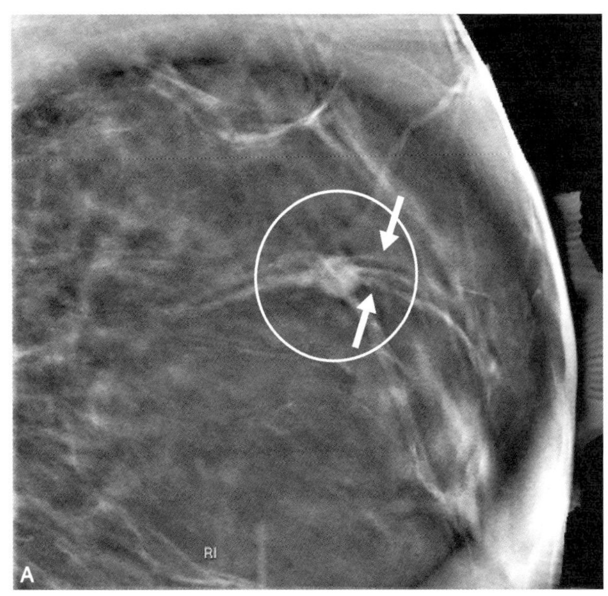

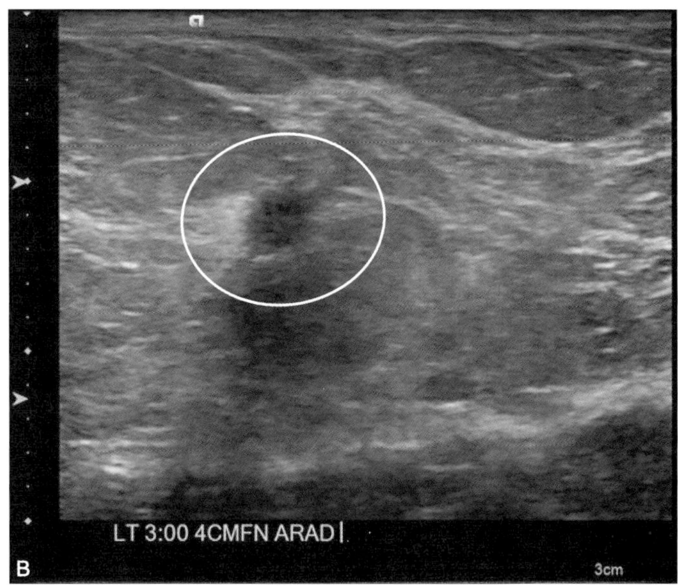

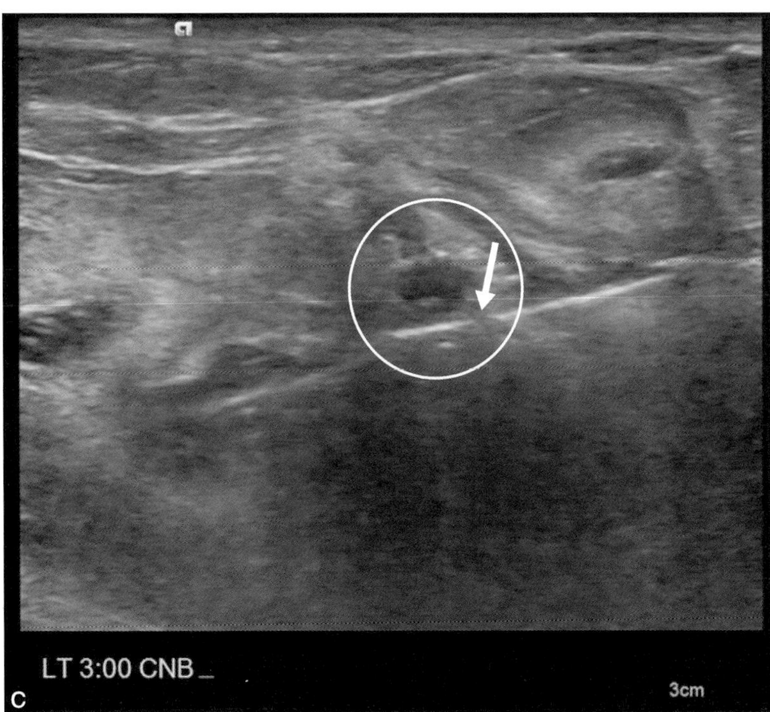

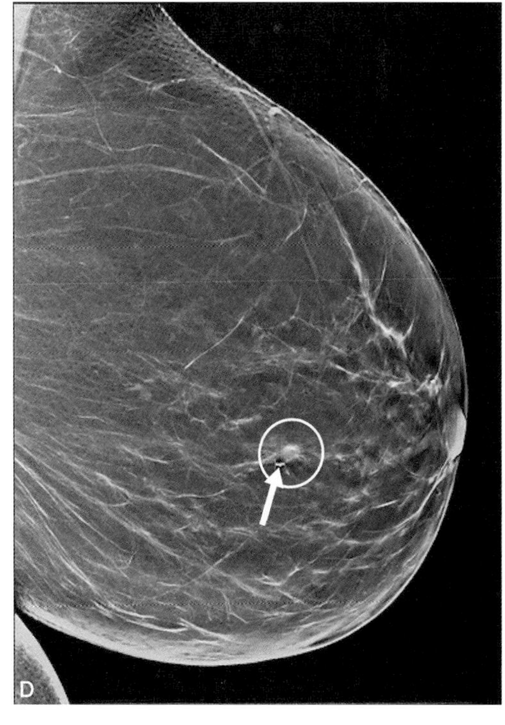

图 23.13　活检病理不一致。A. BI-RADS 5 类:高度可疑恶性的病变(圆圈),表现为圆形病灶边缘有毛刺(箭)。B. 超声显示肿块(圆圈)。C. 患者接受了超声引导的 CNB,回顾图像显示进针路径(箭)在肿块(圆圈)下方。D. 活检后显示标记物位于肿块旁(箭)。病理结果为良性纤维组织,与影像诊断不一致。

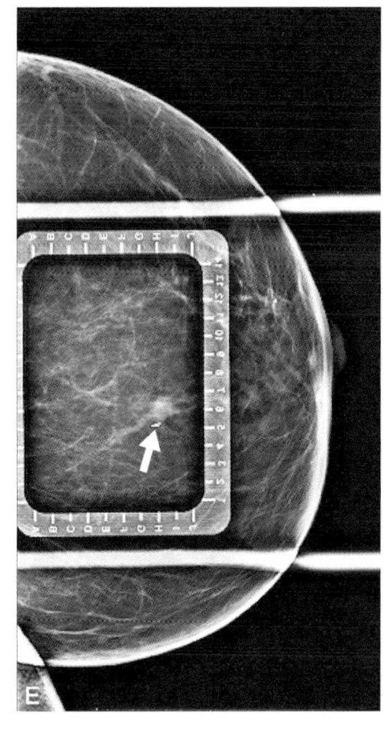

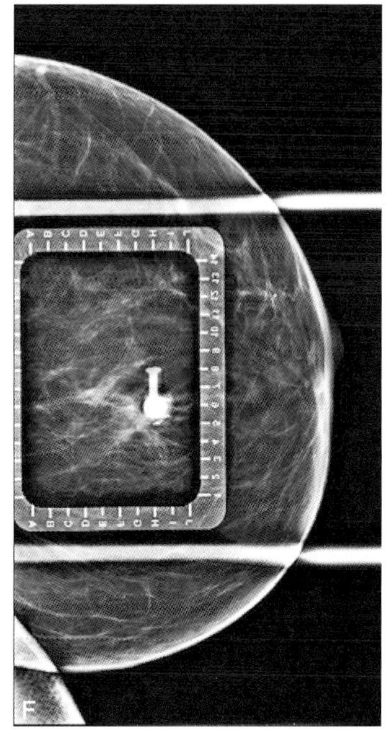

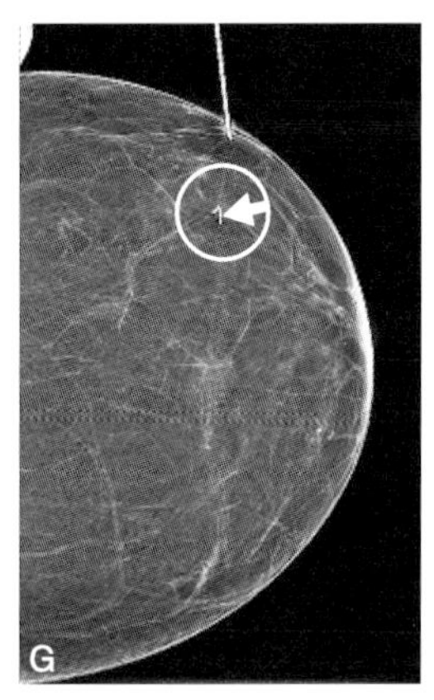

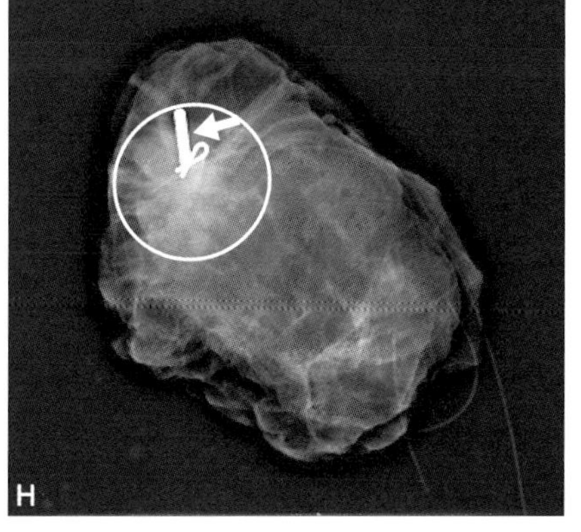

图 23.13(续)　E. 后患者进行了定位和切除。定位的内外侧位图像显示活检标记物(箭)在肿块附近的脂肪中。肿块位于 H-6 方向。F. 放射粒子导针在 H-6 上穿过肿块。G. CC 位图像显示将放射性粒子(箭)放置到肿块(圆圈)中。H. 切除标本的 X 线片显示肿块(圆圈)、夹子(带状)和放射性粒子(箭)被成功去除。病理结果为浸润性导管癌。

MR 表现与病理诊断相关。如果结果与影像学不一致,则应重复进行同轴针活检或切除活检,如图 23.13 所示。在同轴针活检诊断为导管上皮不典型增生(ADH)时,应执行切除活检,因为报道 CNB 对 ADH 的切除率为 15%~30%。乳头状病变、含黏蛋白病变、小叶肿瘤(包括小叶原位癌和不典型小叶增生)和放射状瘢痕的活检处理仍存在争议。

活检术后良性病变随访

影像引导活检为良性病变的随访未达成共识。活检的成功取决于能否相信阴性结果。影像引导 CNB 的 FN 率约为 1.5%。许多活检 FN 是在手术或组织学检查结果与影像学检查结果不一致时发现的。然而,为了确保发现潜在 FN 病例,需影像随访。一些机构进行 6 个月或者 1 年的随访。研究表明,在 6 个月或 12 个月时复查发现 FN 活检的能力没有差异。一种安全的方法是对非特定良性结果进行 6 个月的随访,当获得特定良性结果时进行 12 个月的随访。

定　　位

适 应 证

自 20 世纪 70 年代以来,乳腺定位已经能成功地进行。推荐和执行影像引导定位的几个适应证如表 23.3 所示。

表 23.3
手术切除的适应证

穿刺活检结果	恶性
	良性与影像诊断不一致
	异型性
影像引导活检失败	组织太薄,无法进行穿刺活检
	定位困难
	患者因素
患者选择	

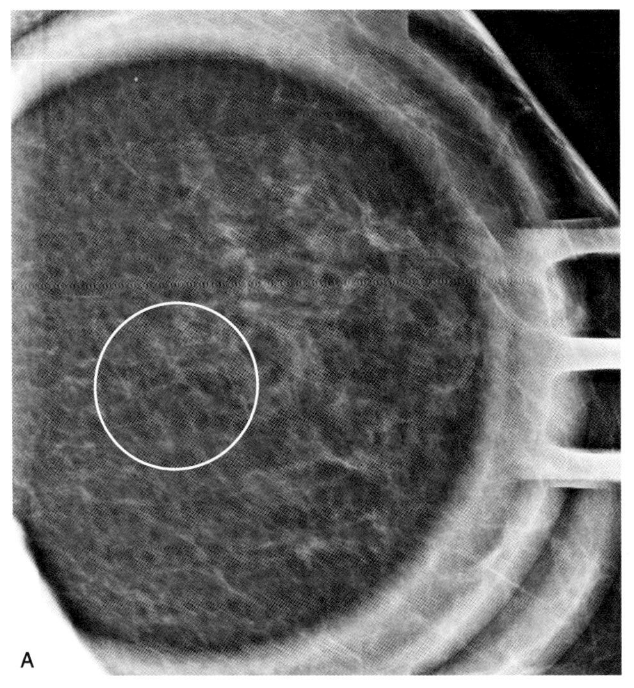

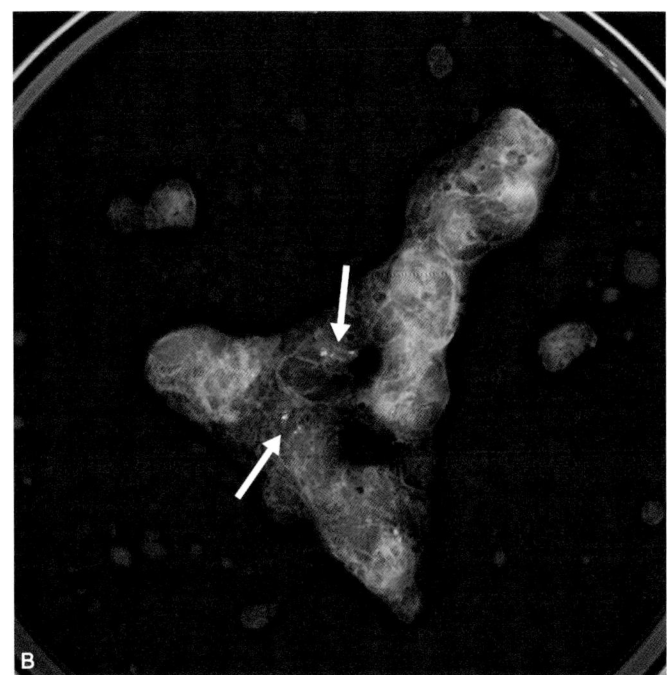

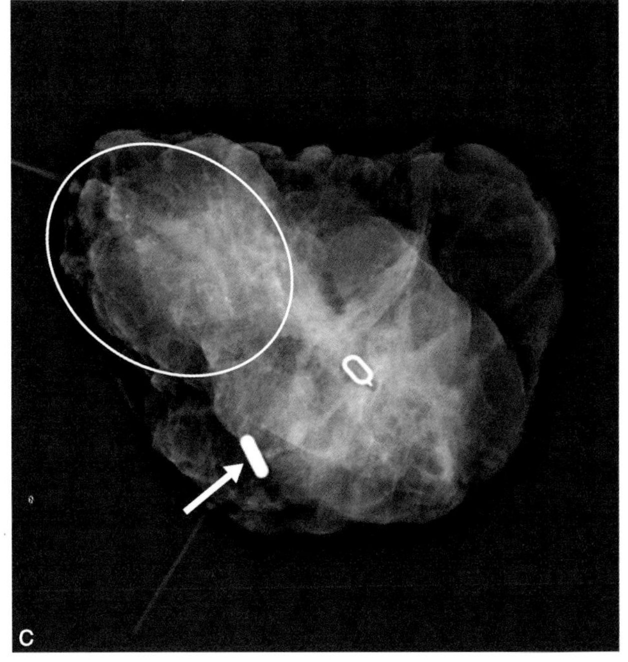

图 23.14　导管上皮不典型增生。A. 放大摄影图像显示 BI-RADS 4 类:可疑成簇细多形性钙化(圆圈),推荐使用立体定向活检。B. 活检获得许多钙化(箭代表钙化)。病理结果为导管上皮不典型增生,影像表现与病检不一致。C. 建议手术切除,并进行放射粒子定位。手术标本显示额外的钙化(椭圆),并包含放射性粒子(箭)和活检标记(圆圈)。病理结果为导管原位癌。

如图 23.13 所示,活检结果与影像诊断不一致的经典例子,BI-RADS 5 类病变活检提示是良性,仍需要手术切除。有一些良性组织学结果由于切除时存在恶性肿瘤的风险而被切除。导管上皮不典型增生(ADH)是其中最常见的,且最容易转变为高风险病变。无论影像学表现、穿刺取样间距或样本数量如何,活检提示为 ADH 但术后病理为 DCIS 或浸润性癌的概率非常高。图 23.14 展示了活检取材为钙化而在切除后病理为 DCIS 的例子。

定位装置

针-丝系统。定位通常使用针-丝系统进行,导丝通过已定位在乳腺病灶内的定位针进入病灶。市面上销售的产品主要在锚固端的结构上有所不同。图 23.15 展示了几种不同类型的针-丝定位系统。针-丝系统需要在手术当天进行定位。它们很便宜,可以用任何形式的影像引导(包括 MR)来完成,并且是全球最常用的定位方法。据报道,针-丝定位的阳性切缘率高达 45%~57%,再切除率为 20%~70%。由于手术安排时间上的限制,以及较高的切缘阳性率和再切除率导致了其他定位工具的开发。

非导丝定位。较新的方法包括放射性粒子定位(RSL)、雷达定位、射频识别(RFID)和磁示踪剂。这些新方法中的每一个都有利弊。在手术前放置定位对患者一个显著的积极因素是放置定位标记的能力。

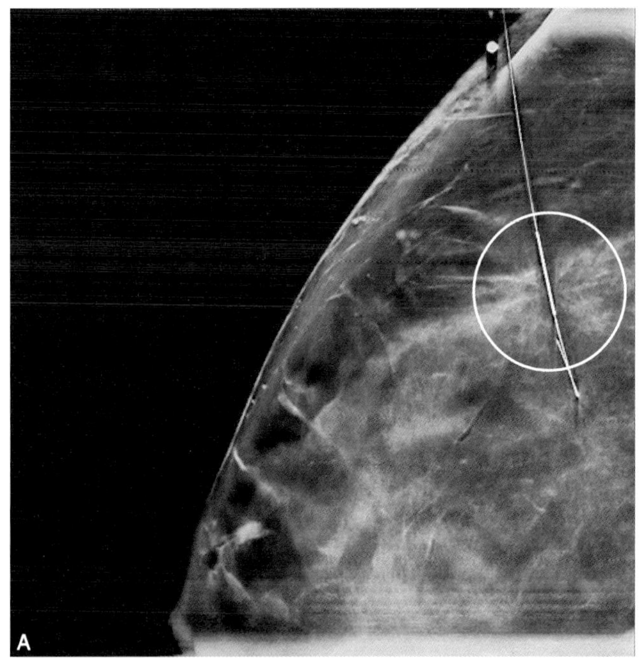

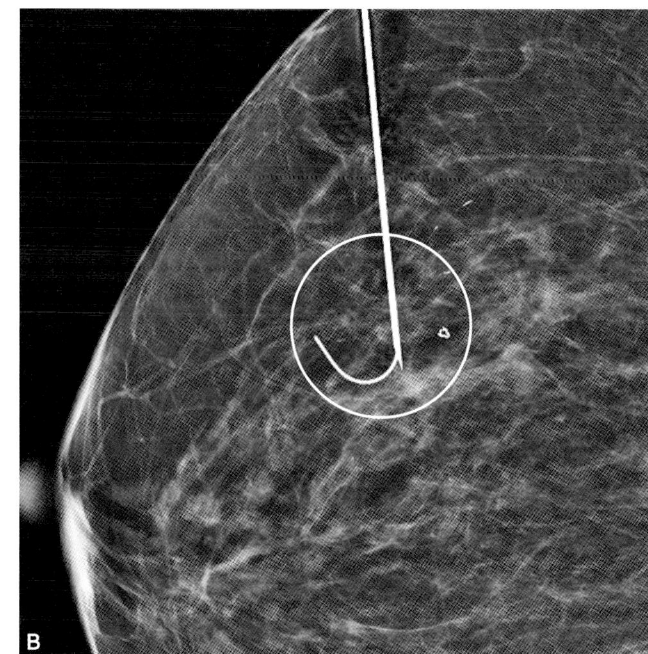

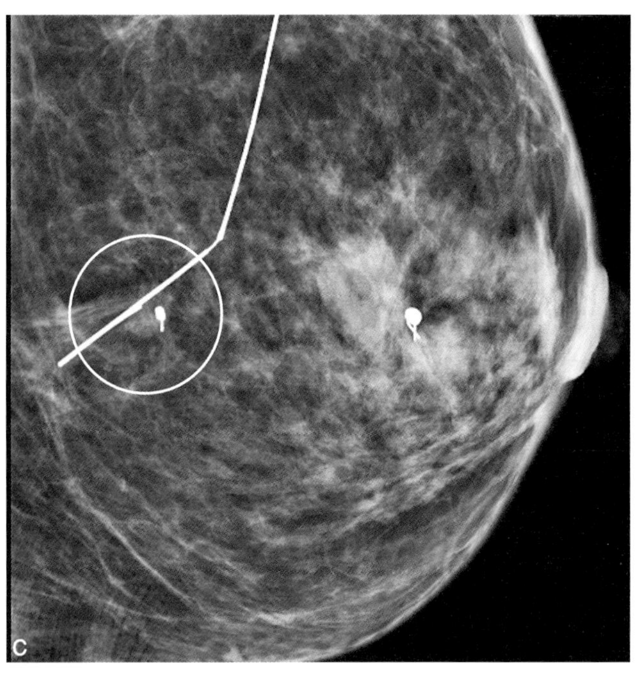

图 23.15 不同类型的针-丝系统。三种不同类型针-丝系统的乳腺 X 线表现。A. Kopans 弹簧钩丝。加强筋(导丝的加厚部分)穿过目标(圆圈)放置。B. 荷马 J 线。钩丝刚好穿过目标(圆圈)。C. 带钩金属导丝。钩丝的加厚部分(导丝最后 25mm)穿过目标(圆圈)进行定位。在所有的情况下,定位系统都需穿过病变,使导丝尖端超出病变。

放射性粒子定位。RSL 是使用低活性碘 125(^{125}I)进行定位,在 2001 年首次报道。与针-丝定位相比,用 I^{125} 粒子定位具有更低的切缘阳性率和再切除率。可以使用乳腺 X 线摄影术(包括乳腺 X 线摄影、立体定向或 DBT)和 US 指导放置^{125}I 放射性粒子。^{125}I 的半衰期为 60d,允许在手术前 5d 内放置,以提高手术时间安排的灵活性。只要遵守安全预防措施,使用放射性物质是安全的。图 23.13 和图 23.14 显示了 RSLs。然而,由于美国的州和联邦限制广泛使用放射性物质,筹建 RSL 可能需要数月。

雷达定位。SAVI SCOUT (Cianna Medical, Aliso Viejo, California)反射器使用红外线(IR)进行定位,并于 2014 年首次被美国 FDA 批准使用。尺寸为 12mm,有两个天线,外科医师可以通过手机发出红外线刺激其发射出电磁波。图 23.16 展示了 SAVI SCOUT 定位的一个例子。它可以在手术前 30d 放置,可使手术更灵活的安排。外科医师通过手机上的声音信号和数字信号来指导手术。早期研究表明,RSL 和针线定位的再切除率相当。

射频识别。RFID 只有一粒米大小,是一种微型芯片,存储着唯一的识别码,并且有一个天线,可以回应读取者的询问。射频识别技术已经得到 FDA 的批准,可以植入人体,并且正在对其在乳腺病变定位中的应用进行早期评估。它们通过 RFID 阅读器工作,该阅读器向植入的天线发送信号,然后将响应信号返回阅读器,从通过 LCD 屏幕和音频信号进行定位。射频识别对磁共振成像是安全的,但会有伪影,因此尽量在行 MR

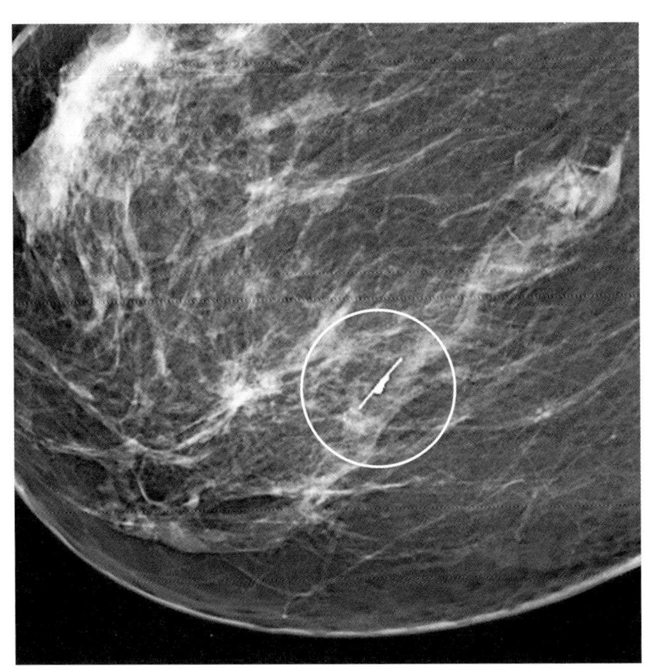

图 23.16 SAVI SCOUT。使用电磁波的 SAVI SCOUT（圆圈）手术引导定位的乳房 X 线片。

诊断之后放置。射频识别技术仍然是一项新技术，目前没有关于其成功率的大量数据。

磁性示踪剂。Magseed 系统（内磁学，Austin，Texas）在 2016 年被 FDA 批准。和 SAVI SCOUT 一样，可以在手术前 30 天放置。尺寸仅为 1mm×5mm，具有磁性，由外科医师手持的 Sentimag 探头进行检测。由于铁磁仪器对磁体的干扰，需要特殊的仪器或设备。鉴于这是最新的方法，目前还没有足够的数据说明它在乳房定位中的作用。

引 导

乳腺 X 线摄影定位。乳腺 X 线定位引导是最常用的影像引导方法。大多数乳房 X 线摄影设备都配备了一个压迫板，边缘有一个大洞，上面用网格标记，用来帮助定位。在影像学检查过程中，患者通常是坐着的，病灶或活检标记物定位于压迫板开口的中心位置。在最接近病灶的皮肤表面放置针头。例如，如果病变位于 12 点位置，则应采用头尾入路。单一的乳房 X 线片可以显示压迫板开口和它的参考网格。穿刺路径的十字线投射在皮肤上，这样插入的针将平行于 X 射线束穿过目标。在放置针头之前，在皮肤和沿针道进行局部麻醉。一旦针（带导丝）穿过目标位置，由第二幅图像进行定位。如果针位置令人满意，则让患者乳房从 X 线机上小心地取出，以便使球管旋转 90°。然后将患者乳房重新沿平行于针的轴线压迫。摄片评估针尖相对于病灶的深度。针必须超过病变，这就保证了针与病变之间的关系固定。最理想的情况是，用于导丝定位的针尖及导丝穿过病变外 1～2cm 处。一旦针尖的深度满意，拔出针，导丝就会留下。图 23.17 显示了乳腺 X 线摄影引导针-丝定位的成像步骤。患者随后送往手术室进行手术切除。

对于超过 2cm 大小的不可触及的病灶，或在外科医师要求额外的引导的情况下，主张进行附加定位。放置不止一根定位线来标定病灶的范围。这项技术对超过 2cm 的微钙化区域非

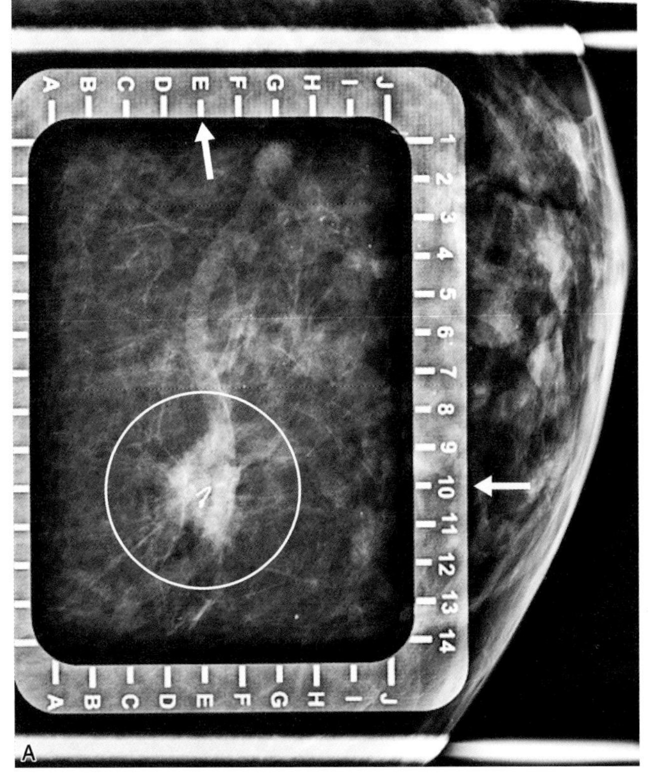

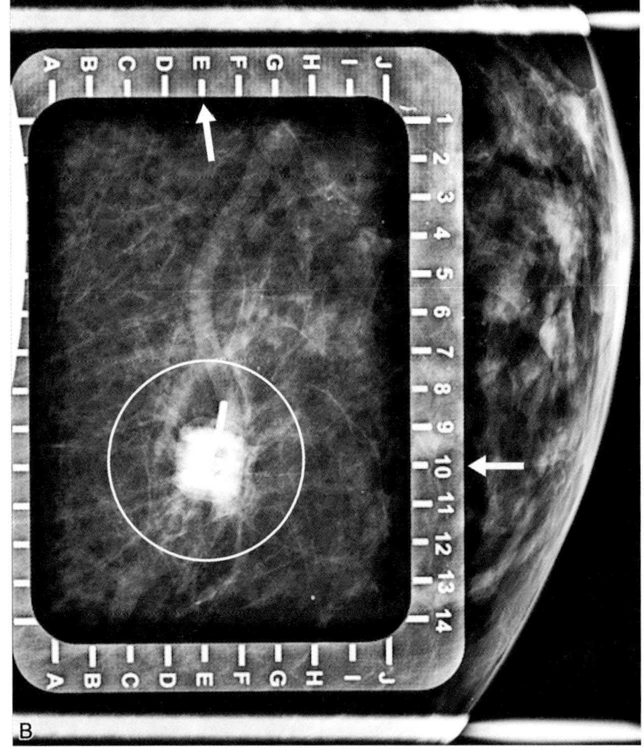

图 23.17 乳腺 X 线引导下的针-丝定位。A. 用定位片检测乳腺受压患者。活检标记物（圆圈）定位于 E-10（箭）。B. 针通过 E-10（箭）处的肿块（圆圈）进入乳房。十字线投射在皮肤上，以帮助进入正确的位置（未显示）。

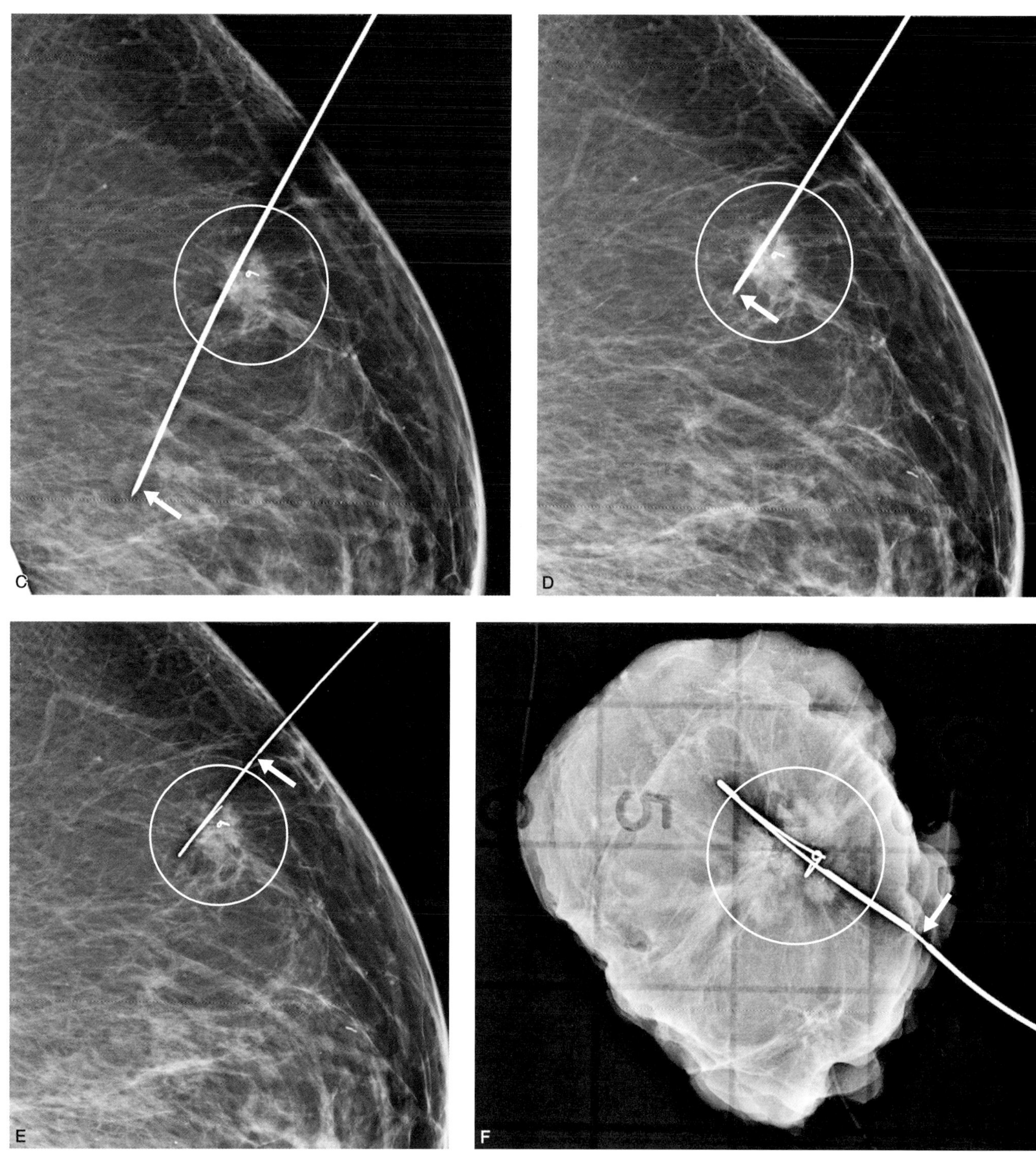

图 23.17(续)　C. 一旦放置针,压迫器就会被释放,从最初的角度看以 90°的角度拍摄,针应该穿过肿块(圆圈),尖端(箭)超过目标。D. 针尖(箭)向后拉,使针尖(箭)越过肿块(圆圈)。钩丝被固定在这个位置,针被取下。E. 最后的图像显示了钩丝穿过肿块(圆圈),尖端超过目标,过渡区(箭所示薄的部分)在目标的前缘。F. 手术样本 X 线片确认取出金属丝和肿块(圆圈)。除了肿块外,还可见活检标记物和相关钙化。过渡区(箭)保持在肿块的前沿。病理结果为浸润性导管癌与导管原位癌。

常有帮助,可彻底清除这些病变。

任何其他方法(放射性粒子,SAVI SCOUT,RFID,或 Magseed)的乳房 X 线摄影定位与上述步骤相似。但是,不要将针尖放置在病灶外 1~2cm 处,而是将针尖放置时,使装置在目标内或与目标相邻。图 23.18 显示了在图 23.13 中放置放射性粒子之前的针尖。

超声定位。对于超声可见的病变,超声是首选的定位方法,因为它快速、安全、舒适且可能更准确。定位步骤类似于活检和抽吸。在显示目标病变后,选择皮肤与目标的最短距离,允许针稍微倾斜接近目标。局麻药注射在皮肤和针道周围。对于针-丝定位来说,针穿过病灶,直到超出病灶外 1cm 处。然后,将针取出,留下金属丝,固定,保持其尖端超出病灶外。图 23.19 显示了在超声引导下定位导丝在肿块内的位置。如果使用其他定位方法,可以在目标内或紧邻的地方部署定位标记。

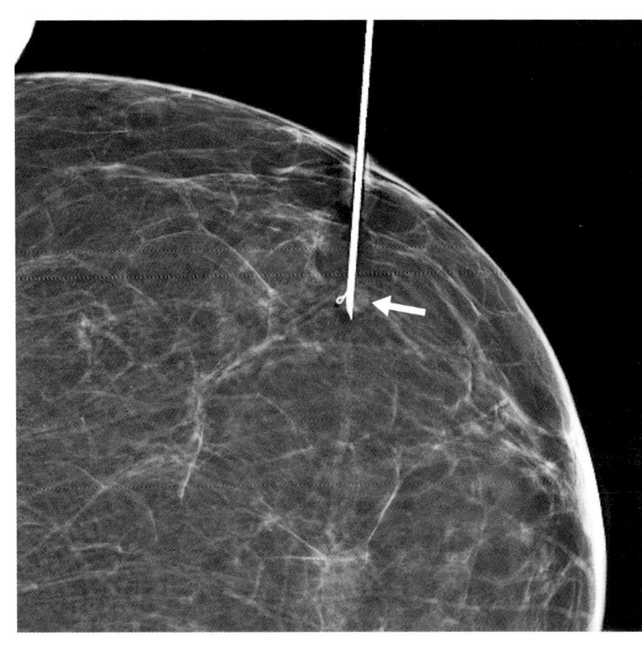

图 23.18　放射性粒子放置。图 23.13 中放射性粒子投放前的最后一张照片，针尖在肿块内（箭）。放射性粒子在图 23.13G 中很好地定位在肿块中。

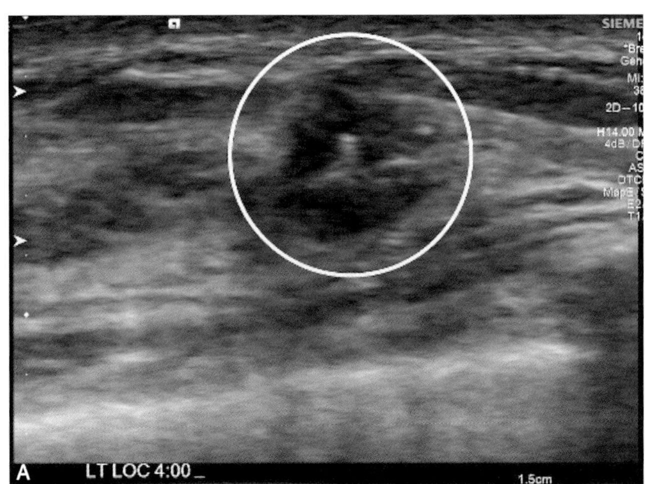

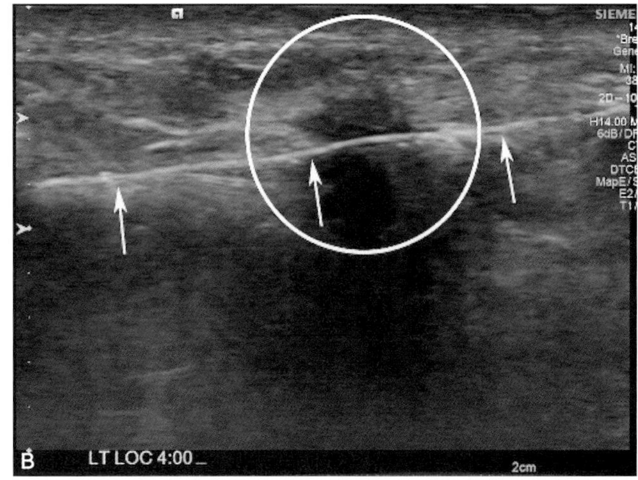

图 23.19　超声引导针-丝定位。A. 目标肿块（圆圈）超声图像。B. 超声图像的钩丝（箭，拔针后）通过肿块（圆圈）。术后乳腺 X 线片见图 23.15C。

这通常意味着针尖应该位于定位装置的最终预期位置。在超声引导下定位后，患者应该进行双体位乳线 X 线摄影，以确定导丝或其他定位标记的位置。有一些新的活检标记被设计成可以在超声上看到，这增加了超声定位的应用。

磁共振定位。有些病变需要磁共振引导定位。这包括在磁共振引导下进行取样，但发现活检标记定位不正确，不能指导乳腺 X 摄影定位。还包括不适合 MR 引导活检的病变。磁共振引导的同轴针活检网格系统同样用于定位。乳腺 MR 增强是必要的，因为这对于显示病变是最好的方法。使用软件系统引导 MR 兼容针丝到正确的位置。针丝沿乳腺受压平面放置入目标内。与乳房 X 线摄影引导不同的是，患者不需要重新定位。这可能会导致导丝的定位不太精确。取出针后，将金属丝固定在适当的位置，行双体位乳腺 X 线摄影，以供外科医师参考乳线中金属丝的位置。

在 MR 定位中，尤其重要的是对最终的手术病理标本进行仔细的放射-病理检查，以确保切除所有目标组织。标本 X 线摄影有时可能无法鉴别这些患者的病灶。结果不一致的病灶应在术后进行 MR 检查，以确保病变已被完全切除。

标本 X 线照片

一旦进行手术切除，切除的组织应送去做 X 线检查。图 23.13～图 23.15 和图 23.17 包含手术标本 X 线照片。标本照片确保乳房 X 线所示病变和/或活检标记已被切除。与组织边缘相比，告知病变的位置也同样重要。根据标本 X 线照片的病变部位，可以切除额外的组织，从而提高阴性切缘的比率。X 线也可确认整个导丝和其他定位标记的去除。影像和手持式探测器包含的信息结合在一起用于记录新的标记物的移除。在少数情况下（1%～6.7%）定位失败，病灶或定位夹不会被移除。导致较高失败率的问题包括将导丝放置在距离预定目标 5mm 以外、不止一个病灶、小乳房、将钙化作为目标、样本和病灶较小。在大多数情况下，必须重复定位。

乳腺导管造影术

可疑乳头溢液是一个不常见的症状，发生在约 5%～10% 的女性。在这些女性中，有 10%～15% 是乳腺癌，其余的都是良性的，最常见的病因是乳头状瘤。表 23.4 列出了可疑乳头溢液的鉴别诊断。乳腺导管造影适用于伴自发性、单侧、单导管或血性乳头分泌物的女性。通常这些病人行常规成像（乳腺 X 线摄影和超声）常常表现为正常。对这些女性来说，做乳腺导管造影可以直观地看到病变，进而指导手术。与盲法切除术相比，定向手术更有可能发现病变。这个过程包括使用一个 30G 的钝头导管将少于 1ml 的碘对比剂注射到有问题的导管中。局部镇痛药可以作用于在乳头乳晕复合体上，但并不是必需的。在导管填充对比剂后，拍摄多幅图像以寻找导管内肿块，导管内充盈缺损可以证明这一点。图 23.20 显示了包括正常在内的三种乳腺导管造影结果。在一些患者中，使用乳房 X 线摄影引导活检标记物放置在充盈缺损的位置，如图 23.21 所示。放置标记的步骤类似于执行乳腺 X 线定位。

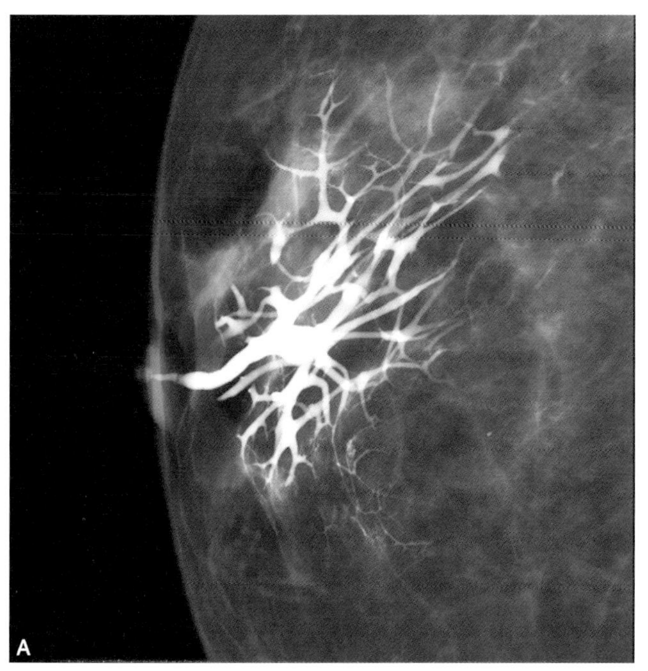

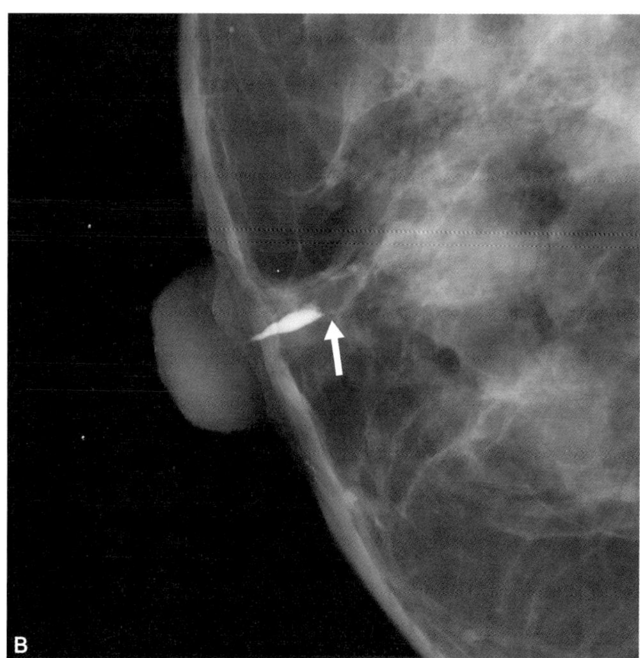

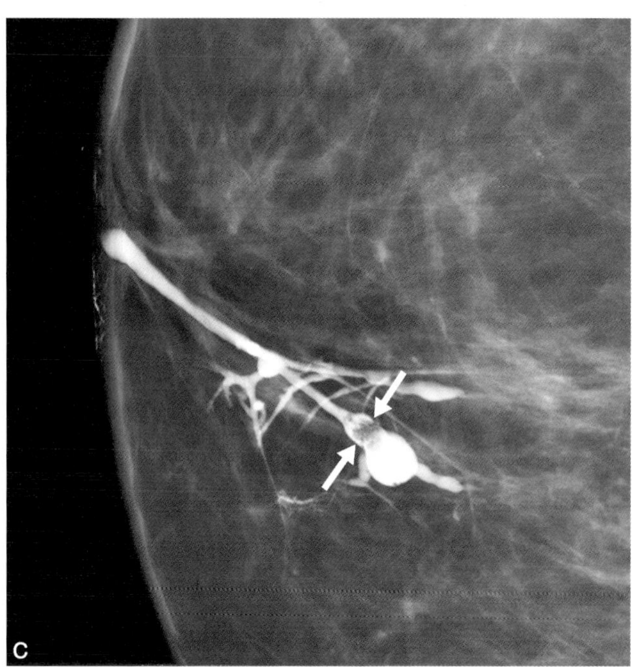

图 23.20　乳腺导管造影。A. 正常的导管系统。B. 导管（箭）突然终止于导管内肿块边缘。病理结果为乳头状瘤。C. 在一个导管侧支内（箭之间）的充盈缺损。病理结果为乳头状瘤。

表 23.4

可疑乳头溢液的鉴别诊断

导管原位癌
乳头状瘤
导管扩张
乳腺炎
纤维囊性变

乳腺导管造影可能不成功。引导原因包括引流失败、导管插管失败、对比剂通过导管壁外渗或导管系统成像不正确。乳腺导管造影的禁忌证包括对含碘对比剂过敏，如果需要，可以给予预防性用药。MR 越来越多地用于术前评估可疑的乳头溢液，可作为乳腺导管造影的替代检查，并且现在许多研究显示 MR 或更敏感。图 23.22 显示了一位患者因为可疑的乳头溢液而接受了乳腺导管造影，该患者后来受益于术前的乳腺 MRI 检查。

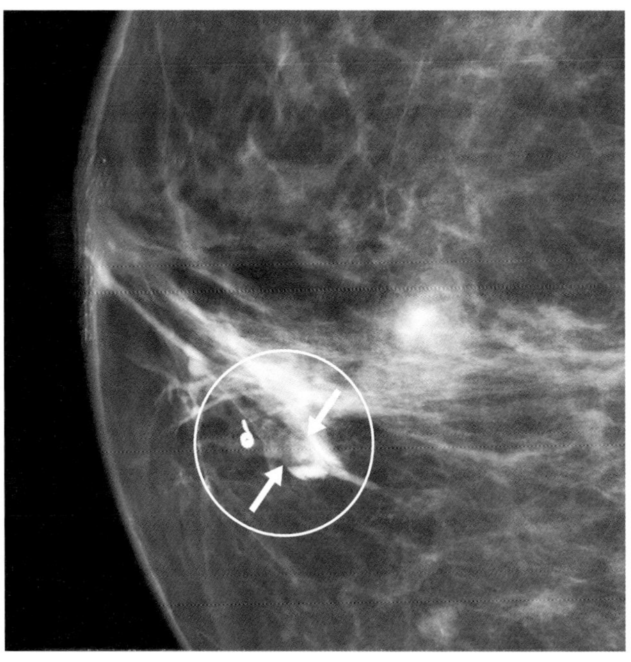

图 23.21 乳腺导管造影显示定位夹。如图 23.20C 所示，在充盈缺损部位（箭之间）放置定位夹（圆圈）后的单张乳腺 X 线图像。

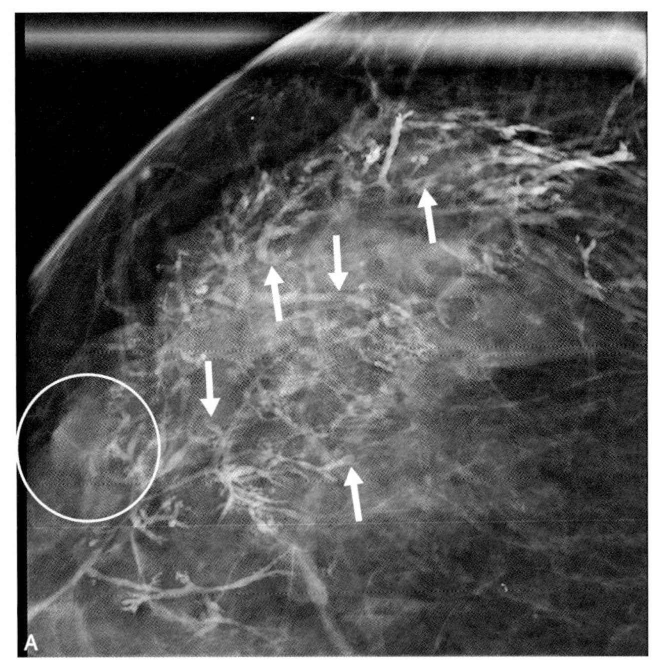

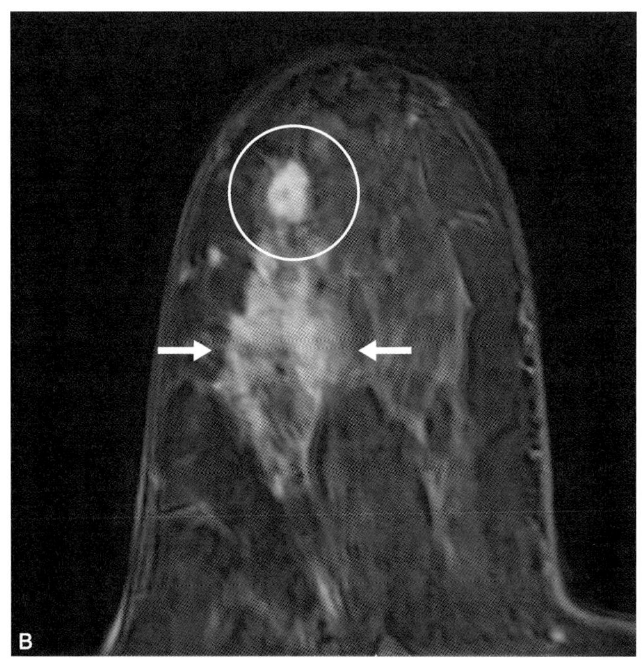

图 23.22 乳腺导管造影、超声及 MRI。患者出现可疑的乳头溢液，并经乳腺导管造影（A）显示许多充盈缺损和导管系统（箭）不规则。并根据占位效应发现肿块（圆圈）。B. 由于乳导管造影图像出现令人担忧的结果而进行 MRI 扫描。MRI 显示一个圆形、不规则、均匀强化的肿块（圆圈），伴有节段性非肿块性强化（箭之间），与乳腺导管造影上的异常导管相关。

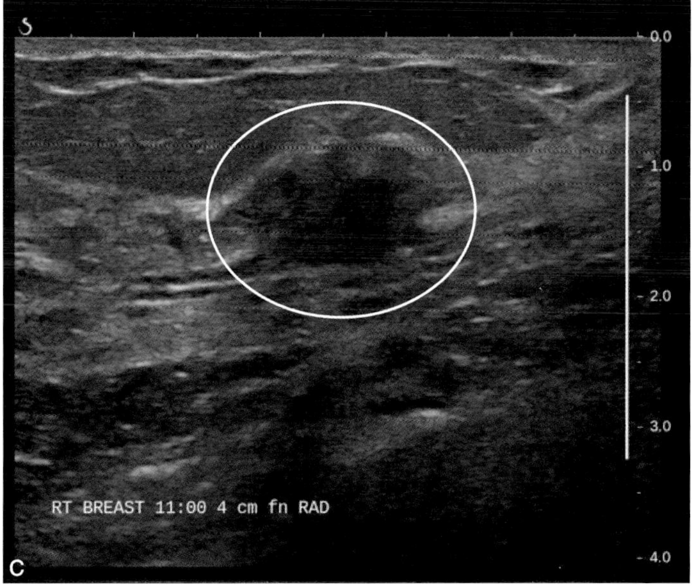

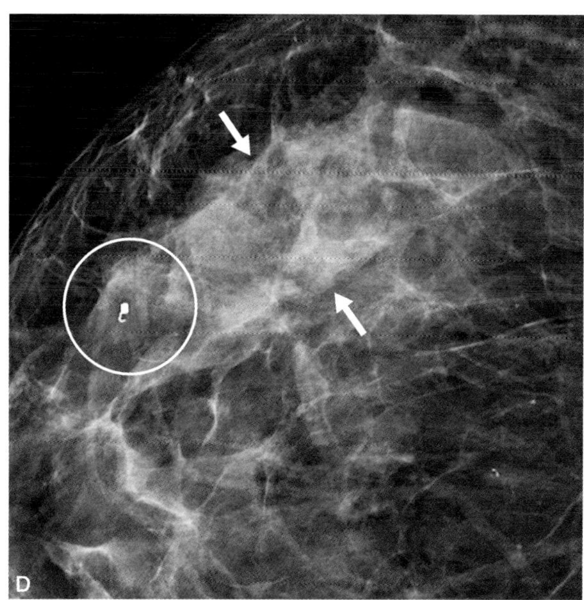

图 23.22(续) C. 定向 US 显示 BI-RADS 5 类:高度可疑肿块(圆圈)。并执行 US 引导 CNB(图像未显示)。D. 活检后乳腺 X 线片显示肿块位置(带活检标记的圆圈)与先前乳腺导管造影图像异常以及 MRI 所示 NME(箭之间)的关系。肿块病理结果为浸润性导管癌。患者后来因合并广泛的导管原位癌接受了乳房切除术。

结 论

影像引导乳腺活检是安全、可靠的,也是获得组织学诊断的首选方法。由于大多数活检结果为良性,CNB 可以避免大多数女性进行手术切除。活检的 FN 率很低,在做好仔细的放射学-病理一致性对照和良性病变的影像随访后,它是排除恶性肿瘤的一种令人满意的方法。当需要手术时,可以进行影像引导定位,以方便切除相应的病变。

推荐阅读

Bassett L, Winchester DP, Caplan RB, et al. Stereotactic core-needle biopsy of the breast: a report of the Joint Task Force of the American College of Radiology, American College of Surgeons, and College of American Pathologists. *CA Cancer J Clin* 1997;47(3):171–190.

Berger N, Luparia A, Di Leo G, et al. Diagnostic performance of MRI versus galactography in women with pathologic nipple discharge: a systematic review and meta-analysis. *AJR Am J Roentgenol* 2017;209(2):465–471.

Bourke AG, Taylor DB, Westcott E, Hobbs M, Saunders C. Iodine-125 seeds to guide removal of impalpable breast lesions: radio-guided occult lesion localization—a pilot study. *ANZ J Surg* 2016;87(11):E178–E182.

Brancato B, Crocetti E, Bianchi S, et al. Accuracy of needle biopsy of breast lesions visible on ultrasound: audit of fine needle versus core needle biopsy in 3233 consecutive samplings with ascertained outcomes. *Breast* 2012;21(4):449–454.

Britton PD, Sonoda LI, Yamamoto AK, Koo B, Soh E, Goud A. Breast surgical specimen radiographs: how reliable are they?. *Eur J Radiol.* 2011; 79(2):245–249. http://re5qy4sb7x.search.serialssolutions.com/?url_ver=Z39.88-2004&rft_val_fmt=info:ofi/fmt:kev:mtx:journal&rfr_id=info:sid/Ovid:medl&rft.genre=article&rft_id=info:doi/10.1016%2Fj.ejrad.2010.02.012&rft_id=info:pmid/20303687&rft.issn=0720-048X&rft.volume=79&rft.issue=2&rft.spage=245&rft.pages=245-9&rft.date=2011&rft.jtitle=European+Journal+of+Radiology&rft.atitle=Breast+-surgical+specimen+radiographs%3A+how+reliable+are+they%3F.&rft.aulast=Britton.

Chetlen AL, Kasales C, Mack J, Schetter S, Zhu J. Hematoma formation during breast core needle biopsy in women taking antithrombotic therapy. *AJR Am J Roentgenol* 2013;201(1):215–222.

Cox CE, Russell S, Prowler V, et al. A prospective, single arm, multi-site, clinical evaluation of a nonradioactive surgical guidance technology for the location of nonpalpable breast lesions during excision. *Ann Surg Oncol* 2016;23(10):3168–3174.

Dauphine C, Reicher JJ, Reicher MA, Gondusky C, Khalkhali I, Kim M. A prospective clinical study to evaluate the safety and performance of wireless localization of nonpalpable breast lesions using radiofrequency identification technology. *AJR Am J Roentgenol* 2015;204(6):W720–W723.

Diamantis A, Magiorkinis E, Koutselini H. Fine-needle aspiration (FNA) biopsy: historical aspects. *Folia Histochem Cytobiol* 2009;47(2):191–197.

Elvecrog EL, Lechner MC, Nelson MT. Nonpalpable breast lesions: correlation of stereotaxic large-core needle biopsy and surgical biopsy results. *Radiology* 1993;188(2):453–455.

Fischer U, Kopka L, Grabbe E. Magnetic resonance guided localization and biopsy of suspicious breast lesions. *Top Magn Reson Imaging* 1998;9(1):44–59.

Follacchio GA, Monteleone F, Meggiorini ML, et al. Radio-localization of non-palpable breast lesions under ultrasonographic guidance: current status and future perspectives. *Curr Radiopharm* 2017;10(3):178–183.

Frank HA, Hall FM, Steer ML. Preoperative localization of nonpalpable breast lesions demonstrated by mammography. *N Engl J Med* 1976;295(5):259–260.

Gisvold JJ, Goellner JR, Grant CS, et al. Breast biopsy: a comparative study of stereotaxically guided core and excisional techniques. *AJR Am J Roentgenol.* 1994;162(4):815–820.

Graham RA, Homer MJ, Sigler CJ, et al. The efficacy of specimen radiography in evaluating the surgical margins of impalpable breast carcinoma. *AJR Am J Roentgenol* 1994;162(1):33–36.

Gray RJ, Salud C, Nguyen K, et al. Randomized prospective evaluation of a novel technique for biopsy or lumpectomy of nonpalpable breast lesions: radioactive seed versus wire localization. *Ann Surg Oncol* 2001;8(9):711–715.

Ha D, Dialani V, Mehta TS, Keefe W, Iuanow E, Slanetz PJ. Mucocele-like lesions in the breast diagnosed with percutaneous biopsy: is surgical excision necessary? *AJR Am J Roentgenol* 2015;204(1):204–210.

Hartmann LC, Degnim AC, Santen RJ, Dupont WD, Ghosh K. Atypical hyperplasia of the breast—risk assessment and management options. *N Engl J Med* 2015;372(1):78–89.

Harvey J, March D. *Making the diagnosis: A practical guide to breast imaging.* 1st ed. Philadelphia, PA: Saunders; 2013:584.

Hughes JH, Mason MC, Gray RJ, et al. A multi-site validation trial of radioactive seed localization as an alternative to wire localization. *Breast J* 2008;14(2):153–157.

Jackman RJ, Burbank F, Parker SH, et al. Stereotactic breast biopsy of nonpalpable lesions: Determinants of ductal carcinoma in situ underestimation rates. *Radiology* 2001;218(2):497–502.

Jeffries DO, Dossett LA, Jorns JM. Localization for breast surgery: the next generation. *Arch Pathol Lab Med* 2017;141(10):1324–1329.

Khan S, Diaz A, Archer KJ, et al. Papillary lesions of the breast: To excise or observe? *Breast J* 2017. doi: 10.1111/tbj.12907.

Kohler J, Krause B, Grunwald S, et al. Ultrasound and mammography guided wire marking of non-palpable breast lesions: analysis of 741 cases. *Ultraschall Med* 2007;28(3):283–290.

Kuhl CK, Elevelt A, Leutner CC, Gieseke J, Pakos E, Schild HH. Interventional breast MR imaging: clinical use of a stereotactic localization and biopsy device. *Radiology* 1997;204(3):667–675.

Lee CH, Philpotts LE, Horvath LJ, Tocino I. Follow-up of breast lesions diagnosed as benign with stereotactic core-needle biopsy: frequency of mammographic change and false-negative rate. *Radiology* 1999;212(1):189–194.

Levin DC, Parker L, Schwartz GF, Rao VM. Percutaneous needle vs surgical breast biopsy: previous allegations of overuse of surgery are in error. *J Am Coll Radiol* 2012;9(2):137–140.

Liberman L. Centennial dissertation. Percutaneous imaging-guided core breast biopsy: state of the art at the millennium. *AJR Am J Roentgenol* 2000;174(5):1191–1199.

Liberman L, Evans WP, 3rd, Dershaw DD, et al. Radiography of microcalcifications in stereotaxic mammary core biopsy specimens. *Radiology* 1994;190(1):223–225.

Liberman L, Feng TL, Dershaw DD, Morris EA, Abramson AF. US-guided core breast biopsy: use and cost-effectiveness. *Radiology* 1998;208(3):717–723.

Mahoney MC, Newell MS. Breast intervention: how I do it. *Radiology* 2013;268(1):12–24.

Mango VL, Wynn RT, Feldman S, et al. Beyond wires and seeds: reflector-guided breast lesion localization and excision. *Radiology* 2017;284(2):365–371.

Menes TS, Rosenberg R, Balch S, Jaffer S, Kerlikowske K, Miglioretti DL. Upgrade of high-risk breast lesions detected on mammography in the breast cancer surveillance consortium. *Am J Surg* 2014;207(1):24–31.

Meyer JE, Smith DN, DiPiro PJ, et al. Stereotactic breast biopsy of clustered microcalcifications with a directional, vacuum-assisted device. *Radiology* 1997;204(2):575–576.

Nassar A. Core needle biopsy versus fine needle aspiration biopsy in breast—a historical perspective and opportunities in the modern era. *Diagn Cytopathol* 2011;39(5):380–388.

Nicholson BT, Harvey JA, Patrie JT, Mugler JP, 3rd. 3D-MR ductography and contrast-enhanced MR mammography in patients with suspicious nipple discharge; a feasibility study. *Breast J* 2015;21(4):352–362.

Nurko J, Mancino AT, Whitacre E, Edwards MJ. Surgical benefits conveyed by biopsy site marking system using ultrasound localization. *Am J Surg* 2005; 190(4):618-622.

Orel SG, Schnall MD, Newman RW, Powell CM, Torosian MH, Rosato EF. MR imaging-guided localization and biopsy of breast lesions: initial experience. *Radiology* 1994;193(1):97–102.

Parker SH, Burbank F, Jackman RJ, et al. Percutaneous large-core breast biopsy: a multi-institutional study. *Radiology* 1994;193(2):359–364.

Parker SH, Jobe WE, Dennis MA, et al. US-guided automated large-core breast biopsy. *Radiology* 1993;187(2):507–511.

Parker SH, Lovin JD, Jobe WE, Burke BJ, Hopper KD, Yakes WF. Nonpalpable breast lesions: stereotactic automated large-core biopsies. *Radiology* 1991;180(2):403–407.

Penco S, Rizzo S, Bozzini AC, et al. Stereotactic vacuum-assisted breast biopsy is not a therapeutic procedure even when all mammographically found calcifications are removed: analysis of 4,086 procedures. *AJR Am J Roentgenol* 2010;195(5):1255–1260.

Philpotts LE, Hooley RJ, Lee CH. Comparison of automated versus vacuum-assisted biopsy methods for sonographically guided core biopsy of the breast. *AJR Am J Roentgenol* 2003;180(2):347–351.

Quinn SF, Demlow T, Dunkley B. Temno biopsy needle: Evaluation of efficacy and safety in 165 biopsy procedures. *AJR Am J Roentgenol* 1992;158(3):641–643.

Reicher JJ, Reicher MA, Thomas M, Petcavich R. Radiofrequency identification tags for preoperative tumor localization: proof of concept. *AJR Am J Roentgenol* 2008;191(5):1359–1365.

Sakamoto N, Ogawa Y, Tsunoda Y, Fukuma E. Evaluation of the sonographic visibility and sonographic appearance of the breast biopsy marker (UltraClip®) placed in phantoms and patients. *Breast Cancer* 2017;24(4):585–592.

Salkowski LR, Fowler AM, Burnside ES, Sisney GA. Utility of 6-month follow-up imaging after a concordant benign breast biopsy result. *Radiology* 2011;258(2):380–387.

Schrading S, Distelmaier M, Dirrichs T, et al. Digital breast tomosynthesis-guided vacuum-assisted breast biopsy: initial experiences and comparison with prone stereotactic vacuum-assisted biopsy. *Radiology* 2015;274(3):654–662.

Seow JH, Phillips M, Taylor D. Sonographic visibility of breast tissue markers: a tissue phantom comparison study. *Australas J Ultrasound Med* 2012;15(4):149–157.

Shetty MK. Presurgical localization of breast abnormalities: an overview and analysis of 202 cases. *Indian J Surg Oncol* 2010;1(4):278–283.

Smith DN, Rosenfield Darling ML, Meyer JE, et al. The utility of ultrasonographically guided large-core needle biopsy: results from 500 consecutive breast biopsies. *J Ultrasound Med* 2001;20(1):43–49.

Thomassin-Naggara I, Lalonde L, David J, Darai E, Uzan S, Trop I. A plea for the biopsy marker: how, why and why not clipping after breast biopsy? *Breast Cancer Res Treat* 2012;132(3):881–893.

van la Parra RF, Kuerer HM. Selective elimination of breast cancer surgery in exceptional responders: historical perspective and current trials. *Breast Cancer Res* 2016;18(1):8.

Van Zee KJ, Ortega Perez G, Minnard E, Cohen MA. Preoperative galactography increases the diagnostic yield of major duct excision for nipple discharge. *Cancer* 1998;82(10):1874–1880.

Wang M, He X, Chang Y, Sun G, Thabane L. A sensitivity and specificity comparison of fine needle aspiration cytology and core needle biopsy in evaluation of suspicious breast lesions: a systematic review and meta-analysis. *Breast* 2017;31:157–166.

Wang J, Simsir A, Mercado C, Cangiarella J. Can core biopsy reliably diagnose mucinous lesions of the breast? *Am J Clin Pathol* 2007;127(1):124–127.

（严静　张曼菁　郑后军　李兵　徐晓雪）

第 5 篇

心脏放射学

第 24 章 心脏解剖，生理和成像方法

概　　述

掌握心脏解剖学和生理学基础知识十分关键，可为特定的临床适应证选择合适的心脏成像技术，并能准确理解心脏成像。

心脏解剖学

四腔心主要位于左侧胸腔的前部，称为左位（图 24.1）。心尖通常位于中线左侧（左位心），右位心指心尖在中线的右侧。右位是心脏向右移位，主要位于右侧半胸，而心脏本身并没有发生解剖改变。

内脏正位。正常的解剖位置称为内脏正位。心脏正位指形态学右心房在右侧，左心房在左侧。右侧器官包括胸部的三叶肺（伴动脉上型支气管）及腹部的肝脏。左侧器官包括两叶肺（伴动脉下型支气管）及腹部的脾脏。

位置异常。全内脏反位指所有主要器官都与正常位置反向或镜像。就心脏解剖而言，形态学的右心房在左侧，而左心房在右侧。大多数情况下内脏反位是偶然发现的，这部分人群合并先天性心脏病（CHD）的风险略有增加。Kartagener 综合征指同时合并右位心、支气管扩张及鼻窦炎（图 24.2）。位置异常与复杂先天性心脏病高发病率有关。在先天性心脏病中，异构现象是指身体中某些配对的结构呈彼此对称的镜像。左异构与多脾形成有关，每个肺只包含两个肺叶和动脉下型支气管。

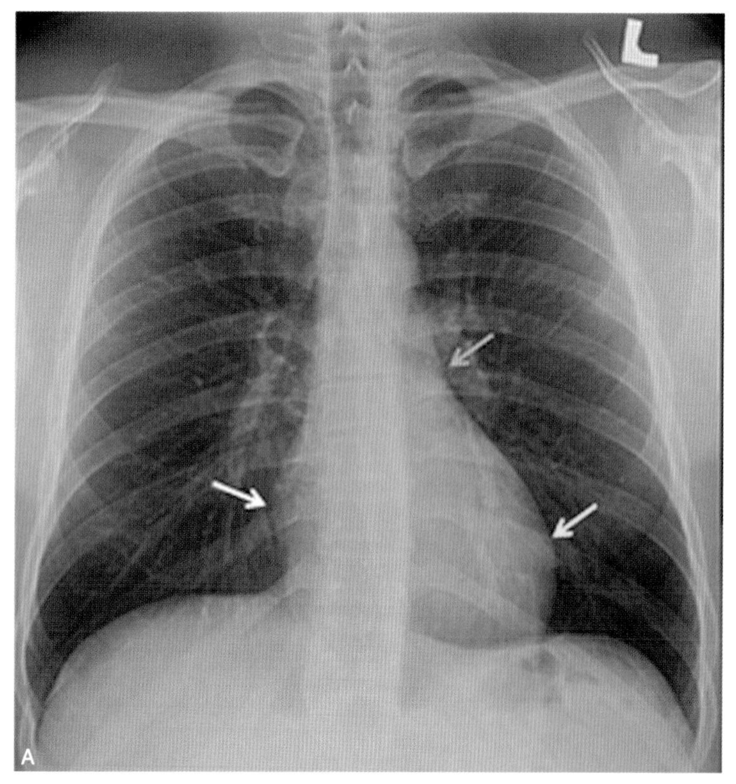

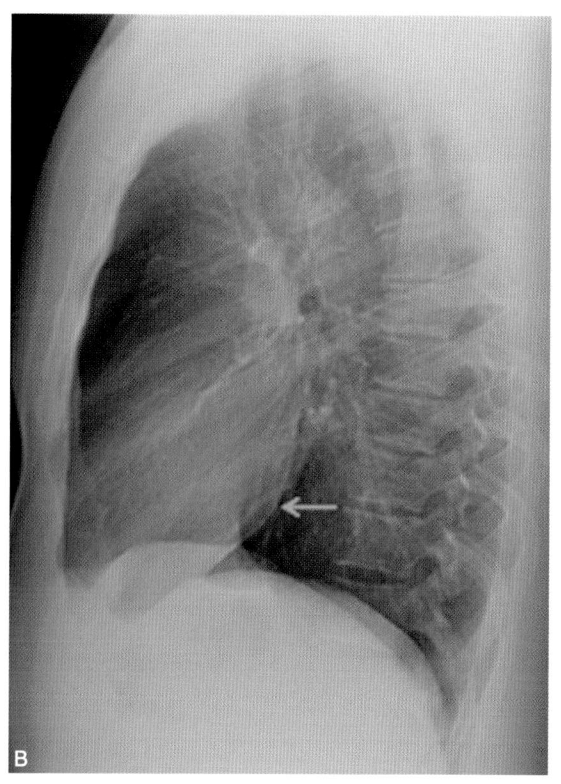

图 24.1　正常胸片。A. 正常的后前位胸片显示内脏正位、左位心及正常的心脏大小。左心室（LV）（黄箭）构成左心缘。右心房（RA）（白箭）形成右心缘。主动脉弓（红箭）向外突起，肺动脉（PA）（蓝箭）向内凹入。B. 正常侧位胸片。可以评估下腔静脉（IVC）与左心室的交叉点（绿箭）。

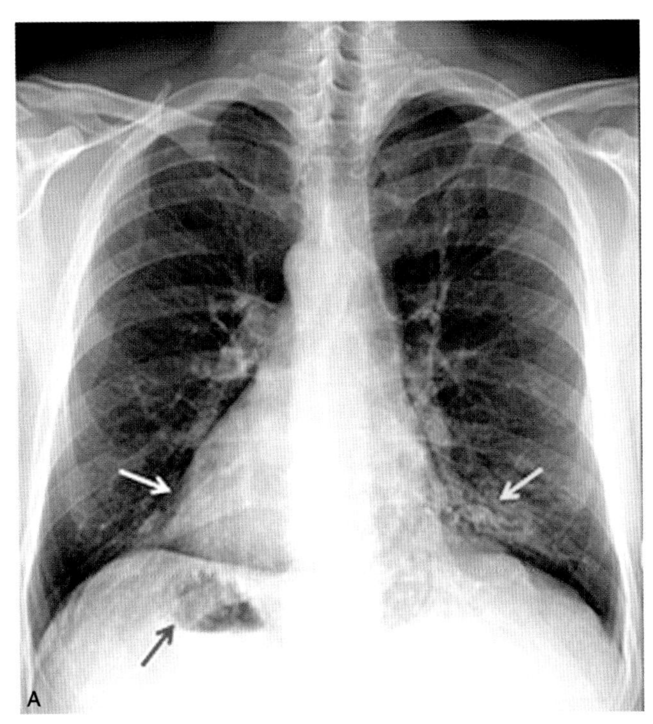

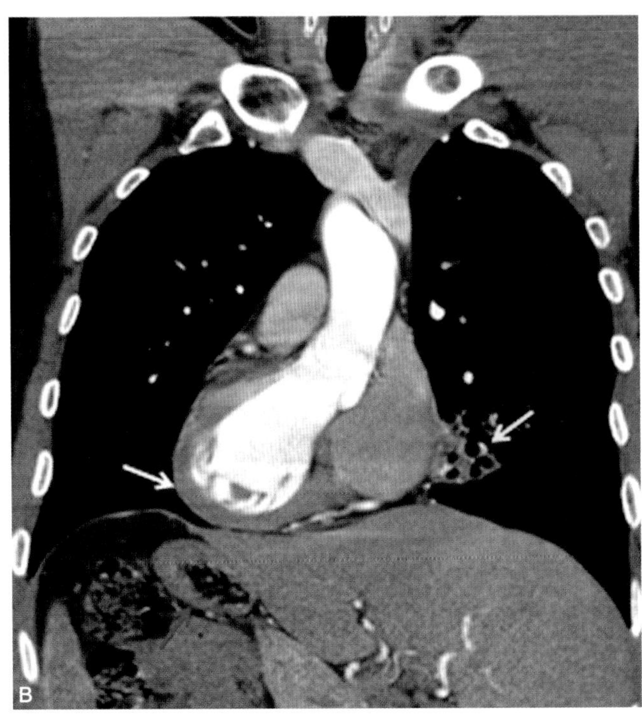

图 24.2　Kartagener 综合征内脏反位。A. 后前位胸片。B. 胸部增强 CT 冠状位。心尖在右侧(白箭)与右位心一致。胃也在右侧(红箭)。伴有支气管扩张,特别是左肺中下叶(黄箭)。

CHD 的发病率增加,最常见的是房间隔缺损(ASDs)或肺静脉回流异常。右异构与无脾畸形有关,每个肺有两个小叶间裂及三个肺叶。心脏相关畸形通常比左异构更复杂、严重。

右心房。心影轮廓的右缘主要由右心房构成(图 24.1、图 24.3)。右心房接受来自全身静脉回流到上腔静脉(SVC),下腔静脉(IVC)和冠状静脉窦的血液。右心房分为前、后二部分。后部由静脉窦发育而成,其上、下方紧连着上腔静脉和下腔静脉(图 24.4)。前部由原始心房衍变而来,其腔面肌小梁而凹凸不平。右心耳位于上腔静脉开口处内上侧的延伸部分。右心耳呈三角形或锥形,基底部较宽,包含向房室瓣延伸的粗大的梳状肌。界嵴是自上腔静脉口延续至下腔静脉口的肌肉隆起。它将右心房分为两部分,二者之间在心表面形成界沟。右心房的内侧壁或后壁是房间隔,其中部有一个光滑的浅凹陷区称为卵圆窝。上腔静脉、下腔静脉和静脉窦的回心血液进入右心房后部。上腔静脉保持开放状态,而下腔静脉内局部分布着静脉瓣,该瓣薄而具有保护作用,偶尔可能缺如或者呈多孔改变。大量回流到冠状窦的血液从紧靠下腔静脉前内侧冠状窦口回流入右心房。下腔静脉开口及三尖瓣之间的冠状窦瓣控制冠状窦口开闭。

右心室。右心室是最靠前的心腔,紧靠胸骨(图 24.1)。三尖瓣将右心室与其上方的心房分开(通常是右心房)。右心室分为窦部(位于后或下方,为右心室流入道,其内有许多肌性隆起)和漏斗部(位于前或上方,为流出道,又称动脉圆锥,其腔面光滑)(图 24.4、图 24.5)。右心室的窦部和漏斗部被室上嵴分开,室上嵴为一肌肉隆起,连接着隔缘肉柱。隔缘肉柱连接室间隔和前乳头肌,其内有右束支传导系统的一部分。漏斗部(又称动脉圆锥)位于右心室上方,腔面光滑,其上端通往肺动脉干。形态学上,右心室与左心室的区别在于其小梁较粗(尤其在心尖)、隔缘肉柱、肌漏斗、右心室瓣膜心尖移位、以及流入和流出瓣膜之间缺乏连续性纤维。右心室壁比左心室壁薄很多,它通常承受的压力更低。来自右心的未氧合血液通过肺动脉进入肺循环。

肺动脉。肌性肺动脉圆锥上端借三个呈半月形的肺动脉瓣通肺动脉干,向左上方延伸。左肺动脉作为肺动脉主干的延续,行走在左主支气管之上,而后逐渐向下走行。右肺动脉水平的延伸至右侧,在心包膜内为前干和叶间动脉出右肺门。左主支气管位于左肺动脉的下方,右支气管在右肺动脉上方。

肺静脉。肺静脉与左心房相连,将氧合血液从肺输送回心脏。通常左右两侧都有两支肺静脉,即上肺静脉和下肺静脉。正常变异包括从右肺中叶直接引流到左心房。偶尔有一部分肺静脉回流到右心或上腔静脉,称为部分肺静脉异位回流(PAPVR)。来自右肺的 PAPVR 是来自左肺 PAPVR 的两倍。最常见的 PAPVR 形式是右上肺静脉(通常引流右肺上叶和中叶)与右心房或上腔静脉相连通,这种类型常伴有静脉窦型房间隔缺损。完全性肺静脉异位回流(TAPVR)是一种罕见的先天畸形,其中四个肺静脉全都流入体循环的静脉系统,通常是 SVC 或 IVC,或直接流入 RA。在修复之前,房间隔缺损是生存所必需的。

左心房。左心房位于隆嵴下和中线处,是最上、最靠后的心腔(图 24.6)。左心房腔壁光滑,紧靠在右和左支气管之间,后壁紧邻食管前壁。左心耳像手指一样细长,向左上方突出。与右心房相比,左心房的梳状肌较小且数量少,局限于左心耳的内侧面。肺静脉进入左心房后部,该处左侧静脉位置高于右侧静脉。左心房内侧面相对平滑,冠状窦在左心房的后面由后上到前下走行。

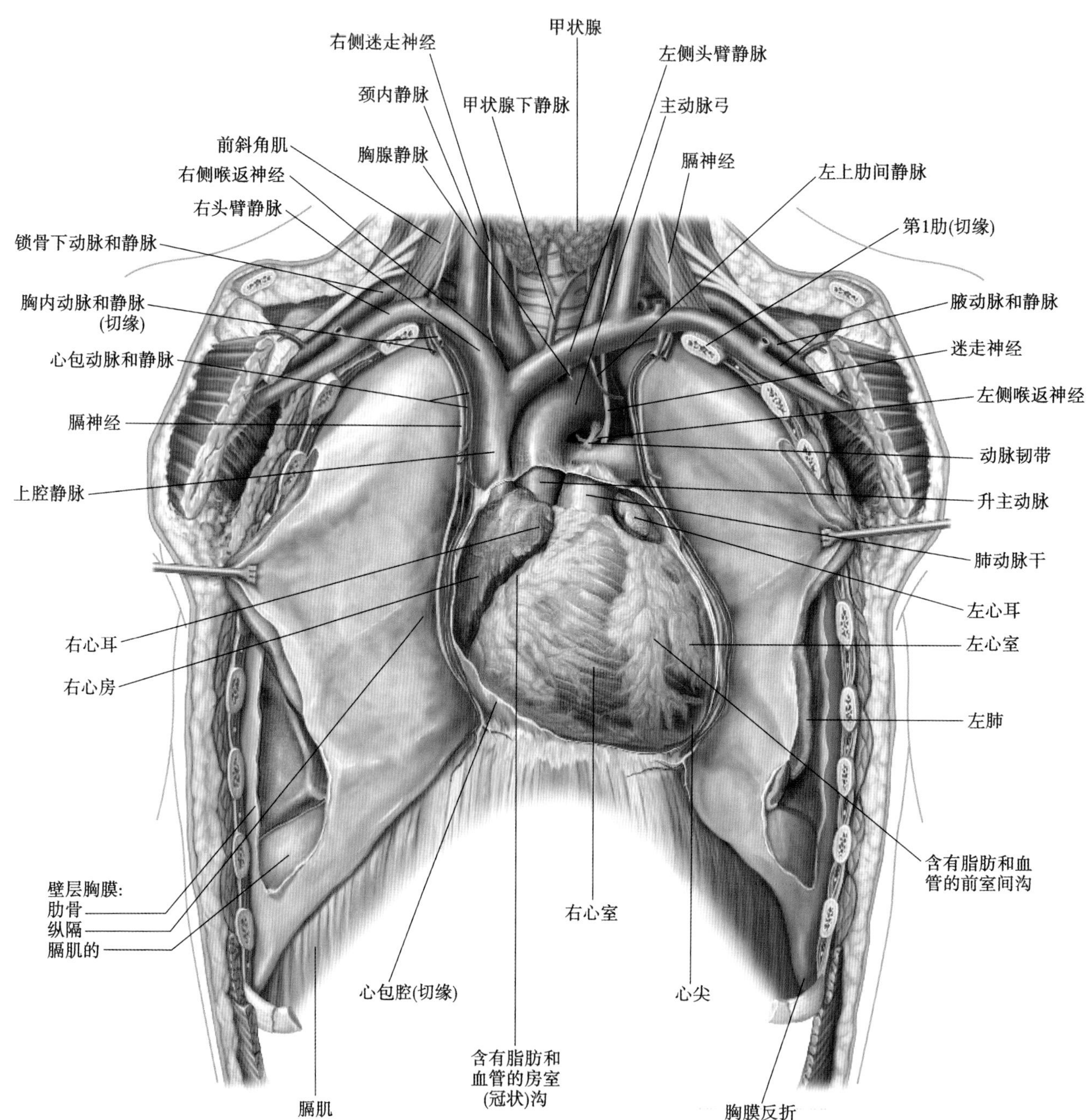

图 24.3　心胸解剖学:胸壁、胸膜面和心包面剖切后的心脏正面图。注意 RA、右心室(RV)、左心耳和 LV 与大血管的关系。(经 Tank PW、Gest TR 和 Burkel W 许可复制。解剖学图集. Philadelphia, PA: Wolters Kluwer/Lippincott Williams & Wilkins, 2009.)

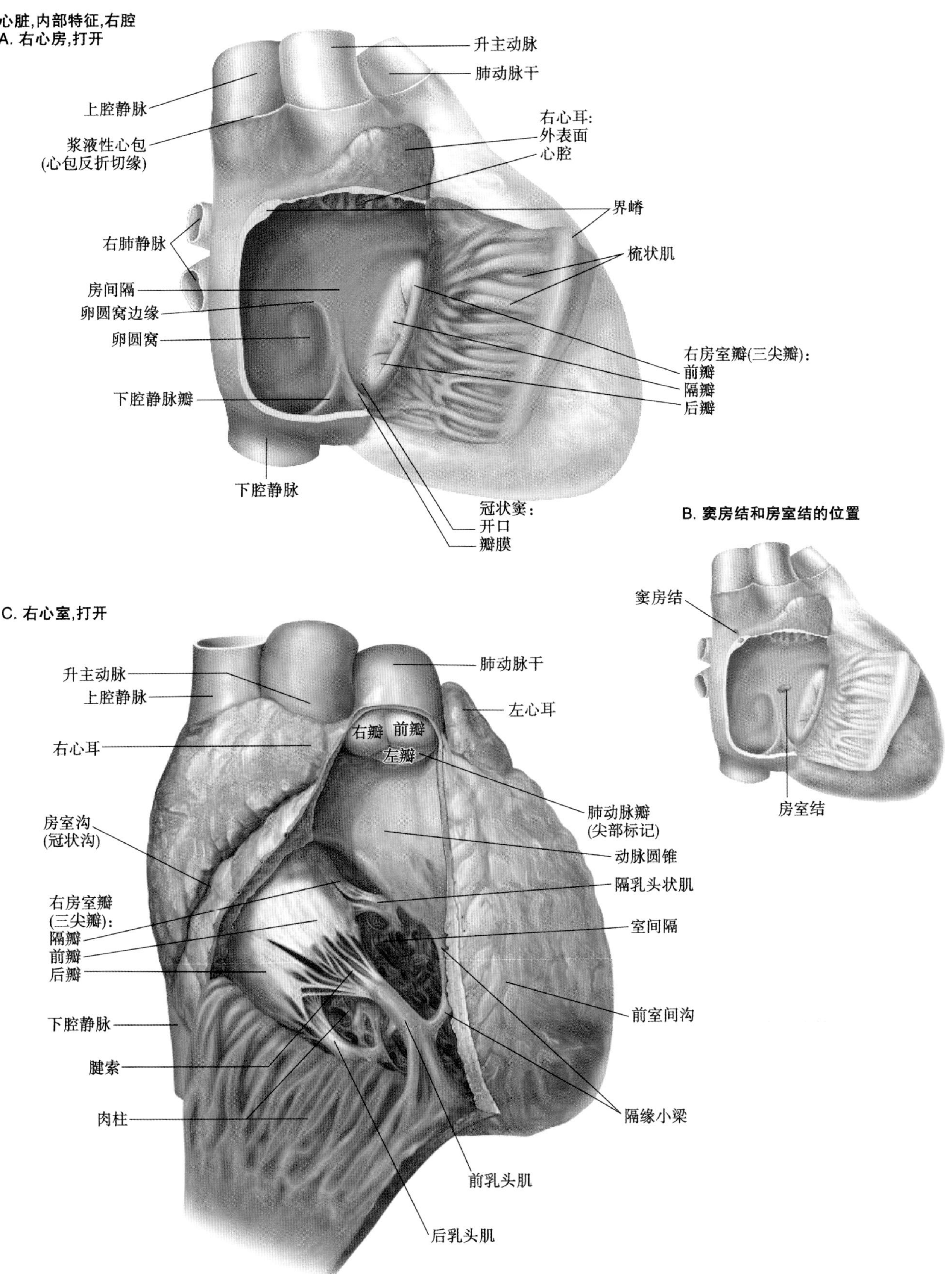

图 24.4　RA 和 RV 的剖面图。(经 Tank PW、Gest TR 和 Burkel W 许可复制。解剖学图集. Philadelphia, PA: Wolters Kluwer/Lippincott Williams & Wilkins, 2009.)

心脏的剖面图
A.切面

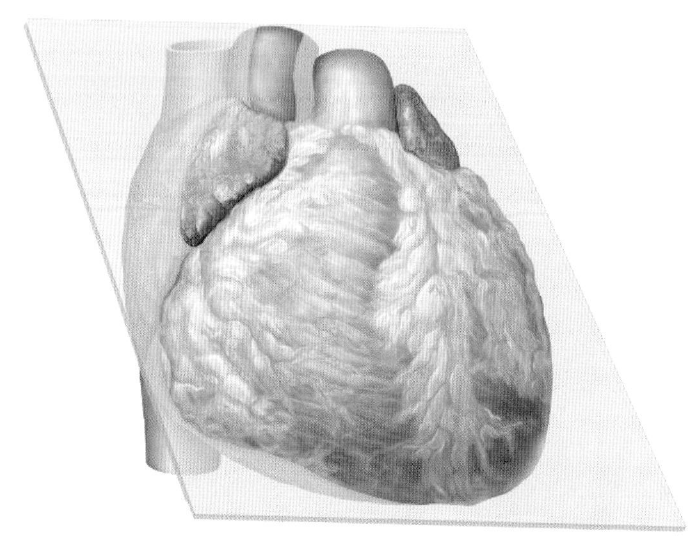

B. 后下方心脏切面

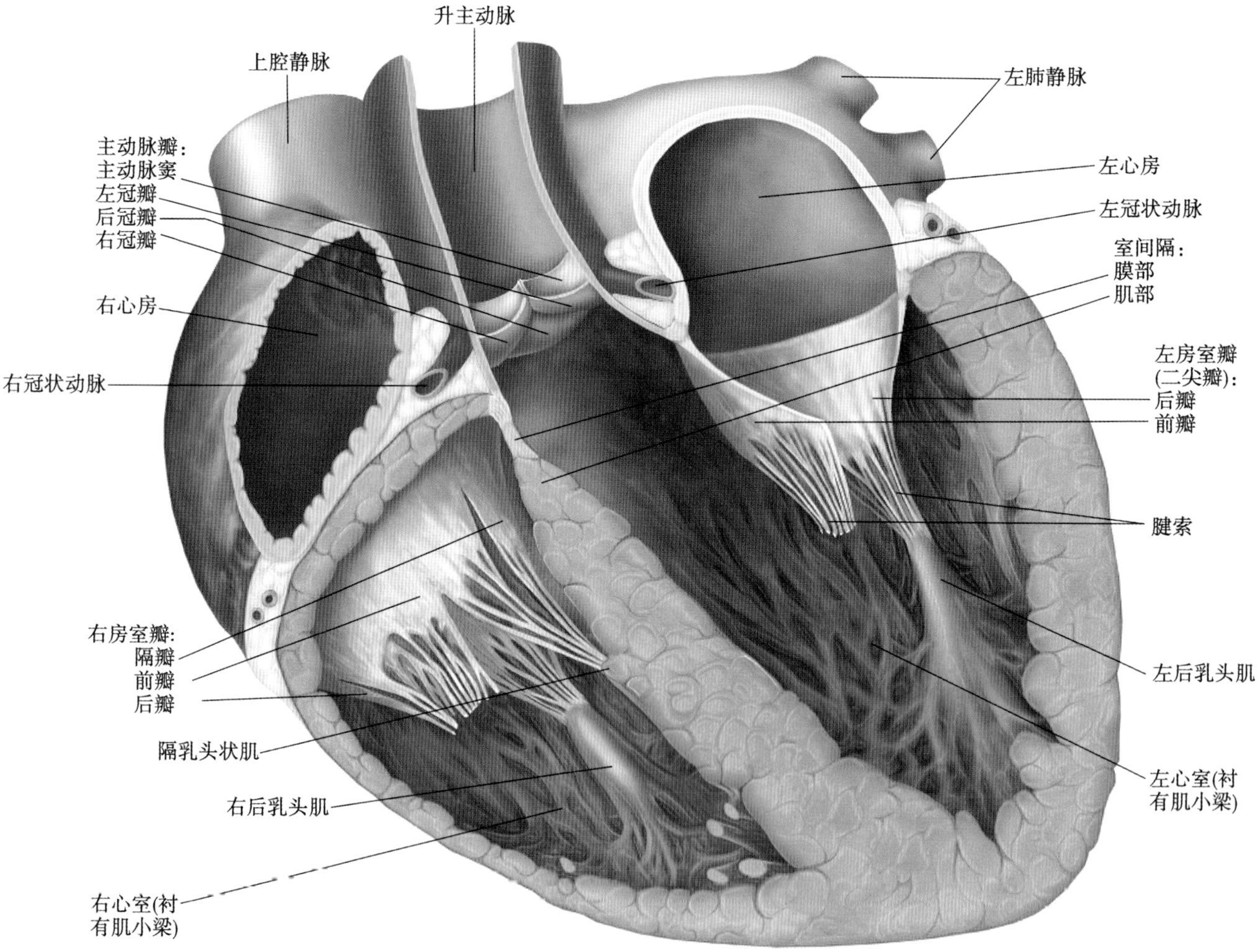

升主动脉
上腔静脉
左肺静脉
主动脉瓣:
主动脉窦
左冠瓣
后冠瓣
右冠瓣
左心房
左冠状动脉
室间隔:
膜部
肌部
右心房
右冠状动脉
左房室瓣
(二尖瓣):
后瓣
前瓣
腱索
右房室瓣:
隔瓣
前瓣
后瓣
左后乳头肌
隔乳头状肌
右后乳头肌
左心室(衬
有肌小梁)
右心室(衬
有肌小梁)

图 24.5 通过心的长轴剖面图。(经 Tank PW、Gest TR 和 Burkel W 许可复制。解剖学图集. Philadelphia, PA: Wolters Kluwer/Lippincott Williams & Wilkins, 2009.)

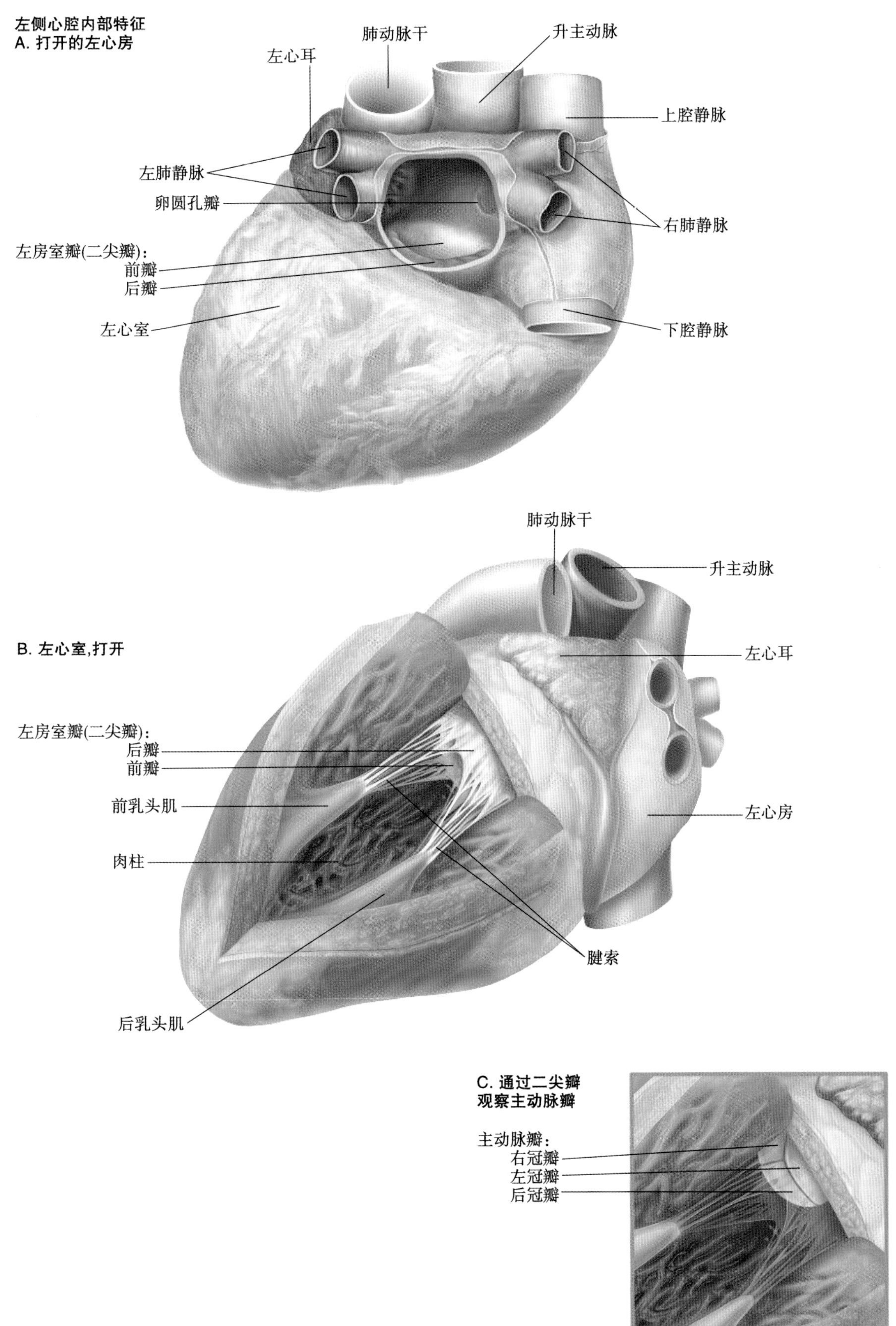

图 24.6　左心室(LV)和左心房(LA)的剖面图。(经 Tank PW、Gest TR 和 Burkel W 许可复制。解剖学图集 . Philadelphia, PA: Wolters Kluwer/Lippincott Williams & Wilkins, 2009.)

左心室。二尖瓣将左心室与其上游心房（通常是左心房）分开。二尖瓣的前叶位于室间隔旁并延伸到主动脉瓣的后冠瓣（无冠瓣）（图24.5、图24.6）。较小的二尖瓣后叶位于左后方。腱索为粗大的纤维束，有两块乳头肌通过腱索附着在二尖瓣前外侧和后内侧。左室的流入道位于二尖瓣前叶的后方，左心室流出道位于二尖瓣前叶的前上方。室间隔上方称为室间隔膜部，与主动脉根部相连。室间隔大部分由心肌构成（肌部），延伸到左心室尖。左心室壁较右心室壁厚很多。左心室与右心室通过凹形的室间隔相隔，室间隔凸向右心室。左心室流入道和流出道相对平滑，心尖内衬有细小梁。

主动脉。左室流出道通过主动脉瓣进入主动脉根部，主动脉瓣由左、右、后（无冠瓣）瓣叶组成。Valsalva窦为主动脉瓣叶关闭后，相对主动脉壁向外膨出形成的窦腔，左、右冠状动脉均开口于此。主动脉弓发出右头臂干、左颈总动脉和左锁骨下动脉。降主动脉常下降到中线左侧。

冠状动脉。右冠状动脉起自右冠状窦，左冠状动脉起自左冠状窦。冠状动脉解剖将在第25章详述。

动脉韧带。动脉韧带源于左肺动脉近端上缘，横跨主动脉肺动脉窗，连于主动脉弓下方层面。动脉韧带是动脉导管闭锁后的遗迹，在出生后24h内发生功能性的闭锁，在出生后10d内出现解剖学上的闭锁。

传导系统。窦房结包括特殊神经传导组织，长约5～20mm，位于右心房心内膜面的前壁，上腔静脉与右心耳连接处略上方，邻近界嵴。电传导通过浦肯野纤维传导到左、右房，在心电图上记录为P波。房室结是心内膜面上一个大小约2mm×5mm的神经肌肉组织区域，沿着房间隔的右侧面，略低于冠状窦口。房室结接受到来自窦房结的兴奋并短暂延搁（0.7s），再传向His束。His束长约20mm，沿室间隔膜部右侧下缘前行。His束在进入左、右心室前分支为左、左束支，进入心室后左、右束支呈树枝状分布并于浦肯野纤维相连。室间隔的兴奋由上至下，最先兴奋的是右心室的前壁及中部，最后兴奋的是左心室后壁及基底部。

心脏生理学

心动周期是发生在心脏内部的一系列压力变化，导致血液通过心脏和身体的不同腔室流动的过程。心房收缩先于心室收缩。心动周期分为心室舒张期和收缩期，舒张期代表心室充盈，收缩期代表心室收缩和射血。右心室和左心室均有收缩期和舒张期，但压力不同。舒张期开始于主动脉瓣和肺动脉瓣关闭，结束于二尖瓣和三尖瓣关闭，包括等容心室舒张和心室充盈。等容舒张期是心室收缩后的一段时间，此时主动脉瓣和肺动脉瓣已关闭，但房室瓣尚未打开。心室充盈并向收缩过渡后，压力梯度最终会超过主动脉和肺动脉主干的压力梯度，关闭房室瓣。房室瓣关闭是第一心音的来源，用S1表示。收缩开始于房室瓣关闭，结束于主动脉瓣和肺动脉瓣关闭，包括心室等容收缩和心室射血。房室瓣关闭到主动脉瓣和肺动脉瓣打开之间的时间为等容收缩期。最终，心室内的压力超过了主动脉和肺动脉的压力，主动脉瓣和肺动脉瓣打开，标志着心室射血的开始。主动脉瓣和肺动脉瓣关闭是第二心音的来源，用S2表示。

成像技术

胸部X线摄影

根据不同的临床表现，胸片可能是心脏病患者接受的首个影像学检查方式。胸部X线摄影技术包括后前位（PA）、前后位（AP）和侧位投照。

正位片。心影轮廓的右缘主要右心房构成，上腔静脉进入其上部，下腔静脉常位于其下缘（见图24.1）。心脏的左缘主要左心室和左心耳构成。左缘向上延伸依次为肺动脉、主动脉肺动脉窗及主动脉弓。

侧位片。心影前缘是右心室，且紧邻胸骨，右室流出道向上后延伸。心后缘上方、隆嵴下区为左心房，后下方为左心室。

心脏的整体大小。胸片可以使用心胸比率（CTR）评价心脏的整体大小。CTR为最大水平心径与最大水平胸径的比值（从肋骨/胸膜的内边缘测量）。后前位胸片上的正常CTR小于0.5。在后前位胸片上，CTR大于0.5提示心脏增大，但不具有特异性。

左心房增大。左心房增大在正位胸片可直接显示为双房影（图24.7）。当左心房向右侧突入邻近肺形成自己的轮廓时，就会出现这种改变。从左主支气管下缘中点到左房右边界测量大于7cm则证实左心房增大。左心耳扩大表现为肺动脉干下方的额外凸起。从侧位上看，左心房是最靠后的心腔，增大时会延伸至或覆盖脊柱区域。左心房增大的间接征象包括隆嵴分开（气管分叉角增大到90°以上）、侧位片左主干支气管后移位、正位片左主干支气管上移。

右心房增大。在胸片上观察右心房增大比左心房增大要困难得多。右心房增大的非特异性表现为右心缘明显向右突出（图24.8）。

左心室增大。左心室增大导致左心缘和心尖向左、向下或向后移位，也可见心尖圆隆。左心室增大可见Hoffman-Rigler征，即左心室后缘向后延伸超过下腔静脉后缘1.8cm及以上，通过在侧位片上距离膈肌和下腔静脉的交叉点上方2cm处进行测量（图24.9）。

右心室增大。与左心室增大相比，诊断右心室增大困难较大。如果心影增大，且Hoffman-Rigler征阴性，可考虑右心室增大。右心室增大的其他征象包括正位胸片上心尖隆起、侧位胸片上胸骨后间隙增大（超过胸骨长度的1/3）（图24.8）。

超声心动图

超声心动图能较好地评估心腔大小和功能，目前广泛应用于心脏疾病的诊断、评估和随访。利用M型、二维（2D）和三维（3D）超声心动图可以评价心室功能。除了能直观的观察心脏之外，超声心动图还能使用脉冲或连续波多普勒等技术定量评估血流，并可用于评估左、右心之间的异常交通、瓣膜关闭不全和组织运动。斑点追踪超声心动图可以评估心肌收缩和形变。

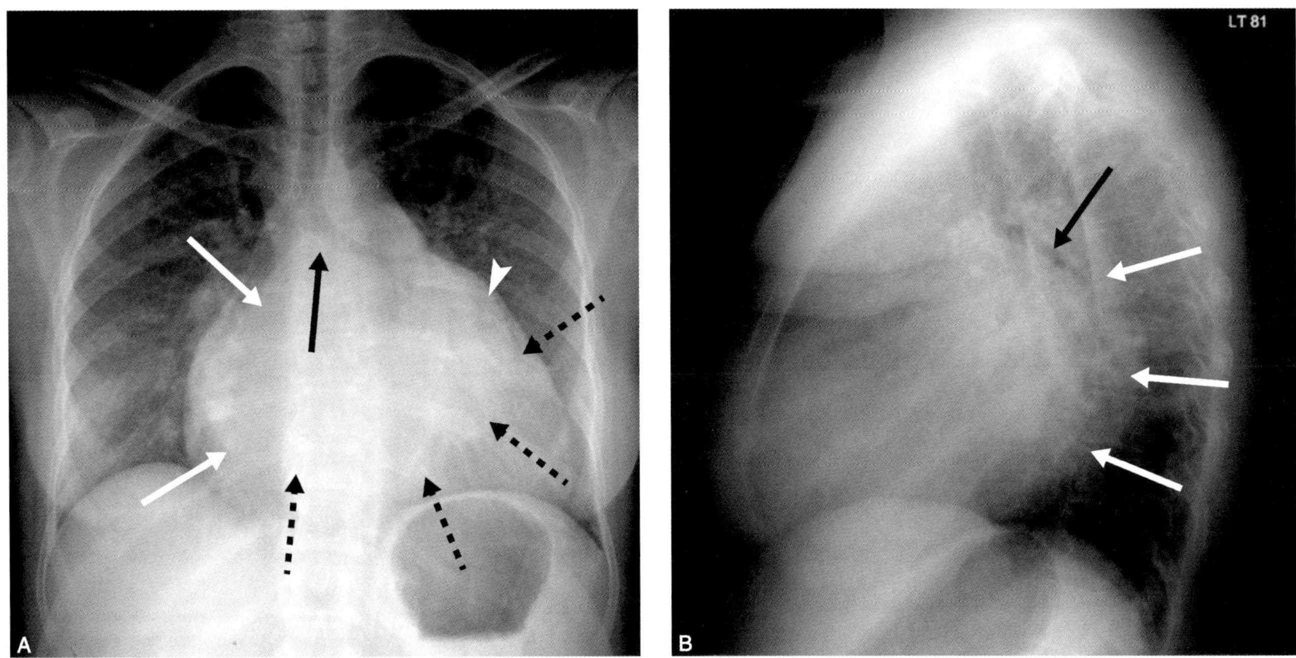

图 24.7 左心房扩大。A. 严重二尖瓣狭窄患者的后前位胸片显示左心房(LA)增大的典型表现,包括右心缘双房影(白箭)、隆嵴角度增大(黑箭)和左心耳(白色箭头)增大。LA 很大,类似一个巨大的后纵隔肿块(黑虚箭)。B. 在侧位片上,LA 是靠后的心腔,其延伸至或覆盖脊椎区域(白箭)。此外还可见左主支气管后移(黑箭)。

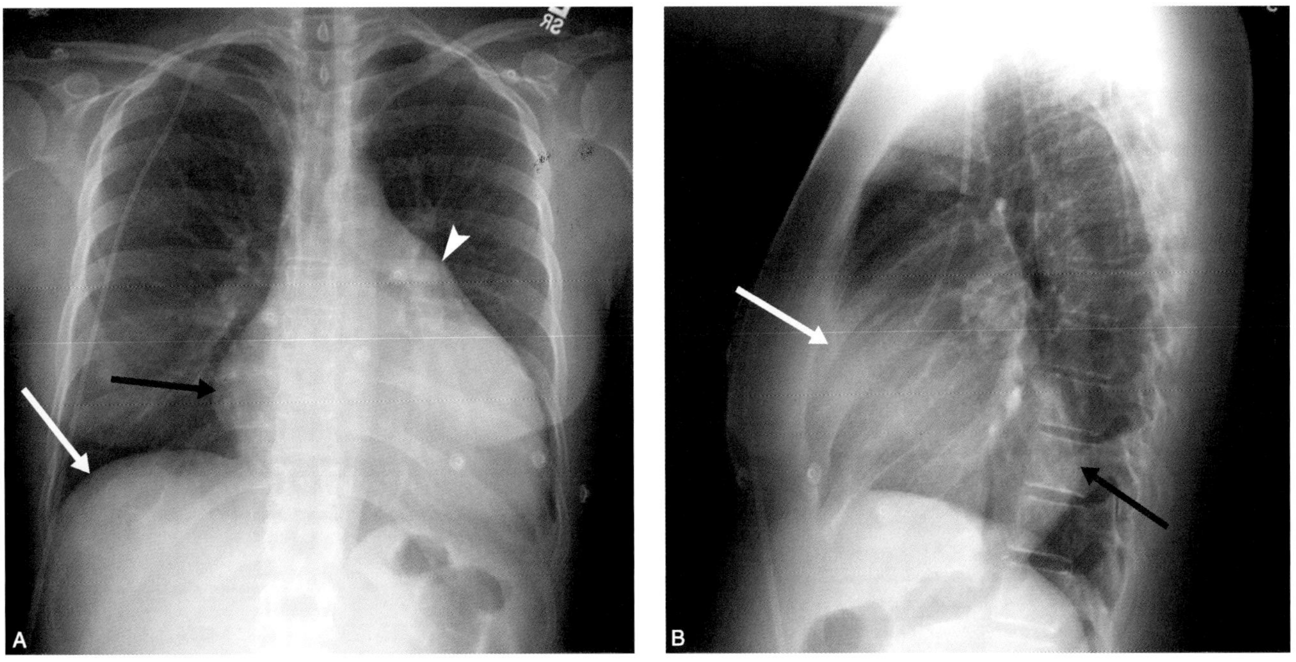

图 24.8 女性,35 岁,肺动脉高压合并严重三尖瓣反流,右心房和右心室扩张。A. PA 胸片示脊柱右侧右心缘明显凸起(黑箭)。由于右心室扩张引起的心脏后移,左心缘比正常(白箭)更圆钝。肺动脉增宽(白箭头)。B. 侧位片显示胸骨后间隙软组织密度增加(白箭)。此外还可见高密度影覆盖脊柱区域,这通常是左心房增大的标志(黑箭)。在本例中,右心明显扩张,以至于右心房成为最靠后的心腔,而没有左房增大征象,包括右心缘双房影,隆嵴角度增大,左心耳增大及左主支气管后移位。

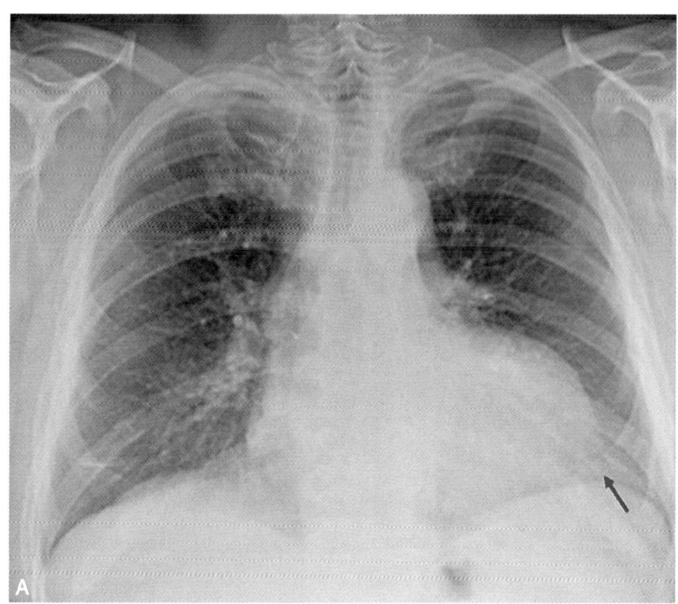

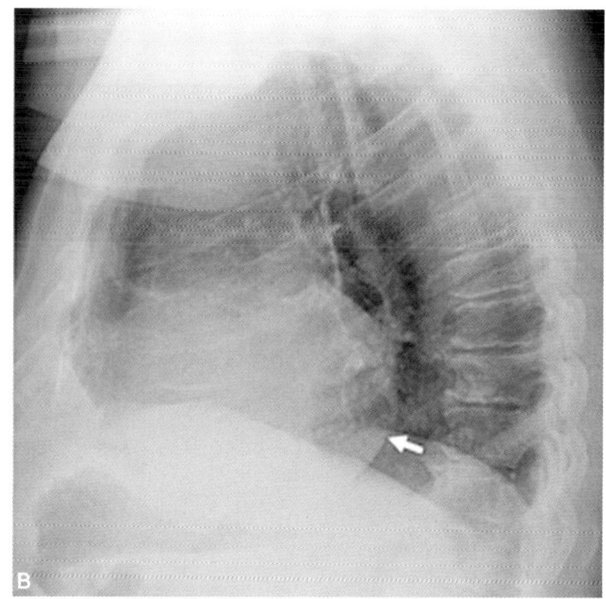

图 24.9　左心室扩大。A. 后前位胸片显示左心室突出，心尖向下（红箭）。B. 侧位胸片显示 IVC 后方突出的左心室后缘（白箭）。心胸比率为>0.5，Hoffman-Rigler 征为阳性。

经胸超声心动图（TTE）是最常见的超声心动图，检查是将超声探头置于胸部或腹部，以获取心脏的静止图像或动态图像。TTE 主要声窗（指传感器的物理位置）位于胸骨上、胸骨旁、心尖、肋下（剑突下）。超声心动图视图是指与心脏轴线相关的图像切面。胸骨旁声窗中的标准切面包括长轴切面（有助于评估心室的大小和收缩性，以及评估二尖瓣和主动脉瓣的形态和功能）、短轴切面（图 24.10）。心尖声窗的标准切面包括四腔心切面（用于显示包括心尖在内的所有四个心腔、使用 Simpson 方法评估射血分数、以及二尖瓣血流的评估），五腔心切面（包括主动脉瓣，并用于主动脉瓣狭窄的评估），以及两腔/三腔心切面（图 24.11）。肋下切面包括四腔心切面、短轴切面和 IVC 切面（可以估计患者的容量状态）。

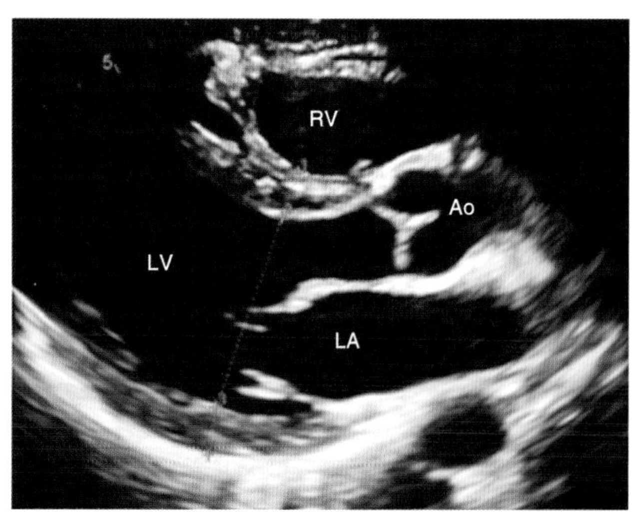

图 24.10　超声心动图胸骨旁长轴切面。患者左侧卧位采集舒张期胸骨旁长轴切面图像，主要显示 LA、LV、主动脉根（Ao）和部分 RV，以及二尖瓣和主动脉瓣。

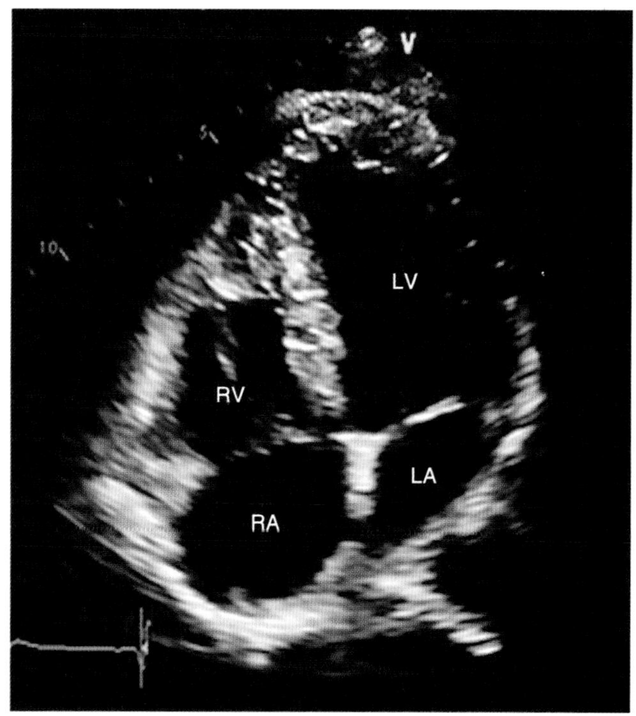

图 24.11　超声心动图心尖四腔心切面。经胸心尖四腔心，患者仰卧位，左臂外展，除显示二尖瓣和三尖瓣外，还可显示 LA、LV、RA 和 RV。

经食管超声心动图（TEE）是一种较少见的超声心动图检查方法，这种检查方法需将专用探头置于患者食管内。该种检查技术在特定的情况下是有利的，能够更加清晰的显示许多心血管结构。心脏的后部直接位于食管的前方，减少了超声信号的衰减。怀疑有血栓或血凝块时，利用 TEE 探查左心房和左心耳具有较大的临床意义。TEE 的缺点包括属于侵入性检查及需要镇定剂。

核素显像

核医学通过使用少量具有放射性的示踪剂实现无创地心脏成像。目前有几种不同的核素成像方式，为评价心脏功能、血流和心肌炎提供独一无二的信息。

放射性核素心室显影术是一种无创的检查方法，可用于评估心脏功能。尽管该方法的缺点在于具有电离辐射，但其能准确评估心脏功能。

心肌灌注成像(MPI)是目前应用最广泛的核心脏成像技术之一。心肌灌注图像分为静息和负荷两种。负荷成像可以通过运动(通常是在跑步机上行走或骑固定自行车)或使用药物舒张冠状动脉(最常见的是腺苷、双嘧达莫或瑞加德松)或增加心肌收缩和心率(如多巴酚丁胺)来实现。在静息和负荷状态下注射少量的放射性药物，如锝(^{99m}Tc)塞他米比，随后使用单光子发射计算机断层摄影(SPECT)探头检测具有放射性的示踪剂，从而实现心脏成像。如果冠状动脉狭窄后经负荷诱导了心肌缺血，受累心肌区域的血流量将会减少。因此这种改变只能在负荷成像而非静息成像(灌注缺损不匹配)中被检测到。心肌梗死后瘢痕形成的区域在静息及负荷成像时都表现为灌注缺损(灌注缺损匹配)。

正电子发射断层扫描(PET)广泛应用于肿瘤检测，同时也被用于检测心脏血供及代谢信息。PET 灌注成像的静脉放射性示踪剂包括^{82}Rb、^{13}N-NH_3、^{15}O-H_2O，其图像通常在静息和负荷时获取，与 MPI 类似。静脉注射^{18}F-脱氧葡萄糖(^{18}F-FDG)结合心肌葡萄糖抑制(通常在检查前让患者禁食数小时或低碳水化合物饮食)可用于评估已知或疑似心脏结节病患者的心肌炎症(图 24.12)。

心脏 CT

心脏 CT 在评价冠状动脉和心脏解剖方面具有重要作用。多排螺旋 CT 扫描仪可获得高分辨率的心脏三维数据。通过与患者心电图同步数据采集或重建，可以抑制由心跳引起的运动伪影。有下面几种不同的心脏同步化方法。

前瞻性心电触发在心脏周期的特定部分同步触发 X 线曝光，能减少辐射剂量。轴位图像仅在心动周期的指定部分获得，从预定的 R 波延迟开始，例如，70%~80%的 R-R 间期。根据操作者的选择，可以增加(例如，到 R-R 间期的 60%~80%)或减少(例如，到 R-R 间期的 73%~78%)患者的扫描间期，从而导致辐射剂量的相应增加或减少。在心动周期的剩余时间内，CT 管的电流关闭，因此没有辐射。完成这项检查需要的轴位扫描的数量取决于被扫描区域的从上到下的长度和扫描仪的探测器排数。例如，探测器宽度为 0.625mm 的 64 排 CT 扫描仪在每次旋转时获得 4cm 的层厚。因此，如果心脏上下长度为 16cm，则需要四次轴位扫描才能完成(图 24.13)。然而，具有探测器宽度为 0.625mm 的 256 排 CT 扫描仪只需要单次轴向旋转即可覆盖整个区域(图 24.14)。当需要获取多个轴位层面时，扫描仪在轴位层面之间关闭，工作台移动到心脏的下一个区域，扫描仪在心动周期的预选部分又重新打开。这种扫描方式因此被称为“步进扫描”。另一种前瞻性扫描方法是使用双源技术进行非常快速、大螺距、前瞻性触发的螺旋扫描。使用这种高时间分辨率技术，整个心脏在一次心跳期间的单个舒张期成像所接受的剂量非常低(图 24.15)。对于任何形式的前瞻性采集，图像只在 R-R 间期的一部分期间内获取。因此，不能在该间期之外的阶段进行重建，也不能评估心功能。

回顾性心电图门控最常用的是小螺距扫描，获取冗余的 CT 数据。扫描在整个心脏周期内通过多个连续的心跳同时记录心电图而获得心脏图像(图 24.16)。扫描回顾性地选择所需要的心动时相，可灵活的选择多个心动时相重建图像。最近，具有 16cm 覆盖范围的大型探测器的扫描仪可以在单次轴向旋转中覆盖整个心脏。利用这种技术，可以通过在整个心动周期中发生的轴向采集来执行回顾性扫描。回顾性心电图门控的优点包括可以定量评估心脏容积和功能。此外，该扫描方案可以对扫描进行编辑，将不规则搏动的数据删除，因此也能检查心律失常的患者，例如室性期前收缩患者。然而，这种额外的数据是以更高的辐射剂量为代价的。可通过在所预期的心脏时相使用 ECG 调制管电流来减少剂量。使用剂量调制，图像仍然在整个心动周期获得；然而，较低的剂量适用于大部分心动周期，全剂量仅适用于较短的部分(通常是舒张期)(图 24.17)。虽然减少剂量阶段可用于评估心脏功能，但不应该用于评估冠状动脉疾病。

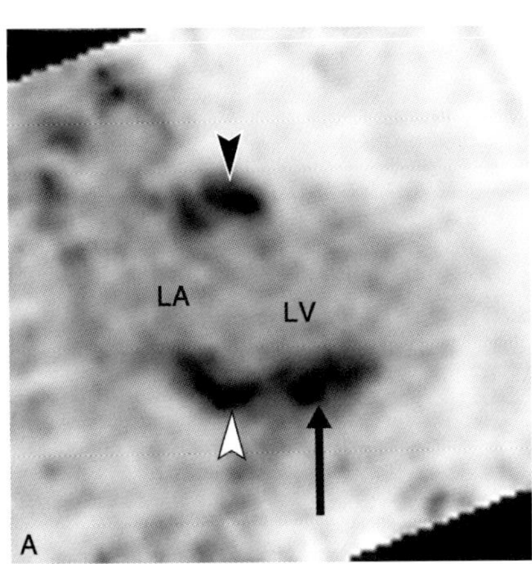

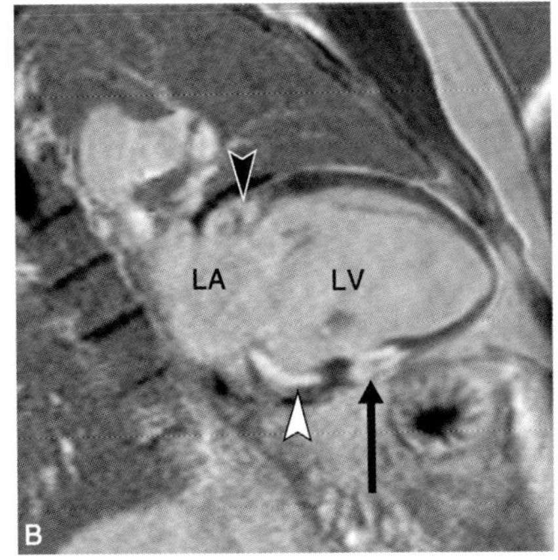

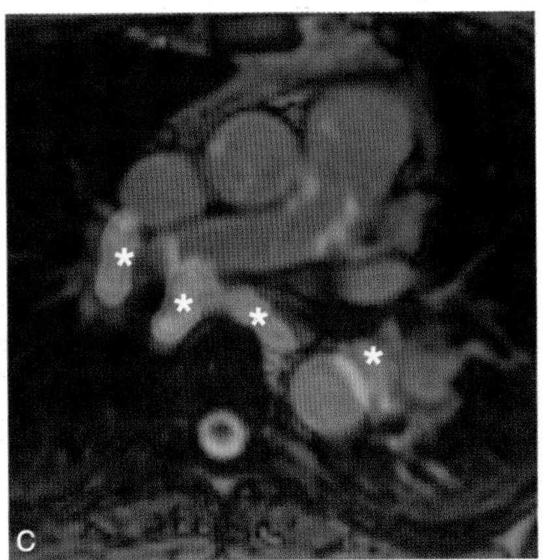

图 24.12　正电子发射断层扫描。A. 心脏结节病患者^{18}F-氟脱氧葡萄糖(^{18}F-FDG)PET 双腔心重建图像显示基底部下壁(白箭头)和前壁(黑箭头)、中部下壁明显摄取示踪剂(黑箭)。B. MRI 显示相同心肌区域由于炎症及纤维化引起的心肌、心外膜下及透壁延迟强化。C. PET-MRI 融合图像显示纵隔和肺门淋巴结区域(星号)明显摄取 FDG 的双侧对称的病变组织。

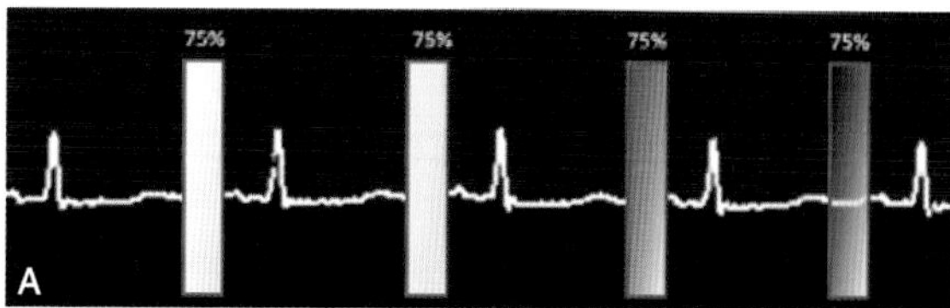

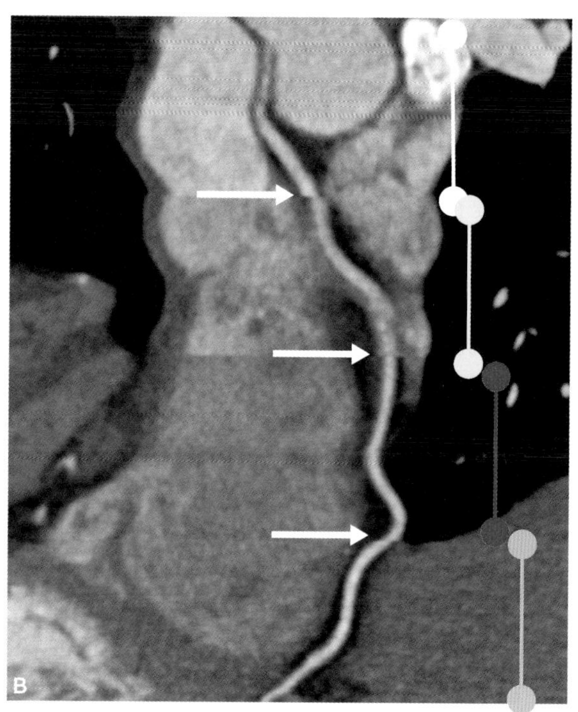

图24.13 前瞻性门控多个轴位采集。A. 使用前瞻性心电图触发技术,仅在心脏周期的预先指定部分(彩色框)上获得轴位图像。在本例中,它们是在心房收缩前舒张末期的75%的R-R间期获得的。对于大多数扫描仪,使用这种技术需要多个连续的轴位扫描整个心脏。在每次轴位采集之后,扫描仪关闭,工作台移动到心脏的下一部分,然后以R-R间期的相同百分比进行下一次轴位采集。这种轴位的"步进扫描"持续进行,直到整个解剖结构被扫描。B. 使用64层扫描仪轴位"步进扫描"的例子。每次轴位扫描获得4cm层厚,需要四次轴位扫描覆盖整个心脏。轴向图像拼接在一起,拼接处(白箭)见边缘伪影形成,沿右侧冠状动脉走行处最明显。

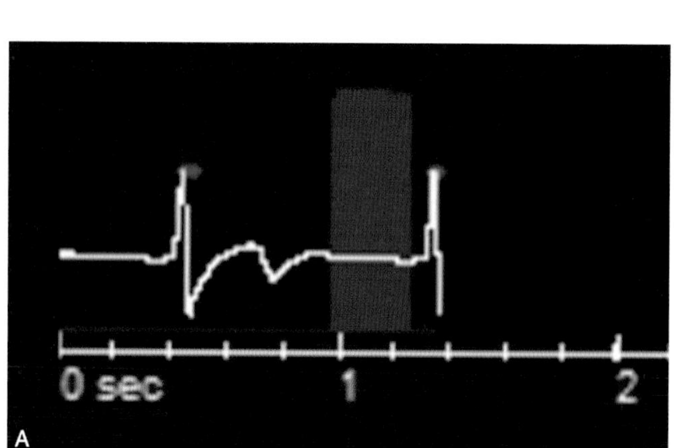

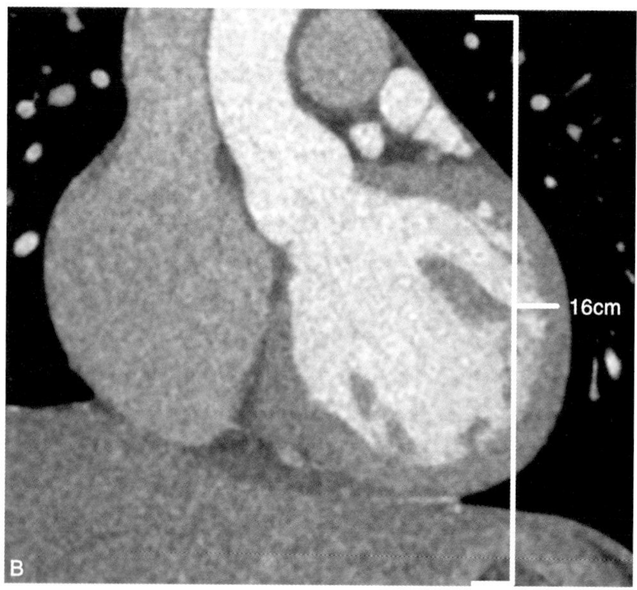

图24.14 单次轴位采集前瞻性门控。A. 使用前瞻性ECG触发技术,轴位图像仅通过心脏周期的预定部分(深蓝色方框,在本例中以舒张期为目标)获取。对于许多扫描仪,这将需要多次轴位采集,如图24.13所示。然而,如B所示,某些CT扫描仪具有大量的检测器,单次轴向旋转时就能成像整个心脏。目前,有两个不同的商家生产的扫描仪器具有覆盖多达16cm的单次轴向旋转。

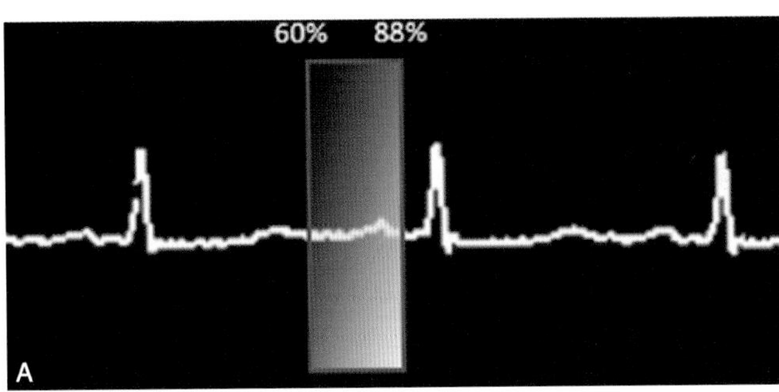

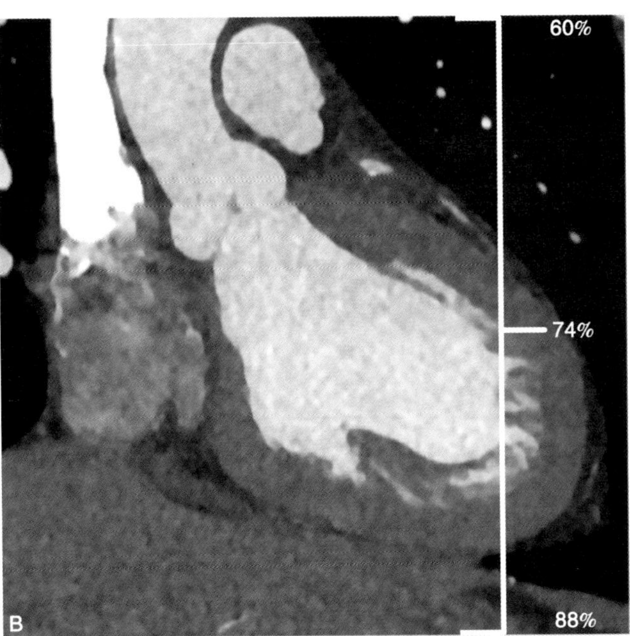

图 24.15 使用大螺距螺旋技术的前瞻性门控。A. 虽然大多数公司都有使用轴位采集来执行预期门控的扫描仪,但有一个公司使用两个偏移 X 射线机,再加上快速地移动和高时间分辨率来创建大螺距螺旋扫描。在大多数情况下,整个扫描是在一次心跳的舒张期完成的。因为是螺旋扫描,所以在 R-R 间期的不同部分得到不同的断层图像。例如,在这个例子(B)中,从上到下获取的,上面的层面是在 R-R 间期的 60% 处得到的。这个百分比随着扫描向下移动而增加,因此在 R-R 间期的 88% 处获得最下层的层面。

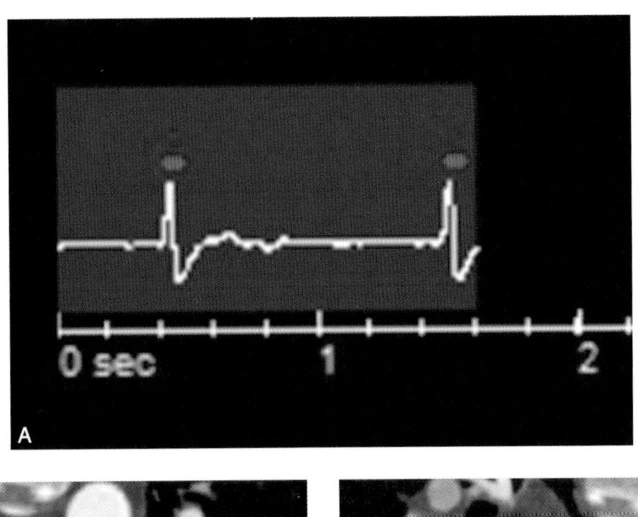

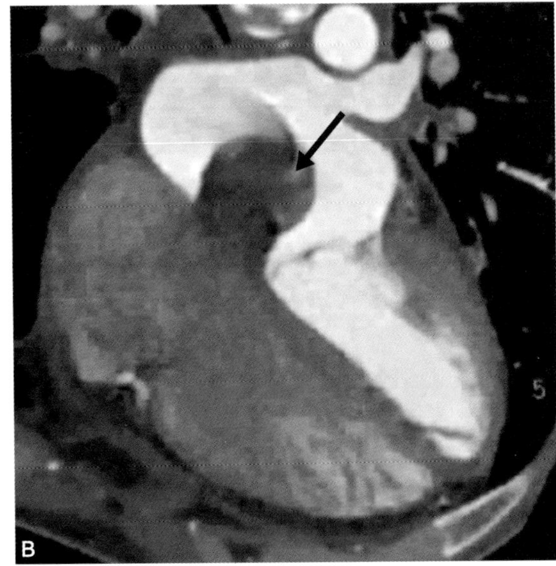

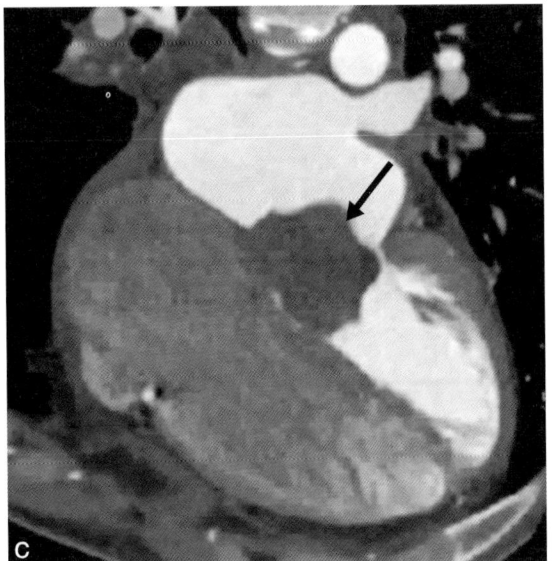

图 24.16 A. 采用回顾性心电图门控技术,无须心电图剂量调节,使用全管电流(深蓝色方框)在整个心动周期内获得图像。可以回顾性地选择和重建任何需要的心动时相,而不会降低图像质量。B、C. 左房黏液瘤(黑箭)患者收缩期(B)和舒张期(C)心脏 CTA 图像显示低图像噪声,在整个心动周期产生高图像质量。

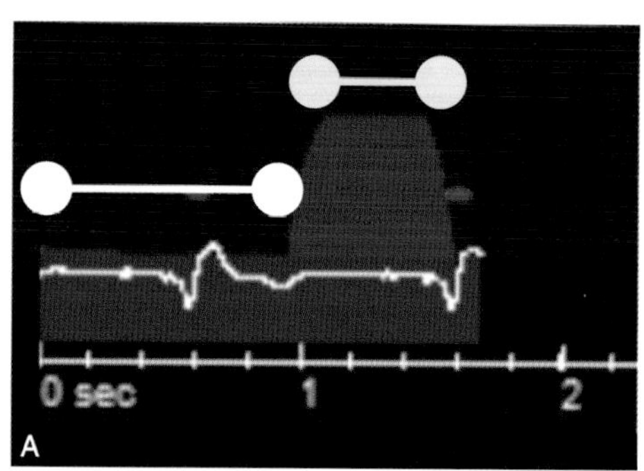

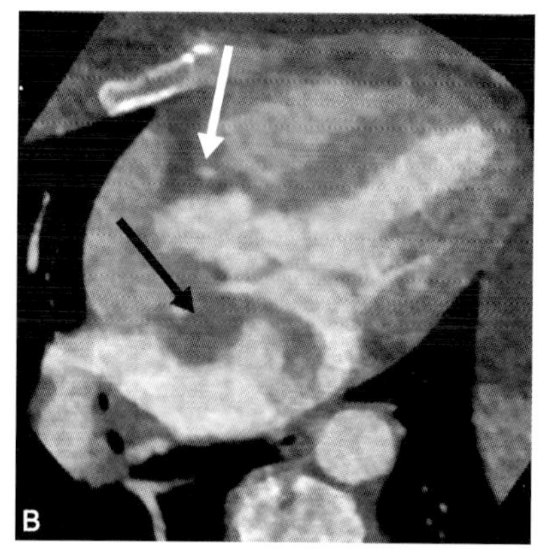

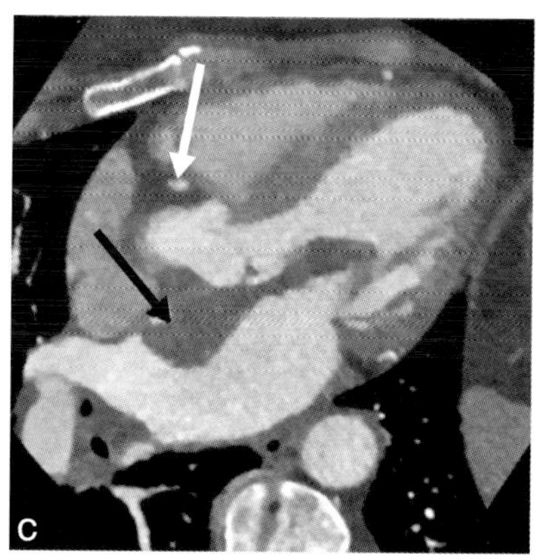

图 24.17　A. 使用基于 ECG 的管电流调制的回顾性门控，在整个心动周期中获取图像。全电流（mA）仅通过心动周期的预定部分（黄线）传递，并且心动周期的其余部分接收较低量的电流（白线）。B. 回顾性门控 CTA 图像显示左房黏液瘤患者心电图剂量调制的效果。大多数扫描仪都是螺旋扫描。在收缩期当 mA 降低时，由于噪声增加，图像颗粒化明显，限制了对较小结构的评估。例如右冠状动脉（白箭）。但仍能很好地观察较大的 LA 黏液瘤（黑箭）。C. 在舒张末期，当 ECG 剂量调制关闭并且 mA 最大化时，由于噪声降低，整体图像质量更好。RCA（白箭）和黏液瘤（黑箭）都可以很好地显示出来。

冠状动脉钙化评分（CACS）CT 是一种很有价值的冠状动脉钙化定量成像技术，该检查方法通过低剂量 ECG 门控平扫 CT 扫描全心获得图像（图 24.18）。CACS 是针对无症状患者危险分层的一种公认的有效检测方法，并且是长期预后的独立预测因子。基于最大 CT 值的钙化密度因子乘以钙化面积用于计算 Agatston CACS 评分。请参阅第 25 章关于钙化评分的详细内容。

冠状动脉 CT 血管造影（CTA）广泛用于准确无创性评估冠状动脉（图 24.19）。扫描技术的迅速发展提高了图像的空间和时间分辨率。例如，多层 CT 扩展到 320 层系统实现了机架旋转一周即获得全心覆盖。双源 CT 可以去除或减少冠状动脉钙化的影响，提高钙化血管的腔内评估及详细评估冠状动脉斑块成分。

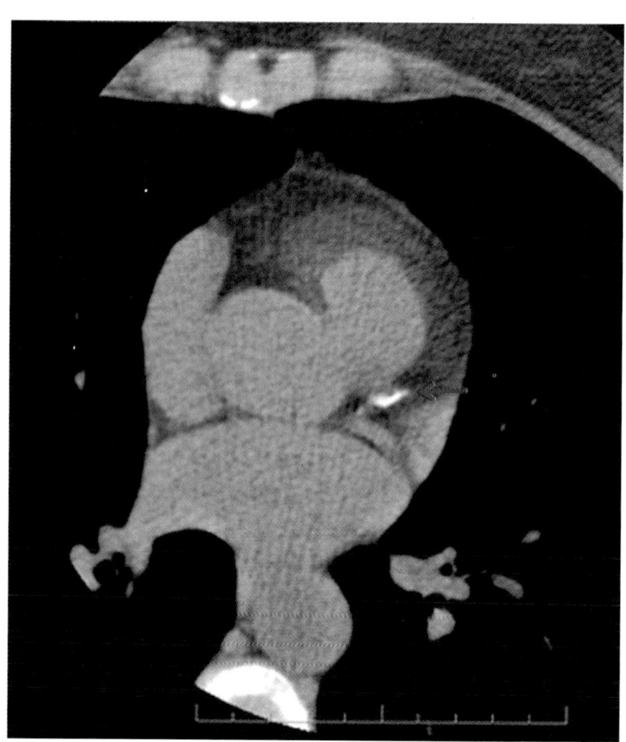

图 24.18　冠状动脉钙化评分 CT。通过低剂量心电门控平扫 CT 扫描全心获得图像，可观察并定量评估冠状动脉钙化（红箭）。

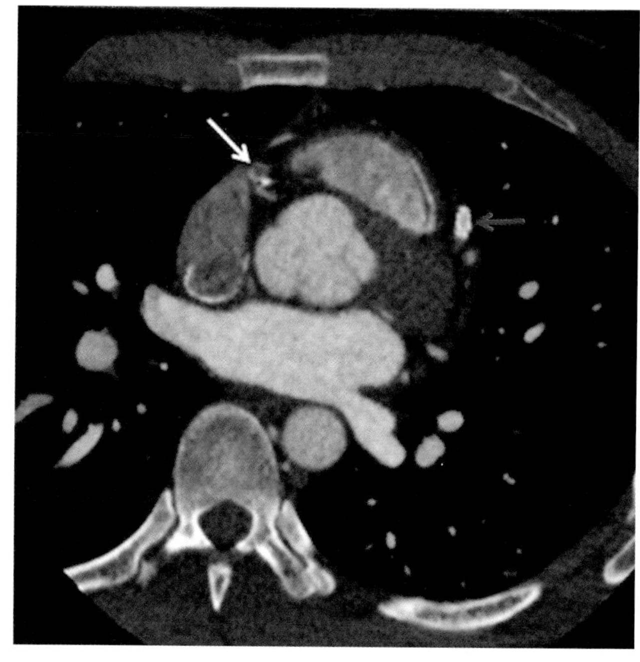

图 24.19　冠状动脉 CT 血管造影。冠状动脉 CTA 显示右冠状动脉近端（白箭）的慢性完全闭塞（CTO）和左冠状动脉前降支近端（红箭）的冠脉支架。

冠状动脉 CTA 与导管造影相比具有较高的诊断准确率。一些专业协会已经发布了指南、专家共识文件和冠状动脉 CTA 的适用标准。若干大型前瞻性试验中已经验证了冠脉 CTA 在可疑稳定冠心病患者中的临床应用价值，这些试验已证明冠脉 CTA 在临床上可替代或补充功能测试。几项大型随机试验比较了冠状动脉 CTA 与急性胸痛患者当前护理标准，证明了冠状动脉 CTA 阴性用于识别急诊出院患者的安全性。冠状动脉 CTA 不推荐用于无症状成人心血管风险评估。有关冠状动脉 CTA 的进一步信息，请参阅第 25 章。

心脏 MRI

心脏磁共振（MRI）是评价心脏结构和功能的参考标准。心脏 MRI 是一种无创、无辐射的成像技术。心脏 MRI 中经常使用钆对比剂。旧型的钆对比剂对肾功能受损的患者有发展成肾源性系统性纤维化（NSF）的风险，这与线型钆对比剂有关。目前心脏磁共振成像中最常用的对比剂为新型Ⅱ型钆对比剂，安全性较高，因此美国放射学会（ACR）最近改变了其指南。新的指南指出，考虑到发展 NSF 的风险极低或可能不存在，可选择性评估任何接受单一剂量Ⅱ型药物的患者的肾功能。尽管如此，任何钆对比剂只应在放射科医师认为有必要时由使用。有研究证实，在反复使用钆对比剂后可在大脑中检测到钆沉积，但目前还没有临床不良反应的证据。

以前的**心脏磁共振禁忌证**包括置入装置，如起搏器和植入式心律转复除颤器（ICDs），因为考虑到磁场和射频能量可能相互作用并导致设备故障或对设备、导线或导线组织界面的心脏造成永久性损伤。目前已有多种适应磁共振成像的心血管植入电子设备（CIED）应用于临床。在使用这些设备的患者中，磁共振成像后出现并发症或设备参数变化的概率非常低。最近发表了一份关于 CIEDs 患者 MRI 的专家共识声明，并对有限制 CIEDs 和无限制 CIEDs 患者提出了建议和方案。

心脏磁共振成像适应证包括评估心脏大小和功能、心肌缺血和心肌活力、心肌病、心肌炎、血色沉着病、瓣膜病、血管疾病及冠心病。心脏磁共振成像通常需要获取一组针对特定临床表现的序列，扫描时间通常在 45~90min。本研究从获取定位相开始，以辅助图像规划。常规 MRI 技术适用于心电图门控和高时间分辨率序列的心脏成像。

心脏 MRI 检查常使用**心脏成像平面**，而非标准的身体成像平面（横断面、冠状面和矢状面）。心脏成像平面包括短轴位、两腔心、三腔心和四腔心平面（图 24.20）。

心脏电影成像通常使用回顾性门控平衡稳态自由进动（bSSFP）序列在标准心脏成像平面上实现（图 24.20）。由于血液的 $T_2:T_1$ 比值与心肌相比相对较高，电影 bSSFP 具有较好的时间分辨率和图像对比度。bSSFP 技术通过发射短重复时间（TR）的激励射频脉冲，然后产生梯度聚焦，与梯度回波成像（gradient recall echo，GRE）相比，bSSFP 成像受到 T_2^* 效应的影响较小。电影图像通常通过 ECG 触发的分段成像获得，其中心动周期被分成多个段。每个图像是由在多个心跳中收集的信息组成的，这种方法需要多次屏气才能获得完整的心脏图像。最近已开发出自由呼吸和 3D 容积电影采集序列，消除或尽量减少了屏气的需要，因此采集时间更短。三维电影成像也消除了在多个平面上获取图像的需要，从而减少了规划和扫描时间。

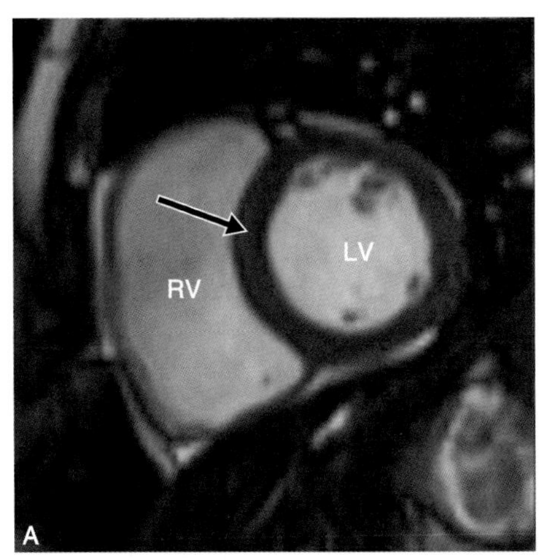

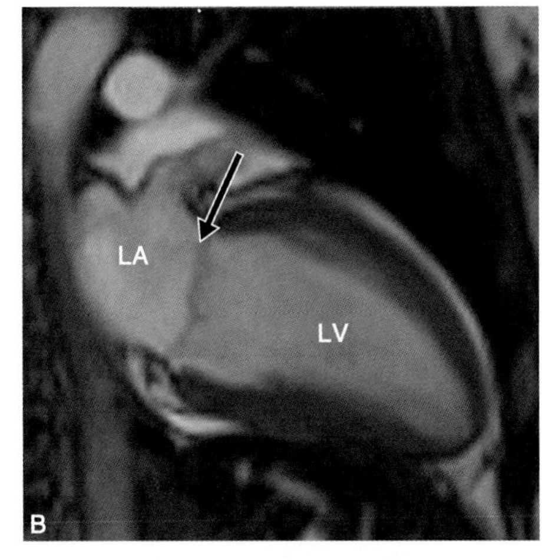

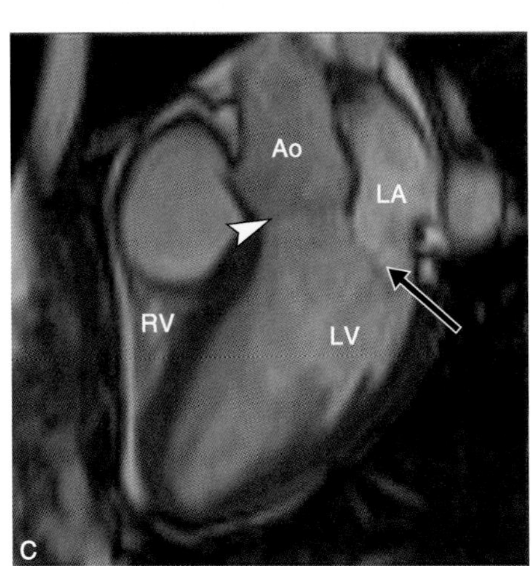

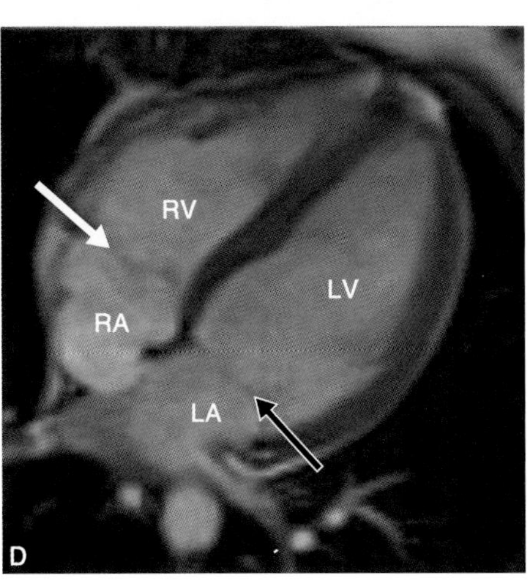

图 24.20　心脏 MRI 成像平面。心脏磁共振平衡稳态自由进动（bSSFP）图像显示的标准心脏成像平面。A. 短轴位图像显示左心室（LV）和右心室（RV）被室间隔（黑箭）分隔。B. 两腔心图像显示左心房（LA）和左心室（LV），被二尖瓣（黑箭）隔开。C. 三腔心图像显示 LA、LV 和主动脉根（Ao）以及二尖瓣（黑箭）和主动脉瓣（白箭头）。D. 四腔图像心显示 LV、RV、LA 和右心房（RA）以及二尖瓣（黑箭）和三尖瓣（白箭）。

检查通常会采集一组短轴位两腔心图像，覆盖从基底到心尖的两个心室。根据标准指南，在这组图像上通过使用心脏后处理软件绘制心内膜和心外膜边界，可定量评价心室舒张末期容积和收缩末期容积、射血分数、每搏量、心输出量和心肌质量。湍流会导致失相信号，从而实现对瓣膜病（包括反流）进行定性的评估（图 24.21）。心房的大小可以通过目测、测量横截面积或体积来评估。

相位对比 MRI 是一种能够可靠地对反流、分流血流量进行量化，时间分辨流型的可视化，以及评估管壁剪切应力与湍流的技术。常见的影像学适应证包括瓣膜病和冠心病。传统的相位对比成像是通过对穿透面速度敏感的门控相位对比度序列，在垂直于感兴趣的血管的斜面上以二维切片的形式获得的。典型的采集是时间分辨或多相 2D GRE 序列。利用梯度第一时刻的差异获取两组原始图像数据，从中重建速度和幅度图像（图 24.22）。二维相位对比可以通过屏气或自由呼吸获得，通常是分段获取数据。速度编码值（VENC）是获取相位对比成像的一个重要参数。低的 VECC 会导致较高的相位信噪比，选择的 VENC 值过低，就会出现与流相关的不必要的混叠。因此 VENC 被设置为略大于预期的最大速度。

最近，许多中心已常规开展使用三维速度编码 ECG 同步三维相位对比 MRI，或四维（4D-Flow）血流磁共振成像。4D-Flow MRI 包括一个容积时间分辨的采集装置，该装置对心动周期进行门控，除了解剖图像外，还提供血流的时变矢量场。4D-Flow 的优点是在分析时可以对许多不同的成像平面进行重新格式化，不受预定义成像平面的限制（图 24.23）。对于 2D 和 4D 相位对比方法，必须使用后处理算法去除背景误差。最常

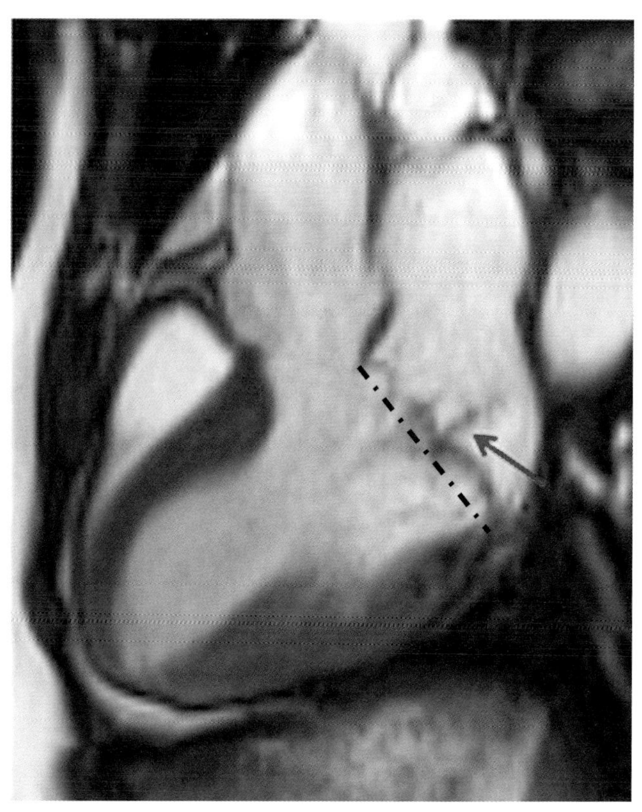

图 24.21　二尖瓣反流。心脏 MRI 三腔心 bSSFP 图像显示中度二尖瓣反流，表现为信号缺失（红箭）。在收缩期，二尖瓣叶延伸至二尖瓣平面后方（点状黑线），符合二尖瓣脱垂。

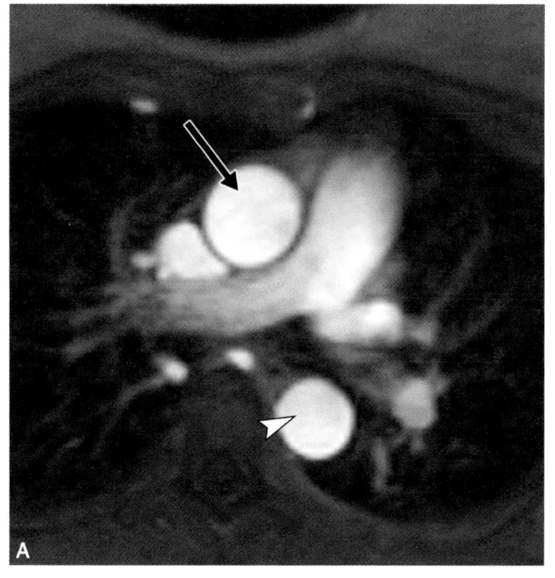

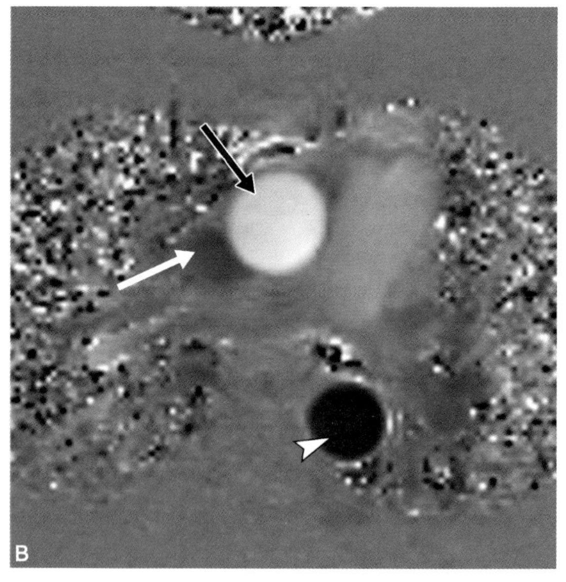

图 24.22　相位对比 MRI。在肺动脉主干水平获得与升主动脉（黑箭）和降主动脉（白箭头）正交的 2D 相位对比图像。A. 幅度图像提供了解剖学信息，但没有指明血流向。B. 相位图像可以量化血流速度。向上流动的血液，如升主动脉中的血液（黑箭），表现为明亮的信号，向下流动的血液，例如在降主动脉（白色箭头），表现为黑信号。虽然上腔静脉（SVC，白箭）的血流方向也向下，但由于 SVC 的血流速度远小于主动脉，所以 SVC 信号不像降主动脉信号那么暗。

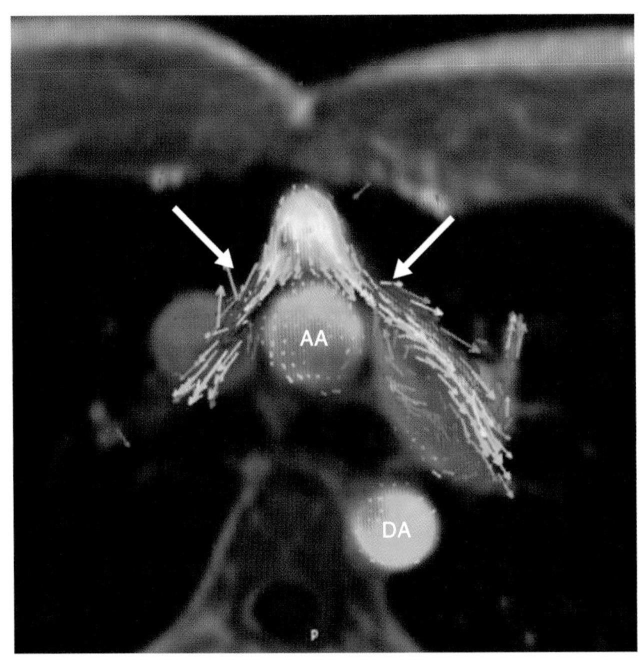

图 24.23　4D-Flow 相位对比 MRI。4D-Flow 相对比 MRI 的轴斜位图像显示大动脉完全转位的患者,在动脉转换手术和 Lecompte 术后,显示左肺动脉和右肺动脉近端血流速度增加(白箭)。这些血管在延伸到升主动脉周围时变窄,是动脉转换术后常见的晚期并发症。4D-Flow 的一个优点是,在分析时可以重新格式化许多不同的成像平面,而不受预定义的成像平面的限制。AA,升主动脉;DA,胸降主动脉。

用的方法是测量血流周围静态背景组织中的相位,然后对整个图像的相位进行校正。

钆延迟强化(LGE)显像是评价心肌梗死和纤维化的可重复性方法,对缺血性和非缺血性心肌病患者的预后有重要价值。是否有延迟强化、强化范围和强化方式有助于诊断和监测心肌病患者。

一般在注射 0.1~0.2mmol/kg 钆对比剂 10~20min 后采集 LGE 图像。钆是顺磁性的,因此可减少 T_1 时间。钆对比剂分布在细胞外间隙,正常情况下不进入心肌细胞。在某些病理条件下,由于细胞外间隙的扩大(如纤维化时的胶原沉积)或心肌细胞膜破裂(如梗死),对比剂的分布体积增加,导致对比剂在细胞外间隙沉积,LGE 图像表现为高信号。正常心肌呈黑色(图 24.24)。钆浓度越高,T_1 时间越短,恢复越快,因此含有高浓度钆的梗死和纤维化区域就越亮(图 24.12、图 24.25)。由于血液中钆的存在,血池通常也具有明亮的信号。

最常用的 LGE 成像序列是反转恢复(IR)或使用 ECG 门控的相位敏感反转恢复序列(PSIR),分段 FLASH 读出。对于 IR 序列,必须选择适当的反转时间(TI)来消除正常心肌信号,并在梗死/纤维化和正常心肌组织之间提供最佳的组织对比。最佳 TI 取决于几个因素,包括心输出量和对比剂动力学。TI 可以通过试错法确定,也可以通过使用 Look Locker 序列来确定,该序列在一次屏气过程中获得一系列具有可变 TI 的图像。PSIR 技术部分克服了 TI 选择的局限性。近年来,单次稳态自由进动(SSFP)的 IR 或 PSIR 被用于快速多层扫描,或用于心律失常或屏气困难的患者。

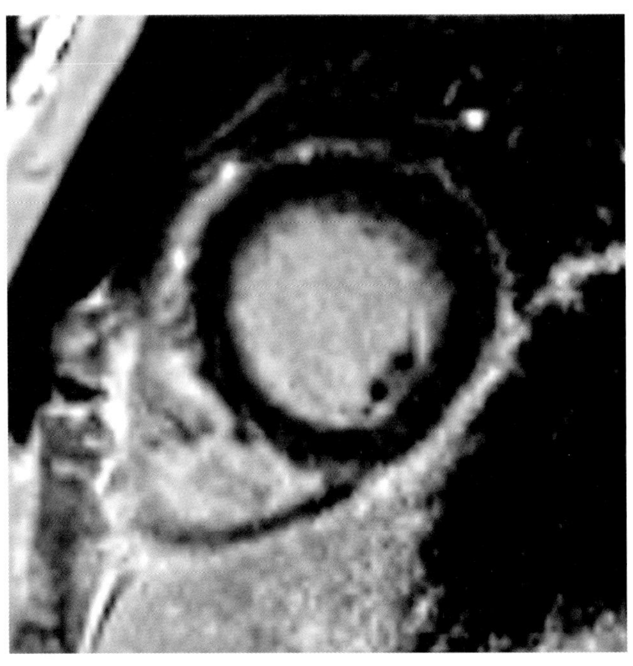

图 24.24　心脏 MRI 延迟强化图像。健康志愿者的短轴晚期钆增强图像显示正常的心肌信号归零,表现为黑色。

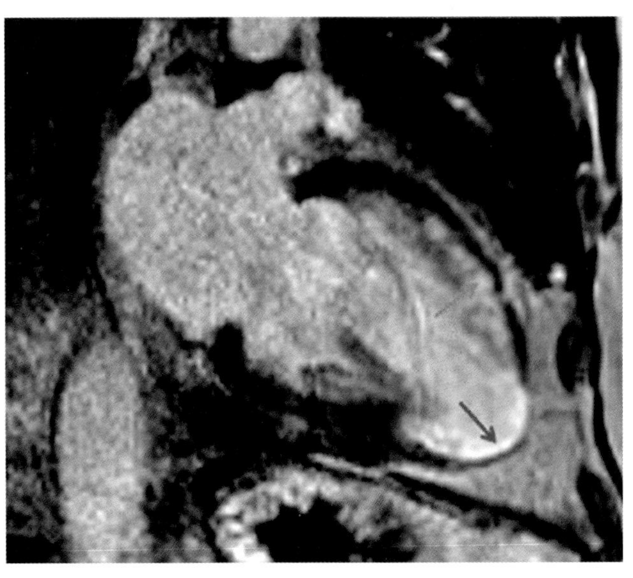

图 24.25　心肌梗死延迟强化 MRI 表现。延迟强化(LGE)两腔心图像显示中部到心尖部前壁心内膜下的低信号(橙箭)和心尖区透壁延迟强化(红箭),与梗死范围一致。

多种非对比技术也可评价心脏组织特征,包括 T_2 加权成像,T_2^* 成像,T_1 加权成像和扩散加权成像(DWI)。这些技术都能很好地评估心肌组织特征和肿瘤。

T_2 加权成像用于评估心肌水肿和炎症,如急性梗死、心肌炎、应激性心肌病和心肌结节病。与 LGE 相似,异常信号的程度和模式有助于区分不同的病因。一般来说,在 T_2 加权成像中,束缚水的长 T_2 弛豫时间导致水肿组织的高信号(图 24.26)。通常使用快速自旋回波(TSE)进行标准心肌 T_2 加权成像,同时伴有或不伴有脂肪饱和脉冲。最近已经有了基于 T_2 加权的 SSFP 序列的报道。T_2 加权成像的局限性包括不完全的黑血抑制导致靠近心内膜的明亮边缘血液伪影。

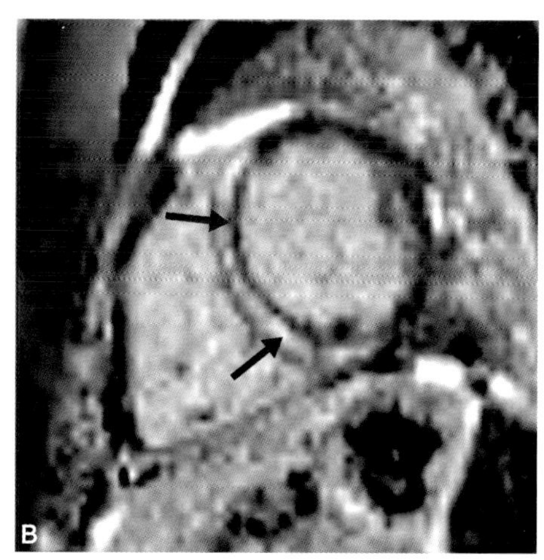

图 24.26　心肌炎。A. 在病毒性心肌炎患者中，短 T_2 加权黑血心脏 MRI 显示室间隔中壁线性高信号（白箭）。B. 钆延迟强化图像显示在室间隔显示相应的肌壁间线性强化（黑箭）。

T_2* 成像用于评估心肌铁沉积，最常见于输血依赖性贫血如重型 β-地中海贫血。由于磁场的不均匀性，细胞内铁导致 MRI 弛豫参数 T_2* 缩短。心肌 T_2* 可重复定量，与铁沉积呈负相关。T_2* 技术包括多次屏气的梯度回波成像，单次屏气的多回波梯度回波成像（图 24.27），在舒张末期用双 IR 序列进行黑血成像，采集多回波 T_2* 图像。心肌 T_2* 通常是在心室中部层面室间隔感兴趣的区域取样。因为心肌的短轴位层面通常包括肝脏的部分，因此肝脏 T_2* 也可以被定量评价。

定量 mapping 技术可根据 T_1、T_2 和 T_2* 弛豫时间和细胞外体积（ECV）的变化定量心肌组织。T_1 和 T_2 是组织的固有磁性，分别表示氢原子在激发后的纵向和横向恢复时间。每个组织都有其特有的 T_1 和 T_2 值的范围，这些值在疾病中可能改变。T_2* 总是小于等于 T_2，主要是由于主磁场的不均匀性造成的。

T_1 maps 可以由平扫心肌 T_1 值或增强心肌 T_1 值产生。增强前和后 T_1 相结合，可以计算心肌分配系数 λ，并通过使用血细胞比容调整对比剂分布体积得出 ECV。与 LGE 技术相比，平扫 T_1 mapping 扫描的一大优点是不需要注射对比剂。

心肌纤维化的平扫 T_1 值升高，造影后当细胞外间隙扩大时，T_1 值降低，ECV 值升高（图 24.28）。心脏淀粉样蛋白浸润和心肌水肿，T_1 值和 ECV 值升高。另一方面，在铁超载、脂肪浸润、法布瑞氏症和出血等几种情况下，平扫 T_1 值降低。

目前有多种不同的 T_1 mapping 技术，包括改进的 Look-Locker 反转恢复（MOLLI）、缩短 MOLLI 序列（SMOLLI）、饱和度恢复单次采集（SASHA）和饱和脉冲制备心率无关反转恢复（SAPPHIRE）技术。IR 技术会低估天然心肌 T_1，而饱和恢复技术准确性更高，但精度较低。T_1 值会根据包括磁场强度等因素的变化而变化，3T 磁共振的平扫 T_1 值明显高于 1.5T。因此，具体 T_1 测量值必须根据所采用的具体技术进行解释。

通过获得一系列图像来计算 T_2 衰减曲线生成 T_2 maps，根据 T_2 衰减曲线可以直接确定心肌 T_2 弛豫时间。T_2 值在心肌水肿中升高，包括急性心肌梗死、心肌炎、应激性心肌病和结节病（图 24.29）。目前有多种不同的 T_2-mapping 技术。通常，利用 T_2 制备脉冲传递 T_2 信号对比度，利用 SSFP 或 FLASH 序列进行后续读出。基于 SSFP 的 T_2-mapping 可能稍微高估 T_2 值，但信噪比更高，图像伪影更少。

心脏磁共振灌注成像可以用来描述静息和负荷状态下冠状动脉血流储备和心肌灌注。典型的心肌灌注成像应用首过灌注成像方式，在对比剂第一次通过心脏腔室和心肌时进行评估并测量。心脏 MRI 灌注研究主要依赖于使用 T_1 加权技术，在大约 60 次心搏的持续时间内，获取每次心搏的多幅图像，包括增强前阶段、对比剂首次通过和对比剂的再循环。对于单次屏气来说，采集时间太长，在后处理过程中可以应用运动校正算法（图 24.30）。

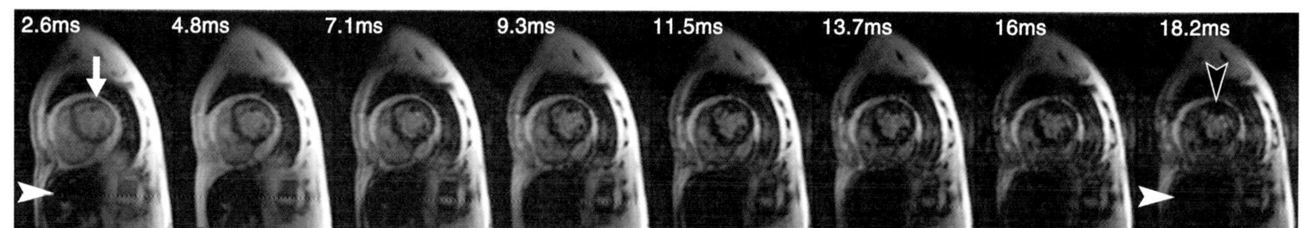

图 24.27　T_2* 磁共振成像。通过左心室中部的短轴位多回波梯度回波序列显示心肌信号快速衰减，回声次数从 2.6ms（白箭）增加到 18.2ms（黑箭头）。这是继发于血色素沉着病患者心肌铁沉积增加。短轴成像还可以定量肝脏 T_2*（白色箭头）。通常大多数血色素沉着病患者可有肝脏受累。

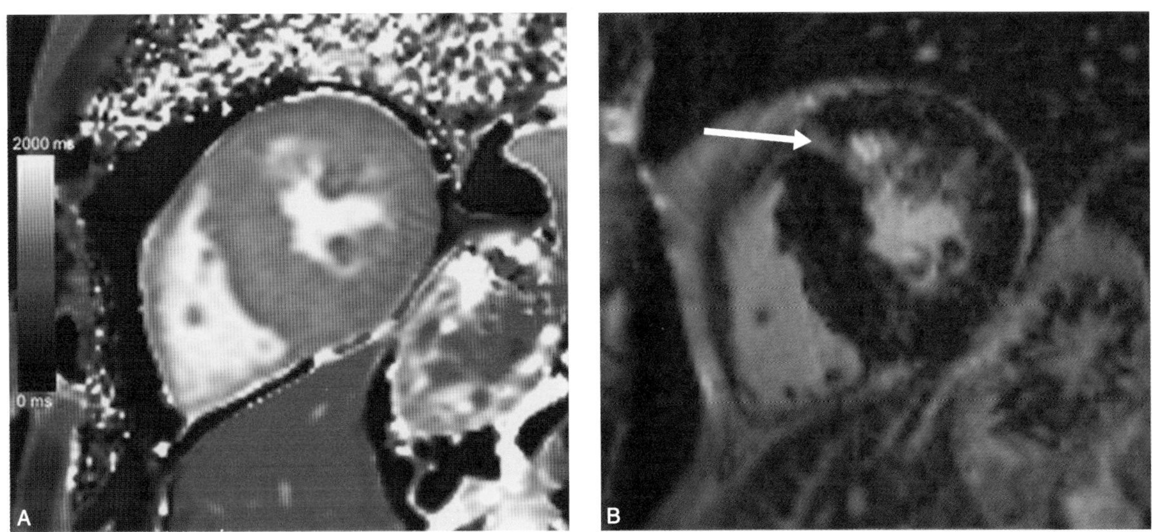

图 24.28　肥厚型心肌病。A. 非对称型室间隔肥厚型心肌病(HCM)患者的短轴位非对比心脏 T_1-map 图。室间隔的平扫 T_1 值(1 320ms,3.0T 磁振机)高于正常参考值范围,与纤维化一致。B. 延迟强化显示右心室前插入点(白箭)纤维化及前室间隔增厚。

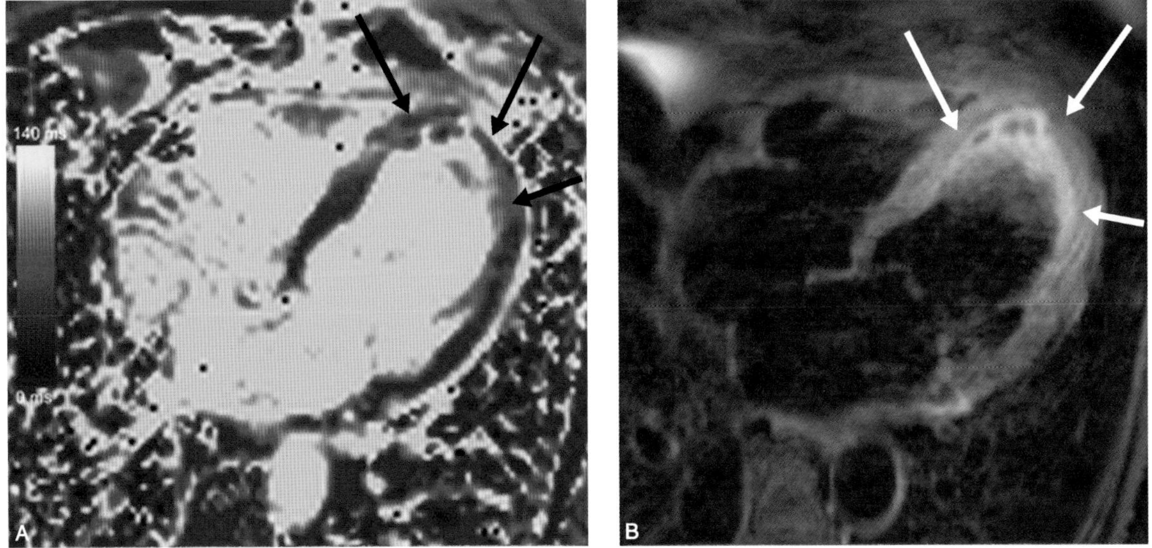

图 24.29　应激性心肌病。A. 应激性心肌病(Takotsubo)患者的 MRI T_2 四腔图。T_2 值在心尖处升高(70ms,黑箭),高于正常参考范围,与水肿区一致。B. MRI 黑血 T_2 加权四腔心图像显示由于水肿所致的心尖部高信号(白箭)。

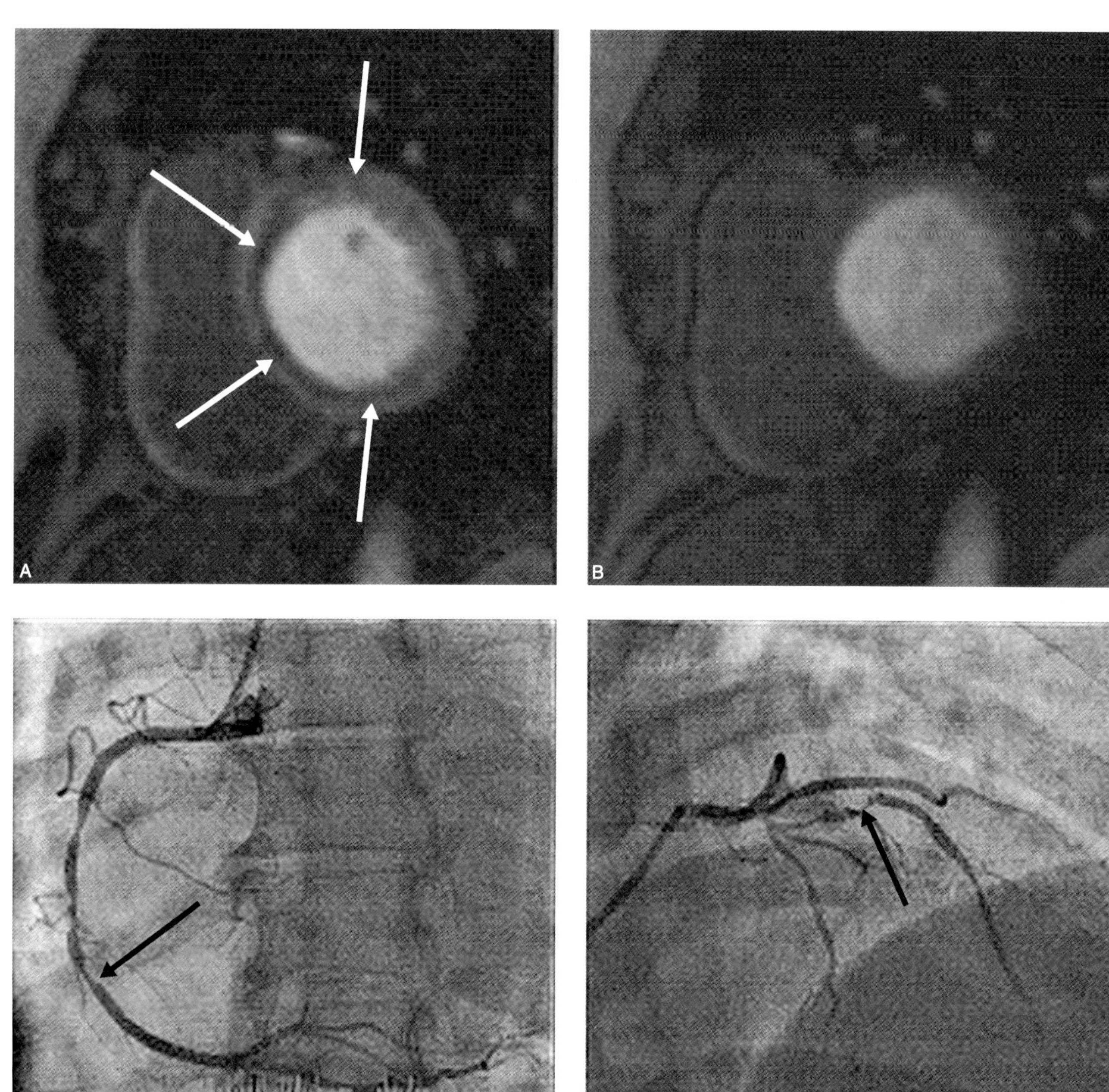

图 24.30　心脏负荷灌注 MRI 和冠状动脉导管造影术。A. 心脏 MRI 短轴位负荷灌注图像显示前壁、前下室间隔、下壁心内膜下低灌注区（低信号）（白箭）。B. 短轴位静息灌注心脏 MRI 图像未见静息灌注缺损。延迟强化阴性，提示未发生梗死或纤维化（未显示）。C. 冠状动脉导管造影图像显示右冠状动脉近中段有多处严重狭窄（>70%）区域（黑箭）。D. 冠状动脉导管造影图像显示左前降支和右冠状动脉有多个部位严重狭窄（>70%）（黑箭）。

推 荐 阅 读

Achenbach S, Marwan M, Schepis T, et al. High-pitch spiral acquisition: a new scan mode for coronary CT angiography. *J Cardiovasc Comput Tomogr* 2009;3:117–121.

ACR Committee on Drugs and Contrast Media. ACR manual on contrast media. Available from https://www.acr.org/-/media/ACR/Files/Clinical-Resources/Contrast_Media.pdf. 2017.

Agatston AS, Janowitz WR, Hildner FJ, Zusmer NR, Viamonte MJ, Detrano R. Quantification of coronary artery calcium using ultrafast computed tomography. *J Am Coll Cardiol* 1990;15:827–832.

Baksi AJ, Pennell DJ. T1 mapping in heart failure: from technique to prognosis, toward altering outcome. *Circ Cardiovasc Imaging* 2013;6:861–863.

Blanke P, Bulla S, Baumann T, et al. Thoracic aorta: prospective electrocardiographically triggered CT angiography with dual-source CT—feasibility, image quality, and dose reduction. *Radiology* 2010;255:207–217.

Budoff MJ, Shaw LJ, Liu ST, et al. Long-term prognosis associated with coronary calcification: observations from a registry of 25,253 patients. *J Am Coll Cardiol* 2007;49:1860–1870.

Burt JR, Zimmerman SL, Kamel IR, Halushka M, Bluemke DA. Myocardial T1 mapping: techniques and potential applications. *RadioGraphics* 2014;34:377–395.

Carpenter JP, He T, Kirk P, et al. On T2* magnetic resonance and cardiac iron. *Circulation* 2011;123:1519–1528.

Chareonthaitawee P, Beanlands RS, Chen W, et al. Joint SNMMI-ASNC expert consensus document on the role of (18)F-FDG PET/CT in cardiac sarcoid detection and therapy monitoring. *J Nucl Med* 2017;58:1341–1353.

Coelho-Filho OR, Rickers C, Kwong RY, Jerosch-Herold M. MR myocardial perfusion imaging. *Radiology* 2013;266:701–715.

Dass S, Suttie JJ, Piechnik SK, et al. Myocardial tissue characterization using magnetic resonance noncontrast t1 mapping in hypertrophic and dilated cardiomyopathy. *Circ Cardiovasc Imaging* 2012;5:726–733.

Doltra A, Amundsen BH, Gebker R, Fleck E, Kelle S. Emerging concepts for myocardial late gadolinium enhancement MRI. *Current Cardiology Reviews* 2013;9:185–190.

Douglas PS, Hoffmann U, Patel MR, et al. Outcomes of anatomical versus functional testing for coronary artery disease. *N Engl J Med* 2015;372:1291–1300.

Dvorak RA, Brown RK, Corbett JR. Interpretation of SPECT/CT myocardial perfusion images: common artifacts and quality control techniques. *RadioGraphics* 2011;31:2041–2057.

Eitel I, Friedrich MG. T2-weighted cardiovascular magnetic resonance in acute cardiac disease. *J Cardiovasc Magn Reson* 2011;13:13.

Flett AS, Hayward MP, Ashworth MT, et al. Equilibrium contrast cardiovascular magnetic resonance for the measurement of diffuse myocardial fibrosis: preliminary validation in humans. *Circulation* 2010;122:138–144.

Germain P, El Ghannudi S, Jeung MY, et al. Native T1 mapping of the heart—a pictorial review. *Clin Med Insights Cardiol* 2014;8:1–11.

Gimbel JR, Bello D, Schmitt M, et al. Randomized trial of pacemaker and lead system for safe scanning at 1.5 Tesla. *Heart Rhythm* 2013;10:685–691.

Giri S, Chung YC, Merchant A, et al. T2 quantification for improved detection of myocardial edema. *J Cardiovasc Magn Reson* 2009;11:56.

Gold MR, Sommer T, Schwitter J, et al. Full-body MRI in patients with an implantable cardioverter-defibrillator: primary results of a randomized study. *J Am Coll Cardiol* 2015;65:2581–2588.

Gulani V, Calamante F, Shellock FG, Kanal E, Reeder SB. Gadolinium deposition in the brain: summary of evidence and recommendations. *Lancet Neurol* 2017;16:564–570.

He T, Gatehouse PD, Kirk P, et al. Black-blood T2* technique for myocardial iron measurement in thalassemia. *J Magn Reson Imaging* 2007;25:1205–1209.

Heidary S, Patel H, Chung J, et al. Quantitative tissue characterization of infarct core and border zone in patients with ischemic cardiomyopathy by magnetic resonance is associated with future cardiovascular events. *J Am Coll Cardiol* 2010;55:2762–2768.

Higgins CB, Reinke RT, Jones NE, Broderick T. Left atrial dimension on the frontal thoracic radiograph: a method for assessing left atrial enlargement. *AJR Am J Roentgenol* 1978;130:251–255.

Ho SY, Cabrera JA, Sanchez-Quintana D. Left atrial anatomy revisited. *Circ Arrhythm Electrophysiol* 2012;5:220–228.

Hoffman RB, Rigler LG. Evaluation of left ventricular enlargement in the lateral projection of the chest. *Radiology* 1965;85:93–100.

Hoffmann U, Truong QA, Schoenfeld DA, et al. Coronary CT angiography versus standard evaluation in acute chest pain. *N Engl J Med* 2012;367:299–308.

Huang TY, Liu YJ, Stemmer A, Poncelet BP. T2 measurement of the human myocardium using a T2-prepared transient-state TrueFISP sequence. *Magn Reson Med* 2007;57:960–966.

Indik JH, Gimbel JR, Abe H, et al. 2017 HRS expert consensus statement on magnetic resonance imaging and radiation exposure in patients with cardiovascular implantable electronic devices. *Heart Rhythm* 2017;14:e97–e153.

Kellman P, Arai AE. Cardiac imaging techniques for physicians: late enhancement. *J Magn Reson Imaging* 2012;36:529–542.

Kronenberg MW, Parrish MD, Jenkins DW Jr, Sandler MP, Friesinger GC. Accuracy of radionuclide ventriculography for estimation of left ventricular volume changes and end-systolic pressure volume relations. *J Am Coll Cardiol* 1985;6:1064–1072.

Kuruvilla S, Adenaw N, Katwal AB, Lipinski MJ, Kramer CM, Salerno M. Late gadolinium enhancement on cardiac magnetic resonance predicts adverse cardiovascular outcomes in nonischemic cardiomyopathy: a systematic review and meta-analysis. *Circ Cardiovasc Imaging* 2014;7:250–258.

Langman DA, Goldberg IB, Finn JP, Ennis DB. Pacemaker lead tip heating in abandoned and pacemaker-attached leads at 1.5 Tesla MRI. *J Magn Reson Imaging* 2011;33:426–431.

Lin SL, Hsu TL, Liou JY, et al. Usefulness of transesophageal echocardiography for the detection of left atrial thrombi in patients with rheumatic heart disease. *Echocardiography* 1992;9:161–168.

Litt HI, Gatsonis C, Snyder B, et al. CT angiography for safe discharge of patients with possible acute coronary syndromes. *N Engl J Med* 2012;366:1393–1403.

Malik SB, Chen N, Parker RA 3rd, Hsu JY. Transthoracic echocardiography: pitfalls and limitations as delineated at cardiac CT and MR imaging. *RadioGraphics* 2017;37:383–406.

Miller JM, Rochitte CE, Dewey M, et al. Diagnostic performance of coronary angiography by 64-row CT. *N Engl J Med* 2008;359:2324–2336.

Nayak KS, Nielsen JF, Bernstein MA, et al. Cardiovascular magnetic resonance phase contrast imaging. *J Cardiovasc Magn Reson* 2015;17:71.

Paul JF, Abada HT. Strategies for reduction of radiation dose in cardiac multislice CT. *Eur Radiol* 2007;17:2028–2037.

Pedersen SF, Thrysøe SA, Robich MP, et al. Assessment of intramyocardial hemorrhage by T1-weighted cardiovascular magnetic resonance in reperfused acute myocardial infarction. *J Cardiovasc Magn Reson* 2012;14:1–8.

Petersen SE, Aung N, Sanghvi MM, et al. Reference ranges for cardiac structure and function using cardiovascular magnetic resonance (CMR) in Caucasians from the UK Biobank population cohort. *J Cardiovasc Magn Reson* 2017;19:18.

Pica S, Sado DM, Maestrini V, et al. Reproducibility of native myocardial T1 mapping in the assessment of Fabry disease and its role in early detection of cardiac involvement by cardiovascular magnetic resonance. *J Cardiovasc Magn Reson* 2014;16:99.

Puntmann VO, Isted A, Hinojar R, Foote L, Carr-White G, Nagel E. T1 and T2 mapping in recognition of early cardiac involvement in systemic sarcoidosis. *Radiology* 2017;285:63–72.

Roujol S, Weingartner S, Foppa M, et al. Accuracy, precision, and reproducibility of four T1 mapping sequences: a head-to-head comparison of MOLLI, ShMOLLI, SASHA, and SAPPHIRE. *Radiology* 2014;272:683–689.

Sado DM, Maestrini V, Piechnik SK, et al. Noncontrast myocardial T1 mapping using cardiovascular magnetic resonance for iron overload. *J Magn Reson Imaging* 2015;41:1505–1511.

Sadowski EA, Bennett LK, Chan MR, et al. Nephrogenic systemic fibrosis: risk factors and incidence estimation. *Radiology* 2007;243:148–157.

Schindler TH, Schelbert HR, Quercioli A, Dilsizian V. Cardiac PET imaging for the detection and monitoring of coronary artery disease and microvascular health. *JACC Cardiovasc Imaging* 2010;3:623–640.

Schulz-Menger J, Bluemke DA, Bremerich J, et al. Standardized image interpretation and post processing in cardiovascular magnetic resonance: Society for Cardiovascular Magnetic Resonance (SCMR) board of trustees task force on standardized post processing. *J Cardiovasc Magn Reson* 2013;15:35.

SCOT-HEART Investigators. CT coronary angiography in patients with suspected angina due to coronary heart disease (SCOT-HEART): an open-label, parallel-group, multicentre trial. *Lancet* 2015;385:2383–2391.

Sheehan F, Redington A. The right ventricle: anatomy, physiology and clinical imaging. *Heart* 2008;94:1510–1515.

Simonetti OP, Finn JP, White RD, Laub G, Henry DA. "Black blood" T2-weighted inversion-recovery MR imaging of the heart. *Radiology* 1996;199:49–57.

Spieker M, Haberkorn S, Gastl M, et al. Abnormal T2 mapping cardiovascular magnetic resonance correlates with adverse clinical outcome in patients with suspected acute myocarditis. *J Cardiovasc Magn Reson* 2017;19:38.

Sun Z, Lin C, Davidson R, Dong C, Liao Y. Diagnostic value of 64-slice CT angiography in coronary artery disease: a systematic review. *Eur J Radiol* 2008;67:78–84.

Usman M, Ruijsink B, Nazir MS, Cruz G, Prieto C. Free breathing whole-heart 3D CINE MRI with self-gated Cartesian trajectory. *Magn Reson Imaging* 2017;38:129–137.

Vasanawala SS, Hanneman K, Alley MT, Hsiao A. Congenital heart disease assessment with 4D flow MRI. *J Magn Reson Imaging* 2015;42(4):870–886.

Wassmuth R, Prothmann M, Utz W, et al. Variability and homogeneity of cardiovascular magnetic resonance myocardial T2-mapping in volunteers compared to patients with edema. *J Cardiovasc Magn Reson* 2013;15:27–27.

Xue H, Kellman P, Larocca G, Arai AE, Hansen MS. High spatial and temporal resolution retrospective cine cardiovascular magnetic resonance from shortened free breathing real-time acquisitions. *J Cardiovasc Magn Reson* 2013;15:102.

（胡兰　张曼菁　李睿　徐晓雪）

第 25 章 冠状动脉异常与疾病

目前有多种无创性冠状动脉成像方法,包括超声(超声心动图)、CT 和 MRI。虽然超声心动图能快速、有效评估心肌的收缩和舒张功能及心肌梗死并发症,但其直接评估冠状动脉的能力有限。心脏 CTA 的空间分辨率可达 0.5mm,时间分辨率达到 66ms,已成为直接显示冠状动脉解剖及先天性和后天性异常的主要检查方法。虽然心脏 MRI 可用于评估冠状动脉,但主要用于评估梗死后心肌损伤并指导治疗。

冠状动脉解剖

冠状动脉穿过心外膜脂肪向心肌输送含氧血液。冠状动脉的解剖结构千差万别,冠状动脉的大小和分布因人而异。因此,区分正常变异解剖和先天性异常是很重要的。此外,还必须区分良性先天性异常和可能影响心肌血流并导致心肌缺血、梗死或心源性猝死的异常。

左冠状动脉主干

冠状动脉起源于主动脉窦,在解剖上是升主动脉的三个解剖突起。左冠状动脉主干和右冠状动脉(RCA)分别起源于左右冠窦(图 25.1)。冠状动脉不应起源于无冠窦,因为无冠窦是指向房间隔后方的。

左冠状动脉起源于 Valsalva 左窦,向左侧走行,然后分叉。通常是最大的冠状动脉,但长度各异是可变的。大多数人的左冠状动脉主干分为前向的左前降支(LAD)和后向的左旋支(LCx)(图 25.2)。在大约 20%~30%的患者中,左冠状动脉成三叉形,中间支起于 LAD 和 LCx 之间(图 25.3)。

左冠状动脉前降支

左冠状动脉前降支(LAD)通常是沿着左心室(LV)前表面的大血管(图 25.4)。LAD 长度是可变的,但通常在终止前包裹左心尖。LAD 分为近段、中段和远段三部分(图 25.5)。LAD 近段是从起始部延伸至最大间隔支或对角支的开口处,以最先出现者为准。LAD 中段是从近段 LAD 的末端延伸到左心室尖距离的一半,LAD 远段为中段 LAD 的末端到其末端。

LAD 既有间隔支又有对角支(图 25.4、图 25.6)。虽然对角支和间隔支比 LAD 小,但分别向左心室前侧和前间隔心肌供应氧合血液。许多细小的间隔分支从左前降支的内下侧发出,潜入室间隔的前部。对角支起于左前降支侧方,走行于左心室前侧。虽然对角支数量不定,但大多数患者在两到四条之间。

回 旋 支

在左主干的分叉处,LCx 走行于左室和左心房之间的后外侧(图 25.2)。LCx 发出钝缘支(OM),为左室下侧壁供血供氧(图 25.4)。根据患者的解剖结构,在左室基底部及心中部水平,左室前侧壁的血液供应可以通过由 OM 或对角支提供。OM 分支的大小和数量各不相同,但大多数患者至少有两支明

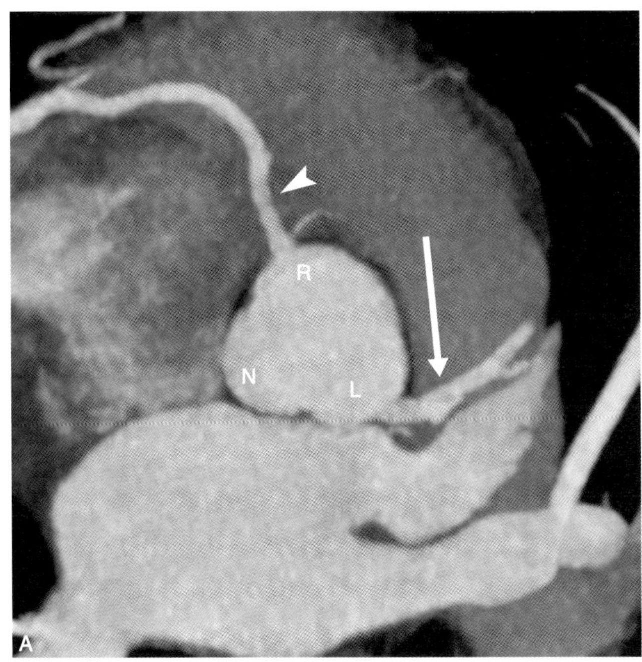

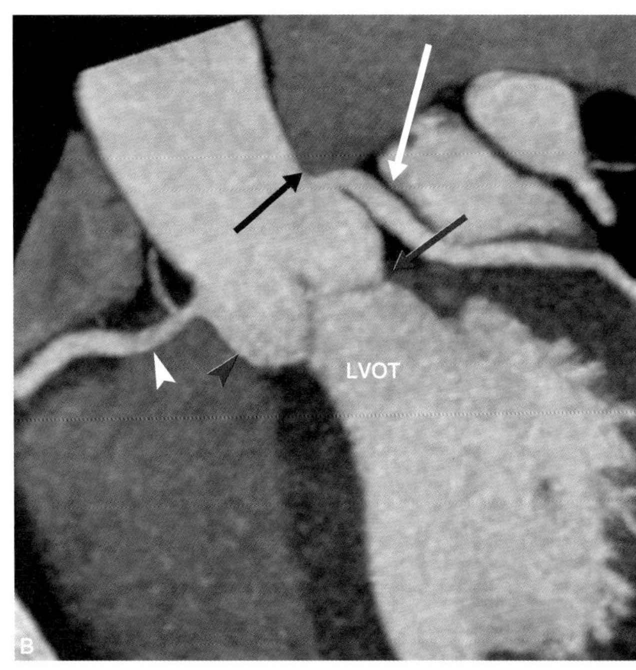

图 25.1　正常冠状动脉口解剖。A. 冠状动脉 CTA 经主动脉窦的 MIP 图像显示左（L）、右（R）和无（N）冠窦，左冠状动脉（白箭）和右冠状动脉（白箭头）分别从相应的左冠窦和右冠窦发出。B. 通过左室流出道（LVOT）冠斜状位 MIP 图像显示，左冠状动脉主干（白箭）和右冠状动脉（白箭头）的开口起源于主动脉根部 Valsalva 窦（红箭头）和窦管交界处（黑箭）之间。主动脉瓣小叶附着在瓣环处（红箭），瓣环处将左室流出道与主动脉根部分开。

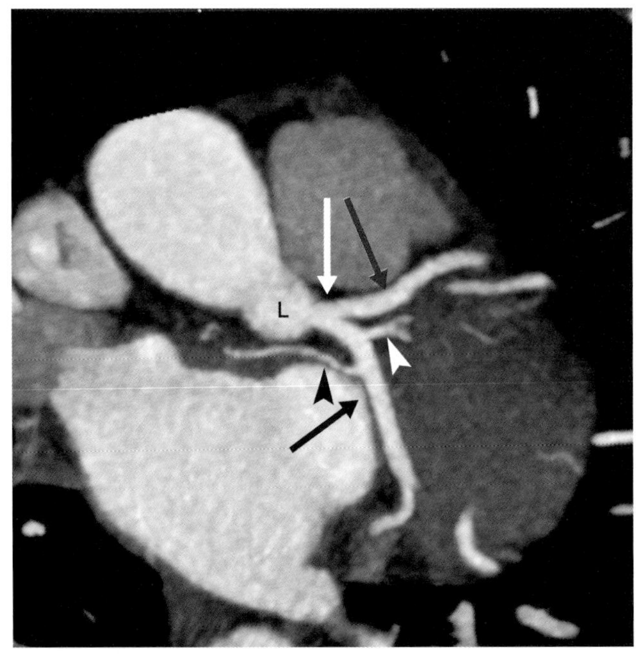

图 25.2　正常的左冠状动脉主干解剖。双斜位多平面重建显示左冠状动脉主干（白箭）起源于 Valsalva 左窦（L）。左冠状动脉主干在分支成左前降支（LAD，红箭）和回旋支（LCx）（黑箭）之前只有 4mm。窦房结支起源于回旋支（黑箭头），约有三分之一的患者有这种情况。第一钝缘支起始部也可见（白箭头）。左冠状动脉主干的长度可以从几毫米到几厘米不等。

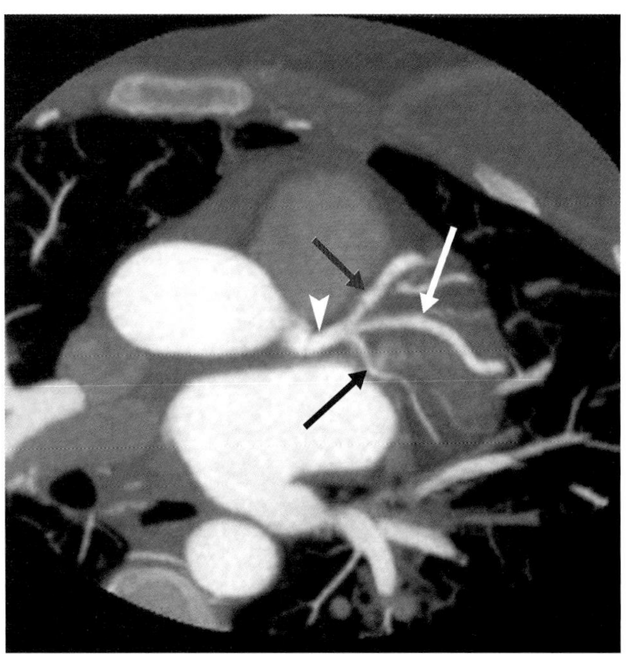

图 25.3　中间支。轴向斜位 MIP 图像显示左冠状动脉主干（白箭头）分出左侧前降支（红箭），回旋支（黑箭）和中间支（白箭）。在人群中有 20%～30%的人存在中间支。

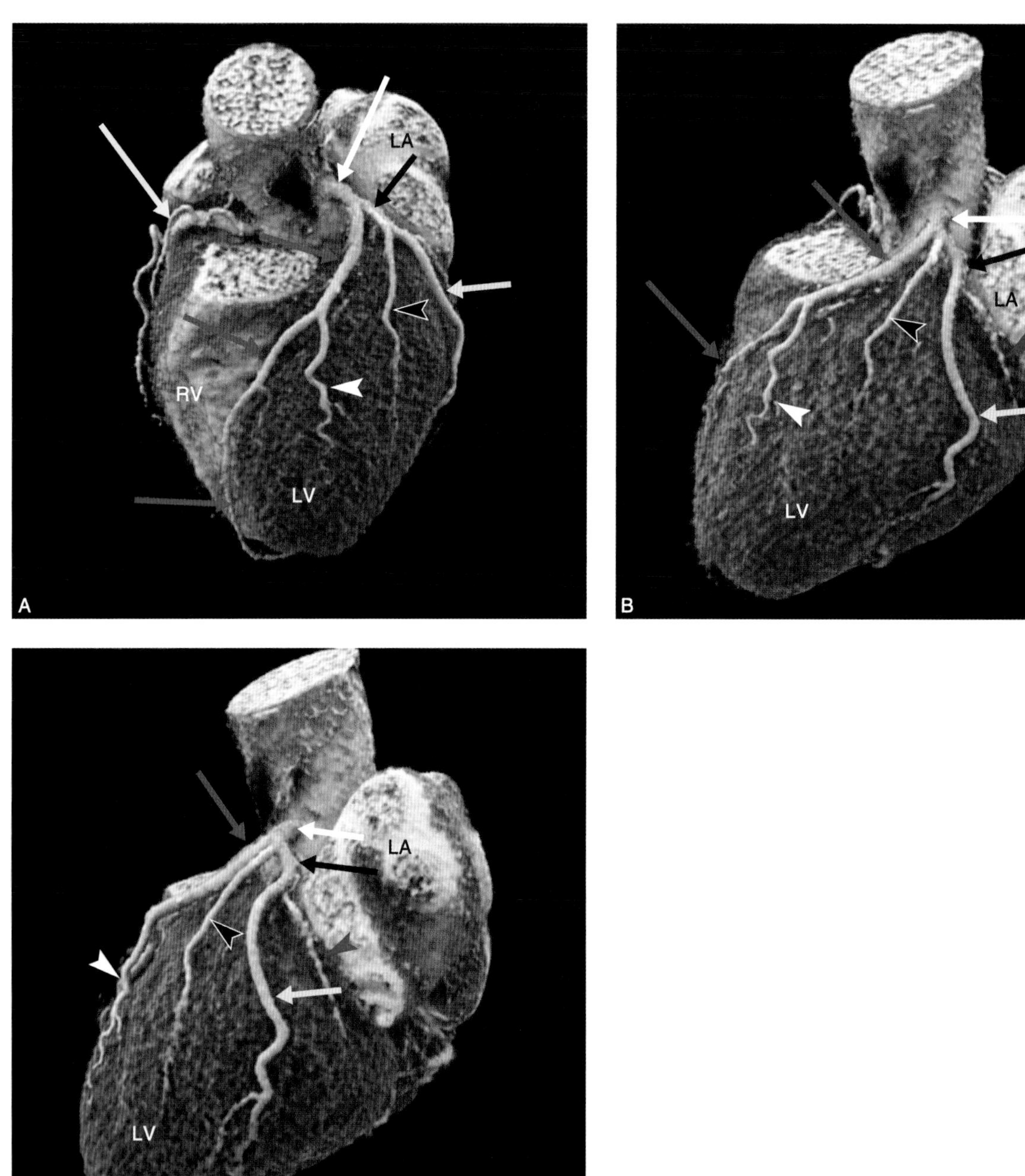

图25.4　左冠状动脉前降支(LAD)和回旋支(LCx)解剖。冠状动脉CTA在(A)前、(B)前侧和(C)侧方的体积成像显示左冠状动脉主干起源于左冠窦(白箭)。LAD(红箭)在右心室(RV)和左心室(LV)之间的前室间沟中走行。对角支(白箭头)从LAD的侧面伸出,供应左室前侧的部分。回旋支(黑箭)在左心室和左心房(LA)之间有更多的后外侧通路。回旋支发出两条钝缘支(OM),一条较小的第一钝缘支(黑箭头)和一条较大的第二钝缘支(粉箭),供应左室前侧和下侧表面的部分。在第二个OM后,LCx远端口径小(红箭头),右侧优势型冠脉常见。在正位图(A)中,右冠状动脉(RCA,黄箭)起源于右冠窦。

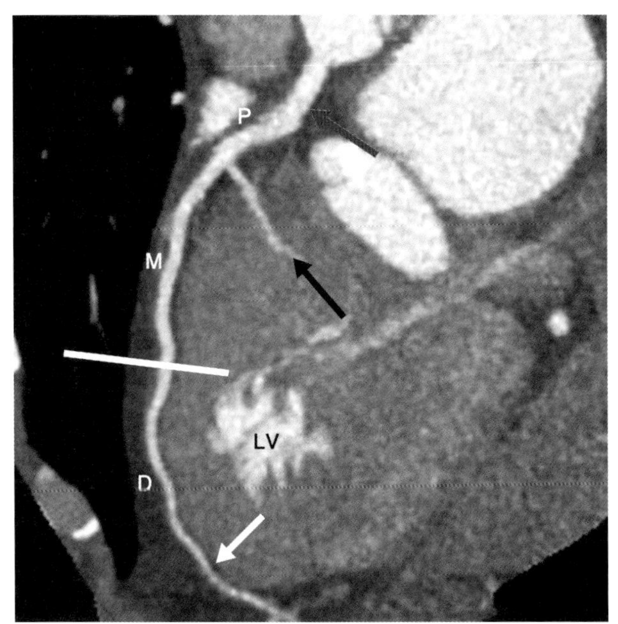

图 25.5　冠状动脉左前降支(LAD)分段。MPR 图像显示 LAD(红箭)穿过左心室前壁(LV)。LAD 近段从 LAD 的起始部一直延伸到最大间隔支(黑箭)或对角支的开口处,以最先出现者的为准。为了划分 LAD 的中段和远段,在 LAD 近段末端(黑箭)和左心室尖(白箭)的中点(白线)处画一条线,LAD 中段(M)从 LAD 近段的末端(P)延伸到这条线,而 LAD 远段(D)被定义为 LAD 中段的末端到 LAD 的末端。LCx 在此平面中未见显示。

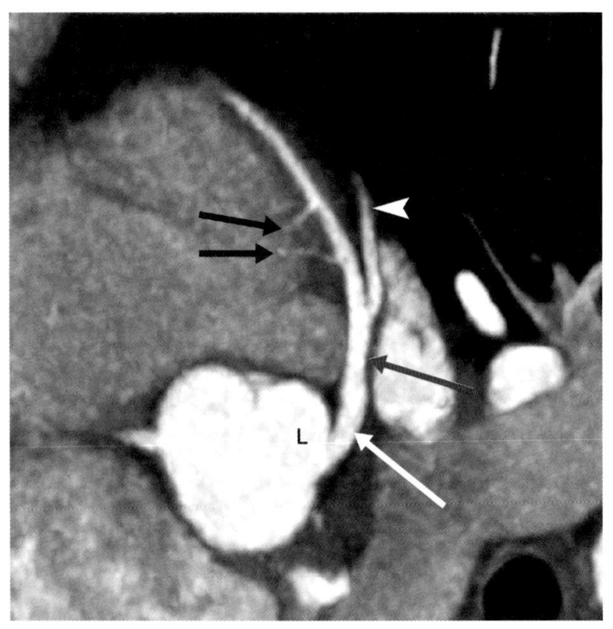

图 25.6　左冠状动脉前降支的间隔支和对角支。双斜位重建图像显示左冠状动脉主干(白箭)起源于左冠窦(L)。左冠状动脉主干分成 LAD(红箭)和 LCx(未显示)。LAD 的外侧分支延伸至左心室前侧壁,称为对角支(白箭头)。间隔支(黑箭)较多,但较小,为左心室的前室间隔供血。

显可见的 OM。因为大多数人的冠状动脉都是右优势型,一旦 LCx 到达左房室(AV)沟的下侧壁并开始包裹绕左室的下侧走行,通常会变成一支非常细小血管。然而,左优势型或均衡型的患者中(约占 10%~20%),相应的,LCx 的远段管腔将更粗大(图 25.7)。

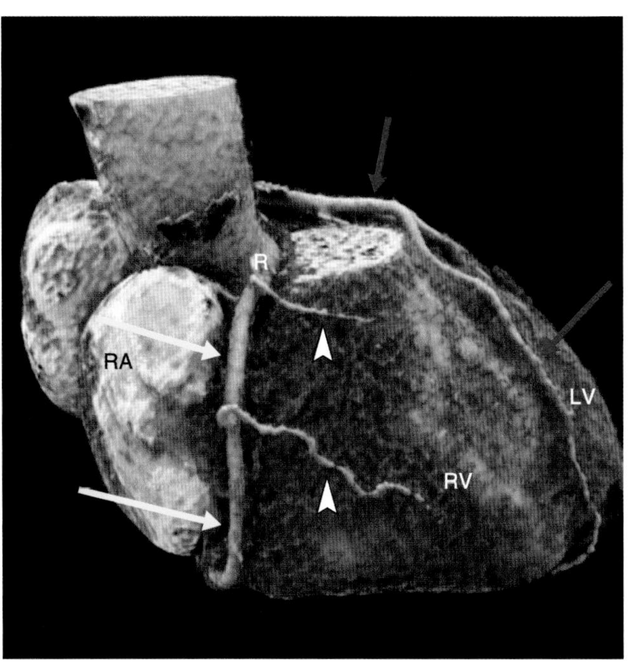

图 25.7　右冠状动脉解剖。右侧冠状动脉 CTA 图像显示右侧冠状动脉(RCA,黄箭)起源于右冠窦(R)。RCA 在右心房(RA)和右心室(RV)之间的房室沟中走行。锐缘支(白箭头)出现在右室前方,为右室前游离壁供血。LAD(红箭)走行于在左心室前壁(LV)。

中　间　支

在大约 20%~30%的患者中,左冠状动脉将分成 LAD、LCx 和称为中间支或间隔支的分支(图 25.3)。这个分支的大小和分布可能不同:通常沿前侧方走行类似于对角支,也可沿后方向延伸类似于 OM。

右冠状动脉

RCA 起源于右冠窦的前面(图 25.1、图 25.7)。约 70%的患者为右优势型,RCA 是在右房室沟前方走行的大血管,形成后降支(PDA)和左室后支(PLV)(图 25.7、图 25.8)。RCA 分为三段(图 25.9)。RCA 近段定义为 RCA 开口处到心脏锐缘支的一半距离。RCA 中段定义为 RCA 近段末端到心脏锐缘支,以及 RCA 远段定义为 RCA 的中段末端到 PDA 的起始处。

当 RCA 在右房室沟内走行时,锐缘支起源于 RCA 并向前走行,延伸至右心室前表面(图 25.7)。在右优势型患者中,远端 RCA 沿心脏下表面分为 PDA 和 PLV 两个分支(图 25.8)。

后　降　支

在大多数患者中,PDA 起源于 RCA,因此被认为是右优势型冠状动脉(图 25.8)。在大约 10%的患者中,PDA 起源于回旋支,被认为是左优势型(图 25.9A)。在其余的患者中,RCA 和 LCx 均发出 PDA 分支,被认为是平衡型(图 25.9B)。

无论哪条血管发出 PDA,血管都在后室间沟中走行,以供应 LV 的下壁(图 25.8)。和 LAD 一样,PDA 产生间隔支,供应左心室间隔的下壁侧壁。PDA 的大小和长度是可变的。在 LAD 较小的患者中,PDA 往往是较大的动脉,反之亦然(图 25.8)。

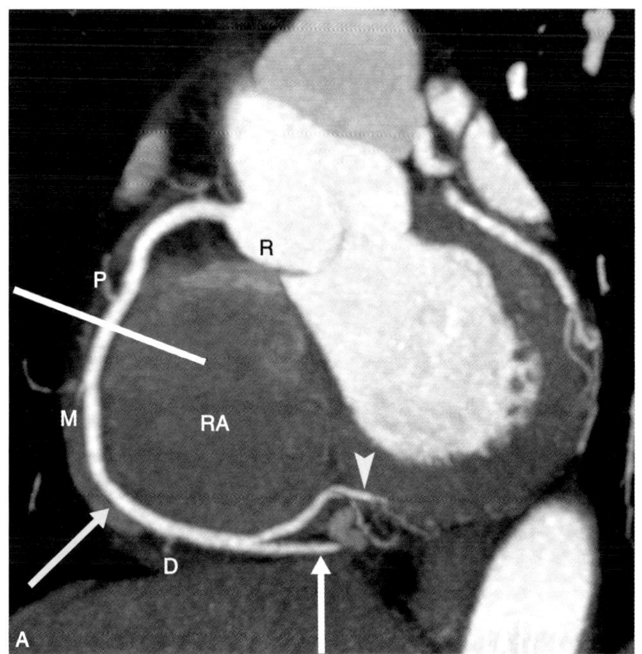

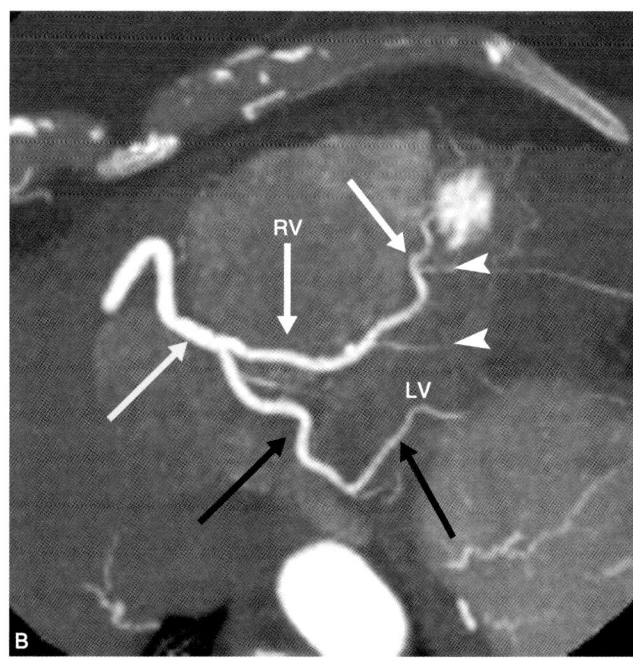

图25.8　右冠状动脉(RCA)解剖。A. RCA在右心房(RA)和右心室之间的右房室沟中走行(在这个平面上没有显示),RCA分为三段。RCA近段(P)被定义为从右窦(R)开口处到心脏锐缘支一半的距离(白线)的开口(黄箭)。RCA中段(M)被定义为RCA近段的末端到心脏锐缘支。RCA远段(D)被定义为RCA中段末端至后降支起点(PDA,白箭)。左室后支(PLV,黄箭)经过PDA。B. RCA远段(黄箭)常在心脏的下位图观察。RCA远段分为PDA(白箭)和PLV(黑箭)。PDA在左心室(LV)和右心室(RV)下表面之间的下室间沟中走行,形成小的间隔分支,供应下壁间隔壁(白箭头)。PLV(黑箭)供应左心室基底的下壁和下壁侧壁。PDA和PLV的大小和范围很大程度上取决于LAD和LCx的优势和大小,两者在本例中都相对较小。此患者右心占主导地位,PDA来自于RCA,这种情况约占人口的70%。

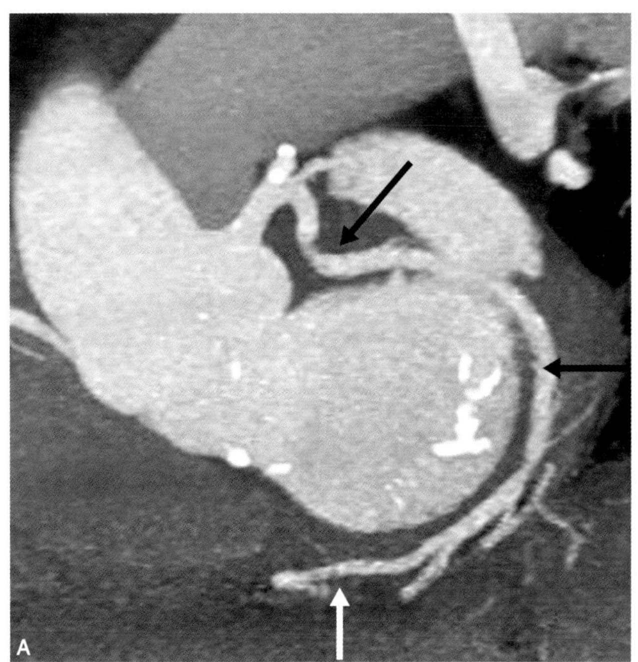

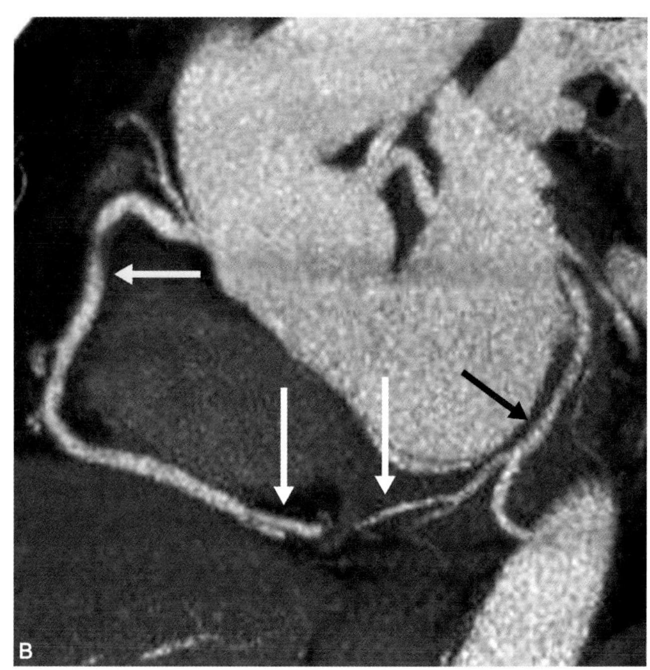

图25.9　左优势型和均衡型。A. 冠状位斜位MIP图像显示粗大的LCx(黑箭)发出了PDA(白箭),代表左优势型。RCA细小,未见显示。B. 另一位患者的冠状斜位MIP图像显示两个PAD(白箭),一个来自RCA(黄箭),另一个来自LCx(黑箭),符合均衡型。

左室后支

左室后支(PLV)起源于远端 RCA,又称 PLB,沿左心房下侧与左心室之间的后房室沟向外侧走行延伸(图 25.8)。它的大小和长度是可变的。根据患者的解剖结构,在右优势型的患者中,左心室或左心室左室都能供应位于心脏基底部的下壁侧壁。

圆锥支

圆锥支通常是 RCA 的第一个分支,而 17%~50%的患者圆锥支可独立起源于右冠窦(图 25.10)。圆锥支向前延伸,向右室流出道(RVOT)或圆锥供血。在某些情况下,圆锥支作为 LAD 的侧支通路,常被称为 Vieussens 环。

窦房结支

窦房结支(SA)是一种小血管,最常起源于 RCA(图 25.14)。而约三分之一的患者起源于来自 LCx(见图 25.2)。在较少的情况下,SA 分支可以从左冠状动脉主干或直接从主动脉发出(图 25.11),也可能有两条 SA 动脉同时由 LCx 和 RCA 供应。根据它的起源,SA 在后部(RCA 起源)或中部(LCx 起源)走行,并终止于沿上腔静脉进入右心房后方的窦房结区域。注意不要把这支正常的血管误认为异常的冠状动脉。

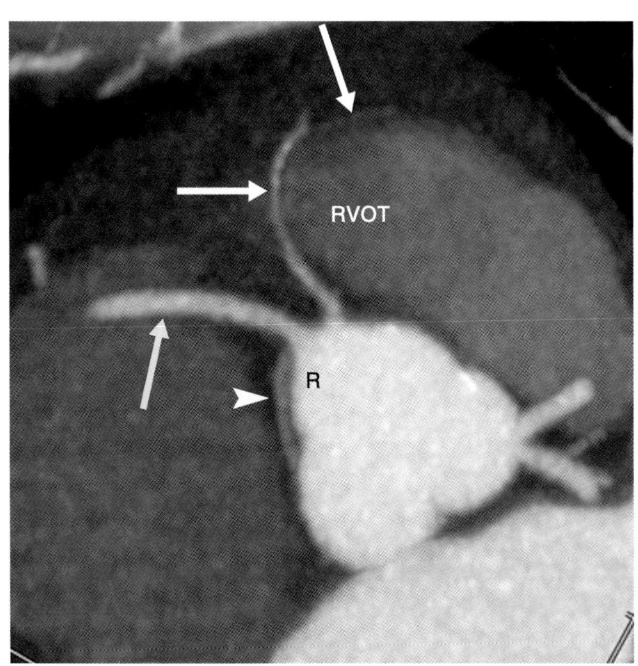

图 25.10　圆锥支的解剖。轴位斜位 MIP 图像显示起源于右冠窦(R)的 RCA(黄箭)。圆锥支(白箭)通常起源于 RCA 近段的第一个血管;然而,在这个病例中,直接起源于右冠窦,这是一种常见的良性解剖变异。圆锥支的上、前方与右室流出道(RVOT)相通,是重要的侧支通路。窦房结支(白箭头)起源于 RCA 近段,部分在 RCA 后方走行时可见。

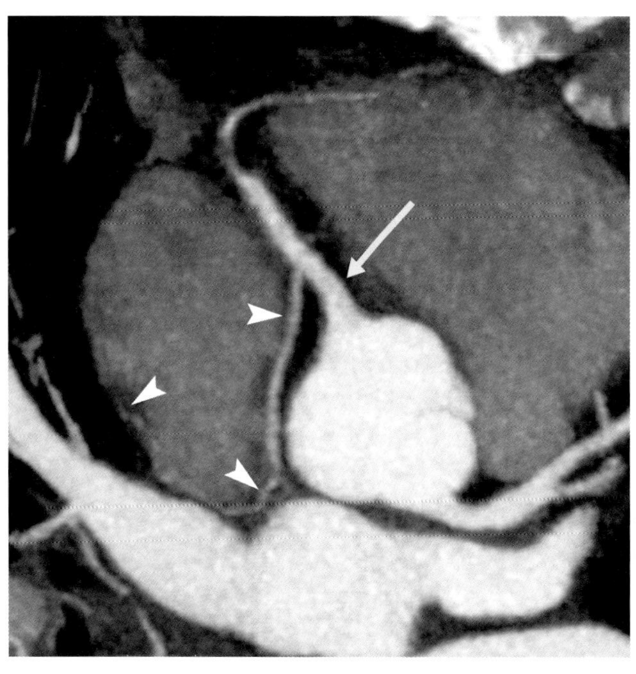

图 25.11　窦房结支解剖。MPR 图像显示 SA(白箭头)起源于 RCA 近段(黄箭),在左心房(LA)和右心房上部之间向后延伸至末端。SA 通常起源于 RCA,但也可以起源于 LCx(图 25.2)。在极少数情况下,RCA 和 LCx 都会产生单独的 SA。

房室结支

在大多数患者中,房室结支是起源于 RCA 远端段的"u 形"分支,走行于 PDA 的上方。它是一种小血管,向二尖瓣后环上方走行(图 25.12)。

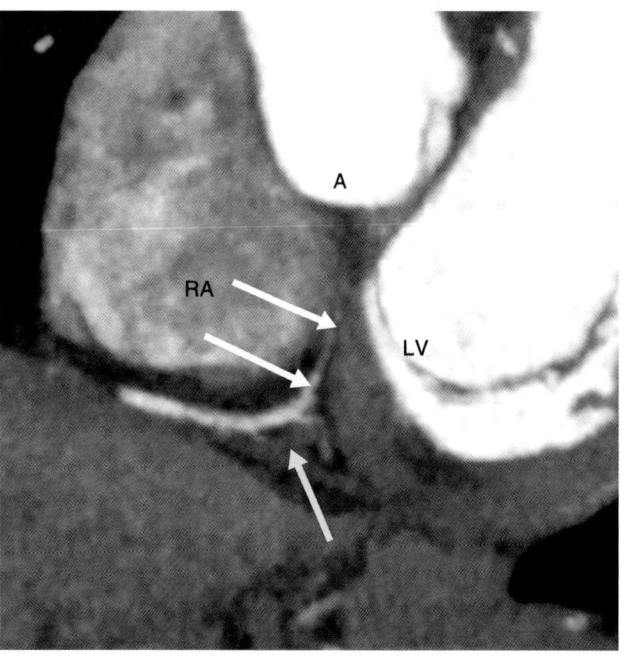

图 25.12　房室结支解剖。斜冠状位 MPR 图像显示房室结支(白箭)起源于右冠状动脉远段(黄箭)。房室结支在右心房(RA)和左心室(LV)之间向上延伸至主动脉根部(A)。

冠状动脉异常

心脏CT检查时常可检测到冠状动脉异常，其在人群中发生率约0.5%~1.5%。尽管这些异常大多没有临床意义，但冠状动脉解剖异常可导致心源性猝死。其中一些异常可能引起相应的临床症状，并成为入院治疗的原因。然而，大部分异常往往没有临床表现，仅在检查中偶然发现。此外，虽然异常的冠状动脉解剖最好地检查观察方法是心电(ECG)门控CT血管造影，但现代扫描仪时间分辨率的提高通常允许在胸部CT平扫图像上对冠状动脉起源和走行进行基本评估。

有许多方法可以细分这些异常。最常用的方法之一是根据异常的起源、走行和终点来划分它们。无论如何对这些异常进行如何分类，要注意即使许多异常是良性改变，但也会导致冠状动脉血流减少和主要的心脏不良事件(MACEs)。

异 常 起 源

有许多先天性冠状动脉异常与异常起源有关，虽然这可能是一个孤立的发现，但在某些情况下，如单支冠状动脉患者，多种异常起源或走行可能共存。这些异常包括左冠状动脉主干的缺失，冠状动脉口异常起源于在主动脉根部外的位置，以及冠状动脉口起源于不正确的窦口。

良性异常起源

左冠状动脉主干缺如。左主冠状动脉缺如是一种良性变异，发生于约0.4%~2%的人群发生。在这种情况下，LAD和LCx的独立起源于左冠窦(图25.13)。

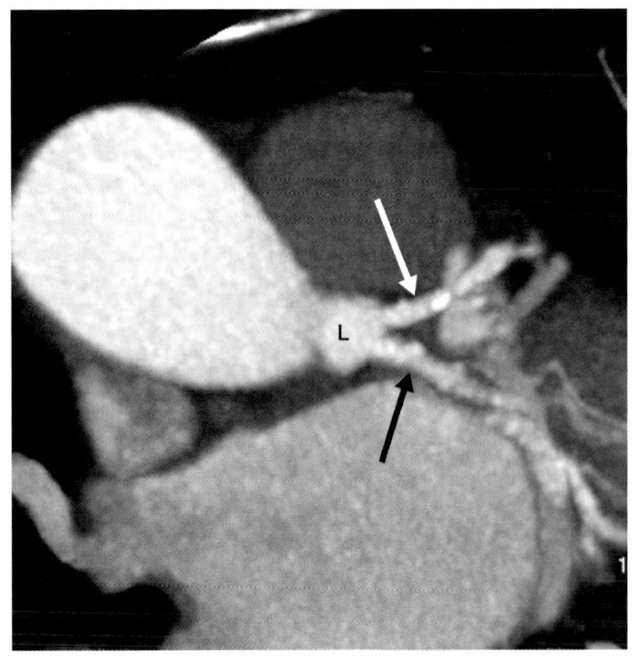

图25.13　左冠状动脉主干缺如。冠状动脉CTA轴位斜位图像显示左冠状动脉主干完全缺如。左前降支(白箭)和左旋支(黑箭)冠状动脉直接起源于左冠窦(L)。这是一种罕见但良性的先天性变异。

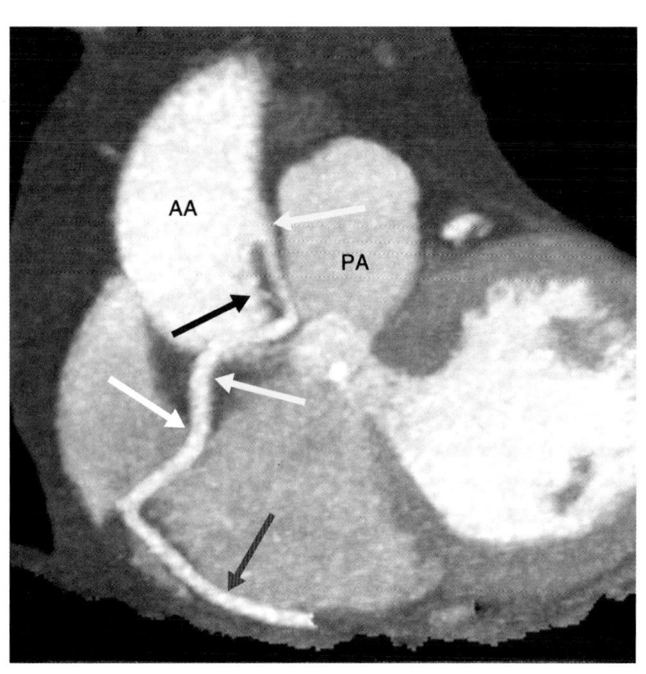

图25.14　右冠状动脉(RCA)高位起源。斜矢状位MIP图像显示升主动脉(AA)发出的RCA(黄箭)，在主动脉和肺动脉(PA)之间下行，然后进入房室沟(白箭)。高位起源是一种良性异常，发生在冠状动脉口位于窦管连接处上方1cm以上(黑箭)。这通常影响RCA。紫箭示右冠状动脉远端。

冠状动脉在主动脉根部外的异常起源。在某些情况下，冠状动脉可能起源于窦外。虽然其中一些异常可能是潜在的恶性的，但许多绝大部分都是良性起源的。RCA最常见的异常起源为冠状动脉的起源于窦管连接处上方1cm或以上处的高位起源(图25.14)。虽然异常起源是良性病变的，但其异常的位置可能导致升主动脉在手术操作时发生意外损伤。

主动脉后走行。在主动脉后走行的异常起源中，异常的冠状动脉起源于对侧窦，并在主动脉和左心房之间向后走行。这通常发生在LCx或左冠状动脉主干起源于右冠窦、直接从主动脉或RCA近段发出(图25.15A)。在罕见的情况下，RCA可起源于左窦，并于主动脉后走行(图25.15B)。虽然这些都是良性的异常，但在主动脉瓣或瓣环手术中可能会意外损伤。

肺动脉流出道前(肺动脉前或心脏前)走行：当异常的冠状动脉走行于RVOT前方时，就会发生肺动脉前走行(图25.16)。这种异常最常累及左前降支或左冠状动脉主干。在单一冠状动脉受累的情况下，这种肺动脉前血管常常直接起源于RCA近段(图25.17)。如果LAD沿肺动脉前走行，LCx可能有主动脉后走行，也可能直接从左冠窦发出。此外，这种畸形常合并异常小血管，这种小血管起源于右心尖的异常间隔支，为室间隔基底部供血。肺动脉前走行的RCA较少见，多合并单支左冠状动脉。

间隔(心肌内的)走行。间隔走行通常包括由右冠窦发出的左冠脉前降支(图25.17D、图25.18)。注意识别左心室间隔近段血管的下内侧走行，这是良性异常走行与潜在危险型异常走行的鉴别要点。虽然此类病变在大多数情况下是良性的，极少数情况下与心肌缺血有关。

无冠窦起源。无冠窦起源是一种极为罕见的异常。这可能发生在RCA或左冠状动脉主干(图25.19)。尽管这种异常非常少见，关于它的信息也很少，但通常被认为是一种良性异常。

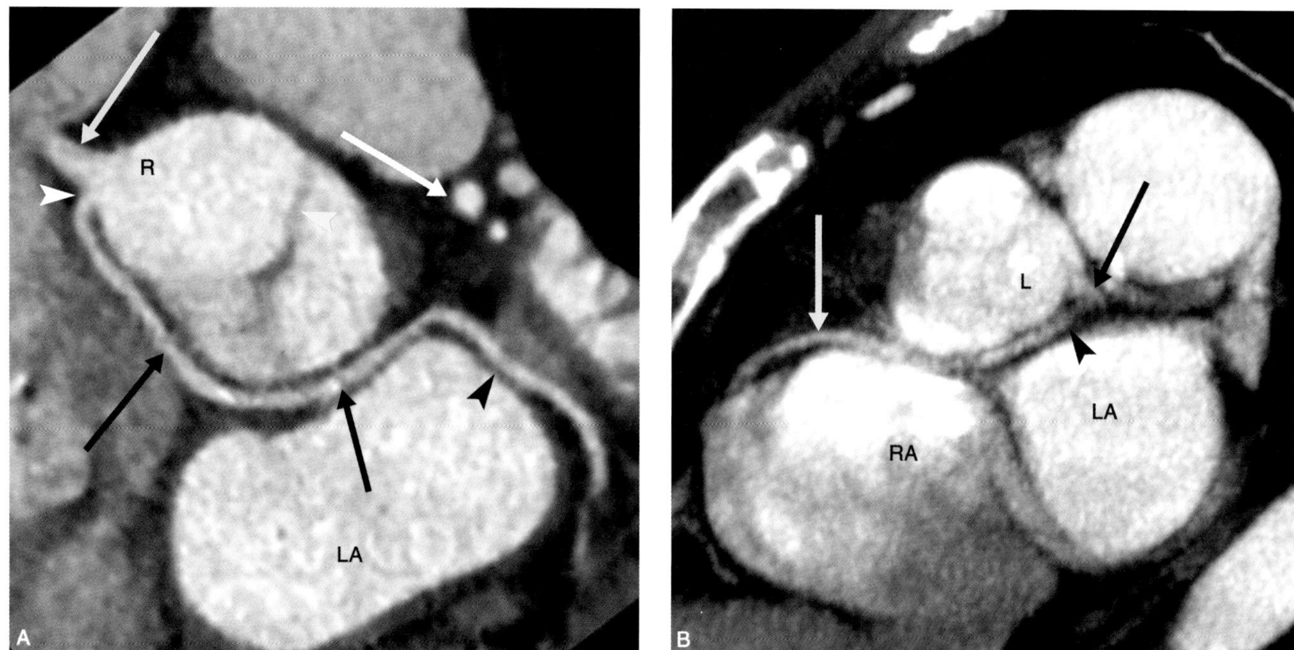

图 25.15　主动脉后走行。A. 男性，47 岁，冠状动脉 CTA 轴向斜位图像显示 LCx 的起源（白箭头）是来自右冠状静脉窦（R）。LCx 在进入正常走行区域（黑箭头）前向后走行在主动脉根部和左心房（LA）之间（黑箭）。LCx 起源于 RCA（黄箭）。LAD（白箭）起源于左冠状窦。注意有二叶式主动脉瓣（黄箭头）。B. 9 岁儿童冠状动脉 CTA 斜矢状位图像显示 RCA 开口（黑箭）起源于左冠窦（L），在进入右房室沟（黄箭）之前，走行于左心房和主动脉根部之间（黑箭头）。虽然 LCx 异常并不罕见，但 RCA 的主动脉后走行非常罕见，两者都是良性的异常走行。

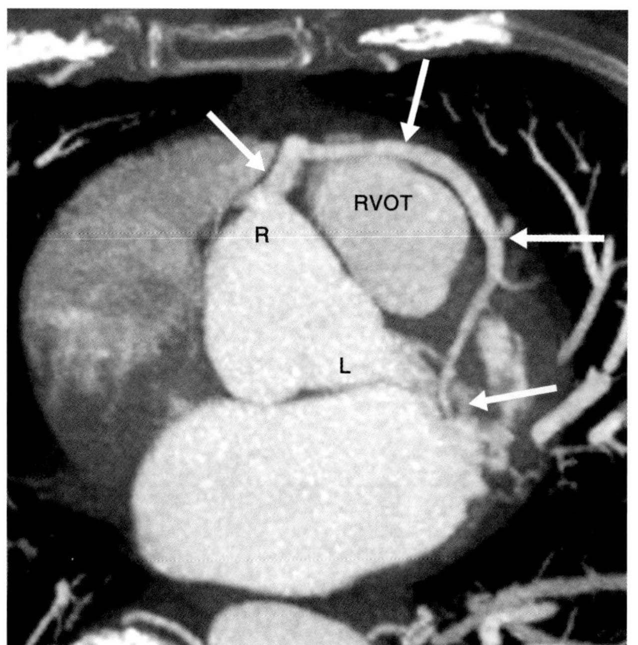

图 25.16　肺动脉前走行。冠状动脉 CTA 轴位斜位图像显示，左冠状动脉主干（白箭）起源于右冠窦（R），在右心室流出道（RVOT）周围绕行，走行于肺动脉前及或心脏前，没有冠状动脉起源于左冠窦。这是一种良性异常。

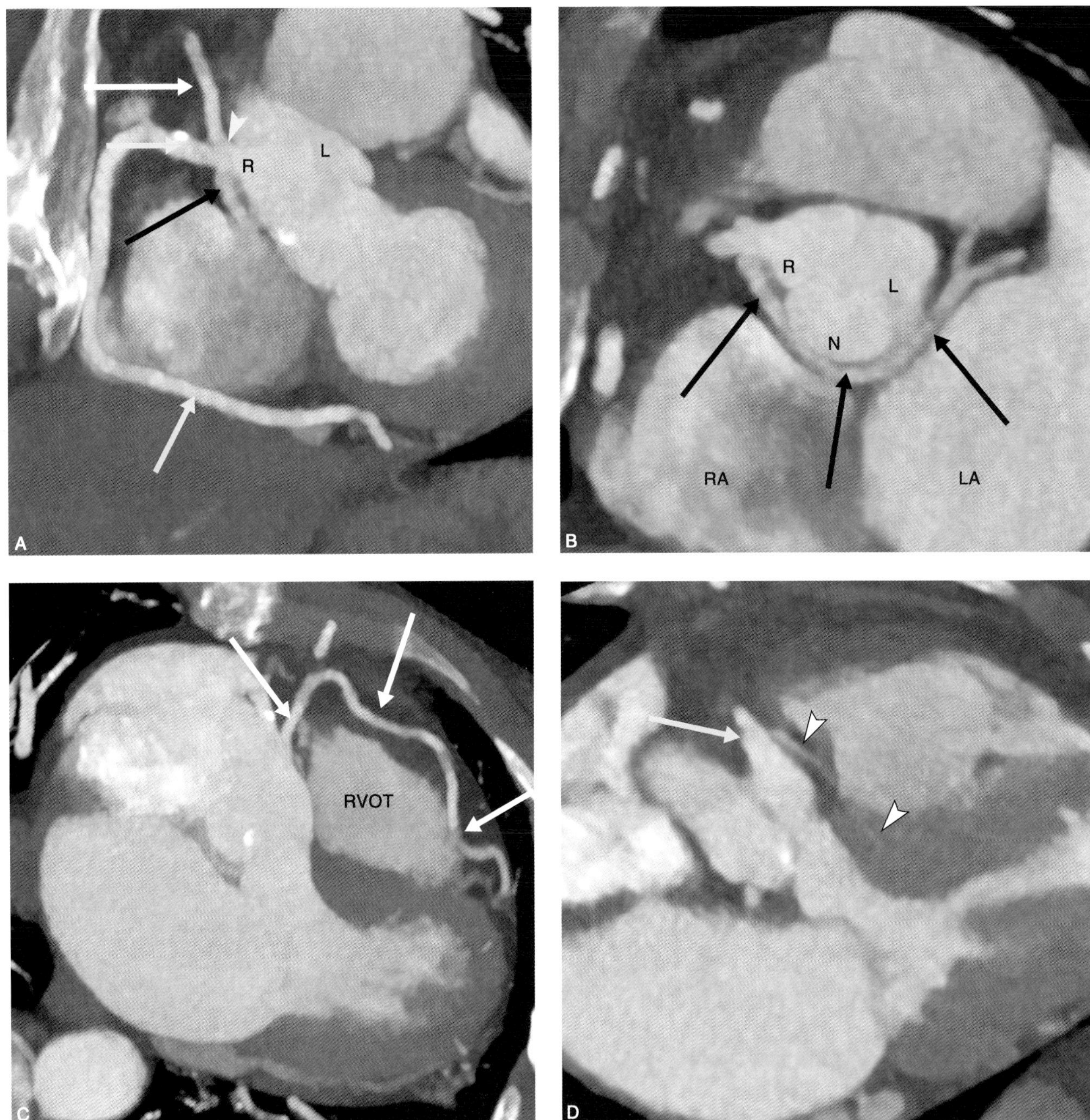

图 25.17 女性，54 岁非典型胸痛，偶然发现仅有右冠状动脉。A. C 视图显示右冠状动脉（RCA）是由右冠窦（R）发出的单根右冠状动脉（黄箭头），分叉进入右冠状动脉（黄箭），大分支向上（白箭）和向下（黑箭）延伸。除了轻度动脉粥样硬化疾病，RCA 在其他方面是正常的。左冠窦无冠状动脉发出（L）。B. 斜冠状位 MIP 显示图 A 中向下走行的动脉（黑箭），为异常走行于右心房（RA）、左心房（LA）和无冠窦（N）之间的主动脉后 LCx（黑箭）。C. 轴位斜位 MIP 图像显示图 A 中向上走行的动脉（白箭），为肺动脉前的左冠脉前降支（白箭），并绕右心室流出道（RVOT）走行。D. 除了这三根较大的血管外，轴向斜位 MIP 显示一个非常小的异常的间隔支（白箭头），起源于 RCA 近段（黄箭），为室间隔基底部供血。在这个单支冠状动脉的病例中，所有异常的血管都是良性的。然而，有许多单支冠状动脉的构型可以有良性和潜在危险的构型。

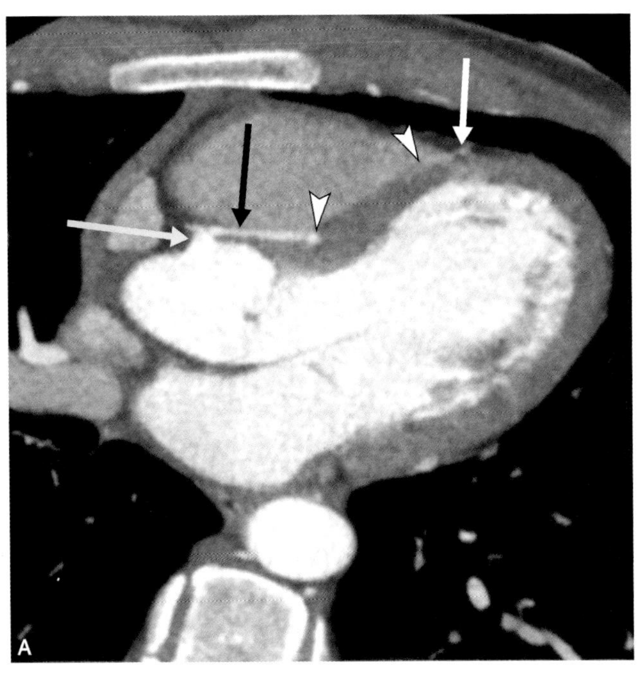

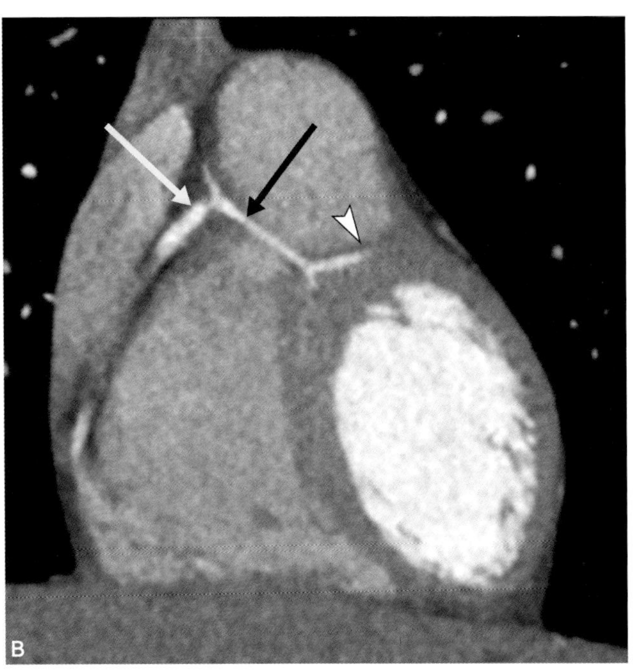

图 25.18 左冠状动脉前降支(LAD)间隔走行。A、B 冠状动脉 CTA 的轴向斜位和斜冠状位图像显示 LAD 起源于 RCA 近段(黄箭),向下和向内走行(黑箭),然后进入室间隔(白箭头)。左前降支的近中段(白箭头)走行于左室肌壁内,呈长节段的心肌桥。LAD 远段(白箭)重新进入心外膜脂肪的正常位置。这个良性走行需要与潜在危险型动脉间走行区分,动脉间走行指冠状动脉直接穿过肺动脉主干和主动脉,没有像本例所示一样的向下走行。

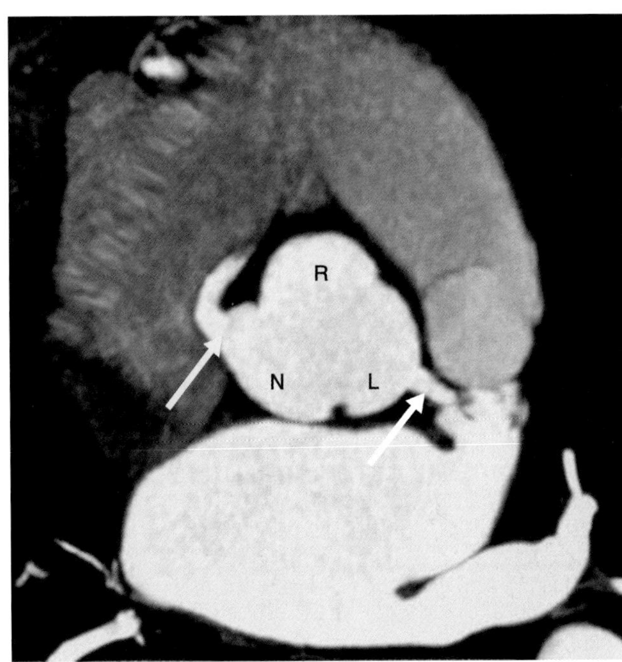

图 25.19 女性,43 岁,非典型胸痛。Valsalva 窦的最大强度投影图像显示无冠窦(N)起源的 RCA(黄箭)。左冠状动脉主干(白箭)起源于左冠窦(L)。右冠窦(R)没有发出冠状动脉。冠状动脉起源于无冠窦是一种极为罕见的异常。

潜在危险的异常起源

动脉间走行。指从冠状动脉起源于对侧窦,并在主动脉和肺动脉之间走行。这包括 RCA(图 25.20)、左冠状动脉主干(图 25.21)或 LAD。与主动脉后或间隔走行不同,冠状动脉动脉间走行可导致心肌缺血、梗死和心源性猝死,尤其是累及左冠状动脉主干或左前降支时。其原因被认为是多因素引起。当冠状动脉动脉间走行时,会收到来自主动脉与肺动脉之间的外部压迫。在运动过程中,当心肌氧需求量增加时,由于主动脉和肺动脉的生理性扩张,压迫会加重。当血管通过主动脉壁时也会发生血管近段受压,这被称为壁内走行。壁内走行的长度各异,通常在影像学上通过近段冠状动脉周围的软组织密度确定长度。当它通过主动脉壁时,变窄的血管呈椭圆形,高宽比增大(图 25.20、图 25.21)。此外,冠状动脉口常发育不良,呈“裂隙状”,进一步减少了流入冠状动脉的血量。最后,近端血管可以有一个急性成角导致血流急剧减少。

RCA 的动脉间走行比左冠脉更为常见。在 RCA 动脉间走行中,走行靠上的患者(主动脉及肺动脉间走行)较靠下患者(主动脉与右室流出道之间走行),临床症状及不良心血管事件的发病率更高。在血管壁尖 RCA 患者中,症状和心脏不良事件的发生率较高的是路径较长的患者(在主动脉和肺动脉之间))。然而,在大多数患者中,RCA 的动脉间走行是偶然发现的,不会引起缺血改变。当确定了 RCA 的动脉间走行时,如果患者有胸痛、缺血、晕厥、晕厥前状态或 LV 功能不全时,建议进行手术治疗。无症状的成年人需接受心肌负荷测试,以确定受影响的血管分布中是否存在心肌缺血。如果在负荷试验中没有心肌缺血,建议暂不干预。然而,具体的措施视患者的年龄和具体机构的不同而不同。

与 RCA 相比,左前降支或左冠状动脉主干的动脉间走行与心肌缺血和心源性猝死的相关性更高。在大多数情况下,即使是偶然发现,也建议手术矫正,包括解压、再植或搭桥。

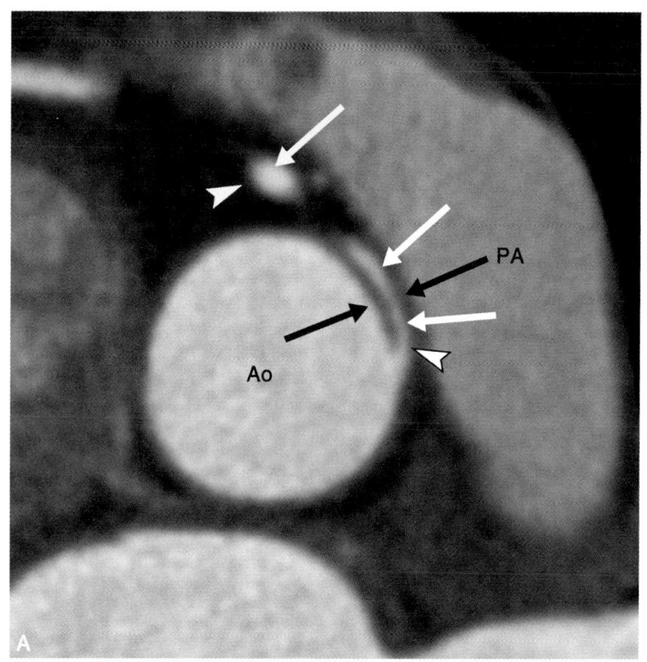

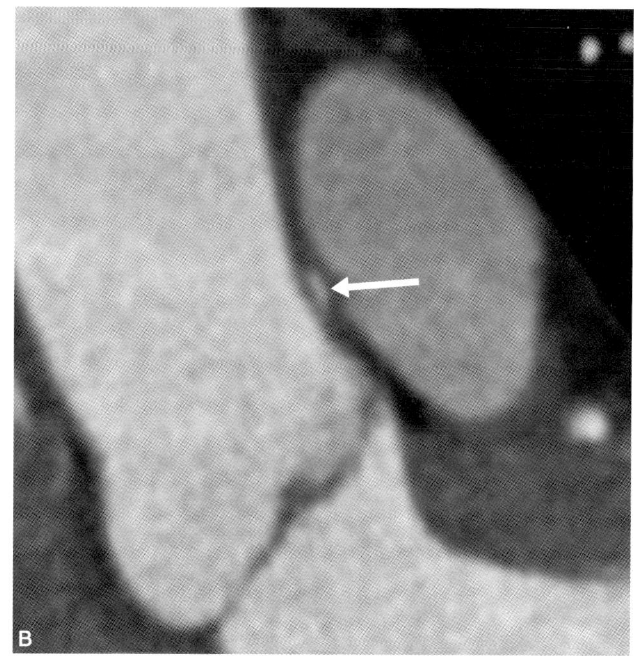

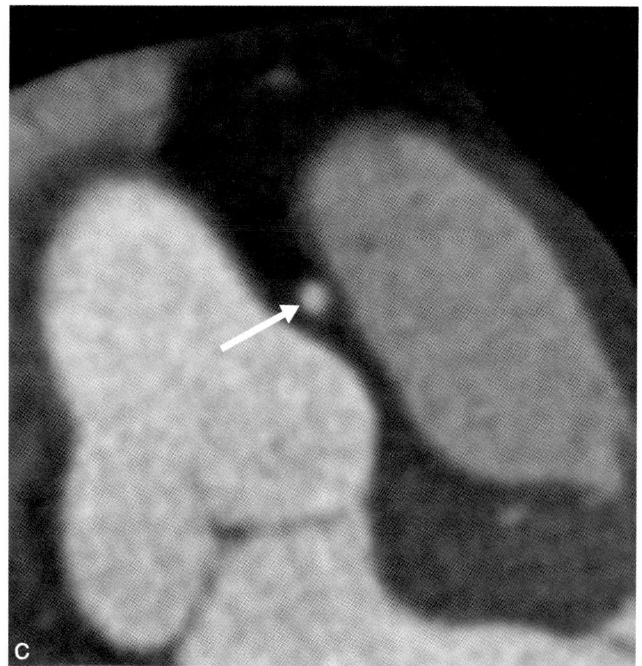

图 25.20　56 岁，男性，意外发现右冠状动脉（RCA）动脉间走行。A. 冠状动脉 CTA 的轴向斜位图像显示左冠窦正上方的近段 RCA（白箭）走行于主动脉（AO）和肺动脉（PA）之间。近端血管狭窄，周围有软组织密度（黑箭），而 RCA 远段（黄箭）大小正常，周围有心外膜脂肪（黄箭头）。软组织密度代表动脉穿过主动脉壁的部分。此外，冠状动脉从其开口开始的路线相对笔直，而动脉间 RCA 在开口（白箭头）远处向右转近 90°，形成急性成角。B. 经 RCA 近段的斜矢状位图像（白箭）显示血管明显狭窄，呈异常的椭圆形，高度大于宽度。C. 位于 RCA 口远端几厘米处斜矢状位图像显示 RCA 的正常圆形外观（白箭），其高度和宽度相等。A 和 B 的发现是动脉间走行的诊断依据。RCA 的动脉间走行可能是偶然发现，也可能导致缺血。

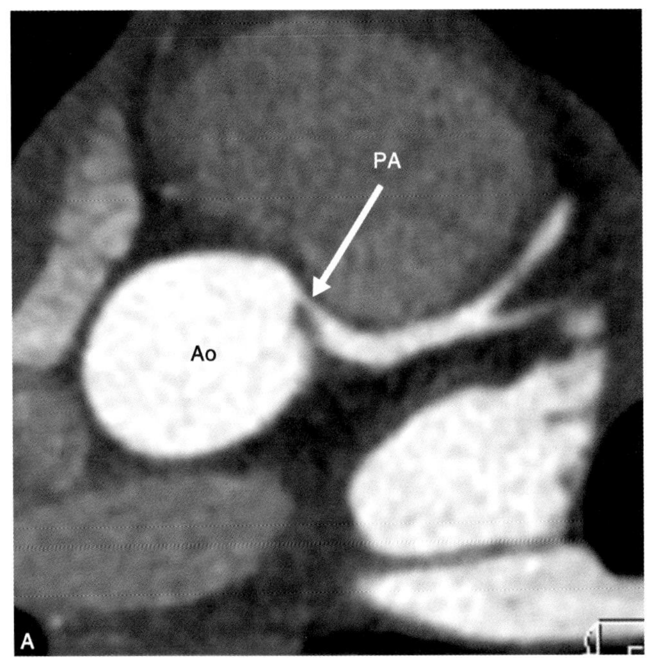

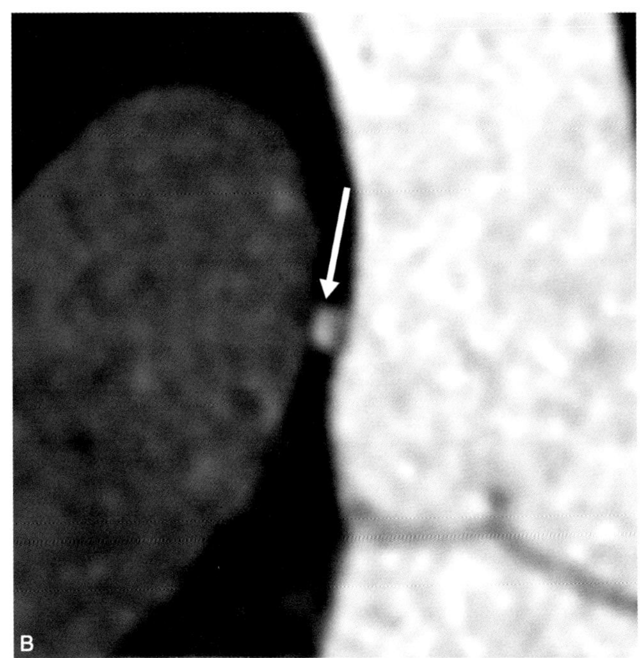

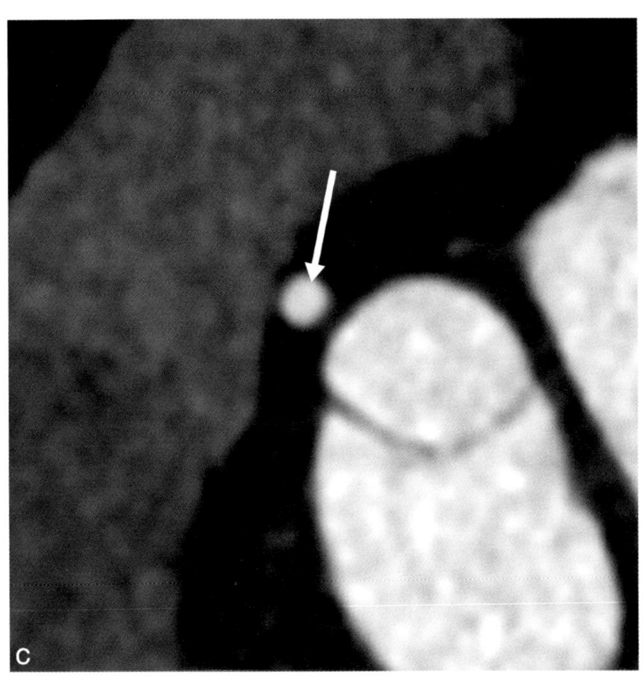

图 25.21　男性，14 岁，在打篮球时因心搏骤停而被送往急诊科，患者左冠状动脉主干为动脉间走行。A. 冠状动脉 CTA 轴向斜位图像显示左冠状动脉主干（白箭）位于右冠窦上方，走行于主动脉（Ao）和肺动脉（PA）之间，近段血管严重狭窄。B. 斜矢状位图像经左冠状动脉主干近段显示 LM 严重变窄（白箭），在主动脉与肺动脉之间呈椭圆形。该血管直径为 2mm×1mm。C. 开口远端 1cm 处斜矢状位成像；LM 具有正常的圆形形状和大小（白箭），为 4mm×4mm。手术中证实左冠状动脉主干近段壁内长度为 5mm。左冠状动脉主干或左冠状动脉前降支的动脉间走行较 RCA 少见，但心源性猝死的发生率较高。

左冠状动脉主干异常起源于肺动脉。左冠状动脉主干异常起源于肺动脉（ALCAPA），或 Bland-Garland-White 综合征，这是一种罕见的先天性异常，在新生儿中发生率约 1/300 000。在子宫内，混合血液和高肺动脉压可使左冠状动脉有足够的灌注。在新生儿期，肺动脉压力仍然很高，仍能满足左冠状动脉主干的血流灌注。然而，在出生的最初几个月，肺动脉压力开始下降。一旦发生这种情况，症状出现的时间就取决于是否存在代偿。在没有足够的代偿的情况下，肺压力的降低引起从 PA 到左冠状动脉的血流量不足，导致 90% 的婴儿在出生后第一年出现心肌缺血、梗死和心源性死亡（图 25.22）。然而，如果有足够的 RCA 侧支血管代偿，由于肺动脉压较低，来自 RCA 的高压体循环血液将逆行进入左冠状动脉主干并最终进入肺动脉主干。这种逆行血流形成一种类似于瘘管的生理状态（图 25.23）。由于血流优先进入压力较低的 PA 而非微循环，毛细血管低灌注可导致慢性心内膜下缺血。这种类型的 ALCAPA 者通常在 30~40 岁出现亚急性症状，如心绞痛、呼吸困难、心悸和疲劳。虽然部分患者在 80 岁偶然发现，但他们发生室性心律失常和猝死仍然很常见。

单一冠状动脉。由于只有一条冠状动脉，所有的冠状动脉分支都起源于一条血管，这条血管可以有各种良性或潜在危险的异常走行（见图 25.17）。单一右冠状动脉比单一左冠状动脉的更常见。

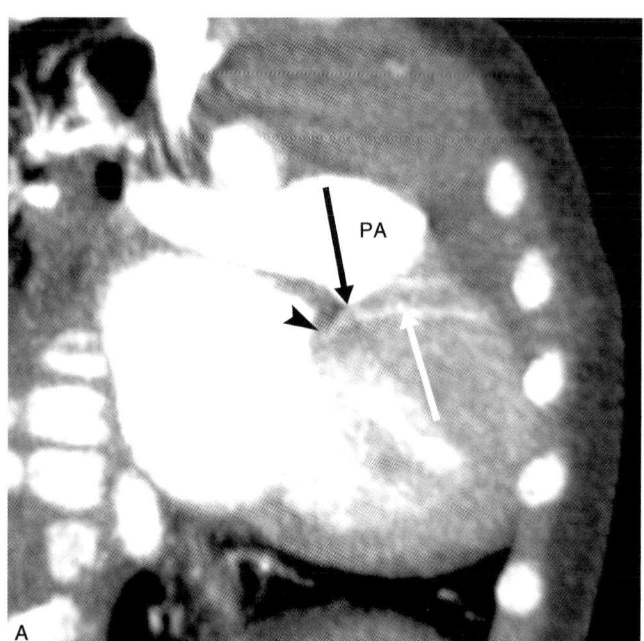

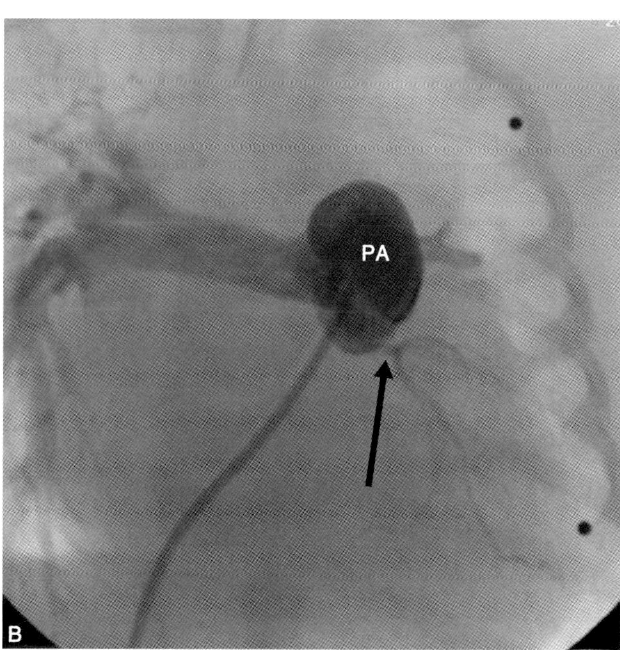

图25.22 婴儿,8周,左冠状动脉主干异常起源于肺动脉(ALCAPA),营养不良,嗜睡,烦躁。A. CTA斜矢状位图像显示左冠状动脉主干(黑箭)起源于肺动脉(PA),随后发出LAD(白箭)和LCx(黑箭头)。B. 导管血管造影图像证实存在ALCAPA,左冠状动脉主干(黑箭)起源于来自PA。

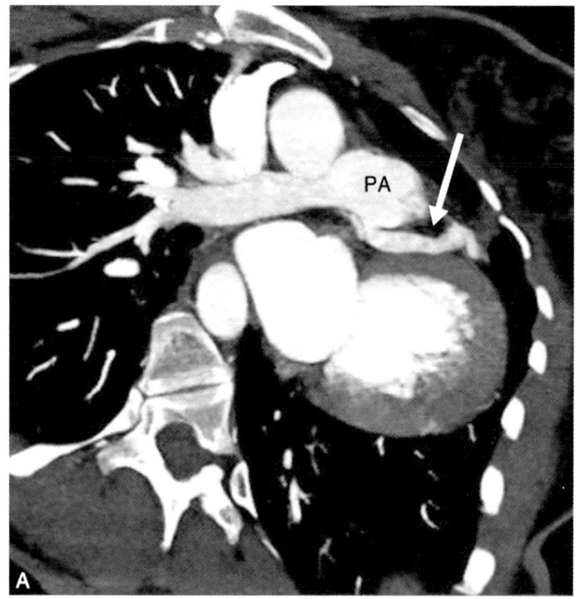

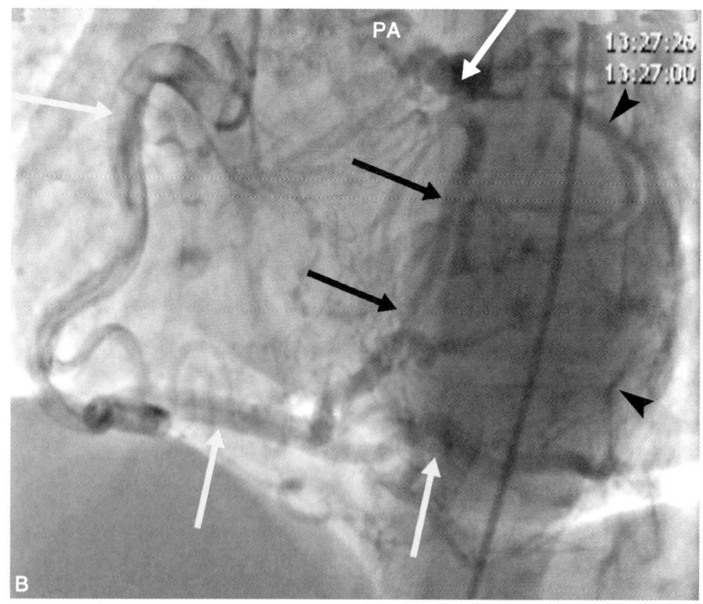

图25.23 女性,50岁,胸痛,左冠状动脉主干异常起源于肺动脉(ALCAPA)。A. 斜冠状位冠状动脉CTA图像显示肺动脉(PA)发出扩张的左冠状动脉主干(白箭),与ALCAPA一致。B. 右冠状动脉(RCA)造影显示扩张的RCA和相关分支(黄箭)。这些扩张血管的血流通过逆行进入左冠脉回旋支(黑箭头)、左冠脉前降支(黑箭)和左冠状动脉主干(白箭)。然后血液流入肺动脉(PA),形成一个大的瘘口。由于侧支循环的存在,患者得以存活到成年。

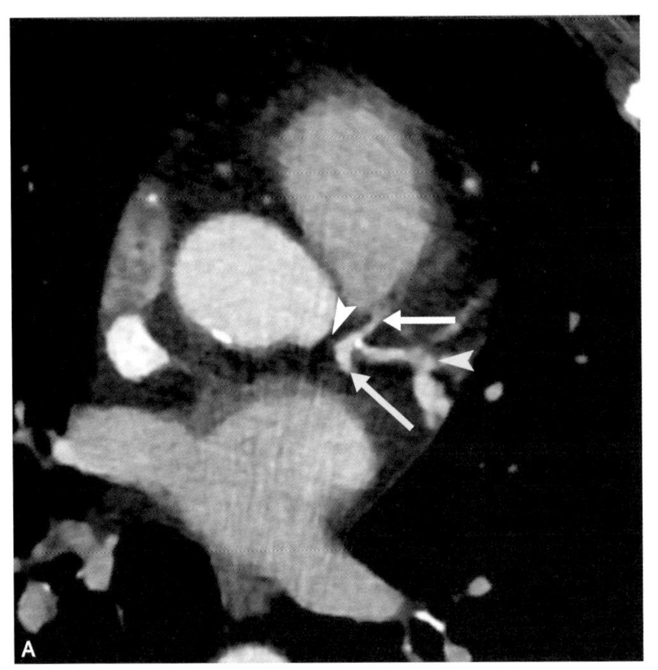

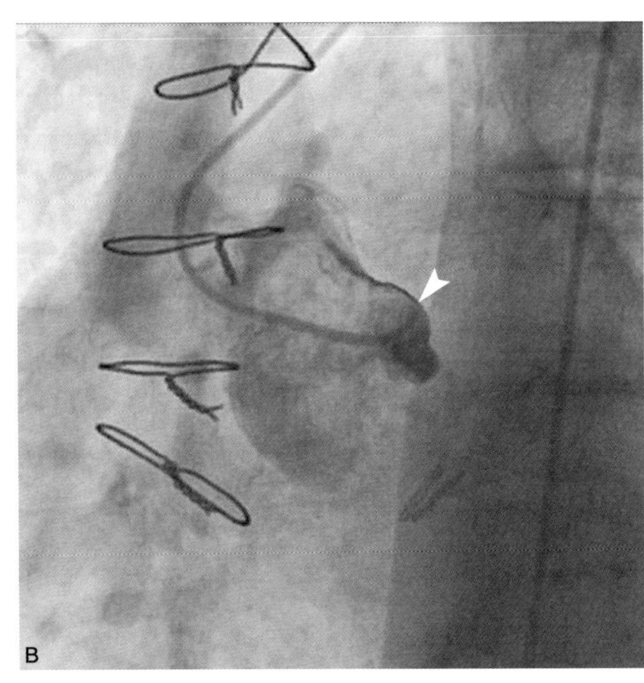

图 25.24　女性，51 岁，冠脉窦口闭锁。A. 通过左冠状动脉主干的轴向斜位 MPR 显示血管完全缺如（白箭头）。左侧冠状动脉主干闭锁的远端可见发出三支血管：LAD（白箭）、中间支（黄箭头）和 LCx（黄箭）。患者 15 岁时接受了冠状动脉搭桥手术，手术证明为左冠状动脉主干开口闭锁。B. 在左冠状动脉主干开口预期位置行冠状动脉对比剂造影的静态图像显示没有窦口部发育的迹象（白箭头）。

开口闭锁病变。开口闭锁是一种非常罕见的情况。这类病变的 RCA 或左冠状动脉主干的开口未发育（图 25.24）。更常累及左冠状动脉主干开口而非 RCA。开口闭锁时，仅在闭锁段远端可见正常冠状动脉解剖。这种异常通常与新生儿心源性猝死有关，但如果存在到对侧冠状动脉循环之间的侧支通路，患者可以存活到成年。

走行异常

心肌桥

冠状动脉的心肌内走行，或心肌桥，是一种常见的偶发发现，在接受冠状动脉 CTA 的患者中，有 58% 的患者冠脉在心肌内走行，在尸检中有 86% 的患者合并有心肌桥。心肌桥最常发生在左冠脉前降支中段，其有心肌组织带围绕血管延伸（图 25.25）。心肌桥的深度和长度可以从几毫米到几厘米不等。因为血管在收缩期受压，而冠状动脉在舒张期充盈时极少发生临床症状。虽然绝大多数心肌桥是冠状动脉 CTA 上偶然发现的，但心肌桥可通过多种机制导致心绞痛和缺血，包括阶段性收缩血管受压、持续性舒张期直径减小、血流速度增加、收缩期血流逆行、冠状动脉血流储备减少。此外，尽管心肌桥本身很少发生病变，但其近端冠状动脉粥样硬化性疾病的发生率也在增加。虽然没有明确的影像学表现来区分偶发性心肌桥和症状性心肌桥，但深部心肌桥更有可能出现临床症状。

腔内走行

与心肌桥相比，冠状动脉的腔内走行（即冠状动脉进入心腔）相对少见。在大多数报道的病例中，包括 RCA 延伸至右心房（图 25.26）。在对 331 名患者进行的大型尸检中，有 1.8% 的患者出现了这一异常走行过程。然而，在对超过 9 284 例冠状动脉 CTA 的回顾性研究中，只有 0.15% 发现了异常。这一异常过程不应引起任何与压迫有关的症状，但在右心插管、器械植入、消融治疗、甚至中心静脉置管过程中，血管可能在无意中受到损伤。

分裂（双）冠状动脉

分裂或双冠状动脉是一种极其罕见的异常。在大多数情况下，有一条冠状动脉起源于 Valsalva 窦，然后在它的近段分成两条平行的冠状动脉。由于在大多数情况下只有一个开口，更多时候使用“分裂”这个术语来描述此类这个异常（图 25.27A）。在更罕见的情况下，存在一个真正的双冠状动脉或重复冠状动脉，每个都独立的起源于主动脉窦，走行几乎平行（图 25.27B）。一般来说，这是一种良性异常。

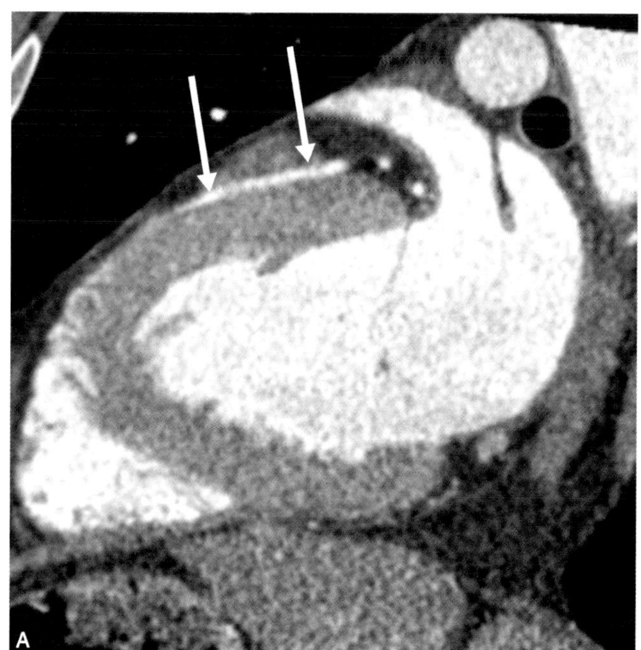

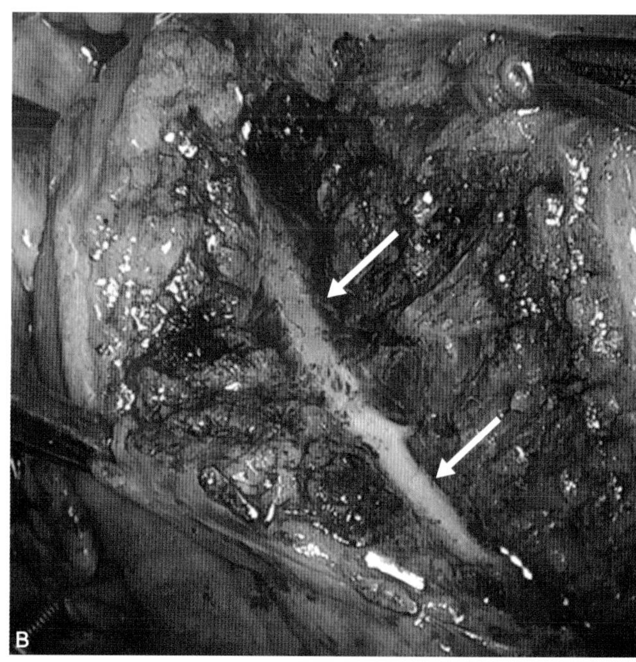

图 25.25　男性，22 岁，心肌桥形成，多次因胸痛急诊就医。A. 冠状动脉 CTA 斜矢状位图像显示 LAD 中段进入左心室心肌（白箭），与心肌伴行部长 38mm、深 8mm，符合心肌桥改变，未发现其他异常。负荷显像也未见异常。虽然这是一个常见的偶然发现，在大多数患者中几乎没有临床意义，但由于反复出现无法解释的疼痛，患者选择接受手术。B. 切开术图像显示 LAD 中段被心肌包围（白箭）。

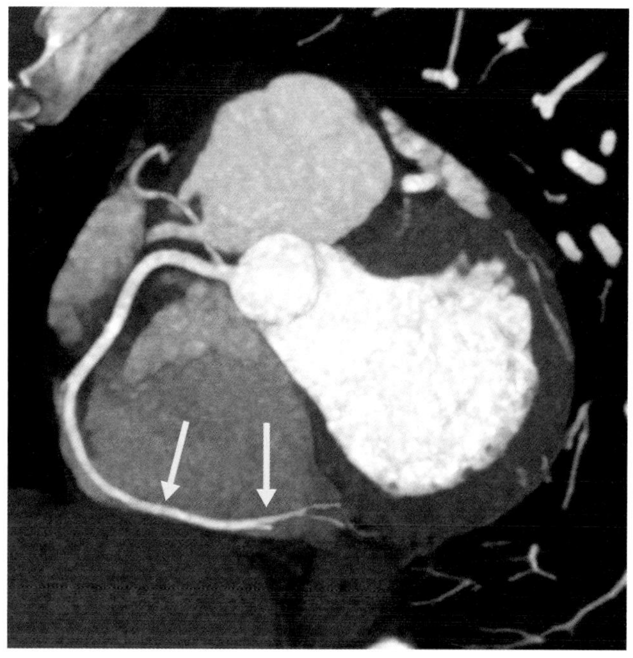

图 25.26　男性，40 岁，RCA 腔内走行，因胸痛到急诊就诊。RCA（黄箭）显示远段 RCA 走行于右心房内。这是一个良性的病变过程，但在各种形式的手术干预中可能损伤血管。

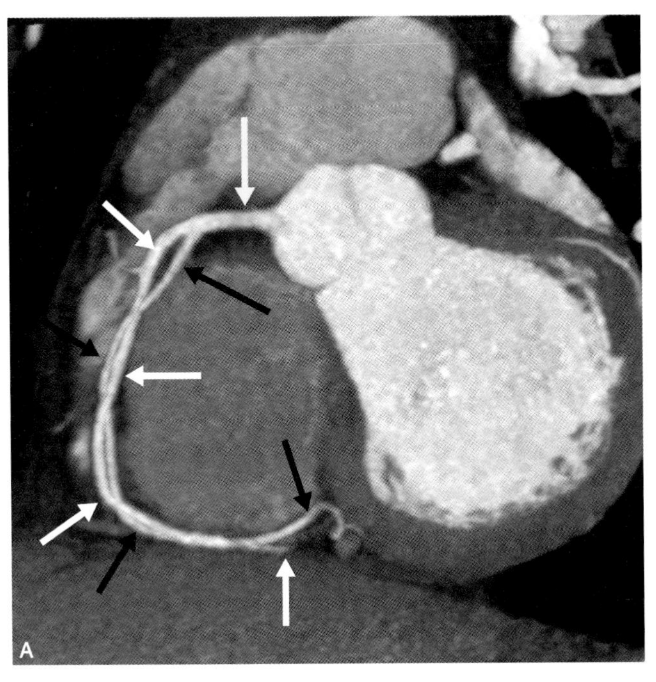

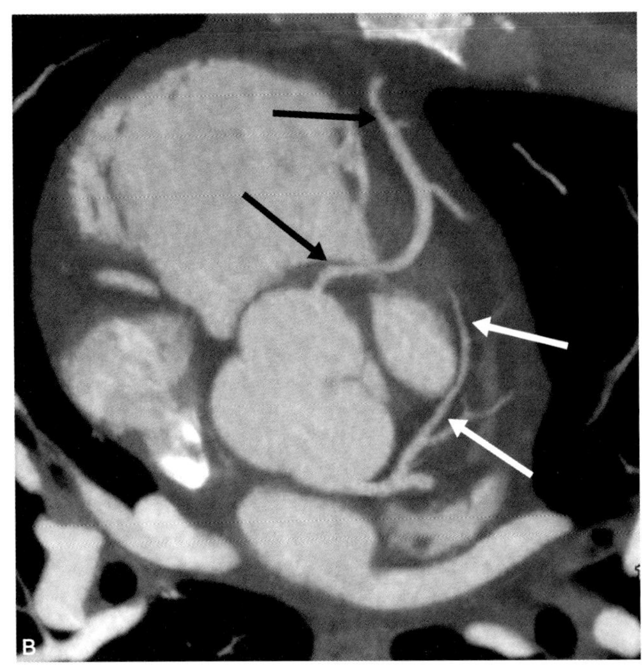

图 25.27　两例因冠状动脉外血管病变的急诊胸痛患者。A. 男性，38 岁，MIP 冠脉 CTA 显示 RCA 近段为一支血管（黄箭），但在距起点几厘米处一分为二。较大的血管（白箭）发出多个锐缘支（AM），并延续为 PDA。较小的血管（黑箭）不产生任何 AM 分支，并延续为 PLV。B. 男性，30 岁，双左冠脉前降支（LAD）。轴向斜位 MIP 显示两根左冠脉前降支血管。第一根是一个较小的前降支起源于左冠状动脉主干，供应前降支近段区域（白箭）。第二根是一个较大的前降支起源于右冠窦，通过间隔内走行（黑箭）供应前降支中、远段。这些都是良性异常。

终止异常

冠状动脉瘘

冠状动脉瘘可能是后天形成的，但大多是先天性的。瘘管既可累及左冠状动脉系统，也可累及右冠状动脉系统。无论哪条冠状动脉受累，引流最常发生于在右侧（从冠状动脉窦到肺动脉），其生理作用类似于从左向右分流。几乎在所有病例中，受累的冠状动脉均明显扩张和弯曲，CT 上的这一发现应怀疑有瘘管（图 25.28）。虽然瘘管可以被偶然发现，但大多数患者常因长期分流而出现充血性心力衰竭，或因盗血现象（血液优先通过低压瘘管而不是高压毛细血管床）引起缺血或心内膜炎。

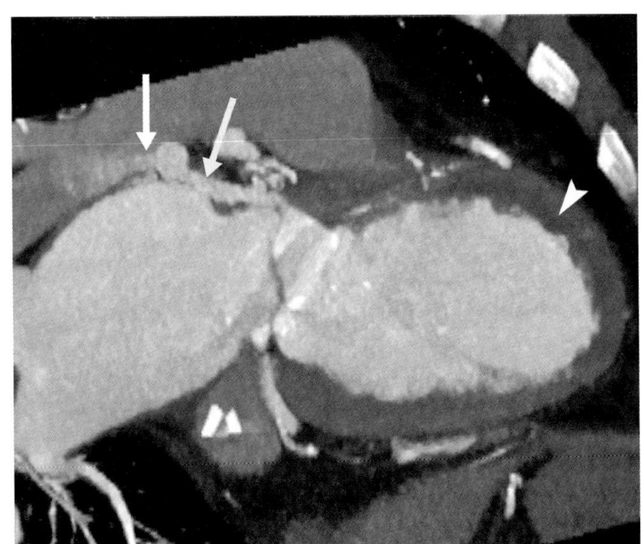

图 25.28　冠状动脉瘘。冠状动脉 CTA 斜矢状位多平面重建图像显示 LCx 弥漫性扭曲和扩张（黄箭），其中一部分流入左肺动脉（白箭）。LAD 支配区域显示心内膜下低灌注区（白箭头）。

冠状动脉疾病

冠状动脉疾病（CAD）是导致西方国家男性及和女性死亡的主要原因。冠状动脉 CTA 最常见的适应证之一是评估 CAD。冠状动脉 CTA 具有良好的空间分辨率，可用于评价冠状动脉狭窄、重构和冠状动脉斑块的特征。注意，若患者出现临床征象，而一个正常的冠状动脉 CTA 检查结果阴性，即可排除患者冠心病的诊断。

虽然冠状动脉 CTA 有多种适应证，但它的主要用途之一是用于非急性胸痛和低至中等程度的严重阻塞性冠状动脉疾病的患者。冠状动脉 CTA 应用于很可能发生阻塞性 CAD 的患者仍值得商榷怀疑。近年来，冠状动脉 CTA 在急性胸痛患者中的应用越来越广泛。但是，如后文所示，该检查不应该用于 ST 段抬高或肌钙蛋白水平升高的急性冠状动脉综合征（ACS）患者。

冠状动脉钙化

虽然冠状动脉 CTA 不推荐用于筛查，但推荐在特定人群中对无症状患者的冠状动脉钙化（CAC）进行评估。这包括有家族早发冠心病病史的低风险患者(男性一级亲属小于55岁或女性一级亲属小于65岁),以及有中危因素(10年冠心病风险为10%~20%)和无CAD病史的患者。此外,40岁以上无症状的成年人糖尿病患者也可以接受筛查。根据美国预防工作组的规定,不应该对低风险患者进行CAC筛查(10年冠心病风险小于10%)。此外,由于CAC是一项筛查研究,不应该对以前有过主要不良心脏事件的患者进行检查。

在适当的患者群体中,冠状动脉钙化评分(CACS)已成为评估心血管风险的有效指标,并可为如Framingham风险评分(FRS)等其他基于人群的数据提供额外信息。CACS越高,因心血管疾病死亡的可能性越大。与CACS为0的个体相比,在CACS为1~100、101~300和>300的患者中,发生主要冠状动脉事件的风险比分别为3.89、7.08和6.84。在得分极高的患者中(Agatston评分为>1 000),相对风险为10.8。CACS为0也有重要的预后价值,因为那些没有冠状动脉钙化的人不太可能发展成主要心脏不良事件。在一项对25 903名无冠状动脉钙化的无症状受试者的研究中,在51个月的随访期内,只有不到1%的人发生过心脏事件。

目前,CACS采用前瞻性心电门控,2.5mm层厚数据重建。CACS的仍建议管电压为120kV,因为该千伏最初即用于初始Agatston评分方法,降低千伏(70kV、80kV或100kV)情况下会出现晕状伪影,会增加钙化分数。以往的研究报告显示,最早的CACS检查的辐射剂量约为1.5mSv,而现代扫描仪的辐射剂量大大减低,仅为1.5mSv的一小部分。

CACS扫描重建后,各种软件自动标出密度大于130HU(图25.29)的冠状动脉区域。然后由放射科医师或技师手动选择或拒绝这些区域,计算Agatston评分,该评分还同时考虑斑块的大小和最高密度。通过在CACS计算器中输入Agatston评分,可以将患者的评分与相同年龄、性别和种族的患者进行比较。虽然无症状患者可能也可接受CACS筛查,但许多机构将CACS作为患者接受增强冠状动脉造影(CTA)常规方案的一部分。

冠状动脉斑块和重构

冠状动脉CTA的一个优点是它能够显示冠状动脉粥样硬化斑块。一般来说,可以通过其组成、重构方式和管腔狭窄程度来评价。

冠状动脉斑块或纤维斑块可分为钙化、非钙化或混合型斑块。虽然CAC可以位于内膜或中膜,但内膜钙化是与动脉粥样硬化疾病相关的钙化。内膜钙化是由内膜血管平滑肌细胞释放的成骨细胞因子引起的,与高血压、血脂异常、吸烟和其他炎症前状态有关。非钙化斑块由内膜内的两种主要成分组成,是覆盖在富含脂质的坏死核心上的纤维帽。

病理上,斑块可分为稳定斑块和易损斑块。动脉粥样硬化斑块更容易破裂,纤维帽更薄,坏死核心更大。当纤维帽破裂时,高血栓性坏死核心进入冠状动脉腔内,引起急性血栓事件。斑块破裂是主要心脏不良事件的主要原因,其严重程度取决于腔内静脉血栓形成的程度。斑块侵蚀还可导致主要心脏事件,同时发生在冠状动脉部分内皮脱落时。由于内皮的表面可防止血栓形成,内皮层的丢失可促使缺失内皮的区域血栓形成。由于斑块侵蚀不太常见,而且目前缺乏有效的无创成像技术进行评估,因此将不进行讨论。

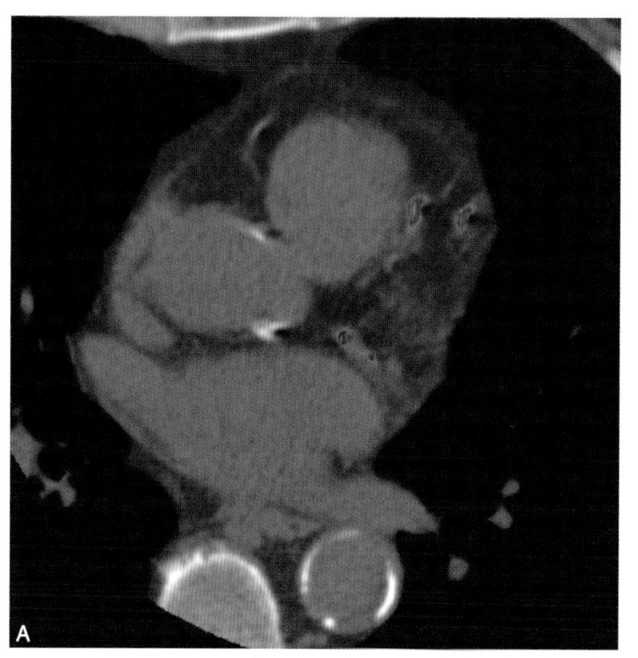

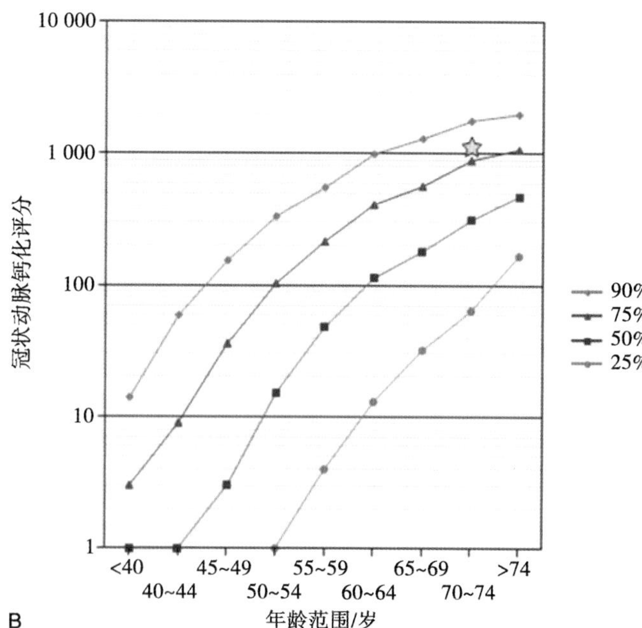

图25.29 预测未来心脏事件的钙化评分。男性,73岁,无症状,有高血压、吸烟和高脂血症病史,接受CT钙化评分检查。A. 钙化评分CT轴位图像显示动脉粥样硬化的LAD和LCx分布区分别标记为红色和蓝色。B. 采用Agatston法测定的患者总钙化得分为1 121分,在相同年龄、性别和种族的患者中,无临床心血管疾病和糖尿病的患者中,该患者不良心脏事件发生率为83%。

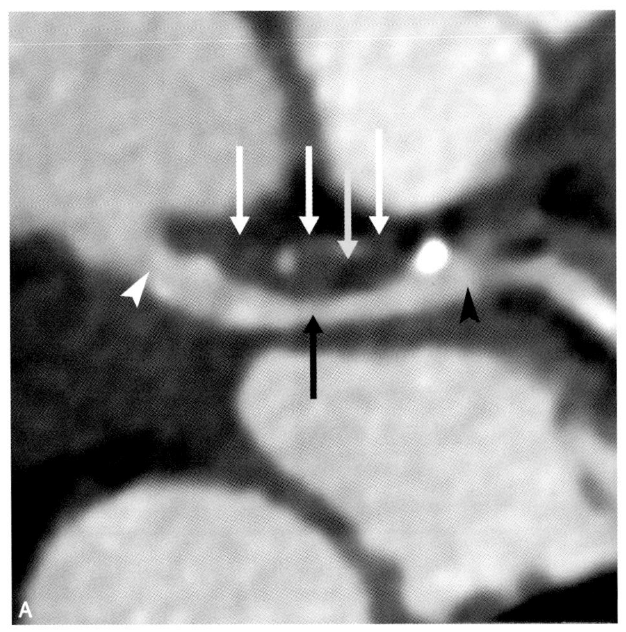

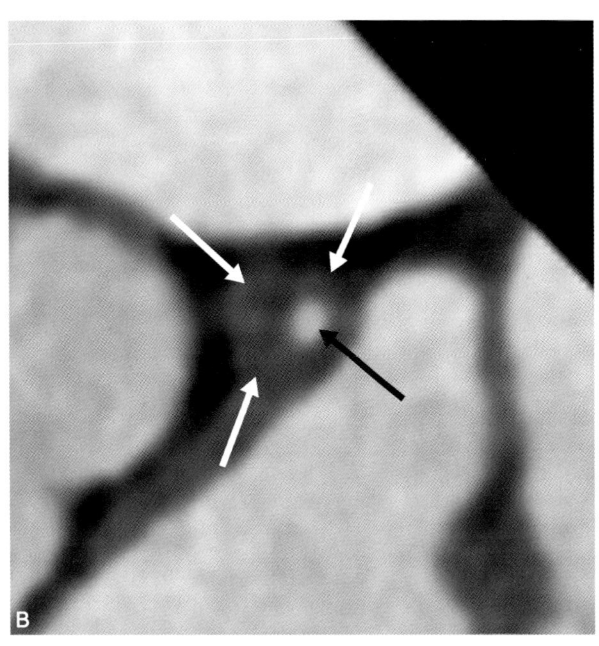

图 25.30　男性，55 岁，不典型胸痛的阳性重构患者。A、B. 左冠状动脉主干轴向斜位(A)和横断位(B)图像显示混合斑块，但主要为非钙化斑块，部分包裹在血管(白箭)。斑块导致血管向外生长，称为阳性重构。在阳性重构中，可见 CT 值为 10HU 的低密度斑块(黄箭)。这两项发现提示"易损斑块"，具有更大的破裂可能性，并可能导致急性心肌事件。包括斑块在内，B 测得的血管最大横径为 8mm，而 LM 近段和远段测得的血管最大直径分别为 6 和 4mm，说明血管向外生长(阳性重构)。LM 近段(白色箭头，A)、中段(黑箭，A，B)和远段(黑箭头，A)的管腔直径分别为 5mm、3mm 和 4mm，与 33.3%狭窄一致。虽然阳性重构是一种主要特征，但通常也有阴性重构(狭窄)伴随。

冠状动脉 CTA 有助于识别易损斑块的影像学表现，包括阳性重构和低密度斑块。阳性重构是指冠状动脉和相关斑块向外生长或扩张(图 25.30)。冠状动脉正向重构的原因较为是复杂的，但主要是由内膜和外膜炎症引起的，炎症侵蚀了冠状动脉的基础结构，导致冠状动脉向外扩张。内膜炎症还会导致纤维帽变薄。当血管向外扩张时，发炎和变薄的纤维帽被拉伸，使其更容易破裂。当存在较大坏死核心时，纤维帽的张力和炎症增加，使斑块更容易破裂。重要的是要记住阳性重构(向外生长)和阴性重构(向内生长、狭窄)通常同时发生。在以阳性重构为主要生长模式的病例中，可能只有轻到中度的管腔狭窄，因此，患者通常症状不明显。注意，阳性重构可能会导致对狭窄严重程度评估过高。

非钙化斑块的密度也可用于识别易损病变。一般来说，高密度斑块往往与纤维斑块相对应，具有更大更厚的纤维帽，因此破裂的可能性更小。另外，低密度斑块，即密度值小于 30HU 的斑块，对应的斑块具有较大的富含脂质坏死核，因此具有较高的破裂倾向(图 25.30)。虽然冠状动脉 CTA 上阳性重构或低密度斑块都会增加未来发生急性冠状动脉事件的风险，但这两种现象同时存在时会显著增加急性冠脉事件风险。Motoyama 等人对 1 059 名患者的斑块特征进行了评估，结果显示，同时合并两种征象的患者有 22.5%的患者发生了急性冠脉事件，在只有一种征象的患者中只有 3.7%的患者发生急性冠脉事件，而既没有阳性重构，也没有低密度斑块的患者急性冠脉事件的发生率仅有 0.5%。

冠状动脉 CTA 观察到的"餐巾环征"提示薄帽状动脉粥样硬化易损斑块(图 25.31)。该征象表现为环绕低密度区的高密度边缘，代表脂质坏死核心周围的炎性纤维帽，它的存在可以作为未来急性冠状动脉事件的独立预测因子。冠状动脉 CTA 报告中应提及这些影像学发现，因为它们可能改变患者的治疗策略。

冠状动脉狭窄：阴性重构或斑块向内生长，可导致冠状动脉狭窄。这种狭窄可在急性冠状动脉血栓形成或斑块破裂时迅速发生。然而，在许多情况下，由于稳定斑块的持续生长，而狭窄缓慢发生。

随着 CT 技术的不断进步，与基于导管的冠状动脉造影相比，CT 对冠状动脉形态学评价的敏感性和阴性预测值越来越高。最近使用 64 排 CT 进行的多中心临床试验表明，CTA 在形态学评价方面具有更高的价值。2008 年对 28 项研究中 1 296 名患者的 64 排冠状动脉 CTA 的 Meta 分析显示，与导管造影相比，CTA 的合并敏感性为 98%，特异性为 89%，阳性预测值(PPV)为 93%，阴性预测值为 100%。最近一项使用双源 CT 技术的 Meta 分析显示，即使在心率较高的情况下，也同样出色的结果。最近发表的多社会适宜性指南提出，症状稳定的低至中危的冠状动脉事件患者适合冠脉 CTA 检查。

在评估冠状动脉 CTA 时，必须同时使用多平面重建(MPR)和轴位图像来评估狭窄程度。虽然最大强度投影或体积渲染图像是 MPRs 的补充，但它们不应该用于初级诊断。除了 MPRs 之外，许多供应商还提供多种软件工具，它可以进行半自动化狭窄计算，评估斑块形态，测量总斑块体积，并创建每个血管的曲面 MPR 图像(图 25.32)。

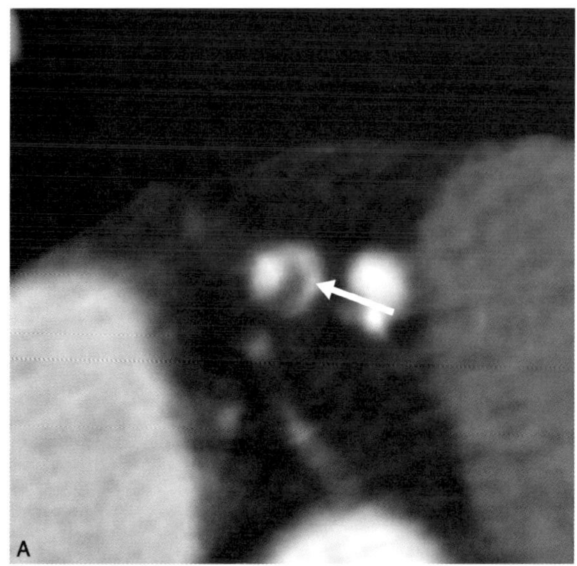

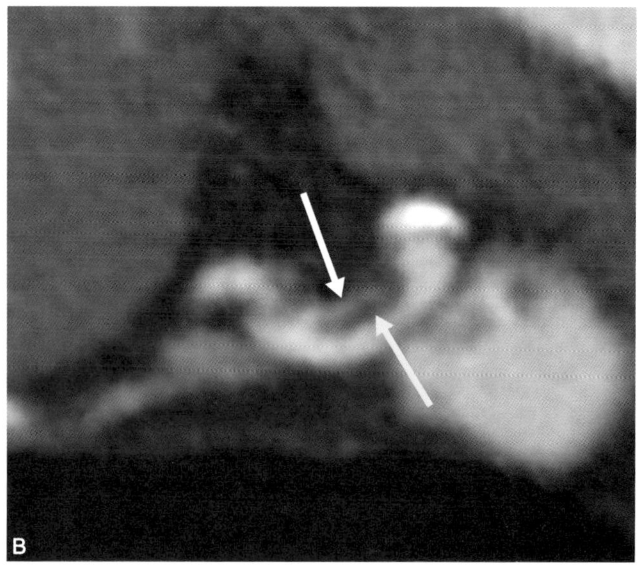

图 25.31　餐巾环征。通过 Lcx 中段的横向(A)和纵向(B)图像显示阳性重构,仅有轻度狭窄。阳性重构显示少数低密度斑块区域(黄箭)。此外,在非钙化斑块的周围有细小线状强化,形成一个餐巾环征(白箭,A,B)。这是另一个提示易损斑块的征象。

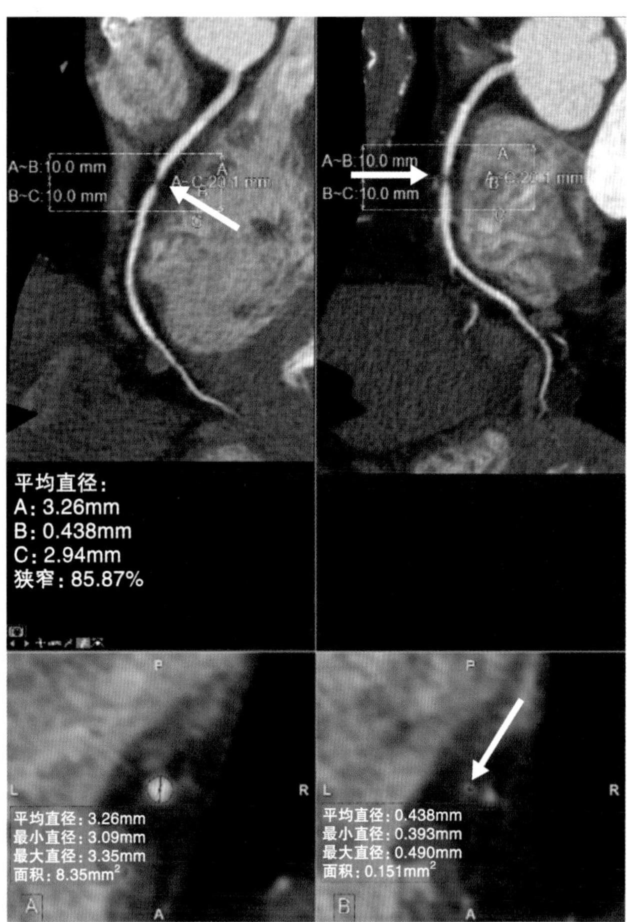

图 25.32　男性,70 岁,LCx 严重狭窄的半自动化狭窄测量。通过 LCx 的曲面 MPR 图像显示非钙化斑块导致狭窄(白箭)。狭窄近端 1cm 处和远端 1cm 处直径分别为 3.3mm 和 2.9cm,平均直径为 3.1cm。狭窄区直径 0.44mm。这相当于狭窄 86%。

除左冠状动脉主干狭窄大于 50%视为重度狭窄外,其余冠状动脉狭窄程度分级如下:无(0%)、极轻度(1%~24%)、轻度(25%~49%)、中度(50%~69%)、重度(70%~99%)、闭塞(100%)(图 25.33)。冠状动脉无狭窄、极轻度狭窄或轻度狭窄极少导致稳定性胸痛。虽然 70%及以上的狭窄被认为是严重狭窄的,但 50%的狭窄也有可能导致血流动力学损害。因此,中度狭窄患者可能需要通过运动心电图、运动或药理学负荷试验或负荷超声心动图对心功能进行综合功能评估。对于严重狭窄的患者,应考虑功能评估或有创导管血管造影。

除了评估解剖性狭窄外,还应密切评估心肌,通过评估心内膜下心肌灌注缺损判断心肌改变(图 25.34)。在有明显狭窄的情况下,这通常代表供应区域的心肌缺血或梗死。如果进行回顾性心电图门控冠状动脉 CTA,则至少应以相同的间隔重建 10 个阶段,以便评估双心室功能,并可使用各种软件工具进行量化。即使使用 ECG mA 调制,仍然可以获得整个心动周期的功能数据。这有助于评估与心肌缺血或梗死相关的局部壁运动异常(图 25.35)。

虽然冠状动脉 CTA 评估冠状动脉狭窄的阴性预测值很好,但 PPV 较差。造成这种情况的主要原因之一是 CTA 可观察中度甚至严重的狭窄,在血流动力学上改变并不显著,但根据功能成像或导管血管造影术可诊断。心脏 CT 负荷成像和 CT 血流储备分数(CT-FFR)是两类种较新的技术,可以为进一步提高冠状动脉 CTA 的 PPV 提供生理学数据。

在 CT 心肌灌注成像中,心脏和冠状动脉的图像是在首过灌注的早期获得的,此时碘对比剂主要位于血管内。与核素心肌灌注成像类似,CT 心肌灌注也会同时在静息和负荷状态下进行。采集的方法包括单一采集,其中在静息和负荷期间各扫描心脏一次,或动态采集,其中在负荷期间和静息期间多次心脏扫描。虽然动态采集可为评估心肌活力提供了更详细丰富的灌注数据,但辐射剂量会更高,尽管范围类似于与 ^{99m}Tc 或低于 ^{201}Tl 和双核素 SPECT。可以后期可生成心肌负荷和静息 map 图像来确定冠状动脉狭窄是否与心肌低灌注有关。心肌缺血首过灌注时表现为心肌内膜下局部低灌注,与负荷成像时的特定冠脉支配区域相对应,这种现象在静息成像时会得到缓解和改善。而梗死的心肌组织在静息成像时会表现出持续存在的心内膜下灌注缺损。碘对比剂将聚集于梗死组织中,在最后一次造影后的 5~10min 再进行第三次扫描即可观察看到。虽然 CT 延迟强化对梗死组织的检测具有较高的准确性,但与 MRI 相比,往往低估了梗死面积。

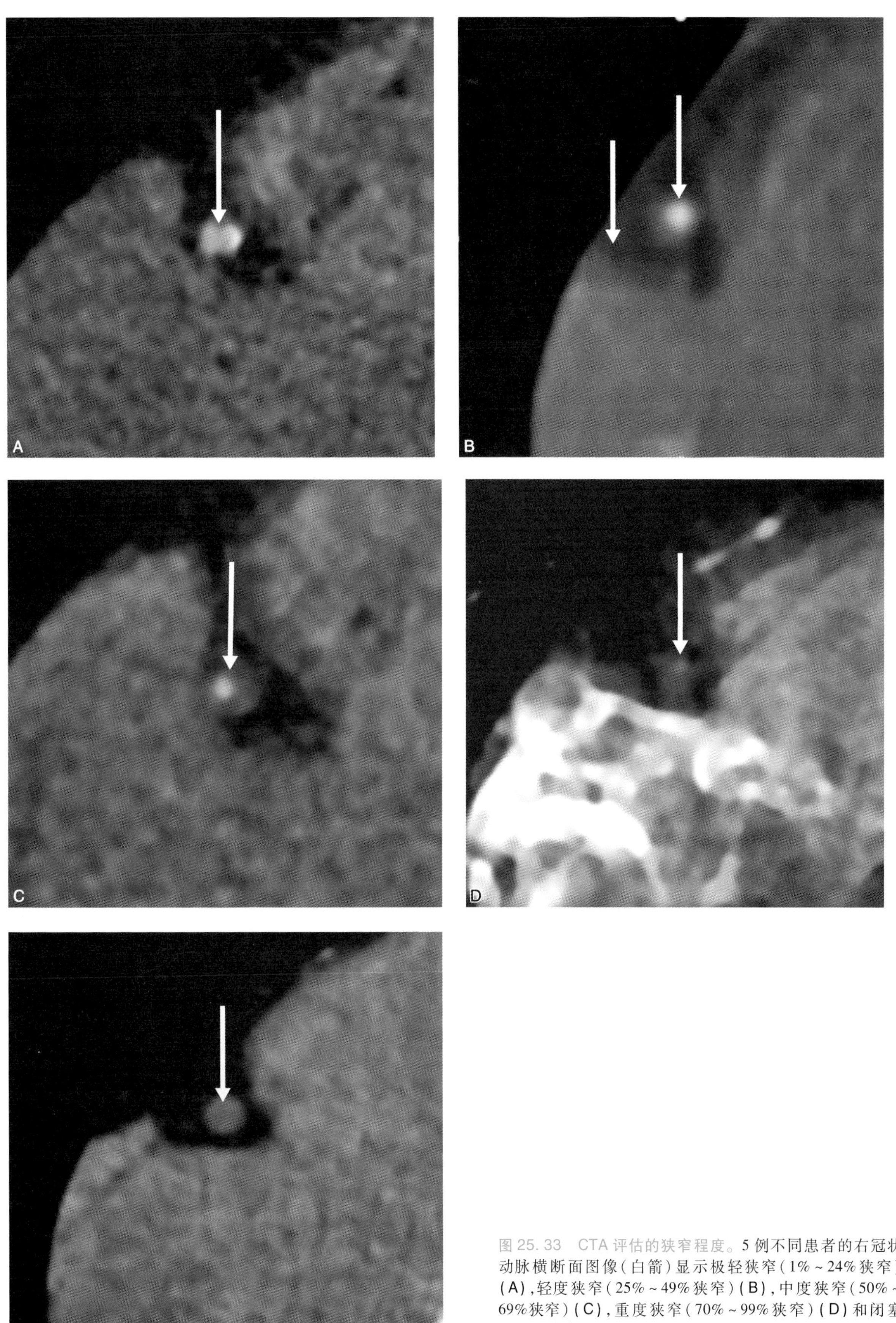

图 25.33　CTA 评估的狭窄程度。5 例不同患者的右冠状动脉横断面图像(白箭)显示极轻狭窄(1%～24%狭窄)(A),轻度狭窄(25%～49%狭窄)(B),中度狭窄(50%～69%狭窄)(C),重度狭窄(70%～99%狭窄)(D)和闭塞(100%狭窄)(E)。

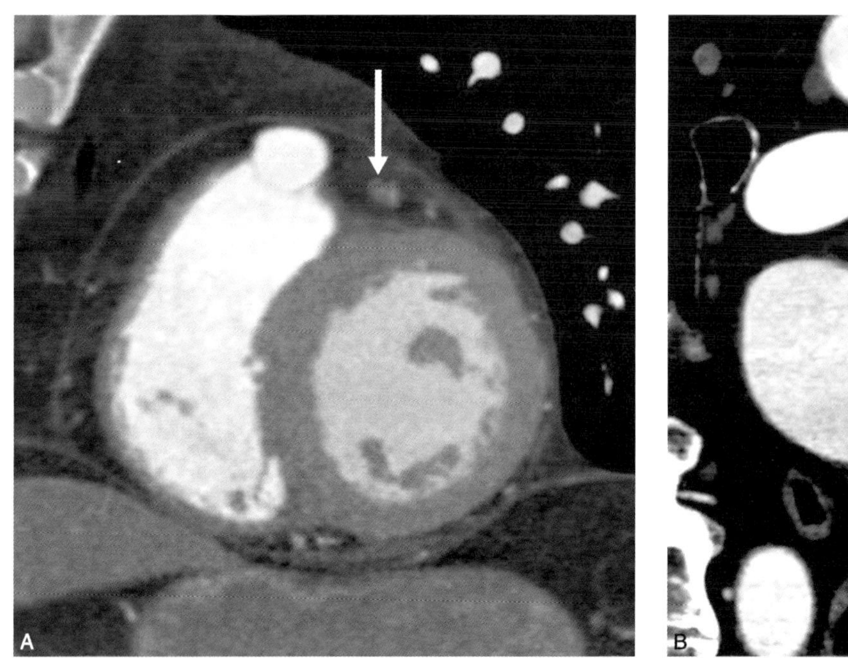

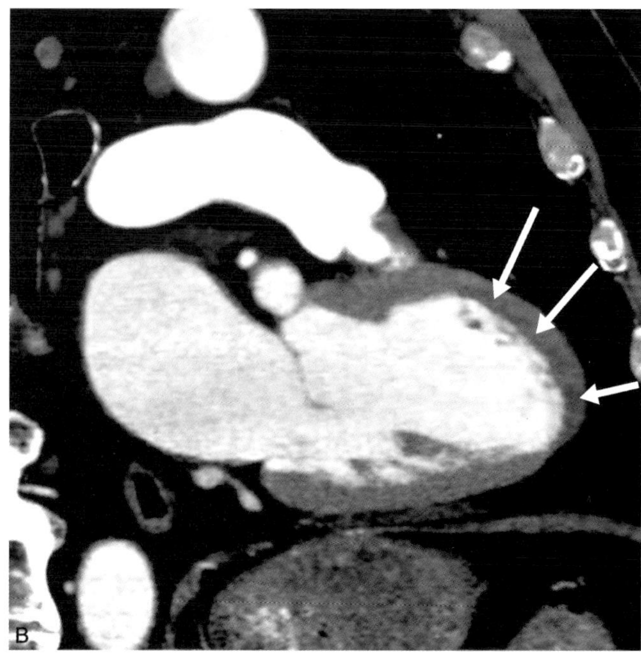

图 25.34 女性,60 岁,胸痛,心内膜下灌注不足。A. 左心室中部短轴位图像显示 LAD 严重狭窄(白箭)。B. 两腔心图像显示前降支所支配区域心内膜下低灌注(白箭)。在 CT 上,低灌注心肌可表现为缺血或梗死组织。

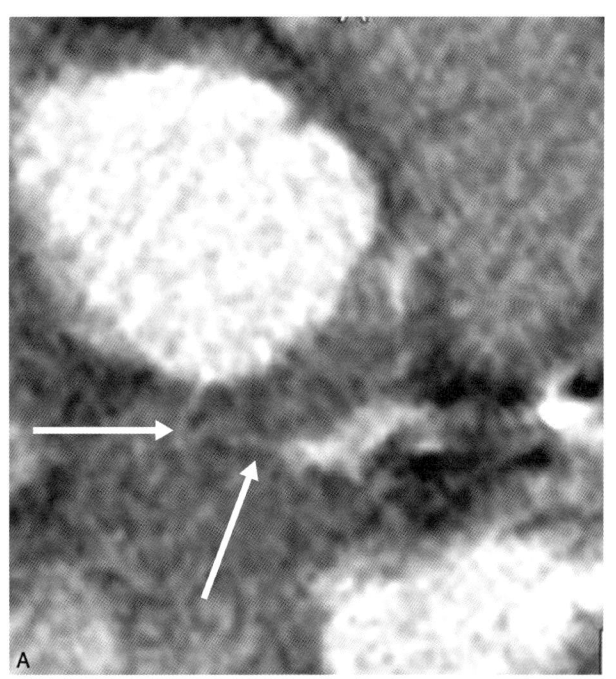

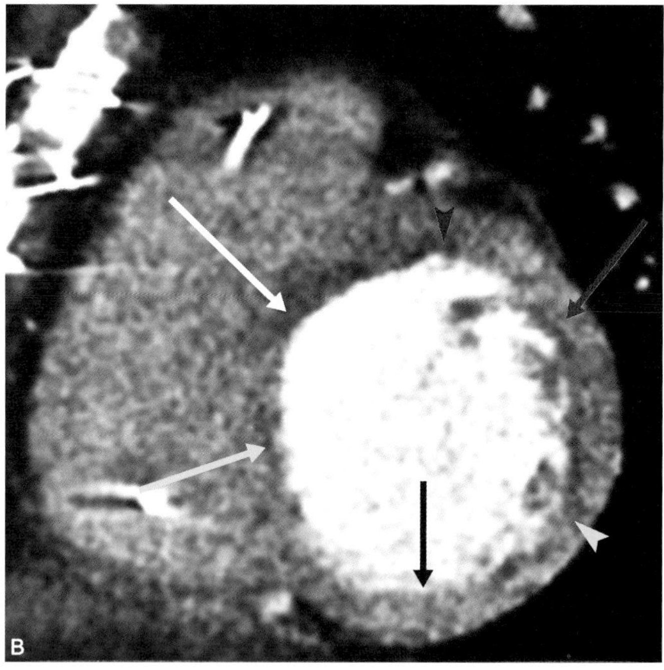

图 25.35 男性,60 岁,弥散性血管内凝血(DIC)致左冠状动脉主干区心肌梗死,血小板计数 2 950/mL,肌钙蛋白 I 57.7ng/mL,心率 122 次/min。A. 回顾性冠状动脉造影的轴向斜位图像显示 LM 几乎完全闭塞(白箭)。B. 经基底部短轴位图像显示心内膜下灌注不足,主要累及区域包括前壁间隔壁(白箭)、前壁(红箭头)、前壁侧壁(红箭)、部分下壁侧壁(黄色箭头)和下壁间隔壁(黄箭)。这些发现与 LAD 和 LCx 支配心肌梗死区一致。下壁(黑箭)和部分下壁侧壁及下壁间隔壁由正常的 RCA 供血。

第二种方法是 CT-FFR。CT-FFR 的概念来自有创冠状动脉造影,该检查能直接测量狭窄处压的力差异。FFR 值为 1 表示狭窄处的压力没有变化,而 FFR 值为 0.7 表示狭窄处远端压力仅为狭窄处近端压力的 70%。一般来说,FFR 为 0.8 或更低时即认为有显著的血流动力学异常。CT-FFR 是通过标准冠状动脉 CTA 的数据,利用过计算流体动力学建模和基于深度学习算法得出。这使得单次冠脉 CTA 扫描时能同时获得解剖学和血流动力学信息。多项研究表明,CT-FFR 联合冠状动脉 CTA 可以提高准确性和特异性(图 25.36)。这可以改变治疗策略,避免不必要的有创检查,特别是解剖上有中度狭窄患者。

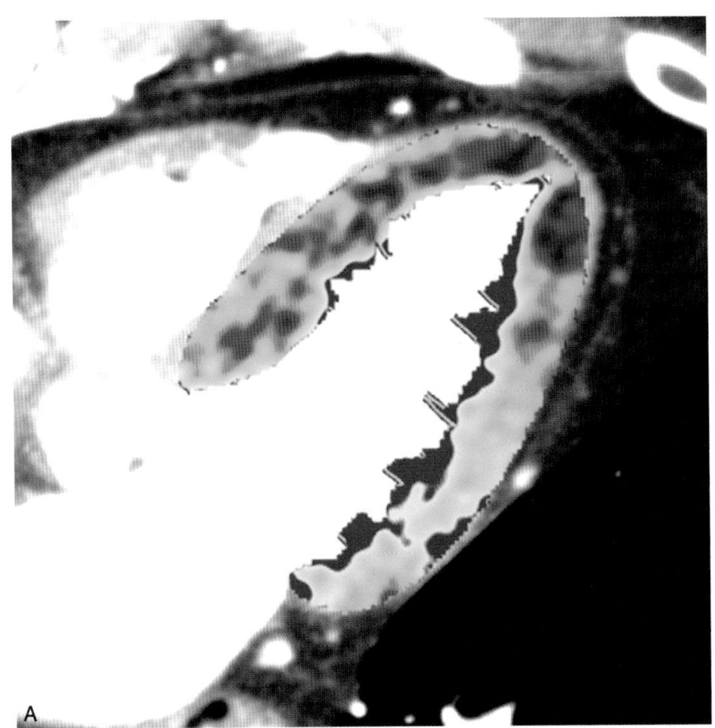

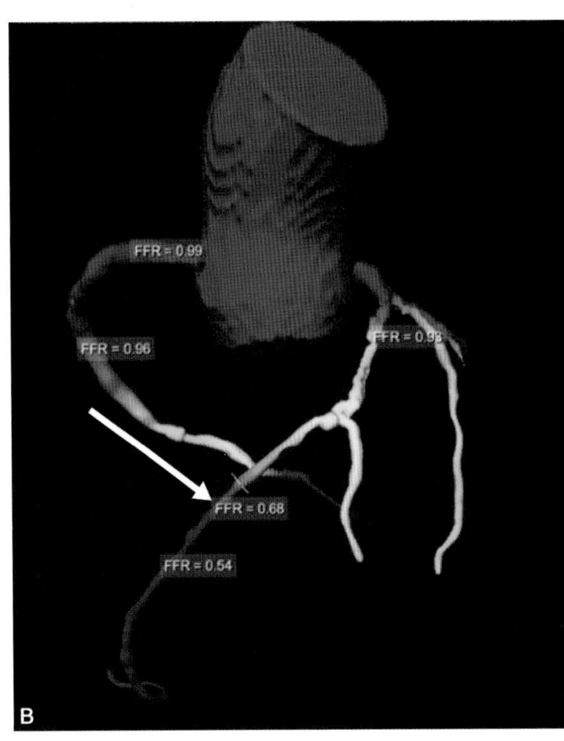

图 25.36　男性,75 岁,发作性胸痛,行心肌灌注显像及 CT-FFR 检查。A. 四腔心 CT 负荷成像显示,室间隔及心尖区灌注减低(蓝色像素),与 LAD 支配的缺血区域一致。其余灌注检查正常。B. 同一患者 CT-FFR 图像显示 LAD 中远段血流明显减少(白箭),CT-FFR 值小于 0.8。在 LCx 和 RCA 区域内的血流是正常的。患者随后接受了 LAD 支架植入术。

冠状动脉 CTA 在急性胸痛中的应用。ACS 包括 ST 段抬高型心肌梗死(STEMI)、非 ST 段抬高型心肌梗死(NSTEMI)和不稳定型心绞痛。对于急性胸痛、心电图改变或心肌肌钙蛋白水平升高的患者,治疗的第一步是溶栓和血运重建。除了非常罕见的情况,在 ACS 患者中不应进行无创成像。然而,冠状动脉 CTA 能很好评估患者急性胸痛、低至中度风险冠心病和肌钙蛋白阴性患者。一般来说,没有明显冠状动脉 CTA 狭窄的患者不太可能出现与冠状动脉相关的胸痛。目前已经开展了多项前瞻性试验,比较冠状动脉 CTA 与标准护理治疗(如功能性负荷试验)在急诊室的应用。研究一致表明,与标准化护理治疗相比,冠状动脉 CTA 阴性能允许患者更早出院,且两组人群之间的不良心脏事件发生率没有显著差异。与稳定胸痛的患者相似,中度狭窄的患者可能仍有血流动力学损害,可能需要进行功能测试或有创冠状动脉造影(图 25.37)。

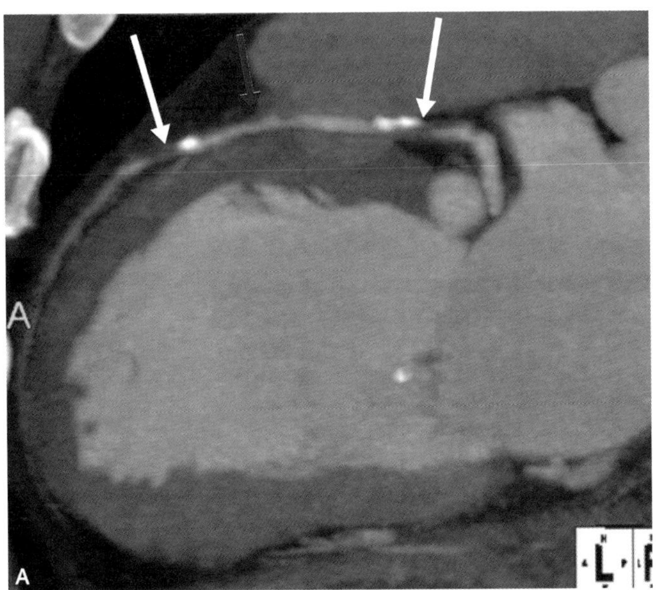

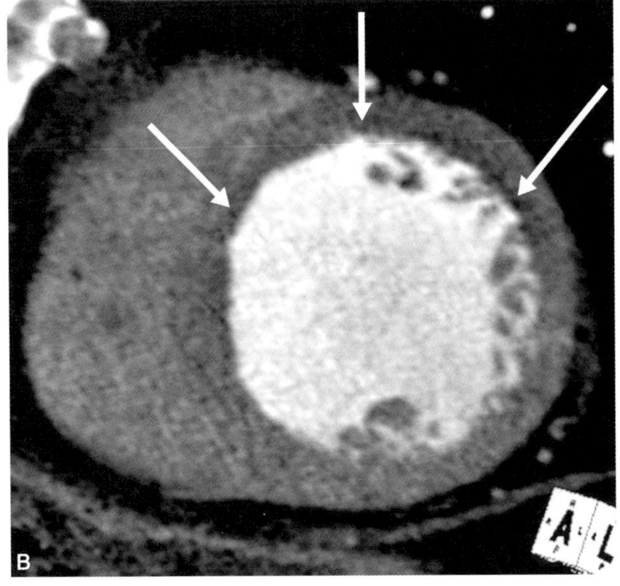

图 25.37　男性,46 岁,急诊患者冠状动脉 CTA,有吸烟史和高胆固醇血症,曾出现轻微胸痛,肌钙蛋白水平正常。A. LAD 纵向图像显示多个钙化和混合斑块区域,导致两个长节段严重狭窄区(白箭)和之间的一个局灶性严重狭窄区(红箭)。在 LCx 和 RCA 分布中只有轻度斑块和狭窄的区域。B. 左室基底部短轴位图像显示左室心内膜下低灌注(白箭)。

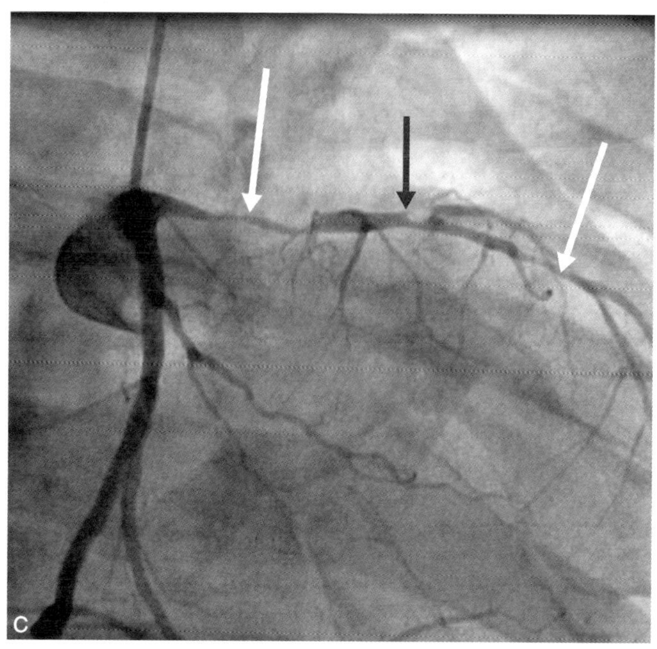

图 25.37(续)　C. 后续心导管检查右前斜位图像显示两长段严重狭窄区(白箭)和局灶性严重狭窄区(红箭),与 CTA 检查结果一致。

冠状动脉疾病的 MRI 应用

冠状动脉磁共振成像

冠状动脉 CTA 是评价冠状动脉的主要无创技术,而冠状动脉 MR 血管成像(cMRA)作为一种潜在的替代技术已显示出价值。冠状动脉 MRA 有一些独特的优势,可以在不使用静脉对比剂的情况下进行,而且患者不会暴露在电离辐射下。然而,与冠状动脉 CTA 相比,cMRA 由于其空间分辨率较低、检查时间较长和操作人员依赖性,临床应用而受到限制。虽然有人提倡在 CAD 的评估中使用该技术,但目前绝大多数医院的 CAD 评估并没有使用 cMRA。冠状动脉 MRA 被认为是一种评估冠状动脉异常和冠状动脉瘤的工具,尤其适用于儿童或严重对比剂过敏的人群中(图 25.38)。在 1.5T 磁共振时,cMRA 采用全心、自由呼吸、3D 稳态自由进动(SSFP)序列进行成像。由于 SSFP 序列固有的 T_2/T_1 加权值,血液在 SSFP 序列上表现为明显的高信号,从而避免注入对比剂。在 3.0T 时,由于不同的序列使用钆对比剂是推荐的。

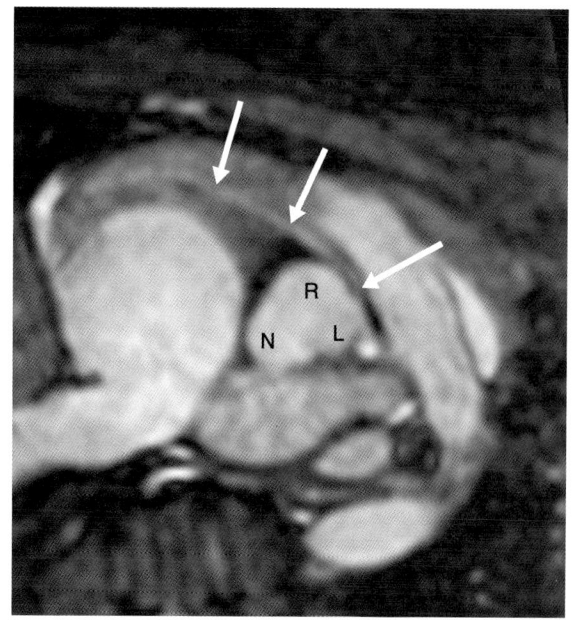

图 25.38　冠状动脉三维 SSFP MRA。男性,15 岁,胸痛,超声心动图异常,显示 RCA 动脉间走行近端狭窄(白箭)。虽然有主张使用冠状动脉 MRA 评估动脉粥样硬化冠状动脉疾病,大多数机构使用 cMRA 评估异常冠状动脉和冠状动脉动脉瘤,尤其是在儿科或严重对比剂过敏的人群。(R、L、N 分别为右、左、无冠窦)。

冠心病心肌的 MR 评估

MRI 是无创评估心肌病最有力的工具之一,被认为是评价心功能的"金标准",可以区分心肌损伤和功能障碍的缺血性和非缺血性病因。下一节将集中讨论心肌 MRI 在缺血性心肌病中的应用,在评估非缺血性心肌病中的应用将在另一章中介绍。

当患者因已知或疑似缺血性心肌病来接受的心脏 MRI 检查时,放射科医师有四个主要目标:确认(或排除)可疑诊断,评估心功能和形态学,评估心肌活力,并寻找并发症。使用 1.5T 磁共振的 SSFP 序列,3.0T 磁共振的 GRE SSFP 序列评估心功能。为了获得沿着预先指定的心脏平面的单个切断面片,需要在多次心跳时获得呼气屏气、回顾性门控和分段序列。根据患者的相关因素,如心率、节律、屏气能力以及技术因素,如并行成像、K 空间填充技术和 TR 优化,这种屏气可持续 5~12s。虽然因机构而异,但在大多数情况下,单个 SSFP(或 GRE)电影序列是在两腔心、三腔心和四腔心四室平面上获得的，主要使用两腔心短轴位评估心功能。通常情况下扫描层厚为使用 6~8mm 的层厚，有时两层面之间可有 2mm 的间隙，可以通过短轴位 cine SSFP(或 GRE)电影序列获得从二尖瓣平面到心尖的整个心脏。

使用电影序列观测时，SSFP 成像能详细评估壁的运动和厚度。由于冠状动脉的分布、心肌梗死或缺血表现为局限于特定血管区域的壁运动异常(图 25.39~图 25.41)。根据损伤的严重程度，壁的运动可被归为低动力(收缩力减弱)、无运动(无收缩力)或运动障碍(反常运动)。考虑到冠状动脉分布和阻塞位置的异质性，梗死引起的运动异常的分布可能有显著差异。在大多数患者中，位于基底部和中部的前壁及前壁间隔壁由 LAD 及其分支供血(图 25.39)。前壁侧壁的部分可由 LAD 的对角支供血，这取决于患者的解剖结构。LCx 及其 OM 分支通常为下壁侧壁供血，但也可以为部分前壁侧壁和/或下壁供血，这取决于其大小和优势(图 25.40)。在心尖区，许多患者的前壁、侧壁和间隔壁由 LAD 供血，下壁由 PDA 供血。心尖(17 节段)区通常由 LAD 供血。如果左冠状动脉主干受累，LAD 和 LCx 分布的心肌都会受到影响。如果患者是右优势型，根据 PLV 分支的大小和范围，RCA 及其 PDA 和 PLV 分支为位于心基底部和中部的下壁间隔壁、下壁及可能的部分下壁侧壁供血(图 25.41、图 25.42)。与这些血管分布相对应的室壁运动异常能很好提示冠状动脉起源异常。即使在多血管疾病中，壁的运动异常可能累及多个区域，不同区域的心肌损伤程度和功能障碍程度也常常不同。

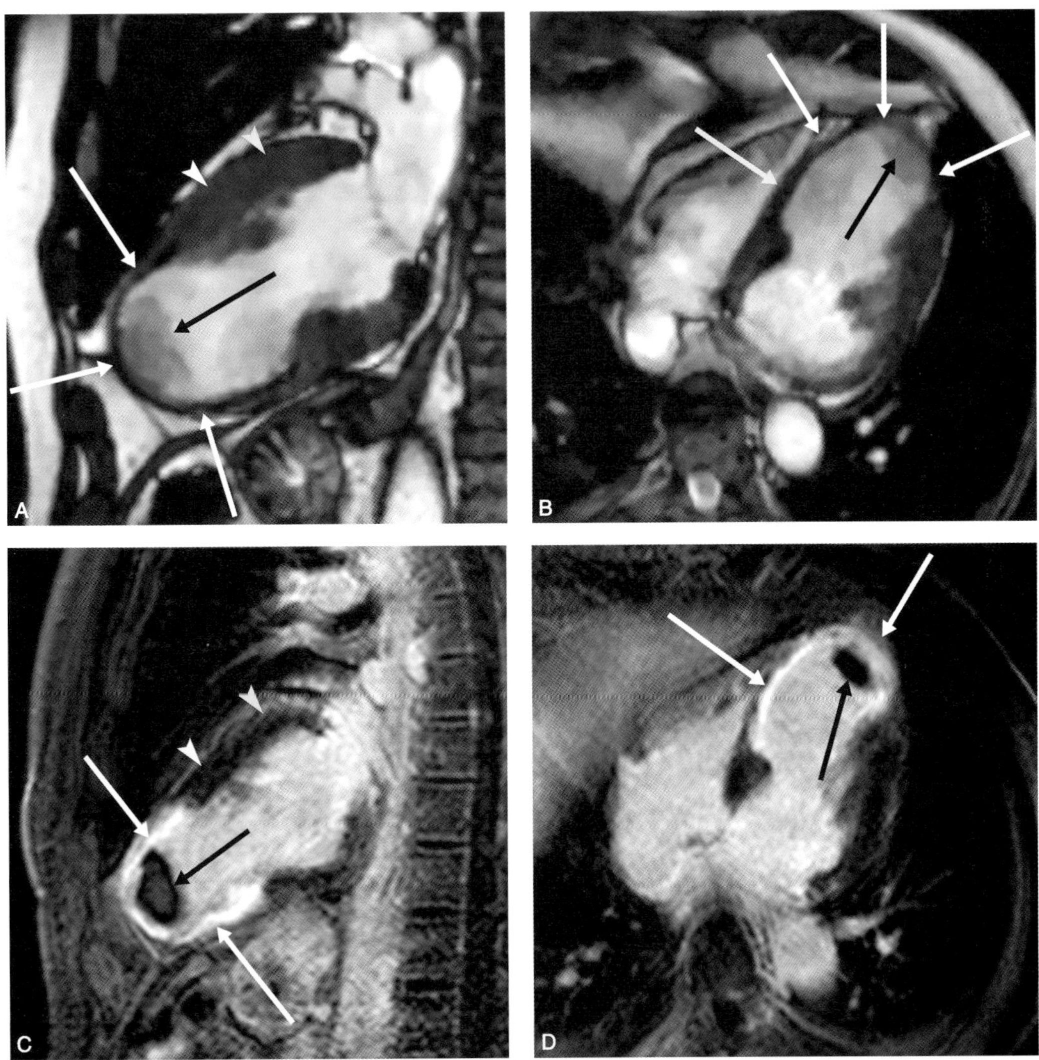

图 25.39　男性，77 岁，LAD 区域透壁性梗死合并心尖室壁瘤及血栓。A、B. 两腔长轴室(A)和四腔心(B)SSFP 电影序列的图像显示，左心室所有心尖区室壁节段变薄(白箭)，同时合并运动障碍。左室前间壁也变薄且无运动(黄箭)。前壁段(白箭头，A)和基底部(黄箭头)运动功能减退。左心室心尖区低信号血栓(黑箭)。C、D. 两腔心(C)和四腔心(D)钆延迟强化增强图像显示心肌运动障碍(白箭)的透壁性梗死区强化。前壁段(白箭头)和基底部(黄箭头)动力减弱，无强化，可通过血运重建改善功能。心尖血栓(黑箭)无信号。

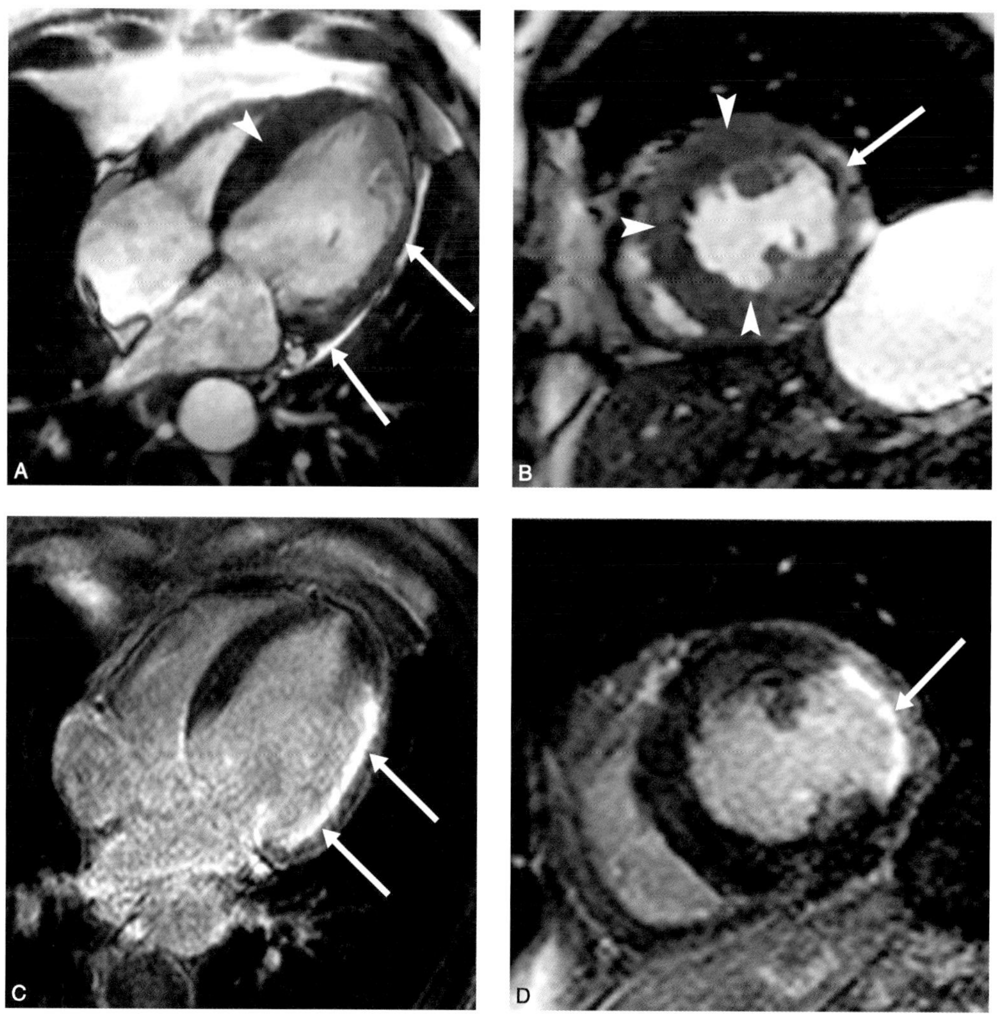

图25.40　左冠脉回旋支区域心肌梗死(LCx)67岁患者,既往有心肌梗死病史。A、B. 四腔心(A)和两腔心短轴位(B)SSFP电影cine序列图像显示,左心室前外侧段前侧壁和部分下侧壁区域室壁变薄(白箭)、无运动。C、D. 四腔心(C)和短轴位(D)LGE图像显示无运动节段(白箭)的延迟强化,提示心肌坏死。虽然左冠状动脉的对角支阻塞也有可能造成这种表现,但心导管检查证实了该患者为右冠状动脉优势型的近端LCx闭塞。

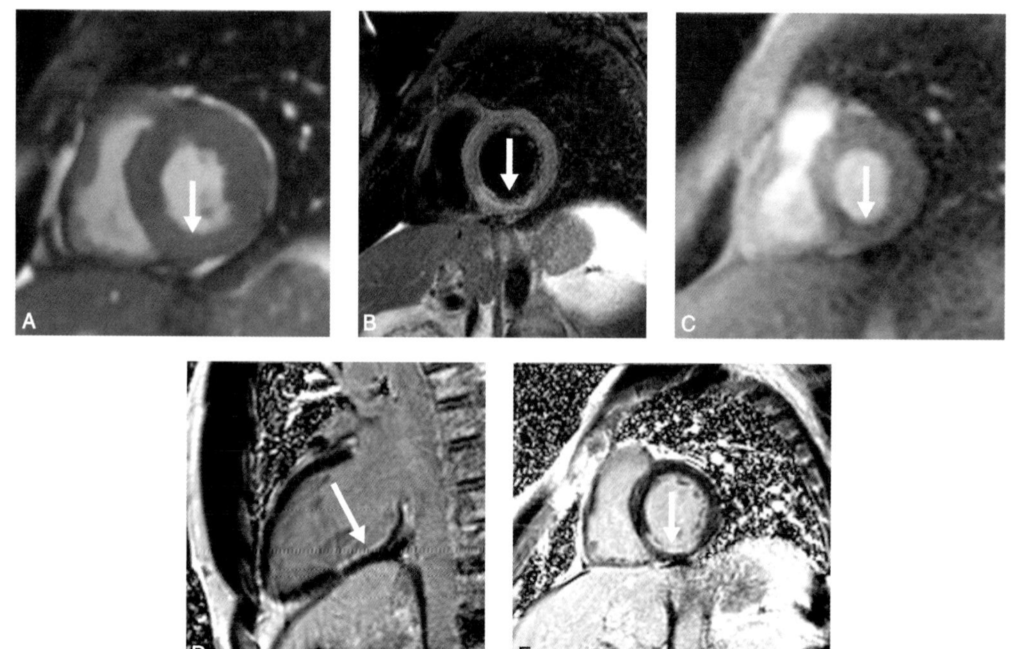

图25.41　右冠状动脉优势型,左心室后支相对较小的患者RCA供血区亚急性心肌梗死。A. cine SSFP电影序列,通过左心室基底部的短轴图像显示下段室壁轻度变薄,运动减低(白箭)。B. T_2WI反转恢复图像通过基底部显示近期梗死水肿引起的心内膜下高信号(白箭)。C. 基底部短轴位灌注图像显示在缺血或梗死时可见心内膜下低灌注(白箭)。D、E. 短轴(D)和双腔(E)LGE图像显示较薄处心内膜下延迟强化(白箭)。强化范围不到心肌厚度的50%,可认为下壁心肌是存活的,心肌再灌注可后恢复功能。

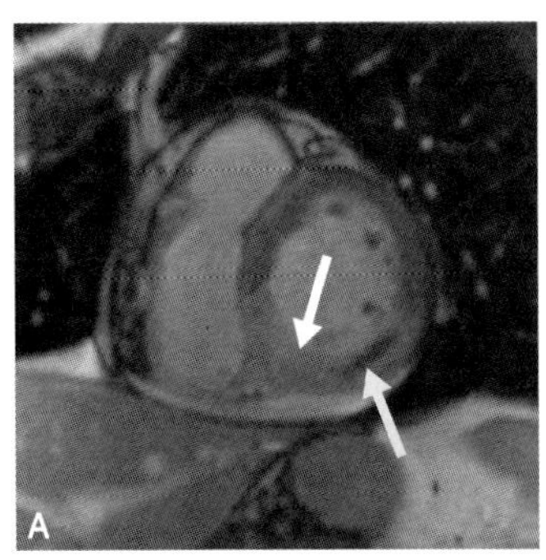

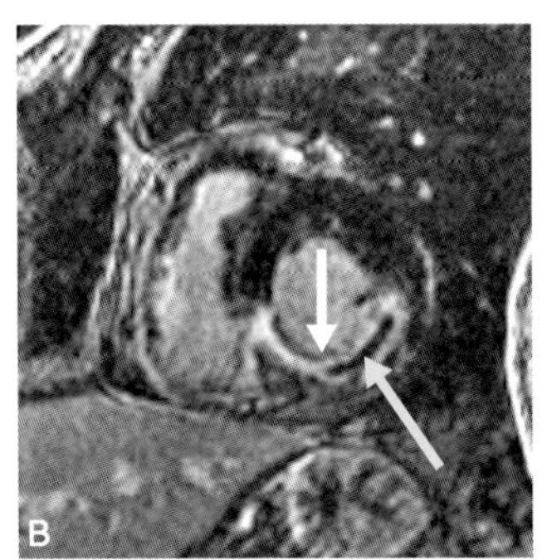

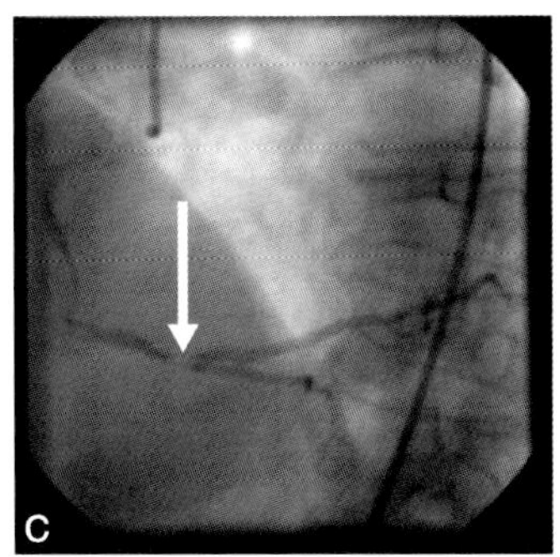

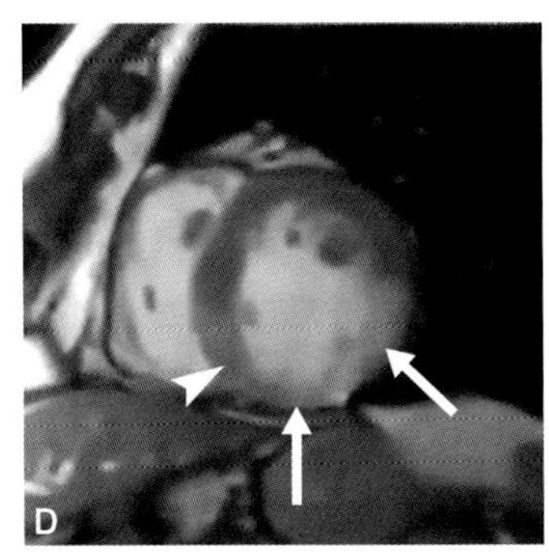

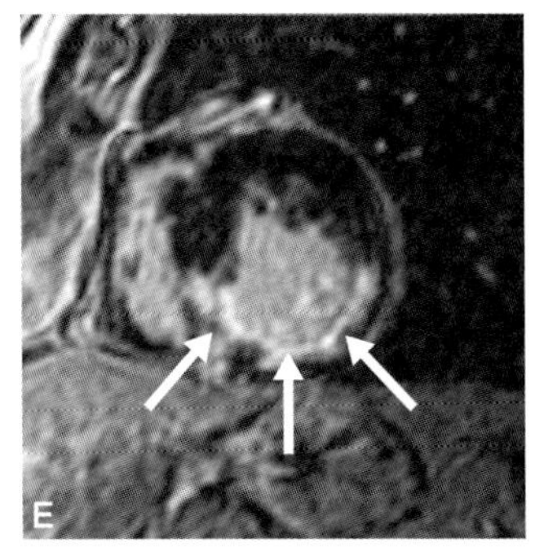

图 25.42 右冠状动脉优势型,并有较大的后外侧心室分支患者 RCA 供血区亚急性心肌梗死。A. 经静脉对比剂注射后,SSFP 电影序列短轴位图像显示,下壁间隔壁、下壁和下外侧壁严重水肿,早期强化(白箭)。低信号区域代表微血管阻塞(MVO,黄箭)。B. 短轴位 LGE 图像提示显示透壁性心肌梗死(白箭),其内见大片 MVO(黄色箭头)。C. 一周前心导管检查右前斜位图像显示 RCA 远段严重狭窄(白箭)。D. 6 个月后与 A 相同水平的电影 SSFP 序列图像显示,下壁和下外侧壁(白箭)变薄,运动减退。下壁间隔增厚,无运动(白箭头)。E. 6 个月后与 C 相同水平的短轴位 LGE 图像显示受累节段变薄,透壁性强化(白箭),伴有功能下降,符合异常左室重构。MVO 未见显示。

微血管阻塞(MO)是急性心肌梗死治疗后心肌再灌注损伤的一种特殊形式。其原因是多方面的,被认为是由于细胞毒性介质的释放,引起局部血管收缩,毛细血管内皮细胞肿胀、心肌水肿、出血,动脉粥样硬化碎片形成的微血栓。MO 确切发生时间尚不清楚,但与再灌注时几乎同时发生,其范围可在损伤后 48h 内扩大,再灌注后 1 个月内仍可见。由于心肌损伤严重,钆对比剂进入到 MO 区域。因此影像学上 MO 表现为黑色的无强化区,周围可见强化的梗死灶(图 25.42)。目前,MO 是严重心肌损伤的一个指标,往往导致严重左心室重构,是患者预后不良的独立预测因素。

负荷成像

静息成像

延迟成像

图 25.43 心脏 MRI 负荷成像。负荷成像显示从心基底部到心尖区左室下壁灌注减低(白箭),静息成像上未见显示,延迟成像未见心肌梗死。心导管检查显示严重的 PDA 狭窄,需要放置支架。

MRI 在缺血评估中的应用。SSFP 和负荷灌注 MR 成像可用于区分缺血和心肌梗死。由于采用磁共振兼容的设备来进行生理压力测试存在一定的挑战,因此通常在静息成像后使用药物试剂(如腺苷),进行负荷心肌磁共振成像。与其他影像负荷成像技术相似,心肌缺血表现为负荷成像时心肌节段性、心内膜下灌注减低,而在静息成像时为正常信号(图 25.43)。由于进行了 LGE 扫描,负荷 MRI 也可以评估梗死瘢痕区域范围。近年来负荷 MR 成像虽然没有得到广泛的应用,但其敏感性为 0.82~0.92,特异性为 0.75~0.94,提示负荷 MR 成像与传统的负荷心肌成像方法效果一致。

冠状动脉疾病的治疗

冠状动脉支架

与单纯冠状动脉成形术相比,冠状动脉支架具有较大的直径,降低了冠状动脉支架的再狭窄率。支架内再狭窄发生在 35%的裸金属支架患者和 10%的药物洗脱支架患者。除了再狭窄,可形成支架血栓,威胁生命。

冠状动脉 CTA 可用于评估支架阻塞和再狭窄(图 25.44)。一般来说,直径大于等于 3mm 的支架更容易观察。然而,考虑到支架产生的金属伪影,有时候评价也很困难。在一项使用 64 层 CT 的大型 meta 分析中,CT 总的 NPV 高达 97%,而 PPV 非常低,仅为 53%。一般可采用锐利核、小视野、宽窗宽的薄层图像重建技术来优化支架的成像效果。低千伏成像通常会降低对比度剂量,增加对比度衰减,增加支架的金属伪影。

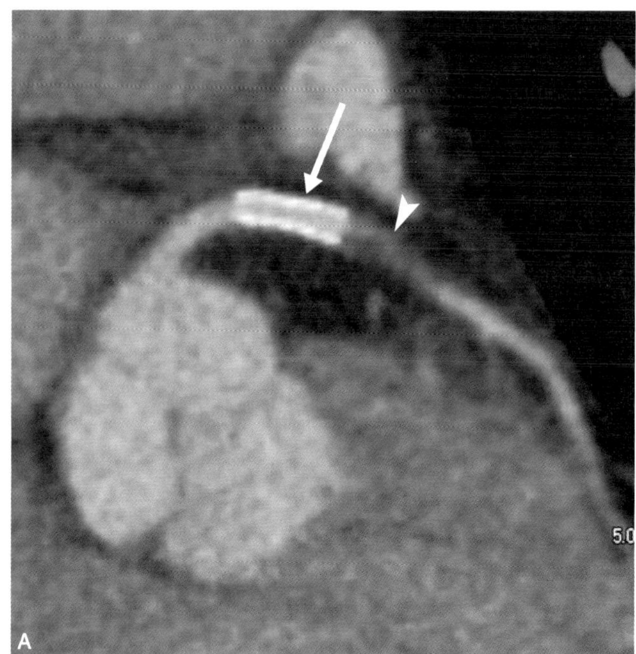

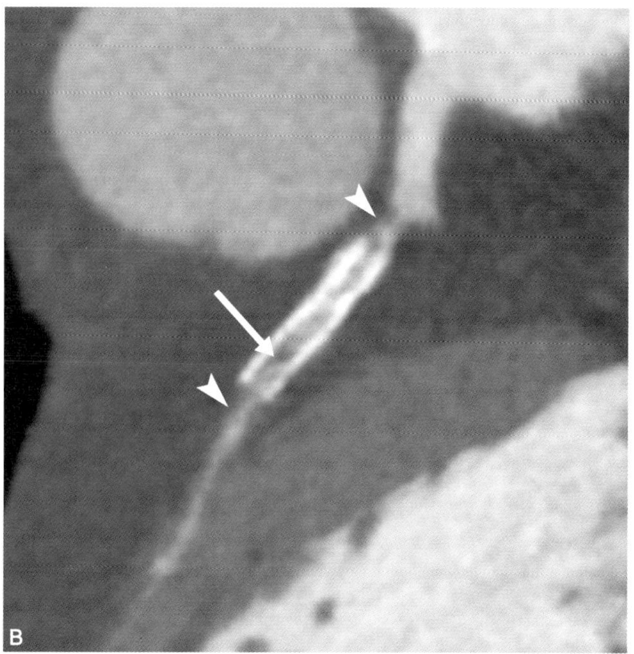

图 25.44 应用 CTA 评价冠状动脉支架。A. 女性,59 岁,胸痛。LAD 曲面 MPR 成像显示支架内无狭窄(白箭)。然而,支架远端严重狭窄(白箭头)。B. 66 岁,男性,LAD 曲面 MPR 重建显示支架内再狭窄导致支架远端区域的密度减低(白箭)。支架的近端和远端中度狭窄(白箭头)。CTA 在评估支架内再狭窄方面的阴性预测值高,阳性预测值低。

冠状动脉搭桥术

自 1962 年问世以来,冠状动脉旁路移植术(CABG)一直是晚期 CAD 的最终治疗方法。冠状动脉移植物的通畅度对长期生存至关重要,这取决于所使用的移植物类型。在 VA 合作研究中,内乳动脉移植物 10 年后的通畅率为 85%,而大隐静脉移植物(SVG)的通畅率为 61%。ECG 门控 CTA 是评价冠状动脉旁路移植术通畅性的良好工具。由于内乳动脉移起源于锁骨下动脉,因此对整个胸部进行心电图门控检查是非常重要的。在大多数情况下使用左内乳动脉(LIMA),因为它接近左心室尖。由于其较高的通畅率,该血管从胸骨旁区切开与 LAD 吻合(图 25.45)。LIMA 移植物通常表现为一小管径血管,向下穿过前纵隔,最终进入心外膜脂肪,并与远端 LAD 吻合。狭窄最常见于远端吻合口附近,也可发生在血管的任何位置。

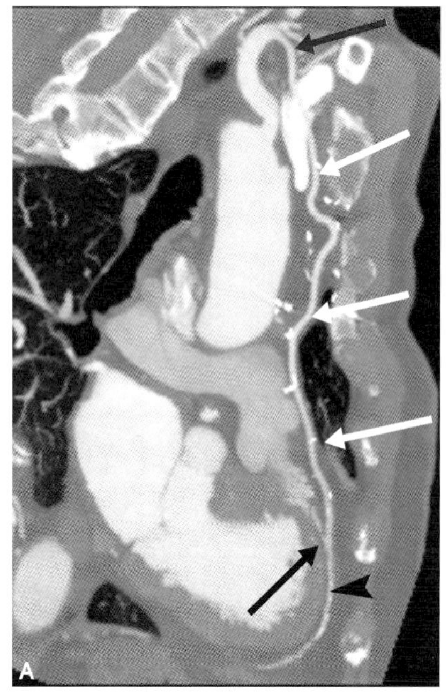

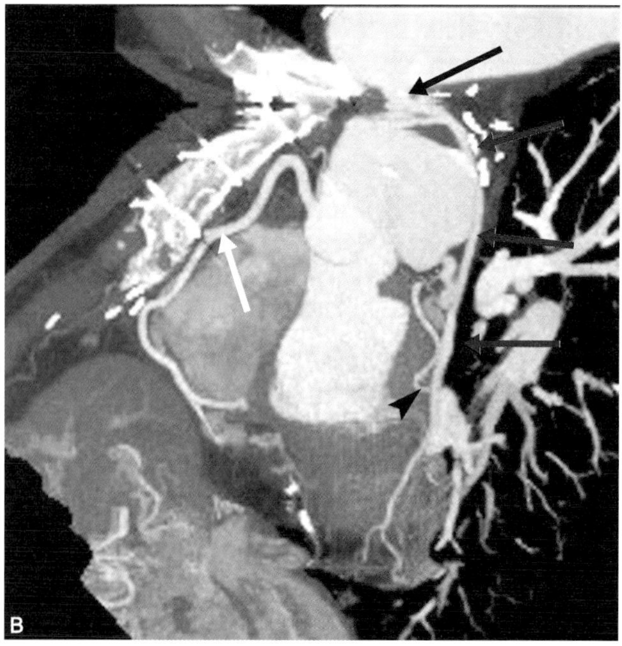

图 25.45 男性,60 岁,冠状动脉搭桥术后情况评估。A. 胸部门控最大密度投影(MIP)CTA 曲面重建图像显示起源于左侧锁骨下动脉(红箭)的左侧内乳动脉(白箭)和远端前降支(黑箭)吻合。吻合口远端 LAD(黑箭头)通畅。B. 曲面 MIP 显示从主动脉(黑箭)伸出的大隐静脉桥血管(红箭)与第二钝性缘动脉(黑箭头)吻合。RCA(白箭)未见异常。胸部心电门控 CTA 能较好评估冠状动脉旁路移植术通畅性。

SVG 一般来自腿部静脉血管,作为游离的桥血管附着于升主动脉和远端冠状动脉梗阻的位置。右向 SVG 通常指向 RCA 分布,并与 PDA 相吻合。左向 SVG 可与 LAD、对角支、OM、LCx 等多种血管吻合(图 25.46)。SVG 为单个血管供血,但在某些情况下,当单个静脉与多个邻近血管(如对角支和 OM 血管)吻合时,将使用顺序搭桥或跳跃式搭桥。评估 SVG 时,重要的是评估整个桥血管的开放程度和远端钙化,提示桥血管的开放程度。当 SVG 发生血栓形成时,只能显示升主动脉上的一个小凸起,称为结节征(图 25.46)。

评估 SVG 动脉瘤(SVGA)等并发症也很重要(图 25.47)。冠状动脉搭桥术后大静脉移植物动脉瘤并不少见,但确切的发生率尚不清楚。近 70%的 SVGA 发生在 CABG 后 10 年以上,而约 10%发生在近 5 年内。SVGA 的大小差异很大,在病例报道中,SVGA 平均直径超过 6cm,且以 SVG 到右冠脉支配区分布的桥血管最为常见。SVGA 的病理生理机制主要是快速的动脉粥样硬化。虽然大多数病例是非对称分布,但 SVGAs 可因血栓形成、破裂、与邻近结构形成瘘或邻近结构受压而出现症状。外科手术和经皮入路治疗动脉瘤的成功率各不相同。

内乳动脉或大隐静脉旁路搭桥术并发假性动脉瘤是一种罕见的并发症。它们最常见的原因是桥血管的破损和开裂(图 25.48)。与 SVGAs 相比,它们往往发生在吻合口的近端或远端,并在手术后的头几周至几个月内。治疗方法通常是外科手术。

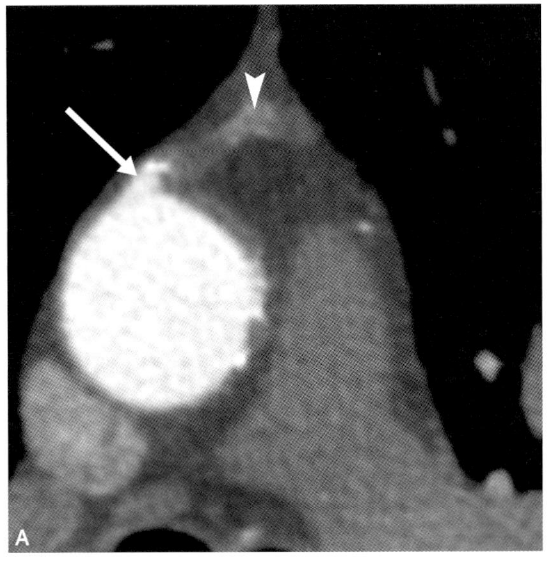

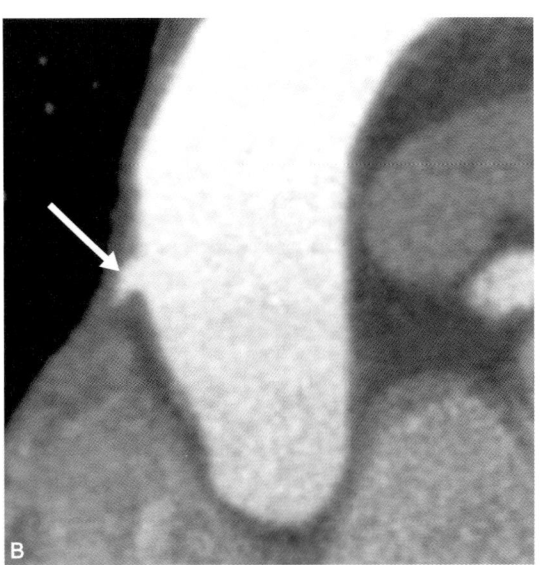

图 25.46　女性,64 岁,冠状动脉搭桥术后,冠状动脉 CTA 示大隐静脉桥血管(SVG)闭塞。A. 升主动脉轴向斜位图像显示,主动脉可见一向外的小凸起(白箭),大隐静脉桥血管内可见血栓形成(白箭头)。B. 患者的大隐静脉至后降支旁路桥血管内(白箭)也有血栓形成。这些来自主动脉的小突起被称为结节征。

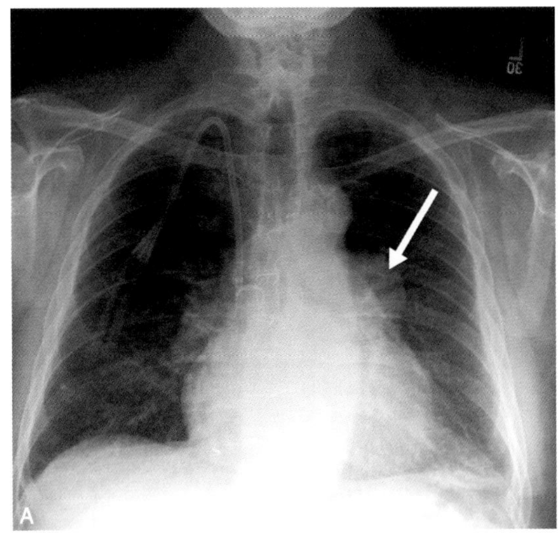

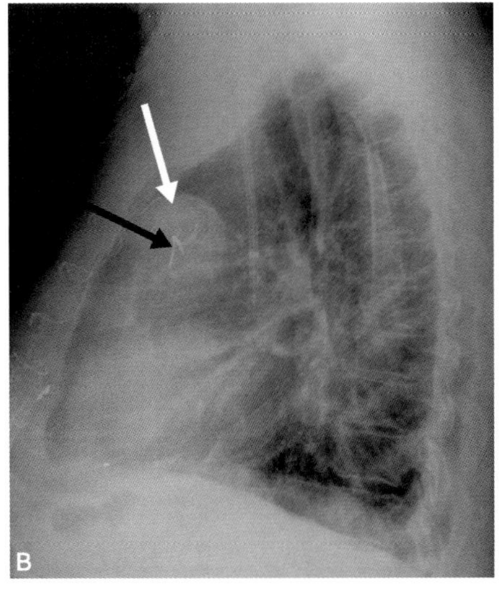

图 25.47　男性,77 岁,偶然发现的大隐静脉移植物动脉瘤(SVGA)。后前位(A)和侧位(B)胸片示前纵隔内圆形肿块(白箭),邻近冠状动脉搭桥夹(黑箭,B)。

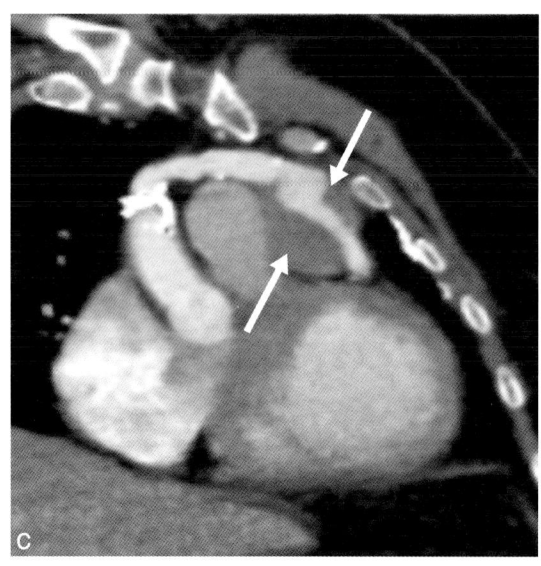

图 25.47(续) C. 门控 CTA 冠状动脉斜位 MPR 图像显示 SVGA(白箭)。SVGA 是 CABG 术后的晚期并发症。

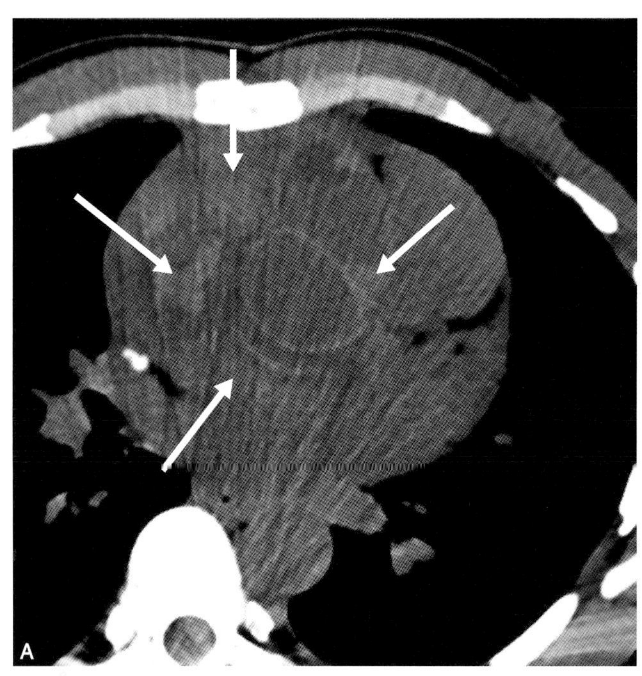

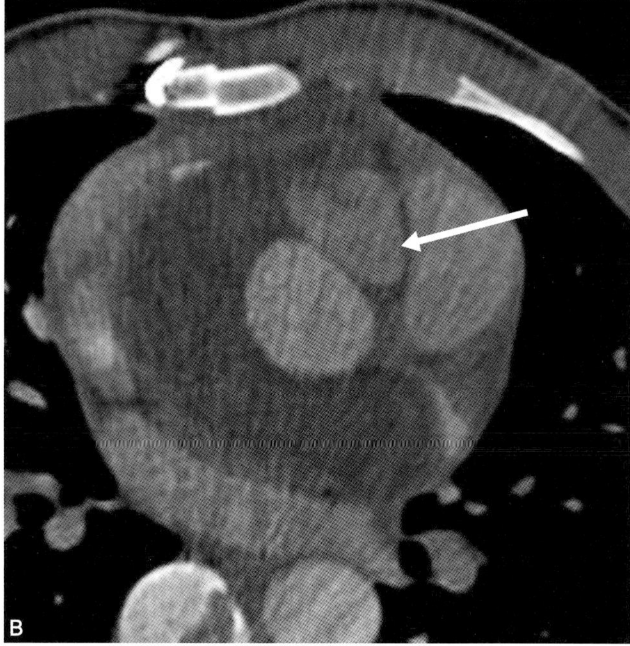

图 25.48 男性,40 岁,患者隐静脉移植假性动脉瘤,术后 2d 胸痛加重。A. 门控 CTA 的平扫图像显示主动脉根部周围不均匀的液体聚集,高密度区提示血液成分(白箭)。B. 增强图像显示,对比剂外渗至在右侧 Valsalva 窦附近(白箭)。患者再次接受胸骨切开术,结果显示 RCA 大隐静脉移植物与主动脉吻合口裂开。旁路移植假性动脉瘤少见,通常发生在吻合口。

冠状动脉瘤和假性动脉瘤

冠状动脉瘤指在冠状动脉的一段上,其管径是相邻正常冠状动脉的 1.5 倍以上。在所有冠状动脉瘤病因中,动脉粥样硬化是最常见的,约占成年冠状动脉瘤的 50%(图 25.49)。由于许多动脉粥样硬化性冠状动脉瘤(ACAA)是偶然发现的,因此确切的发病率尚不清楚。

儿童冠状动脉瘤最常见的病因是川崎病(KD),这是一种发生在婴幼儿身上的全身性中小血管炎(图 25.49)。它是美国儿童获得性心脏病的主要病因,冠状动脉瘤是这一人群发病的主要原因。较小的冠状动脉瘤在 KD 患者中可能变小或消退,但巨大的动脉瘤(>8mm)不会消退,并可能因破裂、狭窄、血栓形成而导致心肌梗死或死亡。除了动脉粥样硬化和 KD,导致冠状动脉动脉瘤形成还有许多其他病因,包括其他类型血管炎、结缔组织疾病、炎症和瘘管。

冠状动脉假性动脉瘤很少见,通常是医源性,如冠状动脉置管(图 25.50)。也可继发于感染、创伤,甚至是特发性的。由于具有破裂的风险,治疗包括支架植入术、线圈栓塞术或手术修复伴或不伴旁路移植术。

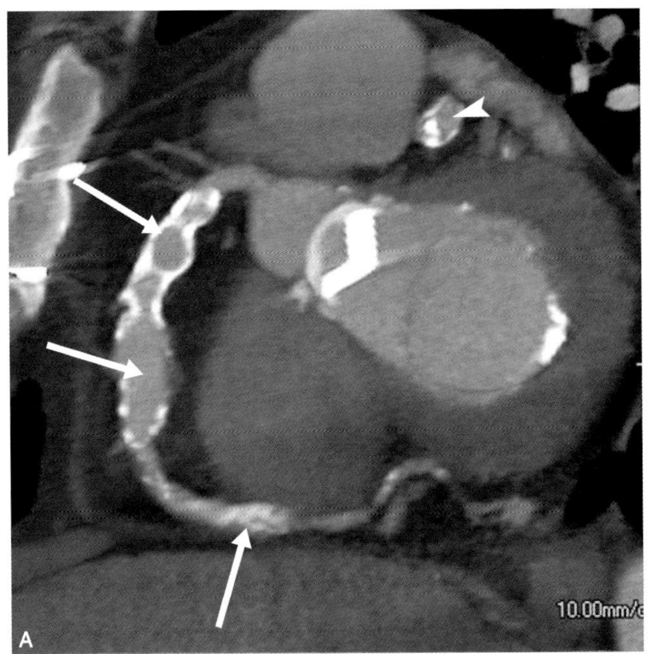

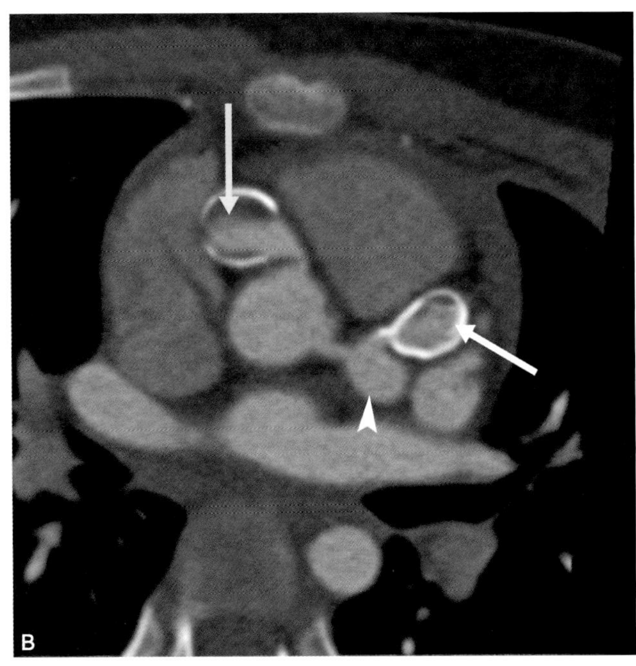

图 25.49　冠状动脉动脉瘤。A. 斜矢状位 MPR 图像示 81 岁男性，患有广泛的动脉硬化性疾病，伴有多个 RCA 动脉瘤（白箭）。部分可见的 LAD 也呈动脉瘤样改变（白箭头）。B. 斜横断位图像示患有川崎病的 5 岁女孩近端 LAD（白箭）、LCx（白箭头）和 RCA（黄箭）的大动脉瘤。动脉粥样硬化是成人冠状动脉瘤最常见的原因，而川崎病是儿童冠状动脉瘤最常见的原因。

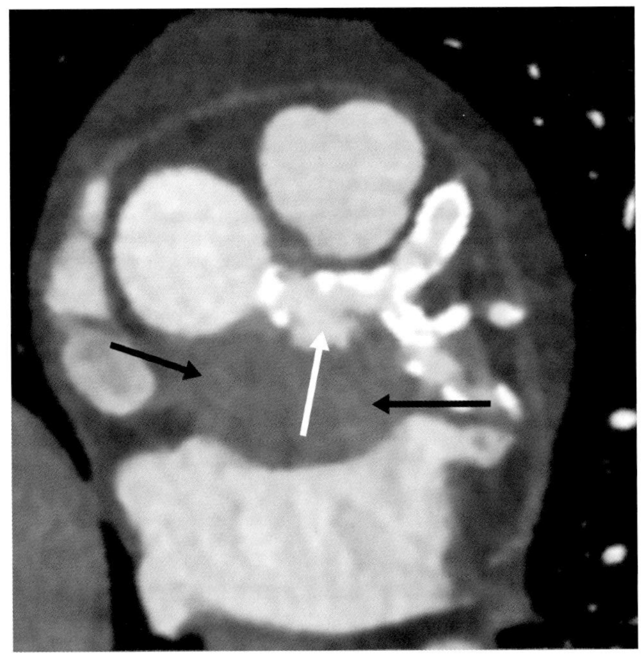

图 25.50　男性，68 岁，弥漫性冠状动脉瘤伴钙化。斜横断位 MPR 示左冠状动脉主干后壁缺损（LM，白箭），伴周围血肿（黑箭）。患者在前一天进行了心导管检查，被认为是医源性的损伤。然而，在手术中证实 LM 确有一个破口需要修复。

冠状动脉夹层

冠状动脉夹层形成有三个主要病因。最常见的病因是经皮介入治疗，比如冠状动脉成形术，其中只有不到 1% 的病例形成冠状动脉夹层。在大多数情况下，这些夹层范围有限，可通过支架植入治疗。有时夹层还可逆行扩张到主动脉，但是不常见。

A 型主动脉夹层累及升主动脉，可延伸至主动脉根部。当主动脉根部受累时，两种机制可导致冠状动脉血流受阻。首先，内膜片可以直接覆盖冠状动脉口。其次，夹层可以从主动脉延伸到冠状动脉（图 25.51）。这两种原因都可能导致冠状动脉阻塞。当怀疑为 A 型夹层时，应使用 ECG 门控，以便对主动脉根部和冠状动脉进行详细评估。

自发性冠状动脉夹层（SCAD）是冠状动脉夹层的第三大主要病因。SCAD 常累及年轻女性。尽管该病较为罕见，但在同一个医疗机构中，接受心导管治疗的 50 岁以下女性中，有 24% 的心肌梗死是 SCAD 引起的。SCAD 的发生最常见于孕妇或产妇以及正在进行剧烈运动的患者（图 25.52）。其他病因包括纤维肌发育不良、结缔组织疾病、全身炎症、激素治疗，甚至严重的精神压力。几乎所有的患者都有急性冠脉综合征，根据夹层的范围，可采用保守治疗、冠脉搭桥治疗。

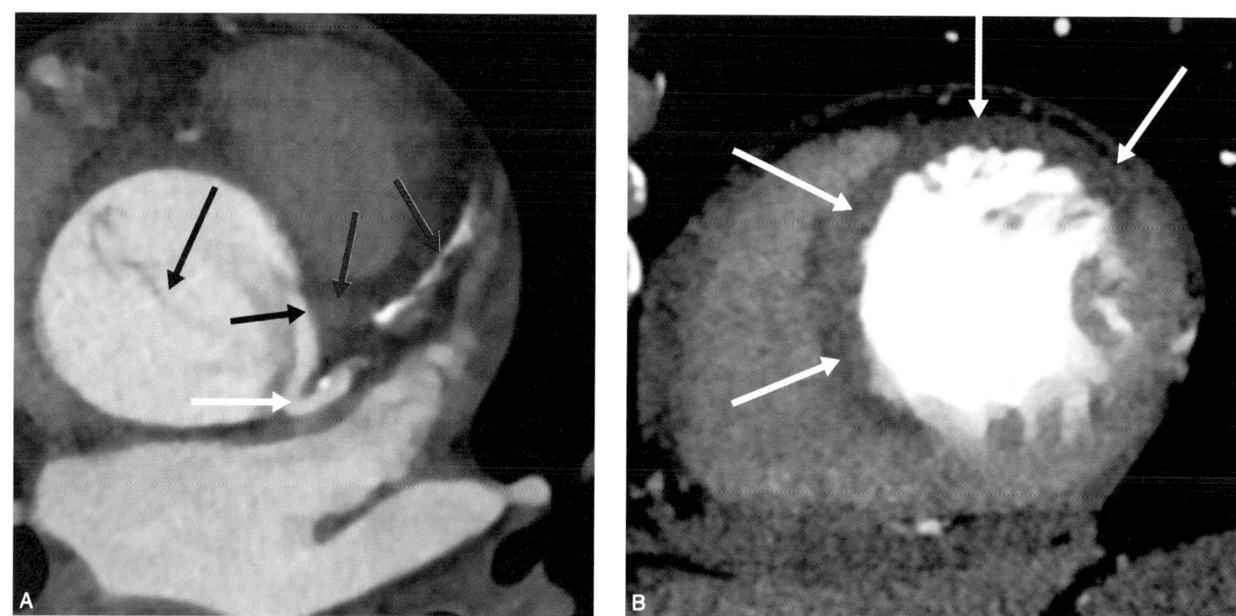

图 25.51　高血压患者,55 岁,主动脉夹层扩张至 LAD。A. 经主动脉根部的斜横断位图像示 A 型夹层。内膜片(黑箭)延伸至冠状动脉左前降支并将其闭塞(红箭)。幸运的是,该患者有少见的冠状动脉变异,LAD 和 LCx 直接从左主动脉窦发出(左主干缺失)。因此,LCx 仍然通畅(白箭)。B. 心脏基底部短轴图像示由于 LAD 闭塞导致的前壁、前间隔壁及下壁间隔壁透壁性梗死(白箭)。LCx 和 RCA 区域灌注正常。

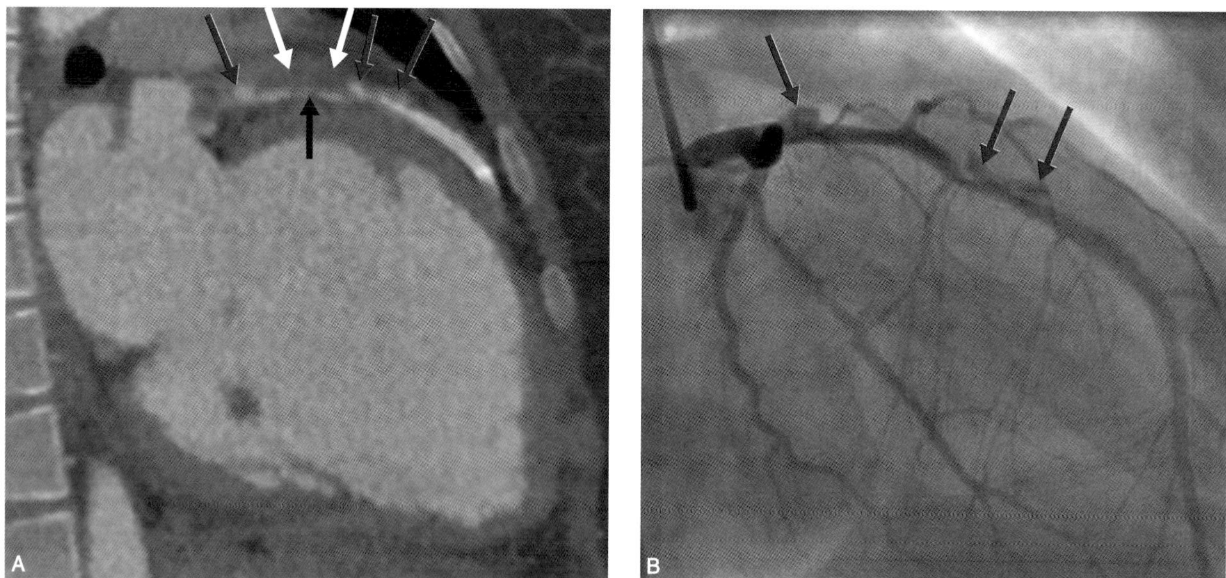

图 25.52　女性,24 岁,在生下第二个孩子后患自发性冠状动脉夹层(SCAD),进行了支架植入术。A. 通过近端 LAD 的长轴图像显示,血管周围的软组织密度减低区,对应血栓形成的假腔(白箭),该假腔压迫真腔(黑箭)。有几个向外突出的区域,代表对比剂持续充盈的假腔(红箭)。左心室严重扩张,患者射血分数为 31%。B. 冠状动脉导管插入术后的右前斜位图像显示持续充盈的假腔(红箭),与 CTA 的发现一致。

心肌梗死并发症

左室游离壁破裂、室间隔破裂和乳头肌破裂是急性心肌梗死的三大严重的机械并发症。虽然发生时间可能不同，但这些并发症通常发生在梗死后的第一周，如果不能迅速恢复和治疗，结局可能是致命的。治疗通常是手术治疗。

左心室假性室壁瘤，也称为左室游离壁破裂，发生于相邻心包或瘢痕组织的心肌撕裂（图 25.53）。心肌梗死是最常见的原因，其他病因包括心脏外科手术、创伤和感染。虽然许多患者在破裂后立即死亡，但如果破裂得到控制，患者就能存活。由于治疗方法和预后不同，鉴别真性和假性室壁瘤非常重要。一般来讲，大多数假性室壁瘤累及下壁和下侧壁，而大多数真性室壁瘤则发生于前壁，但这两种病变均可发生于这两个部位，因此仅凭部位无法作出诊断。一般来说，真性室壁瘤颈部宽大（图 25.54）。假性室壁瘤通常颈部狭窄，其直径小于远端膨出最大直径的 50%。

罕见的是，在急性心肌梗死后 1～5d，约有 0.17%～0.31% 的患者发生室间隔性心动过速。在透壁性梗死后可出现室间隔破裂，并导致从左到右的分流，从而导致完全的血流动力学改变（图 25.55）。即使外科手术，手术总死亡率也高达 42.9%。

左室前内侧乳头肌有双重血供，而左室后内侧乳头状肌通常仅由 PDA 供血。因此，急性心肌梗死后内侧乳头肌破裂的可能性是前内侧乳头肌的 6～12 倍。通常发生在急性心肌梗死后 2～7d，如果不及时治疗，高达 50% 的患者可在 24h 内死亡，94% 的患者可在 2 个月内死亡。如果后内侧乳头肌破裂，二尖瓣后叶就不能正常工作，导致严重的二尖瓣反流，通常向右，尤其是流向右上肺静脉（RSPV）。随着 RSPV 压力的增加，肺静脉回流减少，导致不对称性右肺水肿，最明显的是右上肺（图 25.56）。

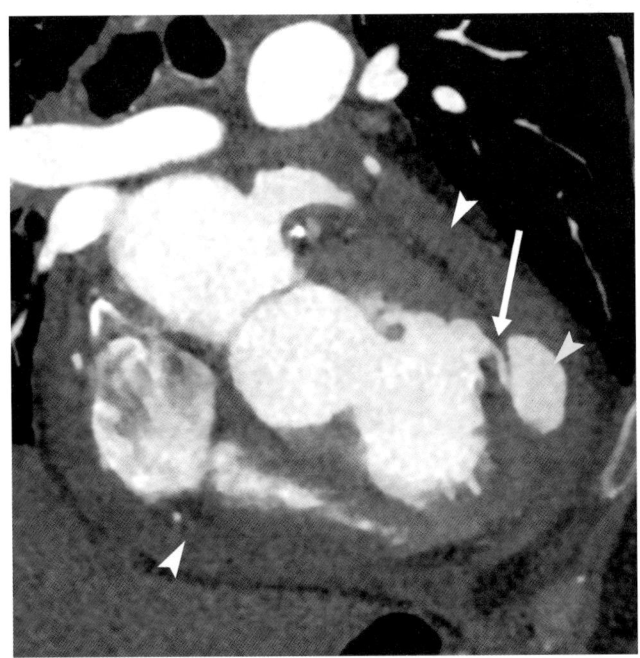

图 25.53　男性，61 岁，冠状动脉 CTA 示近期 LAD 栓塞。冠状位斜位重建显示左心室心肌撕裂处狭窄颈部（白箭）、远端假性室壁瘤（黄箭头）和周围心包积血（白箭头）。假性室壁瘤的形成是由心包周围或瘢痕形成区域的心肌破裂。

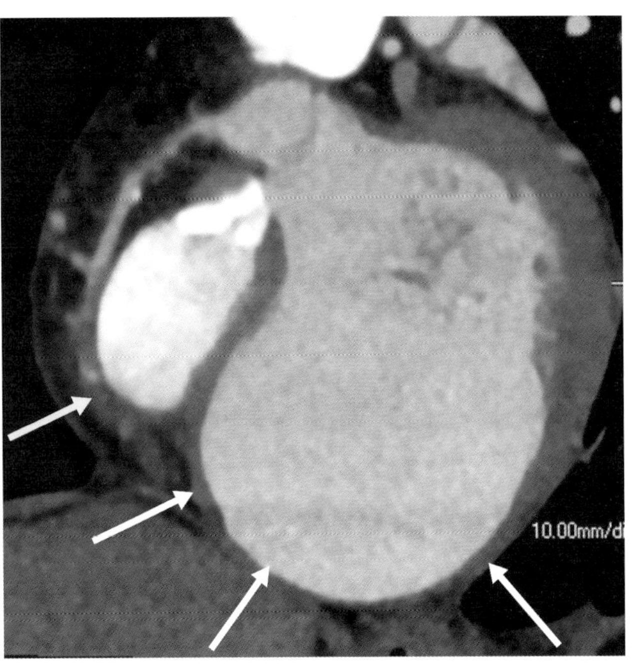

图 25.54　真性室壁瘤。冠状位斜位图像显示男性，61 岁，心脏底部有一个大的广口的下壁室壁瘤，周围有薄层心肌（白箭）。RCA 长期闭塞（黄箭）。由于其体积较大，患者接受了下壁补片修复术，病理证实为室壁瘤。

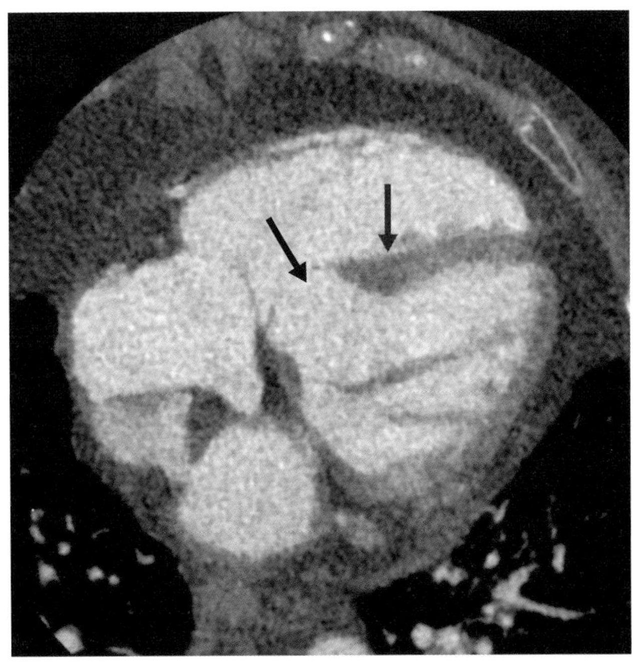

图 25.55　78 岁，女性，在 LAD 区域梗死 4d 后出现呼吸急促加重。心脏 CTA 的四腔图像显示，在基底部近前壁间隔壁有一个大的缺损（黑箭），与梗死后室间隔破裂一致。破裂附近的心肌由于梗死而呈低密度（红箭）。患者 1d 后死亡。

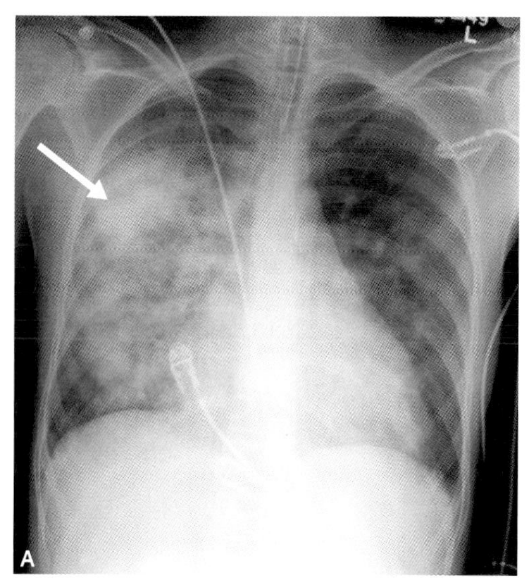

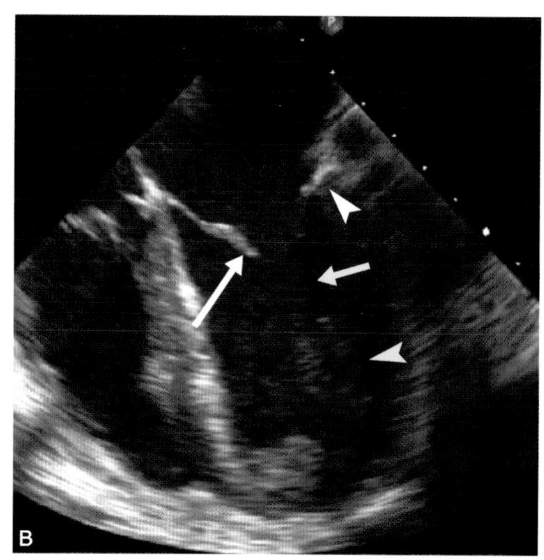

图 25.56　女性，49 岁，在 RCA 区域梗死 7d 后出现严重呼吸困难。A. 胸片显示右上肺不对称性水肿（白箭）。B. 床边超声心动图显示脱落二尖瓣后叶（白箭），导致了严重急性二尖瓣反流。前叶（白箭头）仍然附着在肌腱（黄箭）和乳头肌（黄箭头）上。

其　他

随着 CT 扫描仪不断提高其空间和时间分辨率，几乎任何常规胸部或腹部 CT 都可以评估心脏病理学的各个方面（图 25.57）。心电门控对于详细评估冠状动脉病变是必要的，但在许多情况下，即使没有静脉造影，常规扫描仍可显示出冠状动脉口。同样也能发现心肌灌注缺陷或梗死的其他后遗症，如心肌脂肪化或钙化、左室室壁瘤和血栓等。因此，在任何胸部或腹部 CT 检查中都应常规评估心脏。

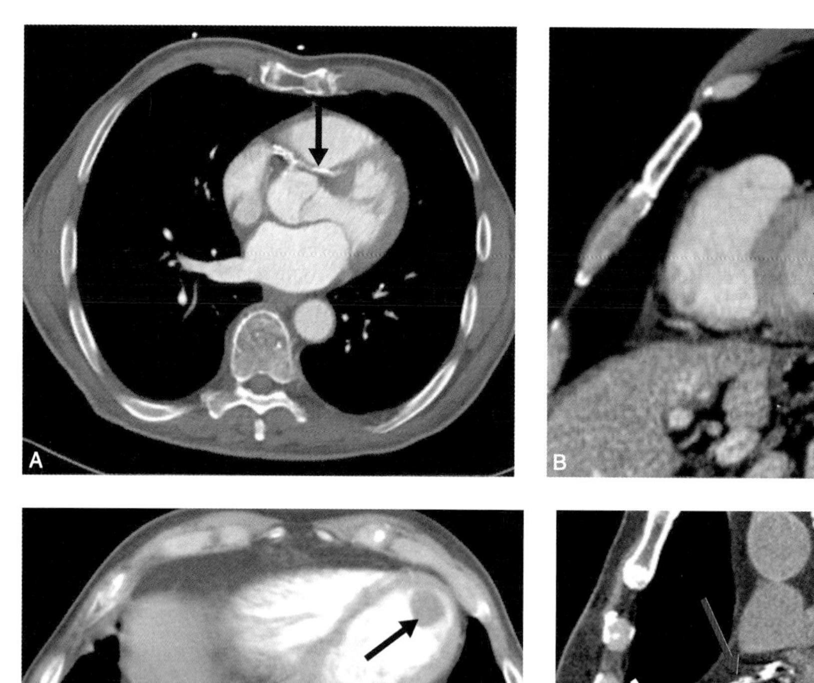

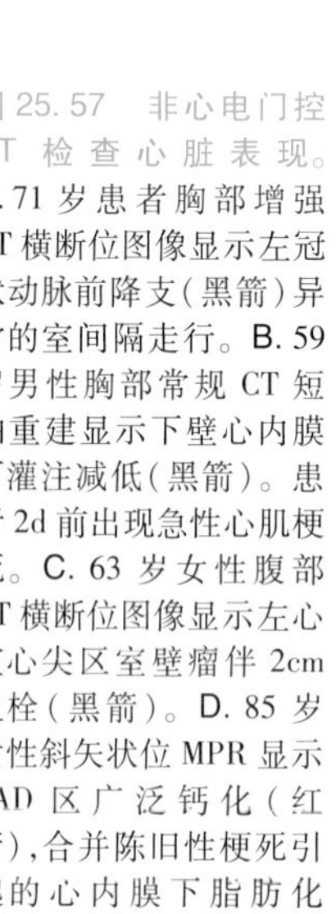

图 25.57　非心电门控 CT 检查心脏表现。A. 71 岁患者胸部增强 CT 横断位图像显示左冠状动脉前降支（黑箭）异常的室间隔走行。B. 59 岁男性胸部常规 CT 短轴重建显示下壁心内膜下灌注减低（黑箭）。患者 2d 前出现急性心肌梗死。C. 63 岁女性腹部 CT 横断位图像显示左心室心尖区室壁瘤伴 2cm 血栓（黑箭）。D. 85 岁女性斜矢状位 MPR 显示 LAD 区广泛钙化（红箭），合并陈旧性梗死引起的心内膜下脂肪化（白箭）。

推荐阅读

Abdel-Aty H, Zagrosek A, Schulz-Menger J, et al. Delayed enhancement and T2-weighted cardiovascular magnetic resonance imaging differentiate acute from chronic myocardial infarction. *Circulation* 2004;109(20):2411–2416.

Achenbach S, Giesler T, Ropers D, et al. Detection of coronary artery stenoses by contrast-enhanced, retrospectively electrocardiographically-gated, multislice spiral computed tomography. *Circulation* 2001;103(21):2535–2538.

Alford WC Jr, Stoney WS, Burrus GR, Frist RA, Thomas CS Jr. Recognition and operative management of patients with arteriosclerotic coronary artery aneurysms. *Ann Thorac Surg* 1976;22(4):317–321.

Angelini P. Coronary artery anomalies: an entity in search of an identity. *Circulation* 2007;115(10):1296–1305.

Arnaoutakis GJ, Zhao Y, George TJ, Sciortino CM, McCarthy PM, Conte JV. Surgical repair of ventricular septal defect after myocardial infarction: outcomes from the Society of Thoracic Surgeons National Database. *Ann Thorac Surg* 2012;94(2):436–443; discussion 443–444.

Bastarrika G, Lee YS, Huda W, Ruzsics B, Costello P, Schoepf UJ. CT of coronary artery disease. *Radiology* 2009;253(2):317–338.

Bazzocchi G, Romagnoli A, Sperandio M, Simonetti G. Evaluation with 64-slice CT of the prevalence of coronary artery variants and congenital anomalies: a retrospective study of 3,236 patients. *Radiol Med* 2011;116(5):675–689.

Bourassa MG, Butnaru A, Lesperance J, Tardif JC. Symptomatic myocardial bridges: overview of ischemic mechanisms and current diagnostic and treatment strategies. *J Am Coll Cardiol* 2003;41(3):351–359.

Budoff MJ, Dowe D, Jollis JG, et al. Diagnostic performance of 64-multidetector row coronary computed tomographic angiography for evaluation of coronary artery stenosis in individuals without known coronary artery disease: results from the prospective multicenter ACCURACY (Assessment by Coronary Computed Tomographic Angiography of Individuals Undergoing Invasive Coronary Angiography) trial. *J Am Coll Cardiol* 2008;52(21):1724–1732.

Burke AP, Kolodgie FD, Farb A, Weber D, Virmani R. Morphological predictors of arterial remodeling in coronary atherosclerosis. *Circulation* 2002;105(3):297–303.

Cademartiri F, La Grutta L, Malago R, et al. Prevalence of anatomical variants and coronary anomalies in 543 consecutive patients studied with 64-slice CT coronary angiography. *Eur Radiol* 2008;18(4):781–791.

Chen YF, Chien TM, Chen CW, Lin CC, Lee CS. Double right coronary artery or split right coronary artery? *Int J Cardiol* 2012;154(3):243–245.

Coelho-Filho OR, Rickers C, Kwong RY, Jerosch-Herold M. MR myocardial perfusion imaging. *Radiology* 2013;266(3):701–715.

Cook CM, Petraco R, Shun-Shin MJ, et al. Diagnostic accuracy of computed tomography-derived fractional flow reserve: a systematic review. *JAMA Cardiol* 2017;2(7):803–810.

Cowles RA, Berdon WE. Bland-White-Garland syndrome of anomalous left coronary artery arising from the pulmonary artery (ALCAPA): a historical review. *Pediatr Radiol* 2007;37(9):890–895.

Cury RC, Abbara S, Achenbach S, et al. CAD-RADS: Coronary Artery Disease – Reporting and Data System. An expert consensus document of the Society of Cardiovascular Computed Tomography (SCCT), the American College of Radiology (ACR) and the North American Society for Cardiovascular Imaging (NASCI). Endorsed by the American College of Cardiology. *J Am Coll Radiol* 2016;13(12 Pt A):1458–1466. e9.

Daoud AS, Pankin D, Tulgan H, Florentin RA. Aneurysms of the coronary artery. Report of ten cases and review of literature. *Am J Cardiol* 1963;11:228–237.

Dash D. Complications of coronary intervention: abrupt closure, dissection, perforation. *Heart Asia* 2013;5(1):61–65.

de Agustin JA, Marcos-Alberca P, Hernandez-Antolin R, et al. Collateral circulation from the conus coronary artery to the anterior descending coronary artery: assessment using multislice coronary computed tomography. *Rev Esp Cardiol* 2010;63(3):347–351.

Detrano R, Guerci AD, Carr JJ, et al. Coronary calcium as a predictor of coronary events in four racial or ethnic groups. *N Engl J Med* 2008;358(13):1336–1345.

Dodge JT Jr, Brown BG, Bolson EL, Dodge HT. Lumen diameter of normal human coronary arteries. Influence of age, sex, anatomic variation, and left ventricular hypertrophy or dilation. *Circulation* 1992;86(1):232–246.

Duarte R, Cisneros S, Fernandez G, et al. Kawasaki disease: a review with emphasis on cardiovascular complications. *Insights Imaging* 2010;1(4):223–231.

Eckart RE, Scoville SL, Campbell CL, et al. Sudden death in young adults: a 25-year review of autopsies in military recruits. *Ann Intern Med* 2004;141(11):829–834.

Erol C, Seker M. The prevalence of coronary artery variations on coronary computed tomography angiography. *Acta Radiol* 2012;53(3):278–284.

Farb A, Burke AP, Tang AL, et al. Coronary plaque erosion without rupture into a lipid core. A frequent cause of coronary thrombosis in sudden coronary death. *Circulation* 1996;93(7):1354–1363.

Ferencik M, Ropers D, Abbara S, et al. Diagnostic accuracy of image postprocessing methods for the detection of coronary artery stenoses by using multidetector CT. *Radiology* 2007;243(3):696–702.

Fischman DL, Leon MB, Baim DS, et al. A randomized comparison of coronary-stent placement and balloon angioplasty in the treatment of coronary artery disease. Stent Restenosis Study Investigators. *N Engl J Med* 1994;331(8):496–501.

Frances C, Romero A, Grady D. Left ventricular pseudoaneurysm. *J Am Coll Cardiol* 1998;32(3):557–561.

Frazier AA, Qureshi F, Read KM, Gilkeson RC, Poston RS, White CS. Coronary artery bypass grafts: assessment with multidetector CT in the early and late postoperative settings. *Radiographics* 2005;25(4):881–896.

Friedman BM, Dunn MI. Postinfarction ventricular aneurysms. *Clin Cardiol* 1995;18(9):505–511.

Galli A, Lombardi F. Postinfarct left ventricular remodelling: a prevailing cause of heart failure. *Cardiol Res Pract* 2016;2016:2579832.

Garcia MJ, Lessick J, Hoffmann MH; CATSCAN Study Investigators. Accuracy of 16-row multidetector computed tomography for the assessment of coronary artery stenosis. *JAMA* 2006;296(4):403–411.

Goetti R, Feuchtner G, Stolzmann P, et al. Delayed enhancement imaging of myocardial viability: low-dose high-pitch CT versus MRI. *Eur Radiol* 2011;21(10):2091–2099.

Goldman S, Zadina K, Moritz T, et al. Long-term patency of saphenous vein and left internal mammary artery grafts after coronary artery bypass surgery: results from a Department of Veterans Affairs Cooperative Study. *J Am Coll Cardiol* 2004;44(11):2149–2156.

Goldstein JA, Chinnaiyan KM, Abidov A, et al. The CT-STAT (Coronary Computed Tomographic Angiography for Systematic Triage of Acute Chest Pain Patients to Treatment) trial. *J Am Coll Cardiol* 2011;58(14):1414–1422.

Greenland P, Bonow RO, Brundage BH, et al. ACCF/AHA 2007 clinical expert consensus document on coronary artery calcium scoring by computed tomography in global cardiovascular risk assessment and in evaluation of patients with chest pain: a report of the American College of Cardiology Foundation Clinical Expert Consensus Task Force (ACCF/AHA Writing Committee to Update the 2000 Expert Consensus Document on Electron Beam Computed Tomography) developed in collaboration with the Society of Atherosclerosis Imaging and Prevention and the Society of Cardiovascular Computed Tomography. *J Am Coll Cardiol* 2007;49(3):378–402.

Hamirani YS, Wong A, Kramer CM, Salerno M. Effect of microvascular obstruction and intramyocardial hemorrhage by CMR on LV remodeling and outcomes after myocardial infarction: a systematic review and meta-analysis. *JACC Cardiovasc Imaging* 2014;7(9):940–952.

Harris PJ, Behar VS, Conley MJ, et al. The prognostic significance of 50% coronary stenosis in medically treated patients with coronary artery disease. *Circulation* 1980;62(2):240–248.

Hecht HS, Budoff MJ, Berman DS, Ehrlich J, Rumberger JA. Coronary artery calcium scanning: clinical paradigms for cardiac risk assessment and treatment. *Am Heart J* 2006;151(6):1139–1146.

Hobbs RE, Millit HD, Raghavan PV, Moodie DS, Sheldon WC. Coronary artery fistulae: a 10-year review. *Cleve Clin Q* 1982;49(4):191–197.

Hoffmann U, Truong QA, Schoenfeld DA, et al. Coronary CT angiography versus standard evaluation in acute chest pain. *N Engl J Med* 2012;367(4):299–308.

Holmes DR Jr, Leon MB, Moses JW, et al. Analysis of 1-year clinical outcomes in the SIRIUS trial: a randomized trial of a sirolimus-eluting stent versus a standard stent in patients at high risk for coronary restenosis. *Circulation* 2004;109(5):634–640.

Hulten EA, Blankstein R. Pseudoaneurysms of the heart. *Circulation* 2012;125(15):1920–1925.

Hwang JH, Ko SM, Roh HG, et al. Myocardial bridging of the left anterior descending coronary artery: depiction rate and morphologic features by dual-source CT coronary angiography. *Korean J Radiol* 2010;11(5):514–521.

Iemura J, Oku H, Shirotani H. Right coronary artery pseudoaneurysm after blunt injury to the chest. *Heart* 1996;76(1):86.

Ilia R, Rosenshtein G, Weinstein J, Cafri C, Abu-Ful A, Gueron M. Left anterior descending artery length in left and right coronary artery dominance. *Coron Artery Dis* 2001;12(1):77–78.

Javadi MS, Lautamaki R, Merrill J, et al. Definition of vascular territories on myocardial perfusion images by integration with true coronary anatomy: a hybrid PET/CT analysis. *J Nucl Med* 2010;51(2):198–203.

Jeudy J, White CS, Kligerman SJ, et al. Spectrum of coronary artery aneurysms: from the radiologic pathology archives. *Radiographics* 2018;38(1):11–36.

Jones BM, Kapadia SR, Smedira NG, et al. Ventricular septal rupture complicating acute myocardial infarction: a contemporary review. *Eur Heart J* 2014;35(31):2060–2068.

Joshi SD, Joshi SS, Athavale SA. Origins of the coronary arteries and their significance. *Clinics (Sao Paulo)* 2010;65(1):79–84.

Kanza RE, Allard C, Berube M. Cardiac findings on non-gated chest computed tomography: a clinical and pictorial review. *Eur J Radiol* 2016;85(2):435–451.

Kar S, Webel RR. Diagnosis and treatment of spontaneous coronary artery pseudoaneurysm: rare anomaly with potentially significant clinical implications. *Catheter Cardiovasc Interv* 2017;90(4):589–597.

Kashiwagi M, Tanaka A, Kitabata H, et al. Feasibility of noninvasive assessment of thin-cap fibroatheroma by multidetector computed tomography. *JACC Cardiovasc Imaging* 2009;2(12):1412–1419.

Kim PJ, Hur G, Kim SY, et al. Frequency of myocardial bridges and dynamic compression of epicardial coronary arteries: a comparison between computed tomography and invasive coronary angiography. *Circulation* 2009;

119(10):1408–1416.
Kim SY, Seo JB, Do KH, et al. Coronary artery anomalies: classification and ECG-gated multi-detector row CT findings with angiographic correlation. *Radiographics* 2006;26(2):317–333; discussion 333–334.
Kim RJ, Wu E, Rafael A, et al. The use of contrast-enhanced magnetic resonance imaging to identify reversible myocardial dysfunction. *N Engl J Med* 2000;343(20):1445–1453.
Kishi S, Giannopoulos AA, Tang A, et al. Fractional flow reserve estimated at coronary CT angiography in intermediate lesions: comparison of diagnostic accuracy of different methods to determine coronary flow distribution. *Radiology* 2018;287(1):76–84.
Kitagawa T, Yamamoto H, Horiguchi J, et al. Characterization of noncalcified coronary plaques and identification of culprit lesions in patients with acute coronary syndrome by 64-slice computed tomography. *JACC Cardiovasc Imaging* 2009;2(2):153–160.
Knaapen M, Koch AH, Koch C, et al. Prevalence of left and balanced coronary arterial dominance decreases with increasing age of patients at autopsy. A postmortem coronary angiograms study. *Cardiovasc Pathol* 2013;22(1):49–53.
Kosar P, Ergun E, Ozturk C, Kosar U. Anatomic variations and anomalies of the coronary arteries: 64-slice CT angiographic appearance. *Diagn Interv Radiol* 2009;15(4):275–283.
Krasuski RA, Magyar D, Hart S, et al. Long-term outcome and impact of surgery on adults with coronary arteries originating from the opposite coronary cusp. *Circulation* 2011;123(2):154–162.
Krishnan B, Cross C, Dykoski R, et al. Intra-atrial right coronary artery and its ablation implications. *JACC Clin Electrophysiol* 2017;3(9):1037–1045.
Kumar A, Beohar N, Arumana JM, et al. CMR imaging of edema in myocardial infarction using cine balanced steady-state free precession. *JACC Cardiovasc Imaging* 2011;4(12):1265–1273.
Kumbhani DJ, Ingelmo CP, Schoenhagen P, Curtin RJ, Flamm SD, Desai MY. Meta-analysis of diagnostic efficacy of 64-slice computed tomography in the evaluation of coronary in-stent restenosis. *Am J Cardiol* 2009;103(12):1675–1681.
Kutty RS, Jones N, Moorjani N. Mechanical complications of acute myocardial infarction. *Cardiol Clin* 2013;31(4):519–531, vii–viii.
Le Breton H, Pavin D, Langanay T, et al. Aneurysms and pseudoaneurysms of saphenous vein coronary artery bypass grafts. *Heart* 1998;79(5):505–508.
Lee BY. Anomalous right coronary artery from the left coronary sinus with an interarterial course: is it really dangerous? *Korean Circ J* 2009;39(5):175–179.
Lee HJ, Hong YJ, Kim HY, et al. Anomalous origin of the right coronary artery from the left coronary sinus with an interarterial course: subtypes and clinical importance. *Radiology* 2012;262(1):101–108.
Lempel JK, Jeudy J, Kligerman SJ, White CS. The nubbin sign. *J Thorac Imaging* 2013;28(3):W42.
Litt HI, Gatsonis C, Snyder B, et al. CT angiography for safe discharge of patients with possible acute coronary syndromes. *N Engl J Med* 2012;366(15):1393–1403.
Lowe JE, Oldham HN Jr, Sabiston DC Jr. Surgical management of congenital coronary artery fistulas. *Ann Surg* 1981;194(4):373–380.
Madhavan MV, Tarigopula M, Mintz GS, Maehara A, Stone GW, Genereux P. Coronary artery calcification: pathogenesis and prognostic implications. *J Am Coll Cardiol* 2014;63(17):1703–1714.
Malagutti P, Nieman K, Meijboom WB, et al. Use of 64-slice CT in symptomatic patients after coronary bypass surgery: evaluation of grafts and coronary arteries. *Eur Heart J* 2007;28(15):1879–1885.
Mandal S, Tadros SS, Soni S, Madan S. Single coronary artery anomaly: classification and evaluation using multidetector computed tomography and magnetic resonance angiography. *Pediatr Cardiol* 2014;35(3):441–449.
Masci PG, Bogaert J. Post myocardial infarction of the left ventricle: the course ahead seen by cardiac MRI. *Cardiovasc Diagn Ther* 2012;2(2):113–127.
Miller JA, Anavekar NS, El Yaman MM, Burkhart HM, Miller AJ, Julsrud PR. Computed tomographic angiography identification of intramural segments in anomalous coronary arteries with interarterial course. *Int J Cardiovasc Imaging* 2012;28(6):1525–1532.
Miller JM, Rochitte CE, Dewey M, et al. Diagnostic performance of coronary angiography by 64-row CT. *N Engl J Med* 2008;359(22):2324–2336.
Min JK, Leipsic J, Pencina MJ, et al. Diagnostic accuracy of fractional flow reserve from anatomic CT angiography. *JAMA* 2012;308(12):1237–1245.
Mohara J, Konishi H, Kato M, Misawa Y, Kamisawa O, Fuse K. Saphenous vein graft pseudoaneurysm rupture after coronary artery bypass grafting. *Ann Thorac Surg* 1998;65(3):831–832.
Mohlenkamp S, Hort W, Ge J, Erbel R. Update on myocardial bridging. *Circulation* 2002;106(20):2616–2622.
Motoyama S, Kondo T, Sarai M, et al. Multislice computed tomographic characteristics of coronary lesions in acute coronary syndromes. *J Am Coll Cardiol* 2007;50(4):319–326.
Motoyama S, Sarai M, Harigaya H, et al. Computed tomographic angiography characteristics of atherosclerotic plaques subsequently resulting in acute coronary syndrome. *J Am Coll Cardiol* 2009;54(1):49–57.
Mowatt G, Cook JA, Hillis GS, et al. 64-Slice computed tomography angiography in the diagnosis and assessment of coronary artery disease: systematic review and meta-analysis. *Heart* 2008;94(11):1386–1393.
Musiani A, Cernigliaro C, Sansa M, Maselli D, De Gasperis C. Left main coronary artery atresia: literature review and therapeutical considerations. *Eur J Cardiothorac Surg* 1997;11(3):505–514.
Narula J, Achenbach S. Napkin-ring necrotic cores: defining circumferential extent of necrotic cores in unstable plaques. *JACC Cardiovasc Imaging* 2009;2(12):1436–1438.
Opolski MP, Pregowski J, Kruk M, et al. The prevalence and characteristics of intra-atrial right coronary artery anomaly in 9,284 patients referred for coronary computed tomography angiography. *Eur J Radiol* 2014;83(7):1129–1134.
Pejkovic B, Krajnc I, Anderhuber F, Kosutic D. Anatomical aspects of the arterial blood supply to the sinoatrial and atrioventricular nodes of the human heart. *J Int Med Res* 2008;36(4):691–698.
Pena E, Nguyen ET, Merchant N, Dennie C. ALCAPA syndrome: not just a pediatric disease. *Radiographics* 2009;29(2):553–565.
Polacek P, Kralove H. Relation of myocardial bridges and loops on the coronary arteries to coronary occulsions. *Am Heart J* 1961;61:44–52.
Raff GL, Abidov A, Achenbach S, et al. SCCT guidelines for the interpretation and reporting of coronary computed tomographic angiography. *J Cardiovasc Comput Tomogr* 2009;3(2):122–136.
Ramirez FD, Hibbert B, Simard T, et al. Natural history and management of aortocoronary saphenous vein graft aneurysms: a systematic review of published cases. *Circulation* 2012;126(18):2248–2256.
Renapurkar R, Desai MY, Curtin RJ. Intracavitary course of the right coronary artery: an increasingly recognized anomaly by coronary computed tomography angiography. *J Thorac Imaging* 2010;25(3):W77–W78.
Ropers D, Pohle FK, Kuettner A, et al. Diagnostic accuracy of noninvasive coronary angiography in patients after bypass surgery using 64-slice spiral computed tomography with 330-ms gantry rotation. *Circulation* 2006;114(22):2334–2341; quiz 2334.
Rossi A, Merkus D, Klotz E, Mollet N, de Feyter PJ, Krestin GP. Stress myocardial perfusion: imaging with multidetector CT. *Radiology* 2014;270(1):25–46.
Said SA, van der Werf T. Dutch survey of coronary artery fistulas in adults: congenital solitary fistulas. *Int J Cardiol* 2006;106(3):323–332.
Sakuma H. Coronary CT versus MR angiography: the role of MR angiography. *Radiology* 2011;258(2):340–349.
Salavati A, Radmanesh F, Heidari K, Dwamena BA, Kelly AM, Cronin P. Dual-source computed tomography angiography for diagnosis and assessment of coronary artery disease: systematic review and meta-analysis. *J Cardiovasc Comput Tomogr* 2012;6(2):78–90.
Saremi F, Goodman G, Wilcox A, Salibian R, Vorobiof G. Coronary artery ostial atresia: diagnosis of conotruncal anastomotic collateral rings using CT angiography. *JACC Cardiovasc Imaging* 2011;4(12):1320–1323.
Sari I, Kizilkan N, Sucu M, et al. Double right coronary artery: report of two cases and review of the literature. *Int J Cardiol* 2008;130(2):e74–e77.
Sarwar A, Shaw LJ, Shapiro MD, et al. Diagnostic and prognostic value of absence of coronary artery calcification. *JACC Cardiovasc Imaging* 2009;2(6):675–688.
Saw J, Aymong E, Sedlak T, et al. Spontaneous coronary artery dissection: association with predisposing arteriopathies and precipitating stressors and cardiovascular outcomes. *Circ Cardiovasc Interv* 2014;7(5):645–655.
Serruys PW, de Jaegere P, Kiemeneij F, et al. A comparison of balloon-expandable-stent implantation with balloon angioplasty in patients with coronary artery disease. Benestent Study Group. *N Engl J Med* 1994;331(8):489–495.
Shah DJ, Kim HW, James O, et al. Prevalence of regional myocardial thinning and relationship with myocardial scarring in patients with coronary artery disease. *JAMA* 2013;309(9):909–918.
Shen WF, Tribouilloy C, Mirode A, Dufosse H, Lesbre JP. Left ventricular aneurysm and prognosis in patients with first acute transmural anterior myocardial infarction and isolated left anterior descending artery disease. *Eur Heart J* 1992;13(1):39–44.
Stone GW, Moses JW, Ellis SG, et al. Safety and efficacy of sirolimus- and paclitaxel-eluting coronary stents. *N Engl J Med* 2007;356(10):998–1008.
Syed M, Lesch M. Coronary artery aneurysm: a review. *Prog Cardiovasc Dis* 1997;40(1):77–84.
Taylor AJ, Cerqueira M, Hodgson JM, et al. ACCF/SCCT/ACR/AHA/ASE/ASNC/NASCI/SCAI/SCMR 2010 appropriate use criteria for cardiac computed tomography. A Report of the American College of Cardiology Foundation Appropriate Use Criteria Task Force, the Society of Cardiovascular Computed Tomography, the American College of Radiology, the American Heart Association, the American Society of Echocardiography, the American Society of Nuclear Cardiology, the North American Society for Cardiovascular Imaging, the Society for Cardiovascular Angiography and Interventions, and the Society for Cardiovascular Magnetic Resonance. *Circulation* 2010;122(21):e525–e555.
Tesche C, De Cecco CN, Albrecht MH, et al. Coronary CT angiography-derived fractional flow reserve. *Radiology* 2017;285(1):17–33.
Topaz O, DiSciascio G, Cowley MJ, et al. Absent left main coronary artery: angiographic findings in 83 patients with separate ostia of the left anterior descending and circumflex arteries at the left aortic sinus. *Am Heart J* 1991;122(2):447–452.
Tunick PA, Slater J, Kronzon I, Glassman E. Discrete atherosclerotic coronary artery aneurysms: a study of 20 patients. *J Am Coll Cardiol* 1990;15(2):279–282.
Varga-Szemes A, Meinel FG, De Cecco CN, Fuller SR, Bayer RR, 2nd, Schoepf UJ. CT myocardial perfusion imaging. *AJR Am J Roentgenol* 2015;204(3):487–497.
Veltman CE, de Graaf FR, Schuijf JD, et al. Prognostic value of coronary ves-

sel dominance in relation to significant coronary artery disease determined with non-invasive computed tomography coronary angiography. *Eur Heart J* 2012;33(11):1367–1377.

Virmani R, Burke AP, Farb A. Plaque rupture and plaque erosion. *Thromb Haemost* 1999;82 Suppl 1:1–3.

Virmani R, Burke AP, Farb A, Kolodgie FD. Pathology of the vulnerable plaque. *J Am Coll Cardiol* 2006;47(8 Suppl):C13–C18.

Virmani R, Burke AP, Kolodgie FD, Farb A. Vulnerable plaque: the pathology of unstable coronary lesions. *J Interv Cardiol* 2002;15(6):439–446.

Virmani R, Burke AP, Kolodgie FD, Farb A. Pathology of the thin-cap fibroatheroma: a type of vulnerable plaque. *J Interv Cardiol* 2003;16(3):267–272.

Vliegenthart R, Henzler T, Moscariello A, et al. CT of coronary heart disease: part 1, CT of myocardial infarction, ischemia, and viability. *AJR Am J Roentgenol* 2012;198(3):531–547.

Warnes CA, Williams RG, Bashore TM, et al. ACC/AHA 2008 guidelines for the management of adults with congenital heart disease: a report of the American College of Cardiology/American Heart Association Task Force on Practice Guidelines (writing committee to develop guidelines on the management of adults with congenital heart disease). *Circulation* 2008;118(23):e714–e833.

Weustink AC, Nieman K, Pugliese F, et al. Diagnostic accuracy of computed tomography angiography in patients after bypass grafting: comparison with invasive coronary angiography. *JACC Cardiovasc Imaging* 2009;2(7):816–824.

Yamagishi M, Terashima M, Awano K, et al. Morphology of vulnerable coronary plaque: insights from follow-up of patients examined by intravascular ultrasound before an acute coronary syndrome. *J Am Coll Cardiol* 2000; 35(1):106–111.

Yamamoto H, Kitagawa T, Ohashi N, et al. Noncalcified atherosclerotic lesions with vulnerable characteristics detected by coronary CT angiography and future coronary events. *J Cardiovasc Comput Tomogr* 2013;7(3): 192–199.

Yamanaka O, Hobbs RE. Coronary artery anomalies in 126,595 patients undergoing coronary arteriography. *Cathet Cardiovasc Diagn* 1990;21(1):28–40.

Yau JM, Singh R, Halpern EJ, Fischman D. Anomalous origin of the left coronary artery from the pulmonary artery in adults: a comprehensive review of 151 adult cases and a new diagnosis in a 53-year-old woman. *Clin Cardiol* 2011;34(4):204–210.

Yoshida S, Sakuma K, Ueda O. Acute mitral regurgitation due to total rupture in the anterior papillary muscle after acute myocardial infarction successfully treated by emergency surgery. *Jpn J Thorac Cardiovasc Surg* 2003;51(5):208–210.

Zarins CK, Taylor CA, Min JK. Computed fractional flow reserve (FFTCT) derived from coronary CT angiography. *J Cardiovasc Transl Res* 2013;6(5): 708–714.

Zeina AR, Odeh M, Blinder J, Rosenschein U, Barmeir E. Myocardial bridge: evaluation on MDCT. *AJR Am J Roentgenol* 2007;188(4):1069–1073.

Zenooz NA, Habibi R, Mammen L, Finn JP, Gilkeson RC. Coronary artery fistulas: CT findings. *Radiographics* 2009;29(3):781–789.

（于佳琳 李睿 徐晓雪）

第 26 章 心脏肿瘤

引　　言

心脏占位性病变相对少见，可分为肿瘤或肿瘤样病变。心脏肿瘤的发病率较低，约为 0.002%～0.03%。事实上，许多心脏占位性病变通常是肿瘤样病变，大多数是血栓。心脏肿瘤分为原发性和继发性，由转移引起的继发性心脏肿瘤的发病率是原发性心脏肿瘤的 20～40 倍（图 26.1）。明确这些病变的良恶性是一个重要的预后因素，但无论是心脏肿瘤还是肿瘤样病变都可以引起栓死、心律失常，导致死亡率显著增高。随着心脏影像学的不断发展，特别是心脏断面影像学的发展，极大提升了影像学对病变评估能力。

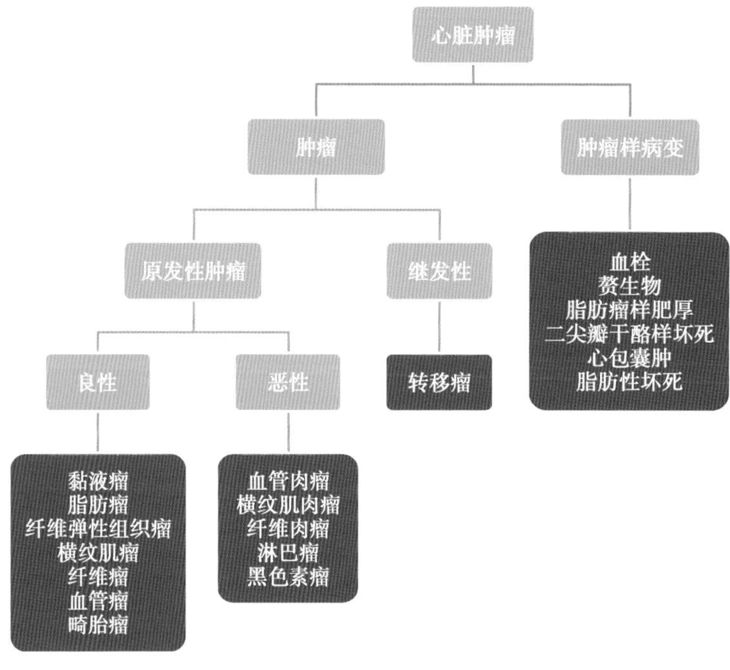

图 26.1　心脏占位性病变的分类。

成像技术与方法

心脏占位常常是因为其他原因行常规超声心动图或 CT 检查时偶然发现。随着常规 CT 时间分辨率的提高，行常规胸部和腹部影像学检查时偶然发现的心脏病变越来越多。一旦发现心脏病变，定位诊断是第一步，也是至关重要的一步，了解病变部位有助于缩小鉴别诊断范围（图 26.2、图 26.3）。报告要反映心脏病变与邻近正常结构的关系（包括心包、纵隔或肺）。心包的可视化有助于区分心内和心外病变，病变定位在心脏内有助于诊断心脏肿块。检测病变内的钙化、脂肪或纤维组织有助于缩小诊断范围。影像学特征也可以帮助确定病变的良恶性（表 26.1）。当然，最关键的问题是明确病变是肿瘤还是血栓。

超声心动图

目前有多种影像学方法可用来评估心脏肿瘤，每种方法都有不同的优缺点。经食管超声心动图易于实施、价格便宜，是评价心脏肿瘤的首选方法。它可以实时成像评估心脏形态、心室和瓣膜功能。然而超声心动图的软组织分辨力较差，且其声窗有限，对心肌肿瘤的评价有限。超声心动图对邻近心外膜的评价也有限，且评估局部受累的程度也常受到限制。此外，由于视野小，较大的浸润性心外肿瘤可能被误认为是心内肿瘤。虽然经食管超声心动图在其动态可视化方面具有优势，但仍然受限于其有限的视野和软组织对比度。

横断面成像

随着技术的进步，心脏 CT 和心脏磁共振（CMR）的横断面成像越来越多地用于评估可疑心脏病变。心电门控（ECG）可减少成像时患者的运动伪影，帮助功能分析。

表 26.1
心脏良恶性病变的区别

特征	良性	恶性
大小	小，<5cm	大，>5cm
数量	单发	多发
位置	左侧	右侧
边缘	光滑	不规则
	边界清晰	边界不清
	不会沿邻近组织侵犯、蔓延	直接侵犯邻近组织
心包	不会侵犯心包	血性心包积液
		心包侵犯或呈多发结节
组织特点	均质	不均质（出血、坏死）
	早期强化不明显	增强早期强化明显
	延迟强化	延迟强化

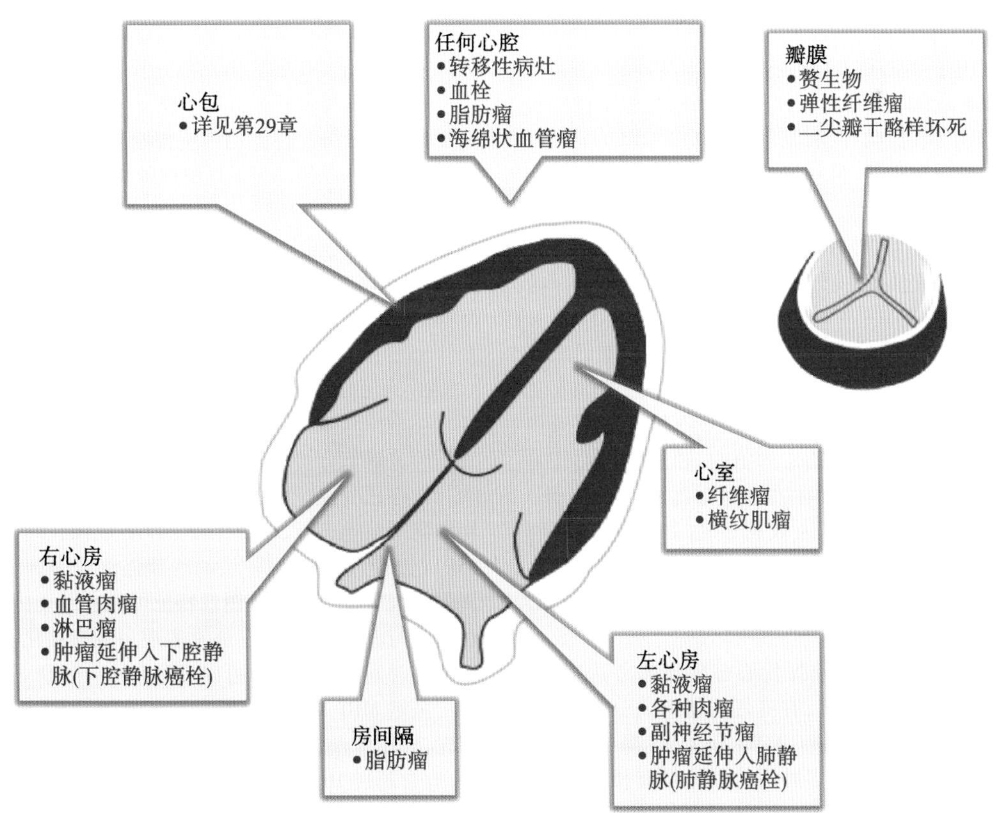

图 26.2　常见心脏占位性病变的好发部分示意图。

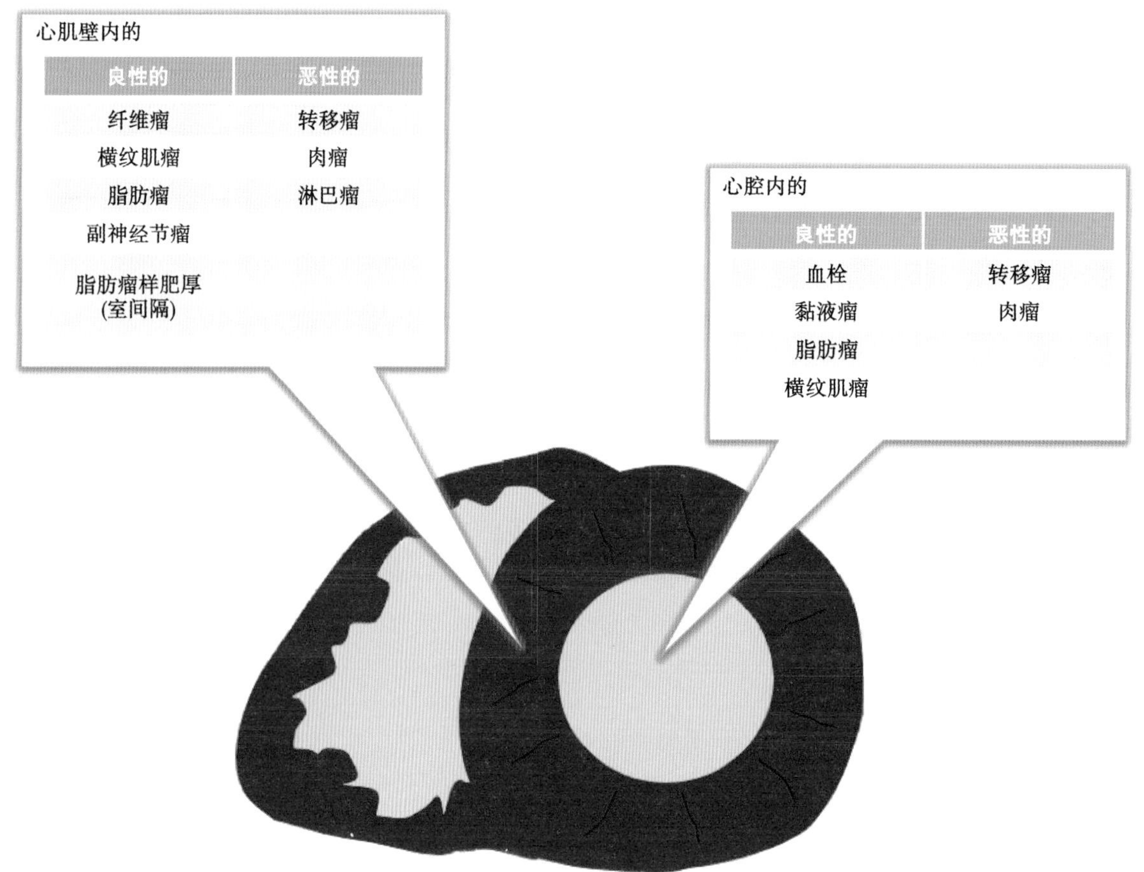

图 26.3　常见心脏占位性病变的好发部位及其与心肌的关系。

心脏 CT。心电门控心脏 CT 具有高空间分辨率、多平面图像重建能力和快速采集时间等优点，可以精确检测和定位心脏肿瘤。虽然 CT 对组织成分的识别能力不如 MRI，但 CT 能较好地检测病灶内是否存在脂肪、液体和钙化。回顾性心电门控，即心脏在整个心脏周期内成像，可能有助于显示肿块在心脏周期内的运动。与 MRI 相比，心脏 CT 的缺点包括时间分辨率较低、有电离辐射、软组织对比度较差，以及肾衰竭或对比剂过敏患者不可行 CT 增强检查。

静脉注射非离子对比剂是 CT 评价心脏病变的重要组成部分。如果已知病变位置，可以通过使用对比剂跟踪技术来定制密度阈值，将感兴趣区放置在特定区域，随后在感兴趣区域内设定密度触发扫描，当密度超过指定阈值时，通过使用对比剂跟踪技术来获得连续图像，该技术利用少量对比剂（10~20mL）进行初步扫描，计算出感兴趣区域密度达到峰值的时间（TTP）。然后，逐步增加对比剂的量，以确保填充所有的腔室。延迟成像有助于评估肿瘤的强化程度或使右心房、IVC 或左心耳的对比剂分布均匀。

心脏 MRI。心脏 MRI 是目前评价心脏肿瘤的首选方法。它是非侵入性的多平面成像方式，有良好的软组织分辨力，可以很好地定位，同时进行功能分析。T_1WI 和 T_2WI 都可以评估病灶位置和组织特征等信息，许多肿瘤的信号具有相似之处，大部分肿瘤在 T_1WI 上呈低-中信号，T_2WI 呈高信号，因此单纯基于信号特征很难鉴别病变的良恶性。脂肪饱和技术通常用于评估脂肪成分。T_1 首过灌注和钆对比剂延迟增强（LGE）序列分别是评价病变的血供及强化程度的重要序列（表 26.2）。

心脏磁共振的扫描方案主要为了检测病变，评估其形态，并定义其组织成分。首先利用胸部横断位图像帮助定位病变，并规划后续目标成像。接下来根据肿块的位置进行稳态自由进动（SSFP）电影序列扫描。一般来说，至少应一个平面上对整个肿块进行评估，以确保准确的肿瘤表征。肿块定位后，通过 T_1WI 和 T_2WI 序列确定肿块的组织类型。在心包附近或心包内的病变中，心肌组织标记（动态标记序列）有助于检测心肌浸润或粘连。此外，心肌追踪序列可以帮助检测心肌内有无非收缩性肿块，如横纹肌瘤，或区分真正的肿块与非对称局灶性肥厚型心肌病。

在定位和基本组织特征确定后，静脉注射钆对比剂是 MR 评估的关键部分。肿瘤应该在对比剂灌注之初成像，以便检测动脉期强化程度。然后，T_1 延迟期成像应在与先前 T_1WI 图像相同的平面上进行，以便比较。LGE 成像在对比剂注射后 10~15min 进行，这对检测肿块的晚期强化或因肿块引起的周围心肌强化很有价值。LGE 图像特征可能有助于区分血栓、其他良性病变与恶性病变，后者通常表现为逐渐强化。利用较长的反转恢复时间（如 600ms）可以区分血栓和肿瘤。

虽然 MRI 是评估心脏肿块的有效手段，但它也有局限性。首先，MRI 检查要求患者较长时间仰卧在一个相对封闭的管道中，通常超过 1h。因此，对于患有严重幽闭恐惧症的患者或那些不能听从医嘱的患者，需要注入镇静剂。此外，与 CT 等其他方式成像相比，MRI 的空间分辨率相对较低，可能无法检测到较小肿块（表 26.3）。

表 26.2

心脏 MRI 序列在检测和评估心脏肿瘤中的应用总结

序列	介绍	运用
3D 追踪图像或轴位图像	SSFP 或 FSE	观察解剖
	视野大	显示累及纵隔和肺的大的病变
	包含整个胸部	
SSFP 心脏电影成像	标准的二腔、四腔和短轴位层面中运用	定位病变
	也可在病变层面运用	评估其大小、活动性、瓣膜结构、以及对心肌功能的影响
T_1W-/+脂肪饱和序列	T_1W 黑血双反转恢复快速自旋回波(IR FSE)序列；三重 IR 用于消除脂肪信号	T_1 组织特征
		评估脂肪成分、出血或坏死
T_2W-/+脂肪饱和序列	T_2W 黑血双反转恢复快速自旋回波(IR FSE)序列；三重 IR 用于消除脂肪信号	T_2 组织特征
		评估水肿或坏死。
心肌追踪技术	可用不同的标记序列技术	评估心肌或心包是否受侵
		检测无收缩的心肌内肿块
灌注成像	注入钆对比剂(0.1~0.2mmol/kg) FLASH 动态成像	评估病变血供区分心肌或血栓
T_1W 增强早期	T_1W 脂肪饱和序列，T_1W 双 IR FSE 序列	评估病变的强化以区分心肌或血栓
LGE	注射对比剂后 10min	评估病变的强化特征，区分心肌或血栓
	节段性双 IR FSE 序列	还可以在反转恢复时间为 600ms 时进行成像以帮助区分血栓和肿瘤
	设置反转恢复时间(通常为 200~300ms)使正常心肌信号归零，通过 TI scout 或 Look-Locker 序列确定	

表 26.3

心脏肿瘤的 CT 与 MRI 表现

心脏肿瘤	位置	CT 表现	T_1W	T_2W	灌注/T_1W+	LGE	其他
黏液瘤	左心房、房间隔卵圆窝	低密度	等信号	高信号	中等强化	不均匀强化	边缘分叶、可有蒂
脂肪瘤	心内膜、心肌内、心包	均匀脂肪密度	高信号	高信号	无强化	无强化	压脂呈低信号
乳头状弹性纤维瘤	瓣膜，以主动脉瓣最常见	小、可移动、密度均匀	等/低信号	等/高信号	无强化	轻度强化	不破坏瓣膜
横纹肌瘤	心室肌内、腔内	心肌内边界光滑的结节	等信号	等/高信号	无或中等强化	无或轻度强化	常多发
纤维瘤	心室、心肌内	均匀低密度结节	等信号	高信号	无强化	明显强化	灌注无强化、乏血供
血管瘤	任何心腔	密度不均、可有钙化	等/高信号	高信号	明显强化	明显强化	富血供
副神经节瘤	左心房、主动脉根部或后壁	边界清晰、强化明显	等/低信号	高信号	明显强化	明显强化	T_2WI 灯泡征
转移瘤	心内膜、心肌内、心包	可侵犯周围结构	通常为低信号	高信号	轻度-明显强化	不均匀强化	黑色素瘤 T_1 高信号 T_2 低信号
血管肉瘤	右心	出血性肿瘤	不均匀	高信号	明显强化	不均匀强化	心包受累伴血性心包积液
其他肉瘤	左心房	通常低密度	等/低信号	高信号	轻度/明显强化	不均匀/均匀强化	可能延伸到肺静脉
淋巴瘤	心脏任何部位，右侧房室交界常见	浸润性病变，低/等密度	等/低信号	等/高信号	无或中等强化	轻度强化，有时无强化	浸润性肿瘤沿壁浸润生长
血栓	所有心腔	均匀密度	低信号	低信号	无强化	无强化	长反转恢复时间 600ms 时无信号
房间隔脂肪瘤样肥厚	房间隔，被卵圆窝分隔	均匀脂肪密度	高信号	高信号	无强化	无强化	哑铃状，压脂呈低信号

良性心脏肿瘤

黏液瘤。黏液瘤是起源于心内膜的良性病变，是最常见的原发性心脏肿瘤，占所有良性心脏肿瘤的50%，占所有原发性心脏肿瘤的25%。通常发生在40~70岁之间，大约60%的患者为女性。黏液瘤起源于未分化的多能间充质干细胞，其凝胶成分为富含酸性黏多糖的基质。超过90%的病例为单发。然而卡尼综合征患者也可发现心脏黏液瘤，卡尼综合征是一种常染色体显性遗传疾病，其特征是包括心脏和皮肤的黏液瘤。卡尼综合征的其他病症包括皮肤色素沉着、内分泌疾病、心外肿瘤，如乳腺纤维腺瘤、黑色素神经鞘瘤或垂体腺瘤。如果黏液瘤是多灶性的、心房外的或复发性的，应怀疑与卡尼综合征有关。

心脏黏液瘤的临床表现因病变位置、大小及其对心功能的影响而异。心内梗阻、肿瘤栓塞和全身性症状是常见的。由于大多数肿瘤发生在左心房，其症状通常与二尖瓣梗阻有关，包括肺水肿引起的呼吸困难，如端坐呼吸（图26.4b）。右心房肿瘤可表现为三尖瓣梗阻，表现为四肢水肿和晕厥。

影像学上，黏液瘤多为腔内型，75%~80%黏液瘤发生在左心房，主要发生于房间隔的卵圆窝附近。少数可能发生在心腔壁或瓣膜表面。较大的肿瘤可导致二尖瓣阻塞或脱垂。10%~20%的黏液瘤发生在右心房。起源于心室或房室瓣的黏液瘤很罕见。大多数边界清晰的心脏黏液瘤呈卵圆形或圆形（图26.4a）。它们与心壁之间以细长的蒂、粗蒂或宽基底相连，带蒂的黏液瘤增加脱垂和阻塞相邻房室瓣的风险。虽然大多数黏液瘤边缘光滑或呈分叶状，但也有一小部分呈绒毛状或乳头状，增大了栓塞的风险。左房肿块栓塞应该高度重视，因为对体循环供血影响较大（图26.4b）。

除了病变的检测和定位，影像学检查有助于发现病变特征。在超声心动图上，黏液瘤回声可能是均匀或不均匀的，高回声区代表局部钙化，低回声区与囊性、坏死或出血有关。超声心动图可以很好地显示黏液瘤对周围结构的影响，包括瓣膜阻塞。黏液瘤在CT上常表现为卵圆窝区房间隔上的低密度结节，呈不均匀强化。CT检测钙化很敏感，大约10%的病例可见钙化。在MRI上，黏液瘤在T_1WI上表现为等信号，在T_2WI上表现为高信号。然而，由于黏液瘤内含不同的成分，包括出血、液体、纤维或坏死组织，许多黏液瘤的信号是不均匀的。病变通常在亮血SSFP序列上呈相对心肌的高信号，在给予钆对比剂后可见强化（图26.4a、b）。对于大多数心脏黏液瘤，诊断的关键影像学特征仍然是其部位与房间隔的关系。当在这个特征部位发现病变时，几乎不需要与其他疾病进行鉴别诊断。在非典型部位，鉴别诊断包括良性肿瘤如弹性纤维瘤、血管瘤、恶性肿瘤如转移瘤等。

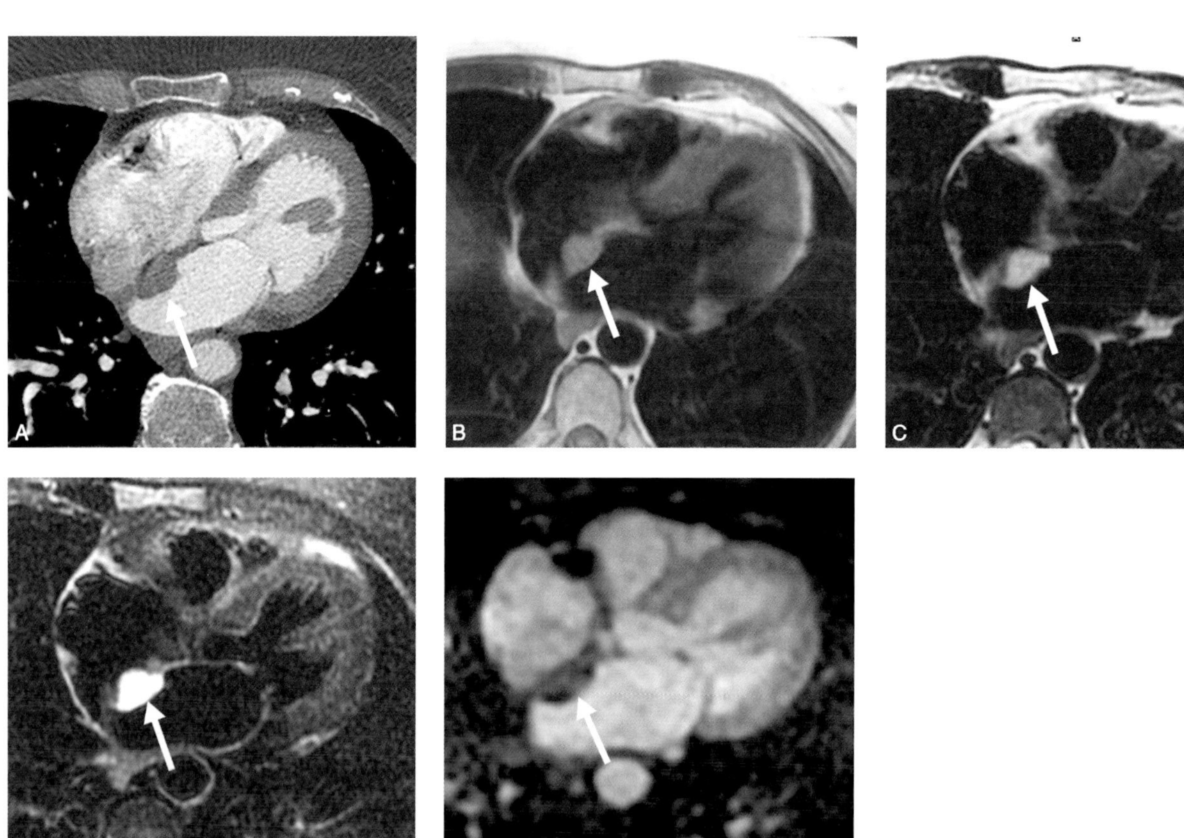

图26.4a　心脏黏液瘤。增强CT显示宽基底低密度结节（白箭）从房间隔延伸到左心房（A）。T_1WI呈等信号（B），T_2WI呈高信号（C），脂肪饱和序列呈高信号（D），T_1增强早期图像呈不均匀强化（E）。外科手术后病理学诊断为心房黏液瘤。（后续）

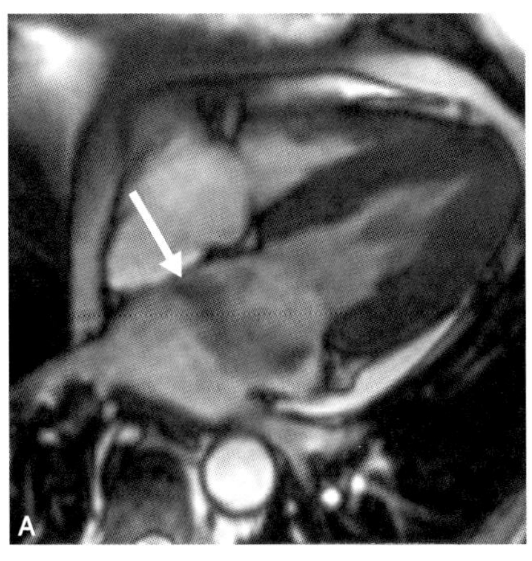
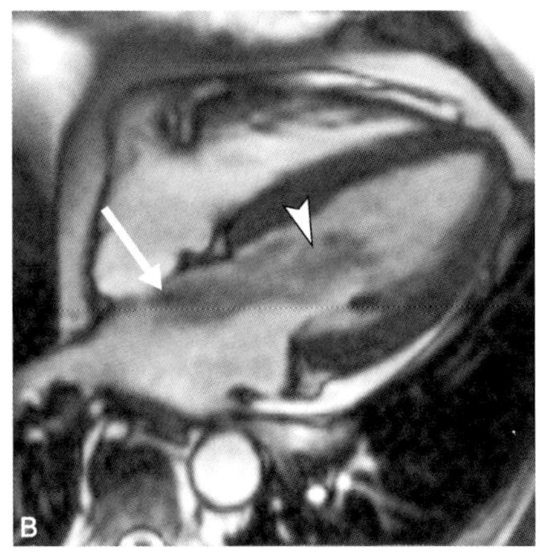
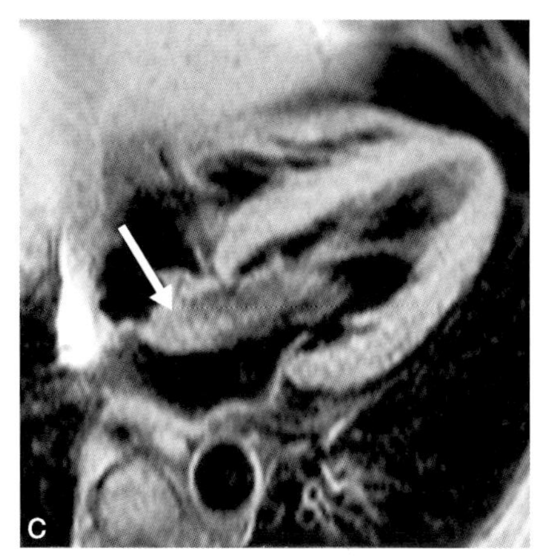
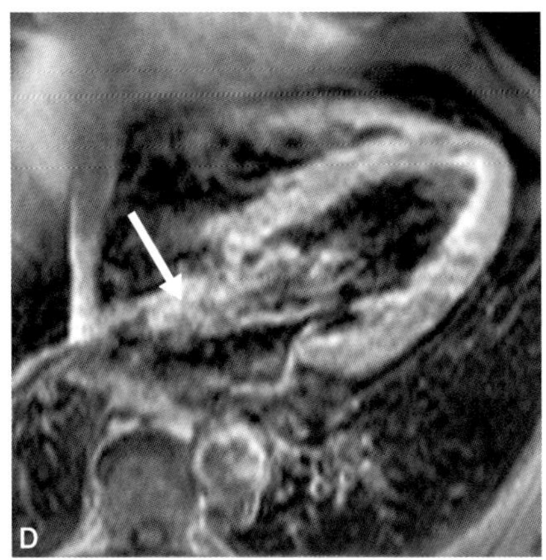
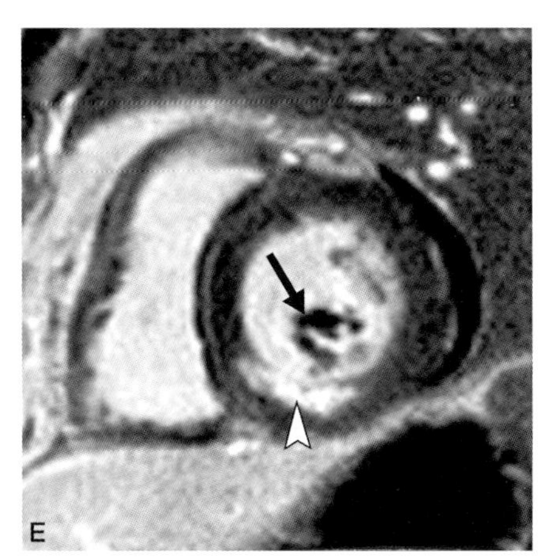

图 26.4b（续）　女性，40 岁，绒毛状心脏黏液瘤合并右冠状动脉（RCA）栓塞。稳态自由进动序列（SSFP）四腔心收缩期（A）和舒张期（B）图像显示左房卵圆窝区占位性病变（白箭），病灶边缘模糊。在舒张期，病灶通过二尖瓣脱入左心室（白箭头，B）。T_1WI 平扫（C）上，与心肌相比，病灶主要为等信号至低信号。肿块在 T_1WI 增强图像（C）上表现为不均匀强化，范围从低信号到高信号（白箭，D）。延迟强化图像（E）显示由于 RCA 区域梗塞梗死（白箭头）导致的心内膜下壁梗死。部分肿瘤可见于左心室（黑箭）。在心导管置入术中，在 RCA 中取出血栓，经病理证实为黏液瘤血栓。

脂肪瘤。心内脂肪瘤是一种良性病变，约占所有原发性心脏肿瘤的 10%。脂肪瘤由有包膜的成熟脂肪细胞组成，通常边界清楚，圆形或椭圆形，呈宽基底。大多数病例起源于心外膜表面并向外延伸至心包腔。然而，脂肪瘤也可起源于心内膜和心包。大多数病例无症状，常常是偶然发现。当位于心包腔时，较大的病变可导致血流阻塞或心室壁震颤。

在 CT 上，脂肪瘤密度均匀，边界清楚，CT 值小于 -50HU。在 MRI 上，脂肪瘤在所有序列上与脂肪信号相同，在压脂序列上呈低信号。在 SSFP 序列中，脂肪瘤与周围组织交界面存在化学位移是一个特征性征象（图 26.5）。虽然心脏脂肪瘤和房间隔脂肪瘤样肥厚表现出相同的信号特征，但房间隔脂肪瘤样肥大位于房间隔内，且不累及卵圆窝，有助于二者鉴别。

乳头状弹性纤维瘤。乳头状弹性纤维瘤是一种良性心内膜肿瘤，约占所有原发性心脏肿瘤的 10%。弹性纤维瘤是单层内皮细胞覆盖的无血管的致密结缔组织。一般都很小，平均直径小于 1~1.5cm。病理上，有多个乳头状突起，由蒂附着在瓣膜或内膜上。其病理表现为“海葵”样。90% 的弹性纤维瘤发生在心脏瓣膜上，占所有瓣膜肿瘤的 75%。此外，该病可以发生在任何心内膜表面，当观察到心内膜肿块时，应该考虑该病可能。大多数发生在主动脉瓣和二尖瓣上，通常位于主动脉瓣的主动脉侧和房室瓣的心房侧，远离瓣膜的游离边缘。目前没有家族性乳头状弹性纤维瘤病例的报告，通常是独立发病。大多数乳头状弹性纤维瘤没有临床症状，由于它们易碎的性质，有血栓形成的倾向，所以与短暂性缺血发作和卒中有关。

超声心动图是诊断和评估乳头状弹性纤维瘤的最佳方法。超声的时间分辨率非常好，可以检测到附着在瓣膜上的小而易动的病变。弹性纤维瘤在心电门控 CT 上表现为均匀的低密度软组织结节（图 26.6）。MRI 在 T_1WI 呈等信号，T_2WI 呈高信号。SSFP MR 序列可以显示低信号结节周围的湍流。弹性纤维瘤 T_1 增强图像早期可能有轻微强化；由于病变含有纤维组织，静脉注射对比剂 10min 后延迟强化可见明显强化。延迟钆增强是鉴别弹性纤维瘤与瓣膜赘生物的一个关键特征。一般来说，感染性心内膜炎赘生物延迟成像时周围的炎性组织可见强化，但赘生物内部强化程度较低或无强化。此外，由于赘生物为感染后的血栓，常伴瓣膜周围反流的相关瓣膜破坏，而弹性纤维瘤则没有这种情况。感染性心内膜炎患者常出现发热、脓毒症，可因脓毒症栓子而表现为胸膜下空洞性结节。这些表现在弹性纤维瘤中是不存在的。

横纹肌瘤。心脏横纹肌瘤是一种良性先天性肿瘤，是婴幼儿最常见的原发性心脏肿瘤，占儿童心脏肿瘤的 50%~75%，男女比例相当。横纹肌瘤是一种心肌细胞异常肥大的错构瘤，表现为心室壁内小结节，平均大小在 1~3cm。这些肿瘤可能是单发的；而约 50% 的病例患者合并结节性硬化症，通常是多发病变。多发性心脏横纹肌瘤与结节性硬化症有 95% 的相关性，几乎所有患有这种遗传疾病的患者在婴儿期都会并发心脏横纹肌瘤。大多数病例无临床症状。通常在 4 岁之前，多数肿瘤会随着年龄的增长而消退。横纹肌瘤有时可引发心律失常、突入心室引起梗阻、心力衰竭或死亡。

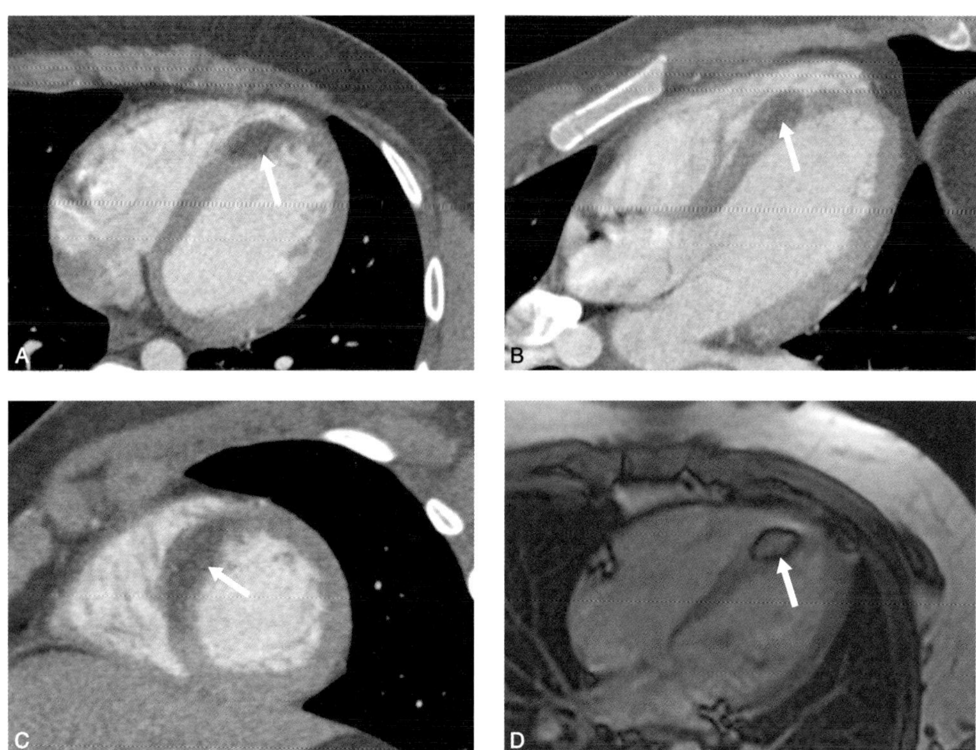

图 26.5 心脏脂肪瘤。CT 图像(A)、三腔心多平面重建(B)和心室短轴图像(C)显示室间隔内低密度结节(箭)。SSFP MRI(D)显示周围环形低信号(箭),表明含脂病变。

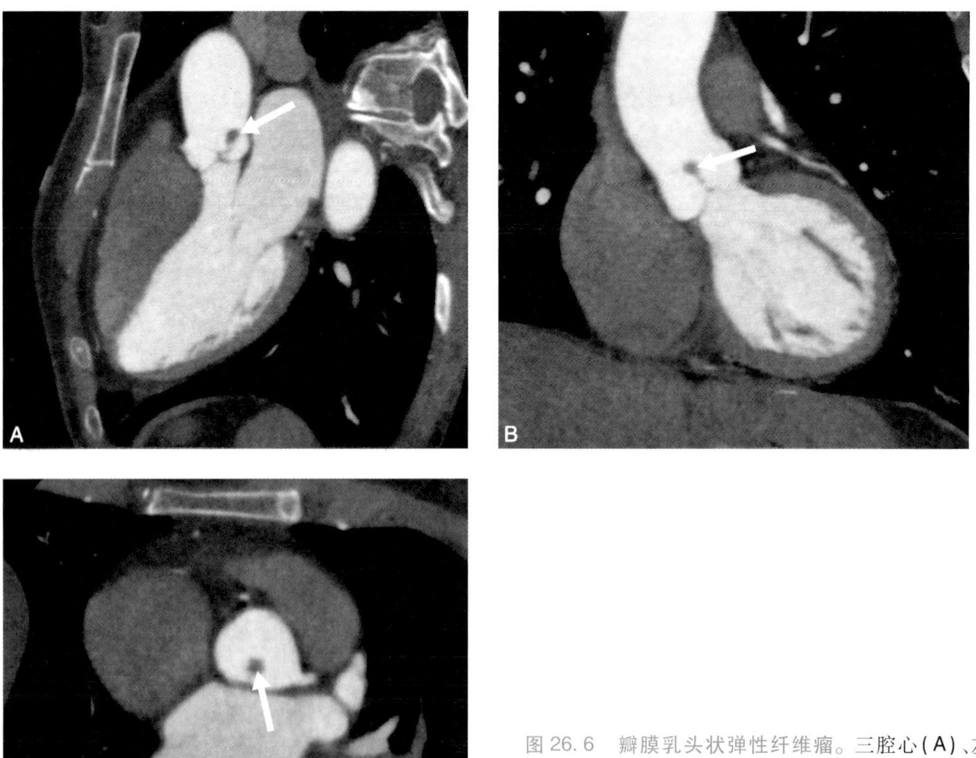

图 26.6 瓣膜乳头状弹性纤维瘤。三腔心(A)、左室流出道(B)和主动脉瓣(C)的多平面 CT 重建图像显示位于左、右主动脉瓣小叶之间的带蒂结节(箭)。病理证实为乳头状纤维弹性瘤。

大多数横纹肌瘤是通过出生前后的超声心动图诊断，表现为室壁内或腔内的实性高回声肿块。由于横纹肌瘤的密度与正常心肌相似，CT 上很难发现，表现为平滑的心肌内结节。在 MRI 上，T_1WI 上表现为与正常心肌相等的信号，T_2WI 上表现为稍高信号，对比增强后表现为轻度强化或无强化（图 26.7）。新生儿或婴儿的心脏肿瘤鉴别包括横纹肌瘤、纤维瘤、畸胎瘤和横纹肌肉瘤。横纹肌瘤可以通过其多形性、均匀的软组织信号、T_2WI 上的稍高信号（与心脏纤维瘤相反）以及轻度强化或无强化来鉴别。

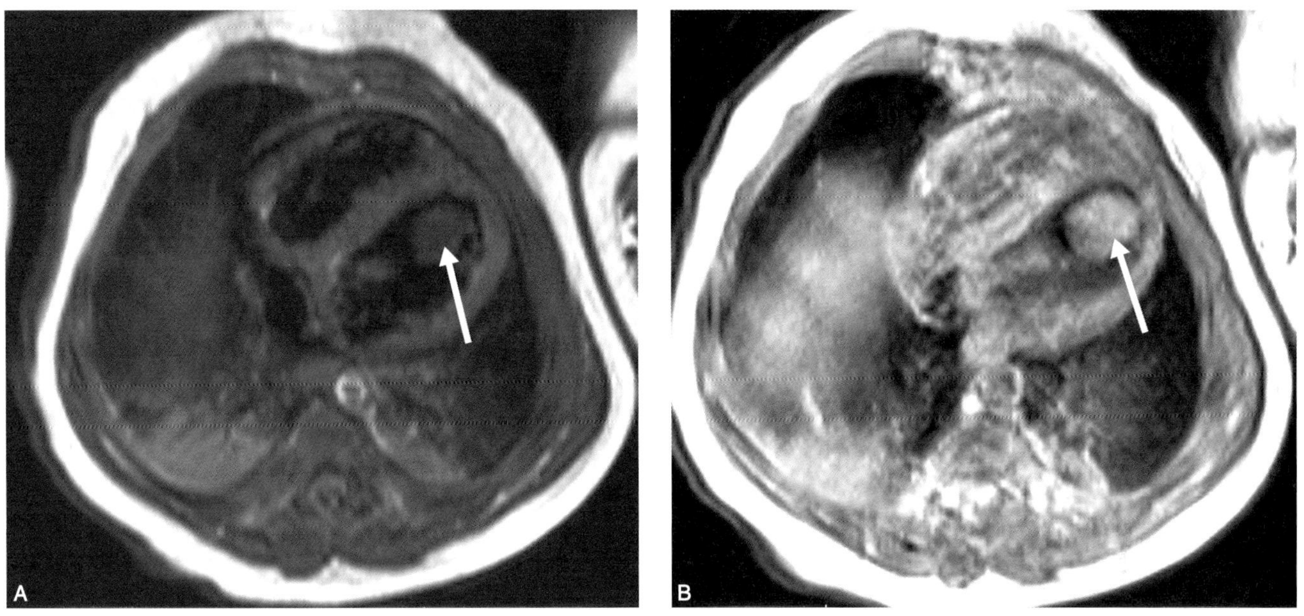

图 26.7　心脏横纹肌瘤。确诊为结节性硬化症新生儿的心脏，CMR T_1WI（A）显示腔内低信号占位（箭），在 T_2WI（B）上呈稍高信号（箭）。

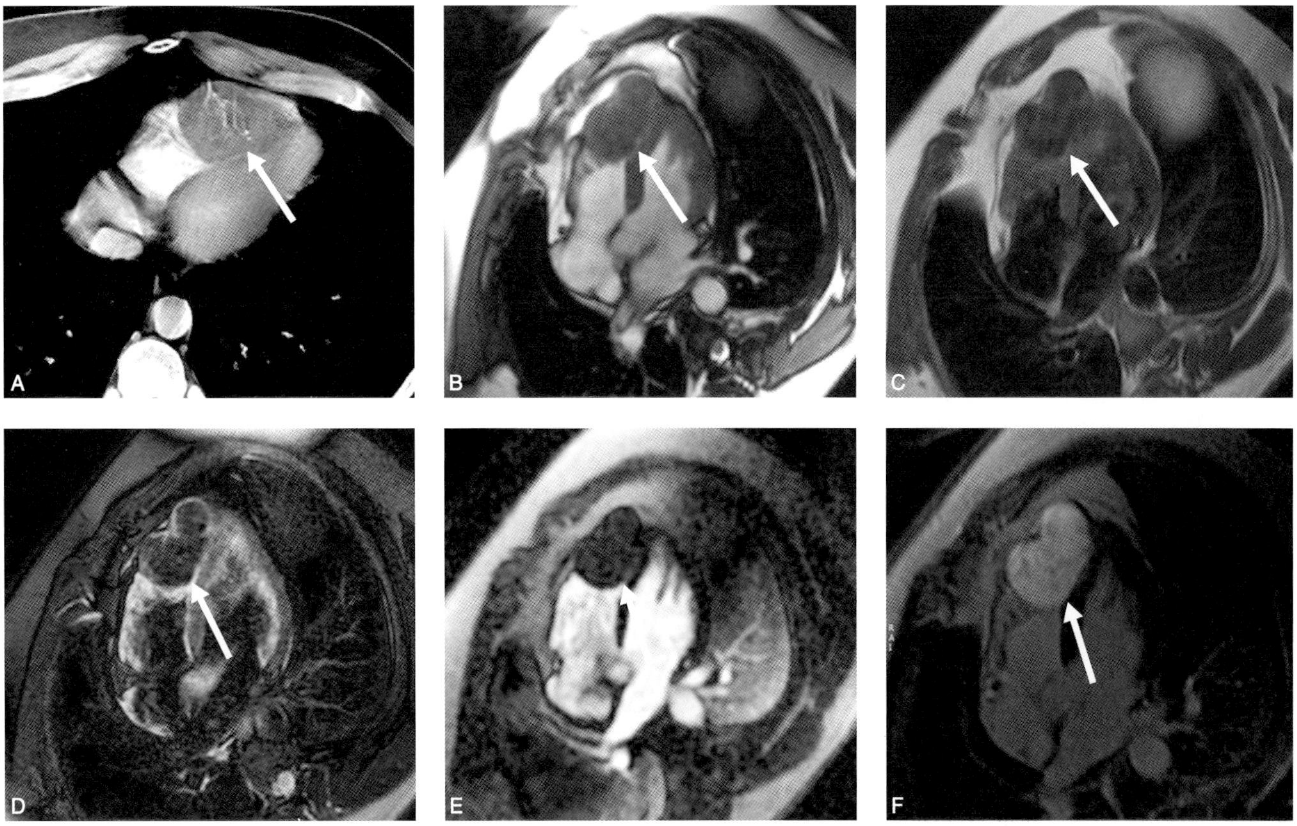

图 26.8　心脏纤维瘤。增强 CT（A）显示右心室尖内肿块（箭），多发钙化灶。T_1WI 呈低信号（B），T_2WI 呈低信号（C），伴或不伴有脂肪沉积（D），增强强化不明显（E），延迟强化（LGE）图像呈均匀强化的高信号（F），手术切除后病理确诊为心脏纤维瘤。

纤维瘤。心脏纤维瘤是一种良性的纤维错构瘤，是婴幼儿中第二常见的心脏肿瘤。大约 1/3 的病例发生在 1 岁以前，15%的心脏纤维瘤发生在青少年和成人。由肿瘤成纤维细胞和丰富的胶原组成的无包膜纤维肿瘤。典型的纤维瘤一般为单发的壁内肿瘤，直径 2～7cm，可能表现为是分散的肿块或局限性壁增厚，类似于局限性心壁肥大。左心室壁和室间隔是常见的发生部位，右心房和右心室中少见。这些肿瘤与 Gorlin 综合征（也称为基底细胞痣综合征）有关，Gorlin 综合征是一种含有基底细胞癌、牙源性角化囊肿和其他肿瘤的常染色体显性综合征。约 1/2～2/3 的心脏纤维瘤会出现一系列症状，包括胸痛、心力衰竭、心律失常、晕厥或心搏骤停。

在 CT 上，纤维瘤通常表现为左心室心肌内的一个界限清楚、密度均匀的低密度肿块。约 15%～20%的病例可见钙化，且常位于中央。增强 CT 表现为轻度强化。在 MRI T_1WI 上为等信号，T_2WI 上为低信号。纤维瘤无血管，灌注成像时无强化，但由于其大量的胶原形成了一个扩大的细胞外间隙，增强表现为典型的明显延迟强化（图 26.8）。壁内心肌病变的鉴别诊断包括转移性疾病、横纹肌瘤（尤其是儿童）、血管瘤、横纹肌肉瘤和局限性肥厚型心肌病。但是，除了纤维瘤外很少有心脏肿瘤表现为 T_2WI 上的低信号、LGE 上的明显强化。

血管瘤。心脏血管瘤是一种罕见肿瘤，占所有原发性良性心脏肿瘤的 5%～10%。由血管内皮细胞组成，可以是动静脉型血管瘤、毛细血管型血管瘤或海绵状血管瘤。50%的病例是动静脉型，动静脉型血管瘤是由发育不良的动脉和静脉构成。血管瘤可以位于心脏的任何部位，75%的病例发生在壁内，腔内肿瘤通常较小，可通过短蒂与心内膜相连。心脏血管瘤通常无症状，用力时可能出现呼吸困难。这与 Kasabach-Merritt 综合征有关，该综合征的特征是多发性血管瘤导致复发性血小板减少和消耗性凝血障碍。

在心脏 CT 上，血管瘤密度不均，增强后表现为不均匀强化。部分病变可合并内部钙化。在 MRI 上表现为 T_1WI 和 T_2WI 上不均匀的、以高信号为主的病变。在增强动脉期和延迟期，动静脉型和毛细血管型血管瘤由于其血管成分而表现出明显的强化（图 26.9）。

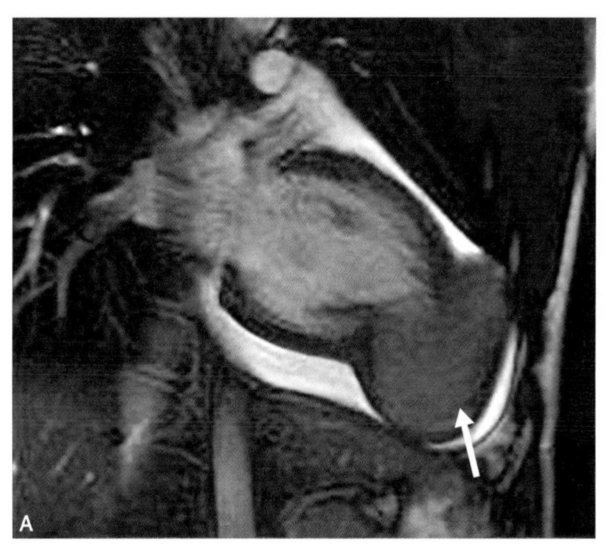

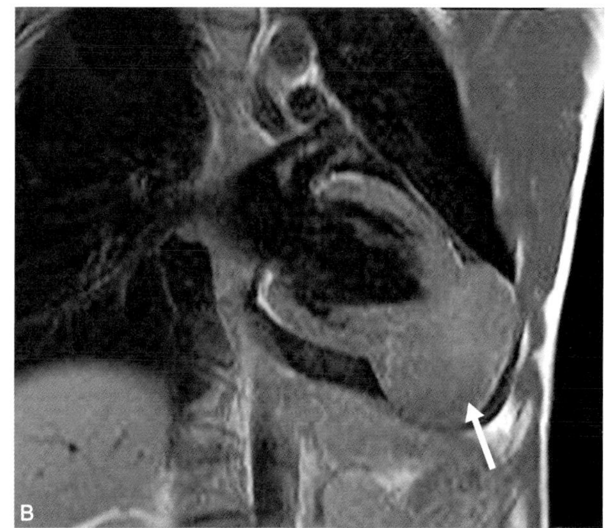

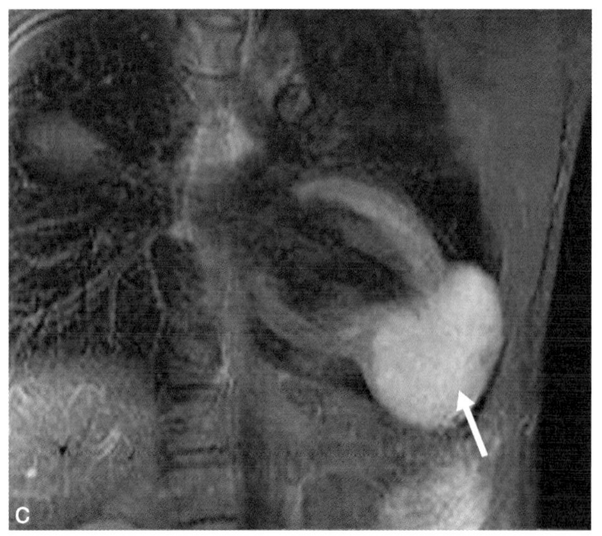

图 26.9　心脏血管瘤。二腔心平面 CMR 图像显示一位于心尖的外生型占位（箭），在 SSFP（A）和 T_1WI（B）上呈等信号，增强后明显强化（C）。手术切除后病理结果为血管瘤。

副神经节瘤。心脏副神经节瘤是一种罕见的由神经内分泌细胞聚集的心脏肿瘤，与嗜铬细胞瘤关系密切，发生年龄30~40 岁。和任何部位副神经节瘤一样，也会产生儿茶酚胺，引起高血压或其他症状。约 5%~10%的心脏副神经节瘤可以转移，最常见的是骨转移。心脏副神经节瘤可出现在 Carney 三联征，由肾上腺外嗜铬细胞瘤、胃肠道间质瘤（GIST）和肺软骨瘤组成。最常见于左房壁，位于正常心脏副神经节瘤细胞的位置，通常累及左房顶后壁。其他文献报道的部位还包括房间隔或右心房。

在 CT 和 MRI 上，心脏副神经节瘤在早期和延迟期增强图像上通常呈明显强化，也可能并发中央坏死、出血以及散在的钙化。副神经节瘤在 T_1WI 上表现为典型的低-等信号，在 T_2WI 上表现为极高的高信号（图 26.10）。由于该病可选择性地摄取心脏^{123}I 或^{131}I 间位碘代苄胍（metaiodobenzylguanidine，MIBG）示踪剂，PET 上的局灶性异常浓聚对心脏副神经节瘤的诊断具有很高的特异性。

其他良性心脏肿瘤。其他罕见的良性心脏肿瘤包括畸胎瘤、淋巴管瘤和错构瘤。心脏畸胎瘤是由几种不同类型的组织构成的生殖细胞肿瘤，通常见于婴幼儿，为生长在心包内多房性、混杂密度或信号的囊性肿块，通常位于右侧，体积大伴有心包积液。畸胎瘤表现为钙化和脂肪，常附着在主动脉上。

心脏淋巴管瘤是一种罕见的良性淋巴管异常聚集的肿瘤，最常见于儿童。典型表现为心包腔内多房囊性病变，可能与乳糜性心包积液有关。CT 表现为边界清楚的病灶，密度欠均匀。在 MRI 上，由于病变内的蛋白质物质，T_1WI 可含高信号；由于液性成分，T_2WI 上也会显示出高信号。

心脏错构瘤非常罕见，由肥大紊乱的肌细胞和间质纤维化组成。最常见于左心室心肌，在 CT 和 MRI 上均可强化。在 MRI 上，错构瘤表现出与正常心肌相似的信号特征，但在增强早期和延迟期成像时病变明显强化（图 26.11）。影像学上，从病灶形态区分错构瘤与肥厚型心肌病非常困难，这两种病变组织学特征部分重叠，但肥厚型心肌病的特点是无明显强化且病变更为弥漫。

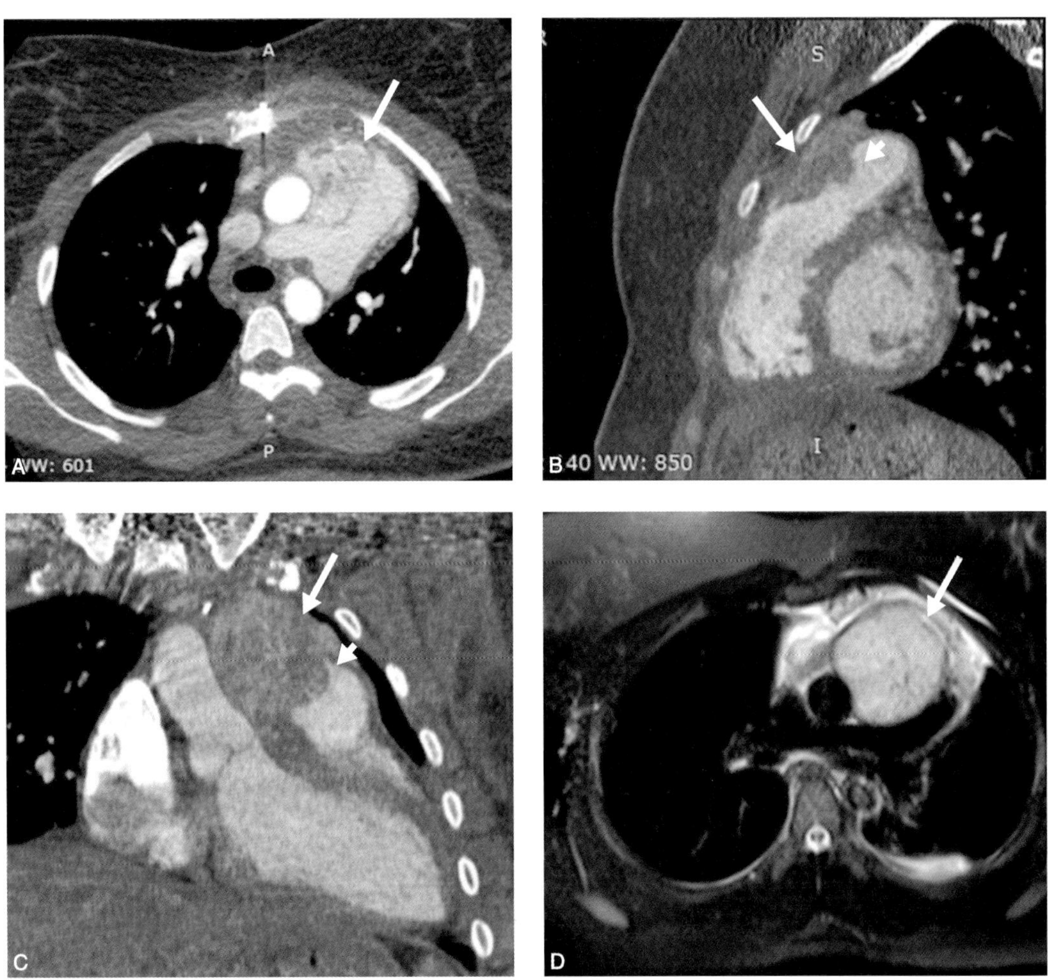

图 26.10　心脏副神经节瘤。增强 CT（A）示位于升主动脉和肺动脉之间肿块（箭）。斜矢状位（B）和斜冠状位（C）CT 重建图像显示肿块（箭）侵犯右心室流出道（箭头）。病变（箭）在 T_2 脂肪饱和序列图像（D）上呈高信号，手术切除后证实为副神经节瘤。

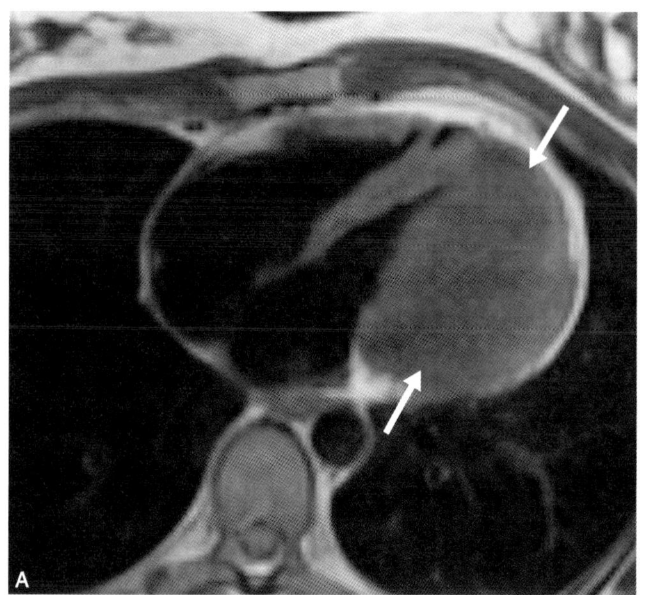

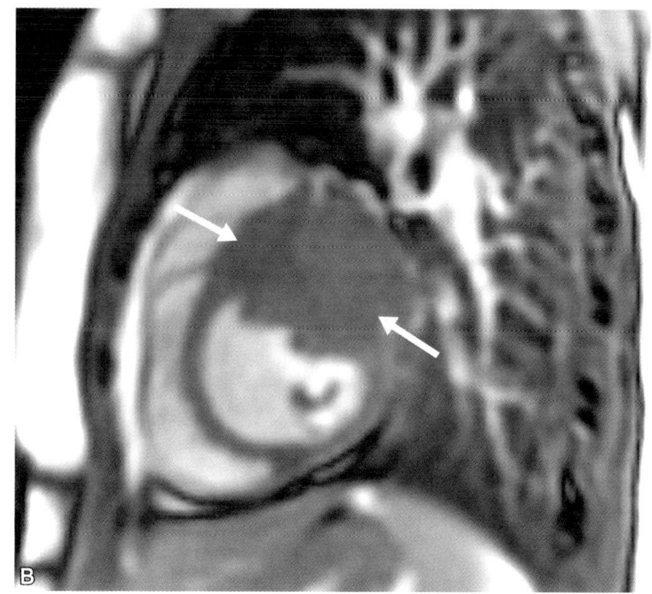

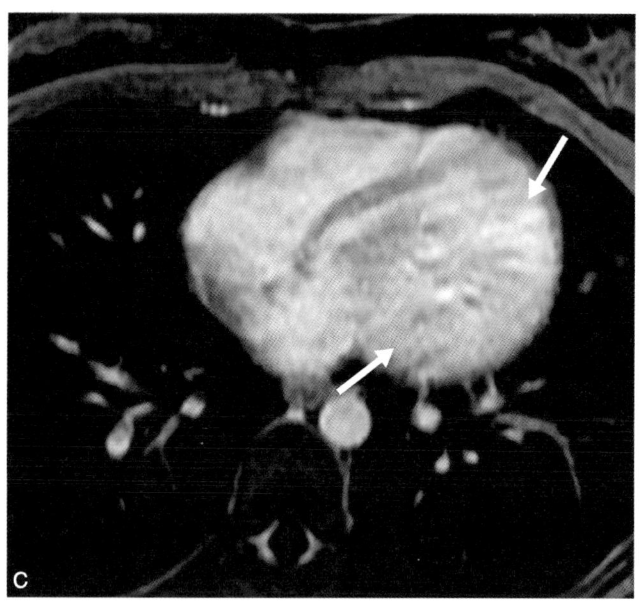

图 26.11 心脏错构瘤。错构瘤复发患者,横断位 T_1WI(A)和心脏短轴位 SSFP (B) MRI 显示,左心室前壁和前外侧壁有一个较大的壁内等信号病变(箭),增强后弥漫性强化(C)。

恶性心脏肿瘤

转移性肿瘤

心脏转移性肿瘤是成人最常见的心脏肿瘤,发生率大约是所有原发性心脏肿瘤的20~40倍,且预后不良。大约10%的原发性恶性肿瘤患者有心脏转移。转移性肿瘤可以通过许多途径累及心脏:淋巴系统转移、纵隔或肺肿瘤直接侵犯、血行转移[如下腔静脉(IVC)、上腔静脉(SVC)或肺静脉]。最常见的心脏转移性病变来源于肺癌,占心脏转移性疾病的30%~40%,其次是血液系统恶性肿瘤、乳腺癌和食管癌。直接侵犯或淋巴系统转移侵犯心包和心外膜是最常见的转移途径,常伴有恶性心包积液。黑色素瘤、肾细胞癌和肉瘤是最常见的心脏血源性转移肿瘤,通常累及心脏壁。腹腔和盆腔恶性肿瘤可侵犯 IVC,并向上蔓延至右心房。

虽然大多数心脏转移性肿瘤的临床表现不明显,通常表现为心功能改变、血流阻塞或心电传导障碍。症状包括晕厥、心衰、心律失常、心脏传导阻滞或心包积液致心脏压塞。阻塞性症状常见于经静脉转移的肿瘤,常累及 SVC、IVC 及右心房。

心脏转移性病变最常见的影像学表现为心包受累或腔内肿块。许多心脏转移性疾病合并恶性心包积液。超声心动图是心脏受累的最佳初步评估方法,特别是对积液、心功能以及心脏压塞的评估。虽然超声心动图可能显示心包增厚或结节,但它不能评估整个心包,也不能检测心包沉积物。

CT 和 MRI 能更加全面评估心脏转移性肿瘤,可评估整个心脏及其周围结构。心肌转移性肿瘤在 CT/MRI 上表现为弥漫性占位。CT 是评估肺癌侵犯肺静脉的最佳方式,在评估腹部肿瘤侵犯静脉和右心房方面也很有优势。常规增强 CT 可以发现心脏转移,但如果有心脏转移,则应行 ECG 门控扫描。CT 上的不均匀强化有助于区分肿瘤性血栓和血源性血栓。

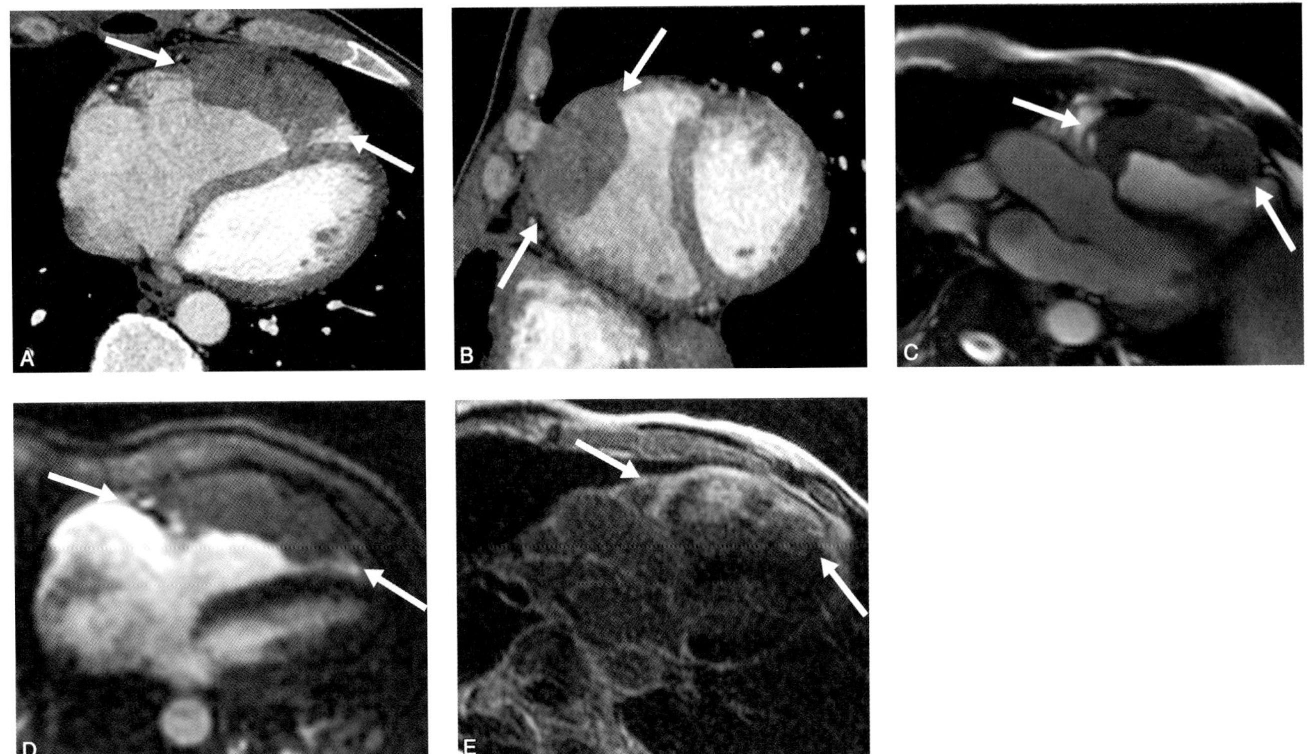

图 26.12　心脏转移瘤。肺癌心脏转移患者，横断位(A)和心脏短轴位(B)CT 增强图像显示右室游离壁浸润性肿块(箭)，SSFP 序列(C)显示心肌呈低-等信号，灌注增强(D)和延迟强化(E)呈不均匀强化。

CMR 可为心脏转移性疾病提供更好的组织特征，并能良好地评估功能和血流动力学。一般来说，转移病灶在 T_1WI 上表现为低信号，在 T_2WI 上表现为高信号。黑色素瘤或出血性病变可能在 T_1WI 上表现出高信号。这些病变通常为不均匀强化，在增强后 CT 图像上可能无法清晰显示(图 26.12)。由于 MRI 能够发现微小的转移灶，因此在疾病评估的准确程度上优于 CT。此外，因为较长的反转恢复时间(TI=600)可选择性地屏蔽无血管组织，因此较长反转恢复时间的延迟增强成像可使区分肿瘤与血栓，在此序列图像上，血栓呈低信号而肿瘤呈高信号。

肉瘤。原发性心脏肉瘤是起源于心肌间充质细胞的肿瘤，是最常见的原发性心脏恶性肿瘤，占心脏恶性肿瘤的 1/3，分为以下几个亚型(表 26.4)。血管肉瘤是最常见的分化型心脏肉瘤，约占 40%。未分化型肉瘤是第二常见的心脏肉瘤，约占 25%。横纹肌肉瘤是儿童最常见的原发性心脏恶性肿瘤，占所有心脏肉瘤的 4%~7%。其他类型的原发性心脏肉瘤包括平滑肌肉瘤、骨肉瘤和纤维肉瘤。

心脏肉瘤主要发生在 30~50 岁的成年人，在儿童中极为罕见。预后不良，平均生存期为 3 个月~4 年。临床上，许多病例可发生转移，通常累及肺部。呼吸困难是常见的症状，其他症状包括胸痛、心律失常、心脏压塞和死亡。

心脏肉瘤的典型部位和影像学表现因组织学亚型而异。可能是壁内或腔内的心肌浸润和增厚，通常表现为出血和坏死。心包受累伴出血性心包积液及结节性增厚是其另一个共同特征。还可能存在纵隔侵犯或瓣膜破坏。

表 26.4

心脏肉瘤亚型及其影像学特点

心脏肉瘤亚型	比例/%	常见部位	影像表现
血管肉瘤	37~40	右心房	两种形态学类型： 边界清晰，突入右心房 沿右心弥漫浸润生长 常坏死、出血 侵犯心包伴血性心包积液
未分化肉瘤	24~33	左心房	散在的结节或不规则浸润性病变 常出血
平滑肌肉瘤	8~10	左心房后壁或 IVC	无蒂、分叶的低密度结节 可能是多灶性 可能突入肺静脉
骨肉瘤	3~9	左心房	左心房的大肿瘤 通常含有大的钙化灶
横纹肌肉瘤	4~7	心脏任何部位	儿童最常见的恶性心脏肿瘤，但可发生于任何年龄 心肌内单发或多发病灶
脂肪肉瘤	<1	左或右心房	CT 上显示局限性脂肪密度灶 与心脏脂肪瘤或房间隔脂肪瘤样肥大不同，MRI 脂肪饱和序列并不是特别有用

心脏血管肉瘤是唯一一种主要发生在右心房和右房室沟区域的心脏肉瘤。虽然可能有散在的右心房占位，但肿瘤常沿右心房和右心室壁向前延伸。右冠状动脉被包绕是常见的征象。在CT和MRI上均表现为不均匀的软组织肿块，其内有坏死区域。其特征是肿瘤实性成分强化和动脉期快速强化(图26.13)。右房室沟浸润性肿块的主要鉴别诊断为转移性疾病或淋巴瘤。

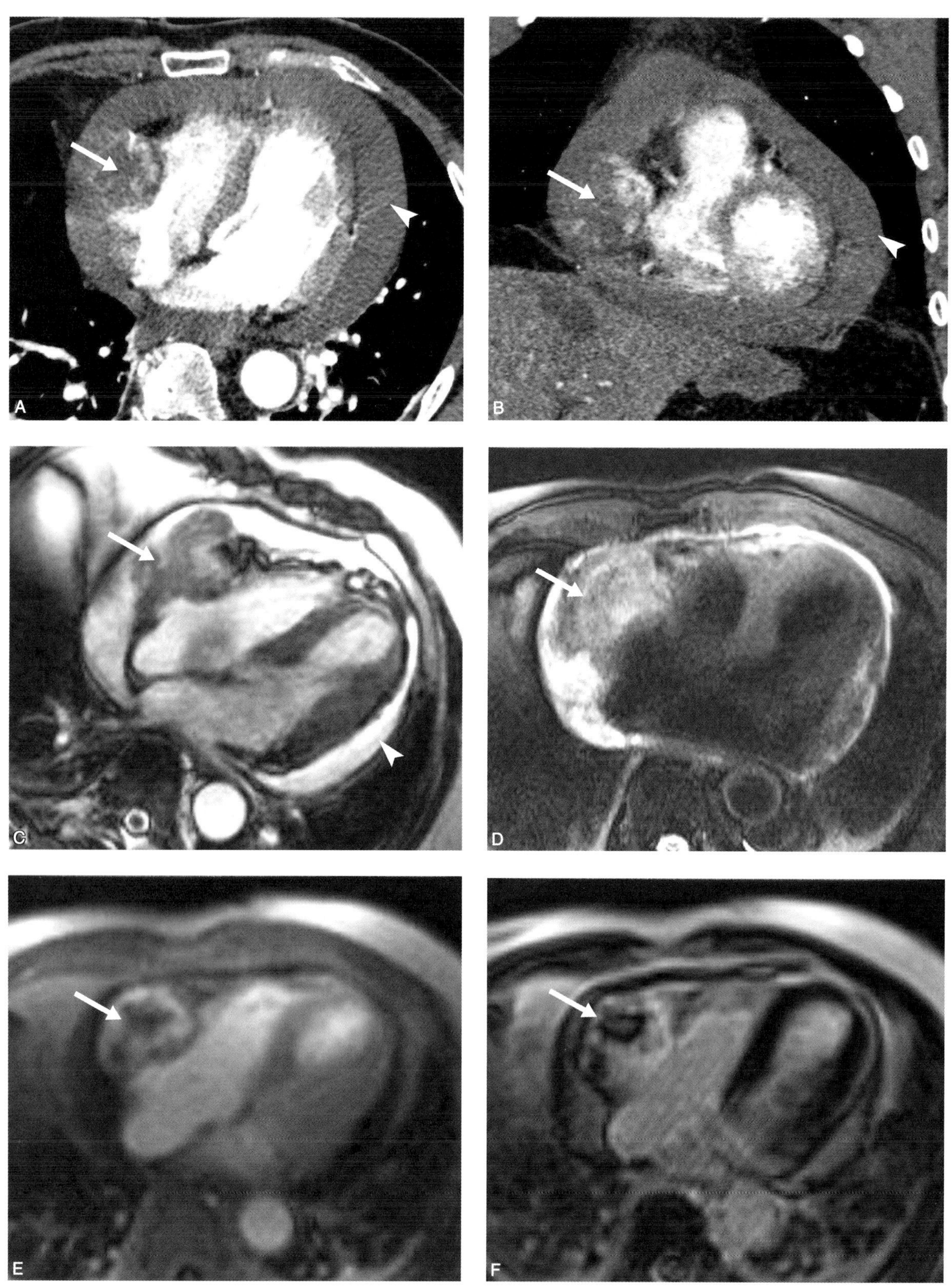

图26.13　心脏血管肉瘤。横断位(A)和冠状位(B)增强CT图像显示右侧房室沟(箭)不均匀强化肿块，伴有心包积液(箭头)。CMR在SSFP(C)和T_2WI(D)上显示不均匀高信号，灌注增强(E)和延迟扫描(F)明显不均匀强化，伴中央未强化坏死区。

虽然血管肉瘤主要见于右心房，以横纹肌肉瘤为主，但无填塞倾向，其他组织学亚型的心脏肉瘤通常发生在左心房。表现为沿着左心房壁浸润的较大肿块。当沿左心房壁向腔内生长时，常常阻塞肺静脉或二尖瓣环。黏液瘤是最常见的原发性心脏肿瘤，虽然也可发生在左心房，但通常不侵犯肺静脉。此外，绝大多数左房黏液瘤发生在房间隔的卵圆窝区，而左房肉瘤没有此特征。与其他侵袭性肿瘤一样，左房肉瘤表现为不均匀的软组织肿块，常伴有坏死。病变可有强化，但往往不像右心房血管肉瘤那样明显。一般来说，在影像学上很难区分心脏肉瘤的组织学亚型，但左房肿块伴骨样基质应怀疑心脏骨肉瘤。

淋巴瘤。原发性心脏淋巴瘤定义为仅累及心脏或心包的淋巴瘤。通常为非霍奇金 B 细胞淋巴瘤，最常见于免疫功能受损患者，通常与感染 EB 病毒有关。其他易发生原发性心脏淋巴瘤的患者包括移植术后患者或艾滋病患者。心脏淋巴瘤相当罕见，占原发性心脏肿瘤的 1.3%，且尸检结果显示结外淋巴瘤只有 0.5%。继发性心脏淋巴瘤是由于全身性淋巴瘤累及心脏。一项研究显示，约 30%的淋巴瘤患者在尸检时发现心脏受累。原发性心脏淋巴瘤通常累及右心，尤其是右心房，更易发生在右房室沟，这与血管肉瘤相似。最常见的临床表现包括心律失常（如房室传导阻滞）、心力衰竭、呼吸困难或心包积液。

原发性心脏淋巴瘤常表现为位于右心的多发结节，与心外膜或心肌界限不清，并伴有心包积液。最常累及右心房，其次为右心室，最后是左心。淋巴瘤的一个独特特征是沿心外膜延伸，可能包绕侵犯冠状动脉、主动脉根部或肺血管等邻近结构。可广泛累及心肌，需与心肌肥大鉴别，也可能表现为腔内结节。病变在 CT 上表现为低-等密度，增强呈不均匀强化。CMR 可以准确地显示心肌和心包受累的程度。在 MRI 上，T_1WI 上呈等信号，T_2WI 上呈高信号，增强后可见强化（图 26.14）。心外膜浸润性病变的鉴别诊断包括转移性疾病或肉瘤。淋巴瘤与这些肿瘤的区别在于前者信号均匀，无坏死或出血，而转移性病变和肉瘤中可见坏死。当淋巴瘤局限于心肌内时，可能被误诊为是肥厚型心肌病；位于腔内时，需与血栓或黏液瘤鉴别。

肿瘤样病变

血栓。心内血栓是最常见的心内肿瘤样病变，可发生在任何心腔。右心房和右心室的血栓通常附着在血管内导管上，或者是深静脉血栓形成并继发心内血栓。房颤时，由于血流不畅，血栓通常会在左心耳形成，而在心室功能障碍时，血栓常在心室运动较弱区或室壁瘤形成，通常在左室心尖部。

心内血栓需与其他心脏肿瘤鉴别。虽然 CT 增强扫描能很好检测和定位腔内血栓，但在鉴别血栓和肿瘤方面的效能有限。血栓在 CT 上呈低密度，无强化。因此，与正常心肌相比，血栓在门静脉期呈相对低密度。CMR 有助于鉴别血栓和肿瘤。血栓的影像特征随时间而变化，急性血栓在 T_1WI 和 T_2WI 上为高信号，慢性血栓在 T_1WI 和 T_2WI 上为低信号，亚急性血栓在 T_1WI 上为高信号，在 T_2WI 上为低信号。血栓的特征性表现是在 T_1 增强图像上无强化；重要的是，血栓在较长的反转恢复时间（600ms）上增强延迟期呈低信号（图 26.15），而反转恢复时间为 300ms 时，呈中等信号，大多数肿瘤中不存在这种表现。最近的一项研究表明，专用的 TI scout（“自由呼吸”）序列可以区分血栓和肿瘤，94%的血栓在较短的反转回复时间上表现为等/高信号，而在较长的反转恢复时间上表现为低信号，只有 2%的肿瘤信号特征与之相似。值得注意的是，慢性血栓可能由于周围纤维成分形成而在延迟增强表现为环形强化。

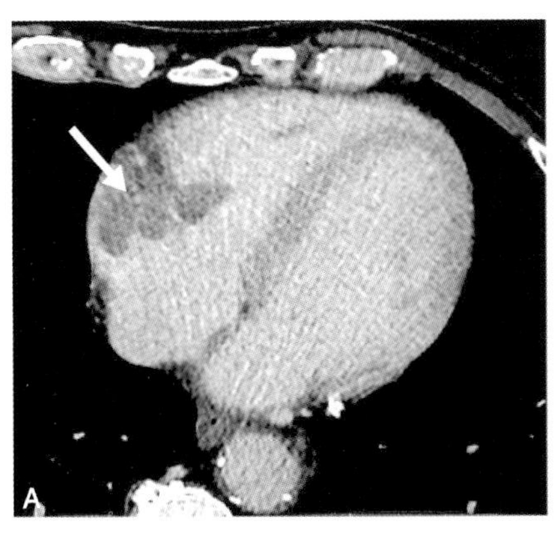

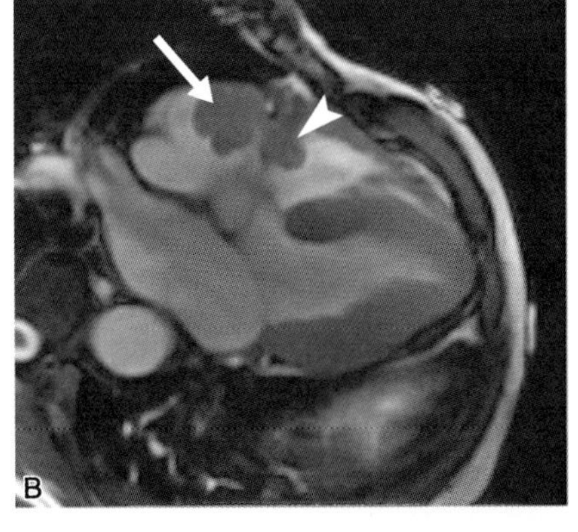

图 26.14　心脏淋巴瘤。增强 CT 图像（A）和 MRI SSFP 成像（B）显示右心房分叶状肿块（箭）沿心房壁延伸至右心室（箭头）。在 T_2WI（C）上表现为等信号，延长扫描（D、E）表现为轻度强化或无强化。活检结果为 B 细胞淋巴瘤。

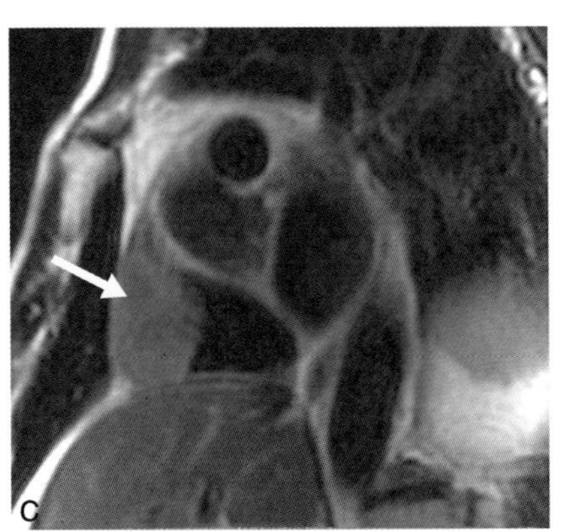

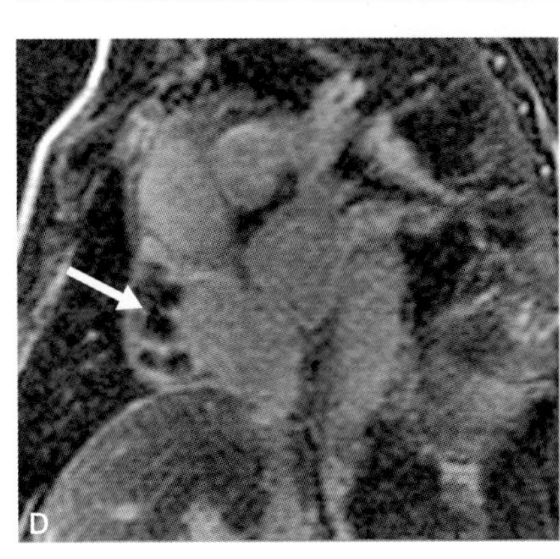

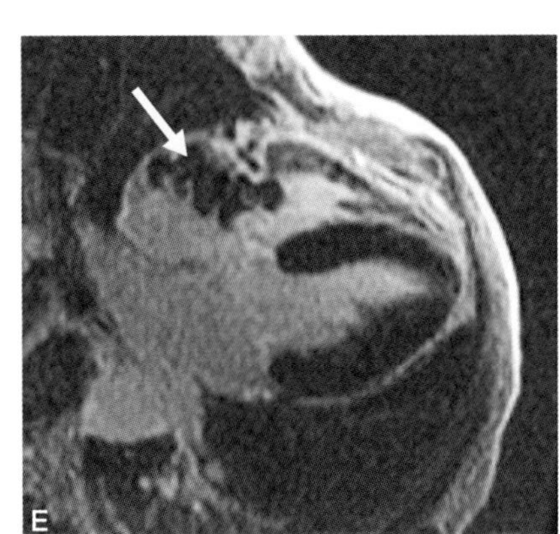

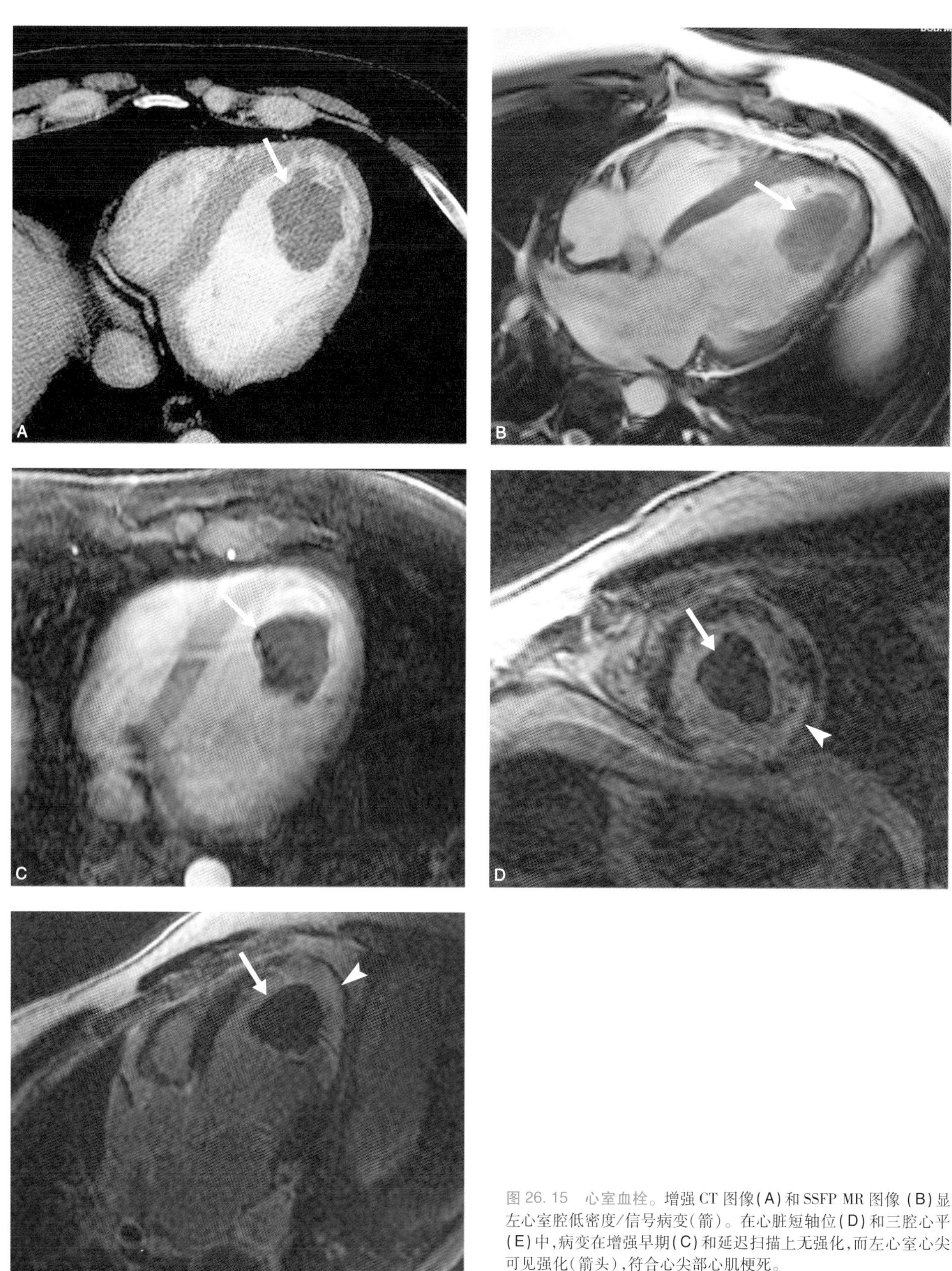

图26.15　心室血栓。增强CT图像(A)和SSFP MR图像(B)显示左心室腔低密度/信号病变(箭)。在心脏短轴位(D)和三腔心平面(E)中,病变在增强早期(C)和延迟扫描上无强化,而左心室心尖部可见强化(箭头),符合心尖部心肌梗死。

房间隔脂肪瘤样肥厚。脂肪瘤样肥厚是房间隔内脂肪细胞增生的良性病理过程，发病率约 8%，可能与体重指数增加和大量心外膜脂肪垫有关。脂肪的含量通常会随着年龄的增长而增加。房间隔内的脂肪由成熟的无包膜的脂肪组织组成，类似于棕色脂肪，FDG-PET 显示其有代谢活性。大多数情况下是偶然发现的，没有症状，极少病例会引起室上性心律失常和猝死。

横断面成像显示房间隔内有哑铃状脂肪团块，其后外侧常不对称增大。哑铃的形状是由于病灶通过卵圆窝引起。MRI 表现为正常的脂肪信号，T_1WI 和 T_2WI 呈高信号，压脂后呈低信号（图 26.16）。正常房间隔厚度小于 1cm，脂肪瘤样肥厚大于 2cm，也有报道过直径达 7cm 的病例。主要与脂肪瘤鉴别，脂肪瘤具有纤维包膜，而脂肪瘤样肥厚常通过卵圆窝是其重要特征。

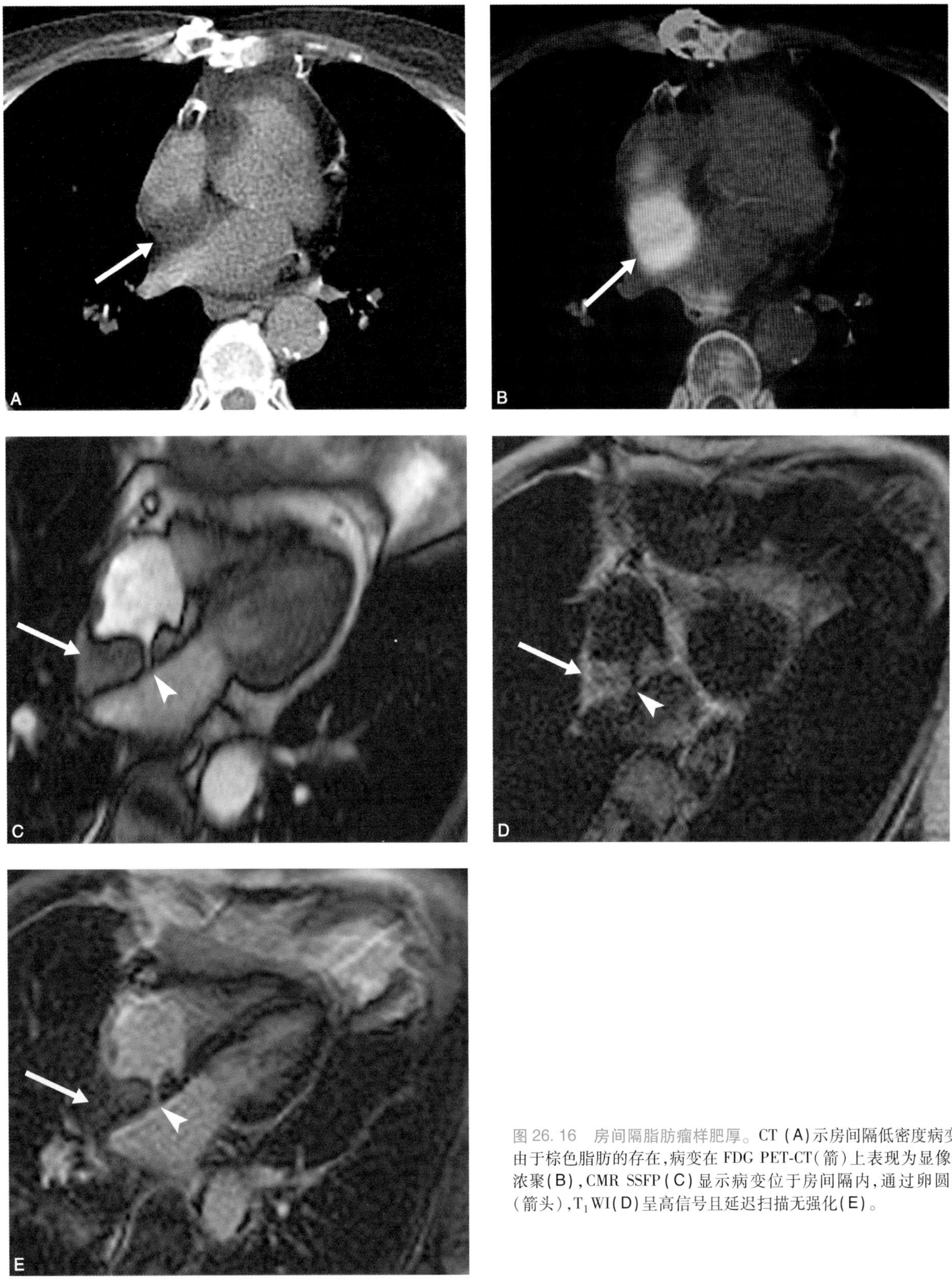

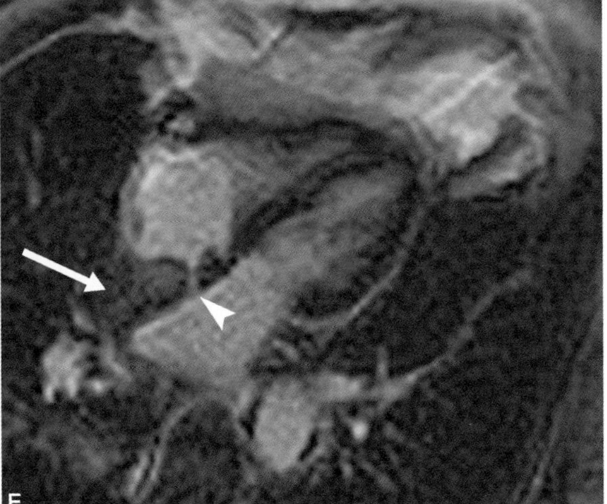

图 26.16　房间隔脂肪瘤样肥厚。CT（A）示房间隔低密度病变，由于棕色脂肪的存在，病变在 FDG PET-CT（箭）上表现为显像剂浓聚（B），CMR SSFP（C）显示病变位于房间隔内，通过卵圆窝（箭头），T_1WI（D）呈高信号且延迟扫描无强化（E）。

疣状赘生物。瓣膜赘生物是由血小板、纤维蛋白和炎性细胞组成，通常发生在心内膜损伤的区域。在感染性心内膜炎中，这些病变也由微生物组成，包括细菌或真菌。非感染性心内膜炎很少见，可能是恶性肿瘤导致的非细菌性血栓性心内膜炎（NBTE），或继发于系统性红斑狼疮（SLE），以及由于免疫复合物的沉积导致的 Libman-Sacks 心内膜炎。这些赘生物呈不规则形或圆形，直径几毫米至 1cm 以上。需与乳头状弹性纤维瘤鉴别，感染性心内膜炎通常破坏瓣膜，而乳头状弹性纤维瘤是一种良性肿瘤，不破坏瓣膜。

正常的解剖结构。一些正常的解剖结构在超声心动图上的表现可能与肿瘤相似，但在 CT、MRI 上可以与真正的病变区分开。最常见的两种结构是界嵴和腔静脉瓣。界嵴是一种正常的解剖结构，是胚胎期原始右心房和静脉窦融合的区域，是右心房内一个垂直的平滑肌脊，从 SVC 延伸到 IVC。腔静脉瓣是位于右心房和腔静脉交界处的正常组织脊，引导腔静脉的血流进入卵圆窝。

推荐阅读

American College of Radiology. *ACR Manual on Contrast Media. Version 10.3*. Reston, VA: ACR; 2017.

Araoz PA, Mulvagh SL, Tazelaar HD, Julsrud PR, Breen JF. CT and MR imaging of benign primary cardiac neoplasms with echocardiographic correlation. *Radiographics* 2000;20(5):1303–1319.

Asopa S, Patel A, Khan OA, Sharma R, Ohri SK. Non-bacterial thrombotic endocarditis. *Eur J Cardiothorac Surg* 2007;32:696–701.

Bader RS, Chitayat D, Kelly E, et al. Fetal rhabdomyoma: prenatal diagnosis, clinical outcome, and incidence of associated tuberous sclerosis complex. *J Pediatr* 2003;143:620–624.

Becker AE. Primary heart tumors in the pediatric age group: a review of salient pathologic features relevant for clinicians. *Pediatr Cardiol* 2000;21(4):317–323.

Beghetti M, Gow RM, Haney I, Mawson J, Williams WG, Freedom RM. Pediatric primary benign cardiac tumors: a 15-year review. *Am Heart J* 1997;134:1107–1114.

Beghetti M, Prieditis M, Rabeyka IM, Mawson J. Images in cardiovascular medicine. Intrapericardial teratoma. *Circulation* 1998;97:1523–1524.

Bergey PD, Axel L. Focal hypertrophic cardiomyopathy simulating a mass: MR tagging for correct diagnosis. *AJR Am J Roentgenol* 2000;174(1):242–244.

Beroukhim RS, Prakash A, Buechel ER, et al. Characterization of cardiac tumors in children by cardiovascular magnetic resonance imaging: a multicenter experience. *J Am Coll Cardiol* 2011;58:1044–1054.

Buckley O, Madan R, Kwong R, Rybicki FJ, Hunsaker A. Cardiac masses, part 1: imaging strategies and technical considerations. *AJR Am J Roentgenol* 2011a;197(5):W837–W841.

Buckley O, Madan R, Kwong R, Rybicki FJ, Hunsaker A. Cardiac masses, part 2: key imaging features for diagnosis and surgical planning. *AJR Am J Roentgenol* 2011b;197:W842–W851.

Burke AP, Rosado-de-Christenson M, Templeton PA, Virmani R. Cardiac fibroma: clinicopathologic correlates and surgical treatment. *J Thorac Cardiovasc Surg* 1994;108:862–870.

Burke AP, Virmani R. Cardiac myxoma: a clinicopathologic study. *Am J Clin Pathol* 1993;100:671–680.

Burke A, Virmani R. Tumors of the heart and great vessels. In: *Atlas of Tumor Pathology, 3rd Series, Fascicle 16*. Washington, DC: Armed Forces Institute of Pathology; 1996.

Bussani R, De-Giorgio F, Abbate A, Silvestri F. Cardiac metastases. *J Clin Pathol* 2007;60:27–34.

Carson W, Chiu SS. Image in cardiovascular medicine. Eustachian valve mimicking intracardiac mass. *Circulation* 1998;97:2188.

Chiles C, Woodard PK, Gutierrez FR, Link KM. Metastatic involvement of the heart and pericardium: CT and MR imaging. *Radiographics* 2001;21:439–449.

Chun EJ, Choi SI, Jin KN, et al. Hypertrophic cardiomyopathy: assessment with MR imaging and multidetector CT. *Radiographics* 2010;30(5):1309–1328.

Cina SJ, Smialek JE, Burke AP, Virmani R, Hutchins GM. Primary cardiac tumors causing sudden death: a review of the literature. *Am J Forensic Med Pathol* 1996;17:271–281.

Dell'Amore A, Lanzanova G, Silenzi A, Lamarra M. Hamartoma of mature cardiac myocytes: case report and review of the literature. *Heart Lung Circ* 2011;20:336–340.

Edwards FH, Hale D, Cohen A, Thompson L, Pezzella AT, Virmani R. Primary cardiac valve tumors. *Ann Thorac Surg* 1991;52(5):1127–1131.

Fan CM, Fischman AJ, Kwek BH, Abbara S, Aquino SL. Lipomatous hypertrophy of the interatrial septum: increased uptake on FDG PET. *AJR Am J Roentgenol* 2005;184:339–342.

Ghadimi Mahani M, Lu JC, Rigsby CK, Krishnamurthy R, Dorfman AL, Agarwal PP. MRI of pediatric cardiac masses. *AJR Am J Roentgenol* 2014;202:971–981.

Goldberg AD, Blankstein R, Padera RF. Tumors metastatic to the heart. *Circulation* 2013;128:1790–1794.

Gowda RM, Khan IA, Nair CK, Mehta NJ, Vasavada BC, Sacchi TJ. Cardiac papillary fibroelastoma: a comprehensive analysis of 725 cases. *Am Heart J* 2003;146:404–410.

Goyal P, Weinsaft JW. Cardiovascular magnetic resonance imaging for assessment of cardiac thrombus. *Methodist Debakey Cardiovasc J* 2013;9(3):132–136.

Grebenc ML, Rosado de Christenson ML, Burke AP, Green CE, Galvin JR. Primary cardiac and pericardial neoplasms: radiologic-pathologic correlation. *Radiographics* 2000;20:1073–1103.

Grebenc ML, Rosado de Christenson ML, Green CE, Burke AP, Galvin JR. Cardiac myxoma: imaging features in 83 patients. *Radiographics* 2002;22:673–689.

Grizzard JD, Ang GB. Magnetic resonance imaging of pericardial disease and cardiac masses. *Magn Reson Imaging Clin N Am* 2007;15:579–607.

Hamidi M, Moody JS, Weigel TL, Kozak KR. Primary cardiac sarcoma. *Ann Thorac Surg* 2010;90(1):176–181.

Hamilton BH, Francis IR, Gross BH, et al. Intrapericardial paragangliomas (pheochromocytomas): imaging features. *AJR Am J Roentgenol* 1997;168:109–113.

Hananouchi GI, Goff WB 2nd. Cardiac lipoma: six-year follow-up with MRI characteristics, and a review of the literature. *Magn Reson Imaging* 1990;8(6):825–828.

Heyer CM, Kagel T, Lemburg SP, Bauer TT, Nicolas V. Lipomatous hypertrophy of the interatrial septum: a prospective study of incidence, imaging findings, and clinical symptoms. *Chest* 2003;124:2068–2073.

Hoey ET, Mankad K, Puppala S, Gopalan D, Sivananthan MU. MRI and CT appearances of cardiac tumours in adults. *Clin Radiol* 2009;64:1214–1230.

Jeudy J, Kirsch J, Tavora F, et al. From the radiologic pathology archives: cardiac lymphoma: radiologic-pathologic correlation. *Radiographics* 2012;32(5):1369–1380.

Kaji T, Takamatsu H, Noguchi H, et al. Cardiac lymphangioma: case report and review of the literature. *J Pediatr Surg* 2002;37:E32.

Kassop D, Donovan MS, Cheezum MK, et al. Cardiac masses on cardiac CT: a review. *Curr Cardiovasc Imaging Rep* 2014;7:9281.

Lembcke A, Meyer R, Kivelitz D, et al. Images in cardiovascular medicine: papillary fibroelastoma of the aortic valve: appearance in 64-slice spiral computed tomography, magnetic resonance imaging, and echocardiography. *Circulation* 2007;115:e3–e6.

Luna A, Ribes R, Caro P, Vida J, Erasmus JJ. Evaluation of cardiac tumors with magnetic resonance imaging. *Eur Radiol* 2005;15:1446–1455.

McAllister HA Jr. Primary tumors and cysts of the heart and pericardium. *Curr Probl Cardiol* 1979;4(2):1–51.

McCarthy PM, Piehler JM, Schaff HV, et al. The significance of multiple, recurrent, and complex cardiac myxomas. *J Thorac Cardiovasc Surg* 1986;91(3):389–396.

Menon SC, Miller DV, Cabalka AK, Hagler DJ. Hamartomas of mature cardiac myocytes. *Eur J Echocardiogr* 2008;9:835–839.

Mirowitz SA, Gutierrez FR. Fibromuscular elements of the right atrium: pseudomass at MR imaging. *Radiology* 1992;182:231–233

Motwani M, Kidambi A, Herzog BA, Uddin A, Greenwood JP, Plein S. MR imaging of cardiac tumors and masses: a review of methods and clinical applications. *Radiology* 2013;268:26–43.

O'Donnell DH, Abbara S, Chaithiraphan V, et al. Cardiac tumors: optimal cardiac MR sequences and spectrum of imaging appearances. *AJR Am J Roentgenol* 2009;193:377–387.

Parmley LF, Salley RK, Williams JP, Head GB 3rd. The clinical spectrum of cardiac fibroma with diagnostic and surgical considerations: noninvasive imaging enhances management. *Ann Thorac Surg* 1988;45:455–465.

Paydarfar D, Krieger D, Dib N, et al. In vivo magnetic resonance imaging and surgical histopathology of intracardiac masses: distinct features of subacute thrombi. *Cardiology* 2001;95(1):40–47.

Pazos-López P, Pozo E, Siqueira ME, et al. Value of CMR for the differential diagnosis of cardiac masses. *JACC Cardiovasc Imaging* 2014;7:896–905.

Prakash P, Kalra MK, Stone JR, Shepard JA, Digumarthy SR. Imaging findings of pericardial metastasis on chest computed tomography. *J Comput Assist Tomogr* 2010;34:554–558.

Rajiah P, Kanne JP, Kalahasti V, Schoenhagen P. Computed tomography of cardiac and pericardiac masses. *J Cardiovasc Comput Tomogr* 2011;5:16–29.

Reynen K. Cardiac myxomas. *N Engl J Med* 1995;333:1610–1617.

Salanitri JC, Pereles FS. Cardiac lipoma and lipomatous hypertrophy of the interatrial septum: cardiac magnetic resonance imaging findings. *J Comput Assist Tomogr* 2004;28:852–856.

Scheffel H, Baumueller S, Stolzmann P, et al. Atrial myxomas and thrombi: comparison of imaging features on CT. *AJR Am J Roentgenol* 2009;192:639–645.

Seguin JR, Coulon P, Huret C, Grolleau-Roux R, Chaptal PA. Intrapericardial

teratoma in infancy: a rare disease. *J Cardiovasc Surg* 1986;27:509–511.
Semionov A, Sayegh K. Multimodality imaging of a cardiac paraganglioma. *Radiol Case Rep* 2016;11:277–281.
Shanmugam G. Primary cardiac sarcoma. *Eur J Cardiothorac Surg* 2006;29: 925–932.
Sparrow PJ, Kurian JB, Jones TR, Sivananthan MU. MR imaging of cardiac tumors. *Radiographics* 2005;25(5):1255–1276.
Sun JP, Asher CR, Yang XS, et al. Clinical and echocardiographic characteristics of papillary fibroelastomas: a retrospective and prospective study in 162 patients. *Circulation* 2001;103(22):2687–2693.
Sürsch G, Jenni R, von Segesser L, Schneider J. Heart tumors: incidence, distribution, diagnosis. Exemplified by 20,305 echocardiographies. *Schweiz Med Wochenschr* 1991;121(17):621–629.
Syed IS, Feng D, Harris SR, et al. MR imaging of cardiac masses. *Magn Reson Imaging Clin N Am* 2008;16:137–164.
Tada H, Asazuma K, Ohya E, et al. Images in cardiovascular medicine. Primary cardiac B-cell lymphoma. *Circulation* 1998;97(2):220–221.
Tomasian A, Iv M, Lai C, Jalili M, Krishnam MS. Cardiac hemangioma: features of cardiovascular magnetic resonance. *J Cardiovasc Magn Reson* 2007;9: 873–876.
Werdan K, Dietz S, Löffler B, et al. Mechanisms of infective endocarditis: pathogen-host interaction and risk states. *Nat Rev Cardiol* 2014;11(1): 35–50.
Zakaria RH, Barsoum NR, El-Basmy AA, El-Kaffas SH. Imaging of pericardial lymphangioma. *Ann Pediatr Cardiol* 2011;4:65–67.

（李泽勇　李睿　徐晓雪）

第 27 章 ■ 瓣膜疾病

瓣膜结构与功能

四个心脏瓣膜——主动脉瓣、二尖瓣、肺动脉瓣和三尖瓣——分隔心脏各腔室及其流出血管。入口瓣膜包括二尖瓣和三尖瓣，将心室与心房分开。出口瓣膜包括主动脉瓣和肺动脉瓣，将这些大血管与心室分开。上述定义非常重要，特别是对于先天性心脏病(CHD)患者。例如，大血管转位患者的主动脉可能来自右心室，而根据心腔或血管的瓣膜有助于诊断。例如，在转位的情况下，血液通过主动脉瓣从右心室进入主动脉。

心脏瓣膜的主要功能是对前向血流几乎不产生阻力，同时防止逆向反流(图 27.1)。这对于二尖瓣尤为重要，血流通过二尖瓣时阻力最小，同时在左心室收缩时二尖瓣承受的压力超过 100mmHg。二尖瓣由瓣叶(前叶和后叶)、腱索和乳头肌组成(图 27.2)。两张瓣叶各分成三组扇叶，由两个裂缝隔开。中间扇叶比其他两个大。二尖瓣环是围绕瓣叶的连续纤维环，与主动脉瓣呈纤维连续。收缩期，瓣叶迅速合拢以防止反流，这得益于维持张力的乳头肌的收缩。腱索将乳头肌附着于小叶和小叶之间的连合区，从而维持张力并防止小叶脱垂进入心房。损伤前外侧或后内侧乳头肌均可引起二尖瓣破裂。前外侧乳头肌一般由左冠状动脉前降支或回旋支供血。后内侧乳头肌一般由右冠状动脉供血。

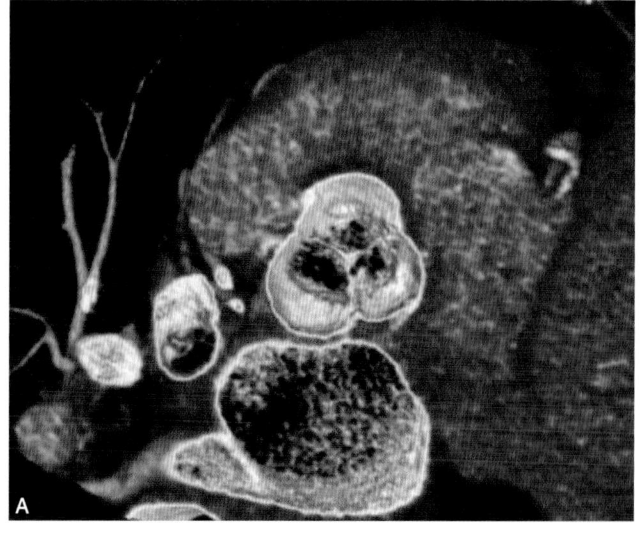

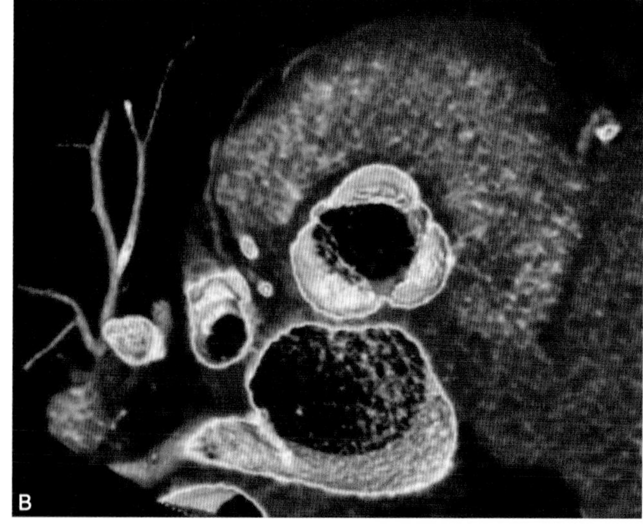

图 27.1 心脏 CT 三维重建心室舒张期(A)和收缩期(B)的正常主动脉瓣。舒张期，瓣叶通常合拢以防止血液反流入左心室。收缩期，瓣叶开放，使血液进入主动脉。

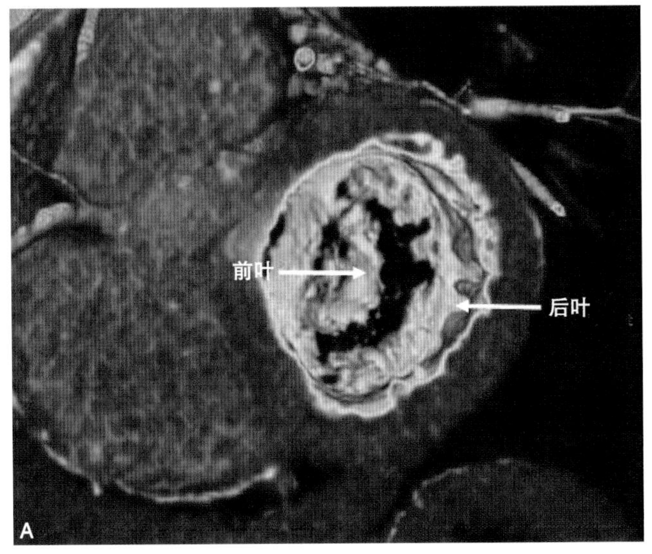

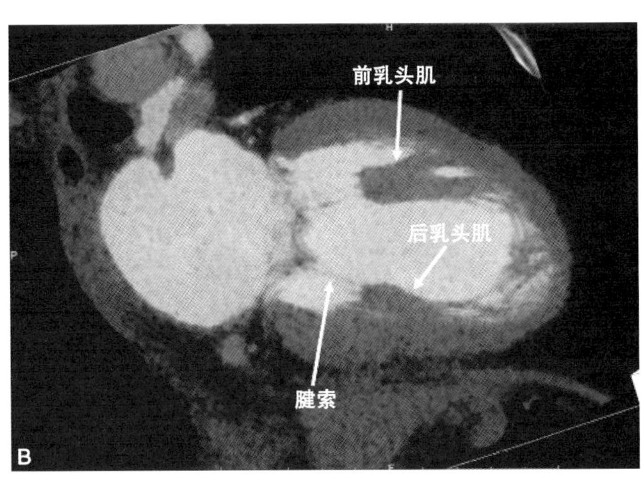

图 27.2　心脏 CT 的短轴(A)和长轴的最小强度投影(MinIP)(B)三维重建图像显示二尖瓣的解剖结构。前叶位于内侧,后叶位于外侧。每个瓣膜通过腱索附着于乳头肌。

三尖瓣将右心室与右心房分开,因其有三个瓣叶而得名。前叶、后叶、隔叶由腱索分别附着于前、后、中三个乳头肌。右心室乳头肌的附着部位变化较大。前乳头肌可以单独附着在前叶,也可以附着在前叶和隔叶。后乳头肌可附着于后叶和隔叶。隔乳头肌可附着于隔叶和前叶。额外的腱索可以进一步支撑乳头肌,连接右心室壁上的点,或直接将隔叶附着到右心室壁。

主动脉瓣和肺动脉瓣通常由三个窦组成。主动脉瓣的窦是根据冠状动脉命名的(图 27.3)。左冠状动脉主干起自主动脉窦的左冠窦。右冠状动起自主动脉窦的右冠窦。最后一个窦(通常是后部)被命名为无冠窦。左右冠窦通常毗邻或"面对"肺动脉瓣,因此被简称为"对面"窦。

肺动脉瓣的瓣叶以其与主动脉瓣的关系命名,称为右、左和非间隔(或前)窦(图 27.4)。与主动脉瓣类似,肺动脉瓣在心室收缩期间打开。随着右心室压力下降,瓣膜在心室收缩末期关闭。

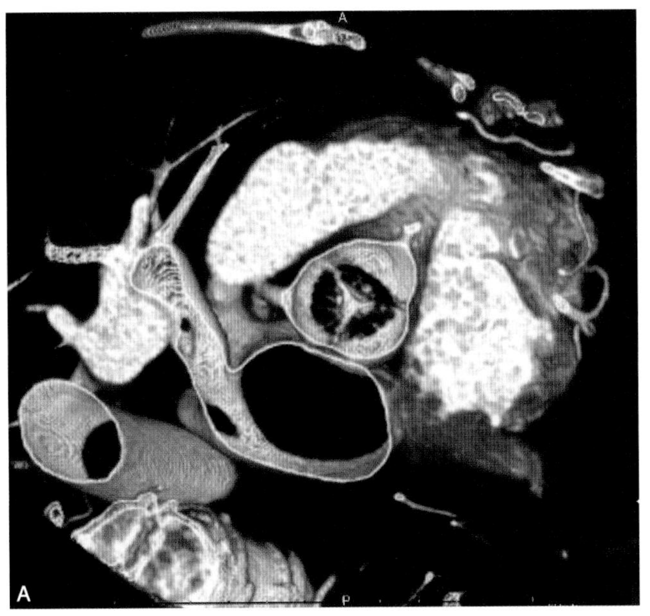

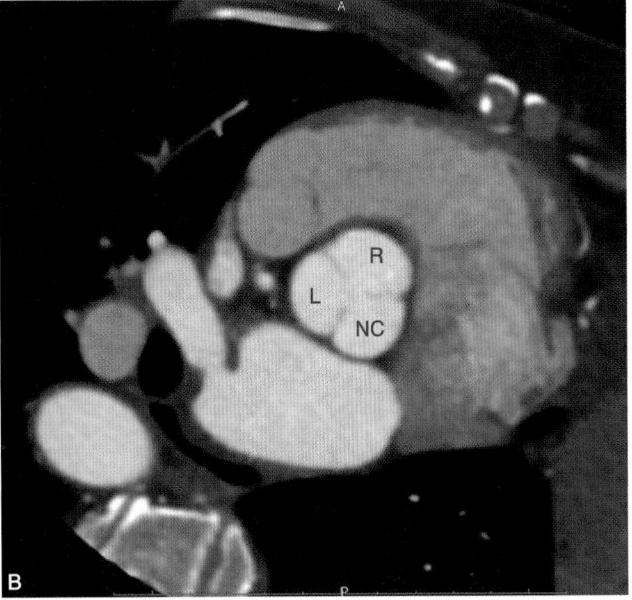

图 27.3　主动脉窦的心脏 CT 三维重建(A)和多平面重建(B)。冠状动脉起自左右冠状动脉窦(标记为 L 和 R),而无冠窦紧邻房间隔(标记为 NC)。

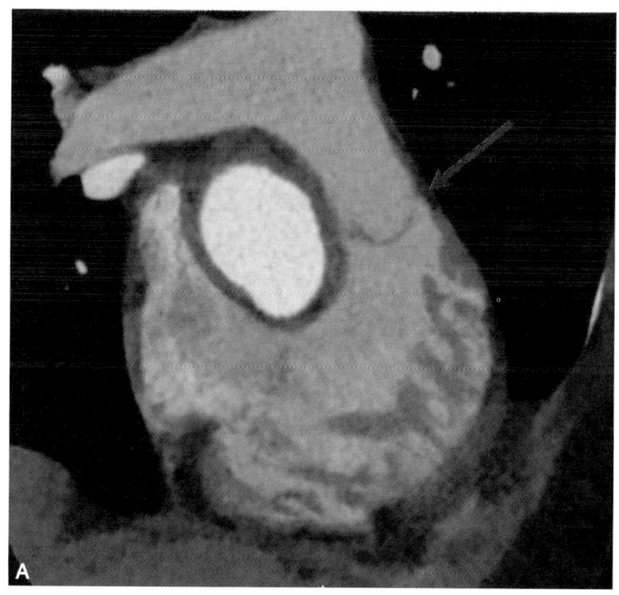

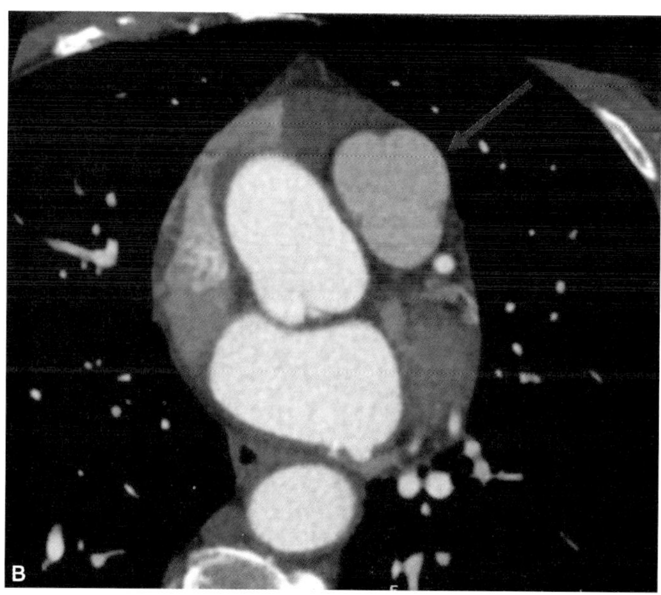

图 27.4 肺动脉瓣 CT 三维重建图像。右心室流出道的最小密度投影(A)展示了肺动脉瓣叶的位置。肺动脉瓣水平的多平面重建(B)展示了肺动脉瓣的三个叶。红箭指出肺动脉瓣的位置。

瓣膜疾病的影像学评价

超声心动图

超声心动图是评价可疑瓣膜病的主要方式,通常用于对体检发现的心脏杂音的随访。由于其运用广泛和成本相对较低,超声心动图是评估瓣膜疾病严重程度和分级的主要方式。经胸超声心动图(TTE)能很好显示二尖瓣和主动脉瓣。当需要进一步了解解剖细节时,可采用经食管超声心动图(TEE)。由于肺动脉瓣和三尖瓣前方邻近胸骨,因此超声透声窗对于评估肺动脉瓣和三尖瓣是有限的。

X 线和 CT

虽然胸部 X 线和 CT 不是评估瓣膜疾病的主要方式,但是在这些检查仍可发现瓣膜病的继发征象。识别 X 线片上瓣膜的典型位置是重要的,以便正确识别外科假体、瓣膜钙化和腔室扩大(图 27.5~图 27.8)。例如,二尖瓣狭窄(MS)患者的心

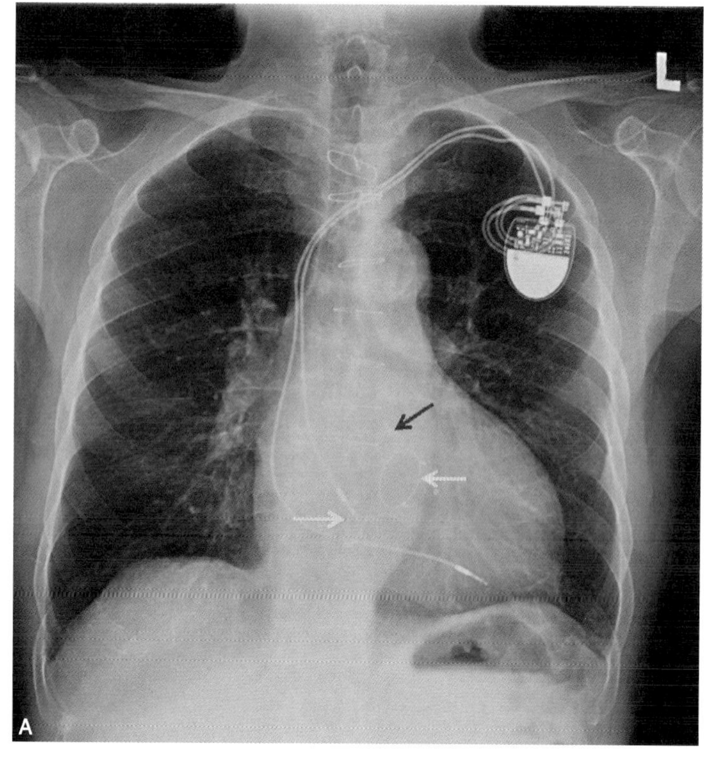

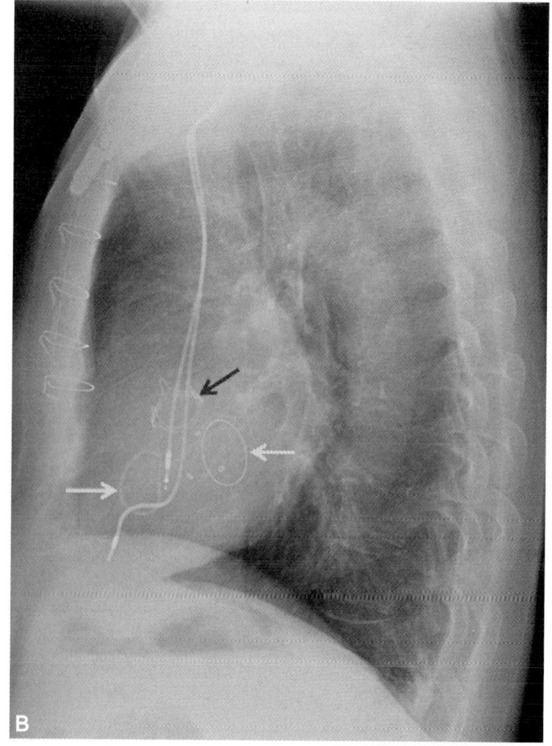

图 27.5 正位和侧位 X 线片显示人工主动脉置换装置(红箭),二尖瓣置换装置(橙箭)和三尖瓣瓣环成形术环(绿箭)。

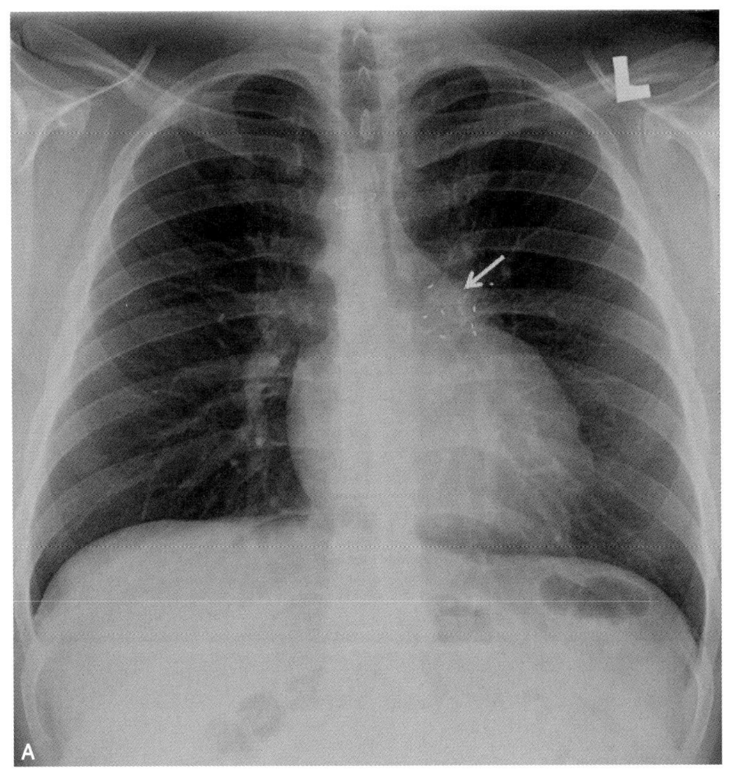

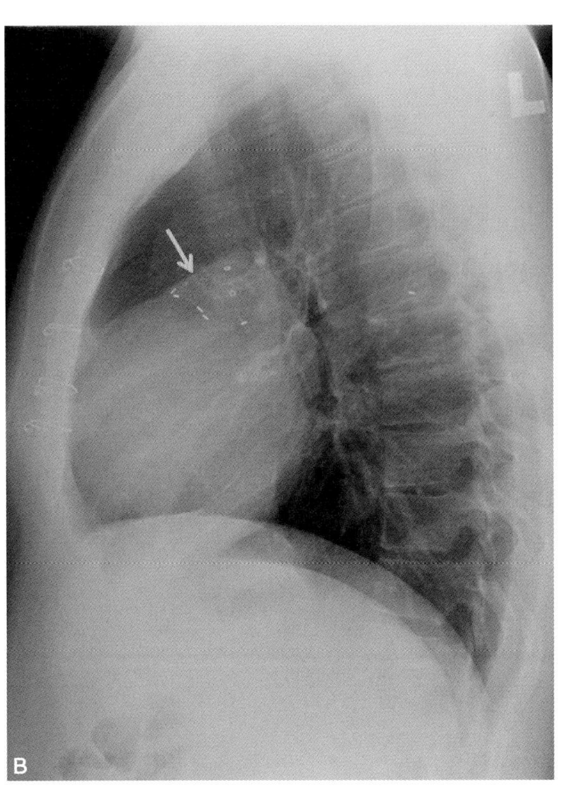

图 27.6　法洛四联症及右位主动脉弓修复术后患者的正、侧位 X 线片显示人工肺动脉瓣置换装置(蓝箭)。

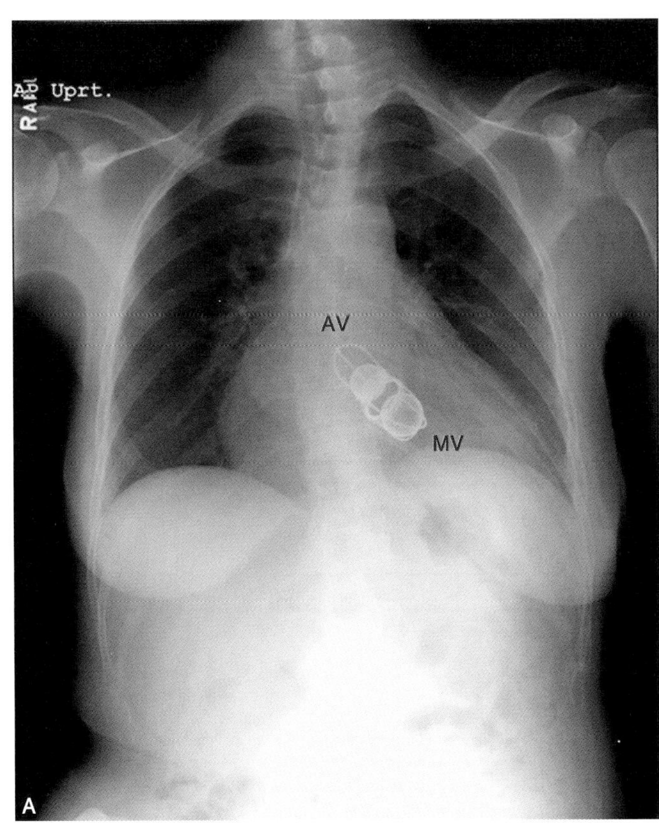

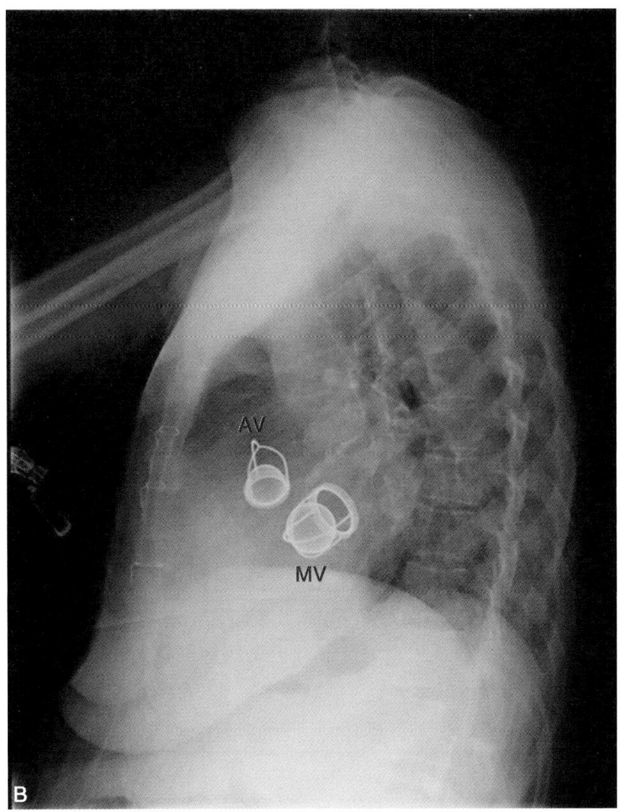

图 27.7　Starr-Edwards 式二尖瓣和主动脉瓣置换术患者的正位和侧位 X 线片。AV,主动脉瓣;MV,二尖瓣。

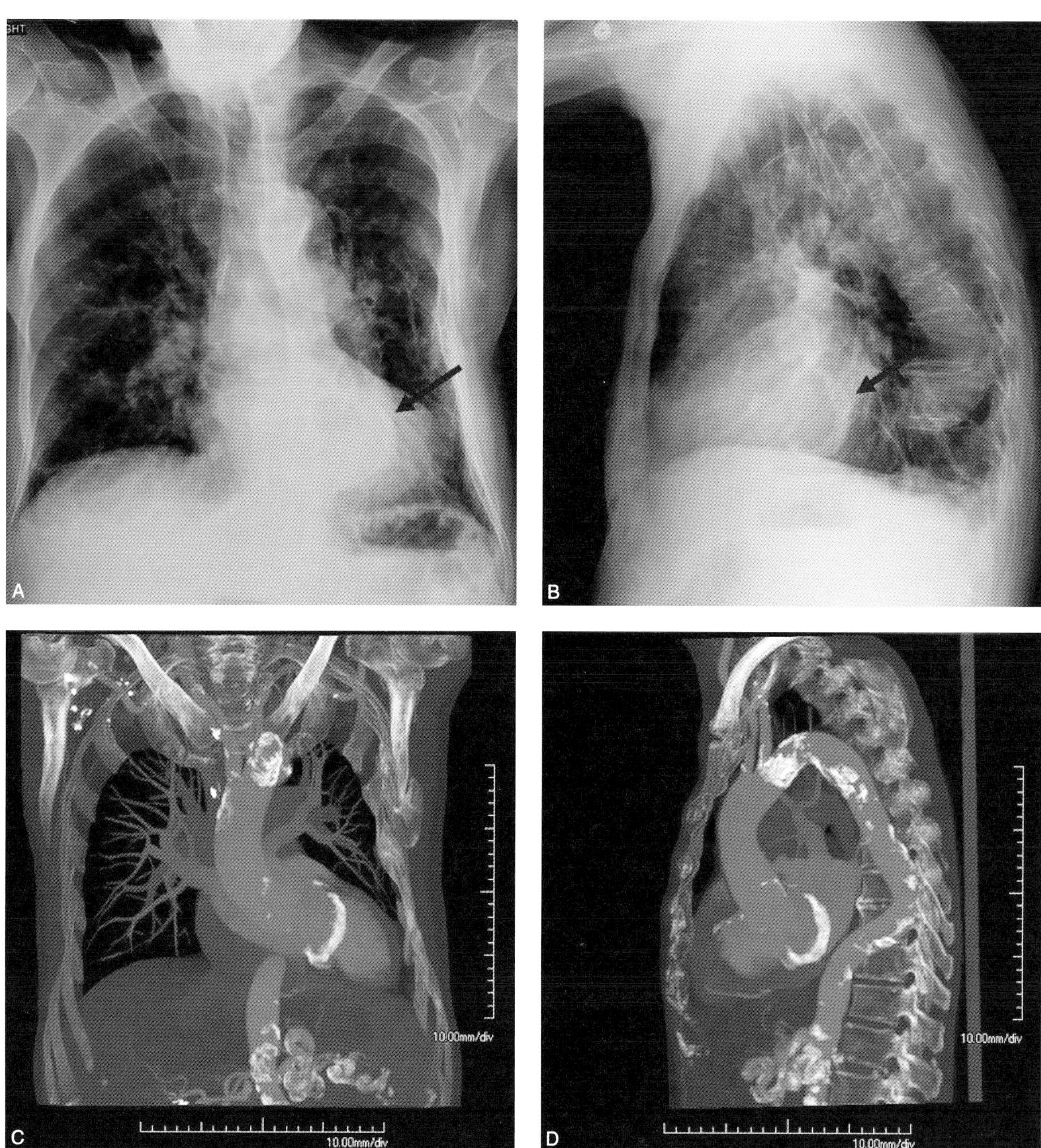

图 27.8　二尖瓣环重度钙化患者正位(A)和侧位(B)X线片以及冠状面(C)和矢状面(D)CT最大密度投影(MIP)重建图像。红箭指出二尖瓣环钙化的位置。

房可能由于流入左心室的阻力增大而扩大。在有二尖瓣严重反流的患者中,由于维持心输出量所需每搏输出量和返回心房的反流血量增加,左心室和左心房均可能扩大。

二尖瓣环钙化(MACs)是胸部X线和CT常见的影像学表现。超过35%的老年患者可见到二尖瓣环钙化,并在二尖瓣环区呈现为一个"O"或者"C"形致密影。胸部CT很容易定位瓣环。被认为是二尖瓣纤维环的慢性退行性改变,也可见于肾脏疾病或钙代谢异常的年轻患者。干酪样MAC或二尖瓣环干酪样钙化(CCMA)是罕见的MAC变异。因不常见,故易被误诊为脓肿、感染或肿瘤。常位于后房室沟,表现为二尖瓣环干酪样变。液化和干酪样变的机制尚不清楚。图27.9显示了一例典型的干酪样MAC患者图像。

心脏 MRI

MRI已成为评价瓣膜,尤其是冠心病患者肺动脉瓣和三尖瓣的必要方式,因为超声心动图对这些瓣膜的位置关系而不能很好地进行评价。此外,随着MRI成为心脏完全可视化和血流测量的"金标准",其在量化瓣膜功能中的作用逐渐增加。虽然超声心动图可用高时间分辨率的多普勒超声测量血流速度,但测量总血流量是MRI的一个独特特征。我们重点介绍MRI在测量流速和流量方面的几种用途。

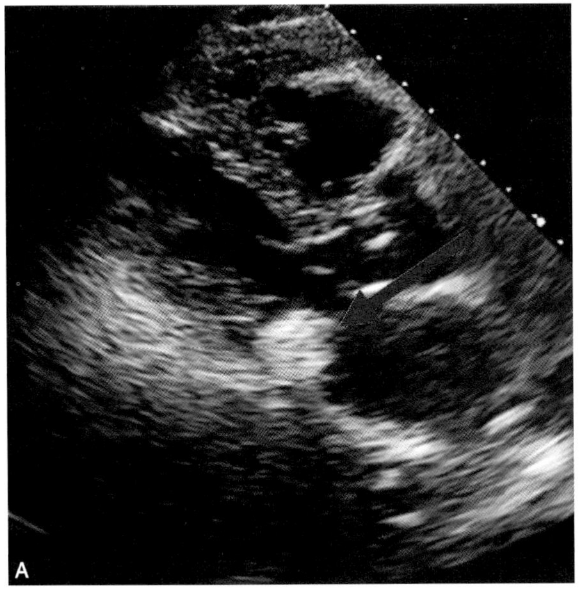

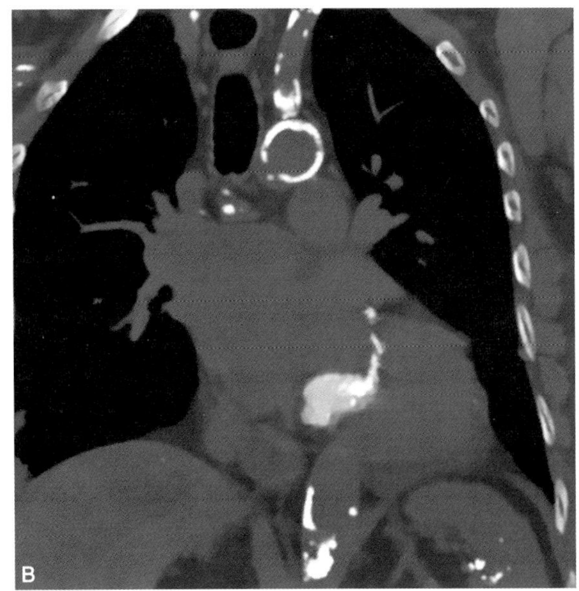

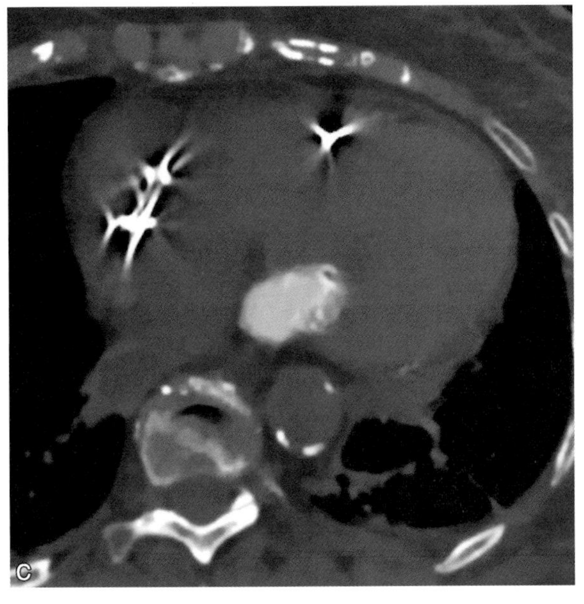

图 27.9　干酪样二尖瓣环钙化患者的经食管超声心动图(A)、冠状位(B)和横断位(C)CT 图像。超声心动图显示以二尖瓣环为中心的团块回声,在 CT 的相应层面上也可观察到。

相位对比 MRI

相位对比 MRI 是无创测量血流量的临床“金标准”,常用于量化瓣膜狭窄或反流的严重程度。其原理:沿双极磁梯度方向移动的质子获得相位,并且该相位可以直接映射回移动质子的速度(更多细节参见心脏 MRI 技术章节)。血流的测量通常垂直于血流方向进行,以感兴趣区的血管或瓣膜为中心。众所周知,测量结果可能受湍流的影响,例如邻近狭窄的血管或动脉瘤,因此测量应在相位对比技术受患者湍流影响最小的情况下进行。

通常情况下,对于瓣膜狭窄,峰值速度是在严重狭窄位置附近或远端测量的。然后根据修正的伯努利方程将平均速度和峰值速度转换为压力梯度:

$$\Delta P = 4v^2$$

其中 ΔP 是跨瓣膜的压力梯度,单位为 mmHg,v 是速度,单位为 m/s。

例如,假设通过肺动脉瓣的峰值速度为 350cm/s,峰值压力梯度估计为 49mmHg(4×3.5×3.5=49)。

对于瓣膜反流,通常采用两种方法:①测量目标瓣膜或血管附近的零基线以下的反流量;②在观察到反流的收缩期直接测量反流射流(图 27.10、图 27.11)。

瓣膜反流一般用两个主要指标来量化:反流量(RVol)和反流分数(RF)。首先,RVol 为逆向通过瓣膜的血流量,单位为:升每分钟(L/min)或毫升每搏(mL/beat)。其次,RF 为 RVol 除以正向流量。例如,如果患者的净心输出量为 6L/min,舒张期通过入口瓣膜向前的流量为 8L/min,收缩期逆向血流量为 2L/min,则 RF 为 25%(2L/min 除以 8L/min)。在同样的例子中,如果心率为 50 次/min,2L/min 的 RVol 也可以描述为 40mL/次(2 000mL/min 除以 50 次/min)。

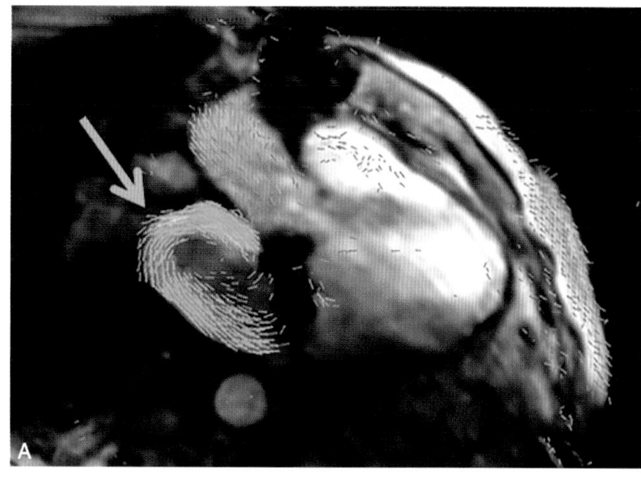

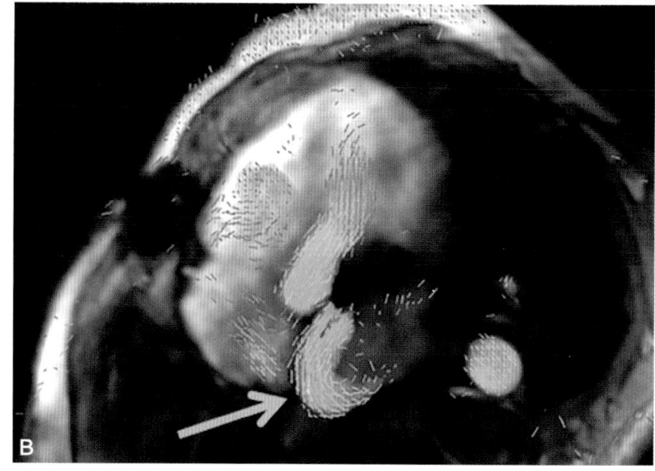

图27.10　二尖瓣修复术后重新出现重度二尖瓣反流患者的4D MRI血流图像。黄箭显示反流射流。反流射流包绕左心房后壁，即所谓的"附壁效应"，这是超声心动图经常观察到的严重二尖瓣反流的定性特征。在这种情况下，反流量超过60mL/次，反流分数接近50%，符合严重二尖瓣反流。

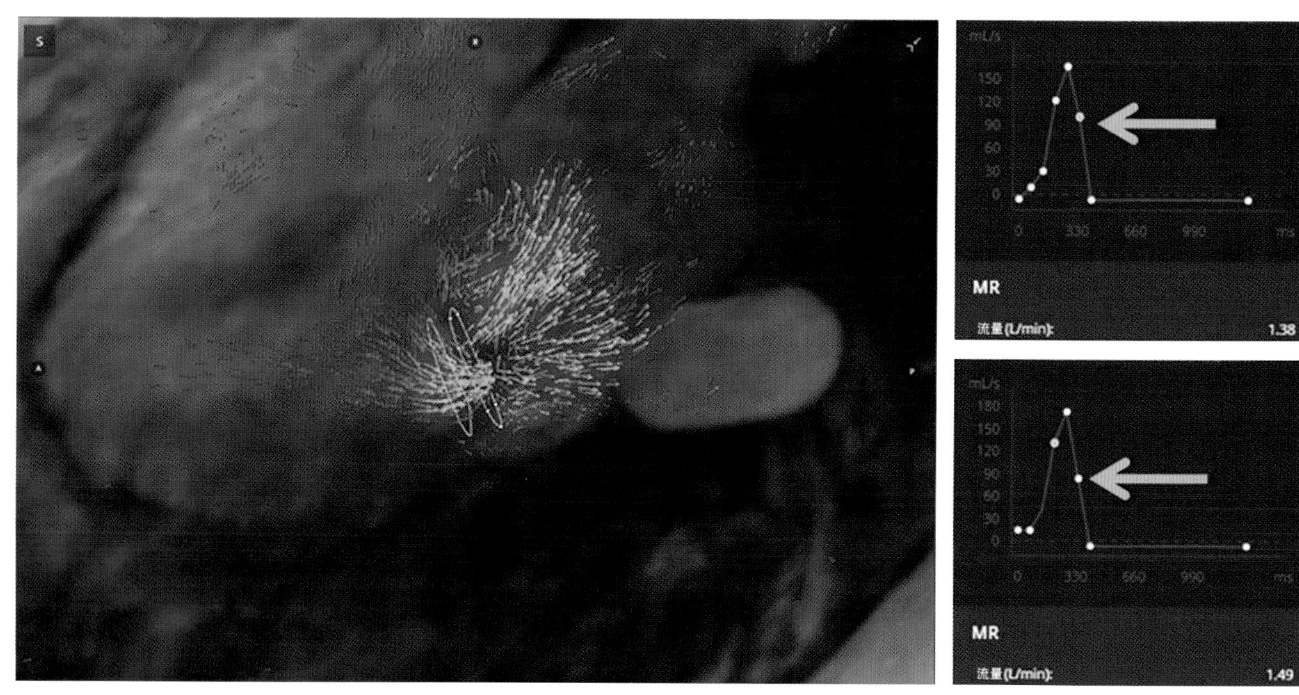

图27.11　二尖瓣反流、复杂二尖瓣反流射流患者的4D血流MRI图像。如流量曲线所示，反流射流的持续时间较短，因此总反流量较低。

心室每搏输出量的定量

瓣膜反流也可以通过MRI或CT测量左右心室每搏输出量的差异来量化。然而，这些测量仅适用于单一反流瓣膜而不伴分流（左右心连接异常，如肺静脉异常或房间隔缺损）的患者。例如，对于单纯性二尖瓣关闭不全的患者，二尖瓣RVol可以通过左右心室每搏输出量的差值来估计。如果两个或两个以上瓣膜反流，不使用相位对比MRI很难确定每个瓣膜的反流程度。

主 动 脉 瓣

先天性主动脉瓣疾病

二叶式主动脉瓣（BAV）是最常见的冠心病，约占成人冠心病的1%。在BAV中，主动脉瓣的两个瓣叶可能部分或完全融合，形成双尖瓣（二尖瓣）而不是正常的三个尖瓣（图27.12、图27.13）。BAV与主动脉病变有关，其中约一半患者表现出主动脉根部和近端升主动脉扩张（图27.14）。鉴别这种扩张很重要，因为该患者易患动脉瘤、主动脉夹层和破裂等并发症。BAV与主动脉缩窄有关。BAV还可以合并主动脉瓣狭窄和反流。心脏的CT和MRI成像有助于确定瓣膜形态、评估瓣膜和主动脉并发症。

主动脉瓣上的血流加速也可能由位于左心室流出道（LVOT）内的主动脉隔膜引起。偶尔，这些结构可能由于太薄而MRI不能探及，但可以根据主动脉瓣水平以下血流开始加速的位置来推断（图27.15）。主动脉隔膜是主动脉瓣下狭窄最常见的类型，通常会导致杂音。它可以单独发生或与其他冠心病相关，包括Shone综合征。

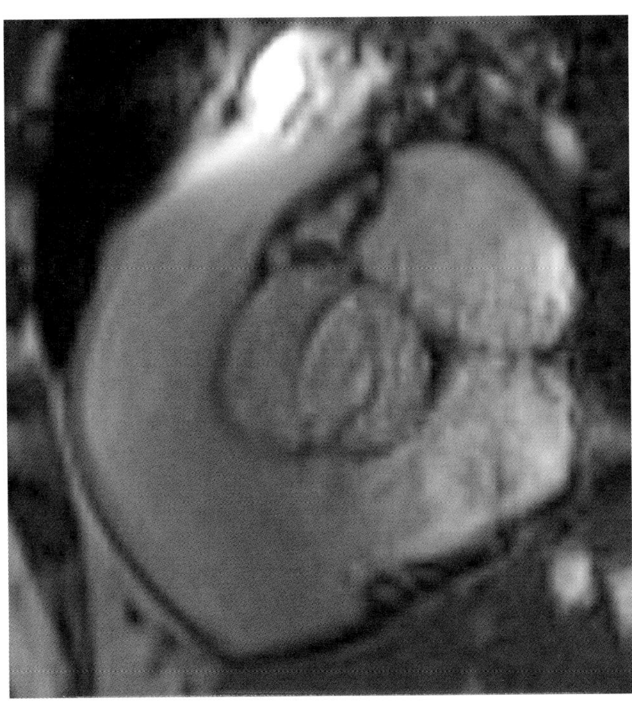

图 27.12 二叶式主动脉瓣患者经主动脉根部斜位 MRI 图像示收缩期瓣膜开口呈“鱼口状”。

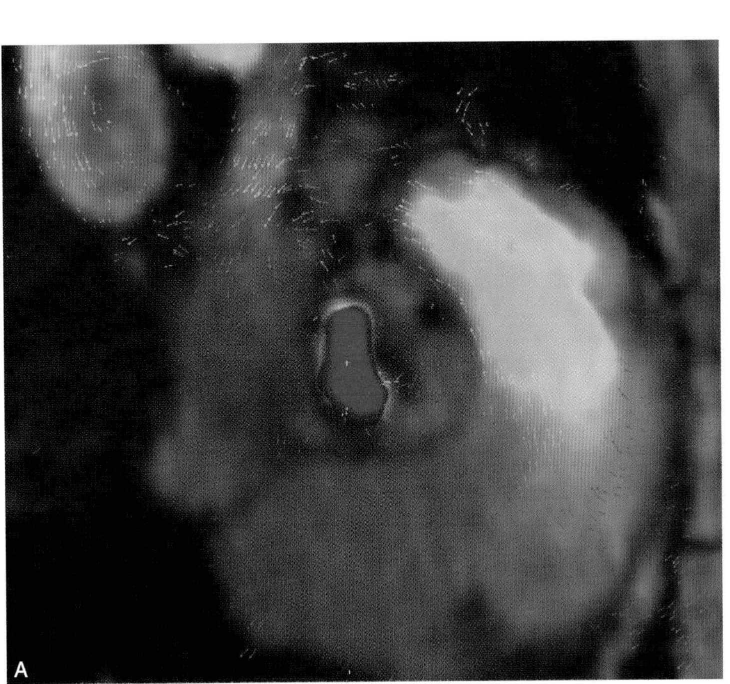

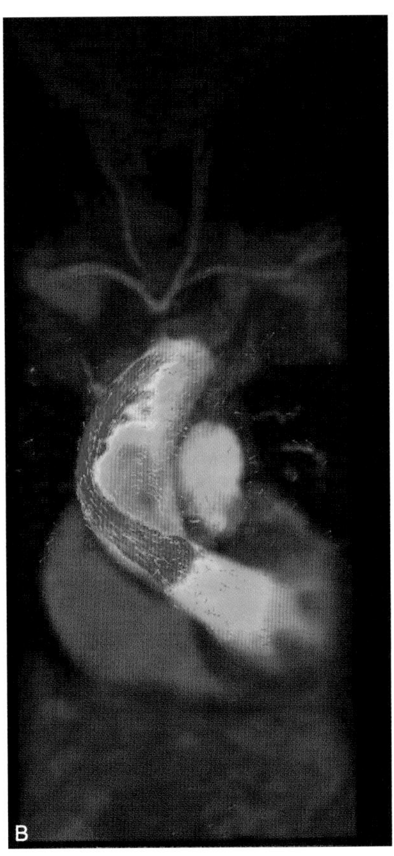

图 27.13 二叶式主动脉瓣患者经主动脉瓣横断面(A)和经主动脉冠状面(B)图像。收缩期流经主动脉瓣的鱼口状射流导致沿升主动脉壁的偏心射流。

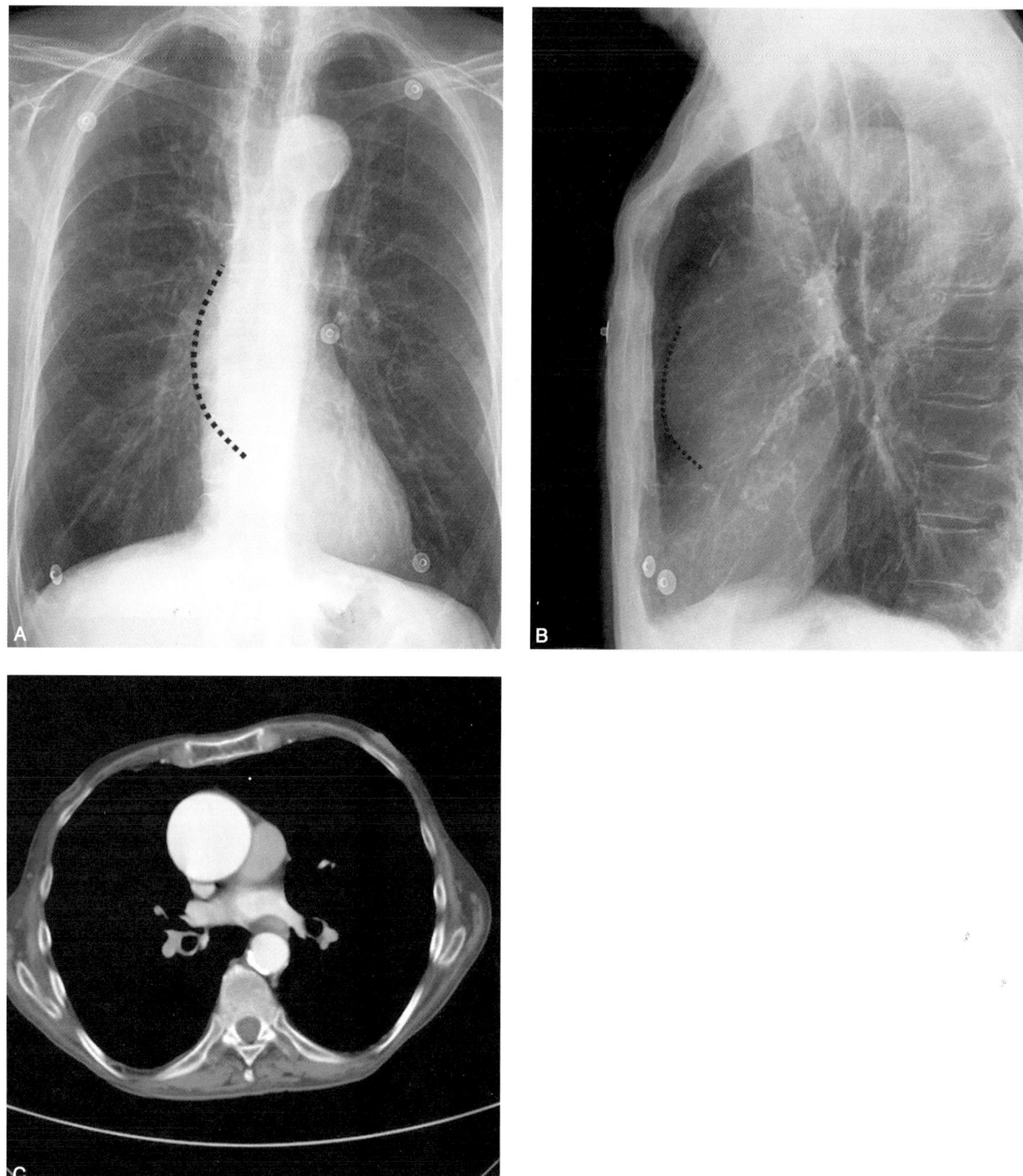

图27.14　二叶式主动脉瓣和主动脉瓣狭窄患者的升主动脉扩张。正位(A)和侧面(B)胸片显示红色虚线标示的升主动脉扩张。CT(C)证实升主动脉瘤。

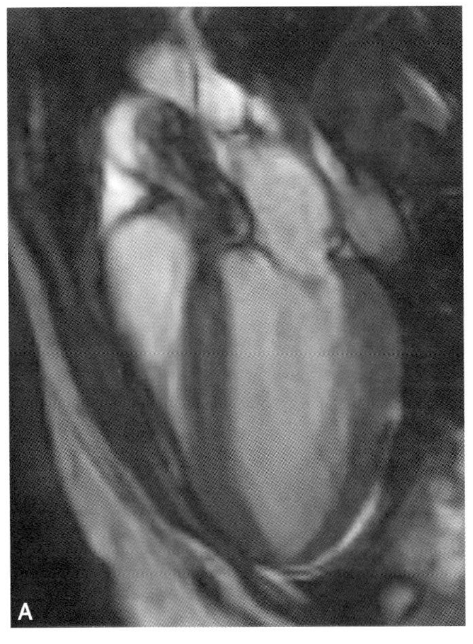

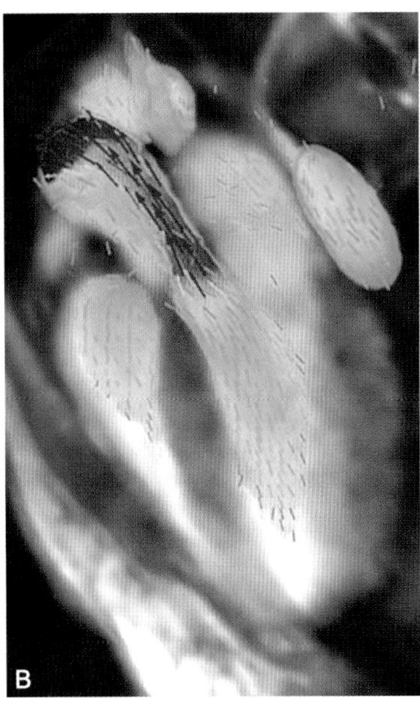

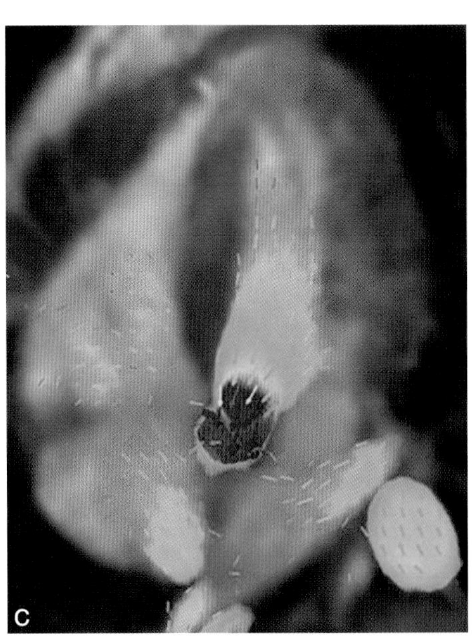

图 27.15　左心室三腔 SSFP(A)和矢量叠加 4D 血流(B,C)图像显示患有主动脉下隔膜的患者手术前跨主动脉瓣的血流加速。血流加速开始于主动脉瓣平面正下方水平,这与主动脉下隔膜位置一致,而不是主动脉瓣本身。

获得性主动脉瓣疾病

获得性主动脉瓣病变常由退行性钙化和慢性瓣叶退化所致。获得性主动脉瓣疾病较少见的原因包括既往累及主动脉瓣的风湿性心脏病、纵隔放疗十多年后诱发的放射性心脏病和感染性心内膜炎(IE)。

主动脉瓣狭窄

主动脉瓣狭窄是最常见的瓣膜疾病,通常发生在老年患者中。虽然二叶式主动脉瓣早期易导致主动脉瓣狭窄,但即使是正常的三叶式主动脉瓣也可能随着年龄的增长而最终增厚和钙化(图 27.16)。主动脉瓣狭窄的临床处理以临床分期和主动脉瓣面积(AVA)为指导,主要通过超声心动图进行评估。

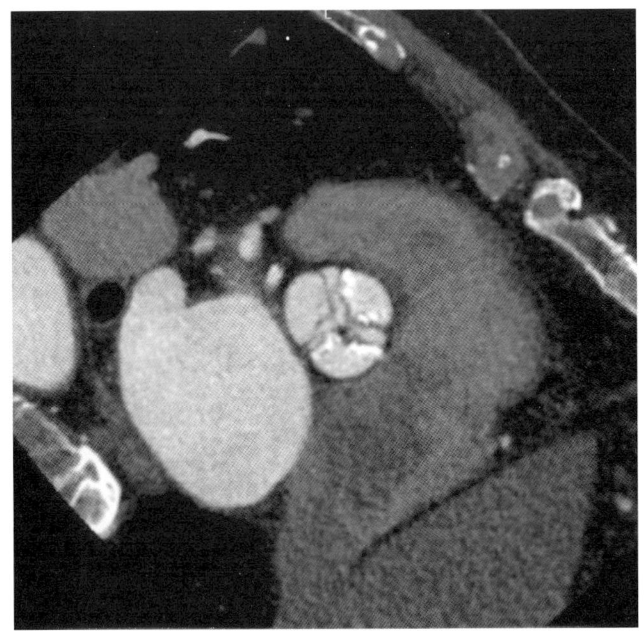

图 27.16　心脏 CT 多平面重建图像显示收缩期主动脉瓣。严重主动脉瓣狭窄患者的主动脉瓣叶严重钙化,主动脉瓣开放受限。

最可靠的超声心动图测量 AVA 由连续性方程确定,为满足质量守恒,该连续性方程要求通过血管的血流量必须相等(在血管的任何位置测量)。为了使用超声心动图评估 AVA,需要在相对正常的 LVOT 和狭窄的主动脉瓣处测量血流速度,并且还可测量 LVOT 直径。低于 1.5cm^2 的 AVA 被认为是中度狭窄,低于 1cm^2 被认为是重度狭窄,而小于 0.5cm^2 被认为是极重度狭窄。重度狭窄时主动脉峰值速度通常超过 4m/s,平均梯度超过 40mmHg。

主动脉瓣狭窄的 X 线表现是多样的,取决于疾病的严重程度。轻度主动脉瓣狭窄时,胸片通常正常或升主动脉轻度扩张。在更严重的疾病中,可见瓣膜钙化伴左心室扩张和左心衰竭(图 27.16、图 27.17)。

当主动脉瓣狭窄足够严重时,患者可能需要接受外科主动脉瓣置换术或经导管主动脉瓣置换术(TAVR)。后一种方法使以前无开放手术适应证的主动脉瓣狭窄患者得到治疗成为可能。外科手术瓣膜置换术与 TAVR 的选择目前基于多种临床因素,包括手术风险、患者偏好和合并症情况。

现在 TAVR 的术前评估常规使用心脏 CT 进行,用于测量主动脉瓣环的大小、评估血管通路以及预测假体展开的投射角度。准确测量主动脉瓣环大小对于选择合适的装置至关重要。如果装置尺寸太小,这可能导致瓣周漏,这与较高死亡率相关。如果装置的尺寸太大,这可能导致主动脉瓣环破裂,特别是对于瓣环钙化严重的患者。主动脉瓣环破裂是一种罕见但严重的并发症,围手术期死亡率很高。

主动脉瓣环通常在收缩期紧靠主动脉瓣瓣连接点下方的双斜平面上测量。主动脉瓣环测量包括最大和最小直径、周长和横截面积。

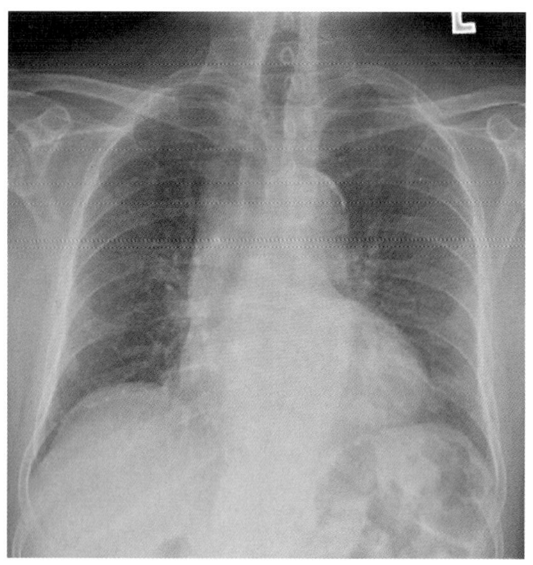
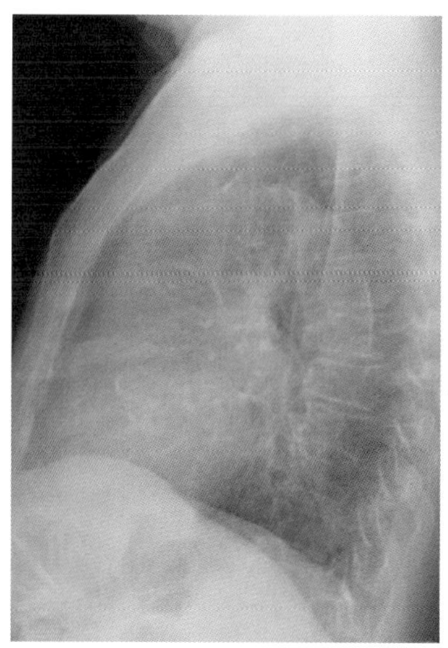
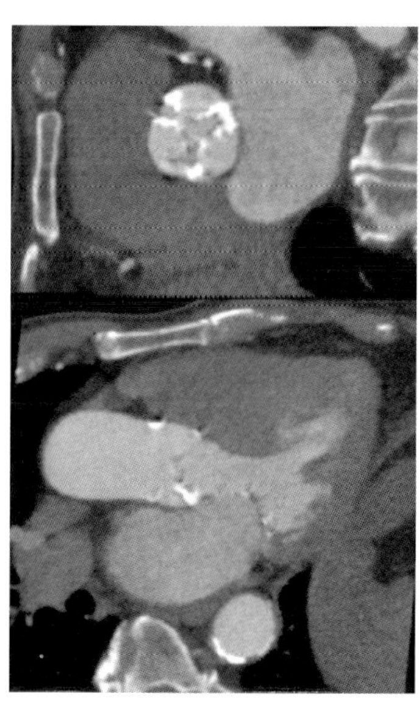

图 27.17　重度主动脉瓣狭窄伴中度主动脉瓣钙化患者的正侧位片和心脏 CT 图像。

主动脉瓣反流

主动脉瓣反流通常用超声心动图进行定性分级，但在临床应用时，可以使用 MRI 量化 RVol 和 RF。特别是当超声心动图透声窗受限，或者出现偏心性反流射流时用 MRI 量化 RVol 和 RF 就显得非常必要。在主动脉瓣反流时，总的左心室搏出量最初通过代偿性增加，导致左心室扩大和向心性肥厚。这种机制最终在严重或长期反流的情况下失代偿，导致心力衰竭。胸部 X 线可发现左心室扩张，在用心电门控 CT 和心脏 MRI 检查时可发现中度至重度主动脉瓣反流和早期的主动脉瓣反流。在整个心动周期中获得的回顾性门控心脏 CT，或在主动脉瓣平面获得的 MRI 心脏电影，可以显示主动脉瓣反流(图 27.18、图 27.19)。

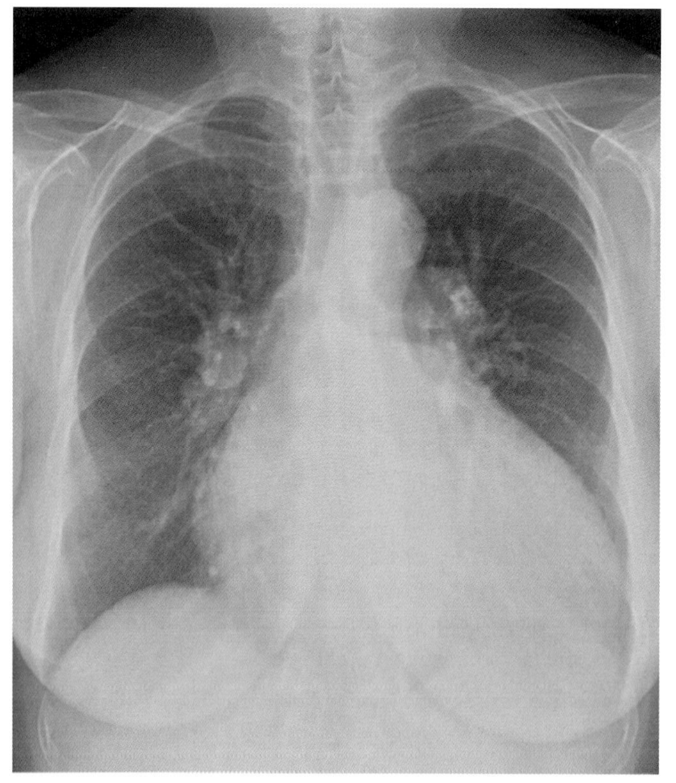
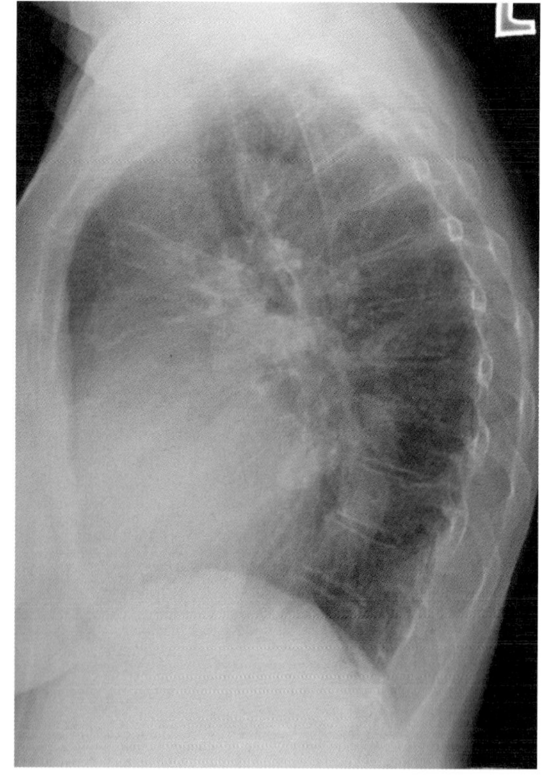

图 27.18　重度主动脉瓣反流患者的正侧位片。左房、左室扩张。

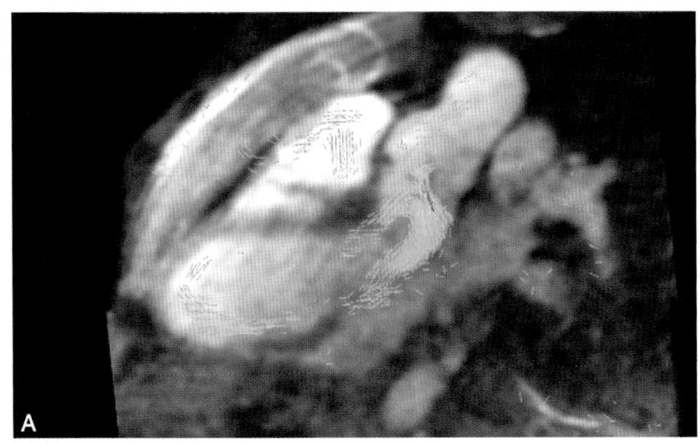

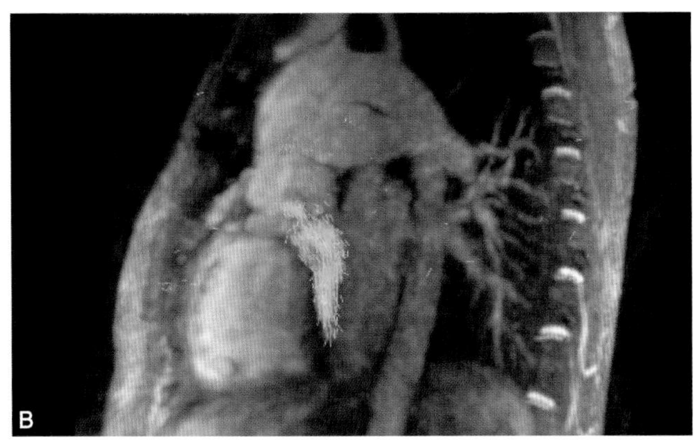

图 27.19　三腔心切面（A）和斜矢状位主动脉切面（B）的 4D 血流 MRI 显示源自主动脉瓣的偏心性反流射流。

二　尖　瓣

先天性二尖瓣疾病

二尖瓣脱垂（MVP）是指在心室收缩期二尖瓣叶向左心房弯曲或脱垂超过瓣环平面 2mm 及以上（图 27.20）。MVP 是严重非缺血性二尖瓣反流最常见的原因。MVP 患者发生室性心律失常和猝死的风险增加。MVP 是由腱索断裂或伸长引起的。前叶和后叶均可受累，但后叶的中扇叶（P2 段）受累最多。脱垂的瓣叶被分类为波状小叶（瓣叶体呈弓形）或连枷状小叶（瓣叶游离边缘脱垂）。相关的影像学表现包括瓣叶增厚。与继发性 MVP 相关的病症包括结缔组织病（如马方综合征）和冠心病（如继发孔型房间隔缺损和主动脉缩窄）。超声心动图通常是可疑 MVP 患者的首选检查方法，而 CT 和 MRI 可用于详细的解剖和功能评估以及计划手术。

先天性二尖瓣裂可单独或合并其他形式的冠心病出现。二尖瓣裂的特征是一个瓣叶分裂（通常是前叶）。二尖瓣裂与进行性二尖瓣反流有关。与心内膜垫缺损（AVSD）患者不同，在单独的二尖瓣裂中，裂是面向左心室流出道而不是入口隔膜。

虽然相对少见，MS 可出现先天性二尖瓣环发育不全、二尖瓣连合部融合，腱索缩短或增粗。这与多发性左心异常有关，这种异常被称为 Shone 综合征，包括降落伞二尖瓣（所有的腱索都附着在单个乳头肌上）或二尖瓣上环。其他相关的左心先天性异常包括主动脉缩窄、主动脉瓣狭窄和主动脉瓣下狭窄。

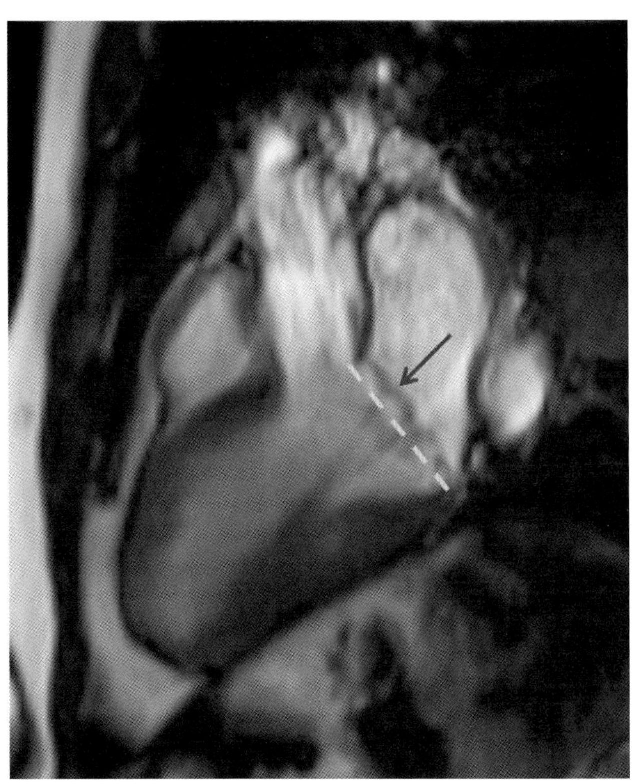

图 27.20　心脏 MRI 三腔 SSFP 图像显示二尖瓣脱垂（红箭）超出二尖瓣环平面数毫米（黄色虚线）。

获得性二尖瓣疾病

获得性 MS（最常见于风湿性心脏病）比先天性 MS 更多见。MS 造成左心房（LA）的压力升高，这是为了维持正常的心输出量的一种代偿机制。这种代偿机制导致 LA 增大和肺静脉压增高，最终导致肺动脉高压。在胸片上，左房扩大表现为双房征和左主支气管抬高伴隆嵴角度增大（图 27.21）。超声心动图、CT 和 MRI 可用于评估二尖瓣的解剖结构（瓣叶的活动性、增厚和钙化）、二尖瓣面积和左心室大小（图 27.22、图 27.23）。

与主动脉瓣不同，二尖瓣流入依赖于左心室的舒张从肺静脉系统抽吸血液。因此，相对较小的压力梯度会产生更显著的血流动力学效果。应用多普勒超声心动图，结合二尖瓣面积测量法和压力半衰期测定的跨膜梯度，被用作无创评估 MS 严重程度的临床标准。粗略估计，平均梯度大于 5mmHg 被认为是重度，而大于 10mmHg 被认为是极重度。MS 的严重程度也可以通过侵入性检查来评估，同时行左、右心导管插入术来获得平均肺毛细血管楔压（PCWP）或左心房压力，并将其与左室舒张期压力相比较。

缺血性二尖瓣反流被定义为由与缺血有关的左心室结构和功能改变引起的二尖瓣反流（在第 28 章中详细介绍）。急性缺血性二尖瓣反流是由急性心肌梗死发生乳头肌断裂引起的，死亡率高。也是胸片表现为不对称性肺水肿（图 27.24）的罕见原因之一。慢性缺血性二尖瓣反流发生在梗死后 2 周以上，且无二尖瓣器质性病变，是由局部心肌收缩异常引起瓣下结构和动力学发生改变。影像学在评估左心室大小、室壁运动和功能、二尖瓣形态和二尖瓣反流的严重程度方面起着重要的作用。

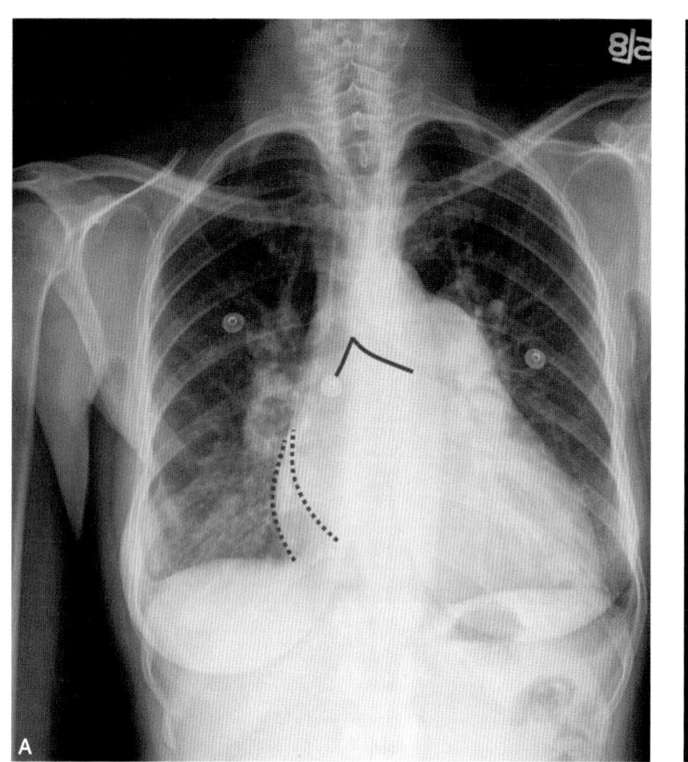

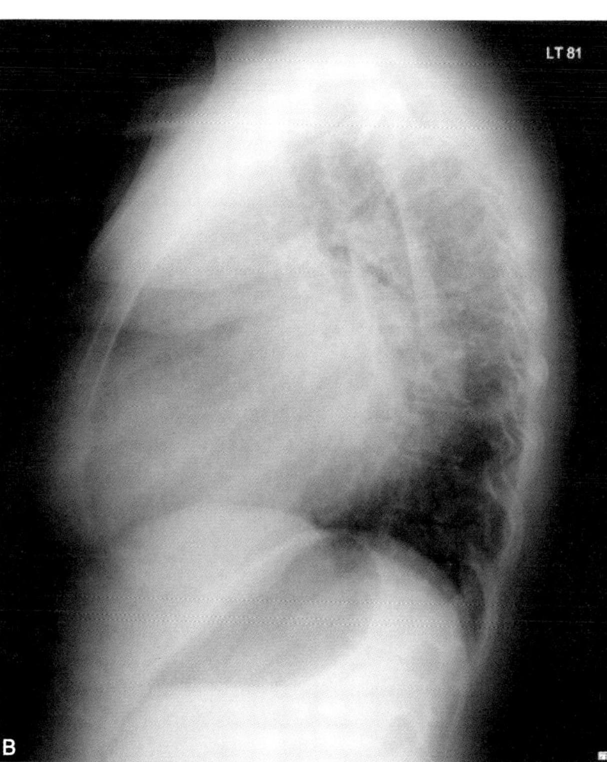

图 27.21　二尖瓣狭窄患者的后前位(A)和侧位(B)胸部 X 线片。有严重的左心房扩大伴左心房轮廓后凸,右心缘双房影(红色虚线),隆嵴角扩大(蓝色实线)。肺动脉的明显扩张,推测与二尖瓣狭窄引起血液长期滞留所致的肺血管充血有关。

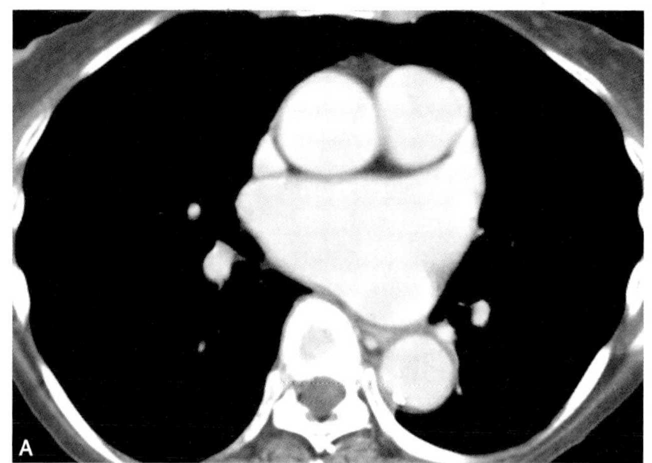

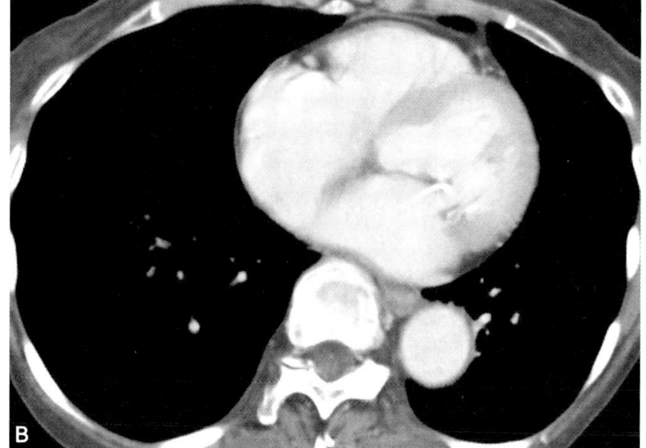

图 27.22　二尖瓣狭窄患者左心耳扩大(A)和二尖瓣钙化(B)。

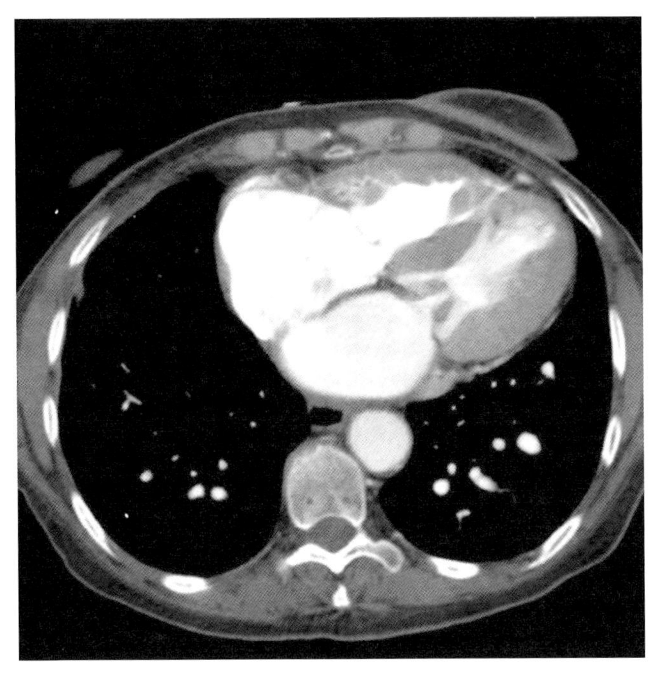

图 27.23　重度二尖瓣狭窄患者二尖瓣瓣叶增厚。

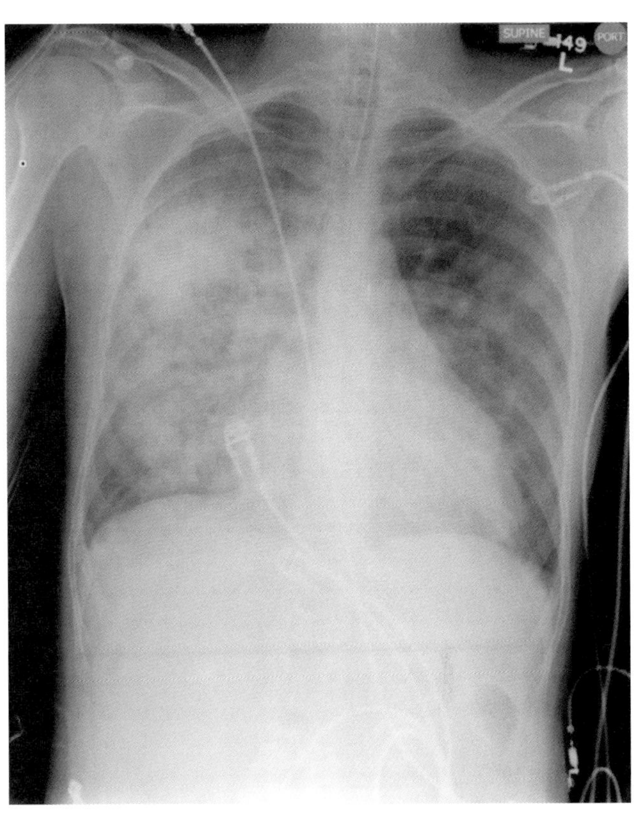

图 27.24　胸片显示急性二尖瓣关闭不全患者右肺上叶、中叶非对称性肺水肿。急性二尖瓣反流是非对称性肺水肿一个少见但众所周知的原因。

虽然我们上面已经展示了几个原发性二尖瓣反流的例子，但是二尖瓣反流也可能继发于左心室衰竭。随着左心室扩大，二尖瓣环也随之扩大，这就限制了二尖瓣瓣叶正常收缩的能力(图 27.25)。这种形式的二尖瓣反流被称为继发性二尖瓣反流。然而，在某些临床情况下，很难区分原发性和继发性二尖

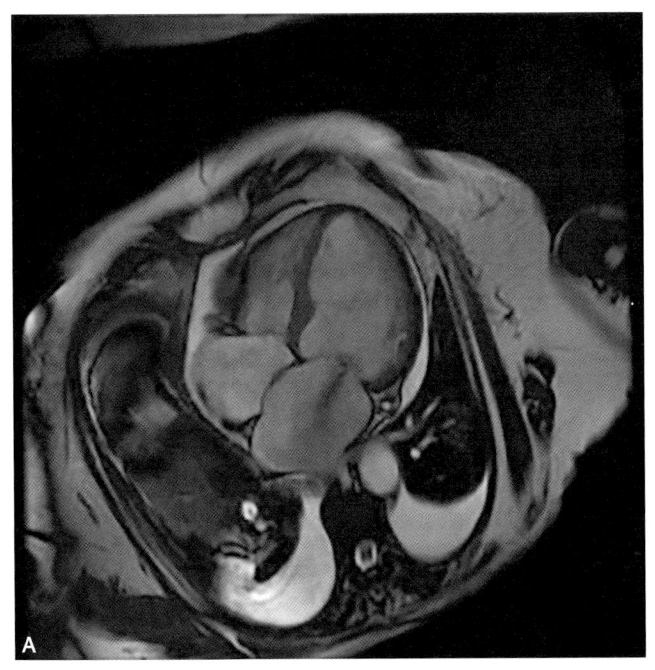

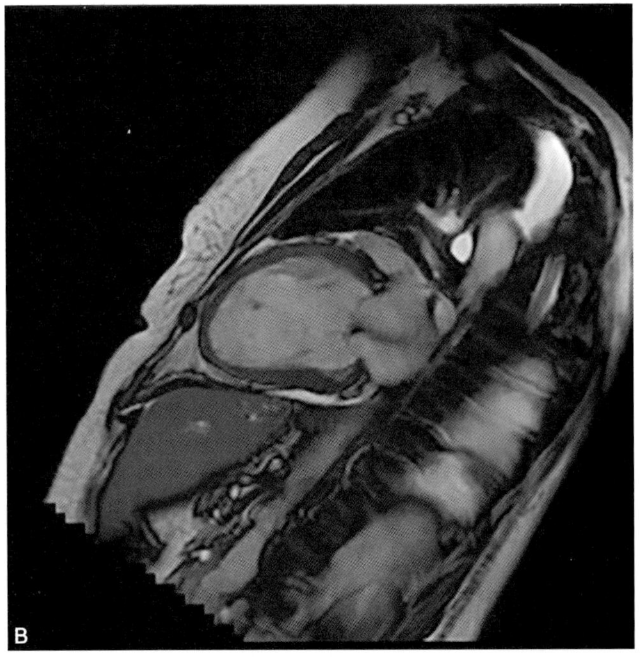

图 27.25　收缩期 SSFP 四腔心(A)和两腔心(B)图像显示由于继发性二尖瓣反流导致的中心反流射流进入左心房。继发性二尖瓣反流可能不是二尖瓣本身的缺陷，而是由于心肌病引起左心室扩张而导致的反流。

瓣反流。原发性二尖瓣反流需手术修复，继发性二尖瓣反流的手术益处尚不确切。由于严重的原发性二尖瓣反流本身可导致左心室扩张，使鉴别原发性和继发性二尖瓣反流更加困难。

三　尖　瓣

先天性三尖瓣疾病

埃布斯坦（Ebstein）畸形占冠心病的不到1%，却是先天性三尖瓣关闭不全的最常见原因。其特征是三尖瓣的位置异常和发育异常，包括三尖瓣隔叶和后叶附着点下移、三尖瓣前叶冗余和开窗，以及真三尖瓣环扩张。右心房和右心室扩张、三尖瓣关闭不全常见。胸部正位片上，心脏可呈球状或盒状（图27.26），肺血管分布正常或减少。心脏MRI有助于显示三尖瓣和瓣叶附着物并量化双心室大小和功能（图27.27、图27.28）。将隔小叶附着点下移>8mm/m² 作为埃布斯坦畸形（而非绝对位移>1.5~2cm）的临界值。在正常人心脏中，隔叶和后叶相对于二尖瓣前叶有轻微的附着点下移（<8mm/m²）。

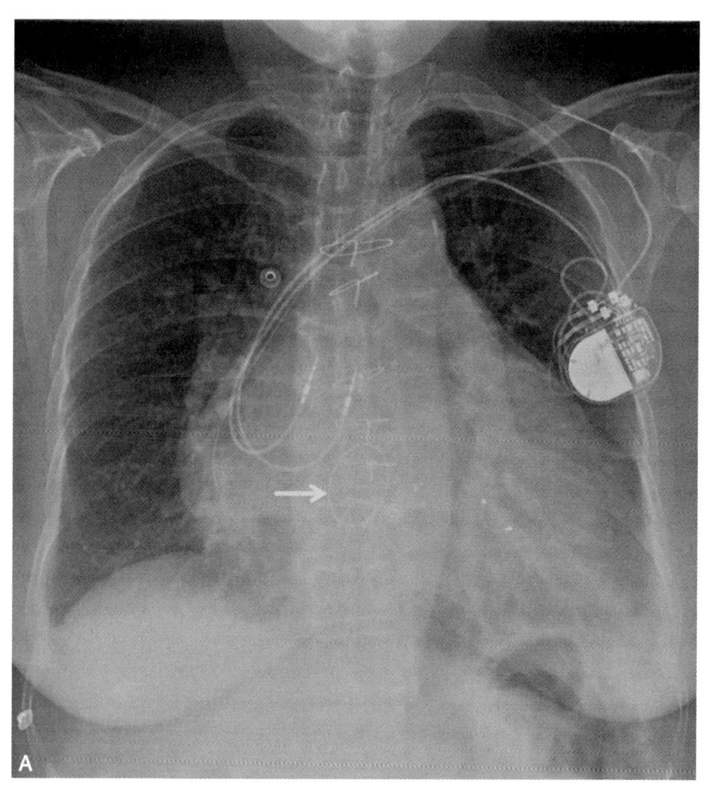

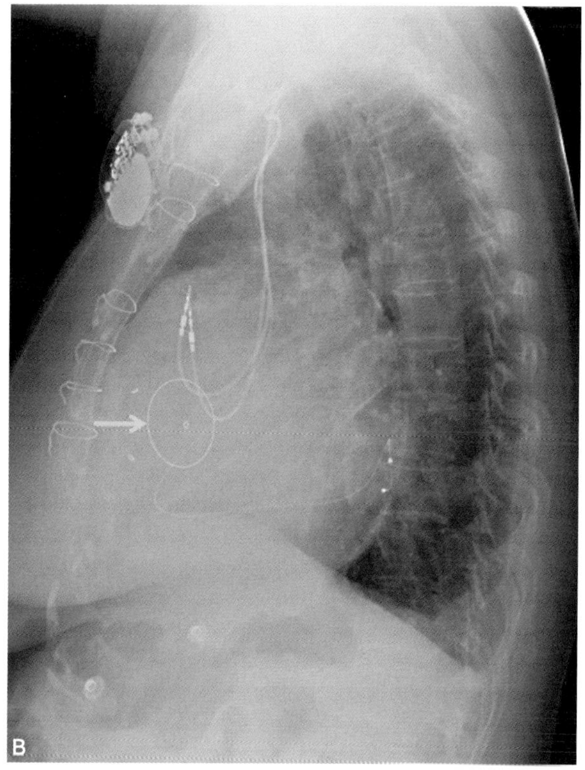

图27.26　埃布斯坦畸形伴三尖瓣置换患者的正侧位胸片。右心房和右心室扩张。左胸壁可见起搏器。绿箭指示三尖瓣的位置。

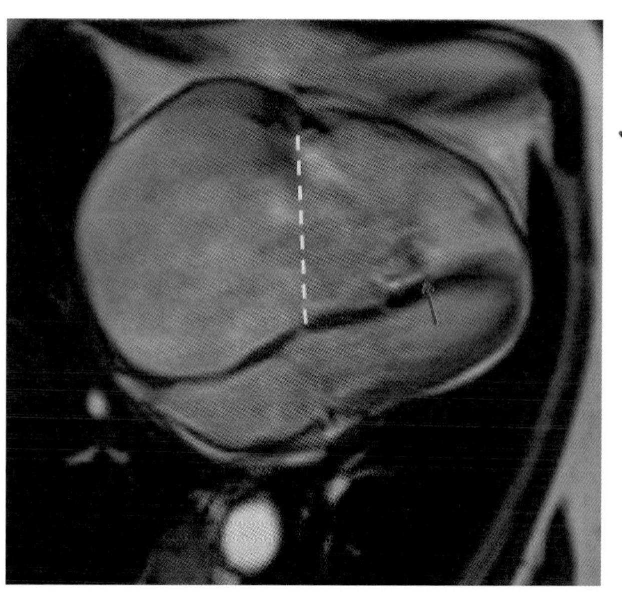

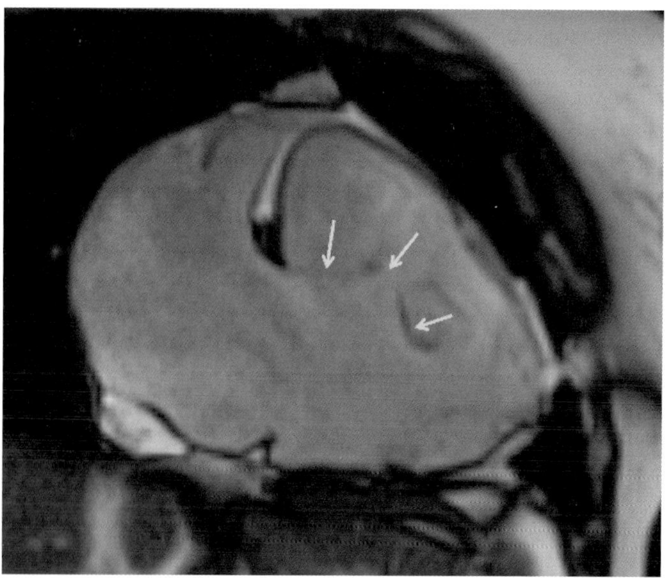

图27.27　埃布斯坦畸形患者的心脏MRI四腔心和右心室双腔心SSFP图像显示三尖瓣叶（红箭）相对于三尖瓣环平面（黄色虚线）向心尖侧移位、三尖瓣前叶延长（绿箭）、右心房及右心室扩张。

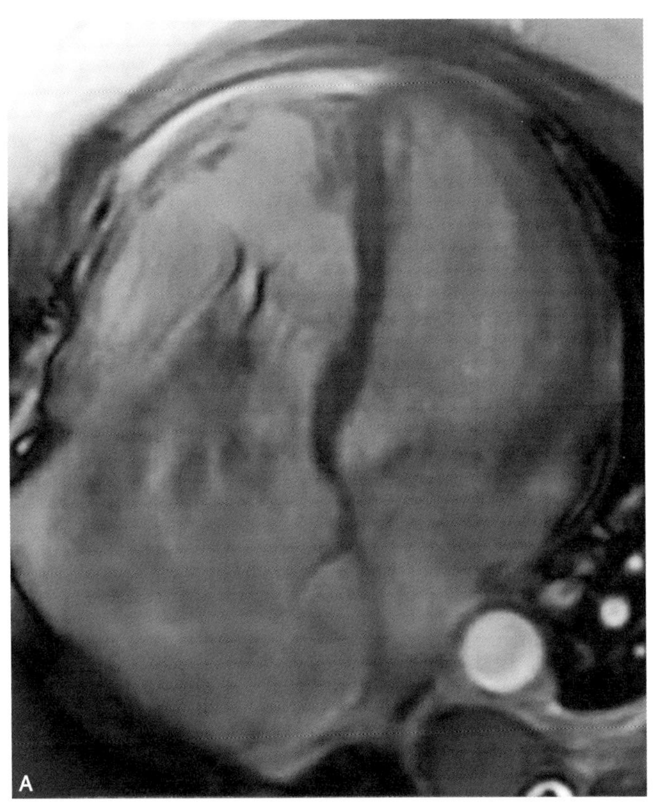

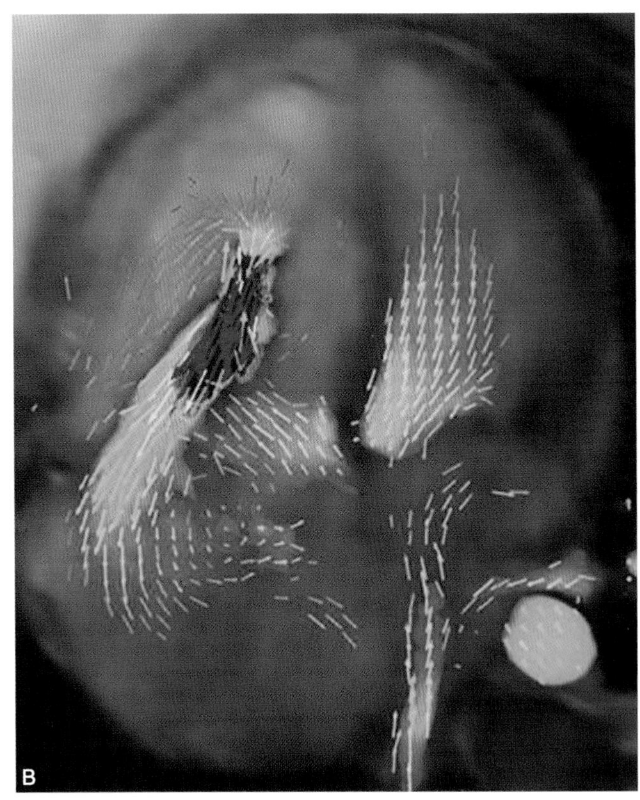

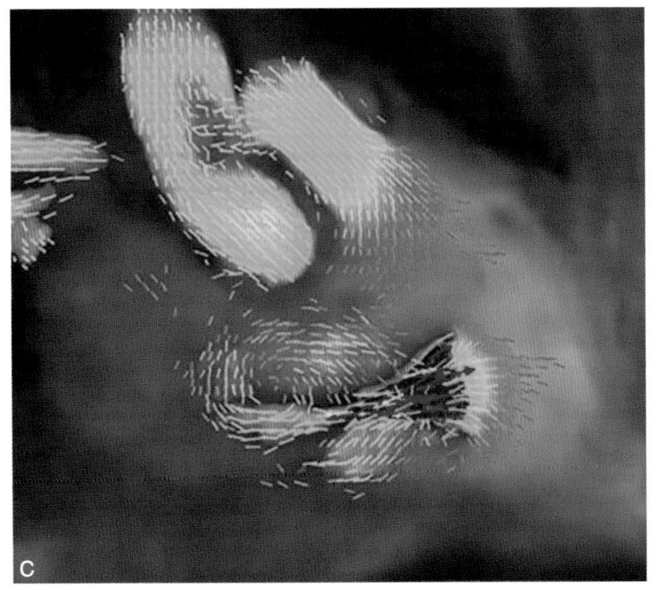

图27.28 四腔心SSFP图像(A)、四腔心矢量叠加4D血流图像(B)和右心室三腔心图像(C)显示三尖瓣向心尖侧移位伴收缩期重度三尖瓣反流。

三尖瓣闭锁(TA)是一种以三尖瓣发育不全为特征的发绀型冠心病。通过房间隔缺损(ASD)或卵圆孔未闭(PFO)进行心房内连接,这是生存必不可少的。通常还存在小的室间隔缺损(VSD)。右心室通常较小且发育不良,而右心房则扩张、肥厚。三尖瓣闭锁与右位主动脉弓和大动脉转位(TGA)有关。没有TGA的TA患者通常有一定程度的肺动脉狭窄(PS)。胸片可显示肺血管减少和主肺动脉平坦或凹陷。心脏CT和MRI常显示右心房和右心室间被脂肪或肌肉充填。

三尖瓣狭窄少见,多由先天性或由后天性风湿性心脏病所致。三尖瓣狭窄典型的血流动力学特征是右心房和右心室之间的压力梯度增加(>5mmHg),导致静脉淤血,右心房增大。

肺动脉瓣

肺动脉瓣狭窄

先天性肺动脉瓣狭窄是指血流从右心室到肺动脉脉管系统受到动态或固定的解剖梗阻。梗阻水平可以分为瓣膜、瓣下或瓣上,并伴有复杂的先天性心脏缺陷。单纯性肺动脉瓣狭窄约占所有先天性心脏病的10%。瓣膜连合处可能部分融合,造成中央孔狭窄,常导致肺动脉主干狭窄后扩张(图27.29)。此外,在没有连合处融合的情况下瓣叶可能不规则增厚,与大多

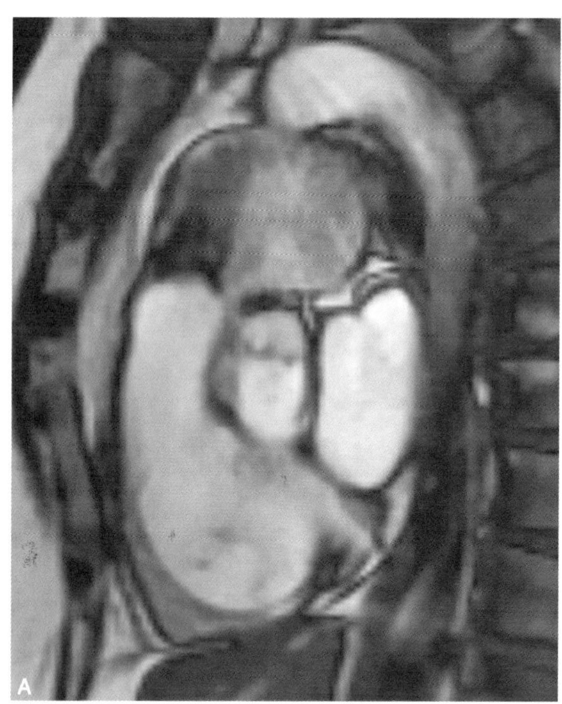

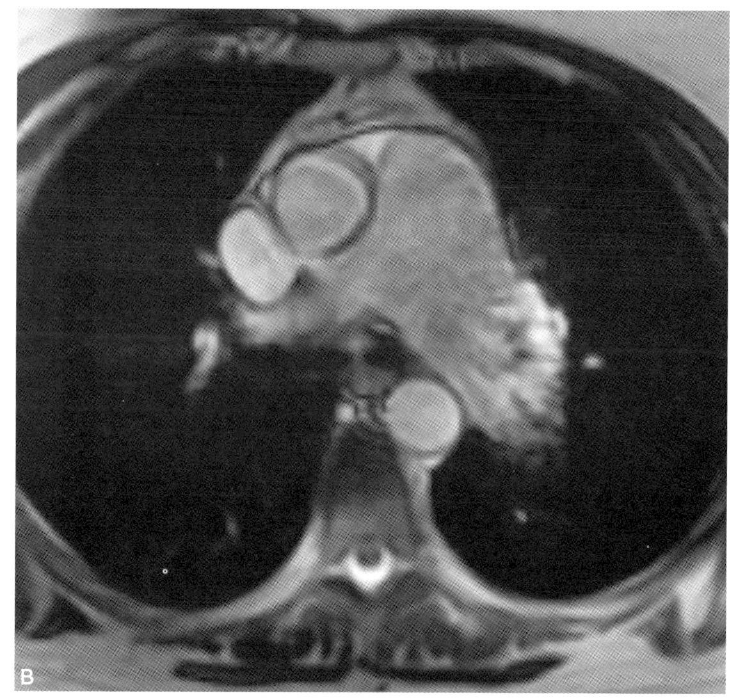

图 27.29 肺动脉流出道(A)和肺动脉主干(B)的SSFP图像显示血流加速始于肺动脉瓣水平的肺动脉狭窄。伴有肺动脉主干和左肺动脉的扩张。

数 Noonan 综合征患者一样。瓣下肺动脉瓣狭窄是由于漏斗部或漏斗部下右室流出道(RVOT)狭窄引起,见于法洛四联症(TOF)患者。双右心室是一种罕见,由右室瓣膜下 RVOT 纤维肌性狭窄所致。瓣上肺动脉瓣狭窄可源于肺动脉主干水平、其分叉处或更远端分支的阻塞。多部位阻塞很常见。大约有20%的 TOF 患者伴有瓣上肺动脉瓣狭窄。

肺动脉瓣反流

先天性肺动脉瓣狭窄或 TOF 患者常在婴儿期或儿童期接受肺动脉瓣成形术或修补术。此类患者常遗留肺动脉瓣关闭不全。通过 MRI 对这些患者肺动脉瓣反流和狭窄进行量化评估。最初认为慢性肺动脉瓣反流的后果较轻,但已明确重度肺动脉瓣反流患者最终会导致其右心室扩张并发展为右心衰竭。由于肺动脉瓣位于胸骨后方,超声心动图不易探及肺动脉瓣。因此,MRI 通常用于测量肺动脉瓣反流和右心室扩张的严重程度,以确定是否需要进行手术或介入性瓣膜置换术(图 27.30)。

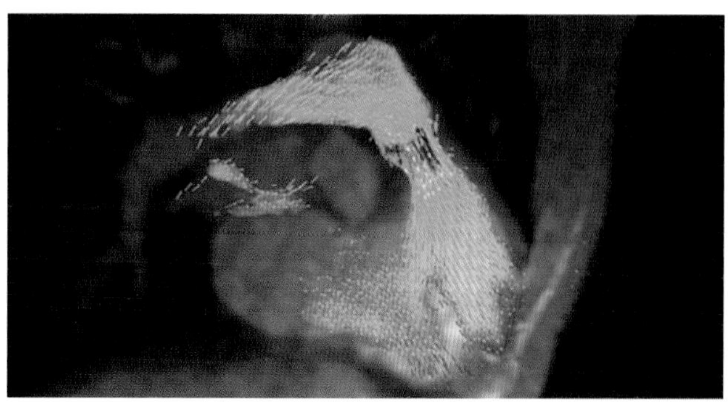

图 27.30 4D 血流 MRI 的右心室三腔心切面示法洛四联症修补术后的肺动脉瓣反流(重度)。在该患者中,右心室容积超过 160mL/m^2,肺反流分数为 48%。

获得性多瓣膜疾病

感染性心内膜炎

感染性心内膜炎(IE)是指瓣叶和人工瓣膜的感染。静脉注射毒品的人患该病的风险增加。即使在有适当治疗的情况下,IE 的发病率和死亡率仍很高。感染常常会导致赘生物形成,表现为附着在瓣膜低压侧的不规则移动或固定团块。赘生物可脱落导致肺脓毒性栓子(在右心疾病的情况下)、TIA 或卒中(在左心疾病的情况下)。最终,瓣叶可能被破坏,导致瓣膜反流和心力衰竭。超声心动图有助于诊断 IE,评估病情严重程度,以及患者治疗后评价。心脏 CT 和 MRI 有助于鉴别和定性赘生物、瓣膜破坏和瓣环扩张。经食管超声心动图(TEE)通常在检测小的赘生物和瓣膜穿孔方面具有优越性。然而,CT 有几个优点,包括图像采集时间短,评估包括脓肿在内的瓣膜周围疾病,以及 TEE 敏感性较低的人工瓣膜心内膜炎中。MRI 对脑栓塞诊断具有重要作用。

非细菌性心内膜炎

Libman-Sacks 非细菌性心内膜炎是系统性红斑狼疮(SLE)患者常见的心脏相关表现。小的瓣膜赘生物通常累及二尖瓣的心室侧和心房侧。与 IE 不同,这些病变很少导致明显的瓣膜功能障碍和栓塞。

风湿性心脏病

风湿性心瓣膜病是指由 A 组链球菌感染所致自身免疫反应引起的瓣膜纤维化和瘢痕形成，导致瓣膜狭窄和/或反流。在不常规使用抗生素治疗咽炎的儿童当中，风湿热发病率最高。目前为止，风湿性心脏病最常累及二尖瓣，其次是主动脉瓣、三尖瓣和肺动脉瓣。在大多数情况下，二尖瓣受累伴随着一个或多个其他瓣膜受累（图 27.31）。大多数 MS 患者有风湿热病史。MS 是一种进行性疾病，患者经常接受重复的影像学检查，包括超声心动图、CT 或 MRI。患者通常表现为与左心衰竭有关的呼吸急促和疲劳。长期二尖瓣狭窄使左房压力慢性升高，导致心房扩大和肺动脉压升高。大约有 30%～40% 的症状性 MS 患者发展为心房颤动。

类癌瓣膜疾病

类癌心脏病是类癌综合征患者的常见病。大约 30%～40% 的神经内分泌肿瘤患者（最常见的是中肠类癌）存在类癌综合征，包括潮红、低血压、腹泻和支气管痉挛等。由于血管活性物质通过肝静脉到达全身，绝大多数神经内分泌肿瘤转移到肝脏的患者会进展为类癌综合征。长期血液中过量的血清素（五羟色胺）被认为是类癌性心脏病发展的重要影响因素。类癌心脏病的特点是斑块样纤维性心内膜增厚，主要累及心脏瓣膜（主要是三尖瓣和肺动脉瓣）。首选成像方式是经胸超声心动图（TTE）。影像学特征包括瓣叶/瓣尖部和瓣膜下结构的增厚，瓣叶/瓣尖收缩和运动改变，以及瓣膜反流（从轻度到重度）（图 27.32）。TTE 可能会低估肺动脉瓣受累程度。心脏 MRI 可用于评估肺动脉瓣，鉴别心脏转移瘤，并评估右心室大小和功能。心脏 CT 可能有助于评估结构性瓣膜损伤和钙化的程度。

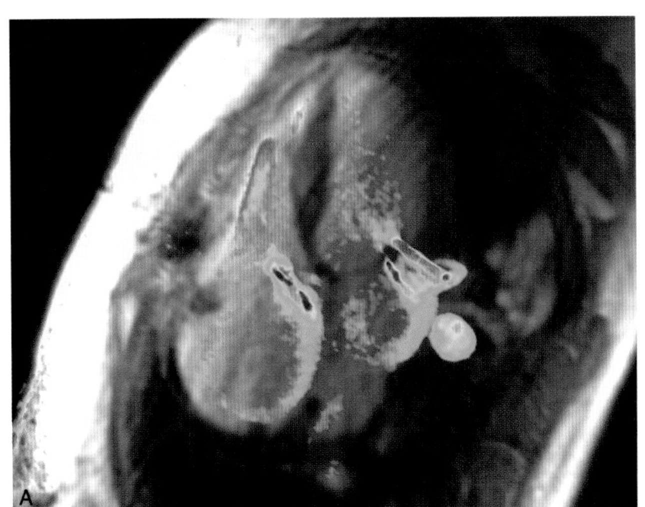

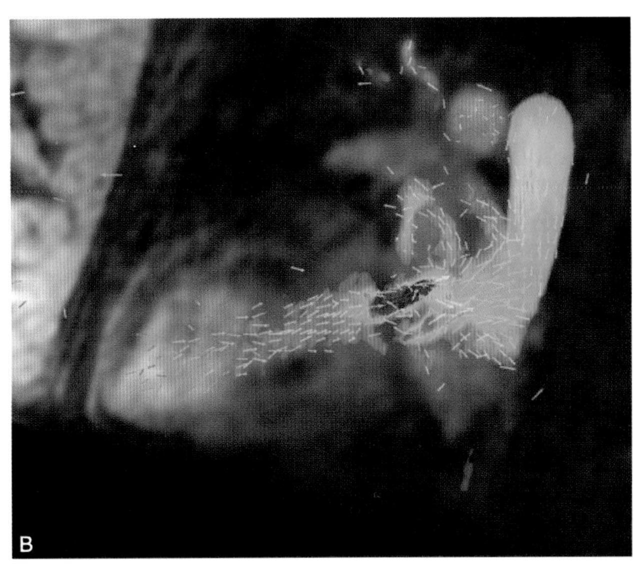

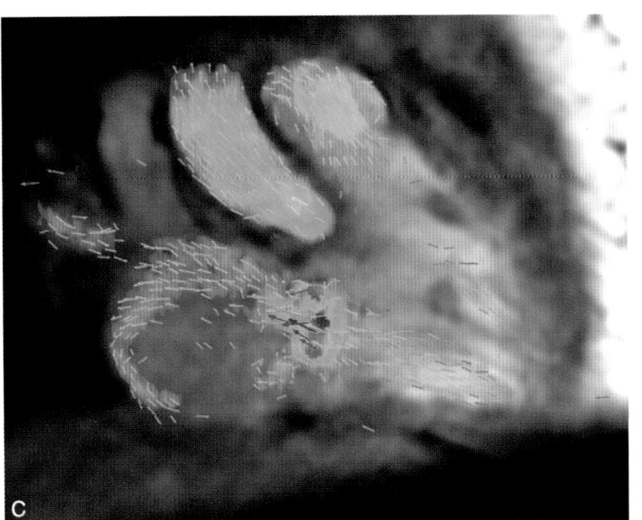

图 27.31　四腔心（A），左心室两腔心（B）和右心室三腔心（C）4D 流动 MR 图像显示风湿性心脏病患者严重的二尖瓣和三尖瓣反流。

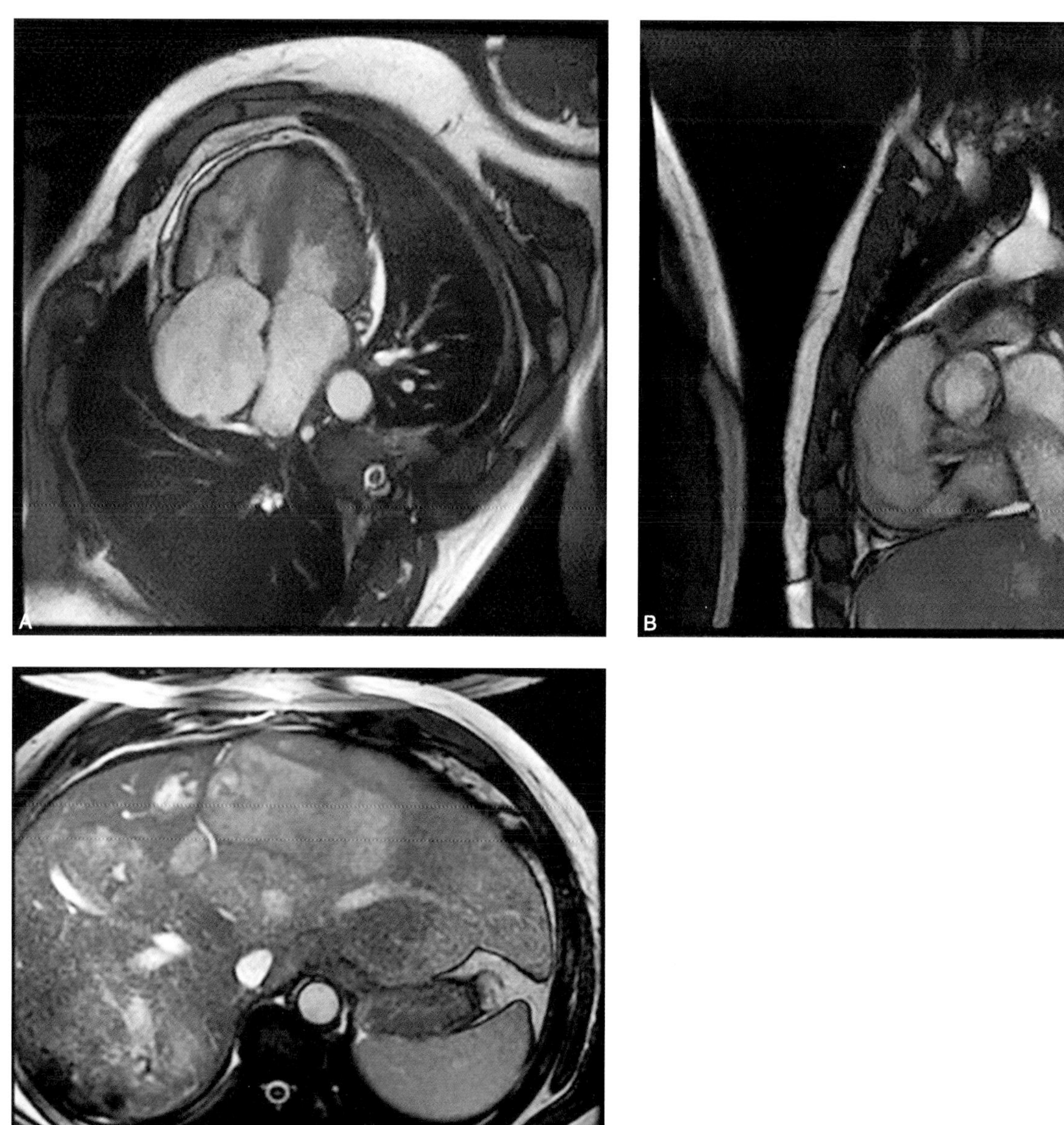

图 27.32　转移性神经内分泌肿瘤导致的类癌心脏病患者的心脏四腔心切面(A)和右心室流出道切面(B)及肝脏横断位(C)SSFP MRI 图像。舒张期四腔心切面三尖瓣开放受限。收缩期右心室流出道切面可见明显的肺动脉狭窄和三尖瓣反流。肝脏多发性神经内分泌转移是右侧类癌瓣膜病的原因。

瓣膜术后并发症

瓣膜术后并发症包括感染、瓣膜破裂和瓣周渗漏。主动脉瓣和二尖瓣置换术后均有瓣周漏的报道,通常是因为缝合环与原生环状组织对合不完全。晚期并发症包括瓣膜反流、IE、吻合口裂开、假性动脉瘤和血栓栓塞(图 27.33)。

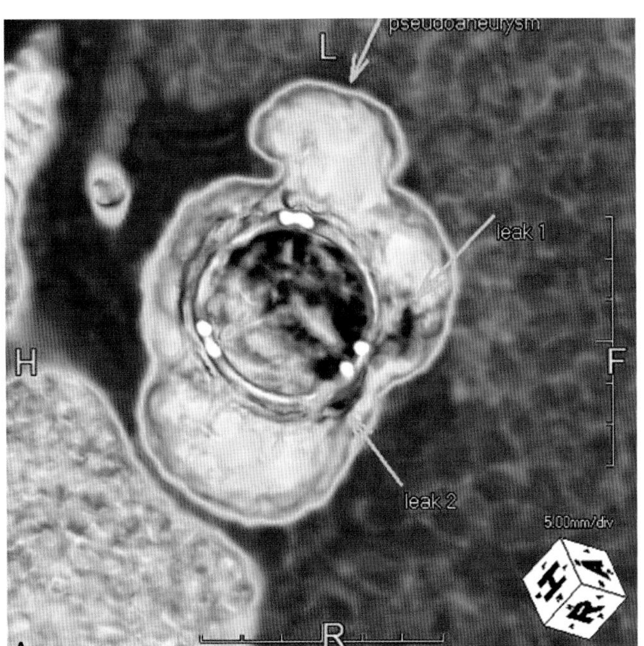

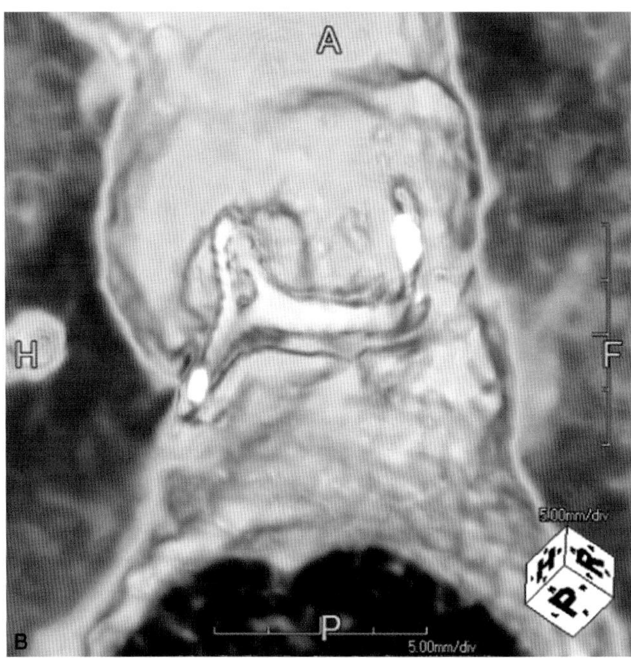

图 27.33 心脏 CTA 的 3D 重建图像显示在人工主动脉瓣周围发生的瓣周漏和假性动脉瘤。箭指示假性动脉瘤和瓣周漏的位置。这些征象被认为是瓣膜置换手术后感染的结果。

推荐阅读

Attenhofer Jost CH, Connolly HM, Dearani JA, Edwards WD, Danielson GK. Ebstein's anomaly. *Circulation* 2007;115(2):277–285.

Basso C, Perazzolo Marra M, Rizzo S, et al. Arrhythmic mitral valve prolapse and sudden cardiac death. *Circulation* 2015;132(7):556–566.

Baumgartner H, Hung J, Bermejo J, et al; American Society of Echocardiography; European Association of Echocardiography. Echocardiographic assessment of valve stenosis: EAE/ASE recommendations for clinical practice. *J Am Soc Echocardiogr* 2009;22(1):1–23.

Bennett CJ, Maleszewski JJ, Araoz PA. CT and MR imaging of the aortic valve: radiologic-pathologic correlation. *Radiographics* 2012;32(5):1399–1420.

Blanke P, Joseph S, Leipsic J. CT in transcatheter aortic valve replacement. *Radiology* 2013;269(3):650–669.

Bolling SF, Iannettoni MD, Dick M, Rosenthal A, Bove EL. Shone's anomaly: operative results and late outcome. *Ann Thorac Surg* 1990;49(6):887–893.

Cevasco M, Shekar PS. Surgical management of tricuspid stenosis. *Ann Cardiothorac Surg* 2017;6(3):275–282.

Ciarka A, Van de Veire N. Secondary mitral regurgitation: pathophysiology, diagnosis, and treatment. *Heart* 2011;97(12):1012–1023.

Colen TW, Gunn M, Cook E, Dubinsky T. Radiologic manifestations of extra-cardiac complications of infective endocarditis. *Eur Radiol* 2008;18(11):2433–2445.

Davar J, Connolly HM, Caplin ME, et al. Diagnosing and managing carcinoid heart disease in patients with neuroendocrine tumors: an expert statement. *J Am Coll Cardiol* 2017;69(10):1288–1304.

Dhoble A, Chakravarty T, Nakamura M, et al. Outcome of paravalvular leak repair after transcatheter aortic valve replacement with a balloon-expandable prosthesis. *Catheter Cardiovasc Interv* 2017;89(3):462–468.

Elgendy IY, Conti CR. Caseous calcification of the mitral annulus: a review. *Clin Cardiol* 2013;36(10):E27–E31.

Feneis JF, Kyubwa E, Atianzar K, et al. 4D flow MRI quantification of mitral and tricuspid regurgitation: reproducibility and consistency relative to conventional MRI. *J Magn Reson Imaging* 2018. doi: 10.1002/jmri.26040.

Hsiao A, Lustig M, Alley MT, et al. Rapid pediatric cardiac assessment of flow and ventricular volume with compressed sensing parallel imaging volumetric cine phase-contrast MRI. *AJR Am J Roentgenol* 2012;198(3):W250–W259.

Hsiao A, Tariq U, Alley MT, Lustig M, Vasanawala SS. Inlet and outlet valve flow and regurgitant volume may be directly and reliably quantified with accelerated, volumetric phase-contrast MRI. *J Magn Reson Imaging* 2015;41(2):376–385.

Kanwar A, Thaden JJ, Nkomo VT. Management of patients with aortic valve stenosis. *Mayo Clin Proc* 2018;93(4):488–508.

Koo HJ, Yang DH, Oh SY, et al. Demonstration of mitral valve prolapse with CT for planning of mitral valve repair. *Radiographics* 2014;34(6):1537–1552.

Leon MB, Smith CR, Mack M, et al. Transcatheter aortic-valve implantation for aortic stenosis in patients who cannot undergo surgery. *N Engl J Med* 2010;363(17):1597–1607.

Liu J, Frishman WH. Nonbacterial thrombotic endocarditis: pathogenesis, diagnosis, and management. *Cardiol Rev* 2016;24(5):244–247.

Loukas M, Housman B, Blaak C, Kralovic S, Tubbs RS, Anderson RH. Double-chambered right ventricle: a review. *Cardiovasc Pathol* 2013;22(6):417–423.

Maganti K, Rigolin VH, Sarano ME, Bonow RO. Valvular heart disease: diagnosis and management. *Mayo Clin Proc* 2010;85(5):483–500.

Marwick TH, Lancellotti P, Pierard L. Ischaemic mitral regurgitation: mechanisms and diagnosis. *Heart* 2009;95(20):1711–1718.

Murillo H, Restrepo CS, Marmol-Velez JA, et al. Infectious diseases of the heart: pathophysiology, clinical and imaging overview. *Radiographics* 2016;36(4):963–983.

Nishimura RA, Otto CM, Bonow RO, et al. 2017 AHA/ACC Focused Update of the 2014 AHA/ACC Guideline for the Management of Patients With Valvular Heart Disease: A Report of the American College of Cardiology/American Heart Association Task Force on Clinical Practice Guidelines. *Circulation* 2017;135(25):e1159–e1195.

Ordovas KG, Muzzarelli S, Hope MD, et al. Cardiovascular MR imaging after surgical correction of tetralogy of Fallot: approach based on understanding of surgical procedures. *Radiographics* 2013;33(4):1037–1052.

Otto CM, Bonow RO. *Valvular Heart Disease: A Companion to Braunwald's Heart Disease*. 3rd ed. Philadelphia, PA: Elsevier/Saunders; 2015.

Pasic M, Unbehaun A, Buz S, Drew T, Hetzer R. Annular rupture during transcatheter aortic valve replacement: classification, pathophysiology, diagnostics, treatment approaches, and prevention. *JACC Cardiovasc Interv* 2015;8(1):1–9.

Saremi F, Gera A, Ho SY, Hijazi ZM, Sánchez-Quintana D. CT and MR imaging of the pulmonary valve. *Radiographics* 2014;34(1):51–71.

Saremi F, Hassani C, Millan-Nunez V, Sánchez-Quintana D. Imaging evaluation of tricuspid valve: analysis of morphology and function with CT and MRI. *AJR Am J Roentgenol* 2015;204(5):W531–W542.

Schultz CJ, Moelker A, Piazza N, et al. Three dimensional evaluation of the aortic annulus using multislice computer tomography: are manufacturer's guidelines for sizing for percutaneous aortic valve replacement helpful? *Eur*

Heart J 2010;31(7):849–856.
Séguéla PE, Houyel L, Acar P. Congenital malformations of the mitral valve. *Arch Cardiovasc Dis* 2011;104(8–9):465–479.
Siegel MJ, Bhalla S, Gutierrez FR, Billadello JB. MDCT of postoperative anatomy and complications in adults with cyanotic heart disease. *Am J Roentgenol* 2005;184(1):241–247.
Sievers HH, Schmidtke C. A classification system for the bicuspid aortic valve from 304 surgical specimens. *J Thorac Cardiovasc Surg* 2007;133(5):1226–1233.
Van Dyck M, Glineur D, de Kerchove L, El Khoury G. Complications after aortic valve repair and valve-sparing procedures. *Ann Cardiothorac Surg* 2013;2(1):130–139.
Vasanawala SS, Hanneman K, Alley MT, Hsiao A. Congenital heart disease assessment with 4D flow MRI. *J Magn Reson Imaging* 2015;42(4):870–886.
Verma S, Siu SC. Aortic dilatation in patients with bicuspid aortic valve. *N Engl J Med* 2014;370(20):1920–1929.
Warnes CA. Bicuspid aortic valve and coarctation: two villains part of a diffuse problem. *Heart* 2003;89(9):965–966.
Wasowicz M, Meineri M, Djaiani G, et al. Early complications and immediate postoperative outcomes of paravalvular leaks after valve replacement surgery. *J Cardiothorac Vasc Anesth* 2011;25(4):610–614.
Webb WR, Higgins CB. *Thoracic Imaging: Pulmonary and Cardiovascular Radiology*. 3rd ed. Lippincott Williams & Wilkins; 2016.
Yalonetsky S, Tobler D, Greutmann M, et al. Cardiac magnetic resonance imaging and the assessment of Ebstein anomaly in adults. *Am J Cardiol* 2011;107(5):767–773.
Zakkar M, Amirak E, Chan KM, Punjabi PP. Rheumatic mitral valve disease: current surgical status. *Prog Cardiovasc Dis* 2009;51(6):478–481.
Zhu D, Bryant R, Heinle J, Nihill MR. Isolated cleft of the mitral valve: clinical spectrum and course. *Tex Heart Inst J* 2009;36:553–556.

（刘建壕　李睿　徐晓雪）

第 28 章 ■ 非缺血性心肌病

肥厚型心肌病
法布里病
心脏淀粉样变
Loeffler 心内膜炎
扩张型心肌病
致心律失常性右心室心肌病
心肌炎
心脏结节病
左室心肌致密化不全
应激性(Takotsubo)心肌病
铁过载性心肌病

心肌病是指特定的心肌疾病,如第 25 章所述,缺血性心脏病是最常见的原因。然而,还有许多其他因素可导致心肌病,包括感染、免疫学异常、血流动力异常、毒性损伤和遗传因素。这种多样的、有时罕见的疾病统称为非缺血性心肌病。

虽然非缺血性心肌病病因较为广泛(表 28.1),但最终都会引起心肌损伤,并导致器质性和功能障碍以及心力衰竭。

表 28.1

非缺血性心肌病病因

肥厚型心肌病
结节病
淀粉样变
心肌炎
血色沉着病
扩张型心肌病
应激性心肌病(Takotsubo 心肌病)
左心室心肌致密化不全
法布里病
戈谢病
Loeffler 心内膜炎
线粒体异常
离子通道病

通过体格检查、心电图和超声心动图诊断非缺血性心肌病具有挑战性,因为其许多征象是非特异性的,并且与缺血性心脏病重叠。在过去的 20 年里,心脏 MRI 已经成为一种独特而强大的工具,可以帮助确定病因、评估功能以及评估疾病的严重程度。如今,心脏 MRI 被认为是评估心肌病心室大小、左心室功能和心室质量的"金标准"。利用钆延迟强化、T_1 mapping、T_2 mapping、$T_2{}^*$ mapping 等组织特征技术,可以更好地评估心脏内的纤维化、炎症、水肿和铁沉积。然而某些患者禁用心脏 MRI 检查,ECG 门控心脏 CTA 也可详细评估心脏功能和形态,所以它也可作为诊断某些非缺血性心肌病的工具。特定的影像学特征可以帮助患者确定心力衰竭的潜在病因,从而指导管理和治疗决策。

本章将重点介绍几种与非缺血性心肌病相关的突出的影像学表现。

肥厚型心肌病

肥厚型心肌病(HCM)是一种常染色体显性遗传性疾病,发病率为 0.05%~0.2%,是青少年和运动员心脏猝死的主要原因。目前已确定超过 900 个独特的编码肌小节收缩蛋白基因突变,可引起早发性心室肥大。这种遗传异质性导致 HCM 患者表现出不同的表型。

心脏 MRI 上 HCM 的影像特征是局灶性、区域性或弥漫性左心室肥厚,在舒张末期测量室壁厚度常常超过 20mm。左心室一般不扩张,射血分数通常正常或增加,可引起收缩过程中左室腔闭塞。不对称型室间隔受累是 HCM 最常见的形式,其他类型包括心尖型、对称型、室中部型、瘤样和非连续型 HCM(图 28.1)。

在组织学上,HCM 典型改变为心肌纤维紊乱,局部坏死以及继发的纤维化,凭借上述特征能与高血压相关的肥厚区分。延迟强化图像中,表现为心肌斑片状强化或更少见的室间隔结节样强化(图 28.2)。这些强化方式极少见于心肌淀粉样变性,接下来会详细叙述。超过 80% 的 HCM 患者会出现延迟强化,与室性快速性心律失常的发生率增加有关,并可导致心源性猝死。

不对称性室间隔型 HCM 是最常见的 HCM 类型,通常累及前壁间隔壁,最常见的发病部位在左室基底部。约 20%~30% 的患者发展为梗阻型 HCM,也被称为肥厚性梗阻性心肌病(HOCM),肥厚的心肌使左心室流出道(LVOT)变窄,导致流过 LVOT 的血流加速。快速血流通过狭窄的流出道产生负压,导致二尖瓣在收缩期被拉向 LVOT。二尖瓣前叶在收缩期前移(SAM)引起 LVOT 进一步狭窄,加重梗阻,使得预后更差。由于 SAM,二尖瓣通常在收缩期被拉开,导致直接从后侧方向左侧的肺静脉喷射的典型二尖瓣反流。这种现象在三腔心 SSFP 电影成像序列上最为明显(图 28.3)。

心尖型 HCM 的特征是左室心尖部心肌明显肥厚,这导致左心室在心脏二腔心长轴位图像上呈典型的"铲状"形态(图 28.4)。此型 HCM 与高血压有关,总体预后较好,相对于室间隔肥厚,与心脏猝死的相关性较小。然而,高达 5% 的心尖型 HCM 发展为左室心尖室壁瘤,这增加了血栓栓塞性疾病和心力衰竭的风险(图 28.5)。

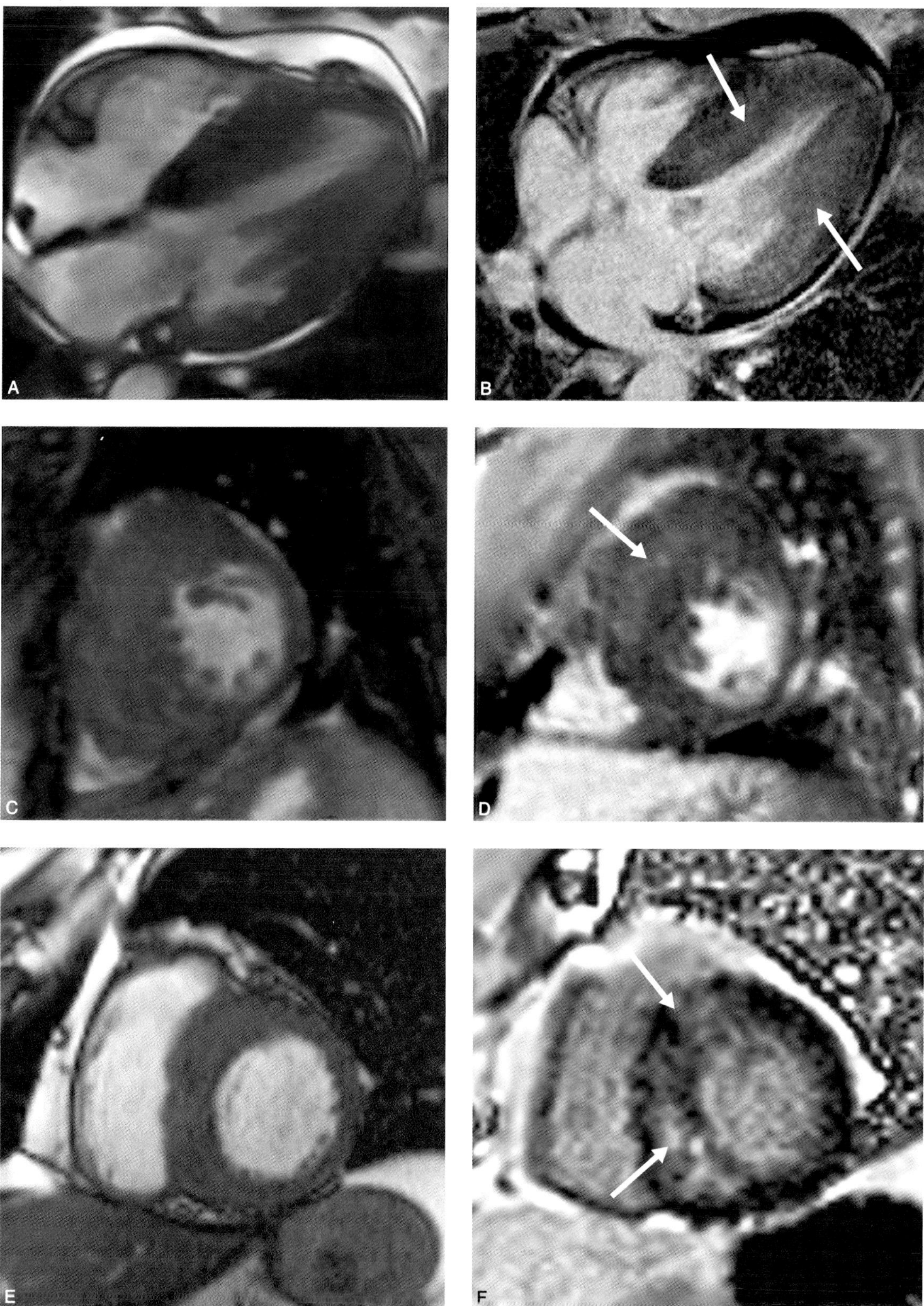

图 28.1　肥厚型心肌病：左心室局灶性、区域性或弥漫性壁增厚是 HCM 的典型特征。在四腔心 SSFP(A)上可见左室心肌弥漫性增厚。相应的延迟强化图像显示斑片状延迟强化(B)。在短轴位 SSFP(C)中，瘤样 HCM 表现为不规则的局灶/区域性增厚。在壁增厚区(D)可见相应的斑片状延迟强化。非对称性室间隔 HCM 是最常见的类型，最典型的表现为心脏基底部的前、下室间隔的局灶性肥厚(E)，并伴有心肌的局灶性斑片状延迟强化(F)。

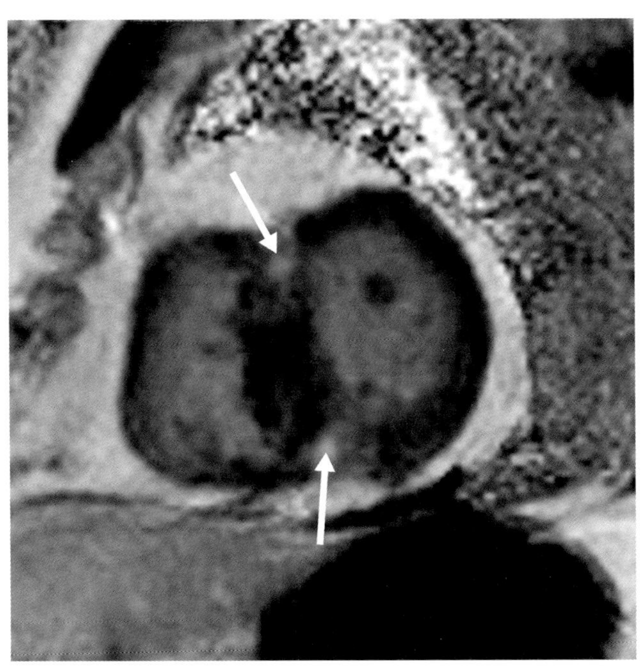

图 28.2　男性,17 岁,肥厚型心肌病患者。短轴位延迟扫描显示前、下室间隔增厚,可见局灶性强化(白箭)。

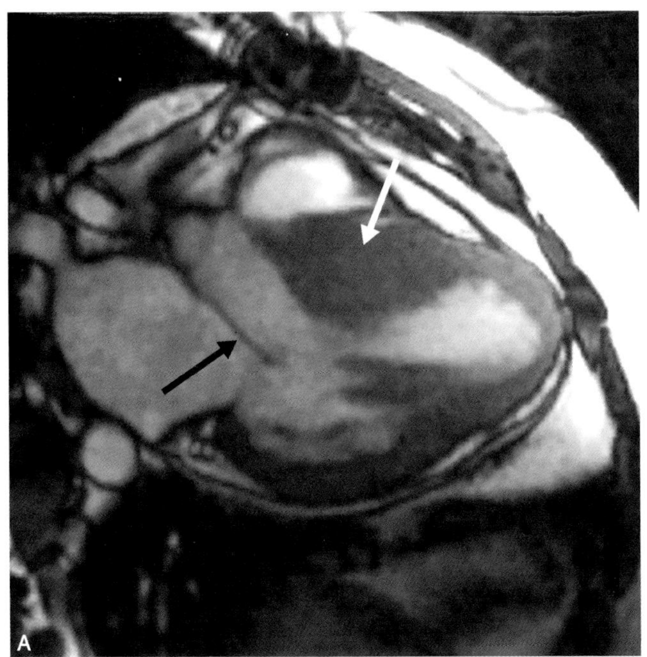

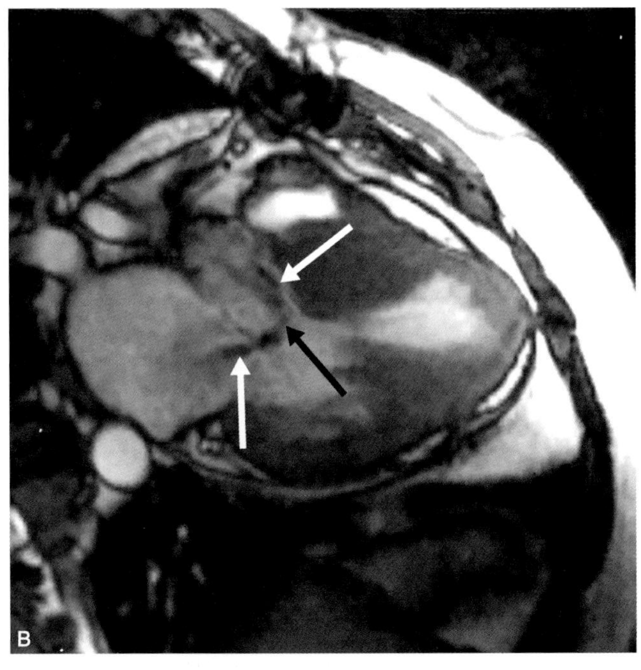

图 28.3　男性,48 岁,肥厚性梗阻性心肌病(HOCM)。A. 舒张末期三腔心图像显示室间隔不对称肥厚(白箭)。二尖瓣瓣膜关闭(黑箭),主动脉瓣尚未打开。B. 收缩早期三腔心图像显示左心室流出道(LVOT,白箭)由于以下两个因素影响而明显变窄。第一,肥厚的室间隔使左心室缩小。第二,流出道变窄加快了 LVOT 的血流速度,这表现为黑色去相射流(白箭)。快速血流使 LVOT 的压力降低。收缩期压力降低导致二尖瓣前叶向 LVOT(黑箭)移动并使 LOVT 变窄,称为二尖瓣收缩期前移(SAM)。此外,由于 SAM 导致二尖瓣被拉开,通常可以看到二尖瓣反流的特征性射流。LVOT 阻塞是该类患者死亡的危险因素。

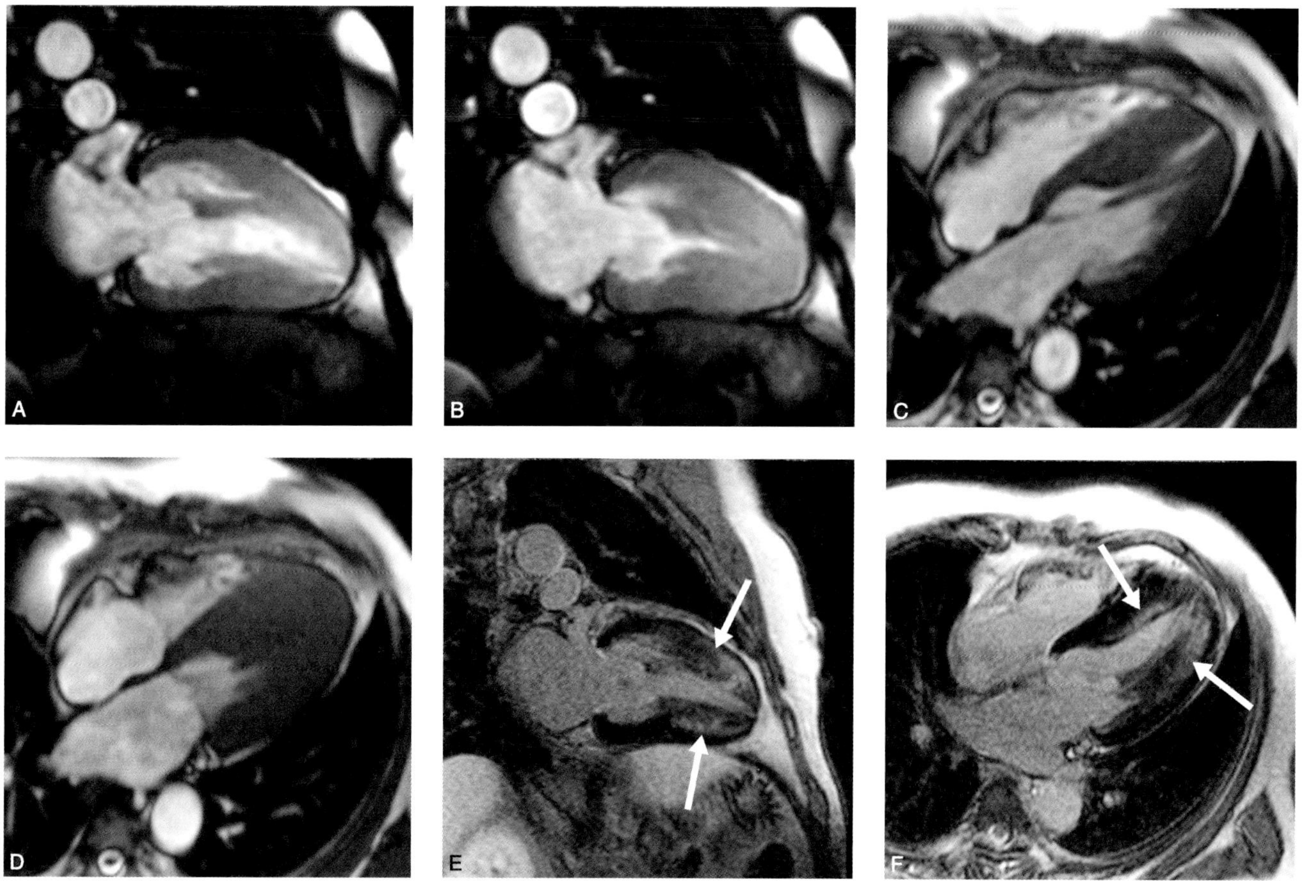

图 28.4　心尖肥厚型心肌病。心尖肥厚型心肌病的特征是左心室心尖部局灶性增厚，导致左心室成“铲状”形态，在舒张期二腔心 SSFP 成像(A、B)和收缩期四腔心 SSPF 成像(C、D)中可观察到。E、F. 二腔心(E)和四腔心(F)延迟成像显示肥厚节段的典型的心肌斑片状强化(箭)。

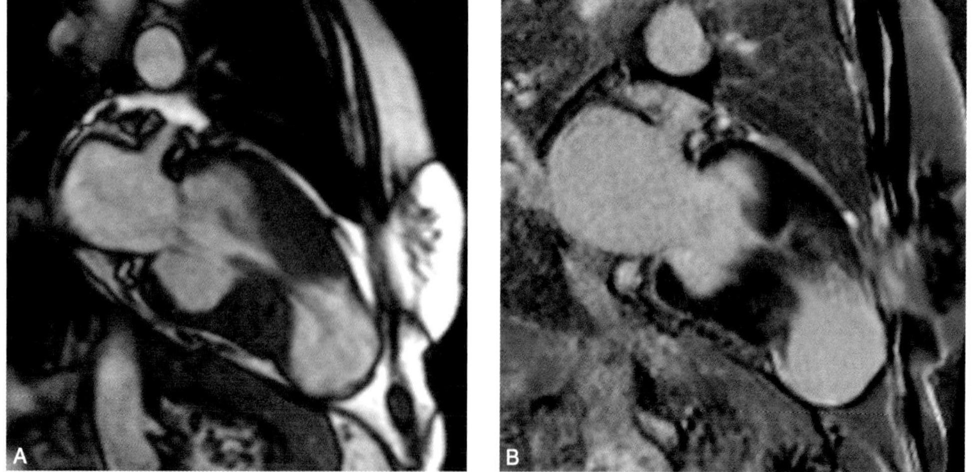

图 28.5　心尖型 HCM 继发左室心尖室壁瘤。心尖肥厚型 HCM 患者二腔心 SSFP(A)和延迟成像(B)显示由于心尖部压力增加，继发一个较大的室壁瘤。变薄的左尖可见延迟强化。该表现较为罕见，发生于不到 5%的 HCM 患者中。与无心尖室壁瘤的患者相比，有心尖室壁瘤的患者发生不良心脏事件的风险增加。

在某些情况下，HCM 可表现为弥漫性心肌受累（图 28.1A、B），其形态学表现与某些高血压性心脏病几乎相同。虽然严重的全身性高血压以及其他临床信息可以阐明病因，但在某些情况下，HCM 患者也可能患有高血压。与高血压并相比，HCM 的 T_1-tissue mapping 通常显示更高的 T_1 值，但这两种疾病均可导致 T_1 值升高。区分两者的最好方法是 HCM 中存在特征性的斑片状延迟强化，而高血压性心脏病则不存在这种强化方式。如果没有延迟强化，仅凭普通成像是很难区分两者的。

法布里病

法布里病是一种与 X 染色体相关的疾病，导致包括心脏在内的不同组织内鞘糖脂的病理积聚。Fabry 病的临床和心脏形态学表现与 HCM 相似。与 HCM 相比，虽然该病有相对弥漫性肥厚，但斑片状延迟强化常仅见于左心室下外侧壁（图 28.6）。

T_1-tissue mapping 是区分法布里病、HCM 和心脏淀粉样变最佳方法之一，下文将对此进行论述。如第 24 章所述，平扫 T_1-tissue mapping 使用 T_1-mapping 序列在多个反转时间内映射心肌的自然 T_1 弛豫。尽管 T_1 的确切数值取决于序列类型、磁体强度和制造商，但磁场强度为 1.5T 时，心肌的近似自然 T_1 值为（950±21）ms，而磁场强度为 3.0T 时，该值为（1 052±23）ms。由于脂肪具有比心肌更短的自然 T_1 值，所以法布里病中的脂质积聚导致自然 T_1 弛豫显著缩短，在磁场强度为 1.5T 时，报告值为（853±53）ms（图 28.6）。另一种心肌自然 T_1 值如此低的心肌病是心脏铁过载。

法布里病导致心肌 T_1 值降低，HCM 中的心肌纤维化、细胞外容积扩张以及心肌淀粉样变导致心肌 T_1 值升高。由于淀粉样变的纤维化程度通常比 HCM 更严重，所以当场强为 1.5T 时，淀粉样变患者的 T_1 值约为 1 100ms，相对于约 1 000ms 的 HCM 更高。这种差异可以帮助区分这些疾病，特别是无法进行增强检查时。

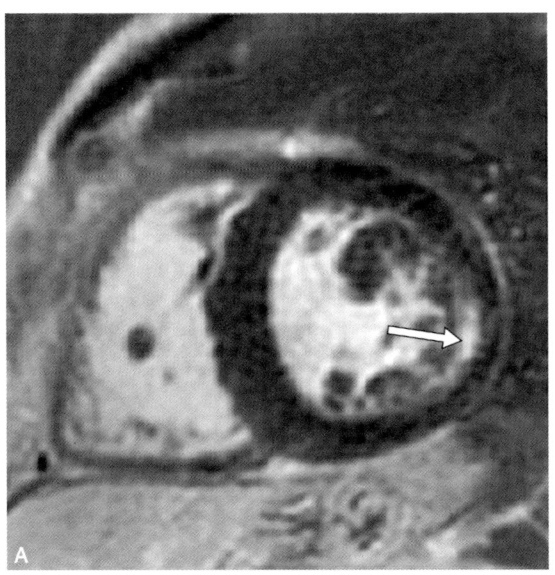

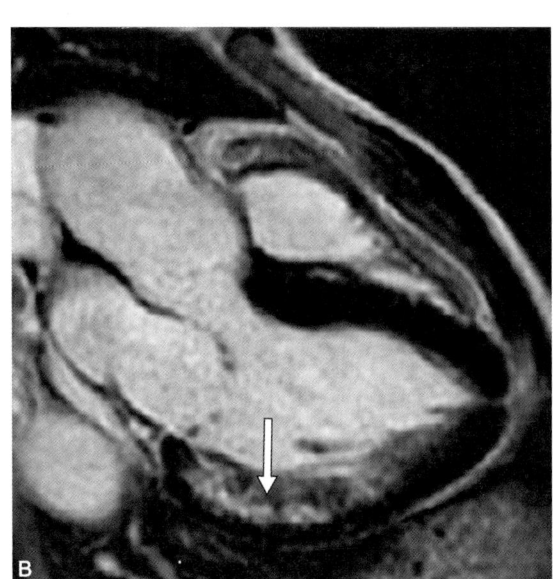

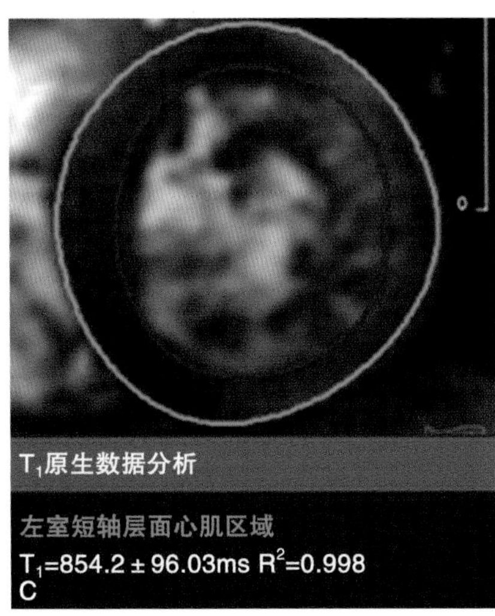

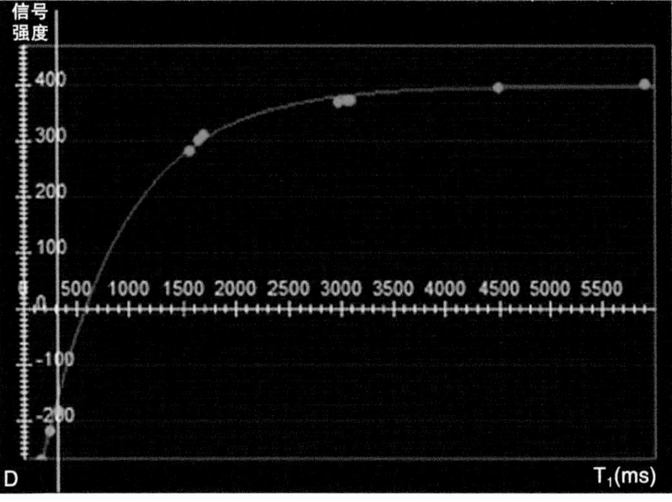

图 28.6 法布里病。短轴（A）和三腔心切面（B）延迟成像显示法布里病（箭头）患者左心室下外侧壁心肌特征性延迟强化。C、D. T_1-mapping 可用于区分法布里病和 HCM。当磁场强度为 3T 时，心肌正常 T_1 弛豫时间约为 1 000ms，而该法布里病患者为 854ms。

心脏淀粉样变

心脏淀粉样变是一种限制性心肌病，是由细胞外淀粉样蛋白在心脏内的异常沉积引起的，沉积部位包括心肌、心房、冠状动脉和心瓣膜。这种浸润过程可由一组异质性疾病引起，其中AL淀粉样变性是心肌淀粉样变最常见的病因。AL淀粉样变是由与B细胞异常增生的单克隆免疫球蛋白轻链的沉积引起的（如多发性骨髓瘤）。在生理上，淀粉样蛋白沉积在心脏可导

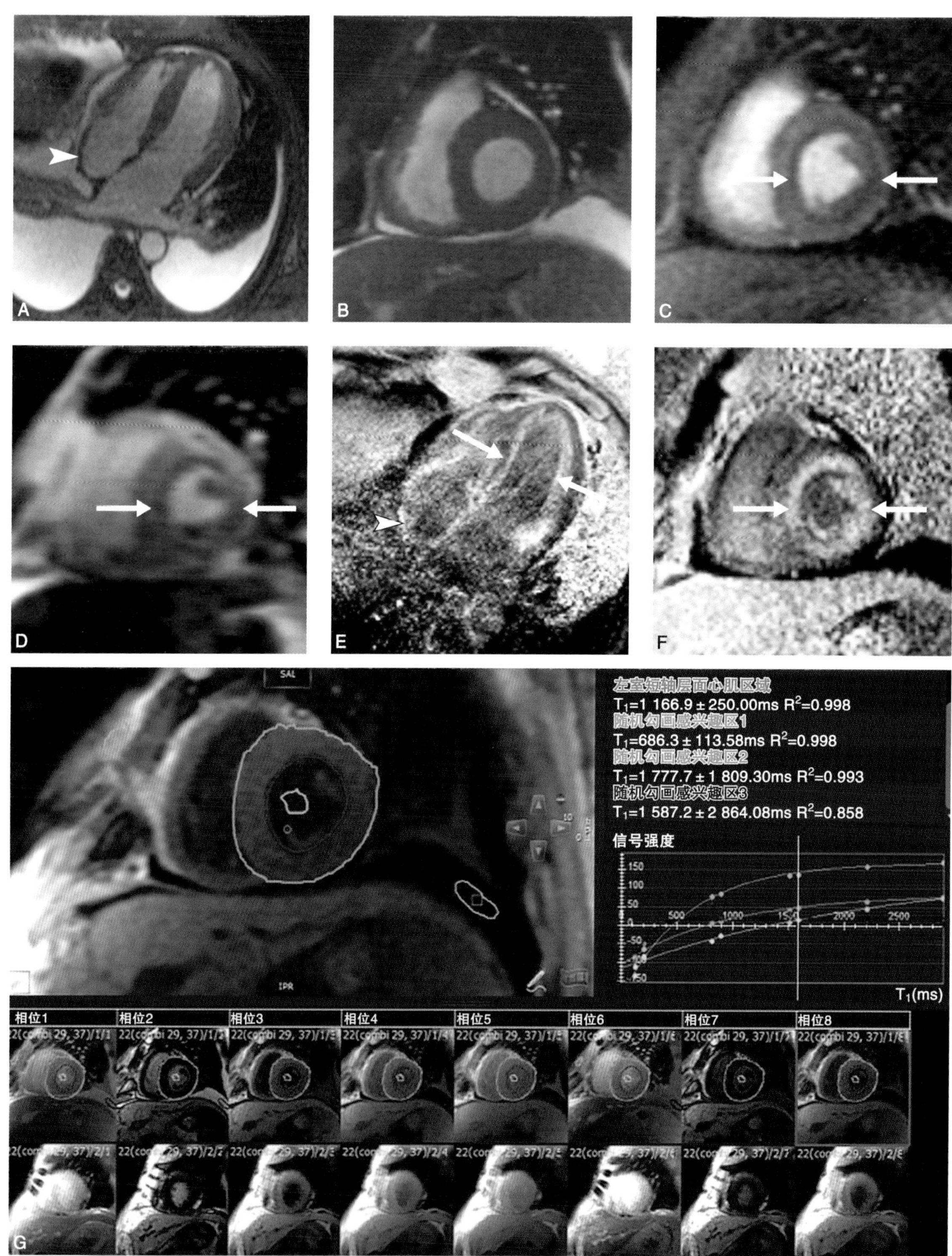

图28.7　男性，60岁，心脏淀粉样变伴舒张功能障碍。A、B.经左心室基底部的舒张期四腔心（A）和短轴位切面（B）图像显示双室肥厚和双房扩大。此外，右心房壁增厚（A，箭头）。双侧胸腔大量积液。C.与B相同层面的首过灌注成像显示环形心内膜下灌注不足（箭头）。D.在180ms获得的TI反转scout序列图像显示心肌，尤其是心内膜下层，无信号（箭头）。然而，血池仍然很明亮，尚未消失。几乎所有其他正常和病理状态下，血池高信号在心肌之前消失。E、F.四腔心（E）和短轴位（F）延迟扫描显示典型的心内膜下延迟强化（箭头）。右心房壁强化（E，箭头）是由于（A）中所见增厚区域的淀粉样蛋白沉积所致，也可见右室心内膜下轻度延迟强化。G.通过在多个反转时间绘制心肌信号强度的衰减曲线来计算心肌淀粉样变患者的T_1 mapping。磁场强度为1.5T时，正常心肌T_1弛豫时间约为950ms。对于心脏淀粉样变患者，T_1弛豫时间为1 167ms。

致心肌肥厚，心肌舒张功能障碍。虽然收缩功能障碍确实存在，但淀粉样变患者的左心室射血分数通常仅轻度降低。

虽然组织活检是诊断淀粉样变的"金标准"，但心脏 MRI 已成为诊断该病的有力工具。心脏淀粉样变的影像学特征是左心室心肌弥漫性肥厚，最初可导致左心室质量指数升高，而心室容积减少。类似的改变也可以发生在右心室，但不会太明显。一旦发生舒张和收缩功能障碍，心室的容积将逐渐增大。舒张功能障碍引起的心室压力升高，往往会导致双房扩张。由于淀粉样蛋白沉积，心房壁也可增厚。胸腔和心包积液也很常见（图 28.7）。

另一个诊断心脏淀粉样变的线索是增强扫描的动态首过灌注序列上存在心内膜下低灌注。注射钆对比剂后约 10min，可获得延迟图像来评估纤维化。然而，对于淀粉样变患者，选择准确的反转时间以适当地消除心肌和评估瘢痕是非常困难的。淀粉样蛋白在心肌中的沉积导致细胞外间隙急剧扩张，从而显著增加了钆对比剂在心肌中的沉积。因此，心肌中钆的含量经常超过或近似于血液中钆的含量。当获得一个反转 scout 序列时，心肌中钆浓度升高导致心肌信号在血液中钆消失之前或与之同时消失。虽然这可能会难以理解，但这是其他心肌病中没有的发现。

延迟扫描最典型的特征是左心室弥漫性心内膜下强化，可伴有右室和/或心房壁强化。但是，也可以在心内膜下、心肌或心外膜下观察到线状或斑片状强化灶。左室同心圆性肥厚伴弥漫性心内膜下低灌注及延迟强化、双心房扩大、舒张功能障碍、注射对比剂前后 T_1 动力学异常，结合这些结果能可靠地诊断心脏淀粉样变（图 28.7、图 28.8）。

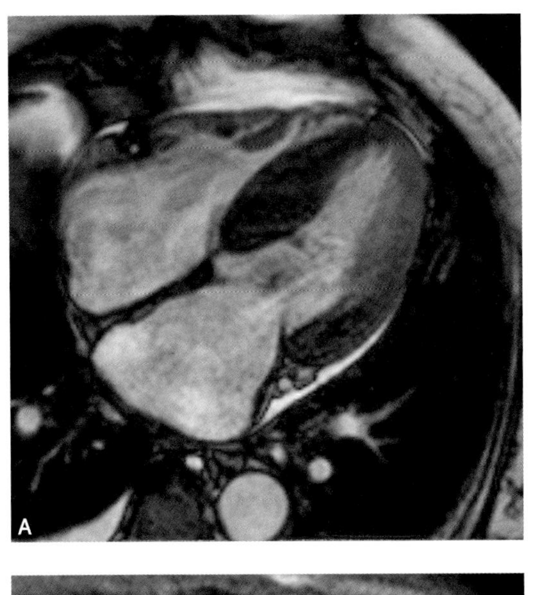

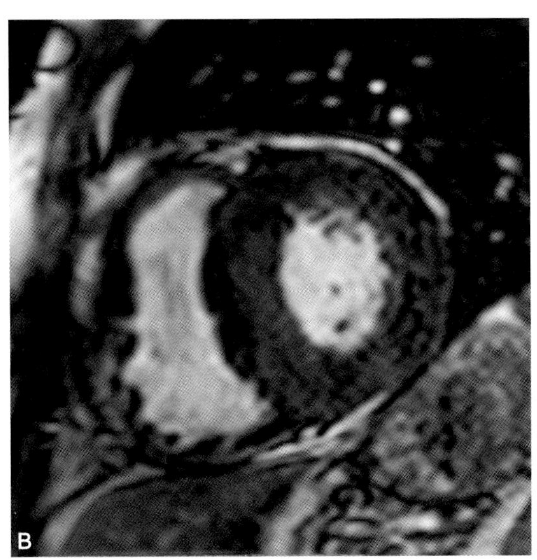

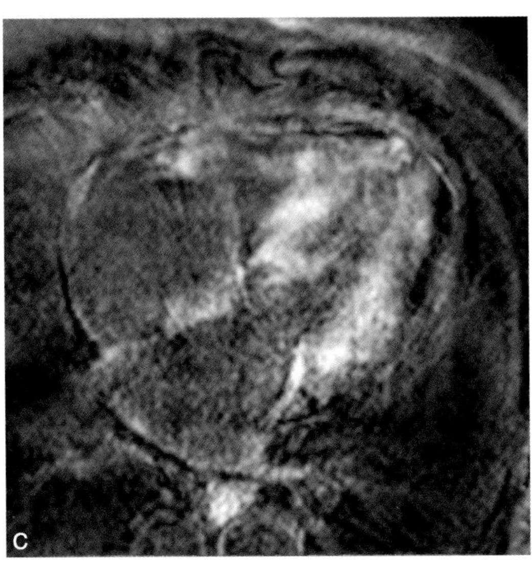

图 28.8　男性，69 岁，心脏淀粉样变性弥漫性强化。A、B. SSFP 电影序列的四腔心（A）和短轴位（B）图像显示严重的左室肥厚、双房扩张和少量右侧胸腔积液。C. 四腔心延迟成像显示弥漫性双室和双房强化。心肌内膜活检证实为心肌淀粉样变。

Loeffler 心内膜炎

高嗜酸性粒细胞综合征(HES)是由外周血嗜酸性粒细胞增多引起的多系统功能障碍和损害。HES 典型的心脏表现为 Loeffler 心内膜炎。心肌受累开始于心内膜的嗜酸性粒细胞浸润伴有坏死，随后是受损的心内膜上形成血栓，晚期发生心内膜心肌纤维化和腱索瘢痕形成。

Loeffler 心内膜炎是一种限制性心肌病，可累及一个或两个心室。在延迟增强中，典型的心内膜下纤维化与该部分的心肌的嗜酸性破坏相对应。虽然这种模式类似于心肌淀粉样变，但在延迟成像中，附着于心室血栓的低信号区可将两者区分开来。随着时间的推移，这种心内膜下纤维化可导致心室闭塞和限制性心肌病(图 28.9)。

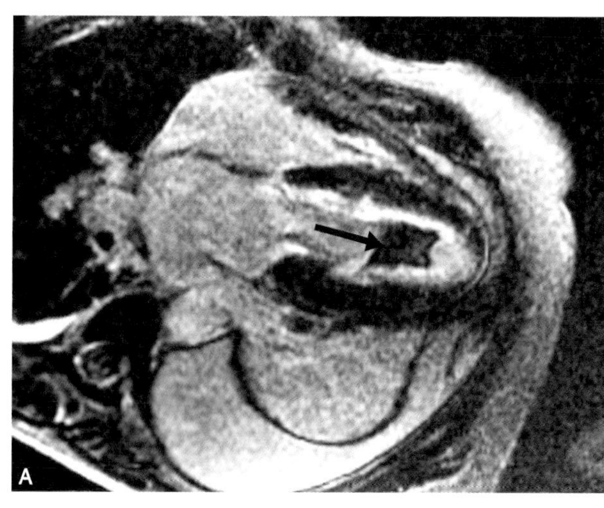

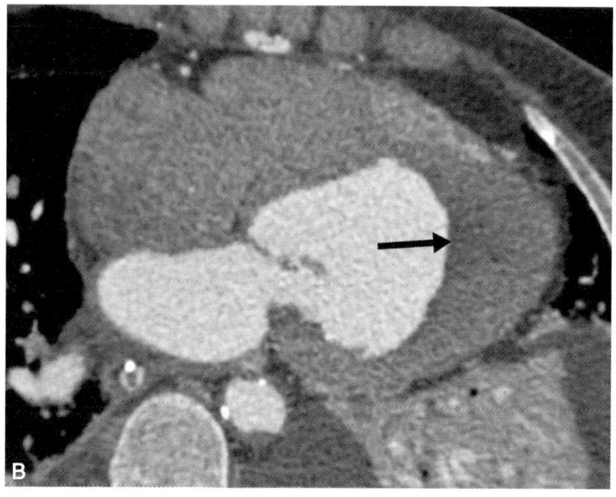

图 28.9　Loeffler 心内膜炎。在 Loeffler 心内膜炎中可见典型的左心室弥漫性心内膜下延迟性强化，在延迟成像中可见低信号的附壁血栓(A，箭)。随着时间的推移，心内膜下纤维化引起左心室腔的闭塞，如第二位患者的 CT 扫描所示(箭)，最终导致限制性心肌病(B)。

扩张型心肌病

非缺血性扩张型心肌病的特征是心腔扩张，同时伴有左心室或双侧心室的收缩功能障碍。大约 50% 的扩张型心肌病是特发性或遗传性的；然而，该病存在大量的继发性病因，包括缺血、心肌炎后、毒性/代谢诱因、围生期心肌病、药物毒性、浸润性疾病和结缔组织疾病。特发性扩张型心肌病常见于青年人。

扩张型心肌病患者的收缩期和舒张期容量均增加，而射血分数降低。心室厚度通常是轻度变薄或正常，这与舒张末期容量增加有关；以体表面积为指标，LV 大于 140mL，RV 大于 150mL。SSPF 电影序列用于评估整体或局部心室功能障碍，也可以评估降低的 LV 和/或 RV 射血分数。

非缺血性扩张型心肌病的组织学表现不同，通常不会出现延迟强化。如果存在延迟强化，其特征性表现为心肌薄的、线状强化，最常累及室间隔。研究表明，心肌存在延迟强化与死亡率和显著的心律失常增加有关(图 28.10)。

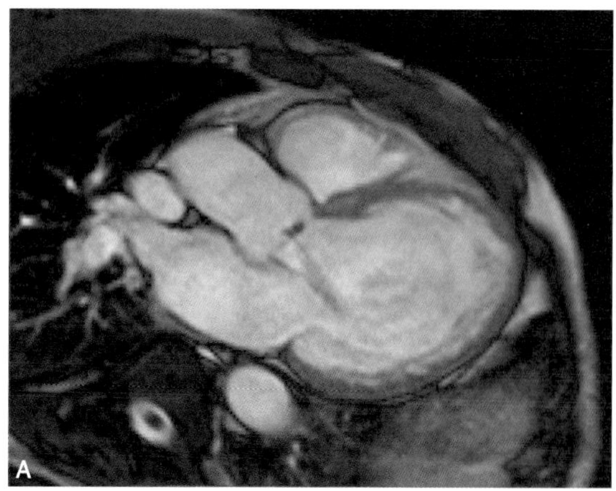

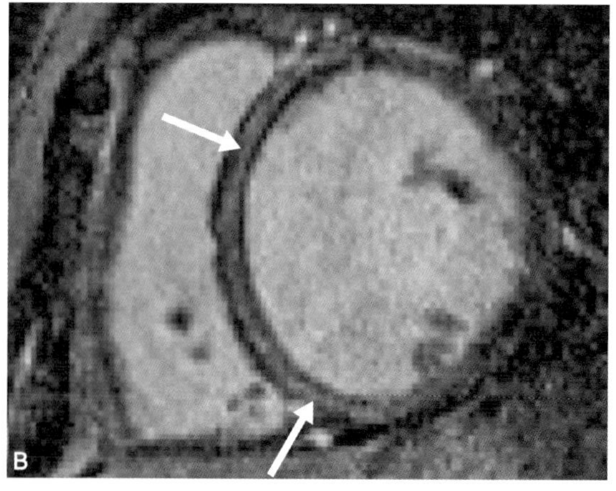

图 28.10　非缺血性扩张性心肌病。LVOT 的 SSPF 成像显示非缺血性扩张型心肌病患者左右心室轻度扩张，左心室心肌(A)正常至轻度变薄。非缺血性扩张型心肌病患者通常不会出现延迟强化。然而，当出现延迟强化时，心肌线状强化最常见(B，箭)。

致心律失常性右心室心肌病

致心律失常性右心室心肌病(ARVC)也被称为致心律失常性右室发育不良(ARVD)。ARVC 通常为常染色体显性遗传,但是不完全外显和有限的表型表达可能导致家族内漏诊。在 35 岁以下的患者中,ARVC 占心脏猝死的 5%,因此应积极诊断,以便尽早开始治疗。

ARVC 的诊断依据是根据 1994 年制定并于 2010 年修订的主要和次要标准,其中 ECG、基因检测、家族史、活检以及无创影像都有助于诊断。尽管这些标准非常具体,但它们缺乏敏感性,特别是对于不完全表达的患者。

心脏 MRI 可以检测到右心室的形态学和功能变化,包括右心室扩张、右心室射血分数降低、右心室节段性室壁运动障碍导致的小"室壁瘤"。这些表现通常在 RVOT 和四腔心 SSFP 电影成像上最为突出。右心室的节段性室壁运动障碍仍然是早期 ARVC 最可靠的特征。晚期可见右心室心肌的纤维脂肪替代。此外,现在已经认识到在没有 ARVC 的患者的右心室中,可以发现肉眼可见的脂肪区域。因此,MRI 发现心肌脂肪的存在不能作为诊断 ARVC 的主要或次要标准。同样地,虽然 60%~70%的 ARVC 患者的右心室会出现延迟强化,但也不能作为 MRI 诊断的标准(图 28.11)。

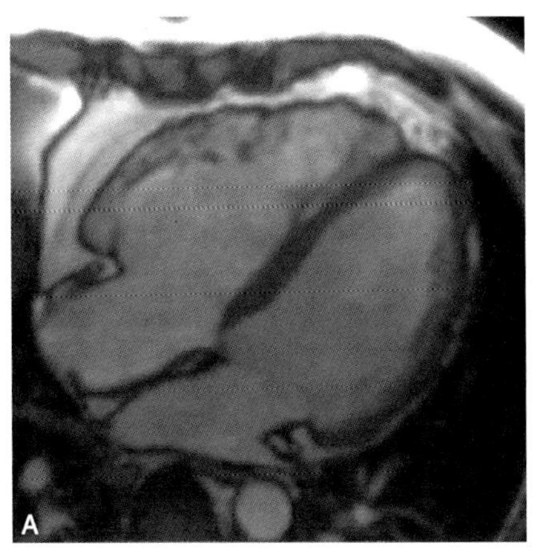

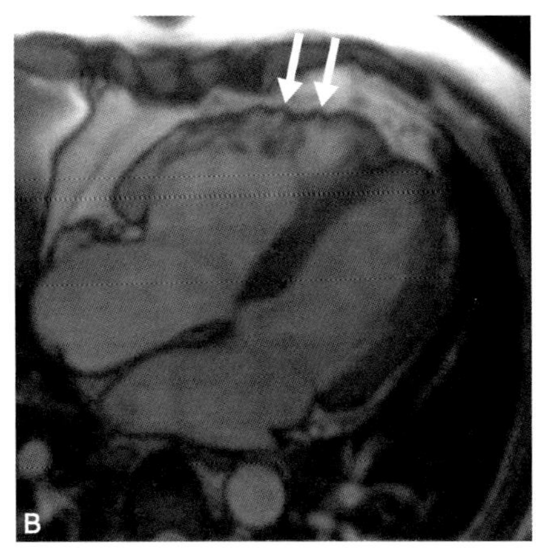

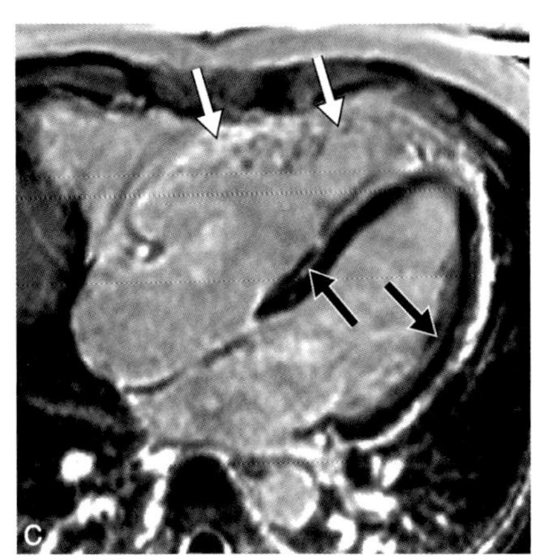

图 28.11　女性,34 岁,致心律失常性右室心肌病(ARVC)发生心室颤动停止后复苏。A、B. 舒张期(A)和收缩期(B)的四腔心 SSFP 图像显示右心室扩张,射血分数减少 32%。患者右心室舒张末期容积(RV-EDV)与体表面积(BSA)的比值显著升高至 133mL/m^2。此外,在收缩期游离壁能清晰观察到多个小的运动障碍区(箭,B)。C. 在这个晚期的 ARVC 病例中,右心室游离壁存在延迟强化(白箭),并累及室间隔(黑箭)和左心室外侧壁(黑箭)。

心　肌　炎

心肌炎是心肌的局灶性炎症,最常见的病因是病毒感染。心肌炎可引起健康患者出现扩张性心肌病。急性心肌炎可表现为胸痛,血流动力学不稳定和心电图缺血样改变,类似于心肌梗死。尽管患者通常为青年人且冠状动脉危险因素较少,但通常会使用急诊冠状动脉插管以排除缺血性心脏病。

心脏 MR 检查常用于临床怀疑为心肌炎症状的患者。急性炎症期会出现心肌水肿,T_2 加权图像显示为整体或局灶性高信号区。心肌水肿可以直观评估,也可以定量测量。在 T_2 加权非脂肪饱和图像上,当测得的心肌平均信号是骨骼肌的两倍时,可以诊断为心肌水肿。通过造影前和造影后早期 T_1 加权图像得到心肌和骨骼肌强化的比值,可以量化整体相对强化。异常的整体相对强化比值定义为大于 3.2∶1,并且发生于急性细胞膜破裂引起的细胞内钆沉积增加。在延迟成像中,斑片状和/或线状强化存在于心外膜下和心肌中。心内膜强化也可以发生但不常见。但是,不与梗死时所见的血管区域相对应。心包炎症可引起邻近心包强化,从而可诊断为心包炎(请参阅第 29 章)。如果上述三种标准(心肌水肿率、整体相对强化、特征性延迟强化)存在两种,就能诊断心肌炎。

在心肌炎病例中,延迟强化可能是由于心肌纤维化引起的细胞外间隙扩大,也可能由于心肌细胞膜破裂引起的细胞内钆沉积。由于纤维化是永久性的,而受损的心肌细胞可以愈合,所以这是一个重要的鉴别点。因此,建议在诊断后几周内进行心脏 MR 随访。在随访成像中持续或消退的延迟强化分别表示纤维化区域和修复的心肌区域。这一点很重要,因为纤维化的存在是活检证实的病毒性心肌炎患者全因死亡率和心脏死亡率的预测因素(图 28.12)。

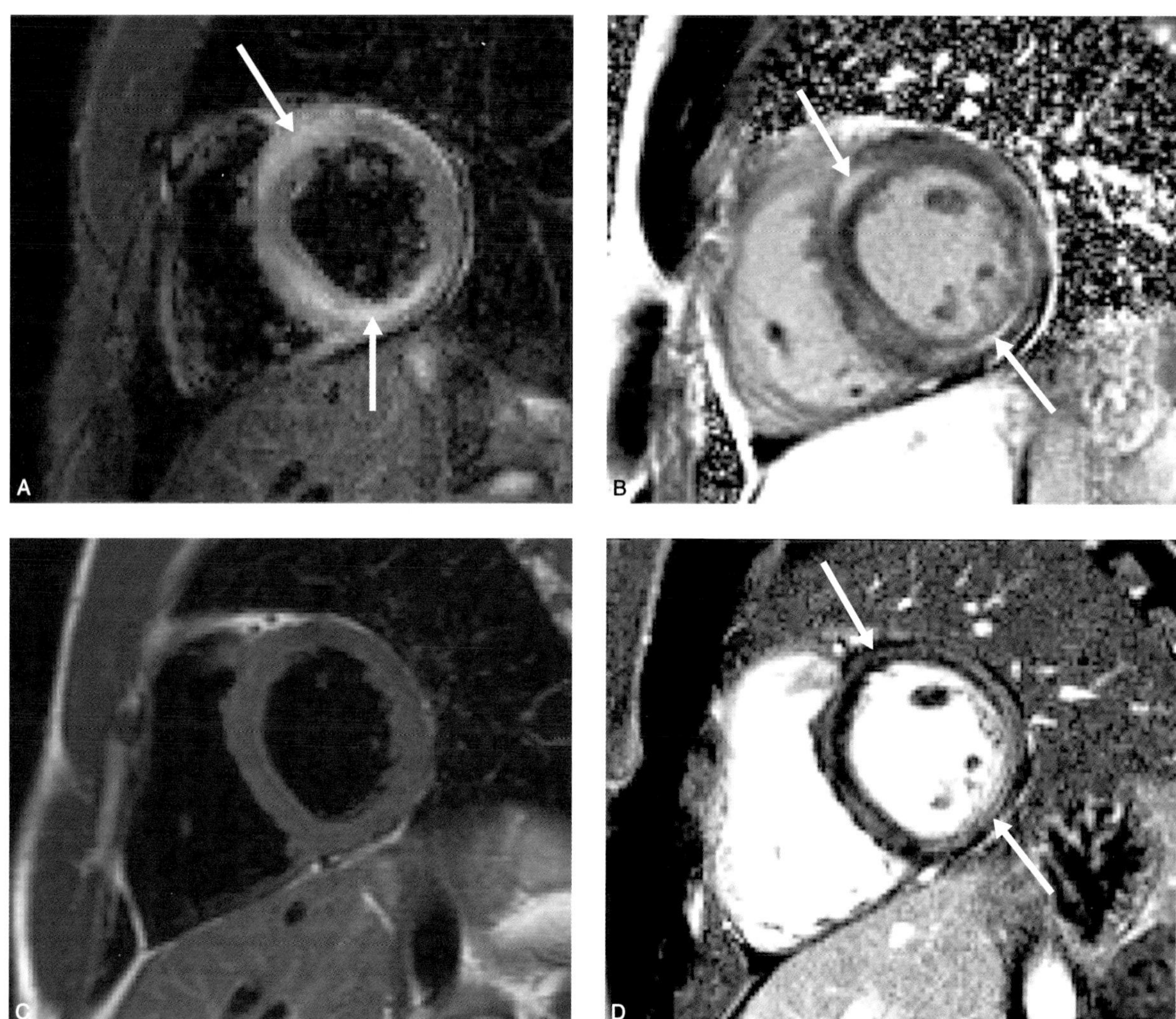

图 28.12　男性，17岁，心肌炎患者，伴胸痛、肌钙蛋白水平升高，冠状动脉造影正常。在心肌炎急性炎症阶段，T_2WI 脂肪饱和序列图像显示左心室前壁、室间隔和下壁为反应性水肿（箭）的高信号（A）。心肌和心外膜下相对弥漫性线状延迟强化（B，箭），符合急性心肌炎的诊断。在急性心肌炎中，延迟强化可继发于急性肌细胞损伤和/或瘢痕形成。C. 4个月后的随访图像显示先前在 T_2 加权成像中观察到的水肿消失。D. 此外，延迟强化也有所减少。心肌中残留的线状强化代表永久性纤维化（箭）。

心脏结节病

结节病是一种全身性炎性疾病，其特征是在受累器官中沉积非干酪样坏死的肉芽肿。在尸检中，20%～60%的患者有心脏结节病的组织学改变，但只有约5%的患者有与心脏结节病相关的临床表现，包括心力衰竭、心律失常、传导障碍或心源性猝死。心肌内膜活检出现非干酪样肉芽肿或心电图、心脏超声、心脏 MRI 和放射性核素成像异常，均可诊断为心脏结节病。

在心脏结节病的炎症/早期阶段，可以在 SSFP 或 T_1 加权成像上看到局灶壁增厚，也可以出现水肿（T_2 加权序列最明显）和节段性室壁运动障碍。延迟成像双心室线性和/或结节性强化病灶，主要分布于心外膜下和心肌，也可见透壁性强化。随着病情的发展，纤维化和瘢痕形成增多，导致局灶性壁变薄和运动异常（图 28.13）。

结节病的心脏 MR 表现可以与心肌炎相同，因此结合患者的病史以及其他相关的胸部表现（纵隔淋巴结肿大或特征性肺实质病变）是很重要的。虽然强化结节通常不与血管区域相对应，且常出现在心外膜下和心肌，但是心脏结节病，特别是在晚期阶段，类似于缺血性心肌病，表现为壁变薄和透壁性强化。此外，通常存在右心室延迟强化，而缺血性心肌病相对来说是少见的。最后，心脏结节病可以表现为类似于主要累及右心室的 ARVC（图 28.14）。心内膜活检可以将两者区分开来。

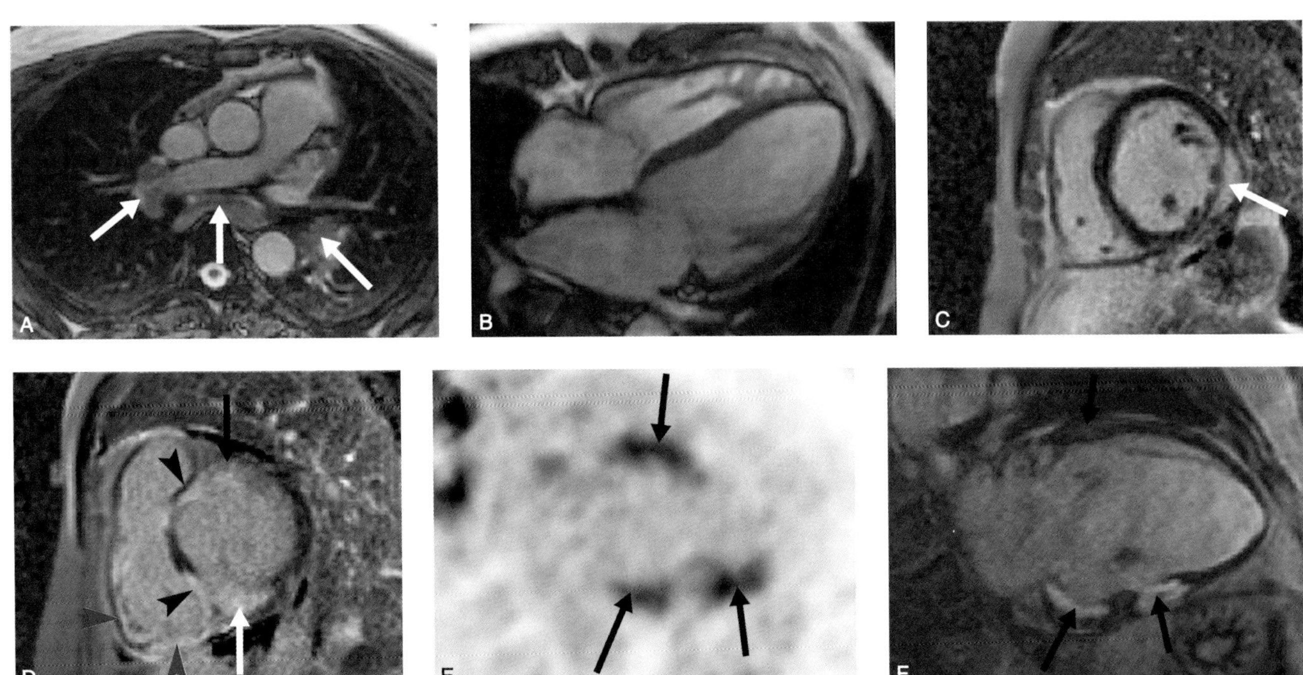

图 28.13　心脏结节病。已知结节病患者在 scout 成像上评估心脏受累情况时，可以观察到双侧纵隔和肺门淋巴结增大（A，白箭）。在 SSFP 四腔心成像显示左心室轻度扩张（B），与超声心动图显示收缩功能下降相一致，但无特异性改变。相应的延迟成像证实为心脏结节病伴心肌延迟强化，主要累及中部近下壁侧壁（C，白箭）。在基底部（D）左心室的下壁（白箭）、下间隔壁、前间隔壁（黑箭头）和前壁（黑箭）有更广泛的延迟强化，部分区域几乎是透壁性的。此外，右心室有较明显的延迟强化（红箭头）。心脏 FDG PET 扫描也可用于心脏结节病的诊断，因为左心室前壁和下壁可见斑片状/局灶性心肌摄取区域（E，箭），这与先前心脏 MRI（F，箭）的两腔心图像上出现的延迟强化病灶相一致。

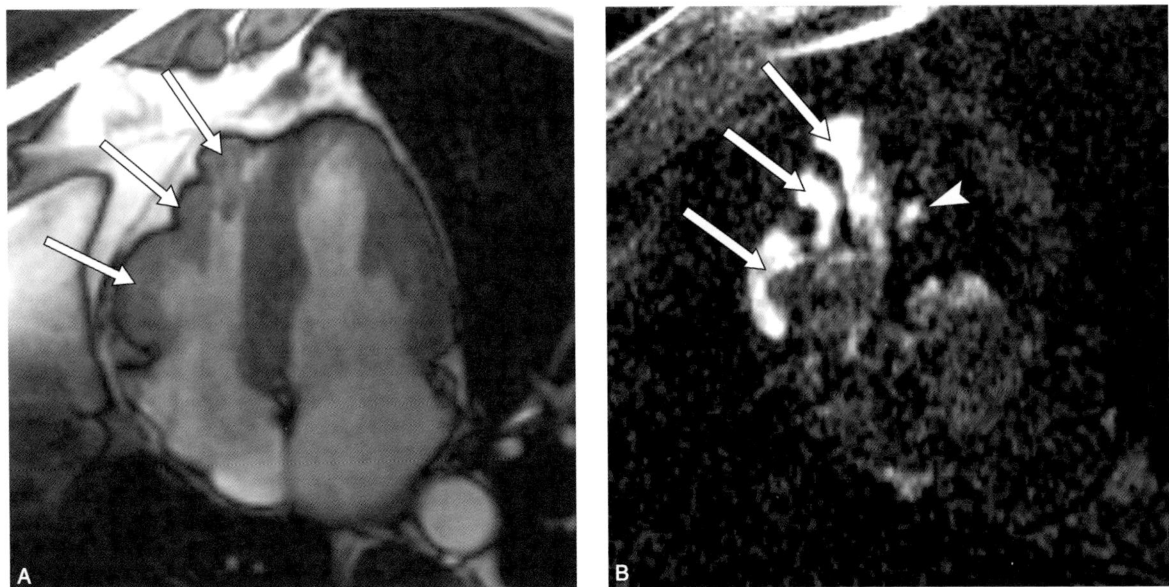

图 28.14　男性，48 岁，患有类似于 ARVC 的结节病。A. 收缩期四腔心 SSFP 图像显示右心室游离壁的多个运动障碍区。右室射血分数和舒张末期容积正常。B. 与 A 相同层面的延迟图像显示右心室壁（白箭）的明显强化。此外，左心室（箭头）有延迟强化区域。活检显示与结节病一致的多发性非干酪样肉芽肿。

左室心肌致密化不全

左室心肌致密化不全（LVNC）是一种遗传异质性疾病，儿童和成人群体均可见，一般为心肌纤维致密化过程异常终止所致。这会引起左心室心肌过度肌小梁化，并最终导致心力衰竭、心律失常和心源性猝死。

MRI 可以清晰地显示左心室心肌。过度肌小梁化通常累及左心室基底部近前壁侧壁、基底部近下壁侧壁、中部以及大部分心尖区，但不累及室间隔。在 SSPF 电影成像中，舒张末期非致密化心肌与致密化心肌之比大于 2.3∶1，则提示 LVNC。LVNC 的致密化心肌较薄，过度肌小梁化区的收缩功能降低。延迟强化多见于年龄较大的儿童/成人，在过度肌小梁化区域和邻近的心肌均可见（图 28.15）。

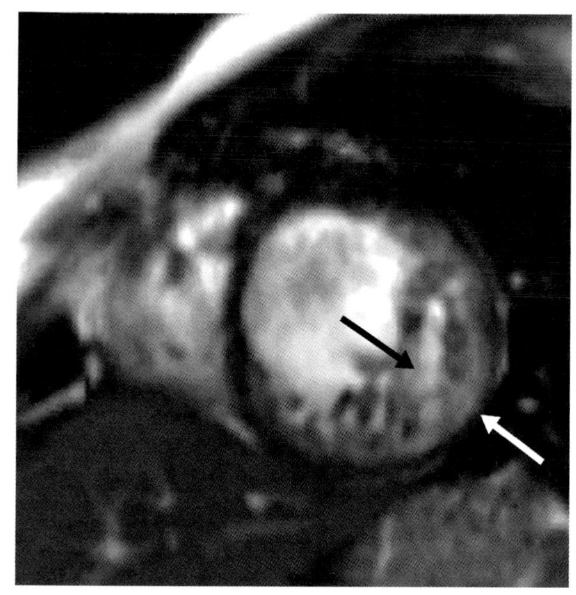

图 28.15　左室心肌致密化不全(LVNC)。28 岁 LVNC 患者,舒张末期短轴位图像显示左心室下壁侧壁(黑箭)过度肌小梁化,相邻致密心肌相对变薄(白箭)。非致密化心肌与致密化心肌的比值为 4.5∶1,远大于诊断比值 2.3∶1。

虽然该病诊断应是简单明了的,但对于无症状的患者,特别是运动员,他们的左心室功能正常,所以对这类人群的诊断是有争议的。在一项针对 1 000 多名运动员的大型研究中,超过 8%的健康无症状运动员符合 LVNC 的诊断标准。然而,与 LVNC 患者相比,具有过度肌小梁化的运动员左室舒张末期容积明显增加,左室射血分数明显降低(EF:46.3% vs 60.3%)。因此,对于射血分数正常且无延迟强化的无症状患者,应谨慎诊断。

应激性(Takotsubo)心肌病

Takotsubo 心肌病,也被称为心尖球囊综合征或"心碎综合征",是一种应激性心肌病,最常见于绝经后妇女在经历严重的心理和身体事件后,出现急性心力衰竭和类似于急性冠脉综合征心电图改变的患者,但左心导管检查不会发现任何缺血性心脏病的迹象。该病的特征是左心室中部和心尖部的短暂运动减退或运动不全,伴有基底部过度收缩。这最终导致出现左心室的标志性结构,类似于日本的 Takotsubo,一种用来抓章鱼的壶。

SSFP 功能成像显示特征性的左室心尖的气球样扩张。心脏 MRI 的 T_2 加权成像可以显示室壁运动异常区域的异常信号/水肿,并可跨越血管区域。然而,水肿通常在症状出现后 2 周内消退,这与 STEMI 和心肌炎不同,后两者在心脏发病 2~3 个月后水肿仍持续存在。在 Takotsubo 心肌病患者中无灌注减低或延迟强化,这同样有助于将该病与缺血性心脏病、急性心肌炎区分开来(图 28.16)。

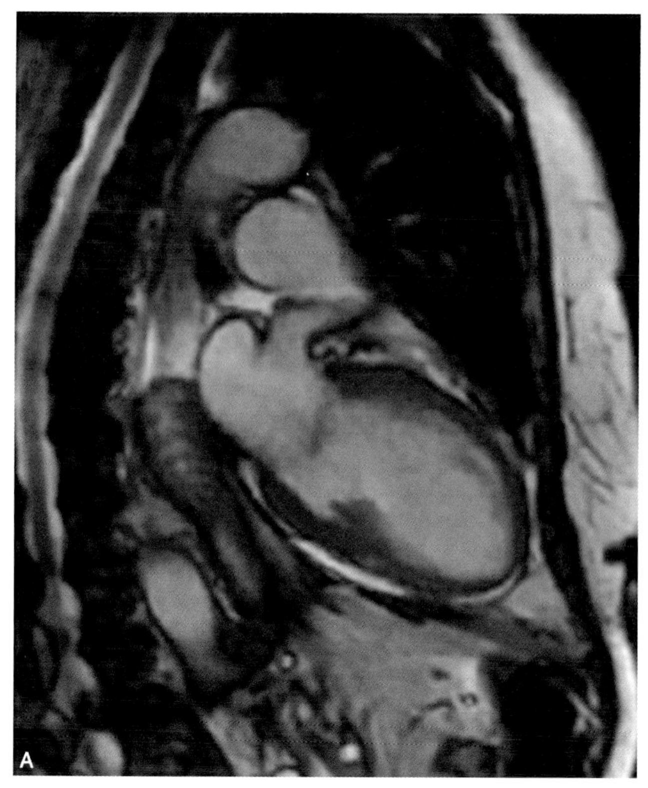

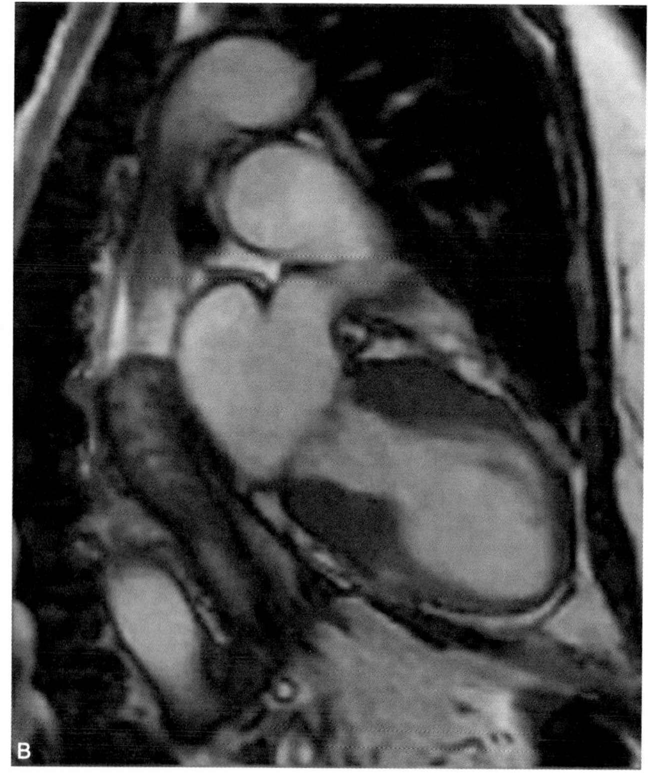

图 28.16　女性,55 岁,因意外压死了她的小狗而患上了 Takotsubo 心肌病。两腔心 SSPF 成像上可以显示左心室基底部过度收缩,左心室中部和心尖部收缩减弱,从而在舒张末期(A)和收缩末期(B)之间观察到特征性的心尖气球样扩张;

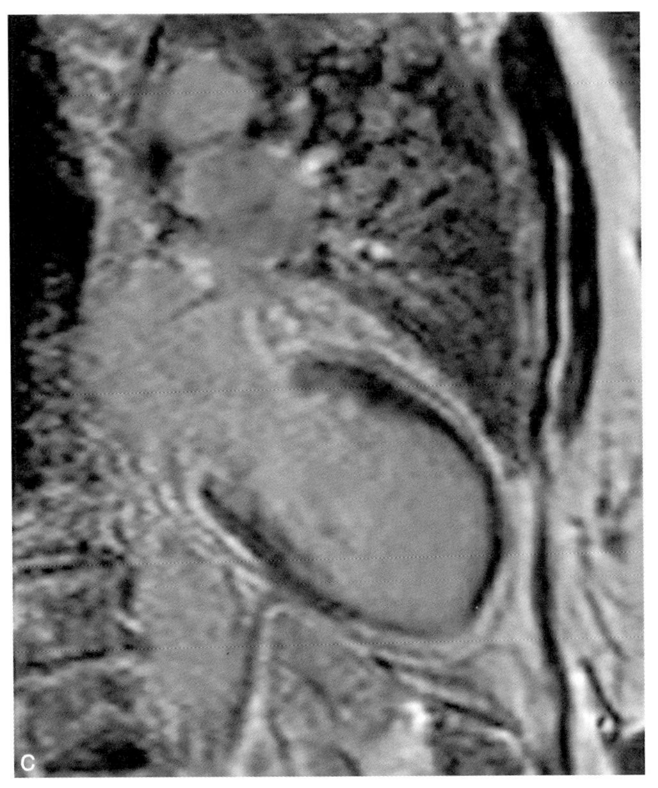

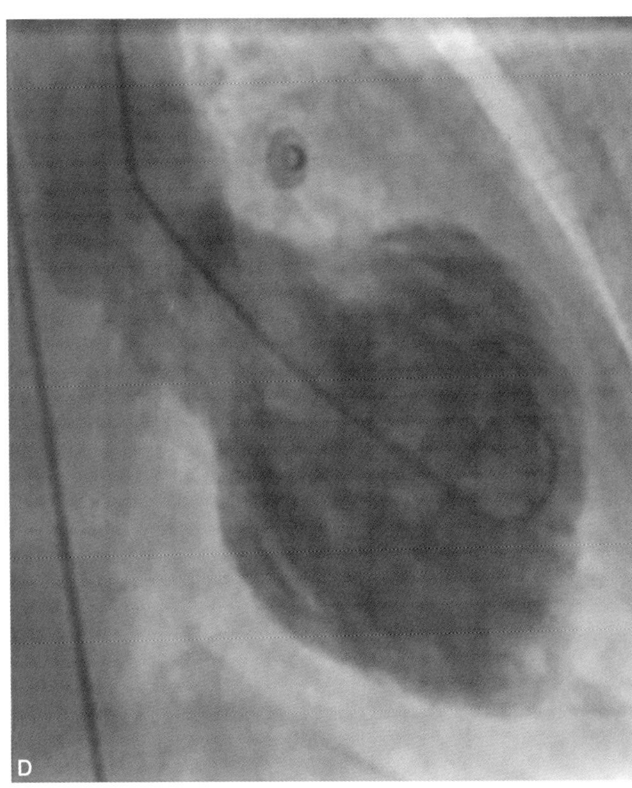

图 28.16(续)　没有相应的延迟强化区域(C)。心导管检查时行心室造影(D)显示,收缩末期左心室出现类似于日本章鱼壶的特征性表现。

铁过载性心肌病

铁过载性心肌病继发于心肌中铁沉积,与铁代谢的遗传性疾病、输血引起的循环铁增加有关。这可导致铁过载性心肌病的扩张或限制性表型,最终引起临床心力衰竭、传导异常和肺动脉高压。

心脏 MR T_2^* mapping 可以用于铁沉积的定量评估,因为铁沉积产生局部场强不均匀,导致 T_2^* 缩短。T_2^* 值>20ms 被认为在正常范围内(正常平均为 40ms),T_2^* 值 10~20ms 表示轻度至中度铁负荷,T_2^* 值<10ms 表示重度铁负荷,有助于对存在心力衰竭和心律失常风险的患者进行风险分层(图 28.17)。

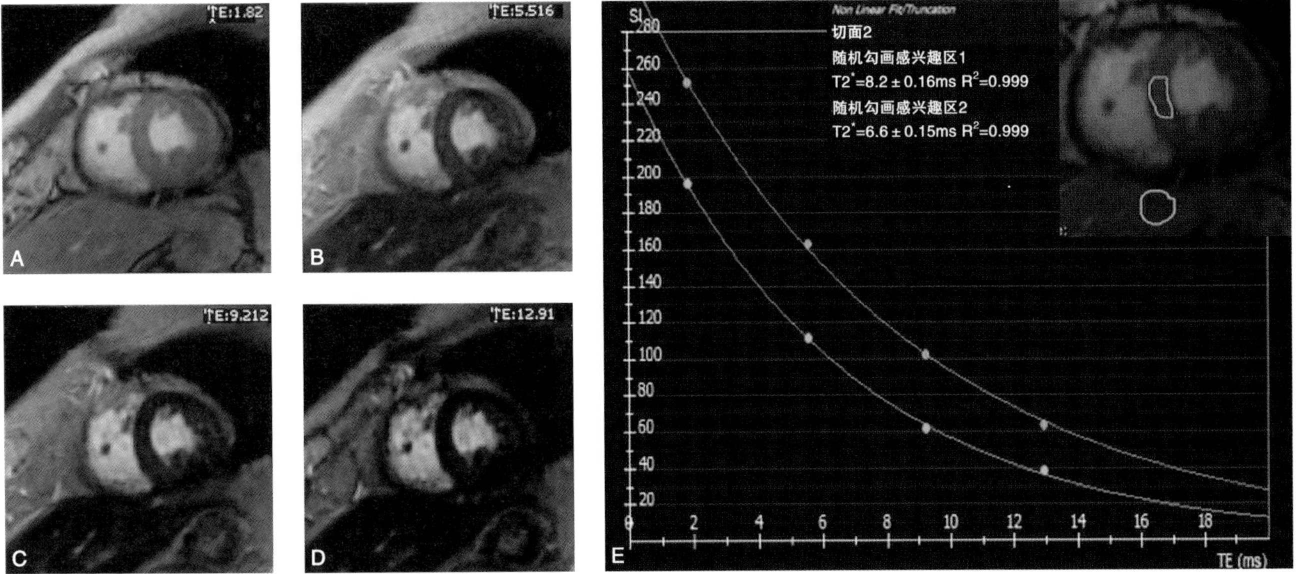

图 28.17　铁过载性心肌病。铁过载性心肌病患者的梯度回波序列在不同回波时间(TE)上的图像。A~D. 在每个时间点绘制心脏和肝脏的感兴趣区域,以确定信号强度(SI)。固有衰减曲线(E)可以计算 T_2^* 弛豫时间。T_2^* 弛豫时间心脏为 8ms,肝脏为 7ms,提示原发性血色素沉着病患者的心肌和肝脏均有严重的铁沉积。

推荐阅读

Alfakih K, Plein S, Thiele H, Jones T, Ridgway JP, Sivananthan MU. Normal human left and right ventricular dimensions for MRI as assessed by turbo gradient echo and steady-state free precession imaging sequences. *J Magn Reson Imaging* 2003;17(3):323–329.

Anderson LJ. Assessment of iron overload with T2* magnetic resonance imaging. *Prog Cardiovasc Dis* 2011;54(3):287–294.

Arbustini E, Weidemann F, Hall JL. Left ventricular noncompaction: a distinct cardiomyopathy or a trait shared by different cardiac diseases? *J Am Coll Cardiol* 2014;64(17):1840–1850.

Assomull RG, Lyne JC, Keenan N, et al. The role of cardiovascular magnetic resonance in patients presenting with chest pain, raised troponin, and unobstructed coronary arteries. *Eur Heart J* 2007;28(10):1242–1249.

Banypersad SM, Moon JC, Whelan C, Hawkins PN, Wechalekar AD. Updates in cardiac amyloidosis: a review. *J Am Heart Assoc* 2012;1(2):e000364.

Belloni E, Cobelli FD, Esposito A, et al. MRI of cardiomyopathy. *AJR Am J Roentgenol* 2008;191(6):1702–1710.

Bluemke DA. MRI of nonischemic cardiomyopathy. *AJR Am J Roentgenol* 2010;195(4):935–940.

Chao BH, Cline-Parhamovich K, Grizzard JD, Smith TJ. Fatal Loeffler's endocarditis due to hypereosinophilic syndrome. *Am J Hematol* 2007;82(10):920–923.

Choudhury L, Mahrholdt H, Wagner A, et al. Myocardial scarring in asymptomatic or mildly symptomatic patients with hypertrophic cardiomyopathy. *J Am Coll Cardiol* 2002;40(12):2156–2164.

Chu WC, Au WY, Lam WW. MRI of cardiac iron overload. *J Magn Reson Imaging* 2012;36(5):1052–1059.

Chun EJ, Choi SI, Jin KN, et al. Hypertrophic cardiomyopathy: assessment with MR imaging and multidetector CT. *Radiographics* 2010;30(5):1309–1328.

Corrado D, Link MS, Calkins H. Arrhythmogenic right ventricular cardiomyopathy. *N Engl J Med* 2017;376(1):61–72.

Cury RC, Abbara S, Sandoval LJ, et al. Images in cardiovascular medicine. Visualization of endomyocardial fibrosis by delayed-enhancement magnetic resonance imaging. *Circulation* 2005;111(9):115–117.

Dabir D, Child N, Kalra A, et al. Reference values for healthy human myocardium using a T1 mapping methodology: results from the International T1 Multicenter cardiovascular magnetic resonance study. *J Cardiovasc Magn Reson* 2014;16:69.

De Cobelli F, Esposito A, Belloni E, et al. Delayed-enhanced cardiac MRI for differentiation of Fabry's disease from symmetric hypertrophic cardiomyopathy. *AJR Am J Roentgenol* 2009;192(3):W97–W102.

Dote K, Sato H, Tateishi H, Uchida T, Ishihara M. Myocardial stunning due to simultaneous multivessel coronary spasms: a review of 5 cases. *J Cardiol* 1991;21(2):203–214.

Elliott P, McKenna WJ. Hypertrophic cardiomyopathy. *Lancet* 2004; 363(9424):1881–1891.

Eriksson MJ, Sonnenberg B, Woo A, et al. Long-term outcome in patients with apical hypertrophy cardiomyopathy. *J Am Coll Cardiol* 2002;39(4):638–645.

Felker GM, Thompson RE, Hare JM, et al. Underlying causes and long-term survival in patients with initially unexplained cardiomyopathy. *N Engl J Med* 2000;342(15):1077–1084.

Feng D, Edwards WD, Oh JK, et al. Intracardiac thrombosis and embolism in patients with cardiac amyloidosis. *Circulation* 2007;116(21):2420–2426.

Fernandez-Perez GC, Aguilar-Arjona JA, de la Fuente GT, et al. Takotsubo cardiomyopathy: assessment with cardiac MRI. *AJR Am J Roentgenol* 2010;195(2):W139–W145.

Friedrich MG, Sechtem U, Schultz-Menger J, et al. Cardiovascular magnetic resonance in myocarditis: A JACC White Paper. *J Am Coll Cardiol* 2009;53(17):1475–1487.

Gati S, Chandra N, Bennett RL, et al. Increased left ventricular trabeculation in highly trained athletes: do we need more stringent criteria for the diagnosis of left ventricular non-compaction in athletes? *Heart* 2013;99(6):401–408.

Goitein O, Matetzky S, Beinart R, et al. Acute myocarditis: noninvasive evaluation with cardiac MRI and transthoracic echocardiography. *AJR Am J Roentgenol* 2009;192(1):254–258.

Grün S, Schumm J, Greulich S, et al. Long-term follow up of biopsy-proven viral myocarditis: predictors of mortality and incomplete recovery. *J Am Coll Cardiol* 2012;59(18):1604–1615.

Gulati A, Jabbour A, Ismail TF, et al. Association of fibrosis with mortality and sudden cardiac death in patients with nonischemic dilated cardiomyopathy. *JAMA* 2013;309(9):896–908.

Hansen MW, Merchant N. MRI of hypertrophic cardiomyopathy: part I, MRI appearances. *AJR Am J Roentgenol* 2007;189(6):1335–1343.

Hunold P, Schlosser T, Eggebrecht H, et al. Myocardial late enhancement in contrast-enhanced cardiac MRI: distinction between infarction scar and non-infarction-related disease. *AJR Am J Roentgenol* 2005;184(5):1420–1426.

Ismail TF, Prasad SK, Pennell DJ. Prognostic importance of late gadolinium enhancement cardiovascular magnetic resonance in cardiomyopathy. *Heart* 2012;98(6):438–442.

Jain A, Tandri H, Calkins H, Bluemke DA. Role of cardiovascular magnetic resonance imaging in arrhythmogenic right ventricular dysplasia. *J Cardiovasc Magn Reson* 2008;10:32.

Jassal DS, Nomura CH, Neilan TG, et al. Delayed enhancement cardiac MR imaging in noncompaction of left ventricular myocardium. *J Cardiovasc Magn Reson* 2006;8(3):489–491.

Jeudy J, Burke AP, White CS, Kramer GB, Frazier AA. Cardiac sarcoidosis: the challenge of radiologic-pathologic correlation: from the radiologic pathology archives. *Radiographics* 2015;35(3):657–679.

Kirk P, Roughton M, Porter JB, et al. Cardiac T2* magnetic resonance for prediction of cardiac complications in thalassemia major. *Circulation* 2009;120(20):1961–1968.

Kremastinos DT, Farmakis D. Iron overload cardiomyopathy in clinical practice. *Circulation* 2011;124(20):2253–2263.

Kwong RY, Heydari B, Abbasi S, et al. Characterization of cardiac amyloidosis by atrial late gadolinium enhancement using contrast-enhanced cardiac magnetic resonance imaging and correlation with left atrial conduit and contractile function. *Am J Cardiol* 2015;116(4):622–629.

Laissy JP, Hyafil F, Feldman LJ, et al. Differentiating acute myocardial infarction from myocarditis: diagnostic value of early- and delayed-perfusion cardiac MR imaging. *Radiology* 2005;237(1):75–82.

Maceira AM, Joshi J, Prasad SK, et al. Cardiovascular magnetic resonance in cardiac amyloidosis. *Circulation* 2005;111(2):186–193.

Mahrholdt H, Goedecke C, Wagner A, et al. Cardiovascular magnetic resonance assessment of human myocarditis: a comparison to histology and molecular pathology. *Circulation* 2004;109(10):1250–1258.

Marcus FI, McKenna WJ, Sherrill D et al. Diagnosis of arrhythmogenic right ventricular cardiomyopathy/dysplasia: proposed modification of the Task Force Criteria. *Circulation* 2010;121(13):1533–1541.

Maron BJ. Hypertrophic cardiomyopathy: a systematic review. *JAMA* 2002;287(10):1308–1320.

Moon JC, McKenna WJ, McCrohon JA, Elliott PM, Smith GC, Pennell DJ. Toward clinical risk assessment in hypertrophic cardiomyopathy with gadolinium cardiovascular magnetic resonance. *J Am Coll Cardiol* 2003;41(9):1561–1567.

Moon JC, Mogensen J, Elliott PM, et al. Myocardial late gadolinium enhancement cardiovascular magnetic resonance in hypertrophic cardiomyopathy caused by mutations in troponin I. *Heart* 2005;91(8):1036–1040.

Moon JC, Sachdev B, Elkington AG, et al. Gadolinium enhanced cardiovascular magnetic resonance in Anderson-Fabry disease. Evidence for a disease specific abnormality of the myocardial interstitium. *Eur Heart J* 2003;24(23):2151–2155.

Morita H, Rehm HL, Menesses A, et al. Shared genetic causes of cardiac hypertrophy in children and adults. *N Engl J Med* 2008;358(18):1899–1908.

Murphy DT, Shine SC, Cradock A, Galvin JM, Keelan ET, Murray JG. Cardiac MRI in arrhythmogenic right ventricular cardiomyopathy. *AJR Am J Roentgenol* 2010;194(4):W299–W306.

Oechslin E, Jenni R. Left ventricular noncompaction revisited: a distinct phenotype with genetic heterogeneity? *Eur Heart J* 2011;32(12):1446–1456.

Ordovas KG, Higgins CB. Delayed contrast enhancement on MR images of myocardium: past, present, and future. *Radiology* 2011;261(2):358–374.

Patel AR, Kramer CM. Role of cardiac magnetic resonance in the diagnosis and prognosis of nonischemic cardiomyopathy. *JACC Cardiovasc Imaging* 2017;10(10 Pt A):1180–1193.

Peritz DC, Vaugh A, Ciocca M, Chung EH. Hypertrabeculation vs left ventricular noncompaction on echocardiogram: a reason to restrict athletic participation. *JAMA Intern Med* 2014;174(8):1379–1382.

Petersen SE, Selvanayagam JB, Wiesmann F, et al. Left ventricular non-compaction: insights from cardiovascular magnetic resonance imaging. *J Am Coll Cardiol* 2005;46(1):101–105.

Pica S, Sado DM, Maestrini V, et al. Reproducibility of native myocardial T1 mapping in the assessment of Fabry disease and its role in early detection of cardiac involvement by cardiovascular magnetic resonance. *J Cardiovasc Magn Reson* 2014;16:99.

Puntmann VO, Carr-White G, Jabbour A, et al. T1-mapping and outcome in nonischemic cardiomyopathy: all-cause mortality and heart failure. *JACC Cardiovasc Imaging* 2016;9(1):40–50.

Richardson P, McKenna W, Bristow M, et al. Report of the 1995 World Health Organization/International Society and Federation of Cardiology Task Force on the definition and classification of cardiomyopathies. *Circulation* 1996;93(5):841–842.

Rowin EJ, Maron BJ, Haas TS, et al. Hypertrophic cardiomyopathy with left ventricular apical aneurysm: implications for risk stratifications and management. *J Am Coll Cardiol* 2017;69(7):761–773.

Salanitri GC. Endomyocaridal fibrosis and intracardiac thrombus occurring in idiopathic hypereosinophilic syndrome. *AJR Am J Roentgenol* 2005;184(5):1432–1433.

Salemi VM, Rochitte CE, Shiozaki AA, et al. Late gadolinium enhancement magnetic resonance imaging in the diagnosis and prognosis of endomyocardial fibrosis patients. *Circ Cardiovasc Imaging* 2011;4(3):304–311.

Sen-Chowdhry S, Syrris P, Ward D, Asimaki A, Sevdalis E, McKenna WJ. Clinical and genetic characterization of families with arrhythmogenic right ventricular dysplasia/cardiomyopathy provides novel insights into patterns of disease expression. *Circulation* 2007;115(13):1710–1720.

Tandri H, Castillo E, Ferrari VA, et al. Magnetic resonance imaging of arrhythmogenic right ventricular dysplasia: sensitivity, specificity, and observer variability of fat detection versus functional analysis of the right ventricle. *J Am Coll Cardiol* 2006;48(11):2277–2284.

Tandri H, Friedrich MG, Calkins H, Bluemke DA. MRI of arrhythmogenic right ventricular cardiomyopathy/dysplasia. *J Cardiovasc Magn Reson* 2004;6(2):557–563.

Tavora F, Cresswell N, Li L, Ripple M, Solomon C, Burke A. Comparison of necropsy finding in patients with sarcoidosis dying suddenly from cardiac sarcoidosis versus dying suddenly from other causes. *Am J Cardiol* 2009;104(4):571–577.

Teraoka K, Hirano M, Ookubo H, et al. Delayed contrast enhancement of MRI in hypertrophic cardiomyopathy. *Magn Reson Imaging* 2004;22(2):155–161.

te Riele AS, Tandri H, Bluemke DA. Arrhythmogenic right ventricular cardiomyopathy (ARVC): cardiovascular magnetic resonance update. *J Cardiovasc Magn Reson* 2014;16:50.

van den Boomen M, Slart RHJA, Hulleman EV, et al. Native T1 reference values for nonischemic cardiomyopathies and populations with increased cardiovascular risk: a systemic review and meta-analysis. *J Magn Reson Imaging* 2018;47(4):891–912.

vanden Driesen RI, Slaughter RE, Strugnell WE. MR findings in cardiac amyloidosis. *AJRAm J Roentgenol* 2006;186(6):1682–1685.

Vasaiwala SC, Finn C, Delpriore J, et al. Prospective study of cardiac sarcoid mimicking arrhythmogenic right ventricular dysplasia. *J Cardiovasc Electrophysiol* 2009;20(5):473–476.

Vignaux O, Dhote R, Duboc D, et al. Detection of myocardial involvement in patients with sarcoidosis applying T2-weighted, contrast-enhanced, and cine magnetic resonance imaging: initial results of a prospective study. *J Comput Assist Tomogr* 2002;26(5):762–767.

Vogelsberg H, Mahrholdt H, Deluigi CC, et al. Cardiovascular magnetic resonance in clinically suspected cardiac amyloidosis: noninvasive imaging compared to endomyocardial biopsy. *J Am Coll Cardiol* 2008;51(10):1022–1030.

Wu AH. Management of patients with non-ischemic cardiomyopathy. *Heart* 2007;93(3):403–408.

Yilmaz A, Ferreira V, Klingel K, Kandolf R, Neubauer S, Sechtem U. Role of cardiovascular magnetic resonance imaging (CMR) in the diagnosis of acute and chronic myocarditis. *Heart Fail Rev* 2013;18(6):747–760.

Zuccarino F, Vollmer I, Sanchez G, Navallas M, Pugliese F, Gayete A. Left ventricular noncompaction: imaging findings and diagnostic criteria. *AJR Am J Roentgenol* 2015;204(5):W519–W530.

（雷楠　张青　李睿　徐晓雪）

第 29 章 ■ 心包成像

解剖及正常影像表现

心包是由围绕着心脏的两层纤维囊组成。内层是脏层心包，它通过一层心外膜脂肪与心肌最外层分开，心外膜脂肪的厚度可不一致。壁层心包由两层组成。壁层和脏层两者均由间皮细胞排列而成，构成浆膜心包。这两个浆膜层在心脏大血管的连接处或附近相互附着并粘连。没有相互附着的脏层和壁层之间的腔隙是心包腔。两浆膜层的间皮细胞分泌少量液体进入心包腔，通常用于润滑腔体，正常情况下心包腔含有15~35mL 的心包液。包裹浆膜心包的是纤维心包。纤维心包附着于壁层心包的间皮层，由各种胶原蛋白和弹性纤维组成。纤维心包的外周是结缔组织层，其含有大量胶原蛋白，构成心包韧带的一部分，并且把心包松散地固定在胸骨柄、剑突和膈中心腱。纤维层在主动脉弓上继续延伸，并与颈深筋膜融合。

在胸部 X 线片中（CXR），心包通常不显示。但是，在后面将要讨论的某些疾病中，CXR 可以显示心包，但与断层图像相比，CXR 评估价值有限。

在计算机断层扫描（CT）上，因为心外膜和纵隔脂肪的衬托，右心室前壁前方的心包显示最清晰。虽然在某些地区可能看不清楚，但除了极少数情况外，均可清晰显示（图 29.1 和图 29.2）。通常情况下，心包显示为围绕心脏的 1~2mm 厚的软组织带，由大血管自上而下延伸到膈肌表面。心包厚度大于 4mm 被认为是异常的。然而，由于经常在心包腔中发现液体，因此重要的是不要将积液与心包增厚混淆，尽管两者之间的鉴别可能很困难。如下所述，许多心包窦和隐窝中的液体很常见，不应误认为是病变。

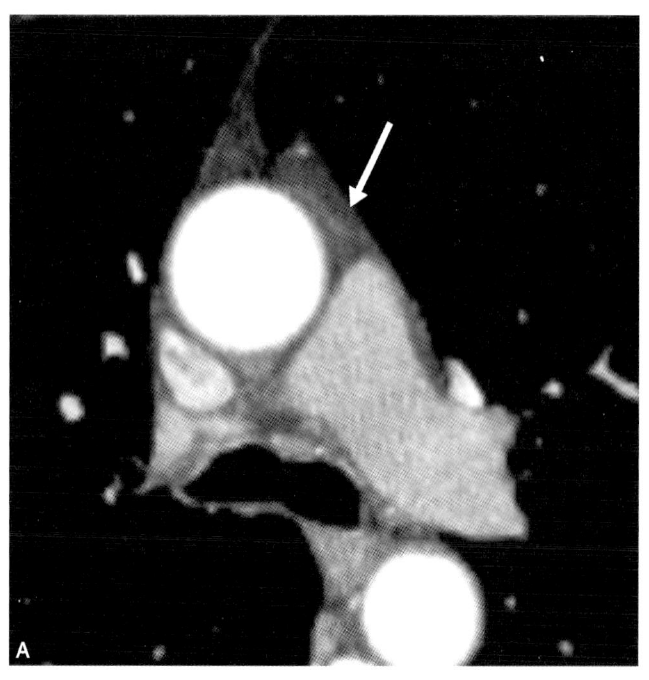

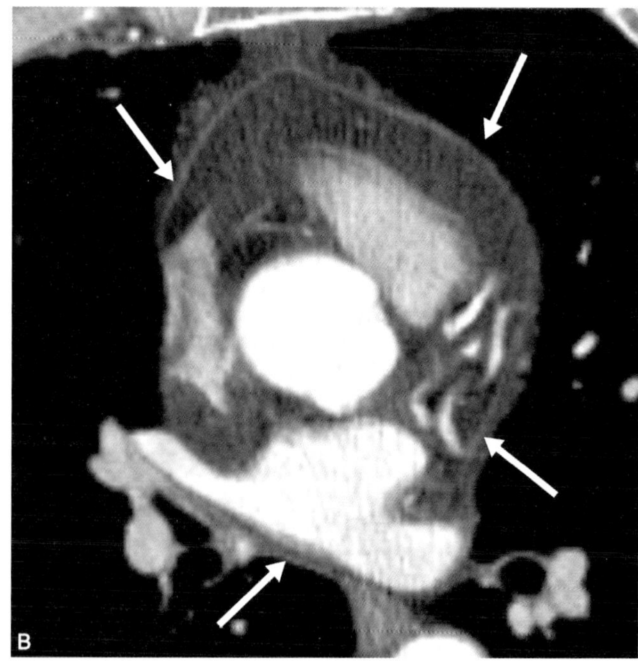

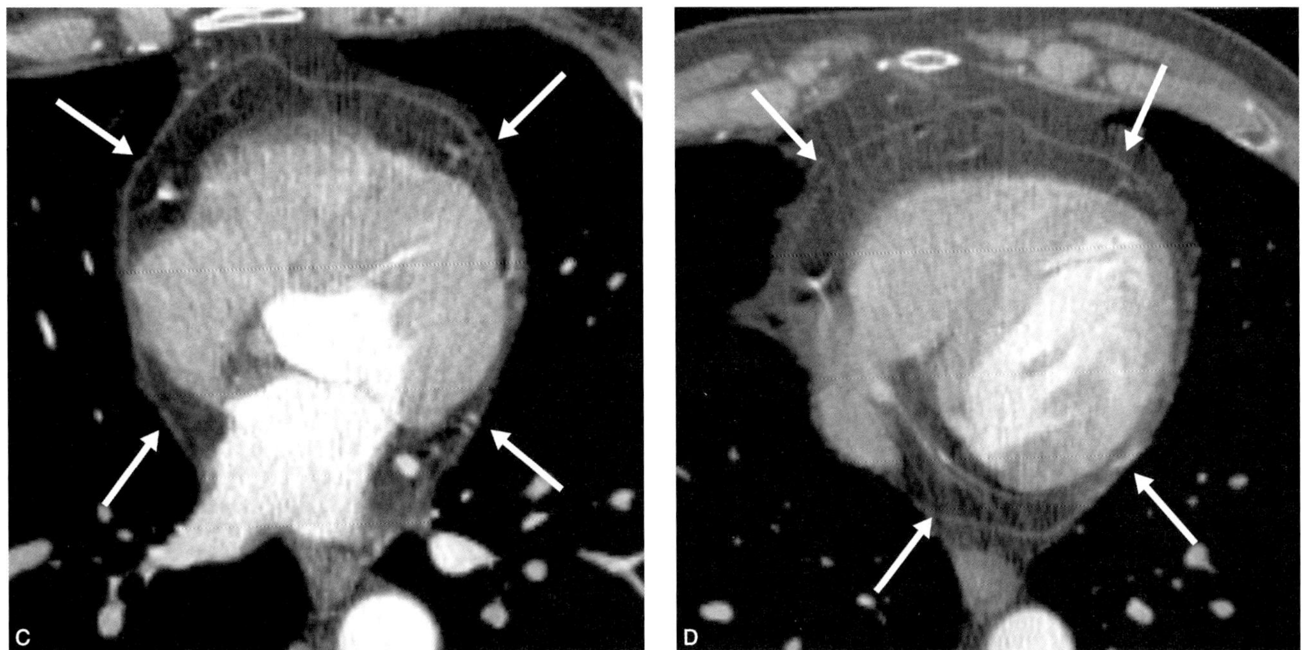

图 29.1　A~D. 男性，61 岁，CT 正常心包解剖图。分别在升主动脉（A）、主动脉根（B）、左心房（C）和冠状窦（D）水平的横断位图像，心包显示为从大血管到横膈膜的心脏周围软组织条带（箭头）。在这名患者中，因为纵隔脂肪和明显的心外膜脂肪，心包显示得很清楚。

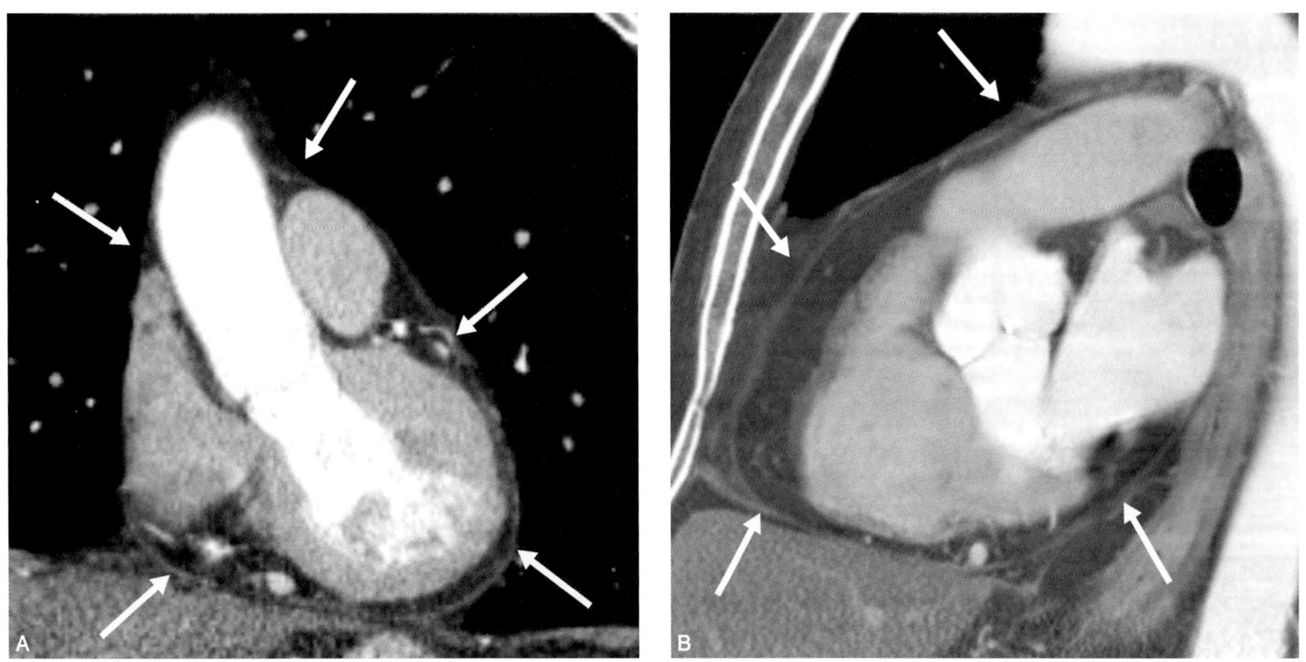

图 29.2　A、B. 5mm 层厚 CT 上的正常心包。胸部矢状位图像（A）和左心室平面的斜冠状位多平面重建图像（B）显示了围绕心脏的心包（箭）。

在 MRI 图像上，没有脂肪饱和的 T_1WI 和 T_2WI 上壁层心包显示为线状低信号，周围为明亮的心外膜脂肪和纵隔脂肪（图 29.3）。稳态自由进动（SSFP）成像，是用来评价心脏运动的常见序列（MRI 电影），与相邻脂肪相比，心包仍然显示为低信号。其他序列也可以用于观察心包，特别是在怀疑某些疾病时。磁化空间调制（标记）、自由呼吸、非门控电影、T_1 增强序列和延迟强化序列都可以用于评估各种病理过程，我们将在下面进行讨论。

心包窦和隐窝

脏层心包覆盖血管的部分以两根短管的形式排列。一个围绕邻近的升主动脉和肺动脉干，被称为动脉心系膜。另一个围绕上腔静脉（SVC）、下腔静脉（IVC）和四个肺静脉被称为静脉心系膜，这种脏层心包的正常排列形成腔隙（隐窝）或通道（窦腔），即使在没有心包积液的情况，里面常常含有液体。心脏周围的这些特殊位置的腔隙根据它们来源于斜窦、横窦或者心包腔来分类。

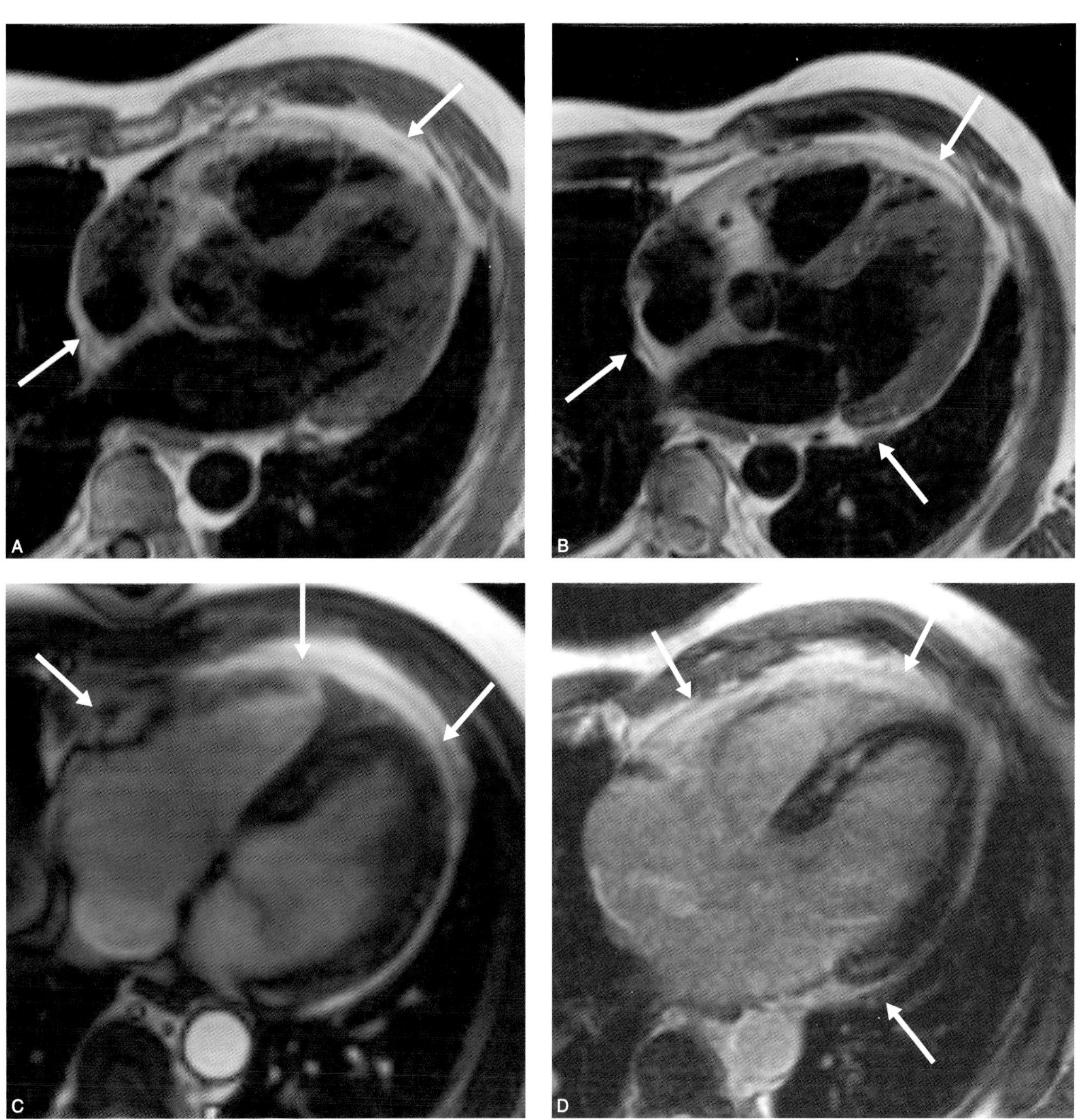

图 29.3　A～D. MRI 上心包的正常表现。男性，38 岁，心律失常及右心室发育不良。四腔心 T_1WI（A）、T_2WI（B）、稳态自由进动（C）和延迟增强（D）图像显示正常的心包（箭头）在全部序列上与邻近的心肌呈相同的低信号。与 CT 相似，在高信号的纵隔脂肪衬托下心包最容易看到，某些区域可能不显示，但大部分可见。

斜窦位于左心房后上方(图 29.4)。斜窦延续到气管隆嵴下方形成心包后隐窝。如果斜窦延伸到隆嵴下,可能错认为是淋巴结。与所有其他窦腔和隐窝类似,在 CT(-10~10HU)和 MRI 上,斜窦表现为液体的密度和信号。

横窦位于左心房后方、主动脉和主肺动脉后方、斜窦前方(图 29.4)。横窦与几个隐窝沟通,包括右肺隐窝、左肺隐窝、主动脉上隐窝和主动脉下隐窝。左肺和右肺隐窝通常较小并形成横窦的侧部。主动脉上隐窝沿着升主动脉向上延伸,由前部和后部组成,通常在 CT 上可见。前部位于升主动脉和肺动脉前方,具有不同的形状和范围(图 29.4)。后部在 CT 上为升主动脉后方的新月形积液。在某些情况下,隐窝明显向上延伸,可能和纵隔囊肿混淆(图 29.5)。主动脉下隐窝通常较少显示,其位于升主动脉右侧和右心房之间,其最下端位于主动脉环的水平。

除了上述之外,还有三个心包隐窝,包括腔静脉后方隐窝、左肺静脉隐窝、右肺静脉隐窝。腔静脉后隐窝位于上腔静脉右后方。左右肺静脉隐窝是位于两侧的上肺静脉和下肺静脉之间。在大多数情况下,在这些隐窝中只有微量的液体。在少数情况下,右下肺静脉周围的隐窝可以充满液体,与淋巴结或肿瘤相似(图 29.6)。通常左右肺静脉隐窝中的液体,不会压迫静脉使管腔变窄。特征性的部位和液体密度可以帮助区分病变。

心包的血液供应来自胸主动脉和心包膈动脉的分支提供。静脉引流是通过心包膜的心包静脉引流到奇静脉、上腔静脉或头臂静脉。神经支配主要是膈神经的分支,部分后心包的神经支配来自食管神经丛的迷走神经。心包的淋巴引流主要回流到气管支气管淋巴结,少数回流到心包前淋巴管和淋巴结。

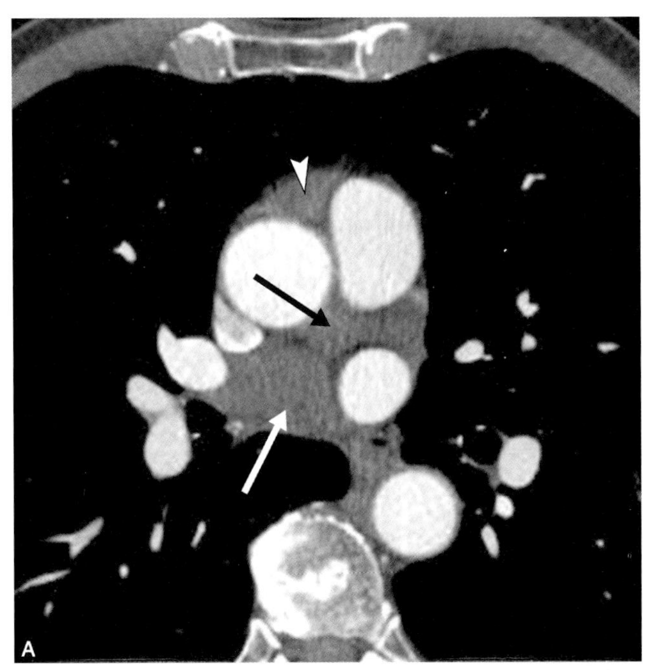

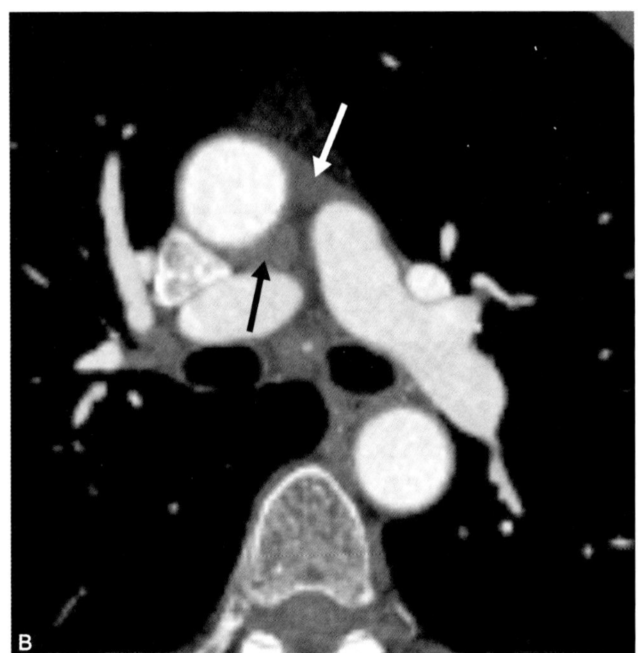

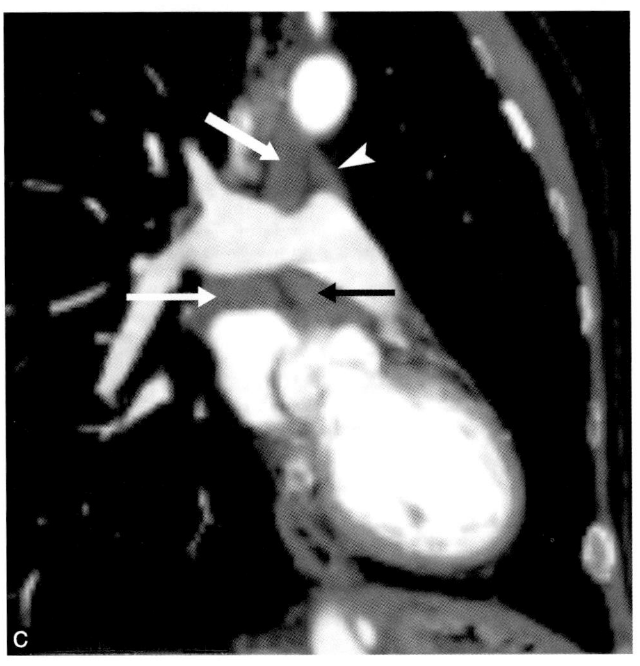

图 29.4　A~C. 44 岁男性的斜窦和横窦解剖结构。A. CT 图像显示位于左心房的上方的斜窦有正常量的液体(白箭)。横窦(黑箭)也可见液体,位置更靠前。主动脉上隐窝内液体(白箭头)与横窦连通。B. 主动脉上隐窝内液体分为前部(白箭)和后部(黑箭)。C. 矢状斜位图像显示后斜窦(白箭)与前横窦(黑箭)不相通。在主动脉上隐窝的前部(白箭头)和后部(粗白箭)中能看到液体。这个位置的液体很常见不应与淋巴结或其他病变混淆。

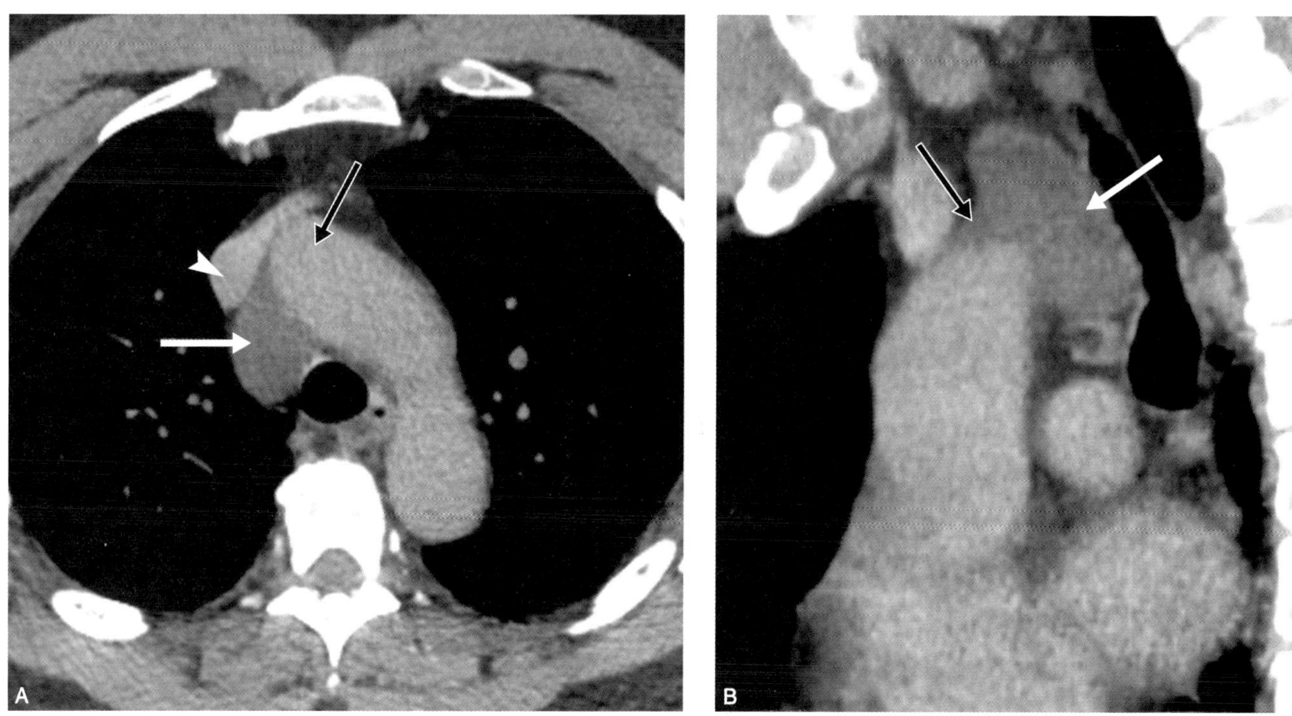

图 29.5　A、B. 男性，42 岁，心包上隐窝的“高位骑跨”征象，类似纵隔囊肿。A. 主动脉弓水平横断位图像显示在近主动脉弓（黑箭）和上腔静脉（白箭头）之间气管右侧区域（白箭）的“囊性肿块”。B. 矢状位图像显示该积液（白箭）与主动脉上隐窝（黑箭）相通，形成“主动脉上隐窝的高位骑跨”。

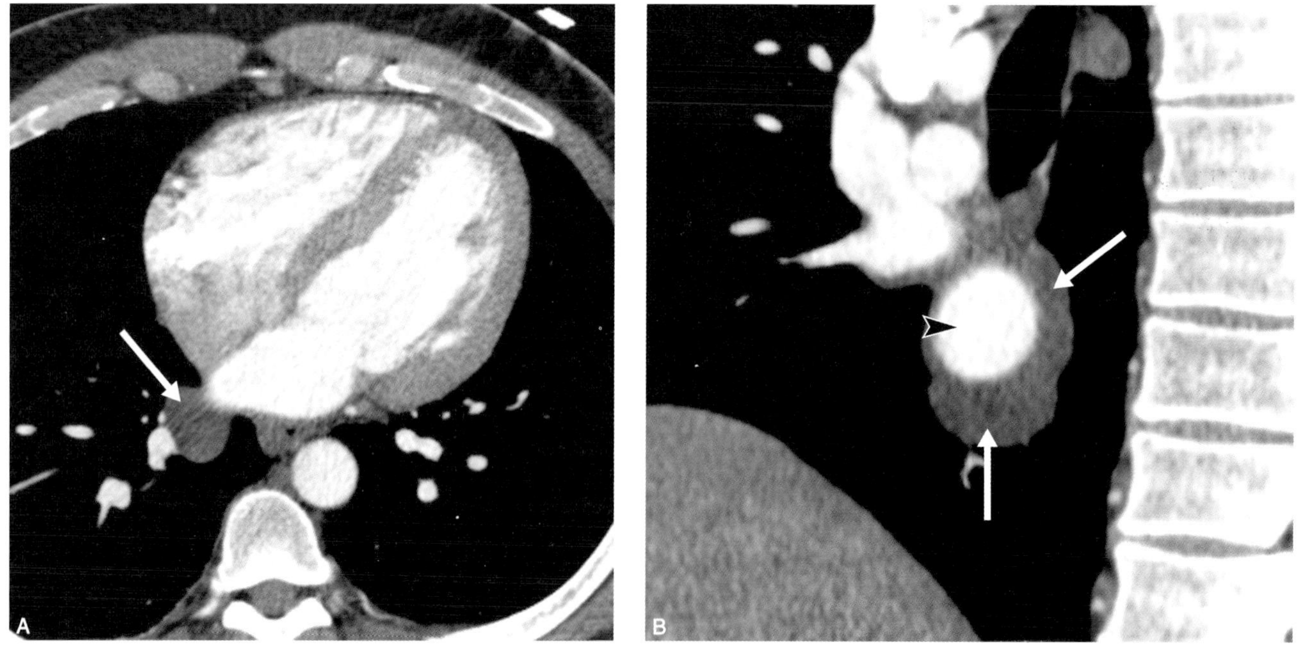

图 29.6　A、B. 26 岁男性的斜轴位（A）和斜矢状位（B）多平面重组显示浆膜层（白箭）中的液体围绕右下肺静脉（黑箭头，B）。呈典型的液体密度，肺静脉未见狭窄，不应与肿块或淋巴结混淆。

先天性心包异常

心包囊肿

心包囊肿是不常见的良性先天性病变，发生率约十万分之一。大多数发生在心膈角，右侧多于左侧，少数发生在纵隔的其他部位，但是通常附着在心包上。大多数患者无症状，但高达三分之一的人可能会出现胸痛、呼吸困难或咳嗽，特别是当囊肿压迫邻近结构时。

心包囊肿的影像学表现通常具有特征性。在胸片上，囊肿通常表现为紧邻膈肌和前胸壁的圆形密度影（图 29.7）。在 CT 上，心包囊肿通常表现为薄壁、圆形或卵圆形的均匀低密度影。大多数囊肿在 CT 上为液体样的低密度（-10～10HU），与其他纵隔囊肿一样，心包囊肿也可包含蛋白质或血液成分，导致 CT 值增加。但是，即使 CT 值增加了，整个囊肿的密度也是均匀的。如果在 CT 上不能明确囊肿的诊断，MRI 可以帮助诊断（图 29.7）。大多数囊肿在 T_2WI 上为高信号，T_1WI 上为低信号。但是，心包囊肿和其他纵隔囊肿在 T_1WI 和 T_2WI 上可以有不同的信号强度，这取决于囊肿内蛋白质或血液成分的含量。囊肿内蛋白质浓度中等或高时，表现为 T_1WI 上中等或高信号，T_2WI 上中等或低信号。在 MRI 和 CT 上，心包囊肿无分隔，囊肿壁可强化，内部无强化。心包囊肿可以异位，或明显压迫周围结构，但没有侵犯周围结构的表现。内部强化、MRI 信号或 CT 密度不均匀、厚壁、分隔、或侵犯周围结构的表现提示囊性肿瘤的可能性，如本章后面所述。

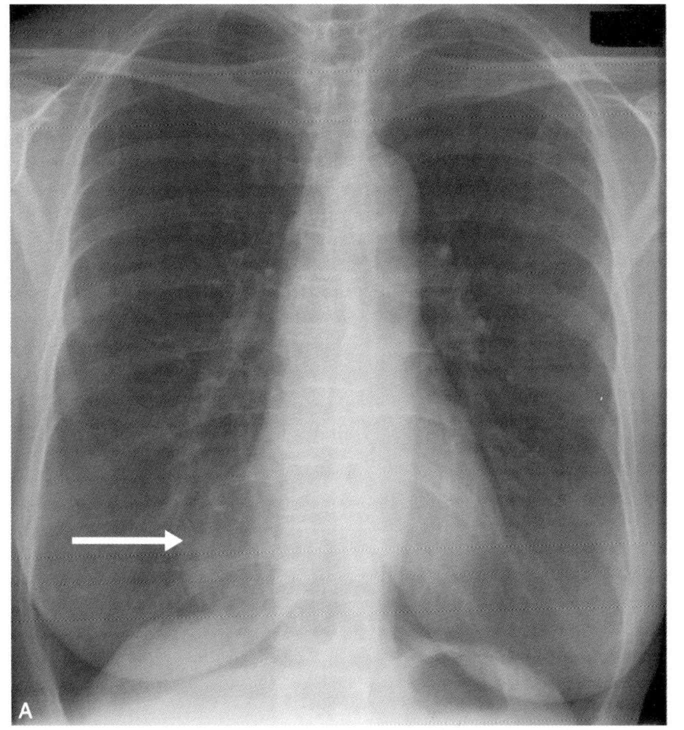

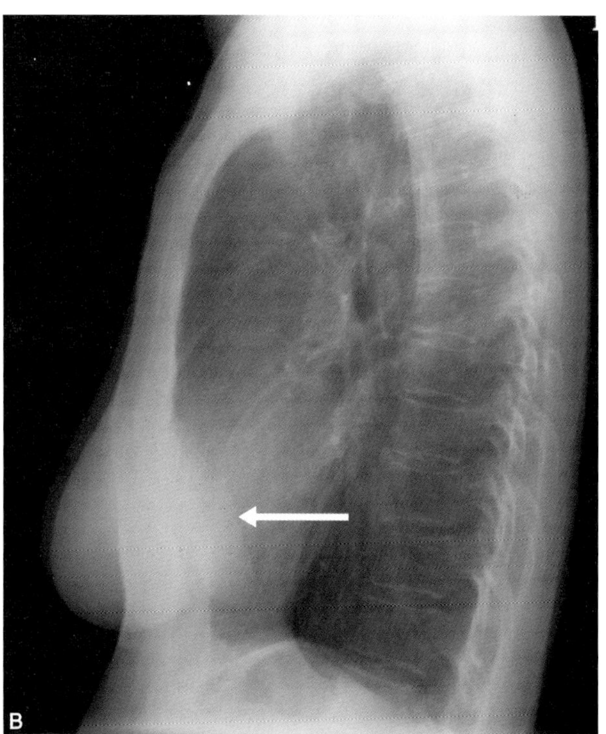

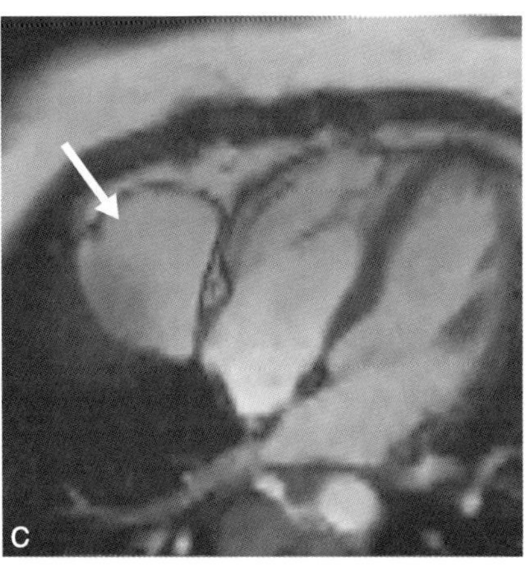

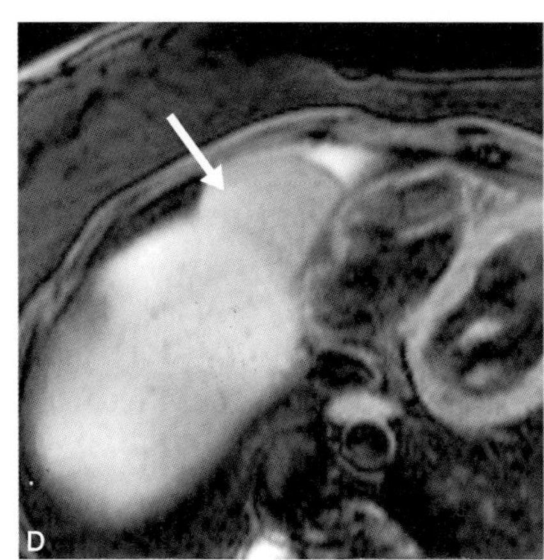

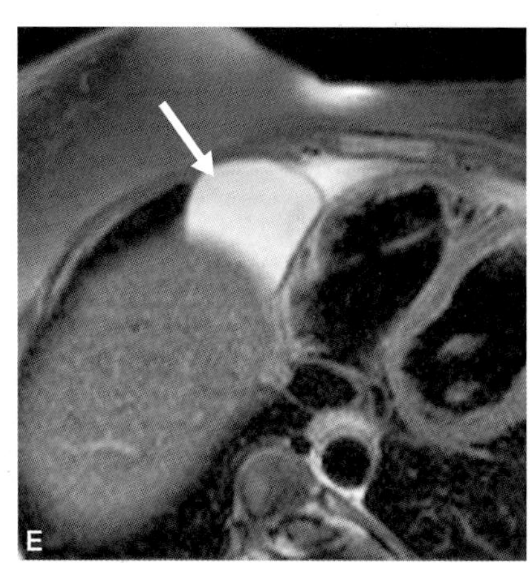

图 29.7　A～G. MRI 示心包囊肿，胸片上偶然发现（A、B）。59 岁老年女性，咳嗽。后前位（A）和侧位（B）胸片显示右侧心膈角光滑的卵圆形肿块（白箭）。C. 四腔心电影 SSFP 序列显示肿块内呈均匀高信号（白箭）。D. 平扫 T_1 加权和（E）T_2 加权为均匀等信号（D，白箭），病变与心肌相比为高信号（E，白箭）。

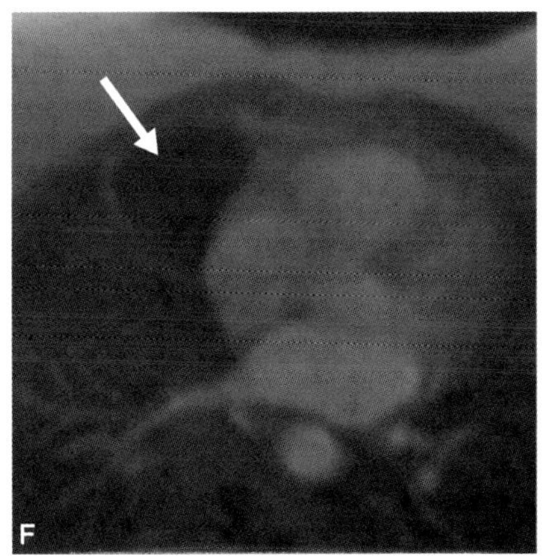
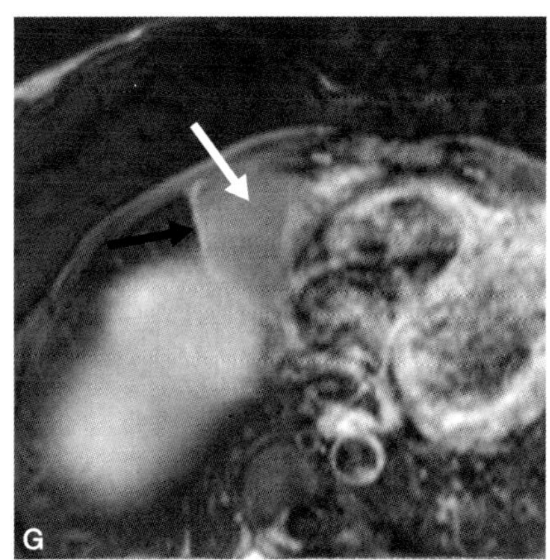

图 29.7（续）　F. 首次灌注成像显示在均匀的低信号肿块中无灌注（箭）。G. 增强 T_1 加权序列显示病灶边缘强化，病灶内部无强化。

心包憩室和心包囊肿常无法区分。但如果有囊性结构与心包腔里的液体密度影直接连接，则可以怀疑心包憩室。此外，由于与心包连接，心包憩室内的液体随着时间的推移可以改变（图 29.8）。大多数心包囊肿和憩室不需要治疗，但有症状的囊肿可能需要穿刺抽吸或手术。

心包缺损

心包缺如或心包缺损最多见于手术后。在极少数情况下，心包缺损是先天性异常，据估计发生率约 1/（7 000～13 000）。可以是部分的或完全缺损，更常见于左侧。大多数心包缺损，特别是完全缺损，是无症状的且常常是偶然发现。然而，在非常罕见的情况下，部分左心房可以通过缺损口疝出而嵌顿。这可能导致左心房部分梗死，最明显的是左心耳，随后患者出现晕厥和猝死。虽然这些缺损通常单独发生，30%～50%的患者会有相关的先天性异常，如房间隔缺损、动脉导管未闭、二叶式主动脉瓣或肺动脉异常。

胸片难以诊断心包缺损。心脏向左旋转可以发现，但通常在心包完全缺损的人中更明显。心包完全缺损或较大部分缺损的患者在胸片最重要的特征是肺位于肺动脉和主动脉之间（图 29.9）。当左心房存在较小的缺陷时，由于左心房疝出，可见心脏左上缘凸出。

先天性心包缺损的 CT 和 MRI 表现取决于是部分缺损还是完全缺损。在完全缺损和某些部分左侧缺损患者，心脏向左旋转进入左胸，左肺上叶延伸在主动脉和肺动脉之间（图 29.9）。如果缺陷是局部的，那么心脏在左心耳区域向左凸出。考虑到正常心包的某些部分也很难看到，因此部分缺损可能难以在 CT 上看到。MRI 可以提高对心包的检测。如果心包左侧完全缺失，整个心脏会特征性地向左侧移位，并且心尖指向后方。

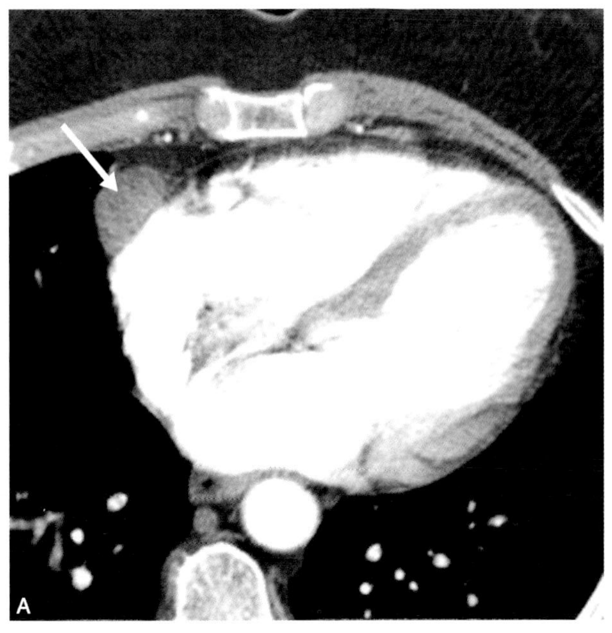
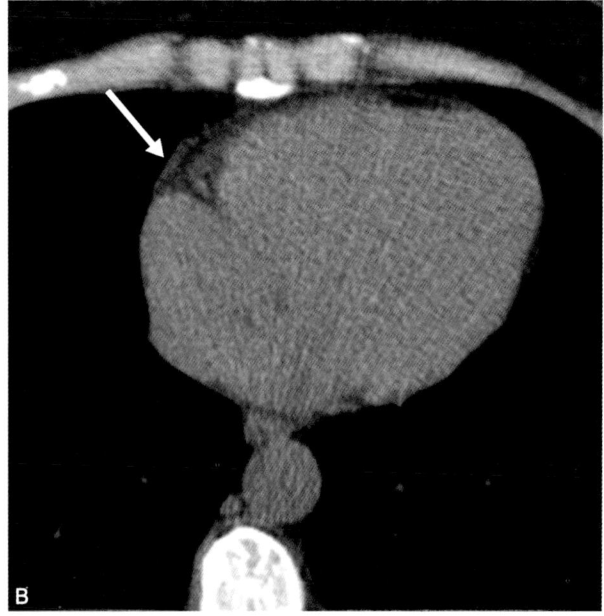

图 29.8　A、B. 女性，66 岁，心包憩室。A. 增强 CT 显示与心包相邻的小的卵圆形囊状结构，考虑小的心包囊肿（白箭）。B. 6 个月后随访图像显示病变消失（白箭），证实该囊性结构是心包憩室，与心包保持连接。

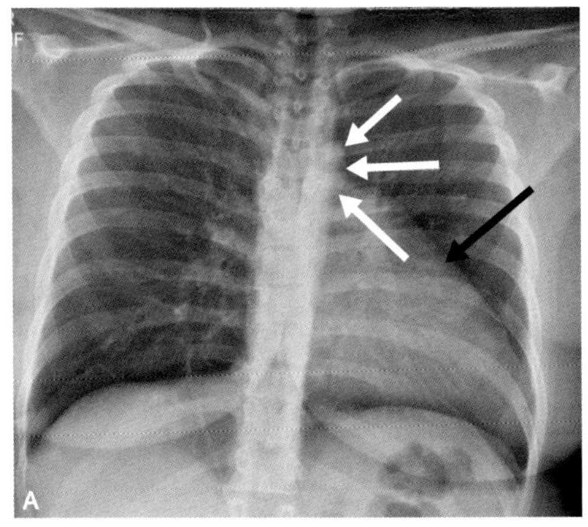
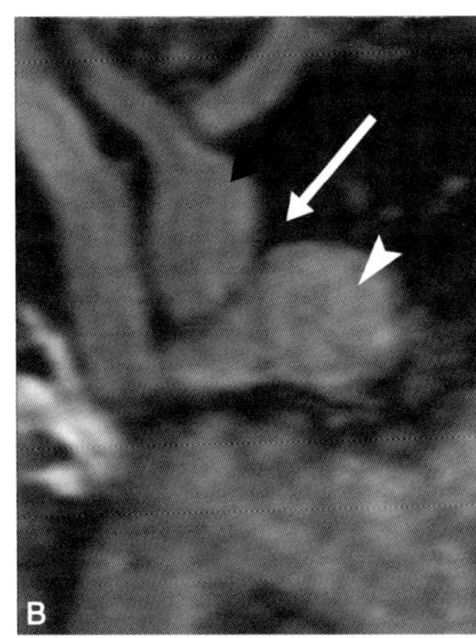
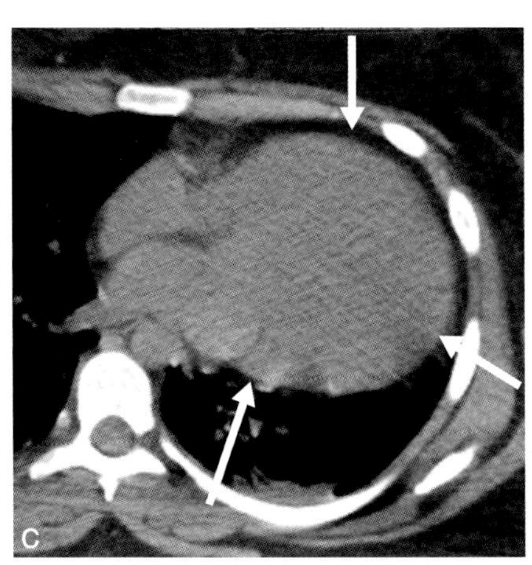
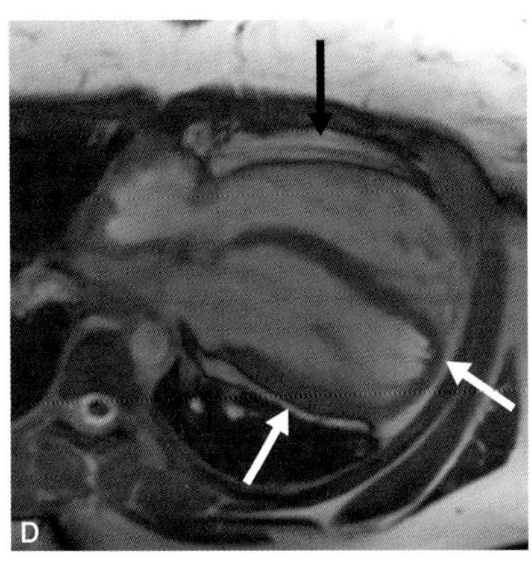
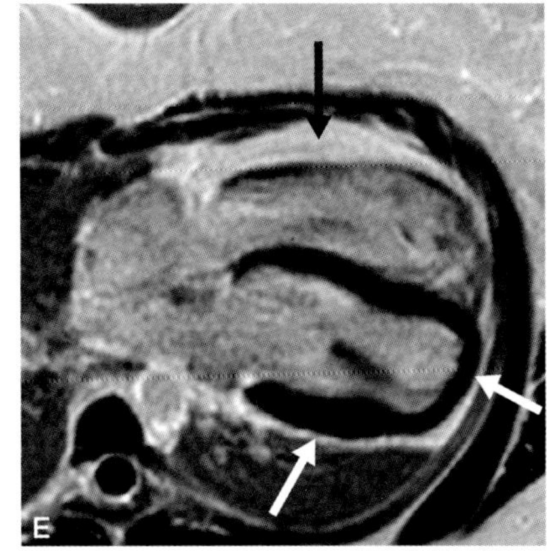

图 29.9　A~E. 女性，45 岁，偶然发现部分心包缺损。A. 胸片显示主动脉弓（白箭）轮廓清晰。心影增大，心脏左偏。B. MR 血管造影冠状图像显示，肺（白箭）在肺动脉（白箭头）和主动脉（黑箭）之间。C~E. 腹部 CT 图像（C）、心脏 MRI 的横断位 SSFP 图像（D）和四腔延迟增强图像（E）显示心脏左偏。虽然 CT（白箭）显示心包完全缺损，但在 MRI 上心包部分可见（D、E 黑箭）。在 MRI 上，心室尖和左室侧壁区域的心包缺损（黑箭）。

获得性心包疾病

心 包 积 液

心包积液，即在心包腔内的液体聚集，是一种常见的影像表现。根据液体的特征，积液分为漏出性、渗出性、出血性或化脓性（图 29.10）。漏出液常见于导致右心房压力增高的疾病，如充血性心脏衰竭和肺动脉高压。渗出性积液的原因很多，包括感染、炎症、恶性肿瘤、自身免疫性疾病和创伤。渗出性积液在心包炎中很常见。当血液成分出现在心包中，将出现心包积血，可发生于创伤或主动脉夹层。心包积脓，脓液充满心包腔，其死亡率很高。心包积液的症状根据积液的原因和速度而不同，大多数积液都很少或没有症状。

胸片检测心包积液很难。在正位胸片上如果心脏增大，呈“烧瓶”状，或者短时间内心影迅速增大，提示心包大量积液（图 29.11）。在侧位片上，脂肪垫征象表明存在心包积液，因为纵隔和心膜外脂肪的低密度衬托出中间较高密度的心包积液（图 29.12）。

如果临床怀疑有心包积液，由于超声心动图的可用性和简便性，其常被用于首选检查。但是，超声心动图有局限性，包括声学图像差，难以把握心包积液的特征和评估心包的厚度。CT 和 MRI 都可以量化心包积液的多少和组织学特征，评价积液与心包的关系。在 CT 上，当心包积液的密度比纯液体高时，表明渗出性积液或血性积液，虽然两者可以同时发生。患有活动性心包炎症或感染的患者在静脉注射对比剂后通常会表现出心包强化（图 29.10B、C、E、F）。存在心包结节或其他恶性肿瘤的迹象应增加对恶性心包积液的考虑（图 29.10D）。对于有创伤、手术或主动脉夹层病史的患者，高密度液体提示心包积血（图 29.10E）。

MRI 也是诊断心包积液的重要手段。即便液体成分复杂，大多数积液在 T_2WI 和 SSFP 序列上仍是高信号。在 T_1WI 上，单纯的漏出性积液，通常显示均匀的低信号，且无强化（图 29.13）。在中等或大量心包积液时，由于非线性运动可能引起 T_1WI 上局部信号增加。然而，这样的信号改变不会出现在 T_2WI 和 SSFP 序列上，这有助于将伪影与渗出液或出血性积液相区分，因为后者在所有序列上都具有异常的信号强度。

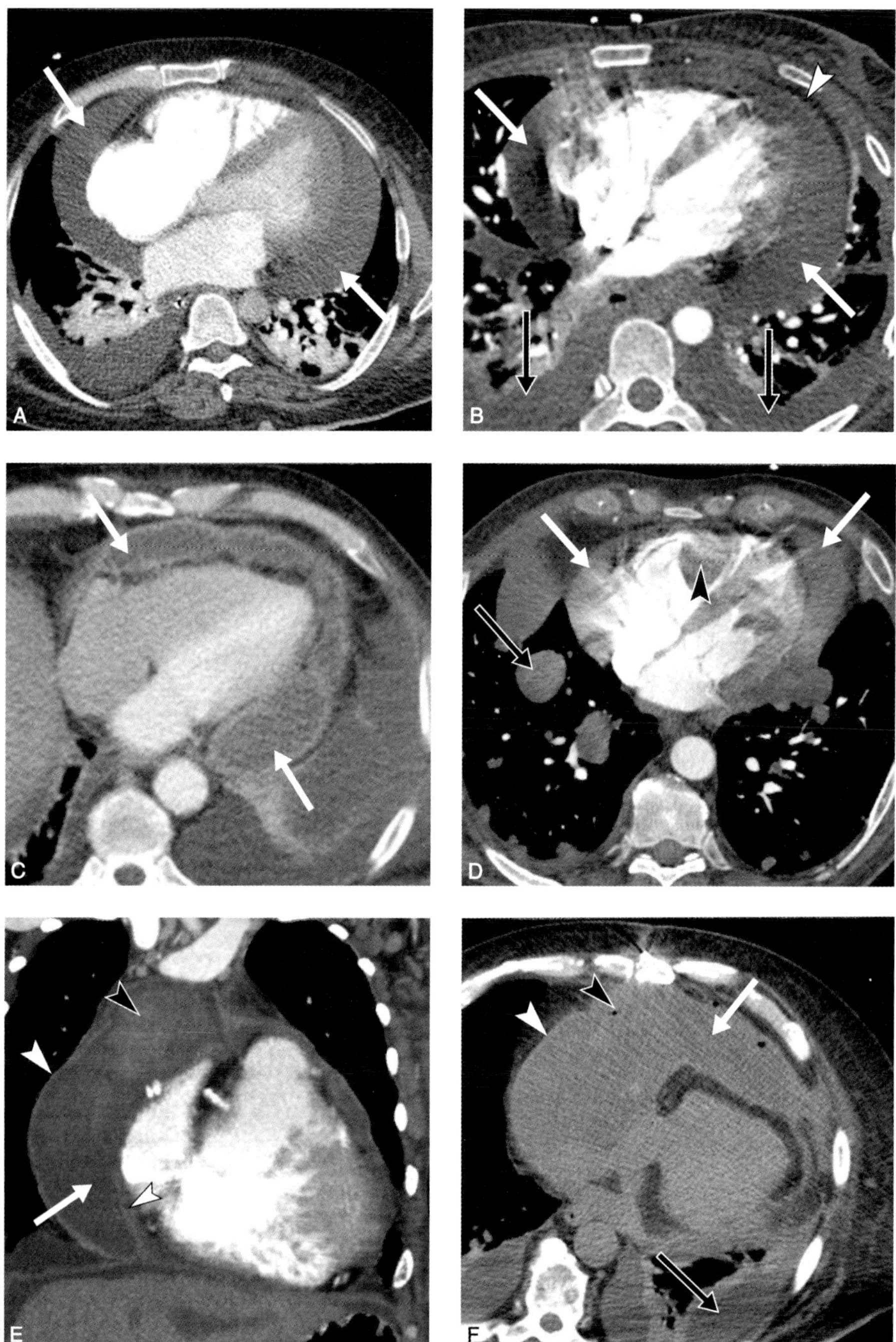

图 29.10 A~F. CT 上心包积液中的不同类型。A. 男性,36 岁,肾病综合征。CT 显示大量的漏出性心包积液(白箭)。心包无明显增厚。B. 女性,33 岁。CT 显示与狼疮相关的胸膜炎(黑箭)和心包炎(白箭)的无菌性渗出性心包积液,心包轻微强化(白箭头)。C. 男性,27 岁,急性结核性心包炎。CT 表现为多灶性心包积液(白箭),心包增厚和心包强化。引流液证明有抗酸杆菌生长的脓血性液体。D. 男性,66 岁,甲状腺癌。CT 图像上显示中等量的恶性心包积液(白箭),伴肺(黑箭)和心脏(黑箭头)转移。E. 69 岁心脏手术后患者的冠状位 CT 显示不均匀密度心包积液(白箭),是由于心包积血而密度局部增高(黑箭头),合并心包增厚和强化(白箭头)。F. 男性,50 岁,心包积脓。经心脏术后证明为耐甲氧西林金黄色葡萄球菌(MRSA)感染的大量心包积液,密度不均匀(白箭),合并心包增厚(白箭头)、局部积气(黑箭头)以及右侧脓胸(黑箭)。通过心包穿刺抽出脓液。

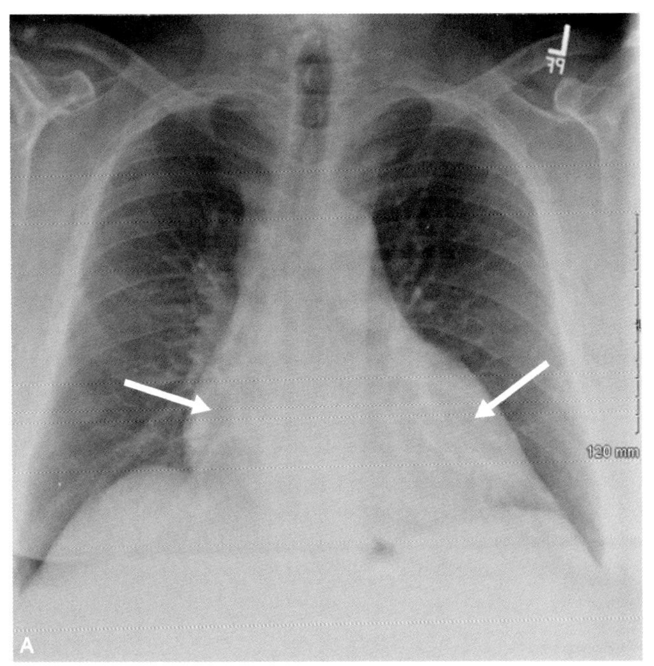

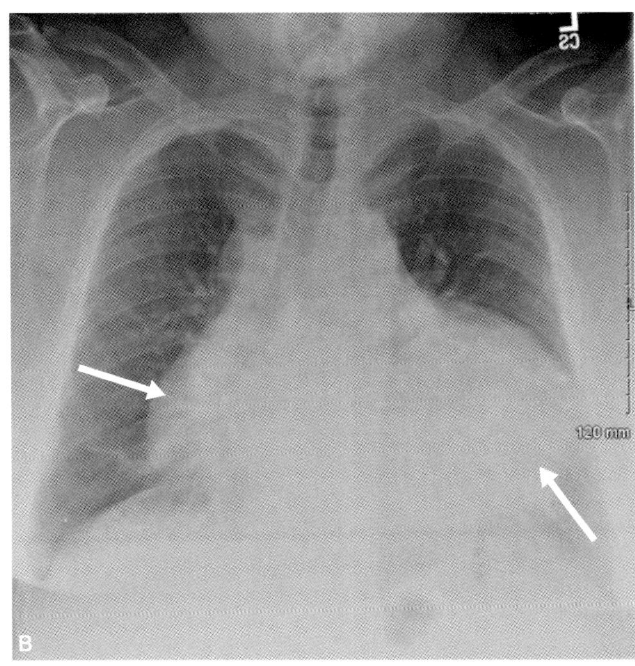

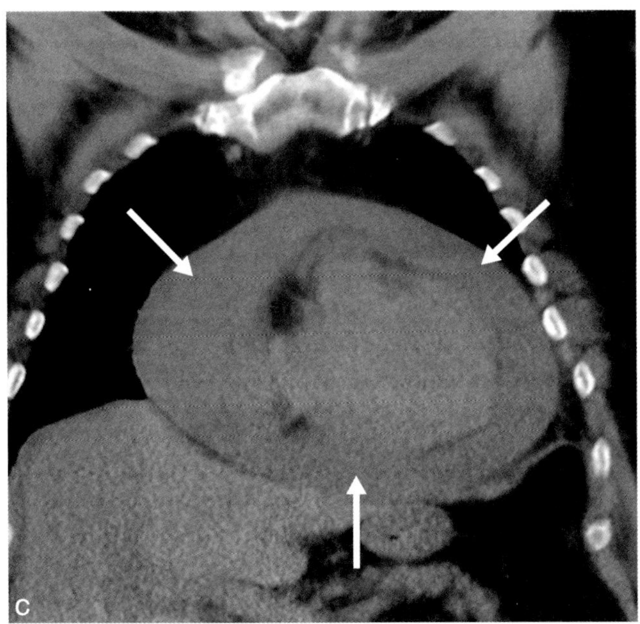

图 29.11　女性，71 岁，咳嗽伴发热。A. 正位 X 线片显示心影轻度增大（白箭）。B. 3 周后由于胸痛加剧和呼吸困难再次照片，显示心影较前明显增大（白箭），呈球状。C. CT 冠状位图像显示环形心包积液（白箭）。虽然没有心包增厚或强化，但不能排除急性心包炎的可能性。通过放置心包引流管，证明是浆液性液体。结合近期发热史，怀疑是病毒感染所致。

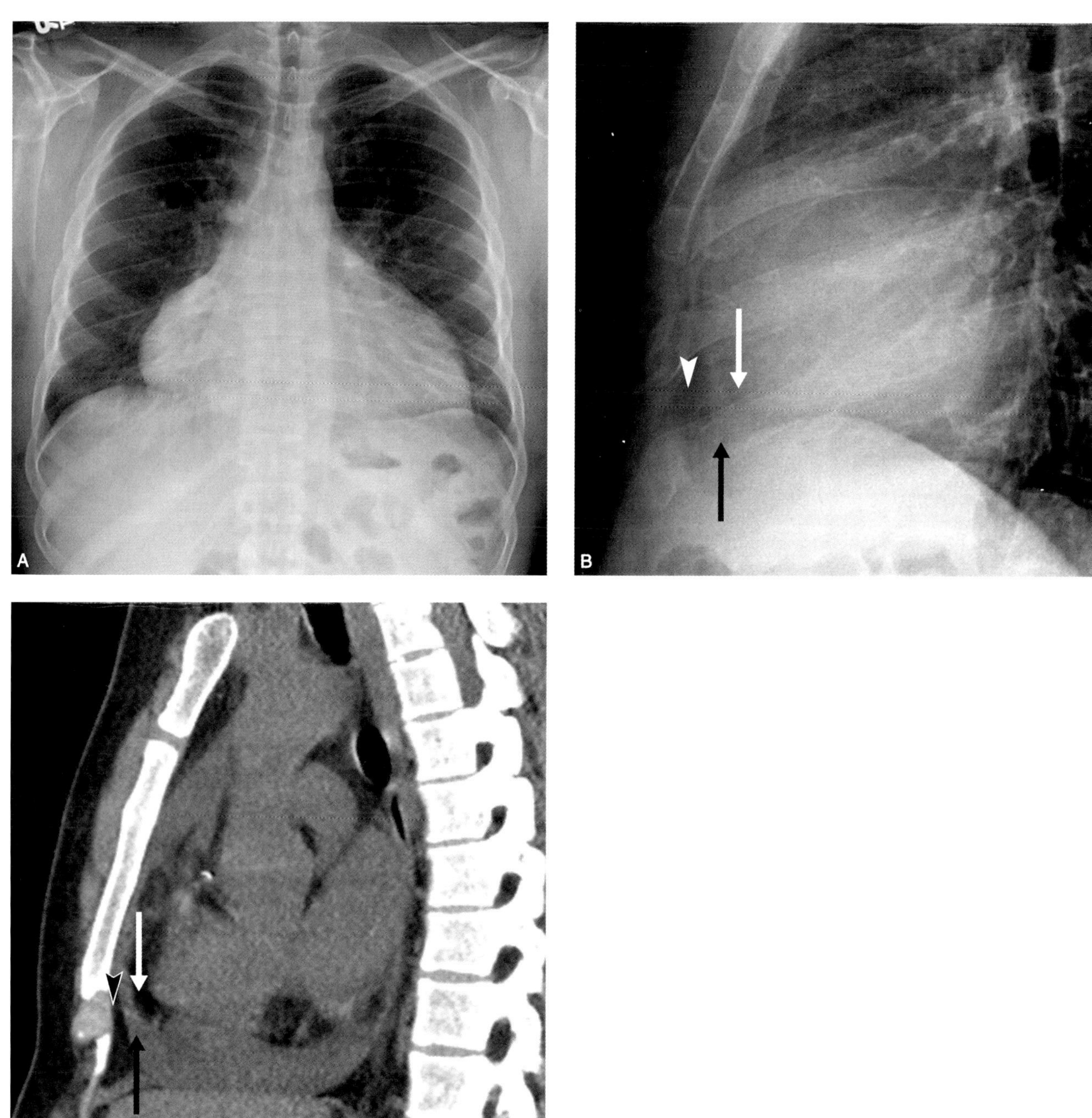

图 29.12　A~C. 男性,38 岁,气促。侧位 X 线片显示脂肪垫征象。A. 正位 X 线片显示球状的心影。B. 侧位 X 线片显示在心外膜脂肪(白箭)和纵隔脂肪(白箭头)之间的较高密度积液(黑箭)。C. CT 显示心包积液(黑箭)在心外膜脂肪(白箭)和纵隔脂肪(黑箭头)之间,这与侧位 X 线片的发现相对应。

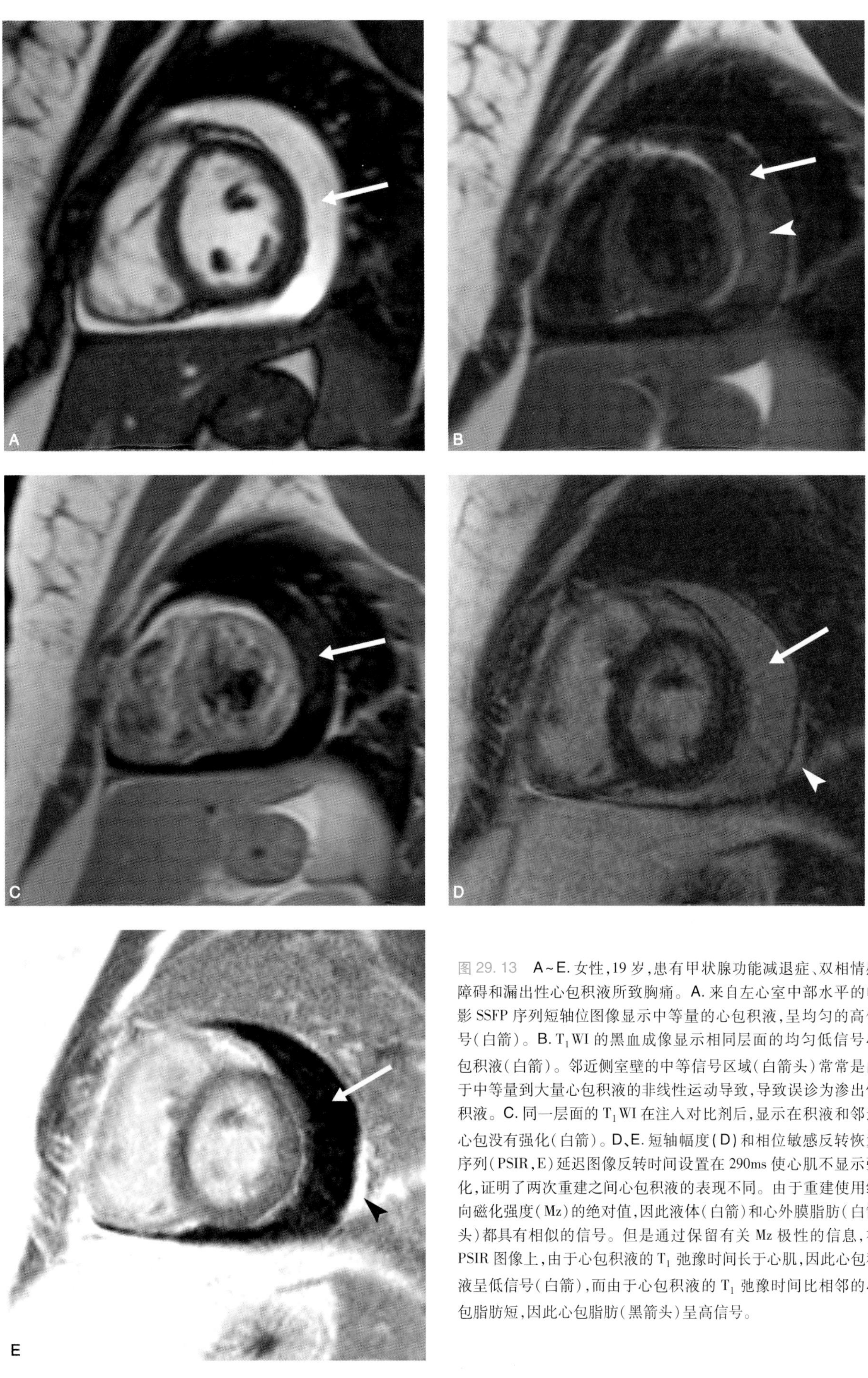

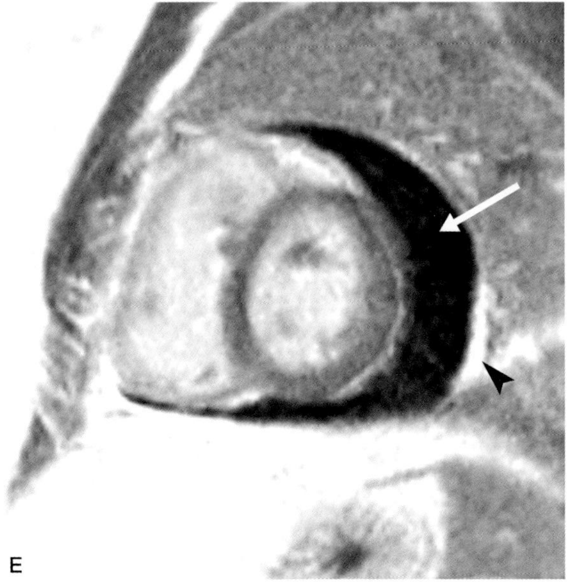

图 29.13　A～E. 女性，19 岁，患有甲状腺功能减退症、双相情感障碍和漏出性心包积液所致胸痛。A. 来自左心室中部水平的电影 SSFP 序列短轴位图像显示中等量的心包积液，呈均匀的高信号（白箭）。B. T_1WI 的黑血成像显示相同层面的均匀低信号心包积液（白箭）。邻近侧室壁的中等信号区域（白箭头）常常是由于中等量到大量心包积液的非线性运动导致，导致误诊为渗出性积液。C. 同一层面的 T_1WI 在注入对比剂后，显示在积液和邻近心包没有强化（白箭）。D、E. 短轴幅度（D）和相位敏感反转恢复序列（PSIR，E）延迟图像反转时间设置在 290ms 使心肌不显示强化，证明了两次重建之间心包积液的表现不同。由于重建使用纵向磁化强度（Mz）的绝对值，因此液体（白箭）和心外膜脂肪（白箭头）都具有相似的信号。但是通过保留有关 Mz 极性的信息，在 PSIR 图像上，由于心包积液的 T_1 弛豫时间长于心肌，因此心包积液呈低信号（白箭），而由于心包积液的 T_1 弛豫时间比相邻的心包脂肪短，因此心包脂肪（黑箭头）呈高信号。

在延迟强化图像上，心包积液的信号根据图像是否使用幅度或相位敏感反转技术（PSIR）来重建而会有所不同。本质上是延迟成像中的幅度重建代表纵向磁化的一个绝对值，然而PSIR保持其极性。在延迟增强成像，先发出一个反转前脉冲序列，设置序列时间为心肌的纵向磁化矢量恢复到0（或为空）时，这样就导致心肌呈现黑色。通过幅度成像，组织（体素含有钆或脂肪）弛豫快或慢的组织（体素含有水）都会显得明亮。因此，使用幅度成像它难以区分心外膜脂肪和心包积液（图29.13D）。然而，PSIR保留有关纵向弛豫的极性信息，所以弛豫比心肌慢的体素（例如含水的体素）更暗，弛豫比心肌更快的体素（例如含脂肪和钆的体素）更明亮。因此，使用PSIR重建时，心包积液会显得很暗，心外膜脂肪会显得明亮（图29.13E）。这是一个很有用的工具，不仅可以区分组织，也能诊断病变，如心包增厚或邻近心肌炎症。

心脏压塞

当心包内压力超过右心室时可发生心脏压塞。由于右心室充盈减少，填塞可导致血流动力学异常和快速死亡。心脏压塞的发展取决于心包的扩张性和心包积液积聚的速度。如果心包是可扩张的并且积液速度缓慢，则可能会出现有大量心包积液依然不会填塞的情况。但是，快速渗出的患者则很容易发生填塞，尤其是由于炎症或瘢痕引起的心包顺应性较差的情况下。在这种情况下，只需100~200mL的液体便可导致填塞。

重要的是要记住心脏压塞是通过临床和生理诊断，对怀疑心脏压塞的患者，CT或MRI的横断面成像通常不作为首选。诊断通常是基于临床标准结合超声心动图的特征性征象，特别是右心室游离壁舒张期塌陷、右心房塌陷、室间隔矛盾运动以及心脏摆动。虽然心脏压塞的患者不常做MRI检查，心脏MRI可以显示类似的影像征象（图29.14）。

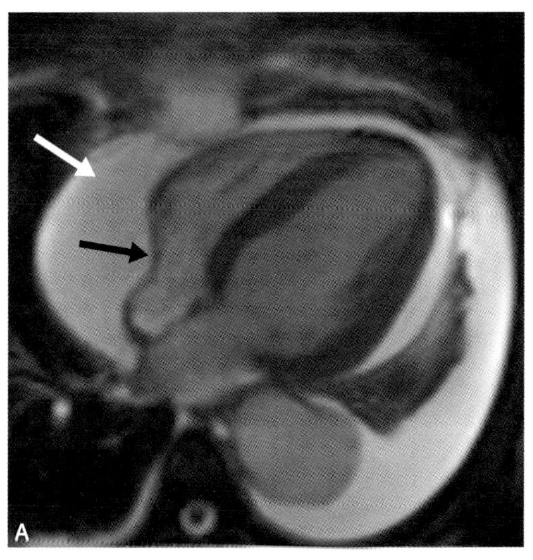

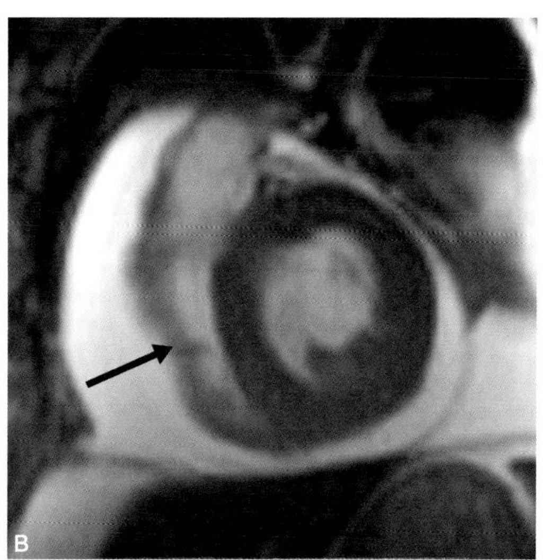

图29.14 女性，37岁，肾衰竭导致大量心包积液引起的心脏压塞。A. 心脏MRI的四腔心SSFP电影序列显示大量心包积液（白箭），右心房舒张受压（黑箭）。B. 短轴位SSFP电影序列显示右心室舒张早期塌陷（黑箭）。

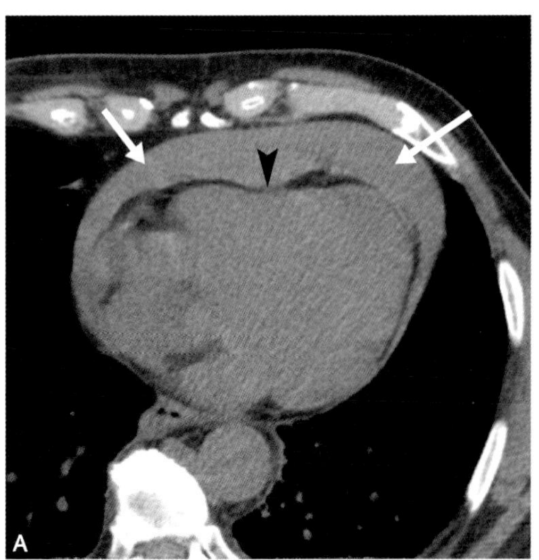

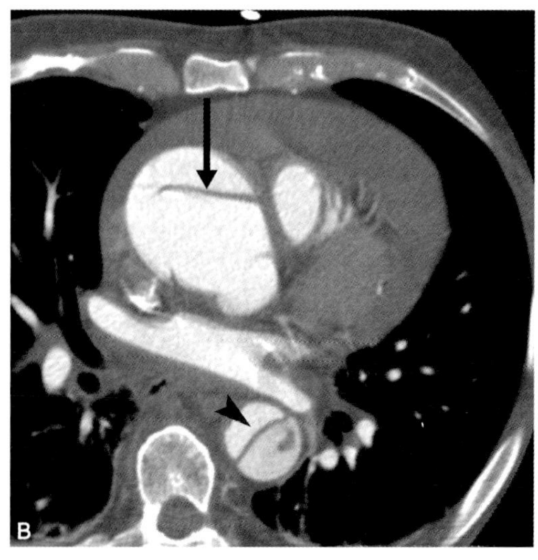

图29.15 女性，71岁，A型动脉夹层伴心脏压塞。A. CT平扫图像显示由于心包积血呈中高密度的心包积液（白箭）。右室游离壁的轻度受压（黑箭头）增加了对心脏压塞的怀疑，在超声心动图上得到证实。B. 增强动脉期显示升主动脉（箭）和降主动脉（箭头）内的内膜片。

虽然横断面成像不能在心脏压塞诊断中起主要作用，但在某些紧急情况下 CT 仍可能是首选的检查方法，尤其是在创伤或怀疑存在血管病变如主动脉夹层或肺栓塞等问题时。心脏压塞的典型的征象包括中等量至大量的心包积液，合并右心房和/或右心室游离壁受压（图 29.15）。右心房压力增加的其他非特异性征象包括 SVC、IVC 和奇静脉扩张，以及对比剂反流进入肝静脉（图 29.16）。在正常情况下，室间隔向右弯曲朝向右心室。心脏压塞时，室间隔可能向左弯曲或受压。但是，这是一个非特异性征象，因为它可以在许多条件下发生，比如导致右心室压力增高或容量超负荷的情况。虽然积液是心脏压塞的最常见原因，但也要记住创伤或手术后大量空气聚集在心包腔内也可引起心脏压塞（图 29.17）。

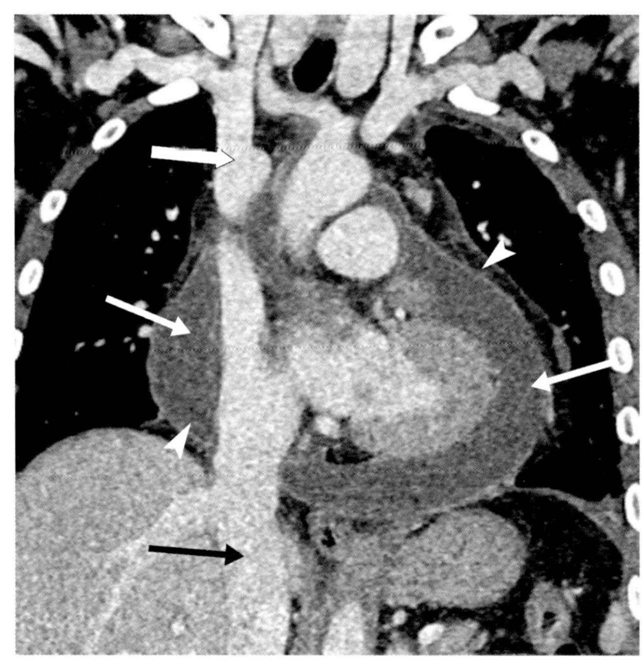

图 29.16　男性，21 岁，因胸痛和呼吸急促于急诊科就诊。斜冠状位重建显示大量心包积液（白箭），合并急性心包炎所致的心包强化（白箭头）。由于右心房压力增加，上腔静脉（粗白箭）和下腔静脉（黑箭）均扩张。超声心动图证实心脏压塞。出于患者最近有上呼吸道感染的病史，及身体其他状况良好，为病毒性心包炎。

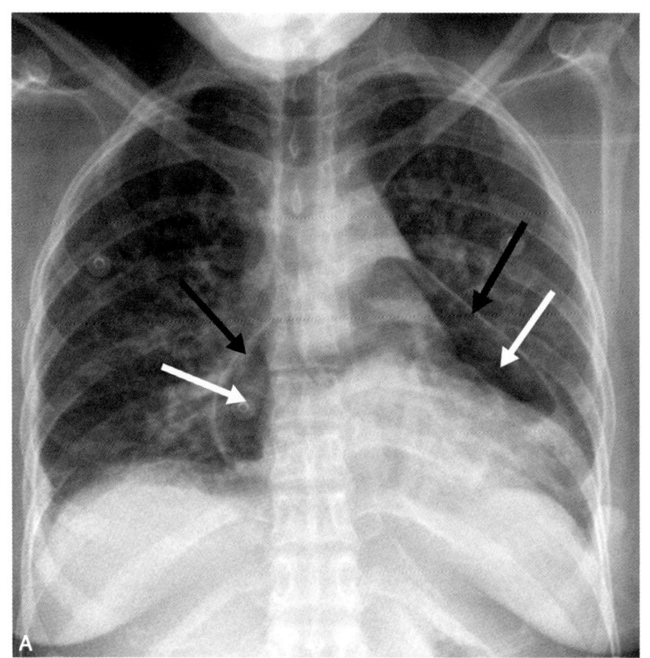

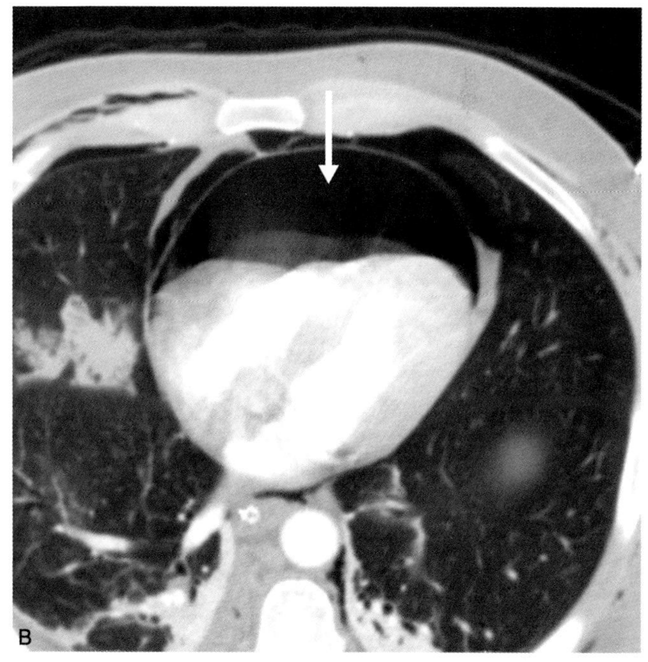

图 29.17　女性，33 岁，车祸伤，因心包积气而导致心脏压塞。A. 床旁 X 线片显示心包内大量空气（白箭）将心包（黑箭）衬托出来。心脏向下移位。B. CT 证实心包内大量空气导致心脏受压和心脏压塞。

心 包 炎 症

急性心包炎

心包炎的原因很多。尽管许多病例为特发性的，但很大一部分病因被认为是病毒性的(图 29.16)。然而，心包炎可继发于各种病原体，包括细菌(图 29.10F)、真菌、寄生虫和分枝杆菌(图 29.10C)。急性心包炎也可发生在心脏损伤后综合征之后，如心肌梗死后(图 29.18)、结缔组织病[系统性红斑狼疮(SLE;图 29.13B)、类风湿关节炎(RA)、硬皮病]、过敏反应、放疗、慢性肾衰竭、心包创伤、手术和恶性肿瘤。

在急性心包炎中，根据损伤的原因和严重程度，心包会释放过量的液体、纤维蛋白或细胞。愈合反应根据病因的不同而有明显不同。与病毒感染、结节病或超敏反应继发的急性心包炎相比，由于结核、放射线、慢性肾衰竭或胶原血管疾病引起的急性心包炎的患者更容易发生慢性心包纤维化和粘连。但是，伤害的严重程度也有个体差异。例如，许多特发性或病毒性心包炎的患者，病变可完全吸收，也可能会形成永久性心包粘连、增厚、或钙化(图 29.19)。

在急性期，许多急性心包炎患者可有剧烈的胸痛，当患者吸气和仰卧时胸痛加重。由于纤维素沉积，在检查时可能发现心包摩擦感。心电图通常有改变，并常见肌钙蛋白轻度升高。

在 CT 上，心包厚度超过 4mm 表明增厚，表现为光滑或结节状强化(见图 29.10C、D、F，图 29.16，图 29.18，图 29.19)。然而，没有强化或增厚不能排除急性心包炎的诊断。在许多情况下，心包积液可能对心包炎的诊断有帮助(见图 29.10B)。

在 MRI 上，心包炎的信号根据疾病的严重程度和使用的脉冲序列而变化(图 29.19)。在 T_1WI、T_2WI 和 SSFP 序列上，心包表现为中等信号(灰色)和增厚。水肿敏感 T_2WI 序列诸如短时反转恢复序列(STIR)可以显示心包水肿和周围脂肪的炎症。在某些情况下，心包中可见纤维素带。增强后，心包常常会强化。一些心肌心包炎的病例，延迟成像可以显示潜在心肌的损伤(图 29.20)。

纤维素性心包炎

虽然心包炎经历一段时间后可恢复正常，但在某些情况下，由于纤维素沉积，心包随之增厚，进一步发展为心包粘连，导致永久性损伤。如果粘连很广泛，可能会导致心包闭塞。

心包炎的某些病因有可能导致慢性纤维增厚。包括导致心包炎反复发作的疾病，例如肾脏疾病(图 29.21)和某些胶原血管疾病，例如 RA、SLE(图 29.22)和硬皮病。纤维素性心包炎的其他病因包括放射线、感染(最明显的是肺结核)和因心脏手术或外伤引起的心包损伤。

心包中的钙沉积代表了心包损伤的最终阶段。虽然钙沉积可能是局部的(图 29.21D)，广泛的钙化可能包裹整个心脏(图 29.23)。钙化性心包炎的病因与导致纤维素性心包炎的病因相同。

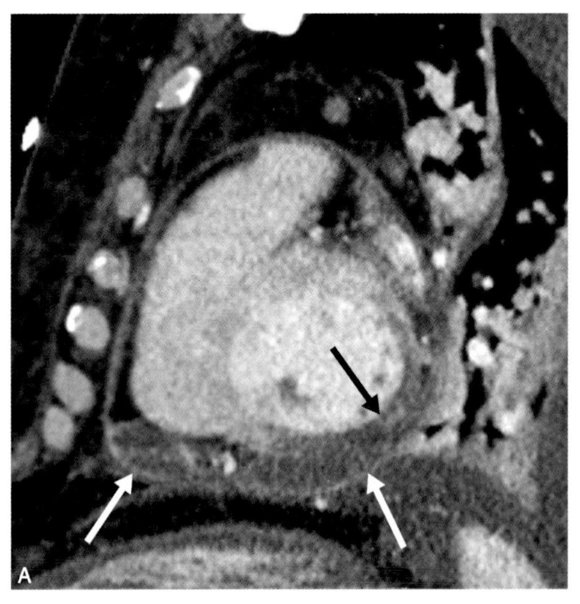

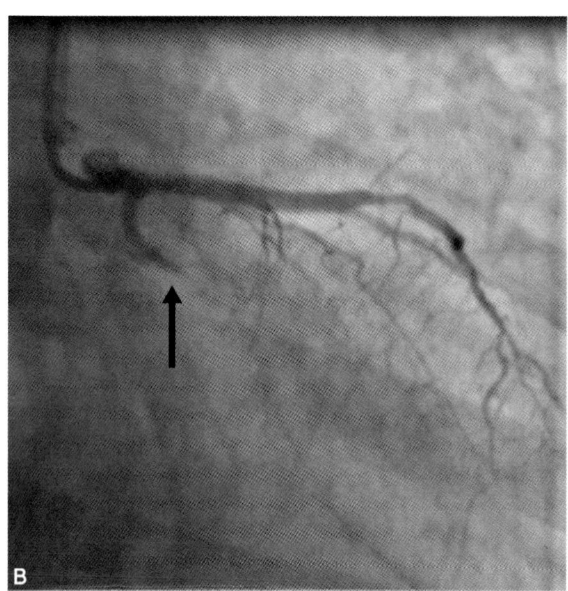

图 29.18　A,B:女性,55 岁,心肌梗死综合征,3 周前患有左回旋支(LCx)心肌梗死。A. 心脏的矢状位图像显示心包增厚、积液和强化,最明显的是左心室下壁侧壁的部位(黑箭)。左心室的下侧壁和下壁存在透壁性低密度,与近期梗死(白箭)部位一致。B. 在急性心肌梗死时获得的冠状动脉血管造影显示 LCx(黑箭)完全闭塞。

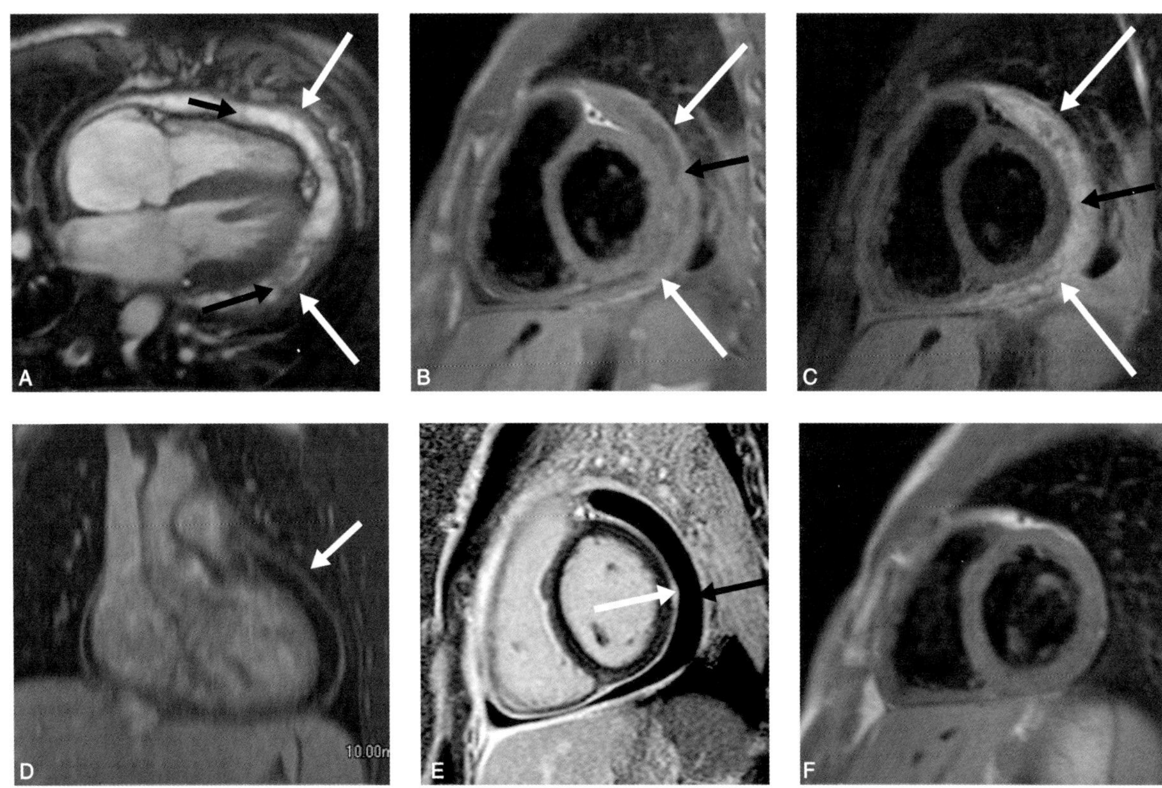

图 29.19　A~F. 男性,21 岁,特发性纤维性心包炎伴胸痛。A. 心脏 MRI 四腔心 SSFP 图像显示大量、混杂的心包积液,有分隔(黑箭),伴有心包增厚(白箭)。B. 短轴位 T_1 加权和(C)频谱绝热反转恢复(SPAIR)T_2 加权图像显示严重的心包增厚(白箭)。增厚的心包在 T_1 加权和 SSFP 序列上,与心肌相比,信号相同或略高,但在 SPAIR 序列上,因为水肿而呈高信号。除心包增厚外,心包积液亦显示纤维素带(黑箭)。D. T_1 加权冠状位注射对比剂后 VIBE 成像显示增厚的心包强化(白箭)。心包积液无强化。E. 相位敏感反转恢复(PSIR)延迟成像反转时间设置在 300ms 显示壁层心包(黑箭)和脏层心包(白箭)强化。PSIR 序列上的心包积液信号非常低。F. 心包开窗术和抗感染治疗 2 个月后的短轴位 T_1 加权图像显示积液完全吸收。有些纤维性心包炎的患者可能会形成永久性心包增厚和纤维化,另一些患者也可能完全消退。

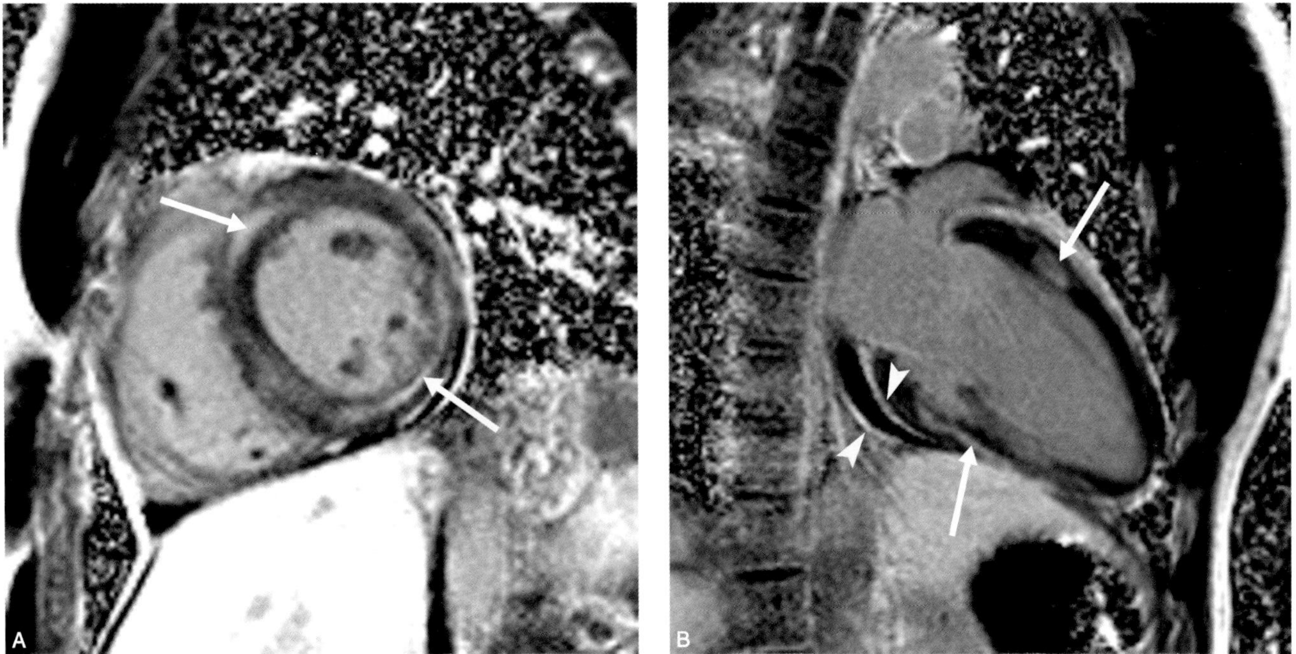

图 29.20　男性,17 岁,心肌心包炎,肌钙蛋白水平升高但心导管检查显示冠状动脉正常。短轴位(A)和两腔心位(B)相位敏感反转恢复序列(PSIR)延迟成像,当反转时间设置在 300ms 时,显示与心肌炎一致的广泛心肌和心外膜下强化(白箭)。此外,心包强化和心包少量积液符合心包炎(白箭头,B),可作出心肌心包炎的诊断。

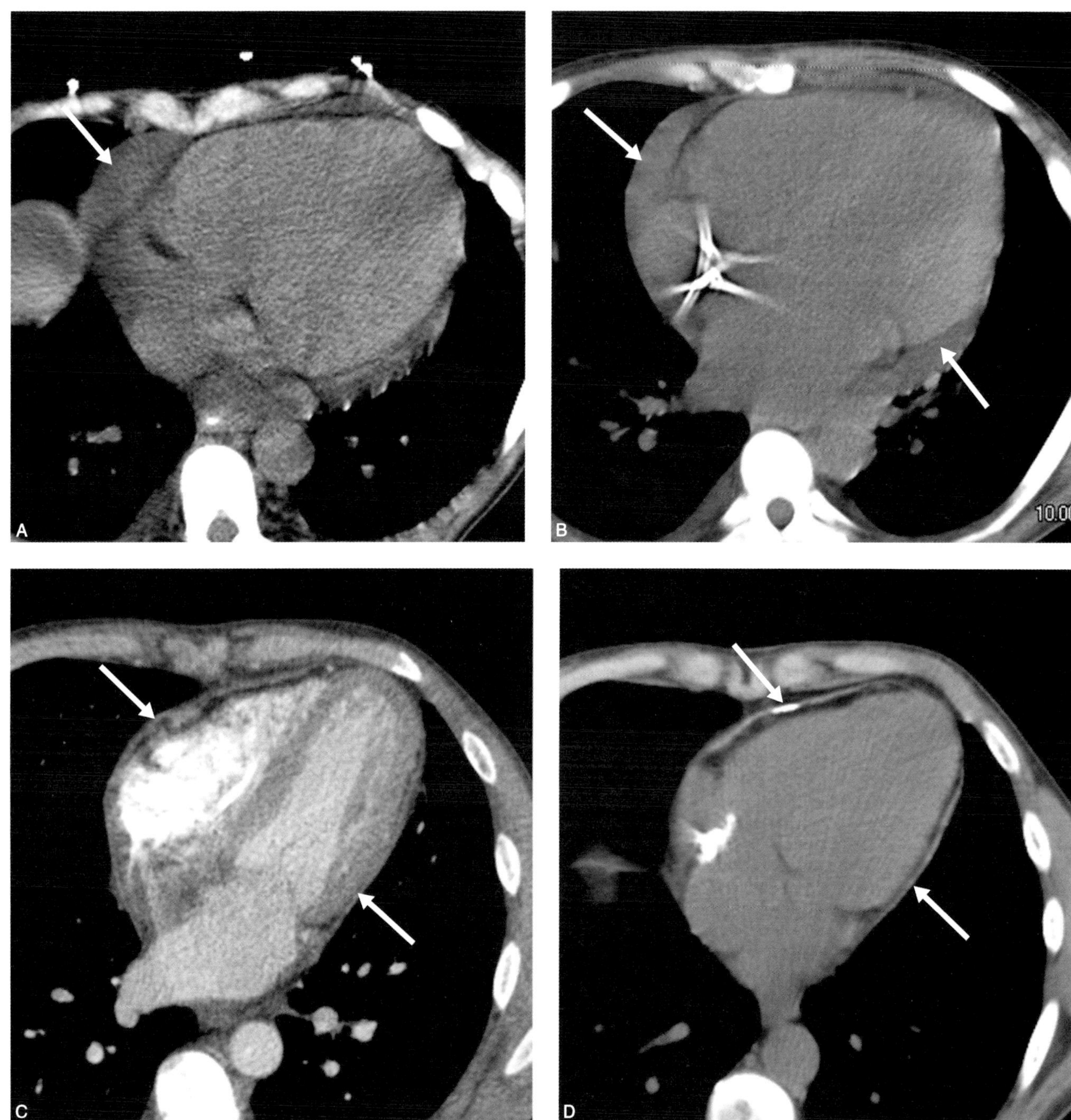

图 29.21　A~D. 尿毒症性心包炎患者经 6 年发展为纤维素性心包炎。A、B. 慢性肾衰竭患者的 2005 年(A)和 2006 年(B)CT 平扫图像显示复发性心包积液(白箭)。超声心动图显示心包增厚和纤维素带。2008 年增强 CT 图像显示弥漫性心包增厚,无心包积液(白箭)。注意与先前的检查相比心室的形状更加细长,心包缩窄时可以看到该征象。D. 2011 年 CT 平扫显示心包增厚和钙化(白箭)。2012 年由于缩窄性心包炎的症状恶化,患者行心包剥离术。病理学显示脏层和壁层心包的纤维粘连导致心包闭塞。

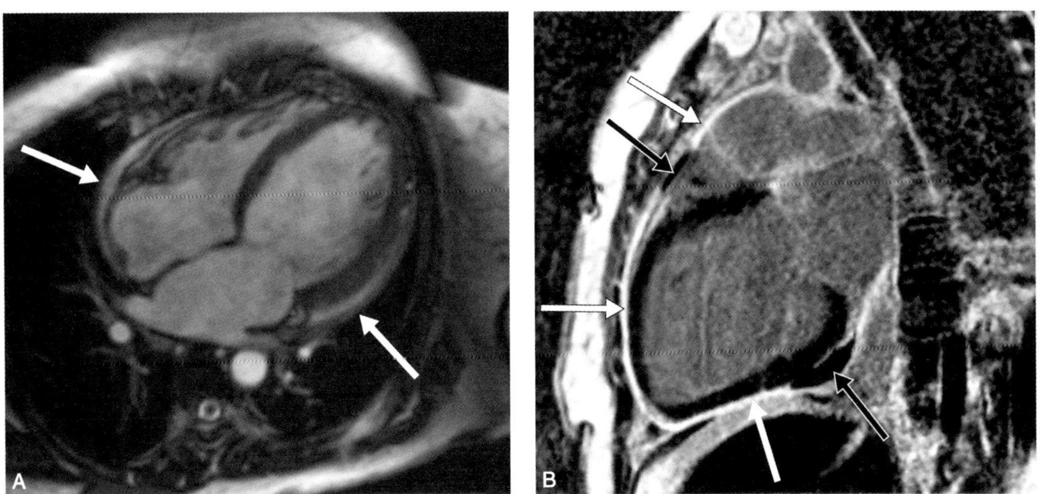

图 29.22　A、B. 女性,29 岁,系统性红斑狼疮(SLE)合并纤维素性心包炎和非缺血性扩张型心肌病。A. 四腔心 SSFP 图像显示扩张的左心室和弥漫性心包增厚(白箭),无心包积液。经测量射血分数为 28%。B. 两腔心延迟成像显示由于纤维素沉积所致的心包广泛延迟强化(白箭)与心包腔闭塞,仅存微量的心包液体(黑箭)。无心肌延迟强化提示非缺血性心肌病,这在 SLE 中也很常见。

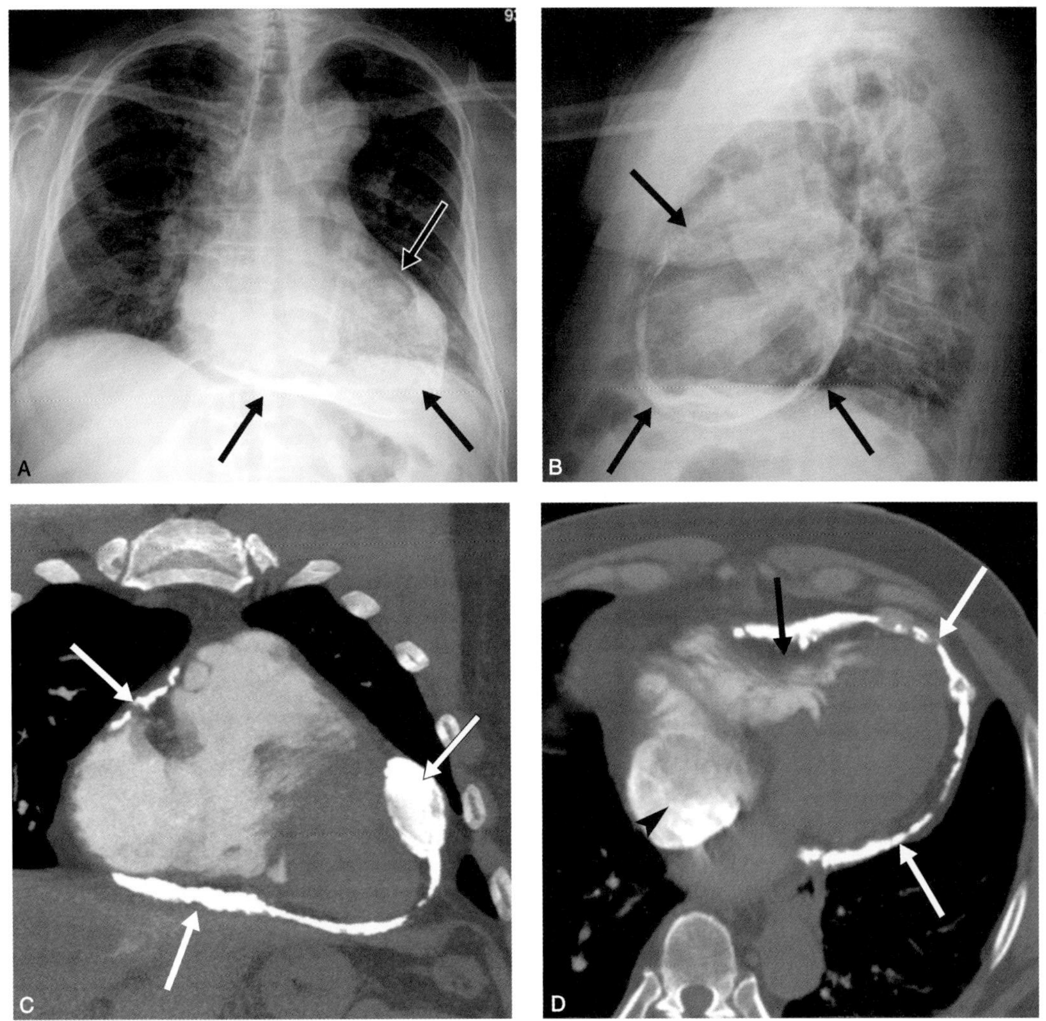

图 29.23　A~D. 男性,70 岁,结核性心包炎病史,心包缩窄。A、B. 正位(A)和侧位(B)X 线图像显示广泛心包钙化(黑箭)。C. 冠状位增强 CT 图像显示弥漫性钙化(白箭)。D. 心脏轴位图像再次显示弥漫性钙化(白箭),合并右心室前壁受压迫(黑箭)和下腔静脉扩张(IVC,黑箭头)。患者接受了心包剥离术以减轻其心包缩窄的症状。

在 CT 上，纤维素性心包炎表现为心包增厚合并不等量的心包积液。通常，心包厚度大于 4mm 被定义为心包增厚。但是，通常很难准确区分心包增厚与积液，尤其是两者共存的时候。心包增厚可能伴心包强化。尽管在胸片上可以看到广泛的钙化，但在 CT 上看得最清楚（图 29.23）。

在 MRI 上，纤维素性心包炎可能表现为心包不规则增厚，及不同程度的早期强化（图 29.24）。然而，延迟 10min 获得的延迟成像可能显示出纤维素强化（图 29.22）。MRI 标记序列，包括放置饱和线网格在心脏和心包上，能显示出脏层和壁层心包之间的粘连。正常情况下，在心动周期中心包层之间的网格线彼此滑动并且断裂。当脏层心包和壁层心包彼此粘连，粘连区域中的网格线将保留完整（图 29.24）。钙化可能很难看清，但钙化在所有序列上均显示低信号且无强化。有心包纤维化、粘连和钙化的患者可以无症状，但患者发生缩窄性心包炎（CP）的风险增加。

缩窄性心包炎

缩窄性心包炎（CP）是心包顺应性降低导致心室舒张压升高的疾病。尽管 CP 偶尔继发于急性或亚急性心包炎，但多发生在心包纤维化、粘连和/或钙化的情况下。

CP 的病理生理学继发于全心受压，因为心脏总容积是由具有瘢痕和没有弹性的心包决定的。与心脏压塞类似，心脏被迫在一个没有顺应性的空间跳动，导致全身和肺静脉压力升高。没有顺应性的空间也导致心室相互依存，因为一个心室的体积增加导致另一个心室的体积减小。

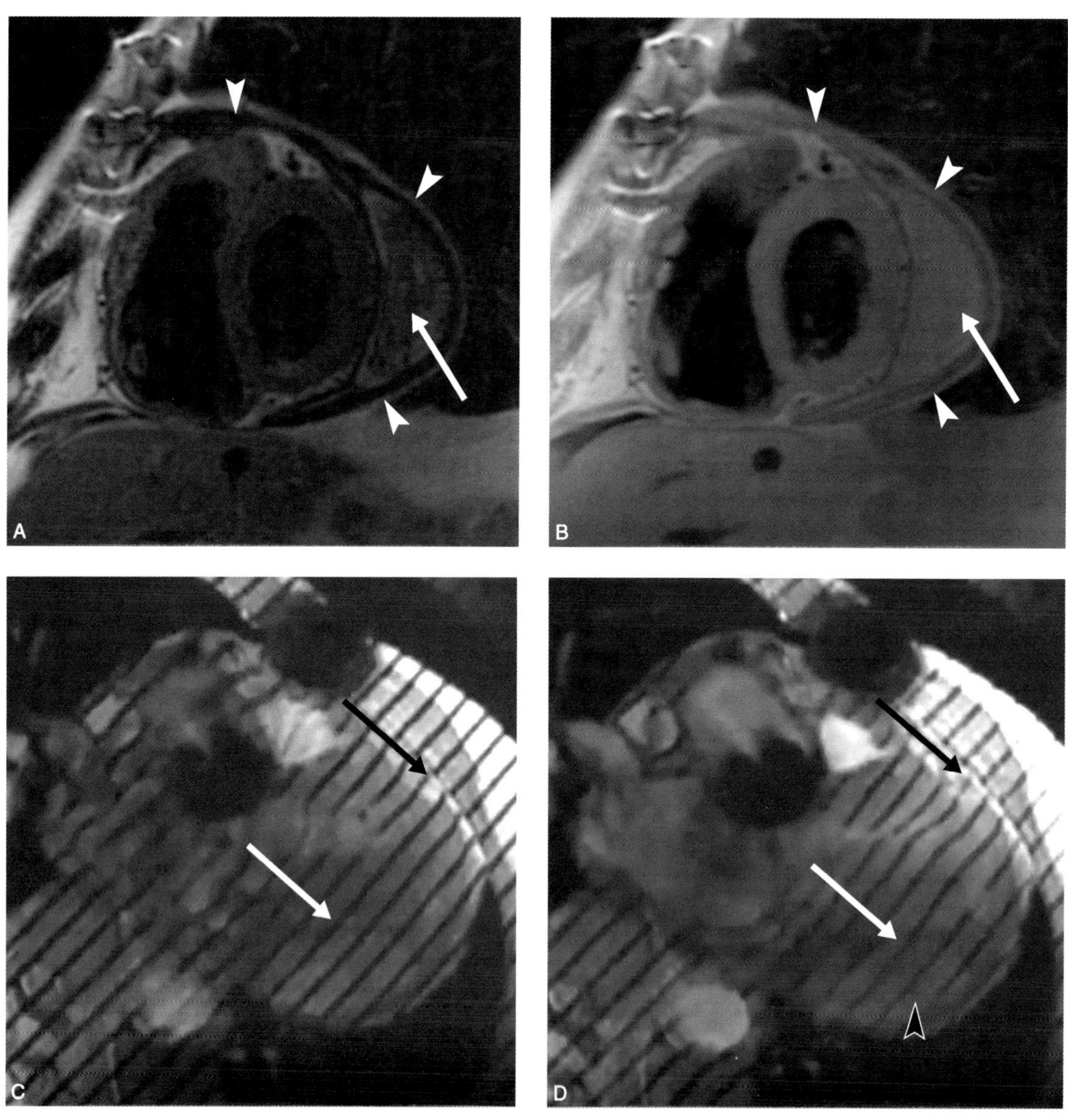

图 29.24　A~D. 女性，73 岁，在冠状动脉搭桥和主动脉瓣置换后出现心包积血，并发心包粘连的纤维素性心包炎。A、B. 短轴位 T_2 加权（A）和 T_1 加权图像（B）显示沿着心包的前壁、前外侧壁、下侧壁和下壁明显的心包增厚，最厚达到 9mm（白箭头）。T_2 加权时心包的低信号是钙化。慢性血肿存在于增厚的壁层和脏层心包之间（白箭）。C、D. 轴位梯度回波标记序列显示多个网格线。在序列开始时，在心脏舒张期（C），前部（黑箭）和后部（白箭）网格线是完整的。在收缩期（D）右心室与左心室大部分前壁的心内膜和心外膜之间的网格线随着心包沿心脏表面自由滑动（黑箭）而中断。然而，在后部，在慢性血肿的区域（黑箭头），心内膜和心外膜表面之间的网格线保持完整（白箭），表示心包牵拉并黏附在心外膜上。

CP 通常表现为心输出量低，这尤其在右心。超声心动图通常是初始检查，其可以发现 CP 的一些表现，如舒张期压力均衡和呼气时肝静脉血流的减少或逆流。但是，在某些情况下，超声心动图诊断有限，或者结果模棱两可，进一步影像检查可能有助于诊断。

CT 和 MRI 对 CP 诊断很有帮助。两种技术都可以显示心包增厚（图 29.21、图 29.25）。在 CT 上，CP 患者中心包钙化的比例高达 27%。约有一半的 CP 患者可以看到心包的延迟强化。

然而，尽管心包增厚是缩窄性心包炎常见的影像学特征，但没有心包增厚并不排除诊断，因为高达 28% 的 CP 患者在 CT 上显示出正常的心包厚度，而 18% 的组织学上具有正常的厚度。此外，终末期 CP 的患者比可逆 CP 的患者更有可能具有正常的心包厚度。

其他形态特征在 CT 或 MRI 上可见。心包的顺应不良可以改变心腔的形状，比如心室可表现出圆锥形外观且可伴心房增大（图 29.21、图 29.25）。由于右心压升高常常出现 IVC 扩张（图 29.23D）、奇静脉扩张、腹水、胸腔积液和水肿。

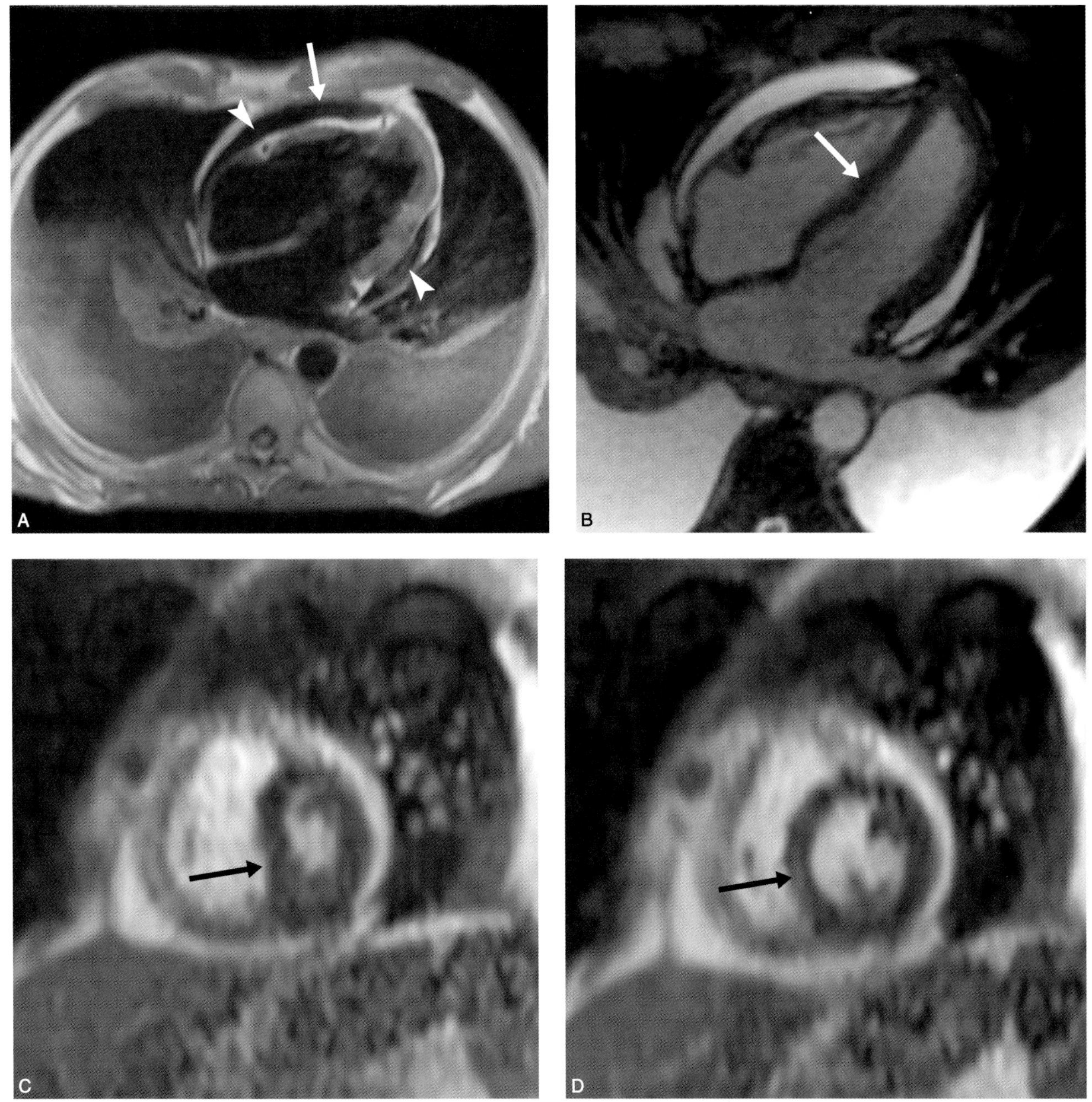

图 29.25　A～D. 男性，45 岁，缩窄性心包炎 MRI 表现。A. 四腔心轴位 T_1 加权图像显示弥漫性心包增厚，前壁最明显（白箭），可见轻到中度的心包积液（白箭头）。B. 四腔心 SSFP 序列显示室间隔“弹跳征”，这是缩窄性心包炎的特征。在舒张早期，来自早期 RV 充盈增加了右心室（RV）压力，导致室间隔向左偏（箭）。在舒张中期，由于后来的左心室填充导致左心室压力增加，导致室间隔向右偏。C、D. 非门控短轴位电影图像在深呼吸（C）和呼气（D）期间获得，显示缩窄性心包炎的室间隔随呼吸改变。在吸气早期（C）中，由于右侧静脉回流增加导致右心室压力迅速增加，引起室间隔的突然变窄（黑箭）。在呼气期间（B），左心室压力超过右心室，室间隔恢复正常（黑箭）。这一发现证实了心室相互依赖和缩窄性心包炎的诊断。

在回顾性门控电影MRI或心脏CTA中，心室相互依赖导致经典的室间隔弹跳。在CP中，心脏舒张早期心室快速充盈，然后因为心包缺乏顺应性，导致突然终止舒张期血流通过房室瓣。因为右心室充盈比左心室充盈的时间略早，早期右心室压力的增加导致室间隔在舒张充盈早期向左运动。然后，在左心室充盈期间，左心室压力增加，室间隔会向右反弹，从而产生室间弹跳（图29.25）。尽管在其他情况下也可以观察到舒张早期室间隔弹跳，但在CP中通常更为明显。虽然标记序列可以证明心包粘连，然而无粘连的患者也可以有心包缩窄，心包粘连患者也不一定有心包缩窄。

在MRI上诊断CP的最佳方法之一是使用非门控MRI序列证明舒张期的室间隔弹跳（图29.25）。对于CP患者，在吸气期间胸内负压增加，静脉回流到右心。但是，由于右心室运动受到顺应性差的心包限制，右心室压力增大导致室间隔明显扁平。呼气时，出现相反的情况，胸腔内正压增加肺静脉回流，结果导致正常形态的室间隔弯向右侧。在限制性心肌病中应该没有这一表现，可以帮助区分这两种病变。

虽然心包增厚在CP中是一个常见的发现，但是心包积液量通常不大。很少的患者可能同时出现大量的心包积液和顺应性差的心包，导致心脏压塞和心包缩窄。该综合征被称为渗出性CP，是很罕见的，在心脏压塞的患者中发生率不到7%。

心包外脂肪垫坏死

心包外脂肪垫坏死，也称为心包脂肪坏死，是一种罕见的急性胸痛的原因，与其他原因引起的胸痛类似。其病因尚不清楚，但病理结果可能类似于邻近结肠的网膜炎和乳房脂肪坏死。最常见表现是以心包旁的脂肪为中心的局灶性包裹性的脂肪病变（图29.26）。合并胸腔积液、心包积液以及心包增厚很常见。通过对这种疾病的认识，可以防止对这种自限性病程的疾病进行外科手术。

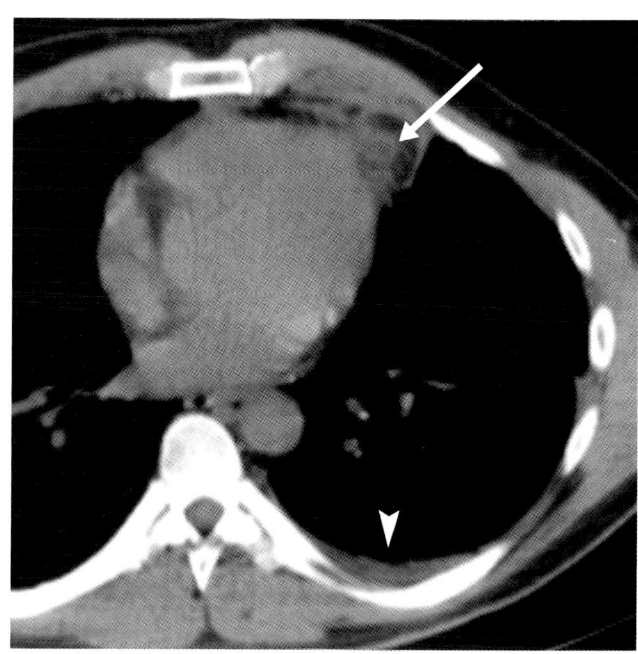

图29.26　男性，45岁，心包外脂肪垫坏死伴有强烈的左侧胸痛。CT显示邻近沿心包的一个包裹性脂肪病变，伴有明显的炎症改变（白箭）。炎症同侧有少量的胸腔积液（白箭头）。

心包肿瘤

原发性心包肿瘤非常罕见，通常是恶性的。原发性心包间皮瘤，起源于沿心包排列的间皮细胞，占原发性心包肿瘤的50%。但是，仍然极为罕见，在50万例的尸检中，其发病率<0.002 2%。不同于胸膜间皮瘤的发生与石棉暴露有关，心包间皮瘤的病因目前还不清楚。但是，大约三分之一病例中，患者有石棉暴露史。类似于胸膜间皮瘤，心包间皮瘤在病理上可以是上皮性、肉瘤样或双相性。在疾病早期，CT和MRI表现为不均匀的心包积液和心包增厚，以至于在疾病早期将其误认为是

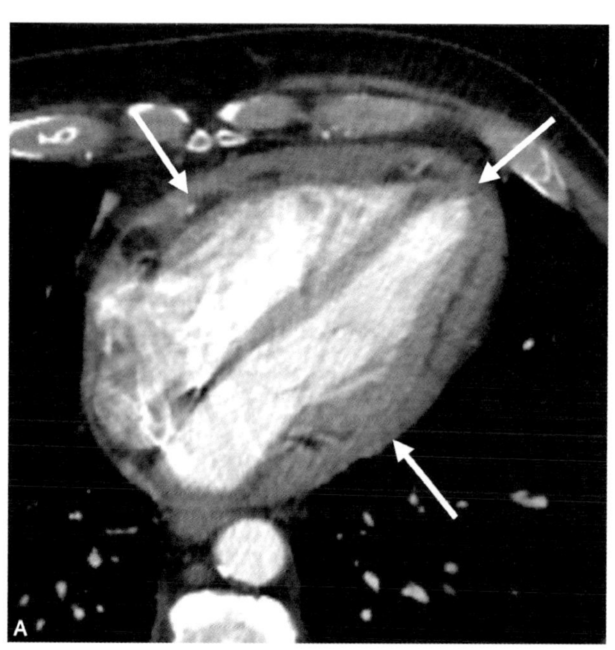

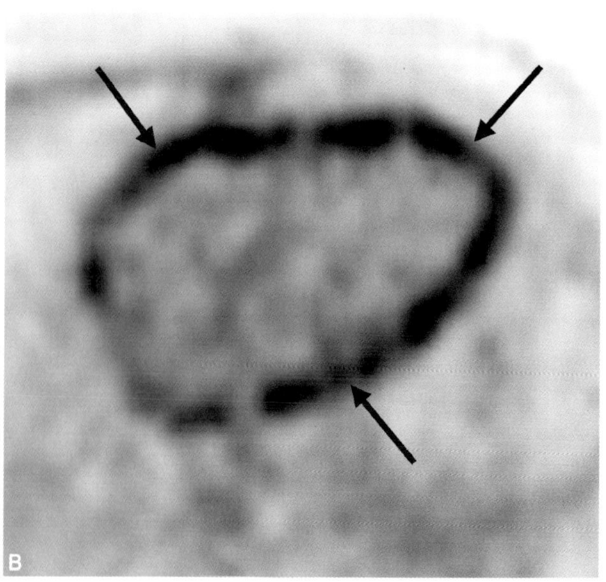

图29.27　A、B.男性，55岁，心包间皮瘤患者，呼吸急促。A. CT图像显示心包壳样增厚，整个心脏被压缩，包括左心室。B. PET图像显示心包增厚的区域弥漫性摄取FDG。活检证实为心包间皮瘤。

急性或慢性心包炎。随着疾病的发展，肿块充满了心包，侵犯包括心脏和脉管系统在内的周围结构（图 29.27）。预后很差，几乎没有患者在诊断后存活超过 12 个月。

除间皮瘤外，还可发生原发性心包肉瘤，并具有许多组织学亚型（图 29.28）。虽然大多数累及心包的淋巴瘤都发生在患有系统疾病的患者中，但原发性心包淋巴瘤仍可能发生，表现多样，可类似于其他肿瘤以孤立肿块出现。此外，HIV 感染患者可发生原发性渗出性淋巴瘤，并表现为大量的心包积液（图 29.29）。大多数心包内生殖细胞肿瘤发生在儿童中，是一种良性畸胎瘤。但是，恶性生殖细胞肿瘤也会发生，任何有心包内不均匀肿块的小儿患者都应考虑，特别是如果肿块位于主动脉根部与左心房之间（图 29.30）。

心包内良性肿瘤种类繁多。对于儿童患者，如果心包内肿瘤发现脂肪成分应该考虑畸胎瘤或脂肪母细胞瘤。在非儿童患者中，如果病变完全由脂肪组成，则可以诊断脂肪瘤（图 29.31）。其他良性心包瘤包括淋巴管瘤和血管瘤。在 CT 上淋巴管瘤表现为以局灶性或波浪状的液体密度为主的肿块。可渗入周围结构，但不是侵入性的。心包囊肿中通常没有分隔，少数情况下有分隔，其增强可能强化（图 29.32）。在 MRI 上，T_2WI 上它们是高信号，在 T_1WI 上信号可以是从低信号到高信号。增强可以帮助区分心包淋巴管瘤与血管瘤，在平扫图像上可能看起来相似。除了间隔，淋巴管瘤没有明显内部强化，而血管瘤呈结节样强化，随着时间的推移，呈向心性强化。其他良性心包肿瘤包括副神经节瘤、纤维瘤和畸胎瘤。

来源于恶性肿瘤的继发性心包肿瘤比原发性心包肿瘤更常见。肺癌（图 29.33）、乳腺癌和淋巴瘤（图 29.34）是最常见的累及心包的恶性肿瘤，通过直接侵犯或转移。其他累及心包的肿瘤包括黑色素瘤和肾细胞癌。

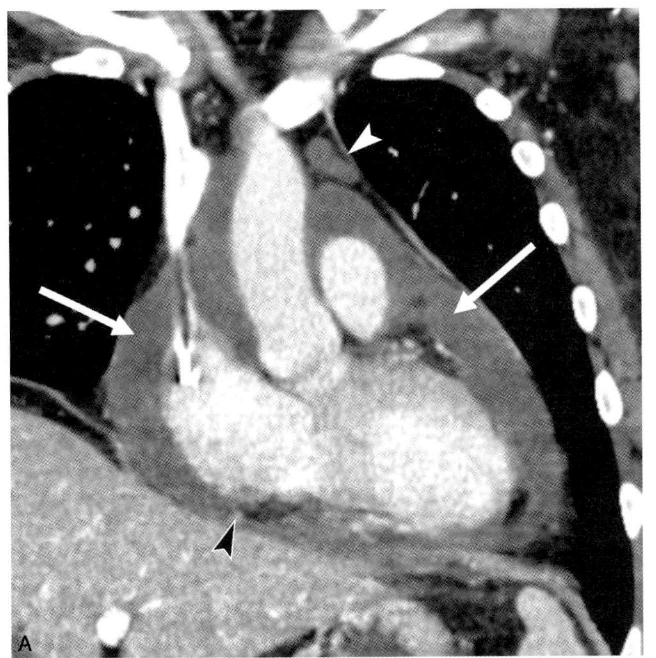

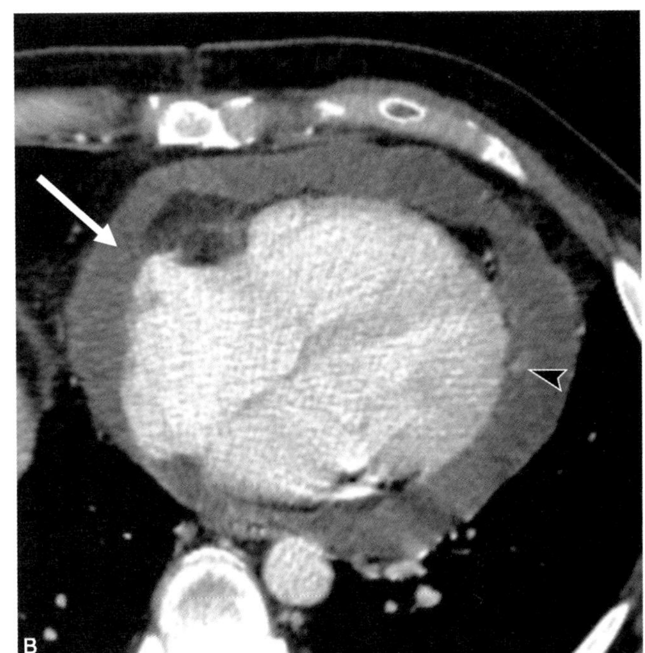

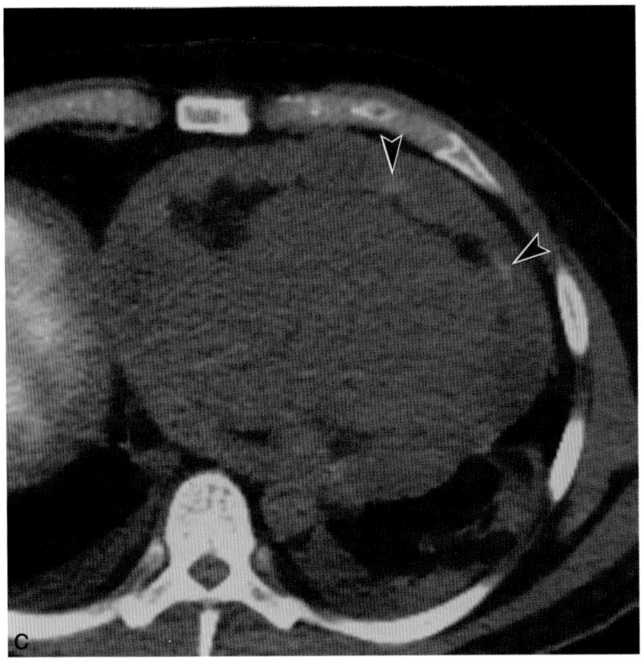

图 29.28　A~C. 男性，50 岁，心包血管肉瘤。A、B. 冠状位（A）和横断位（B）CT 图像显示心包积液、局灶性心包强化和强化结节（黑箭头），邻近淋巴结增大（白箭头）。C. PET-CT 的融合图像显示心包中的 FDG 摄取（黑箭头），虽然大部分心包积液很少或无摄取。该患者没有表现出急性心包炎的临床表现。

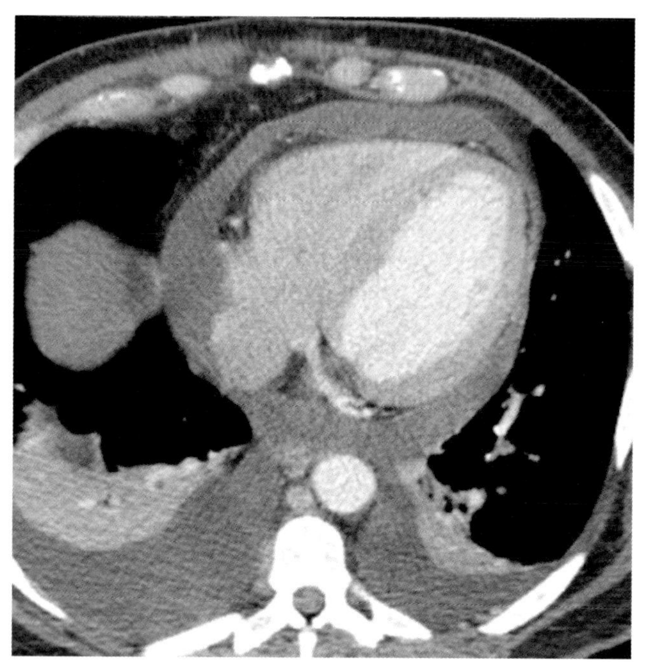

图 29.29　男性，53 岁，艾滋病毒感染，患有原发性心包渗出性淋巴瘤。CT 显示中等量的心包积液（箭）和双侧胸腔积液。心包穿刺术和胸腔穿刺术显示血性液体合并大量非典型淋巴细胞，其与 B 细胞淋巴瘤一致。淋巴瘤在身体的任何其他部位均未发现。

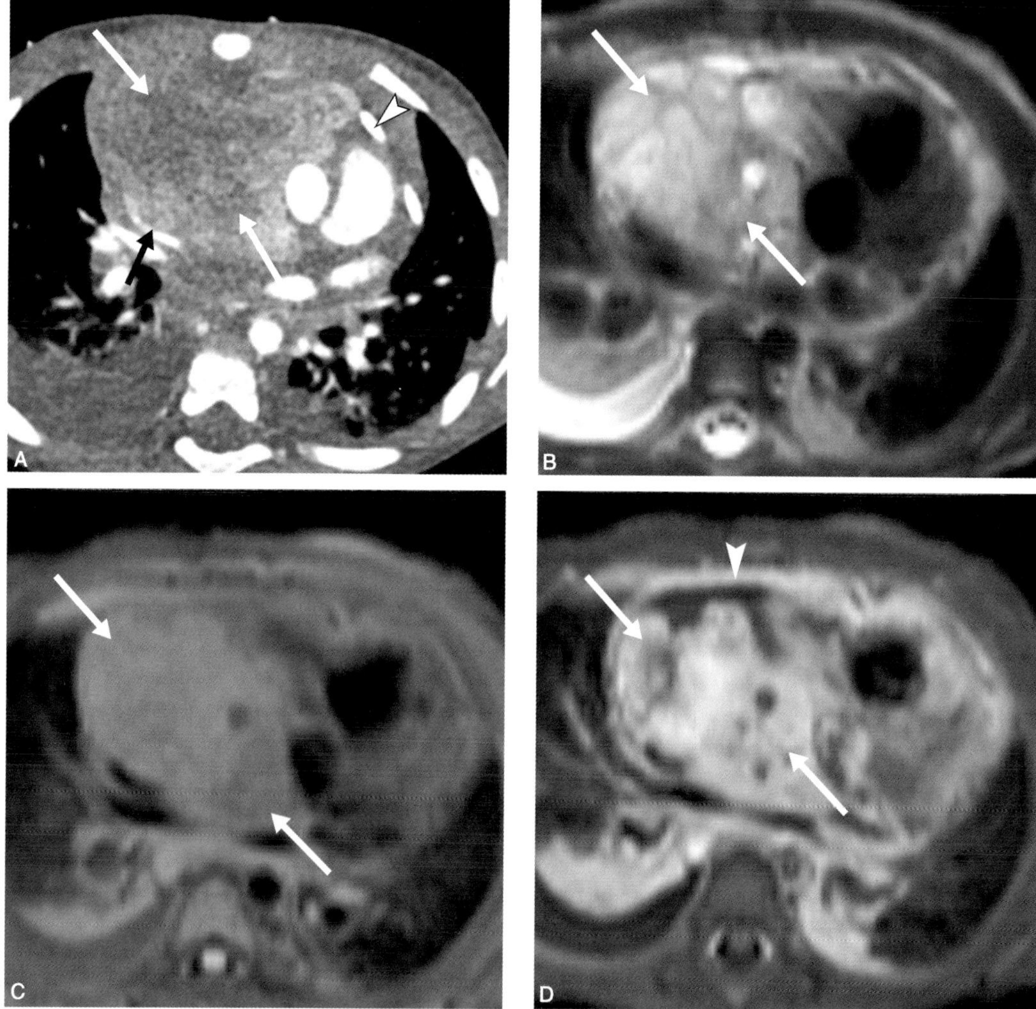

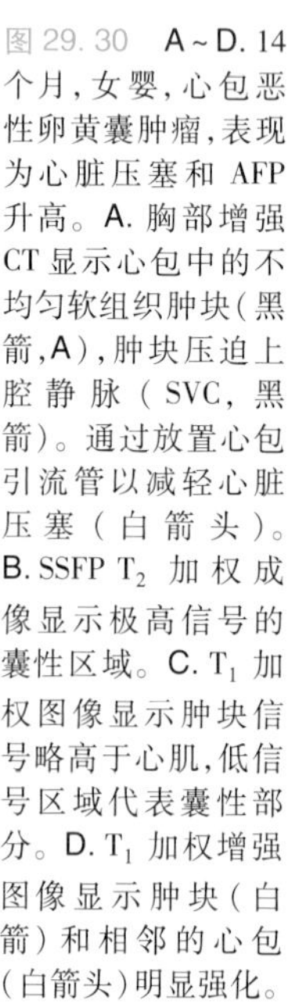

图 29.30　A～D. 14 个月，女婴，心包恶性卵黄囊肿瘤，表现为心脏压塞和 AFP 升高。A. 胸部增强 CT 显示心包中的不均匀软组织肿块（黑箭，A），肿块压迫上腔静脉（SVC，黑箭）。通过放置心包引流管以减轻心脏压塞（白箭头）。B. SSFP T_2 加权成像显示极高信号的囊性区域。C. T_1 加权图像显示肿块信号略高于心肌，低信号区域代表囊性部分。D. T_1 加权增强图像显示肿块（白箭）和相邻的心包（白箭头）明显强化。

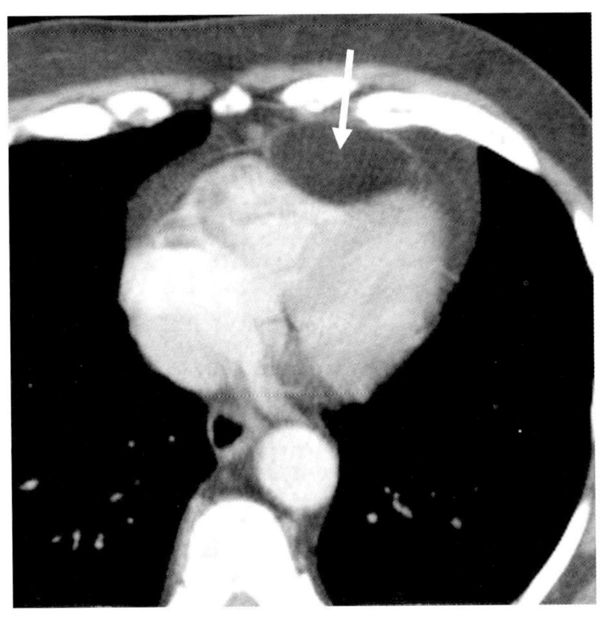

图 29.31　女性，77 岁，偶然发现心包内脂肪瘤。CT 显示位于心包内的脂肪肿块（箭）。

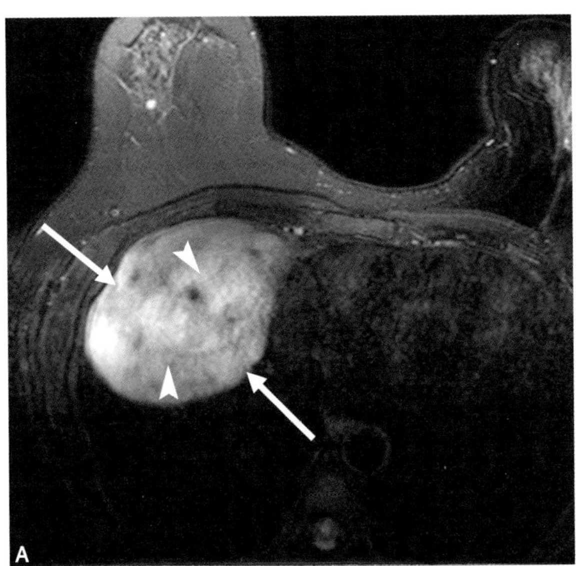

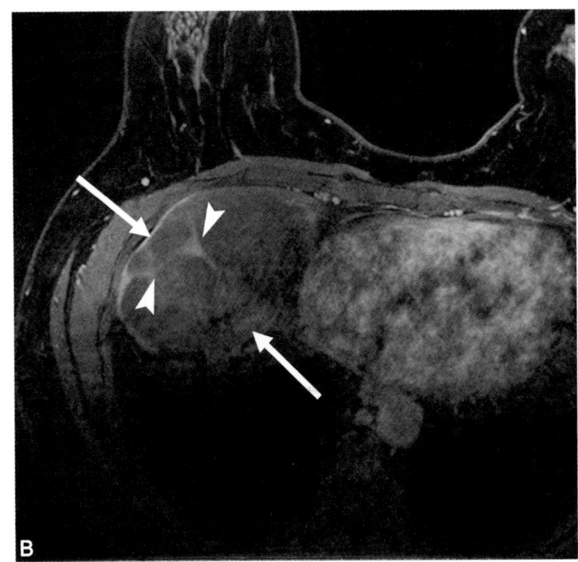

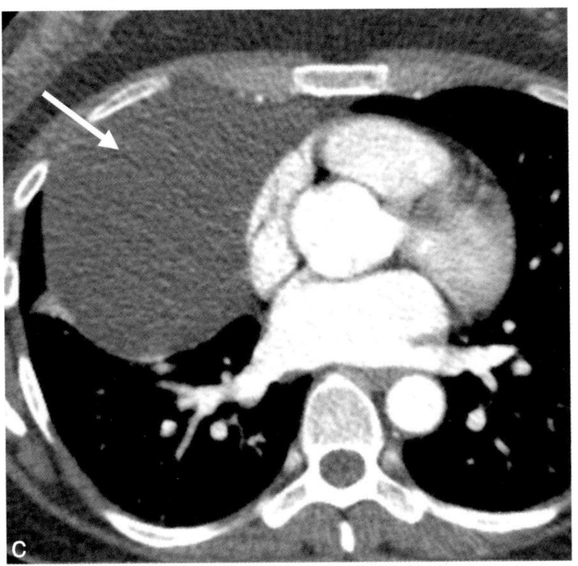

图 29.32　A～C. 女性，42 岁，刚诊断为乳腺癌，偶然发现心包淋巴管瘤。A. 乳房 MRI 的横断位 T_2 加权图像显示右侧心膈角以高信号为主的混杂信号肿块（白箭），内部可见分隔（白箭头）。B. T_1 加权增强图像显示肿块的分隔和边缘强化。C. 增强 CT 图像显示了右心膈角处边缘平滑、液体密度肿块（白箭），无强化。

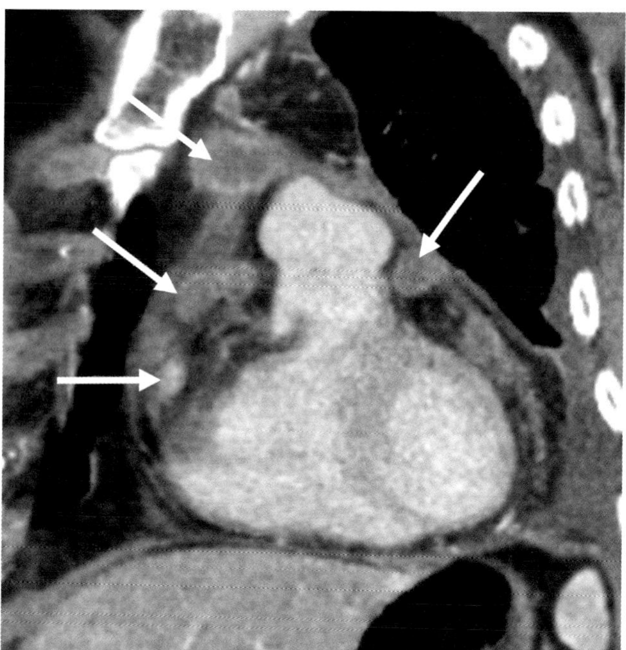

图 29.33　女性，58 岁，肺癌伴心包转移。斜冠状位多平面重建显示心包多个强化肿块（白箭）。

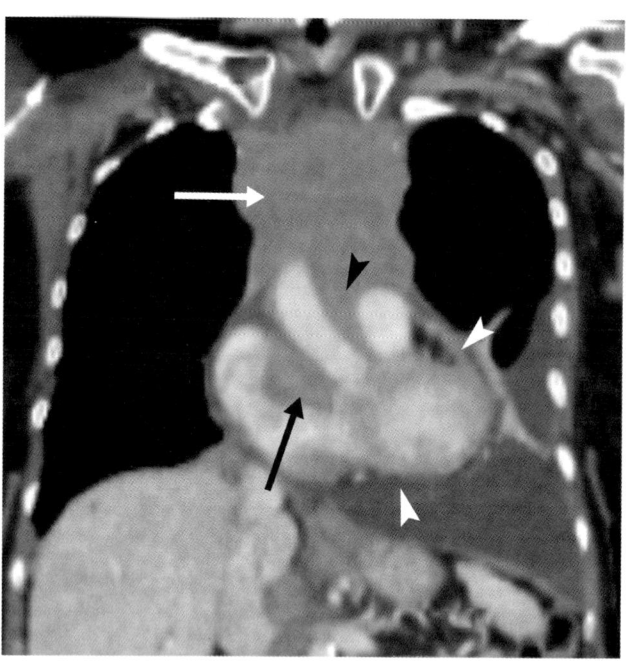

图 29.34　女性，67 岁，淋巴瘤伴心包转移。斜冠状位多平面重建显示一个巨大纵隔融合肿块（白箭）侵犯心包（黑箭头）和心脏（黑箭）。心包转移引起心包增厚和积液（白箭头），左侧胸腔积液。

肿瘤累及心包的症状与病变的范围相关。常见的症状是非特异性胸痛和呼吸短促。心包积液常为血性，并且积液量可以相当大，约 16%的患者有心脏压塞。弥漫性侵犯可以包裹心脏导致心包缩窄。CT 和 MRI 可能显示疾病的原发部位以及心包受累的程度。典型的为心包增厚伴有不同数量的心包结节。然而，患者也可能没有心包增厚，唯一的发现是心包积液，可为混合性、血性和包含恶性肿瘤细胞（图 29.30）。CT 或 MRI 增强后部分心包可见强化。

推荐阅读

Abbas AE, Appleton CP, Liu PT, Sweeney JP. Congenital absence of the pericardium: case presentation and review of literature. *Int J Cardiol* 2005;98:21–25.

Akiba T, Marushima H, Masubuchi M, Kobayashi S, Morikawa T. Small symptomatic pericardial diverticula treated by video-assisted thoracic surgical resection. *Ann Thorac Cardiovasc Surg* 2009;15:123–125.

Alter P, Figiel JH, Rupp TP, Bachmann GF, Maisch B, Rominger MB. MR, CT, and PET imaging in pericardial disease. *Heart Fail Rev* 2013;18:289–306.

Bogaert J, Francone M. Cardiovascular magnetic resonance in pericardial diseases. *J Cardiovasc Magn Reson* 2009;11:14.

Bogaert J, Francone M. Pericardial disease: value of CT and MR imaging. *Radiology* 2013;267:340–356.

Broderick LS, Brooks GN, Kuhlman JE. Anatomic pitfalls of the heart and pericardium. *Radiographics* 2005;25:441–453.

Bull RK, Edwards PD, Dixon AK. CT dimensions of the normal pericardium. *Br J Radiol* 1998;71:923–925.

Burazor I, Aviel-Ronen S, Imazio M, et al. Primary malignancies of the heart and pericardium. *Clin Cardiol* 2014;37:582–588.

Carretta A, Negri G, Pansera M, Melloni G, Zannini P. Thoracoscopic treatment of a pericardial diverticulum. *Surg Endosc* 2003;17:158.

Carsky EW, Mauceri RA, Azimi F. The epicardial fat pad sign: analysis of frontal and lateral chest radiographs in patients with pericardial effusion. *Radiology* 1980;137:303–308.

Chiles C, Woodard PK, Gutierrez FR, Link KM. Metastatic involvement of the heart and pericardium: CT and MR imaging. *Radiographics* 2001;21:439–449.

Choe YH, Im JG, Park JH, Han MC, Kim CW. The anatomy of the pericardial space: a study in cadavers and patients. *AJR Am J Roentgenol* 1987;149:693–697.

Choi YW, McAdams HP, Jeon SC, Seo HS, Hahm CK. The "High-Riding" superior pericardial recess: CT findings. *AJR Am J Roentgenol* 2000;175:1025–1028.

Cohen R, Mirrer B, Loarte P, Navarro V. Intrapericardial mature cystic teratoma in an adult: case presentation. *Clin Cardiol* 2013;36:6–9.

Cracknell BR, Ail D. The unmasking of a pyopericardium. *BMJ Case Rep* 2015;2015:pii: bcr2014207441.

Eisenberg MJ, Dunn MM, Kanth N, Gamsu G, Schiller NB. Diagnostic value of chest radiography for pericardial effusion. *J Am Coll Cardiol* 1993;22:588–593.

Feigin DS, Fenoglio JJ, McAllister HA, Madewell JE. Pericardial cysts. A radiologic-pathologic correlation and review. *Radiology* 1977;125:15–20.

Feng D, Glockner J, Kim K, et al. Cardiac magnetic resonance imaging pericardial late gadolinium enhancement and elevated inflammatory markers can predict the reversibility of constrictive pericarditis after anti-inflammatory medical therapy: a pilot study. *Circulation* 2011;124:1830–1837.

Francone M, Dymarkowski S, Kalantzi M, Bogaert J. Real-time cine MRI of ventricular septal motion: a novel approach to assess ventricular coupling. *J Magn Reson Imaging* 2005;21:305–309.

Francone M, Dymarkowski S, Kalantzi M, Rademakers FE, Bogaert J. Assessment of ventricular coupling with real-time cine MRI and its value to differentiate constrictive pericarditis from restrictive cardiomyopathy. *Eur Radiol* 2006;16:944–951.

Frank H, Globits S. Magnetic resonance imaging evaluation of myocardial and pericardial disease. *J Magn Reson Imaging* 1999;10:617–626.

Fred HL. Pericardial fat necrosis: a review and update. *Tex Heart Inst J* 2010;37:82–84.

Giassi KS, Costa AN, Bachion GH, Kairalla RA, Filho JR. Epipericardial fat necrosis: who should be a candidate? *AJR Am J Roentgenol* 2016:1–5.

Groell R, Schaffler GJ, Rienmueller R. Pericardial sinuses and recesses: findings at electrocardiographically triggered electron-beam CT. *Radiology* 1999;212:69–73.

Hammer MM, Raptis CA, Javidan-Nejad C, Bhalla S. Accuracy of computed tomography findings in acute pericarditis. *Acta Radiol* 2014;55:1197–1202.

Hiratzka LF, Bakris GL, Beckman JA, et al. 2010 ACCF/AHA/AATS/ACR/ASA/SCA/SCAI/SIR/STS/SVM guidelines for the diagnosis and management of patients with Thoracic Aortic Disease: a report of the American College of Cardiology Foundation/American Heart Association Task Force on Practice Guidelines, American Association for Thoracic Surgery, American College of Radiology, American Stroke Association, Society of Cardiovascular Anesthesiologists, Society for Cardiovascular Angiography and Interventions, Society of Interventional Radiology, Society of Thoracic Surgeons, and Society for Vascular Medicine. *Circulation* 2010;121:e266–e369.

Hynes JK, Tajik AJ, Osborn MJ, Orszulak TA, Seward JB. Two-dimensional echocardiographic diagnosis of pericardial cyst. *Mayo Clin Proc* 1983;58:60–63.

Ishihara T, Ferrans VJ, Jones M, Boyce SW, Kawanami O, Roberts WC. Histologic and ultrastructural features of normal human parietal pericardium. *Am J Cardiol* 1980;46:744–753.

Jeudy J, Kirsch J, Tavora F, et al. From the radiologic pathology archives: cardiac lymphoma: radiologic-pathologic correlation. *Radiographics* 2012;32:1369–1380.

Kar SK, Ganguly T. Current concepts of diagnosis and management of pericardial cysts. *Indian Heart J* 2017;69:364–370.

Kellman P, Arai AE, McVeigh ER, Aletras AH. Phase-sensitive inversion recovery for detecting myocardial infarction using gadolinium-delayed hyperenhancement. *Magn Reson Med* 2002;47:372–383.

Klein AL, Abbara S, Agler DA, et al. American Society of Echocardiography clinical recommendations for multimodality cardiovascular imaging of patients with pericardial disease: endorsed by the Society for Cardiovascular Magnetic Resonance and Society of Cardiovascular Computed Tomography. *J Am Soc Echocardiogr* 2013;26:965–1012. e15.

Kodama F, Fultz PJ, Wandtke JC. Comparing thin-section and thick-section CT of pericardial sinuses and recesses. *AJR Am J Roentgenol* 2003;181:1101–1108.

Kojima S, Yamada N, Goto Y. Diagnosis of constrictive pericarditis by tagged cine magnetic resonance imaging. *N Engl J Med* 1999;341:373–374.

LeWinter MM. Clinical practice. Acute pericarditis. *N Engl J Med* 2014; 371:2410–2416.

Little WC, Freeman GL. Pericardial disease. *Circulation* 2006;113:1622–1632.

Maisch B, Seferovic PM, Ristic AD, et al. Guidelines on the diagnosis and management of pericardial diseases executive summary; the task force on the diagnosis and management of pericardial diseases of the European Society of Cardiology. *Eur Heart J* 2004;25:587–610.

Myers RB, Spodick DH. Constrictive pericarditis: clinical and pathophysiologic characteristics. *Am Heart J* 1999;138:219–232.

Nasser WK. Congenital diseases of the pericardium. *Cardiovasc Clin* 1976;7: 271–286.

Natanzon A, Kronzon I. Pericardial and pleural effusions in congestive heart failure-anatomical, pathophysiologic, and clinical considerations. *Am J Med Sci* 2009;338:211–216.

National Clinical Guideline Centre. *Major Trauma: Assessment and Initial Management*. London: 2016:85–110.

Oh KY, Shimizu M, Edwards WD, Tazelaar HD, Danielson GK. Surgical pathology of the parietal pericardium: a study of 344 cases (1993–1999). *Cardiovasc Pathol* 2001;10:157–168.

O'Leary SM, Williams PL, Williams MP, et al. Imaging the pericardium: appearances on ECG-gated 64-detector row cardiac computed tomography. *Br J Radiol* 2010;83:194–205.

Peebles CR, Shambrook JS, Harden SP. Pericardial disease—anatomy and function. *Br J Radiol* 2011;84 Spec No 3:S324–S337.

Pineda V, Caceres J, Andreu J, Vilar J, Domingo ML. Epipericardial fat necrosis: radiologic diagnosis and follow-up. *AJR Am J Roentgenol* 2005;185: 1234–1236.

Pugatch RD, Braver JH, Robbins AH, Faling LJ. CT diagnosis of pericardial cysts. *AJR Am J Roentgenol* 1978;131:515–516.

Rajiah P. Cardiac MRI: Part 2, pericardial diseases. *AJR Am J Roentgenol* 2011; 197:W621–W634.

Restrepo CS, Lemos DF, Lemos JA, et al. Imaging findings in cardiac tamponade with emphasis on CT. *Radiographics* 2007;27:1595–1610.

Restrepo CS, Vargas D, Ocazionez D, Martinez-Jimenez S, Betancourt Cuellar SL, Gutierrez FR. Primary pericardial tumors. *Radiographics* 2013;33: 1613–1630.

Rienmuller R, Groll R, Lipton MJ. CT and MR imaging of pericardial disease. *Radiol Clin North Am* 2004;42:587–601, vi.

Riquet M, Le Pimpec-Barthes F, Hidden G. Lymphatic drainage of the pericardium to the mediastinal lymph nodes. *Surg Radiol Anat* 2001;23: 317–319.

Roberts WC. Pericardial heart disease: its morphologic features and its causes. *Proc (Bayl Univ Med Cent)* 2005;18:38–55.

Sagrista-Sauleda J, Angel J, Sanchez A, Permanyer-Miralda G, Soler-Soler J. Effusive-constrictive pericarditis. *N Engl J Med* 2004;350:469–475.

Shabetai R, Meaney E. Proceedings: haemodynamics of cardiac restriction and tamponade. *Br Heart J* 1975;37:780.

Shaffer K, Rosado-de-Christenson ML, Patz EF, Jr., Young S, Farver CF. Thoracic lymphangioma in adults: CT and MR imaging features. *AJR Am J Roentgenol* 1994;162:283–289.

Shah AB, Kronzon I. Congenital defects of the pericardium: a review. *Eur Heart J Cardiovasc Imaging* 2015;16(8):821–827.

Sharma R, Harden S, Peebles C, Dawkins KD. Percutaneous aspiration of a pericardial cyst: an acceptable treatment for a rare disorder. *Heart* 2007;93:22.

Spodick DH. Macrophysiology, microphysiology, and anatomy of the pericardium: a synopsis. *Am Heart J* 1992;124:1046–1051.

Suman S, Schofield P, Large S. Primary pericardial mesothelioma presenting as pericardial constriction: a case report. *Heart* 2004;90:e4.

Talreja DR, Edwards WD, Danielson GK, et al. Constrictive pericarditis in 26 patients with histologically normal pericardial thickness. *Circulation* 2003;108:1852–1857.

Thomason R, Schlegel W, Lucca M, Cummings S, Lee S. Primary malignant mesothelioma of the pericardium. Case report and literature review. *Tex Heart Inst J* 1994;21:170–174.

Thurber DL, Edwards JE, Achor RW. Secondary malignant tumors of the pericardium. *Circulation* 1962;26:228–241.

Truong MT, Erasmus JJ, Gladish GW, et al. Anatomy of pericardial recesses on multidetector CT: implications for oncologic imaging. *AJR Am J Roentgenol* 2003;181:1109–1113.

Verhaert D, Gabriel RS, Johnston D, Lytle BW, Desai MY, Klein AL. The role of multimodality imaging in the management of pericardial disease. *Circ Cardiovasc Imaging* 2010;3:333–343.

Vesely TM, Cahill DR. Cross-sectional anatomy of the pericardial sinuses, recesses, and adjacent structures. *Surg Radiol Anat* 1986;8:221–227.

Vogiatzidis K, Zarogiannis SG, Aidonidis I, et al. Physiology of pericardial fluid production and drainage. *Front Physiol* 2015;6:62.

Waller BF, Taliercio CP, Howard J, Green F, Orr CM, Slack JD. Morphologic aspects of pericardial heart disease: Part I. *Clin Cardiol* 1992;15: 203–209.

Wang ZJ, Reddy GP, Gotway MB, Yeh BM, Hetts SW, Higgins CB. CT and MR imaging of pericardial disease. *Radiographics* 2003;23 Spec No: S167–S180.

Welch TD, Ling LH, Espinosa RE, et al. Echocardiographic diagnosis of constrictive pericarditis: Mayo Clinic criteria. *Circ Cardiovasc Imaging* 2014;7:526–534.

Yared K, Baggish AL, Picard MH, Hoffmann U, Hung J. Multimodality imaging of pericardial diseases. *JACC Cardiovasc Imaging* 2010;3:650–660.

Zurick AO, Bolen MA, Kwon DH, et al. Pericardial delayed hyperenhancement with CMR imaging in patients with constrictive pericarditis undergoing surgical pericardiectomy: a case series with histopathological correlation. *JACC Cardiovasc Imaging* 2011;4:1180–1191.

（徐龙　胡海　杨汉丰）

第 30 章 ■ 胸主动脉

胸主动脉是一种管状的拐杖糖样结构，连接左心室与体循环。从主动脉瓣水平延伸到膈肌裂孔，大约在 T_{12} 水平连接腹主动脉。胸主动脉在解剖学上分为主动脉根、升主动脉、主动脉弓和胸降主动脉（图 30.1）。

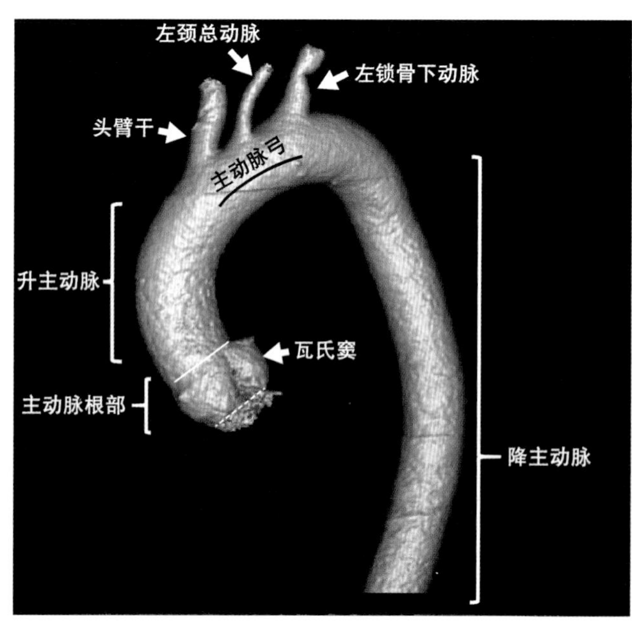

图 30.1 胸主动脉 3D 容积再现。主动脉根部从主动脉瓣环（虚线）延伸到窦管连接处（实线），再到头臂动脉的起点。主动脉弓的正常三支血管分支。

主动脉根部解剖和变异

主动脉根部从主动脉瓣环延伸到窦管连接处。主动脉瓣环是一个纤维椭圆形环，主动脉瓣的瓣叶附着在此并向上延伸至主动脉窦。主动脉瓣环通过主动脉瓣纤维组织与二尖瓣环相连，主动脉瓣纤维组织是左心室的主要特征。这与肺动脉瓣形成对比，肺动脉瓣由右室流出道肌肉支撑。

在主动脉环的上方是三个隆起的主动脉窦（图 30.2）。主动脉瓣的三个瓣叶在主动脉窦水平形成瓣膜平面。冠状动脉口位于瓣膜平面以上，窦管连接处以下的主动脉窦。主动脉窦根据它们各自的冠状动脉命名。右冠状动脉（RCA）来自向前的右冠窦，左冠状动脉起源于向左的左冠窦。无冠窦通常位于右心房和左心房之间的后方。主动脉窦上方是窦管连接处，是主动脉窦与升主动脉之间的解剖腰。

成人的主动脉的尺寸因年龄、性别和体形而异。主动脉通常在主动脉窦处直径最大，然后逐渐变细。据报道，在 CT 上，女性主动脉根部正常直径为 3.5~3.72cm，男性为 3.63~3.91cm。

主动脉瓣

主动脉瓣位于左心室和主动脉之间。正常的主动脉瓣由三个瓣叶组成，插入瓣环内，并在主动脉窦下方形成一个三叶瓣平面（图 30.2）。瓣叶之间的接触点被称为瓣膜连合点，这在舒张末期主动脉瓣关闭时最为直观。

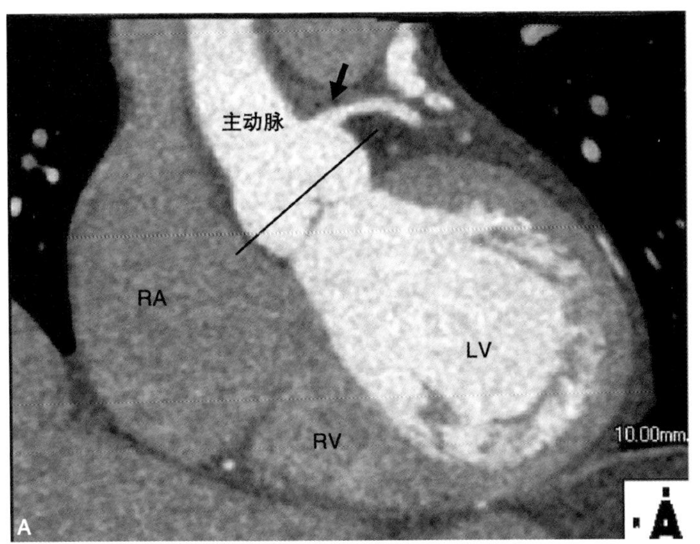

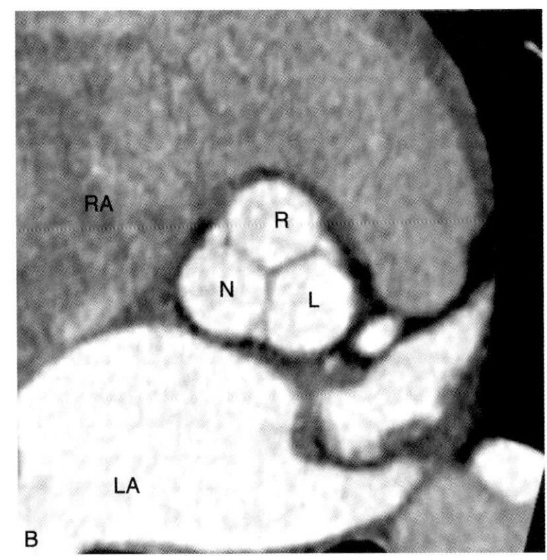

图 30.2　主动脉根部冠状位图(A),黑箭表示左冠状动脉口。图 B 示通过主动脉窦的横截面(黑线)可见右(R),左(L)和无冠瓣(N)。注意,正常的无冠瓣面向左心房(LA)和右心房(RA)之间的房间隔。RV,右心室;LV,左心室。

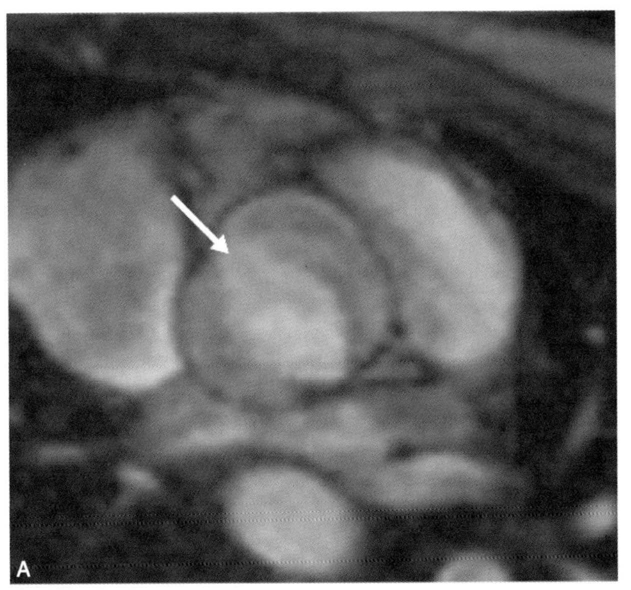

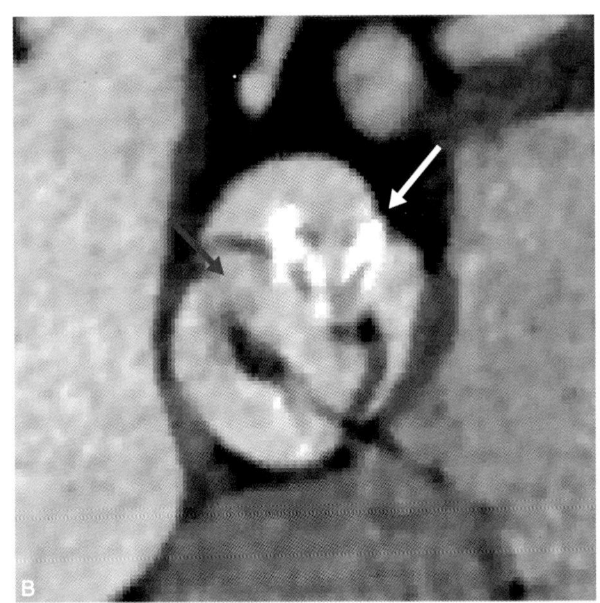

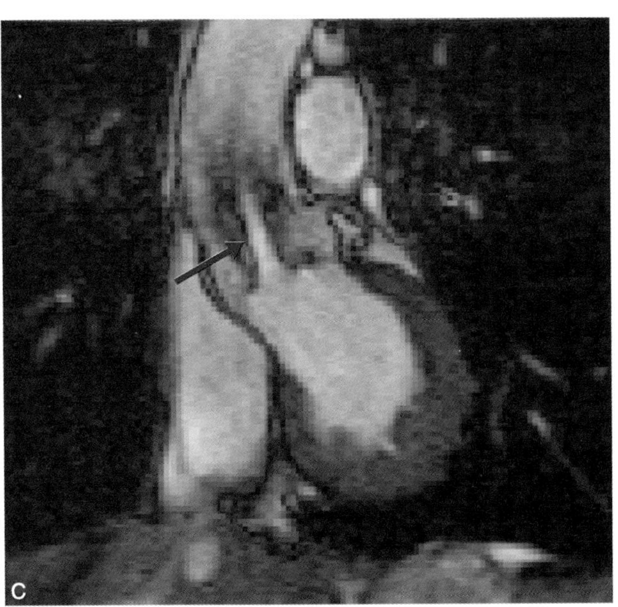

图 30.3　女性,23 岁,患特纳综合征,心脏收缩期通过主动脉瓣的MR 图像显示二叶式主动脉瓣,具有两个单独的瓣叶和中央的鱼嘴(箭,A),没有融合的中缝。男性,51 岁,呼吸急促,主动脉瓣的 CT 图像可见增厚并部分钙化的二叶式主动脉瓣(红箭),其是左右冠瓣融合。钙化和增厚的软组织位于瓣膜平面以下(白箭),表明中缝融合(B)。该患者的斜冠状位 MR GRE 表明跨越二叶式主动脉瓣的血流加速(红箭,C)。

先天性主动脉瓣异常并不少见，包括单叶式、二叶式或四叶式。二叶式是主动脉瓣最常见的先天性心血管异常，患病率为0.5%~2%。二叶式主动脉瓣有两种主要类型。真正的二叶式具有完全独立且对称的瓣膜，没有融合的中缝，这种情况比较少见，约占二叶式主动脉瓣的7%（图30.3）。在93%的病例中，两个瓣叶之间存在明显的融合。它们之间的融合点被称为中缝，表现为瓣膜平面以下的部分连合。在具有中缝的二叶式主动脉瓣中，左右冠瓣融合是最常见的（70%）（图30.3），其次是右冠瓣和无冠瓣的融合（28%），以及左冠瓣和无冠瓣的融合（1.4%）。

二叶式主动脉瓣黏液样变性常继发主动脉瓣狭窄，常见于30~50岁的患者，而主动脉瓣老年性退变常见于80~90岁患者。主动脉瘤形成也与二叶式主动脉瓣相关。与一般人群相比，动脉瘤破裂的风险增加，因此指南建议修复直径在4.5~5cm之间的动脉瘤，而在一般人群需修复的直径为5.5cm。与二叶式主动脉瓣有关的另一种常见病变是主动脉缩窄，这将在下文进行讨论。

单叶式主动脉瓣的发生率为0.02%，由单个开口/连合（即单一连接）来定义，通常位于左后位，并且与二叶式主动脉瓣有相似的联系（图30.4）。四叶式主动脉瓣呈三叶草状，非常罕见，与狭窄相比，更为典型的表现是早发性反流（图30.5）。

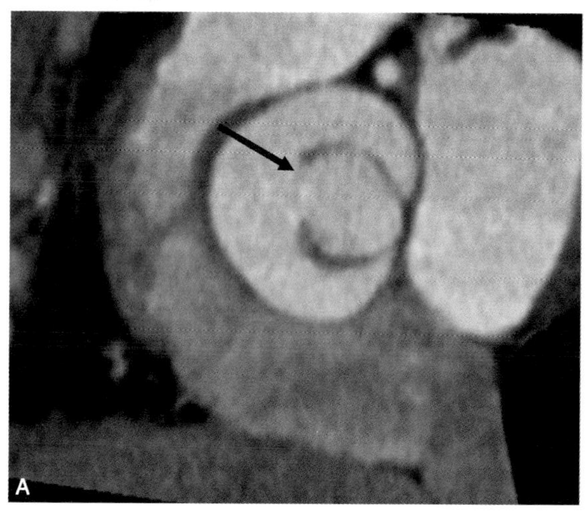

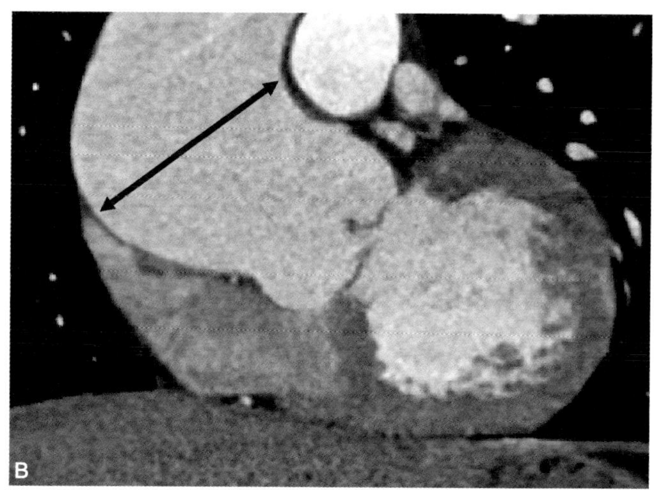

图30.4　单叶式主动脉瓣。主动脉瓣CT图像显示单个偏心开口/连合（箭，A），提示为单个瓣叶。斜冠状位重建图显示升主动脉的动脉瘤样扩张（双头箭头，B），直径约5.4cm。

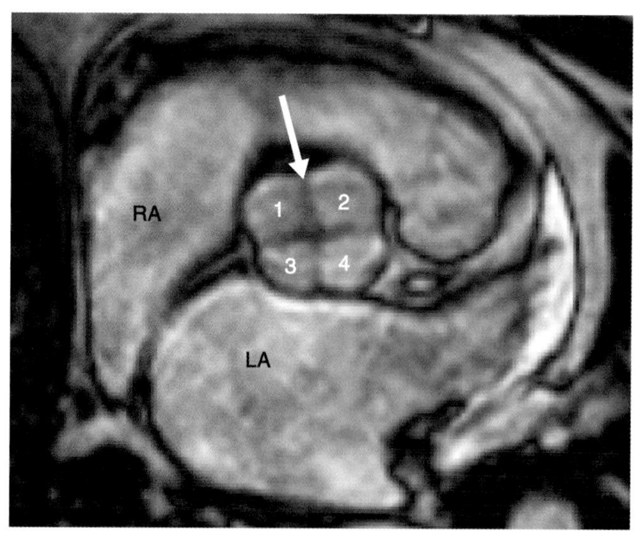

图30.5　四叶式主动脉瓣。梯度回波MR图像显示主动脉瓣的三叶草叶形态（箭），有四个瓣叶（1~4）。LA，左心房；RA，右心房。

升主动脉

升主动脉从窦管连接处延伸到头臂干的起点(见图 30.1)。正常的升主动脉位于肺动脉主干的右后方(图 30.6)。

主动脉根部和升主动脉的 CT 或 MR 评估应使用 ECG 门控以减少心脏运动伪影。减少心脏运动伪影的原因有很多,包括改善瓣膜/根部解剖的可视化、在动脉瘤评估中准确测量主动脉,以及防止主动脉夹层的假阳性诊断。门控技术(前瞻性与回顾性)也将根据研究的适应证而有所不同。例如,评估瓣膜功能需要回顾性门控,而基础解剖学评估可以通过前瞻性门控进行。

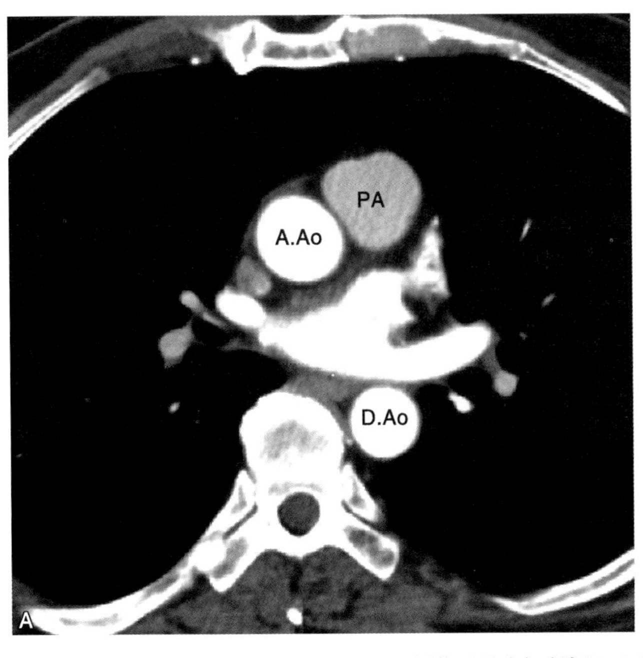

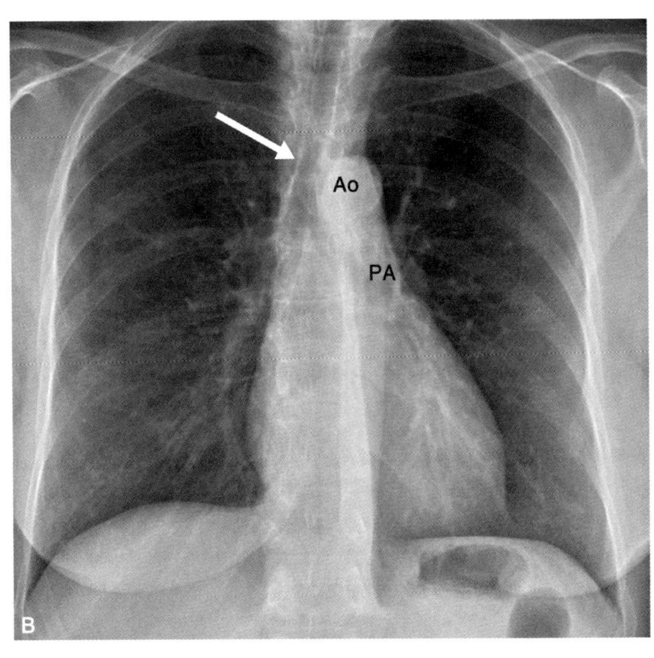

图 30.6　正常升主动脉和左主动脉弓。CT 图像显示升主动脉(A. Ao)位于肺动脉主干(PA)的右后方(A)。降主动脉(D. Ao)位于脊柱左侧。胸部 X 线片显示气管(箭)和脊柱左侧的正常主动脉弓,位于肺动脉主干(B)上方。

主动脉弓的解剖和变异

主动脉弓是一段横向大血管。正常的主动脉弓位于左侧并且走行于肺动脉上方向左延伸(图 30.6)。通常,约 74%~80%的人主动脉弓发出三支大血管(图 30.1)。从主动脉发出的第一支血管是头臂干或无名动脉,并发出右颈总动脉和右锁骨下动脉。左颈总动脉和左锁骨下动脉分别是主动脉弓发出的第二和第三支血管。

椎动脉通常起源于锁骨下动脉的近端。锁骨下动脉近端椎动脉起始处的狭窄,无论是退行性、炎性还是医源性,如果存在明显的血流动力学阻塞,都可导致锁骨下动脉盗血综合征。有锁骨下动脉近端狭窄的横断面影像学表现,以及相关临床病史,如肢体缺血、臂压差或椎-基底动脉功能不全,应注意锁骨下动脉盗血综合征(图 30.7)。

主动脉峡部是主动脉弓在左锁骨下动脉起始部和动脉韧带之间的生理性狭窄(图 30.8)。动脉韧带处的主动脉局灶突起是一种正常变异,称为导管憩室或导管隆起,不应与动脉瘤或假性动脉瘤混淆。在动脉韧带远端、胸椎的左侧主动脉继续延伸为降主动脉,并在膈肌裂孔处连接为腹主动脉。

左主动脉弓变异

左主动脉弓变异通常是偶然发现的,临床意义不大。双分支主动脉弓的特征是头臂干和左颈总动脉共同起源,占总人口的 13%~20%(图 30.9)。虽然这通常被称为“牛弓”,但这是一个误称,因为真正的牛弓只发出一支血管。有 5%~6%的人有发出四支血管的主动脉弓,其中左侧椎动脉起源于主动脉弓。在图 30.10 的例子中,左椎动脉起源于左颈总动脉和锁骨下动脉之间。

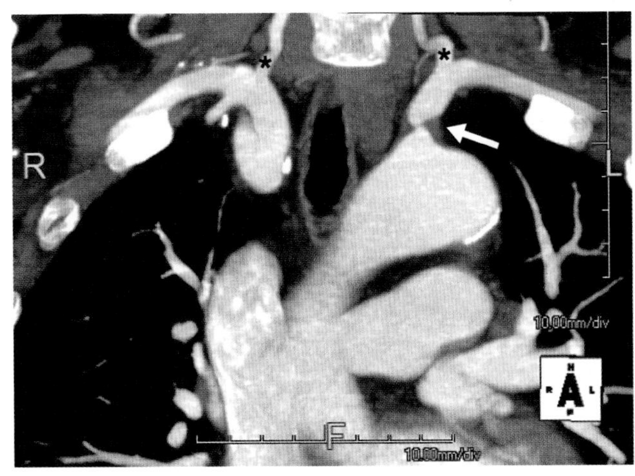

图 30.7　锁骨下动脉盗血综合征。冠状位 MIP CT 显示左侧锁骨下动脉近端粥样硬化非钙化斑块继发狭窄(箭)。椎动脉正常起源(*)于同侧锁骨下动脉。患者左上肢脉搏减弱。

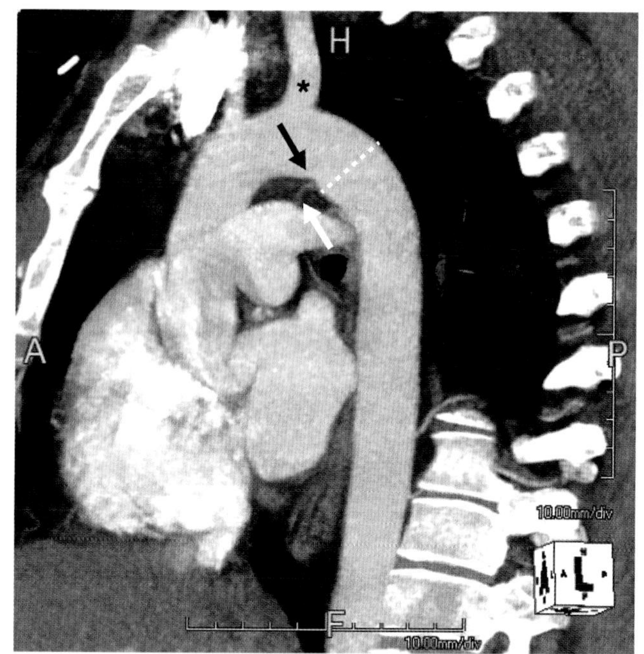

图30.8　矢状面MIP CT显示与主动脉峡部相对应的主动脉弓远端的局灶性狭窄(黑箭)，位于左锁骨下动脉起始的远端(*)。注意主动脉(虚线)在主动脉韧带起始处(白箭)的局灶性突起，向左肺动脉延伸。这通常被称为“导管隆起”或“导管憩室”。

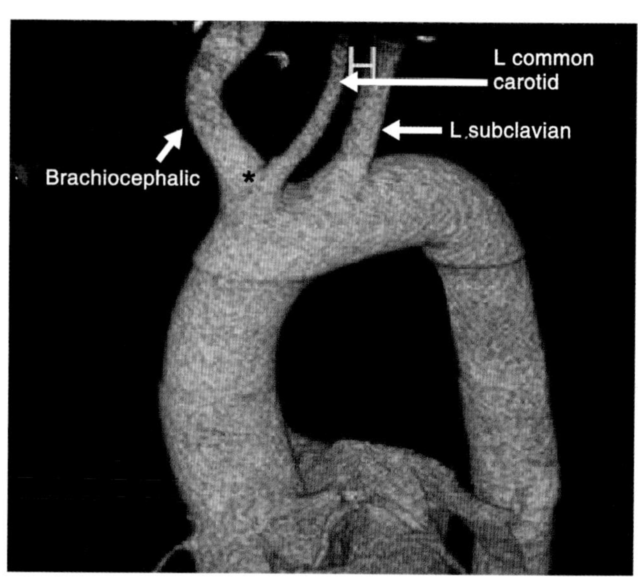

图30.9　双分支型主动脉弓。主动脉弓的3D容积成像显示头臂动脉和左颈总动脉的共同起源(*)。

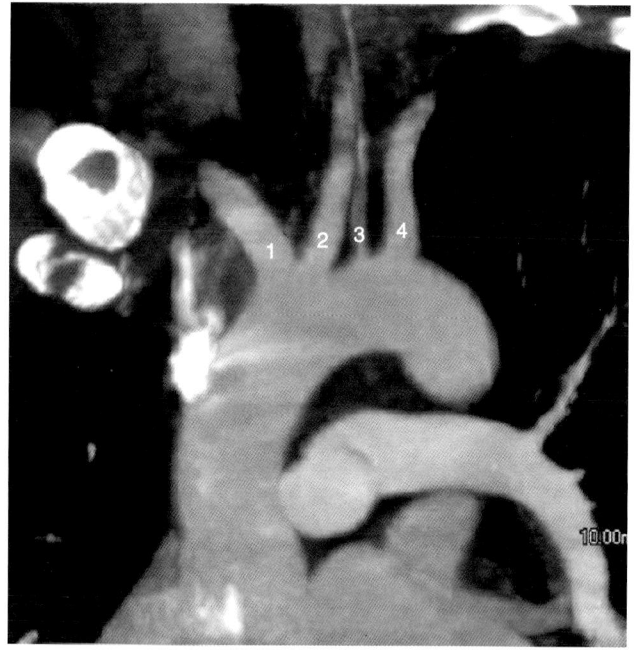

图30.10　四分支型主动脉弓。斜矢状位MIP CT显示左椎动脉(3)位于左颈总动脉(2)和左锁骨下动脉(4)之间。头臂干(1)是主动脉弓的第一个分支。

左主动脉弓伴迷走右锁骨下动脉的发生率为0.5%~2%。右锁骨下动脉不是起源于头臂干，而是起源于发出的左锁骨下动脉之后的远端主动脉弓，并穿过食管后方的纵隔供应右上肢。在食管造影中，迷走右锁骨下动脉导致食管的后部凹陷(图30.11)。在大约15%的病例中，迷走右锁骨下动脉与其起源处的动脉瘤相关，称为Kommerell憩室。Kommerell憩室是主动脉弓背侧的胚胎残余，如果较大可引起食管受压症状。然而，在大多数迷走右锁骨下动脉的病例中，这种憩室并不存在或者很小。此外，在绝大多数的情况下，这种结构不形成血管环。仅在非常罕见的右侧动脉韧带(动脉导管的纤维残余物)的中，才会出现迷走右锁骨下动脉血管环。无Kommerell憩室和血管环的情况下，迷走右锁骨下动脉通常的无症状，但约10%的患者可因食管受压而出现吞咽困难(又称“压迫性吞咽困难”)。

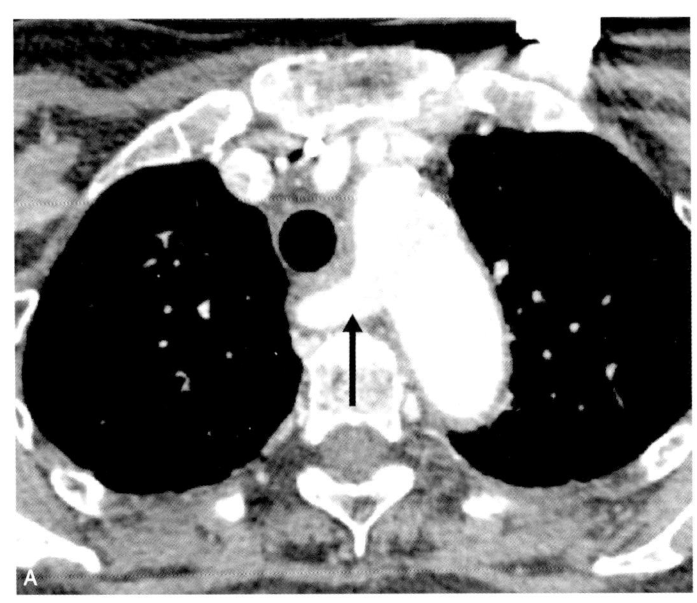

图 30.11　左主动脉弓和迷走右锁骨下动脉。横断位(A)和矢状位(B)CT 显示右锁骨下动脉起源于主动脉弓远端(箭),迷走右锁骨下动脉压迫食管后部。这是一种常见的解剖变异,绝大多数患者无症状。

右主动脉弓变异

右主动脉弓的患病率为 0.05%。胸部正位 X 线片上,气管左侧主动脉弓的正常凹陷消失,取而代之的是一圆形软组织结构与气管右下侧面相邻并凹陷(图 30.12)。

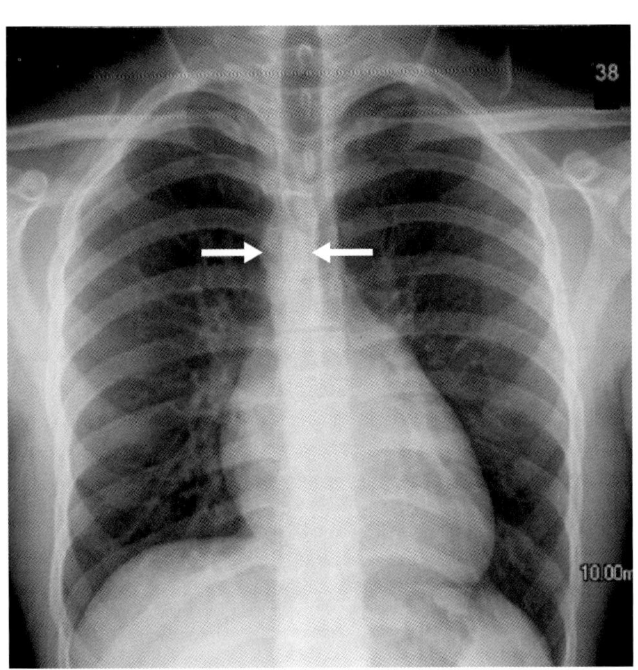

图 30.12　右主动脉弓。胸部正位 X 线片右主动脉弓(箭)压迫气管右侧。

右主动脉弓可具有不同的分支类型,但最常见的是迷走左锁骨下动脉和镜像分支。在有迷走左锁骨下动脉的右主动脉弓中,主动脉弓的第一个分支是左颈总动脉,其次是右颈总动

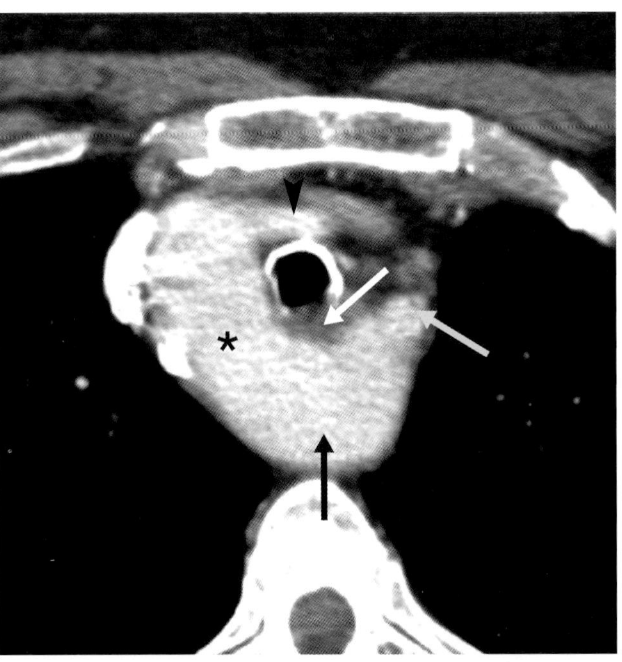

图 30.13　右主动脉弓和迷走左锁骨下动脉。吞咽困难患者的横断位 CT 扫描显示右主动脉弓(*)。发出的第一支血管是左颈总动脉(黑箭头)。在该图像上没有显示右颈总动脉和右锁骨下动脉。最后一支血管是迷走左锁骨下动脉(黄箭)。这条血管通过一个 3.5cm 大的 Kommerell 憩室(黑箭)发出,走行于食管(白箭)和气管后面,压迫食管并使气管稍变窄。

脉、右锁骨下动脉和迷走左锁骨下动脉。左锁骨下动脉通过食管后方，通常伴 Kommerell 憩室(图 30.13)。这通常与左侧动脉韧带有关，形成血管环，可因压迫而引起症状。然而，韧带本身通常不能在影像检查上显示出来。

右主动脉弓镜像分支中，第一分支是左无名动脉，分为左颈总动脉和左锁骨下动脉，然后是右颈总动脉和右锁骨下动脉(图 30.14)。如果存在迷走锁骨下动脉，则不是镜像分支。先天性心脏病，特别是法洛四联症，常伴有右主动脉弓和镜像分支。右主动脉弓与孤立弓非常罕见，并与先天性心脏病有关。孤立弓表明血管来自肺动脉而不是主动脉。

双主动脉弓

具有迷走左锁骨下动脉的右主动脉弓和双主动脉弓是两个最常见的血管环。双主动脉弓是由左右胚胎型主动脉弓同时存在造成的。双主动脉弓罕见。同侧颈总动脉和锁骨下动脉起源于同侧弓，形成四血管分支。在正位 X 线中，双主动脉弓表现为气管下段的双侧凹陷(图 30.15)。在食管造影上可以看到食管后部的压痕，类似于迷走锁骨下动脉(图 30.16)。在 CT 或 MR 图像上，胸腔入口处存在对称的四个血管分支，与左右弓变异导致的血管分支不对称形成对比。

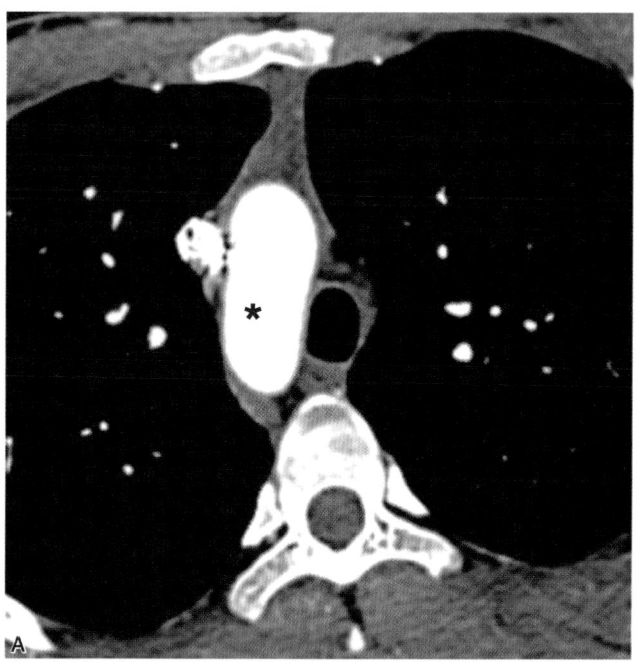

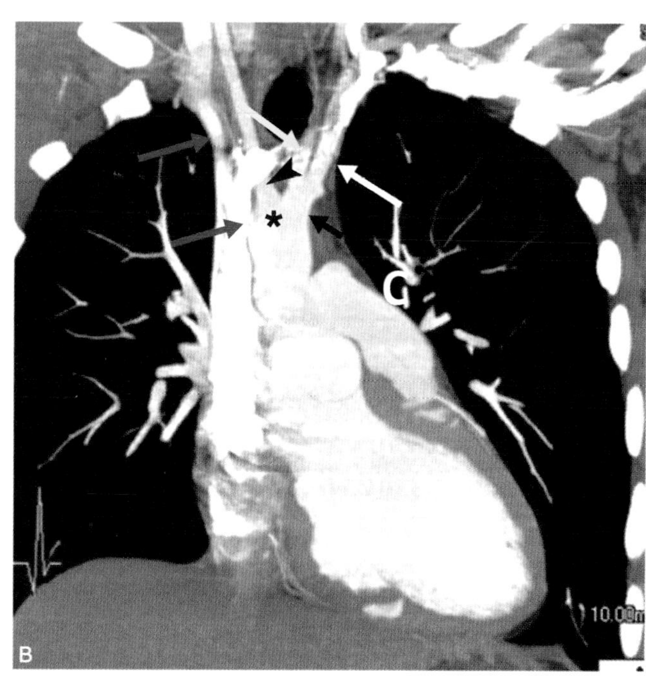

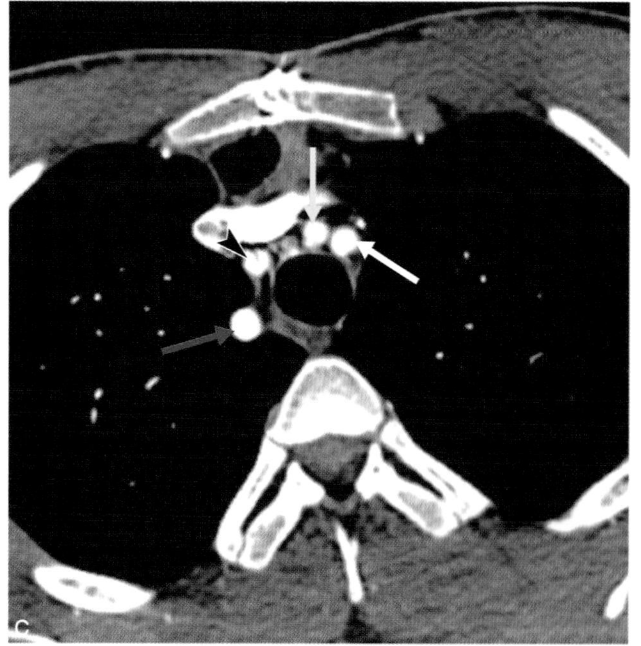

图 30.14　右主动脉弓和镜像分支。A. 横断位 CTA 图像显示经过修复的法洛四联症患者有右主动脉弓(＊)。B. 冠状位 MIP 图像显示右主动脉弓(＊)。右主动脉弓的第一个分支是左无名动脉(黑箭)，分为左锁骨下动脉(白箭)和左颈总动脉(黄箭)。下一个分支是右颈总动脉(黑箭头)，最后一个分支是右锁骨下动脉(红箭)。C. 主动脉弓上方的横断位图像显示左锁骨下动脉(白箭)、左颈总动脉(黄箭)、右颈总动脉(黑箭头)和右锁骨下动脉(红箭)。

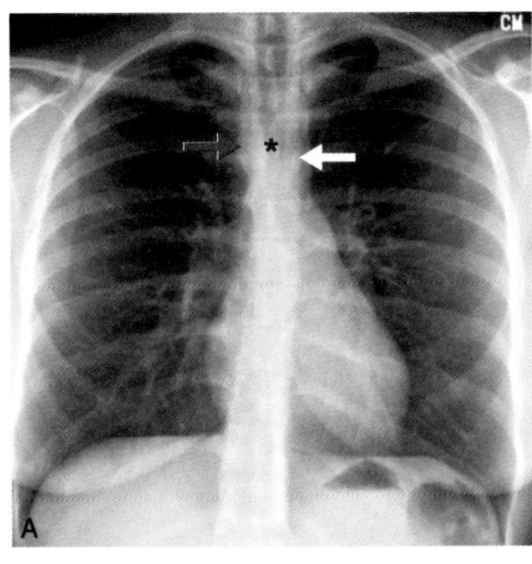
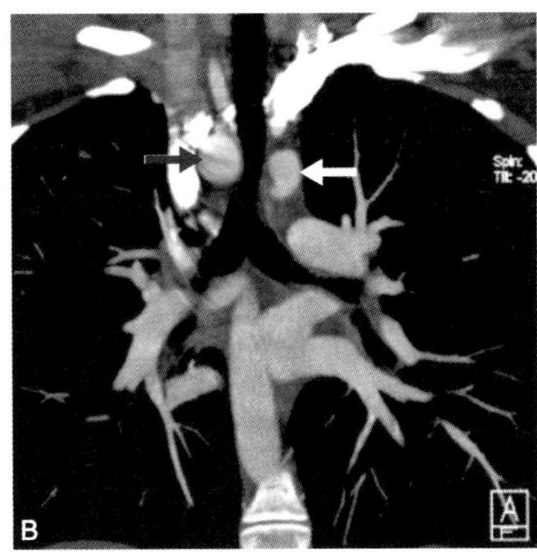
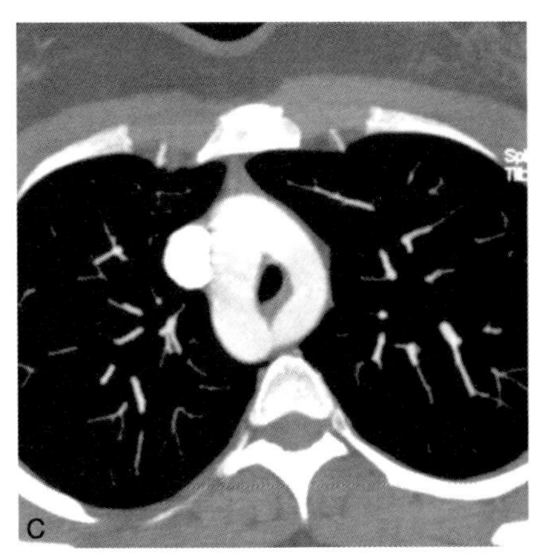

图 30.15　双主动脉弓。轻度吞咽困难患者(A)正位胸片显示气管下段双侧有压痕(＊),右侧压痕稍大、位置较高(红箭),左侧压痕略小、位置较低(白箭)。冠状位 CT 图像(B)显示右主动脉弓(红箭)和左主动脉弓(白色箭头)并压迫气管。横断位 MIP 图像(C)显示双主动脉弓。右主动脉弓常比左主动脉弓大。

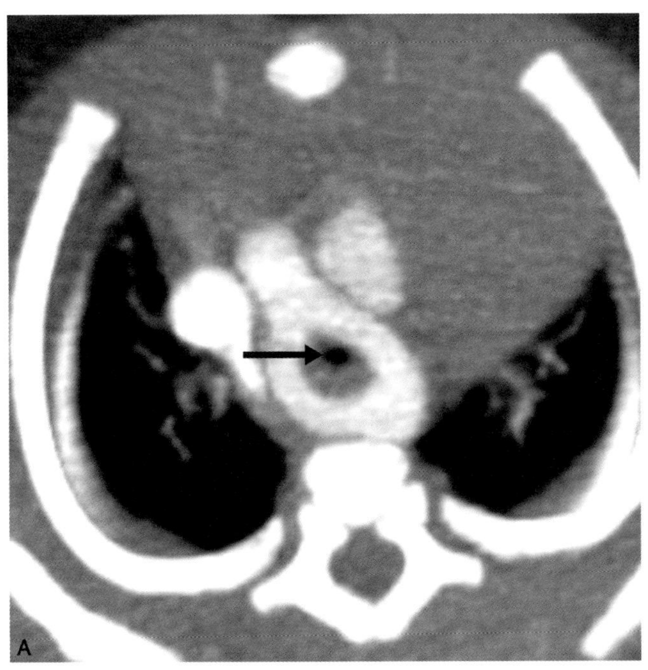
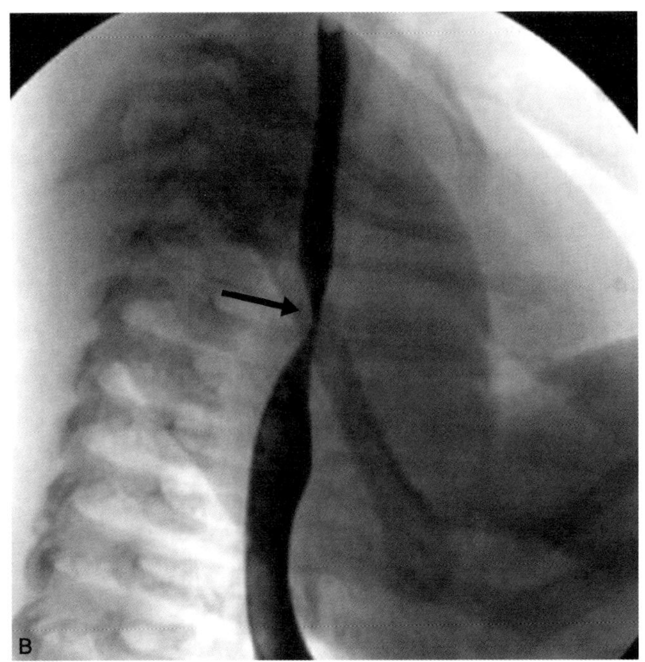

图 30.16　双主动脉弓。1 个月大的婴儿有严重喘鸣和呕吐,横断位 MIP 图像(A)显示双主动脉弓形成血管环并导致气管受压(黑箭)。另外,侧位食管造影(B)图像显示食管后壁的明显受压(黑箭)。

左主动脉弓通常是发育不良的,位于优势右主动脉弓的下方(图 30.15),左侧为降主动脉和动脉导管。由于左右主动脉弓环绕气管和食管,患者在儿童时期出现气道受损的表现,包括喘息和喘鸣(图 30.16)。

颈位主动脉弓

颈位主动脉弓非常罕见,主动脉弓位于锁骨水平以上的位置(图 30.17),以右颈位主动脉弓常见。通常表现为颈部或锁骨上区域的无症状搏动性肿块,可伴其他主动脉异常、动脉瘤形成和先天性心脏病。

主动脉弓离断

每 10 万名新生儿中有 2 例主动脉弓断离,其特征在于主动脉弓不连续、主动脉弓完全缺失或断端纤维残留。根据中断的位置,主动脉弓断离主要有三种类型(A、B 和 C)。A 型离断发生在峡部左锁骨下起始的远端,B 型发生在左侧颈总动脉和锁骨下起始之间,C 型发生在头臂干和左颈总动脉起始之间。B 型最常见(50%~60%),与室间隔缺损、二叶式主动脉瓣和左室流出道异常有关(图 30.18)。所有类型都需要动脉导管未闭才能存活。手术修复的方法与主动脉缩窄相似,如下所述。有关进一步的讨论,请参阅“术后主动脉”部分。

旋主动脉

旋主动脉是一种极为罕见的变异,可发生在左位或右位主动脉弓。主动脉弓正常向后延伸,在气管隆嵴水平上方的远端主动脉弓/降主动脉平面,穿过食管后方的中线结构,再继续延伸成降主动脉(图 30.19)。血管环的形成取决于动脉导管的位置。

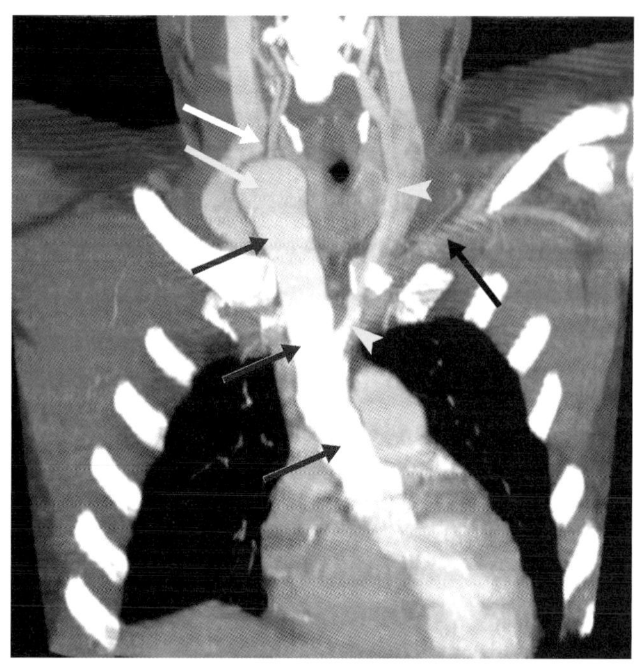

图 30.17 颈位主动脉弓伴迷走左锁骨下动脉。斜冠状位 MIP CT 图像显示升主动脉向右延伸至右锁骨上区(红箭),形成右颈动脉弓(黄箭)。与其他伴有迷走锁骨下动脉的右主动脉弓相似,主动脉的第一支血管是左颈总动脉(黄箭头),然后是右颈总动脉(白箭)和右锁骨下动脉(未显示)。主动脉的最后一个分支是迷走左锁骨下动脉(黑箭),在该图中未显示其起源(医学博士 David Godwin 提供)。

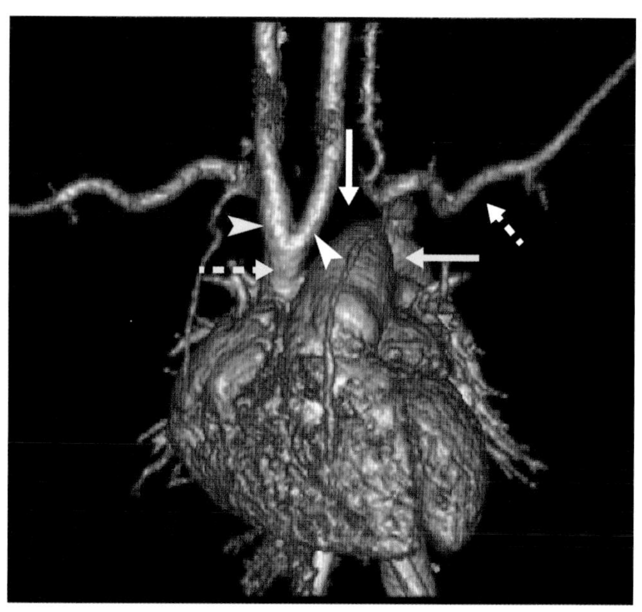

图 30.18 B 型主动脉弓离断。3D VR 显示 B 型主动脉弓离断,升主动脉(黄虚箭)发出头臂干(黄箭头)和左颈总动脉(LCCA,白箭头)。主动脉弓在 LCCA 起源后消失或中断(白箭)。左锁骨下动脉(白虚箭)来自降主动脉,通过动脉导管未闭(黄箭)接受血流。

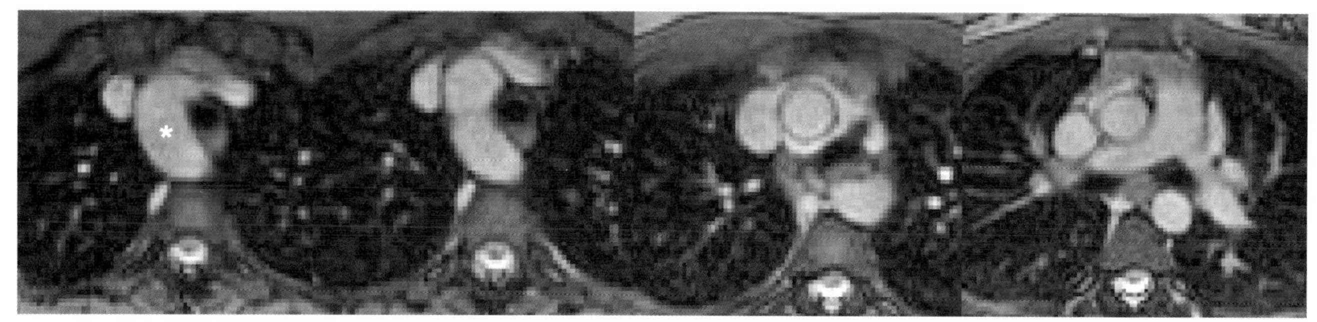

图 30.19 旋主动脉弓。MR GRE 图像显示右主动脉弓(*)经过食管后方,然后延续为左侧降主动脉。

降主动脉

降主动脉在动脉韧带后开始,并在穿过膈肌裂孔后延续为腹主动脉。降主动脉发出多个血管,包括肋间和支气管动脉。

主动脉缩窄

主动脉缩窄定义是动脉导管相邻的主动脉的局部狭窄,并且经常发生不同程度的主动脉弓发育不全。在极少数情况下,可累及腹主动脉。主动脉缩窄是一种相对常见的变异,约占所有先天性心脏病的 6%~8%。在高达 75% 的主动脉缩窄和特纳综合征与二叶式主动脉瓣有密切的联系。病因尚不清楚,但二叶式主动脉瓣的常见发病机制已被提出,包括神经嵴组织迁移异常,胚胎期子宫内血流减少以及伴有囊性中层坏死的主动脉病变。

主动脉缩窄有两种主要类型:动脉导管前和导管后。导管前缩窄往往更严重,病程长。通常出现在婴儿期,动脉导管闭合后全身血流灌注不足。导管后缩窄通常表现为成年后高血压和左心衰竭。为了绕过主动脉狭窄区域,通过相邻的内乳动脉和肋间动脉侧支循环增加血流量(图 30.20)。虽然通常双上肢(导管前缩窄)或上下肢(导管后缩窄)之间存在不同的血压和脉搏,但是在广泛侧支形成的背景下,上下肢之间的血压可能会平衡。

主动脉缩窄的 X 线表现仅在严重的病例中才明显。主动脉弓远端凹陷导致在胸片上呈“3 字”征。增粗的肋间动脉导致双侧肋骨中央切迹,累及第四至第八肋骨后段(图 30.21)。虽然 CT 显示其解剖结构最好,但 MRI 和超声心动图可以定量评估严重程度,包括压力梯度和缩窄处血流速度(图 30.22)。

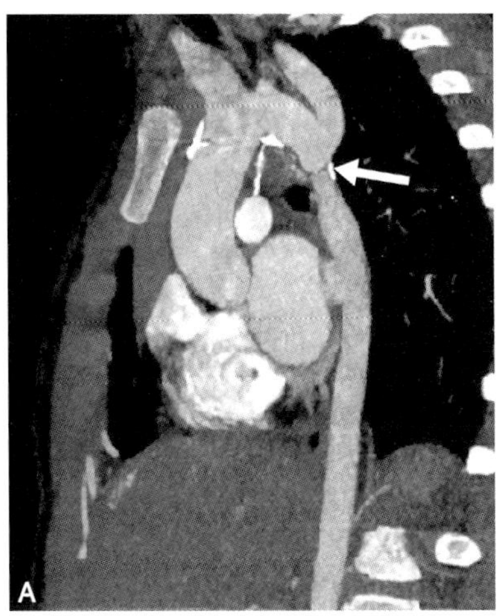

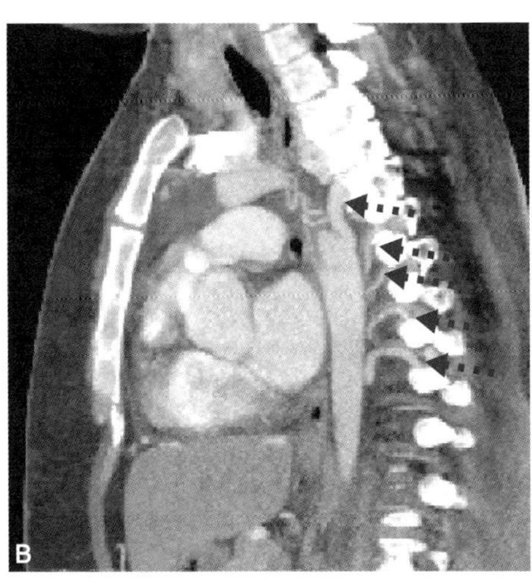

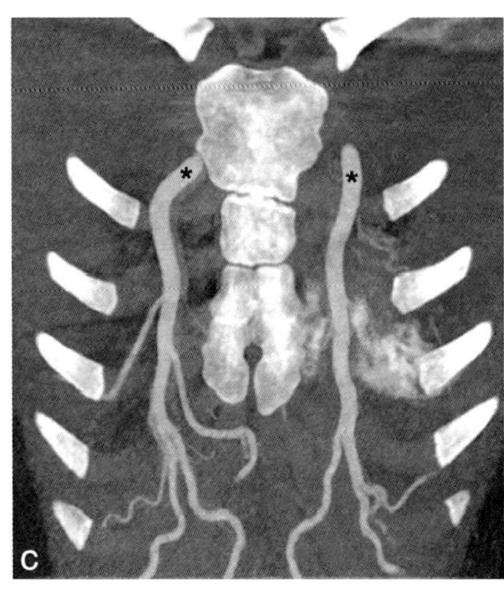

图 30.20　主动脉缩窄。矢状位 CT(A)、矢状位 CT MIP(B)和冠状位 MIP(C)。降主动脉近端的局灶性狭窄对应于导管后主动脉缩窄(白箭)。存在大的肋间侧支(B,黑虚箭)和内乳动脉(C,＊)。

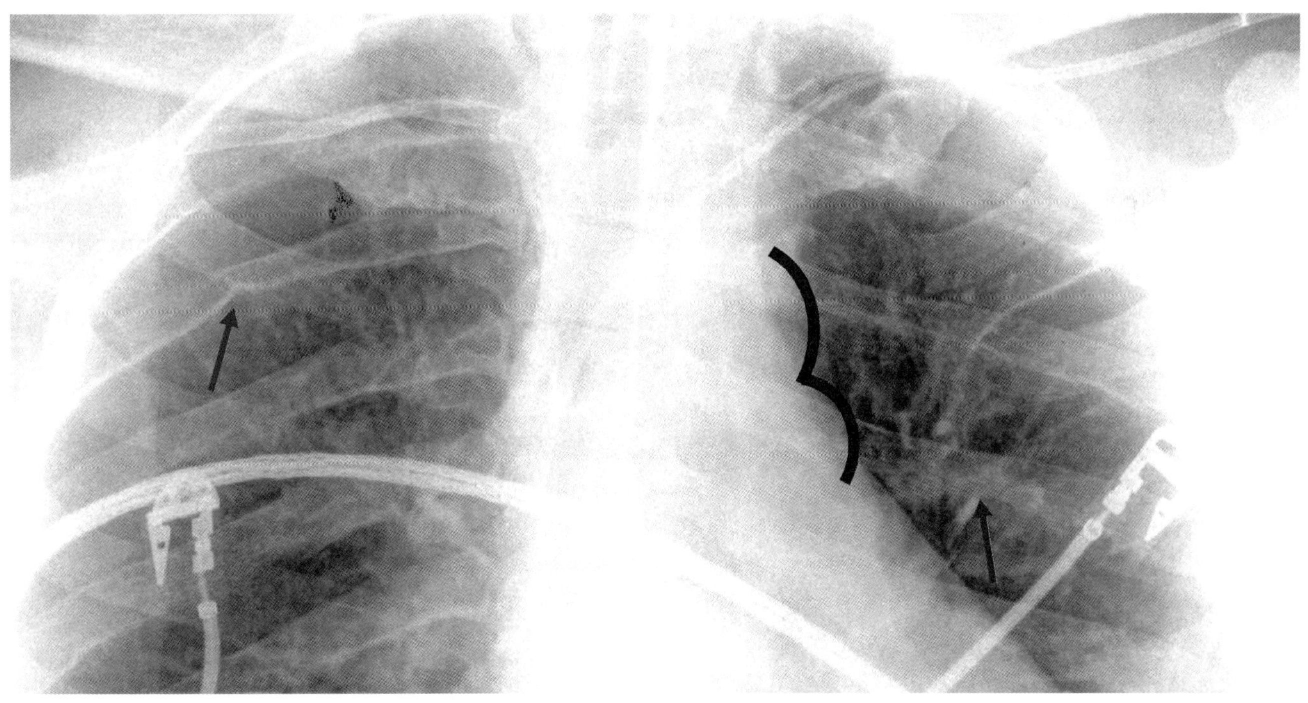

图 30.21　主动脉缩窄。主动脉缩窄患者正位胸片显示“3 字”征,其中 3 字征的压痕与主动脉缩窄区域相对应。由于粗大肋间侧支动脉(箭)导致下肋骨切迹。

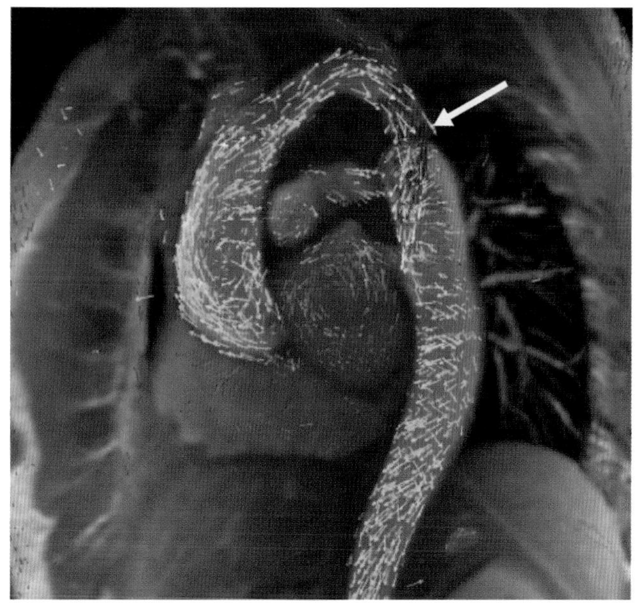

图 30.22　主动脉缩窄。四维相位对比矢状面 MPR 显示血流加速,红色血流(黄箭)穿过近端胸主动脉缩窄处;压力梯度定量为 31mmHg。

主动脉缩窄手术修复,通常涉及狭窄部分的切除和吻合或血管移植术。其他的修复技术包括以扩大缩窄段的锁骨下动脉皮瓣或假体补片成形术、旁路移植术、血管内球囊扩张术。当缩窄压力梯度超过 20mmHg 时,建议进行干预。据报道在手术修复后 30 年生存率为 72%~74%。术后并发症包括动脉瘤形成、假性动脉瘤破裂、动脉粥样硬化加速、心血管病发病率增加。在多达 30% 的患者中可能会发生再狭窄。这些患者的治疗方案包括血管内支架植入、手术切除、主动脉成形术和旁路移植术。

假性缩窄

主动脉先天性伸长伴主动脉峡部明显扭曲,可类似缩窄的表现,称为假性缩窄(图 30.23)。假性缩窄无真正缩窄时的血流动力学变化,如明显的压力梯度和动脉侧支形成。虽然通常无症状,但假性缩窄可能与高血压和主动脉瘤有关。与缩窄一样,它与二叶式主动脉瓣有关。在胸片上表现为上纵隔增宽与位于主动脉弓上方(图 30.23A)。

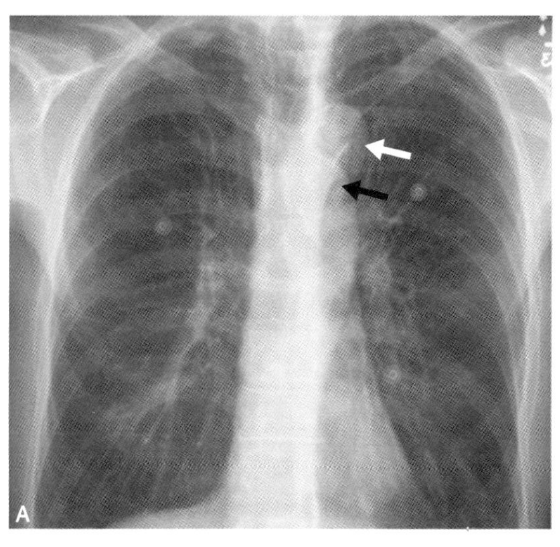

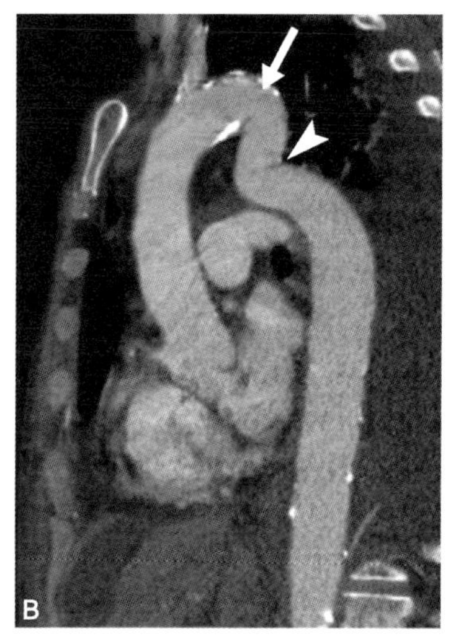

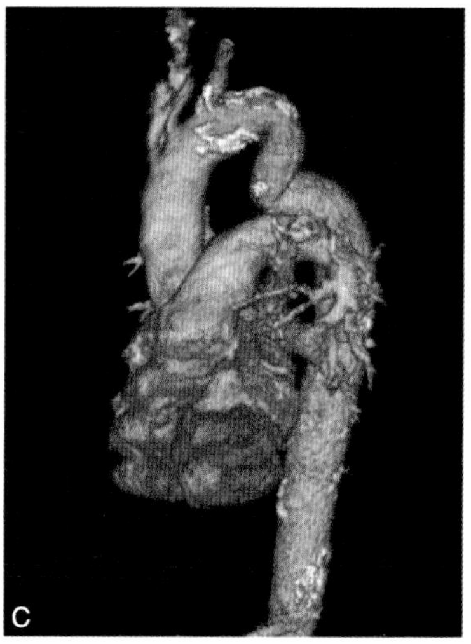

图 30.23　主动脉假缩窄。胸片(A)显示一个高于主动脉弓(黑箭)的圆形密度影(白箭)。矢状位 CT (B)上,主动脉弓和降主动脉被拉长和折叠(白箭),导致局部扭曲(白箭),但没有明显变窄。C. 同一患者 3D VR 。

动脉粥样硬化

动脉粥样硬化疾病的发病机制及后果在本文冠状动脉疾病一节中有更为深入的探讨。主动脉动脉粥样硬化的危险因素包括高龄、遗传、高血压、糖尿病、吸烟、高脂血症、久坐和内皮功能障碍。动脉粥样硬化的形成是一个循环过程,首先巨噬细胞吞噬脂蛋白,然后巨噬细胞并入主动脉壁内膜下。巨噬细胞的细胞内过程导致泡沫细胞的形成。最终,巨噬细胞死亡,随之而来的是大量白细胞和成纤维细胞的涌入。这一循环的结果是形成壁内肿块,由内层细胞外脂质、外层炎性细胞和使动脉腔狭窄的结缔组织组成。与冠状动脉斑块相似,纤维帽较薄和坏死较大的非钙化斑块或混合斑块更容易破裂,称为易损斑块。随着斑块的老化和钙化,不易破裂。

胸主动脉动脉粥样硬化是胸片常见的表现,沿着主动脉走行(图 30.24)。在胸部 CT 上,主动脉动脉粥样硬化是一个常见的表现,通常不会导致血流动力学的直接损害,因为主动脉的口径较大。然而,考虑到动脉粥样硬化疾病是一个多灶性过程,可累及锁骨下动脉或颈动脉,从而导致血流动力学损害。

在一些患有严重动脉粥样硬化疾病的患者中,弥漫性、非钙化动脉粥样硬化斑块可以覆盖胸、腹主动脉的大部分,称为复杂的动脉粥样硬化(图 30.25)。这些复杂的动脉粥样硬化是以前斑块破裂的间接标志,是后期缺血性事件发生的独立危险因素,可能会改变内外科治疗方式。

在某些区域,可见对比剂在复杂斑块区域之间向主动脉壁延伸,这些称为“斑块溃疡”。这种表现类似于穿透性动脉粥样硬化性溃疡(PAU),下文将更详细地讨论,必须对两者进行区分。溃疡斑块是先前斑块破裂的间接征象,可导致血栓栓塞,但 PAU 是内膜破裂的标志,属于急性主动脉综合征,下文也将对此进行讨论。一般情况下,溃疡斑块不会超出主动脉腔,进入因动脉粥样硬化引起的线性钙化的内膜(图 30.26)。然而,即使是放射专家,区分两者也并不容易。

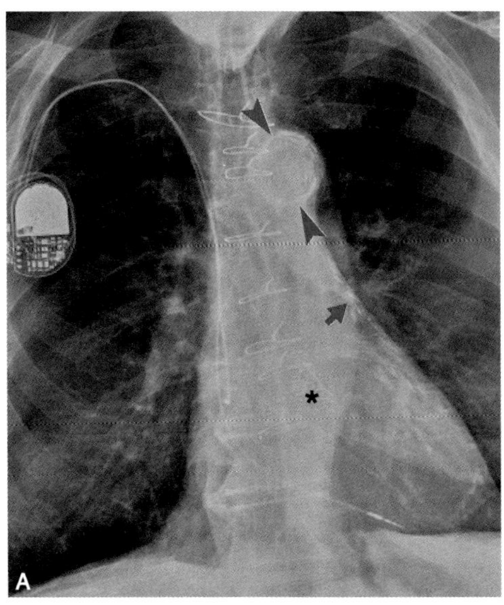
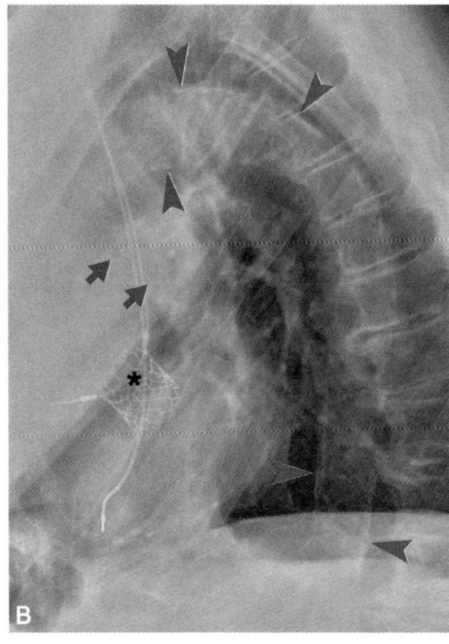
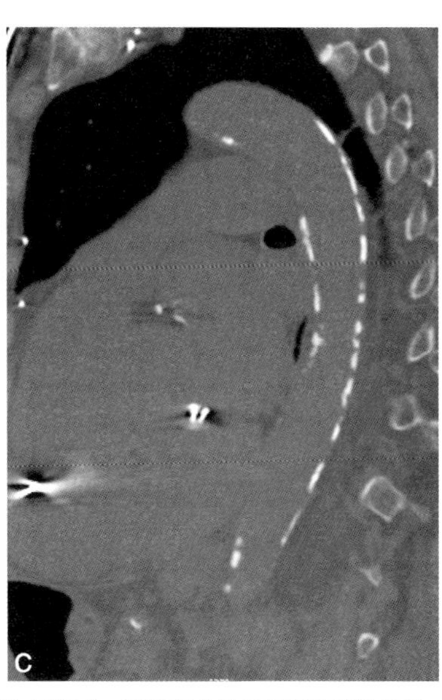

图 30. 24　弥漫性胸主动脉粥样硬化。95 岁,男性,正位(A)和侧位(B)胸片显示沿胸主动脉的多灶性钙化斑块(箭头)。通过手术显示患者先前曾进行过冠状动脉旁路移植术(箭)和经导管主动脉瓣介入治疗(TAVI,*)。另一位 79 岁男性患者的矢状位胸部平扫 CT(C)示沿降主动脉多灶性钙化。

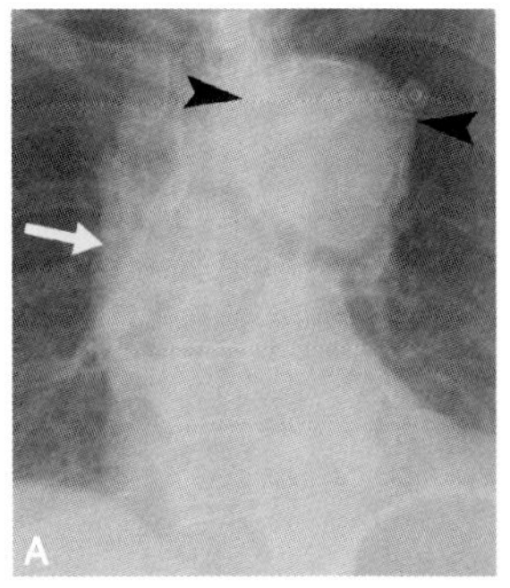
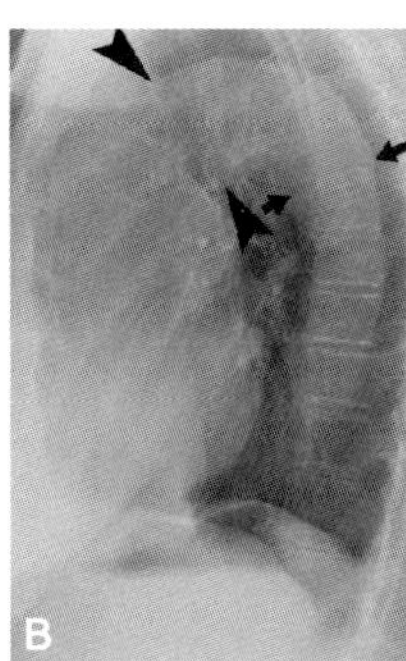
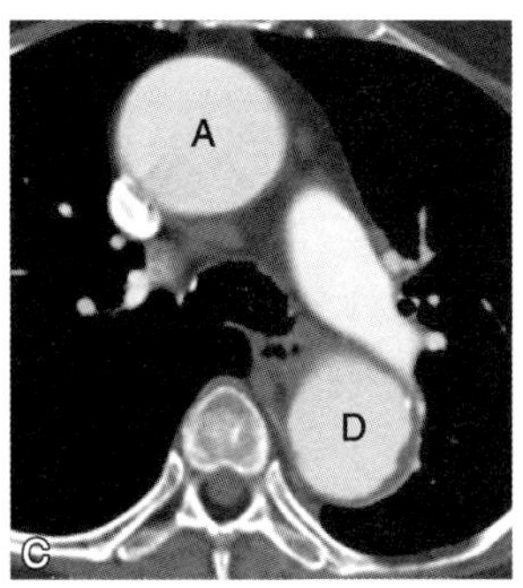

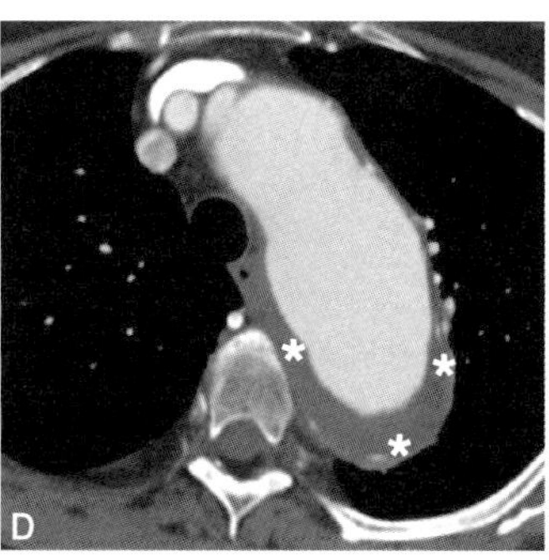

图 30. 25　主动脉瘤样扩张患者的复杂动脉粥样硬化斑块。75 岁,女性,正位(A)和侧位(B)胸片显示升主动脉(黄箭)、主动脉弓(黑箭头)和降主动脉(黑箭)的动脉瘤样扩张。左肺动脉水平的 CTA(C)显示升主动脉(A)和降主动脉(D)呈动脉瘤样扩张。在主动脉弓水平(D),主动脉瘤直径高达 5. 8cm。沿着主动脉弓和降主动脉存在层状的附壁血栓(*)。

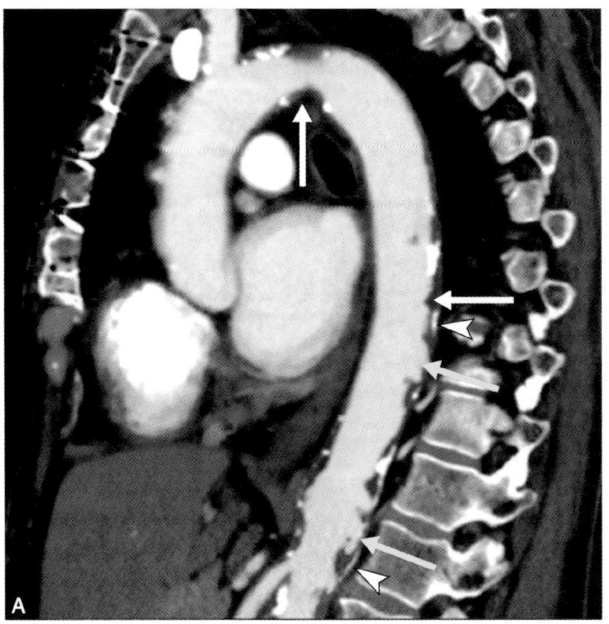
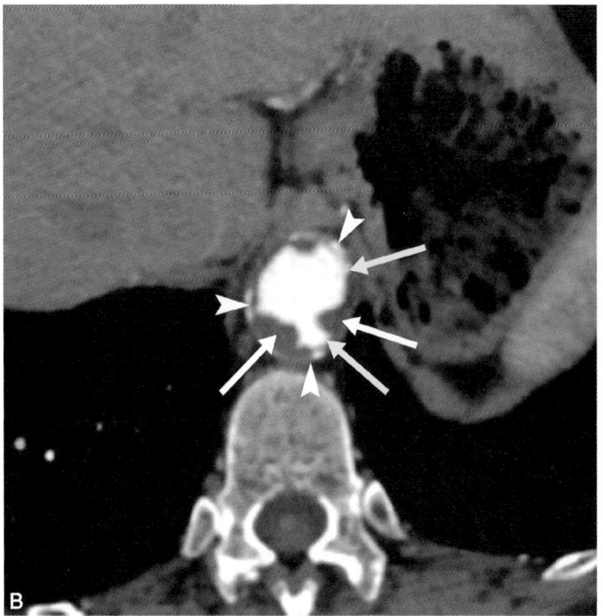

图 30. 26　男性,65 岁,溃疡斑块。矢状位(A)和横断位(B) CT 图像显示广泛的分层、混合斑块,主要是非钙化斑块遍布胸主动脉(白箭)。在某些区域,可以看到对比剂延伸至斑块(黄箭),但不延伸至内膜外,内膜沿主动脉壁有一层薄钙化(白箭头)。区别溃疡斑块和穿透性动脉粥样硬化溃疡很重要,因为两者有不同的治疗方法。

动　脉　瘤

主动脉窦瘤

主动脉窦瘤是窦的异常扩张，可能是先天性的，也可能是后天形成的。先天性动脉瘤继发于纤维成分薄弱，见于结缔组织疾病，如马方综合征、埃勒斯·丹洛斯综合征和洛伊斯·迪茨综合征（图30.27）。先天性主动脉瘤也与二叶式主动脉瓣和VSD有关。获得性主动脉窦瘤常表现为假性动脉瘤，是细菌性心内膜炎或主动脉手术所致。主动脉窦扩张可能是弥漫性、环状或偏心性的，局部累及冠状窦。70%的病例累及右主动脉窦。

临床症状无特异性，常见并发症如破裂、主动脉反流或邻近心血管结构压迫。破裂常发生在心脏，最常见的是右心室和右心房，这导致左向右分流引起心力衰竭。早期手术或血管内修复至关重要，因为破裂后平均生存期为1~2年。

升主动脉和主动脉弓瘤

胸主动脉瘤（TAAs），定义为主动脉扩张至大于4cm并保持血管壁完整性，即无内膜破坏，可发生在血管的任何部位，50%发生在升主动脉（头臂干近端），10%发生在主动脉弓，40%发生在降主动脉（左锁骨下动脉远端）。TAA的发生有多种危险因素，但迄今为止与动脉粥样硬化的相关性最高，70%的病例中可见动脉粥样硬化。动脉粥样硬化继发的动脉瘤可发生在胸主动脉和腹主动脉的任何地方，但是更常见于降主动脉（图30.28）。因此，这些患者进行腹主动脉成像也是很重要的。高胱氨酸尿症、马方综合征和其他结缔组织疾病可导致主动脉环和升主动脉近端扩展，称为主动脉环扩张。升主动脉瘤也可由非感染性或感染性主动脉炎引起。巨细胞性动脉炎（GCA）、风湿热和复发性多软骨炎可能导致升主动脉动脉瘤，而主动脉炎可能累及升主动脉、主动脉弓及发出的分支血管、腹主动脉和肺动脉。细菌性心内膜炎可引起感染性主动脉炎，伴发的动脉瘤最常发生在升主动脉近端。历史上，梅毒是升主动脉炎和动脉瘤常见的病因，现在梅毒性主动脉炎的发病率有所下降，但也有一些其他微生物（包括链球菌和葡萄球菌）可能与感染性主动脉炎（真菌病）有关，导致霉菌性动脉瘤的形成。二叶式主动脉瓣是TAA升高的独立危险因素，与主动脉瓣狭窄无关。

胸片能显示升主动脉或主动脉弓的扩张（图30.25），伴或不伴钙化。成像技术也是一个需要考虑重要的因素；如果患者向右旋转，升主动脉的轮廓可能被扩大，不能误认为是动脉瘤。主动脉弓动脉瘤可能伴有气管偏移和左肺上叶不张。CT血管造影（CTA）已经取代传统的导管血管造影成为影像学的首选手段，具有体外评价的优点，但目前还不能像导管血管造影那样进行治疗。CTA的典型表现是升主动脉或主动脉弓大于4cm的梭形和局灶性扩张（图30.29）。马方综合征患者可表现为肺动脉干扩张，同时伴有主动脉环扩张（图30.30）。动脉瘤引起湍流，最终导致附壁血栓形成（图30.25）。对已知动脉瘤的随访中，通常不使用平扫图像，一些研究表明，附壁血栓中局灶性半月形高密度可能是动脉瘤即将破裂的迹象。多平面（MPR）和三维重建很容易显示，可以精确测量，并帮助介入医师进行治疗前后计划和方案的制定，对风险分层特别有帮助。

磁共振和磁共振血管成像（MRA）与CT一样，对动脉瘤、附壁血栓和其他相关并发症具有高度的敏感性和特异性。电影序列能使流动模式可视化，尽管还需要进一步的研究来确定这些信息的临床有效性。由于无电离辐射，MR可能是年轻患者或需要长期随访患者的最合适的方式；对于过敏或肾功能不佳的患者，可行MR平扫检查。

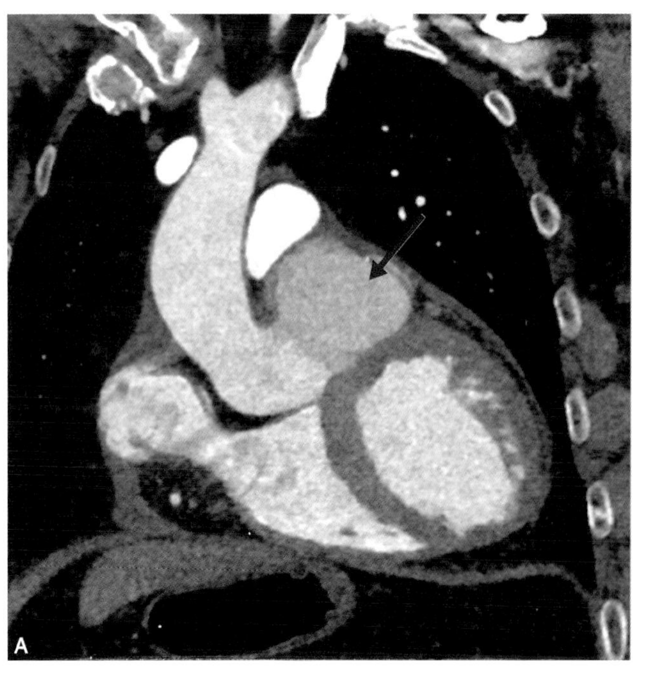

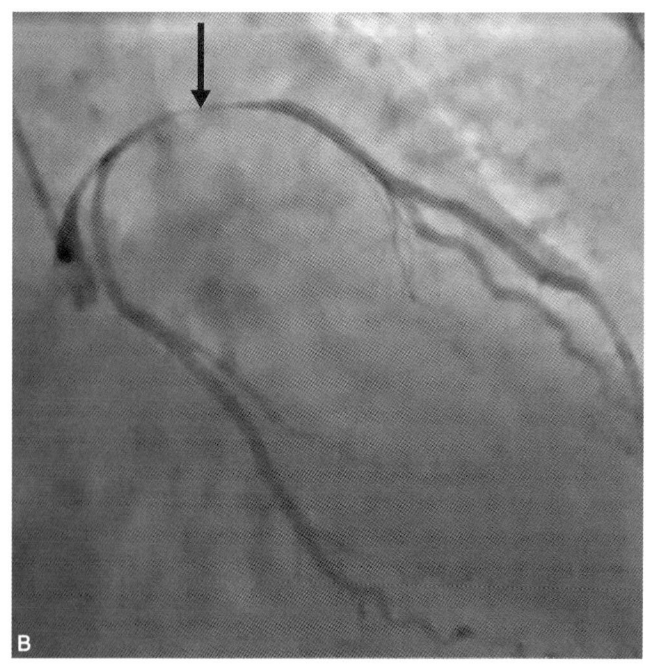

图30.27　动脉瘤窦。胸痛患者，斜冠状位CTA显示起源于左主动脉窦的巨大动脉瘤（A，箭）。冠状动脉造影显示主动脉窦瘤并使左冠状动脉前降支变窄（B，箭）。患者的症状在手术后消失。

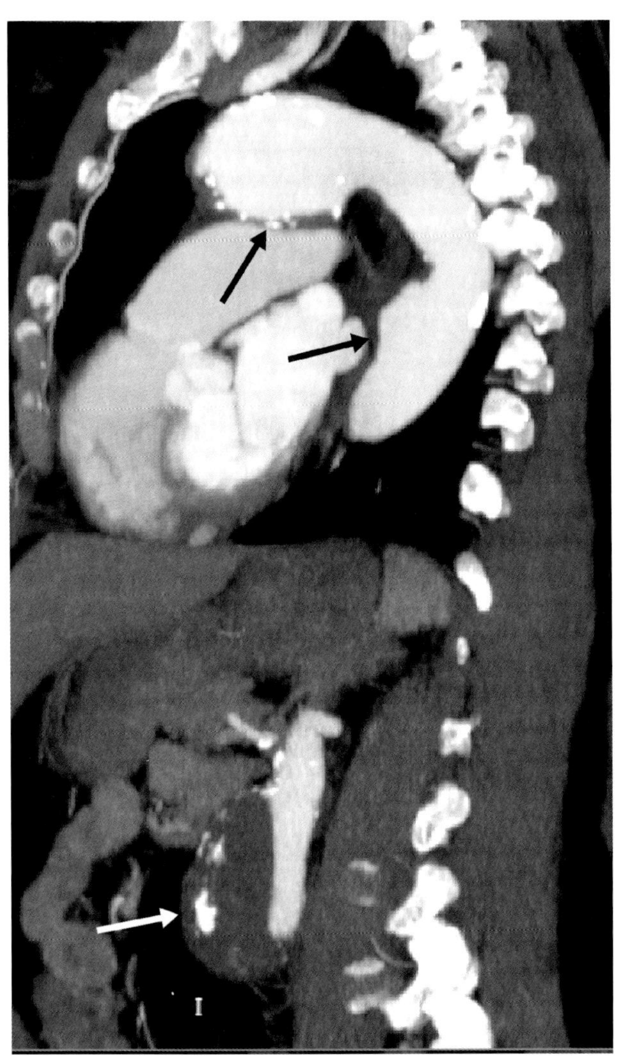

图 30.28　多灶性胸腹主动脉瘤。女性，69 岁，矢状位 CT 图显示胸主动脉（黑箭）及肾平面下腹主动脉（白箭）多灶性动脉瘤。注意腹主动脉瘤内的附壁血栓。

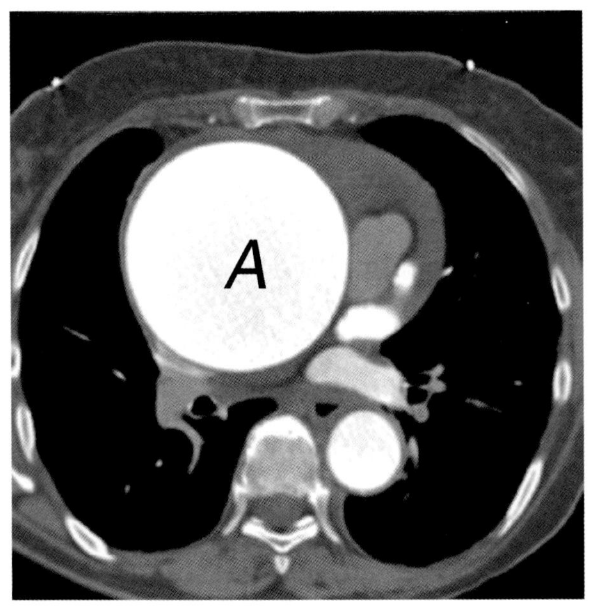

图 30.29　升主动脉瘤。女性，77 岁，CT 显示升主动脉扩张，直径为 7.7cm，符合动脉瘤（A）。

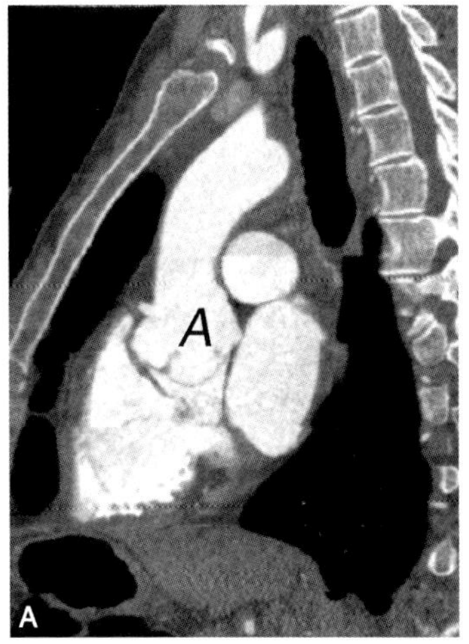

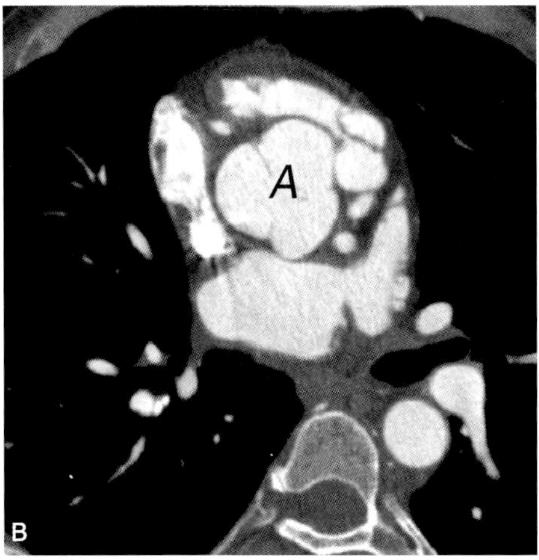

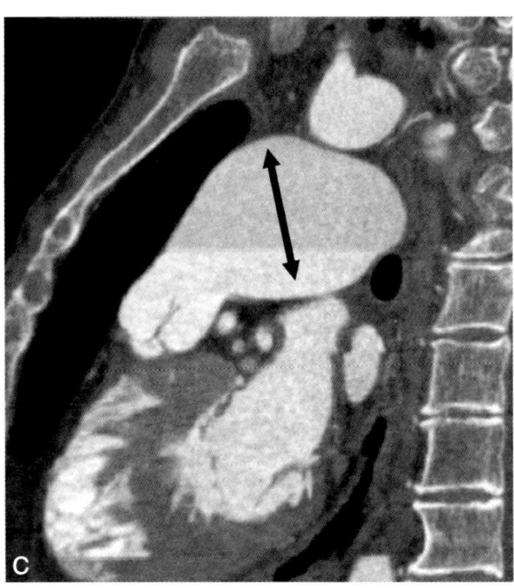

图 30.30　马方综合征合并主动脉弓和肺动脉受累。男性，59 岁，矢状位 CT 图像（A）显示主动脉环/根部动脉瘤（A），其特征是扩张的根部呈郁金香状改变。经主动脉窦斜轴位重建（B）显示动脉瘤样扩张约 4.8cm（A），矢状位 CT 图像（C）显示肺动脉主干（双头箭）动脉瘤样扩张，是诊断该综合征的标准之一。

升主动脉瘤可并发夹层或破裂，破裂是导致患者死亡的主要原因。破裂的风险随动脉瘤增大而增加，大于6cm的升主动脉瘤破裂的风险约为14%。如果不及时治疗，破裂可导致97%~100%的死亡率；与修复相关的围术期死亡率较高，但与急诊修复相比，选择性修复的围术期死亡率要低得多（9% vs. 22%）。因此，早期诊断至关重要，需对动脉瘤的患者进行定期、连续的影像学监测，以评估动脉瘤的大小和生长情况。升主行动脉瘤直径大于5.5cm或间隔生长（生长速度6个月大于0.5cm或1年大于1cm）是介入是手术或血管内介入治疗的指征。对于结缔组织疾病（如马方综合征），修复的阈值较低，通常大于5cm。

降主动脉瘤

降主动脉瘤通常与动脉粥样硬化相关，但也可继发于其他疾病，如胶原血管疾病、感染性主动脉炎、自身免疫性炎症等疾病。

胸片可显示降主动脉扩张（图30.25）；在真正的动脉瘤中，任何相关的钙化都会向外移位。CTA对动脉瘤具有高度敏感性和特异性，无论是否伴有附壁血栓。MRA对于动脉瘤及其并发症的检测也具有很高的敏感性和特异性。虽然血流动力学不稳定的患者不适合磁共振成像，但因无电离辐射，它更适合用于常规监测。

降主动脉瘤可能并发夹层、破裂或食管和/或气管瘘；其中破裂是死亡的主要原因。破裂的危险因素包括年龄、直径大于5cm、高血压、吸烟和慢性阻塞性肺疾病。动脉瘤生长速度随动脉瘤增大而增加，直径大于5.2cm的动脉瘤，生长速度估计为0.12cm/y。因此，动脉瘤需要持续监测；大于6.5cm和/或间隔生长（生长速度6个月大于0.5cm或1年大于1cm）是开放手术或血管内治疗的适应证。主要的术后并发症中，肾衰竭（5%~13%）和脊髓缺血（4%~30%，取决于疾病的严重程度）的手术死亡率为5%~12%。与升主动脉一样，与结缔组织有关的动脉瘤可以通过早期干预得到更积极的治疗。

急性主动脉综合征

急性主动脉综合征（AAS）包括主动脉夹层、急性壁内血肿（IMH）和PAU，它们都有可放射到背部的剧烈胸痛的共同临床表现。虽然这些传统上被归类为不同的体系，但越来越多的证据表明，可能代表多种疾病或一系列疾病，下文将对此作更详细的描述。这三者不能通过临床病史或体格检查来区分，因此影像检查在诊断中起着不可或缺的作用。经食管超声心动图（TEE）、多层螺旋CT（MDCT）、CTA和MRA都是有用的、高度敏感的和特异性的。CTA是最常用的方法，对胸主动脉夹层的敏感性和特异性分别为100%和98%。选择成像参数和静脉注射CTA对比剂的方式是至关重要的。非对比度相位成像是鉴别IMH的重要手段，而成像时机的选择对于最佳成像至关重要。确保动脉相成像的两种常用方法是时间/对比剂测试和对比剂跟踪术。通过测试推注，注入少量对比剂并在单个层面获得重复横断位图像以评估最大浓度时间。一旦确定，就使用正常量对比剂，并且根据计时剂量指示的扫描进行延迟成像。通过对比剂跟踪，在升主动脉中规定感兴趣区域（ROI），给予对比剂团注，当ROI中的CT值超过预设阈值时，触发扫描。如果怀疑升主动脉夹层，应采用前瞻性心电图门控，以避免因运动或主动脉根部其他伪影造成的假阳性诊断。通过门控和合适的血管造影时机，也可以评估冠状动脉夹层。

主动脉夹层

胸主动脉夹层根据Stanford方法按范围进行分类：A型夹层累及升主动脉（无名动脉的近端），需要立即进行支架置入手术治疗（图30.31、图30.32）。B型夹层仅累及降主动脉（左锁骨下动脉远端），除非有证据表明终末器官缺血或即将破裂，则需要手术或血管内支架植入术，否则采用药物治疗（图30.33、图30.34）。累及主动脉弓但不延伸至无名动脉的夹层（图30.35、图30.36）少见，约占所有夹层的7%，并没有被明确分类，也没有在医学或外科文献中被完全地描述。为了报告和促进理解，它们可以被描述为B型夹层合并主动脉弓受累。在接受血管内治疗的患者中，术后监测成像对于评估是否存在内漏非常重要，将在章节后面详细讨论。

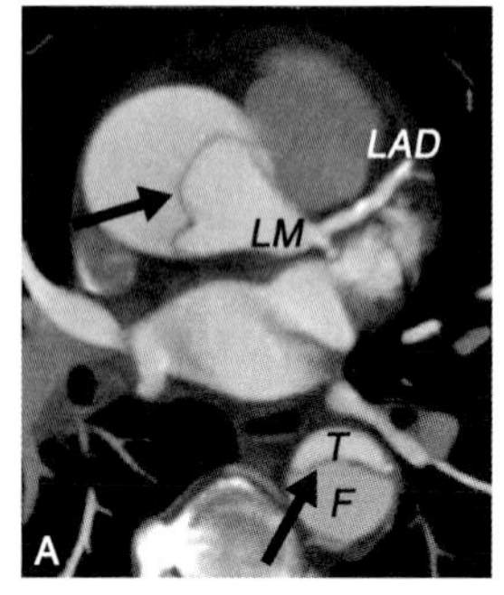

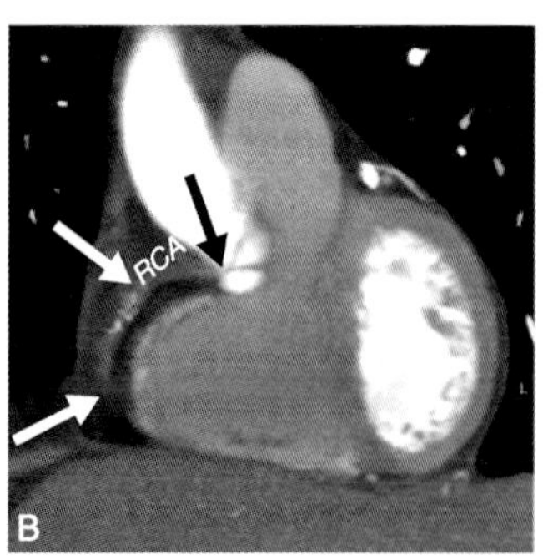

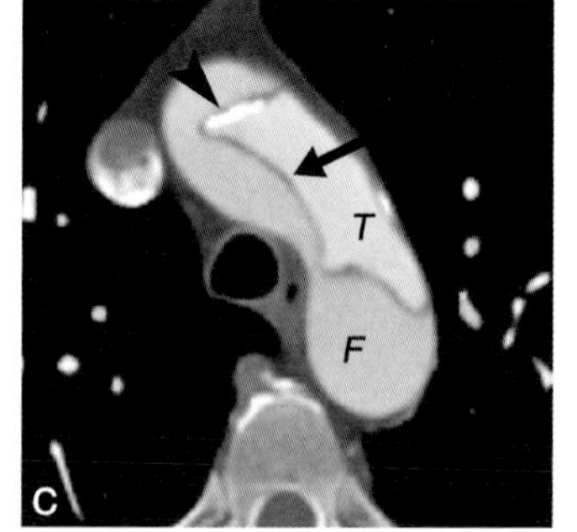

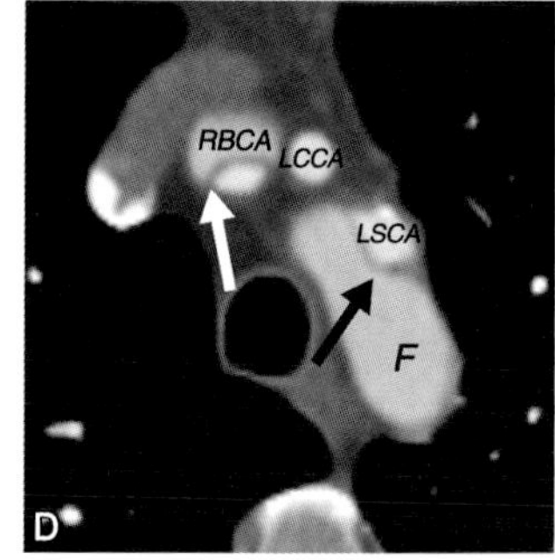

图30.31　A型主动脉夹层，RCA闭塞，累及头臂干。左冠状动脉（A）水平的横断位最大密度投影（MIP）CT图像显示夹层（箭）延至主动脉根部。左冠状动脉主干（LM）和左前降支（LAD）通畅。夹层延伸至降主动脉，并显示出内膜片（箭）、真腔（T）和假腔（F）。右侧冠状动脉（B）水平的斜冠状位MIP图像显示，夹层内膜片（黑箭）延伸至右侧冠状动脉（RCA）口导致闭塞（白箭）。主动脉弓（C）水平轴位图像显示夹层内膜片（箭）、真腔（T）和假腔（F）。注意内膜钙化向内移位（箭头）。在主动脉弓血管水平的横断位图像（D）显示夹层内膜片进入右头臂干（RBCA，白箭）。左颈总动脉（LCCA）和锁骨下动脉（LSCA）由真腔供血。

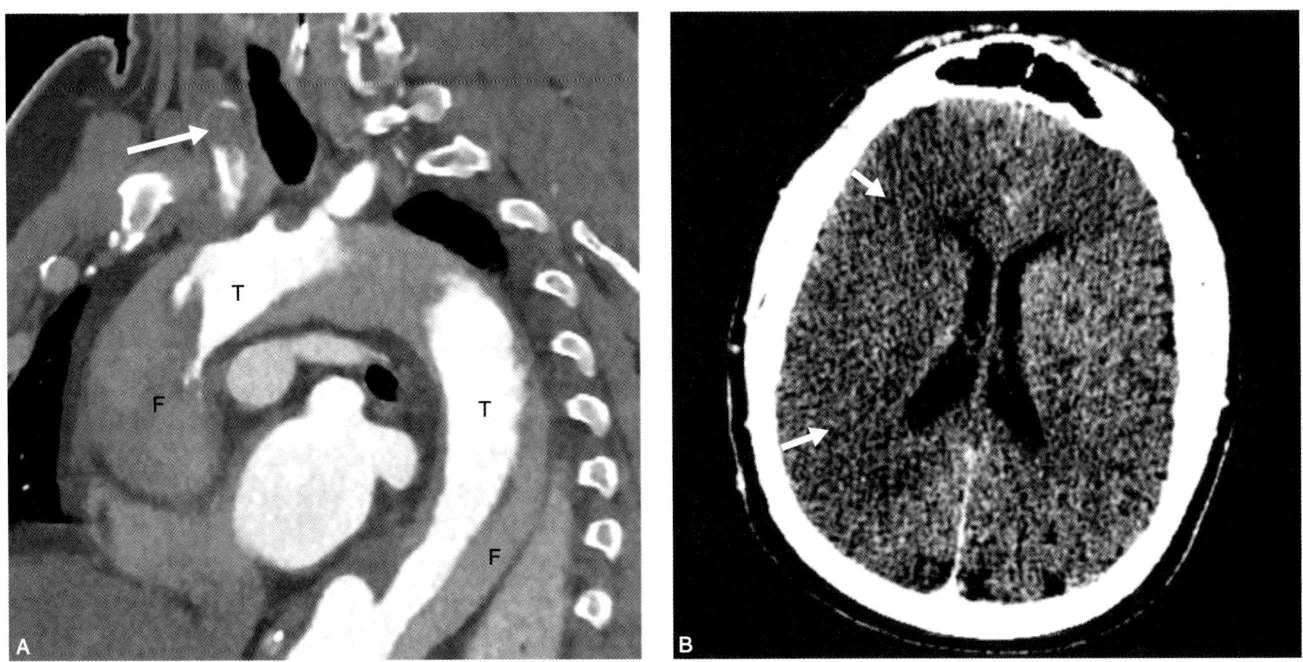

图 30.32　A 型主动脉夹层并右颈总动脉闭塞。旁矢状面 CT 重建(A)显示 A 型夹层,假腔(F)内血流较真腔(T)缓慢,累及右颈总动脉(白箭),管腔闭塞。头部 CT(B)图像显示右侧颈总动脉闭塞导致几乎整个右侧大脑半球(白箭)呈相对低密度。

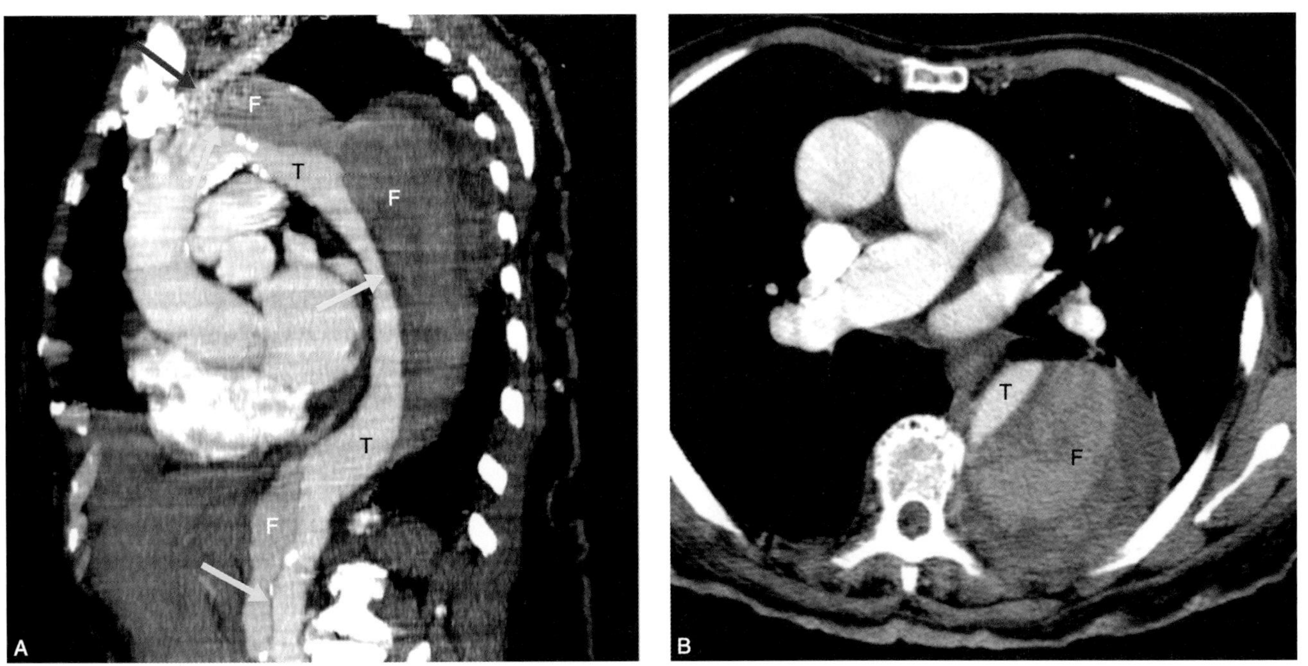

图 30.33　B 型主动脉夹层,即将破裂。CTA(A)的旁矢状位图像显示内膜片(黄箭)延伸至左锁骨下动脉水平(红箭),未累及该血管,也没向近端延伸至主动脉弓,符合 B 型夹层。由于假腔内压力增加,真腔(T)体积较假腔小,其强化程度更高。横断向图像(B)显示假腔(F)比真腔(T)大。主动脉最大直径 7.1cm。尽管大多数 B 型夹层都是通过药物治疗的,但由于主动脉较大,且存在破裂的风险,所以患者接受了手术治疗。

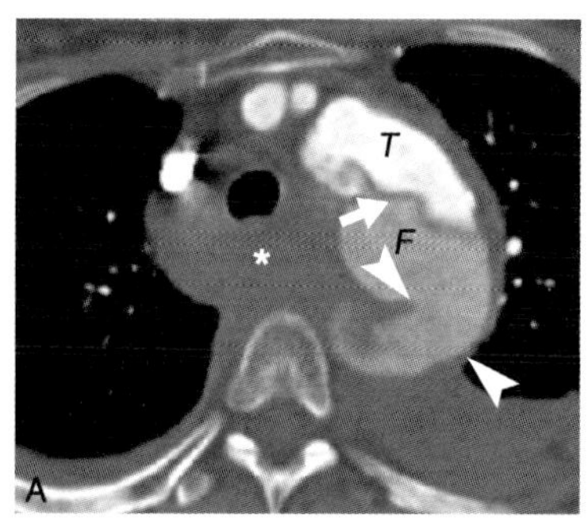

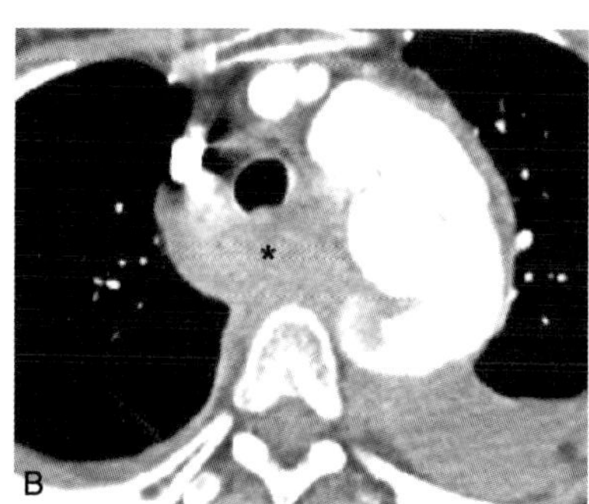

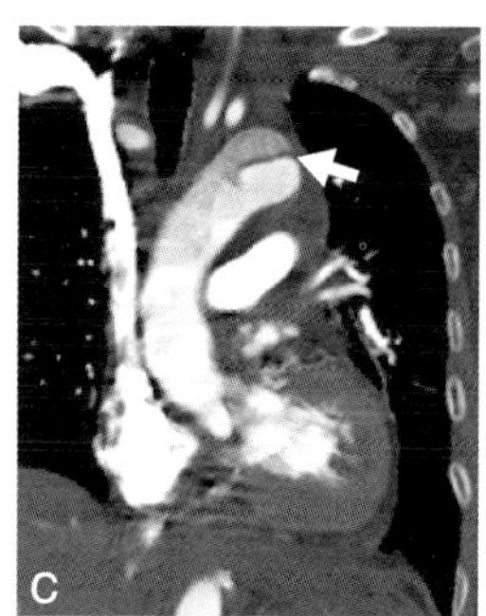

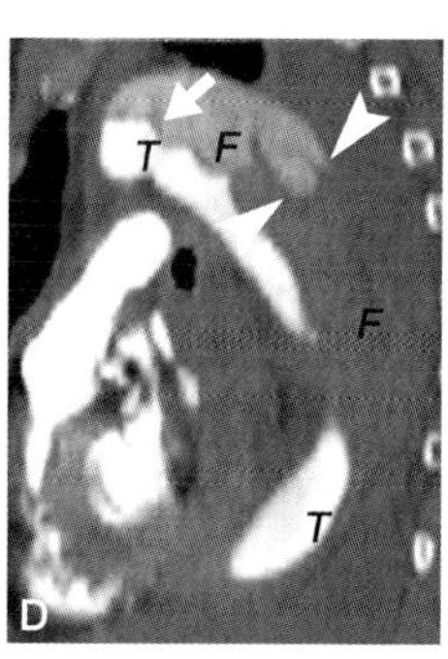

图 30.34　B 型主动脉夹层伴破裂。横断位 CT 血管造影(A)窗显示内膜片(箭)、真腔(T)和假腔(F)。从假性动脉瘤(箭头)后方的对比剂大面积渗出区域代表破裂。软组织窗(B)显示纵隔血肿(＊)更有优势,食管显示不清。原始数据库工作站上可以轻松呈现冠状位(C)和矢状(D);矢状图示胸主动脉中下段假腔(F)内部分血栓形成。

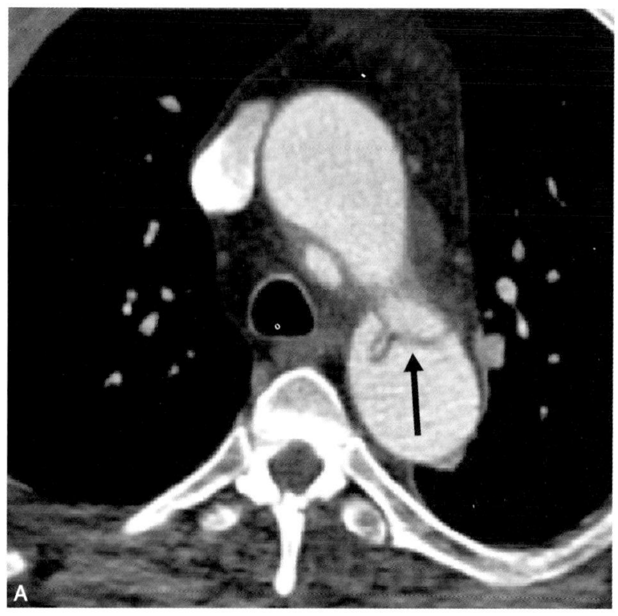

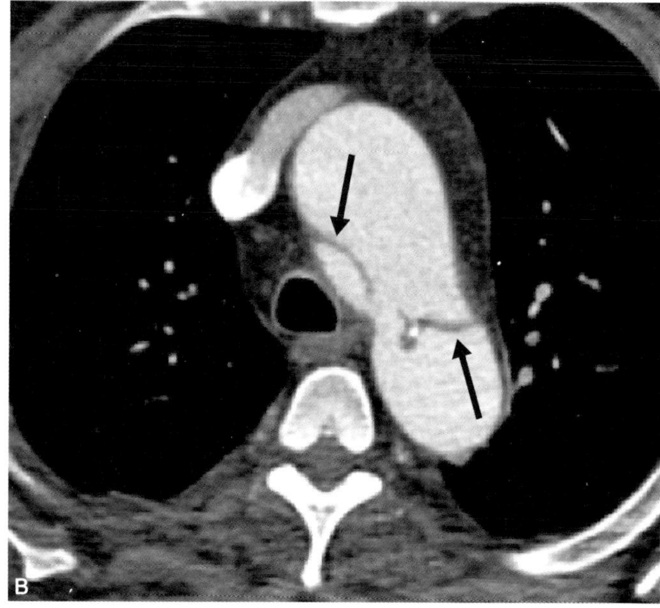

图 30.35　B 型夹层伴主动脉弓受累。横断向 CT 图像在主动脉弓较低水平(A)和中段(B)显示夹层内膜片(箭),延伸到主动脉弓近端但不超出头臂干起始处,因此不符合 A 型夹层的定义。

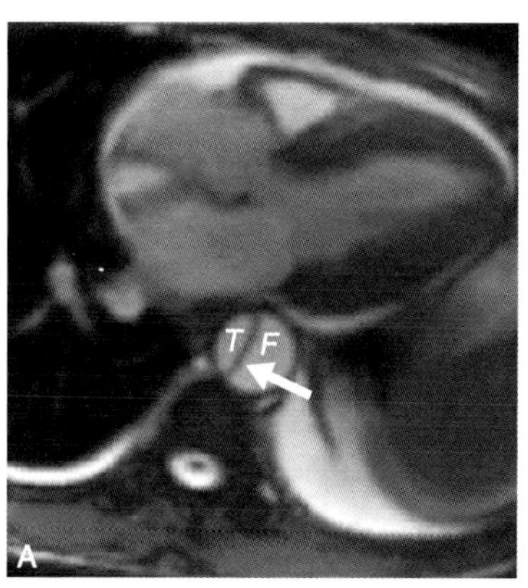

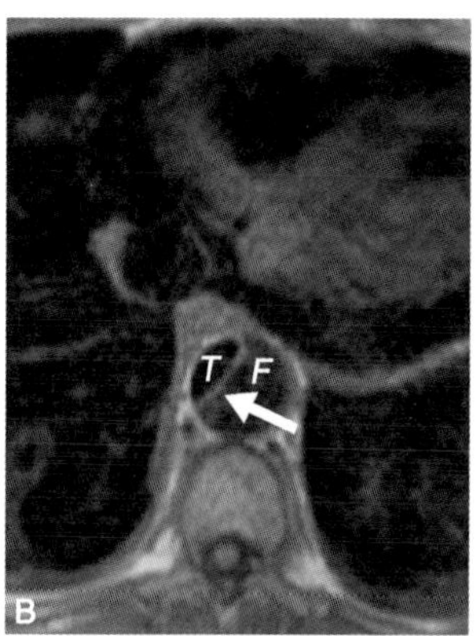

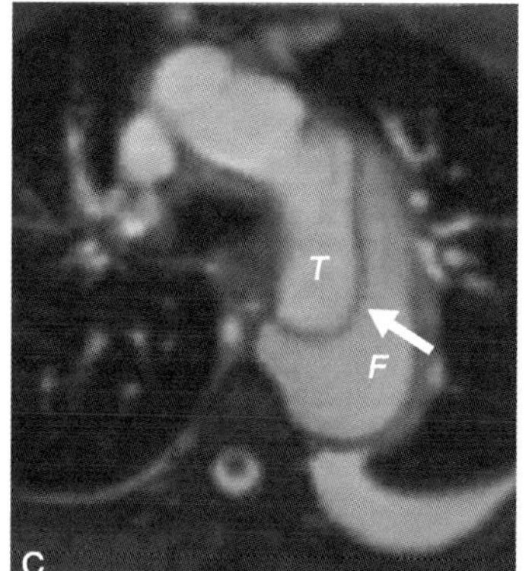

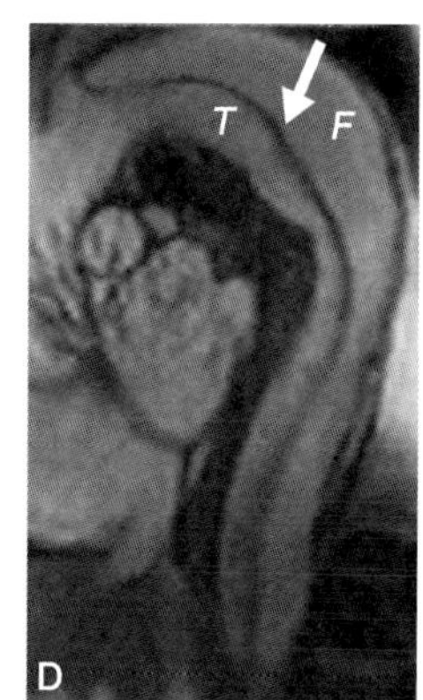

图 30.36　B 型夹层伴主动脉弓受累。横断位平衡稳态自由进动(bSSFP)梯度回波(A,C)和双反转恢复(DIR)T_2WI(B)MR 图像显示内膜片(箭)、真腔(T)和假腔(F)。真腔(T)较小,与内膜片呈锐角,假腔(F)较大,与内膜片交界面呈钝角。注意少量心包积液和左胸膜腔积液。矢状面重建(D)显示夹层延伸到主动脉弓但不累及升主动脉。

主动脉夹层的发病机制是一个复杂的过程，涉及主动脉的变性，这是一个动态结构，在调节主动脉顺应性等功能中起着至关重要的作用。这种变性可能是先天性的，继发于异常的或有缺陷的蛋白质生产（如马方综合征和埃勒-丹洛斯综合征），也可能是后天的，最常见继发于引起中膜变性的慢性高血压。其他危险因素包括特纳综合征和二叶式主动脉瓣、可卡因和甲基苯丙胺的使用、妊娠和主动脉炎。当内膜被破坏时，微环境和中膜功能的改变易导致急性剥离，从而导致血液从真主动脉腔流入中膜，形成第二个腔，即假腔。内膜撕裂最常见发生在升主动脉右侧壁，距离窦管交界处 1~2cm，或在动脉韧带插入点的降主动脉近端，即剪切应力最大的部位。一旦血液进入假腔，它沿着主动脉壁纵向传播，通常是逆行的，接着血液在假腔中循环导致新的撕裂。这一过程会引起强烈的炎症反应，急性期主动脉壁脆弱且易受损伤，与慢性期相比，其快速扩张和破裂的风险更高（图 30.33、图 30.34）。累及升主动脉的夹层可能并发严重的主动脉反流、心包积血导致心脏压塞和/或冠状动脉闭塞（图 30.31）。破裂也可能进入右心室、左心房、腔静脉和肺动脉，导致较大的左向右分流。在其他地方，终末器官的低灌注不足/缺血可能是由于内膜片扩张到主动脉弓或腹部血管所致（图 30.32）。

胸部 X 线片（图 30.37）通常是最初的评估方式，但在多达 40%的病例中表现可能是正常的。正位片可以显示气管偏移、纵隔增宽、主动脉结形态消失、升主动脉或降主动脉增粗、心包积液或内膜钙化向内移位，如果有以前的影像进行比较，这些征象很明显。

CTA 应在胸片阳性或临床高度怀疑的情况下进行，对诊断和治疗计划至关重要。在平扫图像中，可能有内膜钙化向内移位。在增强图像中，内膜片在绝大多数情况下可见。由于假腔内压力的增加，真腔与假腔可以通过强化程度和真腔体积相对较小来区分真腔和假腔（图 30.31~图 30.34）。这种压力也会使真腔与内膜片形成锐角，有助于区分两者。然而，血管造影的晚期和内膜片开窗可能会混淆这些发现。在极为罕见的案例中，可能会有环形内膜破裂（剪切），形成同心圆的真假腔。CTA 也可用于评估内膜片在分支血管中的扩展情况（图 30.32）。

MRI 和 MRA 可以使用与 CTA 的敏感性和特异性相似的单次快速屏气序列来进行检查，可以显示内膜片、真腔和假腔（图 30.36）。MR 在主动脉根部夹层中也特别有用，在稳态自由旋进（SSFP）序列上，逆行血流通过主动脉瓣去相位是诊断主动脉反流的依据。如上所述，主动脉近端夹层可能破裂进入心包，导致心包积血；对于可能存在心脏压塞的患者，使用功能性电影磁共振成像与 SSFP 技术可以对心壁周期运动进行粗略的检查。此外，还可以使用后处理软件对收缩末期和舒张末期容积进行量化，以计算每搏量和心输出量。然而，在大多数情况下，进行性主动脉夹层是不稳定的，需要立即手术干预。

壁内血肿

IMH 为主动脉壁内的急性出血，占 AAS 病例的 5%~15%。传统上认为 IMH 代表了一种独特的疾病过程，该过程是由血管中膜破裂引起的，形成血肿而不与主动脉腔连通。而 TEE 可以提供内膜的最佳图像，并且在 IMH 病例中内膜不规则都表明了内膜细微撕裂可能是始动因素，这一理论通过在手术和/或 IMH 标本的病理分析中被证实。

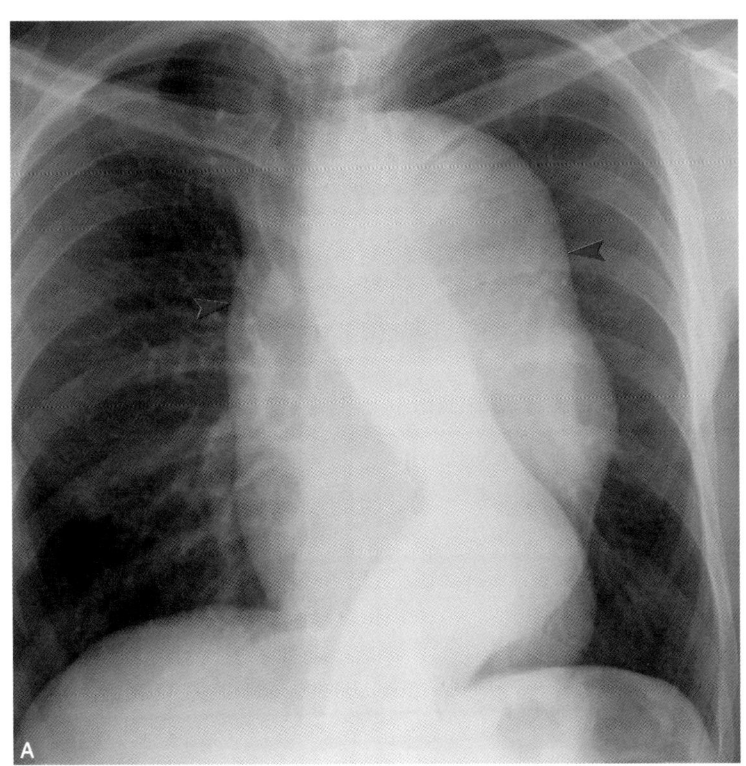

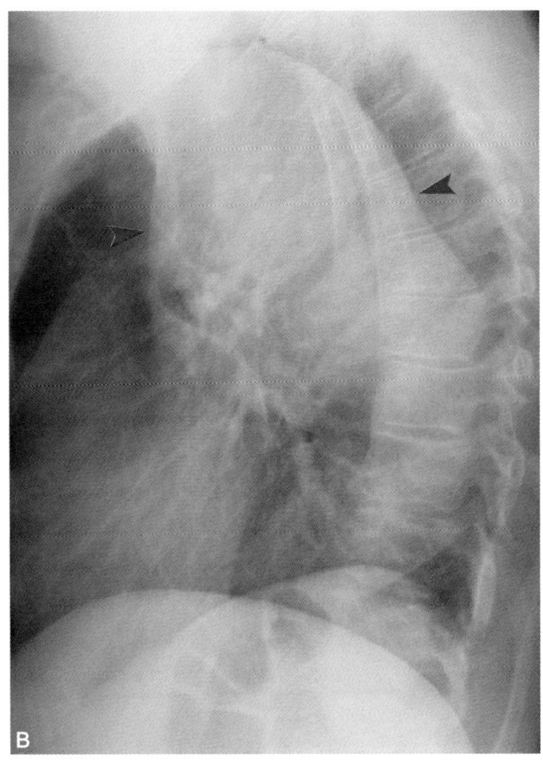

图 30.37　A 型胸主动脉夹层。男性，36 岁，正位（A）和侧位（B）胸部 X 线片显示增宽的浅分叶状的纵隔轮廓（箭头之间）。

在CT上，IMH的特征是可以在平扫图像中观察到主动脉壁是连续的，通常呈新月形的高密度影（图30.38）；动脉粥样硬化钙化也可能向内移位。在增强图像中，高密度通常不太明显，可能会被忽视或误诊。在MR上的新月形壁增厚，T_1和T_2信号的异常取决于出血时间。与解剖一样，IMH按Stanford方法进行分类，分为A型和B型。在大多数情况下，B型IMH只须进行药物治疗。与A型主动脉夹层一样，不稳定的A型IMH患者通常会进行急诊手术。但关于临床稳定的A型IMH患者的治疗存在争议。在IMH的临床过程中，10%的血肿可以消退，20%~45%的血肿会破裂，28%~47%会演变成明显的主动脉夹层。而且，A型IMH的病程很难预测，如果同时看到IMH和PAU，这通常提示有更高的进展风险。考虑到某些A型IMH病例的转归可，一些研究建议对那些发展为主动脉夹层或明显扩张的IMH的患者进行手术治疗。但也有其他研究表明这种治疗方法会使死亡率增加。因此，CT或MR在患者诊断治疗中是至关重要的，特别是对于急性A型IMH患者。与A型夹层相似，A型IMH可扩展至纵隔或心包。

穿透性动脉粥样硬化性溃疡

穿透性动脉粥样硬化性溃疡（PAU）是主动脉中膜的内部侵蚀，通常见于严重的动脉粥样硬化背景下。这种情况最常见于降主动脉，但胸主动脉的任何部位都可见溃疡，主动脉根部或升主动脉近端的溃疡预后较差。PAU占AAS病例的7.5%。在增强CT和MRA上，PAU表现为严重动脉粥样硬化背景下典型的主动脉壁的局灶性糜烂（图30.39），并且可以通过局灶性血管扩张与的AAS的其他原因鉴别开来，没有内膜和管腔压迫。在某些情况下，可能难以将PAU与复杂动脉粥样硬化疾病的背景区分开来；但典型的PAU通常具有类似于火山口的形状，并延伸到主动脉的钙化内膜之外，而复杂的溃疡斑块边缘通常呈锯齿状并且不延伸至内膜外。PAU的进展是不可预测的，早期识别是至关重要的，因为溃疡可累及中膜，导致

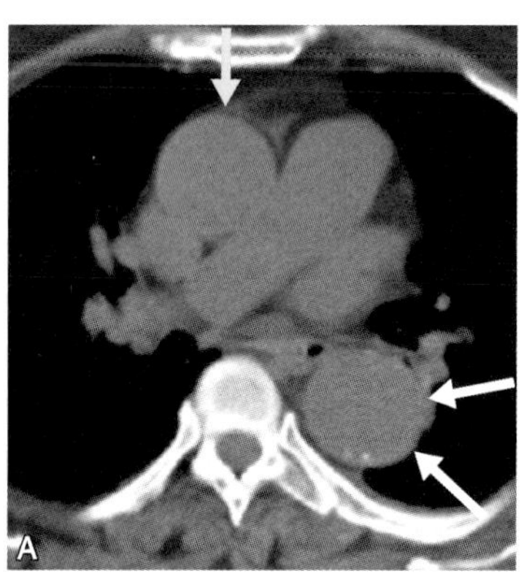

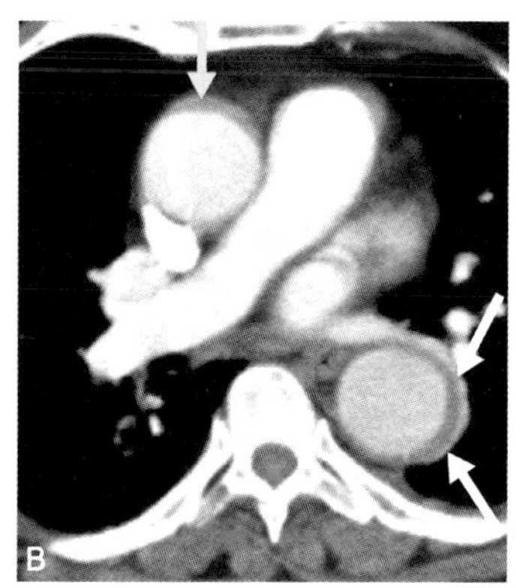

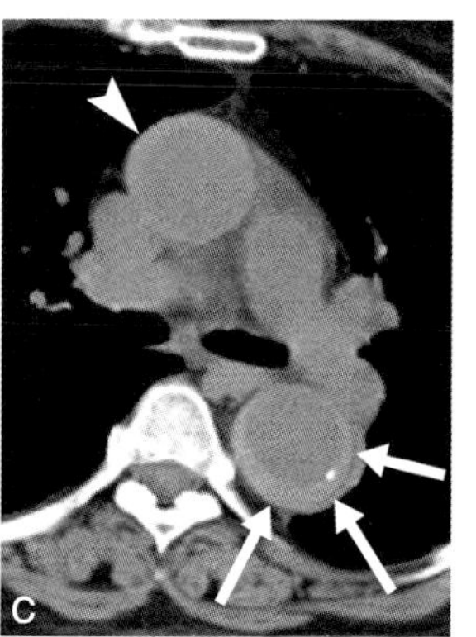

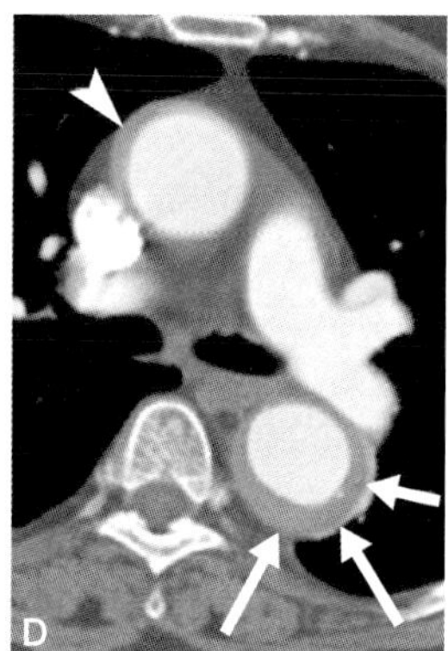

图30.38 B型进展为A型壁内血肿（IMH）。女性，73岁，右肺动脉水平的横断位平扫（A）和增强（B）CT图像显示新月体高密度的壁内血肿，累及降主动脉（白箭），平扫显示最明显。IMH延伸到左锁骨下动脉水平部，但没有延伸到主动脉弓或升主动脉。在平扫（黄箭，A）上未显示IMH，增强（黄箭，B）升主动脉产生运动伪影，不应与内膜片或IMH混淆。4d后左肺动脉水平的横断位平扫（C）和增强（D）图像显示沿着降主动脉的IMH范围增加（箭），沿升主动脉（箭头）出现新的新月形高密度影，与A型IMH一致。

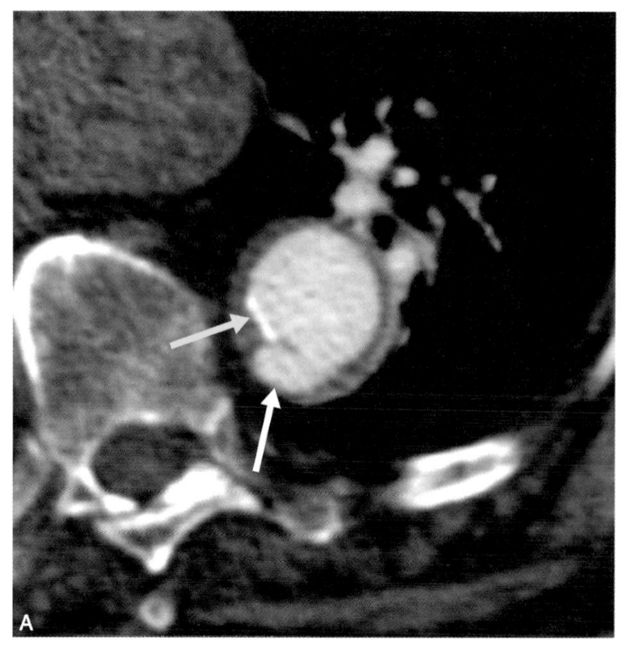

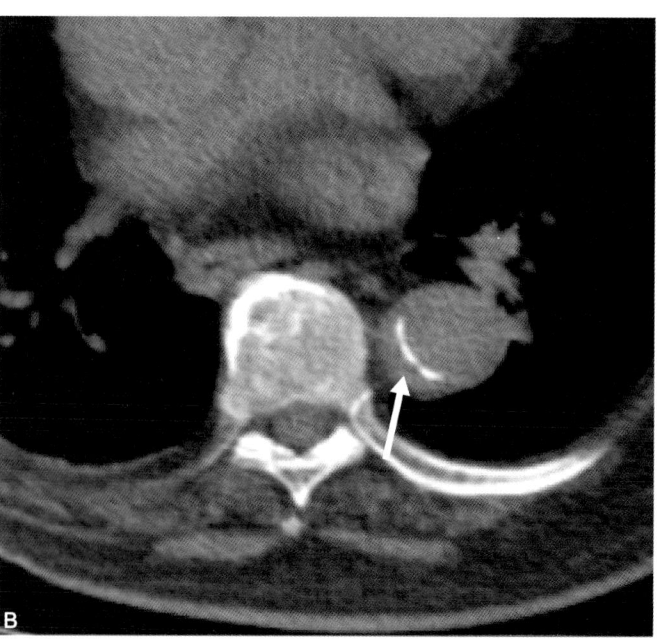

图30.39 穿透性动脉粥样硬化性溃疡（PAU）。男性，82岁，CTA（A）的横断位图像显示降主动脉中段（白箭）的对比剂外凸并超出钙化内膜（黄箭），符合PAU。CT图像（B）显示由于血肿使主动脉壁（白箭）呈稍高密度。

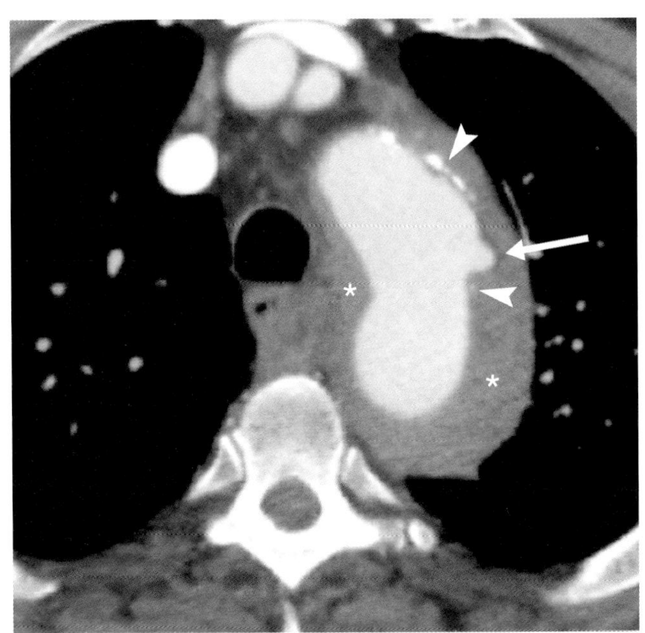

图 30.40　穿透性动脉粥样硬化性溃疡(PAU)与壁内血肿(IMH)。在主动脉弓水平的横断位 CT 图像显示病灶内对比剂(箭)的局灶性突出超出周围内膜钙化(箭头),PAU 侵蚀主动脉中膜伴周围的壁内血肿(*)。

IMH(图 30.40)。综合来看,这些表现都预示着预后不良,高达 70%的患者会出现并发症,包括形成囊状动脉瘤,主动脉破裂和夹层。在 PAU 的情况下,破裂似乎更常见。通常采用支架植入治疗,特别是在急性或有症状的病例中,对无症状患者或慢性稳定疾病的患者进行影像随访。

主动脉假性动脉瘤

主动脉假性动脉瘤是继发于主动脉内膜破裂所引起的局灶性不规则外凸,血液外渗被外膜和周围纵隔组织所包裹。假性动脉瘤最常见于外伤(TAI)、心脏或主动脉血管手术后,也可见于侵袭性/破坏性感染和罕见的夹层破裂病例中。创伤性假性动脉瘤在本章后面有更详细的描述,但最常见的原因是最大牵引部位的快速减速/剪切力;最常见于沿着主动脉峡部,即远端弓和动脉韧带之间的狭窄。术后的假性动脉瘤多见于升主动脉穿刺、插管和/或交叉钳夹的位置。胸主动脉假性动脉瘤可并发主动脉肠瘘、主动脉支气管瘘、纵隔出血、血胸和肺出血。

胸部 X 线片诊断假性动脉瘤的敏感性和特异性有限。影像表现与胸主动脉瘤相似,包括纵隔/主动脉增宽。主动脉弓或降主动脉近端的假性动脉瘤可导致气管偏移和/或左肺上叶不张。胸部 CTA 是主要的检查方式,对于假性动脉瘤的诊断具有 100% 的灵敏度和特异性。具有窄颈的主动脉腔(图 30.41、图 30.42)特征性局灶性不规则外凸/对比剂外渗通常容易与真正动脉瘤区分开。CT 在评估纵隔血肿的范围和相关并发症方面也特别有用。如下所述,创伤性假性动脉瘤在主动脉峡部最常见。

由于假性动脉瘤为包裹的主动脉破裂,必须通过开放式手术修复或血管内支架置入来行紧急治疗。未经治疗的假性动脉瘤进展(图 30.43)最终导致主动脉出血和死亡。

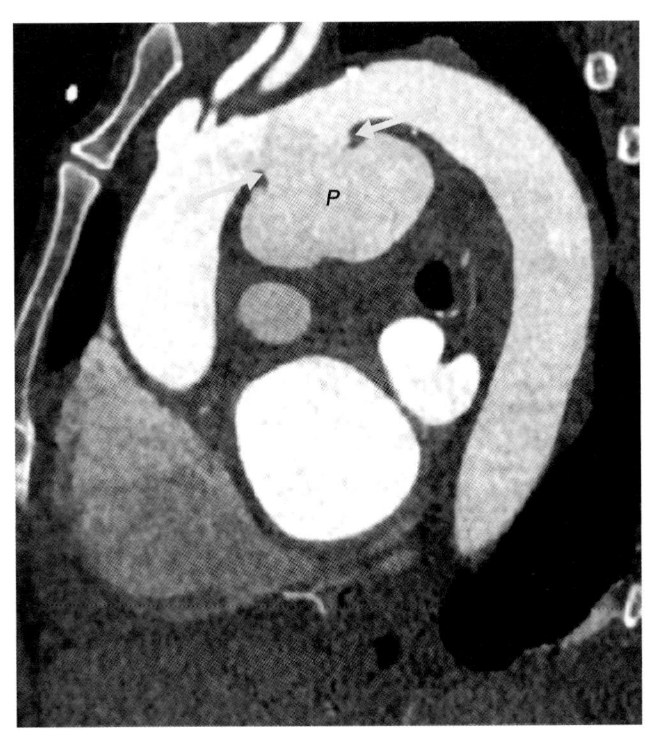

图 30.41　降主动脉近端假性动脉瘤。女性,68 岁,矢状位 CT 图像显示主动脉弓和降主动脉下侧一个大的囊状假性动脉瘤(P)。相对狭窄的颈部(黄箭)连接主动脉和假性动脉瘤。

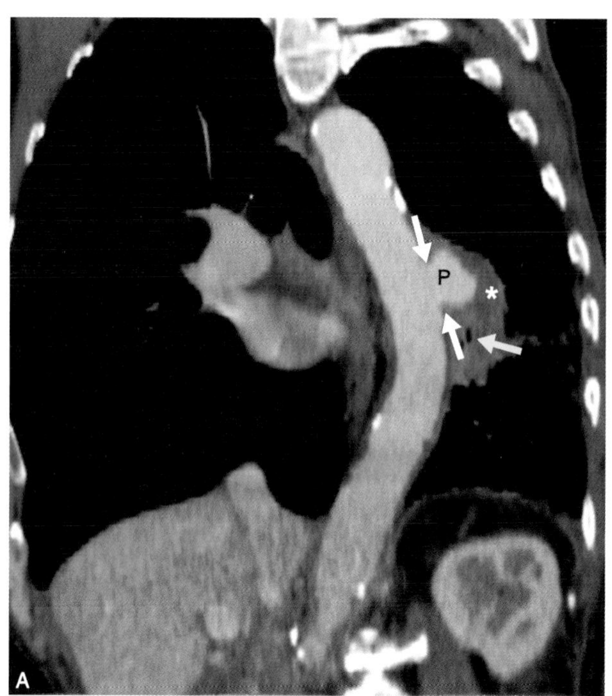

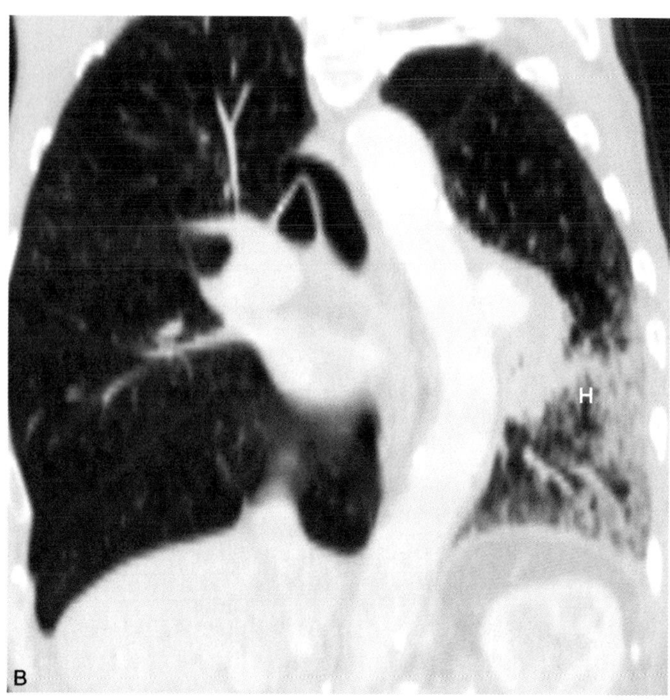

图 30.42 降主动脉假性动脉瘤合并主动脉支气管瘘和肺出血。冠状位 CT 图像(A)显示边缘不规则的假性动脉瘤(P,白箭)与邻近血肿(*)。假性动脉瘤的颈部比假性动脉瘤本身窄。血肿旁的空气(黄箭)代表主动脉支气管瘘,冠状位肺窗 CT 图像(B)显示相邻肺实变、网状和磨玻璃样阴影,代表肺出血(H)。

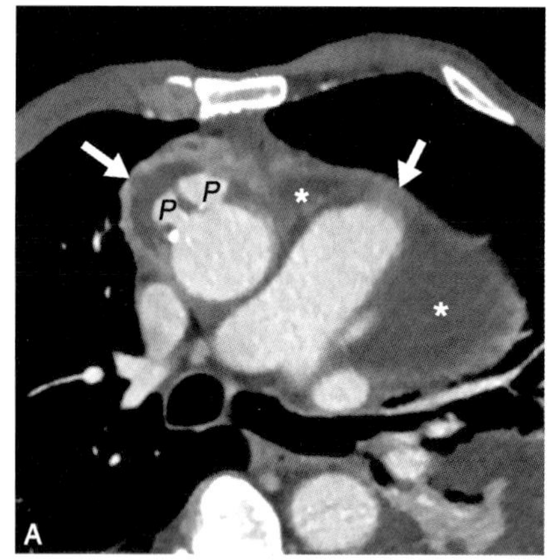

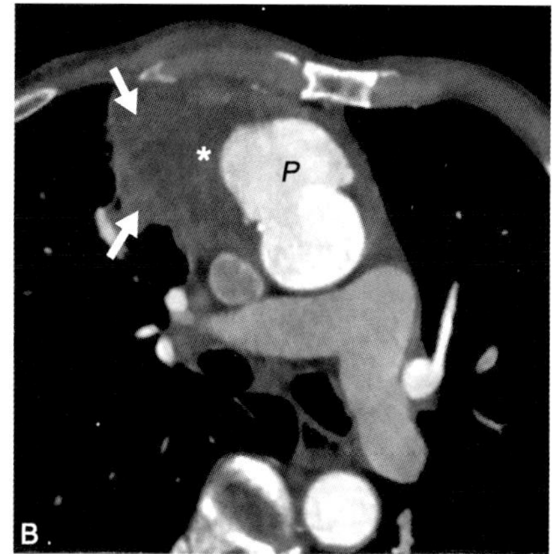

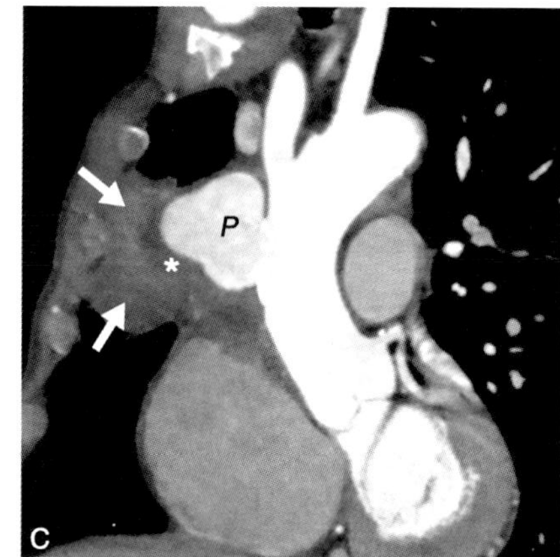

图 30.43 升主动脉假性动脉瘤。斜轴位 CT 图像(A)显示沿升主动脉的两个窄颈假性动脉瘤(P)。伴有心包积液(*)引起的心包炎(白箭)。患者坚决拒绝治疗,3 个月后再次出现严重胸痛。斜轴位(B)和斜冠状位(C)CT 图像显示假性动脉瘤(P)的大小明显增加。除了心包积血(*)之外,纵隔中也积血(白箭)。

主动脉瘘

主动脉破裂可以在多种情况下发生,包括创伤、主动脉病变、退行性动脉粥样硬化、炎症和感染。主动脉破裂时出血多进入纵隔,较少通过瘘管和其它解剖空间连通。主动脉可与邻近的食管(即主动脉食管瘘)(图 30.44)、胸膜(即主动脉胸膜瘘)(图 30.45)、支气管(即主动脉支气管瘘)(图 30.42)或其他心血管结构相连。

动脉瘤破裂、PAU、食管穿孔、食管癌等胸内恶性肿瘤以及血管内支架植入术均可发生主动脉食管瘘。在支气管介入治疗例如支架植入术和胸腔外科手术例如肺叶切除术的病例中曾有支气管瘘的报道。患有主动脉食管瘘和主动脉支气管瘘的患者最常出现呕血和/或咯血。

在影像学上,主动脉对比剂渗入相邻结构是一种罕见的病变。主动脉瘘的继发征象包括类似脓肿的主动脉周围气体聚集、假性动脉瘤和正常的主动脉周围脂肪平面消失。如果不进行手术治疗,主动脉瘘通常是致命的,血管内主动脉修复术可以作为紧急情况下开放修复的桥梁。

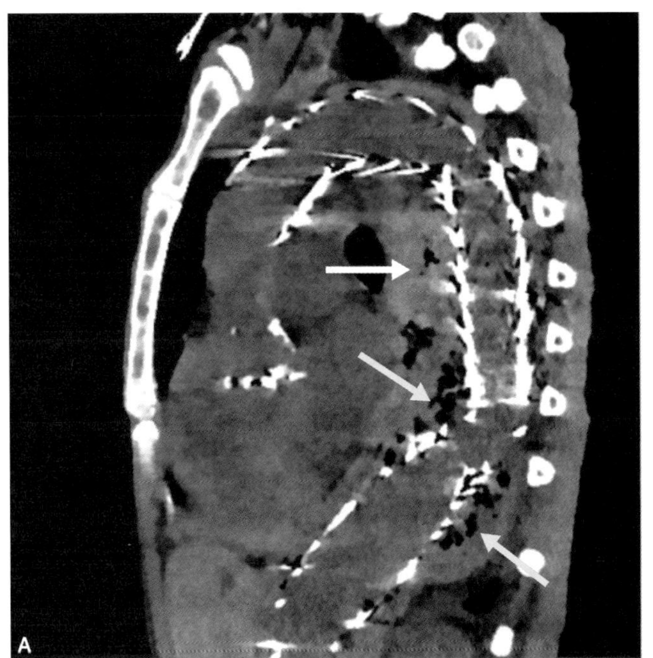

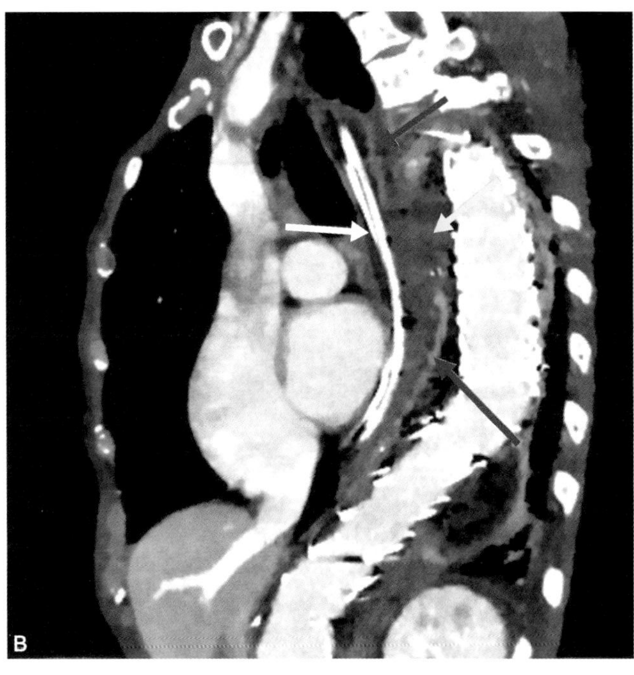

图30.44　主动脉食管瘘的女性患者血管内支架置入3个月后出现呕血。平扫CT(A)显示食管与降主动脉间有血肿,可见纵隔内高密度(白箭)。空气和液体聚集在支架周围(TEVAR,黄箭)。来自同一层面(B)的矢状位增强图像显示食管后壁(黄箭)的大部分消失,伴有邻近出血、空气和蜂窝织炎。食管内可见胃管(白箭)。完整的食管壁位于缺损处的上方和下方(红箭)。

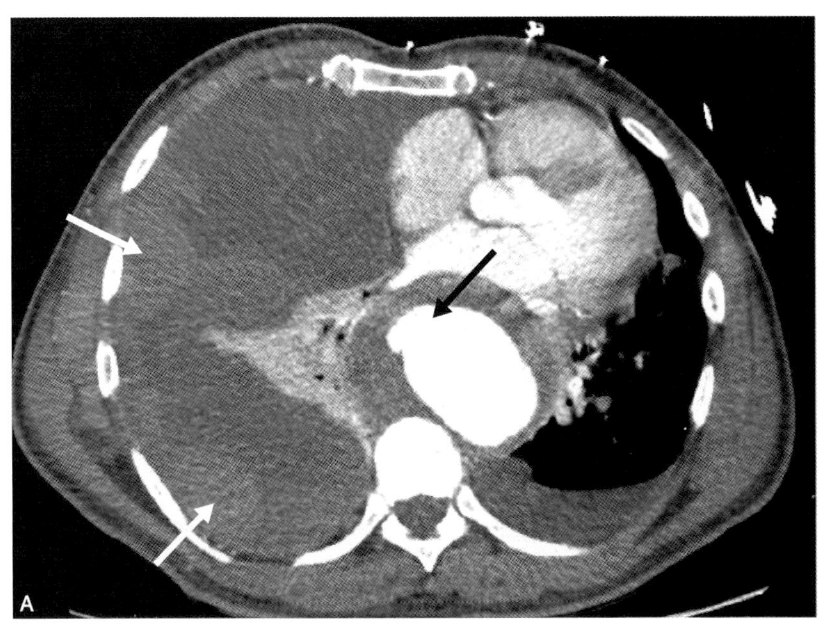

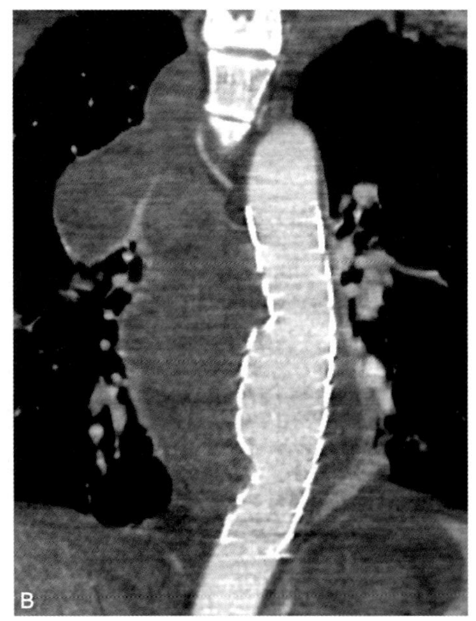

图30.45　主动脉胸膜瘘。CT图像(A)显示降主动脉远端扩张,形态不规则,主动脉周围血肿与霉菌性主动脉瘤破裂(黑箭)。注意右侧胸腔大量积血,呈不均匀性高密度(白箭)。患者行紧急支架植入(B)。

急性创伤性主动脉损伤

急性创伤性主动脉损伤(ATAI)表现为一系列疾病,从内皮的轻度局灶性损伤("最小内膜损伤")到挫伤/IMH,再到伴有假性动脉瘤或破裂。ATAI最常发生在重大钝性创伤之后,典型情况是机动车事故中的快速减速伤。确切的损伤机制尚不清楚,但可能是由于剪切力和/或在胸骨柄和胸椎之间的骨性压缩造成的;最常见的损伤部位是牵引力最大的部位:主动脉根部、主动脉峡部,膈肌主动脉裂孔水平的主动脉较少。虽然过去几十年来峡部损伤患者的生存率有所提高,但位于主动脉根部的受伤者很少能够存活。

假性动脉瘤的主动脉损伤通常无症状,因此,影像检查是快速诊断的关键。胸部X线检查是创伤患者检查的一部分,虽然灵敏度和特异性有限,但简便,可显现上纵隔增宽、肺尖和/或正常主动脉结或降主动脉轮廓消失(图30.46)。X线阳性征象和/或临床高度怀疑的应促使进一步影像检查。在现代CT扫描仪出现之前,直接用导管血管造影是许多创伤中心的首选方法,能够在相同环境中通过血管内技术诊断和治疗。然而,除了某些情况外,CT基本取代血管造影成为主要成像方式,例如,高度怀疑的血管损伤的不稳定的骨盆损伤。TEE、血管内超声(IVUS)和MRA是次选的诊断方法。经胸超声心动图(TTE)是一种更简单、更快速的方法,但仅适用于升主动脉损伤的情况。

ATAI也可能表现为IMH,这一点在上文有更详细的描述(急性主动脉综合征)。更严重的损伤包括外伤性假性动脉瘤,甚至是包括全壁破坏,用邻近软组织包裹(图30.46,图30.47)。

如前所述,ATAI的CT表现可能有所不同。损伤最轻微是内膜轻微损伤,表现为局灶性血肿或腔周缘微小充盈缺损。ATAI也可能表现为IMH,这一点在上文有更详细的描述(急性主动脉综合征)。更严重的损伤包括外伤性假性动脉瘤,甚至是包括全壁破坏,由邻近软组织包裹。这些高级别损伤具有极高的发病率和死亡率,需要进行开放性手术修复或采用血管内支架植入术进行治疗。特别值得注意的是,在动脉韧带的连接处的动脉导管凸起,呈轻微的、平滑的凸起(图30.48),这是一种生理现象,不应该被误认为是创伤假性动脉瘤。区别通常很容易,在严重的创伤中,可见锐利的肩样外观,可见内膜碎片或壁不规则;如果有其他发现,例如邻近纵隔血肿或胸骨或前肋骨骨折,应注意可能存在血管损伤。

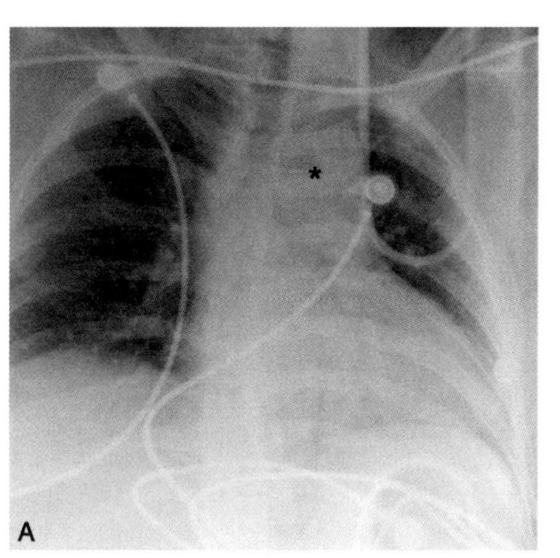

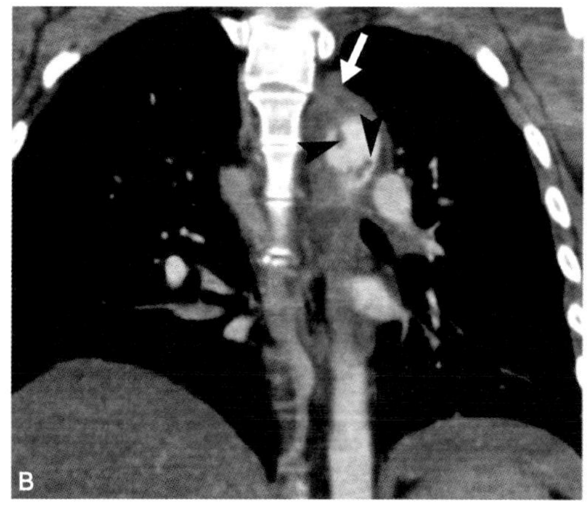

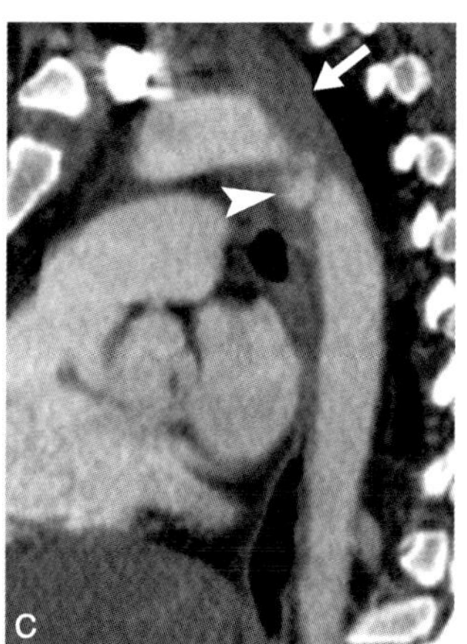

图30.46　急性创伤性主动脉损伤(ATAI)。女性,42岁,正位胸片(A)显示轻度上纵隔增宽,主动脉轮廓(*)显示不清。冠状位CT图像(B)显示主动脉(箭头)沿着主动脉峡部破裂并伴有主动脉周围血肿(箭)。矢状面重建(C)显示主动脉峡部不规则,在动脉韧带(箭头)附近有局灶性凸起,周围可见血肿(箭)符合ATAI。

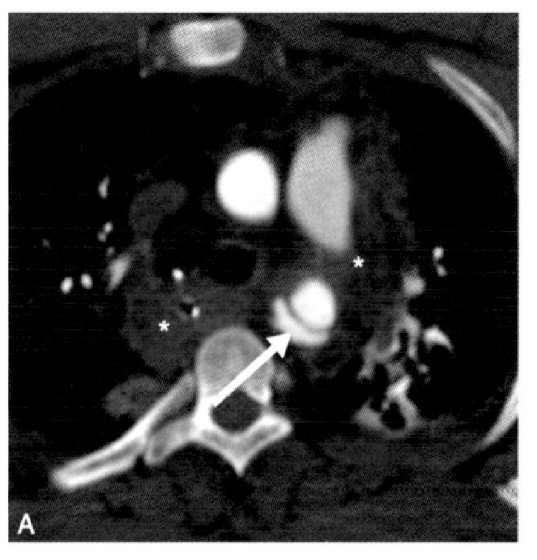

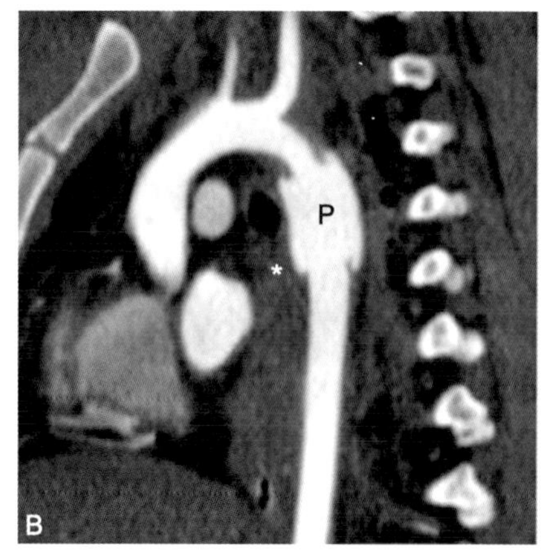

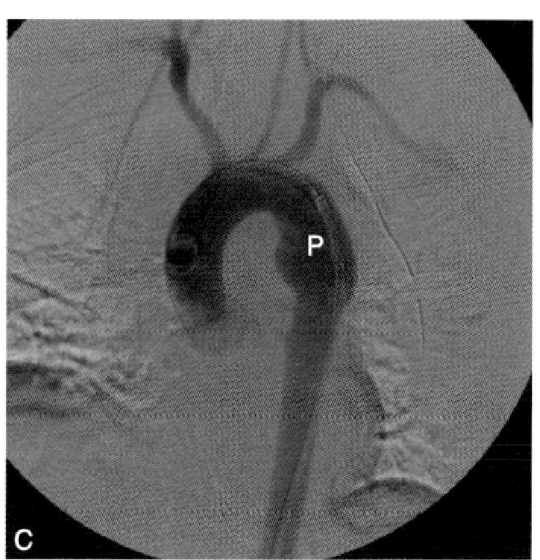

图30.47　急性创伤性主动脉损伤/创伤性假性动脉瘤。主动脉峡部水平的横断位(A)和旁矢状位重建(B)CTA图像显示主动脉(白箭,A)假性动脉瘤(P,B)伴周围纵隔血肿(*,A、B)。急诊导管血管造影(C)反映了主动脉峡部假性动脉瘤(P)。

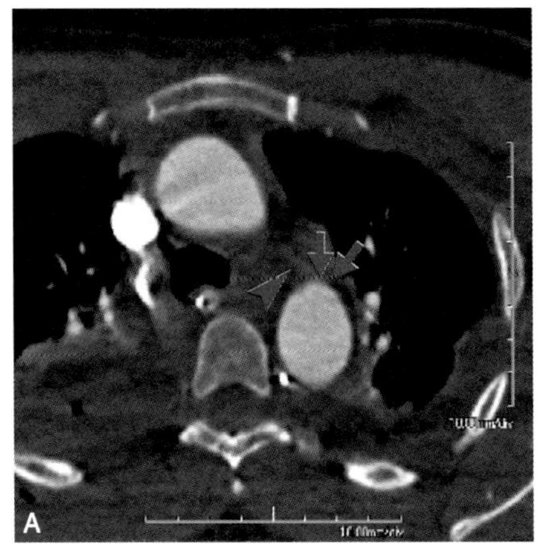
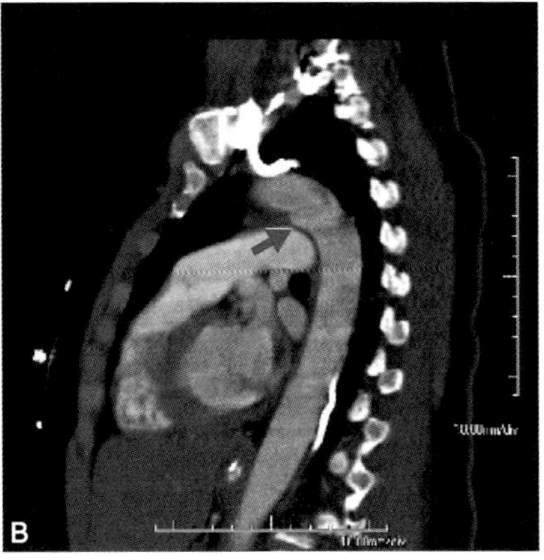
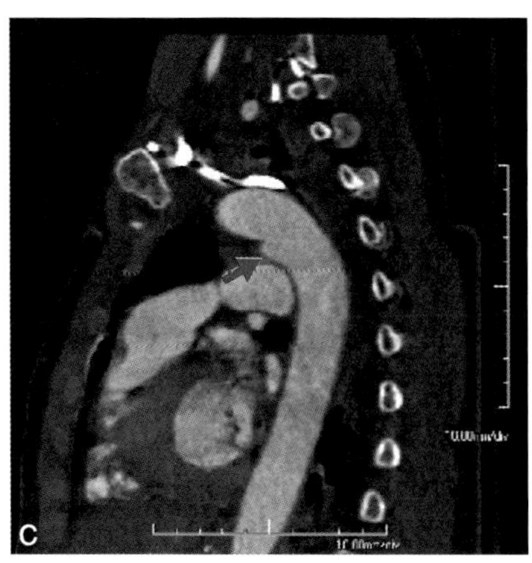

图 30.48 生理性动脉导管凸起。创伤患者的横断位和矢状位 CT 图像（A、B）显示在动脉韧带处（箭头）的主动脉（箭）局部凸起。该患者受伤之前做增强检查矢状面图像（C）显示了相似的凸起。在受到损伤的情况下，区别动脉导管凸起与主动脉损伤很重要。注意图 A 和 B 中没有发现纵隔血肿或其他创伤的证据。

CTA 中空间分辨率的提高使轻度主动脉损伤得以检测，而这些损伤的处理因机构和医师的偏好而不同。虽然没有大规模的研究，但有限的病例表明，这些轻微的损伤在大多数情况下可采用非手术治疗。

术后主动脉

通过熟悉主动脉术后影像学表现，来进行正确的影像学评价，避免误诊是非常重要的。虽然 MRI/MRA 也可用于术后主动脉的评估，但通常采用 CTA。磁共振受到患者可接受性、图像采集时间长和手术材料金属伪影的限制。对于主动脉根部或升主动脉修复后的患者，应使用心电图门控来减少运动伪影。

主动脉根部和升主动脉病变，如 A 型夹层和升主动脉动脉瘤，通常通过切除原主动脉并置入人工或组织移植物来修复，伴或不伴主动脉瓣置换术。含有假体瓣膜的移植物称为复合移植物（图 30.49）。人工移植物由聚乙烯构成，在 CT 平扫上相比主动脉呈轻微高密度，而在 CTA 上则呈低密度。组织移植物虽具有与正常主动脉壁相同的密度，但是主动脉中突然的口径变化和高密度外科材料提示了主动脉修复的吻合边缘。尽管主动脉弓修复有时需要主动脉弓去分支再吻合术或大血管旁路移植术，但主动脉弓和降主动脉的移植修复具有相似的影像学表现。

移植物也可以放置在未经切除的主动脉内，这被称为包裹血管技术，移植物周围的软组织密度影代表自体主动脉内的液体和血栓形成。自体主动脉的动脉粥样硬化钙化将保留并提示这类型的修复。“象鼻”技术，即移植物的远端游离在自体主动脉中，该技术类似主动脉夹层（图 30.50）。

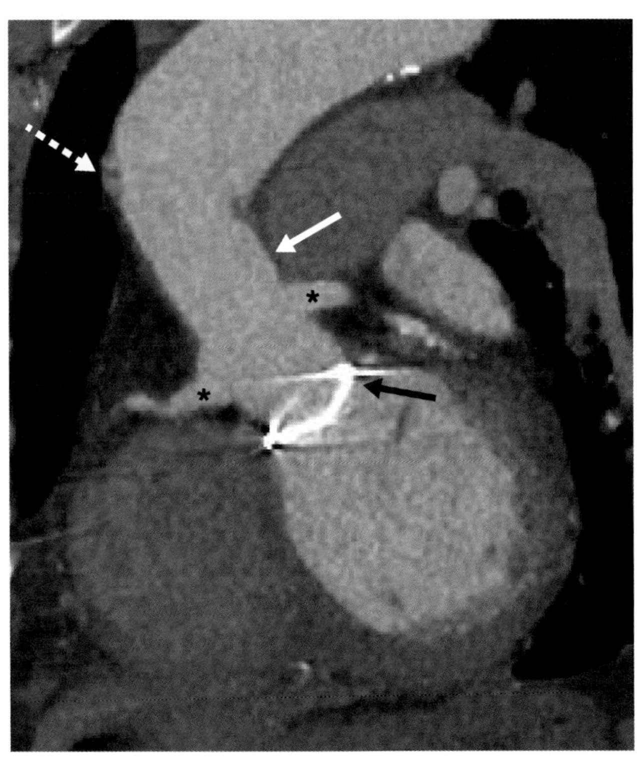

图 30.49 复合瓣膜-移植修复。斜冠状位 CT 显示主动脉和升主动脉的修复，其中机械主动脉瓣（黑箭）附着在人工血管（白实箭）上。注意远端吻合处的高密度手术材料（白虚箭）和冠状动脉再植入部位冠状动脉口的正常扩大（*）。

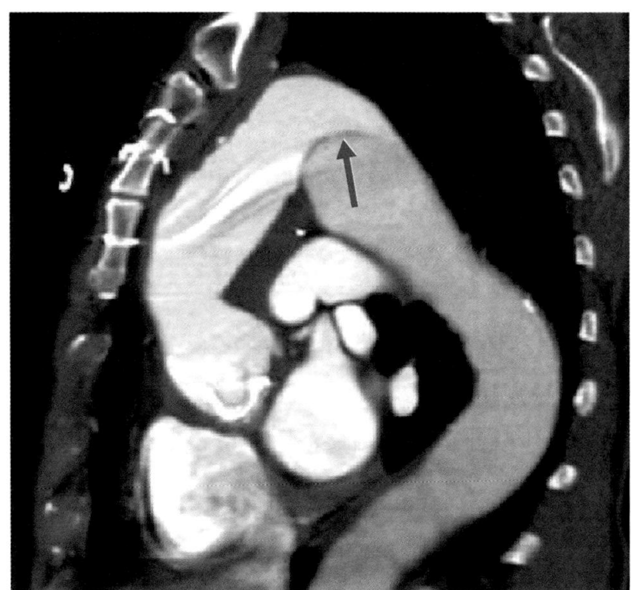

图 30.50 象鼻管修复。斜矢状位 CT 示降主动脉近端线性充盈缺损（箭）与游离在主动脉上移植物的远端相吻合。不应该被误认为是内膜片。

并　发　症

在术后第一时间内，移植物周围空气属正常现象，会在术后6周消失。移植物周围液体和软组织也是正常的，代表有血肿、纤维化或水肿，可持续数月至数年。当移植物周围有新的或逐渐增多的空气、液体聚集和强化时，应注意移植物感染（图30.51）。少数情况下，邻近支气管瘘或食管瘘可导致移植物周围空气增加（见图30.44）。瘘管的其他征象包括与相邻结构的粘连和对比剂渗漏（图30.52）。

术后假性动脉瘤表现为邻近主动脉腔对比剂的聚集，通常发生在吻合口边缘（图30.52）。移植物中含的材料如毛毡和纱布，可能被误认为对比剂外泄、形成假性动脉瘤。在这些情况下，平扫图像是对比区分外科材料必不可少的。

胸主动脉腔内修复术

胸主动脉血管内修复术（TEVAR）需要通过血管内途径将金属支架植入主动脉。TEVAR的适应证包括主动脉夹层、PAU、假性动脉瘤和增大的动脉瘤。根据主动脉病变的位置和患者是否为较差的手术候选者，TEVAR可以是首选的开放手术。由于支架比移植物坚硬，所以相比于弯曲的升主动脉和主动脉弓，支架更容易放置在笔直的降主动脉内。支架在主动脉腔内扩张并与主动脉壁紧密贴合，从而阻止内膜撕裂或覆盖动脉粥样硬化性溃疡或假性动脉瘤。支架移植物通常覆盖着一层看不见的合成膜。在某些情况下，支架移植物的近端被放置在主动脉弓中，并阻塞左锁骨下动脉。在这种情况下，锁骨下动脉将通过从左椎动脉逆行充盈。在完成此操作之前，外科医师需要确保基底动脉系统完整，左椎动脉不直接从主动脉弓发出。

胸主动脉支架植入术的并发症与腹主动脉支架植入术相同，29%的TAAs TEVAR术后患者发生内漏。内漏的特点是支架外出现对比剂，显示为主动脉与支架之间的腔内有持续血液流动，可导致动脉瘤扩张、假性动脉瘤或夹层，增加破裂风险。

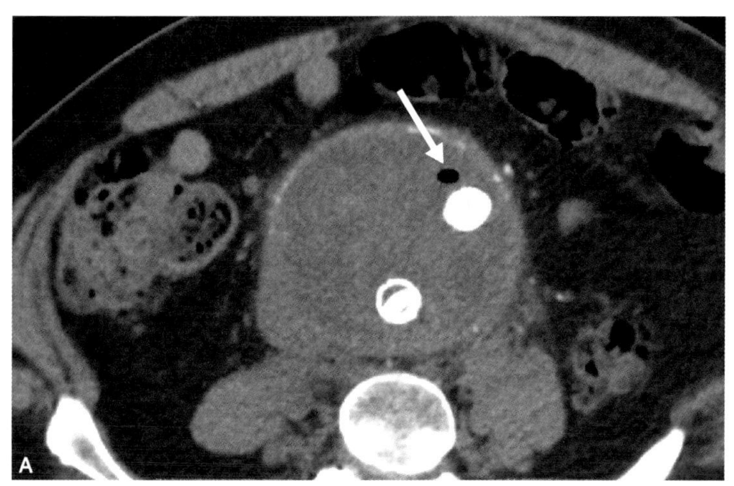

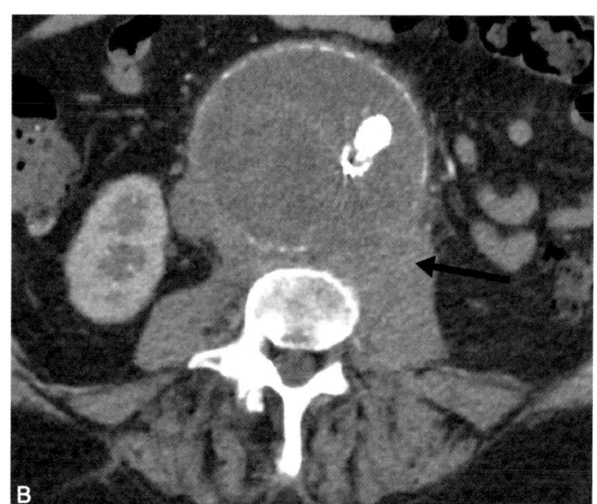

图30.51　移植物感染伴周围脓肿。CT示患者腹腔动脉瘤血管内支架修复后3个月的状态。左髂总动脉附近少量气体（白箭，A）在修复后期出现。腹主动脉左后外侧的轮廓不规则，与左侧腰大肌脓肿相连（黑箭，B）。

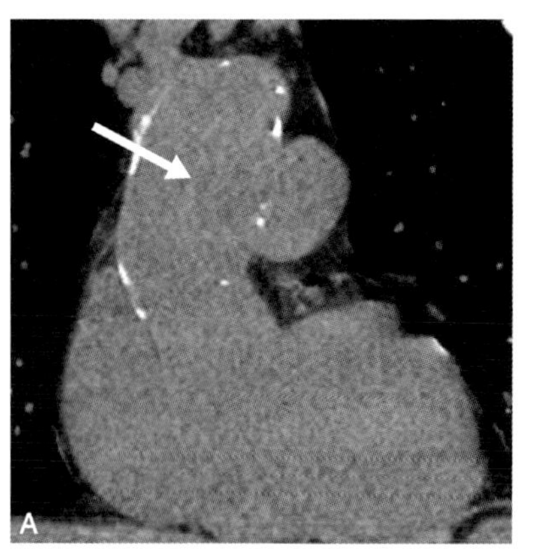

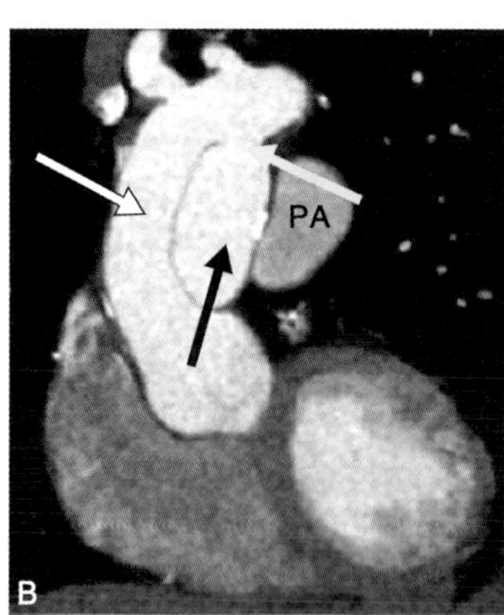

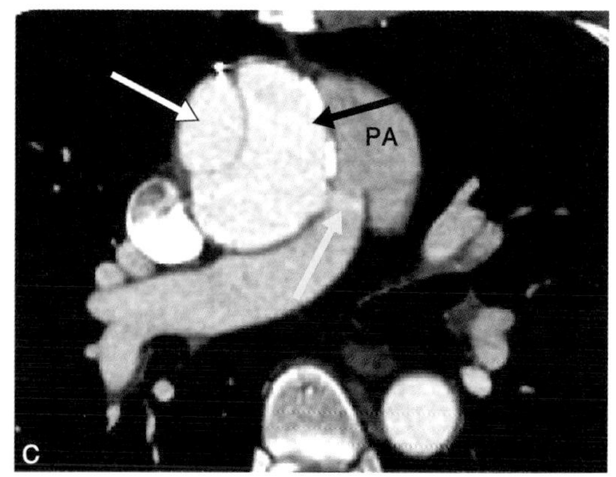

图30.52　移植物假性动脉瘤及瘘管。冠状位（A）、动脉期冠状位（B）、动脉期横断位（C）图像。平扫CT（A）显示人工合成移植物（白箭）钙化。增强后（B、C）在移植物（白箭）和肺动脉（PA）之间有一个充满对比剂的区域（黑箭）。移植物远端吻合口出现缺损（黄箭，B），下方见一个大的假性动脉瘤（黑箭，B）。横断位（C）显示假性动脉瘤（黑箭，C）部分包裹修复后的升主动脉（白箭，C），而且假性动脉瘤与右肺动脉（黄箭，C）形成瘘管。

内漏有五种类型。Ⅰ型最常见，发生在支架的近端（ⅠA 型）或远端（ⅠB 型）边缘。这类型在主动脉腔内可以见到对比剂，内漏直接与支架置入的主动脉近端或远端相连（图 30.53）。Ⅱ型是通过主动脉分支血管（如胸腔内的肋间动脉或支气管动脉）和腹部的肠系膜下动脉或腰椎动脉，将主动脉腔逆向充盈。Ⅲ型是由支架失效引起的，对比剂通过支架的断裂或缺陷处渗漏（图 30.54）。Ⅳ型是由移植物管壁孔隙引起，不需要修补。这在抗凝患者中通常表现为支架置入前后导管血管造影上支架周围浅淡的对比剂。Ⅴ型，也称为内压渗漏，是一种排除性诊断，在这类型中，主动脉外腔有扩大，却没有可见的对比剂渗漏。这可能代表了隐性的Ⅰ~Ⅲ型内漏。小的内漏可能只在延迟图像上显示，因此在 TEVAR 术后患者延迟扫描也很重要。

TEVAR 的其他并发症包括支架塌陷、移位和缺血。缺血性并发症继发于分支血管闭塞，可见于 30%~50% 的 B 型主动脉夹层患者。

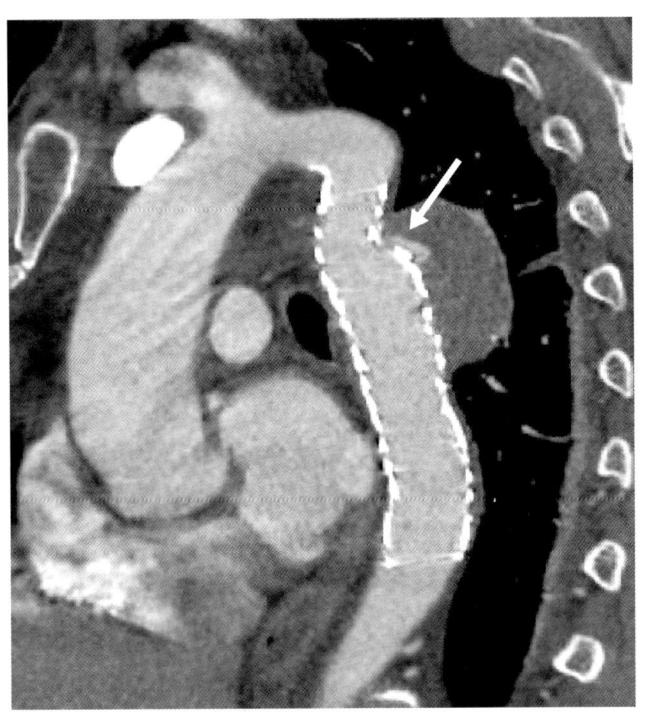

图 30.53 Ⅰ型内漏。主动脉缩窄使用两个重叠支架远端修复。在支架交界处有少量的对比剂外渗（箭），符合Ⅰ型内漏。

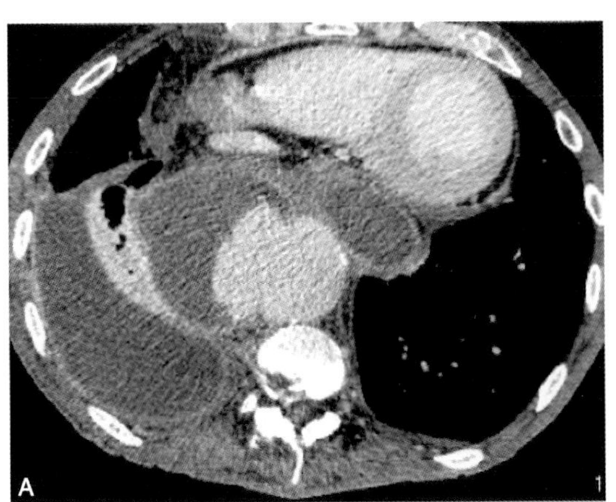

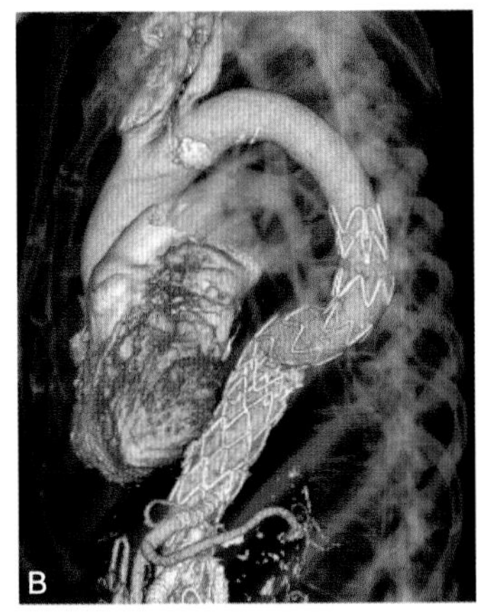

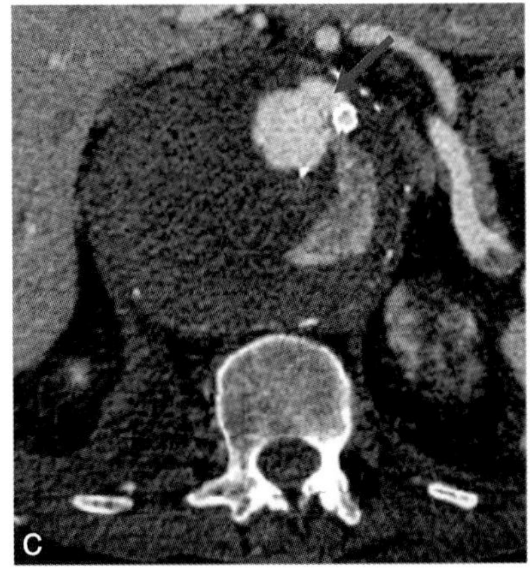

图 30.54 Ⅲ型内漏。患者表现为降主动脉瘤破裂入纵隔和胸膜（横断位 CT，A）。血管内修复后（三维 VR，B），对比剂通过肾动脉口附近的移植物渗出（箭，横断位 CT，C）。

主动脉炎

主动脉炎是指主动脉壁（特别是中膜和/或外膜）的炎症，可为局灶性、节段性或多灶性，也可累及大小分支血管，一般分为非感染性和感染性原因。

非感染性原因有很多，包括许多原发性血管炎，包括大血管炎（如巨细胞或大动脉炎）和主要的血管变异。主动脉炎在其他风湿性疾病如慢性强直性脊柱炎、类风湿关节炎和复发性多软骨炎中也很常见；主动脉瓣/血管疾病是一种少见但已知的 IgG4 相关的自身免疫性疾病、系统性红斑狼疮（SLE）、贝塞特病和血清阴性关节炎（例如，反应性关节炎）。放疗诱导的主动脉炎可表现为血栓形成、假性动脉瘤/破裂、狭窄和局限于治疗领域的加速钙化。最后，特发性主动脉炎可能导致急性和/或慢性主动脉周炎症，与"炎性"动脉瘤的形成和慢性继发性腹膜后炎症/纤维化有关。以前认为特发性主动脉炎很可能是未诊断的 IgG4 相关疾病，这是一种多系统疾病，在最近十年中得到了更好的理解。

正常的主动脉具有抗感染的能力，但与动脉粥样硬化、动脉瘤、囊性坏死或其他疾病有关的血管异常使血管更容易受到损伤。典型的感染性主动脉炎除了其他细菌和病毒外，还常见于梅毒和结核感染。然而，随着青霉素和有效结核病治疗方案的出现和广泛应用，感染性主动脉炎现在最常见的原因是金黄色葡萄球菌和沙门氏菌，但也可以在李斯特氏菌、败血症梭菌和弯曲杆菌感染中发现。在高致病性菌血症中，最常见的累及主动脉的原因是血源播散，但感染也可能直接来自邻近的结构如主动脉根部/主动脉瓣或主动脉旁纵隔淋巴结，也可能由外伤性或医源性接种引起。

早期诊断主动脉炎（和一般的血管炎）可能是困难的，因为症状和体征模糊，特别是在急性期。鉴于常见的诊断不确定性，影像学发挥了至关重要的作用，既确认炎症后遗症的存在，又缩小鉴别诊断。然而，在临床情况下解释这些发现是至关重要的，因为不同的病变在影像学上表现出相当多的重叠，某些病因可以表现出更多的提示性体征或症状。例如，GCA 和大动脉炎主要影响升主动脉、主动脉弓和分支血管，仅在影像学上可能无法区分。然而，最典型的受影响人群（50 岁以上的 GCA 患者和 30 岁以下的大动脉炎患者）是不同的，并且表现可能不同（例如，在 GCA 中有暂时性头痛和风湿性多肌痛的症状）。

与主动脉炎相关的急性并发症包括腔内血栓和动脉瘤形成。感染的动脉瘤很少见，占所有动脉瘤的 0.06%～2.6%，如果不及时治疗，可能会导致严重出血和死亡。主动脉炎也可能并发夹层和破裂，这更容易发生在炎症的急性期。腔管狭窄可发生在急性炎症期或慢性纤维化期。血管完全闭塞也可能发生，多见于分支血管，但严重时可累及主动脉（最常见于腹主动脉远端）和髂血管。主动脉瘘可发生在主动脉和邻近结构之间，例如食管、胃、小肠或大肠，这是一种罕见的并发症，常见于感染性或炎性动脉瘤。

CTA 是评估血管炎的主要方法之一。主动脉炎的炎性壁增厚（定义为大于 3mm）可能是环状的或半月形的，根据病因可能累及主动脉弓和其他较小的分支血管。新月形增厚可能很难与 IMH 区分开来，特别是在平扫 CT 图像中（图 30.55）。传统上，IMH 中增厚的壁在受累部位汇合，常呈高密度。在主动脉炎中，沿病变节段增厚可能是不连续的或延病变节段变化较大。壁内强化是壁内炎症的一种更为特异的表现，在开始治疗后可能会减少或消失，例如风湿性疾病的皮质类固醇治疗后。大动脉炎患者常表现为沿主动脉弓血管及冠状动脉、肺动脉等其他血管结构的多灶性壁增厚、管腔狭窄。

MR 成像的空间分辨率略低于 CTA，但由于其优越的软组织分辨率提供了额外的信息（图 30.56）。如果大血管壁增厚明显，由于水肿，管壁表现为 T_1WI 低信号和 T_2WI 高信号，提示活动性疾病。特发性主动脉周围炎表现为 T_1WI 低信号和 T_2WI 高信号，而慢性主动脉周围纤维化通常为 T_1WI 和 T_2WI 上低信号。增强图像成像可以表现出与增强 CT 相似的壁内强化特征，经适当的治疗后强化减少或不明显。慢性主动脉周围纤维化表现为明显强化。

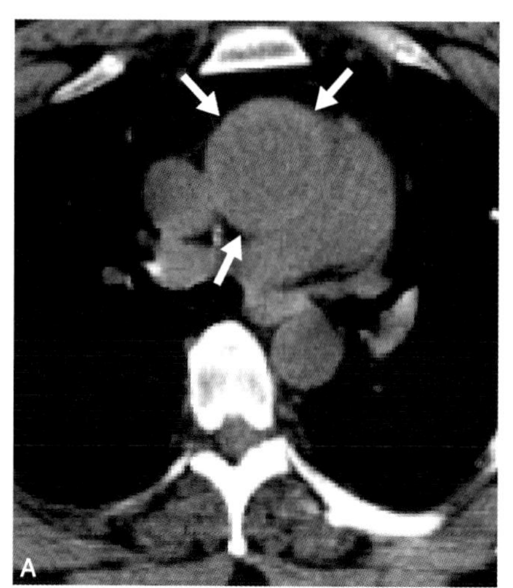

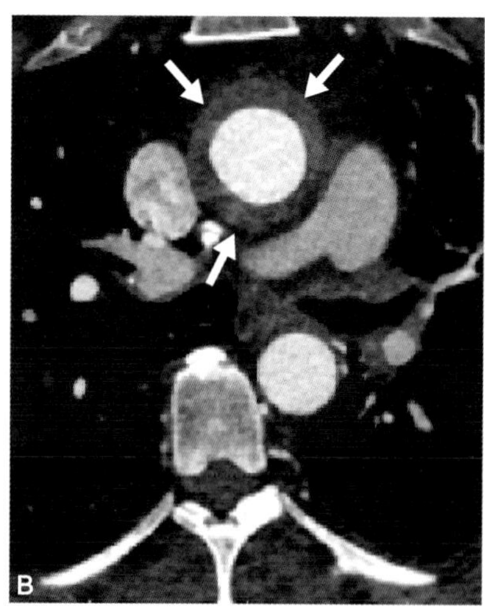

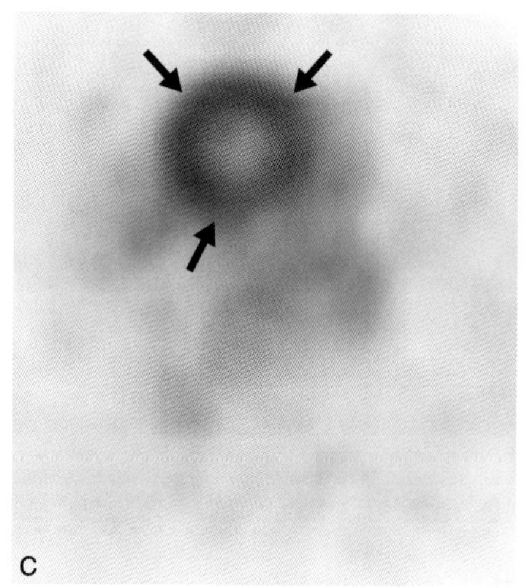

图 30.55 大动脉炎。男性，54 岁，平扫（A）和增强（B）CT 图像显示沿升主动脉（箭头）的高密度环状增厚。PET 图像（C）显示在同一水平相应的摄取增加。

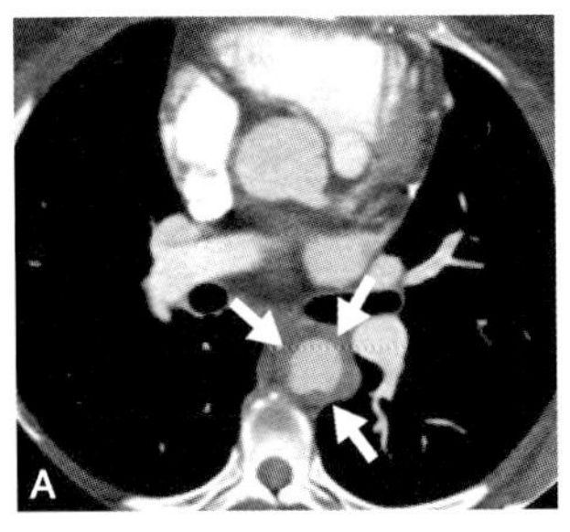

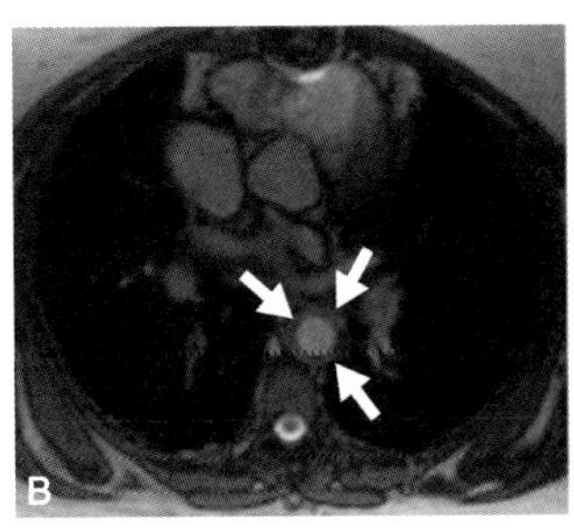

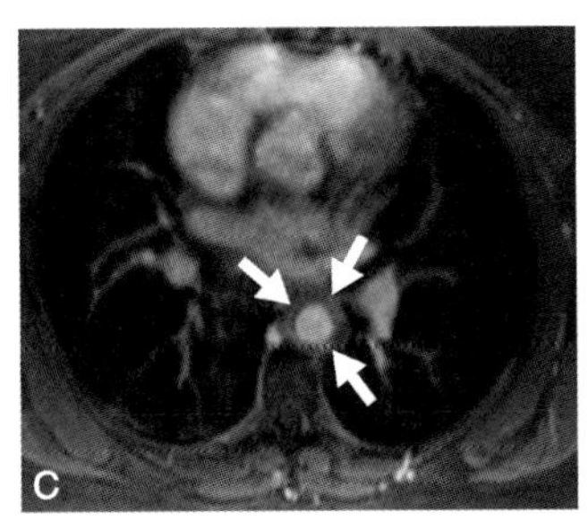

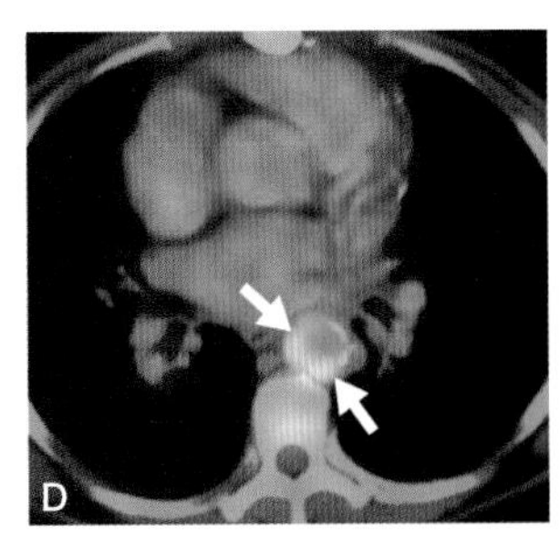

图 30.56　大动脉炎。女性,39 岁,横断位 CT 图像(A)显示沿降主动脉壁不规则增厚(箭)。横断位平衡稳态自由进动(bSSFP)(B)和增强 T_1WI(C) MR 图像显示壁不规则增厚,呈高信号,可见强化(箭)。在同一水平(D)的 PET-CT 图像显示摄取增加。

核医学成像特别是 PET-CT 结合 ^{18}F-FDG 是评价主动脉炎的重要检查方法。CT 可见壁增厚,主动脉壁 FDG 摄取可用于评估疾病活动度和治疗反应(图 30.55、图 30.56)。

主动脉肿瘤

原发性主动脉肿瘤极为罕见,仅报告约 150 例,通常预后差,原因是诊断时已有局部或转移性疾病进展,以及肿瘤栓塞伴远端血管闭塞和终末器官缺血的并发症。根据组织病理学分类,肿瘤包括平滑肌肉瘤、血管内皮瘤、纤维肉瘤、黏液样肉瘤和血管肉瘤。肿瘤也可以通过其位置分类,即腔内、腔外或主动脉周围。

动脉粥样硬化中的附壁斑块和与动脉瘤相关的附壁血栓在具有典型的特征时,如圆形、光滑的外观,是很容易诊断的。局灶性、偏心性附壁血栓较少见,但在没有相关动脉粥样硬化疾病的情况下,更难与肿瘤鉴别。

大多数主动脉肿瘤为肉瘤,通常在 CT 和 MR 上表现为偏心、有蒂或分叶的壁内充盈缺损(图 30.57)。增强可能由于邻近明亮的腔内对比导致难以检测。增强 CT 和 MR 上常表现为主动脉周围软组织强化,需与主动脉破裂、淋巴增生性疾病如淋巴瘤、炎症过程如腹膜后纤维化鉴别。

除原发性心脏肿瘤外,肿瘤还可栓塞入主动脉。可见于原发性心脏肿瘤,如心房黏液瘤(图 30.58)。此外,肺癌和肺转移可以通过肺静脉侵入左心房,栓塞主动脉或其分支。

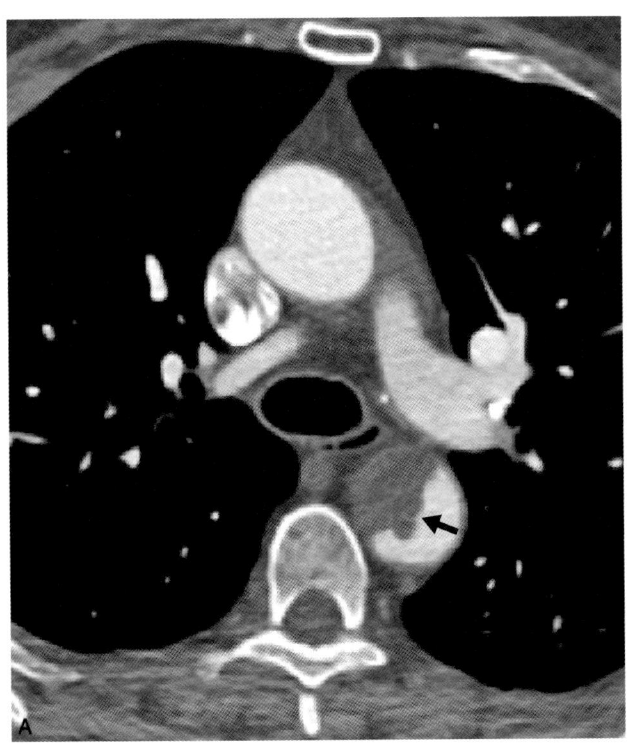

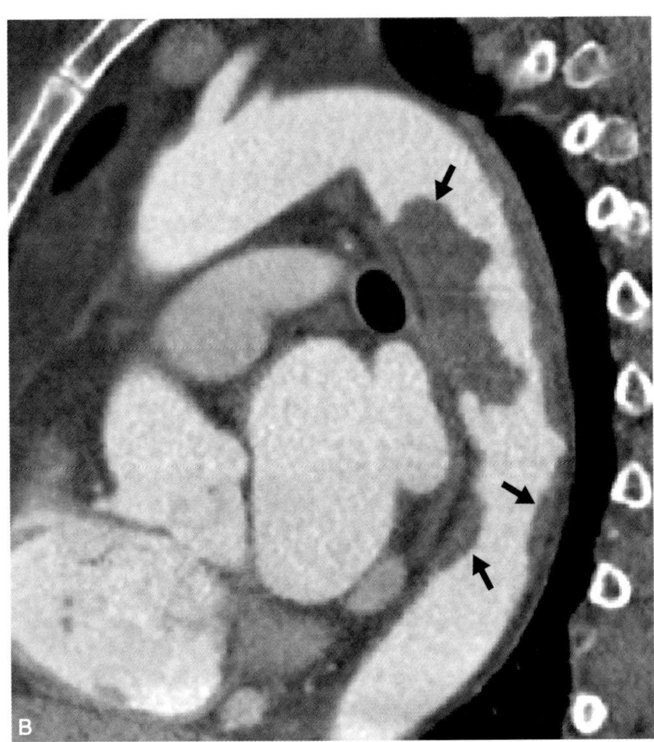

图 30.57　主动脉肉瘤。女性,61 岁,横断位(A)和斜矢状位重建(B)CT 图像显示,降主动脉局部不规则增厚(箭头)。

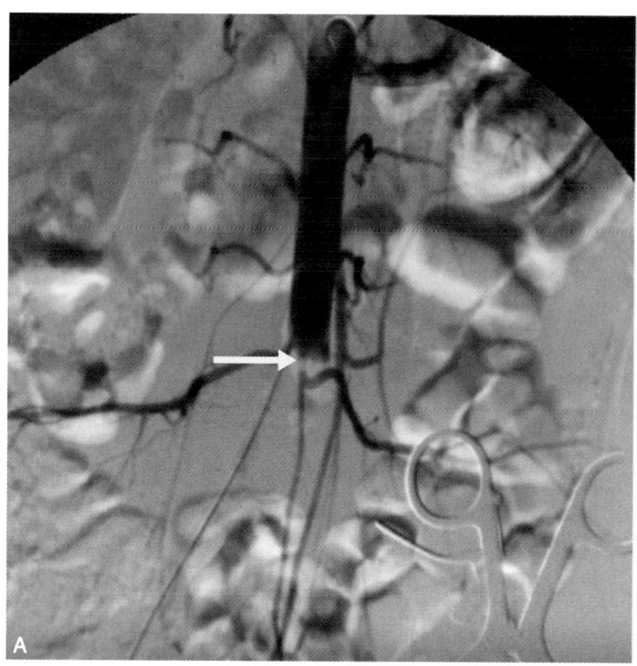

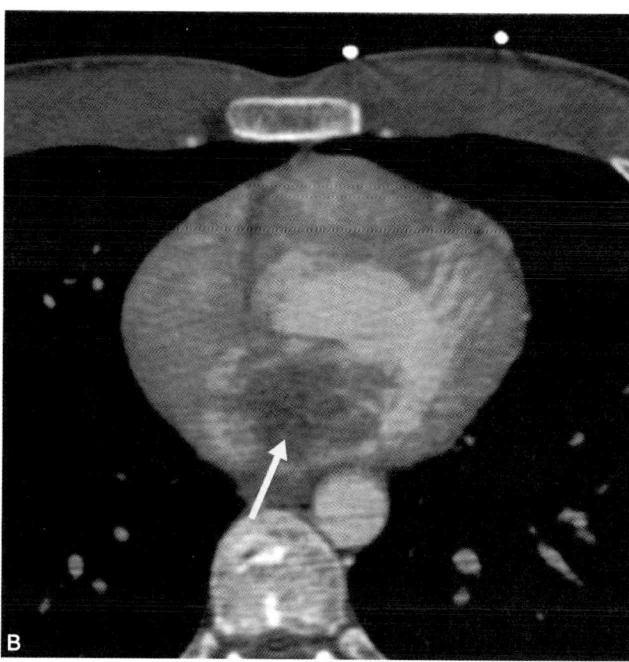

图 30.58 男性，34岁，因肿瘤栓塞导致主动脉闭塞。血管造影图像显示肾平面下腹主动脉突然闭塞（黄箭，A）。胸部增强 CT 显示左心房黏液瘤（黄箭，B）。

结　　论

影像学在评价胸主动脉、描述正常解剖和解剖变异以及诊断胸主动脉疾病包括先天性、感染性、自身免疫性炎症、肿瘤和医源性方面有着至关重要的作用。CTA 和 MRI 已成为评估主动脉的主要诊断方式，放射科医师必须了解这些主动脉变异及疾病的影像学表现和病理学基础，以确保对患者做出适当的处理。

推荐阅读

Agarwal PP, Chughtai A, Matzinger FR, Kazerooni EA. Multidetector CT of thoracic aortic aneurysms. *Radiographics* 2009;29(2):537–552.

Akashi H, Kawamoto S, Saiki Y, et al. Therapeutic strategy for treating aortoesophageal fistulas. *Gen Thorac Cardiovasc Surg* 2014;62(10):573–580.

Amarenco P, Cohen A, Tzourio C, et al. Atherosclerotic disease of the aortic arch and the risk of ischemic stroke. *N Engl J Med* 1994;331(22):1474–1479.

Backer CL, Ilbawi MN, Idriss FS, DeLeon SY. Vascular anomalies causing tracheoesophageal compression. Review of experience in children. *J Thorac Cardiovasc Surg* 1989;97(5):725–731.

Bennett CJ, Maleszewski JJ, Araoz PA. CT and MR imaging of the aortic valve: radiologic-pathologic correlation. *Radiographics* 2012;32(5):1399–1420.

Bortone AS, De Cillis E, D'Agostino D, Schinosa Lde L. Stent graft treatment of thoracic aortic disease. *Surg Technol Int* 2004;12:189–193.

Bricker AO, Avutu B, Mohammed TL, et al. Valsalva sinus aneurysms: findings at CT and MR imaging. *Radiographics* 2010;30(1):99–110.

Brown ML, Burkhart HM, Connolly HM, et al. Coarctation of the aorta: lifelong surveillance is mandatory following surgical repair. *J Am Coll Cardiol* 2013;62(11):1020–1025.

Bryant R 3rd, Wallen W, Rizwan R, Morales DL. Modified aortic uncrossing procedure: a novel approach for Norwood palliation of complex univentricular congenital heart disease with a circumflex aorta. *World J Pediatr Congenit Heart Surg* 2017;8(4):507–510.

de BALSAC R. Left aortic arch (posterior or circumflex type) with right descending aorta. *Am J Cardiol* 1960;5:546–550.

de Lutio di Castelguidone E, Merola S, Pinto A, Raissaki M, Gagliardi N, Romano L. Esophageal injuries: spectrum of multidetector row CT findings. *Eur J Radiol* 2006;59(3):344–348.

Eggebrecht H, Mehta RH, Dechene A, et al. Aortoesophageal fistula after thoracic aortic stent-graft placement: a rare but catastrophic complication of a novel emerging technique. *JACC Cardiovasc Interv* 2009;2(6):570–576.

Falk E. Why do plaques rupture? *Circulation* 1992;86(6 Suppl):III30–III42.

Fatima J, Duncan AA, Maleszewski JJ, et al. Primary angiosarcoma of the aorta, great vessels, and the heart. *J Vasc Surg* 2013;57(3):756–764.

Fernandes SM, Sanders SP, Khairy P, et al. Morphology of bicuspid aortic valve in children and adolescents. *J Am Coll Cardiol* 2004;44(8):1648–1651.

Freeman LA, Young PM, Foley TA, Williamson EE, Bruce CJ, Greason KL. CT and MRI assessment of the aortic root and ascending aorta. *AJR Am J Roentgenol* 2013;200(6):W581–W592.

Gomibuchi T, Seto T, Yamamoto T, et al. Surgical repair of cervical aortic arch with brain circulation anomaly through clamshell incision. *Ann Thorac Surg* 2017;104(3):e235–e237.

Goodman PC, Jeffrey RB, Minagi H, Federle MP, Thomas AN. Angiographic evaluation of the ductus diverticulum. *Cardiovasc Intervent Radiol* 1982;5(1):1–4.

Ha HI, Seo JB, Lee SH, et al. Imaging of Marfan syndrome: multisystemic manifestations. *Radiographics* 2007;27(4):989–1004.

Hanneman K, Newman B, Chan F. Congenital variants and anomalies of the aortic arch. *Radiographics* 2017;37(1):32–51.

Hartlage GR, Palios J, Barron BJ, et al. Multimodality imaging of aortitis. *JACC Cardiovasc Imaging* 2014;7(6):605–619.

Hata M, Hata H, Sezai A, Yoshitake I, Wakui S, Shiono M. Optimal treatment strategy for type A acute aortic dissection with intramural hematoma. *J Thorac Cardiovasc Surg* 2014;147(1):307–311.

Heinemann MK, Buehner B, Jurmann MJ, Borst HG. Use of the "elephant trunk technique" in aortic surgery. *Ann Thorac Surg* 1995;60(1):2–6; discussion 7.

Hermann DM, Lehmann N, Gronewold J, et al; Heinz Nixdorf Recall Study Investigative Group. Thoracic aortic calcification is associated with incident stroke in the general population in addition to established risk factors. *Eur Heart J Cardiovasc Imaging* 2015;16(6):684–690.

Hiratzka LF, Bakris GL, Beckman JA, et al; American College of Cardiology Foundation/American Heart Association Task Force on Practice Guidelines. 2010 ACCF/AHA/AATS/ACR/ASA/SCA/SCAI/SIR/STS/SVM guidelines for the diagnosis and management of patients with thoracic aortic disease: a report of the American College of Cardiology Foundation/American Heart Association Task Force on Practice Guidelines, American Association for Thoracic Surgery, American College of Radiology, American Stroke Association, Society of Cardiovascular Anesthesiologists, Society for Cardiovascular Angiography and Interventions, Society of Interventional Radiology, Society of Thoracic Surgeons, and Society for Vascular Medicine. *Circulation* 2010;121(13):e266–e369.

Hoang JK, Martinez S, Hurwitz LM. MDCT angiography after open thoracic aortic surgery: pearls and pitfalls. *AJR Am J Roentgenol* 2009;192(1):W20–W27.

Holloway BJ, Rosewarne D, Jones RG. Imaging of thoracic aortic disease. *Br J Radiol* 2011;84 Spec No 3:S338–S354.

Isner JM, Donaldson RF, Fulton D, Bhan I, Payne DD, Cleveland RJ. Cystic medial necrosis in coarctation of the aorta: a potential factor contributing to adverse consequences observed after percutaneous balloon angioplasty of coarctation sites. *Circulation* 1987;75(4):689–695.

Isselbacher EM. Thoracic and abdominal aortic aneurysms. *Circulation* 2005;111(6):816–828.

Jakanani GC, Adair W. Frequency of variations in aortic arch anatomy depicted on multidetector CT. *Clin Radiol* 2010;65(6):481–487.

Johansson G, Markström U, Swedenborg J. Ruptured thoracic aortic aneurysms: a study of incidence and mortality rates. *J Vasc Surg* 1995;21(6):985–988.

Kaji S, Akasaka T, Horibata Y, et al. Long-term prognosis of patients with type a aortic intramural hematoma. *Circulation* 2002;106(12 Suppl 1):I248–I252.

Kappetein AP, Gittenberger-de Groot AC, Zwinderman AH, Rohmer J, Poelmann RE, Huysmans HA. The neural crest as a possible pathogenetic factor in coarctation of the aorta and bicuspid aortic valve. *J Thorac Cardiovasc Surg* 1991;102(6):830–836.

Karacan A, Türkvatan A, Karacan K. Anatomical variations of aortic arch branching: evaluation with computed tomographic angiography. *Cardiol Young* 2014;24(3):485–493.

Karaosmanoglu AD, Khawaja RD, Onur MR, Kalra MK. CT and MRI of aortic coarctation: pre- and postsurgical findings. *AJR Am J Roentgenol* 2015;204(3):W224–W233.

Kessler RM, Miller KB, Pett S, Wernly JA. Pseudocoarctation of the aorta presenting as a mediastinal mass with dysphagia. *Ann Thorac Surg* 1993;55(4):1003–1005.

Knight L, Edwards JE. Right aortic arch. Types and associated cardiac anomalies. *Circulation* 1974;50(5):1047–1051.

Ko SM, Song MG, Hwang HK. Bicuspid aortic valve: spectrum of imaging findings at cardiac MDCT and cardiovascular MRI. *AJR Am J Roentgenol* 2012;198(1):89–97.

Kovanen PT. Atheroma formation: defective control in the intimal round-trip of cholesterol. *Eur Heart J* 1990;11(Suppl E):238–246.

Layton KF, Kallmes DF, Cloft HJ, Lindell EP, Cox VS. Bovine aortic arch variant in humans: clarification of a common misnomer. *AJNR Am J Neuroradiol* 2006;27(7):1541–1542.

Lempel JK, Frazier AA, Jeudy J, et al. Aortic arch dissection: a controversy of classification. *Radiology* 2014;271(3):848–855.

Li PS, Tsai CL, Lin TC, Hung SW, Hu SY. Endovascular treatment for traumatic thoracic aortic pseudoaneurysm: a case report. *J Cardiothorac Surg* 2013;8:36.

Lowe GM, Donaldson JS, Backer CL. Vascular rings: 10-year review of imaging. *Radiographics* 1991;11(4):637–646.

Macura KJ, Corl FM, Fishman EK, Bluemke DA. Pathogenesis in acute aortic syndromes: aortic aneurysm leak and rupture and traumatic aortic transection. *AJR Am J Roentgenol* 2003;181(2):303–307.

Maddu KK, Shuaib W, Telleria J, Johnson JO, Khosa F. Nontraumatic acute aortic emergencies: part 1, acute aortic syndrome. *AJR Am J Roentgenol* 2014;202(3):656–665.

McMahon MA, Squirrell CA. Multidetector CT of aortic dissection: a pictorial review. *Radiographics* 2010;30(2):445–460.

Mohsen NA, Haber M, Urrutia VC, Nunes LW. Intimal sarcoma of the aorta. *AJR Am J Roentgenol* 2000;175(5):1289–1290.

Moreno PR, Purushothaman KR, Fuster V, et al. Plaque neovascularization is increased in ruptured atherosclerotic lesions of human aorta: implications for plaque vulnerability. *Circulation* 2004;110(14):2032–2038.

Moresco KP, Shapiro RS. Abdominal aortic coarctation: CT, MRI, and angiographic correlation. *Comput Med Imaging Graph* 1995;19(5):427–430.

Mosquera VX, Marini M, Pombo-Felipe F, et al. Predictors of outcome and different management of aortobronchial and aortoesophageal fistulas. *J Thorac Cardiovasc Surg* 2014;148(6):3020–3026, e1–e2.

Moustafa S, Mookadam F, Cooper L, et al. Sinus of Valsalva aneurysms—47 years of a single center experience and systematic overview of published reports. *Am J Cardiol* 2007;99(8):1159–1164.

Mullins CE, Gillette PC, McNamara DG. The complex of cervical aortic arch. *Pediatrics* 1973;51(2):210–215.

Nishimura RA, Otto CM, Bonow RO, et al. 2017 AHA/ACC focused update of the 2014 AHA/ACC guideline for the management of patients with valvular heart disease: a report of the American College of Cardiology/American Heart Association Task Force on Clinical Practice Guidelines. *Circulation* 2017;135(25):e1159–e1195.

Noor N, Sadat U, Hayes PD, Thompson MM, Boyle JR. Management of the left subclavian artery during endovascular repair of the thoracic aorta. *J Endovasc Ther* 2008;15(2):168–176.

Novaro GM, Mishra M, Griffin BP. Incidence and echocardiographic features of congenital unicuspid aortic valve in an adult population. *J Heart Valve Dis* 2003;12(6):674–678.

Ochoa VM, Yeghiazarians Y. Subclavian artery stenosis: a review for the vascular medicine practitioner. *Vasc Med* 2011;16(1):29–34.

Osgood MJ, Heck JM, Rellinger EJ, et al. Natural history of grade I-II blunt traumatic aortic injury. *J Vasc Surg* 2014;59(2):334–341.

Park KH, Lim C, Choi JH, et al. Prevalence of aortic intimal defect in surgically treated acute type A intramural hematoma. *Ann Thorac Surg* 2008;86(5):1494–1500.

Parmer SS, Carpenter JP, Stavropoulos SW, et al. Endoleaks after endovascular repair of thoracic aortic aneurysms. *J Vasc Surg* 2006;44(3):447–452.

Piciche M, De Paulis R, Fabbri A, Chiariello L. Postoperative aortic fistulas into the airways: etiology, pathogenesis, presentation, diagnosis, and management. *Ann Thorac Surg* 2003;75(6):1998–2006.

Polguj M, Chrzanowski L, Kasprzak JD, Stefańczyk Ł, Topol M, Majos A. The aberrant right subclavian artery (arteria lusoria): the morphological and clinical aspects of one of the most important variations—a systematic study of 141 reports. *Scientific World Journal* 2014;2014:292734.

Prescott-Focht JA, Martinez-Jimenez S, Hurwitz LM, et al. Ascending thoracic aorta: postoperative imaging evaluation. *Radiographics* 2013;33(1):73–85.

Restrepo CS, Ocazionez D, Suri R, Vargas D. Aortitis: imaging spectrum of the infectious and inflammatory conditions of the aorta. *Radiographics* 2011;31(2):435–451.

Riley P, Rooney S, Bonser R, Guest P. Imaging the post-operative thoracic aorta: normal anatomy and pitfalls. *Br J Radiol* 2001;74(888):1150–1158.

Rosenthal E. Coarctation of the aorta from fetus to adult: curable condition or life long disease process? *Heart* 2005;91(11):1495–1502.

Rozenblit AM, Patlas M, Rosenbaum AT, et al. Detection of endoleaks after endovascular repair of abdominal aortic aneurysm: value of unenhanced and delayed helical CT acquisitions. *Radiology* 2003;227(2):426–433.

Shih MC, Tholpady A, Kramer CM, Sydnor MK, Hagspiel KD. Surgical and endovascular repair of aortic coarctation: normal findings and appearance of complications on CT angiography and MR angiography. *AJR Am J Roentgenol* 2006;187(3):W302–W312.

Sievers HH, Schmidtke C. A classification system for the bicuspid aortic valve from 304 surgical specimens. *J Thorac Cardiovasc Surg* 2007;133(5):1226–1233.

Singh S, Hakim FA, Sharma A, et al. Hypoplasia, pseudocoarctation and coarctation of the aorta—a systematic review. *Heart Lung Circ* 2015;24(2):110–118.

Song JK. Diagnosis of aortic intramural haematoma. *Heart* 2004;90(4):368–371.

Stavropoulos SW, Charagundla SR. Imaging techniques for detection and management of endoleaks after endovascular aortic aneurysm repair. *Radiology* 2007;243(3):641–655.

Steenburg SD, Ravenel JG, Ikonomidis JS, Schönholz C, Reeves S. Acute traumatic aortic injury: imaging evaluation and management. *Radiology* 2008;248(3):748–762.

Stern A, Tunick PA, Culliford AT, et al. Protruding aortic arch atheromas: risk of stroke during heart surgery with and without aortic arch endarterectomy. *Am Heart J* 1999;138(4 Pt 1):746–752.

Sundaram B, Quint LE, Patel HJ, Deeb GM. CT findings following thoracic aortic surgery. *Radiographics* 2007;27(6):1583–1594.

Sundt TM. Intramural hematoma and penetrating atherosclerotic ulcer of the aorta. *Ann Thorac Surg* 2007;83(2):S835–S841; discussion S846–S850.

Svensson LG, Kouchoukos NT, Miller DC, et al; Society of Thoracic Surgeons Endovascular Surgery Task Force. Expert consensus document on the treatment of descending thoracic aortic disease using endovascular stent-grafts. *Ann Thorac Surg* 2008;85(1 Suppl):S1–S41.

Türkvatan A, Büyükbayraktar FG, Olçer T, Cumhur T. Congenital anomalies of the aortic arch: evaluation with the use of multidetector computed tomography. *Korean J Radiol* 2009;10(2):176–184.

Vilacosta I, San Roman JA. Acute aortic syndrome. *Heart* 2001;85(4):365–368.

Warnes CA. Bicuspid aortic valve and coarctation: two villains part of a diffuse problem. *Heart* 2003;89(9):965–966.

Warnes CA, Williams RG, Bashore TM, et al. ACC/AHA 2008 Guidelines for the Management of Adults with Congenital Heart Disease: a report of the American College of Cardiology/American Heart Association Task Force on Practice Guidelines (writing committee to develop guidelines on the management of adults with congenital heart disease). *Circulation* 2008;118(23):e714–e833.

Wu D, Shen YH, Russell L, Coselli JS, LeMaire SA. Molecular mechanisms of thoracic aortic dissection. *J Surg Res* 2013;184(2):907–924.

Ye C, Chang G, Li S, et al. Endovascular stent-graft treatment for Stanford type A aortic dissection. *Eur J Vasc Endovasc Surg* 2011;42(6):787–794.

Yuan J, Usman A, Das T, Patterson AJ, Gillard JH, Graves MJ. Imaging carotid atherosclerosis plaque ulceration: comparison of advanced imaging modalities and recent developments. *AJNR Am J Neuroradiol* 2017;38(4):664–671.

（孙冬 徐龙 李睿 李兵）

第 6 篇

血管和介入放射学

第31章 ■ 介入放射学中使用的药物

引　　言

血管和介入放射学(vascular and interventional radiology,VIR)是一个动态发展的学科,其手术的范围和复杂性不断提高。在这种情况下,治疗用药物起着重要作用,在手术前、中、后期均能帮助患者。血管和介入放射学中经常使用不同类别的药物,包括但不限于抗凝血剂、阿片类药物、苯二氮䓬类药物、抗生素和溶栓药。

此外,由于新型药物(例如新型口服抗凝血剂)的不断发展,介入医师对这些常用处方药的适应证及禁忌证的掌握至关重要。应充分了解其基本作用机制、常用剂量、禁忌证、副作用以及与其他药物的相互作用。

最后,这些药物的应用范围非常广泛,从门诊到重症监护的患者,因此熟悉药物在不同情况下的使用非常重要,本章将根据当前临床指南概述血管和介入放射学中常见药物的使用。

中度镇静(表31.1)

表31.1

快速参考VIR:血管和介入放射学中度镇静药物和逆转剂

药物	剂量
咪达唑仑(versed®)	起始剂量0.5~1mg静脉注射 维持剂量0.5~1mg
芬太尼(sublimaze®)	起始剂量为25~100μg静脉注射 维持剂量25~75μg静脉注射
氟马西尼(romazicon®) 咪达唑仑的逆转剂	起始剂量200μg静脉注射 必要时重复使用可达1mg
纳洛酮(narcan®) 芬太尼的逆转剂	起始剂量0.2~2mg静脉注射 必要时重复使用可达2mg。可选择连续输注每小时2μg/mg

大多数血管和介入放射手术采用中度镇静,通常由专业的护士在医师的监察下进行。通过特定的给药,引起患者意识呈轻度抑制状态,患者气道保持畅通,能够在物理和/或语言刺激下引起并维持保护性反射。在整个手术和恢复期间,应有一名训练有素的医护人员观察患者生命体征的变化。

介入放射科医师应了解详细的病史来确认患者是否能够接受中度镇静。介入医师应获得患者病史和体格检查,包括患者当前接受的药物治疗以及既往药物治疗的不良反应或过敏反应。药物滥用的既往史也需要进行询查,因为这可能会影响患者对镇静药物的反应。

危险度分层由美国麻醉学会(ASA)分类系统评估(表31.2)。该分类系统结合了患者疾病诊断和疾病总体严重程度评估,分为Ⅰ~Ⅵ级。对于Ⅳ级患者,建议术前咨询麻醉医师,因为在术中镇静期间患者的风险明显增加。

根据Mallampati评分来评估患者的气道情况。其范围为Ⅰ~Ⅳ,包括能否观察到硬腭、软腭、扁桃体和悬雍垂(表31.3)。因为这与器官插管的难易程度直接相关。对于Mallampati评分为4分的患者,也建议进行麻醉咨询。

表31.2

美国麻醉学会(ASA)分类

分级	描述
Ⅰ	无全身性疾病的健康患者
Ⅱ	轻度至中度全身性疾病或老年人
Ⅲ	严重的全身性疾病但自理能力尚可或有慢性疾病
Ⅳ	全身性疾病危及生命
Ⅴ	濒死患者,预计生存期不超过24h
Ⅵ	脑死亡患者因器官捐献而接受麻醉护理
E	急诊手术

表 31.3

Mallampati 分类

Ⅰ	软腭、咽部、扁桃体柱和悬雍垂可见
Ⅱ	软腭、咽部可见，悬雍垂部分可见
Ⅲ	软腭和悬雍垂底部可见
Ⅳ	仅硬腭可见

中度镇静主要由两个部分组成：抗焦虑和镇痛。苯二氮䓬用于抗焦虑，而阿片类药物用于镇痛。

苯二氮䓬类

咪达唑仑[midazolam(versed®)]是用于中度镇静的最常见的苯二氮䓬类药物。作用机制是通过增强 γ-氨基丁酸 A 型受体上的神经递质 γ-氨基丁酸，引起抗焦虑以及顺行性遗忘。最常见的副作用是呼吸抑制和低血压，这是剂量依赖性的，因此需要进行风险度分层，而其逆转剂可以解决这些副作用，本章稍后将对其进行介绍。

对于普通患者，通常起始剂量为 0.5~1mg 静脉注射。根据患者的反应和手术时间，可能需要额外的维持剂量。在适当的环境中可以考虑替代给药途径，包括儿童的口服途径。给予静脉注射时，药物半衰期约为 2h，起效时间为 3~5min。咪达唑仑是一种 D 级妊娠药物，代谢的主要途径是通过肝脏。其他苯二氮䓬类药物包括地西泮和劳拉西泮，其半衰期和作用持续时间更长，因此，这些药物通常不用于中度镇静。

阿 片 类

芬太尼[fentanyl(sublimaze®)]是在中度镇静期间用于镇痛的最常见的阿片类药物。作用机制是药物与中枢神经系统内的阿片受体相结合，引起神经的超极化和疼痛感的阻滞。这类药物还可引起剂量依赖性的呼吸抑制和低血压，以及组胺释放导致的瘙痒。某些患者也会出现恶心和呕吐。

通常的起始剂量为 25~100μg 静脉注射，基于手术持续时间和患者的阿片类药物耐受性，额外维持剂量为 25~75μg。药物半衰期约为 4h，并且在静脉内给药几分钟后起效。根据患者的耐受性，作用持续时间最长为 60min。

芬太尼是 C 类妊娠药物。在中度镇静期间有许多阿片类药物可以考虑，但一般来说其他的阿片类药物具有更长的药物作用持续时间，因此在临床实践中难以控制有效量。这些药物包括吗啡和氢吗啡酮，通常用于治疗术后疼痛。

鉴于咪达唑仑和芬太尼均存在呼吸抑制和低血压的风险，因此需医师在中度镇静时，持续监测患者的生命体征。如果出现过度镇静导致气道危害，包括血氧饱和度降低、二氧化碳量增加、心动过缓、低血压或完全丧失意识时，应给予逆转药物。咪达唑仑的逆转剂是氟马西尼[flumazenil(romazicon®)]，芬太尼的逆转剂是纳洛酮[naloxone(narcan®)]。这些药物的作用持续时间短于大多数苯二氮䓬类和阿片类药物的半衰期。因此，应密切监测接受逆转剂患者是否有症状复发，并根据情况可重复给药。

抗生素（表 31.4）

表 31.4

快速参考 VIR：抗生素预防

头孢唑啉	1g 静脉注射，如有必要，可考虑在 2h 内重复使用
环丙沙星	400mg 静脉注射剂量，在需要增加覆盖率的情况下，250~500mg，口服，每日 2 次，持续 5~7d
庆大霉素	经直肠活检或脓肿引流的预防剂量为 80mg 静脉注射/肌内注射
氨苄西林舒巴坦	1.5~3g 静脉注射
头孢曲松钠	1g 静脉注射

抗生素的使用是一个广泛的问题，在医学界一直争论不休，VIR 也不例外。虽具体的实践建议因机构不同而异，但应遵循一般准则。

为了确定在干预之前是否考虑使用抗生素，需要对操作级别进行分类：清洁，清洁污染、污染、感染，这类似于外科手术的概念。清洁的 VIR 手术定义为不涉及胃肠道（GI）、泌尿生殖道（GU）或呼吸道。当涉及胃肠道、泌尿生殖道或胆管，但无炎症或感染，考虑清洁污染手术。污染手术是指涉及 GI 或 GU，且有炎症或细菌培养阳性，也可导致无菌操作被污染。感染手术涉及化脓部位或受感染的 GI 或 GU 部位。

通常认为清洁手术不需要抗生素（例如，血管造影术）。另一方面，对于污染或感染手术，导管或针头可导致感染部位与血流之间相通，应该强烈考虑抗生素使用。清洁污染的病例应在个体化基础上进行抗生素使用，并注意患者的危险因素。

预防性抗生素应在手术开始前 1h 内给药。对于同时在接受抗生素治疗的住院患者，例如，需要经皮引流的脓肿患者应检查最近一次抗生素给药时间和间隔时间。在某些情况下可能需要额外的术前剂量。

根据介入放射学会（SIR）指南，仅就少数特定的抗生素给予类型达成了共识，但仍在很多手术广泛推荐使用抗生素，例如，体内置入新的材料或进行血管栓塞（表 31.5）。尽管覆盖范围基于个体化和局部细菌的耐药性，但通常可使用表中列出的抗生素。如果存在明显的组织栓塞或器官消融术后，组织坏死引起严重的术后感染，可使用抗生素 5~7d。

表 31.5

快速参考 VIR：抗生素预防程序建议

头孢唑啉	动脉支架置入，子宫动脉栓塞术，经皮胃造口术和肾造瘘管置入术，经皮肿瘤消融术，静脉输液管置入
环丙沙星	经皮肾造瘘管置入，经直肠穿刺活检
庆大霉素	经皮肾造瘘管置入和经皮肝穿胆管造影
氨苄西林舒巴坦	TIPS，经皮肝穿胆管造影，经导管动脉栓塞术
头孢曲松钠	经皮肾造瘘管置入，TIPS，经皮肝穿胆管造影

值得注意的是，对于静脉输液管置入的患者，最近的 Meta 分析表明，与对照组相比，预防性使用抗生素的免疫功能正常患者的感染率无显著差异，因此对于静脉输液管置入是否需要预防性使用抗生素存在争议。

血管扩张剂和血管收缩剂（表 31.6）

血管扩张剂

血管扩张剂主要用于预防和治疗血管内操作导致的血管痉挛。目前最常见的是桡动脉入路时预防性置入血管鞘引起的桡动脉痉挛/闭塞。

这些药物也可用于提高常规血管造影的诊断准确性。例如，可以改善动脉显著狭窄情况下的压力梯度测量，以及区分严重血管痉挛和血管炎。当常规动脉造影无法确定出血来源时，血管扩张剂可以通过引起胃肠道出血进行“诱导”血管造影。

最常见的血管扩张剂是硝酸甘油（NTG）和维拉帕米。硝酸甘油的作用机制为外周转化为一氧化氮和随后的 cGMP 积累，导致细胞内钙离子挤出和平滑肌松弛。根据患者血压，硝酸甘油以 50~300μg/min 静脉推注给药。硝酸甘油立即生效，半衰期约为 1~4min。

维拉帕米是一种钙通道阻滞剂，引起细胞内钙离子水平降低，随后平滑肌松弛。通常以 1~10mg 的剂量，以 10mL 生理盐水稀释后静脉给药。通常的起效时间约为 5min，持续时间较长，约 10~20min。上述两种药物均为妊娠 C 类，通过肝脏代谢、肾脏排泄。应注意在颅内压升高，心包积液，心脏压塞和严重全身性低血压患者中该类药物的使用。

最后，血管扩张剂可用作急性非闭塞性肠系膜缺血和由蛛网膜下腔出血引起的脑动脉血管痉挛的治疗药。首选药物是罂粟碱，其作用机制尚不清楚，可能涉及 cAMP 和 cGMP 的积累，导致非选择性平滑肌松弛。非闭塞性肠系膜缺血的经典剂量是经动脉内给予 25mg，必要时可以连续输注。在盐水中稀释的较高剂量通常用于脑血管痉挛。改药为妊娠 C 类药物，有效半衰期约为 1~2h。应注意在症状全身性低血压的患者中的使用。

血管收缩剂

血管升压素是 VIR 中最常用的血管收缩剂。可用于弥漫性胃肠道出血的治疗，或者当选择性栓塞不能纠正出血时使用。此外，血管升压素已被证明可减少尿毒症患者的出血并发症，并且可在肾功能不全患者的经皮肾活检前使用。

表 31.6

快速参考 VIR：血管扩张剂和血管收缩剂

硝酸甘油	50~300μg 静脉团注
维拉帕米	1~10mg+10mL 生理盐水后动脉内团注
血管升压素（ADH）	0.2~0.4U/min 动脉内输注

血管升压素是抗利尿激素（ADH）的类似物，其作用机制涉及平滑肌收缩，最明显的是通过 cAMP 途径在毛细血管和小动脉水平发挥作用。当用于胃肠道出血时，血管升压素在动脉内以 0.2U/min 的初始剂量进入出血源血管。通常，输注持续长达 24h，逐渐减量。在经皮肾活检之前，通常的剂量是 0.3g/kg 静脉注射 30min。半衰期大约为 10~20min，被肝脏代谢和肾脏排泄。并发症包括来自 ADH 样作用的严重高血压症和远端组织的缺血/梗死。患有冠状动脉疾病和严重的外周动脉疾病的患者应该谨慎使用。

抗凝血药（表 31.7）

在 VIR 手术中使用抗凝血药物具有挑战性的，并涉及不同的情况。患者可能需要在手术后（例如，下肢静脉血栓取出术后）立即开始抗凝药物的使用，或需要在手术前停止抗凝药物的使用以降低出血风险。建议介入医师了解这些药物的作用机制和药物代谢动力学特点（图 31.1）。此外，对于恰当的围术期管理，应充分了解不同手术类型的出血风险分层。

根据 SIR 指南，根据出血风险将手术分为三类。第 1 类包括低出血风险手术（非皮下隧道静脉导管置入，浅表器官的活检，IVC 滤器置入等）；第 2 类包括中度出血风险手术（动脉血管造影，腹腔内器官和肺的活检，皮下隧道式静脉导管置入，脓肿引流，化疗栓塞术等）；第 3 类包括高出血风险手术（TIPS，肾活检，射频消融，胆道引流术等）。

对于 2 类和 3 类手术，推荐根据国际标准化比率（INR）≤1.5 和血小板计数>50 000/μL 两项指标。虽然对第 1 类手术没有达成共识，但通常建议尽可能保持上述实验室指标范围内。

表 31.7

快速参考 VIR：抗凝剂和逆转剂

肝素	5 000U 负荷剂量，然后基于 aPTT 目标值进行 20~40 000U/24h 静脉注射
低分子量肝素（依诺肝素，lovenox®）	1mg/kg 每日两次皮下注射治疗剂量，每日 40mg 皮下注射预防剂量
磺达肝葵钠	每日 7.5mg 皮下注射
华法林（coumadin®）	每日 2~5mg，根据 INR 目标滴定
达比加群（pradaxa®）	每日 150mg
阿哌沙班（rliquis®）	5mg 每日两次
依度沙班（savaysa®）	每日 60mg
利伐沙班（xarelto®）	每日 20mg 预防剂，15mg 每日两次治疗
鱼精蛋白 肝素的逆转剂	2mg/kg 团注或 1mg/100U 中和肝素
维生素 K 华法林的逆转剂	每日口服 5mg 或 50mL 静脉注射
达比加群酯（Praxbind®） 达比加群的逆转剂	5g/100mL 静脉注射

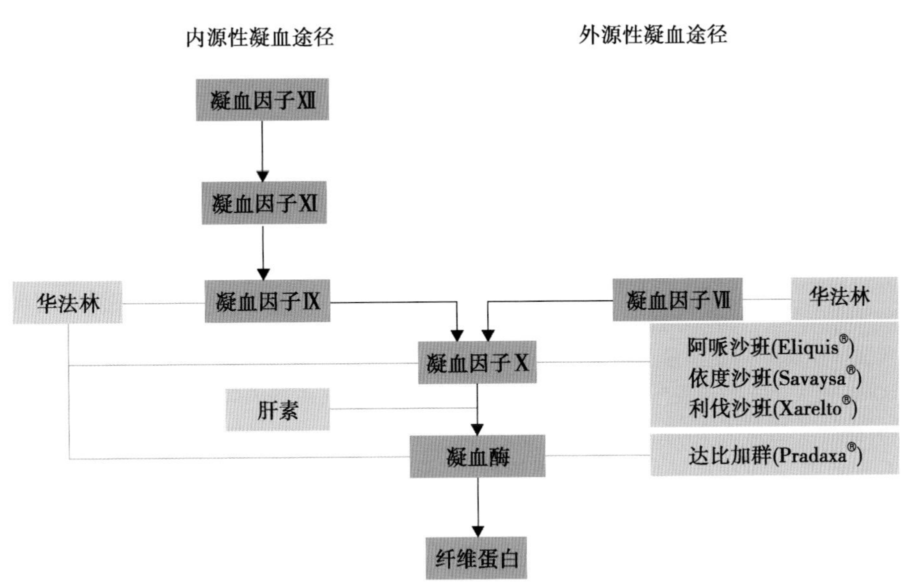

图 31.1　简化的凝血级联系统，包括内源性和外源性途径。注意每种抗凝药物的作用水平。

肝　素

肝素是最广泛使用的具有预防或治疗作用的抗凝剂。该药物有两种形式：普通肝素（UFH）和低分子肝素（LMWH）。作用机制是通过与抗凝血酶Ⅲ结合来抑制凝血酶和凝血因子Ⅹa。UFH 通过连续静脉输注给药，并通过 aPTT（活化部分促凝血酶原激酶时间）作为参考，其应为正常值的 2~3 倍。肝素的初始治疗剂量基于重量（50~100 单位/kg），每个个体通常为 5 000~7 500 单位静脉注射负荷剂量。然后基于 PTT 值可连续静脉输注高达 40 000 单位/24h。用药剂量需根据临床适应证而调整。这是一种妊娠 C 类药物，根据多种复杂的代谢因素，其起效约为 3min，半衰期约为 30min~2.5h。

低分子肝素［LMWH，enoxaparin（lovenox®）］是一种合成的普通肝素的短片段形式，可增强特异性抗凝血因子Ⅹa 活性。半衰期为 4.5h，给药途径是通过皮下注射（SC）。初始治疗剂量也是基于体重，并且通常每 12h 给予 1mg/kg。预防剂量通常为每天 30~40mg。由于其特殊的结合特异性，它不能通过 PTT 或其他目前可用的实验室指标来充分监测。

磺达肝癸钠［fondaparinux（arixtra®）］是 LMWH 的另一种合成形式，具有更高的特异性抗凝血因子Ⅹa 活性。磺达肝癸钠的剂量是基于体重计算的，对于标准 70kg 个体通常每天 7.5mg。它最常用的方式是：至少用药 5d 来桥接华法林，也被认为是肝素诱导的血小板减少症（HIT）患者的替代品。肝素诱导的血小板减少症发生在约 1%的接受肝素治疗患者中，最常见于 UFH，导致形成肝素复合物抗体并消耗血小板。治疗通常是停用所有含肝素的药品。

在任何手术前 2h 应停止输注 UFH。对于用于治疗目的 LMWH，应在第 1 类和第 2 类手术之前停用。对于第 3 类手术，应停用最后两次治疗。根据药商的建议，磺达肝癸钠应在手术前 4d 停用，因为其半衰期较长，约为 17h。

鱼精蛋白是 UFH 的逆转剂，也是 LMWH 逆转剂；然而，在这种情况下效果低下且不可预测，通常不常规使用。

其他直接凝血酶抑制剂也可以静脉注射，包括比伐卢定和阿加曲班。比伐卢定［bivalirudin（angiomax®）］表现出类似的肾排泄途径，但是半衰期短得多，约为 1h，主要用于经皮冠状动脉介入治疗。阿加曲班［argatroban（acova®）］主要由肝代谢。两者均可用于疑似肝素诱导的血小板减少症患者的抗凝治疗。

华　法　林

华法林［fondaparinux（arixtra®）］是一种传统的口服抗凝剂，用于深静脉血栓、肺栓塞、心房颤动和其他高危血栓栓塞症患者的长期抗凝治疗。作用机制是通过抑制维生素 K 环氧化物还原酶引导多种凝血因子失活和破坏后的凝血酶形成。典型的初始剂量为每天 2~5mg，根据 INR 进行调整。患者的目标 INR 通常为 2~3，但可根据抗凝指征而变化。有效半衰期约为 36h，临床效果持续长达 5d。代谢主要通过肝脏，可与食物和其他药物的相互作用降低或增加药物生物利用度并因此影响其功效。这使得药物剂量的使用具有挑战性，需要持续监测 PT（凝血酶原时间）和 INR。

华法林的初始抗凝应与肝素“桥接”，直至达到治疗性 INR 水平。这是必要的，因为延迟起效（通常为 5d）、初始蛋白酶 C 和 S 的水平低，容易导致血栓前状态。

怀孕期间不建议使用华法林，但非常罕见的临床情况除外。建议在任何手术前停用华法林 5d，并确保 INR<1.5，特别是对于 2 类和 3 类手术。维生素 K 是华法林的逆转剂，可通过口服或静脉注射给药。如果需要对华法林引起的凝血病进行紧急矫正，应给予新鲜冷冻血浆输注。

新型直接口服抗凝药物（NOACs）

新型直接口服抗凝药物（NOACs）通过直接抑制凝血酶或凝血因子Ⅹa 起作用，其适应证包括心房颤动和急性静脉血栓栓塞。起效早,不需要初始肝素“桥接”。与华法林相比,另一个优点是可预测,不需要对其进行凝血功能的持续监测。

达比加群[dabigatran(pradaxa®)]是直接凝血酶抑制剂,可阻断纤维蛋白原向纤维蛋白的转化。初始剂量为每天150mg,基于基线肾功能水平其剂量需减少。与食物同服,在1~3h内达到血浆峰值水平。半衰期约为14~17h,主要由肾脏排泄。改药为妊娠C类药物,对于肌酐清除率低于30mL/min的患者和严重肝功能不全的患者严禁使用。

阿哌沙班[apixaban(eliquis®)]、依度沙班[edoxaban(savaysa®)]和利伐沙班[rivaroxaban(xarelto®)]是凝血因子Ⅹa抑制剂,阻断凝血酶形成。经典的初始剂量为阿哌沙班5mg,每天两次,依度沙班60mg,每天1次。利伐沙班可根据适应证而变化;但最常见的预防剂量是每天20mg,半衰期约为5~15h。这些是妊娠B/C类药物,主要由肝脏代谢,肾脏排泄约30%。因此,对于肝功能和肾功能降低的患者也应该谨慎使用,因为其可延长药物的半衰期。

PT/INR不受NOAC影响,不需要监测抗凝功能。达比加群应在侵入性操作前24~48h停药。对于年龄超过75岁或有肾功能不全的患者,药物应在36~72h前停药。对于凝血因子Ⅹa抑制剂,药物应在手术前12~36h停药,在75岁以上或肾功能不全的患者中停药48h。虽然没有建立重新启动NOAC的建议,但在VIR干预后12~24h恢复治疗通常是合适的。

虽然临床试验中有许多NOAC逆转剂,但目前唯一获得FDA批准的药物是达比加群的逆转剂依达赛珠单抗[idarucizumab(praxbind®)]。在某些情况下,由于主要由肾脏排泄,透析也可以部分逆转达比加群的效果。目前,没有可用于阿哌沙班、利伐沙班或其他凝血因子Ⅹa抑制剂的逆转剂。

抗血小板药物(表31.8)

抗血小板药物通常用于降低总体心血管事件发生的风险,包括预防急性心肌梗死和卒中。此外,这些药物通常在血管内支架置入后使用,以延长支架的长期通畅率。它们通过阻断血小板活化或聚集起作用,从而使循环血小板无功能(图31.2)。鉴于它们的频繁使用,在VIR干预之前熟悉最常见的药剂和停药指南非常重要。

表31.8

快速参考VIR:抗血小板药物及其逆转剂

阿司匹林	每天81~325mg
氯吡格雷[clopidogrel(plavix®)]	300mg负荷剂量,然后每天75mg
去氨加压素(DDAVP,minrin®) 阿司匹林和去氨加压素的逆转剂	0.3~0.4μg/kg输注

环氧化酶抑制剂(NSAIDs)

阿司匹林或乙酰水杨酸(ASA)是最常用的抗血小板药物。根据患者的风险状况,剂量范围为每天81~325mg。作用机制是与血小板环加氧酶的结合,抑制血栓素A2产生和预防血小板聚集。偶尔,磷酸二酯酶抑制剂双嘧达莫[dipyridamole(persantine®)]也可与ASA联合用于卒中预防,但这可能会增加患者的出血风险。对于第1类(低风险)和第2类(中等风险)手术,不建议停用ASA。对于3类(高风险)手术,如肾活检或无法获得足够血管压迫的区域,建议停用ASA 5d。因为血小板寿命大约是10d,所以在这段时间内,停用阿司匹林通常会导致骨髓功能正常的患者功能性血小板计数增加到可接受水平。

噻吩吡啶类药物

噻吩吡啶,也称为二磷酸腺苷(ADP)受体抑制剂,阻断ADP与血小板表面受体的结合,阻止血小板活化。最广泛使用的是氯吡格雷[clopidogrel(plavix®)],首次负荷剂量为300mg,然后每天75mg。通过肝脏代谢,并在停药后持续5~7d。氯吡格雷通常与ASA(双重抗聚)一起用于高风险或血管内支架放置后患者。SIR指南目前建议在任何手术前至少5d停用该药物,包括第1类手术。然而,最近的回顾性研究包括63例深部组织活检,其中氯吡格雷/ASA停用少于5d的患者仅有一例大出血发生(中位数=3d)。该主题仍然是医学文献中持续争论的一个领域。其他药物,如普拉格雷[prasugrel(effient®)]和噻氯匹定[ticlopidine(ticlid®)]具有相似的作用机制,但它们的副作用和血小板失活时间存在一些差异。

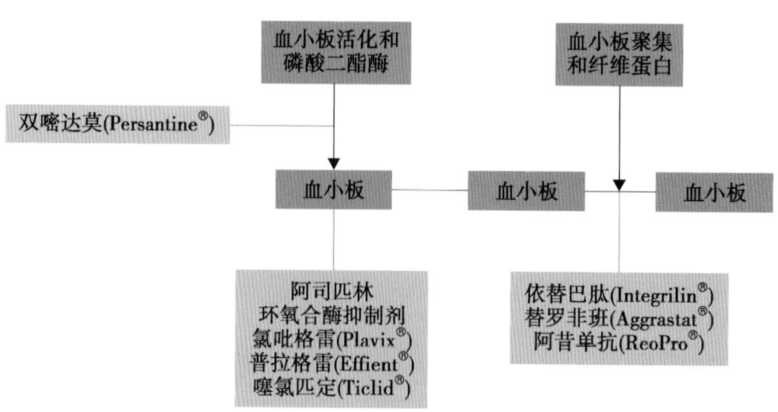

图31.2 简化血小板聚集图。注意每种抗血小板药物的作用水平。

糖蛋白Ⅱb/Ⅲa 抑制剂

糖蛋白Ⅱb/Ⅲa 抑制剂代表药物有依替巴肽[eptifibatide(integrilin®)],替罗非班[tirofiban(Aggrastat®)]和阿昔单抗[abciximab(reoPro®)]。通过静脉给药,主要用于接受冠状动脉介入治疗的急性冠状动脉综合征的患者。通过阻断糖蛋白复合物与血小板表面上的纤维蛋白原和血管性血友病因子结合发生作用。糖蛋白功能的丧失可阻止血小板聚集。

在 VIR 手术中使用这些药物是不常见的,但在冠状动脉介入治疗后,仍可使用这些药物。阿昔单抗的作用时间最长约为 48h,应在 VIR 手术前至少停用 24~48h。依替巴肽和替罗非班可在手术前停用约 4h。

使用去氨加压素和血小板输注来逆转环加氧酶抑制剂、糖蛋白Ⅱb/Ⅲa 抑制剂和噻吩吡啶的作用。停止糖蛋白Ⅱb/Ⅲa 抑制剂后应监测 PTT,目标是在任何主要 VIR 干预之前 PPT 小于 50s。

虽然在 VIR 手术后没有明确的恢复抗血小板治疗的建议,但通常可以在干预后 24h 内重新开始服用药物。像往常一样,应特别考虑所执行的手术类型和个人风险因素。

溶栓(表 31.9)

导管置管溶栓是一种常用的 VIR 技术,用于治疗动脉、静脉和肺血栓栓塞性疾病。该技术涉及血栓形成后血管内的局部药物递送,而不是全身输注。这可保持较低的总剂量使用和较低的出血风险。

链激酶是第一种用于血管内血栓降解的药物。作用机制涉及通过纤维蛋白依赖性和纤维蛋白非依赖性途径激活纤溶酶,导致血栓溶解。鉴于相关的细菌抗原特性,后来被尿激酶取代。该药物是从人尿中分离出来的,因此缺乏与细菌抗原相关的风险。

目前,纤溶酶原激活物(TPA)是可用于溶栓的一类药物。作用机制是通过纤维蛋白依赖性相互作用使血栓内纤溶酶原转化为纤溶酶。

阿替普酶[alteplase(activase®)]

阿替普酶是这些纤维蛋白选择剂中最常使用的药物。该药物最初是从血管内皮细胞中分离的,与重组形式表现出较小的结构差异,具有较高的纤维蛋白亲和力。通常的初始剂量为 0.25~1.0mg/h,不超过 1.5mg/h,因为会使出血风险显著增加。半衰期约为 5min,药物代谢的主要途径是肝脏。如果该药物与肝素联合使用,建议将肝素限制为亚治疗剂量。

表 31.9
快速参考 VIR:溶栓

阿替普酶(r-tPA)(activase®)	0.25~1.0mg/h 血管内输注,24h 内最多可达 40mg
瑞替普酶(r-PA)(retavase®)	0.25~1.0 单位/h 血管内输注,24h 内最多可达 20U
替奈普酶(TNKase®)	0.125~0.25mg/h 血管内输注

瑞替普酶[reteplase(retavase®)]

瑞替普酶是一种重组纤溶酶原激活剂,由合成来源的 tPA 缺失突变产生,导致纤维蛋白亲和力轻微降低。纤维蛋白表面亲和力的降低被认为有更深的血栓穿透力。动脉内干预的经典剂量范围为 0.25~0.5 单位/h,静脉系统的经典剂量范围为 1 单位/h。建议不超过 20 个单位/24h。半衰期长达 16~20min,初级代谢也是在肝脏。

替奈普酶[tenecteplase(TNKase®)]

替奈普酶是另一种改良的 t-PA 药物,主要差异在于药物半衰期和纤维蛋白亲和力的面积。典型剂量为 0.125~0.25mg/h 连续输注,初始推注可选择 1~5mg。半衰期为双相,终末半衰期为 90~130min,显著长于其他 t-PA 药物。

血栓前状态(表 31.10)

表 31.10
快速参考 VIR:血栓前状态

凝血酶	0.3~3mL,浓度为 1 000U/mL

凝血酶是一种促血栓形成剂,主要用于治疗导管操作术后引起的动脉假性动脉瘤。该药物通过将纤维蛋白原转化为纤维蛋白来促进血栓形成。分为人型和牛型,牛型是最便宜和最广泛使用的。经典的初始浓度为 1 000 单位/mL,注射体积通常为 0.3~3mL。通常在超声引导下直接穿刺假性动脉瘤瘤体后经皮注射。在药物外渗进入体循环的情况下存在血栓栓塞事件发生的风险。凝血酶注射不应在局部感染的情况下进行,对远端缺血患者,如外周动脉疾病引起的患者要谨慎使用。

辅助药物(表 31.11)

表 31.11
快速参考 VIR:VIR 辅助药物

酮咯酸(toradol®)	每 6h 15~30mg,根据体重和肾功能可达 60~120mg/24h
昂丹司琼(zofran®)	4mg 静脉注射,每剂最多 16mg
苯海拉明(benadryl®,dramin®)	静脉注射 25~50mg,最高可达每日 400mg
胰高血糖素	缓慢给予 0.25~1mg,缓慢静脉推注(1min 以上)
哌替啶(demerol®)	每 15min 静脉推注一次,25mg,如有需要最高可达 100mg
利多卡因	高达 50mL 1%溶液皮下浸润

非甾体抗炎药(NSAIDs)

NSAIDs是常用的药物,具有镇痛和抗炎作用。如前所述,这类药物抑制环加氧酶活性,导致血栓素和前列腺素产生减少。常用于术后镇痛,常用药物有对乙酰氨基酚、布洛芬和萘普生。此外,也可在术前使用,以尽量减少术中和术后疼痛,从而降低阿片类药物的使用剂量,常用药物是酮咯酸[ketorolac(toradol®)],可采用单剂量(肌肉内60mg)或每6h 15~30mg的预定剂量,基于患者体重,最大总剂量为60~120mg,也可口服给药。代谢的主要途径是通过肝脏代谢和肾脏排泄。通常的起效时间约为10min。

对有肾衰竭、肝功能衰竭、消化性溃疡病或胃肠道出血病史的患者应该谨慎使用。这种药物在怀孕期间禁用。

昂丹司琼[ondansetron(zofran®)]

昂丹司琼是一种止吐药,通常用于治疗与预防术后恶心和呕吐(例如,化疗栓塞)。这些症状也是在中度镇静期间使用阿片类药物的常见副作用。恩丹西酮的作用机制是5-HT_3组胺受体的拮抗剂。通常初始剂量为4mg静脉注射,在中度镇静诱导时或出现症状时立即给予。该剂量可加至16mg。它是由肝脏代谢的妊娠B类药物,肝功能不全的患者不应超过8mg。偶尔,患者可能会在较高剂量下出现昂丹司琼相关性头痛。其他的止吐药包括异丙嗪和东莨菪碱,但是与昂丹司琼相比,由于其较大的副作用,通常应避免使用这些药物。

苯海拉明[diphenhydramine(benadryl®,dramin®)]

苯海拉明是一种用于VIR的多功能药物,具有多种特性,包括镇静、止痒和止吐。通常在中度镇静期间用于控制阿片类药物相关的副作用,同时有助于镇静。作用机制是直接阻断组胺-1受体。初始剂量为25~50mg静脉注射,每日最多400mg。鉴于生物半衰期较长、深度镇静和致精神病的风险增加,老年人群的使用该药副作用风险较高。此外,这种药物具有很强的抗胆碱能特性,哮喘、急性闭角性青光眼和尿潴留患者应避免使用。

胰高血糖素

胰高血糖素是由胰腺分泌的肽激素,在维持血糖水平方面起主要作用。二级效应是使肠蠕动减少、食管松弛和降低幽门张开状态。在腹部和骨盆区域中的一些VIR手术可能需要这种药物以在采集数字减影图像期间减少肠蠕动的运动伪影。这对于定位动脉、静脉以及胃肠道出血至关重要。

可能受益于该药物的其他手术是经皮营养管置入。胰高血糖素的完整作用机制仍然未知,但该肽在结构和功能上与胰腺α细胞内天然产生的肽相似。通常的剂量是在1min内缓慢静脉注射0.25~1mg以减少恶心和呕吐。1min内起效,药物持续时间可达30min。在结肠病变介入手术时可能需要更高的剂量,因为该区域对胰高血糖素更具抵抗力。该肽是妊娠B类药物,主要通过肝脏和肾脏系统降解。对于有心脏病或嗜铬细胞瘤病史的患者应该谨慎使用,因为该药引起儿茶酚胺的释放。

哌替啶[meperidine(demerol®)]

与该家族的其他成员相比,哌替啶是一种阿片类药物,与其他阿片类药物对比,具有更弱的镇静和镇痛作用。另一方面,已经证明它在治疗与手术相关的短暂/恶化的菌血症非常有效。

初始剂量为25mg静脉注射,根据需要每15min重复给药至总量100mg。这种药物由肝脏代谢并通过肾脏排泄。如果患者还使用5-羟色胺再摄取抑制药物,则存在血清素综合征的发病风险。

利多卡因

利多卡因是VIR手术期间提供局部麻醉最常使用的药物。这种药物可皮内注射,也可沿着预期的介入手术路径局部注射。作用机制是可逆地结合钠通道,使得创伤区域的神经膜稳定,防止疼痛刺激的传播。最常见的是1%~2%的溶解液。必要时可重复给予利多卡因以实现更彻底的局部麻醉,直至总剂量为50mL 1%的利多卡因注射液。在1~2min内起效,持续时间约为30~60min。如果可以,这种药物也可以注入8.4%的碳酸氢钠,以增加患者的舒适度。应注意避免静脉注射,因为无意中血管内输注可引起包括癫痫发作和心血管系统萎陷的全身毒性反应(LAST)。

推荐阅读

American Society of Anesthesiologists Task Force on Sedation and Analgesia by Non-Anesthesiologists. Practice guidelines for sedation and analgesia by non-anesthesiologists. *Anesthesiology* 2002;96(4):1004–1017.

Geschwind J, Dake M. *Abrams' Angiography: Interventional Radiology*. 3rd ed. Philadelphia, PA: Lippincott Williams & Wilkins; 2014.

Jaffe TA, Raiff D, Ho LM, Kim CY. Management of anticoagulant and antiplatelet medications in adults undergoing percutaneous interventions. *AJR Am J Roentgenol* 2015;205(2):421–428.

Johnson E, Babb J, Sridhar D. Routine antibiotic prophylaxis for totally implantable venous access device placement: meta-analysis of 2,154 patients. *J Vasc Interv Radiol* 2016;27(3):339–343; quiz 344.

Kamath SD, McMahon BJ. Update on anticoagulation: what the interventional radiologist needs to know. *Semin Intervent Radiol* 2016;33(2):122–131.

Knuttinen MG, Emmanuel N, Isa F, et al. Review of pharmacology and physiology in thrombolysis interventions. *Semin Intervent Radiol* 2010;27(4):374–383.

Kumar P, Ravi R, Sundar G, Shiach C. Direct oral anticoagulants: an overview for the interventional radiologist. *Cardiovasc Intervent Radiol* 2017;40(3):321–330.

Martin ML, Lennox PH. Sedation and analgesia in the interventional radiology department. *J Vasc Interv Radiol* 2003;14(9 Pt 1):1119–1128.

Mathis JM, Jensen ME, Dion JE. Technical considerations on intra-arterial papaverine hydrochloride for cerebral vasospasm. *Neuroradiology* 1997;39(2):90–98.

Moran TC, Kaye AD, Mai AH, Bok LR. Sedation, analgesia, and local anesthesia: a review for general and interventional radiologists. *Radiographics* 2013;33(2):E47–E60.

Morrison HL. Catheter-directed thrombolysis for acute limb ischemia. *Semin Intervent Radiol* 2006;23(3):258–269.

O'Connor P, Kavian R, Lakshmi K, Ahmad I. Bleeding complications following CT-guided percutaneous native kidney biopsy with DDAVP (1-deamino-8-D-arginine vasopressin) pre-treatment. *J Vasc Interv Radiol* 2016;27(3):S132.

Olsen JW, Barger RL Jr., Doshi SK. Moderate sedation: what radiologists need to know. *AJR Am J Roentgenol* 2013;201(5):941–946.
Oppenheimer J, Ray CE Jr., Kondo KL. Miscellaneous pharmaceutical agents in interventional radiology. *Semin Intervent Radiol* 2010;27(4):422–430.
Patel IJ, Davidson JC, Nikolic B, et al. Consensus guidelines for periprocedural management of coagulation status and hemostasis risk in percutaneous image-guided interventions. *J Vasc Interv Radiol* 2012;23(6):727–736.
Patel IJ, Davidson JC, Nikolic B, et al. Addendum of newer anticoagulants to the SIR consensus guideline. *J Vasc Interv Radiol* 2013;24(5):641–645.
Pieper M, Schmitz J, McBane R, et al. Bleeding complications following image-guided percutaneous biopsies in patients taking clopidogrel—a retrospective review. *J Vasc Interv Radiol* 2017;28(1):88–93.
Stoeckelhuber BM, Suttmann I, Stoeckelhuber M, Kueffer G. Comparison of the vasodilating effect of nitroglycerin, verapamil, and tolazoline in hand angiography. *J Vasc Interv Radiol* 2003;14(6):749–754.
Stone JR, Wilkins LR. Acute mesenteric ischemia. *Tech Vasc Interv Radiol* 2015;18(1):24–30.
Sutcliffe JA, Briggs JH, Little MW, et al. Antibiotics in interventional radiology. *Clin Radiol* 2015;70(3):223–234.
Swischuk JL, Smouse HB. Differentiating pharmacologic agents used in catheter-directed thrombolysis. *Semin Intervent Radiol* 2005;22(2):121–129.
van Veen JJ, Maclean RM, Hampton KK, et al. Protamine reversal of low molecular weight heparin: clinically effective? *Blood Coagul Fibrinolysis* 2011;22(7):565–570.
Venkatesan AM, Kundu S, Sacks D, et al. Practice guidelines for adult antibiotic prophylaxis during vascular and interventional radiology procedures. Written by the Standards of Practice Committee for the Society of Interventional Radiology and Endorsed by the Cardiovascular Interventional Radiological Society of Europe and Canadian Interventional Radiology Association [corrected]. *J Vasc Interv Radiol* 2010;21(11):1611–1630; quiz 1631.
Weber AA, Braun M, Hohlfeld T, Schwippert B, Tschöpe D, Schrör K. Recovery of platelet function after discontinuation of clopidogrel treatment in healthy volunteers. *Br J Clin Pharmacol* 2001;52(3):333–336.
Zarrinpar A, Kerlan RK. A guide to antibiotics for the interventional radiologist. *Semin Intervent Radiol* 2005;22(2):69–79.

（杜平杰　刘鑫　牛翔科）

第 32A 章 ■ 血管造影和动脉疾病基础知识（血管造影）

血管造影术的历史
X 射线光子
血管造影对比剂
对比剂注射器
导丝的使用和构造
选择“正确”的导管
基于导管的动脉造影

通过在颈动脉内注射对比剂，可以在活体诊断硬膜下血肿并将其记录在 X 线片上，这似乎令人难以置信。当我在 1969 年作为神经放射学医师进行我的第一次动脉造影时，与血管造影图像质量相关的技术问题变得明显起来。执行完美的动脉造影涉及的不仅仅是经过皮肤将针或导管尖端放置在感兴趣的动脉中，注入对比剂，以及拍摄 X 线。我一个接一个地了解了 X 射线管焦点，它与患者的距离、聚焦和非聚焦网格、胶片更换器、嵌入 X 射线胶片的碘化物晶体的荧光、对比剂、针头和导管属性、对比剂注射器以及我目前没有列出的许多因素。那时，追求的目标是 X 线图像的质量。我对患者护理的贡献很大程度上取决于我能够做出质量完美的图像。在 CT 和 MR 出现之前，能够识别前脉络膜动脉的最远端分支或外侧中脑静脉的异常位置是至关重要的。

在当前的数字时代，我们经常采用完全不同的方法。我们真的需要一个完美的动脉造影吗？患者风险如何改变我们对完美的追求？费用是应该考虑的因素吗？我们可以根据报告的敏感性和特异性选择成像模式吗？您是否真的相信 CT 血管造影（CTA）或磁共振血管造影（MRA）可以达到 100% 敏感性且超过 85% 特异性？对于过敏、肥胖、年龄、幽闭恐惧症、震颤、抽搐、凝血障碍、肾功能不全及其他全身性疾病和治疗目标调整等患者因素，如何能做到个体患者的完美血管造影？当然，所有这些因素以及更多的因素都需要考虑，并且每个因素可能在某个时候占据优先地位，但是为了便于讨论，让我们假设在寻求完美的血管造影的过程中，患者因素或疾病过程没有限制。让我们按照它出现的时间顺序来寻找它。

血管造影术的历史

心血管生理学和解剖学的基础知识已经有几千年的历史了，但是患者的第一次血管造影仅在 99 年前（1923 年）进行过。为什么这么晚？这不是因为缺乏兴趣，而是缺乏可视化和记录血液流动的手段以及缺乏可以注射到活体中并使血液不透明的非毒性药物。通过狩猎和战争的经验，穴居人最有可能了解心血管系统的基本知识。最早的关于循环系统的记录可以在 16 世纪的埃及纸草书中找到。法国生理学家克劳德·伯纳德（Claude Bernard）将导管从外周动脉或静脉插入活体实验动物心腔，他被认为是第一个将导管引入股静脉，并将其通过下腔静脉推进到右心室的人。但他缺乏观察导管插入过程和记录事件的手段。1895 年 11 月 8 日，情况发生了很大的变化，这一天威廉·康拉德·伦琴（Wilhelm Conrad Röntgen）发现了 X 射线，并记录了他妻子那张著名的手部照片（图 32A.1）。

伦琴发现 X 射线后不久，第一次提到试图使血管系统显影；物理学家爱德华·哈希克（Edward Haschek）和医师 T.O. 林登塔尔（T.O. Lindenthal）于 1896 年 1 月将含有石灰、朱砂（硫化汞）和石油的 Teichmann 混合物注入尸体手部，并在早期的 X 射线管下暴露了近 1h，完成了第一次血管造影（图

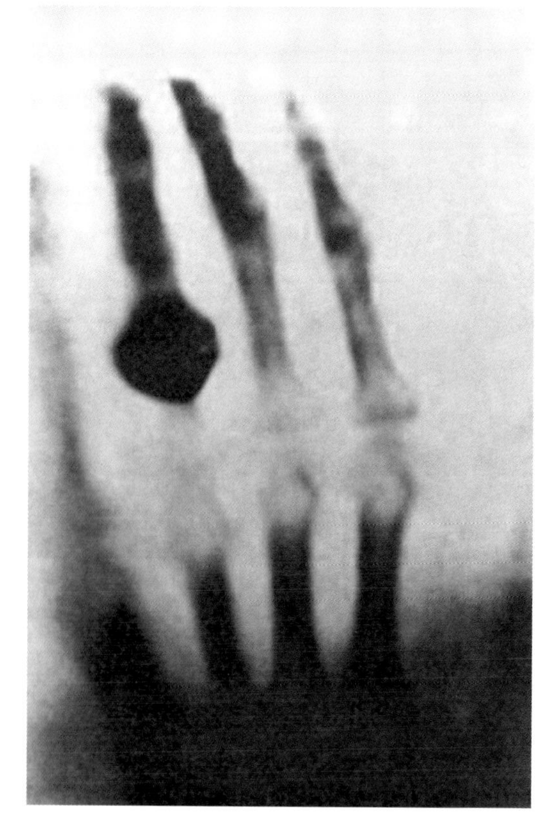

图 32A.1 伦琴妻子手部照片。

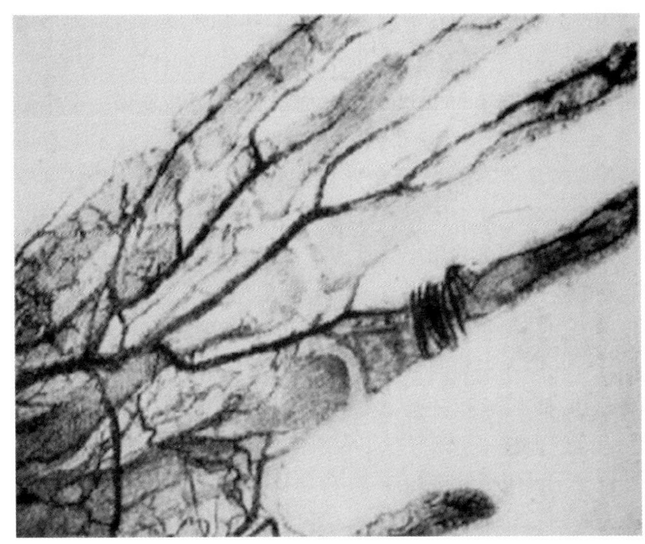

图 32A. 2　第一个血管造影。

32A. 2)。1903 年,德国外科医师 O. Riethus 首次在活体动物身上进行血管造影,将铅弹引入狗的颈静脉,并追踪到右心和肺循环。现在,已经有了记录导管被引入血管的过程及位置的方法,缺少的是可以安全地注射到活体血管中的对比剂。在此期间,碘化合物被用于治疗与三期梅毒相关的骨和主动脉损伤。在梅奥诊所治疗梅毒患者的奥斯本是第一个注意到肾脏集合系统和膀胱在腹部 X 线片上显像可用于评估接受碘化钾治疗患者的骨性梅毒受累情况。1925 年和 1926 年取得了重大突破,当时化学教授 Arthur Binz 和他的助手 CurtRäth 在柏林农业学院合成了含有吡啶的有机碘制剂。Moses Swick 是美国哥伦比亚大学医学院的毕业生,曾在柏林实验室跟随 von Lichtenberg 教授工作,他使用 5-碘-2 吡啶酮 N-苦杏酸(碘吡酮乙酸),是 Arthur Binz 生产的一种钠盐化合物,成功进行了第一次静脉尿路造影。

由于缺乏合适的无毒对比剂,临床血管造影的应用一度无进展。1923 年,两名巴黎研究人员 Jean-Athanase Sicard 和 Jac. Forestier 在截肢患者的股动脉中注射了碘油(一种使用罂粟籽油的对比剂),完成了第一例人体动脉造影。同年,德国医师 Joseph Berberich 和 Samson R. Hirsch 第一次使用水溶性对比剂溴化锶在患者身上进行血管造影;然而,术中因患者太痛苦而停止。与此同时,一位美国外科医师 Barney Brooks 正在用碘化钠进行动物实验,在 1927 年,Egas Moniz 也使用了这种水溶性对比剂,他是第一个使用 22%碘化钠溶液对大脑循环进行成像的人。Moniz 开发了一种颈动脉血管造影技术,该技术包括在颈部进行手术切口,向颈动脉内插管并注射对比剂。他早期的放射图像被送往巴黎,在神经系统相关会议上进行演示。而得到的反馈不是他所期待的,血管造影的价值并没有受到重视,他因为危及患者而受到严厉批评。Moniz 和他在里斯本大学的同事继续开展血管造影。1929 年,Moniz 的同事 dos Santos、Lamas 和 Pereira-Caldas 公布了第一个腹主动脉造影,并报告了一种经背部插入腹主动脉的长针(dos Santos 针),经椎间注射对比剂来观察腹主动脉的方法。dos Santos 血管造影的对比度和细节与九十多年后的今天产生的图像相当(图 32A. 3)。

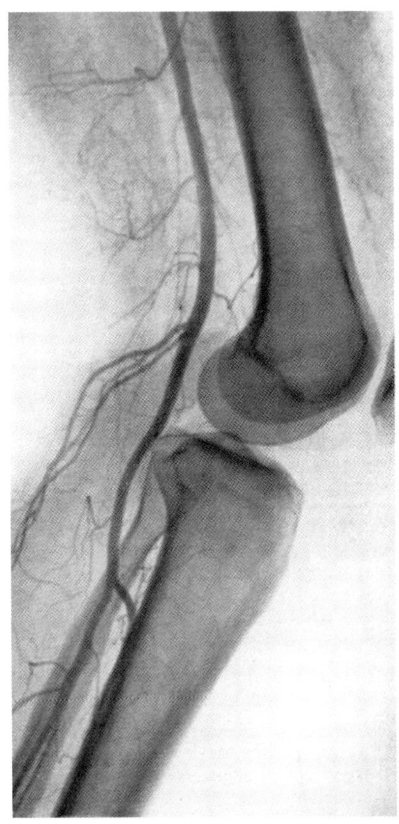

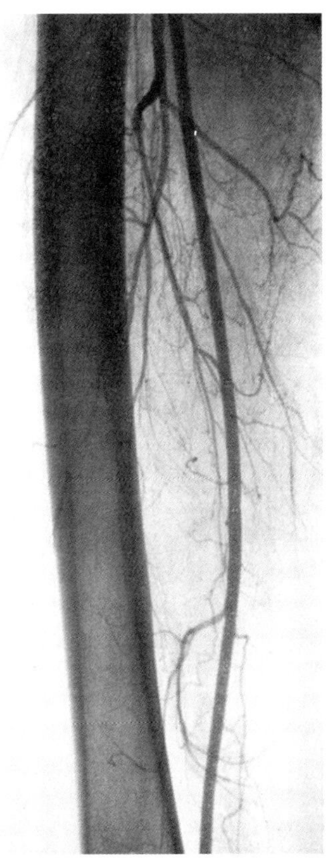

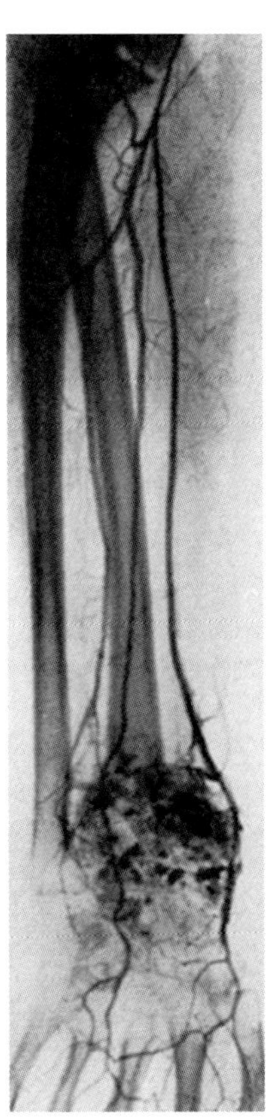

图 32A. 3　A~C. 这三幅外周动脉血管造影图片中显示了 dos Santos 在 93 年前(1929 年)使用原始的 X 射线设备和二氧化钍对比剂实现的出色的对比细节和分辨率。

dos Santos 等人迅速扩展了 Moniz 的概念，他们将这些技术应用于外周循环，从而开发了动脉造影和主动脉造影。dos Santos 小组是第一个明确描绘动脉粥样硬化病变、动脉瘤和动脉侧支循环模式的小组。同时，血管成像、对比剂、导管和导管插入技术的基础知识也在快速发展。在 1905 年，Fritz Bleichröder 找到了一种方法可以将导管插入狗的动脉和静脉中，他甚至可以在不进行成像的情况下将导管插入自己的静脉，他的研究表明导管可以在血管中停留数小时而不会出现并发症。所以在 1912 年，他在 4 名重病患者身上使用了这项技术。在此期间，Werner Forssmann 也在心脏动脉造影方面有重大基础性发现。他当时是柏林的一名外科实习生，1929 年，他违抗了上级不允许他进行心脏导管插管实验的命令，在透视引导下将导尿管从他的贵要静脉推进到右心室。直到 1941 年，当 André Cournand 进行了关于心肺生理学的重要研究时，心脏导管插管术的真正潜力才变得明显。1956 年，Cournand、Forssmann 和 D. W. Richards 共同获得了诺贝尔生理学或医学奖，以表彰这些重要成就。

20 世纪 50 年代，随着 Seldinger 穿刺技术的发展，诊断性动脉造影得到迅速发展。1952 年，Sven-Ivar Seldinger 作为 Karolinska 医学院的年轻住院医师，就完成了他的新技术的巧妙构思。下面是从血管造影术史上的一页摘录。Seldinger 在对 20 世纪 50 年代早期的现有技术进行简要介绍之后写道：因此，需要一种改进的经皮方法用于主动脉造影，并且解决方案的一个要求是增加导管孔。这种增加将是非常有益的。根据 Poiseuille 定律，其他因素不变，通过长窄管的流速，大约与直径的四次方成正比。当加倍时，注射时间可以除以 16！有一种以 Cournand 命名的穿刺器械，其由外部的钝头插管和内部的尖针组成，针的前缘从插管突出 1mm 或 2mm。一种替代方案是使用柔性导管代替金属套管，但处理半米长的内针是棘手的。为了避免这个麻烦，我在一个聚乙烯导管上开了一个侧孔，这个孔的高度使一根长度合适的切割针插入导管时，超出导管尖端 1mm 或 2mm。导管成型后，在皮肤做一个小切口，可以通过经皮穿刺将该器械插入动脉。这项技术上有一些明显的缺点。例如，薄壁导管非常灵活，有时无法将其进一步推进血管。这个困难可以克服：当获得血管内位置时，可以从侧孔抽出针头并用半柔性金属导丝代替，该金属导丝通过导管的整个长度引入以支撑它。现在，在一次失败的尝试后，我感到失望和悲伤，手上有三个物体，一根针、一根导丝和一根导管……在一瞬间，我发现了我应该使用它们的顺序：插入穿刺针，插入导丝—退出穿刺针—导丝引导导管—导管插入—导管前进—退出导丝。在肘部穿刺后通过肱动脉引入的导管显示纵隔甲状旁腺腺瘤，外科医师在以前的手术探查还未能成功找到过。

X 射线光子

尽管这些早期研究者的贡献对于 21 世纪的介入医师来说是非常宝贵的，但这只是寻求完美的血管造影的开始。让我们沿着 X 射线光子走向血管造影图像。从 X 射线管中的钨丝生成的光子通过嵌入铜阳极的钨靶导向患者（图 32A. 4）。当光子通过时，光子被患者的身体部分或完全吸收。如果光子被完全吸收，就像它们可能是厚金属一样，那么晶体就不会有荧光。

X 射线图像上的半影是围绕目标的失真区域，其主要由被照射对象的双重图像引起，该双重图像与产生 X 射线管中钨靶大小直接相关，称为源焦点。假设对象与 X 射线胶片或荧光透视屏幕之间的距离恒定，如果对象与源焦点之间的距离减小或源焦点的尺寸增大，则获图像的失真将增加。从理论上讲，最清晰的图像将通过使用最小的焦点和焦点与被照射物之间的

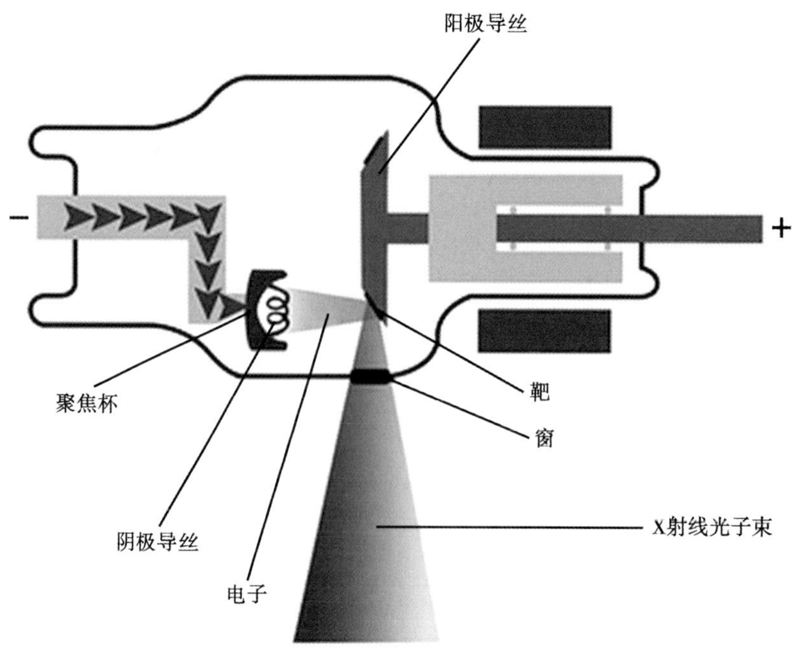

图 32A. 4 X 线管。

最大距离来获得。这些因素受到过热的 X 射线管和可用的机械限制。太阳产生的光子在撞击地球时是平行的。因此,无论飞机在地面上还是在 10 000 英尺(3 048m)的高空,飞机的阴影都是相同的。由 X 线管产生的光子不是这样,它们彼此分开,这导致记录在图像增强器或 X 线胶片上的信息模糊。这种模糊在图像的边缘最明显,但也影响其整体,称为半影效应(图 32A.5)。另外模糊或图像失真可能是由穿过身体的光子的散射和患者的生理或随机运动引起的。散射的光子可以通过在它们接触图像增强器或胶片之前用网格过滤来消除。通常,栅格由金属条带组成,这些金属条带防止光子在穿过被照射物后经过的路径不平行。历史上,当光子穿过被研究的组织,血管造影图像被记录在 X 射线胶片上,首先是单个胶片,然后由胶片更换器快速循环的许多胶片定时记录不透 X 线的血液。当然,今天所有图像都是以数字方式记录的。数字减影血管造影术首先由 Kruger 等人描述,在图像存档、即时检索、电子分布或无失真图像、更高的辐射剂量效率和减少患者照射等方面具有明显优势。"数字射线照相的物理原理与屏幕胶片摄影的物理原理没有太大差别。数字检测器暴露于由标准管产生的 X 射线。最终,探测器吸收的能量必须转换为电荷,然后将其记录,数字化并量化为灰度,代表在所得数字图像中每个数字化位点处的 X 射线能量。在最终图像生成之后,图像被发送到数字化存储档案。这是一个数字化文件包含与患者信息相关联的每一张图像。除非在计算机工作站查看图像,否则数字化 X 线摄影的优点不会完全体现。在查看期间可以使用平移、缩放、反转灰度、测量距离和角度以及窗口等功能来操纵数字图像。"X 射线管的功率、其热容量、目标尺寸、光子的平行过程、栅格元件的厚度和方向、荧光晶体的大小和数量等技术要素对图像质量有很大的影响,同样的还有生理因素,如运动,以及药理因素,如对比剂。

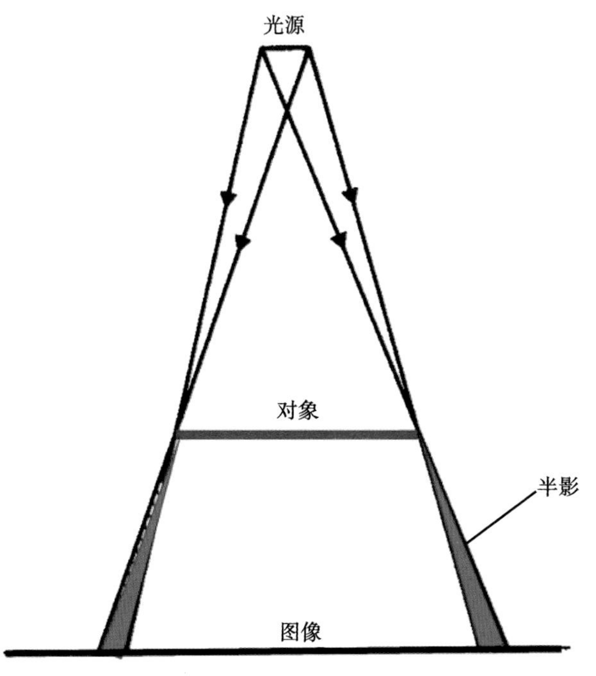

图 32A.5　影响半影的因素。

血管造影对比剂

大多数血管造影对比剂是基于碘的,碘越多,X 射线效应越明显。碘可以结合在有机(非离子)化合物或离子化合物中。离子剂最先开发出来,具有便宜的优点,虽然引起很多副作用,但仍然被广泛使用。有机化合物因为不会分解,所以副作用较少,许多副作用是由于注射高渗溶液,即它们每分子输送更多的碘原子所致。有许多不同的分子,如有机碘分子中的碘海醇、碘克沙醇、碘佛醇。基于碘的对比剂是水溶性的并且对身体无害。这些对比剂作为无色透明水溶液出售,浓度通常表示为 mg I/mL。现代碘对比剂几乎可以在身体的任何地方使用。大多数情况下,通过静脉内或动脉内使用,但出于各种目的,几乎可以在任何部位。现代碘对比剂是安全的药物,存在不良反应,但不常见。主要副作用是过敏反应和对比剂引起的肾病。对比剂的渗透压在肾病造影中具有重要意义。理想情况下,对比剂应与血液等渗。现代碘对比剂是非离子的;以前的离子型对比剂会造成更多不利影响,现在使用得很少。根据随机对照试验,等渗的非离子对比剂可能是最好的(表 32A.1)。造影期间血液的混浊需要注入足够流速的对比剂。达到给定的对比流速所需的注射压力与其黏度有关。为了将注射压力降低到与低黏度介质(碘西兰)相似的水平,高黏度对比剂(碘克沙醇)需要 1-Fr 尺寸的较大导管。

尽管这些水基血管对比剂是迄今为止最常用的,但也可以使用其他非水基对比剂。这些包括二氧化碳(CO_2)、钆、乙锭和钼。CO_2 作为碘化造影材料的替代对比剂。气体产生负对比度,因为它与周围组织相比原子序数低,密度低。当注入血管时,二氧化碳气泡取代血液形成血管图像。由于气体密度低,数字减影血管造影技术是最佳成像所必需的。在标准射线照片和荧光透视图像上可以看到气泡。由于缺乏肾毒性和过敏反应,CO_2 越来越多地用作动脉和静脉循环中诊断性血管造影和血管介入的对比剂。该气体还可用于非血管结构成像,例如胆管、上泌尿道、胃肠道和腹膜腔。CO_2 特别适用于肾功能不全或碘对比剂过敏史的患者。CO_2 不应该用作冠状动脉和脑循环中的对比剂,因为可能存在继发于气体栓塞的副作用。

表 32A.1

普通碘化对比剂的性质

化合物	类型	碘含量/(mg/mL)	渗透压	浓度	37℃黏度/cP
泛影酸盐	离子型单体	300	1 550	高	
甲泛影酸	离子	370	2 100	高	
碘克酸	离子二聚体	320	580	低	
碘帕醇	非离子单体	370	796	低	4.7
碘海醇	非离子	350	884	低	6.3
碘昔兰	非离子	350	695	低	
碘普罗胺	非离子	370	744	低	4.6
碘克沙醇	非离子二聚体	320	290	等	11.4

钆是美国FDA批准的MRI对比剂。钆或钆双胺在大脑和身体中的正常组织和异常组织之间提供更大的对比度。钆具有非放射性和低过敏性的特点。注入静脉后，钆积聚在可能影响身体或头部的异常组织中。钆会导致这些异常区域在MRI上变得非常明亮(强化)，这使得它很容易被观察到。然后肾脏迅速从体内清除钆。尽管它不是放射性的，但是在导管血管造影术的肾功能不全患者中，钆已被碘对比剂替代很多年。最近，在肾小球滤过率小于30mL/(min·1.73m^2)的患者中，钆已被鉴定为肾源性系统性纤维化(NSF)的原因。美国FDA发布警告，要求增加所有钆对比剂(GBCA)关于NSF的警示信息，强调并描述了两类患者接触GBCA后患NSF的风险，第一类是急性或慢性严重肾功能不全[肾小球滤过率<30mL/(min·1.73m^2)]的患者，第二类是由于肝肾综合征或围手术期肝移植期导致的任何严重程度的急性肾功能不全患者。在这些患者中，除非必需应避免使用GBCA，并且不可用于非对比增强磁共振成像。NSF可能致命或导致衰弱性全身纤维化。”

目前，钆很少用于基于导管的血管造影，除非患者肾功能正常且对碘对比剂有严重过敏，其中二氧化碳不是很好的替代品。乙酰胆碱用于混合和改变氰基丙烯酸正丁酯(N-BCA)的聚合速率，它是一种肝栓塞剂。很少使用钽代替乙酰胆碱。

对比剂注射器

技术人员能够选择的对比剂注射器的特征包括注射量、注射速率、最大注射压力、从注射开始到最大注射器压力的时间(线性上升)、注射对比剂的延迟时间。如果选择“无”(零)线性上升，注射器将立即施加选择的最大压力。这可能具有移动导管尖端的作用，将其从所选血管的孔口移开。长线性上升可能影响感兴趣的血管或器官对比剂的量。在对比剂到达之前开始对感兴趣区域进行成像是很有必要的，以便可以获得减影图像。如果注射部位离目标区域很远，则可延长延迟摄影；这限制了空白曝光的次数并减少了X线管上的热应力。

注射器将延迟注射或成像，延长注射器最大压力的时间，并按规定输送对比剂；然而，达到的流速和最大压力是相互依赖和自我限制的。假设注射器流速设定为25mL/s，最大压力设定为1 000psi。在高阻力系统中，即通过100cm 5-Fr导管注射相对黏稠的对比剂，在1 000psi下不会达到规定的流速。在这种情况下，通过导管的对比剂注射将以较小的流速输送较长的时间，直到达到所选的体积，例如17mL/s，直到输送完。这可能导致研究中血管床的不透明性差。

导丝的使用和构造

导丝用于在引入导管时减少对主动脉、腔静脉或其分支内皮的创伤。通常有两种类型的导丝：直线和弯曲导丝，都由不锈钢或镍制成。不锈钢导丝有一个金属芯，用不锈钢外丝包裹(图32A.6)。它通常涂有聚四氟乙烯并肝素化。芯部是锥形的，以使尖端不像轴那样坚硬，并且可以是实心的，或者与尖端分段，从而可以在其外包装内移动。随着芯被抽出，“可动导丝”的轴变得更柔软。J形导丝(图32A.7)以其半径命名，也就是说，3mm J形导丝的前端直径为6mm，5mm弯曲导丝的直径为10mm，以此类推。镍钛合金线芯是实心。导丝可以是直的，弯曲的或成角度的，并且具有亲水涂层，当它穿过血管腔时，几乎无摩擦。当将导丝推入主动脉、腔静脉或其分支血管时，重要的是导丝的尖端可视化。导丝尖端向前移动受阻时可能表明它已进入非目标血管或在内膜下斑块下方。当推进亲水性镍钛合金导丝时，将导丝尖端保持在视野中心尤为重要，因为其轴和细锥形尖端会显著增加进入并穿过小侧支血管的可能性。旋转亲水性镍钛合金导丝的尖端是很重要的，以确保尖端位于目标血管腔内。如果尖端不旋转，则表明它已进入小分支血管或破坏了斑块。镍钛合金亲水导丝可能是最好的朋友或你最大的敌人；我建议在完成选择性导管治疗后，将其更换为更安全的导丝。J形导丝通常被认为比直头导丝更安全，因为它们通过其钝的前缘与血管壁的接触。如果J形尖端在狭窄空间中前进，则内皮可能被损坏。在这种情况下，Rosen导丝是一种相对较硬的J形导丝，其远端可弯曲1.5mm，即直径为3mm，被推进到肾动脉分支中，其直径逐渐减小并且闭塞血管。发生这种情况的警告标志是C形尖端变为O形。这被称为O符号，应该作为警告，如果导丝进一步前进，可能会发生明显的内皮损伤(图32A.8)。

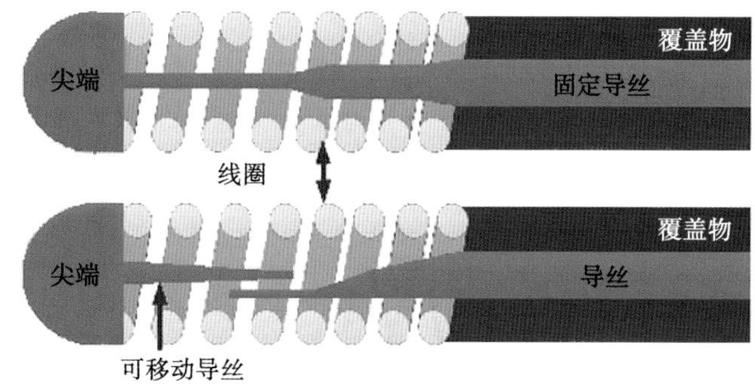

图32A.6 固定和可移动的核心不锈钢导丝。

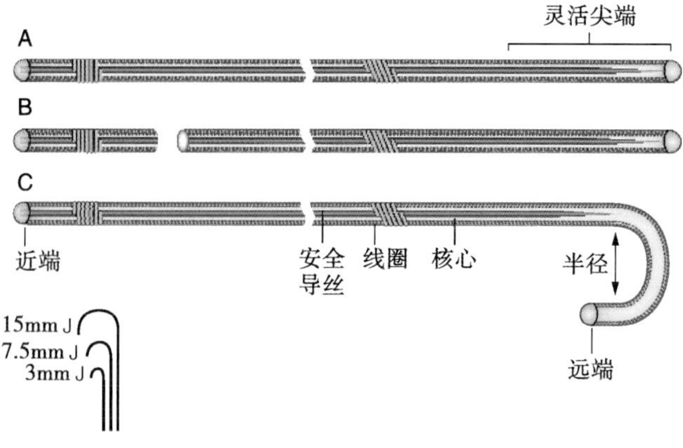

图32A.7 J形导丝。

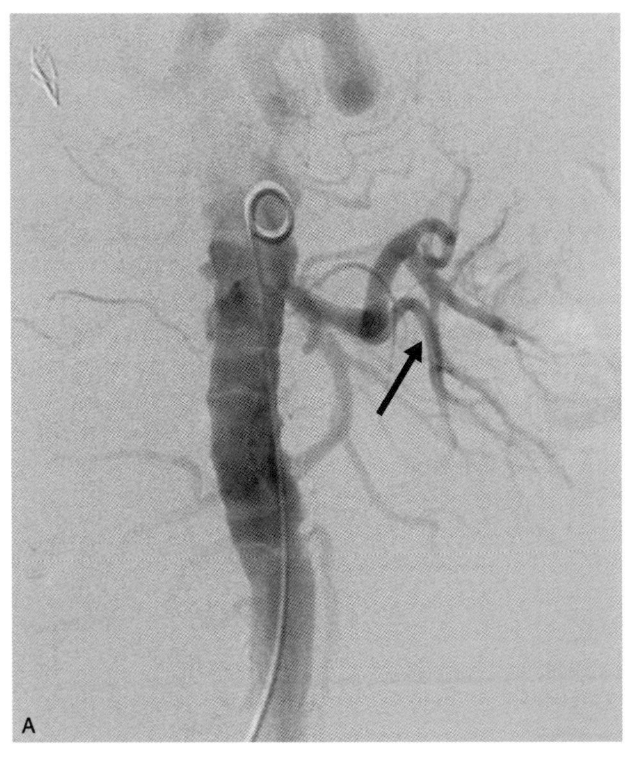

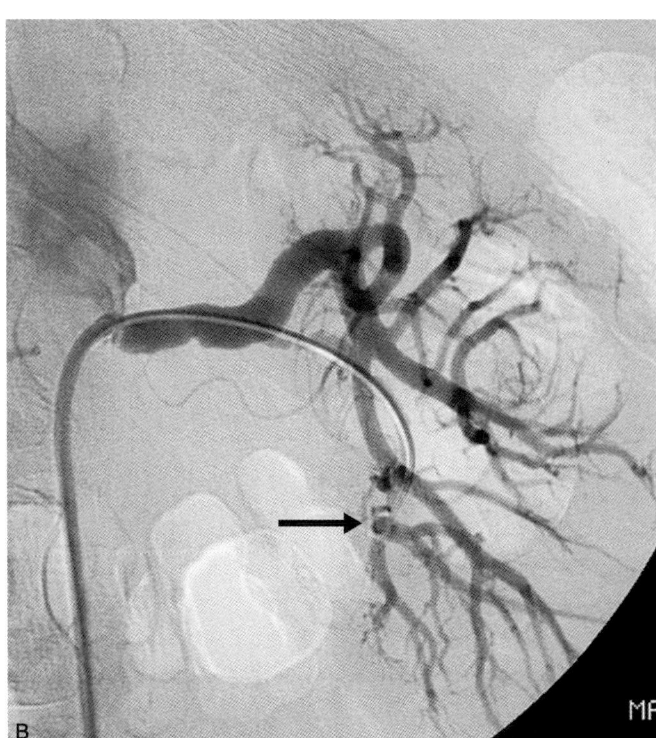

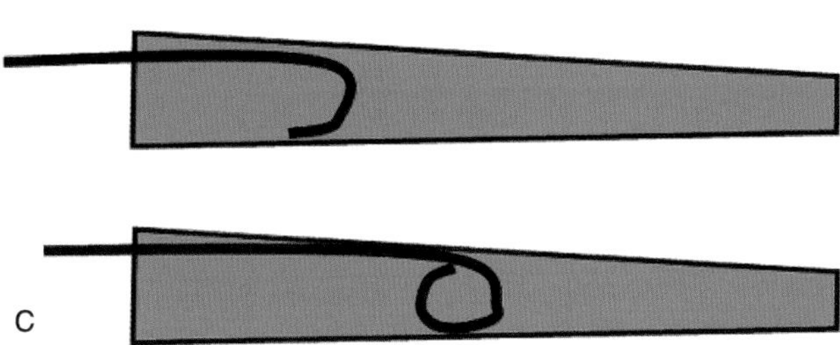

图 32A.8 A. 腹主动脉数字减影血管造影(DSA)。右肾动脉闭塞,左肾动脉开口处狭窄,左肾动脉背侧和腹侧(箭头)分支正常充盈。B. 左侧的 DSA 表明 1.5mm Rosen 导丝已经进入腹侧分支,导致其闭塞。导丝的 J 形尖端(箭头)现在形成一个 O 形,并且导丝所在的分支不再显影。C. 随着 J 型导丝进一步前进到管腔中,J 形尖端变为 O 形。

选择“正确”的导管

导管设计为非选择性和选择性使用。非选择性导管用于在短时间内快速注射大量对比剂,以使大血管(例如主动脉、腔静脉和肺动脉)显影。它们通常有 6~12 个侧孔,并且经常终止于“猪尾”端,这防止尖端在注射对比剂期间进入较小的分支血管或在内膜下方(图 32A.9)。选择性导管通常仅具有单独的端孔,但可具有一个或两个侧孔。有数百种导管用于选择性脑血管、冠状动脉和内脏血管造影等(图 32A.10)。如何在它们中间作出选择?大多数导管设计用来选择性放置到特定的动脉或静脉中。如果血管系统主干和分支呈直角(可以想像松树),那么可以使用具有直角尖端的导管来进行必要的选择性分支导管插管术。但现实并不那么简单;血管的腔可以伴狭窄或动脉瘤,并且其走向可有多个角度,会影响导管走行。图 32A.11 和图 32A.12 的两名患者均为成人,但图 32A.11 中的患者几乎没有动脉粥样硬化疾病,并且除了近端脾动脉的梭形动脉瘤之外几乎没有成角或扩张,用选择性导管插入其任何盆腔或腹部动脉分支的导管的压力非常小。然而,图 32A.12 中的患者具有肾平面下腹主动脉瘤(AAA),广泛的主动脉扩张,以及盆腔、腹部和胸腔中主要动脉的夸张角度。在试图对该患

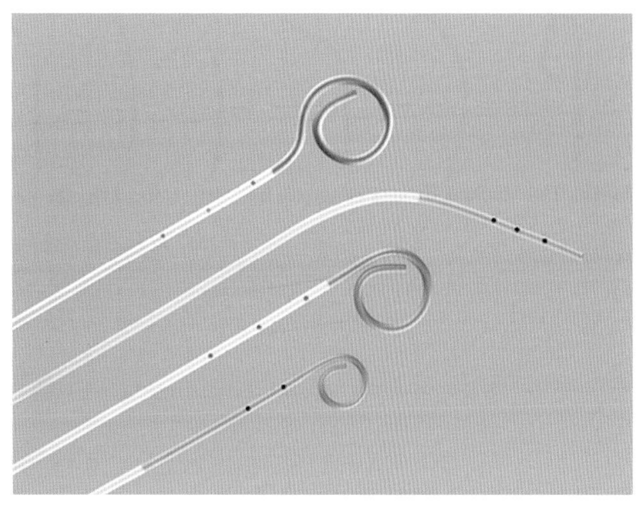

图 32A.9 主动脉冲洗导管。

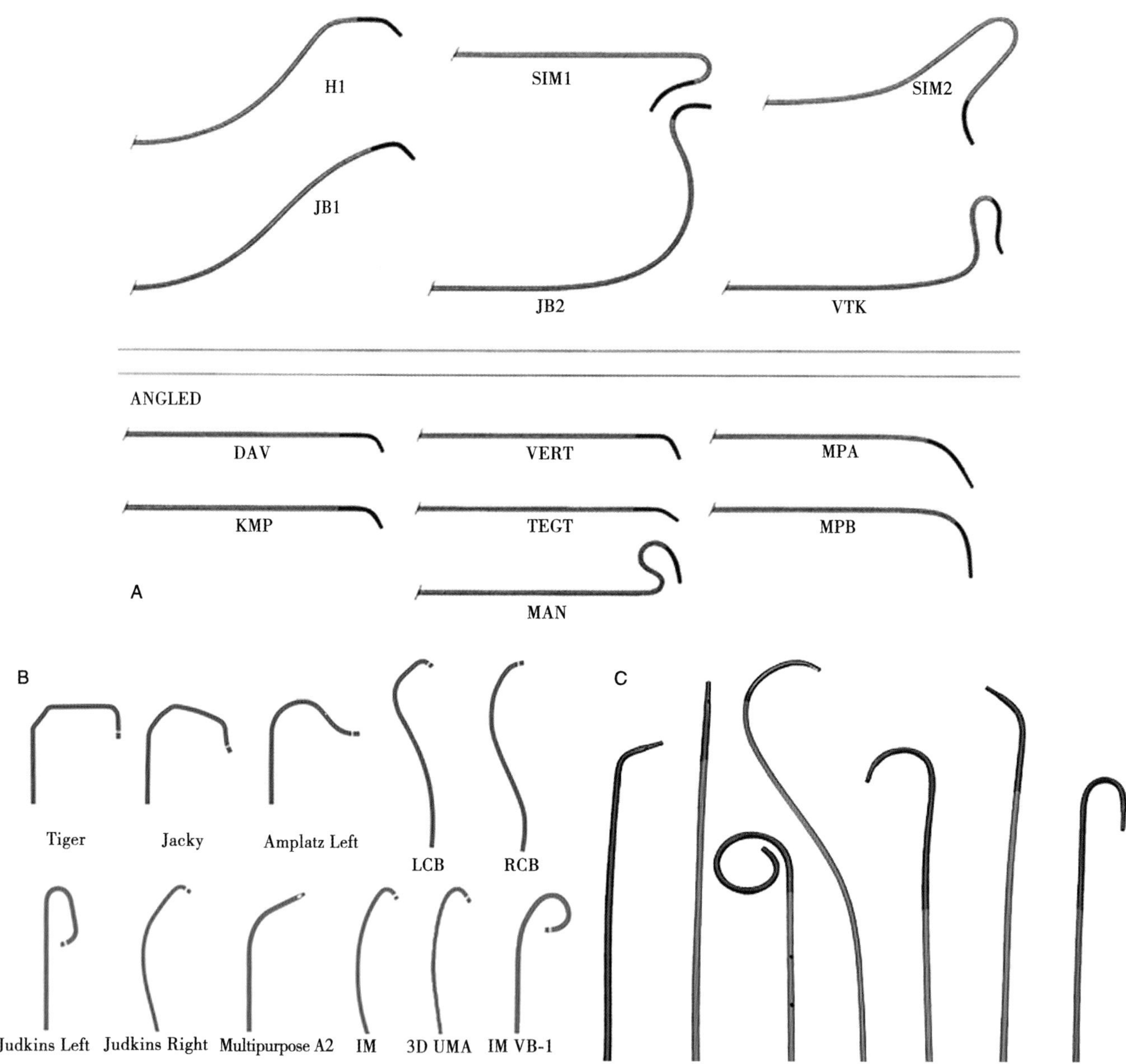

图 32A. 10　A. 脑血管导管。B. 冠状动脉导管。C. 内脏血管导管。

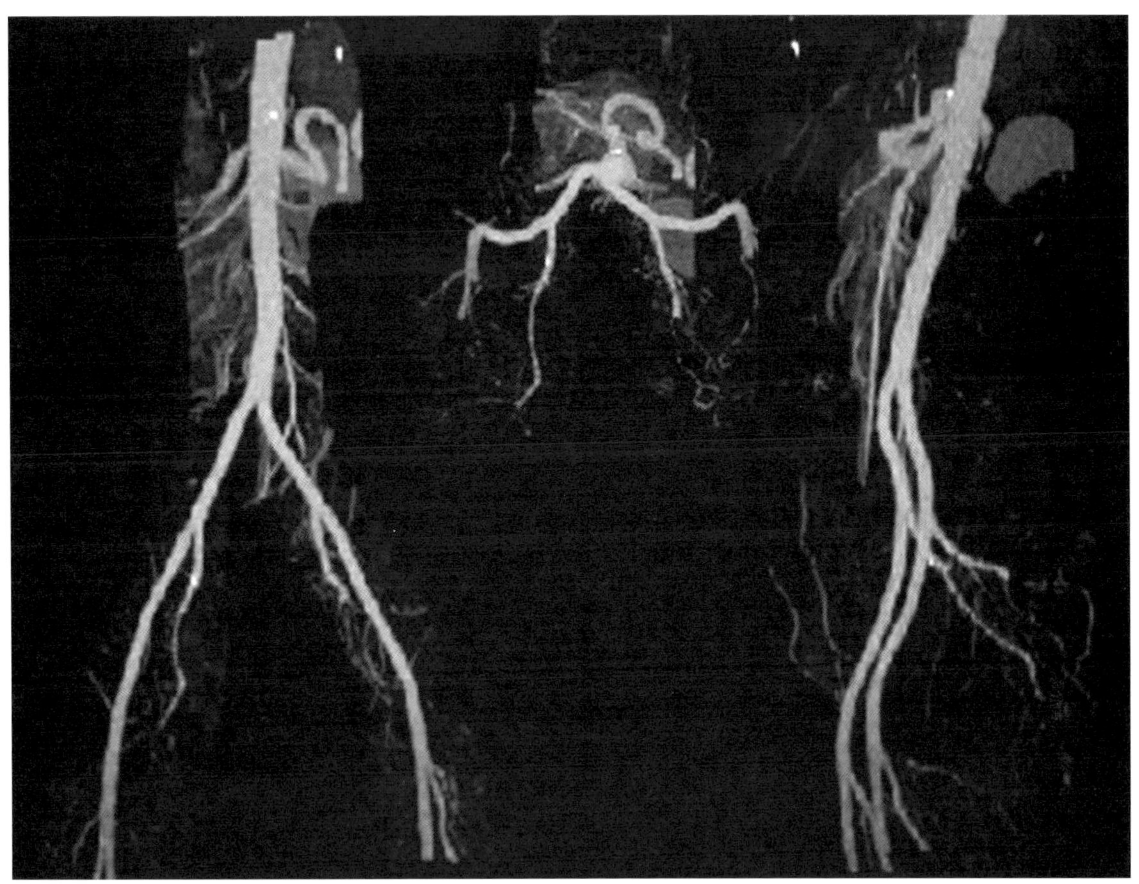

图 32A. 11　CT 腹部血管造影的前后位、轴位和侧位图。

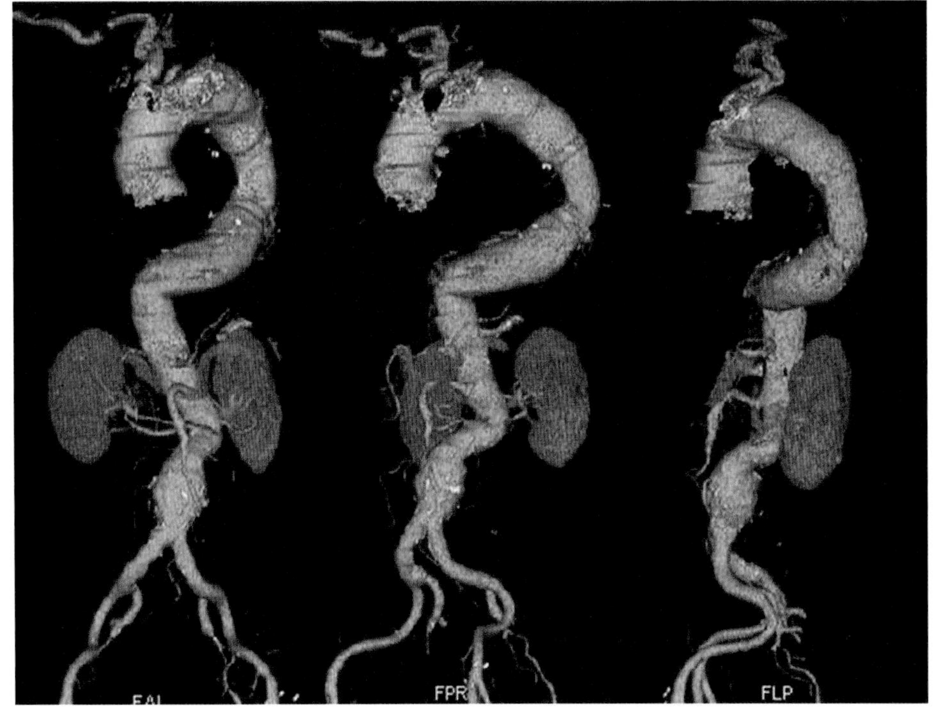

图 32A. 12　CT 血管造影显示主动脉扩张、成角、伸长和肾平面下腹主动脉瘤。

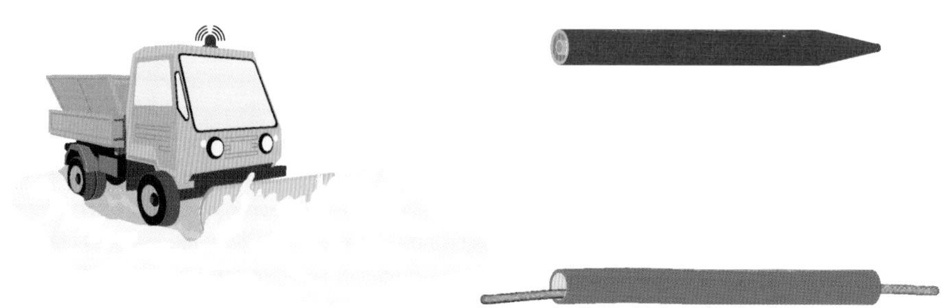

图 32A. 13　非锥形导管的尖端类似"扫雪"损伤血管内皮。

者的肠系膜上动脉(SMA)进行导管插入术时,血管造影者必须让导管通过 AAA 的外侧和内侧髂动脉,然后通过 AAA 和肠系膜上动脉之间的锐角,这可能使 SMA 的选择性导管插入非常困难并且导管位置不稳定。通过下腹部主动脉的鞘管引入 CHG 3 或 4(图 32A. 10)可以极大减轻困难,在肾平面以上主动脉中进行导管成形并将其回退直至其尖端与 SMA 开口接触。

50~60 年前,大多数导管是由血管造影医师定制的,他们选择了法国尺寸的导管材料,从切割导管至所需的长度,导管的一端展开,将注射针座连接到其上,以及使导管的远端在火焰或蒸气上逐渐变细以符合所使用的导丝的尺寸。然后通过相同的加热和冷却方式修改导管的远端,以优化选择性导管适应血管分支的能力。如果需要进一步塑形,则在血管造影期间进行。某些导管的设计通过血管造影医师之间交流和已发表的方法而变得流行。

不久,医疗器械公司开始根据血管造影操作规范制作导管,出现了一系列由受到尊敬的血管造影医师设计的规范导管,如 Chuang、Rösch、Judkins 和 Amplatz。以 Chuang 导管组为例(图 32A. 10),该组包括 1 个直的导管、5 个具有简单弯曲的导管,以及 8 个具有双角度反向弯曲的导管。这些已经可以满足大多数血管造影的需要,显著减少了腹部导管插入术过程中重塑导管的必要性。

最初,血管导管由聚乙烯、聚氨酯或特氟隆制成。特氟隆材料太硬而不能重塑,但聚乙烯和聚氨酯导管在用蒸气或火焰软化后可以再成形,然后将它们放入冷盐水中硬化,这样就能保持其形状。但很难控制长软导管的尖端,因此选择性血管导管的下一步发展是在导管内放置编织不锈钢丝以增加其对力矩的适应。最近,大多数选择性导管由更坚固的合成材料尖端制成,该尖端黏合到轴上,该轴由编织的不锈钢丝加强。后面这些导管设计成在正常的身体温度下保持其尖端形状,但如果尖端被拉直或改变形状,有时会扭结。血管导管的尺寸规格采用法式(Fr)导管标尺或法式单位,通常用于测量针头和导管的外径(OD)。1Fr 相当于 0. 33mm = 0. 013in = 1/77in 的直径。法式单位的大小大致等于导管的周长,单位为 mm。根据导管材料的类型及其壁结构,其内径(ID)可以显著变化。大多数(但不是全部)导管在远端逐渐变细,使得尖端非常接近用引导导丝的直径。这种设计方式,可以保护被导管插入的血管的内皮。在没有逐渐变细的情况下,导管被引入时可能刮擦内皮表面细胞(图 32A. 13)。

血管导管可分为两大类,即用于非选择性和选择性对比剂注射的导管。导管内径和侧孔的数量越大,使用特定压力在给定时间注射的对比剂剂量越大。多侧孔导管可具有最多 12 个侧孔。该导管的末端通常是弯曲或环状的,这可以将对比剂限制在血管的某一部位。导管越长,对比剂通过受到的阻力就越大。大腔、多侧孔导管可在 1 000psi 下输送 35mL/s 对比剂,而较长导管或侧孔较少的导管可在相同压力下仅输送 15mL/s 对比剂。这解释了管腔的直径、长度和侧孔的数量的选择,每种配置都是为了解决潜在的血管通路问题。选择使用的导管应遵循对患者身体状况的初步评估,并在检查所有可用数据(即 CTA、MRA 和之前的血管造影照片等)后确定患者的血管解剖结构。

基于导管的动脉造影

从胶片转换为数字格式对基于导管的血管造影产生了巨大的影响;然而,尽管对比度分辨率得到了极大的改善,但空间分辨率还没有提高。对于数字减影和非减影图像都是如此(图 32A. 14)。数字减影血管造影(DSA)的分辨率会因为被照射者的运动而降低,这些运动是发生在选择的蒙片与后面的造影图像之间。包括血管搏动和患者运动,可以是自主的或非自主的,例如呼吸、吞咽和蠕动。碘对比剂和二氧化碳都是很好的数字对比剂,但它们都有血管造影限制。尽管碘对比剂是水溶性的并且与血液混合,但混合物不均匀。对比度倾向于分层,因为它比血液密度更大,比重更高。当血流缓慢时,这是最明显的,因为这时它从正常的肾上主动脉流入大的肾下腹主动脉瘤或使侧支循环远端闭塞的血管显影。同样,由于它们的高密度,碘对比剂倾向于使血管分支不透明,这些血管分支依赖于上级血管的下部而不是上部。由于患者通常仰卧在血管造影台上,这意味着后部血管分支通常比前部血管分支碘浓度更高且显影更加清楚。例如不能使源自大动脉瘤的肠系膜下动脉或远离髂外动脉闭塞的股腘动脉旁路移植物显影。相反,源自上级血管前缘的血管将被 CO_2 非常好地显影,这时 CO_2 漂浮在血管内的血液上。当对比剂取代或替换感兴趣血管的所有血液时,将获得最好的血管图像。靠近导管尖端或针头注射的对比剂回流表明对比剂已经充满血管。血管狭窄最好通过正交视图评估,其中一个是最大化狭窄区域。这对于腹主动脉和盆腔动脉的分支通常是不实用的,其斜位视图可能是最易获得的。对比剂密度的降低可能是感兴趣的血管狭窄的唯一指征。对比剂的流动特性可以通过基于导管的血管造影术来评估,并且在评估狭窄区域方面非常重要。这是 CTA 或 MRA 不能做到的。

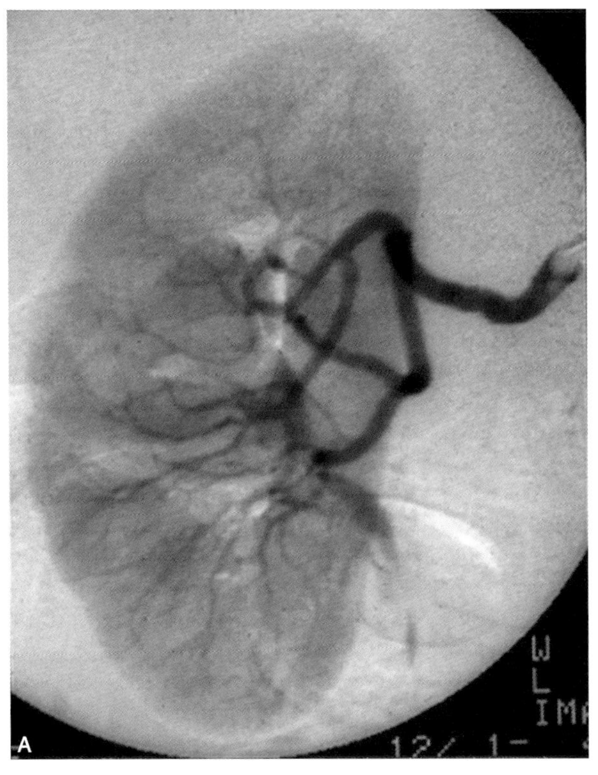

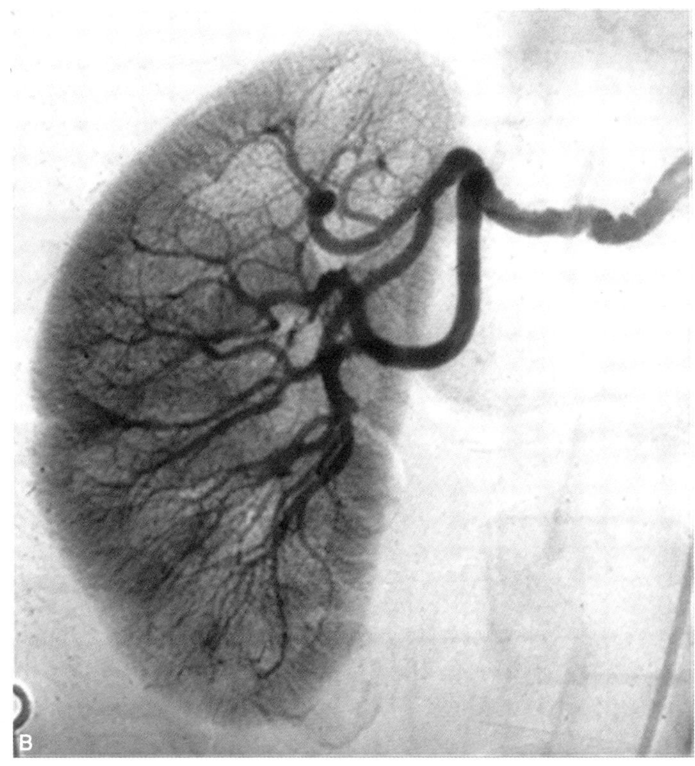

图 32A. 14　A. 数字减影肾血管造影。B. 同一肾脏的血管造影;注意与图 32A. 6 相比,肾动脉主干和小血管的优越空间分辨率。

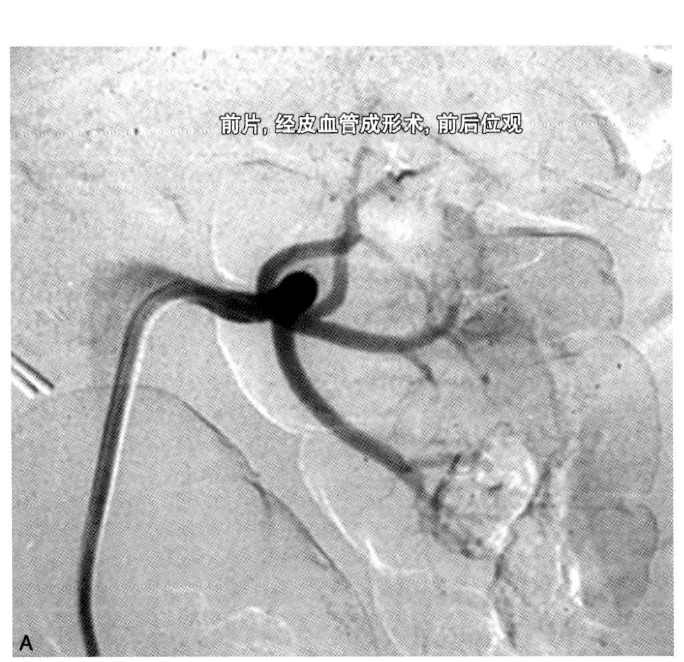

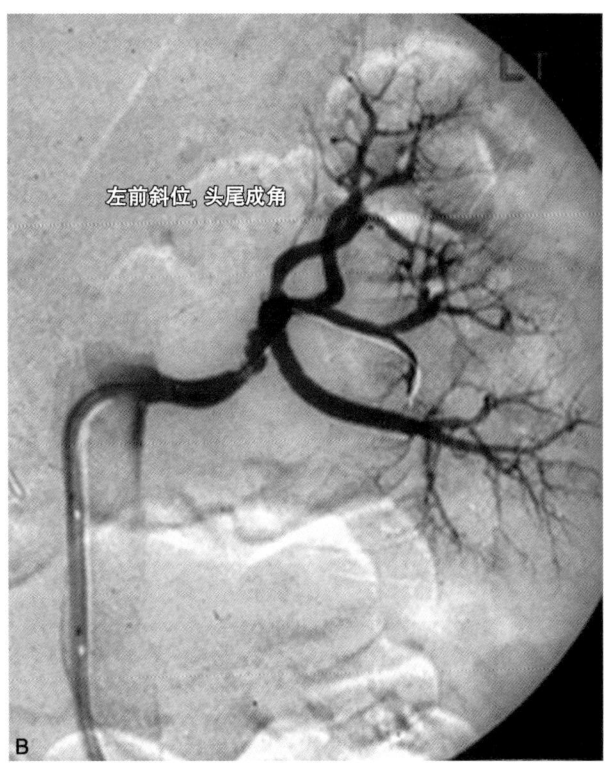

图 32A. 15　A. 通过右侧肾动脉经皮血管成形术(PTA)治疗肾动脉纤维肌性发育不良(FMD)的患者控制不良的高血压。右肾动脉正常,左肾如何? B. 左前斜位和头尾成角显示隐藏的狭窄。

血管造影注意以下要点。

1. 确保患者舒适、合作、无痛。

2. 患者在血管造影期间必须保持静止状态。非离子、等渗对比剂实际上是无痛的；但是，如果使用的是其他对比剂，患者可能会感到灼热。

3. 确保患者在拍摄时屏住呼吸。

4. 确保在记录血管造影图像后告诉患者可以呼吸。

5. 如有必要，可以用胰高血糖素控制蠕动等非自主运动。

6. 选择性地注入感兴趣的血管，或直接注射到血管起源附近。

7. 不要用导管尖端堵塞血管口。

8. 注入足够的对比剂以完全填充检查中的血管。

9. 成像速率应反映血流速度，流速取决于远端阻力。必须快速拍摄来观察动静脉瘘或畸形。

10. 理想情况下，成像应在对比剂到达血管之前开始，在它通过之后结束。

11. 需要时获取正位视图。如果可能的话，将X射线管和图像增强器倾斜到垂直于被观察的血管起源位置。可能需要复杂的角度来观察肾动脉、髂内动脉和股浅动脉的起源（图32A.15）。

12. 通常，狭窄处的压力测量将得到较多个斜位视图。

13. 永远不要忘记观察导丝尖端。由于血管造影医师对这一点的忽视，已经发生了数以千计的本可预防的血管穿孔和内膜剥离。

14. 当导丝向前移动时缓慢旋转导丝的尖端。当前进受到阻力，线圈不能旋转或线材无法前进时都必须停止并重新评估当前情况。

15. 基于导管的血管造影最有优势的地方是受血管造影医师的控制，可以调整检查以适应临床情况，检查期间出现的问题可以立即得到解决。

16. CTA、MRA和多普勒超声是很好的筛查手段，可能提供所有必要的信息，但如果这些手段没有得出结果，可以让患者做血管造影（图32A.16、图32A.17）。

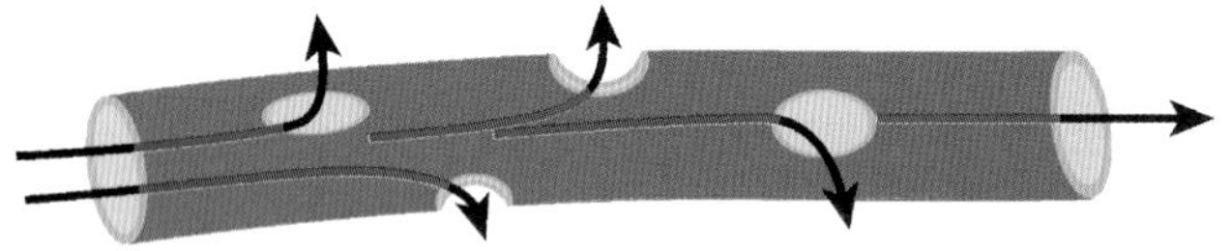

图32A.16　冲洗多侧孔导管时，必须有足够注射压力以清除所有侧孔和端孔。

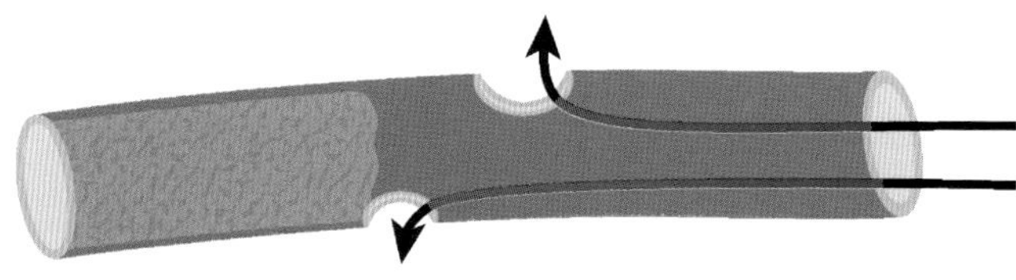

图32A.17　多侧孔导管必须经常灌注，因为重新进入尖端的血液可能会成为血栓。多侧孔导管不应用于脑血管造影。

推荐阅读

Aspelin P, Aubry P, Fransson SG, Strasser R, Willenbrock R, Berg KJ; Nephrotoxicity in High-Risk Patients Study of Iso-Osmolar and Low-Osmolar Non-Ionic Contrast Media Study Investigators. Nephrotoxic effects in high-risk patients undergoing angiography. *N Engl J Med* 2003;348(6):491–499.

Bernard C. *Introduction à l' étude de la médecine expérimentale*. Paris: JB Baillière; 1865.

Cho KJ, Hawkins IF Jr. Carbon dioxide angiography. 2005. Available from http://www.emedicine.com/RADIO/topic870.htm.

Cho KJ, Hawkins IF Jr. Carbon dioxide angiography. 2016. Available from https://emedicine.medscape.com/article/423121-overview.

Cournand A. Cardiac catheterization; development of the technique, its contributions to experimental medicine, and its initial applications in man. *Acta Med Scand Suppl* 1975;579:3–32.

dos Santos R, Lamas A, Caldas J. Arteriografia des membros. *Medicina Contemanea* 1929;47:1.

dos Santos R, Lamas A, Pereira-Caldas J. Arteriografia da aorta e dos vasa abdominalis. *Medicina Contemanea* 1929;47:93–97.

FDA. Gadolinium-based contrast agents for magnetic resonance imaging. 2007. Available from https://www.fda.gov/Safety/MedWatch/SafetyInformation/.../ucm559709.htm.

Grainger RG. Intravascular contrast media—the past, the present and the future. Mackenzie Davidson Memorial Lecture, April 1981. *Br J Radiol* 1982;55(649):1–18.

Greene J, Linton O. *The History of Dotter Interventional Institute*. Portland, Oregon: Oregon Health and Science University; 2005.

Greitz T. Sven-Ivar Seldinger. *AJNR Am J Neuroradiol* 1999;20(6):1180–1181.

Korner M, Weber CH, Wirth S, Pfeifer KJ, Reiser MF, Treitl M. Advances in digital radiography: physical principles and system overview. *Radiographics* 2007;27(3):675–686.

Kruger RA, Mistretta CA, Crummy AB, et al. Digital K-edge subtraction radiography. *Radiology* 1977;125(1):243–245.

Linton OW. Medical applications of x rays. 1995. Available from http://www.slac.stanford.edu/pubs/beamline/25/2/25-2-linton.pdf.

McDaniel MC, Nelson MA, Voeltz MD, et al. High-viscosity contrast media require higher injection pressures in diagnostic coronary catheters. *Cardiovasc Revasc Med* 2007;8(2):140.

Moniz E. L'encéphalographie artérielle, son importance dans la localisation des tumeurs cérébrales. *Rev Neurol (Paris)* 1927;2:72–90.

Osborne ED, Sutherland CG, Scholl AJ Jr, Roundtree LG. Roentgenography of urinary tract during excretion of sodium iodid. *JAMA* 1923;80(6):368–373.

Seldinger SI. Catheter replacement of the needle in percutaneous arteriography; a new technique. *Acta Radiol* 1953;39(5):368–376.

Swick M. Darstellung der Niere und Harnwege in Roentgenbild durch intravenose Einbringung eines neuen Kontraststoffes: des Uroselectans. *Kliniche Wochenschrift* 1929;8(45):2087–2089.

（黄杰　杨林）

第 32B 章 周围动脉疾病

概述

周围动脉疾病(PAD)描述了非心脏血管的动脉粥样硬化,是一种常见的、经常导致瘫痪的疾病,它困扰着多达 1 200 万美国人。PAD 的确诊常需要较高的费用。这一章讨论 PAD 的病因、诊断、影像学表现和治疗,尤其是下肢的病变。

危险因素

危险因素包括年龄、高脂血症、吸烟、糖尿病、高血压。动脉粥样硬化也可由系统性疾病导致,如高胱氨酸尿症、系统性红斑狼疮、类风湿性关节炎。患者可有炎性标志物水平增高,如 C 反应蛋白、纤维蛋白原、白细胞介素 6。社会经济地位低下是另一危险因素。美国男性与女性发病率无差异,然而在贫穷地区,女性似乎更易受累。对于进展期的周围动脉疾病患者,即严重肢端缺血,女性比男性更易遭受更严重的结果,可能是由于预防不充分。伴有其他血管病的患者,比如冠状动脉疾病、脑血管疾病、慢性肾病,患 PAD 的风险增加。

发病机制

PAD 的主要生理学改变是动脉粥样硬化引起的斑块形成。斑块形成是一个多事件过程,对确切病理过程的解释有很多理论。最普遍接受的理论是"对伤害的反应"。首先,富含脂肪的巨噬细胞被称为"泡沫细胞",沉积在肌肉中,泡沫细胞的分泌物刺激平滑肌细胞增生。反过来又导致内膜损伤。这一时期,胶原蛋白暴露于腔内,导致纤维斑块和血栓形成。斑块的形成和增加通常在动脉分叉和弯曲处,可能是由于层流中断和脂质沉积增加。最常见的部位是内收肌管内的股浅动脉。由此引起的管腔狭窄将随之发生,随着狭窄的进展,侧支血管开放。

临床表现

病史

有症状的下肢 PAD 患者通常会有跛行或行走一定距离后疼痛。症状通常与疼痛和不适区域上方的血管狭窄有关。比如,臀部跛行源于腹主动脉-髂动脉疾病,大腿跛行源于髂外动脉狭窄(EIA),膝关节或小腿疼痛是由于常见的股总动脉斑块或股浅动脉斑块。患者常有夜间痛,某些体位加重,这是一种静息痛。男性勃起功能障碍可能是一种隐蔽的 PAD。腹主动脉-髂动脉分叉处闭塞可导致 Leriche 综合征,临床症状包括阳痿、臀部跛行和股动脉搏动消失。有些患者可能在影像检查时偶然发现斑块,但是没有症状。无症状 PAD 患者人数是有症状者人数的 3 倍多。

常见类似 PAD 和跛行的疾病包括腰椎管狭窄症和神经根病,其典型的背部疼痛可以通过改变姿势加重或减轻(神经源性跛行)。髋关节、膝关节和足部关节炎可引起类似症状。糖尿病神经病变也会引起下肢疼痛,临床上可能表现类似跛行。夜间抽搐不太可能因为动脉狭窄,而可能源于静脉或肌肉骨骼疾病。在无异常脉搏、踝肱指数(ABI)或影像学(表现)的情况下,这些因素更有可能是导致患者出现临床症状的原因。

体 格 检 查

通常,首先评价 PAD 的是脉搏测量。一个典型的搏动检查包括腹股沟韧带下面的股总动脉触诊。强烈的搏动表述为2+,微弱搏动表示为1+,无搏动为0。足背动脉和胫骨后动脉也进行触诊检查。由于解剖变异,一小部分人群可能缺乏足背动脉搏动,但胫骨后动脉搏动应该始终存在。腘动脉通常可以触诊,但取决于患者的体位、体形和膝关节屈曲程度。通常情况下,检查腘动脉的时候会稍微弯曲患者的膝关节,让腿部肌肉放松。如果无法触诊脉冲,则使用手持多普勒探头。在没有明显狭窄的血管中可以听到正常的三相信号。受影响的血管中度狭窄导致双相信号,严重狭窄导致单相信号。检查的其他体征包括苍白、脱发、毛细血管缓慢灌注和指甲改变,都可以在PAD 患者中表现。Buerger 试验,评估重力依赖的皮肤发红,可以在 PAD 中呈阳性。应该仔细检查下肢是否有溃疡或焦痂,特别是在手指之间。还应评估重力依赖性水肿。

影 像 检 查

在周围动脉疾病的影像检查中,有多种检查可以用于诊断和术前计划。

血管多普勒超声检查

血管多普勒超声检查常常是 PAD 评估的初筛试验,它通常在足背动脉、胫后动脉、腘动脉和股动脉,以及主动脉-髂动脉进行检查。病灶的解剖位置可以通过频谱多普勒成像的正常三相波形到双相的变化来推断(中度狭窄)或者是单相波(严重狭窄或闭塞)。在流量限制型狭窄的评估中,三相性和波形幅度的评估至关重要(图 32B.1)。在紧急情况下,专门的下肢多普勒检查可以评估急性狭窄,或者急性肢体缺血(ALI)。血管超声的优点是成本低,不需要对比剂,动态评价血管。超声可以帮助确定狭窄的长度,或血管重建。它还可以评估移植血管或支架的通畅性。局限性包括对侧支血管和狭窄程度的评估有限,尤其是钙化斑块。多普勒信号强度也会受到外界因素的影响,比如血管痉挛、体温和药物治疗。最后,血管超声检查非常耗时。

踝肱指数和脉搏容积记录

血管超声的改进包括增加踝肱指数(ABI)和脉搏容积记录(PVR)。ABI 是在缺少专用双功能超声的情况下客观评价PAD 的一个关键因素。使用手持多普勒探头和血压袖带,ABI是通过比较踝关节两侧足背动脉和胫骨后动脉的最高压(作为分子)与手臂(肱动脉)的最大压力(作为分母)来计算的。通过双功超声可以得到更精确的数值。踝肱指数也可以因压力而改变,在跑步机上走一段固定距离前后可监测到踝肱指数的变化。踝肱指数局限性包括糖尿病患者严重钙化血管壁导致假升高,这可以通过测量趾肱指数避免误差。当锁骨下动脉或头臂动脉狭窄时,可导致肱动脉闭塞值测量不准。常见的 PAD的踝肱指数值见表 32B.1。

PVR 是通过在下肢连续水平放置充气袖带进行的,测量血管波形随压力的变化。成像结果是一种脉冲波形,可以对三相性和振幅进行评估。这种检查也可以用压力 PVR 进行修改。图 32B.2 展示了 ABI/PVR 的典型报告。

表 32B.1

常见的 PAD 的 ABI 值

踝肱指数	跛行程度
大于 1.1	无 PAD
0.9~1.09	无症状 PAD
0.7~0.89	轻度跛行
0.5~0.69	中重度跛行
0.2~0.49	静息痛,组织坏死

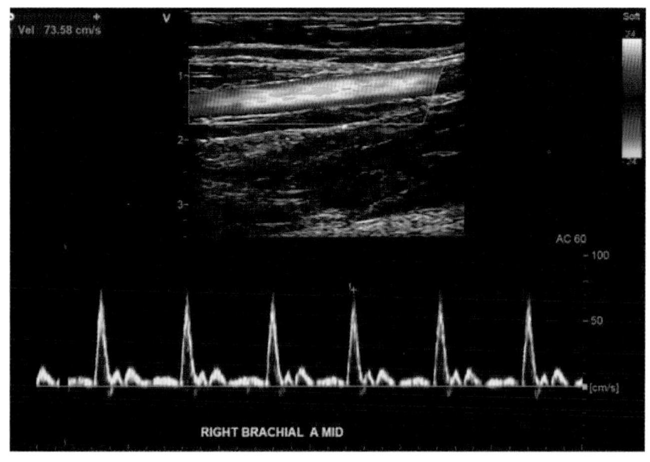

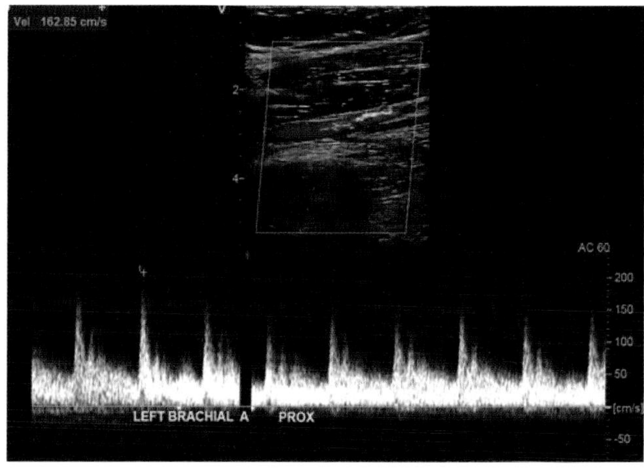

图 32B.1　血管超声。年轻女性吸烟者伴上肢缺血。正常患者的灰度图和双功能多普勒(左),有症状的血栓闭塞性脉管炎患者(右)显示肱动脉内湍流和速度增加。

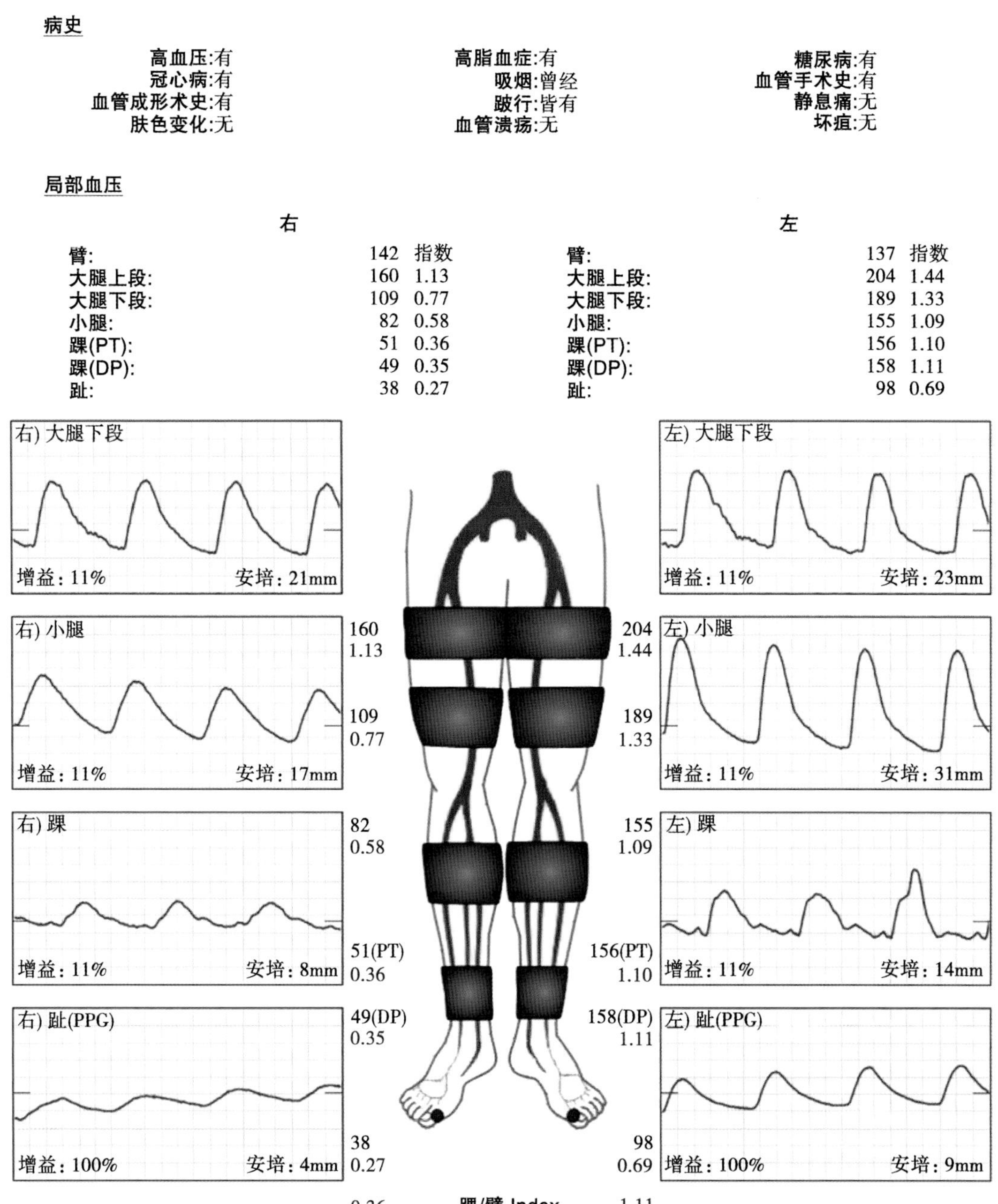

图 32B. 2　踝臂指数和脉搏容积记录。右图为中重度闭塞患者，因 TASC 显示为右侧股浅动脉病变。得到踝肱指数和脉搏容积，注意右侧的踝肱指数不对称，与左侧相比单相波形减弱。

CT 血管造影术

下肢 CT 血管造影术（CTA）越来越多地应用于 PDA，是替代数字减影血管造影（DSA）的无创检查，多层 CT 评估通常在动脉期从腹主动脉开始，贯穿至双下肢血管。一般需要对中等直径的外周静脉插管（理想情况下是 20G），通过高压注射器以达到 4~5ml/s 的流量。层厚一般在 2~3mm 之间。动脉期采集后是静脉延迟序列。三维重建是在一个单独的工作站进行的。这种技术在评估急性创伤性血管损伤中特别有用（图 32B. 3）。采用适当的参数，CTA 可以对手术材料如移植物和金属支架的通畅性进行很好的评估。CT 可以对血管壁进行一定的评估，这在诸如外膜囊性疾病或动脉瘤等疾病中很有用。CTA 的其他优点包括检查时间短、空间分辨率高以及评估骨盆和下肢的周围结构。缺点包括辐射、对比剂剂量和成本较高（与双功能超声相比）。钙化病灶可导致伪影，这通常导致对狭窄程度估计过高。CTA 对膝下严重动脉钙化的诊断准确性也较低（由于分辨率较低）。

磁共振血管造影

磁共振血管造影（MRA）通过三维成像可替代 CTA 评估 PAD（图 32B. 4）。MRA 采集平面不受限制，并且能够更好地评

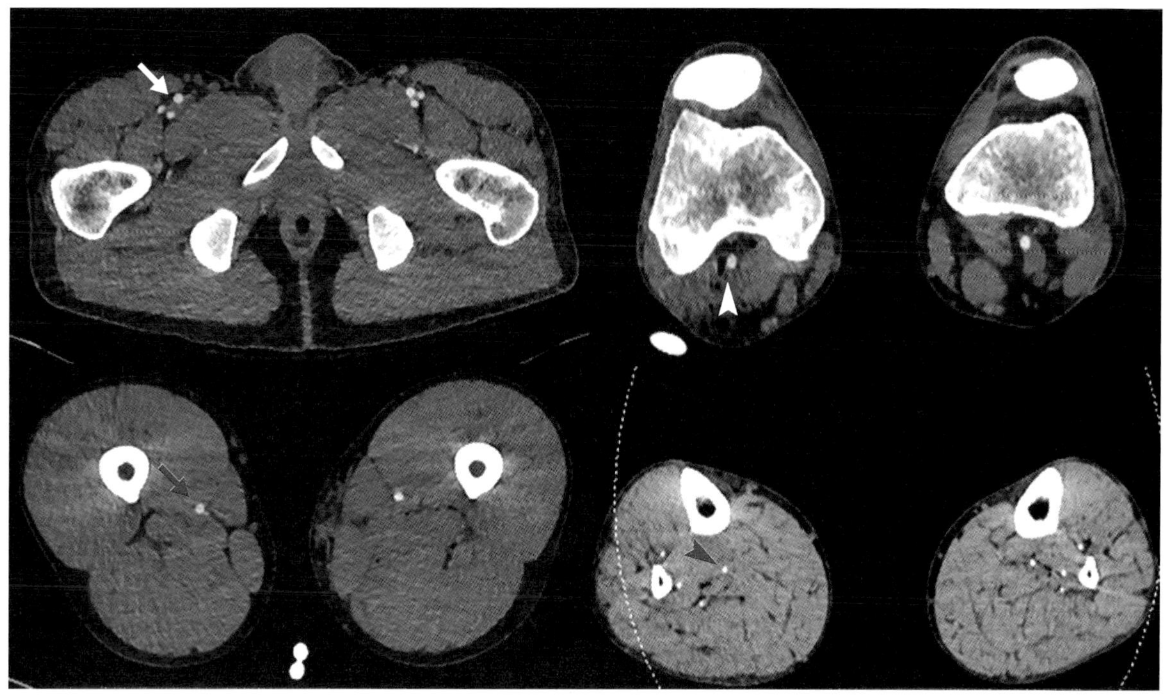

图 32B.3　正常 CTA。CTA 显示正常的股动脉三分叉(白箭),股浅动脉(红箭),腘动脉(白箭头)及其三支分支血管(红箭头)。

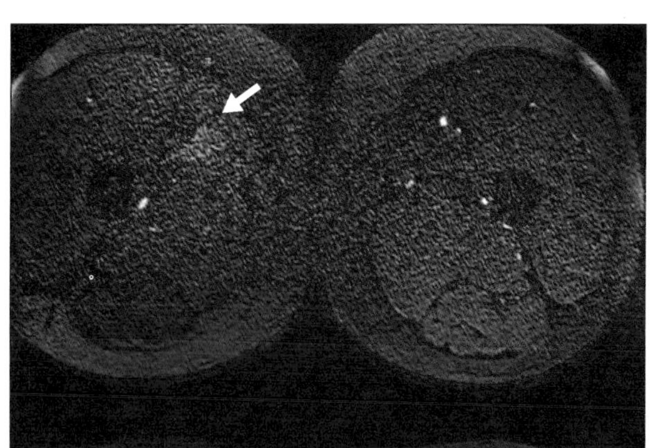

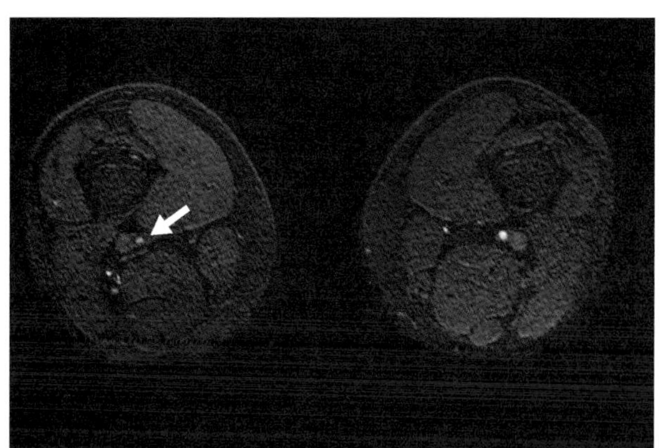

图 32B.4　股浅动脉闭塞的磁共振血管造影。严重跛行患者行下肢 MRA 检查。大腿中部的图像显示右侧股浅动脉完全闭塞(上图箭头),在腘动脉水平远端再显影(下图箭头)。MRA 的一个优点是能够检测出缓慢流动的分支血管。

估引流血管,因为它能够探测到低速血流的血管。当怀疑炎症或血管壁退行性改变,以及外膜囊性疾病时,MRA 是一种选择。对于对碘对比剂过敏的患者,MRA 也是一种极好的无创检查,并且没有辐射。典型的序列包括一个实时的 FISP(稳态进动快速成像)。然后是 T_1 增强采集,最后是三维 MRA 重建。缺点包括:肾源性系统性纤维化(肾小球滤过率<30mL/min)的风险、植入的铁磁装置而不兼容、成像时间长和成本高。此外,还可能有如支架等血管植入物造成的伪影。

数字减影血管造影

数字减影血管造影(DSA)是下肢 PDA 成像的“金标准”(图 32B.5)。患者在血管造影室进行有意识的镇静,腹股沟区通常按无菌准备,同侧通路通常用于单肢血管造影。可选择的方法包括经在主动脉分叉、周围采用“向上和翻越”技术的对侧股动脉通路,或采用“径向到外周”的顺行入路方法。目前的成像系统通过 31cm×31cm 探测器提供一个 2 022×2 022 像素矩阵。一个典型的血管造影运行是在最初的 5s 内采用每秒 4 帧的速度,然后在序列中添加额外的时间以降低帧率。股动脉穿刺通过 Seldinger 技术实现。放置血管鞘,通过它可以引入各种介入导丝、导管和通畅装置。手术结束时,将鞘取出,通过闭合装置或人工按压止血。先进的技术包括高空间分辨率和对闭塞、狭窄和血管创伤的即时干预能力。另外的动态因素,如压力梯度,可以在术中测量。还可以进行额外的诊断检查,如血管内超声(IVUS)。在严重对比剂过敏或急性肾功能障碍的情况下,患者可选择进行二氧化碳(CO_2)血管造影(仅在横膈下方动脉系统)(图 32B.6、图 32B.7)。DSA 的缺点包括围术期并发症、对比剂负荷(对于脱水、糖尿病、肌酐大于 1.5mg/dL 的患者,对比剂可能导致肾病)与辐射。

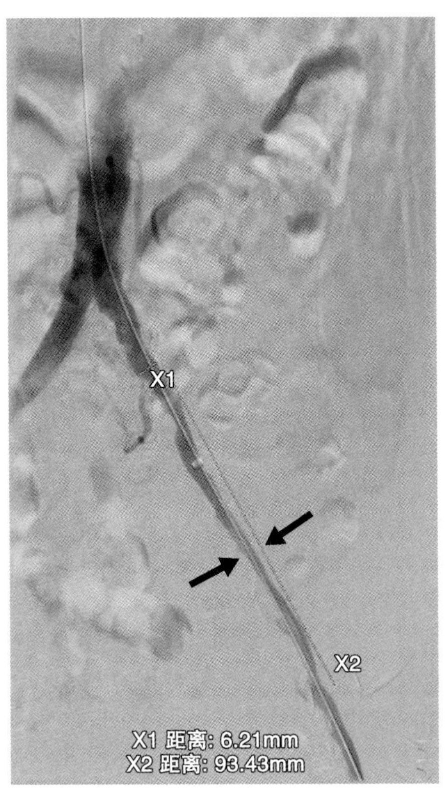

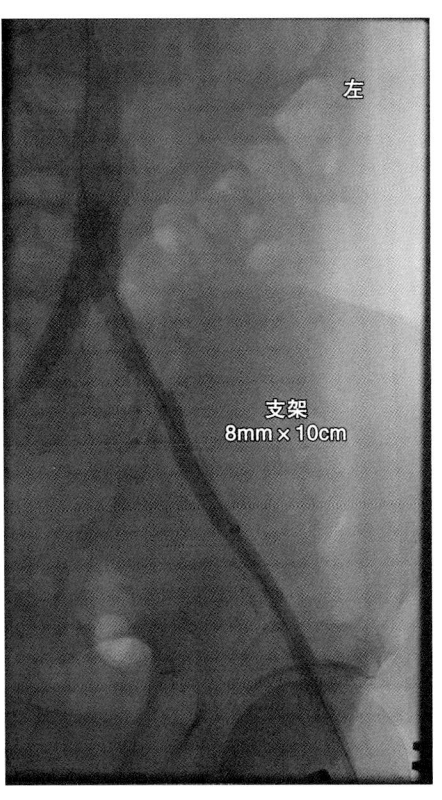

图 32B.5　髂动脉的血管造影。跛行患者接受诊断性和治疗性血管造影。DSA 干预前和干预后的 TASC B 型。髂外动脉狭窄(左,箭)。血管成形术和支架置入术后疗效显著。

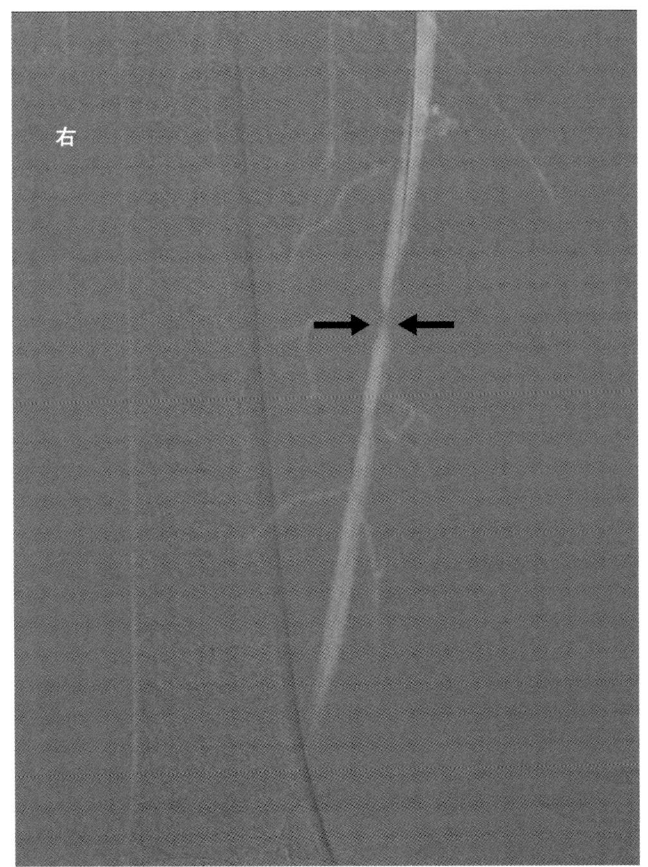

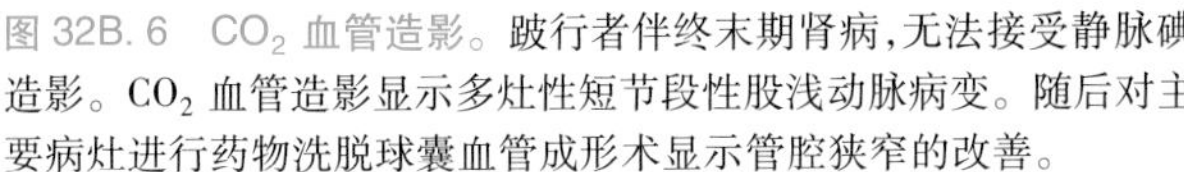
图 32B.6　CO_2 血管造影。跛行者伴终末期肾病,无法接受静脉碘造影。CO_2 血管造影显示多灶性短节段性股浅动脉病变。随后对主要病灶进行药物洗脱球囊血管成形术显示管腔狭窄的改善。

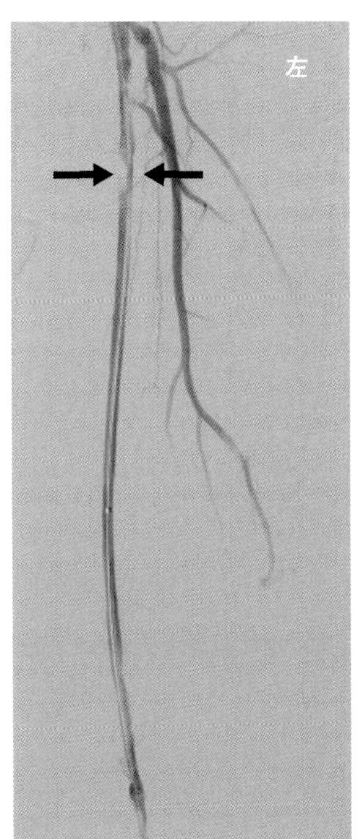

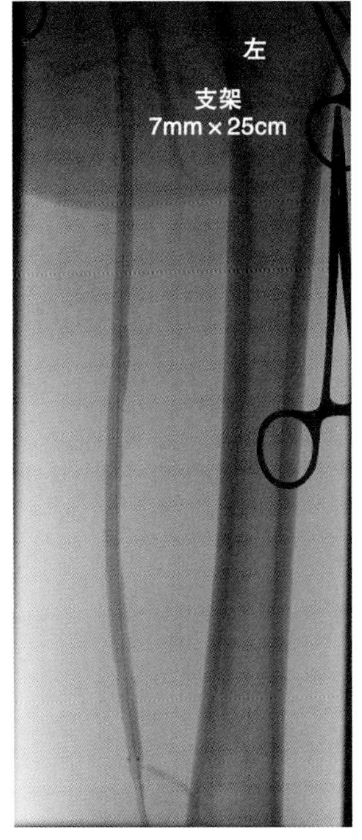

图 32B.7　股浅动脉的血管介入治疗。有症状的跛行患者在 DSA 上示近端股浅动脉病变。血管成形术和支架置入术后几乎完全缓解。

表 32B. 2

TASC-Ⅱ指南

类型	主动脉-髂动脉	股动脉-腘动脉
A	• CIA 或 EIA 单侧或双侧短节段性狭窄	• 单个病灶达 10cm • 单个狭窄达 5cm
B	• 达 3cm 的肾下主动脉狭窄 • 单侧 CIA 或 EIA 闭塞，不延伸至髂内动脉或 CFA 的起始部 • 单发或多发狭窄总计 3~10cm，但不会延伸至 CIA	• 多发病灶可达 5cm • 单次狭窄或闭塞可达 15cm，不累及腘动脉 • 单个严重钙化病灶可达 5cm • 单一腘动脉狭窄
C	• 双侧 CIA 狭窄 • 双侧 EIA 达 10cm，不包括 CFA • 单侧 CIA 狭窄达 CFA • 单侧 EIA 闭塞，涉及髂内和/或 CFA 的起始部 • 严重钙化的单侧 EIA 闭塞	• 伴有或不伴有严重钙化的 15cm 多处狭窄或闭塞 • 治疗失败后复发性狭窄或闭塞
D	• 肾下腹主动脉与髂动脉的狭窄 • 弥漫性疾病，涉及主动脉和髂动脉，需要治疗 • 弥散性多狭窄，涉及单侧 CIA、EIA 和 CFA • CIA 和 EIA 的单侧闭塞 • EIA 的双侧狭窄 • 由于与内移植物不兼容，AAA 患者髂血管狭窄需要开放性手术治疗	• 慢性完全闭塞的 CFA 或 SFA 达 CFA 和 SFA 的慢性完全闭塞范围达 20cm，包括腘动脉 • 腘动脉和近端分支血管慢性完全闭塞

CIA，髂总动脉；EIA，髂外动脉；CFA，股总动脉；SFA，股浅动脉；AAA，腹主动脉瘤。

影像学检查可用于术前计划、邻近结构和疾病程度评估，一旦发现病变，可以根据 TASC-Ⅱ指南进行分类(表 32B. 2)。

周围动脉疾病的分级和医疗决策

经过适当的病史、体格检查和影像学评估后，患者的 PAD 整体情况可以确定。最重要的是要确定存在严重的肢体缺血(CLI)。这定义了一种慢性综合征，表现为闭塞、静息痛或组织坏死。严重缺血之前并不总是有典型的跛行史，组织缺损可能是唯一表现。较轻的 PAD 通常按最常见的卢瑟福分级划分。表 32B. 3 对卢瑟福分级作了简化说明。

表 32B. 3

卢瑟福分级(简化)

0	无症状
1	轻度跛行
2	中度跛行
3	严重跛行
4	缺血性静息痛
5	小部分组织坏死
6	大部分组织坏死

介入治疗

一旦患者可以进行 PAD 分级，便可以进行临床治疗。无论症状的严重程度如何，所有患者都应进行风险评估。还需要戒烟、控制血压和增加运动，抗血小板和他汀类药物治疗高胆固醇也被采用。如果患者有症状，有证据支持需要适当的锻炼计划。FAD 批准的治疗跛行的药物，如西洛他唑和戊托西林，可以作为治疗的一部分。幸运的是多达 80%的 PAD 患者不会出现严重缺血。如果进行最大限度的治疗，这些数据将提高到 95%。

尽管进行了最大限度的药物治疗仍然无效，或在严重缺血的情况下，一些患者将成为血管重建的候选人。最有说服力的血管重建指征包括静息痛、缺血组织改变和影响生活质量的跛行。缺血组织的改变可以被血管学会的 Wifi 分类系统客观地评价，考虑伤口、缺血和足部感染。其他因素，如患者的功能状态和合并症，对是否进行介入治疗有影响。如果患者适合血管重建，对疾病的范围和位置将决定介入治疗过程。理想的患者将进行血管内治疗。更复杂的病变可能需要外科和血管内联合入路，或者是旁路手术。最近的数据表明，在血管内成形术中恢复的组织体积越大，死亡率和截肢率就越低。

经皮血管成形术是治疗孤立性髂、股、腘动脉疾病的传统方法。在 X 线透视引导下经皮穿刺引入导丝穿过病灶，即可行经皮血管成形术。经皮血管成形术可能涉及单个或联合使用球囊(常规或药物洗脱)、支架置入和动脉粥样硬化切除装置(用于刮去钙化斑块以增加动脉壁直径)。球囊 PTA 用于 PAD 显示了较好的结果且并发症低。然而，在 12 个月的随访中，由于内膜增生导致的再狭窄可能高达 50%，具体取决于病变所在血管区域。经皮腔内血管成形术后近端和大动脉(如 CIA)通畅率优于远端动脉。新的血管成形术设备，如药物洗脱球囊(DEB)在防止内膜增生方面有良好的效果。DEB 的优点包括能够对太小而不能支架植入的血管进行干预，而且不会留下任何金属或异物。DEB 的潜在副作用包括药物微粒的下游迁移。

由于上述再狭窄的发生，以及使用一次球囊经皮血管成形术可能导致狭窄区域的收缩，在血管重建术后使用血管支架维持血管通畅的情况越来越多。支架种类繁多，从普通的、无覆盖的裸金属支架到裸药物洗脱支架，有些支架是有覆盖的，而且输送系统可能是自发膨胀的或球囊膨胀的。支架置入的考虑因素包括血管弯曲度、病灶长度、病灶复杂性以及患者对抗血小板治疗的耐受性和依从性。支架的局限性包括支架植入后的再狭窄、血栓形成、支架断裂和移位(图 32B. 5~图 32B. 7)。

其他周围血管疾病

急性肢体缺血

与严重肢体缺血症相反，ALI 是一种急症，需要及时诊断和干预才能抢救肢体。急性肢体缺血通常发生在症状出现后 2 周内，估计每年每万人中有 1. 5 人发病。经典的“6P”(无脉、皮肤苍白、疼痛、感觉异常、低温、瘫痪)表明急性动脉闭塞对肢体的威胁。最常见的两个原因是动脉栓塞和血栓形成。最常见的表现是下肢疼痛与体征不符。病灶查体应采用手持多普勒超声检查,对骨筋膜室综合征应仔细评估。收缩期灌注压力也可以通过将多普勒探头置于足背,血压袖带下方来测量,血压小于 50mmHg 提示缺血。

急性肢体缺血的病因可分为栓塞性和血栓性,二者对治疗和长期管理均有影响。大多数栓子起源于心脏,其原因是心律失常、瓣膜病和心肌梗死后运动异常。非心源性栓塞可能起源于动脉瘤,也可能是医源性栓塞,即经血管通路和动脉导管置入后发生栓塞。动脉闭塞可以通过 CTA 或 DSA 确诊。影像学可用于干预计划,并可描述是急性或亚急性病变,而良好的侧支提示急性或慢性进展。由于急性肢体缺血存在许多非动脉粥样硬化原因,可能忽略动脉粥样硬化疾病。无论是血栓形成还是栓塞,影像学都能显示血管阻塞的急性截断征或半月板征。

急性肢体缺血的初步治疗首先要从患者立即静脉注射肝素开始。血运重建是主要的目标,这可以通过血管内介入或开放手术来实现。最近的 Meta 分析显示,在手术和溶栓之间,截肢率和 1 年死亡率是相等的,尽管血管内治疗的趋势越来越明显。足够的血运重建并不能保证患者有较好的预后,因为 10%~15%的患者将进行截肢,术后 1 年的死亡率可能高达 15%~20%。接受治疗的患者也有再灌注损伤的危险,因为在缺血过程中形成的自由基会引起细胞损伤。随之而来的是血管通透性增加、微血栓形成和水肿。在血管重建后,密切的临床评估是至关重要的。如果发生骨筋膜室综合征,应立即行筋膜切开术。血运重建后的随访血管造影通常用于评估是否血管通畅或伴其他严重病变(图 32B.8)。进行肢体缺血患者的长期管理需要找到血栓形成的根本原因(心律失常),这取决于最初疾病的病因。

血管痉挛

雷诺现象是最常见的血管痉挛疾病,临床诊断主要依赖于患者病史。主要和次要的形式是指在寒冷的环境中皮肤从白色到蓝色的双相变化,表现为发绀,然后血管重建。这些现象通常在 15~20min 发生,从轻度到重度。原发性雷诺病没有确切的原因,出现在较年轻的人群中(15~30 岁),并且多达一半患者的一级亲属患有此病。继发性雷诺病的特点是发病较晚,继发原因包括硬皮病、系统性红斑狼疮、混合性结缔组织疾病、干燥综合征和多发性肌炎。治疗这两种疾病的第一道防线包括避免感冒、压力和焦虑。钙通道阻滞剂通常是难以避寒患者的一线药物。但是,最近对原发性雷诺现象中钙通道阻滞剂的循证分析中,中等质量的证据表明这些方法在减少发作频率方面的有效性最低,而高质量的证据表明它们并不影响发作的严重程度。影像学在本病的诊断中作用有限,但急性加重的患者血管造影可显示远端血管逐渐变细,无腔内充盈缺损(图 32B.9)。

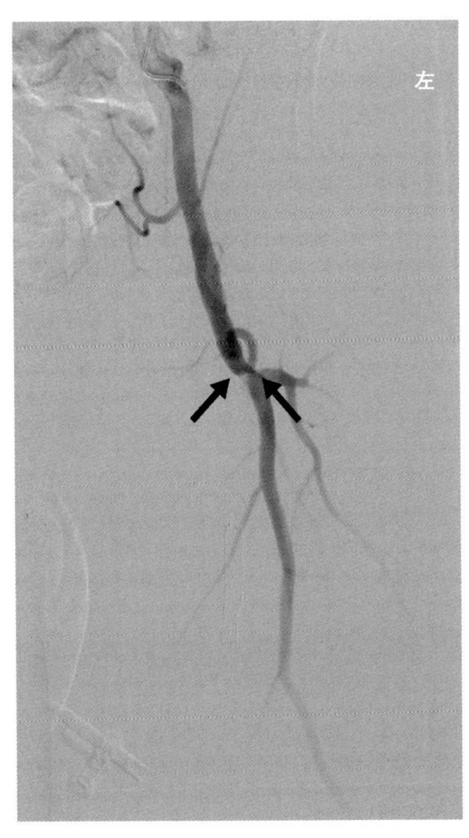

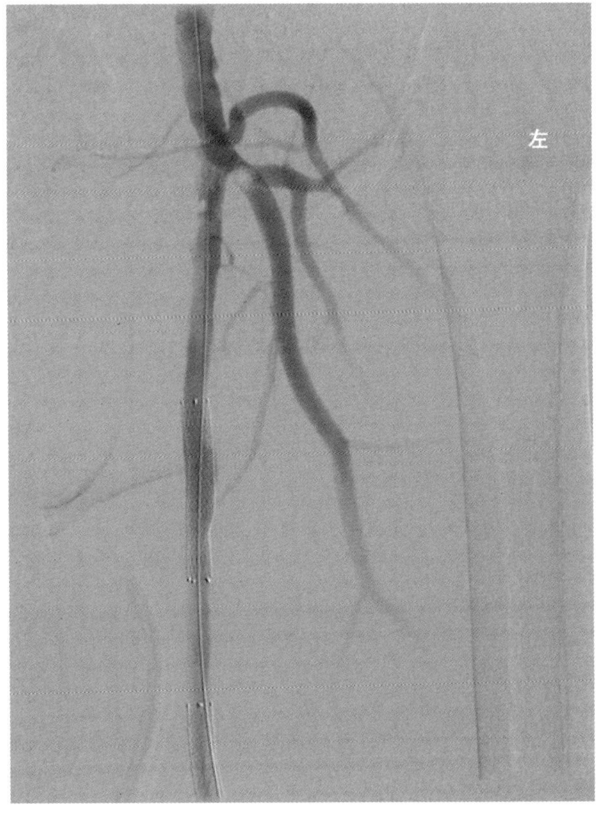

图 32B.8　急性肢体缺血血栓取出术。既往 SFA 介入治疗患者表现为急性肢体缺血。患者治疗前 CFA 血管造影显示左侧 SFA 突然闭塞。再通后显示恢复通畅。急性闭塞比慢性闭塞缺乏侧支血管。

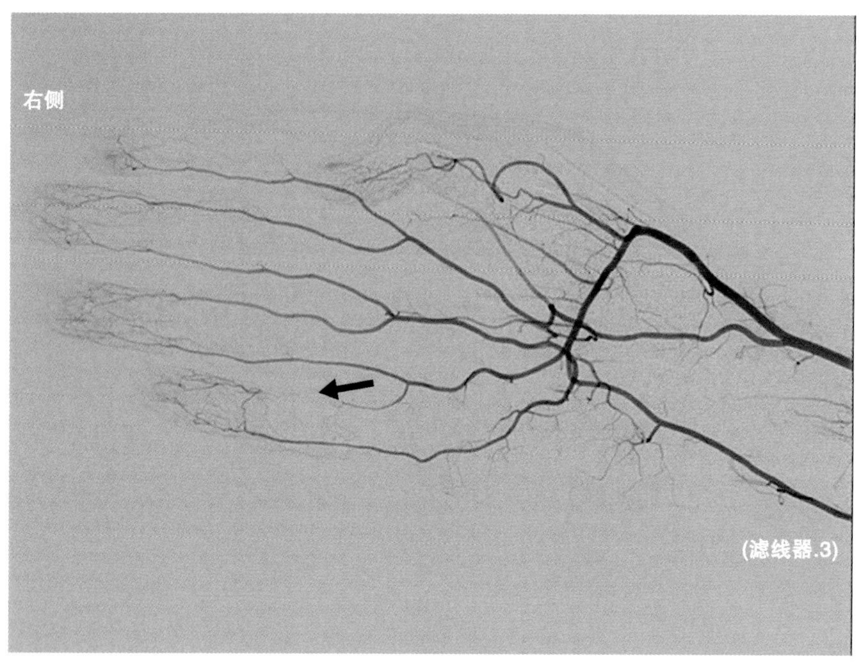

图 32B.9　雷诺现象。上肢血管造影图像示第五指间歇性苍白。DSA 显示典型的雷诺现象,第五指桡侧固有动脉(箭)不显影。

麦角中毒是一种罕见的血管痉挛疾病,由摄入麦角生物碱引起。麦角生物碱类药物目前用于治疗偏头痛和产后出血。麦角酸二乙胺(LSD)是一种成瘾性药物,可引起麦角中毒,其发生率较低,仅有 0.01%的患者在服用药物后出现临床相关血管痉挛。某些药物,如 CYP3A4 的强抑制剂,与麦角生物碱一起服用,将增加这些作用。常见的 CYP3A4 抑制剂包括蛋白酶抑制剂、唑类抗真菌药物(酮康唑)、大环内酯物抗生素(红霉素)。血管痉挛通常发生在中等大小动脉,可导致患者跛行甚至坏疽。这种痉挛表现为血管长而光滑的狭窄,可用血管造影或多普勒超声证实。治疗包括尽早停用药物和对症支持治疗,但也有 PTA 介入治疗的病例报告。

创伤和血管介入治疗也可引起血管痉挛,如在较小的动脉(即桡动脉和肠系膜动脉)中引导器械时。血管痉挛可以用硝酸甘油药物或通常用包括硝酸甘油、维拉帕米和肝素的"混合物"药物来解决。

外膜囊性变

外膜囊性变是一种罕见的血管疾病,特征是血管受压,通常发生在动脉。约 80%的病例累及腘动脉,表现为突发性跛行,显著的体征是远端脉搏消失与膝关节的明显弯曲。典型患者为中青年,无心血管危险因素,男女比例为 4∶1。发病机制尚不清楚,但最近对这种疾病的全面综述提出了一种"关节理论"——膝关节囊缺损导致滑液沿血管分支分布,这已在几种外膜疾病的影像学上得到证实。可选择的成像方式包括导管血管造影术、超声、CT、MR。MRA 是"金标准",MRA 上可见半月征,T_2WI 呈高信号的囊肿使血管移位,管腔变窄。首选的治疗方法是手术,而经皮和血管内介入治疗是囊肿复发的危险因素。

Mönckeberg 动脉硬化

Mönckeberg 动脉硬化(MMS)是一种常见的获得性疾病,它累及小肌动脉中的中膜。终末期肾病和 2 型糖尿病患者 MMS 患病率增加,ABI>1.3 可以诊断 MMS。MMS 使血管僵硬,导致弹性降低,因此,肌肉灌注可能会减少,导致动脉淤血和血栓形成。由于同心圆钙化,常规影像学和 CT 均可观察到 MMS,但超声也可显示高回声的血管壁。

血栓闭塞性脉管炎

血栓闭塞性脉管炎(Buerger 病)是一种四肢中小血管炎症性疾病,该病与吸烟直接相关,在男性中更为常见。据估计,北美的患病率为 12.6/100 000,而东亚、印度和中东由于烟草消费的增加,患病率要高得多。节段性炎性血栓破坏远端动脉和静脉的灌注,导致跛行、缺血性静息痛、溃疡,最终导致坏疽,需要截肢(图 32B.10)。戒烟是治疗病痛的唯一方法。通常累及患者多个肢体,即使只有一个肢体出现症状。DSA 能有效显示血管的变化,如节段性闭塞,远端较严重,这些节段周围有螺旋状的血管分支。

撞击综合征

胸廓出口综合征(TOS)包括锁骨下神经血管束压迫的症状。压迫可能是第一肋骨的异常、颈肋、前斜角肌和中斜角肌的肥大、锁骨外伤或颈 7 延长的横突。据估计发病率为万分之一,男女分布大致相等。年轻患者的症状主要受某些休位影响,这是由于重复运动或创伤造成的。未经治疗的疾病会在患者年轻时就导致残疾。

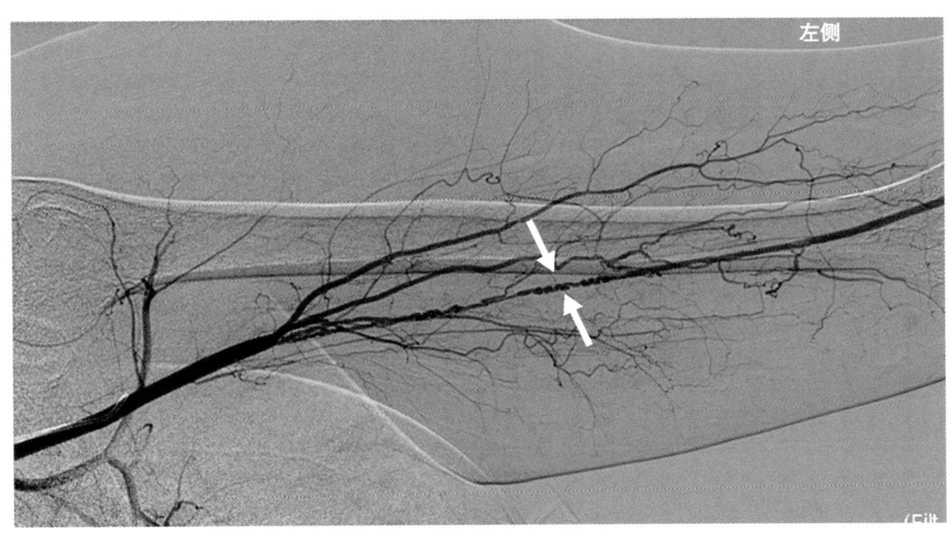

图 32B. 10 血栓闭塞性脉管炎。上肢血管造影示年轻女性吸烟者手指缺血。DSA 表现为左肱动脉（箭）呈螺旋状表现。

TOS 可以分为动脉性、静脉性或神经源性。神经源性 TOS 的发生率较高。然而，本节只讨论血管表现。静脉 TOS 通常表现为腋下和锁骨下静脉血栓形成（Paget-Schroetter 综合征），伴有肢体变色、水肿和疼痛，偶尔伴有肺栓塞。在此之前可能进行了剧烈的体力活动，从而导致血栓形成。治疗包括血管内溶栓或取栓和抗凝。动脉性 TOS 是最不常见的 TOS（<3%），但如果不治疗，通常会带来严重的后果。伴有动脉狭窄、闭塞或狭窄后扩张是其特征。患者表现为上肢缺血或栓塞。治疗包括溶栓的取栓术和第一颈肋去除的胸廓出口手术减压，斜角肌切除术和动脉重建。诊断 TOS 需要有足够的病史和体征及补充的影像学资料。胸片或 CT 可以评估骨异常，排除可能导致类似表现的肺上叶肿瘤性病变。CTA 和 MRA 在 TOS 检查中均有帮助，患者在不同位置可获得多个序列（图 32B. 11）。DSA 可以提供明确的影像诊断，特别是在已经计划介入治疗的情况下。值得注意的是，仅仅狭窄并不足以诊断 TOS，因为在很大一部分人群的某些部位可能发生这种情况。

腘动脉压迫综合征是腓肠肌内侧头压迫腘动脉所致。这种罕见的综合征表现为年轻人间歇性跛行，无动脉粥样硬化危险因素。及时诊断最为重要，因为进行性动脉损伤可导致肢体坏死。偶尔，未受影响的个体可能表现为血管的动态闭塞，因此与跛行病史相关。由于磁共振成像对腘动脉周围软组织的良好评价，因此是首选的成像方式。为了阻止动脉损伤的进展，治疗需要对肌腱结构进行外科分离以解除对动脉的压迫，偶尔还需进行血管重建。

May-Thurner 综合征的特征是左髂总静脉在右髂总动脉和腰椎体之间受压。这种症状在中青年女性中最为常见（占 72%）。外源性压迫常无症状，但可引起左下肢深静脉血栓形成、血栓后综合征、疼痛、水肿、静脉功能不全、脂性皮肤硬化，很少发生肺栓塞；有症状的患者常表现为左下肢深静脉血栓形成（DVT），可因制动、妊娠、脱水和感染而加重。患者当受累肢体活动时出现疼痛。静脉造影术是影像学的“金标准”，而血管超声是一种快速、安全、经济有效的检查方法，用于评估 DVT 和静脉压迫。MRV 可以提供更详细的解剖学定义，如血管直径的评估和血栓的可视化。鉴于血管造影相关的风险，静脉超声敏感性最高。DVT 的血管内治疗可以对患者进行取栓和溶栓治疗。应排除静脉血栓栓塞的潜在原因，抗凝治疗仍是普遍需要的。一旦 DVT 得到了解决，为了减少血栓再形成和血栓后综合征的风险，建议狭窄血管的早期支架植入后再进行抗血小板治疗。

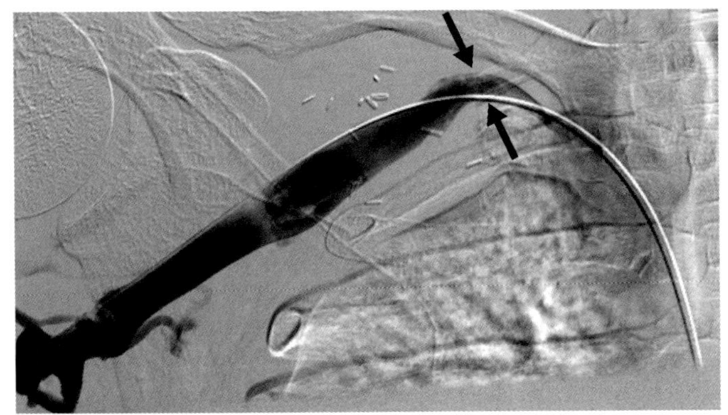

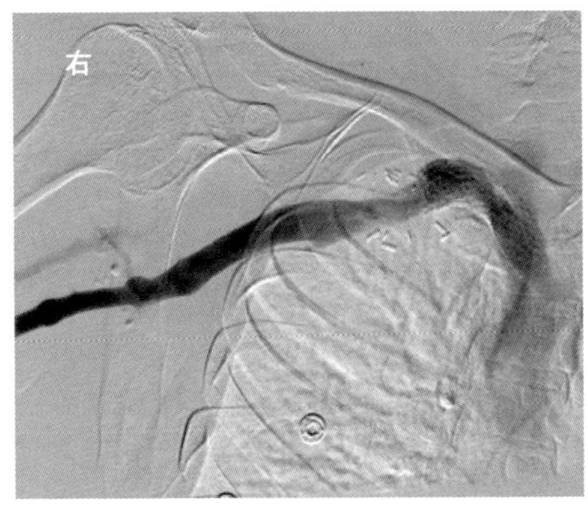

图 32B. 11 静脉胸廓出口综合征。年轻男性上肢严重肿胀，上肢在某些体位肿胀加重。介入前后的静脉造影显示右头臂静脉在第一肋骨处变窄（箭），取栓和支架植入术后消退。

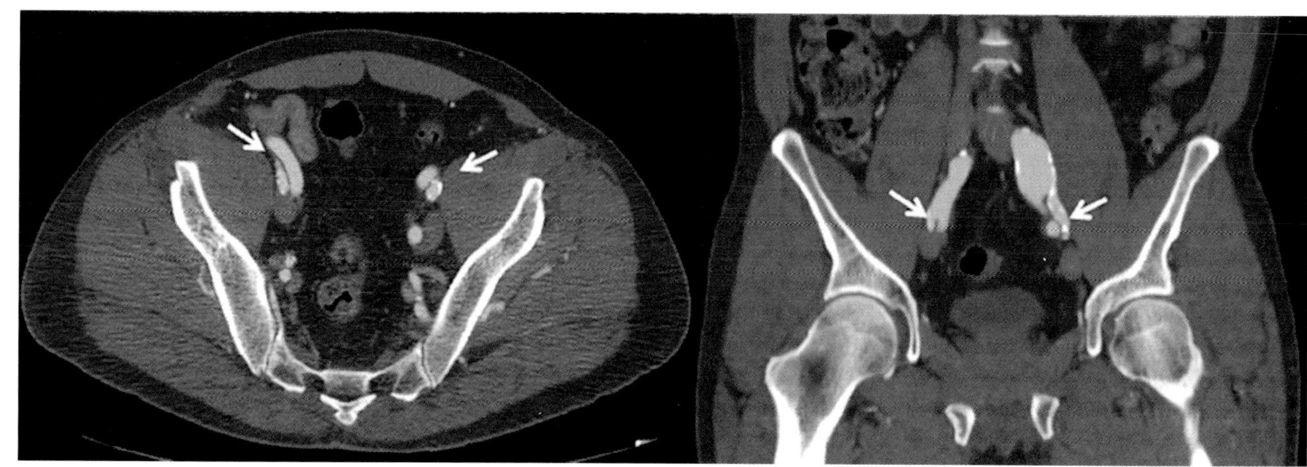

图 32B. 12 埃勒斯-丹洛斯综合征继发髂外动脉夹层。中年男性,已知的埃勒斯-丹洛斯综合征和其他几个内膜不规则病灶。CTA 显示双侧髂外动脉夹层。

血管壁遗传性疾病

马方综合征是一种常染色体显性遗传疾病,由纤维蛋白-1基因(FBN1)突变引起,患病率为 1/5 000。这种蛋白是细胞外基质的组成部分,患者有骨骼(身材高大/蛛网膜下腔畸形、胸骨畸形),眼部(晶状体移位)和心血管畸形。心血管表现通常影响心脏瓣膜和胸主动脉,外周动脉较少受累。建议马方综合征患者对整个主动脉进行 CTA 或 MRA 检查,以筛查是否有血管扩张等情况,如果发现异常,每年进行一次检查。

埃勒斯-丹洛斯综合征(EDS)是一种以胶原蛋白亚型特定突变为特征的疾病。Ⅳ型或血管性 EDS 的发生是由于 COL3A1 的常染色体显性突变影响Ⅲ型胶原的 α 链,估计患病率为 1/90 000。临床诊断至少需要 4 个标准中的 2 个:易擦伤,皮肤薄且静脉明显,面部特征明显,以及动脉、子宫或肠破裂。血管并发症很常见,75%的患者在 40 岁之前至少经历过一次重大事件。常见的并发症包括动脉夹层、自发破裂和动脉瘤形成,死亡病例大多数因为夹层和破裂(图 32B. 12)。由于血管易碎裂,血管造影并发症发生率较高,因此首选 MRA 和 CTA 等非侵入性检查方式。

Loeys-Dietz 综合征(LDS)是一种罕见的常染色体显性结缔组织疾病,由 TGFBR 基因的几种亚型突变引起。该综合征的特点是肢端肥大、悬雍垂裂/腭裂、动脉迂曲和主动脉瘤。LDS 有全身骨骼、皮肤、心血管和神经系统表现,广泛累及动脉,有动脉夹层和动脉瘤的危险。据估计发病率为 1/100 万,平均死亡年龄约为 26 岁,主要死因是主动脉夹层和脑出血。如果没有明显的病理表现,应尽早开始影像学检查,每年进行超声心动图检查;每两年对头部、颈部、腹部、骨盆进行 MRA 三维重建,以评估动脉瘤负荷。如果发现异常,应更密切影像随访。有严重颅面表现的患者发生血管病变的风险增加。治疗包括积极的血压控制和外科手术,而不是血管内途径。

肌纤维发育不良(FMD)是一种中型血管的非动脉粥样硬化、非炎症性血管疾病,根据病变部位分类,最常见的位置包括肾动脉、颈动脉和椎动脉。常见的症状包括顽固性高血压性头疼、头晕和搏动性耳鸣。内生性增生是 FMD 最常见的亚型,在影像学上特征性表现为串珠样改变,由狭窄血管和小动脉瘤组成(图 32B. 13)。PTA 因其较高的发病率已被证明是 FMD 的一种有效治疗方法,手术血管重建作为二线治疗方法。

获得性动脉壁疾病

与胸、腹主动脉一样,下肢动脉也可形成外周动脉瘤(PAA)。常见的症状包括顽固性高血压。与动脉瘤相似,危险

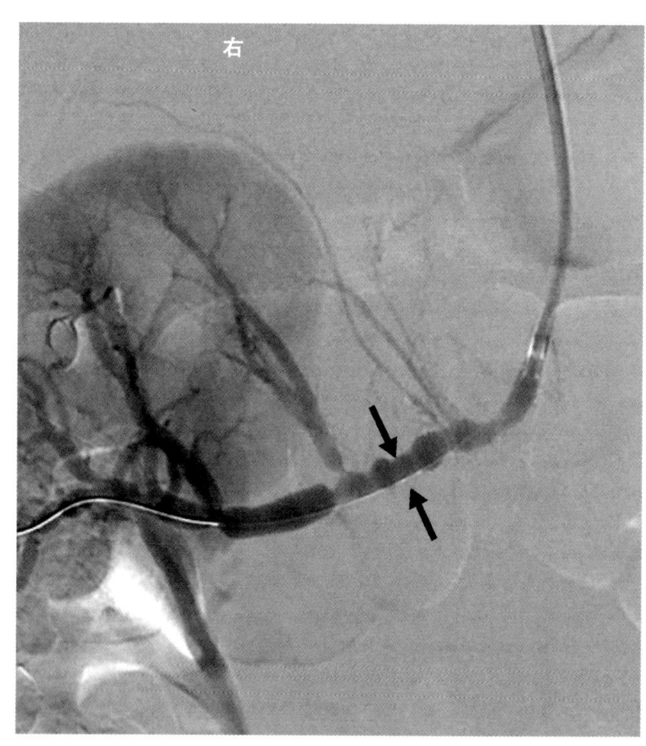

图 32B. 13 FMD。年轻女性患者,伴肾功能不全。右肾血管造影显示典型的内侧壁肌纤维发育不良所致的串珠样改变(箭头)。

因素包括年龄、性别、动脉粥样硬化和高血压。PAA 最常见的部位是腘动脉。如果腘动脉直径超过 2cm，或者有膝关节疼痛或 ALI 等症状，则可认为是动脉瘤。髂总动脉动脉瘤通常是双侧的，并伴有腹主动脉瘤。一般情况下，如果血管直径超过 2~2.5cm，在髂动脉和股动脉上则可认为是动脉瘤。最近的文献表明，无症状的 CFA 和 SFA 动脉瘤的大小可达 3.5cm。影像随访最好使用 CTA。PAA 的治疗方法多种多样，血管内技术的应用越来越广泛，如支架置入或栓塞。复杂的病例可能需要开腹手术或混合入路。

PAA 可能存在于一种罕见的先天性变异，称为永存坐骨动脉。坐骨动脉是发育过程中重要的血管，但随着 CFA 的发展而自然退化。然而，在一些患者中，CFA 的发育异常，坐骨动脉仍然是下肢的主要血液供应。但这可能是在部分患者中的偶然发现，而其他受影响的患者表现为跛行，甚至急性肢体缺血。CTA 和 DSA 能够可靠地诊断永存坐骨动脉，如果存在，治疗取决于患者是否有症状或动脉瘤大小（图 32B.14~图 32B.16）。

运动相关性纤维化是一种罕见的与竞技自行车密切相关疾病。髋关节的重复运动与高速、长距离的自行车运动相关，可导致双侧 EIA 对肥大的腰大肌的慢性撞击。慢性创伤可导致腔内纤维化。典型患者为年轻至中年男性，有较长的骑行史。症状可表现为下肢抽筋和活动麻木。影像学显示 EIA 变窄和扭曲，多见于左侧，但有时为双侧。ABI 和血管波形可能随活动减弱。治疗包括改变生活方式和可能的开放性修复手术。

动静脉瘘/假性动脉瘤

获得性血管损伤，如假性动脉瘤（PAS）和动静脉瘘（AVF）可在肢体外伤后发生，血管通路相关的创伤是最常见的创伤之一。AVF 表现为动脉与邻近静脉的异常连接。PSA 表现为动脉中膜和内膜的缺损。在 PSA 中，囊只包含血液和外膜，而真正的动脉瘤则包含血管壁的三层。诱因出现后的不同时期，症状各不相同，可能有疼痛、肢体缺血或明显的搏动性损伤，危险因素包括低位股动脉穿刺、穿透性创伤和严重骨折（图 32B.17）。

如果不治疗，AVF 和 PSA 可能导致血栓形成、栓塞、感染或高输出量型心力衰竭。由于 PSA 仅被外膜所包裹，它会破裂出血。多普勒超声是首选的检查方法。在 PSA 中，可识别瘤颈或血管壁中的缺口，包括“阴阳”征描述高速血液在彩色血流上的漩涡。AVF 的超声可以显示从动脉到静脉的连接，可在频谱多普勒上显示邻近静脉的动脉波形。AVF 的其他超声表现包括动脉波形减弱和舒张血流减少。PSA 的治疗包括影像引导下的瘤颈部凝血酶注射疗法，以及带膜支架覆盖治疗。在某些情况下，AVF 也可以采用腔内隔绝术进行治疗，一些复杂的病变需要手术。

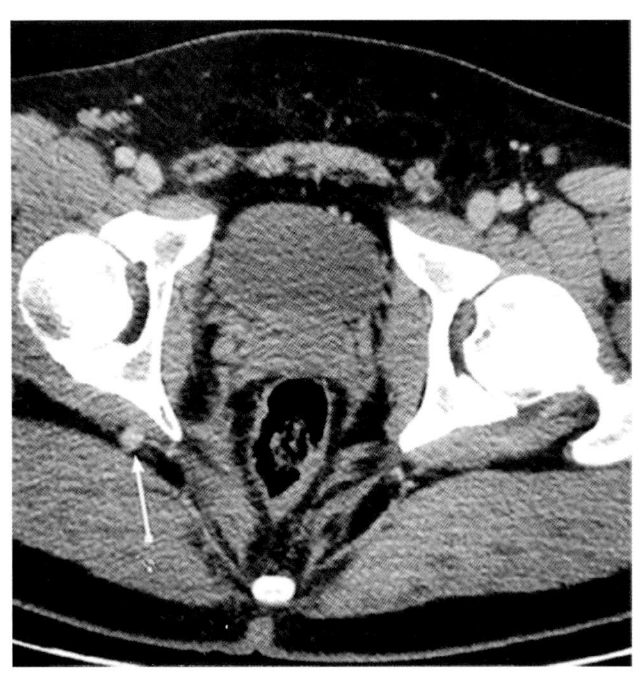

图 32B.14　永存坐骨动脉。白色箭头显示在轴向增强 CT 上偶然发现永存坐骨动脉对比剂充填。

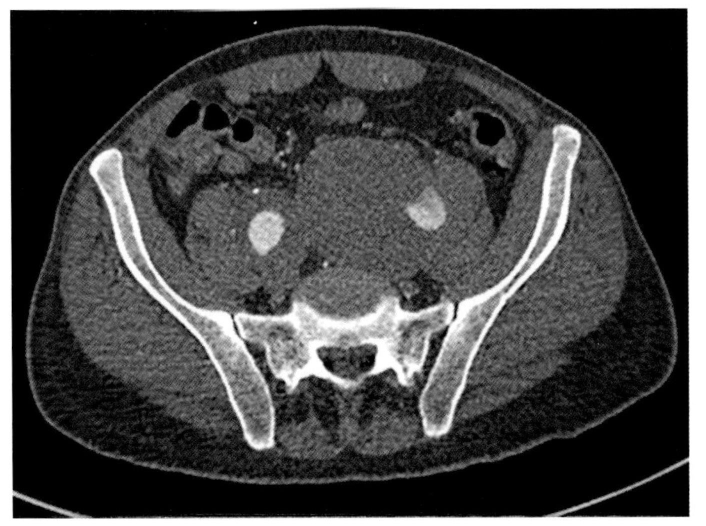

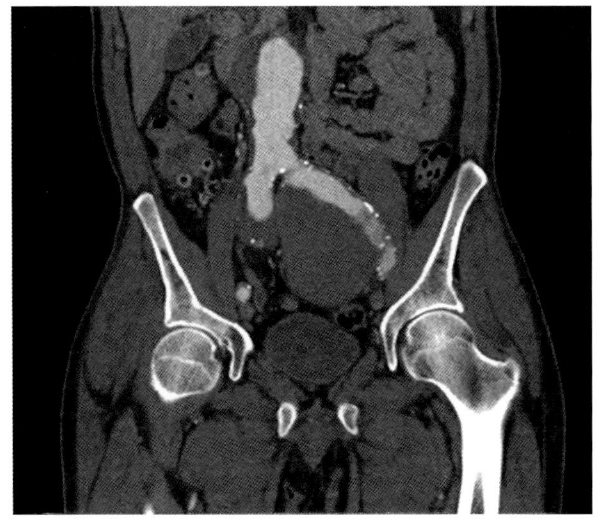

图 32B.15　髂总动脉瘤。双侧髂外动脉瘤的轴位和冠状位 CTA，大部分腔内充满附壁血栓。

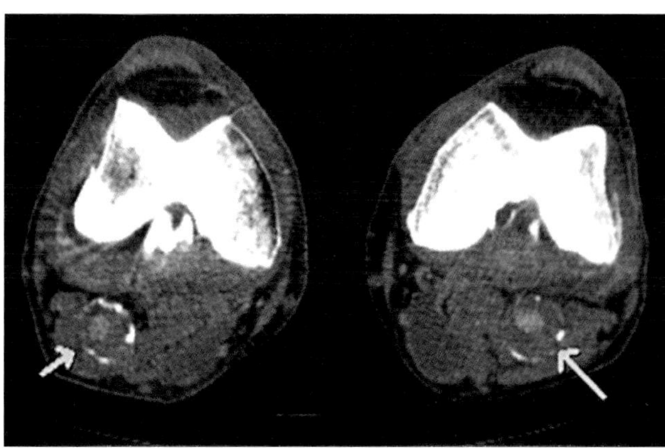

图 32B. 16　腘动脉动脉瘤。老年男性，在膝关节检查中意外发现动脉瘤。CTA 显示双侧腘动脉动脉瘤（箭头）。

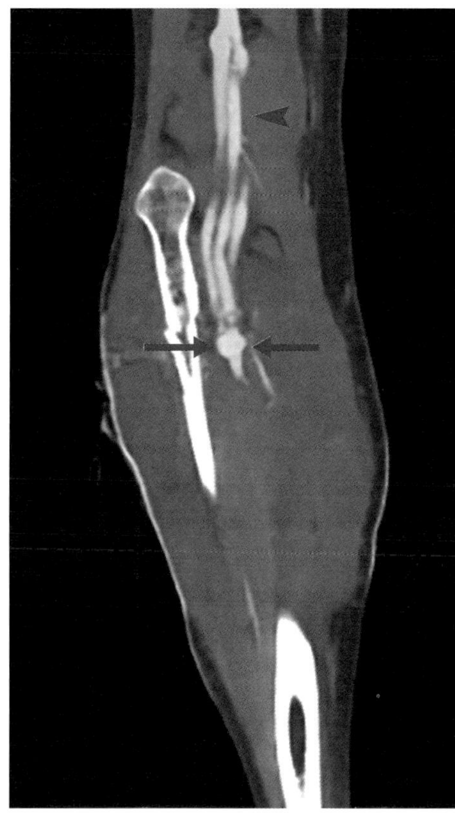

图 32B. 17　创伤性动静脉瘘。年轻男性，下肢有穿透性弹道伤。CTA 显示动脉壁突出（红色箭头）与静脉沟通（红色箭头），与 TP 主干 AVF 一致。

总　结

PAD 是一种常见疾病，疾病负担较重。危险因素包括生活方式的选择、伴随的心血管疾病、自身免疫性疾病和遗传综合征。影像学在 PAD 的诊断和分期中发挥着广泛的作用。治疗包括内科治疗、外科处理和血管内介入。

推 荐 阅 读

Ahn S, Min SK, Min SI, et al. Treatment strategy for persistent sciatic artery and novel classification reflecting anatomic status. *Eur J Vasc Endovasc Surg* 2016; 52:360–369.

Altin RS, Flicker S, Naidech HJ. Pseudoaneurysm and arteriovenous fistula after femoral artery catheterization: association with low femoral punctures. *AJR Am J Roentgenol* 1989;152:629–631.

Barkat M, Torella F, Antoniou GA. Drug-eluting balloon catheters for lower limb peripheral arterial disease: the evidence to date. *Vasc Health Risk Manag* 2016;12:199–208.

Beridze N, Frishman WH. Vascular Ehlers-Danlos syndrome: pathophysiology, diagnosis, and prevention and treatment of its complications. *Cardiol Rev* 2012;20:4–7.

Berridge DC, Kessel DO, Robertson I. Surgery versus thrombolysis for initial management of acute limb ischaemia. *Cochrane Database Syst Rev* 2013; 6:CD002784.

Bonow RO, Smaha LA, Smith SC, Mensah GA, Lenfant C. World Heart Day 2002: the international burden of cardiovascular disease: responding to the emerging global epidemic. *Circulation* 2002;106:1602–1605.

Buller LT, Jose J, Baraga M, Lesniak B. Thoracic outlet syndrome: Current concepts, imaging features, and therapeutic strategies. *Am J Orthop (Belle Mead NJ)* 2015;44:376–382.

Chu LC, Johnson PT, Dietz HC, Fishman EK. CT angiographic evaluation of genetic vascular disease: role in detection, staging, and management of complex vascular pathologic conditions. *AJR Am J Roentgenol* 2014;202:1120–1129.

Conte MS, Pomposelli FB, Clair DG, et al. Society for Vascular Surgery practice guidelines for atherosclerotic occlusive disease of the lower extremities: management of asymptomatic disease and claudication. *J Vasc Surg* 2015;61:2S–41S.

Craig P, Zuchowski A, Young S, Lunos S, Golzarian J, Rosenberg M. Results of endovascular management of May-Thurner syndrome in the acute, subacute, and chronic setting. *J Vasc Interv Radiol* 2017;28:S113.

Creager MA, Kaufman JA, Conte MS. Clinical practice. Acute limb ischemia. *N Engl J Med* 2012;366:2198–2206.

Dargon PT, Landry GJ. Buerger's disease. *Ann Vasc Surg* 2012;26:871–880.

Dawson J, Fitridge R. Update on aneurysm disease: current insights and controversies: peripheral aneurysms: when to intervene—is rupture really a danger? *Prog Cardiovasc Dis* 2013;56:26–35.

Deak Z, Treitl M, Reiser MF, Degenhart C. [Angiographic diagnosis of acral circulatory disorders of the upper extremities]. *Radiologe* 2010;50:879–886.

Desy NM, Spinner RJ. The etiology and management of cystic adventitial disease. *J Vasc Surg* 2014;60:235–245, 245.e1–245.e11.

Egorova NN, Guillerme S, Gelijns A, et al. An analysis of the outcomes of a decade of experience with lower extremity revascularization including limb salvage, lengths of stay, and safety. *J Vasc Surg* 2010;51:878–885, 885.e1.

Enezate TH, Omran J, Mahmud E, et al. Endovascular versus surgical treatment for acute limb ischemia: a systematic review and meta-analysis of clinical trials. *Cardiovasc Diagn Ther* 2017;7:264–271.

Ennis H, Hughes M, Anderson ME, Wilkinson J, Herrick AL. Calcium channel blockers for primary Raynaud's phenomenon. *Cochrane Database Syst Rev* 2016;2:CD002069.

Farsad K, Keller FS, Kandarpa K. Vascular access and catheter directed angiography. In: Kandarpa K, Machan L, Durham JD, eds. *Handbook of Interventional Radiologic Procedures*. 5th ed. Philadelphia, PA: Wolters Kluwer; 2016:14.

Fleischmann D, Hallett RL, Rubin GD. CT angiography of peripheral arterial disease. *J Vasc Interv Radiol* 2006;17:3–26.

Fong JK, Poh AC, Tan AG, Taneja R. Imaging findings and clinical features of abdominal vascular compression syndromes. *AJR Am J Roentgenol* 2014;203:29–36.

Gates J, Hartnell GG. Optimized diagnostic angiography in high-risk patients with severe peripheral vascular disease. *Radiographics* 2000;20:121–133.

Geraghty PJ, Mewissen MW, Jaff MR, Ansel GM; VIBRANT Investigators. Three-year results of the VIBRANT trial of VIABAHN endoprosthesis versus bare nitinol stent implantation for complex superficial femoral artery occlusive disease. *J Vasc Surg* 2013;58:386–395.e4.

Goksu E, Yuruktumen A, Kaya H. Traumatic pseudoaneurysm and arteriovenous fistula detected by bedside ultrasound. *J Emerg Med* 2014;46:667–669.

Insall RL, Davies RJ, Prout WG. Significance of Buerger's test in the assessment of lower limb ischaemia. *J R Soc Med* 1989;82:729–731.

Jaff MR, White CJ, Hiatt WR, et al. An update on methods for revascularization and expansion of the TASC lesion classification to include below-the-knee arteries: A supplement to the inter-society consensus for the management of peripheral arterial disease (TASC II). *Ann Vasc Dis* 2015;20:465–478.

Khawaja FJ, Kullo IJ. Novel markers of peripheral arterial disease. *Vasc Med* 2009;14:381–392.

Kock MC, Dijkshoorn ML, Pattynama PM, Myriam Hunink MG. Multidetector row computed tomography angiography of peripheral arterial disease. *Eur Radiol* 2007;17:3208–3222.

Lanzer P, Boehm M, Sorribas V, et al. Medial vascular calcification revisited:

review and perspectives. *Eur Heart J* 2014;35:1515–1525.

Lawrence PF, Harlander-Locke MP, Oderich GS, et al. The current management of isolated degenerative femoral artery aneurysms is too aggressive for their natural history. *J Vasc Surg* 2014;59:343–349.

Liegl CA, McGrath MA. Ergotism: Case report and review of the literature. *Int J Angiol* 2016;25:e8–e11.

Lo RC, Bensley RP, Dahlberg SE, et al. Presentation, treatment, and outcome differences between men and women undergoing revascularization or amputation for lower extremity peripheral arterial disease. *J Vasc Surg* 2014;59:409–418.e3.

MacCarrick G, Black JH 3rd, Bowdin S, et al. Loeys Dietz syndrome: a primer for diagnosis and management. *Genet Med* 2014;16:576–587.

Medhekar AN, Mix DS, Aquina CT, et al. Outcomes for critical limb ischemia are driven by lower extremity revascularization volume, not distance to hospital. *J Vasc Surg* 2017;66:476–487.e1.

Mills JL, Conte MS, Armstrong DG, et al. The society for vascular surgery lower extremity threatened limb classification system: risk stratification based on wound, ischemia, and foot infection (WIfI). *J Vasc Surg* 2014;59:220–234.e1–2.

Mousa AY, AbuRahma AF. May-Thurner syndrome: update and review. *Ann Vasc Surg* 2013;27:984–995.

Murphy TP, Cutlip DE, Regensteiner JG, et al. Supervised exercise versus primary stenting for claudication resulting from aortoiliac peripheral artery disease: six-month outcomes from the claudication: exercise versus endoluminal revascularization (CLEVER) study. *Circulation* 2012;125:130–139.

Norgren L, Hiatt WR, Dormandy JA, et al. Inter-society consensus for the management of peripheral arterial disease. *Int Angiol* 2007;26:81–157.

O'Connell JB, Quiñones-Baldrich WJ. Proper evaluation and management of acute embolic versus thrombotic limb ischemia. *Semin Vasc Surg* 2009;22:10–16.

O'Connor SC, Gornik HL. Recent developments in the understanding and management of fibromuscular dysplasia. *J Am Heart Assoc* 2014;3:e001259.

Olin JW. Thromboangiitis obliterans (Buerger's disease). *N Engl J Med* 2000;343:864–869.

Olin JW, Sealove BA. Peripheral artery disease: current insight into the disease and its diagnosis and management. *Mayo Clin Proc* 2010;85:678–692.

Owens C. *Rutherford's Vascular Surgery*. 8th ed. Philadelphia, PA: Saunders/Elsevier; 2014.

Paravastu SC, Regi JM, Turner DR, Gaines PA. A contemporary review of cystic adventitial disease. *Vasc Endovascular Surg* 2012;46:5–14.

Patel NH, Krishnamurthy VN, Kim S, et al. Quality improvement guidelines for percutaneous management of acute lower-extremity ischemia. *J Vasc Interv Radiol* 2013;24:3–15.

Peach G, Schep G, Palfreeman R, Beard JD, Thompson MM, Hinchliffe RJ. Endofibrosis and kinking of the iliac arteries in athletes: a systematic review. *Eur J Vasc Endovasc Surg* 2012;43:208–217.

Pepin M, Schwarze U, Superti-Furga A, Byers PH. Clinical and genetic features of Ehlers-Danlos syndrome type IV, the vascular type. *N Engl J Med* 2000;342:673–680.

Pollak AW, Kramer CM. MRI in lower extremity peripheral arterial disease: recent advancements. *Curr Cardiovasc Imaging Rep* 2013;6:55–60.

Radke RM, Baumgartner H. Diagnosis and treatment of Marfan syndrome: an update. *Heart* 2014;100:1382–1391.

Ramachandra CJ, Mehta A, Guo KW, Wong P, Tan JL, Shim W. Molecular pathogenesis of Marfan syndrome. *Int J Cardiol* 2015;187:585–591.

Raptis CA, Sridhar S, Thompson RW, Fowler KJ, Bhalla S. Imaging of the patient with thoracic outlet syndrome. *Radiographics* 2016;36:984–1000.

Raval MV, Gaba RC, Brown K, Sato KT, Eskandari MK. Percutaneous transluminal angioplasty in the treatment of extensive LSD-induced lower extremity vasospasm refractory to pharmacologic therapy. *J Vasc Interv Radiol* 2008;19:1227–1230.

Ring DH Jr., Haines GA, Miller DL. Popliteal artery entrapment syndrome: arteriographic findings and thrombolytic therapy. *J Vasc Interv Radiol* 10:713–721.

Rutherford RB, Baker JD, Ernst C, et al. Recommended standards for reports dealing with lower extremity ischemia: revised version. *J Vasc Surg* 1997;26:517–538.

Scully RE, Arnaoutakis DJ, DeBord Smith A, Semel M, Nguyen LL. Estimated annual health care expenditures in individuals with peripheral arterial disease. *J Vasc Surg* 2018;67:558–567.

Sinha S, Houghton J, Holt PJ, Thompson MM, Loftus IM, Hinchliffe RJ. Popliteal entrapment syndrome. *J Vasc Surg* 2012;55:252–262.e30.

Slovut DP, Olin JW. Fibromuscular dysplasia. *N Engl J Med* 2004;350:1862–1871.

Vemuri C, McLaughlin LN, Abuirqeba AA, Thompson RW. Clinical presentation and management of arterial thoracic outlet syndrome. *J Vasc Surg* 2017;65:1429–1439.

Watson JD, Gifford SM, Clouse WD. Biochemical markers of acute limb ischemia, rhabdomyolysis, and impact on limb salvage. *Semin Vasc Surg* 2014;27:176–181.

Wigley FM, Flavahan NA. Raynaud's phenomenon. *N Engl J Med* 2016;375:556–565.

Wooltorton E. Risk of stroke, gangrene from ergot drug interactions. *CMAJ* 2003;168:1015.

Yamada T, Ohta T, Ishibashi H, et al. Clinical reliability and utility of skin perfusion pressure measurement in ischemic limbs—comparison with other noninvasive diagnostic methods. *J Vasc Surg* 2008;47:318–323.

Zhong H, Gan J, Zhao Y, et al. Role of CT angiography in the diagnosis and treatment of popliteal vascular entrapment syndrome. *AJR Am J Roentgenol* 2011;197:W1147–W1154.

（于佳琳　杨林　杜勇）

第 33 章 中心静脉导管

背 景

中心静脉导管(central venous catheter,CVC)在临床上起着不可或缺的作用。中心静脉置管首次被报道至今不足一个世纪,Werner Forssmann 在 1929 年经头静脉通路对自己的右心房进行了插管。1953 年,Sven Ivar Seldinger 介绍了向导管中插入导丝以方便放置的技术,使 CVC 技术取得了飞跃。如今,中心静脉置管术每年仅在美国就超过 500 万例。

CVC 是血管通路的一个类型;它们的共同特征是导管尖端终止于中心上腔静脉与右心房交界处,或中心下腔静脉。这使它们区别于其他血管通路,如外周静脉通路和中间通路导管,它们终止于其他静脉。大多数 CVC 长 15~25cm,且通过中心静脉插入,如颈内静脉、锁骨下静脉或股静脉。外周置入式中心静脉导管(peripherally inserted central catheters,PICC)是通过外周通路如贵要静脉或臂静脉插入中心静脉导管,并且终止于上腔静脉与右心房交界处。

由于 CVC 在中心静脉系统中的位置,使其用途广泛,其中许多不能通过外周静脉通路实现。中心静脉置管的主要适应证是为那些由于各类原因(pH、渗透压、发泡剂、刺激物等)而不能安全地进入外周静脉系统的药物提供通路。例如,大多数全肠外营养(TPN)溶液都是高渗透性的,因此必须直接注入中心静脉系统,此处的高流速将对局部组织的潜在损害降至最低。此外,当需要每 3~4d 更换一次外周通路位置的时候,如患者可利用的外周静脉有限或脆弱,或需要长期静脉注射治疗时,CVC 也同样适用。大口径 CVC 也用于建立体外血液循环如透析或血浆置换所需的高流量通路。中心静脉通路的其他适应证包括监测氧饱和度、中心静脉压和肺动脉压。CVC 也允许特定温度管理和重复血液取样。

中心静脉导管的类型

CVC 可分为四类:非隧道式、隧道式、完全植入式和外周置入式中心导管,每一类都有不同的优点和局限性。非隧道式、隧道式和完全植入式的 CVC 也称为中心置入式中心静脉导管(centrally inserted central catheter,CICC)。(表 33.1)

表 33.1

中心静脉导管(CVC)	
中心置入式中心静脉导管(CICC)	外周置入式中心静脉导管(PICC)
非隧道式、隧道式、完全植入式	

非隧道式中心静脉导管

非隧道式 CVC 可以被认为是其他 CVC 的原型装置。这些 CVC 被设计为非隧道式,因为它们在静脉插管处离开皮肤。非隧道式 CVC 是通过直接插入一条中心静脉(通常是颈内静脉、锁骨下静脉或股静脉),然后将导管向前推进,使其位于上腔静脉或近上腔静脉与右心房交界处,提供颈静脉和锁骨下静脉入路;或使其位于下腔静脉提供股静脉入路。非隧道式 CVC 主要用于中央循环的临时通道。

非隧道式 CVC 的一个显著而独特的优点是它们可以在几乎所有临床情况下被紧急置入。因此,当需要快速建立静脉通道以灌注药物或进行血流动力学监测时,非隧道式 CVC 的使用是理想的。此外,大口径非隧道式 CVC 可以提供透析和血浆置换的快速临时通道。

非隧道式 CVC 也有一些缺点。导管置入在传统上是需要医师参与的一种侵入性操作;然而,最近在某些情况下,CVC 开始由经过特殊训练的护士放置。非隧道式 CVC 也存在感染风险,因为皮肤开口接近中心静脉入口点,比侵入性较低的外周静脉导管和更受保护的隧道式中心静脉导管通路更容易感染。尽管与 PICC 相比,CICC 的风险更小,但所有 CVC 也有导致深静脉血栓形成的风险。

隧道式中心静脉导管

隧道式 CVC 的特点是皮肤穿刺点和静脉穿刺点之间的物理分隔。它们在其他方面类似于非隧道式 CVC。与其他 CVC 一样,隧道式 CVC 被置入于中心静脉,如锁骨下静脉或颈内静脉,其尖端位于上腔静脉与右心房交界处(图 33.1)。导管的

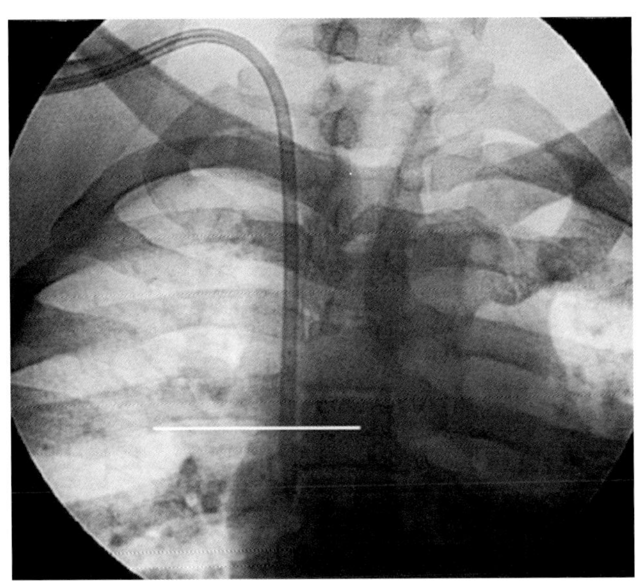

图 33.1　右颈内静脉隧道式透析导管的透视图像，近端位于上腔静脉与右心房交界处（白色线），远端位于右心房。注意导管在静脉穿刺点的光滑曲度，这有助于避免扭曲和发生故障。[摘自 Heberlein W. Principles of tunneled cuffed catheter placement. Tech Vasc Interv Radiol，2011，14(4)：192-197. Figure 33.1，p. 184.]

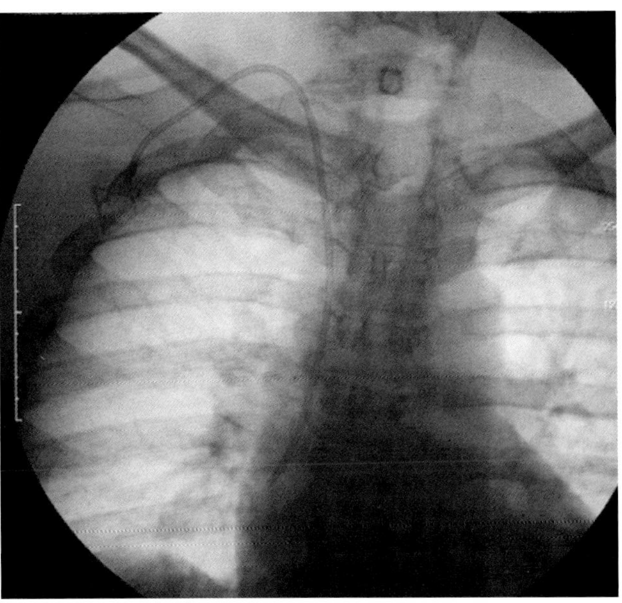

图 33.2　右颈内静脉储液槽和导管的透视图像，尖端位于上腔静脉与右心房交界处。随后的影像报告应注意导管尖端位置以及导管和储液槽的连续性。[摘自 Gonda SJ，Li R. Principles of subcutaneous port placement. Tech Vasc Interv Radiol，2011，14(4)：198-203. Figure 9，p. 201.]

外端穿过一个表浅皮下隧道，从离静脉穿刺部位几厘米远的位置穿出，通常在锁骨下区域。导管上的涤纶套位于皮下隧道内，有助于促进隧道结疤和闭合；一旦愈合，密封的隧道有助于防止感染和固定导管。

皮肤穿刺点和静脉穿刺点的物理分离为隧道式 CVC 提供了一些优势。与非隧道式 CVC 相比，隧道式 CVC 的感染率较低，理论上是因为密封的皮下隧道限制了细菌从皮肤表面沿着导管传播。隧道式 CVC 通常放置在导管穿出皮肤的锁骨下区域，与颈部区域相比，该区域更容易清洁。对于许多患者来说，隧道式导管更受欢迎，因为与从颈部穿出的导管如置入颈内静脉的非隧道式 CVC 相比，隧道式导管更舒适、更美观。最后，隧道式 CVC 可以为即将发生或已发生慢性肾衰竭的患者提供一种合适的长期静脉通路，以防周围静脉形成潜在的动静脉瘘；非隧道式 CVC 不适合长期治疗，并且 PICC 是这些患者的禁忌证，因为在透析治疗中可能会对上肢静脉造成潜在损伤。大口径隧道式 CVC 可用于长期透析通路，尽管它们可能比动静脉瘘和移植物更容易感染。

完全植入式中心静脉导管（输液港）

完全植入式 CVC，也被称为输液港，在概念上类似于隧道式 CVC，除了不是通过皮肤，导管的隧道部分连接到皮下的输液港。与前面讨论的隧道 CVC 一样，导管通过中心静脉进入静脉系统，其尖端位于上腔静脉与右心房交界处（图 33.2）。通常在胸壁上植入一个小的皮袋，以容纳输液港液体，一般位于锁骨下区域。导管通过皮下隧道连接输液港和静脉穿刺点。然后，将输液港皮袋上方的皮肤缝合起来。一旦切口愈合，皮肤完全覆盖输液港系统，防止 CVC 移位和感染，并可以安全游泳或洗澡。

输液港使用无菌技术和专用穿刺针从皮肤进入储液槽。储液槽通常是用坚固的材料，如金属或塑料，但前面有由硅胶或塑料制成的软密封隔；皮下可触及该隔膜。专用的 Huber 穿刺针有一个浅斜角和小角度，结合在一起以产生“非核心”设计；也就是说，它通过隔膜形成的通道有一种自我封闭的作用，而不会损伤及带走隔膜材料。输液港是需要长期治疗（如化疗）的理想通路。然而，每次输液前都需要通过输液港，这对于需要频繁输液或大量输液的治疗来说不太理想，就像 TPN 一样。输液港较低的渗出率和感染率也使得它们成为化疗药物的理想用药通路。输液港的另一个优点是它们具有美观性，因为它们是在皮肤下面连接的。

外周置入式中心静脉导管

与前面描述的导管不同，外周置入式中心导管（PICC）是通过外周静脉插入的，最常见的是上臂内侧的贵要静脉、肱静脉或头静脉。正如其他 CVC 一样，导管向前推进使尖端位于上腔静脉的中心部分或腔房交界处（图 33.3）。与其他 CVC 相比，PICC 有几个优点：在上肢静脉中插入导管比插入中心血管如锁骨下静脉或颈内静脉更安全，大出血的风险更低，没有血胸和气胸的风险。此外，许多 PICC 可以由经培训的护士置入，无需医师的直接监督，增加其可行性和性价比。手臂置入更有美观性，更容易保持清洁，患者在医院外可以自行给药和液体。

然而，PICC 并非没有缺点。可能由于血管瘢痕和狭窄导致在同一位置多次植入 PICC 将会增加放置难度。因此，谨慎的做法是考虑将其他类型的 CVC 放置在已放置多个 PICC 的患者手臂中。小儿患者由于血管狭窄，选择放置位置通常很困难，而且由于导管尺寸相对于这些小血管较大，可能会导致更

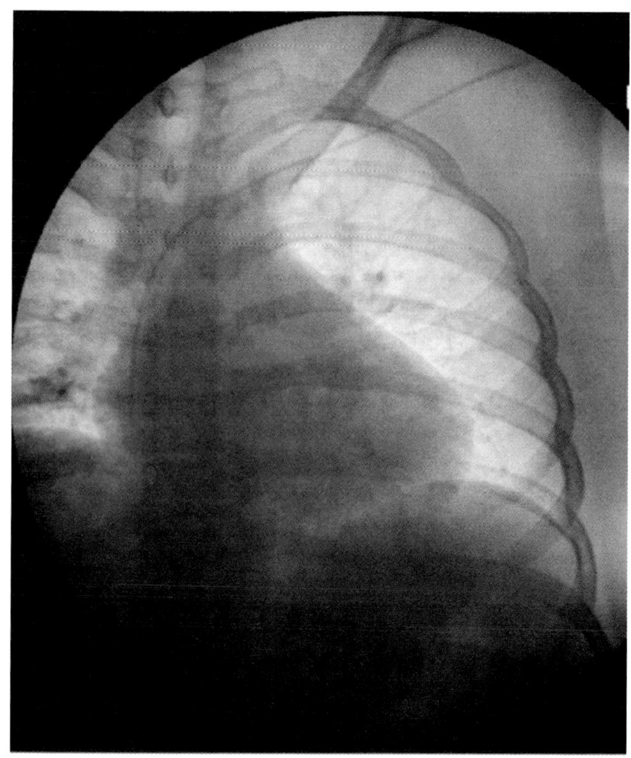

图 33.3　左上肢 PICC 的透视图像，尖端刚好在上腔静脉与右心房交界处下方。PICC 尖端位置会随呼吸和手臂位置略有不同；呼气和手臂外展会使 PICC 尖端偏向中央，而吸气和手臂内收则相反。[摘自 Chung HY, Beheshti MV. Principles of non-tunneled central venous access. Tech Vasc Interv Radiol, 2011, 14(4): 186-191. Figure 14, p. 101.]

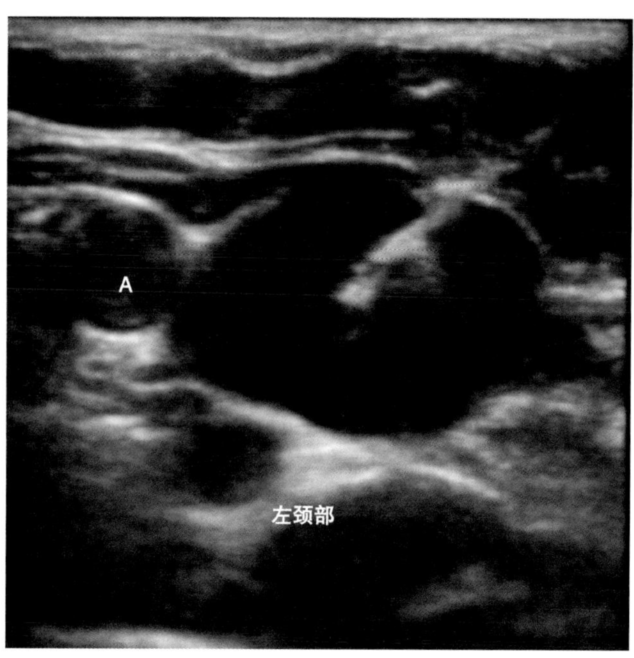

图 33.4　短轴超声图像显示左侧颈内静脉内针尖；注意颈动脉(A)的近端。短轴观允许同时显示动脉和静脉，这样有助于避免损伤动脉。[摘自 Chung HY, Beheshti MV. Principles of non-tunneled central venous access. Tech Vasc Interv Radiol, 2011, 14(4): 186-191. Figure 3, p. 187.]

多的并发症。PICC 是严重肾功能不全患者的相对禁忌证，因为存在静脉血栓和狭窄的相关风险，这可能会限制未来为血液透析建立外周通路的选择。

静脉穿刺技术和相关的解剖学

颈内静脉途径

右侧或左侧颈内静脉置管是一种常见的 CVC 置入的方法，因为该通道容易进入，且并发症少。每一条颈内静脉都是经同侧蝶窦从颈静脉孔穿出，然后颈内静脉向下走行于迷走神经和颈内动脉的侧方，而颈总动脉位于颈动脉鞘内，位置更低。颈内静脉在胸腔内与锁骨下静脉汇合形成头臂干。右颈内静脉通路通常比左颈内静脉通路更优，因为它较垂直地汇入上腔静脉，口径也更大。此外，右肺尖低于左肺尖，所以右胸膜离右颈内静脉更远，理论上可以降低气胸的风险。

静脉插管可以通过使用解剖学标志或在超声引导下实现；在实际应用中，鉴于超声的实用性，且成本较低，以及其可视化操作可使得安全性和成功率更高，通常普遍使用超声引导。在超声引导下静脉插管，颈内静脉和穿刺针都可以被连续看见。由于颈内静脉位置相对表浅，应使用高频超声探头以产生高分辨率图像。探针放置在由胸锁乳突肌形成的三角形顶点附近。不同医师对于探针定位的参数选择是不同的。当首次将针头插入皮肤时，最优选择短轴观，因为它可以同时显示颈内静脉和颈动脉，所以医师可以确认针头位置以避免损伤动脉（图 33.4）。一旦针头刺入颈内静脉，一些操作者倾向于选择长轴观以确认金属丝是否进入颈内静脉。

锁骨下静脉途径

锁骨下静脉插管在超声引导下并不容易进行，但可以作为建立中心静脉通路的理想方法，因为其对于患者来说更加舒适。锁骨下静脉入路的并发症发生率与颈内静脉入路相似。锁骨下静脉入路有着较高的插管失败率，但导管细菌感染率更低。值得注意的是，这两种方法在血行感染上的风险没有差异。锁骨下静脉是腋静脉在第一肋骨外侧缘的中心延伸，引导上肢静脉回流到中心静脉系统。锁骨下静脉沿锁骨下动脉向前下走行，两者被前斜角肌分开。它也位于锁骨和锁骨下肌的后方。在胸锁关节水平的上胸腔，锁骨下静脉与两侧的颈内静脉汇合形成头臂干，紧接着一起汇入上腔静脉。

锁骨下静脉插管有锁骨上入路和锁骨下入路。由于锁骨的遮挡，超声检查具有挑战性；通常可在超声引导下通过锁骨上入路进入邻近与颈内静脉汇合点的锁骨下静脉。锁骨下静脉入路通常是通过解剖标志来实现的，因为这种方法很难实现超声可视化。肺尖与锁骨下静脉很接近，因此要非常小心以确保针头在整个过程都能看见，并避免针头刺穿到静脉外。

股静脉途径

由于腹股沟处难以维持无菌状态，股静脉途径历来与高感染率有关。然而，皮肤消毒和导管维护方面的进步使得该途径现在与其他途径并驾齐驱。股静脉引导下肢大部分静脉回流。

腘静脉在内收肌裂孔近端延续为股静脉，股静脉从大腿上行至腹股沟。股静脉在腹股沟附近走行于股三角表浅位置，邻近腹股沟韧带、缝匠肌和内收肌。股静脉在股三角最常见，因为它走行于股动脉内侧。随后股静脉穿过腹股沟韧带进入骨盆延续为髂外静脉。

采用股静脉入路穿刺前，患者需取仰卧位；大腿外展和外旋将提供最好进入股三角的通道。当股静脉穿过股三角且刚好位于腹股沟韧带下方时，可通过触摸股动脉的搏动来定位股静脉；股静脉位于股动脉内侧，所以穿刺针应指向股动脉搏动的内侧。

虽然股静脉可以定位和触诊，但实时超声引导的使用可显著提高成功率。超声短轴观可以同时显示股动脉和股静脉，这有助于避免损伤动脉。一旦针尖轨迹在短轴图确定，长轴图可用于观察针尖和导线通过静脉管腔的情况。

潜在并发症

机械并发症

在 CVC 放置过程中可能会发生各种机械并发症。并发症发生率的增加与极低或极高的 BMI、手术史、放射治疗史、既往静脉穿刺次数或置管次数、高龄及置管时间延长有关。最常见的机械并发症是置管失败，其次是意外的动脉穿孔。气胸是锁骨下静脉置管最常见的主要并发症，其发生率为 1.5%~2.3%。股静脉置管最常见的主要并发症是股血肿和腹膜后血肿，发生率高达 1.3%。在将 CVC 置入颈内静脉或锁骨下静脉的过程中，胸导管很少会损伤。超声引导可使针头和血管位置可视化，以及其他不同的发现，现已证实可降低失败率和机械并发症发生率。

即使目标静脉成功被插管，导管定位误差也会导致并发症。如果 CVC 进入右心房，就会导致心律失常，在罕见的极端情况下，还会导致心搏骤停。机械并发症也可以是迟发性的。例如，导管如果没有得到充分保护，就会因为意外操作而移位。如果导管移位太远，就会导致心肌穿孔。有时，导管会断裂，游离的导管可能会栓塞到身体的其他部位。

感　　染

与其他任何操作一样，中心静脉置管也会带来感染风险。美国疾病控制与预防中心定义了与中心静脉置管并发症相关的两个感染术语：导管相关血液感染和中心静脉导管相关性血液感染（CLABSI）。其中，CLABSI 是更广泛和更常用的术语，只需要：①实验室提供血培养阳性的证据，且于另一部位的感染无关；②中心静脉置管先于血培养至少 48h；③在取血培养之前导管的移除不超过 1d。相比之下，导管相关的血液感染更难确定，因为其需要证明感染是由导管引起的。

与其他任何类型的感染一样，CLABSI 可能是无症状的，也可能伴有发热或白细胞增多。插入位置的炎症和脓性渗出是较特异但不敏感的体征。当血液培养显示金黄色葡萄球菌和凝血酶阴性葡萄球菌等微生物与 CVC 感染相关时，则高度怀疑 CLABSI。

与 CVC 相关的感染可以由微生物在导管内或导管外表面定植引起。导管置入时，导管外表面可能会发生定植，特别是在手术前皮肤表面消毒不当的情况。在这种情况下，皮肤表面的微生物通过导管外表面进入体内。由于微生物沿导管的迁移，也可能在插管后定植于导管外表面。来自身体其他部位的血源性播散也能引起导管外表面的定植。相反，导管内定植的发生是由于使用过程中不正确的消毒操作所导致的导管受到污染。虽然在理论上，向导管中注入被污染的液体也会引起管腔内定植，但由于质量控制，这种情况发生的频率较低。

Meta 分析表明，PICC 的外周插入点与 CVC 的中央插入点具有相似的 CLABSI 率。

为减少腔内定植和 CLABSI，每次使用前和使用后应清洗导管中心或输液港。患者的导管应定期检查，一旦临床不再需要，应立即取出。此外，定期洗手，在插入时采取全面的防护措施，用氯己定清洗皮肤，避免插入股骨部位，以及移除不必要的导管，这些都被证明可以显著降低 ICU 中 CLABSI 的发生率。

使用涂有杀菌剂如氯己定-磺胺嘧啶银和米诺环素-利福平的导管可以降低 CLABSI 的风险，但对败血症的发生率和死亡率没有影响。因此，涂有杀菌剂的导管仅适用于需要较长时间治疗且处于 CLABSI 风险较高环境中的患者。此外，虽然这个话题具有争议性，一些研究表明多腔导管与 CLABSI 发病率增加有关。因此，应该选择管腔数量最少的导管，以适合患者护理。值得注意的是，抗生素预防已被证明对减少 CLABSI 风险无效，因此不推荐使用。

堵　　塞

CVC 管腔堵塞是一个常见问题，影响多达 25% 的已置 CVC。堵塞被定义为将溶液从 CVC 中导入或导出的能力减弱。局部堵塞表现为流速降低、人工输液过程中阻力增加、使用输液设备时压力持续升高并且激活报警器。完全堵塞被定义为完全不能将液体从 CVC 管腔导入或导出。

CVC 阻塞的病因包括：①机械原因；②血栓形成；③化学沉淀物；④脂质残留物。CVC 的堵塞不利于患者的护理，并为医疗系统带来额外的成本。患者面临着额外的发病率和致死率风险，不仅因为药物治疗或营养支持可能出现中断，还因为恢复 CVC 通畅或替代 CVC 所需干预措施所带来的潜在并发症。

机械原因。导管各组成部分有关的机械问题可能导致阻塞。通过 CVC 的流体可能会因为导管扭结或损坏而受阻。导管集线器可能损坏。流速调节阀和夹子也会导致堵塞。许多 CVC 有一个过滤器，它可能因为药物不相容而堵塞。如果是这样，医师应该更换过滤器并解决药物不相容的问题。

血栓形成。由于纤维蛋白沉积，最终血栓形成将造成导管部分或完全堵塞。纤维蛋白可以沉积在导管内，导致腔内血栓形成，在 CVC 末端形成纤维蛋白尾部，在血管壁周围形成附壁血栓，在 CVC 周围形成纤维蛋白鞘。这种纤维蛋白的积累不是由于导管内静态血液所致，而是由于血液反复回流到 CVC 腔，从而导致成熟的纤维连接蛋白和纤维蛋白生物膜的形成。据报道，有 6.6%~25% 的股静脉插管和 10%~50% 的锁骨下静脉插管发生血栓。

当有症状时，血栓可表现为肢体的肿胀、不适、红斑和侧支循环扩张。患者也可出现低热。诊断可采用超声检查或静脉造影。值得注意的是,血栓可能是无症状的,可能是偶然发现的,也可能是在筛查中发现的。血栓形成可导致进一步的并发症,如导管和静脉堵塞。血栓栓塞也可能发生,特别是形成血栓的导管被取出时。这可能导致肺栓塞,以及在卵圆孔未闭时形成更罕见的反常性动脉栓塞。当拔出有血栓形成的导管时应考虑行抗凝治疗。CVC 的血栓形成也与 CLABSI 的发生率增加有关。

目前尚无足够的证据证明抗凝剂是预防导管相关血栓形成并发症的一种方式。一项包括全胃肠外营养的非癌症患者和癌症患者在内的 Meta 分析显示,抗凝药预防可降低导管相关血栓形成的风险,但对肺动脉栓塞发生率或总体死亡率没有影响。因此,不建议进行抗凝血预防。

然而,一旦血栓形成,抗凝剂是必要的,因为它减少了栓塞、复发血栓和血栓后综合征的风险。支持使用溶栓疗法的证据还不够。Cochrane 的一项综述显示,只有微弱的证据支持尿激酶和阿替普酶在治疗 CVC 堵塞时的有益作用。此外,没有任何证据支持使用这些药物的安全性。然而,在实践中,在进行更具侵入性操作或导管替换之前,低剂量的导管内溶栓治疗通常被用来作为导管堵塞的初始治疗,尽管其不是能预防导管相关血栓形成。

上述发现适用于所有类型的 CVC。专门针对 PICC 的研究表明,与中心置入的 CVC 相比,PICC 的 DVT 风险增加 2.5 倍。因此,高凝状态的患者最好避免放置 PICC。

化学沉淀物。沉淀物也是 CVC 阻塞的原因之一。众所周知,TPN 和各种药物都会发生沉淀。TPN 有形成结晶的风险,最常见的是磷酸钙。目测检查是一种预防输入沉淀物的方法。然而,由于某些类型的 TPN 溶液(如一体式和全营养液混合物)是不透明的,这使得沉淀物更难被看见。为了降低磷酸钙沉淀的风险,制作 TPN 溶液时可以采用多种药理学方法。

一旦发生磷酸钙沉淀后,可以通过向 CVC 中注入 0.1mol/L 盐酸溶液。盐酸通过将相对较碱性的磷酸钙转化为可溶性较强的磷酸一氢钙和氯化钙,从而使得磷酸钙溶解。这些更容易溶解的化合物将溶解成溶液,从而解决了导管阻塞问题。需要注意的是,盐酸是一种强酸,应小心处理。

与沉淀相关的药物包括地西泮、苯妥英钠、肝素、葡萄糖酸钙、碳酸氢盐、甘露醇、戊巴比妥和苯巴比妥等。由于许多药物与肝素不相容,所以在给药剂量与肝素之间没有使用氯化钠溶液冲洗是沉淀最常见的原因之一。沉淀是由化学原理决定的,弱酸衍生的盐在酸性溶液中更容易溶解,弱碱衍生的盐在碱性溶液中更为稳定。当上述提及的药物与冲洗溶液或其他相反 pH 药物混合时,沉淀反应将会发生。理论上,沉淀物可以被相似 pH 的溶液溶解。比如,酸性药物如葡萄糖酸钙可以被盐酸溶解,而中性药物如苯妥英钠可以被碳酸氢钠溶解。然而,这种方法还没有得到完全的解释,目前也没有研究结果支持。

脂质残留物。CVC 管腔堵塞也可能是由于输入非肠外营养后残留的脂质沉积所致。全合一混合物和全营养混合物随时间推移会积累脂质残渣,并且阻塞 CVC 的管腔。影响残留脂质沉积可能的因素包括所使用的液体乳剂的类型、脂质和肠外营养制剂的时期、所使用导管的材料以及注入导管的任何联合治疗。

装置选择

由于医院对 PICC 的使用日益增加,美国现已制定了静脉导管密歇根州指南(我国 2019 年发布《临床静脉导管维护操作专家共识》),目的是在任何临床情况下快速做出临床决策。

由于外周静脉通路是禁忌从外周输入不相容的药物(腐蚀性药物),因此无论输注时间的长短,PICC 都适合于此目的。非隧道式 CVC 适合于需要输液不足 2 周的患者。

对于外周兼容的药物,非隧道式 CVC 仅适用于危重患者或需要血流动力学监测治疗方案少于 14d 的患者。所有其他需要短期治疗的患者应接受外周静脉通路。PICC 适用于持续超过 5d 的外周兼容静脉治疗。

隧道式 CVC 适用于中心静脉通路需要超过 14d 者,如果需要超过 30d,则选用输液港。对于较短时间的使用,隧道式或植入式装置放置的风险和不适感不能保证。然而,如果计划较长治疗时间,则应倾向于选择隧道式装置和输液港,因为与非隧道式导管相比,其感染率较低。

对于静脉通路复杂或需要频繁静脉切开的患者,如果病情危重,可接受非隧道式 CVC 治疗,输液持续时间应少于 14d;如果 CICC 不能保证,则可接受 PICC,输液持续时间超过 5d。对于静脉输液困难且需要输液时间超过 30d 的患者,隧道式 CVC 和输液港也是合适的。

CVC 不是液体复苏的最佳导管。理想的结构是位于肘前窝的两个大口径外周 IVS;大口径和短长度的静脉输液管能使流速最大化。然而,对于严重脱水的患者,可能很难对周围静脉进行插管。对于这些患者,非隧道式 CVC 因其口径更大、长度更短而优于 PICC。

推荐阅读

Al Raiy B, Fakih MG, Bryan-Nomides N, et al. Peripherally inserted central venous catheters in the acute care setting: A safe alternative to high-risk short-term central venous catheters. *Am J Infect Control* 2010;38(2):149–153.

Arvaniti K, Lathyris D, Blot S, Apostolidou-Kiouti F, Koulenti D, Haidich AB. Cumulative evidence of randomized controlled and observational studies on catheter-related infection risk of central venous catheter insertion site in ICU patients: A pairwise and network meta-analysis. *Crit Care Med* 2017;45(4):e437–e448.

Bouza E, Guembe M, Munoz P. Selection of the vascular catheter: can it minimise the risk of infection? *Int J Antimicrob Agents* 2010;36 Suppl 2:S22–S25.

Brass P, Hellmich M, Kolodziej L, Schick G, Smith AF. Ultrasound guidance versus anatomical landmarks for subclavian or femoral vein catheterization. *Cochrane Database Syst Rev* 2015;1:Cd011447.

Center for Disease Control and Prevention. Bloodstream infection event (central line-associated bloodstream infection and non-central line-associated bloodstream infection). 2017. Available from https://www.cdc.gov/nhsn/pdfs/pscmanual/4psc_clabscurrent.pdf.

Chong HY, Lai NM, Apisarnthanarak A, Chaiyakunapruk N. Comparative efficacy of antimicrobial central venous catheters in reducing catheter-related bloodstream infections in adults: Abridged Cochrane systematic review and network meta-analysis. *Clin Infect Dis* 2017;64(Suppl 2):S131–S140.

Chopra V, Anand S, Hickner A, et al. Risk of venous thromboembolism associated with peripherally inserted central catheters: a systematic review and meta-analysis. *Lancet North Am Ed* 2013;382(9889):311–325.

Chopra V, O'Horo JC, Rogers MA, Maki DG, Safdar N. The risk of bloodstream infection associated with peripherally inserted central catheters compared with central venous catheters in adults: a systematic review and meta-analysis. *Infect Control Hosp Epidemiol* 2013;34(9):908–918.

Chopra V, Ratz D, Kuhn L, Lopus T, Chenoweth C, Krein S. PICC-associated bloodstream infections: prevalence, patterns, and predictors. *Am J Med*

2014;127(4):319–328.

Chopra V, Ratz D, Kuhn L, Lopus T, Lee A, Krein S. Peripherally inserted central catheter-related deep vein thrombosis: contemporary patterns and predictors. *J Thrombosis Haemost* 2014;12(6):847–854.

Climo M, Diekema D, Warren DK, et al. Prevalence of the use of central venous access devices within and outside of the intensive care unit: results of a survey among hospitals in the prevention epicenter program of the Centers for Disease Control and Prevention. *Infect Control Hosp Epidemiol* 2003;24(12):942–945.

Eisen LA, Narasimhan M, Berger JS, Mayo PH, Rosen MJ, Schneider RF. Mechanical complications of central venous catheters. *J Intensive Care Med* 2006;21(1):40–46.

Hardy G, Ball P. Clogbusting: time for a concerted approach to catheter occlusions? *Curr Opin Clin Nutr Metab Care* 2005;8(3):277–283.

Hoffman T, Du Plessis M, Prekupec MP, et al. Ultrasound-guided central venous catheterization: A review of the relevant anatomy, technique, complications, and anatomical variations. *Clin Anat* 2017;30(2):237–250.

Li C, Babb J, Sridhar D. Assessing the effect of multiple peripherally inserted central catheter insertions in a pediatric population: a single-center retrospective review. *J Vasc Interv Radiol* 2016;28(2):S7–S8.

Marik PE, Flemmer M, Harrison W. The risk of catheter-related bloodstream infection with femoral venous catheters as compared to subclavian and internal jugular venous catheters: a systematic review of the literature and meta-analysis. *Crit Care Med* 2012;40(8):2479–2485.

Mermel LA, Allon M, Bouza E, et al. Clinical practice guidelines for the diagnosis and management of intravascular catheter-related infection: 2009 Update by the Infectious Diseases Society of America. *Clin Infect Dis* 2009;49(1):1–45.

Merrer J, De Jonghe B, Golliot F, et al. Complications of femoral and subclavian venous catheterization in critically ill patients: a randomized controlled trial. *JAMA* 2001;286(6):700–707.

Meyer BM. Developing an alternative workflow model for peripherally inserted central catheter placement. *J Infus Nurs* 2012;35(1):34–42.

Miller DL, O'Grady NP; Society of Interventional Radiology. Guidelines for the prevention of intravascular catheter-related infections: recommendations relevant to interventional radiology for venous catheter placement and maintenance. *J Vasc Interv Radiol* 2012;23(8):997–1007.

O'Grady NP, Alexander M, Burns LA, et al; Healthcare Infection Control Practices Advisory Committee (HICPAC). Guidelines for the prevention of intravascular catheter-related infections. *Clin Infect Dis* 2011;52(9):e162–e193.

Parienti JJ, Mongardon N, Megarbane B, et al. Intravascular complications of central venous catheterization by insertion site. *N Engl J Med* 2015;373(13):1220–1229.

Pegues D, Axelrod P, McClarren C, et al. Comparison of infections in Hickman and implanted port catheters in adult solid tumor patients. *J Surg Oncol* 1992;49(3):156–162.

Pittiruti M, Hamilton H, Biffi R, MacFie J, Pertkiewicz M; ESPEN. ESPEN guidelines on parenteral nutrition: Central venous catheters (access, care, diagnosis and therapy of complications). *Clin Nutr* 2009;28(4):365–377.

Ruesch S, Walder B, Tramer MR. Complications of central venous catheters: internal jugular versus subclavian access—a systematic review. *Crit Care Med* 2002;30(2):454–460.

Smith RN, Nolan JP. Central venous catheters. *BMJ* 2013;347:f6570.

Stephens LC, Haire WD, Kotulak GD. Are clinical signs accurate indicators of the cause of central venous catheter occlusion? *JPEN J Parenter Enteral Nutr* 1995;19(1):75–79.

Timsit JF, Bouadma L, Mimoz O, et al. Jugular versus femoral short-term catheterization and risk of infection in intensive care unit patients. Causal analysis of two randomized trials. *Am J Respir Crit Care Med* 2013;188(10):1232–1239.

van Miert C, Hill R, Jones L. Interventions for restoring patency of occluded central venous catheter lumens. *Cochrane Database Syst Rev* 2012;(4):CD007119.

Williams JF, Seneff MG, Friedman BC, et al. Use of femoral venous catheters in critically ill adults: prospective study. *Crit Care Med* 1991;19(4):550–553.

Yang RY, Moineddin R, Filipescu D, et al. Increased complexity and complications associated with multiple peripherally inserted central catheter insertions in children: The tip of the iceberg. *J Vasc Interv Radiol* 2012;23(3):351–357.

Yokoe DS, Anderson DJ, Berenholtz SM, et al. A compendium of strategies to prevent healthcare-associated infections in acute care hospitals: 2014 updates. *Infect Control Hosp Epidemiol* 2014;35(8):967–977.

（岳茜　于佳琳　杨林）

第 34 章 ■ 慢性静脉疾病和深静脉血栓

下肢静脉疾病

引　　言

下肢静脉最常见的疾病是慢性静脉功能不全(CVI)和血栓栓塞(VTE)。CVI 分为浅静脉和深静脉疾病两类。同样,VTE 包括两种联系紧密又互相独立的疾病,即深静脉血栓(DVT)和肺栓塞(PE)。近几十年来,程序性技术已经发展成为治疗 CVI 和 VTE 患者的重要手段。

下肢静脉解剖

下肢静脉系统根据血管与肌肉筋膜的关系分为浅静脉和深静脉。穿支静脉横贯肌筋膜,负责连接深静脉和浅静脉(图 34.1)。交通静脉位于深静脉丛或浅静脉丛之间,负责浅、深静脉丛内部之间的沟通。下肢两个主要的浅表静脉(图 34.2)是小隐静脉(SSV)和大隐静脉(GSV)。小隐静脉和大隐静脉在各自走形区域内被筋膜层包绕。在横断面上这一解剖结构犹如一只“埃及眼”(图 34.3)。小隐静脉由腘静脉汇入深静脉系统,二者交汇处称为腘隐静脉交界区(SPJ)。GSV 于股静脉处汇入深静脉系统,此交汇处称为隐股静脉交界区(SFJ)。大部分下肢深静脉的命名与其对应的动脉相同(图 34.4)。与动脉成对的静脉包括胫前静脉、胫后静脉和腓总静脉。但是比目鱼肌静脉和腓肠肌静脉没有相对应的动脉。这些静脉汇入腘静脉,腘静脉在大腿部称为股静脉,股静脉与股深静脉汇合形成股总静脉。股总静脉穿过腹股沟韧带下方形成髂外静脉,髂外静脉与髂内静脉汇合形成髂总静脉。双侧髂总静脉在身体右侧走形汇入下腔静脉(IVC)。IVC 收集肾静脉和肝静脉的血流,最终流入右心房。

与动脉不同的是,下肢静脉含有瓣膜,瓣膜的功能是促使血液单向流入心脏。下肢静脉瓣膜主要位于小腿段,往上瓣膜逐渐减少。骨盆中央静脉没有瓣膜。

与下肢一样,上肢的静脉系统也包含浅静脉和深静脉(图 34.5)。

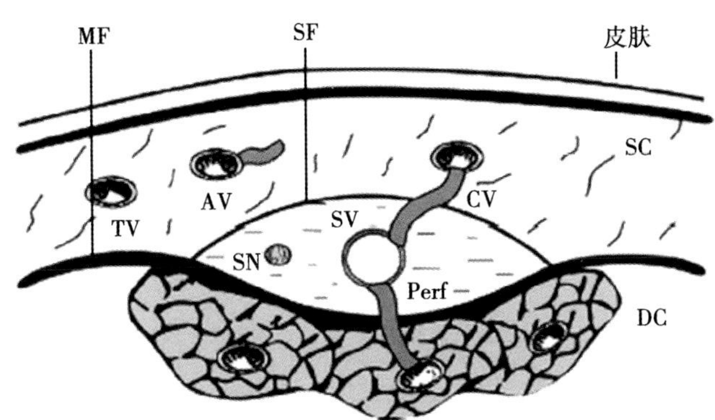

图 34.1　深静脉和浅静脉室。肌筋膜(MF)将浅筋膜(SC)和深筋膜(DC)分开。SC 包括隐静脉(SV)、支静脉(TV)和副静脉(AV)。隐静脉及其伴随神经走形在隐静脉间室中,隐静脉间室表层是隐筋膜(SF),深面是肌筋膜。深静脉室由肌筋膜包绕,包含深静脉。穿支静脉(Perf)穿过浅层和深层腔室。交通支静脉(CV)连接同一静脉腔内的静脉,可以是深静脉到浅静脉,也可以是浅静脉到深静脉。

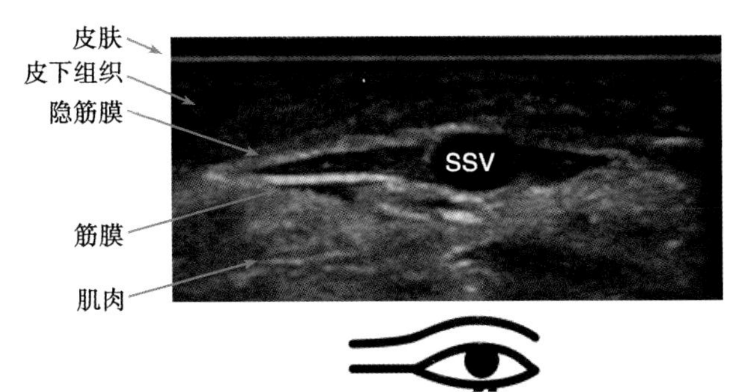

图 34.3　小隐静脉与周围筋膜形成的"埃及眼"。

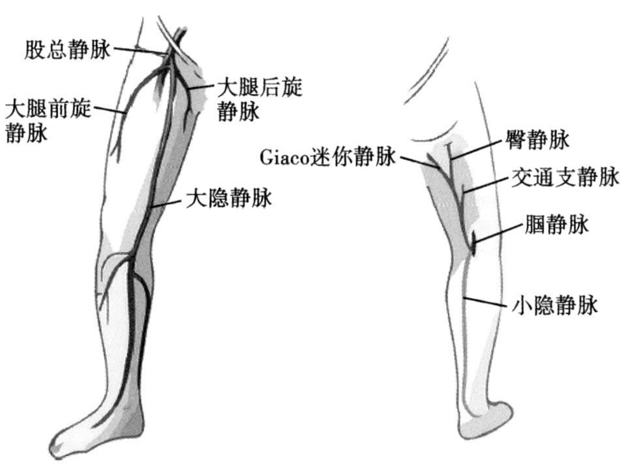

图 34.2　下肢浅静脉。

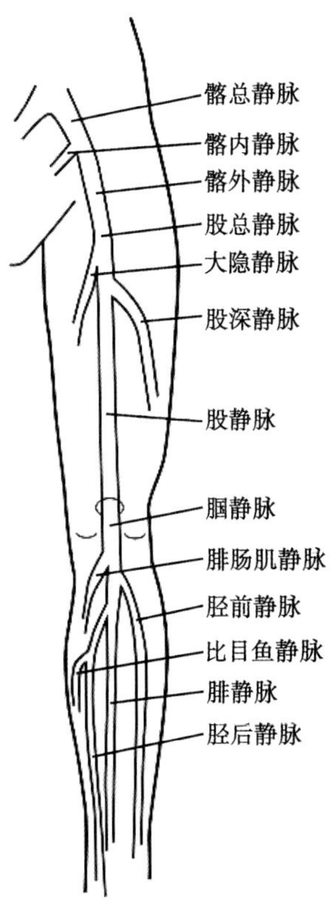

图 34.4　下肢深静脉。

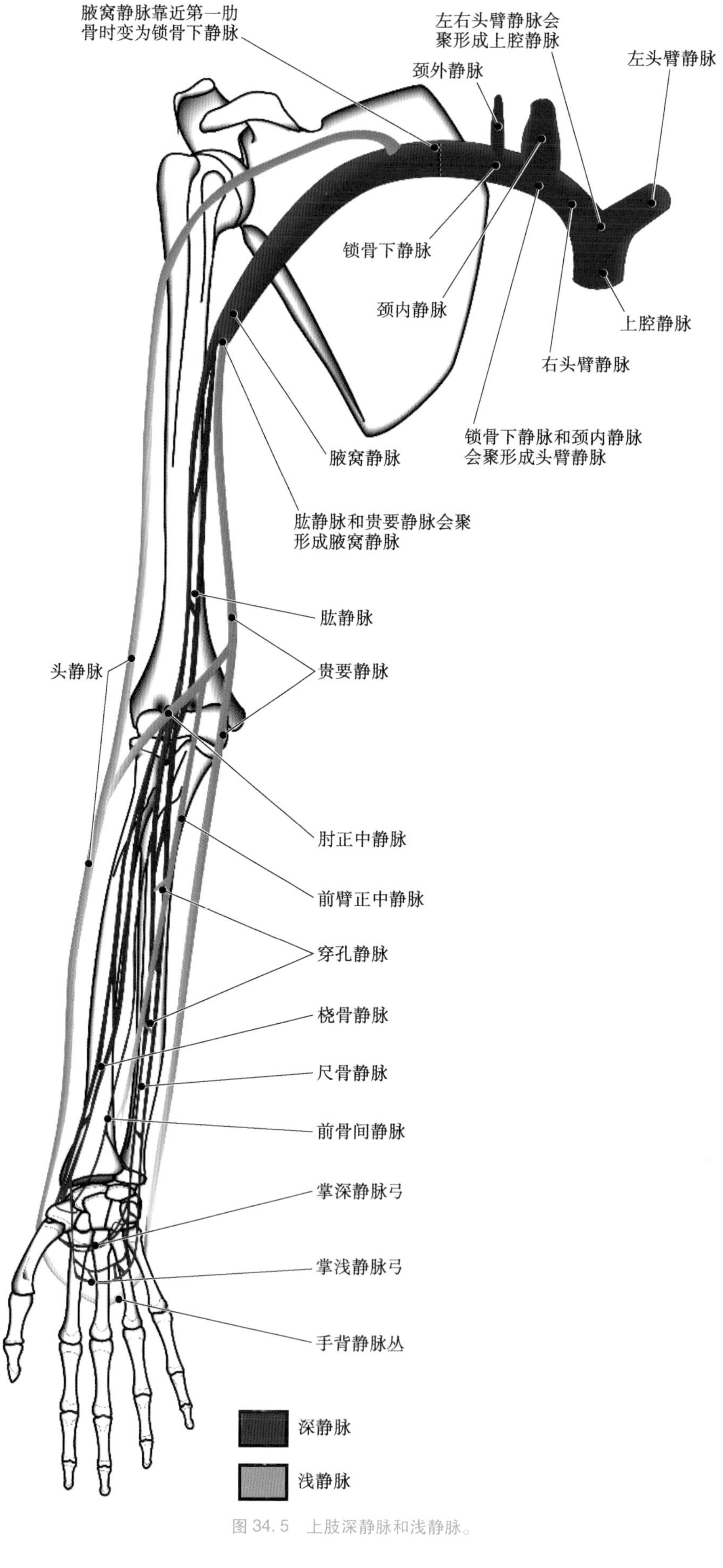

图 34.5　上肢深静脉和浅静脉。

浅静脉疾病

病理生理

当下肢静脉的瓣膜功能失调时，血流会变为双向，出现长时间的反流，最终导致静脉高压，这引起是下肢肿胀和大小隐静脉分支转变成曲张静脉的原因。

临床评估与患者选择

在评估患者时，必须要有详尽的病史和全面的体格检查，目的是防止误诊和不必要的检查。当怀疑有浅表静脉疾病时，需要采集的重要病史包括：治疗史、妊娠史、静脉疾病家族史、深或浅静脉血栓形成。浅静脉功能不全的症状包括腿部沉重、疼痛、疲劳或站立时肿胀。这些症状通常会随着腿部抬高或运动而减轻。在体格检查中，患者通常会出现网状静脉或曲张静脉、水肿或肤色减退（图 34.6）。在最严重的病例中可能会出现溃疡。有几个评分系统可以使静脉疾病患者的临床报告标准化，同时适用于浅和深静脉疾病。两种最常用的评分系统是临床、病因、解剖、病理生理学（CEAP，表 34.1）分型和修订后的静脉临床严重程度评分（VCSS）。

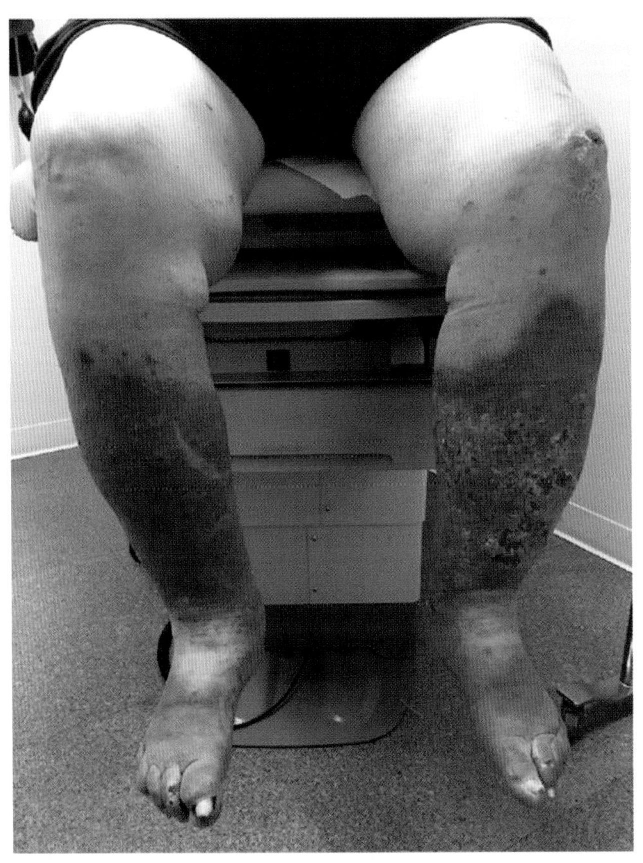

图 34.6　慢性静脉功能不全的表现：双下肢 水肿、色素沉着、溃疡。

表 34.1

慢性静脉疾病分类的临床部分

C0	无明显静脉疾病迹象
C1	毛细血管或网状静脉曲张
C2	静脉曲张
C3	水肿
C4a	色素沉着或静脉性湿疹
C4b	皮肤硬化
C5	已愈合的静脉溃疡
C6	急性静脉溃疡

影像学评价

怀疑有浅表静脉功能不全的患者首选多普勒超声（US）检查，使用高频线性探头，患者取站立位。检查的主要重点是评估静脉流动的大小和方向。短时间的静脉反流是一般正常的，但是在浅静脉中反流超过 0.5s 将会认为是一种异常表现（图 34.7）。一般认为 SSV 大于 3mm、GSV 大于 5mm 是异常的。

治　　疗

对于轻度或中度患者，应该以渐进式加压长袜（GCS）保守治疗配合运动治疗作为一线疗法。但是，如果患者对 GCS 无效或出现耐受，又或者存在溃疡，此时就有必要采取其他干预措施。

治疗的目的是根除病变的浅静脉，迫使血液汇入深静脉系统。最初是通过外科手术移除大隐静脉或小隐静脉来实现这个目的。不过，现在主要采用静脉消融治疗。消融治疗包括射频消融（RFA）和静脉内激光消融（ELVA）。以导管为基础的消融装置可以将能量沉积到静脉壁引起静脉闭塞从而实现根除病变静脉的目的（图 34.8）。该手术通常在超声引导下于门诊进行，手术过程中可以镇静也可以不镇静。当患者大隐静脉瓣膜功能试验为反向时，针和导线逐渐靠近需要治疗的静脉，然后将探针在浅静脉与深静脉交界处向头部方向推进 2cm（图 34.7）。使用稀释的利多卡因在整个静脉周围进行肿胀麻醉。这样可以使导管周围的静脉塌陷，使静脉与导管直接接触，并使静脉与邻近的神经和皮肤分离。这一方法在治疗 SSV 时尤为重要，因为这些静脉靠近腓神经和小腿皮肤。然后，激活装置，并通过静脉抽离，在移除装置的同时进行消融。若新设备使用胶水或泡沫硬化剂来密封静脉，则不需要行肿胀麻醉。患者在消融后经常会出现瘀青、疼痛或硬结，但大隐静脉消融真正并发症很少见。不过，深静脉血栓、皮肤灼伤和神经损伤等并发症并不少见。

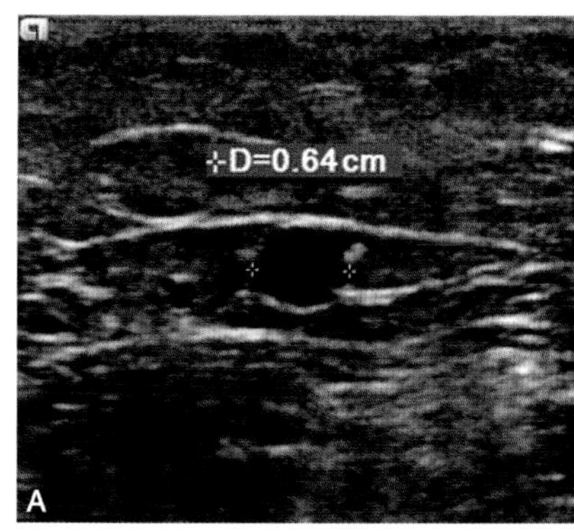

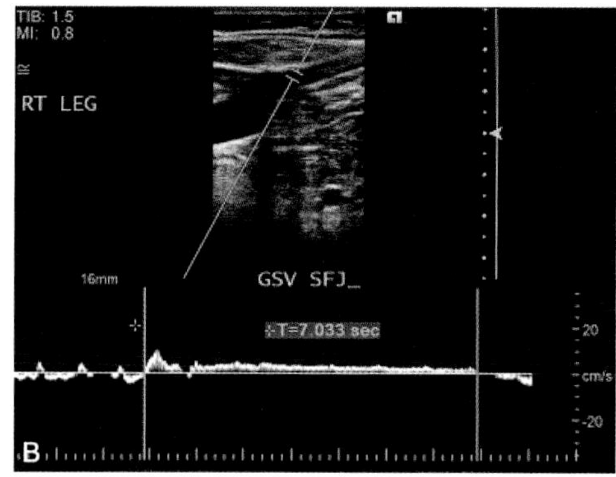

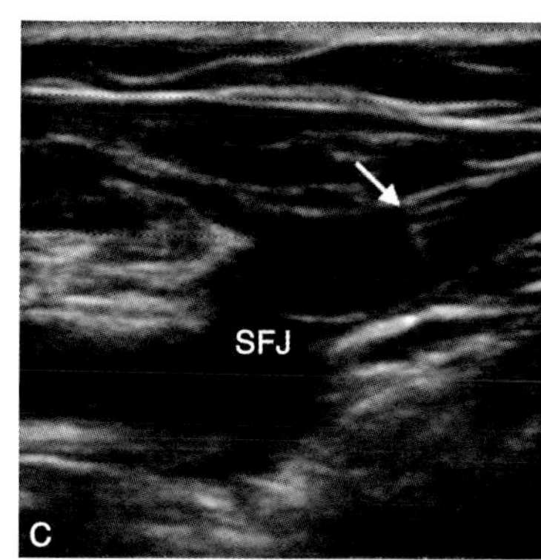

图34.7　右侧隐股静脉交界处横位(A)和纵位(B)超声显示大隐静脉(0.64cm)增粗,回流时间7.0s,与浅静脉功能不全相吻合。在另一名患者中,术中超声(C)显示,激光灯丝(箭头)定位在距离隐股静脉交界处(SFJ)2~3cm的位置。

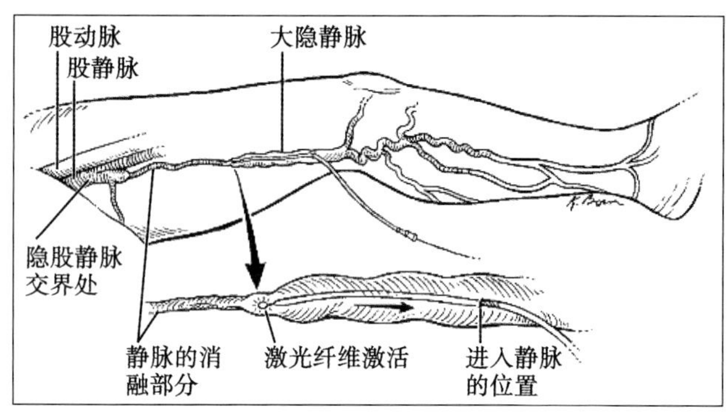

图34.8　静脉内激光消融(EVLA)治疗大隐静脉。

深静脉血栓形成

病理生理

DVT作为第三大最常见的心血管疾病,其发病率高、社会经济负担重。静脉血栓形成的主要三个因素是高凝状态、血流淤滞和血管内皮损伤,被称为Virchow三联征。有一部分DVT患者病因不明,称为"无诱因DVT"。然而,据推测,这些患者有尚未明确的基础病理。表34.2列出了DVT的常见原因。

深静脉血栓最严重的并发症是肺栓塞,其死亡率极高。因此,DVT的治疗传统上主要是通过抗凝药物来预防PE。然而,尽管有足够抗凝,但是血栓清除不完全时仍可能导致慢性肺梗阻。此外,血栓引起的炎症反应导致血管内皮损伤,会使深部静脉瓣膜失去功能。这个后果可能加重患者未来再次患DVT的风险。事实上,30%的"无诱因DVT"患者会在8年内复发。由慢性梗阻和反流引起的静脉高压称为血栓后综合征(PTS)。这种病症与浅静脉功能不全引起的静脉高压有许多相同表现:如腿部肿胀、沉重、站立时疼痛、静脉曲张,严重时还会发生溃疡。大约40%的患者在首次出现DVT后几个月到几年的时间里出现PTS。同侧多次出现DVT后,PTS的风险增加2~6倍。DVT的位置也是预测发生PTS的重要因素。近端或"髂股静脉"DVT(股总静脉或髂静脉的血栓)患者更容易出现严重的PTS,如静脉溃疡。为了绕过病变的静脉,血液通过未受累的远端深静脉和浅静脉分流,这些血管就会扩张和紊乱。这将导致更严重的静脉高压,从而导致水肿、组织损伤和皮肤溃疡。

表34.2

DVT常见病因
高凝状态
V因子缺乏
抗凝血酶Ⅲ因子缺乏
蛋白C或S因子缺乏
服用口服避孕药
妊娠或产后状态
恶性肿瘤
血液淤滞
长期制动
近期手术
长途旅行
异物
中心静脉导管
IVC过滤器
外部压迫
盆腔淋巴结或肿瘤
May-Thurner综合征
内皮损伤
静脉导管外伤
静脉药物损害

临床评估与患者选择

在评估DVT患者时,收集与血栓形成原因密切相关的病史非常重要。包括恶性肿瘤病史,DVT家族史或凝血系统疾病,近期外科手术史或长途飞行史,体内是否存在IVC滤器以及药物使用史。既往的DVT病史、治疗方法和治疗效果也很重要。DVT相关症状的出现时间同样非常重要,可以用来确定血栓形成的时间,与调整治疗方案密不可分。

DVT的症状包括腿部肿胀、脚背屈曲引起的疼痛(霍曼征)和红肿。少数患者会出现严重的腿部疼痛和退色,这是股白肿的表现(图34.9)。由DVT导致的严重静脉高压所引起急性症状。该病的初期称为疼痛性股白肿,其特征是肿胀、疼痛

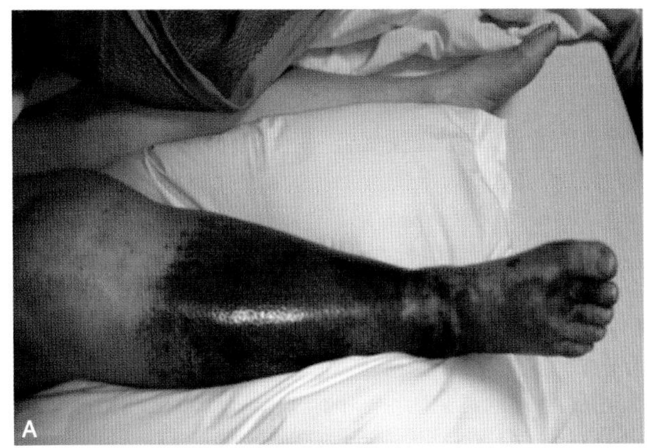
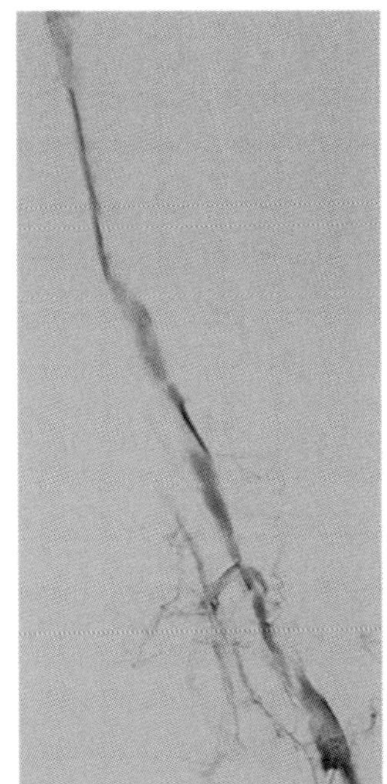
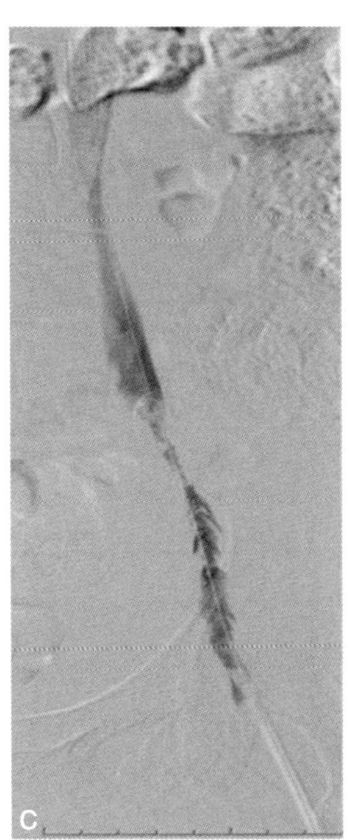
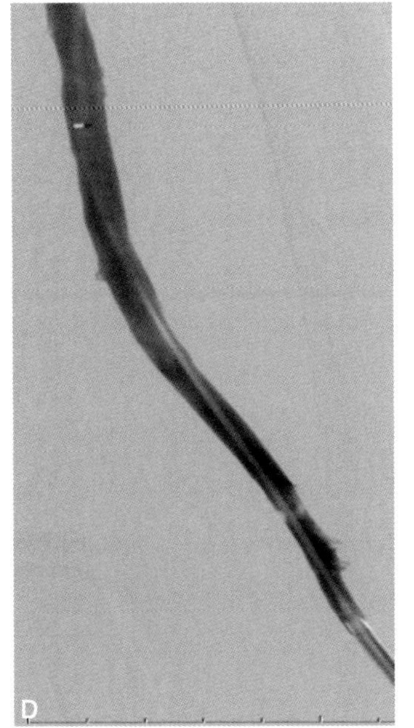
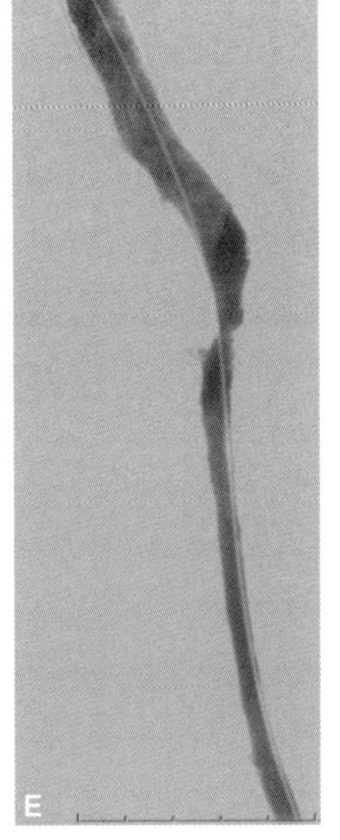
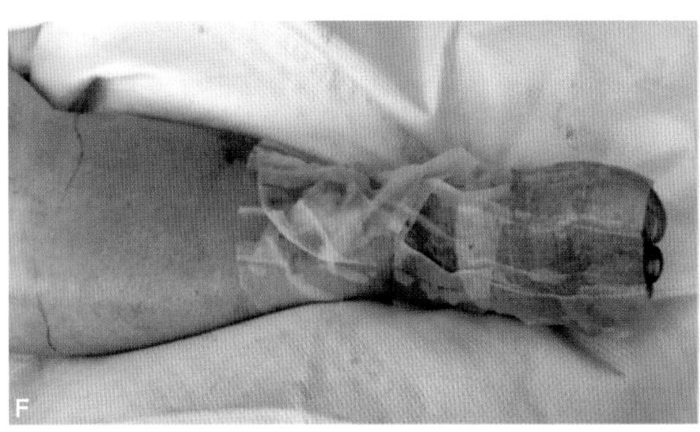

图 34.9　导管治疗静脉炎。A. 广泛的闭塞性深静脉血栓形成，出现急性肿胀、斑驳、发绀。B、C. 治疗前静脉造影显示股深静脉(B)和股深静脉(C)大量血栓形成。D、E. 溶栓、血管成形术、支架置入后，这些节段血流明显改善。F. 治疗 10d 后腿的外观。

和四肢苍白。当血栓逐渐发展导致侧支阻塞时，肢体会变成蓝色，被称为股青肿。如果没有及时发现和治疗，可能导致动脉受损和截肢。因此，必须对这些患者进行积极的治疗。由于血管内治疗常用溶栓药物，因此需要对可能增加出血风险的潜在危险因素进行仔细评估(表 34.3)。在考虑是否进行溶栓干预时，可将 DVT 患者分为三类：第一类患者是需要紧急溶栓，以预防急性 DVT 危及生命或导致肢体并发症，如股青肿或进行性 IVC 血栓形成；第二类包括因药物治疗失败而需要溶栓的患者，这包括抗凝治疗后出现 DVT 或严重症状(疼痛和肿胀)的患者；第三类包括考虑溶栓治疗以预防 PTS 的患者。尽管存在很高的风险，第一类患者仍需要采用最积极的治疗方法，而第二、三类患者的排除阈值则要高得多。

影像学评价

与浅静脉疾病一样，DVT 患者的影像学评价方法首选超声。该检查方法简便易行，对腹股沟深静脉血栓形成的检测具有较高的灵敏度和特异性。对于因压迫或肥胖导致超声检查受限的患者，可进行 CT 或磁共振静脉造影。如果怀疑在髂静脉中央有血栓或 IVC，可以考虑行 CTV 或 MRV。

表 34.3

导管溶栓治疗的禁忌证

绝对禁忌证
急性出血
近期胃肠道出血(<3 个月)
近期卒中
相对禁忌证
近期重大创伤或手术
近期眼部外伤或手术
高血压
怀孕
近期心肺复苏
血小板减少或出血倾向
颅内恶性肿瘤或血管病变

治　疗

药物治疗。一般来说,抗凝是治疗 DVT 患者的一线疗法。对于大多数患者,首选肠外抗凝药物[未分离肝素、低分子量肝素(LMWH)或磺达肝素],因为其能够快速进入血液以达到治疗水平。出院之前可改为口服或皮下注射抗凝剂。华法林是一种廉价的口服抗凝剂,但其疗效会受到多种药物和食物的影响。因此,需要定期检测血液中的浓度。依诺肝素这一类低分子肝素药物不需要根据血检给药,但必须进行皮下注射,这对许多患者来说不是一个好的选择。然而,LWMH 是活动性癌症患者首选的抗凝剂。直接口服抗凝剂(DOAC)是由直接凝血因子Ⅹa 抑制剂和直接凝血酶抑制剂组成的一类新型抗凝剂。这些药物不需要通过血液检测就可给药。但是,与其他抗凝药物不同,患者一旦开始出血或需要行紧急手术时,没有可以逆转 DOAC 的方法。无论选择哪种药物,抗凝治疗的时间至少为3个月。如果患者有其他危险因素或既往有 DVT 病史,治疗时间可能更长,甚至终身。

即使有足够的抗凝血,PTS 的预防也很困难。使用弹力袜虽然风险低,且对症状控制有一定的帮助,但对预防 PTS 几乎没有作用。据推测,早期清除静脉血栓使血流通畅可以预防静脉阻塞和瓣膜反流及随后的 PTS。小的随机试验表明,静脉血栓切除术联合药物溶栓与单纯抗凝治疗相比,PTS 发生率降低。但手术相关并发症的发生率较高。一项大范围的临床试验[急性静脉血栓形成:用辅助导管直接清除血栓(ATTRACT)]来确定药物-机械溶栓是否可以预防 PTS。结果表明,药物-机械溶栓不能预防 PTS 和复发性 VTE,并且出血风险增加(1.7% vs. 0.3%)。但药物-机械溶栓明显降低了 PTS 的严重程度。

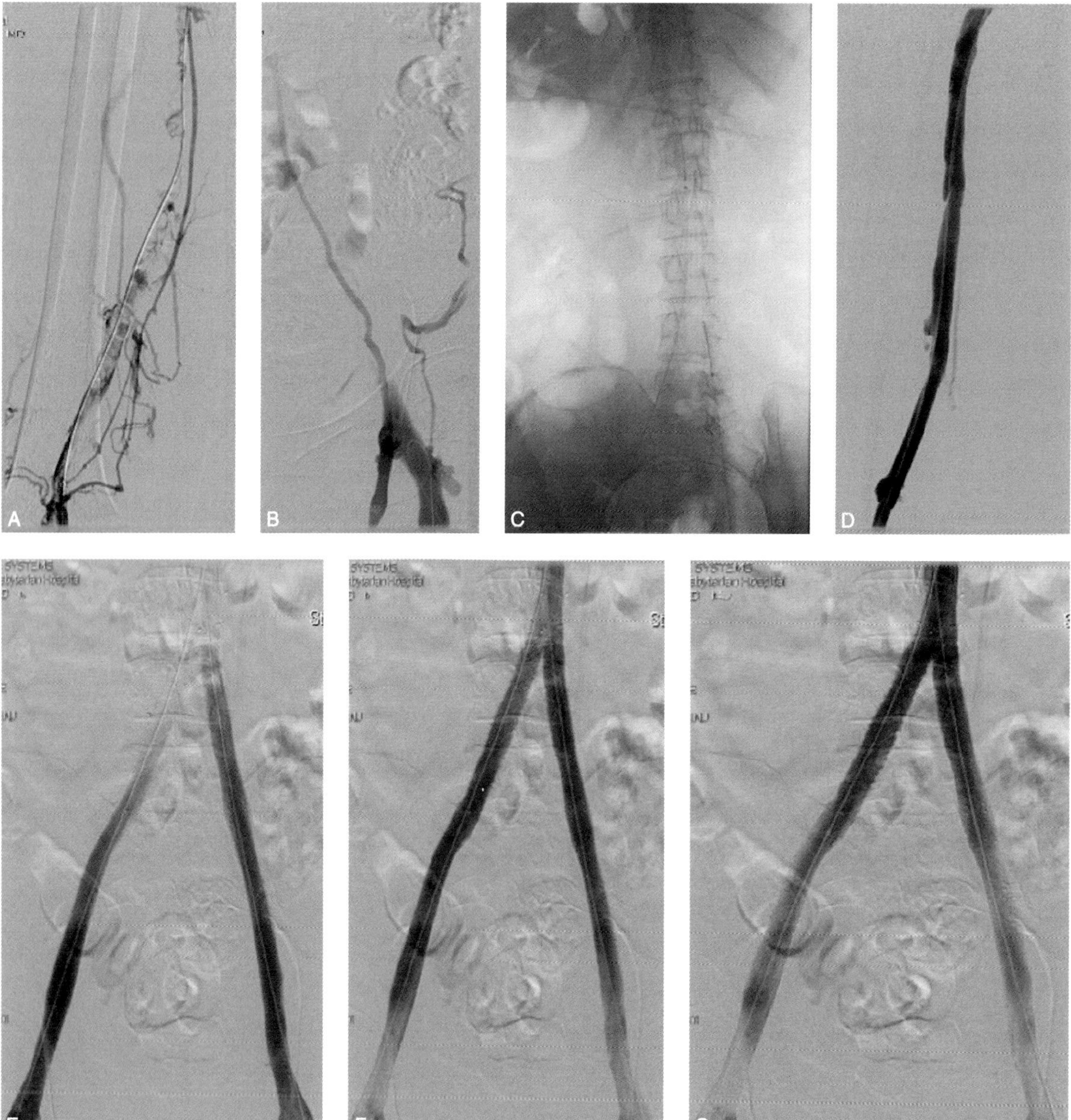

图 34.10　进展期双侧 DVT 患者抗凝后 CDT 及支架置入。A. 左股静脉造影(患者俯卧)显示有广泛的急性血栓形成。B. 右侧髂静脉造影显示未见充盈。C. 透视图像显示导管在左右髂静脉内走行。D. 左股静脉造影显示良好通畅。支架置入后,双侧髂静脉造影显示造影剂通过支架快速流入和流出,如图:造影剂流入支架(E)、通过支架(F)和从支架流出(G)。

药物溶栓可通过多种途径实现。溶栓药物可全身性注射(注入外周静脉血中),注入受累肢体血栓邻近的静脉,或将输液导管插入血栓(图 34.10)。研究表明,与血管腔血栓不完全阻塞相比,完全闭塞全身静脉注入溶栓药的效果较差。已经证实将溶栓药物多次注入与血栓形成段相邻的静脉中是无效的。但是将溶栓药物直接输注到血栓中已被证明更安全、有效。该技术为 DVT 的导管定向治疗(CDT)奠定了基础。

介入治疗。CDT 的目的是在提高血栓内纤溶药物浓度提高疗效并减少全身药物暴露增加安全性。CDT 通常在适度镇静的条件下进行,以超声为引导下进行患肢深静脉导管内溶栓治疗。在条件允许的情况下最好选择在血栓下方进入静脉。髂股深静脉血栓,首选腘静脉入路,因为腘静脉较粗大,穿刺操作更容易,并且容易压迫,手术结束后更易止血。腘静脉血栓选择配对的胫后静脉入路最好。可在小腿上,或脚踝处穿刺。必要时也可以选择颈内静脉入路,但导管逆行穿越股腘静脉瓣膜难度和风险均较高。静脉造影术可以显示血栓程度。根据血栓的长度,选择合适长度的多孔输液导管。然后将稀释的溶栓药物输注到血栓中持续 6~24h。重组人组织纤溶酶原激活剂(tPA)是常用的溶栓药物(每小时 0.5~1.0mg),但是目前美国食品药品监督管理局(FDA)没有批准任何药物用于溶栓。在输注过程中,通常每 6h 做一次血检,包括血细胞计数、部分凝血活酶时间和纤维蛋白原水平,目的是确定溶栓药物的全身效果和出血风险。若实验室检查结果不理想或发生如鼻出血、穿刺部位渗血等临床症状,则需要减少或停止溶栓药物的输注。进行溶栓的患者有一定的出血风险,必须在护理条件较好的环境中进行监测,如降压病房或重症监护病房。但一部分医院在提高护理等级的情况下在复苏病房中开展了单次或单日溶栓的治疗方案。

血栓清除后,静脉造影检查可以评估残余血栓和阻塞性改变。残余血栓可通过球囊消融或机械血栓取出术治疗。阻塞性改变采用球囊血管成形术或支架置入治疗。支架通常用于髂静脉血栓,但其可以延伸至股总静脉,以股骨小转子水平为标志。目前,还没有一种支架获得 FDA 批准用于治疗静脉疾病。自膨式金属裸支架因其强度较好一般作为首选,而且支流静脉可以透过支架。

CDT 的局限性包括较高的 ICU(通常为 1~3d)费用和手术风险,风险主要是出血和 PE。手术中大出血的发生很罕见,采用超声引导静脉穿刺可以减少或避免刺破动脉。在 CDT 期间 PE 也非常罕见,因此,一般不需要常规植入下腔静脉滤器。CDT 的另一种治疗方案是经皮机械取栓术(PMT),此技术无须溶栓药物的辅助。使用 PMT 装置的目的是使血栓裂解或完全清除(图 34.11)。但是此技术的缺点是增加了手术时间和静脉瓣膜的损伤,同时可能因为机械操作导致血栓栓塞。药物力学机械 CDT(pharmacomechanicalcdt,PCDT)是 CDT 和 PMT 的结合体,目的是将两种治疗方法结合起来,以获得更好的疗效。已经有许多不同的药物力学机械结合装置,目的都是增加血栓的表面积,从而加速药物溶栓,并减少出血并发症。无论选择何种技术,所有患者在溶栓成功后均应接受 DVT 的常规治疗,包括抗凝。

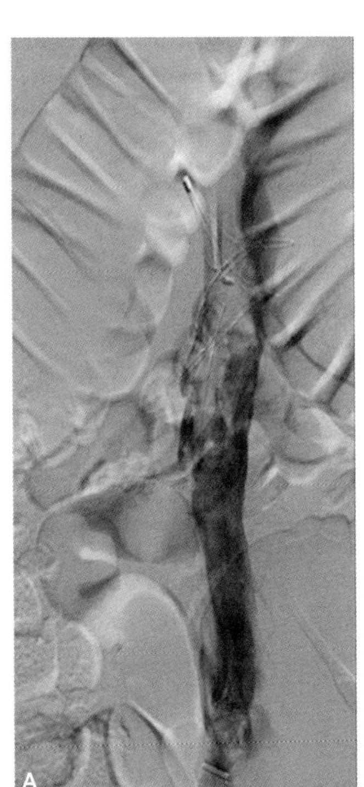

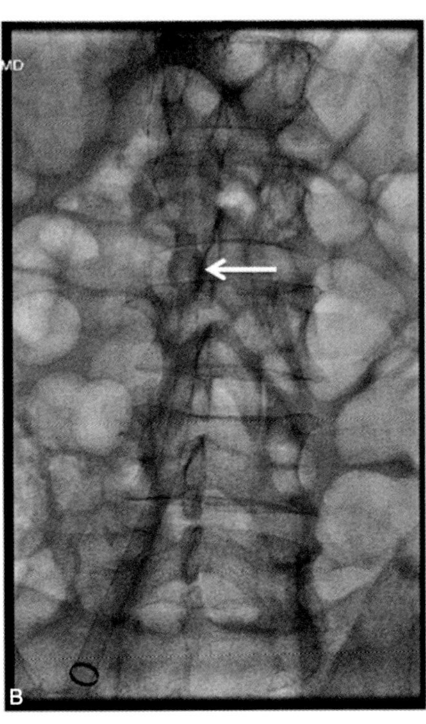

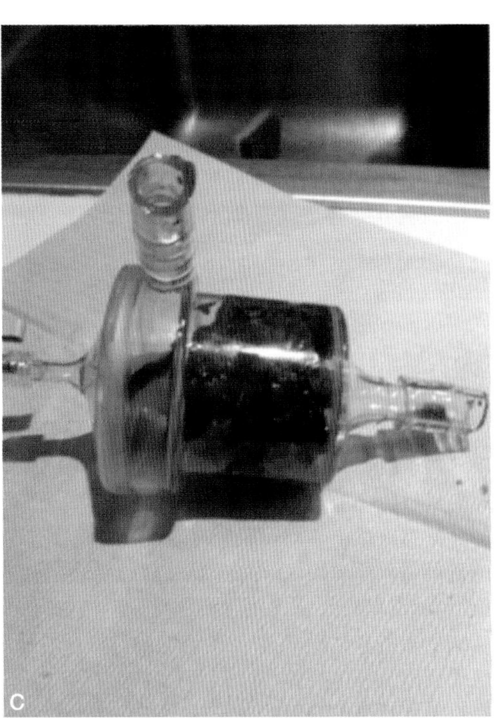

图 34.11　PMT 型大口径负压装置治疗腔静脉血栓。A. 下腔静脉造影显示广泛的腔静脉血栓和肾上静脉 IVC 滤器放置失败。B. 透视图像显示 IVC 中装置。当球囊膨胀时,箭头指向球囊的尖端。C. 再循环滤器的照片显示大量取出的血栓。

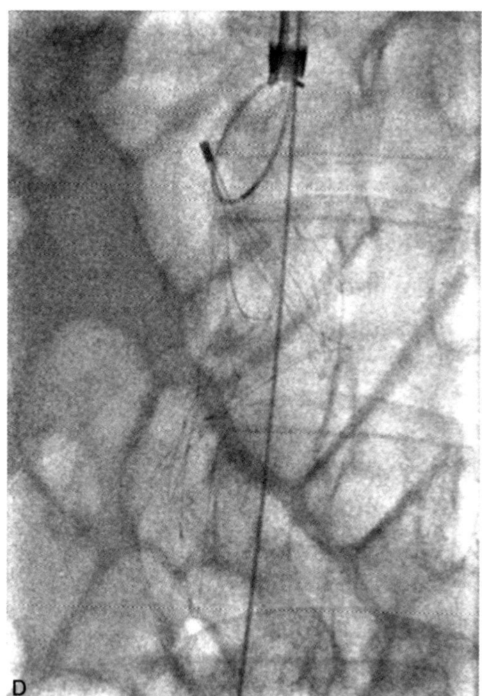

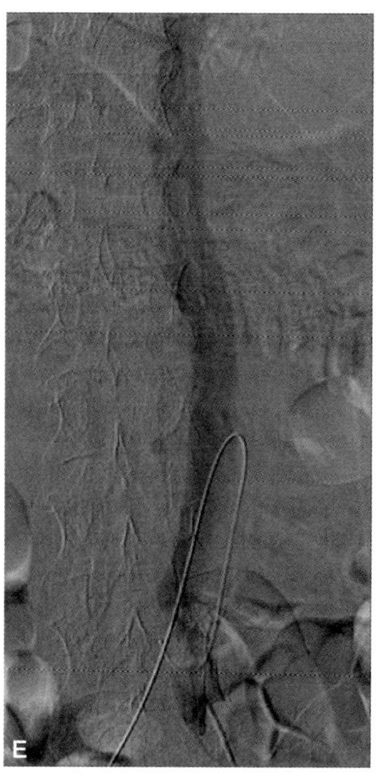

图 34.11(续) D. 滤器取出过程中透视图像，显示导丝尖端成圈，套住错位的滤器。控制导丝尖端，随后拉出滤器。E. 取下 IVC 滤器次日静脉造影显示血栓负荷明显减轻，下腔静脉血流通畅。由于 3 周前该患者发生过出血性脑卒中，此过程中未使用溶栓药物。

慢性静脉疾病

病理生理

慢性静脉疾病发病率高，且不易发现，最常见于下肢。可由浅静脉疾病、既往深静脉血栓形成史或非血栓性梗阻引起，部分患者可同时发生这三种情况。浅静脉疾病和 PTS 的发病机制已在前文做过介绍。非血栓性阻塞形成的原因包括外源性压迫、外伤和先天性发育异常。腹盆腔肿瘤，肿大淋巴结，或淋巴细胞可压迫静脉，引起盆腔静脉阻塞。另外，外源性压迫有可能继发于非肿瘤性原因，如髂静脉压迫综合征（May-Thurner 综合征）。先天异常，如下腔静脉闭塞，在青少年或成人中可能表现为慢性静脉疾病。

临床评估与患者选择

对所有慢性静脉疾病患者都应该采集完整的病史。这些病史包括静脉血栓栓塞、外伤、恶性肿瘤、中央静脉导管放置和静脉滤器放置史。询问症状的持续时间和严重程度很重要，目的是排除急性血栓性事件。慢性静脉疾病的症状包括长时间疼痛、沉重和疲劳一天内逐渐加重。体格检查结果包括肿胀、皮肤色素沉着和皮炎，以及活动性或已愈合的溃疡。小腿和大腿周径以及肢体摄片，有助于明确患者病情的进展情况，这些也对标准化分类有帮助，如 CEAP 的临床部分（表 34.1）或 Villalta 量表（表 34.4）对 PTS 的分类。单纯小腿肿胀的患者通常有股腘静脉疾病，出现大腿肿胀则提示髂股静脉近端受累。双侧下肢均受累应怀疑下腔静脉受累的可能，特别是有静脉滤器植入史的患者。

表 34.4

PTS Villalta 量表

类型	表现	无	轻度	中度	重度
症状	痉挛	0	1	2	3
	瘙痒	0	1	2	3
	麻木	0	1	2	3
	沉重感	0	1	2	3
	疼痛	0	1	2	3
体征	胫前黏液性水肿	0	1	2	3
	皮肤硬化	0	1	2	3
	色素沉着	0	1	2	3
	静脉曲张	0	1	2	3
	泛红	0	1	2	3
	小腿按压痛	0	1	2	3
	溃疡?		无		有

每种症状或体征都被划分为无/轻微、轻度、中度和重度，每种症状或体征分别对应 0~3 分。溃疡的出现会自发导致严重的 PTS。总分大于 5 分为 PTS 的诊断标准。

影像学评价

影像学检查有既助于确定慢性静脉疾病的病因，也有助于制定治疗计划。双侧下肢多普勒超声可用于评估深静脉和浅静脉功能不全以及合并急性深静脉血栓形成。CT 或 MR 静脉造影将用于评估中心血栓和骨盆静脉阻塞的非血栓性原因，而 US 检查由于肠内充满气体而受到限制。磁共振和 CT 静脉成像可以测量盆腔深静脉和 IVC 的直径，管径的突然变化提示存在潜在的狭窄。但这些测量值可能因为受到呼吸、位置和水含量的影响而被误认为狭窄。根据静脉阻塞的持续时间和严重程度,静脉管腔可能会变小或完全消失。然而,在传统的静脉造影术中,经常有造影剂呈漏斗状充盈闭锁的静脉腔。

治　疗

药物治疗。许多 PTS 患者有持续血栓形成的风险,无论是来自潜在的闭塞或血栓形成倾向,都需要长期的抗凝治疗。充分的抗凝评估十分重要,因为血栓再形成是发生 PTS 的一个主要危险因素。弹力袜有助于改变慢性静脉疾病的症状,但对 PTS 的预防作用尚不明确。应该鼓励患者改变生活方式,包括戒烟、锻炼和减肥。如有下肢溃疡应积极治疗,必要时应转诊至感染科行专科护理。

介入治疗。拟行静脉再通治疗前,患者的常规检查包括全血细胞计数、基本代谢指标和凝血参数。为了避免术中血栓形成,许多介入医师会在患者充分抗凝以后开始手术。介入手术时间可能很久,血管成形过程患者会很痛苦。因此,有可能需要全身麻醉。如果需要采用腘窝静脉入路,那么患者需保持俯卧或蛙腿姿势。

May-Thurner 压迫是一个有争议的观点,因为发生这种解剖变异的大多数患者都没有症状。May-Thurner 综合征称为左侧髂总静脉受压综合征,位于椎体前方和右侧髂总动脉后方之间。随着时间的推移,这种慢性压迫会导致内皮损伤和狭窄。梗阻在常规静脉造影中表现为左髂总静脉内的充盈缺损(图 34.12),

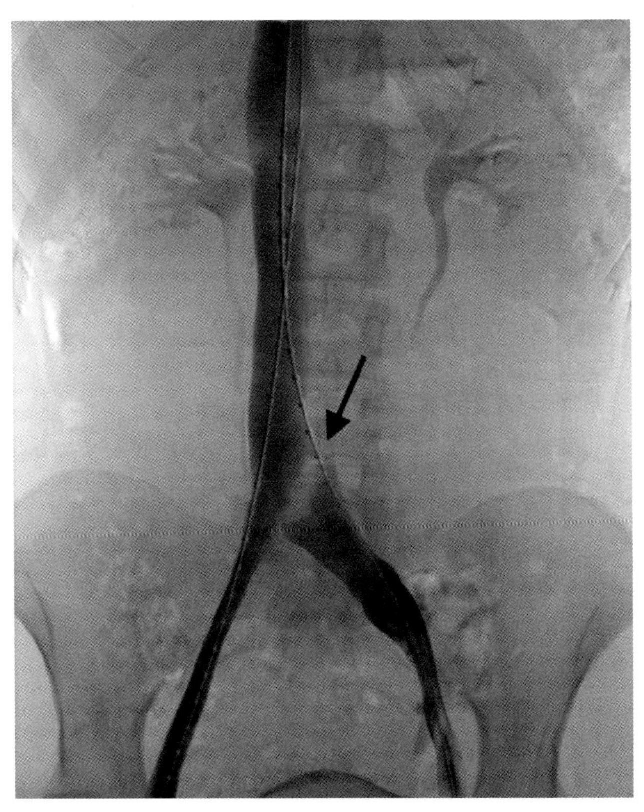

图 34.12　May-Thurner 综合征。下腔静脉和盆腔静脉造影显示左侧髂总静脉局部变平/消失,见管状充盈缺损(箭头),由右侧髂总动脉压迫引起。

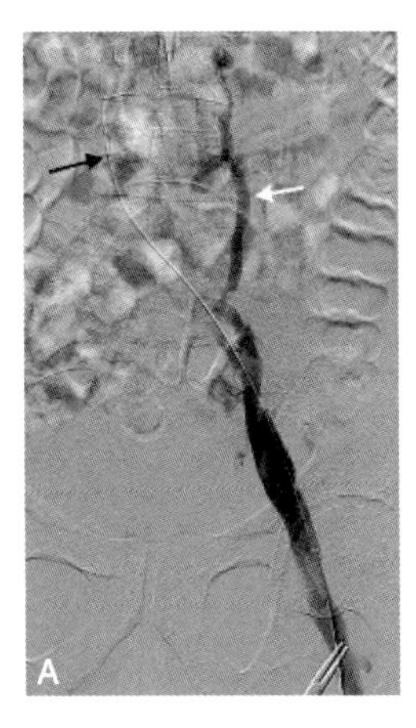

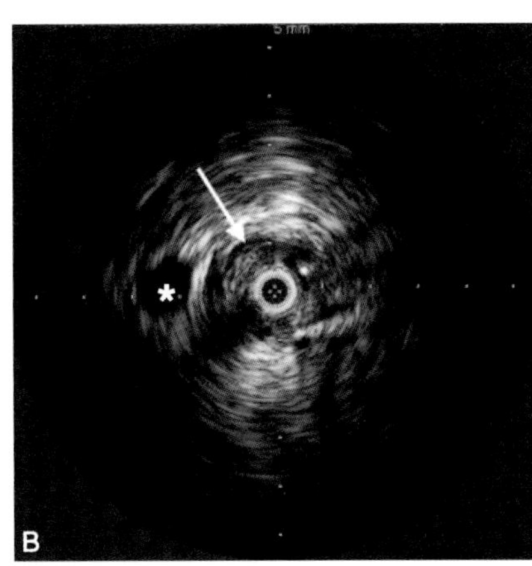

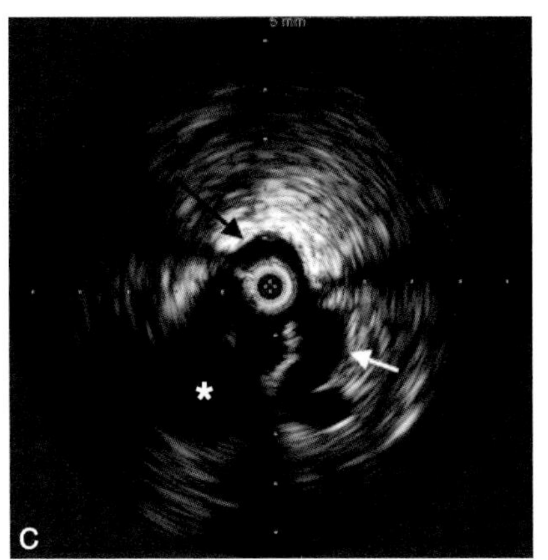

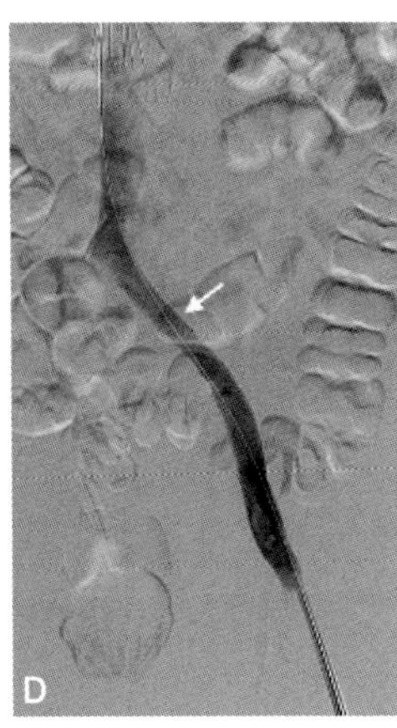

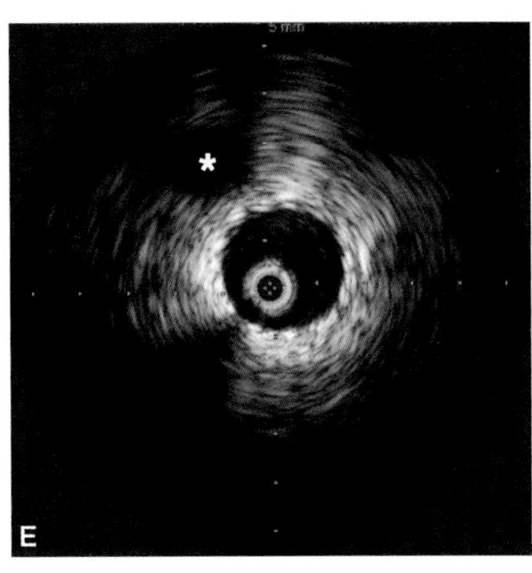

图 34.13　慢性静脉阻塞。左股总静脉(A)造影显示一根导丝(黑箭头)穿过慢性闭塞的左髂总静脉,腰椎侧支(白箭头)显影良好。IVUS(B):慢性闭塞的左股总静脉(白色箭头)内回声不规则。闭塞(C)上方静脉显示狭窄但未完全闭塞的静脉(黑色箭头),血液经弯曲的腰椎侧支静脉(白色箭头)回流。支架置入后静脉造影(D)和血管内超声(E)显示左侧髂总静脉(白色箭头)管径和血流明显改善。左髂总动脉(星号)与毗邻静脉的超声图。

血管内超声(IVUS)在诊断这些病变方面具有更高的敏感性和特异性。其他引起骨盆静脉狭窄原因与此类似。如果发现血栓位置与患者症状有关系时,则需采用血管成形术和支架置入治疗(图34.13)。

当与静脉血栓形成无关时,像May-Thurner综合征等引起的髂静脉狭窄治疗相对简单。但是,当有血栓形成时,血管的再通就变得很有挑战性。使用亲水导丝和导管,穿过闭塞和狭窄的静脉段,将正常中心静脉与外周静脉连接在一起。如果遇到急性血栓,可能需要CDT或PCDT溶栓治疗。在没有急性栓塞的情况下,可行逐级的球囊扩张术。前面已经提到,髂静脉段和股总静脉支架需要保留。必要时支架可通过股总静脉向后延伸。由于该区域支架成形的性能较差,单纯的血管成形术也是治疗慢性股腘静脉闭塞的一种方法。

若计划行IVC再通时存在IVC滤器,那么应确定腔静脉滤器的必要性(持续的肺栓塞风险或抗凝禁忌证)。如不需要,再通过程中应考虑回收下腔静脉滤器。在制定干预措施时,应确定滤器的类型,因为不同的滤器在长时间放置后有不同程度的断裂倾向。评估滤器的位置、穿透性和腔静脉的通畅性,对回收计划非常重要。滤器出现明显的贴壁和倾斜时会钩嵌入血管壁,此时回收比较困难。此时可能需要硬质支气管镜钳取出。然而,滤器导致的IVC狭窄或闭塞可以通过在滤器上放置支架进行治疗,从而将滤器从IVC的中心推挤开。此时应该选择径向力更大的支架。该技术具有与滤器移除和支架植入相似的血管通畅率。

一般来说慢性静脉再通是安全的,主要的并发症是入路部位出血。通常手动压迫即可止血,不需要停止抗凝治疗。慢性闭塞性病变的支架植入常常是很痛苦,患者在术后几天内会诉背部和腰部疼痛。慢性静脉再通术后是否使用抗凝药物尚无定论。经典的治疗方案是短期依诺肝素治疗,然后过渡到口服药物。如果患者的血栓与May-Thurner病变有关,则支架置入术后可能需要更长的抗凝时间。同样,支架置入后抗血小板药物的使用也是可变的。

推荐阅读

Amin VB, Lookstein RA. Catheter-directed interventions for acute iliocaval deep vein thrombosis. *Tech Vasc Interv Radiol* 2014;17(2):96–102.

Beckman MG, Hooper WC, Critchley SE, Ortel TL. Venous thromboembolism: a public health concern. *Am J Prev Med* 2010;38(4 Suppl):S495–S501.

Bergan JJ, Schmid-Schonbein GW, Smith PD, Nicolaides AN, Boisseau MR, Eklof B. Chronic venous disease. *N Engl J Med* 2006;355(5):488–498.

Bergqvist D, Jendteg S, Johansen L, Persson U, Odegaard K. Cost of long-term complications of deep venous thrombosis of the lower extremities: an analysis of a defined patient population in Sweden. *Ann Intern Med* 1997;126(6):454–457.

Black CM. Anatomy and physiology of the lower-extremity deep and superficial veins. *Tech Vasc Interv Radiol* 2014;17(2):68–73.

Brandjes DP, Büller HR, Heijboer H, et al. Randomised trial of effect of compression stockings in patients with symptomatic proximal-vein thrombosis. *Lancet* 1997;349(9054):759–762.

Caggiati A, Bergan JJ, Gloviczki P, et al. Nomenclature of the veins of the lower limbs: an international interdisciplinary consensus statement. *J Vasc Surg* 2002;36(2):416–422.

Chick JFB, Jo A, Meadows JM, et al. Endovascular iliocaval stent reconstruction for inferior vena cava filter-associated iliocaval thrombosis: approach, technical success, safety, and two-year outcomes in 120 patients. *J Vasc Interv Radiol* 2017;28(7):933–939.

Chitsike RS, Rodger MA, Kovacs MJ, et al. Risk of post-thrombotic syndrome after subtherapeutic warfarin anticoagulation for a first unprovoked deep vein thrombosis: results from the REVERSE study. *J Thromb Haemost* 2012;10(10):2039–2044.

Comerota AJ, Throm RC, Mathias SD, Haughton S, Mewissen M. Catheter-directed thrombolysis for iliofemoral deep venous thrombosis improves health-related quality of life. *J Vasc Surg* 2000;32(1):130–137.

Deroo S, Deatrick KB, Henke PK. The vessel wall: a forgotten player in post thrombotic syndrome. *Thromb Haemost* 2010;104(4):681–692.

Eklöf B, Rutherford RB, Bergan JJ, et al. Revision of the CEAP classification for chronic venous disorders: consensus statement. *J Vasc Surg* 2004;40(6):1248–1252.

Garcia MJ, Lookstein R, Malhotra R, et al. Endovascular management of deep vein thrombosis with rheolytic thrombectomy: final report of the prospective multicenter PEARL (peripheral use of angiojet rheolytic thrombectomy with a variety of catheter lengths) registry. *J Vasc Interv Radiol* 26(6):777–785.

Goldhaber SZ. Venous thromboembolism: epidemiology and magnitude of the problem. *Best Pract Res Clin Haematol* 2012;25(3):235–242.

Goldhaber SZ, Meyerovitz MF, Green D, et al. Randomized controlled trial of tissue plasminogen activator in proximal deep venous thrombosis. *Am J Med* 1990;88(3):235–240.

Johnson BF, Manzo RA, Bergelin RO, Strandness DE Jr. Relationship between changes in the deep venous system and the development of the postthrombotic syndrome after an acute episode of lower limb deep vein thrombosis: a one- to six-year follow-up. *J Vasc Surg* 1995;21(2):307–312; discussion 313.

Kahn SR. Measurement properties of the Villalta scale to define and classify the severity of the post-thrombotic syndrome. *J Thromb Haemost* 2009;7(5):884–888.

Kearon C, Akl EA, Ornelas J, et al. Antithrombotic therapy for VTE disease: CHEST guideline and expert panel report. *Chest* 2016;149(2):315–352.

Kibbe MR, Ujiki M, Goodwin AL, Eskandari M, Yao J, Matsumura J. Iliac vein compression in an asymptomatic patient population. *J Vasc Surg* 2004;39(5):937–943.

Lee AY, Levine MN, Baker RI, et al. Low-molecular-weight heparin versus a coumarin for the prevention of recurrent venous thromboembolism in patients with cancer. *N Engl J Med.* 2003;349(2):146–153.

Markel A, Manzo RA, Bergelin RO, Strandness DE Jr. Valvular reflux after deep vein thrombosis: incidence and time of occurrence. *J Vasc Surg* 1992;15(2):377–382; discussion 383–384.

Meissner MH, Manzo RA, Bergelin RO, Markel A, Strandness DE Jr. Deep venous insufficiency: the relationship between lysis and subsequent reflux. *J Vasc Surg* 1993;18(4):596–605; discussion 606–608.

Mewissen MW, Seabrook GR, Meissner MH, Cynamon J, Labropoulos N, Haughton SH. Catheter-directed thrombolysis for lower extremity deep venous thrombosis: report of a national multicenter registry. *Radiology* 1999;211(1):39–49.

Neglén P, Hollis KC, Olivier J, Raju S. Stenting of the venous outflow in chronic venous disease: long-term stent-related outcome, clinical, and hemodynamic result. *J Vasc Surg* 2007;46(5):979–990.

Niedzwiecki G. Endovenous thermal ablation of the saphenous vein. *Semin Intervent Radiol* 2005;22(3):204–208.

Nunnelee JD. Review of an article: oral rivaroxaban for symptomatic venous thromboembolism. The EINSTEIN Investigators et al. *N Engl J Med* 2010;363(26):2499–2510. *J Vasc Nurs* 2011;29(2):89.

Prandoni P, Frulla M, Sartor D, Concolato A, Girolami A. Vein abnormalities and the post-thrombotic syndrome. *J Thromb Haemost* 2005;3(2):401–402.

Prandoni P, Lensing AW, Prins MH, et al. Below-knee elastic compression stockings to prevent the post-thrombotic syndrome: a randomized, controlled trial. *Ann Intern Med* 2004;141(4):249–256.

Raju S. Long-term outcomes of stent placement for symptomatic nonthrombotic iliac vein compression lesions in chronic venous disease. *J Vasc Interv Radiol* 2012;23(4):502–503.

Raju S, Martin A, Davis M. The importance of IVUS assessment in venous thrombolytic regimens. *J Vasc Surg Venous Lymphat Disord* 2013;1(1):108.

Raju S, Neglén P. Percutaneous recanalization of total occlusions of the iliac vein. *J Vasc Surg* 2009;50(2):360–368.

Sista AK, Vedantham S, Kaufman JA, Madoff DC. Endovascular interventions for acute and chronic lower extremity deep venous disease: state of the art. *Radiology* 2015;276(1):31–53.

Sugimoto K, Hofmann LV, Razavi MK, et al. The safety, efficacy, and pharmacoeconomics of low-dose alteplase compared with urokinase for catheter-directed thrombolysis of arterial and venous occlusions. *J Vasc Surg* 2003;37(3):512–517.

Turpie AG, Levine MN, Hirsh J, et al. Tissue plasminogen activator (rt-PA) vs heparin in deep vein thrombosis. Results of a randomized trial. *Chest* 1990;97(4 Suppl):172S–175S.

Vasquez MA, Munschauer CE. Venous clinical severity score and quality-of-life assessment tools: application to vein practice. *Phlebology* 2008;23(6):259–275.

Vedantham S. Interventional approaches to deep vein thrombosis. *Am J Hematol* 2012;87(Suppl 1):S113–S118.

Vedantham S. Treating infrainguinal deep venous thrombosis. *Tech Vasc Interv Radiol* 2014;17(2):103–108.

Vedantham S, Goldhaber SZ, Julian JA, et al. Pharmacomechanical catheter-directed thrombolysis for deep-vein thrombosis. *N Engl J Med* 2017;377(23):2240–2252.

Vedantham S, Millward SF, Cardella JF, et al. Society of Interventional Radiology position statement: treatment of acute iliofemoral deep vein thrombosis with use of adjunctive catheter-directed intrathrombus thrombolysis. *J Vasc Interv Radiol* 2006;17(4):613–616.

Vedantham S, Thorpe PE, Cardella JF, et al. Quality improvement guidelines for the treatment of lower extremity deep vein thrombosis with use of endovascular thrombus removal. *J Vasc Interv Radiol* 2006;17(3):435–447; quiz 448.

Winokur RS, Khilnani NM. Superficial veins: treatment options and techniques for saphenous veins, perforators, and tributary veins. *Tech Vasc Interv Radiol* 2014;17(2):82–89.

Ye K, Lu X, Li W, et al. Long-term outcomes of stent placement for symptomatic nonthrombotic iliac vein compression lesions in chronic venous disease. *J Vasc Interv Radiol* 2012;23(4):497–502.

（王红　刘伟　闵旭立）

第 35 章 ■ 肺栓塞

前　　言

急性肺栓塞是美国住院患者第三大死亡原因。据报道,急性肺栓塞年死亡人数约 100 000~180 000。初次发病幸存的患者,肺血管床残余血栓可能引起肺栓塞后综合征,最终导致运动耐力减低和生活质量下降。因此,处理急性肺栓塞,需做到即刻识别、准确危险分层和早期治疗。协会指南将肺栓塞分为三大类。"高危"或者"大面积"肺栓塞患者表现为系统性低血压和/或血流动力学不稳,而"中危"或"次大面积"肺栓塞患者血流动力学稳定但表现出右心功能不全的征象。以血流动力学稳定和无右心功能不全为特征的低危肺栓塞患者预后好,死亡率小于 1%,通常仅使用治疗剂量的单一抗凝治疗即可。相比而言,大面积或次大面积肺栓塞死亡率较高,分别为 20%~50%和 3%~9%。虽然有抗凝治疗,但大面积和次大面积肺栓塞不良预后,促使医师寻求各种阶梯治疗方案,例如手术取栓、系统性溶栓和导管介入治疗。尽管系统性溶栓阶梯治疗可能降低患者死亡率,但是出血并发症风险也同时增加。相对于系统性溶栓,导管介入治疗可通过导管介入机械或者药物机械血栓切除术迅速清楚休克患者的中心血凝块。现有证据表明,导管介入溶栓治疗向血凝块内注入小剂量溶栓剂,可作为急性次大面积肺栓塞患者的辅助治疗。然而,相对于单一抗凝治疗,导管介入溶栓治疗的安全性、短期疗效和长期疗效还有待随机对照试验的评估。由于缺乏强有力的证据,各大医院基于专家意见的不同,治疗方案各异,各有特色。

本章回顾急性肺栓塞患者的临床评估、危险分层和治疗策略,特别是大面积和次大面积肺栓塞导管介入治疗。我们也回顾了静脉血栓栓塞疾病患者使用下腔静脉滤网置入的指征和手术操作。

患者评估和危险分层

肺栓塞的临床诊断是一项复杂的工作。利用不同策略预

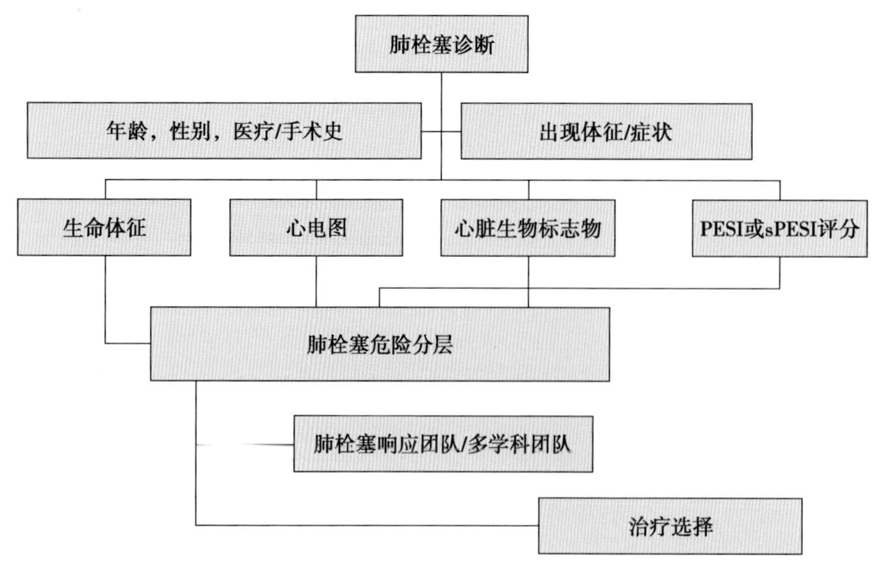

图 35.1　推荐的急性肺栓塞管理流程。

表 35.1

急性肺栓塞评估的临床参数

临床参数	注释
症状表现	
呼吸困难，胸痛	常见症状表现
晕厥，晕厥前期，心肺骤停	就症状而言。虽然不包括在风险分级策略中，但它们可能有助于决定升级治疗
体征表现	
生命体征：血压，心率，血氧饱和度，体温	用于风险分级和休克指数（心率/收缩压）的计算
持续缺氧，呼吸急促，有明显的心动过速，无法短距离行走	就征象而言。虽然这些征象中的一些不包括在风险分级策略中，但它们可能有助于决定升级治疗
重症高血压	增加了溶栓治疗出血风险
既往就医和手术史	
高血压病史	可能表示溶栓治疗出血的风险增加；高血压病史患者出现收缩压为 100mmHg 可能与严重低血压（大面积 PE）有关
近期的手术/介入（类型，日期），活动性出血，颅内病变，卒中	评估溶栓治疗出血的风险
影像学检查	
CT 肺动脉造影（CTPA）	帮助选择最佳治疗策略并协助介入医师术前准备 评估血管解剖，PE 的位置/程度，右心室/左心室比率（风险分级），对比回流到下腔静脉/肝脏静脉（评估右心压力的影像学征象），室间隔的变扁率（右心室应变的影像学征象）
超声心电图	风险分级和治疗策略选择（右心室/左心室比率，右心室运动功能减退，右室动脉栓子的移动
下肢超声	评估静脉血栓位置/程度。为选择基于导管的治疗，提供帮助
心电图	排除急性心肌梗死，评估心律失常，并评估右心室应变（P-肺，右轴偏差，RBBB 或 S1Q3T3）
实验室检测	
肌钙蛋白，B-利尿钠肽	风险分级
乳酸升高	就结果而言；可能提示器官灌注不足
肝酶升高	就结果而言；可能提示继发于急性右心衰竭的肝功能障碍

测肺栓塞的可能性不在本章的讨论范围内。目前，几种不同的影像学检查方法已用于肺栓塞的诊断；CT 肺血管造影术（CTPA）已经成为对肺栓塞疑似患者进行肺血管成像的首选方法。一旦患者诊断肺栓塞，立即进行预后评估和危险分层对于快速分诊十分必要，这有助于判断是否有必要在抗凝血治疗基础上给予阶梯治疗。鉴于该病管理的复杂性以及治疗方案涉及不同专业领域，一些机构已建立多学科肺栓塞响应团队。及时评估患者的临床状态、合并症、影像学和生物标志物结果、出血风险以及是否存在相关体征，以便筛选出需要接受阶梯治疗的患者（图 35.1，表 35.1）。

右心室功能障碍和心肌损伤的临床状态和体征，是急性肺栓塞患者短期死亡率的主要预测因素。持续动脉低压和休克提示急性右心室功能障碍，早期死亡风险较高。大部分血流动力学不稳定的患者死亡发生在症状出现后的第一个小时。对于血流动力学稳定的患者，目前研究人员已发现了几个死亡预测因素，并提出了不同的危险分层和医疗资源利用优化策略。目前，右心室超负荷的评估主要依靠影像学检查和心脏生物标志物。超声心动图是右心室功能和大小的常规评估手段，除了可以识别 RV 血栓和通过卵圆孔未闭的右向左分流外，还可用于评估 RV 的功能和大小。研究显示，右心室血栓和右向左分流的卵圆孔未闭均与急性肺栓塞患者死亡率上升有关。右心室功能障碍和扩张（右心室与左心室直径比值>0.9）与短期死亡风险上升有关（图 35.2）。肌钙蛋白升高作为心肌损伤标志物，与急性肺栓塞患者的院内死亡率有关，包括血流动力学稳定的患者。B 型尿钠肽（BNP）或 N 末端-脑钠肽前体可反映血流动力学抑制和右心室功能障碍的严重程度。此外，晕厥、心动过速和其他与已存在疾病相关的常规临床参数可造成不良结局。因此，研究人员建立了基于简单、可快速获取的患者病史和临床状态信息的临床模型，用于评估患者的死亡风险。肺栓塞严重指数（PESI）及其简化版本（sPESI）是目前得到最广泛验证的评分系统（表 35.2）。研究显示，PESI 分级Ⅲ～Ⅴ患者的 30d 死亡率高达 24.5%，而 sPESI≥1 的患者的 30d 死亡率接近 11%。

表 35.2

急性肺栓塞的 PESI 和 sPESI 评分系统

肺栓塞严重程度指数（PESI）

临床特征	分数值
年龄	以年为单位得分
男性	10
癌症史	30
心衰	10
慢性肺病	10
脉搏≥110 次/min	20
收缩压<100mmHg	30
呼吸率≥ 30 次/min	20
体温<36℃	20
吸入室内空气时动脉氧饱和度<90%	20
精神状态改变	60

PESI 分级

PESI Ⅰ级，66 分（30d 死亡率非常低；0～1.6%）
PESI Ⅱ级，66～85 分（30d 死亡率低；1.7%～3.5%）
PESI Ⅲ级，86～105 分（30d 死亡率中等；3.2%～7.1%）
PESI Ⅳ级，106～125 分（30d 死亡率高；4.0%～11.4%）
PESI Ⅴ级，>125 分（30d 死亡率非常高；10.0%～24.5%）

肺栓塞严重指数的简化版本（sPESI）

临床特征	分数
年龄>80 岁	1
癌症史	1
慢性心肺疾病	1
脉搏≥110 次/min	1
收缩压<100mmHg	1
动脉血氧饱和度<90%	1

sPESI 分级

0 分，低危（30d 死亡率～1.0%）
≥1 分，高危（30d 死亡率～10.9%）

Jiménez D, Aujesky D, Moores L, et al. Simplification of the pulmonary embolism severity index for prognostication in patients with acute symptomatic pulmonary embolism. Arch Intern Med, 2010, 170 (15): 1383-1389. Carrier M, Righini M, Djurabi RK, et al. VIDAS D-dimer in combination with clinical pre-test probability to rule out pulmonary embolism. A systematic review of management outcome studies. Thromb Haemost, 2009, 101(5): 886-892.

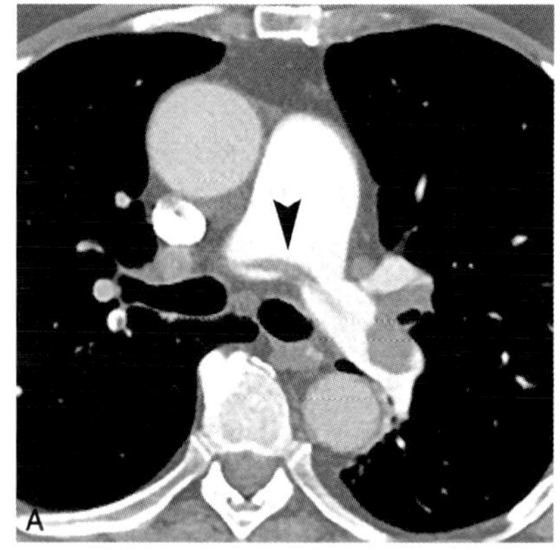

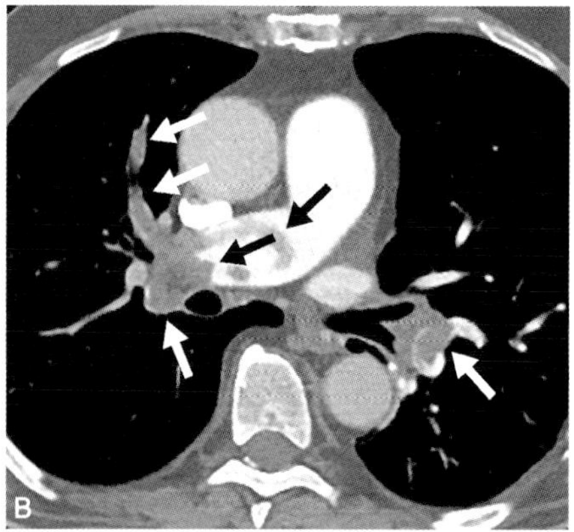

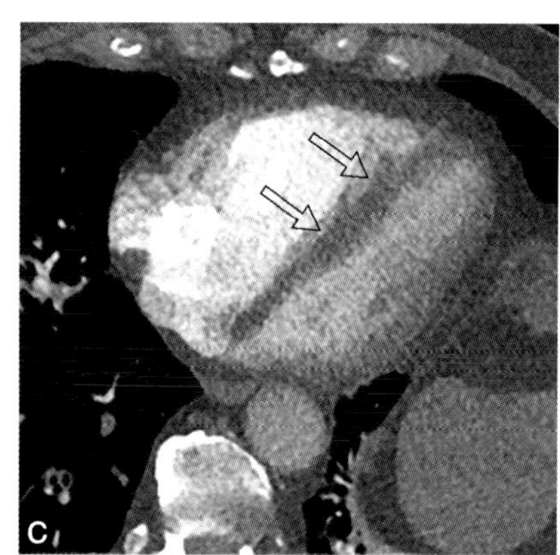

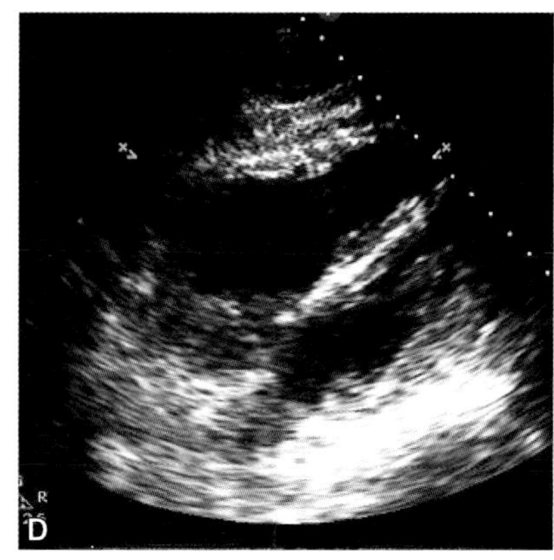

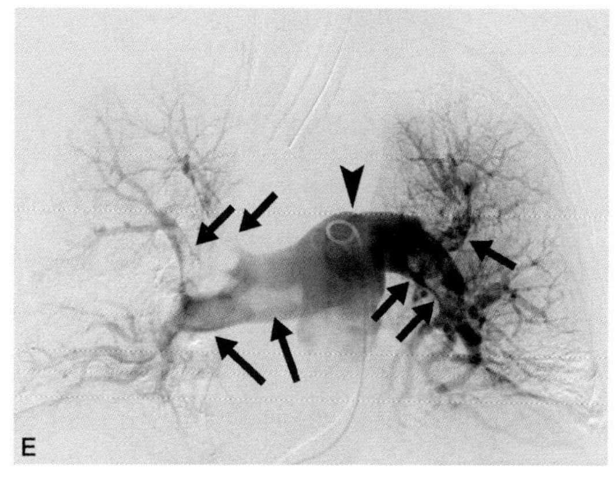

图 35.2　一名78岁表现为急性呼吸困难的男性。最初的评估显示，该呼吸困难患者的心率为90次/min、血压140/87mmHg、吸入室内空气时血氧饱和度为85%~90%。A、B. 轴位CT肺血管造影显示马鞍形栓子(箭头)伸向左肺动脉和右肺动脉及其肺叶支气管(箭头)。C. 心室水平的轴位CT图像显示右心室严重扩张和室间隔平直(开放箭头)；四腔重建成像显示右心室/左心室直径比为2∶1。D. 急诊科进行的超声心动图检查显示，右心室严重扩张以及收缩功能减低。心脏生物标志物水平上升。该患者被转移到介入放射学病房，肺血管成像(E)显示主肺动脉(箭头)、左肺动脉、右肺动脉以及几个肺叶支气管和肺段支气管支(箭)存在巨大充盈缺损。[经Taslakian B、Sista AK许可再版。Catheter-directed therapy for pulmonary embolism: patient selection and technical considerations. Interv Cardiol Clin, 2018, 7(1): 81-90.]

同样，美国胸科医师学会(ACCP)、美国心脏协会(AHA)和欧洲心脏病学会(ESC)均已采用基于危险的预后分层策略，指导急性肺栓塞管理(表35.3)。AHA将急性PE分为三大类：大面积、次大面积和低危。ESC将肺栓塞分为高危、中危和低危。ESC承认风险分层的复杂性和中等风险(次级)PE的管理，en-com通过了广泛的演示，并进一步将该群体分为“高风险”和“低风险”中等PE。ESC还认识到不同临床参数在PE风险分层中的作用，并将PESI和sPESI评分作为评估死亡风险的有价值工具。

表 35.3

急性肺栓塞危险分层

美国心脏协会(AHA)危险分层	
急性肺栓塞种类的划分	**定义**
大面积	持续低血压(收缩压<90mmHg持续时间>15min，或需要强心支持)[a] 或血流动力学不稳(如无脉或持续严重心动过缓——心率<40次/min、休克症状)[a]
次大面积	血压正常(收缩压>90mmHg)，伴随右心室功能障碍[b,c] 或心肌损伤[d]
低危	血压正常，生物标志物水平正常、影像学检查未发现右心室功能障碍
欧洲心脏病学会(ESC)危险分层	
急性肺栓塞种类的划分	**定义**
高危	急性肺栓塞伴随持续低血压(收缩压<90mmHg)或收缩压下降>40mmHg持续时间>15min[a]
中等风险	血压正常且PESI Ⅲ~Ⅴ级或sPESI≥1
中高危	同时存在右心室功能障碍[b] 以及心脏生物标志物水平升高证据[c,d]
中低危	不存在右心室功能障碍或心脏生物标志物水平升高证据，或仅存在一种证据
低危	血压正常，PESI Ⅰ~Ⅱ级或sPESI分数为0，不存在右心室功能障碍和心肌损伤[e]

[a] 不存在其他原因，比如新发心律失常、血容量减少或败血症。

[b] 右心室功能障碍的影像学标准：右心室扩张(右心室与左心室舒张末期直径比值>0.9)；右心室壁活动低下；由超声心动图三尖瓣反流射流速度上升超过2.6m/s定义的肺动脉高压；室间隔变平；向左心室反常运动；二尖瓣血流频谱异常；三尖瓣反流；下腔静脉吸气塌陷丧失；或以上所有。

[c] 右心室功能障碍造成的心衰指标：B型利钠肽(BNP>90pg/mL)或N末端-脑钠肽前体(500>pg/mL)水平上升。

[d] 心肌损伤标志物：心肌肌钙蛋白I(0.4>ng/mL)或心肌肌钙蛋白T(0.1>ng/mL)。

[e] PESI Ⅰ~Ⅱ级、或sPESI分数为0、且心脏生物标志物水平上升或影像学检查显示右心室功能障碍的患者，被划分为中低危组。

急性肺栓塞管理

除非禁忌，抗凝治疗是急性 PE 患者的首选治疗，无论病情如何。它使天然溶栓系统的功能不受阻碍，最终减少血栓栓塞的风险。

急性低危肺栓塞管理

低危肺栓塞（正常血压、生物标志物水平正常、影像学检查显示无右心室功能障碍）仅接受单一抗凝治疗就足够了，且患者预后良好，短期死亡率约 1%。

急性大面积（高危）肺栓塞管理

对于伴随持续低血压或血流动力学不稳的急性肺栓塞患者，治疗目的是实现快速中心血凝块移除，从而降低致命右心室损耗、即刻改善肺灌注。指南推荐直接再灌注阶梯治疗，特别是系统性溶栓治疗［100mgt PA 静脉注射超过 2h（阿替普酶；Genentech，South San Francisco，CA）］。对于存在溶栓治疗禁忌证的患者，在足量静脉 tPA 输注起效之前，严重的血流动力学不稳可能造成患者死亡；假如系统性溶栓治疗没有改善血流动力学状态，那么根据指南推荐，当技术和资源条件允许时，可进行手术取栓或经皮导管介入治疗（导管取栓或药物机械血栓切除术）。

急性次大面积（中危）肺栓塞管理

与大面积或低危肺栓塞不同，次大面积肺栓塞的最佳管理方案还不确定。抗凝治疗后次大面积肺栓塞的临床恶化率和死亡率依旧高于低危肺栓塞。虽然单一抗凝治疗是次大面积肺栓塞的标准治疗，但依旧存在是否应该进行常规阶梯治疗的问题。系统性溶栓在急性次大面积肺栓塞中的研究尤其广泛，研究结果显示，系统性溶栓的死亡率获益较低、临床恶化率也较低，但会造成出血风险上升。CDT 向血凝块内注入溶栓剂，其有效性高于抗凝治疗，因此 CDT 在次大面积肺栓塞治疗中的应用吸引了人们的兴趣。此外，由于 CDT 的总剂量显著降低，其出血风险也低于系统性溶栓。但是，与抗凝治疗和系统性溶栓相比，CDT 的使用是基于临床有效性和安全性的一般质量水平的证据。目前仅有三项前瞻性临床研究，分析了 CDT 在次大面积和大面积肺栓塞中的应用：超声波辅助加速肺栓塞血栓溶解治疗的多中心随机对照试验（ULTIMA）、SEATTLE Ⅱ以及肺栓塞对机械碎栓、栓子切除术和导管溶栓响应（PERFECT）。研究显示，CDT 可显著降低肺动脉（PA）压，并改善右心室功能和短期肺血流量。但是，这些研究只是初级研究，所得到的数据无法为 CDT 在次大面积肺栓塞的应用提供充分依据。此外，CDT 是否可预防次大面积肺栓塞的长期发病率和死亡率，是最大的知识鸿沟之一。

急性肺栓塞导管介入治疗

禁　忌　证

肺血管造影和导管介入干预存在几种相对和绝对肺循环禁忌证。但是，对于需要阶梯治疗的严重肺栓塞，谨慎的风险-获益评估、以及对心肺生理学和手术缺点的掌握，对于降低手术相关并发症至关重要。

对于有对比剂不良反应史的患者，可通过急诊预防性术前用药降低对比剂不良反应风险；但是，这种风险不应成为延迟致命性大面积肺栓塞治疗的因素，而且这种手术不一定总会引起对比剂不良反应。

肺动脉高压是肺血管造影的相对禁忌证。因严重（大面积和次大面积）肺栓塞接受介入治疗的转诊患者至少存在某种程度的肺动脉高压和右心室损耗。因此，心肺储备和肺动脉高压的准确评估是肺血管造影前的重要事项。右室舒张末期压力（RVEDP）和肺动脉收缩压（PAP）的测量，对于判断血管造影风险以及获得基线干预前压力数据是必要的。如果肺动脉高压超过 55mmHg，或右室舒张末期压力超过 20mmHg 时，与肺动脉造影相关的死亡率增加（约 2%～3%），此时，应考虑降低注射参数、选择亚段肺动脉注射、使用非离子造影剂，甚至避免血管造影。在这种情况下，选择性对比剂注射到左侧或右侧主肺动脉的造影剂量应限制在 20～30mL，速度为 10～15mL/s。当术前 CT 肺动脉造影可以显示肺动脉血栓的位置以及范围时，通常不需要注射大量对比剂，甚至完全可以避免行肺动脉造影。

由于肺部干预措施可能造成右束支阻滞（RBBB），因此已存在的左束支阻滞（LBBB）被认为是相对禁忌证。术者应预见此类风险，准备外部起搏器，以便在发生这种并发症时，能通过经静脉插入起博器导线及时处理完全性心脏阻滞。

鉴于存在大出血风险，在出血风险上升的患者中，导管介入溶栓被认为是禁忌证（表 35.4）。对于手术预期风险较高的患者，个性化风险评估最好是通过多学科讨论，进而作出针对某个患者的最佳决策。这样的决策需要考虑患者的血栓负荷和位置、影像学和生物标志物检查结果、出血风险和临床表现（表 35.5）。对于近期接受过手术的患者，应与外科医师进行沟通，共同评估出血风险。

表 35.4

导管介入溶栓的禁忌证

绝对禁忌证
活动性出血
近期胃肠道出血（<3 个月）
近期接受过颅内或椎管内手术（<3 个月）
近期发生过脑血管意外（<2 个月）
存在活动性颅内疾病（如动脉瘤、血管畸形或肿瘤）
相对禁忌证
近期（<10d）接受过重大普外科手术、深部器官活检或穿刺、或分娩
最近 6 个月发生重大内出血
近期发生过重大创伤
近期发生过眼部创伤或接受过眼部手术
严重高血压控制不良（收缩压>200mmHg；舒张压>110mmHg）
妊娠
近期接受过心肺复苏
血小板减少或出血性倾向
颅内恶性肿瘤或血管病变
出血性视网膜病变

表 35.5

中危肺栓塞管理要点

中危肺栓塞类型/表征	需要 CDT 阶梯治疗
接近高危的中高危肺栓塞：患者病情非常严重，存在器官低灌注（如乳酸盐和肝酶升高）或严重右心室功能障碍	经常 如果存在马鞍形栓塞，应考虑心胸手术，因为血栓切除术可能是一种可行的选择；系统性溶解也是一种选择
中高危肺栓塞（sPESI≥1，同时存在右心室功能障碍和心脏生物标志物升高证据）	可能 特别是存在相关体征，如严重右心室收缩功能减低和阻塞性中心血凝块，特别单一抗凝治疗后症状和血流动力学无改善、且出血风险低
中低风险肺栓塞（sPESI≥1 不存在右心室功能障碍或心脏生物标志物水平升高证据，或仅存在一种证据）	不经常 年轻或状态较好的，出血风险低的中心血栓患者可接受 CDT

经 Taslakian B、Sista AK 许可再版。Catheter-directed therapy for pulmonary embolism: patient selection and technical considerations. Interv Cardiol Clin, 2018, 7(1): 81-90.

手 术 准 备

一旦决定进行导管介入治疗，则基于肺栓塞的严重程度和患者的临床状态，应立即实施手术。提前计划是手术成功、避免禁忌证的关键。回顾现有的诊断性影像学研究有助于根据相关血管解剖学、肺栓塞的位置和范围、是否存在深静脉血栓以及深静脉血栓的范围，选择手术方法和进入血管。如果无法进行术前下肢双功能超声，那么强烈建议进行下肢局部超声，评估血管进入通路。回顾心电图结果后，术者应评估患者心律失常和心脏阻滞的风险。

开始手术前，术者应确保整个团队、所需要的设备以及一个支持团队均已准备就绪（表 35.6）。应与助理、技师、护士和麻醉师就手术方案、预期手术流程和并发症进行讨论。如果需要麻醉，推荐一名专业的心脏麻醉师完成。应避免使用能降低心室前负荷、抑制心肌收缩的药物，比如异丙酚。

大面积肺栓塞经皮导管介入治疗

对于血流动力学不稳的患者，治疗目的是快速粉碎中心血凝块，以便立即恢复肺循环的血流、改善氧合、缓解致命的右心室功能障碍。对于高危患者，肺栓塞经皮导管介入治疗是手术取栓的可行替代。目前几种血管内小剂量溶栓剂技术可用于清除、粉碎以及/或溶解急性肺栓塞。手术和工具的选择随肺栓塞严重程度、术者偏好和估计的出血风险而变化。

对于高出血风险患者，经皮机械取栓可在不输注纤溶剂的前提下，去除中心血栓。机械取栓技术包括：①通过导管尖端注射加压盐水（高速水流冲吸血栓移除术）；②通过导管尖端的旋转设备粉碎血栓（高速旋转血栓移除术）；③使用注射器和止血阀或抽吸设备，通过大内腔端孔导管吸出血栓（血栓抽吸术）（图 35.3）；④标准猪尾导管旋转；⑤球囊扩张术和血栓粉碎。血栓碎片可通过导管端口被持续吸出。

表 35.6

肺栓塞介入治疗盘：导管介入治疗所需的设备

设备	用途
血管入路	
血管鞘（5~6Fr，短）	固定初始血管进入通路 如果计划进行双侧 CDT，需要两个血管鞘
微穿刺针头套装（Boston Scientific, Natick, Ma 或 Cook Medical Inc., Bloomington, IN）	减少血管进入相关并发症
引导超声和无菌一次性探针盖	减少血管进入相关并发症风险
肺插管和血管造影	
Cobra 导管、成角猪尾导管（Grollman）或平直猪尾导管（100cm）	肺动脉插管
尖端为球囊的肺动脉导管	可用于重度三尖瓣反流或重度右心室扩张的患者穿过三尖瓣时避免陷在乳头肌后面（陷在三尖瓣乳头肌或腱下方的可能性小于非球囊导管，因此可避免对三尖瓣的损伤）
猪尾导管	用于进行肺血管造影
Rosen 导丝（0.035 英寸，260cm） Wholey 导丝（0.035 英寸，260cm）	从一个交换长度中等刚度导丝开始，提供稳定性
Amplatz 导丝（0.035 英寸，260cm）	刚性导丝可为导管交换提供或升级为机械取栓提供稳定性
Flexor 长鞘（5~6Fr，55cm）	为导管介入溶栓提供稳定进入
药物治疗	
静脉注射未分级肝素（300~500 单位/h，通过导管）	维持亚治疗剂量的抗凝治疗、预防鞘周血凝块形成
tPA（阿替普酶；Genentech, South San Francisco, CA）	溶栓治疗；推荐的总输注剂量是 1~2mg/h，总剂量 24mg（使用双侧导管时，每个导管剂量减半）
对比剂（非离子型、低渗对比剂）	血管造影
溶栓导管	
Cragg-McNamara® Valved 输液导管（Covidien, Plymouth, MN）	用于血凝块内溶栓剂输注的多边孔导管
UniFuse™ 溶栓导管（Angiodynamics, Latham, NY）	用于血凝块内溶栓剂输注的多边孔导管
Ultrasound-assisted EkoSonic® 血管内系统（EKOS, Bothell, WA）	带超声发射导丝的多边孔导管，用于超声引导导管介入溶栓
其他设备	
外部起搏器，内部经静脉起搏器	治疗可能发生的完全心脏阻滞

Reprinted with permission from Taslakian B, Sista AK. Catheter-directed therapy for pulmonary embolism: patient selection and technical considerations. Interv Cardiol Clin, 2018, 7(1): 81-90.

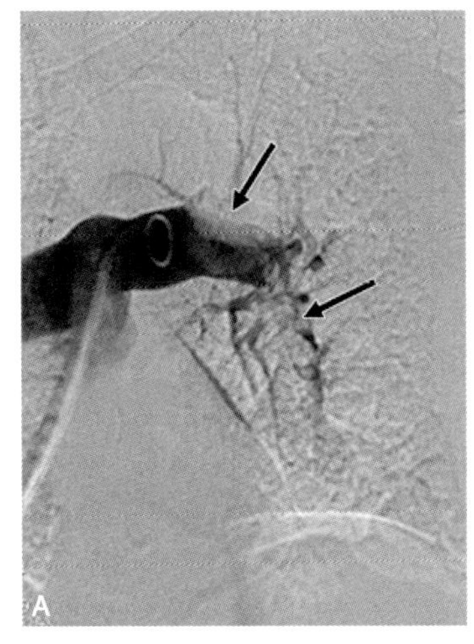

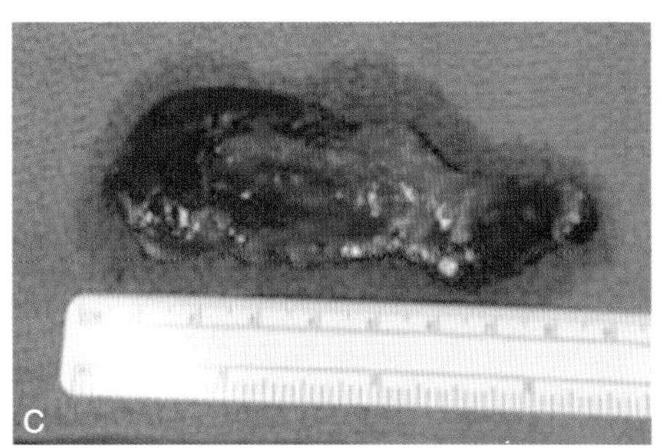

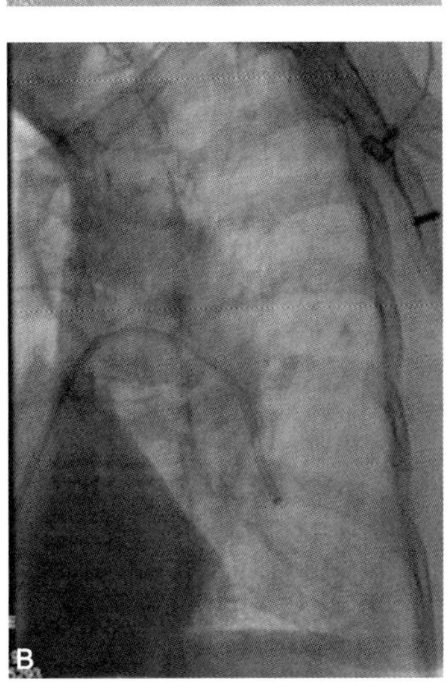

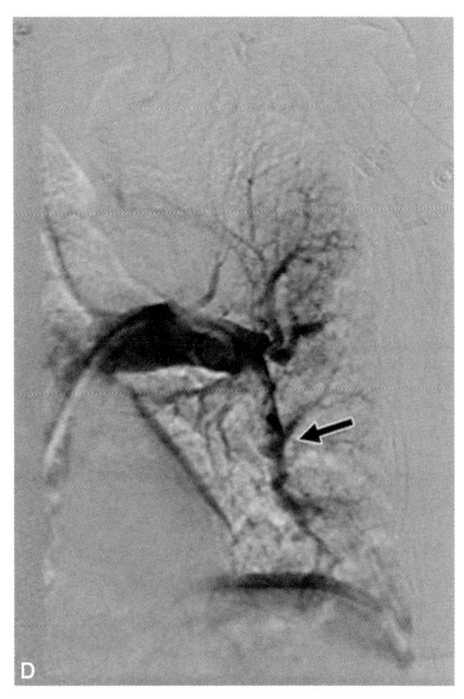

图 35.3　利用 CT8 设备(Penumbra,alameda,California)对一名 73 岁急性次大面积肺栓塞女性患者进行血栓抽吸。A. 左上和左下叶肺动脉中有大型血栓(箭头)。B. 抽吸导管内嵌于左下叶血凝块中。C. 被抽吸出来的血栓包含不同病理阶段。D. 抽吸后立即进行的血管造影显示,左下叶灌注改善(箭头)。[经 Sista AK、Kuo WT、Schiebler M 和 Madoff DC 许可再版。Stratification,imaging,and management of acute massive and submassive pulmonary embolism. Radiology,2017,284(1):5-24.]

对于出血风险较低的患者,机械血栓切除可通过机械血凝块粉碎联合导管介入的小剂量溶栓剂血栓内注射完成。欲了解更多关于导管介入溶栓剂输注或 CDT 的技术细节,请参见下面关于次大面积肺栓塞的部分(次大面积肺栓塞的经皮导管介入治疗)。药物机械血栓切除的一个优势在于,机械粉碎中心血栓后,可持续进行溶栓剂的输注,从而降低了慢性肺栓塞形成的风险。特别是对于伴右心室损耗的 PAP 残余上升、肺栓塞已由大面积降级为次大面积的患者,药物机械血栓切除的效果尤其明显。溶栓治疗数据显示,该治疗可降低发展为慢性血栓栓塞性肺动脉高压(CTEPH)的可能性。

通过直接超声引导,从颈内静脉或股总静脉进入静脉系统,这项技术的优缺点随使用设备的不同而变化。几种不同的导管可用于肺动脉插管(表 35.6)。如上文所述,应测量基线肺动脉压力,从而确定血管造影的注射率。择期左肺和右肺血管造影一般分别在左侧(20°)和前后位或偏右侧前斜位投照进行,成像速率为 4~6 帧/s。当使用单一平面投照时,某些患者可能需要进行大角度重复血管造影,以便分离远端分支。对侧斜位投照是分离肺下叶分支的有效方法。如果可进行术前 CT 肺血管造影,评估血流动力学不稳患者的血栓解剖学、位置/范围,从而缩短手术时间、实现快速中心血凝块移除,那么则无须进行详细的血管造影。导管/导丝的联用可横穿中心血栓。

目前,几种设备可有效粉碎大面积肺栓塞患者的中心血栓。最常用的技术是旋转猪尾导管粉碎,即将一根标准 5Fr 导管通过一根从猪尾环外圈的边孔穿出的导丝插入,使猪尾环可自由地绕着导丝旋转,提供稳定性。将导管放置在血凝块的远端,在向近端收回猪尾环的同时,旋转猪尾环,进而粉碎血凝块。使直径稍大于最大肺动脉直径的血管成形术球囊充气膨胀,也可实现血凝块粉碎(一般为 16mm 的球囊)。辅助血栓抽吸可能需要使用大内腔(8Fr)端孔导管或导管鞘,或使用专业导管去除血凝块。不同的新型血栓去除设备可实现稳定的血栓去除效果。更多关于这些设备的细节不在本章范围内;关于这些设备的具体表述,可参照回顾性文章。

次大面积肺栓塞经皮导管介入治疗

在次大面积(中危)肺栓塞中,中心血凝块粉碎可能造成远端栓塞,进而导致 PAP 和右心室后负荷急性上升,因此对这类患者,建议避免使用机械取栓。将纤溶剂通过内嵌导管注入血凝块,可能会提高栓塞暴露的表面积,进而在理论上加速血凝块溶解。Schmitz-Rode 等发现阻塞性栓塞可造成近端漩涡形成,使系统性给予的溶栓剂从血栓转移到其他地方,从而降低治疗的有效性,导致大量溶栓剂进入体循环。该结果支持以上关于机制的推测。与此相反,CDT 可在较长时间内,持续将较小剂量的纤溶剂直接注入血栓内(12~24h)。因此,与系统性溶栓相比,CDT 的工作原理可改善溶栓有效性和安全性,但尚需进行随机对照研究进行验证。

可通过一个标准的多边孔导管,实现溶栓剂的血栓内输送(图 35.4)。另一种方法是超声引导 CDT 药物输送导管系统,这一系统通过导管芯输送超声波(高频、低强度超声)能量,可在理论上改变血凝块的局部结构,使溶栓剂进入到血凝块内部,加速溶栓。ULTIMA 和 SEATTLE Ⅱ研究中使用了超声引导 CDT;但是,这两项研究没有比较超声引导 CDT 和标准 CDT 的有效性。在 PERFECT 注册研究中,超声引导 CDT 和标准 CDT 的技术和临床成功率没有差别。我们还不清楚超声引导 CDT 与标准的多功能相比,是否可提高纤溶效果和安全性。这是因为,目前还没有随机对照研究对这两种技术进行比较。

最好通过超声引导单壁穿刺建立一般的股静脉或颈内静脉通路,降低静脉进入相关并发症。如果需要双侧肺动脉输注,则需要建立第二个静脉通路。如果 IVC、髂静脉和/或股静脉内有大型血栓,那么最好采用右侧颈内静脉通路。静脉通路一开始可用 5Fr 或 6Fr 血管鞘固定。血压测量和肺血管造影结束后,进入导丝可换为刚性导丝[如,0.035 英寸(0.889mm)Rosen 或 Amplatz],为后面的长鞘置入提供稳定性,从而横穿肺动脉瓣,确保溶栓期间输液导管的稳定性。将多边孔导管(输液长度 10~20cm)通过鞘从导丝中穿入,并内嵌到血栓中。导管尖端一般放在可使溶栓剂最大程度通过边孔进入血凝块的位置上。推荐的总 tPA 输注率为 1~2mg/h,总剂量为 24mg。部分术者建议最初导管置入时的弹丸式剂量为 1~4mg。若采用双侧导管,常见的方案是每个肺动脉导管的阿替普酶输注速率为 0.5~1mg/h。t-PA 的推荐浓度为生理盐水溶液 0.01~0.05mg/mL,可相应的使用输注泵进行 tPA 输注(如,输注率开始时可为 0.5~2mg/h)。

术后管理和随访

术后护理的一种结构化方法包括并发症早期发现和管理、监测期内医师特殊指示、有效的查房制度和常规门诊随访,可促进有效、充分的管理,着重于质量和患者安全。

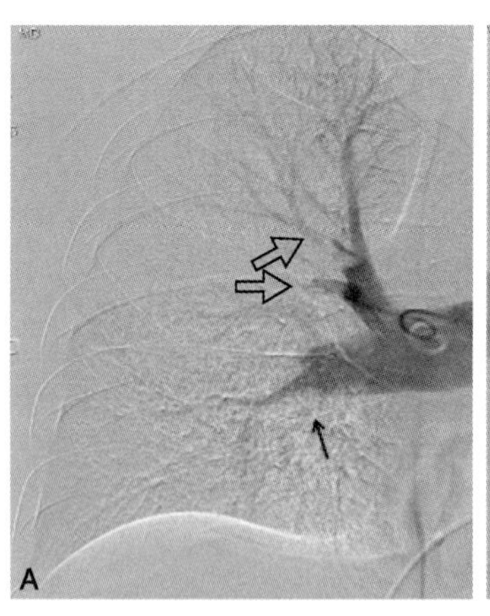

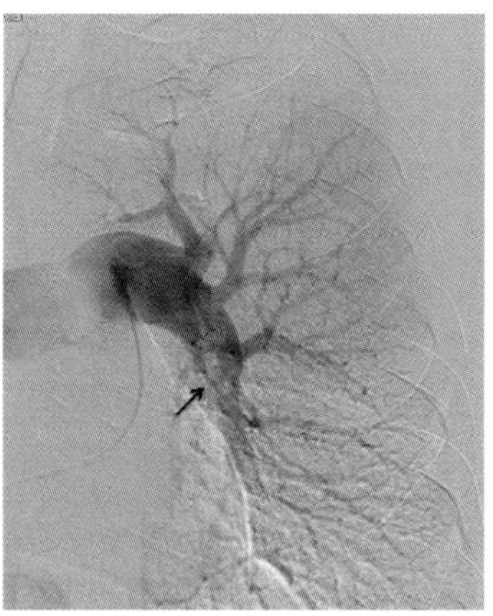
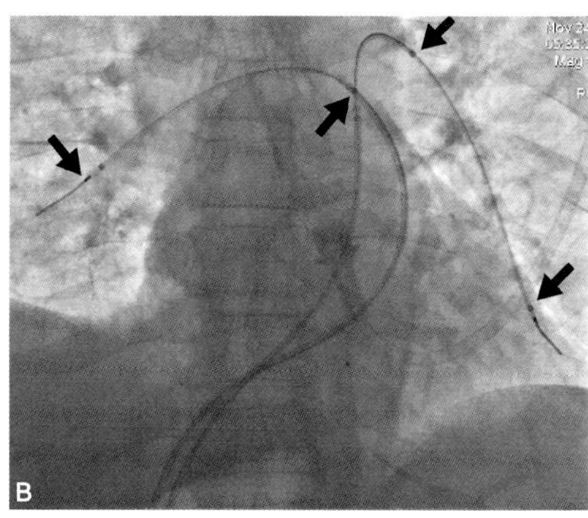

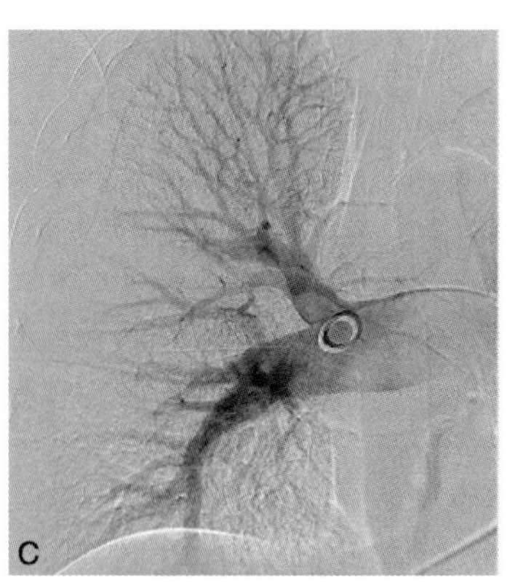

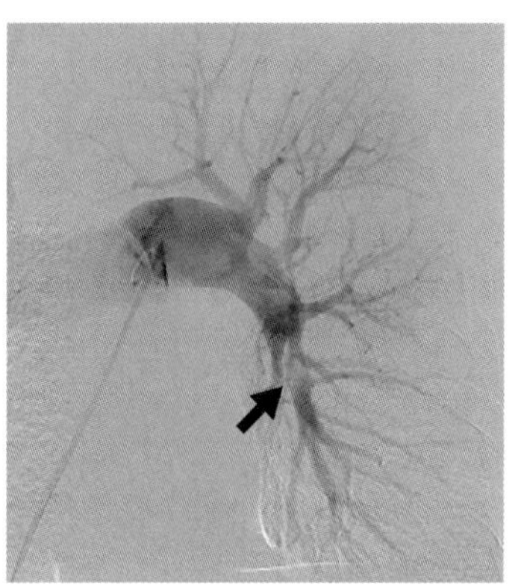

图 35.4 次大面积肺栓塞的导管介入溶栓。A. 一名 55 岁大面积肺栓塞男性患者的初始肺血管造影,提示灌注差和近端血栓(黑色箭头)。还可注意到,右上叶外段动脉和中叶肺动脉的血管截断(开放箭头)。B. 双侧 5Fr、10cm 输液导管内嵌到血栓中。10cm 输液长度用不透射线的标志物标记(箭头)。输注溶栓剂的标志物之间存在多个侧孔。患者共接受了 22h 的重组 tPA(每根导管 0.5mg/h)输注。C. CDT 后血管造影显示,灌注改善,左下叶肺动脉中有轻度残余血栓(箭头)。输注后,肺动脉收缩压从 61mmHg 下降至 41mmHg。[经 Sista AK、Kuo WT、Schiebler M 和 Madoff DC 许可再版。Stratification, imaging, and management of acute massive and submassive pulmonary embolism. Radiology, 2017, 284(1):5-24.]

术后,血管鞘和输液导管可通过缝线和包扎固定。输液时应将患者转移到有监测的病床,以便进行生命体征的密切监测和潜在并发症的筛选。应准备一份详细的术后医嘱组,内容包括观察期指示以及规定护理人员应在哪些情况下警示医师的标准(表 35.7)。监测期可使用长鞘(如果使用过)进行 PAP 测量。可监测纤维蛋白原水平,特别是当输液时间超过 24h,以及对于出血风险较高的患者。但是,纤维蛋白原水平与出血并没有确定的关联。当纤维蛋白原水平下降至 100mg/dL 以下时,大部分术者倾向于减少(降至一半)或停止溶栓,如果需要进一步溶栓,术者会选择输入新鲜冷冻血浆。如果纤维蛋白原水平下降至 50mg/dL,一些术者可能将 tPA 输注替换为生理盐水。不同术者选择的输注时间可能不同,但一般限制在 12~24h。治疗后血管造影和/或超声心动可用于评估血凝块负荷和右心室功能。治疗中,可继续足量肝素抗凝治疗(抗Ⅹa 目标为 0.3~0.5 单位/mL)。但是,一旦开始溶栓剂输注,一些术者选择停止足量肝素抗凝治疗,转为使用亚治疗剂量肝素输注,降低出血并发症。同时输注低剂量 tPA 时,某些术者喜欢使用亚治疗剂量肝素(如,通过外周静脉导管或血管鞘输注 300~500 单位/h;部分凝血活酶时间[PTT]60s),降低鞘周血凝块形成。CDT 完成后,应立即恢复足量抗凝治疗,并维持 7~10d,作为后续口服抗凝治疗的过渡。

表 35.7

术后输注指示

指示	原理
让患者完全卧床休息,保持腿部伸展(股静脉通路)	降低静脉通路相关并发症和导管移位
让患者保持空腹(或仅摄入流食)	取决于患者的临床状态、其他共病、吸入风险、预期的出血风险、以及对急诊手术、插管、或以预防或降低吸入风险为目的再干预需求
检查静脉通路部位,观察是否存在出血和血肿迹象	早期检测静脉通路相关并发症
进行一系列神经学检查(每 2~4h)	早期检测颅内出血并发症
监测全血细胞计数 CBC、纤维蛋白原、部分凝血酶原时间 PTT(如每 4h 一次)	早期检测并发症(出血、急性贫血、亚治疗剂量抗凝治疗、低纤维蛋白原血症)
溶栓治疗结束后移除鞘,进行人工按压止血(30~45min)	这是正确/推荐的快速止血的方法,并可降低患者未接受抗凝治疗的总时间

经 Taslakian B,Sista AK 许可再版。Catheter-directed therapy for pulmonary embolism: patient selection and technical considerations. Interv Cardiol Clin,2018,7(1):81-90.

介入治疗医师应参与大面积和次大面积肺栓塞患者的纵向随访。门诊随访可确保患者得到充分抗凝治疗,并及时发现长期并发症迹象,如无缓解呼吸困难和运动不耐受。如果治疗中置入了 IVC 滤网,那么一旦患者不再存在滤网指征,需要安排患者移除滤网,避免发生与长期滤网置入相关风险。临时性滤网开始成为新的潮流。临时性滤网也属于永久性滤网,但如果患者不再存在临床指征,可选择移除(可收回滤网)或转换为腔支架(可转化滤网)。

IVC 滤网

腔静脉干预目前主要是通过经皮影像学引导下 IVC 滤网置入实现的,目的是通过捕捉血凝块,预防有症状的肺栓塞。具体取决于滤网的设计。大部分临时性滤网采用可移除设计,在滤网头端一般有一个钩子,可被网捕捉收回。对于某些静脉栓塞患者,这是一种重要的治疗方法。几种不同的 IVC 滤网已在临床使用(图 35.5、图 35.6)。如今一代 IVC 滤网来自 Greenfield IVC 过滤器的设计和性能特征。大部分 IVC 滤网为锥形,以便捕捉静脉中央的血栓,使捕捉到的血凝块逐渐溶解,促进外周静脉血流流动。目前美国主要有两大类 IVC 滤网:永久性和临时性。永久性滤网自 20 世纪 70 年代使用以来,主要用于满足肺栓塞的长期机械预防需求、以及存在抗凝治疗绝对禁忌证的患者。

IVC 滤网置入指征

利用 IVC 滤网进行腔静脉过滤的指征依旧存在争议。抗凝治疗依然是静脉血栓栓塞的首选治疗。基于肺栓塞风险和/或抗凝治疗的缺点,IVC 滤网的指征可分为三大类:绝对指征、相对指征或预防性指征(表 35.8)。虽然关于绝对指征的争议较小,但关于相对指征和预防性指征的争议依旧存在。这些指征的界定主要基于"专家意见"和病例系列,但未得到前瞻性、随机对照研究的支持。基于现有数据,美国放射学会(ACR)与美国介入放射学协会(SIR)、AHA、ACCP 和 ESC 共同制定的指南支持将 IVC 滤网用于静脉血栓栓塞和存在抗凝治疗禁忌证的患者。对于次大面积肺栓塞患者,还没有数据支持 IVC 滤网的常规置入。国际肺栓塞注册合作研究(ICOPER)和一项全国住院患者数据库调查发现,死亡率降低与 IVC 滤网置入有关,因此,大面积肺栓塞和近端深部静脉栓塞的患者应接受 IVC 滤网置入。

禁 忌 证

腔静脉过滤的禁忌证非常少。IVC 滤网的主要禁忌证是没有位置放置滤网,如 IVC 阻塞或缺如。在这种情况下,血液通过多个迂曲和小型侧支静脉网络回到心脏,防止大型血凝块进入肺循环。但是如果形成较大的侧支静脉网络,可考虑将滤网放置于奇静脉或半奇静脉。经皮 IVC 滤网置入的另一个禁忌证是缺乏进入 IVC 的通路,因为在某些患者中所有可能的静脉通路都阻塞了。

凝血功能障碍一般是经皮手术的禁忌证。但是,由于可使用颈静脉输送系统、体积较小的滤网置入鞘和超声引导下静脉进入,IVC 滤网可被安全放置于几乎所有凝血功能障碍患者中。静脉造影使用其他对比剂,如钆和 CO_2,可缓解其他禁忌证,如肾功能不全和严重对比剂过敏。

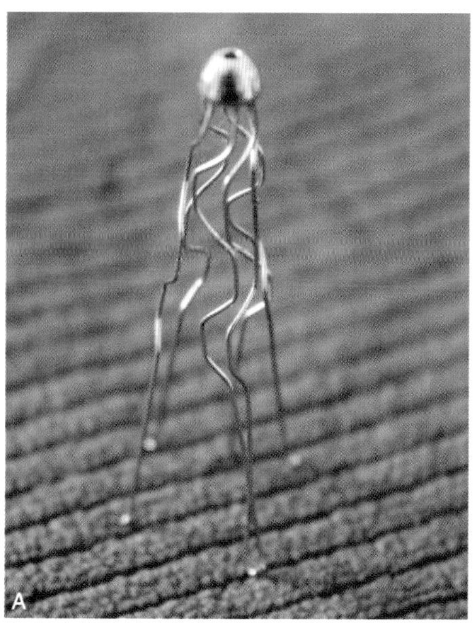
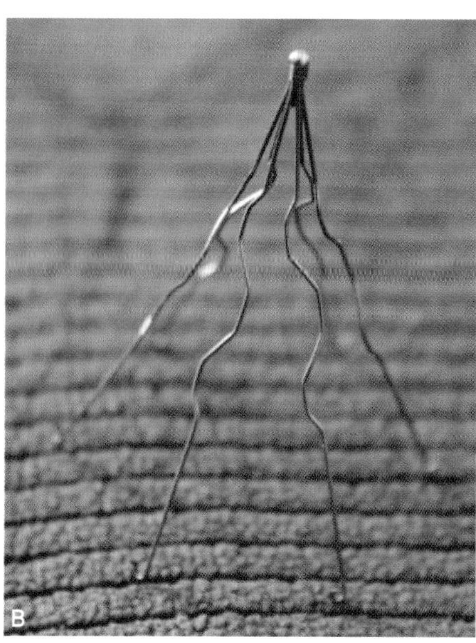
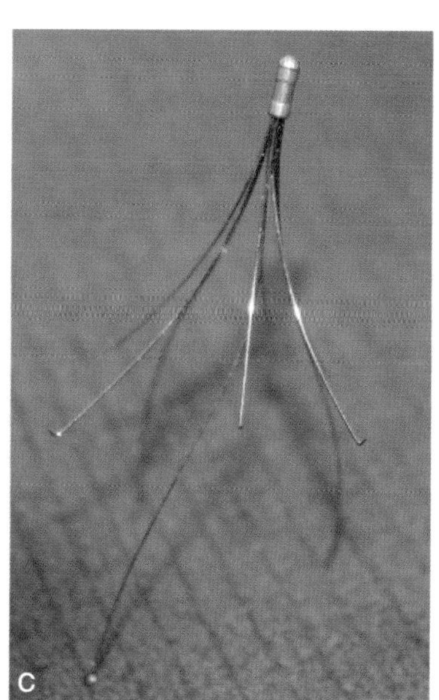
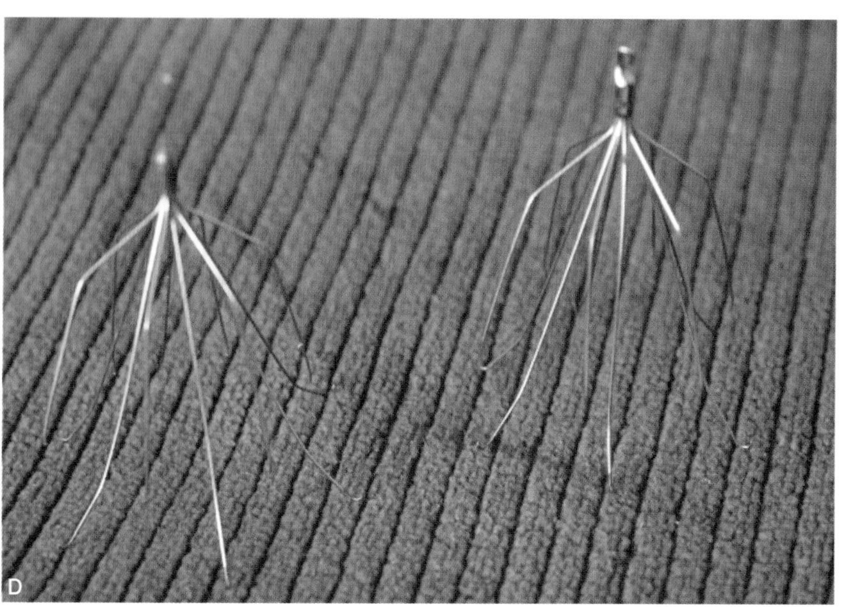
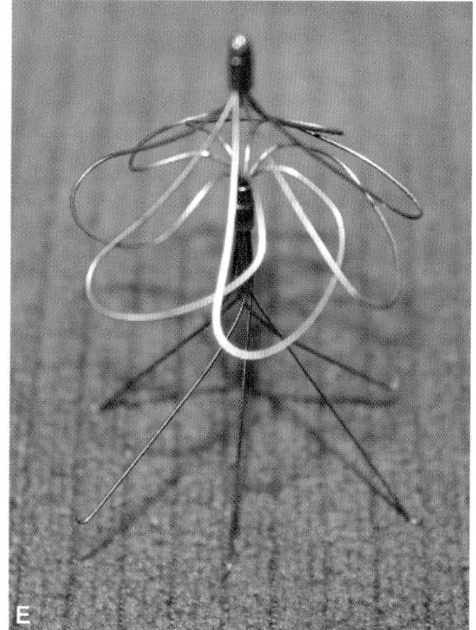
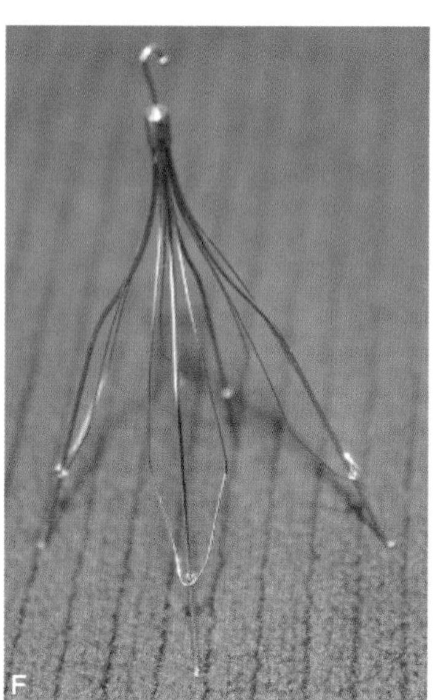
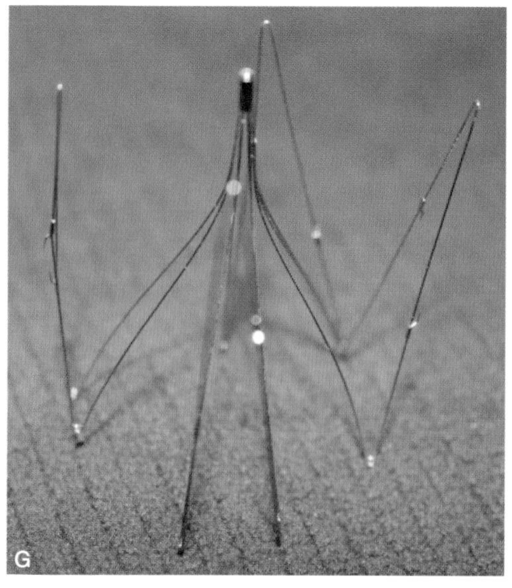

图35.5　不同IVC滤网。A. Greenfield滤网[不锈钢(Boston Scientific, Natick, MA)]。B. Greenfield滤网(钛)(Boston Scientific, Natick, MA)。C. ALN滤网(ALN International, Miami, FL)。D. G2(左)和Eclipse(右)滤网(Bard Peripheral, Tempe, AZ)。E. Simon Nitinol滤网(Bard Peripheral, Tempe, AZ)。F. Gunther Tulip滤网(Cook Medical, Bloomington, IN)。G. VenaTech LP滤网(B. Braun, Sheffield, UK)。

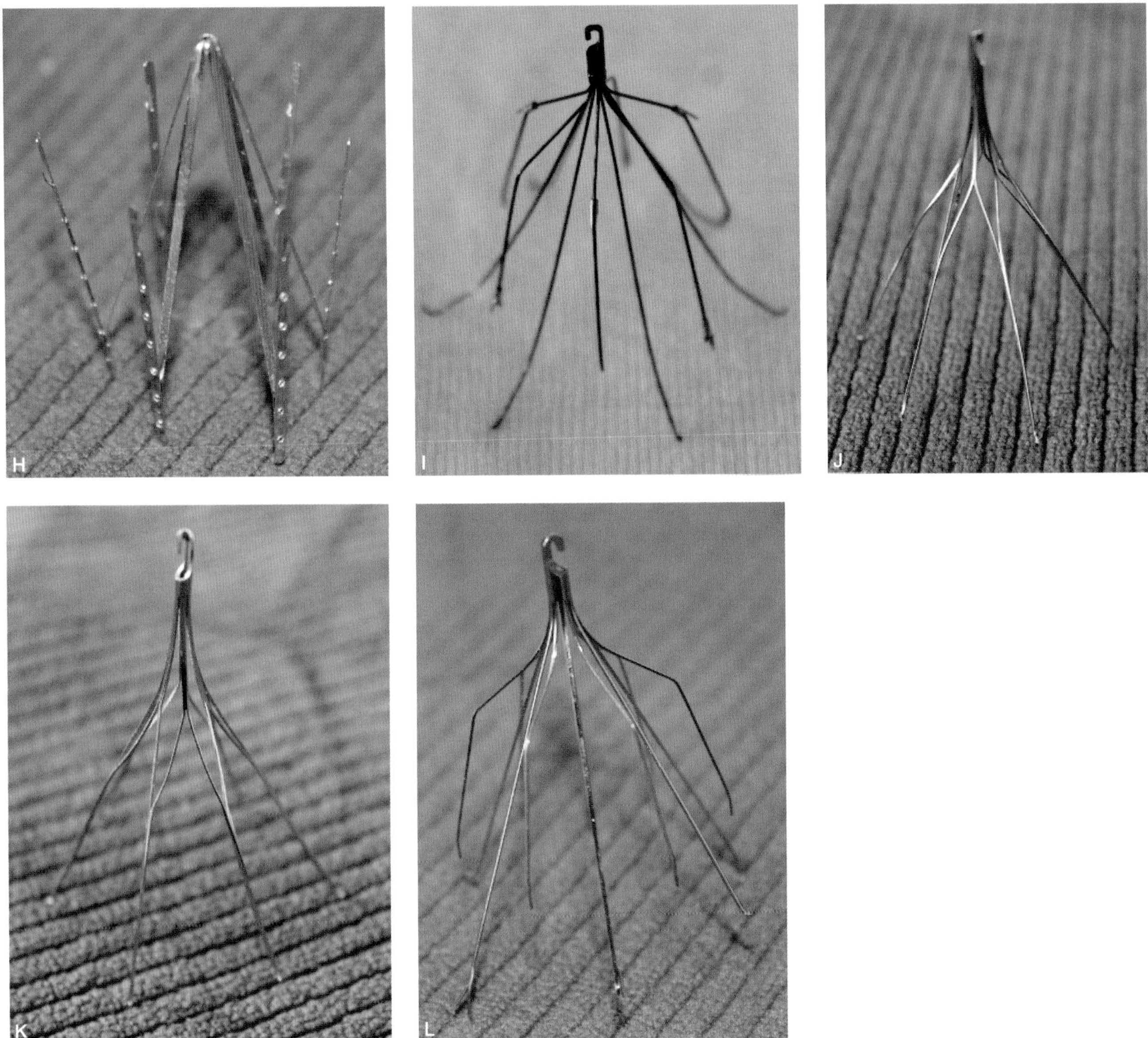

图 35.5(续)　H. VenaTech LGM 滤网(B. Braun, Sheffield, UK)。I. Meridian 滤网(Bard Peripheral, Tempe, AZ)。J. Option 滤网(Rex Medical, Consho-hocken, PA)。K. Option ELITE 滤网(Rex Medical, Conshohocken, PA)。L. Denali 滤网(Bard Peripheral, Tempe, AZ)。

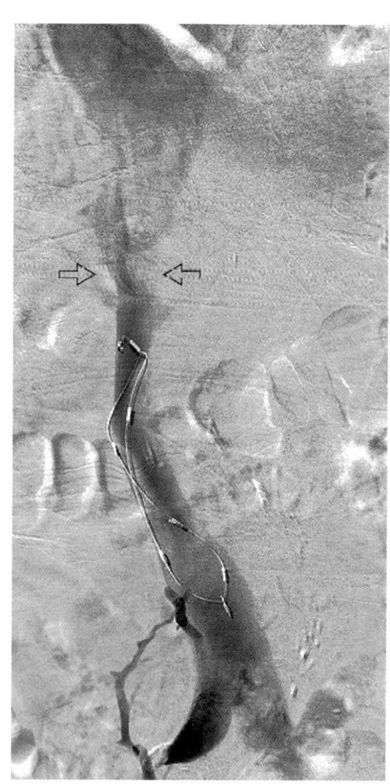

图35.6　Crux过滤器置入后的静脉造影(Volcano Corporation，Rancho Cordova，CA)。肾静脉水平用开放箭头标注。过滤器头端和尾端有可收回钩子，便于通过颈静脉或股静脉通路移除过滤器。

表35.8

下腔静脉滤网指征

绝对(经典)指征

存在以下情况的有记录深静脉血栓：

- 充分抗凝治疗后肺栓塞仍反复发作
- 抗凝治疗失败(治疗剂量的抗凝治疗期间深静脉血栓扩散/进展)
- 抗凝治疗禁忌证
- 抗凝治疗并发症
- 无法接受/维持治疗剂量的抗凝治疗
- 未来仍具有肺栓塞风险的患者存在伴随残余深静脉血栓的大面积肺栓塞

相对(延伸)指征

存在以下情况的有记录深静脉血栓：

- 髂下腔深静脉血栓
- 大型、自由移动的近端血栓
- 髂下腔深静脉血栓的溶栓治疗
- 心肺储备有限的静脉血栓栓塞
- 对抗凝治疗的依从性较差
- 抗凝治疗并发症风险较高(如，经常摔倒)

预防性治疗指征

没有记录静脉血栓栓塞，但可能发展为静脉血栓栓塞，且无法接受抗凝治疗或接受静脉血栓栓塞发展监测

- 严重创伤
- 闭合性脑损伤
- 脊柱损伤
- 多发性长骨或骨盆骨折
- 静脉血栓栓塞高风险患者接受手术治疗
- 静脉血栓栓塞风险较高的其他疾病

Kaufman JA，Kinney TB，Streiff MB，et al. Guidelines for the use of retrievable and convertible vena cava filters：report from the Society of Interventional Radiology multidisciplinary consensus conference. J Vasc Interv Radiol，2006，17：449-459.

Caplin DM，Nikolic B，Kalva SP，et al. Quality improvement guidelines for the performance of inferior vena cava filter placement for the prevention of pulmonary embolism. J Vasc Interv Radiol，2011，22(11)：1499-1506.

表35.9

腹部和盆腔静脉解剖学变异

静脉解剖学变异	说明
无IVC(0.15%的患者)	血液流入奇静脉系统(奇静脉连接)无法置入IVC滤网
左侧IVC(2%的患者)	血液一般流入左肾静脉，左肾静脉从主动脉前方横穿，与右侧IVC汇合
双IVC	伴随左髂总静脉的左侧副IVC。需置入一个肾上IVC滤网或两个IVC滤网，每个IVC中一个滤网，进行腔静脉过滤。另一种方法是，可在每个髂总静脉内置入一个滤网，或可在右侧IVC内置入一个滤网，同时对左侧IVC进行栓塞
环主动脉型左肾静脉(5.5%)	一支左肾静脉从前方跨越主动脉，另一支左肾动脉从后侧跨越主动脉。IVC滤网应置于环主动脉型肾静脉下方，这是因为，如果IVC滤网放置于左肾静脉和环主动脉型肾静脉之间，可能形成一个使下肢血凝块绕过滤网的管道
主动脉后型左肾静脉(4.7%)	不会影响IVC滤网置入，这是因为，不存在一个绕过肾下IVC滤网的静脉管道

技　术

了解静脉引流途径包括先天异常十分必要。腹部和盆腔静脉存在多种解剖学变异，但这些变异较为少见，IVC滤网置入可能受解剖学变异影响(表35.9)。

颈静脉或股静脉输送系统可能包含IVC滤网。如果采用

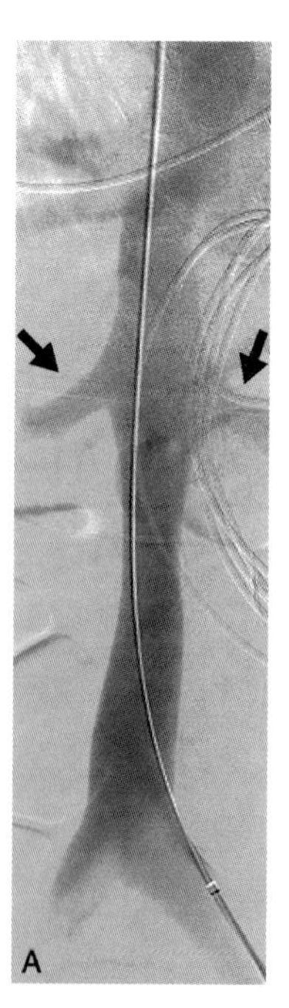

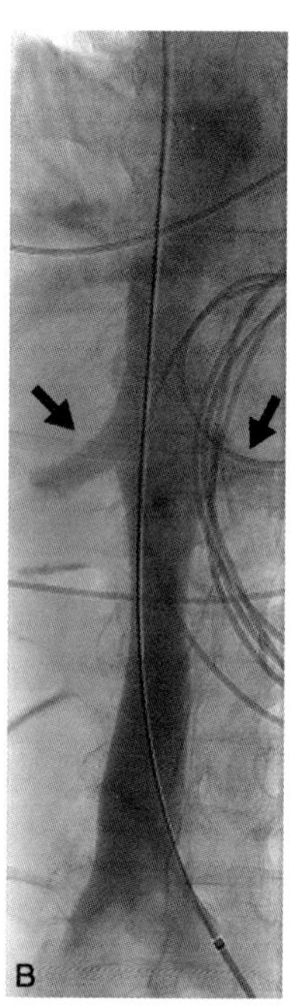

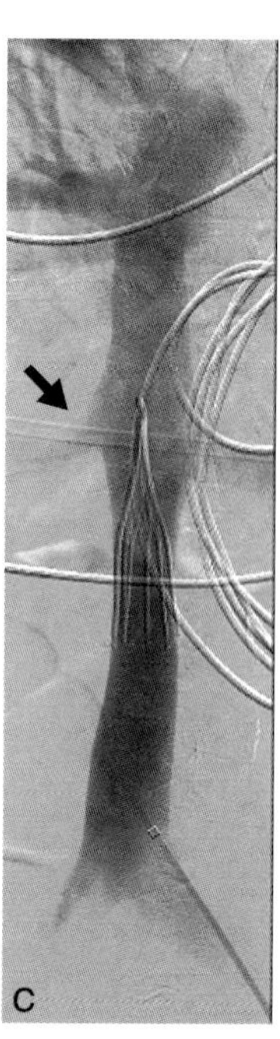

图35.7　滤网置入。A.滤网置入前的数字减影血管造影和非减影IVC静脉造影(B)显示，肾静脉内存在对比剂回流(箭头)。C.临时性滤网置入后的数字减影血管造影显示，滤网位置正常，钩子在肾静脉流入水平上(箭头)，无明显倾斜。

对称滤网，一种输送系统可用于以上任意一种通路。对于非对称锥形滤网，选择合适的输送系统(经静脉或股静脉)可避免滤网倒置。最常用的进入通路是右侧股总静脉和右侧颈内静脉，这是因为，输送系统可与 IVC 直线对齐。但是，新一代滤网可从任何静脉置入，包括外周静脉。这是因为输送系统体积较小加上镍钛合金滤网的变形性高。如果选择从外周静脉进入，可能需要使用输送长鞘。

患者临床数据、指征和禁忌证的术后评估也十分重要。评价现有的影像学研究，如截面影像学，可详细了解静脉解剖学和解剖学异常，避免过滤不完全。总的来说，IVC 滤网放置于肾上，最大程度减小了滤网尖端和肾静脉流入之间的间隙。IVC 滤网的原理就是限制血流淤积的面积，从而防止滤网血栓和肾静脉血栓。应避免在肾静脉水平上放置滤网，这是因为，滤网部件可能与 IVC 接合，造成滤网严重倾斜。因此，对于临时性滤网，将滤网尖端放置在肾静脉下方约 1cm 处，已成为普遍做法。一些术者建议将滤网的钩子放在肾血液流入水平上，避免钩子血栓形成，使滤网取出更容易(图 35.7)。

建立静脉通路后，应进行静脉造影，评估静脉解剖学、识别肾静脉的位置，以便实现准确的 IVC 滤网肾上置入。如果无法进行截面影像学检查，建议采用左髂总静脉造影和颈静脉入路，识别双 IVC。对于这些患者，还可选择左股总静脉入路。为了避免滤网迁移，置入前应测量 IVC 直径。无论使用哪种设备，都没有对 IVC 最小直径的要求，但每种滤网都有最大直径的要求。通常，对于大于 28mm 的 IVC，仅部分设备可以使用。如果腔静脉的直径 30mm(megacava)，可在髂总静脉放置两个滤网。如果检测到 IVC 血栓，那么滤网应放置在血凝块头端延长最远处上方，给予最大保护。如果血凝块的范围超过肾静脉，那么需要置入肾上滤网(图 35.8)。避免在血栓内放置滤网，也是防止不完全释放和滤网迁移的关键。释放中，应将滤网的鞘取下来，同时使推管和滤网保持在稳定位置上避免滤网迁移。释放完成后，可通过鞘进行静脉造影。

并　发　症

并发症可分为多种类型：滤网置入或取出时的手术相关并发症，以及发生在滤网保留期间的设备相关并发症(表 35.10)。

术后管理和随访

对于临时性滤网，有必要在给定设备可收回时间窗内进行再评估。如果不再存在腔静脉过滤指征，那么应考虑停止腔静脉过滤，减少设备相关并发症。介入放射学医师应积极参与随访护理，提高临时性滤网的收回率。滤网相关深静脉血栓风险。大多数可收回滤网被永久置入，收回率仅为 8.5%。如果不再存在 IVC 滤网指征，且认为不会再复发，则建议停止。

滤 网 取 出

研究显示，可收回滤网是安全的，可预防致命性肺栓塞，为抗凝治疗提供有效过渡。可收回设备的设计使它可以在不需要肺栓塞保护时被收回，从而降低了腔静脉过滤。收回时捕捉尖端或底部钩子，具体取决于临时性滤网的设计。复杂滤网收回技术主要用于移除长期留置滤网以及黏附在 IVC 壁上的倾斜滤网。这些内容超过了本章的范围，目前已有一些与此相关的回顾性文章。

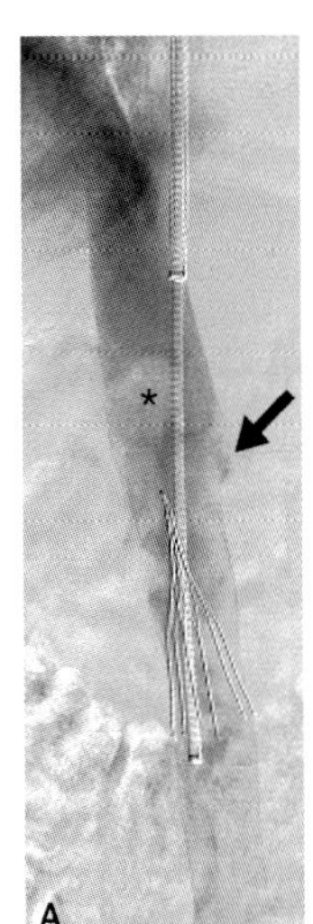

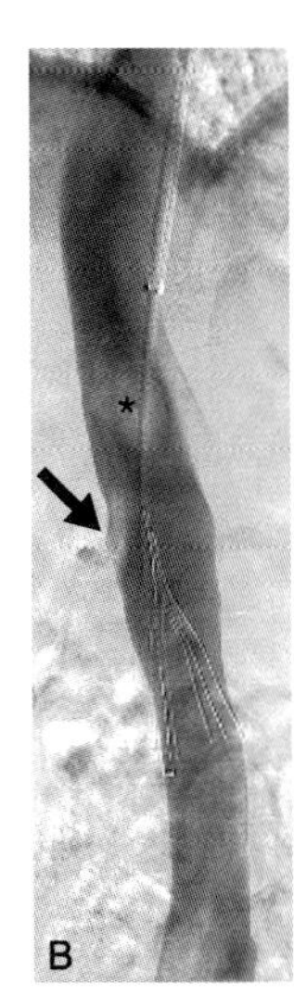

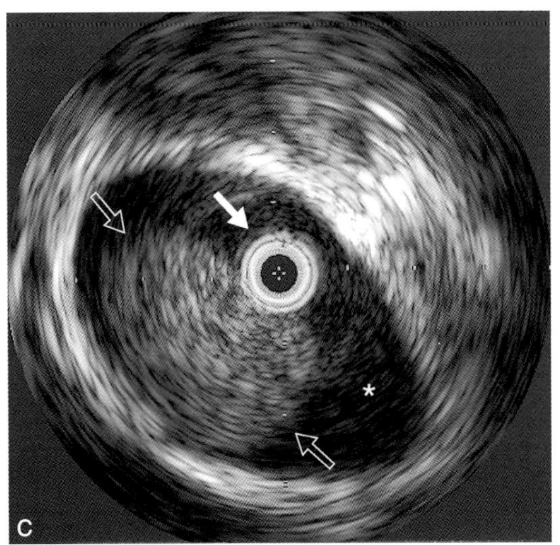

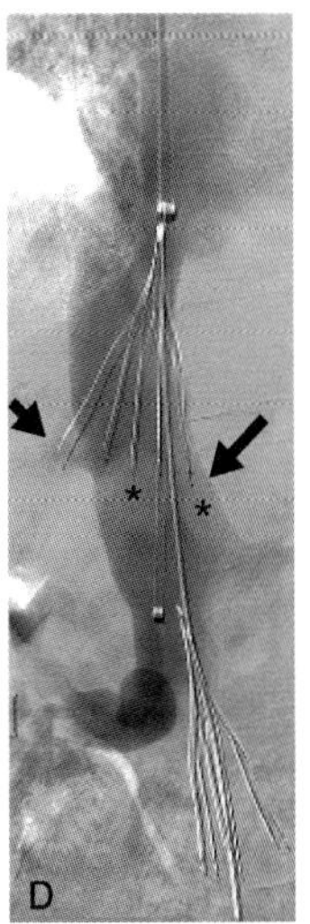

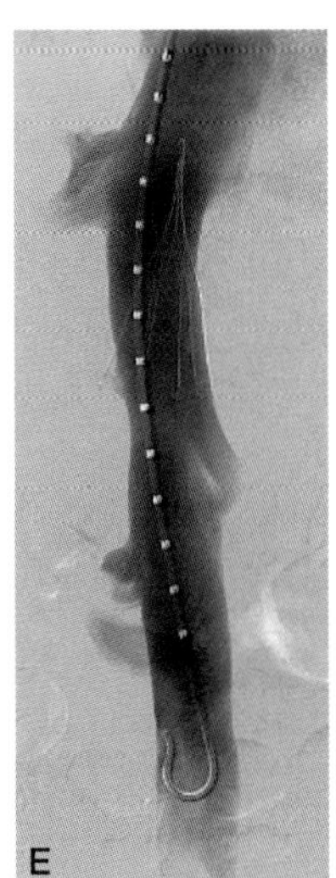

图 35.8　肾上滤网。A、B. 临时性滤网取出前的 IVC 数字减影血管造影显示，肾静脉水平上方(箭头)有一血栓(星号)向头端伸入留置滤网。C. 血管内超声(IVUS)证实以上发现，显示 IVC 中存在一个大型血栓(在开放箭头之间)。可注意到，IVC 腔内(星号)的 IVUS 探头(箭头)。在这种情况下无法移除滤网。D. 第二个肾上临时性滤网置于血栓头端延长最远处(星号)。可识别肾静脉(箭头)。E. 移除最头端滤网后的数字减影血管造影显示，IVC 内已无血栓。随后肾上滤网被移除。

表35.10

IVC 滤网植入并发症

并发症	说明
手术相关并发症	
对比剂诱发的肾病	高危患者术前和术后充分水化,或使用其他对比剂可避免
对比剂过敏	对于有对比剂过敏史的患者,可通过预防用药和使用其他对比剂避免
进入通路相关并发症	出血和血栓形成。主要出血风险来自意外动脉穿刺。可通过超声引导避免,超声引导在临床中的使用越来越普遍,特别是采用颈静脉入路时
腔静脉损伤	特别是移除滤网时
设备相关并发症	
滤网迁移	6%的患者出现这种情况,一般无症状。但可能出现严重并发症,如心内迁移造成的心源性休克
滤网断裂	少见(1%),且随滤网设计的不同而不同一般无症状,但可造成严重问题,如心脏压塞
滤网部件穿透 IVC	一般无症状有报道称,滤网部件穿透可造成假性动脉瘤和十二指肠穿孔
滤网血栓或阻塞	
滤网相关深静脉血栓	

小 结

急性肺栓塞有多种表现形式,每种表现形式的死亡率和发病率均不同。危险分层和多学科团队对于优化急性肺栓塞患者的治疗十分重要。医学界对导管介入干预表现出越来越浓厚的兴趣。未来需要进一步前瞻性随机研究,来评估 CDT 在次大面积肺栓塞中的临床实用性、短期和长期结局及相关出血风险。

推荐阅读

Aujesky D, Obrosky DS, Stone RA, et al. Derivation and validation of a prognostic model for pulmonary embolism. *Am J Respir Crit Care Med* 2005;172(8):1041–1046.

Becattini C, Agnelli G, Germini F, Vedovati MC. Computed tomography to assess risk of death in acute pulmonary embolism: a meta-analysis. *Eur Respir J* 2014;43(6):1678–1690.

Becattini C, Vedovati MC, Agnelli G. Prognostic value of troponins in acute pulmonary embolism: a meta-analysis. *Circulation* 2007;116(4):427–433.

British Thoracic Society Standards of Care Committee Pulmonary Embolism Guideline Development Group. British Thoracic Society guidelines for the management of suspected acute pulmonary embolism. *Thorax* 2003;58(6):470–483.

Caplin DM, Nikolic B, Kalva SP, et al. Quality improvement guidelines for the performance of inferior vena cava filter placement for the prevention of pulmonary embolism. *J Vasc Interv Radiol* 2011;22(11):1499–1506.

Carrier M, Righini M, Djurabi RK, et al. VIDAS D-dimer in combination with clinical pre-test probability to rule out pulmonary embolism. A systematic review of management outcome studies. *Thromb Haemost* 2009;101(5):886–892.

Casazza F, Becattini C, Bongarzoni A, et al. Clinical features and short term outcomes of patients with acute pulmonary embolism. The Italian Pulmonary Embolism Registry (IPER). *Thromb Res* 2012;130(6):847–852.

Chamsuddin A, Nazzal L, Kang B, et al. Catheter-directed thrombolysis with the Endowave system in the treatment of acute massive pulmonary embolism: a retrospective multicenter case series. *J Vasc Interv Radiol* 2008;19(3):372–376.

Chatterjee S, Chakraborty A, Weinberg I, et al. Thrombolysis for pulmonary embolism and risk of all-cause mortality, major bleeding, and intracranial hemorrhage: a meta-analysis. *JAMA* 2014;311(23):2414–2421.

Coutance G, Cauderlier E, Ehtisham J, Hamon M, Hamon M. The prognostic value of markers of right ventricular dysfunction in pulmonary embolism: a meta-analysis. *Crit Care* 2011;15(2):R103.

Decousus H, Leizorovicz A, Parent F, et al. A clinical trial of vena caval filters in the prevention of pulmonary embolism in patients with proximal deep-vein thrombosis. Prevention du Risque d'Embolie Pulmonaire par Interruption Cave Study Group. *N Engl J Med* 1998;338(7):409–415.

Dinglasan LA, Oh JC, Schmitt JE, et al. Complicated inferior vena cava filter retrievals: associated factors identified at preretrieval CT. *Radiology* 2013;266(1):347–354.

Elias A, Mallett S, Daoud-Elias M, Poggi JN, Clarke M. Prognostic models in acute pulmonary embolism: a systematic review and meta-analysis. *BMJ Open* 2016;6(4):e010324.

Engelberger RP, Spirk D, Willenberg T, et al. Ultrasound-assisted versus conventional catheter-directed thrombolysis for acute iliofemoral deep vein thrombosis. *Circ Cardiovasc Interv* 2015;8(1):e002027.

Fanikos J, Piazza G, Zayaruzny M, Goldhaber SZ. Long-term complications of medical patients with hospital-acquired venous thromboembolism. *Thromb Haemost* 2009;102(4):688–693.

Farquharson S. *Pulmonary Artery Thrombectomy and Thrombolysis. Procedural Dictations in Image-Guided Intervention*: Springer; 2016:545–551.

Fava M, Loyola S, Bertoni H, Dougnac A. Massive pulmonary embolism: percutaneous mechanical thrombectomy during cardiopulmonary resuscitation. *J Vasc Interv Radiol* 2005;16(1):119–123.

Font C, Carmona-Bayonas A, Beato C, et al. Clinical features and short-term outcomes of cancer patients with suspected and unsuspected pulmonary embolism: the EPIPHANY study. *Eur Respir J* 2016:1600282.

Gibson NS, Sohne M, Kruip MJ, et al. Further validation and simplification of the Wells clinical decision rule in pulmonary embolism. *Thromb Haemost* 2008;99(1):229–234.

Greenfield LJ. Evolution of venous interruption for pulmonary thromboembolism. *Arch Surg* 1992;127(5):622–626.

Greenfield LJ, Proctor MC. Twenty-year clinical experience with the Greenfield filter. *Cardiovasc Surg* 1995;3(2):199–205.

Heit JA, Cohen AT, Anderson FA. Estimated annual number of incident and recurrent, non-fatal and fatal venous thromboembolism (VTE) events in the US. *Blood* 2005;106(11):267A.

Henzler T, Roeger S, Meyer M, et al. Pulmonary embolism: CT signs and cardiac biomarkers for predicting right ventricular dysfunction. *Eur Respir J* 2012;39(4):919–926.

Horlander KT, Mannino DM, Leeper KV. Pulmonary embolism mortality in the United States, 1979–1998: an analysis using multiple-cause mortality data. *Arch Intern Med* 2003;163(14):1711–1717.

Jaber WA, McDaniel MC. Catheter-based embolectomy for acute pulmonary embolism: devices, technical considerations, risks, and benefits. *Interv Cardiol Clin* 2018;7(1):91–101.

Jaff MR, McMurtry MS, Archer SL, et al. Management of massive and submassive pulmonary embolism, iliofemoral deep vein thrombosis, and chronic thromboembolic pulmonary hypertension: a scientific statement from the American Heart Association. *Circulation* 2011;123(16):1788–1830.

Jiménez D, Aujesky D, Moores L, et al. Simplification of the pulmonary embolism severity index for prognostication in patients with acute symptomatic pulmonary embolism. *Arch Intern Med* 2010;170(15):1383–1389.

Kabrhel C, Jaff MR, Channick RN, Baker JN, Rosenfield K. A multidisciplinary pulmonary embolism response team. *Chest* 2013;144(5):1738–1739.

Kaufman JA, Kinney TB, Streiff MB, et al. Guidelines for the use of retrievable and convertible vena cava filters: report from the Society of Interventional Radiology multidisciplinary consensus conference. *Surg Obes Relat Dis* 2006;2(2):200–212.

Kearon C, Akl EA, Comerota AJ, et al. Antithrombotic therapy for VTE disease: antithrombotic therapy and prevention of thrombosis, 9th ed: American College of Chest Physicians evidence-based clinical practice guidelines. *Chest* 2012;141(2 Suppl):e419S–e496S.

Kearon C, Akl EA, Ornelas J, et al. Antithrombotic therapy for VTE disease: CHEST guideline and expert panel report. *Chest* 2016;149(2):315–352.

Kline JA, Steuerwald MT, Marchick MR, Hernandez-Nino J, Rose GA. Prospective evaluation of right ventricular function and functional status 6 months after acute submassive pulmonary embolism: frequency of persistent or subsequent elevation in estimated pulmonary artery pressure. *Chest* 2009;136(5):1202–1210.

Klok FA, van Kralingen KW, van Dijk AP, et al. Quality of life in long-term survivors of acute pulmonary embolism. *Chest* 2010;138(6):1432–1440.

Konstantinides S, Geibel A, Kasper W, Olschewski M, Blümel L, Just H. Patent foramen ovale is an important predictor of adverse outcome in patients with major pulmonary embolism. *Circulation* 1998;97(19):1946–1951.

Konstantinides S, Torbicki A, Agnelli G, et al. 2014 ESC guidelines on the diagnosis and management of acute pulmonary embolism. *Eur Heart J*

2014;35(43):3033–3069.
Kucher N, Boekstegers P, Muller OJ, et al. Randomized, controlled trial of ultrasound-assisted catheter-directed thrombolysis for acute intermediate-risk pulmonary embolism. *Circulation* 2014;129(4):479–486.
Kucher N, Rossi E, De Rosa M, Goldhaber SZ. Massive pulmonary embolism. *Circulation* 2006;113(4):577–582.
Kuo WT. Endovascular therapy for acute pulmonary embolism. *J Vasc Interv Radiol* 2012;23(2):167–179. e4.
Kuo WT, Banerjee A, Kim PS, et al. Pulmonary Embolism Response to Fragmentation, Embolectomy, and Catheter Thrombolysis (PERFECT): Initial Results From a Prospective Multicenter Registry. *Chest* 2015;148(3): 667–673.
Kuo WT, Gould MK, Louie JD, Rosenberg JK, Sze DY, Hofmann LV. Catheter-directed therapy for the treatment of massive pulmonary embolism: systematic review and meta-analysis of modern techniques. *J Vasc Interv Radiol* 2009; 20(11):1431–1440.
Kuo WT, Robertson SW, Odegaard JI, Hofmann LV. Complex retrieval of fractured, embedded, and penetrating inferior vena cava filters: a prospective study with histologic and electron microscopic analysis. *J Vasc Interv Radiol* 2013;24(5):622–630.e1; quiz 631.
Le Gal G, Righini M, Sanchez O, et al. A positive compression ultrasonography of the lower limb veins is highly predictive of pulmonary embolism on computed tomography in suspected patients. *Thromb Haemost* 2006;95(6):963–966.
Marti C, John G, Konstantinides S, et al. Systemic thrombolytic therapy for acute pulmonary embolism: a systematic review and meta-analysis. *Eur Heart J* 2015;36(10):605–614.
Mauro MA, Murphy KP, Thomson KR, Venbrux AC, Morgan RA. *Image-Guided Interventions: Expert Radiology Series*. Philadelphia, PA: Elsevier Health Sciences; 2013.
Meyer G, Vicaut E, Danays T, et al. Fibrinolysis for patients with intermediate-risk pulmonary embolism. *N Engl J Med* 2014;370(15):1402–1411.
Mismetti P, Laporte S, Pellerin O, et al. Effect of a retrievable inferior vena cava filter plus anticoagulation vs anticoagulation alone on risk of recurrent pulmonary embolism: a randomized clinical trial. *JAMA* 2015;313(16): 1627–1635.
Nakazawa K, Tajima H, Murata S, Kumita SI, Yamamoto T, Tanaka K. Catheter fragmentation of acute massive pulmonary thromboembolism: distal embolisation and pulmonary arterial pressure elevation. *Br J Radiol* 2008;81(971):848–854.
Park B, Messina L, Dargon P, Huang W, Ciocca R, Anderson FA. Recent trends in clinical outcomes and resource utilization for pulmonary embolism in the United States: findings from the nationwide inpatient sample. *Chest* 2009;136(4):983–990.
Piazza G, Goldhaber SZ. Chronic thromboembolic pulmonary hypertension. *N Eng J Med* 2011;364(4):351–360.
Piazza G, Hohlfelder B, Jaff MR, et al. A Prospective, Single-Arm, Multicenter Trial of Ultrasound-Facilitated, Catheter-Directed, Low-Dose Fibrinolysis for Acute Massive and Submassive Pulmonary Embolism: The SEATTLE II Study. *JACC Cardiovasc Interv* 2015;8(10):1382–1392.
Poorthuis MH, Brand EC, Hazenberg CEVB, et al. Plasma fibrinogen level as a potential predictor of hemorrhagic complications after catheter-directed thrombolysis for peripheral arterial occlusions. *J Vasc Surg* 2017;65(5):1519–1527.e26.
PREPIC Study Group. Eight-year follow-up of patients with permanent vena cava filters in the prevention of pulmonary embolism: the PREPIC (Prevention du Risque d'Embolie Pulmonaire par Interruption Cave) randomized study. *Circulation* 2005;112(3):416–422.
Pulido T, Aranda A, Zevallos MA, et al. Pulmonary embolism as a cause of death in patients with heart disease: an autopsy study. *Chest* 2006;129(5):1282–1287.
Ray CE, Jr, Mitchell E, Zipser S, Kao EY, Brown CF, Moneta GL. Outcomes with retrievable inferior vena cava filters: a multicenter study. *J Vasc Interv Radiol* 2006;17(10):1595 1604.
Remy-Jardin M, Pistolesi M, Goodman LR, et al. Management of suspected acute pulmonary embolism in the era of CT angiography: a statement from the Fleischner Society 1. *Radiology* 2007;245(2):315–329.
Righini M, Roy PM, Meyer G, Verschuren F, Aujesky D, Le Gal G. The simplified Pulmonary Embolism Severity Index (PESI): validation of a clinical prognostic model for pulmonary embolism. *J Thromb Haemost* 2011; 9(10):2115–2117.
Rosenthal D, Wellons ED, Lai KM, Bikk A, Henderson VJ. Retrievable inferior vena cava filters: initial clinical results. *Ann Vasc Surg* 2006;20(1):157–165.
Schmitz-Rode T, Kilbinger M, Günther RW. Simulated flow pattern in massive pulmonary embolism: significance for selective intrapulmonary thrombolysis. *Cardiovasc Interv Radiol* 1998;21(3):199–204.
Segal JB, Streiff MB, Hofmann LV, Thornton K, Bass EB. Management of venous thromboembolism: a systematic review for a practice guideline. *Ann Intern Med* 2007;146(3):211–222.
Sharafuddin MJ, Hicks ME. Current status of percutaneous mechanical thrombectomy. Part II. Devices and mechanisms of action. *J Vasc Interv Radiol* 1998;9(1):15–31.
Sista AK, Friedman OA, Horowitz JM, Salemi A. Building a pulmonary embolism lysis practice. *Endovasc Today* 2013;12:61–64.
Sista AK, Horowitz JM, Goldhaber SZ. Four key questions surrounding thrombolytic therapy for submassive pulmonary embolism. *Vasc Med* 2016;21(1):47–52.
Sista AK, Kuo WT, Schiebler M, Madoff DC. Stratification, Imaging, and Management of Acute Massive and Submassive Pulmonary Embolism. *Radiology* 2017;284(1):5–24.
Sista AK, Miller LE, Kahn SR, Kline JA. Persistent right ventricular dysfunction, functional capacity limitation, exercise intolerance, and quality of life impairment following pulmonary embolism: Systematic review with meta-analysis. *Vasc Med* 2017;22(1):37–43.
Stein PD, Matta F, Keyes DC, Willyerd GL. Impact of vena cava filters on in-hospital case fatality rate from pulmonary embolism. *Am J Med* 2012; 125(5):478–484.
Tapson VF. Acute pulmonary embolism. *N Engl J Med* 2008;358(10): 1037–1052.
Taslakian B, Chawala D, Sista AK. A survey of submassive pulmonary embolism treatment preferences among medical and endovascular physicians. *J Vasc Interv Radiol* 2017;28(12):1693–1699.e2.
Taslakian B, Georges Sebaaly M, Al-Kutoubi A. Patient evaluation and preparation in vascular and interventional radiology: what every interventional radiologist should know (part 1: patient assessment and laboratory tests). *Cardiovasc Intervent Radiol* 2016;39(3):325–333.
Taslakian B, Georges Sebaaly M, Al-Kutoubi A. Patient evaluation and preparation in vascular and interventional radiology: what every interventional radiologist should know (part 2: patient preparation and medications). *Cardiovasc Intervent Radiol* 2016;39(4):489–499.
Taslakian B, Latson LA, Truong MT, et al. CT pulmonary angiography of adult pulmonary vascular diseases: technical considerations and interpretive pitfalls. *Eur J Radiol* 2016;85(11):2049–2063.
Taslakian B, Sridhar D. Post-procedural care in interventional radiology: what every interventional radiologist should know—part I: standard post-procedural instructions and follow-up care. *Cardiovasc Intervent Radiol* 2017;40(4): 481–495.
Torbicki A, Galié N, Covezzoli A. Right heart thrombi in pulmonary embolism: results from the International Cooperative Pulmonary Embolism Registry. *J Am Coll Cardiol* 2003;41(12):2245–2251.
Uflacker R. Interventional therapy for pulmonary embolism. *J Vasc Interv Radiol* 2001;12(2):147–164.
Vanni S, Nazerian P, Pepe G, et al. Comparison of two prognostic models for acute pulmonary embolism: clinical vs. right ventricular dysfunction guided approach. *J Thromb Haemost* 2011;9(10):1916–1923.
Verstraete M, Miller GA, Bounameaux H, et al. Intravenous and intrapulmonary recombinant tissue-type plasminogen activator in the treatment of acute massive pulmonary embolism. *Circulation* 1988;77(2):353–360.
Wood KE. Major pulmonary embolism: review of a pathophysiologic approach to the golden hour of hemodynamically significant pulmonary embolism. *Chest* 2002;121(3):877–905.

（肖如辉　曾晨　任勇军）

第 36A 章 ■ 胃肠道介入

肠系膜血管成像和介入

解 剖 学

胃肠道的动脉供应主要来自三个动脉：腹腔干动脉、肠系膜上动脉（SMA）和肠系膜下动脉（IMA）。

腹腔干动脉起源于 T_{12} ~ L_1 水平主动脉的腹面。从主动脉分出后立即分为三个分支，肝总动脉、脾动脉和胃左动脉（图 36A. 1）。肝总动脉向右延伸，分为肝固有动脉和胃十二指肠动脉。胃十二指肠动脉向下走行，并分支形成胃网膜右动脉和胰

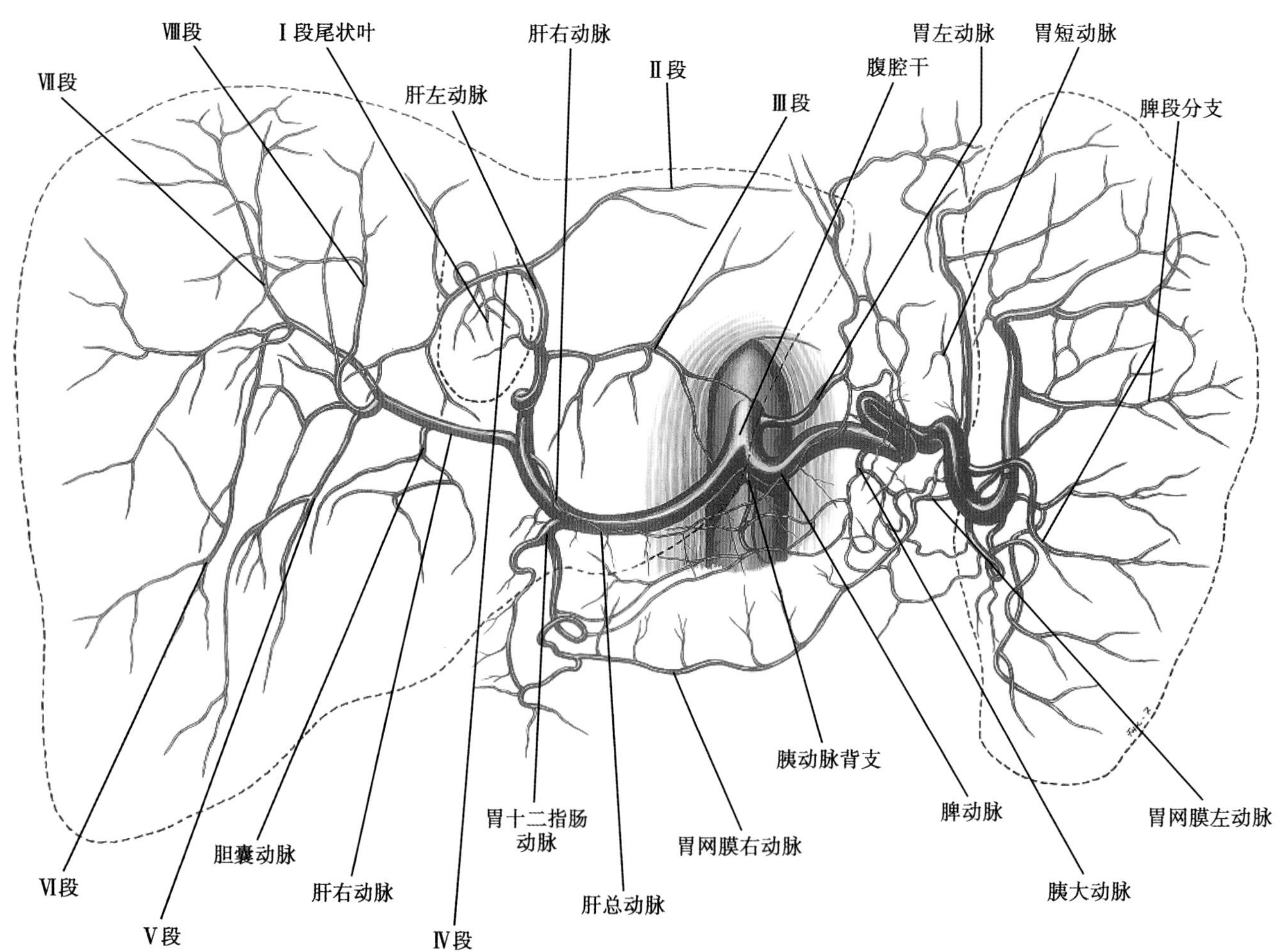

图 36A. 1　腹腔轴向解剖图。（选自 Uflacker R. Atlas of Vascular Anatomy：An Angiographic Approach. Philadelphia，PA. Lippincott Williams & Wilkins，2007.）

十二指肠上动脉。胃右动脉是一个起源多变的小分支动脉；但它通常起源于肝固有动脉或肝左动脉。脾动脉通常是腹腔干的最大分支，向左弯曲，沿胰腺上侧延伸。它释放出数个胰腺分支，供应胰腺的颈部、体部和尾部。脾动脉的远端分支形成胃网膜左动脉和胃短动脉。胃短动脉向胃底提供额外的血流，而胃网膜左动脉沿着胃大弯与胃网膜右动脉吻合。胃左动脉是腹腔干的最小分支，即胃食管连接处、胃底、部分胃体供血，沿着胃小弯与胃右动脉和胸主动脉的食管分支动脉相吻合。

肠系膜上动脉起源于腹腔干下方（通常在 2cm 之内），在 L_1 水平附近的主动脉腹侧表面（图 36A. 2）。肠系膜上动脉向前越过左肾静脉和十二指肠的第三部分。它为胰腺、十二指肠、全部小肠和大约三分之二的结肠供血。肠系膜上动脉的第一个分支是胰十二指肠下动脉，该分支进一步分为前支和后支，它们与胃十二指肠动脉分出的胰上十二指肠动脉吻合。这

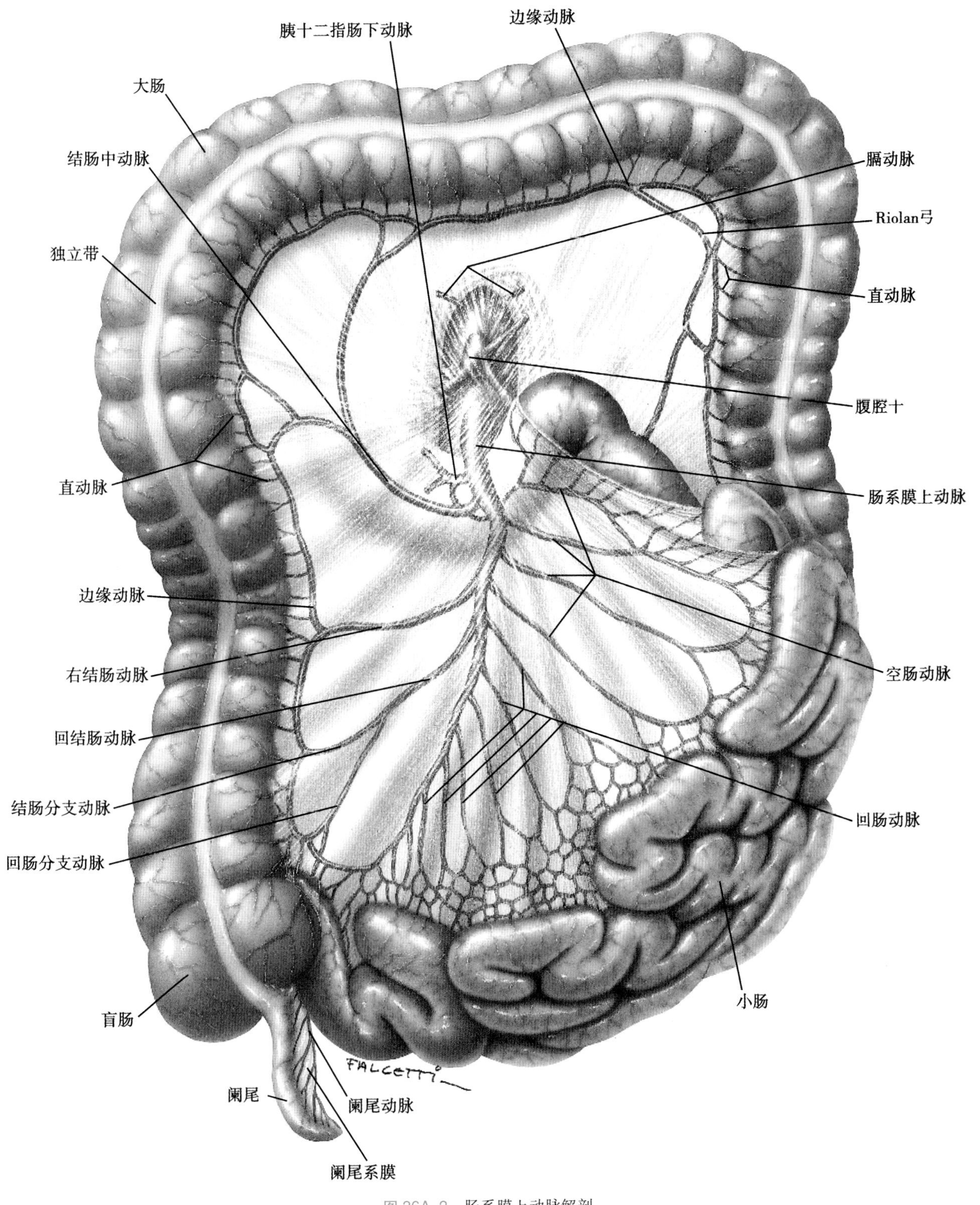

图 36A. 2　肠系膜上动脉解剖。

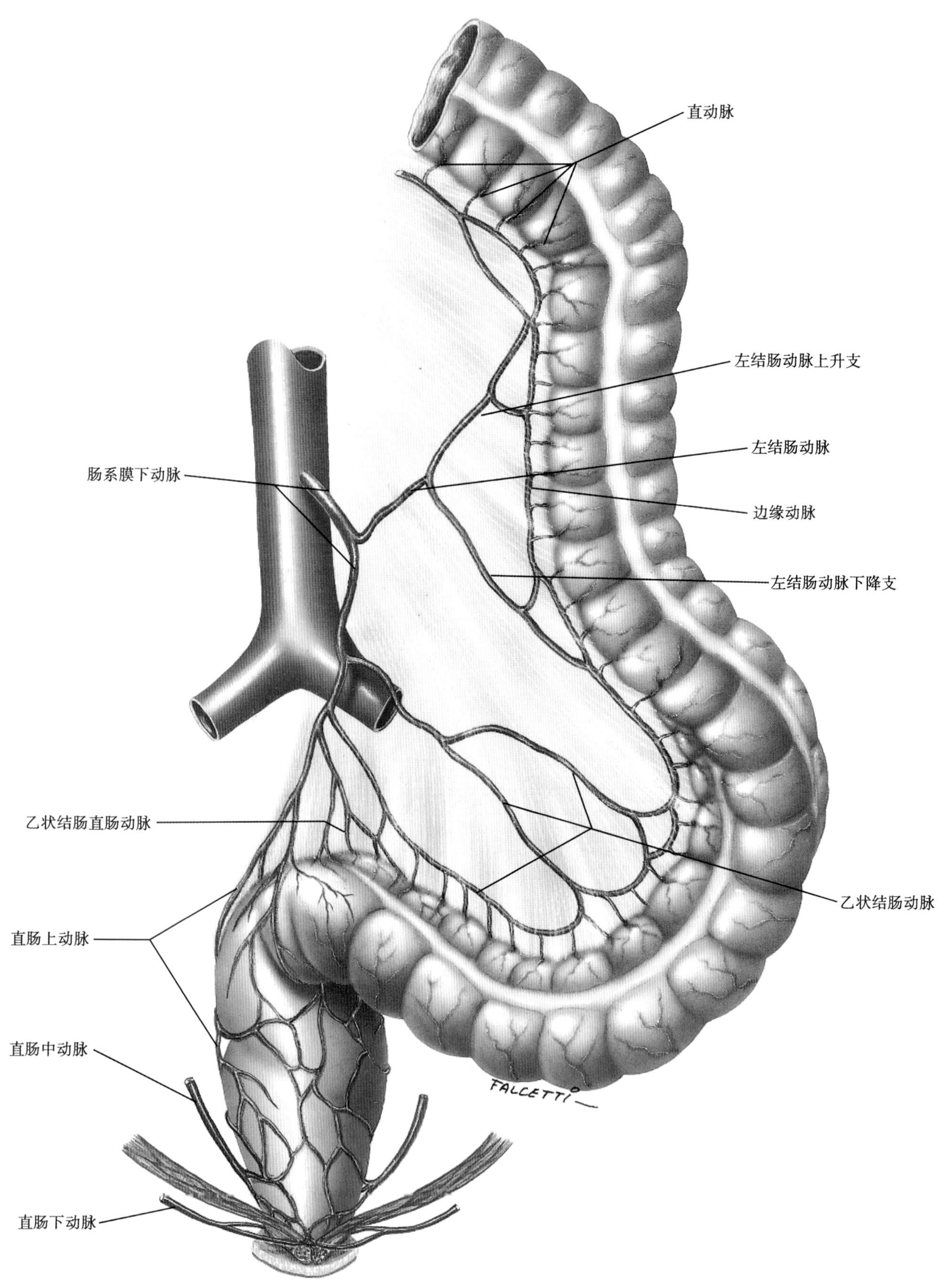

图 36A.3 肠系膜下动脉解剖图像。

些分支形成一个拱形血管结构，为胰腺头部/钩突和十二指肠提供血流。空肠和回肠动脉从肠系膜上动脉的左侧分出，分别供应大部分空肠和回肠。结肠中动脉、结肠右动脉和回结肠动脉均起源自肠系膜上动脉的右侧。结肠中动脉通常是胰十二指肠下动脉后肠系膜上动脉右侧的第二个分支，分为左右两个分支，为横结肠供血。右分支和左分支分别与结肠右动脉和结肠左动脉吻合，结肠左动脉起源于肠系膜下动脉。右结肠动脉紧接着结肠中动脉发出，供应升结肠，分为升支和降支，与右结肠和回结肠动脉吻合。回结肠动脉也起源自肠系膜上动脉的右侧，并向末端回肠、盲肠/阑尾和升结肠供血。回结肠动脉向上的分支与右结肠动脉分支吻合。

肠系膜下动脉起源于主动脉分叉处的 $L_3 \sim L_4$ 水平，为远端横结肠、降结肠、乙状结肠和直肠供血（图 36A. 3）。肠系膜下动脉的第一分支是左结肠动脉，分为升支和降支。升支与结肠中动脉形成吻合，并为远端横结肠和降结肠供血。下降支与乙状结肠动脉吻合，为降结肠的其余部分供血。乙状结肠动脉随后分出，并为降结肠最底端和乙状结肠供血。肠系膜下动脉的末端分支是直肠上动脉，该动脉沿直肠的两侧分开并与髂内动脉系统来源的直肠中动脉和直肠下动脉相吻合。

肠系膜血管之间有数个重要的侧支循环。Drummond 的边缘动脉沿着结肠肠系膜边界延伸，并为直肠供血。它通过结肠右动脉、中动脉和结肠左动脉之间的末端吻合给肠系膜上动脉和肠系膜下动脉之间提供解剖连接。Riolan 弓也是肠系膜上动脉和肠系膜下动脉之间一种可变的侧支，通过结肠左动脉和结肠中动脉末端吻合，后者走行更靠近肠系膜中间部分。Buhler 弓是一种胎儿时期的侧支循环，有时存在于腹腔干动脉和肠系膜上动脉之间。表 36A. 1 总结了肠系膜动脉之间的各种吻合连接。

胃肠道的动脉解剖变异很常见，进行介入治疗时需要注意。变异在腹腔干和肠系膜上动脉最常见。对于常见的动脉变异，请参考表 36A. 2。

消化道出血

消化道出血是进行肠道血管造影检查的常见原因。消化道出血的检查和处理包括鼻胃管抽吸、上消化道内镜检查、结肠镜检查、放射性核素显像、CT 血管造影、常规血管造影和手术。不同检查方法的应用通常取决于出血的来源/位置以及患者的敏锐度和临床状态。上消化道出血和下消化道出血之间的区别在于出血位置相对于 Treitz 韧带的位置，上消化道出血发生在该韧带的近端。上消化道出血和下消化道出血事件都是间歇性的，这可能使诊断和治疗更具挑战性。在动物研究中，诊断性血管造影报道的出血阈值敏感性为 0. 5mL/min，如果患者无活动性出血，可能会限制血管造影的诊断应用。非侵入性方法，例如硫胶体闪烁显像（0. 1mL/min）、红细胞闪烁显像（0. 2～0. 4mL/min）和 MDCTA（0. 35mL/min）更灵敏，这些方法经常用于内镜检查未发现出血来源的患者。CT 还具有显示腔内和腔外病理以及近期出血征象的优势，如血凝块、假性动脉瘤或其他可指导后续血管造影的血管异常。

表 36A. 1

肠道血管解剖学吻合

血管侧支内	腹腔动脉	胃左和胃右动脉 胃网膜右和左动脉 胃左动脉和胃短动脉
	肠系膜上动脉	右侧、中和回结肠动脉通过 Drummond 动脉边缘支吻合
	肠系膜下动脉	左结肠、乙状结肠和直肠上动脉通过 Drummond 动脉边缘支吻合
侧支血管之间	腹腔干和肠系膜上动脉	胰十二指肠上下动脉 Buhler 弓
	肠系膜上动脉和肠系膜下动脉	结肠中动脉和结肠左动脉通过 Drummond 边缘动脉吻合 结肠中动脉和结肠左动脉通过 Riolan 弓吻合

表 36A. 2

肠系膜动脉解剖常见变异

腹腔干动脉变异	胃左动脉直接起源于主动脉 脾动脉直接起源于主动脉 肝总动脉直接起源于主动脉
肝动脉变异	附属或替代的肝右动脉起源于肠系膜上动脉 肝固有动脉起源于肠系膜上动脉 肝总动脉起源于肠系膜上动脉 附属或替代的肝左动脉起源于胃左动脉
肠系膜上动脉变异	肠系膜上动脉起源于腹腔干动脉（腹腔-肠系膜干） 结肠中动脉和右结肠动脉起源自总干 右结肠和回结肠动脉起源自总干

上消化道出血

上消化道出血很常见，其发生率为每年 100/100 000 名成年人，死亡率为 3%～14%。表 36A. 3 列出了上消化道出血的原因。最常见的原因是消化道溃疡，约占 50%。急性上消化道出血的患者可表现为呕血、鼻胃管灌洗液中含有血液、黑便，或者严重的上消化道出血病例中，还会出现便血（直肠有鲜红色血液排出）。慢性出血患者较多的可能仅表现为缺铁性贫血。

表 36A. 3

上消化道出血常见病因

消化性溃疡（胃溃疡和十二指肠溃疡）
食管和胃静脉曲张（由于门静脉高压引起）
胃炎/食管炎
Mallory-Weiss 撕裂
Dieulafoy 病变
边缘溃疡（鼻饲后）
主动脉消化道瘘
胆道出血（创伤、医源性：活检、胆道引流、手术）
胰导管出血（胰腺炎后假性动脉瘤）
肿瘤

内镜检查是上消化道出血的一线治疗方法，因为它能够快速识别并治疗出血部位。对于内镜检查阴性的患者，血管造影和栓塞术通常是优选的二线治疗。如果内镜检查能够很好地定位出血部位，可推迟进行断层显像，尤其是病情不稳定的患者。十二指肠出血通常可归因于胃十二指肠动脉和胰十二指肠弓动脉，而胃出血通常与胃左动脉有关，而少见与胃右动脉有关。在内镜检查期间也经常放置金属夹，这有助于定位出血源。血管造影期间对比剂的外渗是出血的直接征象。间接征象包括假性动脉瘤、血管截断、血管不规则、新生血管和动静脉分流（图 36A.4）。上消化道有大量的侧支血供，如果在内镜检查中发现出血来源，即使没有直接或间接的出血征象，也可行预防性血管栓塞（图 36A.5）。这种丰富的侧支血供有时可增加血管栓塞的难度，在栓塞胃十二指肠动脉时必须谨慎评估来自肠系膜上动脉、通过胰十二指肠下动脉弓逆行的血流充盈的情况，在胃十二指肠动脉出血看似控制住的情况下，上述侧支血供可能成为依然持续出血的来源（图 36A.6）。栓塞剂的选择取决于异常情况、要治疗的范围、解剖和操作者的喜好。最常见的是使用金属线圈和 Gelfoam（一种临时性的封闭剂）。也可以使用其他液体试剂，例如氰基丙烯酸正丁酯或液态聚乙烯醇共聚物，但通常需要更多培训才能安全使用。在某些病变中，例如肿瘤，也可以使用颗粒剂。上消化道出血栓塞的技术成功率大于 90%，临床成功率在 75%～90%之间。

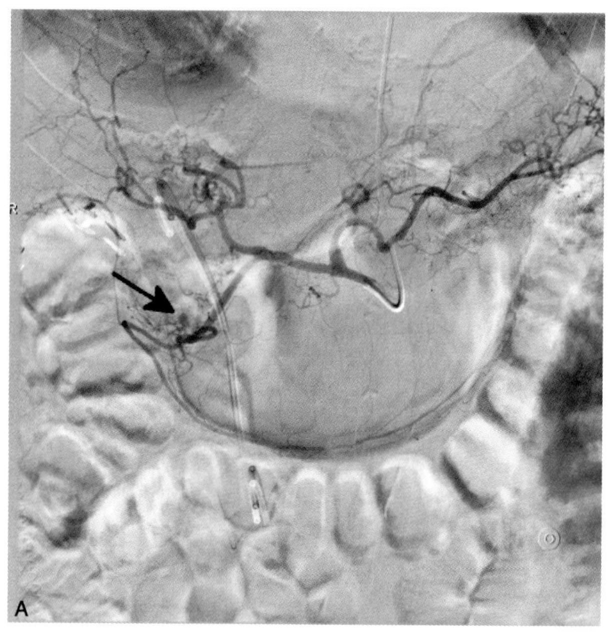

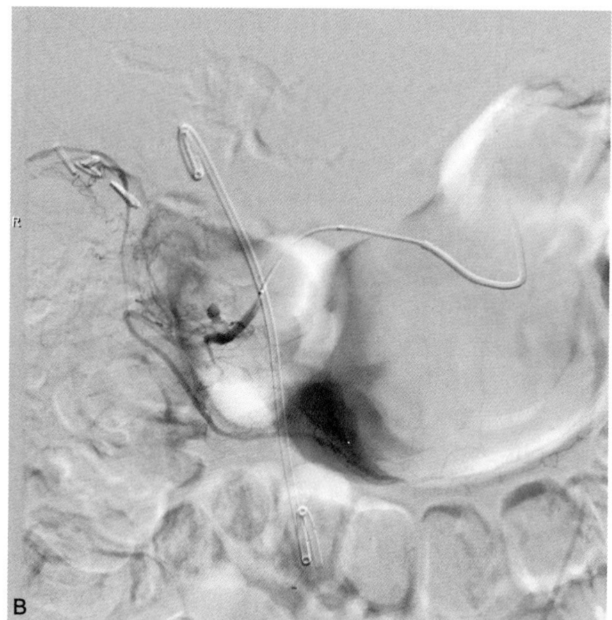

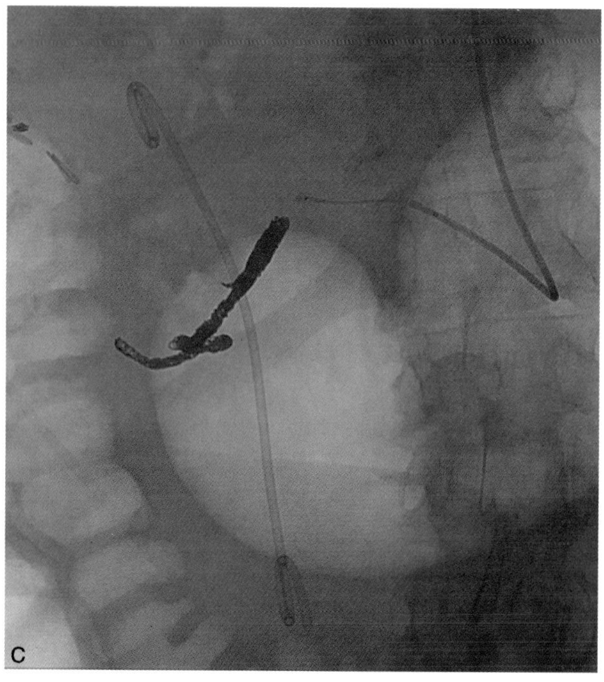

图 36A.4 A. 选择性腹腔动脉造影，箭头标注为假性动脉瘤，起源自胃十二指肠动脉。B. 胃十二指肠动脉的超选血管造影，再次显示假性动脉瘤。C. 栓塞后图像显示弹簧圈覆盖病变周围区域。

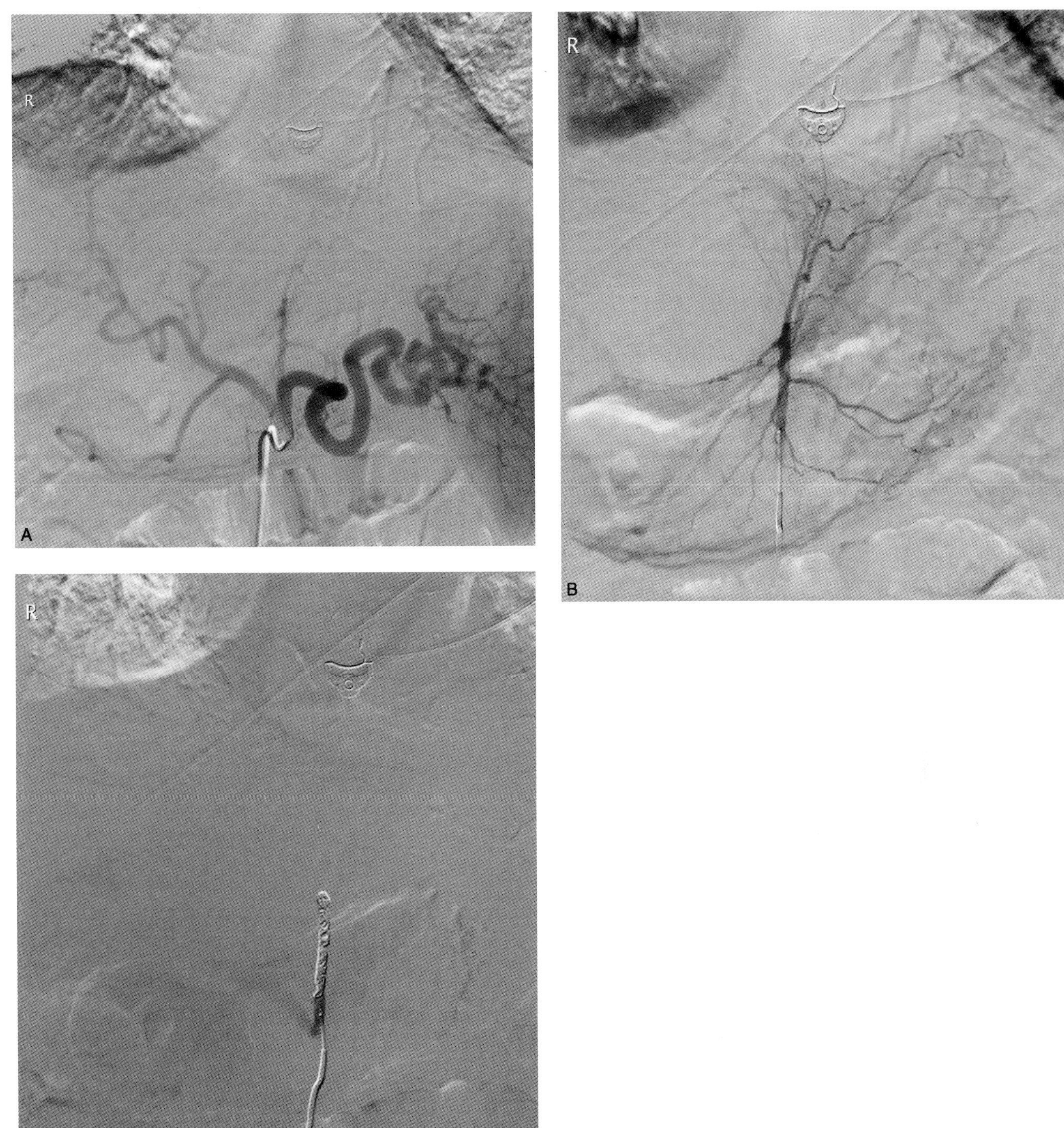

图 36A. 5　A. 一例内镜下发现胃底出血的患者腹腔血管造影。B. 胃左动脉选择性血管造影未显示任何局部动脉异常。C. 根据胃镜检查结果，进行胃左动脉预防性弹簧圈栓塞。

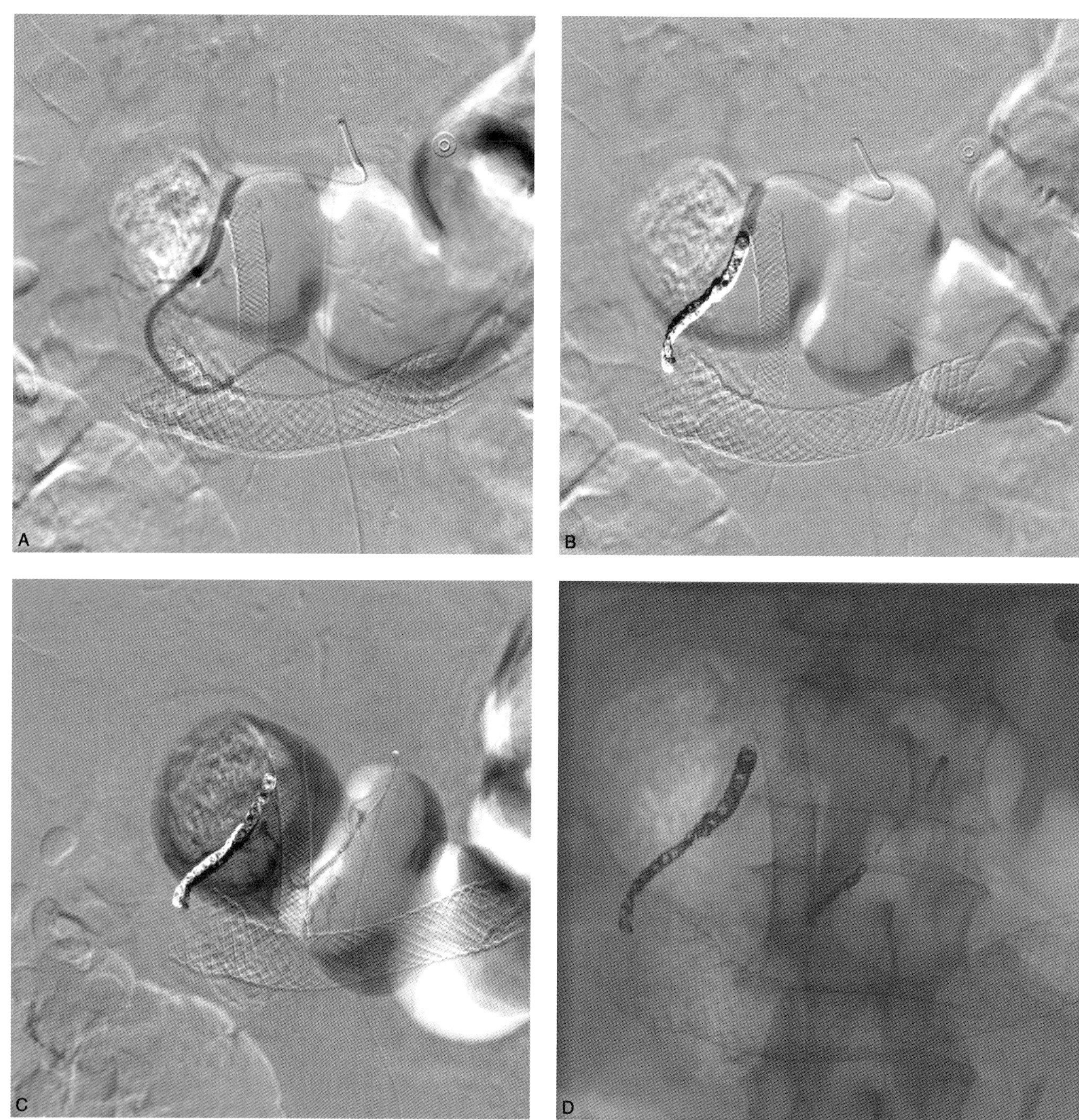

图 36A.6　A. 在一例内镜下放入支架后观察到十二指肠出血的患者进行胃十二指肠动脉血管造影。B. 进行胃十二指肠动脉弹簧圈栓塞。C. 对胰十二指肠下动脉弓的评估显示其为十二指肠供血。D. 进行弹簧圈栓塞预防 GDA 区域逆向血流充盈。

乳头内出血是指出血点位于胆道(胆出血)或胰管;病因详见表 36A.3。患者的表现与上消化道出血相似。如果是胆道疾病引起出血,导管栓塞术是主要治疗方法,病变通常在肝内。胰腺炎后病变可能包括真性动脉瘤、假性动脉瘤或假性囊肿出血。最常见的血管是脾动脉;但是,任何上腹部血管都可能是出血的来源。血管造影和栓塞术是这些患者的首选治疗方法,因为据报道手术死亡率高达 56%。

主动脉消化道瘘是主动脉和小肠(通常是十二指肠)之间瘘口的术语,是腹部主动脉瘤术后最常见的近期并发症。通过主动脉注射进行血管造影;但是,很少有对比剂渗入肠内。通常是紧急手术治疗。

下消化道出血

下消化道出血远不如上消化道出血常见,其发生率约为 20/100 000,死亡率约 10%。下消化道出血罕见的原因列于表 36A.4。下消化道出血最常见原因是憩室病,约占病例总数的 30%。下消化道出血最常见的表现是便血,其次是栗色粪便和黑便。

表 36A.4

下消化道出血病因

憩室	30%
痔疮	14%
缺血	12%
炎症性肠病	9%
息肉切除术后	8%
结肠肿瘤/息肉	6%
血管扩张	3%
其他原因	

下消化道出血通常有自限性，治疗的初始步骤是体液复苏，并仔细观察患者的出血是否快速大量，是否需要干预。实际出血量不是干预的最佳标准。对88例患者的分析表明，与血管造影阳性相关的临床因素是：收缩压<90mmHg，需要5个单位或以上输血治疗、以及血红蛋白比先前下降超过5g/dL。在此类急性出血的患者中，通常推迟结肠镜检查，因为需要足够的时间来做好肠道准备才能进行肠镜检查。此外，由于存在大量出血，结肠镜检查时清除血液以看清和治疗出血来源更具挑战。近年来，CT血管造影已被提出作为一种定位下消化道出血的方法。尽管敏感性比放射性核素扫描稍差，但CTA可以快速进行，并在解剖学上能够更好地定位出血部位。根据出血部位的不同，肠系膜上动脉（升结肠和横结肠）和肠系膜下动脉（降结肠/乙状结肠和直肠）是最常被考虑的两个血管。有时可能需要使用微导管进行更选择性的血管造影以确定出血的来源。尽管对于治疗下消化道出血的理想位置存在一些争论，但普遍的共识是在尽可能接近外渗或异常的地方栓塞以限制肠缺血的风险。与上消化道出血不同，下消化道的血液供应较弱，侧支血供较少。血管造影的发现与上消化道出血相似，对比剂外渗是出血的唯一的直接征象（图36A.7）。其他血管异常可能提示出血部位，例如，血管发育不良具有典型的血管造影表现，扩张的引流静脉早期显影，沿着结肠系膜游离部静脉持续显影和血管簇（图36A.8）。下消化道出血栓塞技术成功

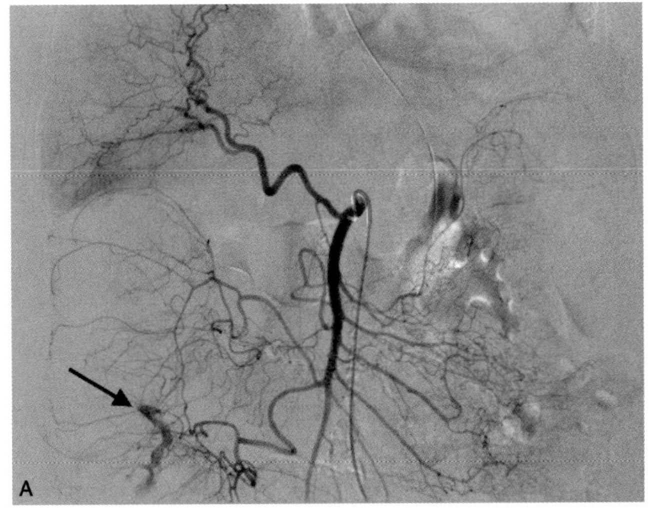

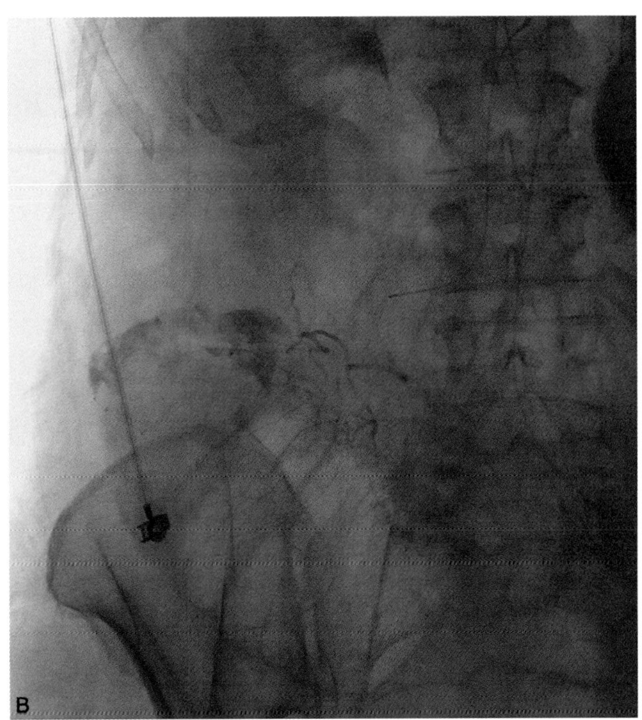

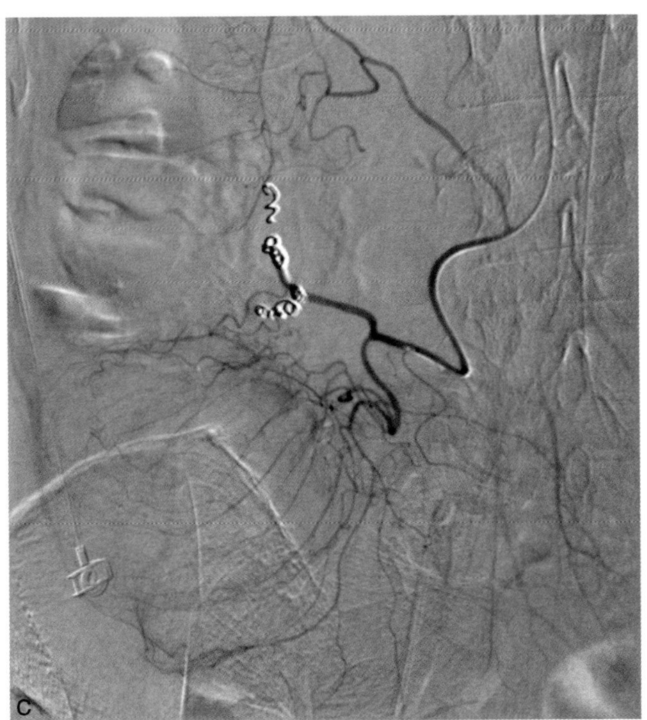

图36A.7 A.下消化道大量出血患者。肠系膜上动脉血管成像表现为回结肠动脉活动性对比剂外渗，箭头标注位置。B.微导管进行回结肠动脉选择性血管造影证实了先前发现。C.对回结肠动脉两个分支进行选择性弹簧圈栓塞，外渗停止。

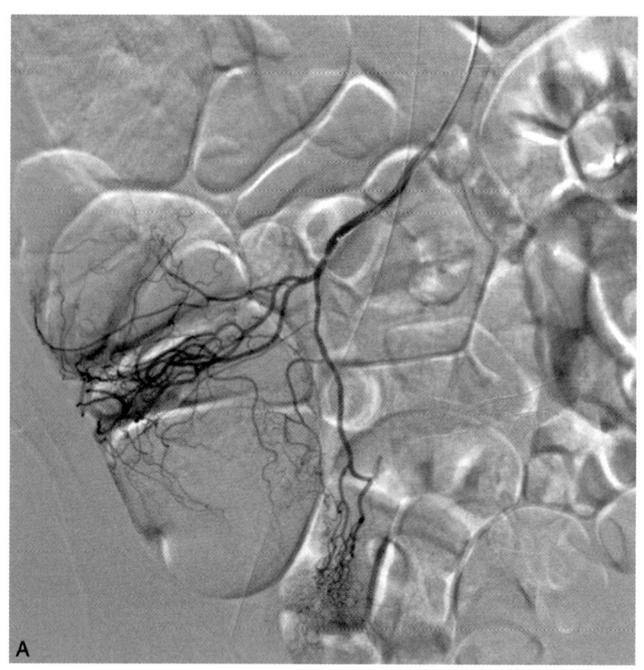

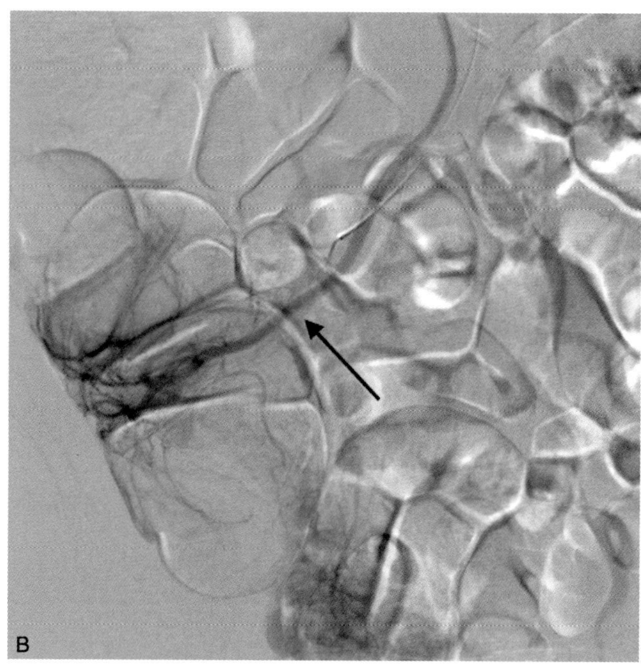

图 36A. 8　A. 回结肠动脉选择性造影显示在右侧结肠处血管纠集。B. 箭头标注为早期引流静脉，与血管发育不良影像特点吻合。

率约为 90%，临床成功率 60%～100%。

小肠（回肠和空肠）出血很少见，仅占全部消化道出血的 5%～10%。原因可能是炎症性肠病或 Meckel 憩室，而在 40 岁以上的患者中，原因更可能是血管增生或其他血管病变。在这两个类型中均出现小肠肿瘤和 Dieulafoy 病变。小肠病变传统的血管造影检查很大程度上已被 CT 和 MRI 取代。但是，血管造影仍然可以是急性出血的首选治疗方法。

肠系膜动脉缺血

肠系膜动脉缺血可由多种疾病引起，导致肠坏死，死亡率高达 70%。它可以分为急性和慢性表现。

在急性肠系膜缺血（AMI）中，动脉栓塞和血栓形成占病例的 80%。典型的表现是严重的、与体格检查不吻合的腹部疼痛。相关症状可能包括恶心、腹泻和血便。AMI 最常归因于肠系膜上动脉的病变。与其他肠系膜血管相比，肠系膜下动脉往往具有更好的侧支循环，而且肠系膜上动脉对栓子更敏感（90%的栓子发生在肠系膜上动脉中）。动脉栓塞占 AMI 病例的 40%～50%，通常起源于心脏。栓塞的血管造影表现为在结肠主动脉分出附近的自然变窄的肠系膜上动脉 4～6cm 处，肠系膜上动脉的突然切断，表现为突然、圆形、充盈缺损。与之相对比，血栓形成占 AMI 病例的 25%～30%，主要发生于有潜在动脉粥样硬化病变的患者，且起病更为隐匿。血管造影检查表现为更像是更靠近肠系膜上动脉起源部位的、逐渐缩窄的闭塞，有时会形成侧支血管。从历史上看，AMI 的治疗包括外科手术探查和血运重建。最近，血管内治疗方案似乎对结局更有利，包括动脉内输注组织纤溶酶原激活物（tPA）以溶解血凝块、机械血栓清除术、血管成形术和支架置入术。

非闭塞性肠系膜缺血（NOMI）占 AMI 病例的 20%～30%，由低流量状态引起，例如长时间降血压、脱水或使用升压药。用 CTA、MRI 或常规血管造影成像可显示弥漫性动脉血管痉挛或香肠样节段性狭窄。次要表现包括远端分支的充盈延迟和肠灌流不对称。治疗应从纠正低血压或低血流状态的根本原因开始。另一种主要治疗方法是将血管扩张剂（如罂粟碱）直接动脉内输注到肠系膜上动脉中。治疗应持续到症状缓解。

由于肠侧支循环丰富，慢性肠系膜缺血相对少见，只有在三支肠系膜动脉中至少有两支发生高度狭窄的情况下才会发生慢性缺血。患者通常会出现餐后腹痛和体重减轻。病因包括动脉粥样硬化和血管炎，例如纤维肌肉发育不良。通常通过 CTA 或 MRA 断层成像进行诊断；不过，常规血管造影检查仍是“金标准”。治疗的目的是减轻动脉阻塞并提供足够的血流到病变肠系膜动脉床。外科动脉内膜切除术或搭桥术是传统治疗方法。但是，血管内治疗的作用越来越明显，可以通过血管成形术和支架置入术治疗阻塞或狭窄（图 36A. 9）。

肠系膜动脉瘤

肠系膜血管的真性动脉瘤很少见，仅占所有动脉瘤的 0. 1%～0. 2%。可能涉及不同的血管区域，而脾动脉受累最常见，占病例的 60%。内脏动脉瘤的分布请参见表 36A. 5。

表 36A. 5
内脏动脉瘤分布

脾动脉瘤	60%
肝动脉瘤	20%
肠系膜上动脉瘤	5%
腹腔动脉瘤	4%
胃/胃网膜动脉瘤	4%
空肠/回肠/回结肠动脉瘤	3%

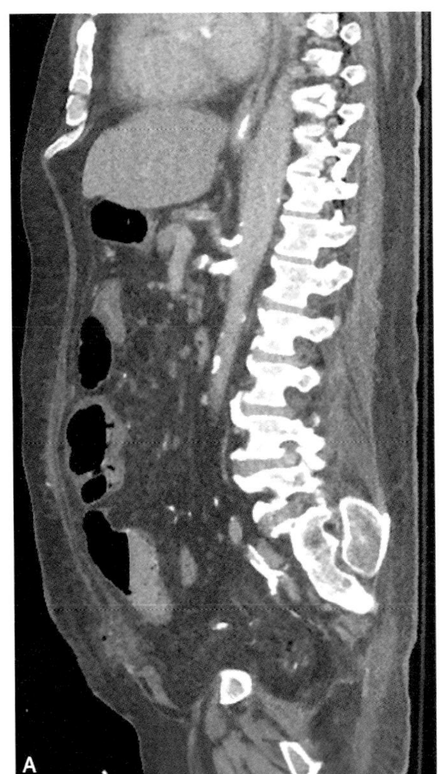

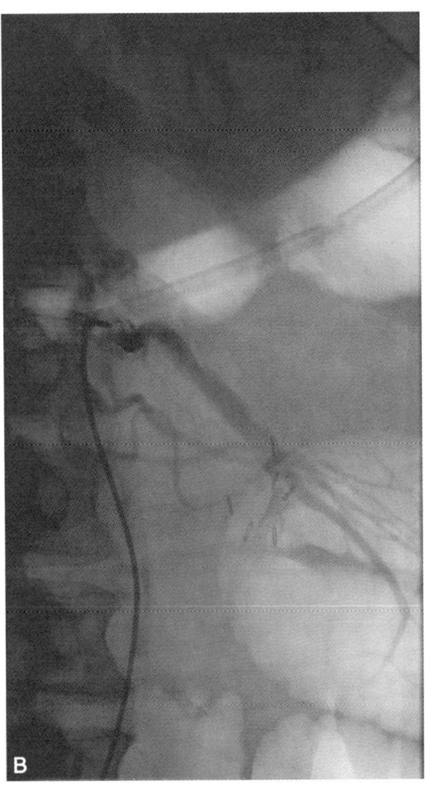

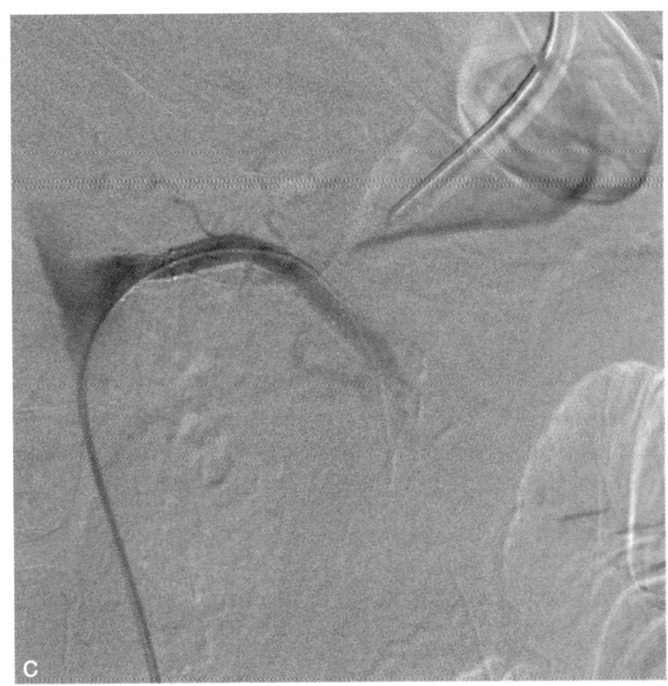

图 36A. 9　A. CT 表现为腹腔动脉和肠系膜上动脉分布区域血管动脉粥样硬化性钙化。还有缺血性结肠炎相关的肠道改变。B. 血管造影成像显示肠系膜上动脉狭窄。C. 放入支架后造影显示血管显影。

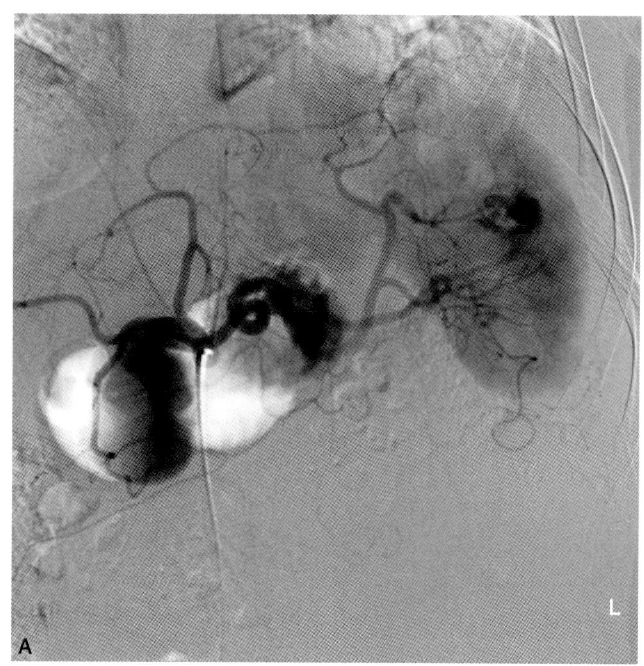

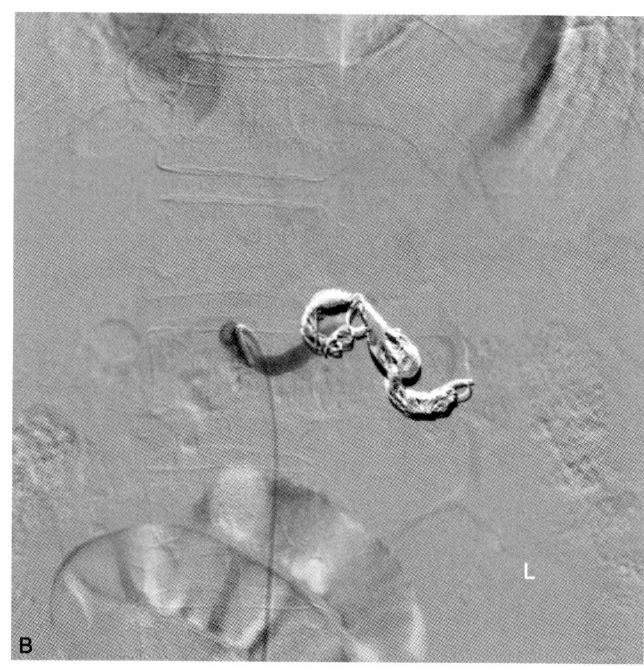

图 36A.10　A. 血管成像显示继发于外伤的脾脏内动脉瘤。B. 应用弹簧圈对脾动脉中段进行栓塞。

由于发病率低，大多数肠系膜动脉瘤是在横断面成像中偶然发现的。破裂的绝对风险未知，而且由于缺乏前瞻性数据，治疗的适应证尚不明确。通常，2cm 以下的动脉瘤可以仅观察保守治疗即可。一般指南推荐的干预指征包括大于 2～2.5cm 的动脉瘤、有症状的动脉瘤、育龄妇女或可能需要肝移植的患者的动脉瘤、多发性肝动脉瘤或每年增长超过 0.5cm。治疗方法取决于动脉瘤的位置和个体解剖结构，可能包括线圈栓塞、用覆膜支架、凝血酶注射或其他液体栓塞剂。

肠系膜创伤

创伤是肠系膜内脏血管造影的另一个常见指征。典型的血管造影发现包括活动性对比剂外渗、假性动脉瘤、动静脉瘘、或更细微的发现，例如血管被截断或血管不规则。钝器或穿透性创伤可能导致肝脏和脾脏受伤；在肝组织中，与活检或胆道手术相关的医源性原因并不罕见。栓塞指征通常与 CT 表现相关，这些征象与活动性出血或内脏裂伤以及患者的临床状况相适应。根据损伤的类型，可以在脾动脉近端或远端进行栓塞（图 36A.10）。肝动脉栓塞应尽可能选择性栓塞。创伤的情况下，通常选择弹簧圈或临时栓塞（例如 Gelfoam）进行栓塞。

胆道介入

经皮胆道引流

经皮肝穿刺胆道引流（PTBD）是在良性和恶性病因所引起的胆道梗阻情况下进行的操作，也有少数情况是在胆道渗漏。胆道阻塞可能是由于胆管的外在压迫或内部阻塞物引起。有关恶性和良性胆道梗阻的常见原因，请参见表 36A.6。可以通过多种影像方法进行诊断。但是，CT 或 MRI 断层成像最有助于确定阻塞的确切性质和位置，这对于制定治疗计划很重要。

表 36A.6

胆道梗阻举例

良性	恶性
钙化	胰腺癌
硬化性胆管炎	胆管癌
术后狭窄	胆囊癌
感染后/炎症	淋巴瘤
	转移

胆道梗阻患者通常会表现出典型的体征和症状，这些症状和体征与肠道中无胆汁以及血液中胆红素和胆汁盐异常堆积有关，总结于表 36A.7 中。患者可能还会出现胆管系统感染，表现为急性胆管炎，严重程度从低热到败血性休克；但是，这是先前未进行内镜或经皮干预的恶性胆道梗阻的一种罕见表现。

胆道梗阻的一线治疗通常是通过内镜逆行胰胆管造影（ERCP）和由消化科医师放置支架。如果 ERCP 失败，或者由于先前的手术改变了胃肠道的解剖结构，则需要经皮胆道引流。PTCD 没有绝对的禁忌证；相对的禁忌证包括凝血功能障碍和大量腹水。另一个相对的禁忌证是中央或肝内肿块导致的梗阻和多个导管孤立，因为任何引流都不太可能改善患者的症状。PTCD 发生菌血症风险较高，由于胆道树的细菌定植以及在手术过程中的后续操作。应给患者预防性使用广谱抗生素，范围应覆盖革兰氏阳性和革兰氏阴性菌。

表 36A.7

胆道梗阻症状

黄疸和巩膜黄染	厌食
皮肤瘙痒	恶心
陶土色大便	乏力
胆红素尿（深色尿）	

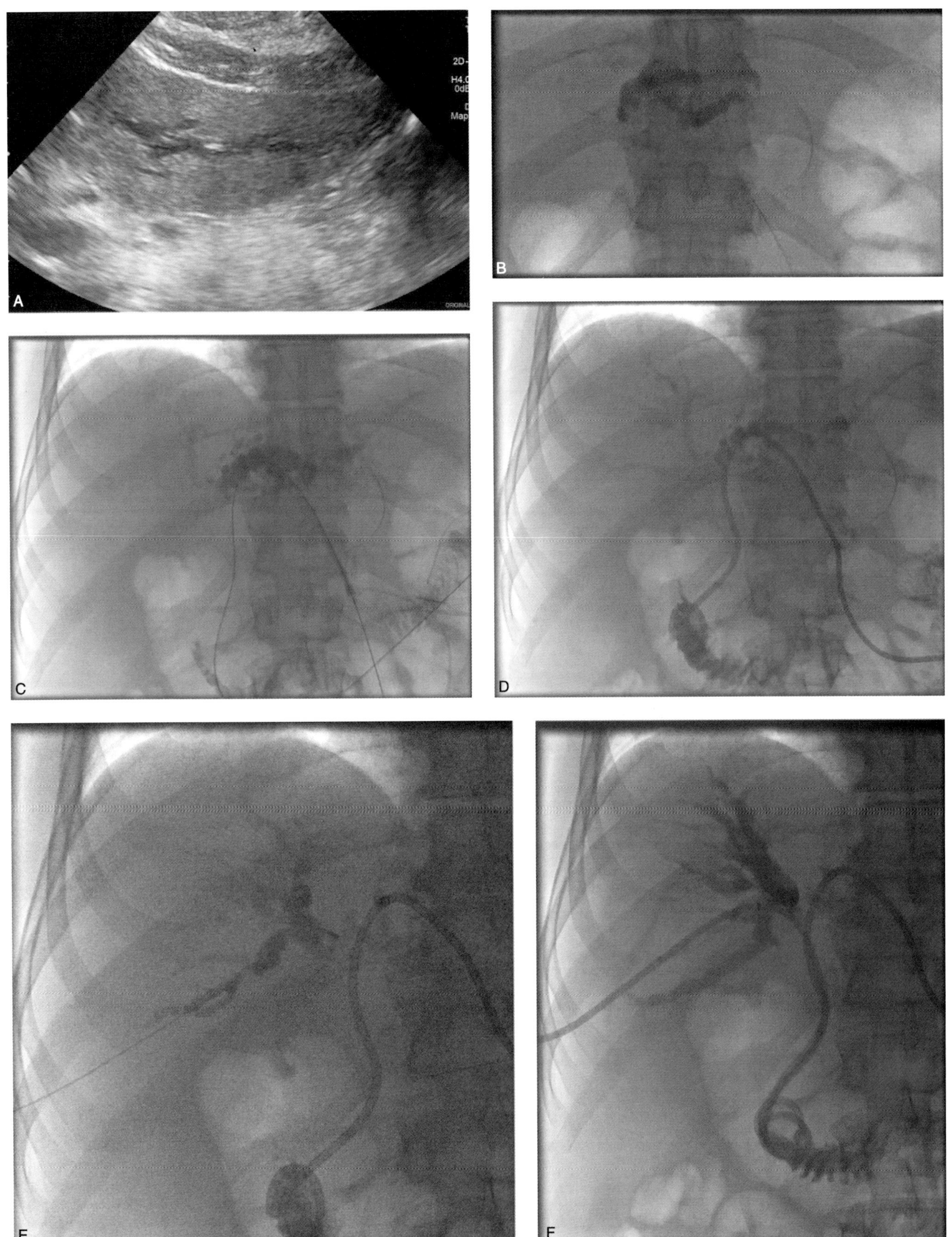

图 36A. 11　A. 超声显示左侧胆管扩张，一根 22G 穿刺针已穿刺至胆管。B. 注射对比剂确认穿刺针在胆管系统内。C、D. 一根导丝穿过梗阻部位进入十二指肠，最终置入内-外引流导管。E、F. 在一名肝门部胆管癌的患者中，通过透视引导经右侧入路成功在右侧肝管内放入内-外引流导管。

进行胆道引流可以通过右或左肝叶，并在超声和透视的引导下进行(图 36A. 11)。一些阻塞性肿块需要双侧引流。对于右侧胆道引流，穿刺点应在腋中线附近，在第 11 肋间隙采用低肋间入路。选择该水平是因为可以防止进入胸膜腔。在透视引导下，将 21G 或 22G 针头插入肝脏。然后缓慢抽出针头，同时缓慢注入对比剂，直到识别出胆道。缓慢、非搏动性填充的管状结构为胆道(不同于肝血管系统)。对于左侧胆道引流，通常在超声检查的指导下采用剑突下入路，因为胆管扩张很容易观察到。不管是右侧还是左侧入路，最好穿刺周围胆管，以免对中央脉管系统造成损害。一旦细针穿刺进入合适的导管中时，置入导丝，并置入扩张导管。应尝试用导丝和导管通过阻塞部位。如果无法穿过梗阻部位，可以考虑在胆管树梗阻水平以上放置前端呈圈状可锁定导管，这称之为胆道外引流。如果导丝和导管能够穿过梗阻部位，则可以放置内外胆管引流导管，此类导管带有前端可锁定圈和多个侧孔，其前端位于十二指肠。脓毒症患者优选外引流，此类患者对胆管操作越少越好。表 36A. 8 列出了 PTCD 可能的并发症。

对于患有恶性胆道梗阻的患者，可以在胆道系统中放置自扩张金属支架以便进行内部引流(图 36A. 12)。支架放置的时机通常取决于临床情况，可以在初次胆道引流时放置，也可以

表 36A. 8

胆道引流并发症

菌血症	胆漏
出血	导管移位
穿破脏胸膜(气胸)	导管梗阻

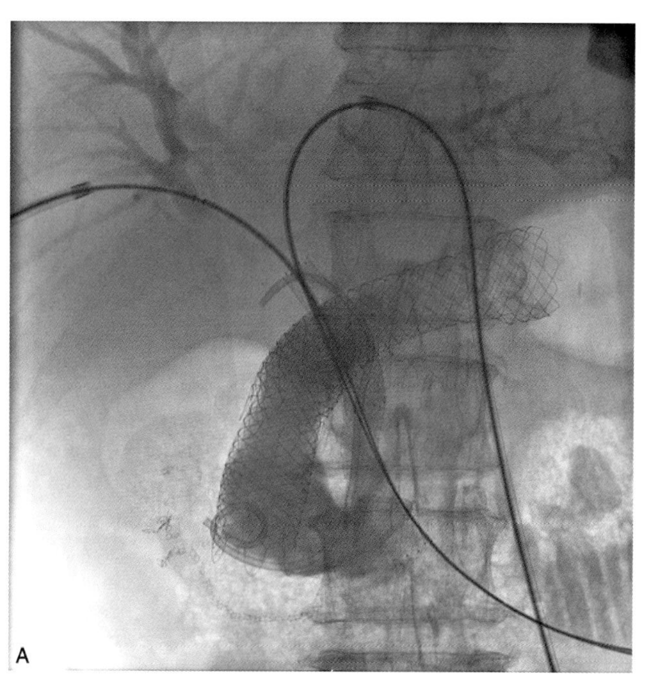

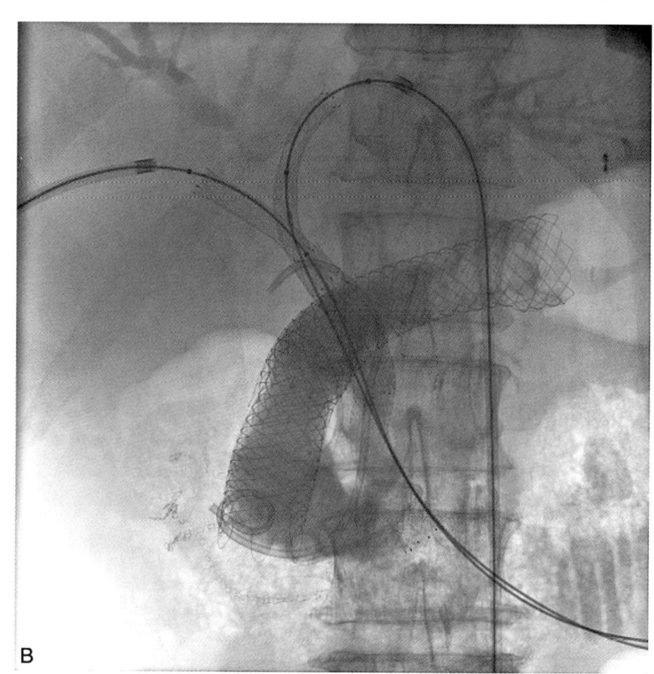

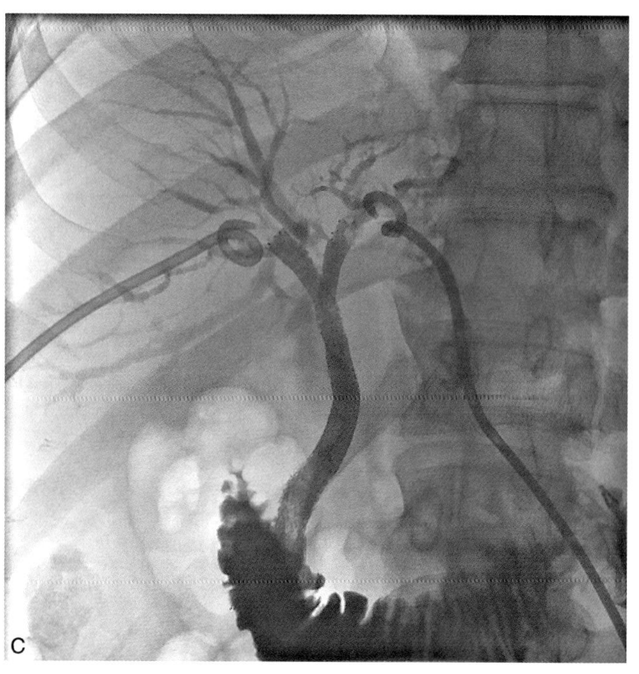

图 36A. 12 A. 一个 10mm 自扩张型的未覆膜的金属支架放置在胆总管，进行内引流。B. 由于肝门部胆管阻塞，放置 6mm 支架扩张左右肝管。C. 有时需保留外引流管，作为一种安全措施来确保内引流正常工作。

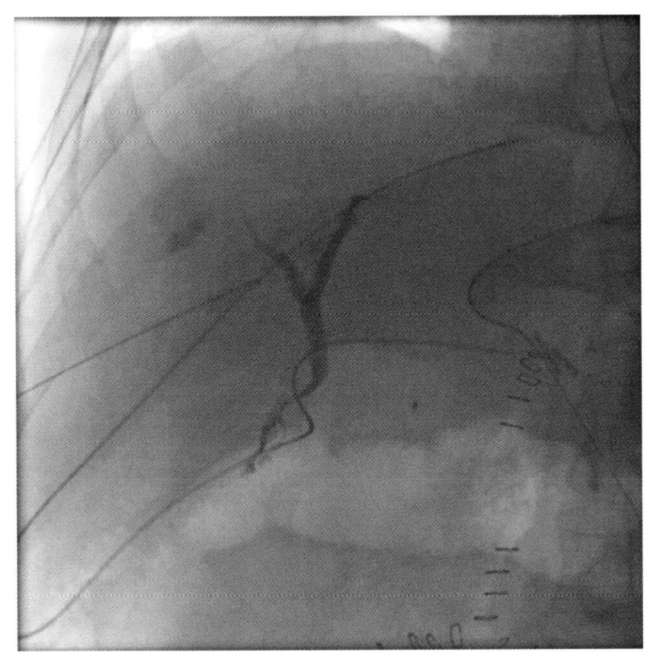

图 36A. 13　一名近期肝移植术后怀疑胆漏的患者要求行经皮肝穿刺胆管引流。图像可见胆管减压改变，但没有明显的渗漏，对比剂快速进入十二指肠。

随后通过先前已获得的通路放置。支架穿过梗阻位置，如果病变累及壶腹，则可能需要伸入十二指肠。狭窄部位的球囊扩张术通常与放置支架同时进行。一旦确认内引流充分，便可以完全去除外引流装置。金属支架专为预期寿命短的患者而保留，因为它们最终会随着时间的推移而阻塞，导致症状复发。

永久性支架置入术通常不用于良性胆道狭窄患者，这类病变的处理方式差异较大。总的来说，治疗方法是在狭窄部位球囊扩张术和放置长期内-外胆管引流相结合的方法。

胆漏或胆道损伤（通常与手术有关）是经皮胆道引流的另一指征。小渗漏通常可以通过抗生素和维持手术放置的引流管保守治愈。但是，大量泄漏会导致胆汁瘤、瘘管或胆汁性腹膜炎，则需要治疗。放置引流管可将胆汁从损伤部位引流，以使伤口愈合。ERCP 和支架置入是一线治疗；但是，内镜检查阴性或解剖学改变（例如肝空肠造口术）的患者，则需要 PTCD。从技术上讲，该程序的执行方式与胆管阻塞相同。但是，在这种情况下，胆管树通常很少扩张或没有扩张，这会使胆管插管极具挑战性（图 36A. 13）。一旦实现胆道分流，导管可能需要保留数周。如果胆道损伤在分流后仍未愈合，则需要进行手术修复。

经皮穿刺胆囊造瘘术

经皮穿刺胆囊造瘘置管术是结石性和非结石性急性胆囊炎的一种治疗选择。它通常用于急症患者治疗，作为一种确定手术前的临时治疗方法，也适用于因合并症较多而手术风险较高的患者或者是患者有延迟的临床表现时。急性胆囊炎的症状包括发热、白细胞计数升高、右上腹疼痛和超声 Murphy 征（超声探头施加压后右上腹疼痛）。超声或横断面影像学检查证实胆囊壁增厚、肿胀和胆囊周围液体/绞痛，可诊断为急性胆囊炎。与其他胆道操作相似，应使用广谱抗生素，手术前应纠正任何凝血功能障碍。唯一的绝对禁忌证是缺少安全通路进入胆囊。

手术可在超声辅助透视下进行，也可在 CT 引导下进行，经皮穿刺进入胆囊（图 36A. 14）。在重症患者中，可以仅在超声引导下在床旁执行手术。该方法可以是经肝或经腹膜的。首选经肝入路，优点包括降低腹膜内胆漏的风险、导管穿刺成功更快和导管稳定性更好。但是，经腹膜途径有很多优点，包括减少出血和肝脏污染的风险。无论采用哪种方法，重要的是要注意并排除任何肠道的影响。如果可能的话，也优选采用肋下手术避免穿刺胸膜腔。潜在的并发症列于表 36A. 9。导管放置可以通过两种技术进行，Seldinger 技术或套管针技术。Seldinger 技术为先使用 18~22G 细针穿刺入胆囊，行胆汁抽吸，注入对比剂使胆囊扩大，以便在透视下确认胆囊位置，再置入导丝，沿导丝置入导管位置。在套管针技术中，针尖放置在引流管中，手术时将整个套管穿刺入胆囊。对于任何一种技术，都应在 8 或 10Fr 的猪尾形导管置入后注入对比剂以确认最终位置在胆囊内。

表 36A. 9

经皮胆囊造瘘术并发症

菌血症	脓肿形成
胆漏	腹膜转移
腹膜炎	肠穿孔
出血	

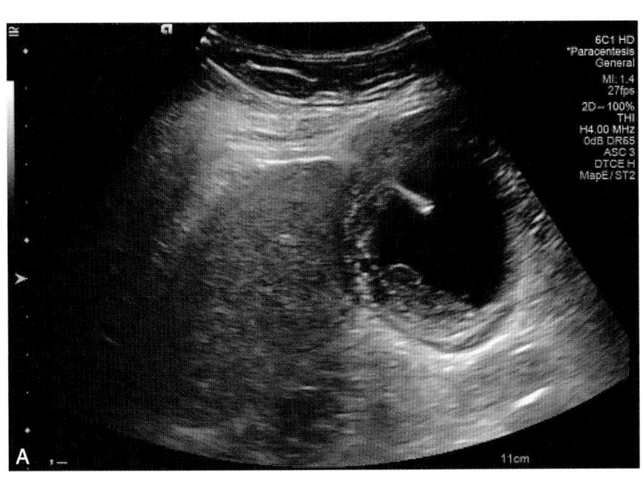

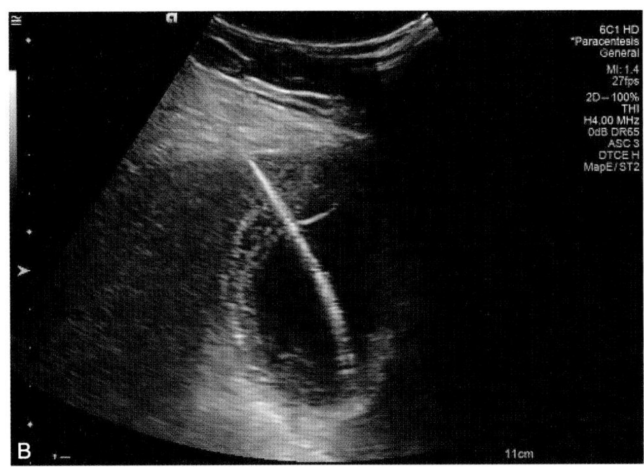

图 36A. 14　A. 超声显示扩张的、囊壁增厚的胆囊，细针通过一个短的经肝路径进入胆囊。B. 超声显示导丝在胆囊腔内卷成圈。

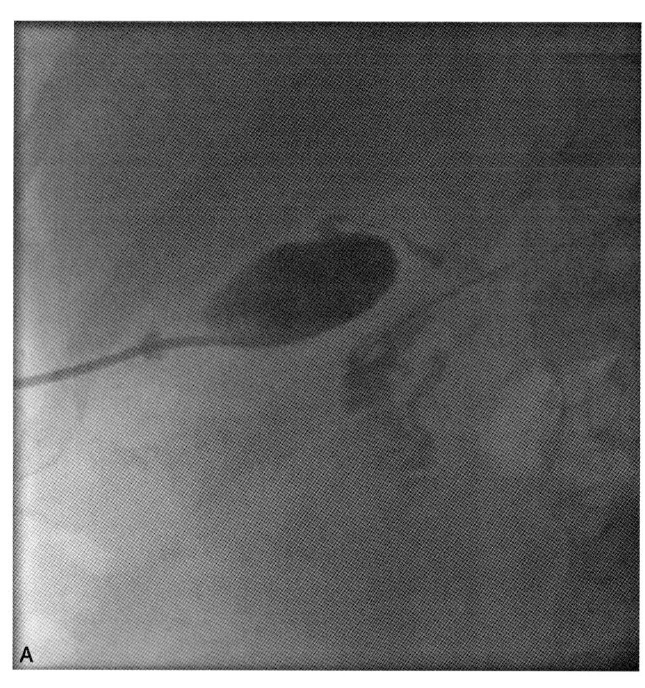

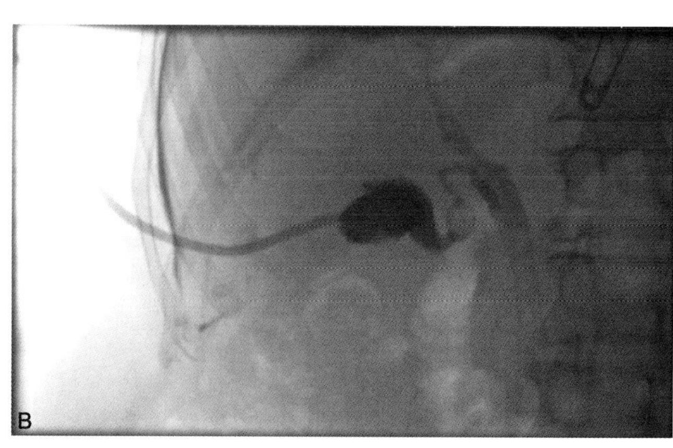

图 36A. 15　A. 胆管造影显示引流管放置在胆囊内，且没有胆囊及胆总管堵塞。如果引流管已放置 4~6 周，可以安全移除。B. 与图 A 相对比，该胆管造影显示结石嵌顿在胆囊管；尽管对比剂通过结石，引流应当放置在原位直至进行手术。

放置导管后，导管必须保留 3~6 周以使穿刺道成形，患者在该时间之前进行手术除外。对于无结石性胆囊炎，胆囊造瘘术可以作为最终的治疗方法。在取出导管之前，应进行胆道造影以评估胆囊和胆总管的通畅性(图 36A. 15)。结石性胆囊炎患者可通过成形的经皮穿刺道进行结石取出术，无论有无进行碎石，这样可以避免外科手术。

经皮穿刺脓肿引流

腹部或盆腔脓肿可在内脏感染或术后自发形成。自 20 世纪 80 年代首次引入以来，脓肿的经皮引流已成为主要治疗方法，可以有效地在腹部和骨盆的每个器官或空间安全进行，包括腹膜内、腹膜后、肝脏、肾脏、胰腺、脾脏、皮下以及盆腔深处脓肿。脓肿形成的症状包括疼痛、恶心、发热和白细胞计数升高。诊断最好通过对比增强的断层成像进行。CT 或 MRI 可以评估腹部或盆腔积液以及周围的解剖结构，CT 或 MRI 对于确定引流方法以及经皮入路是否可行和安全也至关重要。

引流的唯一绝对禁忌证是缺乏安全的经皮脓肿治疗路径。这种情况有时可通过改变患者体位或者 CT 引导的角度降低风险。相对的禁忌证包括凝血功能障碍，患者不能配合或有严重的心肺功能不全；但是，大多数情况都可以纠正，可以进行经皮引流。

路径和方式的选择取决于要引流的脓液所处的位置。通常，选择没有任何大血管的实体器官、肠道或其他重要结构的最短和最直接的路径。在超声或 CT 的引导下进行引流，表 36A. 10 中总结了每种方法的优缺点。通常，超声检查可以在放置过程中实时观察针头进入情况，因此速度更快。然而，较深的腹部结构和肠管超声可能难以观察(图 36A. 16)。CT 不是实时的，因此速度较慢；然而，对于更深的腹内和骨盆结构，具有出色的显示效果透视也可以与超声结合使用，以确认适当的定位或辅助导管的重新定位(图 36A. 17)。

导管放置可以通过 Seldinger 或套管针技术进行。在 Seldinger 技术中，首先使用 18~22G 针头细针进入，然后在导丝上进行连续扩张至所需的引流管尺寸。引流管安装在金属加强针上，以帮助穿过中间组织。在套管针技术中，将导管本身直接使用带有内部尖锐套管针的金属加强筋直接放置到集合中。方法的选择通常取决于积液的多少和位置以及操作者的喜好。尚无随机试验比较这两种方法。放置导管尺寸可能取决于遇到的液体类型。通常，将带锁尾纤的导管放置在 8~16Fr 的范围内。

表 36A. 10

经皮腹腔脓肿引流超声与 CT 引导的区别

超声		CT	
优点	缺点	优点	缺点
实时成像	需要丰富的操作经验	对操作者依赖性弱	实时
更快	不能引导更深部位的穿刺	可以观察更深部位脓肿	增加操作时间
便携	难以观察有气体的脓肿	气体骨骼脂肪干扰影响小	放射线暴露
便宜	肠道干扰难以观察肠道	可以良好观察	
没有放射线		更好地观察最终导管放置	

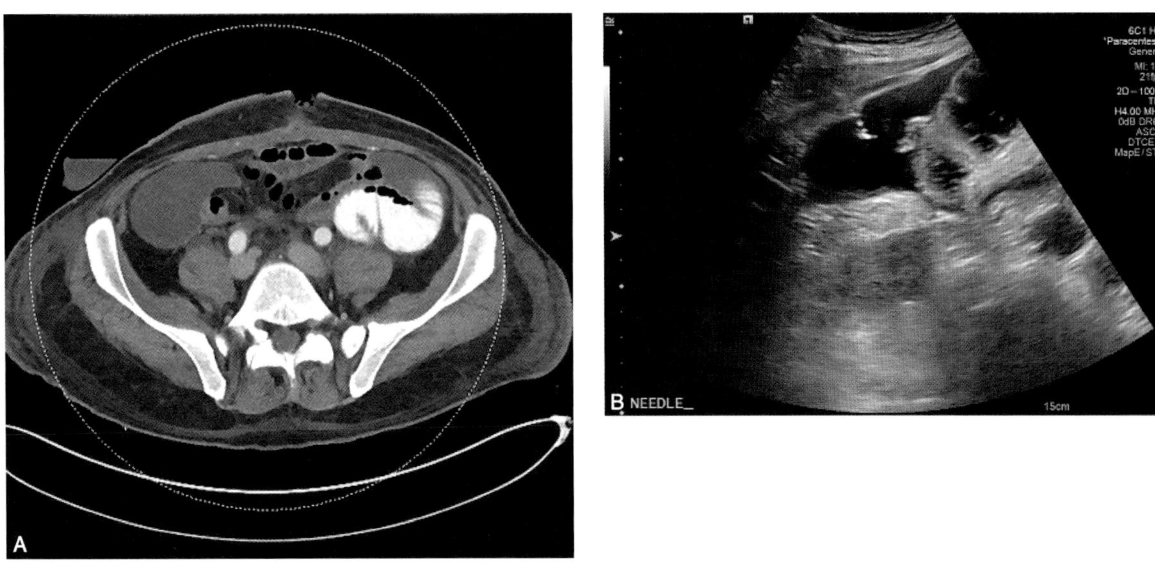

图36A.16　A. CT显示右下腹部脓肿，在腹腔壁下方，较表浅。B. 超声清楚显示该脓肿附近的结构，同时可以将穿刺针在脓肿中的位置实时显像。

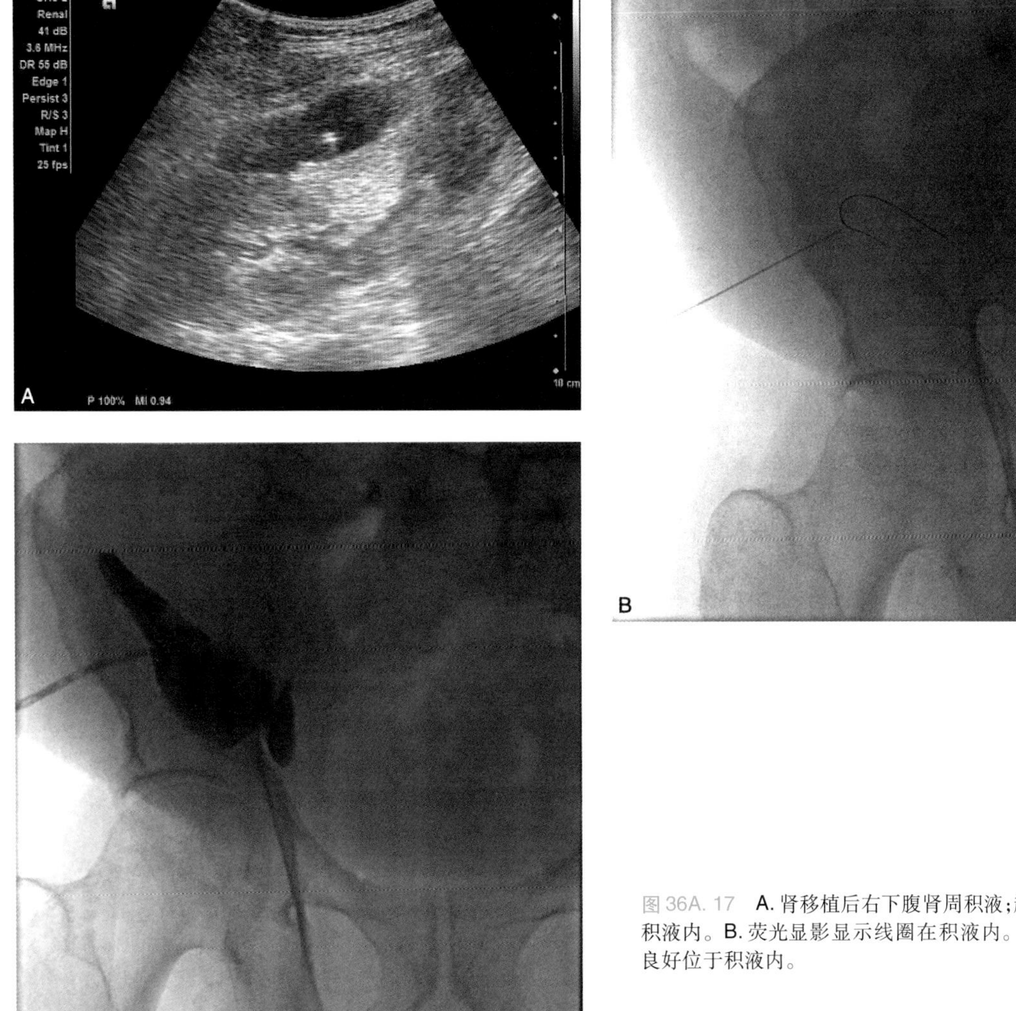

图36A.17　A. 肾移植后右下腹肾周积液；超声显示穿刺针位于积液内。B. 荧光显影显示线圈在积液内。C. 注射证实了引流良好位于积液内。

尽管大多数腹部和骨盆积液都可以通过简单的方法引流,但仍有几个位置值得特别考虑。由于膀胱、女性子宫和肠管干扰,通常无法通过前入路或侧入路进入盆腔深处。在这种情况下,可能需要通过臀大肌入路,在此期间将导管通过坐骨大孔置入(图36A.18)。使用这种方法时,须注意避让坐骨神经和臀动脉,通常应选择一条尽可能靠近骶骨的路径。如果无法确定安全进入点,可以通过经阴道或经直肠超声引导的方法,将细针在超声探头的引导下安全插入,引流积液(图36A.19)。膈下积液引流可能比较有挑战性,因为必须小心以避免侵犯胸膜腔。这可以通过肋下入路完成,或者如果必须要肋间入路,则尽可能接近尾部使胸腔积液或脓胸的风险最小化。

经皮脓肿引流后的较严重并发症很少,包括菌血症/败血症、出血、肠穿孔和胸膜并发症(气胸、积液、脓胸等)。较轻并发症通常与引流管本身有关,例如移位、错位或阻塞。

放置引流导管后的后续护理包括每日冲洗和监测引流量。导管的拆除时机取决于患者的临床状况、导管引流量减少以及积液消失。持续大量液体流出可能提示瘘管形成,可以通过在透视引导下进行注射对比剂予以证实。导管应保持在原位,直到瘘管消融为止。引流量较少同时影像学上持续存在积液可能反映了导管阻塞、非常复杂/黏稠的物质、或导管位置不正确。可以尝试注射tPA溶解复合物质并促进引流,或者可以根据需要在荧光镜引导下调节引流量。

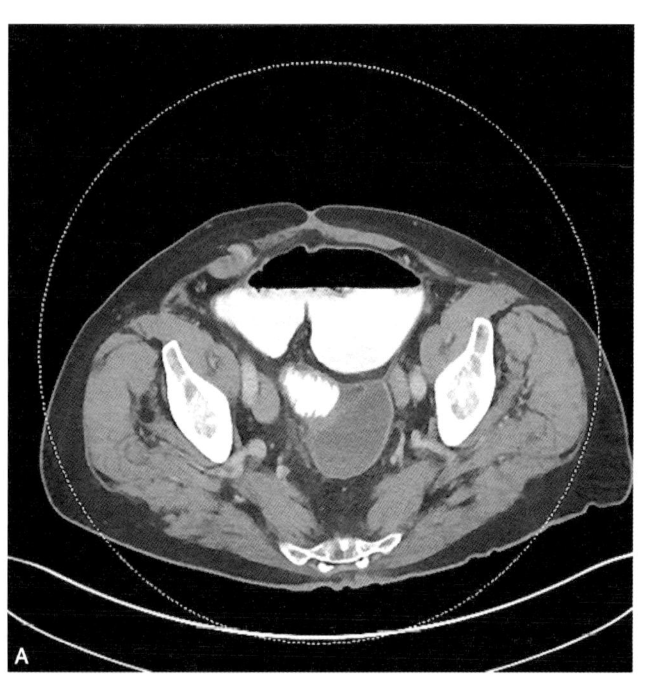

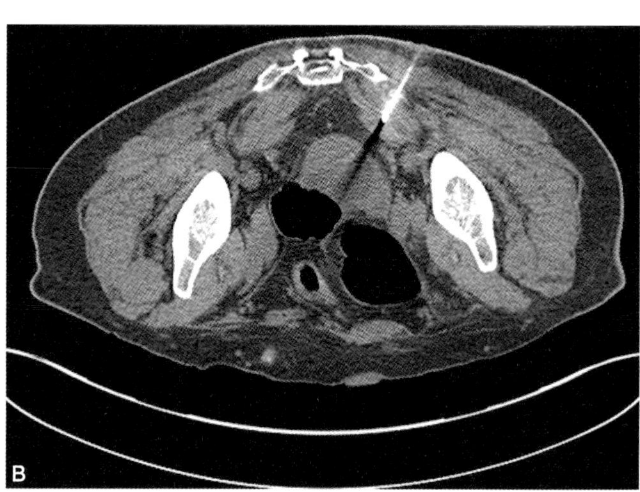

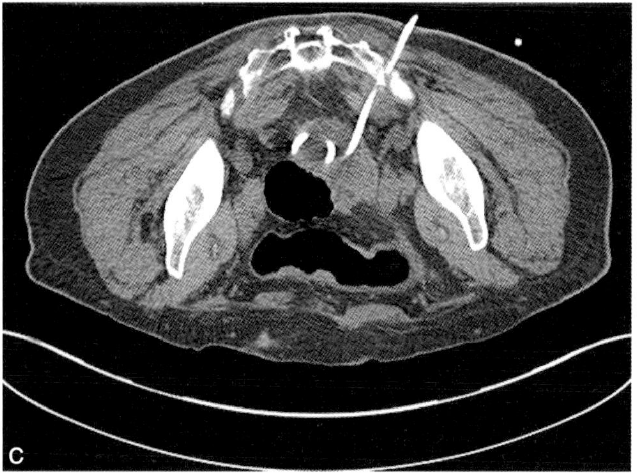

图36A.18　A. CT显示盆腔深部脓肿,由于有肠道感染,先前没有安全的方法穿刺。B. 采用经臀入路、通过坐骨大孔;穿刺针的路径应当尽可能接近坐骨。C. 猪尾引流管线圈位于脓肿内。

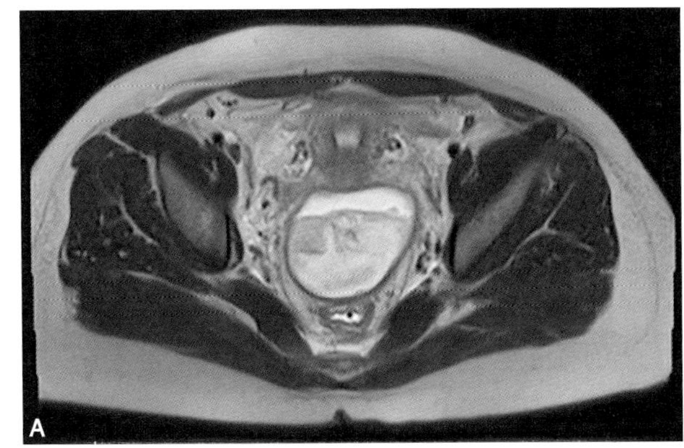

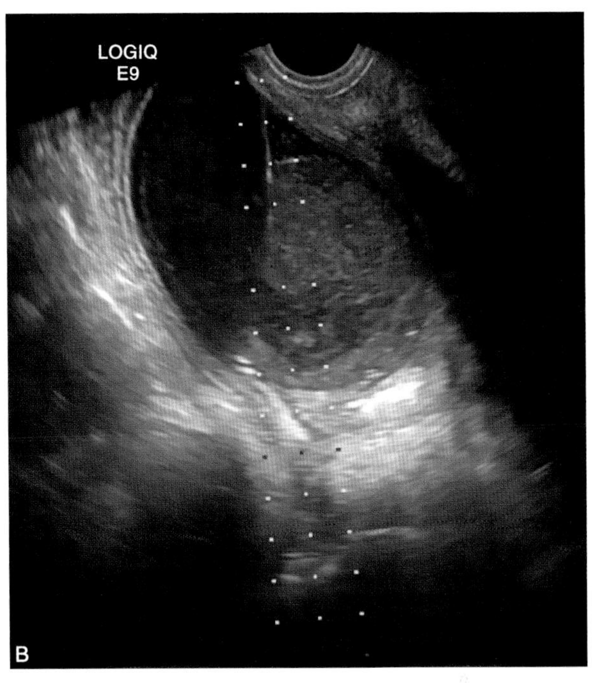

图 36A. 19　A. MRI 显示一名希望避免任何放射线暴露的妊娠患者中盆腔深处脓肿。B. 经直肠超声显示穿刺针和线在脓肿腔内。

胃 肠 通 路

胃造口管放置

传统而言,通过手术或内镜下放置肠道营养管。然而,透视引导下肠道营养管放置已成为一种公认的方法,多年来发病率和死亡率都较低。对于不能经口摄入足够营养的患者,建议行经皮放射性胃造口术(PRG)。这些患者经常患有神经系统疾病,导致无法吞咽,或者患有头颈癌症。PRG 放置的指征有胃肠道梗阻,可发生在腹部盆腔恶性肿瘤或糖尿病相关性胃轻瘫患者。在这种情况下,可使用导管进行胃减压。表 36A. 11 列出了 PRG 的禁忌证。唯一的绝对禁忌证是胃静脉曲张,可能导致严重出血或缺乏安全的经皮通路。有时可因解剖学因素(例如结肠的置入)无法放置,但也可以通过 CT 引导等技术克服。

PRG 的放置方法有两种:推入法和拉入法。两种方法都主要在透视检查下进行。在困难的情况下,CT 有时被用作辅助手段。对于这两种方法,都应在手术前立即放置鼻胃管,或在荧光镜引导下将 5Fr 导管插入胃中。然后,通过鼻胃管向胃中注入空气。使用荧光检查法选择进入部位。通常,应位于胃窦部或胃体中远端的中线的左侧;然而,根据其他解剖学考虑,位置可能略有不同。在推入法中,首先使用 T 型固定器进行胃造口术,以使胃接近前腹壁。每个 T 型固定器均在荧光镜检查下放置。管子本身的入口位于 T 型紧固件的中心,通常使用 18 号针头进行。吸入空气可确认导管在胃内的位置。在坚硬的 0. 035 英寸金属丝上进行导管扩张,随后放置气囊保留胃造口导管;初次放置时,尺寸通常在 14~18 Fr 之间。通过对比剂注射确认位置(图 36A. 20)。相比之下,拉入法是在荧光镜引导下通过一次胃穿刺进行的(图 36A. 21)。然后,通过胃食管连接处并通过口腔向上操纵亲水导丝和导管。将亲水性导丝换成刚性导丝,然后将胃造口导管穿过口腔,并通过经皮腹部通路拉出。

表 36A. 11

经皮胃造口管放置禁忌证

相对禁忌证	绝对禁忌证
凝血功能障碍	胃静脉曲张
肝或结肠间置-可以通过超声或 CT 引导解决	没有安全的穿刺窗
先前手术对胃产生影响	
腹水	

胃造口术导管放置的潜在并发症包括感染(深部和浅表性)、腹膜炎、胃肠道出血、胃肠道意外穿孔以及与导管本身相关的并发症,例如渗漏、移位和阻塞。

胃空肠管放置

胃空肠造口管的放置可以作为进食的首选途径,也可以从现有的胃造口管转换为胃空肠造口管。放置的适应证包括胃食管反流、抽吸、或胃内残余量较大,在 Treitz 韧带以下可能有助于进食。在初次放置中,基本步骤与 PRG 放置的推入方法相同。理想情况下,应将穿刺针对准幽门,以利于进入十二指肠。幽门通常与成角度的 5Fr 导管和亲水性导丝结合使用,两者均进入空肠。换成坚硬的金属丝,并在导管扩张后放置胃空肠造口管。已有胃造口管的转换为胃空肠管造口,在技术上可能具有挑战性,具体取决于初始放置导管的角度。使用 5Fr 导管和导丝对幽门和空肠插管进行相同的过程(图 36A. 22)。

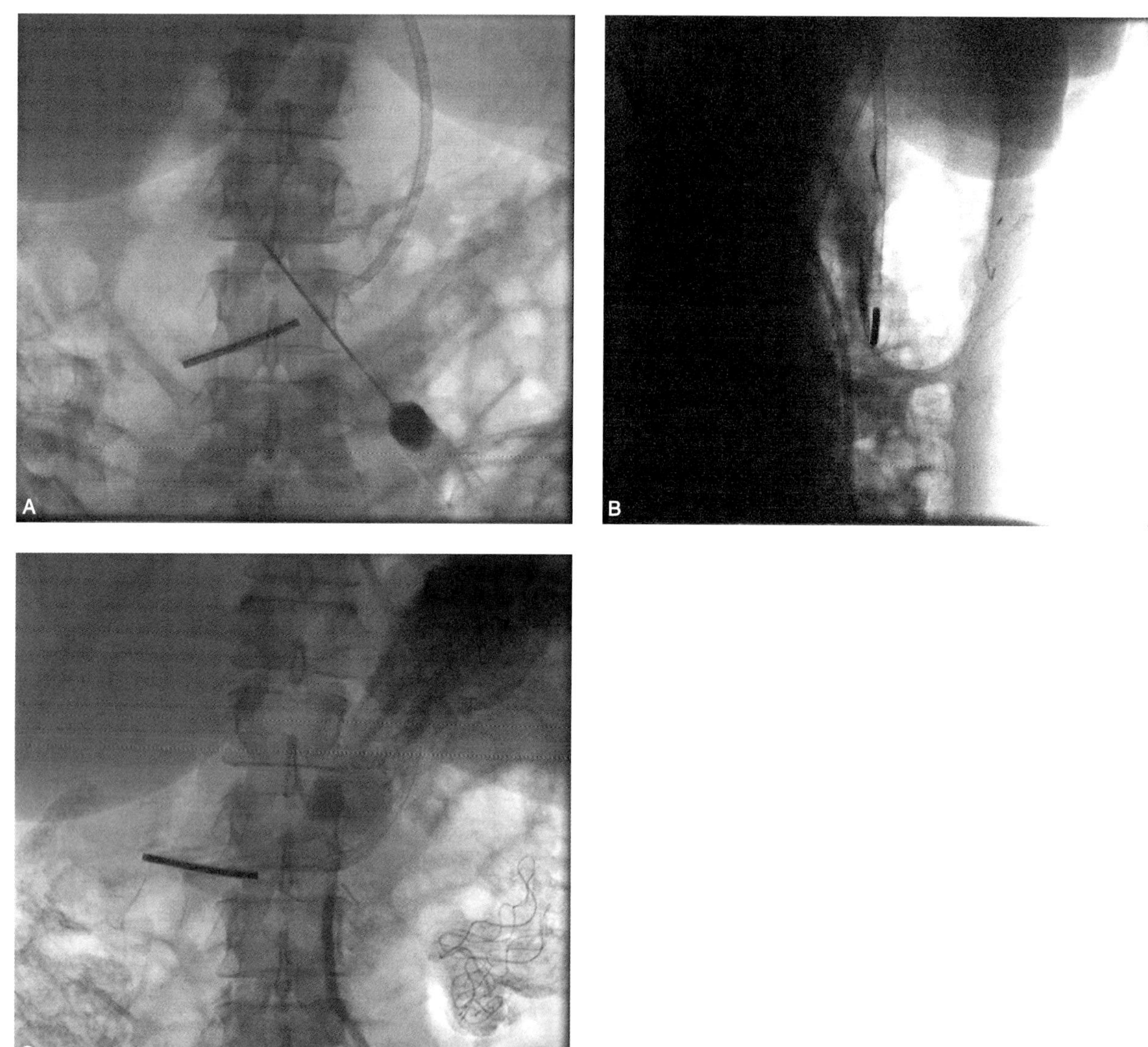

图 36A.20　A. 在荧光镜引导下放置T型固定器，确保腹壁前侧胃安全。B. 通过侧面成像确定T型固定器的位置；没有其他干预结构。C. 胃造口术导管放置在T型固定器中心处。最后的对比剂注射显示胃内位置良好，有不透明皱襞。

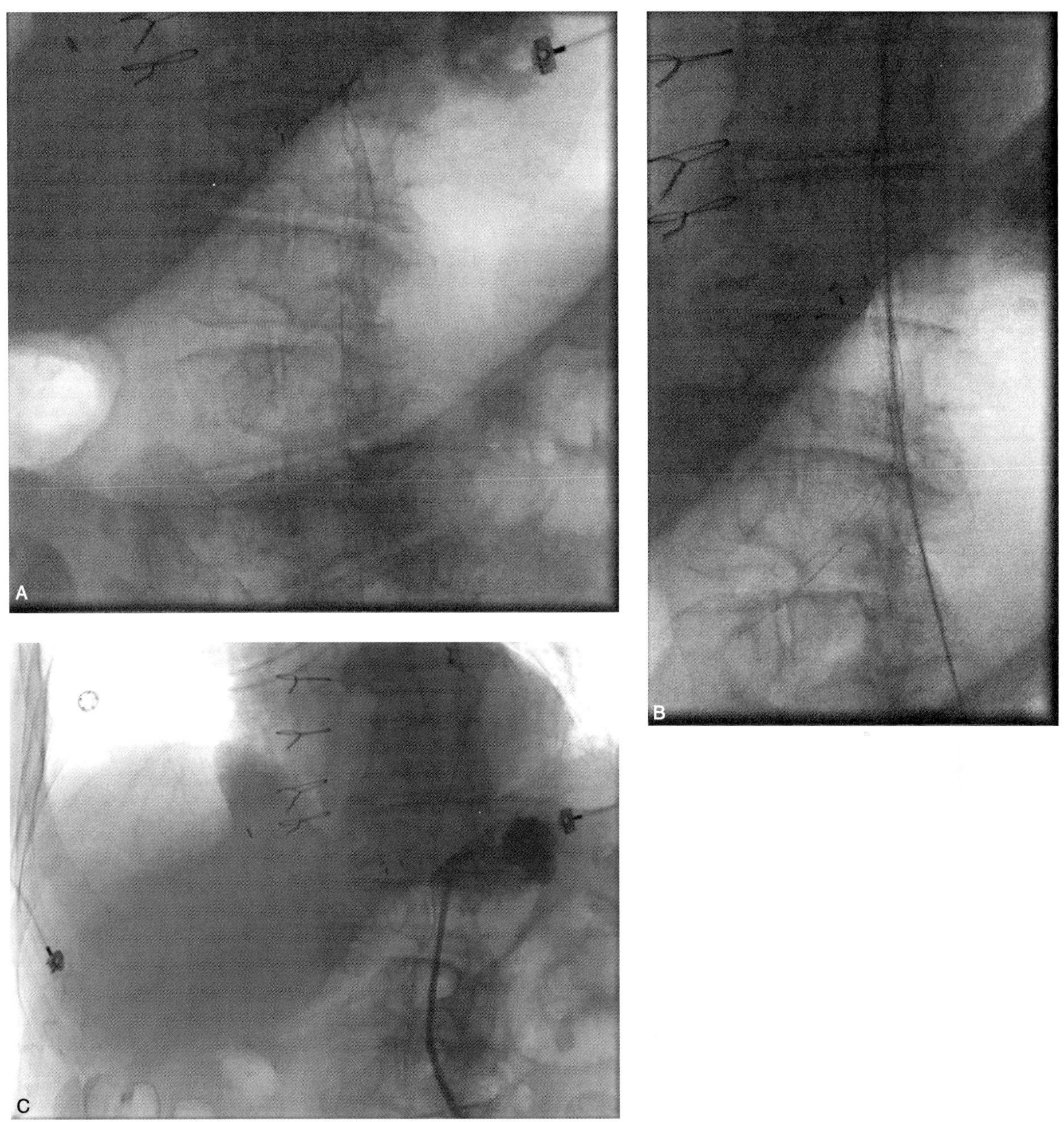

图 36A. 21 A. 单个 21G 细针在荧光镜引导下到达胃内。B. 导管和导线直接通过胃食管连接进入。C. 最终的影像表明造口管位置良好，呈现为蘑菇形潴留。

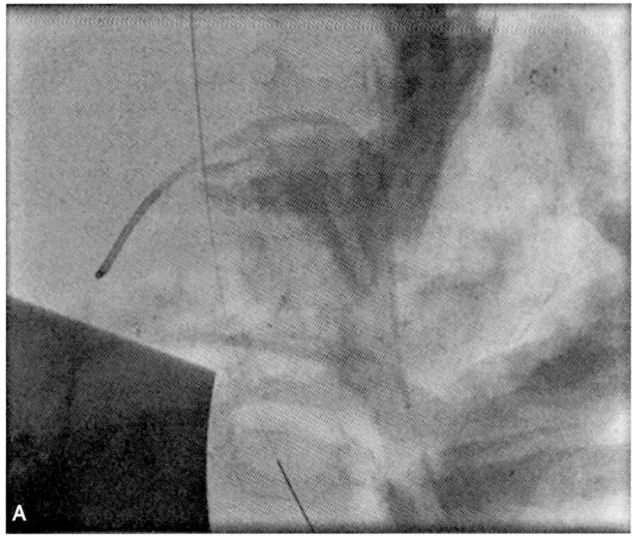

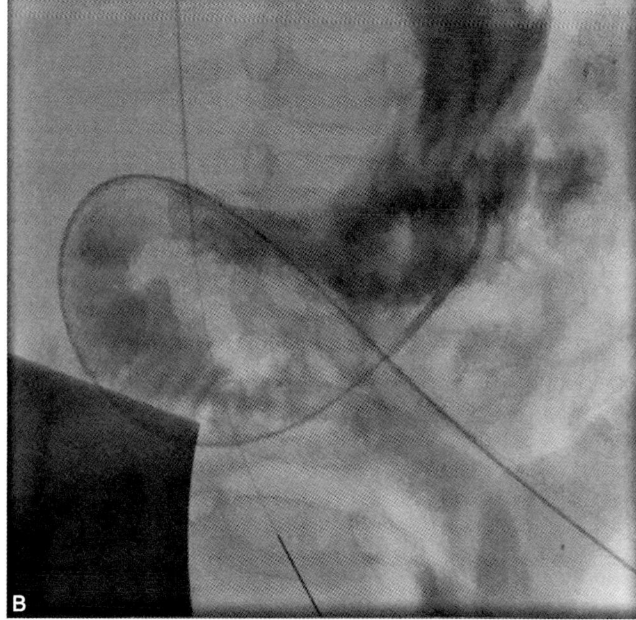

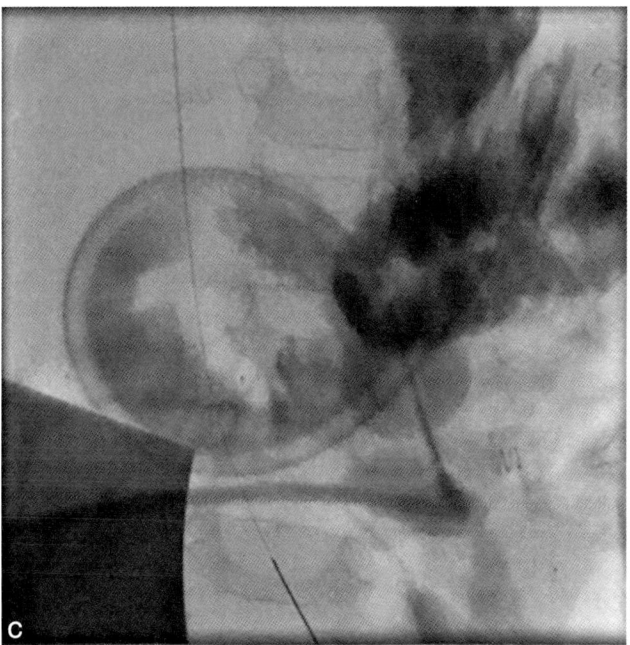

图 36A. 22 A. 在一名患儿中将胃造口管转换为胃空肠造口管。通过已经存在的通路，操作导丝和导管通过幽门进入十二指肠。B. 通路应当深入到空肠。C. 完成了胃空肠造口管的转换。

推荐阅读

Abbas SM, Bissett IP, Holden A, Woodfield JC, Parry BR, Duncan D. Clinical variables associated with positive angiographic localization of lower gastrointestinal bleeding. *ANZ J Surg* 2005;75(11):953–957.

Alexander AA, Eschelman DJ, Nazarian LN, Bonn J. Transrectal sonographically guided drainage of deep pelvic abscesses. *AJR Am J Roentgenol* 1994;162(5):1227–1230.

Baron TH, Grimm IS, Swanstrom LL. Interventional approaches to gallbladder disease. *N Engl J Med* 2015;373(4):357–365.

Boley SJ, Brandt LJ, Veith FJ. Ischemic disorders of the intestines. *Curr Probl Surg* 1978;15(4):1–85.

Browning PD, McGahan JP, Gerscovich EO. Percutaneous cholecystostomy for suspected acute cholecystitis in the hospitalized patient. *J Vasc Interv Radiol* 1993;4(4):531–537.

Bulakba i N, Kurtaran K, Ustünsöz B, Somuncu I. Massive lower gastrointestinal hemorrhage from the surgical anastomosis in patients with multiorgan trauma: treatment by subselective embolization with polyvinyl alcohol particles. *Cardiovasc Intervent Radiol* 1999;22(6):461–467.

Chang YR, Ahn YJ, Jang JY, et al. Percutaneous cholecystostomy for acute cholecystitis in patients with high comorbidity and re-evaluation of treatment efficacy. *Surgery* 2014;155:615–622.

Covey AM, Brown KT. Palliative percutaneous drainage in malignant biliary obstruction. Part 1: indications and preprocedure evaluation. *J Support Oncol* 2006;4:269–273.

de Baere T, Chapot R, Kuoch V, et al. Percutaneous gastrostomy with fluoroscopic guidance: single-center experience in 500 consecutive cancer patients. *Radiology* 1999;210:651–654.

De Martino RR. Normal and variant mesenteric anatomy. In: Oderich GS, ed. *Mesenteric Vascular Disease*. New York: Springer Science+Business Media; 2015:9–23.

Defreyne L, De Schrijver I, Decruyenaere J, et al. Therapeutic decision-making in endoscopically unmanageable nonvariceal upper gastrointestinal hemorrhage. *Cardiovasc Intervent Radiol* 2008;31:897–905.

Dixon S, Chan V, Shrivastava V, Anthony S, Uberoi R, Bratby M. "Is there a role for empiric gastroduodenal artery embolization in the management of patients with active upper GI hemorrhage?" *Cardiovasc Intervent Radiol* 2013;36(4):970–977

El Hamel A, Parc R, Adda G, Bouteloup PY, Huguet C, Malafosse M. Bleeding pseudocysts and pseudoaneurysms in chronic pancreatitis. *Br J Surg* 1991;78:1059–1063.

Ell C, May A. Mid-gastrointestinal bleeding: capsule endoscopy and push-and-pull enteroscopy give rise to a new medical term. *Endoscopy* 2006;38(1):73–75.

Eriksson LG, Sundbom M, Gustavsson S, Nyman R. Endoscopic marking with a metallic clip facilitates transcatheter arterial embolization in upper peptic ulcer bleeding. *J Vasc Interv Radiol* 2006;17:959–964.

Ernst O, Sergent G, Mizrahi D, Delemazure O, L'Herminé C. Biliary leaks: treatment by means of percutaneous transhepatic biliary drainage. *Radiology* 1999;211(2):345–348.

Fidelman N. Benign biliary strictures: diagnostic evaluation and approaches to percutaneous treatment. *Tech Vasc Interv Radiol* 2015;18(4):210–217.

Fidler J, Paulson EK, Layfield L. CT evaluation of acute cholecystitis: findings and usefulness in diagnosis. *AJR Am J Roentgenol* 1996;166(5):1085–1088.

Gayer C, Chino A, Lucas C, et al. Acute lower gastrointestinal bleeding in 1,112 patients admitted to an urban emergency medical center. *Surgery* 2009; 146(4):600–606; discussion 606–607.

Ghassemi KA, Jensen DM. Lower GI bleeding: epidemiology and management. *Curr Gastroenterol Rep* 2013;15(7):333.

Gillespie CJ, Sutherland AD, Mossop PJ, Woods RJ, Keck JO, Heriot AG. Mesenteric embolization for lower gastrointestinal bleeding. *Dis Colon Rectum* 2010;53(9):1258–1264.

Ginat D, Saad WE. Cholecystostomy and transcholecystic biliary access. *Tech Vasc Interv Radiol* 2008;11(1):2–13.

Hemp JH, Sabri SS. Endovascular management of visceral arterial aneurysms. *Tech Vasc Interv Radiol* 2015;18(1):14–23.

Huang CS, Lichtenstein DR. Nonvariceal upper gastrointestinal bleeding. *Gastroenterol Clin North Am* 2003;32:1053–1078.

Kennedy DW, Laing CJ, Tseng LH, Rosenblum DI, Tamarkin SW. Detection of active gastrointestinal hemorrhage with CT angiography: a 4(1/2)-year retrospective review. *J Vasc Interv Radiol* 2010;21(6):848–855.

Lawson AJ, Beningfield SJ, Krige JE, Rischbieter P, Burmeister S. Percutaneous transhepatic self-expanding metal stents for palliation of malignant biliary obstruction. *S Afr J Surg* 2012;50:54, 56, 58 passim.

Lee MJ, Dawson SL, Mueller PR, Krebs TL, Saini S, Hahn PF. Palliation of malignant bile duct obstruction with metallic biliary endoprostheses: technique, results, and complications. *J Vasc Interv Radiol* 1992;3:665–671.

Liao Z, Gao R, Xu C, Li ZS. Indications and detection, completion, and retention rates of small-bowel capsule endoscopy: a systematic review. *Gastrointest Endosc* 2010;71(2):280–286.

Lock G. Acute intestinal ischaemia. *Best Pract Res Clin Gastroenterol* 2001;15:83–98.

Loffroy R, Rao P, Ota S, De Lin M, Kwak BK, Geschwind JF. Embolization of acute nonvariceal upper gastrointestinal hemorrhage resistant to endoscopic treatment: results and predictors of recurrent bleeding. *Cardiovasc Intervent Radiol* 2010;33(6):1088–1100.

Malgor RD, Oderich GS, McKusick MA, et al. Results of single- and two-vessel mesenteric artery stents for chronic mesenteric ischemia. *Ann Vasc Surg* 2010; 24(8):1094–1101.

Neff CC, Mueller PR, Ferrucci JT Jr, et al. Serious complications following transgression of the pleural space in drainage procedures. *Radiology* 1984;152:335–341.

Nusbaum M, Baum S. Radiographic demonstration of unknown sites of gastrointestinal bleeding. *Surg Forum* 1963;14:374–375.

Ozbülbül NI. CT angiography of the celiac trunk: anatomy, variants and pathologic findings. *Diagn Interv Radiol* 2011;17(2):150–157.

Ozden I, Tekant Y, Bilge O, et al. Endoscopic and radiologic interventions as the leading causes of severe cholangitis in a tertiary referral center. *Am J Surg* 2005;189:702–706.

Papanicolaou N, Mueller PR, Ferrucci JT Jr, et al. Abscess-fistula association: radiologic recognition and percutaneous management. *AJR Am J Roentgenol* 1984;143:811–815.

Picus D, Hicks ME, Darcy MD, et al. Percutaneous cholecystolithotomy: analysis of results and complications in 58 consecutive patients. *Radiology* 1992;183(3):779–784.

Robert B, Chivot C, Rebibo L, Sabbagh C, Regimbeau JM, Yzet T. Percutaneous transgluteal drainage of pelvic abscesses in interventional radiology: a safe alternative to surgery. *J Visc Surg* 2016;153(1):3–7.

Roy-Choudhury SH, Gallacher DJ, Pilmer J, et al. Relative threshold of detection of active arterial bleeding: in vitro comparison of MDCT and digital subtraction angiography. *AJR Am J Roentgenol* 2007;189(5):W238–W246.

Ryan J, Hahn P, Boland G, McDowell RK, Saini S, Mueller PR Percutaneous gastrostomy with T-fastener gastropexy: results of 316 consecutive procedures. *Radiology* 1997;203(2):496–500.

Shin JH, Park AW. Updates on percutaneous radiologic gastrostomy/gastrojejunostomy and jejunostomy. *Gut Liver* 2010;4(Suppl 1):S25–S31.

Spira RM, Nissan A, Zamir O, Cohen T, Fields SI, Freund HR. Percutaneous transhepatic cholecystostomy and delayed laparoscopic cholecystectomy in critically ill patients with acute calculus cholecystitis. *Am J Surg* 2002;183:62–66.

Sreenarasimhaiah J. Diagnosis and management of intestinal ischaemic disorders. *BMJ* 2003;326:1372–1376.

Stampfl U, Hackert T, Radeleff B, et al. Percutaneous management of postoperative bile leaks after upper gastrointestinal surgery. *Cardiovasc Intervent Radiol* 2011;34(4):808–815.

Sutter CM, Ryu RK. Percutaneous management of malignant biliary obstruction. *Tech Vasc Interv Radiol* 2015;18(4):218–226.

van Leerdam ME. Epidemiology of acute upper gastrointestinal bleeding. *Best Pract Res Clin Gastroenterol* 2008;22(2):209–224.

van Overhagen H, Meyers H, Tilanus HW, Jeekel J, Lameris JS. Percutaneous cholecystostomy for patients with acute cholecystitis and an increased surgical risk. *Cardiovasc Intervent Radiol* 1996;19:72–76.

vanSonnenberg E, Ferrucci JT Jr, Mueller PR, Wittenberg J, Simone JF, Malt RA. Percutaneous radiographically guided catheter drainage of abdominal abscesses. *JAMA* 1982;247:190–192.

vanSonnenberg E, Mueller PR, Ferrucci JT Jr. Percutaneous drainage of 250 abdominal abscesses and fluid collections. Part I: results, failures, and complications. *Radiology* 1984;151:337–341.

Venkatesan AM, Kundu S, Sacks D, et al; Society of Interventional Radiology Standards of Practice Committee. Practice guidelines for adult antibiotic prophylaxis during vascular and interventional radiology procedures. Written by the Standards of Practice Committee for the Society of Interventional Radiology and endorsed by the Cardiovascular Interventional Radiological Society of Europe and Canadian Interventional Radiology Association [corrected]. *J Vasc Interv Radiol* 2010;21:1611–1630.

Wollman B, D'Agostino H, Walus-Wigle JR, Easter DW, Beale A. Radiologic, endoscopic, and surgical gastrostomy: an institutional evaluation and meta-analysis of the literature. *Radiology* 1995;197:699–704.

Yata S, Ihaya T, Kaminou T, et al. Transcatheter arterial embolization of acute arterial bleeding in the upper and lower gastrointestinal tract with N-butyl-2-cyanoacrylate. *J Vasc Interv Radiol* 2013;24(3):422–431.

Zuckier LS. Acute gastrointestinal bleeding. *Semin Nucl Med* 2003;33(4):297–311.

（肖应权　曾晨　任勇军　杜勇）

第 36B 章 ■ 泌尿生殖系统疾病介入治疗

子宫动脉栓塞术

子宫动脉栓塞术(UAE)是治疗症状性子宫肌瘤的有效手段。与肌瘤切除术和子宫切除术相比,UAE 临床成功率较高,创伤小,术后恢复时间短,但技术要求较高。UAE 的安全性和有效性已在几个随机试验中得到证实,其临床效果与子宫肌瘤切除术大致相同。UAE 亦可控制产后出血,但本节将重点介绍其在症状性纤维瘤治疗中的应用。

行 UAE 时,应掌握盆腔动脉解剖及其发育变异。髂内动脉起源于腰骶关节处髂总动脉分支,是骨盆的主要供血动脉。髂内动脉的解剖结构因人而异,但最常见的情况分为前后两的主干。后干发出臀上动脉、髂腰动脉和骶外侧动脉。前干发出膀胱动脉、直肠中动脉、闭孔动脉、阴部内动脉、臀下动脉,在女性还包括子宫动脉和阴道动脉。子宫动脉起源不固定,最常起源于臀下动脉的第一或第二分支(图 36B.1)。也可直接起源于前干的分叉部,甚至直接起源于髂内动脉。子宫动脉有特征性表现,在下降段呈"U"形,然后迂曲上升。

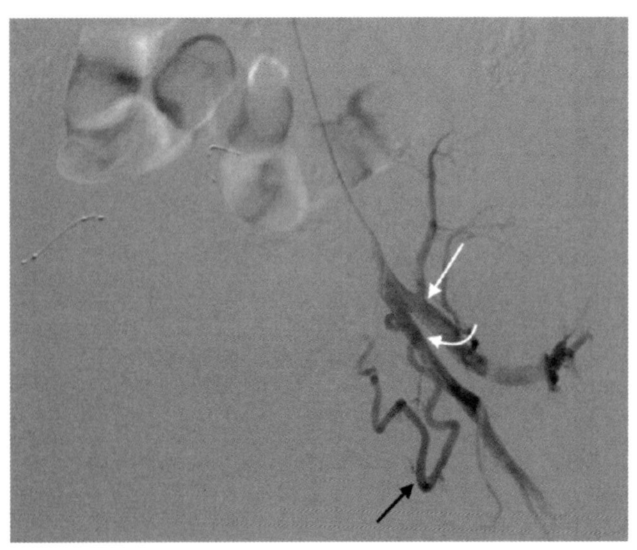

图 36B.1 左髂内动脉(DSA)显示左髂内动脉于左前斜位投影中分叉为后干(白箭)和前干(曲白箭)。子宫动脉(黑箭)是起源于前干的第一分支,呈典型的 U 形走行和迂曲形态。

表 36B.1

子宫肌瘤分类

黏膜下肌瘤	位于子宫内膜下,可能宫腔变形
肌壁间肌瘤	位于子宫肌层内
浆膜下肌瘤	位于浆膜下,且有蒂
宫颈肌瘤	位于宫颈壁内

子宫肌瘤是一种良性平滑肌血管瘤,在女性整个育龄期,体积逐渐增大,发病率不断上升。35 岁的女性中病率约为 40%~60%,50 岁女性则发病率可升高至 70%~80%。但仅约 25%的子宫肌瘤需要治疗。患者可能出现经量增多(月经过多)、经期紊乱(月经过多),以及其他相关症状(尿频、便秘,盆腔压力升高)或疼痛。子宫肌瘤也可导致生育能力降低以及妊娠期并发症。子宫肌瘤可以是单灶性的或多灶性,可通过其在子宫内的具体位置来进行描述(表 36B.1)。

药物治疗症状性子宫肌瘤作用有限。激素疗法(口服避孕药、促性腺激素释放激素激动剂、抗孕激素,宫内节育器)可缩小肌瘤的尺寸,并控制症状;但这些药物疗效不定,且副作用显著,患者依从性差。

传统的手术治疗包括子宫切除术和子宫肌瘤切除术。虽然子宫切除术对于子宫肌瘤的治疗是确切的,但术后仍需几天到几周住院恢复,并有报道称并发症发生率高达 9%。子宫肌瘤切除术(保留子宫的单灶性子宫肌瘤切除)与子宫切除术相比,恢复时间短,总并发症发生率低;而肌瘤呈多灶性或巨大肌瘤时,手术治疗则价值有限。另外,子宫肌瘤切除术后由于残留肌瘤继续生长而常导致子宫肌瘤复发,需再次治疗患者的比例高达 25%。

UAE 是症状性子宫肌瘤患者的一种替代治疗法。虽然目前尚无明确的 UAE 治疗指南以供参考,但制定合理的 UAE 治疗方案时必要考虑多种因素,包括子宫肌瘤的大小和范围,以及患者的意愿。UAE 的绝对禁忌证包括妊娠、盆腔感染或怀疑为妇科恶性肿瘤(除外切除术前姑息性治疗)。

子宫肌瘤的位置也可对是否进行 UAE 起决定性作用:当肌瘤位于阔韧带和宫颈时 UAE 治疗效果较差,原因可能是这些位置肌瘤存在子宫动脉之外的动脉供血。早期的一些文献不建议对带蒂浆膜下肌瘤行 UAE,因为术后可能发生蒂坏死和带蒂肌瘤脱离。然而，近年大量研究表明，UAE 也可安全、有效地治疗该类肌瘤。

有生育意愿的子宫肌瘤患者可考虑 UAE 治疗。对于症状性肌瘤而又希望保留生育能力的患者，早期的治疗指南并不推荐首选子宫动脉栓塞术，但几乎没有证据支持这一指南。

一项比较 UAE 与子宫肌瘤切除术的单因素随机对照试验表明，在随访的前 2 年，子宫肌瘤切除术后生育功能保留得更好。然而，该研究的许多局限性使 *Cochrane Review* 在 2012 年得出结论："有低水平证据表明，子宫肌瘤切除术保留生育的效果可能优于 UAE，但需要更多的研究来证明"。自从该术式问世以来，患者术后可正常妊娠、分娩。因此，对于希望保留生育能力的患者，正确的治疗方式应该基于个体化原则，由介入放射科医师、妇科医师及患者相互沟通协作而得出。对于那些不适宜外科手术治疗或拒绝手术治疗患者来说，UAE 仍然是个合适的选择。

术前检查应包括问诊，目的是获得患者完整治疗史和妇科病史。此时，介入医师可以更详细地解释手术细节，并决定是否需要进一步检查。如果是转诊的患者，推荐邀请妇科医师进行会诊，以便更全面地讨论除 UAE 之外的治疗方案。会诊期间，评估患者的症状、妊娠史、手术史、盆腔感染史及未来妊娠意愿非常重要。

在大多数医院，UAE 之前会常规进行盆腔 MR 扫描，以获得肌瘤位置和累及范围，并排除其他导致子宫异常出血和/或骨盆痛病因，如子宫腺肌病。MRI 亦有助于评估血供和侧支循环，有益于术前准备。术前 MRI 应包括增强扫描，这对确定子宫肌瘤的血管分布和生存能力方面是必不可少的(图 36B. 2)。术前病灶 MRI 强化不明显，提示及肌瘤变性或乏血供，UAE 疗效差。

UAE 可在标准的介入放射学透视设备下完成。大多数患者较年轻，所以术中做好辐射防护至关重要，这样才能保证患者的健康并取得良好的手术效果。减少辐射的技术包括采用低透视脉冲、准直器的运用及尽量缩小视野、减少 DSA 的次数。手术报告应记录透视时间和剂量。

UAE 可以使用清醒性镇静剂，通常是联合应用咪达唑仑和芬太尼。术前建议使用单剂量预防性抗生素，最常用的是广谱头孢菌素。静脉应用镇痛剂和非甾体抗炎药(NSAIDs)应在术前或术中进行。

尽管方式有所不同，但最终目的一致：将导管引导至双侧子宫动脉，通过导管注入栓塞剂，直到达到预期目标。血管通路选择股总动脉或桡动脉，这取决于术者偏好。早期研究推荐在肾动脉水平行腹主动脉造影，确认是否有卵巢动脉参与子宫肌瘤供血。目前已常规操作，除非术前影像检查证实卵巢动脉增粗，或就肌瘤累及范围而言，子宫动脉未见相对增粗(图 36B. 3)。

诊断导管首先导入左侧或右侧髂内动脉。取 30°对侧斜位行 DSA 或血管造影，以找到子宫动脉起源。若子宫动脉起源于髂内动脉分叉部，则采用同侧前斜照射对显示子宫动脉起源效果最好。一旦找到子宫动脉起源，就可使用导丝来引导诊断导管至进入子宫动脉。导管最理想的位置是远离其他侧支起源的子宫动脉横段。若诊断导管由于动脉痉挛或血管迂曲不能推进，则可采用同轴微导管。当导管尖端到达适当位置后，再次注射造影以确认导管位置并显示肌瘤血供。此时，可开始栓塞术(图 36B. 4)。过去认为栓塞术的最终目的是使血流停滞或近停滞；而最新研究表明，保留主子宫动脉缓慢顺行血流而仅阻断肌瘤分支动脉可有相同的效果。然后在对侧重复以上过程。

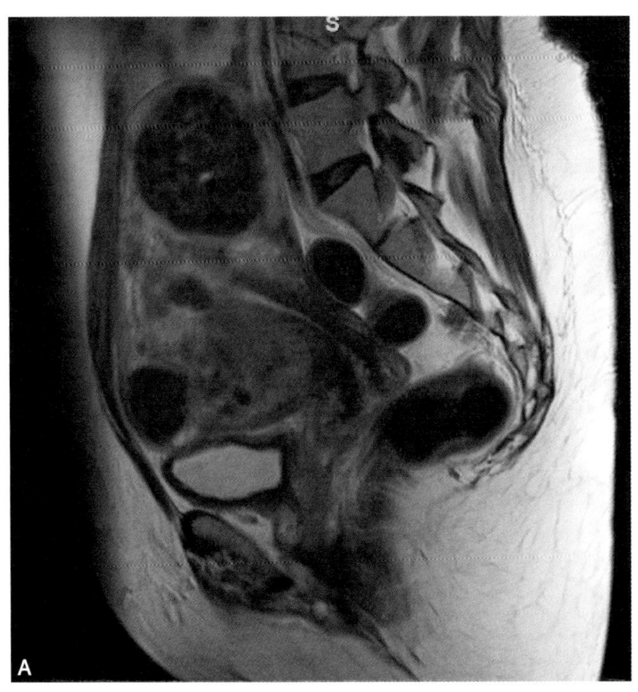

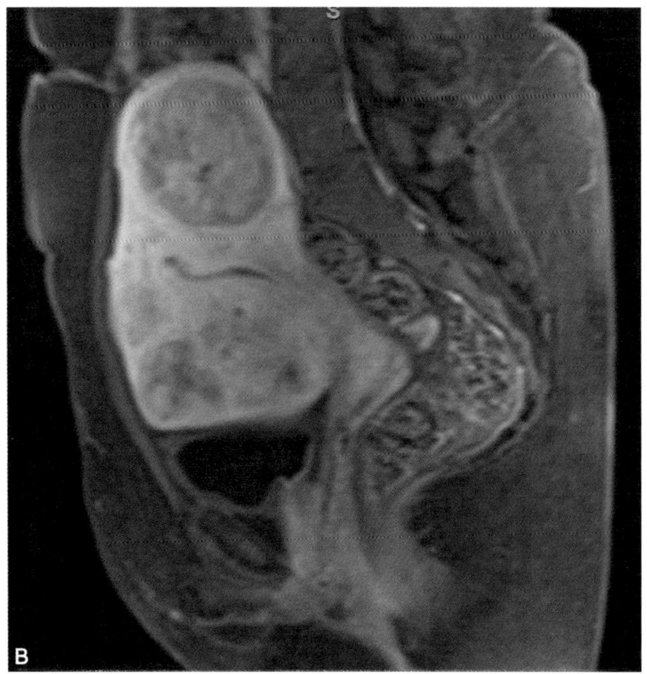

图 36B. 2 矢状位 T_2 加权 MRI(A)显示多个较大子宫肌瘤，导致子宫体积明显增大；矢状位 T_1 加权增强(B)显示肌瘤不均匀强化。

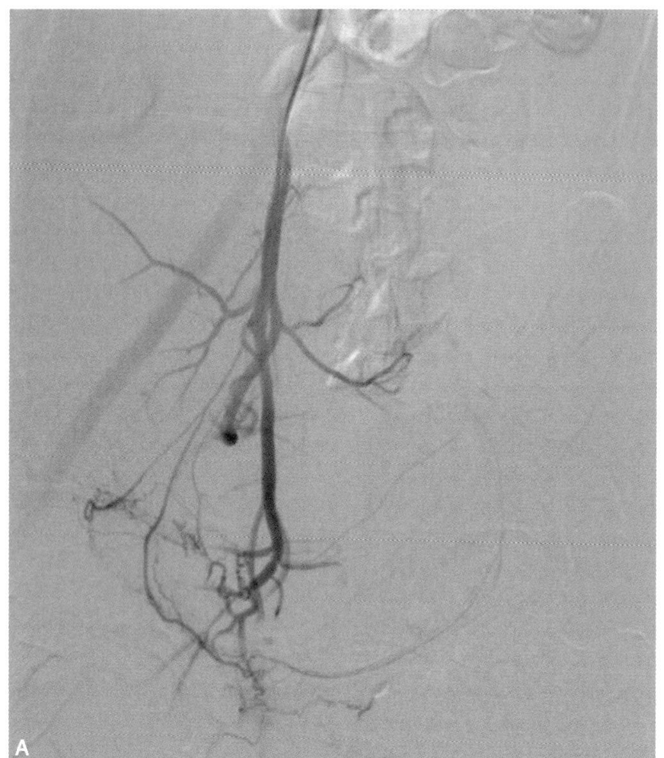

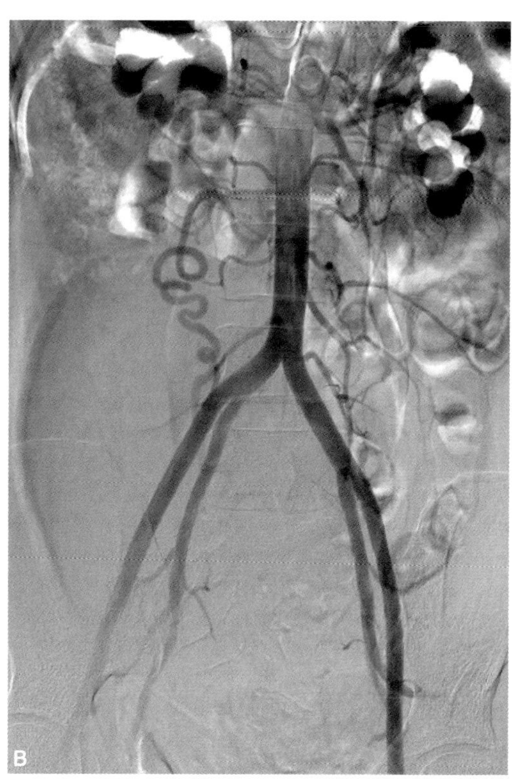

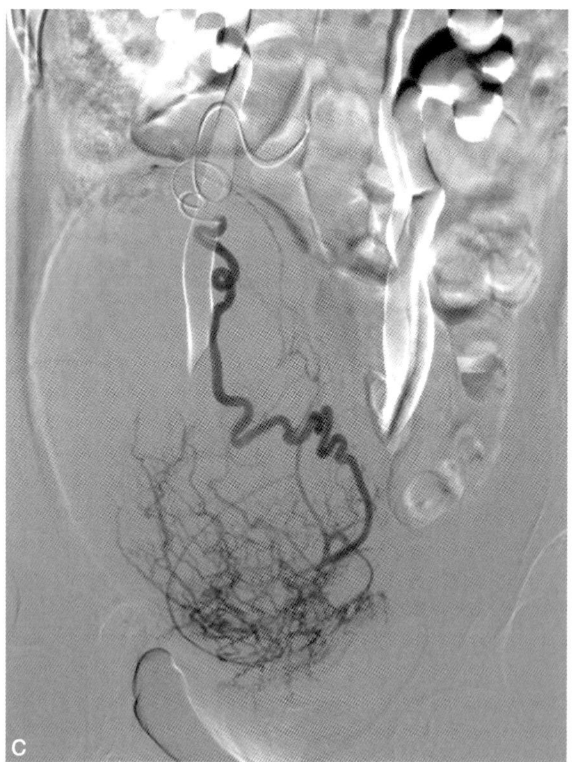

图 36B.3　卵巢动脉为子宫肌瘤供血。A. 右髂内血管造影,未见右侧子宫动脉增粗。B. 随后腹主动脉造影显示直接从主动脉发出的增粗的右侧卵巢动脉。C. 微导管引导后行选择性血管造影,以显示为肌瘤供血的增粗的右侧卵巢动脉。

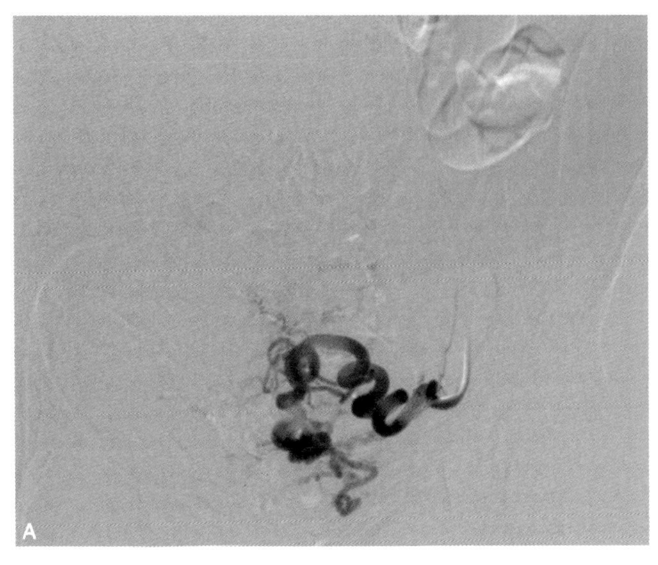
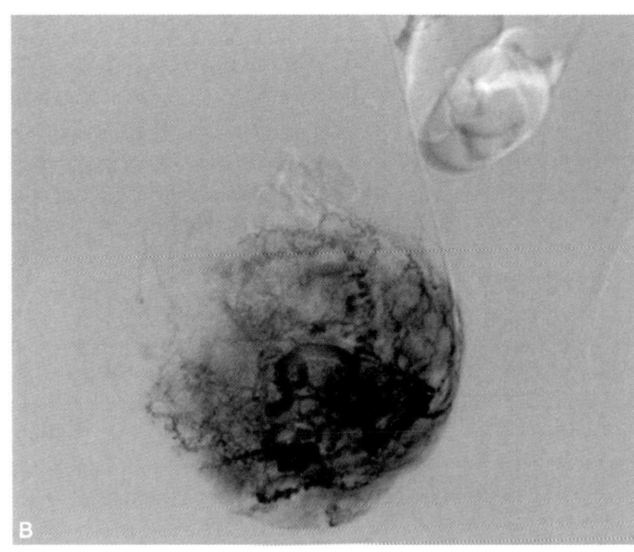

图 36B. 4　A. 左侧子宫动脉早期造影图像显示导管尖端位于子宫动脉横段。B. 晚期造影图像显示较大肌瘤。

栓塞剂的选择以操作者的偏好和水平而定。用线圈栓塞大动脉近端会造成远端侧支循环形成，最终导致手术失败，因此并不推荐。非球形聚乙烯醇(PVA)是应用于 UAE 的第一种栓塞剂，具有良好的临床应用价值。如今许多新型栓塞剂已经问世，包括明胶微球和球形 PVA，同样具有良好的临床效果。当使用明胶微球时，推荐应用 500~700μm 大小的粒子。若注入两小瓶后同一子宫动脉内仍存在血流，则可采用 700~900μm 大小的微粒。

术后患者应在 IR 恢复室内观察几小时。UAE 术后可发生骨盆痛或痉挛，症状可较严重。适当的患者期望沟通和充分的疼痛控制是 UAE 的重要组成部分。应事先告知每位患者术后可能出现的症状。骨盆痛和痉挛通常在术中开始，并在术后最初几个小时内加重。可给予患者 PCA 泵缓解疼痛，也可定时使用抗炎药或阿片类镇痛剂，PRN 麻醉剂可用于突破性疼痛。无论选择何种药物方案，都应密切观察患者。大部分患者可于手术当天出院，如有必要，患者可在一夜之内再入院进行疼痛处理。术后最初 12~24h 内疼痛最重，严重程度在之后 7d 内逐渐减轻。患者应配非甾体抗炎药和基于 PRN 的口服麻醉药出院。

栓塞术后综合征在 UAE 后较常见，表现为术后最初几天内轻微流感样症状。UAE 术后总并发症率较低，首次治疗后严重不良事件发生率为 0.66%，30d 内最大的 UAE 评定机构认为术后 30d 内并发症的发生率为 4.8%。除了疼痛和栓塞术后综合征，UAE 最常见的并发症还包括永久性闭经和持续性阴道分泌物流出。介入放射学会(SIR)UAE 治疗指南提供了并发症发生率，并给出了参考阈值，详见表 36B. 2。

术后 6 个月栓塞的肌瘤会缩小约 50%。患者在 1~2 个月经周期可自觉症状改善，从第 6 月到 1 年期间症状明显改善。出血症状的缓解略好于占位症状。

记录评估 UAE 术后结果的最大机构是有介入放射学会(SIR)基金会赞助的子宫肌瘤登记处，共收纳了 72 例 UAE 病例。术后结果使用子宫肌瘤症状和生活质量(UFS-QOL)问卷表进行评估，该问卷是子宫特异性问卷，旨在评估子宫肌瘤的

表 36B. 2

UAE 术后并发症

并发症	报道率/%	参考率/%
永久性闭经		
<45 岁	0~3	3
>45 岁	20~40	45
持续性阴道分泌物流出	2~17	20
肌瘤排出	3~15	15
败血病	1~3	3
DVT/PE	<1	2
非靶向栓塞	<1	<1

症状及其对生活质量(QOL)的影响。得分越高，症状越严重。2 666 例纤维瘤患者在 1 年的随访期间内，UFS-QOL 评分基线平均值由 59.83 降至 19.87，在 3 年后进一步降至 16.5。这是关于 UAE 最大研究，证明了术后症状改善率很高。

子宫腺肌病

子宫腺肌病指子宫内膜组织出现在子宫肌层内，是一种良性疾病；它可以表现为经量过多和痛经。影像学显示子宫腺肌病可为弥漫性，也可为局灶性。MRI 是子宫腺肌病的最佳诊断方法，无论是弥漫性还是局灶性，都表现为黏膜-肌层交界区增厚大于 12mm(图 36B. 5)。子宫切除术被认为是子宫腺肌病的终极治疗手段，激素疗法一般疗效不佳。过去认为子宫腺肌病是 UAE 的禁忌证，但有研究发现术后患者的症状可得到改善。然而，UAE 治疗子宫腺肌病的成功率远远低于子宫肌瘤，大约 50%的患者症状在 UAE 术后部分或完全消退。复发率也较高，特别是长期随访的患者。然而，子宫腺肌病除了子宫切除术外并没有其他的有效治疗手段，UAE 被认为是治疗子宫腺肌病一种可靠方式。

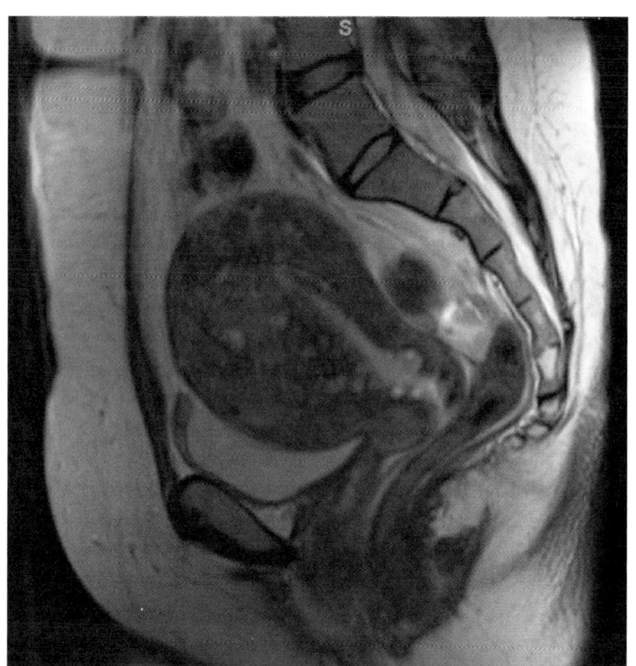

图 36B. 5　冠状位 T_2 显示黏膜-肌层交界区增厚，边缘模糊，特别是前壁，符合子宫腺肌病表现。交界区内的局限性 T_2 高信号为小囊性病变。

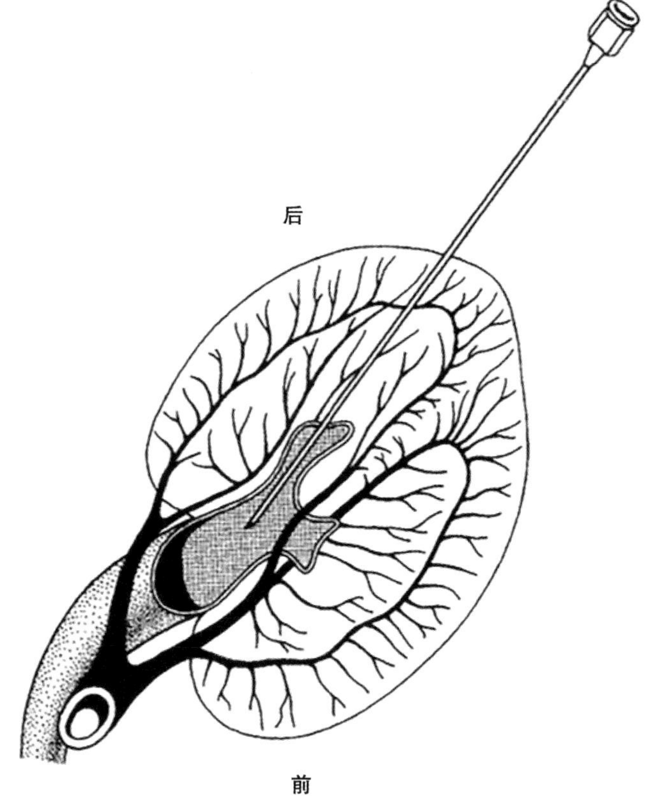

图 36B. 6　肾脏横断面图解，经皮肾造瘘术经 Brodel's 线穿刺路径。

肾脏疾病的介入治疗

经皮肾造瘘术（PCN）是介入放射科医师最常实施的手术之一。该手术首次报道于 1955 年，用于肾脏梗阻减压。此后，被广泛应用于各种泌尿生殖系统疾病的治疗。尿路梗阻致肾积水也是 PCN 常见指征。进入肾脏集合系统也可用于肾结石和尿漏的治疗（表 36B. 3）。虽然病因不同，但 PCN 的基本操作方法都类似。

与所有介入手术一样，在进行经皮肾脏介入治疗时，必须熟悉掌握泌尿生殖系统解剖学的基本知识，这有助于手术的成功实施以及最大限度地降低术中出血相关并发症。

表 36B. 3

经皮肾造瘘术适应证

经皮肾造瘘术适应证
肾梗阻（结石，恶性梗阻，输尿管受压）
尿脓毒症或疑似感染
急性肾衰竭
疼痛
尿流改道
输尿管损伤或漏
膀胱瘘
出血性膀胱炎
泌尿外科手术
碎石术
顺行输尿管支架置入术
尿路上皮活检
结石或异物取出

肾脏属腹膜后器官，通常位于下胸椎和上腰椎之间。右肾由于肝脏推移，通常略低于左肾。肾动静脉通过肾门进入肾脏，在肾门处肾静脉位于前方。肾盂位于肾门的肾动静脉后方。在肾门的水平，肾动脉分成较大的前支和较小的后支，并覆盖整个集合系统。由于血管的分布特性，每个肾的后外侧区域会形成无血管区（图 36B. 6），此区域理论上是进入集合系统的理想途径。然而在手术过程中，该途径常无法识别，但术者也能进入后肾盏。通常以肾中下极后肾盏为 PCN 路径靶点。从上肾盏途径介入有可能损伤胸膜，并引发气胸。不建议直接进入肾盂，因为容易损伤肾动脉。

PCN 最常见指征见表 36B. 3。尿路梗阻症状包括腰痛、恶心和呕吐。若合并尿路感染，也会出现发热。当两个肾脏都受累，或仅有一个肾脏有功能时，也可能出现急性肾衰竭。术前行超声（US）或 CT 检查，以评估集合系统的扩张程度，了解患肾解剖结构，并明确手术指征。

PCN 术唯一的禁忌证是顽固性凝血功能障碍。根据 SIR 指南，PCN 术前血检国际标准化比率（INR）应小于 1.5，血小板计数达 50 000。当无合适的穿刺路径时容易误伤结肠、脾脏或其他器官，也不推荐 PCN；但这些情况在临床工作中少见。

PCN 可在患者意识清醒的情况下进行。若患者存在不稳因素，尤其是存在感染的情况下，建议全麻手术。围手术期应用覆盖革兰氏阴性菌的广谱抗生素预防感染。患者一般取俯卧位，因腹部手术需要或患者不适而无法俯卧时，也可取斜位。

可在超声、透视或 CT 引导下进入肾脏集合系统。CT 常规使用较少，但病情复杂或患者存在解剖变异时可借助 CT。超

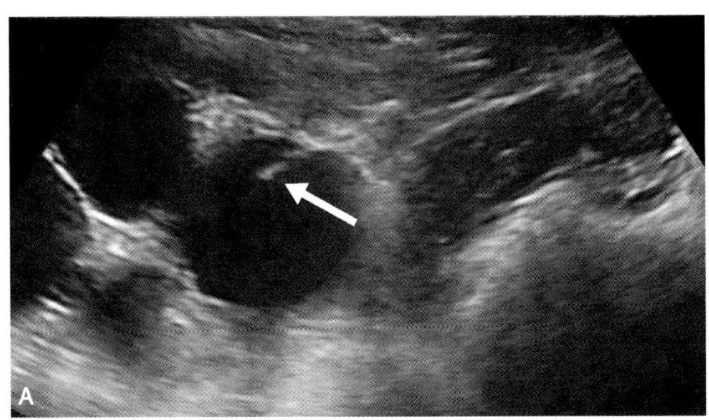

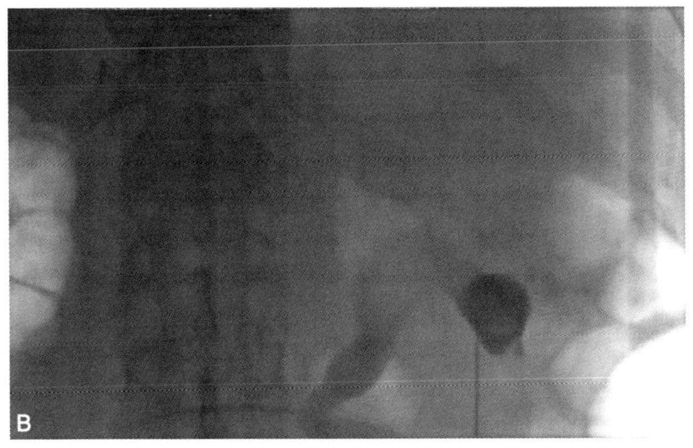

图 36B. 7　A. 超声实时显示经皮穿刺针进入重度扩张的右肾下盏。可看到针尖的声像图(白色箭号)。B. 透视下通过穿刺针注射对比剂,显示右肾下盏和输尿管近端明显扩张。

声是最常用的引导设备,在穿刺针进入集合系统时可实时显像(图 36B. 7)。当存在阳性肾盏结石或集合系统由于静脉注射对比剂(静脉肾盂造影)而显影时,可采用透视引导直接进入肾盏。当集合无明显扩张时,这种方式特别有效。

肾脏的穿刺套件很多种,但都包括 20~22G 的穿刺针。当以肾后下盏为靶点时,皮肤进针部位以腋中后线之间、中线外侧 10~12cm 最为理想,超出这个范围会增加穿破结肠的风险。一旦进入集合系统,移除穿刺针的内部探针,抽取尿液以确定针头位于集合系统内,并送检。通过穿刺针注射对比剂来确认针头在后肾盏的具体位置(图 36B. 7B)。注射对比剂时应小心谨慎,避免肾盏过度扩张,特别是合并感染时,会增加尿脓毒症的风险。如果初次穿刺位置不当,则第一针可用于集合系统造影,第二次穿刺便相对容易。

一旦针尖到达合适的位置,便立刻进行相应操作,最后将"猪尾巴"引流管放置在肾盂内。8~12Fr 多用途猪尾导管最为常用;较大的引流管可用于肾盂积脓患者。猪尾导管放置之后注入对比剂确保位置正确(图 36B. 8)。导管尾端连接重力引流袋,可使集合系统减压。

PCN 术后危重并发症罕见。根据 SIR 执业委员会标准,大约 10%的患者出现轻微和严重的并发症(表 36B. 4)。最常见的并发症是出血和脓毒症。在术后前 48h 内少量血尿可为正常表现,在此期间出血会被缓慢清除。如果患者出现血尿加重或血流动力学不稳定,则应行影像检查评估动脉损伤,常见的损伤包括肾动脉假性动脉瘤或动-静脉瘘。

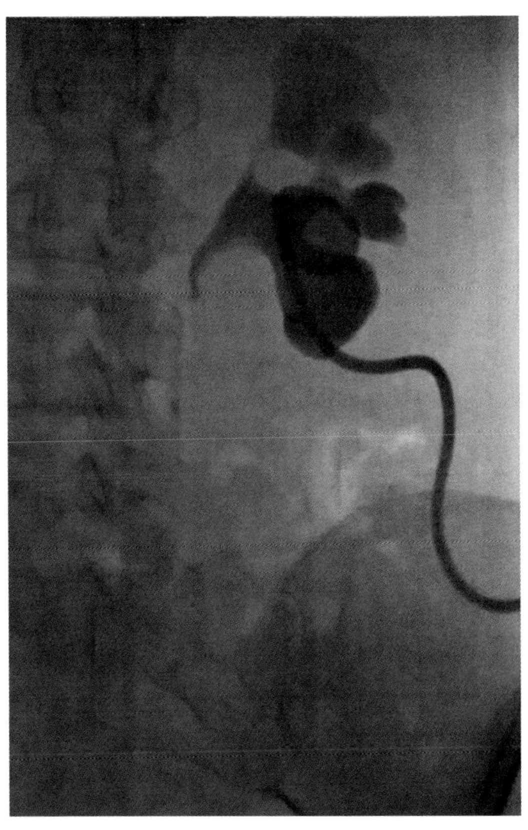

图 36B. 8　通过引流管注入对比剂显示右肾盂内导管呈"猪尾巴"状(患者取斜卧位)。肾盂中度积水,右输尿管近端无对比剂显示。

表 36B. 4
PCN 术后并发症

并发症	报道率/%
感染性休克需加强护理	1~10
感染性休克合并脓毒症	7~9
需输血的出血	1~4
血管损伤需栓塞或肾切除	0. 1~1
误伤肠管	0. 2~0. 5
胸膜并发症	0. 1~0. 6

PCN 术后引流管应连接引流袋。只有当流出物减少或流出物为脓性时,才需要常规冲洗引流管。需长期引流的患者应每 6~12 周更换引流管。

肾输尿管造瘘术与输尿管支架植入术

若行 PCN 时担心感染,则不应行进一步操作,且集合系统应减压数天,直到患者病情稳定。若无感染征象,可在 PCN 时到达梗阻远端,并放置输尿管内-外支架管或双 J 输尿管支架。以上两种支架都可引流至膀胱而非外接引流袋,特别适合需要长期引流的患者,且具有较好的舒适度。

肾输尿管支架穿刺点与 PCN 类似,但会穿过肾盂抵达膀胱。支架肾盂端和膀胱端都有侧孔,尿液可外排到引流袋或内排至膀胱(图 36B. 9A)。同样,术中也可将双 J 型支架置入输尿管内。双 J 支架可逆行放置(通过膀胱镜)或顺行(通过现有 PCN 通路)。如果在首次介入时置入双 J 支架,建议置入支架后留置 PCN 引流管 24~48h,以确认患者能够耐受内引流(图 36B. 9B)。

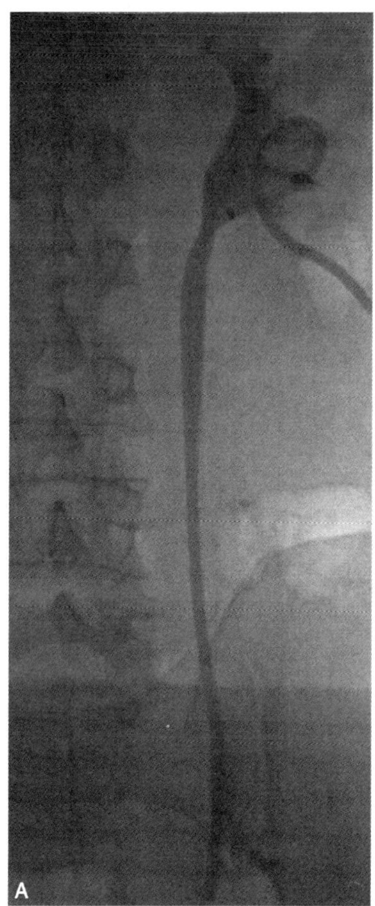

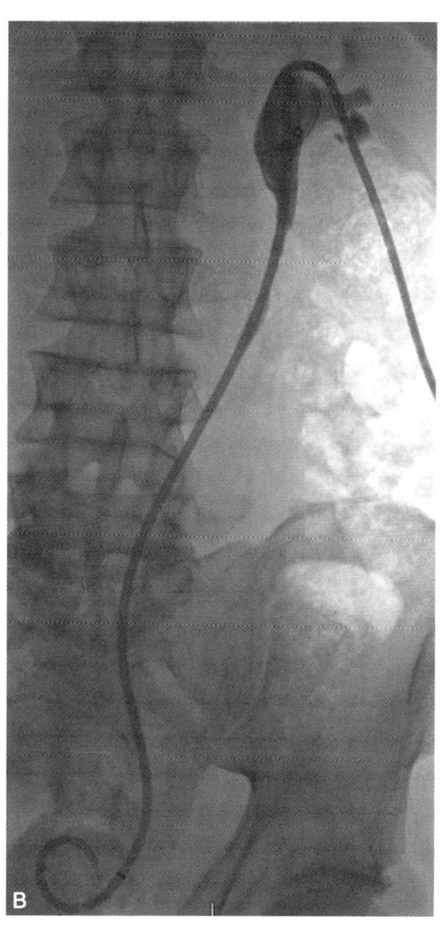

图 36B. 9 A. 通过右侧经皮肾造瘘导管注入对比剂。导管近端位于右肾盂内，呈猪尾巴状，接着导管继续插入，通过右输尿管抵达膀胱（未图示）。B. 同时完成右侧经皮肾造瘘术和内双J管置入术。并在取出双J管之前留置PCN引流管24h。

肾血管介入治疗

肾动脉狭窄

肾动脉狭窄（RAS）通常累及单侧或双侧。RAS可无临床症状，但也可由于缺血性肾病、心脏失代偿、肾血管性高血压（RVH）导致肾功能受损。虽然大多数高血压患者（HTN）为原发性（自发性）高血压，但是在美国3%~5%高血压患者为RVH。

RVH的病理生理学包括肾内动脉狭窄导致动脉压降低，并激活传入小动脉的肾小球旁器，触发肾素-血管紧张素-醛固酮系统（图36B. 10）。肾素分泌增加导致全身动脉血管收缩以及水钠潴留，两者都可导致全身性HTN。

RAS的病因有多种，以动脉粥样硬化和肌纤维发育不良（FMD）最为常见：

动脉粥样硬化：约占RAS患者的70%~90%，以65岁以上男性最为常见。梗阻或狭窄的原因通常为主动脉内的粥样斑块侵入距离动脉起始点1cm以内的肾动脉口，导致“口狭窄”（图36B. 11）。动脉粥样硬化性狭窄在肾动脉的远端（距开口1cm以上）较少见，称之为“干狭窄”。双侧受累在动脉粥样硬化性RAS中较为常见。动脉粥样硬化的危险因素包括血脂异常、吸烟和年龄。

肌纤维发育不良：与动脉粥样硬化性RAS相反，FMD最常影响年轻人群，女性更常见。年轻的难治性HTN患者应考虑此病，且此病很少引起缺血性肾病。根据受累动脉壁层形态学改变，FMD被细分为各种不同的组织学类型。内侧动脉纤维增

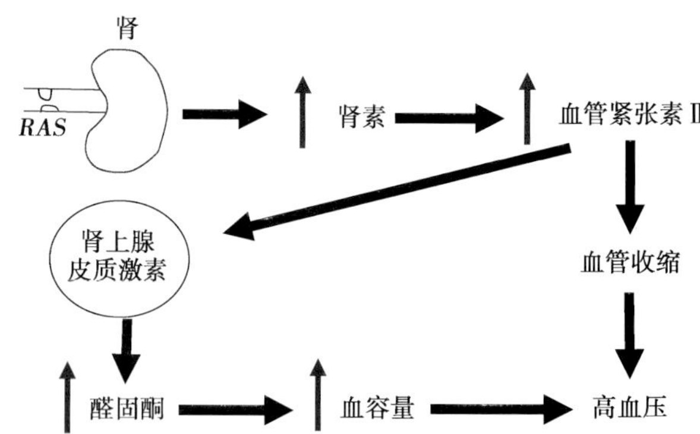

图 36B. 10 肾动脉狭窄时肾素-血管紧张素系统的激活。肾动脉狭窄（RAS）肾灌注降低时，肾小球旁器会将肾素释放到血流中。肾素将血管紧张素原（在肝脏中产生）转化为血管紧张素Ⅰ，后者在肺中进一步转化为血管紧张素Ⅱ。血管紧张素Ⅱ再发挥作用，包括增加交感神经活性，直接引起血管收缩；以及引起肾上腺释放醛固酮，醛固酮通过增加肾小管中的水的重吸收而进一步导致高血压。

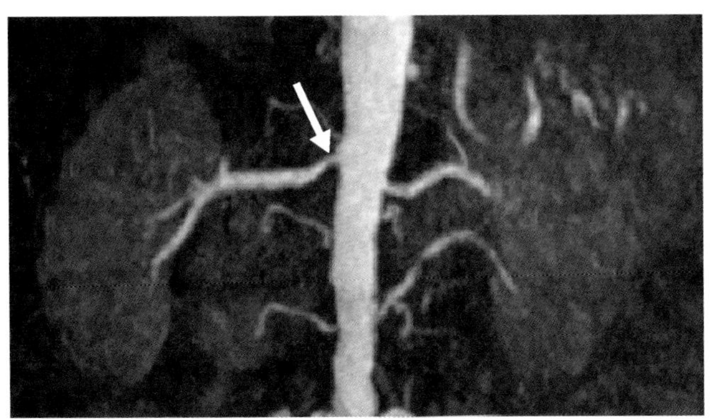

图 36B. 11 腹部 MRA 重建图像显示右肾动脉"入口狭窄"(白箭头),此为动脉粥样硬化性肾动脉狭窄的典型表现。

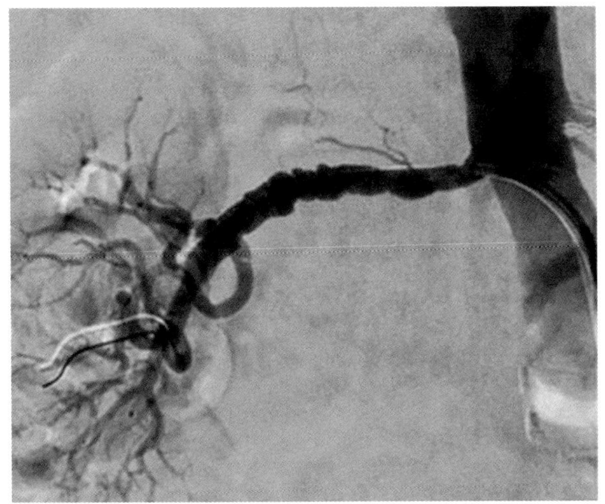

图 36B. 12 FMD 肾血管造影表现为典型的"串珠状"改变。血管成形术后血管造影(未图示)显示出不规则性管腔狭窄明显改善。经过治疗后,患者的压力梯度降至 6mmHg,高血压得到改善,并能停用高血压药物。

生是狭窄和动脉瘤的主要病因。肾中动脉和肾远端主动脉最常受累,血管造影常表现为典型的"串珠状"改变(图 36B. 12)。FMD 影响双侧肾动脉的概率约为 2/3。

其他原因:RAS 也可见于多发性血管炎(Takayasu、Buerger、多灶性结节性动脉炎)、血栓栓塞性疾病、Ⅰ型神经纤维瘤病、腹膜后纤维化和动脉夹层。

表 36B. 5 提供了提示肾血管疾病为 HTN 病因的可能的临床体征,这些体征也是 SIR 和美国心脏协会制定的筛查指南(表 36B. 5)。临床体征提示高血压的原因为 RAS 而不是原发性的时候,则可利用各种测试进一步评估。超声、CTA、MRA 和核闪烁造影术都可以在 RAS 的筛查评估中发挥重要作用;但血管造影才是"金标准"。

彩色多普勒超声是筛查 RAS 最常用手段之一。若主肾动脉显示,RAS 的征象包括收缩期峰值速度(PSV)大于 180cm/s,肾/主动脉 PSV 比值大于 3.5。狭窄部位后方血流紊乱也可能是显著狭窄的征象。肾动脉缺乏多普勒信号提示完全性肾动脉闭塞。此外,肾实质动脉血流频谱呈"小慢波"(收缩期达到高峰的时间变慢)提示近端动脉狭窄。

表 36B. 5

肾动脉狭窄筛查的适应证
HTN 于 30 岁前发病
腹部杂音
顽固性 HTN
反复发作肺水肿
不明原因肾衰竭
弥漫性动脉粥样硬化性血管病
高血压治疗致急性肾衰竭
恶性 HTN 致脏器损害
HTN 伴单侧小肾脏
可疑 RAS 伴不稳定型心绞痛

CTA 和 MRA 均能用于诊断 RAS,且都具有较高的敏感度和特异度。但只有血管造影才能通过测量受累血管的压力差来评估狭窄处血流动力学意义。20mmHg 的压力差是有血流动力学意义的,与肾灌注不足有明显的相关性。血管造影还能用于评估副肾动脉或肾分支动脉,这些动脉在其他诊断研究中不能很好地显示。

再次强调,在进行肾血管造影之前,必须掌握相关血管解剖。肾脏通常由一支肾动脉供血,起源于主动脉(约平 $L_1 \sim L_2$ 水平)。但也可有 2 支肾动脉供血或肾动脉分叉较早。右肾动脉从下腔静脉后方穿过,于腹膜后的右肾静脉后方走行。左肾动脉也在左肾静脉后方走行。双侧肾动脉近端发出分支为肾上腺供血。在分为前后两干后,动脉进一步分叉为段动脉、叶动脉和叶间动脉。叶间动脉在皮质髓质交界处发出弓形动脉,形成终末小叶间动脉。

动脉粥样硬化性 RAS 患者的管理已争论并研究了多年。许多试验证明与单纯药物治疗相比,肾动脉重建术后血压控制、肾功能保留或心血管事件并没有得到长期改善。动脉粥样硬化性 RAS 疗效并不能得到保证。但对于某些患者而言,肾动脉重建术仍是最合适的治疗方式。一般情况下肾动脉介入治疗效果最佳的是那些通过测量压力差确认血流动力学异常的 RAS,尽管已经最大限度药物治疗但 RVH 仍不受控制的患者。主动脉和肾动脉狭窄处远端间的收缩期压力差大于 20mmHg 可用于确定 RAS 程度严重。

血管成形术和支架置入术是最常用于治疗 RAS 的技术。临床研究表明肾动脉支架置入可显著改善通畅性,因此在动脉硬化性 RAS 需要介入治疗时很少单独使用血管成形术。气囊扩张支架是最常用的支架,可在动脉口进行更加精细的操作。

与动脉粥样硬化性 RAS 相反,FMD 通常血管成形术效果良好(图 36B. 12);除非有血管成形术引起的动脉夹层,否则很少需要支架置入。无论采用何种治疗方式,治疗前后测量主动脉和狭窄动脉远端之间的压力差是至关重要的。血管造影所示管腔狭窄可能会低估或高估实际的血流阻力。治疗后压力差小于 10mmHg 时,则表示手术成功。在 FMD 性 RAS 的治疗中,手术成功率接近 100%;而且在许多研究中成功率也很高。

血管成形术和支架置入术后并发症较少,但根据报道总并发症率为 35%(表 36B. 6)。最常报道的并发症包括穿刺部位相关并发症和肾功能恶化,这在已经存在肾功能不全的患者中更易发生。血管成形术后肾动脉破裂的发生率不到1%,但若不及时处理,可导致完全性肾梗死或死亡。可利用气囊堵塞破裂处临时处理,最后置入支架行最终治疗。

肾血管平滑肌脂肪瘤

血管平滑肌脂肪瘤(AML)是肾脏最常见的良性肿瘤,属血管源性肿瘤,可单发也可多发,可单独存在或与结节性硬化症伴发。大多数AML是偶然发现的,症状不明显。有症状时,AML表现为明显可触及的侧腹肿块、血尿和肋腹痛。肿瘤内的血管易形成动脉瘤并破裂。在成像方面,AML内有特征性肉眼可见的脂肪成分,并可在CT和MRI上显示。血管造影可以显示扭曲的血管团及肿块内动脉瘤(图36B.13)。

直径大于4cm的肾脏AML易出血。目前的治疗指南主要是为了防止出血,推荐预防性栓塞大于4cm的AML。预防性肾AML栓塞的目的是选择性地阻断AML血供,防止肿块生长或动脉瘤破裂,同时保留正常的肾实质。AML自发性破裂时,也应紧急行肾AML栓塞。可采用不同的栓塞材料AML栓塞术,最用的是无水乙醇或明胶颗粒。

表36B.6

肾动脉成形术伴或不伴支架置入术后并发症

并发症	发生率
穿刺部位相关并发症(血肿、假性动脉瘤)	3%~5%
肾功能恶化	5%~10%
肾动脉夹层	5%
胆固醇栓塞(全身性)	1%
肾动脉破裂	<1%
死亡	0~0.5%

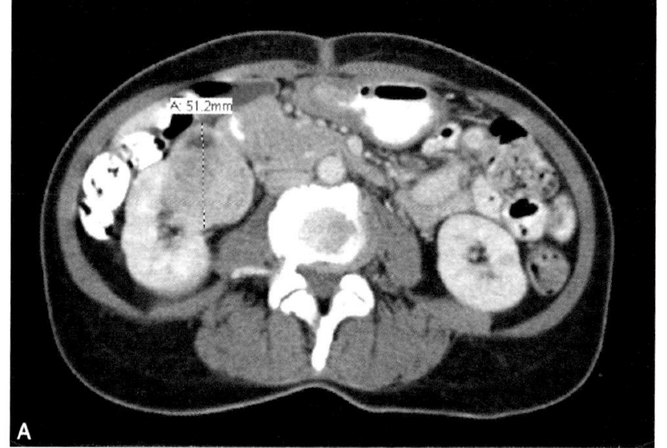

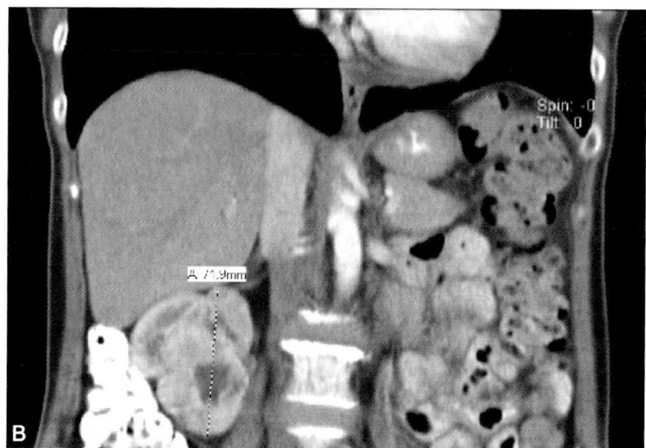

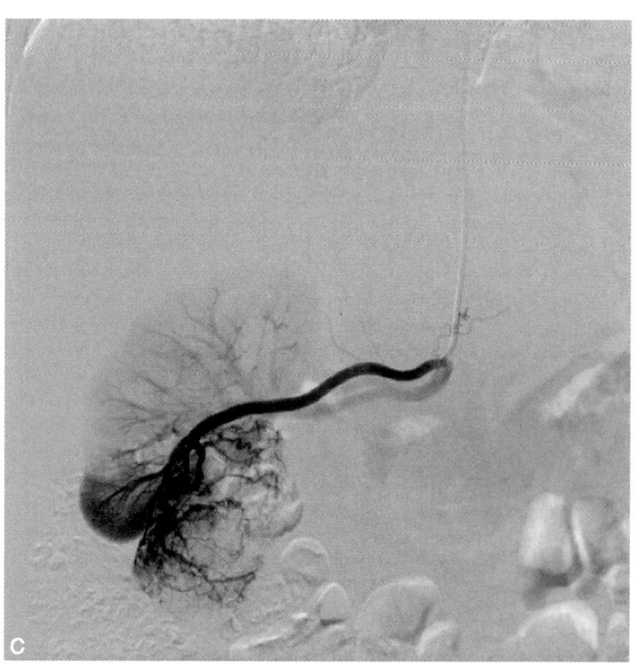

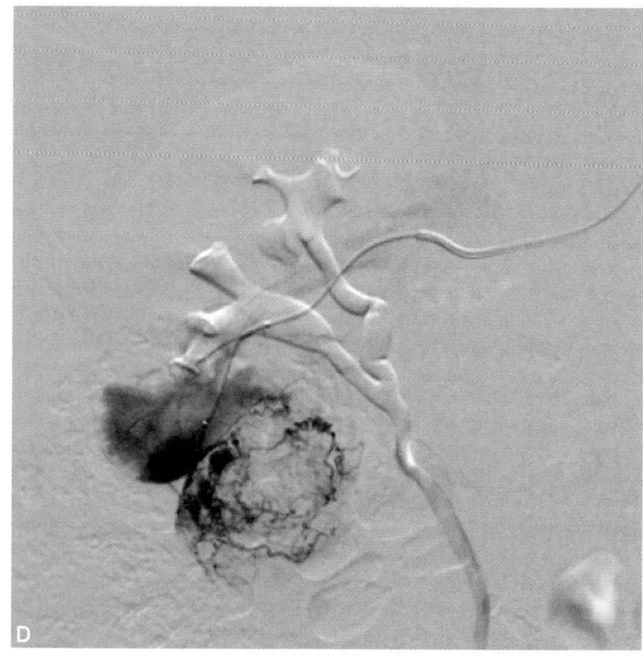

图36B.13 肾血管平滑肌脂肪瘤典型表现。轴位(A)和冠状位(B)增强CT显示右肾下极较大血管团。肿块内存在较大面积肉眼可见的脂肪成分(CT值小于20HU的区域),肿块上下径约7.2cm。血管造影(C、D)显示为右肾下极和AML供血的副肾动脉,病灶内可见迂曲血管影。高选择性血管造影中可见小动脉瘤(D)。随后用500~700μg的明胶颗粒栓塞该肿块。

前列腺动脉栓塞

良性前列腺增生症(BPH)是一种与年龄增长相关的常见疾病,可导致一系列慢性症状,统称为下尿路症状(LUTS),包括尿频、尿急、夜尿、血尿和尿流减少。BPH 传统治疗包括药物治疗、微创治疗(包括经尿道消融)或外科治疗,外科手术治疗包括开放性前列腺切除术或经尿道前列腺切除术(TURP)。

有症状的患者常首选药物治疗;但大部分患者药物治疗效果不佳或因药物副作用而无法耐受,如性功能障碍。近几十年 TURP 一直是外科治疗 BPH 的"金标准",因其降低 LUTS 的成功率很高。在过去的 20 年中,TURP 手术经历了重大技术改进,目前复发率为 1%。随着治疗方式转向微创,近几年来实施的 TURP 数量有明显下降。

前列腺动脉栓塞术首次报道是应用于 TURP 术后膀胱和前列腺大出血以及血尿。20 世纪初,DeMeritt 等人报道了一份个案,分享了一位前列腺增生及顽固性血尿患者,经前列腺动脉栓塞治疗后,其 LUTS 减轻,前列腺体积减小,并首次提出选择性前列腺动脉栓塞(PAE)治疗前列腺增生症的观点。

在过去的 10 年中,许多研究证明 PAE 治疗 BPH 效果明显。越来越多的研究表明 PAE 能够缩小前列腺体积,改善尿流参数、生活质量和性功能。随着手术人员经验的增加,成功率已高达 98%,临床缓解率在第一个月达到 80%以上。迄今为止唯一将 PAE 与 TURP 进行比较的 RCT 中,作者发现所有参数,包括国际前列腺症状评分(IPSS)、生活质量、尿流峰值和排尿后残余尿量(PVR),通过两种方式治疗后都可得到改善。

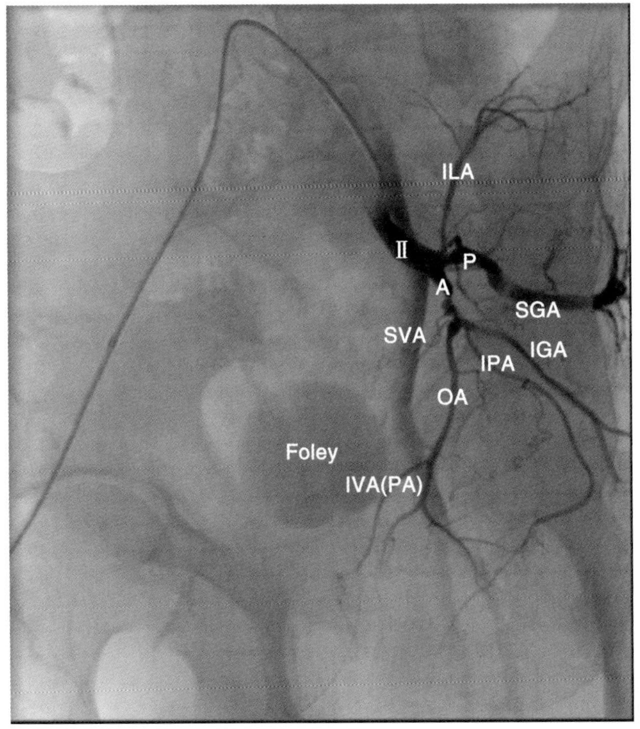

图 36B. 14　左前斜位(LAO)投照,PAE 术中行左髂内血管造影。标记动脉如下:Ⅱ,髂内动脉;P,后干;A,前干;ILA,髂腰动脉;SGA,臀上动脉;SVA,膀胱上动脉;IGA,臀下动脉;IPA,阴部内动脉;OA,闭孔动脉;IVA(PA),膀胱下动脉(延伸为前列腺远端动脉)。

PAE 技术要点包括髂内动脉前干插管后建立动脉通路。在介入手术中确定前列腺动脉,必须掌握男性盆腔动脉解剖及其常见变异(图 36B. 14)。血管造影时膀胱内 Foley 球囊可以帮助定位前列腺。前列腺动脉最常见的来源是阴部内动脉、膀胱上动脉、闭孔动脉,或直接起自髂内动脉前干;但也可能会出现许多其他的变异。DSA 可用于确认动脉解剖,并对前列腺动脉进行超选择性插管。锥束 CT 可用于定位前列腺。可采用不同的颗粒作为栓塞材料,以总栓塞率作为治疗终点指标。对侧以同样的方式进行栓塞。

与传统的 BPH 外科治疗相比,PAE 具有微创的优点,还可降低勃起和/或射精功能障碍的病发率。PAE 可在门诊治疗,只需镇静即可手术,并且成功率高,并发症发生率低。最常见的并发症包括会阴疼痛、恶心和呕吐。血尿、尿路感染和血精症为术后第一个月内的自限性不良反应。非靶向栓塞是一种更为严重的并发症,可导致膀胱缺血和坏死。

推荐阅读

Baird DD, Dunson DB, Hill MC, Cousins D, Schectman JM. High cumulative incidence of uterine leiomyoma in black and white women: ultrasound evidence. *Am J Obstet Gynecol* 2003;188(1):100–107.

Clarke-Pearson DL, Geller EJ. Complications of hysterectomy. *Obstet Gynecol* 2013;121(3):654–673.

Dariushnia SR, Nikolic B, Stokes LS, Spies JB; Society of Interventional Radiology Standards of Practice Committee. Quality improvement guidelines for uterine artery embolization for symptomatic leiomyomata. *J Vasc Interv Radiol* 2014;25(11):1737–1747.

DeMeritt JS, Elmasri FF, Esposito MP, Rosenberg GS. Relief of benign prostatic hyperplasia-related bladder outlet obstruction after transarterial polyvinyl alcohol prostate embolization. *J Vasc Interv Radiol* 2000;11(6):767–770.

Gao YA, Huang Y, Zhang R, et al. Benign prostatic hyperplasia: prostatic arterial embolization versus transurethral resection of the prostate—a prospective, randomized, and controlled clinical trial. *Radiology* 2014;270(3):920–928.

Goodwin SC, Spies JB, Worthington-Kirsch R, et al. Uterine artery embolization for treatment of leiomyomata: long-term outcomes from the FIBROID Registry. *Obstet Gynecol* 2008;111(1):22–33.

Gupta JK, Sinha A, Lumsden MA, Hickey M. Uterine artery embolization for symptomatic uterine fibroids. *Cochrane Database Syst Rev* 2012(5):CD005073.

Jones P, Rai BP, Nair R, Somani BK. Current status of prostate artery embolization for lower urinary tract symptoms: review of world literature. *Urology* 2015;86(4):676–681.

Mara M, Maskova J, Fucikova Z, Kuzel D, Belsan T, Sosna O. Midterm clinical and first reproductive results of a randomized controlled trial comparing uterine fibroid embolization and myomectomy. *Cardiovasc Intervent Radiol* 2008;31(1):73–85.

Martin LG, Rundback JH, Wallace MJ, et al. Quality improvement guidelines for angiography, angioplasty, and stent placement for the diagnosis and treatment of renal artery stenosis in adults. *J Vasc Interv Radiol* 2010;21(4):421–430; quiz 230.

Pabon-Ramos WM, Dariushnia SR, Walker TG, et al. Quality improvement guidelines for percutaneous nephrostomy. *J Vasc Interv Radiol* 2016;27(3):410–414.

Patel IJ, Davidson JC, Nikolic B, et al. Consensus guidelines for periprocedural management of coagulation status and hemostasis risk in percutaneous image-guided interventions. *J Vasc Interv Radiol* 2012;23(6):727–736.

Pelage JP, Cazejust J, Pluot E, et al. Uterine fibroid vascularization and clinical relevance to uterine fibroid embolization. *Radiographics* 2005;25(Suppl 1):S99–S117.

Spies JB, Myers ER, Worthington-Kirsch R, Mulgund J, Goodwin S, Mauro M; FIBROID Registry Investigators. The FIBROID Registry: symptom and quality-of-life status 1 year after therapy. *Obstet Gynecol* 2005;106(6):1309–1318.

Tafur JD, White CJ. Renal artery stenosis: when to revascularize in 2017. *Curr Probl Cardiol* 2017;42(4):110–135.

Yu X, Elliott SP, Wilt TJ, McBean AM. Practice patterns in benign prostatic hyperplasia surgical therapy: the dramatic increase in minimally invasive technologies. *J Urol* 2008;180(1):241–245; discussion 245.

(李俊　曾晨　闵旭立)

第 37A 章 ■ 门静脉高压

门静脉高压背景知识

门静脉高压的定义

正常的门静脉压力通常为 5～10mmHg。门静脉高压定义为绝对门静脉压力>11mmHg 或肝静脉压力梯度(HVPG)≥6mmHg。HVPG 代表门静脉和全身肝静脉之间的压力差。门静脉压的直接测量是有创的，目前已经被非侵入性的楔形肝静脉压(WHVP)的间接测量所取代。除非是肝前性和窦前性等原因引起的门静脉高压，WHVP 能基本估测门静脉的压力。WHVP 通过在肝静脉远端放置球囊闭塞导管来测量，当球囊充气使肝静脉闭塞时，获得 WHVP，当球囊放气时，获得游离肝静脉压(FHVP)，这两种压力之差即是 HVPG。正常 HVPG 为 1～5mmHg；然而，在 HVPG<10～12mmHg 通常没有临床意义。

门静脉高压和肝硬化的病因

引起门静脉高压症有几种原因，可分为肝前性、肝性和肝后性。如表 37A. 1 所示，肝性门静脉高压则可进一步分为窦前性、窦性和窦后性。在发达国家，肝硬化导致的门静脉高压占了 90%，血吸虫病是世界其他地区门静脉高压的主要原因。值得注意的是，并非所有门静脉高压症的原因都与 HVPG 增加有关。例如，肺动脉高压可导致 WHVP 和 FHVP 升高，但是 HVPG 是正常的。然而，窦性病变，如肝硬化，是目前在美国导致门静脉高压的主要原因，可导致 WHVP 升高，但是 FHVP 正常，进而 HVPG 升高。肝硬化是由慢性损伤引起的，其特征在于实质内瘢痕组织的发展。肝脏通过产生再生结节来对损伤做出相应的反应，因此，肝脏虽然可以从急性损伤中完全恢复。但是如果病变是慢性的，这些结节最终会随着时间的推移而被瘢痕组织取代，导致不可逆的肝功能障碍。在美国，肝硬化的最常见原因是丙型肝炎，酒精性肝病和非酒精性脂肪性肝病(NAFLD)。在世界范围内，慢性乙型肝炎感染是肝硬化的另一个重要原因。随着治愈性丙型肝炎治疗的出现，丙型肝炎继发性肝硬化的发病率预计会下降。然而，由于肥胖率上升，NAFLD 和 NAFLD 引起的肝硬化的发病率会增加。继发于肝硬化的门静脉高压是多因素的，是由结构性和动态变化引起的，这些变化导致肝脏阻力增加。

表 37A. 1

门静脉高压的病因

肝前性	门静脉/脾静脉血栓形成
	先天性门静脉狭窄
	动静脉瘘
肝性	
窦前性	原发性胆汁性肝硬化
	血吸虫病
窦性	肝硬化
	肝纤维化
	特发性(结节再生性增生)
	多囊肝病
窦后性	静脉闭塞性疾病
肝后性	布加综合征
	下腔静脉滤网
	肝静脉血栓形成
	心脏衰竭
	缩窄性心包炎
	肺动脉高压

表 37A.2

门静脉高压并发症

静脉曲张出血	肝肾综合征
腹水/肝性胸腔积液	肝性脑病
自发性细菌性腹膜炎	门静脉高压性胃病
脾大	肝硬化性心肌病
血小板减少	

门静脉高压并发症

如前所述，通常 HVPG 大于 10mmHg 才会出现门静脉高压并发症（表 37A.2 中），并且随着肝病恶化，所有这些并发症都会导致患者发病率和潜在的死亡率显著提高。当 HVPG 大于 10mmHg 时，该压力使已存在的血管（例如脐静脉）再通，并启动血管再生形成新的曲张静脉。这些曲张静脉是扩大、曲折的血管，能绕过患病的肝脏并将血液从门脉循环汇入到体循环和右心房。静脉曲张在肝硬化患者中非常常见，随着新的食管静脉曲张的发展，小静脉曲张以每年 8% 的速度变大。在门静脉高压的晚期阶段，这些门体系侧支血管的血流增加导致血管扩张剂的释放和全身性低血压的发生，从而导致血浆容量扩大和心输出量增加。增加的心输出量又以循环方式加剧门静脉高压，并可导致腹水和肝肾综合征。腹水、肝肾综合征和其他并发症的发病率很高，但与病死率最密切相关的是静脉曲张出血。当 HVPG 大于 12mmHg 时，曲张的静脉脆弱并且极容易出血。当曲张静脉较大、被覆黏膜变薄或突出于肠腔时出血风险会进一步加大，例如在食管胃底曲张的静脉。对于介入放射科医师来说，这种出血是门静脉高压症最令人担忧的并发症，因为如果治疗不当，它可能是致命的。正确的治疗需要了解门静脉和门体侧支解剖。

门静脉和侧支解剖

门静脉解剖

门静脉系统引流包括结肠、小肠、胰腺、胃和脾脏。右半结肠、横结肠和小肠的分引流静脉汇合形成肠系膜上静脉（SMV）。来自乙状结肠和左半结肠的分支形成肠系膜下静脉（IMV）。通常，IMV 在与 SMV 汇合之前先与脾静脉组成门静脉的主支（图 37A.1）。然后门静脉主干进入肝脏并分成左右门静脉，因为它供应肝脏约 70% 的血流。在门静脉高压症中，全身循环的侧支在身体的几个区域形成吻合（图 37A.2），血流从入肝血流转变为出肝血流。最常见并和临床相关的曲张静脉是食管-胃底静脉和胃底静脉，分别发生在食管-胃连接处和胃底部。

胃食管静脉曲张

胃食管静脉曲张通过离肝血流形成，通常来自胃左静脉，并流向奇静脉系统。根据定义可以看出这些曲张静脉跨越胃食管连接处（图 37A.3）。胃食管静脉曲张在肝硬化患者中是很常见的，发生率大约为 50%。改良的 Child-Pugh 评分可以对肝硬化进行分级，范围从轻度 A 级到严重 C 级。Child-Pugh A 级患者中约有 40% 患有胃食管静脉曲张，但 Child-Pugh C 级患者的患病率增加至 85%。曲张的食管胃底静脉导致了约 70%～90% 的出血，年出血率为 5%～15%，相关死亡率为 20%。胃食管静脉曲张的一线治疗是内镜套扎结合其他支持治疗。当这些干预措施失败时，需要经皮肝内门体分流术（TIPS）来控制出血。TIPS 被证明可以预防出血发生并降低胃食管出血后的死亡率，即使在首次内镜治疗成功时也有效。

胃静脉曲张

胃静脉曲张通过胃短静脉中的离肝血流形成，其通常流进左肾静脉的胃肾或脾肾属支。根据沙林（Sarin）分型，胃静脉曲张被分为在胃底的孤立胃静脉曲张Ⅰ型（IGV-1）或在胃体或胃窦等其他位置的孤立胃静脉曲张Ⅱ型（IGV-2）（图 37A.3）。胃静脉曲张出血概率与胃食管静脉相同，但不如胃食管静脉曲张常见，在肝硬化患者中占 5%～30%，占所有曲张静脉的 10%～30%。然而，胃底静脉曲张破裂出血，特别是在胃底部，难以通过内镜控制，并且与胃食管静脉曲张相比，死亡率高达 45%，而胃食管静脉曲张死亡率则高达 20%。重要的是要认识到，当存在分流器时，这些曲张静脉可用经球囊导管阻塞下逆行闭塞静脉曲张术（BRTO）治疗。分流术包括将静脉引流入左膈下静脉，然后排入左肾静脉进行胃肾分流，或直接进入下腔静脉进行胃窦分流。胃肾分流更为常见，发生率为 85%～90%。除了胃肾或胃腔静脉分流术外，胃底静脉曲张经常通过膈周静脉（如心膈静脉）进行额外的系统性引流。

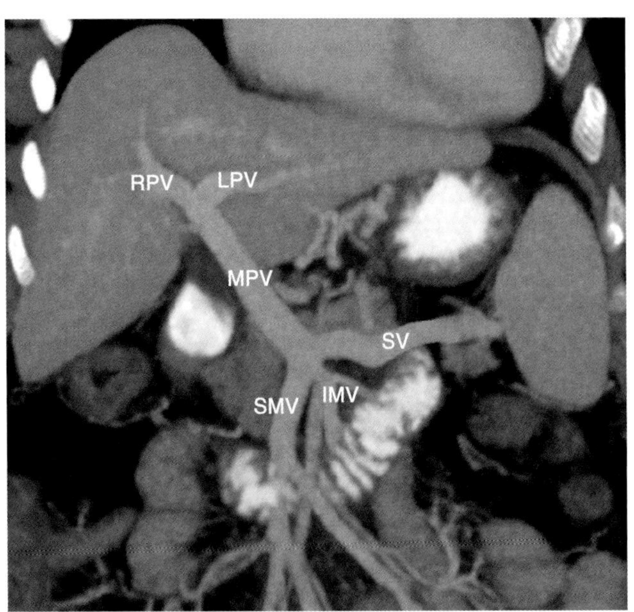

图 37A.1　门静脉解剖。上腹部冠状位 CT 最大密度投影（MIP）显示脾静脉（SV），肠系膜下静脉（IMV）和肠系膜上静脉（SMV）汇合形成门静脉主干（MPV）。IMV 通常在与 SMV 融合之前先与脾静脉汇合，但解剖结构通常是可变的。门静脉在肝实质内分成门静脉右支（RPV）和门静脉左支（LPV）。

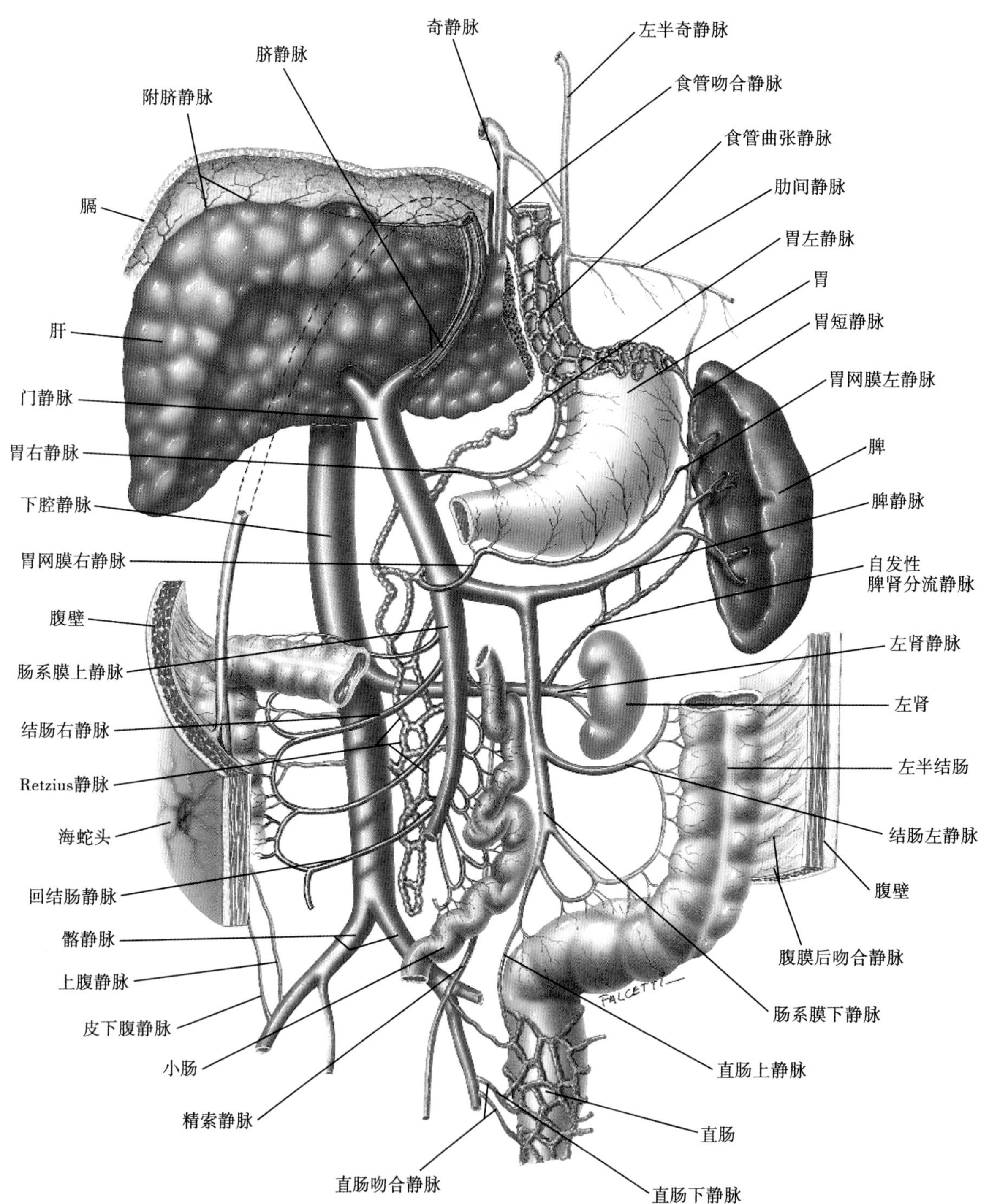

图37A.2 门脉系统侧支。在门静脉高压症的背景下,门脉系统侧支可在整个身体的不同位置形成。最常见的位置是由胃左静脉进入奇静脉系统的肝脏静脉血流形成的胃食管静脉曲张,以及由胃短或脾静脉通过胃肾或脾肾静脉进入左肾静脉而形成的胃静脉曲张分流。

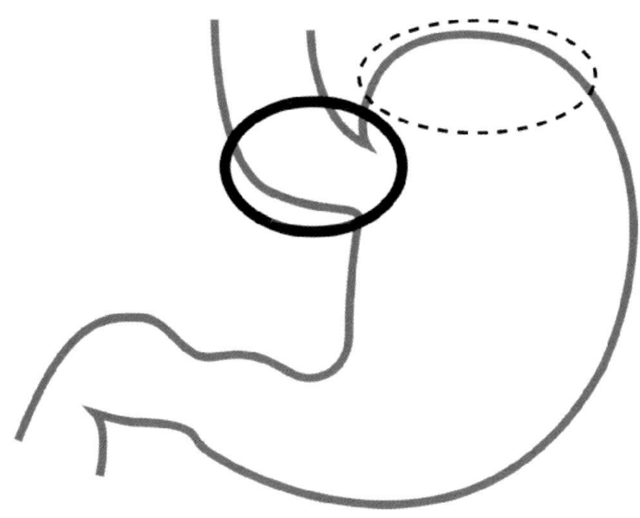

图 37A. 3　常见曲张静脉位置。胃食管曲张静脉(实线黑色椭圆形)起源于流入奇静脉的肝血流。胃曲张静脉(虚线黑色椭圆形)由起源于流入胃短静脉的肝血流。胃食管静脉曲张比胃静脉曲张更常见。

门静脉高压及其并发症的管理

门体分流术

症状性门静脉高压的初始治疗是对曲张静脉的内科治疗和内镜治疗。例如当出现静脉曲张出血或难治性腹水,上述方法都无效时,则可能需要门静脉减压。从历史上看,通过外科门腔分流实现减压,患者接受开放性手术,在其门静脉系统(通常是门静脉)和体循环系统(通常是下腔静脉)之间建立直接交通。手术分流是有效的,但为了最大限度地降低发病率和死亡率,患者要有良好的肝脏代偿功能。不幸的是,大多数门静脉高压患者,特别是肝硬化患者,肝脏代偿功能都不好,因此需要另一种门静脉减压手段。TIPS 是一种微创血管内手术,模仿侧-侧门腔分流,可以适用于更广的肝病患者群体。表 37A. 3 列出了 TIPS 手术的适应证和禁忌证。两种最常见的适应证是静脉曲张出血和难治性腹水。列出的禁忌证必须考虑执行 TIPS 手术的背景环境。用于急性静脉曲张出血行紧急 TIPS 手术与针对难治性腹水的行 TIPS 手术的情况存在很大的不同。如果对危重患者来说,TIPS 手术是最好或唯一的救命方法,那么治疗的门槛要比稳定患者高得多。终末期肝病(MELD)评分是评价肝功能的客观量度,指标有胆红素、国际标准化比率(INR)、肌酐和近期的钠离子量。MELD 评分可用于确定 TIPS 手术的预期死亡率,18 分通常被视为可以推迟 TIPS 手术的临界值。例如,当 MELD 评分>24 时,患者 30d 死亡率约 60%。无论 MELD 评分如何,在任何 TIPS 手术之前,与肝病学、移植手术和心脏病学相关专家的密切合作都应该是常规进行的。

TIPS 手术和随访

使用合适的影像设备,通过右颈内静脉入路来完成手术。通常,在肝右静脉和门静脉右支之间形成分流(图 37A. 4)。这些材料的中的大部分信息,包括适当角度的导管,穿刺针和血

表 37A. 3
TIPS 手术适应证和禁忌证

适应证	难以进行内镜止血的急性胃食管曲张静脉出血
	复发性胃食管曲张静脉破裂出血
	难治性腹腔积液
	肝性胸腔积液
	布加综合征
禁忌证	
绝对禁忌证	重症肝衰竭
	重症右心衰竭
相对禁忌证	门静脉血栓形成
	多囊肝
	胆道梗阻
	肝肿瘤
	肝性脑病
	脓血症
	不可纠正凝血障碍

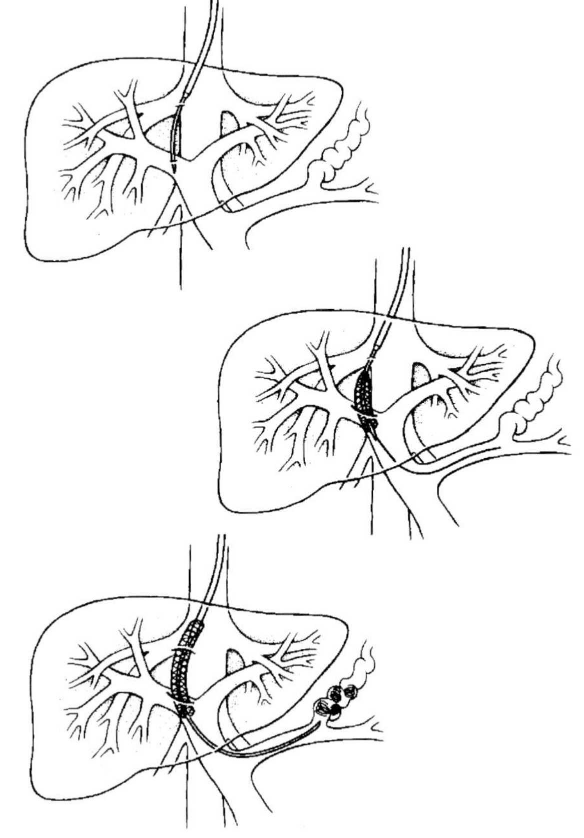

图 37A. 4　TIPS 手术示意图。穿刺针通过肝右静脉中的导管鞘进入右侧门静脉近端。胃左静脉曲张存在,代表离肝血流离开肝脏,放置 TIPS 支架,弹簧圈栓塞胃左静脉。

管鞘都可以在 TIPS 穿刺套件的包装中获得。门静脉造影以多种方式获得(图 37A.5),以显示肝内门静脉结构。静脉造影非常有助于规划对门静脉系统的手术路径。随后,将弯曲的针通过导管鞘在门静脉系统中向前推进入肝实质。进针的方向和角度基于肝静脉通路和目标门静脉。门静脉右支通常位于右肝静脉前方,需要把存在一定角度的针头向前转动,而门静脉右支位于肝中静脉的后方,如果从肝中静脉向前推进则需要针头向相反方向转动。应避免过多的穿刺,目前对通常的 TIPS 技术进行了若干改进以减轻上述问题,包括使用外部或血管内超声来显现进针路径。例如,在门静脉和下腔静脉之间直接产生分流的改进技术需要血管内超声引导下成功地将针穿过肝尾状叶。一旦进入门静脉系统,就要测量压力值以确定 HVPG。门静脉造影来评估解剖结构和曲张的静脉。然后根据需要扩张实质内通道,使血管鞘从肝静脉推入门静脉。然后将覆膜支架植入该通道并扩张(图 37A.6)。支架的尺寸和球囊扩张的程度通常由 HVPG 确定。通常,将放置 10mm 支架并进行球囊扩张至 8mm 或 10mm。为达到治疗静脉曲张破裂出血,目标 HVPG 在不同文献中有差异。许多人认为梯度必须降低到小于 12mmHg,因为之前的研究表明 HVPG 低于此水平的静脉曲张通常不会出血。其他研究支持将目标 HVPG 降低 25%~50%以防止再出血。对难治性腹水适当降低 HVPG 也存在争议。与静脉曲张出血相似,HVPG 不超过 12mmHg,腹水通常不会发生,这通常被称为目标阈值。对于任何一种适应证,重要的是不要将 HVPG 降低到 5mmHg 以下,因为这已被证明会增加肝性脑病的风险。支架扩张后,静脉曲张通常不再可见;因此,如果是出血行 TIPS 手术出血,医师可能更愿意在扩张之前栓塞曲张的静脉(图 37A.7)。静脉曲张栓塞后还促进入肝血流在门静脉主支和支架中流动。存在的曲张静脉可以盗取离肝血流,缩短了支架的通畅性,特别是存在门静脉血栓形成的因素时。覆膜支架的出现可增加通畅率。覆膜材料通常是聚四氟乙烯(PTFE),可使因为支架内皮化,胆管炎和成纤维细胞增殖等原因引起的支架再狭窄率降低。虽然形成速度较慢,但

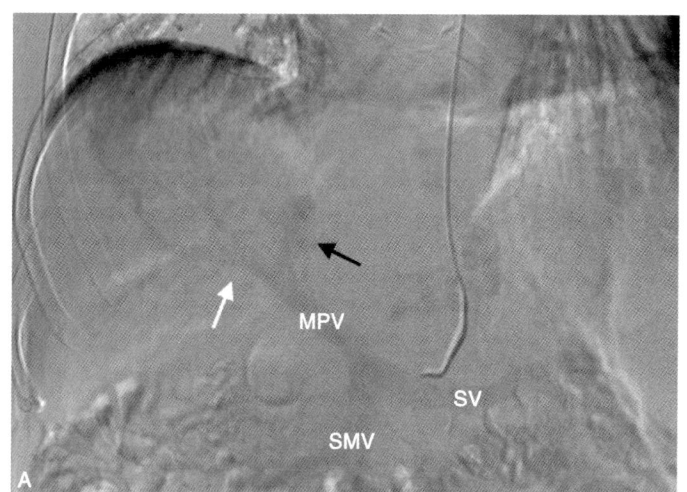

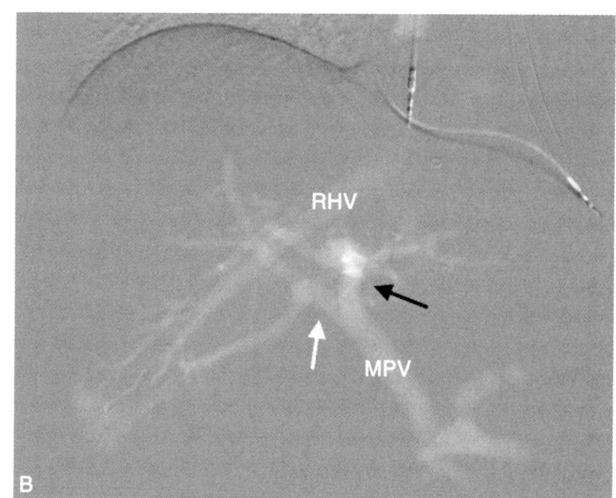

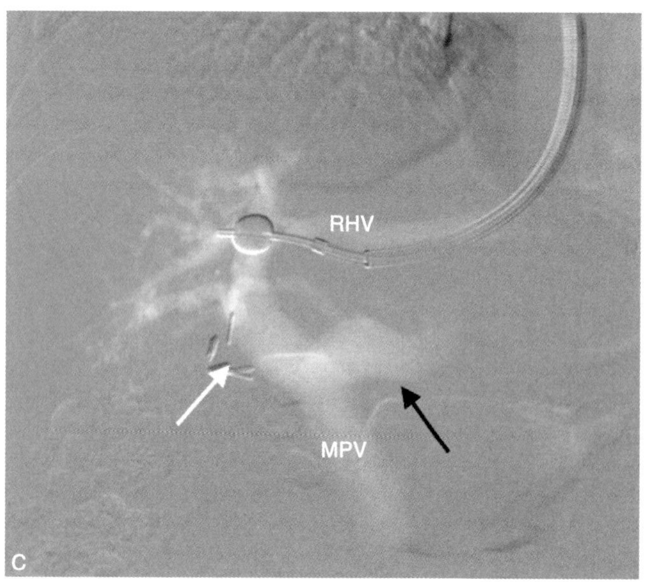

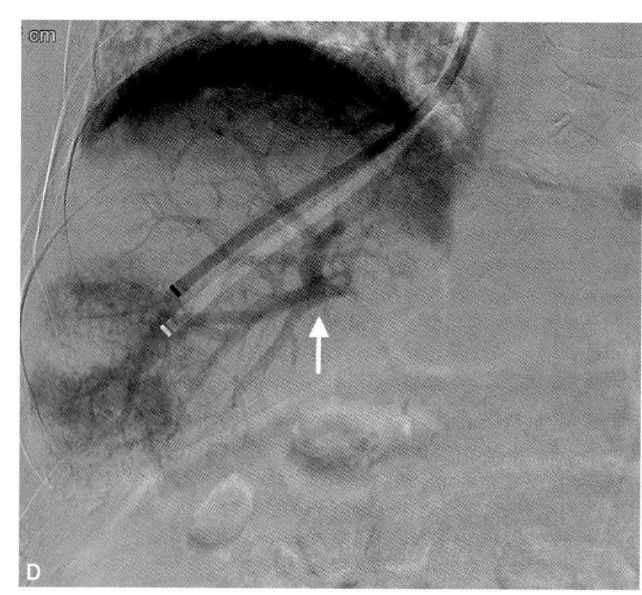

图 37A.5　用于规划 TIPS 路径的门静脉造影。A. 肠系膜上动脉间接门静脉造影。门静脉主干(MPV)、脾静脉(SV)、肠系膜上静脉(SMV)、肝内门静脉右支(白色箭头)和左支(黑色箭头)显影。B. 通过向楔入远端肝实质中的肝右静脉导管中行 CO_2 静脉造影。门静脉主干(MPV),肝右静脉(RHV)和肝内门静脉右支(白色箭头)和左支(黑色箭头)显影。C. 充盈球囊后再次造影,CO_2 静脉造影。门静脉主干(MPV),肝右静脉(RHV)和肝内门静脉右支(白色箭头)和左支(黑色箭头)显影。D. 血管鞘置于门静脉内,行门静脉造影。肝内门静脉右支(白色箭头)及其分支显影。由于血栓形成,门静脉主干和门静脉左支未显影。

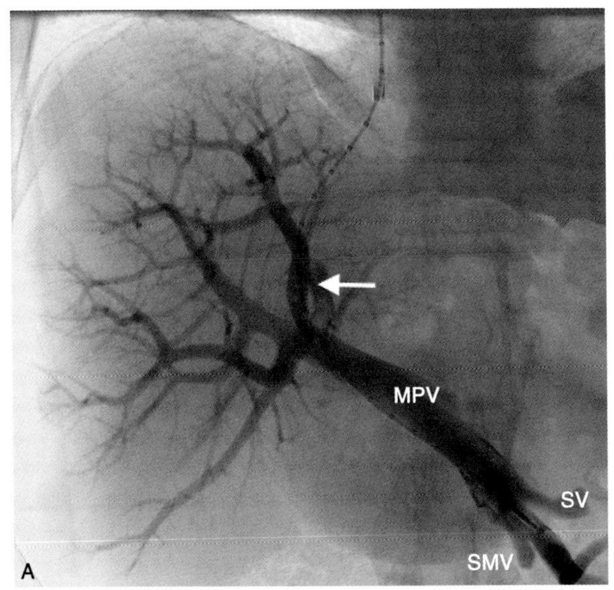

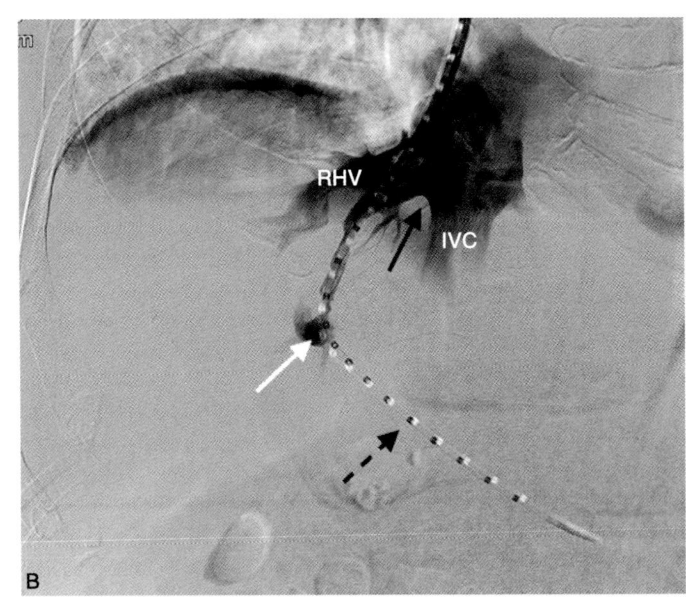

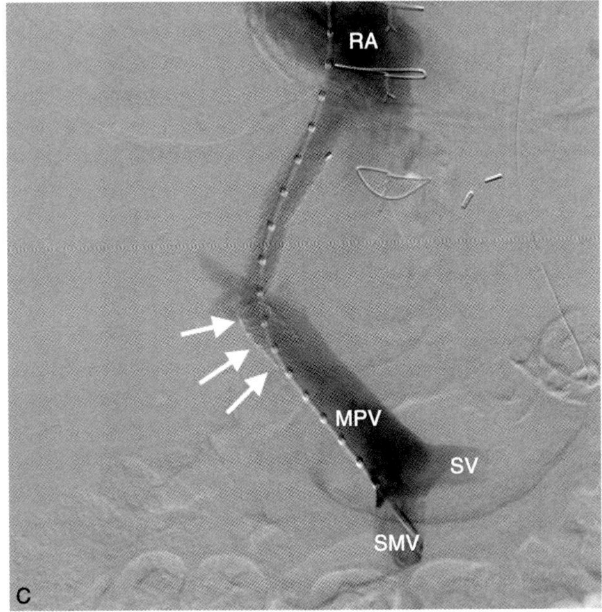

图 37A. 6　TIPS 术。A. 通过在与脾静脉(SV)汇合处近端的肠系膜上静脉(SMV)中注射对比剂获得的 TIPS 术前门静脉造影。脾静脉和肠系膜上静脉汇合形成门静脉主干(MPV)。白色箭头示门静脉右支。B. 通过肝右静脉(RHV)中的对比剂注射获得的肝右静脉造影。在门静脉入口部位的门静脉右分支中也可见少量对比剂(白色箭头)。与下腔静脉(IVC)的汇合处显影(实心黑色箭头)。标记导管(黑色虚线箭头)可准确测定 TIPS 长度,理想情况下,导管末端与 IVC 的距离小于 2cm。C. 肠系膜上静脉(SMV)注射对比剂获得 TIPS 后门静脉造影(与 A 不是同一例患者)。注意没有肝内门静脉分支和右心房(RA)显影。白色箭头表示 TIPS 支架裸端部分。

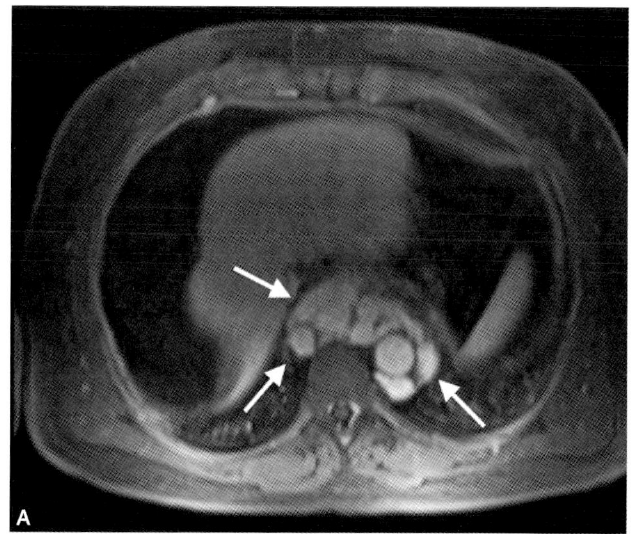

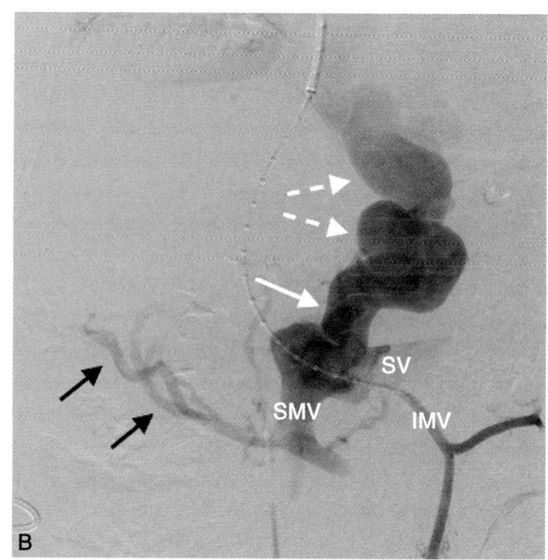

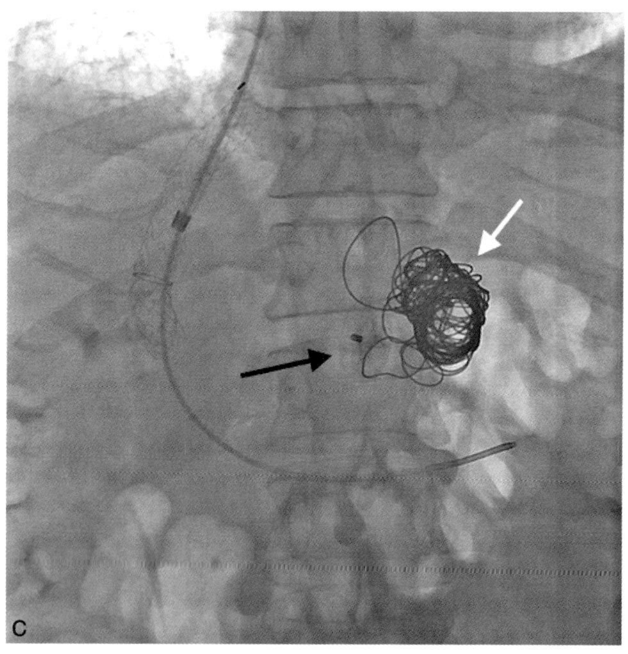

图 37A.7　巨大胃食管曲张静脉。A. 有出血史的患者的腹部 MRI 上显示巨大的胃食管曲张静脉（白箭）。B. 通过对与脾静脉（SV）汇合处近端的肠系膜下静脉（IMV）注射对比剂获得的 TIPS 前门静脉造影。门静脉主干血栓形成，肠系膜上静脉（SMV）和侧支（黑箭）显示，胃左静脉（实心白箭）和胃食管曲张静脉明显增大（虚线白箭）。C. TIPS 术后，弹簧圈（白箭）和 Plug 栓塞胃左静脉（黑箭）。如果大量离肝血流流经左胃静脉，则需要使用组织胶进行额外栓塞。

是覆膜支架仍然可以发展为支架内再狭窄，支架末端可能发生内膜增生，特别是在肝静脉末端，这与透析移植物和冠状动脉支架在狭窄类似，所以 TIPS 监测是必需的。将支架的肝静脉端延伸 2cm 以内，可改善支架的通畅性。目前通常用多普勒超声以评估支架内血液流速来监测 TIPS。通常在术后 1、3 和 6 个月进行超声随访，然后每 6 个月进行一次。静脉造影和压力测量可用于评估异常血流速速度。病情复发还需要进一步评估；一些人主张，当适应证是难治性腹腔积液并且临床症状复发明显时，不需要常规 TIPS 监测。初始通畅率在不同文献中有所不同，但随着对流速的监测及后续的维护，通畅率显著改善。一项研究表明，初始通畅率大约为 64%，6 个月通畅率为 92%。

TIPS 手术结局

TIPS 手术的技术成功率超过 95%，手术死亡率低于 1%。控制出血的临床成功率约为 90%。腹水控制的临床成功率为 60%～85%。恶性肝性脑病是最常见的并发症，发生率为 15%～30%，通常可采用保守治疗，但某些难治性病例可能需要减少支架。轻微并发症应在不到 4% 的病例中发生，包括加重的肝性脑病，短暂的对比剂引起的肾衰竭，短暂的肺水肿和发热。严重并发症的发生率小于 3%，包括胆道出血，肝动脉损伤，胆囊穿刺伤和与穿针相关的腹腔积血，以及需要透析的慢性肾衰竭。生存率在很大程度上取决于患者的特征和表现，但一项 10 年随访患者大多数为酒精相关性肝硬化并患有胃食管静脉曲张破裂出血研究显示，1 年、2 年和 5 年的生存率分别为 55%、46%和 27%。

静脉再通

入肝（门静脉）和出肝（肝静脉）静脉阻塞可以通过再通治疗。抗凝是门静脉血栓的一线治疗；然而，根据血栓形成的速度和程度，如果抗凝失败，则可以选择经皮穿刺治疗。急性门静脉血栓形成可以通过药物溶栓治疗，但这与高发病率有关，应该用于广泛的疾病。重要的是要认识到，如果存在潜在的肝脏疾病和门静脉系统的流出受损，流入的恢复将是短暂的。在这些情况下，通常需要 TIPS 手术以提供足够的流出量并防止门静脉血栓的再形成。门静脉慢性闭塞伴海绵样变性可以通过经肝或经脾静脉的再通来治疗；一旦残余门静脉重新开放，TIPS 需要提供足够的流出量（图 37A. 8）。布加综合征和相关的门静脉高压症是由肝静脉流出受阻引起的。可以表现为急性、慢性或无症状，病因包括肝静脉血栓形成，通常继发于潜在的凝血障碍，例如真性红细胞增多症，外压和肝静脉或下腔静脉膜性阻塞。治疗取决于梗阻的性质，并且与门静脉高压的所有原因一样，肝移植是确定性治疗，并且通常是急性血栓形成伴有急性肝衰竭的唯一选择。膜性狭窄可以通过血管成形术和支架置入来处理，以维持肝静脉和/或下腔静脉的通畅。慢性血栓形成通常在静脉造影期间显示小肝静脉侧支的蜘蛛网样结构，并且可以通过 TIPS 手术绕过血栓形成流出道（图 37A. 9）。

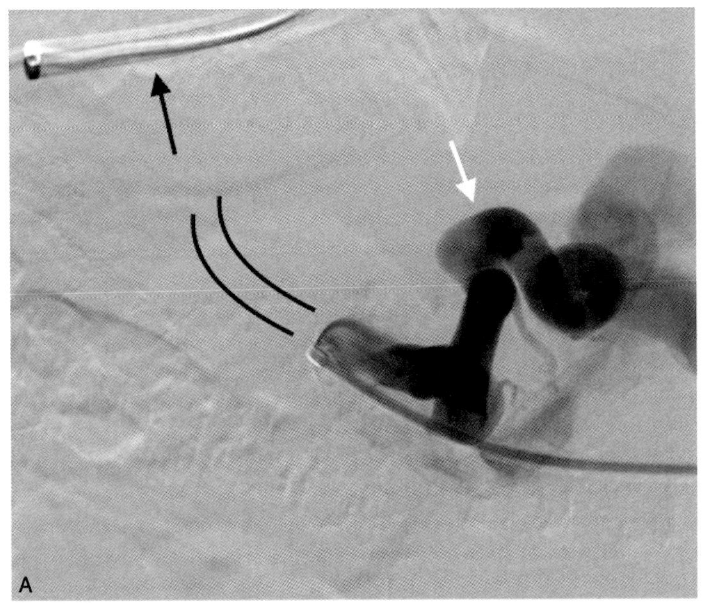

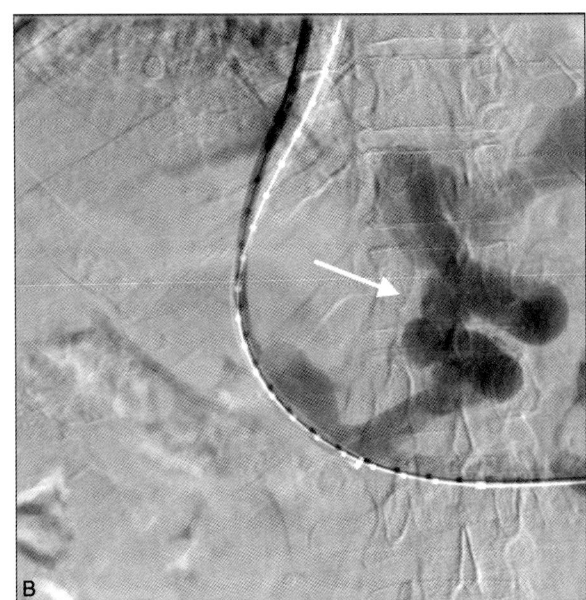

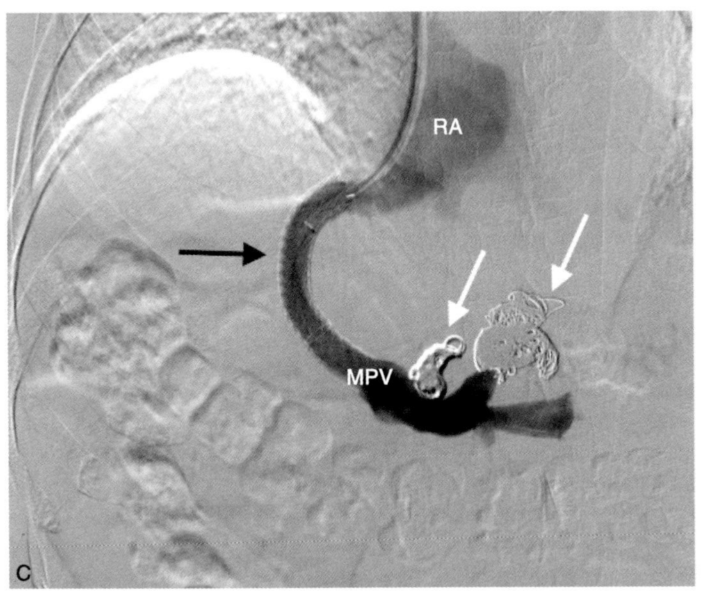

图 37A. 8　门静脉血管再通和 TIPS 手术。A. 通过经脾穿刺方法进行 TIPS 前门静脉造影。脾静脉和扩大的胃食管曲张静脉（白箭）显影，但门静脉主干没有显影（黑线勾勒出预期显影位置）。在图像上方的肝右静脉内可以看到导管鞘（黑箭）。B. 通过肝右静脉的导管鞘获得 TIPS 前门静脉造影。胃食管曲张静脉显影（白箭）。C. TIPS 后门静脉造影。曲张静脉已经栓塞（白箭），门静脉主干（MPV）已经恢复显影，对比剂经 TIPS 支架（黑箭）进入右心房（RA）。

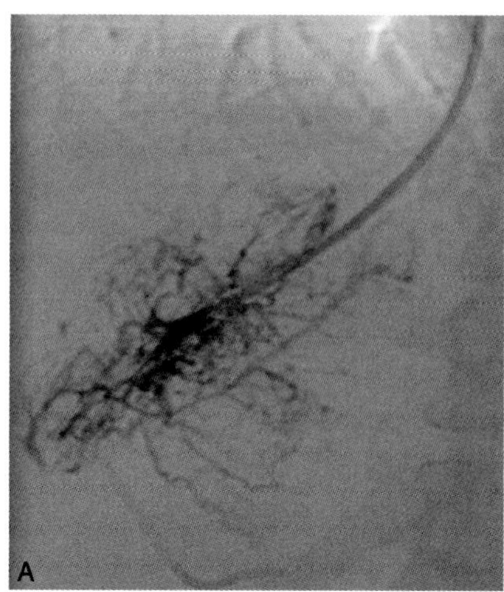

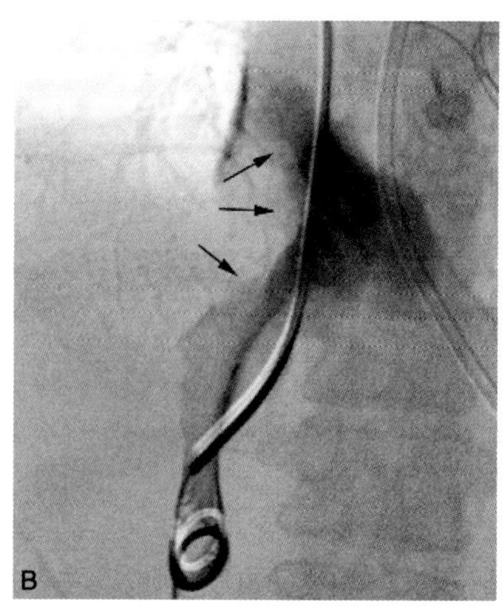

图 37A.9 布加综合征。A. 肝静脉造影显示布加综合征的蜘蛛网外观。B. 肝段下腔静脉(IVC)造影显示下腔静脉内来自淤血肝脏和肝静脉延伸的血栓的充盈缺损(黑箭)。

闭塞曲张静脉

如前所述,胃静脉曲张不如胃食管静脉曲张常见;然而,由于胃曲张静脉较大,出血通常更严重并且更难以控制。由于内镜治疗通常无效,因此血管内栓塞通常被认为是已经出血或有出血风险的患者的一线治疗。在内镜检查中可见红色斑点的曲张静脉、新发或快速增粗的曲张静脉被认为风险很高。通过BRTO手术可实现曲张静脉闭塞。表37A.4列出了BRTO的适应证和禁忌证。除了孤立的胃静脉曲张外,BRTO的另一个适应证是肝性脑病;然而,目前没有足够的数据证实长期疗效。BRTO手术显示肝性脑病改善的原因如表37A.4所示,是由于该手术使门静脉血流动力学发生了变化。孤立的胃静脉曲张通过分流入体循环,通常分流到左肾静脉(图37A.10)。这种胃肾分流术可以从门脉循环中排出大部分血液。当分流道闭塞后,这些分流的门静脉血入肝方向流动灌注肝脏或通过另一个侧支进入体循环。增加入肝血流量可以改善肝性脑病和潜在的肝功能异常。尽管TIPS手术使门静脉压和HVPG降低,但BRTO增加HVPG,因为引流门静脉血的主要肝外分流被阻塞了。增加的门静脉高压可导致胃食管静脉曲张和腹腔积液的发生,特别是在门静脉血栓形成的情况下。出于这些原因,在BRTO之前选择合适的受试者至关重要。在某些情况下,可能需要结合BRTO和胃食管静脉曲张的内镜或同时行TIPS手术。

表 37A.4

BRTO 手术适应证和禁忌证

适应证	孤立性胃曲张静脉伴出血
	出血史
	高出血风险
禁忌证	高危食管曲张静脉
	门静脉栓塞/血栓形成
	难治性腹腔积液
	难治性肝性胸腔积液

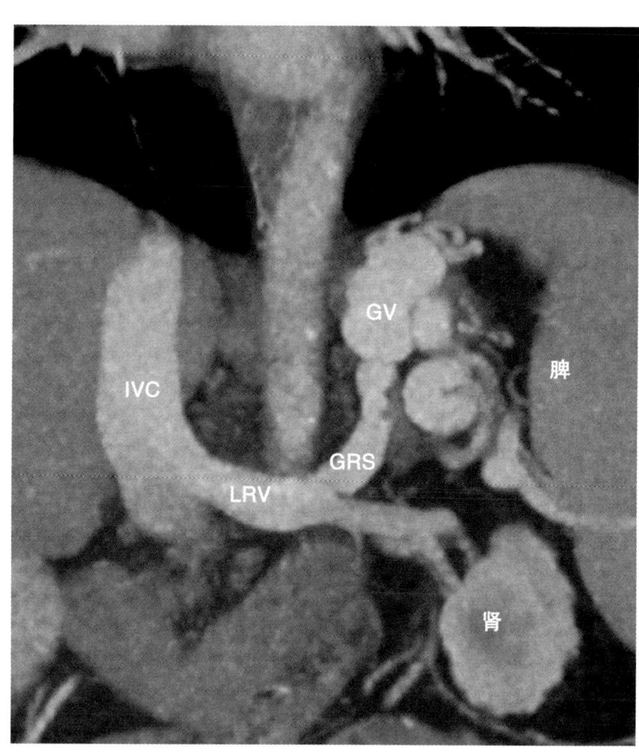

图 37A.10 胃曲张静脉解剖。CT冠状位最大强度投影(MIP)显示胃曲张静脉(GV),胃肾分流静脉(GRS),左肾静脉(LRV)和下腔静脉(IVC)。

BRTO 手术

经股静脉或颈内静脉逆行进行胃肾分流术。无论何种入路,均需要使用一定角度的导管进行插管至左肾静脉,然后插管至胃肾分流端,通常需要长导管或引导管以提供稳定性。如果可以的话,可以使用弯头球囊导管,球囊直径约10~20mm,或者当进入胃肾分流处后交换为直球囊导管。然后在充盈球囊情况下进行静脉造影,以评估来自膈周静脉的胃曲张静脉侧支引流(图37A.11)。侧支引流必须用弹簧圈或液体栓塞剂栓塞,以防止在使用硬化剂闭塞胃曲张静脉时栓塞到非靶血管。硬化剂的用量由静脉造影中充盈曲张静脉的对比剂用量决定。有几种有效的硬化剂可供使用。日本使用的常用试剂是 10%油酸乙醇胺和对比剂的 1∶1混合物。油酸乙醇胺引起溶血和释放游离血红蛋白,从而引起急性肾衰竭。为了防止肾损伤,通常全身给予结合珠蛋白以结合游离血红蛋白。在美国使用的是 1∶2∶3的乙二醇,3%十四烷基硫酸钠和空气的混合物,以产生泡沫溶液。无论使用何种硬化剂,药物必须保持在胃静脉曲张内一段时间,充盈球囊以防止硬化剂异位栓塞。球囊闭塞的持续时间为 30min~24h。许多医师在 30~60min 后评估残余流量并根据需要注入额外的硬化剂。根据患者的解剖结构,通常阻塞来自胃左静脉的流入血流。可以通过经皮途径或经 TIPS 穿肝途径进入胃左静脉。当流入血流被栓塞时,该过程被称为球囊辅助顺行性静脉栓塞术(BATO)。BRTO/BATO 联合手术以及使用弹簧圈来封闭曲张静脉流入道和流出道均是 BRTO 手术变体。在手术后 1~2 周应做增强 CT,以评估静脉曲张闭塞的程度,并评估门静脉或全身静脉系统的非目标血栓形成(图 37A. 12)。如果静脉曲张仍然存在,可能需要重复做 BRTO。系列内镜检查是患者随访的另一个重要方法。内镜检查用于评估胃底静脉曲张的治疗反应和筛查潜在加重的胃食管静脉曲张。如果曲张的胃食管静脉增粗,则需要进行内镜治疗。

BRTO 手术结局

BRTO 的手术成功率从 90%~100%不等。胃镜检查中胃曲张静脉缩小或完全消退的临床成功率为 80%~100%,出血控制的临床成功率高达 95%~100%。BRTO 的创伤小于 TIPS,因为没有肝穿刺,因此具有非常低的手术并发症发生率。也有报道心源性休克、心房颤动、肺栓塞和静脉曲张破裂等并发症。最常见的长期并发症是胃食管静脉曲张恶化,术后 3 年内多达 58%的患者发生胃食管静脉曲张恶化。然而,这些静脉曲张通常通过内镜成功地进行治疗。

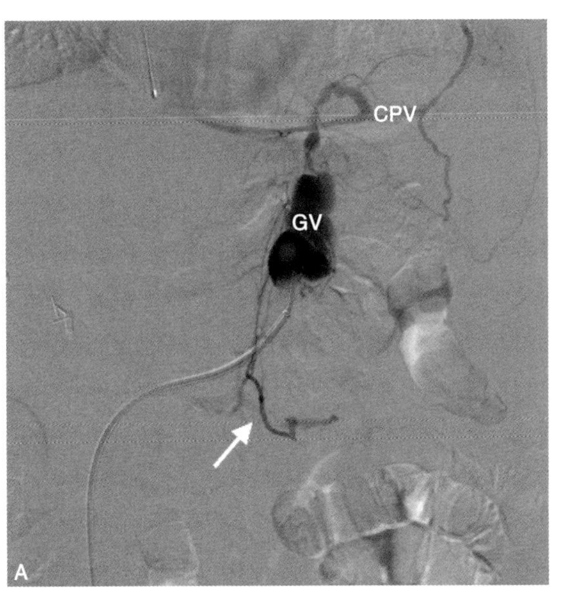

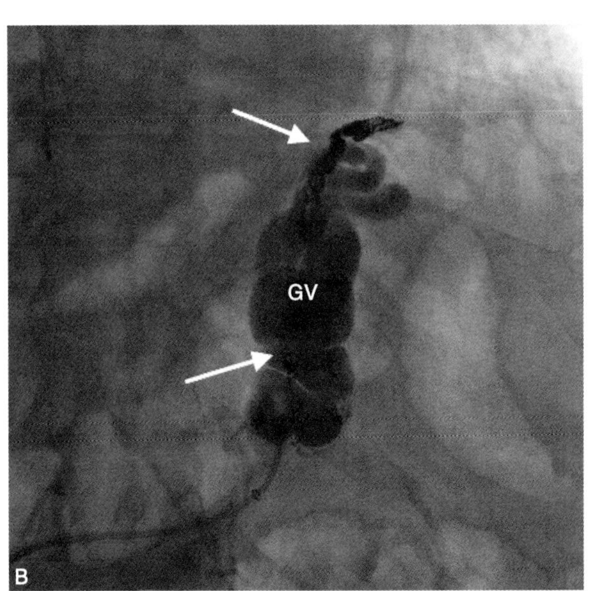

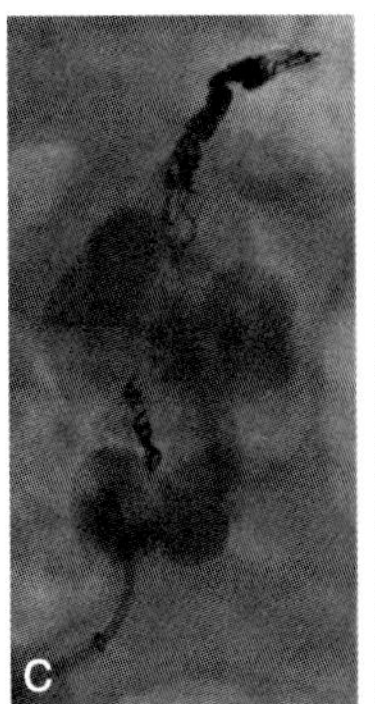

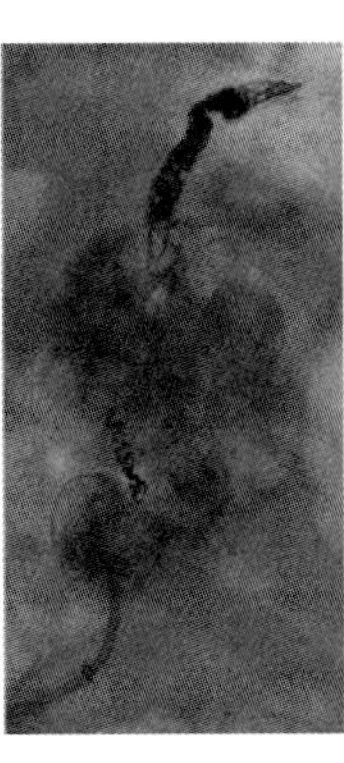

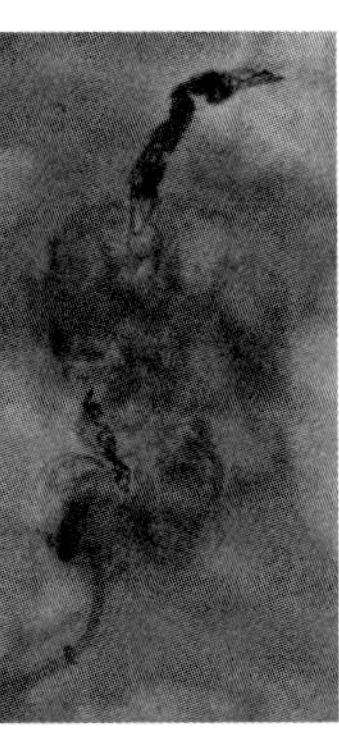

图 37A. 11　BRTO 手术。A. 从右侧股静脉穿刺到达胃肾分流静脉。导管鞘进入左肾静脉达到分流静脉以提供稳定性。分流静脉内充盈球囊造影,胃曲张静脉(GV)显影。通过与心膈静脉(CPV)和向下延伸的小血管沟通(白色箭头)。B. 在侧支弹簧圈栓塞(白色箭头)之后,再次充盈球囊推注对比剂使胃曲张静脉(GV)显影以评估所需的硬化剂的用量。注意,一旦侧支栓塞后,就会看到额外的静脉曲张充盈。C. 在 60min 的球囊闭塞持续时间内,硬化剂(1∶2∶3的无水乙醇醇,3%十四烷基硫酸钠和空气的混合物)的正常变化。

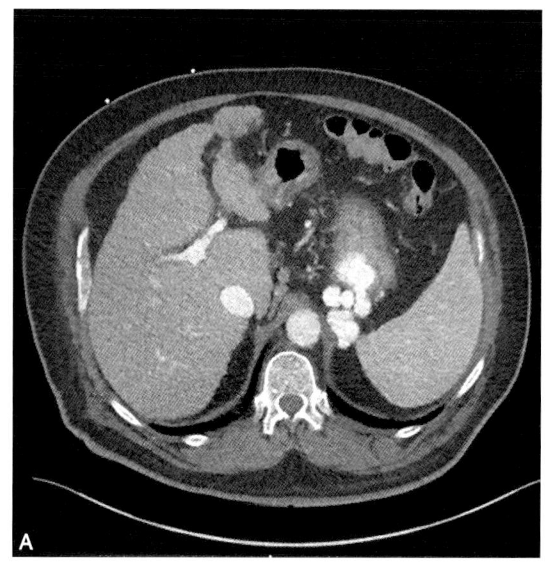

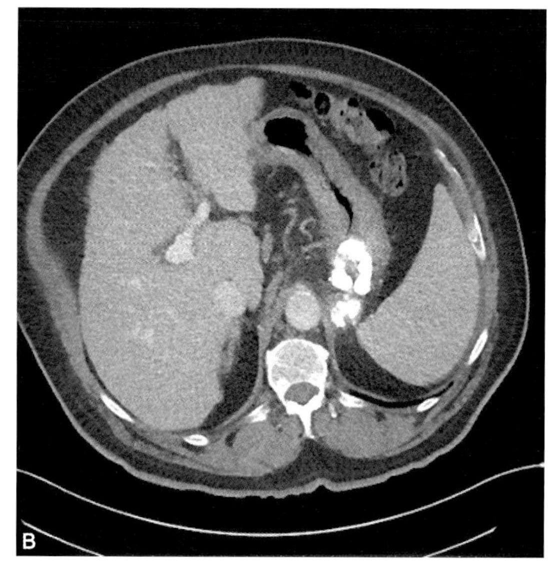

图 37A. 12　胃曲张静脉 BRTO 术前、后 CT。A. 腹部 CT 静脉期显示在较大的胃底曲张静脉。有大的胃肾分流并且没有胃食管静脉曲张使该患者具有 BRTO 手术适应证。B. BRTO 后腹部 CT 静脉期显示治疗后的胃曲张静脉内的高密度硬化剂影并且没有残留的充盈静脉。

腹腔积液引流

难治性腹腔积液的治疗通常使用利尿剂并限制钠摄入，其也是 TIPS 手术的指征；然而，连续腹腔穿刺术和腹腔静脉分流术是侵入性较小的手术方法。连续性腹腔穿刺术是通过将小导管经皮放入腹膜腔以排出腹腔积液来进行引流。腹腔穿刺术的首选位置是右侧或左侧下腹部。应注意避免腹壁下动脉，因为它沿着同侧股总动脉的腹部前外侧方向上行（图 37A. 13）。其他需要考虑的解剖学检查，包括肝大、脾大、腹壁水肿和肠扩张。在这些情况下应考虑超声引导下穿刺。腹腔穿刺术引流量大于 4～5L 时，应静脉补充 6～8g/L 的白蛋白。静脉注射白蛋白是一种血浆容量扩张剂，可以减少大量引流后循环功能障碍的发生率。一项荟萃分析显示，接受白蛋白治疗的大量连续腹腔穿刺引流的肝硬化患者的死亡率降低。与 TIPS 手术不同，连续腹腔穿刺术不会治疗潜在的门静脉高压症，而是提供临时症状缓解。腹膜静脉分流术也不治疗门静脉高压症并且该方法仍存在争议，因为一些医师认为它们是治疗难治性腹腔积液的第三线选择，仅次于腹腔穿刺和 TIPS 手术。如果患者不行 TIPS 则腹膜静脉分流术为二线治疗方案。然而，许多人认为引流弊大于利。引流导管可以经皮放置并且通常通过颈内静脉通路将腹水从腹膜腔转移到全身静脉循环。腹膜静脉分流术也可用于治疗难治性肝性胸腔积液。这些分流装置遵循类似于脑室腹腔分流术的皮下过程。需要泵阀来引发腹腔积液从腹膜到静脉系统的流动。单向阀可以防止静脉血液回流到分流装置中（图 37A. 14）。腹膜静脉分流术与连续腹腔穿刺术（或连续胸腔穿刺术的胸膜分流术）相比，潜在的益处包括改善生活质量，维持血容量和营养成分。然而，这些分流仍存在争议，因为并发症发生率高，包括分流阻塞、分流漏、腹膜感染、分流后凝血功能障碍和气胸。感染是一种特别令人担忧的并发症，因为细菌性腹膜炎可能导致患者的不能行肝移植。尽管高达 25%的患者出现分流功能障碍，但细致的患者教育和分流护理以及分流修正以保持有效的通畅性。因此，在正确的与肝病学、移植学专科合作的背景下，腹膜静脉分流和胸膜静脉分流可以在治疗有症状的腹腔积液和肝性胸腔积液中发挥作用。

部分脾脏栓塞

脾大伴随血小板滞留和减少与门静脉高压症有关。门静脉压力增加导致脾静脉流出受损，导致脾功能亢进。虽然尚未完全了解机制，但是肿大的脾脏可能释放细胞因子并使肝纤维化恶化，从而加重门静脉高压并导致脾脏进一步肿大。部分脾栓塞（PSE）的目的是减少流入，并因此减少脾脏的流出，以减少门静脉血流和压力。流入量减少也会降低血小板滞留程度，并可改善血小板减少症。PSE 可有效降低符合条件患者的门静脉压力；一项研究表明，当脾脏体积至少是肝脏体积的一半时，门静脉压力才会降低 20%以上。脾脏与肝脏比率小于 0. 5 的患者门静脉压力没有显著降低。PSE 通常与其他治疗相结合，如 TIPS、BRTO 或内镜下静脉曲张治疗。分离肝门静脉血流是 PSE 的禁忌证，因为这使门静脉血栓形成的风险增加。脾脏栓塞剂通常用颗粒栓塞材料，目标是减少 50%～70%的脾脏体积。栓塞较少会导致无效，栓塞较多会增加脾脓肿形成的风险。

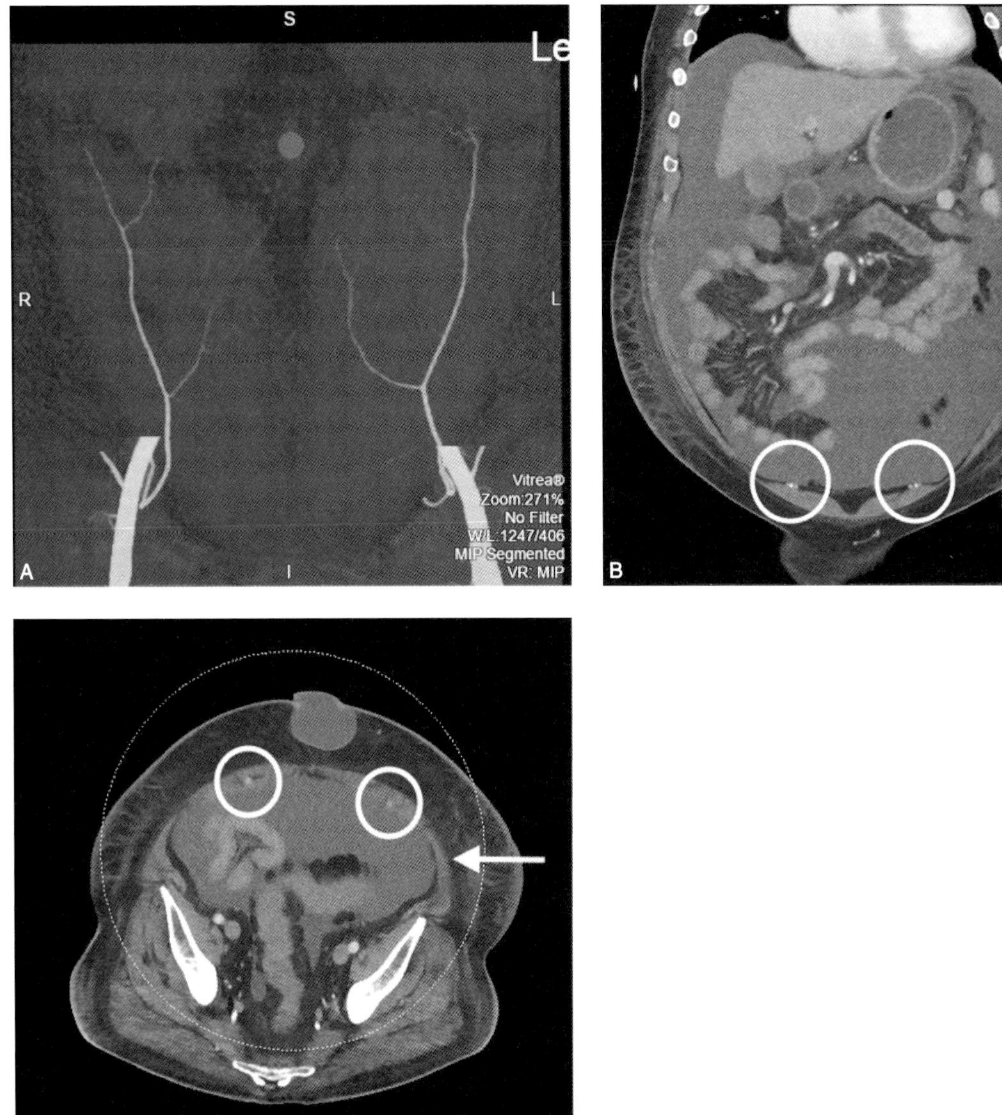

图 37A. 13　腹壁下动脉与腹水有关。A. CT 冠状位 MIP 显示双侧腹壁下动脉源于双侧股动脉并向上延伸。B. 冠状 CT 显示双侧下腹壁神经血管束(白色圆圈)沿前腹壁肌向上行。C. 轴向 CT,双侧下腹壁神经血管束(白色圆圈)沿着前腹壁肌肉组织向上走行。排出腹水的方法应该是沿着这些血管的侧面引流,以避免损伤腹壁下动脉(白箭)。

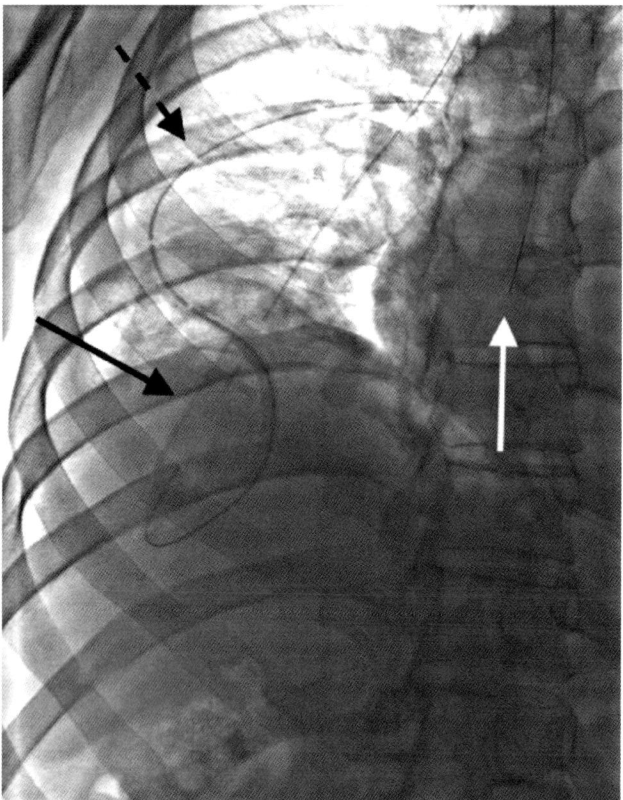

图 37A. 14　胸膜静脉分流。分流装置的多侧孔部分位于继发于肝性胸腔积液左侧胸腔积液内(虚线黑箭),并与皮下单向阀和泵(实心黑箭)连接。分流器沿着皮下进入右侧颈内静脉(未图示)。可以看到分流装置静脉远侧尖端到达上腔静脉与右心房交界处。

推 荐 阅 读

Bernardi M, Caraceni P, Navickis RJ, Wilkes MM. Albumin infusion in patients undergoing large-volume paracentesis: a meta-analysis of randomized trials. *Hepatology* 2012;55(4):1172–1181.

Berne RM, Koeppen BM, Stanton BA. *Berne & Levy Physiology*. 6th ed. Philadelphia, PA: Mosby/Elsevier; 2010.

Berzigotti A, Seijo S, Reverter E, Bosch J. Assessing portal hypertension in liver diseases. *Expert Rev Gastroenterol Hepatol* 2013;7(2):141–155.

Bratby MJ, Hussain FF, Lopez AJ. Radiological insertion and management of peritoneovenous shunt. *Cardiovasc Intervent Radiol* 2007;30(3):415–418.

Bureau C, Garcia-Pagan JC, Otal P, et al. Improved clinical outcome using polytetrafluoroethylene-coated stents for TIPS: results of a randomized study. *Gastroenterology* 2004;126:469–475.

Charon JP, Alaeddin FH, Pimpalwar SA, et al. Results of a retrospective multicenter trial of the Viatorr expanded polytetrafluoroethylene-covered stent-graft for transjugular intrahepatic portosystemic shunt creation. *J Vasc Interv Radiol* 2004;15(11):1219–1230.

Clark TW, Agarwal R, Haskal ZJ, Stavropoulos SW. The effect of initial shunt outflow position on patency of transjugular intrahepatic portosystemic shunts. *J Vasc Interv Radiol* 2004;15(2 Pt 1):147–152.

Colley DG, Bustinduy AL, Secor WE, King CH. Human schistosomiasis. *Lancet* 2014;383(9936):2253-2264.

Dariushnia SR, Haskal ZJ, Midia M, et al. Quality improvement guidelines for transjugular intrahepatic portosystemic shunts. *J Vasc Interv Radiol* 2016; 27(1):1–7.

Fukuda T, Hirota S, Sugimura K. Long-term results of balloon-occluded retrograde transvenous obliteration for the treatment of gastric varices and hepatic encephalopathy. *J Vasc Interv Radiol* 2001;12(3):327–336.

García-Pagán JC, Caca K, Bureau C, et al; Early TIPS (Transjugular Intrahepatic Portosystemic Shunt) Cooperative Study Group. Early Use of TIPS in patients with cirrhosis and variceal bleeding. *N Engl J Med* 2010;362: 2370–2379.

Garcia-Tsao G. Transjugular intrahepatic portosystemic shunt in the management of refractory ascites. *Semin Intervent Radiol* 2005;22:278–286.

Garcia-Tsao G, Bosch J. Varices and variceal hemorrhage in cirrhosis: a new view of an old problem. *Clin Gastroenterol Hepatol* 2015;13(12): 2109–2117.

Garcia-Tsao G, Sanyal AJ, Grace ND, Carey W; Practice Guidelines Committee of the American Association for the Study of Liver Diseases; Practice Parameters Committee of the American College of Gastroenterology. Prevention and management of gastroesophageal varices and variceal hemorrhage in cirrhosis. *Hepatology* 2007;46(3):922–938.

Groszmann RJ, Wongcharatrawee S. The hepatic venous pressure gradient: anything worth doing should be done right. *Hepatology* 2004;39(2): 280–282.

Hollingshead M, Burke CT, Mauro MA, Weeks SM, Dixon RG, Jaques PF. Transcatheter thrombolytic therapy for acute mesenteric and portal vein thrombosis. *J Vasc Interv Radiol* 2005;16(5):651–661.

Iwakiri Y, Groszmann RJ. Vascular endothelial dysfunction in cirrhosis. *J Hepatol* 2007;46(5):927–934.

Jung HS, Kalva SP, Greenfield AJ, et al. TIPS: comparison of shunt patency and clinical outcomes between bare stents and expanded polytetrafluoroethylene stent-grafts. *J Vasc Interv Radiol* 2009;20(2):180–185.

Kim T, Yang H, Lee CK, Kim GB. Vascular plug assisted retrograde transvenous obliteration (PARTO) for gastric varix bleeding patients in the emergent clinical setting. *Yonsei Med J* 2016;57(4):973–979.

LaBerge JM, Ferrell LD, Ring EJ, Gordon RL. Histopathologic study of stenotic and occluded transjugular intrahepatic portosystemic shunts. *J Vasc Interv Radiol* 1993;4(6):779–786.

Lee BB, Villavicencio L, Kim YW, et al. Primary Budd-Chiari syndrome: outcome of endovascular management for suprahepatic venous obstruction. *J Vasc Surg* 2006;43(1):101–108.

Li L, Duan M, Chen W, et al. The spleen in liver cirrhosis: revisiting an old enemy with novel targets. *J Transl Med* 2017;15(1):111.

Luca A, Miraglia R, Caruso S, Milazzo M, Gidelli B, Bosch J. Effects of splenic artery occlusion on portal pressure in patients with cirrhosis and portal hypertension. *Liver Transpl* 2006;12(8):1237–1243.

Malinchoc M, Kamath PS, Gordon FD, Peine CJ, Rank J, ter Borg PC. A model to predict poor survival in patients undergoing transjugular intrahepatic portosystemic shunts. *Hepatology* 2000;31(4):864–871.

Mancuso A, Fung K, Mela M, et al. TIPS for acute and chronic Budd-Chiari syndrome: a single-centre experience. *J Hepatol* 2003;38(6):751–754.

Martin LG. Percutaneous placement and management of peritoneovenous shunts. *Semin Intervent Radiol* 2012;29(2):129–134.

Merli M, Nicolini G, Angeloni S, et al. Incidence and natural history of small esophageal varices in cirrhotic patients. *J Hepatol* 2003;38(3):266–272.

Miyoshi H, Ohshiba S, Matsumoto A, Takada K, Umegaki E, Hirata I. Haptoglobin prevents renal dysfunction associated with intravariceal infusion of ethanolamine oleate. *Am J Gastroenterol* 1991;86(11):1638–1641.

Montgomery A, Ferral H, Vasan R, Postoak DW. MELD score as a predictor of early death in patients undergoing elective transjugular intrahepatic portosystemic shunt (TIPS) procedures. *Cardiovasc Intervent Radiol* 2005;28(3): 307–312.

Ninoi T, Nishida N, Kaminou T, et al. Balloon-occluded retrograde transvenous obliteration of gastric varices with gastrorenal shunt: long-term follow-up in 78 patients. *AJR Am J Roentgenol* 2005;184(4):1340–1346.

N'Kontchou G, Seror O, Bourcier V, et al. Partial splenic embolization in patients with cirrhosis: efficacy, tolerance and long-term outcome in 32 patients. *Eur J Gastroenterol Hepatol* 2005;17(2):179–184.

Orloff MJ, Isenberg JI, Wheeler HO, et al. Portal-systemic encephalopathy in a randomized controlled trial of endoscopic sclerotherapy versus emergency portacaval shunt treatment of acutely bleeding esophageal varices in cirrhosis. *Ann Surg* 2009;250(4):598–610.

Petersen BD, Clark TW. Direct intrahepatic portocaval shunt. *Tech Vasc Interv Radiol* 2008;11(4):230–234.

Riggio O, Masini A, Efrati C, et al. Pharmacological prophylaxis of hepatic encephalopathy after transjugular intrahepatic portosystemic shunt: a randomized controlled study. *J Hepatol* 2005;42(5):674–679.

Rossle M, Siegerstetter V, Olschewski M, Ochs A, Berger E, Haag K. How much reduction in portal pressure is necessary to prevent variceal rebleeding? A longitudinal study in 225 patients with transjugular intrahepatic portosystemic shunts. *Am J Gastroenterol* 2001;96(12):3379–3383.

Runyon BA. Management of adult patients with ascites due to cirrhosis: an update. *Hepatology* 2009;49(6):2087–2107.

Russo MW, Sood A, Jacobson IM, Brown RS Jr. Transjugular intrahepatic portosystemic shunt for refractory ascites: an analysis of the literature on efficacy, morbidity, and mortality. *Am J Gastroenterol* 2003;98(11):2521–2527.

Saad WE. Balloon-occluded retrograde transvenous obliteration of gastric varices: concept, basic techniques, and outcomes. *Semin Intervent Radiol* 2012;29(2):118–128.

Saad WE, Darcy MD. Transjugular intrahepatic portosystemic shunt (TIPS) versus balloon-occluded retrograde transvenous obliteration (BRTO) for the management of gastric varices. *Semin Intervent Radiol* 2011;28(3):339–349.

Saad WE, Kitanosono T, Koizumi J. Balloon-occluded antegrade transvenous obliteration with or without balloon-occluded retrograde transvenous obliteration for the management of gastric varices: concept and technical applications. *Tech Vasc Interv Radiol* 2012;15(3):203–225.

Sabri SS, Swee W, Turba UC, et al. Bleeding gastric varices obliteration with balloon-occluded retrograde transvenous obliteration using sodium tetradecyl sulfate foam. *J Vasc Interv Radiol* 2011;22(3):309–316.

Sanyal AJ, Freedman AM, Shiffman ML, Purdum PP 3rd, Luketic VA, Cheatham AK. Portosystemic encephalopathy after transjugular intrahepatic portosystemic shunt: results of a prospective controlled study. *Hepatology* 1994;20:46–55.

Sarin SK, Lahoti D, Saxena SP, Murthy NS, Makwana UK. Prevalence, classification and natural history of gastric varices: a long-term follow-up study in 568 portal hypertension patients. *Hepatology* 1992;16:1343–1349.

Thornburg B, Desai K, Hickey R, et al. Portal vein recanalization and transjugular intrahepatic portosystemic shunt creation for chronic portal vein thrombosis: technical considerations. *Tech Vasc Interv Radiol* 2016;19(1):52–60.

Tripathi D, Helmy A, Macbeth K, et al. Ten years' follow-up of 472 patients following transjugular intrahepatic portosystemic stent-shunt insertion at a single centre. *Eur J Gastroenterol Hepatol* 2004;16(1):9–18.

Wong RJ, Aguilar M, Cheung R, et al. Nonalcoholic steatohepatitis is the second leading etiology of liver disease among adults awaiting liver transplantation in the United States. *Gastroenterology* 2015;148(3):547–555.

Zhu K, Meng X, Qian J, et al. Partial splenic embolization for hypersplenism in cirrhosis: a long-term outcome in 62 patients. *Dig Liver Dis* 2009;41(6):411–416.

（方可薇　刘伟　徐浩　杜勇）

第 37B 章 介入放射学在肝肾移植术后并发症的诊断和治疗中的应用

前言

原位肝移植(orthotopic liver transplantation,OLT)是终末期急慢性肝病患者的最终治疗方法。术后影像学检查是评估并发症的基础。通常,这些并发症管理需要多学科团队的密切合作,其中包括诊断放射学、介入放射学、肝肾脏移植学和移植外科。排斥反应的临床体征和症状通常是非特异性的,只能通过移植物活检明确诊断。然而,放射学检查通常可以鉴别临床表现为类似急性排斥反应的其他并发症,并且介入放射学可能在其治疗中起关键作用。

与 OLT 一样,肾移植是慢性肾衰竭的最终治疗方法。移植术后数个月内密切监测血清肌酐,随后时间的推移随访的频率可适度降低。如果发现血肌酐升高,尽快行如超声等医学影像检查,如异体移植物的超声检查。

移植后并发症可分为血管并发症、胆道/泌尿并发症、移植物本身及以外的病理改变。此外,血管并发症可以细分为流入血管(包括门静脉 PV 和肝动脉 HA、肾动脉 RA)和流出静脉(包括下腔静脉 IVC 和肝静脉 HVs、肾静脉 RV)的并发症。胆道和泌尿道并发症包括渗漏或阻塞。外在并发症包括腹腔液体积聚,如胆汁积聚、尿液积聚、淋巴液积聚、血肿、脓肿等。内在并发症是指影响器官移植的原发性病理学改变的并发症;包括急性/慢性排斥引起的移植器官功能障碍、移植后淋巴增生性疾病(PTLD)、肝细胞或肾细胞癌(RCC)、原发性硬化性胆管炎和/或肝硬化复发(表 37B.1、表 37B.2,图 37B.1)。

在本章中,主要描述了临床相关的影像学表现。超声(US)筛查发现相关并发症后,随后在 CT、MRI 以及核素显像和介入性血管成像(即胆道造影、肾造影术、血管造影)进一步检查。此外,对相关的介入治疗进行简要概述。

表 37B.1
肾移植后并发症

血管性	泌尿系统	外在病理变化	内在病理变化
动脉狭窄或血栓形成	尿瘘	血肿	移植肾功能恢复障碍
肾静脉血栓形成	尿道阻塞	梗死	排斥反应(超急性、急性、慢性)
假性动脉瘤形成		肾周尿囊肿	淋巴增生障碍
动静脉瘘			

表 37B.2
肝移植后并发症

血管性	胆管系统	外在病理变化	内在病理变化
动脉狭窄或血栓形成	胆汁瘘	血肿	移植肝功能障碍
门静脉狭窄或静脉血栓形成	胆管狭窄	梗死	排斥反应(超急性、急性、慢性)
灌注不足	胆道系统阻塞	胆汁瘤	淋巴增生障碍
门静脉或肝静脉狭窄或血栓形成			肝癌
假性动脉瘤形成			硬化性胆管炎

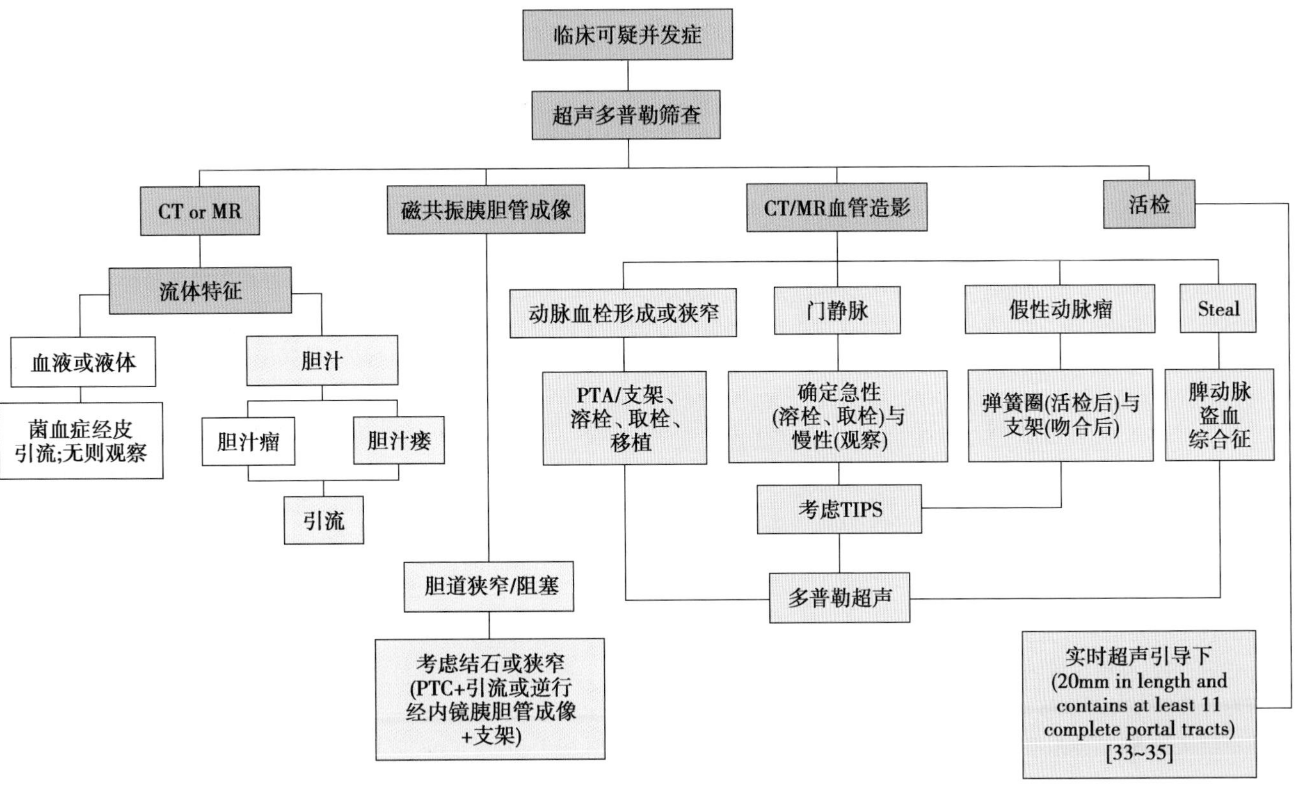

图 37B. 1　肝移植并发症的筛查和处理办法。

肝肾移植外科技术概述

在了解肝移植并发症，简要回顾一下肝肾移植手术。在肝移植术中，存在流入道肝动脉和门静脉，流出道下腔静脉和胆管-胆管四种吻合。在肾移植术中，存在流入肾动脉吻合，流出肾静脉、输尿管三种吻合。对于肝脏和肾脏移植的多种手术技术已较为详细描述。

然而，诊断和介入放射学实践的相关细节如下。

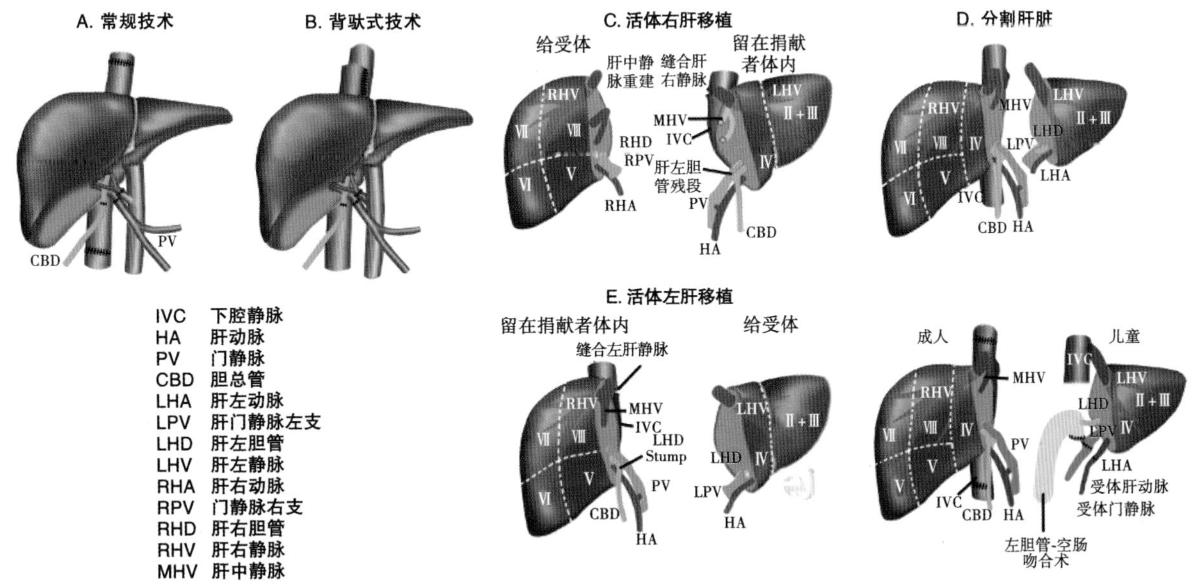

图 37B. 2　不同的肝移植手术方法。A. 常规肝动脉、门静脉、下腔静脉吻合和胆总管吻合 5 个标准吻合。B. 改良技术（“piggyback”技术）：受体自身的肝段下腔静脉保留，供体肝上下腔静脉与受体肝右静脉、肝中静脉单次的吻合。C. 活体肝右叶移植；进行传统的右肝切除，然后进行供体肝右动脉和受体肝动脉的吻合（端-端吻合）；供体肝门静脉右支与受体 PV（端-端吻合）；供体肝右动脉和肝中静脉与受体下腔静脉肝后段（端-侧吻合）或与受体肝静脉吻合（端-端）；供体右侧肝管-受体空肠侧采用 Roux-en-Y 重建术。D. 劈裂式肝移植将供体的肝左外叶（Ⅱ和Ⅲ段）移植予患儿；主要要点包括：供体肝左动脉与受体肝动脉吻合（端-端吻合）；供体肝左静脉与受体门静脉吻合（端-端吻合）；供体肝左静脉至受体肝后下腔静脉吻合（端-侧吻合）；供体肝左胆管与肠道行 Roux-en-Y 重建。剩下的肝脏可移植至成年受体中，除了胆管吻合是胆总管吻合外，其余“活体右叶移植”相同。E. 活体肝左叶移植与之前描述的“儿童劈裂式肝移植”吻合术相同，虽然有时供体肝包含肝第Ⅳ段。

肝移植

1. 肝脏动脉通常是端-端吻合；然而，如果受体肝动脉管径太小，则使用供体的髂动脉从受体主动脉（腹腔干上方或肾动脉下方）进行搭桥（图37B.2）。如果受体存在替肝动脉或副肝动脉，则可能需要与最大的分支或两支同时吻合。

2. 门静脉吻合　供体和受体门静脉端-端吻合。

3. 下腔静脉吻合术一般有两种技术。常规方法为受体肝脏及肝段下腔静脉切除，供体的肝段下腔静脉与受体的下腔静脉近端和远端吻合。"piggyback"技术：受体肝段下腔静脉不切除，供体肝静脉与受体原第二肝门处吻合。

4. 胆道吻合术通常也是端-端吻合；然而，在患者的胆道系统可能需要Roux-en-Y胆总管-空肠吻合。

5. 肝脏可以从已故的非亲属供体中完整移植（也称为OLT）。新的活体供体和分体肝移植也可以进行。活体工体第一次肝分体移植包括切除第二段和第三段（左侧部分），并将其移植给较小的儿童。较大的部分留在活体捐赠者体内，或捐赠者死亡后，可以移植给成人接受者。较新的技术更为复杂，允许肝右叶及肝左叶分别移植给成年接受者（已故捐献者）或右叶移植给接受者（活体捐献者）。

肾移植

1. 肾动脉通常与髂外动脉端侧吻合或髂内动脉端端吻合（图37B.3）。如果供体肾具有多个肾动脉，则可以将供体较小的动脉吻合到较大动脉，然后再吻合到受体的髂外动脉或髂内动脉，或者可以进行从供体肾动脉到受体髂动脉分别吻合。

2. 肾静脉通常使用端-侧吻合术与受体髂外静脉吻合。

3. 对膀胱肌进行切开术进行输尿管缝合。如果供体存在重复集合系统，则可以将两条输尿管分别缝合，或者将输尿管吻合后再与膀胱缝合。

4. 肾移植可以在腹膜外或腹膜内进行。腹膜外移植更常见，更容易进行活检和检查。腹腔移植更快且更容易；然而，由于肠道存在，增加了活检的难度。此外，移植肾肾门扭转虽然不常见，但在腹膜内移植更常见。

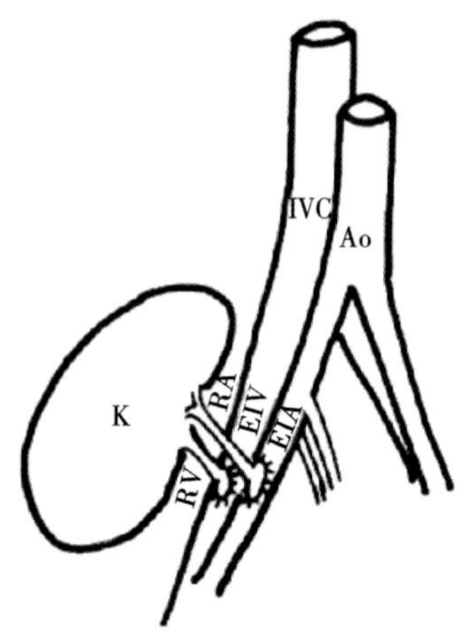

图37B.3　肾移植血管吻合简图。IVC，下腔静脉；Ao，主动脉；K，移植肾；RV，肾静脉；RA，肾动脉；EIV，髂外静脉；EIA，髂外动脉。

血管性并发症

肝脏流入血管

与正常肝脏一样，肝移植后入肝血流由肝动脉和门静脉亦组成。肝动脉起着关键作用，因为胆道树依赖于血管的通畅性。肝动脉并发症包括狭窄、血栓形成和假性动脉瘤，门静脉并发症包括狭窄和血栓形成。脾动脉盗血综合征也是动脉功能障碍的原因，但往往因为认识不清而被忽略。

肝动脉狭窄。肝动脉狭窄是肝移植术后第二常见的血管并发症，在移植术中发生率约2%～11%。肝动脉狭窄通常发生在血管吻合处，常为肝移植术后几个月发生。肝动脉狭窄的临床表现为肝功能恶化。发生肝动脉狭窄的危险因素包括同种异体排斥反应、手术技术欠娴熟及器材损伤。如果不治疗，肝动脉狭窄可能引起肝动脉血栓形成。

多普勒超声是评价肝动脉狭窄的首选检查方法。肝动脉狭窄多普勒超声诊断要点包括：狭窄后阻力指数（RI）<0.5，狭窄远端Tardus-Parvus波形，狭窄处收缩期峰值速度（PSV）>200cm/s。值得注意的是，在肝移植术后的3d内，RI>0.5，通常在72h内恢复正常。如多普勒超声提示肝动脉狭窄，可行CT血管造影（CTA）或MR血管造影（MRA）进一步评价。CTA或MRA证实肝动脉狭窄、闭塞、冗余、扭曲或其他肝动脉异常。一旦肝动脉狭窄被证实，支架植入术、球囊血管成形术都可以作为最终的治疗手段（图37B.2）。血管成形术是一线治疗方案，技术成功率达90%，临床生理改善率约60%。对于那些球囊成形术失败的病例，可以行支架植入，一系列报道结果显示如果支架作为一线治疗24个月通畅率约93%（图37B.4）。

肝动脉血栓形成。血栓形成是最常见的肝移植术后血管并发症，发生率约在2%～12%，且通常发生于移植术后的前6个月。超声多普勒作为第一选择成像方式，可以显示肝动脉内缺乏动脉血流（图37B.3）。虽然多普勒超声诊断准确率约92%，但通常采用CTA或MRA来确诊；此外，CT及MRI也能发现肝梗死。治疗方式包括急诊取栓、溶栓或在严重病例中可以进行再次肝移植。

对于原位肝移植术后患者，肝动脉的影像学表现尤为重要。在正常肝脏中，胆管通过肝动脉和胆管周围血管灌注。然而，在移植肝中，胆管仅通过肝动脉营养，因此，肝移植术后胆道系统对肝动脉血流量极为敏感，任何原因引起肝动脉血流中断都可能对胆道系统产生重要影响。动脉缺血通常表现为胆道扩张，也可能导致胆道坏死（图37B.5）。

肝动脉假性动脉瘤。虽然假性动脉瘤是移植术后较罕见的并发症，但它可能是大动脉出血的潜在原因。肝移植术后可出现两种肝动脉假性动脉瘤：肝内及肝外。肝内假性动脉瘤通常是继发于活检损伤、胆道手术等医源性原因；也可继发于肝内的感染。肝内假性动脉瘤可能会自行消失，或在某些情况下需要栓塞治疗。肝外肝动脉假性动脉瘤也可能由感染引起，但通常继发于手术操作。这些通常需要进行覆膜支架植入或手术修复。

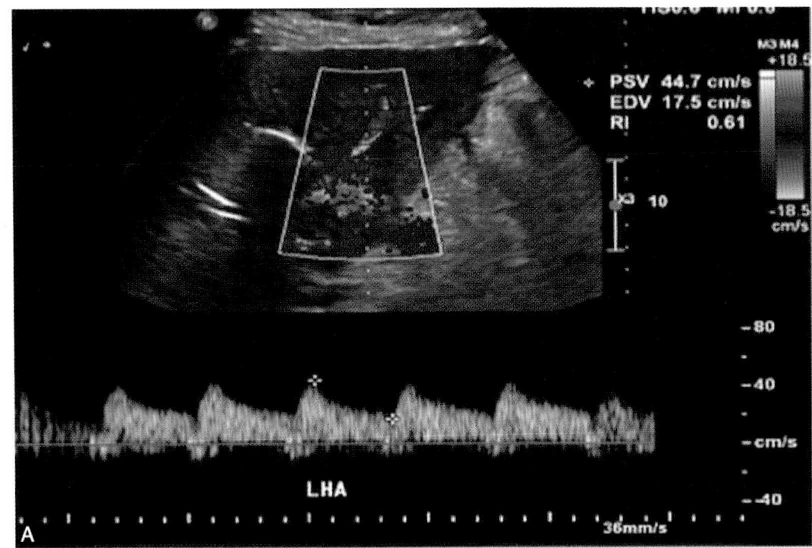

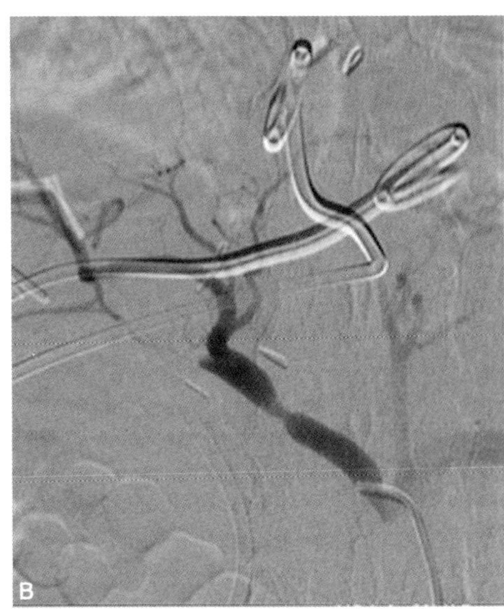

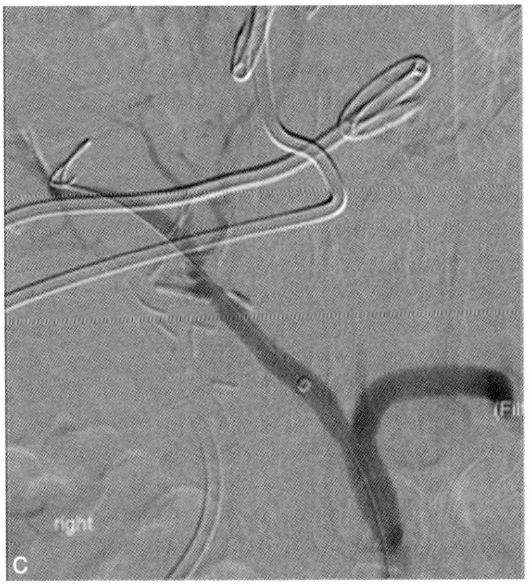

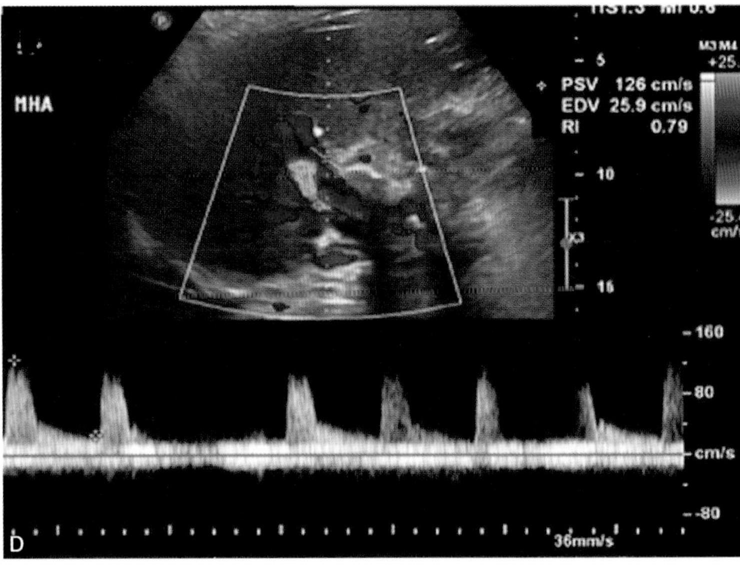

图 37B. 4　肝动脉狭窄。A. 超声多普勒肝内 Tardus-Parvus 波形。B. 血管造影显示肝总动脉吻合口局限性狭窄。C. 狭窄段支架置入。D. 术后多普勒超声显示正常波形。

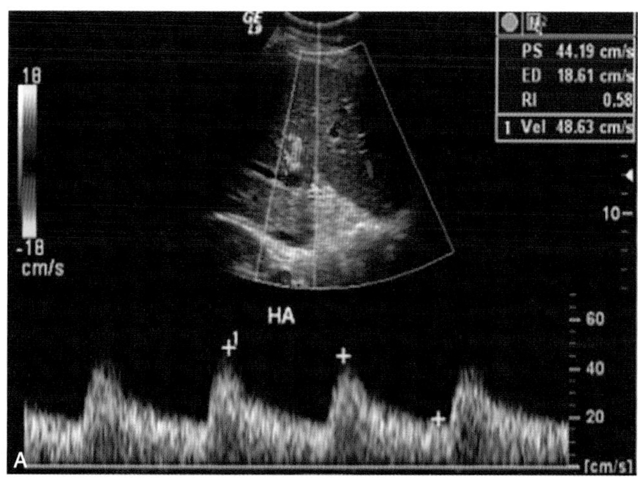

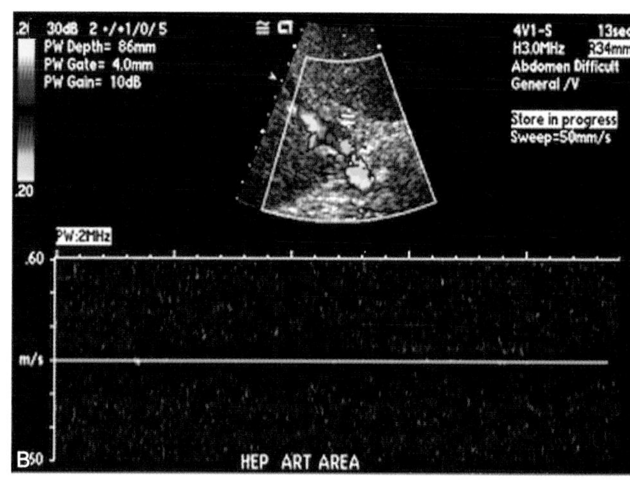

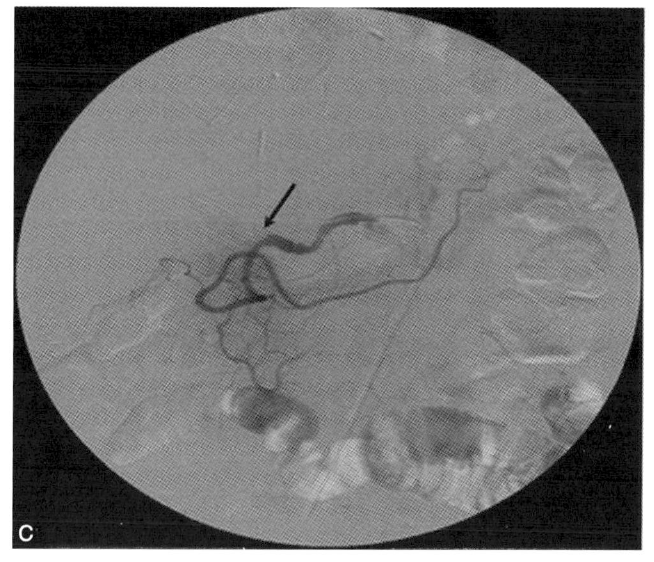

图 37B.5 急性肝动脉血栓形成。A. 术后即时超声显示肝主动脉低阻力(RI 0.58)正常搏动血流。B. 肝功能突然减弱，超声检查显示肝动脉无血流。C. 急诊血管造影显示肝固有动脉完全闭塞(箭头)。箭头远端是胃十二指肠动脉。

多普勒超声可检出假性动脉瘤，表现为囊性肿块且伴湍流。CTA、MRA 或血管造影可以显示假性动脉瘤瘤腔而确诊(图 37B.6)。

脾动脉盗血综合征(肝动脉低灌注综合征)。脾动脉盗血综合征是一种有争议的肝动脉低灌注的诊断，且可能是肝移植缺血的一个未被充分认识的原因。脾动脉盗血综合征表现为非特异性移植器官功能障碍，如果忽视，可能导致移植器官衰竭。文献报道脾动脉盗血综合征发生率约 0.6%~10.1%。血管造影是诊断脾动脉盗血综合征的“金标准”。诊断标准：排除肝动脉狭窄、血栓形成和/或动脉扭曲等原因，肝动脉相对于脾动脉流动缓慢甚至反向流动。最客观的血管造影表现是：门脉期可见肝动脉显示。超声多普勒表现是非特异性的，包括动脉高阻力指数(>0.80)。肝动脉低灌注综合征的治疗需要识别潜在的易感因素。如果优先流到脾动脉，且外科手术可行的情况下，可以建立腹主动脉-肝动脉吻合。另一种更常见的选择是用脾动脉捆绑、结扎、沙漏支架和近端栓塞来限制血液流向脾脏，以减少门静脉血流，从而最终改变血流方向。这些方法具有较好的效果，且脾梗死风险低(图 37B.7)。

门静脉狭窄。据报道大约 1%的原位肝移植术后患者存在门静脉狭窄，通常发生在门静脉吻合处。值得注意的是，在吻合口处门静脉直径可能会有轻微变窄，这可能是由于供体和受体门静脉之间的大小差异造成的。多普勒超声是首选的初始成像方式，可以显示吻合部位的湍流。此外，频谱多普勒成像将显示吻合口较高的血流流速(>125cm/s)或吻合前后的速度比为≥3∶1。也可观察到正常门静脉呼吸相性的丧失。

一旦超声提示 PV 狭窄，可进行 CTA/MRA 进一步评估，以更好地显示狭窄的区域。最终，门静脉狭窄可通过经肝门静脉造影确认，狭窄区域的压力梯度超过 5mmHg 作为诊断阈值(图 37B.8)。明确的治疗方法是血管成形术或支架植入术。

门静脉血栓形成。在肝移植术后的患者中，门静脉血栓形成的发生率在 1%~2%。多普勒超声初步评估可以显示门静脉内无血流，也可能显示血管腔内血栓回声。肝静脉血栓形成可以通过增强 CT 或 MR 确诊，表现为门静脉内充盈缺损。

增强 CT 或 MRI 可显示短暂的肝脏透过度或强度差异(THAD/THID)(图 37B.9)。由于肝脏双重血供之间的代偿关系，在门静脉血栓形成时可能发生 THAD/THID。也就是说，当某区域门静脉血流减少或中断时，则该区域的动脉血流增加。肝动脉供血的相对增加使受影响区域透过度/强度更高。门静脉血栓形成的综合治疗包括抗凝、血管成形术、支架、血栓切除或溶栓。

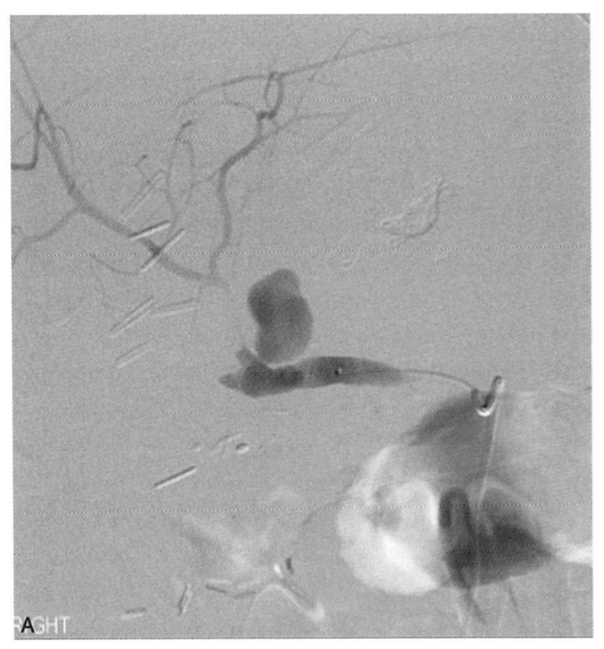

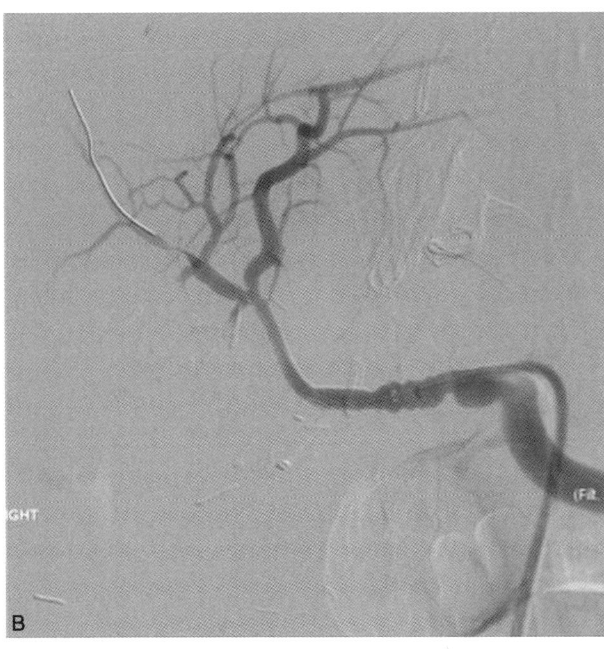

图 37B. 6　肝动脉假性动脉瘤。A. 腹腔动脉造影显示吻合口对比剂渗出；远端血管收缩。B. 使用覆膜支架植入，假性动脉瘤消失，肝动脉通畅。

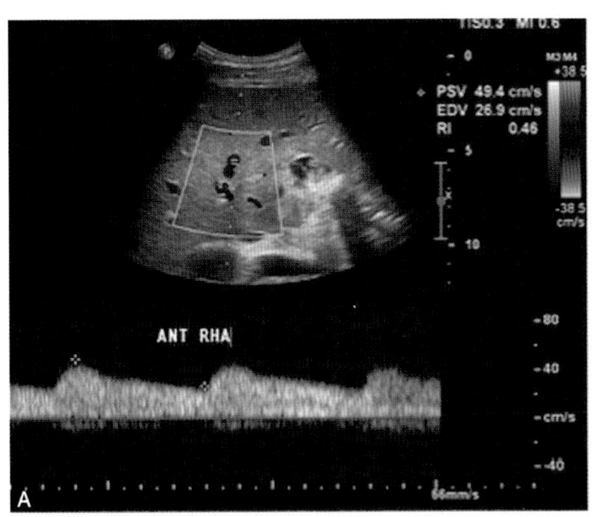

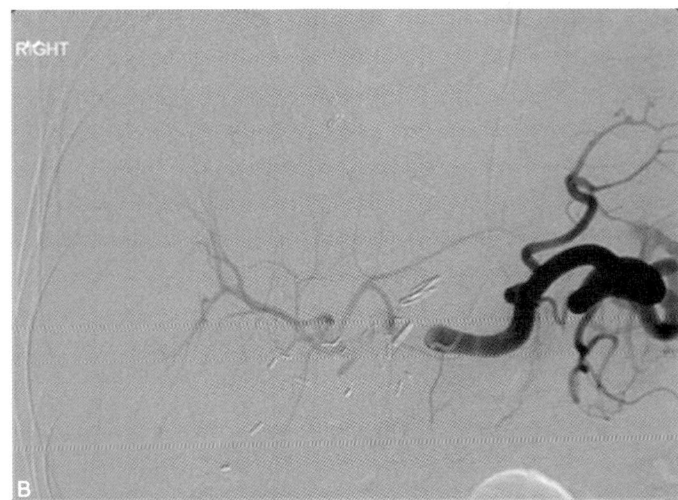

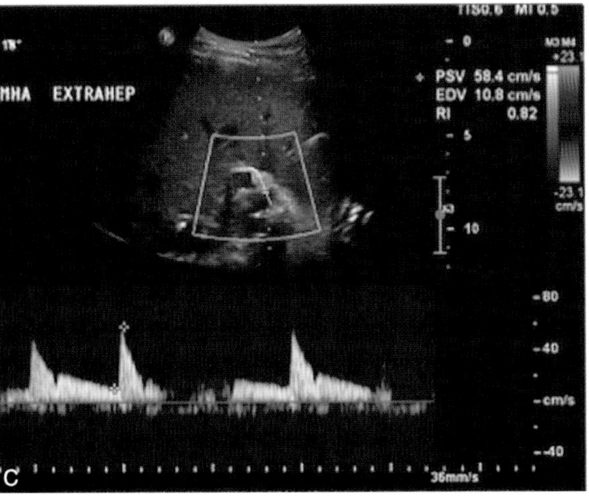

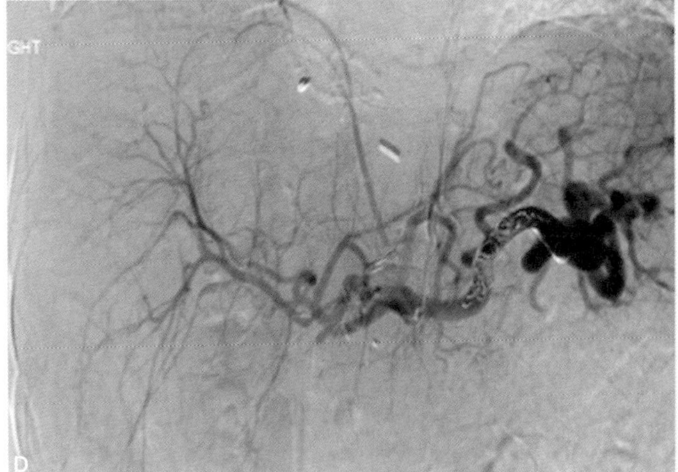

图 37B. 7　脾动脉盗血综合征。A. 超声多普勒显示肝内小菱形波形形态。B. 腹腔动脉造影显示经肝动脉入肝血流减少，入脾血流增加。C. 脾动脉栓塞后，多普勒超声显示肝动脉波形正常。D. 腹腔动脉造影显示肝动脉的实质内分支有明显的血流再分布。

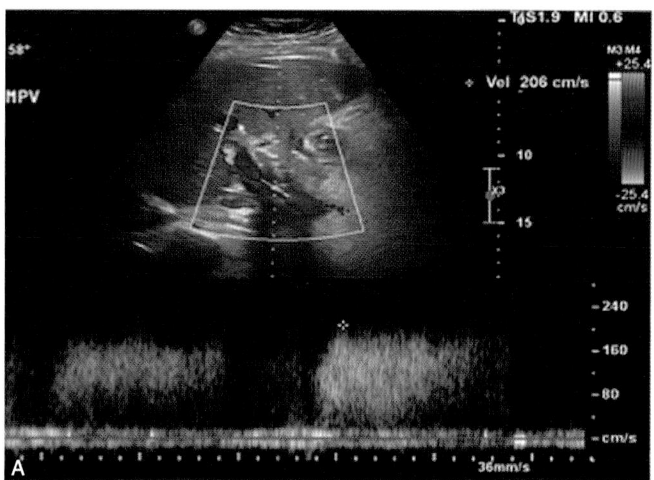

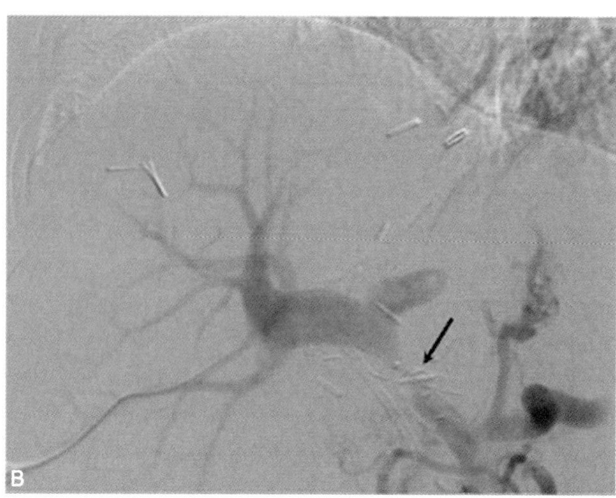

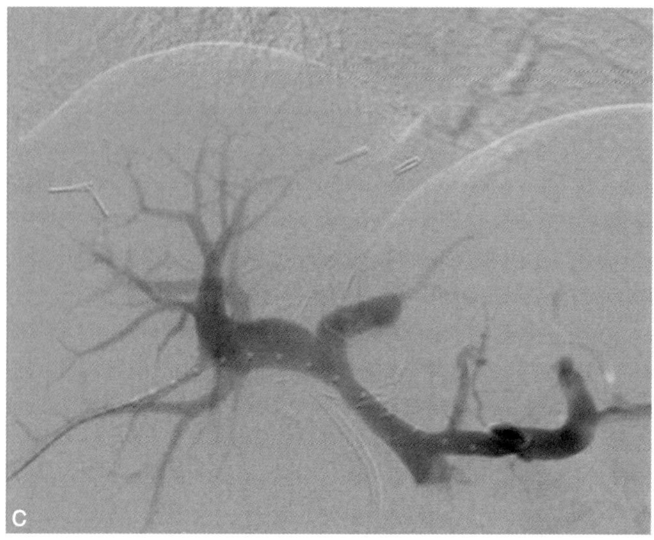

图 37B. 8　门静脉狭窄。A. 超声检查显示门静脉吻合处速度升高(206cm/s)。B. 经皮经肝门静脉造影显示吻合口狭窄(箭头)。C. 血管成形术和支架置入以消除狭窄。

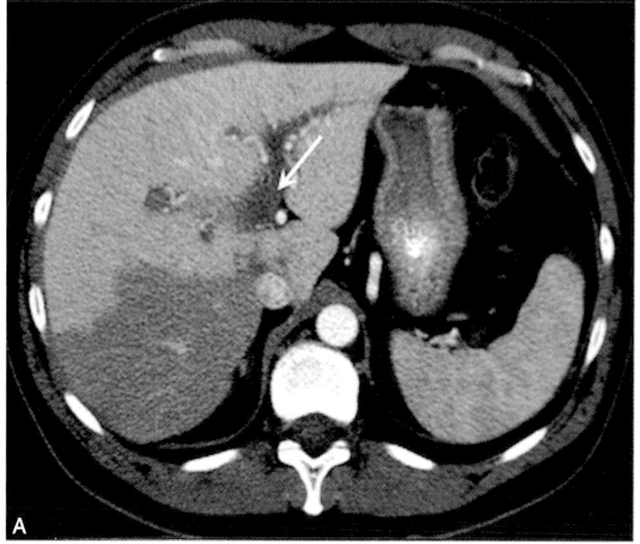

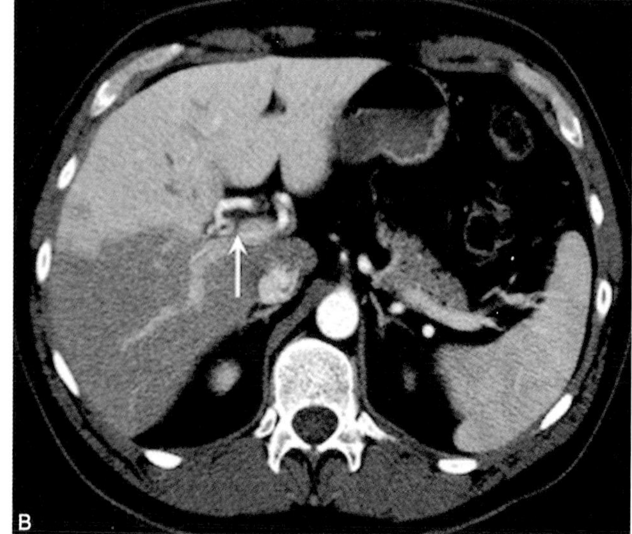

图 37B. 9　瞬时肝衰减差(THAD)-门静脉血栓形成。A. 腹部 CTA 动脉晚期显示门静脉左支血栓形成(箭头)。B. 门静脉右支未见明显血栓形成(箭头)。“正常”的肝脏看起来是低密度的,因为它依赖于正常的肝脏循环,它的大部分血液供应来自 PV。由于血栓形成而失去门静脉供应的高密度“异常”肝,现在仅依赖肝动脉,并显示早期增强。

肝梗死。肝梗死也是移植术后血管的重要并发症。由于肝血流量通过肝动脉、门静脉和侧支维持，所以肝梗死在正常肝脏中很少见。然而，由于移植患者的侧支血管是结扎的，移植肝更容易受到缺血性损伤。肝移植术后受体中 85%的梗死与肝动脉相关并发症有关，但也可以看到门静脉闭塞继发的梗死。此外，脓肿的形成会使肝梗死复杂化。在这一点上，经皮穿刺引流可获得感染细菌，以指导适当的抗生素治疗，并作为最终的治疗方式。

肾脏流入血管

与正常肾脏一样，移植肾也是只有一套供血血管，即肾动脉。移植后肾动脉的常见并发症包括狭窄、血栓形成、假性动脉瘤和动静脉瘘。

肾动脉狭窄(RAS)。0.9%~8%的患者在移植后发生肾动脉狭窄。移植术后肾动脉狭窄的临床表现包括血管杂音、新发高血压和功能障碍。吻合口狭窄最为常见，典型的症状出现在移植后 3 个月~2 年。与髂内动脉端端吻合比与髂外动脉端侧吻合更容易发生 RAS。肾动脉狭窄的常见原因是供体或受体动脉粥样硬化性疾病、器官取出过程中的动脉损伤、手术操作损伤和巨细胞病毒感染。

多普勒超声是移植肾肾动脉狭窄最敏感、最特异的检查。吻合部位血流收缩期峰值流速(PSV)大于 200~300cm/s 即可诊断，高流速具有较高的特异性和阳性预测值。肾动脉主干远端狭窄可以看到 Tardus-Parvus 波。肾动脉主干与髂外动脉的比值大于 1.8 也可提示肾动脉狭窄。

如果超声观察受限怀疑血管扭曲，可以行 CTA 或 MRA 检查进行确认。血管变窄≥50%在血流动力学上存在重大意义。使用支架成形术可以作为血管成形术后在狭窄的治疗方式(图 37B.10)。

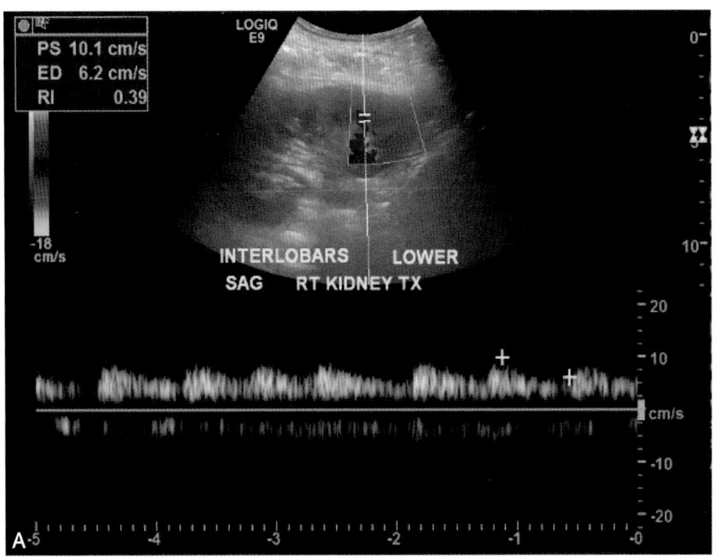

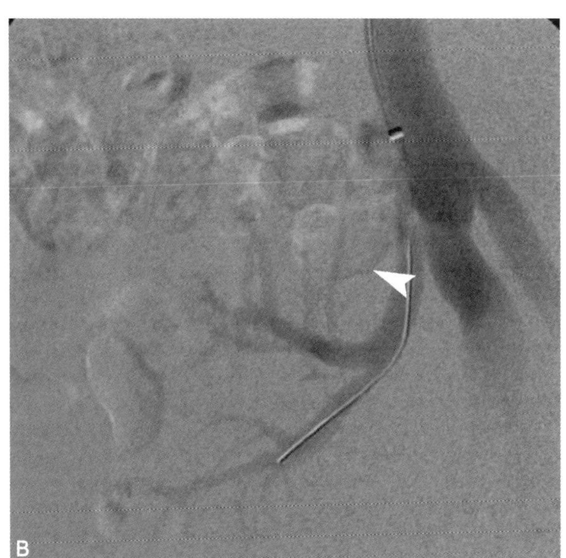

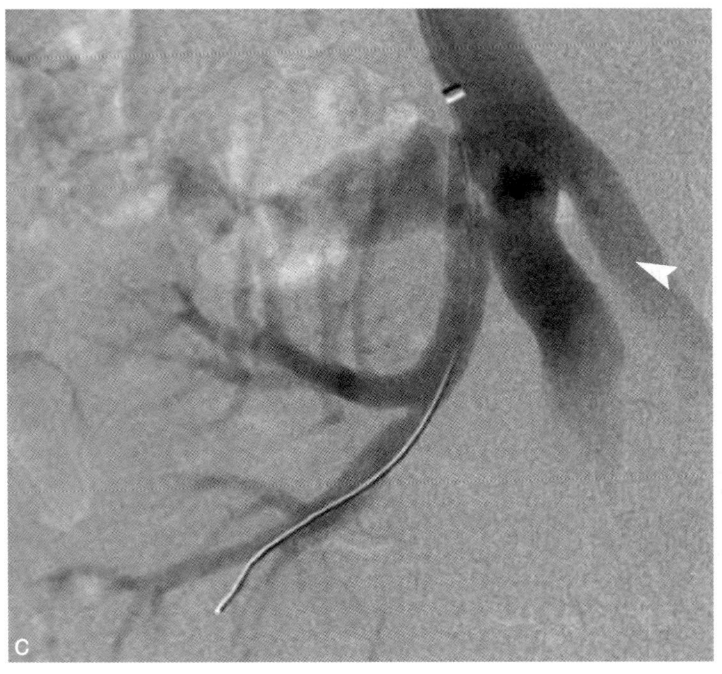

图 37B.10　肾动脉狭窄。A. 超声见"小慢波"(收缩期时缓慢上行，阻力指数下降，速度减慢)。B. 肾动脉造影证实近端肾动脉狭窄(箭头所示)。C. 支架置入后，吻合口狭窄消失(箭头所示)。

肾动脉血栓形成。肾动脉血栓通常在术后即刻形成，表现为急性尿量减少和肌酐升高。发生率约0.4%~3.5%。肾动脉血栓形成的病因包括血管扭曲、动脉夹层、高凝状态、排斥反应和免疫抑制药物的毒性。肾动脉血栓在多普勒或能量多普勒超声下未见血流。验证性增强CT或MRI显示肾动脉及其分支不显影。

需要快速治疗以防止移植肾功能障碍。可以尝试外科血栓切除术。由于存在出血并发症，移植术后14d内禁止经导管溶栓；但是，如果术后即刻肾动脉血栓形成，可以尝试溶栓。

肾动脉假性动脉瘤。与肝动脉类似，肾动脉的假性动脉瘤也可发生在吻合部位，但在移植肾活检后或感染后更常见。在超声声像图上，假性动脉瘤表现为多普勒超声下的无回声或低回声囊肿伴湍流或阴阳血流。频谱波形显示在基线上和基线下的来回流动。可以行CTA或MRA确诊，但通常不需要。治疗包括分级外压、直接经皮凝血酶注射或经导管栓塞（图37B.11）。

动静脉瘘。动静脉瘘（AVFs）是在移植肾穿刺活检中由于邻近动静脉结构撕裂而引起的常见并发症，导致两支血管之间的沟通异常。AVFs通常不能在灰度超声上识别，因此频谱波形分析是关键。AVF的动脉成分将具有高速、低阻抗波形；而静脉的声像图表现为动脉化。如果AVF足够大，湍流将振动传播到周围的组织，导致软组织杂音或相邻肾实质的彩色血流伪影。大多数动静脉瘘很小，不需要干预；然而，对较大或有症状的AVF的治疗具有争议。可以进行经导管栓塞（图37B.12）。

肝脏流出静脉

下腔静脉狭窄。下腔静脉狭窄发生于不到1%的OLT的患者中，可能是由于吻合口狭窄、继发于移植肝水肿、邻近积液或血肿的外来压迫。在下腔静脉狭窄中，多普勒超声显示，与未受影响的下腔静脉相比，狭窄部位的血流速度增加了3~4倍。CT和MR静脉成像可以确认并显示狭窄区域（图37B.10）或Budd-Chiari综合征（窦后性高压）的影像学特征，如肝静脉的扩张，肝静脉呼吸相的丢失，肝大，腹水、胸膜腔积液。最终的治疗通常采用血管成形术或支架植入术（图37B.13）。

下腔静脉血栓形成。下腔静脉血栓形成通常继发于手术因素或潜在的高凝状态。多普勒超声显示下腔静脉内血栓。CT或MR静脉成像将证实诊断，并显示低密度/信号的腔内血栓。

肝静脉狭窄。肝静脉狭窄常发生于活体供体OLT中。多普勒超声将显示脉动指数为≤0.5以及单相波形。通常通过静脉造影证实诊断，并可用血管成形术治疗狭窄（图37B.14）。

肝静脉血栓形成。多普勒超声显示肝静脉血流缺失。增强CT或MR证实肝静脉内缺乏静脉血流，并可显示腔内充盈缺损。此外，CT和MR成像可以显示Budd-Chiari综合征的马赛克灌注模式特征（图37B.13）。治疗选择包括球囊血管成形术（图37B.15）。

肾脏流出静脉

肾静脉血栓形成。肾静脉血栓临床表现为移植肾区域疼痛、发热和肿胀，并伴有或不伴有同侧下肢水肿。发生率约0.55%~4%，通常发生在术后早期。导致早期RV血栓形成的因素包括长期缺血、外源性静脉压迫、静脉扭曲或高凝状态。术后晚期肾静脉血栓形成可能是由于急性排斥反应或免疫抑制药物所致。

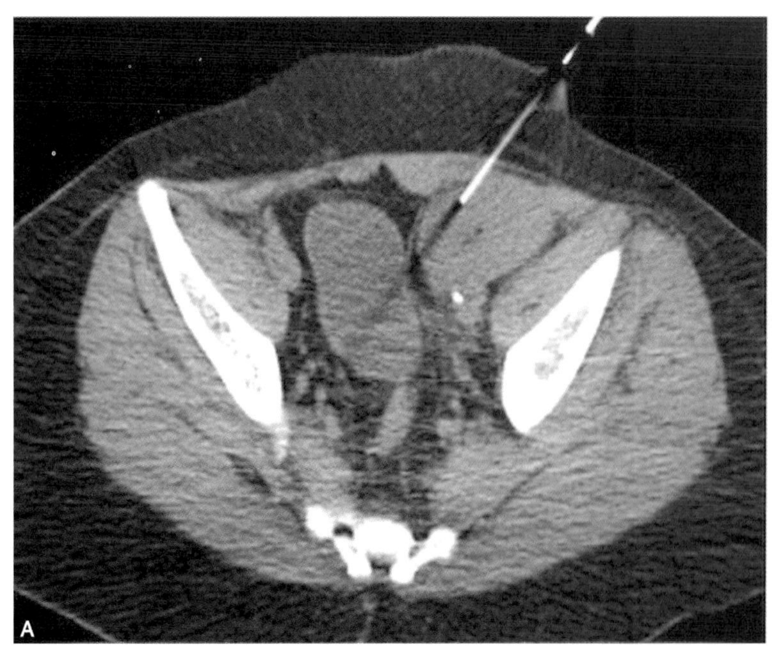

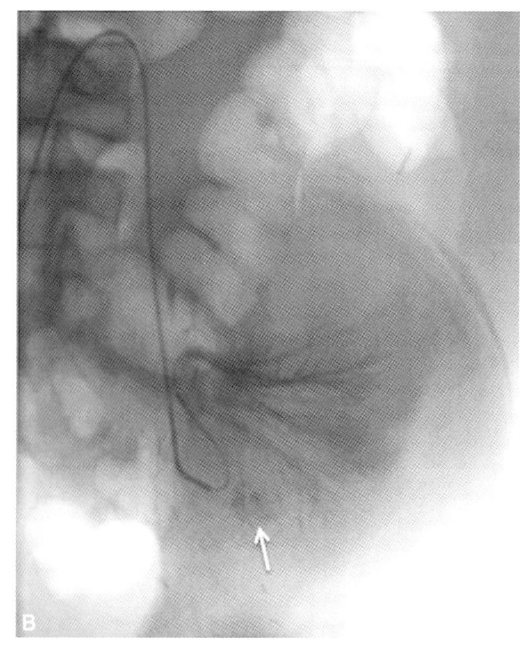

图37B.11　肾动脉假性动脉瘤。A.经皮穿刺活检时，轴位CT显示穿刺针位于移植肾下极。B.患者出现血尿和腰痛后，肾动脉血管造影发现多发性小假性动脉瘤（箭头）。

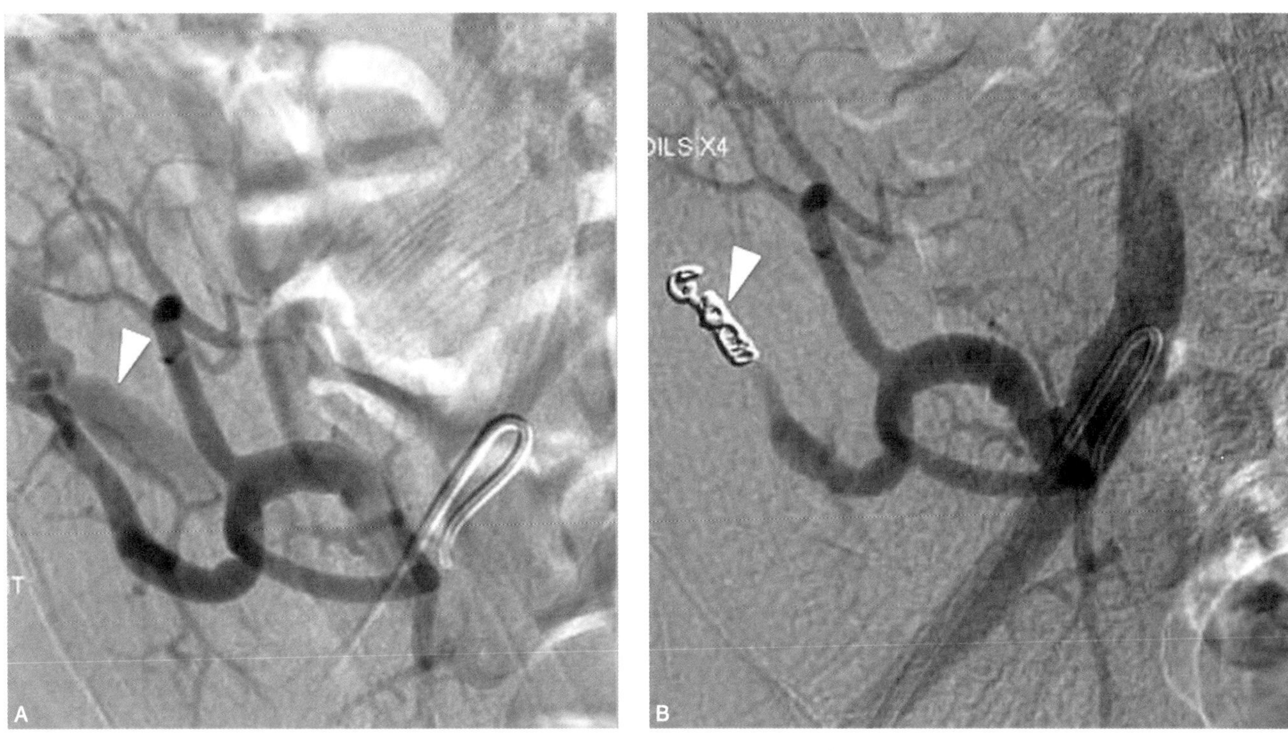

图 37B. 12　肾动脉动静脉瘘。A. 右肾动脉造影显示肾静脉造影增强（箭头）。B. 肾动脉造影超选择性弹簧圈栓塞后显示瘘管完全闭合（箭头）。

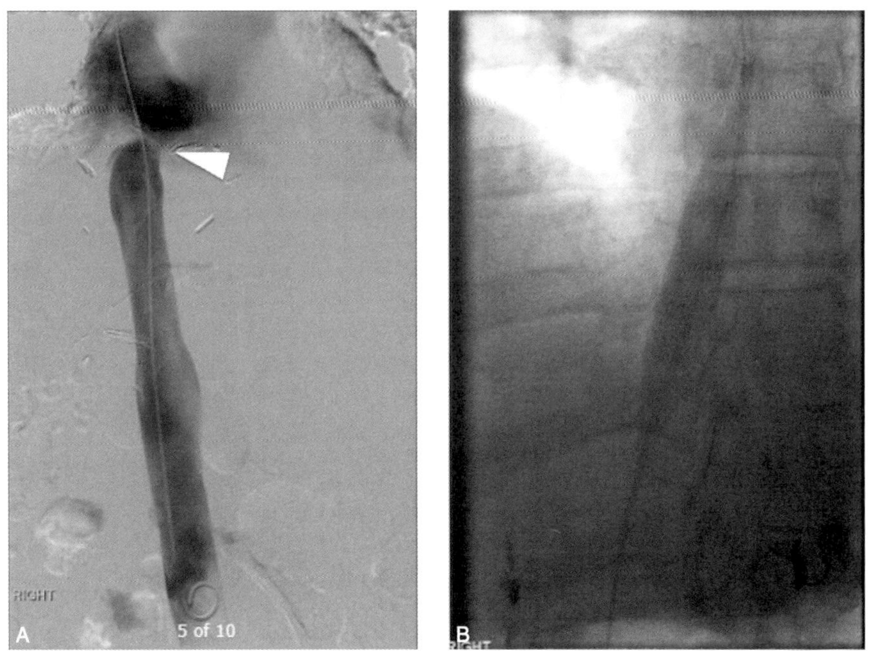

图 37B. 13　下腔静脉狭窄。A. 下腔静脉造影示狭窄及右房-下腔静脉交界处（箭头）。B. 用 Atlas 球囊扩张后，狭窄消失。

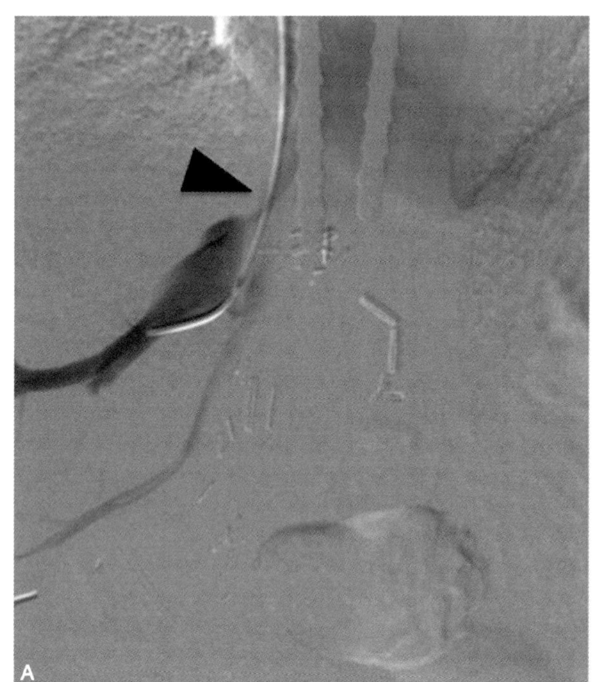

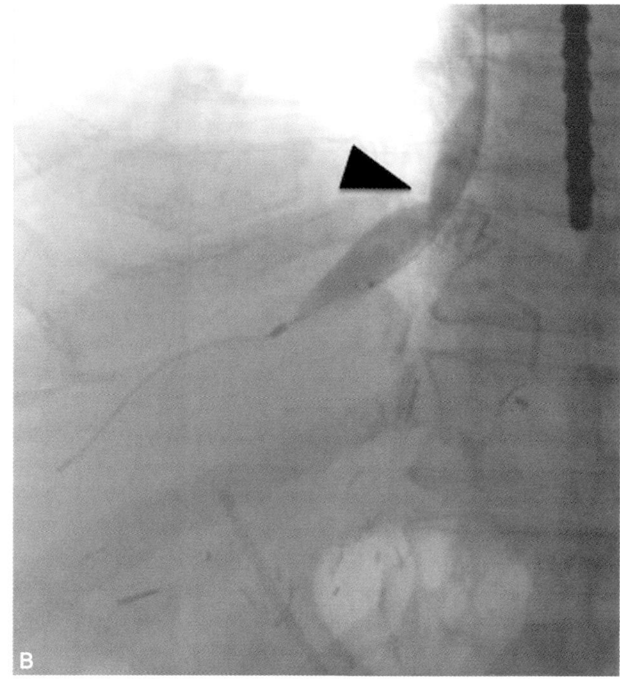

图37B.14　肝静脉狭窄。A.肝中静脉造影显示狭窄及piggyback吻合(箭头)。B.Atlas球囊(箭头)扩张狭窄区域时,狭窄段可见束腰征。

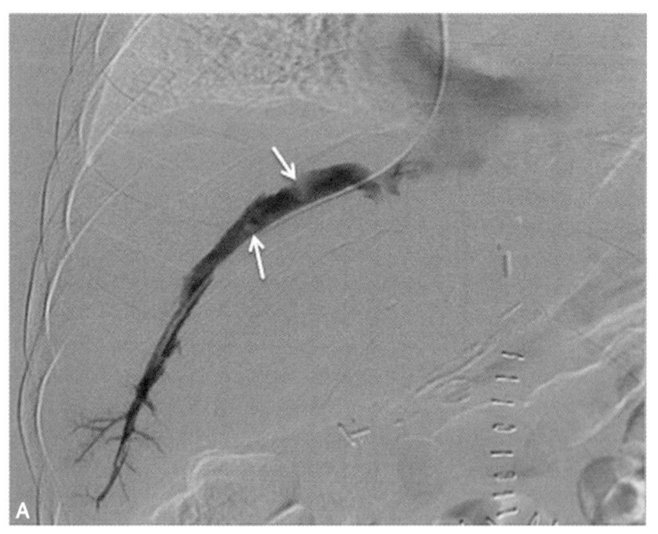

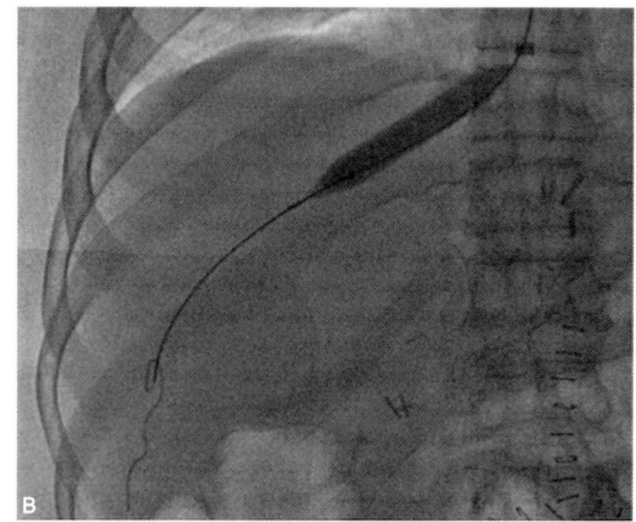

图37B.15　肝静脉血栓形成。A.肝右静脉造影显示静脉内有多处充盈缺损(箭头)。B.Conquest球囊扩张。

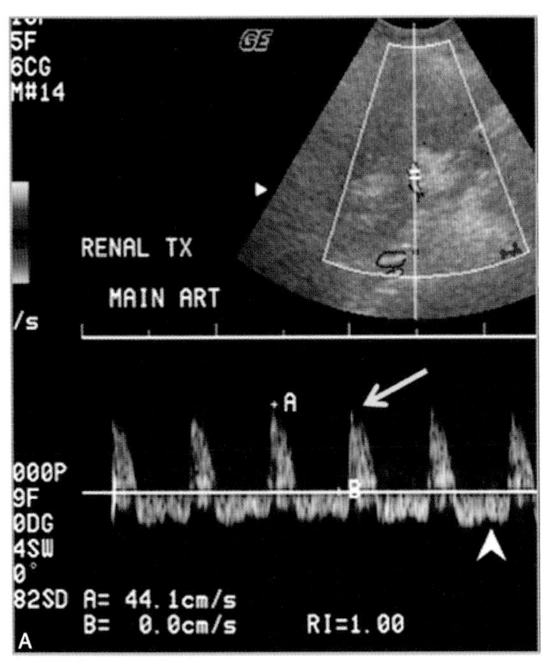

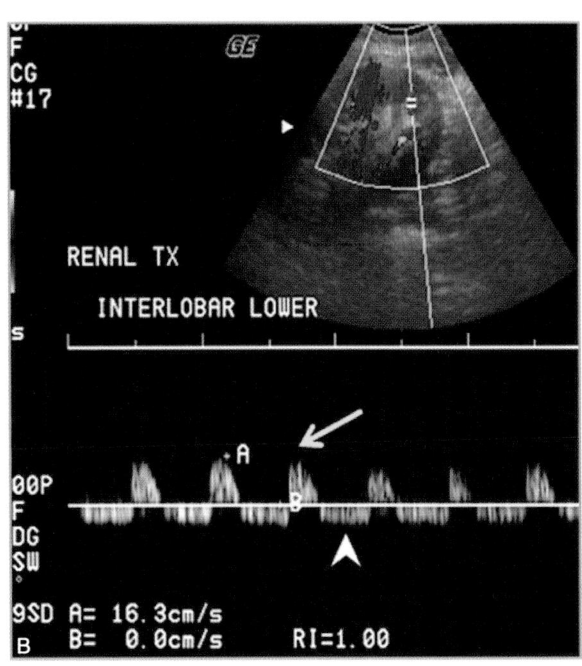

图 37B. 16　肾静脉血栓形成。超声(A)和(B)显示动脉波形异常，收缩期峰值(箭头)较宽，舒张末期反转。

多普勒超声是诊断肾静脉血栓形成的最佳早期诊断检查。肾静脉血流缺失，主要肾动脉血流显示典型高阻力波形与舒张期反流。然而，单纯肾动脉的舒张期反流并不是肾静脉血栓形成的病因学特征，肾积水、排斥反应和异体移植物的外源性压迫可引起肾静脉血栓形成。临床表现和超声通常足以诊断，一般不需要行增强 CT 或 MR；但是，它们可以证实肾静脉缺乏血流且血栓形成(图 37B. 16)。

以前，由于担心移植肾破裂或死亡，治疗策略是移植肾切除。现在尝试进行外科血栓切除术，并对远端肾静脉血栓使用导管溶栓。然而，尽管做了这些努力，移植肾仍然经常丧失功能。

胆管性并发症

总的来说，原位肝移植术后胆道并发症发生在多达 25%的患者中，通常发生在移植术后的最初几个月内，发病率仅次于排异反应。胆道系统的并发症可分为胆漏和梗阻。

胆管瘘

大约 5%的肝移植患者发生胆漏，通常发生在移植后的最初几个月内。胆漏可首先通过 US 或 CT 确定，并表现为圆形液体集合。胆漏最常见的发生在 T 管部位，通常可以通过胆道造影(直接或 MR)、胆道显像或液体抽吸来诊断，这是以前在 US 或 CT 上确定的。胆漏通过内镜逆行胰胆管造影(ERCP)，CE-MRI 或 HIDA 扫描确认，并通过放置胆管支架进行治疗。如果 ERCP 不可能，可以采用经皮经肝胆道造影并放置引流管(图 37B. 17)。

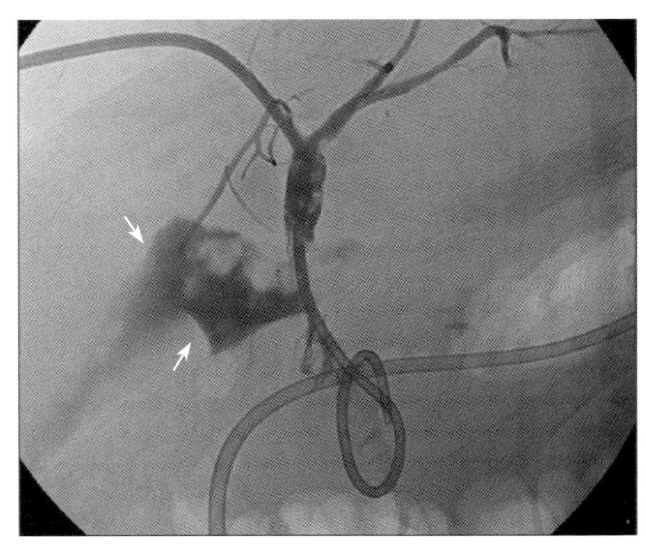

图 37B. 17　胆管瘘。胆管造影显示吻合处有对比剂外溢(箭头)；发现与漏相一致。内-外胆管引流留在适当位置，以帮助控制泄漏。

胆管阻塞

原位肝移植术后的胆道梗阻可细分为狭窄性梗阻和结石梗阻。胆管狭窄可能是肝外吻合部位，通常继发于瘢痕形成。或者，胆管狭窄可能是肝内继发于缺血、感染或原发性硬化性胆管炎复发的病例。直接胆道造影或磁共振胰胆管造影(MRCP)成像通常显示供体胆总管梗阻后扩张。不完全性梗阻可以用球囊扩张或支架置入术治疗；而完全性梗阻则需要手术治疗(图 37B. 18)。

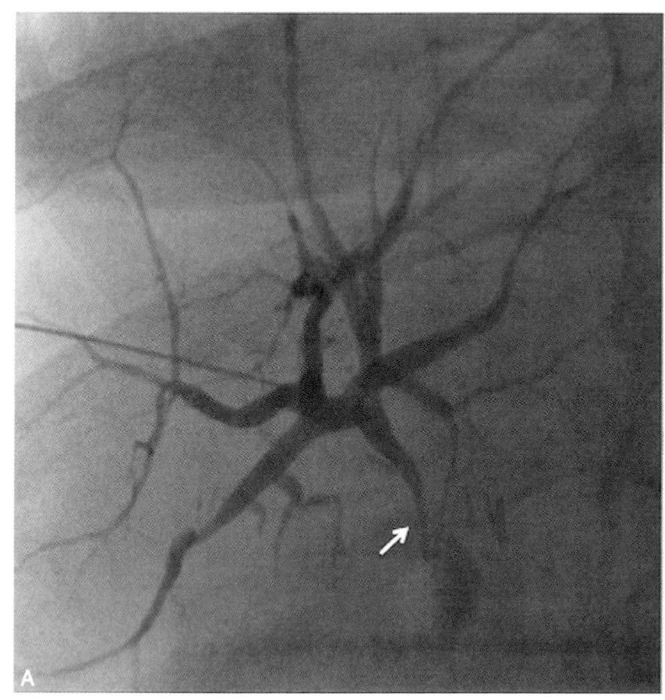
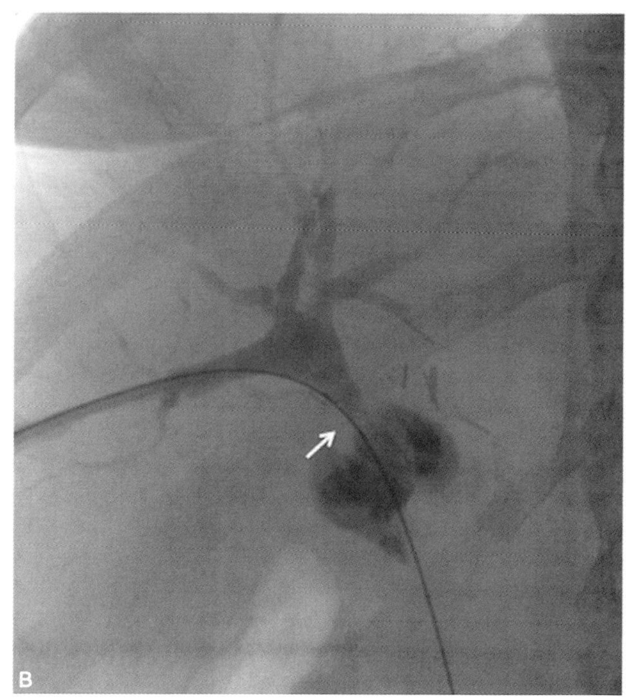

图 37B. 18　肠胆道吻合口狭窄。A. 胆管造影显示肝内胆道中度扩张，肝管空肠吻合重度狭窄（箭头）。B. 经皮胆管引流及胆管成形术，胆管造影可见明显广泛的吻合。

约 6%的 OLT 患者发生继发于结石或碎石引起的胆道梗阻。结石/碎石引起的胆道梗阻约占原位肝移植术后患者的 6%。继发于结石的梗阻通常是原位肝移植多年后出现的晚期并发症；然而，继发于碎片的梗阻较早出现，通常继发于胆管炎、感染、排斥反应或缺血。MRCP 可以帮助区分结石和碎石。治疗方法是内镜下括约肌切开术及清除碎片/结石，放置或不放置临时支架（图 37B. 15）。如果不能行 ERCP，则可经皮穿刺入路。

泌尿系统并发症

泌尿系统尿漏

尿漏往往是术后早期的并发症，发生在移植术后 4～29d，约 1. 1%～6. 5%。原因包括器官摘取或植入术时的尿路直接损伤和血管损伤引起的尿路缺血性坏死。最常见的尿漏部位是输尿管远端，其次是膀胱，然后是输尿管近端/肾集合系统。

尿漏在影像学上表现为液体聚集。在超声上，无论有无内部碎片，这种液体从等回声到低回声。CT 将显示低密度（10HU）。MRI 上 T_1WI 为低信号，T_2WI 为高信号；然而，由于内部碎片，可能存在信号不均匀。如果肾功能允许，静脉注射包碘对比剂，延迟图像（5～20min）可以显示渗漏或对比剂聚集。此外，还可以使用^{99m}Tc 闪烁成像或基于钆对比剂的 MRI 造影成像（图 37B. 19）。

在影像引导下，经皮穿刺可排出漏出的尿液。但是，确定尿漏的位置和程度非常重要。如果是集合系统或输尿管的小缺损，可以逆行行支架植入治疗。但较大的渗漏需要尿道再植、输尿管造口术和/或放置肾造瘘管；较大的膀胱漏需要手术修复，但较小的膀胱漏可以通过导管引流治疗。这些干预措施几乎是成功的。

泌尿系统管道阻塞

尿路梗阻可定义为原发性尿路梗阻，与初级尿路集合系统狭窄有关；或继发性尿路梗阻，是由于来自交叉血管或液体集聚的外来压迫所致。原发性尿路梗阻可能发生在早期与手术操作或解剖因素有关。输尿管狭窄也会引起尿路阻塞，发病率约在 2. 6%～6. 5%。发生在术后晚期，即中位时间为 6 个月的狭窄则与缺血有关。

肾脏超声显示肾集合系统扩张，用彩色多普勒检查证实无回声管状区为扩大的肾盏，而不是大血管；大血管将显示血流信号；然而，肾积水将保持为无回声（图 37B. 20）。应追踪整个输尿管以确定梗阻程度；此外，应监测尿道喷射，以确定梗阻是否不全性梗阻。在肾动脉中可以看到舒张期血流可能反转的高阻波形。

治疗通常是经皮肾输尿管支架置入术。然而，手术修复或输尿管再植术仍然是必要的。

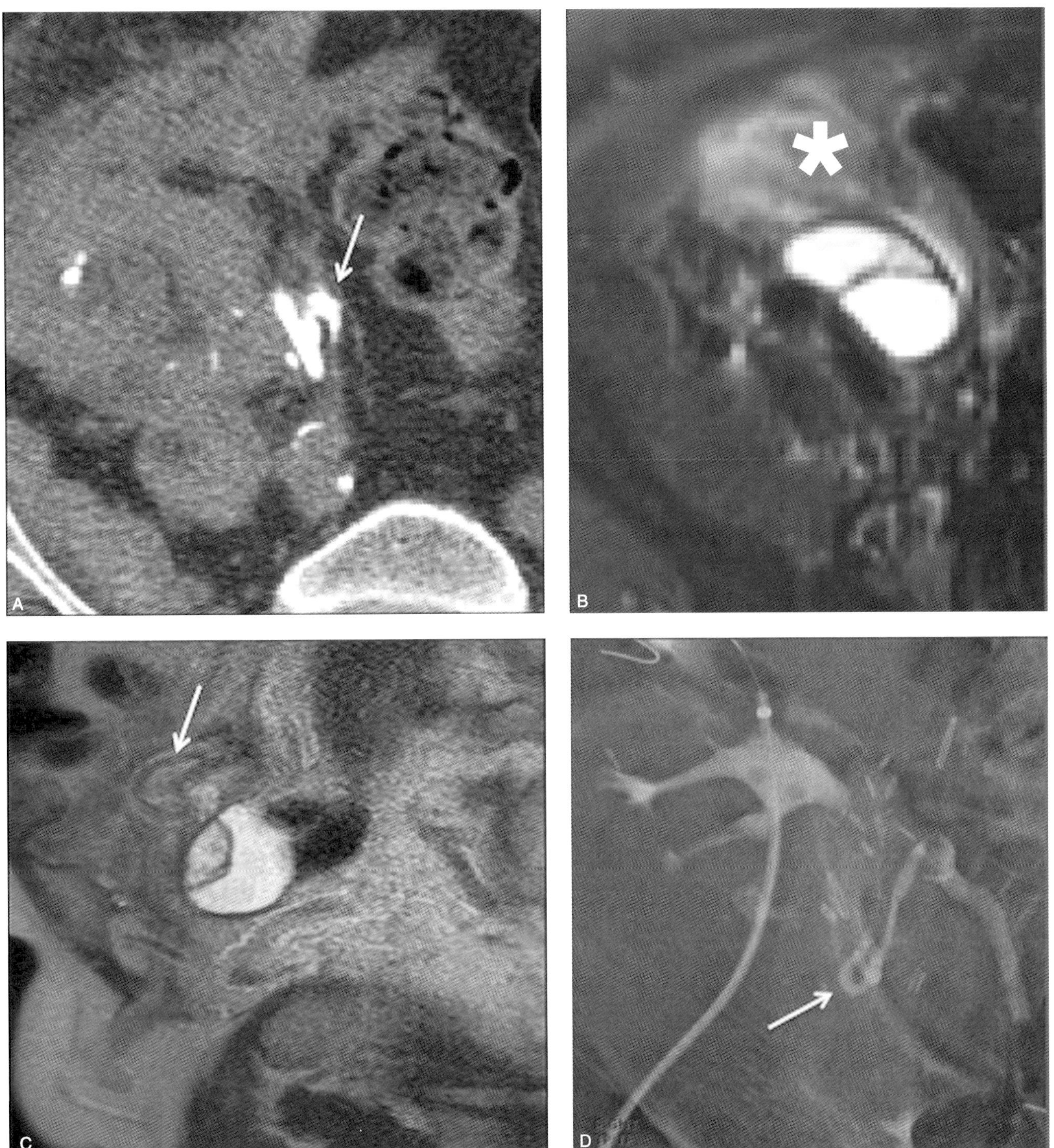

图 37B. 19　泌尿系统尿漏和尿性囊肿。A. CT 膀胱造影示输尿管对比剂漏出（箭头）。B. 随访 MRI 轴位 T_2WI 示输尿管-输尿管吻合处尿性囊肿（＊）。C. 矢状位 T_2WI 示输尿管周水肿（箭头）。D. 经皮肾造瘘术后，尿漏消失。注意迂曲的输尿管。

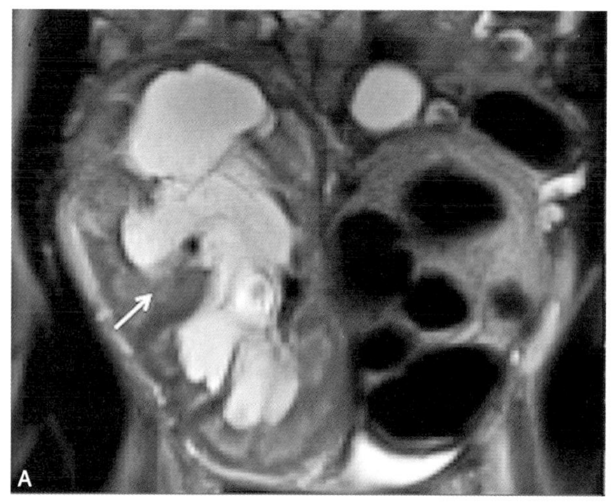

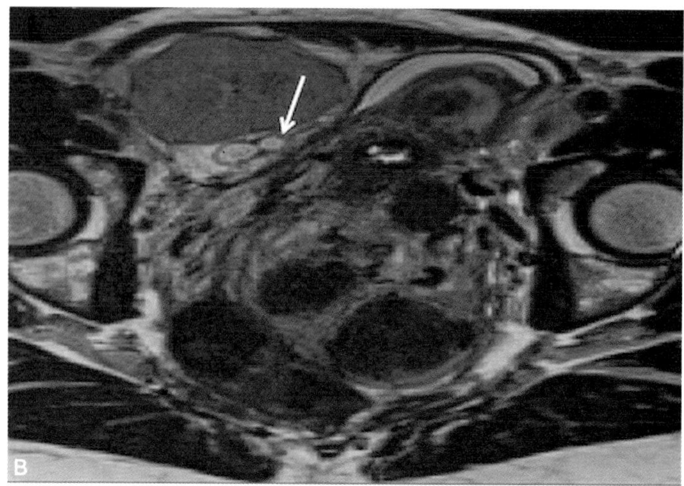

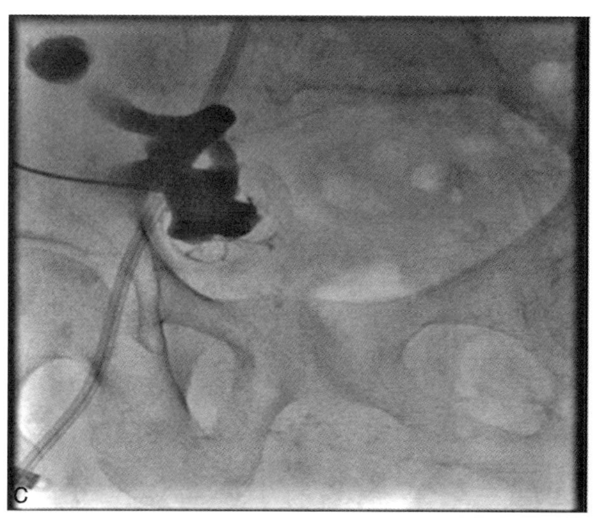

图37B.20　输尿管狭窄引起尿路阻塞。A. 冠状位 T_2WI 表现为肾盂严重积水（箭头）。B. T_2 空间序列薄层扫描显示输尿管远端狭窄（箭头所指）。C. 经皮肾造影证实梗阻，对比剂未进入膀胱。

脏器外并发症

腹腔积液

移植术后血肿、淋巴管囊肿和尿性囊肿通常在吻合口周围区域（血管、胆道和泌尿道），但通常在数周内消失。我们可以首先识别移植器官内和移植器官周围的积液，但用CT/MR更容易发现其特征（图37B.16）。当评估腹腔内或移植器官周积液时，局限性腹腔积液、脓肿、胆汁瘤/尿性囊肿、淋巴囊肿或血肿需要分开考虑。这些积液通常适合于图像引导下的穿刺和引流，既可以诊断，也可以治疗（图37B.21）。

血肿在超声上表现为不均质回声。CT血肿密度大于40HU，MRI上根据时期的不同，会出现 T_1、T_2 信号由低到高变化的区域。一般不建议引流血肿，因为血凝块不能通过导管进行引流，且原本无菌的血肿可能被感染。淋巴囊肿是由于淋巴液从淋巴通道外漏造成的。它们可导致疼痛、水肿、肾积水和移植器官功能受损。3.3%的患者出现上述症状。

在超声上，淋巴囊肿可以是无回声或低回声，可能有分隔。在CT和MRI上表现为圆形，CT为低密度（小于10HU），MR中 T_1WI 呈低信号、T_2WI 呈高信号。较大或有症状的淋巴囊肿需要治疗。可以行经皮引流，但有30%的复发率和17%的感染率。切开引流有7%的复发率。尿性囊肿和胆汁瘤通常表现为边界清晰的积液，具有相似的影像学表现和治疗方法。

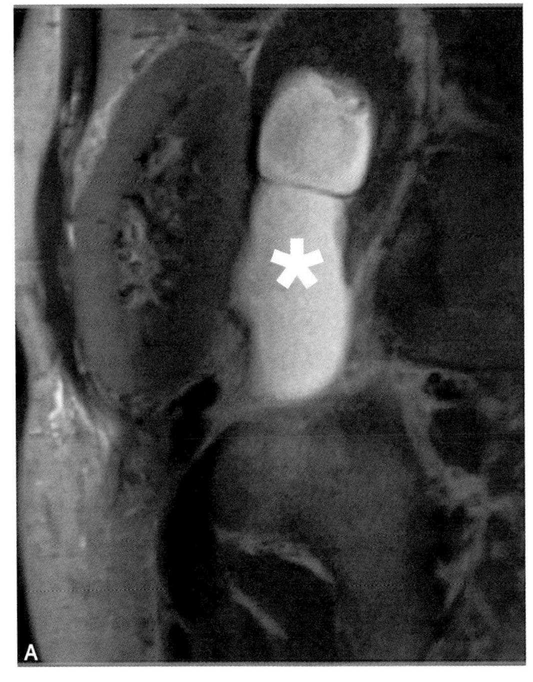

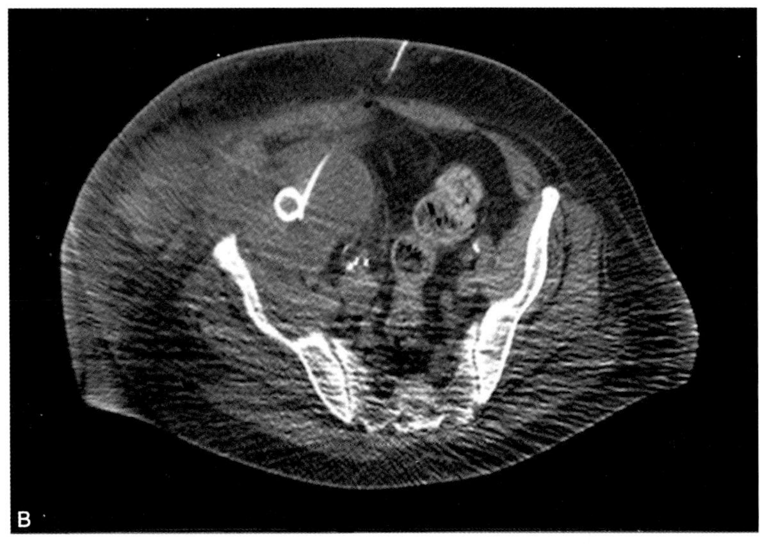

图 37B. 21　淋巴囊肿。A. 矢状位 T_2WI 显示邻近血管后部高张的腹膜积液（*）。B. 经皮穿刺引流证实存在淋巴囊肿。

脏器内并发症

移植后淋巴组织增生性疾病是由免疫缺陷宿主 Epstein-Barr 病毒感染引起的，通常在移植后 4~8 个月内出现。临床表现包括淋巴细胞高级别单克隆淋巴瘤（非霍奇金淋巴瘤）向多克隆增殖变化。影像学上，移植后淋巴组织增生性疾病可表现为移植器官或肠内软组织肿块，以及肺门和腹膜后的淋巴结病变（图 37B. 22）。

肝细胞癌（HCC）是一种不常见的 OLT 后并发症，因为根据米兰或 UCSF 的标准，早期 HCC 的 OLT 受体有严格的选择标准。诊断的方式与原发肝癌相同，根据米兰或加州大学旧金山分校的标准，肝细胞癌（HCC）是一种不常见的原位肝移植术后并发症，因为肝移植患者的早期肝细胞癌诊断标准非常严格。MRI 表现为强化不均匀富血管团块，假包膜存在，有侵犯静脉结构的倾向（图 37B. 23）。

接受移植的患者肾细胞癌发生的频率是一般人群的 2 倍。肾移植术后恶性肿瘤的总发病率是一般人群的 3~5 倍。非黑色素瘤、皮肤癌和淋巴瘤是最常见的恶性肿瘤，其次是肾细胞癌。在肾移植患者中，肾细胞癌的发生率为 0. 5%~1. 5%。诊断方法与正常肾脏相同，CT/MRI 表现为不均匀富血供肿块（图 37B. 24）。

原发性硬化性胆管炎往往发生在 OLT 后几年，影像学表现为肝萎缩，肝内胆管扩张，胆管继发性纤维化狭窄。肝硬化复发也很少见，据报道发病率约 1. 5%。在大量存活时间超过 12 个月的成人患者中，可以发现潜在的可治疗或可预防该并发症的原因。大多数病例可能与复发性疾病有关，尤其是复发性丙肝病毒感染；然而，在大约 40%的病例中，合适的治疗方式尚未确定。

同种异体移植排斥/功能障碍是 OLT 后最常见的并发症，然而，它没有可靠的影像学表现。通常在超声引导下穿刺活检进行诊断，因为它是安全的、便宜的，并且能最大限度地减少患者的不适。然而，在超声检查中，在多普勒超声上阻力指数大于 0. 8 提示存在排斥反应。

肾移植后 1 周内需要透析与移植肾功能障碍有关。它可以发生在高达 20%~30%的患者中，可能是由于缺血或急性肾小管坏死（ATN）。在超声引导下的活检，可能需要诊断出潜在原因。许多患者发生移植器官延迟性功能恢复，但移植器官功能丧失的风险增加 41%。肾移植排斥反应有三种类型。超急性排斥反应在手术室再灌注时即刻发生。因皮质缺血和小血管血栓形成导致移植器官血流灌注突然停止。这会导致同种异体移植器官功能完全丧失。急性排斥反应可发生在术后即刻，功能恶化，发生概率高达 33%。慢性排斥反应被认为是随着时间的推移移植器官功能的缓慢恶化。急性和慢性排斥需要活检，通常在超声引导下进行；然而，多普勒超声所示阻力指数大于 0. 80 可以成为诊断的重要线索（图 37B. 25）。

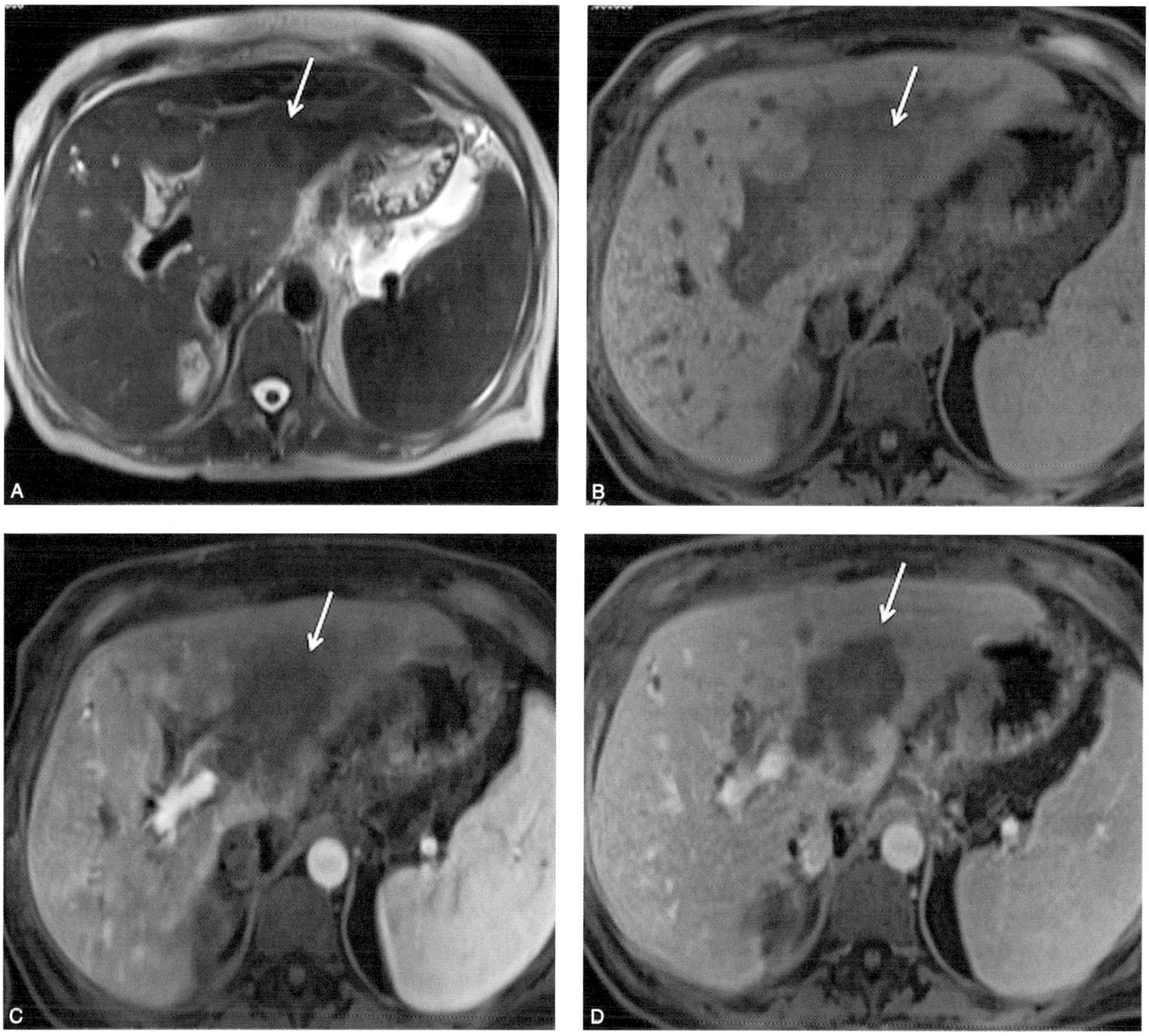

图 37B. 22　移植后淋巴增生性疾病(PTLD)。A. 轴位 T_2WI 图像和轴位 T_1WI 图像(B)显示 T_2WI 中-高信号软组织肿块浸润门静脉周围，轴位对比增强 T_1WI 显示(箭)肿块内未见明显动脉期强化(C)或延迟强化(D)。活检证实移植物中存在 PTLD。

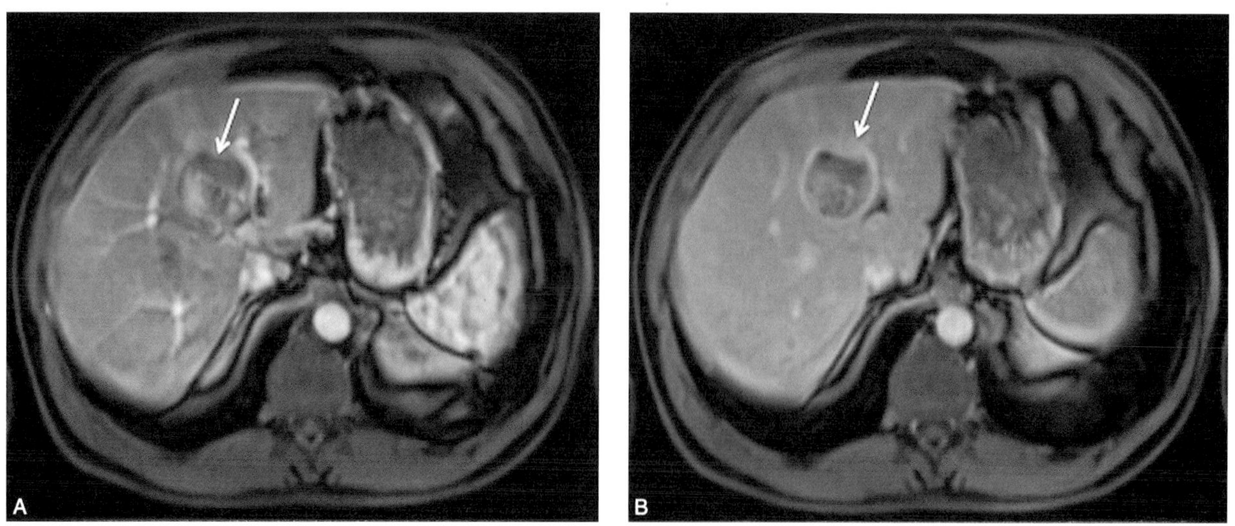

图 37B. 23　肝细胞癌。A. 轴向 T_1WI 增强扫描可见动脉期强化病灶(箭)和延迟期可见强化的假包膜(箭)(B)。

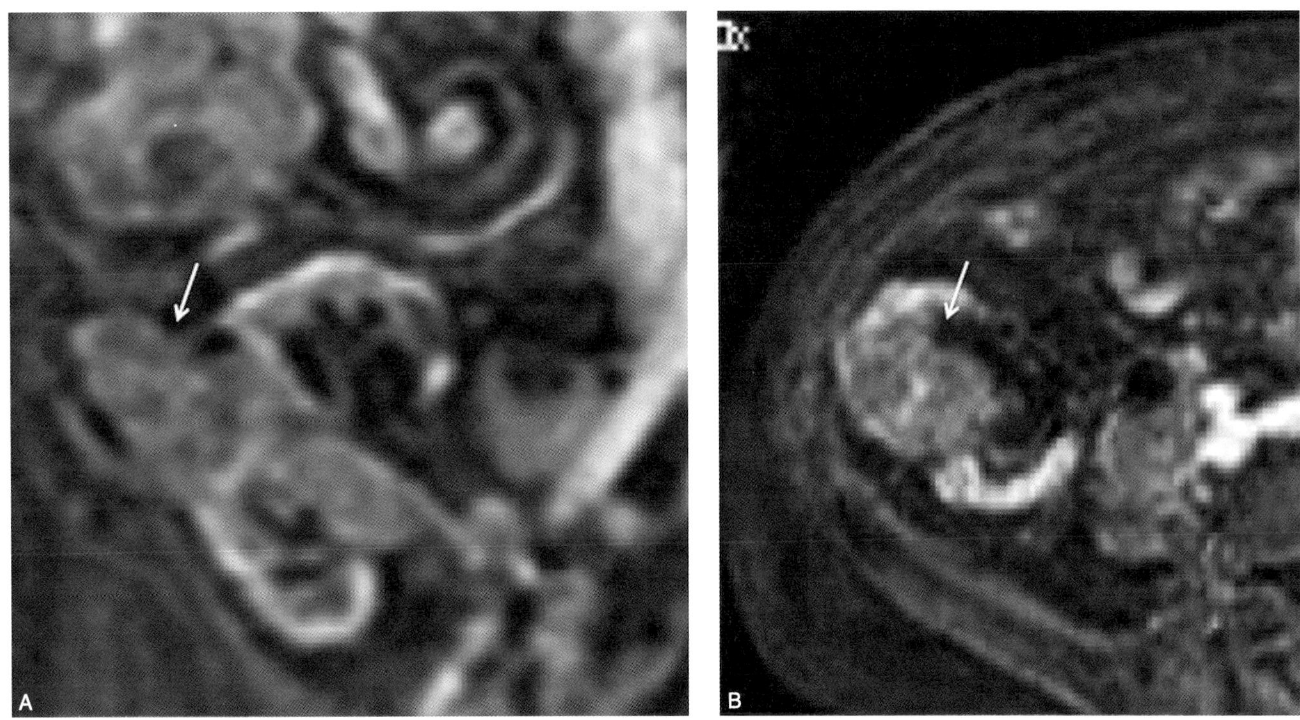

图 37B. 24　肾细胞癌(RCC)。A. 冠状 T_1WI 图像和轴位 T_1WI 图像(B),显示中等信号强度软组织肿块(箭)。活检证实为肾细胞癌。

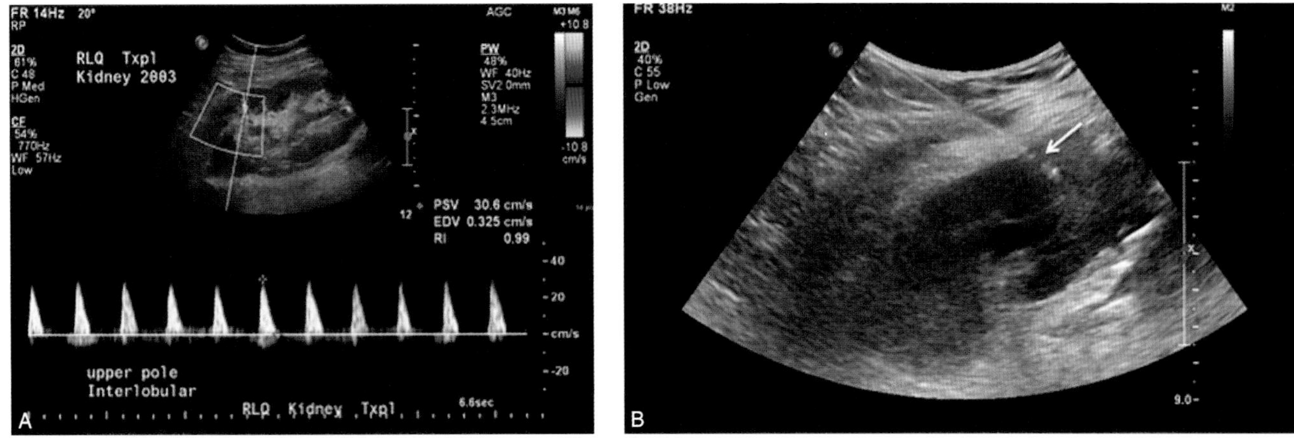

图 37B. 25　急性排斥反应。A. 舒张期血流几乎完全丧失,阻力指数增高。虽然这对同种异体肾移植功能障碍是敏感的,但对排斥反应不是特异性的。B. 在超声引导下经皮穿刺活检以评估排斥反应。注意移植器官下极的穿刺针的针尖(箭)。

结　论

肝肾移植并发症可能有典型的影像学表现和常见的指导诊断的常见模式；然而，这些结果可能代表术后早期正常改变。横断面成像对肝移植并发症的诊断及处理具有重要意义。充分了解肝肾移植并发症、影像学特征和潜在的介入放射学治疗方法是至关重要的。多普勒超声和验证性血管介入成像结果决定了患者的治疗方式（图 37B. 20）。

推荐阅读

Abbasoglu O, Levy MF, Vodapally MS, et al. Hepatic artery stenosis after liver transplantation—incidence, presentation, treatment, and long term outcome. *Transplantation* 1997:63(2):250–255.

Akbar SA, Jafri SZ, Amendola MA, Madrazo BL, Salem R, Bis KG. Complications of renal transplantation. *Radiographics* 2005;25(5):1335–1356.

Aydin C, Berber I, Altaca G, Yigit B, Titiz I. The outcome of kidney transplants with multiple renal arteries. *BMC Surg* 2004;4:4.

Bhargava P, Vaidya S, Dick AA, Dighe M. Imaging of orthotopic liver transplantation: review. *AJR Am J Roentgenol* 2011;196(3 Suppl):WS15–WS25; quiz S35–S38.

Biederman DM, Fischman AM, Titano JJ, et al. Tailoring the endovascular management of transplant renal artery stenosis. *Am J Transplant* 2015;15(4):1039–1049.

Bischof G, Rockenschaub S, Berlakovich G, et al. Management of lymphoceles after kidney transplantation. *Transpl Int* 1998;11(4):277–280.

Broering DC, Schulte am Esch J, Fischer L, Rogiers X. Split liver transplantation. *HPB (Oxford)* 2004;6(2):76–82.

Caiado AH, Blasbalg R, Marcelino AS, et al. Complications of liver transplantation: multimodality imaging approach. *Radiographics* 2007;27(5):1401–1417.

Camacho JC, Moreno CC, Harri PA, Aguirre DA, Torres WE, Mittal PK. Posttransplantation lymphoproliferative disease: proposed imaging classification. *Radiographics* 2014;34(7):2025–2038.

Camacho JC, Moreno CC, Telleria JC, Aguirre DA, Torres WE, Mittal PK. Nonvascular post-liver transplantation complications: from US screening to cross-sectional and interventional imaging. *Radiographics* 2015;35(1):87–104.

Cheng YF, Chen CL, Chen YS, et al. Interventional radiology in the treatment of post-liver transplant complications. *Transplant Proc* 2000;32(7):2196–2207.

Chong WK, Beland JC, Weeks SM. Sonographic evaluation of venous obstruction in liver transplants. *AJR Am J Roentgenol* 2007;188(6):W515–W521.

Crossin JD, Muradali D, Wilson SR. US of liver transplants: normal and abnormal. *Radiographics* 2003;23(5):1093–1114.

de Angelis N, Landi F, Carra MC, Azoulay D. Managements of recurrent hepatocellular carcinoma after liver transplantation: a systematic review. *World J Gastroenterol* 2015;21(39):11185–11198.

de Morais RH, Muglia VF, Mamere AE, et al. Duplex Doppler sonography of transplant renal artery stenosis. *J Clin Ultrasound* 2003;31(3):135–141.

Dimitroulis D, Bokos J, Zavos G, et al. Vascular complications in renal transplantation: a single-center experience in 1367 renal transplantations and review of the literature. *Transplant Proc* 2009;41(5):1609–1614.

Dodd GD 3rd, Tublin ME, Shah A, Zajko AB, et al. Imaging of vascular complications associated with renal transplants. *AJR Am J Roentgenol* 1991;157(3):449–459.

Einecke G, Sis B, Reeve J, et al. Antibody-mediated microcirculation injury is the major cause of late kidney transplant failure. *Am J Transplant* 2009;9(11):2520–2531.

Flint EW, Sumkin JH, Zajko AB, Bowen A. Duplex sonography of hepatic artery thrombosis after liver transplantation. *AJR Am J Roentgenol* 1988;151(3):481–483.

Friedewald SM, Molmenti EP, DeJong MR, Hamper UM. Vascular and nonvascular complications of liver transplants: sonographic evaluation and correlation with other imaging modalities and findings at surgery and pathology. *Ultrasound Q* 2003;19(2):71–85; quiz 108–110.

Fulcher AS, Turner MA. Orthotopic liver transplantation: evaluation with MR cholangiography. *Radiology* 1999;211(3):715–722.

Fuller TF, Kang SM, Hirose R, Feng S, Stock PG, Freise CE. Management of lymphoceles after renal transplantation: laparoscopic versus open drainage. *J Urol* 2003;169(6):2022–2025.

Glockner JF, Forauer AR. Vascular or ischemic complications after liver transplantation. *AJR Am J Roentgenol* 1999;173(4):1055–1059.

Glockner JF, Forauer AR, Solomon H, Varma CR, Perman WH. Three-dimensional gadolinium-enhanced MR angiography of vascular complications after liver transplantation. *AJR Am J Roentgenol* 2000;174(5):1447–1453.

Golriz M, Klauss M, Zeier M, Mehrabi A. Prevention and management of lymphocele formation following kidney transplantation. *Transplant Rev (Orlando)* 2017;31(2):100–105.

Humar A, Ramcharan T, Kandaswamy R, Gillingham K, Payne WD, Matas AJ. Risk factors for slow graft function after kidney transplants: a multivariate analysis. *Clin Transplant* 2002;16(6):425–429.

Hurst FP, Abbott KC, Neff RT, et al. Incidence, predictors and outcomes of transplant renal artery stenosis after kidney transplantation: analysis of USRDS. *Am J Nephrol* 2009;30(5):459–467.

Ishigami K, Zhang Y, Rayhill S, Katz D, Stolpen A. Does variant hepatic artery anatomy in a liver transplant recipient increase the risk of hepatic artery complications after transplantation? *AJR Am J Roentgenol* 2004;183(6):1577–1584.

Karami S, Yanik EL, Moore LE, et al. Risk of renal cell carcinoma among kidney transplant recipients in the United States. *Am J Transplant* 2016;16(12):3479–3489.

Karlsen TH, Folseraas T, Thorburn D, Vesterhus M. Primary sclerosing cholangitis—a comprehensive review. *J Hepatol* 2017;67(6):1298–1323.

Kasiske BL, Vazquez MA, Harmon WE, et al. Recommendations for the outpatient surveillance of renal transplant recipients. American Society of Transplantation. *J Am Soc Nephrol* 2000;11(Suppl 15):S1–S86.

Keogan MT, McDermott VG, Price SK, Low VH, Baillie J. The role of imaging in the diagnosis and management of biliary complications after liver transplantation. *AJR Am J Roentgenol* 1999;173(1):215–219.

Klepanec A, Balazs T, Bazik R, Madaric J, Zilinska Z, Vulev I. Pharmacomechanical thrombectomy for treatment of acute transplant renal artery thrombosis. *Ann Vasc Surg* 2014;28(5):1314.e11–e14.

Ko GY, Sung KB, Lee S, et al. Stent placement for the treatment of portal vein stenosis or occlusion in pediatric liver transplant recipients. *J Vasc Interv Radiol* 2007;18(10):1215–1221.

Kornasiewicz O, Hołówko W, Grąt M, et al. Hepatic abscess: a rare complication after liver transplant. *Clin Transplant* 2016;30(10):1230–1235.

Laberge JM. Interventional management of renal transplant arteriovenous fistula. *Semin Intervent Radiol* 2004;21(4):239–246.

Le L, Terral W, Zea N, et al. Primary stent placement for hepatic artery stenosis after liver transplantation. *J Vasc Surg* 2015;62(3):704–709.

Li C, Kapoor B, Moon E, et al. Current understanding and management of splenic steal syndrome after liver transplant: a systematic review. *Transplant Rev (Orlando)* 2017;31(3):188–192.

Li C, Quintini C, Hashimoto K, et al. Role of Doppler sonography in early detection of splenic steal syndrome. *J Ultrasound Med* 2016;35(7):1393–1400.

Liu DY, Yi ZJ, Tang Y, Niu NN, Li JX. Three case reports of splenic artery steal syndrome after liver transplantation. *Transplant Proc* 2015;47(10):2939–2943.

Llado L, Figueras J. Techniques of orthotopic liver transplantation. *HPB (Oxford)* 2004;6(2):69–75.

Mahmoud MZ, Al-Saadi M, Abuderman A, et al. “To-and-fro” waveform in the diagnosis of arterial pseudoaneurysms. *World J Radiol* 2015;7(5):89–99.

Mangus RS, Haag BW. Stented versus nonstented extravesical ureteroneocystostomy in renal transplantation: a metaanalysis. *Am J Transplant* 2004;4(11):1889–1896.

Maraschio M, Giordano E. Extraperitoneal placement of the kidney prevents graft vascular kinking or rotation in simultaneous pancreas-kidney transplant (SPK). *Am J Transplant* 2016;16(Suppl 3). Available from http://atcmeetingabstracts.com/abstract/extraperitoneal-placement-of-the-kidney-prevents-graft-vascular-kinking or rotation in-simultaneous-pancreas-kidney-transplant-spk. Accessed June 11, 2018.

Meersschaut V, Mortelé KJ, Troisi R, et al. Value of MR cholangiography in the evaluation of postoperative biliary complications following orthotopic liver transplantation. *Eur Radiol* 2000;10(10):1576–1581.

Mehrzad H, Mangat K. The role of interventional radiology in treating complications following liver transplantation. *ISRN Hepatol* 2012;2013:696794.

Moreno CC, Mittal PK, Ghonge NP, Bhargava P, Heller MT. Imaging complications of renal transplantation. *Radiol Clin North Am* 2016;54(2):235–249.

Moris D, Kakavia K, Argyrou C, et al. De novo renal cell carcinoma of native kidneys in renal transplant recipients: a single-center experience. *Anticancer Res* 2017;37(2):773–779.

Ng S, Tan KA, Anil G. The role of interventional radiology in complications associated with liver transplantation. *Clin Radiol* 2015;70(12):1323–1335.

Nghiem HV. Imaging of hepatic transplantation. *Radiol Clin North Am* 1998;36(2):429–443.

Nishida S, Nakamura N, Vaidya A, et al. Piggyback technique in adult orthotopic liver transplantation: an analysis of 1067 liver transplants at a single center. *HPB (Oxford)* 2006;8(3):182–188.

Ojo AO, Wolfe RA, Held PJ, Port FK, Schmouder RL. Delayed graft function: risk factors and implications for renal allograft survival. *Transplantation* 1997;63(7):968–974.

Olsen S, Burdick JF, Keown PA, Wallace AC, Racusen LC, Solez K. Primary acute renal failure (“acute tubular necrosis”) in the transplanted kidney: morphology and pathogenesis. *Medicine (Baltimore)* 1989;68(3):173–187.

Orlic P, Vukas D, Drescik I, et al. Vascular complications after 725 kidney transplantations during 3 decades. *Transplant Proc* 2003;35(4):1381–1384.

Pallardó Mateu LM, Sancho Calabuig A, Capdevila Plaza L, Franco Esteve A. Acute rejection and late renal transplant failure: risk factors and prognosis. *Nephrol Dial Transplant* 2004;19(Suppl 3):iii38–iii42.

Pareja E, Cortes M, Navarro R, Sanjuan F, López R, Mir J. Vascular complications after orthotopic liver transplantation: hepatic artery thrombosis. *Transplant Proc* 2010;42(8):2970–2972.

Parera A, Salcedo M, Vaquero J, et al. Arterial complications after liver transplantation: early and late forms. *Gastroenterol Hepatol* 1999;22(8): 381–385.

Patel NH, Jindal RM, Wilkin T, et al. Renal arterial stenosis in renal allografts: retrospective study of predisposing factors and outcome after percutaneous transluminal angioplasty. *Radiology* 2001;219(3):663–667.

Peri L, Vilaseca A, Serapiao R, et al. Development of a pig model for laparoscopic kidney transplant. *Exp Clin Transplant* 2016;14(1):22–26.

Quiroga S, Sebastià MC, Margarit C, Castells L, Boyé R, Alvarez-Castells A. Complications of orthotopic liver transplantation: spectrum of findings with helical CT. *Radiographics* 2001;21(5):1085–1102.

Saad WE. Nonocclusive hepatic artery hypoperfusion syndrome (splenic steal syndrome) in liver transplant recipients. *Semin Intervent Radiol* 2012;29(2): 140–146.

Sanchez-Bueno F, Robles R, Ramírez P, et al. Hepatic artery complications after liver transplantation. *Clin Transplant* 1994;8(4):399–404.

Seyam M, Neuberger JM, Gunson BK, Hübscher SG. Cirrhosis after orthotopic liver transplantation in the absence of primary disease recurrence. *Liver Transpl* 2007;13(7):966–974.

Shah SA, Levy GA, Adcock LD, Gallagher G, Grant DR. Adult-to-adult living donor liver transplantation. *Can J Gastroenterol* 2006;20(5):339–343.

Sheng R, Orons PD, Ramos HC, Zajko AB. Dissecting pseudoaneurysm of the hepatic artery: a delayed complication of angioplasty in a liver transplant. *Cardiovasc Intervent Radiol* 1995;18(2):112–114.

Sheng R, Ramirez CB, Zajko AB, Campbell WL. Biliary stones and sludge in liver transplant patients: a 13-year experience. *Radiology* 1996;198(1):243–247.

Singh AK, Nachiappan AC, Verma HA, et al. Postoperative imaging in liver transplantation: what radiologists should know. *Radiographics* 2010;30(2): 339–351.

Soin AS, Friend PJ, Rasmussen A, et al. Donor arterial variations in liver transplantation: management and outcome of 527 consecutive grafts. *Br J Surg* 1996;83(5):637–641.

Stafford-Johnson DB, Hamilton BH, Dong Q, et al. Vascular complications of liver transplantation: evaluation with gadolinium-enhanced MR angiography. *Radiology* 1998;207(1):153–160.

Sterrett SP, Mercer D, Johanning J, Botha JF. Salvage of renal allograft using venous thrombectomy in the setting of iliofemoral venous thrombosis. *Nephrol Dial Transplant* 2004;19(6):1637–1639.

Streeter EH, Little DM, Cranston DW, Morris PJ. The urological complications of renal transplantation: a series of 1535 patients. *BJU Int* 2002;90(7):627–634.

Titton RL, Gervais DA, Hahn PF, et al. Urine leaks and urinomas: diagnosis and imaging-guided intervention. *Radiographics* 2003;23(5):1133–1147.

Troppmann C, Gillingham KJ, Benedetti E, et al. Delayed graft function, acute rejection, and outcome after cadaver renal transplantation. The multivariate analysis. *Transplantation* 1995;59(7):962–968.

Uflacker R, Selby JB, Chavin K, Rogers J, Baliga P. Transcatheter splenic artery occlusion for treatment of splenic artery steal syndrome after orthotopic liver transplantation. *Cardiovasc Intervent Radiol* 2002;25(4):300–306.

Uzochukwu LN, Bluth EI, Smetherman DH, et al. Early postoperative hepatic sonography as a predictor of vascular and biliary complications in adult orthotopic liver transplant patients. *AJR Am J Roentgenol* 2005;185(6): 1558–1570.

Watson CJ, Harper SJ. Anatomical variation and its management in transplantation. *Am J Transplant* 2015;15(6):1459–1471.

Williams GM, Hume DM, Hudson RP Jr, Morris PJ, Kano K, Milgrom F. "Hyperacute" renal-homograft rejection in man. *N Engl J Med* 1968; 279(12):611–618.

Wozney P, Zajko AB, Bron KM, Point S, Starzl TE. Vascular complications after liver transplantation: a 5-year experience. *AJR Am J Roentgenol* 1986; 147(4):657–663.

Yarlagadda SG, Coca SG, Formica RN Jr, Poggio ED, Parikh CR. Association between delayed graft function and allograft and patient survival: a systematic review and meta-analysis. *Nephrol Dial Transplant* 2009;24(3):1039–1047.

Yildirim S, Ayvazoglu Soy EH, Akdur A, et al. Treatment of biliary complications after liver transplant: results of a single center. *Exp Clin Transplant* 2015;13(Suppl 1):71–74.

Zhang L, Teng D, Chen G, et al. The risk factors of splenic arterial steal syndrome after orthotopic liver transplantation. *Zhonghua Wai Ke Za Zhi* 2015; 53(11):836–840.

（李宏伟　刘伟　徐浩）

第 38 章 ■ 影像引导下穿刺活检及个性化医疗

引　言

自古以来，医师们一直试图为患者量身定制治疗方法——从古巴比伦到崇尚自然的阿育吠陀，再到希波克拉底。之前医疗基于群体共性，而现在我们正在研究疾病的分子和基因水平，以达到治疗个体这一最终目的。现代个性化医疗是利用单一患者的特异性疾病特征（如基因组学、蛋白质组学、代谢组学和微生物组学）来预测疾病易感性、预后，并最终在恰当的时间，以精确的剂量为患者提供精确的治疗（图 38.1）。对于放射科医师来说，这是一个激动人心的机会，特别是对那些进行影像引导操作的人员，利用他们独特的技能，以微创方法获得不同部位或器官的组织分子信息，这对医学领域转向真正的个性化医学至关重要。

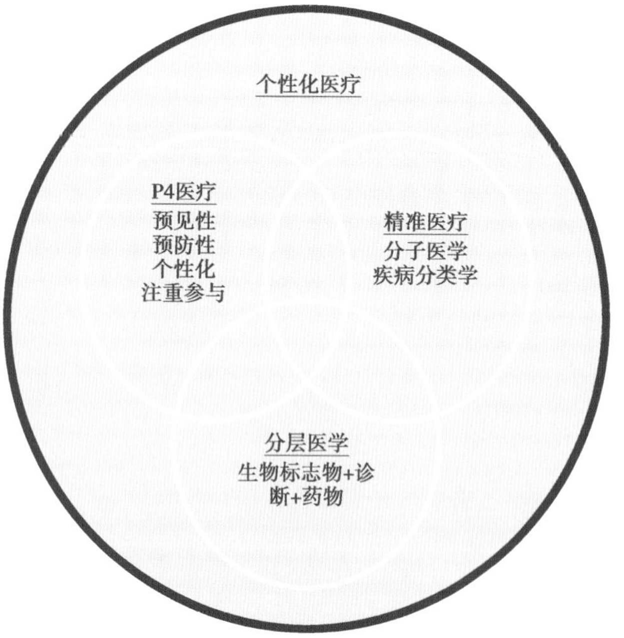

图 38.1　个性化医疗的范围。个性化医疗是一个广义的术语，包括患者管理的多个方面。P4 医学模式是一种系统性的疾病处理方法，其目的是利用患者数据来优化健康管理，并为患者提供保健策略，鼓励患者，增加患者参与性和责任心。精准医疗在分子层面对疾病进行分类，以指导诊断和治疗。分层医学根据患者的具体特征将患者群体分成亚组，以便匹配最佳治疗方法。

在个性化医学中，生物标志物通常表达患者肿瘤生物学特征。虽然其本身定义范围很广，美国国立卫生研究院生物标志物定义工作组仍将其定义为“一种特征性指示物，该指示物可客观测量和评估正常生物学进程、致病过程或对治疗干预的药理学反应”。鉴于靶向和免疫治疗药物的进展使肿瘤治疗方案发生了改变，除了组织学诊断之外，组织分子学和遗传学分析对于指导诸如肺癌、乳腺癌、黑色素瘤和结直肠癌等许多癌症的治疗往往是必要的。生物标志物分析需要更多的样本量，并且在治疗过程中需经常重复取样。在因肿瘤产生抗药性，造成影像学证实的疾病进展情况下，重复组织取样分析对于预后和进一步指导治疗常常是必要的。

放射科医师通过影像引导进行组织取材在改变患者的治疗方面发挥着直接和关键的作用。在肺癌试验中也发现分子和生物标志物靶向治疗具有更高的临床成功率。此外，甲状腺和肾脏病变患者术后病理证实有较多病灶为良性病变，影像引导的组织活检可以减少不必要的手术。

值得注意的是，放射科医师采集样本不及时或样本量不足已被认为是导致肿瘤患者临床试验失败的常见原因。NCI-MATCH（美国国家癌症研究中心分子分析治疗选择项目）试验中发现，将近 15%的活检样本不足以进行分子分析，进而影响了患者治疗，而对于这些患者来说，该实验可能是患者最后的治疗手段。放射科医师有其特殊的地位，他们可以确定活检的理想部位，并确保获得足够的样本，同时评估手术的风险。在不久的将来，无论是成像生物标记物的研究，还是组织活检标本采集流程改进和标准化，放射科医师在未来个性化医疗中发挥着至关重要的作用，尤其是对肿瘤患者。

影像引导下穿刺活检的方法和设备

经皮穿刺活检是肿瘤和非肿瘤诊断常用的组织获取技术。

手术的关键因素是影像引导,它可以让操作者实时观察目标病变,密切监视取样针,避免重要结构损伤,从而使手术更安全、更准确。同时,影像引导设备的也进行了改进,增强了医师对空间解剖的了解,从而能够更容易地穿透组织(表 38.1)。例如,新的 CT 扫描仪可以更快显示目标病变,并可以显示不同平面活检针,从而让放射科医师更精确、更安全地接近目标病变。

先进的成像技术使图像融合成为可能,融合是将不同的成像数据叠加在一起,并进行核心配准——即两组独立的数据空间对齐。追踪技术是导航系统的组成部分之一,它可以实时显示穿刺针的位置。

穿刺活检引导方式的选择,或在活检过程中使用诸如超声和 CT 等设备,取决于许多因素:病变影像表现、大小、位置、深度、周围组织、患者身体因素、电离辐射是否适用以及医师的偏好。

针的选择同样取决于多种因素,如靶病变的性质、要穿透的组织和所需的样本量。一般有两种主要的活检技术——抽吸活检和切割活检。

抽吸活检技术包括细针抽吸(FNA)、无负压细针取样(FNCS)和粗针抽吸(LNA)。抽吸活检技术普遍被认为创伤更小和更加安全。FNA 活检通过轻轻抽吸直到注射器中收集到足够的组织样品。FNCS 本质上是没有抽吸的 FNA,针管在靶内轻轻旋转,直到组织通过毛细管作用上升到针头接口。LNA 类似于 FNA,用较大的孔针进行取样,通常用于获得流体细胞学。在肿瘤患者中,如果影像引导下抽吸活检获得含有恶性细胞的液体,例如胸腔或腹腔积液,并足以获得组织病理学诊断,并用于分子和遗传学分析,则可以避免进行组织活检。

切割活检(CNB)可以获得一条较大的标本,从而可进行组织病理学结构分析。通常用 16~21G 自动弹簧活检针进行活检。根据靶器官的大小和靶病变边缘是否有重要器官或血管存在,选择取样长度 5~30mm 的 CNB 针。针的长度应根据患者的影像表现和目标病变所处的深度来选择,同时要记住,较长的针更难控制。CNB 技术获得的样本通常诊断率更高,但它也具有更高的并发症风险。

这两种技术如果取得足够的样本量,均可以用于组织学和分子诊断。

对于小病灶、部分坏死或影像显示欠佳的病变,在活检过程中如有病理学家在场实时评估抽吸物或取材的组织样本,以确认取材是否在目标病变的最佳位置,同时也可给出反馈,指出确诊和分子诊断测试需要多少样本量。这种方法已被证明可以最大程度减少假阴性并提高诊断准确性,虽然通常不现实。

表 38.1

用于影像规划和引导组织活检的常用成像方式

模式	实时	目前首选	局限性	优势
介入				
超声	是	浅表软组织病变 实质脏器病变,最常见的是肝、肾、甲状腺 颈部腺体病变 网膜和腹膜病变	操作人员依赖性 对伪影高敏感性 不适于深部、骨或充满气体的器官如肺、肠的病变 致密钙化可使针显示不清	多平面 成本效益 非电离
CT	否	胸廓 骨盆 肌肉骨骼 腹膜后病变 腹腔脏器,肝、肾上腺、胰腺	电离辐射 金属伪影 运动敏感 有角度的路径操作较困难	无操作人员依赖性,即可显示病变的整个路径 多平面 高几何精度 C 臂 CT 可用,但不广泛 CT 透视可允许操作者对移动性小病灶进行更快的操作
透视	是	腔内活检,最常见的是刷片活检——胆管、输尿管 经颈静脉肝、肾活检 骨病变	电离辐射 非断面成像,限制相邻结构的显示	广泛适用 多平面
X 射线	是	立体定向乳腺	电离辐射	显示和取样超声检查看不到钙化病灶
MRI	否	乳腺 前列腺 腹部病变	成本更高 需要开放扫描仪和专用穿刺针 扫描速度较慢	非电离 多平面 多序列可更好显示组织—液体、脂肪、血液,扩散受限
仅限计划				
PET-CT	否	疑似恶性肿瘤 基于病灶内最明显代谢区规划最佳活检部位	假阳性-如感染、炎症甚至正常组织,如棕色脂肪 伪影-错配:FDG 活性区在叠加在错误的 CT 解剖结构上 高成本	可以指导最佳取样部位,特别适用肿瘤伴纤维化和坏死 高灵敏度—可在 CT 发生结构变化前显示恶性病变

术前临床评估

每一位执行活检操作的放射科医师都要知道,作为这方面的专家和顾问,要独立地考虑手术的适应证和任何可能的替代方案,以确保患者不会受到任何不必要的介入损伤以及并发症风险。如肿瘤管理方面,多学科评估是有帮助的,并可指出在活检过程中需要的其他步骤。如在不能手术患者进行穿刺后放置基准标记,以利于后续放射治疗。在开始手术之前,通过有针对性的简短交流,以了解患者,有助于在手术过程中做出决策,特别是对于较长时间的手术和易导致各种并发症的手术。例如,要考虑到患者使用阿片类药物治疗慢性疼痛产生药物依赖性,这可能导致患者在活检过程中对标准剂量的中度镇静剂产生耐药性。通过术前交流确保手术期间并发症发生率降到最低,并可与患者产生共鸣,会获得更高的患者满意度。为了减轻患者的焦虑,应该用简单、通俗的语言向患者解释。在讨论手术的适应证和替代方案,以及潜在并发症、不能保证确诊和镇静计划后,必须获得知情同意。此外,术前要确保患者能够听从医师的基本指令,生命体征在手术允许范围内。预防性使用抗生素一般不建议用于影像引导活检手术。

了解患者是否有出血性疾病的病史、既往所有使用药物,尤其是抗凝剂,并决定如何处理是非常重要的。有人工瓣膜、支架、心律失常、近期肺栓塞或 CVA 病史的患者在咨询相关专科医师后,可能会被建议暂时戒烟及搭桥。这对于高出血风险操作(如肾脏 CNB)或中度出血风险(如肺或肝脏 CNB)尤其重要(表 38.2)。低出血风险操作包括抽吸和浅表活检,例如甲状腺和淋巴结。

每个病例均应根据患者病史及影响出血并发症的基础上,结合实验室检查,包括血小板,PT/INR 和 aPTT 进行考量。术前实验室检查时间表尚未达成一致意见。如果出现任何临床怀疑使用抗凝药物,或用药发生变化,例如,添加可能导致血小板减少或改变凝血时间的药物,应在手术当天早上复查相关实验室检查。复查肾功能(BUN/肌酐)也是合理的,因为最常用的抗凝剂是由肾脏排泄的,其效果不能用标准的 INR 试验直接监测。

表 38.2

手术抗凝治疗指南

药物	肾功能 CrCl/(mL/min)	最后剂量-程序间隔时间/h		恢复抗凝血剂后/h
		低出血风险	中-高出血风险	
达比加群	≥80	≥24	≥48	低出血风险:24
	50~79	≥36	≥72	
	30~49	≥48	≥96	高中度出血风
	15~29	≥72	≥120	险:48~72
拜瑞妥	≥30	≥24	≥48	
	15~29	≥36	[b]	
阿哌沙班	≥30	≥24	≥48	
	15~29	≥36	[b]	
	<15	[a]	[b]	
依度沙班	≥30	≥24	≥48	
	15~29	≥36	[b]	
华法林	5d			
阿司匹林/氯吡格雷	5d			
达肝素	24h			
低分子肝素	12h			
肝素	1~2h			

[a] 指没有数据。考虑测量特定的抗XA 水平和/或保留 48h。
[b]指没有数据。考虑测量特定的抗XA 水平和/或保留 72h。
CrCl、肌酐清除率、DTT、稀释凝血酶时间。
表由 Stephanie Dizon, Primd 提供。

技　术

大多数影像引导下的组织活检都是在门诊进行，常为局部麻醉，偶尔适度镇静。患者采用体位应保证舒适度，并有进入病变的穿刺通路。无论使用何种引导方式，应保证较清晰显示穿刺目标，在患者的皮肤上标记穿刺入路。任何时候都要遵守严格的无菌技术。往往首选最短和最安全的路径。有时，可能需要移动位于穿刺路径上的结构如肠或肺组织，通常可以通过改变患者体位和采用不同的呼吸指令来实现。放射科医师可以安全的实现大多数部位的影像引导下穿刺活检。

超声引导下穿刺活检

高频探头常用于较浅的结构，低频探头多用于较深的结构。手术时探头的部位必须用无菌材料覆盖。通过多平面扫描来定位病变，并且标记病变与主要血管/器官之间的关系，以避免损伤穿刺路径上的血管和器官，如果用 CNB 取样，针尖应刚好超过目标病变。理想情况下，穿刺针应平行于探头刺入，可使整个针体得到显示。如果特殊需要的话，穿刺针也可以垂直于探头，以减少穿刺路径上主要血管损伤的风险，但这种情况下只能显示针尖。如果未显示穿刺针，可能是由于探头未对准穿刺针。如果插入的穿刺针未见显示，此时不应该改变穿刺针的深度，操作超声探头来回移动，直到穿刺针清楚显示，从而使组织的损伤最小化。在插入过程中轻微摆动穿刺针体，可以让针的路径显示更好，特别是对于较细的针。更大规格和特异性回声的针能更好地在超声上显示。

CT 引导下穿刺活检

首先对扫描目标病灶区域进行定位扫描，在 CT 图像上选择进针路径，在皮肤上标记定位点(图 38.2)。确定到目标病灶上下层面路径的安全性，测量病变的深度，确定最佳穿刺位置和穿刺角度。穿刺针平行于 CT 定位器，可使整根穿刺针在

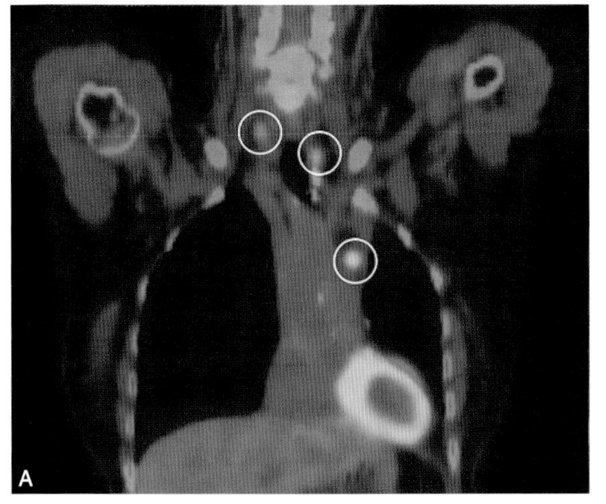

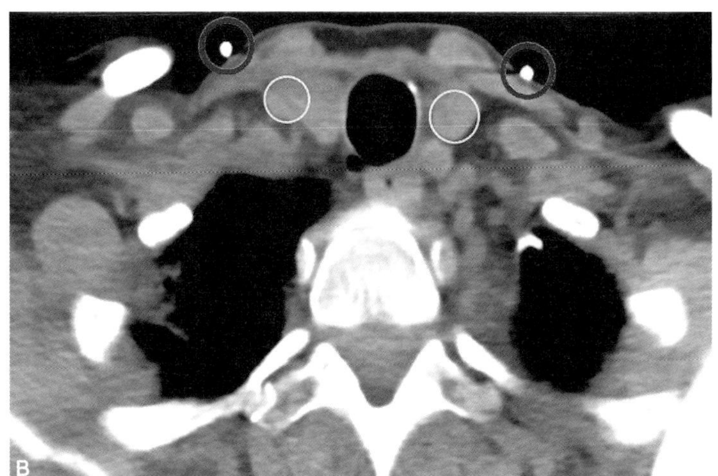

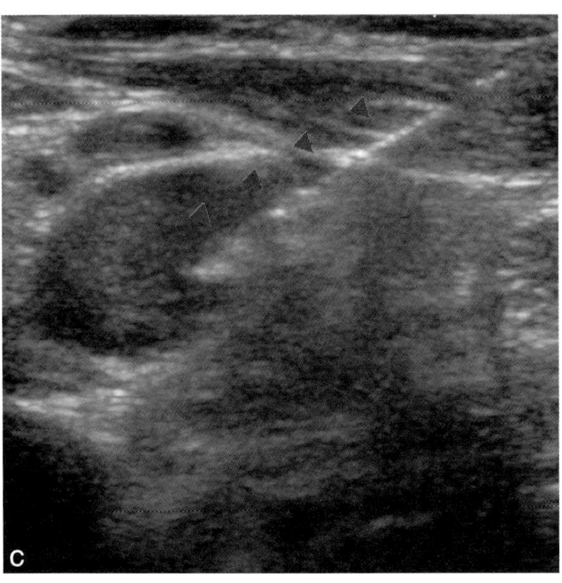

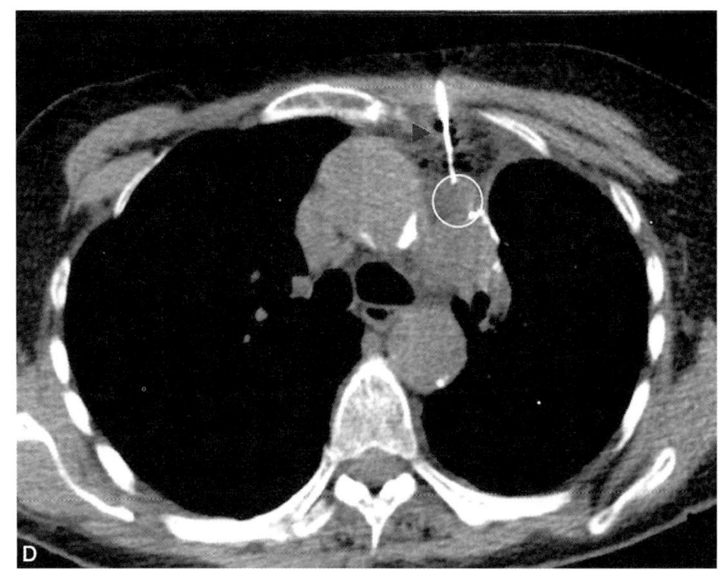

图 38.2　联合超声和 CT 引导下穿刺活检。73 岁女性，左肺上叶腺癌病史ⅢA 期(pT1 pN2 cM0)，行根治性肺叶切除术和纵隔淋巴结清扫术。该患者同时有甲状腺癌切除术病史。一年后，患者纵隔和双侧锁骨上区(A 中的白色圆圈)出现 FDG 积聚，考虑与肺癌复发有关。通过 CT 放置标记(B 图红色圆圈)来确定 FDG 积聚区(B 图白色圆圈)。在超声引导下对左颈淋巴结进行活检(C 图箭头表示穿刺针)，在 CT 引导下对纵隔淋巴结进行活检(白色圆圈表示病变，D 图箭头表示穿刺针)。所有的淋巴结都是反应性增大，没有发现恶性肿瘤证据。

单个CT层面显示，从而减少扫描层数，减少辐射。穿刺时多采用分步进针，持续扫描以监测进针情况，直到达到目标病变。对于无直接前后入路的病变，可由头尾入路穿刺病变，及倾斜CT扫描机架，使穿刺针在CT图像中清晰显示。

取　材

影像显示穿刺针位于正确的位置时可进行取样（图38.2）。对于FNA，当针尖到达目标时，使用负压回抽，并在目标内旋转、运动，直到看到取材组织填充针芯。最好从病变的不同区域多点采集样本，增加获得具有诊断代表性的样本概率，尤其是当目标病变中心出现坏死或外周伴可疑钙化或增厚时。如果首选FNC技术，则穿刺针快速地在病变中来回移动以取得具有诊断代表性的细胞。

当执行CNB时，建议预先在患者体外测试活检设备是否可正常工作。使用同轴活检系统时，首先用同轴针穿刺到目标病灶附近或位于目标病灶内，从而控制切割活检针，提高安全性，并使切割针通过组织的长度最少。最重要的是了解CNB尖端初始位置和切割针的取材长度（5~30mm），以确保周围软组织和血管不受损。要保存穿刺手术过程中针相对于目标病变理想位置的图像，因为这有助于临床医师确认手术中取材是否适当病变，特别对于活检后几天病理结果提示为良性或非期望的诊断时（例如，良性病变、炎症改变等）。在取材后，由于局部出血或医源性气体进入，目标病变常常会有一定程度上的模糊，因此在获得切割活检样本之前，活检针必须处于理想的位置。最后，最重要的是要记住，对于较大的病变，应沿其周边位置取样，因为中央部分可能是坏死。

基于器官分类概述

甲　状　腺

甲状腺结节常在患者常规体检时、或行其他部位影像学检查时发现。甲状腺结节在普通人群中的患病率很高：2%~6%（触诊），19%~35%（超声）和8%~65%（尸检数据）。结节的发病率随着年龄的增长而增加，在女性中更为常见。

甲状腺结节合并TSH升高或正常时首先由甲状腺超声评估，同时对颈部淋巴结进行评估。虽然结节恶性的风险很低（4.0%~6.5%），但从符合超声引导下活检标准的结节中排查出可治疗的癌结节是很重要的（图38.3）。在锝扫描上FDG阳性病变和热结节应进行FNA。

除了对成像可疑结节进行活检外，对腺体迅速、弥漫性肿

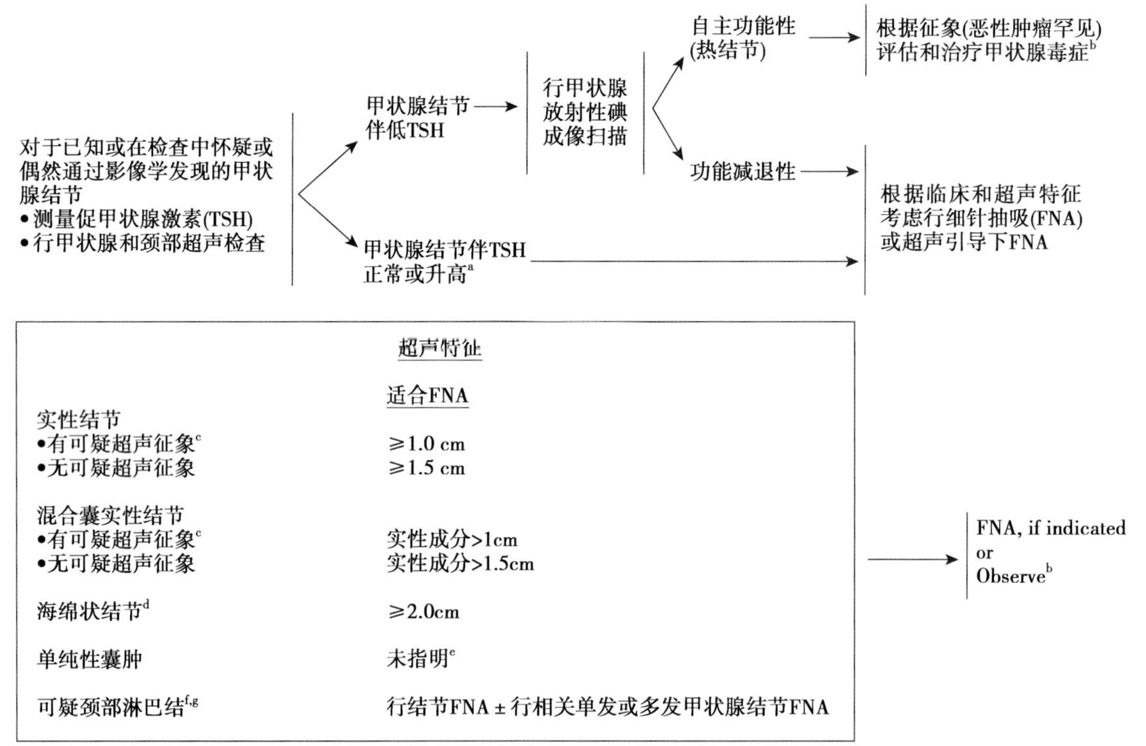

图38.3 NCCN甲状腺结节评价指南。（获许可摘自Bischoff L，Lamki Busaidy N，Byrd D，et al. NCCN Guidelines Version 2. 2017 Thyroid Carcinoma 2017.）

大的患者，尤其是 50 岁以上的老年患者，同样需要行活检以排除恶性肿瘤。

手术前安排与其他部位活检相同，通常不需要禁食，因为抽吸取样手术通常在局部麻醉下进行。该手术是在超声实时引导下进行，患者处于仰卧位，颈部稍微伸展，以便显示手术和取样过程中每个步骤针尖的位置。

美国甲状腺协会推荐 FNA 作为评估具有临床指征甲状腺结节的首选方法。甲状腺结节 FNA 常使用 22～27G 穿刺针操作。

FNA 有四种可能的结果——良性：50%～90%（av. 70%）；恶性：1%～10%（av. 5%）；不确定：10%～30%（av. 20%）和无法诊断：2%～20%（av. 10%）。

虽然指南中没有达成共识，但对于已行 FNA 未得到确诊或伴严重钙化、或因退变而细胞稀少的甲状腺结节，通常建议使用 18～21G、切割距离短的自动弹簧针进行 CNB。

对难以确诊的病变（Bethesda Ⅲ～Ⅴ）行分子分析可能有助于避免不必要的甲状腺切除术，这已经被患者所证实。分子生物学标记包括 BRAF、RTE/PTC1、RTE/PTC3、PAX8/PPARG 和 RAS。特异性生物标志物可提示是否为恶性肿瘤、是否行甲状腺切除术。

活检后的护理和并发症。穿刺部位常用绷带和手法压迫以止血。穿刺部位疼痛并放射到耳部是最常见的并发症，通常较轻微。冰袋在减少患者不适方面常常有用。血肿是一种偶尔会引起气道阻塞的并发症，特别是发生在凝血障碍患者时。患者出院时，告知他们在出现颈部肿胀，且经手法压迫肿胀仍继续扩大时，及时联系手术的放射科医师，并到最近的急诊室寻求帮助。

肺、胸膜及前纵隔活检

临床可能需要行肺穿刺活检以评估可疑的肺及胸膜实性病灶，或肺毛玻璃样病灶以及多发异常结节，包括以下内容。

- 高危因素（吸烟史，恶性肿瘤治疗史）患者新发或经随访增大的孤立结节或肿块，经支气管镜难以取样（图 38.4）。
- 无恶性肿瘤病史的患者或处于恶性肿瘤缓解期的患者发现多发性结节。
- 不明原因慢性局灶性浸润灶。
- 前纵隔肿块。
- 不明原因反复发生的胸腔积液或可疑胸膜肿块或增厚。

术前计划和评估与其他部位活检相同。此外，应在手术前评估患者的基线需氧量及 COPD 的严重程度，因为此类患者在活检过程中和活检后即使有少量气胸或出血，呼吸系统出现损害的风险较高。

对于年轻患者胸部 CT 平扫上较明显的肺结节，行活检应慎重，因有可能是肺动脉动静脉畸形（AVM）。

必须对患者进行呼吸训练，这有助于术中操作，特别是对于小病灶（1cm 肺结节）。患者的体位取决于进针位置。穿刺针应通过肋骨的上缘，以避免损伤沿肋骨下缘走行的神经血管束（肋间动脉）。在可能的情况下应避免穿过叶间裂，以尽量减少需要插入胸腔引流管的支气管胸膜瘘的风险。胸膜病变/肿

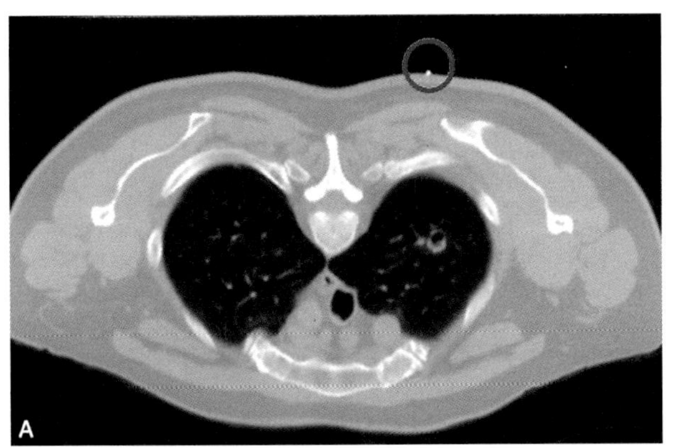

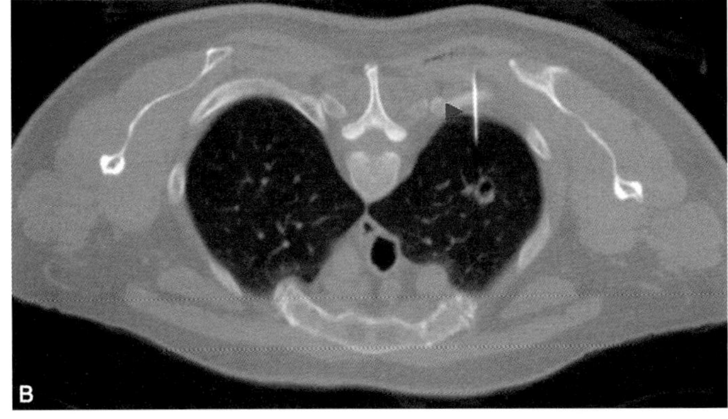

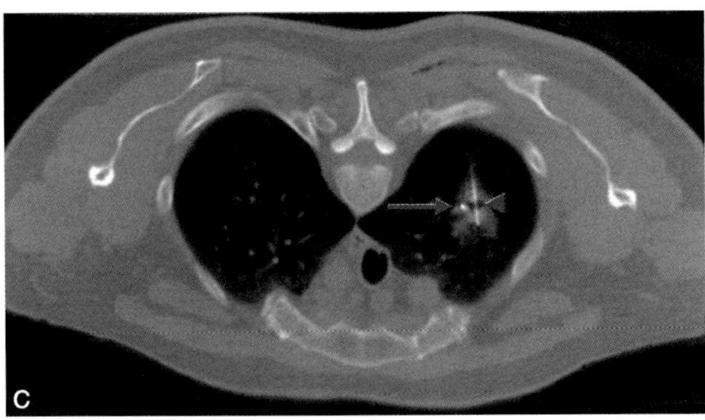

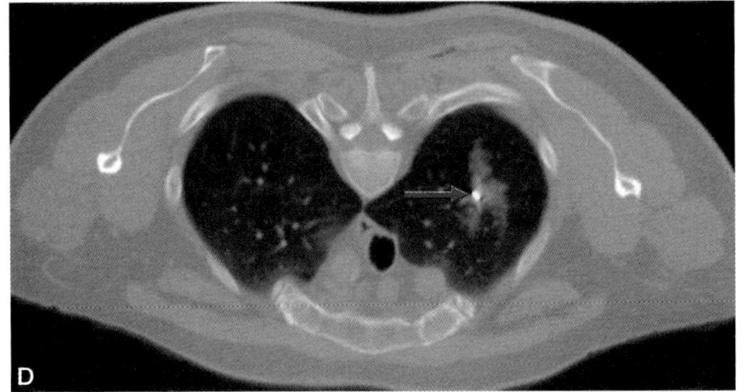

图 38.4　CT 引导下的肺结节标记的放置和活检。70 岁男性，有吸烟史，可见右肺上叶空洞结节，FDG 阳性，为可疑恶性肿瘤。放置标记，制订由头侧向尾穿刺的路径（A 红色圆圈）。显示穿刺针在既定的路径上前进，注意不要穿过叶间裂（B 箭头）。可见活检针位于靶区内空洞病变内的软组织结节区（C 箭头）。放置一个基准标记（箭在 C 和 D）。通常情况下，由于活检后肺实质内出血，病变显示不清。最后病理报告为鳞状细胞癌。

表 38.3

几种常用标本固定溶液

溶液	常用用途	主要成分
生理盐水	免疫组织化	0.9%NaCl
10%中性缓冲福尔马林	光学显微镜 电子显微 最常用于分子检测	40%甲醛 磷酸盐缓冲液
Roswell Park Memorial Institute medium(RPMI)	流式细胞术检测疑似淋巴瘤,如淋巴结肿大或前纵隔肿块	碳酸氢盐缓冲液 氨基酸 维生素 D-葡萄糖 谷胱甘肽
甲醇水溶液(即 CytoLyt)	细胞学标本以制作细胞蜡块	甲醇
酒精	细胞学标本,常用于甲状腺	95%乙醇

块通常在 CT 引导时显示最佳,合并胸腔积液时使用超声引导同样可以较好地取材。对于前纵隔肿块,操作时要避免损伤穿刺路径上内乳动静脉。此外,由于淋巴瘤常常在前纵隔肿块的鉴别诊断范围内,所以标本必须放在适当的固定液内,以便进行流式细胞检查,而不仅仅是放入福尔马林中(表 38.3)。

鉴于肺癌的个性化医疗迅速发展和进步,所选择的采样技术通常是 CNB 以允许进行组织学和分子生物标志物的分析。

活检后的护理和并发症。在操作完成后,消毒皮肤穿刺点,贴敷料,并且复查 CT 以排除气胸。大多数医院在活检后会拍两次胸片,一次是手术后,另一次是 2~3h 后复查,以确保气胸没有增加。患者在 X 线胸片随访之前应禁食,以防出现大量气胸需要插入胸腔引流管(图 38.5)。如果随访 X 线片没有进

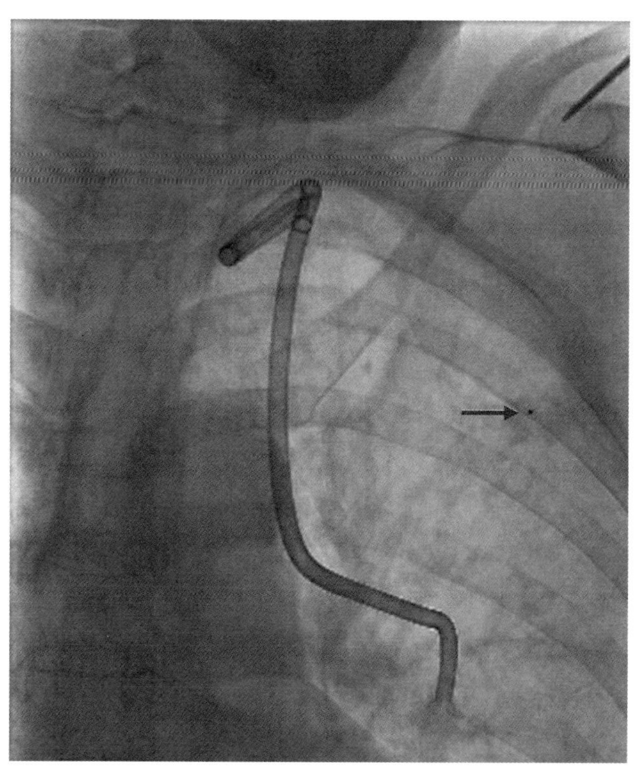

图 38.5 胸腔引流术治疗气胸。62 岁女性,胸膜下可见一实性结节,可疑肺恶性肿瘤,患者有中度肺气肿。该患者行穿刺活检和放疗基准标记物放置(箭)术后,出现气胸,置入 10Fr 猪尾巴胸腔引流管。

展性气胸(图 38.6)、大量出血的表现,以及患者不需要额外的吸氧时,患者即可出院,需要告知患者在出现呼吸急促、胸部胀痛、胸闷或咯血时,及时联系手术的放射科医师,并到最近的急诊室寻求帮助。

气胸。CT 引导下肺穿刺活检最常见的并发症就是医源性气胸,据报道,在所有肺活检中发生率高达 54%,平均为 20%。急性气胸可在手术时或术后 2h 内发生,但延迟性气胸也有报告,在活检 24h 后出现。虽然出现气胸的影响因素仍然存在争议,与吸烟相关的肺部疾病、较小的病变、胸膜穿刺角度过小、较长的穿刺深度和路径、穿刺路径上胸膜反褶数目以及患者的年龄均可增加气胸的发生率以及胸腔引流管的放置率和持续时间。

虽然气胸的发生率相当高,但临床上只有约 2%~15%的患者需要胸腔引流以维持的通气。发生持续的支气管胸膜瘘患者往往需要住院。大多数介入医师喜欢在透视或 CT 引导下在胸膜腔前部放置 8~10Fr 猪尾巴胸导管,可以更好地排气,治疗持续性支气管胸膜瘘(图 38.5)。用自体血封闭穿刺道有助于减少放置胸腔引流管的概率。

肺出血和咯血。据报道活检后较明显的咯血仅发生在<1%的患者,其定义咯血量为 30~50mL。咯血通常只需要让患者保持卧位,活检的一侧朝下。轻度咯血通常是短暂的(1~2d),局部肺实质出血通常不会导致显著的呼吸困难,除非患者呼吸功能储备已经很低,使他们更容易在肺活检后出现呼吸功能障碍。

空气栓塞、进展性胸腔积血和胸膜或胸壁的肿瘤播散是较为罕见的并发症。为了尽量减少空气栓塞,尽量不穿过肺静脉进行肺组织活检,同时,在活检针在每次放置和取出时,必须注意尽量减少空气进入同轴针内。

腹部和盆腔

肝脏穿刺活检。非靶向性肝穿刺活检可用于弥漫性肝实质疾病,如病毒性/自身免疫性/酒精性肝炎、代谢和贮积疾病、不明原因的肝脏肿大或 LFT 异常、移植排斥反应和药物性肝损伤。

对可疑的肝局灶性病变进行靶向肝活检。良性局灶性病变如肝腺瘤、血管瘤和局灶性结节增生(FNH)常可在多期增强

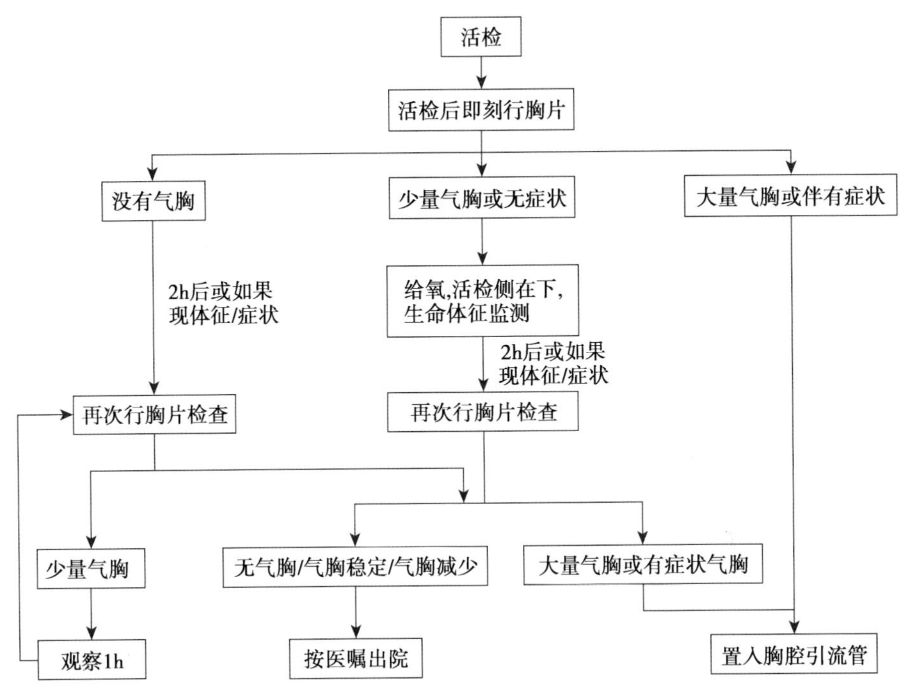

图 38.6　肺穿刺活检术后护理及气胸处理。体征/症状(S/S)可能包括血氧饱和度降低和呼吸短促。

CT 和 MRI 检查时诊断,然而,如果出现非特异性的影像学表现,可能需要进行穿刺活检。肝硬化患者肝内出现富血供病变伴静脉期对比剂快速洗脱,通常根据其影像学特征诊断肝细胞癌(HCC)。对于影像表现不典型的可疑病变,可考虑行组织活检以排除 HCC。疑似胆管癌伴纤维组织增生增强会表现出延迟强化,通常需要行组织活检以作出最终的病理诊断,并可帮助确定治疗方案。肝内多发病变时,如果怀疑为隐匿性肝转移瘤,可能需要行肝内病变活检。

对于怀疑病变是棘球蚴囊肿时要谨慎行穿刺活检,由于囊液漏入腹腔可能导致过敏反应。同时要注意,腹水会增加穿刺后出血的风险,以及注意功能性神经内分泌肿瘤肝转移穿刺时可能会引起高血压。

根据目标病变的位置、影像表现及特征,可以选择使用 CT、超声或 MRI 引导来对肝脏病变进行取材(表 38.1)。US 通常为首选,它可以实时成像,有助于穿刺较小的病变,这些小病变常在取样过程中随着患者呼吸运动而运动。此外,一些病变在 CT 或超声图像上难以显示,而且没有介入 MRI 设备的情况下,可以在 CT 引导下,依据术前 PET 或 MRI 成像来帮助定位取材(图 38.7)。

在进行靶向或非靶向肝穿刺活检时,穿刺路径的选择一般应考虑以下因素:活检时应在肋骨上方进针以避免损伤肋间动脉,随时检测穿刺针深度,并避免穿过膈肌或肺实质以免出现气胸。穿刺入路经过正常肝实质可降低出血风险。此外,使用同轴 CNB 技术在通过肝包膜时为单一通道,通常可减少患者的不适和减轻包膜下血肿的风险。患者有腹水时,在活检手术前,应穿刺引流积液,可较好防止穿刺肝实质时出血。

此外,如果临床上需要行肝脏非靶向活检,可以考虑经颈静脉肝活检(TJLBX)方法,由于此方法穿刺针与肝脏的包膜无接触,少量的肝脏出血可以通过肝静脉通路减压,因此具有较低出血风险(图 38.8)。这种在透视下血管内活检的方法可用于患有凝血功能障碍疾病(移植物抗宿主病、血小板减少症)、需要进行肝静脉压力梯度测量(肾前移植、疑似门静脉高压症)和伴大量腹水需要非靶向肝活检的患者。

活检后的护理和并发症。在门诊进行操作较简单肝穿刺活检之后,经皮肝穿刺活检患者应观察 4~6h,TJLBX 患者观察 1~2h。大部分并发症发生在术后 3h 内。患者出院时,告知他们在出现突发或持续加重的右上腹疼痛、腹胀或头晕时,联系手术的放射科医师,并在最近的急诊室寻求帮助。

疼痛。穿刺活检后最常出现的症状,常被认为是由于胆漏或少量出血,导致包膜肿胀和右上腹不适,可伴由于膈肌刺激引起的右肩疼痛。活检时,在同轴针穿过肝包膜之前,在肝包膜附近注入少量的局部麻醉剂可能有助于减轻少量出血引起的活检后疼痛。

出血。活检后出血很少出现严重的临床症状和生命危险,常表现为腹腔积血、肝内血肿或胆道出血。患者的年龄、出血性疾病史、腹水、肝硬化、淀粉样变性、恶性肿瘤、肾衰竭、使用大口径活检针或缺乏经验的操作者都会增加出血的风险。出血患者可能表现为疼痛加重、低血压、心动过速和血细胞比容下降。大多数临床症状明显的活检后出血患者需要入院进行密切监测至少一整夜,并备有血液制品和静脉输液,通常可满足出血患者的护理。如果患者血细胞比容持续下降,或者出现血流动力学不稳定的情况,可能需要行腹部 CTA 来寻找活动性动脉出血,并对活检时受损的肝动脉/肋间动脉进行动脉栓塞治疗。

针道播散。这是一种罕见、但具有潜在灾难性的并发症,为活检时恶性肿瘤细胞在肝外通道种植。文献报道肝转移或肝癌行穿刺活检后,针道播散发病率在 0.6%~5.1%之间。使用较小规格的穿刺针、通过正常的肝实质进入肿瘤、使用同轴

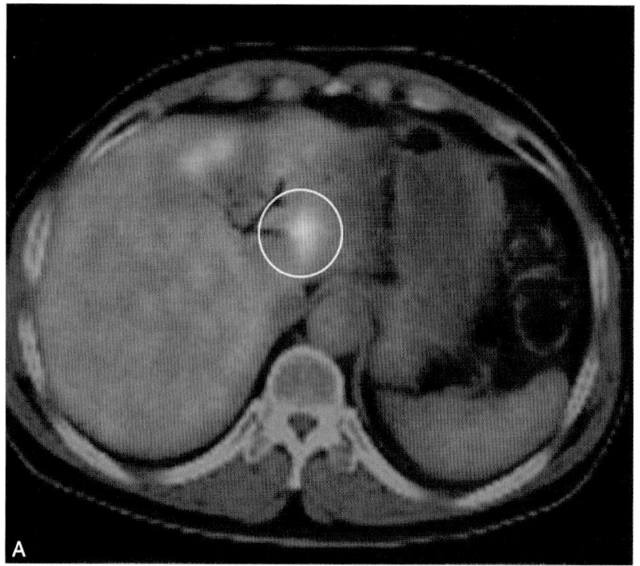
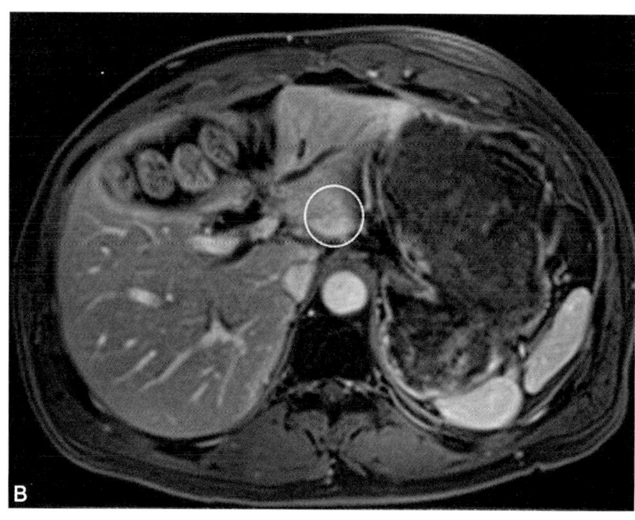
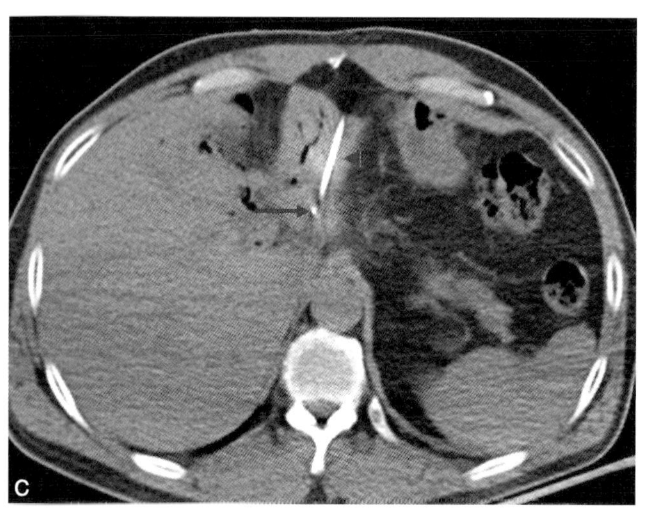

图38.7 基于标志的CT引导下穿刺活检。52岁男性，胰腺癌切除术后，后出现尾状叶转移并行XRT治疗。目前PET显示肝Ⅲ段内后侧出现FDG浓聚灶，MRI此区似可见异常，可疑转移性病灶(图A、B所示白色圆圈)。CT及US图像上未见异常。在CT引导下利用PET和MRI所示解剖学标志进行活检(C中的箭头)，并放置放疗基准标记物(C中的箭)。最终病理报告未见恶性证据，只有非特异性门静脉和小叶炎性改变，提示放疗后改变。

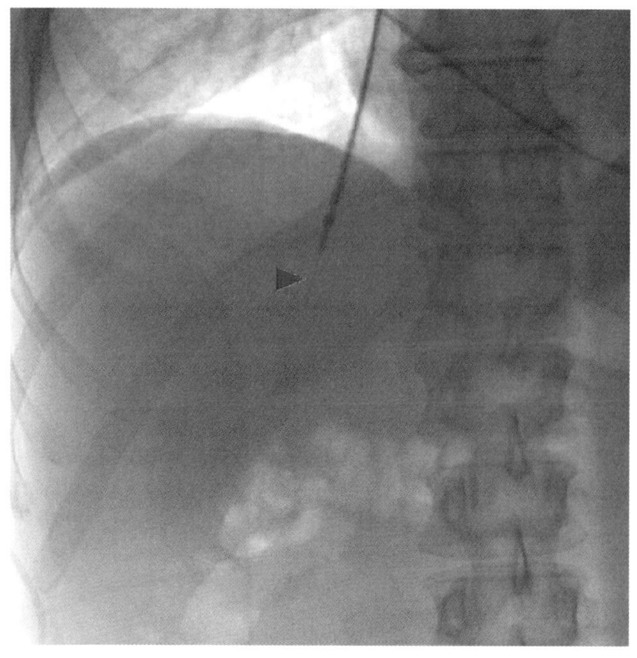

图38.8 经颈静脉肝穿刺活检。颈内静脉为进入肝静脉提供了血管内通路。活检针经过放置在肝静脉中的鞘管对肝实质进行取样(箭头)。

活检等技术可以降低针道播种的风险。

经皮活检也可能因出现气胸、血胸或肋间动脉出血而变得复杂化。心律失常是 TJLBX 术后可能出现的罕见并发症。胆汁性腹膜炎、感染、假性动脉瘤、肝内动静脉瘘和活动性主动脉出血均可能发生在任一种活检后。

肾穿刺活检。靶向性的肾穿刺活检多用于可疑病灶的评估。对于肾病、肾移植排斥反应或肾功能改变的各种系统性疾病(包括药物反应),可能需要行肾实质非靶向性活检。

靶向肾活检常见于泌尿外科疾病,根据超声或对比增强 CT 评估病变穿刺风险后进行活检。非靶向肾穿刺活检多见于肾内科疾病,常在排除明显的临床病因如糖尿病、慢性高血压和梗阻之后进行。

之前在临床上,如果肾脏病灶要行肾切除术或消融术前,一般较少行靶向性肾穿刺活检,因为被认为肾脏良性和恶性疾病之间的穿刺组织病理学区别并不十分明确,尤其是嗜酸细胞瘤与嫌色细胞肾癌之间。然而,免疫组化的改进和基于 microRNA 的检测的出现使得组织诊断更加明确,可能避免不必要的手术。研究表明,相当一部分较小的实性肾脏病变为良性病变(1cm/38.5%、1~2cm/19%、2~3cm/17%、3~4cm/13%)。

经皮肾穿刺活检通常在超声引导下进行。在超声难以看到局灶性病变、明显肥胖或肾脏解剖结构复杂的情况下,可首选 CT 引导。必须观察大血管和输尿管以避免损伤。通常首选俯卧位,如不能耐受俯卧位(例如肥胖、气道问题),可选择患侧向上的侧卧位。移植肾活检首选仰卧位,因为移植肾位于骨盆中。

慢性肾病(CKD)患者的非靶向肾活检部位应选择肾的外周(包含了肾小球),通常使用 16G 的同轴 CNB。类似于肝脏,经颈静脉血管内非靶向肾活检技术也是一种选择,特别是对于那些无法行 CT 扫描和难以用超声显示病态肥胖患者。然而,与 TJLBX 不同,这种技术并不能降低出血风险,因此很少用于 CKD 的肾活检。

活检后的护理和并发症。肾活检术后,最好卧床休息和密切监测 24h,大多数并发症即发生在这段时间。也可以在活检后进行影像随访,虽然其作用有限,然而,影像复查提示没有血肿被认为发生并发症的概率较小,并且可减少患者的留观时间。患者出院后,如果手术部位出现突发或持续加重的疼痛,伴进行性血尿或头晕时,告知他们联系进行手术的放射科医师,并到最近的急诊室寻求帮助。

出血。肾活检术出血风险较高。CKD 患者常由于血小板功能障碍,存在出血时间延长(BT)的可能。但出血风险增加相关因素仍存在争议。女性、Hb<12mg/dL、收缩压>130mmHg、血清肌酐升高(>2mg/dL)、急性肾损伤后活检以及使用大口径活检针均与较高的出血风险相关。它可表现为肾周血肿(10%~90%)或暂时性肉眼血尿(1%~10%)。大量出血可能需要输血(0.3%~7.4%)、行介入超选择性动脉栓塞,极少数甚至需要行肾切除术(0.1%~0.5%),但大多数血肿和血尿患者通常可以自愈,因为杰氏筋膜有助于抑制出血。如果患者术后几天仍出现持续性血尿,但生命体征平稳,应考虑行 CTA 检查排除假性动脉瘤或动静脉瘘。

肾脏活检其他罕见的并发症包括感染、尿漏、邻近器官损伤、肾上极活检时造成气胸和肿瘤播散,据报道,这些并发症发生率在小于 1∶10 000。

其他腹盆腔活检。前列腺活检通常是由泌尿外科医师通过经直肠超声在门诊进行手术,以排除恶性肿瘤。不是由放射科医师常规执行的,因此本章将不详细论述。

胰腺病变通常由胃肠科医师在内镜下进行活检,由于这种方式穿刺路径更直接且更短,并可阻止肿瘤播散,从而降低了邻近器官损伤和出血的风险。然而,对于较大的胰腺病变,经皮腹膜后途径可以更方便地行组织活检。活检后并发症可包括胰腺炎、出血和胰管瘘。

脾脏肿块很少进行活检,但对于可疑恶性的脾脏局灶性病变或弥漫性脾大的情况下可以做。可疑淋巴瘤是最常见的适应证。由于脾脏是富血供的器官,出血是一种严重的潜在并发症,但是通过减少穿刺次数,选用 20~23G 的 FNA 针和 18G 的 CNB 针也有较高安全性。最接近外周位置的活检路径也使出血风险最小化。

胆囊(Gb)活检很少由放射科医师操作,其常发生罕见的严重并发症,如胆汁性腹膜炎和胆道出血等,但一些研究表明这是一种安全的手术方式。可对疑恶性肿瘤的胆囊肿块或胆囊壁局灶性增厚的病变进行活检。优选经肝实质路径,并垂直穿入胆囊以使胆漏的风险最小化。

对于可疑的肾上腺病变且影像学难以定性时,可以考虑采用 CT 引导肾上腺活检。经常采用经腹膜后入路。多采用由下至上路径以避免损伤横膈和肺实质。当临床怀疑嗜铬细胞瘤时,穿刺时要小心,术前应用 α 受体阻滞剂预处理后再进行穿刺。出血、气胸、高血压危象等并发症较少见。

肠道病灶常在内镜引导下活检,几乎完全由消化科医师进行,但如果病变较大,并沿着肠袢的外表面生长,则可以行经皮穿刺活检,而不会造成穿孔和渗漏。

在超声下虽然看不到正常大网膜和腹膜,但可以显示实性病变或结节状增厚,特别是在腹膜癌的情况下。由于腹膜病变在手术过程中常可移动,并且对患者的体位有依赖性,因此可能需要结合 CT 和超声引导才能安全地进行穿刺。一些医疗机构倾向于将这些病例让外科医师进行腹腔镜活检,因为影像引导下经皮活检穿刺此类活动性病变相当具有挑战性并且成功率较低。

超声或 CT 同样可以对腹膜后、盆腔、颈部、腋窝、腹股沟、颌下和腮腺 1cm 以下可疑淋巴结病变进行取样(图 38.2)。靠近重要器官和血管的较小、浅表病灶通常采用 21~25G 针的抽吸活检技术进行取样。经 CNB 取样较大的固定腹膜后病变时,要仔细识别重要结构如输尿管及邻近血管并确保切割活检针不会穿透上述结构。由于淋巴瘤经常与其他淋巴结病变进行鉴别,因此取材样本也需要放置在适当的固定液中,以便进行流式细胞检测(表 38.3)。

骨肌系统

行肌肉骨骼活检可用来诊断具有侵袭性或影像表现不典型的骨或软组织病变,或用来确诊患恶性肿瘤患者骨转移,以及感染病变病原菌的检测以指导抗生素治疗,并确定病理性骨折的病因。术前的影像学检查非常有帮助,MRI 可以很好地显示肌筋膜室和神经血管，而CT显示骨质破坏、侵蚀或钙化较好。

要注意典型的“不宜接触”病变，包括跟骨假肿瘤、硬纤维瘤和背部弹性纤维瘤。

骨活检。靶向性骨病变活检常用于证实恶性肿瘤的存在或者获得分子生物学标记物确定疾病进展的转移患者的肿瘤生物学信息。以及无原发性恶性肿瘤的年轻患者，发现不明原因孤立性骨损害可疑肉瘤时，经穿刺确诊良性病变时可挽救肢体。骨穿刺活检通常在CT引导下进行，CT引导可清晰定位病变并显示相应的骨肌解剖结构。透视引导可用于较大的病灶或经椎弓根入路椎体活检。病灶靠近表面或骨外软组织肿瘤可行超声活检。

软组织。大多数软组织病变往往较浅表性的，可以用高频线阵探头进行引导取样。彩色多普勒可显示病变内及其周围血管。优选至目标区域的最短路径。据报道，针道种植，尤其是软组织肉瘤种植的风险高达57.1%。由于针道种植率高，建议在活检前咨询外科医师以确定活检路径，如果诊断为肉瘤，需切除活检通路区域组织。

取样充分性与分析

随着个性化医学时代到来，特别对于肿瘤学而言，样本量(获取足够的样本)是否充足是对于组织病理学和生物标志物分析、减少重复活检、以及患者及时得到处理(包括临床试验注册)至关重要。样本量不足会导致较高的假阴性率，使必要的生物标志物分析延迟，并且如NSCLC所示，由于过早进行不适当的化疗，同样导致较低阳性率。

荧光原位杂交(FISH)技术要求每个组织切片至少含有50个有效细胞、以及至少200ng的DNA或大约500个细胞以进行DNA提取用于基因分型。尽管随着分子诊断平台技术、敏感性提高，所需细胞量也在减少。新的基因分型技术需要从福尔马林固定和石蜡包埋(FFPE)组织的细胞学标本中提取至少10ng的DNA。基因突变分析需要至少10%的恶性细胞含量。一般来说，使用21G针抽吸质量高、无出血组织可以包含大约100个细胞，而CNB取样可包含500个细胞。遗憾的是，对于生物标志物检测，目前没有关于所需组织数量的指南，因为该领域尚存在大量未知因素：没有活检部位选择的客观标准；样本采集装置的类型和使用的技术；以及不断发展的分子技术分析需要的组织量没有建立相关“金标准”；不同的实验室根据自己的方案确定所需的组织数量或肿瘤细胞比例；以及肿瘤本身等因素均可能影响检测效率。来自美国病理学家学会、国际肺癌研究协会和分子病理学协会的指导方针“任何在实验过程中确立的、符合实验室对肿瘤含量、固定和质量要求的标本，都可以用于分析”。考虑到这些混乱的因素，大多数放射科医师习惯取得5~10个针芯的组织用于组织学和生物标记物分析。

此外，需要根据病理分析的要求和可疑病变的不同，将活检样品保存在适当的固定剂中(表38.3)。

生物标志物的应用现状

根据其应用情况，生物标记物可用于诊断、预测、预判预后、治疗监测和缩窄诊断范围。预测性生物标记物可显示患者对某种干预的潜在反应，包括靶向或免疫治疗。尤其是肿瘤学领域，越来越依赖于生物标志物来指导治疗，并且正朝着在分子层面定义癌症类型的方向发展，而不是在病理类型上(表38.4)。

表38.4

常见癌症类型与相关的主要生物标记物及其生物标记物为基础的治疗药物

恶性肿瘤	主要生物标志物/突变	治疗药物
头颈	EGFR KRAS-	mABs:cetuximab
黑色素瘤	BRAFV600 EBRAFV600E 或 V600K BRAF V600X PD-L1	KIs:vemurafenib KIs: dabrafenib, trametinib, cobimetinib mABs:nivolumab mABs:pembrolizumab
肺癌(NSCLC)	EGFR EGFR T790M EML4—ALK KRAS ROS1 PD-L1	KIs:afatinib,erlotinib,gefitinib KIs:osimertinib KIs:ceritinib, crizotinib, alectinib KIs:erlotinib,gefitinib KIs:crizotinib mABs:pembrolizumab
乳腺	ESR1 和 HER2-HER2 ESR1 和 PGR	everolimus KIs:lapatinib mABs:pertuzumab, trastuzumab, trastuzumab-emtansine Misc: tamoxifen, anastrozole, exemestane, letrozole
白血病	t(15;17)PML-RARα Ph 17p deletion Ph-	tretinoin KIs: imatinib, dasatinib, nilotinib, bosutinib KIs:ibrutinib Misc:venetoclax blinatumomab
淋巴瘤	17p deletion HIV-或 HHV8- BRAF V600X	KIs:ibrutinib mABs:siltuximab mABs:nivolumab
胃腺癌	HER2	trastuzumab
胃肠道间质瘤	c-KIT	TKIs:imatinib, sunitinib
胰腺	EGFR 和 KRAS	TKIs like erlotinib
结直肠	EGFR 和 KRAS- ESR1、PGR 和 HER2-	KIs:cetuximab,panitumumab KIs:palbociclib Misc:fulvestrant
肾	ESR1 和 HER2- BRAF V600X	Misc:everolimus mABs:nivolumab
卵巢上皮细胞/输卵管/原发性腹膜	BRCA	KIs:olaparib

KIs，激酶抑制剂；mABs，单克隆抗体；Misc，其他机制包括mTOR抑制剂和激素受体拮抗剂。

伦理问题

当我们试图去解开患者的基因信息时，有许多伦理问题需要考虑。目前，在肿瘤学中，肿瘤体细胞突变和患者种系突变都可进行深入分析，并且常常被记录在患者的病历中。所获得的基因组数据及其影响还不完全清楚。这也提出了一个问题，即基因检测结果中有多少应该向患者及其亲属公开，例如利-弗劳梅尼（Li Fraumeni）综合征的患者具有种系 p53 突变，患者可能需要咨询遗传学专家。对于许多临床试验，因为研究的需要，参与者必须进行重复活检，主要是为了研究目的，而不是为了确定下一个临床治疗方案，这会一带来很多风险。同时，这些样品进行分子标记物的分析已超出了现有分子治疗药物的范围。

对基因分析活检的伦理和道德分析应从患者角度和科学进步来考量。基因组织分析的活检同意书需要尽可能明确和彻底，以及需要机构审查委员会（IRB）的批准，以保证协议的透明度，保护患者。

未来趋势及相关概念

放射科医师通过改进诊断成像技术和掌握影像引导下穿刺活检，在推进个性化医疗中发挥着关键作用。

诊断成像技术的进展包括放射基因组学，或称为影像基因组学，它研究影像表现类型与潜在遗传特征之间的关系，或可指导确定理想的活检部位。定量放射学是从医学图像中测量解剖学和生物学参数，并获得客观数据，实际上即进行虚拟活检，并允许测量疾病状态、严重程度、对治疗的反应和结果，例如，对阿尔茨海默氏症患者进行虚拟皮质活检，将有助于监测疾病进展。理论上，通过绘制生物标记物来显示疾病的进程和严重程度，并对此进行监测，包括新兴的分子成像技术如核医学领域开发的特定示踪物。这些新兴领域必将在不久的将来改进和补充影像引导的组织活检。

放射科医师进行影像引导活检最理想的目标是能取出病变最可能获得组织病理学和分子诊断结果的那部分组织。通过成像技术的进步，这一目标有可能实现，通过术中对病变的理想活检位置进行识别，或者通过在取样期间进行更好的控制和实时反馈的装置来完成。光学分子成像是一种新兴的技术，它能实时地显示相应组织，从而可以在手术过程中引导放射科医师穿刺到病变内的最佳活检部位。微泡分子示踪剂在乳腺癌患者前哨淋巴结活检中应用，增强了淋巴结中可疑病变区域的显示，推测也可以应用于其他部位。其他类型的示踪剂，如纳米颗粒，正开始应用于临床，特别是在中空器官中，可帮助医师结直肠癌切除术中明确手术切缘。随着活检设备和智能活检针的发展，例如先用分子示踪剂标记病灶，再通过伽马检测器探测相应示踪剂，从而确定理想的取样部位。具有增强转向技术的活检针正在开发中，它拥有更佳的控制和操作性，从而使穿刺时更为安全。这种穿刺针可依靠轴进行转向，具有预弯曲、可伸缩的同心管结构，可按照预定的曲率进行穿刺，从而为患者提供个性化活检。当前人们除了对乳腺 MR 引导肿块穿刺活检术感兴趣之外，还对进一步开发机器人辅助 MR 引导介入技术非常感兴趣。

对于放射科医师来说，了解组织活检采集和分析与了解作为新兴领域的液体活检是同等重要的。液体活检平台检测外周静脉血液样本中游离循环肿瘤细胞（CTC）、循环肿瘤 DNA（ct-DNA）和含有 RNA 的微泡。当检测到所有游离标记物时，液体活检可更全面地提供患者体内肿瘤异质性图谱。它提供了一种更加安全、无创的分析患者肿瘤负荷和生物学的方法，允许根据需要安全地重复采样以及可能更低的成本。这是一个快速发展的领域，初步临床应用主要在肺、结肠和恶性黑色素瘤的Ⅳ期转移患者中。

个性化医疗保健的概念给出了许多美好的愿景，好得让人听起来难以置信，它最终旨在为所有患者制定特别的、适合自身的医疗决策、调查、治疗、剂量或治疗措施。生物医学影像和影像引导介入治疗能够使影像表现与分子标记相关联，实现更精确的治疗。为了使个性化医疗发挥其全部潜力，放射科医师不仅必须继续与其共同发展，而且更重要的是要在帮助其前进道路上发挥关键作用。

参考文献

1. PHG Foundation. Many names for one concept or many concepts in one name? Available from http://www.phgfoundation.org/documents/311_1358522182.pdf. Accessed September 29, 2017.
2. Atkinson AJ, Colburn WA, DeGruttola VG, et al. Biomarkers and surrogate endpoints: Preferred definitions and conceptual framework. *Clin Pharmacol Ther* 2001;69:89–95.
3. Falconi A, Lopes G, Parker JL. Biomarkers and receptor targeted therapies reduce clinical trial risk in non–small-cell lung cancer. *J Thorac Oncol* 2014;9:163–169.
4. Thompson RH, Kurta JM, Kaag M, et al. Tumor size is associated with malignant potential in renal cell carcinoma cases. *J Urol* 2009;181:2033–2036.
5. Lim C, Sung M, Shepherd FA, et al. Patients with advanced non—small cell lung cancer: Are research biopsies a barrier to participation in clinical trials? *J Thorac Oncol* 2015;11:79–84.
6. Executive Summary. Interim analysis of the NCI-MATCH Trial. 2016. Available from https://dctd.cancer.gov/majorinitiatives/NCI-MATCH_Interim_Analysis_Executive_Summary.pdf. Accessed September 29, 2017.
7. Tam AL, Lim HJ, Wistuba II, et al. Image-guided biopsy in the era of personalized cancer care: Proceedings from the society of interventional radiology research consensus panel. *J Vasc Interv Radiol* 2016;27:8–19.
8. Hasanovic A, Rekhtman N, Sigel CS, Moreira AL. Advances in fine needle aspiration cytology for the diagnosis of pulmonary carcinoma. *Patholog Res Int* 2011;2011: Article ID 897292, 7 pages.
9. Patel IJ, Davidson JC, Nikolic B, et al. Consensus guidelines for periprocedural management of coagulation status and hemostasis risk in percutaneous image-guided interventions. *J Vasc Interv Radiol* 2012;23:727 736.
10. Ridout G, de la Motte S, Niemczyk S, et al. Effect of renal function on edoxaban pharmacokinetics and on population PK/PK-PD model. *J Clin Pharmacol* 2009;49:1091–130.
11. Baron TH, Kamath PS, McBane RD. Management of antithrombotic therapy in patients undergoing invasive procedures. *New Engl J Med* 2013;368:2113–2124.
12. Nutescu EA. Oral anticoagulant therapies: Balancing the risks. *Am J Health Syst Pharm* 2013;70(10 Suppl 1):S3–S11.
13. Fleisher LA, Fleischmann KE, Auerbach AD, et al. 2014 ACC/AHA guideline on perioperative cardiovascular evaluation and management of patients undergoing noncardiac surgery. *Circulation* 2014;130:e278–e333.
14. Doherty JU, Gluckman TJ, Hucker WJ, et al. 2017 ACC expert consensus decision pathway for periprocedural management of anticoagulation in patients with nonvalvular atrial fibrillation: A report of the American College of Cardiology Clinical Expert Consensus Document Task Force. *J Am Coll Cardiol* 2017;69:871–898.
15. Dean DS, Gharib H. Epidemiology of thyroid nodules. *Best Pract Res Clin Endocrinol Metab* 2008;22:901–911.
16. Kwong N, Medici M, Angell TE, et al. The influence of patient age on thyroid nodule formation, multinodularity, and thyroid cancer risk. *J Clin Endocrinol Metab* 2015;100:4434–4440.
17. Popoveniuc G, Jonklaas J. Thyroid Nodules. *Med Clin North Am* 2012;96:329–349.
18. Bischoff ð L, Lamki Busaidy N, Byrd D, et al. NCCN Guidelines Version 2. 2017 Thyroid Carcinoma 2017. Available from https://www.nccn.org/professionals/physician_gls/pdf/thyroid.pdf. Accessed September 29, 2017.
19. Baloch ZW, Cibas ES, Clark DP, et al. The National Cancer Institute

Thyroid fine needle aspiration state of the science conference: A summation. *Cytojournal* 2008;5:6.
20. Haugen BR, Alexander EK, Bible KC, et al. 2015 American Thyroid Association Management Guidelines for Adult Patients with Thyroid Nodules and Differentiated Thyroid Cancer. *Thyroid* 2015;26:1–133.
21. Na DG, Baek JH, Jung SL, et al. Core needle biopsy of the thyroid: 2016 consensus statement and recommendations from Korean society of thyroid radiology. *Korean J Radiol* 2017;18:217–237.
22. Dean DS, Gharib H. Fine-needle aspiration biopsy of the thyroid gland—thyroid disease manager. 2015. Available from http://www.thyroidmanager.org/chapter/fine-needle-aspiration-biopsy-of-the-thyroid-gland/. Accessed accessed September 29, 2017.
23. Gharib H, Papini E, Garber JR, et al. American Association of Clinical Endocrinologists, American College of Endocrinology, and Associazione Medici Endocrinologi Medical Guidelines for Clinical Practice for the Diagnosis and Management of Thyroid Nodules—2016 Update. *Endocr Pract* 2016;22:622–639.
24. Manhire A, Charig M, Clelland C, et al. Guidelines for radiologically guided lung biopsy. *Thorax* 2003;58(11):920–936.
25. Ghosh D, Howes TQ. How to do it: Ultrasound-guided pleural biopsy. *Breathe* 2007;4:151 LP–155.
26. Brown KT, Brody LA, Getrajdman GI, Napp TE. Outpatient treatment of iatrogenic pneumothorax after needle biopsy. *Radiology* 1997;205: 249–252.
27. Boskovic T, Stanic J, Pena-Karan S, et al. Pneumothorax after transthoracic needle biopsy of lung lesions under CT guidance. *J Thorac Dis* 2014;6(Suppl 1): S99–S107.
28. Wagner JM, Hinshaw JL, Lubner MG, et al. CT-guided lung biopsies: Pleural blood patching reduces the rate of chest tube placement for postbiopsy pneumothorax. *AJR Am J Roentgenol* 2011;197:783–788.
29. Malone LJ, Stanfill RM, Wang H, Fahey KM, Bertino RE.l. Effect of intraparenchymal blood patch on rates of pneumothorax and pneumothorax requiring chest tube placement after percutaneous lung biopsy. *Am J Roentgenol* 2013;200:1238–1243.
30. Graffy P, Loomis SB, Pickhardt PJ, et al. Pulmonary intraparenchymal blood patching decreases the rate of pneumothorax-related complications following percutaneous CT-guided needle biopsy. *J Vasc Interv Radiol* 2017; 28:608–613.e1.
31. Heerink WJ, de Bock GH, de Jonge GJ, Groen HJ, Vliegenthart R, Oudkerk M. Complication rates of CT-guided transthoracic lung biopsy: meta-analysis. *Eur Radiol* 2017;27:138–148.
32. Tannapfel A, Dienes HP, Lohse AW. The indications for liver biopsy. *Dtsch Ärztebl Int* 2012;109:477–483.
33. Marrero JA, Ahn J, Rajender Reddy K; Americal College of Gastroenterology. ACG clinical guideline: The diagnosis and management of focal liver lesions. *Am J Gastroenterol* 2014;109:1328–1347.
34. Kis B, Pamarthi V, Fan C-M, Rabkin D, Baum RA. Safety and utility of transjugular liver biopsy in hematopoietic stem cell transplant recipients. *J Vasc Interv Radiol* 2013;24:85–89.
35. Machado NO. Complications of liver biopsy—Risk factors, management and recommendations. In: Takahashi H, ed. Liver Biopsy. INTECH; 2011.
36. Takamori R, Wong LL, Dang C. Needle-tract implantation from hepatocellular cancer: Is needle biopsy of the liver always necessary? *Liver Transpl* 2000;6:67–72.
37. Liu YW, Chen CL, Chen Y Sen, Wang CC, Wang SH, Lin CC. Needle tract implantation of hepatocellular carcinoma after fine needle biopsy. *Dig Dis Sci* 2007;52:228–231.
38. Maturen KE, Nghiem HV, Marrero JA, et al. Lack of tumor seeding of hepatocellular carcinoma after percutaneous needle biopsy using coaxial cutting needle technique. *AJR Am J Roentgenol* 2006;187:1184–1187.
39. Shyamala K, Girish HC, Murgod S. Risk of tumor cell seeding through biopsy and aspiration cytology. *J Int Soc Prev Community Dent* 2014;4: 5–11.
40. Kim KR, Thomas S. Complications of image-guided thermal ablation of liver and kidney neoplasms. *Semin Intervent Radiol* 2014;31:138–148.
41. Uppot RN, Harisinghani MG, Gervais DA. Imaging-guided percutaneous renal biopsy: Rationale and approach. *AJRAm J Roentgenol* 2010; 194:1443–1449.
42. Fahy K, Augustine L, Sanden MO, Wassman ER. Clinicians' real world perceptions of pre-nephrectomy diagnostic biopsy performance as a driver of reduction in unnecessary surgeries in renal tumors. *J Kidney Cancer VHL* 2015;2:1–14.
43. Hogan JJ, Mocanu M, Berns JS. The native kidney biopsy: Update and evidence for best practice. *Clin J Am Soc Nephrol* 2016;11:354–356.
44. Misra S, Gyamlani G, Swaminathan S, et al. Safety and diagnostic yield of transjugular renal biopsy. *J Vasc Interv Radiol* 2008;19:546–551.
45. Whittier WL, Korbet SM. Timing of complications in percutaneous renal biopsy. *J Am Soc Nephrol* 2004;15:142–147.
46. Waldo B, Korbet SM, Freimanis MG, Lewis EJ. The value of post-biopsy ultrasound in predicting complications after percutaneous renal biopsy of native kidneys. *Nephrol Dial Transplant* 2009;24:2433–2439.
47. Stratta P, Canavese C, Marengo M, et al. Risk management of renal biopsy: 1387 Cases over 30 years in a single centre. *Eur J Clin Invest* 2007;37:954–963.
48. Corapi KM, Chen JLT, Balk EM, Gordon CE. Bleeding complications of native kidney biopsy: A systematic review and meta-analysis. *Am J Kidney Dis* 2012;60:62–73.
49. Chikamatsu Y, Matsuda K, Takeuchi Y, et al. Quantification of bleeding volume using computed tomography and clinical complications after percutaneous renal biopsy. *Clin Kidney J* 2017;10:9–15.
50. Andersen MF, Norus TP. Tumor seeding with renal cell carcinoma after renal biopsy. *Urol Case Rep* 2016;9:43–44.
51. Lewitowicz P, Matykiewicz J, Heciak J, Koziel D, Gluszek S. Percutaneous fine needle biopsy in pancreatic tumors: A study of 42 cases. *Gastroenterol Res Pract* 2012;2012:908963.
52. Sammon J, Twomey M, Crush L, Maher MM, O'Connor OJ. Image-guided percutaneous splenic biopsy and drainage. *Semin Intervent Radiol* 2012;29:301–310.
53. Venkataramu NK, Sood BP, Gupta S, Gulati M, Khandelwal N, Suri S. Ultrasound-guided fine needle aspiration biopsy of gall bladder malignancies. *Acta Radiol* 1999;40:436–439.
54. Sudheendra D, Wood BJ. Appropriate premedication risk reduction during adrenal ablation. *J Vasc Interv Radiol* 2006;17:1367–1368.
55. Sharma KV, Venkatesan AM, Swerdlow D, et al. Image-guided adrenal and renal biopsy. *Tech Vasc Interv Radiol* 2010;13:100–109.
56. Oliveira MP, Lima PM de A, da Silva HJ, de Mello RJ. Neoplasm seeding in biopsy tract of the musculoskeletal system. A systematic review. *Acta Ortop Bras* 2014;22:106–110.
57. Lindeman NI, Cagle PT, Beasley MB, et al. Molecular testing guideline for selection of lung cancer patients for EGFR and ALK tyrosine kinase inhibitors: Guideline from the College of American Pathologists, International Association for the study of lung cancer, and Association for Molecular Pathology. *Arch Pathol Lab Med* 2013;137:828–860.
58. Lim C, Tsao MS, Le LW, et al. Biomarker testing and time to treatment decision in patients with advanced nonsmall-cell lung cancer. *Ann Oncol* 2015;26:1415–1421.
59. Pirker R, Herth FJF, Kerr KM, et al. Consensus for EGFR mutation testing in non-small cell lung cancer: results from a European workshop. *J Thorac Oncol* 2010;5:1706–1713.
60. Twomey JD, Brahme NN, Zhang B. Drug-biomarker co development in oncology—20 years and counting. *Drug Resist Updat* 2017;30:48–62.
61. Peppercorn J, Shapira I, Collyar D, et al. Ethics of mandatory research biopsy for correlative end points within clinical trials in oncology. *J Clin Oncol* 2010;28:2635–2640.
62. Lolkema MP, Gadellaa-van Hooijdonk CG, Bredenoord AL, et al. Ethical, legal, and counseling challenges surrounding the return of genetic results in oncology. *J Clin Oncol* 2013;31:1842–1848.
63. QIBA. Available from https://www.rsna.org/QIBA/. Accessed September 29, 2017.

（刘俊 何攀 李兵）

第 39 章 ■ 肝脏恶性肿瘤的介入治疗：从解剖学到临床实践的一般概念

介　　绍

肝脏恶性肿瘤的靶向治疗是目前一些恶性肿瘤[如,肝细胞肝癌(HCC)]的主要治疗方法,联合外科或全身疗法治疗其他肝肿瘤(如胆管癌),或肝好发的转移性肿瘤。介入肿瘤学作为介入放射学的一个分支,已经有了很大的发展,目前的一些技术,最初是作为姑息疗法发展起来的,现在提供了治愈过去治疗策略有限的疾病的可能性。如今肝靶向治疗被认为是肝移植治疗原发性肝恶性肿瘤重要的基本部分,文献已经证明干预治疗能改善患者的预后。对于转移性疾病,消融和动脉内治疗常被用作手术切除的辅助手段,用于限制手术范围或治疗肝左右叶病变。这些微创疗法可以减少对全身的影响,尽可能多的保存正常的肝组织,并提供足够的肿瘤控制。从放射学的角度来看,医师必须理解并能够将这些概念应用到放射学实践中。下面章节将回顾放射科医师应该知道的现有经动脉内和经皮治疗的原理、在肝脏中的主要应用以及相关的解剖学概念。

肝脏血管解剖

肝脏解剖分段

自 1951 年 Hjortsjö 描述了胆管分支的节段模式以来,多个肝脏分段系统被提出。Healey 和 Schroy 描述了基于二级胆管和肝动脉分支的五段系统分法,Goldsmith 和 Woodburne 描述了基于二级门静脉分支四段分法,随后 Couinaud 描述了基于三级门静脉分支的八段分法。随后 Bismuth 引入了一个将 Couinaud、Goldsmith 和 Woodburne 系统合为一个的系统分法。然而,由法国外科医师 Claato Couinaud 描述的 Couinaud 系统分段是使用最广泛的分段系统。在这个系统中,每个部分都有它自身的血管流入、流出和胆汁引流通路,允许手术切除各个节段而不会损伤相邻节段。在每个节段的中心,有门静脉、肝动脉和胆管的分支,并且在每个节段的周边是肝静脉。

根据肝脏解剖的 Couinaud 分段法,沿着肝中静脉从下腔静脉到胆囊窝的平面将肝脏分成右叶和左叶。肝右静脉将右叶分为前叶和后叶;镰状韧带将左叶分成内叶和外叶。门静脉主

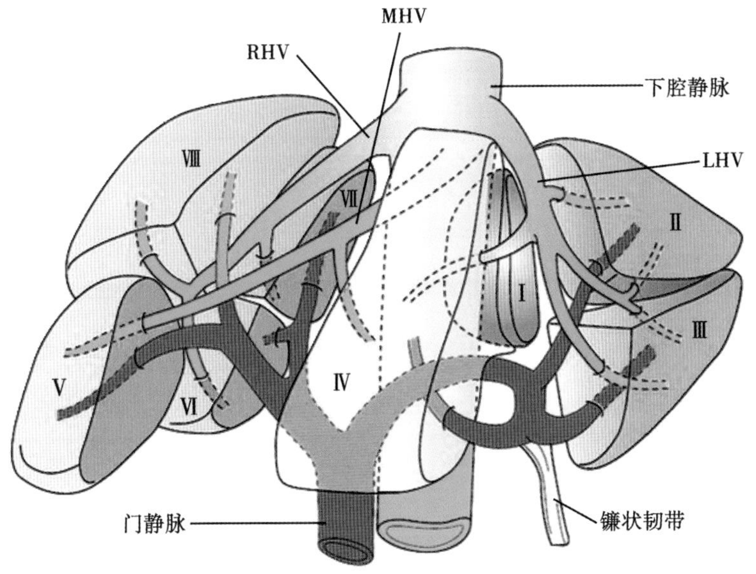

图 39.1　肝脏解剖 Couinaud 分段法。LHV,肝左静脉;MHV,肝中静脉;RHV,肝右静脉。

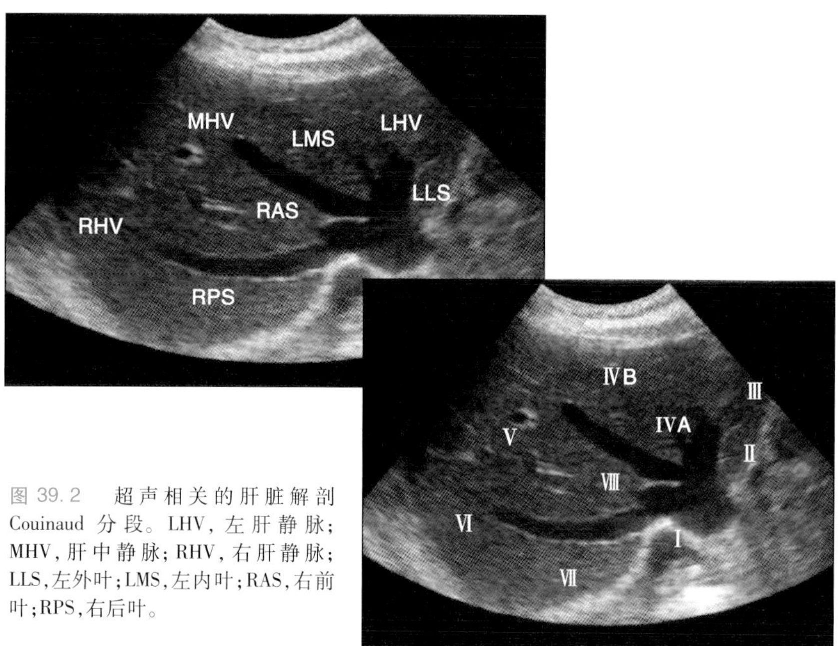

图39.2　超声相关的肝脏解剖Couinaud分段。LHV，左肝静脉；MHV，肝中静脉；RHV，右肝静脉；LLS，左外叶；LMS，左内叶；RAS，右前叶；RPS，右后叶。

干将肝脏分为上段和下段（图39.1）。

Couinaud分段法将肝脏分为八段。Ⅰ段，尾状叶，位于肝门后方包绕下腔静脉。然后，段的编号从左外叶上段开始以顺时针方式开始命名。左外叶由Ⅱ段（上段）和Ⅲ段（下段）。左内叶由Ⅳ段组成，根据Bismuth法通常细分为ⅣA段（上段）和ⅣB段（下段）。右前叶由Ⅴ段（下段）和Ⅷ段（上段）组成。右后叶由Ⅵ（下段）和Ⅶ（上段）组成（图39.2）。

肝动脉解剖和经动脉治疗的特殊考虑

肝动脉通常提供超过90%的肝肿瘤血液供应，而正常的肝实质主要由门静脉供血。因此，可以通过各种动脉内栓塞治疗有效地治疗肝肿瘤，同时避免了损伤周围的正常肝脏。栓塞是使用各种材料阻塞血流，用于治疗出血；在治疗肿瘤时，促进靶组织缺血。对于实现肿瘤的最佳治疗和同时避免与非目标栓塞区域的并发症，掌握肝动脉解剖是非常必要的。

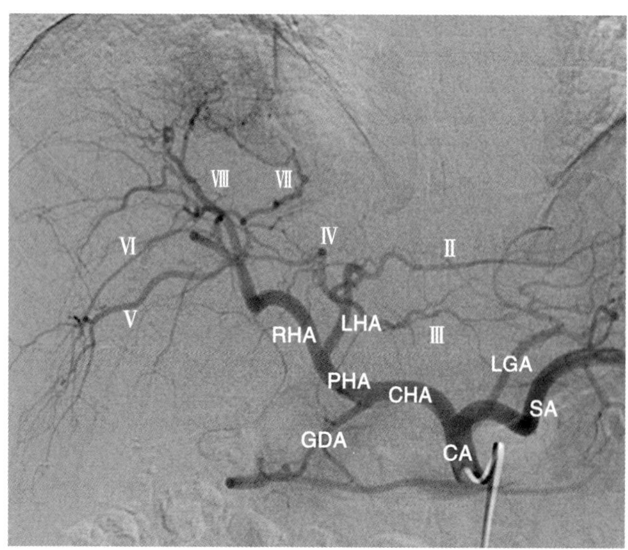

图39.3　腹腔血管造影显示常规解剖学。CA，腹腔动脉；CHA，肝总动脉；LGA，胃左动脉；SA，脾动脉；GDA，胃十二指肠动脉；PHA，肝固有动脉；LHA，肝左动脉；RHA，肝右动脉。

通常腹腔动脉在大约T_{12}水平从腹主动脉发出，腹腔干随后分为肝总动脉（CHA）、胃左动脉（LGA）和脾动脉（SA）。CHA沿胰腺上缘向右走行，然后分为胃十二指肠动脉（GDA）和肝固有动脉（PHA）。PHA向右上方走行，在肝门分为肝左动脉（LHA）和肝右动脉（RHA）。常规肝动脉解剖，由PHA发出RHA和LHA存在于大约60%的患者中（图39.3）。变异包括替代动脉，即动脉起源于不同的动脉主支，以及附属分支，即除主要血管之外的血管（图39.4）。

肝左动脉（LHA）通常起源于肝固有动脉，但替代动脉最常见的起源于胃左动脉（约5%），少见起源于腹腔干。副肝左动脉可能来自胃左动脉、腹腔干、肝右动脉（RHA）或主动脉。肝左动脉从肝门延伸到门静脉左支的脐部，然后穿过门静脉走行，形成肝左动脉弓，之后它将分支到肝Ⅱ和Ⅲ段（图39.5）。

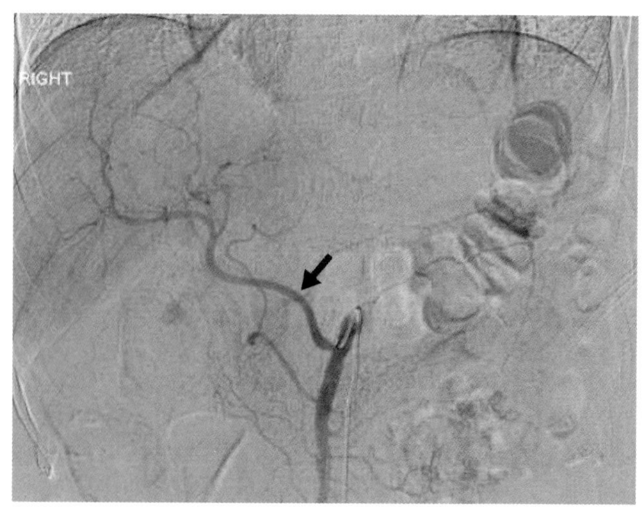

图39.4　肠系膜上动脉血管造影显示其替代肝总动脉（箭）。

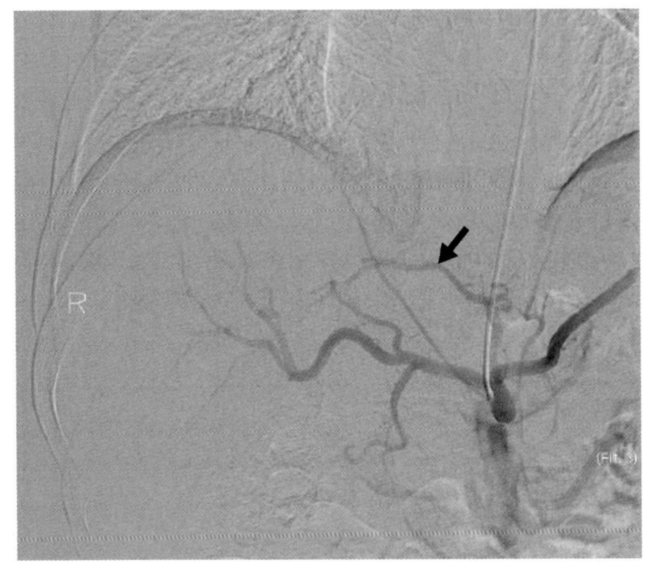

图 39.5　腹腔动脉造影显示替代肝左动脉来源于胃左动脉(箭)。

肝右动脉(RHA)通常来自肝固有动脉,但替代肝右动脉最常见来源于肠系膜上动脉(SMA)(约 12%)(图 39.6),少见来源于右侧膈动脉或腹腔干。副肝右动脉可能来自肠系膜上动脉(SMA)、腹腔干、胃十二指肠动脉、右膈动脉或主动脉。肝右动脉 RHA 分为前后支,前支向右上方走行供给Ⅴ和Ⅷ段,后支供给Ⅵ及Ⅶ段。

Ⅳ段分支具有两个主要的分支类型。通常它起源于 LHA,从门静脉脐部近端向右分支。然而,它也可能来自 PHA,被视为 PHA 的第三分叉,并被称为肝中动脉(MHA)(图 39.7)。Ⅰ段即尾状叶由 LHA 和 RHA 产生的多个小分支供血。

在制定经动脉内肿瘤治疗计划时,不仅要确定哪些动脉供应肿瘤,还要确定哪些动脉有非靶向治疗的危险,这都是非常重要的。这些动脉的起源可能需要预防性栓塞以防止非靶向

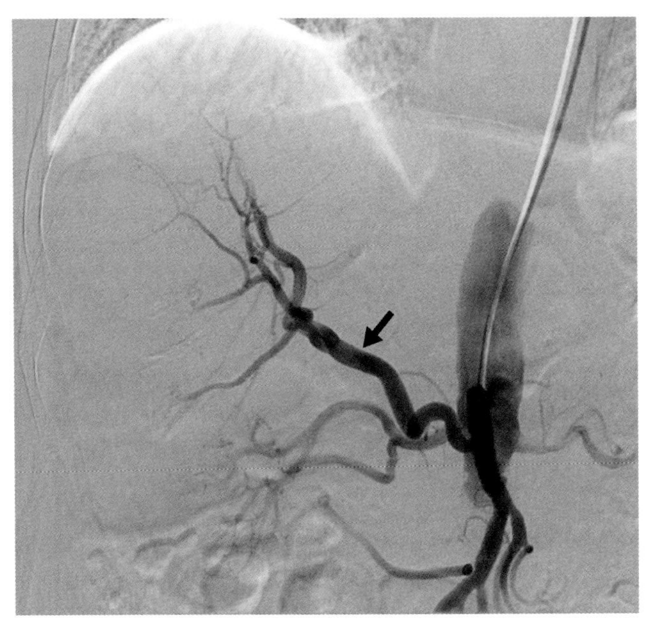

图 39.6　肠系膜上动脉造影(SMA)显示替代肝右动脉(箭)。

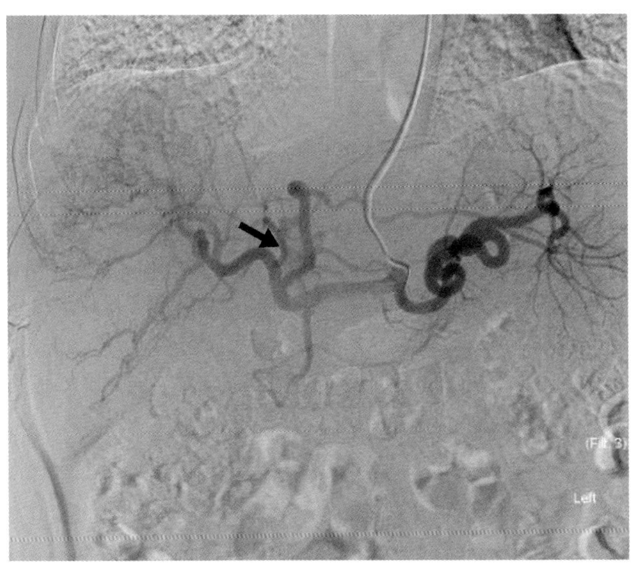

图 39.7　腹腔血管造影显示"肝中动脉"(箭)。

治疗导致并发症,包括胃肠道溃疡、皮肤溃疡和胆囊炎。常见的非靶向血管包括 GDA、胃右动脉(RGA)、副 LGA 和十二指肠后动脉,十二指肠上动脉,镰状动脉和胆囊动脉,在选择性内部放射治疗中,GDA 和 RGA 是最常见的预防性栓塞血管。

GDA 通常出现在 CHA 的末端并供应幽门、近端十二指肠和胰头。进行动脉内治疗之前,当用于递送治疗剂的预期导管位置距离 GDA 不够远,无法防止反流和非靶向栓塞时,应进行预防性的弹簧圈栓塞(图 39.8)。然而,在腹腔干狭窄和由此产生的 GDA 血流逆行供应腹腔干的情况下,不应进行预防性 GDA 栓塞。在某些情况下,可以看到 GDA 血流逆行,其原因是与巨大肝肿瘤负荷相关的肝动脉阻力降低。在这种情况下,应进行预防性 GDA 栓塞,因为肿瘤栓塞可能导致 GDA 血流逆行

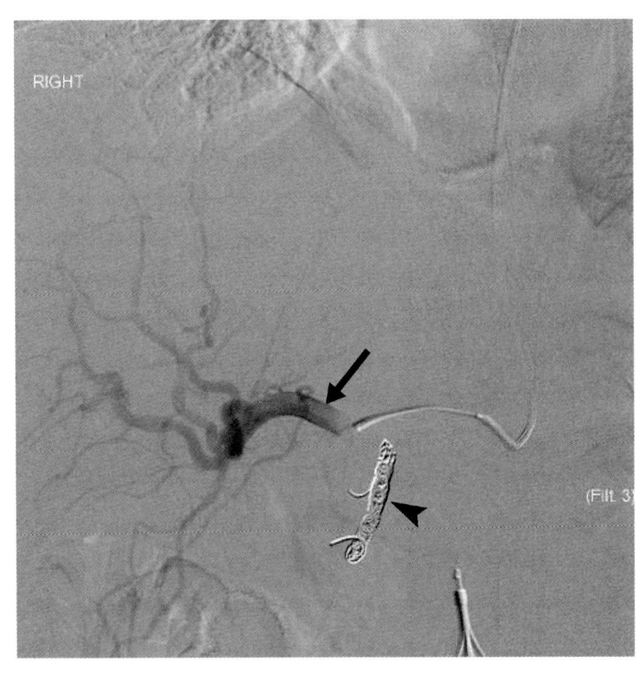

图 39.8　选择性内放射治疗过程中,选择性右肝血管造影显示肝右动脉(箭)顺行血流,胃十二指肠动脉弹簧圈栓塞(箭头)。

和随后的非靶向栓塞。

RGA 供应胃窦、幽门和十二指肠球部近端，通常起源于 PHA，尽管它可能起源于 LGA 或 CHA。除非其起源不在近端 CHA 且不可能出现非靶向栓塞，否则可能需要预防性弹簧圈栓塞（图 39.9）。RGA 通常以锐角分支，因此可能很难插管。在这种情况下，可以考虑通过 LGA 逆行途径进行预防性栓塞。

十二指肠上动脉供应十二指肠近端。十二指肠后动脉，也称为胰十二指肠后上动脉，供应十二指肠球部、胰头和钩突。这些血管通常来自 GDA，但可能起源于 CHA、PHA 或 RHA，如果它们起源于肝循环，则应进行预防性栓塞（图 39.10）。

当存在副 LGA 时，起源于 LHA，并供应贲门和胃底。如有可能，应在 LHA 区域肿瘤栓塞前进行预防性栓塞（图 39.11）。

镰状动脉罕见，但当它存在时，它供应前腹壁的脐区，最常起源于 MHA 或 LHA。当有危险时，应进行预防性弹簧圈栓塞，因为在肿瘤治疗期间，非靶向栓塞会导致腹壁损伤或皮肤溃疡（图 39.12）。

胆囊动脉供应胆囊，通常为 RHA 的第一支，随后分叉成深支和浅支，环绕胆囊。虽然预防性弹簧圈栓塞很少会导致缺血性胆囊炎，通常耐受性良好，如果存在足够的非靶向栓塞风险，则应进行预防性弹簧圈栓塞。一般不建议进行胆囊动脉永久性颗粒栓塞，因具有发生缺血性胆囊炎的高风险。然而，明胶海绵颗粒在过去曾被使用，其成功率报道不一（图 39.13）。

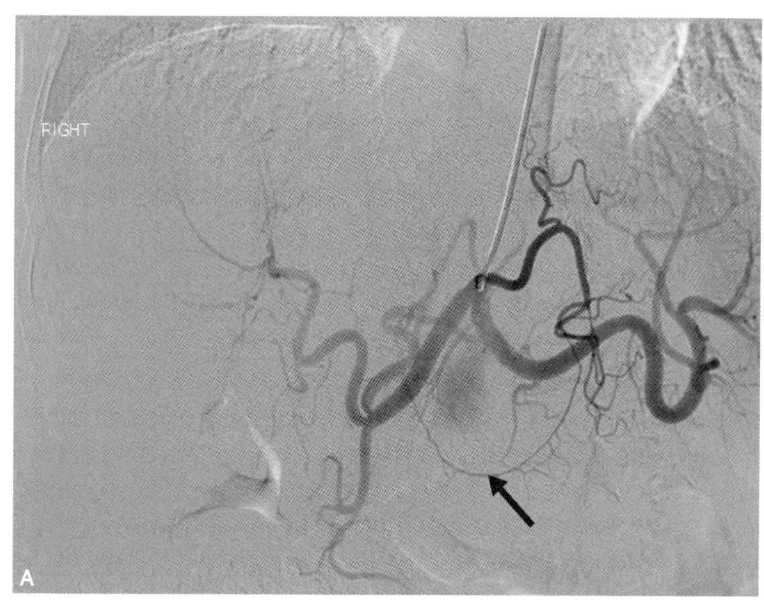

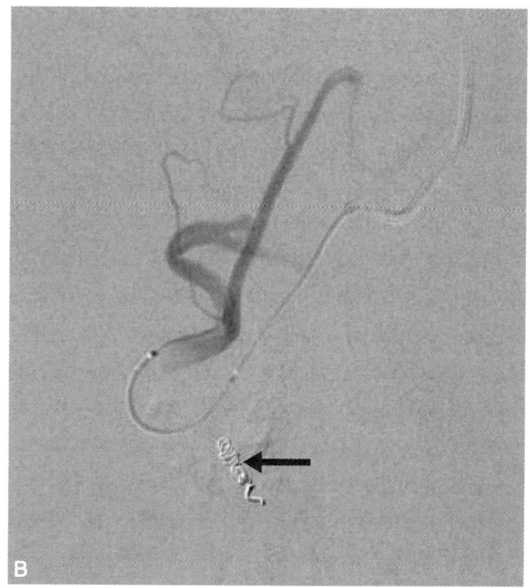

图 39.9　A. 腹腔血管造影显示胃右动脉（箭）起源于肝左动脉近端。B. 为了保护非靶向栓塞的组织区域，血管内放置弹簧圈栓塞（箭）。栓塞后，肝左动脉血管造影显示顺行血流，胃右动脉无血流。

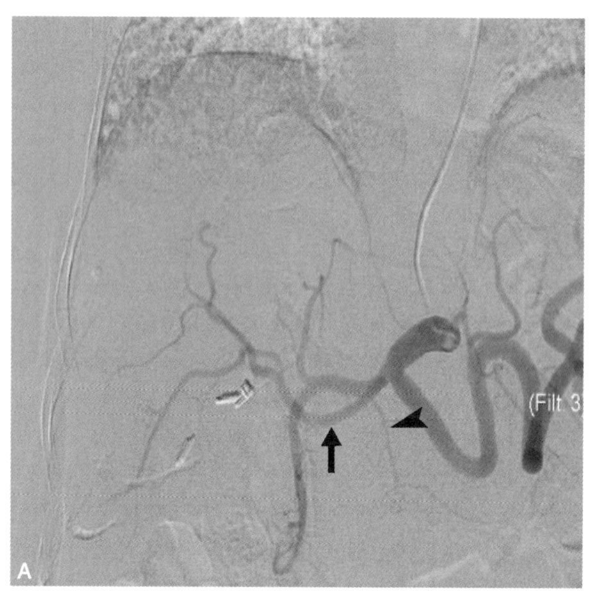

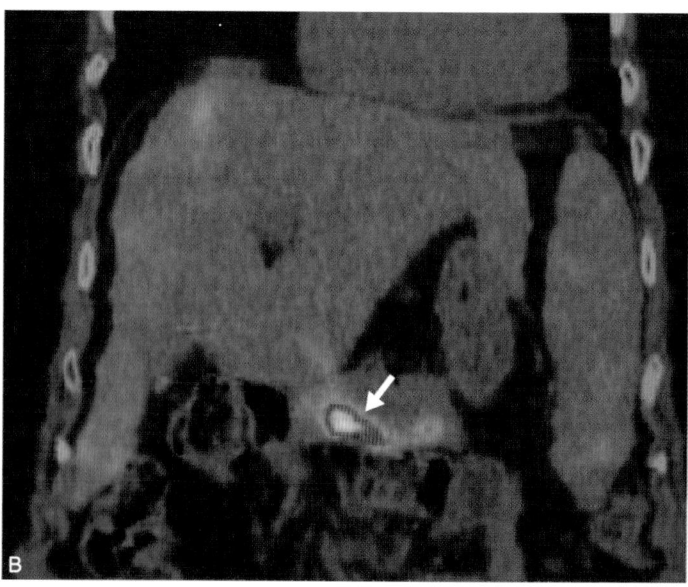

图 39.10　A. 腹腔血管造影显示肝右动脉直接起源于腹腔动脉（箭）。胰十二指肠后上动脉（PSPDA）位于肝右动脉近端（箭头）。B. 冠状位 ^{99m}Tc-MAA SPECT-CT 显示十二指肠和胰腺的放射性示踪剂浓聚，表明在选择性动脉内放射治疗之前必须预防性栓塞 PSPDA 来预防非靶向栓塞。

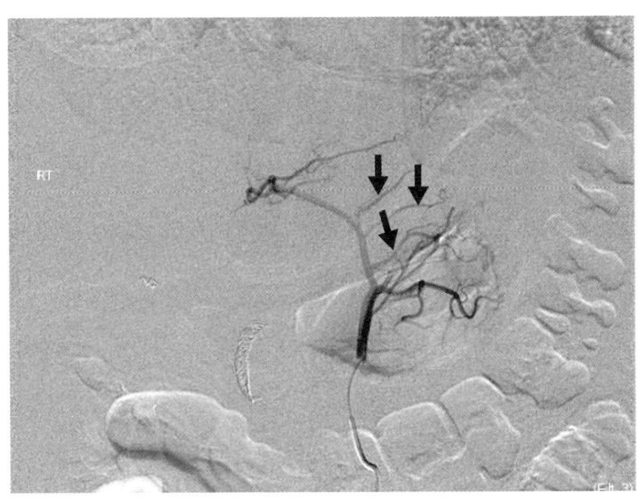

图 39. 11　选择性肝左动脉血管造影显示在肝左动脉近端多根副胃左动脉(箭)。

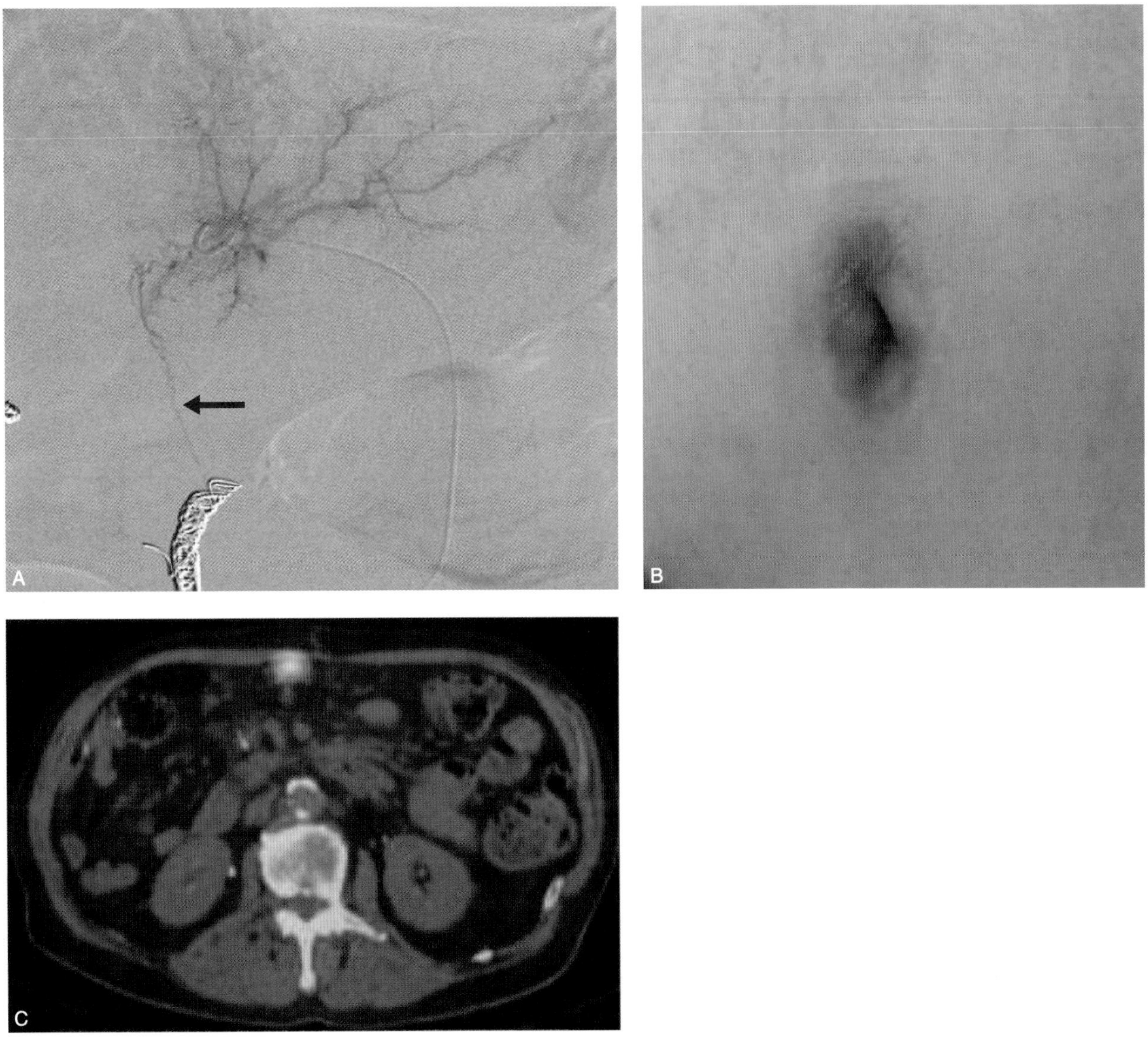

图 39. 12　A. 选择性内放射治疗转移性结肠癌患者的选择性左肝血管造影。镰状动脉(箭),由于其管径太小不能选择性栓塞。治疗前在脐区放置一个冰袋,以促进血管收缩和限制非靶向栓塞。B. 尽管进行了保护措施,患者出现了 1 级皮肤放射损伤,经保守治疗后局部形成肉芽组织并得到解决。C. 轴位 SPECT-CT^{90}Y 辐射显示放射性浓聚延伸至脐部。

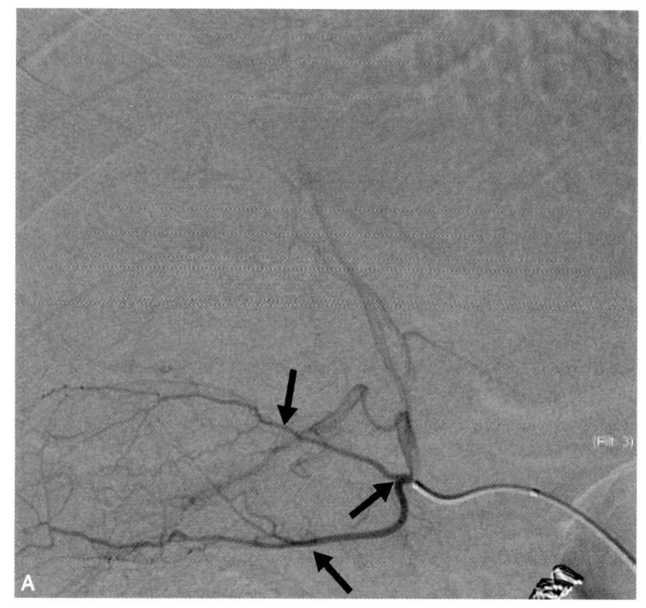

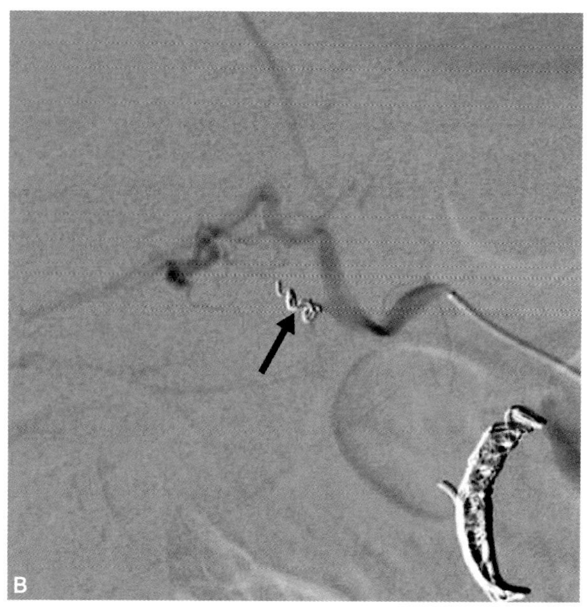

图 39.13　A. 右肝血管造影显示，胆囊动脉（箭）起源于肝右动脉近端。B. 为了保护非靶向栓塞的组织区域，行预防性动脉内弹簧圈栓塞术（箭）。放置螺旋弹簧圈栓塞后（箭），右肝血管造影显示顺行血流，流经胆囊动脉的血流减少。

除了确定提供肿瘤供血的肝动脉分支和确定需要预防性栓塞的动脉以防止非靶向肿瘤治疗外，还需对靶肿瘤提供血供的寄生侧支血管进行评估。肝浆膜面的肿瘤，尤其是大肿瘤，更有可能有侧支动脉供给。寄生侧支血管的可能性随着重复栓塞而增加。常见的寄生侧支血管包括膈、肾上腺、内乳、网膜、肾、肾包膜、肾上腺、肋间动脉、腰动脉、胃十二指肠动脉和胆囊动脉，这取决于肿瘤的位置（图 39.14）。

右膈下动脉（RIPA）是最常见的给肝肿瘤血供的肝外侧支血管（图 39.15）。最常起源于主动脉或腹腔干，供应右半膈肌，当肝脏肿瘤累及肝脏裸区（尤其是第Ⅶ和第Ⅷ段），应进行该动脉检查。而 RIPA 的栓塞在一般情况下耐受性良好，可能出现并发症包括肩痛、胸腔积液和膈肌无力。

网膜动脉也是常见的侧支供血血管。它们供应大网膜的血供，通常起源于右或左胃网膜动脉。它们可以供应肝脏任何地方的肿瘤。该血管栓塞耐受性较好。

当肿瘤位于胆囊窝附近时，应检查胆囊动脉。由于前文提到的胆囊动脉栓塞会导致缺血性胆囊炎的风险，如果有可能建议超选择性栓塞肿瘤供血血管。

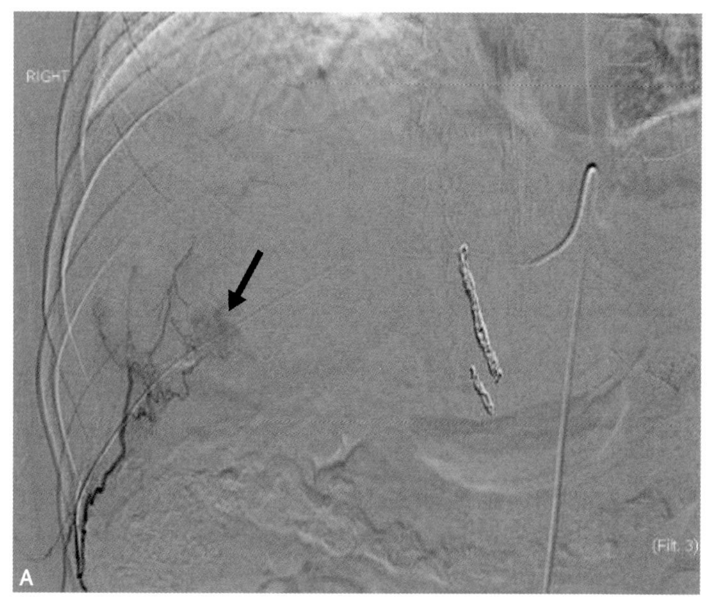

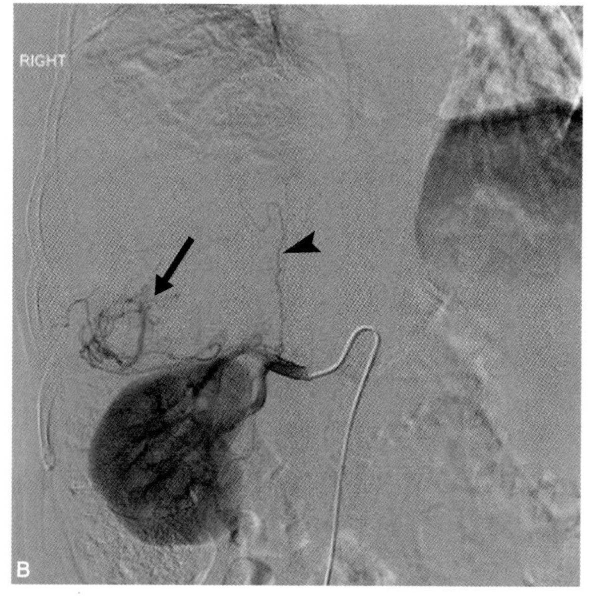

图 39.14　A. 经多次 DEB-TACE 治疗的患者，右肋间动脉血管造影显示肝脏第Ⅶ段肿瘤染色（箭）。B. 右肾血管造影显示肝脏Ⅵ段肿瘤染色，右肾动脉（箭）和右肾上腺动脉（箭头）为寄生动脉血管。

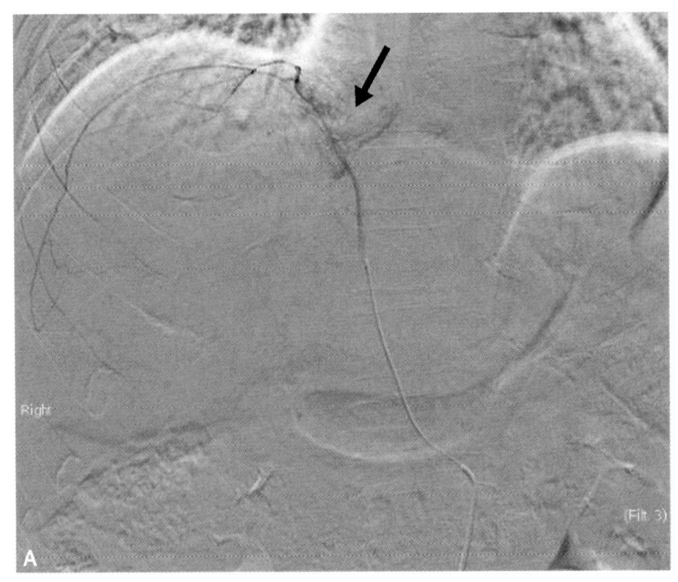

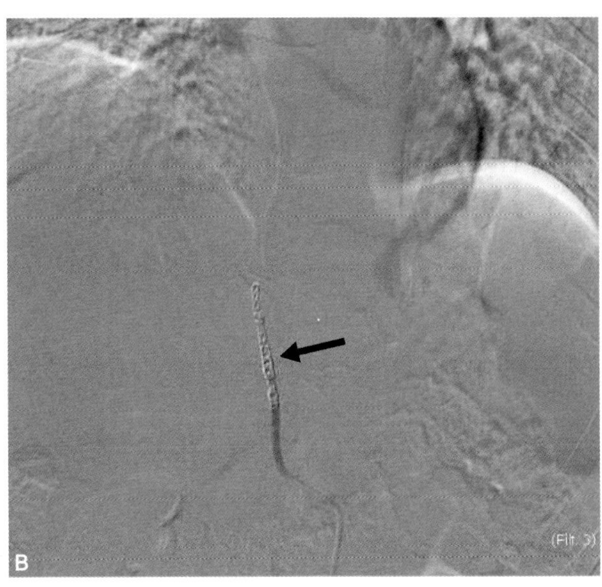

图 39.15　A. 右膈下动脉（RIPA）血管造影显示第Ⅷ段肝肿瘤染色，该动脉为供血血管（箭）。B. 对 RIPA 进行颗粒栓塞介入治疗和弹簧圈栓塞以避免再通（箭头）。

动脉内治疗

动脉内治疗基于这样一个事实，即正常肝实质有 2/3 的血供来自门静脉，只有 1/3 来自肝动脉，而大多数肝恶性肿瘤大部分血液供应来自肝动脉，可能也来源于肝外动脉（图 39.16）。此外，肿瘤继发于血管生成一般有较高的血管密度。因此，动脉系统为肝内肿瘤的选择性治疗提供了理想的载体。

经动脉化疗栓塞

经动脉化疗栓塞术（TACE）用于不可切除的肝富血供肿瘤的姑息治疗，作为手术切除或消融的辅助治疗，以及作为肝移植的过渡治疗。高-剂量化疗以经动脉内的方式传送到瘤床上，同时保留主要由门静脉供应的周围肝实质。然而，肿瘤也可能通过门静脉和周围的肝窦接受血液。这是肝动脉栓塞后门静脉血流逆转的结果，可能有助于肿瘤治疗后的生长。TACE 致肿瘤缺血，低氧应激刺激残余肿瘤细胞产生血管内皮生长因子，以补充新的血液供应。一旦发生这种情况，未来的治疗将越来越有难。因此，TACE 最好的结果是在治疗的初期，除了完全栓塞肝动脉和肝外侧支动脉供血，还应该完全栓塞瘤周门静脉。对于更大的肿瘤、多灶性疾病，或者如果在第一次治疗后没有完全的反应，当维持长期动脉通畅以允许重复治疗时，效果最好。恰当选择栓塞剂是实现这些目标的关键，不推荐使用永久性栓塞剂。

传统的 TACE 包括加或不加碘油的化疗药物的混合物，然后用微粒栓塞，以防止化疗药物快速洗脱（图 39.17）。Yamada

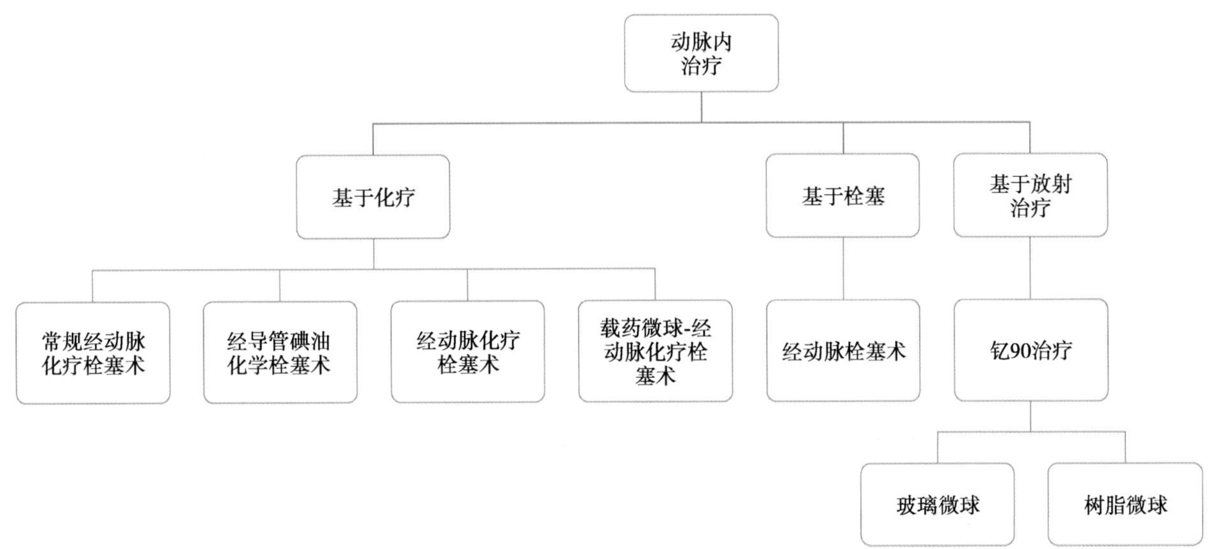

图 39.16　可用经动脉内治疗的方案说明。

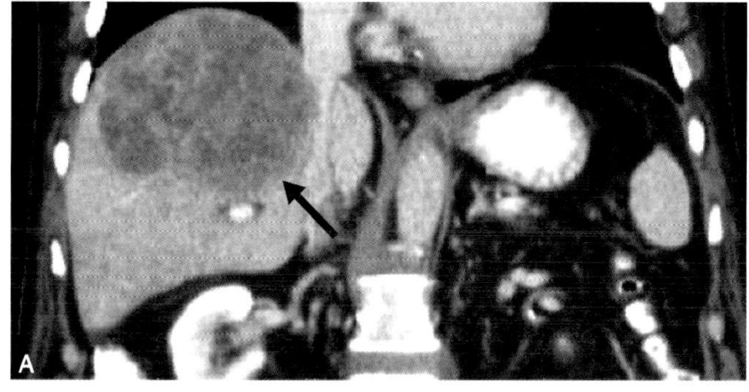
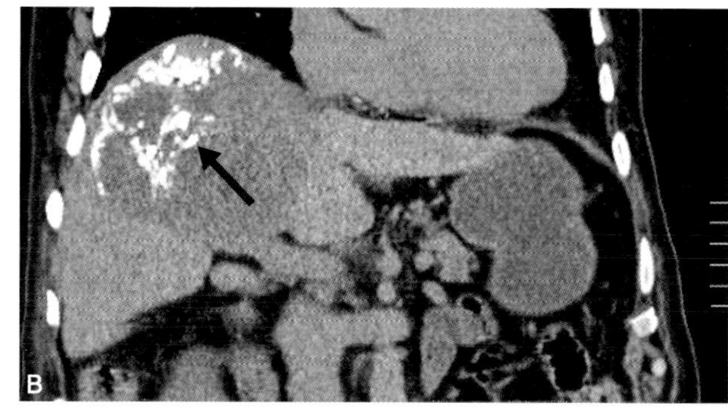
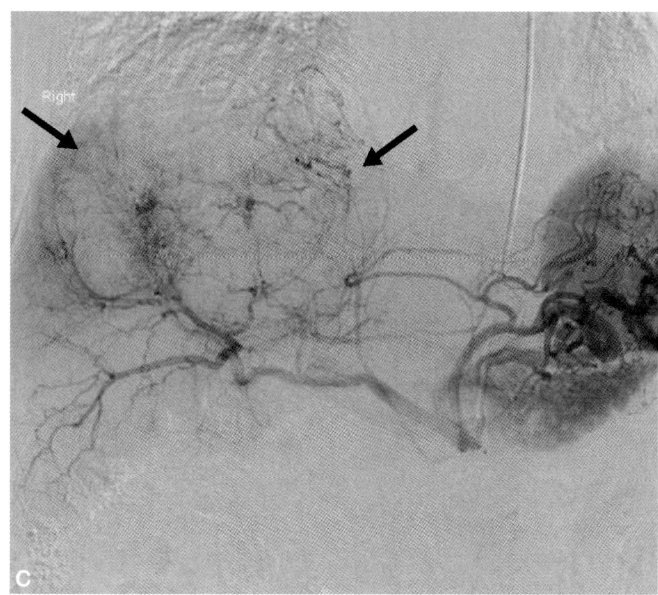

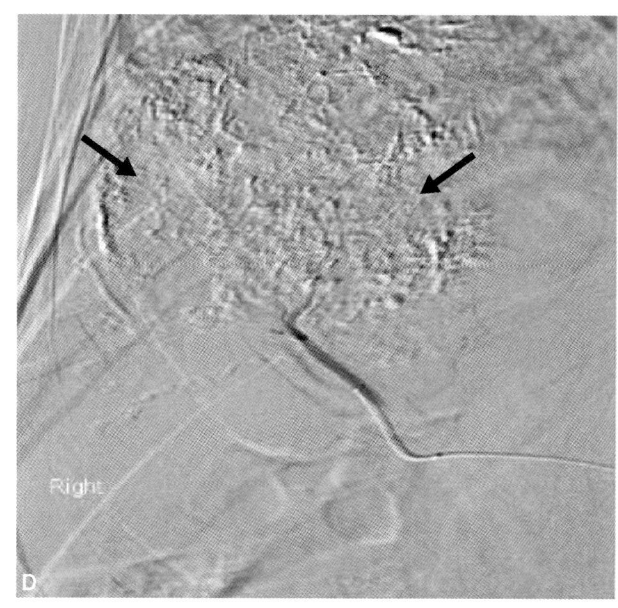

图39.17　传统TACE病例。A. 冠状位增强CT显示肝右叶肿块(箭)，已知为肝细胞癌。B. 术后非对比CT显示肿块内碘化油沉积(箭)。C. 相关腹腔血管造影显示肝右叶肿块及相关的肿瘤红染(箭)。D. 该区域随后用含化疗的碘化油栓塞止血(箭)。

在20世纪80年代第一次提出这项技术，他在Doyon的基础上将浸满丝裂霉素C或阿霉素的明胶海绵片经动脉灌注，Doyon首次描述了经导管肝动脉栓塞治疗肝脏肿瘤。然后才确定在灌注的化疗混合物中加入碘化油，可被许多肝脏肿瘤摄取和保留，从而促进栓塞和肿瘤坏死。碘化油是罂粟籽中二碘乙基脂肪酸酯的混合物，其碘含量为重量的37%。因此，它不透X射线，是一种极好的亲脂药物传递工具，由于肿瘤血管增生和肿瘤中缺乏库普弗细胞而产生虹吸效应，并诱导肿瘤微血管的短暂栓塞，因为它最终将从组织中清除。由于其亲脂性，碘化油分布在肿瘤动脉分支和瘤周门静脉小支中，从而达到双重栓塞。因此，肿瘤的碘油染色程度是一个独立预后因素。

应用最广泛的单一化疗药物是阿霉素，最广泛使用的联合化疗药物是顺铂、阿霉素和丝裂霉素C。与碘化油一起使用的完成TACE术的栓塞剂包括明胶海绵、聚乙烯醇(PVA)颗粒、玻璃、淀粉或三酰明胶微球。然而，非常不鼓励使用PVA微粒。

生物降解的栓塞剂，如明胶海绵和淀粉微球，允许首次完全栓塞，但长期动脉通畅，从而便于反复经导管治疗，众所周知这是有益的。通常是首选小型栓塞剂(小于100μm)，因为它可以栓塞肝动脉末端分支，防止侧支动脉流向治疗肿瘤。然而，如果栓塞剂太小，就会损害肿瘤外的肝组织，包括胆管系统；如果太大，会导致给药导管阻塞或近端动脉栓塞，栓塞剂未能到达肿瘤血管床的小血管。

常规TACE有以下几种变化：经导管碘油化学栓塞术(TOCE)，其中化疗药物与碘化油混合，但不使用其他栓塞剂；经动脉栓塞(TAE)，是指栓塞而不提供化疗药物；而经动脉化疗(TAC)则是在不加碘油或栓塞颗粒的情况下灌注化疗。关于TOCE，Takayasu等人结果表明，细胞毒药物与碘油混合灌注但未行栓塞，没有显示出任何实质性的抗肿瘤作用。此外，关于TAE，也称为温和栓塞，类似于动脉结扎，显示出与TACE相似的整体生存率。这些发现表明缺血在肿瘤坏死中起着关键作用。

药物洗脱微珠TACE(DEB-TACE)是一种新型的TACE，采用生物相容性、不可吸收的聚合物(如聚乙烯醇水凝胶)进行磺化，使极性化学治疗剂的可逆离子结合成为可能(图39.18)。然后这些珠子用于栓塞剂和化疗池的双重用途，允许化疗药物在局部缓慢扩散。这些珠子有多种大小，可装载阿霉素、表柔比星或依立替康，视肿瘤的恶性程度而定。这些珠子允许固定的剂量以持续和可控的方式释放化疗药物。与传统的TACE相比，DEB-TACE的血浆浓度峰值显著降低，与药物洗脱珠不同的是，传统的混合亲水性化疗药物在4h内从碘化油中消失。

TACE并不是对所有无法切除的原发性或转移性肝癌患者都有效。肝脏钆增强磁共振成像(MRI)与多期计算机断层扫描(CT)对肿瘤的生物学特性和预测TACE的效果非常有用。有完整包膜的肝癌患者与不完全或无包膜的肿瘤或浸润性表现的患者相比，总的生存时间更长(图39.19)。大血管侵犯，

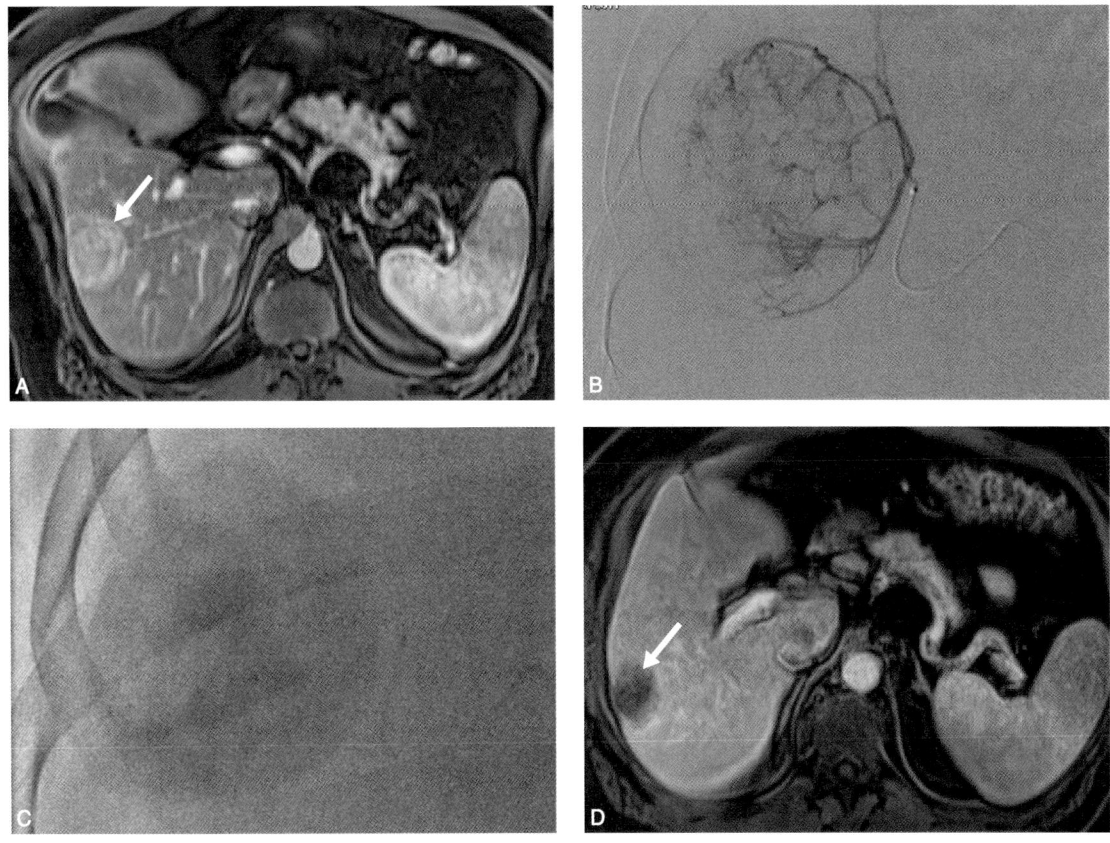

图 39.18　DEB-TACE 病例。A. 轴向 T_1WI 增强 MRI 图像显示肝右叶肿块（箭），已知为肝细胞癌。B. 选择性右肝血管造影示肿瘤染色。C. 透视图像显示药物洗脱珠栓塞后肿瘤染色。D. 术后轴位 T_1WI 增强 MRI 图像显示肿瘤内无强化，病灶大小明显缩小。

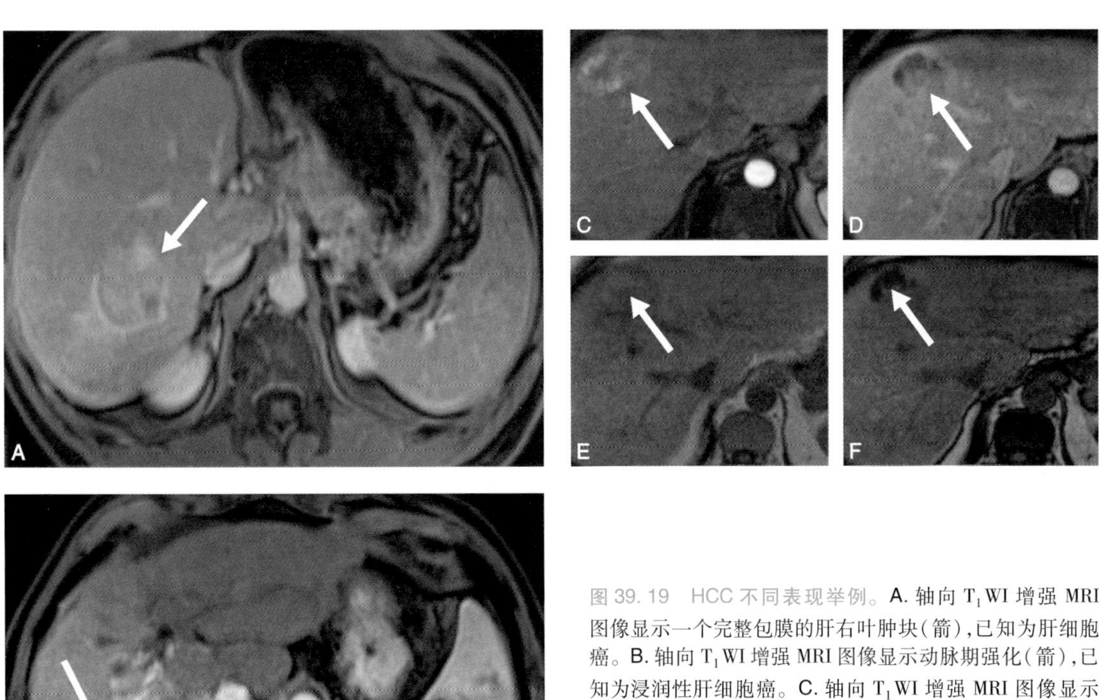

图 39.19　HCC 不同表现举例。A. 轴向 T_1WI 增强 MRI 图像显示一个完整包膜的肝右叶肿块（箭），已知为肝细胞癌。B. 轴向 T_1WI 增强 MRI 图像显示动脉期强化（箭），已知为浸润性肝细胞癌。C. 轴向 T_1WI 增强 MRI 图像显示动脉期强化的肝右叶含包膜的肿块（箭）。D. 强化程度下降（箭）。E. 同相梯度回波序列上 T_1WI 信号增高和 F. 反相位上信号减低，具有细胞内脂肪成分的分化良好的肝细胞癌。

表 39.1

影响 TACE 预后的因素

小肿瘤/肿瘤负荷
保存肝脏合成功能
Child-Pugh A 级
低 MELD 评分
HCC 完整包膜
无大血管侵犯
无胆管侵犯
无不规则肿瘤边缘
无边缘粗糙强化
无卫星灶
年龄<60 岁
血清白蛋白>3.5g/dL
甲胎蛋白<400ng/mL

胆管浸润，肿瘤边缘不规则，边缘粗糙强化，以及卫星结节的肿瘤，在调整肿瘤大小、肿瘤数目和甲胎蛋白水平后，对 TACE 的反应较差（表 39.1）。

在晚期肝病患者中，治疗所致肝衰竭可能抵消任何与肿瘤杀伤有关的生存利益。因此，在选择患者时应考虑肿瘤负担、潜在肝功能和患者的总体情况，最好的选择是保留肝功能和无血管侵犯或肝外转移的无症状肿瘤患者。

TACE 的绝对禁忌证包括肿瘤可切除性、顽固性全身系统性感染或合并肝功能差和肝门静脉血流受损。相对禁忌证包括但不限于：肿瘤负荷大于肝脏 50%以上，胆红素>2mg/dL，乳酸脱氢酶>425U/L，天冬氨酸转移酶>100U/L，存在肝外转移，身体状况较差，心脏或肾功能不全，存在显著的肿瘤动静脉分流，近期存在静脉曲张破裂出血，血小板明显减少，门静脉血栓形成和肿瘤侵犯下腔静脉和右心房。

常规通过股总动脉或桡动脉进入来完成手术。对肠系膜上动脉和腹腔动脉进行数字减影造影，其中一个序列应该继续延续至门静脉期。血管造影被用来评估各种血管解剖，如肝右动脉、胃十二指肠动脉的血流逆行情况，以及门静脉是否通畅及其血流方向。然后将常规导管或同轴管进入到目标肝动脉分支进行数字减影血管造影来显示肿瘤染色，确认有无动静脉分流，并确定治疗前是否预防性栓塞邻近器官的分支动脉（亦称血流再分配）来避免非靶向化疗栓塞。所有病例均应采用三维血管造影和 C 臂 CT 检查，尤其是对于血管解剖复杂的病例，以鉴别肿瘤供血血管及避免并发症。然后再选择到达肿瘤床的动脉分支的化疗药物及栓塞剂。

TACE 的常见并发症包括疼痛、发热、恶心、虚弱和转氨酶升高。这些症状通常称为栓塞后综合征，通常是自限性的。但是，必须注意排除更严重的并发症，如败血症、肝脓肿和非靶向化疗栓塞导致胆囊、小肠、膈肌或皮肤的梗死和坏死（图 39.20）。所有患者均接受预防性抗生素治疗，以降低 TACE 术后发生肝脓肿的风险，对于先前由于手术或支架的 Oddi 括约肌功能障碍的患者而言，其风险尤其高（表 39.2）。

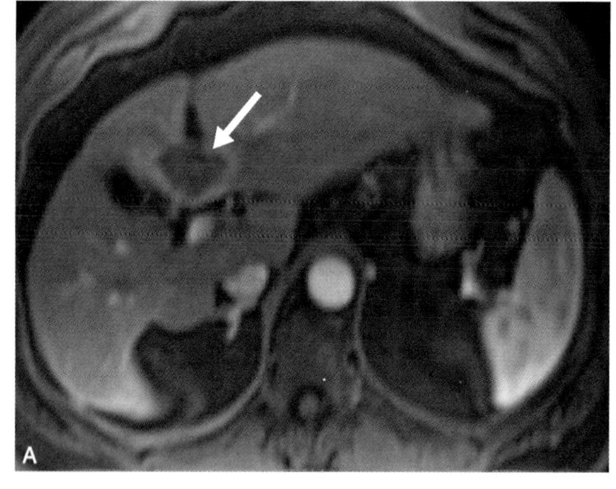

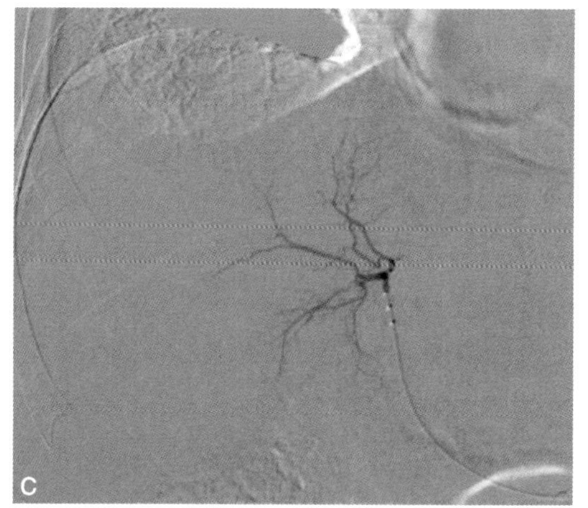

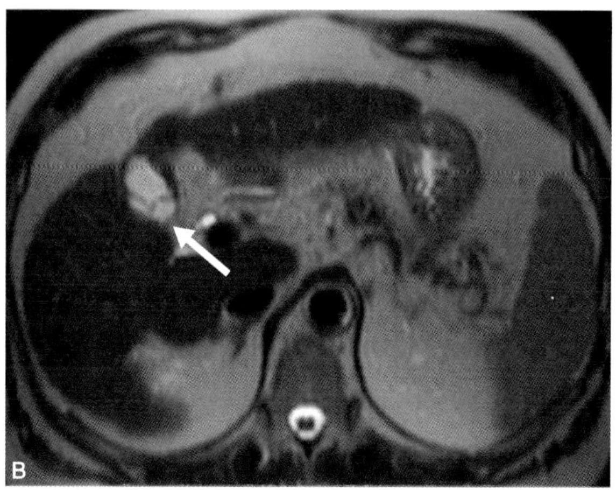

图 39.20 DEB-TACE 术后慢性胆囊炎。A. 轴位 T_1WI-MRI 增强图像显示左叶肿块（箭），为肝细胞癌。B. 选择性肝左叶血管造影（Ⅳ段分支）显示肿瘤染色。C. 治疗 1 个月后轴位 T_2WI 图像显示由于非靶向栓塞导致的胆囊壁缺血性改变（箭）。

表 39.2

经动脉栓塞方法的优缺点

方法	优点	缺点
cTACE	化疗药物的可选择性 栓塞剂的可选择性 肿瘤的 CT 标记	碘化油 4h 内化疗作用消失 较高的全身化疗血药浓度导致副作用增加 栓塞后综合征严重 剂量易变 注意门静脉血栓形成
DEB-TACE	降低全身化疗的血药浓度,减少副作用 7~10d 内可控制化疗药物的释放 剂量固定 可提供多种尺寸的珠子 栓塞后综合征可耐受	可诱发胆管坏死
TOCE	减少栓塞后综合征 肿瘤的 CT 标记	碘化油 4h 内化疗作用消失 较高的全身化疗血药浓度导致副作用增加 有研究报道缺乏实质性的抗肿瘤作用 剂量易变
TAE	研究报道无化疗副作用,与 TACE 的总体生存率类似 栓塞剂的可选择性	栓塞后综合征严重
TAC	无栓塞后综合征 化疗药物的可选择性	有研究报道缺乏实质性的抗肿瘤作用 较高的全身化疗血药浓度导致副作用增加 剂量易变

经动脉放射栓塞术(TARE)或选择性内放射治疗(SIRT)

由于正常肝实质的放射敏感性,外照射对肝脏肿瘤的治疗作用历来有限。非肝硬化肝脏 70Gy 以上照射,肝硬化肝脏 50Gy 以上照射可导致腹水、无黄疸性肝大和几周至数月后肝酶升高的综合征。SIRT 是动脉注射载有放射性核素的栓塞粒子进行近距离治疗的一种形式,已经发展成可以避免上述这些问题的治疗方式。操作过程的技术层面除了用放射栓塞代替化学栓塞外其余与 TACE 相同。在 TACE 中通过阻断中、大动脉导致肿瘤的缺血死亡,然后通过化疗增强疗效,SIRT 的抗肿瘤作用主要与放射损伤有关,放射源必须达到肿瘤微血管,才能发挥最大作用。因此,与 TACE 中用于栓塞肿瘤供血管的颗粒(通常为 100μm 及更大)相比,在 SIRT 中需使用更小的颗粒(25~35μm)到达肿瘤微血管。

大多数接受 SIRT 治疗的患者由于存在血管侵犯、肿瘤高负荷或对先前的 TACE 反应不佳而不适合接受 TACE 治疗。但是,由于病灶位置、患者的并发症和肝脏储备功能不足等因素,无法进行消融和手术切除时,选择 SIRT 也是有用的。例如,SIRT 节段切除术是指将集中剂量的放射珠注射到两个或更少的含肿瘤肝段,随着时间的推移,达到消融剂量和放射学节段切除(图 39.21)。另一方面,SIRT 肝叶切除术用于可治愈性切除的右叶疾病患者,但如果术后肝残留将不足则无法进行这种切除。传统的方法是将门静脉栓塞至要切除的肝叶,以诱导未来残肝的肥大,然而这种方法在肝硬化背景中是次选的,不能用于治疗肿瘤。这种情况下,肝右叶病变的 SIRT 不仅可以治疗肿瘤,而且随着右叶萎缩诱导门静脉血流向左叶可控性转移,导致肝左叶肥大(图 39.22)。

钇-90(^{90}Y)是一种纯 β 发射体,衰变为稳定的锆,物理半衰期为 64.2h,是最常用的放射性核素。平均组织穿透率为 2.5mm,最大穿透率为 11mm,因此,其在局部允许高剂量辐射,从而放射性肝坏死的风险比外照射低。每公斤体重 1Gbq (27mCi)的^{90}Y 提供 50Gy 的剂量。文献报道,产生可检测到反应所需的最低肿瘤剂量为 40Gy,正常肝组织耐受剂量可达 100Gy,而不发生静脉闭塞或肝衰竭。

目前市面上提供的两种微球分别是 SIR-Spheres(澳大利亚 Sirtex 医疗有限公司)和 TheraSphere(英国,生物制药),这两种微球有几个重要的不同之处。SIR-Spheres 最初被食品和药物管理局(FDA)批准与肝内氟尿苷(一种类似于 5-FU 的药物)联合治疗结直肠癌转移,而 TheraSphere 是 FDA 批准治疗无法切除的肝癌的药物。SIR-Spheres 由含^{90}Y 的可生物降解树脂基微球组成,平均直径 35μm(约 20~60μm)。SIR-Spheres 具有较低的活性(校准时每个微球 50Bq),而且每个剂量的球数更多(4 000 万~8 000 万球体/3Gbq 小瓶)。TheraSphere 由不可生物降解的玻璃微球组成,直径从 20μm 到 30μm 不等,其中^{90}Y 是玻璃的组成部分。TheraSphere 具有较高的活性(校准时每个微球 2 500Bq),每个剂量的球数较低(120 万微球/3Gbq 小瓶)(表 39.3)。

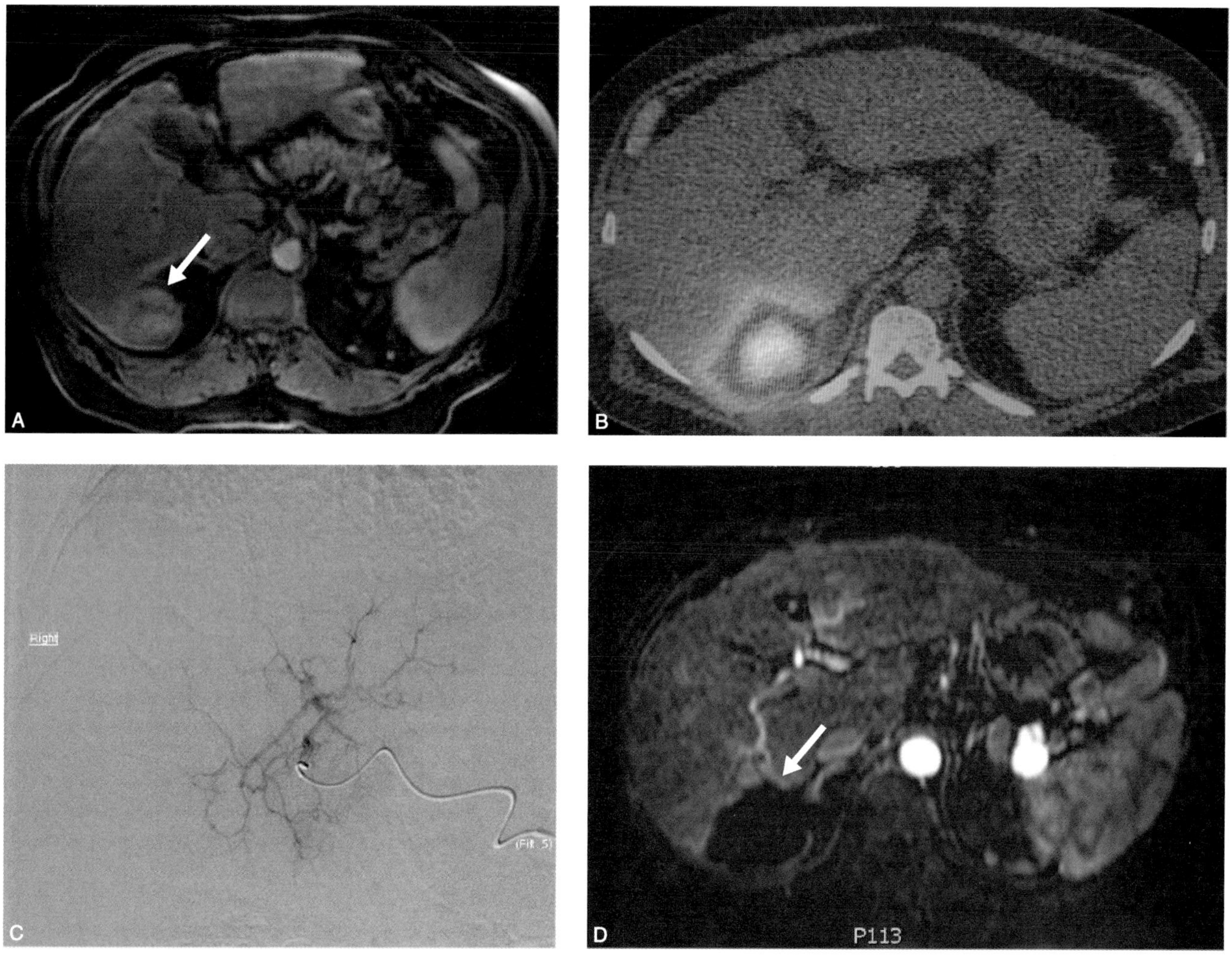

图 39.21 放射性节段切除术。A. 轴位 T_1WI 增强(动脉期)显示Ⅶ段肝实质外生性强化的肿块(箭),与肝细胞癌表现相对应。B. SPECT-CT ^{90}Y 轴位显像证实肿瘤治疗的完全分布。C. 肝右动脉Ⅶ段后支行选择性血管造影确定适当的导管位置用于 ^{90}Y 传送。D. 轴位 T_1WI 增强后图像(动脉期)显示Ⅶ段病变内无强化(箭)。

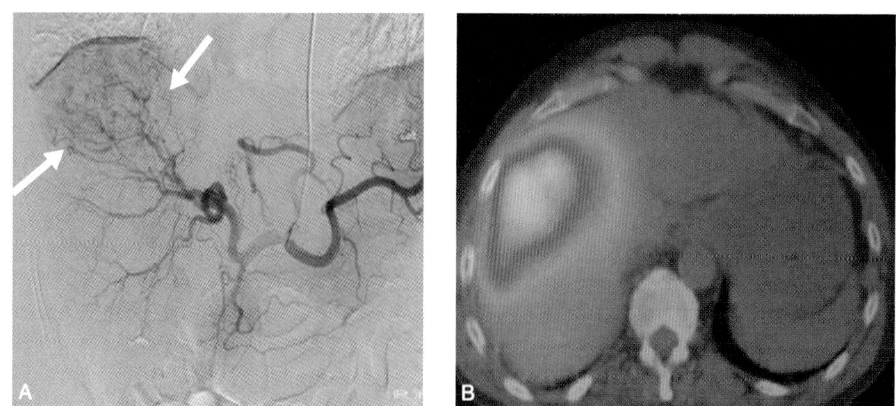

图 39.22 放射性肝叶切除术。A. 腹腔血管造影显示肝脏Ⅶ和Ⅷ段内有较大肿块,并伴有相应的肿瘤染色(箭)。B. SPECT-CT 90Y 图像证实肿瘤的完全分布以及在正常肝脏内的计数。

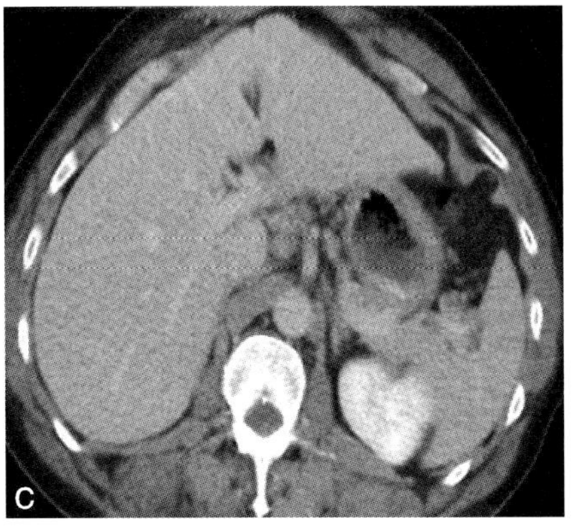

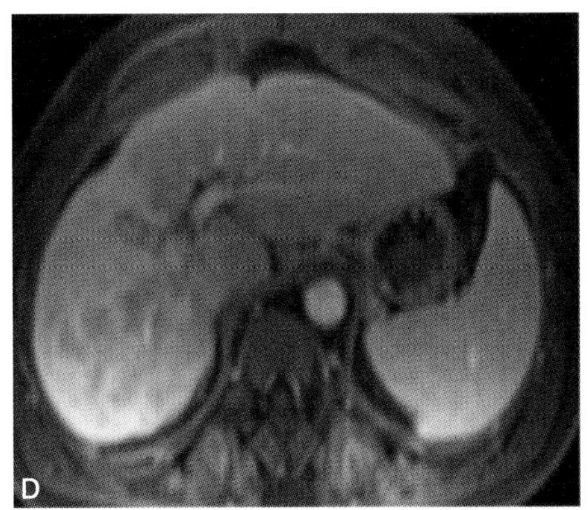

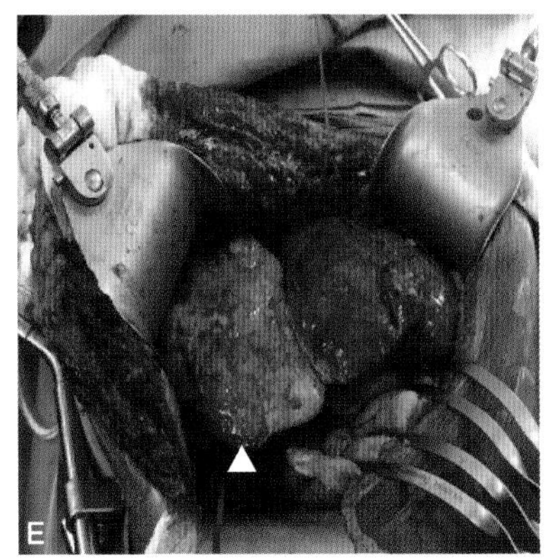

图 39. 22（续）　C. 术前增强 CT 门静脉期显示肝左外侧段，这将成为术后残留的肝组织。D. 轴位 T_1WI 增强后图像显示与术后纤维化相关的肝右叶延迟强化和左外侧段明显肥大。E. 术中观察肝脏证实左外侧段明显肥大，右叶治疗区纤维化（箭头）。

表 39. 3

可用的 SIRT 微粒比较

参数	SIR-SPHERES®	THERASPHERE®
制造商	Sirtex Medical，Lane Cov，Australia	Biocompatibles UK Ltd，Farnham，Surrey，UK
球体成分	树脂	玻璃
^{90}Y 置入方式	粘在球体表面上的树脂	嵌入玻璃基质
微粒大小/μm	32. 5±2. 5（20~60）	25±5（20~30）
比重/（g/mL）	1. 6	3. 6
校准时的比活度/球/Bq	50（40~80）	2 500
球体/3Gbq 剂量/百万	40~80	1. 2
可用剂量/Gbq	3	3、5、7、10、15、20
FDA 批准	无法切除的转移性结直肠癌	不可切除性肝癌

SIRT 的生物学效应取决于吸收剂量，即单位质量组织吸收的能量，这取决于^{90}Y 注射量、肿瘤血管密度和肝脏血流动力学。在确定^{90}Y 注射量的同时，血流动力学和血管密度也会发生变化，从而不可能准确的预测剂量。然而，尽管如此，与正常肝脏相比，大多数注射微球以 3∶1到 20∶1的比例优先被吸收到肿瘤微血管中，尤其是在结节周围。

由于非靶向栓塞的风险，SIRT 在技术上也存在一些挑战。^{90}Y 微球治疗的两个绝对禁忌证是显著的肝肺分流（通常>20%）（这将导致一次注射>30Gy 或多次输注 50Gy 将送到肺部）以及无法防止微球沉积到胃肠道。由于这些原因，在 SIRT 期间必须模拟动脉内导管定位的强制治疗，然后在单独进行 SIRT 之前注入^{99m}Tc 大颗粒聚合白蛋白（MAA）。然后，进行伽马相机成像，以确定肝肺分流的程度，并估计可辐射到靶向肿瘤的剂量。所得出的估计值反映的是某一区域的平均剂量，而不是实际剂量，^{99m}Tc-MAA 与实际^{90}Y 微球沉积之间的相关性也存在差异，术中探针测量的活性与实际放射剂量和^{99m}Tc-MAA 平面闪烁显像相关联。

SIRT 术后副作用少见。当发生时，往往是由于非靶向微球传递的结果。未观察到类似 TACE 术后出现的栓塞后综合征，尽管在 SIRT 术后几小时内，患者可能会出现类似的症状，包括疲劳、腹痛、恶心和呕吐以及低热。与 TACE 相比，SIRT 出现的短暂性的症状可能与明显的缺血有关。轻到中度淋巴细胞减少通常发生在放射栓塞后，但与感染的易感性无关。然而，非肝硬化患者在 SIRT 后 4~8 周可能出现窦性梗阻综合征，称为放射性栓塞性肝病（REILD），以黄疸、轻度腹水、γ-谷氨酰转肽酶和碱性磷酸酶中度升高为特征。

经皮治疗（表 39. 4）

化 学 消 融

乙醇消融。第一批应用于肝脏肿瘤消融的方法之一是经皮乙醇注射，即乙醇消融，这种方法已被证明能安全地实现小肝癌的完全坏死，具有治疗靠近敏感器官和血管的肿瘤的优点。但是，它通常需要多次治疗，不能确定消融区域，有较高的局部进展和复发率（图 39. 23）。

乙酸消融。1994 年首次报道了经皮注射乙酸治疗肿瘤。乙酸是一种有害的化学物质，比乙醇具有更好的组织扩散能力，能更好地渗入到肿瘤间隔和包膜，减少重复消融的次数。通常认为它是安全的，副作用罕见，包括短暂的血红蛋白尿、发热，右上腹疼痛。在高剂量时可能发生节段性梗死和代谢性酸中毒。

表 39.4

每种消融方法的优缺点

消融方法	优势	劣势
乙醇消融	邻近敏感器官安全 不受热沉效应影响 并发症率低 耐受性好 无须专用设备	常需要多次治疗 不能明确消融范围 局部进展和复发率高
乙酸消融	邻近敏感器官安全 不受热沉效应影响 相比于乙醇,更好的组织扩散和浸润肿瘤间隔和包膜 并发症发生率低 耐受性好 无须专用设备	通常需要多次治疗(虽然次数少于乙醇消融) 局部进展和复发率高
射频消融	单次治疗常有效 小病灶的局部进展缓慢,复发率低	易受热沉效应影响 邻近敏感器官损伤的风险 依赖组织的传导性 随着病变大小的增加,疗效下降 费时 需要接地垫 多个消融探针的需要,增加并发症风险
微波消融	单次治疗常有效 热沉效应影响小 花费时间短 小病灶局部进展和复发率低 较少依赖于组织特性 常需要单探针	邻近敏感器官损伤的风险
冷冻消融	单次治疗常有效	较高的并发症率,包括冷冻休克 局部复发率高 邻近敏感结构受损的风险 易受热沉效应影响 费时 需要多个探针,增加并发症风险
不可逆性电穿孔	邻近敏感器官安全 热沉效应影响小 并发症发生率低 耐受性好	依赖于组织的传导性 局部进展和复发率高 需要全麻醉 手术时间长 心律失常的患者需要小心
激光消融	单次治疗常有效 可采用 MRI 引导	易受热沉效应影响 邻近敏感器官损伤的风险 疗效随病变大小的增加而降低

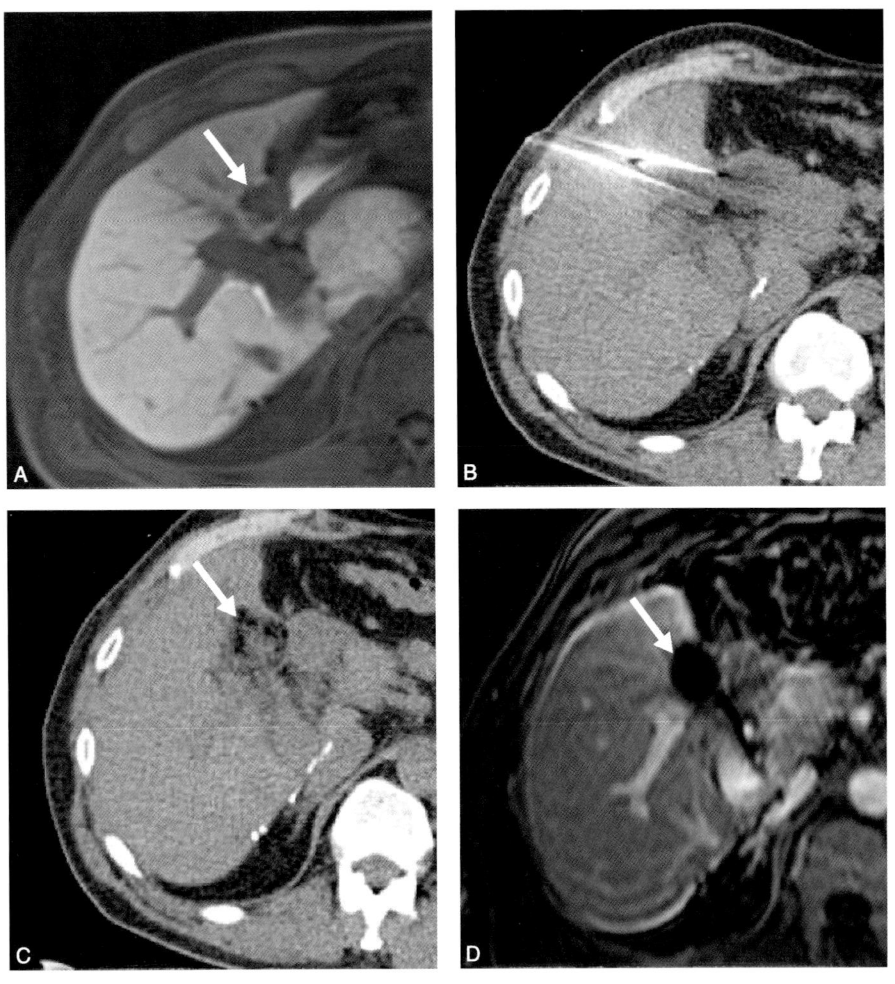

图 39.23　经皮乙醇消融。A. 结直肠癌转移而行右肝切除术的患者,肝胆期轴位增强 T_1WI 图像显示Ⅲ段(箭)后部的病变,病灶靠近胃、门静脉和邻近的胆管。B. CT 图像显示病灶内针的位置。C. 随后行无水乙醇注射,CT 平扫得以证实(箭)。D. 轴向 T_1WI 图像显示消融区域未见强化,病变坏死(箭)。

基于能量的消融

射频消融。射频消融(RFA)利用在射频频谱中产生电磁辐射的探头,该探头是射频频谱的一部分,受 3Hz 的低振荡和 300GHz 的高振荡限制。大多数 RFA 探头产生的电磁辐射在 300~500kHz 范围内。探头插入靶向病灶内,通常采用 CT 或超声引导,并通过在患者身体(通常是大腿)上放置接地垫来连接电路。发生器调节射频幅度,由于分子摩擦生热,产生的能量以热的形式局部沉积,导致组织凝固性坏死。有效的消融需要良好的组织传导性,可将热量传递到远离探针的位置和形成一个更大的消融区。相反,快速的功率增加会导致探针周围组织干燥,限制热传导,缩小消融区的大小。最终消融区的几何形状取决于多种因素,包括探针的类型和形状、达到的最高温度,消融的持续时间和邻近血管位置。

病变大小是决定 RFA 消融成功的最重要因素,据报道,3cm 以下病灶的完全消融率约为 90%。当病变大于 3cm 时,RFA 的疗效随病变大小的增加而降低。3~5cm 的病灶有可能完全消融,但大于 5cm 的病灶不可能完全消融。小病灶的复发率接近 0,大于 5cm 病灶的复发率大于 50%。病变部位也是决定 RFA 消融成功的决定性因素。靠近肝门的病灶由于存在损伤胆管或血管的风险,通常避免使用 RFA 消融靠近肝门的病变。此外,由于热沉效应,产生的热量被邻近的血流带走,血管附近的病变可能表现出不同的消融反应。

对特定患者,RFA 可提供与手术切除相同的效果。肝功能 Child-Pugh A 级或 B 级、病灶直径小于 3cm 的患者,RFA 治疗的总体生存率与手术切除相似。肝功能 Child-Pugh C 级的患者接受 RFA 治疗更安全,但进展期肝硬化限制了患者的预期寿命,生存期可能不长。肝细胞癌患者的肝移植为大约 10% 的患者提供了最长的生存期,并且在等待肝移植的同时进行 RFA 治疗已被证明是延长患者生存期的独立预后因素。

RFA 术后死亡罕见,通常原因是肝衰竭,随着消融体积的增大和肝脏储备功能的减少,其风险增加。大多数接受 RFA 治疗的肝癌患者经过几个小时的观察后,可以在手术当天出院。

微波消融。微波消融(MWA)是指利用频率大于或等于 900MHz 的装置产生振荡的电磁波,通过凝固性组织坏死诱导肿瘤细胞破坏的方法。振荡的电磁波使极化分子(如水)重新排列,通过介质电滞产生动能、热,随后使肿瘤坏死。取决于所

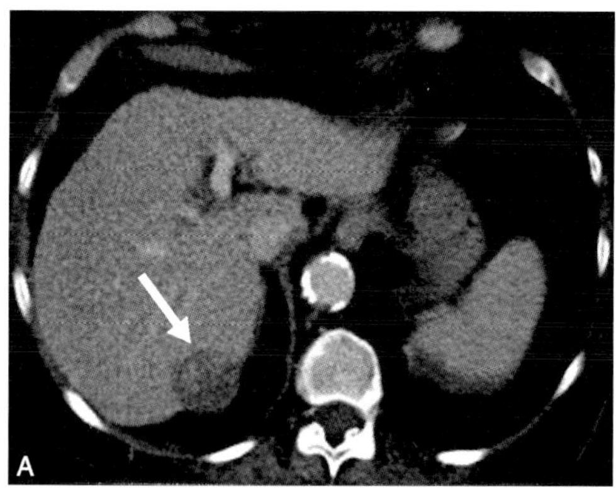

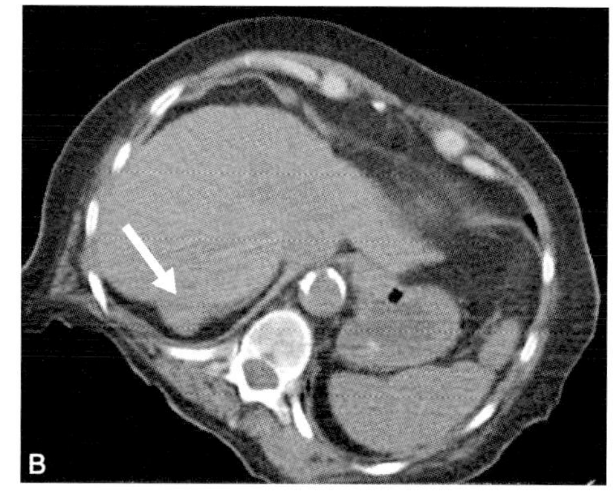

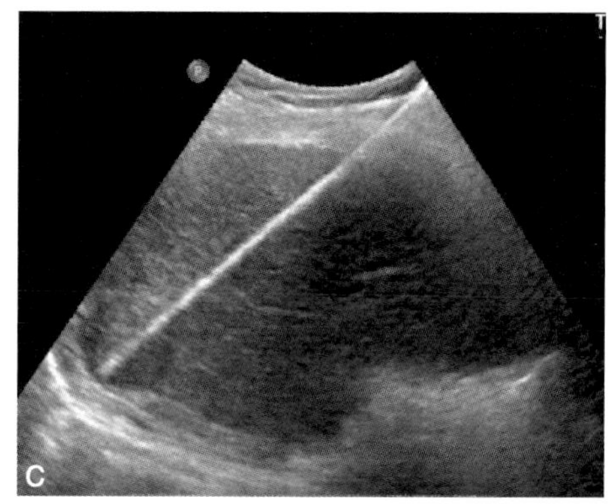

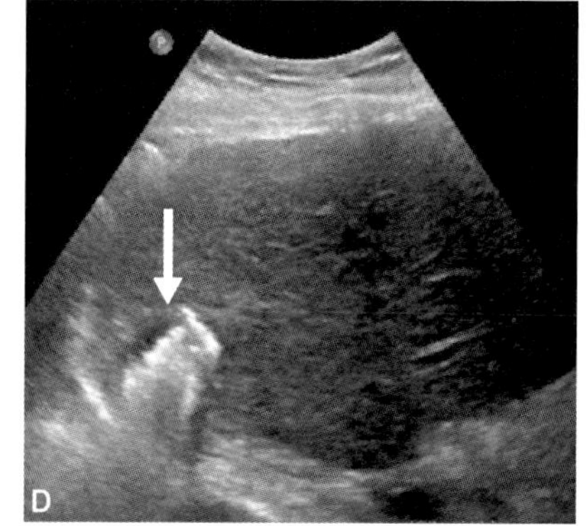

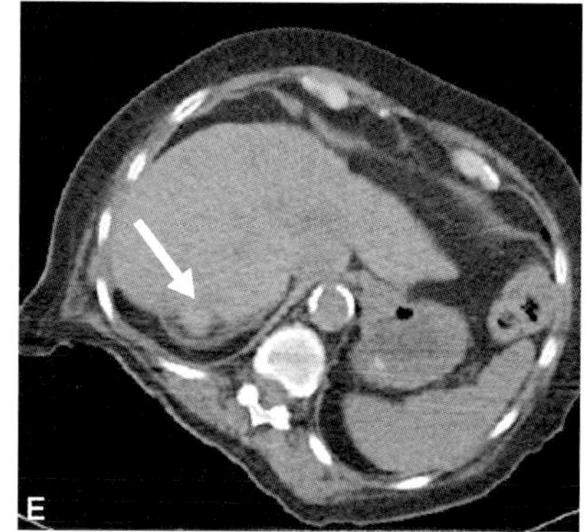

图 39.24 经皮微波消融。A. 增强 CT 图像显示肝右后叶病变(箭). B. CT 平扫图像示外生性生长(箭)。C. 随后,在超声引导下,将微波探针进到病变区。D. 术后即刻超声显示预期术后变化(箭),以及(E)CT 平扫显示病灶周围呈晕征改变(箭),表明消融技术成功和组织回缩。

用针头的类型和产生的功率,在针的周围形成一个圆柱形或圆形的消融区。与 RFA 相比,MWA 显示出更均匀的组织穿透性,不需要接地垫,不容易产生热沉效应,不受组织碳化的影响,消融区更可控(图 39.24)。

冷冻消融。大多数冷冻消融系统依赖于焦耳-汤姆森效应,即在冷冻探针尖端的低温原(即氩)的膨胀会导致温度降低。冷冻消融引起的细胞死亡是由细胞内直接冰晶体形成导致质膜和细胞器的破坏所致。在解冻的过程中,冰晶体继续生长,使细胞死亡最大化。肿瘤对冷冻消融的反应取决于冷冻速率、最低温度、解冻速率、冻融循环次数和解冻后缺血延迟效应。反复冻融循环可以提高疗效。目前由于最大探针直径,多个探针的使用要求,多发肿瘤的位置,以及冷休克综合征的风险(由循环炎性细胞因子引起的一种临床综合征,其特点是肾衰竭、弥散性血管内凝血),成人呼吸窘迫综合征等,严重限制了其在肝脏中的应用。

不可逆电穿孔。不可逆电穿孔(IRE)利用脉冲电场诱导细胞死亡。在特定的电位阈值,细胞膜脂质双层被气孔淹没,这种变化在低电流下是可逆的,但随着电场强度的增加,这种改变将不可逆,从而导致细胞死亡。2005 年,Davalos 等人首次描述用 IRE 消融肝脏病变。IRE 装置通过单极或双极针电极可产生高达 3 000V 电压和 50A 电流。消融区的大小受电极尖端的长度、电极间的距离、脉冲数、脉冲持续时间和施加电压的影响。电场受到局部环境电导率的强烈影响,这取决于组织的异质性和金属(如胆道支架)的存在。因为 IRE 不依赖于靶组织的加热或冷却,在对靠近主要血管的肿瘤进行消融时,不受热沉效应的限制,对邻近正常组织包括神经和胆管等不会产生有害的影响。然而,与热消融技术相比,尽管存在这些优势,但多个研究样本认为 IRE 局部控制能力差且具有较高的复发率。因此,只有当不适合热消融技术时,才应考虑 IRE。

激光消融。激光消融是利用激光产生单色光和小型柔性光纤,将光传输到组织内部,然后将其转化为热。肿瘤细胞长期暴露在 45~55℃的温度范围内,或短时间内暴露于高于 60℃的温度范围内,都会造成细胞不可逆损伤。靶组织的热生成受多种因素的影响,包括激光波长、激光功率、激光能量、治疗时间、光纤发射特性和组织特性。各种侵入性和非侵入性方法可用于实时温度监测,具有良好的空间分辨率,尽可能地保留正常组织,促进肿瘤杀伤。另外,目前正在研制一种纳米颗粒用于光热消融肿瘤的新材料,可用于高度吸收光,并可被专门设计和传递到肿瘤细胞。

评估治疗反应的原则

在接受局部肝癌治疗的患者中,肿瘤疗效的评估至关重要。传统的方法,如经典的实体肿瘤反应评估标准(RECIST),对于接受 TACE 或 SIRT 治疗的 HCC 患者没有任何预测价值,因为他们仅仅依靠肿瘤收缩作为抗肿瘤活性的衡量标准,这一假设仅适用于细胞毒性药物。TACE 和 SIRT 可直接诱导肿瘤坏死,其抗癌活性可通过增强 CT 或 MRI 来预测存活肿瘤的减少。因此,由欧洲肝病研究协会(EASL)和欧洲癌症研究与治疗组织(EORTC)联合发布的临床实践指南,声明应根据修改后的 RECIST(mRECIST)标准来评估 HCC 治疗反应,在治疗后4 周进行增强 CT 或 MRI 检查,以评估残余肿瘤负担以及血管

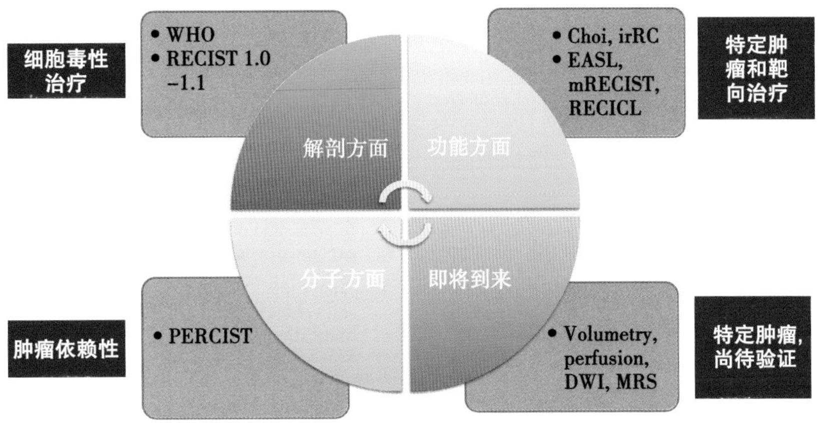

图 39.25　可用的随访标准和具体的治疗目标的示意图。Choi，胃肠道间质瘤 CT 疗效评价改良标准；irRC，免疫相关缓解评价标准；RECICL，肝癌反应评估标准；PERCIST，PET 实体瘤疗效评价标准；Volumetry，容积分析；perfusion，灌注成像。

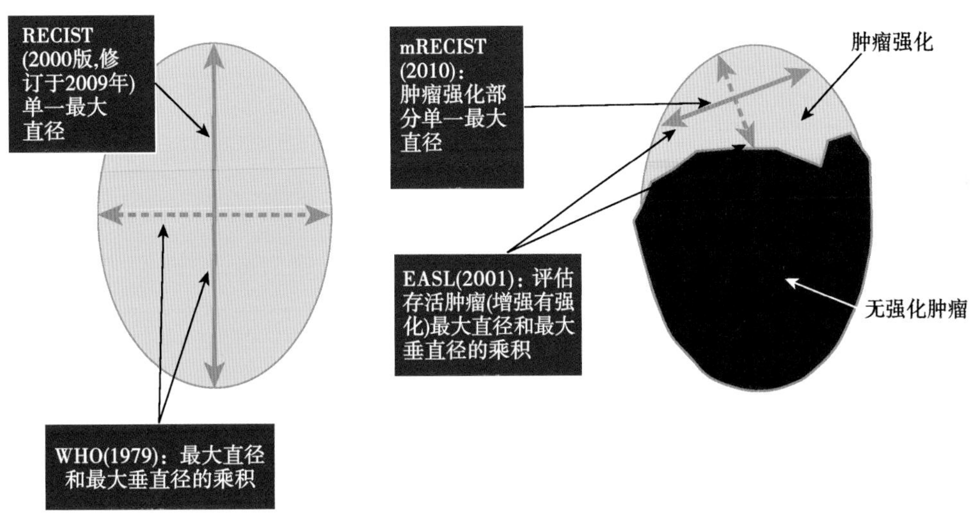

图 39.26　可用的解剖学标准及其基本测量方案示意图。

侵犯情况、淋巴结、腹水、胸腔积液和新病灶情况。通过 mRECIST 标准评估 TACE 术后肿瘤反应，已被证明与生存结果具有相关性（图 39.25、图 39.26）。

因为可能遗漏一些供血动脉，在首次 TACE 术后如果不能实现肿瘤完全坏死，则可能会进行第二次 TACE 术。然而，对连续两次 TACE 治疗无反应的患者应考虑替代治疗，TACE 治疗后肿瘤无反应的患者预后较差。

所有测量肿瘤大小的反应标准（RECIST 和 mRECIST）均假定病变直径与病变体积直接相关。这一假设是基于肿瘤以球形的方式生长和收缩，但这并不完全准确。因此，量化体积可以更准确地反映肿瘤的实际大小，并已发展出更多的方法来量化这种变化。

此外，定量成像技术可以有力地评估肝脏肿瘤的反应。除了尺寸变化外，扩散和灌注等各种生物和功能参数也可以被量化。测量这些参数对于评估包括 SIRT 在内的新的靶向治疗的肿瘤反应尤为重要，在这种情况下，功能状态的改变有时会先于解剖改变。

其他生物标记物也被研究过，包括 AFP。术前 AFP 水平尚未被证实是干预治疗后临床反应的预后指标。AFP 升高可能出现在手术后继发于细胞溶解，而非疾病进展时期，治疗后 AFP 水平下降是反应的指标，但它是不可靠的，而且 AFP 监测不应取代动态成像检查。

结　　论

肝脏恶性肿瘤的治疗需要多学科协作，需要将基本的解剖和放射学概念转化为日常临床实践的能力。治疗决策通常是基于肿瘤负担、肝功能、影像学表现和患者的临床表现，包括对患者体力状态的明智评估所共同决定的。局部疗法提供多种不同治疗目标的选择。目前，包括 SIRT 节段切除术在内的消融治疗可作为一种潜在的治疗方式。其余的治疗方法通常用于姑息性或减瘤治疗。每一种可用的局部治疗方法都有各自特定的优势，并且必须针对每个患者进行个体化治疗，以达到预期的最佳结果。

推 荐 阅 读

Arch-Ferrer JE, Smith JK, Bynon S, et al. Radio-frequency ablation in cirrhotic patients with hepatocellular carcinoma. *Am Surg* 2003;69(12):1067–1071.

Basile A, Tsetis D, Montineri A, et al. MDCT anatomic assessment of right inferior phrenic artery origin related to potential supply to hepatocellular carcinoma and its embolization. *Cardiovasc Intervent Radiol* 2008;31(2):349–358.

Bismuth H. Surgical anatomy and anatomical surgery of the liver. *World J Surg* 1982;6(1):3–9.

Brown KT, Do RK, Gonen M, et al. Randomized trial of hepatic artery embolization for hepatocellular carcinoma using doxorubicin-eluting microspheres compared with embolization with microspheres alone. *J Clin Oncol* 2016; 34(17):2046–2053.

Brown KT, Nevins AB, Getrajdman GI, et al. Particle embolization for hepatocellular carcinoma. *J Vasc Interv Radiol* 1998;9(5):822–828.

Camma C, Di Marco V, Orlando A, et al; Unità Interdipartimentale Neoplasie Epatiche (U.I.N.E) Group. Treatment of hepatocellular carcinoma in compensated cirrhosis with radio-frequency thermal ablation (RFTA): a prospective study. *J Hepatol* 2005;42(4):535–540.

Camma C, Schepis F, Orlando A, et al. Transarterial chemoembolization for unresectable hepatocellular carcinoma: meta-analysis of randomized controlled trials. *Radiology* 2002;224(1):47–54.

Cannon R, Ellis F, Hayes D, Narayanan G, Martin RC 2nd. Safety and early efficacy of irreversible electroporation for hepatic tumors in proximity to vital structures. *J Surg Oncol* 2013;107(5):544–549.

Carr BI. Hepatic arterial 90Yttrium glass microspheres (Therasphere) for unresectable hepatocellular carcinoma: interim safety and survival data on 65 patients. *Liver Transpl* 2004;10(2 Suppl 1):S107–S110.

Charpentier KP, Wolf F, Noble L, Winn B, Resnick M, Dupuy DE. Irreversible electroporation of the liver and liver hilum in swine. *HPB (Oxford)* 2011;13(3):168–173.

Chung JW, Kim HC, Yoon JH, et al. Transcatheter arterial chemoembolization of hepatocellular carcinoma: prevalence and causative factors of extrahepatic collateral arteries in 479 patients. *Korean J Radiol* 2006;7(4):257–266.

Clark TW. Complications of hepatic chemoembolization. *Semin Intervent Radiol* 2006;23(2):119–125.

Coster HG. A quantitative analysis of the voltage-current relationships of fixed charge membranes and the associated property of “punch-through”. *Biophys J* 1965;5(5):669–686.

Couinaud C. *Le foie: études anatomiques et chirurgicales*. Masson & Cie; 1957.

Covey AM, Brody LA, Maluccio MA, Getrajdman GI, Brown KT. Variant hepatic arterial anatomy revisited: digital subtraction angiogram performed in 600 patients. *Radiology* 2002;224(2):542–547.

Crucitti A, Danza FM, Antinori A, et al. Radiofrequency thermal ablation (RFA) of liver tumors: percutaneous and open surgical approaches. *J Exp Clin Cancer Res* 2003;22(4 Suppl):191–195.

Davalos RV, Mir IL, Rubinsky B. Tissue ablation with irreversible electroporation. *Ann Biomed Eng* 2005;33(2):223–231.

Doyon D, Mouzon A, Jourde AM, Regensberg C, Frileux C. [Hepatic, arterial embolization in patients with malignant liver tumours (author’s transl)]. *Ann Radiol (Paris)* 1974;17(6):593–603.

Dumortier J, Chapuis F, Borson O, et al. Unresectable hepatocellular carcinoma: survival and prognostic factors after lipiodol chemoembolisation in 89 patients. *Dig Liver Dis* 2006;38(2):125–133.

Forner A, Ayuso C, Varela M, et al. Evaluation of tumor response after locoregional therapies in hepatocellular carcinoma: are response evaluation criteria in solid tumors reliable? *Cancer* 2009;115(3):616–623.

Furuta T, Maeda E, Akai H, et al. Hepatic segments and vasculature: projecting CT anatomy onto angiograms. *Radiographics* 2009;29(7):e37.

Georgiades CS, Hong K, Geschwind JF. Radiofrequency ablation and chemoembolization for hepatocellular carcinoma. *Cancer J* 2008;14(2):117–122.

Gillmore R, Stuart S, Kirkwood A, et al. EASL and mRECIST responses are independent prognostic factors for survival in hepatocellular cancer patients treated with transarterial embolization. *J Hepatol* 2011;55(6): 1309–1316.

Goldsmith NA, Woodburne RT. The surgical anatomy pertaining to liver resection. *Surg Gynecol Obstet* 1957;105(3):310–318.

Goseki N, Nosaka T, Endo M, Koike M. Nourishment of hepatocellular carcinoma cells through the portal blood flow with and without transcatheter arterial embolization. *Cancer* 1995;76(5):736–742.

Gruttadauria S, Foglieni CS, Doria C, Luca A, Lauro A, Marino IR. The hepatic artery in liver transplantation and surgery: vascular anomalies in 701 cases. *Clin Transplant* 2001;15(5):359–363.

Guglielmi A, Ruzzenente A, Sandri M, et al. Radio frequency ablation for hepatocellular carcinoma in cirrhotic patients: prognostic factors for survival. *J Gastrointest Surg* 2007;11(2):143–149.

Gulec SA, Mesoloras G, Dezarn WA, McNeillie P, Kennedy AS. Safety and efficacy of Y-90 microsphere treatment in patients with primary and metastatic liver cancer: the tumor selectivity of the treatment as a function of tumor to liver flow ratio. *J Transl Med* 2007;5:15.

Hasegawa S, Yamasaki N, Hiwaki T, et al. Factors that predict intrahepatic recurrence of hepatocellular carcinoma in 81 patients initially treated by percutaneous ethanol injection. *Cancer* 1999;86(9):1682–1690.

Healey JE Jr, Schroy PC. Anatomy of the biliary ducts within the human liver; analysis of the prevailing pattern of branchings and the major variations of the biliary ducts. *AMA Arch Surg* 1953;66(5):599–616.

Hiatt JR, Gabbay J, Busuttil RW. Surgical anatomy of the hepatic arteries in 1000 cases. *Ann Surg* 1994;220(1):50–52.

Hjortsjo CH. The topography of the intrahepatic duct systems. *Acta Anat (Basel)* 1951;11(4):599–615.

Huo TI, Huang YH, Wu JC, et al. Sequential transarterial chemoembolization and percutaneous acetic acid injection therapy versus repeated percutaneous acetic acid injection for unresectable hepatocellular carcinoma: a prospective study. *Ann Oncol* 2003;14(11):1648–1653.

Idee JM, Guiu B. Use of Lipiodol as a drug-delivery system for transcatheter arterial chemoembolization of hepatocellular carcinoma: a review. *Crit Rev Oncol Hematol* 2013;88(3):530–549.

Izzo F. Other thermal ablation techniques: microwave and interstitial laser ablation of liver tumors. *Ann Surg Oncol* 2003;10(5):491–497.

Kadir S, Brothers MF. *Atlas of Normal and Variant Angiographic Anatomy*. 1st ed. 1991, Philadelphia, PA: Saunders. xi, 529 pp.

Kennedy AS, Nutting C, Coldwell D, Gaiser J, Drachenberg C. Pathologic response and microdosimetry of (90)Y microspheres in man: review of four explanted whole livers. *Int J Radiat Oncol Biol Phys* 2004;60(5):1552–1563.

Kim HC, Chung JW, Lee W, Jae HJ, Park JH. Recognizing extrahepatic collateral vessels that supply hepatocellular carcinoma to avoid complications of transcatheter arterial chemoembolization. *Radiographics* 2005;25 Suppl 1: S25–S39.

Kim W, Clark TW, Baum RA, Soulen MC. Risk factors for liver abscess formation after hepatic chemoembolization. *J Vasc Interv Radiol* 2001;12(8): 965–968.

Kim BK, Kim KA, An C, et al. Prognostic role of magnetic resonance imaging vs. computed tomography for hepatocellular carcinoma undergoing chemoembolization. *Liver Int* 2015;35(6):1722–1730.

Kim HC, Kim TK, Sung KB, et al. CT during hepatic arteriography and portography: an illustrative review. *Radiographics* 2002;22(5):1041–1051.

Kingham TP, Karkar AM, D’Angelica MI, et al. Ablation of perivascular hepatic malignant tumors with irreversible electroporation. *J Am Coll Surg* 2012;215(3):379–387.

Knesaurek K, Machac J, Muzinic M, DaCosta M, Zhang Z, Heiba S. Quantitative comparison of yttrium-90 (^{90}Y)-microspheres and technetium-99m (^{99m}Tc)-macroaggregated albumin SPECT images for planning 90Y therapy of liver cancer. *Technol Cancer Res Treat* 2010;9(3): 253–262.

Koda M, Murawaki Y, Mitsuda A, et al. Predictive factors for intrahepatic recurrence after percutaneous ethanol injection therapy for small hepatocellular carcinoma. *Cancer* 2000;88(3):529–537.

Konno T, Maeda H, Iwai K, et al. Effect of arterial administration of high-molecular-weight anticancer agent SMANCS with lipid lymphographic agent on hepatoma: a preliminary report. *Eur J Cancer Clin Oncol* 1983;19(8): 1053–1065.

Kusano S, Matsubayashi T, Ishii K. [The evaluation of the angiographic “umbilical point” of the left hepatic artery (author’s transl)]. *Nihon Igaku Hoshasen Gakkai Zasshi* 1976;36(1):7–12.

Lau WY, Leung TW, Ho S, et al. Diagnostic pharmaco-scintigraphy with hepatic intra-arterial technetium-99m macroaggregated albumin in the determination of tumour to non-tumour uptake ratio in hepatocellular carcinoma. *Br J Radiol* 1994;67(794):136–139.

Lee AJ, Gomes AS, Liu DM, Kee ST, Loh CT, McWilliams JP. The road less traveled: importance of the lesser branches of the celiac axis in liver embolotherapy. *Radiographics* 2012;32(4):1121–1132.

Lencioni R, Bartolozzi C, Caramella D, et al. Treatment of small hepatocellular carcinoma with percutaneous ethanol injection. Analysis of prognostic factors in 105 Western patients. *Cancer* 1995;76(10):1737–1746.

Lencioni R, Llovet JM. Modified RECIST (mRECIST) assessment for hepatocellular carcinoma. *Semin Liver Dis* 2010;30(1):52–60.

Lewis AL, Gonzalez MV, Lloyd AW, et al. DC bead: in vitro characterization of a drug-delivery device for transarterial chemoembolization. *J Vasc Interv Radiol* 2006;17(2 Pt 1):335–342.

Lewis AL, Taylor RR, Hall B, Gonzalez MV, Willis SL, Stratford PW. Pharmacokinetic and safety study of doxorubicin-eluting beads in a porcine model of hepatic arterial embolization. *J Vasc Interv Radiol* 2006;17(8): 1335–1343.

Liapi E, Geschwind JF, Transcatheter arterial chemoembolization for liver cancer: is it time to distinguish conventional from drug-eluting chemoembolization? *Cardiovasc Intervent Radiol* 2011;34(1):37–49.

Liu DM, Salem R, Bui JT, et al., Angiographic considerations in patients undergoing liver-directed therapy. *J Vasc Interv Radiol* 2005;16(7):911–935.

Livraghi T, Giorgio A, Marin G, et al. Hepatocellular carcinoma and cirrhosis in 746 patients: long-term results of percutaneous ethanol injection. *Radiology* 1995;197(1):101–108.

Livraghi T, Goldberg SN, Lazzaroni S, et al. Hepatocellular carcinoma: radio-frequency ablation of medium and large lesions. *Radiology* 2000; 214(3):761–768.

Llovet JM. Updated treatment approach to hepatocellular carcinoma. *J Gastroenterol* 2005;40(3):225–235.

Loffroy R, Estivalet L, Favelier S, et al. Interventional radiology therapies for liver cancer. *Hepatoma Research* 2016;2(1):1–9.

Lu MD, Chen JW, Xie XY, et al. Hepatocellular carcinoma: US-guided percutaneous microwave coagulation therapy. *Radiology* 2001;221(1): 167–172.

Lu DS, Siripongsakun S, Kyong Lee J, et al., Complete tumor encapsulation on magnetic resonance imaging: a potentially useful imaging biomarker for better survival in solitary large hepatocellular carcinoma. *Liver Transpl* 2013;19(3):283–291.

Ludwig JM, Camacho JC, Kokabi N, Xing M, Kim HS. The role of diffusion-weighted imaging (DWI) in locoregional therapy outcome prediction and response assessment for hepatocellular carcinoma (HCC): the new era of functional imaging biomarkers. *Diagnostics (Basel)* 2015;5(4): 546–563.

Lunderquist A. Arterial segmental supply of the liver. An angiographic study. *Acta Radiol Diagn (Stockh)* 1967:Suppl 272:1+.

Mantatzis M, Kakolyris S, Amarantidis K, Karayiannakis A, Prassopoulos P. Treatment response classification of liver metastatic disease evaluated on imaging. Are RECIST unidimensional measurements accurate? *Eur Radiol* 2009;19(7):1809–1816.

Matsui O, Kadoya M, Kameyama T, et al. Benign and malignant nodules in cirrhotic livers: distinction based on blood supply. *Radiology* 1991;178(2):493-497.

McWilliams JP, Kee ST, Loh CT, Lee EW, Liu DM. Prophylactic embolization of the cystic artery before radioembolization: feasibility, safety, and outcomes. *Cardiovasc Intervent Radiol* 2011;34(4):786–792.

Michels NA. Variational anatomy of the hepatic, cystic, and retroduodenal arteries; a statistical analysis of their origin, distribution, and relations to the biliary ducts in two hundred bodies. *AMA Arch Surg* 1953;66(1):20–34.

Miyayama S, Matsui O. Superselective conventional transarterial chemoembolization for hepatocellular carcinoma: rationale, technique, and outcome. *J Vasc Interv Radiol* 2016;27(9):1269–1278.

Miyayama S, Matsui O, Kameyama T, et al. [Angiographic anatomy of arterial branches to the caudate lobe of the liver with special reference to its effect on transarterial embolization of hepatocellular carcinoma]. *Rinsho Hoshasen* 1990;35(3):353–359.

Mondazzi L, Bottelli R, Brambilla G, et al. Transarterial oily chemoembolization for the treatment of hepatocellular carcinoma: a multivariate analysis of prognostic factors. *Hepatology* 1994;19(5):1115–1123.

Murphy KP, Maher MM, O'Connor OJ. Abdominal ablation techniques. *AJR Am J Roentgenol* 2015;204(5):W495–W502.

Ohnishi K. Comparison of percutaneous acetic acid injection and percutaneous ethanol injection for small hepatocellular carcinoma. *Hepatogastroenterology* 1998;45 Suppl 3:1254–1258.

Ohnishi K, Ohyama N, Ito S, Fujiwara K. Small hepatocellular carcinoma: treatment with US-guided intratumoral injection of acetic acid. *Radiology* 1994;193(3):747–752.

Riaz A, Gates VL, Atassi B, et al. Radiation segmentectomy: a novel approach to increase safety and efficacy of radioembolization. *Int J Radiat Oncol Biol Phys* 2011;79(1):163–171.

Ruzicka FF Jr, Rossi P. Normal vascular anatomy of the abdominal viscera. *Radiol Clin North Am* 1970;8(1):3–29.

Salem R, Mazzaferro V, Sangro B. Yttrium 90 radioembolization for the treatment of hepatocellular carcinoma: biological lessons, current challenges, and clinical perspectives. *Hepatology* 2013;58(6):2188-2197.

Sancho L, Rodriguez-Fraile M, Bilbao JI, et al. Is a technetium-99m macroaggregated albumin scan essential in the workup for selective internal radiation therapy with yttrium-90? An analysis of 532 patients. *J Vasc Interv Radiol* 2017;28(11):1536–1542.

Sangro B. Chemoembolization and radioembolization. *Best Pract Res Clin Gastroenterol* 2014;28(5):909-919.

Sangro B, Carpanese L, Cianni R, et al; European Network on Radioembolization with Yttrium-90 Resin Microspheres (ENRY). Survival after yttrium-90 resin microsphere radioembolization of hepatocellular carcinoma across Barcelona clinic liver cancer stages: a European evaluation. *Hepatology* 2011;54(3):868–878.

Sangro B, D'Avola D, Iñarrairaegui M, Prieto J. Transarterial therapies for hepatocellular carcinoma. *Expert Opin Pharmacother* 2011;12(7):1057–1073.

Sangro B, Gil-Alzugaray B, Rodriguez J, et al. Liver disease induced by radioembolization of liver tumors: description and possible risk factors. *Cancer* 2008;112(7):1538–1546.

Sangro B, Inarrairaegui M, Bilbao JI. Radioembolization for hepatocellular carcinoma. *J Hepatol* 2012;56(2):464-473.

Schena E, Saccomandi P, Fong Y. Laser ablation for cancer: past, present and future. *J Funct Biomater* 2017;8(2):E19.

Schoellnast H, Monette S, Ezell PC, et al. Acute and subacute effects of irreversible electroporation on nerves: experimental study in a pig model. *Radiology* 2011;260(2):421–427.

Seidenfeld J, Korn A, Aronson N. Radiofrequency ablation of unresectable primary liver cancer. *J Am Coll Surg* 2002;194(6):813–828; discussion 828.

Shiina S, Tagawa K, Niwa Y, et al. Percutaneous ethanol injection therapy for hepatocellular carcinoma: results in 146 patients. *AJR Am J Roentgenol* 1993;160(5):1023–1028.

Shim JH, Lee HC, Kim SO, et al. Which response criteria best help predict survival of patients with hepatocellular carcinoma following chemoembolization? A validation study of old and new models. *Radiology* 2012;262(2):708–718.

Silk M, Tahour D, Srimathveeravalli G, Solomon SB, Thornton RH. The state of irreversible electroporation in interventional oncology. *Semin Intervent Radiol* 2014;31(2):111–117.

Silk MT, Wimmer T, Lee KS, et al. Percutaneous ablation of peribiliary tumors with irreversible electroporation. *J Vasc Interv Radiol* 2014;25(1):112–118.

Song SY, Chung JW, Kwon JW, et al. Collateral pathways in patients with celiac axis stenosis: angiographic-spiral CT correlation. *Radiographics* 2002;22(4):881–893.

Stafford RJ, Fuentes D, Elliott AA, Weinberg JS, Ahrar K. Laser-induced thermal therapy for tumor ablation. *Crit Rev Biomed Eng* 2010;38(1):79–100.

Stroehl YW, Letzen BS, van Breugel JM, Geschwind JF, Chapiro J. Intra-arterial therapies for liver cancer: assessing tumor response. *Expert Rev Anticancer Ther* 2017;17(2):119–127.

Stulberg JH, Bierman HR. Selective hepatic arteriography. Normal anatomy, anatomic variations, and pathological conditions. *Radiology* 1965;85: 46–55.

Tacher V, Radaelli A, Lin M, Geschwind JF. How I do it: cone-beam CT during transarterial chemoembolization for liver cancer. *Radiology* 2015; 274(2):320–334.

Takayasu K, Arii S, Ikai I, et al; Liver Cancer Study Group of Japan. Overall survival after transarterial lipiodol infusion chemotherapy with or without embolization for unresectable hepatocellular carcinoma: propensity score analysis. *AJR Am J Roentgenol* 2010;194(3):830–837.

Tancredi T, McCuskey PA, Kan Z, Wallace S. Changes in rat liver microcirculation after experimental hepatic arterial embolization: comparison of different embolic agents. *Radiology* 1999;211(1):177–181.

Tang Y, Taylor RR, Gonzalez MV, Lewis AL, Stratford PW. Evaluation of irinotecan drug-eluting beads: a new drug-device combination product for the chemoembolization of hepatic metastases. *J Control Release* 2006;116(2):e55–e56.

Thomson KR, Cheung W, Ellis SJ, et al. Investigation of the safety of irreversible electroporation in humans. *J Vasc Interv Radiol* 2011;22(5):611–621.

Varela M, Real MI, Burrel M, et al. Chemoembolization of hepatocellular carcinoma with drug eluting beads: efficacy and doxorubicin pharmacokinetics. *J Hepatol* 2007;46(3):474–481.

Vouche M, Lewandowski RJ, Atassi R, et al. Radiation lobectomy: time-dependent analysis of future liver remnant volume in unresectable liver cancer as a bridge to resection. *J Hepatol* 2013;59(5):1029-1036.

Wang YX, De Baere T, Idée JM, Ballet S. Transcatheter embolization therapy in liver cancer: an update of clinical evidences. *Chin J Cancer Res* 2015;27(2):96–121.

Wang B, Xu H, Gao ZQ, Ning HF, Sun YQ, Cao GW. Increased expression of vascular endothelial growth factor in hepatocellular carcinoma after transcatheter arterial chemoembolization. *Acta Radiol* 2008;49(5):523–529.

Yamada R, Nakatsuka H, Nakamura K, et al. Hepatic artery embolization in 32 patients with unresectable hepatoma. *Osaka City Med J* 1980;26(2):81–96.

Yamada R, Sato M, Kawabata M, Nakatsuka H, Nakamura K, Takashima S. Hepatic artery embolization in 120 patients with unresectable hepatoma. *Radiology* 1983;148(2):397–401.

Yamagami T, Nakamura T, Iida S, Kato T, Nishimura T. Embolization of the right gastric artery before hepatic arterial infusion chemotherapy to prevent gastric mucosal lesions: approach through the hepatic artery versus the left gastric artery. *AJR Am J Roentgenol* 2002;179(6):1605–1610.

Yokoyama T, Egami K, Miyamoto M, et al. Percutaneous and laparoscopic approaches of radiofrequency ablation treatment for liver cancer. *J Hepatobiliary Pancreat Surg* 2003;10(6):425–427.

Yoon CJ, Chung JW, Cho BH, et al., Hepatocellular carcinoma in the caudate lobe of the liver: angiographic analysis of tumor-feeding arteries according to subsegmental location. *J Vasc Interv Radiol* 2008;19(11):1543–1550; quiz 1550.

Yu H, Burke CT. Comparison of percutaneous ablation technologies in the treatment of malignant liver tumors. *Semin Intervent Radiol* 2014;31(2): 129–137.

（刘川　何攀　李杨　杜勇）

第 7 篇
胃肠道

第 40 章 ■ 腹部与盆腔

成像方法

常规的腹部 X 线检查仍然是评估急腹症的主要方法。CT、超声和 MRI 对于腹部提供了综合的评估，包括腹膜腔、腹膜后间隙、腹腔脏器、血管和淋巴结。

腹部及盆腔的解剖分区

掌握腹盆部复杂的解剖划分知识，既有助于理解病理过程的作用结果，也是正确解释影像学表现的基础。了解解剖间隙的形成和范围，及其变异能够正确识别影像征象，否则难以识别征象或者导致误诊。必须注意固有的解剖学标志，来界定各种间隙的韧带和筋膜，以及各种间隙和凹陷的多种表现。准确定位病灶所在的间隙对确定病灶的来源有很大帮助。

腹膜腔分为大腹膜腔和小腹膜腔（小网膜囊）（图 40.1、图 40.2）。

在大、小腹膜腔内均有许多较深的凹陷，可阻隔疾病的进展过程分隔该改变。右侧膈下间隙与包绕着肝脏的肝下前间隙和肝下后间隙（莫氏囊）相交通。莫氏囊（右肝肾隐窝）是仰卧的患者腹膜腔的最低点，它最先聚集腹水、腹腔积血、转移灶和脓肿。右侧膈下和右肝间隙与盆腔通过右结肠沟直接相通。

左膈下间隙与左肝间隙直接相通，但是被镰状韧带与右膈下间隙分开，被膈结肠韧带与左结肠旁沟分开。

左膈下（脾周间隙）间隙易被腹腔积液和脾外伤导致的积血充盈。这是脓肿和胰尾疾病较易累及的位置。左肝下间隙（肝胃间隙）易受到起源于十二指肠球部、胃小弯、胆囊和肝左叶的疾病影响。

肝镰状韧带由紧贴的两层腹膜组成，在旁矢状面上这两层腹膜由脐延伸到膈。镰状韧带的游离端包绕肝圆韧带，肝圆韧带是脐静脉闭塞后的残留物。肝镰状韧带中的附脐静脉（门体侧支循环）充血扩张，是门静脉高压的特殊指征之一。镰状韧带的反折将肝后顶部分区并移行为冠状韧带，肝后顶部未覆盖腹膜的区域被定义成为肝裸区。冠状韧带连接肝和膈肌，并且阻止腹水和其他腹腔内容物进入肝裸区。

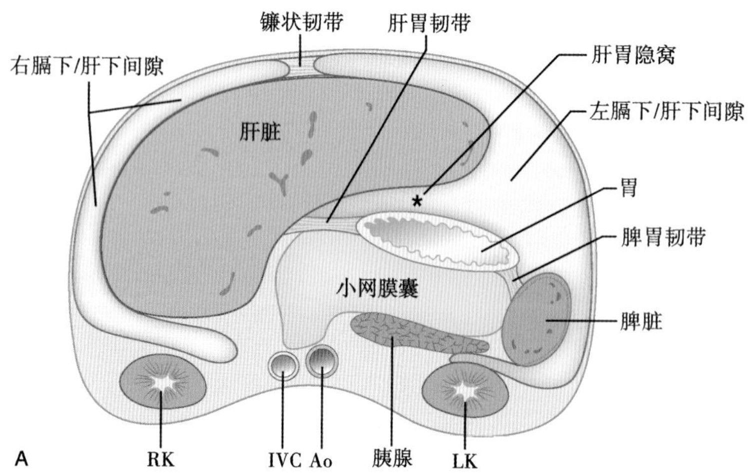

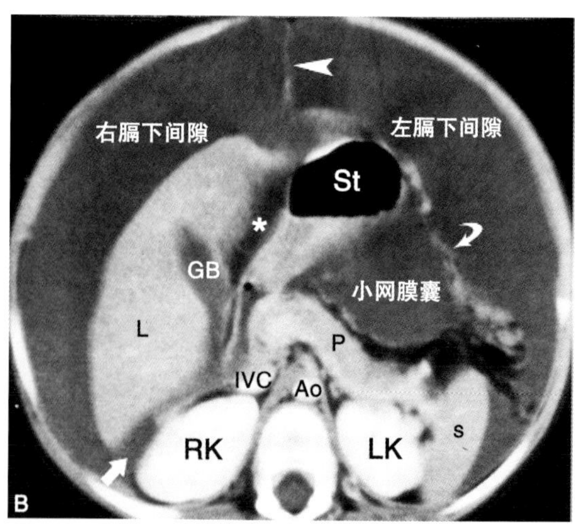

图 40.1 腹膜腔的解剖结构。A. 腹部横断面图显示大网膜间隙及小网膜囊隐窝。B. CT 扫描大量腹腔积液患者良好的显示大网膜囊和小网膜囊的凹陷。小网膜囊被其前方的胃（St），后方的胰腺（P）及侧面的胃脾韧带（弯箭头）所包绕。镰状韧带（箭头）分隔左右膈下间隙。大网膜囊的液体进入到在肝和右肾之间的莫氏囊（箭头）。肝胃间隙（星号）的液体将胃与肝（L）分离。s，脾；GB，胆囊；RK，右肾；IVC，下腔静脉；Ao，主动脉；LK，左肾。

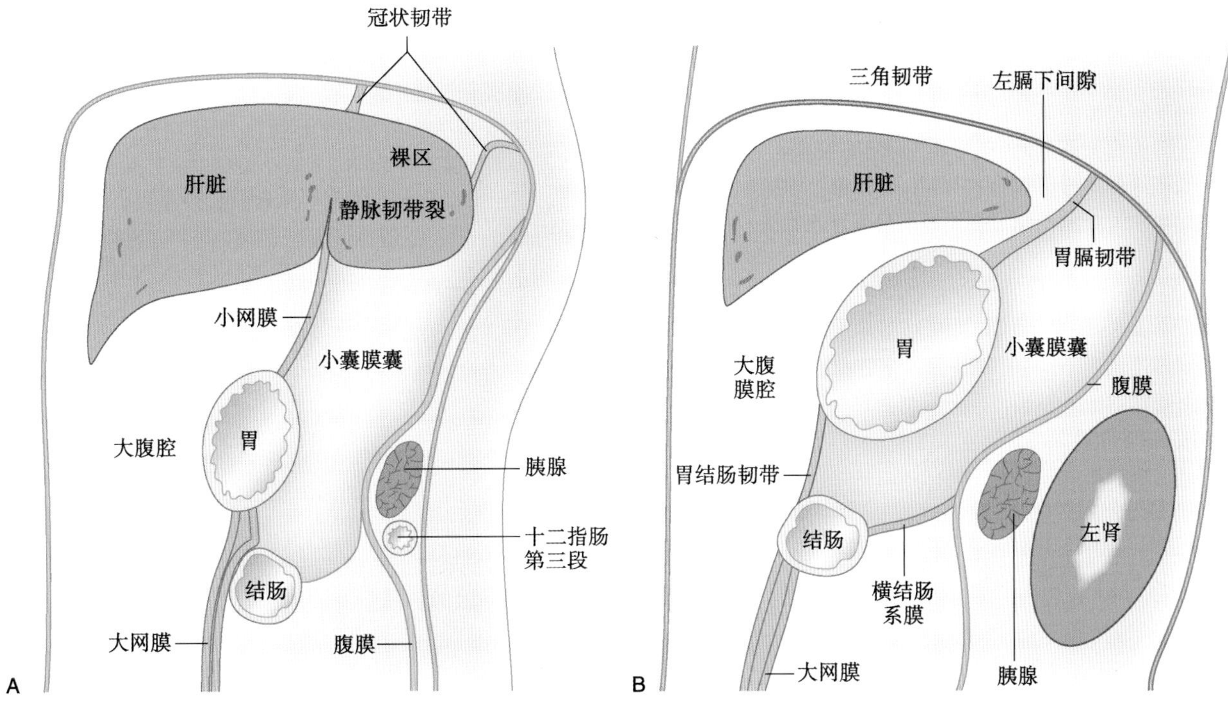

图 40.2　小网膜囊。中间(A)及侧面的(B)小网膜囊矢状面简图表明小网膜囊的位置在胃后方，覆盖于胰腺的壁腹膜之前。注意小网膜囊的突起延伸到横膈，因此小网膜囊的疾病可能导致胸腔积液。冠状韧带在肝和膈肌之间形成了一个没有腹膜覆盖的肝裸区。

小网膜由肝胃韧带和肝十二指肠韧带组成，于肝脏面悬挂在胃和十二指肠球部上。小网膜分隔左侧膈下的肝胃间隙形成小网膜囊。小网膜囊内穿出冠状静脉(血管曲张时扩张)并且包含有淋巴结(胃癌和淋巴瘤扩展时会累及)。小网膜囊是胃和胰腺之间的独立腹腔间隙。小网膜囊与其余的腹腔(大腹腔)只通过网膜孔相交通。小网膜囊的病变通常是由相邻的组织(胰腺，胃)引发而不是由腹腔其他地方扩散而来。正常情况下小网膜囊是塌陷的，只有在充满液体时会变大。

大网膜是悬挂于胃大弯并在腹腔脏器前方下降的双层腹膜，大网膜将肠管与前腹壁分离。大网膜包含脂肪和一些血管。大网膜是腹膜转移灶容易种植的地方，并且在腹腔炎症时(脓肿，肺结核)可包绕形成小腔。

膈肌与盆腔之间的腹膜后间隙被肾前后筋膜分为肾旁前间隙、肾周间隙和肾旁后间隙(图 40.3)。肾旁前间隙在后壁腹膜和肾前筋膜之间。肾旁前间隙侧壁以腹横肌为界。胰腺、十二指肠袢和部分升降结肠位于肾旁前间隙内。肾旁前间隙的疾病通常来源于上述这些组织(如胰腺炎、穿孔性/透壁性溃疡、憩室炎)。

肾前筋膜和肾后筋膜包绕肾脏、肾上腺、肾周间隙内的脂肪。肾前筋膜很薄，由一层结缔组织构成。肾后筋膜较厚，由两层结缔组织构成。肾后筋膜前层与肾前筋膜相连续。肾筋膜后层与侧筋膜相连续，从一侧限定了肾旁前间隙的范围。肾后筋膜的前后层有可能被来自于肾旁前间隙的炎症分离，例如胰腺炎累及肾旁前间隙时，炎症可进一步蔓延至肾后筋膜导致其前后两层分离。肾筋膜上行包绕主动脉和腔静脉，这样能够阻隔来自对侧肾周间隙的疾病。然而，发生于血管周间隙的疾病过程可能扩散到肾周间隙(主动脉瘤破裂的出血，淋巴瘤)。液体积聚于肾周间隙通常由肾脏的疾病(感染、泌尿系囊肿和出血)所引起。扩展于肾筋膜和肾被膜之间的桥隔可以导致肾

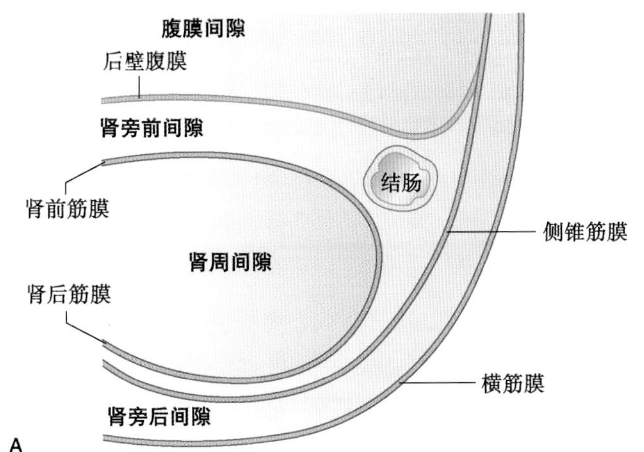

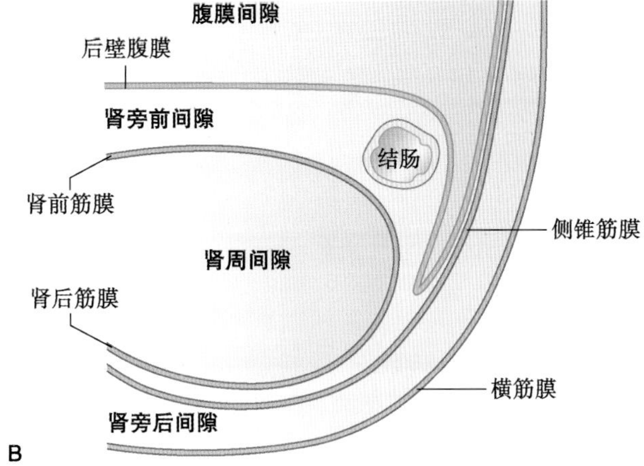

图 40.3　腹膜后解剖间隔。简图示围绕降结肠的后壁腹膜的 2 个正常范围内的变异。A. 结肠是完全位于腹膜后；B. 腹膜形成一个深袋部分包绕结肠，可使腹膜内的液体向后延伸。肾前间隙内由胰腺或结肠产生的积液或疾病可使两层腹膜分离而延伸到肾后。

周间隙形成液体积聚的分隔。右肾周间隙对肝裸区完全开放，这就使肝肾之间的疾病(感染、肿瘤)可以相互累及。

肾旁后间隙是一个潜在的间隙，通常仅被脂肪填充，从肾后间隙延伸到腹横筋膜。肾旁后脂肪延续到腹侧面，显示在腹部平片上即为腹部两侧的"条带状"的脂肪密度影。这个间隙被腰大肌侧缘和腰方肌限制在中间，液体聚集罕见，大多数液体积聚发生于抗凝血治疗后腰大肌的自发性出血。

盆腔被分割为3个主要的解剖间隙：腹膜腔、腹膜外间隙和会阴(图40.4)。女性的腹膜腔延伸到阴道处，形成道格拉斯隐窝(cul-de-sac)，男性的延伸到精囊腺处，形成直肠膀胱陷凹。阔韧带连接于子宫、输卵管和子宫旁血管上，并且充当了道格拉斯隐窝的前界。道格拉斯隐窝是腹腔的最低点，可汇集液体血液、脓肿和腹膜内掉落的转移灶。盆腔的腹膜外间隙上续于腹部的腹膜后间隙，向下延伸到盆膈，移行为耻骨后间隙(Retzius间隙)。盆腔疾病进展的过程中，最先扩散至下腹的腹膜外间隙。会阴位于盆膈下面。坐骨直肠窝是会阴的解剖标志(图40.5)。

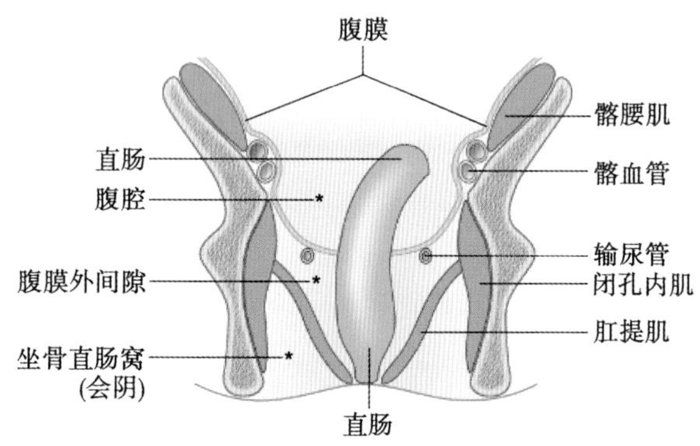

图40.4 盆腔的解剖分区。冠状面简图表明了盆腔主要的解剖分区。

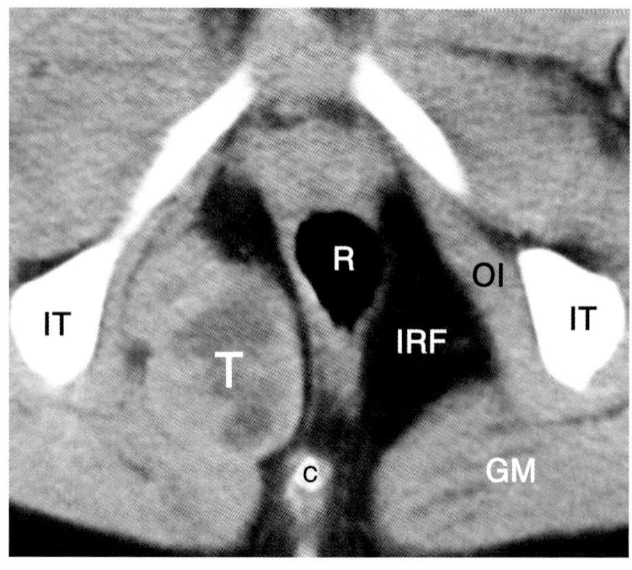

图40.5 会阴部肿瘤。女、12岁，右腿横纹肌肉瘤病史，CT扫描示右侧坐骨直肠窝的转移性肿瘤(T)。正常的左侧坐骨直肠窝(IRF)显示为被直肠(R)、闭孔内肌(OI)及臀肌(GM)围成的三角形脂肪影。坐骨直肠窝完全的位于肛提肌之下，是会阴的一部分。c，尾骨尖；IT，坐骨结节。

腹腔积液

腹腔积液起因各异，其组成成分也大有不同。腹水是腹腔浆液性液体，其大多数来源于肝硬化、低蛋白血症和充血性心力衰竭。渗出性腹水多起源于炎症病变，如脓肿、胰腺炎、腹膜炎和肠瘘。积血来源于外伤、外科手术和自发性出血。肿瘤性腹水与腹膜内肿瘤有关。尿液、胆汁和乳糜液也可以在腹腔内自由扩散。

腹水量大于500mL时腹部平片才能检查出来，有以下表现。

(1) 腹部密度弥漫性增加(表现为灰色密度的腹部)。

(2) 肝脏、脾脏、腰大肌边界模糊。

(3) 充气的结肠向中间移位，肝脏、脾脏远离腹膜外脂肪间隙。

(4) 蛙腹。

(5) 充气的小肠管圈间隙增宽。

(6) 盆腔的"狗耳朵"现象，即道格拉斯隐窝的液体从膀胱两侧溢出形成的较对称的液性密度影。

CT显示腹腔各凹陷内的液体密度。液体的CT密度值提示了其组成成分。浆液性腹水衰减值接近于水[-10到+10个亨氏单位(HU)]。渗出性腹水通常大于+15HU，腹腔急性出血平均值为+45HU。US对于腹膜隐窝内的少量液体很敏感。腹腔的重力依赖性部位(小网膜囊和盆腔)应该使用US检查仔细观察。单纯性腹水是无回声的，而渗出性、血性和肿瘤性腹水常含有漂浮物。包裹性腹水通常与炎性或者恶性疾病相关。MRI检查对于确定液体性质的特异性有限。浆液性液体在T_1WI上呈低信号，在T_2WI呈明显高信号。血性液体在T_1WI和T_2WI上均呈高信号。浆液性液体由于其流动性在梯度回波的图像上通常很明亮。

腹膜假黏液性瘤("胶腹")指凝胶样的腹水。由阑尾破裂引起的分泌黏液的细胞腹腔内扩散，或者是卵巢良性或恶性黏液囊肿或结肠或直肠黏液腺癌的腹腔内扩散导致的。传统的X线片可以显示腹腔内的点状或者环状钙化灶。CT显示黏液性液体中有混杂密度分隔和钙化。黏液性液体常常有分隔并形成肿块影响肝脏和肠管(图40.6)。超声显示为腹腔内从低

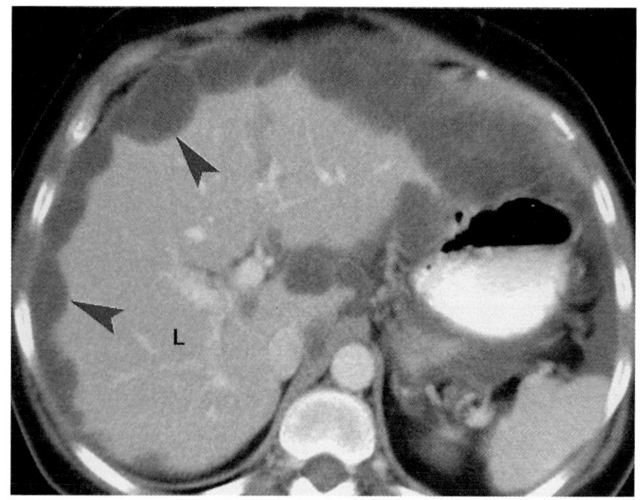

图40.6 腹膜假黏液瘤。60岁，男性，结肠黏液性腺癌腹膜内转移。CT扫描显示肝(L)表面的包裹性积液(箭头)压迹，提示肿块占位效应。液体的衰减值为32HU，提示为渗出性腹水。

回声到强回声的结节。

气　腹

腹腔内游离气体是肠管破裂非常有价值的征象，常常见于十二指肠溃疡和胃溃疡穿孔。然而气腹的其他原因包括外伤、近期外科手术或腹腔镜检查后，以及腹腔内感染了产气微生物。术后气腹会在 3、4d 内吸收。平片随访显示大量气体会有明显减少。如气体未见明显减少或者有增加，常提示肠道吻合口瘘或者败血症。在没有破裂的脏器的情况下，气腹可以发生在女性生殖道的气体经输卵管伞部进入腹腔，或者肺气肿、肺泡破裂气体进入腹腔。

常规 X 线片，站立位或者坐位可获得气腹的最佳影像。直立胸片对于游离气体的显示最敏感。膈穹窿下的少量气体也能清楚显示。危重患者可采用左侧卧位或者横卧位，此时可见气体环绕肝脏。仰卧位 X 线上的气腹征象如图 40.7 所示。

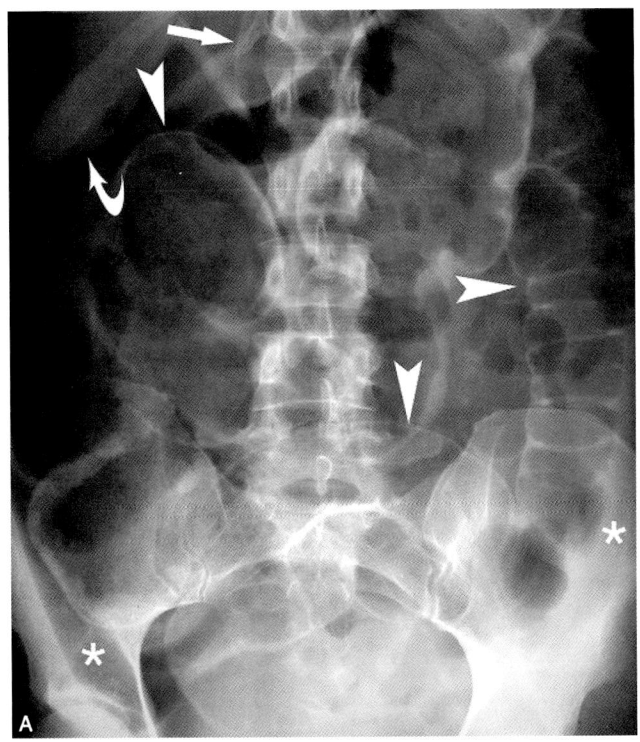

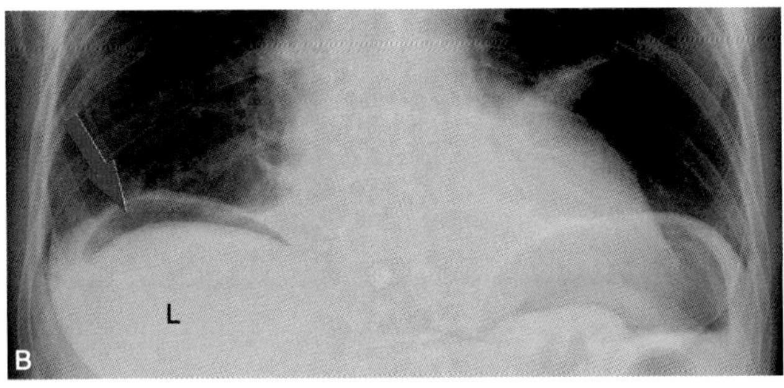

图 40.7　气腹：传统 X 线片。A. 胃溃疡穿孔的患者，仰卧位腹部 X 线示肠壁（箭头）内外侧均可见气体密度影（Rigler 征），游离气体勾划出镰状韧带（短箭）的轮廓，游离气体勾画出肝边缘（弯箭），游离气体勾画出结肠旁沟（星号）。B. 另一位病人患者的直立胸片显示，在肝脏（左）和横膈膜之间有一条新月形的气体影（箭）。气腹是由乙状结肠憩室炎穿孔引起的。

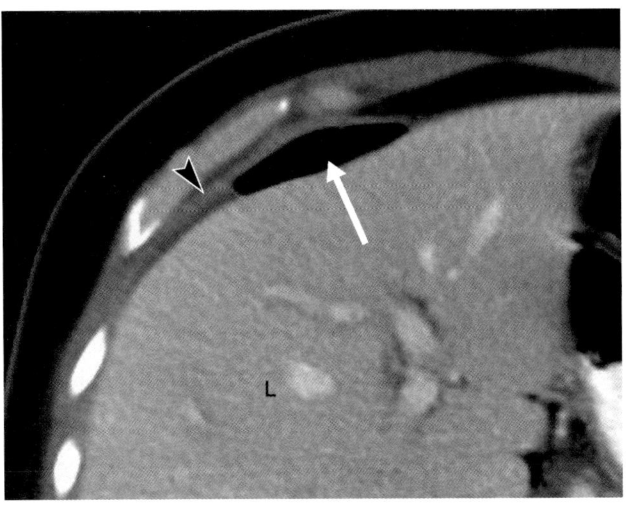

图 40.8　气腹：CT。在肝脏（L）和横膈膜（箭头）之间的腹膜间隙内可见气体聚集（箭头）。这是 CT 上发现少量的腹腔内游离空气 CT 的主要区域。这名患者因车祸受伤导致空肠撕裂。

（1）肠管壁内外两侧均可见气体（Rigler 征）。

（2）气体可勾画出镰状韧带轮廓。

（3）腹腔充气（“足球征”）。

（4）右上腹局限的三角形或线性肠腔外气体影。

CT 上少量游离气体易与肠管内气体混淆，难以辨认。应该在肺窗（窗位-600HU，窗宽 1 000HU）上观察腹膜腔内的游离气体。CT 上肝与膈肌（图 40.8）之间的腹膜隐窝是观察气腹的好地方。

腹部钙化

腹部钙化灶可能是腹部内疾病的重要征象之一，应该仔细查看腹部每一个影像学检查。CT 和 US 对于钙化灶的发现都比平片敏感。然而，高空间分辨率的平片常可提供特征性的发现，有助于确诊钙化灶的性质。

脉管钙化灶通常见于老年人的主动脉和髂动脉处（图 40.12）。当血管斑块状的钙化灶重叠于腰椎和髂骨时，通常需要进一步的检查来确诊。主动脉动脉瘤表现为主动脉壁与钙化灶之间测量直径超过 3cm 的结节（图 40.9）。环状钙化动脉瘤常常累及脾和肾脏。静脉石是静脉中的血栓钙化，最常在盆腔两侧发现。静脉石多呈圆形或椭圆形，钙化直径达 5mm，通常有一个透光的中心。静脉石可能被误认为尿路结石。

钙化的淋巴结通常来源于肉芽肿性疾病，例如肺结核、浆细胞病等。这些钙化灶密度通常不均匀，大小约 10～15mm。肠系膜淋巴结钙化最常见。

胆道及胆囊结石。只有大约 15%的含有足够钙的胆囊结石能在常规的 X 线片被发现。大多数的胆囊结石包含有胆红素盐，是层状结构，外缘致密，中心能被射线穿透。当胆囊多发结石时，它们通常是多面的。胆囊壁钙化（瓷化胆囊）（图 40.10）是斑块状或者椭圆形的，其轮廓大小和形状都与胆囊一致。胆囊钙乳症是不透射线的晶体悬浮于胆囊内的胆汁中。站立位可表现为分层样悬浮液。

尿路结石。大约 85%的尿路结石在常规 X 线片上可见。

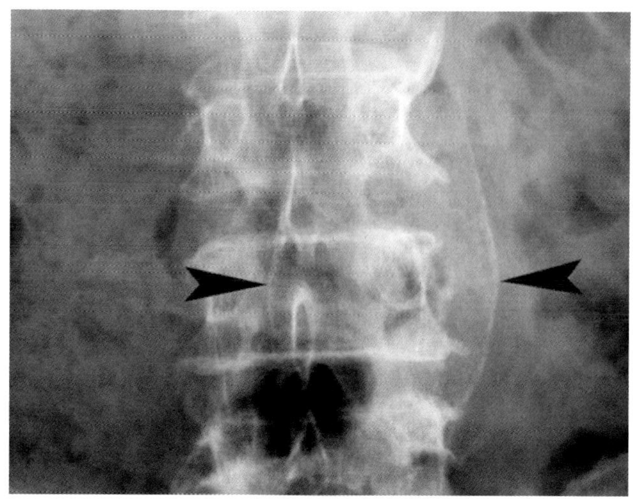

图 40.9 腹主动脉瘤。常规 X 线片显示的腹主动脉瘤，腹主动脉管壁上钙化灶分离移位(箭头)。管壁上与脊柱重叠的钙化灶难以被看见。患者取左后斜位拍片能使动脉远离脊柱，并且使动脉管壁上的钙化灶更容易显示。

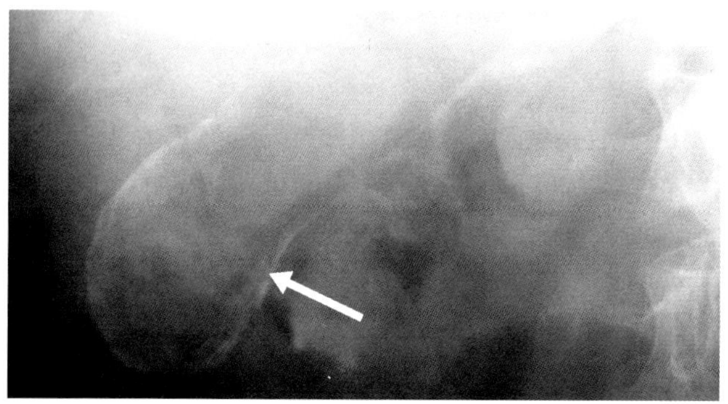

图 40.10 瓷化胆囊。腹部右上象限 X 线显示胆囊壁(箭头)的钙化。提示存在胆囊管的慢性梗阻及慢性胆囊炎，患胆囊癌的风险增加。

它们大小从点状至数厘米不等。典型的是鹿角状结石。它们是肾集合系统的形状(图 40.11)。

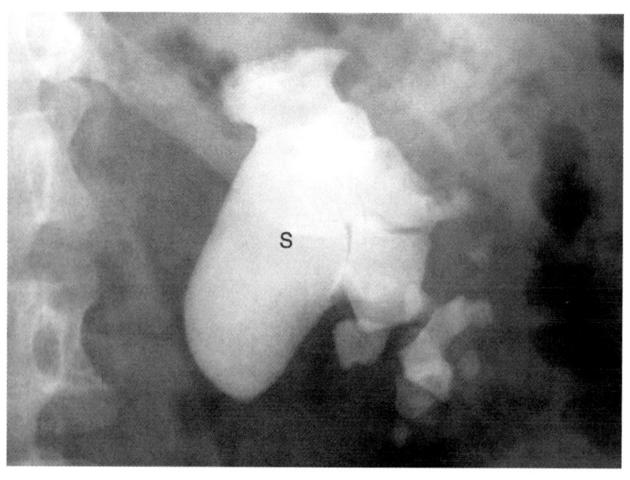

图 40.11 鹿角样结石。平片显示一大的结石占据左肾集合系统并呈其外形。鹿角样结石(S)通常由结晶组成，并在伴有慢性尿路感染的情况下形成。

肾结石与胆囊结石通过侧位片上的位置来区分，相对于更靠前的胆囊结石，肾结石位置靠后。尿路结石可见于整个输尿管走行的任何地方，但是最常好发于狭窄处：肾输尿管连接处，骨盆入口处及输尿管膀胱开口处。膀胱结石(图 40.12)可单发或多发，大多呈层状，大小不一，通常位于盆腔中线处。发生于膀胱憩室的结石可偏离膀胱分布。CT 已成为尿路结石的首选影像学方法。

肝脏和脾脏的风湿性肉芽肿通常为多发，较小且密集。它们是肺结核、组织浆细胞疾病及其他肉芽肿性疾病的愈合后的病灶。

粪石和肠结石是肠腔内的结石。大多数是圆形或者椭圆形，并且呈同心圆样。出现急性腹痛的患者，阑尾粪石高度提示患急性阑尾炎。肠结石最常在结肠，多数来源于不易被消化物质的钙沉积，如：果核。

肠脂垂炎被认为是由结肠附属物扭转导致血管闭塞和缺血引起的炎症。引起的脂肪坏死常发生钙化，形成可移动的椭圆形钙化。

肾上腺的钙化与新生儿肾上腺出血、肺结核及艾迪生病相关。这些钙化灶是混杂密度的，位于第一腰椎椎体两侧肾上腺的位置(图 40.13)。

胰腺钙化与慢性酒精性胰腺炎以及遗传性胰腺炎相关。这些钙化来源于胰腺结石，表面粗糙，大小不一(图 40.14)。

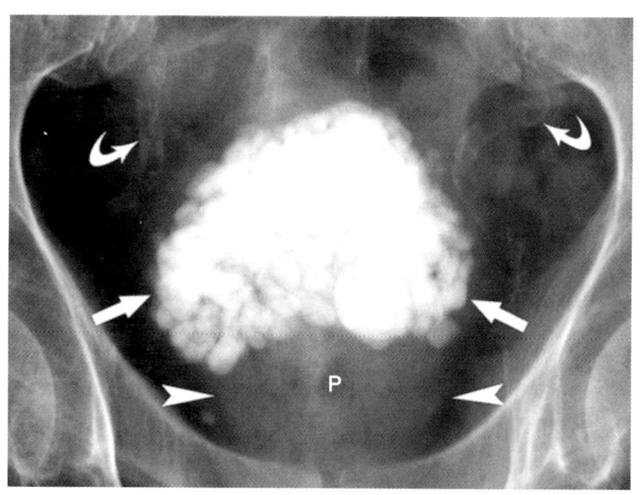

图 40.12 膀胱结石。大多数的膀胱内结石(箭)在盆腔 X 线平片上很明显。增大的前列腺(P，箭头之间)导致尿液停滞继而形成结石，层叠的结石似肿块。髂动脉的粥样斑块钙化也很明显(弯箭)。

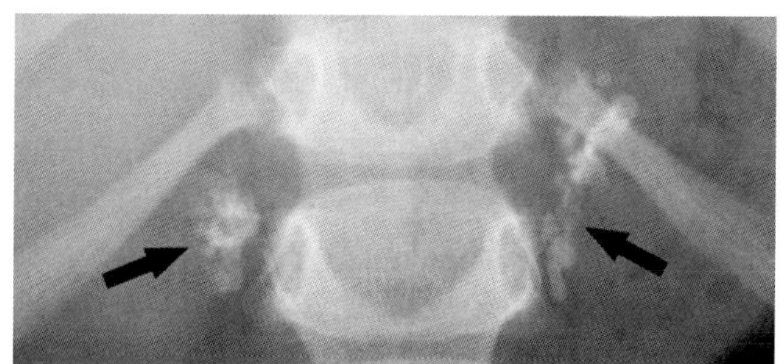

图 40.13 肾上腺钙化。4 岁儿童的腹部平片显示因为婴儿时期的双侧肾上腺出血导致双侧肾上腺钙化(箭)。

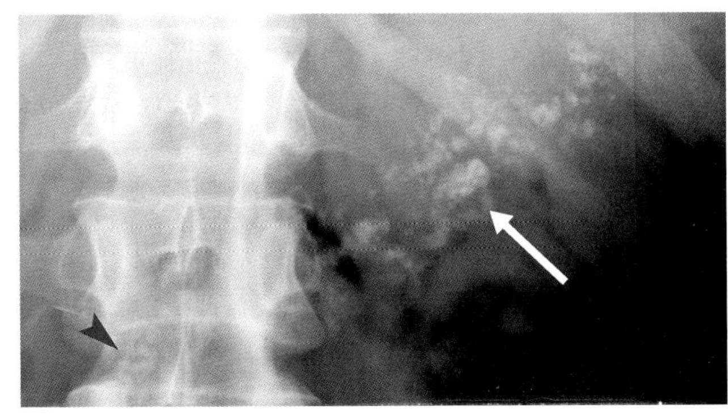

图 40.14 胰腺钙化。患慢性酒精性胰腺炎的患者，粗糙及点状钙化（箭）延伸跨越左上象限。胰头（箭头）的钙化灶被脊柱遮挡。

钙化的囊肿可见于肾脏、脾、肝脏、阑尾和腹膜腔。囊肿壁的钙化是弧形或者环形的（图 40.15）。棘球蚴囊肿通常会钙化，并且可能在腹腔内任何器官发现，包括腹膜腔在内。

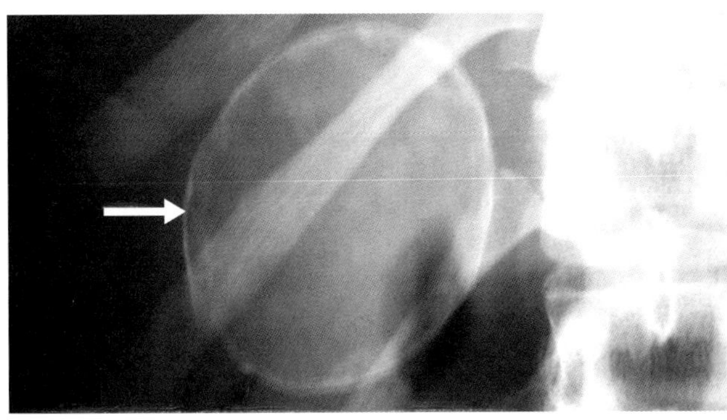

图 40.15 肾囊肿钙化。平片显示肾囊肿囊壁特征性的边缘钙化（箭头）。

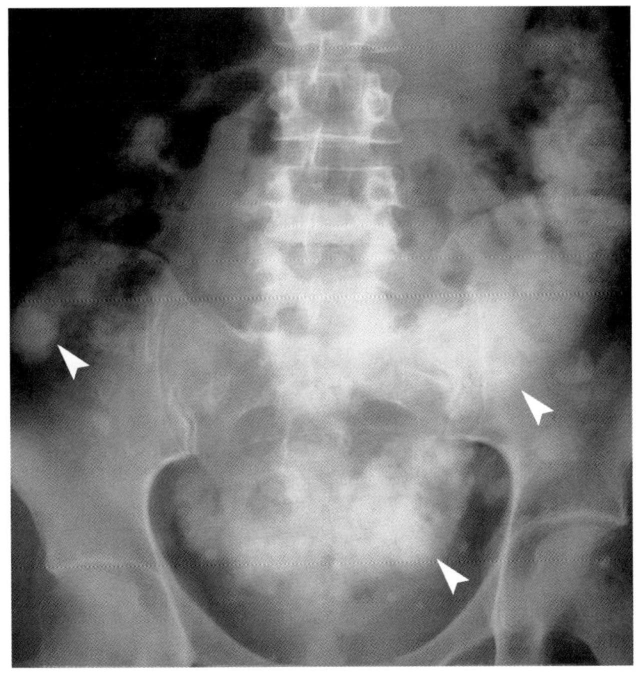

图 40.16 肿瘤的钙化。腹部平片显示在腹部散在分布的云雾状钙化灶。这些钙化灶是由于卵巢乳头状浆液性囊腺癌腹腔内转移导致的。

肿瘤钙化。腹腔内各种器官不同的肿瘤都可以钙化。子宫平滑肌瘤的“爆米花样钙化”最具典型。良性囊性畸胎瘤可以形成牙齿和骨骼。卵巢和结肠黏液性囊腺癌腹膜内转移灶的钙化可以勾画出腹膜腔的轮廓（图 40.16）。肾细胞癌约有25%的会出现钙化。

血钙过高、特发性钙质沉着症和陈旧性血肿时，可出现**软组织钙化**。源于奎宁、铋及青霉素的钙化性注射肉芽肿通常在臀部最明显。囊虫病可以导致肌肉内的特征性的“谷米样”钙化灶。

肠内容物可能包含骨头、果核、种子、小号铅弹、含铁及其他重金属的药物，这导致腹腔内的阴影。

腹膜的钙化灶可以是结节状或点状的，通常因腹膜透析、既往腹膜炎及腹膜癌转移引起（图 40.16）。

急 腹 症

急性腹痛患者的鉴别诊断非常多（表 40.1）。其准确高效的诊断需要相关内科医师和放射科医师的合作，需要选择有利于正确诊断的最好的成像方法。急腹症的常规系列检查包括“急腹症系列”由立位的后前位胸片，仰卧位、立位及卧位的腹部 X 线检查组成。胸片是发现气腹及胸腔内的疾病引发腹痛的理想方法。仰卧位的腹部平片适用于大多数急腹症，立位的腹部平片增加了诊断的可靠性。CT 和超声是获得明确诊断的常规检查方法。

表 40.1

急腹症的常见病因

阑尾炎	腹膜炎
急性胆囊炎	腹膜内脓肿
急性胰腺炎	腹膜后脓肿
急性憩室炎	肠梗阻
急性溃疡性结肠炎	尿道感染
假膜性结肠炎	尿路梗阻
阿米巴病	盆腔感染性疾病
急性肠缺血	输卵管卵巢脓肿

正常的腹部气体。腹部平片常规包括对气体、液体、软组织、脂肪及钙化密度的影像评价。腹腔内正常的气体主要的是吞咽的空气（图 40.17）。液气平见于正常人，主要在胃，经常在小肠，但是绝不会在肝曲之后的结肠远端。在小肠的正常的液气平宽度不超过 2.5cm。小肠内气体体积多较小，并随机分布于全腹。小肠内气体增加见于长期吞咽空气和饮用碳酸盐饮料的人。正常情况下小肠内可以无气体，也可以有 3~4 个直径小于 2.5~3cm 的、多形性的肠袢。正常的结肠包含有少许气体和排泄物，结肠直径 3~8cm 不等，盲肠直径最大。小肠完全没有气体，可见于肠梗阻患者，扩张的肠袢内充满的液体而非气体。“非特异性腹部积气”一词含义不够精确，已不再使用。

肠扩张当小肠直径超过 2.5~3.0cm 时称小肠扩张。结肠扩张是其直径超过 5cm，盲肠扩张是其直径超过 8cm。在成人，

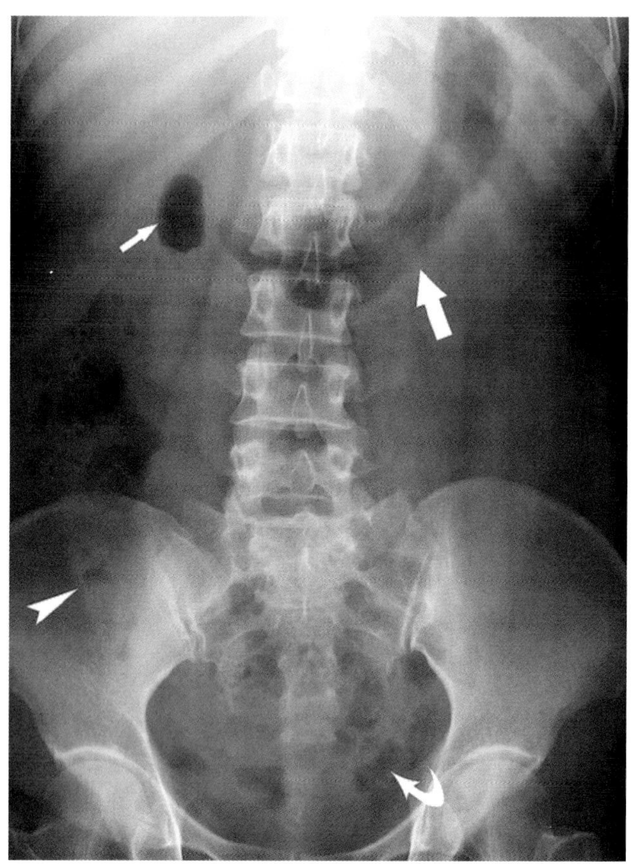

图 40.17　正常的肠道气体。仰卧位的平片显示正常胃(大箭)和十二指肠(小箭)气体的分布。右侧结肠(箭头)可见正常粪便混杂分布。盆腔内的小肠(弯箭)可见少量气体积聚。

依据肠管的位置及解剖标志的不同可以对大小结肠的扩张进行鉴别。小肠在腹部的更中心部位,并且以横跨整个肠腔的环状襞为特点。扩张的小肠直径几乎不超过 5cm,大肠直径扩至 5cm 才称其为扩张。大肠在腹腔的周边部位,并以结肠袋为特征。大肠内的排泄物,具有特征性的混杂密度影。盲肠在大肠中直径最大,始终扩张至最大程度,不因梗阻部位的不同而改变。

麻痹性肠梗阻。肠梗阻这个名词意思为“淤滞”,并没有区分机械性肠梗阻和非机械性肠梗阻的不同。麻痹性肠梗阻、麻痹性肠梗阻及非阻塞性肠梗阻等术语常被互换使用,指由于无蠕动或蠕动减少引起的肠内容物淤滞。引起麻痹性肠梗阻的常见原因列于表 40.2。对称性广泛分布、肠内积气为主、肠扩张是麻痹性肠梗阻的典型表现,小肠、胃及结肠适当的成比例的扩张,并且没有突然的截断征象。更多的肠袢扩张而不是阻塞。麻痹性肠梗阻偶尔也可以表现为只有肠内积液,而没有积气。US 对于证实无蠕动或减少蠕动很有用,然而当大量气体出现时检查很困难。

表 40.2

麻痹性肠梗阻的常见原因

药物

　阿托品,胰高血糖素,吗啡,巴比妥酸盐,吩噻嗪类

代谢性因素

　糖尿病,甲状腺功能减退,低钾血症,高钙血症

炎症

　肠内:胃肠炎

　肠外因素:腹膜炎,胰腺炎,阑尾炎,胆囊炎,脓肿

手术后:4~7d 内

创伤后

脊髓损伤

当腹腔感染时,其周围的肠管因炎症刺激而麻痹、扩张,称为**“哨兵袢”**。实际上,这只是麻痹性肠梗阻的一小段,在多次随访表现为始终在同一位置上的孤立扩张的肠袢(图 40.18)。“哨兵袢”警示临床医师邻近范围内有炎性反应,右上象限的前哨肠袢暗示着急性胆囊炎、肝炎及肾盂肾炎。在左上象限,可以怀疑是胰腺炎、肾盂肾炎及脾损伤。在左下象限,憩室炎、阑尾炎、输卵管炎、膀胱炎及克罗恩病常是哨兵肠袢存在的原因。

中毒性巨结肠是暴发性大肠炎的表现,以全部或者部分结肠极度扩张为特点。这种情况下,大肠失去了收缩性,无蠕动,肠鸣音消失。患者有进行性腹胀、发热及反应迟钝。肠鸣音及排便运动消失。肠壁变的像“潮湿的吸墨纸”,肠穿孔的风险极大。中毒性巨结肠的死亡率达 20%。急性溃疡性结肠炎是最可能导致中毒性巨结肠的常见原因(表 40.3)。平片可见结肠扩张,结肠袋消失。扩张的横结肠直径达 15cm 是最突出的表现。当结肠直径超过 5cm 且黏膜异常也提示该诊断(图 40.19)。假性息肉是由于局部水肿的黏膜包绕溃疡病灶,在充气扩张的结肠间,形成软组织密度结节。CT 显示扩张的结肠里充满了气体和液体。结肠壁很薄而且呈不规则结节状边缘,肠壁也能看见积气。钡剂灌肠是绝对禁忌,因为有肠穿孔的风险。

机械性肠梗阻是局灶性损伤导致的肠内容物淤滞。梗阻可能是由闭塞(肠腔内肿块堵塞)、肠疾病导致的狭窄或外在疾

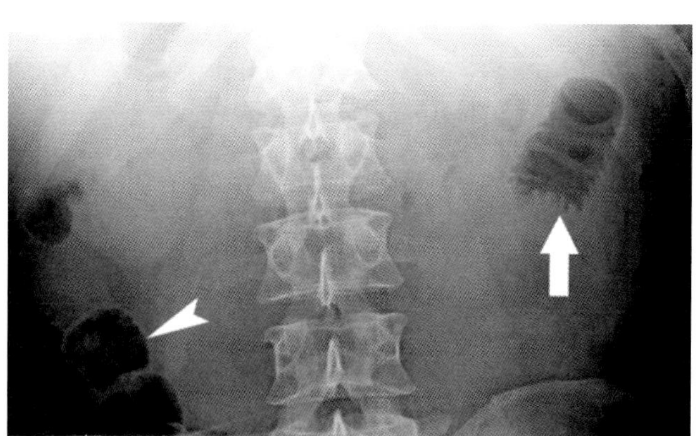

图 40.18　哨兵袢。每天连续随访的 X 线片显示在相同部位持续扩张的小肠肠袢(短箭)。这个哨兵袢是由急性胰腺炎引起。正常的气体可在右结肠(箭头)出现。腹部其他部位没有肠积气。

表 40.3

中毒性巨结肠的病因

溃疡性结肠炎:75%的病例	阿米巴性结肠炎
假膜性结肠炎	缺血性结肠炎
克罗恩结肠炎	细菌性结肠炎:霍乱,伤寒

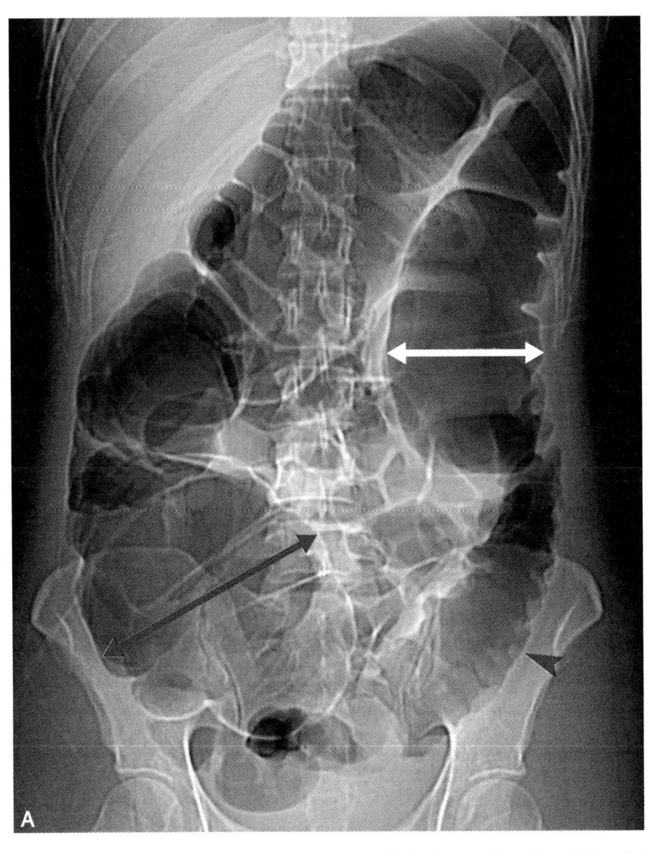

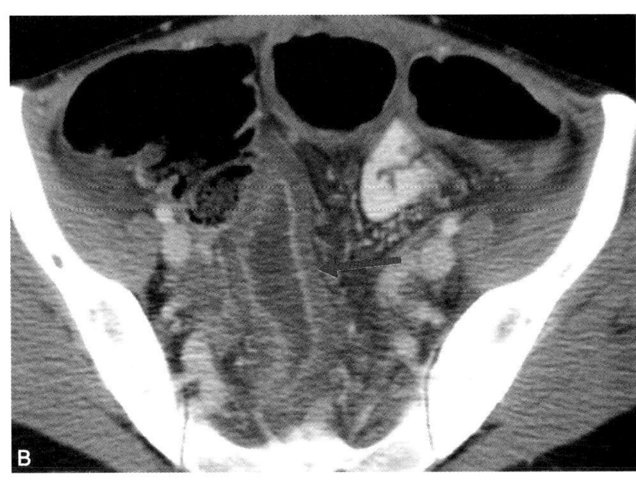

图 40.19　中毒性巨结肠。A. 腹部仰卧位片显示结肠明显扩张，盲肠直径 14cm（红线），降结肠直径 7cm（白线）。降结肠黏膜形态为明显的结节状（箭头）。B. 相应的 CT 显示结肠壁明显增厚（箭）。毒性巨结肠与溃疡性结肠炎有关。该病例术前结肠穿孔。

病导致的肠腔受压等所致。影像检查的目的是证实有无梗阻的存在，鉴定梗阻的程度及发现梗阻的原因。X 线片能比临床早 6~12h 证实肠梗阻的存在（图 40.19）。当肠梗阻发生后，因肠内的分泌物、吞咽的食物、空气及水渐渐停止吸收，梗阻段近端肠腔会渐进性的扩张。淤滞导致的过度的细菌繁殖及其产生的毒素会损伤黏膜层。肠壁的扩张和肠腔内压力的增加会使其血液供应减少。应掌握一下几种临床常用术语。完全性肠梗阻意味着肠腔完全阻塞，而部分性肠梗阻是一部分肠内容物能通过。单纯性肠梗阻是肠内容物的阻塞而没有血流动力障碍。嵌顿性肠梗阻意思是肠壁的血流供应受损。大多数的嵌顿性肠梗阻是闭袢性肠梗阻，即一段肠袢的两端均堵塞了。这发生于嵌顿性疝及肠扭转。

在常规 X 射线照片上可以检测到具有产气微生物的腹部和盆腔器官的**气性坏疽感染**，并且可以通过 CT 或 US 证实（参见图 41.49、图 47.41、图 48.21）。实体器官组织内或中空脏器壁内的气体可能代表感染、瘘管、梗死、近期手术或器械操作。感染的患者通常是脓毒症，免疫功能低下或糖尿病患者，因此及时准确的诊断至关重要。气肿性感染导致的气泡和条纹状空气必须与正常气体积聚区分开来。在相关的章节中描述和说明了气性坏疽性胆囊炎、气性坏疽性肾盂肾炎和肾盂炎以及气肿性膀胱炎。其他受累及的器官包括子宫气性坏疽和气肿性胰腺炎。

Fournier 坏疽一词是用于会阴、肛周和生殖器区域的坏死性筋膜炎。多重感染会导致组织快速破坏。X 线片和 CT 显示受累及的软组织中的气泡和条纹状气体（图 40.20）。

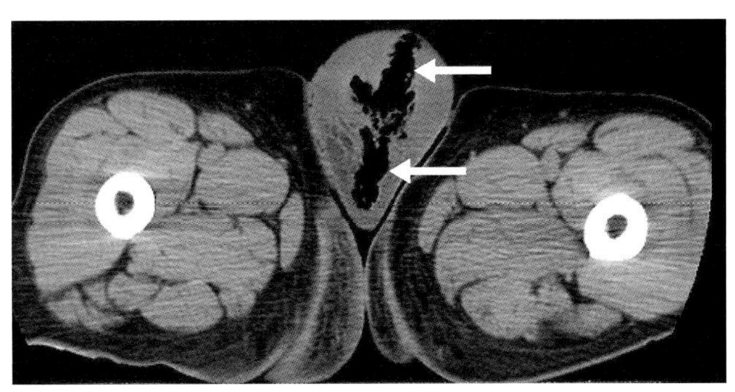

图 40.20　弗涅尔涅坏疽（Fournier 坏疽）。CT 显示在会阴和阴囊的皮下组织中有显著的气囊（箭）。

小肠梗阻

小肠梗阻占据了外科急性腹痛患者的 20%，所有肠道梗阻的 80%。小肠梗阻的病因列于表 40.4。在西方国家，术后粘连占小肠梗阻的 75%，而在发展中国家，80% 的小肠梗阻是因为嵌顿性疝，而仅有 10% 是因为粘连。患者会出现痉挛性腹痛、腹胀及呕吐等临床症状。只有 50%~60% 的病例会在平片上有诊断性表现。

小肠梗阻的 X 线表现如下。

（1）扩张的小肠（>3cm）与远端小肠或结肠不成比例。

（2）小肠有宽度超过 2.5cm 的液气平。

（3）在一段肠袢内有不同高度的液气平（“动态液气平”）（梗阻的强烈证据）（图 40.21）。

表 40.4
小肠梗阻的病因

粘连
手术后
炎症后
嵌顿性疝
恶性肿瘤:常是转移性
肠套叠
肠扭转
胆石性肠梗阻
寄生虫:蛔虫
异物
小肠肿瘤
克罗恩病
放射性肠炎

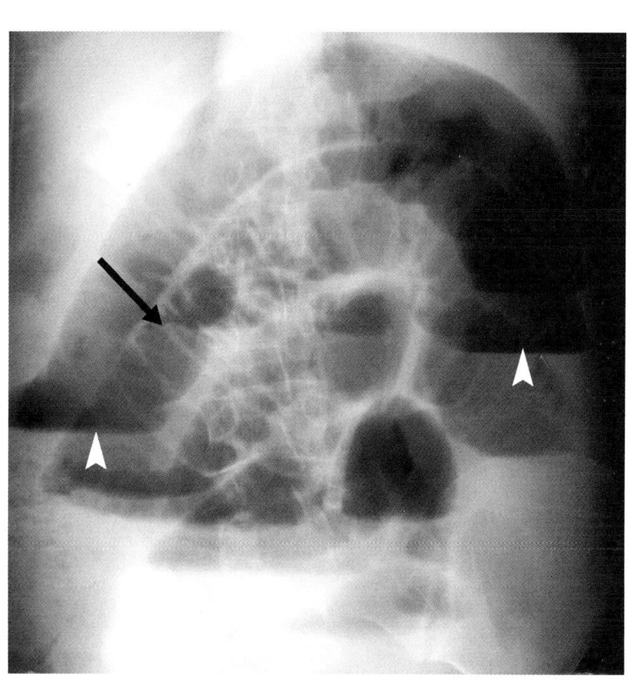

图 40.21　小肠梗阻:常规 X 线片。直立位的腹部平片显示充气扩张的小肠袢(箭头)内有高低不平的液气平。注意环状壁(黑箭)横跨延伸至整个肠腔。该病例是因粘连导致的小肠梗阻。

(4) 两个或多个气液水平。

(5) 小气泡散布在扩张的皱襞内,充满液体的肠袢产生串珠样征象,一排小气泡水平的或倾斜的横跨在腹部。

梗阻的部位需要结合梗阻之前扩张的肠段及梗阻之后不正常或空虚的肠段来确定。阶梯状或者环夹状的小肠段最为典型。临床体格检查不易检查出肥胖患者的腹股沟疝,但影像表现比较敏感。CT 是成为确诊小肠梗阻并确定其原因的首选成像方法。70%~90%的病例中,CT 可发现其原因。基于扩张小肠段及梗阻远端塌陷的小肠段之间的过渡部位,CT 可发现梗阻部位(图 40.22)。塌陷的降结肠常是潜在的误区,甚至在麻痹性肠梗阻患者中也易导致错误诊断,肠梗阻在这种情况下不能被诊断,除非在脾曲能看见梗阻存在。"小肠粪便征"极少见但是其是确定性小肠梗阻的 CT 诊断依据。

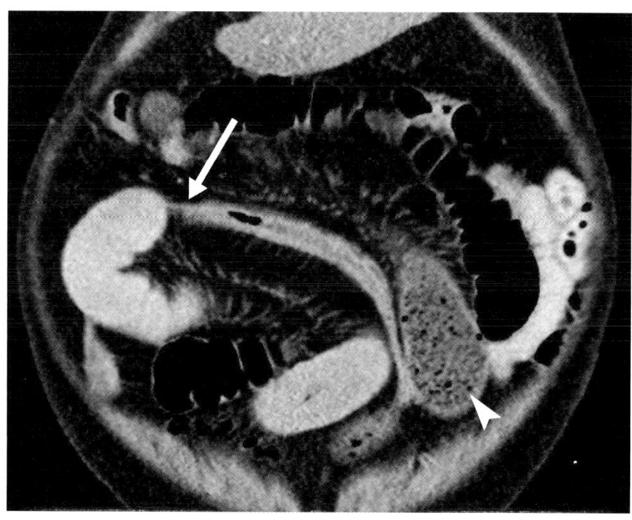

图 40.22　小肠梗阻-CT。冠状面重建 CT 显示,放射性肠炎导致小肠梗阻的患者,扩张和不扩张小肠之间的突然转变(长箭)。小肠粪便征(箭头)也明显。

能在扩张的小肠内看见混合有气体的微粒有渣物质。突发的鸟嘴状狭窄,不伴其他损害征象,提示粘连是梗阻的原因。其他原因,包括肿瘤、脓肿、感染、疝气及肠套叠等,都有其典型的征象。

绞窄性肠梗阻与肠壁和肠系膜血供障碍的发生有关。CT 表现有:①肠壁环状增厚(>3cm);②肠壁水肿(肠壁出现靶状或环状光晕);③增强扫描时,肠壁强化程度差(最典型的征象);④肠系膜血管模糊或者消失;⑤肠系膜渗出伴积液或出血。因为大多数病例由闭袢性肠梗阻所致,其特征性的表现也常常出现。

以下 CT 征象表示有**小肠扭转**和闭袢性肠梗阻:①扩张的小肠和肠系膜血管放射状分布汇聚形成一个扭曲点;②U 形或者 C 形扩张的小肠环;③梭形扩张肠管一端的扭转点成"鸟嘴样"征象;④肠扭转的肠系膜扭曲呈"旋涡征"表现。小肠梗阻的患者出现旋转征时外科手术是非常必要的。

肠套叠是儿童最主要的小肠梗阻原因之一,而成人不常发生。在成人,肠套叠常常是慢性的、周期性及亚急性的,其通常因息肉样瘤导致,如脂肪瘤。其他原因有巨大肿瘤、梅克尔憩室、淋巴瘤、肠系膜淋巴结及异物。肠套叠可继发于小肠肿瘤或炎性腹泻。回结肠肠套叠在儿童中通常是自发性的,在成人中由肿块导致。结肠肠套叠常发生于成人,而儿童几乎不发生。肠套叠的平片显示小肠梗阻及一软组织肿块。钡剂灌肠显示钡剂停留在肠套叠入部和接受肠段,形成一螺旋弹簧样征象。CT 具有诊断性,显示一特征性靶样肿块(图 40.23)。在横切面,中心部分密度是内陷的肠管,周围脂肪密度肠系膜包围,外包绕接受肠管环。在横截面上,US 显示的是一个类似的由高回声和无回声交替的环状结构,表示交替的黏膜层、肌壁及肠系膜脂肪组织。CT 常意外发现无症状、偶发、短节段(<3.5cm)、空肠或回肠、无小肠梗阻的短暂性肠套叠(图 40.24)。

胆结石肠梗阻是机械性小肠梗阻的原因,任何老年女性肠梗阻都应该怀疑。它占 70 岁以上患者中小肠梗阻的原因的 24%。由于它是一种老年人疾病,起病隐匿且难以诊断,死亡

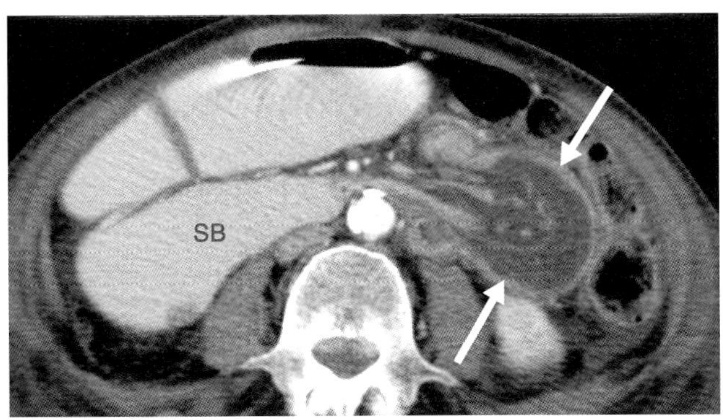

图 40.23 肠套叠。CT 显示小肠梗阻伴扩张的近端小肠(SB)延伸至空肠-空肠肠套叠(箭)。诱发的原因被证实为黑色素瘤小肠转移。

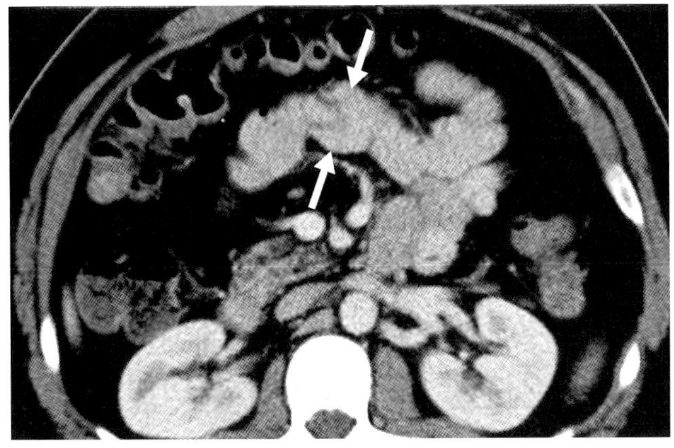

图 40.24 短暂性肠套叠。因其他原因行 CT 检查的无症状患者显示局部肠管套叠(箭),无近端小肠扩张。

率比粘连引起的小肠梗阻的死亡率增加了五倍。肠梗阻是由一个巨大的胆结石引起的,通过胆囊壁侵蚀并进入肠道,形成胆囊十二指肠瘘。胆结石最常停留于回肠末端。致病性胆结石通常是单个的、多面的,并且大小约为 2~5cm。特异的放射学征象仅在约半数的患者中出现。Rigler 三联征包括:①扩张的小肠段(约 80%的病例);②胆道系统或胆囊内有空气(67%的病例);③异位的钙化胆结石(50%的病例)。

大肠梗阻

大肠梗阻主要见于老年患者,占所有肠梗阻的 20%。无论大肠梗阻的位置在哪,盲肠始终扩张程度最大。当盲肠直径超过 10cm 时,其穿孔的风险明显提高,并有腹膜炎及感染性休克的风险。大肠梗阻的常见原因列于表 40.5。大多数慢性的梗阻发生于乙状结肠,那里的肠腔较窄,大便更容易成形。平片对大肠梗阻有普遍的诊断价值,显示从盲肠到梗阻点的结肠扩张。梗阻远端的结肠没有空气积聚。当回盲瓣功能正常时,小肠通常包含少量气体,结肠不能减压到小肠,盲肠逐渐胀气。当回盲瓣功能缺失时,常常出现小肠胀气,结肠能将压力转移至空肠和回肠,因此盲肠穿孔的风险降低了。肝曲远端的气液平面是梗阻的强烈证据,除非患者使用过灌肠剂。

表 40.5
大肠扩张的病因

梗阻
- 结肠癌(50%~60%)
- 肿瘤转移性疾病,特别是盆腔恶性肿瘤
- 憩室炎
- 肠扭转——盲肠、乙状结肠、横结肠
- 粪便嵌塞
- 阿米巴病
- 缺血
- 粘连

假性梗阻
- Ogilvie 综合征
- 麻痹性肠梗阻
- 中毒性巨结肠

乙状结肠扭转最常发生于老年人及高残渣饮食的个体。在成人,乙状结肠扭转导致约 3%~8%的大肠梗阻,并且报道有 20%~25%的死亡率。乙状结肠围绕其肠系膜扭转,形成一闭袢性梗阻。近端结肠扩张而直肠空虚。平片通常具有诊断价值。乙状结肠表现为一个巨大的没有结肠袋的充气环,从盆腔上升达腹部,经常高达横膈膜。闭环肠袢的外侧壁形成的三条白线,肠袢的两对侧内侧壁共同降低会聚于左髂窝(图 40.25)。扩张的乙状结肠的顶端可向横结肠延伸("北方暴露征")。近端结肠扩张出现在一半的病例中。水溶性灌肠显示梗阻,在扭转点逐渐变细至喙状,通常在肛门边缘以上约

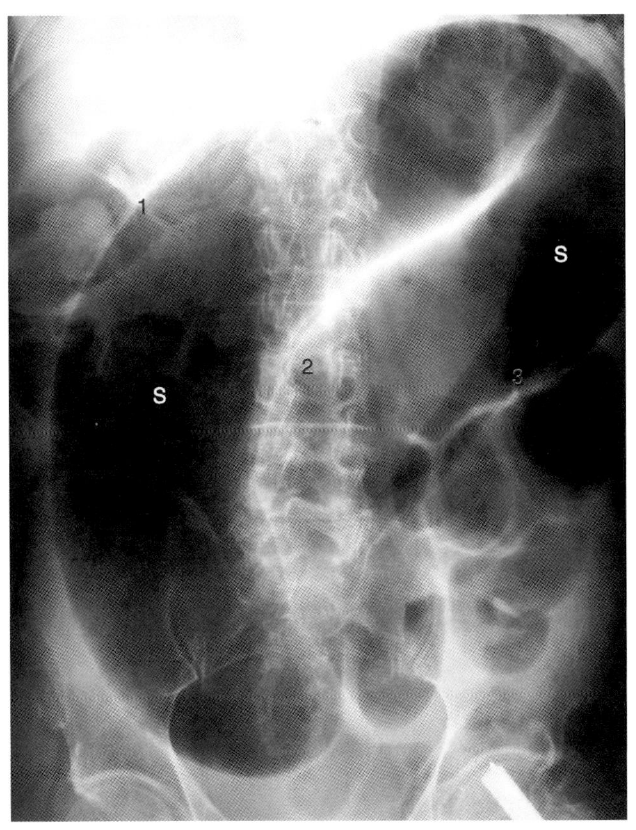

图 40.25 乙状结肠扭转。腹部平片显示特征性的扩张的乙状结肠(S)由盆腔上升并延伸到左侧到三条扭曲的肠横隔(1,2,3)。

15cm。黏膜皱褶螺旋状进入梗阻点的喙部。CT 显示:①倒置、扩张 U 型的乙状结肠;②直肠内无气体;③在扭转点产生扩张和塌陷之间的移行区;④移行区的方向上所产生的斜线在连续的图像上形成"X 标记点征";⑤单个喙的移行区可对应灌肠时的喙征。作为一种闭袢型梗阻,肠道易缺血穿孔,必须仔细寻找这些迹象。

成人中,**盲肠扭转**产生的大肠梗阻约占 1%~3%,并且最常发生于 30~60 岁的成人。盲肠扭转是一种闭袢性阻塞,可能导致缺血、坏死和穿孔。我们将描述三种类型的盲肠扭转。最常见的类型是扭曲和倒置,盲肠移位到左上象限。盲肠围绕升结肠的长轴轴向扭曲导致盲肠保留在右下象限。盲肠翼指的是盲肠折叠到升结肠前内侧的位置,就像将袜子的脚趾部分折叠回自身。盲肠翼占大约三分之一的病例。典型的影像学表现为:①有盲肠袋标记的肠胀气呈咖啡豆环状,指向左上象限;②盲肠顶端在左上象限;③扩张的盲肠直径大于 10cm(图 40.26);④远端结肠塌陷。近端小肠扩张可能存在,也可能不存在。CT 越来越多地被用于明确诊断。CT 表现包括:①盲肠位于上腹部、中腹部和左腹部;②肠管和肠系膜脂肪在右下象限扭转("旋涡征");③阑尾移至左上象限;④有两个移行点,一个用于进入肠管环,一个用于退出肠管环;⑤当肠管环完全缠绕在一起时,移行区的交叉结构形成一个"X 标记点"征象;⑥盲肠扩张>10cm;⑦远端大肠充盈不佳。应仔细检查图像,以寻找缺血的证据。对比灌肠显示升结肠梗阻处有喙状或折叠状终止。据报道,由于诊断延误,该病的死亡率为 20%~40%。

粪便嵌顿是在老年人和卧床患者大肠梗阻最常见的病因。粪便结肠炎是由粪便嵌塞引起的结肠壁的罕见炎症。结肠壁上的压力可导致缺血性坏死和结肠穿孔。X 线片显示结肠远端有一大块粪便,呈特征性混杂密度。在无嵌塞后,应进行结肠镜检查或钡灌肠,以寻找可能导致粪便嵌塞的梗阻性癌。

结肠假性梗阻(Ogilvie 综合征)是一种急性结肠扩张的临床疾病,伴有腹痛和腹胀,但没有机械性梗阻。尽管没有阻塞,但结肠扩张可能是进行性的,并导致缺血、坏死和穿孔。病理生理学尚不清楚。目前大多数理论都支持结肠自主神经支配失衡。传统的 X 线片常常显示从盲肠至脾曲的结肠扩张,偶尔扩张至直肠。CT 显示相同的发现,并能额外评估与结肠炎有关的肠壁增厚,或发现结肠缺血。盲肠扩张最明显。盲肠的扩张>10cm 时需要通过结肠镜或管状结肠造口术进行结肠减压。该病症的复发和慢性病程已被报道。

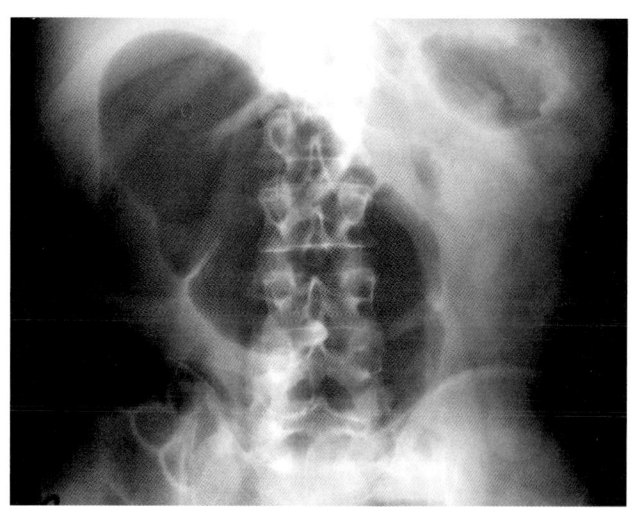

图 40.26 盲肠扭转。仰卧位腹部 X 线片显示扩张的盲肠(C)移位至上腹部。远端的结肠塌陷。手术证实了这一诊断。

肠缺血和梗死

肠缺血是一种高发病率、高死亡率的急腹症,有进展为肠梗死的可能。小肠或大肠的血供不足可以是短暂的、可逆的或致命的。病因有:血栓、栓子、肠扭转、脉管炎及外在挤压作用导致的肠系膜动脉栓塞;充血性心力衰竭、败血症及失血导致的低血压;使用血管收缩性药物,如麦角胺、洋地黄及去甲肾上腺素;静脉血栓、肿瘤、粘连及肠扭转导致的静脉血管损伤。缺血损伤始于黏膜层,并进行性扩展到肠壁及浆膜层。对比增强 MDCT 是首选的检查方法。肠缺血的表现包括:①环状的或结节状的肠壁增厚(>5mm),因黏膜损伤导致的低密度的水肿渗出或高密度的血液渗出;②由肠壁结节浸润引起的"拇指纹征";③肠腔扩张(小肠>3cm,,结肠>5cm,盲肠>8cm);④肠壁囊样积气症(详见下段);⑤肠系膜内水肿或出血;⑥肠系膜血管充血;⑦肠系膜动静脉血栓形成;⑧肠壁沿其肠系膜边缘强化减弱,为肠缺血的证据;⑨增强扫描时,变薄的肠壁黏膜强化减弱或无强化,为梗死的证据;⑩常常存在腹水。

肠壁囊样积气症指的是肠壁内存在气体。它可以是一种没有临床意义的良性反应,也可能是肠局部缺血的重要表现。这是一种影像学表现,而不是一种特定的疾病。肠壁囊样积气症的病因可能归纳为以下四种类型:①肠坏死,通常伴有其他肠缺血的放射学和临床表现;②因溃疡、活检、创伤、导管插入或炎性肠病导致的黏膜损伤;③与获得性免疫缺陷综合征(AIDS)、器官移植及化疗中与免疫抑制相关的黏膜通透性增加;④肺疾病导致的肺泡破裂和分离,并沿间质通路到达肠壁。后者病因可以是慢性阻塞性肺疾病、哮喘、囊性纤维化、机械通气和胸外伤。肺炎影像学表现的解释必须与患者的临床表现相结合。无症状的积气患者很可能是良性的,偶发的。有腹痛和腹胀的重症患者的积气更可能是肠缺血的征象。在 X 线或 CT 上,积气症可以表现为肠壁内囊样气泡(数毫米到数厘米)或线状空气密度影,特别是在其重力依赖面(图 40.27)。在 CT

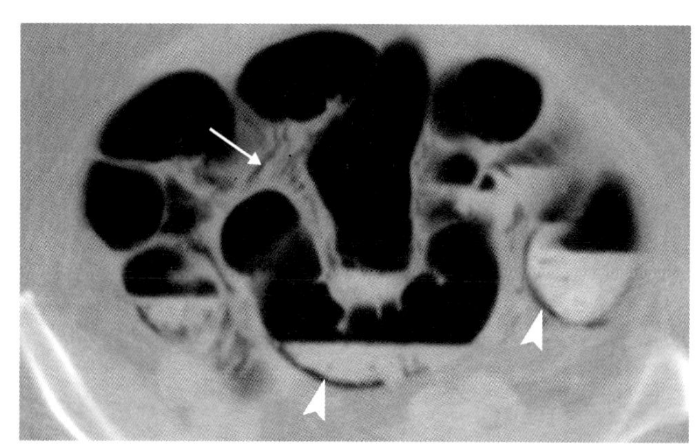

图 40.27 结肠梗阻-肠壁积气症。肺窗 CT 显示的重力侧肠壁气体(箭头)和肠系膜静脉内气体(长箭)。该患者结肠完全梗阻。

上，肠腔内的气泡可能与积气症相似，但总是在非重力依赖的肠壁附近看见。转动患者并再次扫描能明确诊断。在肠系膜血管内或肝脏门静脉内也可见空气。

腹部创伤

对于急性腹部钝挫伤患者，腹盆腔急诊 CT 检查已成为病情评估的重要组成部分。CT 检查可以准确地描述创伤性损伤性质，并用于指导治疗，尤其是同时存在合并伤、头部创伤或因创伤、药物、酒精导致意识受损的患者。CT 检查适用于那些遭受严重钝性伤但血流动力学稳定的患者。外伤患者的腹部声像图（"FAST，focused abdominal sonograms for trauma"扫描）常常用来检测腹腔积液，也可以对外伤患者的 CT 进行分类。外伤的 CT 表现包括：①腹腔积血：腹腔内的急性出血，CT 值为 30～45HU（图 40.28）；②血凝块：可在腹腔内受损器官附近形成局限性血凝块（CT 值>60HU）（图 40.28）；③证实有活动性出血，通过 MDCT 扫描的动脉期观察到的外渗对比剂（85～370HU）（图 40.29）；④游离的气体；⑤腹腔内有游离的对比剂，口服对比剂会从破裂的肠道渗漏出，静脉注射的对比剂会从破裂的膀胱渗漏出；⑥包膜下血肿，呈新月形，由受损器官的包膜包绕；⑦实质内血肿，增强扫描时，实质部分内不规则的低密度区；⑧撕裂伤，像锯齿状的缺损（图 40.29），在对比增强的受损器官内有明确的低密度血液；⑨器官无强化，提示动脉血流供应受损；⑩梗死灶，呈增强减弱的区域，延伸至实体器官的包膜（图 40.30）。

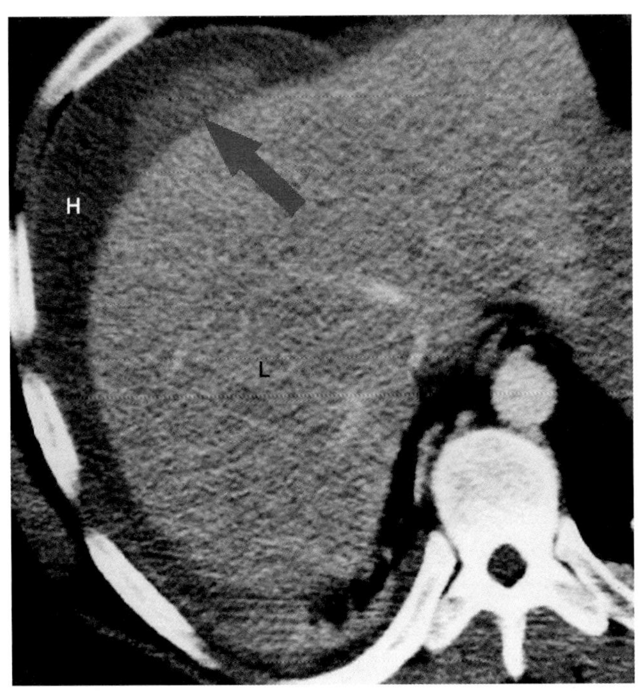

图 40.28　腹腔积血及血凝块。CT 扫描显示腹膜隐窝内高衰减值液体，提示腹腔积血（H）。低衰减值血性液中的血凝块表现为高衰减值（箭）。血凝块的位置提示肝脏损伤（L）。肝左叶的撕裂伤 CT 上不明显，而在手术中发现。

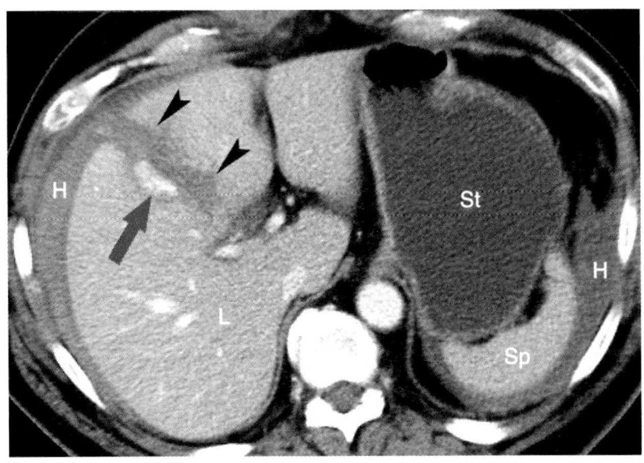

图 40.29　活动性出血：肝撕裂伤。CT 显示肝（L）锯齿状的撕裂伤（箭头），其内充满了血液。持续性活动性出血（红箭）处可见边界不清的高密度影积聚。在腹膜隐窝内腹腔积血（H）很明显。Sp，脾；St，胃。

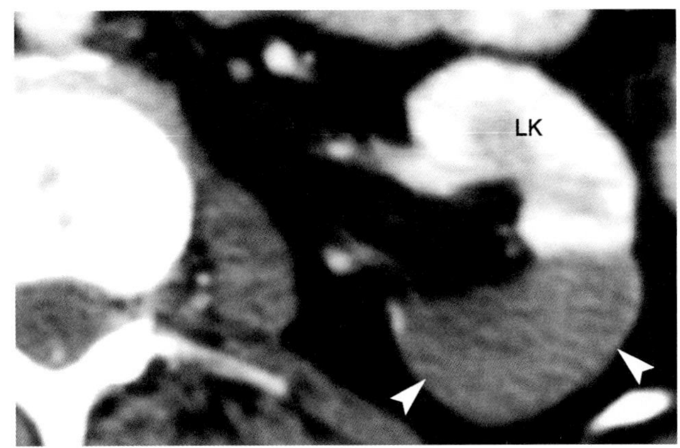

图 40.30　肾梗死。车祸后内膜撕裂伤及肾动脉分支血栓形成。增强 CT 显示左肾（LK）后份未强化（箭头）区域；注意未强化区域延伸到肾包膜，提示急性肾血管损伤。

淋巴结病变

腹部和盆腔的 230 多个淋巴结可能在各种各样的肿瘤样及炎症性疾病过程中被波及。CT、超声和 MRI 能有效评估整个腹盆腔淋巴结系统。PET CT 越来越多地用于显示肿瘤侵犯淋巴结。病理学累及的标准主要是基于淋巴结的大小的改变（表 40.6）。短轴上测量淋巴结大小是确定异常肿大的首选方法。病理性淋巴结病的形态学分型包括单个的增大淋巴结，多个孤立的分叶状淋巴结或多个融合成团块的淋巴结（图 40.31）。在炎症性腺病、黏液性瘤、肉瘤及淋巴瘤治疗中，肿大的淋巴结可发生钙化。CT 对造影后的血管及消化道（GI）腺病显示最佳。正常的淋巴结是椭圆形的，结构均质的，其短轴直径的极限值见表 40.6。大多数病理性增大的淋巴结其 CT 值略低于骨骼肌。低密度淋巴结转移灶常见于睾丸的非精原细胞癌、肺结核，偶尔也可发生于淋巴瘤。超声对于淋巴结病的诊断几乎和 CT 相当，但是需要熟练细致的检查。典型的淋巴瘤是低回声，或者无回声淋巴结。大量的腹膜后淋巴结可能仅

表 40.6

腹腔和盆腔淋巴结病:按区域划分正常淋巴结大小的上限值

结节位置	大小的最大值/mm	注释
膈脚	6	可能由横膈上下的疾病延伸
腹膜后	10	多个结节大小 8~10mm 是不正常的
肝胃韧带	8	需区分淋巴结病与冠状血管曲张
肝门部	6	可能导致胆道梗阻
腹腔及肠系膜上	10	也叫主动脉前淋巴结
胰十二指肠	10	通常因淋巴瘤及胃肠道肿瘤累及
脾周	10	因淋巴瘤及胃肠道肿瘤累及
肠系膜	10	在小肠系膜
盆腔	15	大多数常因盆腔肿瘤累及

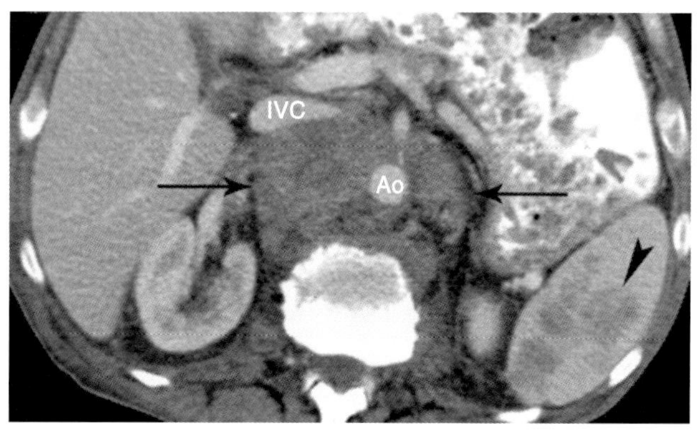

图 40.31　霍奇金淋巴瘤。CT 显示大量融合性淋巴结(长箭)在腹膜后腔包绕主动脉(Ao),并推压前面的下腔静脉(IVC)。脾脏也可出现淋巴源性肿块(箭头)。

显出正常的主动脉的回声壁的轮廓(“声像图边缘征象”)。“三明治征”指的是肠系膜血管被肠系膜内大量肿大的淋巴结肿块包埋。因为血管的流空效应,MRI 能较好地鉴别淋巴结与血管。在 T_1WIs,淋巴结与周围的脂肪相比显示为低信号强度。在 T_2WI,与肌肉相比淋巴结显示为高信号强度。在 T_2WI 上,脂肪饱和技术能较好地显示病理性淋巴结。PET CT 在淋巴瘤的成像和分期中发挥了主要作用,有时甚至在 CT 没有显示病变的情况下也能识别结外病变的部位。

霍奇金淋巴瘤约占所有淋巴瘤的 20%~40%,组织学上有特征性的镜影细胞。霍奇金淋巴瘤年龄分布具有双峰性,其患者年龄最常发生于在 25~30 岁及超过 50 岁。目前,腹部淋巴结病约占 25%的病例。40%的病例累及到脾,8%的病例累及到肝脏。胃肠道及泌尿道的累及在霍奇金淋巴瘤少于非霍奇金淋巴瘤。

①**非霍奇金淋巴瘤**约占淋巴瘤的 60%~80%。非霍奇金淋巴瘤是一类异质性疾病,其名称和分类的变化易混淆。病重程度由惰性到侵袭性。非霍奇金淋巴瘤在免疫受损患者中尤为常见。非霍奇金淋巴瘤通常累及结外器官。实质器官主要累及脾脏、肝脏、胰腺、肾脏、肾上腺和睾丸。表现包括:单发或多发,均匀,界限清楚的结节。②融合肿块。③轻度均匀增强的结节和肿块。④弥漫性受累只造成器官肿大。⑤邻近组织的器官侵犯。胃肠道受累及包括:①内镜检查时可能遗漏的黏膜深部壁受累。②环形壁增厚。③腔内扩张、狭窄或空腔化。④结节、息肉和溃疡。⑤蠕动受损。

有报道称,约 50%的病例存在腹部腺病。约 40%的病例累及脾脏,约 14%的病例累及肝脏。

移植后淋巴增殖性疾病(PTLD):移植术后淋巴结病是指接受过实质器官移植或免疫抑制治疗的患者出现的一系列淋巴结增生及瘤样形成。达 20%的器官移植受体会受累。这种疾病被认为是 EB 病毒诱导的 B 淋巴细胞增殖导致的,其通常与 T 细胞功能相反。而 T 细胞功能在免疫抑制治疗中受到抑制。这种增殖性可由多克隆性、良性增殖,可逆性进展到侵袭性、难治性单克隆淋巴瘤。淋巴结外实性器官受累以单一的、多发的、浸润性肿块最常见。胃肠道受累与非霍奇金淋巴瘤相似,包括壁增厚、腔内狭窄、偏心性腔外肿块、腔内溃疡和肠系膜纠集。淋巴结肿大可以发生在移植器官的邻近部位,也可能发生在较远的地方,如发生在腹部的淋巴结肿大可以与心脏或肺移植相关。CT 能在患者出现临床症状之前发现淋巴结病,减少了免疫抑制治疗的应用。

腹盆腔肿瘤或肿块

腹膜间皮瘤是一种少见腹膜原发肿瘤。大约三分之一间皮瘤发生于腹膜,而剩余的大多数发生于胸膜。所有的病例均与石棉暴露密切相关。CT 显示为结节性的,不规则的腹膜和网膜增厚或肿块形成,其可融合形成大的斑块或圆饼样网膜增厚(“饼状网膜”)。毗邻的肠道可能受侵并固定粘连。超声显示片状的表浅的肿块。几乎没有多房囊状的肿瘤发生。该病预后较差,肿瘤细胞减灭术以及腹腔热灌注化疗(HIPEC)可改善。

腹膜转移灶常常与卵巢癌、结肠癌、胃癌和胰腺癌相关。肿瘤种植的常见部位是盆腔道格拉斯隐窝、右结肠沟和大网膜。CT 显示腹膜表面的肿瘤结节常表现为:将肠管推离前腹壁的“网膜饼”(图 40.32);肠系膜肿瘤结节、浆膜种植所致的

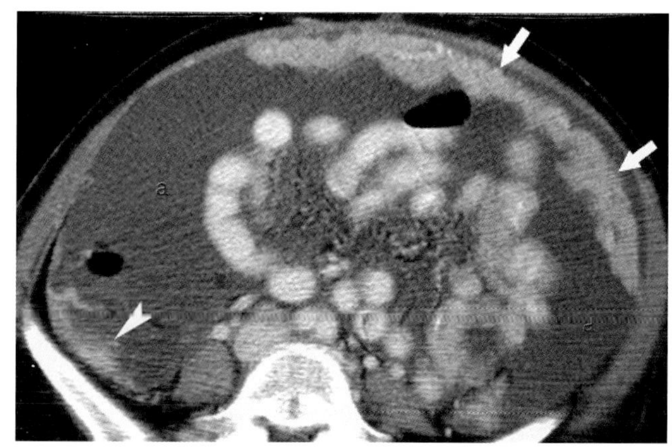

图 40.32　腹膜转移灶。CT 扫描显示卵巢癌的腹膜内转移。肿瘤种植在网膜上(短箭),形成“网膜饼”,增厚的网膜在肠管与腹壁间的腹水中(a)漂浮。肿瘤结节(箭头)在腹膜表面种植。

肠壁增厚、结节和包裹性腹水。超声可能直接显示腹膜肿瘤，并显示包括液体中的异常回声、分隔和肠系膜肿块等恶性腹水的继发性征象。

髓外造血。当骨髓造血的主要部位因骨髓纤维化而衰竭或溶血性贫血超过血细胞生成时（镰状细胞病和地中海贫血）出现髓外造血。最明显的表现是均匀的、边缘清楚的椎旁肿块，好发于胸椎（图 40.33）。常常是双侧的、对称的、轻度均匀强化。肝脾弥漫性受累可导致肝脾大而不影响器官功能。它很少像脊索瘤那样引起骶前肿块。

淋巴管瘤是良性的囊样病灶，源于淋巴管道。囊性肿块多有间隔和多个小腔，腔内液体性质可为乳糜性、浆液、血性或混合性。病灶可起源于大网膜、肠系膜、结肠系膜或腹膜后。CT 显示为一壁增强并伴有分隔的液体密度的肿块。超声能较好地显示肿块实质的多房性。液体中包含有碎片回声。浆液性淋巴管瘤 MRI 在 T_1WI 显示低信号，在 T_2WI 显示高信号。当合并感染或出血时在 T_1WI 呈高信号。

原发性腹膜后肿瘤发生在腹膜后器官之外的腹膜后组织。在发现之前，很多肿瘤生长的巨大。肿瘤取代并压迫腹盆腔器官。良性的脂肪瘤很少出现在腹膜。其他内见脂肪密度的肿瘤可能为脂肪肉瘤（图 40.34），或畸胎瘤，脂肪肉瘤为腹膜后最常见的肉瘤。其他含脂性肿块有肾上腺髓质脂肪瘤、血管平滑肌脂肪瘤、网膜梗死和肠系膜脂膜炎。轻度增强的囊样肿瘤可能为淋巴管瘤。其他需要考虑到的还有神经鞘瘤、神经纤维瘤及神经节瘤、淋巴瘤、纤维瘤或恶性间质瘤。

腹膜后纤维化是一种罕见的病症，表现为在后腹膜腔下方形成纤维斑块包绕、压迫主动脉、下腔静脉和输尿管。2/3 的病例是特发性的。二甲麦角新碱是一种预防偏头痛的麦角碱，约 12%病例由其导致。转移性恶性肿瘤小病灶引发的腹膜后的纤维化反应约占另外 8%～10%的病例。引发动脉瘤周围纤维化的炎症性动脉瘤，可能与 5%～10%的病例有关。其他可能的病因包括肺结核、梅毒、放射菌病及真菌。约有 15%的患者伴有其他的纤维化进程，包括纵隔纤维化、Riedel 纤维性甲状腺炎、硬化性胆管炎和纤维化眶假瘤。纤维化斑块通常位于腰 4 和腰 5 椎体的前表面。早期斑块富含细胞并伴有水肿；成熟时，它由密集的透明胶原蛋白和少量细胞组成，细胞很少。因恶性肿瘤引起的纤维化，可在胶质细胞之间散在少许肿瘤细胞。

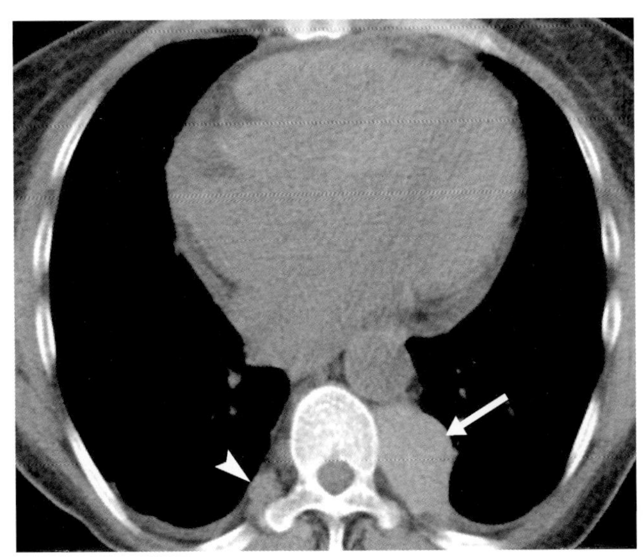

图 40.33　髓外造血。CT 无对比显示左侧椎管旁稍高衰减值的肿块（长箭），右侧椎管旁肿块（箭头）稍小。心脏明显肥大、肝脾明显肿大。镰状细胞病引起髓外造血。

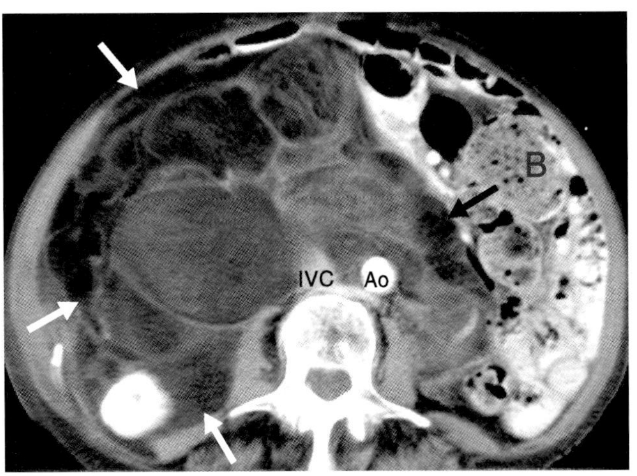

图 40.34　脂肪肉瘤。CT 显示出现在腹膜后腔的巨大的脂肪肉瘤（箭），为一混合脂肪密度的肿块，使下腔静脉（IVC）扭曲，包绕主动脉（Ao），并将大肠和小肠（B）向侧边推移。

腹膜后纤维化的标志是在腰 4～腰 5 平面单侧或双侧输尿管外压性狭窄。输尿管蠕动受限可导致近端肾盂积水。病变可累及盆腔，并引起膀胱“泪滴状”改变及乙状结肠狭窄。CT 显示纤维斑块（图 40.35）包绕腔静脉、主动脉及输尿管。斑块可能居中或不对称，界限清楚或界限不清，局限性或膨胀性。在 MRI 上，斑块在 T_1WI 和 T_2WI 都是典型的低信号强度。斑块在 T_2WI 显示高信号会考虑有恶性肿瘤的可能性，尽管在早期水肿的斑块也出现相似的表现。在超声上，腹膜后纤维化容易与淋巴瘤混淆。都出现混合的低回声肿块包绕腔静脉和主动脉。通常，淋巴瘤向血管后延伸，将其向前推移，而腹膜后纤维化不会。

异物可能由于穿透性创伤进入腹部或骨盆，或在手术中被遗留。识别异物对于避免并发症非常重要，包括出血、脓肿形成、败血症、肠穿孔、肠梗阻或肠梗死。许多的经口摄入的异物

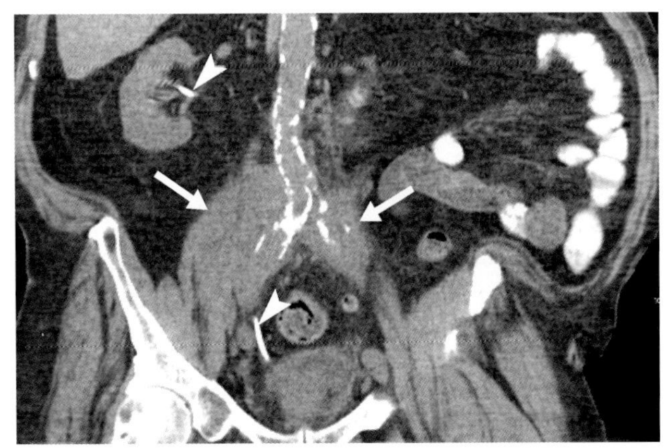

图 40.35　腹膜后纤维化。冠状面 CT 平扫显示边缘不清的软组织（长箭）包绕远端主动脉和髂总血管。右输尿管在纤维化过程被包裹并阻塞。输尿管支架在位（箭头）。左肾缺失。

都是不透X线的，比如钱币、针和部分玩具等。其中大多数能通过胃肠道排出，仅产生较小的黏膜损伤。巨大的或长的尖的物体可能撞击胃肠道的弯曲或狭窄区域，例如幽门部、十二指肠空肠曲、回盲瓣及阑尾。例如用于表及助听器的纽扣样的电池，包含有能侵蚀或穿透肠壁的高毒性物质，如果电池破裂，将导致重金属中毒。应该保证这些物质完整地通过了肠道。如果不能通过，可以考虑用内镜或外科手术将之摘除。插入了阴道、直肠或尿道的物体，可用手或内镜将之移除。遗留的子弹或猎枪子弹可能导致脓肿形成或导致中毒。CT用于确定异物的确切位置、并发症及移除的难度。木制的异物通常不能在X线片上看见。CT显示木制物品为高密度。超声显示为高回声伴声影。MRI显示木头的信号不一，在T_1WI和T_2WI上通常低于骨骼肌的信号。未取出的手术纱布（纱布瘤）滞留是罕见的，却是可怕的外科并发症。遗留的纱布可能是无症状的、形成脓肿，或产生包括纤维化或钙化的肉芽肿性反应。纱布通常都可被探测到，因为条带样或者线样的不透X线标志（图40.36）。CT显示一软组织肿块影，常常包含有小气泡。

放射科医师应该熟悉这些可能在腹部和盆腔图像中出现的越来越多的医疗器械，包括肠内导管、术后器械、泌尿生殖系假体、监测器械及附属装置。

腹腔内**脓肿**形成通常是外科手术、创伤、败血症、胰腺炎或AIDS所导致的肠内容物渗出的并发症。脓肿的进展通常是隐匿的，临床的表现常常是非特异性和易混淆的。盆腔是脓肿形成的最常见部位。X线表现包括软组织肿块影、肠外积气、肠道移位、局限性或广泛性肠梗阻、膈肌升高、胸腔积液及肺底不张或实变。局灶性的肠外积气是脓肿最特异性的征象，但不常见。CT显示为包裹性液体积聚，常伴有碎片及液-液平面。液体积聚的壁通常很厚且不规则。积液内有气体是脓肿的有力证据（图40.37）。由于炎症反应，脓肿附近的筋膜增厚，脓肿周围的脂肪密度增加，包含软组织条索影。US显示局灶性液体积聚，通常是有回声的液体、漂浮碎片及间隔。然而，完全无回声的积液也可能被感染。增厚的壁通常是诊断依据。积液中的气体产生回波，形成“彗星尾征”或多重伪影。CT或US导向下穿刺活检可明确诊断，为培养取材，并提供经皮置管引流的机会。

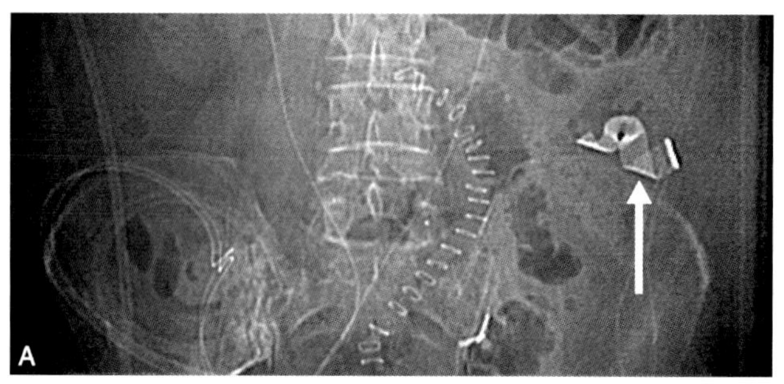

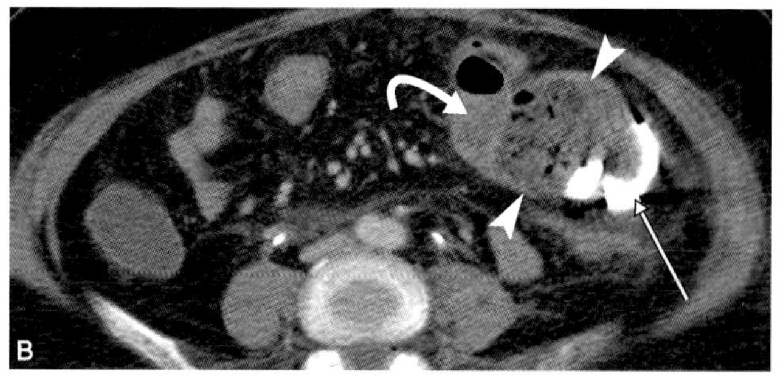

图40.36　遗留的手术纱布。A.床旁数字化X线平片显示特征性的不透X线的条带影（箭），表示手术纱布不慎遗留于腹腔内。金属皮钉表明患者有过近期外科手术。B.假如没有出现不透X线的标志（直箭），CT也难以识别手术纱布。手术纱布（箭头之间）包含液体、血液及气泡，可产生与结肠内粪便相似的密度。降结肠（弯箭）向中间移位。

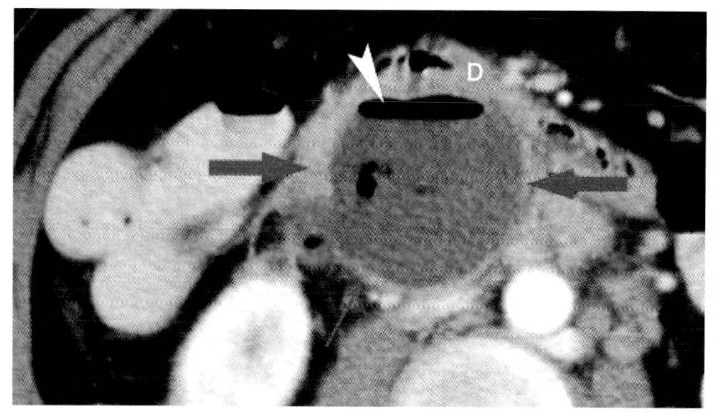

图40.37　脓肿。CT显示腹膜后脓肿（宽箭之间）。该脓肿包含有液体和气体（箭头）。注意不连续强化的脓肿壁（细箭）。包含腔内气体的十二指肠（D）被向前推移，且覆在积液上方。

腹　壁　疝

腹壁疝是通过腹壁或盆腔壁的缺损而突出的肠、网膜或肠系膜。尽管许多疝是通过体格检查诊断出来的，但当疝无法触及或临床怀疑时，影像学可用于鉴别。嵌顿是指无法还纳的疝。绞窄是指疝伴肠梗阻和肠缺血。Richter hernias疝仅累及部分肠壁而不影响生存。腹股沟疝在儿童和成人中最常见。腹股沟斜疝穿过腹股沟内环进入腹股沟管外侧腹壁下血管。腹股沟直疝发生在腹壁下血管的内侧，通过腹股沟管底部的薄弱环节直接进入腹股沟管（图40.38）。切口疝是手术切口疝出的并发症。造口旁体疝与手术造口有关。腰椎疝发生于腰椎后外侧12肋下和髂嵴上的肌肉组织缺损。半月线疝通过腹

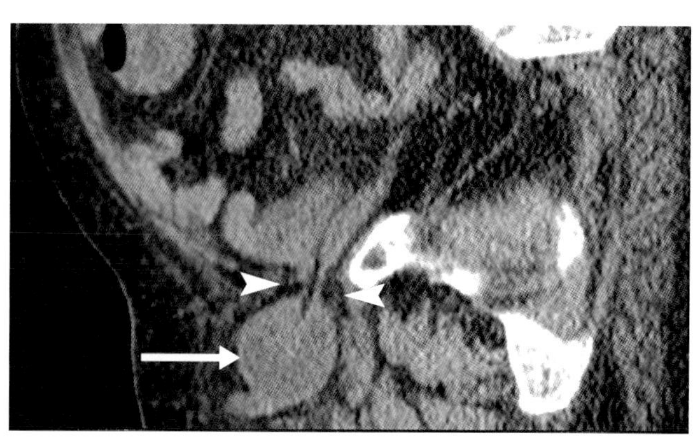

图40.38　嵌顿的腹股沟疝。急性右盆腔疼痛患者的矢状位重建CT显示小肠袢（长箭）延伸至腹股沟管（箭头之间）。疝囊内的肠管肠壁肿胀，水肿增厚，手术证实有嵌顿迹象。

横肌和内斜肌的腱膜缺损发生在下腹壁腹直肌外侧和肚脐下方。

人类免疫缺陷病毒感染和艾滋病的腹部病变

艾滋病是由人类免疫缺陷病毒(HIV)感染引起的,HIV 是逆转录病毒慢病毒亚群的一员。目前,对 HIV 的快速和准确检测可在大多数患者出现艾滋病临床表现之前确定其是否感染 HIV。抗反转录病毒治疗(ART)可延缓艾滋病的进展和感染引起的死亡。HIV 与 CD4 淋巴细胞和单核细胞结合,进入细胞,复制产生病毒 DNA,并整合到宿主 DNA,从而允许更多的宿主细胞进一步复制和参与。艾滋病毒主要通过性接触传播。在世界范围内,现在同性恋男性比异性恋男性和女性更容易受到感染。血液制品感染的传播现在几乎全部发生在静脉注射吸毒者中。儿童可能在围生期感染。在未治疗的患者中,从 HIV 感染进展到艾滋病的通常需要 8~10 年。确诊艾滋病后 1~2 年内死亡。艾滋病仍然是世界范围的流行病,有 3 500 万人死亡,7 000 万人受感染。尽管艾滋病毒感染无法治愈,但有的抗逆转录病毒治疗患者已经带病几十年,并且没有进展为艾滋病。联合国艾滋病规划署/世界卫生组织(UNAIDS/WHO)的估计表明,2016 年中期有超过 1 800 万人接受了抗病毒治疗。

HIV 的首次感染仅引起轻微症状,可能与传染性单核细胞增多症或其他病毒综合征相似,伴有发热、肌痛、短暂性腺病和皮疹。这是活跃的病毒复制和传播的阶段。随着免疫反应的发展,通常在 3 个月内,病毒水平急剧下降,患者进入临床"沉默"期。然而,主要负责细胞介导的免疫应答的 $CD4^{+}T$ 淋巴细胞,其数量在外周血液循环逐渐减少。免疫系统激活受损。$CD4^{+}T$ 细胞计数低于 200 个/mm^3(正常是 800~1 000 个/mm^3)能诊断 AIDS。

AIDS 这种疾病以多种机会致病菌感染及侵袭性恶性肿瘤为特征,最常见的是卡波西肉瘤及 AIDS 相关的淋巴瘤。感染是在多个部位的多种机会性感染。腹部 AIDS 以累及多器官,多种疾病并存为特点。90%的 AIDS 患者有胃肠道及肝胆系统方面的症状。AIDS 患者的泌尿道系统疾病受累及达 38%~68%。腹部成像技术能有效地显示 AIDS 患者感染及肿瘤形成。AIDS 患者的腹部疾病可能出现吞咽困难、腹痛、腹泻、发热或进行性肌肉消耗性体重减轻等症状。超声和 CT 是评价实质器官、腺病及腹膜腔的最有用的方法。

机会性感染是由可有效抑制正常细胞免疫的生物体引起的。肺孢子虫肺炎(PJP),以前称为卡氏肺孢子虫肺炎(PCP),是最常见的 HIV 感染者的机会性感染。肺外肺囊虫感染影响肝脏、脾脏、肾脏、胰腺和淋巴结。细胞内分枝杆菌和结核分枝杆菌也是常见的感染。非典型性分枝杆菌是引起腹部腺病、肝脾大和肝脾局灶性病变的原因之一。白念珠菌和巨细胞病毒是食管炎、胃窦炎和十二指肠炎的常见病因。隐孢子虫和异孢子虫是原生动物,以前只在动物中发现,感染胃肠道并引起严重腹泻。隐孢子虫和巨细胞病毒与艾滋病相关的胆管炎有关。疱疹病毒、弓形虫、溶组织阿米巴虫、肠贾第鞭毛虫病及新型隐球菌是艾滋病患者的其他病原体。

卡波西肉瘤(KS)是最常见的与 AIDS 相关的恶性肿瘤,也可能发生在器官移植患者中。典型的 KS 和非洲流行的 KS 主要是在临床非影像学基础上皮肤疾病的诊断和治疗。艾滋病和器官移植相关的 KS 广泛传播,有内部表现,并通过影像学分期。典型的病变是皮肤或黏膜、消化道或任何实体内脏器官上的血管结节。肿瘤通常是多中心的,起源于所有器官和组织都可见的淋巴上皮组织。最常见受累及的器官包括淋巴结、肺、胃肠道、肝脏和脾脏。大多数内脏受累的患者皮肤上有多发病灶。淋巴结病是一种常见的特征。KS 在胃肠道引起结节、斑块、息肉样病变和增厚的皱襞;肝脏和脾脏内可见多发结节;骨骼系统受累及通过肿瘤直接从皮肤扩散。

艾滋病相关淋巴瘤是极具侵袭性的肿瘤,对治疗反应差,常常累及淋巴结外组织。中位生存时间只有 5~6 个月。大多数患者出现淋巴结外累及,最常见的位置是中枢神经系统(27%)、骨髓(22%),消化道(17%~54%)、肝脏(12%~29%),肾脏(11%)、脾(7%)。局灶性肝脏病变在对比增强 CT 上是低密度的,大小从无数小病灶(直径<1cm)到直径达 15cm 的巨大孤立肿块不等。除非出现局灶性病变,否则肝脾大程度较轻或不存在。脾脏和肾脏的病变表现为直径 1~3cm 的低密度结节。胃肠道受累的证据包括局灶性或弥漫性壁增厚,通常表现为明显的偏心性均匀肿块。直肠和肛周受累尤其常见。64%的患者出现腹膜后或肠系膜淋巴结肿大。淋巴瘤可能为 AIDS 最早出现的病变。

推荐阅读

Brant WE. Abdominal trauma. In: Webb WR, Brant WE, Major NM, eds. *Fundamentals of Body CT*. 4th ed. Philadelphia, PA: Saunders Elsevier; 2015:175–187.

Caiafa RO, Vinuesa AS, Izquierdo RS, Brufau BP, Ayuso Colella JR, Molina CN. Retroperitoneal fibrosis: role of imaging in diagnosis and follow-up. *Radiographics* 2013;33:535–552.

Chen MY, Bechtold RE, Bohrer SP, Dyer RB. Abdominal calcification on plain radiographs of the abdomen. *Radiologist* 1999;7:65–83.

Childers BC, Cater SW, Horton KM, Fishman EK, Johnson PT. CT evaluation of acute enteritis and colitis: is it infectious, inflammatory, or ischemic? *Radiographics* 2015;35:1940–1941.

Craig WD, Fanburg-Smith JC, Henry LR, Guerrero R, Barton JH. Fat-containing lesions of the retroperitoneum: radiologic-pathologic correlation. *Radiographics* 2009;29:261–290.

Fernandes T, Oliveira MI, Castro R, Araújo B, Viamonte B, Cunha R. Bowel wall thickening at CT: simplifying the diagnosis. *Insights Imaging* 2014;5:195–208. (Pictorial review).

Jaffe T, Thompson WM. Large-bowel obstruction in the adults: classic radiographic and CT findings, etiology, and mimics. *Radiology* 2015;275:651–663.

Keraliya AR, Tirumani SH, Shinagare AB, Ramaiya NH. Beyond PET/CT in Hodgkin lymphoma: a comprehensive review of the role of imaging at initial presentation, during follow-up and for assessment of treatment-related complications. *Insights Imaging* 2015;6:381–392.

Meyers MA, Charnsangavj C, Oliphant M. *Meyers' Dynamic Radiology of the Abdomen: Normal and Pathologic Anatomy*. 6th ed. Secaucus, NJ: Springer; 2011.

Paulson EK, Thompson WM. Review of small-bowel obstruction: the diagnosis and when to worry. *Radiology* 2015;275:332–342.

Peterson CM, Anderson JS, Hara AK, Carenza JW, Menias CO. Volvulus of the gastrointestinal tract: appearances at multimodality imaging. *Radiographics* 2009;29:1281–1293.

Stavros AT, Rapp C. Dynamic ultrasound of hernias of the groin and anterior abdominal wall. *Ultrasound Quarterly* 2010;26:135–169.

Vilaça AF, Reis AM, Vidal IM. The anatomic compartments and their connections as demonstrated by ectopic air. *Insight Imaging* 2013;4:759–772.

(冯林 何攀 胡富碧 杨汉丰)

第 41 章 ■ 肝脏、胆道及胆囊

肝　　脏

肝脏成像方法。CT、磁共振以及超声检查均可获得较高质量的肝脏影像。多层螺旋 CT(MDCT)动态团注对比增强是目前大多数肝脏病变的主要检查方法。具有抑制运动伪影功能的快速成像技术的出现拓展了 MRI 在肝脏病变检查中的应用范围,并使其成为肝脏病变首选的影像检查方法之一。超声检查主要应用于具有腹部体征、肝弥漫性或局灶性病变的筛查,彩色多普勒检查主要用于评价肝血管和肿瘤的血管生成。放射性核素显像能够显示肝脏海绵状血管瘤和局灶性结节增生(FNH)的特征性影像表现。

肝脏 MDCT 动态增强扫描可以获得三期或四期扫描图像。在平扫之后,通过高压注射器快速静脉团注对比剂,在动脉期可以获得富血供肿瘤及其他主要由肝动脉供血病变的最佳图像,例如在动脉期图像上,肝细胞癌明显强化而肿瘤周围肝实质轻微强化;由于近 2/3 的肝脏血供源于门静脉,肝实质强化峰值出现在肝动脉强化后 60~120s,此时对比剂通过脾脏、胃肠道进入门静脉系统。延迟期图像采集于静脉注射对比剂几分钟以后,可以显示肝细胞癌的廓清、海绵状血管瘤内对比剂的缓慢填充及胆管细胞癌延迟强化。

肝脏磁共振成像常常采用相控阵线圈行快速自旋回波序列、呼吸抑制梯度回波序列、快速反转恢复序列、脂肪抑制序列、同相位/反相位序列、弥散加权序列。快速扫描呼吸抑制序列可以明显减少运动伪影,显著提高病变与周围正常组织的对比分辨力,从而最大程度地显示肝脏病变。目前主要有两类钆对比剂应用于临床:细胞外对比剂,如马根维显(magnevist),与碘对比剂应用于 CT 相似。肝脏特异性对比剂如钆喷酸二葡萄糖胺(eovist),既具有传统细胞外对比剂的特点,又能够被肝细胞摄取,因此能够提高检出率,更好显示小病灶特征。磁共振弥散加权成像目前在肝脏病灶检出及定性,尤其是患者不能进行增强检查时具有重要应用价值。MR 波谱可用于定量检测脂肪肝及其他肝脏弥漫性病变。MR 及超声弹性成像可用于评估肝纤维化。

超声是肝脏、胆道系统和胆囊疾病的一种快速筛查方法,超声增强检查可用于显示肝脏病灶特点,肝脏的超声影像表现将在第 50 章中阐述。

放射性核素显像对肝内病灶的检出价值要低于 CT、MRI 及超声,但它能够提供某些病变,如局灶性结节性增生具有特征性的功能代谢信息,同样,放射性核素的血池显像对确诊海绵状血管瘤也具有非常重要的价值,肝脏的放射性核素检查将在第 72A 章中阐述。

由超声或 CT 引导下的细针抽吸和穿刺活组织检查可取得细胞学和组织学依据,已成为获得组织诊断常用而安全的检查方法。

解　　剖

外科肝脏分段:肝脏血管解剖学可以界定肝脏病变的切除方法,也与肝脏成像最为相关。Couinaud 分段系统在全世界广泛应用,并成为通用的标准分段方法(图 41.1;表 41.1)。Couinaud 分段系统中所分的八段都分别有独立的肝固有动脉、门静脉及胆汁引流系统(Glisson 系统),因此每一肝段都可以在不损伤其余肝段 Glisson 系统的情况下单独切除。Couinaud 分段系统通过三个纵断面、两个横断面将肝脏分为八段:经过肝中静脉、下腔静脉和胆囊窝的纵断面将肝脏分为左右叶,经过肝右静脉的纵断面将右叶分为右前叶(Ⅷ段、Ⅴ段)和右后叶(Ⅶ段、Ⅵ段),经肝左静脉的纵断面将左叶分为左内叶(Ⅳa 段、Ⅳb 段)和左外叶(Ⅱ段、Ⅲ段),经门静脉左支的横断面将左叶分为左内叶上段、左外叶上段(Ⅳa 段、Ⅱ段)和左内叶下段、左外叶下段(Ⅳb 段、Ⅲ段),经门静脉右支的斜断面将右叶分为右前叶上段、右后叶上段(Ⅷ段、Ⅶ段)和右前叶下段、右后叶下段(Ⅴ段、Ⅵ段)。Ⅰ段是尾状叶,位于静脉韧带与下腔静脉之间,尾状叶的血流直接经肝小静脉流入下腔静脉。

表 41.1

肝脏解剖分段的国际命名法

国际	编号
尾状叶	Ⅰ
左外叶上段	Ⅱ
左外叶下段	Ⅲ
左内叶上段	Ⅳa
左内叶下段	Ⅳb
右前叶下段	Ⅴ
右前叶上段	Ⅷ
右后叶下段	Ⅵ
右后叶上段	Ⅶ

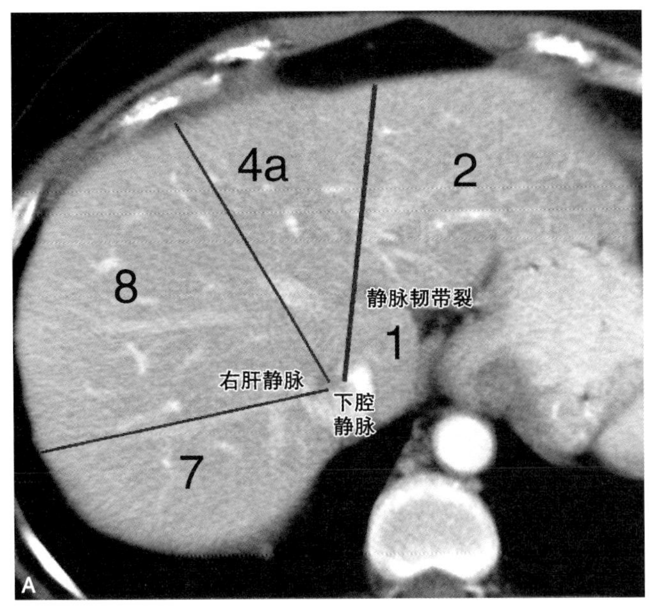

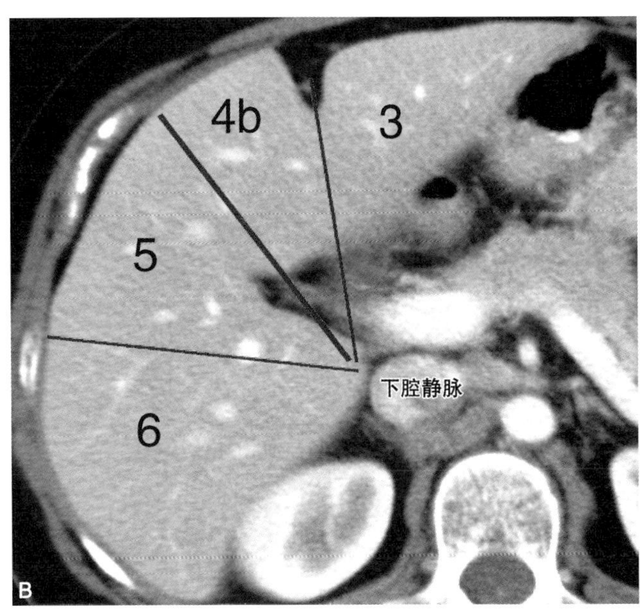

图 41.1　肝脏 Couinaud 分段。CT 扫描图像(图 A 示肝上部;图 B 示肝下部)显示肝脏 Couinaud 分段系统:经肝右静脉的纵断面将肝右叶上部分隔为Ⅷ段和Ⅶ段,肝右叶下部分隔为Ⅴ段和Ⅵ段;经胆囊窝、肝中静脉的纵断面在肝上部分隔Ⅳa 段和Ⅷ段,在肝下部分隔Ⅳb 段和Ⅴ段;经肝左静脉、肝圆韧带裂的纵断面在肝上部分隔Ⅳa 段和Ⅱ段,在肝下部分隔Ⅳb 段和Ⅲ段;经门静脉左支的横断面分隔Ⅳa 段和Ⅳb 段、Ⅱ段和Ⅲ段。门静脉右支的横断面分隔Ⅷ段和Ⅶ段、Ⅴ段和Ⅵ段。尾状叶位于静脉韧带后方、下腔静脉前方。

肝脏的**血供**约 2/3 来源于肝门静脉系统,约 1/3 来源于肝固有动脉分支系统。静脉团注对比剂后行快速 CT 扫描,肝实质强化达峰值的时间在静脉注药后 1~2min。这一时间延迟反映了对比剂通过肠道、脾血管流入门静脉,再到达肝脏所需的时间。主要由肝动脉供血的肿瘤会在动脉期即出现最大强化,而正常肝实质的最大强化时相则在门静脉期。

静脉注射对比剂后 CT、MR 扫描图像上出现的**肝脏异常灌注**,是由于供应肝脏不同区域的肝动脉、门静脉供血量变化造成的,肝脏这种双重血供机制有代偿作用:门静脉血流减少时肝动脉血流会增加,MDCT 和 MR 动态增强扫描的动脉期和门静脉期都可出现短暂的强化差异。肝动脉血流减少时门静脉血流会增加。典型的肝实质灌注异常改变包括:①动脉期异常强化;②门静脉期及延迟期等强化;③CT 平扫呈等密度;④MR 平扫 T_1WI、T_2WI、弥散加权呈等信号。异常灌注区可能呈圆形,边界锐利,弥漫性,肝叶或肝段分布,可位于瘤周或肝包膜下区。这些区域无明显占位征象,内部血管无移位,肝实质无异常。

引起门静脉血流改变可能的原因:①肿瘤栓子或血栓阻塞门静脉;②肋骨、膈肌滑脱或肝包膜肿瘤所致外源性压迫;③与除肝静脉外的体循环静脉(第 3 方血供)相连通,如来自于胆囊周围、胆管旁、上腹部-脐旁的体循环静脉(图 41.2)。肝动脉血流增加的可能原因:①局灶性富血管病变;②邻近器官的炎症(胆囊炎、胰腺炎);③肝动脉异常血供。与上述因素相关的肝脏局部供血变化,能够解释增强扫描中异常强化方式,以及弥漫性肝脏疾病增强图像的特征,例如弥漫性脂肪浸润中脂肪局灶性沉积和局灶性肝岛形成。

在 CT 平扫图像上,正常肝实质的密度等于或略高于正常脾实质的密度;静脉团注对比剂后,正常肝实质动脉期强化程度低于正常脾实质,门静脉期等于或高于正常脾实质。

在 MR T_1WI,正常肝脏比脾脏信号略高,大多数的局灶性病灶表现为低信号。在 MR T_2WI,正常肝脏比脾脏信号略低或相等,多数局灶性病灶表现为高信号。

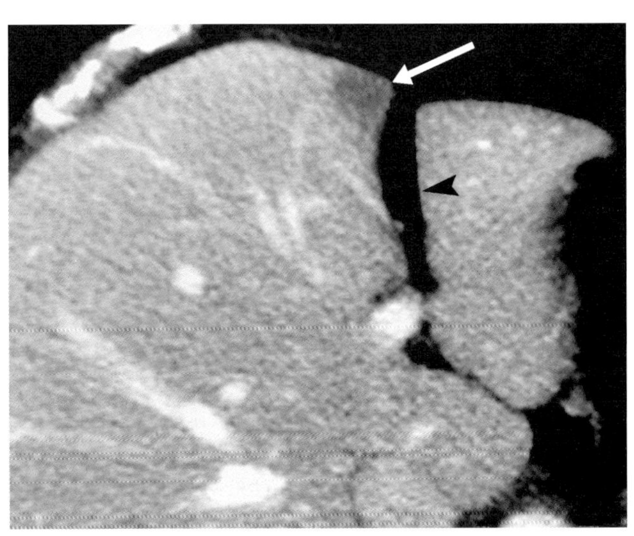

图 41.2　灌注缺损。在邻近肝圆韧带裂(黑箭头)的Ⅳb 段常可见一灌注异常(白箭),它与来自脐旁体静脉系统的异常流入有关。在该层面经常可见到局灶性脂肪浸润,这种正常的变异不能误认为是肿瘤。

弥漫性肝脏疾病

肝大。影像学检查中肝脏增大常常是主观判定,如肝脏下缘的圆钝、肝右叶下缘低于右肾下极都是判定肝脏肿大的标准。经锁骨中线矢状面上测得肝脏长度超过 15.5cm 时,可以判定为肝脏增大。Reidel 叶是好发于女性肝脏的正常形态变异,为肝右叶向下的一个舌状突出区域,当 Reidel 叶出现时,肝左叶相对较小。作为正常变异,肝左叶可能变长而包绕一部分脾脏。引起肝脏肿大的原因见表 41.2。

表 41.2

肝大原因

血管淤血
充血性心力衰竭
肝静脉血栓形成
代谢性/弥漫性浸润
脂肪浸润
饮酒
药物/化疗
肝脏毒素
Gaucher 病和脂质沉积
糖类
糖原沉积病
糖尿病
铁
血色素沉着症
淀粉样蛋白
淀粉样变性病
肿瘤/细胞浸润
弥漫性转移性肿瘤
弥漫性肝细胞性肝癌
淋巴瘤
髓外造血
系统性肥大细胞增多症
囊肿
多囊性疾病
炎症/感染
肝炎
结节病
结核
疟疾

脂肪肝(肝脏脂肪变性)是肝脏影像检查最常见的异常表现,在15%的人群中出现,50%患者有高脂血症或酗酒,75%患者合并肥胖。脂肪肝病因非常多,最常见的两类是酒精性肝病、与代谢综合征相关的非酒精性脂肪肝,包括胰岛素抵抗、肥胖、糖尿病、高脂血症、高血压。其他病因包括病毒性肝炎、药物(尤其是甾体类及化疗药物)、营养异常、放射性损伤、囊性纤维化以及肝脏存储性疾病。这些类型的疾病因无法正常代谢肝细胞脂质和游离脂肪酸而损伤肝细胞。导致肝细胞内甘油三酯的积累。脂肪肝最初是可逆的,但随着进一步发展,可能发展为脂肪性肝炎(细胞损伤、炎症、纤维化)并最终形成肝硬化。

非酒精性脂肪肝是包括从单纯脂肪肝到非酒精性肝硬化(NASH)的连续的肝脏疾病状态,MR 或超声弹性成像可诊断NASH,表现为肝纤维化,病理活检除显示肝脏脂肪变性以外还包括炎症及纤维化。2 型糖尿病患者以及代谢综合征患者发生非酒精性肝硬化的风险较高。

正常肝实质在超声成像时回声等于或略高于肾皮质或脾实质回声,肝内血管及肝脏外周门脉三联管结构显示清晰。超声诊断脂肪肝表现包括:肝实质回声明显强于肾皮质、肝外周门脉三联管结构显示不清、肝脏透声性差而膈肌边界不清(见图 50.5B)。超声在确诊脂肪肝时这三个征象需同时满足。

在 CT 检查时,脂肪浸润使肝实质密度减低而在平扫是相对于脾脏呈稍低密度,而正常肝实质密度应大于脾脏及肝内血管。CT 平扫肝实质 CT 值低于脾脏 10HU 或绝对值低于 40HU 可诊断为脂肪肝。重度脂肪肝时血管密度相对于低密度肝实质会呈现为高密度。对比增强扫描时(图 41.3),脾脏比肝脏早 1~2min 达到强化峰值,动脉期短时间出现密度高于肝脏。脂肪浸润区域肝实质强化程度低于正常肝实质。超声图像上肝脏脂肪浸润区域肝实质的回声增加,而 CT 图像密度减低,这种密度改变被称为脂肪肝的"反转征"。

MR 常规 T_1WI 及 T_2WI 不能很好地显示肝脏脂肪浸润。利用脂肪和水分子的梯度回波(GRE)成像的同/反相位是磁共振检出脂肪肝最敏感的方法。同相位时水分子与脂肪的信号相叠加,而反相位时两者相减。同/反相位肝实质信号差异提示脂肪肝(图 41.4)。该技术也用于诊断良性肾上腺腺瘤(47 章)。反相位化学位移 GRE 技术比脂肪抑制技术能够更敏感检测细胞内脂肪沉积。肝内铁沉积在反相位时会出现信号减低,这在肝硬化患者诊断脂肪肝时需引起注意。磁共振波谱成像可用于肝脂肪含量的定量检测。

脂肪浸润的特点包括病变无占位效应(肝脏边缘无膨隆或肝内血管的移位),受累区域与正常肝实质的分界清晰。脂肪浸润可以为多灶性病变,脂肪浸润区域和正常肝实质之间不规则指状分界,肝细胞在损伤 3 周内可以发生脂肪变性,当损伤停止 6d 后脂肪浸润可逐渐消退。脂肪浸润的影像表现形式与肝血流密切相关。

弥漫性脂肪浸润最常见表现为累及整个肝脏(图 41.3、图 41.4)。多数病例表现为脂肪的均匀性沉积。

局灶性脂肪浸润常表现为肝脏地图样或扇形病变,影像特点与弥漫性浸润相似。病变区域中血管走行正常,局灶性脂肪浸润表现可以与肝脏肿瘤相似;但是,病变区的密度为典型的脂肪密度(图 41.5),局灶性脂肪浸润常常靠近镰状韧带、胆囊和肝门部。这些区域容易因邻近血流流入而改变血供关系,局部脂肪沉积可能与这些区域中较高浓度的胰岛素有关。

局灶性肝岛残留征是一种最易混淆的弥漫性脂肪浸润,因为残留的正常肝实质与肿瘤相似(图 41.6)。肝岛残留区域最

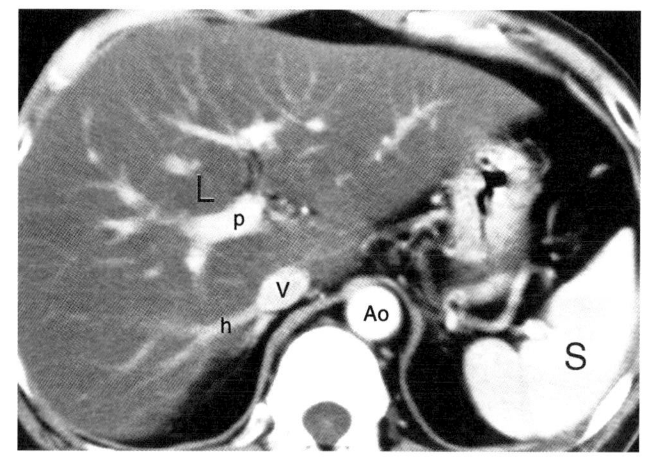

图 41.3 弥漫性脂肪浸润 CT 图像。肝实质(L)的强化程度明显低于脾实质(S)的强化程度。门静脉(p)和肝静脉(h)走行未见移位、畸形。V,下腔静脉;Ao,主动脉。

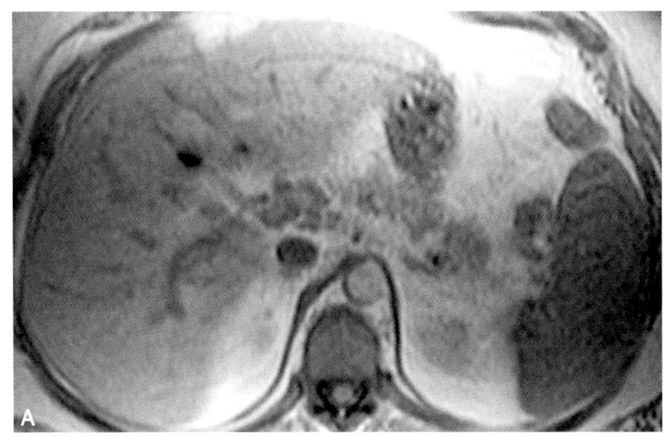

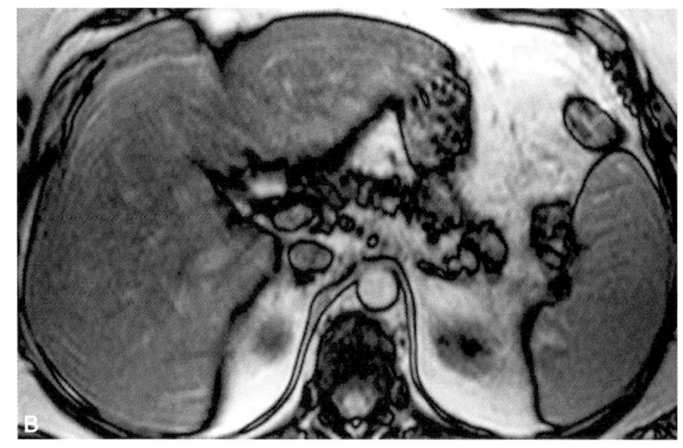

图 41.4　弥漫性脂肪浸润 MR 表现。A. MR 梯度回波同相位图像；B. MR 梯度回波反相位图像。相对于同相位，反相位图像上整个肝实质可见明显的信号减低（变黑）。反相位图像较容易识别，在该相位上，腹部软组织周围的脂肪表现为黑色线样影。

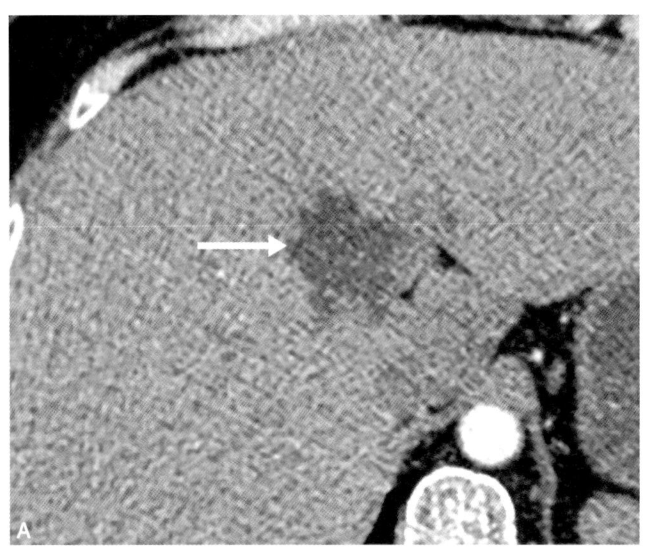

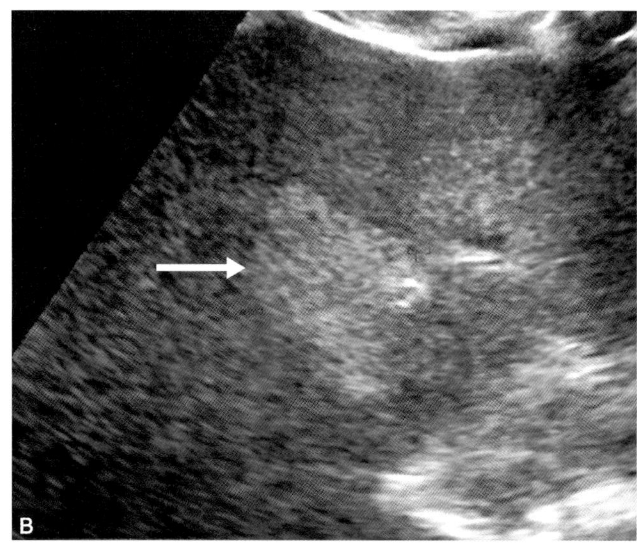

图 41.5　局灶性脂肪肝。A. 静脉注射对比剂后增强 CT 显示肝门静脉旁的不规则低密度团块；B. 同一患者超声显示为高回声，表现为超声、CT 信号的“反转”征。

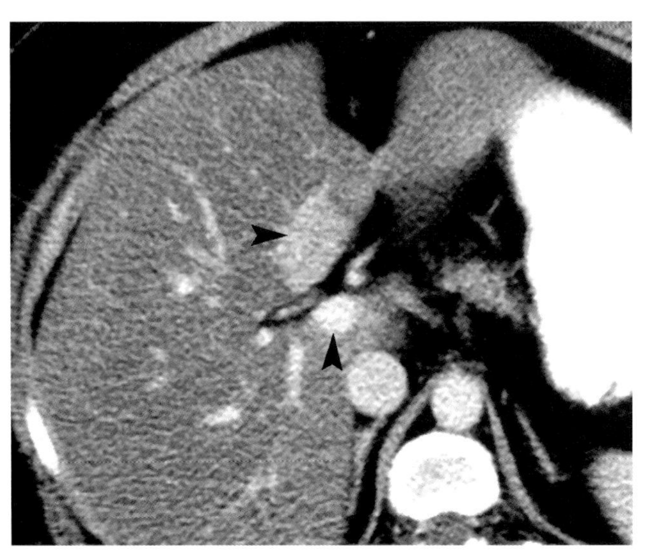

图 41.6　脂肪浸润和局灶性肝岛残留。增强 CT 显示肝实质密度弥漫性减低，近肝门区两处肝实质密度正常，同、反相位证实为局灶性肝岛残留。

常位于 4 段，其在超声图像上相对于其余脂肪浸润肝实质表现为低回声，在 CT 图像上，相对于其余部分为高密度，其余的肝实质影像特点与弥漫性脂肪浸润相同。

多灶性脂肪肝是肝脏内脂肪沉积的少见类型（图 41.7），病灶可呈圆形、卵圆形或类似转移结节，脂肪结节融合形成较大团块影较为常见。MR 化学位移技术是诊断这类疾病的最好的方法，尤其是 CT 及超声不能确诊时。

血管周围脂肪肝表现为门静脉和/或肝静脉周围晕征，其病因尚不明确。

包膜下脂肪肝仅见于肾衰进行腹膜透析治疗的患者，胰岛素在透析时加入在透析液中，这种高浓度的胰岛素导致肝脏包膜下脂肪沉积。

急性病毒性肝炎通常不会引起肝脏影像异常改变，在部分患者超声图像上，肝实质因为弥漫性水肿而回声减低，门静脉回声相对异常增高。在急性暴发性肝炎患者 CT 图像上，坏死区表现为边界欠清的低密度区。MR T_2WI 表现为肝门区脉管（三联管）周围因肝细胞水肿而出现的高信号。

慢性肝炎病理改变表现为肝门和小叶周围的炎细胞浸润

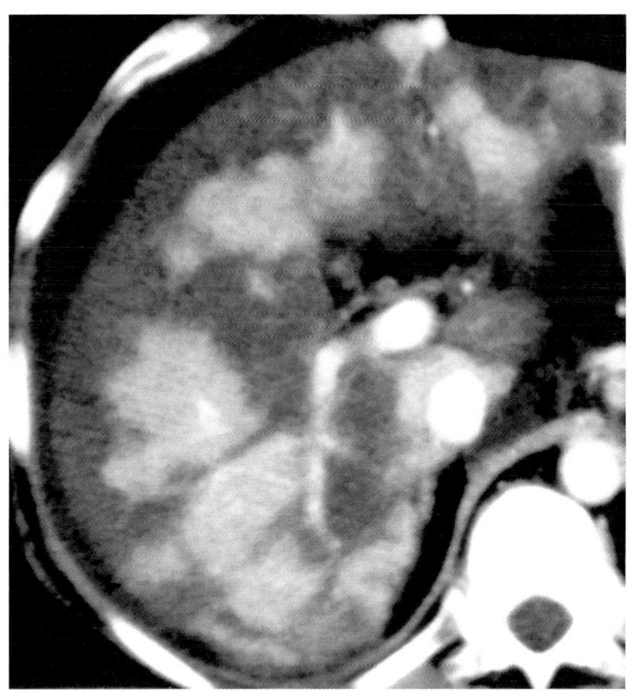

图 41.7 多灶性脂肪肝。增强后 CT 扫描显示多发地图样低密度区延伸至肝包膜，提示多灶性脂肪沉积。

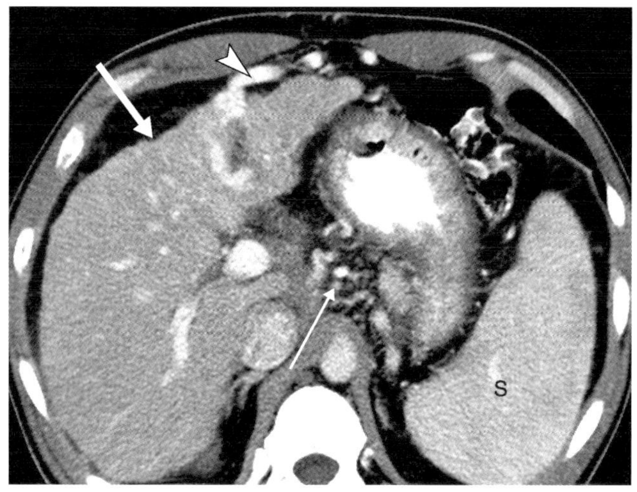

图 41.8 肝硬化和门静脉高压。CT 扫描图像显示肝脏萎缩，表面可见弥漫性结节（粗箭）和脾大（S）。门-体侧支循环显示清楚，包括肝胃静脉（细箭）、肝静脉曲张，扩张的脐周静脉（箭头）由动脉韧带走向镰状韧带。

和纤维化，病因包括慢性病毒感染和乙肝或丙肝。影像学检查对于早期病理改变不敏感，脂肪变性较少，肝脏增大不明显，肝脏周围淋巴结通常可见。超声图像显示肝脏回声轻度增强。患者影像学检查的主要目的是发现慢性肝炎基础上发生的原发性肝细胞癌。肝脏穿刺活检可用于肝纤维化分期，MR 及超声弹性成像可定量评估纤维化。

肝硬化病理改变的特征性表现为：肝实质弥漫性破坏、纤维化导致肝脏结构改变、多发再生结节（RN）替代了正常肝实质。肝硬化的病因包括肝脏毒素（酒精、药物）、感染（病毒性肝炎，尤其是乙型和丙型肝炎）、胆道梗阻和遗传性疾病（Wilson 病）。在美国，75%的肝硬化是由慢性酒精中毒引起，而在亚洲和非洲，多数肝硬化由慢性活动性肝炎引起。肝硬化在影像学上有多种形态学改变（图 41.8），包括：①肝大（早期）；②肝萎缩（晚期）；③肝实质增粗；④肝脏表面不规则（结节样）；⑤尾状叶、左叶增大，右叶萎缩；⑥再生结节（图 41.9）；⑦门静脉周围间隙增宽。肝硬化的主要肝外征象包括门静脉高压、脾大和腹水。肝硬化的病理改变是不可逆的，但是致病因素消除后（停止饮酒）可以限制或停止其疾病进展。经颈静脉门体分流术（TIPS 手术）是治疗门静脉高压和易发生难控制性食管曲张静脉破裂出血的有效手段，肝移植目前成为了治疗晚期肝脏疾病的有效方法。

超声图像显示肝实质回声不均匀增粗，肝门三联管显示欠佳，高频超声检查可见肝脏表面的细小结节（诊断肝硬化特异性为 82%~95%）。除非合并有脂肪沉积，肝实质回声一般不会明显增高。超声弹性成像可用于定量评价肝纤维化。

肝硬化早期 CT 检查可以表现正常，或肝实质密度不均匀，可见斑片状密度增高及降低区域，肝脏表面可见小或粗结节具有特征性。

MR T_1WI 和 T_2WI 图像上信号为不均匀。纤维化在 T_2WI 上表现为高信号是引起肝实质信号不均匀的主要原因。MR 弹性成像相比超声弹性成像诊断肝纤维化更为可靠。

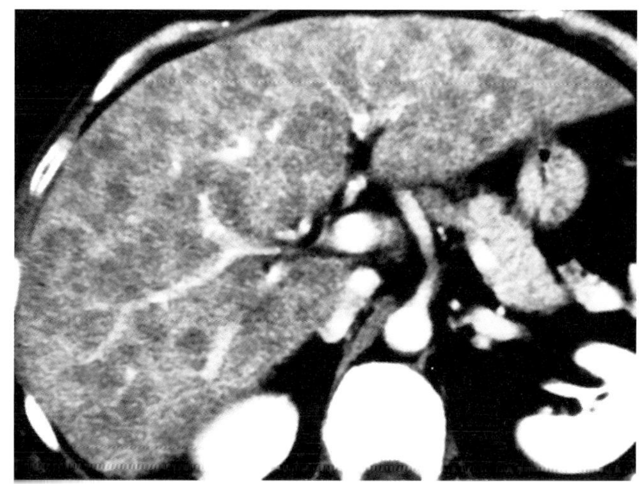

图 41.9 肝硬化再生结节。CT 显示肝硬化患者肝实质内弥漫分布稍低密度小结节灶，细针活检证实为良性再生结节。

其他多种原因引起的肝脏弥漫性结节或门静脉高压可形成类似肝硬化改变，如乳腺癌肝转移治疗后、粟粒状转移瘤、结节病、血吸虫病、布-加综合征、结节性再生性增生、特发性门静脉高压、门静脉栓塞与胆道梗阻等。

肝硬化结节。结节是肝硬化的一个恒定特征（表 41.3），良性结节与肝癌的鉴别总是充满挑战。肝细胞癌可能独立发生，也可以从再生结节到低度不典型增生结节、高度不典型增生结节、小肝癌而最后发展到较大肝癌。

表 41.3

肝硬化的结节来源

再生性结节	局灶性脂肪浸润
发育不良结节	局灶性残留肝岛
肝细胞肝癌	转移性肿瘤
汇管区纤维化	

最常见结节是再生结节(图41.9),它是肝硬化患者肝细胞损害后自身修复所形成的病理特征性改变,再生结节主要由肝细胞团和周围包绕增粗的纤维间隔组成,它们与正常肝实质细胞结构相似,但由于肝细胞团周围有明显纤维束包绕而使其在影像图像上呈现结节影像。小的再生性结节(<3mm)常见于肝硬化微小结节。大的再生结节(>3mm)是肝硬化呈现较大结节分布,而巨大结节(可达5cm)类似于肿块影。RN由门静脉供血,因此在增强扫描动脉期无强化,RN由增生的肝细胞组成,常规超声、CT及MR检查对其显示欠佳。MRI通常表现为信号欠均质,但在T_1WI和T_2WI上却没有明显的结节。少数RN在T_2WI呈现高信号,反映了结节内有脂质、蛋白或铜沉积。铁质沉着的RN在T_1WI、T_2WI呈现低信号。结节梗死后T_2WI呈现高信号。肝硬化背景下的RN常表现为大小较均匀结节,在此基础上出现的其他类型结节常可能为发育不良结节或肝癌。

发育不良结节(DN)为局灶的低度或高度的异常增生改变,低级的DN表现出很小的异型性,无有丝分裂,不属于癌前病变。低级的DN由门静脉供血而在增强扫描动脉期无强化。高级别DN表现出中度异型,偶见有丝分裂,可分泌甲胎蛋白,但仍不属于恶性,但是被认为属于癌前病变。高级别DN的动脉血供增加,动脉期显示出强化而与小肝癌的影像表现部分重叠。低级别DN许多影像特点与RN相似,在超声、CT及MR T_1WI、T_2WI呈相似信号。DN在T_2WI通常不会表现为高信号,因此可与HCC相鉴别。仅小部分DN因梗死后而表现T_2WI高信号。DN在影像随访中也可能消失。

铁沉积结节是指肝硬化结节内富含铁质而在T_1WI及T_2WI均呈低信号,CT检测铁质沉积不敏感。这类结节可能是再生结节或发育不良结节,但很少为恶性结节,铁沉积结节的良性表现包括直径小于20mm,内部密度均匀,增强扫描各期相对于肝硬化背景结节呈现等强化。而直径大于20mm、MR一个或多个序列上具有异质性或者在一个/多个时相强化特点与肝实质不同的结节则可能为肝癌。

小肝癌指直径小于2cm的肝癌,影像表现与高级别的DN重叠,小肝癌的检出、治疗是肝硬化患者影像检查的主要目标(图41.10)。

肝脏影像报告与数据系统(LI-RADS)由美国放射学会在2011年提出,已多次更新,用于肝硬化患者CT、MR及超声标准化描述、报告及资料整理,该系统应用特定的评分来评价病灶(表41.4)。肝内病灶LI-RADS评分与发生HCC相关,LI-RADS中考虑HCC的主要表现包括:①动脉期显著强化;②门

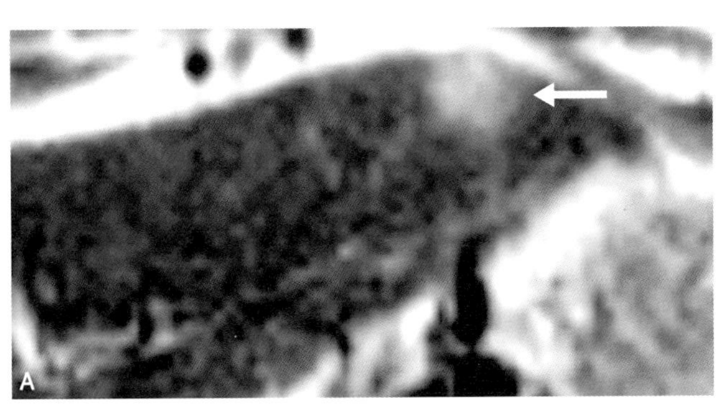

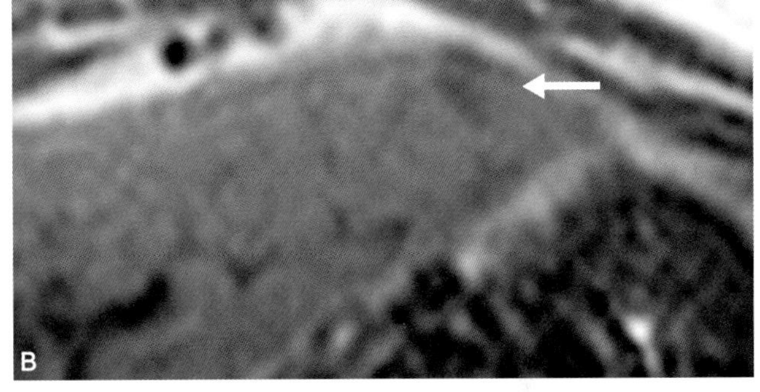

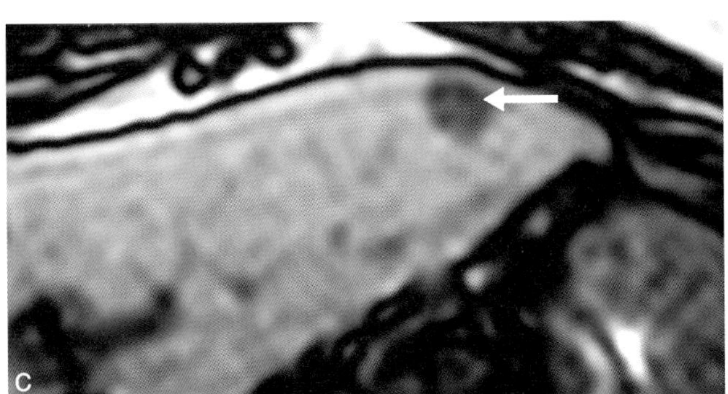

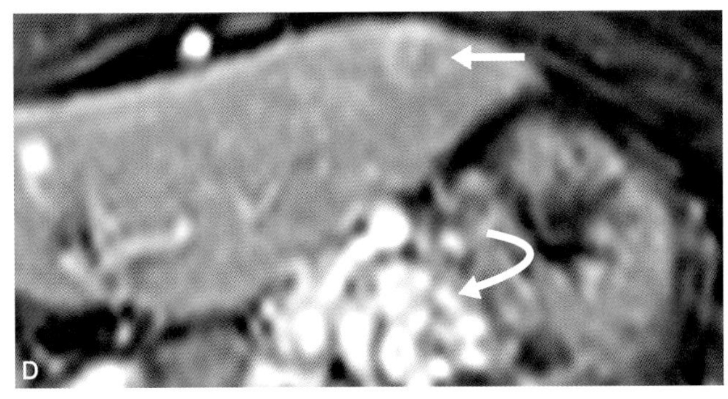

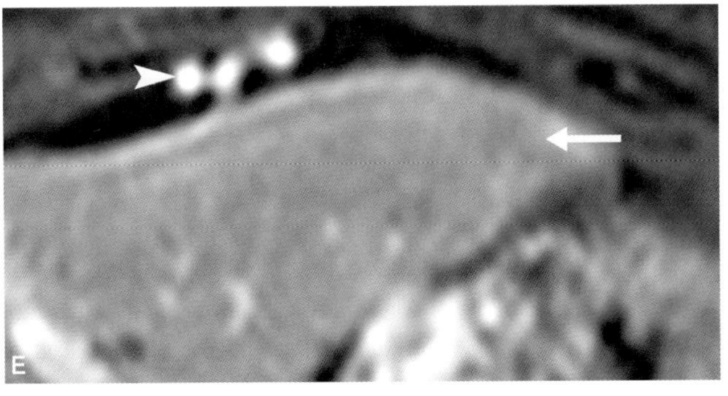

图41.10 小肝癌。MR图像显示小肝细胞癌(箭)的特征性表现。A. T_2WI显示肝左叶高信号、边缘不清结节(直径1.8cm)。T_2WI高信号对于发育不良或再生结节罕见,但对于HCC却具有高度的肝癌特征。B. T_1加权同相位图像显示低信号不明确结节。C. T_1加权反相位显示明显的信号丢失,表明细胞内脂肪的存在,见于肝癌和肝腺瘤。D. 增强后动脉期图像显示病变周围呈环状强化。动脉期增强是诊断HCC的关键,本例晚期肝硬化患者门体侧支血管团(弯箭)早期明显强化,肝内动脉-门静脉出现分流。E. 门静脉期显示结节迅速廓清而呈稍低信号,此为诊断HCC另一关键点。患者出现脐周侧支血管(箭头),提示晚期门静脉高压。

表 41.4
LI-RADS 分类及处理

LI-RADS 分类	病类	处理
LR-1 良性	血管瘤;囊肿;胆管错构瘤;局灶脂肪沉积或残留;灌注异常;血管变异;汇管区纤维化;肥厚性假性肿块	随访
LR-2 良性可能性大	影像征象无 LR-1 确切:持续灌注异常;汇管区纤维化;假性肿块;肝硬化相关结节;局灶瘢痕	随访
LR-3 HCC 中度可能		根据临床随访
LR-4 HCC 可能性大		结合其他影像检查;活检、治疗或密切随访
LR-5 HCC		不需要活检而进行相关治疗;影像学进行 TNM 分期
LR-TIV 肿瘤侵犯静脉		不需要活检而进行相关治疗;影像学进行 TNM 分期
LR-5 治疗后观察		密切随访评价治疗反应
OM 其他恶性肿瘤	胆管癌、淋巴瘤、转移瘤	活检;其他影像检查;治疗或密切随访

LI-RADS,肝脏影像和数据报告系统;HCC,肝细胞肝癌;TNM,美国癌症联合委员会肿瘤/淋巴结/转移分期;摘自美国放射学院 LI-RADS 2017 版。

静脉期及延迟期廓清而呈低密度;③门静脉期或延迟期出现包膜或假包膜的环形强化;④生长阈值定义为肿块直径增长超过 5mm,或与 6 个月内前一次检查比较直径增长超过 50%,或 6 个月以上复查直径增长 100%以上,或新发 10mm 以上病灶。生长阈值的评价应在技术条件相似或同一 MRI 序列上进行。

LI-RADS 诊断 HCC 的次要征象包括:①T_2WI 呈轻-中度高信号;②DWI 显示弥散受限;③环状强化;④马赛克结构;⑤“结中结”表现:高信号的发育不良结节内出现低信号结节,高信号区在动脉期明显强化;⑥病灶内出现脂肪;⑦病灶内缺乏铁;⑧病灶内缺乏脂肪成分;⑨直径增长但未达到上述生长阈值。

LI-RADS 诊断良性结节表现包括:①T_2WI 呈均匀、明显高信号;②T_2WI 或 $T_2{}^*$ WI 呈显著低信号;③病灶内血管无移位;④结节强化程度与血管相近;⑤直径减小;⑥直径 2 年以上无变化。

超声广泛应用于肝硬化及肝炎患者的评估。超声影像上,小肝癌表现为肝硬化背景下的低回声结节,超声造影显示结节动脉期明显强化而门静脉期廓清。

肥大性假肿瘤指因肝纤维化造成肝实质萎缩,周围有肥大性纤维化带包绕所形成的膨胀性肿块样改变,其表现类似于肿瘤。在影像上区别于真性肿瘤的征象包括肝脏正常结构存在,以及病灶内血管无移位。肥大性假肿瘤在 T_1WI 表现中等高信号,T_2WI 呈稍低信号,延迟期呈轻度强化。

汇管区纤维化指晚期肝硬化患者肝脏肿瘤样纤维化区域。肝脏广泛性纤维化后肝门部出现边界清晰的楔形肿瘤样改变,同时伴有肝实质萎缩及肝包膜的扁平或回缩。受累部分肝脏体积缩小是一个重要特征,肝右叶中心最常受累,病灶 CT 平扫呈低密度,动脉期多数病灶(60%)无强化或轻微强化,其余与肝实质等强。门静脉期多数病灶呈低密度或等密度,约 17%患者呈明显强化(图 41.11)。MR T1WI 纤维化区域相对于肝实质呈低信号,而 T_2WI 信号强度取决于纤维化时间,急性纤维化由于具有较多水分而呈现高信号,而慢性纤维化水分缺失而呈低信号,增强扫描动脉期轻微强化而门静脉期延迟强化。

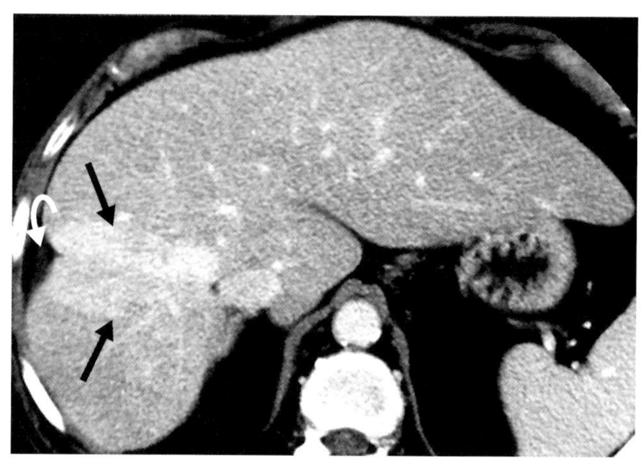

图 41.11　汇合区纤维化。CT 门静脉期显示肿瘤样强化病灶(弯箭)由肝门区延伸至肝包膜,此为汇合区纤维化病例。大多数(80%)病例平扫呈低密度,增强无强化。

门静脉高压是因门静脉压力增高所引起的门体静脉侧支血管开放/形成,使血液流入体循环/使流入肝脏的血流转移到体循环。导致门静脉高压的原因包括慢性肝脏疾病尤其是肝硬化、门静脉栓子或受压、寄生虫感染(血吸虫病)等引起的进行性血管纤维化。门静脉高压可能导致静脉曲张大出血及肝性脑病。门静脉高压的征象包括(图 41.8、图 41.10):①门体静脉侧支开放(冠状静脉、食管-胃底静脉、脾肾静脉、脐周静脉、直肠静脉及腹膜后静脉)(图 41.12);②门静脉内径增粗(>13mm);③肠系膜上静脉、脾静脉增粗(>10mm);④门静脉栓子;⑤门静脉、肠系膜静脉内钙化;⑥肠系膜、网膜、腹膜后结构水肿;⑦因血管淤血导致的脾大;⑧腹水;⑨门静脉系统反流(离肝血流)。

门静脉血栓形成可能是肝硬化的并发症,也可能是肿瘤侵犯或压迫门静脉(图 41.13)、高凝状态或炎症(胰腺炎)引起。8%~15%的病因不明。CT 显示门静脉内血栓为低密度栓子。超声检查时,血栓的回声因形成时间而可能是多变的。门静脉内恶性血栓是连续的,与原发肿瘤相延续/门静脉恶性血栓与原发肿瘤相邻并延伸。门静脉管腔扩张,内部影像特点及强化

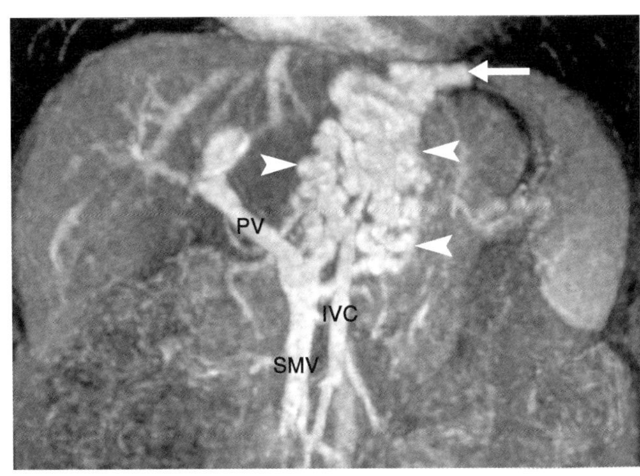

图 41.12　门-体侧支。冠状位 MR 显示门静脉高压患者胃周侧支延伸至食管周围，这些侧支血管可能导致出现胃大出血。PV：门静脉；SMV：肠系膜上静脉；IVC：下腔静脉。

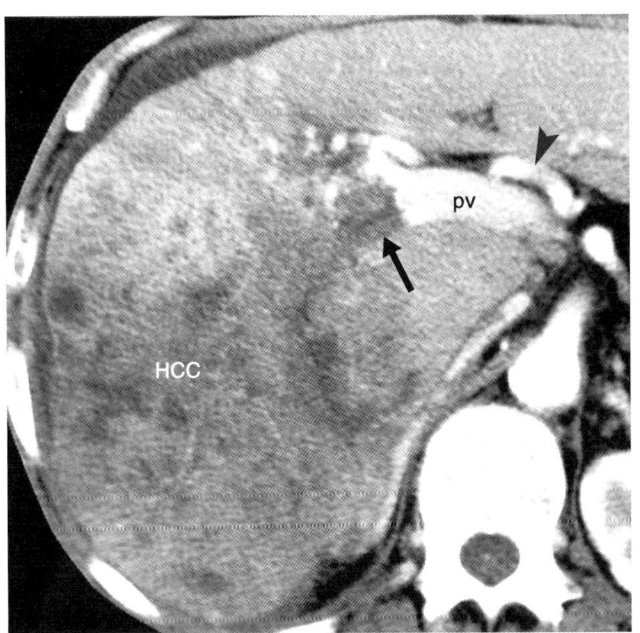

图 41.13　肝癌门静脉栓子形成。增强 CT 显示 HCC 占据肝右叶，表现为多发低密度结节。门静脉受侵（箭）表现为腔内充盈缺损。肝动脉（箭头）因肝硬化、门静脉高压而扩大。

特点与原发肿瘤相似/内部填充有相同影像学特征的癌栓。彩色多普勒可能显示原发性肿瘤延伸到肿瘤静脉内，部分栓子填充于门静脉内但血管管径正常，但这类栓子在 MR 因含有含铁血黄素而呈现低信号，增强扫描无强化。在 T_1WI 上急性期血栓呈高信号，慢性期血栓呈等信号。T_2WI 上的血栓信号增加。门静脉血栓形成会加重或可能引起门静脉高压。当闭塞的门静脉周围发生小侧支静脉代偿扩张时，称为门静脉海绵样变性，这些侧支静脉看起来像是缠绕在血栓形成的门静脉周围的迂曲小血管。

巴德-基亚里综合征（Budd-Chiari 综合征）是因阻塞一个或多个肝静脉的流出道而引起的一组疾病。肝静脉阻塞会导致肝血窦内压力增高从而引起肝淤血、门静脉高压以及肝脏功能减低。及时的诊断十分的重要，因为其可能快速进展为肝功能不全、肝细胞坏死以及肝硬化。最常见的病因包括凝血疾病（西方国家最常见）、肝静脉或下腔静脉膜性狭窄（亚洲国家最常见）、恶性肿瘤侵犯肝静脉。急性期肝脏肿胀。流向肝左叶及右叶的血流显著减少，CT 增强扫描出现典型的“flip-flop”征：增强扫描早期肝脏中心部分明显强化而外周部分强化较弱（图 41.14），延迟期肝脏外周部分强化而中心部分廓清。肝尾状叶由于具有单独血管引流至下腔静脉而不受累，表现为体积增大但强化正常。栓子可能出现在肝静脉，或局限于管腔内而难以发现。CT 或 MR 可显示肝内“逗号”状侧支血管（“逗号”征）。肝内可出现多发的良性结节（可达 3cm），多数表现为动脉期明显强化而门静脉期轻度强化。

巴德-基亚里综合征急性期，MR 显示肝脏外周在 T_1WI 呈稍低信号，T_2WI 呈稍高信号，增强扫描早期及晚期其强化均减低，在亚急性期及慢性期，MR T_1WI 及 T_2WI 显示肝外周实质不均匀性增加以及“逗号”状静脉侧支。

肝淤血是肝脏功能衰竭及限制性心包炎的常见并发症。肝静脉引流受损而肝脏肿大，慢性阻塞导致肝脏纤维化及肝硬化。影像表现包括肝静脉、下腔静脉扩张、对比剂反流至肝静脉及下腔静脉、门静脉搏动增加以及肝脏不均匀强化。继发表现包括脾大、心脏肥大、胸腔积液以及腹水。

血色沉着症主要是由于遗传性疾病而导致铁吸收增加，或继发于铁摄入过多，通常由于铁摄入过多，通常由多次输血或慢性疾病引起，包括肝硬化、骨髓增生异常综合征和贫血。MR 具有高灵敏度和特异性而是很好的影像检查方法。铁的磁化率效应，在 T_2 图像表现为组织中信号丢失。

原发性或贫血（地中海贫血，先天性红细胞生成性贫血，铁粒幼细胞性贫血）而继发的血色沉着症可导致铁沉积。表现为肝脏、胰腺、心脏 MR 信号的降低，而脾脏及骨髓不受累及。

单核-吞噬细胞系统内铁沉积也可见于由反复输血引起的继发性血色素沉着症伴铁过载。过量的铁积累于肝、脾和骨髓中的网织红细胞，MRI 表现上述器官信号弥漫性减低（图 41.15）。

肾脏铁沉积的十分罕见，但也十分具有特点，仅发生在因

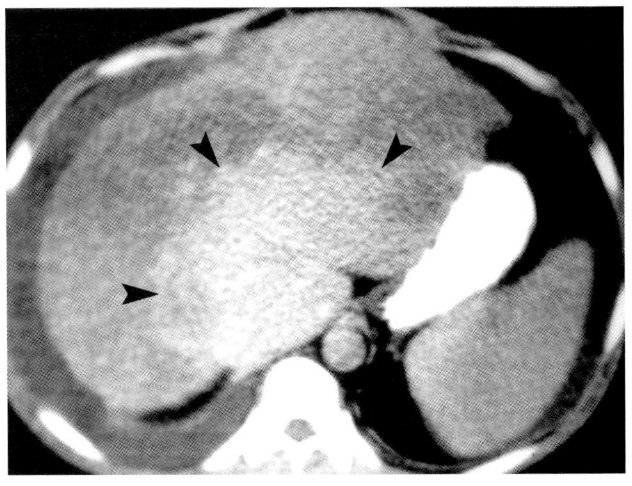

图 41.14　巴德-基亚里综合征。CT 动态增强扫描早期肝脏表现为中心明显不均匀强化（箭头）、周围轻度强化，此为巴德-基亚里综合征的典型表现。肝左右叶均受累，提示肝左、中、右静脉闭塞。

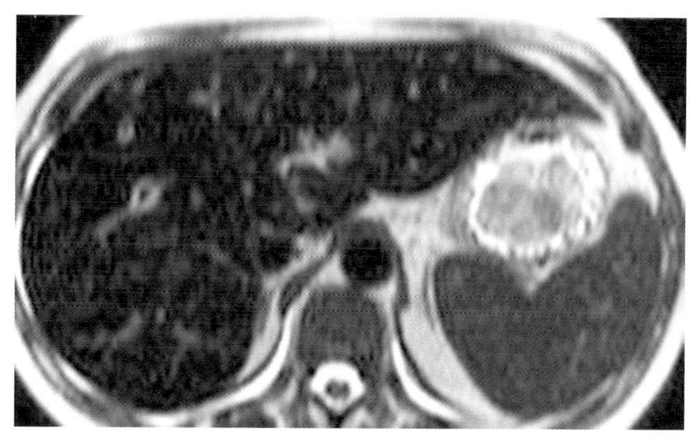

图41.15 血色素沉着症。肝脏、脾脏在 T_2WI 均表现为明显低信号,这种低信号是由于铁沉积于单核-吞噬细胞系统而引起的,这种继发性血色素沉着症由多次输血引起。

为机械心脏瓣膜引起的血管内溶血患者中。过量铁沉积发生在肾皮质的近曲小管,皮质信号在 T_1WI 和 T_2WI 上呈低信号,而使皮、髓质正常信号反转。

CT 仅对严重血色沉着症患者敏感。过量铁增加肝脏实质密度,平扫 CT 值大于 72HU,威尔逊病(铜沉积)、胺碘酮治疗后(碘沉积)、胶体金也能增加肝实质密度。并发脂肪浸润会降低肝实质密度及 CT 诊断血色素沉着病敏感性。

长期的血色病使患者发生肝硬化、肝癌和结直肠癌风险增高。

门静脉系统积气是一个与成人肠缺血(图41.16)和儿童坏死性小肠结肠炎密切相关并且预后不良的影像征象,其他的形成原因包括近期结肠镜检查、灌肠检查、放置胃管、腹部创伤、炎性肠病、胃溃疡穿孔、坏死性胰腺炎、憩室炎和腹腔脓肿。CT 图像上可见分枝管状气体密度影一直延伸至肝包膜。肠系膜静脉和门静脉内含气较常见,腹部平片显示肝脏周围可见低密度条纹影,与之相反,胆道系统的积气出现在肝实质中央,一般不会延伸至肝脏边缘 2cm 范围。

肝脏肿块

肝脏影像学诊断的一个主要难点是良性肿块(如海绵状血管瘤、单纯性肝囊肿)与恶性肿块(如转移灶、肝癌)的鉴别。超声能准确地诊断肝囊肿,然而,良恶性实性肿块在声像图上的表现有重叠,CT 成像也仅仅在扫描技术合适运用和多期增强扫描时能够区分大多数囊肿与海绵状血管瘤。在 MR 图像上,单纯性的囊肿与血管瘤在 T_1WI 呈低信号,在 T_2WI 呈明显高信号。这些良性肿块的特征为信号较均匀,而且具有清晰的边缘,恶性者在 MR 图像上常表现为肿块信号不均匀、边缘模糊、瘤周水肿和中心性坏死。大多数局灶性病灶在 T_1WI 呈低信号,在 T_2WI 呈高信号,T_1WI 上呈现高信号的局限性病灶可能是由于病灶内存在脂肪、出血、蛋白质成分,或者黑色素瘤内存在黑色素(表41.5)。弥漫性肝水肿或铁素沉积会引起肝脏信号弥漫性减低,从而导致其他病变呈现相对高信号。T_2WI 上的低信号通常是由病灶内的纤维化引起的(表41.6)。动态增强 CT 及 MRI 通过动脉期、门静脉期、延迟期及平衡期肿块的血流变化来诊断和鉴别肿瘤。

肝脏最常见的富血供病灶是海绵状血管瘤、FNH、肝腺瘤、富血供转移瘤。在肝纤维化及肝硬化患者中,最常见的富血供病灶是 HCC 及增生不良结节。

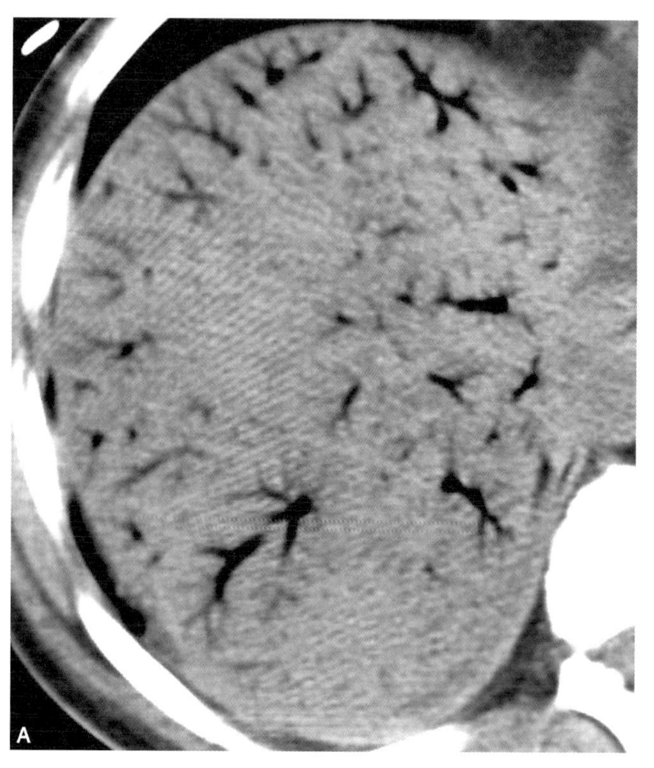

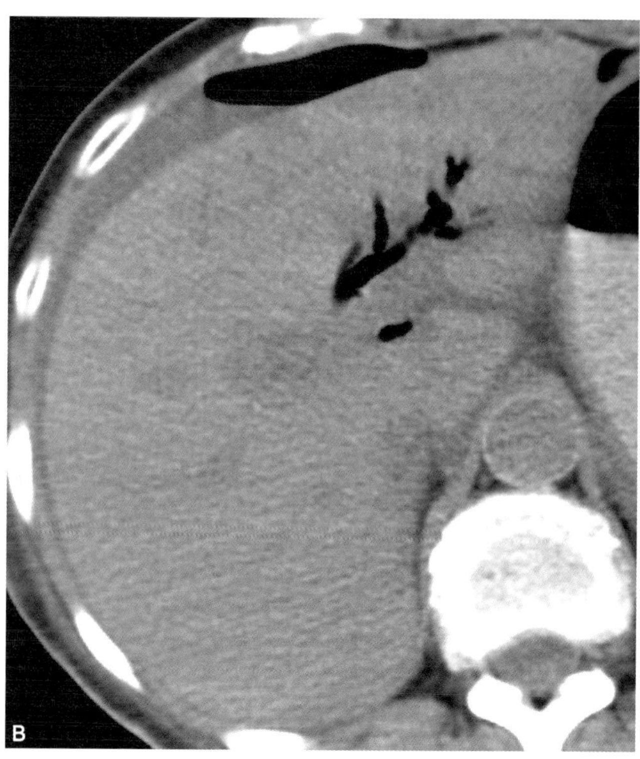

图41.16 门静脉积气。CT 平扫显示门静脉内可见气体影,表现为分支管状空气密度影伸入肝脏边缘。而胆道系统积气出现在肝实质中央而不会延伸至肝脏边缘 2cm 区域。本例患者门静脉积气由小肠坏死引起。

表 41.5

肝脏局限性病灶 T_1WI 呈高信号的原因

- **脂肪沉积**
  - 局限性脂肪浸润
  - 肿瘤组织脂肪沉积
    - 肝癌
    - 脂肪瘤
    - 血管平滑肌脂肪瘤
    - 肝腺瘤
- **出血**
  - 血肿
  - 肿瘤出血
- **蛋白质**
  - 囊肿内含蛋白囊液
  - 肿瘤的坏死/出血
  - 脓肿
  - 血肿
- **铜**
  - 肝癌肿瘤内的铜沉积
- **黑色素**
  - 黑色素瘤肝内转移灶
- **对比剂增强**
  - 含钆对比剂注射
  - 含碘对比剂注射
- **伪影**
  - 邻近血管内血液流动引起
- **肝实质的相对低信号**
  - 肝淤血引起的水肿
  - 沉积于肝细胞内的铁

表 41.6

肝脏局限性病灶 T_2WI 呈低信号的原因

- **纤维囊包膜**
  - 肝癌（占肝细胞性肝癌的 24%～42%）
  - 肝腺瘤
  - 局灶性结节性增生（罕见）
- **中心性纤维瘢痕**
  - 肝细胞癌的纤维板层
  - 局灶性结节性增生

转移性肿瘤是肝脏最常见的恶性肿瘤。它的发生率是肝脏原发性恶性肿瘤的 20 倍。在所有死于恶性肿瘤的患者中，约 24%～36%患者出现肝脏转移。其原发部位常见于胃肠道、乳腺和肺。肝脏转移瘤在各种影像学检查图像上有各种不同的表现（图 41.17），转移性肿瘤可表现为信号均匀的实性肿块，也可见坏死、囊变或钙化；可以为乏血供、少血供或富血供肿块；其形态通常不规则，边缘不清，但也可边界清楚，边缘光整。增强 CT 和 MRI 显示病灶边缘环状强化-称为“靶征”，为肝转移瘤的特征性影像学表现。几乎在所有肝脏肿块的诊断中都需要考虑与肝转移瘤的鉴别（表 41.7）。有多种病变可类似肝转移瘤，但在肝硬化背景下的肝脏结节中，考虑转移瘤的可能则非常低。

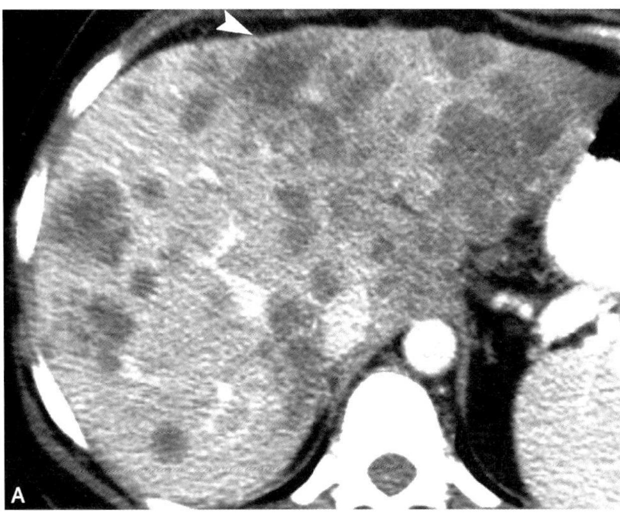

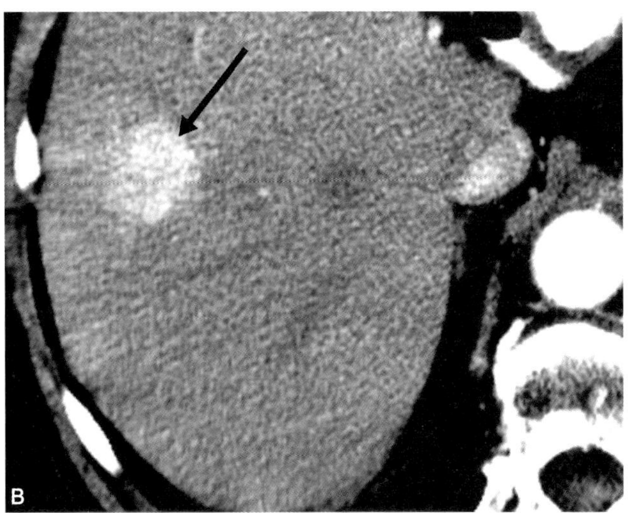

图 41.17　肝转移瘤。A. 源于结肠腺癌的乏血供肝转移瘤 CT 对比增强扫描门静脉期表现为多发大小不等低密度结节。注意转移性肿瘤可以导致肝脏轮廓边缘呈结节性改变，与肝硬化再生结节相类似。B. 肾癌富血供转移瘤表现为动脉期明显强化。转移瘤常为多发，单发转移瘤较少见。虽然转移瘤通常为多发性，但也可能发生孤立性转移。

表 41.7

肝脏多发小病变（10mm）的病因

- 肝硬化的再生结节
- 微脓肿（免疫力低下患者）
- 多发性细菌性脓肿
- 组织胞浆菌病
- 淋巴瘤
- 卡波西肉瘤（艾滋病患者）
- 肝细胞性肝癌（多结节型）
- 肉瘤样病
- Gamna-Gandy 小体（门静脉高压）
- 转移瘤
  - 乳腺癌
  - 肺癌
  - 卵巢癌
  - 胃癌
  - 恶性黑色素瘤
  - 前列腺癌

少血供转移瘤在T1WI常呈低信号，在T_2WI呈等信号或高信号，增强扫描呈延迟强化。CT表现为门静脉期最明显，此时肝实质呈明显强化，而转移灶呈相对低密度（图41.17A）。少血供转移瘤最常见于直结肠、肺、前列腺、胃以及泌尿系上皮肿瘤。

富血供转移瘤表现与HCC部分重叠，MR及CT表现为动脉期明显强化（图41.17B），门静脉期及延迟期迅速廓清。这类转移瘤如果没有动脉期图像容易漏诊。富血供转移瘤常见于原发性神经内分泌肿瘤（胰岛细胞瘤、类癌、嗜铬细胞瘤）、肾细胞癌、甲状腺癌、黑色素瘤、肉瘤及绒毛膜癌等。

肝海绵状血管瘤是引起肝脏肿块的常见原因，其发病率仅次于肝转移瘤，是最常见的良性肝肿瘤，在一般人群中发病率为7%～20%，以女性多见。多达10%的患者为多发病灶而容易与肝转移瘤相混淆。多数患者是因其他原因做肝脏影像学检查时偶然发现。肿瘤由大量的、薄壁的、充满血液的血窦组成，血窦间有纤维分隔。血液在这些紊乱的血窦中流动十分缓慢，使其影像学表现比较有相对特征性。血窦内血栓形成可能导致病灶中出现纤维化和钙化。绝大多数病变直径小于5cm，通常无明显临床症状，被认为是偶然发现的良性病变。较大病变者，如"巨大海绵状血管瘤"（直径>5cm），偶尔可能因为肿瘤压迫、出血或动静脉分流而产生症状。大多数海绵状血管瘤的大小较稳定，病变增大者需要重新进行影像学评估其良恶性。在进行性肝硬化的肝脏中，血管瘤容易发生纤维化，病灶也相对更小。

80%的肝海绵状血管瘤患者在超声图像上表现为边界清晰的、均匀的高回声团块。对于没有恶性肿瘤病史且肝脏实验室检查正常患者，一般建议随访。多数海绵状血管瘤病灶因其内血流十分缓慢而不能探测到多普勒血流信号。CT在平扫一般显示为边界清晰的、圆形，椭圆形或分叶状的低密度肿块。由于病灶几乎由血液组成，使得血管瘤密度与肝内血管密度相似，静脉团注动态增强扫描病变强化特点是开始出现病变周边的结节样强化（图41.18），然后病灶逐渐变为等密度或高密度。病变在动态增强扫描各期强化程度与肝脏血管的强化程度相似。由于病变内血流缓慢，强化可持续至注射对比剂后20～30min。

在MRI成像中，肝海绵状血管瘤在MR T_1WI上表现为低信号或等信号肿块，边界清晰，信号均匀，T_2WI呈明显高信号，随着T_2权重的增加，T_2WI上呈显著高信号。病灶内纤维化在各序列上均呈低信号。但是，海绵状血管瘤在MRI上的影像表现与囊肿、脓肿、富血管转移瘤仍可有部分征象重叠。与CT动态增强扫描类似，经静脉注射钆对比剂后行动态增强扫描，观察到病变边缘出现特征性的结节样强化而确诊具有诊断特异性。海绵状血管瘤最常见的强化方式（80%）表现为边界清晰的肿块，周边不连续的结节样强化，随时间延迟（>5min）呈渐进性强化，强化程度与血池相大血管一致。巨大海绵状血管瘤（>5cm）中心纤维化不强化。小海绵状血管瘤（<1.5cm）强化迅速，而不会出现周围结节样强化周边的结节样强化可能表现不明显，取决于图像采集的时间。这些显著强化的这些明显强化的海绵状血管瘤在延迟期仍持续强化，而其他早期强化病变，如HCC及富血供转移瘤表现出迅速廓清。放射性核素扫描利用锝标记的红细胞作为血池介质，对于诊断肝海绵状血管瘤十分准确。血管瘤在延迟图像上病灶内锝活动度明显增加为其特征性表现。

对于不典型病例，可以通过活检来明确诊断，使用细针

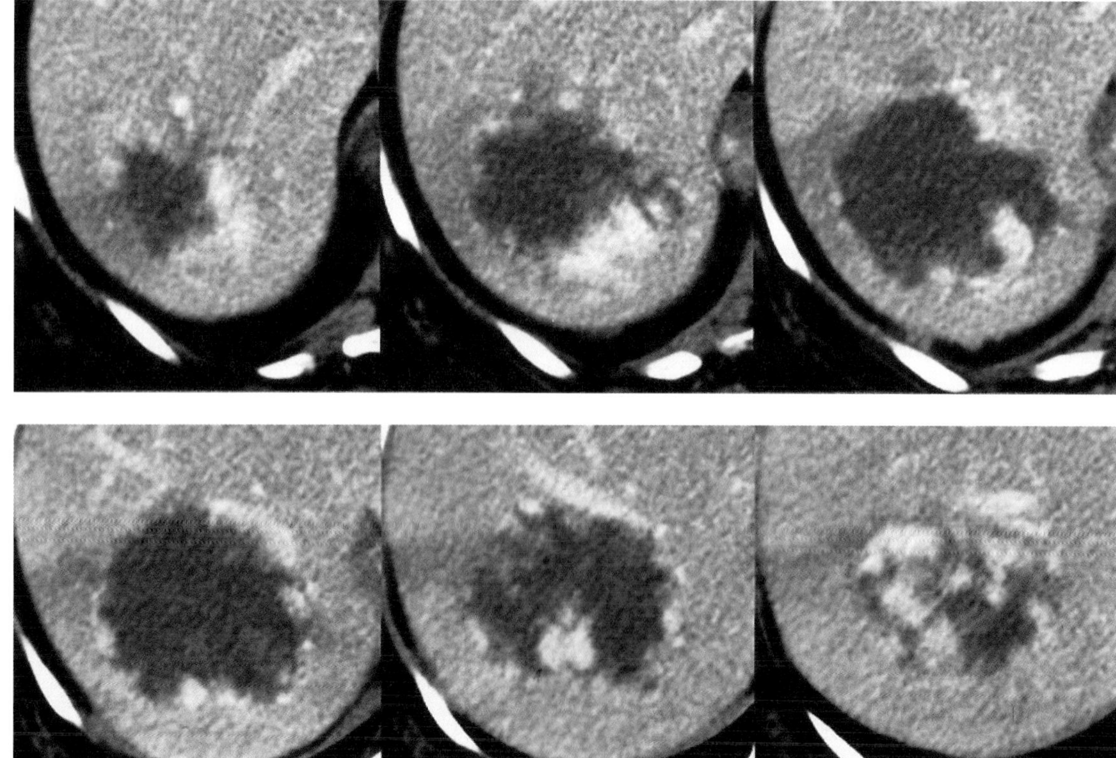

图41.18　肝海绵状血管瘤。多层螺旋CT对比增强扫描图像显示病变边缘结节样强化。

(20G 或更小)的经皮活组织检查较安全。海绵状血管瘤的组织学特征性表现为组织涂片血液中含有正常的上皮细胞,而没有恶性细胞。使用较粗穿刺针进行穿刺可能引起出血,甚至大出血死亡。

肝细胞癌是肝脏最常见的原发性恶性肿瘤,在世界范围处于最常见肿瘤第五位、引起死亡的肿瘤第三位(仅次于肺癌、胃癌)。肝癌在美国以及全球范围越来越常见。

其危险因素包括肝硬化、慢性肝炎以及各种致癌物质(性激素、黄曲霉素、二氧化钍)。在美国,大多数(80%)原发性肝细胞癌患者有肝硬化病史(通常是由于酗酒引起);在亚洲,大多数原发性肝细胞癌由慢性活动性肝炎引起。90%患者出现 AFP 升高,对于肝硬化患者高度提示肝癌可能。在肝硬化增生结节背景下诊断肝癌是一个很大的挑战,由此也推动了 LI-RADS 的出现和发展。

原发性肝细胞癌较大的肝癌(>2cm)在影像图像上主要表现为三种生长方式:孤立肿块型(图 41.19、图 41.20)、多发结节型(图 41.13)及弥漫浸润型。孤立肿块型表现为单独的巨大肿块,伴或不伴有卫星结节,多发结节型表现为多个分离结节累及肝脏大部,而弥漫型表现为累及整个肝实质的多发微小结节,边界模糊,肝实质变形但不表现为孤立的肿块。有时很难与肝硬化导致的肝实质变形相鉴别。

HCC 在磁共振 T_1WI、T_2WI 信号多变,T_1WI 高信号代表肿瘤内部脂肪、糖类、铜的沉积,脂肪信号在反相位或压脂序列信号减低,T_2WI 稍高信号对于 HCC 具有较高特异性;在除外梗死的情况下,不典型增生结节一般不会呈稍高信号。动脉期强化反应病灶血管生成并由肝动脉供血,该特点被认为是重要的诊断依据。较小病灶动脉期强化较均匀,而较大病灶则呈不均匀强化,美国肝脏病学会、器官共享联盟以及 LI-RADS 均认为动脉期强化是诊断 HCC 的关键影像特点。

较大的肝细胞癌具有以下影像特点:①具有 HCC 的特征

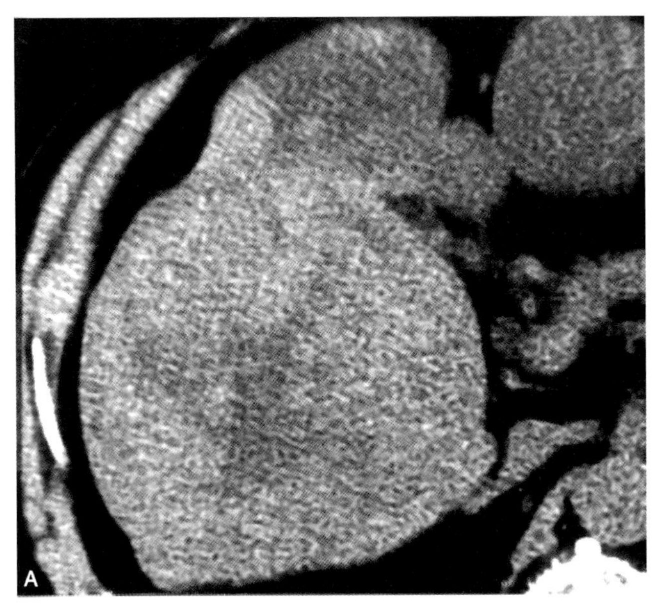

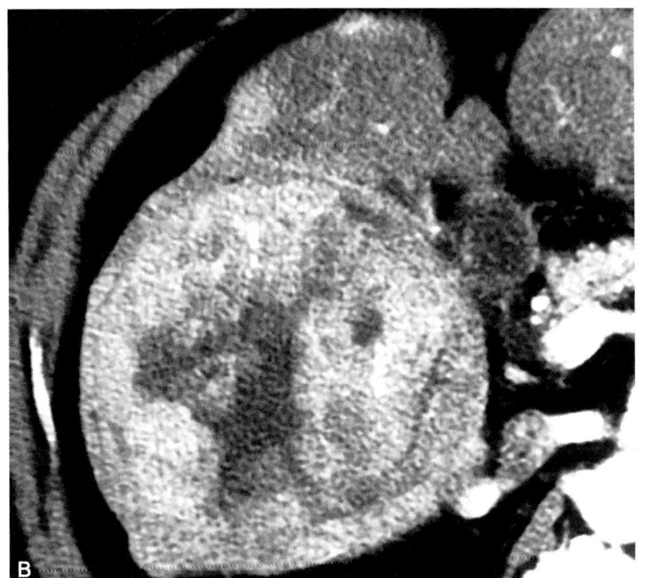

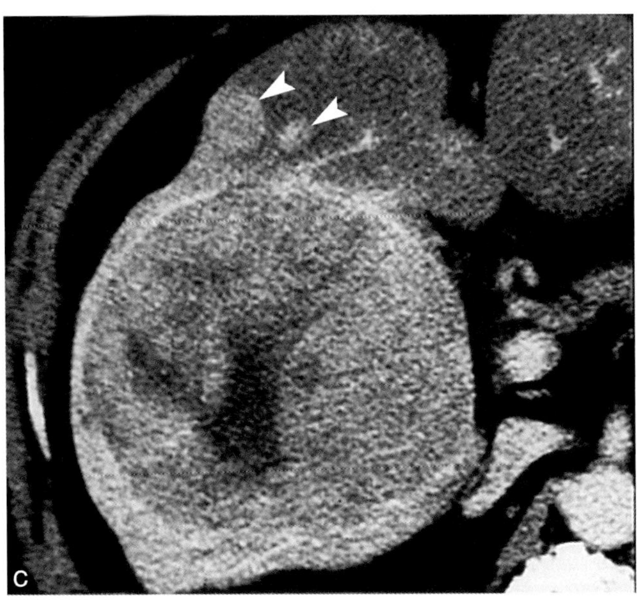

图 41.19 肝细胞癌孤立性实性肿块 CT 表现。螺旋 CT 三期动态增强扫描图像示肝右叶可见一巨大肝细胞癌肿块。该肿块在平扫时比正常肝实质密度稍高(A),在增强早期(动脉期,B)和增强后期(静脉期,C)呈明显强化,中心低密度区为坏死,可见卫星灶(箭头)。

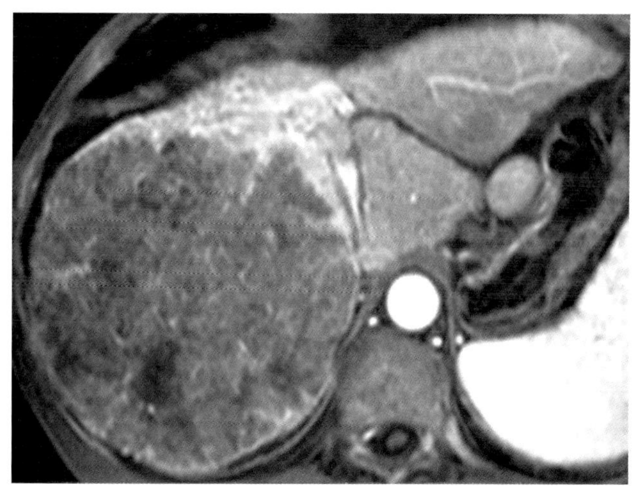

图 41.20　肝细胞癌 MRI。巨块型肝细胞癌，T_1WI 增强扫描显示典型的"马赛克征"，肿瘤周边部强化明显。

性表现强化特点：动脉期不均匀强化，门静脉期及延迟期迅速廓清；②瘤周动脉期强化，与肿瘤引起门静脉压迫或闭塞、肝动脉血供血代偿性增加有关，呈楔形强化并局限于门静脉供血受损的肝段；③镶嵌征、马赛克征（占 HCC 的 80%～90%）：表现由细小为小结节伴有分隔及坏死区对比出的融合小结节区，在 T_2WI 序列显示最佳；④CT、T_1WI 及 T_2WI 显示明显的肿瘤包膜（60%～80%）是一种达 4mm 厚的低信号带，由压迫胆管和血管的内部纤维层和外部组织层组成；⑤包膜外生长（40%～80%）而出现卫星灶/伴有卫星病变的包膜外生长；⑥肿瘤血管侵犯（25%）而进入门静脉或少许进入肝静脉，表现为肿瘤强化而血管内缺乏血流；⑦闭塞静脉管腔扩张，壁不规则，弥散加权成像显示弥散受限；⑧约 10% 出现钙化；⑨化学位移成像清晰显示肿瘤内脂肪变性（表 41.8）；⑩肝动脉-门静脉分流；⑪过度铜沉积，在 CT 和 T_1WI 都表现为高信号。

局灶性结节增生（FNH）是由异常排列的肝细胞、胆管及 Kupffer 细胞组成的良性实性肿块，FNH 是第二常见的良性肝肿瘤，仅次于血管瘤。大多数病灶为单发，直径小于 5cm，病灶中心常常可见由厚壁血管形成的纤维瘢痕。病变呈分叶状，边界清楚，通常没有包膜。局灶性结节增生为良性病变，无恶变危险，不需要治疗，但是必须注意与肝腺瘤及纤维板层型肝癌相鉴别。

与肝腺瘤不同，FNH 病灶中出血、坏死以及梗死极为罕见。与肝腺瘤相似，FNH 多见于女性，但它发病率是肝腺瘤的 2 倍，并与服用口服避孕药无关。大多数肿瘤（80%～95%）是为单发。由于肿瘤含有大量的 Kupffer 细胞，大多数（50%～70%）FNH 结节在 ^{99m}Tc-硫胶体肝脾扫描时 ^{99m}Tc 放射性活动度表现为正常或增加。这一征象高度提示 FNH。

表 41.8

肝内含脂肪病变

肝腺瘤
肝细胞癌
局灶性脂肪沉积
脂肪瘤
畸胎瘤
脂肪肉瘤（原发性或转移性）
术后植入物（网膜）
局灶性肝内髓外造血

FNH 因其内部成分构成与周围的正常肝实质相同，在超声上表现为边界不清晰的肿块，可仅表现肝脏轮廓的轻度膨出或肝实质回声的轻微改变，并有可能是提示病变存在的唯一线索。彩色多普勒血流显像可以显示病灶中心的血管生成。

CT 平扫表现为稍低密度病灶，增强扫描动脉期表现为均匀强化，有时可见供血血管显示，在门静脉期对比剂廓清迅速，病灶于延迟期、平衡期呈常呈等密度。

FNH 在 MR T_1WI（图 41.21）表现为等信号至稍低信号，信号均匀，在 T_2WI 上表现为等信号至稍高信号。FNH 一个重要特点是其各期信号特点与肝实质相近，中心瘢痕在 T_1WI 表现为低信号，T_2WI 表现为高信号。FNH 特征性表现为动脉期呈现明显均匀强化，病灶在门静脉期呈等信号，而中心瘢痕和放射状间隔在延迟期呈现强化。注射肝细胞特异性对比剂后显示 FNH 的摄取增加，表现为注射对比剂后 1～3h 病灶相对于肝实质呈等-高信号。

肝腺瘤是一种罕见的良性肿瘤，具有出现致命性大出血的风险及恶变潜能，外科手术切除为首选治疗方案。最常见于长期服用口服避孕药的女性，其他的危险因素包括雄激素类固醇使用者及糖原贮积病患者。在病理上，肝腺瘤由呈片状或束状分布的良性肝细胞组成，没有明显的腺泡结构。影像检查偶尔可见肝细胞脂肪变性。部分肿瘤内可见无功能的 Kupffer 细胞，因此，肝腺瘤在 ^{99m}Tc-硫胶体放射性核素扫描中表现为冷区，由此可以和 FNH 相鉴别。肿瘤内因缺乏结缔组织而使其容易发生出血。大多数腺瘤表现为单发（21% 可为多发）、边缘光滑、具有包膜的肿块，不具有中心性瘢痕。肿瘤直径通常约 8～15cm，大者可达 30cm，其内出现坏死、出血、纤维化也比较常见。

超声上表现为边界清晰的肿块，由于脂肪、坏死、出血以及钙化的出现而回声不均匀，高脂肪含量、瘤内坏死可使肿瘤表现为强回声，超声增强肿瘤以动脉期强化为主。

CT 上常表现为边缘清晰，其低密度区是由于内部脂肪、坏死或陈旧性出血引起。15%的病例可见钙化，发生于陈旧性出血灶或坏死灶内。对比增强扫描表现为动脉期明显均匀强化，在门静脉期及延迟期表现为等密度。

MRI 表现（图 41.22）因肿瘤内脂肪含量不同、瘤内出血而表现多样，但两者在 T_1WI 均呈高信号，脂肪抑制序列及反相位化学位移成像病灶内的信号减低提示脂肪存在，有助于与 FNH 鉴别，而后者不含有脂肪。T_2WI 相对于肝实质呈高信号，大多数病灶因出血或坏死而表现为信号不均，增强扫描动脉期不均匀强化，强化程度常不及 FNH，表现典型者显示延迟期病灶廓清。应用肝脏特异性对比剂增强时，肝腺瘤在延迟 1～3h 相对于肝实质表现为低信号。

肝腺瘤病被认为是一种独立的临床疾病，以多发性腺瘤（>10 个）为特征，通常见于年轻女性，无肝腺瘤危险因素。

纤维板层型肝癌是一种肝细胞来源的恶性肿瘤，其临床与病理特点不同于 HCC。肿瘤多发生于青年患者（平均年龄 23 岁），表现为巨大的肿块，没有 HCC 的危险因素，甲胎蛋白为阴

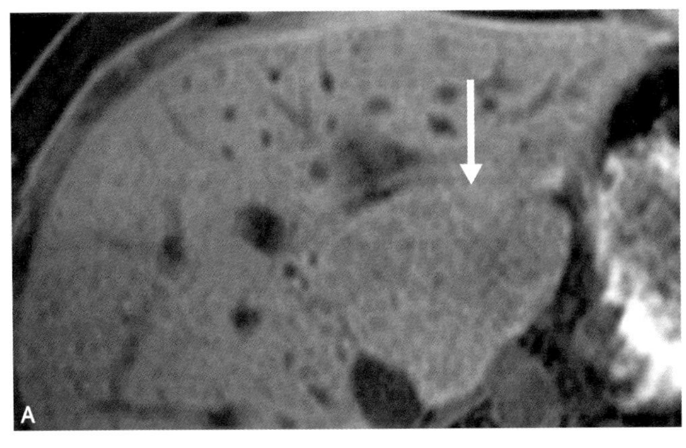

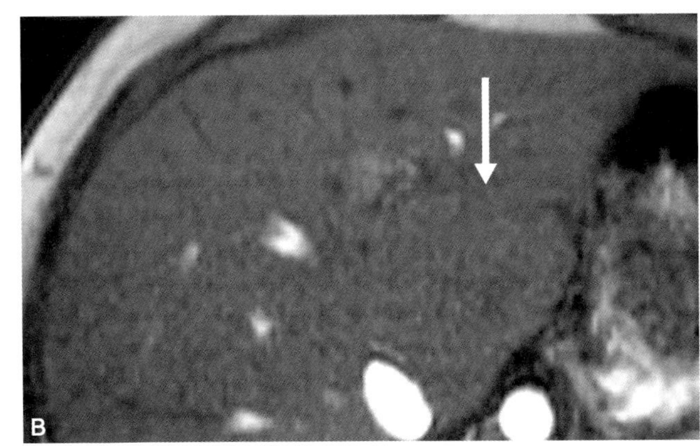

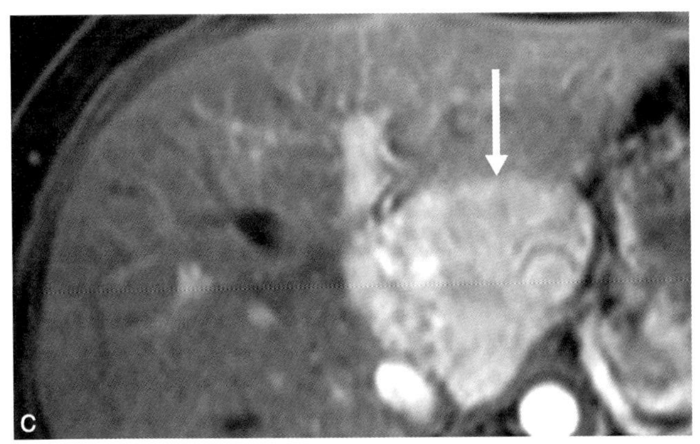

图 41.21　局灶性结节增生 MR 表现。病灶（箭）由正常肝细胞组成，在 T_1WI（A）和二维梯度回波 TOF 图像（B）上表现为等信号。病灶在注射钆对比剂增强扫描动脉期（C）呈明显强化，该病灶无中心瘢痕，注意该图像上脾脏（箭）动脉期呈花斑样强化。

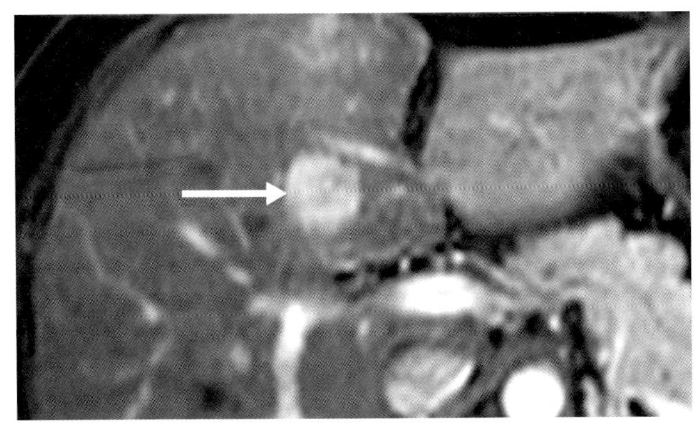

图 41.22　肝腺瘤。MR 注射钆对比剂后 T_1WI 脂肪抑制序列扫描显示病灶动脉期明显均匀强化，活检证实为肝腺瘤（箭），其 MR 表现与小肝癌类似，但腺瘤多在正常肝背景中发现。

性。肿瘤被显著的纤维带包裹，中心有纤维瘢痕，通常不具有肝硬化背景和慢性肝脏病史。其特征性表现为一巨大的、分叶状的肝脏肿块，伴有中心瘢痕及钙化。其具有放射状分隔的中心瘢痕与 FNH 相似。10%～15%病例可见卫星灶。出血、坏死较为少见（10%），偶可因肿瘤巨大呈多囊样表现。尽管肿瘤的侵袭性不及 HCC，但在表现出恶性特征的时病情也容易进展。因此，临床提倡积极手术治疗。

在超声上表现为边界清晰、分叶状的巨大混杂回声团块，有时可见中心瘢痕的回声显示。

CT 平扫肿瘤呈低密度，中心瘢痕显示率 20%～71%不等，钙化可提示纤维瘢痕。肿瘤在动脉期与门脉期均呈明显不均匀强化（图 41.23）。瘢痕强化在延迟期最明显。

MRI 表现，肿瘤在 T_1WI 上常表现为均匀低信号（86%）或等信号（14%）肿块，T_2WI 常表现为明显不均匀高信号，纤维瘢痕在所有序列都表现为低信号（80%），钆对比增强的表现与 CT 增强扫描类似。

淋巴瘤累及肝脏时通常表现为弥漫浸润性病变，而影像学检查常表现为阴性。10%的病例表现为多结节型，类似于转移

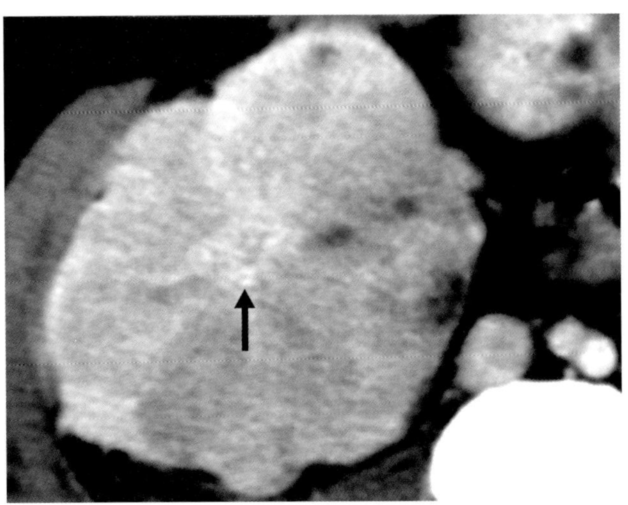

图 41.23　纤维板层型肝癌。CT 扫描显示右叶一巨大的肿瘤延伸至尾状叶。可见特征性的星状中心瘢痕（箭）。

性肿瘤。一些病例则表现为巨大的、边界不清的低密度肿块(图41.24),具有或不具有卫星结节。MR扫描病变T_1WI表现为低信号,T_2WI表现为高信号。肿瘤呈轻度强化或没有强化。

肝内血肿的影像表现与血细胞代谢演变及分解产物有关,亚急性血肿在T_1WI呈高信号(高铁血红蛋白),慢性血肿T_2WI呈低信号(含铁血黄素),增强扫描显示环形强化。

遗传性出血性毛细血管扩张症(Osler-Weber-Rendu综合征)是一种常染色体显性遗传性疾病。纤维血管发育不良导致多发毛细血管扩张及动静脉畸形。毛细血管扩张是皮肤上、黏膜以及全身的多个器官的血管扩张。患者出现鼻出血和肠出血。约30%的患者有弥漫性毛细血管扩张症。肝脏多发动静脉瘘。这些可以导致疼痛、黄疸、门静脉高压和高输出性心力衰竭。无纤维化的肝实质发生结节性改变,称为假性肝硬化(图41.25)。毛细血管扩张症表现为多血管圆形肿块,类似星号(直径常为数个毫米),并可能融合形成大的血管团。肝内、肝外动脉的扩张和迂曲的通常为本病的影像学证据。

肝紫癜病是与癌症或肺结核等慢性消耗性疾病相关的罕见病,或与口服避孕药或合成类固醇有关。表现为肝窦的囊性扩张及由血液填充的多发细小腔隙(1~3mm)。MRI表现多样,可因出血在T_1WI表现为低信号或高信号,病变在T_2WI为高信号。对比增强显示动脉期强化不明显,而门静脉期及延迟期持续强化。

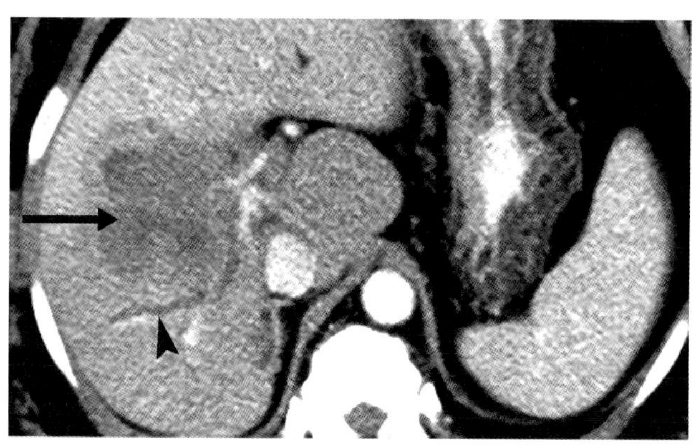

图41.24 肝淋巴瘤。CT显示一边界不清的低密度结节,增强未见明显强化(箭),最初诊断为胆管细胞癌,活检证实为B细胞淋巴瘤。

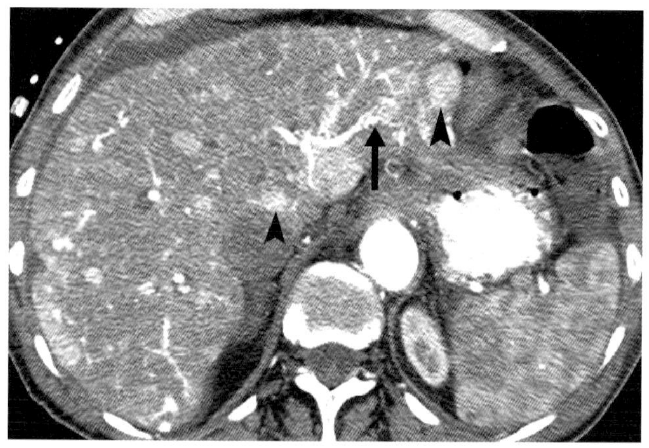

图41.25 遗传性出血性毛细血管扩张症。CT动脉期显示肝脏边缘呈结节状改变(假性肝硬化)、多发强化血管肿块(箭头)以及扩张的肝动脉(箭)。

肝囊肿是一种常见的肝脏良性肿瘤样病变,在人群中发病率约为5%,囊肿大小可从微囊肿至直径20cm。肝囊肿与胆道系统不相通。在MDCT上,微囊肿常因过于微小而不能显示其特征性的低密度改变。囊肿体积较大时,囊肿常呈簇排列、大小不一、边界清晰,但也可呈分叶状,具有清楚的边界和分隔。

超声是诊断肝囊肿的常见影像学方法。囊肿的超声表现具有特征性,典型表现为薄壁无回声区,其内可有分隔,后方回声增强与流体的本质特性有关。囊肿内偶可有坏死碎屑,尤其囊肿内有出血或合并感染时。

囊肿在CT上表现为水样低密度影(图41.26)、薄壁,可有细微分隔,增强无实性强化成分。在MR上,T_1WI为均匀低信号,T_2WI呈高信号,增强扫描未见强化。

多囊肝属于常染色体显性遗传病,偶尔不伴随多囊肾而呈单独发生。囊肿的数目和大小可能随时间增长而增加,最终可能导致肝大而影响肝功能(图41.27)。囊肿也容易发生出血和感染。

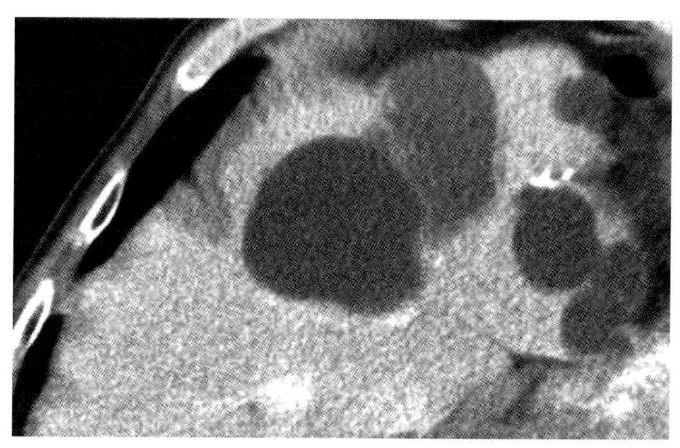

图41.26 肝囊肿。78岁老年患者,CT对比增强扫描显示肝脏多发囊肿。囊肿表现为单房、边界清楚、均匀低密度而无实性或强化的成分。

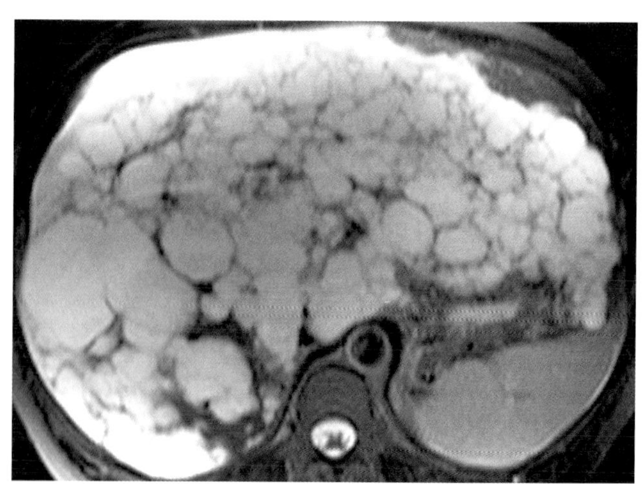

图41.27 多囊肝MR表现。轴位T_2WI显示肝实质几乎被弥漫分布的肝囊肿所取代。该患者为常染色体显性遗传多囊病患者。

胆管错构瘤是由扩张的分支胆管组成的良性肿瘤，表现为肝实质内弥漫分布细小的(<1cm)囊性灶，在磁共振上能得到良好显示，T_1WI 呈低信号，T_2WI 呈高信号(图 41.28)，增强扫描呈周边强化。CT 表现为弥漫细小囊性灶，而超声常难以显示。

胆管囊腺瘤/或囊腺癌是胆管上皮的罕见囊性肿瘤，囊腺瘤是囊腺癌的癌前病变，肿瘤常含有黏液，表现为巨大多分叶状囊性肿块。囊腺瘤可见分隔影，囊腺癌常伴有壁结节及乳头状突起。囊壁增厚、不规则钙化常提示恶性，影像鉴别良恶性常较为困难，手术是治疗唯一方式。超声显示巨大多囊性肿块、分隔、壁结节及乳头状突起。CT 可显示壁及实性结节的强化。钙化常出现于囊腺癌，在 CT 能很好显示。多发分隔囊肿在 MR T_1WI 呈低信号，T_2WI 呈高信号(图 41.29)。出血、感染等并发症可导致囊液信号改变，MR 增强能显示环形及内部实性成分强化。

细菌性肝脓肿常见于大肠埃希氏菌、金黄色葡萄球菌、链球菌、厌氧菌感染，患者临床表现常见发热、疼痛。肝实质破坏形成单房空洞或多发小脓肿密集成簇排列(图 41.30)，增强扫描脓肿边缘环状强化。20%的病例脓腔内可见积气。经皮抽吸检查可以明确诊断，常常采用导管或者手术引流治疗。

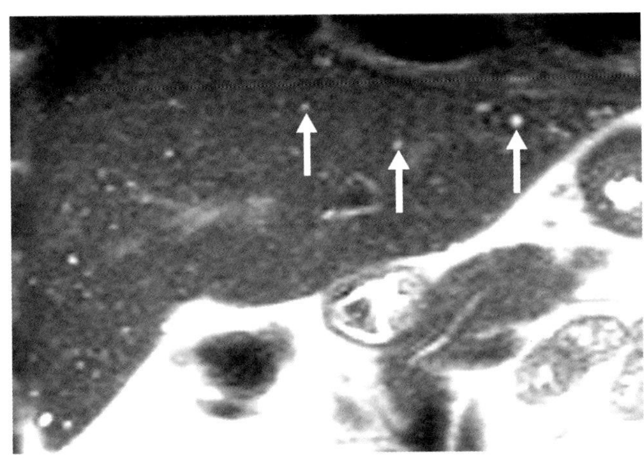

图 41.28　胆管错构瘤 MR 表现。冠状 T_2WI 显示肝内弥漫分布微囊性灶(箭)，为病灶微小的良性肿瘤，常无明显的临床表现或恶性潜能。

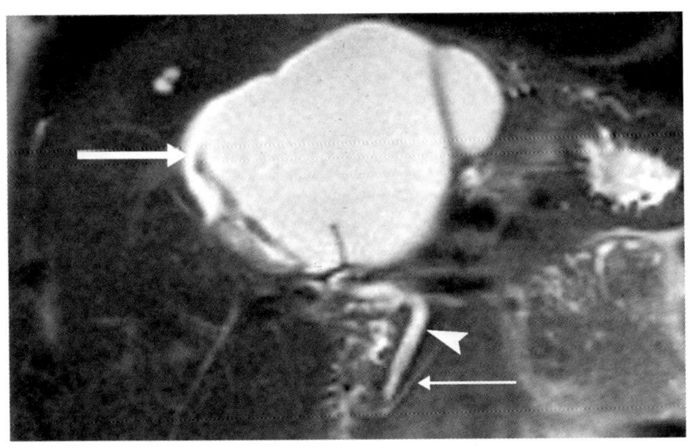

图 41.29　胆管囊腺瘤 MR 表现。冠状 T_2WI 显示巨大囊性肿块伴明显分隔(箭)，无壁结节或乳头状突起。手术切除证实为胆管良性囊腺瘤。由于囊腺瘤具有潜在恶性，而影像鉴别其良恶性通常较为困难，因此常规推荐手术切除。冠状 T_2WI 清晰显示胆管、胆总管(箭头)以及壶腹部附近的胰管(细箭)。

阿米巴肝脓肿是由溶组织性变形杆菌引起的感染性病变，病灶常为孤立性，可见厚壁结节。有时难与细菌性肝脓肿鉴别(图 41.31)，但患者常有流行疫区(印度、非洲、远东、中南美洲)居住史或旅游史。肠道阿米巴感染通常缺乏明显临床症状，但肝脏阿米巴脓肿却常伴有腹痛、发热和体重减轻。阿米巴肝脓肿通常发生于肝右叶，常引起右侧膈面的升高，可以穿透膈肌破入胸腔。在美国，本病主要经血清学检查确诊，甲硝唑对其治疗有效。在流行疫区，抽吸出“果酱样”物质即可确诊，并可通过反复抽吸或导管引流来予以治疗。

肝棘球蚴囊肿是由于感染细粒棘球绦虫或多房棘球绦虫引起。该寄生虫在欧洲中部及北部、地中海地区、亚洲北部、日本、土耳其以及北美部分地区流行。肝脏是最常见受累器官(95%)，这些单发或多发囊性肿块通常有较规则囊壁，50%囊壁有钙化，囊壁及分隔常常可见强化，75%母囊内可以见到子囊(图 41.32)。诊断性抽吸有引起过敏性反应的危险。其治疗方法包括甲苯达唑或外科切除。

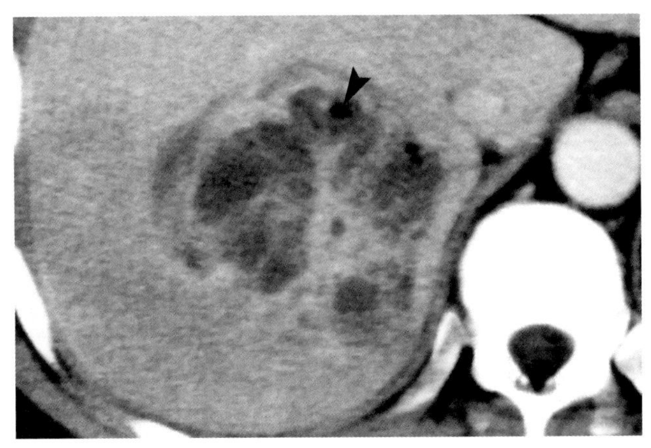

图 41.30　细菌性肝脓肿。CT 扫描显示肝脏内多发低密度区，多个脓肿小房分隔强化。病灶内可见多个明显气泡(箭头)。

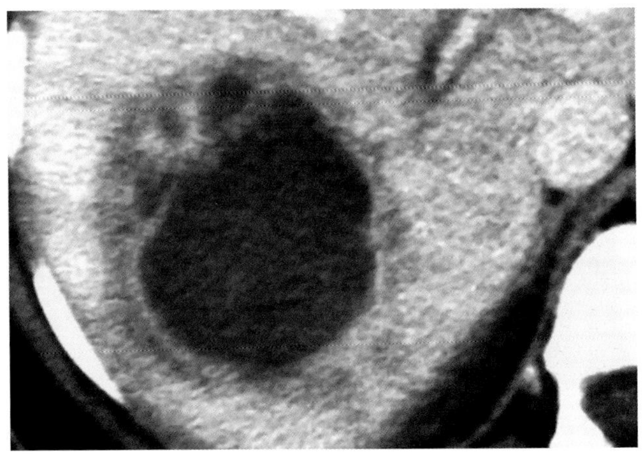

图 41.31　阿米巴肝脓肿 CT 表现。CT 扫描显示肝右叶有厚壁空洞伴积液。阿米巴与化脓性肝脓肿的鉴别是通过病史、血清学或影像引导下的抽吸来完成的。

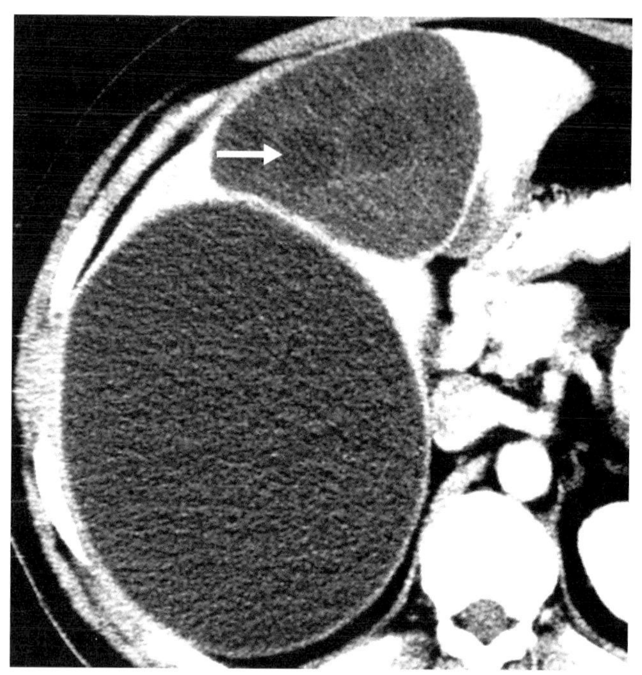

图41.32 肝棘球蚴CT表现。细粒棘球绦虫感染后，肝内出现两边界清晰的囊性灶。较小病灶内可见子囊（箭）。

囊变/肿瘤坏死时需要考虑不典型囊性肿块的可能。转移瘤可以发生坏死或以囊变为主。肝细胞癌偶可发生囊变，未分化胚胎肉瘤为多囊性肿块，主要见于年龄较大的儿童，青少年和年轻成人。

随着探测器数目的增加、采用更薄的准直器宽度，空间分辨率的提高、以及快速、多期增强扫描技术的应用，使MDCT能够发现更多的**细微低密度病灶**（图41.33）。小于1cm的病灶很难定性，而且因病灶太小不易活检。鉴别诊断包括囊肿、血管瘤和转移性肿瘤。统计资料显示，这些微小病灶大多数是良性的。对于有恶性肿瘤病史的患者，通过随访来排除转移瘤是非常有必要的。

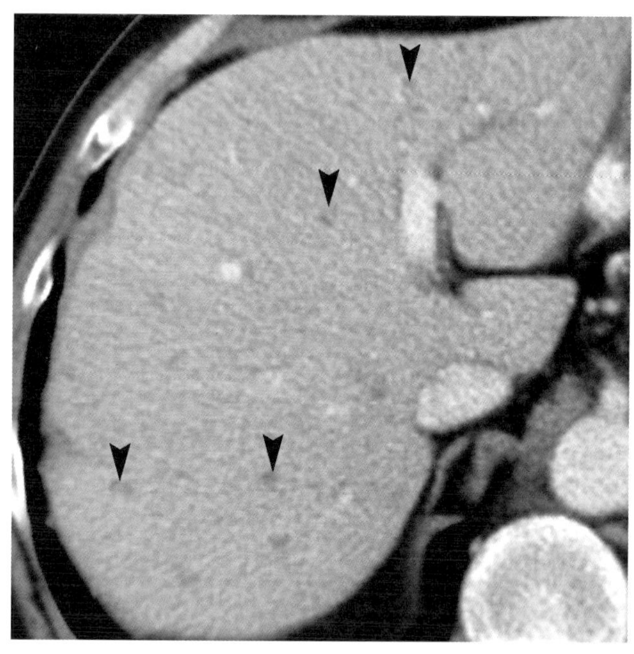

图41.33 病灶太小而无法定性。多排螺旋CT显示肝内多发的、细小的、低密度病灶（箭头所指），由于太小而无法准确定性。即使在已知有恶性肿瘤病史患者，这类病灶通常是良性的。但是，通过随访，部分患者被证实为早期转移性病变，这通常只能在高质量的对比增强CT扫描图像上才能诊断。由于病灶在超声或CT平扫时不能显示，影像引导下活检通常难以实现。

胆道

成像方法。目前应用于胆道系统的各种影像检查方法包括无创性和有创性的检查。超声因其价格低廉，操作方便，发现胆道扩张的准确率高而成为胆道梗阻病变的首选筛查方法，对胆总管下端的显示效果欠佳，对胆道梗阻病因诊断的敏感性低也使其应用受到一定局限。CT平扫或增强扫描均能显示胆管扩张。文献报道，多层螺旋CT平扫对胆总管结石的诊断敏感度约88%。MR同样可以显示胆管扩张，而且对胆道梗阻病因（如胆道肿瘤）的显示效果也显著优于CT或超声。

磁共振胰胆管成像（MRCP）充分利用了胆管内胆汁富含水分、较血液流动缓慢的特点，实现了胆道系统的良好显示。MRCP运用重T_2加权序列，图像采集较流动血液缓慢，使胆管树与其邻近的血管（血流信号受抑制）形成强烈的信号对比，胆管表现为明亮的高信号，背景组织呈低信号（图41.34）。然而，由于任何静滞液体在MRCP上都可呈现高信号，因此，腹水、肝肾囊肿以及肠道内液体都可能会影响胆道系统的显示。此时，使用结合了脂肪抑制的厚层（层厚40~60mm）MRCP成像有助于提高成像质量。高分辨3D采集和最大强度投影（MIP）能够整体显示胆道系统情况。MRCP和肝脏标准成像序列的联合运用，可对胆道肿瘤的检出和分期进行全面的评价。与胆管造影相似，胆管结石在MRCP上表现为高信号胆管内的低信号充盈缺损影（表41.9）。

内镜逆行胆管造影（ERCP）目前主要用于胆道狭窄后支架植入、取石或乳头括约肌切开术，通过直接注射对比剂而使胆管树显影，分辨率比MRCP更高，但是胆管的显示情况受限于逆行导管的位置，在胆管近端严重阻塞时可能导致胆道不显影。ERCP引导下治疗时出现并发症的发生率约8%，包括出血、十二指肠穿孔、急性胰腺炎、感染、支架植入相关并发症。

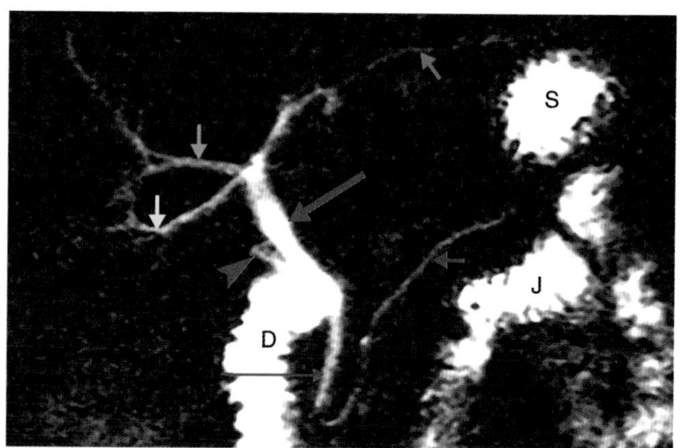

图41.34 正常MRCP。胆囊切除术后患者MRCP显示残留胆囊管（红箭头）、胆总管（细红箭）、肝总管（粗红箭）、胰管（小红箭）、左肝管（小蓝箭）、右肝管前分支（小黄箭）、后分支（小绿箭）。重T_2WI延长了采集时间，使胃（S）、十二指肠（D）以及空肠（J）腔内相对静滞的液体，在最大强度投影（MIP）中表现为高信号。

表 41.9

胆管内充盈缺损的原因

胆管结石
气泡
血凝块
肿瘤
胆管癌
壶腹癌
颗粒状细胞成肌细胞瘤
间质瘤
寄生虫
蛔虫
肝吸虫

经皮经肝穿刺胆管造影(PTC)常用于因胆道狭窄不能进行 ERCP 患者,术中造影主要用于显示术中不可触及的胆管结石,T 管造影常用于术后随访,评估胆总管内结石情况。

放射性核素显像利用^{99m}Tc-亚氨基二乙酸来显示胆管-小肠吻合口的开放情况,以观察胆汁漏和瘘管情况,闪烁显像对于早期梗阻最为敏感。

CT 胆管造影主要是利用以前用于口服胆囊造影的药物,如口服碘番酸进行胆道显影。将肝胆特异性对比剂,如钆喷酸二葡萄糖胺(eovist)应用于 MRCP,实现了胆管对比增强造影,可用于胆漏、怀疑胆囊梗阻、胆-肠造口/吻合术后的影像评价。

胆道解剖。胆管是起源于肝细胞间的微胆管,逐渐汇合成较大分支而最终形成两个主要分支,分别引流肝脏左、右叶胆汁。肝左叶胆管要比肝右叶胆管更靠前,在胆管造影时,这个解剖关系必须十分清楚。对比剂首先充填胆道低位部分,高位胆管可不显影,在胆管位置没有改变时,不应将高位胆管未充盈误认为是胆道梗阻。

左、右肝管汇合形成肝总管(CHD),它与门静脉和肝动脉一起走行于肝门区。胆囊管走行于肝总管后下方,连接胆囊和肝总管,胆囊管和肝总管汇合形成胆总管(CBD)。胆总管走行于门静脉腹侧、肝动脉的右侧,自肝门沿肝十二指肠韧带右缘下降至十二指肠球部。胆总管远侧 1/3 转向背侧,在十二指肠降段与胰头部的凹陷内下行,并位于下腔静脉的前方。胆总管远端逐渐变细,被覆 Oddi 括约肌,突出于十二指肠,形成 Vater 壶腹。胆总管与主胰管共同开口占 60%,而其余则为不同开口。然而,由于它们开口极为接近,壶腹部肿瘤一般引起两者共同梗阻。肝总管(CHD)和胆总管(CBD)也统称为肝外胆管(EHBDs)。

正常肝内胆管(IHBDs)在超声或多层螺旋 CT 薄层(≤3mm)增强扫描时仅偶尔显示。正常肝内胆管一般不超过邻近门静脉宽度的 40%,位于肝脏中央区域肝内胆管的直径一般在 2mm 以内,肝脏周边区域肝内胆管直径不超过 1.8mm。肝外胆管通常可显示,其内径一般不超过 6~7mm。正常的胆管在胆管造影检查时由于胆管充盈膨胀而表现得管径稍增粗。胆总管直径增粗也可见于衰老和此前曾行胆囊切除术的患者。这些关联性尚存在一定的争议。在区分扩张胆总管和增粗的肝动脉时必须谨慎、仔细,彩色多普勒对二者鉴别很实用,增强 CT 上也很容易辨别增粗的血管结构。

MRCP 和胆管造影能够充分检查可以显示肝内胆管及其各级分支,它们与门静脉相伴行,沿各级分支,它们与门静脉相伴行,并与 Couinaud 解剖肝段分布相符合。右肝管接纳来自Ⅴ段至Ⅷ段的胆汁引流,它由右后肝管和右前肝管汇合而成,右后肝管为水平走行,接纳Ⅵ段和Ⅶ段胆汁引流,右前肝管为垂直走行,接纳Ⅴ段和Ⅷ段胆汁引流。左肝管接纳来自Ⅱ、Ⅲ和Ⅳ段的肝管。尾叶(Ⅰ段)肝管引流至右肝管或左肝管。肝内胆管引流变异包括:右后肝管引流至左肝管(13%~19%);右后肝管、右前肝管和左肝管三管直接汇合(11%);胆囊管变异,包括汇入胆总管位置过低、与肝总管伴行过长以及汇入胆总管中段而非远端。这些变异细节对于胆道外科医师而言手术是操作十分具有重要的价值的信息。

胆道扩张

CT、超声及 MR 对于显示胆道扩张较高敏感性,对胆道梗阻的诊断价值差别不大。但是,胆道梗阻可能表现为间歇性胆道扩张,或在梗阻早期没有明显的扩张征象。同样,在没有梗阻病变时也可能发生胆道扩张,例如外科减压或胆管引流术后。临床具有胆道梗阻表现的患者(如碱性磷酸酶增高、结合胆红素增高)也可以没有胆道扩张。肝炎引起肝细胞水肿,压迫毛细胆管而引起肝内胆汁淤积,临床缺乏外科性胆道梗阻表现。

在影像上胆道扩张包括下列征象:①多发的管形、圆形或卵圆形分支结构朝向肝门区走行;②肝内胆管直径超过邻近门静脉直径的 40%(图 41.35);③胆总管直径超过 6mm;④梗阻发生于胆囊管远侧时,胆囊直径超过 5cm。“双管”征是指胆总管和主胰管的同时扩张,通常是由壶腹部肿瘤引起。约 75%成人梗阻性黄疸由良性病变所引起的,其余则为恶性病变引起。

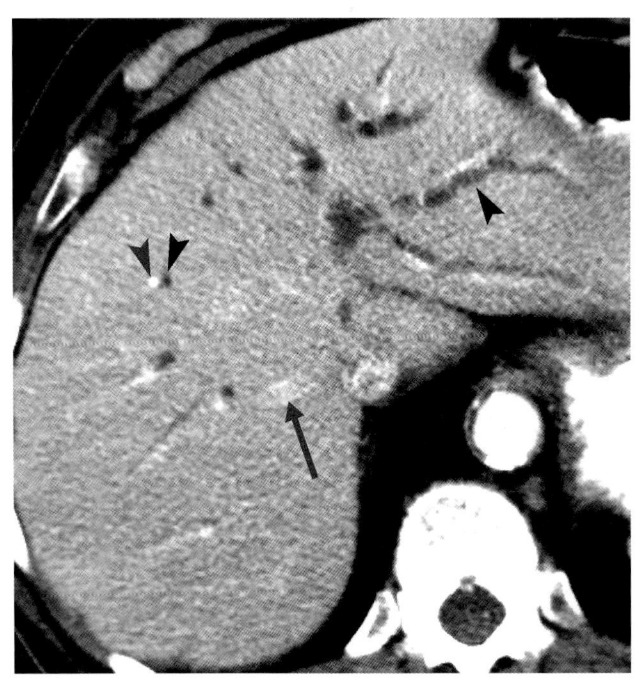

图 41.35 胆道扩张。CT 对比增强扫描显示扩张的肝内胆管(黑箭头)容易与门静脉(红箭)和肝静脉箭相鉴别。注意肝内胆管直径明显超过邻近门静脉的 40%。该患者胆道扩张是由胰头部腺癌所致。

扩张的胆总管逐渐变细提示良性狭窄。胆管结石表现为胆管内被新月形胆汁包绕的充盈缺损。扩张胆总管的“截断征”是恶性病变的特征表现。

胆道感染在完全性胆道梗阻患者中的发生率约10%，在间歇性梗阻患者中可达60%。在胆道梗阻患者介入手术前行静脉注射抗生素治疗是十分必要的。

胆道扩张和梗阻的病因(表41.10)如后所述。

胆总管结石约占成人梗阻性黄疸的20%(图41.36)。胆囊结石在普通人群的发病率约为10%，但胆囊结石并不一定引起胆道梗阻。另外，1%~3%的胆总管结石病例并不合并胆囊结石。

表41.10

胆道梗阻原因

良性(75%)
良性狭窄
手术/医疗器械操作
创伤
胆管结石
胰腺炎
胆管炎
胆总管囊肿
结石嵌顿
寄生虫(蛔虫)
肝囊肿
恶性(25%)
胰腺癌
壶腹/十二指肠癌
胆管癌
转移性肿瘤

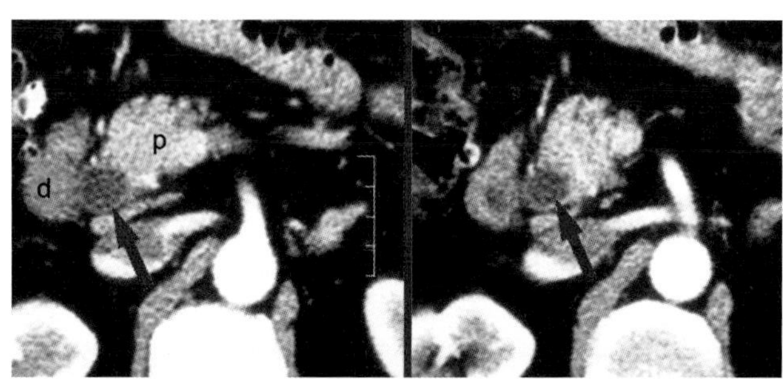

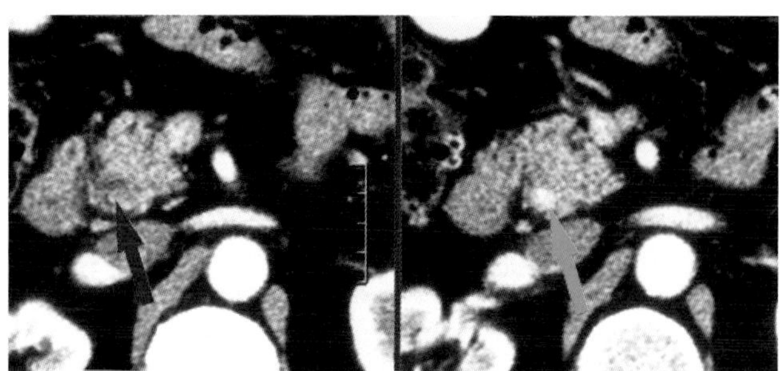

图41.36　胆总管结石引起胆道梗阻。黄疸患者的CT图像显示胆总管扩张(红箭)，胆总管扩张是由于胆管内高密度结石(绿箭)引起，结石嵌顿于胆总管远端并致胆总管远端梗阻。注意胆总管与胰头(p)和十二指肠降段(d)的走行关系。

超声对于检测胆管结石的敏感度约20%~80%。在胆总管扩张及胰头部清晰显示时，超声探测结石的敏感度增加。CT的敏感度约70%~80%，表现为管腔内结节，可为多种密度。“靶征”或“新月征”用来描述管腔内被新月形低密度的胆汁所包绕的结石的表现。相对而言，MRCP对于检测胆管结石敏感度较高(95%~99%)，表现为高信号胆管内低信号充盈缺损影(图41.37)。在胆管内缺乏高信号的液体对比时，MRCP可能会遗漏3mm以下的结石。

胆道内结石表现包括：①结石层面新月形的胆汁(月牙征)；②结石常呈一定形状，内有分层；③因结石或炎症而出现胆管周围水肿、胆管壁增厚和强化；胆管壁增厚及强化也可见于肿瘤。

良性狭窄占引起成人梗阻性黄疸病因的40%~45%，其原因包括创伤、外科手术、胆道介入性操作后、复发性胆管炎、胆管结石后、放疗、十二指肠溃疡穿孔。受累胆总管壁轻度强化提示良性狭窄，而门静脉期胆总管明显强化常常提示为恶性狭窄。

胰腺炎约占引起胆道梗阻病因的8%。胰腺炎症、纤维化、炎性肿块常常引起胆道狭窄。

50%~70%的**原发性硬化性胆管炎(PSC)**病例有溃疡性结肠炎病史。PSC临床特点为黄疸起病隐匿，进行性加重，肝内、外胆管同时受累。肝内胆管的扩张与狭窄呈串珠状(图41.38)具有特征性。胆管造影显示小囊状突出(胆管憩室)被认为具有特异性。其并发症包括胆汁性肝硬化(50%)和胆管癌。

人类免疫缺陷病毒(HIV)相关性胆管炎。胆管和胆囊壁因为炎症、水肿增厚具有相对特征性。HIV患者产生由机会致病菌(最常为巨细胞病毒、隐孢子虫)引起的感染，同时也引起其他疾病。胆管扩张与壶腹部胆管狭窄常常并存。胆总管溃疡、十二指肠炎症和其他机会致病菌感染的证据常常可以同时见到。该类疾病的发病率随着目前抗病毒药物的应用而有所减低。

急性细菌性胆管炎发生于胆道阻塞患者，具有致命性，死亡率达65%。患者伴有发热、腹痛及黄疸。通常伴有多种细菌

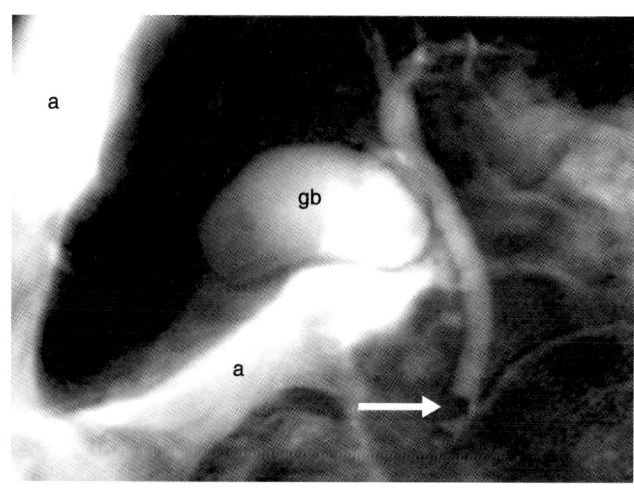

图41.37　胆总管结石。MRCP显示胆总管远端两枚结石(箭)，表现为胆总管远端腔内充盈缺损。腹水(a)勾画出肝脏的轮廓。正常胆囊(gb)显示清楚。

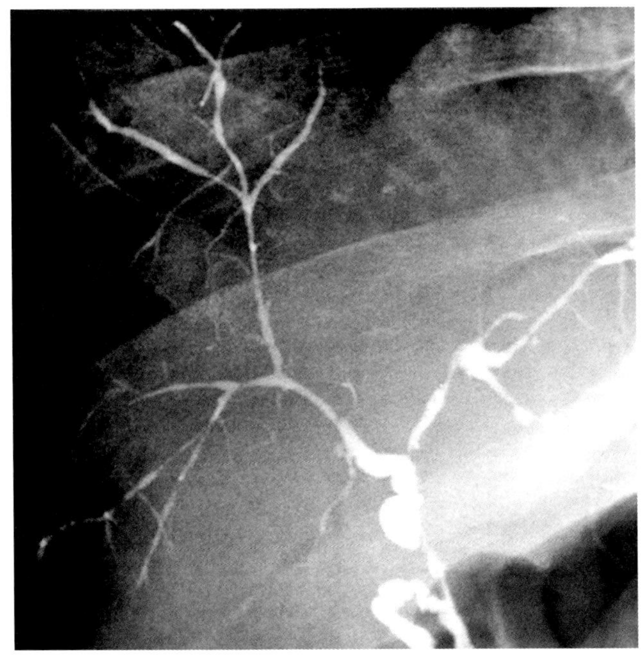

图 41.38　原发性硬化性胆管炎 ERCP 表现。显示肝内胆管局部不规则狭窄及局部轻度扩张，为典型早期原发硬化性胆管炎表现。

感染，以革兰氏阴性杆菌为主。影像表现包括结石引起的胆管扩张、胆管周围强化和胆管周围水肿。在临床属于外科急症，治疗的首要任务是解除梗阻和应用抗生素（图 41.39）。

复发性化脓性胆管炎曾被称为亚洲胆管性肝炎，它是东南亚地区的地方性疾病。其特点为反复发作的黄疸、腹痛、发热和畏寒。肝内、外胆管扩张，其内充满低密度色素性结石和脓液。该疾病与感染寄生虫（华支睾吸虫病、蛔虫病）和营养不良有关。其影像学表现包括胆管结石、肝外胆管明显扩张、局限性狭窄和肝内胆管僵直。其并发症包括肝脓肿、胆汁瘤、胰腺炎、胆管癌和肝实质萎缩。

卡罗利病是少见的胆道先天性畸形，其特征为肝内胆管囊状扩张而没有明显胆道梗阻，通常只有一个肝叶或肝段受累，50%的病例其肝外胆管未受累。影像学表现包括：①肝内胆管囊状扩张，在横断面上显示为散在的肝内囊肿，并与胆道系统相通（图 41.40）；②增强扫描时扩张胆管中心可见纤维血管束强

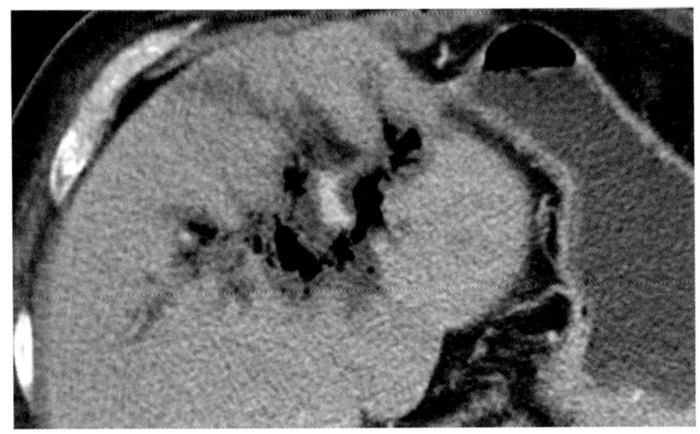

图 41.39　急性细菌性胆管炎 CT 表现。增强扫描显示胆管内不规则气体影，周围低密度水肿。化脓性胆管炎引起胆管内坏死。

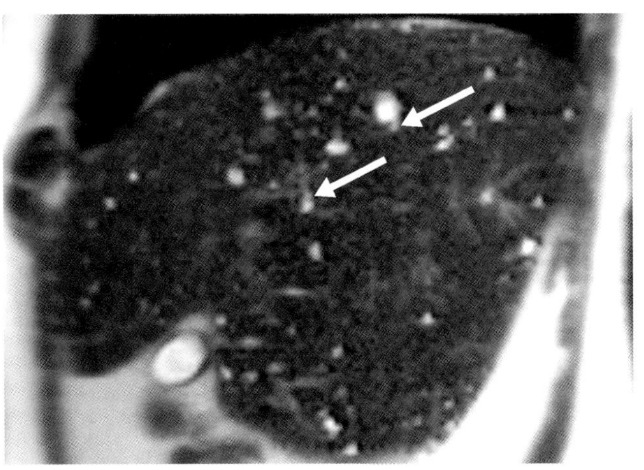

图 41.40　卡罗利病 MR 表现。矢状位 T_2WI 显示肝内弥漫分布高信号囊性灶，病灶与胆管连接（箭）。

化，称之为“中心圆点征”；③胆管异常局限于某些肝段，而其余肝段胆管表现正常；④胆管造影表现为典型的胆管局限性狭窄和囊状扩张；⑤半数的病例胆总管扩张达 10～30mm。本病与髓质海绵肾、多囊肾（常染色体隐性遗传病）相关。并发症包括化脓性胆管炎、肝脓肿和胆道结石，7%的病例会发展成为胆管癌。大多数在为儿童期发病，许多病例表现为常染色体隐性遗传。

胆总管囊肿。先天性胆总管囊肿是一种胆道系统少见的先天性发育异常，其特点为胆管的囊状扩张。60%的病例发生于婴儿期或儿童期，其余发生于成人。部分病例在胎儿超声检查时发现。该疾病好发于女性（70%～84%），临床表现为腹痛、肿块和黄疸。Todani 分型（1977）为胆总管囊肿的典型分型方案（图 41.41）。Ⅰ型最为多见（80%～90%），表现为肝总管、胆

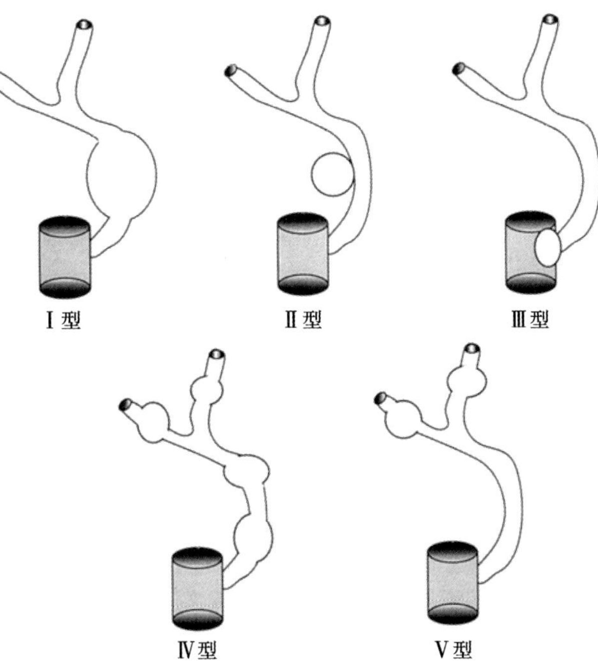

图 41.41　先天性胆总管囊肿的分类。Ⅰ型胆总管囊肿（80%～90%）为胆总管局限性的纺锤状、囊状扩张。Ⅱ型囊肿为胆总管真性憩室。Ⅲ型囊肿（1.4%～5%）为十二指肠壁内段胆总管囊状扩张。Ⅳ型囊肿（19%）指肝内、外胆管多发囊状扩张。Ⅴ型为卡罗利病。

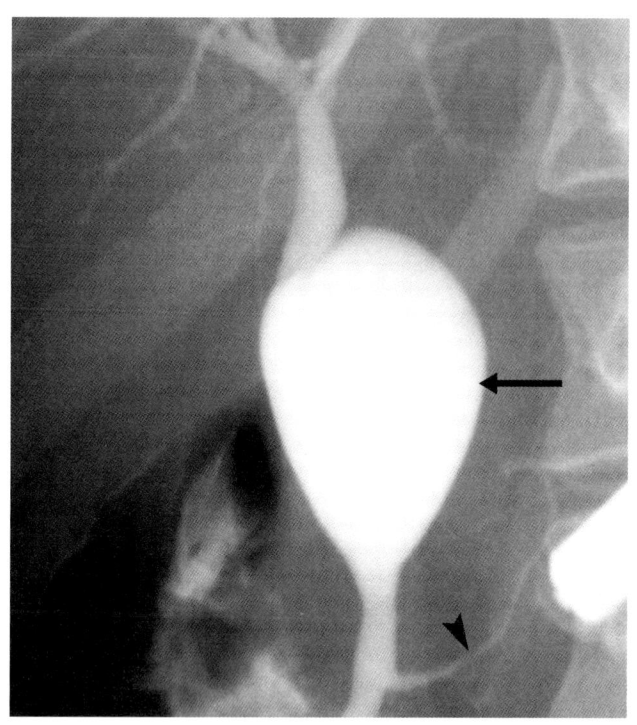

图 41.42　胆总管囊肿Ⅰ型。内镜逆行性胆管造影显示胆总管囊状扩张(箭),此为胆总管囊肿的最常见的类型:Ⅰ型。箭头所示为副胰管。

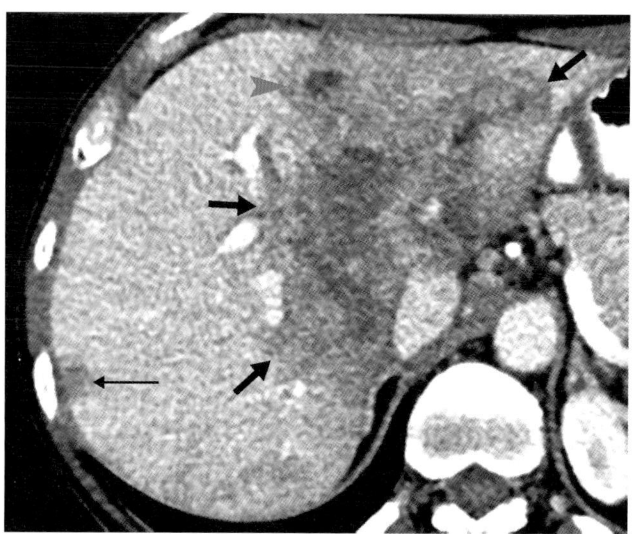

图 41.43　周围型胆管癌。对比增强扫描显示肝内低密度肿块(粗箭),边界不清,肝门受侵,导致门静脉、肝静脉阻塞。蓝色箭头为卫星灶,细箭为转移灶。

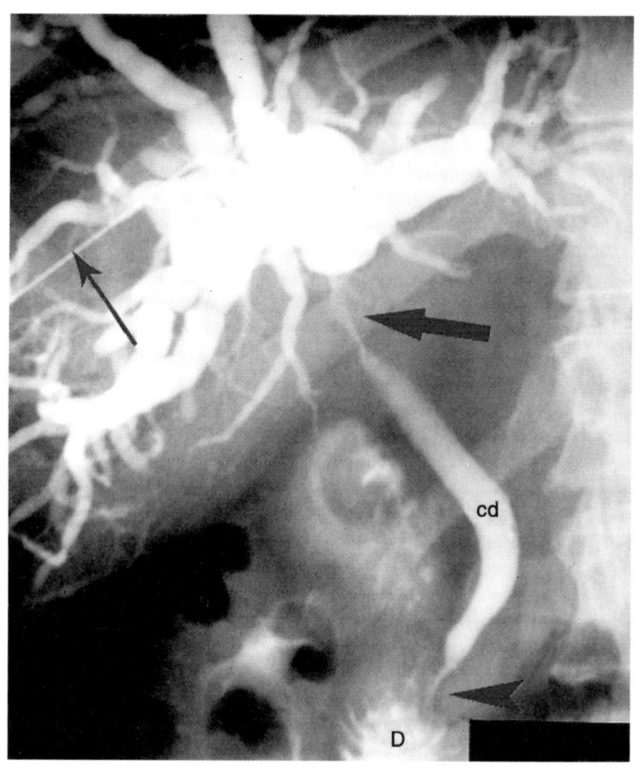

图 41.44　胆管癌:肝门型。经皮经肝穿刺胆管造影(PTC)显示靠近左、右肝管分叉处肝总管(cd)近端呈"截断征"(粗箭);肝内胆管弥漫性扩张;在壶腹部可见胆总管下段的生理性狭窄(箭头)。PTC 穿刺针(长箭)显示清楚。D. 十二指肠肠腔。

总管整段或部分节段纺锤状、囊状扩张(图 41.42);Ⅱ型病变为胆总管憩室,由狭窄的颈部连于胆总管;Ⅲ型为十二指肠壁内段胆总管囊状扩张;Ⅳ型为肝内、外胆管多发囊状扩张,通常胆总管呈局限性巨大囊状扩张,Ⅴ型即为卡罗利病,将其归类为与胆总管囊肿不同的独立性疾病则更为合理。

胰腺癌及壶腹癌占成人胆道梗阻病因的 20%~25%,而原发于肺、乳腺、胃肠道的转移性病变和淋巴瘤占胆道梗阻病因的 2%。

转移癌可表现为胆管内充盈缺损,结直肠癌是与胆道转移有关的最常见的恶性原发肿瘤。已知有结直肠癌的患者,当现显示连续性的实性肿块蔓延至胆管腔内,引起肿块平面以上的胆管扩张时,应倾向于转移瘤,而不是首先考虑胆管癌。

胆管癌是发病率居第二位的肝脏原发性恶性肿瘤。肿瘤来源于胆管上皮细胞,90% 为腺癌,其生长方式包括肿块样生长、胆管周围浸润性生长和胆管腔内息肉样生长。横断面成像常用于观察显示胆管癌及肝内的转移灶。胆管癌预后较差,只有不到 20%的患者可以外科手术切除。

周围型胆管癌(10%)表现为肝内低密度肿块,邻近胆管扩张仅见于 25%病例(图 41.43)。MDCT 显示多数病例肿瘤平扫呈低密度,增强扫描表现为延迟期不完全、轻度、边缘强化。其他征象包括包膜回缩、卫星结节。影像支持周围胆管癌而非 HCC 的表现包括:①动脉期环形强化;②门脉期和延迟期中央强化;③肝脏表面回缩;④胆道梗阻程度与肿块大小不成比例;⑤肿瘤标志物 19-9(CA 19-9)、癌胚抗原(CEA)升高。

肝门胆管癌(Klatskin 瘤)(25%)发生于近左右肝管汇合部(图 41.44),肿瘤通常较小,分化程度低,侵袭性生长并导致胆道系统梗阻。手术切除是治愈的唯一方式,影像检查在评价手术指针具有重要价值。

肝外胆管癌(65%)多数表现为胆总管狭窄、阻塞(95%),少数表现为胆管腔内息肉(5%)。浸润性生长胆管细胞癌表现为受累段胆管壁增厚,增厚胆管壁动脉期明显强化。胆管癌的易患因素包括先天性胆总管囊肿、溃疡性结肠炎、卡罗利病、华支睾吸虫感染及原发性硬化性胆管炎。肿瘤生长可为浸润性、增生性，肿瘤体积通常较小，对在影像上发现病灶和细针活检均造成了困难，也可能仅表现为胆管截断/重度狭窄和胆管壁增厚。

胆管内乳头状黏液肿瘤（IPMN）可产生大量黏液，导致胆道扩张、影响胆汁流动，肿瘤位于腔内，息肉状、多发乳头状突起。胆道因黏液嵌顿而扩张，病理上可分为腺瘤、异常增生、腺癌。

胆道积气

胆道内积气最常见于胆道-肠道吻合术后或因胆管结石行括约肌切开术后的患者（表 41.11）。其他原因包括以下两种。

胆囊十二指肠瘘。通常是由于胆囊结石侵蚀、穿透胆囊壁、十二指肠壁引起，当结石较大时，可能引起小肠梗阻，如"胆石性肠梗阻"。胆囊结石也可以侵蚀、穿透结肠壁而形成胆囊结肠瘘，结石最终随粪便排出。由于胆囊结石的女性发病率较高，胆囊十二指肠瘘也最常见于女性患者。

胆总管十二指肠瘘。通常是由穿透性、消化性溃疡侵犯胆总管引起（图 41.45）。

表 41.11

胆道积气的原因

术后
- 括约肌切开术
- 胆总管十二指肠吻合术
- 胆总管空肠吻合术

胆道-肠道瘘
- 胆囊十二指肠瘘（结石穿透侵入胆总管）
- 胆总管十二指肠瘘（溃疡穿透侵入胆总管）
- 手术/创伤
- 肿瘤侵蚀形成瘘

感染
- 气肿性胆囊炎
- 化脓性胆管炎

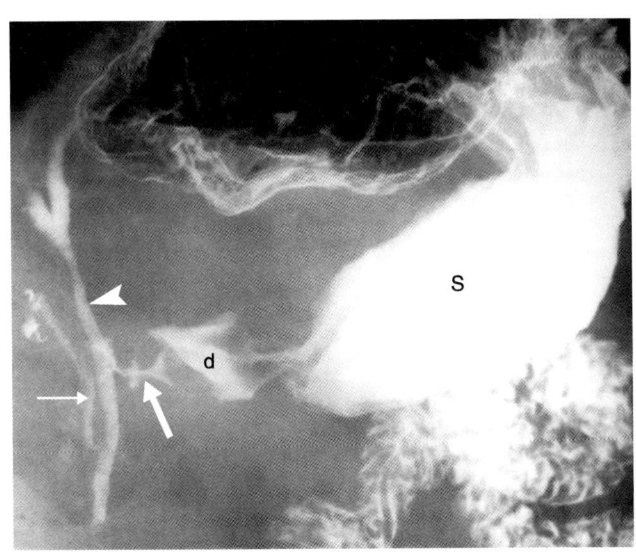

图 41.45　胆总管十二指肠瘘。上消化道造影显示由于十二指肠溃疡的穿透，而使十二指肠（d）和胆管之间产生瘘管（大箭），使对比剂进入胆管内（箭头）。胆囊管（小箭）显示清晰。S，胃。

胆　囊

成像方法。超声是胆囊影像学检查方法中的一种，它能提供良好的解剖细节，操作方便，且具有较高性价比高。胆囊的超声检查将在 50 章中论述。利用胆汁特异性放射性核素进行胆囊造影诊断急性胆囊炎的敏感性和特异性与超声相当。胆管闪烁显像利用^{99m}Tc-亚氨基二乙酸来诊断急性胆囊炎，其敏感性和特异性都高于超声。口服胆囊造影方法已经被其他的影像方法所取代，但是，以前用于口服胆管造影的对比剂目前被用于 CT 胆管造影。平片可以显示胆囊钙化性结石、瓷样胆囊和气肿性胆囊炎。作为急腹症的可选择影像检查方法，CT 扫描常常用于诊断胆囊疾病。MR 及 MRCP 以其高质量的图像可很好的弥补为 CT 或及超声的不足外提供很好诊断补充价值。

解剖。胆囊位于肝脏的底面、肝左右叶连接部的胆囊窝内，胆囊底部位置不固定，颈部位于肝门与叶间裂之间，较固定。胆囊底部经常引起十二指肠球部上方的压迫。胆囊扭曲、折叠比较常见，一般通过对图像的仔细分析能够识别。所谓的"倒圆锥帽"是指胆囊底部折叠的影像表现，它是一种正常的变异。胆囊内可见部分性或完全性分隔。螺旋襞为胆囊管壁的小折叠。

正常胆囊在禁食 4h 后能被胆汁充盈而很好的扩张，容易显示。胆囊直径大于 5cm 时为增大（水肿），而小于 2cm 时为缩小。正常的胆囊壁厚度不超过 3mm——测量胆囊扩张状态时胆囊腔至肝实质距离。正常胆囊管腔内为游离微粒，在影像图像上呈液体密度。

胆囊结石在普通人群中发病率约为 8%，在 40~60 岁人群发病率约为 15%。约 85%的结石主要成分为胆固醇，15%的为胆红素（色素结石），且常常与溶血性贫血相关。约 10%的结石不能被 X 线穿透，能够被常规平片检测出来，表现为层状或小片状钙化。胆囊结石内的裂隙可能含有氮气，在平片上表现为类似于"鸦爪"的线样分支透亮影。胆囊结石最常见于女性（女性：男性=4：1），以及有溶血性贫血、回肠疾病、肝硬化和糖尿病病史患者。

超声能够检测出 95%的胆囊结石（图 50.23），而 CT 仅能检测出 80%~85%（图 41.46A）。在 CT 上，胆囊结石可以表现为从脂肪到钙化的不同密度。高达 20%的胆囊结石密度与胆汁相同而不能在 CT 扫描中检测出来，一些胆囊结石则因为其较小而漏诊。应该仔细观察，避免将邻近肠道内对比剂误诊为胆囊结石。对照多个研究结果增强扫描，MRCP 和 T_2WI 上胆囊结石都表现为"充盈缺损"——高信号的胆汁内圆形或小片状黑色物体（图 41.46B）。可能误诊为胆囊结石的胆囊内病变如后所述：

胆汁淤积形成胆泥球或胆汁淤渣。胆汁浓缩形成随体位变动的活动性团块。

胆固醇息肉是胆囊壁上巨噬细胞内甘油三酯、胆固醇积聚而形成的常见的、良性、息肉样肿块（发病率 4%~7%）。通常没有临床意义，小于 5mm 或更小息肉通常被认为是良性息肉。

腺瘤性息肉是潜在的癌前病变。几乎所有息肉状胆囊癌都大于 10mm。因此，基于胃肠道腺瘤-腺癌的进展理论，推荐对于 5~10mm 的胆囊息肉应当在 6~12 个月进行随访。

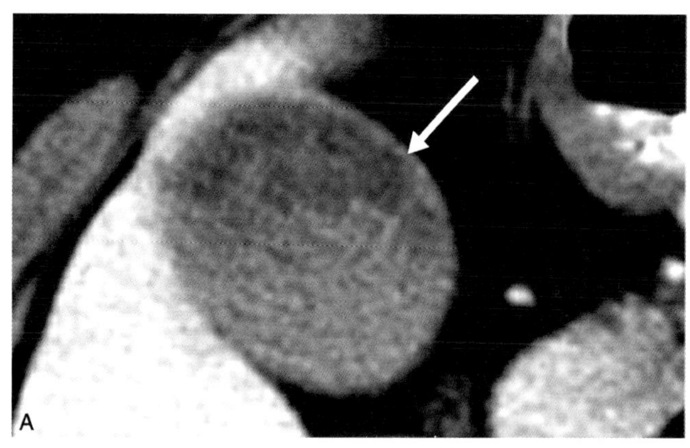

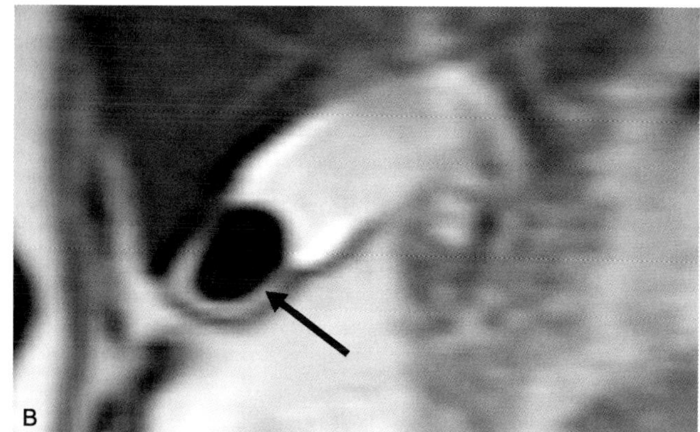

图 41.46　胆囊结石。A. CT 显示胆囊腔内多个细小的低密度漂浮状结石(箭),结石与胆管密度相近,由于结石密度与胆管相近或体积较小,结石可能在 CT 上漏诊。B. 冠状位 T_2WI 显示一较大结石(箭),表现为高信号胆汁内的充盈缺损影。

胆囊癌可表现为息肉样肿块,当胆囊息肉大于 10mm 应考虑到癌变的风险而进行手术切除。胆囊癌常合并有胆囊结石。

胆囊腺肌瘤病为局灶性病变,表现为固定于胆囊壁的息肉样肿块。

急性胆囊炎。90%的急性胆囊炎是胆囊结石嵌顿于胆囊管引起。非结石性胆囊炎几乎总是发生在以下具有潜在诱发因素的患者中。

诊断急性胆囊炎时常需要超声和临床表现相结合(图 50.26)。超声确诊急性胆囊炎应包括以下三个征象:胆囊结石、胆囊壁水肿、超声墨菲征阳性。

闪烁显像诊断急性胆囊炎是基于胆囊管阻塞时胆囊不显影。见 71A 章。

急性胆囊炎在 CT 上表现出以下征象(图 41.47):胆囊结石、胆囊扩张、胆囊壁增厚、浆膜下水肿、胆汁密度增高、胆囊腔内脱落的组织碎屑、胆囊床脂肪炎性改变、胆囊周围积液、胆囊与肝脏界面模糊、增强扫描动脉期邻近胆囊周围肝实质明显强化。

MR 表现与 CT 相似:①胆囊结石,常嵌顿于颈部;②胆囊壁增厚(>3mm)并水肿;③胆囊增大;④胆囊周围积液。

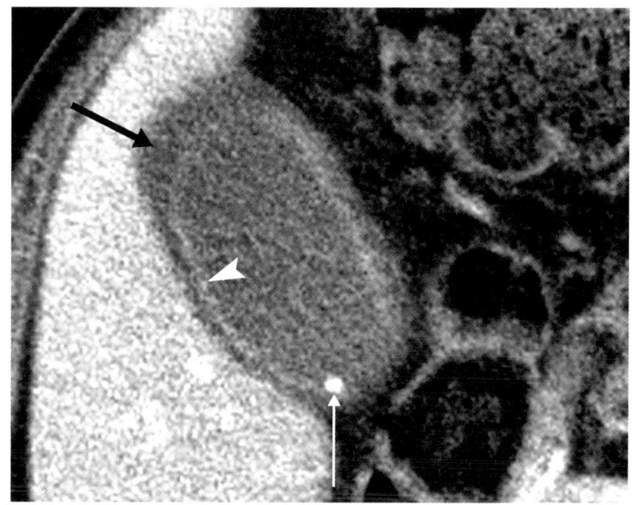

图 41.47　急性胆囊炎。增强 CT 扫描显示胆囊壁黏膜层(箭头)强化,胆囊周围可见液性区(粗箭)环绕,腔内可见高密度结石影(细箭),该患者右上腹痛明显。手术证实为急性胆囊炎。

无结石性胆囊炎胆囊管通常没有梗阻,这对于诊断带来一定困难。炎症可能为胆囊壁缺血或直接细菌感染引起。无结石性胆囊炎的危险因素包括摄入不足、损伤后、烧伤后、术后或完全性肠外营养等引起的胆汁淤积。闪烁显像常表现为胆囊不显影。尽管这种检查对于无结石性胆囊炎诊断敏感性高达 90%~95%,但特异性只有 38%。假阳性包括过度营养和严重慢性疾病所致胆囊未显影,它们同时是无结石性胆囊炎的易患因素。超声表现为胆囊中度增大、囊壁增厚,而未见结石。许多患者常常由于病情较重,而不能引出可靠的墨菲征。

胆泥一词用于描述高度浓缩胆汁中的稠密颗粒物(图 50.22)。当摄入不足、营养过度或胆道梗阻等造成胆汁淤积时间较长时,胆红素钙和胆固醇结晶会沉积胆汁内。胆泥在超声上表现为胆汁回声增高,CT 上表现为胆汁密度增高,在 MRI 表现为不同的信号分层。由于胆泥在空腹或其他正常患者中也可能出现,因此并不是确诊胆囊疾病的征象。脓汁、血液、钙乳是引起胆汁浓稠的其他原因。

急性胆囊炎并发症有以下几种。

胆囊积脓,胆囊扩张伴有脓液,常见于糖尿病,症状迅速进展提示腹腔脓肿。

坏疽性胆囊炎指的是胆囊壁坏死,患者有胆囊穿孔的危险。其影像学表现有黏膜不规则、不均匀增厚,囊壁内可见多发透亮线,代表黏膜溃疡和反应性水肿。

胆囊穿孔为威胁生命的并发症,可见于 5%~10%的病例。穿孔可以发生在胆囊肝脏面,形成胆囊周围脓肿;胆汁进入腹腔,形成胆汁性腹膜炎;进入邻近肠道,形成胆道-肠道瘘。整个死亡率高达 24%。胆囊周围局限性液体积聚提示胆囊周围脓肿形成。

气肿性胆囊炎是由于胆囊感染大肠埃希氏菌、产气荚膜梭菌等产气微生物所致,约 40%患者有糖尿病病史,伴或不伴有胆囊结石。平片或 CT(图 41.48)可以显示胆囊壁内或囊腔内气体影。在超声图像上,壁内气体呈弧线影像,较难与钙化和瓷化胆囊相鉴别。

Mirizzi 综合征指胆囊管结石累及邻近肝总管,形成炎性肿块,引起肝总管和胆囊管梗阻。在胆囊管和肝总管结合部发现结石、胆道梗阻以及胆囊炎症提示该诊断。

慢性胆囊炎包括多种病理改变,表现为结石和慢性胆囊炎

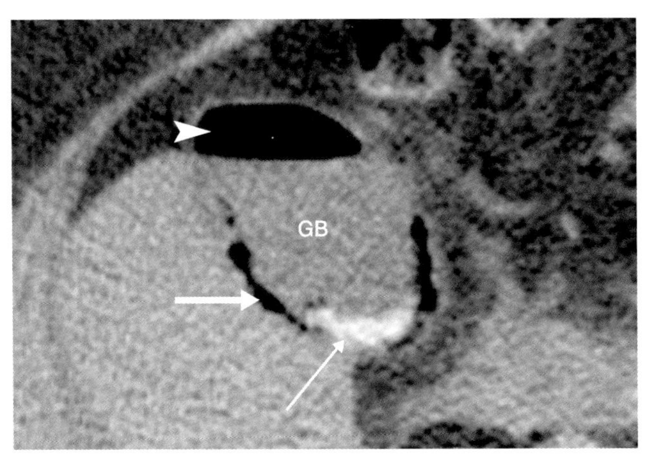

图 41.48　气肿性胆囊炎 CT 表现。该患者为糖尿病患者，出现发热、败血症，胆囊腔内（箭头）及胆囊壁（粗箭）出现气体，提示气肿型胆囊炎。胆囊内出现许多细小结石影（细箭）。

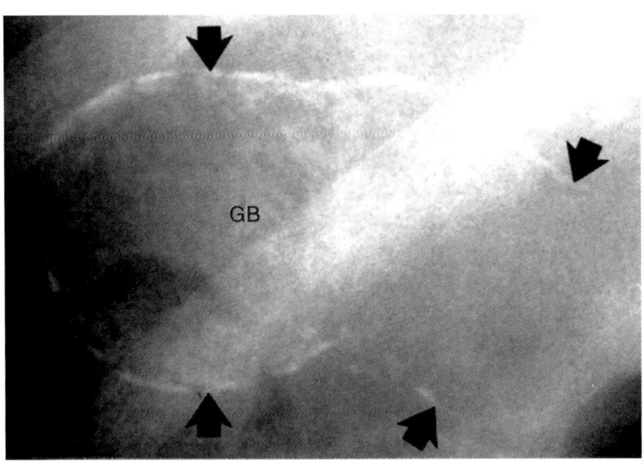

图 41.49　瓷化胆囊。平片显示右上腹部胆囊（GB）壁钙化影（箭）。该征象提示慢性胆囊炎引起的胆囊管慢性阻塞，其患胆囊癌的危险性增加。

症。慢性胆囊炎患者临床表现为反复发生右上腹痛、胆绞痛。影像表现有结石、胆囊壁增厚、胆囊腔缩小、胆道闪烁显像上胆囊延迟显像、胆囊收缩性差。慢性胆囊炎的变异型包括：

瓷化胆囊为胆囊梗阻和慢性炎症基础上发生的胆囊壁营养不良性钙化（图 41.49）。90%患者合并有胆囊结石。10%～20%的瓷化胆囊会进展成胆囊癌，也是胆囊切除的手术指征。

钙乳胆汁，也称为石灰胆汁，与胆囊管梗阻、慢性胆囊炎和胆囊结石有关。含有高浓度钙化合物的颗粒沉积于胆汁内，使平片和 CT 上胆汁不透 X 射线，在平片上可以显示分层胆汁。在超声上钙乳胆汁回声十分密集，内可见结石回声。

黄色肉芽肿性胆囊炎是一种罕见的、特殊类型的、慢性胆囊炎性病变，其特点为胆囊壁可见含脂巨噬细胞结节样沉积、增生性纤维变性。影像表现包括囊壁显著增厚（2cm）、壁内脂肪样密度结节、胆囊腔狭窄。胆结石较为常见。该病较难与胆囊癌相鉴别。MR 出现胆囊黏膜持续线样强化可能提示黄色肉芽肿性胆囊炎而非胆囊癌。

患者禁食 8h，邻近肝脏面的胆囊壁厚度超过 3mm 即可诊断**胆囊壁增厚**，常见于以下情况。

急性和慢性胆囊炎：胆囊壁增厚是急性胆囊炎的常见特征性表现，50%慢性胆囊炎病例也可见到胆囊壁增厚。

肝炎可以引起胆汁生成、引流减少，导致约半数病例出现胆囊体积减小、胆囊壁增厚。

门静脉高压、充血性心力衰竭使胆囊壁发生被动性静脉淤血，引起胆囊壁增厚。

AIDS 可以伴发胆囊壁和胆管壁的增厚，这些患者有时可发生机会性感染。

60%低白蛋白血症患者伴发胆囊壁增厚。

胆囊癌常常表现为局限性肿块，但也可以仅表现为胆囊壁局限性增厚。

胆囊腺肌瘤病是胆囊最常见的良性病变，其特征是胆囊壁黏膜和平滑肌增生，病变常较为局限、位于胆囊底部，但也可以为弥漫性、累及整个胆囊。黏膜外翻进入、突破肌层形成具有特征性的 Rokitansky-Aschoff 窦（图 50.28）。超声显示由 R-A 窦内浓缩胆汁发出的彗星尾征伪影以及增厚胆囊壁。MRCP 显示胆囊壁 R-A 窦内串珠状高信号。CT 显示增厚胆囊壁内有细小囊腔。该病变没有恶性倾向，常常合并有胆囊结石。

胆囊癌。胆囊腺癌在术前经常被漏诊或误诊。70%～80%患者因伴发胆结石而漏诊，在超声检查中尤为常见。胆囊癌高发于老年女性患者（年龄大于 60 岁，女性：男性＝4：1）。患者临床表现包括疼痛、厌食、体重减轻和黄疸。胆囊壁钙化（瓷样胆囊）是该病危险因素。胆囊腺癌影像学表现包括：①胆囊腔内软组织肿块（图 41.50）；②胆囊壁局限性或弥漫性增厚；③胆囊被软组织肿块影取代；④胆囊结石；⑤肿瘤直接侵犯肝脏、胆管和邻近肠管；⑥胆管扩张；⑦门静脉周围、胰腺周围淋巴结转移以及肝脏转移。多数患者在发现病变时已失去手术切除机会。

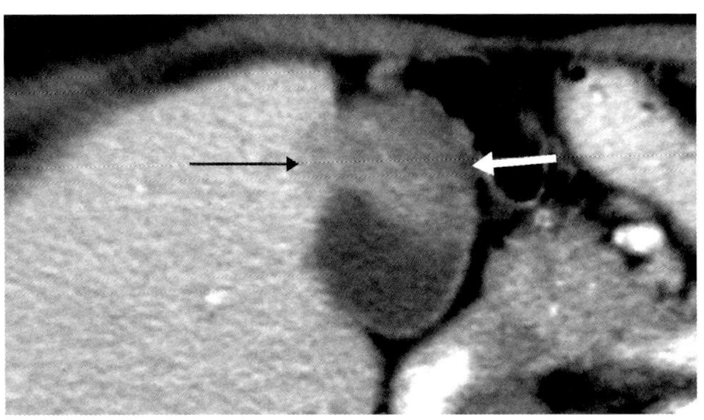

图 41.50　胆囊癌。CT 对比增强扫描胆囊腔内可见一个强化的软组织密度肿块影（粗箭），肿瘤直接侵犯邻近肝实质（箭头）。

推荐阅读

Liver

American College of Radiology. CT/MRI LI-RADS—Liver imaging reporting and data system. https://www.acr.org/Quality-Safety/Resources/LIRADS/LIRADS-v2017

Bächler P, Baladron MJ, Menias C, et al. Multimodality imaging of liver infections: differential diagnosis and potential pitfalls. *Radiographics* 2016;36(4):1001–1023.

Bandali MF, Mirakhur A, Lee EW, et al. Portal hypertension: imaging of portosystemic collateral pathways and associated image-guided therapy. *World J Gastroenterol* 2017;23(10):1735–1746.

Choi BI, Lee JM, Kim TK, Dioguardi Burgio M, Vilgrain V. Diagnosing borderline hepatic nodules in hepatocarcinogenesis: imaging performance. *AJR*

Am J Roentgenol 2015;205(1):10–21.

Expert Panel on Gastrointestinal Imaging; Horowitz JM, Kamel IR, Arif-Tiwari H, et al. ACR appropriateness criteria chronic liver disease. *J Am Coll Radiol* 2017;14(11S):S391–S405.

Ferral H, Behrens G, Lopera J. Budd-Chiari syndrome. *AJR Am J Roentgenol* 2012;199(4):737–745.

Huber A, Ebner L, Heverhagen JT, Christe A. State-of-the-art imaging of liver fibrosis and cirrhosis: A comprehensive review of current applications and future perspectives. *Eur J Radiol Open* 2015;2:90–100.

Jha P, Poder L, Wang ZJ, Westphalen AC, Yeh BM, Coakley FV. Radiologic mimics of cirrhosis. *AJR Am J Roentgenol* 2010;194(4):993–999.

Jo PC, Jang HJ, Burns PN, Burak KW, Kim TK, Wilson SR. Integration of contrast-enhanced US into a multimodality approach to imaging of nodules in a cirrhotic liver: How I do it. *Radiology* 2017;282(2):317–331.

Kim HJ, Kim AY, Kim TK, et al. Transient hepatic attenuation differences in focal hepatic lesions: dynamic CT features. *AJR Am J Roentgenol* 2005;184(1):83–90.

Kouri BE, Abrams RA, Al-Refaie WB, et al. ACR appropriateness criteria radiologic management of hepatic malignancy. *J Am Coll Radiol* 2016; 13(3):265–273.

Lee SS, Park SH. Radiologic evaluation of nonalcoholic fatty liver disease. *World J Gastroenterol* 2014;20(23):7392–7402.

Strasberg SM, Phillips C. Use and dissemination of the Brisbane 2000 nomenclature of liver anatomy and resections. *Ann Surg* 2013;257(3):377–382.

Vilgrain V, Lagadec M, Ronot M. Pitfalls in liver imaging. *Radiology* 2016; 278(1):34–51.

Wells ML, Fenstad ER, Poterucha JT, et al. Imaging findings of congestive hepatopathy. *Radiographics* 2016;36(4):1024–1037.

Biliary Tree and Gallbladder

Akisik MF, Jennings SG, Aisen AM, et al. MRCP in patient care: a prospective survey of gastroenterologists. *AJR Am J Roentgenol* 2013;201(3): 573–577.

Bonatti M, Vezzali N, Lombardo F, et al. Gallbladder adenomyomatosis: imaging findings, tricks and pitfalls. *Insights Imaging* 2017;8(2):243–253. (Pictorial review).

Castaing D. Surgical anatomy of the biliary tract. *HPB (Oxford)* 2008;10(2):72–76. (Review article).

Charalel RA, Jeffrey RB, Shin LK. Complicated cholecystitis—the complementary roles of sonography and computed tomography. *Ultrasound Q* 2011;27(3):161–170. (Pictorial essay).

Costi R, Gnocchi A, Di Mario F, Sarli L. Diagnosis and management of choledocholithiasis in the golden age of imaging, endoscopy, and laparoscopy. *World J Gastroenterol* 2014;20(37):13382–13401.

Katabathina VS, Flaherty EM, Dasyam AK, et al. "Biliary diseases with pancreatic counterparts": cross-sectional imaging findings. *Radiographics* 2016;36(2):374–392.

Mellnick VM, Menias CO, Sandrasegaran K, et al. Polypoid lesions of the gallbladder: disease spectrum with pathologic correlation. *Radiographics* 2015;35(2):387–399. (Review article).

Nikolaidis P, Hammond NA, Day K, et al. Imaging features of benign and malignant ampullary and periampullary lesions. *Radiographics* 2014;34(3): 624–641. (Review article).

Patel NB, Oto A, Thomas S. Multidetector CT of emergent biliary pathologic conditions. *Radiographics* 2013;33(7):1867–1888.

Santiago I, Loureiro R, Curvo-Semedo L, et al. Congenital cystic lesions of the biliary tree. *AJR Am J Roentgenol* 2012;198(4):825–835. (Pictorial essay).

Shanbhogue AK, Tirumani SH, Prasad SR, Fasih N, McInnes M. Benign biliary strictures: a current comprehensive clinical and imaging review. *AJR Am J Roentgenol* 2011;197(2):W295–W306.

Tonolini M, Pagani A, Blanco R. Cross-sectional imaging of common and unusual complications after endoscopic retrograde cholangiopancreatography. *Insights Imaging* 2015;6(3):323–338. (Pictorial review).

Woldenberg N, Masamed R, Petersen J, Jude CM, Kadell BM, Patel MK. Murphy's law: what can go wrong in the gallbladder. *Radiographics* 2015;35(4):1031–1032. (Online digital presentation).

（曾利川　何攀　张勇　徐晓雪）

第 42 章 ■ 胰腺和脾

胰 腺

成像技术

超声、CT 和 MR 能提供高质量的胰腺实质影像,它们是胰腺的主要影像检查方式(图 42.1)。MDCT 对于小肿瘤的检测有更好的对比增强效果,并且它提供的 CT 血管造影(CT angiography,CTA)能检测被胰腺肿瘤侵犯的血管。MR 技术的改善和使用钆类对比剂增强提高了对胰腺病变的检测和鉴别能力,也是临床最主要的检查方式,MR 胰胆管造影(MRCP)为胰管和胆道系统提供了非常好的非创伤性检查方法,胰泌素-MRCP(secretin-MRCP,S-MRCP)能增加胰液的分泌量从而提高胰管的可视化程度。内镜逆行性胆胰管造影(endoscopic retrograde cholangiopancreatography,ERCP)能十分清晰地显示胰管内腔(图 42.2),而这常常是受到某些胰腺肿块影响的地方。ERCP 的操作过程是先经由胆管和胰管行内镜套管插入术,紧接着注射一定量的对比剂然后透视。由于 MRCP 成像越来越好,ERCP 现在主要用于指导诸如支架置入之类的介入过程。目前动脉造影(arteriography)常规可行 CTA 和 MR 血管造影(MR angiography,MRA)。US 和 CT 引导下穿刺活检和引流操作在胰腺疾病的诊断和治疗中发挥了重要作用。内镜超声是胰腺肿瘤影像学和内镜引导下细针穿刺的重要辅助手段。

解 剖

胰腺犹如一个舌头形状样的器官,长约 12~15cm,位于腹膜后间隙的肾旁前间隙区(图 42.1)。胰腺位于肝左叶、胃和小网膜囊的后方,位于脊柱、下腔静脉和腹主动脉的前方。通过对胰周血管的辨认能很好地识别胰腺组织。胰腺的颈部、体部和尾部位于脾静脉的腹侧,且胰腺尾部一直延伸至脾门区。脾静脉和胰腺均位于肠系膜上动脉(SMA)的前方。SMA 的右侧,胰腺头部紧邻肠系膜上静脉(SMV)和脾静脉的交界处,且胰头钩突位于肠系膜上静脉的下方和下腔静脉的前方。脾动脉以稍微迂曲的形态通过胰腺的上方。脾动脉粥样硬化钙化斑很容易误认为是胰腺的钙化。在非增强 CT 或超声上,脾动

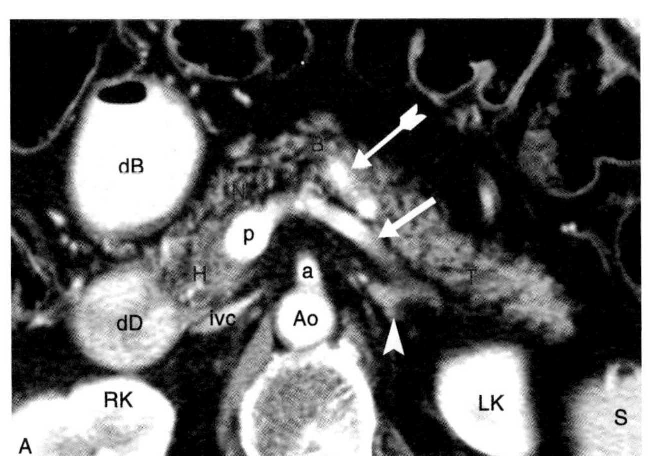

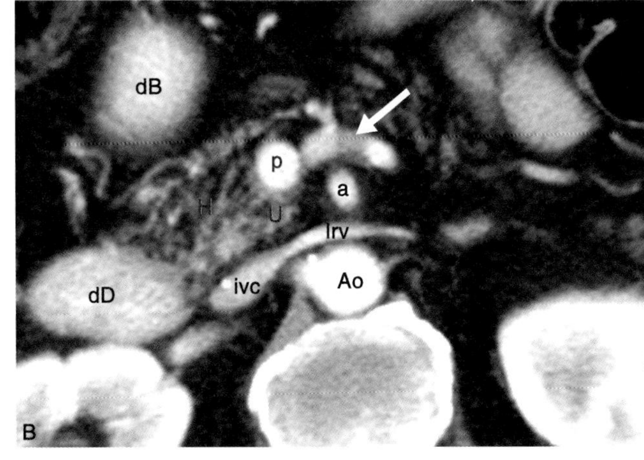

图 42.1 正常胰腺 CT。75 岁男性的增强图像显示老年患者胰腺的正常花边样外观。因为胰腺小叶间缺少正常的囊性腹膜后脂肪。A. 通过胰腺的头(H)、颈(N)、体(B)和尾(T)的图像。B. A 图下方图像,经胰头(H)和钩突(U)。胰腺周围血管界限清晰。胰腺大部分位于脾静脉的前方(无尾箭头),而脾动脉(有尾箭头)则通过胰腺实质。脾静脉和肠系膜上静脉的汇合为门静脉(p),胰腺颈部正好位于其前方。肠系膜上动脉(a)起于脾静脉后方的主动脉(Ao),尾侧至肠系膜上静脉的左侧。肠系膜上动脉通常由透明脂肪环包围。其他标志物为下腔静脉(ivc)、左肾静脉(lrv)、十二指肠球部(dB)、十二指肠降支(dD)、脾(S)、右肾(RK)、左肾(LK)和左肾上腺(箭头)。

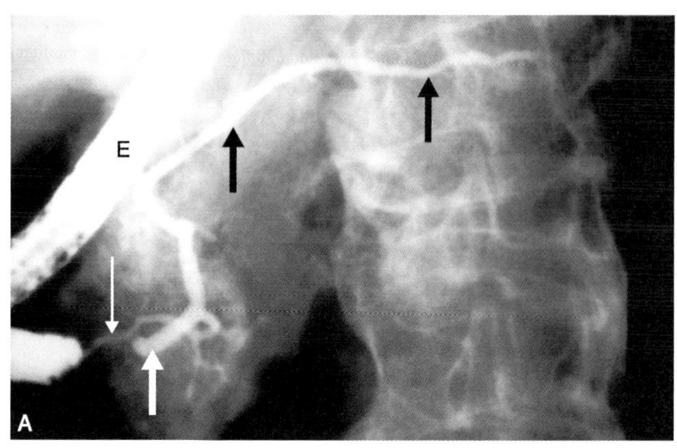

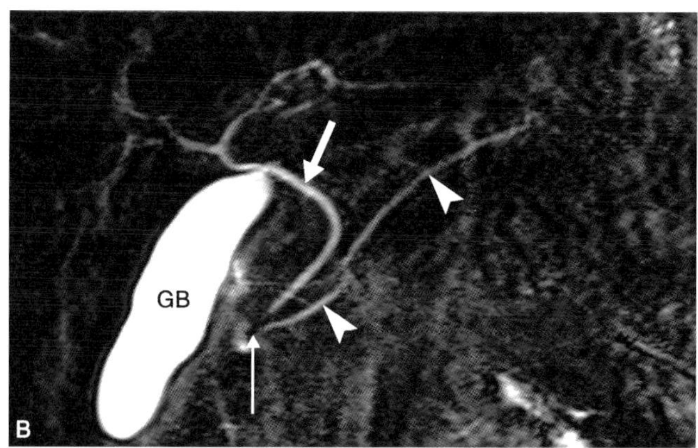

图 42.2　正常胰腺导管。A. ERCP 显示了主胰管（粗箭）和副胰管（细箭）。该例患者主胰管单独汇入十二指肠大乳头（法特壶腹），与胆总管不是同一个开口。副胰管则汇入十二指肠小乳头。在摄片之前，两个壶腹均经内镜插管并注入对比剂。胰胆管的解剖结构存在多种不同的变异。这种变异发生率约 35%。胚胎学上，主胰管是由腹侧胰芽的整个管道和背侧胰芽的远端部分组成。主胰管可能汇入胆总管或可能有一个单独的大乳头开口。而背胰芽管的近端部分可能闭塞或作为副胰管保留下来。E，内镜。B. 来自不同的病 MRCP 图像，MRCP 的优势是无创。胰管（箭头）和胆总管（粗箭头）一起汇入壶腹（细箭）。正常胆囊（GB）显示良好。

脉的管腔可能被误认为是胰腺囊肿或扩张的胰管。

胰腺最大尺寸为胰头直径≤3.0cm、胰体直径≤2.5cm、胰尾直径≤2.0cm。胰腺在年轻人中体积稍大，随着年龄的增长逐步变小。由于胰腺没有包膜，老年患者胰腺小叶的脂肪浸润，使胰腺在 CT 上呈现一种轻微羽毛样外观的表现。在薄层 CT 和 US 上胰管能得以显示。在胰头部胰管直径通常为 3~4mm，并由头部到尾部逐渐平滑变细。ERCP 点片显示的正常胰管稍显增大，是由于影像放大效应及对比剂注入后引起的胰管扩张（图 42.2）。十二指肠以“C 环”形状将胰头包绕。许多胰腺的异常会有十二指肠的继发改变，偶尔也会累及到胃和结肠。

在 MRI 上，胰腺在脂肪抑制 T_1WI 上显示较好。胰腺外分泌部的高蛋白质含量使得胰腺实质呈现高信号，在非脂肪抑制 T_1WI 像上很难与脂肪区分开来。在 T_1WI 像上，相对于胰腺实质，肿瘤呈典型的低信号。在 T_2WI 像上，胰腺组织的信号强度是可变的，可低如肝脏到高如脂肪。囊性病变信号很高，在 T_2WI 像上很容易被发现。钆对比剂能使胰腺实质强化，而胰腺腺癌强化欠佳，在增强后 T_1WI 像上仍然呈低信号。

胰　腺　炎

急性胰腺炎通常经临床即可诊断。影像检查的作用是在临床表现有混淆时明确诊断、评估严重程度、判断预后以及发现各种并发症。胰腺炎死亡率为 6%。胰腺组织炎症导致小胰管破坏，造成胰腺分泌物的渗漏。由于胰腺没有包膜，胰液很容易地就可进入胰周组织。胰酶能消化胰周筋膜结构，致使炎症能扩散至多个解剖间隔。有关急性胰腺炎的病因见表 42.1。

在轻度急性胰腺炎的病例中，影像学检查可能是正常的。对比增强的 MDCT 提供最全面的评估，并被推荐作为首选检查。超声检查可用于特殊异常的随访，例如积液。MR 特别适用于静脉注射碘化或钆对比剂禁忌的患者。

亚特兰大的急性胰腺炎分类由 1992 年的多专科小组制定，并于 2012 年更新，以提供术语的统一定义，并简化疾病的临床和形态分类。定义了两种形态类型：间质性水肿性胰腺炎和急性坏死性胰腺炎。不鼓励使用许多不精确的术语，包括蜂窝织炎、组织坏死，胰腺脓肿和胰腺假性囊肿。

间质性水肿性胰腺炎出现在对比增强 CT 上，胰腺局部或弥漫性增大，具有正常的均匀实质强化或由于水肿引起的轻微异常强化。不同程度的胰周积液可能存在轻度脂肪受累和胰周炎症改变（图 42.3）。

急性坏死性胰腺炎 CT 有三种表现形式。胰腺实质坏死伴

表 42.1

急性胰腺炎的病因

酒精滥用——慢性胰腺炎的最常见原因
胆结石通过/嵌塞——引起急性胰腺炎的最常见原因
代谢紊乱
遗传性胰腺炎——常染色体显性遗传
高钙血症
高脂血症——Ⅰ型和Ⅴ型
营养不良
创伤
腹部钝挫伤
外科手术
内镜逆行胰胆管造影
穿透性溃疡
恶性肿瘤
胰腺癌
淋巴瘤
药物——类固醇、四环素、呋塞米等
感染
病毒——腮腺炎、肝炎、传染性单核细胞增多症、艾滋病
寄生虫——蛔虫病、华支睾吸虫
结核
先天畸形
胆总管囊肿
胰腺分裂
特发性——占 20%的急性胰腺炎病例

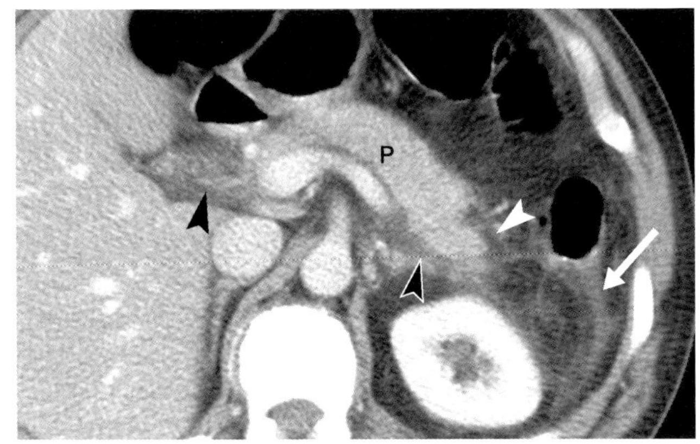

图 42.3　间质水肿性胰腺炎。对比增强检查显示轻度水肿的胰腺(P)，伴胰周脂肪的炎性累及(箭头)，液体(箭)延伸至肾周筋膜。

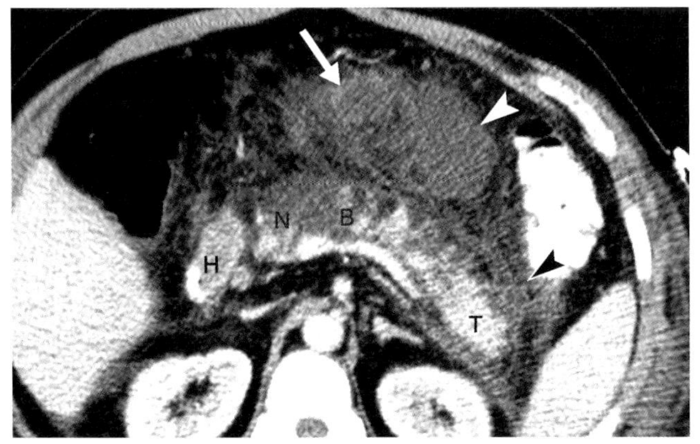

图 42.4　急性坏死性胰腺炎。快速静脉团注给药后 CT 扫描显示仅有胰腺头部(H)及尾部(T)出现强化。胰腺颈部(N)和体部(B)没有强化，这种表现提示坏死。炎性积液(箭头)延伸至小网膜囊和胰周组织，这些表现提示伴有胰周坏死的胰腺实质坏死。

胰腺周围坏死(图 42.4)最常见(75%~80%)，表现为缺乏实质强化与胰腺组织中无强化的非液化性区域，最常见于小网膜囊和腹膜后。20%的患者仅发生胰周坏死。5%的患者仅发生胰腺实质坏死。在症状出现后 72h，CT 才能更好地确定坏死。

与间质性胰腺炎相关的改变在最初的 4 周内 CT 上显示为“急性胰周积液”，表现为无包膜、无强化低密度区、没有固体成分的液体积聚，无壁。“假性囊肿”定义为 4 周后有壁的液体积聚(图 42.5)。这些积液通常不需要引流。感染并不常见，但如果在 CT 上的包裹性积液中看到气体，可能会怀疑感染。感染引起的积液通常需要引流。

如果在前 4 周在 CT 上观察到，与坏死性胰腺炎相关的改变被归类为“急性坏死积液”(ANC)。这些异常的积液包含出血、脂肪或坏死性脂肪、或周围坏死胰腺实质。这些改变可以在胰周或实质内，也可两者都有。在 ANC 周围形成有强化的壁，并且如果在 4 周后看到该改变被称为“包裹性坏死”(WON)。由于不同的坏死组织和碎片，WON 的密度和复杂性都不同(图 42.6)。

坏死组织中更常见的是感染，如果积液中存在气体，则很可能是感染。影像介导穿刺用于确认诊断和指导引流管放置。

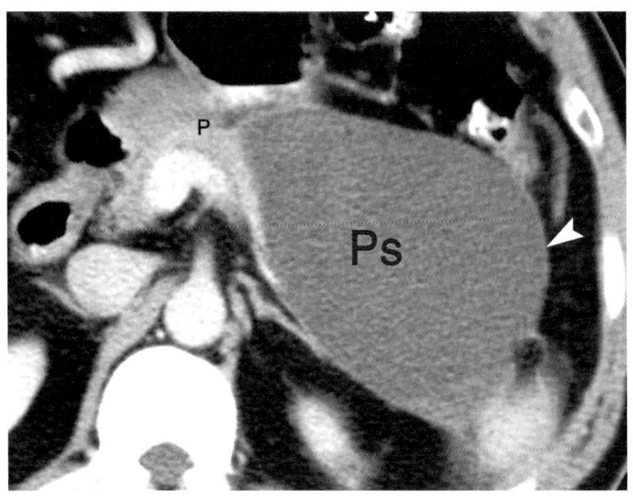

图 42.5　假性囊肿。在急性胰腺炎发作后 6 周进行的对比增强 CT 显示胰腺体尾部(P)一个大的且边界清晰的液体积聚(Ps)，伴有不连续的薄壁(箭头)。

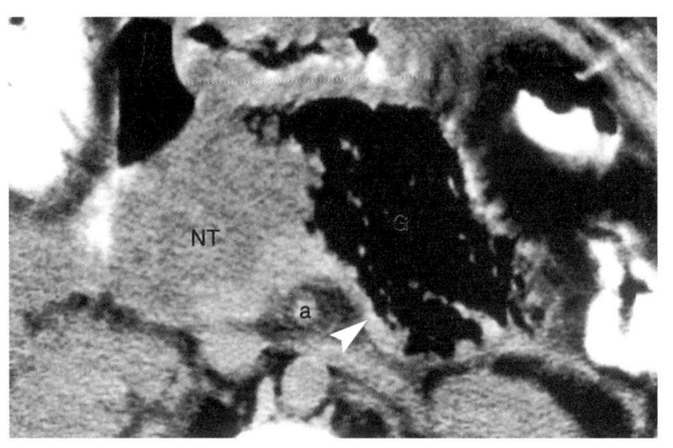

图 42.6　感染坏死。由于肾衰竭而没有增强的 CT 扫描显示胰腺坏死的体部及尾部大量气体积聚(G)。大量的坏死组织(NT)占据胰床的头部和颈部区域。解剖标志包括肠系膜上动脉(a)和脾静脉(箭头)。坏死组织内的气体高度指示感染，但是与肠管的瘘管是另一个考虑因素。由于肾衰竭持续超过 48h，该病例将被归类为重症胰腺炎。

根据器官衰竭和并发症的存在，急性胰腺炎的严重程度被称为轻度，中度或严重。如果没有器官功能障碍或急性并发症，则将其归类为轻度。大多数病例会在成像时表现为急性间质性胰腺炎而没有其他发现。如果器官衰竭发展但持续时间少于 48h，被归类为中度严重程度。并发症(表 42.2)可能存在也可能不存在。严重病例有 48h 或更长时间的单一或多器官衰竭。

胰腺分裂是胰腺解剖学的常见先天性变异，可作为胰腺炎的易感因素(图 42.7)。胰腺的腹侧和背侧导管系统未能融合。结果，来自体部和尾部的胰腺分泌物的主要部分通过背侧胰管(圣托里尼)排入小乳头，而来自头部和钩状突部(维尔松腹侧导管)的小部分胰腺分泌物通过大乳头排入十二指肠，并与胆总管汇合。小乳头的相对阻塞导致胰腺分裂患者中 5%~15%的胰腺炎。6%的一般人群和 10%~20%的急性复发性胰腺炎病史患者存在异常表现。MRCP 和 ERCP 诊断可靠。

表 42.2

急性胰腺炎的并发症

胰腺液体积聚(含酶丰富的胰液的集聚)
急性胰周积液:(没有坏死的急性胰腺炎发作后4周内可见):50%自行吸收。可能在胰腺内,肾旁前间隙,小网膜囊,或延伸到腹部任何部位,进入实体器官,甚至进入胸腔
急性坏死性积液(ANC)(在坏死4周内可见):可以是无菌的或感染的
假性囊肿(非坏死4周后的薄壁积液残留):圆形或椭圆形,由不同的纤维囊包裹的胰液积聚物;大约50%将自行吸收;其余的需要导管或外科引流
隔离坏死(WON)(坏死4周后持续存在):可以是无菌的或感染的
继发感染——疾病发作2~3周后最常见,并伴有死亡率增加(32%的病例)
出血——因血管腐蚀和组织坏死而引起,CT显示在腹膜后间隙出现高密度的血液
假性动脉瘤——动脉壁被胰酶自身消化后出现的搏动性肿块,它由纤维组织连接,并与受累动脉保持通联
胰管断裂——由胰腺坏死引起的,导致胰腺的可存活部分(最常见于颈部)与肠道断开,永存瘘管持续渗漏到胰周间隙
胰源性腹水——胰腺分泌液渗漏到腹腔

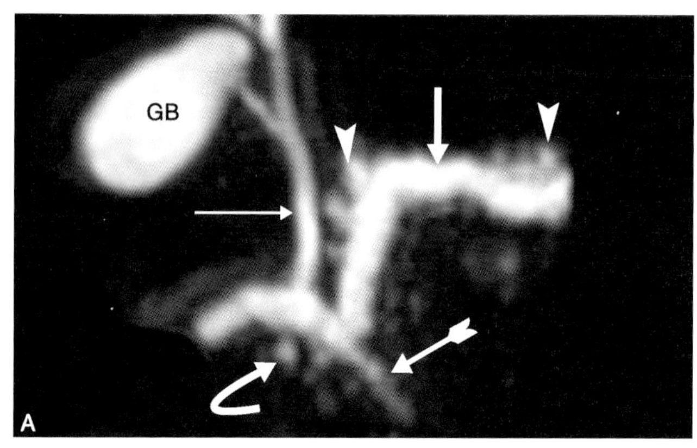

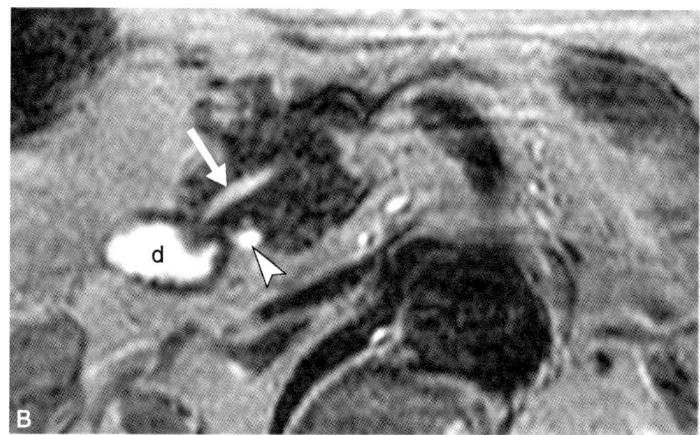

图 42.7 胰腺分裂。A. 来自MRCP的图像显示主胰管明显增大和弯曲(粗箭),侧支(箭头)扩张,高度指示慢性胰腺炎。可以看到扩张的主导管绕过下行的胆总管(细箭)进入狭窄的小乳头处的十二指肠。胆总管继续尾部进入大乳头(弯箭)。在该患者中,来自胰头和钩突的腹侧导管(带尾箭)与背管连接以排入小乳头。该导管也扩张,表明慢性胰腺炎。GB,胆囊。B. 来自不同患者的轴向 T_2 加权MR图像显示主胰管(箭头)绕过下行的胆总管(箭头)进入小乳头的十二指肠(d)。该患者有胰腺分裂,但没有胰腺炎的表现。

慢性胰腺炎是由于反复和长期发作的急性胰腺炎引起,并造成实质萎缩和逐步纤维化。胰腺的外分泌和内分泌功能都受到损害。最常见的原因是酗酒(70%)和胆道结石症(20%)。其余病例则可能是自身免疫性胰腺炎引起的,这类病变对类固醇治疗有效。临床诊断通常是模糊的,所以影像可用来明确诊断并及时发现并发症。慢性胰腺炎的形态学变化包括:①扩张的胰管(70%~90%的病例)通常在一个扩张和狭窄的交替区(图42.8)出现串珠状改变;②由于组织萎缩引起胰腺体积减小;③胰腺实质钙化(40%~50%的病例),钙化形态从细微斑点状到大颗粒状不等,通常与酒精性胰腺炎(图42.9)相关联;④胰腺内外的液体积聚;⑤由于良性的炎症和纤维化导致胰腺局限性增大;⑥由于胰头纤维化或肿块引起胆管扩张;⑦筋膜增厚及周围组织的慢性炎症改变。肿块型慢性胰腺炎和胰腺癌的肿块通常需要影像导向下活检鉴别。MRI在 T_1W 脂肪抑制图像上显示正常胰腺组织的高信号丧失提示胰腺纤维化和腺体萎缩。在MRI上胰腺实质的强化是不均匀的,并且随延迟

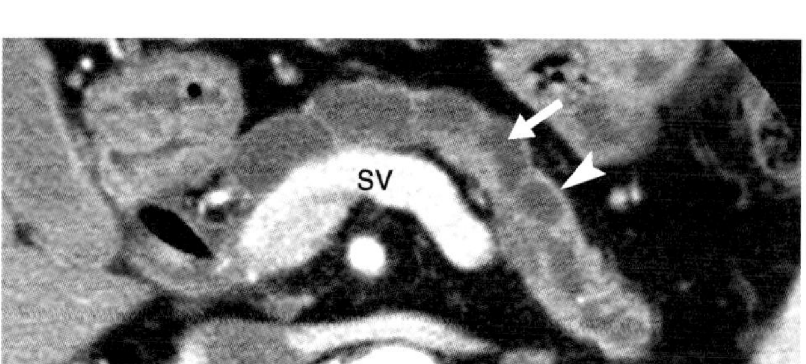

图 42.8 慢性胰腺炎。对比增强CT显示呈明显串珠状改变扩张的胰管(箭头)与萎缩的胰腺实质(箭头)。这些都是慢性胰腺炎的特征表现。脾静脉(SV)证实是胰腺的位置。

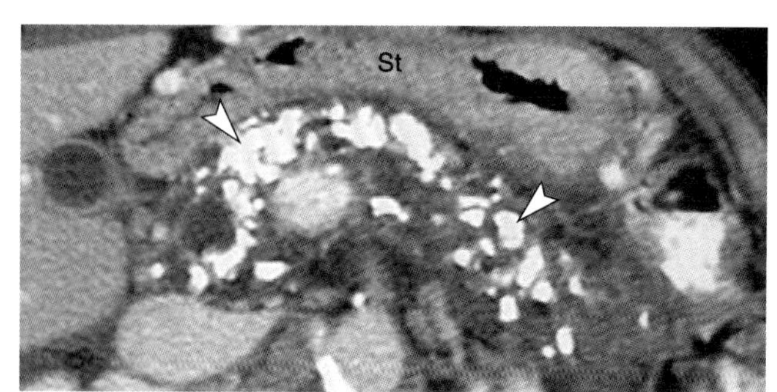

图 42.9 慢性胰腺炎。一个有长期酗酒史的患者的CT显示整个胰腺有多个粗大的钙化灶(箭头)。这是由酗酒引起的慢性胰腺炎的最为常见的表现。

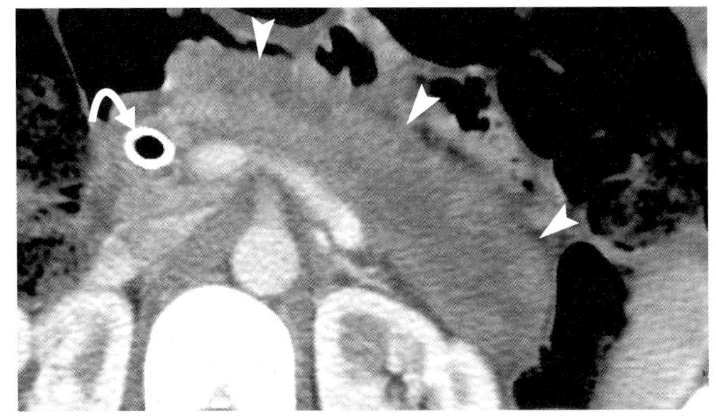

图 42.10　自身免疫性胰腺炎。对比增强 CT 显示胰腺(箭头)增大,密度降低,正常分叶状边界消失。胆总管明显狭窄导致黄疸并用网状支架(弯曲箭头)进行治疗。

图像增强。MRCP 和 ERCP 展示了胰管的特征性改变。钙化可由 CT、超声和普通 X 线片确诊,但是在 MRI 上很容易被忽略。

自身免疫性胰腺炎(淋巴浆细胞性硬化性胰腺炎)是由自身免疫引起的一种独特的胰腺炎;与 IgG4 升高有关的疾病。该病最常见于 40~65 岁的男性。表现为阻塞性黄疸,伴反复发作的轻度腹痛史。30%的患者出现胰外表现,可能包括炎性肠病,尤其是溃疡性结肠炎、长段胆管狭窄、肺结节、淋巴结肿大、肝脏和肾脏淋巴细胞浸润、腹膜后纤维化和干燥综合征。

淋巴细胞和浆细胞胆管周围浸润伴随致密纤维化导致胰腺弥漫性肿大以及类似胰腺癌的肿块形成。自身免疫性胰腺炎的鉴别诊断非常重要,因为口服类固醇有效治疗。自身免疫性胰腺炎的诊断包括(图 42.10):①胰腺弥漫性或局灶性肿胀,伴有水肿特征性的紧密晕;②广泛的胰周受累,但是没有水肿;③胰管和/或胆总管弥漫或分段狭窄;④缺少胰管扩张和胰腺肿块近端无实质萎缩(这些发现通常存在腺癌);⑤通常缺少液体积聚和实质钙化;⑥通常不累及胰周血管;⑦三分之一的病例累及肾脏,呈圆形或楔形,扩散外围斑片区域的对比度增强降低。类固醇治疗后影像表现为正常。

沟槽胰腺炎是一种罕见的胰腺炎形式,也可类似腺癌。胰头间沟槽纤维化,下行的十二指肠和胆总管产生炎症性肿块,阻塞胆总管。这种疾病在酗酒的中年男人中最常见,原因不明。特征性发现包括:①胰十二指肠沟槽中的片状肿块;②胰头萎缩和纤维化改变;③沿十二指肠壁的小囊肿;④十二指肠壁增厚和管腔狭窄;⑤逐渐变细胆总管和胰管;⑥远端导管与十二指肠壁之间的间隙扩大(少见于腺癌);⑦增强为延迟且持续强化。

胰腺实性病变

胰腺癌(导管癌)是一种致死率高的肿瘤,通常是不可切除的。患者平均存活时间只有 6~12 个月。它占所有癌症的 3%,仅次于最常见的消化道恶性肿瘤结肠直肠癌。肿瘤可切除性的影像学评估是至关重要的,因为手术切除提供了本病治愈的唯一希望,但手术本身具有很高的死亡率。不到 20%的患者可手术切除。MR 和 CT 具有可比较的整体性能,可用于确定潜在的可切除性。CT 或 MR 扫描应包括快速推注对比剂注射,薄切片和血管造影,以提供准确的肿瘤分期。腺癌表现为低密度的肿块,腺体轮廓扭曲。相关表现包括胆总管阻塞和胰管阻塞以及肿瘤近端胰腺组织萎缩。转移通常可至区域性淋巴结、肝及腹膜腔。可切除的标志(图 42.11A)包括:①孤立的胰腺肿块,伴或不伴胆管和胰腺导管的扩张;②没有胰腺外疾病;③没有腹腔干或 SMA 包裹。可能切除的标志包括:①没有腹腔轴或 SMA 包裹;②可能侵犯局部淋巴结;③肿瘤可能存在局部的胰腺侵犯。不可切除的标志包括:①腹腔干或 SMA 的包裹(图 42.11B);②在没有重建技术选择的情况下闭塞上肠系膜门静脉;③肝脏、腹膜、肺或任何其他远处转移。无法切除的动脉包裹表现为:①肿瘤邻接动脉周围>180°;②肿瘤导致局部动脉狭窄;③肿瘤阻塞动脉。如前所述,应考虑慢性、自身免疫或沟槽胰腺炎的替代诊断。影像引导的组织活检可以作为无法切除的肿瘤患者的确诊依据。使用 MDCT 可以最好地检测 Whipple 手术后的肿瘤复发。对比增强后 T_1WI 上显示高信号增强的实质包围的低信号的肿瘤浸润。MRCP 可以显示导管近端扩张,近肿瘤处狭窄。MRA 和 MRV 在识别肿瘤血管受累方面非常出色。

慢性胰腺炎可能会产生类似胰腺癌的肿块。串珠状的胰管扩张是慢性胰腺炎的特点,然而胰腺癌最常见的是光滑的导管扩张。慢性胰腺炎肿块中常见到钙化,而腺癌中非常罕见。胰岛细胞瘤通常含有钙化。多达 14%的胰腺癌患者也有慢性胰腺炎同时存在。影像引导下穿刺活检通常可确诊,但由于有取样误差,因此可出现阴性活检结果。

神经内分泌(胰岛细胞)肿瘤可通过产生激素导致不同的

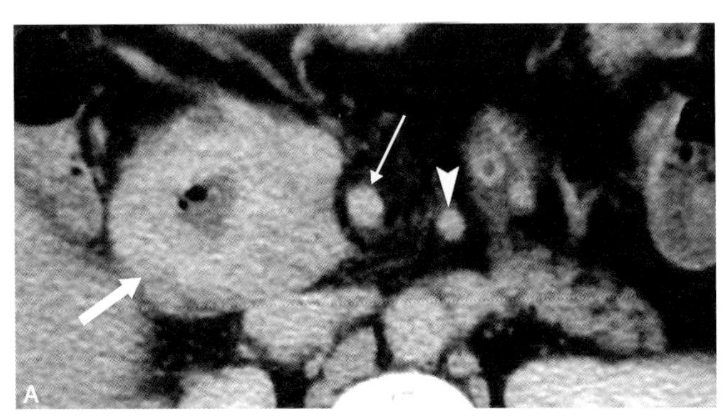

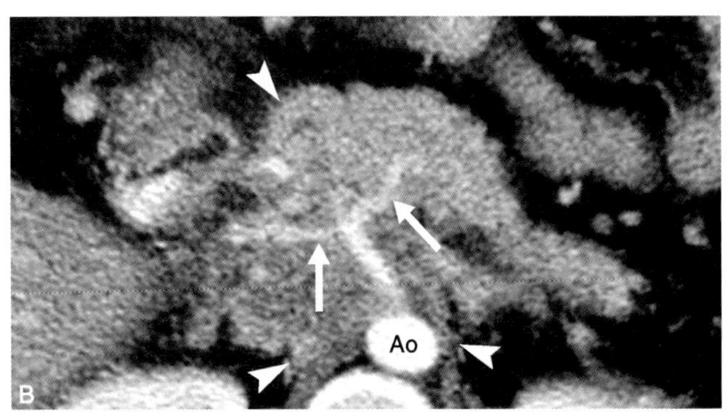

图 42.11　胰腺癌。A. 可切除的。这个胰头腺癌(粗箭头)被手术证实是可切除的。中央坏死表现为低密度且病变中央有气泡。肠系膜上动脉(箭头)和静脉(细箭)没有被侵犯。B. 不可切除的。胰腺肿瘤(箭头)包绕并紧缩动脉(Ao)、腹腔干及其分支(箭)。这种肿瘤不符合肿瘤切除的 CT 标准。

临床症状,或者有些无功能的肿瘤可能在出现临床症状之前生长巨大。胰岛素瘤常伴发低血糖,促胃泌素瘤伴有胃溃疡,胃液分泌过多可引起腹泻或佐林格-埃利森综合征。其他神经内分泌肿瘤包括胰高糖素瘤(糖尿病和疼痛的舌炎),生长抑素瘤(糖尿病和脂肪泻),和血管活性肠肽瘤(大量水样腹泻)。功能性胰岛细胞瘤恶性程度各不相同,从10%的胰岛素瘤到60%的胃泌素瘤再到80%的胰高血糖素瘤。高达80%的非功能性胰岛细胞肿瘤是恶性的。功能性神经内分泌瘤通常小于3cm,在术前准确阶段需要严密留意。大多数小胰岛细胞瘤在CT平扫检查中不能被识别。由于这类病灶趋向于富血供的,快速团注对比剂、薄层、多排螺旋CT扫描能最好地显示这类病变。肿瘤表现为胰腺内的强化结节影(图42.12)。MR显示功能性肿瘤为T_1WI上的低信号,T_2WI上的高信号,以及对比增强图像上的均匀高信号。在手术过程中,超声对肿瘤的定位非常有价值,病变在胰腺内表现为低回声肿块。高达80%的无功能肿瘤是恶性的。奥曲肽是一种生长抑素类似物,用于胰岛细胞瘤的检测显像。无功能性的神经内分泌肿瘤往往较大,直径在6~20cm之间(图42.13)。影像学表现包括粗大的钙化、囊变、坏死、局部直接侵犯和血管受侵犯及远处转移。在MRI,大多数胰岛细胞瘤在T_1WI像上是低信号和在T_2WI像上是高信号,在动态对比T_1WI上表现为(图42.14)明显的动脉期增强。

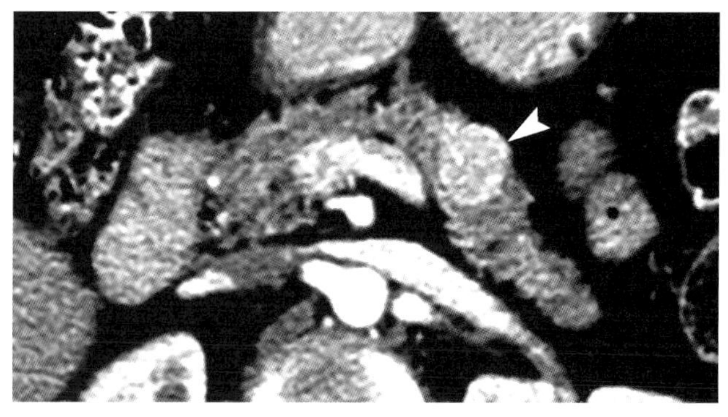

图42.12 神经内分泌肿瘤——胰岛素瘤。经证实的位于胰腺体部远端的小胰岛素瘤(箭头)在MDCT注射对比剂后动脉期扫描表现为明显的强化。

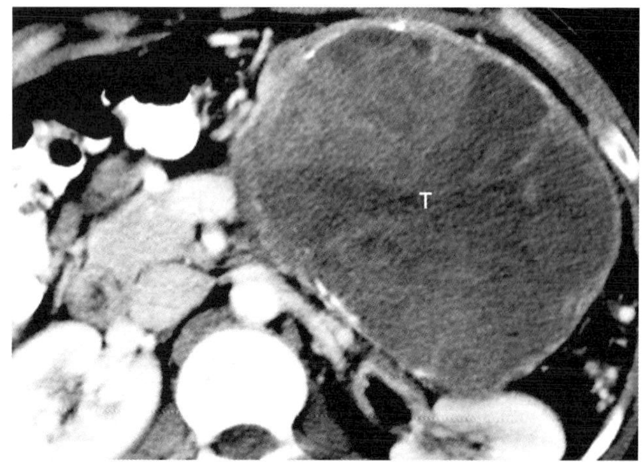

图42.13 无功能性恶性神经内分泌肿瘤。来自胰尾的一个巨大的肿块(T)。这个肿瘤在产生症状前可长到很大。值得注意的是,这种密度的不均匀性是大胰岛细胞恶性肿瘤的特点。

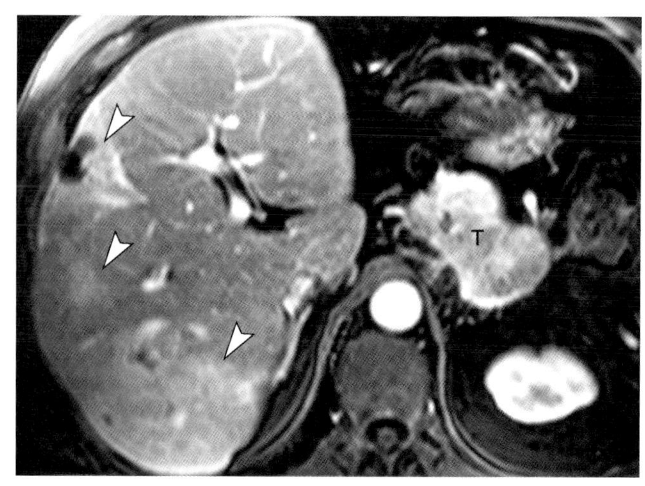

图42.14 恶性胰岛细胞瘤。脂肪抑制T_1WI初期对比强化MRI显示原发肿瘤(T)的明显强化,以及其在肝脏转移灶(箭头)的明显增强。

胰腺的转移常见于肾细胞癌和支气管肺癌。病变可能表现为一个孤立的、有确切边界的、不均匀增强的肿块(图42.15);也可表现为胰腺弥漫性不均匀增大;还可表现为多发结节影。肿瘤不特定生长在胰腺的某一位置。在MRI上,大多数病变在T_1WI像上表现为低信号和在T_2WI像上表现为高信号。黑色素瘤转移灶在T_1WI像上是典型的高信号,因为黑色素具有顺磁特性。

淋巴瘤可以累及胰腺(但较罕见),或从腹膜后病变直接侵犯。在CT上,大多数病变是均质的,低于肌肉的密度且表现为一定程度的增强。病变可能是局限性的、清晰可辨的肿块影,或可能表现为胰腺的弥漫性浸润或取代胰腺腺体。密度可能低至囊性病变样表现。

胰腺脂肪病变包括弥漫性脂肪浸润、局限性脂肪浸润、局灶性脂肪空缺和脂肪瘤。弥漫性脂肪浸润和肥胖与衰老有关,伴胰腺萎缩。胰腺实质之间的小叶脂肪浸润(图42.16)。弥漫性脂肪浸润中的局灶性脂肪空缺可类似于胰腺肿块,尤其当它发生于胰腺头部或钩突区。局灶性脂肪浸润可发生于胰腺的任何部分。脂肪瘤很罕见,通常是单个的脂肪密度肿块,且通常是偶然发现,但也可偶尔阻塞胰管或胆管。

囊性纤维化在成年人中常见,且治疗持续改善。青少年和成年患者的胰腺通常因外分泌功能不足被脂肪完全取代。胰腺囊肿是指在囊性纤维化患者中分布在整个胰腺中的不同大小的囊性灶。囊肿是从胰管功能残余发展而来的真正囊肿,其

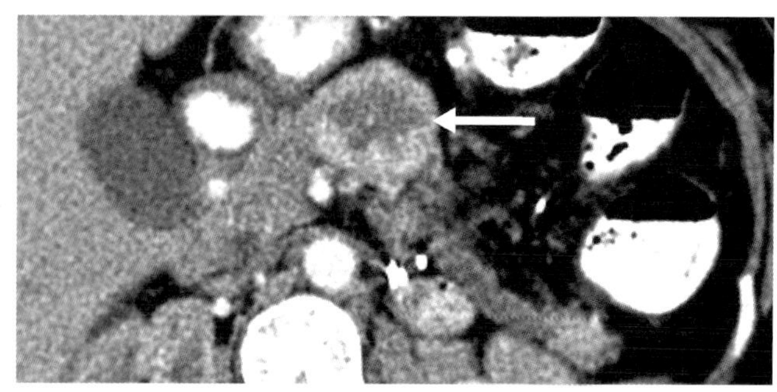

图42.15 胰腺转移瘤。增强CT显示胰颈部明显强化肿块(箭)伴中央坏死,被证实为肾癌转移瘤。

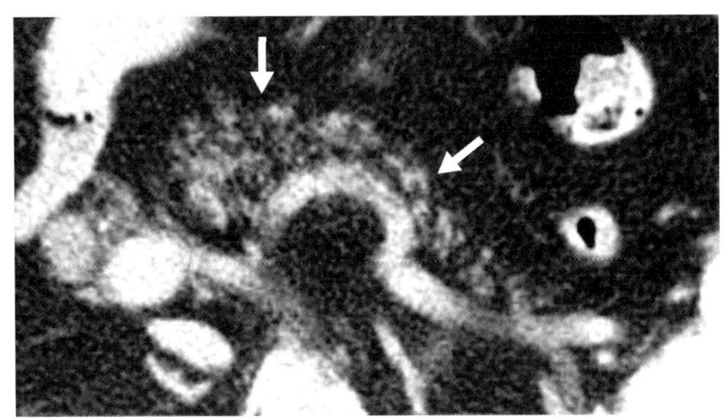

图 42.16 胰腺弥漫性脂肪浸润。CT 显示了 70 岁的肥胖患者胰腺(箭头)小叶之间的弥漫性脂肪浸润。

他发现包括急性胰腺炎和胰腺钙化。

胰腺囊性病变

胰腺影像检查的难点在于区分潜在的侵袭性囊性肿瘤与良性假性囊肿和其他非侵袭性囊性病变。随着成像的多种使用,胰腺的囊性病变通常由于其他原因而在 US、CT 和 MR 上偶然发现。囊性肿瘤包括原发性囊性肿瘤(5%~10%的囊性病变)和实体瘤的囊性变性。

由胰腺炎引起的液体积聚是最常见的胰腺囊性病变,占囊性病变的 85%~90%。大多数是由不含上皮细胞的纤维壁包裹的单房液体积聚(图 42.5)。它们出现在急性胰腺炎发作后或与慢性胰腺炎有关。有些患者没有胰腺炎的病史也可发现。大多数可导致腹痛的症状。研究结果包括:①单房的液体密度囊肿与急性或慢性胰腺炎相关;②复杂囊性肿块可伴发内部出血,感染或气体;③大部分为圆形或椭圆形,薄或厚壁,可能会有增强,但囊肿内容物不会增强;④分隔和分叶状轮廓不常见,更常与浆液性囊腺瘤相关;⑤病变内存在气体和碎片表明可能被感染(图 42.6);⑥连续成像通常显示未感染积聚的退化。囊肿液吸入通常提示淀粉酶水平升高。

浆液性囊腺瘤是不需要治疗的良性肿瘤。肿瘤最常见于女性(特别是>60 岁),并且均匀分布在胰腺的头部,身体和尾部。患有 von Hippel-Lindau 综合征的患者可能会出现多发性肿瘤,并且年龄较小。肿瘤主要有三种影像学表现:①最常见的是蜂窝状小囊肿(小囊腺瘤),其中有无数小囊肿(1mm~2cm)(图 42.17);②在黏液性囊腺瘤的重叠 10%可出现大囊肿形式(见图 42.21);③无数微小的囊肿可能看起来像实性病变(图 42.18)。中央星状瘢痕可出现钙化,是一种高度诊断的特征。病变不与胰管沟通。通过抽吸出没有黏蛋白的透明液体和没有胰腺囊性黏液性肿瘤[如癌胚抗原(CEA)或碳水化合物抗原(CA19-9,CA72-4,CEACAM6)]的肿瘤标志物来确诊。

胰腺的囊性黏液性肿瘤被分类为导管内乳头状黏液性肿瘤(IPMN)和黏液性囊性肿瘤(MCN)。两种肿瘤类型在病理学上的特征是具有产生黏蛋白的上皮肿瘤细胞,所述上皮肿瘤细胞倾向于形成乳突并且生长为囊性病变。两种肿瘤类型均显示从低度不典型增生(腺瘤)到高度异型增生(原位癌)到浸润性癌的病理进展。因此,甚至良性病变也被认为是癌前病变。

胰腺黏液性肿瘤的国际共识管理指南于 2006 年制定,并

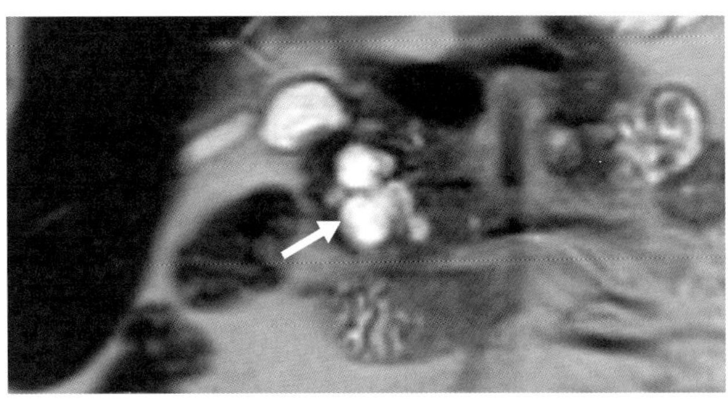

图 42.17 浆液性囊腺瘤——外观呈微囊性。冠状面 T_2 加权 MR 图像显示(箭头)胰头处有由许多不同大小的小囊肿组成的肿块。多平面图像的仔细检查显示病灶没有与胰管沟通。超声介导的内镜抽吸确认了小囊肿内的浆液成分。

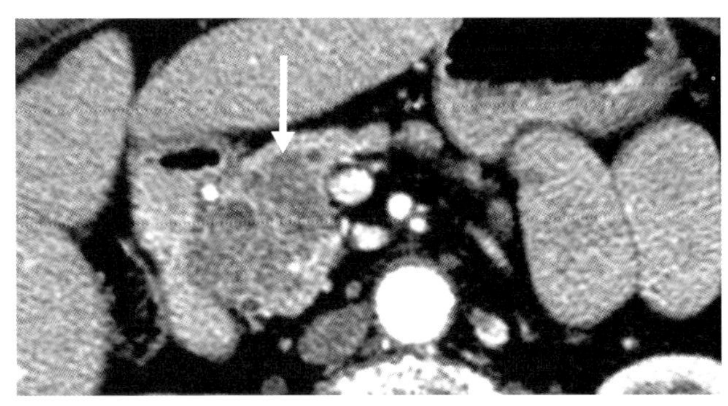

图 42.18 浆液性囊腺瘤——外观呈实性。增强 CT 显示胰头的肿块(箭头)由无数囊肿组成,这些囊肿非常小,低衰减的肿块几乎呈实性改变。

于 2012 年修订(福冈指南)。肿瘤基于放射学特征进行形态学分类。对于≥10cm 的囊肿,以及产生症状的囊肿,具有“高风险特征”或“令人担忧的特征”,建议使用对比增强的 MDCT 或 MR 与 MRCP,无症状的侵袭性癌症很少见囊肿<10mm。影像学上的“令人担忧的特征”包括直径≥3cm 的囊肿、增强增厚的囊壁、主胰管直径 5~9mm、没有强化的壁结节、主胰管突然缩小伴有胰腺实质近端萎缩、区域性淋巴结。影像学上的“高风险特征”包括胆总管阻塞伴有与胰头部囊性肿瘤相关的黄疸、实性成分强化、主胰管直径≥10mm。对于高风险的囊性病变,福冈指南推荐切除,无需进一步检查。具有令人担忧的特征的囊性病变和不具有令人担忧的特征的直径>3cm 囊性病变,应进行超声内镜检查以进一步证实。≤3cm 的囊性病变应接受 MCDT 或 MR 与 MRCP 的常规监测。

导管内乳头状黏液性肿瘤是在主胰管或其分支中出现的导管内肿瘤。黏蛋白分泌导致导管扩张。有时在单个囊性病变中,变化范围可从从低级到浸润性癌。IPMN 分为三种形态类型:分支导管型(BD-IPMN)、主导管型(MD-IPMN)和混合类型。BD-IPMN 最常见于主胰管分支中的钩突部,形成与导管系统相通的小囊肿(直径 5~20mm)的葡萄状改变(图 42.19)。一些病变由单个单房囊肿组成,囊肿具有薄壁及平坦或乳头状的衬里,产生黏稠的黏蛋白。侵袭性癌症占 17%。MD-IPMN 的特征在于主胰管的扩散或节段扩张直径>5mm,没有其他原因阻塞的证据。弥漫性或部分扩张,曲折且不规则的主胰管充满肿瘤细胞产生的黏蛋白(图 42.20)。黏蛋白可以从壶腹中

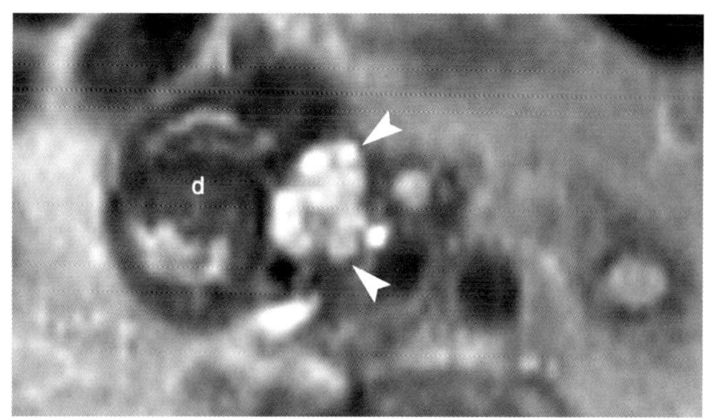

图 42.19 导管内乳头黏液性肿瘤——分支导管型。T_2 加权轴位 MR 图像显示多发性囊性肿块(箭头),胰头处呈"葡萄串"表现。多个图像证实了囊性肿块与胰管系统的相通。手术切除后的病理学证实了 IPMN。d,十二指肠。

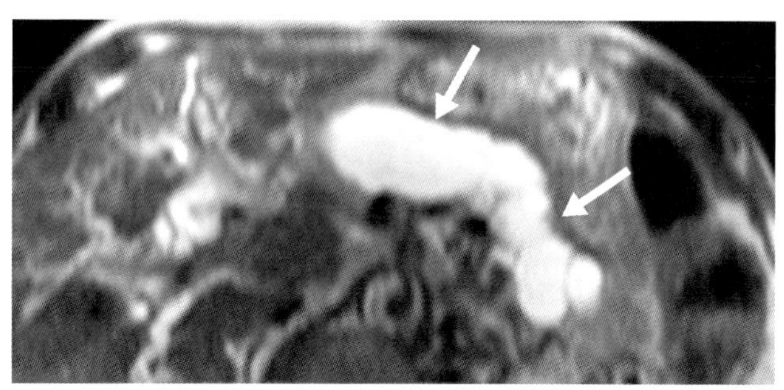

图 42.20 导管内乳头黏液性肿瘤——主导管型。T_2 加权轴位 MR 图像显示主胰管的明显不规则扩张(箭)。没有明显可见的胰腺实质。内镜检查显示黏液可从乳头部挤出。由肿瘤引起的慢性阻塞导致弥漫性胰腺萎缩。

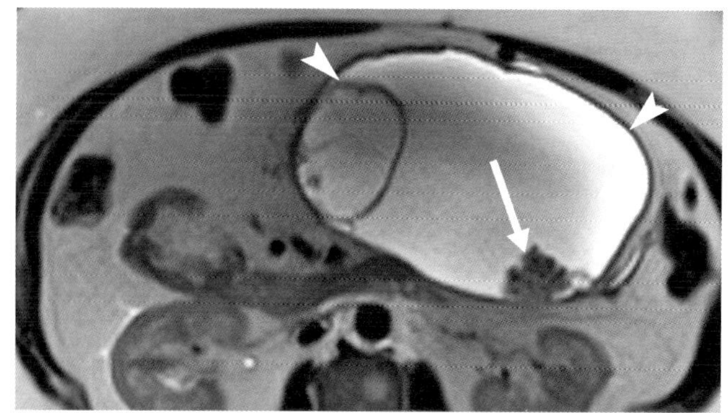

图 42.21 黏液性囊性肿瘤(cystadenocarcinoma)。增强前 T_1 加权 MR 显示胰腺尾部出现巨大的囊性肿块(箭头),随后的增强检查显示类似乳头状的突起(箭)。这种特征被证明是黏液性囊性肿瘤中的腺癌。

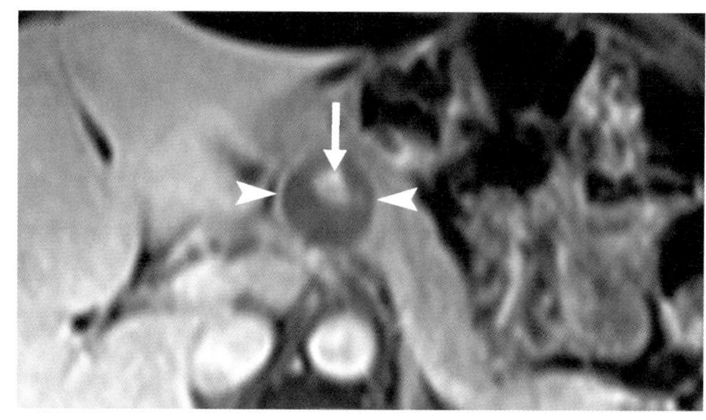

图 42.22 实性假乳头状瘤。轴位 T_1WI 增强 MR 图像显示胰腺颈部有包裹良好的低信号肿瘤(箭头),实性成分(箭)强化。

挤出。大多数肿瘤出现在胰腺的头部并通常沿着导管侵犯整个胰腺。节段性扩张在胰腺的体内和尾部最常见。未受累的胰腺可能在肿瘤的近端发生萎缩,从而导致慢性阻塞性胰腺炎的改变。在 44% 的 MD-IPMN 中发现了侵袭性癌。混合型 IPMN 满足 MD-IPMN 和 BD-IPMN 的标准。45% 的混合型 IPMN 中存在侵袭性癌。IPMN 的患者平均年龄在 60~70 岁之间,男女发病率大致相等。IPMN 中未发现卵巢肿瘤。

黏液性囊性肿瘤几乎总是发生在女性患者中(女性:男性=19:1),平均年龄为 45 岁。除产生黏蛋白的上皮肿瘤细胞外,卵巢肿瘤的存在对该肿瘤也是具有特异性。MCN 不是由胰管产生或与胰管相通。浸润性癌的患病率低于 15%,在没有壁结节的情况下,<4cm 的 MCN 无恶性肿瘤。随着患者年龄的增长,恶性肿瘤的风险也会增加。影像学显示大于 2cm 的囊性病变多位于胰腺尾部。肿瘤呈多房改变,有一些分隔,单房罕见。实性肿瘤常见乳头状突起(图 42.21)。外周蛋壳钙化非常罕见,但具有典型特征。MRCP 显示没有与胰管沟通。超声引导内镜抽吸出黏蛋白液体证实了黏液性肿瘤的诊断。肝脏转移倾向于囊性。

目前,福冈指南普遍接受并推荐 MD-IPMN、混合型 IPMN 和 MCN,如果患者具有高恶性潜能的"手术指针",则应切除。直径大于 3cm 且没有高风险指针的 BD-IPMN,可使用 MDCT 或 MR/MRCP 随访最初 3~6 个月,然后每年随访。

胰腺实性假乳头状肿瘤是一种罕见的(1%~2%的胰腺肿瘤)低度恶性肿瘤,表现为大的(平均 9cm)包裹性肿块,伴有积液、出血、坏死和固体成分的混合物(图 42.22)。它不是真正的乳头状或囊性。假乳头由覆盖纤维血管核心的上皮细胞层形成。细胞退化并从假膜上脱落,形成肿瘤内的碎片。它最常见于年轻女性(F:M=9:1)(平均年龄 30~35 岁)。大约 15% 的人表现出低度恶性因素。

即使病变的大小超过 20cm,患者通常也没有症状。这些病变最类似于神经内分泌肿瘤。CT 显示具包裹良好的、有不同囊性和实性成分的异质肿瘤。增强显示实性成分通常在周边区域,外周可能存在钙化。MR 显示 T_1WI 上的异质可呈低信号或高信号,实性成分强化。

实体瘤的囊性改变远少于胰腺假性囊肿或原发性胰腺囊性肿瘤。囊性改变是肿瘤变性的结果,神经内分泌肿瘤中很少发生。囊性神经内分泌肿瘤往往比实体神经内分泌肿瘤更大,更具症状,更有可能无功能。胰癌的囊性改变通常由坏死,出血或邻近肿瘤形成的假性囊肿引起。实性肿瘤的囊性改变是由于肿瘤内存在血管强化的软组织成分。

囊性畸胎瘤在胰腺中很少出现,并且通常具有毛发、脂肪、钙化以及囊性、实性成分等特征性表现。MR 是囊性病变成像特征的最佳方式。超声引导的内镜抽吸确认了黏液性、浆液性、出血性或感染的囊肿内容物。

充满液体的**十二指肠憩室**可呈囊性胰腺肿瘤或脓肿的改变。

微小的单纯囊肿可偶然发现，MR 具有高灵敏度。小于 10cm 的单房囊肿实际上是良性假性囊肿或潴留囊肿。

脾

成像技术

尽管 MR 成像日渐重要，但 CT 和 US 仍然是脾实质成像的主要技术，钆增强的使用提高了 MR 脾脏的成像的特异性。锝硫胶体放射性核素扫描可同时对肝脏和脾脏成像，可用于确认脾组织功能的存在，对于脾脏疾病的诊断很重要。

解　　剖

脾脏是人体最大的淋巴器官，尽管它在胎儿时期有造血功能，但是它在成人时期没有造血功能。当脾脏功能异常时，老化的红细胞、白细胞和血小板充当红细胞的蓄存库。脾脏占据了左上腹，处于膈下胃的后侧方。其膈面光滑凸起，符合膈面的形状，而其脏面存在很多凹陷，与胃、肾、结肠和胰腺相对应。脾脏大小变化与年龄、营养和水分有关。在儿童脾相对较大，到 15 岁达到成人的大小。在成人脾脏平均尺寸是长 12cm、宽 7cm、厚 3~4cm。脾脏随着年龄的增长逐渐变小。脾动脉和静脉通过胰腺抵达脾门，在那里分为多个分支。脾动脉是终末动脉，缺乏吻合或旁系的供应。脾动脉或其分支的闭塞可产生脾梗死。在超声上脾脏实质具有中等均匀回声。在平扫 CT 图像上，正常的脾脏密度小于或等于正常肝的密度。在 MRI，脾脏信号强度在 T_1WI 像上低于肝实质，在 T_2WI 像高于肝实质。

在静脉造影注射后，脾脏的增强模式反映了正常的低阻力快速流动循环，以及高阻力慢流过滤循环，其起到清除衰老和受损血细胞的作用。在动脉期间，对比度增强表现为高密度和低密度的交替带，弧形增强图像。延迟的增强后图像显示脾实质的均匀强化。

在对比增强后 CT 和 MR 的弧形增强期可能形成**一过性假性肿瘤**（图 42.23）。实质强化中的不规则缺陷可很好地模拟脾脏病变。一或两分钟后，整个脾脏变得均匀增强。弥漫性肝病在早期强化期间与更突出的脾假性病相关。

脾脏轮廓的分叶和裂缝是常见的，不能误认为是肿块或脾脏的破裂。

副脾可在 10%~16%的正常个体中发现。它们表现为圆形肿块，大小为 1~3cm，与正常脾实质相同（图 42.24）。它们可以是单个或多个，通常位于脾门附近。锝硫胶体放射性核素扫描可用于确认副脾是否为功能性脾组织。

游走脾是指位于左上腹正常位置之外的正常脾。与脾韧带松弛以及肠旋转畸形相关，使得脾可以定位在腹腔中的任何位置。游走脾可能表现为可触及的腹部肿块，但大多数没有任何症状。由于韧带松弛，脾脏可能会旋转和扭伤，导致急性或复发性腹痛。通过识别脾脏的正常形状和组织结构，注意左上腹部没有正常脾脏，并通过鉴定脾脏血管的血液供应来进行诊断。放射性核素扫描确认功能性脾组织。

脾组织植入是指在创伤性脾破裂后可能发生的异位脾组织的多次植入。脾脏组织可以植入腹腔内的任何部位，如果膈肌破裂，甚至可以植入胸腔。脾组织植入使 40%~60%的创伤性脾损伤复杂化。脾脏植入物通常为多个，且大小和形状各不相同。组织碎片随着时间的推移而扩大并且可以模拟腹膜转移。通过放射性核素扫描确认起作用的脾组织。

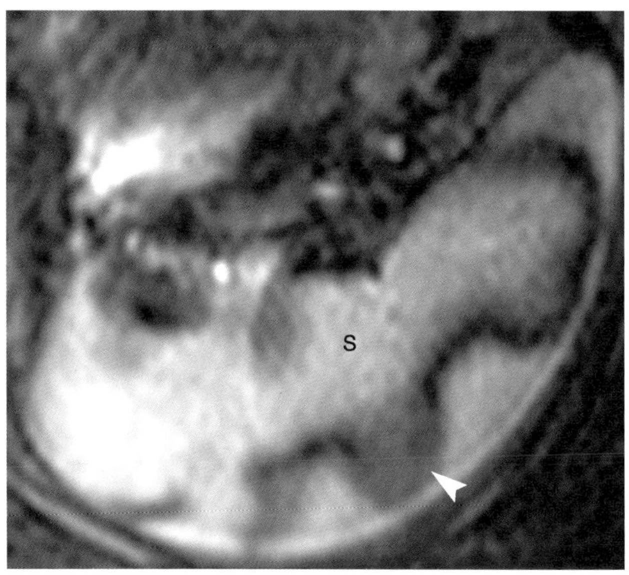

图 42.23　脾脏中一过性假性肿瘤。来自对比动态增强 MR 的早期 T_1WI 图像显示脾脏增强的正常弧形改变，具有假性肿瘤的形态（箭头）。在延迟图像上，脾（S）显示正常的均匀强化。这种表现是由对比剂通过脾脏髓质的不均匀扩散引起的。

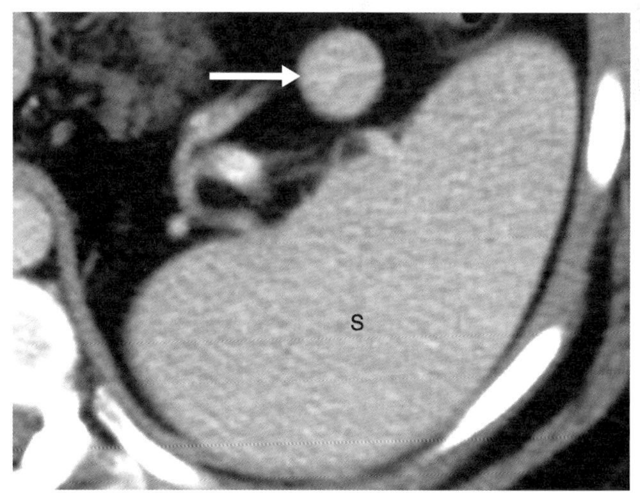

图 42.24　副脾。在脾门处可看见副脾（箭头）。副脾与主脾（S）有相同的强化特点。

脾脏再生。脾切除术后，剩下的副脾或由外伤引起腹膜播种的脾组织可能增大和再生恢复被切除的脾脏功能。当脾切除时，小块的核质被称为 Howell-Jolly 小体，常见于外周血涂片的红细胞中。这些 Howell-Jolly 小体从外周血中消失是脾再生的临床标志。影像学研究表明，在有脾切除病史的患者腹腔中可发现单个或多个脾样团块（图 42.25）。

多脾是一种罕见的先天性异常，特征是具有多个小脾，通常位于右腹部且具体位置不清。两个脾脏都呈双叶状。多数患者同时存在心血管的异常。

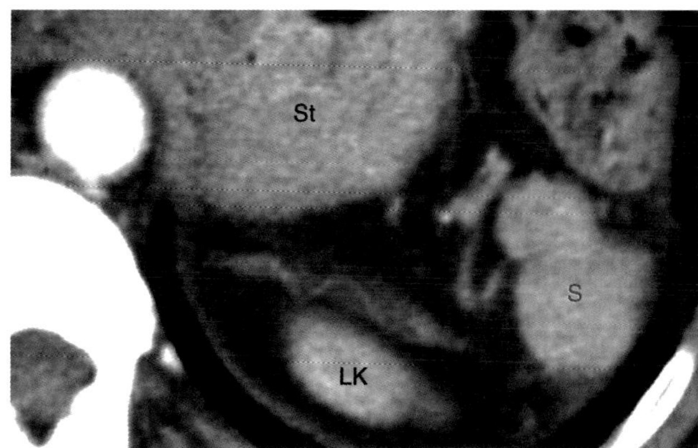

图42.25　脾脏再生。创伤性脾破裂后在膈肌上沉积的残余脾组织肥大，表现为均匀增强的脾脏组织块（S）。该患者有胸膜切除术史。LK，左肾；St，胃。

无脾（艾维马克综合征）是先天性脾缺乏，常发生于存在双侧的右侧、中线肝脏，双侧三叶肺。在50%的病例中存在严重的心脏异常。大多数患者死于1岁前。

脾大。对脾大的影像学诊断通常是主观的，尽管有多种定量的方法，却没有一个固定的方法。提示脾大的征象是：任何脾尺寸超过14cm，腹侧脾投影至腋前线，脾下端超过肝下缘，或脾下端延伸至左肾下极下方。扩大的脾脏通常压迫和取代邻近器官，尤其是左肾（图42.26）。脾大的原因有详细阐述（表42.3）。大多数不会产生脾密度的变化，所以病变以相关的影像表现或临床评价为基础。MRI对脾大鉴别诊断没有重大意义。轻度至中度脾大见于门静脉高压症、艾滋病、贮积病、胶原血管紊乱和感染。淋巴瘤、白血病、传染性单核细胞增多症、溶血性贫血、骨髓纤维化可出现重度脾大。

表42.3

脾大的原因

充血
- 门脉高压症（50%的病例）
- 门静脉血栓形成

骨髓增生性疾病
- 白血病
- 淋巴瘤（30%的病例）
- 真性红细胞增多症　特发性血小板减少性紫癜
- 镰状细胞病（婴儿）
- 重型地中海贫血
- 遗传性球形红细胞增多症
- 骨髓纤维化

感染
- 疟疾（地方性流行）
- 血吸虫病（地方性）
- 传染性单核细胞增多症
- 亚急性细菌性心内膜炎
- 艾滋病
- 静脉注射毒品滥用

浸润
- 系统性红斑狼疮
- 淀粉样变性
- 戈谢病

脾的实性病变

淋巴瘤是脾脏最常见的恶性肿瘤，或者是原发性脾淋巴瘤，或者是全身性疾病的一部分。在影像上有多种表现形式包括弥漫性脾大，不同大小的多个肿块，类似微小脓肿的粟粒状结节，孤立的团块（图42.27），以及邻近淋巴瘤直接侵袭。当

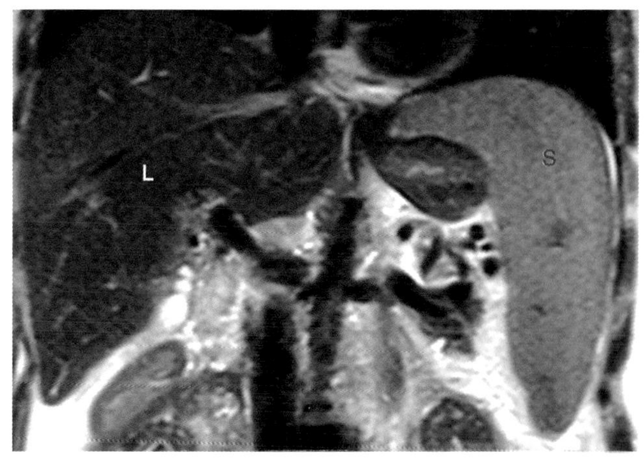

图42.26　脾大。肝硬化患者的冠状T_2加权图像显示脾脏（S）增大，长度20cm。脾脏大于肝脏（L）并延伸到中腹部。

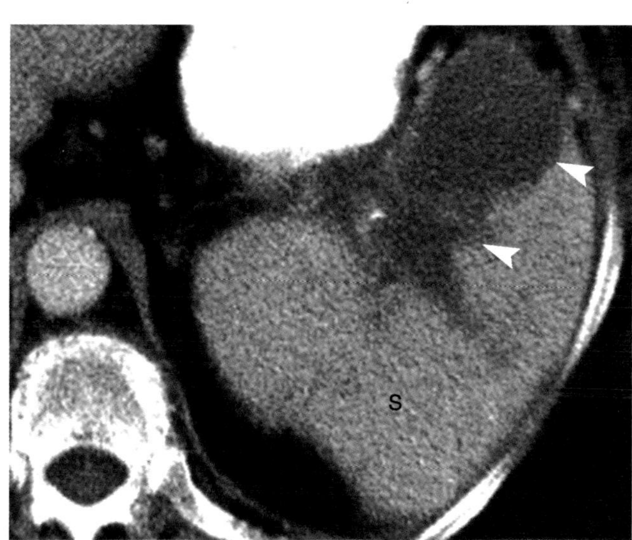

图42.27　淋巴瘤。对比增强CT显示脾脏（S）有一分叶状低密度肿块（箭头）。病变类似于脾梗死，因为它一直延伸到脾包膜。

脾脏受淋巴瘤侵犯时，在腹部其他地方可常见到淋巴瘤腺病。CT上脾脏淋巴瘤的衰减很低。在MR上，T_1WI呈低至中等信号强度，T_2WI上低于中等强度。两种方式的病变都是低强化的。弥漫性浸润性淋巴瘤在所有影像学研究中均可表现正常。淋巴瘤是脾梗死的常见诱发原因。

尸检发现，7%死于癌症的患者可见**脾转移**。大部分脾转移是微观的，不会在影像学检查中发现。最常见转移到脾脏的肿瘤是恶性黑色素瘤和肺癌、乳腺癌、卵巢癌、前列腺癌和胃癌。大多数是通过血源性传播并表现为散在的疾病。CT转移表现为单个或多个低密度肿块（图42.28）。在MR上，转移呈

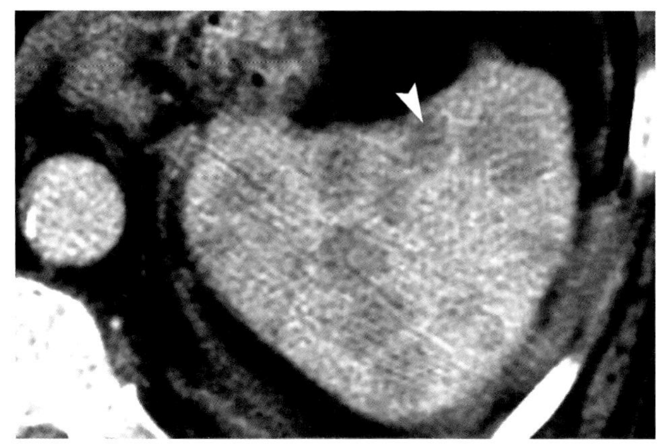

图 42.28　转移瘤。来自恶性黑色素瘤的多发转移(箭头)在 CT 增强扫描上的低密度结节。

T_1WI 低信号和 T_2WI 高信号。在 T_2WI 像上,增加的病灶信号强度与正常脾实质信号强度一致,且病灶可能并不明显。CT 和 MR 的对比增强是确诊转移的首选。钙化很少见。黑色素瘤转移通常表现为囊性改变。

脾脏梗死的产生是因为脾动脉的主干或分支的闭塞。梗死的原因包括栓子(由心内膜炎、动脉粥样硬化斑块或心脏瓣膜血栓引起)、镰状细胞病、胰腺炎、胰腺肿瘤和动脉炎。另外的易感性疾病包括骨髓增生性疾病、溶血性贫血和败血症。在脾实质中,梗死通常表现为楔形缺损。然而,多个梗死可能融合,并且楔形可能会丢失。关键的发现是异常实质区延伸至完整的脾包膜(图 42.29)。脾大,特别是由于淋巴瘤,是诱发条件。脾脏梗死的并发症包括包膜下血肿、感染及伴有腹腔积血的脾破裂。

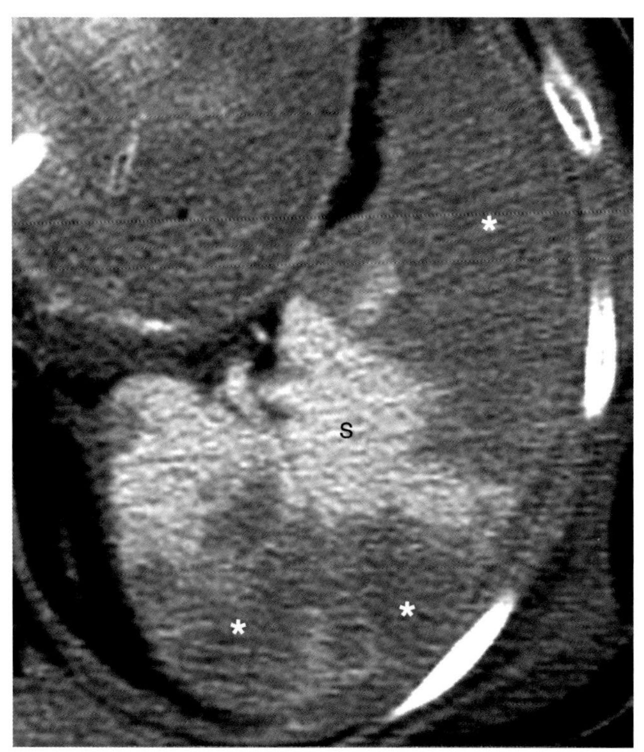

图 42.29　脾梗死。慢性淋巴细胞白血病患者对比增强 CT 显示脾脏(S)内有多处梗死(＊)。注意每个病变如何延伸到脾包膜。

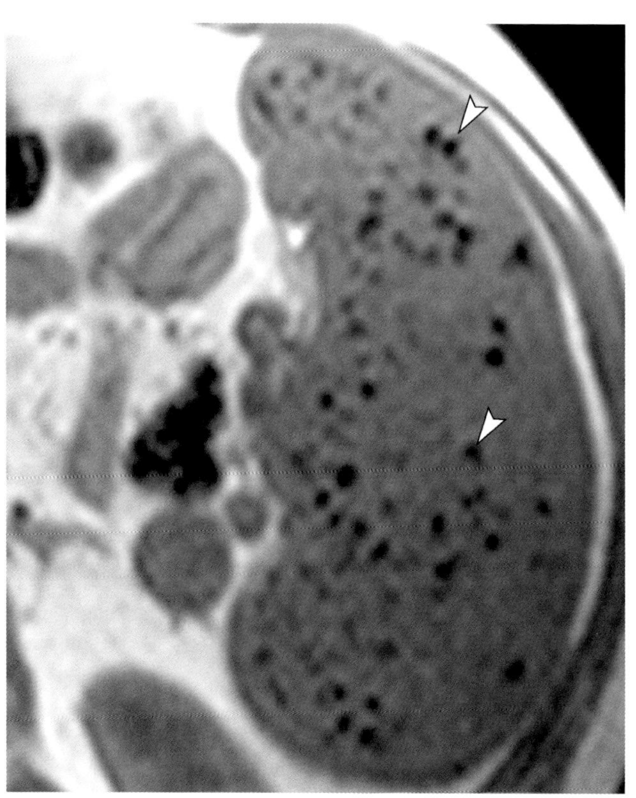

图 42.30　Gamna-Gandy 小体。轴位 T_1WI 显示在患有脾大与门静脉高压的患者中,有多个贯穿于脾实质的低信号结节(箭头)。这些表示先前脾脏实质内微小出血引起的含铁血黄素沉积。

Gamna-Gandy 小体(也称含铁结节)是门静脉高压症引起的脾脏小出血出现的含铁血黄素沉着。可在 MRI 上很好地显示,在 T_1WI 像(图 42.30)和 $T_2{}^*$ 像上为多个小的低信号结节。信号强度低是因为含有铁血黄素,且不强化。

血管瘤是最常见的脾脏原发性肿瘤,14%的患者在尸检系列中发现。肿瘤由大小不等的衬有单层内皮细胞的血管组成,影像学检查发现其外观与肝脏的血管瘤相似。在 CT,病变可能会表现为实体的,并且可能出现中央点状或外周曲线的钙化。在 MR,病灶在 T_1WI 像上为低信号、在 T_2WI 像上高信号。对比增强模式是可变的(图 42.31)。脾血管瘤很少见到肝脏血管瘤所描述的周围结节增强。更常见的是外周边缘样增强逐渐填补。血管瘤可能会发生血栓,导致纤维化、出血或梗死。

血管肉瘤非常罕见,但仍然是脾脏中最常见的恶性肿瘤。肿瘤具有侵袭性,通常表现为广泛转移,尤其是肝脏。四分之一的病例伴有自发性脾破裂。CT 显示多个大小不同的异质性富血管肿块,其内出血和坏死常见。MR 显示 T_1WI 和 T_2WI 上的不均质高信号和低信号(图 42.32),在实心区域具有不均匀明显强化。暴露在二氧化钍胶体下是其危险因素。

脾的囊性病变

外伤性脾囊肿是缺乏上皮衬里的假性囊肿,它们一般都有厚壁和分隔,并且通常有钙化(30%～40%)(图 42.33)。内部

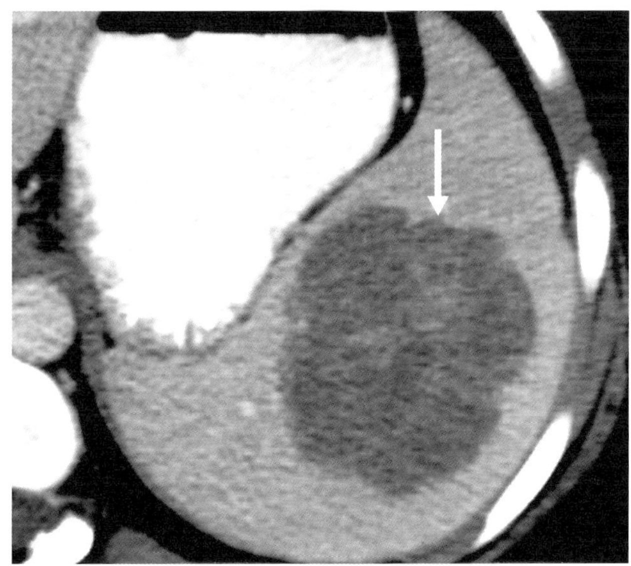

图 42.31 脾脏血管瘤。增强后 CT 表现为此脾血管瘤(箭头)是一个不均匀的、最低程度的强化的、分叶状的、低密度的团块。

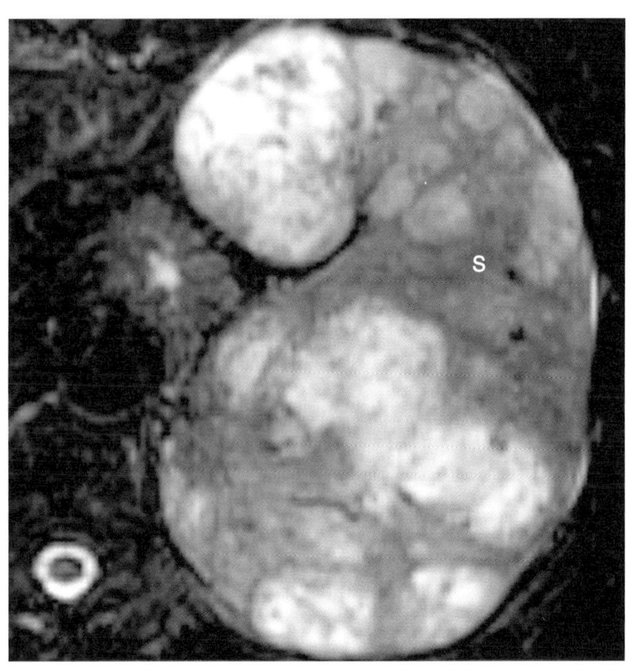

图 42.32 脾脏血管肉瘤。轴位 T_2WI 表现为脾(S)实质几乎完全被多个不均匀的大小不等的高信号结节影所取代。病理学证实脾脏几乎完全被血管肉瘤侵犯。

的液体可能比较复杂,因为有出血、胆固醇结晶或细胞碎片。外伤性囊肿因先前的出血、梗死或感染而形成。它们占所有脾囊肿的 80%。

表皮样囊肿是真性上皮囊肿,可能从原点开始发展。它们与外伤性囊肿具有相同的外观,但它们的壁不常有钙化(5%)(图 42.34)。偶发于无症状的患者。

胰腺液体积聚和假性囊肿沿胰尾至脾门延伸到脾包膜的下方。脾包膜下积液见于 1%~5%的胰腺炎患者(图 42.35)。内部碎片和出血通常同时存在。影像学可显示与胰腺炎相关

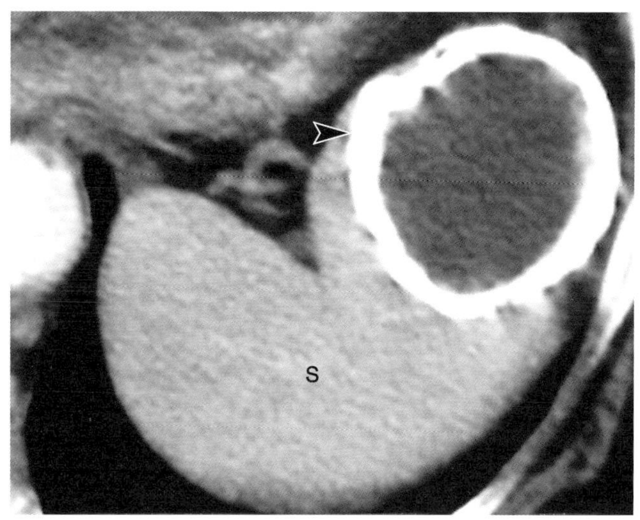

图 42.33 外伤后脾囊肿。在此 CT 扫描中可见在脾(S)中有一分界清楚的囊肿,它被有密集钙化的厚壁包裹,它由陈旧性脾内出血引起。

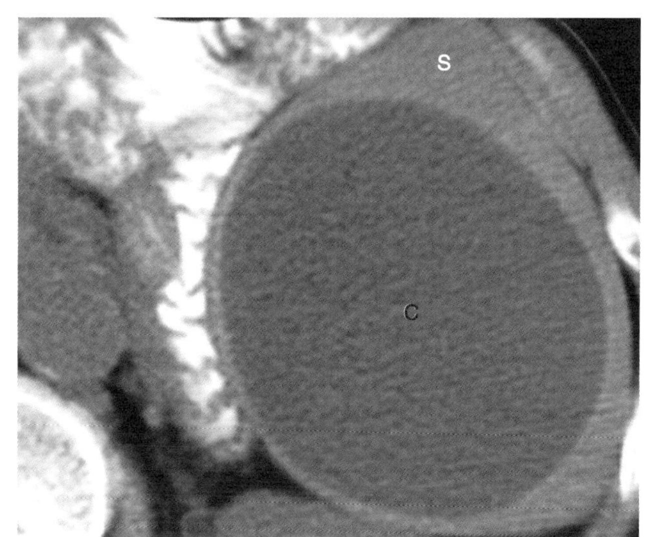

图 42.34 表皮样脾囊肿。非对比增强 CT 显示脾脏(S)内一巨大分界清晰的均质的良性囊肿(C)。

的表现。

细菌性脓肿最常发生于那些已经患病的脾脏。它们症状表现轻,但如果不及时治疗有很高的死亡率。它们起因于感染的血行传播(75%)、外伤(15%)或梗死(10%)。脓肿(图 42.36)以单房或多房的低密度肿块出现,并由轮廓欠清的厚壁包裹。超声常可显示由炎性碎片引起的内部回声。脓肿在 T_1WI 像上表现为低信号、在 T_2WI 像上为高信号。它们可能含有气体或表现为气液平。胰周积液和左胸腔积液较常见。影像介导下的吸引术可确诊。通过导管引流或脾切除可治疗。

微小脓肿可见于艾滋病、器官移植、淋巴瘤、白血病而使免疫系统受损的患者。微小脓肿的病因包括真菌、结核、肺孢子菌、组织胞浆菌病和巨细胞病毒。影像学表现为在脾上有多个小缺损,一般大小为 5~10mm,也有达 20mm。脾多发低密度小缺损的鉴别诊断如表 42.4。

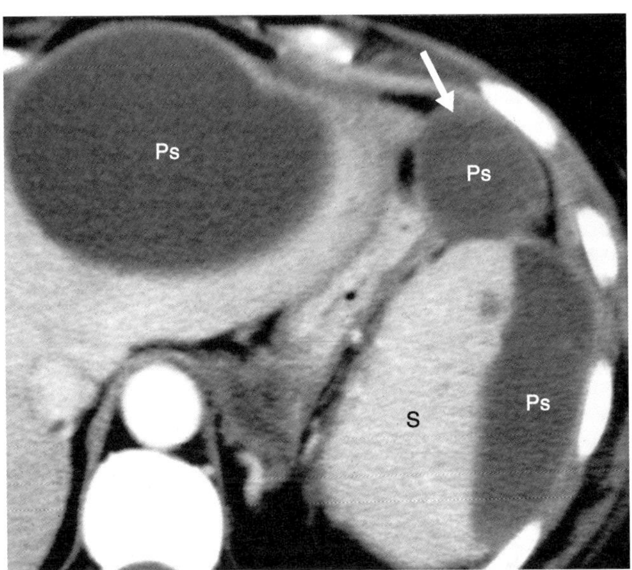

图 42.35 胰腺假性囊肿。急性胰腺炎并发症的三个假性囊肿(Ps)。胰腺液分散至脾脏(S)和肝脏的包膜下部位,其中一个在腹腔内形成(长箭所示)。

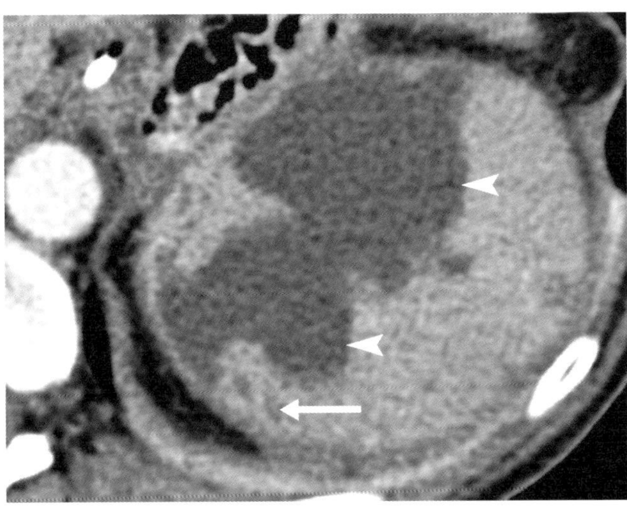

图 42.36 脾脓肿。对比增强 CT 显示脾脏融合性低密度(箭头),经皮超声引导穿刺证实为细菌性脓肿。也存在小卫星灶(长箭)。

表 42.4

脾中多个小缺损(10mm)产生的原因

微小脓肿(免疫力低下的患者)
多种细菌性脓肿
组织胞浆菌病
淋巴瘤
卡波西肉瘤(AIDS 患者)
结节病
Gamna-Gandy 小体(门静脉高压)
转移
乳腺癌
肺癌
卵巢癌
胃癌
恶性黑色素瘤
前列腺癌

脾棘球蚴囊肿只见于 2%的棘球蚴病患者。棘球蚴囊肿通常存在于肝或肺中。病变由球形的母囊肿构成,它包含子囊肿,并且病变内部有分隔,碎片为棘球蚴囊沙。在慢性期,壁上的环形钙化通常比较明显。

推 荐 读 物

Pancreas

Baker ME, Nelson RC, Rosen MP, et al. ACR appropriateness criteria—acute pancreatitis. *Ultrasound Q* 2014;30(4):267–273.

Chen FM, Ni JM, Zhang ZY, Zhang L, Li B, Jiang CJ. Presurgical evaluation of pancreatic cancer: a comprehensive imaging comparison of CT versus MRI. *AJR Am J Roentgenol* 2016;206(3):526–535.

Expert Panel on Gastrointestinal Imaging; Qayyum A, Tamm EP, Kamel IR, et al. ACR appropriateness criteria—staging of pancreatic ductal adenocarcinoma. *J Am Coll Radiol* 2017;14(11S):S560–S569.

Foster BR, Jensen KK, Bakis G, Shaaban AM, Coakley FV. Revised Atlanta classification for acute pancreatitis: a pictorial essay. *Radiographics* 2016;36(3):675–687. (Atlanta classification 2012).

Freeny PC, Saunders MD. Moving beyond morphology: new insights into the characterization and management of cystic pancreatic lesions. *Radiology* 2014;272(2):345–363.

Horger M, Lamprecht HG, Bares R, et al. Systemic IgG4-related sclerosing disease: spectrum of imaging findings and differential diagnosis. *AJR Am J Roentgenol* 2012;199(3):W276–W282. (Pictorial essay).

Kim KW, Krajewski KM, Nishino M, et al. Update on the management of gastroenteropancreatic neuroendocrine tumors with emphasis on the role of imaging. *AJR Am J Roentgenol* 2013;201(4):811–824. (Review).

Madhani K, Farrell JJ. Autoimmune pancreatitis: an update on diagnosis and management. *Gastroenterol Clin North Am* 2016;45(1):29–43.

Manning MA, Srivastava A, Paal EE, Gould CF, Mortele KJ. Nonepithelial neoplasms of the pancreas: radiologic-pathologic correlation, part 1—benign tumors: From the radiologic pathology archives. *Radiographics* 2016;36(1):123–141.

Murphy KP, O'Connor OJ, Maher MM. Updated imaging nomenclature for acute pancreatitis. *AJR Am J Roentgenol* 2014;203(5):W484–W469. (Atlanta classification 2012).

Raman SP, Salaria SN, Hruban RH, Fishman EK. Groove pancreatitis: spectrum of imaging findings and radiology-pathology correlation. *AJR Am J Roentgenol* 2013;201(1):W29–W39.

Seo N, Byun JH, Kim JH, et al. Validation of the 2012 international consensus guidelines using computed tomography and magnetic resonance imaging: branch duct and main duct intraductal papillary mucinous neoplasms of the pancreas. *Ann Surg* 2016;263(3):557–564.

Tanaka M, Fernandez-del Castillo C, Adsay V, et al. International consensus guidelines 2012 for the management of IPMN and MCN of the pancreas. *Pancreatology* 2012;12(3):183–197.

Spleen

Ahmed S, Horton KM, Fishman EK. Splenic incidentalomas. *Radiol Clin North Am* 2011;49(2):323–347.

Chapman J, Bhimji S. *Splenomegaly. National Center for Biotechnology Information (NCBI) Bookshelf.* Treasure Island, FL: Stat Pearls Publishing; 2017.

Dhyani M, Anupindi SA, Ayyala R, Hahn PF, Gee MS. Defining an imaging algorithm for noncystic splenic lesions identified in young patients. *AJR Am J Roentgenol* 2013;201(6):W893–W899.

Kaza RK, Azar S, Al-Hawary MM, Francis IR. Primary and secondary neoplasms of the spleen. *Cancer Imaging* 2010;10:173–182.

Lake ST, Johnson PT, Kawamoto S, Hruban RH, Fishman EK. CT of splenosis: patterns and pitfalls. *AJR Am J Roentgenol* 2012;199(6):W686–W693. (Pictorial essay).

Mortele KJ, Mortele B, Silverman SG. CT features of the accessory spleen. *AJR Am J Roentgenol* 2004;183(6):1653–1657.

Saboo SS, Krajewski KM, O'Regan KN, et al. Spleen in haematological malignancies: spectrum of imaging findings. *Br J Radiol* 2012;85(1009):81–92.

Singh AK, Shankar S, Gervais DA, Hahn PF, Mueller PR. Image-guided percutaneous splenic interventions. *Radiographics* 2012;32(2):523–534.

Thipphavong S, Duigenan S, Schindera ST, Gee MS, Philips S. Nonneoplastic, benign, and malignant splenic diseases: cross-sectional imaging findings and rare disease entities. *AJR Am J Roentgenol* 2014;203(2):315–322.

Urritia M, Mergo PJ, Ros LH, Torres GM, Ros PR. Cystic lesions of the spleen: radiologic-pathologic correlation. *Radiographics* 1996;16(1):107–129.

(任逢春 张晓东 曾利川 杜勇)

第 43 章 ■ 咽与食管

成像方法

上消化道检查,也叫钡剂造影,是一种食管检查方法。检查部位主要是从咽部到 Treitz 韧带。钡餐造影或食管造影是一种对咽部不适和咽部、食管的一些可疑性病变进行检查的方法。通过口服硫酸钡制剂做好造影前的准备工作,在 X 线透视下完成摄片;对 X 线透视的过程进行录制,并数字化储存,以便对食管吞咽功能进行更为详细的观察。双重造影技术主要是钡剂及苯巴比妥的混合制剂使食管扩张,能更好地观察食管黏膜上的细微结构。检查时让患者发声可使咽部扩张,口服产气制剂可使食管扩张。常用的单对比方法单独使用钡剂悬浊液可使食管膨胀扩张。当钡剂基本通过仅少量涂抹黏膜时即形成黏膜相。

CT 和 MRI 可用于诊断咽和食管的恶性肿瘤,并可用于阐明其他影像学检查的结果。横断面技术辅助咽和食管的钡餐造影和内镜检查,通过显示咽壁、血管和邻近结构来确定疾病的程度。但是 CT 和 MRI 对黏膜的评估是有限的,通常不能区分炎症和肿瘤的情况。内镜检查有助于显示肿瘤穿过食管壁的情况。这章我们将学习咽部的钡餐检查方法以及吞咽功能异常的评估。颈部、咽部横断位成像已在第 8 章中介绍。

解　剖

咽是指介于鼻咽与喉之间,它进一步分为鼻咽、口咽、喉咽 3 个部分(图 43.1)。鼻咽介于颅骨与软腭之间,与呼吸有关。

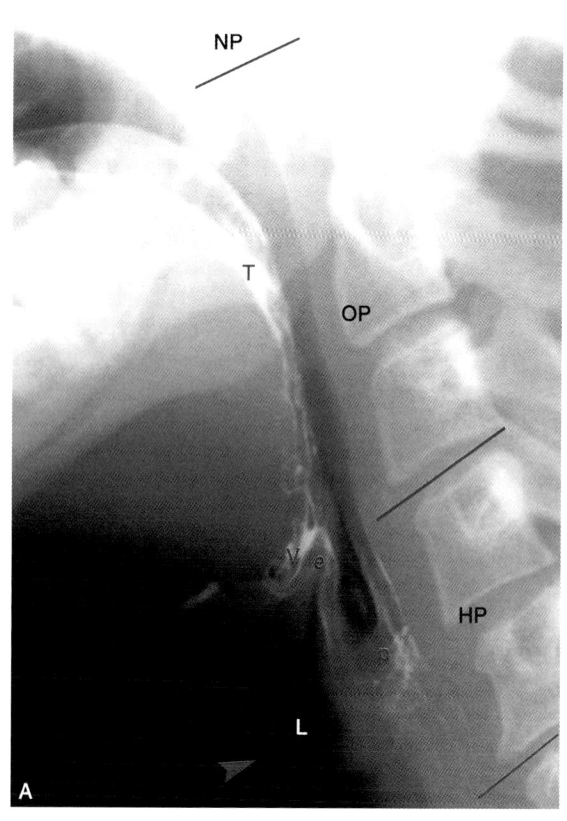

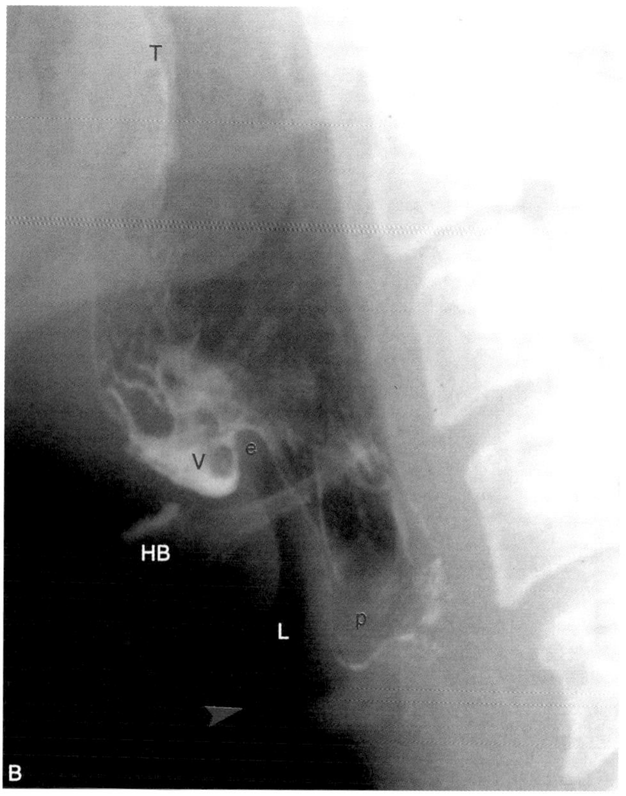

图 43.1　双对比咽部造影摄片。在钡餐造影下,可通过三次摄片来显示咽部的正常解剖结构:A. 管腔扩张前侧位成像;B. 让患者发“咦…”而使管腔扩张的侧位成像;

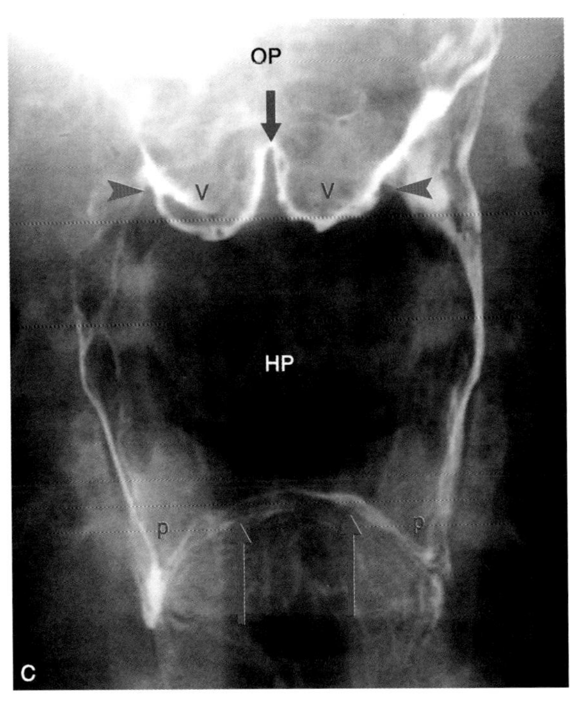

图 43.1（续）　C. 前（前后位）位成像。鼻咽（NP）介于颅底骨与软腭之间。口咽（OP）介于软腭与舌骨（HB）之间。喉咽（HP）介于舌骨与环咽肌之间，为咽部与食管的分界线。吞咽时，会厌（e）关闭喉口，防止食物进入喉部（L）引起误吸。在喉咽部可见一明显的由环状软骨所致的压迹（细箭）。舌根（T）由于有结节性淋巴组织而呈正常的分叶状外观。会厌谷（V）为舌根与会厌之间的隐窝，它的边缘是由舌会厌正中襞（粗箭）和舌会厌侧襞（如蓝色箭头所示）围绕而成。梨状隐窝（p）侧后壁下缘可达喉部，双侧大小常常被认为不完全对称。在空气的对比下，喉室隐约可见，位于上方假声带与下方真声带之间。

在这一章里，我们并不深入介绍它。口咽位于口腔下部，介于软腭与舌骨之间。喉咽介于舌骨与环咽肌之间。口咽前壁主要为舌根部。舌黏膜表面有一些小结节，它是由淋巴组织组成的舌扁桃体及轮廓为乳突状的味蕾所构成；其中舌扁桃体可肥大而形似新生物。会厌谷介于舌根与会厌之间，为两侧黏膜对称凹陷而成；中间被舌会厌正中皱襞分隔，侧壁由会厌侧皱襞组成。梨状隐窝较深、双侧对称，由喉咽黏膜向两侧下陷而成。

食管是由外层纵行肌和内层环形肌组成的肌型管道，上缘起自平 C_5～C_6 水平的环咽肌、下端至胃食管连接部，其表皮为复层鳞状上皮。食管缺乏浆膜层，致使其肿瘤可快速侵犯邻近组织。食管壁的肌层，上 1/3 段主要为横纹肌；下 2/3 段即主动脉弓水平下方，主要为平滑肌。食管有 3 个生理性压迹即主动脉弓压迹、左主支气管压迹、左房压迹。在钡餐双重造影下，食管黏膜是平整光滑的。食管 1～2mm 的纵行襞可很清晰的显示。在黏膜肌层纵行肌纤维收缩时，可见许多规则、厚 1mm 的横形襞（见图 43.22）。由于它与典型猫的病变食管征象一样，所以此段又称为猫样食管。此食管对于人类而言，可能对食管炎及食管功能异常的早期诊断有一定意义。

在横断面上，食管为一椭圆形的软组织密度影，周围被脂肪组织所包绕。在大多数情况下（60%），食管呈萎缩状态、即不包含空气。正常气体或对比剂位于食管腔内中央。反差偏心或空气应视为异常。通常，上食管扩张大于 10mm 或下食管扩张大于 20mm 者为异常。食管内的气液水平总是不正常的。下食管括约肌（LES）通常是关闭的。CT 和 MRI 上显示的正常食管壁厚度为 2～4mm。

胃食管连接处的解剖结构很复杂（图 43.2）。食管是一个圆柱形管道，在其末端却为囊状结构（此囊形端称为食管前庭段）。食管管状段与食管前庭段是由对称的环形肌（又称为 A 环）连接而成，在食管复层鳞状上皮移行为单层柱状上皮形成双侧不对称的 B 环；移性衔接处也形成 Z 线。在双重对比造影时，在食管下段可见锯齿状的分界线即 Z 线。临床上 B 环和 Z 线被认为是食管胃过渡区的影像标志。此外，Les 是一种生理结构而非解剖结构，这是一个 2～4cm 长的位于食管前庭的高压区；它是从量表上定义的，但没有明确的解剖学定位。在休息时，下食管括约肌紧紧地关闭、压力高于胃压，以防止胃内容物反流入食管。Les 的故障可导致胃食管反流病（GERD）。吞咽动作在食管中产生蠕动，导致 LES 放松，允许吞食的液体和固体进入胃。

食管裂孔是由膈内侧脚所围成的膈面成角性开口。膈内侧脚在 CT 和 MR 上呈一泪珠状的肌肉组织密度影，在正常呼吸的作用下，食管前庭前段和 A 环在胸腔内，食管前庭中段位于食管裂孔处，食管前庭下段和 B 环在膈下。当吞咽食物时，由于食管前庭松弛并向上移，在膈上 1cm 处可能看见 B 环。

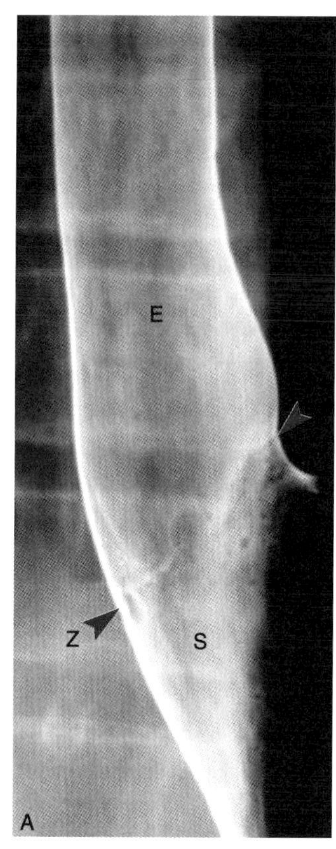

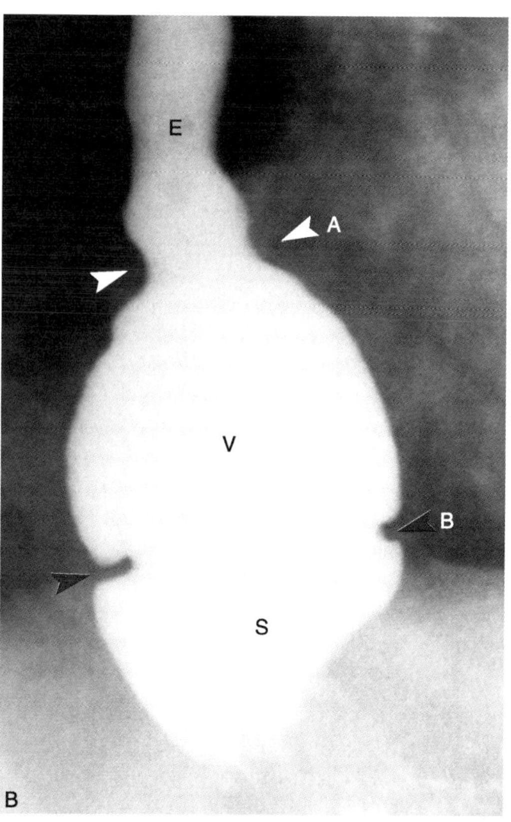

图 43.2　胃食管连接部(GEJ)解剖结构。在影像学上可通过单对比(A)和双重对比(B)的方法可显示胃食管连接部的生理学和解剖学标志。在双重对比造影下，在食管(E)的复层鳞状上皮移行为胃(S)的单层柱状上皮处可清楚地显示一条标志性的Z线(Z，红色箭头所示)。在单对比作用下可显示食管前庭段(V)被肌性A环(A，白色箭头所示)和B环黏膜皱襞分为3段(B，红色箭头所示)。食管前庭段为食管下端括约肌的标志。Z线和B环为胃食管连接处的标志。在影像学上，它们们与食管裂孔的位关系与吞咽和其他的生理运动有关。双重对比，可在正常扩张的食管壁上显示一些不典型的黏膜区。

正常吞咽和运动

正常的吞咽过程可分为3个时期：口腔期、咽期、食管期。口腔期包括把食物自动地从口腔运输到咽部。此时软腭抬高，舌下压以使食物推进口咽；然后在口咽和喉咽的作用下将食物推进食管内。呼吸暂时停止，喉前庭关闭，同时会厌及杓会厌襞关闭喉口，从而防止食物误吸入下方的梨状隐窝。

食管上段括约肌是由环咽肌及咽部其他肌肉组成，松弛时使上段食物下移，食管蠕动是将食物通过食管运输到胃里。原发性蠕动主要由两部分构成：一是抑制性快波，它可使括约肌松弛；二是随之产生的收缩性慢波，可使括约肌收缩进而推进食物。正常蠕动可以将每次吞入的食物全部推进胃内。在影像学上，原发性蠕动波作为一种分离波可遍及整段食管。第二蠕动是由食物对食管腔的压力所引发。第一蠕动波起源于食管中段，并同时向上下传播，这样可以清除因反流或其他原因残留在食管中的食物。第二蠕动波在影像学上的征象除起源于钡剂残留的食管处外，其他与第一蠕动波相同。第三蠕动波与食管的正常收缩没有直接关系，但它与食管运动功能异常有关，可使食管全段可出现短周期性反复的不规则收缩。食管钡剂造影在充盈像上，非蠕动所引起的食管收缩呈螺旋或串珠样征象。在吞咽作用、原发性蠕动以及食管上端扩张时，食管前庭段水平处的食管下端括约肌松弛，以便使食物通过。

吞咽障碍

随着年龄增长吞咽困难变得越来越普遍，尤其是65岁以上的人群吞咽困难的发生率越来越高。吞咽障碍可能导致吸入性肺炎、气道阻塞、脱水、体重减轻、生活质量降低。咽部吞咽异常的症状包括：高位性吞咽困难、吞咽梗阻(喉部肿块所致)、颈部处吞咽困难、鼻反流、声嘶、咳嗽、呼吸困难。吞咽后咳嗽可能意味着呼吸道吸入物质。然而，半数患者的临床表现是无声的。食管功能障碍的症状包括胃灼热、吞咽困难、"消化不良"和胸痛。吞咽困难的定义是在通过固体或液体从口到胃时，意识到吞咽困难。吞咽困难的患者常常自述"胸后有食物黏着、停滞感"和吞咽痛，这些症状常与食管解剖结构异常、肿瘤、食管功能异常有关。但是患者主观所指的病灶所在位置并不可靠。通过钡餐造影的方法，对整个口咽和食管的管道进行动态详细地分析，对口咽和食管的全面评估是很有必要的。食管运动功能异常、误吸都可能引起吞咽困难。影像学上发现咽部和食管的功能异常随着年龄的增大变得越来越普遍，患者可能没有什么特异性症状，但必须对其加以重视。导致咽部吞咽功能障碍的原因见表43.1。

表 43.1

引起咽部吞咽功能障碍的因素

年龄(主要因素)	咽食管憩室
神经系统疾病	肿瘤
脑血管意外	**药物因素**
多发性硬化	**辐射**
运动障碍	**胃食管反流**
神经退行性疾病	**外伤**
中枢神经系统感染	**术后改变**
肌肉系统疾病	**恶性肿瘤**
肌营养不良症	口腔内的恶性肿瘤
重症肌无力	咽部的恶性肿瘤
解剖结构异常	喉部的恶性肿瘤
咽蹼	

咽部淤滞症可见一些在吞咽过程中随食物而进入的气体填充会厌谷和梨状隐窝,它常提示咽部传送功能受损。喉渗漏时,钡剂通过入口至喉前庭而未到达下方的声带。当误吸时钡剂进入到声带以下的气道(图 43.3),其临床症状大部分为刺激性咳嗽。喉渗漏与气管支气管误吸都可提高肺炎的发病率,特别是住院患者。鼻反流是由于软腭上抬时不能与咽后壁正常接触所致,造成这种情况的原因包括:神经功能缺陷、肌营养不良、上腭解剖结构异常。

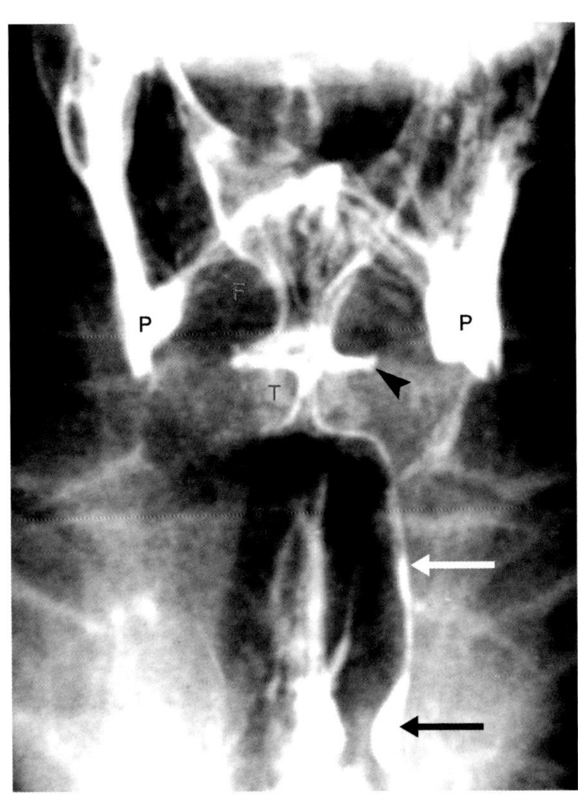

图 43.3　误吸在钡餐中的表现。在吞钡的过程中,通过前后位透视可观察到误吸的征象。假声带(F)、真声带(T)、喉室黏膜表面(如箭头所示)均可见钡剂影。当钡剂影存在此平面时可诊断为喉渗漏。但当近端支气管也出现钡剂时则为误吸。梨状隐窝(P)可被钡剂填充,那是正常征象。

环咽肌失弛缓症是由于食管上括约肌不能完全地松弛所致,并常常引起吞咽困难和误吸。食管充盈像,在 $C_5 \sim C_6$ 水平咽食管连接处可见环形切迹。当咽部扩张受压时,钡剂可能会反流进入喉部和支气管内(吞咽过程中出现的环咽肌表明功能障碍和开口不全;咽腔扩张,钡剂可溢入喉和气管)。由于在一些正常人咽部也存在明显的环形切迹,但切迹明显程度多大时才有诊断意义一直是人们讨论的话题。一般认为,当管腔狭窄程度超过正常直径的 50%时则可引起吞咽困难。环咽部的功能障碍常常与咽功能障碍,常与胃食管反流病、憩室炎、咽部神经肌肉疾患有关。

食管失弛缓症是一种病因不明确的疾病,临床上有以下特征:①以食管体部蠕动消失为主要表现;②静息时食管下端括约肌内压增高;③吞咽时食管下端括约肌不能松弛或不完全松弛为特征的疾病。非食管源性的蠕动及食管下段括约肌痉挛均会导致食管内食物排空受阻。本病病理上的表现为食管奥尔巴克神经丛缺乏神经节细胞。该病通常发病在 30~50 岁,临床症状逐渐加剧,出现吞咽困难、反流、口臭以及误吸。其影像特征包括:①食管同等程度的扩张,其内有时可见气液平;②食管蠕动减少,早期第三蠕动波频繁;③食管下端括约肌出现锥形"鸟嘴"样畸形,因食管下段括约肌不能松弛所致(图 43.4);④增加了膈上憩室和食管癌的发病率。食管失弛缓症可通过球囊扩张和 Heller 术进行治疗。鉴别诊断方面,有些疾病症状也类似食管失弛缓症,包括以下几种。

美洲锥虫病是由一种叫克鲁斯锥虫释放神经毒素破坏食管内神经节的一种疾病。克鲁斯锥虫主要生存在南美

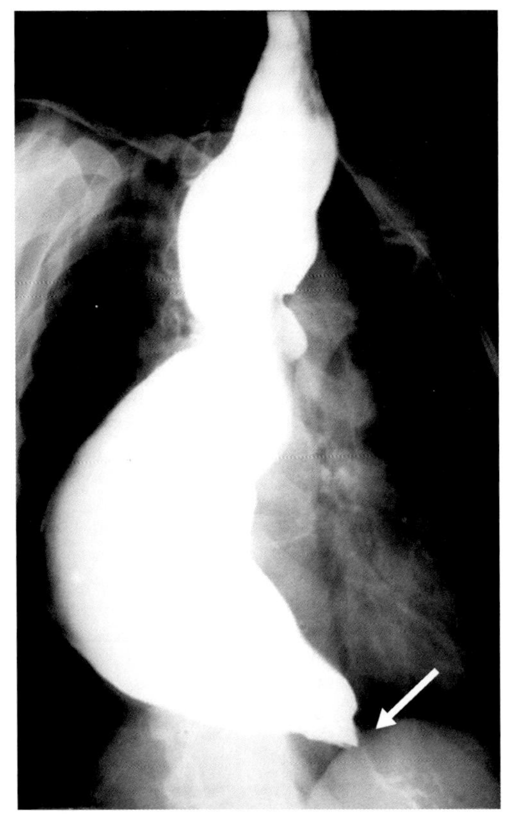

图 43.4　贲门失弛缓症。食管钡餐造影正位片示,食管远端 1cm 长的光滑锥形狭窄(箭),近端扩张。注意此正位片上钡柱明显可见。狭窄段较短是原发性贲门失弛缓症的征象。

洲,特别是在巴西东部。本病的影像学表现与食管失弛缓症一致。它可能还会引起心肌病、巨十二指肠、巨膀胱、巨结肠。

食管癌可能类似于贲门失弛缓症,但倾向于累及较长(3.5cm)段的食管远端;癌肿质硬,其倾向于出现不规则的食管远端变细和肿块效应(图43.5)。当贲门失弛缓症在钡餐检查中出现时,重要的是评估贲门和胃底,以排除GEJ处的潜在恶性肿瘤导致这些结果的原因。然而,由于食管钡剂排空延迟,所有患者的贲门和胃底并未得到充分评估。因此,了解钡剂检查在评估疑似贲门失弛缓症患者的贲门和胃底的局限性是很重要的。临床上消化道狭窄通常与第一蠕动波正常与否有关,且通常有食管裂孔疝。

弥漫性食管痉挛是一种原因不明的、以多发第三期收缩、食管壁增厚、间断性吞咽困难、胸痛为特点的疾病(图43.6)。可见原发性食管蠕动,但常不能引起食管收缩。此病好发于中年。LES经常出现功能失调,通常通过在GEJ注射肉毒杆菌毒素或在内镜下行LES球囊扩张来改善。在钡餐造影中,弥漫性食管痉挛的特征是食管第一蠕动间歇性消失或减弱,同时伴有非蠕动性收缩,间歇性收缩使食管腔道狭窄,产生典型的螺旋状改变。CT显示20%的患者食管远端5cm处周围增厚5~15mm。

神经肌肉性障碍是口期、咽期、食管期3期吞咽异常的常见原因。引起神经性功能异常中最常见的原因是脑血管疾病、卒中。其他原因包括帕金森、多发性硬化病、神经性肿瘤、神经性创伤后遗症。另外,横纹肌的病变包括:肌营养不良、重症肌无力、皮肌炎,其主要影响咽和食管近端1/3(主要为横纹肌)。

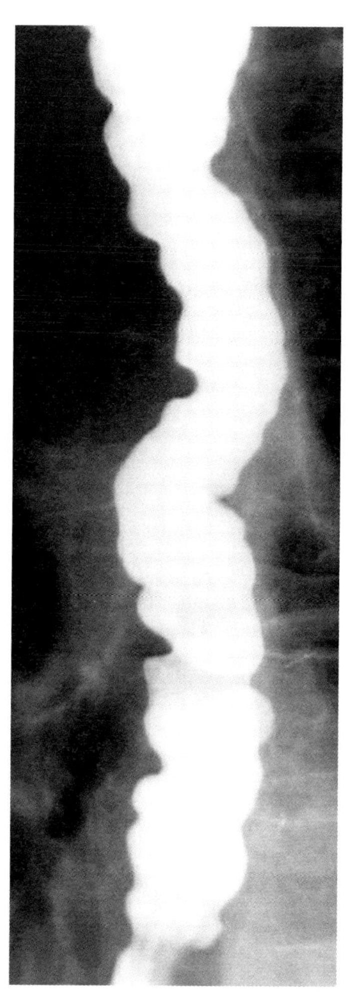

图43.6 弥漫性食管痉挛。食管钡餐,食管上可见很多的无功能性第三期收缩。食管下段括约肌是无功能的,并不能有效地开放。

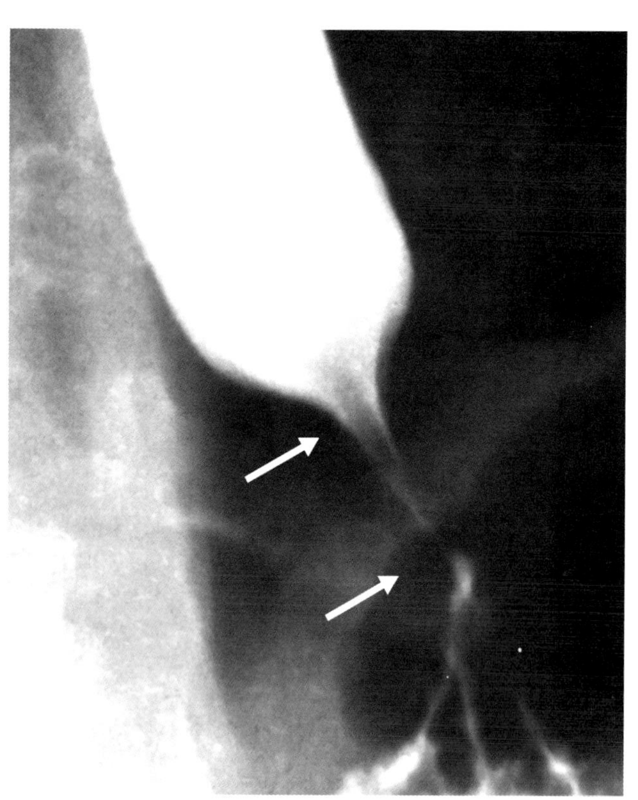

图43.5 食管癌。钡剂造影显示食管远端约4cm杵状狭窄,食管近端直径4cm,内镜及活检证实为食管癌。

硬皮病是一种原因不明的、以胃平滑肌进行萎缩和受累组织进行性纤维化为特征的一种系统性疾病。此病在女性多发,好发年龄常常为20~40岁。其中75%~80%的患者食管常被累及。影像学征象(图43.7)包括:①食管下段2/3(平滑肌部分)蠕动基本消失;②食物排空延迟;③僵硬扩张的食管无法排空;④食管下端括约肌不能完全闭合、食管反流。除了反流外,食管下段的轻度收缩是不常见的。手术后,包括舌、咽、喉恶性肿瘤的外科手术,都会引起对食管吞咽功能的损伤及形态学的改变。外科切除术至少需切至肿瘤边缘外1cm,以致大块组织被切除导致残余组织结构功能的改变。

食管炎常常引起食管运动功能的异常及明显的食管第三期收缩。在美国和西方国家,胃食管反流病是一个主要的健康问题,成年人口发病率为10%~20%。

胃食管反流疾病是由于食管下括约肌关闭不全所致。食管下端括约肌的静息压降低,并且不能随着腹腔内压增加而升高,以致升高的腹内压力超过食管下段的压力,胃内容物被反流入食管中。胃食管反流疾病的临床症状包括:胸骨柄下灼痛、体位性反流(仰卧位)、反流性食管炎、吞咽困难、吞咽痛。

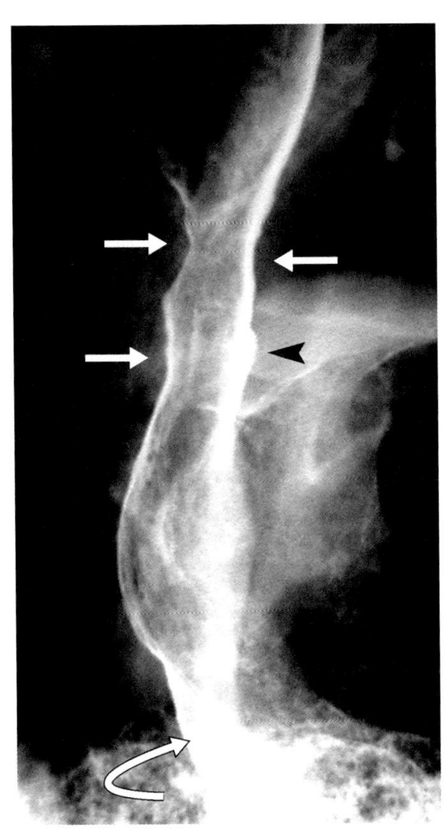

图 43.7　硬皮病。在双重对比下，患有硬皮病的患者的食管蠕动时可见食管轮廓僵直。胃食管连接处有间隙出现，并可观察到胃食管反流征象。反流性食管炎会引起食管轻度狭窄（白箭）和局部性溃疡（箭头）。

胃食管反流疾病并发症包括：反流性食管炎、食管狭窄及 Barrett 食管。影像学对胃食管反流综合征的诊断尚有一定的难度。在上消化道检查时，有 20%的正常人也会出现自发性反流。有时不通过激发试验，即使病理学证实的胃食管反流疾病的患者也有可能不出现反流征象。对食管 pH 24h 监测是诊断胃食管反流疾病最有效的方法。

食管裂孔疝与胃食管反流疾病常被人们认为是同义的。但食管裂孔疝与胃食管反流或反流性食管炎的征象却并没有很大的联系。对于食管裂孔疝的定义及其诊断标准是人们一直讨论的话题。其中最简单的定义是：胃部分组织向胸腔内突出（食管裂孔疝非常普遍，成年人中约 40%～60%受其影响）。我们将介绍其中的 3 种类型：①滑动型裂孔疝，最常见（95%）的一种。主要表现为胃食管连接部向上移至裂孔上方 1cm 以上。食管裂孔宽度常为 3～4cm（图 43.8）。正常食管裂孔宽度常不超过 1.5cm，CT 是测量最好的方法。胃底部有时也上移到膈肌上方，在胸片时常被误以为是心后方肿瘤，而食管裂孔疝常可见到气液平征象。在站立位时，小的滑动型裂孔疝常常可以恢复。在多数病例中，单纯性滑动裂孔疝的临床症状并不明显；临床上是否出现临床症状及发生并发症主要取决于食管下段括约肌的功能及是否存在病理性的胃食管反流。②裂孔旁疝是最少见的一种类型，主要表现为胃部分组织移至膈上、而胃食管连接部仍在膈下（图 43.9）。其中混合型是裂孔旁疝中最常见的一种类型（图 43.10），主要表现为胃食管连接部及大部分胃均移至膈上，其中被移至膈上的胃常呈旋转状态。③食管旁型，特别是大部分胃组织上移到膈上时，容易并发胃扭转、胃梗阻及胃缺血的危险。

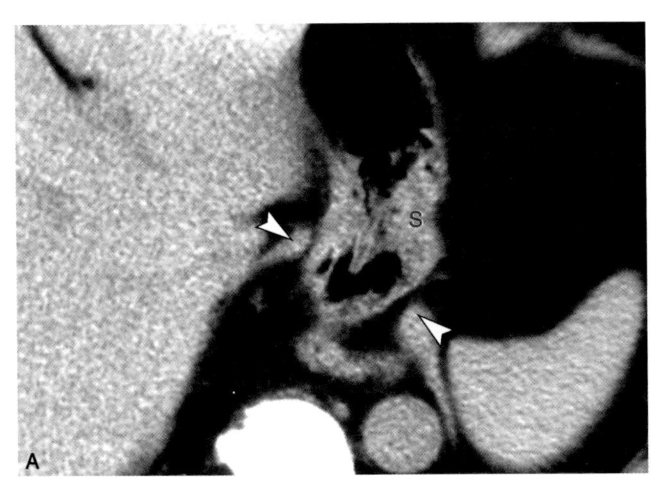

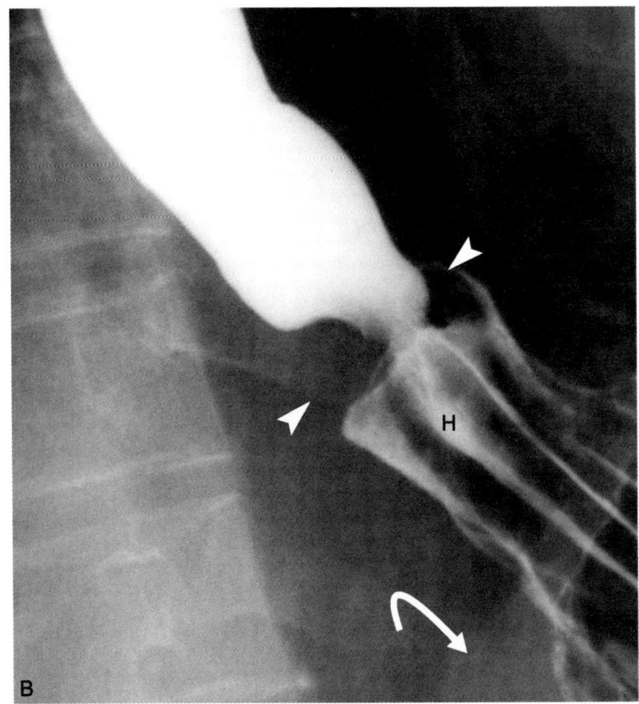

图 43.8　滑动性裂孔疝。A. CT 显示膈肌脚部（箭头）之间有 26mm 的间隙。正常食管间隙不应超过 15mm。胃（S）通过裂孔延伸并且位于膈肌的上方和下方。B. 钡餐食管造影显示小的滑动性裂孔疝（H），胃折叠延伸至标记胃食管交界处的 B 环水平（箭头）。食管胃结合部刚好位于左侧膈肌（弯箭）水平上方。

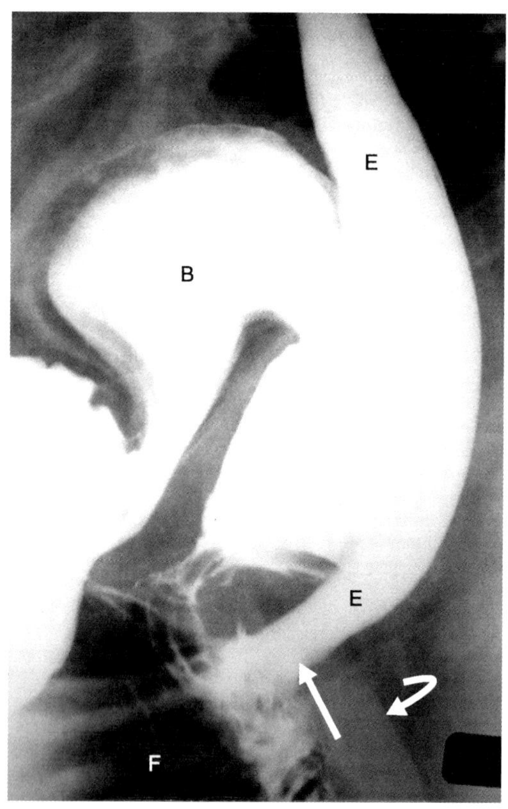

图 43.9　食管裂孔旁疝。通过对上消化道系列 X 线显影可显示食管裂孔旁疝的影像学特征。胃食管连接部(如箭头所示)及胃底部(F)位于膈下,胃体部(B)经过食管裂孔进入胸腔并向后折拢向腹部延续。

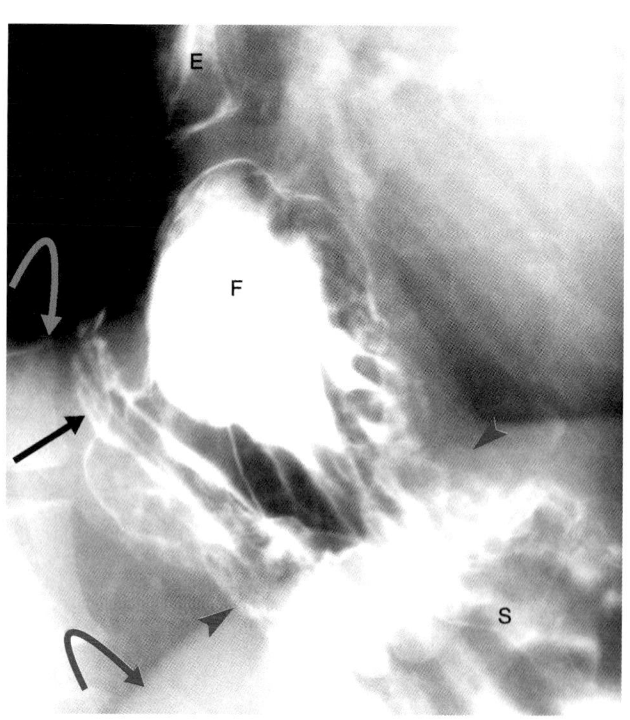

图 43.10　复合性食管裂孔疝。左后斜对上消化道系列观察可显示一大的食管裂孔疝。胃底部(F)上移至左侧膈肌上方(红色弯箭)。宽为 6cm 的食管裂孔在胃体部形成压迹(箭头),食管远端(黑箭)在左侧膈平面上面 5cm 处。食管下段呈弓形包绕疝囊。右侧膈肌(蓝色弯箭)高于左侧膈肌。

袋状外突类病变

咽侧憩室是咽部黏膜在咽侧壁薄弱处向外突出而形成的囊袋状结构,最常发生在扁桃体隐窝和甲状舌骨膜。咽侧壁憩室反应咽内压力增加,在一些乐器表演者中最常发生。

咽食管憩室常发生在咽下部近食管上段括约肌处,即位于环咽肌环形肌纤维和咽下缩肌的斜形肌纤维之间的卵裂面(Killian 三角裂)后正中处。憩室有一个颈部,因憩室颈位置高于憩室囊以致食物淤滞其中(图 43.11)。被扩张的憩室可能会压迫颈部食管而出现一些临床症状,包括:吞咽困难、口臭、食物反流(在 40 岁以下的患者中很少发现这种情况)。

Killian-Jamieson 憩室起源于颈段食管近端的前外侧壁,位于环咽肌下方与食管纵肌腱外侧间隙(即 Killian-Jamieson 间隙)。Killian-Jamieson 憩室比 Zenker 憩室要小得多,也不常见,在咽食管造影上表现为永久性左侧或(25%)来自环状咽下近端颈部出气囊(图 43.12)。憩室引起症状的可能性也比较小,并且比起 Zenker 憩室来,溢出性吸入或胃食管反流病不易引起症状。

食管中段憩室可以包括内压性憩室和牵引性憩室。内压性憩室是食管蠕动功能异常所致(图 43.13)。牵拉性憩室是由于邻近淋巴结炎症,形成纤维瘢痕后牵拉所致(图 43.14)。大部分食管中段憩室颈口很宽不会引起淤滞,所以临床上常无症状。

膈上憩室常发生在食管下段括约肌上方的右侧。膈上憩室很少见,常在食管运动动能异常的患者中出现(图 43.15)。由于膈上憩室颈很小并且高于憩室囊,常导致食物淤滞而出现症状。

食管囊肿是食管壁向外的一个小突起,它常被认为是一些食管炎的并发症(图 43.16)。食管囊肿也被认为是已治愈的

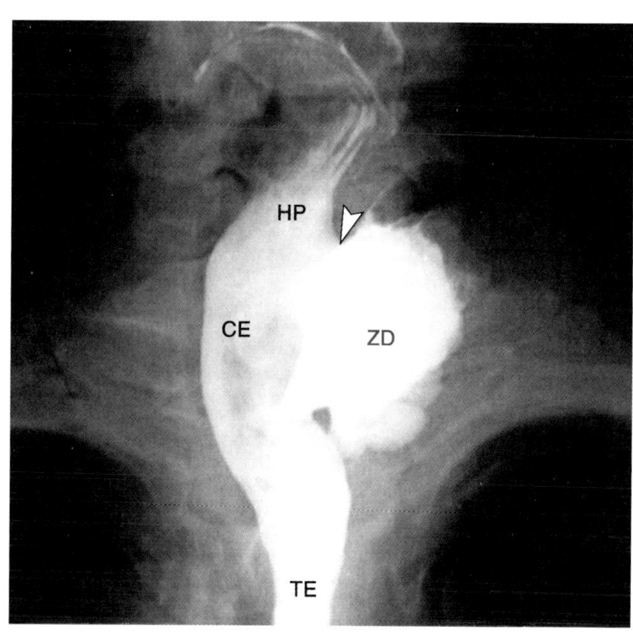

图 43.11　咽食管憩室(森克尔憩室)。吞钡检查可显示咽食管憩室(ZD)在咽食管交界处(HP)和食管颈段(CE)处向食管壁外突出的特征性钡剂填充征象。大部分憩室颈开口向上,即容易引起食物及液体淤滞。TE,胸段食管。

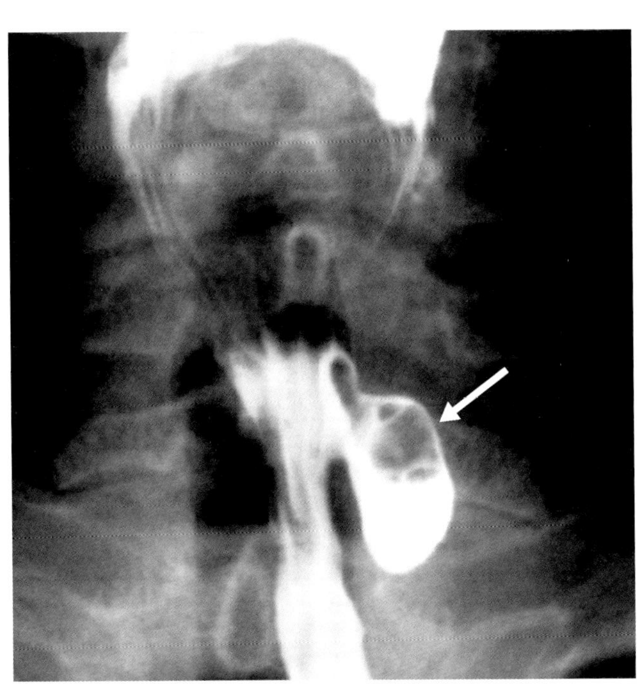

图43.12　Killian-Jamieson 憩室。Killian-Jamieson 憩室位于患者颈部，X 线片显示左侧 Killian-Jamieson 憩室（箭）、颈部较宽。

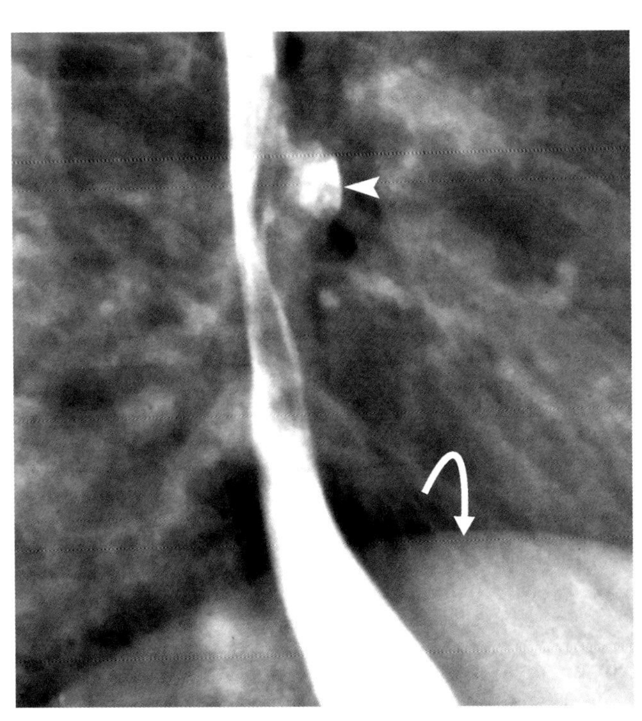

图43.14　牵引憩室。食管造影显示小牵引憩室（箭头）从食管中部延伸由纵隔肿块引起纤维化。弯箭示膈肌

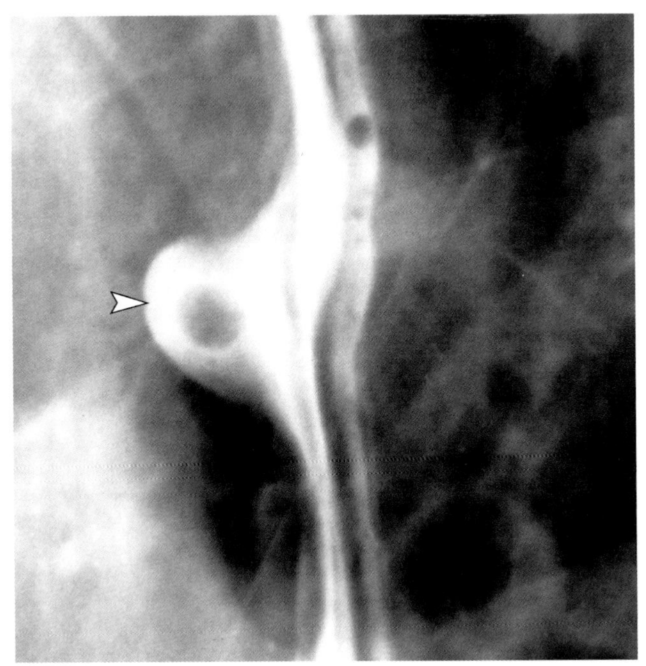

图43.13　内压性憩室。食管吞钡检查可显示在食管中段与食管壁连续的黏膜向食管壁外突起（如箭头所示），并持续存在。患者常常没有临床症状。内压性憩室是食管黏膜层及黏膜下层通过肌层向外膨出。

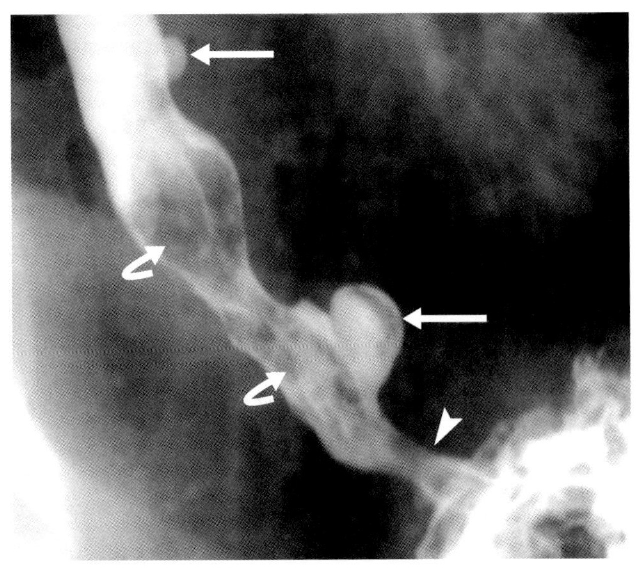

图43.15　膈上憩室。食管远段的狭窄（箭头）导致内压性憩室（箭）的形成。钡剂充盈像，食管充盈缺损（弯箭）为狭窄近端食物淤滞所致。

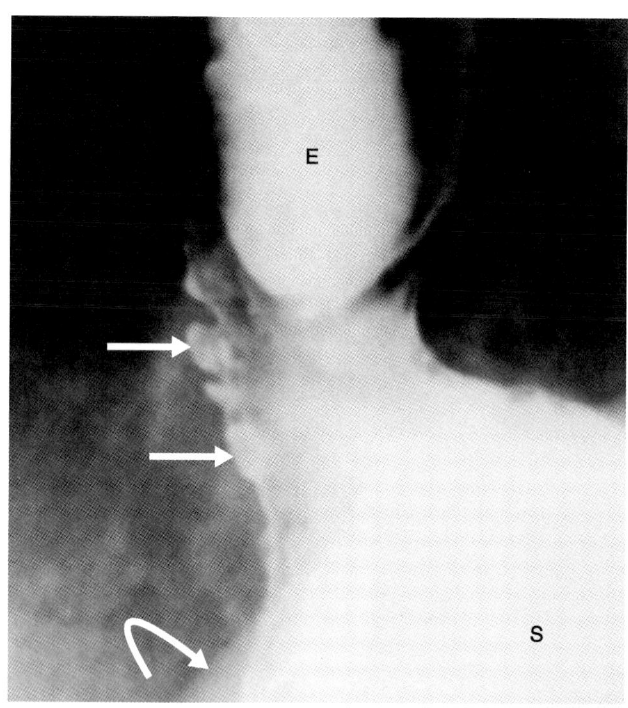

图 43.16　反流性食管炎。食管钡餐造影可显示：在食管远端即膈上水平（弯箭），食管管腔变窄、黏膜僵直。一些明显向外突起的囊状结构（箭），表明有长期或严重的食管炎病史。E，食管；S，胃。

溃疡或瘢痕性溃疡所致。在透视下，可观察到囊的大小和形状可发生改变，其中病灶轮廓清晰与否是食管囊肿与食管溃疡的主要鉴别点。

壁内的假憩室是食管壁内深部的黏液腺管扩张所致。在钡餐造影下，在食管壁外侧可见与食管管腔连续的烧瓶样钡剂填充征象或点、线状钡剂影。壁内假性憩室常呈簇分布，常不引起食管狭窄。在相邻假性憩室之间可见一些线性的钡剂影（壁内黏液管的征象）。

食　管　炎

食管炎是一种由多种病因所致的常见疾病。通过影像评估，可检测出大多数中重度食管炎，但对于轻度食管炎的诊断常不到50%。所以强调技术的提高和双重对比的研究是很有必要的。

食管炎的影像学特征包括：①食管壁的增厚（>3mm）；②局限性食管扩张（不对称性食管扁平）；③食管运动功能异常；④黏膜斑块及结节；⑤食管糜烂、溃疡形成；⑥局部性食管狭窄；⑦食管壁内假性憩室（被钡剂填充的扩张的黏膜下腺，厚约1～3mm）。溃疡常是食管炎的一个特异性表现，小溃疡（<1cm）常并发有疱疹、急性辐射、药物性食管炎、黏液膜性类天疱疮。大溃疡（>1cm）是巨细胞病毒、HIV、Barrett 食管及食管肿瘤的特征性表现。CT 可显示增厚的食管壁（>5mm）、增厚伴明显强化的食管壁与轻度强化的食管黏膜形成的靶征。

反流性食管炎是胃、十二指肠中的消化液反流入食管，损伤食管黏膜所致。其严重程度主要取决于腐蚀因子的浓度及与食管接触的时间，包括：胃酸、胃蛋白酶、胆汁盐、咖啡、巧克力、阿司匹林等。反流性食管炎所致的食管病理性改变在食管远端和胃食管交界区。反流性食管的早期表现为黏膜水肿，即食管远端颗粒样或小结节样改变。与念珠菌食管炎所致的边缘性小结节不同的是反流性食管炎的结节边界不清晰。炎性分泌物及假膜形成后，影像表现可能会类似暴发性念珠菌性食管炎。反流性食管炎是引起食管溃疡最常见的原因。食管溃疡常表现为不连续的线、点状不规则龛影，其周围有水肿带。反流性食管溃疡发生在食管远端，而不是在食管近端及中段，这是与疱疹性、药物性食管炎的主要鉴别点。反流性食管炎的并发症包括：食管溃疡、食管出血、食管狭窄及 Barrett 食管（图43.17，表43.2）。

Barrett 食管是由慢性胃食管反流综合征引起的食管远端柱状上皮化生的疾病。在食管远段即为柱状上皮而不是鳞状上皮组织。10%的反流性食管炎的患者发展为 Barrett 食管；硬皮病患者则可提高到37%。Barrett 食管属于癌前病变（在 RE 狭窄患者中增加到40%），其中15%的患者可最终发展为腺癌，使腺癌的发病率提高了30～40倍。Barrett 食管的临床症状和反流性食管炎的区别不大。食管腺癌可发生在任何年龄阶段。

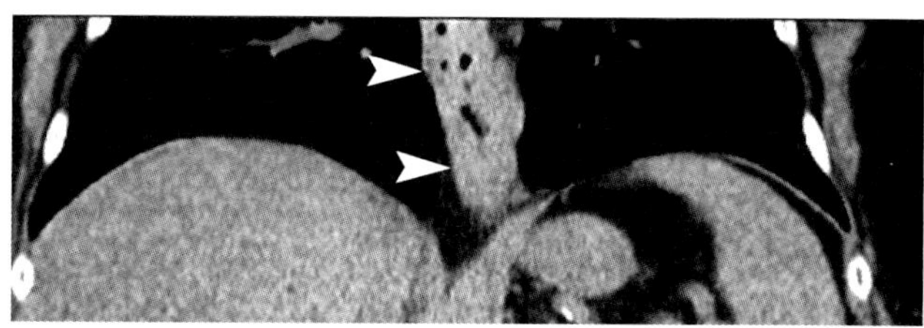

图 43.17　反流性食管炎。食管远端壁不规则增厚，如冠状图所示，随后的内镜检查证实为反流性食管炎。

表 43.2

食管壁增厚的原因（≥5mm）

食管炎（环形）
反流性食管炎
Barrett 食管
克罗恩病
长期食管插管
放疗后瘢痕形成
大疱性表皮松解症
嗜酸细胞性食管炎
良性肿瘤（非对称性，局灶性）
平滑肌瘤
颗粒细胞瘤
血管瘤（典型静脉石）
纤维上皮息肉
恶性肿瘤（非对称性，局灶性）
腺癌
鳞状细胞癌
淋巴瘤
转移癌
食管静脉曲张
壁内血肿
弥漫性食管痉挛

其中胃食管反流综合征合并 Barrett 食管时的影像特征可表现为高度狭窄(多在食管中段)或深溃疡(图 43.18)。食管黏膜呈网格状改变,类似胃黏膜组织时也可考虑为 Barrett 食管。Barrett 食管需内镜活检才能诊断。

感染性食管炎在免疫力低下的患者中最为普遍。随着甾体类药物及细胞毒性药物的应用及 AIDS 越来越普遍,感染性食管炎也逐渐变得普遍。到目前为止,白念珠菌是感染性食管炎最常见的原因。在 AIDS 患者中感染性食管炎也很常见。临床上增加感染性食管炎的危险因素包括:恶性肿瘤、放疗、化疗及甾体类药物的使用。口咽念珠菌(鹅口疮)是目前常见的(图 43.19)临床类型,通常是在体检时发现。吞咽痛是感染性食管炎主要的症状。在食管双重对比造影下,食管壁不连续的斑块状改变是最特征的表现。斑块表现为镶嵌在正常食管黏膜组织的、纵行的线状或间断性不规则的充盈缺损,其表面不光整呈虫蚀样改变。这些病灶可呈小结节样改变,但也有可能很大并有假包膜。溃疡一般很小(<1cm)可能呈斑点状、圆形、椭圆性或线形。暴发性疾病所产生的“泡沫食管”,在钡剂充盈像上可见一些微小气泡影。

单纯疱疹性食管炎是一些小疱疹破裂后形成的不连续性食管黏膜溃疡。这些溃疡可以是线状、小斑点状、环状,溃疡周围有一个特征性的透亮晕环。在不连续的溃疡之间可见一些正常食管黏膜组织,是疱疹性食管炎最主要的特点。其中,结节及斑块样改变是很少见的。

巨细胞病毒是 AIDS 患者中发生暴发性食管炎的原因之一。一个或多个大而平坦的溃疡是巨细胞病毒性食管炎最典型的特征性表现(图 43.20)。内镜组织活检或病毒培养均可以诊断。

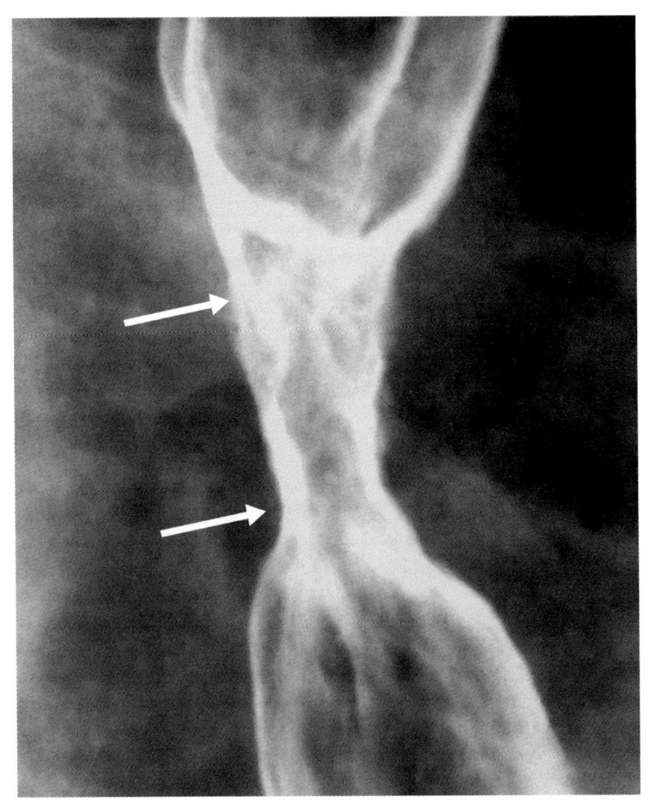

图 43.18　Barrett 食管。气液双重食管造影显示,中段食管可见一中等程度狭窄(箭),对比剂呈网状分布,这是 Barrett 黏膜肠上皮化生所致的表现。

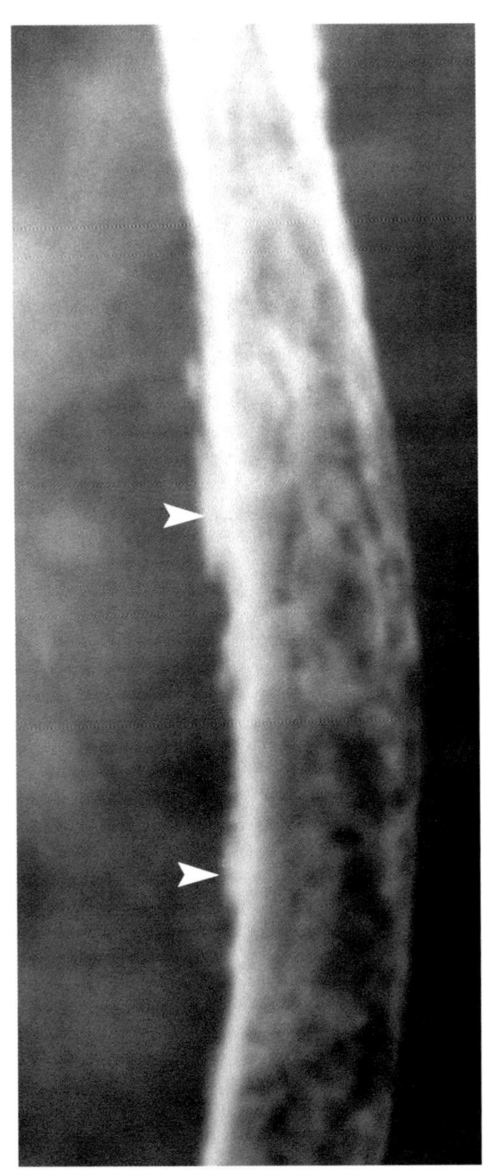

图 43.19　念珠菌性食管炎。化疗后免疫力低下的患者通过食管钡餐检查可显示:由白念珠菌性食管炎引起食管黏膜多个融合斑块以及浅表溃疡(箭头),黏膜呈现“紊乱”改变。

食管炎形成巨大溃疡而导致剧烈的吞咽疼痛。电子显微镜可在溃疡组织中发现 HIV 颗粒。溃疡巨大而扁平,通常发生在食管中段。在胃肠道系统结核中,发生于食管的结核是最为少见的。其主要表现为食管溃疡、食管狭窄、食管窦道形成及脓肿(图 43.21)。

药物性食管炎是口服药物后,药物与食管黏膜的接触部位引起的局部炎症。导致药物性食管炎的常见药物包括:四环素、多西环素、奎尼丁、阿司匹林、吲哚美辛、维生素 C、氯化钾以及茶碱。药物性食管炎的 X 线表现与疱疹性食管炎的 X 线表现是相似的,即在食管中段散在、不连续的溃疡之间有正常黏膜组织相间(图 43.22)。药物性食管炎的诊断依据为近期服药史。通常在停服药物后的 7~10d 之内可以自愈。

腐蚀剂的摄入常常发生在小儿意外或有自杀企图的成年

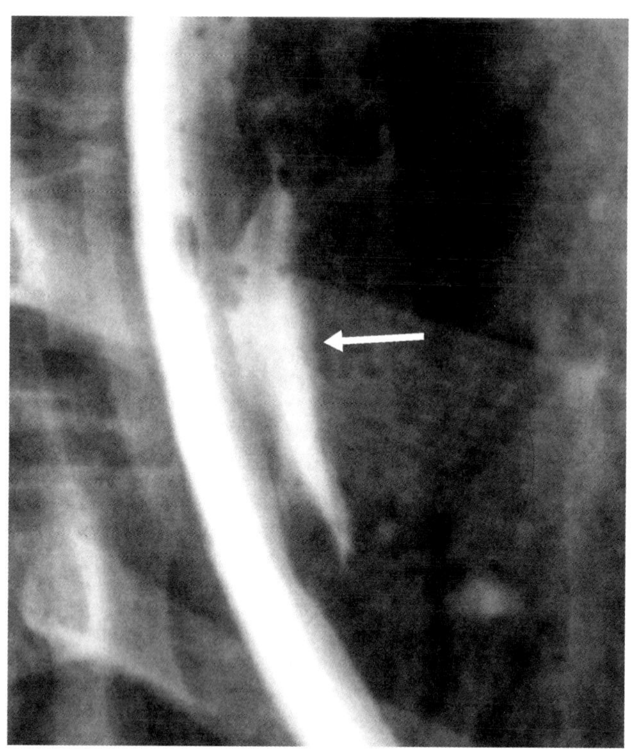

图 43.20　巨细胞病毒性食管炎。食管远端大而平坦的黏膜溃疡(箭)是 AIDS 患者感染巨细胞病毒的食管炎特征性表现。

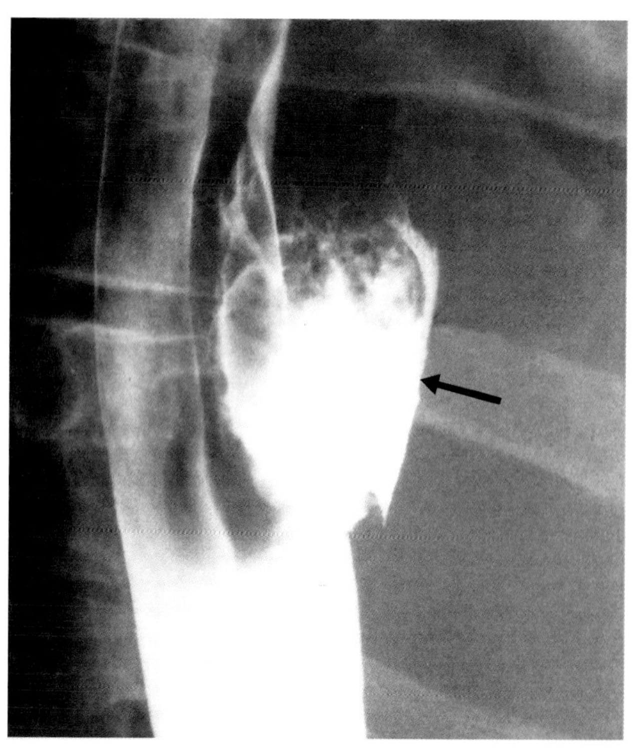

图 43.21　结核性食管炎。结核在机体免疫力低下的患者中发生,可形成食管溃疡和食管周围脓肿(箭)。

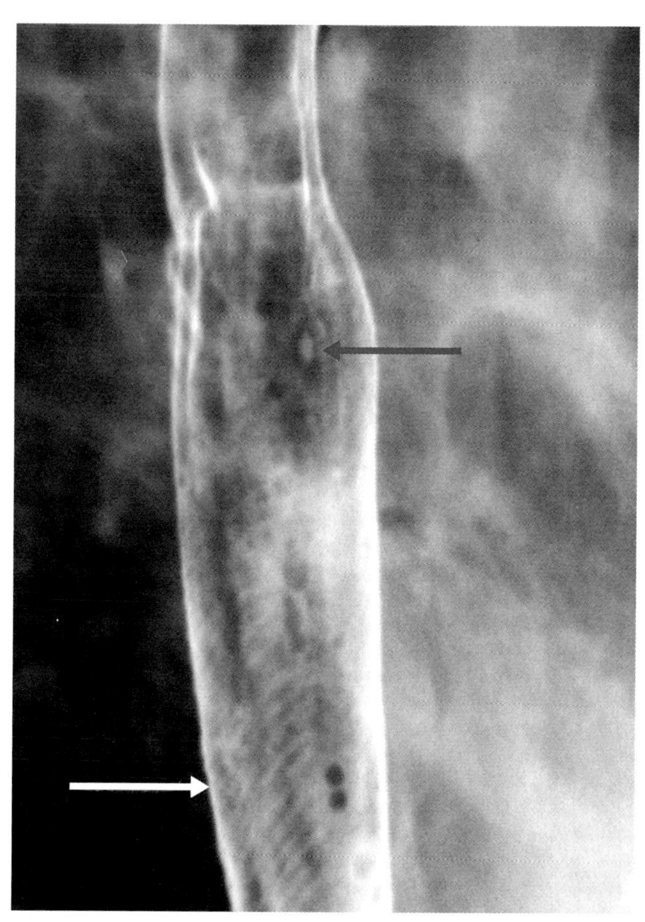

图 43.22　药物性食管炎(猫食道)。食管气钡双重造影显示食管正面(红箭)和侧面(红箭头)不连续的溃疡,溃疡是由于四环素胶囊在食管内滞留引起的,食管远端多发规则、薄、横向皱褶(白箭)是食管炎的典型表现。

人中。碱性腐蚀剂(碱性液体)可引起深层(食管壁全层)的凝固性坏死。而酸性腐蚀剂往往引起浅表的损伤。食管的急性损伤可出现食管溃疡、食管穿孔、纵隔炎等并发症表现。晚期并发症包括食管壁纤维化及长段的或多发性的食管狭窄。

克罗恩病累及食管出现不连续的口疮样溃疡是很罕见的。实际上,克罗恩病累及小肠或大肠是很常见的。但临床上除非有很确切的克罗恩肠病,否则食管克罗恩病是不能诊断的。

放射性食管炎常发生于因恶性肿瘤而接受胸部放疗的患者。急性辐射可引起辐射区域形成深浅不一溃疡。随着受累区域溃疡纤维化的进展,食管的蠕动波中断,并且在放疗区域可形成一段边缘光整的较长食管狭窄段。45~60Gy 的辐射剂量往往与食管狭窄的进展有一定的关联。当放疗和盐酸多柔比星(阿霉素)化疗同时进行时,食管的炎症则更加严重。上消化道钡餐造影可显示在辐射区域存在一段长度可变的食管狭窄,伴多发的不连续性溃疡或食管黏膜呈颗粒状改变。

食管狭窄

食管狭窄指的是食管内的持续性缩窄。炎症所致的食管壁纤维化和食管肿瘤是引起食管狭窄最为普遍的原因。由于影像学征象在鉴别良恶性狭窄方面并不可靠,因此必须借助内镜来鉴别评估。胃食管反流病、硬皮病及长期鼻饲插管术多引起食管远段的狭窄。而 Barrett 食管、纵隔辐射、腐蚀剂的食入及一些可引起与黏膜溃疡相关的皮肤病如：类天疱疮、多形性红斑、营养不良性大疱性表皮松解，则是引起食管上、中段狭窄最为普遍的因素。典型的食管良性狭窄表现为光滑的食管腔逐渐变细、呈向心性狭窄（图 43.18）。食管恶性狭窄的特征性影像学表现为食管腔突然变窄、管腔呈偏心性狭窄，黏膜皱襞不规则或呈结节状。由于肿瘤容易侵犯黏膜下层，因此逐渐变细的管腔狭窄表现也可见于恶性病变。

食管炎。反流性食管炎可引起食管壁进行性纤维化，最终导致食管狭窄。急性和慢性食管炎的表现通常是交替的。

反流性食管炎是食管狭窄最普遍的原因。食管反流性狭窄常常局限于食管下段，管腔可逐渐变细，边缘光滑，呈环状狭窄（典型表现）（图 43.23）或偏心性狭窄，管腔不规则。由食管瘢痕形成的小而光滑的囊袋状结构及固定的横行皱襞，是食管反流性狭窄的特征性改变。长期的鼻饲插管术可引起食管的长段狭窄。大多数反流性食管炎狭窄长度为 1~3cm。Schatzki 环是 B 环上的病理性环型狭窄，由反流性食管炎引起。典型的 Schatzki 环的长 2~4mm。长期鼻胃管插管可诱发长段狭窄（图 43.24）。鼻胃管可防止食管下括约肌闭合，从而导致远端食管受到胃酸反流的不断冲刷。患佐林格-埃利森综合征时，由于反流的胃内容物中的高浓度胃酸，会导致严重的反流性食管炎。沙特斯基环，由食管反流所引起的在 B 环水平的一种病理性环形狭窄。

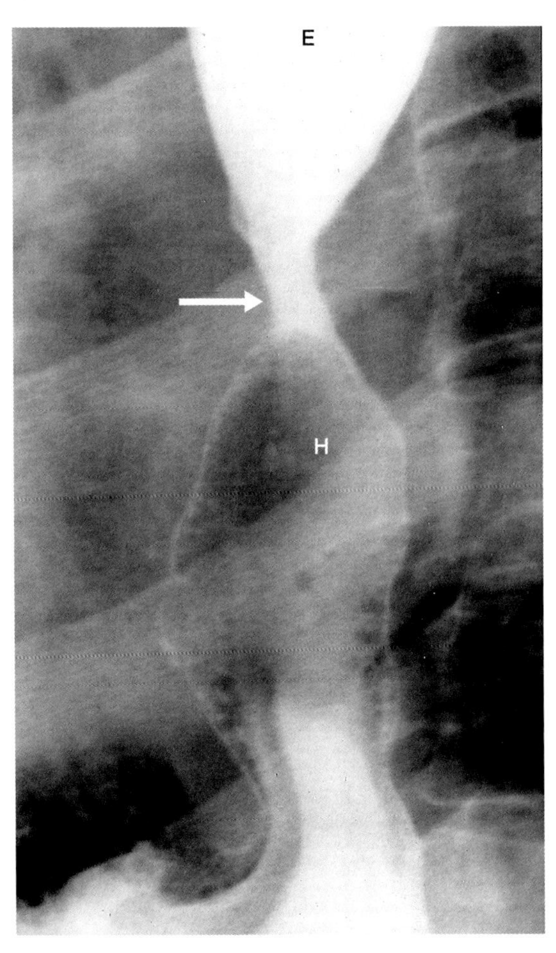

图 43.23　反流性食管炎所致的良性食管狭窄。慢性胃食管反流病患者的消化道造影 X 线表现为，食管远端（E）的一段短的狭窄段（箭）与食管裂孔疝（H）上端相连。逐渐变细的食管边缘，以及向心性狭窄的管腔外形是良性食管狭窄的特征性表现。

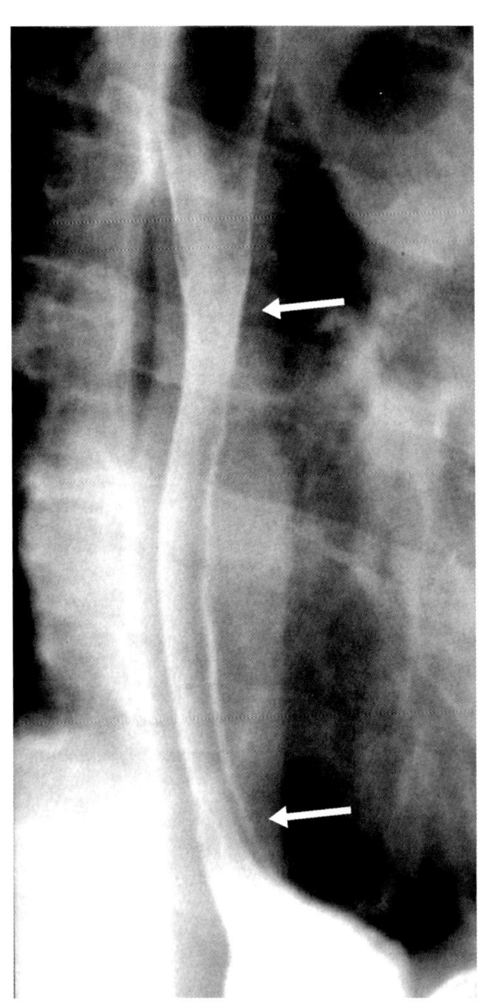

图 43.24　鼻胃插管狭窄。气液双重食管造影显示，远端食管可见一长段狭窄（箭）。鼻胃管长时间插管后 4 个月出现了这种狭窄。

Barrett 食管狭窄常发生在食管中段的上方，狭窄段边缘可光整、管腔逐渐变细或呈环形狭窄。Barrett 食管的高位狭窄往往发生在鳞柱状上皮交接处，即胃食管连接部上方鳞状上皮被柱状上皮所取代的部位。

腐蚀性狭窄长且对称，它们通常在最初受伤几年后形成。

部分或全胃切除术后患者可发生碱性反流性食管炎。胆汁或胰液分泌物进入食管的反流导致严重的碱性反流性食管炎和远端食管狭窄，其长度和严重性在短时间内迅速增加。在手术时进行 Roux-en-Y 重建有助于防止胆汁和胰腺分泌物倒流进入食管。食管的碱性是典型的，常见的是由癌引起的继发长段狭窄。

嗜酸细胞性食管炎是一种日益常见的疾病，其中大多数年轻男性有过敏史。有些患有外周嗜酸性粒细胞增多症。患者长期存在的吞咽困难和食物嵌塞。钡剂检查显示食管平滑的长段狭窄或一系列环状狭窄，称为“环状食管”。CT 显示周围壁增厚和黏膜下水肿。活检显示食管壁有嗜酸性粒细胞浸润。

致病原可能与摄入食物过敏原有关。本病的治疗是采用类固醇。

辐射所致的食管狭窄往往局限于射线照射的范围,剂量通常在50~60Gy之间。狭窄段边缘光整、管腔逐渐变细,常发生在食管中、上段。

肿瘤相关的不规则、溃疡、环状狭窄伴结节是食管恶性狭窄的典型表现(图43.25)。浸润性肿瘤可引起食管平滑、僵硬性狭窄,过渡区不清晰。直到肿瘤扩散明显时,黏膜层才会发生改变。因为肿瘤以纵向扩散最为常见,故癌症引起的长段狭窄很常见(图43.26)。

蹼是一种薄(一般厚度约1~2mm)而精细的膜,部分横跨管腔(图43.27)。常见于咽部及食管,形态呈多样性。咽蹼大多发生于下咽部的前壁,而食管蹼可出现于食管壁的任何部位,但是它们最常见于颈部食管环咽肌切迹的远端。大多数蹼为偶然发现的;偶尔会引起食管大部梗阻而导致吞咽困难。

外源性压迫。纵隔的恶性肿瘤或炎症可包绕食管,压迫使其管腔狭窄。常见的原因包括肺癌、淋巴瘤、纵隔淋巴结转移、肺结核以及肺组织细胞病。

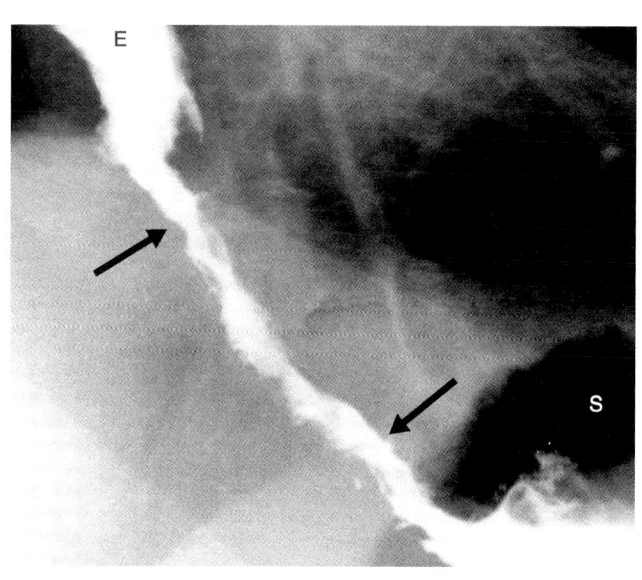

图43.26 食管癌所致的长段狭窄。食管钡餐显示,食管远端(E)可见一长段狭窄(箭)。钡柱骤然变窄呈明显不规则的纤细通道。食管长段狭窄的鉴别诊断包括反流性食管炎、食入腐蚀剂、复杂性硬皮病和放射性食管炎。

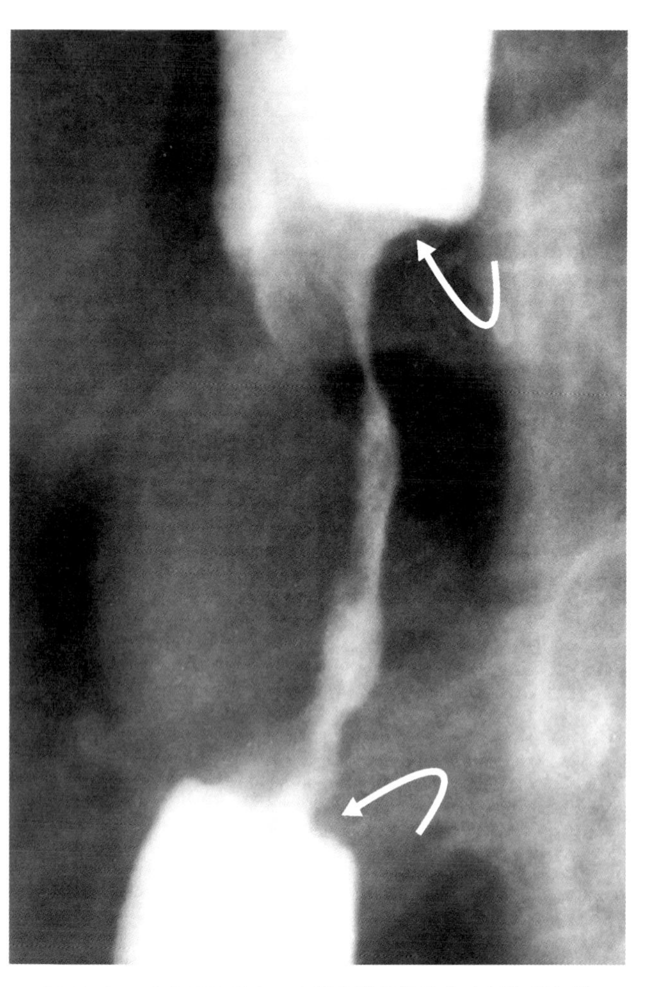
图43.25 食管恶性狭窄。食管中段的鳞状上皮细胞癌会引起管腔突然狭窄,病变区黏膜杂乱不规则。狭窄两端突出的双肩征(弯箭)是肿瘤所致食管狭窄的典型特征性改变。需与食管中、上段狭窄鉴别的病变包括Barrett食管、纵隔辐射所致的食管病变、腐蚀性食管炎以及药物性食管炎。

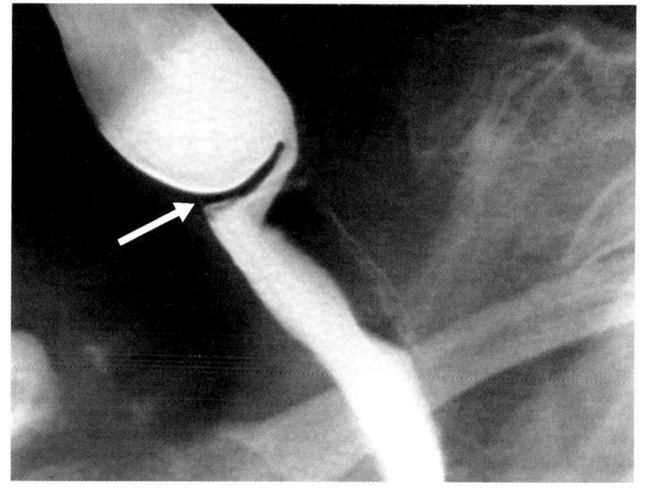
图43.27 食管蹼。通过食管钡餐造影侧斜位可显示一横行走行于食管近端管腔内的薄膜(箭),导致食管腔仅剩一狭小通道供食物通过。食管蹼近端食管扩张。

食管皱襞增粗类病变

食管炎。食管皱襞增厚在反流性食管炎中最为普遍,与食管炎相关的其他征象也很常见,如食管溃疡及食管内结节的形成。

食管静脉曲张表现为匍行样充盈缺损(图43.28A),静脉腔大小随着胸腔内的压力变化而变化,在食管蠕动和食管扩张时曲张静脉萎陷。上述征象可在上消化道钡餐造影的黏膜像得到很好的显示。螺旋CT对比增强扫描可通过胃食管交界区处食管壁内及壁周强化的血管结构来显示曲张的血管。MRI通过血管流空效应也可有效地显示曲张的血管腔(图43.28B)。

上行性静脉曲张与门静脉高压引起的门脉侧支循环扩张有关。冠状静脉与曲张的胃食管静脉相连,并通过奇静脉系统注入下腔静脉。上行性静脉曲张常发生在食管下段。

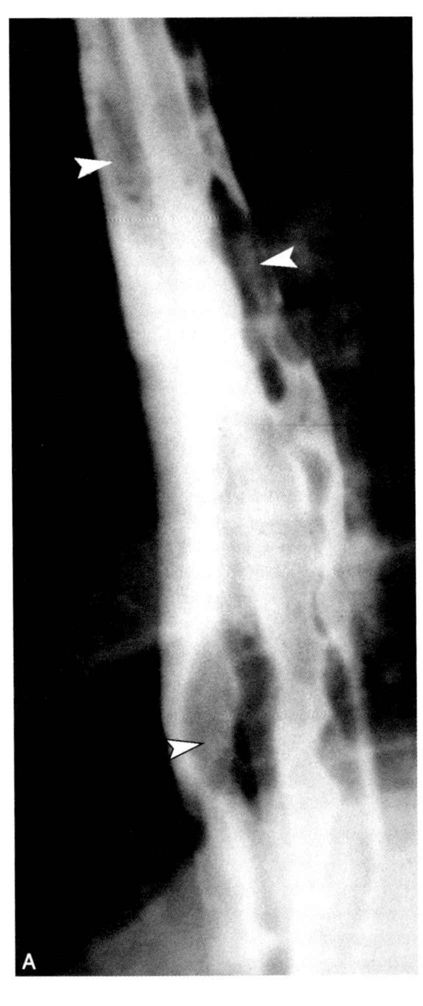

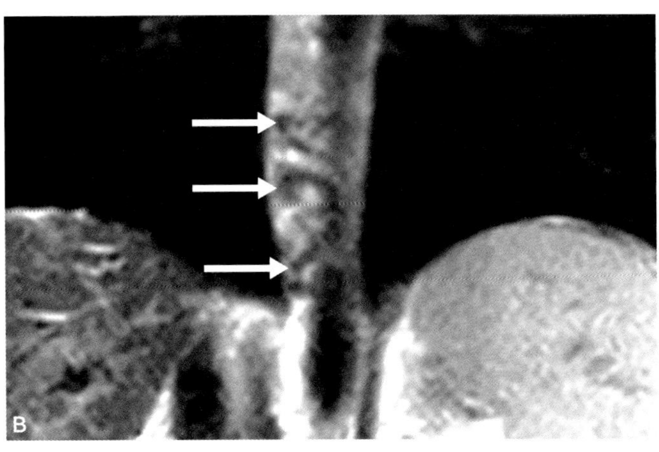

图 43.28　静脉曲张。食管钡餐单对比造影在食管内可显示食管内条状及结节样充盈缺损(箭头)。此患者有肝硬化、门静脉高压和上消化道出血的病史。食管静脉曲张在冠状位 MR 表现为弯曲的管状血管(箭)。

下行性静脉曲张是由于通过食管静脉曲张血液引流至门静脉的奇静脉系统而导致的上腔静脉阻塞。下行性静脉曲张通常在食管近端比较明显。

淋巴瘤可浸润食管黏膜下层使食管皱襞增厚。淋巴瘤很少直接浸润食管，实际上食管并没有原发性食管淋巴瘤。

食管静脉曲张样肿瘤会引起食管纵行皱襞的增厚、扭曲，类似食管静脉曲张，但是食管静脉曲张样肿瘤时食管襞是持续僵直的。

肿瘤病变/充盈缺损

咽部肿瘤。通过双对比造影可很好地显示咽部肿瘤。钡餐造影有时可发现内镜下难以观察到的咽部肿瘤。肿瘤影像征象包括：①腔内肿瘤。充盈缺损、管腔轮廓异常、病灶区密度增高。②溃疡形成或黏膜层的增厚使食管黏膜不规则。③浸润性肿瘤及食管外肿瘤而致的食管不对称性扩张。大部分咽部肿瘤都是鳞状细胞癌，常发生在舌根部、腭扁桃体、咽后壁和梨状隐窝处(图 43.29)。喉部肿瘤常在咽部形成压迹或侵犯咽部。CT 或 MR 是对肿瘤分期最好的检查方法。

咽部潴留囊肿是一种良性病变，通常累及咽腔，不应被误认为是咽肿瘤。它们出现小、光滑、定义良好、圆形或椭圆形填充缺陷，最好正面观测。它们起源于慢性炎症引起的黏液腺扩张，是一种良性病变。

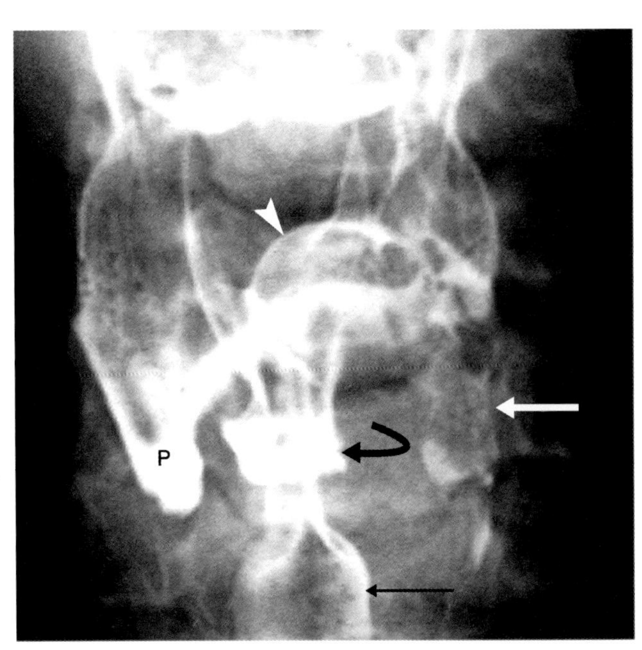

图 43.29　梨状隐窝癌。通过食管吞钡前后位检查可显示一肿瘤样占位性病变，几乎占据左侧整个梨状隐窝(粗箭)，并突入喉咽部(箭头)。右侧梨状隐窝显示正常。此肿瘤已引起了误吸，通过钡餐可显示，此肿瘤侵犯到喉部(弯箭)并侵及气管(细箭)。

咽部淋巴瘤常常表现为在舌部或腭扁桃体的大肿块。有15%的口咽部肿瘤为咽部淋巴瘤。

食管癌。大多数(80%)的食管肿瘤是恶性的,主要是腺癌或鳞状细胞癌。在美国,腺癌现在是最常见的细胞类型,与不断增加的胃食管反流病的发病率有关。小细胞癌的危险因素是吸烟和饮酒。症状和体征包括吞咽困难、体重减轻、出血导致贫血、胸痛或上腹痛、咳嗽和反复肺炎。腺癌起源于食管下段三分之一处 Barrett 食管柱状上皮的恶性转化。鳞状细胞癌发生于整个食管周围的复层扁平上皮。这两种细胞类型的影像学特征是无法区分的,除了腺癌几乎总是在远端,通常侵入GEJ,并且更有可能侵入胃。肿瘤有四种基本成像模式。最常见环状缢缩性病变,表现为不规则的溃疡狭窄(图 43.25、图 43.26)。息肉样结构引起腔内充盈缺损(图 43.30)。浸润性变化主要发生在黏膜下层,可能造成良性狭窄。溃疡肿块最少见。由于没有浆膜覆盖食管,肿瘤通过直接侵犯邻近组织而迅速扩散。根据食管原发肿瘤的位置,淋巴转移到颈、纵隔或膈下的淋巴结。血源性播散是到肺、肝和双侧肾上腺。

诊断通常是通过内镜检查和活检。CT 和内镜超声主要用于确定病变范围和手术切除可能性的评估(图 43.31)。影像学表现包括食管壁不规则增厚(5mm)、腔偏心性狭窄、食管狭窄范围以上扩张、食管周围组织受侵、纵隔淋巴结和肝脏转移。主动脉、食管和椎体之间脂肪间隙闭塞是肿瘤扩散的阳性指征。PET-CT 主要用于显示远处转移,尽管两种类型(腺癌或鳞癌)的原发性肿瘤细胞均可摄取氟脱氧葡萄糖(FDG)。

胃腺癌可从胃底部及贲门部侵及至食管下段。食管远段的腺瘤可发生于胃,也可发生于食管,常发生于 Barrett 食管(图 43.32)。

平滑肌瘤虽很少见,但在食管良性肿瘤中最为普遍,占所有食管良性肿瘤的 50%。起源于食管的胃肠道间质瘤很少见,此类肿瘤质地硬、有完整包膜,常源于食管壁。肿瘤引起的溃疡也很少见。大多数胃肠道间质瘤是无症状的,常为偶然发现,好发于 25~35 岁(男女比例为 2∶1)。在上消化道钡餐造影中,大多数表现为轮廓光整、边界清楚的病变,但仍有少数表现为带蒂或呈息肉样。病灶内偶尔可见钙化灶,常提示平滑肌瘤(图 43.33)。

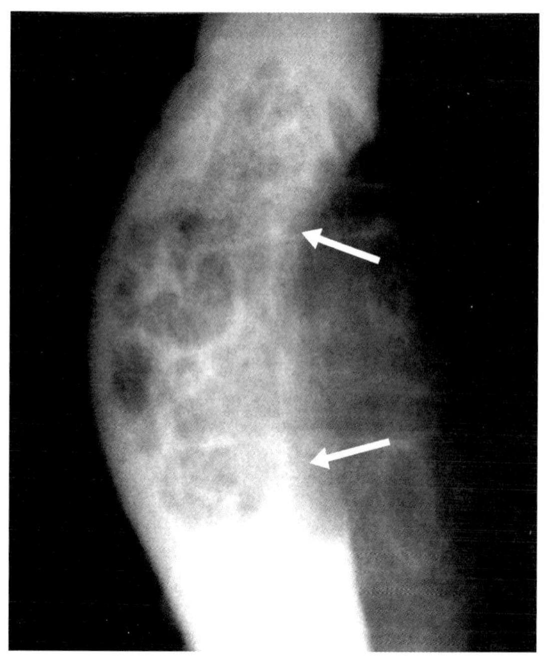

图 43.30　息肉样鳞状细胞癌。该食管癌患者在钡餐图上显示为食管中段的息肉状肿块(箭)。钡剂勾勒出肿瘤分叶。

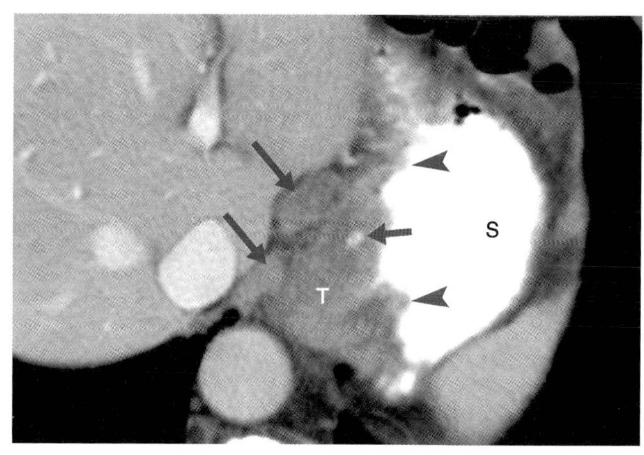

图 43.31　食管腺癌。静脉造影后食管腺癌 CT 表现:CT 图像显示食管远端大肿瘤(T)侵犯胃底(箭头),可见两个淋巴结(红箭),食管远端管腔(蓝箭)变窄。S,胃。

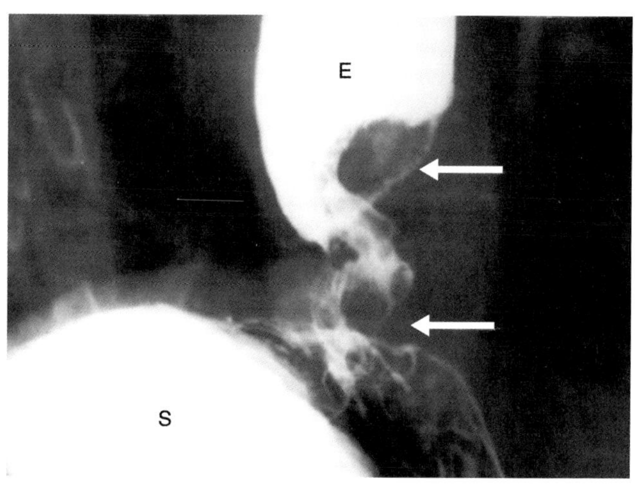

图 43.32　Barrett 食管腺癌。食管(E)远端的肿瘤呈结节状(箭)导致食管内钡柱充盈缺损、狭窄。内镜活检证实 Barrett 食管伴发腺癌。

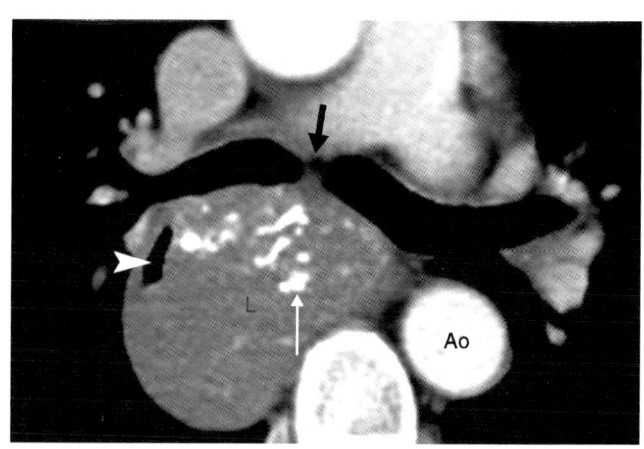

图 43.33　食管平滑肌瘤。气管隆突(箭)水平 CT 显示一个巨大的偏心性肿瘤(L),食管腔(箭头)变窄并移位,肿瘤内可见平滑肌瘤特有的钙化灶(细箭)。Ao,主动脉。

CT 可显示一边缘光整、边界清楚、密度均匀的软组织密度肿块影。食管壁常偏心性增厚。食管平滑肌肉瘤在食管病变中尤为少见，占食管恶性肿瘤不及 1%。其恶性损害典型表现为向食管壁外生长所致。

纤维上皮样或纤维血管样息肉病变很少引起食管充盈缺损。食管上段可见椭圆或狭长样腔内病变。食管多发性囊肿为先大性发育异常，临床症状不明显，常偶然发现，60% 发生在食管下端。CT 显示食管囊肿、边界清晰（图 43.34）。鉴别诊断包括：支气管性和神经源性囊肿。

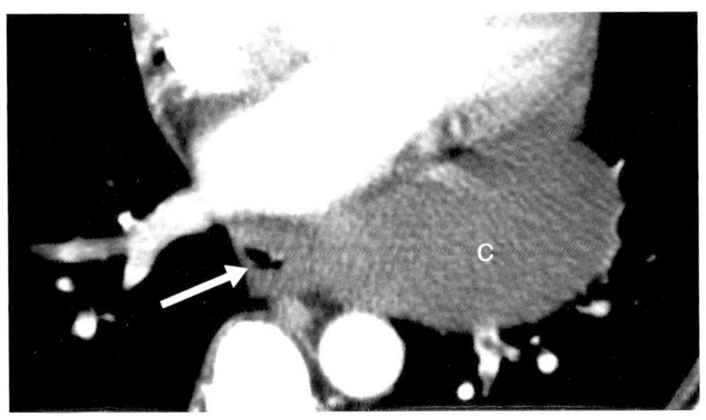

图 43.34　食管囊肿。CT 显示食管周围椭圆形囊性肿块（C），边界清。为典型食管重复囊肿。尽管患者食管（箭）增粗、移位，但无临床症状。

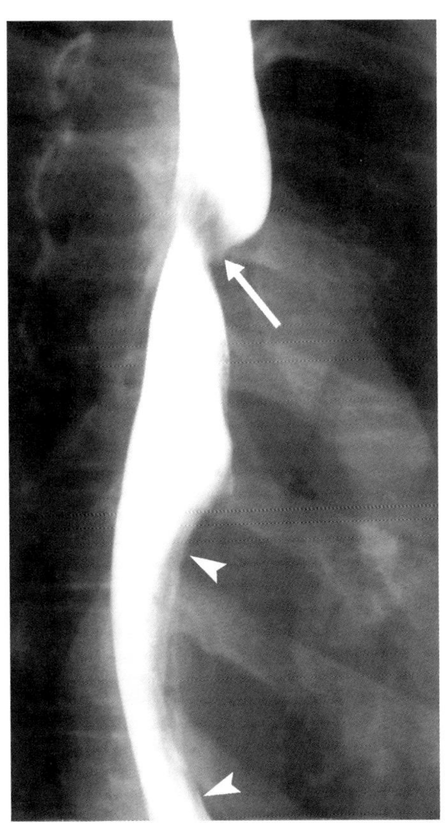

图 43.35　右锁骨下动脉变异。食管钡餐造影示右侧锁骨下动脉变异，发自左锁骨下动脉远端主动脉弓处，穿越食管后方，在食管上形成一个向右上方倾斜的管状压迹（箭），食管左心房压迹（箭头）也很明显。

外源性病变可以侵犯食管或造成食管肿块或充盈缺损，原因包括纵隔腺病、肺癌和血管结构。

变异的右锁骨下动脉起自左锁骨下动脉远端的主动脉。为了到达目的地，它必须穿过食管后面的纵隔。它造成食管后部特征性的向上倾斜的线性充盈缺损（图 43.35）。

食管穿孔及创伤

食管穿孔是可致命的疾病，需要及时的诊断和治疗。超过半数的病例是由于食管探查所致。食管出血量常是很大的，所致的感染也是很危险的。食管穿孔一小时内，平片即可显示皮下、颈部及纵隔气肿。胸片示纵隔增宽、胸腔积液、液气胸。食管对比检查时，对比剂最初可用低渗水溶性物质，如果为阴性，后选择钡剂行造影。食管穿孔主要征象为：食管壁外可见局限性或弥漫性的对比剂。CT 可见胸腔积液，对比剂外溢及纵隔积气（图 43.36）。

外伤。内镜检查、可引起食管扩张的操作或者其他类型的检测都可能引起食管穿孔。刀伤和枪弹伤也可引起食管穿孔。食管内压增加所致的钝伤亦可引起食管撕裂。

特发性食管破裂综合征与剧烈呕吐而致的食管壁撕裂有关。食管撕裂实际上常发生在靠左侧肋膈角的食管左后壁。食管内容物常进入左侧胸腔内或左侧壁层胸膜与左膈脚间的潜在性腔隙（撕裂可能导致食管内壁剥离和血肿）。

马洛里-魏斯综合征并不侵及食管壁全层而仅局限于黏膜层，常因剧烈干呕所致。虽然内镜可对其诊断，但病变在食管上段时常会漏诊。食管钡餐，在食管远端可见长度为 1～4cm 的钡剂局限性聚集。马洛里-魏斯综合征也为大量呕血的原因之一。

食管异物嵌顿。在成年人，食管异物嵌顿常由于骨头及肉类食团所致。在儿童，引起异物嵌顿的原因包括玩具、硬币、宝

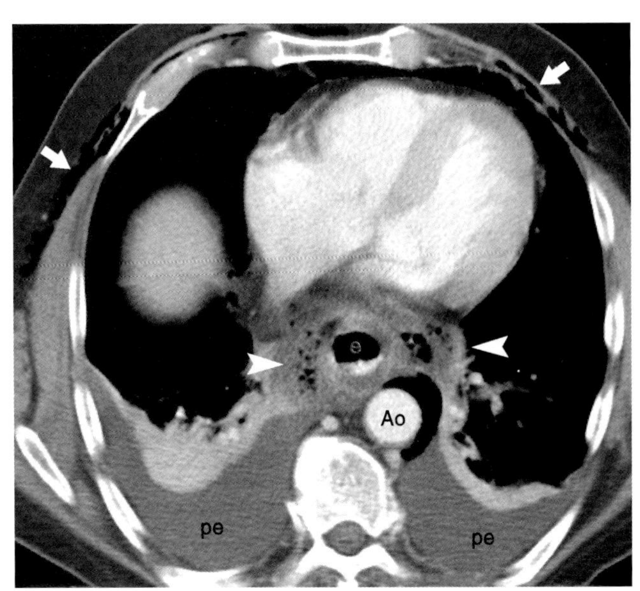

图 43.36　食管穿孔。下胸部 CT 扫描可显示中纵隔（箭头）的液体及气泡影，包绕胸主动脉（Ao）。气体及对比剂使食管（e）扩张。皮下组织积气（粗箭）。双侧胸腔积液（pe）明显。食管支架置入术也可引起食管穿孔。

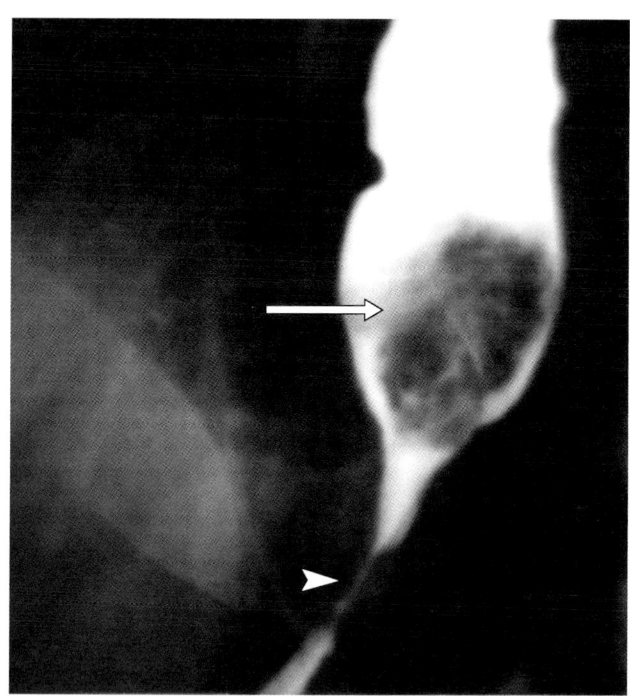

图 43.37 食物嵌塞。单对比剂显示息肉样充盈缺损(箭),靠近远端食管狭窄(箭头)。

石、骨头,异物常停留在咽部,大多数靠近环咽肌。肉类食团常嵌顿于食管中段或远端。引起食管穿孔的概率很少,仅为1%,但异物停留在食管内超过24h其危险性会增加。咽部的骨性异物很难与甲状软骨及环状软骨的钙化鉴别。使用对比剂后非不透明异物显示为充盈缺损(图43.37)。产生阻塞的异物可以通过使用Foley气囊导管或金属丝篮取出,或服用可产生气体的晶体使食管胀气扩张而去除。CT可显示异物的性质,并常可解释与嵌顿相关的病理改变。

推荐阅读

Carucci LR, Turner MA. Dysphagia revisited: common and unusual causes. *Radiographics* 2015;35:105–122.

Edmonds CE, Levine MS. A clinical/pattern approach for barium esophagography. *Appl Radiol* 2015;1:12–22. (Pictorial review).

Hong SJ, Kim TJ, Nam KB, et al. New TNM staging system for esophageal cancer: what chest radiologists need to know. *Radiographics* 2014;34:1722–1740.

Jaffer NM, Ng E, Au FW, Steele CM. Fluoroscopic evaluation of oropharyngeal dysphagia: anatomic, technical, and common etiologic factors. *AJR Am J Roentgenol* 2015;204:49–58. (Pictorial review).

Levine MS, Carucci LR, DiSantis DJ, et al. Consensus statement of Society of Abdominal Radiology disease-focused panel on barium esophagography in gastroesophageal reflux disease. *AJR Am J Roentgenol* 2016;207:1009–1015.

Lewis RB, Mehrotra AK, Rodriquez P, Levine MS. Esophageal neoplasms: radiologic-pathologic correlation. *Radiographics* 2013;33:1083–1108.

Madan R, Bair RJ, Chick JF. Complex iatrogenic esophageal injuries: an imaging spectrum. *AJR Am J Roentgenol* 2015;204:W116–W125. (Structured review).

Marini T, Desal A, Kaproth-Joslin K, Wandtke J, Hobbs SK. Imaging of the oesophagus: beyond cancer. *Insights Imaging* 2017;8:365–376. (Pictorial review).

Tao TY, Menias CO, Herman TE, McAlister WH, Balfe DM. Easier to swallow: pictorial review of structural findings of the pharynx at barium pharyngography. *Radiographics* 2013;33:E189–E208. (Pictorial review).

(孙冬 张晓东 肖波 杜勇)

第 44 章 ■ 胃及十二指肠

检查方法

随着内镜检查的广泛应用，上消化道的 X 线透视检查应用便逐渐减少。CT、MRI 与超声用于评价胃肠壁及壁外改变。然而，高质量连续的上消化道造影图像对胃及十二指肠提供极好的诊断价值，因此成为放射检查方法中仍被保留下来的技术之一。为了获得高灵敏度并避免漏掉有诊断价值的病灶，必须联合应用多种检查技术。应用硫酸钡混悬液充盈扩张胃及十二指肠的单对比技术就是其中之一。这种方法常常与压迫法相补充结合应用。压迫法能够有效显示胃窦区及十二指肠区病变。黏膜皱襞显示技术对诸如静脉曲张等病变很有用，即应用少量钡剂，使之黏附于黏膜表面，而不扩张肠腔。双对比技术是显示黏膜表面细微特征的最佳方法，即应用高密度硫酸钡混悬液覆盖黏膜，摄入产气粉扩张检查器官。与任何 X 线照片检查方法一样，认真观察细节并为临床问题选择适合的检查方法对产生一个好的检查结果是非常必须的。

CT 结合应用空气扩张对比技术是钡餐检查及内镜检查有价值的补充技术，既能显示胃及十二指肠壁病变又能确定壁外浸润程度。为了获得准确的 CT 检查结果必须人为地扩张胃及十二指肠。常口服水、阳性对比剂或者摄入泡腾剂引起胀气而引起胃及十二指肠的扩张改变。并且还需要结合合适的体位来扩展显示感兴趣部位胃肠道。

解　剖

胃肠道由四层同心排列组织构成的中空管道结构。最里面面向管腔的一层是黏膜层，它由上皮细胞构成；其下方黏膜固有层的疏松结缔组织和黏膜肌层的条带状平滑肌。黏膜下层为黏膜层提供结缔组织支撑。黏膜下层含有毛细血管、淋巴管、淋巴滤泡及自主神经丛。肠壁的主要肌肉机构是平滑肌，它由内层的环状平滑肌及外层的纵行平滑肌构成。浆膜层或外膜层是肠道的外面被覆层。淋巴组织位于黏膜层（上皮及黏膜固有层）、黏膜下层及肠系膜淋巴结。作为黏膜相关淋巴样组织的主要成分，淋巴组织在宿主免疫防御方面其重要作用，同时也是疾病好发处。

胃和十二指肠的形态及位置随个体差异大。用于描述胃及十二指肠解剖部位划分的术语如图 44.1 所示。贲门指的就是食管胃连接部；胃底指的就是食管胃连接部水平以上的部分胃；胃体指的是介于贲门与角切迹间，即胃中心三分之二部分；角切迹在胃小弯呈锐角，是胃窦与胃体分界的标志。胃底和胃体含有两种细胞：分泌盐酸的壁细胞及分泌胃蛋白酶原的主细胞。胃窦是胃的远侧三分之一，含有分泌促胃泌素的细胞，但不含泌酸细胞。

胃及十二指肠连接部位即幽门，幽门管呈管状通过幽门。十二指肠球部即十二指肠的第一部分，呈锥形。胆囊常在十二

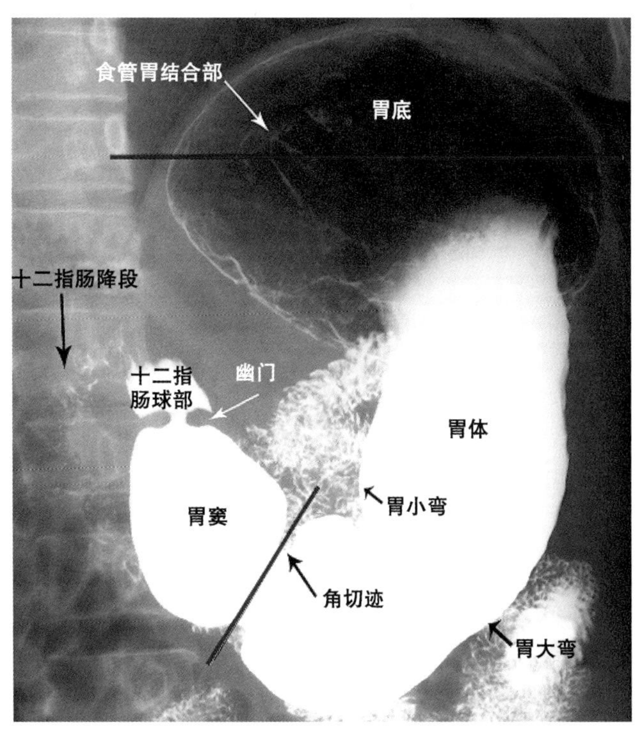

图 44.1　上消化道解剖。右前斜俯卧位图（选自上消化道系列正常 X 线解剖图）胃底是位于食管胃结合部（GEJ）水平上的部分胃。角切迹是胃小弯的角切迹，作为胃窦与胃体分界的标志。大网膜附着于胃大弯。局部收缩的幽门就像胃窦和十二指肠间的阀门一样。锥形的球部是十二指肠的第一部分。钡剂隐约勾画出十二指肠降部的轮廓。

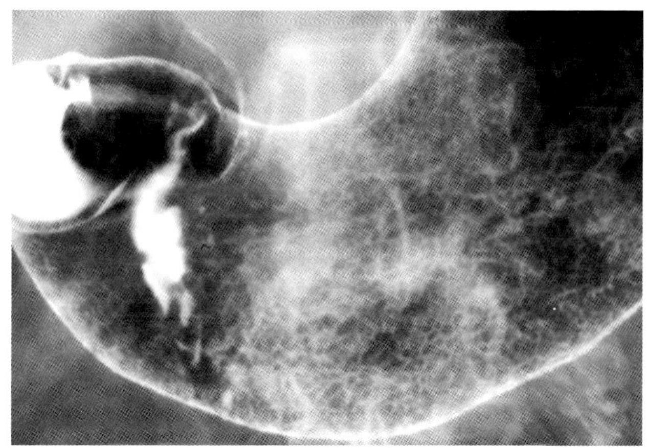

图 44.2　正常胃小区结构。双对比技术可以扩展胃壁并让黏膜涂布钡剂，以显示由正常突起的胃黏膜形成小的多边形胃小区结构。

指肠球部上方形成压迹。与胃一样，十二指肠球部被脏腹膜完全覆盖；十二指肠其余部分位于腹膜后肾旁前间隙内。十二指肠降部或第二部分位于胰头外侧旁。胆总管及胰管在位于十二指肠降部中间的法特氏壶腹部穿过。十二指肠水平部或第三部分从肠系膜上动动脉与腹主动脉、下腔静脉之间走行至左侧。十二指肠升部或第四部起自腹主动脉左侧面上升至 L_2 及 Treitz 韧带水平腹侧急转形成十二指肠空肠曲。

关于双对比技术显示出的胃小区黏膜微细结构术语如图 44.2 所示。正常胃小区结构形态从细网状到结节状逐渐过渡。正常的标准就是这些观察到的黏膜微细结构形态要规则。当胃腔局部扩张后可见黏膜线影，它由透 X 线的胃黏膜皱襞形成。黏膜线组织上由黏膜层、黏膜固有层、黏膜肌层及部分黏膜下层构成。这些结构上的任何病变可引起胃皱襞增厚改变。胃底及近端胃体黏膜皱襞明显，而胃窦缺失。胃小弯通过小网膜与肝脏相连；大网膜与胃大弯相连。小网膜囊是位于胃后壁与胰腺前壁之间的潜在腔隙。

CT 图像上充分扩张的胃窦壁正常厚度 5~7mm、胃体 2~3mm；正常十二指肠壁厚度小于 3mm。它们必须完全充盈扩张以便准确评价其壁厚。如未能充分扩张，CT 图上常能见到邻近食管胃结合部的明显假肿瘤征象。

胃

幽门螺杆菌感染

研究证实幽门螺杆菌感染是慢性胃炎、十二指肠炎，良性胃溃疡及十二指肠溃疡，胃腺癌及 MALT 淋巴瘤的主要致病因素。幽门螺杆菌是一种革兰氏阴性螺旋杆菌，多达 80% 的人体内寄居有幽门螺杆菌；只感染胃上皮样细胞，通常寄居在胃窦区胃黏膜下上皮细胞；能够通过使用尿素酶分解尿素成氨和碳酸氢盐形成一种碱性环境从而在胃酸内得以成活。在发展中国家和下层社会中，其感染率随人群的年龄增长而提高（感染该菌的美国人一半在 60 岁以上）。感染呈慢性过程，引起浅表性胃炎，并且大多数通常无临床表现。大约 70% 胃溃疡、95% 十二指肠溃疡以及 50% 的胃腺癌是由于幽门螺杆菌感染引起。双对比造影检查 50% 的幽门螺杆菌感染患者表现为胃小区扩大。通过血清学检查、呼气尿素测定实验及胃镜活组织检查等方法诊断是否有感染幽门螺杆菌。常常联用 2~4 种药物来治疗，即一种或多种抗生素，减少胃酸分泌的组胺 2 受体拮抗剂（H_2 拮抗剂），偶尔应用胶体铋剂。尽管有逐渐出现抗生素耐药性的现象，据报道治愈率可达 90%。尽管感染自行消除的可能性极小，但当前仍不推荐对无临床症状的已感染个体进行治疗。

胃充盈缺损/肿块病变

胃癌是继结肠癌、胰腺癌之后居第三位最常见的胃肠道恶性肿瘤。其中约 95% 是腺癌，其余为弥漫性印戒细胞癌、鳞状细胞癌及其他罕见细胞类型。相关致病因素有吸烟、恶性贫血、萎缩性胃炎及胃空肠吻合术后。幽门螺杆菌感染提高患胃癌的概率约六倍，是近一半的胃腺癌病例的致病原因。发病高峰年龄 50~70 岁，以男性为主，男女比例 2∶1。日本、芬兰、智利及冰岛的胃癌发病率是美国的 5 倍；死亡率高，5 年生存率只有 10%~20%。

胃癌形态学上表现出四种生长方式：1/3 为息肉型肿块，表现为胃腔内充盈缺损（图 44.3），很多呈广基底和乳头状突起；1/3 为溃疡型肿块，表现为恶性胃溃疡改变；其余为浸润型，局灶性斑块状病灶并中心溃疡，15% 因弥漫性低分化癌细胞侵袭性改变引起不规则厚皱褶样改变和胃壁僵硬增厚，即所谓的“硬癌”（图 44.4 和图 44.5）。“皮革胃”和“水袋胃”被用于描述浸润型胃癌引起的僵硬而狭窄的胃。其他狭窄胃的原因如表 44.1。

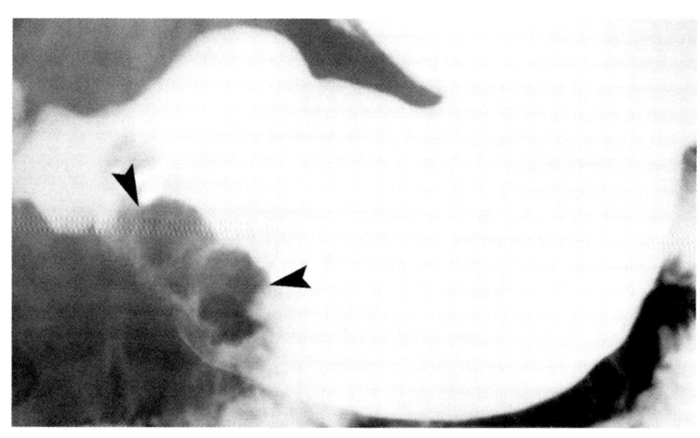

图 44.3　息肉型胃癌。上消化道造影充盈相图示胃窦区一分叶状充盈缺损（箭头）。

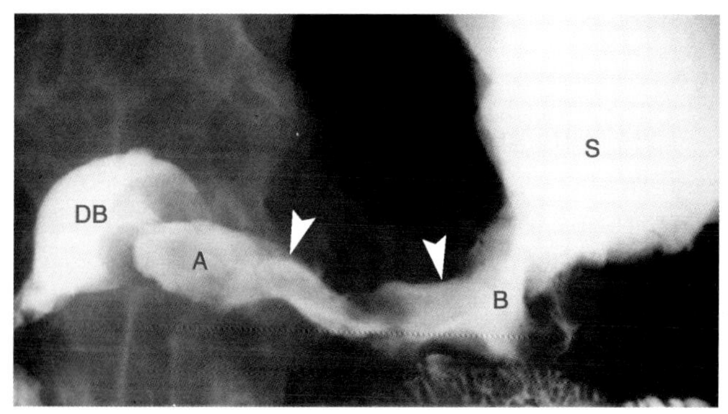

图 44.4　硬癌。上消化道造影充盈显示硬癌引起胃窦及胃体部(B)结节状固定狭窄（箭头）。透视下病变部位胃壁僵硬无蠕动。组织活检病变为低分化胃腺癌。DB，十二指肠球部；A，胃窦；S，胃。

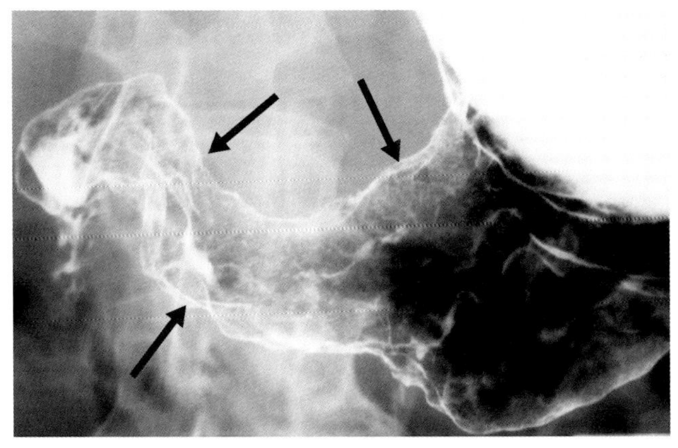

图 44.5　硬癌。上消化道双对比造影检查示僵硬、狭窄的远端胃内结节状和不规则黏膜(箭),硬癌又名皮革胃。

表 44.1

胃狭窄的原因

肿瘤
- 胃腺癌(皮革胃)
- 淋巴瘤(胃窦狭窄+十二指肠受侵)
- 转移性肿瘤(乳腺癌导致皮革胃)
- 卡波西肉瘤(AIDS)

炎症
- 幽门螺杆菌感染(通常引起胃窦变窄)
- 摄入腐蚀性化学物质(酸性物质常见)
- 放射治疗后(剂量大于 4.5Gy)
- AIDS(隐孢子虫感染)(胃窦狭窄+小肠受累)
- 嗜酸性细胞性胃肠炎(狭窄+胃壁增厚)
- 感染(结核+梅毒,都罕见)
- 克罗恩病(罕见)
- 结节病(通常无症状)

外源性压迫
- 胰腺炎
- 胰腺癌

肿瘤直接浸润生长穿过胃壁侵犯胃周脂肪及邻近器官,或者种植转移到腹膜;通过淋巴途径转移至区域淋巴结,包括沿小弯的胃周淋巴结、腹腔干、肝十二指肠韧带、胰腺后、肠系膜和主动脉旁淋巴结;通过血行转移到肝脏、肾上腺、卵巢,骨和肺转移少见。腹膜腔种植转移表现为癌扩散或库肯伯格瘤。对于淋巴结转移和远处转移,PET-CT 是最有效的检查手段。

早期胃癌钡餐检查表现如下:①直径大约 1cm 的息肉恶变可能性大;②表浅斑块状病灶或者黏膜呈结节状改变;③浅表、不规则溃疡合并邻近黏膜结节状增厚。上述病变在双对比造影检查中最易检测。

CT 和 MRI 检查用于确定肿瘤浸润程度以便制定术前方案(图 44.6),表现如下:①病变局限,形态不规则,壁增厚(>1cm);②肿瘤浸润致胃壁弥漫性增厚(皮革胃);③腔内软组织肿块;④肿块并溃疡形成;⑤罕见、巨大的外生性肿块类似平滑肌肉瘤;⑥胃周脂肪间隙肿瘤浸润;⑦区域淋巴结转移;⑧肝脏、肾上腺及腹膜腔转移。黏液腺癌常含有斑点状钙化。早期胃癌 CT 和 MRI 表现为息肉样病变或局灶性黏膜增厚强化,进展期胃癌表现为胃壁增厚、癌性溃疡及胃周脂肪浸润(图 44.7)。胃恶性肿瘤性病变鉴别诊断要点见表 44.2。肿瘤穿透胃壁、腹膜腔蔓延或者远处转移后只能采取姑息手术或者化疗。

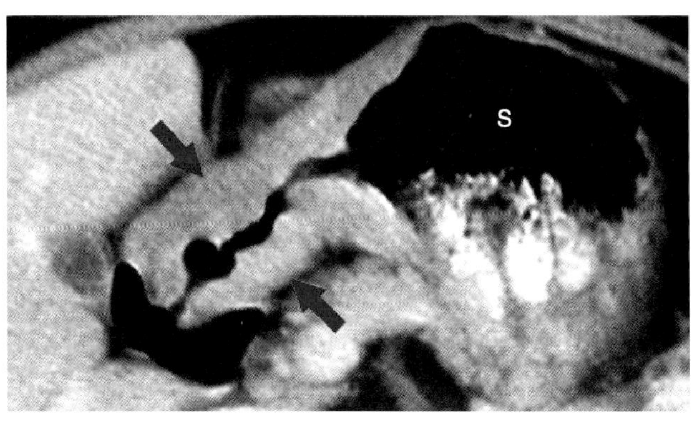

图 44.6　硬癌。CT 横断位图示低分化胃窦腺癌引起胃窦壁结节状增厚(箭),胃外壁清楚(表明肿瘤未穿透胃壁),胃形态固定并胃腔狭窄。S,胃。

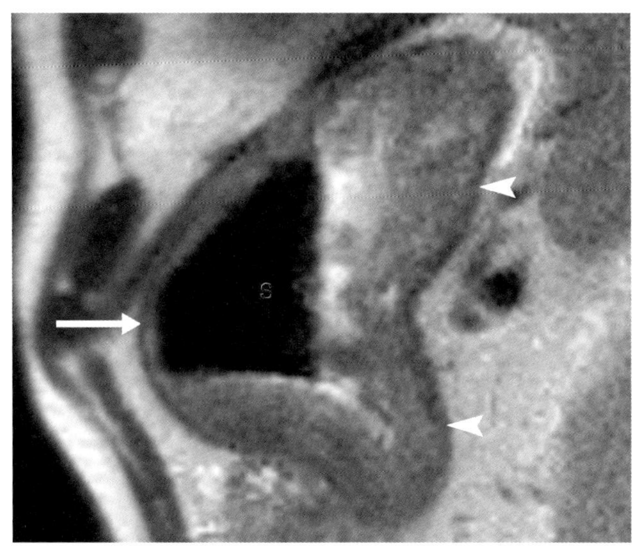

图 44.7　胃癌。MR 矢状位 T_2WI 图像示胃壁弥漫性不均匀增厚,胃镜下活检证实为腺癌。增厚的胃后壁(箭头)与正常胃前壁(箭)截然不同。S,胃。

表 44.2

胃恶性肿瘤

肿瘤	影像特征
胃腺癌	局限性胃壁增厚(>1cm 提示恶性弥漫性胃壁增厚,皮革胃) 巨大肿块 大部分位于腔内的溃疡性肿块 侵入胃周脂肪间隙的软组织肿块 腺癌腹膜种植转移及远处转移
胃淋巴瘤	显著胃壁增厚(4~5cm) 胃壁全周增厚不伴胃腔狭窄 均质密度肿瘤 多发息肉合并溃疡形成 广泛肿大淋巴结,特别是低于肾门的肿大淋巴结 胃窦部肿瘤经幽门侵及十二指肠
恶性胃肠道间质瘤	大且不均质的胃肠道外肿块(>5cm) 肿块伴巨大溃疡形成 肿瘤合并明显坏死、出血、液化和钙化
胃转移瘤	类似原发胃癌的胃壁增厚 局限性壁内肿块 溃疡边缘壁结节 邻近肿瘤直接浸润胃

淋巴瘤占胃肿瘤的2%。胃是原发性胃肠道淋巴瘤最常见的好发部位，约占50%。胃淋巴瘤的危险因素有：慢性幽门螺杆菌感染、非洲淋巴瘤病毒、弯曲杆菌空场炎、乳糜泻、萎缩性胃炎和炎性肠病。80%胃淋巴瘤是B细胞非霍奇金淋巴瘤，特别是MALT型淋巴瘤（胃黏膜相关淋巴样组织淋巴瘤），与B细胞淋巴瘤相比较无明显侵袭性并且预后好。因为淋巴瘤病变较长时间局限在肠壁，所以较癌预后好，5年生存率达62%～90%。

淋巴瘤分四型：单发息肉型、溃疡型、多发黏膜下结节型（图44.8）、弥漫浸润型（图44.9）。

上消化道造影检查征象如下：①息肉样病变；②不规则溃疡伴边缘结节状黏膜皱褶；③巨大肿块并大溃疡；④多发黏膜下结节并溃疡，形成靶征或牛眼征；⑤病变弥漫、胃壁柔软、黏膜增厚；⑥罕见，弥漫僵硬、狭窄的皮革胃征象（图44.9）。多个征象有利于做出胃黏膜相关淋巴瘤诊断。

优先使用CT检查来对淋巴瘤进行分期，有助于胃淋巴瘤与胃癌鉴别诊断的CT征象有：①胃壁增厚更加明显（可>3cm）（图44.10）；②胃肠道其他部分可同时受累（30%的胃淋巴瘤经幽门侵及十二指肠）；③无胃周脂肪间隙受侵；④尽管胃壁弥漫性受侵，但胃腔不狭窄；⑤更广泛的肿大淋巴结征象。

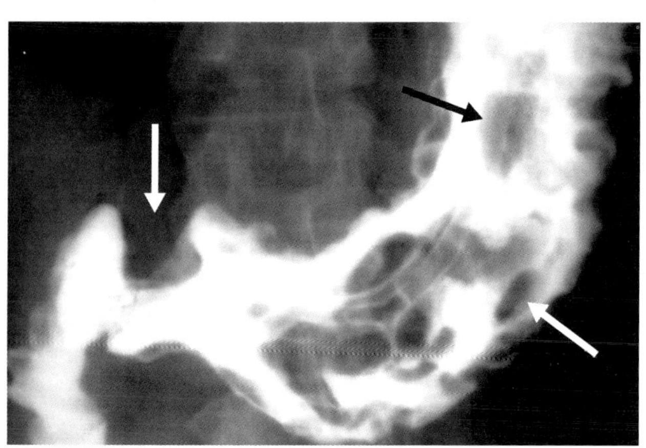

图44.8 胃淋巴瘤：多发结节型。上消化道造影示胃内多发形态、大小不一的光滑息肉状结节（箭）。多发息肉状结节亦可见于胃癌。

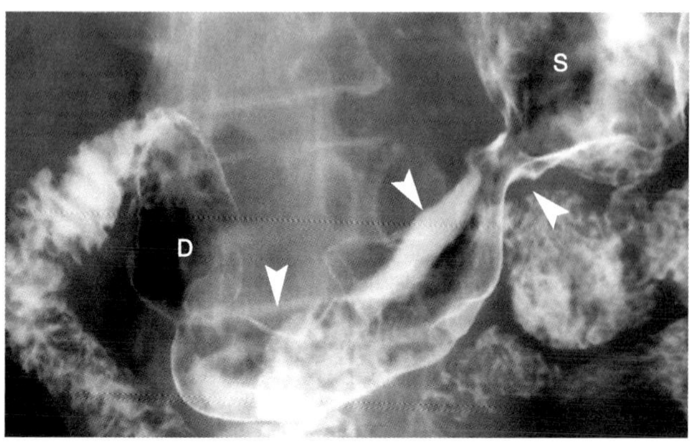

图44.9 胃淋巴瘤：浸润型。上消化道造影示胃体及胃窦（箭头）节段性显著狭窄，这种皮革胃样表现较胃腺癌少见。S，胃；D，十二指肠球部。

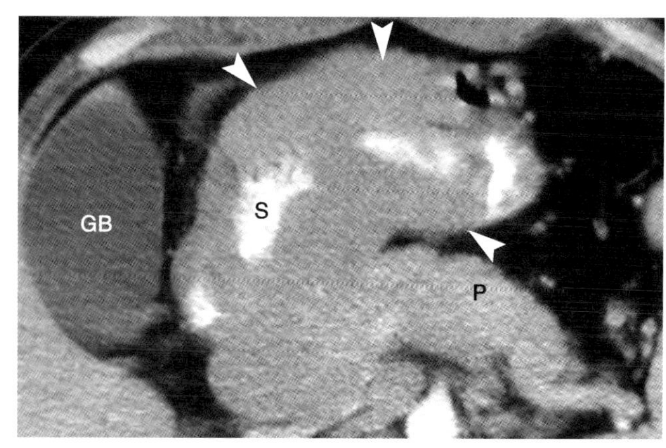

图44.10 胃淋巴瘤：胃壁显著增厚。CT示胃壁均质性肿瘤致胃壁显著增厚（箭头），肿块轻度均匀强化，侵犯胰腺（P），胃腔（S）不规则狭窄。GB，胆囊。

胃肠道间质瘤（GISTs）是消化道最常见的间叶源性肿瘤，占间叶源性肿瘤的大多数，但并非全部，以前被划分为平滑肌瘤、平滑肌肉瘤；现在平滑肌细胞瘤被划分为胃肠道间质瘤范畴。约60%～70%的胃肠道间质瘤起源于胃，且其中10%～30%是恶性。胃真正的平滑肌瘤和平滑肌肉瘤非常罕见。

长期隐匿性生长直到形成巨大肿块是其一个特点，其表面黏膜常形成溃疡。营养不良性钙化在良性和恶性间质瘤中比较常见，这点有助于与胃其他肿瘤鉴别。组织学上很难鉴别其良恶性。良恶性取决于其大小、形态及生物学行为。上消化道造影检查示黏膜下结节和肿块（图44.11）。溃疡形成表现为牛眼征，可解释出血的原因（图44.12）。

CT能显示间质瘤的特征性征象，因为它们呈明显外生性生长。良性间质瘤较小（平均4～5cm），密度均匀、均匀一致弥漫性强化。恶性间质瘤较大（大于10cm），中心区常因出血坏死呈低密度改变、强化不均匀（图44.12）。

转移灶可表现为黏膜下结节型或溃疡型肿块（图44.13）。大多数为血源性转移。因胃和小肠血供丰富而成为转移瘤的好发部位；常见的原发肿瘤有黑色素瘤、乳腺癌、肺癌。胃转移性乳腺癌引起皮革胃。

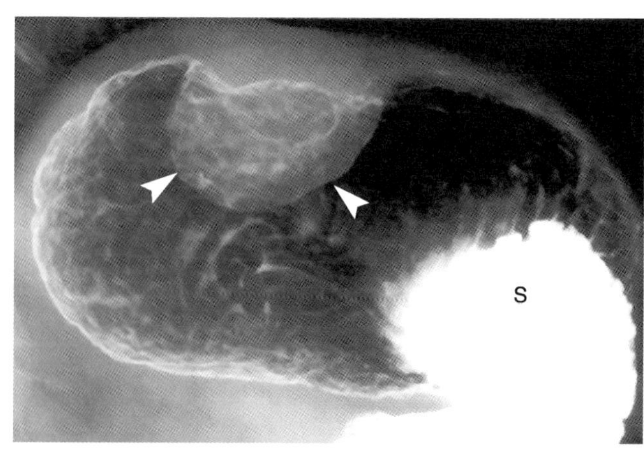

图44.11 胃肠道间质瘤。一个良性胃肠道间质瘤（箭头）在上消化道造影检查表现出黏膜下肿瘤的特征性征象：肿块突向胃（S）腔，肿块表面被钡剂涂抹并通过胃底部气体勾画出轮廓，病变边界非常清楚。

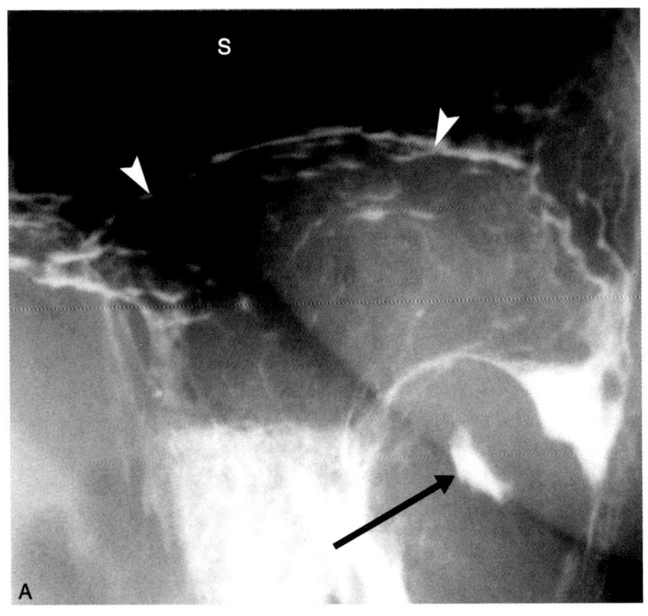

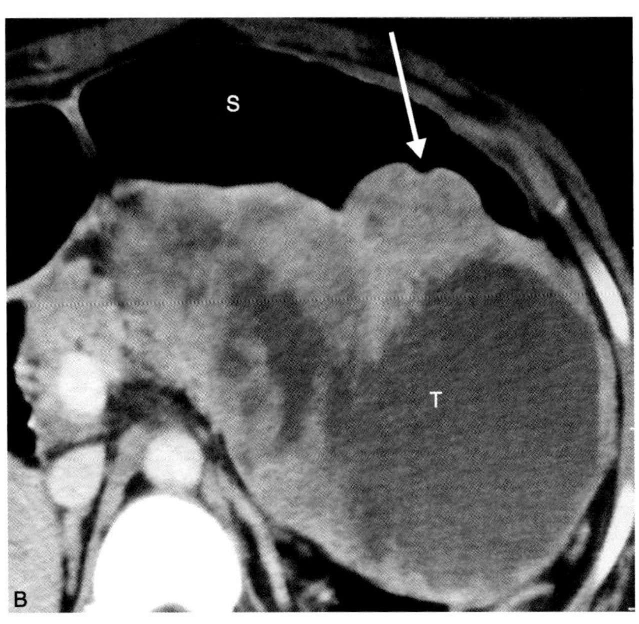

图 44.12　恶性胃肠道间质瘤。A. 站立侧位消化道造影示一巨大肿块(箭头)突向胃(S)腔,肿瘤呈丘状突起伴不规则溃疡(箭),其内见钡剂充填。B. 同一患者的 CT 图像示肿瘤(T)不均质,其内可见两大低密度坏死区,突向胃(S)腔的肿瘤环堤及溃疡(箭)非常明显。

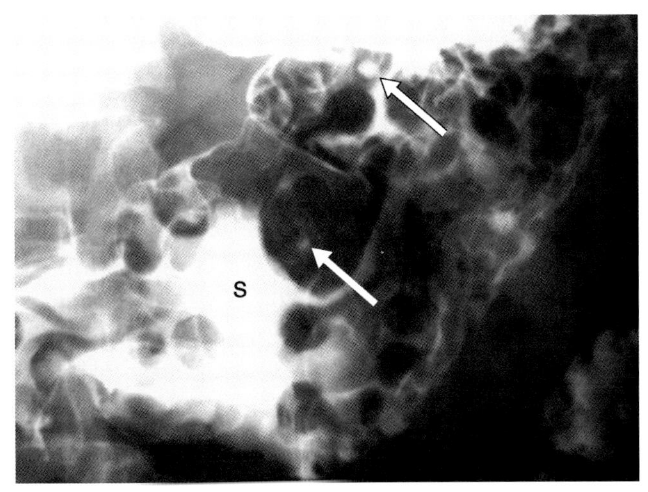

图 44.13　胃转移性肿瘤。源于黑色素瘤的胃转移性肿瘤形成多发息肉样结节突向胃(S)腔,部分病灶伴有溃疡(箭)形成靶征。

卡波西肉瘤,常见于艾滋病患者,其中 50%的患者有胃肠道受累。双对比造影检查表现为扁平肿块伴或不伴溃疡形成,息肉样肿块,黏膜皱襞不规则增厚,多发黏膜下肿块和皮革胃。CT 显示肝门、肠系膜和腹膜后淋巴结肿大伴强化。出血是其常见临床表现,有时可能需要栓塞治疗。

乳头瘤是肿瘤性息肉样肿块病变,引起多发叶状突起。大多单发,大小 3~9cm,最大可达 15cm。潜在恶性的病灶大小不一(50%病灶 2~4cm、80%病灶>4cm)。沉积在病变叶状裂隙间的钡剂形成特征性"皂泡征"。肿瘤随压力变化而移动变形。所有这些病灶应当作为恶性病变进行治疗。

息肉是突向腔内的带蒂或无蒂的病变。这些病变在双对比造影检查中的表现取决于病变附着部位是否有钡剂附着。息肉附着部位在充盈像中表现为充盈缺损;黏膜像息肉表面薄层钡斑涂抹。X 线侧线位能显示病变破坏边缘轮廓。息肉与黏膜附着处成锐角形成圆顶礼帽征。墨西哥帽征包含两个同心圆,是由带蒂息肉末端显影形成。息肉通常为多发(表 44.3)。

增生性息肉占位胃息肉样病变的 80%,大部分直径小于 15mm。它们不是肿瘤而是黏膜病变的增生性反应,特别是胃炎;胃任何部分可见,多发,无恶变倾向,但提示慢性胃炎。

腺瘤性息肉占 15%,是真正的肿瘤,有恶变倾向;多数为单发,位于胃窦,直径可大于 2cm。直径大于 1cm、分叶状、带蒂的息肉病变因具有恶性可能应取活组织检查。

错构瘤性息肉见于杰格斯综合征,无恶变潜在性。

脂肪瘤是由黏膜下成熟良性脂肪组织构成。上消化道造影检查示黏膜下层边界清楚病灶,偶尔合并溃疡。CT 可以明确诊断,表现为一薄壁均质脂肪密度肿块。

异位胰腺是常见的壁内病变,通常发生在胃窦区。均质胰腺组织位于胃黏膜下,大小可达 5cm;大部分呈乳头状或锥形伴中心小孔。

胃石/异物。胃石指由摄入物质积聚而形成的胃腔内块状物,可由很多物质组成,如毛石由毛发组成(图 44.14)。植物石由水果或蔬菜产品构成,药物结石由片剂和半固体药物组成。任何摄入性异物都可形成腔内充盈缺损表现。

表 44.3

胃多发充盈缺损

增生性息肉
腺瘤性息肉(特别是息肉病)
转移灶
淋巴瘤
静脉曲张

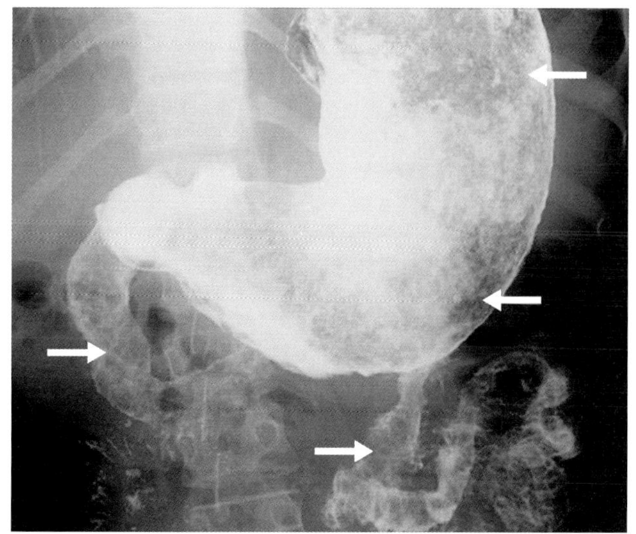

图 44.14　胃毛石。11岁腹部疼痛女孩上消化道造影检查示胃腔内一伴有斑点状、条纹表现的大的充盈缺损(箭)影并延伸进入到十二指肠内。手术证实为胃十二指肠内一铸型毛石。该女孩有拔头发并吃头发的强迫症表现。

胃黏膜皱襞增厚/胃壁增厚

近端胃大弯侧正常胃黏膜较厚且走行更迂曲,轮廓光滑、远端渐进变细。胃扩张会引起黏膜变细、变直、凸出减轻。正常胃皱褶结构由黏膜及黏膜下层组成,可因病变浸润而增厚。要点如下。

(1) 不规则、局灶性(<5cm)、不对称壁增厚,提示恶性病变。

(2) 规则、均质、对称性壁增厚,提示良性病变。

(3) 弥漫性壁增厚(6cm),常由炎性、缺血、感染性疾病引起。

(4) 增强CT检查时增厚管壁呈同心圆高-低分层密度靶征表现,几乎都是良性病变或继发炎性或缺血,低密度提示肠壁水肿。

(5) 胃周脂肪间隙非对称性模糊改变较胃壁增厚更意味着病情严重,提示炎变。

胃炎是描述各种累及黏膜疾病的通用术语,其中大部分疾病是炎性疾病。胃炎较溃疡更常见。胃炎的标志是黏膜增厚和黏膜浅表溃疡(糜烂),黏膜增厚常常是由黏膜下水肿和黏膜表浅炎性浸润引起。糜烂即未透过黏膜肌层的黏膜缺失。口疮溃疡(又名天花样糜烂)是完全糜烂,表现为中心性钡斑并周围水肿透亮影环绕(图44.15);不全糜烂表现为条纹状和点状钡剂影。糜烂愈合后不遗留瘢痕。钡剂沉淀物表现可类似糜烂,表现为清晰小斑点的钡斑,而没有真性糜烂的特征性透光晕轮征。胃炎常常伴有十二指肠炎。CT表现包括:①远端胃壁及十二指肠壁增厚,经常伴有靶征(提示壁内水肿);②受累黏膜显著强化;③胃周及十二指肠周围脂肪间隙渗出性改变。

幽门螺杆菌感染性胃炎是最常见的胃炎形式,是胃壁增厚最常见的原因。尽管大多数感染幽门螺杆菌的患者没有临床症状,但大多数患者内镜及病理检查有胃炎表现。几乎所有良性胃溃疡和十二指肠溃疡患者都有幽门螺杆菌感染性胃炎。

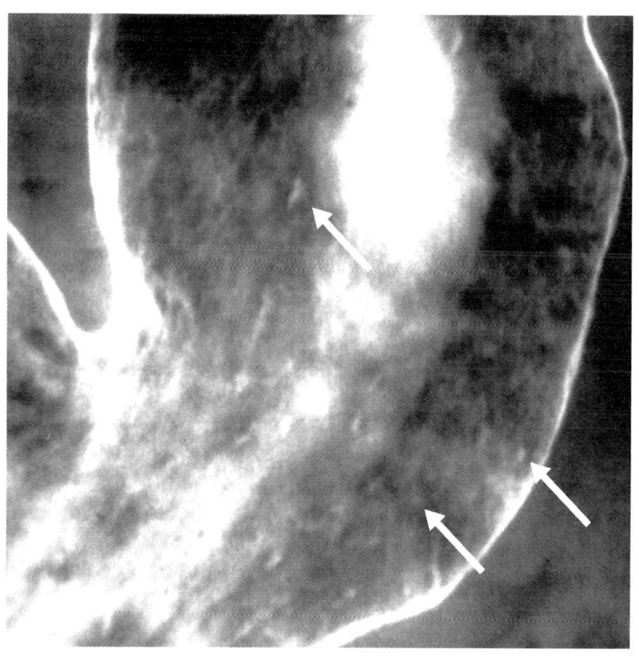

图 44.15　糜烂性胃炎:口疮样溃疡。双对比造影检查示整个胃黏膜上大量口疮样溃疡(箭)。口疮样溃疡的特征性表现持续存在的小钡斑并小的半透明丘状水肿带环绕。该病患有近期大量饮酒病史。

上消化道造影检查表现有:①黏膜皱襞增厚(<5mm);②皱襞呈结节状改变;③糜烂;④胃窦缩小;⑤炎性息肉;⑥胃小区扩大。

糜烂性胃炎最常见的病因有酒精、阿司匹林和其他非甾体抗炎药或者甾类抗炎药。上消化道双对比造影检查征象包括:①糜烂(口疮样溃疡)(图44.15);②黏膜增厚、胃窦区结节状黏膜皱襞;③局限性胃窦扩张;④僵硬和蠕动乏力。

克罗恩病胃炎典型累及胃窦及近端十二指肠。早期病变表现出与糜烂性胃炎一致的口疮样溃疡。进展期表现为胃窦进行性缩小、壁增厚和瘘管形成。

萎缩性胃炎是一种慢性自身免疫性疾病,它破坏胃底部黏膜而胃窦部黏膜不受累。壁细胞破坏导致胃酸及内因子减少,内因子缺乏会进一步引起维生素 B_{12} 缺乏和恶性贫血。患者外周血样品中可检测到壁细胞抗体及内因子抗体。特征性上消化道造影检查征象有:①胃体及胃底部黏膜皱襞减少或缺失("胃底光滑");②胃腔变窄,管状胃(胃底直径<8cm);③胃小区结构变小(1~2mm)或消失。

蜂窝织炎性胃炎是一种急性、致命性、胃细菌性感染。溶血性链球菌是最常见的致病菌,但是也有检测出许多其他细菌感染。它可产生败血症、胃穿孔、或者胃溃疡。胃壁可形成多发脓肿,表现为胃壁显著增厚。胃黏膜皱襞肿胀。钡剂可以渗入到胃壁的脓肿隐窝内。70%的病例发展为腹膜炎,治愈后常伴有严重的胃腔狭窄。

气肿性胃炎是由产气细菌引起的一种蜂窝织性胃炎,常见细菌如大肠埃希氏菌、魏氏梭菌。大多数病例是由于摄入酒精中毒、外科手术、创伤或者缺血。胃壁内可见多发气泡(图44.16),胃黏膜水肿增厚。

嗜酸细胞性胃肠炎是一种以胃及小肠壁弥漫性嗜酸性粒

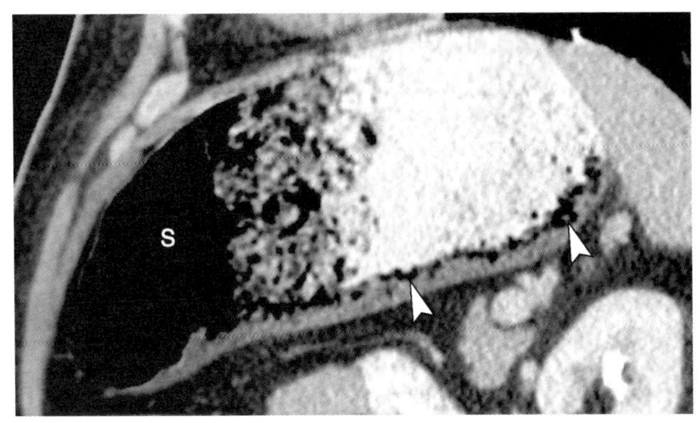

图 44.16　气肿性胃炎。CT 矢状位图像示胃壁黏膜下层大量气泡（箭头），胃腔被气体及口服对比扩张。S，胃。

细胞浸润为特征的罕见疾病，胃壁一层或全层都受累。病变周围组织嗜酸性粒细胞增多，高达 60%。最初，胃黏膜皱襞显著结节状增厚，尤以胃窦部明显。慢性期，胃窦腔变窄并黏膜“鹅卵石”样改变；可伴有胸腹水。

Ménétrier 病，也叫巨大肥厚性胃炎，是一种罕见以胃黏液分泌增多、黏膜巨大肥厚、低蛋白血症、胃酸分泌减少为特征的罕见情况。病理上表现为上皮细胞增生。上消化道造影检查征象包括：①胃底部黏膜皱襞显著增粗（>10mm）和胃底、胃体部 ——特别沿大弯侧——柔软扭曲的黏膜皱襞，不伴胃窦受累；②黏液分泌过多而稀释钡剂和影响黏膜钡剂涂布。CT 检查示黏膜结节状增厚（图 44.17）、浆膜面光整及黏膜皱襞间胃壁正常。

静脉曲张表现为光滑、分叶状充盈缺损，像增厚的黏膜皱襞。胃底部常见并常伴有食管静脉曲张。孤立的胃静脉曲张可发生于脾脏静脉阻塞后。团注对比剂增强 CT 扫描检查在证实胃静脉曲张存在和显示静脉曲张的病因方面价值大（图 44.18）；CT 表现为强化的边界清楚的圆形和管状血管影，另外还可能有门静脉高压征象。

肿瘤。淋巴瘤和浅表蔓延的胃癌可引起黏膜皱襞扭曲僵硬，这种黏膜皱襞常伴有溃疡和结节改变。胃远端是胃肿瘤最好发的部位。

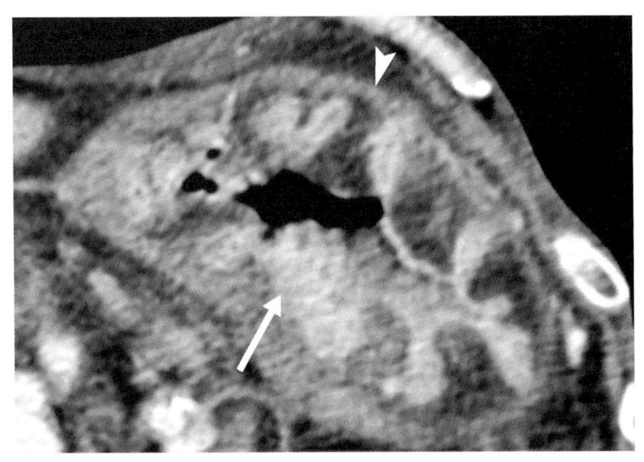

图 44.17　Ménétrier 病。CT 增强横断位图示胃黏膜皱襞明显增厚（箭），因强化及脂肪浸润密度不均，部分区域胃壁不厚（箭头）。

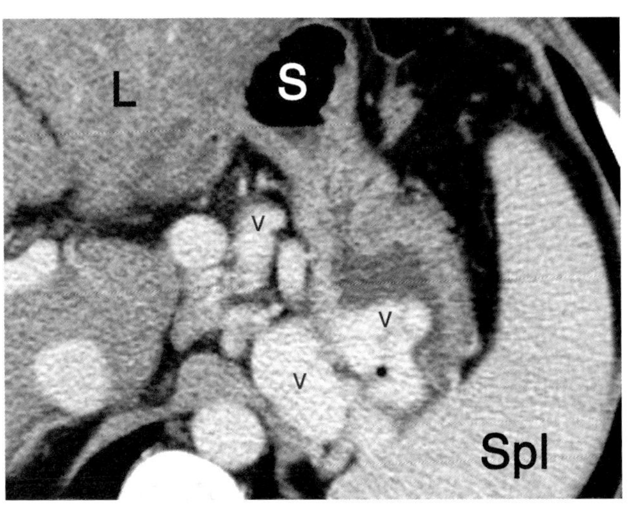

图 44.18　胃底静脉曲张。团注对比剂 CT 增强扫描检查示胃（S）外肝胃韧带内和突向腔内强化的曲张血管（v）。肝脏（L）轮廓呈结节状凹凸不平，表明有肝硬化。脾脏（Spl）增大，进一步提示门静脉高压症。

胃　溃　疡

溃疡定义为黏膜层全层缺损。溃疡常延伸到胃壁深层，如黏膜下层和肌层。

大约 95%的胃溃疡病变是良性的。推荐胃十二指肠内镜检查来明确诊断。然而，因该方法具有侵袭性、并不是所有地方都有设备、某些紧急情况下不能采用。

上消化道双对比造影检查中溃疡征象包括：①病变胃壁龛影（图 44.19）；②龛影边缘涂布钡剂形成的环状影；③当溃疡基底部比颈部宽时可形成双环影；④当斜位观察溃疡侧面时溃疡呈新月形或半月形。部分溃疡则呈线状或杆状。大约 20%患者同时有多个溃疡。仔细观察双对比造影图像可以鉴别溃疡良恶性。

消化性溃疡。良性胃溃疡由幽门螺杆菌感染及非甾体抗炎药引起，两种情形对消化性疾病都有促进作用。吸烟和饮酒

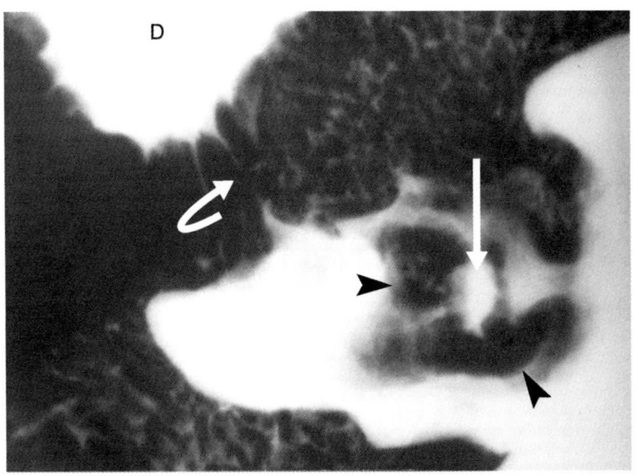

图 44.19　良性胃溃疡。上消化道造影点片示胃窦部一良性胃溃疡（箭）。隆突的结节状皱襞（箭头）环绕溃疡口。正常收缩状态的幽门管（弯箭）形成一细钡线。D，正常扩张的十二指肠球部。

也是消化性溃疡的危险因素。十二指肠溃疡常常与胃酸增多有关;而胃溃疡胃酸水平正常或降低。无论如何,胃酸是消化性溃疡的形成的前提。患者常常表现为餐后几小时内疼痛或灼痛。部分胃溃疡患者没有临床症状。消化性溃疡的主要并发症有出血、梗阻、穿孔。15%~20%的患者并发出血,表现为黑色大便、呕血或便血。约5%的患者并发幽门梗阻。溃疡常穿孔可进入腹膜腔或邻近器官。自发穿孔常表现为急性腹痛。溃疡穿孔进入邻近器官以突发剧烈的腹痛为先兆。

良性溃疡。美国诊断的大多数(95%)胃溃疡都是良性。良性溃疡的标志(良性放射学征象的基础)是溃疡口边缘黏膜完整。双对比检查大约三分之二的胃溃疡可明确诊断其为良性。溃疡完全且持续治愈被认为是良性溃疡可靠的影像学证据。良性征象包括:①锥状且光整的溃疡边缘;②突起的水肿黏膜形成项圈征;③溃疡突出于胃腔之外;④放射状黏膜皱襞向溃疡集中;⑤溃疡深度大于宽度;⑥边界清楚的轮廓;⑦黏膜线(溃疡口部的细、清晰、半透明线)。黏膜线是溃疡口部的黏膜水肿所致,在压迫点片中得到很好的显示。CT表现为:①壁增厚,常常是胃窦及十二指肠同时受累;②胃窦及十二指肠周围脂肪间隙渗出性改变或累及邻近器官(图44.20);③深在的溃疡可表现为局部胃黏膜强化和/或管腔外翻。

溃疡大小、深度、位置和溃疡基底轮廓对鉴别良恶性溃疡没有诊断价值。良性溃疡的鉴别诊断依据包括幽门螺杆菌相关性消化性疾病、胃炎、甲状旁腺亢进、放射性胃病和佐林格-埃利森综合征。

恶性溃疡征象与良性溃疡征象相反。约5%的胃溃疡可通过上消化道造影检查明确诊断。肿瘤肿块不规则或者肿瘤浸润周围黏膜是恶性肿瘤的征象。恶性肿瘤征象包括:①腔内胃溃疡;②偏心性环堤;③溃疡宽大且深;④肿瘤边缘不规则,呈结节状,肩样隆起;⑤半月征(用于描述大、扁平溃疡,溃疡边缘黏膜隆起突入溃疡口部,形成透明带,且病变位于腔内)(图44.21)。恶性溃疡的鉴别诊断包括:胃腺癌、淋巴瘤、平滑肌瘤和平滑肌肉瘤。

可疑胃溃疡。没有明确的放射学表现。尽管大多数是良性,这类溃疡需要内镜和活检。可疑溃疡可有如下表现:①胃小区粗糙导致溃疡结果不典型;②溃疡边缘黏膜呈结节状;③轻微不规则黏膜皱襞延伸到溃疡边缘。CT在显示肿块大小和胃壁侵犯程度方面很有用。

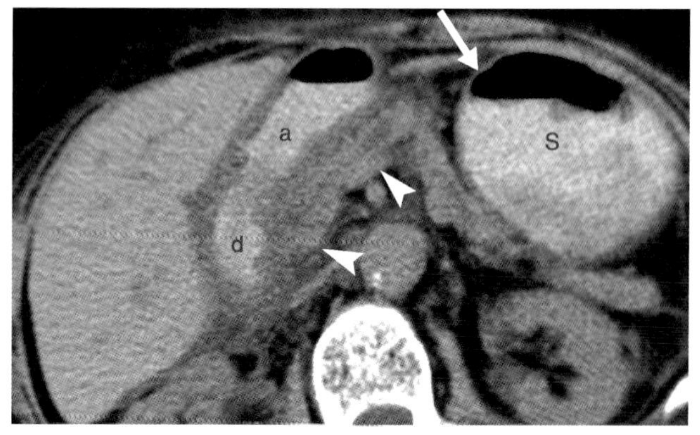

图44.20 糜烂性胃十二指肠炎。CT平扫示胃窦(a)及十二指肠(d)壁增厚(箭头)。胃和十二指肠周围脂肪水肿,胃(S)其余部分正常、壁不厚(箭)。内镜检查证实胃窦及十二指肠大量黏膜糜烂改变。

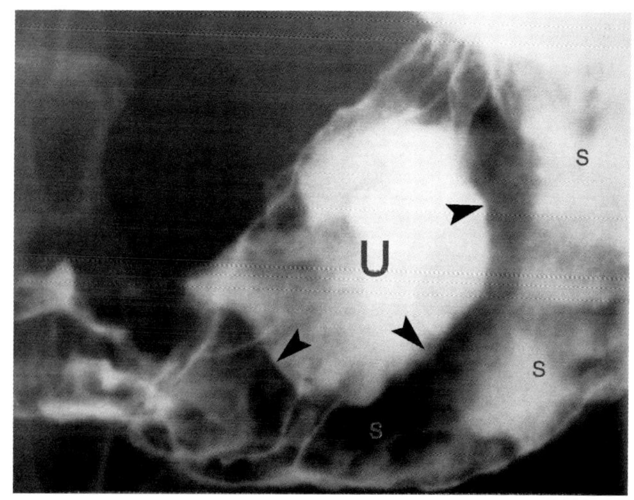

图44.21 恶性胃溃疡:半月征。大、扁平恶性腔内胃溃疡(U),边缘见透亮带(箭头)环绕钡剂池。周围可见胃腔(S)内的钡剂存留。

十二指肠

十二指肠的充盈缺损/肿块病变

发生于十二指肠球部的肿瘤90%是良性肿瘤。发生于十二指肠第二和第三段的良恶性肿瘤各占一半。发生于十二指肠第四段的肿瘤大部分是恶性。小的良性肿瘤通常表现为边缘光滑、息肉状充盈缺损。在判断病变良恶性时,CT检查虽有帮助,但缺乏特异性。常常需要进行组织活检。肿瘤恶性征象如下:①中心性坏死;②溃疡形成或形成凹陷;③外生性或壁内肿块;④肿瘤向十二指肠外侵犯的征象。

十二指肠腺癌是一种罕见的肿瘤病变,尽管它是十二指肠发病率最高的恶性肿瘤。十二指肠恶性肿瘤最常见的好发部位为壶腹部周围、球部罕见。病理大体类型包括息肉型、溃疡型、环状浸润型。2/3的患者伴局部淋巴结转移。CT和MRI检查表现为强化的壁内或哑铃状外生性软组织肿块,肿块中心坏死溃疡形成,了解肿瘤病灶大小以及有无淋巴结和肝脏转移情况对制定手术方案有指导作用(图44.22)。

十二指肠转移性肿瘤可以发生于肠壁或浆膜下,表现为肠壁增厚(图44.23)。随着肿瘤不断生长,它可以突向腔内,表现为腔内肿块,进而可形成溃疡。最常见的原发肿瘤是乳腺、肺和其他胃肠道恶性肿瘤。十二指肠也可以被邻近器官如胰腺、肾脏的肿瘤病变直接侵犯。

十二指肠淋巴瘤常常表现为黏膜皱襞结节状增厚,淋巴瘤引起的增厚黏膜结节明显大于良性淋巴组织增生的结节病变。

十二指肠腺瘤表现为带或不带蒂息肉样病变,占十二指肠肿瘤的一半。多发腺瘤性息肉与息肉综合征相关。绒毛状腺瘤具有高度恶变倾向并且上消化道双对比造影检查中具有"菜花"状表现的特点。

十二指肠胃肠间质瘤表现为壁内、腔内或外生性的肿瘤,常见于十二指肠降部和水平部(图44.24)。常伴有溃疡形成。

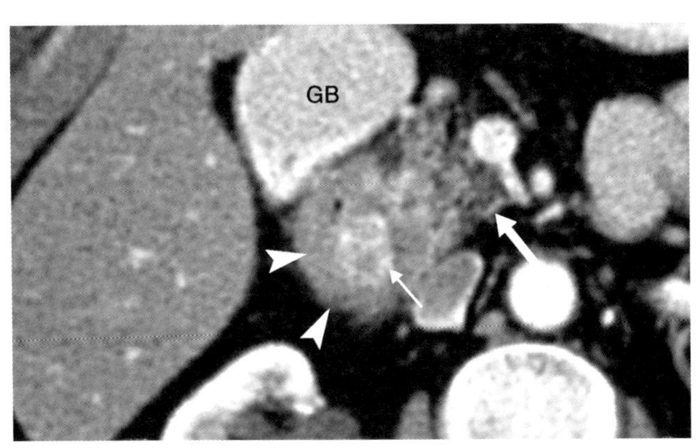

图 44.22 十二指肠腺癌。口服对比剂后增强 CT 检查示十二指肠降段壁环形增厚（箭头）并管腔狭窄（细箭），周围脂肪间隙条索影提示肿瘤肠壁外浸润，并手术证实；肿瘤同时累及胰腺（粗箭）。GB，胆囊。

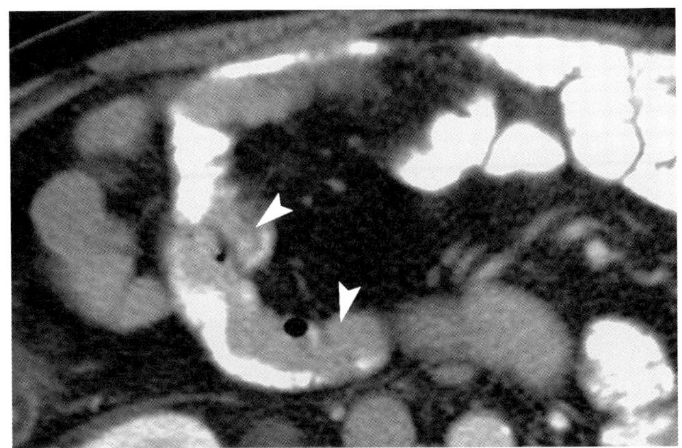

图 44.23 十二指肠转移性肿瘤。CT 横断位图像示十二指肠降段及水平段壁非对称性增厚（箭头）。内镜检查证实为肾癌转移。

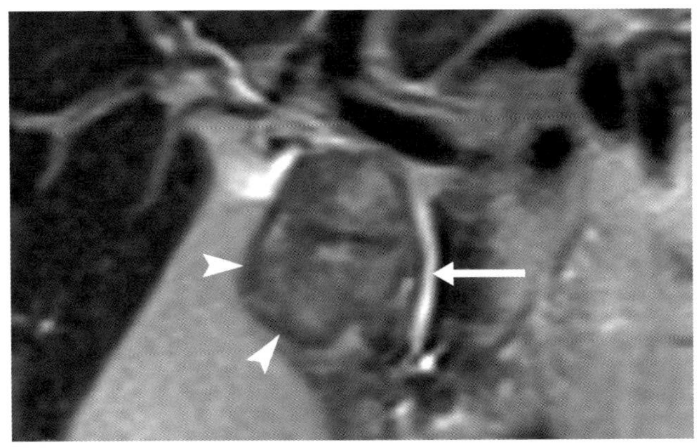

图 44.24 十二指肠间质瘤。磁共振冠状位 T_2WI 图像示十二指肠降段一大的圆形肿块（箭头）推挤胆总管（箭）。大部分十二指肠肿瘤只有在肿瘤长得很大引起临床症状后方被检查出来。

恶性间质瘤最大可达 20cm，十二指肠末段常见。恶性胃肠间质瘤原发于十二指肠第二常见的恶性肿瘤。

十二指肠脂肪瘤质软，可以长到较大尺寸后才被发现。因 CT 或 MRI 检查表现为均质脂肪成分肿瘤而明确诊断。

淋巴组织增生症表现为弥漫分布十二指肠各处的小（1～3mm）的息肉状结节病灶。这种情况通常是良性病变，特别是发生在小孩时。某些成人发病与免疫缺陷有关。目前还没有证据表明淋巴组织增生症是淋巴瘤的癌前病变。

胃黏膜脱垂/异位胃黏膜。胃黏膜可在蠕动时通过幽门突入十二指肠球部基底部，形成分叶状充盈缺损。凭借特征性的发病部位和随蠕动而变化的形态即可作出诊断。内镜检查常发现十二指肠球部的异位胃黏膜很常见（达 12%），相反 X 线放射检查少见。病变表现为位于十二指肠球部的胃小区结构或者位于球部黏膜层内 1～3mm 簇状斑块。也可呈单发息肉样改变，这种情况不易与发生于十二指肠的其他息肉样病变鉴别。

十二指肠腺（布氏腺）增生/腺瘤。十二指肠布氏腺分布于十二指肠近端 2/3 的黏膜下，能够分泌碱性物质稀释胃酸。关于十二指肠布氏腺的命名很混乱。常常多发、小于 5mm 命名为增生；病变大于 5mm 则命名为腺瘤。大病灶更可能有临床症状。所有的病变都是良性的无细胞异型性表现。弥漫结节状腺体增生是引起多发充盈缺损的常见原因。十二指肠腺腺瘤表现为单发结节状充盈缺损，与十二指肠其他结节状良性病变具有相同的征象。CT 检查表现为边界清楚的强化结节病变。由于十二指肠布氏腺位于肠壁深面，会被内镜检查忽略。

异位胰腺也可出现在十二指肠，最常见于降部近端。单发中心凹陷的孤立肿块最具特征性。

壁外肿块。胆囊，位于肝脏、胰腺、肾上腺、肾脏或者结肠的肿块，胰腺渗出液聚集，肿大淋巴结或者动脉瘤可以引起十二指肠形成壁外肿块压迹。

十二指肠黏膜皱襞增厚

小肠环状皱襞或克尔克林皱襞起始于十二指肠降部，在余下的小肠均有分布。环状皱襞是由持续存在的环形黏膜皱襞形成，这种环形黏膜皱襞有纤维血管构成的黏膜下层核心结构支撑。正常时它们有几毫米宽，肉眼可见；甚至当十二指肠充分扩张后仍可见。黏膜皱襞宽于 2～3mm 常被认为增厚。

正常变异。黏膜皱襞增厚是非特异性放射学征象，也可见于正常个体。如果有其他征象支持时，可作出更有把握的 X 线诊断。

十二指肠炎。指不伴散在溃疡的炎性病变。十二指肠炎的主要病因是幽门螺杆菌感染。少数病例由酒精和非甾体抗炎药引起。上消化道造影检查征象包括：①近端十二指肠黏膜皱襞增宽（>4mm）；②结节或者结节样黏膜皱襞（扩大的布氏腺）增厚；③十二指肠球部变形；④糜烂。CT 表现为非特异性肠壁增厚及炎性改变（图 44.25）。

胰腺炎和胆囊炎。通过引起十二指肠旁炎性病变进而引起其黏膜增厚。两种病变均可引起十二指肠腔肿块样压迹。CT 或者超声可以显示十二指肠旁病变的范围及性质。

十二指肠克罗恩病常发生于其球部及降部并伴邻近胃受累。十二指肠受累常常表现为黏膜皱襞增厚、口疮样溃疡、糜烂和单发或多发管腔狭窄。

寄生虫病。贾第虫病是由寄生于十二指肠和空肠的兰伯贾第虫过度繁殖所致。很多患者是无症状携带者，但是如果患者继发有肠壁侵犯时可有腹部疼痛、腹泻和消化不良等症状。贾第虫病是旅行腹泻的常见病因。X 线检查征象包括：①十二指肠及空肠黏膜增厚、扭曲；②激惹和痉挛；③黏液分泌增加。类圆线虫病的病因是类圆线虫属线虫感染引起；这种虫遍布于

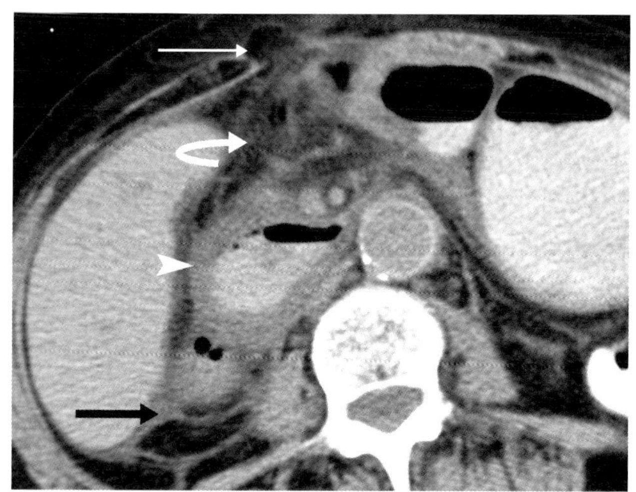

图 44.25 十二指肠炎。CT 横断位示十二指肠壁弥漫性环状增厚(箭头),炎性病变向后累及腹膜后腔,向前累及胃和十二指肠周围脂肪间隙,甚至延伸到切开疝内网膜(细箭)。内镜检查证实为糜烂性胃十二指肠炎。

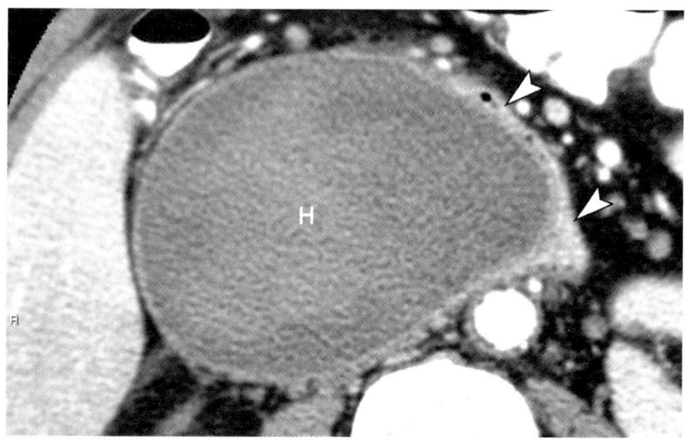

图 44.26 十二指肠血肿。腹部钝挫伤患者增强 CT 检查示十二指肠壁内一大血肿(H)致十二指肠(箭头)受压移位,由腹部钝挫伤时将十二指肠压向脊柱所致。

世界各地,但以热带温湿地区最常见。与贾第鞭毛虫病一样,很多患者只是无症状的病原携带者,肠壁受侵犯时引起呕吐和消化不良。上消化道造影检查征象包括黏膜皱襞水肿、痉挛、近端十二指肠扩张和散在黏膜溃疡。

淋巴瘤表现为黏膜皱襞结节状增厚。

壁内出血的病因有创伤、抗凝治疗和出血性疾病。规则的增厚黏膜改变类似一叠硬币。常引起完全性或者不全性十二指肠梗阻。壁内血肿可形成大肿块(图 44.26)。十二指肠水平段因固定于腹膜后使其易于在腹部钝挫伤和腰椎挤压伤中受累。

十二指肠溃疡和憩室

十二指肠溃疡患者中 95% 的病因由于幽门螺杆菌感染。其他病因包括非甾体消炎药、克罗恩病、佐林格-埃利森综合征、病毒感染或者胰腺癌侵犯。十二指肠溃疡与高胃酸分泌相关。95%发生于十二指肠球部,前壁最常受累。X 线诊断十二指肠溃疡依靠于溃疡口或者龛影的显示(图 44.27)。正面观,龛影表现为持续的钡剂或空气聚集;侧面观,溃疡投射在十二指肠轮廓线之外。增厚的黏膜放射状向溃疡口聚集,溃疡口被水肿黏膜环绕。尽管十二指肠溃疡以圆形或者椭圆形常见,线状溃疡也可见到。大多数十二指肠溃疡直径小于 1cm。直径大于 2cm 的巨大溃疡类似憩室或者变形的十二指肠球部。溃疡没有黏膜层因此没有黏膜皱襞像,也不会随蠕动而收缩改变。溃疡瘢痕愈合后表现为黏膜皱襞向龛影口部辐射状集中,这种情况很难与急性溃疡相区别,常需要内镜检查鉴别。球后溃疡约占 5%,但却更易继发严重的上消化道出血;大多数累及十二指肠降部和水平部,常常继发管腔狭窄。十二指肠溃疡的并发症包括梗阻、出血和穿孔。十二指肠溃疡出血行内镜检查最有效。溃疡穿孔可通过气腹或者局限性异常气体聚集等间接征象证实。消化性十二指肠溃疡不具有恶变倾向。

佐林格-埃利森综合征是由分泌胃泌素的神经内分泌肿瘤(胃泌素瘤)引起的。胃泌素瘤 75% 位于胰腺、15% 位于十二指肠、10% 位于肠壁外(肝脏、淋巴结和卵巢);60% 的胃泌素瘤是恶性。胃泌素瘤也可以是遗传性多发内分泌性肿瘤综合征的一部分,即Ⅰ型(MEN-Ⅰ)。持续性胃泌素分泌导致显著的高胃酸状态和十二指肠、胃和空肠多发消化性溃疡。上消化道造影检查显示病理性发现有:①位于胃、十二指肠球部和球后(最具特征性)多发消化性溃疡;②分泌过多的胃液稀释钡剂并影响黏膜钡剂涂布;③胃、十二指肠及近端空肠黏膜水肿增厚。

十二指肠憩室很常见,通常为偶然发现;可以多发,见于十二指肠的任何部分,但以降部内侧最常见(图 44.28)。上消化

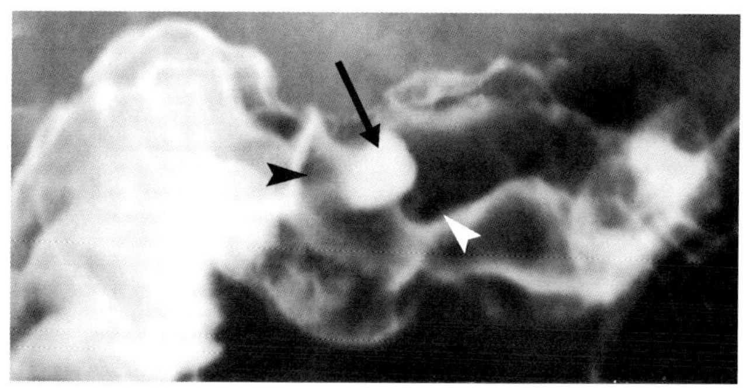

图 44.27 十二指肠消化性溃疡。上消化道造影检查示十二指肠球部钡斑(箭),周围黏膜水肿增厚在溃疡边缘形成边缘清楚的项圈征(箭头)。

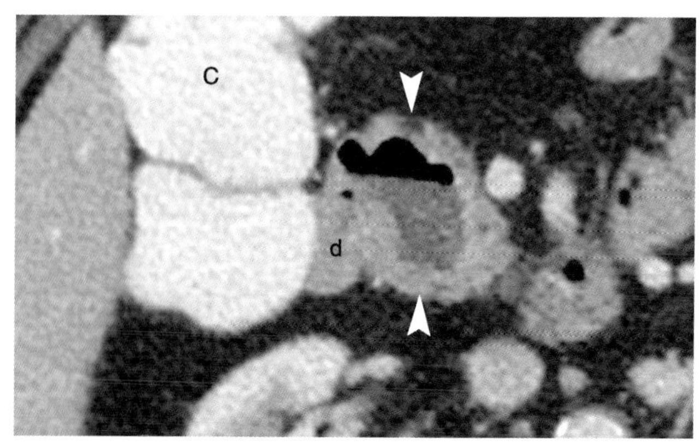

图 44.28 十二指肠憩室。CT 横断位图像示十二指肠降段(d)内侧壁憩室内积液、积气(箭头)。结肠肝曲(C)内充满口服对比剂。

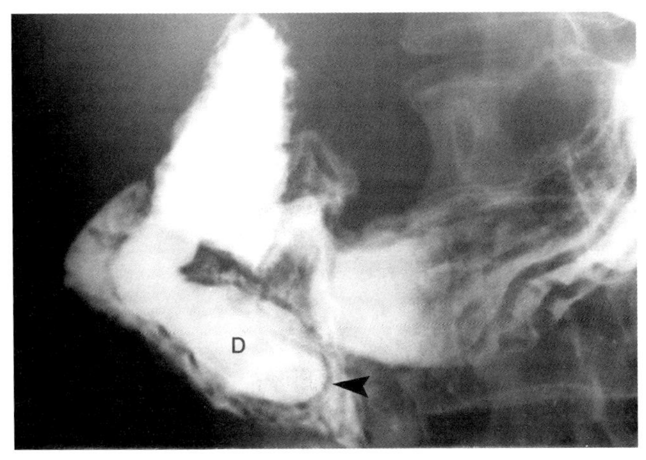

图 44.29　十二指肠腔内憩室。上消化道造影点片示十二指肠降部腔内一充满钡剂的“短袜”(D)样结构。憩室内和十二指肠腔内的钡剂勾画出透射线的憩室壁(箭头)。

道造影检查中可以通过观察到黏膜进入憩室和黏膜形态随蠕动变化等征象与溃疡相鉴别。普通腹部平片中可以见到十二指肠憩室异常气体聚集。CT 可见到憩室内充满液体,类似于胰腺假囊肿,或者憩室内同时含有气体及液体,而类似于胰腺脓肿。罕见并发穿孔和出血。邻近乏特氏壶腹部的十二指肠憩室很少引起胆总管和胰管梗阻。

腔内憩室是十二指肠内由先天性不全薄膜被管腔内容物牵拉而形成的一个类似于“风向袋”样结构(图 44.29)。憩室引起不全梗阻,最终导致餐后上腹部疼痛和发胀感,部分患者甚至呕吐或消化道出血。

十二指肠狭窄

环状胰腺是胰腺最常见的先天性异常。胰腺组织环绕十二指肠降部使其肠腔变窄(图 44.30),这种先天异常是因腹胰

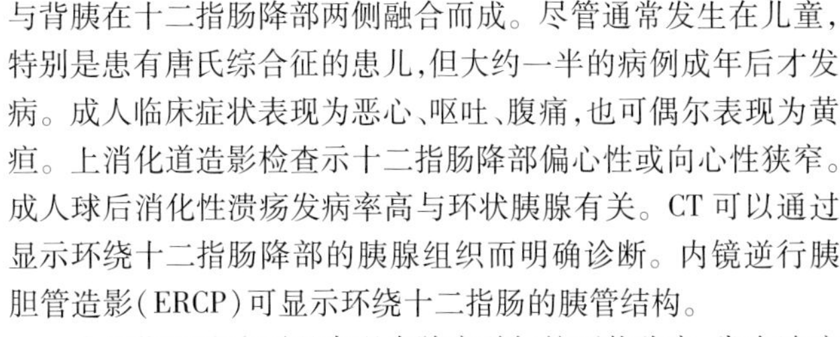
与背胰在十二指肠降部两侧融合而成。尽管通常发生在儿童,特别是患有唐氏综合征的患儿,但大约一半的病例成年后才发病。成人临床症状表现为恶心、呕吐、腹痛,也可偶尔表现为黄疸。上消化道造影检查示十二指肠降部偏心性或向心性狭窄。成人球后消化性溃疡发病率高与环状胰腺有关。CT 可以通过显示环绕十二指肠降部的胰腺组织而明确诊断。内镜逆行胰胆管造影(ERCP)可显示环绕十二指肠的胰管结构。

十二指肠腺癌可以表现为肿瘤引起的环状狭窄、常有溃疡形成。CT 可以显示病灶范围。

胰腺癌也可包绕十二指肠进而引起阻塞,通常表现为黄疸伴胆总管和胰管扩张。

淋巴瘤可以引起肠壁明显增厚和十二指肠旁大量肿大淋巴结,可导致肠腔狭窄。

球后溃疡通常与十二指肠降部和水平部肠管狭窄有关。

外源性压迫。邻近器官的炎症性或者肿瘤可以引起十二指肠腔狭窄,尤其是胰腺病变。

上消化道出血

上消化道出血是指十二指肠悬韧带以上胃肠道出血。上消化道出血平均死亡率 8%~10%。引起出血原因依次是:①十二指肠溃疡;②食管静脉曲张;③胃溃疡;④急性出血性胃炎;⑤急性食管炎;⑥食管贲门黏膜撕裂综合征;⑦肿瘤;⑧血管畸形;⑨血管小肠瘘。

上消化道出血患者急性出血期应该避免钡餐检查。内镜检查比上消化道造影检查在确定出血部位方面更加准确(95%∶45%)。上消化道检查可以发现病变但是不能确定该病变就是出血原因所在。另外,上消化道造影检查后胃肠道残留的钡剂会影响血管造影检查。CT 血管造影检查有希望发现出血部位,表现为局部对比剂外渗聚集。常规血管造影检查被用于确定活动性出血部位和通过注入血管收缩剂或者实施经导管血管栓塞术进行止血治疗。

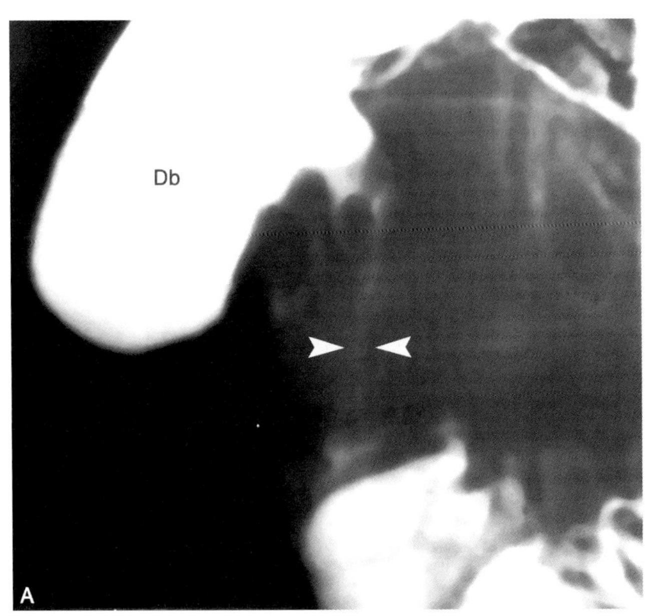

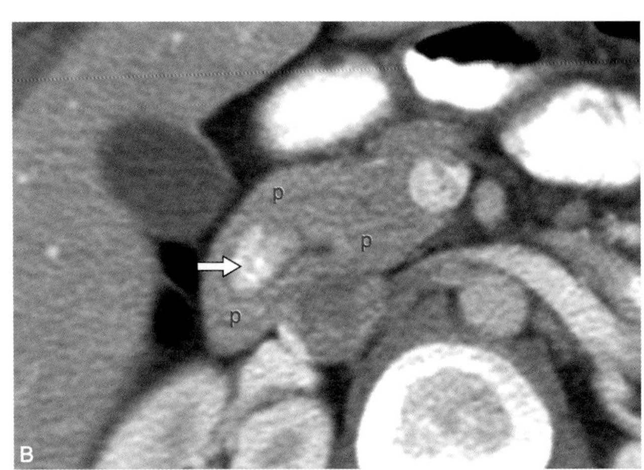

图 44.30　环状胰腺。A. 上消化道造影点片示十二指肠降部一段 3cm 长的环状狭窄段(箭头),无溃疡形成。CT 证实一环状胰腺组织。Db,十二指肠球部。B. 另一患者 CT 检查示胰腺(p)环绕十二指肠降部是管腔狭窄(箭)。

推荐读物

Cai PQ, Lv XF, Tian L, et al. CT characterization of duodenal gastrointestinal stromal tumors. *AJR Am J Roentgenol* 2015;204:988–993.

Carbo AI, Sangster GP, Caraway J, Heldmann MG, Thomas J, Takalkar A. Acquired constricting and restricting lesions of the descending duodenum. *Radiographics* 2014;34:1196–1217.

Cloyd JM, George E, Visser BC. Duodenal adenocarcinoma: advances in diagnosis and surgical management. *World J Gastrointest Surg* 2016;8:212–221.

Fernandes T, Oliviera MI, Castro R, Araújo B, Viamonte B, Cunha R. Bowel wall thickening at CT: simplifying the diagnosis. *Insights Imaging* 2014;5:195–208. (Pictorial review).

Guniganti P, Bradenham CH, Raptis C, Menias CO, Mellnick VM. CT of gastric emergencies. *Radiographics* 2015;35:1909–1921.

Kim JH, Eun HW, Goo DE, Shim CS, Auh YH. Imaging of various gastric lesions with 2D MPR and CT gastrography performed with multidetector CT. *Radiographics* 2006;26:1101–1118.

McNeeley MF, Lalwani N, Dhakshina MG, et al. Multimodality imaging of diseases of the duodenum. *Abdom Imaging* 2014;39:1330–1349.

Rakita D, Hines JJ, Davidoff S, Sideridis K, Yacobozzi M, Friedman B. CT imaging of endoscopy-confirmed gastric pathology. *Appl Radiol* 2014:18–28.

Re GL, Federica V, Midiri F, et al. Radiological features of gastrointestinal lymphoma. *Gastroenterol Res Pract* 2016;2016:1–9. (Review article) http://dx.doi.org/10.1155/2016/2498143

Sheybani A, Menias CO, Luna A, et al. MRI of the stomach: a pictorial review with focus on oncologic applications and gastric motility. *Abdom Imaging* 2015;40:907–930.

Tonolini M, Ierardi AM, Bracchi E, Magistrelli P, Vella A, Carrafiello G. Non-perforated peptic ulcer disease: multidetector CT findings, complications, and differential diagnosis. *Insights Imaging* 2017;8:455–469. (Pictorial review).

（肖应权 张晓东 肖波 杜勇）

第 45 章 系膜小肠

检查方法
解剖学
小肠充盈缺损/肿块
肠系膜肿块
小肠弥漫性疾病
小肠糜烂及溃疡形成
小肠憩室

检查方法

系膜小肠的疾病相对来说比较少见。只有当临床高度怀疑小肠疾病时,才能对小肠进行详细的放射学检查。小肠疾病多主要表现为以下 4 种症状:腹部绞痛、腹泻、吸收不良和消化道出血。腹部绞痛表现为反复发作的间断性痉挛性腹痛,其缓解周期约为 2~3min。小肠疾病引起的腹泻较结肠疾病引起的腹泻发作缓慢。吸收不良表现为脂肪泻、恶臭性大便和体重减轻。小肠疾病引起的出血常常是隐蔽性的,仅表现为贫血。由于内镜无法到达大部分系膜小肠,所以放射学诊断就成了它的主要检查方法。胶囊内镜的发展为小肠内镜检查提供了一种有限但安全且被广泛接受的方法。传统的小肠荧光检查方法正在被 CT 和 MR 肠溶和肠造影所取代。透视法仅限于评估小肠的管腔,而 CT 和 MR 的横截面方法提供了小肠壁、肠系膜以及邻近结构和组织的附加信息。

口服钡餐小肠追踪检查(the small bowel follow-through examination,SBFT)是传统的小肠 X 线检查方法(图 45.1)。患者连续吞下钡剂的同时进行一系列仰卧位腹部摄片,直至末端回肠及盲肠充满钡剂。小肠的 X 线透视检查在当时也尝试过,但众所周知,这种方法敏感性低。肠环重叠,肠腔膨胀性较差,钡剂絮状沉淀,间歇性钡剂填充以及难以预知钡剂在肠道内的通过时间均限制了它的应用。结肠注气的双重对比技术(SBFT 加口服结肠充气术)可提高末端回肠的显影。

透视小肠灌肠是一种较为敏感的小肠详细检查方法(图 45.2)。这种方法使肠管膨胀及钡剂充盈更均匀,能更清楚地显示解剖细节,并大大地缩短了检查时间。这种技术有赖于一种特别设计的能通过口腔或鼻腔到达十二指肠远端或近端空肠的灌肠导管(12~14Fr),以及一根能在 X 线透视下定向控制导管的导丝。这种方法可完成单一对比(使用大约 600mL 钡剂)和双重对比成像(使用 200mL 钡剂后再加用 1 000mL 甲基纤维素用以推进钡剂及扩张肠管)。小肠腔及黏膜表面在钡剂的涂布下显示得非常好。

CT 灌肠显示了病变肠道的管腔外成分、肠系膜、邻近的实体器官、腹腔和腹膜后,从而改善了钡灌肠。患者在检查前一天进食低残留饮食,然后禁食过夜。与荧光透视引导相似,在透视引导下,8~13Fr 鼻空肠导管超越 Treitz 韧带。有不使用静脉对比剂的高衰减肠内对比剂或与静脉对比剂联用的低衰减肠内对比剂可供选择。高衰减对比剂包括 4%~15%的水溶性碘化对比剂和稀钡溶液。低衰减肠溶剂包括水和甲基纤维素。在荧光镜观察下以 100~150mL/min 输注 2L 肠溶剂。静脉内施用胰高血糖素或其他抗痉挛剂。将患者移至 CT 台并在 CT 扫描期间以相同的速率输注额外的 500~1 000mL 的肠对比剂。薄层 MDCT 可以在轴向、冠状和矢状平面上进行高分辨率重建。

CT 肠造影的方式与 CT 灌肠相似,除了口服 1.5~2.0L 的肠对比剂而不是通过肠管注射(图 45.3)。可使用高或低衰减的肠道对比剂。低衰减的肠道约物可以使用静脉对比剂评估肠壁和病变的强化程度。CT 小肠造影术的可靠性较低,且小肠可能扩张不完全,但更容易操作,患者接受度较高。

MR 灌肠和 MR 肠造影与 CT 灌肠和 CT 肠造影的方式相似(图 45.3)。虽然使用 MR 进行小肠研究成本更高,可用性更低,但它具有无电离辐射的显著优势。这在研究克罗恩病时尤为重要,这些患者大多年轻并且会接受许多影像学检查。MR 的组织对比度也较好。MR 肠造影常与 MR 灌肠一起使用,用于低级别小肠梗阻或无法口服大量肠溶剂的患者。有多种肠道药物可供使用,但最常用的是双相药物,它们在 T_1WI 上的信号强度较低,在 T_2WI 上的信号强度较高。双相剂包括水、甲基纤维素、低密度钡和聚乙二醇。要求患者在磁共振扫描前 1h 内摄入 1 200~2 000mL 的肠对比剂。解痉剂可以减少蠕动和运动伪影。屏气快速梯度回波序列在轴向、矢状面和冠状面上获得。静脉造影可用于评价炎症性增强和肿瘤血管。采用最先进技术的初步研究表明,CT 和磁共振肠造影具有同等的敏感性。MR 和 CT 上小肠疾病的诊断结果见表 45.1。

胶囊内镜检查是使用一个长 26mm、直径 11mm、重 4g 的可吞咽视频胶囊。胶囊包含一个摄像机、四个发光二极管作为光源、一个无线电发射器和电池。患者在服用胶囊前禁食 10h。一个传感器阵列被放置在患者的腹部,并连接到一个便携式电池供电的记录器,可以佩戴在腰部周围。胶囊被吞下,彩色视频图像以每秒 2 张的速度记录下来,在 8h 的电池寿命内可以记录大约 50 000 张图像。患者可以正常活动,包括在胶囊通过肠道时进食。胶囊最后自然排出并丢弃。胶囊价格大约 1 500 美元。图像在工作站上查看。胶囊内镜检查可以看到整个小肠黏膜,并可检测黏膜病变、溃疡和影像学检查遗漏的肿瘤。显著的局限性包括定位、活检或治疗病变的能力有限,以及小肠梗阻或狭窄患者使用受限。

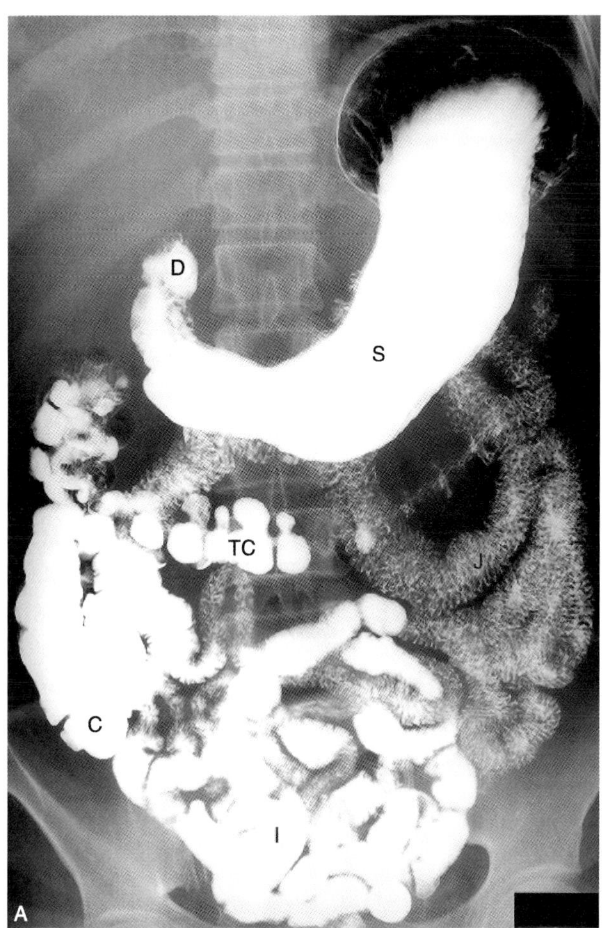

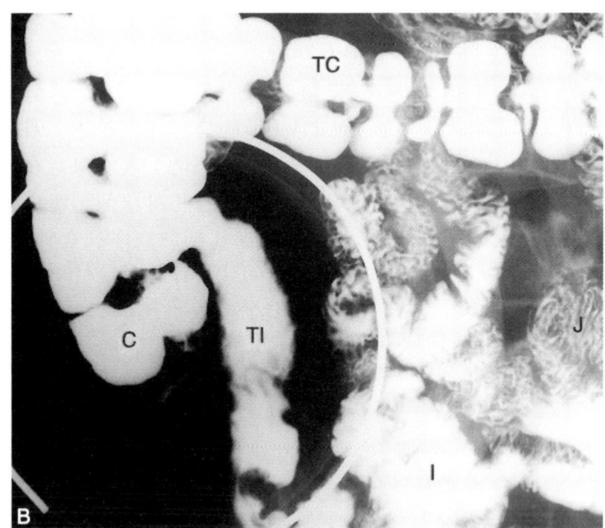

图 45.1　小肠功能正常。A. 俯卧腹部 X 线照片。B. 末梢回肠的点片。上消化道检查显示小肠，通过让患者摄入额外的钡，并通过额外的射线照片记录钡通过小肠进入结肠。空肠环(J)在左上腹有一个精致的羽状外观，而回肠环(I)在右下腹粗而无特征。钡填充了盲肠(C)、升结肠和横结肠(TC)的部分，通过其结肠袋褶皱来识别。结肠袋皱褶仅部分延伸穿过肠腔，小肠皱褶完全延伸穿过肠腔。局部压迫使右下象限的肠环分离，以最佳方式显示末端回肠(TI)。S，胃；D，十二指肠。

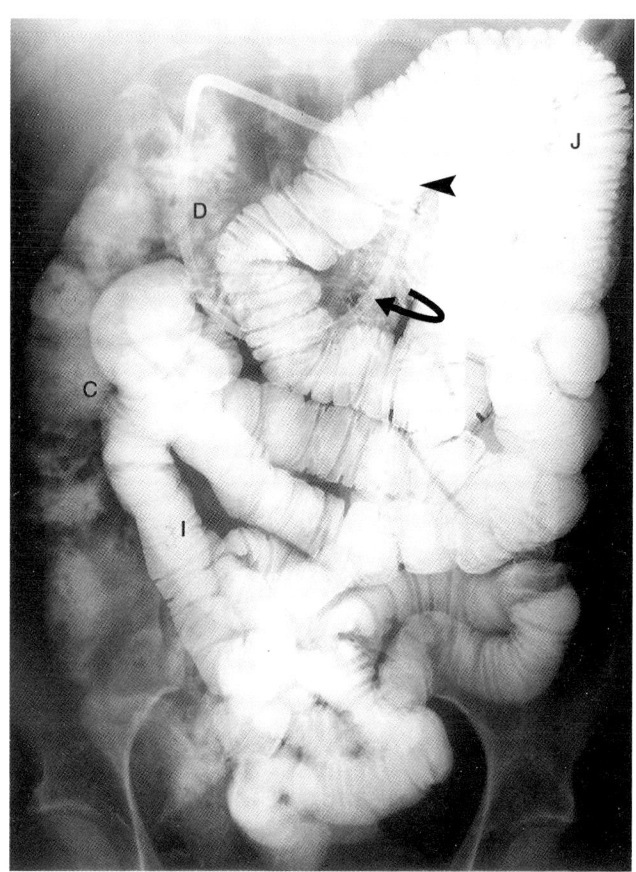

图 45.2　正常的小肠灌肠。小肠灌肠导管(弯曲箭头)已通过十二指肠 C 环到达 Treitz 韧带的位置(箭头)，在透视下操作导管。肠灌肠技术可使空肠(J)和回肠(I)均匀扩张。钡填充升结肠部分(C)。注意小肠折叠穿过整个小肠腔的直径。D，十二指肠。

表 45.1

胃肠道的 CT 和 MR 诊断

良性病变	肿瘤病变
环形增厚	偏心性增厚
均匀性增厚	不均匀性增厚
厚度<1cm	厚度>2cm
节段性或弥漫性病变	局部软组织肿块
肠系膜脂肪增厚	肠系膜僵硬
管壁为均匀的软组织密度	边缘为分叶状
“双环征”：内环暗/外环亮	外缘呈针状
“靶征”：内环亮，中间环暗，外环亮	内腔狭窄
	区域性淋巴结肿大
	肝转移

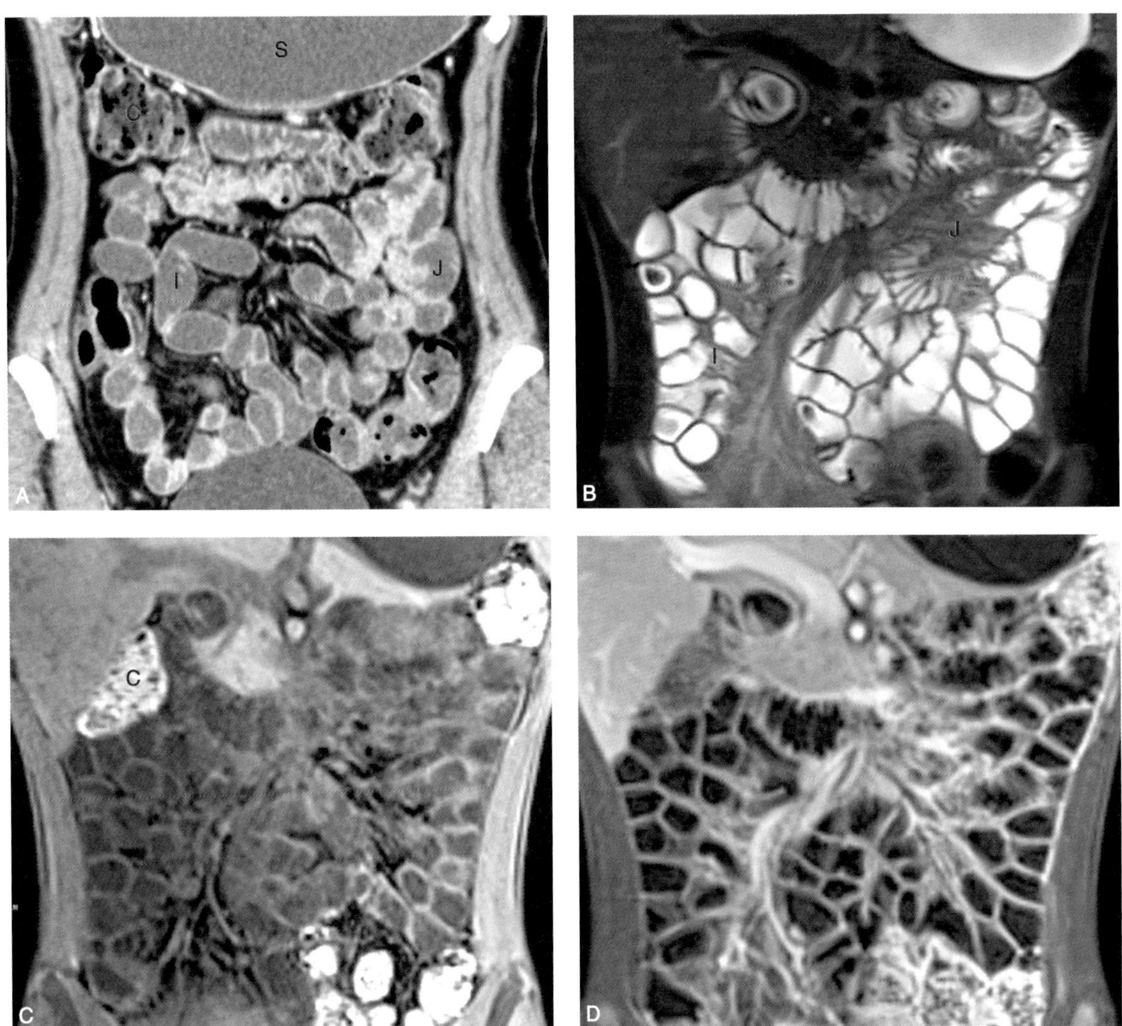

图 45.3　CT 和磁共振肠镜检查。**A. CT 肠造影**。显示了评估炎症性肠病检查中正常的空肠(J)、回肠(I)和部分胃的典型冠状图像。口服低浓度甲基纤维素使肠扩张。静脉注射胰高血糖素以抑制肠蠕动。静脉注射碘化对比剂增强肠壁。结肠(C)含有粪便和气体。**MR 检查**:典型的 T_2 加权(B)、未注射对比剂 T_1 加权(C)和增强的 T_1 加权(D)磁共振肠镜检查的冠状位图像显示空肠(J)和回肠(I)正常的磁共振表现。充满粪便的结肠(C)也很明显。肠道扩张,口服低密度钡,作为双相管腔内对比剂,T_2 加权图像信号强度高,T_1 加权图像信号强度低。

解　剖　学

系膜小肠全长约 7m,全部位于大腹膜腔内。其近侧 2/5 为空肠,远侧 3/5 为回肠。空肠和回肠一起被小肠系膜悬吊于腹后壁。小肠系膜由结缔组织、血管、淋巴管等组成,由反折的背侧腹膜所覆盖。小肠系膜根部从 Treitz 韧带(十二指肠悬韧带)即 L_2 椎体左侧斜向盲肠,即右侧骶髂关节附近。在 CT 图像上,肠系膜表现为肠环间的脂肪组织所衬托出的正常血管结构。正常的肠系膜淋巴结可显示为大小约 5mm 或更小的软组织密度结节。小肠肠环的凹面边缘即为系膜缘,也就是肠系膜连接处。远离肠系膜的肠环凸面边缘,被称为系膜游离缘。在某些疾病中识别肠环边缘具有一定的诊断价值。

在图像上(图 45.1~图 45.3),空肠黏膜皱襞呈羽毛状,环形皱襞更明显,管径较大,管壁较厚;回肠黏膜缺乏特征性,皱襞细而少,管径较小,管壁较薄。空回肠逐渐过渡,所有的肠环自由蠕动。回肠的黏膜下层具有较大、较多的淋巴滤泡。指状绒毛遍布小肠黏膜内表面,由黏膜固有层的疏松结缔组织组成。细小毛细血管及淋巴管(乳糜管)汇入黏膜下层的血管。环形皱襞及绒毛大大增加了小肠的表面积,有利于营养物质的吸收。空肠正常小肠管腔直径小于 3cm,回肠逐渐变细小于 2cm(表 45.2)。正常空肠折叠厚度为 2~3mm,而正常回肠折叠厚度为 1~2mm。肠灌肠通常将正常空肠扩张至 4cm,正常回肠扩张至 3cm,肠系膜小肠的每一部分的折叠处均较薄为 1mm。肠系膜正常淋巴结直径小于 4mm。

表 45.2

正常小肠的测量值

特征	正常值	
	回肠	空肠
肠腔直径/cm	3.0	2.5
灌肠时的肠腔直径/cm	4.5	3.5
黏膜皱襞厚度/mm	2	2
黏膜皱襞数目/(个/英寸)	4~7	2~4
黏膜皱襞深度/mm	8	8
小肠壁厚度/mm	3	3

1 英寸=2.54cm。

小肠充盈缺损/肿块

小肠肿瘤较少见，只占胃肠道肿瘤的2%~3%，良性肿瘤与恶性肿瘤发生率相当。然而，当患者出现症状时，恶性肿瘤的可能性为平常的3倍。常见症状包括肠梗阻、腹痛、体重减轻、肠道出血以腹内肿块。CT和MR肠造影结果显示，恶性小肠病变包括：①孤立性病变；②非手术性病变；③长节段病变；④肠系膜脂肪浸润；⑤肠系膜淋巴结肿大(短轴直径>1cm)。

其中**类癌**最为常见，约占小肠肿瘤的1/3。它表现为低度恶性，可局部复发、淋巴结转移、肝或肺转移。它起源于黏膜下的内分泌细胞(肠嗜铬细胞或Kulchitsky细胞)，可分泌血管活性物质，包括5-羟色胺、缓激肽。小肠类癌占所有类癌的20%，其中回肠最常见，且30%为多发。只有7%肝转移患者表现为类癌综合征(皮肤潮红、腹部绞痛、腹泻)，那是因为肝脏对血管活性物质的灭活作用减弱。肿瘤生长缓慢，但可导致肠壁及肠系膜明显纤维化，这是由于肿瘤产生的5-羟色胺可导致局部强烈的促结缔组织增生性反应。系膜血管纤维化引起的并发症包括肠腔狭窄、梗阻以及肠壁坏死。肿瘤可有蒂，并能导致肠套叠。纤维化及转移灶的X线表现类似克罗恩病，可掩盖原发肿瘤的表现。钡剂检查表现为：①肠腔狭窄；②小肠皱襞增厚，呈针状；③肠系膜肿块导致肠管分离；④纤维化导致肠管粘连；⑤原发病灶表现为肠壁结节(<1.5cm)或腔内息肉。类癌的特征性CT表现为(图45.4)：①由于肠系膜纤维化引起的位于肠系膜脂肪内的辐射状软组织密度影；②肠壁增厚；③原发肿瘤表现为小的分叶状的软组织肿块，有时可见中央钙化，常位于远端回肠；④原发肿瘤肿块明显增强；⑤转移灶表现为肠系膜淋巴结肿大和肝内多发肿块。

小肠**腺癌**的发生率约为类癌的50%，最常发生于十二指肠(50%)和近端空肠，而最常发生类癌的末端回肠却较为罕见。大多数患者早期即有症状，30%可扪及腹部包块。乳糜泻、克罗恩病、伯兹-耶格尔斯综合征均可增加患小肠腺癌的风险。小肠腺癌的并发症包括消化道出血、肠梗阻、肠套叠。患者预后差，5年生存率约为20%。肿瘤转移方式包括腹膜内种植转移，经淋巴道转移至区域淋巴结，经门静脉转移至肝脏。大体形态上肿瘤可分为三种类型：①浸润型，肿瘤呈浸润性生长，表现为管腔狭窄(空肠最常见)；②息肉型，呈息肉状向肠腔内突出，引起充盈缺损(十二指肠最常见)；③溃疡型，钡餐造影的典型表现为病变段小肠呈“苹果核样”狭窄(图45.5)。CT和MR表现(图45.6)：①十二指肠或空肠的单个肿块(直径可达8cm)；②溃疡；③肠腔不规则环形狭窄，肠壁僵硬。小肠环形狭窄病变的鉴别诊断见表45.3。

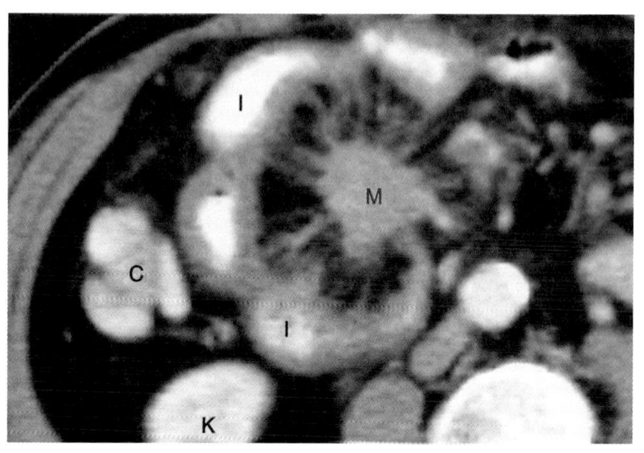

图45.4　类癌。CT扫描显示典型的“旭日征”：回肠(I)来源的类癌形成的放射状条带和肠系膜肿块(M)。C，升结肠；K，右侧肾脏。

淋巴瘤约占小肠恶性肿瘤的20%。胃肠道是机体最大的免疫器官，是结外淋巴瘤最好发的部位，其中以小肠最常见。世界卫生组织定期修改淋巴瘤的分类。最新分类(2016年)包括成熟的B细胞肿瘤(包括套细胞和Burkitt淋巴瘤)、成熟的T细胞/自然杀伤细胞肿瘤、霍奇金淋巴瘤、移植后淋巴增生性疾病以及组织细胞和树突细胞肿瘤。胃肠道淋巴瘤是一类具有不同细胞系和生物学行为的异质实体。大多数是B细胞型

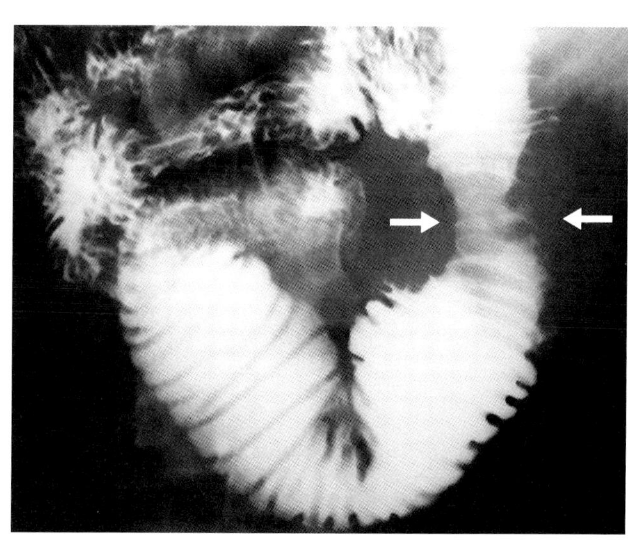
图45.5　空肠腺癌。小肠钡餐检查显示空肠固定不变的缩窄性改变(箭)。相应区域的黏膜褶皱增厚、消失。这是一个与结直肠癌相似的“苹果核样改变”。

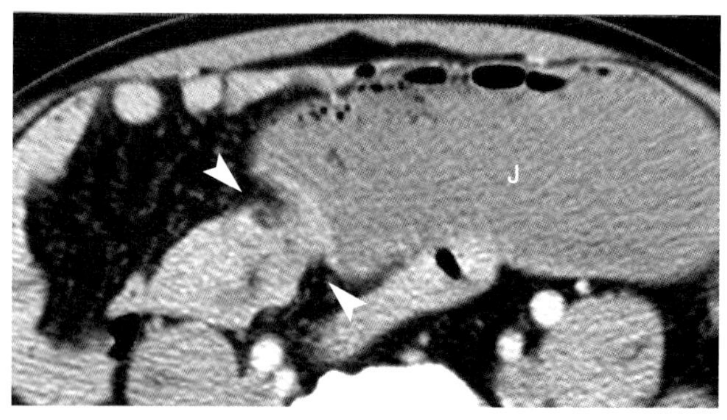

图45.6　空肠腺癌。另一患者的CT图像显示肿瘤浸润肠壁(J)导致肠腔狭窄(箭头)。近端空肠扩张明显，提示肿瘤引起小肠梗阻。

表45.3
小肠环形狭窄病变

小肠腺癌	恶性胃肠道间质瘤
环形转移	淋巴瘤(罕见)
腹腔内粘连	

淋巴瘤，8%～10%起源于 T 细胞。60%～65%的胃肠道淋巴瘤累及淋巴组织丰富的回肠，20%～25%的患者累及空肠。幽门螺杆菌、人类免疫缺陷病毒、爱泼斯坦-巴尔病毒、乙型肝炎病毒等引起的感染是胃肠道淋巴瘤的危险因素。症状包括腹痛、体重减轻、厌食、胃肠道出血和肠穿孔。

其大体形态多种多样，包括弥漫性浸润、外生性肿块、腔内息肉样肿块以及多发结节，其中 10%～20%表现为多节段受累。诱导纤维化的淋巴瘤组织可取代肠壁肌层，造成肠壁自主神经丛破坏，从而引起肠腔动脉瘤样扩张，这是淋巴瘤的特征性表现。肠腔狭窄较少见。钡剂检查主要表现为：①管壁不规则增厚，黏膜下层肿瘤细胞浸润导致黏膜皱襞扭曲（图 45.7）；②病变早期肠系膜淋巴管阻塞导致黏膜皱襞光滑、规则增厚；③病变晚期更多的肿瘤细胞侵入肠壁导致黏膜皱襞消失；④肠腔变窄、增宽或正常；⑤肠腔见液体和食糜潴留；⑥息肉样肿块可导致肠套叠；⑦多发充盈缺损（一般小于 4mm），形态多样，分布不均，浅溃疡较常见。CT 和 MR 表现：①长节段小肠壁环形增厚；②黏膜皱襞消失；③实性结节，常为息肉样（图 45.8）；④肠壁偏心性增厚（图 45.9）；⑤管腔扩张（管腔>4cm）；⑥管腔狭窄（罕见）。外生性淋巴瘤一般表现为均匀的软组织密度，增强扫描呈轻度强化（静脉注入对比剂），这有别于胃肠道间质瘤（GISTs）和胃肠道腺癌，后者增强扫描呈明显强化。CT 和 MR 较容易显示淋巴瘤的伴随病变，包括：肠系膜和腹膜后淋巴结

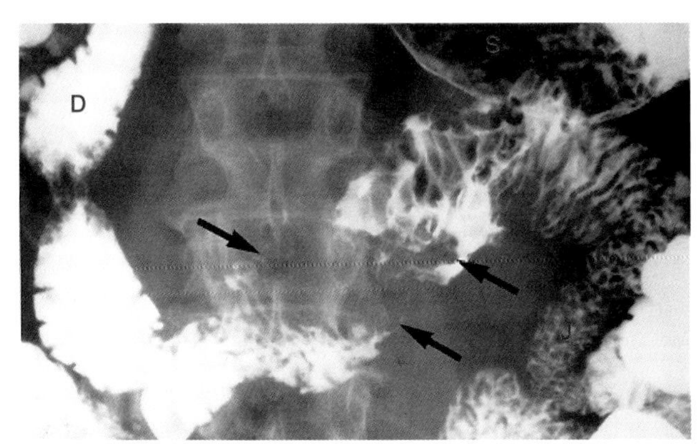

图 45.7 B 细胞淋巴瘤。上消化道钡餐显示由肠壁淋巴瘤引起的十二指肠第 3 段（D）的息肉样充盈缺损（箭）。十二指肠 C 形环变宽，空肠（J）向旁边移位。S，胃。

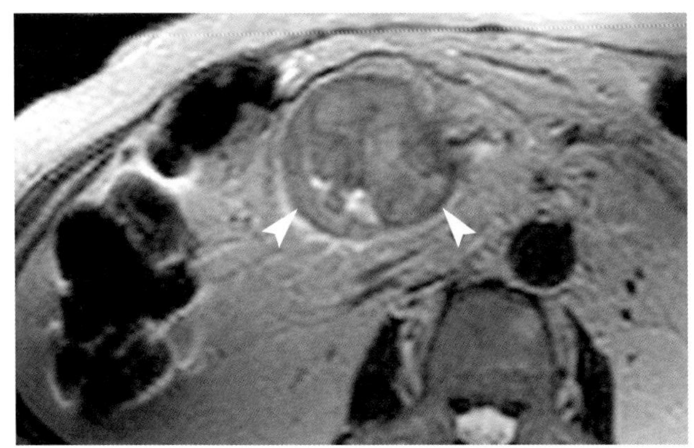

图 45.8 B 细胞淋巴瘤。T_2 加权磁共振显示位于空肠的淋巴瘤的实体结节（箭头）。

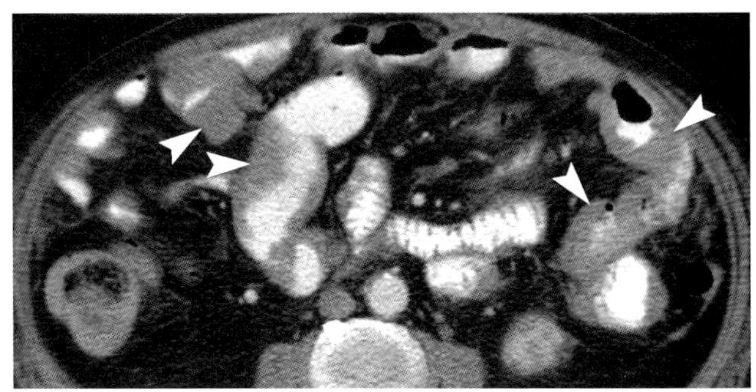

图 45.9 B 细胞淋巴瘤。CT 图像显示小肠多节段性偏心性增厚（箭头）。

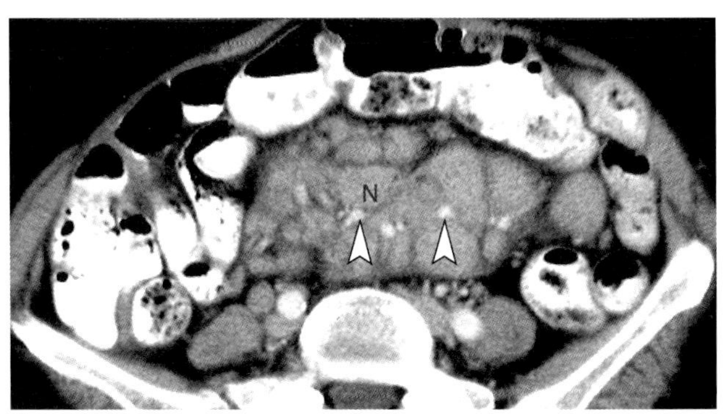

图 45.10 三明治征：肠系膜淋巴瘤。CT 显示小肠系膜大量肿大淋巴结（N）融合成团包绕肠系膜血管（箭头）形成“三明治征”。

肿大，肝脾大。肠系膜淋巴结肿大可表现为一个较大的融合性肿块，包绕多个肠曲，或多个独立的结节（图 45.10）。增大的淋巴结包绕肠系膜血管及其周围脂肪形成“三明治征”。

北美的伯基特淋巴瘤通常表现为肠道受累，尤其是儿童和年轻人的回盲部。这种肿瘤侵袭性强，倍增时间短、预后不良。影像学检查发现肿瘤体积较大。

艾滋病相关性淋巴瘤是一种高度侵袭性非霍奇金淋巴瘤，预后不良。通常累及结外，包括小肠。淋巴结肿大可由淋巴瘤、卡波西肉瘤或者鸟型分枝杆菌细胞内感染所引起，其 X 线表现与免疫力正常的淋巴瘤患者相同。

结节性淋巴组织增生可累及小肠全程。与淋巴瘤的区别在于前者表现为多个均匀一致的小结节（2～4mm），均匀分布于累及区域。一般认为，局限于末端回肠和近端结肠的淋巴样组织增生是偶然发生的，可能与近期病毒感染有关。而弥散性淋巴样组织增生与低丙种球蛋白血症有关，特别是低免疫球蛋白 A。

小肠**转移瘤**较原发肿瘤更常见。两种最常见的转移途径为腹膜种植（常累及小肠系膜缘）和血行播散（常播散于小肠游离缘）。腹膜种植常见于女性卵巢癌和男性结肠癌、胃癌及胰腺癌。沿小肠系膜从左上腹到右下腹的液体流动有利于肿瘤种植于小肠系膜缘。癌灶最常沿着末端回肠、盲肠以及升结肠种植。CT 可显示位于壁腹膜、网膜（网膜囊）以及道格拉斯陷凹内的种植灶。钡剂检查可显示由肠系膜纤维化引起的多发结节及黏膜皱襞聚集。血行转移灶沿着小肠游离缘黏膜下血管分叉处分布。常见的原发恶性肿瘤有黑色素瘤、肺癌、乳腺癌、结肠癌以及精原细胞瘤（图 45.11）。钡剂检查显示小肠

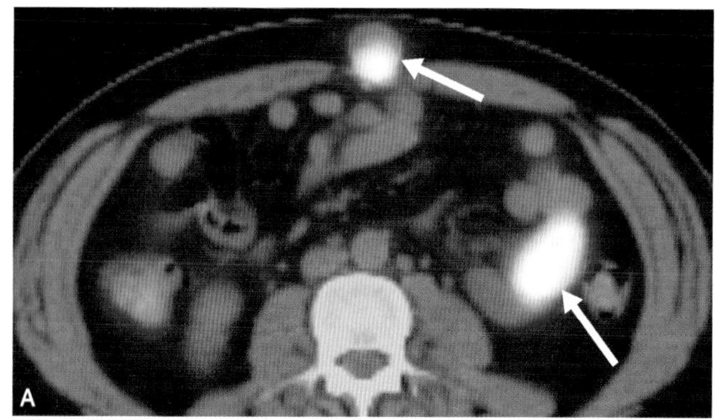

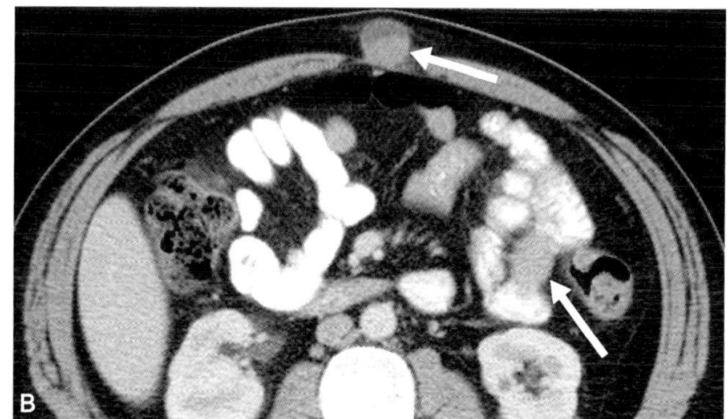

图 45.11 空肠转移。A. PET-CT 的融合轴位图像显示，空肠中部和前腹壁的 FDR 活动较为活跃(箭)。B. 静脉注射对比剂及灌肠的 CT 显示相应的病变(箭)。原发肿瘤是黑色素瘤。

内散在均匀的或大小不等的壁结节，可出现靶样损害，或形成溃疡或空洞。胰腺和结肠的恶性肿瘤可直接蔓延至邻近的小肠。

发生于艾滋病患者的**卡波西肉瘤**常累及小肠。约 50% 有皮肤损害的患者同样伴有小肠损害。钡剂检查显示肠壁多发结节，中央常可见脐样凹陷。CT 显示肠系膜、腹膜后及盆腔淋巴结肿大。

胃肠道间质瘤。在胃，以前很多被认为是平滑肌瘤和平滑肌肉瘤的肿瘤现在被称为胃肠道间质瘤。大约 30% 的胃肠道间质瘤发生在小肠，这些肿瘤比发生在胃的同样大小的肿瘤更具有侵袭性。胃肠道肿瘤占原发性小肠肿瘤的 10%。临床表现为肠梗阻或肠道出血。钡剂检查表现为界限清楚的黏膜下肿块。不论良恶性，超过 2cm 的肿瘤均容易形成溃疡。在 CT 图像上，良性胃肠道间质瘤密度均匀，与肌肉相似。恶性胃肠道间质瘤一般比较大(>5cm)，密度不均匀，有明显的低密度坏死和出血区域(图 45.12)。淋巴结转移及钙化不常见。MR 示肿瘤实质部分在 T_1WI 上为低信号，在 T_2WI 上为高信号，增强扫描实质部分显著强化。小实体瘤呈圆形，动脉造影增强明显。较大的肿瘤呈分叶状，在实性区域呈轻度逐渐强化。根据出血时间不同，肿瘤内出血有其特征性 MR 信号。

腺瘤约占小肠良性肿瘤的 20%，发生于十二指肠较系膜小肠更常见。它是腺上皮的良性增生，具有潜在恶变倾向。钡剂检查表现为表面具有微分叶的腔内息肉。

脂肪瘤最常发生于回肠，起源于黏膜下层的脂肪组织，约占小肠良性肿瘤的 17%。虽然部分肿瘤可引起肠道出血或肠套叠，但是绝大多数无明显症状，多偶然发现。CT 上发现脂肪密度(−50～−100HU)肿块具有诊断价值(图 45.13)。

血管瘤常位于黏膜下层、单发，呈息肉样突入肠腔。大多数位于空肠，约 2/3 表现为肠道出血。钡剂检查表现为小的息肉状充盈缺损。偶尔出现的静脉石可提示诊断。血管瘤的发生率不足小肠良性肿瘤的 10%。

息肉综合征可引起小肠多发息肉样病变，需与转移瘤、淋巴瘤、结节性淋巴样组织增生、卡波西肉瘤以及类癌相鉴别。

波伊茨-耶格综合征(又称家族性黏膜皮肤色素沉着胃肠道息肉病)是一种常染色体显性遗传病，表现为小肠(最常见)、结肠、胃多发错构瘤性息肉，面部皮肤、四肢掌面以及黏膜黑色素斑。错构瘤性息肉是非肿瘤性息肉，由黏膜的三层结构(上皮层、黏膜固有层、黏膜肌层)异常增生而成。最常见于空肠，常有蒂，大小不一，可达 4cm。这类患者发生肠套叠、胃肠道腺癌以及肠外恶性肿瘤(乳腺癌、胰腺癌和卵巢癌)的风险更高。钡剂检查显示病变段小肠内多发息肉，与正常肠管界限清楚。

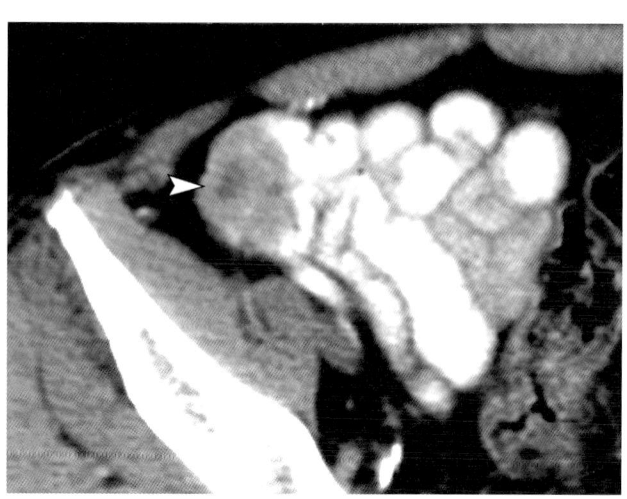

图 45.12 回肠恶性胃肠道间质瘤。对比增强 CT 显示回肠远端有一个异质性实体瘤(箭头)。肿瘤是外生的，不阻塞小肠。

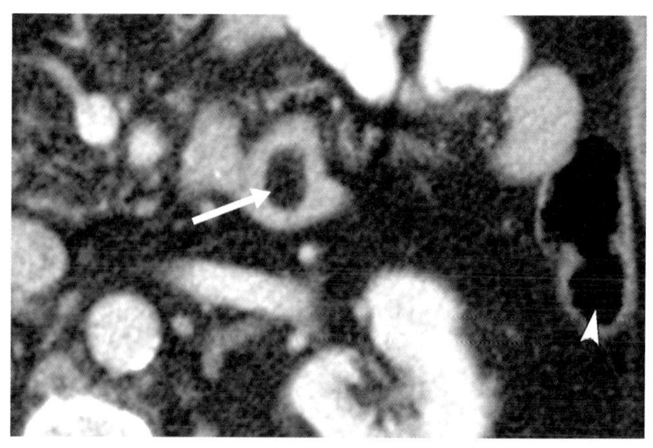

图 45.13 小肠脂肪瘤。近端回肠肠腔内脂肪密度肿块(箭)导致小肠部分梗阻。注意，病变与邻近肠系膜脂肪密度相当，密度不如结肠内气体(箭头)。CT 显示大量的纯脂肪密度可诊断脂肪瘤。

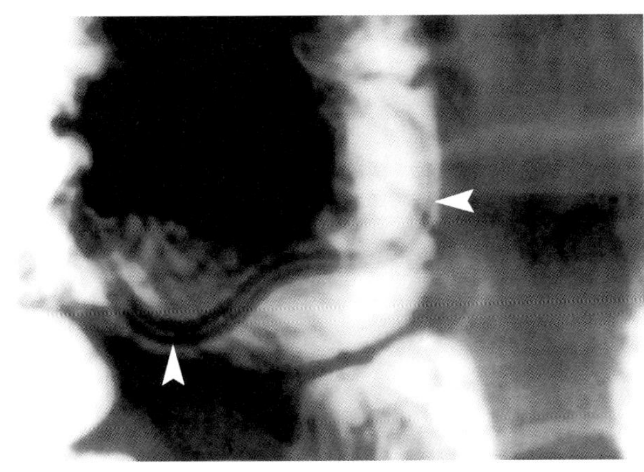

图 45. 14　蛔虫感染。钡餐造影放射线照片显示回肠末端有一条成年蛔虫(箭头)。蛔虫吞了钡,钡勾勒出了蛔虫的肠道轮廓。在回肠远端这些大型蠕虫的大量缠结是局限性小肠梗阻的常见原因。

卡纳达-克朗凯特综合征(变应性肉芽肿血管炎)累及小肠,其中约一半病例表现为多发炎性息肉。结肠、胃常常受累。

加德纳综合征即遗传性腺瘤样息肉病,常表现为小肠内多发腺瘤性息肉。

青少年胃肠道息肉病最常见于结肠,偶尔累及小肠。炎性息肉并发充满黏蛋白的囊肿是由慢性刺激发展而来。病灶大多有蒂,边缘光滑,呈球形。

蛔虫病是由似蚓蛔线虫感染所致,在世界范围内流行,但最常见于亚洲和非洲。美国的疫区包括南部乡村的阿帕拉契和海湾海岸州。一般通过摄入被蛔虫卵污染的食物和水感染。蛔虫卵在小肠孵化,幼虫穿透肠壁,通过血液系统移行到肺,在肺内蜕变生长然后迁移到支气管、气管、喉,最后再次吞咽到胃肠道。蠕虫在小肠内发育成熟,主要是空肠,虫体长度可达到 15~35cm。下一代具有感染性的虫卵随粪便排出。大的蠕虫团可阻塞小肠或导致肠套叠,特别是儿童。腹部平片可发现 70%的蠕虫。钡剂检查显示蠕虫表现为长条状充盈缺损,被蠕虫摄入的钡剂可显示蠕虫肠道,为长的呈串珠样的白色线样影(图 45. 14)。

肠系膜肿块

源于小肠系膜的肿块常表现为可扪及的腹部肿块。肠系膜脂肪可被水肿、出血以及炎性细胞浸润,这些改变源于小肠或肠系膜本身的病变。CT、超声和 MR 可提供最多的诊断信息。

肠系膜淋巴结是腹部 CT 或磁共振的常见表现。正常肠系膜淋巴结短轴直径小于 5mm。淋巴结肿大与肿瘤、炎症和传染病有关,可能是唯一的影像学表现。淋巴结的数量、分布和大小一样重要。淋巴结肿大可能是乳腺、肺、胰腺或胃肠道的淋巴瘤或转移性疾病。炎性淋巴结与阑尾炎、憩室炎、胰腺炎或胆囊炎有关。感染性淋巴结病与终末回肠、肺结核、艾滋病毒和惠普尔病的耶尔森氏菌小肠结肠炎感染有关。

淋巴瘤引起的大量淋巴结肿大是肠系膜最常见的实质性肿块。肿大淋巴结融合成团包绕肠系膜血管及其周围的脂肪,形成“三明治”征(图 45. 10)。常可见腹膜后或其他部位淋巴结肿大。“三明治”征是肠系膜淋巴瘤特有的征象。

转移瘤可种植于肠系膜,形成较大的肿块而不侵犯肠腔,也可种植于邻近肠管导致肠腔狭窄。类癌和小肠腺癌的转移瘤产生明显的成纤维反应,使肠系膜收缩,而黑色素瘤不会引起肠系膜收缩。

肠系膜硬纤维瘤(肠系膜纤维瘤病)是一种良性的,局部呈浸润性生长的实性或纤维性肠系膜肿瘤,可单发(28%)或多发(72%),与加德纳综合征有关。手术切除后常复发。超声和 CT 表现为均匀的实性肿块,边界清楚(68%)或呈浸润性(图 45. 15),回声或密度与肌肉组织类似。MR 肿瘤表现为 T_1WI 低信号,T_2WI 高信号变化与肿瘤纤维含量有关。通常不发生钙化。该肿瘤也可发生于前腹壁肌肉或腰大肌。

胃肠道间质瘤可原发于肠系膜或网膜,可被误认为来源于其他地方肿瘤的转移瘤。在 CT 上肿瘤表现为边界清楚的较大肿块,其内可见明显的低密度出血坏死区。

肠系膜囊肿是来源于小肠系膜根部的淋巴管瘤。大多数壁薄,呈多房性,其内液体可呈乳糜性、浆液性或血性。超声显示为境界清楚的囊性病变,其内可见碎屑及液平或液脂平面。CT 表现为囊性肿块,向前方或侧方推移小肠。在 MR T_2WI 上,囊内液体表现为高信号;在 T_1WI 上,囊内液体为浆液性时表现为低信号,为乳糜性或血性时则表现为高信号(图 45. 16)。

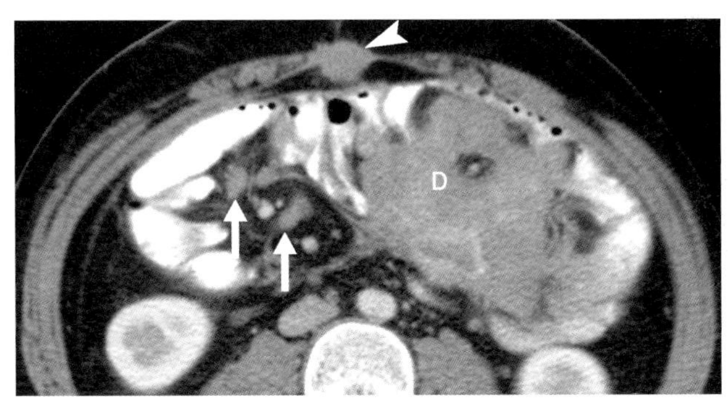

图 45. 15　肠系膜硬纤维瘤。CT 图像上显示肠系膜多发硬纤维瘤。较大者(D)浸润肠系膜,使肠环移位。较小的两个肿瘤(箭)表现为肠系膜上的软组织结节。另外一个肿瘤(箭头)使前腹壁中央的白线扩大。

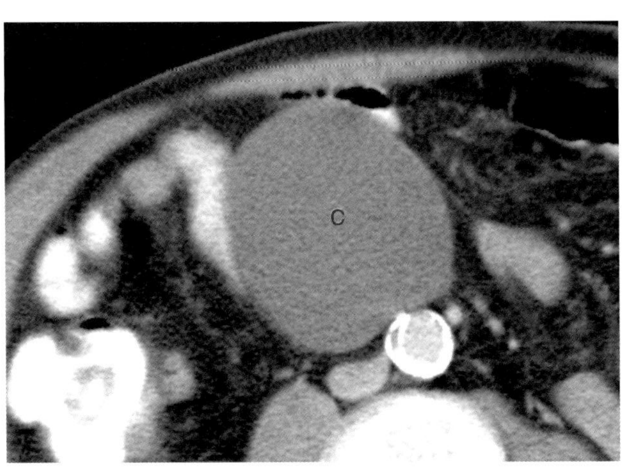

图 45. 16　肠系膜囊肿。造影后 CT 显示小肠肠系膜上出现一个薄壁单纯囊肿。

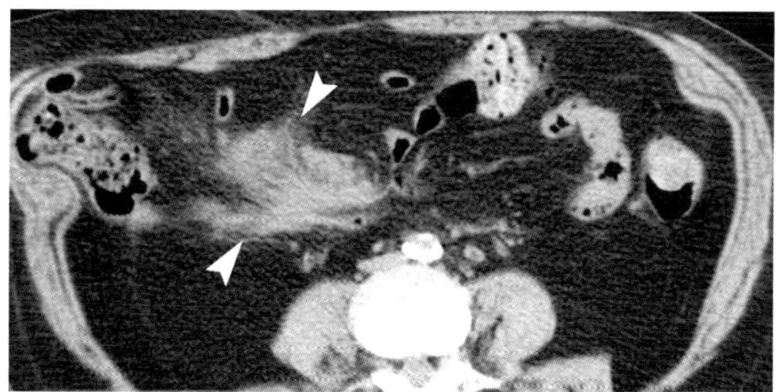

图 45.17 肠系膜脂膜炎。平扫 CT 显示肠系膜纤维化病变(箭头)。当肿块浸润并包围肠系膜血管时,边界不清楚。

胃肠道重复畸形是一种先天性疾病,表现为小肠部分或完全重复。大多数起源于小肠远端,可一端或两端与正常小肠相通或完全不相通。其内衬以肠上皮。超声、CT 和 MR 检查表现为厚壁囊肿,其内常为浆液性液体。可并发恶性肿瘤(腺癌)。

肠系膜畸胎瘤密度不均匀,呈囊实性。X 线检查发现钙化或脂肪可作为诊断的依据。

肠系膜脂膜炎(硬化性肠系膜炎)较为罕见,累及肠系膜根部,以各种炎性改变、脂肪坏死和纤维化为主要表现。病变可能是单灶性或多灶性。原因尚不清楚,但该疾病与其他特发性炎症性疾病有关,包括腹膜后纤维化和硬化性胆管炎。患者通常出现腹痛。CT 显示肠系膜脂肪密度局部增加(图 45.17)。

这一发现被称为"模糊肠系膜",可能是由水肿、炎症细胞、肿瘤细胞或纤维化引起的肠系膜浸润引起的。如果排除其他原因,肠系膜脂膜炎可被诊断为"模糊肠系膜"的原因。肠系膜水肿可能与门静脉高压、心脏或肾衰竭或低蛋白血症有关。肠系膜炎症可能与胰腺炎、炎症性肠病或其他胃肠道炎症性疾病有关。肠系膜血肿可能继发于创伤、缺血和抗凝治疗。早期淋巴瘤可增加肠系膜脂肪密度。

小肠弥漫性疾病

放射学学生大多害怕学习小肠疾病,因为小肠疾病种类繁多,晦涩难懂,令人困惑,而且鉴别诊断多而复杂(表 45.4~表 45.7)。少数常见疾病即可引起放射科医师在日常工作中遇到的大多数异常改变。表中的其余内容也应熟知,以便顺利通过考试。以下五条原则能帮助大家简化上述问题:

1. 小肠扩张提示小肠梗阻或小肠肌肉功能障碍。
2. 小肠皱襞增厚提示黏膜下层浸润。
3. 小肠黏膜均匀、规则、连续性增厚提示液性渗出(水肿或出血)。
4. 小肠黏膜不规则、扭曲、结节状增厚提示细胞浸润或其他非液性物质浸润。
5. 特异性诊断需结合小肠表现和临床资料。

表 45.2 显示的是小肠肠腔直径及黏膜褶皱相关解剖学指标的正常值。

小肠扩张(表 45.4)。机械性肠梗阻表现为扩张肠管与非扩张肠管于梗阻部位移行。肌肉功能障碍性肠梗阻是广泛性小肠扩张,无梗阻部位。如果没有合并黏膜疾病,小肠皱襞则连续、有规律(图 45.18)。见第 40 章关于这个问题的扩展性讨论。

表 45.4

小肠扩张的原因

梗阻(扩张肠管与非扩张肠管移行区)	手术
粘连(占小肠梗阻的 75%)	创伤
手术后	腹膜炎
腹膜炎后	局部缺血
嵌闭性疝	药物
肠扭转	阿片类
肠外肿瘤	巴比妥类
先天性狭窄	抗胆碱药
肠腔内病变	迷走神经切断术
肿瘤:通常为恶性	糖尿病神经病变
肠套叠	代谢性疾病
异物	电解质失衡
胆石性肠梗阻	胶原病
粪石	硬皮病
蛔虫(蠕虫团)	皮肌炎
胎粪	吸收不良综合征
肌肉功能障碍(无过渡区)	脂泻病
麻痹性肠梗阻	慢性特发性黄瘤病假性梗阻

表 45.5

小肠皱襞增厚:连续,有规律

小肠水肿(弥漫性)	缺血
低蛋白血症	抗凝治疗
充血性心力衰竭	出血障碍
门静脉高压	脉管炎
淋巴管阻塞	亨诺-许兰综合征
肿瘤浸润(淋巴瘤)	结缔组织病
辐射	辐射
肠系膜纤维化	闭塞性血栓性脉管炎
淋巴管扩张	**累及胃和小肠**
佐林格-埃利森综合征	Ménétrier 病
乳糖酶缺乏症	佐林格-埃利森综合征
小肠水肿(短节段)	克罗恩病
克罗恩病	淋巴瘤
嗜酸细胞性胃肠炎	嗜酸细胞性胃肠炎
肠壁内出血(长节段)	
创伤	

表 45.6

小肠皱襞增厚:不规则,扭曲

近端小肠(主要是十二指肠+空肠)	**弥漫性**
贾第虫病	淋巴瘤
类圆线虫病	息肉性综合征
肠脂肪肉芽肿症	淀粉样变性病
嗜酸细胞性胃肠炎	组织胞浆菌病
佐林格-埃利森综合征	系统性肥大细胞增多症
远端小肠(主要是回肠)	巨球蛋白血症
淋巴瘤	淋巴瘤
克罗恩病	**累及胃、小肠**
耶尔森氏菌属/弯曲杆菌属	淋巴瘤
沙门氏菌属	克罗恩病
结核病	嗜酸细胞性胃肠炎
贝赫切特病	肠脂肪肉芽肿症
囊性纤维化	结核
艾滋相关性感染	肥大细胞增多症

表 45.7

小肠细小结节

结节性淋巴组织增生(2~4mm)
淋巴瘤(>4mm)
淀粉样变性
惠普尔病(1~2mm)
细胞内禽结核分枝杆菌感染
淋巴管扩张
系统性肥大细胞增多症(<5mm)

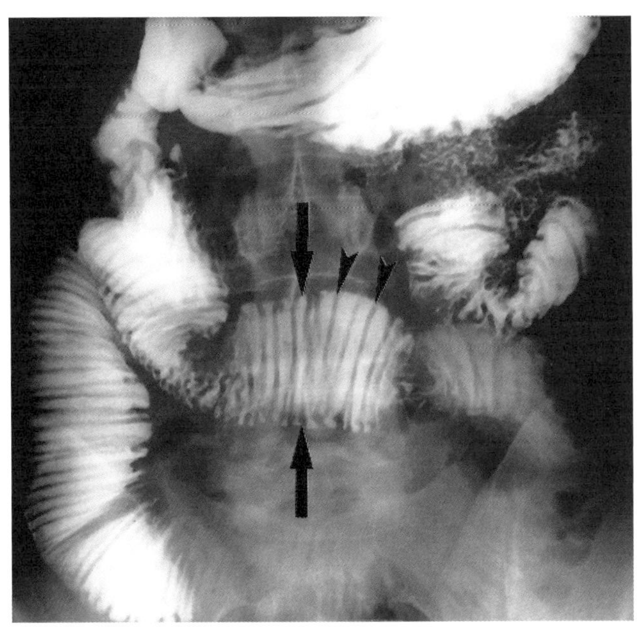

图 45.18　小肠扩张,皱褶正常。SBFT 检查显示小肠管腔扩张(箭之间大于 5cm),正常厚度的褶皱(箭头)清晰可见。原因是粘连引起的小肠梗阻。

黏膜皱襞增厚:**连续、有规律的**(表 45.5)。水肿液或出血侵入黏膜下层可导致黏膜皱襞均匀、连续性增厚(图 45.19)。出血导致的黏膜皱襞增厚常常比水肿更严重,甚至可导致部分皱襞呈扇状征或"拇纹征"。

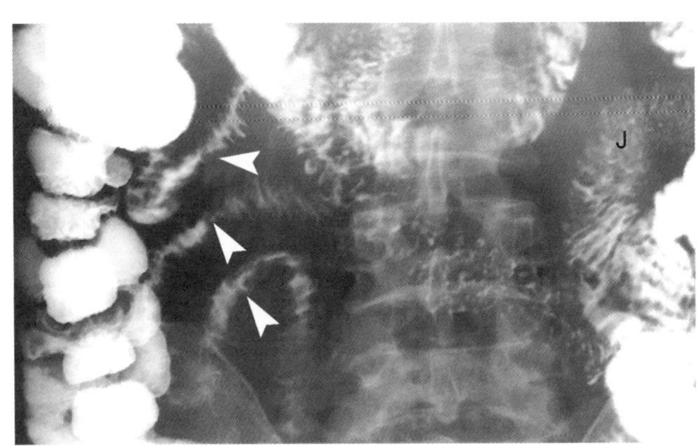

图 45.19　黏膜皱襞规则增厚:小肠局部缺血。钡剂检查显示回肠多个肠环明显分离(箭头),提示肠壁增厚。局部缺血所致的水肿、出血导致受累肠环黏膜皱襞增厚,呈结节状。一个月后复查,所有病变完全消失。J,空肠。

黏膜皱襞增厚:**不规则、扭曲状**(表 45.6)。这是掌握小肠病变的难点,因为很多情况都是较为罕见的。黏膜皱襞的异常分布有助于鉴别诊断(图 45.20)。

其他的一些情况常被包含在个别疾病中。早期克罗恩病表现为肠壁水肿、黏膜皱襞规则,进展期可见炎性细胞浸润、黏膜皱襞不规则。肠系膜淋巴瘤阻塞淋巴管导致肠壁水肿,而肠壁淋巴瘤形成结节状的不规则黏膜皱襞。淋巴瘤和克罗恩病是两种最常见的小肠疾病。

硬皮病中 60%的患者的小肠受到影响,它通过进行性胶原增生导致小肠肌层萎缩,肠管松弛、无张力、扩张。环形皱襞正常或变薄(图 45.21)。变薄的黏膜皱襞聚集在一起形成的"硬皮病性"外观是由较环形肌更大范围的纵行肌肌层收缩所致。小肠系膜缘的过度收缩导致小肠游离缘呈囊状突出。空肠和十二指肠的病变较回肠严重。皮肤改变及食管的特征性表现可明确诊断。最终可表现为吸收不良。需要高分辨率的胸部 CT 来观察肺受累。

成人乳糜泻(非热带性口炎性腹泻)表现为吸收不良、脂肪泻以及体重减轻。谷蛋白,一种发现于小麦、黑麦、燕麦及大麦中的不溶性蛋白,对小肠黏膜层具有毒性作用,可使小肠黏膜变得平坦,吸收细胞数量减少,小肠绒毛消失;而黏膜下层、肌层、浆膜相对正常。后果和症状可以通过严格的无谷蛋白饮食控制。乳糜泻的并发症包括小肠肠套叠、淋巴瘤、溃疡性空肠炎、空洞性淋巴结病综合征和肠道积气。其特征性的放射学表现如下:①小肠扩张(图 45.22);②黏膜皱襞正常或变薄;③每英寸空肠内皱襞数量减少;④每英寸回肠内皱襞数量增加(≥5)。小肠灌肠能最好地显示病变。每英寸空肠发现 5 个以上皱襞则可排除该疾病。常可见回肠明显积液。有时可

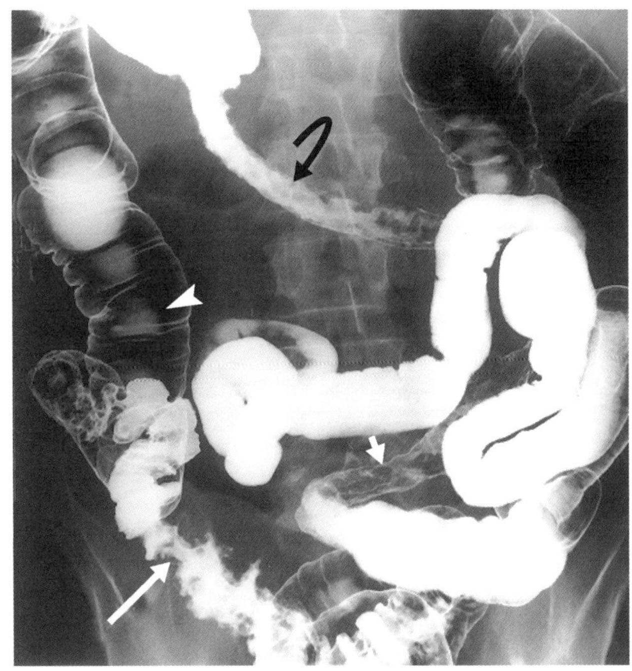

图 45.20　黏膜皱襞不规则增厚。回肠克罗恩病导致黏膜皱襞(长箭)不规则增厚。近端空肠(短箭)黏膜消失,肠管变窄。横结肠(弯箭)变窄、僵硬,并可见多发炎性息肉所致的充盈缺损。该病例极好地显示了克罗恩病"跳跃性损害"的特点。

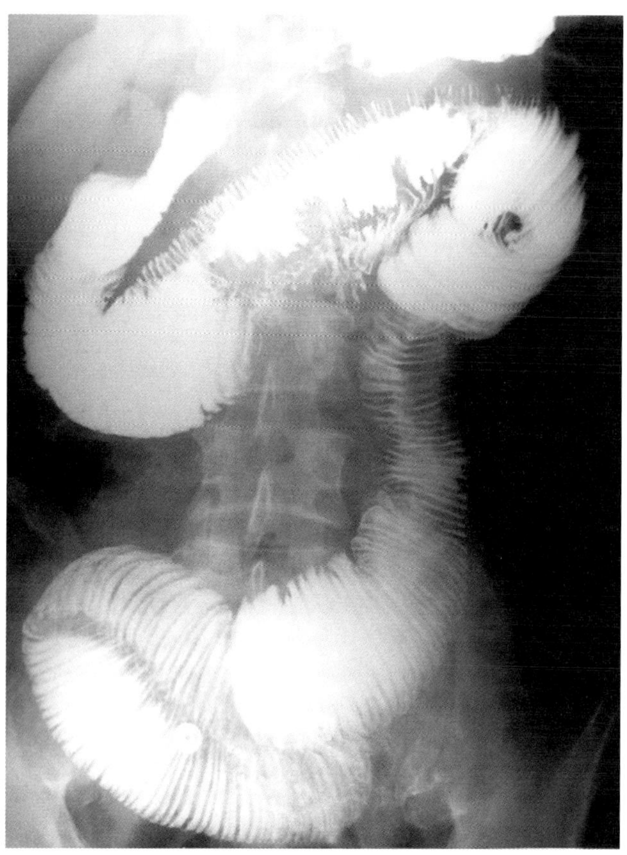

图 45.21 硬皮病。小肠钡餐检查显示空肠扩张，正常皱襞稀疏。此为硬皮病的常见表现。其肠腔扩张是由肠壁平滑肌功能障碍引起。

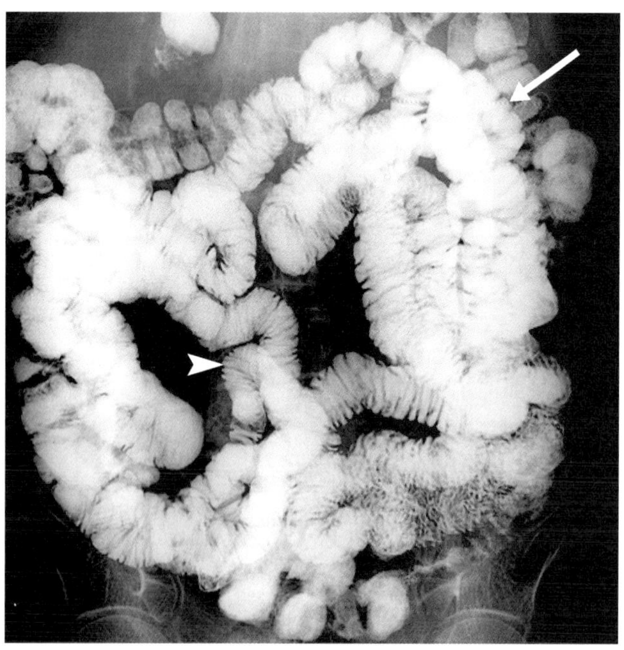

图 45.22 成人乳糜泻。小肠灌肠检查显示小肠管腔轻度扩张。左上象限空肠（箭）褶皱数减少，右下象限回肠（箭头）褶皱数增加。褶皱厚度正常，小于3mm。这名吸收不良的患者在无谷蛋白饮食下无症状。

发现暂时性肠套叠。常规 MDCT 显示小肠肠袢扩张，肠内液体体积增加。CT 肠造影结果包括：①空肠褶皱模式逆转，空肠褶皱消失，回肠褶皱增多；②小肠扩张；③小肠褶皱分离增多；④肠系膜淋巴结病；⑤肠系膜血管充盈。可观察到短暂的无阻塞性肠套叠。

热带性口炎性腹泻与非热带性口炎性腹泻具有相似的临床表现和放射学表现，但前者仅限于印度、远东和波多黎各。疾病开始于急性腹泻、发热和不适，并转变为慢性脂肪泻、体重减轻、不适以及营养和维生素缺乏。原因尚不清楚，可给予叶酸和抗生素治疗。

乳酸酶缺乏症。存在于空肠吸收细胞内的乳酸酶是彻底消化二糖类所必需的物质。部分人种在成年期可完全缺乏乳酸酶。继发性乳酸酶缺乏可继发于酒精中毒、克罗恩病以及使用某些药物如新霉素。小肠内没有被消化的乳糖导致肠腔内液体积聚、肠管扩张，而黏膜皱襞正常。

小肠缺血可由肠系膜上动脉、静脉栓塞或血栓形成引起。患者可表现为急腹症或无定向症状。动脉栓塞可由栓子、脉管炎、创伤或粘连所致。静脉血栓形成则由高凝状态（肿瘤、口服避孕药），炎症（胰腺炎、腹膜炎及脓肿）或阻塞（门静脉高压，充血性心力衰竭）引起。腹部平片显示肠腔积气，黏膜皱襞增厚（“拇纹征”）（图 45.19），部分病例可见肠壁内或门静脉内积气。多层螺旋 CT 加静脉造影是影像学诊断的首选方法。急性肠缺血的 CT 表现（图 45.23）包括：①肠壁弥漫性增厚，通常为 8~9mm，很少超 15mm；②肠壁变薄可能发生在由肠肌张力丧失和组织体积减少引起的急性动脉闭塞中，血管收缩；③肠壁变薄，由水肿引起；④肠壁密度高度减低多由壁内出血引起；⑤肠壁强化不足或减弱对急性缺血具有高度的特异性；⑥增厚的肠壁气化可能提示跨壁梗死；⑦肠壁扩张伴麻痹性肠梗阻；⑧肠系膜血管内血栓静脉注射对比剂后不能增强；⑨肠系膜脂肪滞留和腹水是常见的。

对邻近器官进行大剂量放射线照射可导致**放射性小肠炎**。小肠是腹部对放射线最敏感的器官。可累及长节段肠管，表现为黏膜皱襞及肠壁增厚，蠕动减弱。进行性纤维化通常导致长节段肠管逐渐狭窄。肠管因相互粘连而扭结、阻塞，并可形成与阴道或其他器官相通的瘘管。CT 表现为肠壁增厚、肠系膜密度增高、肠环固定（图 45.24）。

淋巴管扩张是指小肠黏膜层和黏膜下层淋巴管明显扩大，主要为先天性淋巴管阻塞，与四肢不对称性水肿有关。虽然是

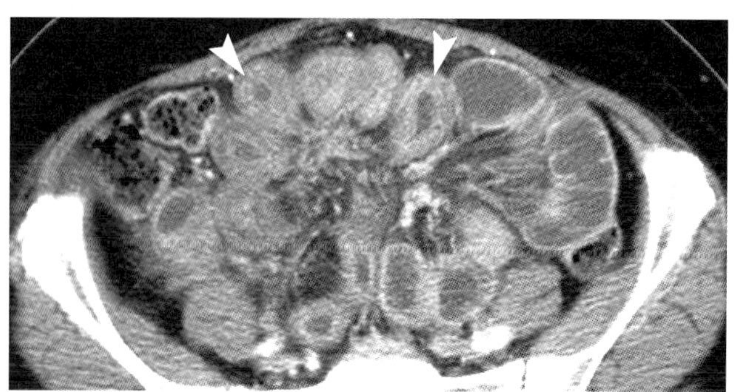

图 45.23 肠缺血。CT 显示小肠肠环环形增厚（箭头），病因为门静脉血栓形成导致肠缺血。肠壁增厚呈“靶征”是其特征性表现。肠系膜水肿、充血。

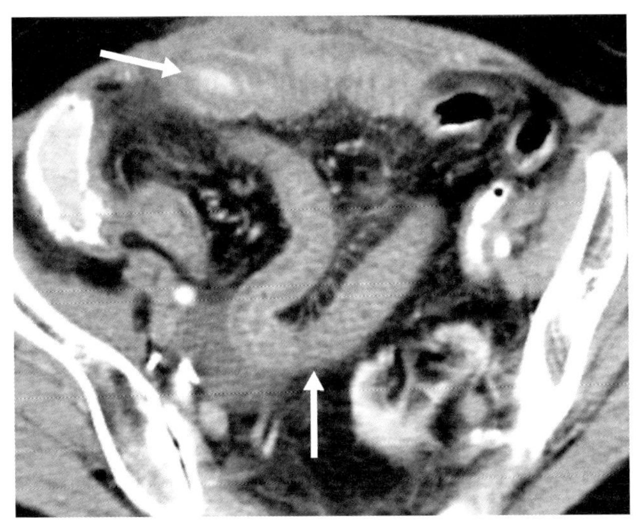

图 45.24 放射性小肠炎。宫颈癌患者进行放疗后的盆腔 CT 图像显示小肠长节段肠壁增厚(箭),并累及肠系膜。

先天性疾病,但它一般到青壮年期才发病。临床表现为蛋白丢失性肠病、腹泻、脂肪泻以及反复发作的感染。继发性淋巴管扩张是由放射线、充血性心力衰竭、恶性肿瘤或炎症引起的肠系膜结节阻塞淋巴管所致。空肠活检可明确诊断。钡剂检查表现包括黏膜皱襞弥漫性增厚,特别是空肠,肠腔内积液,以及由绒毛扩张形成的多发小结节(1mm)。其表现与肠脂肪肉芽肿症极为相似(表 45.7)。CT 显示肠壁增厚和肠系膜淋巴结肿大,有助于继发性淋巴管扩张的鉴别诊断。

事实上,**嗜酸细胞性胃肠炎**最常感染胃窦、全部或部分小肠。大量嗜酸性粒细胞浸润固有层,从而导致肠壁和黏膜皱襞增厚,并常伴肠腔狭窄。钡剂检查显示黏膜皱襞增厚、僵直。肠间隔增宽提示肠壁增厚。CT 显示远端胃及近端小肠黏膜皱襞扭曲、增厚。大部分患者有过敏史。这种疾病具有自限性,但常复发。

淀粉样变性是一种与无定形蛋白样物质沉积于人体细胞外有关的疾病。可原发,也可继发于多发骨髓瘤(10%~15%)、风湿性关节炎(20%~25%)或肺结核(50%)。多数表现为系统性,10%~20%表现为局限性。累及胃肠道时,小肠是最常见的受累部位。淀粉状沉积物遍及整个小肠壁,特别是小血管壁,从而导致肠缺血和肠梗死。肌层内沉淀可使小肠运动减弱。黏膜皱襞弥漫性不规则增厚可见于小肠全程,有时亦可见肠壁结节。CT 显示受累小肠肠壁均匀增厚,不伴管腔扩大或分泌增加。小的肠系膜淋巴结可显示。组织活检可明确诊断。

全身性肥大细胞增多症是一种骨髓增生性肿瘤,其特征是肥大细胞浸润皮肤、骨骼、淋巴结、肝脏、脾脏和胃肠道。色素性荨麻疹是其特征性皮肤表现。70%的病例可在骨骼中发现成骨性改变。淋巴结和肝脾大较为常见。肠壁和黏膜皱襞增厚,并常可见直径大于 5mm 的黏膜结节(表 45.6)。

惠普尔病(肠源性脂肪代谢障碍)是一种少见的系统性疾病,可累及胃肠道、关节、中枢神经系统和淋巴结。这种疾病由惠普尔 G^+ 杆菌感染所致,这些细菌在大部分器官和组织的巨噬细胞内都可被发现。患者可表现为关节炎、神经系统症状或者脂肪泻,并常可见广泛性淋巴结肿大。小肠钡灌肠显示小肠黏膜皱襞明显不规则增厚,特别是空肠。弥漫或成团分布于黏膜层的砂砾样结节(1mm)是诊断该病的有力证据。肠腔内积液常见。CT 显示黏膜皱襞增厚,特别是空肠,而肠腔扩大不明显。肠系膜上的低密度或脂肪密度结节具有特征性。

艾滋病性肠炎。除淋巴瘤和卡波西肉瘤外,艾滋病患者胃肠道易发生多重性机会性感染。感染源常混合存在,并累及胃肠道的多个节段。隐孢子虫属和贝氏等孢子球虫等原生动物可感染近端小肠形成霍乱样腹泻,从而导致大量体液丢失,威胁生命。钡剂检查表现为黏膜皱襞增厚以及肠腔内大量积液。

巨细胞病毒引起的疾病可累及小肠、结肠、肺、肝和脾。累及小肠者主要表现为小肠黏膜溃疡形成,可伴发出血和穿孔。钡剂检查显示小肠黏膜皱襞增厚、肠曲分离、溃疡和瘘管形成。

细胞内禽分枝杆菌感染是一种常见于艾滋病患者的系统性感染性疾病,常累及肺、肝、脾,骨髓,淋巴结和肠道。钡剂检查可见小肠黏膜皱襞结节样增厚,呈砂砾样。CT 显示腹膜后和肠系膜淋巴结肿大以及肝、脾局灶性损害。

艾滋病患者也可发生念珠菌属、溶组织阿米巴、贾第虫属、类圆线虫属、单纯疱疹以及弯曲杆菌属等感染。

小肠糜烂及溃疡形成

克罗恩病是一种病因不明的炎症性疾病,可累及全消化道(从食管至肛门),以肠壁糜烂、溃疡形成、全层肠壁炎症以及非干酪样肉芽肿形成为特点。好发于 20~30 岁的青壮年,临床表现为腹泻、腹痛、体重减轻及发热。其典型病程经过为病情缓解、复发、进展。病变累及消化道各段的发生率如下:结肠和末端回肠(55%),仅累及小肠(30%),结肠(15%),累及近端小肠不包括末端回肠(3%)。其典型的影像学表现为:①口疮样糜烂(见图 44.15);②相互融合而成的深溃疡;③黏膜皱襞扭曲、增厚(图 45.20);④肠壁增厚、纤维化、挛缩,肠腔狭窄;⑤肠系膜受累;⑥肠管纵向和横向不对称受累;⑦正常肠管与病变肠管相间,呈跳跃性(图 45.20);⑧瘘管、窦道形成。口疮样溃疡较浅,约 1~2mm,周围绕以边界清楚的晕环(水肿带)。深溃疡较大,常呈线样,在局部水肿呈结节样隆起的黏膜层之间形成裂隙("卵石"征)(图 45.25)。肠壁纤维化和逐渐性增厚使肠腔变窄,形成"线样征"(图 45.25~图 45.28),于末端回肠最为显著。肠系膜受累首选 CT 检查。可见肠系膜间沿肠管系膜缘延伸的溃疡。肠系膜脂肪受侵,肠系膜增厚、挛缩。CT 和磁共振肠造影(图 45.28)用于确定疾病的活动性。提示活跃炎症的发现包括:①壁增厚(>3mm);②壁强化的分层;③炎症肠段周围纤维脂肪增生的梳状征,肠系膜血管充血形成梳状(图 45.27、图 45.28);④在脂肪饱和的 T_2WI 上,增厚的肠壁呈高信号。弥散加权磁共振显示病变部位弥散受限。

克罗恩病的并发症很常见,CT 和 MRI 可以很好显示。肠腔狭窄、严重溃疡形成以及肠管痉挛可导致不完全性肠梗阻。19%的小肠病变患者可见瘘管形成,瘘管是两种上皮组织器官之间的异常通道,大多发生于回结肠及回盲部。但小肠皮肤瘘、小肠膀胱瘘以及结肠膀胱瘘也很常见。窦道从肠腔内延伸到腔外炎性肿块(图 45.26)。肠系膜、腹膜腔、腹膜后以及腹壁脓肿和蜂窝织炎常见。3%的病例可出现游离性穿孔,其余大多数穿孔被局限,并形成窦道或瘘管。克罗恩病患者并发小肠癌和大肠癌的危险性增加,其发生率约 0.5%。肠吸收紊乱

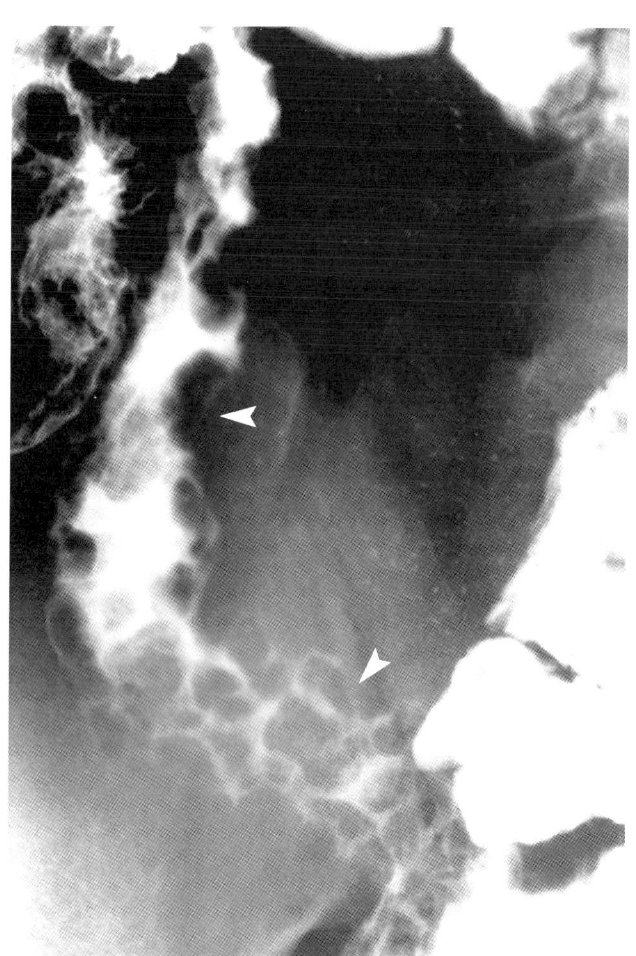

图 45.25　克罗恩病:卵石征。末端回肠可见由溃疡(箭头)和正常黏膜丘状隆起之间的裂隙形成的“卵石征”。

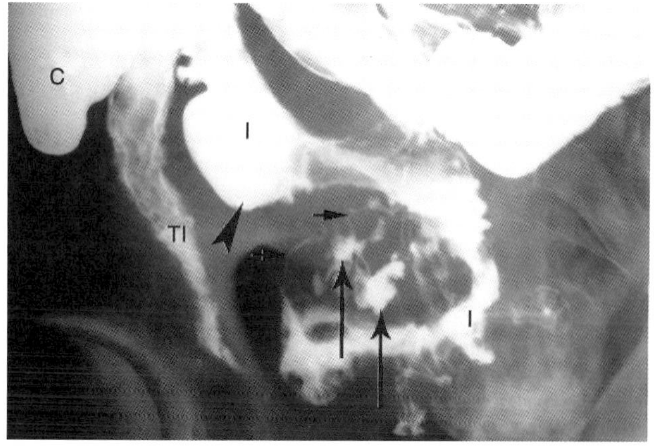

图 45.26　克罗恩病。该病例病程较长,小肠造影可见多发窦道和瘘管(短箭头)以及腔外脓肿(长箭)。瘘管位于小肠肠曲之间及回肠和右输尿管之间(图中未显示)。末端回肠(I)不规则狭窄并与邻近肠曲分离。部分回肠不对称受累致其对侧肠壁呈囊状突出(箭头)。回肠末端(TI)狭窄,肠壁僵硬、增厚,相邻肠间距增宽。C,盲肠。

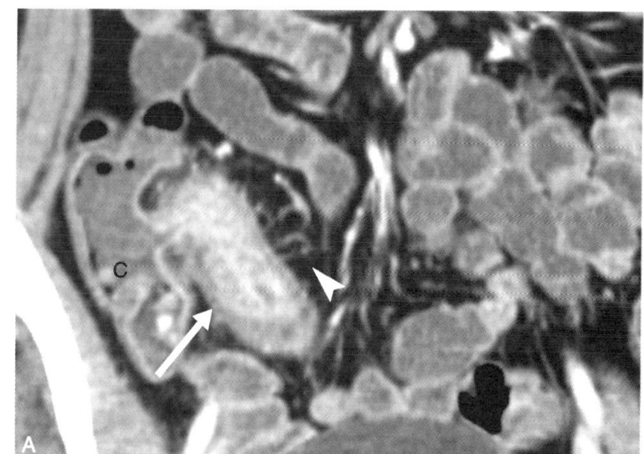

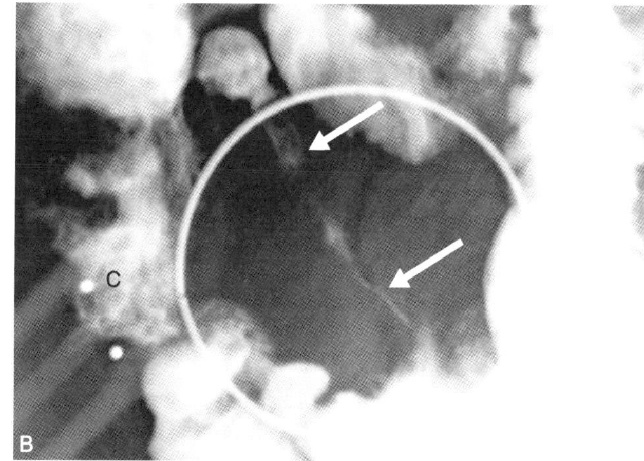

图 45.27　克罗恩病终末期回肠炎。A. CT 肠造影右下象限图像显示末梢回肠环壁明显增厚(箭),使管腔变窄,产生吞钡检查所见的线状征象。注意与病变回肠相邻的特征性纤维脂肪增生(箭头)。肠系膜血管通过纤维脂肪增生延伸形生梳状征。B. 同一患者肠灌肠检查的末梢回肠的点压图显示了串征(箭)。C,盲肠。

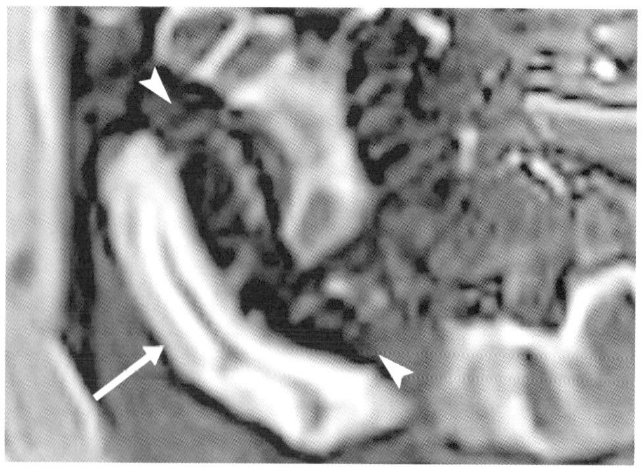

图 45.28　克罗恩病终末期回肠炎 MRI。冠状面静脉造影 T_1WI 显示终末期回肠壁增厚增强(长箭),管腔变窄。邻近的纤维脂肪增生(箭头)。

导致巨幼细胞性贫血（维生素 B_{12} 缺乏），同时还增加了胆结石、肾结石的发病率。超过 20%的患者伴有关节炎或类似于强直性脊柱炎的脊柱炎。

耶尔森菌小肠结肠炎是由小肠结肠炎耶尔森氏菌或 Y 型假性结核病革兰氏阳性杆菌感染所致。临床表现为腹痛、发热和血性腹泻，类似于急性阑尾炎或急性克罗恩病。儿童和青年人最常受累。病变呈自限性，病程为 8~12 周。其确诊有赖于大便培养。回肠远端 20cm 内的 X 线表现最为明显，包括口疮样溃疡、大小达 1cm 的小结节、肠壁及黏膜皱襞增厚，若水肿继续加重，则黏膜皱襞消失。在病变好转期可见结节性淋巴样增生。

胎儿空肠曲杆菌感染的临床表现和 X 线表现与耶尔森氏菌小肠结肠炎相似，病程持续 1~2 周，常复发。大便培养可明确诊断。

贝赫切特病是一种由小血管脉管炎导致的多系统疾病，可累及眼、关节、中枢神经系统以及肠道。主要的临床表现包括反复发作的虹膜睫状体炎，皮肤黏膜溃疡、水泡、脓疱形成以及轻度关节炎。累及肠道时最多见于回盲部，可出现类似于克罗恩病的表现，比如口疮样溃疡、深溃疡、肠腔狭窄、瘘管形成。其并发症包括肠穿孔和腹膜炎。病因尚不清楚，也无法治愈。这种疾病在中东，特别是土耳其和亚洲最为常见。

肠结核表现为腹膜炎或肠道局灶性感染，常累及回盲部，与克罗恩病极为相似。近一半患者并发肺结核。钡剂检查显示小肠黏膜红肿，可见横行或星形溃疡。受累肠管僵直、狭窄，黏膜呈结节状。回盲瓣僵硬，为狭窄的末端回肠和盲肠之间的裂缝。CT 的特征性表现为肠系膜淋巴结肿大、腹水密度较高、腹膜增厚以及伴随的肠壁增厚。

小 肠 憩 室

小肠憩室好发于空肠近端系膜缘，是由肠系膜间的小肠壁呈囊袋状突出所引起的，常多发且无症状。但是，如果憩室内肠内容物淤滞，细菌滋生，则可导致胆盐早期解离和吸收不良。维生素 B_{12} 的吸收也可受损，从而导致巨幼细胞性贫血。其他的并发症包括肠梗阻、急性憩室炎、出血及肠扭转。腹部平片检查无特异性，可表现为类圆形的气体密度影。钡剂检查可见肠壁多个囊袋状突起，大多数有一个较憩室本身狭小的颈（图 45.29）。若憩室内缺乏黏膜皱襞以及憩室壁缺乏肌层不能收缩，CT 则难以诊断。憩室在 CT 表现为不连续的圆形或卵圆形结构，位于小肠管腔外。它们可以充满空气、液体或对比剂，并具有薄而光滑的壁。

梅克尔憩室是最常见的先天性消化道畸形，发生率约 2%~3%。憩室大小不等，长度约 2~8cm，好发于距回盲瓣 2m 以内的回肠系膜游离缘。憩室底通过卵黄管的闭塞部分与脐相连。高达 62%的病例可合并异位胃黏膜症，异位胃黏膜分泌消化液可导致溃疡和出血；其他并发症还包括肠套叠、肠扭转和肠穿孔。放射性核素（^{99m}Tc 高锝酸盐）扫描显示异位胃黏膜也可作为诊断梅克尔憩室的一种方法，其诊断可靠性成人较儿童低，当憩室不含胃黏膜时显示为假阴性。小肠灌肠是显示憩室的最好方法，表现为突出于回肠系膜游离缘的囊状物。CT 检查可见大小不等的盲袋状突起以及邻近肠系膜的炎性改变（图 45.30）。

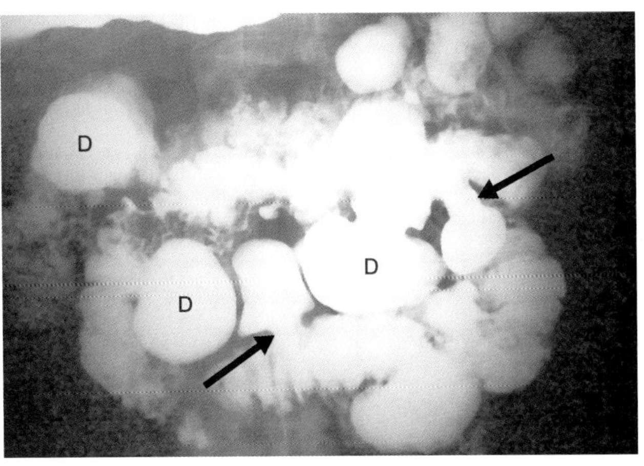

图 45.29　小肠憩室。小肠钡餐造影显示来源于十二指肠及空肠的多发憩室（D）。部分憩室颈（箭）显示清楚。

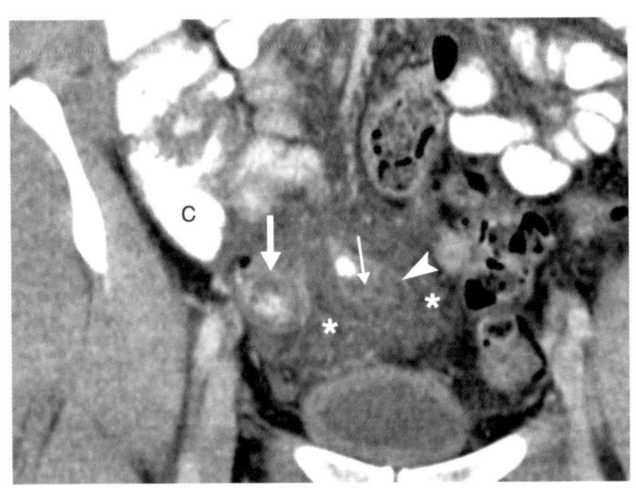

图 45.30　梅克尔憩室炎。冠状 CT 显示大便（细箭）阻塞了 Meckel 憩室（箭头），导致憩室炎，相邻脂肪（*）有明显炎症，邻近肠道（粗箭）也有受累。C，盲肠。

假性憩室或囊状物是由小肠疾病引起的小肠游离缘的囊袋状突出，常继发于克罗恩病或硬皮病。由于小肠系膜缘纤维化和收缩，小肠游离缘缺乏支持结构而变皱，并形成囊状突出。

推 荐 阅 读

Childers BC, Cater SW, Horton KM, Fishman EK, Johnson PT. CT evaluation of acute enteritis and colitis: Is it infectious, inflammatory, or ischemic? *Radiographics* 2015;35:1940–1941. (Online digital presentation).

Fernandes T, Oliveira MI, Castro R, Araújo B, Viamonte B, Cunha R. Bowel wall thickening at CT: simplifying the diagnosis. *Insights Imaging* 2014;5:195–208. (Pictorial review).

Ganeshan D, Bhosale P, Yang T, Kundra V. Imaging features of carcinoid tumors of the gastrointestinal tract. *AJR Am J Roentgenol* 2013;201:773–786.

Kaushal P, Somwaru AS, Charabaty A, Levy AD. MR enterography of inflammatory bowel disease with endoscopic correlation. *Radiographics* 2017;37:116–131.

Kawamoto S, Raman SP, Blackford A, Hruban RH, Fishman EK. CT detection of symptomatic and asymptomatic Meckel diverticulum. *AJR Am J Roentgenol* 2015;205:281–291.

Lo Re G, Vernuccio F, Midiri F, et al. Radiologic features of gastrointestinal lymphoma. *Gastroenterol Res Pract* 2016;2016:1–9. (Review article) http://dx.doi.org/10.1155/2016/2498143

Lou L, Teng J, Qi H, Ban Y. Sonographic appearances of desmoid tumors. *J Ultrasound Med* 2014;33:1519–1525.

McLaughlin PD, Filippone A, Maher MM. The "misty mesentery": mesenteric panniculitis and its mimics. *AJR Am J Roentgenol* 2013;200:W116–W123. (Structured resident review).

McLaughlin PD, Maher MM. Nonneoplastic diseases of the small intestine: differential diagnosis and Crohn disease. *AJR Am J Roentgenol* 2013;201:W174–W182. (Structured resident review).

McLaughlin PD, Maher MM. Primary malignant disease of the small intestine. *AJR Am J Roentgenol* 2013;201:W9–W14. (Structured resident review).

Nougaret S, Lakhman Y, Reinhold C, et al. The wheel of the mesentery: imaging spectrum of primary and secondary mesenteric neoplasms—how can radiologists help plan treatment? *Radiographics* 2016;36:412–413. (Online digital presentation).

Swerdlow SH, Campo E, Pileri SA, et al. The 2016 revision of the World Health Organization classification of lymphoid neoplasms. *Blood* 2016;127:2375–2390.

Yi MH, Lee JM, Baek JH, Han JK, Choi BI. MRI features of gastrointestinal stromal tumors. *AJR Am J Roentgenol* 2014;203:980–991.

（黄杰　肖波）

第 46 章 结肠和阑尾

结　　肠

成像方法与解剖学

用于发现和特征描述结肠异常的影像学方法随着时间的推移不断发展。广泛应用的结肠镜减少了传统的钡剂检查在诊断结肠病变中的作用。另一方面,CT 在腹部及盆腔中的应用正在增加,CT 成为初步筛查结肠疾病的首选方法。CT 和 MRI 仿真结肠镜在结肠息肉和肿瘤的诊断,对传统的结肠镜检查提出了挑战。一旦肠道的肿瘤病变被发现,那么结肠镜和直肠镜常被用来取活检。单对比钡剂检查偶尔用来评估结肠的梗阻和瘘管形成,主要适用于那些年老的、病重的、微弱的患者。双重对比钡剂检查有利于发现小于 1cm 的病变,肠道炎性疾病和显示直肠的细节(图 46.1)。结肠镜偶尔不能进入到右半结肠,然后钡灌肠、CT 或 MRI 仿真结肠镜检查能用来完成检查。就像在消化道的其他地方,CT 可用来补充消化道内镜和钡剂检查在显示肠道壁和肠腔外部病变的缺陷。CT 在显示外部的炎症和肿瘤新生物对结肠的影响具有优势,例如脓肿、窦腔、瘘管。

CT 和 MRI 用于结肠直肠肿瘤的初步分期。这两种方法在观察局部淋巴结转移有缺陷。薄层 MDCT、MRI 高分辨成像和弥散加权成像技术使得 CT、MRI 术前分期取得了重大改进。PET-CT 帮助检查淋巴结转移和远处转移灶,但是对局部病灶的生理性和医源性摄取鉴别诊断能力有限。经直肠的超声检查观察直肠肿瘤侵犯范围优于 CT 和 MRI,也常被用来评估直肠或直肠周围的其他病变。

CT 仿真内镜逐渐成为一种可替代侵袭性的结肠镜检查的方法筛查结肠直肠肿瘤(图 46.2)。CT 仿真内镜与结肠镜检查一样,需要良好的肠道准备。在直肠插入管道中注入二氧化碳或空气。多层螺旋 CT 在一次屏气可以完成整个结肠的扫描,体位:仰卧,1.25~2.5mm 层间距,重建间隔 1mm,这种扫描要在患者俯卧位重复一次。一种商业的软件可以用来显示腔内的影像,"时间飞逝"技术可以提供肠道内部的三维重建影像。图像观察和解释可以在标准的二维 CT 和三维 CT 计算机工作站上进行。

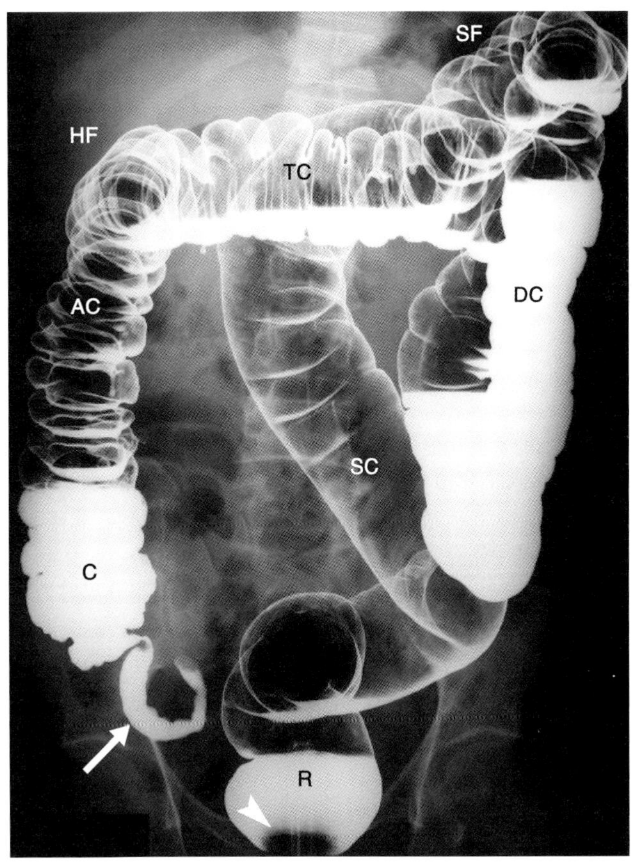

图 46.1　双重对比钡剂造影。这张竖立的照片来源于双重对比钡剂造影,它是一张正常的结肠解剖。阑尾(胖箭头)盲肠的延伸(C)。升结肠(AC)延伸至肝曲(HF),它弯曲盘绕,所以必须用双斜位观察。该横结肠(TC)延伸至脾曲(SF),继续延续作为降结肠(DC)。这名患者有一个长的乙状结肠(SC)高高地延伸到腹部。横结肠相对较短。乙状结肠短的患者通常有一个冗长的横结肠。直肠(R)内灌肠导管尖端膨胀的气球导致透亮的充盈缺损(箭头)。靠近横结肠可见一个微小的壁内憩室(瘦箭头)。

MR 结肠成像对结直肠癌进行筛查的优势是没有电离辐射。用空气、水或者其他低信号物质在结肠内充充盈和使其膨胀,使用粪便标记剂、3T 磁体和最佳脉冲序列的黑腔 MR 结肠成像技术显示出巨大的优势。MRI 结肠成像同样需要像结肠

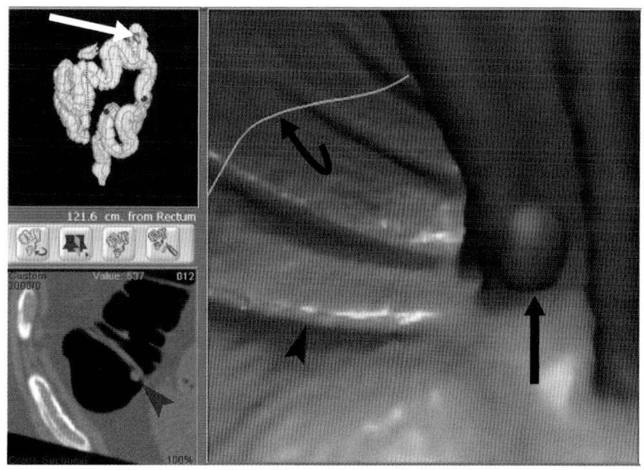

图 46.2 息肉 CT 结肠成像。右侧的三维重建图像显示 7mm 息肉(黑色直箭)延伸到结肠内腔。多个正常的褶皱(黑色箭头)很明显。绿线(黑色弯箭)显示结肠“飞越”路径。左顶部图显示了三维重建的整个结肠的飞越路径,匹配绿线。息肉的位置显示为脾曲的蓝色图钉(白色箭),距离直肠 121.6cm。红点表示这次检查中发现的额外息肉。左下角的薄层 CT 图像显示息肉(红色箭头)。

镜检查或 CT 结肠成像的肠道准备。肠腔必须使用高信号或低信号物质充盈扩张。通常优选低信号对比剂,为了 MRI 静脉增强可以有效观察显示。缺点是费用较高和伪影,如髋关节假肢。

大肠包括盲肠、阑尾、结肠、直肠、肛管。回肠到肛管大概有 1.5m 长,大肠有三条特征性结肠带,是跨越结肠的纵行肌,由于结肠带较肠管短,所以肠壁皱缩形成向外的突起,即结肠袋。大肠的主要功能就是形成、传输和排泄粪便。这种功能需要不断地蠕动,排泄物中的水分被吸收掉,大肠黏膜不断分泌黏液。升结肠和横结肠不定时的蠕动把粪便传送到乙状结肠,在乙状结肠中储存直到排泄粪便。盲肠和升结肠吸收回肠传送的含水丰富物质中的大部分水分,杯状黏膜细胞分泌黏液保护黏膜不受到损害,当黏液膜受到刺激时或损害时,黏液膜细胞将分泌充足的黏液来保护它。盲肠是回盲瓣以下的一个大盲袋。大多数的盲肠位于右侧髂窝内,也有可能异位。多数情况下盲肠的四周都有腹膜覆盖(腹膜内位器官),但是有时候盲肠在腹膜腔外或者只有它的前面覆盖有腹膜。阑尾是附属于盲肠的一段像蚯蚓一样的肠管。回盲瓣是由两块瓣膜组成的结构,进入到盲肠,有时形成一个突起的肿块。升结肠是腹膜间位器官,在右肾间隙的前面,而且腹膜只覆盖在升结肠的前面。升结肠在肝曲部形成两个弯曲。靠中心的、后面的弯曲部接近于十二指肠降段和右肾。末端的、前面的弯曲部就越接近于胆囊。横结肠是腹膜内位器官,它由横结肠系膜悬挂,横结肠肠系膜起源于覆盖于胰腺和横跨过腹部上方的腹膜。横结肠系膜限制了腹腔上部小肠环的延长。结肠脾曲很接近于胰腺尾部和左侧肾脏的下极。结肠脾曲是靠膈结肠韧带连接于膈面,膈结肠韧带形成屏障可阻止左下方脾脏间隙的炎症向左侧肠周间隙扩散。降结肠和升结肠一样都是腹膜间位器官,它位于左肾间隙的前面,而且腹膜只覆盖在升结肠的前面。乙状结肠是一个长度变化很大的肠段,它是远端降结肠通过左侧髂窝延长至直肠的那部分肠段。乙状结肠完全是腹膜内位器官,它由乙状结肠系膜悬挂,由于系膜较长,所以它的活动度较大。乙状结肠从 S_2 到 S_4 水平穿过腹膜继续延长成为腹膜外位器官直肠。直肠大概有 12cm 左右,与骶骨联系紧密。腹膜在直肠的前面和侧面形成了道格拉斯陷窝。肛管有 3~4cm 长,它四周由肛门内外括约肌和肛提肌围绕,一系列的垂直的黏膜皱褶形成肛柱。在肛管后面是静脉,如果静脉淤血扩张就会形成痔。结肠在影像学上因为自身的特点很容易被认出来,它有结肠袋,而且肠管中有粪便。正常的结肠肠壁厚度不超过 5mm。

结肠息肉和肿块

息肉。术语“息肉”指来自胃肠道的黏膜表面突出的病变(图 46.2)。术语并不意味着组织学诊断。充盈缺损是指突出于对比剂池中由突出的肿块病变形成的透光区。在 CT 和钡灌肠上,充盈缺损可能是息肉、肿瘤、斑块、气泡、粪便、黏液或异物。在双对比钡餐上,来自黏膜的突起在对比剂池中产生填充缺陷或者是钡剂涂抹并用空气勾勒出来的轮廓界限。结肠息肉可以分为有带息肉和无蒂息肉(图 46.3)。在斜位观察时可见“礼帽征”(图 46.4)。气泡影位于钡剂上表面,粪便通常保持依靠性。结肠的斑块是扁平、几乎不凸出于黏膜表面的病变。

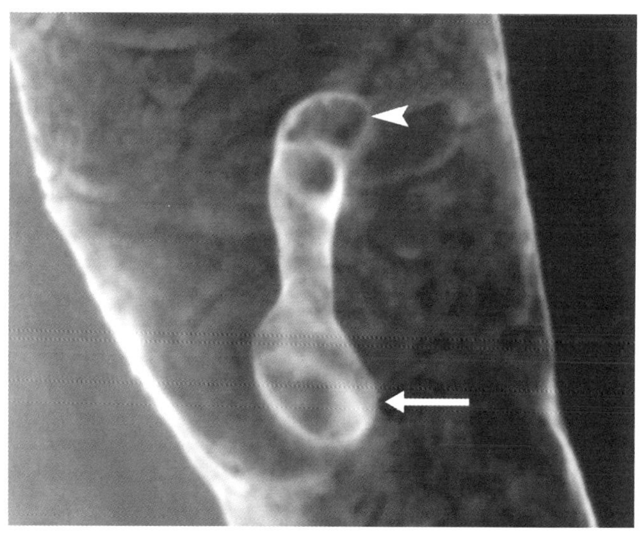

图 46.3 带蒂息肉。钡剂双重对比造影可以看到一个尖端球状的长柄带蒂的息肉(箭)来源于降结肠的黏膜(箭头)。

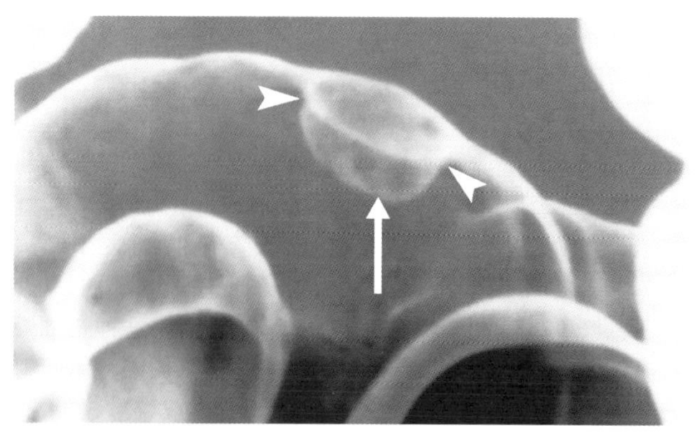

图 46.4 礼帽征。礼帽征是钡剂涂抹在息肉表面(箭)和龛影(箭头)之间与正常黏膜形成的影像。

结直肠腺癌是最常见的恶性胃肠道肿瘤，第四位常见的恶性肿瘤，是美国癌症死亡的第二大常见原因。大约 50%来源于直肠和直肠乙状结肠交界处。25%起源于乙状结肠，剩下的 25%散在分布于结肠的其他地方。几乎所有的结肠癌都来源于先前存在的良性病变。大部分的肿瘤都是环状的紧缩的，直径 2~6cm，肿瘤有外翻的边缘和周围黏膜糜烂（图 46.5）。息肉状的肿瘤不常见，其中一些有叶状外观的绒毛状癌（图 46.6）。侵入性硬癌，在胃癌中常见，但是在大肠中却很少见，除非患者有溃疡性结肠炎。这种肿瘤的扩散方式是直接穿透肠壁侵入到结肠周围的脂肪组织和邻近的器官中，还可以通过淋巴途径转移到局部淋巴结，也可以通过血源性途径经过肝门静脉转移到肝脏和血液循环系统（图 46.7）。肿瘤穿过肠壁种植于腹膜内有时也可以发生。肠道梗阻是最常见的并发症。其他的少见并发症包括穿孔、肠套叠、脓肿和瘘管形成（图 46.8）。超过 20%的患者在就诊时发现有第二种肿瘤，通常是腺瘤或其他的癌。大约 5%的患者同时发生或后面被诊断出结直肠癌，当患者有溃疡性结肠炎、克罗恩病、家族性腺瘤性息肉病、波伊茨-耶格综合征时，那么就会增加患肠道癌症的风险。

经直肠或经结肠的内镜超声可以很好地评估局限性的病变的分期。CT 和 MR 是用来评价更晚期的病变和复发。侵入肠道的微小病变和没有增大的淋巴结很难被 CT 和 MR 发现。MR 弥散加权成像提高转移淋巴结的检测。横断面的影像可以发现的征象包括：①息肉样的原发肿瘤（通常大于 1cm）（图 46.6）。②“苹果核”样的病变，有巨大的不规则的肠道增厚，还有不规则变窄的肠腔（图 46.9）。③肿瘤内部囊变、坏死和出血区域，特别是大的肿瘤。④线样的软组织成分出现在结肠周围的脂肪层中，通常就是暗示肿瘤已经穿过了肠壁。⑤局部的淋巴结增大，大于 1cm 代表肿瘤已经出现淋巴转移。⑥远处的转移瘤，特别是肝脏。当肿瘤引起结肠梗阻或缺血，肿瘤近端的肠壁可出现增厚。

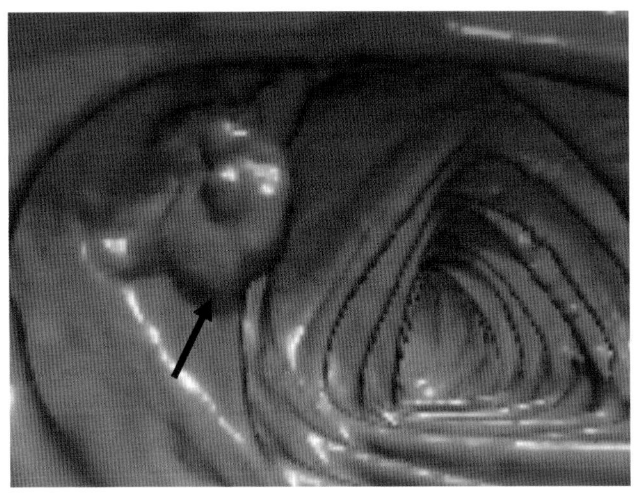

图 46.6　结肠癌——CT 结肠成像。结肠癌（箭）CT 结肠成像表现为多结节的绒毛息肉。

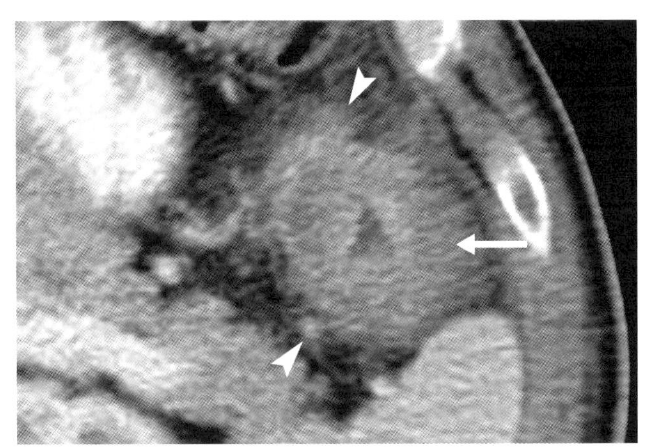

图 46.7　结肠癌——CT。轴向平面 MDCT 图像显示了邻近脾曲结肠壁的环形增厚（箭）。在结肠周围脂肪的肿瘤结节（箭头）是肿瘤侵入穿过结肠壁的征象，这在手术中证实。

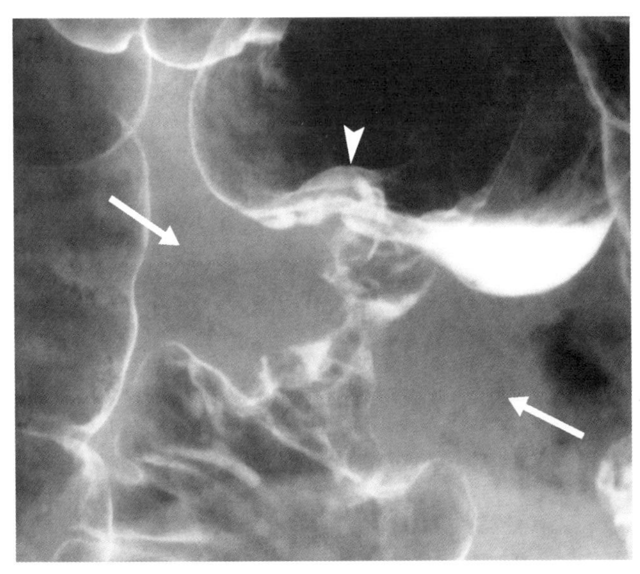

图 46.5　结肠癌-钡灌肠。来自乙状结肠的 X 线双重对比剂造影显示一个特征性的“苹果核”征，收缩的结肠癌病变。肿瘤的肩部在邻近扩张的结肠腔内（箭头）形成很大的压迹。该肿瘤的大小（箭之间）可以从变窄的管腔标记中推测出来。

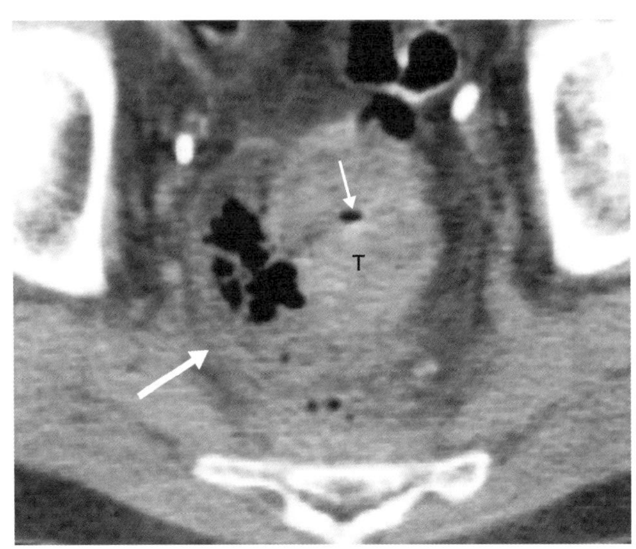

图 46.8　直肠癌穿孔。侵袭性的直肠癌（T）可以使直肠壁变得很厚，造成肠腔变成很狭小的管道（细箭）。肿瘤穿过肠壁，导致直肠周围脓肿形成（粗箭）。在 CT 上显示为软组织和液体密度与气泡取代直肠周围脂肪。

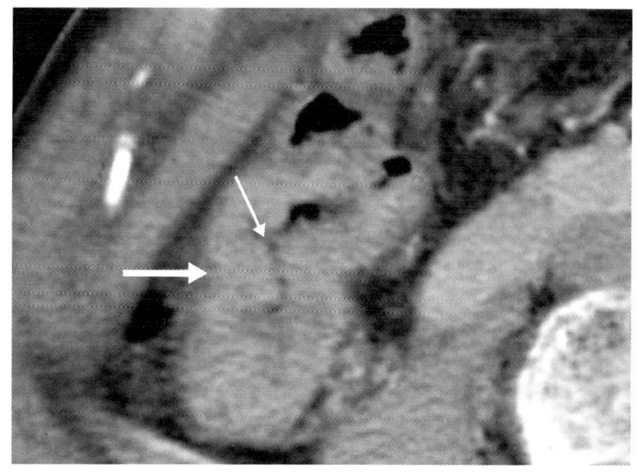

图46.9 结肠癌壁增厚。来自MDCT的轴向图像显示升结肠明显的周围结节壁增厚(粗箭)。管腔(细箭)是明显地不规则变窄。

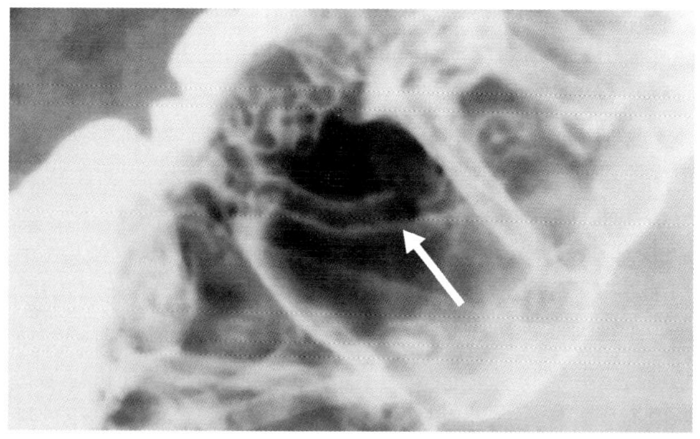

图46.10 炎症性丝状息肉。在这张双重对比造影图中可以看到溃疡性结肠炎后肠道中出现的典型的蚯蚓状的息肉(箭)。能看到许多息肉。

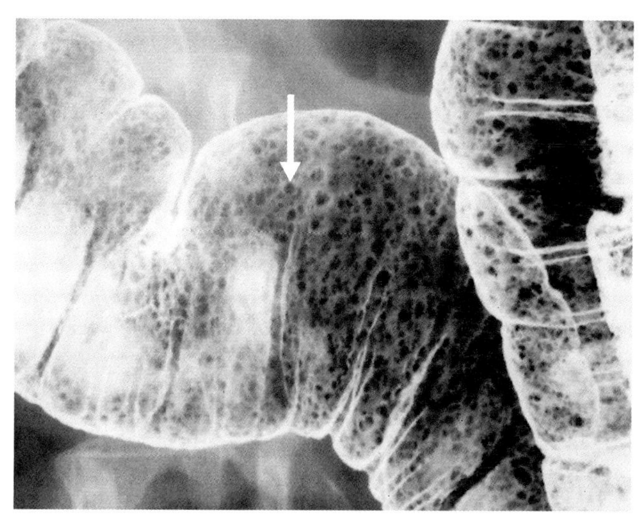

图40.11 家族性腺瘤性息肉病。在这张钡剂双重造影图像上显示了结肠黏膜布满了很小的息肉,很小的充盈缺损(箭)。

过去10年中对晚期(Ⅳ期)和转移性结肠癌有各种改进疗法,使这些患者存活率从6个月增加到2年,显示出CT和MR成像的重要性。肿瘤复发常见于:①在手术部位,靠近肠吻合口;②手术切除肿瘤的淋巴引流部位;③在腹膜腔;④肝脏和远处器官。必须对整个腹腔进行检查以检测肿瘤复发。CT、MR和PET-CT用于指导治疗和检测肿瘤复发。

息肉和结肠癌。因为大多数的结直肠癌都是起源于早前存在的肿瘤性息肉,结肠息肉是结肠镜检和影像检查的主要适应证。以下的经验原则可以运用:如果息肉小于5mm,那么几乎都是增生,恶变的可能性也小于0.5%。息肉在5~10mm之间90%都是腺瘤,恶变的可能性是1%。息肉在10~20mm之间几乎都是腺瘤,恶变可能性是10%,如果息肉大于20mm,那么恶变可能性就是50%。

增生的息肉不是黏膜肿瘤性的增殖,它们很圆而且没有蒂,几乎所有的都小于5mm。腺瘤性的息肉有很明显的恶变倾向,有很大的可能性会发展成结直肠癌。

腺瘤性息肉中心部分有很多结缔组织。40岁以上的人大约5%~10%有腺瘤性息肉。

错构瘤性的腺瘤(不成熟的息肉)大概占结肠息肉的1%。在儿童病例中,它们通常会引起直肠流血。波伊茨-耶格息肉就是一种错构瘤性的息肉。

炎症性的息肉经常与肠道的炎症有关,但总量不超过结直肠息肉的0.5%(图46.10)。

家族性腺瘤性息肉病大约2/3是遗传,1/3是自发的。遗传模式是常染色体显性遗传。这种息肉是管状腺瘤,一般在20岁出现症状。几乎所有的病例都会发展成为结直肠癌,所以全结肠切除术、直肠黏膜切除术和回肠、肛门旁袋的重建是现在被公认的治疗方法。息肉布满了整个结肠内(图46.11)。在家族性腺瘤性息肉病中,患者有发生结肠外各种肿瘤的风险,包括小肠的肿瘤、甲状腺的肿瘤、肠系膜纤维瘤。患者出现相关的骨质和皮肤的异常,包括肋骨骨皮质增厚、颅骨的骨瘤、多生牙、颌骨的外生骨疣、多发的纤维腺瘤、表皮囊变,就会被诊断为加德纳综合征。腺瘤性息肉病如果伴有中枢神经系统肿瘤,就为特科特综合征。相同疾病还有其他许多不同的表现。

错构瘤性息肉综合征是非肿瘤性病变,它的中心是平滑肌细胞,外围是成熟的腺上皮组织。错构瘤性息肉综合征临床表现多种多样,但是它的组织学差异却很小。这种病变没有恶变的可能性。但是,患者的错构瘤性综合征可以发展为腺瘤综合征,这种情况下就有恶变的可能性了。

波伊茨-耶格综合征累及小肠最明显,但很多病例也有胃和结肠的息肉。患者很多有自发的不完全性穿孔。皮肤和黏膜的色素斑是患者的典型表现。如果有同时发生的息肉综合征,癌变的概率从2%上升到20%,患者有发生乳腺、子宫、卵巢癌的可能,也有在很小的年纪伴发胰腺癌的可能。

考登病是多发性错构瘤综合征,包括消化道的多发性错构瘤,还有甲状腺肿、甲状腺瘤,而且患者有发生乳腺癌、泌尿系移行细胞癌的可能。本病主要发生在白种人中,所有的患者都有面部皮肤细胞黏多糖病变形成的丘疹、口腔的乳头状瘤、掌跖角化症。

卡纳达-克朗凯特综合征多发于老年人,特别是60岁以上的。息肉弥散分布于胃、小肠和结肠中。伴发的皮肤病变包括指甲的萎缩、皮肤色素沉着和脱发。患者的临床表现主要是水样腹泻和肠道功能不全造成的低蛋白血症。

淋巴增生主要是发生在结肠。在回肠和盲肠的末端有很多很典型的呈脐状弥散分布的淋巴滤泡，它们很小，直径一般为 1~3mm。但有时也可以在结肠的其他部分看到。如果弥散分布的淋巴结增生大于 4mm 的话，那么提示患者肠道有变态性、传染性和炎症性的疾病。

淋巴瘤。相对于胃和小肠，淋巴瘤很少发生在结肠。大多数是非霍奇金 B 细胞淋巴瘤。大肠淋巴瘤在盲肠和直肠中常见，就像艾滋病患者肛门部和直肠常患淋巴瘤一样。形态学包括从小到大的淋巴结，这些淋巴结可能会发生溃疡、空洞形成，或穿孔，也可以弥散地侵入到肠壁中，导致肠壁形成茎状的折叠和肠壁的增厚(图 46.12)。在小肠淋巴瘤中，肠腔狭窄不常发生，当淋巴瘤破溃时，病变会在肠壁中弥漫扩散。这种弥漫分布的淋巴瘤很难与淋巴增生相区别。虽然增生的淋巴结大小很规整，但是淋巴瘤的大小更规整。

胃肠道间质瘤(GISTs)几乎占了所有结肠间充质瘤。但是真正的平滑肌瘤和平滑肌肉瘤都很少见。消化道间质性肿瘤在结肠中比在胃部和小肠中少见很多，可能只占总数的 7%。在除了结肠的消化道其他地方，间质性肿瘤可表现为突出于管壁的、囊状的肿块。间质性肿瘤发生溃疡很常见。大的肿块常发生出血、囊变、坏死、钙化(图 46.13)。

脂肪瘤是结肠最常见的黏膜下肿瘤。它最常见于盲肠和升结肠。几乎 40%存在肠套叠。钡造影通常表现为光滑、形态规整的椭圆形充盈缺损，直径 1~3cm。如果有外界压力的话，肿块因为柔软很容易变形。CT 或 MR 显示脂肪密度肿块就可以确诊为脂肪瘤(图 46.14)。

结肠外的肿块压迫肠管形成的影像很像是结肠内的肿块形成的影像(图 46.15)。

子宫内膜常异位种植在乙状结肠和直肠。经常会形成很多不同大小的缺损。通常位于直肠子宫陷凹。钡剂造影检查会看到明显充盈缺损压迫内腔，但是通常不是围绕在肠腔里。CT 扫描常会看到很多盆腔内的器官被粘连在一起形成很大的块状物。MR 可以通过特征性的出血信号来诊断该疾病。

盆腔的良性肿瘤，例如卵巢囊肿、畸胎瘤、囊腺瘤和子宫纤维瘤这些结肠外的光滑的肿块会在结肠肠壁上形成压迹。结

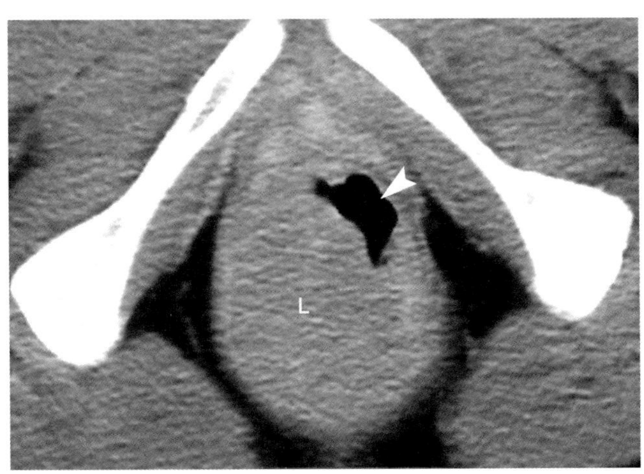

图 46.12　直肠淋巴瘤。CT 扫描上在直肠肠腔中可以看到一个很大的淋巴瘤(L)，并且引起肠腔不规整的狭窄(箭头)。淋巴瘤肿块密度较均匀。CT 上很难与腺瘤性癌症相鉴别。

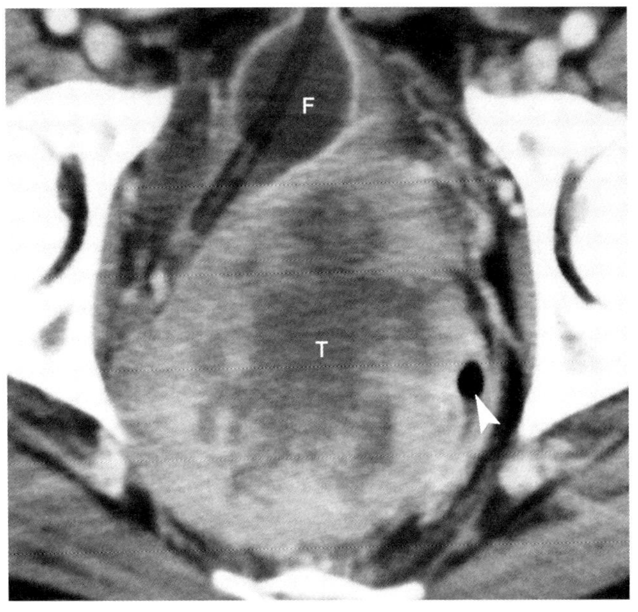

图 46.13　直肠的恶性消化道间质性肿瘤。CT 扫描可以看到一个很大的肿瘤(T)突出于直肠表面，肿块的中心有不规整的低密度坏死区，肿块来于直肠壁，使管腔狭窄(箭头)。肿瘤阻塞膀胱出口，需要放置耻骨上 Foley 导管(F)。

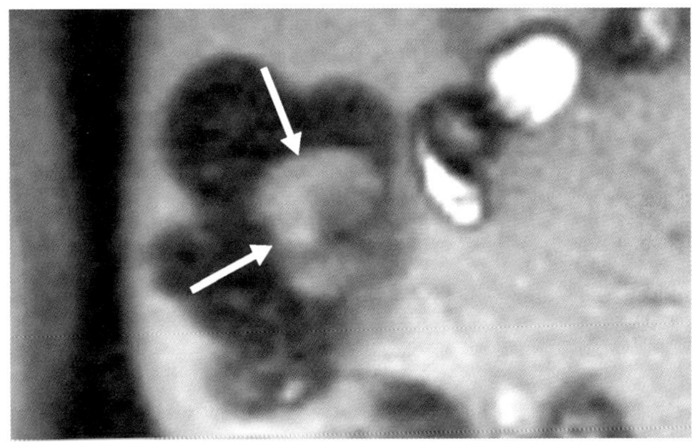

图 46.14　结肠脂肪瘤。冠状位 T_2 加权 MR 显示来自升结肠壁脂肪瘤的光滑圆形表面和脂肪密度(箭)。

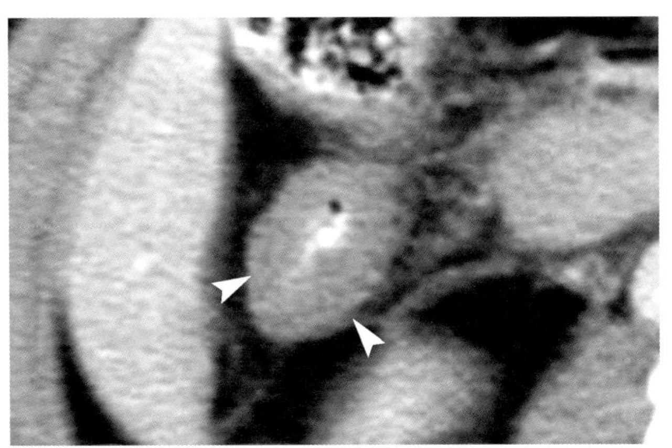

图 46.15　结肠转移。来自乳腺癌的升结肠转移瘤(箭头)，与结肠癌类似。

肠会因此而移位但不会被侵及。

恶性的盆腔肿瘤或者转移性的肿瘤通过沿着小肠筋膜或通过腹膜内的种植、淋巴途径、血管内的血栓形式侵入并扩散到结肠。被侵及结肠的结肠壁会增厚、肠道内的皱褶会分离、肠腔会粘连、狭窄，在浆膜面形成斑块。转移性的肿瘤和结肠内原发性的肿瘤很难通过影像学检查鉴别出来。克罗恩病和转移性的肿瘤在影像学上看起来几乎差不多。CT 和 MR 可以看出盆腔内肿瘤侵入相邻的结肠或直肠。

结肠外炎症性的病变，例如阑尾炎、盆腔脓肿、憩室脓肿和盆腔炎症性病变可以引起肠道壁不规整的溃疡和针状的突起。

结 肠 炎 症

溃疡性结肠炎是一种不常见的主要是发生于结肠黏膜和黏膜下的自发性炎症性病变。20~40 岁是发病的高峰时期，但最常见于 50 岁以上的人。这种疾病主要是结肠壁表面的溃疡、水肿和充血。影像学特点主要是黏膜变成细颗粒状，很多连续性的线状的对称性溃疡（表 46.1）融合在一起并环绕肠腔。肠壁早期形成颗粒状的突起是溃疡形成之前黏膜的充血和水肿。表浅的溃疡弥漫覆盖于整个结肠黏膜的表面。由于钡剂黏附于表面使得结肠壁变得粗糙，领扣样的溃疡（图 46.16）是结肠黏膜水肿、黏膜下脓肿破溃形成的很深的溃疡。弥散分布的溃疡在愈合过程中形成的肉芽组织使黏膜面出现细颗粒状的突起。最后形成各种各样息肉样的病变。假息肉是由溃疡没有侵及的肠黏膜形成的。

炎症性的息肉是发炎黏膜形成的像“岛状”的很小的突起。炎症后息肉是疾病静止期时黏膜形成的病变。丝状息肉是炎症后息肉，伴有典型的蠕虫状外表。它们通常在正常的结肠中出现。增生性息肉可能在黏膜损伤后的愈合时发生。典型的病变是从直肠中心开始的对称性的、连续性的病变。回肠末端基本上正常。罕见反流性的回肠炎可以形成溃疡，但是末端回肠扩张。CT 表现包括：①肠壁增厚，通常黏膜下水肿（图 46.17、图 46.18）形成低密度的“晕征”；②结肠肠腔变窄；③假性息肉形成和结肠积气形成中毒性巨结肠。复杂情况的溃疡性结肠炎包括：①肠腔狭窄，通常为 2~3cm 或者更长的狭窄，基本上发生于横结肠和直肠。②结直肠腺癌，每年大约有 1%的患者会出现癌变。③大约有 2%~5%的患者以中毒性

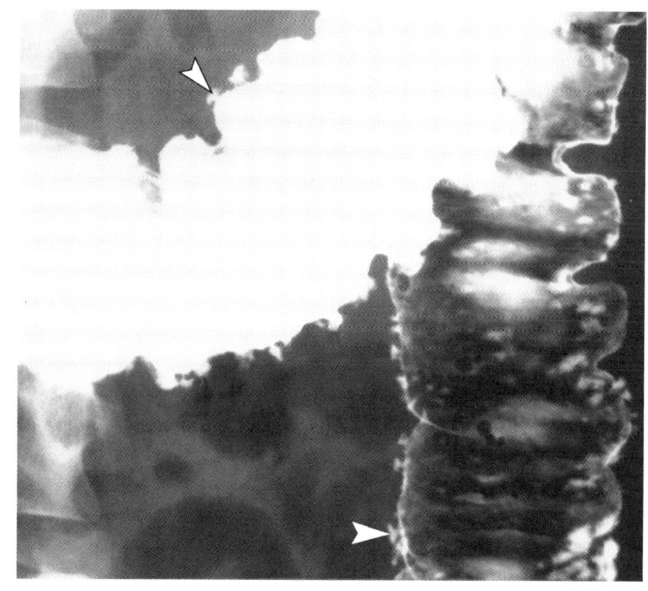

图 46.16 溃疡性结肠炎—领扣溃疡。钡剂双重对比造影看到结肠黏膜下连续分布的呈“领扣”样的溃疡（箭头）。

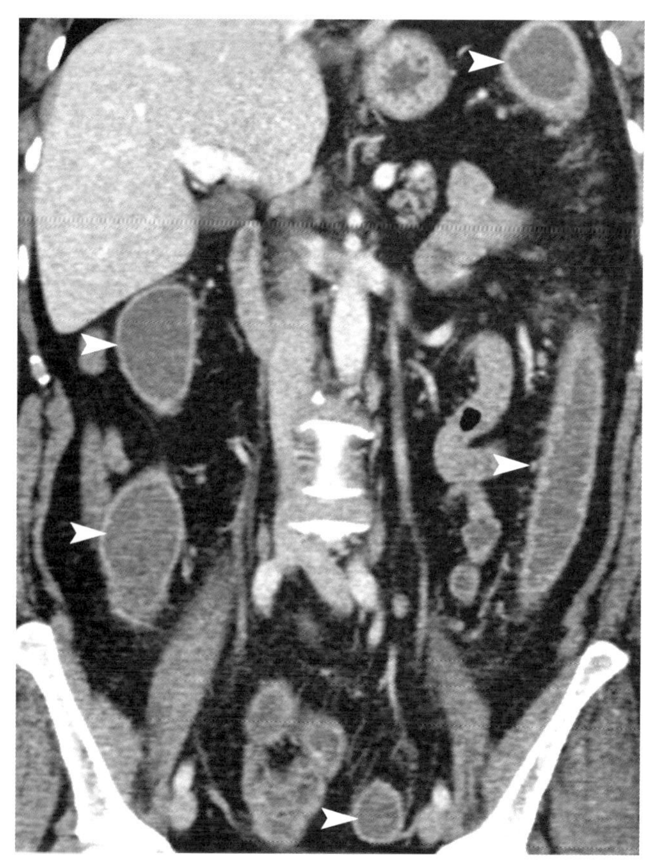

图 46.17 溃疡性结肠炎：CT。冠状 CT 肠造影显示了溃疡性结肠炎累及整个结肠（箭头）。特别是肠壁环形、均匀增厚。直肠受累及。回肠末端正常。

表 46.1

溃疡性结肠炎和克罗恩病的对比

溃疡性结肠炎	克罗恩病
全管壁性病变	偏心性病变
节段性病变（连续性疾病）	跳跃性病变（不连续疾病）
左半结肠高发	右半结肠高发
直肠通常被累及（95%）	直肠被累及占 50%
浅表的溃疡	很深的溃疡
无“鹅口疮”样的溃疡	早期就有“鹅口疮”样的溃疡
领扣样的溃疡	横行和纵行溃疡
回肠末端不被累及	回肠末端常被累及
回肠末端常扩大	回肠末端常狭窄
没有假性憩室	有假性憩室
没有瘘管形成	通常有瘘管形成
有很高的癌变概率	很低的癌变概率
有发生中毒性巨结肠的可能	没有发生中毒性巨结肠的可能

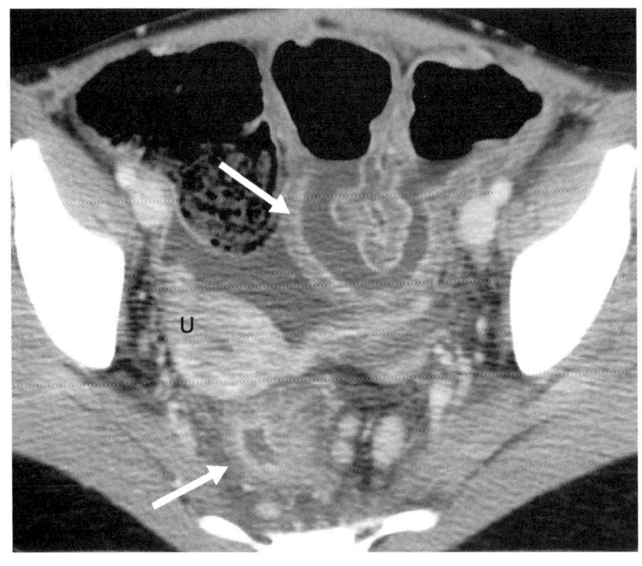

图 46.18　溃疡性结肠炎：CT。骨盆的图像显示了乙状结肠和直肠管壁的明显环形增厚（箭）。炎症反应延伸到结肠周围组织。在子宫（U）前方看到腹膜内游离的液体。

巨结肠作为首发的显著病变。④大量的出血。肠道外的表现包括：骶髂关节炎、强直性脊柱炎（20%的患者），眼部的病变包括眼葡萄膜炎、巩膜炎（10%的患者），胆囊炎，而且还有增加血栓栓塞的概率。

克罗恩病 2/3 主要侵及结肠，剩下的大约 1/3 侵及结肠外肠段。典型的克罗恩病溃疡是早期出现的"鹅口疮"样溃疡，然后小的溃疡融合成很深的溃疡。溃疡主要发生在右半结肠，不连续的溃疡中间有正常的肠段，而且溃疡不对称的分布在肠道中，造成狭窄、瘘管、窦道形成（图 46.19、图 46.20，表 46.1）。肠管一边不规则的纤维化形成了假性息肉，另一边肠管形成很多囊袋突出于肠壁外。被侵及的直肠形成很典型的、而且很深直肠溃疡，同时还有瘘管通向皮肤表面。MR 和 CT 均显示出黏膜明显强化，反映充血性活动性炎症。

感染性结肠炎。各种各样的细菌（沙门氏菌、志贺氏菌、大肠埃希氏菌）、寄生虫、病毒（细胞巨化病毒、疱疹病毒）感染会引起感染性的结肠疾病。大部分的感染性疾病会引起整个结肠壁的水肿，还有病变肠段的炎症侵及结肠周围的脂肪层而使肠壁增厚。结肠周围积水和腹腔积液可能也会发生（图 46.21）。

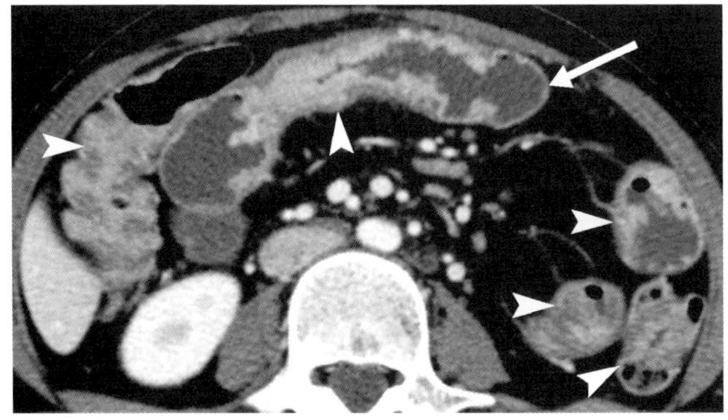

图 46.19　克罗恩结肠炎：CT。上腹部扫描显示了克罗恩病的不对称和结节壁增厚的多个结肠环（箭头）。请注意，部分层面的肠管（箭）具有正常的壁厚，表明为跳跃式病灶。

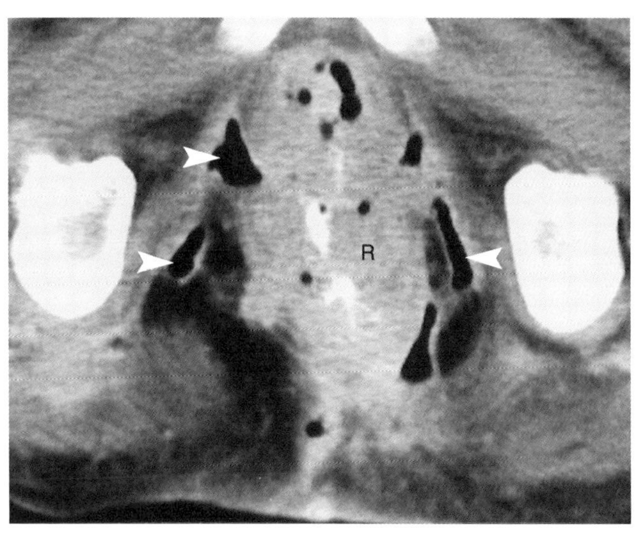

图 46.20　克罗恩病：肛周瘘。直肠层面的扫描显示直肠周围广泛的气体（箭头），表明瘘管延伸进会阴的坐骨直肠陷凹。直肠（R）广泛的壁结节状增厚和炎症。

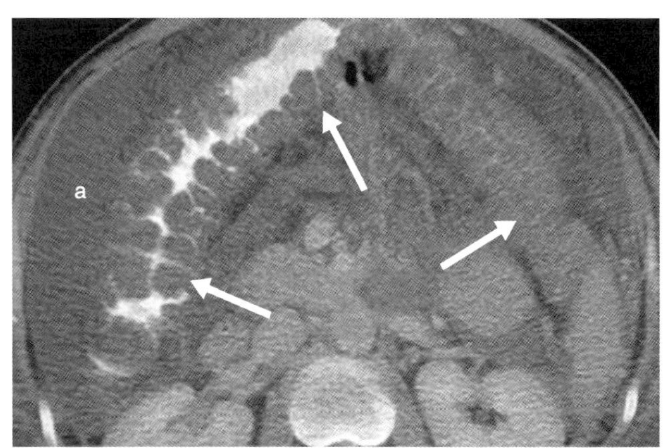

图 46.21　感染性结肠炎。CT 表现为结肠壁（箭）的明显增厚，结肠周围的脂肪层被炎症弥散的侵及，还有腹水（a）形成，这名患者被证实为巨细胞病毒（CMV）引起的结肠炎。

中毒性巨结肠是可能会致命的疾病，它的典型表现是结肠扩张，同时也有穿孔的危险。它是复杂的急性暴发性的结肠炎。造成中毒性巨结肠的原因可有：溃疡性结肠炎、克罗恩病、服用泻药、低钾血症等。黏膜广泛的炎症造成很深的溃疡，炎症侵蚀黏膜并可以达到浆膜面，同时造成结肠肌张力的缺失。影像学的表现包括：①典型的结肠扩张（横结肠大于 6cm）造成结肠袋的消失（图 46.22）。②肠壁的水肿和结肠壁的增厚。③结肠积气。④有穿孔的证据。钡剂造影检查禁止使用，因为有造成穿孔的风险。

假膜性结肠炎是结肠的一种炎症性疾病，有时也发生在小肠，它的典型表现是出现假膜坏死留下的碎屑、过度增长的梭状芽胞杆菌结节。有很多原因造成假膜性结肠炎，包括抗生素（有些可以改变肠道的菌群）、肠道的缺血（特别是外科手术后）、受到不正当的辐射、长期使用类固醇、休克和结肠梗阻等。这种疾病是肠道的急性炎症，会造成腹泻和排出恶臭的大便。传统的平片可以看到：①扩张的结肠；②结肠袋出现结节状的增厚；③腹水。结肠会扩张的很明显，也报道过有发生中毒性

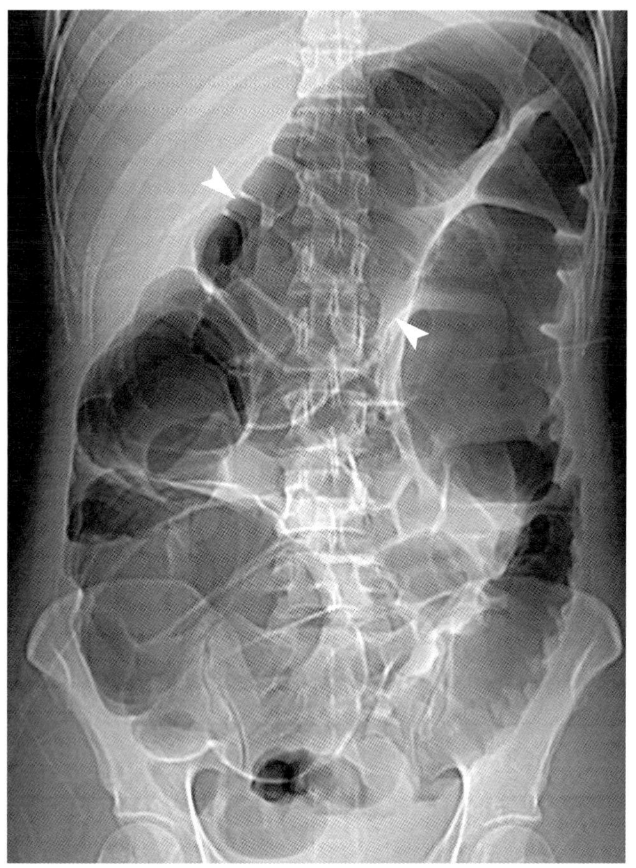

图 46.22 中毒性巨结肠。这名有溃疡性结肠炎的病史，伴有发热、腹痛、腹胀的患者，CT 扫描图像表现为结肠弥漫性明显扩张。结肠的横向测量（箭头之间）直径超过 10cm。肠穿孔，患者死亡。

巨结肠的患者。钡剂造影中可以看到同缺血性结肠炎表现相似的“指压”状的凹陷，表浅的溃疡很常见，假膜存在而引起黏膜面斑块状充盈缺损。假膜性结肠炎经常会以斑块状稀疏分布于直肠。这种情况常常首先在 CT 上发现：①肠壁增厚达 30mm（一般肠壁只有 15mm），同时出现圆环和靶样的表现。②肠壁增厚形成凸向肠腔内的结节，在增强造影中，结节内可以看到典型的长条状的物体（多折叠征）（图 46.23）。③轻度的结肠周围脂肪层炎症，与明显的结肠壁炎症不对称。④腹水（35%）。

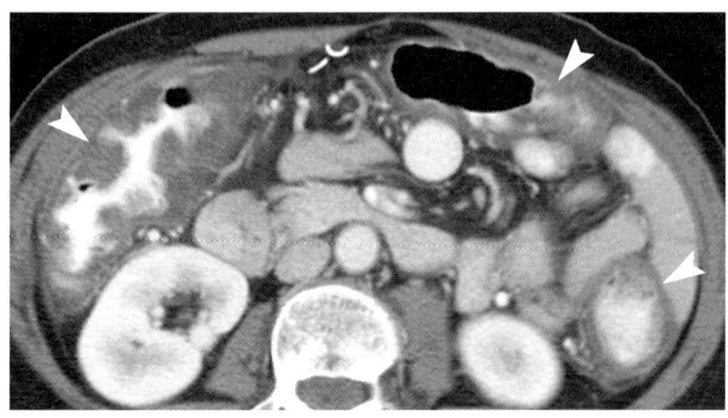

图 46.23 假膜性结肠炎。在肝曲结肠壁（箭头）明显和弥漫性增厚在褶皱之间陷阱管腔内产生“多折叠征”。在广谱抗生素治疗后，该患者发展为梭状芽胞杆菌结肠炎。

阿米巴病是变形虫类的溶组织阿米巴感染。这种疾病在世界范围内都可见，但最常见于南非、美国的中部和南部、亚洲。至少 5%的美国人体内寄生有阿米巴原虫。人一般是食用了被污染的水和食物而感染阿米巴包囊，在小肠内包囊被溶解，滋养体移居到结肠并寄生在结肠黏膜内，逐渐形成小的脓肿。感染可以通过血栓栓塞或者直接蔓延扩散。阿米巴结肠炎会产生像痢疾样带血的黏液粪便。钡剂造影检查可以看到和克罗恩病相似的表现，包括鹅口疮样的溃疡、很深的溃疡、病变呈现不对称性和跳跃性。盲肠和直肠是最主要侵及的部位。终末段回肠不被侵及是阿米巴肠病典型的表现。并发症有肠腔的狭窄、发生阿米巴瘤（由肉芽组织形成的坚硬固定的肿块，它可以刺激产生癌症）、在外科手术后会发生中毒性巨结肠、瘘管。阿米巴肝脓肿是通过门静脉传播形成的，并可合并膈肌穿孔、胸腔积液和胸部疾病。

肠伤寒（中性粒细胞缺陷性结肠炎）是一种潜在的致命的盲肠和升结肠感染，常见于因化学治疗引起的中性粒细胞减少和免疫功能低下的患者。盲肠、升结肠和结肠周围炎症造成肠壁呈同心圆样的增厚是伤寒的典型表现（图 46.24）。患者有发生结肠缺血的危险。

缺血性结肠炎类似于溃疡性结肠炎和克罗恩病，在临床和影像学上都是如此。缺血性结肠炎的病因包括动脉硬化、血管炎或动脉栓子引起的动脉闭塞；肿瘤、口服避孕药和其他高凝状态引起的静脉血栓形成；以及低血压、充血性心力衰竭和心律失常等低血流状态。缺血的肠段都是沿着大动脉弥散分布的，这也是诊断疾病的一个线索。肠系膜上动脉供应右结肠从盲肠到脾曲。肠系膜下动脉从脾曲向直肠供应左半结肠。脾曲区和降结肠是缺血性结肠炎最易发生的分水岭。早期的变化包括结肠壁增厚、痉挛和毛刺。肠壁中长期的缺血和水肿形成很多结节样的充盈缺损，临床叫做“指压”缺损（图 46.25）。疾病的进展导致溃疡、穿孔、瘢痕和狭窄。CT 表现为肠壁对称性或分叶性增厚，管腔不规则狭窄。黏膜下水肿在肠腔中形成

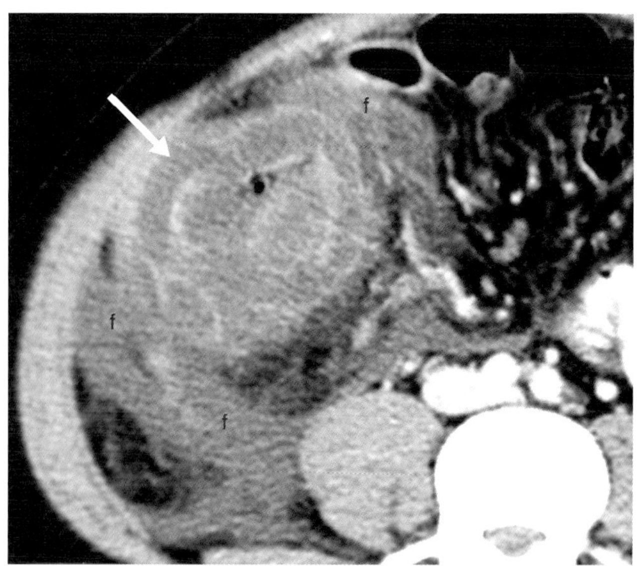

图 46.24 伤寒。盲肠（箭）壁显著的增厚和水肿，表现出“靶样”征，盲肠周围的脂肪层被穿透而看到积水（f）。黏膜面很薄很脆弱，提示肠壁缺血。这个患者因为化学治疗而粒细胞缺乏。

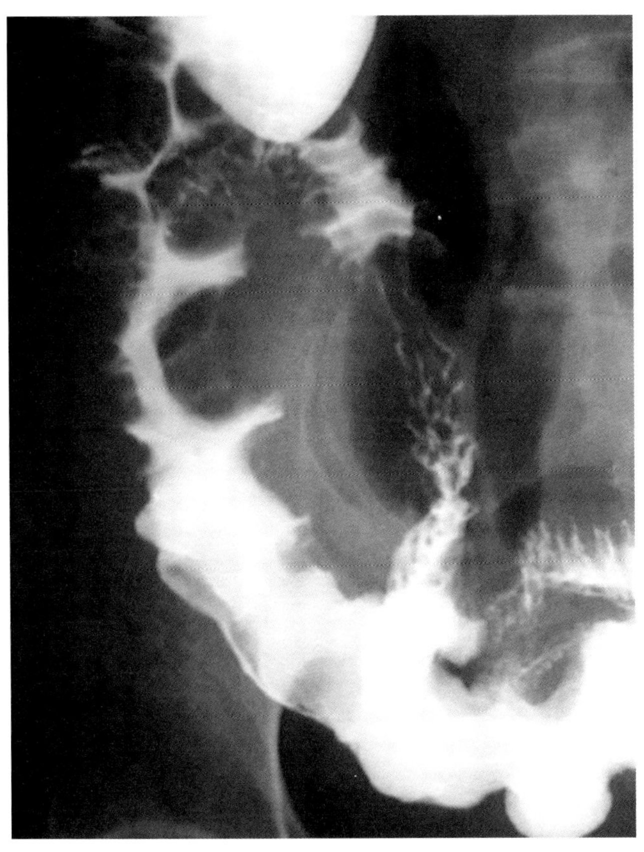

图 46.25　缺血性结肠炎。钡剂双重对比造影在冗长的横结肠中段可以看到“指压“征。

低密度环形边界的“靶样”征。在侵及肠段的肠壁中有气体存在(积气症)高度提示肠壁缺血。肠系膜上动脉或静脉内偶有血栓。

艾滋病相关性结肠炎最常见于 CD4 淋巴细胞低于 200/mm^3 的艾滋病患者。致病微生物最常见的是巨细胞病毒或隐孢子虫病,尽管人体免疫缺陷病毒本身可能引起溃疡和结肠炎。这种疾病侵及右半结肠很常见,导致肠壁增厚和溃疡形成。

放射性结肠炎在影像学表现上很难和早期溃疡性结肠炎相区别(图 46.26)。受累的结肠位于照射野范围内确诊。由于盆腔恶性肿瘤的放射治疗,直肠乙状结肠区是最常见的累及部位。缓慢进展的动脉内膜炎造成肠壁缺血和纤维化最终形成结肠炎。X 线表现包括皱褶增厚、毛刺、溃疡、狭窄,偶尔形成瘘管。纤维化导致肠僵硬,但这并不是特征性的。治疗会引起假性息肉和炎症后息肉的形成。

泻药性结肠炎是由于泻药对黏膜的慢性刺激引起的,包括蓖麻油、比可地尔和番泻叶。受累及的结肠可能会扩张从而使结肠袋消失,或者变得肠腔狭窄。右半结肠是最常见受累及的地方。肠道会出现不规则的、异常的收缩。这种疾病的诊断主要靠临床病史。

结核性结肠炎越来越常见,尤其是在免疫功能低下的患者中。影像学表现类似克罗恩病:①结肠和回肠末端壁明显增厚;②淋巴结明显增大,常伴有中心低密度或钙化;③常见瘘管和窦道;④结肠炎可能是节段性或弥漫性的;⑤短狭窄可能类似结肠癌;⑥腹膜增厚和广泛的腹腔淋巴结增大提示本病。

肠脂垂炎是引起腹痛的原因之一,类似阑尾炎、憩室炎和结肠炎。肠脂垂是有蒂的脂肪结构,发生在结肠的外侧,邻近

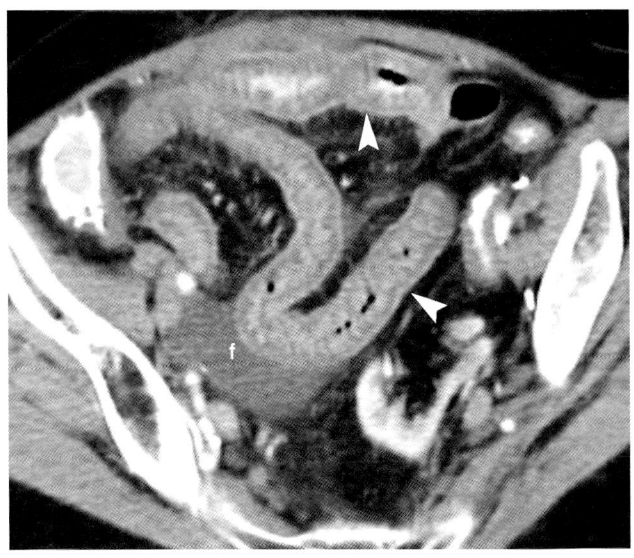

图 46.26　放射性结肠炎。乙状结肠壁(箭头)因放射性结肠炎而增厚和变硬。患者为宫颈癌放疗后 3 年。腹腔游离积液(f)。

于结肠的前部和后部。它们集中发生在盲肠和乙状结肠,不发生在直肠。肠脂垂炎是由这些结构的缺血性梗死引起的,通常是由扭转引起的。患者表现为局灶性腹痛、压痛和低度发热。诊断通常通过 CT 发现:①1~4cm 的卵球形肿块,其中心脂肪密度和周围炎症与结肠壁相邻;②肿块周围有一个高密度强化环(“环形征”)(图 46.27);③炎症变化可能延伸到邻近腹膜;④中央高密度点经常出现,代表有中心血栓的血管;⑤受累组织最终可能钙化。

憩　室　病

结肠憩室是一种后天条件下由黏膜和部分黏膜下组织疝入肌层及向外膨出而形成的。结肠憩室是典型的假性憩室,因为囊壁上没有正常的结肠壁组织。这种疾病在 25 岁以下很少见,但是在 75 岁以后发病率可以达到 50%以上。发生憩室炎的高危因素是低渣饮食。这种疾病在那些习惯高渣饮食的人

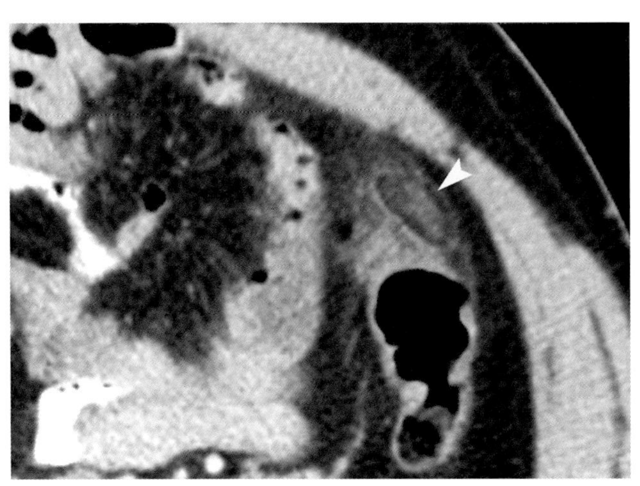

图 46.27　肠脂垂炎。CT 显示降结肠旁炎症,出现“环征”(箭头)炎症围绕中央脂肪,这是肠脂垂炎的一个特征。

群中很少见,例如非洲土著人口。憩室囊与增厚的结肠肌肉组织有很大的联系,包括环形肌和带状肌。严重的病变通常会使部分肠壁变短,导致环形肌束的靠拢并增厚。憩室炎造成肌肉功能失调导致很轻微的疼痛和压痛而没有炎症的临床症状。没有憩室炎的憩室病是导致无痛结肠出血的原因之一,它可能会迅速发展而危及生命。平片检查可以看到憩室是平行于结肠腔的充满空气的囊袋状物。钡剂造影检查看到憩室是突出于结肠腔外的充满钡剂或空气的囊袋。囊袋大小不一,直径从针状大小到2cm,大部分是5~10mm。憩室可以发生在结肠的任何部位,但是在乙状结肠最常见。一些囊袋会缩小,也可以因为完全被填充而消失。另外一些囊袋内会有粪便残留物。相关的肌肉功能异常可以看到环形肌束因为痉挛而发生聚集、增厚,在肠腔外形成很多尖峰的突起。

CT表现为结肠壁增厚,管腔轮廓扭曲。憩室表现为一个形态很规则的有气体、水或者对比剂填充的突出于肠腔外的东西(图46.28)。

急性憩室炎是憩室发生的炎症,通常伴随有肠壁的穿孔或形成结肠壁内、结肠壁外局限性的脓肿。大约20%的憩室炎会发生并发症。憩室炎的临床表现包括大的疼痛包块、局限化的腹膜内的炎症、发热、粒细胞减少。憩室炎的并发症包括肠道梗阻、出血、腹膜炎、窦道和瘘管的形成。憩室炎引起的结肠梗阻比结肠癌引起的梗阻少见。憩室炎引起的梗阻通常可以通过注射平滑肌舒缓剂(例如胰高血糖素)而得到暂时的缓解。结肠出血在肠憩室病中比在肠憩室炎中常见。大多数的憩室脓肿比较局限,但是穿孔会在腹膜腔隙内形成积脓和游离积气,导致弥漫性腹膜炎。窦道会导致腹膜内大的脓肿,或者腹膜后间隙内的脓肿。大部分瘘管会通向膀胱(图46.29)、阴道或皮肤表面,但也会通向腹部低位的器官,包括输卵管、小肠和结肠的其他地方。右边结肠的憩室炎在临床上可能被误诊为急性阑尾炎。钡剂造影或CT是发现憩室炎高效的方法。同时钡剂造影也是发现憩室炎安全的方法,但是当有游离的腹腔内穿孔的征象或败血症存在时,这种检查方法就不是安全的了。憩室炎在钡剂造影中典型表现包括畸形的憩室囊袋、脓肿形成、结肠腔外钡剂填充的袋状物。本来是表面光整、形态规则的囊袋因为炎症和穿孔变得扭曲、不规则。穿孔导致的结肠外脓肿在邻近结肠表面形成压迹。结肠肠腔变得很规整的条带状

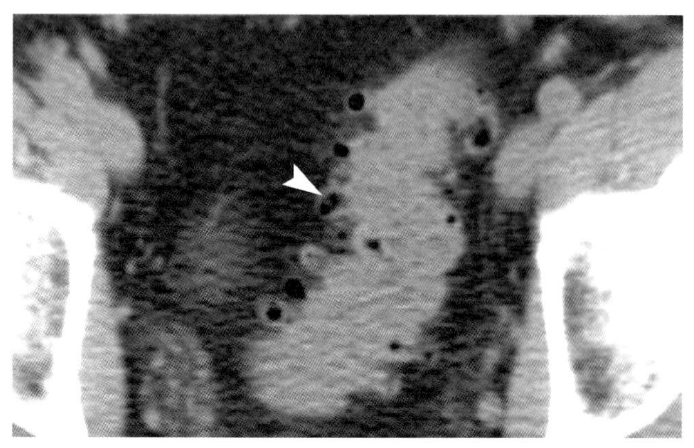

图46.28　肠憩室病。平扫CT上可以看到很多充满气体的小囊状物体(箭头),它就是乙状结肠上的憩室,结肠周围脂肪层中没有软组织或水样密度物就说明憩室当前不存在炎症。

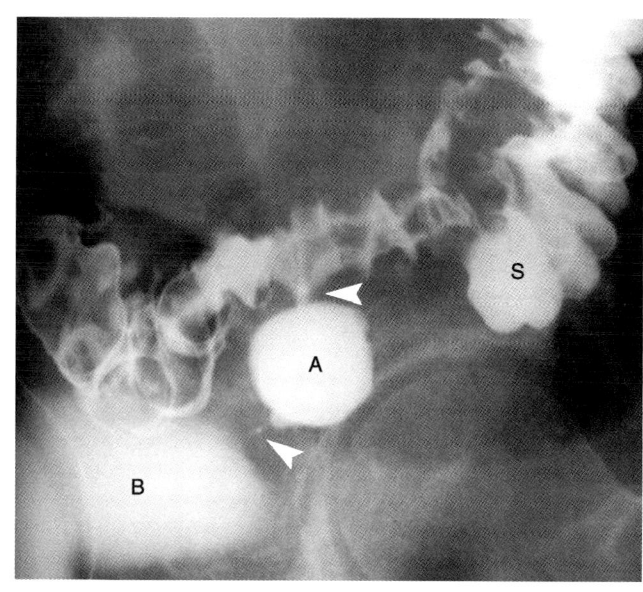

图46.29　憩室脓肿与结肠瘘。单对比钡灌肠显示钡填充憩室脓肿(A)和膀胱浑浊(B)。纤细的钡柱(箭头)勾勒出从肠腔到脓肿和从脓肿到膀胱的瘘管。乙状结肠(S)的管腔由于炎症过程,不规则地缩小。

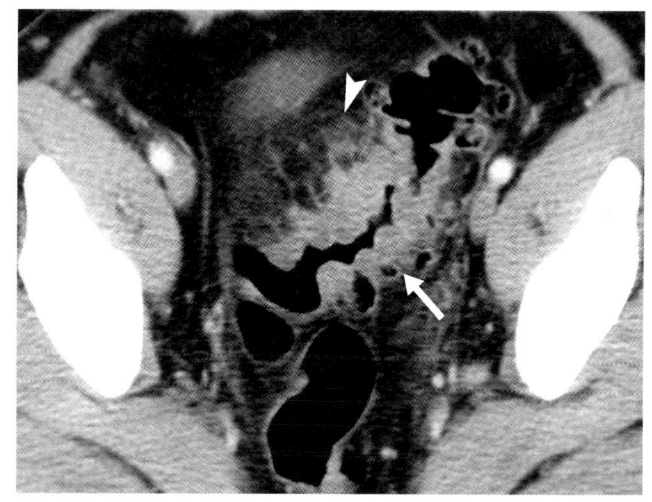

图46.30　憩室炎。CT扫描显示乙状结肠的管壁(箭)有明显的局限性增厚。邻近残留的脂肪(箭头)是发炎的标志。由于憩室炎与结肠癌在CT上的相似之处,必须对此患者进行随访以证实其完全消失。

的狭窄,这与结肠癌形成的不规整狭窄不同。钡剂流入脓腔内、通过与结肠肠腔平行的通道时或者与其他穿透性的憩室相连时就形成"双轨"征。CT在发现结肠周围炎症和与憩室炎相关性脓肿时很有优势,同样可以发现一些复杂性的并发症,包括阴道膀胱的瘘管。CT上表现包括:①局限化的肠壁增厚(图46.30)。②结肠周围脂肪层内的炎症。③结肠周围的脓肿。④憩室位于或邻近于炎症发生的地方。⑤附件合并积液和瘘管形成。

下消化道出血

虽然上消化道出血可以通过胃管和内镜被完全诊断出来,但是下消化道出血却很难发现是什么地方出血,即使是术中也

表 46.2

造成下消化道出血的原因

原因	所占比例
结肠憩室	40%
血管发育不良	17%～30%
结肠癌	7%～16%
息肉	8%
直肠外伤、肛裂、直肠出血性病变	7%
十二指肠溃疡	很少
梅克尔憩室	很少
肠道缺血	很少

很难发现。常见的下消化道出血原因在表 46.2 中罗列了出来。放射性核素检查是发现下消化道是否有出血和确定出血部位的常用检查手段。锝 99-硫胶质物或者被锝 99 标记的红细胞检查可以发现 0.1mL/min 以下的出血。负闪烁扫描检查通常避免血管造影检查。血管造影检查需要出血速度达到 0.5mL/min 或以上才会有临床价值。但是,血管造影检查比核素闪烁扫描更容易发现解剖异常导致的出血,也可以提供非手术手段治疗出血(利用血栓栓塞)。结肠内镜在发现出血部位上基本毫无意义,因为肠腔内有大量黏着的、黑色的粪便。钡剂造影也不用来发现急性出血的部位,因为它不能找到出血的来源,而且对后来必须使用血管造影时检查的效果产生不良影响。在不用肠腔内对比剂情况下,通过静脉注射对比剂,多层螺旋 CT 可以发现管腔内对比剂外溢证实出血。CT 血管造影也经常提供病因和解剖细节。这些信息对于介入放射科医师或外科医师是有用的,因为他们可以在尝试治疗前识别病变肠系膜血管或评估股动脉的状况。

血管发育不良是指结肠壁的黏膜和黏膜下静脉扩张和扭曲。这种情况是由于静脉穿过环状肌层的慢性间歇性阻塞所致。一个扭曲的、扩张的血管通道迷宫取代了正常的黏膜结构,与肠腔之间只有一层上皮隔开。血管发育不良是后天获得的,可能与衰老有关。患者的平均年龄为 65 岁。出血通常是慢性的,导致贫血,但可能是急性和大量的出血。血管造影显示无相关肿块的扩张血管缠结。

阑　　尾

成 像 方 法

MDCT、超声和 MR 在急性阑尾炎的诊断中起主要作用。超声和 MR 因没有辐射从而在儿童检查中受到青睐。

解 剖 学

阑尾起源于盲肠后内侧面,位于回盲瓣下方约 1～2cm 处,三条结肠带均在阑尾根部集中。阑尾是一个盲端管,直径 5～10mm,长度约 8cm,它也可能长达 30cm。它的黏膜内全是淋巴组织,当淋巴组织增大时,可能出现类似急性阑尾炎的表现。

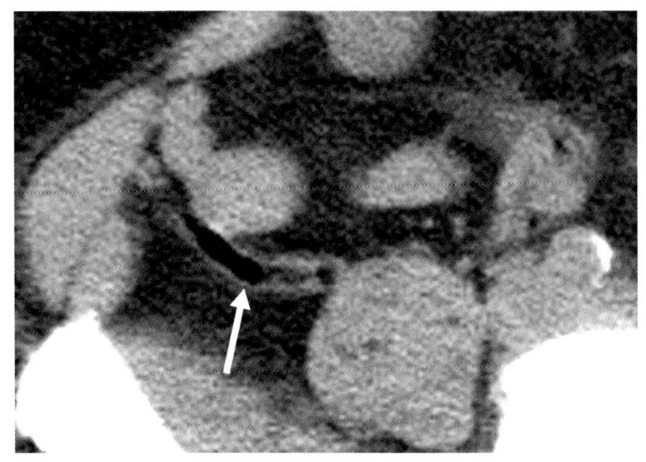

图 46.31　正常的阑尾。CT 平扫看到一个小的充满气体的盲管就是正常的阑尾(箭)。

阑尾的位置变化很大:它可能位于盆腔内、可能是盲肠后位、可能是结肠后位、可能是腹膜外位器官也可能是腹膜内位器官。回盲瓣位于盲肠后面,那么阑尾也就位于盲肠后面。正常阑尾在 CT、超声和 MR 上显示为通常直径小于 6mm 的薄壁管腔(图 46.31)。

急性阑尾炎

急性阑尾炎是急腹症最常见的病因。通常临床诊断的直接症状是腹痛(大多数患者),恶心(61%～92%),厌食(75%),呕吐。然而,在多达三分之一的患者中,非典型表现会导致诊断困难。特别是育龄妇女,卵巢囊肿破裂和盆腔炎可能与急性阑尾炎相似。急性阑尾炎是由阑尾腔阻塞引起的。持续的黏膜分泌物会导致管腔扩张和腔内压力增加,从而损害静脉引流并导致黏膜溃疡。细菌感染导致坏疽和穿孔脓肿。大多数阑尾周围脓肿是有壁包裹的,但游离穿孔和气腹偶尔发生。

急性阑尾炎中大约 14%的患者在平片上可以看到阑尾结石(阑尾结石或粪石)。阑尾结石是钙沉积在浓缩的粪便周围。沉积钙质呈层叠状,在影像学上表现为一个发光的亮点。阑尾脓肿和阑尾周围炎症会在腹腔右下象限内形成一个可见的软组织肿块。在周围的气体勾画下可以显示出变形的盲肠肠管,形成明显的局限性肠梗阻。钡灌肠检查常常是非特异性的,现在很少用,而更多地用超声、MR 和 CT 检查。阑尾完全充盈到它的尖端,是排除阑尾炎的有力证据。然而,正如管腔阻塞所预期的那样,阑尾不充盈本身就没有诊断价值。除了阑尾炎,肿块压迫盲肠有多种原因。

使用分级压迫技术,超声在明确的阑尾炎诊断是相当准确的,通常是育龄妇女和儿童可选择的成像技术。缓慢分级压迫是应用近焦探讨对准的最敏感压痛区域。压迫时正常阑尾直径小于 6mm(图 46.31)。急性阑尾炎的超声征象是:①不压迫时,直径大于 6mm 的阑尾,从一侧外壁到另一侧外壁(图 46.32);②发现有声影的阑尾粪石;③阑尾周围脂肪炎具有强回声,压迫时随阑尾移动;④彩色多普勒显示阑尾壁的血管增加。阑尾炎穿孔时,超声看到一个有壁的包裹性积液,一个不连续的阑尾壁和明显的盲肠周围脂肪。当超声检查阑尾炎呈阴性时,可根据可见的异常情况提示其他疾病诊断,如卵巢出

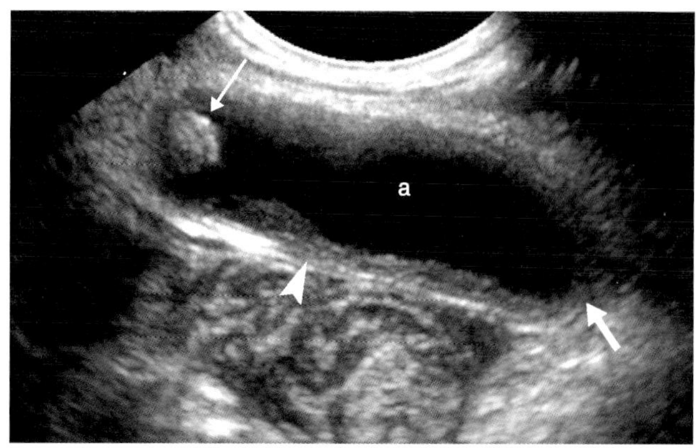

图 46.32　急性阑尾炎：超声。分级压迫超声显示阑尾扩张，直径(a)为 10mm。阑尾壁(箭头)因炎症和水肿而不规则增厚。可见阻塞的阑尾粪石(细箭)。超声可显示未钙化的阑尾结石。远端圆钝(粗箭)确认此管状结构为阑尾。手术证实阑尾急性发炎。

血性囊肿。

CT 是男性患者、老年患者和怀疑阑尾周围脓肿形成时常选用的检查方法。确诊阑尾炎要依靠 CT 上的表现包括：①看到一个扩张的(大于 6mm)、密度增高的阑尾(图 46.33)。②密度增高的阑尾周围有炎症或脓肿。③盲肠周围脓肿或炎性包块的形成，阑尾腔内有钙化的结石。在 CT 上可以看到密度大于 20HU 的坚硬炎性包块。密度小于 20HU 的水样肿块就是脓肿形成的标志(图 46.34)。脓肿大于 3cm 就需要外科手术或插管引流治疗。小的脓肿单纯通过抗生素治疗就可以治愈。MR 是诊断孕妇和儿童阑尾炎的首选方法。结果与 CT 相似(图 46.35)：①阑尾扩张直径大于 6~7mm；②阑尾周围炎症在脂肪抑制 T_2WI 上为高信号；③阑尾壁增厚；④阑尾结石为阑尾腔内低信号病灶；⑤在 T_2WI 上阑尾周围肿块或积液呈高信号。

阑尾黏液囊肿

阑尾黏液囊肿是指阑尾全部或部分扩张，伴有无菌黏液。

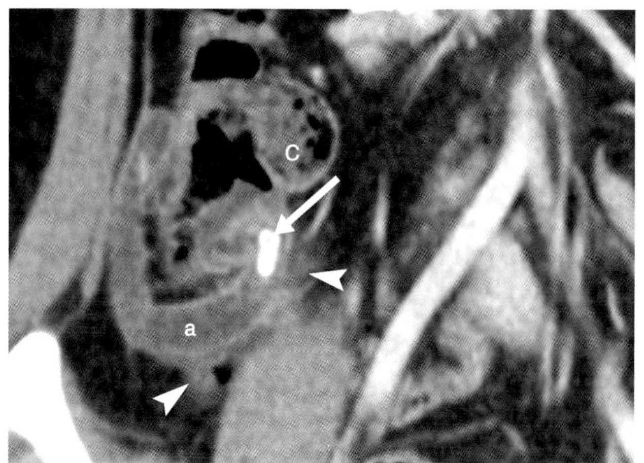

图 46.33　急性阑尾炎：CT。冠状位 CT 图像显示阑尾扩张(a)，直径 8mm，壁厚不规则，不清晰。在阑尾周围脂肪的液体和斑片(箭头)是炎症的标志。阑尾腔内可见阑尾结石(箭)。C，盲肠。

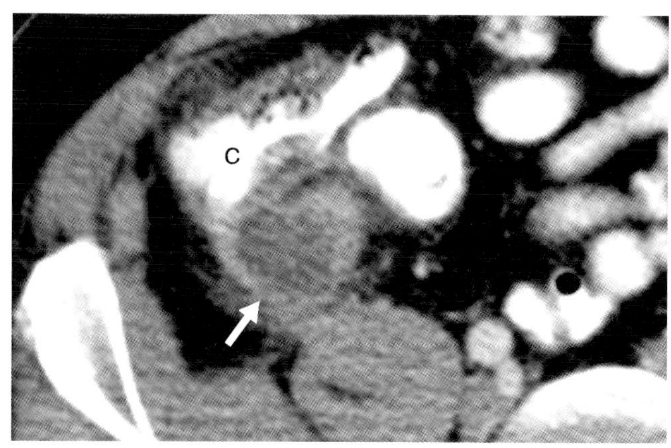

图 46.34　阑尾脓肿。CT 显示靠近盲肠(C)的厚壁包裹的液体(箭)。在附近的脂肪中可以看到发炎的斑片。在这张图中，我们不能看到阑尾的影像。手术显示阑尾破裂伴有局灶性脓肿。

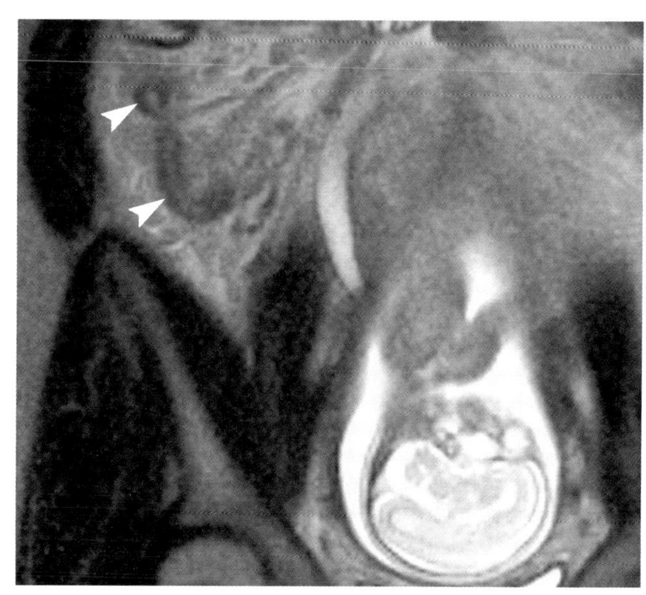

图 46.35　急性阑尾炎：MR。一个 19 岁的怀孕 22 周的妇女的冠状面 T_2 加权磁共振显示一个扩张的厚壁阑尾(箭头)及其周围炎症。手术揭示为坏疽性阑尾炎。MR 提供了良好的诊断图像，而没有辐射，这在怀孕患者中是一个特别重要的考虑因素。

管腔被阑尾结石、异物、粘连或肿瘤阻塞。有些病例是由于黏液性囊腺瘤或阑尾囊腺癌造成的。持续的黏液分泌在右下腹产生一个大的(长达 15cm)的囊状肿块(图 46.36)。阑尾扩张大于 13mm 提示可能有黏液囊肿。周围可能有钙化。黏液囊肿破裂可导致腹膜假性黏液瘤。明胶状物遍布整个腹腔，引起粘连和黏液性腹水。

阑尾肿瘤

阑尾最常见的肿瘤是**类癌**，占所有肿瘤数的 85%。阑尾也是类癌最常发生的部位，占所有类癌发生部位的 60%。大部分类癌发生于阑尾顶端，而且是圆形的。结节样的类癌可以达到 2.5cm 大小。大部分阑尾类癌都是单发的，而且它恶变的概率

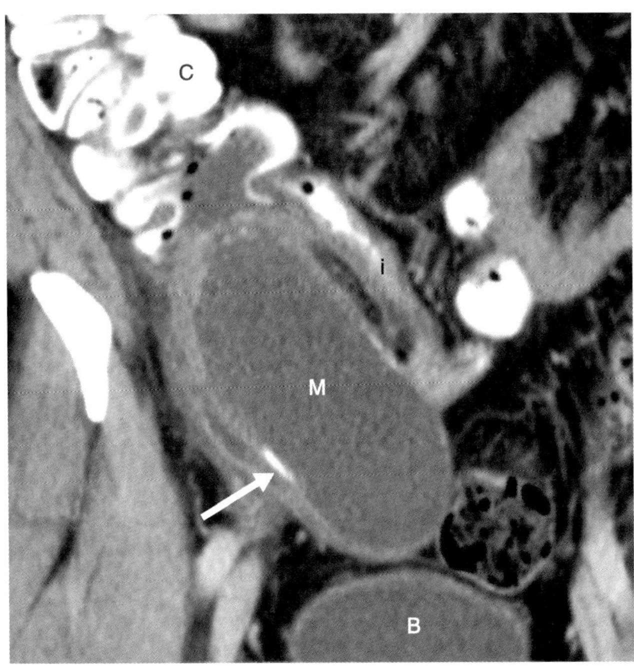

图 46.36　阑尾黏液囊肿。冠状面 CT 显示一个管状囊性肿块(M),其壁(箭)有钙化,位于右下腹部。地标包括盲肠(C)和回肠末端(i)。B,膀胱。

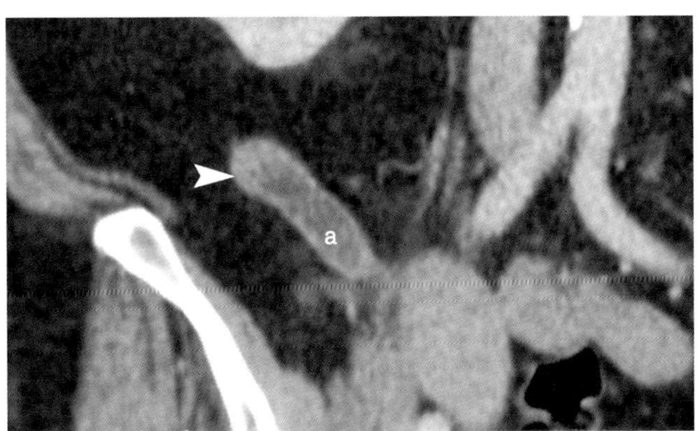

图 46.37　阑尾癌。一位 67 岁的右下腹疼痛患者的冠状位 CT 显示一个扩张的阑尾(a),其顶端有一个细微的软组织肿块(箭头)。手术切除证实为阑尾癌。

要比消化道其他部位类癌恶变概率低得多。类癌综合征很少发生,和小肠类癌一样都没有肠系膜反应。

阑尾腺瘤通常与家族性多发性腺瘤病有关系。孤立的腺瘤通常是黏蛋白的囊腺瘤,它与阑尾黏液囊肿有很大关系。

囊腺癌是阑尾的少见病,通常在怀疑是阑尾炎的老年人的外科手术中被发现(图 46.37)。影像上可以在阑尾腔内看到一个软组织肿块,肿块也可以完全取代阑尾。

推荐阅读

Colon

Almeida AT, Melao L, Viamonte B, Cunha R, Pereira JM. Epiploic appendagitis: an entity frequently unknown to clinicians—diagnostic imaging, pitfalls, and look-alikes. *AJR Am J Roentgenol* 2009;193:1243–1251.

Childers BC, Cater SW, Horton KM, Fishman EK, Johnson PT. CT evaluation of acute enteritis and colitis: Is it infectious, inflammatory, or ischemic? *Radiographics* 2015;35:1940–1941. (Online digital presentation).

Feuerstein JD, Ketwaroo G, Tewani SK, et al. Localizing acute lower gastrointestinal hemorrhage: CT angiography versus tagged RBC scintigraphy. *AJR Am J Roentgenol* 2016;207:578–584.

Flor N, Maconi G, Cornalba G, Pickhardt PJ. The role of radiologic and endoscopic imaging in the diagnosis and follow-up of colonic diverticular disease. *AJR Am J Roentgenol* 2016;207:15–24.

Lewis RB, Mehrotra AK, Rodriguez P, Manning MA, Levine MS. Gastrointestinal lymphoma: radiologic and pathologic findings. *Radiographics* 2014;34:1934–1953.

Nerad E, Lahaye MJ, Maas M, et al. Diagnostic accuracy of CT for local staging of colon cancer: a systematic review and meta-analysis. *AJR Am J Roentgenol* 2016;207:984–995.

Onur MR, Akpinar E, Karaosmanoglu AD, Isayev C, Karcaaltincaba M. Diverticulitis: a comprehensive review with usual and unusual complications. *Insights Imaging* 2017;8:19–27. (Pictorial review).

Sinaei M, Swallow C, Milot L, Moghaddam PA, Smith A, Atri M. Patterns and signal intensity characteristics of pelvic recurrence of rectal cancer at MR imaging. *Radiographics* 2013;33:E171–E187.

Sinha R, Verma R, Verma S, Rajesh A. MR enterography of Crohn disease: Part 1, rationale, technique, pitfalls. *AJR Am J Roentgenol* 2011;197:76–79.

Sinha R, Verma R, Verma S, Rajesh A. MR enterography of Crohn disease: Part 2, imaging and pathologic findings. *AJR Am J Roentgenol* 2011;197: 80–85.

Spada C, Stoker J, Alarcon O, et al. Clinical indications for computed tomographic colonography: European Society of Gastrointestinal Endoscopy (ESGE) and European Society of Gastrointestinal and Abdominal Radiology (ESGAR) guideline. *Eur Radiol* 2015;25:331–345.

Tirumani SH, Kim KW, Nishino M, et al. Update on the role of imaging in the management of metastatic colorectal cancer. *Radiographics* 2014;34:1908–1928.

Yee J, Kim DH, Rosen MP, et al. ACR appropriateness criteria colorectal cancer screening. *J Am Coll Radiol* 2014;11:543–551.

Yu MH, Lee JM, Baek JH, Han JK, Choi BI. MRI features of gastrointestinal stromal tumors. *AJR Am J Roentgenol* 2014;203:980–991.

Appendix

Chin CM, Lim KL. Appendicitis: atypical and challenging CT appearances. *Radiographics* 2015;35:123–124. (Online digital presentation).

Duke E, Kalb B, Arif-Tiwari H, et al. A systematic review and meta-analysis of diagnostic performance of MRI for evaluation of acute appendicitis. *AJR Am J Roentgenol* 2016;206:508–517.

Purysko AS, Remer EM, Leão Filho HM, Bittencourt LK, Lima RV, Racy DJ. Beyond appendicitis: common and uncommon gastrointestinal causes of right lower quadrant pain at multidetector CT. *Radiographics* 2011;31: 927–947.

Smith MP, Katz DS, Lalani T, et al. ACR appropriateness criteria—right lower quadrant pain—suspected appendicitis. *Ultrasound Q* 2015;31:85–91.

Ung C, Chang ST, Jeffrey RB, Patel BN, Olcott EW. Sonography of the normal appendix—its varied appearance and techniques to improve its visualization. *Ultrasound Q* 2013;29:333–341.

(徐龙　唐伟　杜勇)

第 8 篇
泌尿生殖道

第 47 章 肾上腺和肾脏

肾 上 腺

成像方法

当前肾上腺影像成像面临的主要挑战是肾上腺结节的无创性定性，部分肾上腺结节都是在其他部位的 CT 或 MR 检查中偶然发现的。多达 5% 的患者接受腹部 MDCT，会偶然发现肾上腺病变，即“偶发瘤”。主要目的是确定病变是良性的无功能的腺瘤或者是转移。鉴别诊断包括亚临床嗜铬细胞瘤，或功能性皮质腺瘤引起的醛固酮增多症或库欣综合征。其他的鉴别诊断还包括髓脂瘤、肾上腺癌、出血、囊肿、神经母细胞瘤和神经节细胞瘤等。在已知恶性肿瘤患者中（特别是肺癌）为了检测转移瘤，常规行肾上腺成像。许多恶性肿瘤患者的肾上腺病变是良性的。对临床诊断为肾上腺内分泌综合征的患者行肾上腺成像的目的是发现和了解诱发病灶。MDCT 仍然是首选的成像方式，而 MR、PET、PET-CT、超声、闪烁照相术、肾上腺静脉取样、影像引导下肾上腺活检都有重要的作用。

解 剖

肾上腺由皮质及髓质构成，二者功能独立。肾上腺皮质分泌类固醇激素，包括皮质醇、醛固酮、雄激素和雌激素。肾上腺髓质则产生儿茶酚胺。

肾上腺位于肾周脂肪间隙，右侧肾上腺位于下腔静脉后方。右肾上腺位于肝右叶、右膈肌角之间、右肾上级之间。左肾上腺位于左肾上极、脾静脉前上方、胰腺及脾脏后方和左膈肌角之间。在断层图像上，肾上腺常呈三角形、线形或者倒 V 形或 Y 形（图 47.1）。双侧肾上腺外缘光滑，厚度一致，长约 4~5cm，厚约 5~7mm。肾上腺在 CT 或超声上表现为均匀一致的软组织密度。在 MRI，正常的肾上腺呈低信号，大致与周围肌肉信号相似。在 T_1WI、T_2WI 上肾上腺信号略低或等于肝脏及脾脏信号（图 47.1B）。化学位移成像的同相位（IP）和反向位（OP）梯度回波序列对肾上腺良性腺瘤诊断具有重要价值。与 IP 图像相比，细胞内脂肪在 OP 图像上表现出信号丢失，这是因为脂肪和水占据相同的体素所造成的信号抵消效应。脂肪饱和 MR 技术用于显示肾上腺髓鞘脂肪瘤的宏观脂肪。与无脂肪饱和度的相同技术的脉冲序列相比，肉眼脂肪显示脂肪饱和度图像上的信号强度损失。

邻近结构可产生类似于肾上腺肿瘤的图像伪影。扭曲的脾静脉、脾脏边缘、胰腺、外生性肾上极肿块，胃憩室和胃的部分均可造成肾上腺的假性肿瘤。在 CT 扫描中合理使用口服和

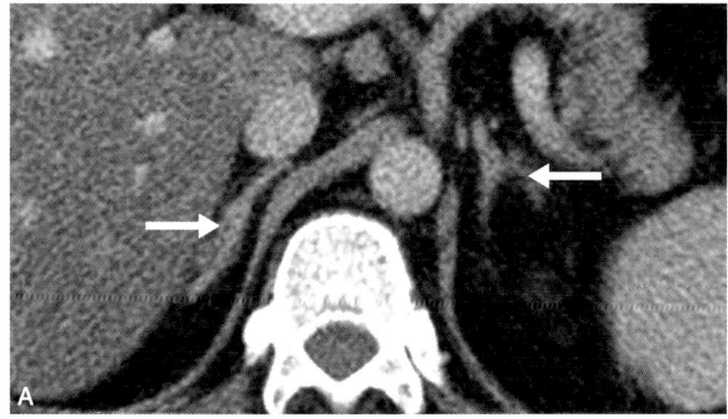

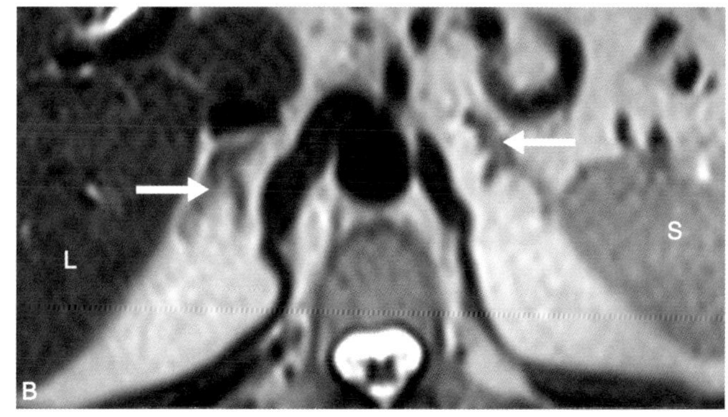

图 47.1 正常肾上腺。对比增强的轴位 CT（A）和轴位 T_2 加权 MR 图像（B）显示了肾上腺的正常外观（箭）。L，肝脏；S，脾脏。

静脉造影,或超声、MR 补充检查,将有助于了解这些病灶的真实性质。

偶发肾上腺肿块

在已知未患恶性肿瘤的患者中,大多数肾上腺小结节(<4cm)都是良性非功能亢进的肾上腺皮质腺瘤(图 47.2)。不到 3%的病变是恶性的。在已知恶性肿瘤患者中,肾上腺转移的概率上升至 50%。为了对肿瘤准确分期,准确评价这些病变十分重要。随着成像技术的逐步进步,允许使用无创成像来确定大多数结节的性质。表 47.1 概述了目前公认的肾上腺病变 CT、MR 和 PET-CT 诊断标准。

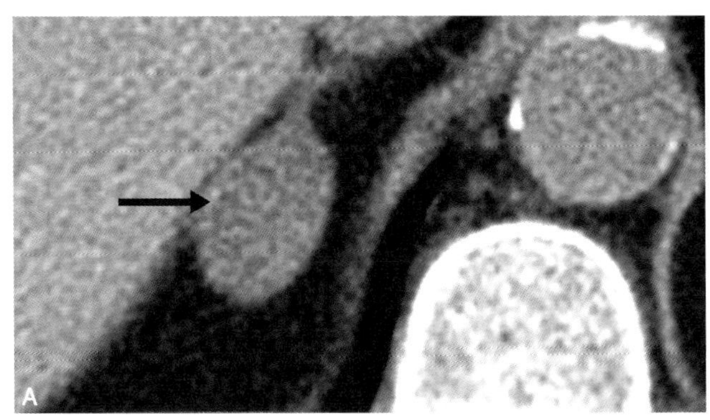

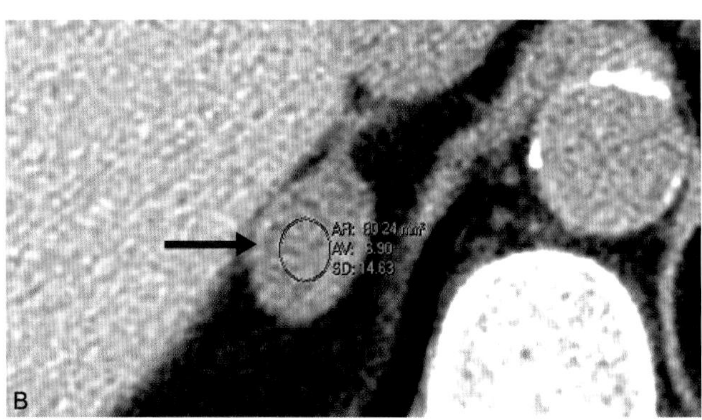

图 47.2 偶发瘤。A. 对输尿管结石进行 MDCT 检查时,无对比剂显示右肾上腺出现 30mm×17mm 结节(箭)。结节边缘清晰,椭圆形,衰减均匀。B. 同一图像上的感兴趣范围(ROI)测量显示平均(AV)衰减为 6.90HU,标准偏差(SD)为 14.63,面积(AR)为 80.24mm^2。这种衰减测量结合病变的影像学特征诊断良性脂质丰富的皮质腺瘤。注意,这是 5mm 厚的切片,因为它是在病变的中心。ROI 光标位于病变的横截面区域中心,ROI 测量的横截面面积大于 50%。ROI 测量必须根据 CT 对肾上腺病变特征的标准制定。

表 47.1

肾上腺良恶性病变的影像学表现

恶性肿瘤表现	良性肿瘤表现	敏感性/%	特异性/%	参考
形状和边界不规则,结节不均一,直径>4cm	光滑、圆形、同质结节大小<4cm			Garrett
	肉眼可见的脂肪(CT 值<-30HU):髓样脂肪瘤			Craig
CT 平扫	**CT 平扫**	85	100	Garrett
平扫 CT 值>10HU	平扫 CT 值<10HU			
不确定病的病灶:做对比增强扫描	良性富脂腺瘤			
增强 CT	**增强 CT**	98	100	Garrett
缓慢对比洗脱	快速对比洗脱	98	100	
10min 时 APW<52%	10minAPW>52%			
10min 时 RPW<38%	10minRPW>38%			
15min 时 APW<60%	15minAPW>60%			
15min 时 RPW<40%	15minRPW>40%			
可能是恶性	良性贫脂腺瘤			
磁共振化学位移	**磁共振化学位移**	81~100	94~100	Elsayes
反相位上无信号损失	反相位信号降低			Seo
不确定病变-做增强 CT	良性富脂腺瘤			
磁共振增强洗脱后对脂质贫乏的良性腺瘤的敏感性较低				
PET-CT[a]	**PET-CT**[a]	97	86	Boland
平扫 CT 值<10HU	平扫 CT 值<10HU	97	74	
SUV_{max}>3.1	SUV_{max}<3.1	97	100	
SUV ratio>1.0	SUV ratio<1.0			
病变中的 FDG 摄取视觉上比肝脏中更亮	FDG 摄取不如肝脏明亮			
转移病灶	良性病变			

[a] 对于小于 1cm 的肾上腺病变,不建议使用 PET。
APW,绝对洗脱百分率;RPW,相对洗脱率;SUV,标准化摄取值;SUV_{max},最大 SUV;SUV_{avg},平均 SUV;SUV ratio,结节 SUV_{max}/肝 SUV_{avg}。
改编并扩充自 Miller JC, Blake MA, Boland GW, et al. Adrenal masses. J Am Coll Radiol, 2009, 6(3):206-211.

肾上腺皮质腺瘤是人群中(4%~6%)最常见的肾上腺肿块,且发病率随年龄的增长而增加。大多数(94%)是非功能亢进的、完全偶然发现的。大约6%的腺瘤分泌过量的激素,导致肾上腺内分泌综合征的临床或亚临床表现。腺瘤的功能不能通过其外观来确定,而是在临床上进行综合评估。皮质腺瘤积聚胆固醇、脂肪酸和其他脂肪物质,这些物质是皮质激素的前体。在70%的腺瘤中有脂肪堆积,这能使这些病变在影像上表现为富含脂质的腺瘤。剩下的30%被称为乏脂质腺瘤。在未增强时,腺瘤CT值衰减-20~+30HU。未增强CT上小于+10HU的衰减对脂质腺瘤的诊断具有高度特异性。CT与MR增强扫描后的强化是不可预知的,而且常常存在差异。然而,良性腺瘤的特点是肾上腺MDCT上对比剂快速排出。

肾上腺转移瘤非常常见,在27%的恶性肿瘤患者尸检中发现。最常见的原发肿瘤是来自肺、乳腺、黑色素瘤、胃肠道、甲状腺和肾。比较均匀的小病灶(<4cm)更倾向于定义为良性,难以与良性病灶、无功能腺瘤区分。这将使得分辨它们更难,即使在已知患有原发性恶性肿瘤患者中,约50%的肾上腺小肿块为良性腺瘤。而不是转移瘤。在CT和MR检查中,较大病变(>4cm)一般表现为恶性肿瘤的特征,包括密度不均匀、形状不规则、边缘厚且不规则、内部出血或坏死以及侵犯邻近结构(图47.3)。表47.1列出了小病灶表现出的恶性征象。

特征。病灶较稳定,不随时间变化,是良性腺瘤的一种公认的特征。肾上腺小结节的检测应参考以前的影像学研究。通常被认为肾上腺皮质病变的大小和形态在6个月内无变化提示病变为良性。病灶1~2年保持不变,为良性病变的可能性更大。尽管良性病灶出血会导致病灶突然增大,但病灶大小在6个月内增大是恶性肿瘤的有力证据。

随着亚临床肾上腺内分泌综合征被认可,推荐临床评估的

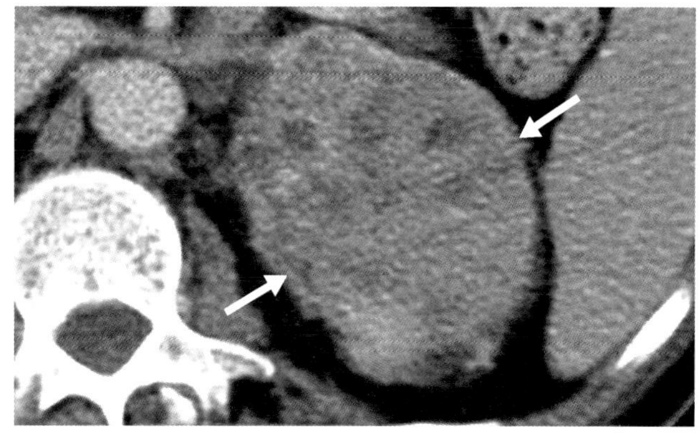

图47.3　肾上腺转移瘤。在肺癌患者的MDCT图像显示一个大的实体肿块(6cm×5cm,箭)取代左侧肾上腺。肿块形状不规则,边界不清,病灶侵入邻近脂肪组织,不均匀密度减低。这些特征都高度提示恶性肿瘤,在该患者中,这是肾上腺转移性肺癌。

频率越来越高。高血压患者应评估库欣综合征和康恩综合征。在没有高血压和肥胖的情况下,库欣综合征被排除。

MDCT是首选的成像方式。参考CT值降低小于+10HU的标准,CT平扫能成功且准确地诊断70%的富含脂质腺瘤患者为良性病变。在测量CT值衰减时,必须严格遵守适当的技术标准(图47.2)。在一个薄的层面上对病变中心进行测量。感兴趣范围(ROI)应包括至少一半的病变表面积,避免坏死或出血区域。CT值衰减小于+10HU能有效地排除恶性肿瘤。CT值衰减超过+10HU时,表明病变不确定,可能是乏脂质的腺瘤或恶性肿瘤。不幸的是,偶然发现的肾上腺结节的许多CT检查都是在静脉注射对比剂后才进行的。良性腺瘤与转移瘤之间的灌注差异为鉴别诊断提供了第二套可靠的标准。腺瘤的特征在于对比剂的快速洗脱,而转移显示缓慢对比的洗脱(图47.4、图47.5)。在注

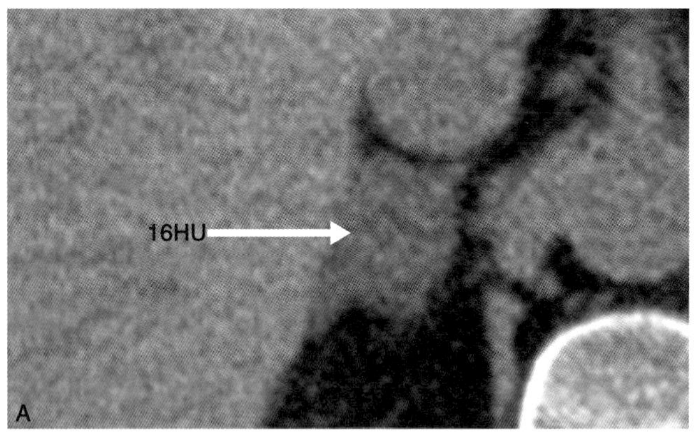

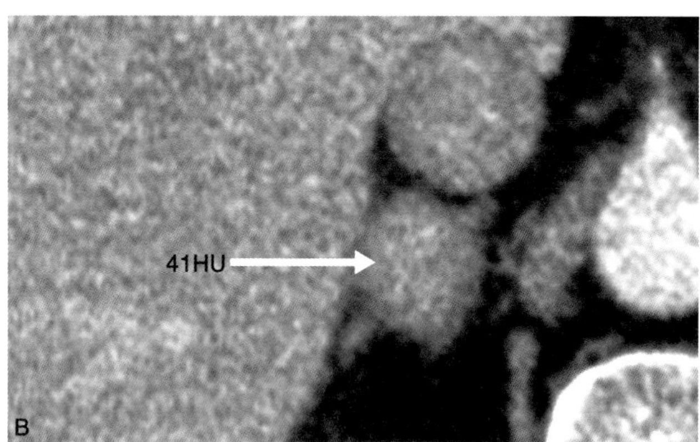

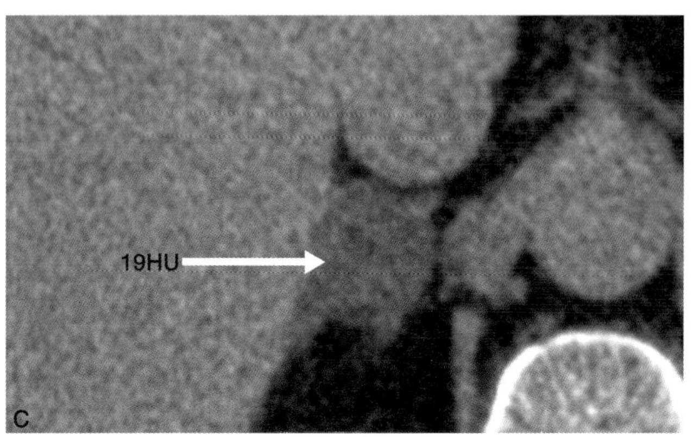

图47.4　肾上腺良性脂肪瘤的CT表现。A. 对比扫描显示右肾上腺小肿块(箭),衰减16HU,衰减太高提示病变为富含脂质的肾上腺腺瘤。B. 静脉给药后1min的图像显示病灶增强衰减41HU。C. 造影后15min获得的延迟图像延迟衰减19HU。绝对百分比洗脱(APW)计算为88%(表47.2)。相对百分比洗脱值为53%。这些发现提示病变为脂质贫乏的肾上腺腺瘤(表47.1)。

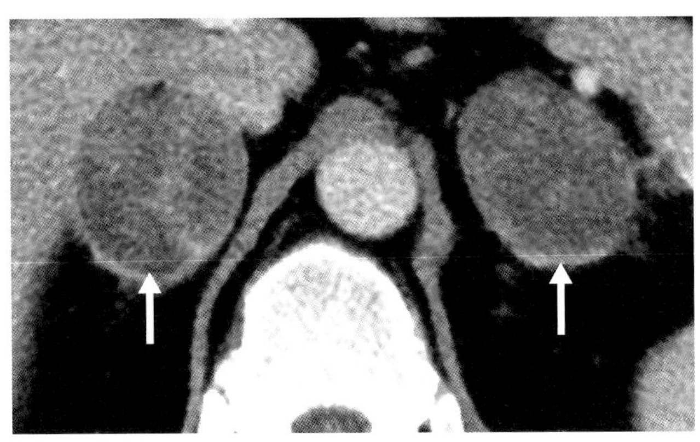

图 47.5　肾上腺转移瘤。CT 增强扫描显示双侧密度不均匀的肾上腺肿块(箭)。肾上腺 CT 的延迟图像,在 15min 内显示最小的对比度洗脱,显示恶性肿瘤的可能性高。该病灶为肺癌转移灶。

表 47.2

肾上腺结节洗脱百分率公式

洗脱百分比	公式
完全洗脱百分比	$\frac{\text{增强衰减}-\text{延迟期衰减}}{\text{增强衰减}-\text{平扫衰减}}\times 100\%$
相对洗脱百分比	$\frac{\text{增强衰减}-\text{延迟期衰减}}{\text{增强衰减}}\times 100\%$

注意:增强衰减是指在静脉注射对比剂后 60~75s 测量的 CT 值。延迟衰减在静脉注射对比剂后 10min 或 15min 测量的 CT 值。

摘自 Caoili EM, Korobkin M, Francis IR, et al. Adrenal masses: characterization with combined unenhanced and delayed enhanced CT. Radiology, 2002, 222(3): 629-633; Blake MA, Kalra MK, Sweeney AT, et al. Distinguishing benign from malignant adrenal masses: multi-detector row CT protocol with 10-minute delay. Radiology, 2006, 238(2): 578-585.

射静脉对比剂后 60~75s 内扫描的图像上测量对比剂洗脱百分率(增强衰减)。对比剂注射后 10min 或 15min 的图像进行延迟衰减测量。进行绝对和相对百分比洗脱计算见表 47.2。良性病变在 15min 时显示出绝对洗脱百分比>60%和相对洗脱百分比>40%。许多研究关注在 10min 和 15min 延迟图像上计算洗脱值。这似乎没有什么实际的区别。在 10min 或 15min 延迟图像上,60%的绝对洗脱百分比和 40%的相对洗脱百分比标准更容易记住,似乎有效地使用。

MR 特征依赖于检测细胞内脂质的化学位移技术。化学位移 MR 依赖于脂肪质子与水质子的不同进动频率。当脂肪和水分子占据相同的体素时,来自脂肪和水的 MR 信号倾向于彼此抵消,降低信号强度。化学位移 MR 由相加的脂肪和水信号时 IP 序列和相减的脂肪和水信号的反相序列组成。OP 图像与 IP 图像的比较,信号强度的降低提示细胞内脂肪。在评价肾上腺结节时,化学位移 MR 表现出信号下降,显示良性脂质丰富的腺瘤(图 47.6)。尽管一些研究表明,与非增强 CT 相比,MR 的敏感性略有提高,这两种模式本质上都是脂肪丰富的腺瘤的特征。

MR 对乏脂腺瘤的诊断效能有限,当在相反相位图像上不能显示信号减低时,这些腺瘤与转移一起被分类为不确定性病变。磁共振钆增强后的对比洗脱技术到目前为止还不能定性肾上腺偶发瘤。对于没有化学位移 MR 特征的病变,应考虑使

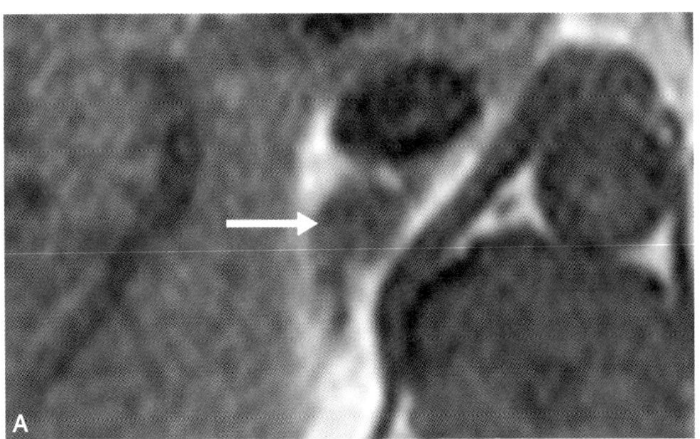

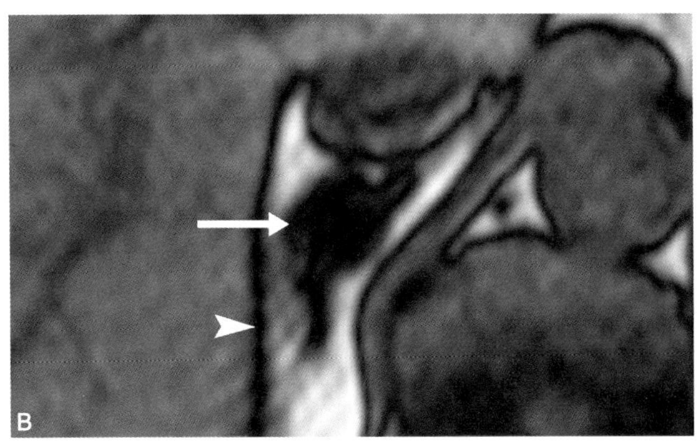

图 47.6　良性富脂性肾上腺腺瘤:MR。一个有肾细胞癌病史患者的富含脂质的腺瘤的化学位移磁共振成像图。A. 同相 MR 图像上显示右小肾上腺肿块(箭),其信号强度略低于肝脏。B. 反相 MR 图像表现出明显的信号强度损失,因为富含脂质的肾上腺腺瘤的细胞内脂肪丰富。请注意黑带(箭头)在软组织之间的界面和脂肪产生的化学位移伪影。这是反相位 MR 图像的特征。

用增强 CT 或 PET-CT 进行重复检查研究。

PET-CT 对恶性病变的检测具有较高的敏感性,这是因为高代谢活性积累 FDG。转移灶内出血或坏死可引起假阴性 FDG 摄取。某些转移瘤在 PET 上为假阳性,包括神经内分泌肿瘤和支气管肺泡癌。一些良性病变,包括偶发腺瘤、感染性和炎性病变,可表现为活性轻微增加。PET 阳性肾上腺病变约 5%为假阳性。小于 1cm 的病灶不能通过 PET 精确评估。明亮的病变,显示比肝脏更多的 FDG 摄取,被认为是恶性的(图 47.7)。SUV_{max} 大于 3.1 表示与恶性肿瘤相关。

现在认为不能被 CT、MR 或 PET-CT 分类的病灶需要在 4~6 个月的随访成像检查或者影像引导下活检。只有活检结果将影响进一步的治疗时,才能进行活检。CT 导引下肾上腺活检很安全,出血、气胸等并发症少见。活检可采用经肝途径或卧位进行,肾上腺病变侧向下,以减少气胸的风险。如果病变可能是嗜铬细胞瘤,则应谨慎使用,一般避免活检。经皮穿刺活检嗜铬细胞瘤可能会导致高血压危象。

肾上腺内分泌综合征

库欣综合征是由肾上腺皮质激素释放过多的氢化可的松和皮质酮引起的。临床症状包括高血压、向心性肥胖、易擦伤、

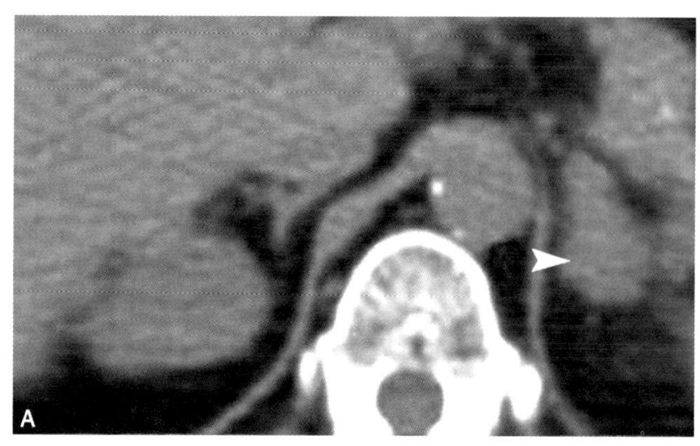

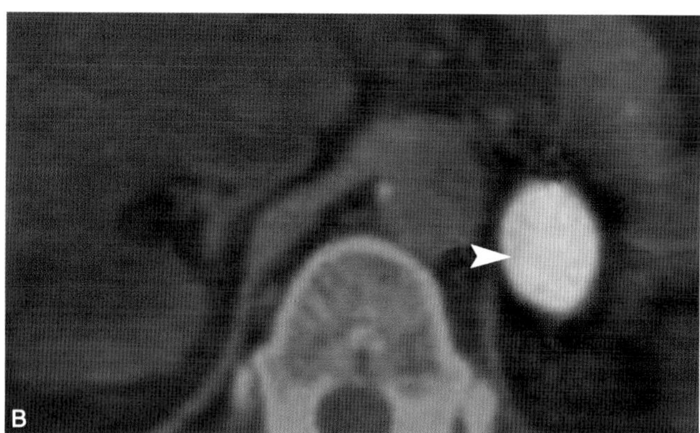

图47.7　肾上腺转移瘤:PET-CT。A. PET-CT的CT平扫显示左肾上腺有小结节(箭头)。CT值衰减23HU。B. PET-CT的对应PET图像显示病变(箭头)内明显的FDG摄取,表明肺癌患者存在转移性疾病。注意,肾上腺病变内的放射性核素活性显著高于肝脏(L)中的放射性核素活性。

全身无力、糖尿病和月经过少。肾上腺增生导致70%的非医源性库欣综合征。90%的垂体增生性腺瘤由促肾上腺皮质激素(ACTH)引起的增生。蝶鞍MR检查被推荐用于疑似垂体腺瘤患者。在10%的病例中,来源于异位性ACTH,通常来自肺部恶性肿瘤。良性肾上腺腺瘤导致20%的库欣综合征,肾上腺癌导致剩余的10%。库欣综合征的亚临床表现与偶然发现的小肾上腺腺瘤有关。它可能比经典库欣综合征更常见。临床常推荐对高血压、2型糖尿病和肥胖患者进行肾上腺检查。由于抑制ACTH,可能存在对侧肾上腺萎缩。

康恩综合征,醛固酮水平升高,引起1%~2%的全身性高血压。临床诊断依据持续性低钾血症、血清和尿醛固酮升高、血浆肾素活性降低。80%病例的原因是孤立性、良性、功能亢进的肾上腺皮质腺瘤,其余20%病例的原因是肾上腺增生。腺瘤采用手术切除,而增生使用药物治疗。产生康恩综合征的腺瘤往往很小(<2cm);因此,必须使用MDCT薄层扫描技术来精确定位。肾上腺静脉取样可以确定醛固酮分泌过多的部位,并在疑似的病例中鉴别腺瘤与增生。

肾上腺综合征通常发生在有酶缺乏(11β-或22-水合酶)的新生儿和婴儿身上导致皮质醇和醛固酮的缺乏,和前体过剩,特别是雄激素。这些婴儿有肾上腺增生症,通常能够被超声证实。肾上腺腺瘤与癌可能是在老年患者男性化或女性化综合征的原因之一。

艾迪生病是指原发性肾上腺功能不全,仅发生在90%的肾上腺皮质被破坏后。在美国,最常见的病因(60%~70%)是自身免疫性疾病。肾上腺萎缩,可能无法用影像学方法来检测。另外的原因包括结核对腺体的破坏、组织胞浆菌病、梗死、播散性真菌感染、淋巴瘤或转移性肿瘤。肾上腺钙化提示先前的肺结核或组织胞浆菌病。活动性感染可见双侧扩大。淋巴瘤和转移瘤替代了腺体。

嗜铬细胞瘤是一种罕见的儿茶酚胺分泌肿瘤,引起高血压、头痛和震颤。阵发性发作是典型的临床症状,但并不总是出现。嗜铬细胞瘤遵循“十规则”:10%是双侧的,10%是肾上腺外,10%是恶性的,10%是家族性的,10%被检测为“偶然”的发现(图47.8)。嗜铬细胞瘤与多发性内分泌肿瘤(MEN Ⅱ)、希佩尔·林道综合征、神经纤维瘤病有关。嗜铬细胞瘤是肾上腺肿瘤中最常见的自发性出血的肿瘤(图47.9)。CT是目前临床上常用的影像学检查方法。文献上传统上建议不要对嗜铬细胞瘤患者使用静脉对比剂,因为可能有引起肾上腺素危象的风险。最近的研究表明,非离子对比剂没有显著的风险。大多数肿瘤直径大于2cm。肿瘤从纯实性到混合性,再到囊性为主。钙化很罕见,但通常是呈“蛋壳”样。大多数肿瘤急速增长和类似于恶性病变的缓慢洗脱。然而,影像表现是多变的,部

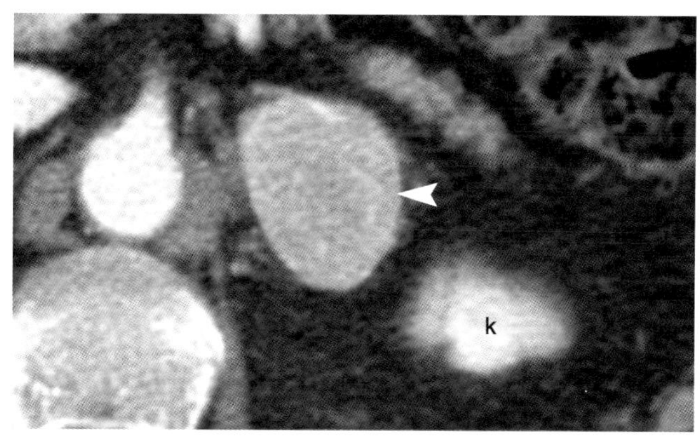

图47.8　“偶发”嗜铬细胞瘤。一因车祸而造成腹部钝性外伤的患者,其增强MDCT影像显示左肾上腺肿块(箭头)。随后的临床相关检查提示嗜铬细胞瘤。肾上腺切除证实了诊断。嗜铬细胞瘤在影像学表现上有很大差异。这种病变与肾上腺皮质腺瘤非常相似。k,左肾顶部。

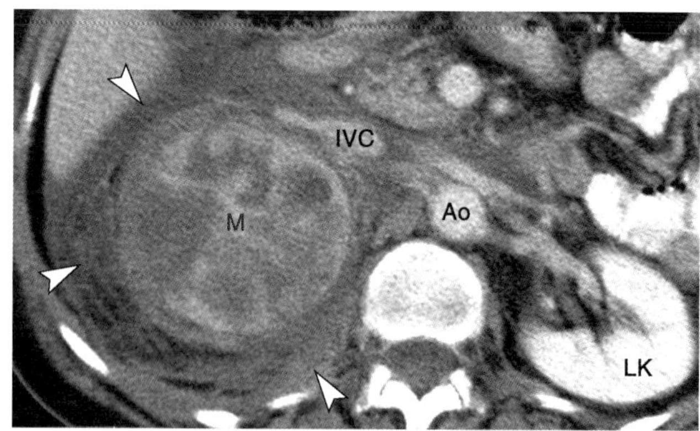

图47.9　嗜铬细胞瘤伴自发性出血。CT延迟扫描显示在肾周间隙有出血(箭头)的混杂密度肿块(M)。上腔静脉被肿块推移。Ao,腹主动脉;LK,左肾;IVC,下腔静脉。

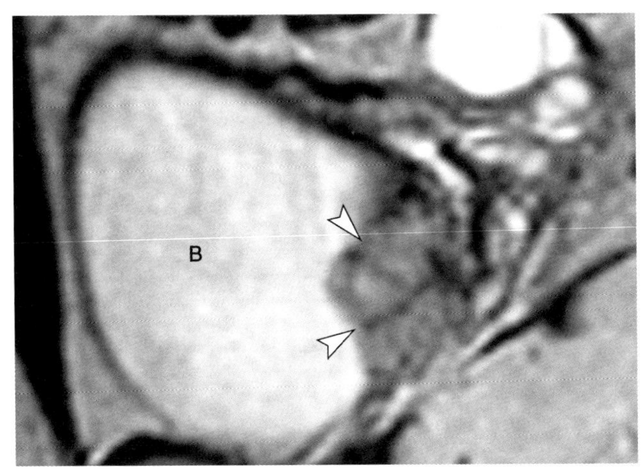

图 47.10 膀胱壁的嗜铬细胞瘤。T_2WI 矢状位显示膀胱(B)厚壁的分叶状肿块(箭头)。外科手术切除证实为嗜铬细胞瘤。

分病变表现为强化不明显,或良性病变可见快速洗脱。在 MR T_2WI 上的呈特征性高信号("灯泡"病变),但仅见于 70%病灶中。化学位移 MR 显示 IP 和反相图像之间的信号强度没有变化。如果没有发现病灶而临床高度怀疑该病变,则扫描范围应包括胸部和所有腹盆腔。肾上腺外的嗜铬细胞瘤可发生于主动脉分支处的器官,膀胱(图 47.10),主动脉弓旁的交感神经节。使用^{131}I 或^{123}I 二甲基苄基胍(MIBG)进行放射性核素扫描对嗜铬细胞瘤的定位也有效。PET-CT 显示大多数肿瘤的 FDG 摄取增加,包括一些 MIBG 阴性病变。肿瘤的不典型表现在所有成像方式中是相对常见的。

肾上腺良性病变

肾上腺增生是库欣综合征 70%的病因,是康恩综合征 20%的病因。肾上腺增生是内分泌腺瘤综合征的重要原因。当由于肾上腺增生引起时,通常采用药物治疗,而通常手术切除高功能肾上腺腺瘤是有效的。一半的肾上腺增生在 CT 和 MRI 上表现为正常,在其余情况下,双侧腺体增大,但也会保持正常的肾上腺形态(图 47.11)。肾上腺增生表现为结节、单发或多

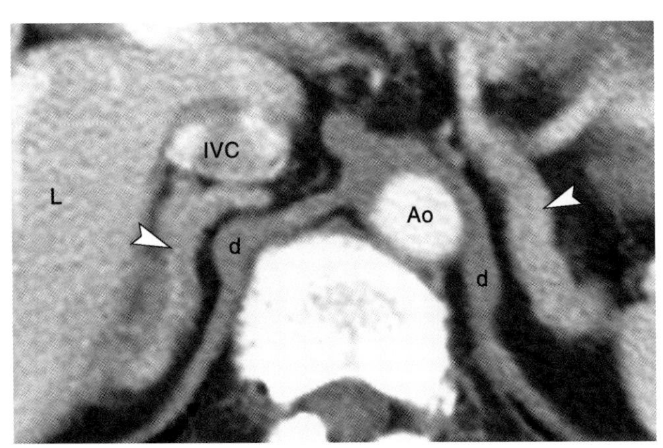

图 47.11 肾上腺增生。两个肾上腺的内外侧支(箭头)均变厚且呈结节状。鉴别诊断包括增生,转移和肉芽肿性疾病。注意肾上腺的解剖标志:d,膈肌脚;L,肝右叶;IVC,下腔静脉;Ao,主动脉。

发的腺瘤。在弥漫性的肾上腺增生病变中,肾上腺的侧支长于 5cm,厚度超过 10cm。化学位移 MR 成像在 OP 上偶尔会出现信号的降低。转移性病变、结核和先天性血液疾病造成的肾上腺弥漫性体积增大可能会与肾上腺增生相似。

肾上腺平滑肌脂肪瘤是少见的非功能性的肿瘤,其来源于肾上腺的髓质。该病变没有恶变倾向。大小可数毫米至 30cm,通常因为其脂肪及血管混合组成而密度不均。大病灶(>5cm)有出血倾向。20%病变可有钙化。CT 或 MR 脂肪饱和序列中发现肿瘤内片状脂肪区域(-30~-100HU),就能明确诊断(图 47.12)。当 CT 值为-30HU 时便能确诊。MR 在 T_1WI 和 T_2WI 上显示高信号脂肪。脂肪饱和脉冲序列显示降低的信号也能明确诊断。通常化学位移 MR 没用,因为宏观脂肪细胞的细胞内水分很少。PET 通常不会显示出 FDG 摄取增高。超声检查时,病变因与腹膜周围脂肪重叠而回声很高。

肾上腺出血多发生于新生儿,通常因为窒息、产伤、败血症引起。大多发生于双侧。在儿童中,肾上腺出血可能与儿童虐待有关。在成人中,钝性损伤(80%)和感染是肾上腺出血最常见的原因。单侧的肾上腺出血多发生于成人并且常发生于右侧肾上腺。双侧出血可导致肾上腺功能的不足。增强 CT 时相对于肝脏和脾脏出血表现为低密度(图 47.13)。肾周脂肪增厚及肾脂肪囊增厚是额外征象。MR 检查对出血具有更高的敏感性和特异性,其征象的特点依据其出血时间而不同。急性出血在 T_1 上为等信号,在 T_2 上为低信号。亚急性出血在 T_1 上为高信号,在 T_2 上为低或高信号。陈旧性出血因为含铁血红素在 T_1 和 T_2 上均为低信号。超声上表现为低回声团块,随时间推移回声会更低。

肾上腺钙化,在小儿和成人肾上腺钙化通常来源于肾上腺出血(图 47.14)。结核与肺组织胞浆菌病伴发艾迪生病变时可见弥漫性钙化。肾上腺肿瘤的钙化在小儿为神经母细胞瘤和星形胶质细胞瘤,在成人为肾上腺癌,嗜铬细胞瘤和星形胶质细胞瘤。肾上腺出血后形成的假性囊肿的钙化在成人肿块钙化中最常见。霍曼疾病很少见,与常染色体病变相关的肾上腺增大伴钙化,肝脾大。

肾上腺囊肿少见,一般没有临床症状而是偶然发现。真性

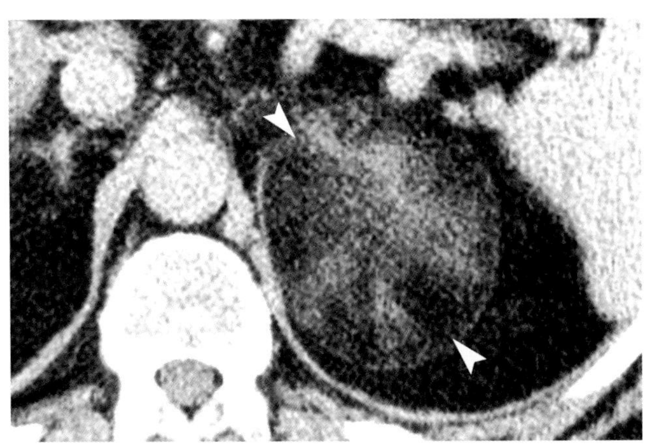
图 47.12 肾上腺髓脂瘤。左侧肾上腺(箭头之间)的病变中心有大量的与肾周脂肪密度相同的脂肪成分。因脂肪与血管组织混合成分而密度不均匀是正常的。

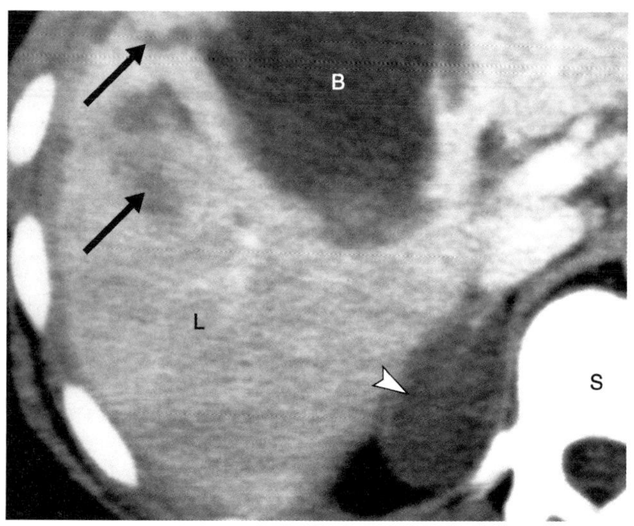

图47.13　肾上腺出血。CT增强延迟扫描见创伤后出血(箭头)进入右肾上腺区。腹部钝性创伤压迫肝脏(L)与脊柱(S)之间的肾上腺,导致肾上腺出血。该患者还伴有肝脏的挫伤和出血区(箭)、肝内胆汁瘤(B)。

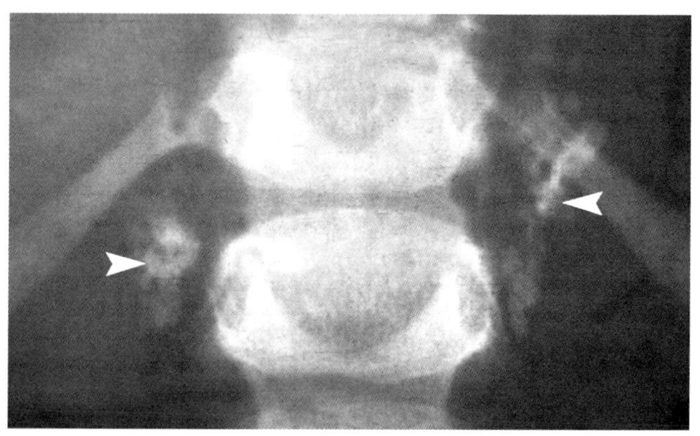

图47.14　肾上腺钙化。腹部平片可见一个1岁幼儿双侧肾上腺(箭头)因其出生时肾上腺出血后造成的钙化灶。

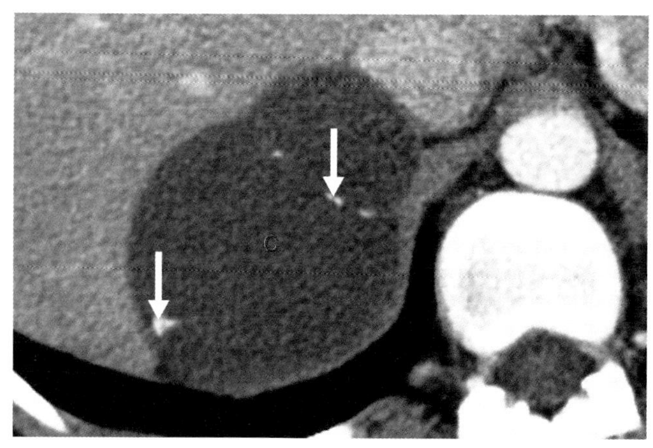

图47.15　出血后肾上腺囊肿。CT表现为右肾上腺区的边缘锐利,水样密度囊肿(C)。囊肿壁和间隔有钙化(箭)。

囊肿一般为表皮样、内皮样囊肿。假性囊肿有纤维化壁没有内皮细胞,其一般来源于肾上腺出血或者梗死。棘球绦虫可产生寄生性囊肿。肾上腺囊肿在女性多见,在任何年龄都能检查出。囊肿可以分为单纯性囊肿,当壁薄(<3mm)、有或者没有钙化、水样密度,小于5~6cm,在CT增强时无强化,则为良性囊肿。囊壁钙化和分隔在所有类型囊肿中都是常见的(图47.15)。内皮样囊肿一般呈多房伴分隔钙化。出血性的假性囊肿通常是单房,壁上可见钙化。超声检查表现为薄壁低回声囊肿,可能有分隔。单纯性囊肿在T_1上为一致的低信号,T_2上为均匀的高信号;增强时中心无强化。大于6cm的、厚壁或实质成分,在CT或MR增强时中心有强化的囊肿,在MR上信号不均匀,超声表现为低回声或中心的纤维回声,或者引起临床症状的囊肿都需要手术切除。这些病变可能是出血或者囊肿的恶变,包括转移性肿瘤和嗜铬细胞瘤。囊肿壁的穿刺活检时很困难的,囊液穿刺检查阴性不能排除恶性病变。

节细胞神经瘤是肾上腺髓质和椎旁交感神经链少见的良性肿瘤。大多数即使是大的,也是无症状的。影像表现为均匀的,通常非常大(20cm)肿块,轻度不均匀强化。

肾上腺恶性病变

肾上腺癌是一种少见但致命的肿瘤,发病率为每百万人1~2例。大多数较大(6cm),并表现出侵袭性。大约一半的肿瘤为功能性的,会产生内分泌的症状。最常见的是库欣症状,或女性化。典型的CT表现为大的肿块(4~20cm)、中心出血坏死和不均匀强化。在增强的延迟扫描时,强化的消退快于良性病变,与乏血供的肾上腺转移瘤相似。肾上腺肿块大于4~5cm时需要手术切除,因为其有恶变的危险。30%的肿瘤有钙化。肝脏和淋巴结转移时很常见。在肾静脉和下腔静脉中见到瘤栓便能确诊。大的肿块可能与肝脏肿块很难区分。在MRI上,T_1WI表现为不均匀信号的肿块,相对于肝脏为低信号。在T_2上信号较高,尤其是坏死区域(图47.16)。MR增强或梯度回波成像对瘤栓的检出很有用。多普勒超声对瘤栓的评价也很好。不仅在肿瘤中,而且在转移性病变中,在PET-CT上表现出明显的FDG亲和力,其中一些病灶可能不能在CT和MR上显示。

淋巴瘤是一种罕见的原发性肾上腺损害,但4%的系统性非霍奇金淋巴瘤累及肾上腺。腹膜后淋巴瘤可能完全包裹腺体。CT淋巴瘤显示与其他恶性肿瘤相似的强化特性。MR在

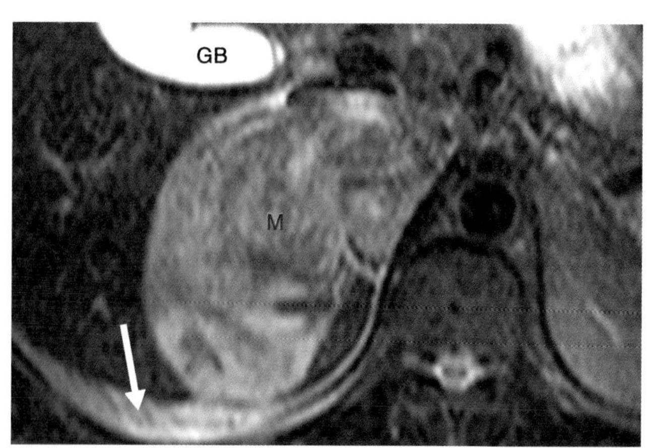

图47.16　肾上腺癌。脂肪抑制T_2加权序列MR图像显示一个巨大的不均匀肿块(M)取代了右肾上腺。高和低信号区域代表坏死和出血。患者伴有恶性右侧胸腔积液(箭)。GB,胆囊。

T_2WI 上呈现不均匀高信号。PET-CT 显示 FDG 摄取增加。

碰撞性瘤指在同一区域组织学上不同的肿瘤共存。转移性疾病可发生在已经存在的典型的肾上腺腺瘤上。病变大小的增加或其影像学特征的显著改变提示了这种罕见的病变。

肾 脏

成像方法

MDCT 尿路造影("CT-IVP")已取代传统的静脉肾盂造影(IVP)作为评价血尿的影像学方法。CT-IVP 能够行快速薄层高分辨率扫描,并有在多个解剖平面重建图像的能力,能够最好地评价肾实质,评价集合系统、尿道和膀胱。传统的基于常规 X 线摄影的 IVP 提供更高的空间分辨率,能显示对比剂填充的肾盂输尿管系统和输尿管,然而,对没有对比剂充填的肾实质和集合系统的其他部分的评估能力非常有限(图 47.17)。因此,在大多数医院中,传统 IVP 已经不使用多年了。CT 尿路造影通常是采用薄层扫描(0.5~1.5mm)进行多层面重建。从肾脏平面至膀胱行增强前平扫,可以显示泌尿系结石和钙化灶,为准确评估病灶的强化提供参考。静脉注射对比剂后,肾脏的动脉期表现为肾脏肿瘤的早期强化。肾皮质的强化先于肾髓质,导致皮质髓质阶段强化特征。因为肾髓质不强化,小的髓质病变在实质期可能漏诊。大约在注入对比剂后 120s 后,肾实质会均匀强化。在 3~5min 后的排泄期可见对比剂聚集于肾集合系统和肾盂。薄层采集能够将集合系统和输尿管重建成三维图像,模拟传统 IVP 的图像,但 CT 的实质对比度分辨率有待提高。为了评估已知的肾脏肿块,MDCT 检查可只扫描肾脏,可不扫描骨盆。

MR 尿路造影是 CT 尿路造影的很好的替代检查,尤其在 CT 显示不清楚或由于肾功能受损而不应进行静脉造影时。即使没有静脉造影,MR 尿路造影也能够提供有效评估尿路的方法,利用 T_2WI 图像,显示集合系统和输尿管内静态的液体。这项技术能提供输尿管和集合系统扩张时最好的图像。除非充满尿液或对比剂,否则集合系统可能难以显示。当集合系统不扩张时,水和利尿剂的用药有助于增加尿量。排泄性 MR 尿路造影与 CT 尿路造影方式相似,即在造影前后采集图像。T_1WI 图像上皮质呈高信号、髓质呈低信号。集合系统中的尿液为低信号。T_2WI 图像上,皮质和髓质均为高信号,但皮质髓质分界常不明显。集合系统中的尿液为高信号。注射对比剂钆后,在动脉期、肾图期和肾盂造影期获得肾脏动态造影图像,用来评价肾实质。减影图像对于识别增强不明显的病变是必不可少的。当钆排泄到尿中时,获得集合系统、输尿管和膀胱的排泄期 T_1WI 图像。钆缩短了尿的 T_1 弛豫时间,使钆最初排泄入尿时呈高信号。然而,随着钆浓度增加,T_2^* 效应降低信号强度,并且尿液变暗,影响研究的质量。口服水剂、利尿剂以及使用低剂量钆试剂可最大限度地减少这种影响。三维重建和最大强度投影(MIP)生成

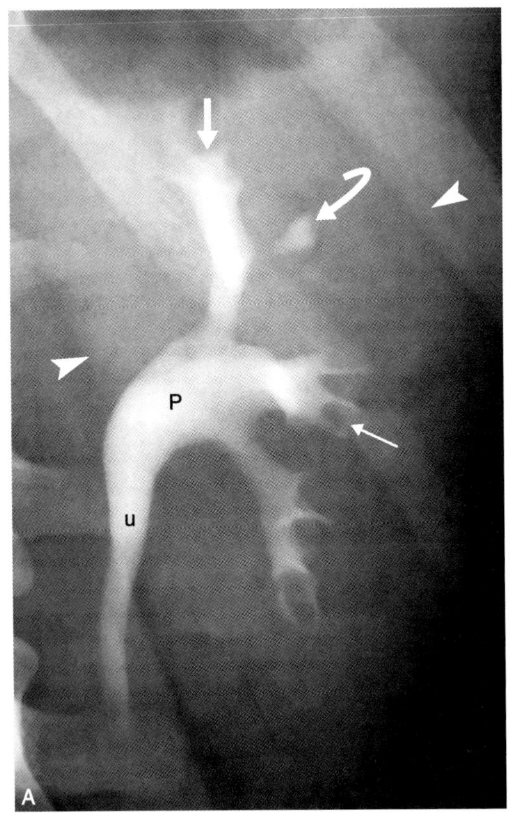

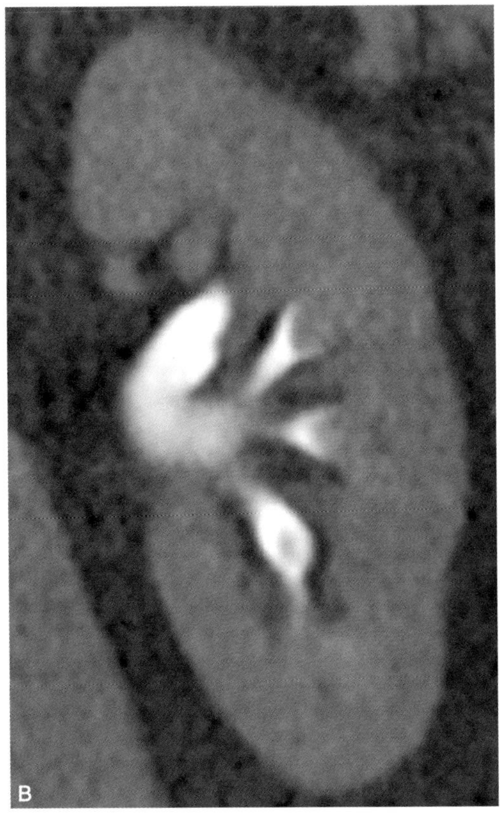

图 47.17 常规排泄尿路造影与 CT 尿路造影。A. 常规静脉注射对比剂 5min 后左肾的 X 线片,显示增强的肾实质(箭头之间)和充盈的肾盂(P)、输尿管(u)和肾盏(细箭)。肾盏边缘很锐利,正常形状是杯形,接收髓质尖端排泄的对比剂。上极杯状(粗箭)结构通常是复合结构的,因为有多个肾乳头排泄。可能需要斜位图来确认肾盏的前后方向的外观(弯箭)。正常肾脏长度等于 3~4 个椎体。B. CT-IVP 冠状面重建的肾盂造影相位图像显示相似的解剖结构。常规 IVP 所见肾盏的细节明显比 CT-IVP 所见清晰。常规 X 线摄影的空间分辨率明显高于 CT。然而,与传统的 X 线摄影相比,CT 主要优点是显著提高造影的分辨率,从而允许更灵敏度地检测肾实质病变。

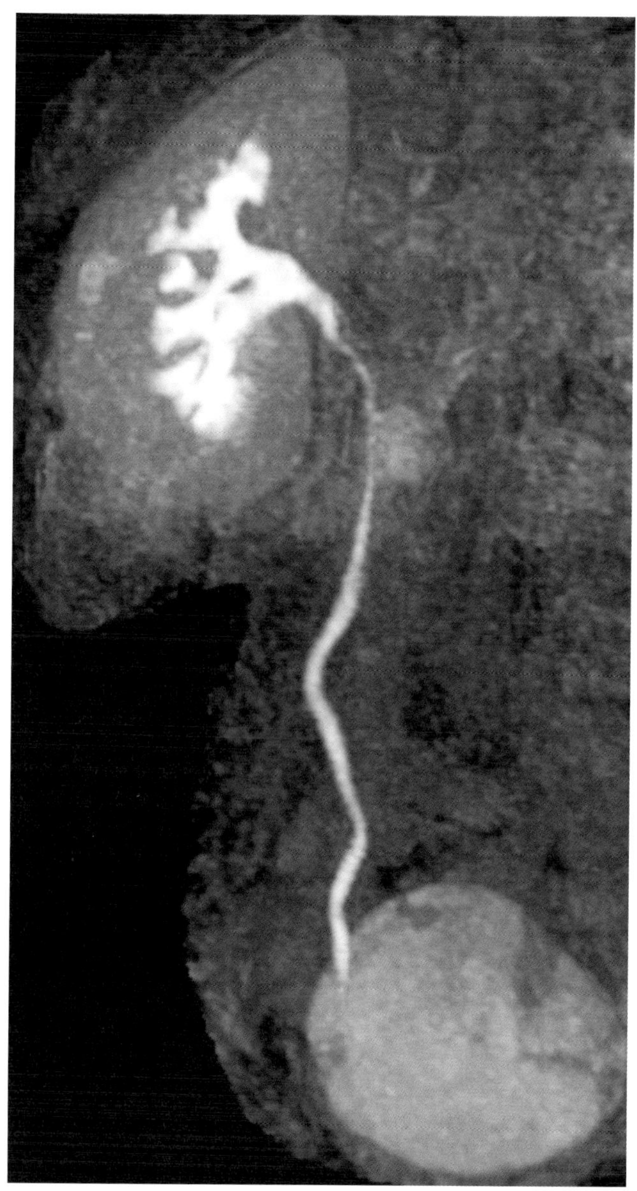

图 47.18 磁共振尿路造影。最大强度投影(MIP)图像显示正常的右肾、集合系统、输尿管和膀胱。

尿路造影图像(图 47.18)。弥散加权磁共振,尤其是使用 3.0T 磁场,在改善肾脏病变的 MR 成像方面有巨大应用前景。

超声是用来筛查肾积水,评估肾脏大小,并检测囊肿的病变。彩色多普勒超声在评估肾肿瘤血管和肿瘤侵犯静脉系统很有价值。

解 剖

肾脏位于肾周筋膜窝内(Gerota 筋膜),周围是肾周间隙的脂肪。肾脏由肾单位构成,包括锥形的髓质和皮质,除在锥形物的顶点,肾皮质由所有的肾小球,近端和远端卷曲的肾小管及伴行的血管所组成。外周皮质在肾包膜之下,分隔皮层向下延伸至锥蹄即肾柱(贝坦柱)之间,明显的肾内隔皮层可能像一个肾脏包块。髓质的锥体由集合小管和长和直的亨氏肾小管及伴行的血管所组成。每个肾锥体的顶点直达肾窦,进一步构成一个肾盏。这些肾盏联合指向肾锥体的中心,接近输尿管。一个人肾脏的大小从出生到 20 岁是逐渐长大的。20~50 岁人的肾脏的长度相对稳定在 9~10cm,之后就逐渐变小。

单个肾盏是一个杯状结构引流一个肾单位。复合肾盏引流多个肾单位,它们的形状就更复杂。复合肾盏在肾脏的两级常见,容易发生肾内反流。每个肾盏的形状由肾乳头的形状所决定。肾乳头的病变可以从肾盏杯状形状上反映出来。肾小盏汇集成肾大盏,排水至肾盂。不同患者的肾盏和肾盂的表现经常是不一样的,甚至在同一患者的形状都是不一样的。大约 1%的肾脏集合系统是分裂或完全重复的。

肾动脉主干由腹腔动脉横向发出,其起点位于肠系膜上动脉起点的下方。右肾动脉位于下腔静脉的背后方,左肾动脉位于左肾静脉的背后方。肾动脉在进入肾门区分成腹侧支和背侧支,这些分支再分成节段性动脉供给肾脏各部分的血液。每个节段动脉的末端动脉是独立的,它们不相互吻合。因此,肾动脉分支极易因栓塞或闭塞而导致梗死。叶间动脉起源于节段性动脉,在肾柱走行。弓形动脉是叶间动脉的延续分支,在皮质髓质连接处与肾包膜平行。弓形动脉发出小叶间动脉。彩色多普勒超声可以显示到动脉分支至弓形动脉的水平。

紧靠肾实质表面的纤维囊使肾脏的轮廓在 CT 和 MR 上产生清晰的边缘。肾周脂肪延伸至肾窦,勾出血管和集合系统的轮廓。肾筋膜在 CT 上一般是可见的,尤其当筋膜增厚时。结缔组织间隔延伸至肾小囊和肾筋膜之间,将肾周间隙细分至小隔,并且可以看见肾周脂肪内的线状影。

肾脏先天性发育异常

肾发育不全与女性子宫异常和男性同侧精囊囊肿有关。10%并发同侧肾上腺发育不全。余下的可能会出现肾上腺增大。残余肾代偿性肥大和先天性畸形往往很明显。24%患者出现膀胱输尿管反流。

马蹄肾是最常见的肾异常融合现象。双肾下极由纤维组织或肾实质相连,跨过中线。由于融合,肾脏旋转不良,肾盂前部更突出,下极肾盏指向内侧。融合肾在腹部的位置较低,因为肾脏组织在中线与肠系膜下动脉相遇而阻止了正常的上升(图 47.19)。肾动脉多异位起源。因为肾脏在腹部位置较低,创伤出血的风险性增加,以及尿潴留导致结石和感染。融合肾的峡部可在横断像上显像。

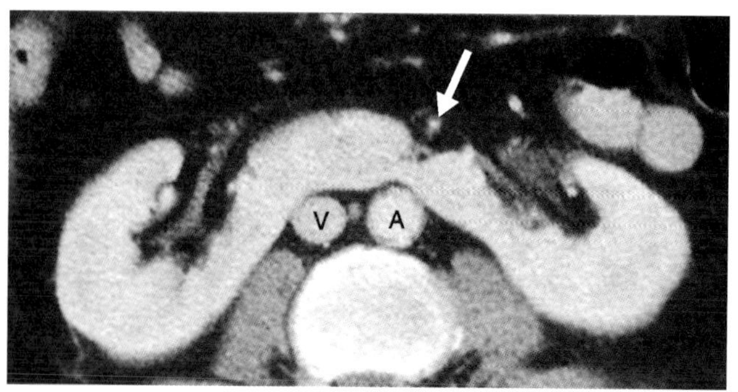

图 47.19 马蹄肾。造影后 CT 的图像显示两个肾脏在 IVC(V)和主动脉(A)的前方横跨脊柱,并在它们的下极处连接。肾脏位于下腹部,腹部的上升被肠系膜前动脉(箭)阻断。

交叉融合肾异位可表现为腹部肿块，因为这两个肾在腹部的一侧融合(异位肾上极与对侧肾下极)。肾动脉常是异常的。一侧肾不在正常位置且和输尿管由正常位置汇入膀胱三角就能确诊。

肾脏实性肿块

肾细胞癌(RCC)占所有肾肿瘤的85%。男性发病率较高[男:女=(3~5):1],50~70岁常见。RCC现在被认为是具有不同的病理学特征、预后和影像学特征的家族性肿瘤。病理包括常规透明细胞腺癌(80%)、多房透明细胞癌(5%)、乳头状RCC(15%)、嫌色性RCC(5%)、肾髓样癌(1%)等。嫌色细胞肿瘤预后最好。RCC的易感因素包括希佩尔-林道病，乳头状肾透明细胞癌，与长期透析、吸烟、肾移植和HIV感染有关的获得性肾囊性病变。大多数肿瘤是单发的，但有一些(6%)是多灶的，少数(4%)是双侧的。任何肾实质肿块都应被认为是可疑RCC(图47.20)。出血和坏死是常见的。还可见囊性和多囊型(5%~10%)(图47.21、图47.22)。

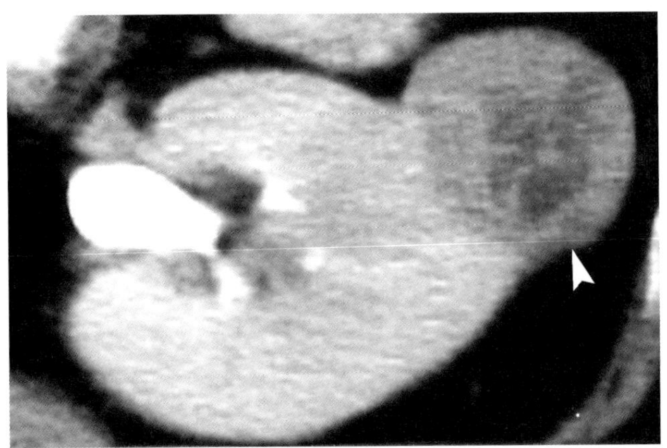

图47.20 肾细胞癌。CT尿路造影的肾盂造影图像显示从肾的侧面突出的外生实体块(箭头)。此期肿块显示异质性增强小于肾实质。病理表现为常规透明细胞癌。肿瘤内低密度区是坏死和出血。

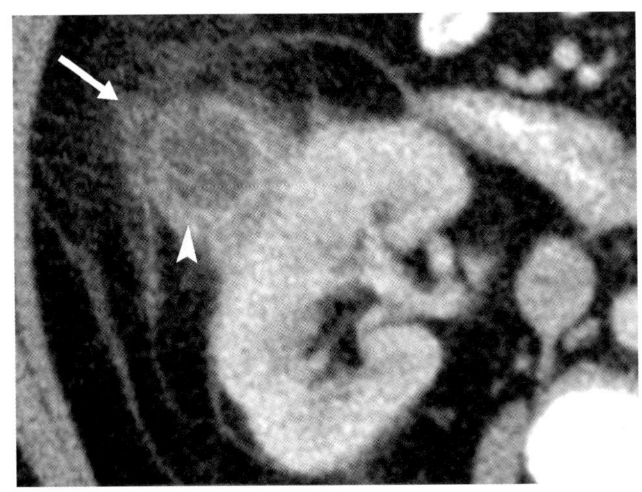

图47.21 囊性肾细胞癌。MDCT的轴位后对比图像显示一个从右肾侧面突出的囊性肿瘤(箭头)。病变厚壁、粗糙，不明显的条索延伸到肾周脂肪。增强软组织的显著结节(箭)从肿瘤延伸到肾周脂肪。软组织条索是非特异性的，肾周脂肪中明显的肿瘤结节高度提示肾包膜外的肿瘤延伸。

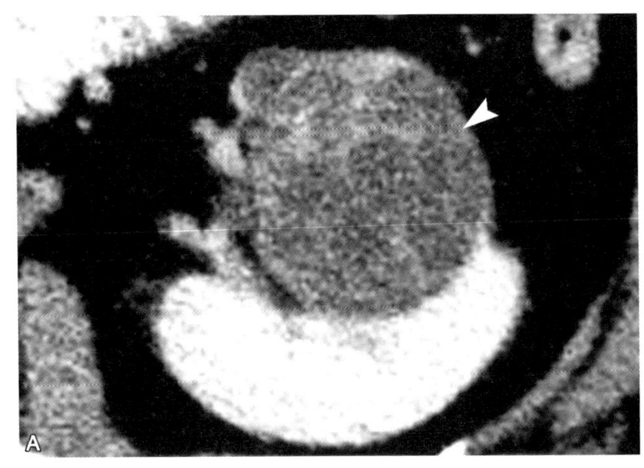

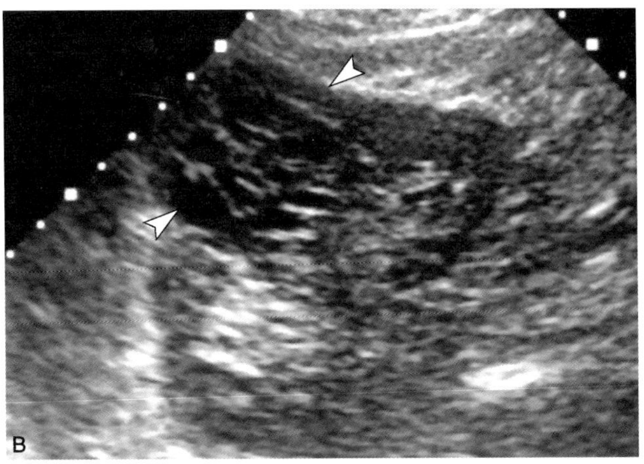

图47.22 多囊肾细胞癌。A. CT增强扫描显示左肾低密度清晰肿块(箭头)。内部隔膜存在细微强化。B. 另一患者声像图示：多囊性肿块(箭头之间)来源于左肾侧面。薄的分隔由透明细胞构成，这是典型的肾细胞癌。这两例患者薄的分隔由典型的肾癌透明细胞组成。

分期(见在线参考文献中的肾细胞癌TMN分期)对于选择治疗方案至关重要。小肾癌(<3cm)采用腹腔镜肾部分切除或经皮射频消融治疗，效果良好。预后与分期和肿瘤类型有关，但在个别病例中变化不可预测。放射学评价包括肿瘤的检出和分期。重要的征象包括Gerota囊外浸润，肾静脉肿瘤浸润(20%~30%)和IVC(4%~10%)、远处转移。胸部CT、脑部MR和放射性核素骨扫描在显示侵袭性肿瘤或症状患者的远处转移以提示这些部位的疾病方面非常重要。

MDCT平扫和增强扫描是肿瘤评估和分期的首选方法。诊断依赖于肿瘤的强化形式。透明细胞癌的肿瘤不均匀增强。乳头和嫌色细胞肿瘤的强化程度较轻、边缘强化。肿瘤在CT平扫上稍低于肾实质，如果肿瘤完全位于肾内，则容易被忽略。即使在增强的情况下，大多数肿瘤的强化程度也低于增强的肾实质。肿瘤内的低密度区域反映出血和坏死(图47.20)。CT对Ⅰ期和Ⅱ期肿瘤的鉴别不准确，但这对治疗的影响有限。肾周脂肪的条索密度通常归因于先前炎症引起的水肿或纤维化，并且不是肿瘤扩散的可靠迹象。肾周脂肪中的孤立软组织结节高度预测肿瘤扩散到脂肪中(图47.21)。血栓在狭窄的肾静脉或下腔静脉内出现充盈缺损，常常引起血管扩张。肿瘤血栓表现为静脉内的增强性肿块。肾囊肿的囊性和多房囊性形式(图47.21、图47.22)，壁结节增厚、分隔强化是Bosniak分类

Ⅲ类和Ⅳ类病变的特征。

透明细胞 RCC 在 MR T_1WI 图像上呈与肾实质呈等强度或稍低信号。T_1WI 上的高信号通常反映肿瘤出血，但是应该用来脂肪抑制序列确定高信号不是因为脂肪。大多数 RCC 在 T_2WI 上是不均匀信号的，反映肿瘤坏死、出血和含铁血黄素的区域。由于 RCC 的 MR 成像特征多变，诊断依赖于肿块的增强表现形式，而不管其信号强度如何。透明细胞癌是血供且明显强化。乳头状 RCC 在 T_1WI 和 T_2WI 均呈低信号，增强后呈轻度强化。MR 血管造影有效地显示静脉侵犯(图 47.23)。

MR 和 CT 的分期精度大致相等。US 显示实性 RCC 为不均匀低回声或轻度高回声肿块。出血坏死区呈囊性。肾静脉和 IVC 的多普勒超声显示肿瘤血栓，显示静脉内有回声物质伴部分或完全无血流。

血管平滑肌脂肪瘤(AML)是一种少见的良性间质肿瘤(约占肾肿瘤的 1%～3%)，由不同比例的脂肪、平滑肌及管壁缺乏弹性组织的异常血管组成。大多数(80%)肿瘤为孤立性，中年妇女最常见。约 20%患者并有结节性硬化症，且常为双侧多发性。结节性硬化症患者的 AML 通常是多中心的和双侧的。由于异常血管壁薄，肿瘤易出血，甚至引起大量出血。大的孤立性的肿瘤常可手术切除。随访小病灶可见缓慢增长。

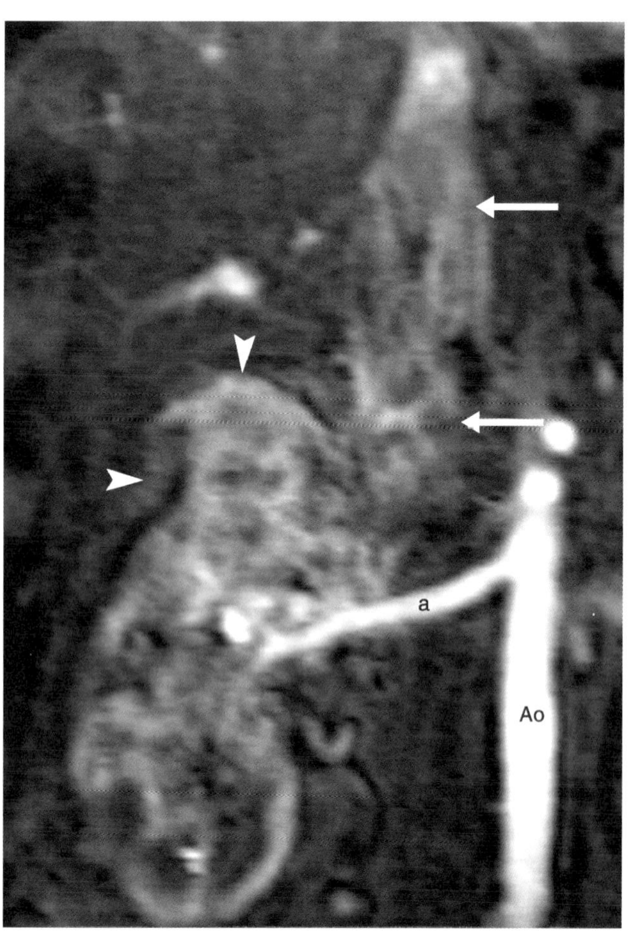

图 47.23 肾静脉和下腔静脉瘤栓。MR 血管造影冠状面图像显示不规则增强的肿块(箭头)取代了右肾上极。增强的肿瘤血栓(箭)连续的从肾脏肿块通过肾静脉延伸到下腔静脉腔内。增强肿瘤栓与血栓形成的区别。右肾动脉(a)和主动脉(Ao)显示得很好。

影像学显示肿瘤组织从几乎纯脂肪密度到近肌肉密度构成。肿瘤可达 20cm，呈外生性生长，类似非肾脏肿瘤。

MDCT 是首选的诊断方法。CT 上即使显示少量的脂肪密度也要考虑到血管平滑肌脂肪瘤的可能(图 47.24)。肿瘤内的低密度区域与腹膜后脂肪密度进行比较可以明确是否为脂肪。薄层多排螺旋 CT 能准确显示脂肪。另一方面，微小肿瘤可能因其含脂肪而明显。肿瘤的平滑肌和血管成分被视为结节和软组织密度。肿瘤的血管区域可能表现出显著的对比增强。脂质缺乏的 AMLS 在影像图像上可能与 RCC 难以区分。在一些呈报个案中，肾细胞癌也有脂肪及钙化表现。这些病例中，组织学显示：钙化是相关骨髓脂肪骨化的表现。脂肪密度的肾实性肿块不伴钙化可诊断为血管平滑肌脂肪瘤。

MR 诊断也基于肿瘤内脂肪的显示。在脂肪抑制图像中，含脂肪区域的信号降低是最可靠的发现。化学位移 MR 可以显示在肿瘤内的脂肪与肾实质之间(图 47.25)界面上的特征

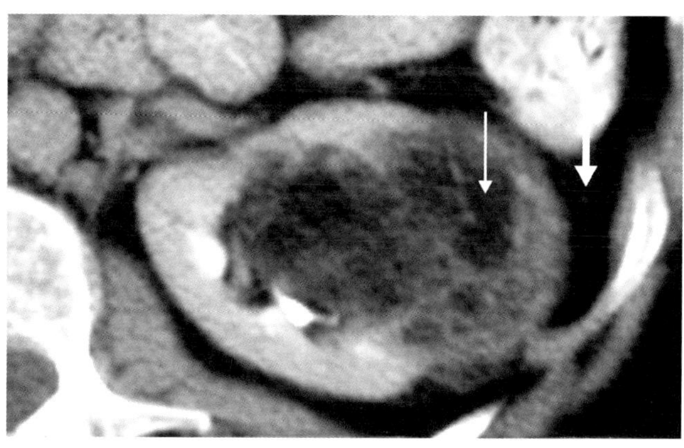

图 47.24 血管平滑肌脂肪瘤：CT。CT 扫描显示肿瘤浸润并延伸到左肾外。脂肪密度区域(细箭)与软组织密度的纤维束和病灶混合。血管平滑肌脂肪瘤的外观特点。比较肿瘤内的脂肪密度区域(细箭)和腹膜后脂肪(粗箭)。

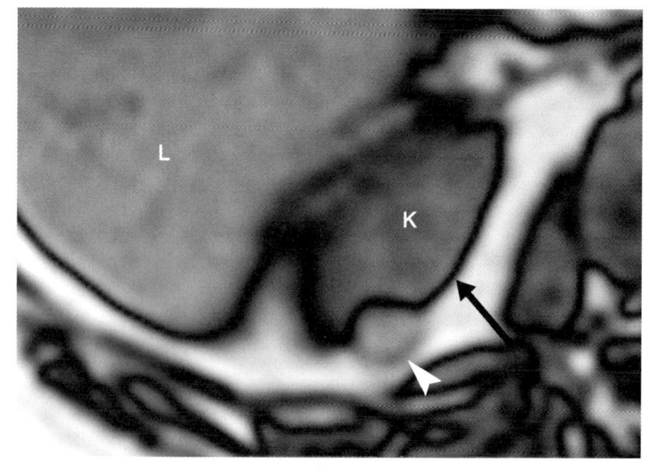

图 47.25 血管平滑肌脂肪：MR。轴向反相位 T_1 加权梯度回波 MR 图像显示小且主要为脂肪密度的 AML(箭头)，从右肾(K)延伸。注意黑线“印度墨”伪影(箭)，它标记了肾脏和肝脏软组织(L)与相邻脂肪的边界。伪影是由软组织中的水信号和同一体素中的脂肪信号相互抵消造成的。伪影存在于肾实质和肿块之间，但在肿块和腹膜后脂肪之间不存在，表明肾肿块含有丰富的脂肪。

印痕伪影。典型的富含脂质的 AML 在 IP 图像和相反相位图像之间没有信号显著变化。然而，在相反相位图像上低信号提示低脂 AML 中少量脂肪存在，反映了 MR 体素中脂肪和水的共存。这种发现也可见于含有脂肪的透明细胞 RCC 中。根据标准 T_1WI 和 T_2WI，信号强度取决于存在的大量脂肪，更多的脂肪产生更明亮的信号。强化程度随肿瘤内血管化软组织的数量而变化。中心性坏死在 RCC 与低脂 AML 的鉴别中很重要，因为坏死在 RCC 中很常见，但在 AML 中很少见。此外，RCC 可能含有细胞内脂肪，但 AML 的宏观脂肪特征在 RCC 中仅在存在钙化时才有报道。

血管平滑肌脂肪瘤超声的特征性表现是强回声团，肿瘤回声多高于肾窦脂肪（见图 50.62）。小肿瘤常意外发现，因为小的 RCC（<3cm）可能表现为与 AML 的超声征象相似的回声性肾肿块，这些病变必须根据 CT 或 MR 表现来确诊。

肾嗜酸细胞瘤是一种罕见的良性肿瘤（占肾脏肿瘤的 3%~6%），由嗜酸性细胞组成。嗜酸细胞瘤是肾癌肿瘤家族的良性成员。肿瘤可巨大（可达 25cm），平均约 5~8cm，出血和坏死罕见。多单发，但 6% 为多发或双侧。大肿瘤中央出现星状瘢痕征可提示此诊断。MR 表现为 T_1WI 低信号，T_2WI 高信号，与 RCC 表现重叠。如果存在中央瘢痕，在 T_1WI 和 T_2WI 上表现为星状低信号。癌细胞瘤并不能通过影像检查准备的与肾细胞癌区分，必须手术切除以确认诊断（图 47.26）。

淋巴瘤。原发性肾淋巴瘤罕见，但肾转移性淋巴瘤或淋巴瘤的直接侵犯较常见，多为非霍奇金淋巴瘤（图 47.27）。侵犯方式包括肾脏弥漫性增大、双侧多发实性肿块、孤立肿块，肿瘤侵犯肾窦及肾周。CT 显示淋巴瘤是均匀的，并且增强不良。腹膜后淋巴结的广泛肿大有助于诊断。在 T_1WI 上，MR 淋巴瘤与肾实质呈等低或略低，T_2WI 上的低信号，显示轻度不均匀强化。

转移瘤。肾脏是一个血行转移多见的器官，然而，多在恶性肿瘤晚期发现。大多数转移瘤表现为多发、双侧、小且不规则的浸润性肾肿块（图 47.28）。部分为较大、孤立的肿块，难以与肾细胞癌鉴别。常见的原发肿瘤包括肺癌，乳腺癌，结肠癌及黑色素瘤。

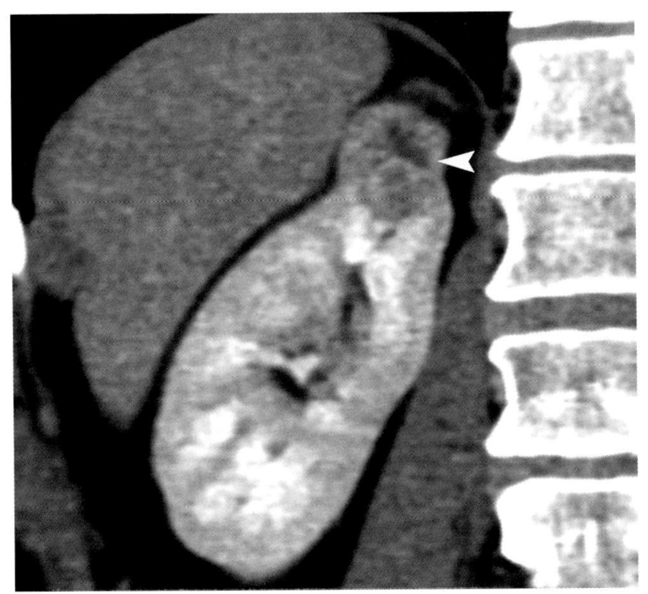

图 47.26　嗜酸细胞瘤。冠状面 MDCT 图像显示病理证实的嗜酸细胞瘤（箭头），类似于肾细胞癌。

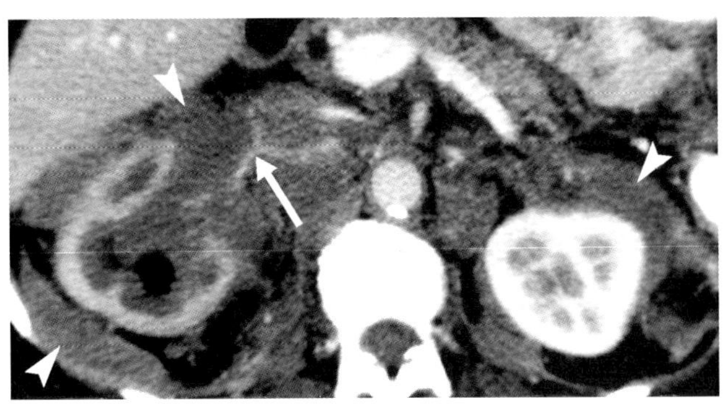

图 47.27　肾淋巴瘤。非霍奇金淋巴瘤（箭头）浸润肾周间隙，部分包围双侧肾脏。注意由于右肾血管淋巴瘤性病变（箭）导致右肾对比增强受损。肿瘤浸润右肾窦和实质。

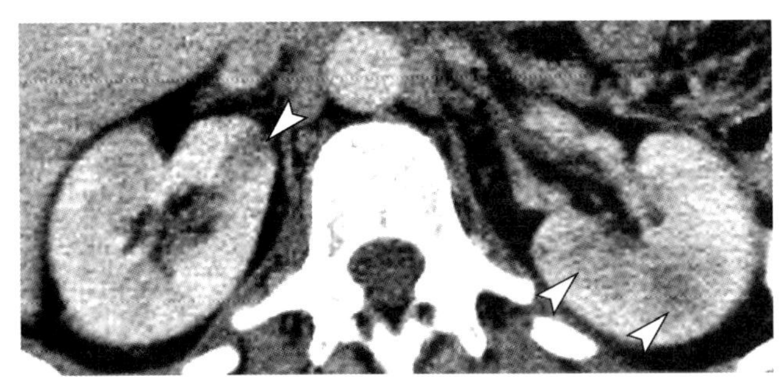

图 47.28　肾脏转移瘤。在肺癌患者中，两个肾脏实质中边界不清的低密度病变（箭头）代表转移性疾病。转移通常是浸润性、性质不明。

肾脏囊性肿块

单纯性肾囊肿是最常见的一种肾脏囊性肿块。超过一半的 55 岁以上人群可见。小囊肿没有明显症状。大囊肿（>4cm）可能导致阻塞，疼痛，血尿，或高血压。囊肿常为多发且双侧。超声、CT 和磁共振均可作出明确诊断。超声的单纯性肾囊肿表现是：①圆形或椭圆形无回声肿块；②后方回声增强；③侧边效应；④囊肿壁薄、边缘整齐。CT 征象包括：①与肾实质分解清、边缘锐利；②囊壁不厚；③近水的密度（CT 值-10~+10HU）；④增强扫描囊肿不强化（图 47.29）。磁共振征象包括：①信号均匀、边界清晰的圆形或椭圆形肿块；②T_1WIs 呈均匀低信号；③T_2WI 呈均匀高信号，类似尿液，增强扫描不强化。单纯性肾囊肿是良性 Bosniak 分类Ⅰ型病变，一旦确诊不再需要进一步随访。

复杂囊肿。单纯性肾囊肿可并发出血或感染，其影像改变可能导致其与肾囊性肿瘤鉴别困难。Bosniak 在 1986 年开发了一个囊性肿块的分类系统，经过少量的修改，该系统已被全世界接受和使用。Bosniak 分类被用来确定这些病变的处理。分类系统最初应用于 CT，但目前也与 MR 一起使用。

Ⅰ类病变即前述影像表现的单纯囊肿。囊肿的所有特征影像都表现出来时，超声和 CT、MR 即可明确诊断。

Ⅱ类是良性病变，无须进一步成像或随访。三种类型的囊肿属于此类：①囊肿的分隔厚度不超过 1~2mm；②囊肿壁或分

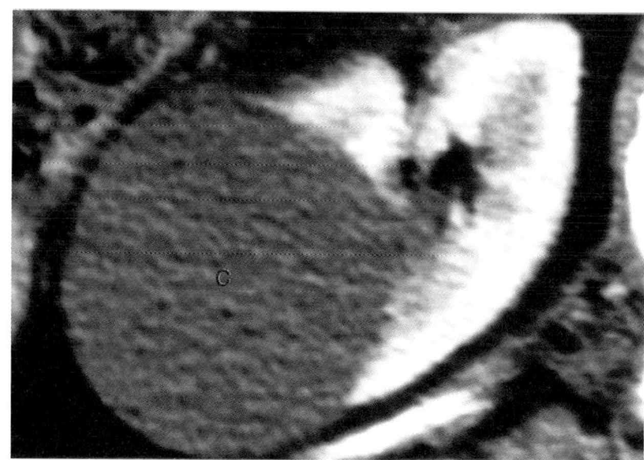

图 47.29 单纯性肾囊肿。右肾产生的大囊肿(C)显示特征性 CT 特征。囊肿均匀低密度,在肾实质中有尖锐的边缘,其壁不易察觉。

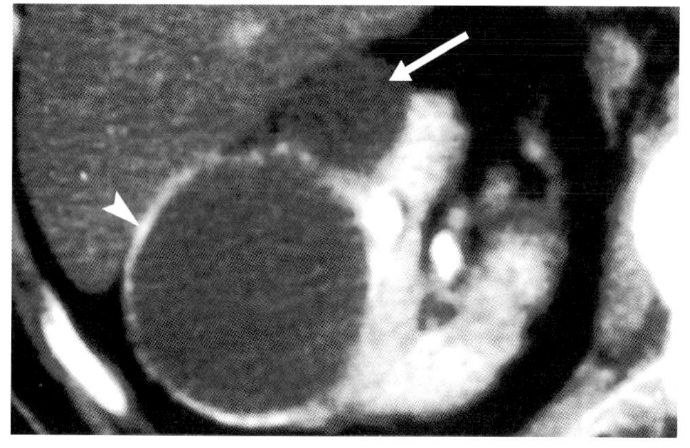

图 47.30 复杂肾囊肿。造影后 MDCT 示小单纯性肾囊肿(箭)和较大的复杂肾囊肿(箭头)壁薄伴边缘钙化。较大者为良性肾囊肿,属于 Bosniak 第二类。

隔上有薄钙化(图 47.30);③囊肿(<3cm)在 CT 上表现为高密度(CT 值 60~100HU),因为高密度的蛋白质或血液。当囊肿内含有蛋白质或出血性液体时,MR 在 T_1WI 呈高信号,T_2WI 呈低信号。MR 可以显示比 CT 更多的分隔,但不能显示钙化,尤其是当钙化呈细线状且位于囊肿壁时。

ⅡF 类病变是那些很可能是良性的,但需要进一步随访影像学检查以确认良性病变。这些病变可能有许多薄的隔膜或极小的光滑厚壁或隔膜,但不能测量强化程度。囊壁或隔中有厚或结节钙化的囊肿、肾内无强化的<3cm 的高密度囊肿包含在这一类别中。Bosniak 建议对ⅡF 类病变在 3 个月、6 个月、12 个月作影像学随访。

Ⅲ类是可疑有恶变可能的病灶。应行手术治疗。其影像表现包括厚而不规则钙化,边缘不规则,分隔厚或有强化,结节、囊壁厚及多房外观。此种类型包括多房囊性肾瘤、多房透明细胞 RCC、复杂性良性出血性疾病、或慢性感染性囊肿。

Ⅳ类病变是恶性坏死性囊性肿瘤或在囊肿的壁上出现的肿瘤。征象包括不规则的实性结节,壁厚而不规则,分隔可见结节(图 47.21)。CT 或 MR 增强后的实性区域强化可作出恶性肿瘤的诊断。小的病变可能是特别难以分类的。薄层增强 CT 及对细节的显示有助于病灶的正确分类。MR 信号强度取决于囊肿内血液或蛋白质的含量。若囊肿信号类似尿液,提示单纯性囊肿。T_1WI 上呈较高信号提示复杂囊肿,与实性肿块较难区别。由于 MRI 的对比度分辨率较高,但空间分辨率较低,因此与同一病变的 MDCT 相比,MRI 可能导致 Bosniak 分类更高。

肾脓肿通常由肾盂肾炎合并肾实质液化坏死引起。最常见的表现是有厚壁的局灶性肾肿块。相关的炎症改变包括肾周间隙的密度不均和肾筋膜的增厚(图 47.31)。肾脓肿可延伸至肾周间隙,并与肾周积液有关。

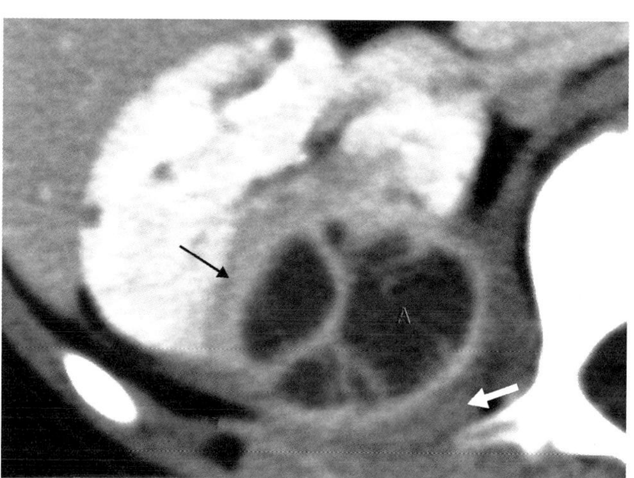

图 47.31 肾脓肿。右侧肾脓肿(A)典型的厚壁、分隔及中央液性密度改变。水肿降低了邻近肾实质密度(黑色箭)并侵及肾周间隙(白色箭)。该患者有常染色体显性遗传病多囊肾病引起的多发肾囊肿。

肾细胞癌可表现为以囊性或多囊性肿块为主(图 47.21、图 47.22)。恶性肿瘤细胞排列于壁和分隔。厚壁,分隔厚和明显强化。这些是 Bosniak 分类Ⅲ或Ⅳ类病变。

多囊肾也称为成人囊性肾瘤或混合上皮和基质瘤("MEST"),是一种罕见的良性肿瘤,由一簇大小不一的非连通性囊肿组成,由不同厚度的结缔组织间隔分开。肿瘤有一个厚的包膜,有薄的间隔。按照影像特征将归类为 Bosniak 分类Ⅲ或Ⅳ类病变(图 47.32)。中年妇女(40~60 岁)中最常见。

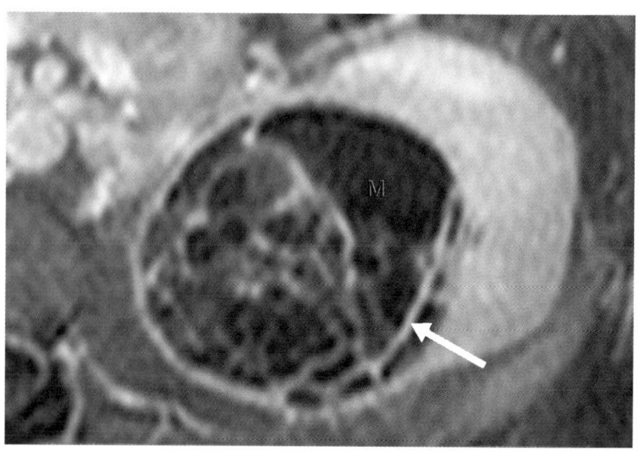

图 47.32 多房囊性肾瘤。轴位钆增强 T_1 加权梯度回波脂肪饱和度 MR 图像显示在中年妇女左肾的一个多房囊性肿块(M)有许多增强的分隔(箭)引起。病理表现为良性多房性囊性肾瘤。

通常建议手术切除,因为病变与多囊性肾细胞癌无法区分。类似的小儿囊性肾瘤通常见于 3 个月~4 岁的男孩,但现在被认为是特殊的肿瘤。

肾囊性病变

常染色体显性多囊肾病是常染色体显性遗传病,常在以后的生活中表现出临床症状。表现为肾实质逐渐被多个大小各异互不相通的囊腔替代(图 47.33,见图 50.58),肾脏体积随囊肿的数量和大小增加而增大,囊肿内多并发出血,这种情况可在新生儿和儿童发现,但目前临床上大多数患者在 30~50 岁之间,并发高血压和肾衰竭。影像诊断由同时合并肝(60%的患者)、胰腺(10%的患者)或其他器官囊肿确诊,肾外囊肿很少表现出临床症状。相关心血管异常包括颅内动脉瘤(20%的患者)、二尖瓣脱垂、二叶主动脉瓣疾病、主动脉瘤及主动脉夹层。CT 显示数不清的囊肿内部液体有不同程度的密度变化,反映先前出血或感染的情况。MR 对这些变化更加敏感,表现为 T_1WI 信号增加,T_2WI 信号减少。

多发单纯性囊肿须与成人多囊性疾病鉴别。患有多发单纯囊肿的患者通常年龄较大,囊肿数量相对较少,通常不会出现肾衰竭,而且没有肾囊性疾病的家族史。其他器官不会出现囊肿。

希佩尔-林道病是一种罕见的多系统疾病遗传性疾病,与多发性肾囊肿(60%)、多发性双侧肾癌(24%~45%)、肾上腺嗜铬细胞瘤(高达 60%)、胰腺囊肿(浆液性囊腺瘤)(50%~90%)和胰腺腺癌有关。相关病变包括视网膜血管瘤和小脑血管母细胞瘤。RCC 可能是囊性透明细胞病变。RCC 在年轻时进展(平均 30~36 年)。这种疾病是以一种常染色体结构方式遗传的,这种方式不是在每个携带该基因的个体中都表达的。

结节性硬化症是一种神经皮肤综合征,合并有多个单纯性肾囊肿和多个 AML(55%~75%)。AMLS 是多个双向的。与皮肤、直肠和脑错构瘤与 AML 相关。这种情况也有一种常染色体显性遗传模式。

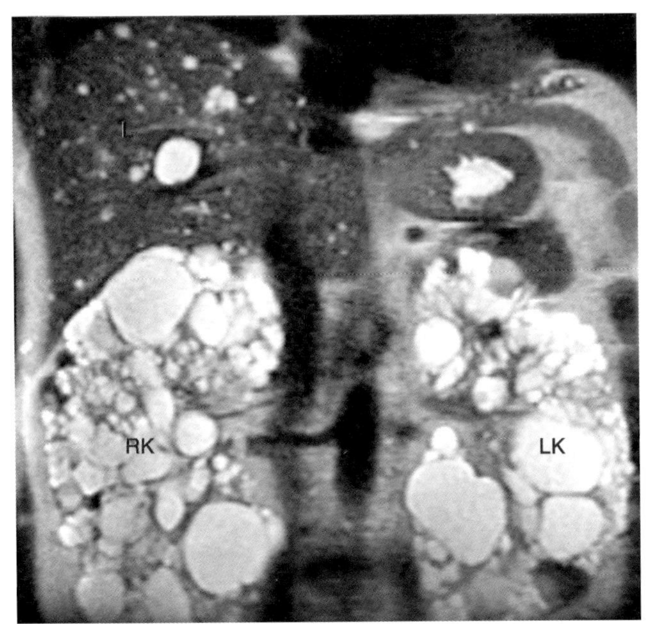

图 47.33 成人显性多囊性疾病。冠状平面中的 T_2 加权 MR 显示,无数个大小不等的非连通性囊肿广泛替代了肾实质。肝脏中也可见囊肿(L)。两个肾脏(RK,LK)均大面积增大。

获得性尿毒囊性肾病这一术语适用于长期血液透析患者自体肾多发囊肿的病情进展。5~10 年血液透析患者的发病率超过 90%。受累肾脏通常很小,反映慢性肾脏疾病。多为皮质囊肿且很少超过 2cm(图 47.34)。囊肿出血发生率高达 50%。也会发生肾脏实性腺瘤和肾细胞癌(7%)的风险,并易出现自发性出血。肾移植后囊肿通常消退,但肾细胞癌的风险增加。

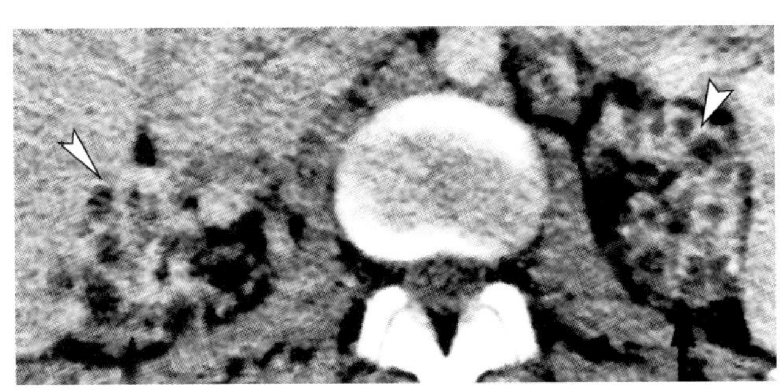

图 47.34 尿毒症性肾囊性疾病。CT 平扫显示双肾(箭头)体积缩小,其内可见多个小囊肿。患者已血液透析 8 年。

常染色体隐性多囊肾疾病通常出现在新生儿中,在胎儿期即可检测。病变是双侧、对称,其特征是肾脏明显增大,偶尔还发生在肝脏。患者合并有囊性肾病和肝纤维化。这种疾病由一个疾病谱组成,从出生时严重肾脏疾病(婴儿多囊病)到伴有进展性儿童肝纤维化和肝衰竭(幼年多囊病)的相对轻度肾脏疾病。肾脏的主要缺陷是集合小管的梭形扩张和变长(图 47.35,见图 50.59)。早期预后取决于异常肾单位的数目。大多数新生儿肾衰竭在新生儿期死亡。有大量正常肾单位的婴儿有轻度肾损害,在 3~5 岁时出现进行性肝衰竭和门静脉高压。肝损伤由过度扩张和与门脉纤维化相关的不规则胆管组成。在大多数情况下,超声诊断通常通过双肾增大、中央回声且具有受压皮质有高回声边缘。可显示的囊肿一般小(<5mm)。肾脏疾病较轻的儿童囊肿较大。在年龄较大的进展性肝脏疾病的儿童中,超声显示肝回声增大、肝内胆管囊性扩张、脾大、门静脉扩张、门体侧支血管扩张。

髓质海绵肾是指集合管在肾乳头处的发育不良性扩张(图 47.36,见图 50.55)。呈圆柱状或囊状。其异常解剖引起肾乳头处尿液滞留、尿盐沉积,从而导致结石形成及偶发感染。大多数患者没有明显症状。没有遗传易感性和肾衰竭的风险。肾脏大小正常,常是双侧对称性出现,也可局灶性、单侧或不对称。CT 或 MR 尿路造影显示乳头呈条带状或囊状强化。在超声上,乳头处的多发结石影使髓质回声增强。

尿毒肾髓质囊性病常伴有肾衰竭,贫血及血钠减低。基本病变是进行性肾小管萎缩伴肾小球硬化和髓质囊肿形成。髓质囊泡太小现有成像方法难以发现。肾脏大小正常或缩小,肾实质回声通常增加。

多囊性肾发育不全常在宫内或出生时即可诊断。其典型表现是大小不等、互不相通的囊性肿块影。随着时间推移,肾脏逐渐萎缩,成人时残留钙化的片状组织(图 47.37)。通常输尿管闭锁。

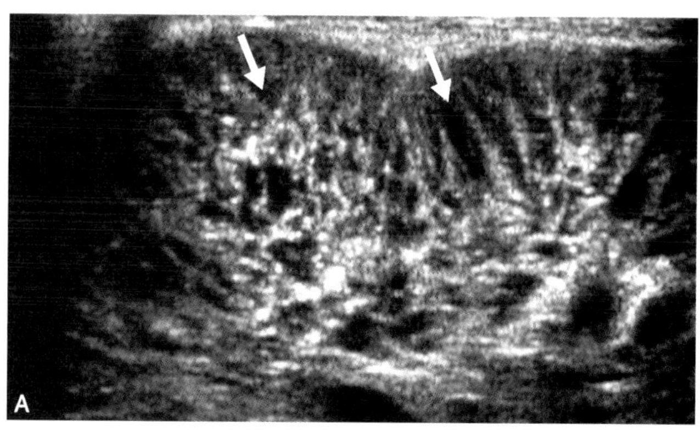
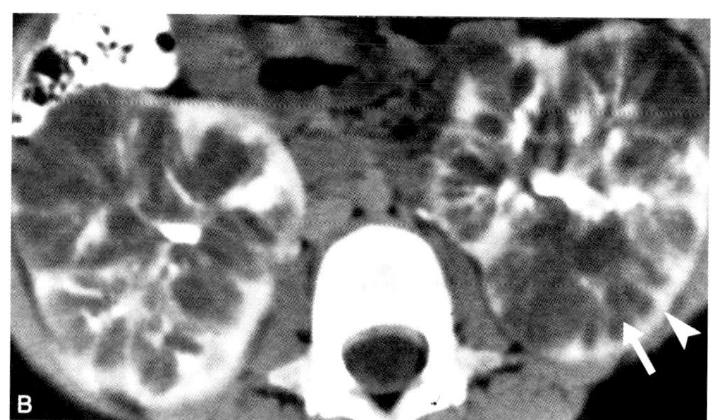

图47.35 常染色体隐性多囊病。A. 高分辨率超声图像显示新生儿右肾明显增大有数不清的扩张的、细长的集合小管(箭),能确诊这种情况。B. 一个5岁的孩子的CT增强显示,肾脏巨大。强化的皮质(箭头)变薄,髓质内无增强的集合管(箭)增大。没有明显的囊肿。

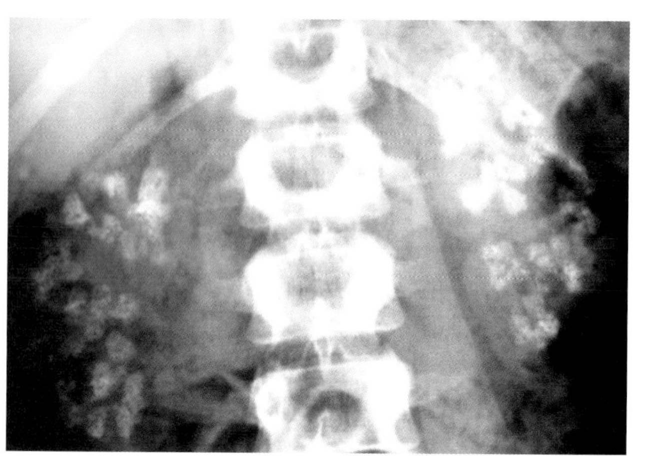

图47.36 髓质海绵肾的肾钙质沉着症。常规X线显示两肾髓质区有数不清的钙化。结石形成于髓质三角中扩张的收集小管中,在髓质海绵肾患者中产生这种特征性征象。

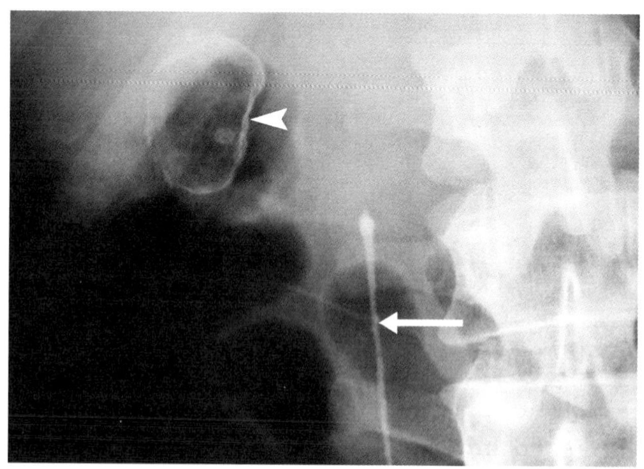

图47.37 多囊性发育不良肾。常规X线片显示27岁肾功能正常的男性多囊肾发育不良。残余右肾(箭头)萎缩,完全钙化。闭锁右输尿管(箭)也钙化。在超声上,左肾肥大,但外观正常。

肾血管疾病

肾动静脉畸形(AVM)和动静脉瘘(AVF)可能是先天性的(25%)或获得性的(75%)。先天性动静脉畸形分为多支动脉供血的环状动脉瘤和一支动脉供血的海绵状血管瘤。它们由弯曲的静脉组成,位于尿路上皮下面,常常引起血尿。后天损害主要是肾活检、穿透性创伤、肾扩张手术或恶性肿瘤引起的肾内动静脉之间的瘘管连接。CT平扫可能在集合系统中显示血液、皮质萎缩的位置。造影后CT显示血管结构的填充(图47.38)。如果动静脉分流较大,肾静脉扩张。多普勒超声显示混合色、湍流的血管巢、组织运动伪影。MR血管造影对血流较慢的病变较不敏感,但能有效地显示高血流病变的供血和引流。

肾脏感染

急性肾盂肾炎通常是由革兰氏阴性菌引起的尿路感染向上扩散所致,常见的致病菌是大肠埃希氏菌。无并发感染时,不需影像检查或无异常影像表现。影像学评价用于对治疗无效或严重不适的患者。显示无并发症肾盂肾炎的肾实质的细微改变,CT比超声敏感。CT或超声均能很好地显示并发症。急性肾盂肾炎的易感因素包括糖尿病、泌尿系梗阻、免疫系统受损、药物滥用、慢性消耗性疾病及抗生素治疗不彻底。部分

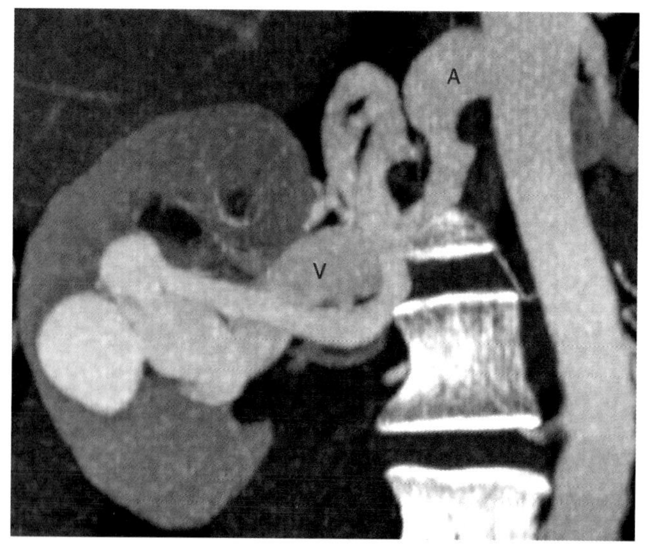

图47.38 肾动静脉畸形。冠状面CT血管造影显示右肾内大血管与扩大的供血动脉(A)和引流静脉(V)缠绕。

轻微无并发症的肾盂肾炎患者,CT 扫描无明显异常。大多数患者,炎性水肿导致弥漫性或局部肿胀。增强扫描,高衰减区提示出血性炎症改变。对比增强示条状及楔形低密度区延伸至肾脂肪囊("纹状肾图")(图 47.39),与增厚的桥隔及 Gerota 筋膜相连。炎性低密度肿块在肾实质中形成,有多种命名,包括"弥漫性肾病"和"局灶性细菌性肾炎"。泌尿放射协会建议命名为"急性肾盂肾炎",加或不加"局灶、多处或弥漫性肿胀"。急性肾盂肾炎的并发症是肾内(图 47.31)和肾周脓肿(图 47.40)。水肿、出血引起肾脏肿大、肾周积液的 CT 表现与 MR 表现相似。CT 能很好地显示梗阻性结石和气体,但 MR 容易忽视。

气肿性肾盂肾炎是一种急性肾盂肾炎,肾实质内有气体。大多数病例发生在糖尿病患者,由结石梗阻或免疫损害引起。

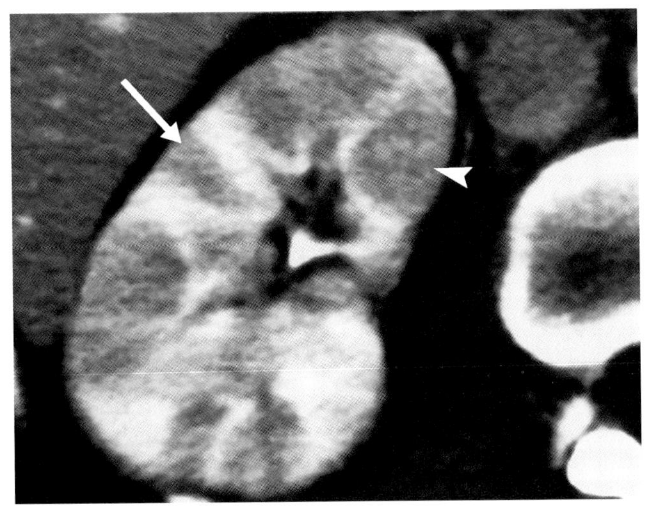

图 47.39 急性肾盂肾炎。增强扫描显示急性肾脏感染引起的水肿、肿胀导致右肾实质楔形样强化减低区(箭)和团块状低密度区(箭头)。

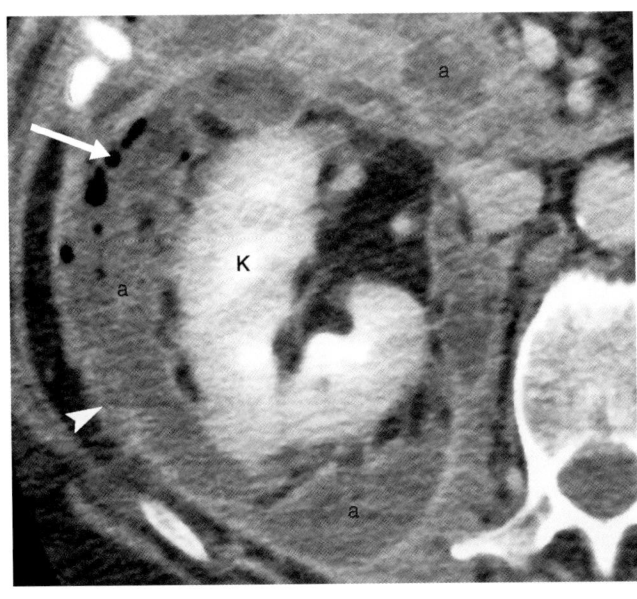

图 47.40 永久性脓肿。对比增强的 CT 扫描显示右肾(K)和增厚的肾筋膜(箭头)之间的肾周间隙低密度积液(a)肾周脓肿内可见气泡(箭)。

病情进展迅速,破坏肾实质,并常常危及生命。混合菌群感染与革兰氏阴性菌最为常见。常规 X 线和 CT 显示肾实质内的条纹和气体聚集(图 47.41)。气肿性肾盂肾炎是指局限于肾脏收集系统的气体感染,而保留了肾实质。感染较少侵袭性,发病率也不高。

慢性肾盂肾炎和反流性肾病。慢性肾盂肾炎指的是由感染引起的慢性间质肾炎。在小儿,感染的尿液膀胱输尿管的反流是最常见的原因。肾内反流常发生于肾上极,破坏肾乳头,导致过度的肾皮质瘢痕形成造成肾盂损伤。这种与反流有关的进行性损伤的称为反流性肾病。儿童期患该疾病成年后可能会存在残留表现。成人的慢性肾盂肾炎一般和结石和梗阻有关。神经源膀胱和输尿管的梗阻和其他泌尿道的淤滞是危险因素。小儿的反流性肾病和成人的慢性肾盂肾炎有相似的征象。特征是覆盖在肾椎体上的局部皮质瘢痕(图 47.42)。这种病变的特点是按肾单位分布,正常的肾盏与病变肾盏间隔并存。这种征象在传统排泄性尿路造影中得到很好的证实,但现在需要 CT 和 MR 尿路造影仔细确诊。更明显的征象可以在超声上发现。

黄色肉芽肿性肾盂肾炎是一种罕见的慢性破坏性肉芽肿过程,表现为弥漫性肾梗阻或表现为局灶性肾肿块。通常存在梗阻性结石,常是鹿角形结石(图 47.43,见图 50.67)。肾脏是慢性感染的,最常见的是奇异变形杆菌、假单胞菌、克雷伯氏菌和大肠埃希氏菌。它不仅影响局部区域。肾实质被破坏,被充满脂质的巨噬细胞即黄瘤细胞替代。CT 和超声表现局灶性或弥漫性肾积水,以及高密度和低密度的混杂肿块。典型的炎性改变延伸到肾周脂肪。由于肾功能被破坏,对比剂排泄很少、

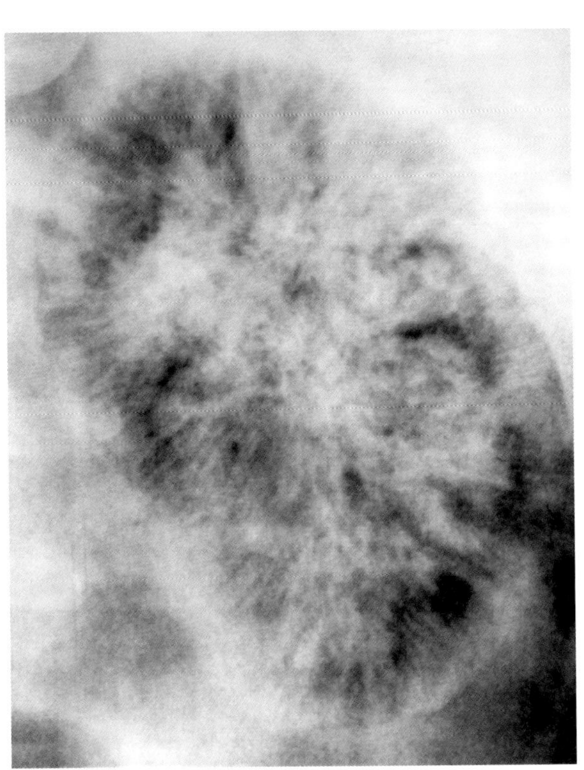

图 47.41 气肿性肾盂肾炎。常规的左肾 X 线摄片显示由间质性气体引起的肾实质的条纹。这一发现表明存在威胁生命的感染。

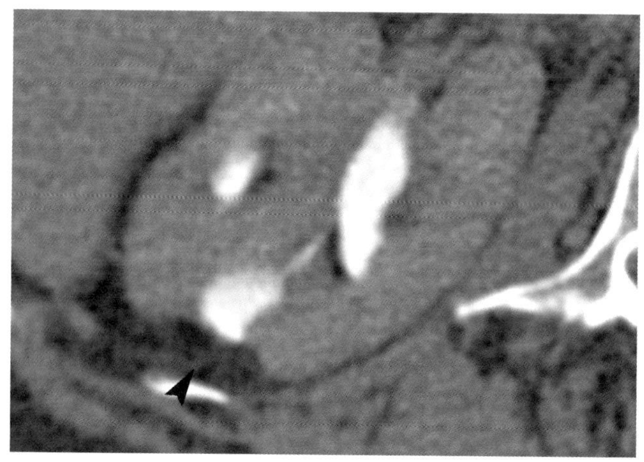

图 47.42 反流性肾病。成人右肾 CT 尿路造影显示反流性肾病的特征性表现。深部皮质瘢痕覆盖钝角肾椎体(箭头)。在成人中,这些发现通常反映发生在儿童时期的肾损伤。

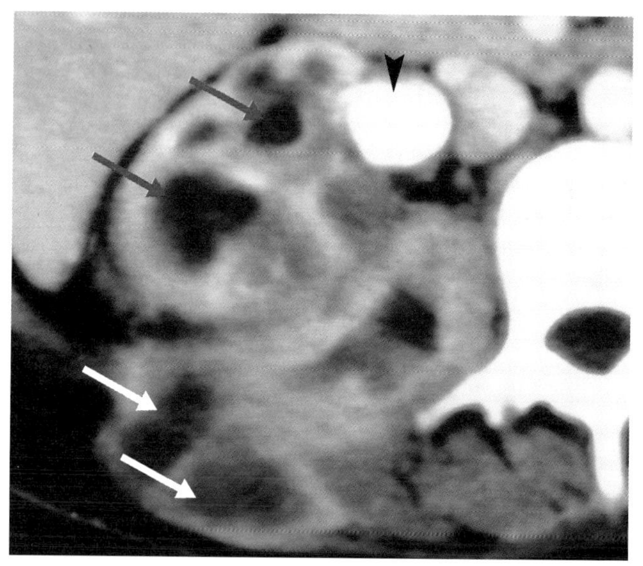

图 47.43 黄色肉芽肿性肾盂肾炎。造影后 CT 显示右肾功能不佳,肾盂内有大块梗阻性结石(箭头)。肾盏(红色箭)扩张,实质萎缩,被炎性组织取代。无痛性脓肿(白色箭)通过肾包膜和肾周间隙延伸到皮下组织。

显影不明显。MR 显示肾盏扩张压迫,肾内脓肿替代肾实质。在 T_1WI 和 T_2WI,肾盏和脓肿内的液体为中等高信号。结石表现为信号空洞,但在 MR 上比 CT 上更难识别。

肾结核可能继发于患肺结核后 10~15 年。10%的肾结核中可见活动性肺结核。只有 30%的肾结核在胸片上可见原发灶。尿路是肺外结节最常见的部位。患者表现为无菌性血尿和无菌性脓尿。当临床怀疑时,影像可提示该病。肾块状病变的特征是乳头坏死、实质破坏、空洞形成导致不规则扩张、集合系统和肾实质的纤维化和瘢痕形成、肉芽肿形成的实质性肿块、集合系统和输尿管狭窄和广泛不规则的钙化(在 40%~70%的病例中发现)。诊断通过尿培养阳性或手术标本的组织学证实。终末期非功能性肾结核可能表现为肾盂积水的囊状扩张或表现为肾床萎缩和钙化肿块(图 47.44)。

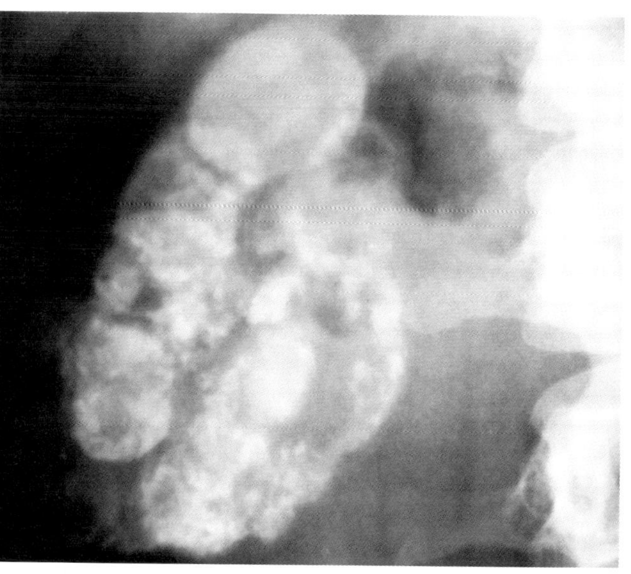

图 47.44 终末期肾结核。因为慢性结核感染,右肾缩小,功能不全,完全钙化。这种现象被称为"油灰样肾",反映了干酪坏死和钙化的结构。

肾实质病变

肾衰竭。肾衰竭的患者一般需要超声检查排除肾盂积水,评价肾大小,区分肾实质病变。双侧肾盂积水很少见,但可能是引起肾衰竭的潜在原因。急性肾衰竭患者和肾大小正常的患者通常需要活检来区别肾实质病变。肾缩小(<9cm)的患者通常有不可逆转的终末期肾病,通常不能从活检中获益。测量肾皮质的厚度在评估残余肾功能方面是不可靠的。肾实质疾病的声像图征象包括实质回声的弥漫性增强,通常因为皮质、髓质分界模糊。

HIV 相关肾脏疾病包括 HIV 肾病、机会性感染、淋巴瘤、卡波西肉瘤和继发于抗逆转录病毒治疗的肾脏疾病。HIV 肾病是 HIV 感染患者肾衰竭的主要原因。HIV 肾病的超声特征性表现是肾衰竭时肾脏正常或增大,高回声。偶然发现这些特征性征象,允许放射科医师在临床上确诊 HIV 感染前提出相关诊断。CT 显示平扫肾髓质高密度区扩大,增强后出现横纹肾图(图 47.45)。MR 显示肾肿大和皮质、髓质分界模糊。机会性感染是由卡氏肺孢子虫、吉罗维奇、细胞内分枝杆菌、结核分枝杆菌、白念珠菌和曲霉菌属。与感染相关的影像学表现包括肾脓肿、多发性肾微脓肿、钙化以及实质区低灌注。HIV 相关淋巴瘤主要是非霍奇金淋巴瘤,并显示肾脏淋巴瘤的全部征象。

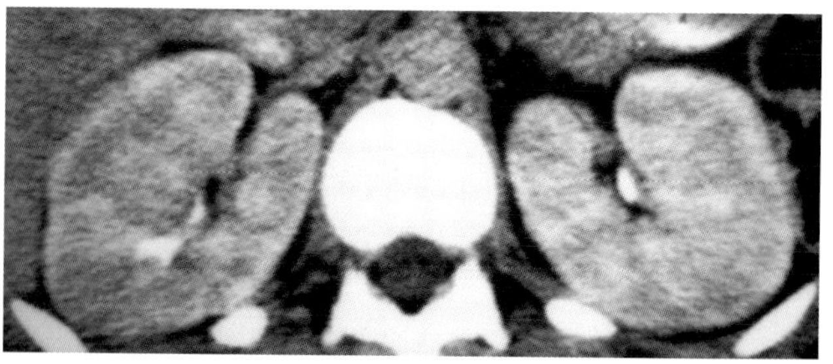

图 47.45 HIV 肾病。增强 CT 表现为伴 HIV 肾病的斑纹肾图。

卡波西肉瘤引起肾脏增大，CT 表现为不规则的皮质低密度区。抗逆转录病毒疗法，尤其是茚地那韦，与不寻常结石的发展有关（在 20%的患者中），导致梗阻、肾积水和疼痛。在 CT 上，结石的衰减很低，并且可能被忽略，因为它们是唯一一在非对比度 CT 上不是高衰减的尿路结石。茚地那韦诱导的结晶沉淀在肾小管中，导致肾实质强化减弱和实质萎缩。

肾钙质沉着症

肾钙质沉着是指肾实质钙质病理沉积的一大类病变。肾钙质沉积通常为双侧，而且导致系统性病变。

肾皮质钙质沉积不常见，在肾钙质沉积病变中少于 5%。原因包括皮质坏疽、急性缺血、慢性肾小球肾炎和原发的草酸尿。

髓质钙质沉积症较常见，通常与高钙状态相关（表 47. 3）。注意，高回声肾锥体可能由髓质肾钙质沉着症引起，以及其他原因引起（图 47. 37）。

表 47. 3

髓质肾钙质沉着症的病因

甲状旁腺功能亢进
髓质海绵肾
肾小管性酸中毒（远端）
乳碱综合征
维生素 D 过多症
高钙状态

推 荐 阅 读

Adrenal

Bassignani MJ. Adrenal and retroperitoneal MR imaging. In: Brant WE, de Lange EE. *Essentials of Body MRI*. New York: Oxford University Press; 2012:194–215.

Bessell-Browne R, O'Malley ME. CT of pheochromocytoma and paraganglioma: risk of adverse events with IV administration of nonionic contrast material. *AJR Am J Roentgenol* 2007;188(4):970–997.

Garrett RW, Nepute JC, Hayek ME, Albert SG. Adrenal incidentalomas: clinical controversies and modified recommendations. *AJR Am J Roentgenol* 2016;206(6):1170–1178.

Lattein GE Jr, Sturgill ED, Tujo CA, et al. Adrenal tumors and tumor-like conditions in the adult: radiologic-pathologic correlation. *Radiographics* 2014;34(3):805–829.

Poghosyan T. Urinary Tract MR Imaging. In: Brant WE, de Lange EE. *Essentials of Body MRI*. New York: Oxford University Press; 2012:162–193.

Shin YR, Kim KA. Imaging features of various adrenal neoplastic lesions on radiologic and nuclear medicine imaging. *AJR Am J Roentgenol* 2015; 205(3):554–563.

Taffel M, Haji-Momenian S, Nikolaidis P, Miller FH. Adrenal imaging: a comprehensive review. *Radiol Clin North Am* 2012;50(2):219–243.

Wagner-Bartak NA, Baiomy A, Habra MA, et al. Cushing syndrome: diagnostic workup and imaging features, with clinical and pathologic correlation. *AJR Am J Roentgenol* 2017;209(1):19–32.

Renal

Al-Katib S, Shetty M, Jafri SM, Jafri SZ. Radiologic assessment of native renal vasculature: a multimodality review. *Radiographics* 2017;37(1):136–156.

Bai X, Wu CL. Renal cell carcinoma and mimics: pathologic primer for radiologists. *AJR Am J Roentgenol* 2012;198(6):1289–1293.

Bosniak MA. The Bosniak renal cyst classification: 25 years later. *Radiology* 2012;262(3):781–785.

Chung AD, Schieda N, Shanbhogue AK, Dilauro M, Rosenkrantz AB, Siegelman ES. MRI evaluation of the urothelial tract: pitfalls and solutions. *AJR Am J Roentgenol* 2016;207(6):W108–W116.

Das CJ, Ahmad Z, Sharma S, Gupta AK. Multimodality imaging of renal inflammatory lesions. *World J Radiol* 2014;6(11):865–873.

Ng CS, Wood CG, Silverman PM, Tannir NM, Tamboli P, Sandler CM. Renal cell carcinoma: diagnosis, staging, surveillance. *AJR Am J Roentgenol* 2008; 191(4):1220–1232.

Renal cell carcinoma TMN staging. https://www.cancer.org/cancer/kidney-cancer/detection-diagnosis-staging/staging.html.

Schieda N, Hodgdon T, El-Khodary M, Flood TA, McInnes MD. Unenhanced CT for the diagnosis of minimal-fat renal angiomyolipoma. *AJR Am J Roentgenol* 2014;203(6):1236–1241.

Surabhi VR, Menias CO, George V, Matta E, Kaza RK, Hasapes J. MDCT and MR urogram spectrum of congenital anomalies of the kidney and urinary tract diagnosed in adulthood. *AJR Am J Roentgenol* 2015;205(3): W294–W304.

Wolin EA, Hartman DS, Olson JR. Nephrographic and pyelographic analysis of CT urography: differential diagnosis. *AJR Am J Roentgenol* 2013; 200(6):1197–1203.

Wood CG 3rd, Stromberg LJ 3rd, Harmath CB, et al. CT and MR imaging for evaluation of cystic renal lesions and diseases. *Radiographics* 2015; 35(1):125–141.

（余枭漩 李涛 唐伟）

第 48 章 ■ 集合系统、输尿管、膀胱和尿道

集合系统和输尿管

成 像 方 法

如第 47 章所述，目前 CT 尿路造影（"CT-IVP"）是评估血尿的成像方法，用于集合系统和输尿管病变的筛查。薄层 MDCT 图像采集和长轴平面重建可很好显示集合系统，与传统静脉肾盂造影（IVP）（也称为排泄性肾盂造影）相媲美。CT 尿路造影的空间分辨率低于基于传统 X 线摄影的 IVP（见图 47.17）。当集合系统和输尿管的对比剂充填不完全时，CT 尿路造影会受到一定限制。然而，尽管有局限性，较好的对比度分辨率和软组织显示能力使 CT 尿路造影成为一种高质量的影像诊断研究方法。MR 尿路成像可以代替 CT 尿路造影（见图 47.18）。也可以用钆对比剂进行 MR 尿路造影，产生类似于 CT 尿路造影的图像效果。然而，如有对比剂禁忌证，通过利用重 T_2WI 可以在没有对比剂的情况下进行 MR 尿路成像。集合系统，输尿管和膀胱中的尿液显示高信号，类似于对比增强成像（见图 48.8）。

通过膀胱镜插管输尿管口并注射对比剂进行逆行肾盂造影，该检查不依靠肾功能，可提供输尿管和集合系统的高质量图像，是泌尿科医师常用的一种备选方法。当经皮肾造瘘术导管放置在集合系统中时，顺行肾盂造影是另一种选择。超声是筛查肾积水的首选成像方法，但其显示尿路上皮小肿瘤的能力有限。薄层扫描，无须静脉或导管注入对比剂，MDCT 可以诊断肾脏和输尿管的结石，已经取代了传统的 X 线平片和 IVP。

解 剖

髓质肾乳头的集合管合并成数量不等的乳头管，其乳头尖端有孔并排入称为小盏的集合系统中。乳头突入肾盏形成杯状结构，在乳头两侧突出的小盏尖锐边缘部分称为穹窿。复合肾盏，通常在肾的两极，由两个或多个乳头伸入肾盏而形成。漏斗结构在小肾盏和肾盂之间延伸。肾盂呈三角形，其基部位于肾窦内。集合系统在肾盂顶点向外和向下延伸形成输尿管。所谓的肾外肾盂主要位于肾盂外，并且比常见的肾内肾盂更大且更易扩张，周围有肾周脂肪和其他结构（图 48.1）。肾外肾盂是一种正常变异，不应与肾积水相混淆。肾盂的大小和排列以及肾盂的形状和外观有各种各样的变化。

输尿管外层具有纤维外膜，其与肾包膜和膀胱外膜连续。负责输尿管蠕动的肌层由外部圆形和内部纵向肌肉束组成，由盆腔神经支配。输尿管和膀胱的黏膜是移行上皮，也称为尿路上皮。输尿管斜行进入膀胱，当膀胱壁收缩时，输尿管口关闭。输尿管通过蠕动推进尿液移动，可以通过透视和超声观察到。在 CT 上常可见膀胱内混有对比剂的尿液喷流。由于蠕动，输尿管直径在任何特定瞬间变化很大。输尿管的三个主要狭窄：①输尿管肾盂交界处（UPJ）；②输尿管过骨盆缘的部位；③输尿管膀胱连接处（UVJ），这三个位置容易结石梗阻。

先天性异常

重复输尿管在人群中发病率为 1%~2%（图 48.2），发生在

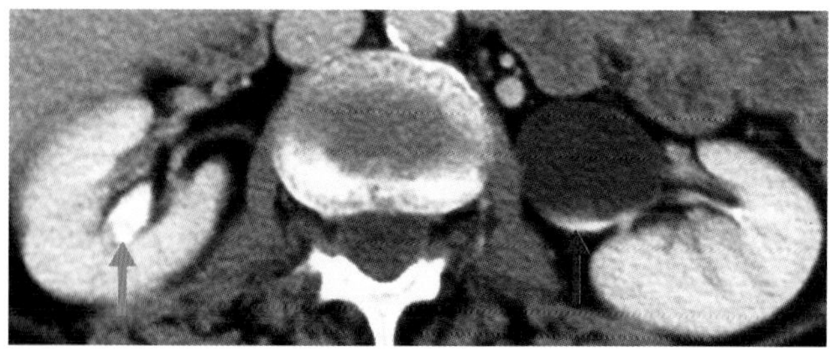

图 48.1 肾外肾盂。肾窦外侧的左肾盂（红色箭）的位置使左肾盂能有尿液扩张且比正常的右肾盂更大（蓝色箭）。肾外肾盂是正常变异，不要误认为肾积水。

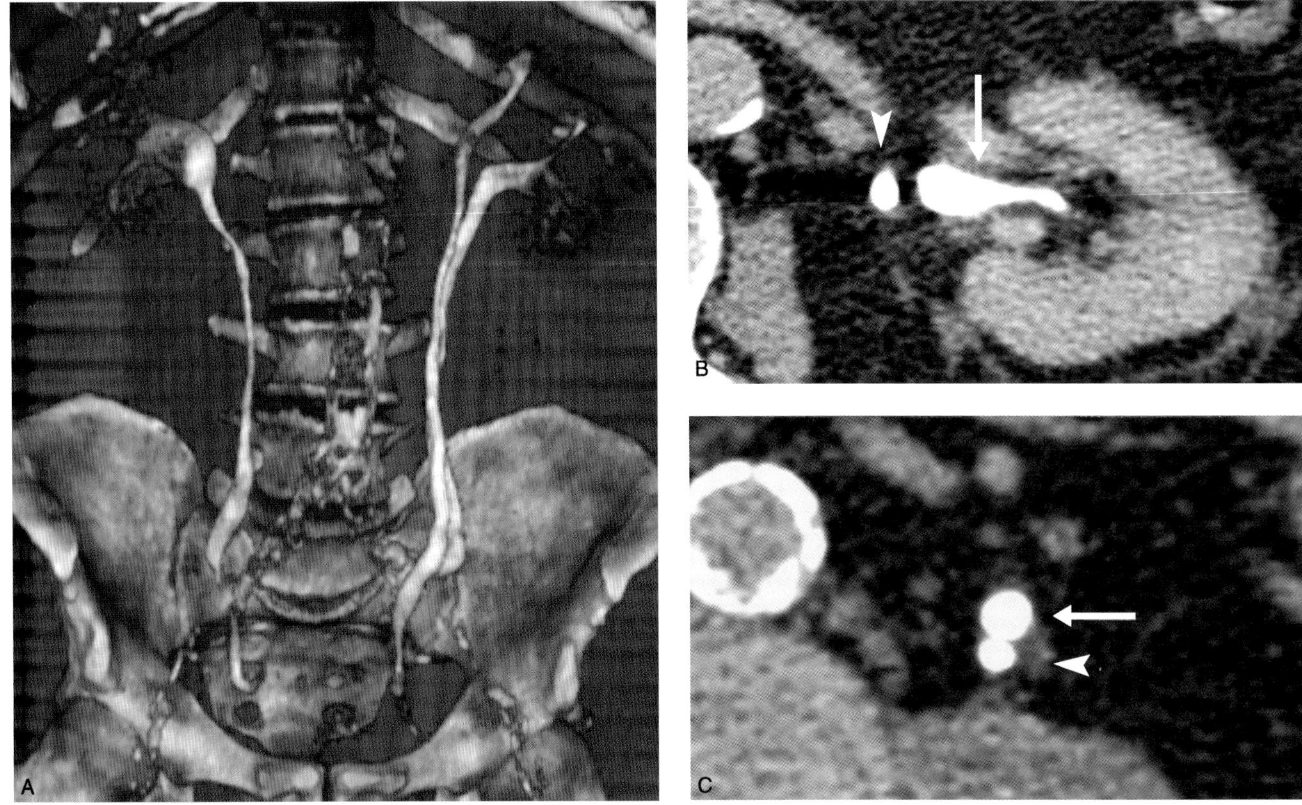

图 48.2　重复输尿管。A. 薄层 MDCT 尿道重建的三维肾盂造影图像显示左肾集合系统和输尿管的完全重复。B. 同一患者的轴位图像示通过下极输尿管的起点(箭)及上极输尿管(箭头)。虽然该患者的上极输尿管异位插入膀胱下份,但没有梗阻。C. 轴位图像显示输尿管上段(箭头)前下方输尿管(箭)。重复的输尿管在向膀胱穿行时易蜿蜒、扭曲。

单侧是双侧的 6 倍。Weigert-Meyer 规则指出,完全的重复输尿管,引流上极的输尿管穿过膀胱壁,插入正常引流下级的输尿管的下方和内侧。在女性中,异位输尿管可以插入膀胱下份、阴道上段或尿道。在男性中,它可以插入膀胱下份、尿道前列腺部、精囊、输精管或射精管中。上极输尿管末端常为异位输尿管囊肿,由于异位插入常伴梗阻。下极输尿管插入膀胱三角区中的正常位置或附近,并且由于经过异位输尿管囊肿和膀胱壁时扭曲而产生反流("上极阻塞,下极反流")。完全重复输尿管的并发症包括尿路感染,膀胱输尿管反流和下极集合系统、输尿管肾盂交界处梗阻。在儿童时期回流到下极集合系统可能会产生肾脏下极的瘢痕和畸形。

CT 或 MR 尿路成像通常表明阻塞的上极集合系统功能不良或无功能(图 48.3)。下极集合系统向下移位并且通常显示出"坠百合征"。下极集合系统的反流性肾病可能很明显。上极集合系统囊性扩张通常使实质明显变薄。上极输尿管通常扭曲、扩张。异位输尿管囊肿及其相关的扩张输尿管可以类似于盆腔多发性囊性肿块。

双肾盂在人群中发生率 10%。盆腔输尿管出口上下极单独在肾盂输尿管连接处连接。这种异常没有病理改变。

输尿管肾盂连接处梗阻是一种常见的先天性异常,可能直

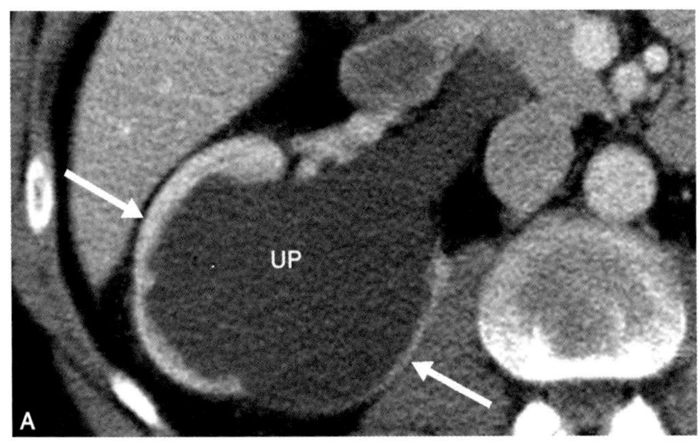

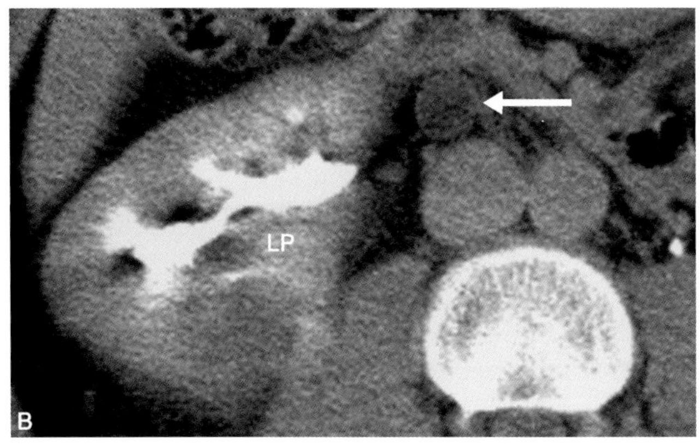

图 48.3　重复肾积水。A. 通过右肾上极(UP)的 CT 尿路图示肾盏、肾盂和输尿管的明显扩张。上极实质(箭)有强化但明显萎缩。B. 通过下极(LP)的图像显示对比排泄到非扩张的下极集合系统中。经过下极输尿管起点时上极输尿管(箭)显著扩张。

到成年才被诊断出来。肾积水和实质萎缩程度取决于阻塞的严重程度。30%的病例双侧发生,但往往不是对称的。超声上显示肾盂肾盏扩张,在肾盂输尿管交界处突然狭窄,输尿管未扩张。在15%~20%的病例中,变异的肾血管是导致阻塞的原因。MDCT能有效证明血管压迫。在大多数情况下,具体的原因是未知的。

下腔静脉后输尿管是一种发育变异,其中右输尿管在L_3或L_4椎体水平的下腔静脉后方通过。输尿管从腔静脉和主动脉之间向前穿出后返回正常位置。该病会导致不同程度的肾积水和近端肾盂狭窄。这种变异是由于胚胎下腔静脉发育不良,输尿管前右心房下静脉异常持续存在,而不是输尿管后右心房下腔静脉。

肾结石病

常规使用平扫CT已经彻底改变了肾结石疾病的影像评估,几乎完全取代X线片和常规排泄尿路造影诊断肾结石导致的急性输尿管梗阻。

肾结石是指肾集合系统中存在结石。将近10%的人在其一生中会有肾结石。大量的草酸钙或磷酸钙存在于80%的肾结石中,因为它们在常规X线照片上是不透光的。磷酸盐结石(2%~4%)是一种独特形式的磷酸钙结石,如果不对患者进行积极治疗,往往会迅速复发,其对冲击波碎石治疗有抵抗力。在碱性尿液和感染的情况下形成的鸟粪石(磷酸镁铵)结石占肾结石的另外5%~15%,并且在X线片上也是不透射线的。鸟粪石是鹿角形结石中最常见的成分(图48.4)。胱氨酸结石占肾结石的1%~2%,轻微不透光,仅在患有先天性胱氨酸尿症的患者中发现。尿酸和黄嘌呤结石(5%~10%)在传统X线片上是可透光的。平扫CT的一个主要优点是(几乎)所有结石在CT上都是不透光的(表48.1)。CT显示结石受限制的是结石的大小而不是结石的密度。高CT衰减使得结石(>200HU)易于与其他集合系统病变区分开来,如肿瘤、血肿、真菌球或肾乳头脱落。这些病灶通常都<50HU。双能量CT已成功用于确定化学物质。肾结石的并发症包括尿路梗阻、输尿管狭窄、慢性肾脏感染和肾衰竭。急性侧腹疼痛是前来急诊患者的常见主诉。由结石阻塞输尿管引起的肾绞痛是急性腰痛的最常见原因,并且是影像检查通常的考虑因素。

虽然大多数结石可以在常规X线片上检测到,但是将结石定位到输尿管并且与其他钙化区分的困难限制了输尿管结石放射检查准确性,其灵敏度低至45%,特异性仅为77%。CT平扫对输尿管结石的敏感性为97%,特异性为96%。与CT平扫相比,超声对结石检测的敏感度仅为24%。CT平扫在急性腰痛诊断中的另一个优点是证明输尿管结石以外的病变。包括急性阑尾炎、嵌顿疝、卵巢囊肿、憩室炎和肾盂肾炎。

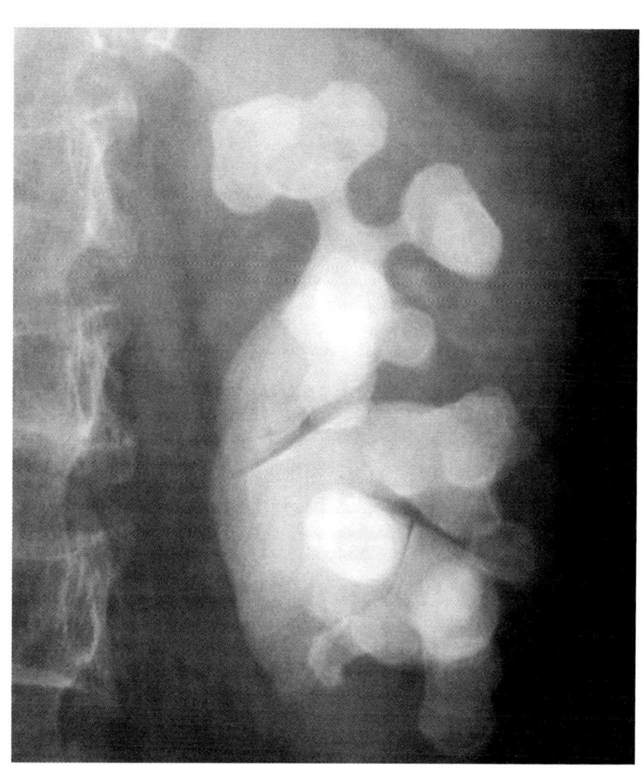

图48.4 鹿角状结石。传统的X射线照片(没有给药或任何对比剂)表现为形状复杂的结石,从而形成左肾集合系统的铸型高密度。这种鹿角结石(因其与雄鹿的鹿角相似而得名)是在有慢性感染梗阻的情况下形成的,由鸟粪石组成。

表48.1

泌尿系结石

成分	频率/%	常规X线检出	CT检出(密度)/HU
草酸钙	40~60	不透光	不透光(1 700~2 800)
磷酸钙	20~60	不透光	不透光(1 200~1 600)
磷酸氢钙	2~4	不透光	不透光(1 700~2 800)
尿酸	5~10	不透光	不透光(200~450)
鸟粪石	5~15	不透光	不透光(600~900)
胱氨酸	1~2.5	轻微透光	不透光(600~1 100)
茚地那韦结晶	服用茚地那韦HIV患者	透光	软组织密度(15~30)

改编自Kambadakone AR, Eisner BH, Catalano OA, Sahani DV。尿石症的影像学和治疗中不断发展的新概念:泌尿科医师的观点。Radiographics 2010;30:603-623.

肾结石 CT 平扫是尿道的多层螺旋 CT 扫描，无须口服或静脉注射造影，检测输尿管结石梗阻并记录结石位置（图 48.5）。1mm 的 MDCT 薄层扫描是最佳选择。几乎所有的结石都可在 CT 平扫上显示为高密度（>200HU）的不透光影（表 48.1）。在使用软组织窗的 CT 扫描上，结石显示为白点。唯一的例外是与抗逆转录病毒药物茚地那韦治疗 HIV 患者相关的晶体结石，表现为软组织密度（15～30HU）。这些结石可能导致输尿管梗阻，但只应在特定的临床情况下考虑。输尿管结石的典型表现是输尿管内的高密度结石，与输尿管的近端扩张和远端缩窄有关。结石周围的软组织晕圈（组织边缘锐化）证实了输尿管内的结石位置。输尿管梗阻的表现包括：①肾盂肾盏系统和输尿管（>3mm）的轻度扩张；②由水肿引起的患侧肾脏密度稍降低；③肾周围软组织样条带影，代表肾周围和尿道周围脂肪的水肿。矢状和冠状重建图像有助于确诊。局部肾周积液代表由高位梗阻和高尿量引起的穹窿破裂。鉴别诊断包括：①肾盂旁囊肿或类似肾积水的肾外肾盂；②由既往的炎症引起的肾周围脂肪条带影，特别是在老年患者中常见；③动脉粥样硬化钙化；④石头排出遗留的通道痕迹；⑤静脉石。静脉石是静脉血液凝固后的钙化，特别是在肾盂中常见。通过以下与结石鉴别：①不沿着输尿管位置走行；②没有组织边缘锐化；③尾部锐化存在，从钙化延伸的管状尾部代表血栓形成的静脉；④静脉石的密度相对较低，平均值为 160HU，当密度>300HU 时，钙化代表静脉石的可能性小于 3%。肾椎体中的高密度是尿盐不应误认为是结石。小于 6mm 者可能会在 6 周内

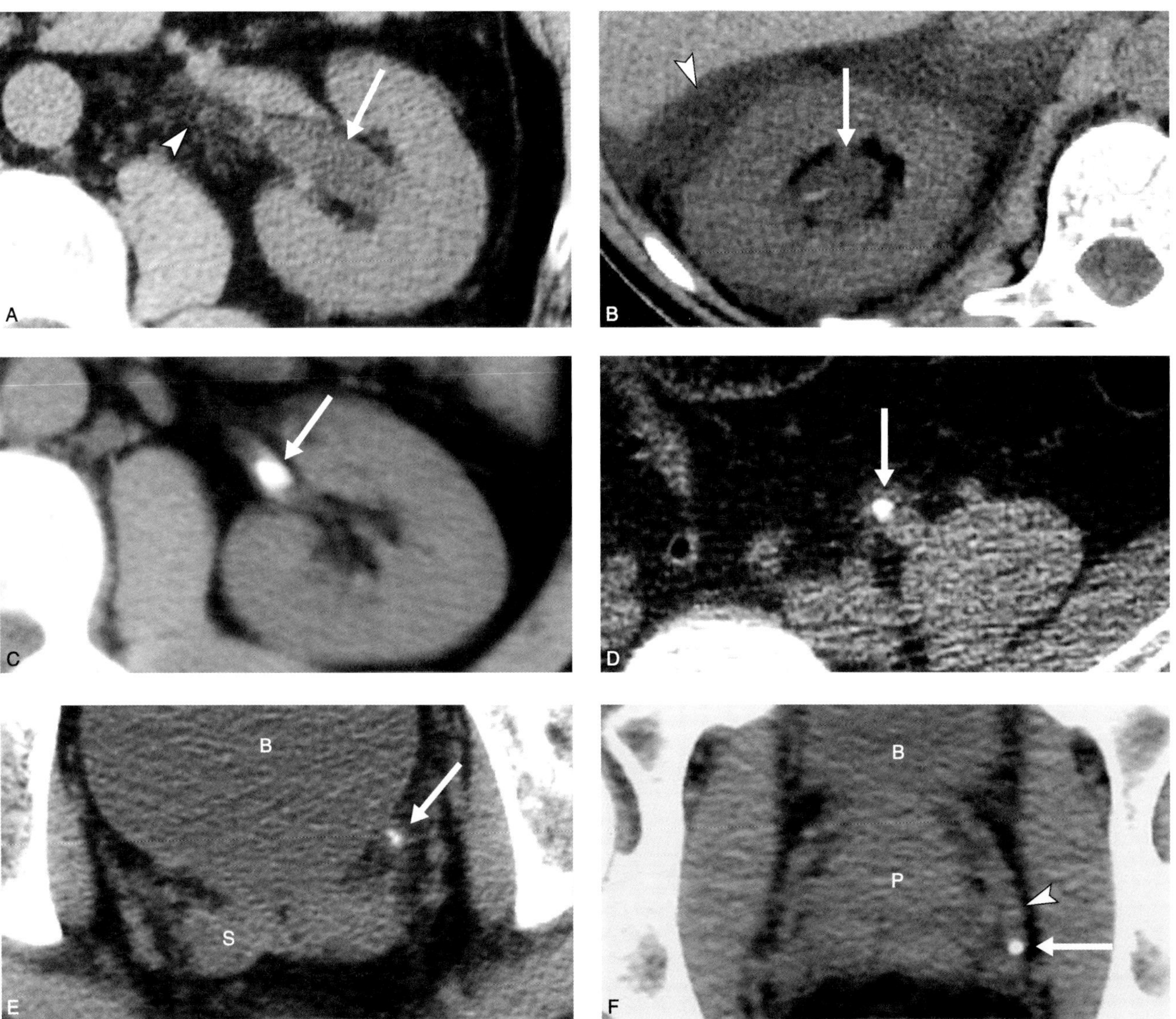

图 48.5　非对比肾 CT。A. 患者左侧腹痛，通过肾脏 CT 图像显示左肾盂轻度增大（箭）。在肾盂附近的脂肪中可见条纹影和水肿（箭头）。B. 输尿管远端结石，CT 表现为轻度肾积水（箭）与肾周围间隙（箭头）的液体。这些结果表明，穹窿集合系统破裂是由于高度阻塞和高尿量而导致。C. 该患者的输尿管肾盂连接处有一块结石（箭）。在肾周围脂肪中没有肾积水或水肿，表明梗阻程度非常低。请注意，结石周围组织边缘被结石高密度放射状伪影所掩盖。D. 左侧输尿管（箭）的一块结石达到了肾盂边缘的水平。注意肾结石不规则形状的特点。围绕结石的软组织密度边缘代表输尿管的肿胀壁（组织边缘锐化）。E. 精囊（S）水平的 CT 显示左侧输尿管远端的高密度结石（箭）。“组织边缘锐化”是显而易见的。在软组织窗观察到的几乎所有尿路结石在 CT 上显示为“白色”。F. 前列腺基底水平的图像（P）显示为静脉石（箭），不要误认为是输尿管结石。该位置低于远端输尿管的水平，并且钙化缺乏组织边缘锐化。向钙化延伸的管状结构（箭头）代表形成血栓的静脉（尾征）。B，膀胱。

自行通过输尿管。大于 6mm 的结石更可能留在输尿管中并需要干预以移除。在前面描述的输尿管三个狭窄处最可能发现结石。

肾　积　水

肾积水被定义为上尿道的扩张。肾积水不是阻塞的同义词,但有许多原因在本节中进行了混用。术语肾盏扩张、肾盂扩张及输尿管扩张在描述尿道部分扩张时更精确。超声是一种很好的筛查方式,用于发现尿路扩张。

肾盂旁囊肿类似非对比 CT、MR 和超声上的肾积水。这些是位于肾窦的单个或多个囊肿。它们含有清亮的液体,可能起源于淋巴管或创伤后。由于肾窦扩大的范围有限,它们形成圆形突起,类似于肾盂、肾盏扩张。在 CT 上,它们的密度与尿液相似。在 MR 上,液体是 T_1WI 上的低信号和 T_2WI 上高信号。在超声,它们是薄壁无回声的(见图 50.52)。当对比填充集合系统,诊断更加容易。增强的集合系统被肾窦囊性肿块推挤、变窄和移位。肾盂旁囊肿无症状,无须随访。

梗阻的原因包括结石、狭窄、肿瘤和压迫。梗阻产生的扩张程度是可变的。一般来说,梗阻越靠近端,病程越长,扩张程度越大(图 48.6)。结石产生的急性阻塞通常产生极小的扩张。超声证实肾积水是在集合系统中与正常肾窦分离的低回声。肾窦扩张变钝,并且看起来与扩张的肾盂连接。肾椎体可能是低回声的,特别是在儿童中,并且必须与扩张的肾盏区分开。肾椎体外围,被高回声的皮质包围,且不与肾盂连接。对比 MDCT 上梗阻的征象包括(图 48.7):①肾脏密度随时间增加而增加;②集合系统中出现对比度剂延迟;③阻塞点以上的肾盂肾盏和输尿管扩张。肾盂肾窦反流可能是由于对比剂的利尿作用所致的穹窿破裂,这种利尿效果叠加在阻塞性肾盂肾盏上,其静水压增加。尿液和对比剂渗入肾窦和肾周围间隙。在密度较大的对比剂延迟期,梗阻肾内的混浊和未经乳化尿液分层也是显而易见的。通常可以确定梗阻的位置和原因(图 48.8)。

肾盂积脓是指肾脏梗阻性感染。肾盂肾炎可导致肾实质

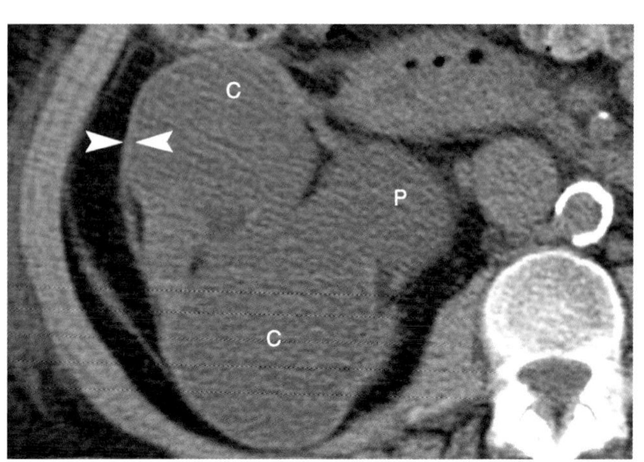

图 48.6　慢性梗阻。来自非对比性肾结石 CT 图像显示肾盏(C)和肾盂(P)显著扩张。肾实质(箭头之间)明显变薄。放射性核素肾扫描显示右肾无功能。结果表明近端尿路慢性梗阻明显。

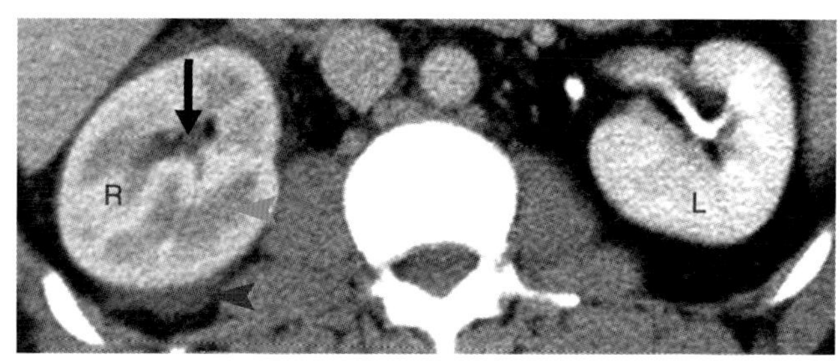

图 48.7　右肾梗阻。来自 CT 尿路造影显示在静脉对比剂注射后 4min 进行扫描,填充在左肾肾盂(L)的对比剂。右肾(R)显示对比剂排泄延迟,仅皮质强化。髓质(蓝色箭头)没有增强,集合系统(箭)没有造影剂浓聚。该患者在输尿管膀胱连接处有结石且存在高度梗阻。注意肾周围液体(红色箭头)的存在表明在高度阻塞的情况下由阻塞性肾积水造成的穹窿破裂。

的快速破坏,必须通过输尿管支架或肾造瘘管置入缓解阻塞和抗生素来紧急治疗。超声经典地展示了一个扩张的集合系统,其中充满了脓和碎屑的层状回声。结石声影也可能是显而易见的。在证实该部位和梗阻原因方面,CT 优于超声。CT 显示肾脏集合系统壁的增厚(>2mm)和尿液衰减高于正常反映了脓液的存在。

膀胱输尿管反流是儿童肾积水的常见原因。基本病理改变是肾盂输尿管连接处的输尿管异常开口和相关的尿路感染,自膀胱的感染尿液回流到输尿管。在成人中,膀胱输尿管反流通常与神经源性膀胱或膀胱出口梗阻相关。慢性膀胱输尿管反流感染尿液反流到肾脏会引起反流性肾病。通过在排泄膀胱造影或放射性核素膀胱显像中证实输尿管逆行充盈来反映膀胱输尿管反流。

先天性巨大输尿管是由于输尿管下段无蠕动,其长度为 5~40mm,导致功能性梗阻并导致近端输尿管扩张。输尿管扩张超过 7mm,无蠕动输尿管表现出平滑锥形变窄,没有机械梗阻的迹象。

梨状腹综合征也称为 Eagle-Barrett 综合征,是一种先天性疾病,表现为腹壁肌肉组织缺乏、尿路异常和隐睾症。几乎所有患者都是男性。输尿管明显扩张和曲折,膀胱扩大,后尿道扩张。

多尿与急性利尿和尿崩症有关,可能引起轻度至重度肾积水。

集合系统或输尿管的肿块或充盈缺损

结石是对比剂充盈的集合系统或输尿管中充盈缺损的最常见原因。大多数结石(>85%)在常规 X 线片上是不透光的。非对比 CT 显示几乎所有的结石都是 CT 值>200HU 的高密度物体。集合系统中对比剂的存在通常会掩盖 CT 上结石探测。在 MR 上,结石被认为是集合系统内低信号点(图 48.8)。

血栓导致非不透光的充盈缺损,可以通过随着时间的推移改变外观而与软组织肿瘤区分开来。CT 值通常为 40~80HU(图 48.9)。

移形细胞癌(TCC)占所有尿路上皮肿瘤的 85%~90%,是第二常见的原发性肾脏恶性肿瘤(占肾脏恶性肿瘤的 10%)。大多数(85%)具有外生性,息肉状的乳头形生长模式,并通过蒂附着于黏膜。这些病变在集合系统(图 48.10)或输尿管中

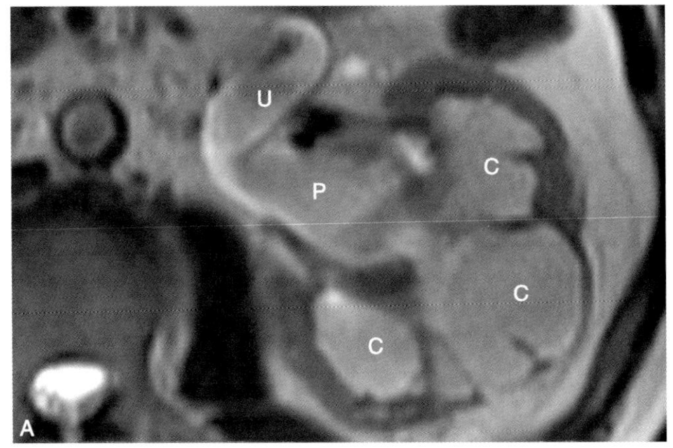

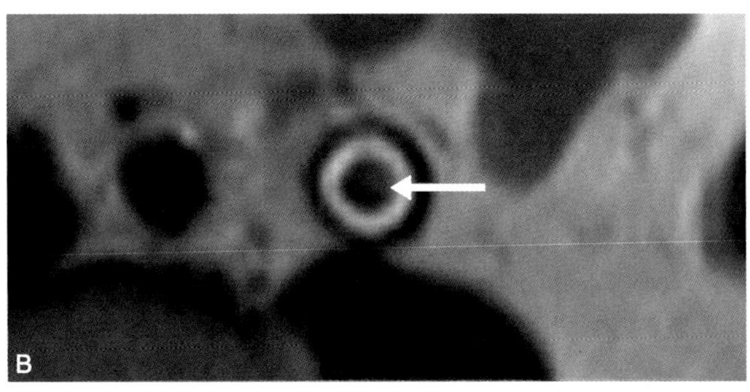

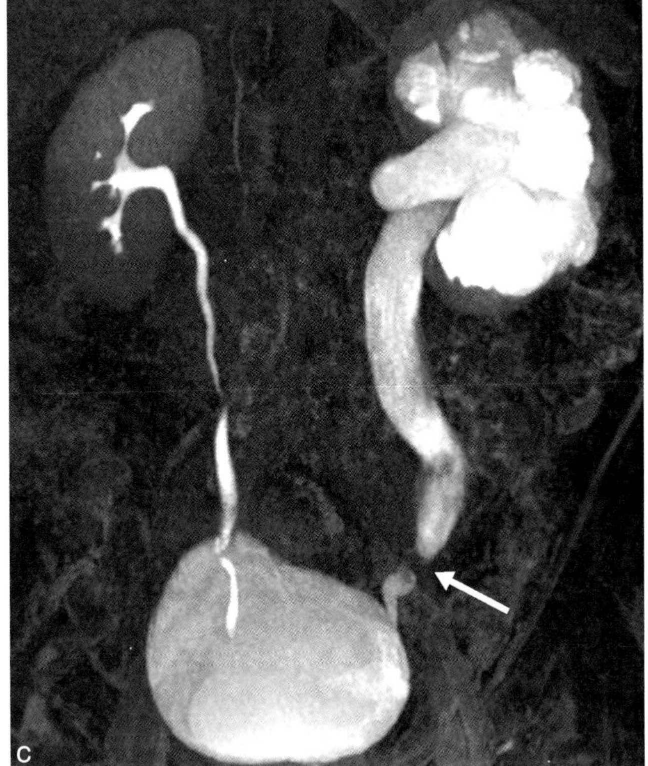

图 48.8　输尿管结石引起的慢性梗阻。A. T_2 加权轴位 MR 图像显示晚期肾积水伴肾盏(C),肾盂(P)和输尿管(U)扩张。B. 远端输尿管的轴位 T_2WI 显示结石(箭)作为由输尿管的低信号壁限制的明亮尿液包围的黑色信号间隙。C. 静脉内施用钆后约 5min 获得的 T_1 加权冠状面 MR 图像显示左侧输尿管左侧肾脏,正常右侧肾脏,正常膀胱和结石性(箭)梗阻。该图说明了使用非对比以及后对比 MR 尿路图。

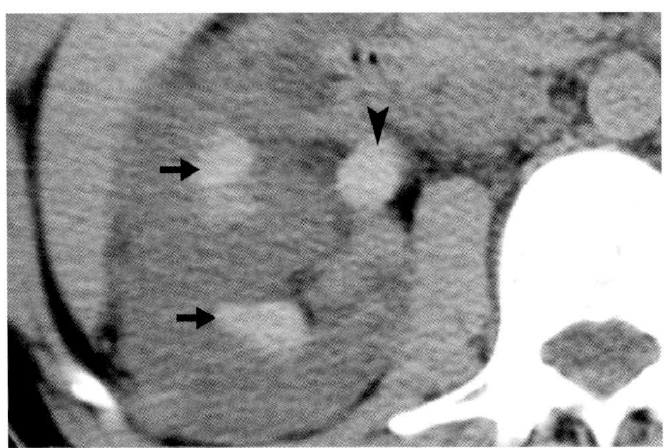

图 48.9　出血进入集合系统。急性右侧腰痛患者的非对比性肾结石 CT 图像显示肾盏(短箭)和肾盂(箭头)充满高密度的病灶,CT 值约 55HU。该患者服用超治疗剂量的抗凝剂致出血至右肾集合系统。

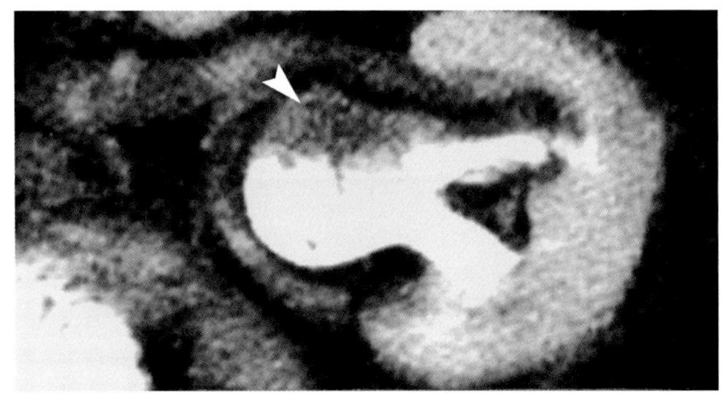

图 48.10　移行细胞癌-肾盂-腔内肿块。来自 CT 肾盂造影图像显示左肾盂中的腔内肿块(箭头)。该病变被证实是肾乳头状移行细胞癌。

引起明显的充盈缺损。在乳头状病灶的间隙内对比剂的点状图案是特征性的。非毛细血管肿瘤是结节状或扁平的并且倾向于浸润和侵袭性。它们导致集合系统或输尿管狭窄而不是局灶性肿块。大多数TCC发生在60岁及以上的男性(4∶1)。纺织和塑料工业中使用的各种化学试剂,包括环磷酰胺和非那西丁的药物,慢性肾积水(马蹄肾)和吸烟在这些肿瘤的病因中起作用。肿瘤最常转移到区域淋巴结、肝、肺和骨。TCC表现出强烈的多样性倾向。上尿路TCC的20%~44%的病例为多中心肿瘤,输尿管TCC的20%~37%的病例发生膀胱TCC。在初步诊断和随访时,仔细评估整个尿路是必不可少的。

CT显示上尿路TCC的三种典型表现:①局灶性腔内肿块(图48.10);②增厚的壁和输尿管或集合系统腔内变窄(图48.11);③肿块浸润肾窦和肾实质(图48.12)。输尿管中的肿瘤显示出类似的发现(图48.13),但在发现时往往较小,因为它们会导致输尿管早期梗阻。在未增强的CT上,TCC的CT值为8~30HU,比尿液略微呈高密度,略微低于未增强的肾实质密度(图48.14)。TCC的低密度使得能够明显区分结石(>200HU)和血栓(40~80HU)。大多数局灶性肿块很小(5~10mm)。静脉造影后,增强通常是较低的,可证实为肿瘤。壁增厚和管腔变窄通常是对称的,并且在后增强时显示出低程度的强化。这些表现并不特异,也可能与结石、出血或感染有关。通常需要输尿管镜引导活检。肾脏中TCC的侵犯从肾盂浸润肾窦并向肾实质延伸,但肾脏轮廓尚存(图48.12)。CT可探明肿瘤分期、肿瘤范围,包括肾脏或周围结构侵犯,淋巴结和远处转移。

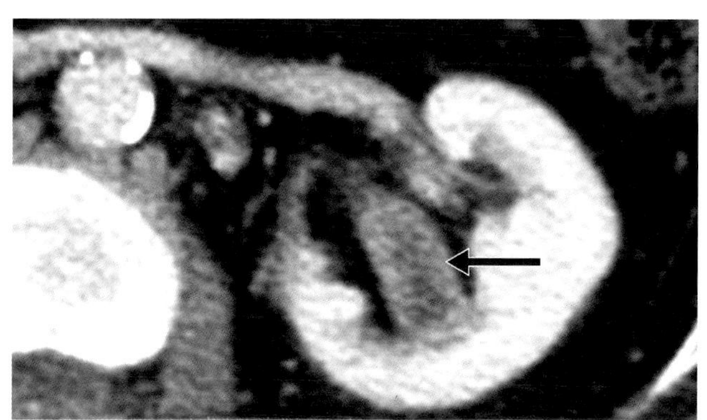

图48.11　移行细胞癌:肾盂壁增厚。CT肾脏扫描示由移行细胞癌引起的肾盂壁增厚(箭)。

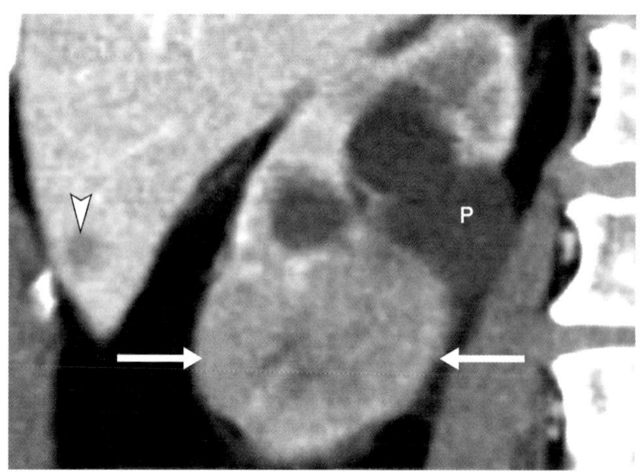

图48.12　移行细胞癌:肾盂浸润性肿瘤。来自CT尿路造影的冠状重建的肾盂图像显示右肾下极集合系统的肿瘤强化(箭之间)并侵犯肾实质。注意肿瘤浸润不会改变肾脏的形状。肿瘤梗阻上极集合系统和肾盂(P)引起肾积水。肝脏可见转移(箭头),活检证实为Ⅳ期移行细胞癌。

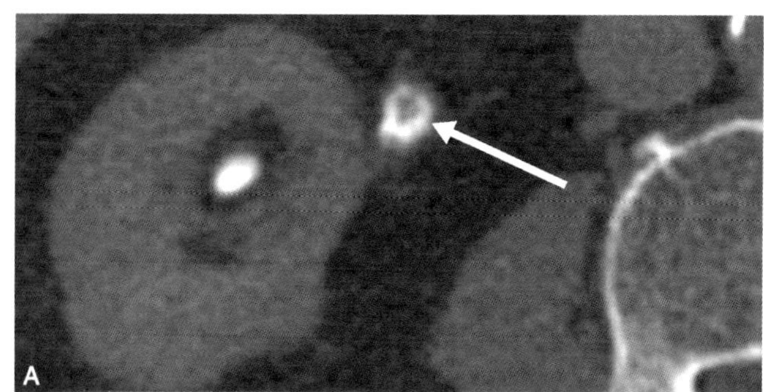

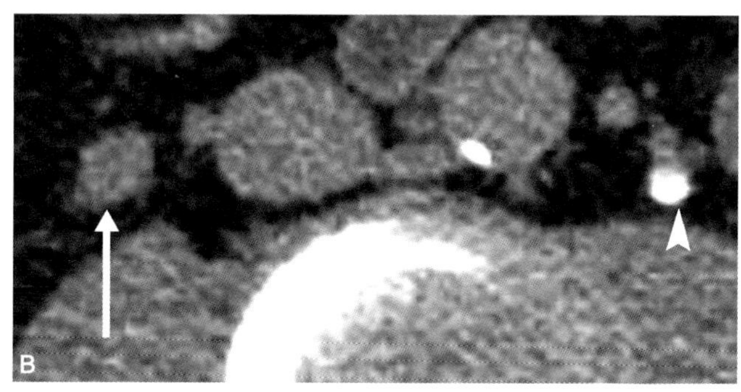

图48.13　输尿管移行细胞癌。A.血尿患者的CT尿路造影图像示在右输尿管近端息肉状肿块的充盈缺损(箭)。活检证实为移行细胞癌。B.另一患者的CT增强图像示右侧输尿管扩张(箭),边缘不清。该图像是在输尿管狭窄水平上采集的。高于此水平的输尿管扩张并充满对比剂,手术证实为TCC。左输尿管(箭头)充满对比剂,但外观正常。

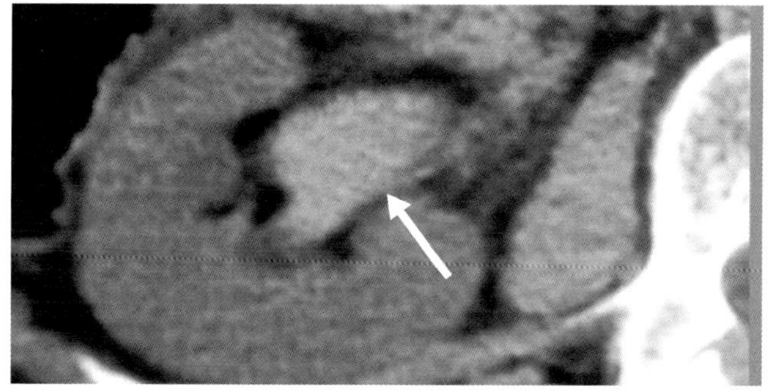

图48.14　移行细胞癌:CT平扫。非对比性肾结石CT图像示扩张的右肾盂等密度影(箭)。鉴别诊断包括血栓与肿瘤。输尿管镜活检示移行细胞癌。

在MR上,和T_1WI上的肾髓质相比,TCC通常是等信号,可能无法检测到小肿瘤。大肿瘤侵犯肾窦内的脂肪并侵犯周围组织。在T_2WI上,TCC由集合系统内的高信号尿液勾勒出来,在肿瘤内可见等信号。增强后显示肿瘤并能区分TCC与血凝块。可能需要减影来显示TCC增强图像。肾盂或连接部的TCC通常引起近端瘢痕疙瘩。

超声表明肾TCC是向肾窦生长的,稍低回声或高回声的肿

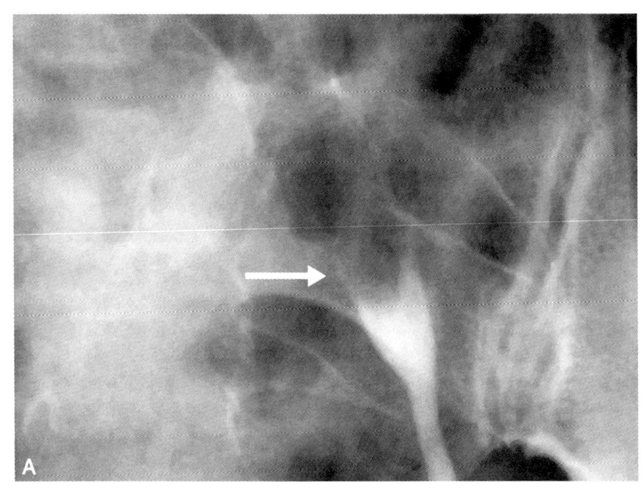

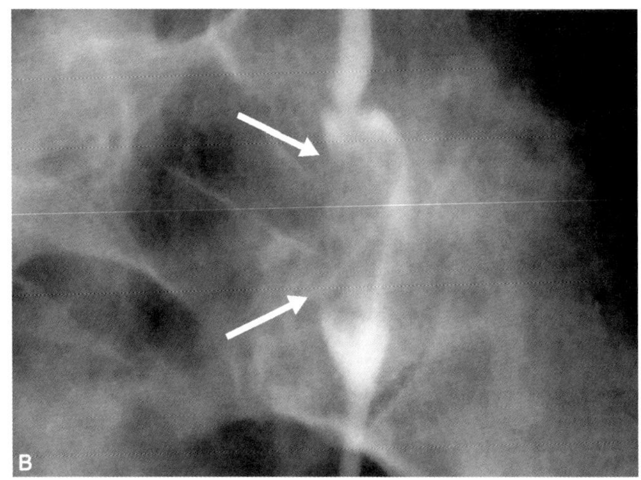

图 48.15 输尿管移行细胞癌。A. 逆行输尿管造影显示输尿管(箭)在肿瘤阻塞远端扩张。由于肿瘤生长缓慢,远端输尿管呈“香槟杯”征象。B. 外围的对比剂显示肿瘤的全部范围(箭之间)。

块。小病变可能不明显,很容易漏诊。总体而言,超声对 TCC 的检测不如 CT 或 MR 尿路成像敏感。虽然少数高级别肿瘤可能会产生声影,但病灶上没有声影通常能与结石区别。逆行肾盂造影或排泄性尿路造影显示肿瘤是集合系统或输尿管内充盈缺损。充盈缺损可能是不规则的,点状的或平滑的。完全被肿瘤阻塞的充盈缺损或“截断”的肾窦将不会被对比剂填充。肿瘤也可能导致输尿管局部狭窄和“苹果核”征。输尿管中的肿瘤可能表现出充盈缺损远端输尿管扩张的“香槟杯”征(图 48.15)。该征象能鉴别肿瘤与造成输尿管远端痉挛和狭窄的结石。

鳞状细胞癌占尿路上皮肿瘤的 10%。慢性感染、结石和非那西丁滥用是主要诱因。大多数肿瘤浸润并沿表面扩散,产生狭窄或少许的充盈缺损,影像表现与 TCC 无法区分。

转移性肿瘤是集合系统占位的罕见原因。常见的原发肿瘤是乳腺癌、皮肤黑色素瘤、肺癌,胃癌和宫颈癌。

肾乳头坏死是髓质椎体尖端的缺血性坏死。原因包括感染、结核、镰状细胞相关疾病、糖尿病和镇痛药相关肾病。坏死的乳头可能留在原位,脱入集合系统,导致可变性充盈缺损;或消失,导致乳头或肾窦对比剂堆积(图 48.16)。淋巴结肿大可能阻塞输尿管并引起肾绞痛。

纤维上皮息肉是由移行上皮来源的良性纤维息肉,在青年男性中常见。息肉是可动的并且通过细长的蒂与黏膜相连。

囊性睾丸炎是与慢性尿路感染相关的良性病变,表现为黏膜下囊肿形成。输尿管中多个小而光滑(2~3mm)的圆形充盈缺损是特征性的。肾盂中的囊肿往往较大,达 2cm。

白斑是一种罕见的尿路上皮炎症,与慢性尿路感染和结石有关。角化和鳞状上皮化生导致肾盂、输尿管近端和膀胱的不规则斑块。一个关键的临床特征是尿液中脱落上皮细胞碎片。白斑被认为是膀胱的癌前病变,但输尿管不然。

软斑病是与慢性感染相关的尿路上皮的另一种罕见的炎性肉芽肿炎症,特别是大肠埃希氏菌。由组织细胞形成的平滑黏膜下结节在输尿管远端和膀胱中产生多个光滑结节。这种情况并非恶性,但可以在泌尿系统之外发生。

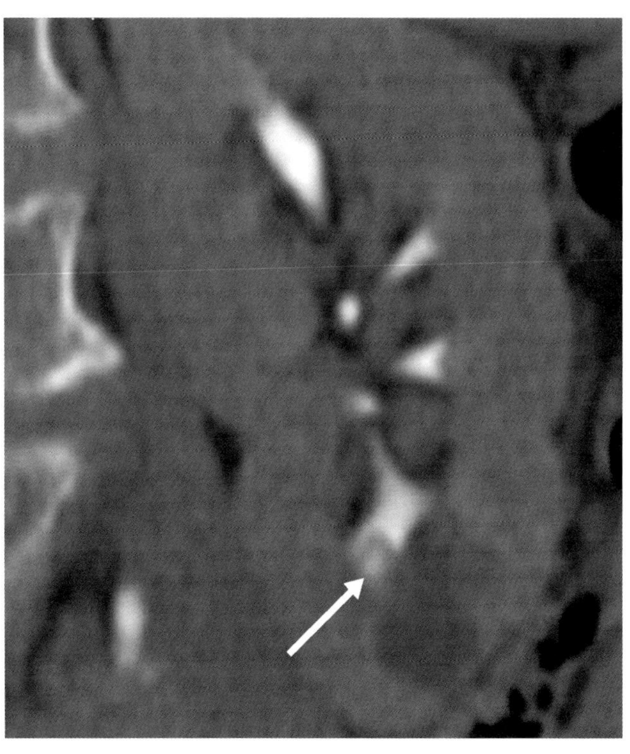

图 48.16 肾乳头坏死。冠状面重建示 CT 尿路造影的肾盂内肾乳头坏死(箭),其重填在肾下极的对比剂。

集合系统和输尿管狭窄

狭窄是集合系统或输尿管的固定狭窄。除非输尿管或肾盂在狭窄点以上扩张,否则不应行输尿管狭窄的诊断。输尿管的蠕动和正常扭结和弯曲发生类似狭窄的影像,但缺乏固定狭窄与近端扩张的征象。

结石性炎症。尿路结石可能引起炎症,导致瘢痕和纤维化形成,从而产生狭窄。

创伤后狭窄是由手术和器械操作引起的。

尿路上皮肿瘤。TCC 浸润性生长特征导致集合系统或输尿管的狭窄,占 TCC 的 15%。鳞状细胞癌通常表现为肾盂或

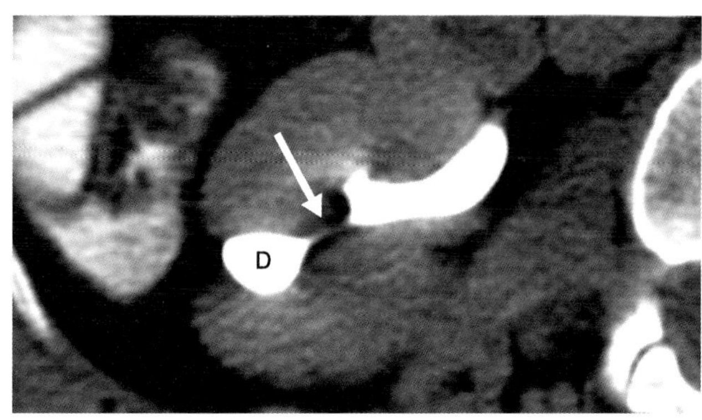

图 48.17　肾盏憩室。CT 尿路造影示憩室(D)充满对比剂并通过细通道(箭)连接到集合系统。该肾盏憩室与肾实质中的瘢痕有关。

输尿管的狭窄。

结核病和血吸虫病是两种慢性炎性病变,其特征是纤维化和狭窄。通过影像学可能难以与 TCC 鉴别,但可通过病史鉴别。

周围病变推压。肿瘤或炎症的外在推压是狭窄的常见原因。原因包括淋巴瘤、宫颈癌、结肠癌、子宫内膜异位症、克罗恩病、憩室炎和盆腔炎。

乳头状腔

肾盏憩室是肾实质内尿路上皮形成的空腔,通过狭窄通道与附近的肾窦相连(图 48.17)。它们可能是先天性的,从输尿管残芽发展而来,或由于感染、反流或囊肿破裂而形成。

毛细血管坏死可能导致乳头尖的空腔,在顺行和逆行造影中都会显示(图 48.16)。较大的空腔会导致肾窦变钝。

膀　胱

成像方法

CT 尿路造影通常是评估血尿首选检查方法时。获得尿液和部分对比剂充填膀胱的图像并显示多种膀胱病变。然而,小的病变(<5mm)和前列腺-尿道附近的膀胱基部病变很容易被漏诊。大多数情况下,需要膀胱镜检查以提供对膀胱的完整评估。膀胱镜引导下的活检能确诊影像学或膀胱镜发现的病变。CT 和 MR 可用于膀胱肿瘤的分期。

通过将对比剂直接注入到膀胱中并采取一系列常规 X 线照片的膀胱造影提供了更详细的检查。在膀胱充盈期进行正位、侧位和斜位透视检查以检查膀胱-输尿管反流。排尿期 X 线片能显示膀胱开口和尿道。排空相 X 线片能记录残余尿液量。

可以使用类似技术进行 CT 膀胱造影,通过导尿管将至少 250mL 的对比剂滴注到膀胱中。CT 对渗透到周围组织中的少量对比剂敏感。膀胱中注入空气也被用于进行"CT 内镜检查"。患者在仰卧位和俯卧位进行扫描,以勾勒出突入腔内的病变。

超声对肾盂的检查通常使用充尿膀胱作为透声窗进行检查。超声能可靠评估腔内肿块、结石、膀胱壁增厚和膀胱排空(见第 51 章)。

解剖和变异

正常填充的膀胱是椭圆形的,平行于耻骨联合的上方约 5~10mm 处。膀胱的大小和形状随着膀胱充盈程度而变化。上表面被腹膜覆盖,腹膜延伸到骨盆的侧壁、乙状结肠、小肠以及子宫和膀胱顶部。下表面位于腹膜外;在前面,在 Retzius 韧带的腹膜外间隙中,膀胱与耻骨联合分离。在后部,膀胱通过女性的子宫凹陷与子宫隔开,并通过男性的直肠凹陷与直肠分隔。

膀胱的内层黏膜松散地附着在基层外,因此当膀胱收缩时,黏膜将出现褶皱。膀胱壁有四层:外层结缔组织外膜、平滑肌层由夹在纵向纤维内层和外层之间的环状肌纤维组成、黏膜下结缔组织(固有层)和移行上皮黏膜组成。膀胱三角是膀胱底部的三角形区域,由两个输尿管口和尿道内口组成。随着排尿,三角区下降 1~2cm 并从平坦表面变为锥形,尿道位于顶点。在 MR T_1WI 上,膀胱壁通常与低信号尿液无法区分。在 T_2WI 时,低信号膀胱壁由高信号尿液和高信号脂肪勾勒出来。水-脂界面处的化学位移伪影可能干扰肿瘤膀胱壁侵犯的评估。

膀胱外翻是由于前腹壁下部发育先天性缺陷引起的。膀胱是开放的,其黏膜与皮肤连续,伴随耻骨联合的尿道上裂和广泛分离是存在的。输尿管梗阻、脐带和腹股沟疝是常见的。治疗包括尿道改道、膀胱扩大和皮肤移植。

在 CT 或由于其他原因进行的超声检查中,无症状成年患者可能会发现**脐尿管残留**。脐尿管是泌尿生殖窦和尿囊的残余物。它是一种管状结构,沿着前腹壁从膀胱穹窿延伸到脐管。中位脐韧带是其退化遗迹。

交通性脐尿管占 50%。膀胱和脐部之间存在持续交通引起尿漏,通常在新生儿期被发现。一些患者是无症状的,直到下尿道的阻塞开放未封闭的脐尿管导致脐尿瘘。

脐尿管瘘(15%)是脐部末端尿道盲端扩张,可能导致持续的脐尿排出。成像显示中线腹壁中的管状结构从脐部向尾侧延伸。

膀胱-脐尿管憩室(5%)是尿道前中线位置的膀胱外翻。在膀胱出口梗阻的成人患者中可以看到中线腹壁从膀胱向头部延伸的充满液体的囊腔。憩室中尿液的淤滞可能导致感染和结石形成,并且有憩室内发生癌症的风险。

如果尿道两端闭合但在中间保持交通,则脐尿管囊肿(30%)形成。成像显示中线腹壁上充满液体的囊肿,通常位于尿道下区。感染可能会使其复杂化。液体通常是简单的性质,且会导致囊壁钙化。

脐尿管癌通常是腺癌(90%),占膀胱癌的 0.5%。肿瘤最常见于 40~70 岁。在出现局部侵袭或转移之前,它们是无症状的(图 48.18)。

膀胱壁增厚/膀胱容积小

充盈良好的膀胱壁正常厚度不应超过 5~6mm。以下情况

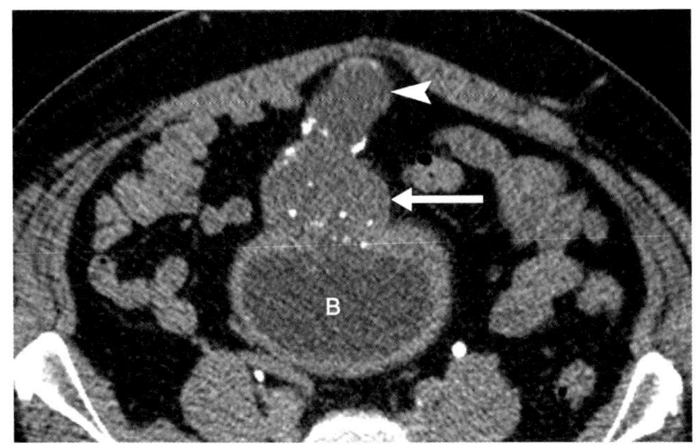

图 48.18　脐尿管癌。早期对比后 CT 尿路图像显示从膀胱中线圆顶（B）延伸到前腹壁中线的脐尿管憩室（箭头）。固体质量（箭）占据憩室的近端。活检证实肿块内可见几种高密度影和营养不良钙化为腺癌，膀胱壁增厚。

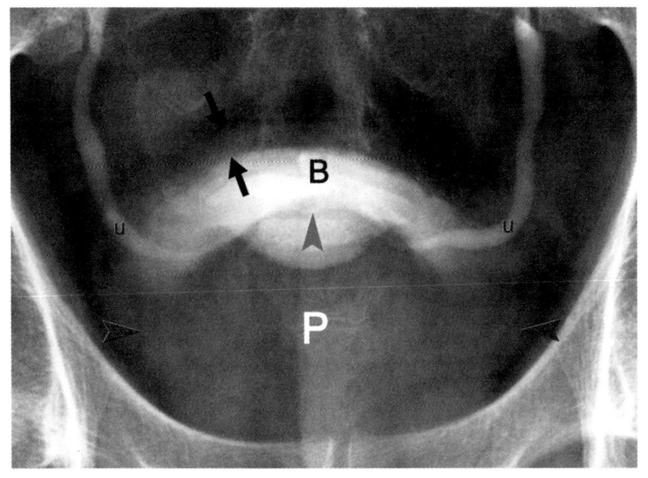

图 48.19　良性前列腺肥大。来自排泄性尿路造影的放射照片显示由于前列腺增大（P，红色箭头间），膀胱基部明显抬升。三角区（蓝色箭头）和输尿管口明显升高，导致远端输尿管（u）呈 J 形外观。膀胱壁增厚（箭之间），膀胱（B）黏膜突出。

与膀胱壁异常增厚有关，并且通常会减小膀胱容量。

前列腺肥大影响 50%～75%的 50 岁以上男性。前列腺肿大进入膀胱根部，抬高膀胱三角区使远端输尿管的呈 J 形（图 48.19）。慢性膀胱出口阻塞导致膀胱壁增厚和膀胱体积缩小。前列腺钙化和膀胱结石合并存在。前列腺癌也必须被认为是前列腺肿大的原因，尽管影像学不能可靠地区分良性肿大和恶性肿瘤。

尿道狭窄和后尿道瓣膜导致慢性阻塞膀胱尿液流出。膀胱壁增厚反应性肌肉增生会克服排尿障碍。排尿或逆行尿道造影能显示尿道异常。

神经源性膀胱可能是痉挛性或失张性。原因包括脑膜脊髓膨出、脊柱外伤、糖尿病、脊髓灰质炎、中枢神经系统肿瘤和多发性硬化。神经源性膀胱易于发生尿潴留、慢性感染和结石形成。大多数神经源性膀胱最终会使膀胱壁增厚，并且容量减少。

膀胱炎。膀胱炎症有许多原因，包括感染（细菌、腺病毒、肺结核、血吸虫病），药物（环磷酰胺），放射和自身免疫炎症。CT 显示膀胱壁增厚、肿瘤和水肿（图 48.20）。MR 示黏膜水肿

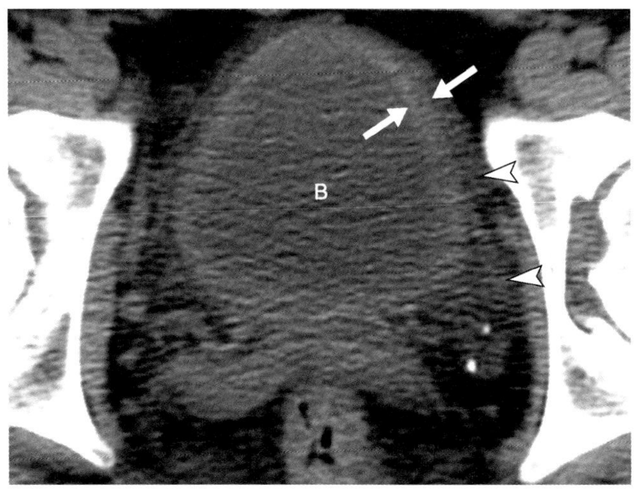

图 48.20　膀胱炎。表现为脓尿和血尿的男性患者，CT 平扫示膀胱壁（B）的增厚（箭之间）和与膀胱周围脂肪组织的水肿（箭头）。尿培养证实了大肠埃希氏菌引起的膀胱炎。

和炎症为 T_2WI 上的高信号，易于与正常低信号的膀胱壁区分。囊肿的特征在于多个充满液体的黏膜下囊肿。大多数病例与膀胱感染有关。

腺性膀胱炎是囊肿的进一步发展，其中固有层黏液分泌腺体增生。囊肿大小不一，可能会阻塞输尿管口。腺性膀胱炎可能是膀胱腺癌的前兆。

膀胱壁的大疱性水肿通常与留置导管的慢性刺激有关，葡萄状囊肿可抬高黏膜。

间质性膀胱炎是一种慢性特发性膀胱炎，最常见于女性。膀胱容量逐渐减少，膀胱壁变厚并变得小梁化和纤维化。

出血性膀胱炎的特征是出血进入黏膜和黏膜下层。它是由细菌或腺病毒感染引起的。

嗜酸性粒细胞性膀胱炎是嗜酸性粒细胞对膀胱壁的浸润，原因尚不确定。膀胱壁明显增厚，常呈结节状。充血性膀胱炎膀胱壁内可有气体（图 48.21）。它与血糖控制不良、膀胱出口梗阻和大肠埃希氏菌感染有关，大肠埃希氏菌在尿液中糖酵解以释放二氧化碳和氢气。膀胱腔内的气体可见于气肿性膀胱炎、器械操作和膀胱-结肠瘘。

膀胱壁钙化

泌尿道血吸虫病是由埃及血吸虫感染引起的。这种疾病在北非、尼罗河谷和埃及最为普遍。血吸虫的幼虫尾蚴穿透感染水中的人的皮肤，进入淋巴管，最终循环到门静脉系统，并发育成熟。成年雌性附着到膀胱静脉丛并将卵产在膀胱和输尿管壁上。卵子引起纤维性肉芽肿反应，导致串珠状狭窄和输尿管不规则扩张，以及远端输尿管壁和膀胱壁钙化。膀胱壁钙化是嵌入壁内的虫卵钙化的结果（图 48.22）。输尿管呈蠕动状，导致膀胱输尿管反流。最终，膀胱可能萎缩、纤维化和缩窄。瘘管可能在会阴和阴囊中形成。由于功能性阻塞和反流，肾脏的病变发展缓慢。

结核病主要影响肾脏，其次是输尿管和膀胱。钙化影响输尿管近端，并可能最终延伸到远端输尿管和膀胱。膀胱结核感染导致壁增厚和容量减少。膀胱壁的钙化呈斑片状但罕见。

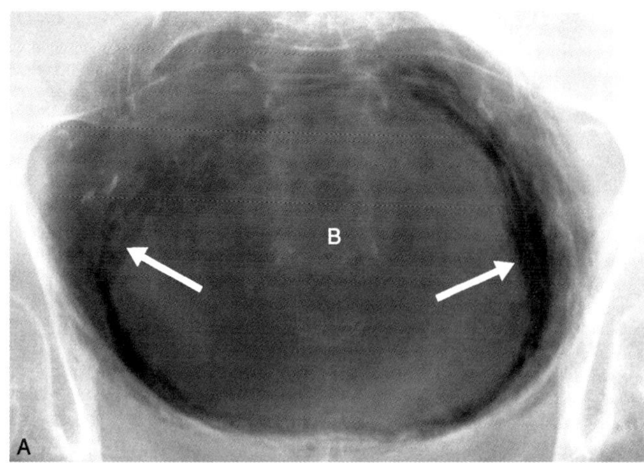

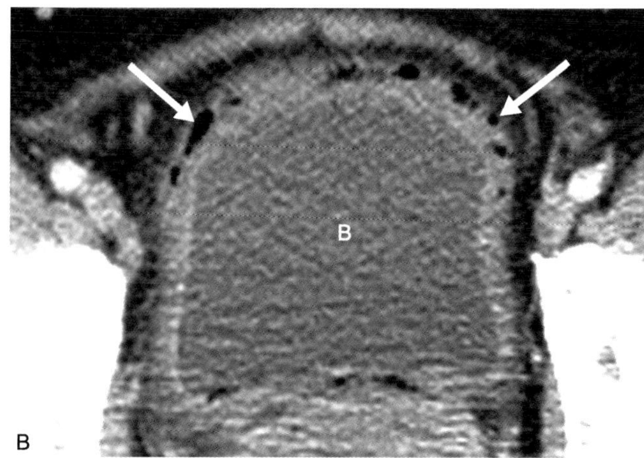

图 48.21 气肿性膀胱炎。A. 67 岁男性，膀胱壁中的空气被认为是因大肠埃希氏菌引起的膀胱炎，患者平片上勾勒出线状透亮影（箭）的图像。B. 另一糖尿病患者的 CT 示膀胱壁（B）中的条纹状和气泡影（箭）。

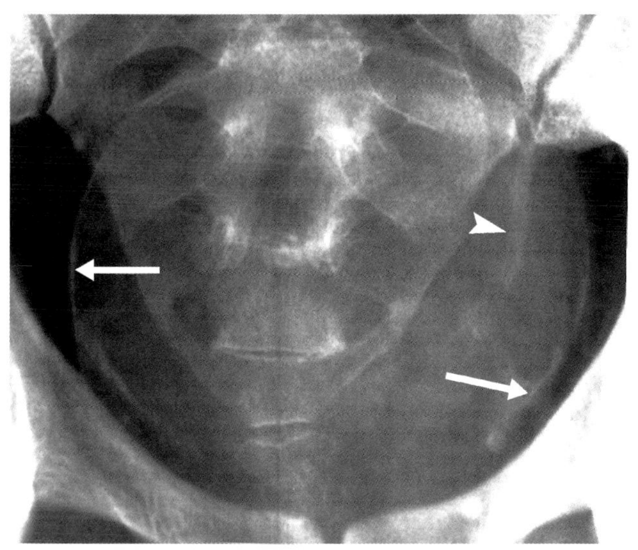

图 48.22 埃及血吸虫。25 岁，埃及男性，常规射线照片显示膀胱壁（箭）和左输尿管壁（箭头）中的钙化。膀胱充满尿液。

膀胱炎是膀胱的炎症，慢性感染和环磷酰胺诱发的膀胱炎导致扭曲的或絮状膀胱壁钙化。

肿瘤。膀胱移行细胞和鳞状细胞癌可能很少钙化（1%～7%）。肿瘤钙化可以是点状或线状的，最好通过 CT 检查。

膀胱壁肿块或充盈缺损

单纯性输尿管囊肿是输尿管壁内段的囊状扩张，由输尿管远端先天性脱垂入膀胱腔，输尿管正常地插入三角区。这在成人中通常是偶然发现的，尽管较大的、单纯的输尿管囊肿可能与输尿管阻塞、感染和结石形成有关。对比研究表明输尿管进入膀胱时有圆形填充缺损（图 48.23A）。“眼镜蛇头”或“葱”征是特征性的。通过对比在内部和外部勾勒出的输尿管壁产生的透光影。超声在输尿管口处能显示出囊性占位。实时超声可见输尿管蠕动导致输尿管囊肿交替充盈和排空。

异位输尿管囊肿通常与输尿管重复有关。患有异位输尿管的女性患者容易发生尿失禁，因为输尿管可能会在外括约肌远端插入阴道前庭、子宫或阴道。在男性中，异位输尿管通常插入外括约肌近端，没有尿失禁的表现。较大的异位输尿管囊肿可能会阻塞对侧输尿管或由于其占位效应导致膀胱出口阻塞。异位输尿管囊肿表现为插入输尿管异位位置的囊性肿块，输尿管可扩张和曲折（图 48.23B）。

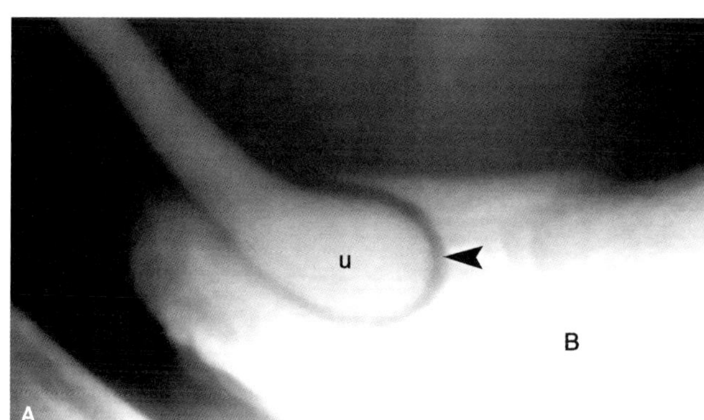

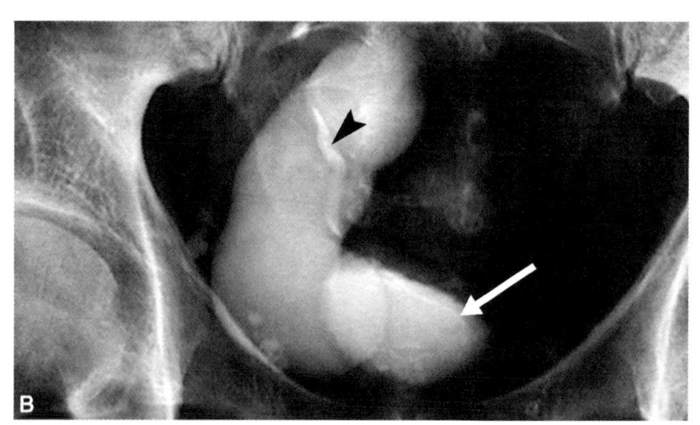

图 48.23 单纯和异位输尿管囊肿。A. 来自排泄性尿路图的 X 片示右侧输尿管轻度扩张与单纯的输尿管囊肿（u）相关，该输尿管突出到膀胱腔（B）中。输尿管疝（箭头）的低密度的壁在输尿管疝和膀胱腔内的高密度对比下勾勒出轮廓。输尿管疝的壁由输尿管壁和膀胱黏膜组成。B. 来自另一个排泄性尿路图的 X 片显示发自肾下极的正常输尿管（箭头）和来自肾脏阻塞上极的异位输尿管囊肿（箭）而扩张的输尿管。根据 Weigert-Meyer 规则，异位输尿管从内侧和尾侧插入上极输尿管的。

膀胱移行细胞癌是最常见的泌尿系肿瘤。膀胱 TCC 发生率比输尿管 TCC 高 50 倍。虽然膀胱肿瘤通常发生在肾盂或输尿管原发性 TCC 患者中，但只有 2%~4%的膀胱癌患者有输尿管 TCC。尽管如此，所有 TCC 患者都需要对整个尿路上皮细胞进行详细筛查。膀胱尿路上皮肿瘤的危险因素包括吸烟、砷摄入、巴尔干肾病、非那西丁滥用、环磷酰胺治疗、暴露于芳香胺、血吸虫病和复发性尿路感染和结石。膀胱癌被分类为浅表性(乳头状肿瘤局限于黏膜且与切除后多样性和高复发性有关)或侵入性(穿透并穿过膀胱壁导致局部侵犯和转移)。根据 TMN 分期，横断面成像和膀胱镜检查用于膀胱癌分期。膀胱癌通过膀胱壁的直接侵犯、淋巴转移到区域淋巴结，最常见的血行扩散为骨骼、肝脏和肺部。大约 5%的患者在初次诊断时有远处转移。TCC 有多样性和复发倾向。CT 和 MR 在膀胱癌分期能力方面大致相等。

CT 示 TCC 是一种软组织结节或乳头状肿块影，伸入膀胱腔，或膀胱壁的局灶性增厚。检查前膀胱应该很好地扩张，以避免漏诊小的或扁平的病变。钙化存在于 5%的肿瘤中。在充盈膀胱的低密度尿液背景下能良好显示肿瘤强化(图 48.24)。在对比剂注射后的 60s 内肿瘤增强达到峰值，从而探明肿瘤侵袭范围。当对比剂充满膀胱时，肿瘤被视为低密度息肉状或斑块状附壁结节，背景是高密度不透光的尿液。肿瘤周围侵犯可见周围脂肪中有软组织密度影。既往活检，炎症和放射后改变使诊断变得困难。

MR 示 T_1WI 上 TCC 为等信号，接近肌肉但高于尿液。T_1WI 是通过检测膀胱壁肿瘤侵袭的最佳选择，可见等信号肿瘤结节延伸至高信号脂肪。在 T_2WI 上，肿瘤信号低于尿的高信号，但信号高于正常膀胱壁肌层。肿瘤深处的完整低信号膀胱壁表示肿瘤没有侵入肌层。当肿瘤处于或接近膀胱输尿管连接处时，扩张的输尿管表示肌层受侵。使用钆增强时，肿瘤比正常膀胱壁或活检后炎症组织强化更明显。受累的淋巴结通常大小正常，但可能因其发生的位置而被判定为可疑受累。通常需要活组织检查来确定淋巴结转移。冠状和矢状平面图像提高了 MR 分期的准确性。

超声证明外生性肿瘤是从膀胱壁腔内延伸的息肉样肿块(见图 51.51)。局部浸润可表现为膀胱壁的局灶性增厚。在存在弥漫性膀胱壁增厚和小梁的情况下，肿瘤可能难以识别。

鳞状细胞癌占膀胱恶性肿瘤的 4%。它往往在长期受到结

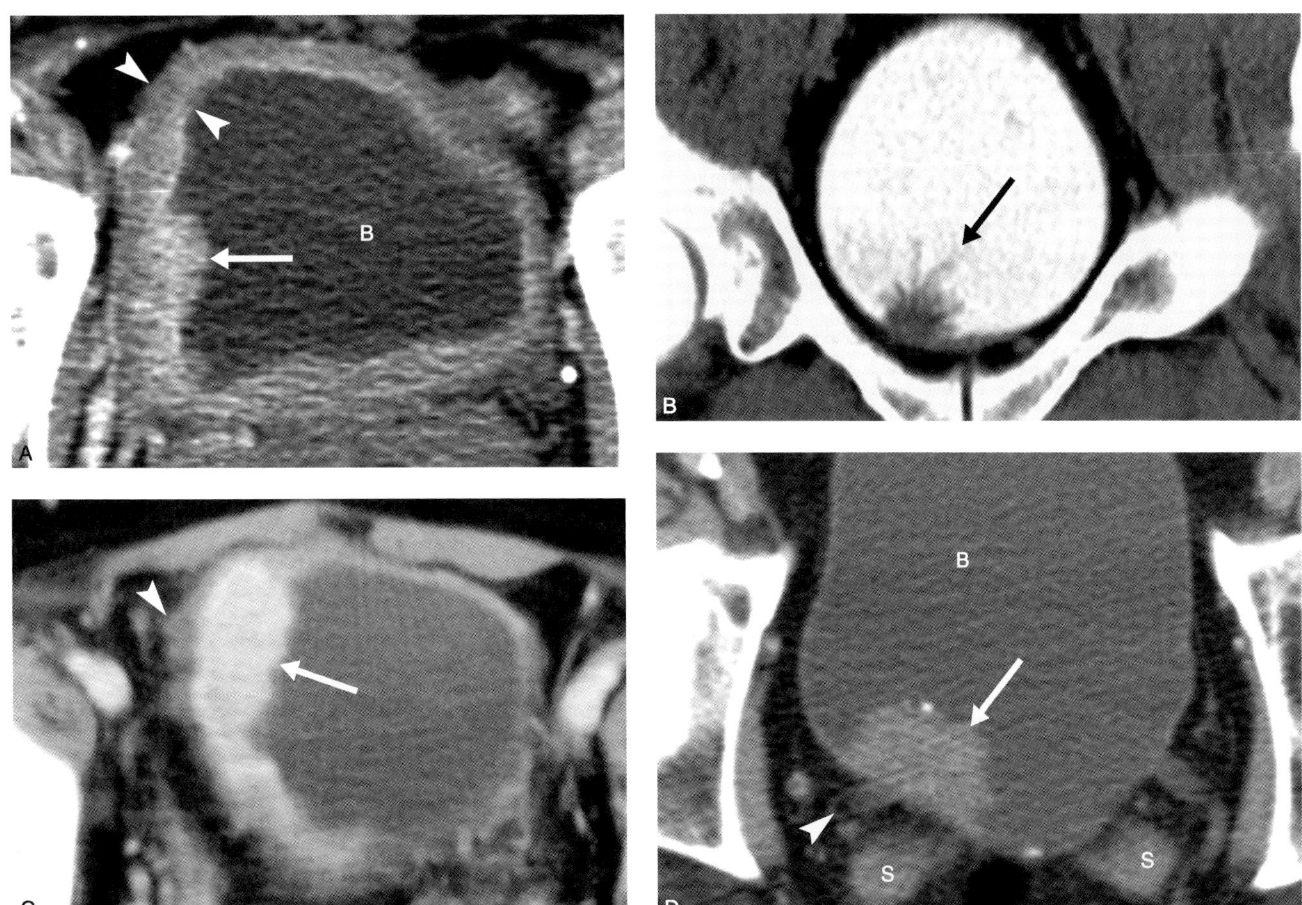

图 48.24　移行细胞癌。A. CT 尿路图像示由膀胱右侧壁(B)引起的扁平状黏膜病变(箭)。病变的对强化程度略高于所示肿瘤范围膀胱壁的强化程度。这是 T_1 期病变，局限于膀胱壁。膀胱壁增厚(箭头之间)和形态不规则，因为肥大的前列腺引起慢性阻塞使得膀胱肌层肥厚。在早期 CT 图像中，膀胱扩张，内为尿液低密度。B. 冠状面平面 CT 尿路图延迟期示不透光尿液中的移行细胞癌(箭)呈乳头状生长。C. CT 尿路图的增强早期图像示肿瘤增强(箭)和侵犯到脂肪组织中的明显强化的结节影(箭头)。这是肿瘤穿透膀胱壁侵犯的证据，表明其为 pT3b 期病变。D. 增强早期 CT 尿路图像示累及右输尿管膀胱交界处(箭)的强化肿瘤影(箭头)，这是 T_2 期病变。S，精囊；B，膀胱。

石和感染刺激的膀胱中发生，并且与膀胱血吸虫病高度相关。肿瘤表现为强化的膀胱肿块或膀胱壁的局灶性或弥散性增厚，几乎没有TCC特征性的乳头状肿瘤。大多数肿瘤发现时已侵入膀胱壁，许多肿瘤在诊断时已有转移。

腺癌很少见，占膀胱恶性肿瘤不到1%。大多数病例与膀胱外翻或尿道残留有关。腺癌转移到膀胱比原发性膀胱腺癌更常见。

良性膀胱肿瘤包括平滑肌瘤、血管瘤、嗜铬细胞瘤和神经纤维瘤。它们产生明确的膀胱肿块和平滑的充盈缺损。

膀胱血凝块通常是不规则的形状，随着患者体位变化而移动，并随着时间的推移大小和外观可有变化。

膀胱结石可能从肾脏掉落，因尿潴留或异物，主要在膀胱内部形成(图48.25)。孤立性结石是最常见的。必须去除结石才能治愈慢性膀胱感染。慢性膀胱结石增加患膀胱癌的风险。

膀胱软化症最常造成膀胱的血尿和尿路感染。病变从结节到乳头状肿块到溃疡斑块都可发生。炎性肿块可以延伸穿过膀胱壁甚至骨质破坏。

膀胱外翻和瘘管

膀胱憩室是相互交织肌束之间膀胱黏膜的疝出。大多数位于膀胱输尿管连接处后外侧(图48.26)。憩室可能含有结石或肿瘤，偶尔在膀胱造影也不会填充对比剂。膀胱憩室的并发症包括尿潴留、感染、结石形成、膀胱输尿管反流和膀胱出口梗阻。

结肠膀胱瘘最常见于憩室炎的并发症。其他原因包括结肠癌或膀胱癌、溃疡性结肠炎和克罗恩病。膀胱慢性感染，患者可能会主诉气尿和粪尿。通常临床即可诊断。钡灌肠和膀胱造影仅能检测35%的膀胱结肠瘘。CT偶尔会发现瘘管。

膀胱阴道瘘通常是妇科手术的并发症，尤其是宫颈癌。产科损伤是偶然的原因。

小肠瘘几乎总是见于克罗恩病。

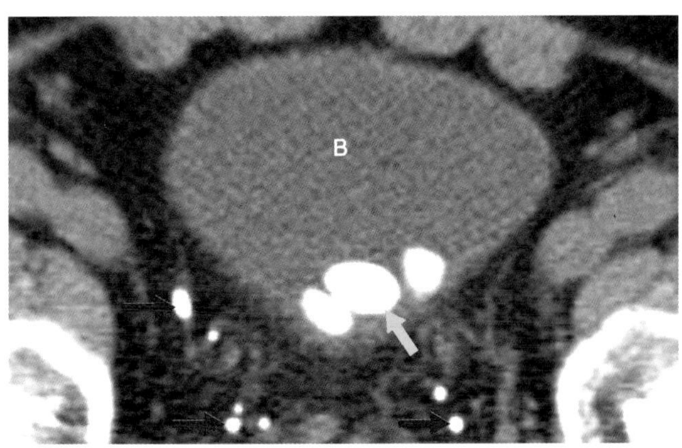

图48.25 膀胱结石。在非对比CT上，在膀胱腔(B)内可见多个高密度结石(黄色箭)。而膀胱内高密度对比剂可能会掩盖膀胱结石的存在。该患者有神经源性膀胱导致膀胱内慢性尿潴留。静脉石显示(红色箭)。

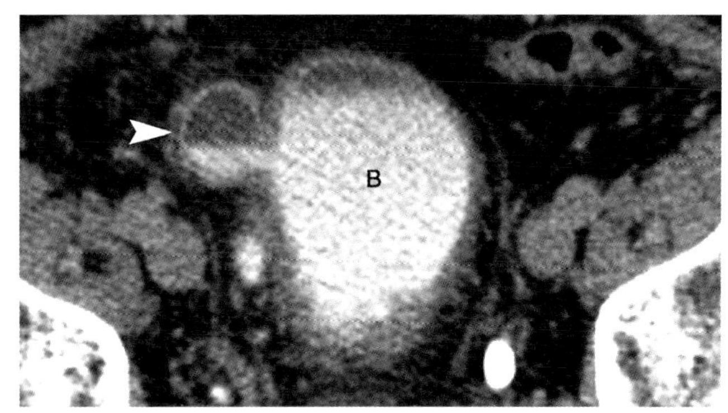

图48.26 膀胱憩室。CT尿路图延迟期图像示膀胱憩室(箭头)部分充满不透光对比剂的尿液。憩室狭窄的颈部是明显的。B，膀胱。

膀胱创伤

膀胱对创伤性损伤的易感性在很大程度上取决于受伤时膀胱充盈的程度。膀胱扩张比膀胱塌陷更容易发生损伤。传统CT或CT膀胱造影能确认膀胱损伤的性质和程度。

腹膜外膀胱破裂(膀胱破裂的80%)是由骨盆骨折骨损伤膀胱引起的。对比外渗到腹膜外间隙，最常见的是耻骨后Retzius区域(图48.27)。对比外渗可延达到前腹壁、大腿和阴囊。常规或CT膀胱造影检查需要将膀胱扩张至少250mL才能排除膀胱破裂。

腹膜内膀胱破裂(膀胱破裂的20%)是由于对膀胱扩张时造成钝性创伤形成的。膀胱内压力突然升高导致膀胱穹窿破裂和尿液渗入腹膜腔。对比剂流入结肠旁沟并勾勒出肠道环状影(图48.28)。腹膜内膀胱破裂可类似急性肾衰竭，出现少

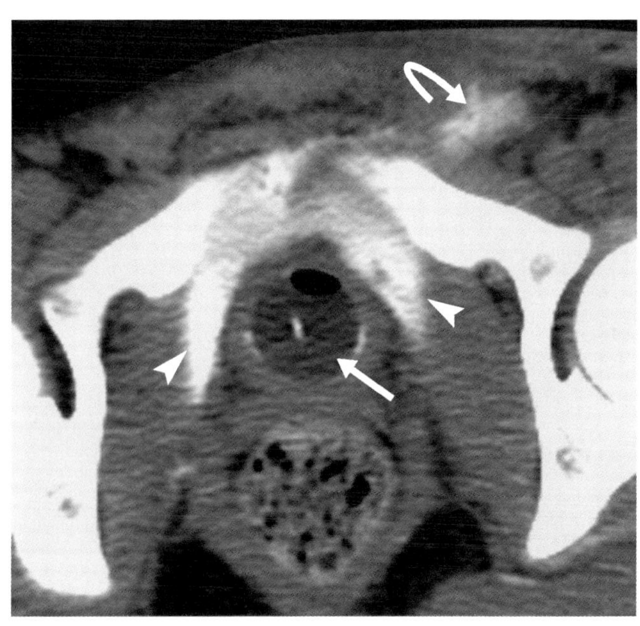

图48.27 腹膜外膀胱破裂。在骨盆骨折患者中进行的CT膀胱造影图示从膀胱到Retzius耻骨后间隙的对比外渗(箭头)，表明膀胱破裂进入腹膜外区域。对比剂也延续到皮下组织(弯箭)。通过Foley导管(箭)将对比剂滴注到膀胱中。

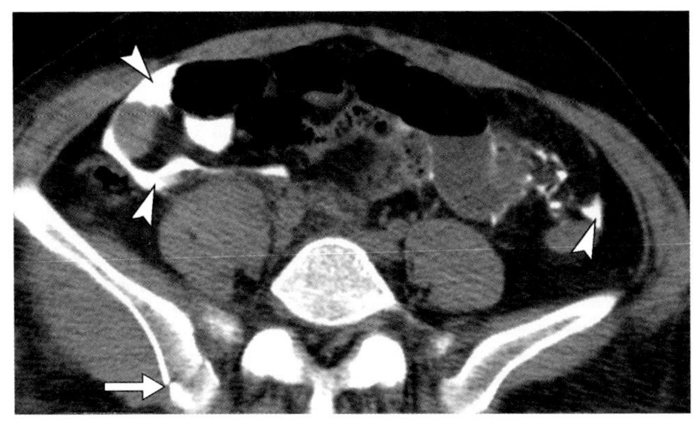

图 48.28　腹腔膀胱破裂。CT 膀胱造影图示腹腔的膀胱对比剂外渗。对比剂(箭头)包裹肠道环,确认其腹膜内位置。这种 CT 膀胱造影的征象可以诊断腹腔膀胱破裂。髂骨的骨折(箭)很明显。

尿或无尿,因腹膜吸收尿液而导致血肌酐升高。

尿　　道

成像方法

通过逆行和排泄尿道造影可观察尿道(图 48.29)。逆行尿道造影是对男性前尿道的观察较为简单,通过注射器或膀胱造瘘管将对比剂注入前尿道。X 线片在右后斜位曝光。由于外括约肌在尿生殖膈水平的阻力,前尿道通常完全膨胀。由于对比剂自由地进入膀胱,所以后尿道不可能完全填充。通过造瘘管向膀胱填充对比剂来进行排尿膀胱尿道造影术。拔除导管,并且在透视下曝光。排泄尿道造影显示后尿道和前尿道的扩张。女性尿道可以通过特殊的双气囊导管排尿膀胱尿道造影或逆行尿道造影术进行成像。经直肠或会阴超声以及 CT 和 MR 也能很好地观察女性尿道。

解　　剖

男性尿道由尿生殖膈膜下方分为尿道后部和前部(图 48.29)。后尿道包括尿道前列腺部、球部及膜部,其完全包含在 1cm 厚的尿生殖膈膜内。前尿道从尿生殖隔膜延伸到尿道外口。它包括从尿生殖隔膜延伸到阴茎交界处的尿道球部,以及延伸到尿道口的尿道阴茎部。前尿道完全包含在阴茎海绵体内,除了球形尿道近端 2cm,称为尿道球根部。该尿道部分缺乏保护,特别容易受到骑跨伤。尿道前列腺部垂直穿过前列腺,长度为 3~4cm。尿道后壁中份的椭圆形填充缺损是精阜。射精管通向精阜两侧的尿道,前列腺通过围绕精阜的多个小开口排入尿道。米勒管是一种胚胎残余,是精阜中间的一个小的囊状凹陷。精阜远端标志着尿道膜部的开始,其延伸到尿道球根部的顶端。尿生殖内的尿道外括约肌完全围绕膜尿道。库柏腺是尿道膜部两侧的尿生殖膈内的附属腺体,约豌豆大小,其导管排向尿道球部远端 2cm(图 48.30)。

在逆行尿道造影时,随着尿道插入外括约肌,尿道球部逐渐变细成锥形。锥形顶点标志着尿道球部和膜部之间的分界。以阴茎连接处为界,分为尿道球根部和尿道阴茎部,阴茎悬韧

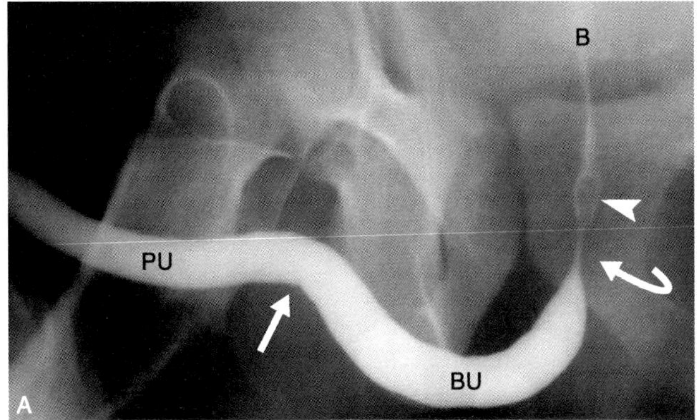

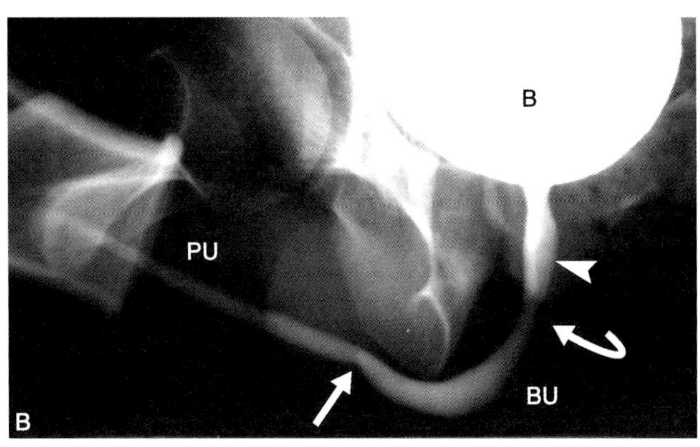

图 48.29　正常的男性尿道。A. 逆行尿道造影。B. 排尿膀胱尿道造影。前尿道由尿道阴茎部和尿道球部组成。尿道部阴茎(PU)在阴茎交界处从尿道口延伸到阴茎悬韧带(直箭)。尿道球部(BU)从阴茎交界处延伸到尿生殖膈(弯箭),标记在 RUG 上的锥体尖端和 VCUG 上尿道口径略微变窄。后尿道由尿道膜部和尿道前列腺部组成。尿道膜部(弯箭头)长度仅为 1cm,完全位于尿生殖膈的肌肉内。在逆行尿道造影中,尿道膜部在锥形尖端和精阜之间延伸。精阜(箭头)是一种结节状结构,通过鼓入尿道前列腺部在尿道造影中产生充盈缺损。尿道前列腺部从精阜的下方延伸到膀胱基底部(B)。

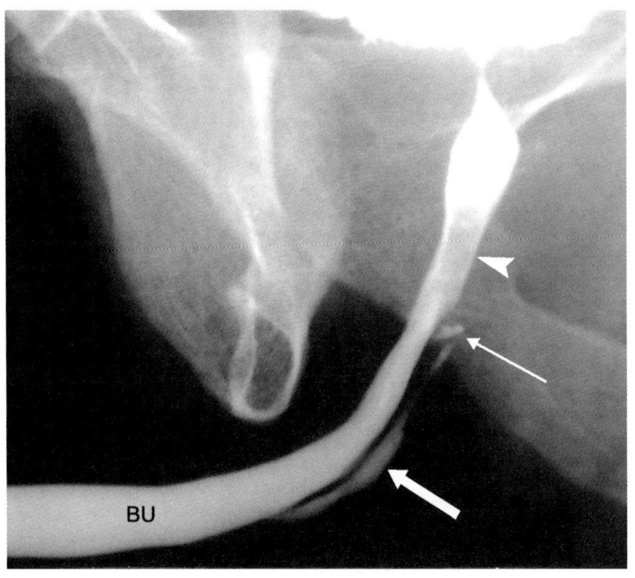

图 48.30　库柏腺。来自排尿膀胱尿道造影的 X 线照片示管状对比剂填充到库柏腺。腺体(细箭)位于尿生殖膈中,其导管(粗箭)进入尿道球部(BU)。精阜(箭头)在对比剂高密度中形成充盈缺损。

带导致尿道正常弯曲。整个前尿道有利特雷腺排列分布(图48.31),其分泌物有润滑作用。在正常患者的尿道造影期间,库伯管和尿道偶尔会充填对比剂。在存在尿道狭窄的情况下这些结构被对比剂充填而显示。利特雷腺显示多为异常,并且与慢性炎症和尿道狭窄相关。前列腺管反流也是异常的,与前列腺炎和远端尿道狭窄有关。

女性尿道长度从2.5~4cm不等。尿道嵌入阴道前壁,并有尿道周围腺体分布。在MR上尿道与T_1WI上的阴道肌层信号近似。在T_2WI上,正常的尿道表现出特征性靶状外观(图48.32),内圈和外圈信号较低,中间区域信号强度较高。中间区域对应于黏膜下层并且通过钆对比剂给药而显著增强。内圈暗区是黏膜层,外层暗区是尿道平滑肌层。

病理改变

尿道狭窄是由纤维性瘢痕引起的尿道异常狭窄。它可能涉及整个尿道或仅累及一小部分尿道。节段性的狭窄通常是外伤性的,长段狭窄可能是创伤性的或炎性的(图48.31)。创伤性尿道狭窄的原因包括器械操作、留置导尿管、前列腺切除术、化学损伤(鬼臼毒素)、骑跨伤(通常为球状尿道)和骨盆骨折。大多数炎性狭窄多为淋病造成。细菌利特雷腺中被隔绝并且加重肉芽组织和纤维化形成。其他病因包括衣原体、支原体、肺结核和血吸虫病。尿道狭窄的并发症包括:

尿道周围脓肿通常发生在腹侧表面,可能会破入尿道或皮肤,形成尿道周围瘘管。

假性瘘管是尿道狭窄最常见的并发症。它通常是医源性的,导管或器械通过阻塞。

静脉曲张和感染可能引起更近端尿路疾病,包括肾积水、膀胱肥大、结石和慢性炎症。

尿道癌是尿道炎和狭窄的一种慢性并发症。癌可能表现为尿道的充盈缺损或狭窄状外观改变。大多数是鳞状细胞癌,大多数位于前尿道。MR是显示肿瘤范围的成像方法(图48.33)。后尿道肿瘤罕见,通常是TCC,是多发性尿路上皮瘤的一部分。

后尿道瓣膜通常在产前超声中发现。轻度病例可能直到成年才出现。厚的瓣膜横向延伸穿过尿道腔从阴阜到远端尿道前列腺部,阻碍尿液流动。膀胱出口梗阻存在时,膀胱壁肥大并且合并双肾积水。特征性的瓣膜变平以允许输尿管进入膀胱,但可囊变并阻塞尿液排出。以前将后尿道瓣分为3种类型,现已不再被接受。现在认为外观的变化继发于导尿管插入引起的损伤。

尿道憩室是来自尿道的光滑、囊状外突出。它们可能是先天性的,也可能是感染或创伤的结果。因为它们是尿淤滞的部位,结石形成和复发性感染是常见的并发症。

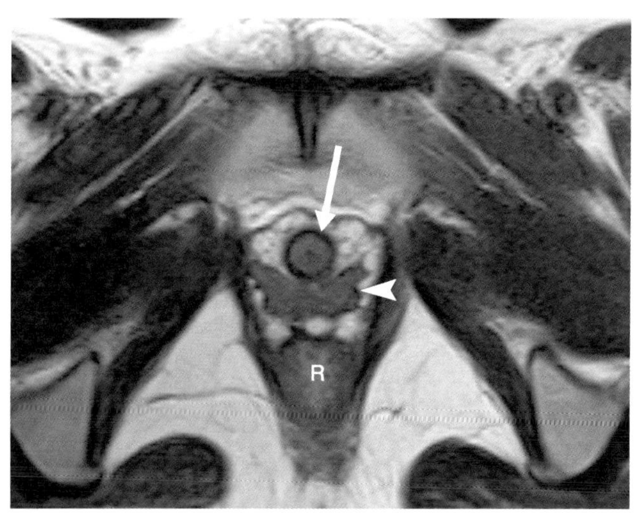

图48.31 正常女性尿道。T_2WI MR示阴道前壁(箭头)中的女性尿道(箭)的带状结构。外部平滑肌层是低信号(暗),黏膜下层是等信号,中央区黏膜是低信号的。直肠(R)在其后方。

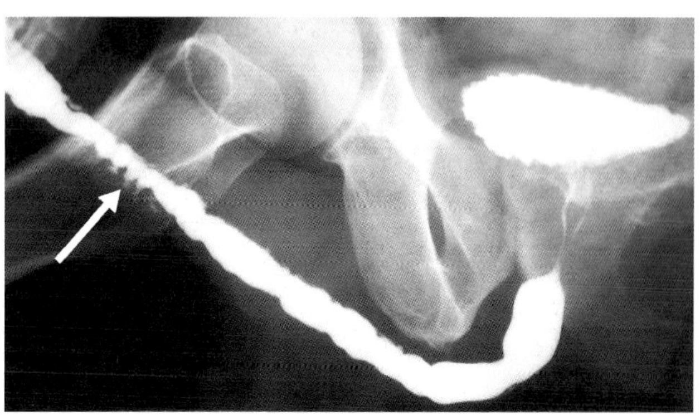

图48.32 尿道狭窄,利特雷腺体。逆行尿道造影显示阴茎和尿道球部有多处狭窄。利特雷腺体见对比剂填充(箭)是尿道炎的征象。该患者有多次淋病病史。

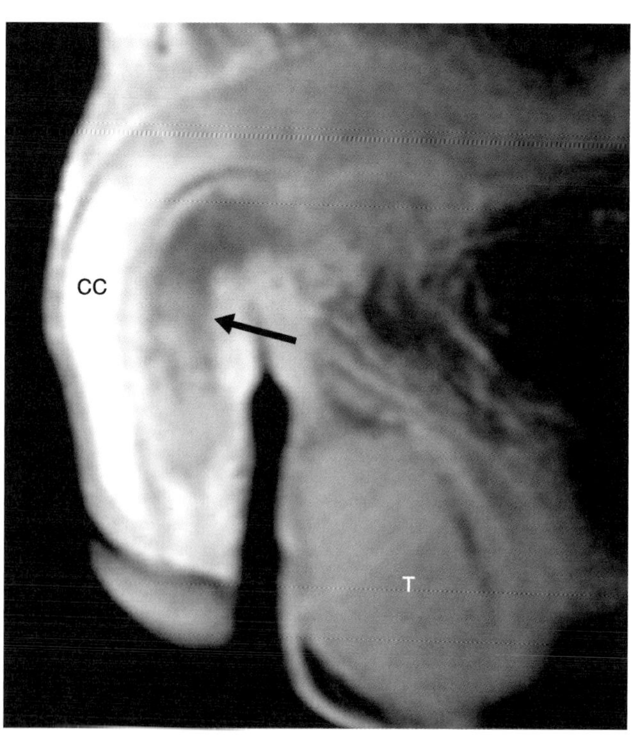

图48.33 阴茎部尿道癌。矢状面MR图像示复发性鳞状细胞癌为异常低信号(箭)填充在阴茎海绵体内扩张的阴茎尿道。该患者已经经历了阴茎尖端的癌部分切除术。其中一个阴茎海绵体(CC)可见,正常的睾丸(T)也可显示。

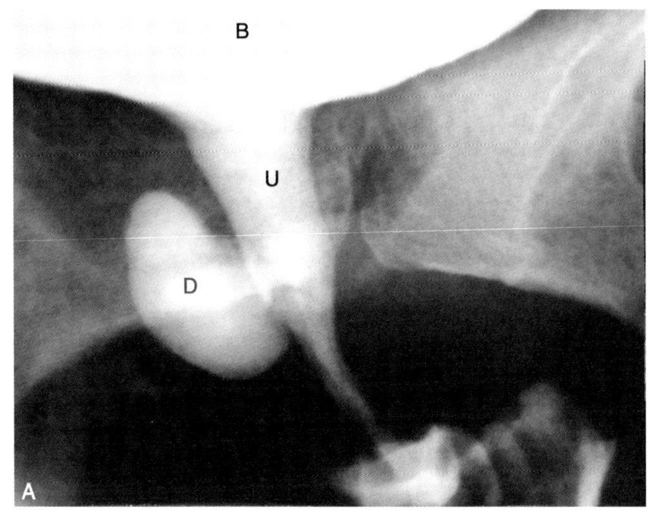

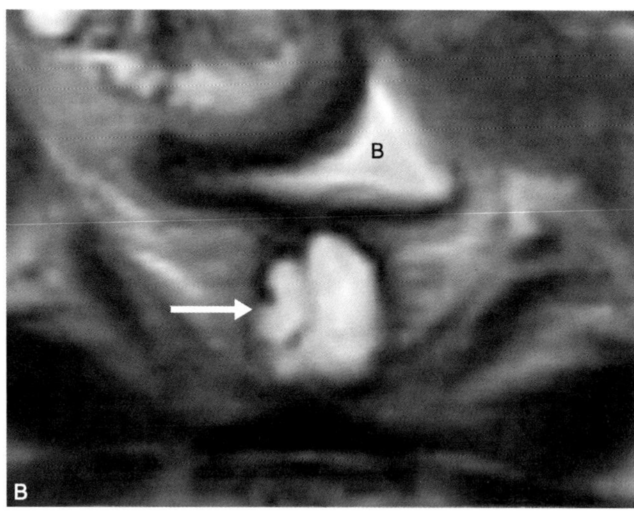

图 48.34 女性尿道憩室。A. 复发性尿路感染妇女的排尿性膀胱尿路造影示憩室被对比剂填充(D)。B,膀胱;U,女性尿道。B. 不同女性的冠状 T_2WI MR 图像示膀胱下方(B)和耻骨联合后尿道的大憩室(箭)。

女性尿道憩室是复发性尿路感染的罕见原因,其被认为是由尿道周围腺体感染引起的。大部分延伸自尿道中部的后外侧壁,多达三分之一的患者有多个或复杂的憩室。在排尿性膀胱尿道造影术中,在排尿后尿液和对比剂填充憩室后,在排空X线片上显示憩室(图 48.34)。经直肠或经会阴的超声显示囊状肿块填充不均匀液体回声,与阴道前壁尿道密切相关。CT示尿道周围低密度肿块。T_2WI MR 示病变为高信号肿块。

男性大约 10%的骨盆骨折发生后尿道**损伤**。尿道前列腺部和膜部之间的连接处是最常见的损伤部位。骨盆骨折或尿道口出血的患者即应怀疑损伤。在导尿术之前应进行逆行尿道造影。如果导管已经插入膀胱,可以通过在导管附近插入一个小的(8F)儿科喂食管并注射对比剂来观察尿道。后尿道损伤分类如下:①1 型是没有影像学表现的挫伤;②2 型是拉伸性损伤,尿道伸长而无外渗;③3 型是部分破裂,尿道对比剂外渗,膀胱浑浊;④4 型是尿道完全破裂,未发生膀胱混浊,尿道分离<2cm;⑤5 型是尿道完全破裂,膀胱混浊,尿道分离>2cm(图 48.35)。

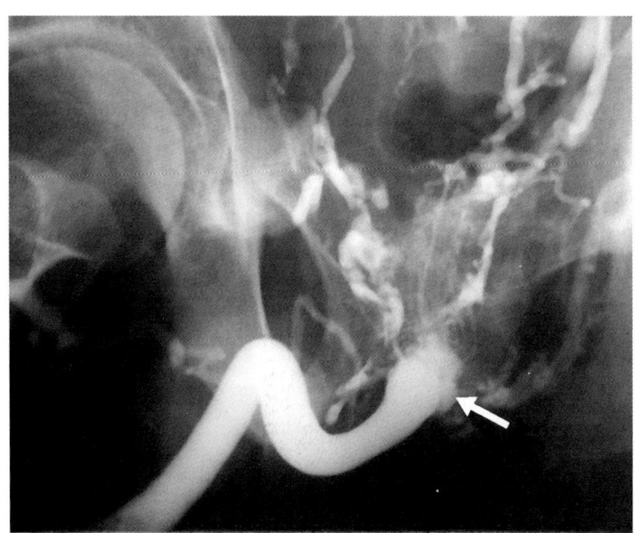

图 48.35 创伤性尿道离断。来自逆行尿道造影的 X 片示在泌尿生殖膜的水平的尿道横切伤(箭)。对比剂渗入邻近组织并渗入盆腔静脉丛。

横跨物体时产生的"跨骑伤"通常会伤害尿道球部。仪器操作、异物插入或阴茎直接创伤可能会损伤尿道阴茎部。长期膀胱导尿可能会损伤尿道的任何部分。据报道,由于胰腺外分泌酶引流至尿道导致尿道自身消化损伤是胰腺移植的并发症。尿道损伤的并发症是常见的,包括尿道狭窄、尿失禁、阳痿、盆部和会阴的窦道和瘘管。

推荐阅读

Berrocal T, Lopez-Pereira P, Arjonilla A, Gutierrez J. Anomalies of the distal ureter, bladder, and urethra in children: embryologic, radiologic, and pathologic features. *Radiographics* 2002;22(5):1139–1164.

Chaudhari VV, Patel MK, Douek M, Raman SS. MR imaging and US of the female urethral and periurethral disease. *Radiographics* 2010;30(7):1857–1874.

Cheng PM, Moin P, Dunn MD, Boswell WD, Duddalwar VA. What the radiologist needs to know about urolithiasis: Part 1—pathogenesis, types, assessment, and variant anatomy. *AJR Am J Roentgenol* 2012;198(6):W540–W547.

Cheng PM, Moin P, Dunn MD, Boswell WD, Duddalwar VA. What the radiologist needs to know about urolithiasis: Part 2—CT findings, reporting, and treatment. *AJR Am J Roentgenol* 2012;198(6):W548–W554.

Chung AD, Schieda N, Shanbhogue AK, Dilauro M, Rosenkrantz AB, Siegelman ES. MRI evaluation of the urothelial tract: pitfalls and solutions. *AJR Am J Roentgenol* 2016;207(6):W108–W116.

de Haas RJ, Steyvers MJ, Fütterer JJ. Multiparametric MRI of the bladder: ready for clinical routine? *AJR Am J Roentgenol* 2014;202(6):1187–1195.

Jinzaki M, Kikuchi E, Akita H, Sugiura H, Shinmoto H, Oya M. Role of computed tomography urography in the clinical evaluation of upper tract urothelial carcinoma. *Int J Urol* 2016;23(4):284–298.

Kawashima A, Sandler CM, Wasserman NF, LeRoy AJ, King BF Jr, Goldman SM. Imaging of urethral disease: a pictorial review. *Radiographics* 2004;24 Suppl 1:S195–S216.

Raman SP, Fishman EK. Bladder malignancies of CT: the underrated role of CT in diagnosis. *AJR Am J Roentgenol* 2014;203(2):347–354.

Surablhi VR, Menias CO, George V, Matta E, Kaza RK, Hasapes J. MDCT and MR urogram spectrum of congenital anomalies of the kidney and urinary tract diagnosed in adulthood. *AJR Am J Roentgenol* 2015;205(3):W294–W304.

Verma S, Rajesh A, Prasad SR, et al. Urinary bladder cancer: role of MR imaging. *Radiographics* 2012;32(2):371–387.

Wolin EA, Hartman DS, Olson JR. Nephrographic and pyelographic analysis of CT urography: differential diagnosis. *AJR Am J Roentgenol* 2013;200(6):1197–1203.

(王朗 李涛 唐伟)

第 49 章 ■ 生殖系统：CT、MR 及 X 线表现

女性生殖系统

女性生殖系统主要的影像检查方法是使用经腹部、经阴道多普勒超声。生殖系统的超声显像将在第 51 章中阐述。MR 和 CT 主要用于确定肿瘤分期与检测盆腔恶性肿瘤，以及作为超声诊断的补充，它们可以提供病灶的另外一些特征。MR 因其显著的组织分辨率，故对于盆腔疾病的诊断有特殊优势。弥散加权 MR 成像有助于鉴别良性和恶性病变，并可以提高腹膜转移瘤和腹膜肿瘤复发的检出率。MDCT 因其为容积成像，可以进行高质量的多平面重建以提高解剖变异和复杂病变的诊断率。另外，因为其他原因而做盆腔 CT 和 MRI，也可偶然发现许多子宫及附件的病灶。子宫输卵管造影术与超声、计算机断层成像和磁共振相结合，用于诊断女性生殖道先天性发育异常以及物理因素导致的不孕症。子宫输卵管造影术是插管至子宫颈部，然后向宫腔及输卵管内注射对比剂，对比剂流入腹腔可以被清楚地显示。子宫超声显像术是子宫输卵管造影的另外一种选择，它使用等张盐水注入宫腔对子宫进行检查。虚拟子宫输卵管造影术(HSG)是一种新兴的 MDCT 技术，它可以得到子宫和输卵管内外表面的高分辨率图像，具有较好的应用潜力。

解　　剖

子宫是一个位于膀胱以及直肠之间的梨形肌性器官。子宫的前壁及后壁由腹膜覆盖，腹膜皱褶延伸为盆腔侧壁，并形成子宫阔韧带。位于膀胱和子宫之间的腹膜腔形成的一个较浅的间隙即是前方的膀胱子宫陷凹。腹膜在子宫后方及直肠之间形成一个较深的间隙为直肠子宫陷凹，为封闭性腔隙。在前方，腹膜裸区显示在低位的子宫和膀胱之间。在后方，腹膜完全覆盖子宫及后方的阴道穹窿。仅仅有一层很薄的阴道壁来隔开阴道腔及直肠子宫陷凹，这就使得超声引导下的经阴道进入腹膜腔穿刺术或活检成为可能。子宫、宫颈及阴道上 1/3 由米勒管发育而来，而阴道后 2/3 由尿生殖窦发育而来。宫旁组织指的是位于阔韧带皱褶和毗邻阴道的结缔组织。子宫的血管及淋巴管穿越宫旁组织，在子宫底部延续为输卵管子宫壁内段。子宫体部延续为输卵管的峡部，它的一个细微的收缩就可以导致内部宫颈位置发生变化。宫颈呈圆柱形，长 3～4cm。它的较低位置为宫颈外口，突入阴道，并由阴道穹窿环绕。输尿管位于宫颈上部旁开 2cm 处。阴道是一个肌性管道，在横截面上呈椭圆形。尿道为阴道壁前方突出的管状结构。

卵巢的大小和形态取决于女性的年龄、雌激素水平以及所处的月经周期。成年妇女卵巢是椭圆形的，最大约 5cm×3cm×2cm。衡量卵巢体积是否异常的最佳方式是公式(长×宽×高×0.52)。在月经初潮之前子宫的最大容积是 9mL，月经期妇女约为 22mL，绝经后妇女约为 6mL。在不同的患者，卵巢的位置是多变的，即使是在同一患者的不同时期，卵巢的位置也会变化，这取决于膀胱充盈程度以及盆腔其他脏器的压迫和大小。卵巢的典型位置是位于子宫底的外侧、前方、后方或位于直肠子宫陷凹。当子宫处于后倾位时，卵巢位于子宫的前方和后方。输尿管盆腔段是识别盆腔肿瘤的一个重要解剖标志。卵巢位于输尿管前方，因此卵巢肿瘤会将输尿管向后方或者后侧方推移。髂淋巴结位于输尿管两侧，因此淋巴腺疾病会使输尿管向内侧或前内侧移位。

正常的磁共振解剖。子宫内部解剖结构在 T_2WI 序列上可以被很好地显示。在 T_2WI 序列上，子宫内膜表现为高信号的条带状影，被低信号的结合带所包绕(图 49.1)。月经期妇女子宫内膜的厚度通常可达 14mm。子宫肌层大部分呈等信号。子宫内肌层结合带呈低信号的原因是因为其含水量较低。在 T_1WI 序列上，整个子宫均表现为低信号，它的内部解剖结构显示欠清晰。注入钆对比剂后，子宫的整个解剖结构都能在 T_1WI 上清楚显示。宫颈大部分是由纤维组织构成，在 T_1WI 及 T_2WI 均呈低信号，可衬托出高信号的宫颈肿瘤。宫颈上皮及黏液组织在 T_2WI 呈均匀高信号。高分辨率磁共振应用表面或经阴道线圈来显示子宫这两部分结构的纤维肌肉间质组织：一个较低信号的内区与子宫结合带相延续，一个为中等信号的外区，其信号较子宫肌层明显减低。阴道的解剖结构也能在 T_2WI 序列上清楚显示，在 T_2WI 序列上，阴道壁呈低信号，上皮及黏液组织呈高信号。可插入含水阴道凝胶再行 MR 扫描以扩张阴道并提高阴道和子宫颈的显示度。哺乳期妇女的卵巢在 T_2WI 序列上很容易识别，因为其含有很亮的滤泡结构(图 49.2)。这些滤泡，在 T_1WI 呈低信号或等信号。在 T_2WI 序列上，绝经前妇女卵巢皮质信号低于髓质信号。绝经后妇女的卵巢非常难以识别，因为滤泡萎缩，皮髓质在 T_1WI 及 T_2WI 序列上均呈等信号。MR 对于月经周期中影响子宫和卵巢的生理变

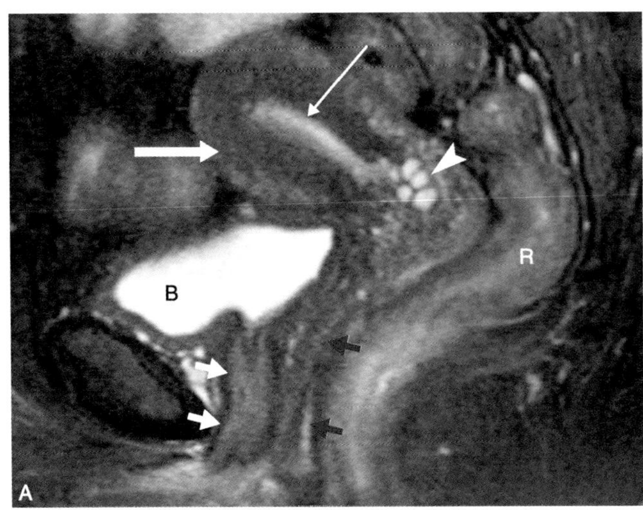

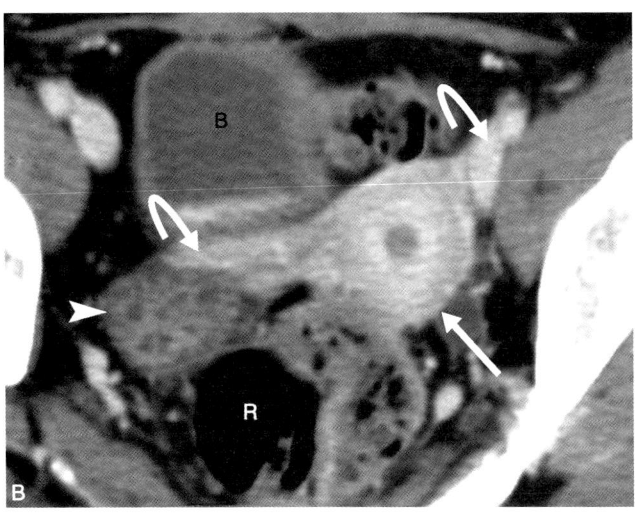

图 49.1　正常子宫。A. 矢状位 T_2 加权 MR 图像显示子宫(粗箭)以及由低信号子宫肌层包绕呈高信号的子宫内膜(细箭)。宫颈管内存在多个纳氏囊肿(箭头)。阴道(红色短箭)显示为管状肌肉样低信号,其前方为尿道(白色短箭)。前方液体样高信号为膀胱(B),后方可见直肠(R)。B. 轴位增强 CT 图像显示子宫(箭),增强扫描显示子宫腔少量低信号液体,周围可见强化子宫内膜。子宫阔韧带(弯箭)从子宫向外延伸到右侧卵巢(箭头),内可见强化的输卵管和宫旁血管影。膀胱(B)内可见低密度尿液,后方可见高密度对比剂形成液平面。直肠(R)内可见气体。

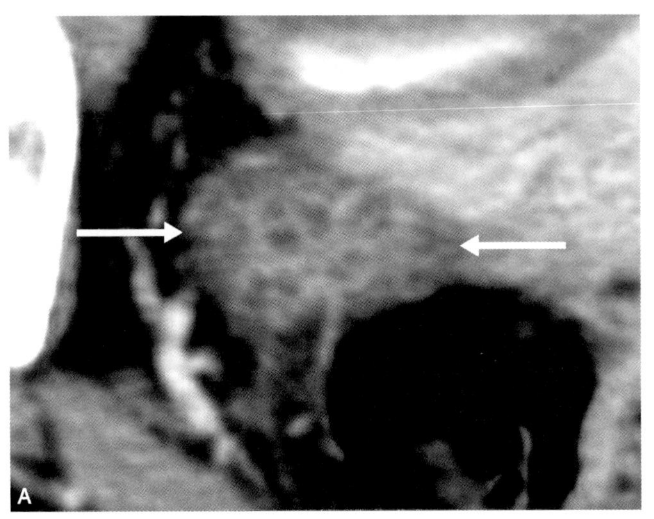

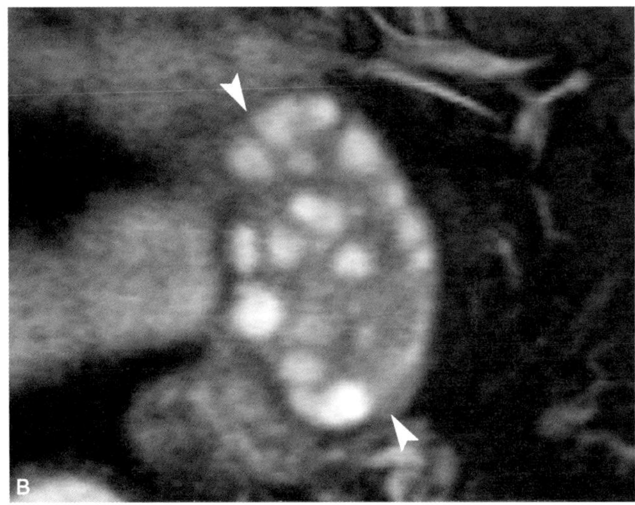

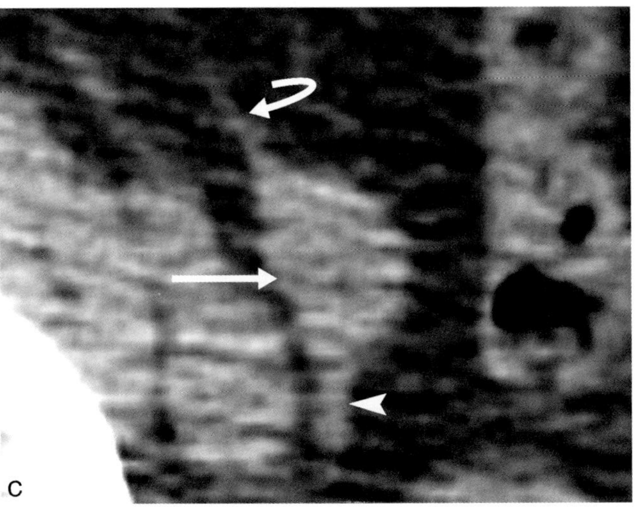

图 49.2　正常卵巢。A. 轴位增强 CT 图像显示月经期女性正常卵巢(两箭之间),卵泡可作为识别卵巢的解剖标志。B. 38 岁女性冠状 T_2 加权 MR 图像显示正常卵巢呈椭圆形状(两箭头之间),内可见标志性的高信号薄壁卵泡。C. 轴位 CT 图像显示绝经后妇女的卵巢(直箭),呈小椭圆形软组织密度,没有卵泡。通过卵巢的悬韧带(弯曲箭头)和子宫韧带(箭头)可识别出卵巢。

化较为敏感。子宫肌层的信号强度在增生晚期和分泌早期最高,在月经期和增生早期最低。当子宫肌层在月经中期信号强度最高时,平滑肌瘤和子宫腺肌瘤等低信号肌层病变最易显示。在月经周期中,卵巢的大小和外观各不相同,在排卵前体积最大,并有一个体积占优势的卵泡。

正常CT解剖。子宫在轴位CT图像上位置变化很大,所以子宫的形态可能因位置的差异而呈分叶状或者球形(图49.1)。子宫为软组织密度,其内部结构在CT上显示不清。因为子宫肌层血供丰富,故子宫密度高于大多数盆腔器官。宫腔内的液体常呈低密度。卵巢常被误认为成肠管。卵巢滤泡呈液性密度,因此容易识别(图49.2)。阴道在横断面表现为位于膀胱和直肠之间的软组织密度影。正常的输卵管结构在CT上不能显示。MDCT多平面重建在显示复杂的骨盆解剖和病变方面具有重要价值。

子宫输卵管造影术主要用于对不孕症的评价,以及用于显示子宫腔和输卵管形态及是否通畅(图49.3)。对比剂被注入子宫腔内,勾画出宫颈管、子宫腔及输卵管腔,正常时对比剂可弥散入腹膜腔。子宫腔是轮廓清楚的三角形,底部轻度凹陷。宫腔的大小随产次的不同而不同。宫颈内管呈圆柱形,长3~4cm,宽1~3cm。宫颈黏膜皱褶形成锯齿状表面。正常输卵管长10~12cm,从宫角延伸而来。输卵管内腔细长,内径1~2mm,延伸为壶腹部时内径扩大至5~10mm,此时可以看到皱褶的黏膜。对比剂通过输卵管在腹膜腔内扩散,可证实输卵管通畅。

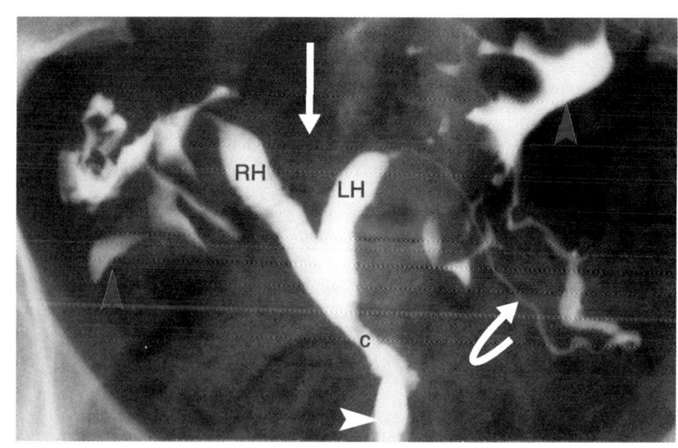

图49.3　分隔子宫。子宫输卵管造影显示了子宫腔的两个角(RH,LH),被一层肌性隔膜(箭)分开。左侧输卵管腔清楚显示(弯箭),然而右侧输卵管腔被对比剂掩盖,对比剂流入腹膜腔(红色箭头),证实了输卵管未闭合。插管(白色箭头)至宫颈将对比剂注入子宫腔(c)。

先天性发育畸形

女性生殖道的先天性发育畸形是不孕症的常见原因之一,在女性不孕症及习惯性流产中约占9%。少见的先天性畸形可能被误认为是其他疾病,比如平滑肌瘤。许多发育畸形是由发育停滞或者未完全融合的成对米勒管形成子宫、宫颈以及输卵管引起。20%~50%子宫发育异常的患者并发泌尿道畸形。发育停滞的米勒管可能导致子宫发育不全或者单角子宫(仅有一侧的输卵管)。在这些发育畸形的患者中,5%~20%并发同侧的肾脏发育畸形。米勒管未完全融合可导致多种重复畸形:双子宫(两个子宫,两个宫颈,两个阴道);单角子宫(有两个宫角,一个或者两个宫颈,以及一个阴道);纵隔子宫(中间有隔膜将子宫分成两个腔)(图49.3、图49.4)。当子宫出现大小、形态、位置异常时,应怀疑存在子宫发育畸形。发育畸形的分类应结合体格检查以及MR检查结果。子宫输卵管造影常用于显示子宫腔以及输卵管。

良性病变

子宫平滑肌瘤是最常见的子宫肿瘤,发生于50%生育期妇女。大多数患者无症状,但是肿瘤可能导致出血、盆腔疼痛、压迫症状以及不孕症。子宫平滑肌瘤为良性肿瘤,由平滑肌以及多样的纤维组织组成,纤维组织含量较少的肿瘤强化明显,相反那些富含纤维组织的肿瘤强化不明显。大部分肿瘤位于肌壁内,另外一些位于黏膜下或浆膜下,浆膜下或黏膜下肿瘤可有蒂,黏膜下肿瘤经常合并溃疡,从而导致经血过多。MR是显示子宫肌瘤大小、数目、部位等特征的最佳方法。子宫平滑肌瘤在T_1WI或者T_2WI序列上与肌层相比呈低信号,在T_2WI序列上显示更佳(图49.5),肿瘤变性或者囊变可使肿瘤内部产

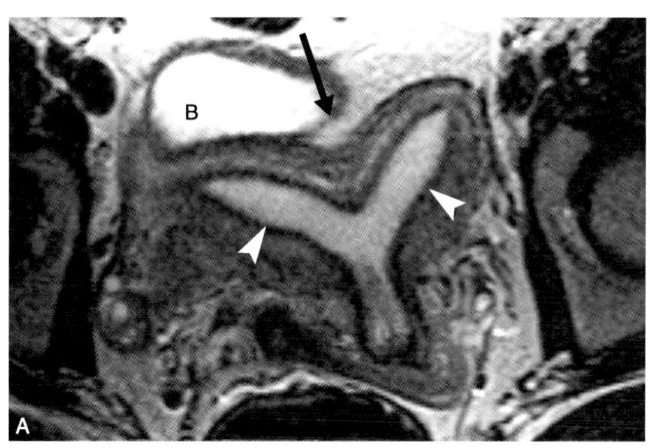

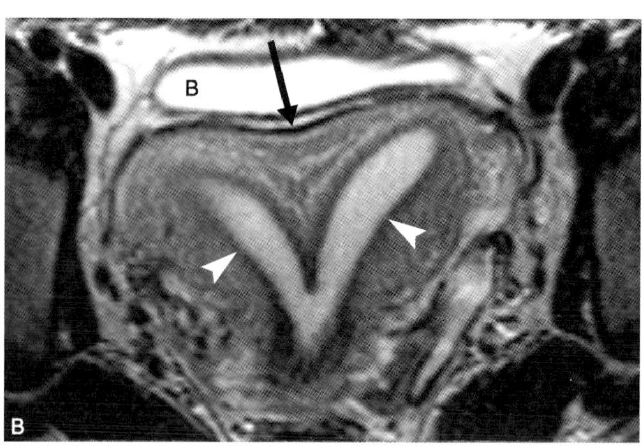

图49.4　子宫异常。A.双角子宫;B.纵隔子宫。子宫轴位T_2WI图像显示双角子宫(图A)以及纵隔子宫(图B);双角子宫可见子宫底表面凹陷(箭),子宫分成两个独立的角(箭头),纵隔子宫内可见厚厚的肌肉隔膜,子宫底只有轻微的凹陷(箭),这是两者最显著差别。两者都存在两个子宫腔(箭头)。B,膀胱。

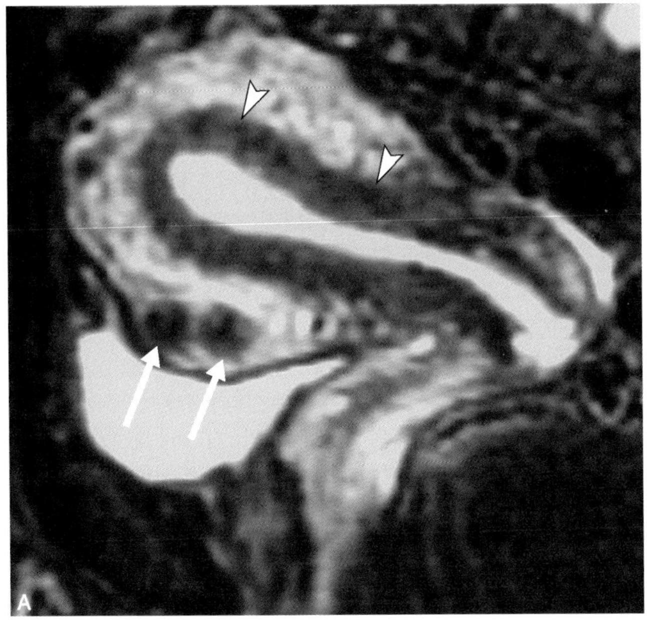

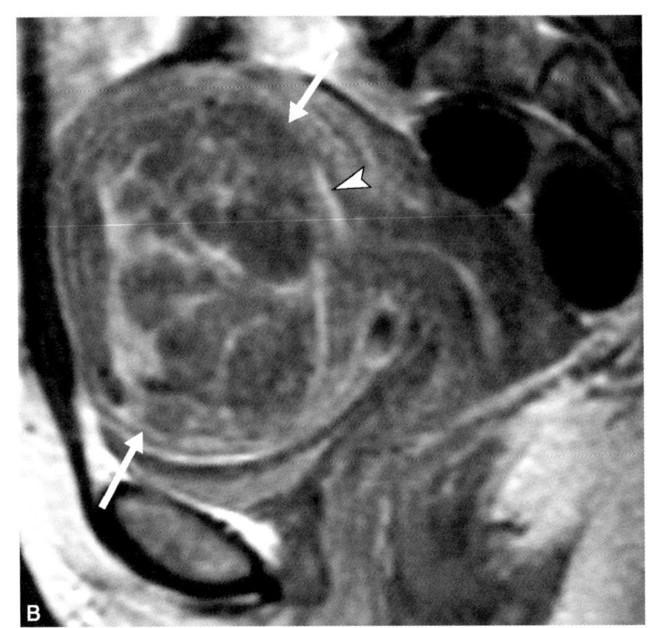

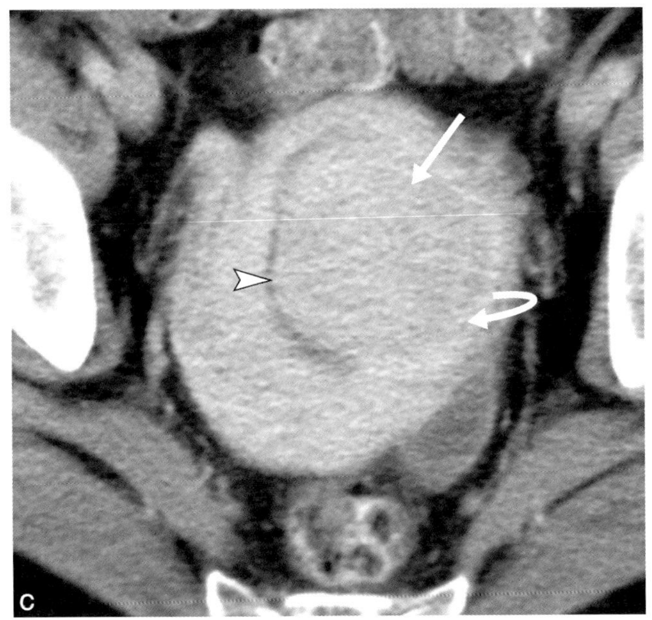

图 49.5　子宫肌瘤。A. 子宫矢状 T_2WI 图像显示子宫前壁有两个低信号平滑肌瘤（箭），交界区子宫肌层（箭头）含水量较低，信号强度远低于邻近的子宫肌层。B. 另一患者的子宫矢状位 T_2WI 图像显示一巨大平滑肌瘤（两箭之间），可见瘤内变性，子宫底扩张。子宫内膜腔（箭头）明显受压扭曲、移位。C. 女性患者，月经过多，轴位增强 CT 图像显示巨大黏膜下子宫肌瘤（箭），推移邻近子宫腔（箭头），肌瘤与正常子宫肌层增强程度相同，肿瘤的蒂（弯箭）位于子宫壁左后侧。

生不均匀的高信号。肿瘤周围可见不连续的低信号环，可与子宫肌层相区分。增强扫描并不能提高子宫肌瘤的检出率。在 CT 图像上，子宫平滑肌瘤表现为均匀或者不均匀肿块，相对于强化的子宫肌层，可能呈低信号、等信号或者高信号。肿块内粗大的钙化灶是其常见和典型的表现（图 49.6）。囊性变导致肿瘤内部密度减低。子宫弥漫性增大或呈分叶状是常见表现。有蒂的平滑肌瘤可能表现为附件区肿块而不是子宫肿块。含脂性子宫肌瘤在 CT 上可检测到脂肪成分（图 49.7）。

子宫腺肌病是子宫的一种良性病变，为子宫内膜腺体及基质移位到子宫肌层，引起周围子宫肌层肥大，患者表现为痛经或者月经过多。该病可为局灶性或者弥漫性，MR 是该病最佳的检查方法。弥漫性表现为子宫肌层结合带规则或者不规则增厚，大于 12mm，异常的低信号相当于子宫肌层肥大，一半患者表现为子宫肌层内的高信号病灶，相当于子宫内膜腺体囊变或者出血（图 49.8）。局灶性子宫腺肌病表现为 T_2WI 序列子宫肌层低信号肿块，在 T_1WI 序列上，病灶相对于子宫肌层呈等信号。在 T_1WI 序列上，偶可见高信号灶，代表出血，此时影像表现与平滑肌瘤鉴别较困难。平滑肌瘤多边界清楚，腺肌病多边界模糊，腺肌病常规 CT 诊断困难，超声表现常不明显或不典型。

纳氏囊肿是宫颈上皮黏液分泌腺的潴留囊肿。临床较为常见，为良性，通常没有临床意义。在 MR 的 T_2WI 序列，它们

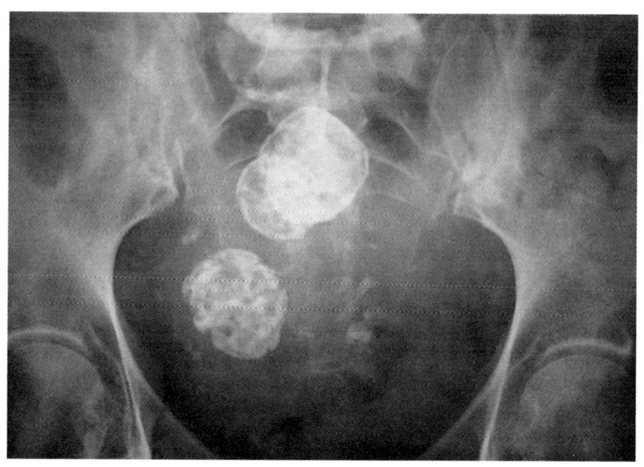

图 49.6　子宫平滑肌瘤钙化。骨盆 X 线平片显示多个平滑肌瘤，具有特征性“爆米花”样钙化。

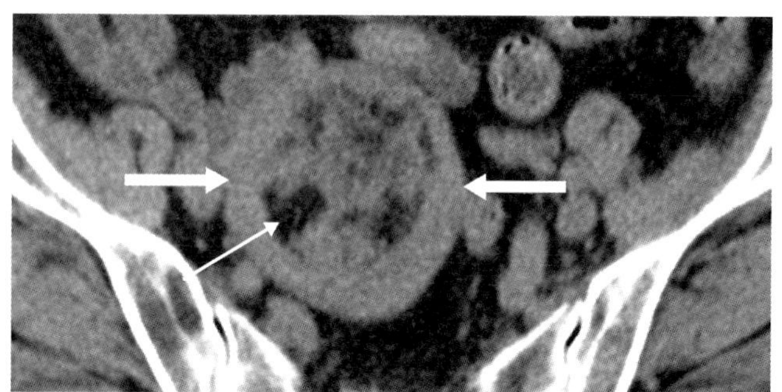

图 49.7　含脂性子宫肌瘤。轴位 CT 平扫显示子宫内含脂肪的子宫肌瘤（粗箭之间），内密度欠均匀（细箭），内 CT 值与附近盆腔脂肪相同，可确诊脂肪性肌瘤。

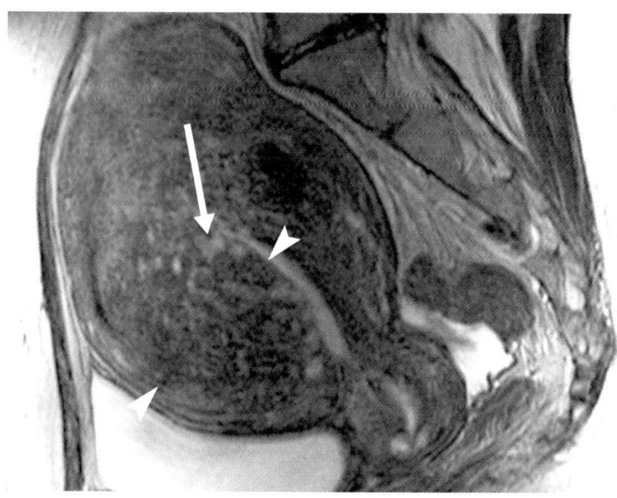

图 49.8　子宫腺肌病。矢状位 T_2WI 序列示子宫肌层结合带显著增宽（箭头之间），为子宫内膜移位的典型表现，小囊状高信号影（箭）亦为特征性表现。

通常呈高信号，圆形，边界清楚（图 49.1A）；在 T_1WI 序列，它们相对于尿液和肌肉呈等信号。体积较小和边缘锐利使纳氏囊肿可与囊腺癌相鉴别。囊腺癌往往呈多囊性，常表现为强化的软组织内多个小囊状影。

生理性卵巢囊肿内含液体，在 T_1WI 呈低信号，T_2WI 呈高信号，在 T_2WI 序列上，均匀、菲薄、黑色的壁是其典型表现。注入钆对比剂后囊肿壁常见强化，但有时无强化。在 CT 图像上，卵巢囊肿边界清楚、壁薄、囊内呈均匀水样密度，囊肿直径在 3cm 以下提示为生理性卵泡（图 49.9）。囊肿塌陷、外观呈圆锥形同样常见，也可出现囊肿中央出血。

合并出血的功能性卵巢囊肿内可含有大量高铁血红蛋白，在 T_1WI 序列上可表现为高信号；如囊内主要为完整的红细胞，则在 T_2WI 序列上呈低信号，因此，出血性囊肿可能表现为 T_1WI 和 T_2WI 均呈低信号、T_1WI 呈高信号 T_2WI 呈低信号或 T_1WI 呈低信号 T_2WI 呈高信号，可能会出现血液分层。增强扫描无强化可以区分黏附于囊肿壁的血凝块与实性结节。在 CT 图像上，出血性囊肿表现为薄壁囊肿，其内密度接近于水或比水的密度高，这取决于囊肿内出血时间的长短（图 49.9）。不典型囊肿可在一个或者两个月经周期后消失，用超声随访可证实。

子宫内膜异位症是指子宫内膜出现在子宫外的组织内。异位的子宫内膜在激素的作用下，发生周期性出血、炎症以及纤维化。病变特点包括多发微小的子宫内膜组织移植于腹膜、子宫腺肌瘤形成以及周围组织粘连。子宫内膜异位最常见的部位是卵巢、直肠子宫陷凹、腹膜位于子宫的返折处、输卵管伞、膀胱以及直肠乙状结肠。多种影像检查方法均对子宫腺肌瘤有着较高特异性，但对小于 3mm 的微小子宫内膜种植灶检出率较低。子宫内膜异位囊肿（巧克力囊肿）包含各个时期的血液成分，反映了周期性的出血发作以及相应的月经周期。典型者呈多发性及双边状，MR 扫描在 T_1WI 呈均匀的高信号，T_2WI 呈典型的低信号，可见“T_2 阴影征”（图 49.10），原因是囊肿内含铁血黄素的沉积，随着水分的重吸收，囊肿内铁浓度以及黏度增加。囊肿可表现为不均匀信号，因其所包含的血液成分不同。囊肿壁经常是低信号，代表纤维组织或者是含铁血黄素沉着。脂肪饱和的 T_1WI 序列提高了小的腹膜表面种植物的显示。在 CT 图像上，子宫腺肌瘤表现为复杂的囊性盆腔肿块，常含相对高密度的液性成分。炎症和纤维化较明显。多个盆腔脏器可聚集成肿块状，输卵管积水常见（30%）。子宫内膜异位症也可能累及肠道、泌尿道，或发生在盆腔外和手术瘢痕中。恶变罕见。

输卵管积水是附件包块常见原因之一，可单独发生，或继发于其他附件占位。感染性病变、手术、肿瘤、子宫内膜异位症可引起输卵管闭塞，从而导致输卵管积水、扩张。盆腔感染是最常见原因。单纯输卵管积水表现为腊肠样、C 形或 S 形扩张，其内液体性质不一，可以是浆液、血液（输卵管积血）或脓液（输卵管积脓）（图 49.11）。弯曲、扩张和折叠的输卵管有时可能与卵巢肿瘤类似。多平面重建、与对侧正常卵巢对比有助于诊断。MR 对输卵管内液体的性质较敏感，单纯的浆液 T_1WI 信号较低，T_2WI 信号较高。蛋白含量较高的液体、出血或脓液在 T_1WI 上呈高信号。盆腔感染、子宫内膜异位症或输卵管肿瘤合并输卵管积水时，可表现为复杂的囊实性肿块。不孕症患者行子宫输卵管造影时常常发现输卵管积水（图 49.11A）。

盆腔炎是育龄期妇女常见的疾病之一。常由来自阴道的厌氧菌和需氧菌混合感染所致。罕见的致病菌包括放线菌和结核分枝杆菌。子宫内膜炎和子宫肌炎可以用药物医治。影像学检查主要用于检测输卵管卵巢脓肿、输卵管积脓以及需要

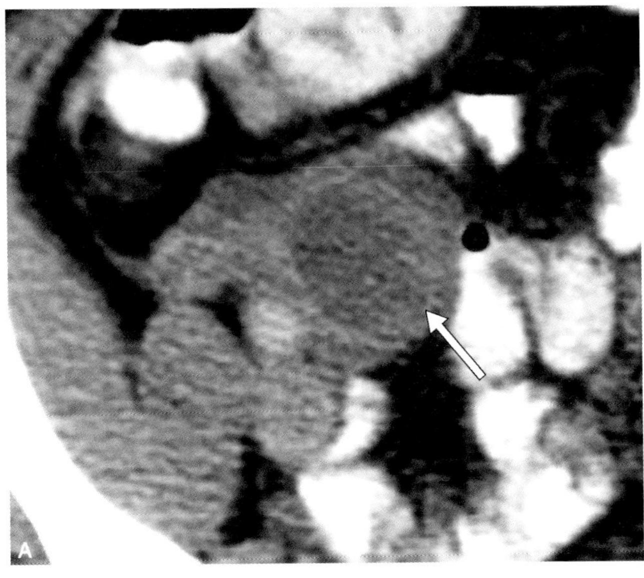

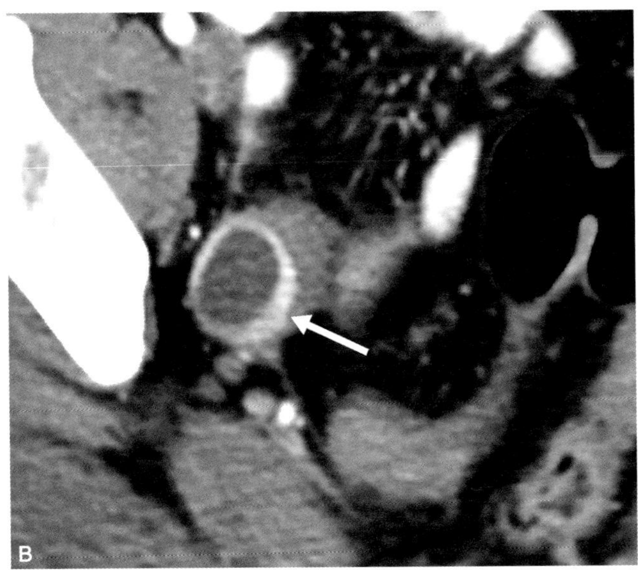

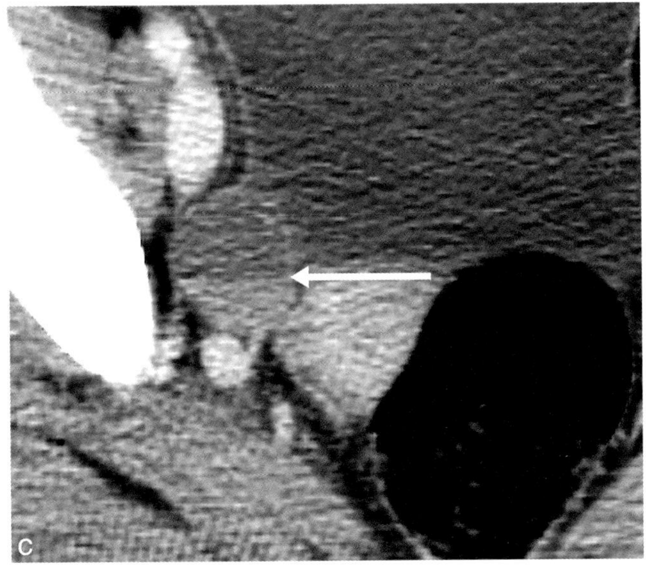

图 49.9　生理性卵巢囊肿。A. 28 岁女性患者，增强 CT 显示右侧卵巢一薄壁、直径为 2.6cm 囊肿(箭)。囊肿的外观和大小与优势卵泡一致。为生理性囊肿，不需要随访。B. 26 岁女性患者，增强 CT 显示右侧卵巢囊肿，直径为 18mm(箭)，边缘明显强化。这种外观与正常的良性黄体囊肿一致。在 CT 排除阑尾炎后诊断为痛经。C. 34 岁女性，右下腹疼痛，CT 显示右侧卵巢囊肿，直径为 3cm，可见血-液平面(箭)，为出血性卵巢囊肿，是导致疼痛的原因。囊肿内血液为高密度。10 周后超声随访囊肿完全消失。

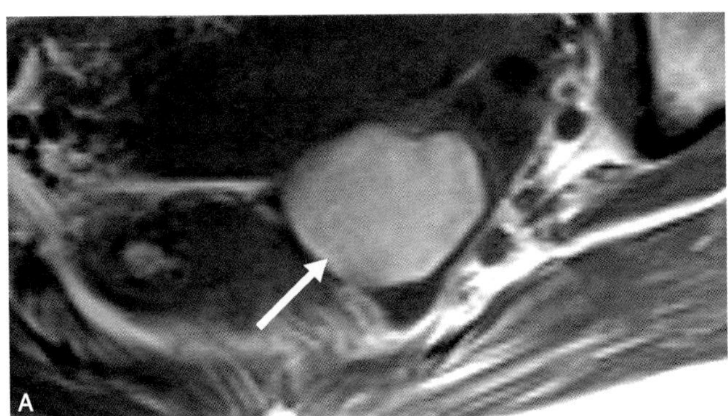

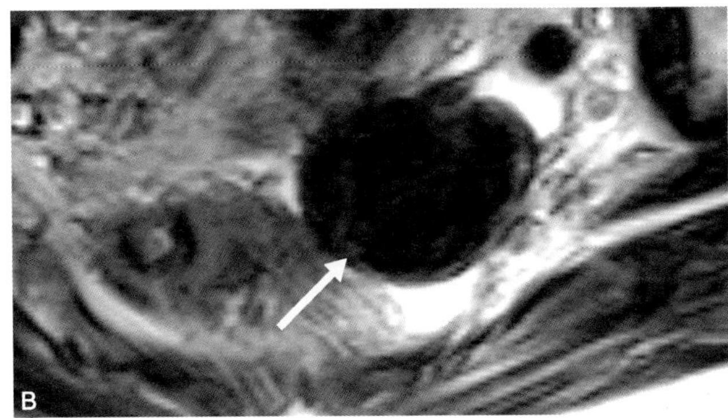

图 49.10　子宫腺肌瘤的磁共振图像。A. T_1WI；B. T_2WI。直肠子宫陷凹内的囊性肿块(箭)，在 T_1WI 呈高信号，在 T_2WI 呈典型的低信号。低信号是由于多次反复出血导致正铁血红蛋白沉积。

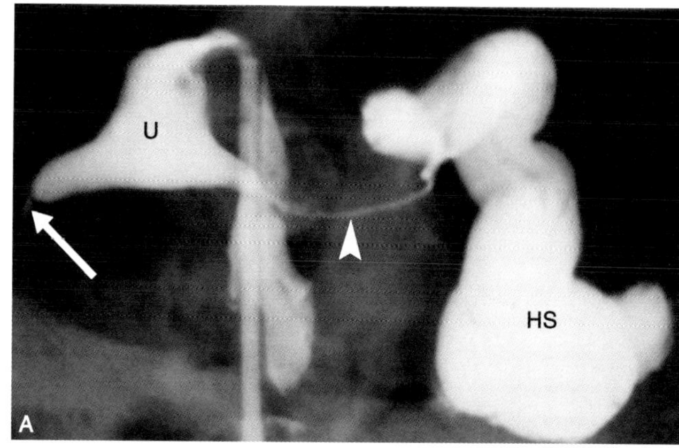

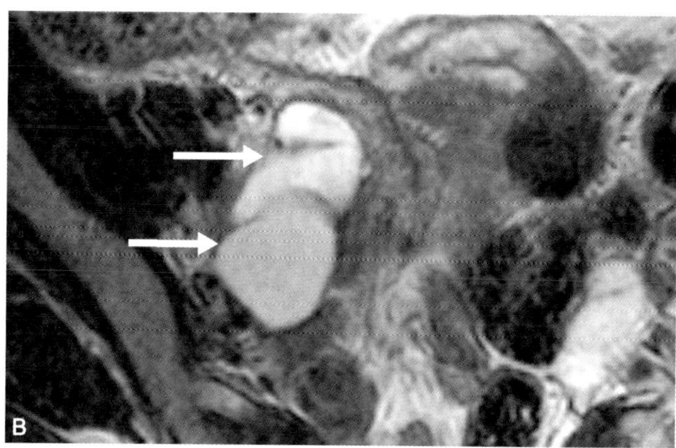

图 49.11　输卵管积水。A. 子宫输卵管造影显示子宫(U)后倾位,子宫底朝向后下方。右侧输卵管在峡部(箭)闭塞,左输卵管远端明显扩张,形成输卵管积水(HS)。左输卵管近端部分(箭头)正常。腹腔未见对比剂溢出,表明双侧输卵管阻塞。B. 不同患者的轴位 T_2 加权 MR 显示右侧扩张、扭曲、并旋转的积水输卵管(箭)。

外科手术处理的并发症。盆腔炎早期可发现子宫旁以及卵巢旁的盆腔水肿、粘连。输卵管积脓表现类似于厚壁输卵管积水。输卵管卵巢积脓表现为厚壁、充满液体的附件区肿块,将卵巢以及扩张的输卵管包裹在内(图 49.12)。某些病例中偶尔会看到气泡,这高度提示脓肿形成。也可见淋巴结增大和腹腔积液。

腹膜包涵囊肿日益多见,成为慢性盆腔疼痛常见原因之一,临床治疗较困难。因手术或感染造成的粘连将卵巢包裹积液中,与腹膜凹陷相延续,卵巢持续分泌的液体不能被损伤腹膜吸收,因此产生压迫和疼痛。影像表现为卵巢被包裹性液体包绕,液体通常为水样,延伸至腹膜腔内,形成角状或尖的球形、椭圆形,此为它的特征性表现(图 49.13)。想要有效治疗通常需要切除卵巢。

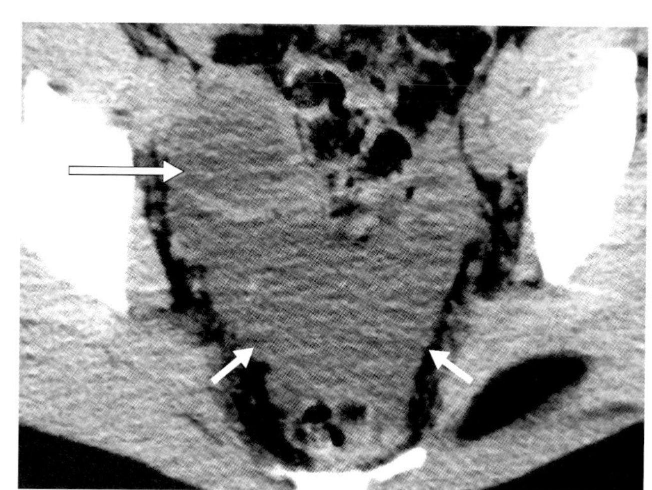

图 49.13　腹膜包涵囊肿。慢性盆腔疼痛患者,CT 扫描显示液体包裹右侧卵巢(长箭),并延伸至腹膜腔(短箭)直肠子宫陷凹内。穿刺抽吸和置管引流效果欠佳。患者行卵巢切除术后症状消失。

良性囊性畸胎瘤或者皮样囊肿是最常见的卵巢生殖源性肿瘤。病灶包含起源于外、中、内胚层的成熟组织成分,从而导致其影像表现多样。研究发现患者的平均年龄为 30 岁。大部分病灶在患者无症状时偶然发现。囊肿内含有皮脂样物质,在 CT 以及 MR 图像上呈脂肪密度。内部成分包括 Rokitansky 结节,它的内部经常包含毛发、牙齿、骨骼和软骨。超声表现具有特征性,但 MR 及 CT 可更准确地发现病灶及显示病灶特征。在 MR 图像上,皮脂成分在 T_1WI 序列上呈极高信号,在 T_2WI 序列上信号有所降低,表现为脂肪信号。脂肪成分可由正反相位以及脂肪饱和序列确认。CT 发现附件区囊性肿块内含脂肪成分即可确诊(图 49.14)。CT 和平片均能显示肿块内的骨骼和牙齿。

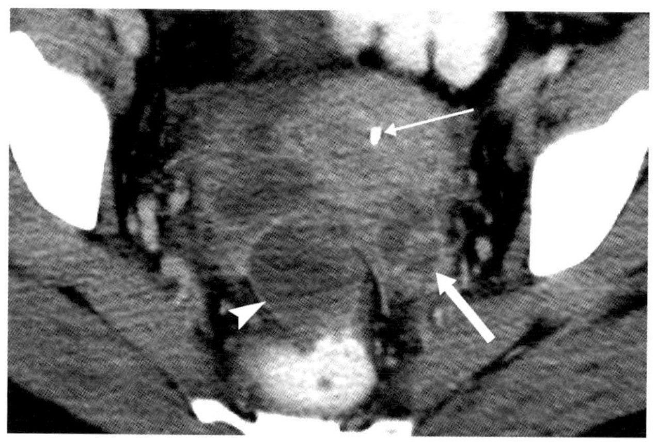

图 49.12　输卵管卵巢脓肿。发热、盆腔疼痛伴阴道分泌物的患者,增强 CT 显示积液包裹卵巢(粗箭)、扩张的输卵管(箭头)以及子宫,子宫内可见节育器(细箭)。注意水肿和炎症扩展到盆腔内脂肪和相邻器官的边缘。这是输卵管脓肿的典型表现。

卵巢纤维瘤占卵巢肿瘤的 4%,多为实性肿块且常引起腹腔积液(40%的病例),与卵巢癌类似(图 49.15)。组织学类型包括纤维瘤、卵泡膜细胞瘤及起源于卵巢基质的纤维性卵泡膜细胞瘤。Meigs 综合征定义为卵巢纤维瘤合并腹腔积液或胸腔积液,手术切除肿瘤后,胸腹腔积液可迅速消失。超声表现为均质、实性占位。CT 显示为实性占位,增强扫描呈轻度强化。MR 显示肿瘤边界清楚,在 T_1WI 及 T_2WI 图像上均呈低信号。在 T_2WI 序列上,肿块内散在的高信号代表局灶性水肿以及囊性改变。

附件扭转是由于卵巢、输卵管或卵巢及输卵管出现扭转,导致血液供应缺乏,从而引起的妇科急症,如未及时缓解和恢

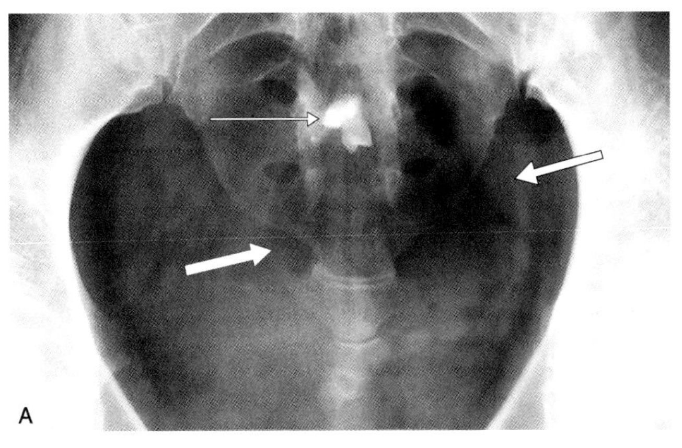

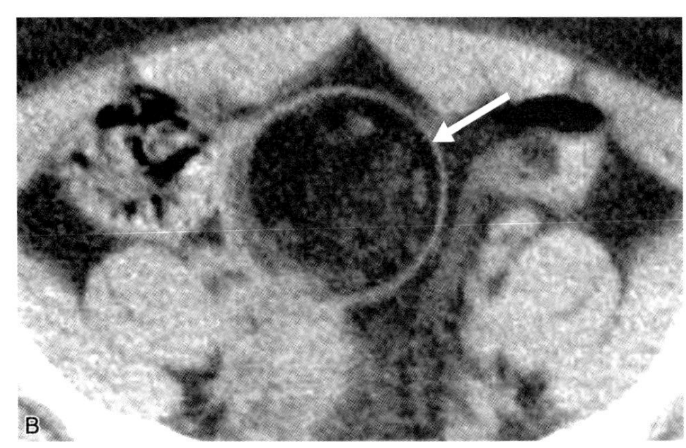

图 49.14　良性囊性畸胎瘤。A. 年轻女性患者，盆腔平片可见牙齿影像（细箭），以及一个薄壁、边界清楚的含脂肪成分的肿块影像（粗箭），提示为良性囊性畸胎瘤。B. 28 岁女性患者，CT 平扫示一盆腔内含脂肪成分肿块（箭），符合良性囊性畸胎瘤表现。

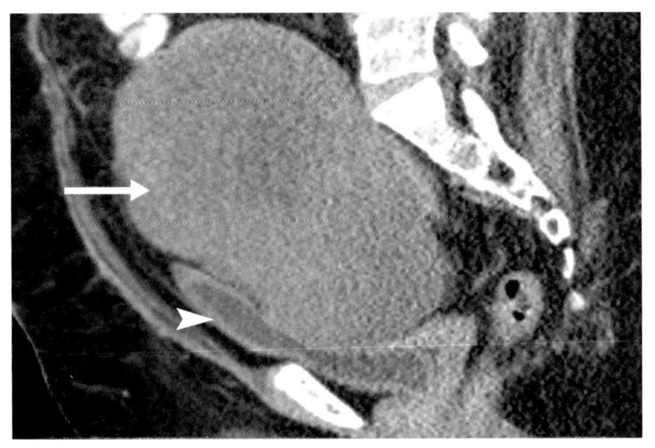

图 49.15　卵巢纤维瘤。CT 矢状重建图像显示盆腔内巨大分叶状、均匀实性肿块（箭），压迫膀胱（箭头）。患者合并胸腹腔少量积液，切除卵巢纤维瘤后积液即可消退。

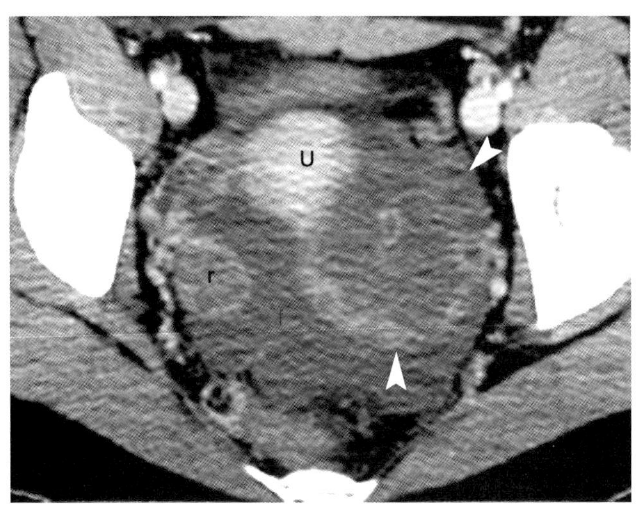

图 49.16　卵巢扭转。轴位增强 CT 图像显示左侧卵巢较大囊性肿块（箭头），壁较厚，中度强化，直肠子宫陷凹可见大量液体（f）。患者临床表现为重度间歇性盆腔疼痛。手术显示左侧附件浆液性囊腺瘤合并扭转。U，子宫；r，右侧卵巢。

复血液供应会导致卵巢梗死。临床症状主要为疼痛、恶心、呕吐和白细胞增多。超声是最有效的诊断手段（见图 51.27）。主要影像表现包括边缘光滑的附件区肿块，为扭转的卵巢（图 49.16），壁呈同心性增厚。同侧输卵管表现为形态不一的肿块或者厚壁的管状结构。子宫向扭转侧移位。卵巢扭转合并出血性梗死的征象包括附件区肿块壁显著增厚（>10mm）、肿块及扭曲的输卵管内出血以及腹腔积血。

妇科恶性肿瘤

卵巢癌在所有女性恶性肿瘤中占 3%，但是占所有肿瘤死亡率的 15%。卵巢恶性肿瘤约有 20 种组织学类型，以上皮源性以及生殖细胞源性为主。约 40%的卵巢肿瘤是恶性肿瘤，2/3 是囊性肿瘤，25% 双侧发病。卵巢肿瘤发病的高峰期是 55～59 岁。卵巢恶性肿瘤起病隐匿、早期通常无症状，这就导致约 70%的患者在发现时肿瘤已为晚期。CA125 是卵巢癌的血清学标志物，约 80%的卵巢癌患者 CA125 是阳性。不幸的是，虽然在晚期癌症时它常表现为异常，但在Ⅰ期卵巢癌患者，其阳性率仅为 25%～50%。生存率与疾病的分期直接相关，同时疾病的分期也决定了治疗方案的选择。磁共振和 CT 显示卵巢恶性肿瘤的征象与超声相似，将在第 51 章中阐述。壁厚超过 3mm、结节状、疣状赘生物、实性成分、对于邻近结构的侵犯、腹腔积液、腹膜强化以及淋巴结肿大都是恶性肿瘤的征象（图 49.17）。卵巢恶性肿瘤主要通过腹膜种植播散，小的瘤结节种植到腹膜、肠系膜、网膜，形成恶性腹腔积液（图 49.18）。其次，直接侵犯邻近结构，以及通过淋巴道播散到盆腔及腹膜后淋巴结，晚期血行转移至肺、肝以及骨骼系统。CT 主要用于对已经确诊的卵巢癌的随访。因为卵巢癌通常是根据外科手术来分期的，最初的放射学肿瘤分期仅用于容易诊断的晚期病例。首次治疗往往是行开腹子宫切除术、双侧输卵管卵巢切除术、网膜切除术、肿瘤减瘤手术。CT 和 MR 显示腹膜转移效果欠佳。腹腔积液的存在高度支持腹膜转移。应注意查找局灶性的腹膜增厚以及腹膜小结节。肠管壁增厚以及肠曲变形都提示肠管受累。没有一种影像学方法能够准确区分卵巢肿瘤的良恶性。这并不奇怪，因为即使是在组织学上，也有很多病例是交界性肿瘤。

卵巢转移瘤往往通过腹膜扩散、直接蔓延或血行播散而来，占卵巢恶性肿瘤的 10%。大多数卵巢转移瘤起源于结肠癌（65%），其他常见原发肿瘤为胃癌、乳腺癌、肺癌和胰腺癌。大

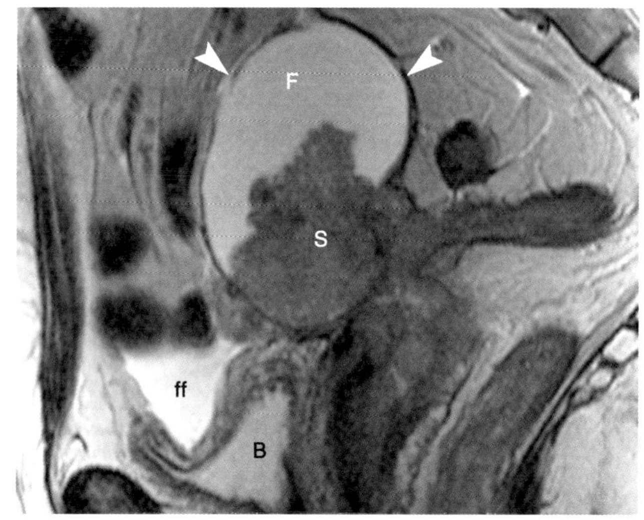

图 49.17　卵巢囊腺癌。63岁女性患者，矢状位 T_2WI 序列可见附件区囊性肿块(箭头)，囊内可见较多实性成分(S)，高度提示肿瘤为恶性。肿块内液体成分(F)在 T_1WI 及 T_2WI 均呈高信号，提示肿瘤内部合并出血或者含高蛋白成分。腹腔积液(ff)存在高度提示腹膜转移。B，膀胱。

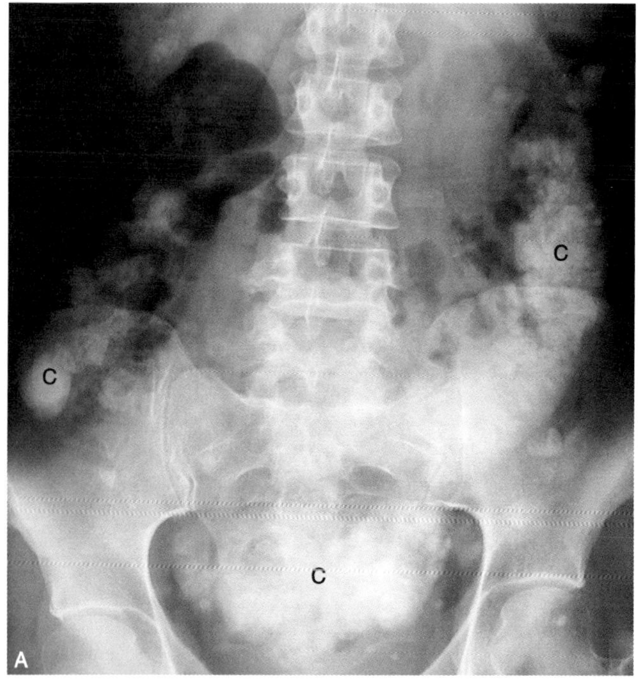

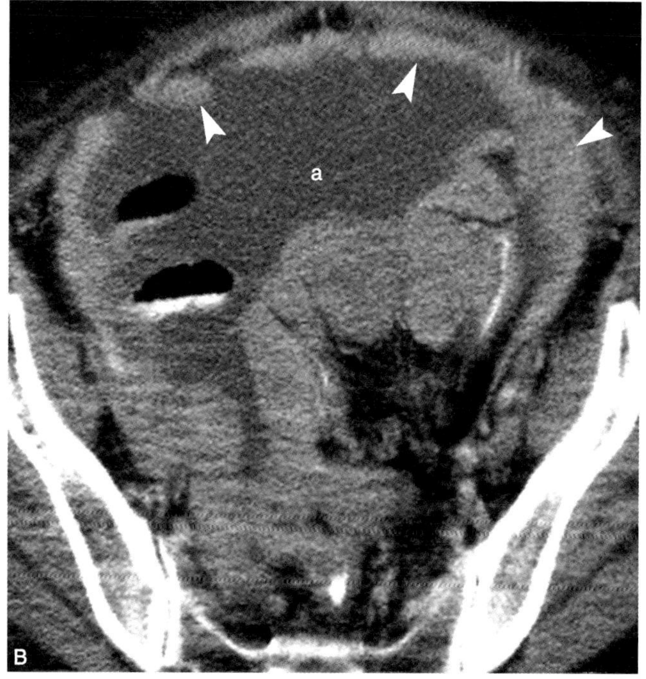

图 49.18　卵巢癌腹膜转移。A. 腹部平片显示卵巢肿瘤钙化性种植遍及腹膜腔。病理学诊断为卵巢转移性乳头状浆液性囊腺癌(C)。B. CT图像显示腹膜结节状转移(箭头)，因为腹腔积液(a)的存在而显示清晰。

多数肿瘤都是实性、双侧发生，并且增强扫描时强化明显。而囊性转移瘤通常与卵巢原发性肿瘤无法区分(图 49.19)。术语"Krukenberg瘤"仅适用于描述胃癌转移到卵巢的黏液性肿瘤。卵巢淋巴瘤表现为双侧卵巢实性肿块，强化不明显。

宫颈癌是最常见的女性生殖道恶性肿瘤，其中鳞癌占95%，腺癌占5%。发病高峰年龄是45~55岁，但是它同时也是15~24岁女性的第二好发恶性肿瘤。宫颈癌主要通过侵犯阴道、宫颈旁组织以及膀胱和直肠直接扩散。因输尿管邻近宫颈，故输尿管梗阻常见。经淋巴途径转移至盆腔、腹股沟以及腹膜后淋巴结也很常见。血运转移至肺、骨、脑仅见于疾病的晚期。

MR在宫颈癌的分期方面优于CT。在 T_1WI 序列上，宫颈癌同子宫肌层一样呈等信号。在 T_2WI 序列上，肿瘤与低信号的正常宫颈结构相比呈相对高信号。肿瘤旁可见连续的环形低信号是宫颈旁组织未受侵犯的确切证据(图 49.20)。盆壁组织受侵犯的征象包括肿瘤邻近或者延伸至盆壁肌肉内3mm。宫旁组织受侵犯在 T_2WI 序列上呈高信号。阴道受侵犯的依据是在 T_2WI 序列上阴道外肌层消失。CT分期的局限性在于：不论是否使用对比剂，多达50%的肿瘤相对于宫颈组织呈等密度(图 49.21)，在注入对比剂以后部分肿瘤呈现不同程度的低密度。MR和CT都把淋巴结增大(短轴>10mm)作为肿瘤浸润的主要标准，这本来就是不准确的，因为宫颈癌可以侵犯淋巴结但并不一定会使淋巴结增大。不论淋巴结的大小，淋巴结中心坏死高度提示肿瘤侵犯。淋巴结转移包括髂内、髂外、骶骨前、

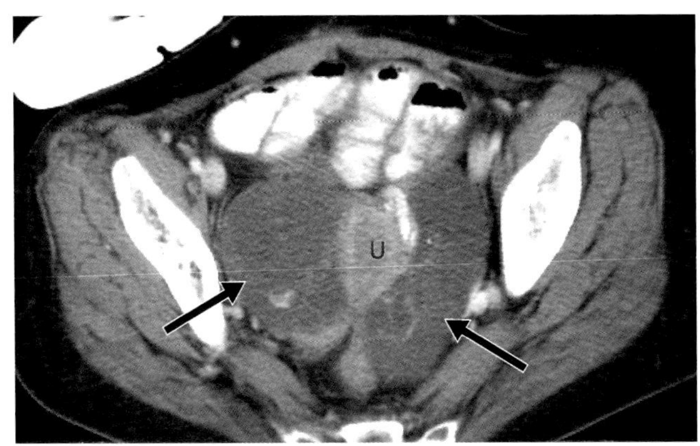

图 49.19　卵巢转移瘤。结肠黏液腺癌患者卵巢囊性转移瘤(箭),卵巢呈囊性扩大,压迫子宫(U)。患者已行结肠切除术,回肠造口袋可见。

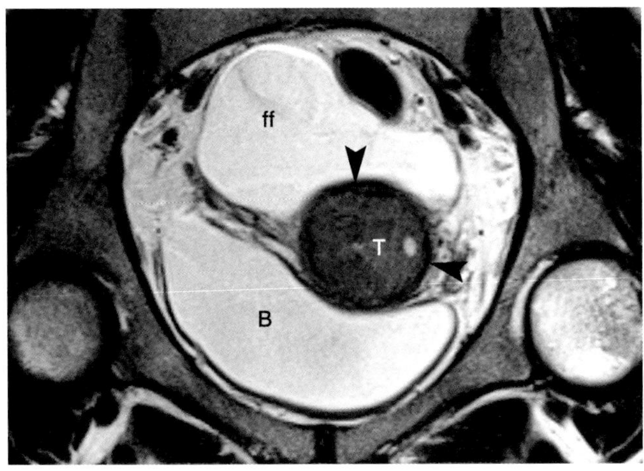

图 49.20　宫颈癌。ⅠA 期 MR 图像,通过斜冠状位 T_2WI 序列显示宫颈横轴。肿瘤(T)呈黑灰色信号,几乎完全取代正常宫颈,看起来像一个黑色的环(箭头)。宫旁组织未受浸润,直肠子宫陷凹内可见液体信号(ff)。B,膀胱。

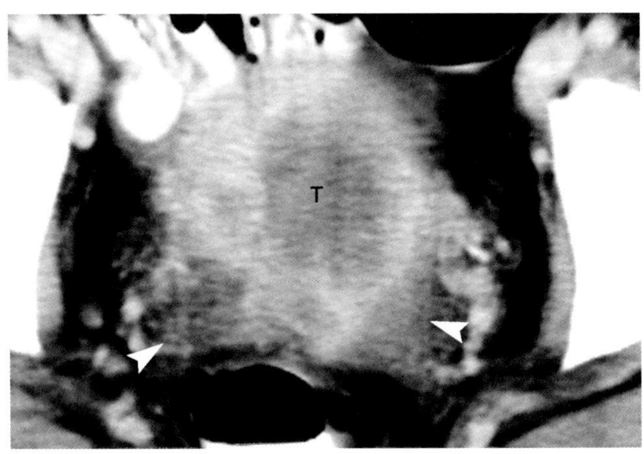

图 49.21　宫颈癌Ⅱb 期 CT 图像。可见肿瘤组织(T)已经完全代替正常的宫颈组织。宫旁脂肪间隙内的线条状密度影(箭头)代表肿瘤的宫旁浸润。

主动脉旁的淋巴结。远处转移主要侵犯肝、肺、骨。扫描范围应该包括肾脏,以评估输尿管梗阻程度。PET-CT 是目前进行肿瘤分期、检测残留或肿瘤复发的最佳成像方法;然而,它同样有缺陷且容易受伪影影响,在宫颈癌诊断中的作用尚未完全确定。

子宫内膜癌是目前最常见的浸润性生殖道恶性肿瘤。组织学上,95%是腺癌,5%是鳞癌。发病高峰年龄是 55~62 岁,以停经后阴道流血为主要临床症状。肿瘤扩散最初是通过侵犯子宫肌层和宫颈,然后通过淋巴道扩散至盆壁及腹膜后淋巴结,最后直接扩散至阔韧带、宫旁组织以及卵巢。肿瘤穿透子宫浆膜层导致腹膜种植。血行转移出现于疾病晚期,可转移至肺、骨、肝、脑。预后和治疗取决于疾病的分期,其中最关键的因素就是子宫肌层侵犯深度以及淋巴结侵犯。如果子宫肌层浸润深度少于 50%,淋巴结转移的可能性不大。磁共振对肿瘤分期要比 CT 准确。在 MR 图像上,肿瘤的信号与子宫内膜的信号相似。相对于子宫肌层,肿瘤于 T_1WI 序列呈等信号,T_2WI 序列呈高信号(图 49.22)。肿瘤影像表现包括子宫内膜增厚以及界限欠清晰。较大的肿瘤常表现为突入子宫腔内的息肉样肿块。肿瘤注入钆对比剂后可以强化,强化程度可低于或者高于子宫肌层及子宫内膜。子宫肌层的侵犯可以在增强 T_2WI 序列上显示。结合带完整是子宫肌层未受侵犯的依据(Ⅰa 期)。肿瘤快速扩散导致子宫肌层变薄,易被误认为肌层浸润。宫颈受侵可在矢状位 T_2WI 序列图像以及增强后显示,可见强化的肿瘤位于低信号的宫颈内。T_1WI 序列可以显示宫旁脂肪层受侵。膀胱及直肠受侵表现为肿瘤与膀胱及直肠间正常结构消失,以及在 T_2WI 序列上膀胱和直肠壁出现肿瘤信号。在 CT 图像上,肌层侵犯的深度可在注入对比剂后的图像上显示,肿瘤的强化程度低于子宫肌层(图 49.23)。宫颈阻塞将导致宫腔内含有或多或少的液体。宫颈受侵犯(Ⅱ期)表现为宫颈不均匀强化。宫旁受侵犯表现为子宫边缘不规则,宫旁软组织融合,以及宫旁肿块。CT 和 MRI 诊断淋巴转移的依据是淋巴结短径大于 10mm。

子宫肉瘤是浸润性最强的子宫肿瘤。当子宫肿块很大而且不均匀时,应怀疑为子宫肉瘤。恶性混合型的米勒管肿瘤体积往往较大,呈实性,可伴有典型的坏死和出血,扩散至子宫腔

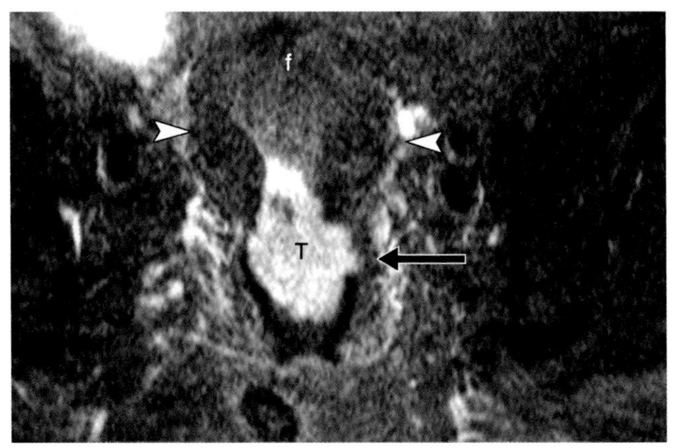

图 49.22　子宫内膜癌,Ⅰc 期。子宫(两箭头之间)轴位脂肪饱和 T_2WI 序列显示子宫内膜癌(T)侵犯子宫肌层深度超过 50%(箭),肿瘤相对于子宫肌层呈高信号。f,子宫底。

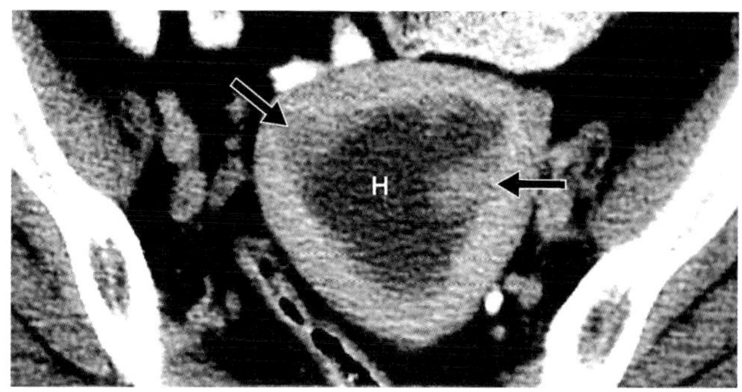

图49.23　子宫内膜癌，Ⅰb期。轴位增强CT图像显示强化的肿瘤结节(箭)，由低信号宫腔内出血(H)勾勒出来。肿瘤相对于子宫肌层来说呈等信号，因此肿瘤的侵犯很难评价。外科手术证实该肿瘤是Ⅰb期。

并侵犯子宫肌层，淋巴结以及腹膜扩散也是常见的。平滑肌肉瘤经常表现为快速生长的盆腔肿块，子宫扩大呈典型的不均匀肿块，伴有广泛的坏死、出血，常合并钙化(图49.24)。从影像学上区别良性平滑肌瘤恶变是很困难的，除非出现肿瘤的恶性扩散。子宫内膜间质肉瘤表现为子宫内膜的息肉样肿块侵犯子宫肌层。

输卵管癌非常罕见，仅占妇科恶性肿瘤的1%。肿瘤类型包括浆液性腺癌、子宫内膜样癌和移行细胞癌。大多数肿瘤出现在壶腹部，堵塞输卵管引起输卵管积水(图49.25)。大多数肿瘤体积较小。MR表现为体积较小的实性占位，T_1WI呈低信号，T_2WI呈高信号。大部分病灶增强可有强化。扩张积水的输卵管有时因内容物性质，在T_1WI上可呈高信号。

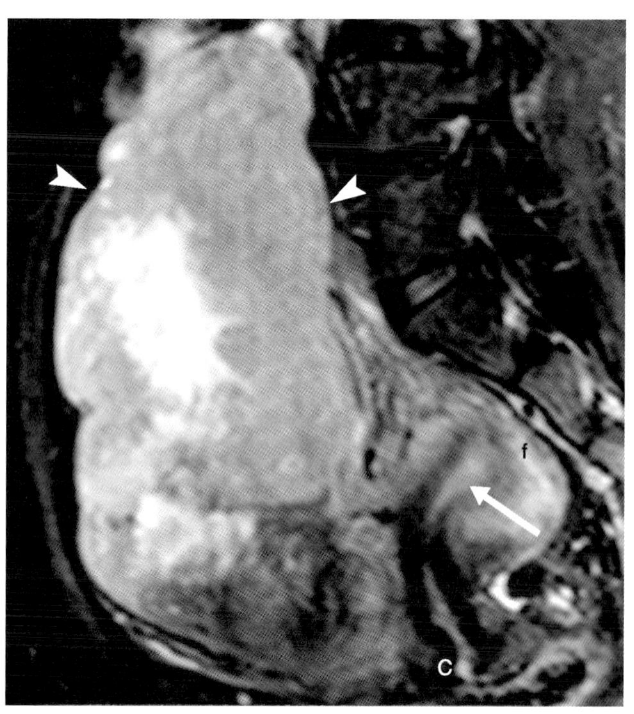

图49.24　平滑肌肉瘤。T_2WI序列显示一个巨大的不均匀肿块(箭头)，它起自后屈的子宫前壁，宫腔是完整的(箭)，该外生子宫肌层源性的不均匀肿块提示该肿瘤是恶化的平滑肌瘤或者坏死平滑肌肉瘤。最终的诊断是由手术确认的。f，子宫底；C，子宫颈。

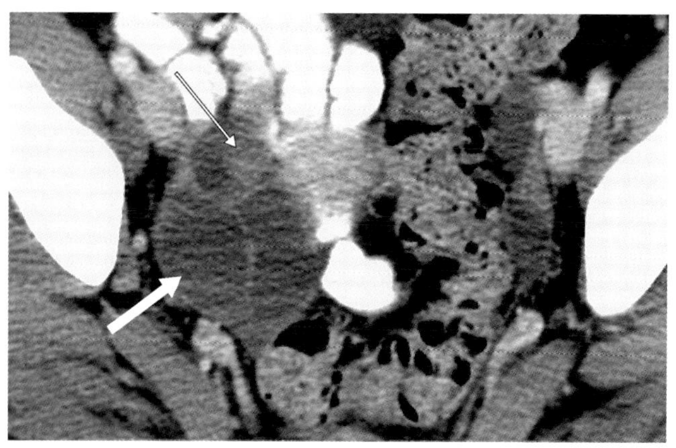

图49.25　输卵管癌。CT增强扫描显示右侧输卵管积水(粗箭)，可以发现扩张管腔内有乳头状软组织低密度结节(细箭)。手术切除证实输卵管腺癌。

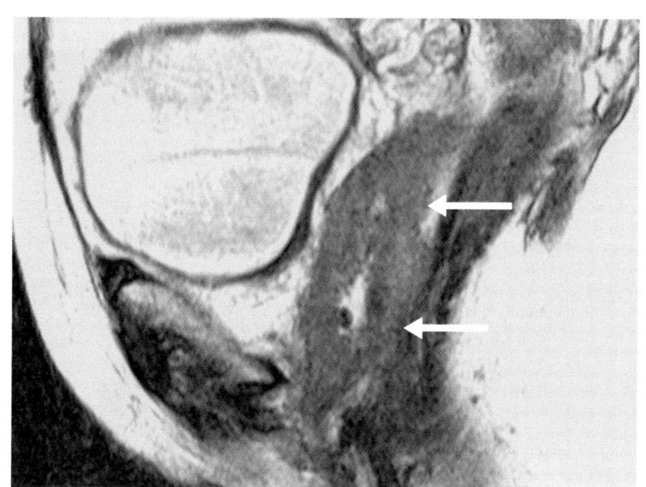

图49.26　阴道癌。矢状位T_2加权像显示子宫切除史患者的整个阴道呈明显的结节状增厚(箭)。活检证实为腺癌。

阴道恶性肿瘤同样较为罕见，亦占妇科恶性肿瘤的1%。大多数为鳞状细胞癌(85%)，通常来源于阴道后壁上1/3处。其余肿瘤类型包括腺癌、黑色素瘤和肉瘤。宫颈癌、子宫癌或直肠癌的直接侵犯也常累及阴道。原发性阴道恶性肿瘤会使阴道周围组织收缩(图49.26)或形成溃疡。MRI表现为T_1WI序列呈低信号，T_2WI呈等信号。在MR成像时使用阴道凝胶可有效提高肿瘤显示率。

男性生殖道

睾丸以及阴囊

超声，辅以彩色多普勒，是评价睾丸以及阴囊的主要影像学方法之一。MR应用表面线圈可以提供更好的空间分辨率、组织分辨率以及更宽的视野，但价格高昂、利用度低。当超声检查结果难以对阴囊病变进行确诊时，可进行MR进一步检查。CT可以用于评价睾丸肿瘤的分期以及确定超声未发现的隐睾位置。放射性核素显像显示组织灌注情况较好，但是对于解剖学细节的显示不足。本章主要讲述MR以及CT表现，超声对阴囊病变的诊断将在第 51 章中讲述。

正常的 MR 解剖。因为睾丸的含水量高，它在 T_1WI 序列上呈均匀的中等信号，在 T_2WI 序列上呈略低于水的高信号（图 49.27）。白膜形成了一个边界清楚的直径约 1cm 的环形结构。睾丸肿块在 T_2WI 序列上因信号强度明显低于睾丸实质而容易被发现。纵隔至白膜的分隔可以看到。阴囊以及白膜之间经常可以看到少量液体。在 T_1WI 序列上，附睾相对于睾丸呈等信号；在 T_2WI 序列上，信号比睾丸稍低。增强扫描时睾丸往往呈均匀强化，而附睾强化程度较明显。阴囊呈中等信号，反映了肉膜肌的信号。精索主要表现为较多结节状及管状结构，代表动脉以及静脉，他们在 MR 上的信号是由血液的流动情况决定的。

隐睾。CT 和 MR 可用于对未被超声发现的隐睾进行定位。如果存在隐睾，其常位于肾脏下极以及腹股沟内环之间。隐睾患者中，睾丸先天性缺如占 3%～5%。隐睾表现为一个椭圆形的软组织肿块，最大约 4cm（图 49.28）。因为隐睾可能产生萎缩，因此在 MR 图像上，它可呈低或者等信号，而不一定是高信号。成人隐睾可能会并发睾丸肿瘤。

肿瘤。睾丸肿瘤常通过体格检查和超声来诊断。睾丸中的原发性肿瘤有时可无临床表现，但超声可很好地检测到。只有在超声不确定病变性质的情况下，才会进行睾丸 MR 以进一步诊断。在 MR 上，精原细胞瘤（占生殖细胞肿瘤的 60%）在 T_2WI 序列相对于正常睾丸呈均质低信号。非精原细胞瘤（占生殖细胞肿瘤的 40%）信号往往不均匀，内可见坏死和出血，但在 T_2WI 序列上仍主要呈相对低信号。增强两种肿瘤往往呈中度强化，内可见纤维血管分隔。淋巴瘤好发于 60 岁以上男性，肿瘤取代睾丸实质，在 T_1WI 和 T_2WI 呈低信号，增强可见轻度强化。超声和 MR 都不能明确区分睾丸肿瘤的良恶性。

目前，95%的睾丸生殖细胞肿瘤患者可治愈。选择适当的治疗方式取决于分期，主要依赖于 CT 检查，MR 亦可提供准确的分期。肿瘤沿淋巴管播散是最常见的播散方式，常顺序向上沿淋巴结扩散。最早的扩散形式是通过性腺淋巴道，沿睾丸静脉到肾门淋巴结。淋巴结转移可沿髂外血管链到达主动脉旁淋巴结。髂内及腹股沟淋巴结较少受侵。淋巴结的广泛转移主要见于年轻人，可与淋巴瘤类似。睾丸肿瘤可无临床表现，也可不被超声发现。血运转移至肺通常在淋巴结转移之后，但绒毛膜癌的血运转移可在早期发生。

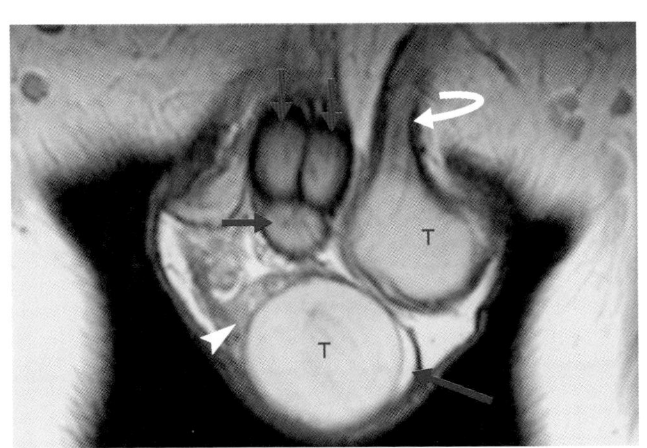

图 49.27　正常 MR 解剖：男性。冠状位的 T_2WI 显示双侧睾丸（T）以及阴茎。睾丸因为液体含量丰富而呈高信号。隐睾（箭头）在 T_2WI 序列上呈高信号，但是要比睾丸信号低。左侧睾丸悬在精索上（弯曲箭头）。显示成对的阴茎海绵体（蓝色箭），尿道海绵体（红色短箭）内包含尿道。在鞘膜腔之间有少量液体（红色长箭）。

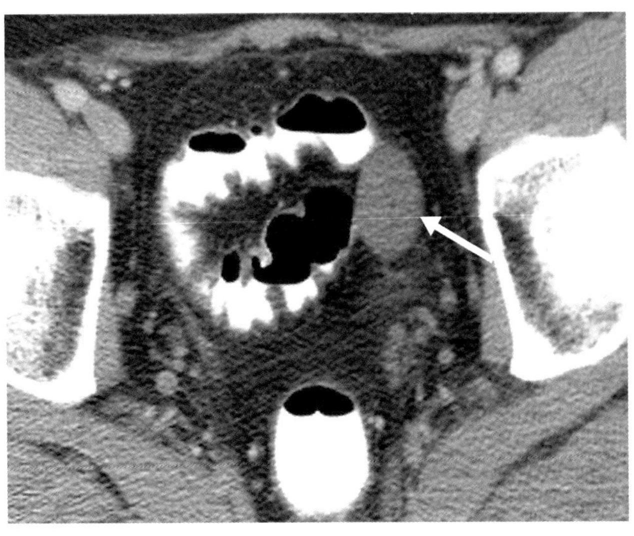

图 49.28　隐睾。40 岁男性患者，CT 扫描显示左侧盆腔隐睾（箭），隐睾轻度萎缩。

阴囊内液体聚集。单纯的阴囊积水表现为典型的水信号，即 T_1WI 呈低信号，T_2WI 呈高信号。血肿及鞘膜积液在 T_1WI 呈高信号，因为其内液体成分复杂或蛋白含量较高。附睾囊肿表现为单纯的水信号。精液囊肿常含脂肪和蛋白质，因此在 T_1WI 呈高信号，分层的碎屑可有助于诊断。精索静脉曲张表现为精索呈扭曲的结节状结构，信号强度相当于低速流动的血液信号（图 49.29）。

睾丸炎/附睾炎。睾丸炎在 T_1WI 及 T_2WI 序列信号不均匀，不易与肿瘤鉴别。附睾炎的表现为附睾扩大，但其 T_2WI 序列信号可增加、降低或者正常。扩张的精索静脉呈血管信号，常伴阴囊积水。附睾炎增强时可明显强化。

睾丸扭转最好的检查方式是超声多普勒或者闪烁成像。睾丸急性扭转的 MR 检查常表现为精索扭曲以及血流量减少。睾丸在所有图像序列上呈不均匀信号。如果血流量减少，睾丸强化程度要减低，但如果出现扭转则可出现强化。

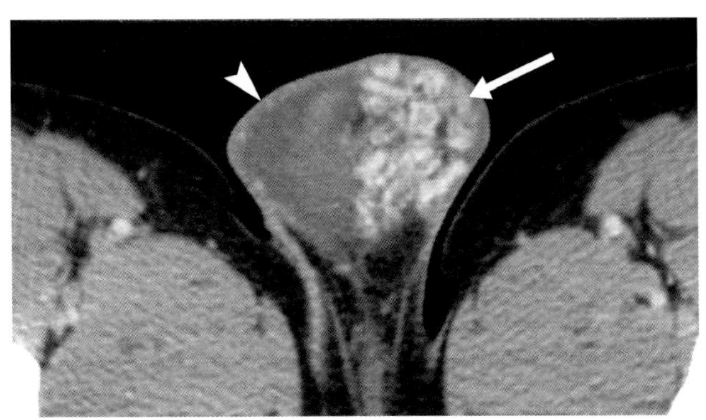

图 49.29　精索静脉曲张伴阴囊积液。轴位增强 CT 显示右侧的阴囊大量鞘膜积液（箭头），左侧可见迂曲、扩张的精索静脉（箭）。

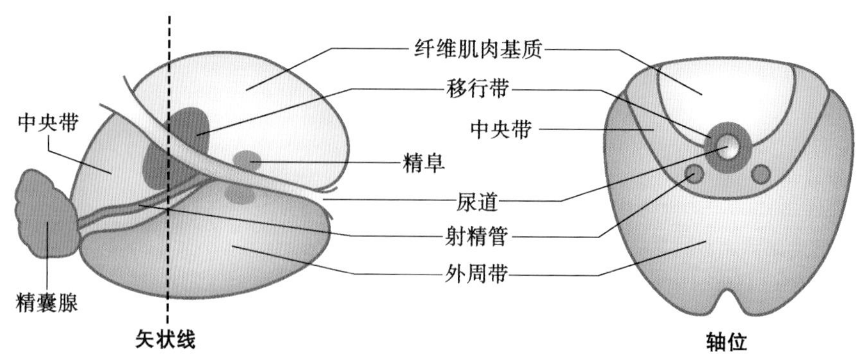

图 49.30　前列腺解剖。左图为前列腺矢状面解剖图，右图为沿左图虚线层面轴位前列腺解剖图。

前　列　腺

多参数 MRI(mp-MRI)已成为前列腺癌检测和分期的革命性成像技术。2012 年，欧洲泌尿生殖放射学会(ESUR)制订了前列腺 MR 成像指南，并提出 PI-RADS(前列腺成像报告和数据系统)结构化报告系统。PI-RADS 已经达成第 2 版国际共识，预计该标准化报告系统将进一步完善。

Mp-MRI 一般应用高分辨率 T_2WI 评估解剖结构，结合扩散加权 MRI(DWI)和 MR 波谱成像(MRSI)来提高病变诊断的特异性。使用钆动态对比增强 MRI(DCE-MRI)可提高癌症检测的灵敏度。基于影像表现以及病变位置，给予前列腺癌 1 至 5 的 PI-RADS 评分。PI-RADS 1 表明极不可能存在癌症；PI-RADS 2 表明不太可能存在癌症；PI-RADS 3 表明可疑存在癌症；PI-RADS 4 表明可能存在癌症；PI-RADS 5 表明存在癌症可能性非常高。治疗方案的选择基于整体 PI-RADS 评分。PI-RADS 评分的细节非常复杂，读者可参考相关建议读物。

CT 在前列腺癌的检测中作用较小。良性和恶性疾病的 CT 表现重叠较多。CT 对于前列腺癌的分期也不如 MRI。经直肠超声(TRUS)主要用于引导可疑前列腺癌区域的穿刺活检。TRUS 往往容易低估前列腺癌的分级及浸润范围。PET-CT 应用于前列腺癌时，对于低代谢活度的肿瘤和前列腺癌周围组织呈高放射性活度的检测不太敏感。血清前列腺特异性抗原(PSA)(>3～4ng/mL)对前列腺癌的特异性较低，仅为 36%。PSA 正常不能排除存在前列腺癌。这些原因更支持当前对 mp-MRI 的研究。

正常磁共振解剖。前列腺可以划分为被尿道围绕的 3 个腺体区域(图 49.30)。外周带包含约 70%的前列腺组织，它包裹剩余的腺体，就像是用手套抓住一个棒球。大多数的前列腺癌(70%)起源于外周带。移行带包含尿道周围 2 个小的腺体区域。正常年轻人的前列腺移行带仅包含 5%的前列腺组织，良性前列腺增生常发生在移行带，在老年人前列腺移行带可明显增大。中央带包含位于前列腺基底部的腺体组织，输精管、精囊管以及射精管从其内穿过。尽管中央带占前列腺组织的 25%，但仅有 10%的前列腺癌起源于此。前列腺的前部无腺体组织，被称为前纤维肌肉基质区。前列腺的基底部连接膀胱基底部以及精囊。前列腺的尖端位于尿生殖膈。在前列腺周组织内经常可以看到曲张的静脉。前列腺淋巴引流到盆腔区域淋巴结，并与主动脉旁及腹股沟淋巴结相通。前列腺周围静脉与脊柱旁静脉相连，为肿瘤血运转移至椎体提供了便利。在 T_1WI 序列上，前列腺呈均匀的中低信号，与肌肉信号相似。前列腺周围的高信号脂肪组织很好地勾勒出前列腺的边缘。前列腺周围静脉以及神经血管束呈低信号。T_2WI 序列主要显示前列腺内部结构(图 49.31)，外周带含水量高，腺泡结构松弛，在 T_2WI 序列呈高信号。中央带呈相对低信号，因为它含有较多肌纤维结构，腺泡结构紧密。中央带以及移行带随着年龄的增长以及良性前列腺增生，信号逐渐不均匀。前列腺前方的纤维肌肉基质呈低信号且边缘不清。

正常的 CT 解剖。前列腺位于膀胱底部，耻骨联合下方，为一均匀软组织密度器官，最大约 4cm。CT 不能很好地显示前列腺区的细微解剖结构。前列腺与闭孔内肌之间有一个清楚的脂肪间隙。

前列腺癌是男性第三大致死肿瘤，约 1/6 男性可能会患上前列腺癌。虽然前列腺癌发病率较高，临床意义重要，但其如何治疗仍然很有争议。治疗前列腺癌的一大难题是如何区分侵袭性肿瘤以及偶然发现的肿瘤，约 50%的 75 岁以上男性在病理或者尸检时发现患有前列腺癌，但并不影响患者的寿命。该肿瘤在 50 岁以前并不常见，50 岁以后发病率增加。格林森

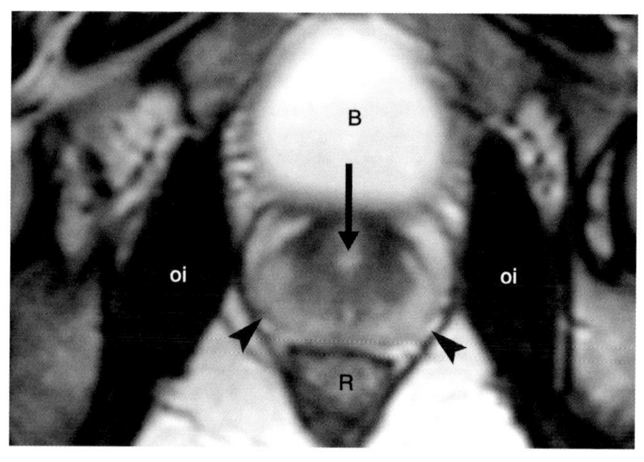

图 49.31　正常前列腺 MR 图像。40 岁男性正常前列腺，T_2WI 序列显示前列腺周围带以及尿道为高信号(箭头)，移行带呈低信号(长箭)。B，膀胱；R，直肠；oi，闭孔内肌。

(Gleason)的组织学分级系统可以评估肿瘤的分化程度,1 级是分化程度很好,5 级是未分化。格林森评分从 2 分到 10 分,并与格林森分级程度对应。分期是由美国泌尿外科协会系统制订的。大多数肿瘤是腺癌(95%)。前列腺癌扩散方式包括局部侵犯、从淋巴管到区域淋巴结,或者通过血运转移。MR 或 CT 检测淋巴结转移的敏感性较差,因为大部分转移淋巴结直径<7mm。肿瘤穿透腺体包膜或者侵犯精囊腺,则预后更差。血运转移至中轴骨较常见。转移至肺、肝以及肾脏经常出现在疾病的终末期。

在 MR T_2WI 序列上,肿瘤表现为高信号周围带内的低信号区(图 49.32)。前列腺炎、出血、瘢痕生成和治疗后改变均可呈类似表现。在移行区,肿瘤呈等信号,从而更加难以检测。前列腺癌常见的影像表现为均匀信号占位,有文献称之为"抹炭征",典型的肿瘤呈水滴或透镜状。高等级前列腺癌的信号强度低于低等级前列腺癌。在 T_2WI 上,肿瘤侵犯前列腺包膜的标准包括神经血管束不规则和增厚、包膜无增强、包膜消失、包膜局灶性凸起以及直肠和前列腺角度消失等。在 DCE-MRI 扫描时,前列腺癌动脉期明显强化,静脉期强化程度降低。在 DWI 序列上,前列腺癌在表观扩散系数(ADC)图上呈局灶性低信号,在高 b 值 DWI 图像上呈显著高信号。MRS 序列显示前列腺癌与良性前列腺组织相比,柠檬酸盐峰降低,胆碱峰升高。在 T_1WI 序列上,前列腺癌与前列腺组织对比呈等信号。T_1WI 适用于评估周围脂肪的侵犯和检测淋巴结肿大。

良性前列腺增生(BPH)开始于约 40 岁,逐渐见于所有的男性。前列腺肥大以及增生发生在移行带以及尿道周围的腺体组织,可伴随支撑的平滑肌以及基质细胞再生,最终导致前列腺局限性或者弥漫性增大(图 49.33)。尿液从膀胱流到尿道的压力增大,导致了尿流迟缓、变细、尿急、尿频、夜尿以及尿潴留等症状,逐渐导致膀胱壁肌肉组织增生(见图 48.19)。病情晚期症状明显需要治疗,包括球囊扩张、支架以及经尿道前列腺切除术(TURP)等。前列腺增生的 CT 征象包括:①前列腺增大,常呈分叶状,内可见高密度或低密度结节影;②可见粗大钙化(图 49.34);③伴囊性变;④膀胱壁增厚以及肌小梁形成。

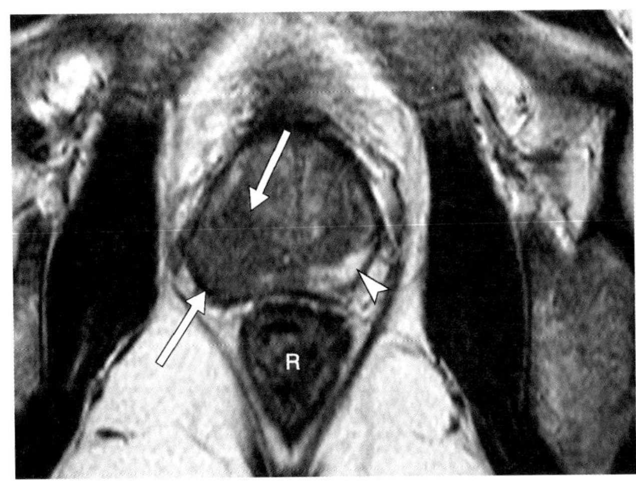

图 49.32　前列腺癌。前列腺轴位 T_2 加权 MR 图像显示呈低信号前列腺癌(两箭之间)占据大部分外周带并延伸到右侧前列腺中央腺体。前列腺左侧(箭头)外周带保持正常高信号。R,直肠。

MR 表现为 T_2WI 序列前列腺中央带腺体不均匀增大。囊变区域在 T_1WI 呈低信号,在 T_2WI 呈高信号。BPH 的间质成分位于移行区时在 T_2WI 序列呈低信号,有时与前列腺癌类似。在扩散加权 ADC 图像上,BPH 由于细胞排列密集扩散受限。对比增强 MRI 前列腺增生表现为明显不均匀强化。

前列腺脓肿是细菌性前列腺炎的常见并发症。患者可出现发热、排尿困难、骨盆疼痛,在经直肠前列腺检查时出现压痛。出现脓毒症或抗生素治疗失败表明脓肿有发展。US、CT 和 MR 显示前列腺内不规则液体积聚,周围可伴明显炎性改变(图 49.35)。

前列腺和前列腺周围组织囊性病变是罕见的,但在前列腺影像表现常较明显。先天性病变包括米勒管囊肿和前列腺囊

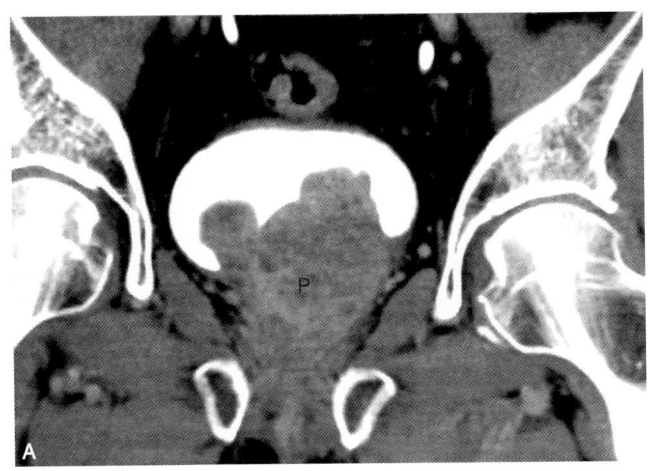

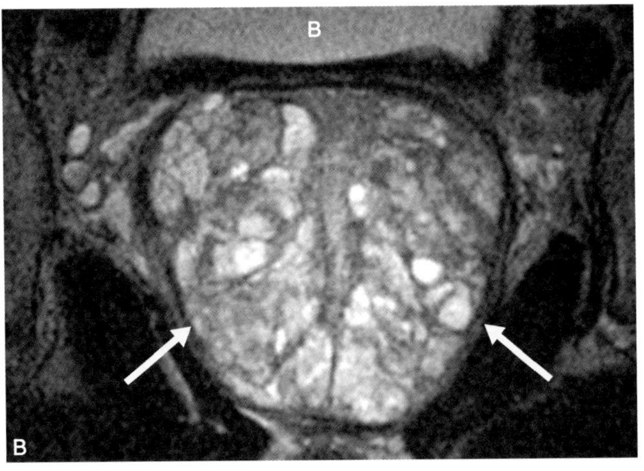

图 49.33　良性前列腺增生。A. 增强 CT 扫描冠状面重建图像显示前列腺(P)明显结节样增大,膀胱底部抬高。尽管前列腺肥大较明显,但膀胱壁仅有轻微增厚,患者仅有轻微膀胱出口梗阻症状,说明临床表现与前列腺总体大小不成比例,主要取决于肥大发生部位以及造成膀胱出口狭窄的程度。B. 轴位 T_2WI 序列显示典型前列腺弥漫性增大(箭),内含有出血以及囊变信号。正常的前列腺解剖结构消失。B,膀胱。

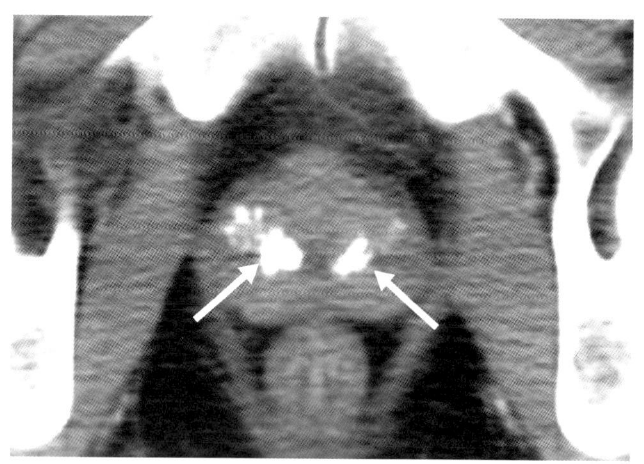
图 49.34　前列腺钙化。轴向增强 CT 显示前列腺轻度增大，伴有明显的钙化(箭)，典型的钙化与良性前列腺肥大相关。

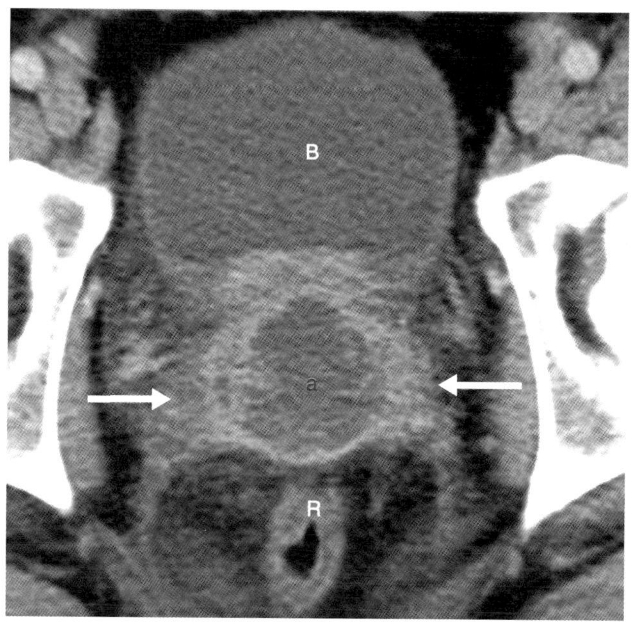

图 49.35　前列腺脓肿。轴位增强 CT 显示前列腺内大片状不规则液体影(a)，正常前列腺组织大部分未见显示。前列腺周围可见(箭)渗出、水肿，为炎症改变。B，膀胱；R，直肠。

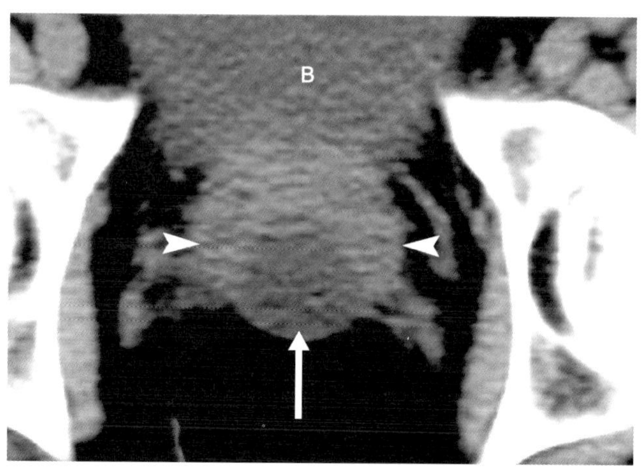

图 49.36　米勒管囊肿。轴向 CT 平扫显示前列腺中线区(箭头之间)囊肿(箭)，患者无症状，为偶然发现。B，膀胱。

肿(图 49.36)，多发生在前列腺中线上半部。两者虽然是不同疾病，但影像学检查无法明确区分。小囊肿往往是偶然发现，较大囊肿可导致膀胱出口阻塞、疼痛和血尿。CT 显示为边界清晰、大小不一的囊状低密度影。囊肿在 MR T_2WI 序列呈高信号。前列腺潴留囊肿由前列腺小管阻塞引起，可发生在腺体任何部位，通常很小且无症状。前列腺增生(BPH)导致的囊肿是前列腺中最常见的囊肿。前列腺癌囊性变很少出现，如果囊性病变快速增长时则要怀疑是否癌变。细菌性前列腺炎合并前列腺脓肿处理较为复杂，可能需要经直肠超声(TRUS)引导下置管引流。

精　　囊

虽然原发性精囊肿瘤罕见，但膀胱、前列腺和直肠肿瘤常侵及精囊。精囊囊肿和精囊缺如与同侧肾发育不良或发育不全有关。

解剖学。精囊呈对称性、分叶状的泪珠形，卷曲的精囊管位于膀胱后方以及前列腺基底部之间的区域。它们产生射精期间 60%～80%液体。输精管扩张的壶腹部分位于精囊上方。输精管与精囊相连，形成射精管，穿过前列腺，在穹窿水平处排入尿道。正常精囊长 3cm，直径约 8mm，可轻度不对称。精囊内含液体，在 T_1WI 序列呈低至中等信号，在 T_2WI 序列呈高信号(图 49.37)。精囊腺壁厚 1～2mm，输精管直径 3～5mm。CT 扫描时，含有液体的精囊呈"蝴蝶结"状。精囊可作为腹膜腔最低点和输尿管与膀胱交界处的定位标志。

精囊病变。单侧精囊发育不全与同侧肾发育不全(约 80%)高度相关。在患有囊性纤维化的患者中，可见双侧精囊发育不全。发育不良多与隐睾症性腺功能减退有关。精囊囊肿主要为多囊性疾病及与泌尿生殖道的发育异常相关。原发性肿瘤较为罕见，包括囊腺瘤、囊腺癌和肉瘤。前列腺癌、膀胱癌或直肠癌等肿瘤累及精囊，表现为实性肿瘤从起源器官延伸至精囊，周围脂肪层消失。输精管双侧钙化与糖尿病存在密切相关性(图 49.38)。

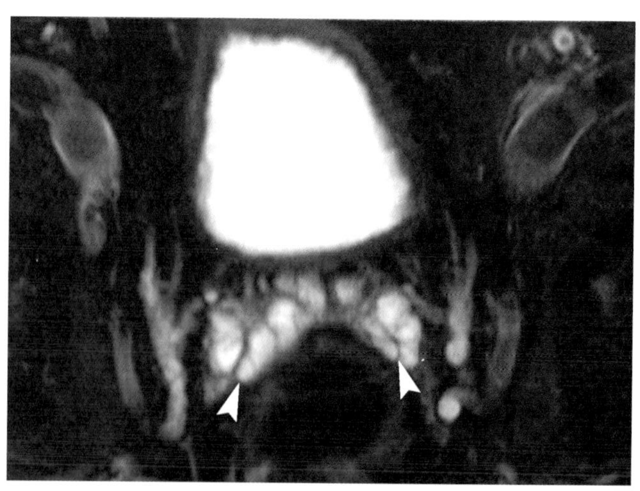
图 49.37　正常精囊。轴位脂肪抑制 T_2 加权 MR 显示充满液体的正常精囊(箭头)呈高信号。

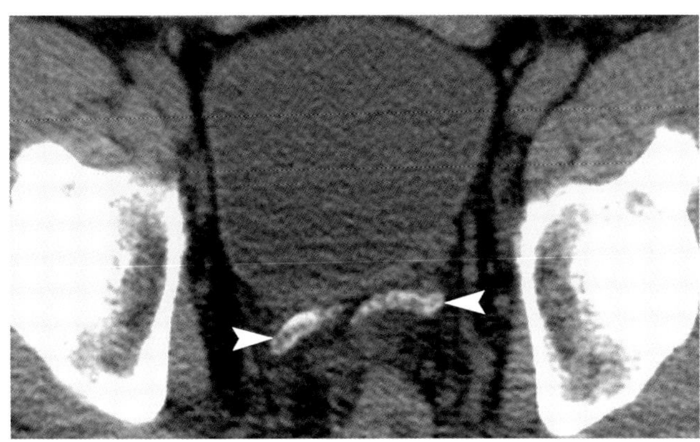

图 49.38 输精管钙化。CT 平扫显示双侧输精管（箭头）钙化，该表现几乎均与糖尿病有关。

阴 茎

超声和 MR 是阴茎疾病常用的影像学检查方式。适应证包括创伤、阴茎异常勃起和肿瘤。

解剖学。超声和 MR 均可清楚显示阴茎解剖结构（图 49.27）。一对阴茎海绵体和单个尿道海绵体被称为白膜的坚韧纤维膜包裹。阴茎筋膜包绕阴茎和阴茎深部血管，与深部泌尿生殖器筋膜近端融合。阴茎浅筋膜较为松散，与会阴深筋膜相连续。会阴深筋膜内积血或积液往往局限于阴茎，阴茎浅筋膜血肿或积液可延伸至阴囊或前腹壁。血液供应来自阴部内动脉的分支，其由髂内动脉发出。阴茎海绵体由海绵体动脉供血。阴茎背动脉和静脉给阴茎龟头、阴茎皮肤和远端海绵体供血。尿道球动脉供应尿道球和近端尿道海绵体。

病理学。阴茎骨折并不常见，超声对其诊断的效果最好，主要显示白膜和相关血肿，通常局限于阴茎筋膜内。MR 上白膜呈低信号，在 T_1WI 和 T_2WI 上均能够明显显示。T_1WI 可检测到 T_2WI 上高信号血肿所掩盖的细微骨折。如果诊疗延误可能会导致勃起障碍和畸形，因此诊断和手术治疗非常紧急。阴茎硬结，局灶性或全身性阴茎异常勃起，通常是由阴茎纤维性海绵体炎（Peyronie 病）引起的。阴茎纤维性海绵体炎是一种结缔组织疾病，在白膜中产生斑块，导致阴茎弯曲和畸形。阴茎纤维性海绵体炎可表现为急性疼痛或慢性畸形。超声和磁共振能够显示局灶性纤维斑块导致白膜增厚。在 MR 上，T_1WI 和 T_2WI 上白膜呈低信号。急性期增强扫描可能明显强化。钙化可能发生在斑块的慢性期。阴茎肿瘤通常通过临床检查准确分期。MR 对影像学分期和显示腺体病变与肿瘤复发最为准确。大多数肿瘤是鳞状细胞癌或罕见的肉瘤。肿瘤在 T_1WI 和 T_2WI 上均表现为低信号的不明确浸润性肿块。静脉注射对比剂后，肿瘤增强扫描明显强化。

推荐阅读

Female Genital Tract

Agostinho L, Cruz R, Osíorio F, Alves J, Setúbal A, Guerra A. MRI for adenomyosis: a pictorial review. *Insights Imaging* 2017;8:549–556.

Allen BC, Hosseinzadeh K, Qasem SA, Varner A, Leyendecker JR. Practical approach to MRI of female pelvic masses. *AJR Am J Roentgenol* 2014;202:1366–1375.

Arleo EK, Schwartz PE, Hui P, McCarthy S. Review of leiomyoma variants. *AJR Am J Roentgenol* 2015;205:912–921.

Bérangeer-Gilbert S, Sakly H, Ballester M, et al. Diagnostic value of MR imaging in the diagnosis of adnexal torsion. *Radiology* 2016;279:461–470.

Coutinho A Jr, Bittencourt LK, Pires CE, et al. MR imaging in deep pelvic endometriosis: a pictorial essay. *Radiographics* 2011;31:549–567.

Javadi S, Ganeshan DM, Qayyum A, Iyer RB, Bhosale P. Ovarian cancer, the revised FIGO staging system, and the role of imaging. *AJR Am J Roentgenol* 2016;206:1351–1360.

Lalwani N, Prasad SR, Vikram R, Shanbhogue AK, Huettner PC, Fasih N. Histologic, molecular, and cytogenetic features of ovarian cancers: implications for diagnosis and treatment. *Radiographics* 2011;31:625–646.

Micco M, Sala E, Lakhman Y, Hricak H, Vargas HA. Imaging features of uncommon gynecologic cancers. *AJR Am J Roentgenol* 2015;205:1346–1359.

Moyle PL, Kataoka MY, Nakai A, Takahata A, Reinhold C, Sala E. Nonovarian cystic lesions of the pelvis. *Radiographics* 2010;30:921–938.

Olpin JD, Moeni A, Willmore RJ, Heilbrun ME. MR imaging of Müllerian fusion anomalies. *Magn Reson Imaging Clin N Am* 2017;25:563–675.

Revzin MV, Mathur M, Dave HB, Macer ML, Spektor M. Pelvic inflammatory disease: multimodality imaging approach with clinical-pathologic correlation. *Radiographics* 2016;36:1579–1796.

Sahin H, Abdullazade S, Sanci M. Mature cystic teratoma of the ovary: a cutting edge overview on imaging features. *Insights Imaging* 2017;8:227–241.

Simpson WL Jr, Beitia LG, Mester J. Hysterosalpingography: a reemerging study. *Radiographics* 2006;26:419–431.

Takeuchi M, Matsuzaki K. Adenomyosis: usual and unusual imaging manifestations, pitfalls, and problem-solving MR imaging techniques. *Radiographics* 2011;31:99–115.

Takeuchi M, Matsuzaki K, Nishitani H. Manifestations of the female reproductive organs on MR images: changes induced by various physiologic states. *Radiographics* 2010;30:1147–1148.

Male Genital Tract

Barentsz JO, Richenberg J, Clements R, et al. ESUR prostate MR guidelines 2012. *Eur Radiol* 2012;22:746–757.

Barrett T, Haider MA. The emerging role of MRI in prostate cancer active surveillance and ongoing challenges. *AJR Am J Roentgenol* 2017;208:131–139.

Boonsirikamchai P, Choi S, Frank SJ, et al. MR imaging of prostate cancer in radiation oncology: what radiologists need to know. *Radiographics* 2013;33:741–761.

Li Y, Mongan J, Behr SC, et al. Beyond prostate adenocarcinoma: expanding the differential diagnosis in prostate pathologic conditions. *Radiographics* 2016;36:1055–1075.

Mohrs OK, Thoms H, Egner T, et al. MRI of patients with suspected scrotal or testicular lesions: diagnostic value in daily practice. *AJR Am J Roentgenol* 2012;199:609–615.

Moreno CC, Small WC, Camacho JC, et al. Testicular tumors: what radiologists need to know—differential diagnosis, staging, and management. *Radiographics* 2015;35:400–415.

Parker RA 3rd, Menias CO, Quazi R, et al. MR imaging of the penis and scrotum. *Radiographics* 2015;35:1033–1050.

Purysko AS, Rosenkrantz AB, Barentsz, Weinreb JC, Macura KJ. PI-RADS version 2: a pictorial update. *Radiographics* 2016;36:1354–1372.

Rosenkrantz AB, Tenaja SS. Radiologist, be aware: ten pitfalls that confound the interpretation of multiparametric prostate MRI. *AJR Am J Roentgenol* 2014;202:109–120.

Vargas HA, Akin O, Franiel T, et al. Normal central zone of the prostate and central zone involvement by prostate cancer: clinical and MR imaging implications. *Radiology* 2012;262:894–902.

（李兵 杜平杰 周海鹰）

第 9 篇
超声检查

第 50 章 ■ 腹部超声

腹膜腔	脾脏
腹膜后间隙	胰腺
肝脏	胃肠道
胆管	肾上腺
胆囊	肾脏

超声检查已被公认为是综合评价腹部脏器的主要检查方法，包括腹部器官、腹腔和腹膜后超声检查。超声检查不仅可以进行腹部疾病筛查，腹部异常情况的评估和随访，还可以进行超声引导下穿刺活检、抽吸和置管引流。它包括成像，评估，继续随访异常情况及超声引导下组织活检、穿刺抽吸及置管引流。综合检查方法包括使用多普勒和彩色血流成像，特殊的经阴道或经直肠腔内超声用于诊断盆腔及相邻区域疾病。本章为腹部超声检查的有效使用提供了基础。

腹 膜 腔

正常超声解剖。腹膜腔是一个潜在腔隙，有腹腔积液时显示尤为清晰。腹膜围成腹膜腔，全部或者部分覆盖在腹腔内脏器表面。当在腹膜腔内有积液，许多韧带、皱褶以及陷凹能够清晰显示。超声探查积液位置包括膈下、肝下、结肠旁沟以及盆腔直肠子宫陷凹。少量的腹膜腔积液最好采用经阴道超声检查直肠子宫陷凹，快速超声扫查方法是重点评价创伤后腹腔出血的主要评价方法，同时需要检测胸腔和心包是否存在积液。检查肠袢间是否有积液，需要加压探头和改变患者体位。实质性脏器以及积液可作为超声透声窗，肠道内的气体、肋骨、脊柱以及盆腔的骨骼影响超声探查。

腹腔积液。腹膜腔内游离的液体在重力作用下沿着腹膜返折聚集于腹膜隐窝（图 50.1）。患者仰卧位时肝肾隐窝（Morison 囊）以及盆腔直肠子宫陷凹是最低点，两者通过结肠旁沟相通。由于液体的存在，勾画出腹腔内脏器的表面，腹腔内脏器表面异常能进行评估，如肝硬化小结节。转移性腹腔积液、尿液和胆汁是无回声的，液体内伴有颗粒回声、分层碎片或分隔带则可能是渗出性腹腔积液、出血、脓液、恶性腹腔积液或溢出的胃肠道内容物。

游离的腹腔积液不改变脏器位置，但清晰显示腹腔凹陷和分隔处，肠袢在游离的液体中漂浮和摆动。包裹性积液、脓肿以及囊性肿块在腹腔内局部有一定的占位，推移邻近肠道及器官移位，局部一般呈类圆形，张力比较高。

腹膜内脓肿。虽然 CT 通常是腹腔内小脓肿的首选检查方法，但 US 检查很容易发现大部分脓肿，可以有效地用于引导抽吸和置管引流（图 50.2）。由于脓肿最常聚集于低处的陷凹内，所以每次检查都必须包括盆腔。脓肿表现为包裹性积液，

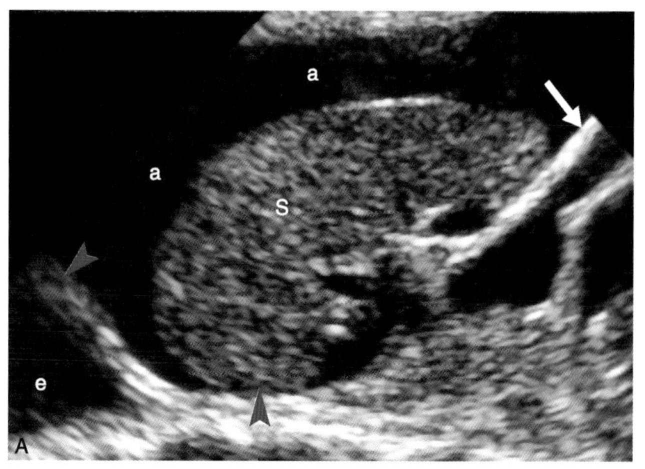

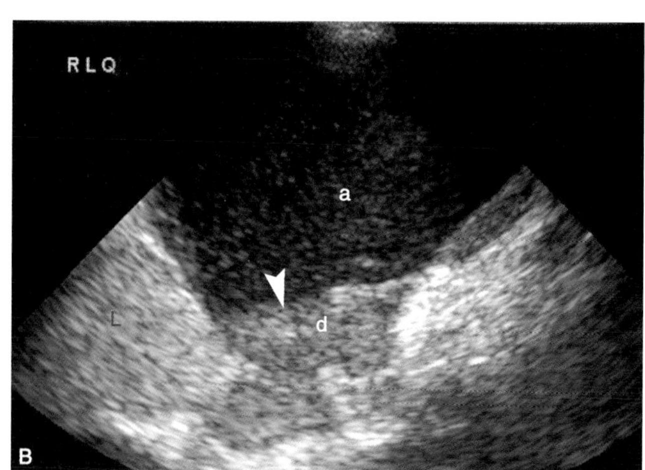

图 50.1 腹腔积液。A. 长轴超声图像显示脾脏（S）周围无回声腹腔积液（a），积液勾画出胃脾韧带（箭）。注意脾脏的一小块裸露区域（蓝色箭头），代表从脾脏到膈肌的腹膜，阻止腹腔内液体进入。膈肌上方可见左侧胸腔积液（e）（红色箭头）。B. 腹部右下象限（RLQ）的超声图像显示含有颗粒物质回声的腹腔积液（a）。在液性腹腔积液（a）和分层碎片（d）之间存在一层液-液分层（箭头），这种渗出性腹腔积液是由肠穿孔引起的。L，肝脏边缘。

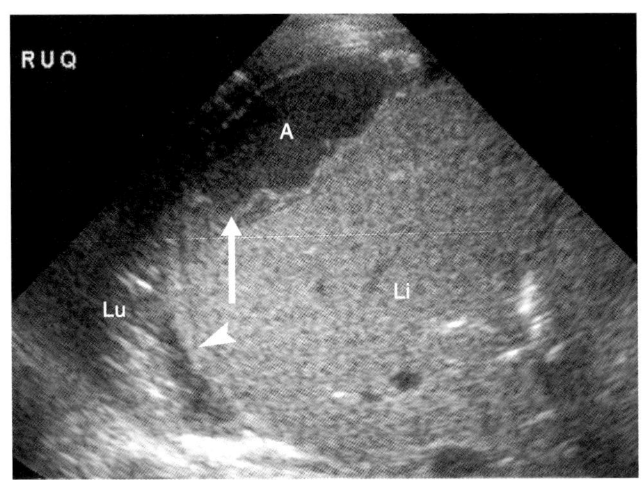

图 50.2 右膈下脓肿。右上象限(RUQ)的超声长轴图像显示膈下脓肿(A)使肝脏(Li)移位和受压。脓肿包含回声性液体(脓液),并由炎性膜(箭)包围。膈肌(箭头)上方有肺不张(Lu)和微量的胸腔积液。

可表现为无回声或密集回声。脓液积聚使邻近肠道和腹部的器官受压移位。脓肿内常见液平面、絮状回声、分隔、厚壁以及气体回声。气体呈强回声,后方伴彗星尾征以及声影,充满大量气体的脓肿可能会被误认为是肠道而被漏诊,一些脓肿表现为实性。患者体位改变时,脓腔内液体内颗粒可见流动,多普勒和彩色血流图显示超声无回声积液内没有血管或在实体组织内不存在血流。

腹膜肿瘤。转移性肿瘤是腹膜表面最常见的肿瘤。液体和重力使恶性肿瘤细胞分布于整个腹膜腔,种植在腹腔内脏表面或者腔壁表面。大网膜是肥沃的土壤,肿瘤植入后变厚,形成"网膜饼",这是一层将肠道与前腹壁分离的固体组织(图 50.3)。转移性肿瘤植入腹膜表面表现为大小不一的低回声实性肿块。常常合并腹腔积液,通常包含分隔和回声碎片。最常见的原发肿瘤来源于卵巢、结肠、胰腺和胃。

原发性腹膜肿瘤包括间皮瘤、硬纤维瘤、类癌瘤、原发性腹膜浆液性乳头状癌和淋巴瘤。它们一般呈低回声实性肿块,在致密纤维组织或钙化后方会出现声影。

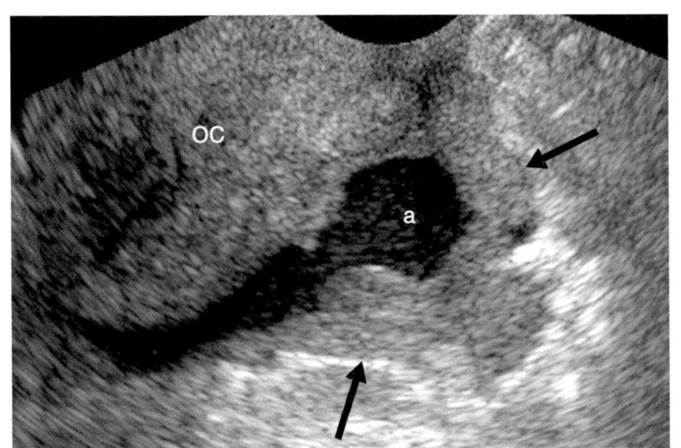

图 50.3 卵巢癌腹膜转移。超声图像显示实性肿瘤植入网膜形成"网膜饼"(OC)。实性肿瘤导致腹膜表面块状增厚(箭)。恶性腹腔积液(a)内含有漂浮的回声碎片。

腹膜后间隙

正常超声解剖。腹膜后间隙是腹腔的一部分,位于壁层腹膜后方。它的 3 个解剖已在第 40 章讲述,腹主动脉及下腔静脉将在第 54 章讲述。超声扫查中不要将膈肌角误认为是腹膜后淋巴结肿大,两者都呈线样肌肉样低回声。右侧的膈肌角较大,多分叶状,位置较低,延伸到第 3 腰椎。左侧膈肌角厚度比较均匀,位于第 1 与第 2 腰椎体之间,膈肌角可作为区分肾上腺的体表标记。腰大肌及腰方肌呈典型的低回声肌肉回声,具有纵深方向的回声纤维束,将肌束分开,纤维条索呈条状的回声。腹膜后脂肪包绕并限定了器官、血管及其他结构。

腹膜后淋巴结肿大。增大的单个淋巴结呈均匀、圆形或者椭圆形的低回声(图 50.4)。有的回声可增强,有的增大的淋巴结回声非常低甚至呈无回声,类似呈囊性改变。短轴直径大于 1.5cm 的单发淋巴结或大于 1.0cm 的多发淋巴结被认为是病理性肿大。淋巴瘤的特征是增大的淋巴结形成一个围绕血管和器官的实性肿块。腹膜后淋巴结肿大的最常见病因是淋巴瘤、转移性肿瘤(睾丸、肾、盆腔、胃肠道恶性肿瘤和黑色素瘤)和感染,尤其是艾滋病患者引起的感染。

腹膜后肿瘤多来源于充质,包括脂肪肉瘤、平滑肌肉瘤和恶性纤维组织细胞瘤。这些侵袭性的肿瘤侵犯器官和肌肉,手术难以切除。大部分体积较大,回声不均质,部分呈囊性改变。腹膜后生殖细胞瘤可能是原发或继发的,可能是良性或是恶性的。各种肿瘤的声像图特征重叠,超声检查不能做出明确的诊断。当肿瘤呈与腹膜后脂肪回声相同时,可提示为良性的脂肪瘤。

腹膜后积液包括出血,感染,尿性囊肿,胰腺液体积聚以及囊性肿块(淋巴囊肿、淋巴管瘤、肾囊肿和畸胎瘤)。门体静脉侧支循环以及其他的血管扩张可以通过多普勒超声鉴别,腹膜后积液呈无回声或者内部含有细胞碎屑呈现液体分层的回声,血凝块的回声可表现为实性肿块,诊断要点为多普勒检查内部血流消失,外形可随时间发生改变。

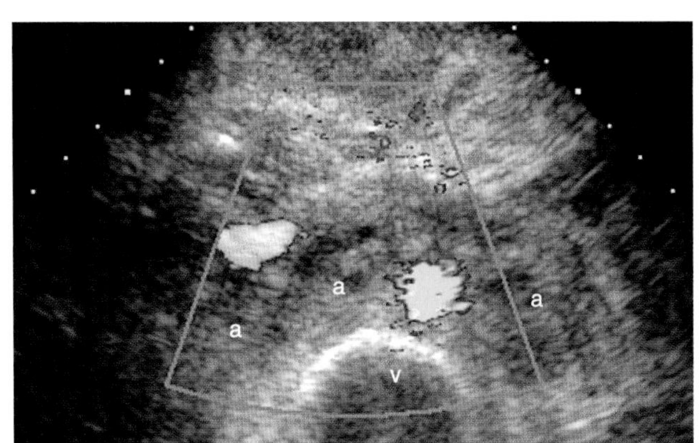

图 50.4 腺病-淋巴瘤。轴面 US 显示融合性腺病(a)包绕下腔静脉(蓝色)和腹主动脉(黄色),这是淋巴瘤的典型表现。椎体(v)在血管后方伴声影。

肝 脏

超声是一种对肝弥漫性及局限性疾病检查有效的影像学方法。对于肝局灶性转移性肿块,它的敏感性与CT及MRI相当,但随访比较难以获得与上次检查一致的影像对比切面,良、恶性结节往往无法区分。超声造影成像显著提高超声确定良性和恶性肝脏病变的能力,彩色多普勒超声能对肝脏血管系统进行评估,对门静脉和肝静脉血栓进行诊断,对门静脉高压程度进行评价,对肝肿瘤的血流灌注和分布进行评价具有重要价值。

正常超声解剖。肝脏实质的回声均匀,回声与肾实质回声相同或略高于肾实质(图50.5A)。正常肝脏表面光滑,下缘锐利。肝脏的分叶及分段解剖在第41章中已进行描述和说明。肝静脉呈管壁薄的无回声区,汇入下腔静脉,门静脉、肝动脉及肝管由纤维组织包绕形成门静脉三联征,管壁较厚,在肝脏中能清楚显示。频谱和彩色多普勒超声显像能显示侧支血管,发现血管异常,确定肿块病变的特征。

脂肪浸润使得肝脏回声增强,受累区域的回声明显高于肾实质。脂肪浸润增加了超声束的衰减,膈肌显示较差,超声检查肝脏深面需要降低探头频率(图50.5B)。肝脏回声增粗,门静脉三联征的显示减少降低。第41章综述了脂肪浸润的各种类型。与CT相比,超声所见的脂肪浸润的“触发器”模式有助于确诊局灶性脂肪浸润和灶性脂肪残留。脂肪浸润区在超声声像图显示明亮,在CT图像显示暗淡;弥漫性脂肪浸润内的局灶性非浸润区域在超声声像图呈低弱回声,但在CT图像显示明亮。

急性肝炎导致弥漫性肝水肿,降低肝脏回声,造成“满天星”的征象,肝门部会在实质水肿的黑暗背景中呈现异常明亮。这种“满天星”现象也会出现在肝脏弥漫性白血病或者是淋巴瘤浸润、中毒性休克综合征和糖原储备弥漫性减少。

被动肝淤血指常由于充血性心力衰竭导致的肝脏内血流淤滞。超声表现包括肝大,下腔静脉及肝静脉扩张;多普勒超声可以发现由于血流淤滞,右心房活动传导出现的门静脉搏动;常伴发腹腔积液、右侧胸腔积液及心包积液。

肝硬化。超声可以反映肝硬化的形态学改变。肝脏回声增粗不均质,可见散在边界不清的小结节(图50.6)。当用高频超声探查时,肝脏表面呈小颗粒或结节状改变。肝脏脂肪浸润的程度不同,实质回声增强的程度也不同。酒精性肝硬化,肝右叶萎缩,左叶及尾状叶增大,进展期肝硬化导致肝脏变小,具有明显的结节状轮廓。肝硬化时,标准的肝静脉三相多普勒波形变平,心房收缩引起的反向波消失。超声对肝硬化中检测恶性肿瘤不敏感(<45%),而超声显示的离散灶性肿块对恶性肿瘤的预测能力很强。

超声弹性成像技术已成为一种有效的手段,能区分肝硬化和肝纤维化患者肝脏有无纤维化,并对严重程度进行分期,这些患者通常可以不用进行活检。

门静脉高压。门静脉高压的超声表现包括门体侧支循环显示、门静脉扩张(>13mm)、脾静脉及肠系膜上静脉扩张(>10mm)、脾大和腹腔积液。肝动脉常迂曲扩张,多普勒显示门静脉内逆向血流(离肝血流)可诊断门静脉高压(图50.7)。扩张的脐静脉流经镰状韧带和前腹壁是门静脉高压高特异性的征象。彩色多普勒在脾肾、腹膜后及冠状静脉血管丛的检测中具有重要的应用价值。

门静脉血栓形成的证据是在扩大的门静脉内存在回声凝块(图50.8)。彩色多普勒超声显像检测门静脉血栓完全闭塞管腔或不完全闭塞管腔内血栓周围有残余血流。根据血栓形成的时间长短,血栓的表现从无回声到高回声不等。肝癌侵犯门静脉形成的肿瘤血栓,多普勒超声可以从门静脉血栓内见动脉频谱证实。门静脉海绵状样变性是指肝门部因慢性门静脉血栓形成后,肝门部代偿性出现多条迂曲走行的侧支血管。

肝囊肿易于识别且具有典型特征,超声常可见(图50.9)。良性肝囊肿具有单纯性囊肿的超声特征:囊内呈无回声、壁薄、后方回声增强,内常见薄的分隔带,大小从数毫米到20cm不等。小囊肿在快速检查时与血管横断面相似,多普勒超声有助

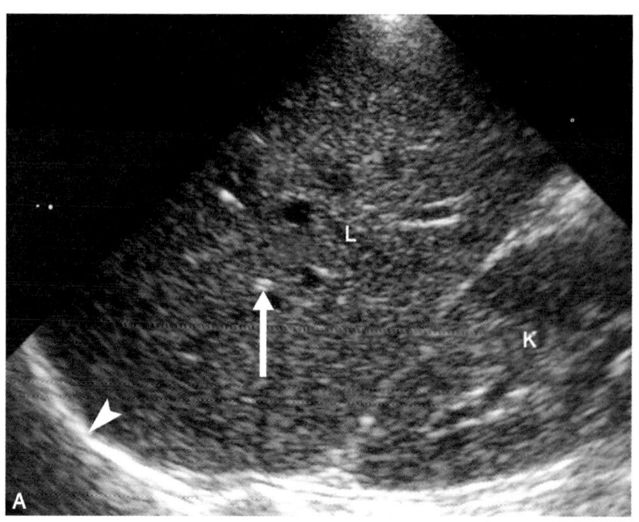

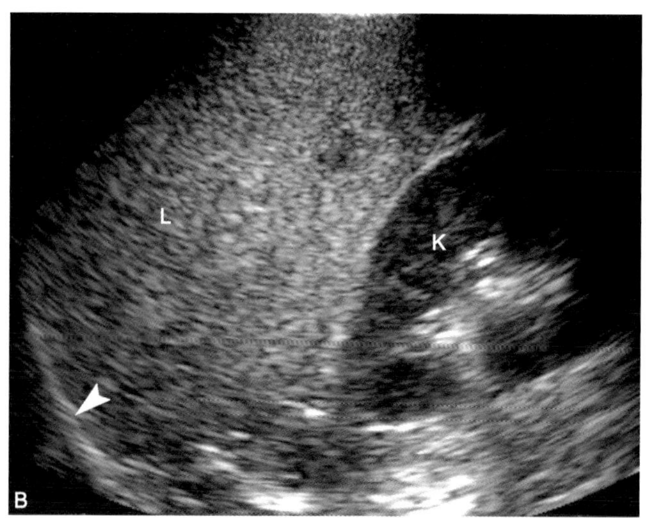

图50.5 正常肝脏和弥漫性脂肪肝。A.纵向US图像示正常肝脏(L)和右肾(K),肝实质回声均匀,与肾脏实质回声近似。膈肌(箭头)显示清晰。整个肝实质内可见小的门静脉三联结构(箭)。B.肝脏(L)弥漫性脂肪浸润,肝脏实质回声较肾实质(K)明显增强,未见门静脉三联征,膈肌(箭头)显示欠清晰。

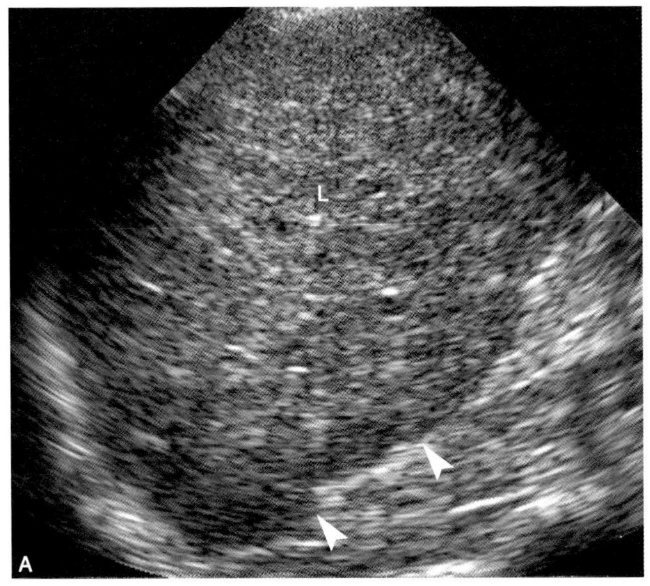

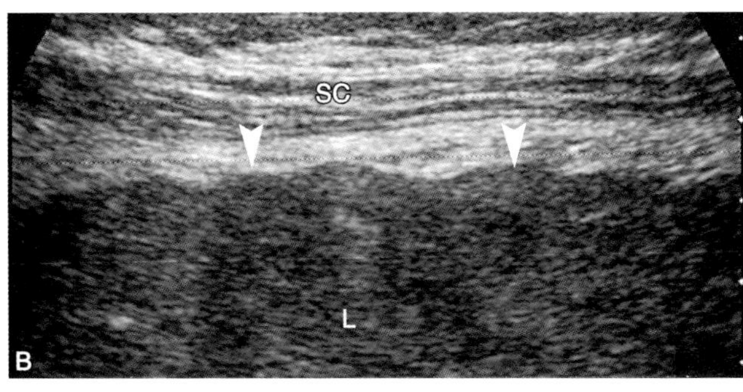

图 50.6　肝硬化。A. 肝脏(L)纵向超声图像显示回声纹理变粗,门静脉三联征不可见,肝硬化特征性结节。肝深面(箭头)呈典型的肝硬化结节状轮廓。肝硬化使肝脏回声变粗。脂肪浸润使肝脏回声增加。B. 线阵探头能清晰显示肝脏(L)表面结节状轮廓和下方的实质,这一技术有助于显示肝硬化的形态学变化。

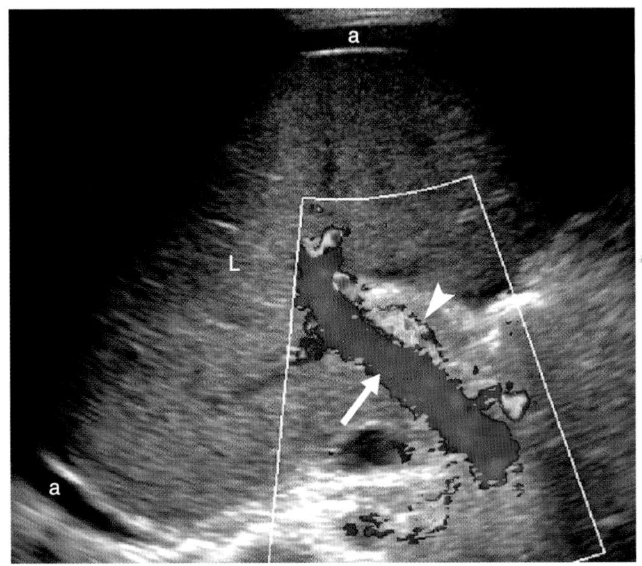

图 50.7　门静脉反流。经肝门的彩色多普勒图像显示门静脉内血流反向(出肝,L)(箭,蓝色)。肝动脉(箭头)迂曲扩张。肝动脉内(箭头)由于频谱倒错而颜色混杂。主要颜色为红色,表示正常血流流向肝脏。门静脉反流提示晚期门静脉高压,少量腹腔积液(a)包围肝脏。

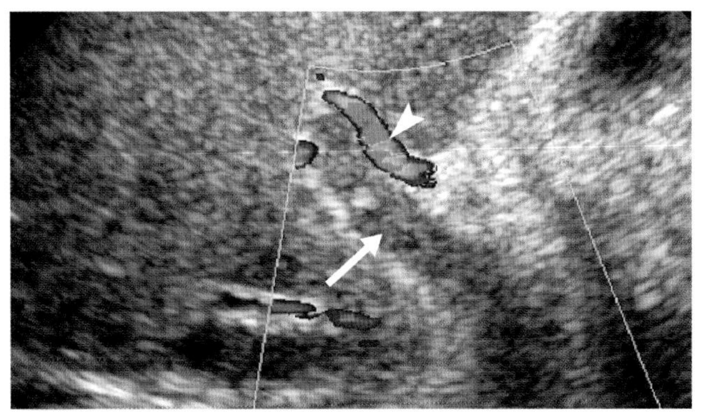

图 50.8　门静脉血栓。彩色多普勒超声显示门静脉内充满了血栓(箭),肝动脉(箭头)轻度扩张,血流进入肝脏(红色)和混叠影像(绿色)。

于鉴别囊性和血管。胆道囊腺瘤是一种罕见的多房性囊性病变,具有潜在的恶性发展趋向,超声声像图表现为一个孤立的囊性肿块,厚壁、囊壁结节和多个内部分隔。胆道囊腺癌与良性病灶具有相似的外观,仅凭影像学无法与良性病变鉴别,临床表现良性和恶性肿瘤的生长都比较缓慢。

海绵状血管瘤是肝脏常见疾病。典型的超声声像图表现为边缘清楚的均匀高回声结节(图 50.10)。多普勒超声显像通常显示海绵状血管瘤内部没有流动血液,个别在灵敏度高的机器设置条件下,可以检测到非常低的流速。大的病变可能包括低回声血栓、纤维化和钙化。随着时间的推移,大多数病灶

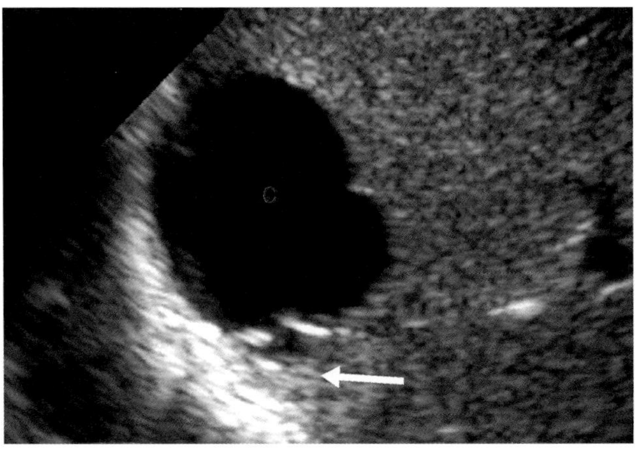

图 50.9　良性肝囊肿。肝囊肿(C)壁清晰、内呈无回声。良性肝囊肿多呈簇状、分隔薄、分叶状。无明显实性结节性成分,后方回声(箭)明显增强。

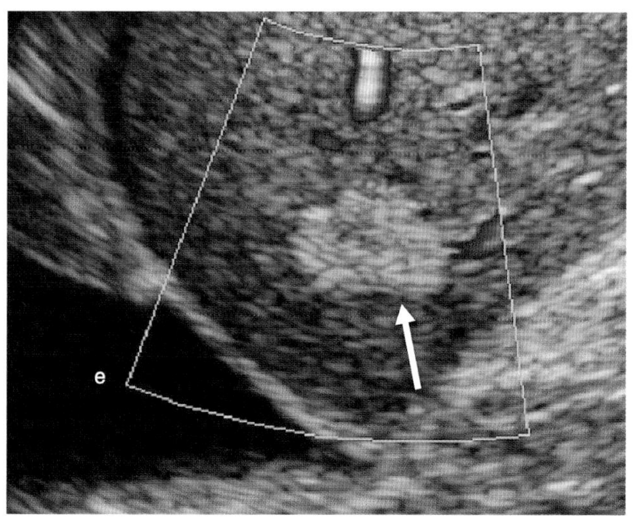

图 50.10 海绵状血管瘤。能量多普勒图像显示海绵状血管瘤的特征性超声表现(箭)。与周围肝脏相比,肿块回声呈高回声,边界清晰,分叶状,无内部血流。能量多普勒对检测流速慢的血流特别敏感,此患者同时伴有胸腔积液(e)。

的大小保持稳定,但约 2%的病灶显示病灶逐渐增大。在肝功能正常的患者中,非典型病变应进行 6 个月的随访或根据第 41 章讨论的其他影像学检查进行确诊。

转移性肿瘤的表现差异很大,超声声像图表现从低回声到高回声,从均匀、不均匀到钙化(图 50.11)。肝内所有实性和非典型囊性病变的鉴别诊断都需排除转移性肿瘤,90%的肝内转移性肿瘤是多发的。

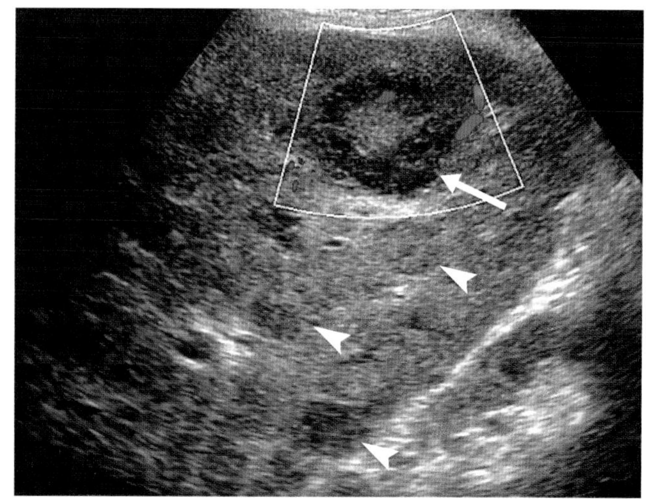

图 50.11 转移性肿瘤。彩色多普勒显示对疑似肝脏转移性肿瘤血管(箭)有限,整个肝脏分布多个小结节(箭头),边缘不清,回声多变。活检证实鳞状细胞癌转移到肝脏。

肝淋巴瘤超声声像图表现为肝内多发低回声结节,伴有淋巴结病和脾大。

肝细胞癌(HCC)可以是单发、多发或者是弥漫性的(图 50.12)。超声技术在患病的肝脏中进行检查通常是困难的,大多数肝细胞癌为富血管性,彩色多普勒显示明显的血管分布,超声造影显示动脉期高增强伴门静脉期消退。肿瘤常侵犯门静脉和肝静脉,肝细胞肝癌从内部含有脂肪的高回声到由于液化坏死呈现不均匀低回声。超声在病变肝脏中检测到的任何

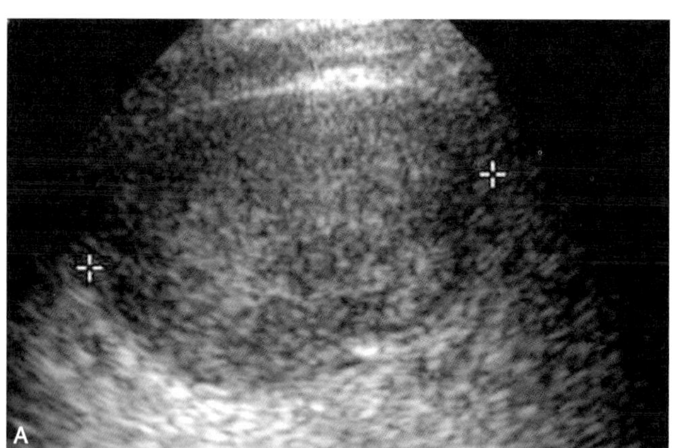

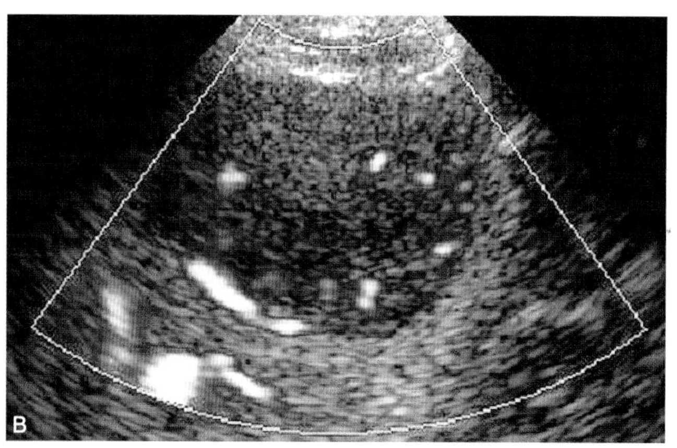

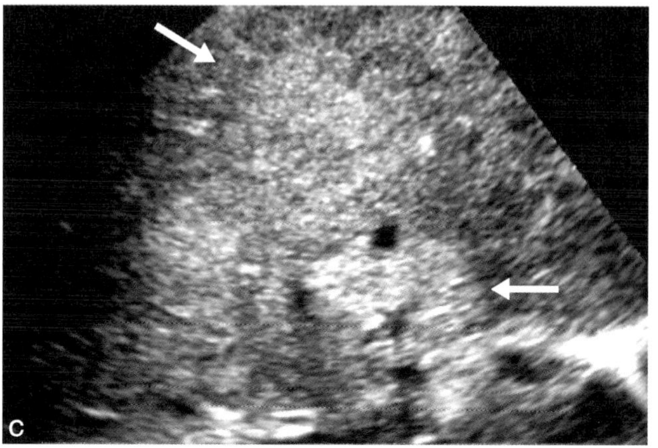

图 50.12 肝细胞癌。A. 分化良好的肝细胞癌在肝硬化的肝脏回声内表现为界限清楚的肿块(在光标之间,+)。B. 能量多普勒超声检查与 A 同一的病灶,能发现肝细胞癌内部血流。C. 分化不良的肝细胞癌表现为肝硬化的肝脏内多个边界不清的回声肿块(箭)。

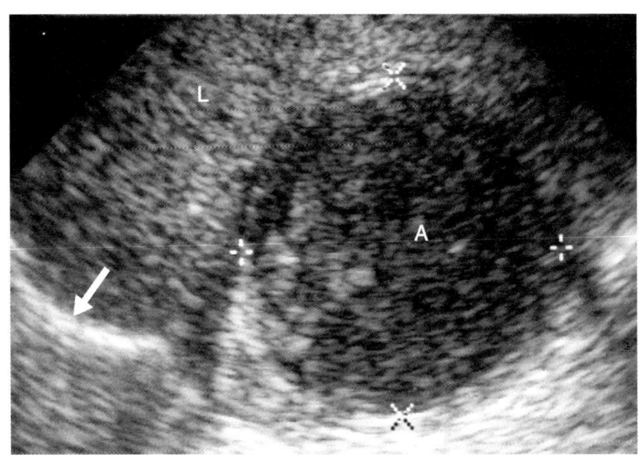

图 50.13 阿米巴脓肿。肝右叶(L)可见边界清楚的低密度肿块(A,位于游标卡尺之间)。注意右侧膈肌(箭)附近,肝内阿米巴脓肿可能破裂并通过膈肌进入右侧胸膜腔。

实性肿块,包括类似血管瘤回声的病变,都可怀疑为 HCC。

肝脓肿通常表现为复杂的液体积聚,包括液体、液液分层和气体回声(图 50.13),愈合的脓肿通常钙化。

肝微脓肿最常见于免疫功能低下,常伴有真菌或寄生虫败血症患者。病灶常伴有中心回声斑和周围低回声晕环。肝脏多发小病变(<10mm)的鉴别诊断见表 40.6。

其他肿块,包括肝腺瘤、局灶性结节增生、肉瘤和周围胆管癌,具有多种多样的非特异性超声表现,内部出血、坏死、纤维化或钙化超声声像图从低回声到高回声不等,这些非特异性肿块常用 MDCT 三期增强诊断最佳,最终的诊断通常依靠经皮穿刺活检。

经颈静脉肝内门体分流术(TIPS)已成为治疗门静脉高压症的一种常用方法。然而,支架常出现功能障碍(第 1 年高达 80%),超声是评估支架通畅性和故障的首选方法(图 50.14)。裸支架和可伸缩金属覆膜支架常用来在门静脉和肝静脉系统之间建立分流。裸支架有较高的失败率,放置支架 24h 后需进行常规多普勒评估,覆膜支架的故障率较低。由于植入后 1 周内移植物内的气泡,覆膜支架会短暂阻断超声传导,覆膜 TIPS 的超声常规监测通常在放置后 7~14d 进行。多普勒超声用于检测门静脉主干和左、右门静脉分支的通畅性和血流方向,并测量 TIPS 门静脉末端、中部和肝静脉末端的流速。放置 TIPS 后,TIPS 正常状态下门静脉主干的血流方向顺行(对于 TIPS 是向肝方向),大部分情况下,左、右门静脉分支中血流方向是逆行的(对于 TIPS 是离肝方向)。频谱多普勒显示在 TIPS 内正常流速为 95~200cm/s 的湍流静脉波形,流速为 50~95cm/s 被认为是无意义的 TIPS 狭窄。在 TIPS 内局部喷射血流速度低于 50cm/s,或肝静脉流出口>200cm/s,表明 TIPS 出现明显狭窄。门静脉右支或左支血流从离肝转变为向肝(远离 TIPS)是 TIPS 功能障碍的间接征象。血栓充满支架管腔而闭塞,可进行血管造影发现问题。

肝移植。超声多普勒成像是肝移植术后评价的首选成像方法(图 50.15)。肝移植是选择成人或儿童的活体供体(右叶或左叶移植)或尸体全肝移植来完成的。移植后即刻发生移植肝周积液是很常见的。单纯的无回声积液包括腹腔积液、胆汁和淋巴液,含有颗粒物的液体通常是脓液或血液。肝动脉并发症占血管并发症的 60%,包括血栓形成、血管狭窄和假性动脉瘤。门静脉或下腔静脉血栓形成和狭窄少见,胆漏、胆管吻合口狭窄、胆管坏死和胆管结石占并发症的 25%。移植后淋巴增殖性疾病可在移植后 4~12 个月发生,局灶性实性低回声肿块可在移植肝内或周围可见,移植后免疫功能低下患者有患肝细胞肝癌的危险。

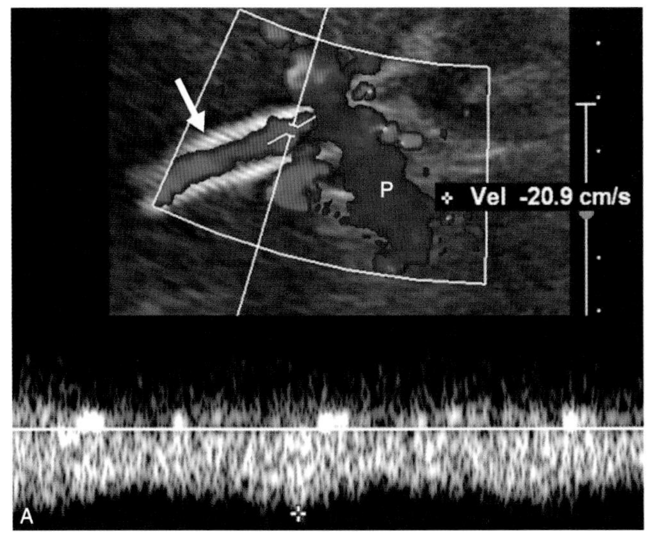

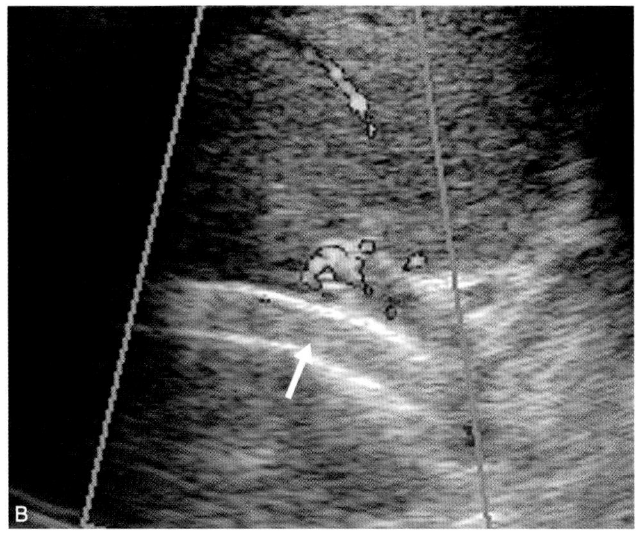

图 50.14 经颈静脉肝内门体分流术(TIPS)功能障碍。A. 彩色和频谱多普勒超声检查显示 TIPS(箭)门静脉端(P)血流速度降低(20.9cm/s)。经进一步多普勒超声检查,流速降低是由肝静脉端高度狭窄所致。B. 另一名患者 TIPS 完全闭塞,彩色多普勒显像支架内无血流。TIPS 支架内充满血栓回声(箭),支架壁在超声下呈现条形高回声。

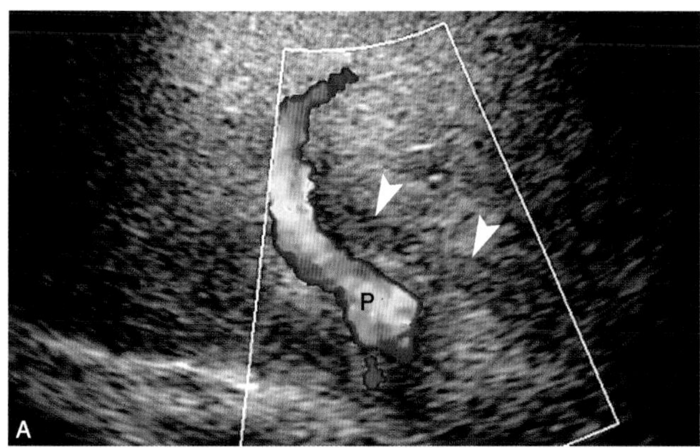

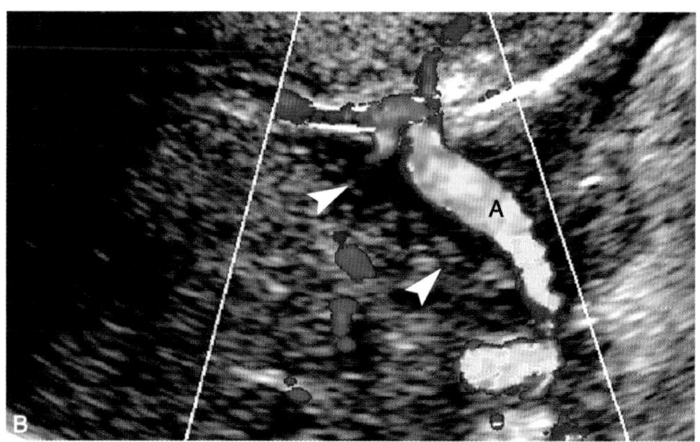

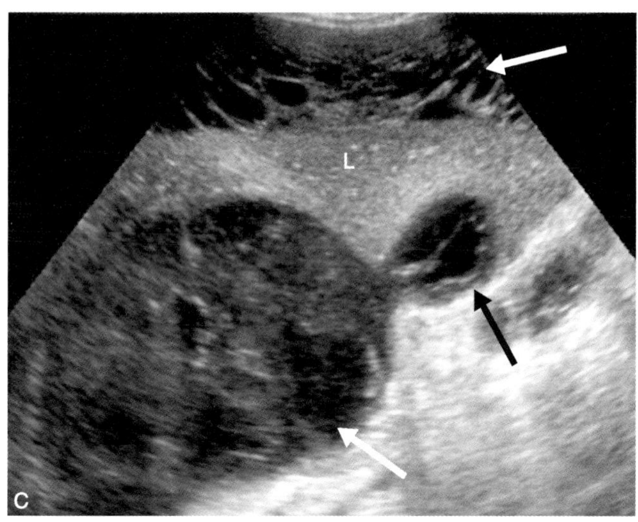

图 50.15 肝移植手术。A. 移植肝肝动脉(箭头)充满血栓,彩色多普勒成像显示无血流信号,这种严重并发症需要外科紧急进行血管重建术以挽救移植肝。门静脉(P)内是清晰的。B. 患者肝移植后 2d 门静脉充满血栓,完全闭塞(箭头)。肝动脉(A)内清晰。这种不常见的并发症需要通过溶栓、血管成形术或支架置入来纠正。C. 多发的分隔积液(箭)包围并压迫移植肝(L)。患者并未感染,所有积液均自行消退。肝移植术后常见肝周血肿和浆液囊肿。

胆 管

正常超声解剖。肝内胆管与门静脉、肝动脉三者并列走行。正常肝内导管采用高分辨率超声能显示。肝内胆管的直径在肝内一般不超过 2mm 或不超过相邻门静脉直径的 40%。右叶和左叶胆管的连接处形成肝总管,标志着肝内外胆道树的分界。胆囊管与肝总管连接处标志着胆总管的起始。由于超声很少能看到这种汇合处,所以通常用“总管”来鉴别肝门区的胆管。在肝门区,总管在门静脉主干前、门静脉右支和右肝动脉前走行,肝动脉在肝门部常是迂曲走行,而胆总管与门静脉平行直行。虽然成人总管的正常直径范围仍然存在争议,但常规要测量总管的直行部分。已有共识认为正常的成年人总管直径≤6mm,但一些研究表明,正常的总管会随着年龄增长而扩张(每 10 年 1mm;对于 80 岁的患者来说,8mm 的总管是正常的),胆囊切除术后总管会扩张。一些研究反驳了这些说法,观点认为总管>7mm 的无症状患者应随访变化,有症状的患者需要进一步的磁共振胰胆管造影(MRCP)或内镜逆行胰胆管造影(ERCP)评估。

肝门部脉管三联结构走行于肝十二指肠韧带游离缘,形成了一个“米老鼠”征象,胆总管形成米老鼠的右耳朵(图 50.16),正常胆总管下降至胰头后汇入肝胰壶腹。正常肝右动脉变异起源于肠系膜上动脉走行在门静脉及下腔静脉之间进入肝门。胆囊颈部过长可能会形成胆总管增宽的假象,胆囊管汇入处过低会误认 2 条胆总管,多普勒对血管结构检测有助于混淆病例的识别。

胆道系统扩张。肝内胆管扩张在肝的外周可见,像橡树的树枝一样走行迂曲,超过邻近门静脉直径的 40%。超声声像图显示肝内管道增多,彩色多普勒超声可以快速辨别血管及增宽的胆管(图 50.17)。肝外胆管扩张到 6~7mm 时,在肝十二指肠韧带处出现米老鼠的右耳朵增大。仔细检查,80%的扩张的肝外胆管患者可以追踪到梗阻水平和梗阻原因。胆汁淤积和胆道出血在扩张胆管内可见回声物质。

胆总管结石。胆管结石在胆管腔内表现为有回声物体(图 50.18),部分管腔内结石不伴有明显的声影,必须优化超声技术来提高声影显示。超声对梗阻性胆总管结石的检测灵敏度仅为 75%左右,扩张的胆总管突然截断是 MR 胆管造影的一个适应证,肝动脉钙化可能与胆道内结石或气体的表现相似。

胆道系统积气最常见的原因是手术操作,如括约肌切开术或胆肠吻合术(见表 41.9)。其他原因包括产气菌感染、肠道连接瘘道(胆石性肠梗阻、十二指肠溃疡穿孔)和创伤。胆管内

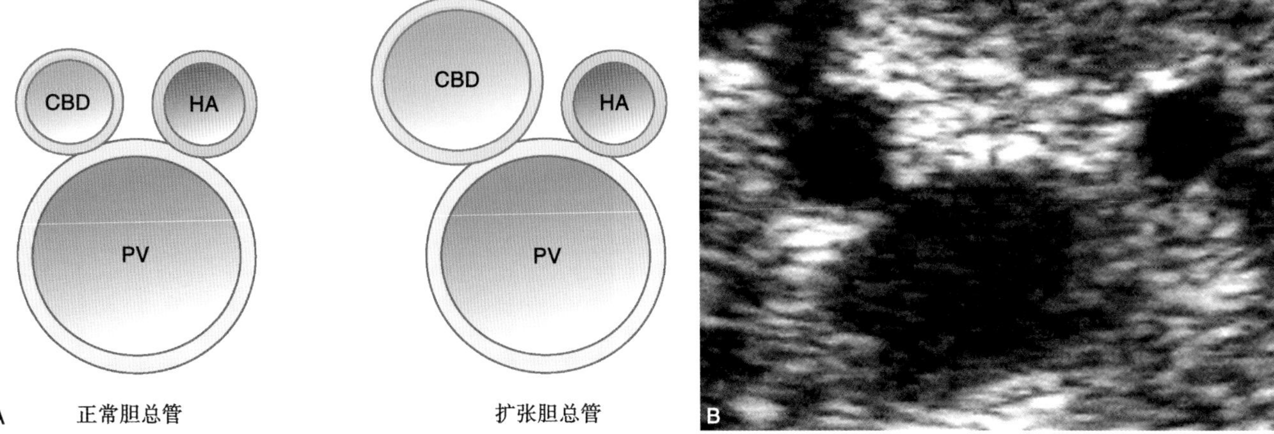

图 50.16　门静脉三联结构“米老鼠征”。A. 图中显示了胆总管(CBD)、肝动脉(HA)和门静脉(PV)的解剖关系。胆总管的扩张使米老鼠征的右耳变大。B. 正常米老鼠征的声像图。

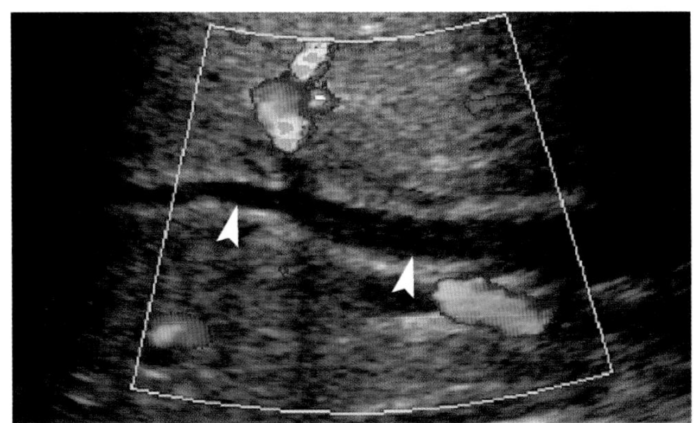

图 50.17　胆管扩张。彩色多普勒超声很容易区分扩张的胆管(箭头)与显示血流的血管。

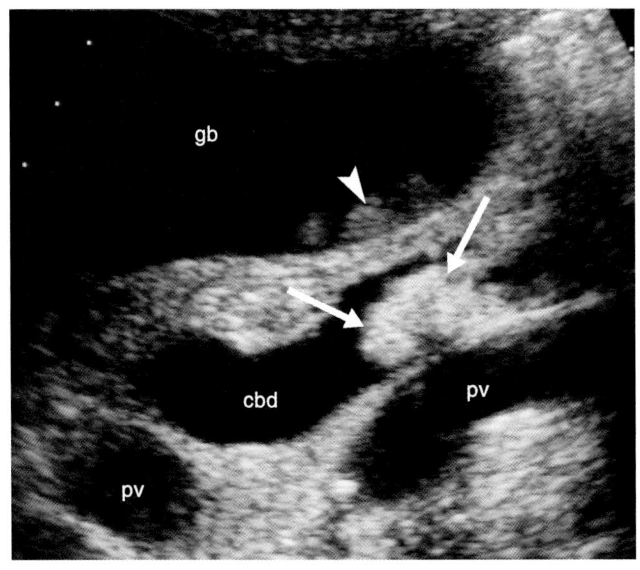

图 50.18　胆总管结石。超声声像图显示肝门大的结石(箭)阻塞胆总管(cbd)并导致胆总管扩张(直径 13mm)。胆囊(gb)增大,内见胆汁淤积形成的几个无声影胆汁淤积球(箭头)。pv:门静脉。

的气体呈明亮的线性或球状反射,通常伴有声影和环形伪影(图 50.19)。随着患者体位的改变,胆道内的空气会发生移动,发生积气时胆管常伴有扩张。

胆管癌。肝门胆管癌(Klatskin 肝门区胆管癌)及肝外胆管癌造成胆道梗阻时通常小于 3cm,超声能显示梗阻部位和局部肿瘤肿块影像(图 50.20)。局部管壁结节性增厚或见息肉样肿块向管腔内突起。与肝实质相比,肿块通常呈等回声,部分呈现高回声或低回声。未发现明显肿块影像,仅见扩张胆管的突然中止可能是唯一的表现,肿块可浸润邻近的门静脉而发生阻塞。

复发性化脓性胆管肝炎,又称“东方型”胆管肝炎,与胆道寄生虫感染有关。致病微生物包括华支睾吸虫病、菲氏吸虫及肝片吸虫。超声显示胆管局部扩张或狭窄,胆管内的吸虫表现为无阴影的回声病灶,胆石症可能伴有/不存在,扩张的管道可有碎片(“胆泥”)充填和分层,大多数患者来自该疾病流行的东南亚国家。

艾滋病相关性胆管炎的特征是肝内外胆管扩张,胆管壁及胆囊壁增厚,胆汁淤积常见,结石少见。一个独有的特征发现是在扩张的胆总管末端肝胰壶腹乳头部发现结节样水肿。

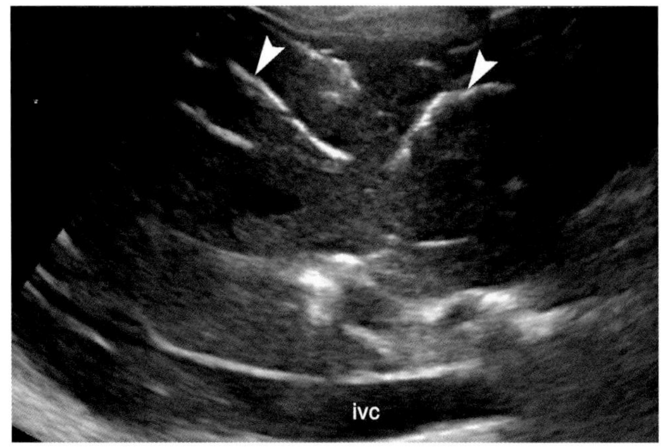

图 50.19　胆道系统积气。肝脏的纵向图像显示与肝内胆道内气体相对应的一串明亮的线性回声(箭头)。线性回声随患者体位的改变而变化。这个患者因胆石症而做了括约肌切开术。下腔静脉(ivc)清晰显示。

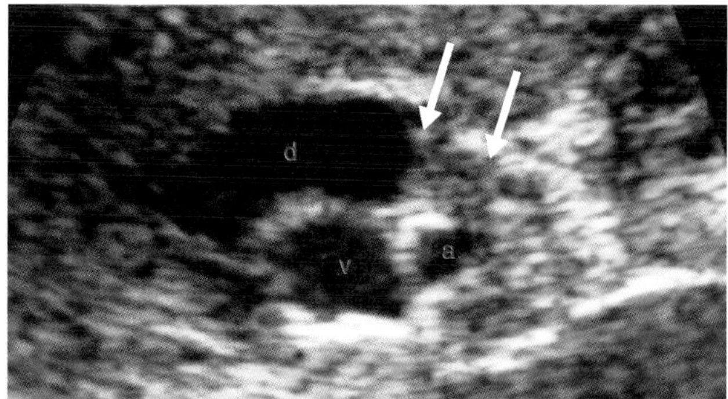

图 50.20 胆管癌。肝门部胆管内肿瘤(箭)阻塞胆总管并导致扩张(d)。v,门静脉;a,肝动脉。

胆道蛔虫病。寄居在肠道的蛔虫可进入胆道系统及胆囊。活的蛔虫可以引起胆道及胆囊梗阻,引起胆管炎、胆囊炎及胰腺炎,死亡率高。超声声像图表现虫体呈管状回声结构,其中心呈无回声。

先天性胆管囊肿。先天性胆管囊肿的分类见第 41 章。超声在检测囊性肿块形态及其与胆道的关系有明显优势。

胆 囊

正常超声解剖。胆囊于肝脏下面,胆囊颈位于叶间裂之间。正常胆囊壁不超过 3mm(图 50.21),囊内胆汁是无回声的,囊壁黏膜呈高回声,囊壁平滑肌层呈低回声,96%的正常人胆囊横径小于 4cm,长径个体差异比较大,诊断价值不大。禁食 4h 通常可保证胆囊充盈,但大多数患者在禁食一晚后接受检查。患者采取多种体位来观察胆囊结石以及其移动性,胆囊颈部区域应仔细检查,以避免忽视结石。胆囊颈部和胆囊管的正常皱褶可能会造成声影,类似胆石症改变。

胆汁回声。当胆汁发生高度浓缩,胆固醇结晶和胆红素钙颗粒沉淀为泥状,胆汁出现回声。胆泥在胆囊中堆积,会变得非常黏稠而形成淤泥或淤泥球(图 50.22)。淤积的胆泥球会随体位改变发生移动,但后方无声影;漂浮的胆固醇结晶呈高

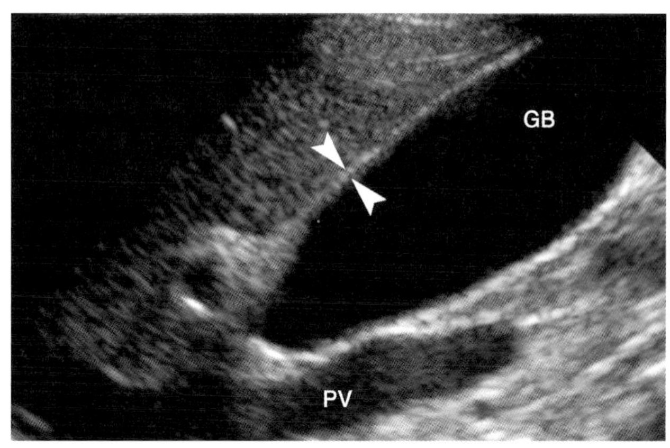

图 50.21 正常胆囊。矢状面上显示正常胆囊(GB)外观,禁食 4h 后,正常胆管内充满胆汁。在胆囊腔和肝实质之间常规测量胆囊壁(箭头)。包括胆囊壁、肝包膜以及两者之间的任何组织和液体。正常厚度不超过 3mm。门静脉(PV)在胆囊下方最明显。

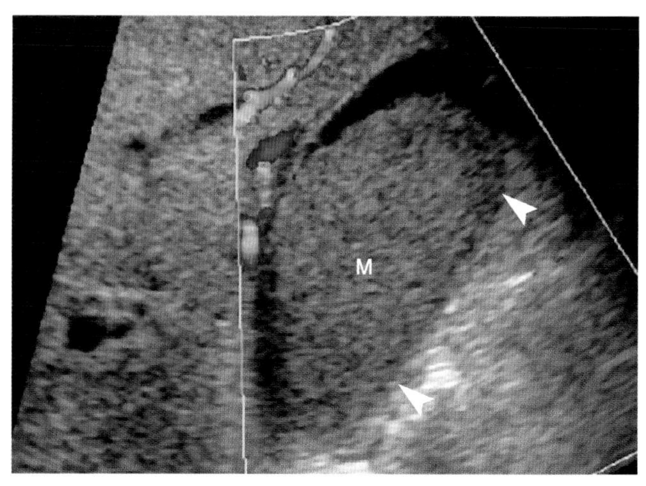

图 50.22 胆汁回声——淤积成大的胆泥球。高度浓缩的胆汁液充满胆囊(箭头)形成一个有回声肿块(M)。彩色多普勒超声检查是必要的,以证实肿块内无血流,证实是回声性胆汁,排除胆囊癌。

回声,后方伴彗星尾征,胆汁内积气也会发生相似的征象。胆汁淤积并不是胆囊疾病的有力证据,但表明胆囊内缺乏长期的胆汁循环,长期禁食是最常见的原因,但是胆囊淤积也常常存在于胆道或胆囊梗阻。常规胆囊检查前一晚的禁食不会形成胆囊淤积,其他引起胆汁回声异常的原因有出血、脓液以及蛔虫。

胆囊壁增厚。当胆囊腔与肝实质之间的距离超过 3mm 时,胆囊壁被认为是增厚的。胆囊壁增厚的原因包括胆囊疾病和非胆道病变(表 50.1)。最常见的原因是腹腔积液、低蛋白血症和胆囊炎,临床表现结合影像学表现通常会决定病因。

表 50.1

胆囊壁增厚的原因

胆囊壁增厚的原因
进食后胆囊收缩
胆囊疾病
急性胆囊炎
慢性胆囊炎
胆囊腺肌瘤
胆囊癌
AIDS 胆管病变
硬化性胆管炎
非胆道疾病
低蛋白血症
腹腔积液
充血性心力衰竭引起的胆囊壁水肿
肝炎
门静脉高压症
肝门淋巴结阻塞
肝硬化

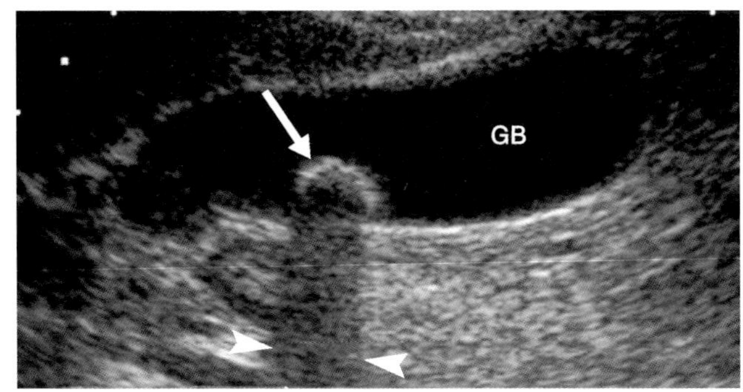

图 50.23 胆囊结石。超声声像图显示胆囊(GB)内高回声性肿块(箭)。由于超声声束传播中被吸收,肿块(箭头之间)投射出一个明显的声影。把患者改变到直立的位置,胆囊结石位置发生移动——“滚石”征。

胆囊结石。超声是检测胆囊结石的首选影像学方法,灵敏度大于 90%。胆囊结石超声声像图表现为胆囊腔内见强回声伴声影,随着患者体位的变化而移动(图 50.23)。当这些征象都存在,胆囊结石诊断的特异性是 100%。然而,声影的表现在很大程度上依赖于技术,当可疑结石的声影不明显时,应切换到高频探头,聚焦范围内调节至可疑结石的深度,可以明确是否伴有声影。

当结石与胆囊壁发生粘连而可能无法移动,但结石后方应见声影。胆固醇息肉和腺瘤性息肉是黏附在胆囊壁上软组织结节,无移动性,无声影。淤积的胆汁作为高回声病变,可以移动或者附着于管壁上,但没有声影。

壁-回声-声影(wall-echo-shadow,WES)征。当胆囊完全充满胆石时,由于胆囊就像一个充满空气的肠袢,要做出一个可靠的诊断就变得更加困难。WES 征是结石填充胆囊的可靠证据(图 50.24),胆囊结石会产生一种“干净”的声影,而肠道内的气体会产生一种“脏”的更亮的阴影。

胆囊息肉为从胆囊壁伸出的无声影高回声结节(图 50.25),大多数息肉是胆固醇息肉,通常小于 1cm,多发。腺瘤性息肉少见,超声上与胆固醇息肉难以区分,大于 1cm 的息肉可能是恶性的。

急性胆囊炎。患者出现急性右上腹痛时通常会进行超声检查。急性胆囊炎的超声声像图表现有(图 50.26):①胆囊结石;②胆囊壁增厚;③探头压迫局部胆囊区时引起患者疼痛(超声墨菲征阳性);④胆囊周围积液;⑤胆囊增大;⑥多普勒证实胆囊壁充血。墨菲征阳性对急性胆囊炎有较高的预测价值(92%)。阴性或可疑的墨菲征可排除急性胆囊炎,增厚胆囊壁呈现条纹状表现提示坏疽性胆囊炎,胆囊周围积液大于 1cm 提示胆囊穿孔。没有胆结石并不能作为排除无结石胆囊炎的证据,患者通常与大的手术、创伤、烧伤、长期住院、肠外营养和脓毒症这些长期的疾病相关。

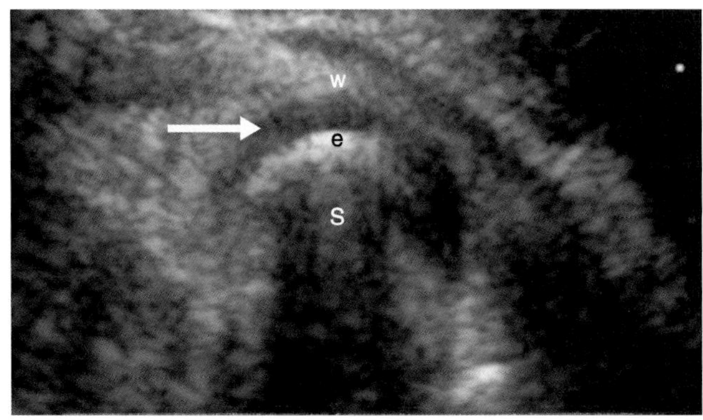

图 50.24 WES 征。胆囊壁(w)与高回声胆囊结石(e)之间隔着一层薄薄的胆汁(箭),结石填充胆囊,形成密集的声影(S),这种征象也被称为“双弧声影征”。

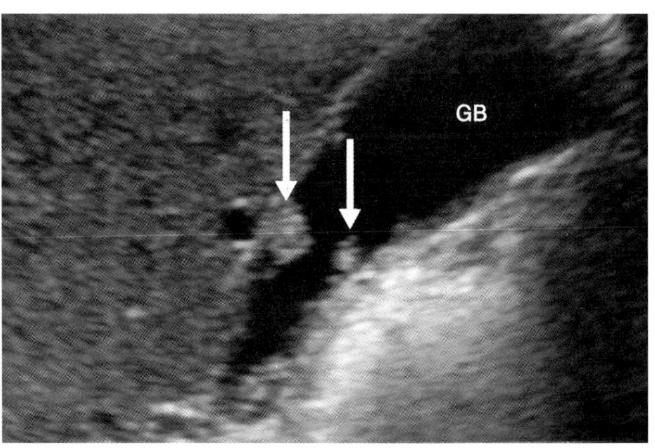

图 50.25 胆固醇息肉。回声性结节(箭)从胆囊壁(GB)延伸突向腔内。结节无声影,也不随患者体位的改变而移动。多发性胆固醇息肉被称为胆囊胆固醇沉着症。

气肿性胆囊炎常见于老年糖尿病患者胆囊局部缺血所致。胆囊壁和腔内出现气体与胆囊内产气细菌感染有关,胆囊穿孔发生率高,病死率很高。超声检查发现胆囊壁明亮回声伴环形伪影可以诊断,囊腔内气泡会发生移动,后方伴彗星尾征。胆道内也会存在气体,CT 或者 X 线平片证实胆囊内积气需要立即外科手术。

胆囊癌。由于胆囊结石的存在,胆囊癌的征象在超声检查可能被掩盖。有三种主要的疾病类型。一种是胆囊区未见正常胆囊,胆囊区被肿块取代是最常见的类型(40%~65%的病例)。由于肿块内含胆囊结石、肿瘤和坏死碎片,肿块明显回声不均匀。胆囊壁弥漫性或局灶性增厚是第二种类型,占 20%~30%。对比其他原因导致的壁增厚,胆囊癌的壁更厚和更不规则。第三种是最不常见的类型(5%~10%)是胆囊腔内的软组

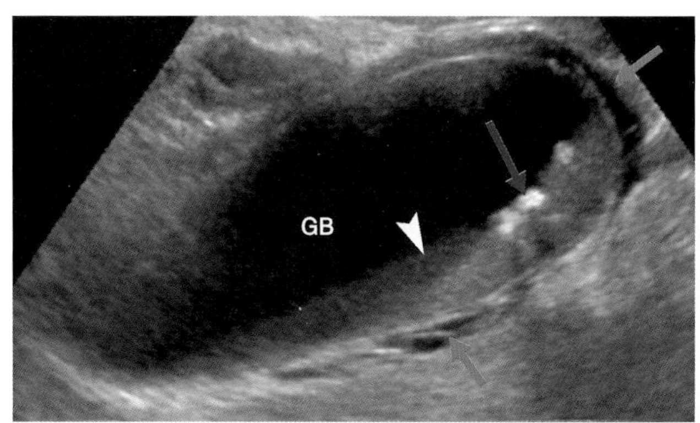

图 50.26 急性胆囊炎。通过胆囊(GB)长轴的超声图像显示分层胆汁(箭头),其内见伴有声影的胆结石(红色箭),胆囊壁(蓝色箭)增厚、水肿,分层回声性胆汁提示胆汁淤积,超声墨菲征阳性。手术时胆囊颈部结石嵌顿。

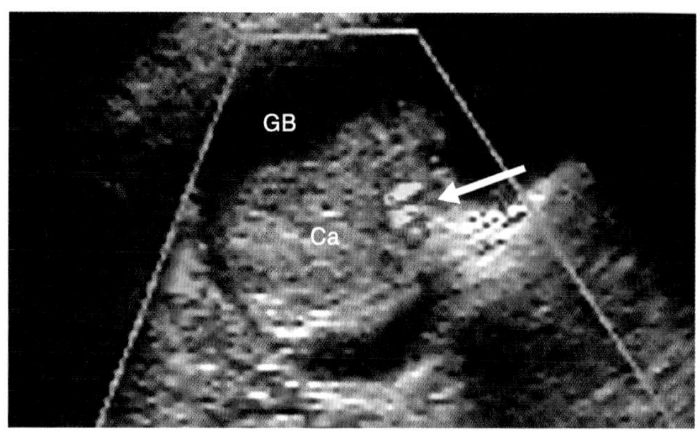

图 50.27　胆囊癌。彩色多普勒图像显示胆囊(GB)内一个大的息肉样肿块(Ca),血流(箭)从胆囊壁连接的柄部向肿块内延伸。这些发现是息肉样胆囊癌的特征。

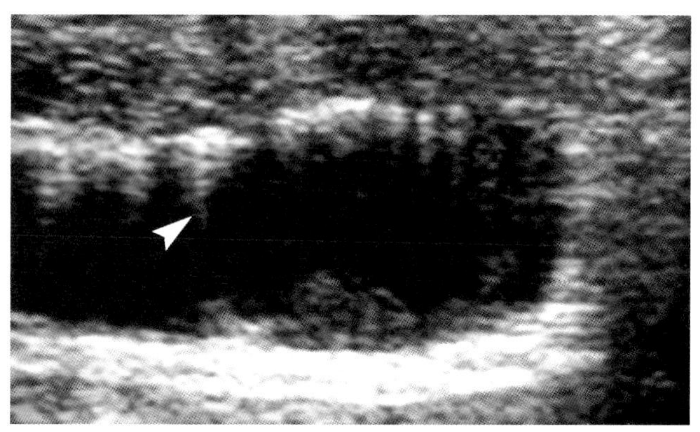

图 50.28　胆囊腺肌瘤。V形彗星尾伪影(箭头)从因腺肌瘤而增厚的胆囊壁延伸。彗星尾伪影是由罗-阿窦内胆固醇晶体沉淀引起的。

织肿块。大于10mm的腔内肿块不排除癌(图 50.27)。胆固醇息肉的大小通常小于5mm,良性腺瘤性息肉直径超过10mm的较少见。胆囊癌其他相关的表现包括胆道阻塞、淋巴结肿大、肝转移和邻近结构的侵犯。

瓷化胆囊是指胆囊壁钙化合并慢性胆囊炎。超声声像图可以显示胆囊壁呈强回声伴声影,瓷化胆囊有胆囊癌恶变倾向。

胆囊腺肌瘤的超声声像图表现是胆囊壁局限性或弥漫性增厚,胆囊底部几乎总被累及。罗-阿窦是典型的形态学特征(图 50.28),这是平滑肌壁内膨胀的黏膜囊袋,小囊腔内常常含有高回声并产生彗星尾征的胆固醇结晶。这种良性病变无恶性倾向,但在超声声像图上可能误诊为胆囊癌。

脾　　脏

正常超声解剖。患者仰卧位,取后外侧肋间入路进行超声检测脾脏最佳。当患者处于右侧卧位时,由于左肺气体的干扰,脾脏较难显示。当脾脏增大,患者深吸气状态下也可行肋下前入路检测脾脏。脾实质均匀,通常比肝脏回声稍强(图 50.29)。在儿童中,正常脾脏可能出现网状结节,不是完全均匀。脾脏边界平滑,轮廓清晰,通常呈分叶状。多普勒超声显示脾门部脾动脉、脾静脉及其脾内分支。

副脾的声像图表现是圆形、边界清晰的结节,位于脾门或

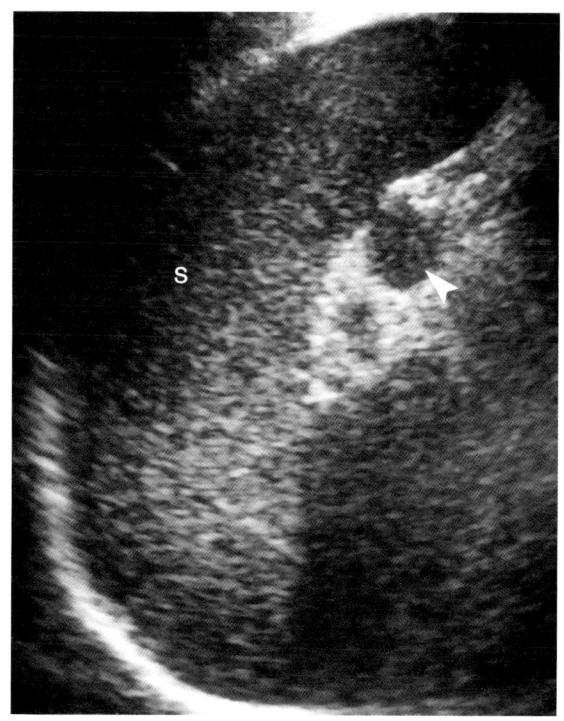

图 50.29　正常脾、副脾。脾门可见一个边界清楚的结节(箭头),与脾实质回声相同,声像图表现和位置符合副脾的典型特征。脾脏(S)为正常的超声表现。

脾门附近(图 50.29)。副脾回声均匀,与脾实质回声相同,血液供应由脾动脉或静脉的分支供血。

游走脾是指因脾悬韧带松弛而易扭转的异位脾。游走脾可表现为腹部肿块或引起严重腹痛。通过确认脾组织的正常回声和脾的正常血供可做出诊断。

脾组织植入是指因外伤脾组织移植到异位位置。如果脾脏被切除,异位脾脏组织可能会再生,并被误认为是腹部肿块。超声声像图显示脾组织多发、大小不一的分叶状肿块(图 50.30)。外周血涂片上没有 Howell-Jolly 体,证实了脾切除史患者植入脾组织功能正常,放射性核素硫胶体成像显示脾脏组织摄取。

脾大指脾长径大于14cm或是厚度大于6cm为脾大。不论脾大的原因是什么,仍保持实质回声均匀和外观正常(见表

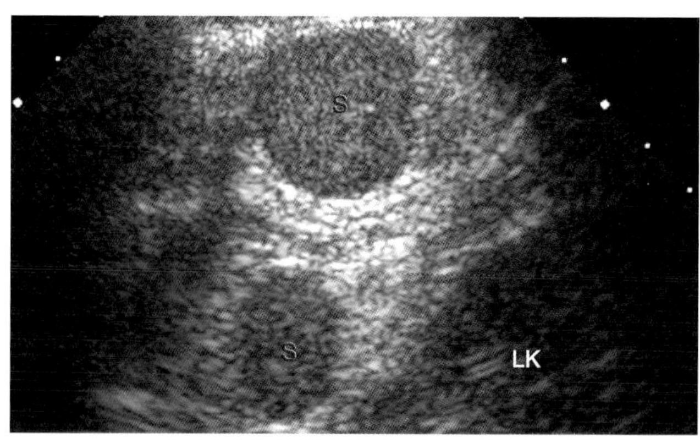

图 50.30　脾组织植入。一位创伤性脾破裂后行脾切除的患者,左上腹部长轴切面超声声像图显示,其左肾(LK)上方左侧膈下有2个边界清楚的肿块(S)。这2个肿块和多个较小的结节在放射性核素硫胶体图像上均有摄取,证实为脾组织。

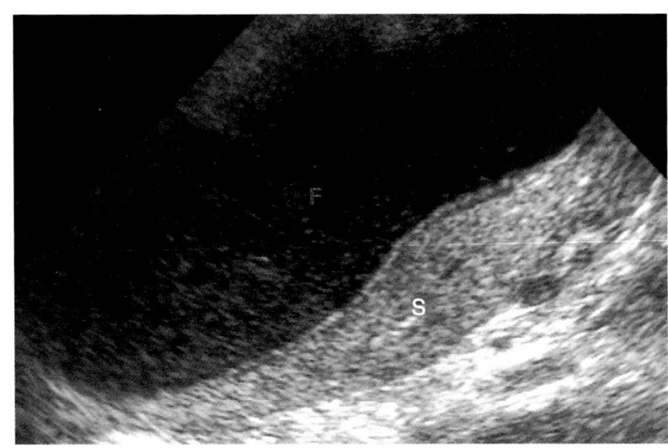

图 50. 31　脾内被膜下胰源性积液。急性胰腺炎引起的胰源性积液(F)被发现在脾脏包膜下并压迫脾脏实质(S)。

42. 3)。

创伤后囊肿占脾脏囊性病变的 80%。大多数边界清楚，呈无回声，后壁回声增强，常有厚壁伴环状钙化。

真性表皮样囊肿与创伤后囊肿难以鉴别，即便囊壁钙化不常见。

胰周积液通常在小网膜囊内聚集(图 50. 31)，液体沿着脾动脉和静脉从胰腺流向脾，胰腺炎的相关临床表现可以证实这一诊断。

脾动脉瘤常见，超声声像图显示脾门区域可见低回声肿块，多普勒检测到动脉血流。动脉瘤壁常见动脉粥样硬化与血管钙化，动脉瘤破裂后死亡率高。脾动脉假性动脉瘤通常由胰腺炎所致。实时扫描显示局部类囊状肿块，壁薄，无钙化，多普勒显示内部动脉血流，并且与脾动脉相通。

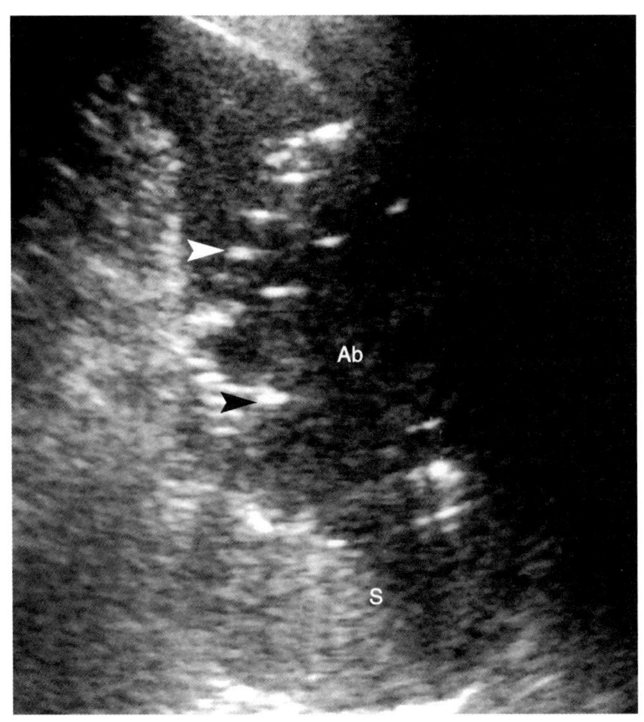

图 50. 32　脾脓肿。冠状面超声声像图显示脾脏实质被脓肿(Ab)大面积破坏，脓肿内含有气泡(箭头)，在脓液流动中可移动，正常脾脏实质(S)残留少。

脾脓肿通常表现为液体暗区、分层碎片和气体，也有少数包含无回声液体(图 50. 32)。超声引导下经皮穿刺诊断和置管引流治疗是安全有效的方法。

微脓肿通常出现的免疫功能低下患者中，高频探头显示多个微小的低回声病变。常见致病原因是结核分枝杆菌、胞内阿维菌属、念珠菌和卡氏肺孢菌。鉴别诊断见表 41. 4。

淋巴瘤。淋巴瘤患者脾脏发现低回声病变可能是局灶性淋巴瘤(图 50. 33)。病变分布从多个小结节到孤立的大病灶。然而，脾脏可能在没有淋巴瘤累及的情况下增大和表现正常，但已弥漫性浸润。

脾梗死表现为低回声或无回声，常呈楔形，最具特征性表现是延伸至脾包膜(图 50. 34)，实质边界清晰或不规则，梗死引起的出血可在包膜下或包膜破裂导致腹腔出血。大多数梗死患者都有脾大或淋巴瘤浸润等诱发因素。

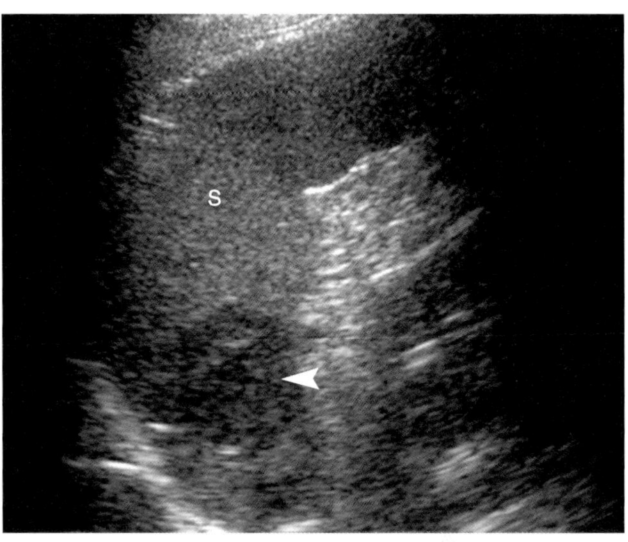

图 50. 33　脾淋巴瘤。脾脏(S)图像显示一个不均匀的低回声肿块(箭头)，边缘不规则。为淋巴瘤累及脾脏超声上可见的典型表现。

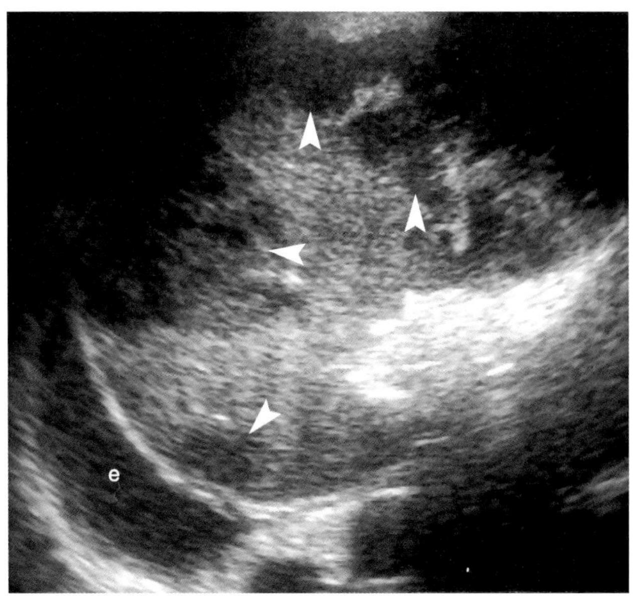

图 50. 34　脾梗死。急性脾梗死(箭头)表现为脾内不规则或楔形、周围呈低回声区域。合并胸腔积液(e)也很明显。

脾内血管瘤通常呈均匀、高回声改变，相比肝脏血管瘤表现复杂多变。复杂的血管瘤可呈混合回声内伴多个囊性区域，钙化发生在纤维化区域。

转移性肿瘤在外观上具有非特异性，通常呈低回声和多发病变。

脾脏血管肉瘤表现为脾脏增大，呈不均质肿块，彩色血流紊乱。

血肿。超声检查常用于钝性腹部创伤腹腔内游离血液的筛查。脾脏破裂、包膜下和实质内血肿是常见的表现，血肿的超声表现随时间和成分而变化，大多数边界清楚，呈低回声。

胰　腺

正常的超声解剖。胰腺是超声成像较困难的器官，血管定位是识别胰腺的关键（图 50.35）。胰腺体部和尾部于脾静脉前方，沿脾门向肝脏走行，胰腺颈部位于脾静脉及肠系膜上静脉汇合处的前面，是门静脉起始的标志；胰腺头部包绕这一汇合处，位于下腔静脉的前面。胰头的一部分——钩突部，位于脾静脉尾部，走行于肠系膜上静脉及下腔静脉之间。胰腺的这一部分不可忽视，它包含远端胆总管、胰管末端和 Vater 壶腹，这是胆囊结石嵌塞和肿瘤的常见部位。

胰腺的回声强度取决于脂肪含量的多少，儿童及年轻人胰腺回声近于肝脏回声；老年人胰腺由于脂肪逐渐浸润到胰腺实质小叶之间，回声增强。正常人主胰管可以显示，内径不超过3mm，胰管向胰尾部逐渐变细。

肝脏左叶是显示胰腺最好的透声窗，胃的远端位于胰腺与肝脏之间，胃壁低回声影像不应误诊为胰管影像，胃内气体或更常见的横结肠内气体会阻碍胰腺的显像，特别是当肝左叶比较小时。最有效驱赶气体显示胰腺的方法是探头逐渐加压。脾脏是显示胰尾较好的透声窗，从脾门部时可以观察到胰腺的尾部。

急性胰腺炎。超声声像图表现为胰腺弥漫性肿大，水肿引起回声减弱，胰腺轮廓显示欠清（图 50.36）。病变较轻的病例，超声表现可以正常，局限性胰腺炎最常累及胰腺头部。超声检查应记录胆管结石及胆道系统的扩张，壶腹区域应仔细检查是否有嵌顿性胆结石。超声在探查及随访积液方面很有优势（图 50.37），液体常聚集在胰腺周围、小网膜囊内及脾门处。检查应扩大到盆腔，尤其是液体延伸到胰尾部时，应采用多普勒超声检查分散的积液，以发现假性动脉瘤。另外，注意检查脾脏、门静脉和肠系膜上静脉是否有血栓形成。

慢性胰腺炎。由于纤维化及弥漫性腺体萎缩，胰腺体积变小，回声增强，超声鉴别更加困难。钙化产生局灶性回声改变，常伴声影。胰管不规则扩张或狭窄，并常可见导管内钙化（图 50.38），急性胰腺炎的征象常常叠加在慢性胰腺炎上。慢性胰腺炎引起的实性纤维组织团块与胰腺癌难以鉴别，有时可见导管扩张，超声引导下经皮穿刺活检病理证实可鉴别这个临床问题。

胰腺癌呈低回声肿块或胰腺回声轻微改变（图 50.39）。胆管及胰管阻塞可以很容易鉴别，低回声团块内扩张的管道突然中断是特征性改变，多普勒用于鉴别胰管、胆管和血管，并发现血管的受压或者浸润，这标志着肿瘤无法切除。肝脏及腹膜后区域需要仔细检查，了解有无转移性结节及淋巴结肿大。

胰岛细胞瘤肿块回声通常较胰腺回声低，可见囊性变，出血，纤维化以及钙化等各种各样的超声表现。经腹超声可以检测出 20%～75%的胰岛素瘤，20%～30%的胃泌素瘤。超声内镜检查可以检测出 77%～94%肿瘤，术中超声可以发现 75%～100%的小肿瘤，是外科医师鉴别分泌激素肿瘤的重要辅助方法。

转移性肿瘤，尤其是来自结肠癌的转移性肿瘤，可能会与胰腺癌表现相似。

淋巴瘤常常累及胰周淋巴结肿大，形成多个或者融合的低回声肿块。

脓肿。超声显示边界不清，内包含回声性液体的液体积聚，内有可移动气泡，伴有彗星尾征声影，是感染的有力证据。任何胰腺炎相关的液体积聚都可能发生感染，超声用于引导液体抽吸和置管引流。

胰腺多发囊肿可见于显性染色体遗传的多囊性疾病以及希佩尔-林道综合征（von Hippel-Lindau syndrome）患者，孤立性

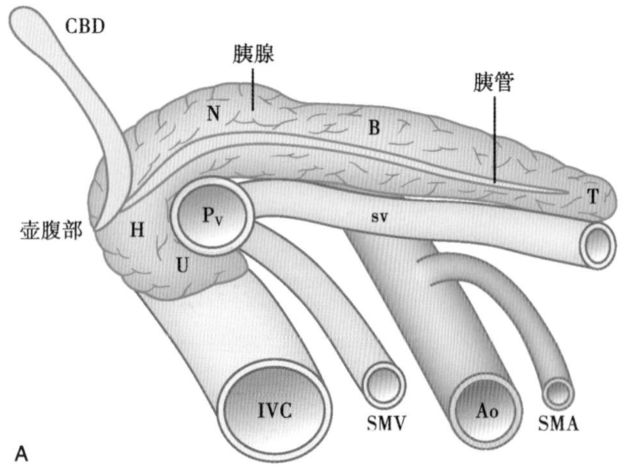

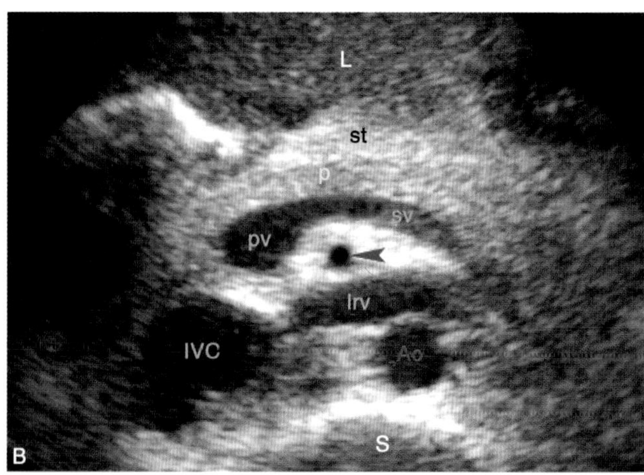

图 50.35　正常胰腺解剖。模式图（A）和超声横截面图（B）显示了胰腺的正常解剖结构。胰腺的大部分位于脾静脉（sv）前面，并与肠系膜上静脉（SMV）连接，形成门静脉（Pv）。胰头（H）和钩突（U）是门静脉起始处，胰颈（N）位于脾静脉与肠系膜上静脉汇合处前方，钩突和下腔静脉（IVC）位于汇合处后方。肠系膜上动脉（SMA，箭头）起源于脾静脉背侧的主动脉（Ao）。左肾静脉（lrv）通过 SMA 和腹主动脉进入下腔静脉。肝左叶（L）为胰腺提供了一个良好的超声窗口，胃（st）和胃小网膜囊（塌陷）位于胰腺前面。CBD，胆总管；S，脊柱；B，胰腺体部；T，胰腺尾部；p，胰腺。

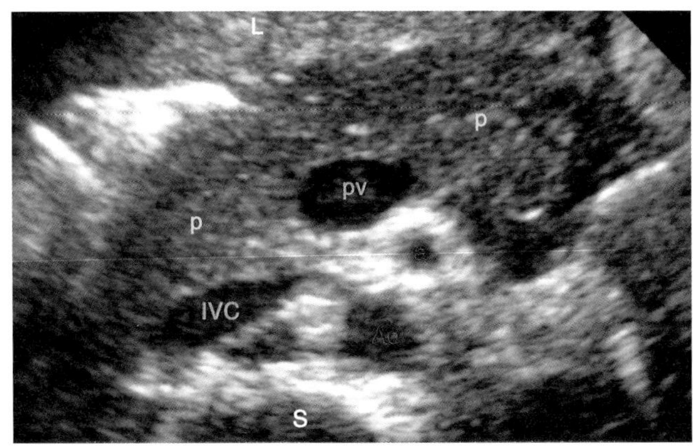

图 50.36 急性胰腺炎。轴向超声声像图显示，由于急性炎症引起胰腺弥漫性水肿，胰腺实质(p)的回声较肝脏(L)弥漫性减弱。正常胰腺比正常肝脏的回声更强(图 50.35B)，无明显积液。pv，门静脉；a，肠系膜上动脉；IVC，下腔静脉；Ao，主动脉；S，脊柱。

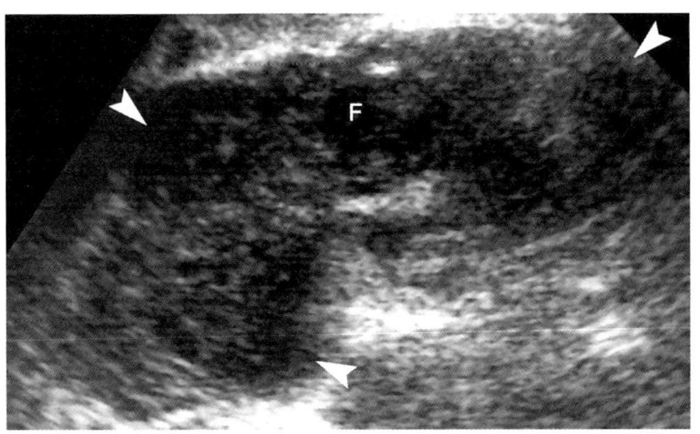

图 50.37 坏死性胰腺炎。急性重症坏死性胰腺炎患者胰腺底部横切面图像(箭头)显示胰腺的解剖标志消失，被不均匀的液体(F)取代。

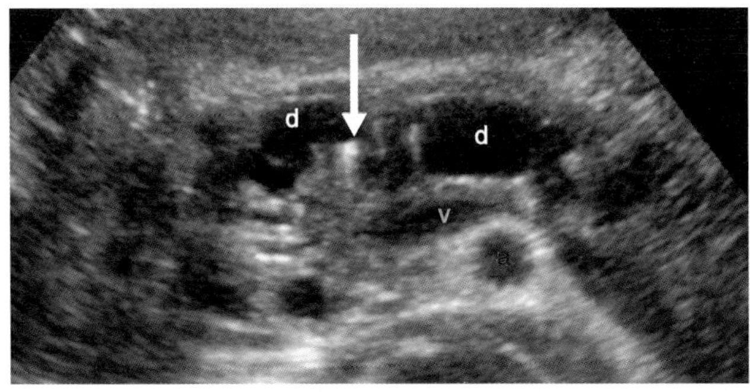

图 50.38 慢性胰腺炎。轴向图像显示胰管串珠状扩张(d)和胰腺钙化(箭)伴彗星尾征。胰腺的解剖标志是脾静脉(v)和肠系膜上动脉(a)。

真性皮样囊肿少见。

假性动脉瘤常见于胰周，是胰腺炎的常见并发症，常由胰酶破坏侵蚀动脉壁所致。超声可以发现紧靠动脉旁的囊性包块，多普勒超声可以证实假性动脉瘤腔内出入的动脉血流及与真性血管相连的颈部小喷射口。

假性囊肿是急性或慢性胰腺炎的并发症，大多数超声表现为边界清楚、内壁光滑的无回声积液，多发小囊腔或者内部有分隔比较常见。囊内见碎片回声和液-液平面则提示出血或者感染。急性积液占据可用的空间，形状不规则或分叶状。慢性积液通常呈椭圆形或球形，往往有明显的厚壁。超声技术无辐射，可以提供假性囊肿的影像学随访，确定其吸收或为液体引流提供指导。当没有胰腺炎病史或影像学表现的患者发现囊性病变时，与囊性肿瘤难以鉴别。

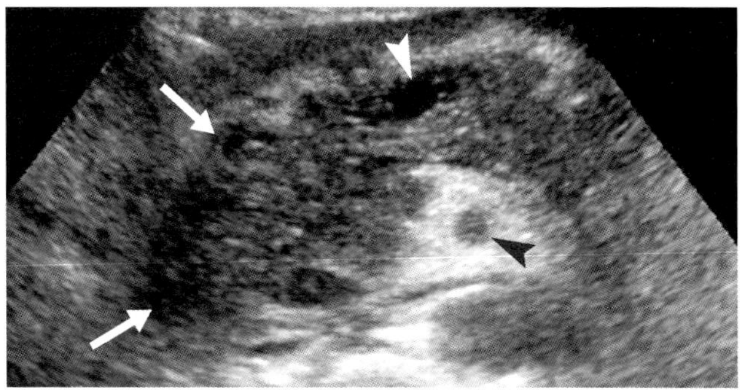

图 50.39 胰腺癌。肿瘤是一个微小的低回声肿块(箭)，胰头扩大。肿瘤边缘界限不清，胰管(白色箭头)扩张，遇到肿瘤时突然截断。肠系膜上动脉(红色箭头)及其周围的脂肪回声存在。

胰腺囊性肿瘤包括浆液性囊腺瘤(微囊腺瘤)、黏液性囊性肿瘤、导管内乳头状黏液性肿瘤和乳头状上皮性肿瘤，有关更完整的描述请参见第 42 章。薄层 MDCT 和磁共振的 MRCP 是诊断这些病变特征的影像学方法。内镜超声检查在评价疾病细节方面有着至关重要的作用，能提供更多的病灶解剖细节，指导吸液(黏蛋白含量)和穿刺活检。浆液性囊腺瘤由网状的小囊肿组成，在超声声像图呈蜂窝状或实性表现(图 50.40)。黏液性囊性肿瘤超声内镜显示由较大的囊肿组成，其内由分隔、乳头状突起和分散的实性成分组成。导管内乳头状黏液性肿瘤表现为局灶性多囊性肿块(分支管型)或明显的胰管弥漫性扩张(主干型)改变，通过 MRCP 或 ERCP 可显示与胰腺导管系统的交通。乳头状上皮性肿瘤从单纯囊性到实性，有明确清晰的壁，肿瘤内常见出血和坏死。

胰腺移植手术的频率逐渐增高，常与糖尿病患者的肾移植联合进行。超声检查在术后评价中起着关键作用。胰腺移植手术技术发展迅速，在大多数情况下，胰腺和十二指肠的一部分作为一个整体被移植到骨盆，通过十二指肠膀胱吻合术将胰腺的外分泌引流到盆腔，或者通过十二指肠肠肠吻合术移植到腹部。胰腺移植的并发症包括血管吻合口瘘、狭窄或血栓形成、胰腺炎、胰腺周围积液，可能是血肿、血清瘤或胰腺炎相关

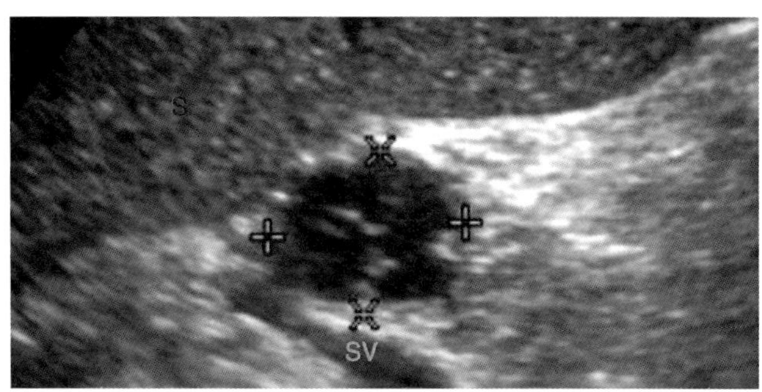

图 50.40 胰腺浆液性囊腺瘤。通过脾脏(S)超声声像图像显示胰腺尾部一个小肿瘤(位于游标之间，×、+)，由多个小囊腔组成。SV，脾静脉。

积液、外分泌渗漏和同种异体排斥反应所致。

胃 肠 道

超声在评估胃肠道非常有效,但是通常没有得到充分利用。在其他章节中,笔者回顾了其在一些特定情况下应用较好的部分:第46章和第69章阑尾炎,第69章儿童肠套叠,第69章幽门狭窄。每一个腹部超声检查,特别是在急性腹痛的情况下,都应包括肠道。肠内气体是超声检查的障碍物,但胃肠道肠壁增厚、充满液体或固体的肿块病变利用自己形成较好的声窗,超声评估成为胃肠道疾病常规方法。

正常超声解剖。胃肠道在超声检查中有可识别的肠道特征,这使它可以与腹部的其他结构区分开来。超声声像图胃肠道呈多层的靶样表现(图50.41),腔内含有不同比例的液体、固体和气体内容物,管腔的内层是薄的黏膜,被认为是较厚且有回声的黏膜下层的表面,黏膜下层呈界限清晰的低回声肌层,固有肌层包围,肠道表面是一层薄的浆膜层,多普勒超声显示正常肠壁血流很少或无显示,肿瘤和炎症累及肠壁时血流显示丰富。肠壁的厚度与管腔扩张和肌肉收缩有关。胃肠蠕动是一个正常的表现,它的存在与否有助于诊断。超声探头的分级加压通常有助于将气体移开,提高可视化和评估可疑异常的硬度,确定局部疼痛或压痛的来源。

腺癌。当肿瘤很大或者向外生长时,胃肠道腺癌在超声声像图上很明显,黏膜小肿瘤不明显。腺癌超声声像图显示一个分叶状低回声实性包块,常包裹着气体(图50.42)。

胃肠道间质瘤常表现为大而圆、边界清楚的腔外肿块,中心区伴有出血或坏死。肿瘤体积增大和肿瘤内异质性增加与恶性肿瘤有关。

淋巴瘤常呈巨大的、明显的低回声分叶性肿块,可包裹肠道而不阻塞肠道。局部淋巴结肿大可能很明显。

转移性肿瘤通常呈多发的低回声结节,常伴有渗出性腹腔积液,内伴漂浮的颗粒物质和腹腔肿瘤植入。

炎症性肠病导致肠壁环形增厚,肠壁蠕动受损,并常常累及肠系膜。多普勒显示增厚的肠壁充血,僵硬变窄导致狭窄和阻塞。胃肠道之外的疾病蔓延包括炎性肿块、积液和瘘管。

憩室炎产生炎性肿块,通常与肿瘤难以区分。肠壁增厚可以呈同心圆,也可以是不对称的。结肠周围脂肪炎症增加了脂肪回声并产生肿块效应。大小不一且常含气体的结肠周围脓肿常见(图50.43)。

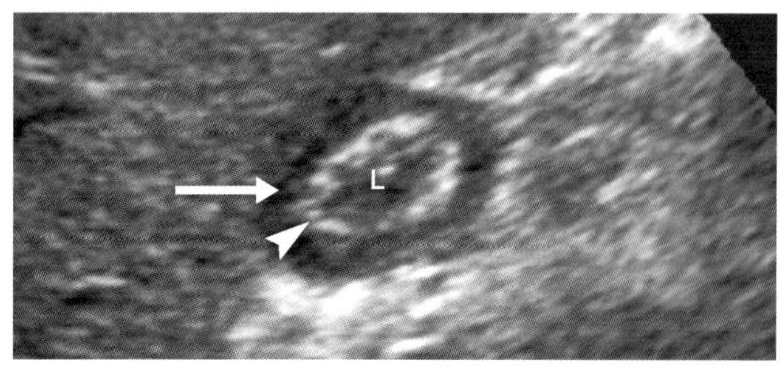

图50.41 正常胃超声表现。胃窦横切面图像显示固有肌层的特征性低回声层(箭)和黏膜下层回声层(箭头)。胃腔内液体内容物(L)形成靶环样外观。

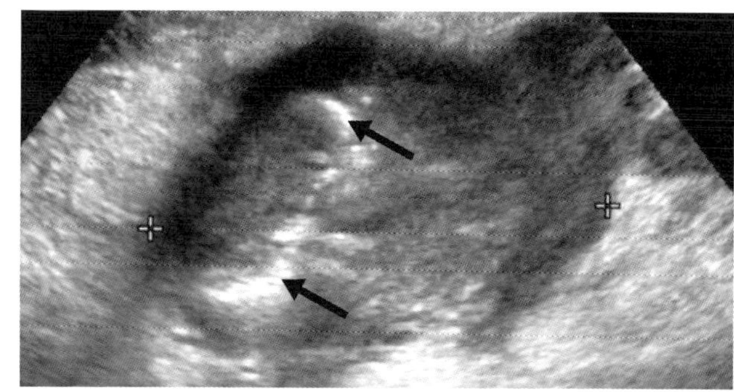

图50.42 结肠癌。横断面图像显示升结肠见一个分叶状肿块(位于游标之间,+),边界不规则。明亮的高回声(箭)来自于包裹在腔内的气体,这是一个有用的识别肿块累及肠道的超声标志。手术证实是一个大的分叶状的、部分阻塞结肠的肿瘤。

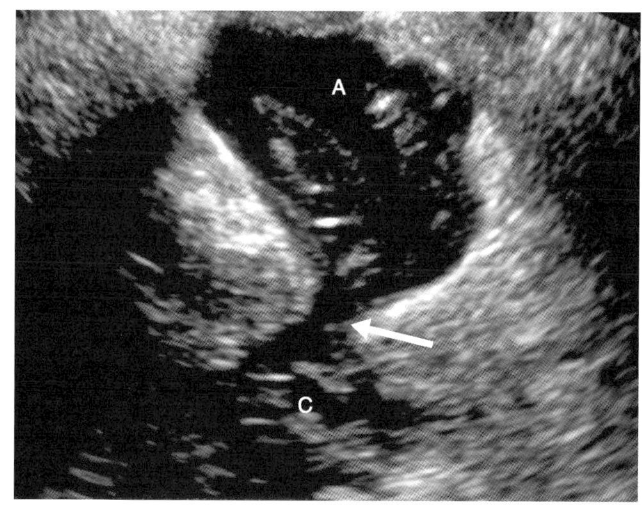

图50.43 憩室炎脓肿。左下腹的横断图像液体积聚,经证实为脓肿(A),通过穿孔憩室(箭)与降结肠腔(C)相通。US用于引导抽吸,确认脓液的存在,并随后放置引流管引流。

肠梗阻可由超声与常规X线片配合诊断,X线片显示充满气体的扩张肠袢,而超声显示充满液体的扩张肠袢。环状襞在充满液体的肠道中,排列就像一排钢琴键(图50.44)。超声声

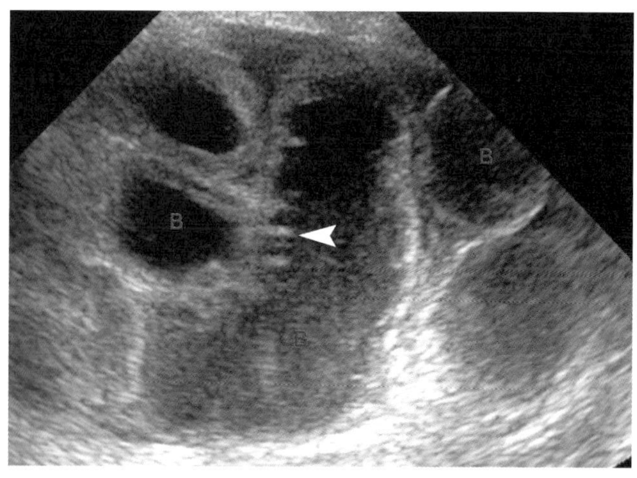

图50.44 小肠梗阻。超声声像图清晰显示多个充满液体的小肠袢(B),环状襞(箭头)特征性键盘征表现是小肠的超声标志。实时超声检查可观察强蠕动。

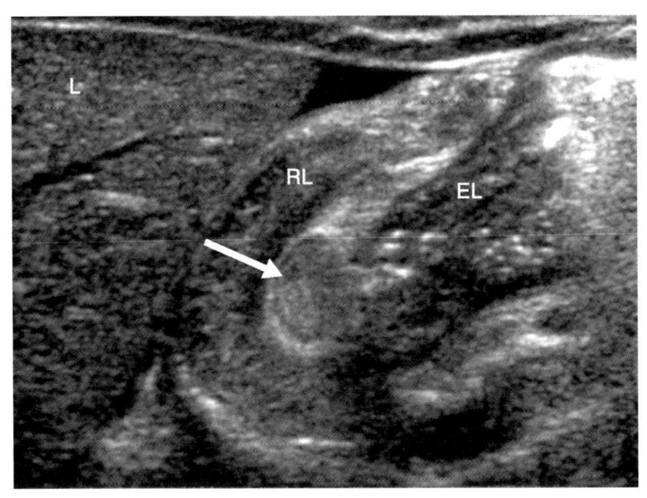

图 50.45　成人回肠肠套叠。患者右上腹疼痛，超声声像图显示肠套叠的特征性多层表现。接收肠袢(RL)形成肿块的外部部分，而进入肠袢(EL)形成肿块的内部部分。在本例中套入点，一个增大的淋巴结(箭)被含脂肪回声的肠系膜包绕，随进入肠袢一起被拖入接收肠袢。患者的最大压痛点和肿块的位置在肝脏附近(L)。

像图表现为蠕动亢进与机械性梗阻，蠕动缺失与动力性肠梗阻有关，严重的长时间完全阻塞也可能导致肠麻痹。

成人肠套叠几乎总与肿块有关。超声声像图显示典型的肠壁同心圆征、肠腔和肠系膜脂肪回声被拉入接收肠袢腔内(图 50.45)。彩色多普勒为缺血提供评估。

超声内镜是用高频探头联合光纤内镜或结肠镜进行的。腔内超声提供肠壁和周围组织的高分辨率图像，对于肉眼看不到的壁内病变或腔外病变的活检或抽吸可提供引导，对直肠及肛管的恶性肿瘤可有效分期。

肾　上　腺

正常超声解剖。成人正常的肾上腺一般在声像图上很难显示，但在新生儿中通常能清晰显示(图 50.46)。右侧肾上腺的扫描平面包括右侧肾脏长轴纵断面和右侧肾脏上极上方的横截面。Y 形或 V 形肾上腺位于下腔静脉后方，下腔静在肝右叶和膈肌右脚之间汇入肝脏，左肾上腺在左肾上极与主动脉呈一定角度的冠状位上最明显，肾上腺与腹膜后脂肪相比呈低回声，与膈脚相比呈等回声。髓质呈细高回声线，周围皮质呈低回声。正常成年人的肾上腺长 4~5cm，宽 5~7mm。在婴儿中，由于肾上腺在"胎儿"部分影响的持续存在，肾上腺通常显得很大，胎儿皮质在出生后的前 3 周迅速退化。

虽然 CT 对小的肾上腺肿块的发现比超声更敏感，但超声有助于囊性肾上腺肿块的诊断、随访可疑为良性的肾上腺肿块以及确认大的腹膜后肿块的起源。大多数在超声检查中发现的肾上腺肿块病变需要进一步行肾上腺 CT 或 MR 鉴别。

肾上腺增生表现为双侧弥漫性增大，或双侧多发小结节，增生性腺体见于肾上腺内分泌综合征。双侧肾上腺肿大的鉴别诊断包括感染(尤其是结核、组织胞浆菌病和巨细胞病毒)、转移性肿瘤和淋巴瘤。艾滋病患者可能患有分枝杆菌、真菌或病毒感染而导致肾上腺肿大。

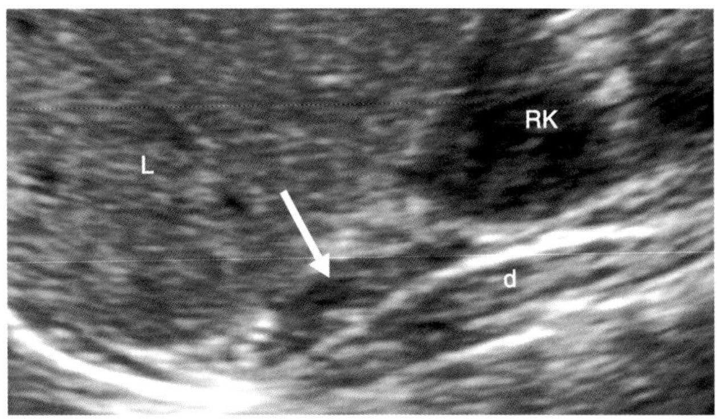

图 50.46　正常肾上腺。长轴图像显示正常成人的右侧肾上腺(箭)，右肾上腺的超声标记包括肝脏(L)、右肾上极(RK)和右侧膈脚(d)。

肾上腺腺瘤表现为实性、均匀的肾上腺肿块，回声类似于肾实质(图 50.47)。超声无典型的特征区分良性和恶性肿块。大于 4cm 的肿块应怀疑是恶性肿瘤。

肾上腺癌很小(<4cm)时，与腺瘤难以区分。较大的肿瘤伴有坏死、出血和钙化而不均匀，实时超声成像和多普勒超声有助于检测肾上腺静脉、肾静脉和下腔静脉的肿瘤侵犯。

肾上腺嗜铬细胞瘤通常可以通过超声显示，大多数肿瘤较大(5~6cm)。大部分边缘清楚，以实性为主，常伴有囊性坏死和出血(图 50.48)。囊性为主的嗜铬细胞瘤较少见。

肾上腺髓样脂肪瘤为在肾上腺区域的高回声肿块，容易漏诊。混合性高、低回声区与肿瘤内的脂肪和髓样成分相对应，诊断通过 CT 或 MR 证实内部脂肪密度。肾上腺区其他回声肿块包括肾血管平滑肌脂肪瘤(AML)、畸胎瘤、脂肪瘤和脂肪肉瘤。

肾上腺囊肿。超声可用于鉴别良性囊肿和囊性肿瘤，良性肾上腺囊肿包括既往肾上腺出血而导致的假性囊肿，淋巴管瘤引起的内皮囊肿和罕见的上皮囊肿；其他囊性肾上腺病变包括包虫囊肿和肾上腺肿瘤的囊性变，包括转移瘤、肾上腺皮质癌和嗜铬细胞瘤。单纯的良性囊肿有薄的壁和间隔(<3mm)，内部液体呈无回声，并显示出透声增强。在所有类型的良性囊肿中，囊壁和分隔的钙化都是常见的。内部呈碎片或有回声性液体、厚壁、实性成分和体积大(>6cm)提示恶性肿瘤可能。

肾上腺出血。超声声像图最初表现为肾上腺呈高回声、肿

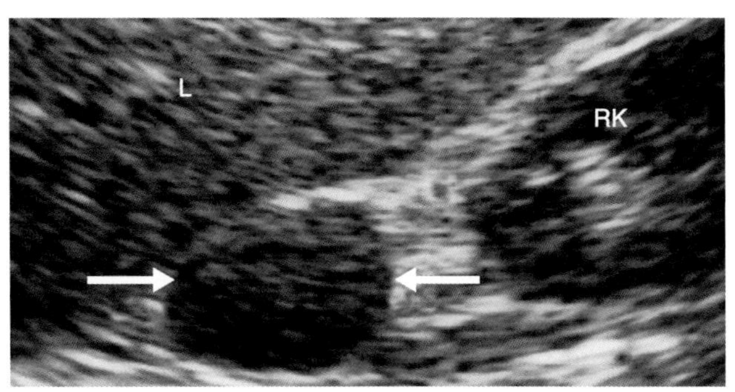

图 50.47　良性肾上腺腺瘤。长轴切面超声显示右侧肾上腺来源的 3.5cm 的均匀肿块(箭之间)，肿块被脂肪回声包绕，边界清楚，这是一个偶然发现的非功能性肾上腺腺瘤，CT 确诊。L，肝；RK，右肾。

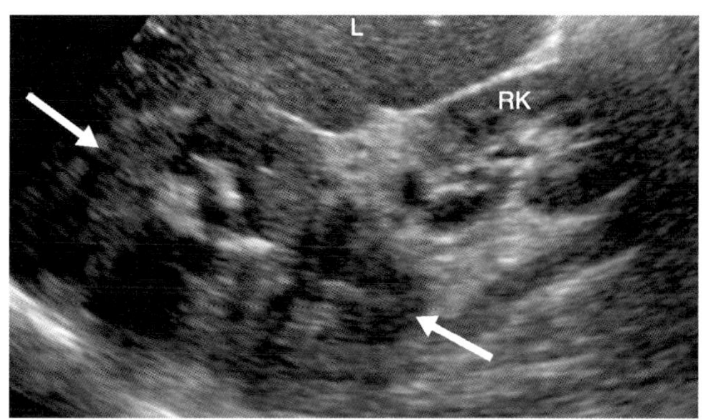

图 50.48 嗜铬细胞瘤。超声长轴图像示一经生物化学证实的嗜铬细胞瘤，其肾上腺肿瘤（箭所指）位于肝脏后方（L），右侧肾脏上方（RK）。肿瘤回声不均匀，伴有局灶性高回声钙化后方伴声影。

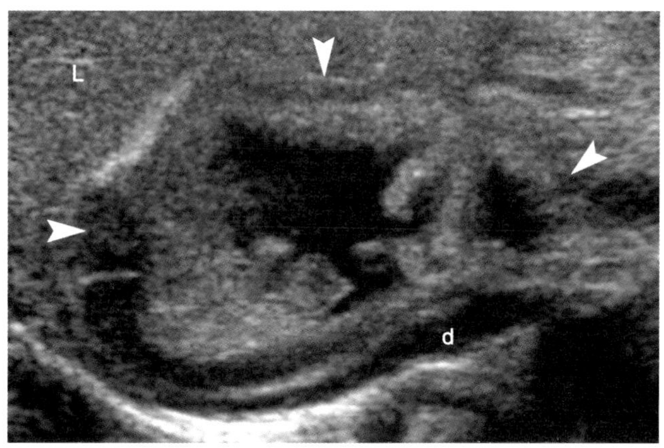

图 50.49 肾上腺出血。一成人肾上腺在机动车碰撞中受伤，肾上腺出血，体积明显扩大，呈分叶状不均匀肿块（箭头），伴有血凝块和血液。L，肝脏；d，右侧膈脚。

块样肿大（图 50.49）。随着时间的推移，肾上腺肿块迅速变成低回声并逐渐缩小，腺体可能完全恢复正常或演变为假性囊肿。通常在出血后 2~4 周，其壁形成钙化，假性囊肿最终塌陷导致肾上腺内有粗钙化。在新生儿中，由缺氧应激引起的肾上腺出血通常是双侧的；在成人，肾上腺出血通常是单侧和右侧（85%），大多数成人肾上腺出血与钝性腹部外伤有关。

肾上腺钙化通常发生于既往肾上腺出血，其他原因包括肿瘤（神经母细胞瘤、肾上腺癌、嗜铬细胞瘤）、感染（结核、组织胞浆菌病）和酸性脂酶缺乏症（沃尔曼病）。

肾 脏

正常超声解剖。在超声检查中，肾皮质回声与肝脏相比呈等回声或者是稍低回声，与脾脏相比呈低回声（图 50.50）。肾髓质呈低回声锥形结构，周围有较强回声的皮质包绕。皮质髓质分化在新生儿中是显著的，随着年龄的增长变得不那么明显，锥形肾柱不要误认为是肾积水。中央的肾窦部含有脂肪、血管、集合系统和淋巴管，中央肾窦回声通常与肾周脂肪相同。多普勒超声显示血管呈高回声管状结构，内有血流信号。在水合良好的正常患者中，可以看到集合系统稍扩张。肾脏外形光滑，可由正常的肾叶分叶，成年肾脏的长度从 9~

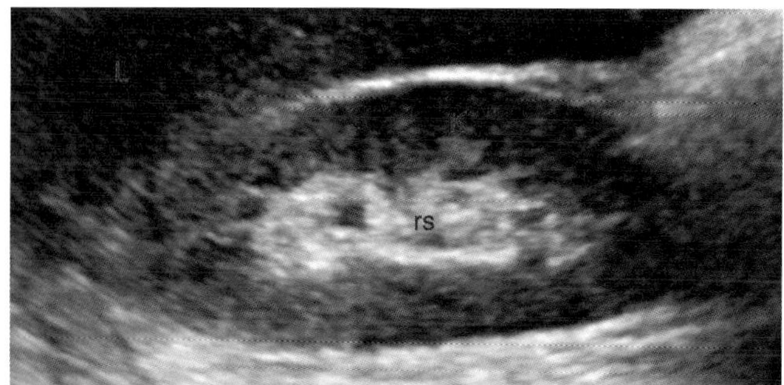

图 50.50 正常的肾脏。通过成人肝脏（L）获得右肾（K）的长轴超声声像图，正常肾实质的回声强度与正常肝脏的回声强度大致相同，肾窦（rs）含有血管、集合系统和脂肪，与肾实质相比呈高回声，肾的边界在肾周脂肪围绕中，显示清晰。

13cm 不等，肾脏连接部实质缺损是一种由于肾脏上、下极不完全融合导致正常解剖变异，声像图上显示在肾脏上中 1/3 交界处的肾实质有楔形的回声缺损，肾周脂肪可能由于低回声而被误认为是肾周积液，甚至是肾脏肿大。正常但低回声的脂肪可通过规则线性纤维间隔、无液体特征的后方回声增强和双侧对称性来识别，肾窦低回声脂肪可能会被认为是肿瘤或肾盂积水。

梗阻。超声检查通常是诊断尿路梗阻的首选影像学检查方法，但要注意在使用超声检查进行此诊断时存在许多陷阱。梗阻的主要超声表现是肾盂积水，肾盂积水被认为是肾集合系统的液体积聚和扩张，与充满液体的圆形肾盏和扩张的肾盂之间有交通（图 50.51），扩张的输尿管表现为从肾盂伸出的充满液体的管道。然而，在输尿管结石引起的急性梗阻中，即使梗阻严重，集合系统的扩张程度也可能较轻。此外，肾盂积水并不总是意味着梗阻所致，表 50.2 列出了肾盂肾盏扩张的其他原因。从弓状动脉的频谱多普勒得到的阻力指数（阻力指数在阻塞侧为 RI>0.70）的不对称升高，是阻塞而不是其他原因导致肾盂肾盏扩张。可能类似肾盂积水的结构包括肾盂周围囊肿（图 50.52）、肾窦多发单纯性囊肿和肾外肾盂。肾外肾盂是一个延伸到肾窦外的肾盂，这种类型的肾盂通常充满液体，是一种正常变异，不伴有肾盏或输尿管扩张。与以往检查对比，有助于做出正确的诊断。输尿管膀胱交界处应行彩色多普勒检查以发现有无输尿管尿液喷射现象。

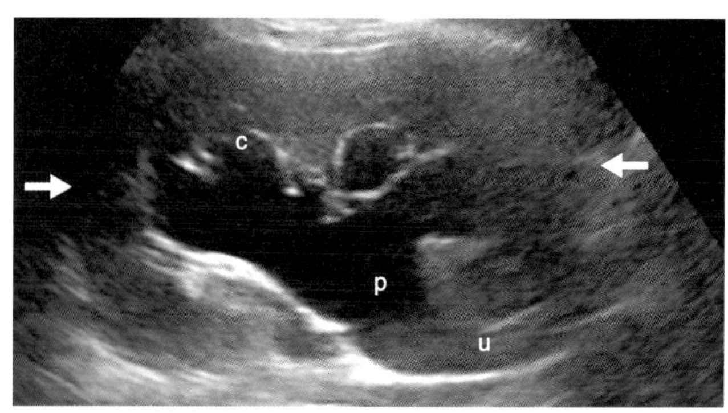

图 50.51 肾盂积水。肾冠状面超声声像图（箭之间）显示肾盂积水的特征性表现，相互连接扩张的肾盏（c）、肾盂（p）和近端输尿管（u）。

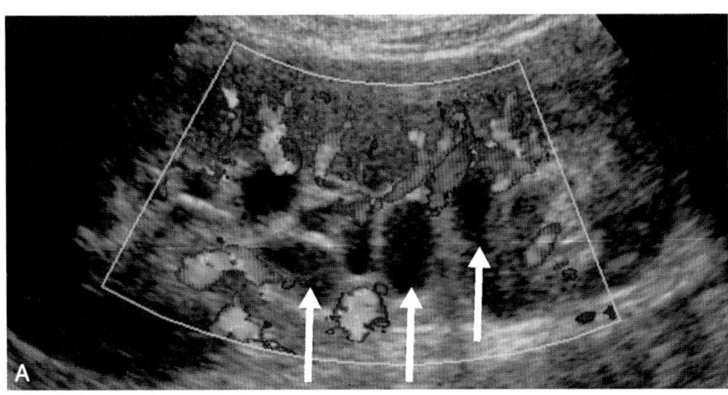

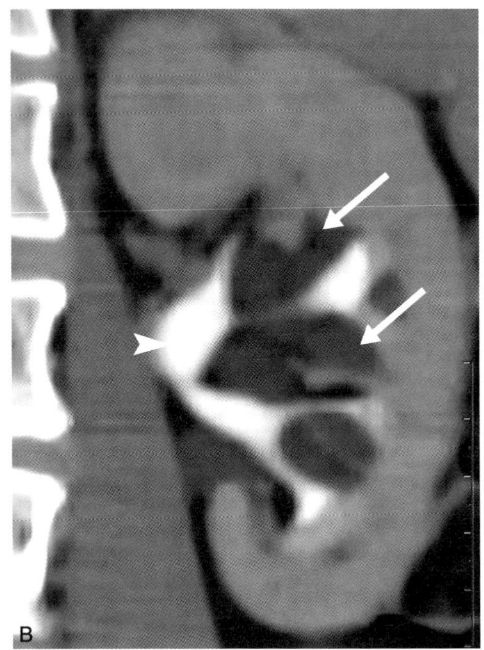

图 50.52　肾盂旁囊肿。A. 左肾长轴切面彩色多普勒超声图像显示肾窦内充满液体(箭)。分叶的囊性肿块类似于扩张的花瓣。B. 左侧肾脏冠状位平面 CT 图像显示肾盏和肾盂(箭头)被拉伸,围绕肾盂旁囊肿(箭)。来源于肾窦的囊肿,缓慢扩大,呈窦的形状,类似于肾盂积水。

表 50.2

肾盂肾盏扩张的原因

梗阻
膀胱输尿管反流
膀胱充盈
持续扩张后梗阻减轻
妊娠
尿崩症
积极利尿
肾外肾盂(肾盂扩张不伴肾盏扩张)

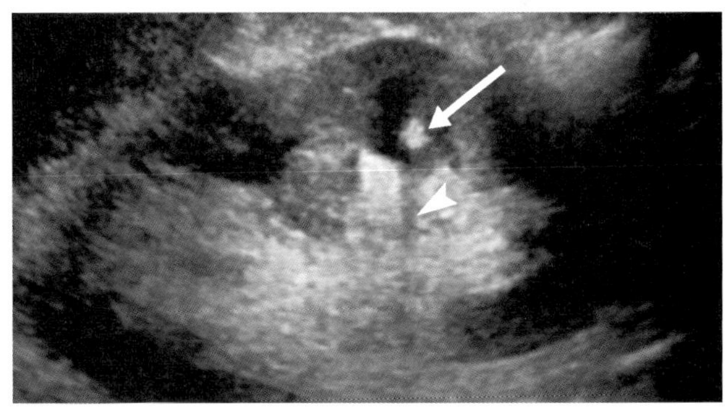

图 50.53　肾结石。肾内 5mm 的结石局部呈高回声(箭),伴有声影(箭头)。注意结石的回声与肾窦的回声非常接近,如果没有声影的存在,结石难以鉴别。

结石。所有的肾结石,无论其成分如何,超声声像图表现都是明亮的强回声病灶(图 50.53),直径小于 5mm 的结石,只要后方伴有声影,超声可以诊断。然而,如果结石声影不明显,由于技术因素,小的结石与肾窦内脂肪组织回声混合在一起,常被漏诊。提高后方回声声影检出的方法有:将结石置于探头的聚焦范围内,将结石置于超声束的中心以及使用高频率超声探头。彩色和能量多普勒超声显示的闪烁伪影是结石的一种特征(图 50.54),它可以提高结石检出率,避免误认为血管异常伪影。闪烁伪像表现为在结石后方快速变化的马赛克颜色,

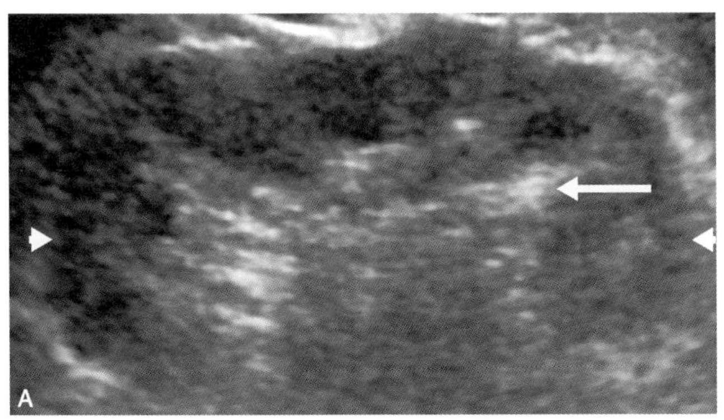

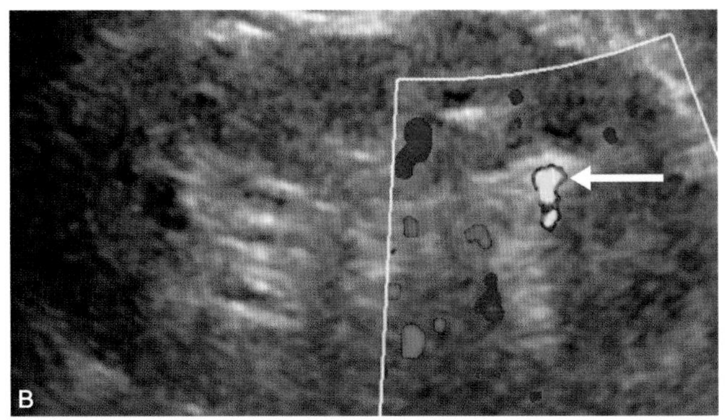

图 50.54　闪烁伪影鉴别肾结石。A. 肾结石(长箭)几乎不可能在这个难以成像的患者肾脏的纵向图像(短箭之间)上看到。超声结石与肾窦回声融合,无明显声影。B. 同一切面的彩色多普勒图像显示出闪烁伪影(箭)特征的杂乱颜色,识别出高反射性的结石。闪烁伪影可以有效地用于识别结石和其他高反射物体。

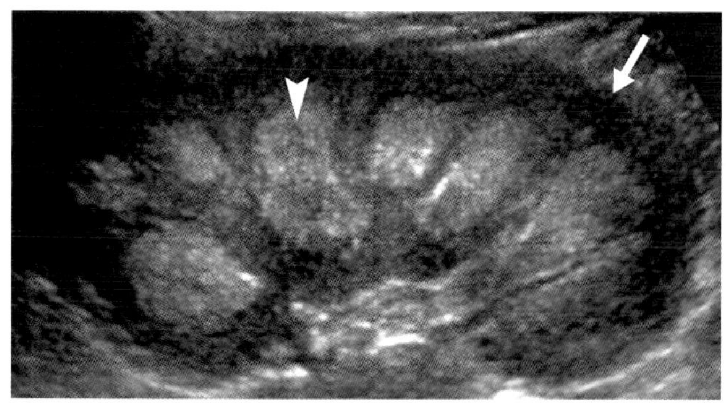

图 50.55 肾钙沉着症。肾脏纵切面显示肾髓质锥体（箭头）异常回声增强。与图 50.50 中肾脏的正常外观相比，皮质回声（箭）正常，肾钙沉着症通常不会产生声影。

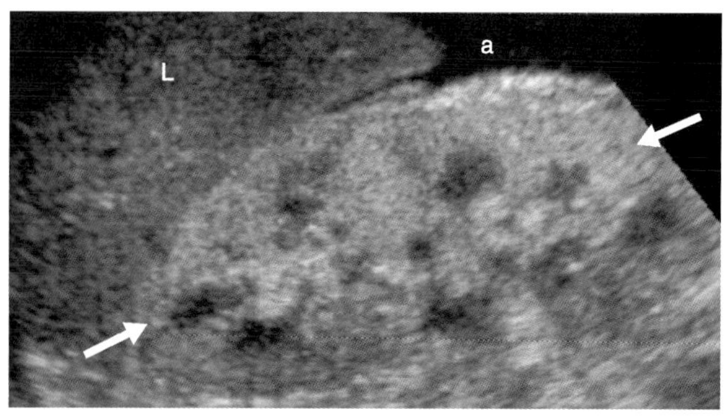

图 50.56 终末期肾病。肾实质回声（箭之间）超过肝实质（L）回声。在这例进展期肾衰竭患者中，双肾缩小（长度小于9cm），实质呈弥漫性高回声，伴有腹腔积液（a）。

如肾或膀胱结石。闪烁伪影是由机器内部噪声引起的，在现代高分辨率的超声机器中常见。

肾钙沉着症指肾髓质锥体钙化，使回声增强而不再是无回声（图 50.55）。超声是高度敏感的，即使是微弱的钙化，常规X线可能检测不到，而超声能够检测到。当钙化密集时，结石后方出现声影。常见的原因包括新生儿呋塞米（速尿）治疗、高钙尿症，如甲状旁腺功能亢进、髓质海绵肾、肾小管酸中毒。

弥漫性肾实质疾病。超声通常用于评估患者急性和慢性肾衰竭。双侧肾梗阻导致急性肾衰竭比较少见，造成双侧肾梗阻的原因包括腹主动脉瘤渗漏、肿瘤（尤其是宫颈癌）和腹膜后纤维化，这些少见的病例将受益于梗阻解除。超声显示肾脏的形态大小，终末期肾病伴有肾脏体积较小，回声紊乱，通常难以显示（图 50.56，表 50.3）。当成人肾脏小于 9cm 时，不太可能是可逆的肾脏疾病，肾活检也很少得到证实。弥漫性和局灶性肾实质变薄及瘢痕形成可以粗略估计肾实质丢失。肾肿大（>13cm）提示渗透性过程，如急性肾小球肾炎、白血病、淋巴瘤或肾静脉血栓形成（水肿）。艾滋病肾病的特征是肾肿大，弥漫性肾回声增强，多普勒超声用于检查肾静脉排除血栓，可能需要肾活检来发现可治疗的疾病。超声对肾囊性疾病的诊断毋庸置疑。肾动脉的频谱多普勒显示双侧阻力指数（RI>0.7）升高，与预后不良有关。

肾脏肿块。超声检查在肾肿块的检测和鉴别诊断中起着重要作用。超声用于判断一个肿块是一个简单性囊肿、复杂性囊肿、混合性肿块或一个完全实性肿块。多普勒用于显示新生物内部血管特征，超声造影可提高血管特征的显示。

表 50.3

成人肾实质回声发生改变的肾脏疾病

成人肾实质回声发生改变的肾脏疾病
急性肾小球肾炎
慢性肾小球肾炎
高血压肾硬化症
糖尿病性肾小球硬化症
狼疮性肾炎
淋巴瘤
艾滋病
淀粉样变性

单纯性囊肿可被超声很容易、准确地诊断出来（图 50.57）。特征表现为：①内呈无回声；②清晰的远侧壁；③病灶后方回声增强；④难以察觉的薄壁。由于切片厚度的限制，小囊肿可能有内部回声的假象，声学增强可能取决于优化技术。所有的囊肿都有一个清晰的后壁，具有薄分隔或薄的外周钙化的囊肿仍是良性囊肿。

复杂性囊肿，即有以下任何一种表现时都不能看做是单纯性囊肿：内含有碎片组织、团块回声、液体-碎片分层、厚分隔、壁较厚、分隔内含有血流信号、厚或粗大的钙化。复杂性囊性肿块的鉴别诊断包括：单纯性囊肿内部出血或是感染、囊性肿瘤、脓肿、上尿路梗阻、肾盏憩室、淋巴瘤、动脉瘤以及假性动脉瘤。有几项研究表明，根据 Bosniak 分类，超声造影与增强 CT 对复杂肾囊肿的诊断能力是一样的（见第 47 章）。

肾盂周围囊肿是肾窦的肾盂周围囊肿，呈多分叶状，可能与肾积水相似（图 50.52）。肾盂周围囊肿与肾盂积水的区别表现在囊肿间相互无交通，肾盂无扩张，髓质锥体顶端与囊肿之间有脂肪回声，输尿管没有扩张。诊断不清的病例需要进行排泄性尿路造影或 CT 检查。

肾囊性疾病已在第 47 章详细讨论。超声检查是一种可靠、安全、准确的方法，可显示肾脏和其他器官囊肿的大小、数量和特征（图 50.58～图 50.60）。

肾细胞癌（RCC）是迄今为止成人最常见的肾实性肿瘤（图

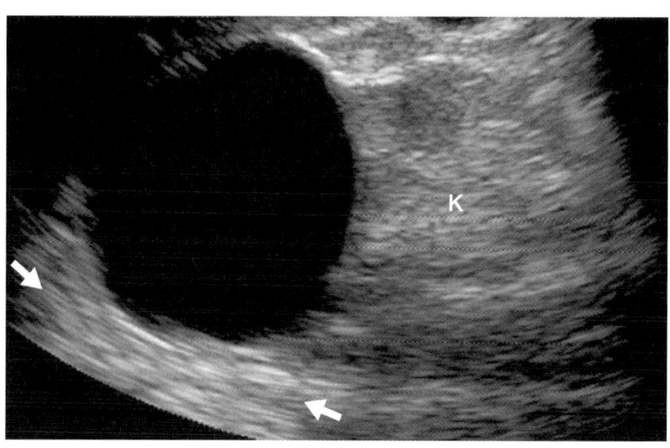

图 50.57 单纯肾囊肿。肾脏长轴面图像（K）显示一个单纯的肾囊肿，内含无回声液体，难以清晰显示的薄壁，与肾实质分界清晰，并显示（箭之间）后方回声增强。

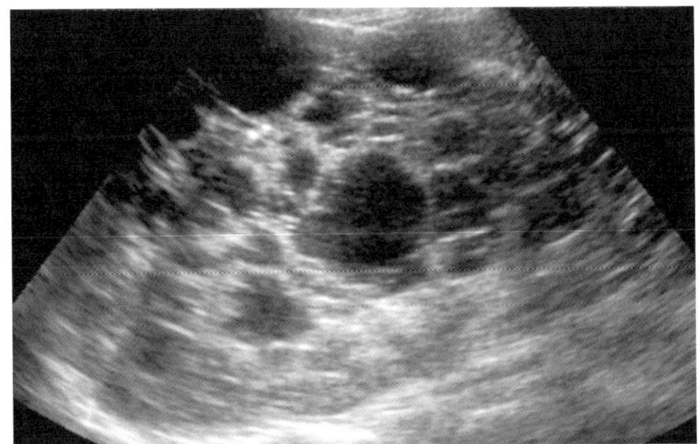

图 50.58 常染色体显性遗传性多囊性疾病。肾脏明显增大，实质几乎完全被无数大小不等的囊肿所取代。双肾均具有常染色体显性遗传性多囊性疾病晚期的特征表现。

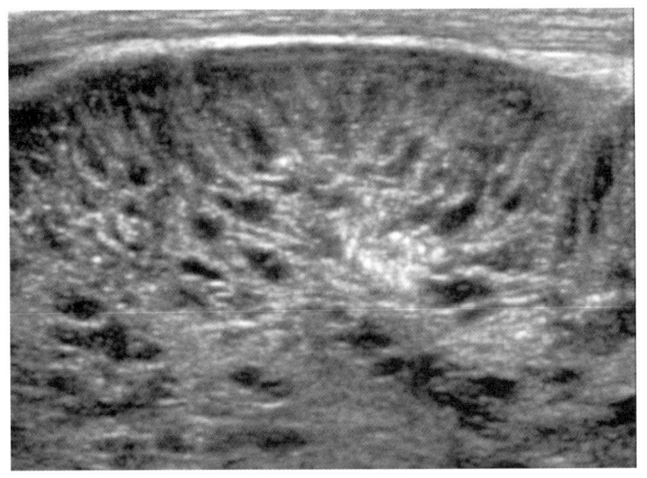

图 50.59 常染色体隐性多囊性疾病。新生儿肾脏实质的高频(12MHz)图像显示，肾小管扩张是这种疾病的特征。

50.61)。在超声检查中，与肾实质相比较，50%为高回声，30%为等回声，10%为低回声，5%~10%以囊性为主，20%~30%为粗、点状和中心钙化。高回声肾细胞癌可能会与肾血管平滑肌脂肪瘤(AML)相混淆，即便肾细胞瘤内部回声更不均质和可能含有囊性成分。CT或者MRI可以提示肿瘤内部的脂肪成分，等回声团块可使局部肾脏轮廓发生扭曲而被探查到。肿瘤内部发生坏死或出血时可发生囊性变，多普勒超声发现肿瘤内部血流信号是肾细胞癌的有力证据。

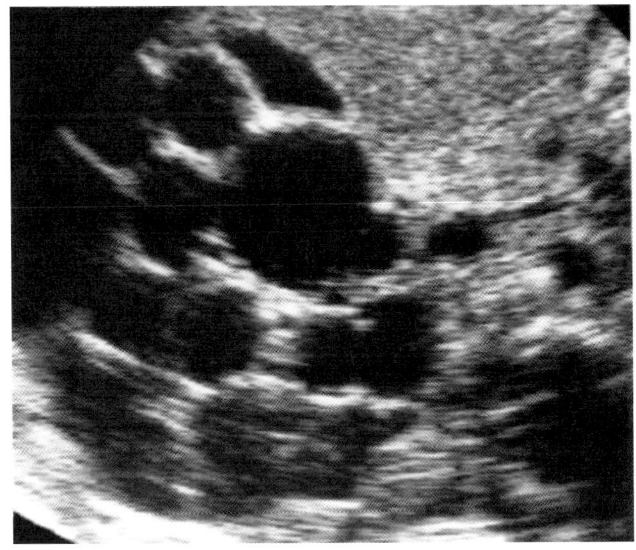

图 50.60 多囊性肾发育不良。右肾完全被大小不等的囊肿所取代，这是典型的多囊性肾发育不良的表现，左肾正常。放射性核素扫描显示右肾功能缺失，左肾功能正常。

随着肾实性肿块的发现，超声检查应扩大到探查肿瘤侵犯肾静脉和下腔静脉(IVC，图 50.61B)。肿瘤瘤栓的征象包括静脉内有回声团块、静脉扩大、侧支静脉扩大、彩色多普勒上静脉血流缺乏或移位，肿瘤新生血管增多导致静脉内栓子出现动脉多普勒信号。

血管平滑肌脂肪瘤。80%的病例中，超声声像图典型表现为高回声，边界清楚的肾肿块(图 50.62)。肿块的回声强度至少与肾窦脂肪回声相同，缺乏大量脂肪的肿瘤通常与其他肾脏肿瘤难以区分。血管平滑肌脂肪瘤在无钙化的情况下可见微弱的声影，而肾癌则没有。血管平滑肌脂肪瘤是典型的富血管性，很少有囊性成分。CT或MR显示肿瘤内脂肪可做出明确诊断，肿瘤内钙化极为罕见。

移行细胞癌(TCC)在超声检查中容易被忽视，因为肾窦内的脂肪可能是低回声的，类似肾盂肿瘤，肿瘤可能小、浸润的或狭窄。低回声肾窦脂肪表现为边缘不清、中心或两侧对称、后方声影、后缘不清晰和彩色多普勒显示窦血管穿通。肾窦肿瘤

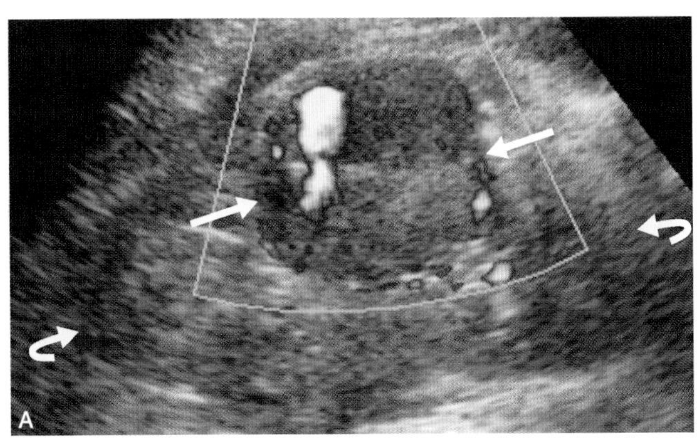

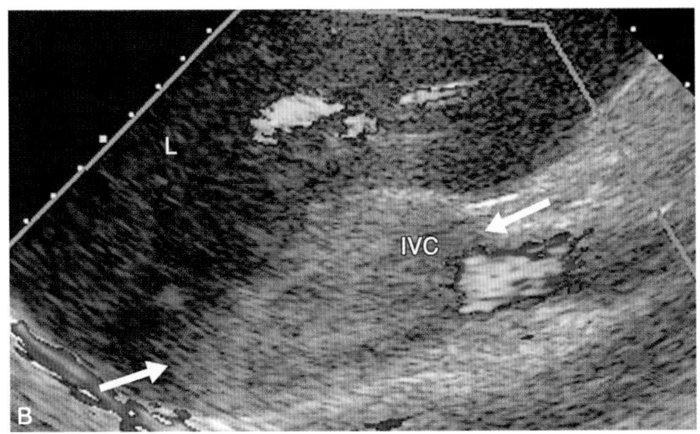

图 50.61 肾细胞癌。A. 超声声像图显示肾长轴切面(弯箭之间)一个实性、血流丰富的肿块(直箭之间)；B. 经肝脏(L)纵向彩色多普勒图像显示右肾细胞癌的肿瘤瘤栓(箭之间)，使下腔静脉(IVC)扩张并阻断血流。

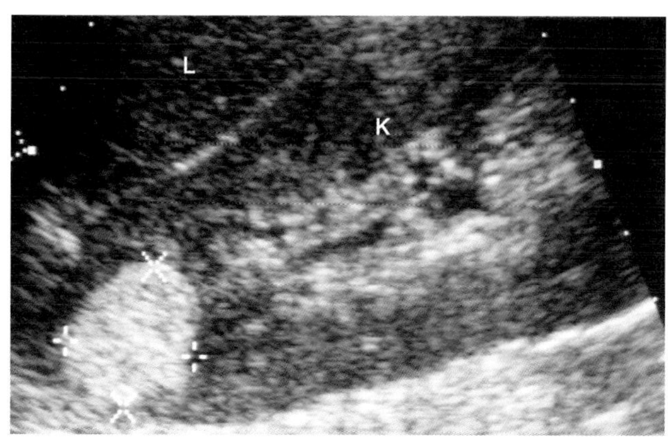

图 50.62　血管平滑肌脂肪瘤。右肾长轴(K)的超声声像图显示上极有一个边界清楚、回声均匀的高回声肿块(位于游标卡尺之间),该表现高度提示血管平滑肌脂肪瘤。L,肝脏。

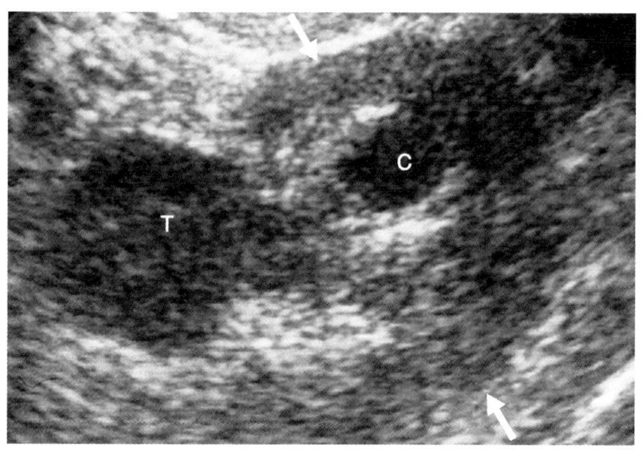

图 50.63　移行细胞癌。左侧肾脏(箭之间)横断面超声声像图显示肿瘤(T)为低回声肿块。肿块的回声强度仅略大于扩张的肾盏(C)。

(图 50.63)边界相对清晰,位于肾窦内偏心性,后缘清晰,无声影,彩色多普勒超声显示肾窦血管移位。局灶性肾盂扩张或杯状扩张可由小的 TCC 引起,TCC 也可能表现为在扩张肾盂内的软组织结节。

淋巴瘤典型表现呈多发低回声肿块,每个都是均匀的、边界清楚的低回声,代表均匀的细胞结构。彩色多普勒显示肿块内部的血流信号,以此与内有液体回声的囊肿区分开。生长方式包括单发占位性肿块,多发、导致肾体积增大的弥漫性浸润病变,以及来源于腹膜后淋巴结肿大的肾窦部浸润。

急性肾盂肾炎超声声像图表现常无异常,严重的病例由于水肿、局部炎症和出血进入肾组织而改变肾实质回声(图 50.64)。局灶性炎症的像肿块样区域被称为急性细菌性肾炎、局灶性肾炎和其他各种各样容易引起误诊的疾病。这些发现应该被视为严重肾盂肾炎的超声证据,也许仅有此证据。尿路感染患者行超声检查以发现肾积水、肾脓肿或肾周脓肿。彩色血流多普勒增加了超声检查的敏感性,显示肾盂肾炎水肿区局灶性实质血流减少(图 50.64B)。这一发现与 CT 上肾盂肾炎局部增强特性减弱有关。由于肾包膜限制水肿的压力,炎症区血流减少。

肾盂积脓是指在扩张和阻塞的肾集合系统内的感染,在感染患者扩张的肾盂系统内可见碎屑状回声影,通常伴有浮动的碎屑尿液平面(图 50.65)。集合系统中的气体产生伴有声影和混响伪影的移动性回声灶。约有 10% 的肾盂积脓与单纯的肾积水无法鉴别,临床可疑病例需引导穿刺抽吸诊断,肾盂积脓是急诊经皮或外科引流的适应证。

肾脓肿:表现为肾内边界不清的囊性肿块,内含有回声液(图 50.66)。随着感染的扩散,症状可能在几天内迅速改变,感染向肾周及肾周外扩散。小脓肿可用抗生素有效治疗,但大脓肿(>2cm)需要经皮穿刺置管引流。广泛的肾周围脓肿通常需要手术引流。

肾结核的特点是存在多种表现,包括实质瘢痕、钙化、实质内空腔伴有回声内容物、扩张的肾盏而不伴有肾盂扩张,超声表现没有特异性。

黄色肉芽肿性肾盂肾炎超声表现为肾盂内结石伴声影,内部含碎片回声扩张的集合系统,肾脏肿块样扭曲,体积增大,疾病向肾周蔓延(图 50.67)。肾实质由于水肿及炎症常常呈低回声。

反流性肾病超声声像图表现局灶性肾实质变薄,伴从肾窦指向外周的瘢痕回声,或者是变薄的肾实质之下扩张的肾盏。病变呈局限性,残余肾组织回声通常是正常的。

动静脉瘘可出现在肾活检后,但在其他情况下罕见。彩色多普勒显示局灶性血管紊乱,活检部位血流增加。当瘘较大时,肾门动脉血流频谱多普勒表现为高速低阻力波形,肾静脉

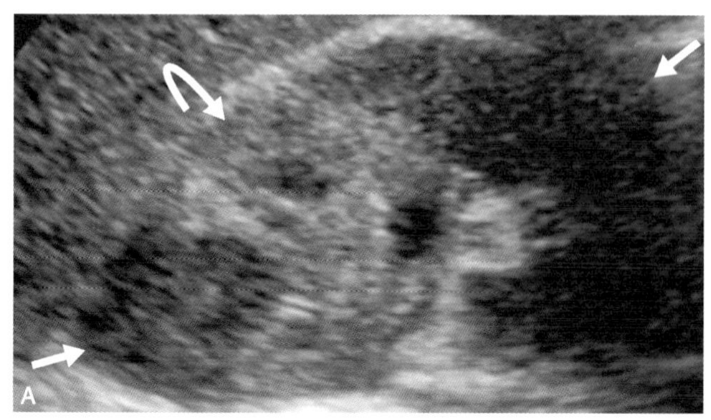

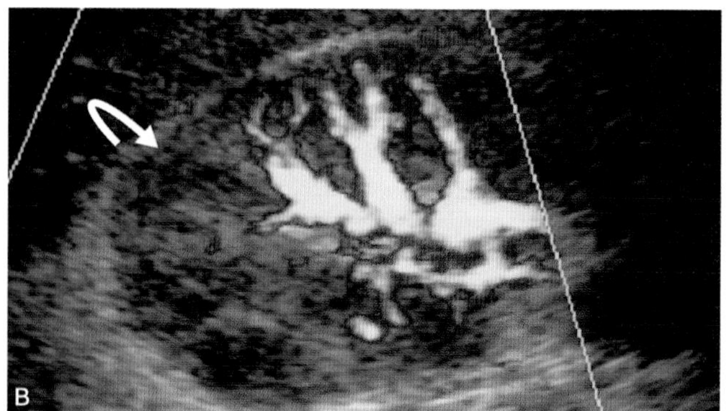

图 50.64　急性肾盂肾炎。A. 肾脏的长轴声像图(箭之间)显示一个回声增强的病灶区域(弯箭),表明急性细菌感染引起的炎症和出血。B. 同一切面的能量多普勒超声图像显示病灶区血流减少(弯箭),血流减少的原因是由于感染引起的水肿局限在肾包膜内,增加了压力,抑制了血流。

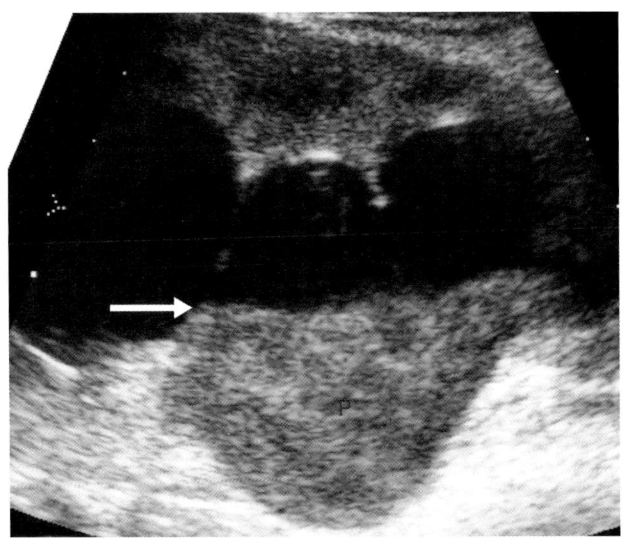

图 50.65　肾盂积脓。患者右侧卧位，左侧肾脏的超声声像图显示在扩张和阻塞集合系统中，脓液（P）分层（箭）。

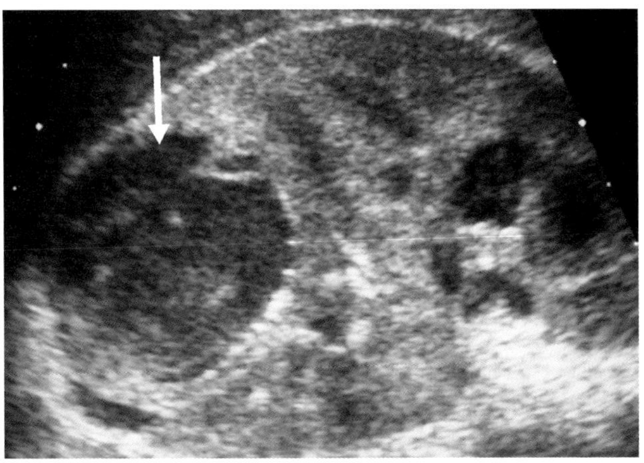

图 50.66　肾脓肿。肾上极囊性肿块（箭）内含有不均匀回声液体，超声引导下抽吸证实细菌感染。

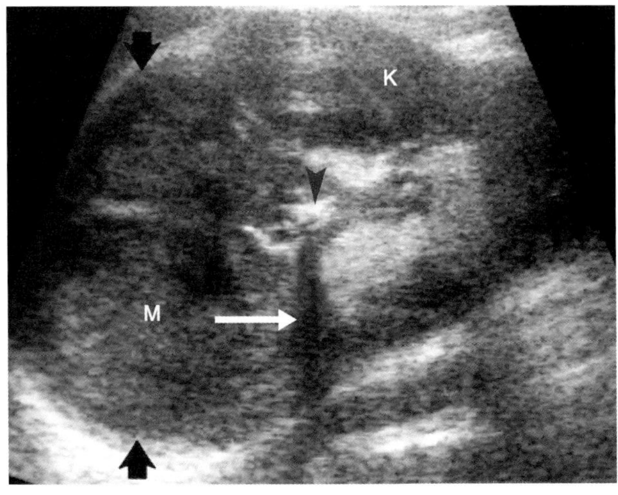

图 50.67　黄色肉芽肿性肾盂肾炎。右肾（K）长轴切面超声声像图显示低回声肿块（M，黑色箭之间），使肾上极增大。肾窦内可见阻塞性结石（箭）伴声影（红色箭头）。肾脏慢性感染，手术切除证实为黄色肉芽肿性肾盂肾炎。

血流频谱多普勒显示动脉搏动。

肾动脉狭窄（RAS）是高血压最常见的可治愈病因，占高血压人群的 5%。肾动脉起始处动脉粥样硬化是肾血管性高血压 90%的病因，而肾动脉中远端纤维肌异常增生占 10%。超声受到肠道气体和肥胖的限制，RAS 可视化超声检查具有挑战性。副肾动脉很容易被忽视，然而，凭借敬业精神和经验，超声检查 80%～90%的病例中是成功的，RAS 诊断特异性和敏感性为 90%～95%。超声检查主要用于筛查 RAS 和 RAS 治疗后随访，检查时采用肾脏实时超声检查、肾动脉彩色血流及频谱多普勒进行检查。多种标准用于诊断有意义的 RAS：①肾动脉与腹主动脉收缩期峰值速比>3.5；②主肾动脉与叶间肾动脉收缩期峰值速比>5.0；③肾动脉收缩期峰值流速>180～200cm/s（正常肾动脉收缩压峰值为 60～100cm/s）；④肾门肾动脉远端小慢波（tardus-parvus 形）波形（图 50.68）；⑤肾内动脉 RI<0.45；⑥肾内动脉 RI>0.7。其他发现包括狭窄部位的组织振动伪影和狭窄远端的湍流。超声诊断 RAS 阳性是 MRA 或导管血管造影的指征，动脉粥样硬化性疾病通常用血管内支架植入治疗，纤维肌发育不良通常采用血管成形术治疗。

肾静脉血栓形成出现于临床诊断的肾病综合征、脱水、创伤、凝血障碍、静脉血栓形成或肾细胞癌延伸到肾静脉中，在儿童中比在成人中更常见。患者无症状或伴有腰痛和血尿，急性完全血栓形成导致肾肿大、回声降低和水肿。超声诊断肾静脉内血栓是基于肾静脉内血栓可见（图 50.69），彩色多普勒可证实血栓周围血流完全闭塞或分流，肾动脉的波形速度减小，并呈高阻力型，舒张期几乎没有向前流动。不完全静脉血栓形成时通常肾脏不扩大，慢性肾静脉血栓形成时可看到静脉侧支血管扩张。

肾移植手术并发症的逐渐减少，使其成为一种越来越常见的手术，超声对肾移植术后即刻和长期评估至关重要。超声检查包括移植肾的形态大小、肾积水的检测、输尿管膀胱吻合口的评估和肾动脉与静脉及其吻合口多普勒超声评估，超声引导下可进行移植肾活检和肾周积液的抽吸和引流。移植肾体积增大可见于急性排斥反应、肾静脉血栓形成、感染和移植后淋巴增生性疾病浸润。肾体积缩小发生于缺血和慢性排斥反应，集合系统扩张发生于输尿管吻合口狭窄、集合系统和输尿管去神经支配、输尿管膀胱出口梗阻。移植物周围积液很常见，包括血肿、浆液囊肿、尿性囊肿、脓肿和淋巴囊肿。多达 10%的患者发生血管并发症，包括肾动脉或肾静脉狭窄（通常在吻合处）、扭结、压迫、血栓形成、假性动脉瘤和罕见的肾内动静脉瘘。肾动脉吻合口狭窄表现为远端 tardus-parvus 波形（图 50.68），彩色血流显像射流和吻合口附近血流速度>2m/s。注意副动脉吻合，这在 20%的移植手术中可能是必要的。静脉狭

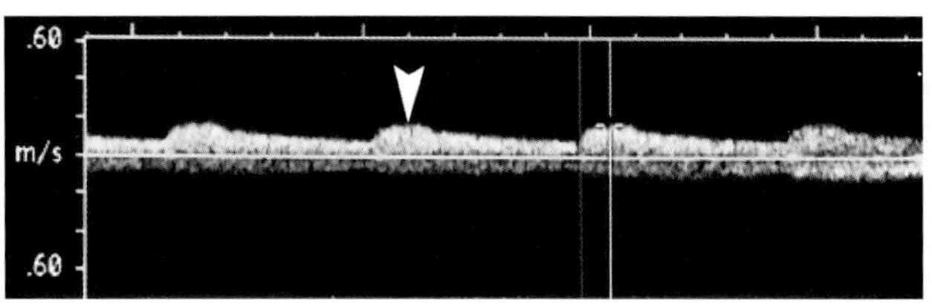

图 50.68　肾动脉狭窄。肾门肾内动脉的频谱多普勒显示 tardus-parvus 波，伴收缩期峰值速度（箭头）延迟和发展缓慢。

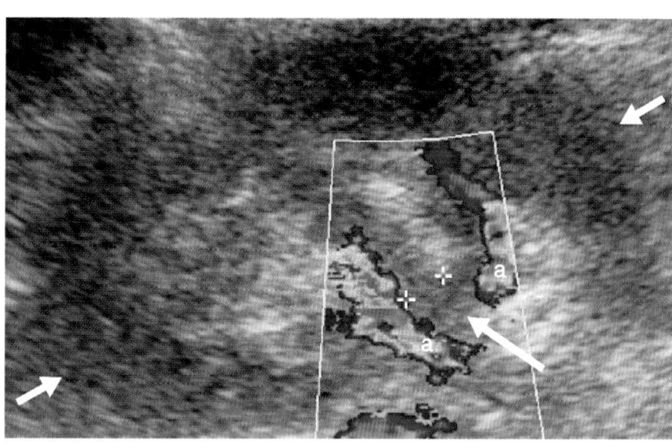

图 50.69　移植肾肾静脉血栓形成。移植术后第二天移植肾(短箭之间)彩色多普勒超声显示肾动脉血流(a)但肾静脉内有血栓(长箭),无血流(游标之间,+)。移植肾中的急性肾静脉血栓形成是一种外科急症,需要立即处理以挽救肾脏。

窄表现为彩色血流超声局灶性射流,峰值流速增加 4 倍表明静脉明显狭窄,肾静脉阻塞很少见,但却是一种与移植迅速失败相关的紧急情况(图 50.69)。彩色血流显像显示肾静脉内血栓,阻力指数通常由肾动脉的频谱波形来计算,RI 升高(>0.70),肾功能明显受损。这一发现是非特异性的,可能伴有急性排斥反应、急性肾小管坏死、梗阻性肾盂积水和肾脏被邻近的肿块或积液压迫。

推 荐 阅 读

Ahn SE, Moon SK, Lee DH, et al. Sonography of gastrointestinal tract diseases: correlation with computed tomographic findings and endoscopy. *J Ultrasound Med* 2016;35:1543–1571.

American Institute of Ultrasound in Medicine. *AIUM Practice Parameter for the Performance of an Ultrasound Examination of the Abdomen and/or Retroperitoneum*. Laurel, MD: AIUM; 2017. Available from http://www.aium.org/resources/guidelines/abdominal.pdf.

American Institute of Ultrasound in Medicine. *AIUM Practice Parameter for the Performance of the Focused Assessment with Sonography for Trauma (FAST) Examination*. Laurel, MD: AIUM; 2014. Available from http://www.aium.org/resources/guidelines/fast.pdf.

Arslanoglu A, Seyal AR, Sodagari F, et al. Current guidelines for the diagnosis and management of hepatocellular carcinoma: a comprehensive review. *AJR Am J Roentgenol* 2016;207:W88–W98.

Barr RG, Ferraioli G, Palmeri ML, et al. Elastography assessment of liver fibrosis: society of radiologists in ultrasound consensus conference statement. *Ultrasound Q* 2016;32:94–107.

Benter T, Klühs L, Teichgräber U. Sonography of the spleen. *J Ultrasound Med* 2011;30:1281–1293.

Finstad TA, Tchelepi H, Ralls PW. Sonography of acute pancreatitis: prevalence of findings and pictorial essay. *Ultrasound Q* 2005;21:95–104; quiz 150, 153–154.

Foley WD, Quiroz FA. The role of sonography in imaging of the biliary tract. *Ultrasound Q* 2007;23:123–135.

Gerstenmaier JF, Gibson RN. Ultrasound in chronic liver disease. *Insights Imaging* 2014;5:441–455.

Go S, Kamaya A, Jeffrey B, Desser TS. Duplex Doppler ultrasound of the hepatic artery: a window to diagnosis of diffuse liver pathology. *Ultrasound Q* 2016;32:58–66.

Heller MT, Tublin ME. Detection and characterization of renal masses by ultrasound: a practical guide. *Ultrasound Q* 2007;23:269–278.

Manning MA, Srivastava A, Paal EE, Gould CF, Mortele KJ. Nonepithelial neoplasms of the pancreas: radiologic-pathologic correlation, Part 1—benign tumors: from the radiologic pathology archives. *Radiographics* 2016;36:123–141.

Mellnick VM, Menias CO, Sandrasegaran K, et al. Polypoid lesions of the gallbladder: disease spectrum with pathologic correlation. *Radiographics* 2015;35:387–399. Erratum: *Radiographics* 2015;35:1316.

Muradali D, Goldberg DR. US of gastrointestinal tract disease. *Radiographics* 2015;35:50–70.

Shapira-Rootman M, Mahamid A, Reindrop N, Nachtigal A, Zeina AR. Sonographic diagnosis of complicated cholecystitis. *J Ultrasound Med* 2015;34:2231–2236.

Sidhar K, McGahan JP, Early HM, Corwin M, Fananapazir G, Gerscovich EO. Renal cell carcinomas: sonographic appearance depending on size and histologic type. *J Ultrasound Med* 2016;35:311–320.

Stapa RZ, Jakubowski WS, Dobruch-Sobczak K, Kasperlik-Zatuska AA. Standards of ultrasound imaging of the adrenal glands. *J Ultrason* 2015;15:377–387.

Tamm EP, Kim EE, Ng CS. Imaging of neuroendocrine tumors. *Hemat Oncol Clin North Am* 2007;21:409–432; vii.

Thipphavong S, Duigenan S, Schindera ST, Gee MS, Philips S. Nonneoplastic, benign, and malignant splenic diseases: cross-sectional imaging findings and rare disease entities. *AJR Am J Roentgenol* 2014;203:315–322.

Tirkes T, Sandrasegaran K, Patel AA, et al. Peritoneal and retroperitoneal anatomy and its relevance for cross-sectional imaging. *Radiographics* 2012;32:437–451.

van Breda Vriesman AC, Engelbrecht M, Smithuis RH, Puylaert JB. Diffuse gallbladder wall thickening: differential diagnosis. *AJR Am J Roentgenol* 2007;188:495–501.

(冯林　陈娇　左慧　岳文胜)

第 51 章 ■ 生殖道和膀胱超声

女性生殖道

超声(US)是评价女性生殖道和骨盆的重要影像学手段。盆腔超声检查的适应证包括不孕症、盆腔疼痛、月经紊乱、异常或限制性的体格检查、可疑肿块或感染、宫内节育器(IUD)定位及引导介入治疗。超声被用作体格检查的辅助工具,以确认盆腔肿块的存在与否,并评估肿块的大小、轮廓和特征,确定起始器官,评估其他器官的累及情况,检测腹腔积液、肾积水和转移的存在。经腹部盆腔超声检查通常以充盈的膀胱为透声窗来进行盆腔的观察。经阴道超声检查需要排空膀胱,能提供最详细的评估。彩色多普勒超声用于鉴别盆腔血管,鉴别盆腔血管病变,并显示肿瘤血管分布。宫腔声学造影(SHG)采用宫腔注射无菌生理盐水的方法,实时检测和显示子宫及子宫内膜的异常。

子　宫

正常超声解剖。青春期后女性的子宫轮廓平滑,呈梨形(图 51.1)。子宫肌层呈中等回声,子宫内膜较肌层回声明显增强。子宫内膜回声的厚度随月经情况而变化。最内层的肌

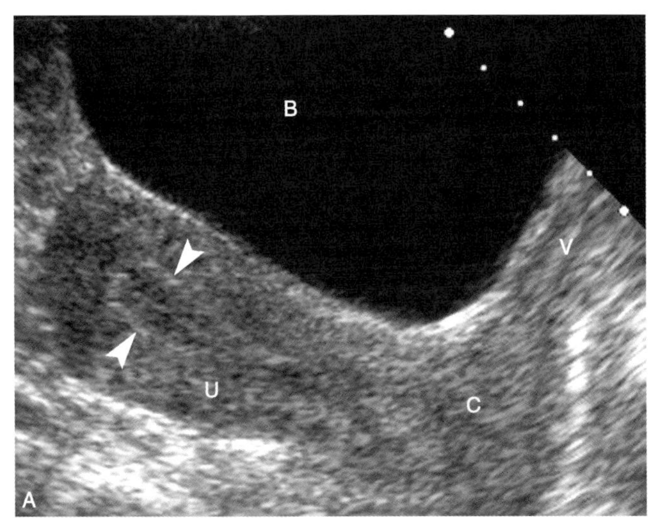

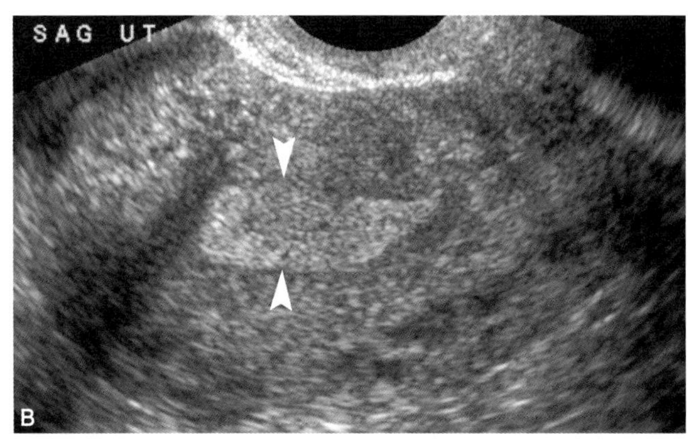

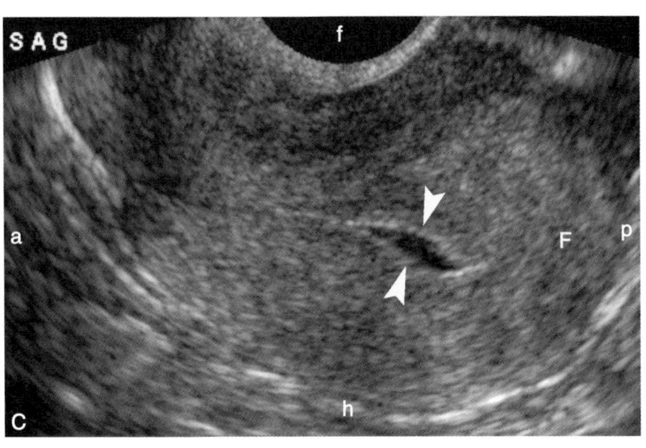

图 51.1　正常子宫。A. 经腹矢状面通过充盈的膀胱(B)显示正常子宫(U)呈梨形,轮廓光滑,子宫内膜(箭头间)较周围肌层回声强。图示增生期子宫内膜呈典型的 3 层外观。子宫颈(C)突出到上阴道(V),位于子宫长轴和阴道轴的交点。B. 经阴道矢状面子宫图像显示该技术提高了分辨率。子宫内膜(箭头之间)的界限更清晰,子宫肌层的评估也更清晰。图示分泌期子宫内膜呈典型的均匀回声表现。C. 经阴道矢状面图像显示子宫后屈。子宫底(F)向后(p)指向骶骨。注意探头置于阴道内时方向的变化。患者头部(h)位于图像底部,脚(f)朝向图像的顶部,前腹壁(a)位于图像左侧,骶骨位于图片右侧的后面(p)。这位患者在月经周期的第 5d,月经刚结束。子宫内膜(箭头之间)最薄。子宫腔见少量月经液残留。

层称为交界区,可能是一个薄的低回声层毗邻回声性子宫内膜。成年妇女的子宫最大径线为长径 9cm,宽径 6cm,前后径 4cm。绝经后,子宫萎缩到约 6cm×2cm×2cm。青春期前、婴儿期,子宫呈雪茄状。成年女性子宫颈约占子宫长度的 1/3,青春期前女孩子宫颈约占子宫长度的 2/3。正常子宫在骨盆位置包括向前倾斜(最常见的是前倾),向后向骶骨倾斜(后倾),或折叠前缘(前屈)或后缘(后屈)(图 51.1C)。正常子宫也可能向骨盆侧壁左右倾斜。子宫的位置因膀胱充盈程度和盆腔肿块的存在而改变。经腹部扫查,后倾或后屈子宫可呈球形。正常阴道呈扁平的有黏膜回声的肌肉管道。

超声检查始终与月经周期状态相关,月经周期将影响子宫内膜的正常亮度和厚度(图 51.1)。月经结束时,子宫内膜呈离散状,较薄(2~3mm)。在增殖期,子宫内膜呈 4~8mm 厚的三线外观。在月经周期的前半部分,毗邻交界区肌层的基底子宫内膜仍有回声,而功能子宫内膜在月经周期的前半部分表现为相对较低回声,功能子宫内膜会随着月经增厚并最终脱落。这 3 条线是由前、后子宫内膜和宫腔回声组成。子宫内膜厚度的测量是由前后子宫内膜厚度相加获得的,宫腔内的任何液体或血液都不包括在内。在月经周期中期,子宫内膜双层厚度通常可达 8~10mm。从排卵期、分泌期到月经期,子宫内膜逐渐增厚至 14mm,并且回声变得更加均匀,肌层连接区在明亮的子宫内膜周围呈低回声晕。正常绝经后妇女,回声性子宫内膜厚度不超过 5~7mm。在正常生育期,对女性生殖道的评估必须始终考虑妊娠。第 52 章描述了妊娠初期异常的情况。

弧形动脉钙化可见于绝经后妇女子宫肌层外 1/3 处,表现为离散的回声灶,这种情况在糖尿病或高血压妇女中更为常见。

子宫先天性异常是由于发育受阻、融合或吸收的成对米勒管演变成女性生殖道的结构。米勒管异常常与不孕症有关。MR 提供了最全面的成像特性,子宫异常已在第 49 章进行了更广泛的讲解。超声可定义两个子宫角、两个不同的子宫内膜腔,以及 ·个异常的子宫形状。应检查肾脏相关异常,如肾脏发育不全。

平滑肌瘤(肌瘤)是一种非常常见的良性平滑肌肿瘤,发生于所有年龄段的女性。当子宫增大或其轮廓改变时,就会怀疑发生肌瘤。平滑肌瘤几乎总是多发的,它们可能完全位于肌层、浆膜下或黏膜下。平滑肌瘤也可能是有蒂的,主要位于子宫外,类似于附件肿块。彩色多普勒血流显示肌瘤血管供应起源于相邻肌层(桥接征),此征象是确定外生性平滑肌瘤子宫起源的决定因素。与正常肌层相比,单纯平滑肌瘤可表现为等回声、低回声或高回声(图 51.2)。一个典型的特征是“百叶窗式盲区”阴影,即一种由平滑肌瘤发出的间隔较深的线性低回声(阴影),由肿瘤内纤维组织对声波的吸收增加引起。这一发现可能对子宫内膜下平滑肌瘤与子宫内膜息肉的鉴别诊断特别有用。平滑肌瘤的不典型表现可能由萎缩、内出血、囊性病变、纤维化和钙化引起,钙化的“爆米花”型在平片上表现有特征性和确定性。脂肪瘤除了平滑肌和结缔组织外,还含有脂肪,导致高回声性子宫肿块。子宫后位和子宫异常,如双角子宫,必须与平滑肌瘤鉴别。平滑肌瘤可引起月经过多或与月经周期无关的阴道出血。外生肿瘤可能会引起急性盆腔疼痛。肿瘤对女性激素有反应,通常在妊娠期间加速生长。相应地,它们

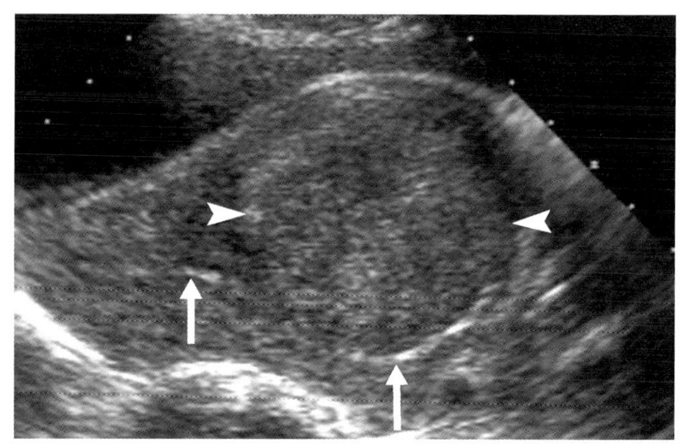

图 51.2　平滑肌瘤。经阴道子宫图像显示一个低回声的平滑肌瘤(箭头之间)取代了子宫内膜(箭)并占据宫腔。

随着更年期的到来而表现复杂。症状性平滑肌瘤可用促性腺激素释放激素、选择性子宫动脉栓塞或聚焦超声治疗,所有这些都可能导致肿瘤坏死、内出血和囊性改变。目前还没有一种影像学方法能够可靠地区分非常常见的良性平滑肌瘤和非常罕见的平滑肉瘤。

平滑肌肉瘤是一种完全由平滑肌构成的恶性肿瘤。它是原发性子宫肉瘤,是一种临床上难以诊断的罕见肿瘤。子宫病变大小的迅速增大或绝经后妇女阴道出血是最具诊断价值的临床特征。影像学特征与良性平滑肌瘤重叠(图 51.3)。病理组织学可明确诊断。

子宫腺肌病是指良性子宫内膜弥漫性或局灶性侵及子宫肌层,又叫子宫内膜异位症。它常见于 30 岁以上的经产妇女,弥漫性形态以子宫内膜岛状分布于肌层最为常见。局部形态在肌层内形成肿块,即腺肌瘤。超声表现的多样性与异位子宫内膜的分布、异位子宫内膜内囊肿的发生率和数量以及相关肌层肥大的数量有关。最常见的超声表现为:①弥漫性的异常肌层低回声或非均匀回声纹理(图 51.4);②子宫内膜与肌层交界处分界不清或呈结节性;③子宫内膜下回声结节;④子宫内

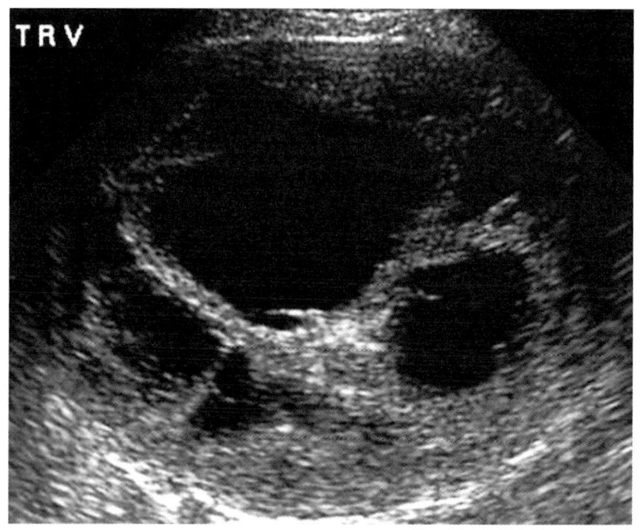

图 51.3　平滑肌肉瘤。48 岁女性,子宫快速增大,子宫横断面超声声像图显示,子宫增大,见囊实性不均质肿块。证实为平滑肌肉瘤。然而,良性平滑肌瘤的囊性变性可能有相同的表现。

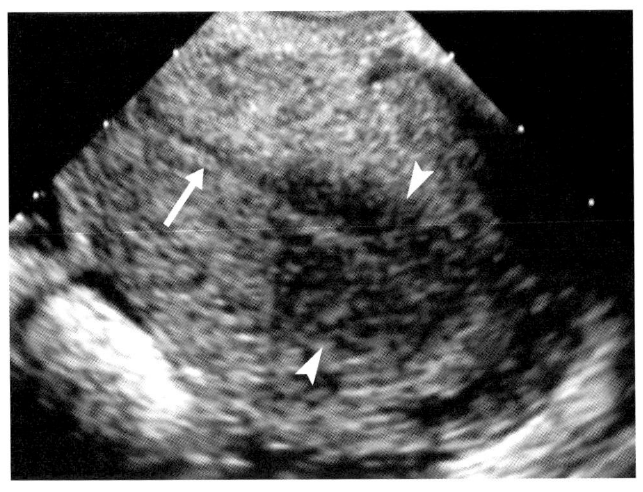

图 51.4　子宫腺肌病。交界区肌层不规则增厚(箭头),边缘不清,经阴道超声图像上有明显的低回声,表现为异常阴道出血和盆腔疼痛。子宫切除术的 MR 和病理证实为子宫腺肌病。子宫内膜(箭)薄,外观正常。

膜下肌层囊肿(1~5mm);⑤子宫内膜下低回声线纹。子宫通常增大。平滑肌瘤也很常见,常常掩盖了伴发的子宫腺肌病。MR 是子宫腺肌病的最佳检测方法,见第 49 章。

子宫内膜增厚。子宫内膜的厚度始终与年龄、月经史和月经周期相关。子宫内膜的厚度测量,包括前、后子宫内膜进行垂直于子宫长轴测量。在月经周期活跃的妇女中,分泌期的子宫内膜可达 14~16mm。然而,绝经后妇女的子宫内膜厚度通常不超过 5mm。

绝经后出血(PMB)发生在 10%的绝经期妇女中,10%的 PMB 存在于子宫内膜癌患者,需要准确评估。PMB 最常见的病因是子宫内膜萎缩(70%),伴有薄壁子宫内膜。其他 PMB 常见原因与子宫内膜增厚有关(表 51.1)。经阴道超声通常用于评估子宫内膜外观和测量厚度,子宫内膜厚度 5mm 通常被认为是一个临界值。在 PMB 存在的情况下,如果双层膜厚度超过 5mm,应进行子宫内膜活检,如果子宫内膜厚度为 5mm,患癌症的风险很小。SHG 通常用于进一步描述超声所见的病变,并评估它们是否适合宫腔镜切除。

表 51.1

绝经后出血的原因

绝经后出血的原因
常见原因
子宫内膜萎缩(70%)
子宫内膜息肉(2%~12%)
子宫内膜增生(5%~10%)
子宫内膜癌(10%)
黏膜下平滑肌瘤
不常见原因
宫颈癌
宫颈息肉
宫颈炎
三苯氧胺治疗
阴道黏膜萎缩
“Rogue”式排卵

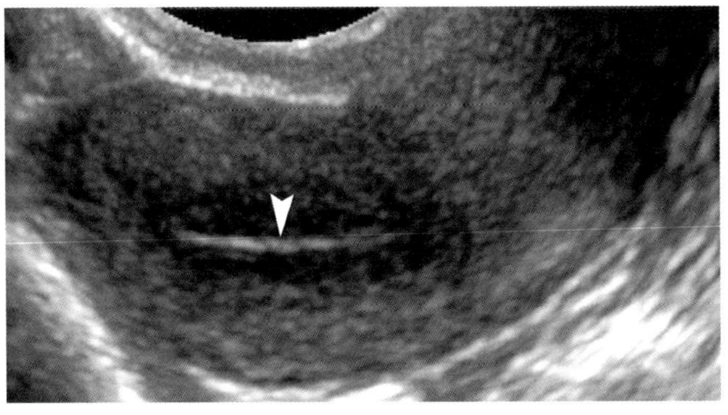

图 51.5　子宫内膜萎缩。经阴道超声纵切面声像图显示一个绝经后妇女阴道出血,子宫内膜(箭头)明显变薄,只有 2mm。诊断为子宫内膜萎缩出血,不需要活检。

子宫内膜萎缩的特征是内膜均匀变薄,双层厚度小于 5mm(图 51.5)。子宫内膜变薄是绝经后妇女的一个正常表现。然而在一些妇女中,子宫内膜薄导致表面糜烂和出血。

子宫内膜增厚的原因包括:

1. 子宫内膜癌可表现为子宫内膜弥漫性增厚或局灶性子宫内膜肿块。子宫内膜厚度大于 15mm 与癌(图 51.6)密切相关。子宫内膜通常是不均质的,有不均匀的厚度,并与相邻的肌层界面不清晰。PMB 是最常见的临床表现。

2. 子宫内膜增生由雌激素刺激引起,在围绝经期和绝

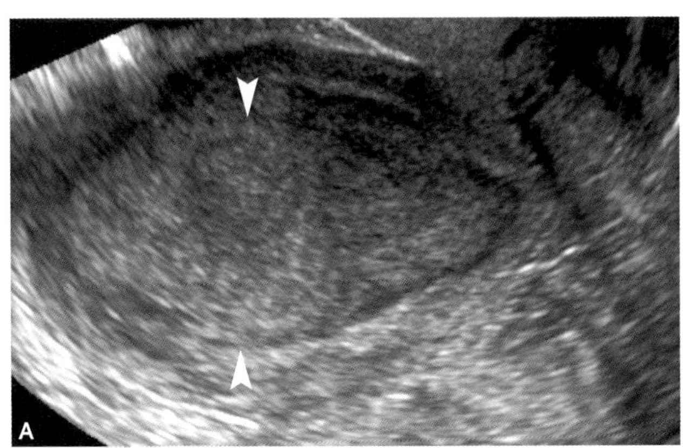

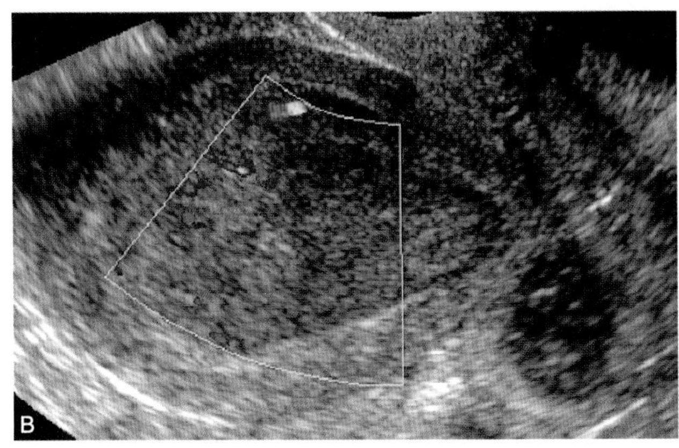

图 51.6　子宫内膜癌。A. 一位 72 岁阴道出血的妇女经阴道超声检查发现,箭头之间子宫内膜明显增厚,厚度为 29mm。B. 彩色多普勒血流图像显示了不均匀子宫内膜组织内的血流。超声高度提示为恶性肿瘤。活检证实子宫内膜癌。

经后妇女中最为常见。子宫内膜增厚且不均匀,常伴有小囊肿。只有活组织检查才能鉴别子宫内膜增生和子宫内膜癌。

3. 子宫内膜息肉由子宫内膜局灶性增生或内膜腺瘤性肿瘤引起,30~60 岁之间最常见。据报道,1%~4%的息肉可发生恶性转化,大约 20%是多个。超声示子宫内膜局灶性息肉样肿块回声(图 51.7)或弥漫性子宫内膜增厚。与黏膜下平滑肌瘤相比,子宫内膜息肉回声均匀,体积较小(20mm),且有单一的供血血管。

4. 他莫昔芬作为乳腺癌的辅助治疗药物,增加了子宫内膜癌的风险 2~7 倍。它还与子宫内膜息肉、子宫内膜增生和子宫内膜显著囊性改变的发病率增加有关(图 51.8)。

5. 黏膜下平滑肌瘤由于子宫内膜糜烂可引起异常出血。最常见的症状是整个月经周期出血。与子宫内膜息肉相比,黏膜下平滑肌瘤往往回声较低,体积较大(20mm),有多根滋养血管。肿块发出的声影多见于平滑肌瘤(图 51.9),在宫腔内子宫内膜突出超过直径 50%的病变,通常可以通过宫腔镜手术切除。

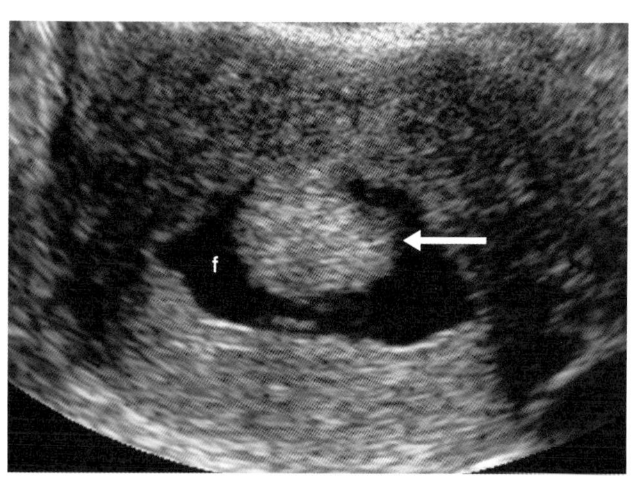

图 51.7 子宫内膜息肉。无菌盐水(f)注入宫腔,宫腔扩张,经阴道横切面图像清晰显示子宫内膜息肉样肿块(箭)。

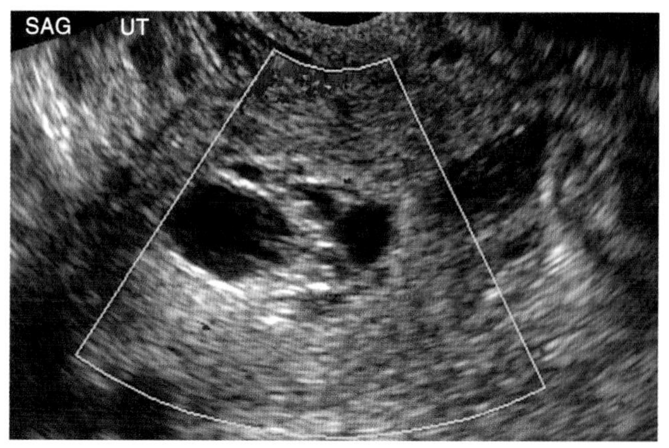

图 51.8 子宫内膜囊性改变。经阴道彩色多普勒矢状面超声图像显示,一位服用他莫昔芬治疗乳腺癌的患者子宫内膜出现了进行性囊性改变,子宫内膜的血流量很少。活检显示子宫内膜良性增生。

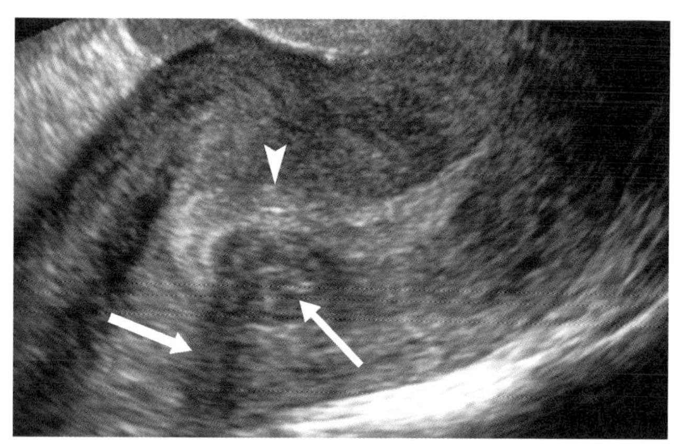

图 51.9 黏膜下平滑肌瘤。经阴道矢状面子宫图像显示低回声肿块(长箭)毗邻并扭曲子宫内膜(箭头)。肿块与子宫内膜相比呈低回声伴声影(粗箭),高度提示平滑肌瘤。患者在整个月经周期内表现为阴道出血。

准确的诊断取决于子宫内膜活检,永远不要忘记妊娠可能导致子宫内膜增厚。

子宫内膜腔内的液体可能是血、黏液或脓性物质。子宫积血是指内膜腔内的血液,阴道积血则是指血液填充阴道。绝经后妇女宫腔积液的原因包括宫颈狭窄(图 51.10)、宫颈癌、子宫内膜癌、子宫内膜息肉和子宫内积脓。绝经前女性的病因包括处女膜闭锁引起的先天性梗阻、阴道隔膜、阴道或宫颈闭锁。获得性宫颈梗阻包括使用仪器、放疗、癌症、月经过多和妊娠。

纳氏囊肿是由于宫颈上皮细胞分泌黏液阻塞导管所致,通常在经阴道超声上可见。它们通常是无回声的,常多发(图 51.11),大小为 2~3mm 到 4cm 不等,它们几乎总是无症状的。

子宫动静脉畸形(AVMs)是由动脉和静脉组成的大小不一的血管交织缠绕而成,没有中间的毛细血管网。AVMs 中心部位有多个滋养动脉、子宫外的大动脉分支和引流静脉。AVMs 多由创伤、外科手术、妊娠滋养细胞疾病、子宫内膜癌或宫颈癌所致,AVMs 往往由单一或没有子宫内动脉供应,并且缺乏中央静脉。一些患者没有症状,而另一些患者则可出现间歇性或明显出血。超声显示子宫肌层有管状无回声间隙的不均质子宫(图 51.12)。彩色多普勒超声显示血管交织缠结的彩色马赛克征象。频谱多普勒呈高速低阻力动静脉分流的频谱特点,血管造影栓塞术是首选的治疗方法。

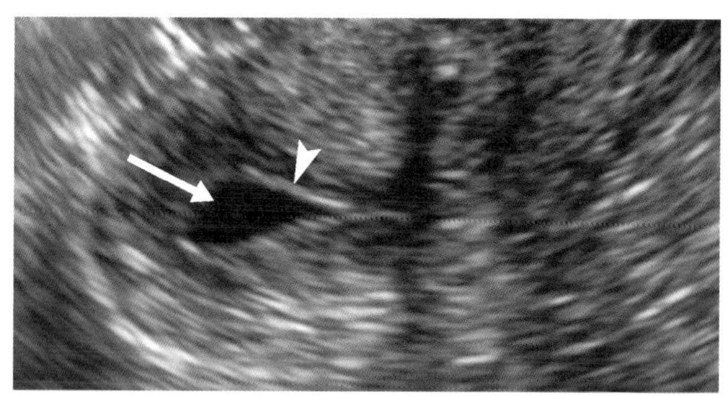

图 51.10 子宫内膜腔内的液体。在一位 75 岁妇女经阴道子宫超声图像中,宫腔内可见无回声液体(箭)。子宫内膜(箭头)薄而正常。该患者有萎缩性宫颈狭窄。

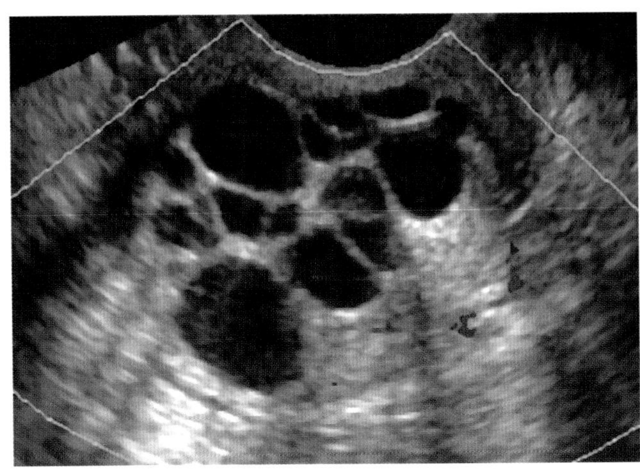

图 51.11 纳氏囊肿。彩色多普勒图像横断面显示宫颈扩大，由许多纳氏囊肿引起，囊肿内或囊壁内无血流。

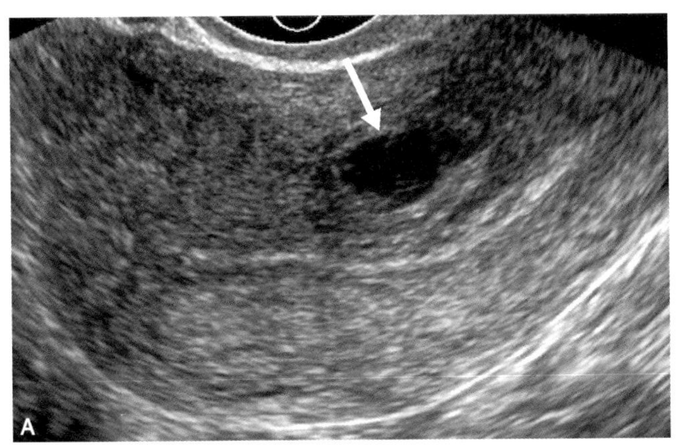

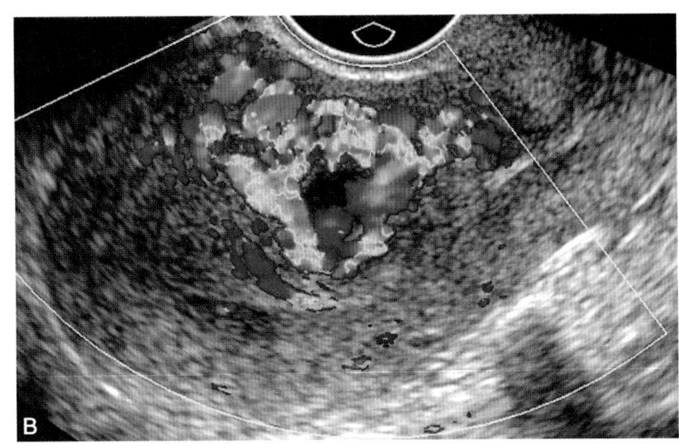

图 51.12 子宫动静脉畸形。A. 灰阶超声显示子宫前壁有一个囊性肿块（箭）。B. 同一纵向平面的彩色多普勒超声图像显示了构成 AVM 的明亮的交织缠绕血管网。

宫内节育器在美国普遍使用的类型包括 T 形铜包 ParaGard® IUD 和激素储存型 T 形 Mirena®、Kyleena®、Liletta® 和 Skyla®宫内节育器。并发症包括 IUD 排出体外、移位、子宫穿孔、感染和妊娠。铜包 IUDs 产生明显的声影和混响回声，使识别和定位容易。激素储存型宫内节育器的回声较低，难以识别，需要仔细进行超声检查，特别是如果有子宫肌瘤使子宫扭曲。宫内节育器的正常位置是在子宫管的中心，T 形的部分毗邻子宫底部。如果宫内节育器在子宫中部或下部较低位置，则节育器是无效的（图 51.13）。盆腔疼痛与节育器子宫肌层穿透或甚至子宫穿孔有关。如果没有宫内节育器尾丝，患者可能不会注意到宫内节育器的排出，需经超声确认。如果伴妊娠发生，很可能是异位妊娠。感染［盆腔炎（PID）］可能使 IUD 的使用复杂化。

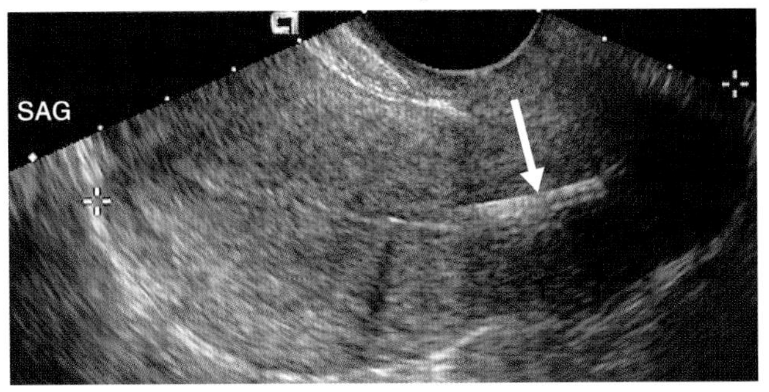

图 51.13 IUD 位置低。子宫矢状面经阴道图像显示节育器（箭）异常地位于子宫下段。节育器被视为一个明亮的线性回声伴混响伪影。这种位置的节育器作为避孕器是无效的。

卵巢和附件

正常超声解剖。附件是指卵巢、输卵管、阔韧带、卵巢和子宫血管，所有这些都可能与病理状态有关。超声显示卵巢为椭圆形软组织结构，有多个小囊泡，平均大小为 4cm×3cm×2cm，在任何一个方向最大径线为 5cm。一个成年女性卵巢的最大体积通过标准公式（长×宽×高×0.52）计算为 22mL。卵巢随月经周期呈特征性形态学改变。月经后卵巢最小，卵泡小于 5mm。在雌激素阶段，卵泡扩大到 10~15mm 大小，其中一个优势卵泡在中期可达到 20~30mm 大小（图 51.14）。优势卵泡破裂释放卵细胞，在优势卵泡部位处形成黄体，排卵释放的液体聚集在囊袋底部。所有剩余的卵泡排卵后通常退化。出血进入黄体或卵泡产生出血性功能性囊肿。卵巢的位置变化很大，但通常位于卵巢浅窝内，位于髂外血管前方和输尿管后方的夹角内，输卵管覆盖或围绕在卵巢周围。输卵管除非扩大，否则是看不见的，但是当盆腔有积液，能清晰勾勒出阔韧带，超声可清楚显示。绝经后的卵巢萎缩，缺少卵泡，往往超声难以看到。平均卵巢体积从 40~44 岁的 8mL 降到 70 岁时不足 1mL，绝经后妇女的最大卵巢体积为 6mL。在 24 个月以下的婴儿中，卵

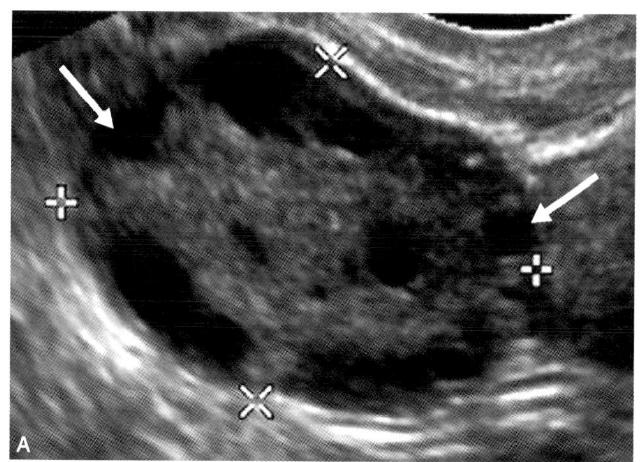
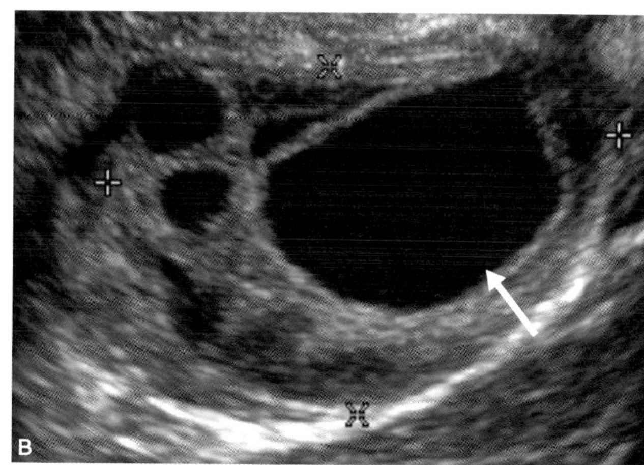
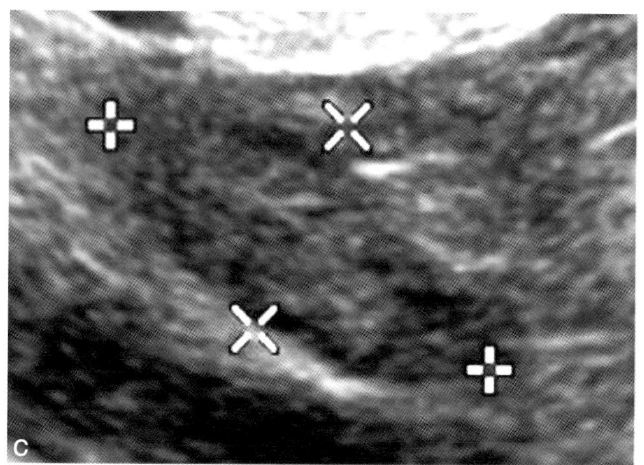

图 51.14 正常的卵巢。A. 经阴道超声检查，育龄期妇女的正常卵巢（光标之间，×、+），有卵泡（箭）。卵泡是一种正常的生理结构，是超声鉴别卵巢的标志。B. 卵巢（光标之间，×、+）有一个增大的优势卵泡（箭）。优势卵泡可达 3cm 大小。C. 正常的绝经后妇女卵巢（光标之间，×、+）较小，缺少卵泡。

巢体积小，平均体积为 1mL，最大体积为 3mL。在其他正常表现的卵巢中，局灶性钙化是一种常见的良性征象。

卵泡是卵巢正常的生理结构。卵泡薄壁，含有无回声液体，分布在卵巢周边（图 51.14）。正常卵泡的大小可达 15mm，而优势卵泡在排卵前的直径可达 30mm。卵泡应称为卵泡，而不应称为囊肿，因为“囊肿”意味着病理发现。

黄体是由优势卵泡在排卵过程中破裂和塌陷而形成，其功能是分泌黄体酮和雌激素。最初表现为卵巢的实性、血管性部分（囊肿塌陷外观）（图 51.15），表现为一个小的囊性肿块（<3cm），常伴有内部回声、液体分层或网状的内部结构（出血性囊肿外观），它的壁比正常卵泡的壁厚。彩色多普勒显示一个像火圈一样的血管环。如果没有妊娠，正常的黄体会退化。若它回声变得复杂，或发生出血，可扩大至 4~5cm，成为功能性卵巢囊肿或出血性卵巢囊肿。如果发生妊娠，黄体在 16~18 周的妊娠期作为一种生理囊性结构持续存在。

功能性卵巢囊肿是最常见的卵巢肿块（表 51.2）。小囊肿，可达 3cm，一般应视为正常卵泡。病理卵泡囊肿可达 20cm，可能是过度积液或内出血所致。它们基本上代表卵泡或黄体不能退化。功能性囊肿可能破裂或发生扭转，诊断是由一个圆形、光滑的单房卵巢囊肿得出（图 51.16），在随访检查后囊肿可在一个或两个月经周期后消退。无回声薄壁囊肿（单纯性囊肿）在两个月经周期后不能消退，可能是肿瘤（囊腺瘤或良性囊性畸胎瘤），但它们极有可能是恶性的。超声放射医师学会（SRU）建议单个附件囊肿大于 5cm 者应该每年随访。

表 51.2

卵巢肿块的原因

囊性卵巢肿块	实性卵巢肿块
功能性卵巢囊肿	纤维瘤（良性）
出血性卵巢囊肿	Brenner 瘤（几乎都是良性）
子宫内膜异位症	卵泡膜细胞瘤/纤维瘤（良性）
囊性畸胎瘤（97% 良性）	外生型平滑肌瘤
浆液性囊腺瘤/囊腺癌（60% 良性）	无性细胞瘤（恶性生殖细胞肿瘤）
黏液性囊腺瘤/囊腺癌（85% 良性）	颗粒细胞瘤（85%~90% 良性）
透明细胞癌	间质细胞瘤（80%~90% 良性）
子宫内膜样癌	转移性肿瘤
坏死性转移灶	

出血性卵巢囊肿是由卵泡或黄体出血所致。患者表现为盆腔疼痛，常突然发作，盆腔肿块，或无症状。出血性卵巢囊肿在绝经前妇女中很常见，在绝经后妇女中非常罕见，除非她们

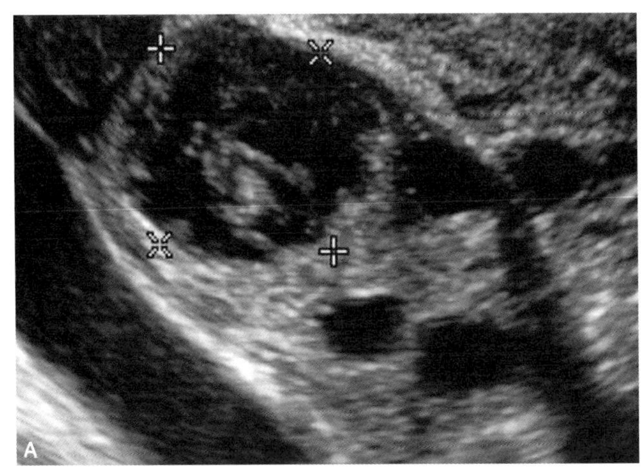

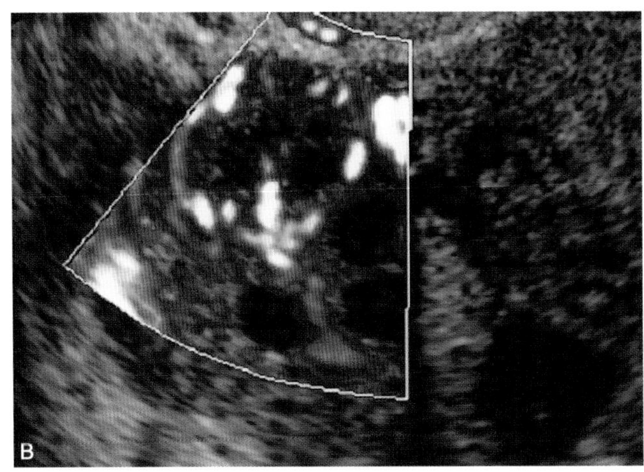

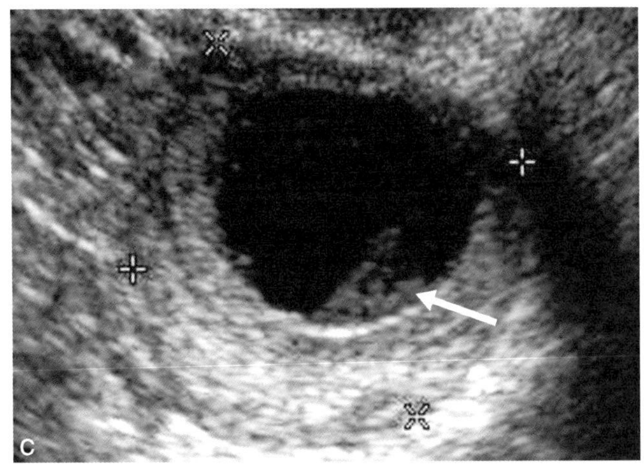

图 51.15　正常黄体。A. 正常黄体(光标之间:×、+)内含部分固体和液体成分。B. 同一卵巢的能量多普勒超声声像图显示卵巢正常黄体的强血管环。C. 在不同女性身上,黄体(光标之间:×、+)变成了囊肿。囊肿内的回声物质(箭)是一个小血块。

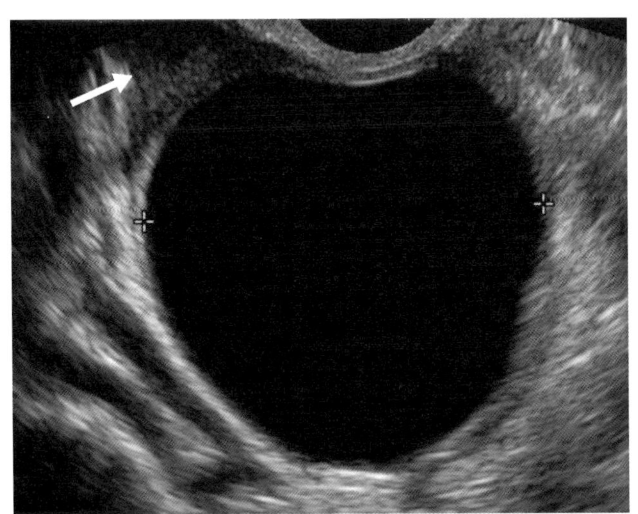

图 51.16　功能性卵巢囊肿。经阴道超声示一个 36 岁女性卵巢囊肿(卡标之间:+),边界清楚,薄壁,呈无回声。在这张图片上可以看到卵巢(箭)的一小部分,表现为典型的功能性卵巢囊肿。10 周后复查,囊肿消退。

正在接受激素替代治疗。US 可显示一系列的发现(图 51.17):①主要表现为囊性肿块伴内部回声;②声波穿透性增强反映其囊性特征;③囊壁厚度变化(2~20mm);④囊壁内血流丰富,不能区分出血性囊肿与肿瘤;⑤内部回声取决于出血的物理状态;⑥囊肿可能呈实性表现,但彩色血流超声显示无内部血管;⑦收缩贴壁的血块类似肿瘤乳头状突起,但缺乏血流;⑧纤维蛋白束的网状内部回声是其特征。失血性囊肿内的颗粒物质可表现为声流,描述为颗粒物质在流体中沿着声束远离探头的方向运动。子宫内膜移位囊肿在其他方面可能与出血性囊肿表现相同,但不表现出声流。出血性囊肿破裂引起急性疼痛,并导致腹膜出血。随访超声通常显示在两个月经周期完全消退。

绝经后卵巢囊肿是良性浆液性囊肿,在 15%无症状的绝经后妇女中发现。超声特征是:①大小<5cm;②光滑薄壁均匀,厚度一般<3mm;③液体呈无回声;④没有分隔、结节或任何软组织成分。随着时间的推移,这些囊肿通常会改变大小或消失。具有这些特征的囊肿在绝经后妇女中极不可能是恶性的。超声放射医师学会建议每年随访绝经后>1cm 的囊肿。

盆腔炎是指输卵管、卵巢和盆腔腹膜的急慢性炎症。患者通常在十几岁和二十几岁之间,临床表现疼痛、发热和阴道分泌物。急性盆腔炎的病因包括淋球菌、衣原体、厌氧菌和结核病。这种疾病从子宫内膜炎到输卵管炎,再到输卵管积水和输卵管脓肿。在急性盆腔炎中,超声显示一个复杂的不明确的附件肿块,通常包括扩张充满脓液的输卵管、肿胀的卵巢和与邻近结构的粘连(图 51.18)。有回声的脓性液体通常存在于盆腔盲管。慢性盆腔炎表现为输卵管积水或腹膜包涵囊肿。

子宫内膜异位症发生在子宫外异常功能的子宫内膜组织。

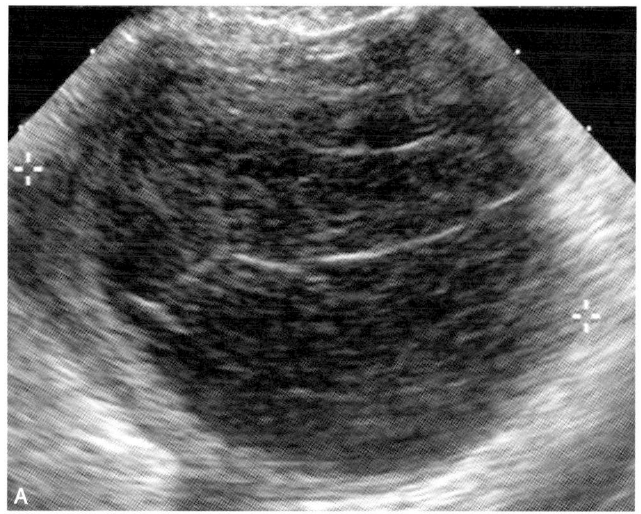

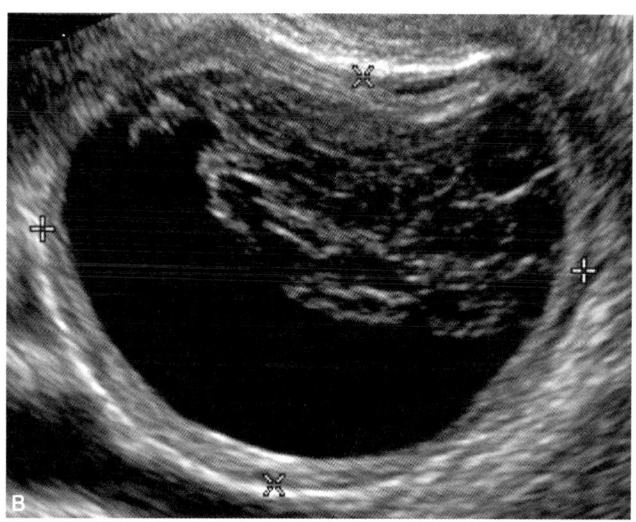

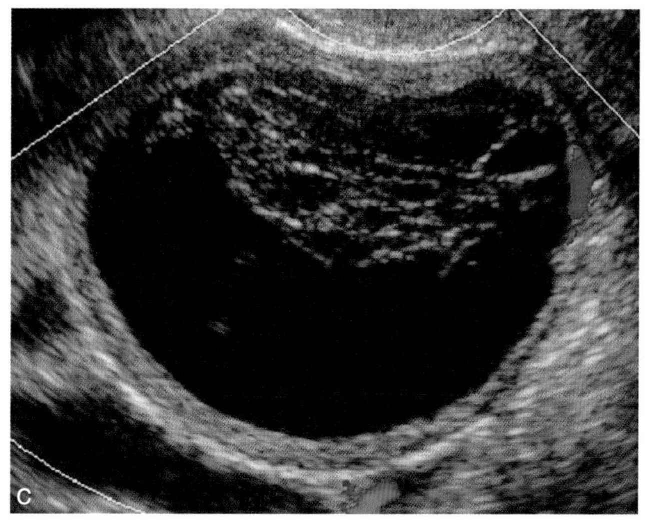

图 51.17　出血性功能性囊肿。A. 经阴道超声示出血性功能性囊肿(卡标之间:+)复杂的内部回声。网状内部外观的特点是出血内纤维蛋白的表现。B. 另一名妇女的囊性卵巢肿块显示囊肿内(游标之间:+、×)孤立的回声物质。C. 与B相同卵巢的彩色多普勒图像显示囊肿壁有血流,但囊肿内的固体物质无血流,证实出血性囊肿内有粘连的血凝块。超声随访证实完全消退。

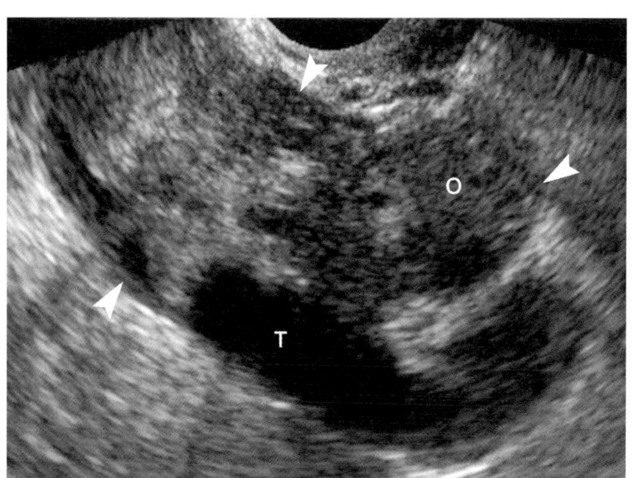

图 51.18　输卵管卵巢脓肿。附件超声显示卵巢(O)和输卵管(T)周围有复杂肿块(箭头)包绕。体格检查示盆腔压痛,盆腔器官固定。

患者年龄一般在25~35岁,存在不孕和慢性盆腔疼痛。某些病例存在微小子宫内膜组织(1~2mm)在腹膜上植入,超声不能观察到,这些沉积物在月经周期功能活跃,导致盆腔炎性改变和粘连。粘连可能产生复杂的肿块,类似于输卵管脓肿。大的沉积物形成囊性肿块,充满陈旧有回声的血液,这种情况称为"巧克力囊肿"或子宫内膜异位症。子宫内膜异位症的表现多种多样,单发、多发或伴有弥漫性低回声的附件肿块(图51.19)。如前所述,子宫内膜异位症在外观上可能与出血性卵巢囊肿相同,但不表现声流。多普勒超声显示子宫内膜异位症表现囊壁血流,但囊肿内有回声物质内无血流。子宫内膜异位症的其他表现包括无内部血流的实性肿块、壁内高回声病灶的囊性肿块、模拟功能性卵巢囊肿的单纯性囊肿或模拟畸胎瘤的钙化灶肿块。在腹壁有手术瘢痕的子宫内膜组织沉积,其特征是产生与月经周期相对应的周期性疼痛。

卵巢肿瘤无论良性或恶性,通常以囊性为主。最常见的肿瘤为上皮性肿瘤:浆液性或黏液性囊腺瘤/囊腺癌、良性囊性畸胎瘤。超声被用于区分功能性卵巢囊肿和卵巢肿瘤,并评估恶性肿瘤风险。

良性囊性畸胎瘤也称为皮样囊肿,是一种良性生殖细胞肿瘤,通常见于10~30岁的患者。它们是最常见的卵巢肿瘤,在15%~25%的病例中为双侧。虽然以囊性为主,但成熟的外胚层成分导致骨骼、牙齿和毛发的形成,使它们具有复杂多样的外观。大多数肿瘤都能被超声准确诊断(图51.20)。最常见的表现有3种,最典型的表现是囊性肿块,伴有复杂的液体和

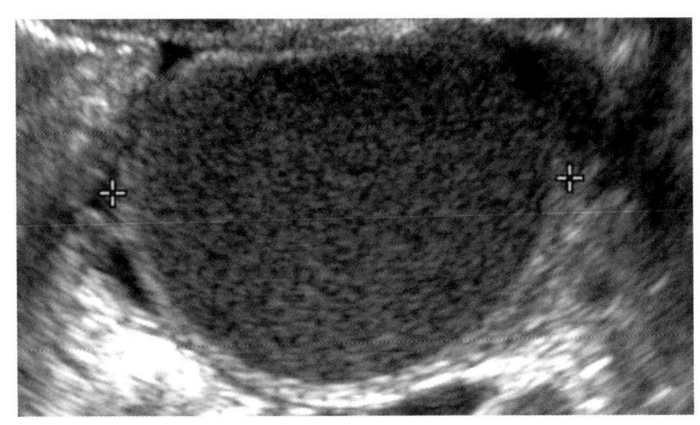

图 51.19　子宫内膜异位症。经阴道超声示附件囊肿(卡标之间:+),壁薄均匀,内回声均匀。这种表现可见于出血性卵巢囊肿或子宫内膜异位症。如囊肿 2 个月内未消退,应怀疑为子宫内膜异位症。

壁结节,即皮样栓子。液体-液体分层征,代表脂肪、皮脂漂浮在水中是常见的。另一个经典的发现是"冰山顶征"的出现,它是一个不规则的回声团块,逐渐消失在声学混响和阴影中。第三种常见模式为可见多个细回声线,代表囊肿腔内的毛发。其他表现包括单纯性囊肿,囊性肿块,内包含多个球状回声漂浮;或甲状腺组织占优势的固体肿块(卵巢甲状腺肿),可引起甲状腺中毒。良性畸胎瘤的诊断通常可以通过传统的 X 线片显示牙齿或骨骼来确诊。CT 或 MR 对脂肪含量的确认也可确定。

上皮性肿瘤起源于卵巢表面的上皮。它们占所有卵巢肿瘤的 65%~75%。大多数以囊性肿块为主。一些被归类为交界性肿瘤或低度恶性潜能肿瘤,导致良性和恶性的病理鉴别有时较为困难。双侧肿瘤常见,更多见于恶性肿瘤。

浆液性囊腺瘤和囊腺癌占所有卵巢肿瘤的 30%,占所有卵巢恶性肿瘤的 40%。浆液性囊腺瘤是一种薄壁,内呈无回声液体,通常为单房性囊肿,外观类似于功能性卵巢囊肿。浆液性囊腺癌是一种多房、壁厚、分隔厚,囊内液体中有乳头状突起。

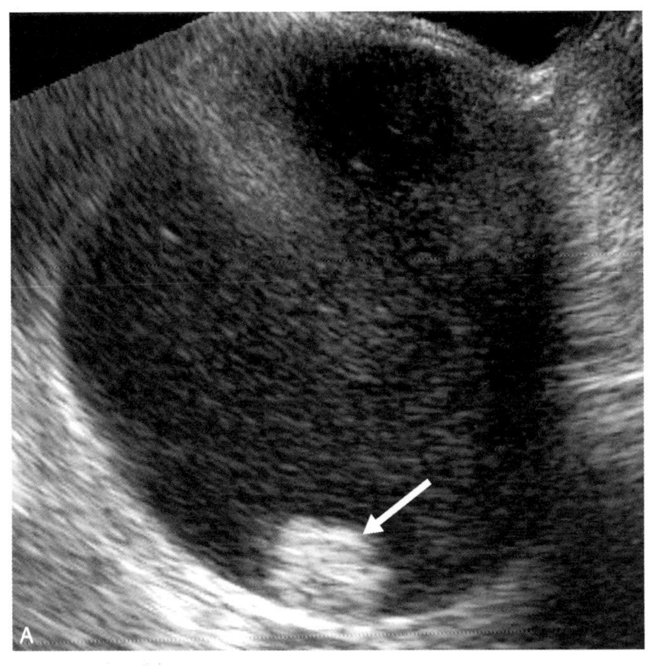

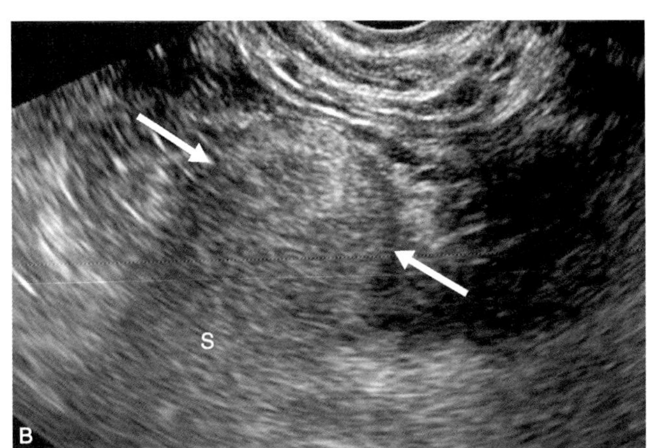

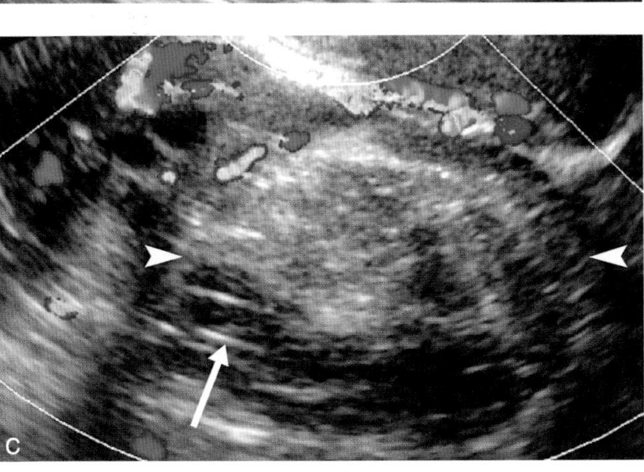

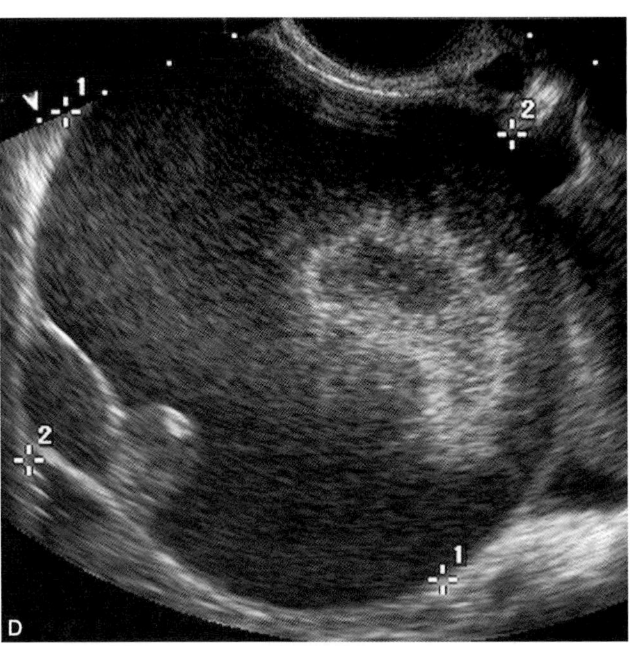

图 51.20　良性囊性畸胎瘤。A. 一年轻女性卵巢肿块以囊性为主,囊内液体内有漂浮回声。内回声性结节(箭)为皮样栓子。B. 经阴道超声检查,可触及附件肿块,可见回声性肿块(箭间),由于声影(S)和混响效应,边缘模糊显示不清。这是良性囊性畸胎瘤的典型"冰山顶征"表现。C. 复杂的卵巢肿块(箭头间),内有明显回声成分,不伴内部血流。无血管丝样回声为头发(箭),是良性囊性畸胎瘤的特征。D. 经阴道超声声像图显示卵巢肿块(位于卡标之间,+),呈奇异的针状结构,悬浮在含有漂浮颗粒物的流体中。卵巢肿块的奇异外观应想到囊性畸胎瘤诊断可能。

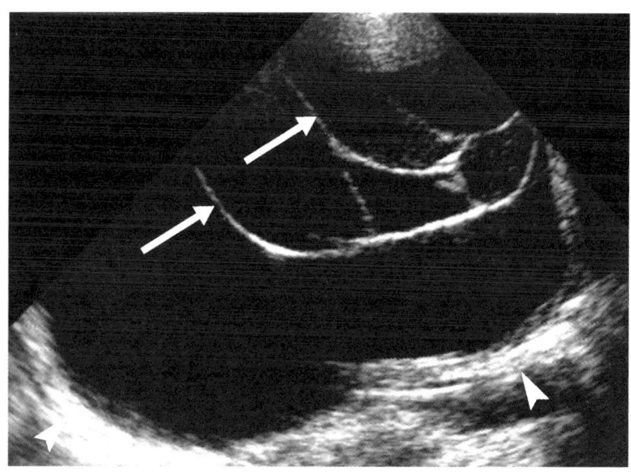

图51.21　良性黏液性囊腺瘤。这个卵巢肿瘤为巨大的肿块，充满了骨盆和下腹部。超声证实了一个囊性肿块（箭头之间）伴有细分隔呈网格状（箭），没有检测到固体成分提示为良性肿瘤。

多普勒超声通常能检查出间隔和乳头状突起内的血流。

黏液性囊腺瘤和囊腺癌占卵巢肿瘤的20%，约85%为良性。黏液性肿瘤可能是巨大的，充满骨盆并向腹部延伸，大多数内有多个间隔（图51.21），内由于含有黏蛋白，超声显示为有回声的液体。破裂使黏液分泌细胞遍布腹腔，可导致腹膜假黏液瘤。

子宫内膜样肿瘤几乎都是恶性，大多数为囊性肿块伴乳头状突起。

其他上皮细胞类型包括透明细胞癌（单房囊肿伴有壁结节）、勃勒纳瘤（实性、良性）和未分化上皮肿瘤（侵袭性、不明确、囊性或实性）。

生殖细胞肿瘤包括先前描述的良性囊性畸胎瘤和恶性生殖肿瘤（占卵巢恶性肿瘤的2.6%），包括未分化生殖细胞、卵黄囊（内胚窦）肿瘤和未成熟畸胎瘤组成的无性生殖细胞瘤。大多数出现在青春期，伴有腹痛和盆腔肿块。恶性病变表现为实性异质性肿块或囊性、实性混合肿瘤。

间质瘤包括Sertoli-Leydig细胞瘤（可能导致男性化，10%～20%的病例为恶性）、卵泡膜细胞瘤（产生雌激素）和纤维瘤（与胸腹腔积液有关——梅格综合征）。超声显示一个实性低回声肿块，常引起明显的声衰减，有蒂平滑肌瘤也有类似的表现。子宫肌瘤与卵巢实性间质瘤的区别在于肿瘤与子宫连接并由子宫发出血管供应肿瘤。

转移到卵巢的肿瘤最常见的是胃肠道和乳腺癌肿，Krukenberg瘤是胃肠道产生黏蛋白的肿瘤。卵巢大部分转移瘤为双侧和实性，囊性转移瘤可能与原发性卵巢肿瘤不易区分。

恶性肿瘤的征象。大多数盆腔肿块由超声发现和进行最初评估，应尽一切努力评估恶性肿瘤的风险，经阴道超声检查是必不可少的评价方法。下列征象与恶性肿瘤风险增加有关。

1. 囊性肿块内有实性组织。实性组织越多，恶性肿瘤的风险越大。实性组织包括厚壁（>3mm），壁厚度不均、内见厚分隔（>3mm）、乳头状突起和实性结节（图51.22）。恶性肿瘤一

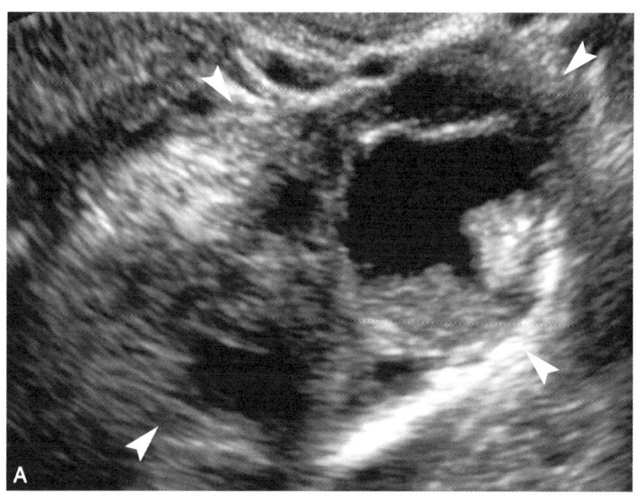

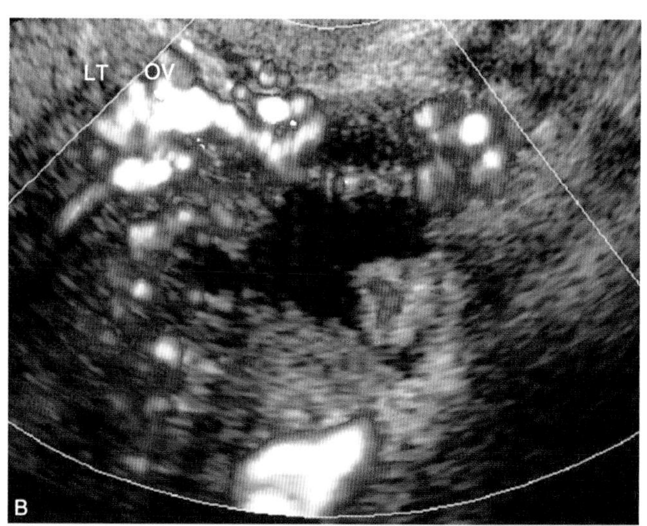

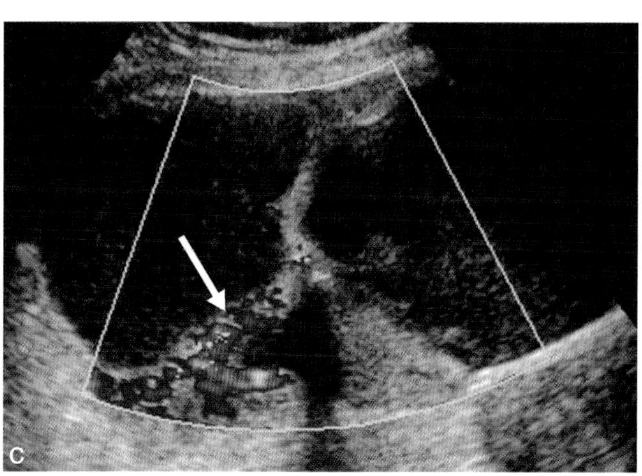

图51.22　卵巢癌。A. 一绝经后妇女的卵巢被一个复杂的肿块（箭头之间）所取代，肿块内含有明显的实性成分。B. 能量多普勒超声证实在同一肿块的实性成分中有明显的血管分布，这一征象高度提示卵巢癌。C. 彩色血流超声图像显示另一个有分隔（箭）的囊性肿瘤，血流信号丰富。这一征象高度提示肿瘤，本例中为卵巢癌。

般不太可能发生在没有可见的实性组织中,单个囊肿或有薄分隔的囊肿几乎都是良性的,厚壁、多房、实性组织的肿块通常为恶性。构成卵巢肿块的一部分呈不均匀富血供实性改变,通常提示恶性肿瘤。完全均匀的实性肿块,透声差,可能是良性卵巢纤维瘤。

2. 绝经后妇女大于 10cm 的肿块有 64% 风险为恶性肿瘤。小于 5cm 的肿块更可能是良性的。

3. 彩色血流超声显示乳头状突起内的血管是肿瘤的证据,提供了囊肿壁上的无血管血凝块的鉴别。乳头状突起内含血管在恶性肿瘤中常见。

4. 彩色血流图提示间隔存在血管是肿瘤的有力证据。出血性功能囊肿外观复杂,内分隔是纤维蛋白带,缺乏血管。囊性肿块壁存在血流在良、恶性病变中均可见到。

5. 年龄和临床表现。卵巢肿瘤的恶性风险随着患者年龄增长而增加,从 50~60 岁的 24% 到 80 岁以上增长到 60%。生殖细胞突变会增加罹患卵巢癌的风险,BRCA1 的风险为 39%~46%,BRCA2 的风险为 12%~20%,在 50% 的 1 期卵巢癌患者和 90% 的晚期卵巢癌患者中,生化指标 CA125 升高。

6. 卵巢外的肿瘤扩展到子宫、阔韧带或其他盆腔器官是恶性肿瘤的有力证据。然而,炎症疾病过程,如输卵管脓肿和子宫内膜异位症也可能产生类似的扩展表现。

7. 腹腔积液,即使没有可见的肿瘤植入,对附件区肿块是一个不好的预兆。卵巢癌腹膜肿瘤种植通常较为微小,不能被超声和其他影像成像方法检测出。

8. 恶性肿瘤转移的证据包括腹膜表面肿瘤种植、饼状网膜和淋巴结肿大,都是恶性肿瘤的明显征象(图 51.23)。

盆腔内的非卵巢性囊性肿块包括阑尾炎或憩室炎引起的脓肿,膀胱以上中线的尿路囊肿,盆腔淋巴结清扫患者的淋巴囊肿,以及从骶骨向前突出延伸的神经源性囊肿,如脑膜膨出。超声检查显示,与附件肿块同一侧出现的独立卵巢,提示诊断为非卵巢肿块。

卵巢旁囊肿占所有附件肿块的 10%~20%。它们来自沃尔夫管的残余,被阔韧带层覆盖。它们表现为与卵巢分离的单纯性囊肿,薄壁、单房,分界清晰,含有无回声液体。

腹膜包涵性囊肿是一种比较常见的腹膜腔炎性假性囊肿,是粘连包围卵巢所致。病变使腹膜失去了吸收液体的能力,有功能的卵巢的分泌物因粘连而受到限制,导致盆腔积液扩大,患者表现为疼痛或盆腔肿块。大多数患者有盆腔手术史、感染史、外伤史或子宫内膜异位症病史。超声显示复杂的积液占据盆腔腔隙,并包含在积液中的卵巢(图 51.24)。卵巢在肿块内部或周围是诊断的关键。在被包含的流体中,肿块内常见分隔、形成腔室和微粒物质。

多囊卵巢综合征是一种在临床和生化诊断的基础上,发现少或无排卵、肥胖、高雄激素(多毛症)的临床和/或生化指标以及多囊卵巢。超声只定义卵巢的形态学,并不能单独证实或排除诊断。多囊卵巢体积变大,包含多个卵泡(通常每个卵巢的卵泡多于 12 个)(图 51.25),卵泡大小 3~8mm,无优势卵泡(>10mL),卵巢体积超过 10cm^3。无排卵月经周期的患者,尤其是年轻的女运动员,可能有多个卵泡的卵巢,但缺乏多囊卵巢综合征的临床特征。

输卵管积水可形成巨大复杂的囊性肿块。超声显示一个薄壁或厚壁的管状肿块,通常被拉长和折叠(图 51.26)。当肿块呈细长或管状而不是球形或椭圆形时可进行诊断。扩张输卵管内的褶皱可以模拟卵巢肿瘤中的间隔,但输卵管积水在积

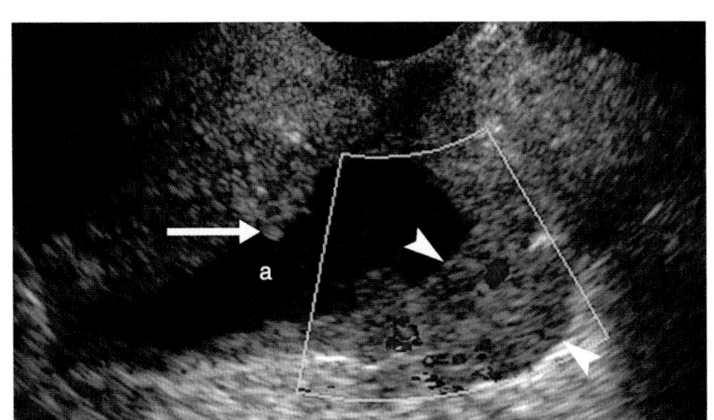

图 51.23　卵巢癌转移—腹膜种植。右侧斜位超声图像显示腹膜壁软组织结节性增厚(箭头间),提示肿瘤植入腹膜表面,彩色多普勒显示局部明显血流。腹腔积液(a)勾勒出肝脏表面的腹膜沉积物(箭)。该患者的卵巢癌已经扩散到整个腹腔。

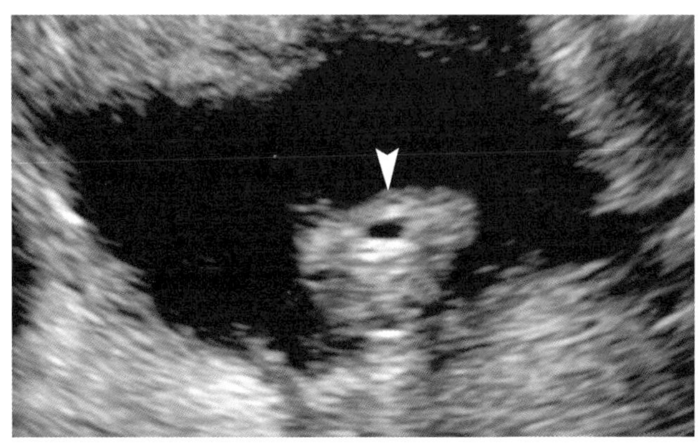

图 51.24　腹膜包涵性囊肿。超声声像图显示固定盆腔积液,边界呈角状,液体占据腹膜隐窝。该积液包裹卵巢(箭头),通过存在卵泡确定卵巢。

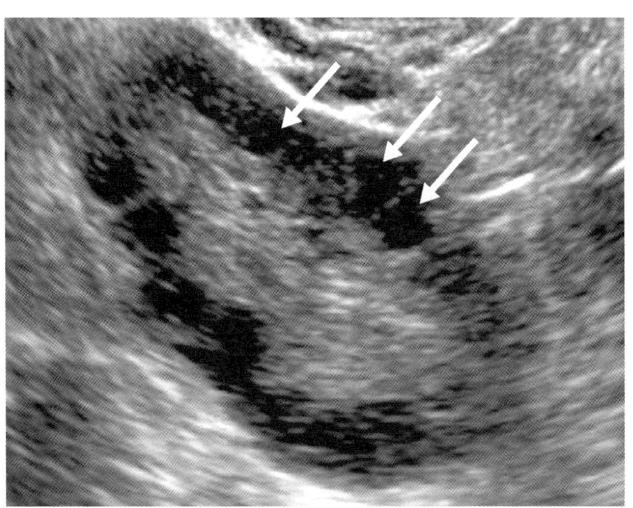

图 51.25　多囊卵巢综合征。临床表现为多囊卵巢综合征的妇女卵巢增大,卵巢周边有无数卵泡(箭)。

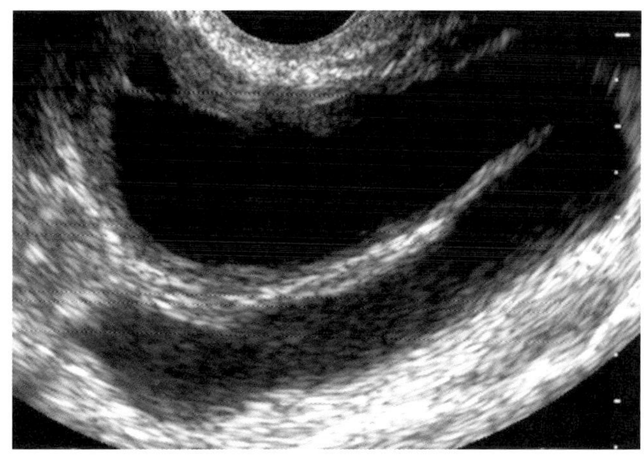

图51.26　输卵管积水。经阴道超声显示附件肿块的管状特征，证实输卵管积水。

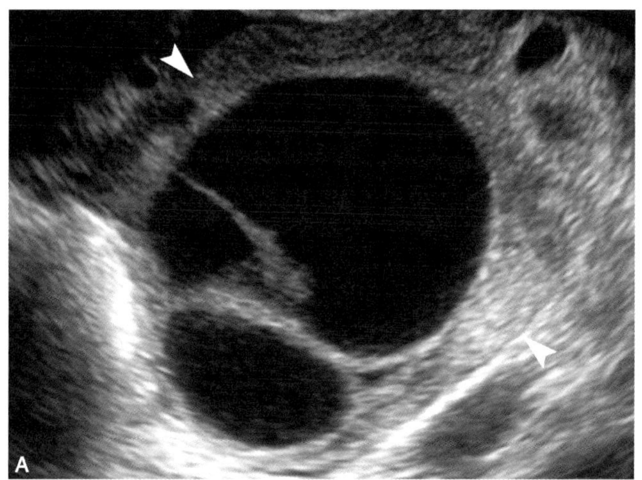

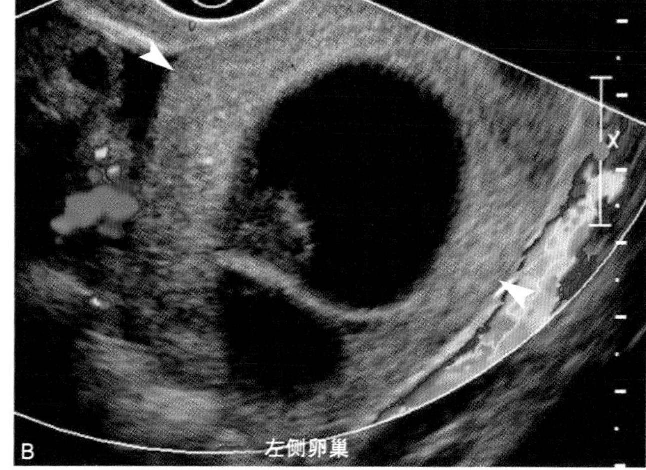

图51.27　附件扭转。A. 超声灰度图像显示，一女性急性盆腔疼痛患者卵巢增大水肿（箭头间），内有一囊性肿块。B. 彩色多普勒超声显示卵巢（箭头间）无血流，但相邻血管血流丰富。卵巢肿块是一种出血性卵巢囊肿。

水处"腰"是为与管壁完全相反的凹痕，此征象高度提示输卵管积水。扩张管腔内的液体通常是有回声的，输卵管积水通常是由盆腔炎症性疾病或子宫内膜异位症引起，输卵管癌很少见。超声显示输卵管肿块伴血管乳头状突起或与卵巢分离的大的实性附件肿块。

附件扭转是卵巢和/或输卵管围绕其血管蒂轴向旋转的结果，由于动脉闭塞和静脉淤滞引起急性严重盆腔疼痛。根据扭转的严重程度，卵巢会出现肿胀、出血，并常常坏死。扭转的管道有回声液体填充而膨大。卵巢囊肿或肿块通常是扭转的起点（图51.27），输卵管沿着卵巢的扭转增加了附件肿块的复杂性，临床所有患者均有疼痛，85%有恶心呕吐。超声显示卵巢增大，周围有卵泡，伴有出血性水肿性肿块。游离液常存在于直肠子宫陷凹中。其他研究包括卵泡内有回声性碎片、卵巢位置异常、卵巢蒂扭曲。由于附件流量的正常变异和间歇性扭转常发生，多普勒评估并不可靠。典型的临床表现为静脉血流减少（67%），动脉血流减少（46%）。即使有血流，如果卵巢扩大，患者有疼痛，也应怀疑有扭转。如果卵巢正常，无论多普勒结果如何，扭转几乎可排除。绝经后扭转患者可能患有卵巢癌（20%）。

男性生殖道

睾丸和阴囊

超声是检查睾丸和阴囊的首选影像学检查方法。适应证包括怀疑阴囊肿块、阴囊疼痛、创伤、隐睾、检测男性不育症患者精索静脉曲张，以及寻找隐匿的原发肿瘤、累及睾丸的淋巴瘤或白血病。用频率为5MHz或更高的线阵探头检查阴囊。这些睾丸会以长平面和横向平面进行记录和测量。睾丸、附睾大小和回声应与对侧相比，用多普勒超声评估睾丸阴囊结构和血管。

正常超声解剖。正常睾丸呈卵形，光滑，长约3.5cm，直径2.0~3.0cm（图51.28）。它被一种称为白膜的致密纤维包膜所覆盖。睾丸由250个小叶组成生精小管，生精小管是精子发育的地方。生精小管联合形成直管、睾丸网，最后是输出小管，输出小管从纵隔处退出睾丸。纵隔是睾丸后表面白膜内陷，为睾丸血管提供通路，为传出小管提供出口。输出小管携带精液到附睾。附睾是一个高度卷曲的曲细精管，紧紧地贴在睾丸后面。附睾头部是附睾近上极增大（直径7~8mm）的部分。附睾体是一根直径1~2mm的回旋管,沿着睾丸后外侧部延伸。附睾的尾部位于睾丸下端,为附睾下端。输精管是附睾的延续,它作为一个直管沿着睾丸的后内侧上升,成为精索的一个组成部分,并穿过腹股沟管。睾丸附件是米勒管残余,在附睾头下方可见一个小的椭圆形结构。附睾附件为附睾头下一个头小的柄状附属物。睾丸或附睾附件的扭转在临床上可能与睾丸扭转相似。

阴囊由多层不同的组织组成,阴囊皮肤的厚度通常为3~6mm,最大可达8mm。睾丸鞘膜是一种腹膜,在阴囊处形成一个封闭的浆液囊,覆盖睾丸的内侧、前部和外侧以及附睾外侧。睾丸鞘膜通常包含1~2mL液体,液体增多称为鞘膜积液。阴道鞘膜后部留下一块裸露的区域,将睾丸固

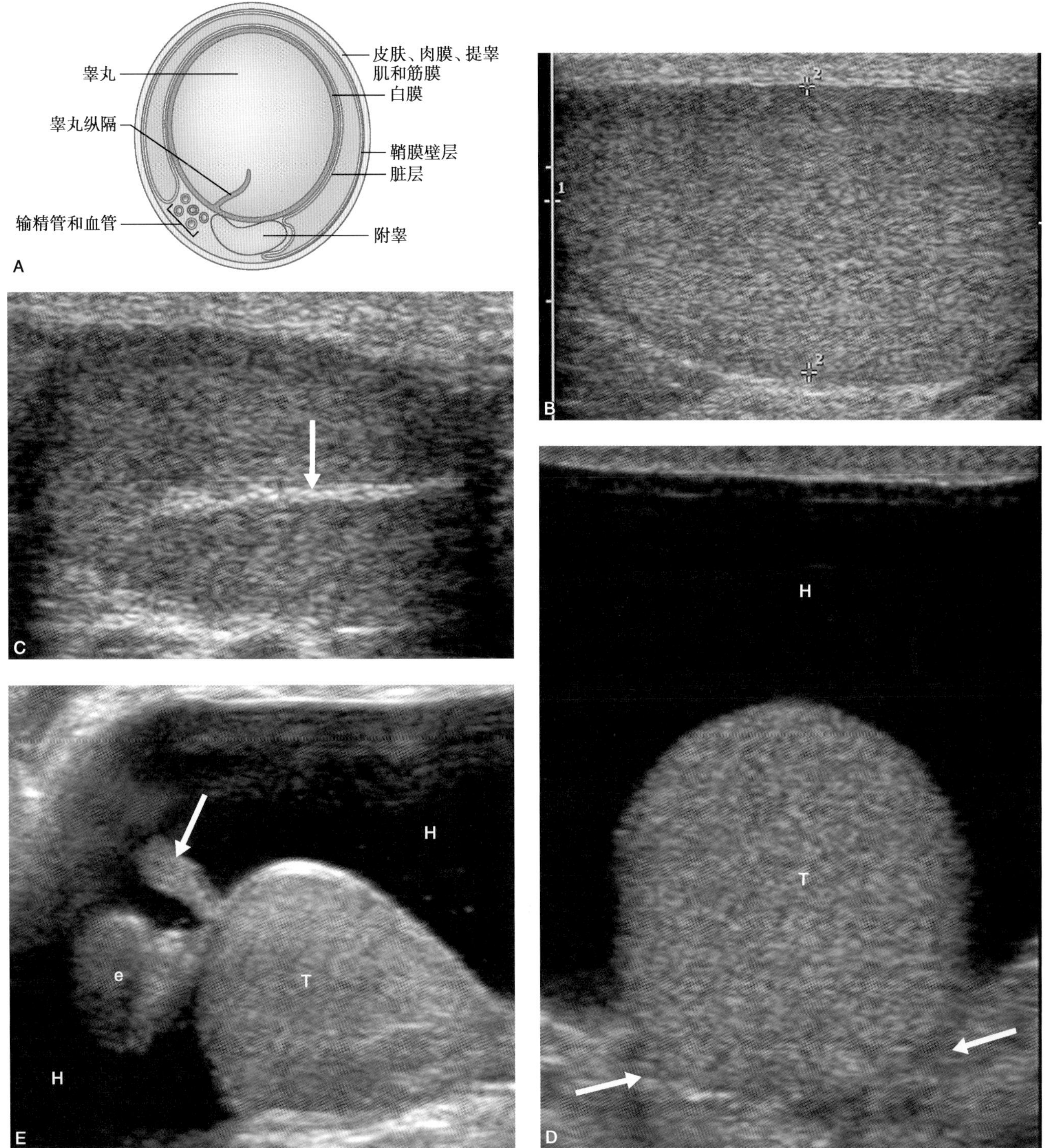

图51.28　阴囊正常解剖。A.阴囊横切面图显示睾丸外为白膜,大部分位于睾丸鞘膜腔内。睾丸后方附着于阴囊壁,局部还有睾丸血管、输精管和附睾。B.正常睾丸(卡标之间)中等均匀回声。C.睾丸纵隔呈一条明亮的回声线(箭),其内白膜包被进出的血管和传出小管。D.睾丸(T)与阴囊后壁相连的裸露区域(箭)显示患者有大量的鞘膜积液(H),附睾在裸露区域显示清晰。E.附睾头(e)和附件附睾(箭)由于鞘膜积液(H)存在,清晰显示。两种结构都位于睾丸(T)的上极。

定在阴囊壁上。睾丸没有固定在阴囊壁上是一种先天性疾病，称为钟摆畸形，易导致睾丸扭转。阴囊中线隔将阴囊分成两个独立的囊。

精索形成于腹股沟内环，穿过腹股沟管和腹壁，并在阴囊内悬吊睾丸。精索由输精管、睾丸动脉、精索动脉和精索外动脉、蔓状静脉丛、淋巴管和覆盖的提睾肌组成。静脉丛的扩大称为精索静脉曲张，彩色血流和能量多普勒超声评价精索和睾丸的动脉血流，进入睾丸后，睾丸动脉形成包膜动脉，位于白膜下。包膜动脉形成向心分支，通过睾丸实质流向睾丸。由于睾丸的血管有一定可变性，一个睾丸的彩色血流图像应该与对侧睾丸的彩色血流图像相比较。

超声显示正常睾丸回声均匀，回声特性与甲状腺回声相似。睾丸纵隔是沿睾丸后部可见的一条明显的回声线。睾丸鞘膜围成的空间内的液体，提供了附睾最佳的显示。与睾丸相比，附睾的外观粗糙、不均匀。

隐睾。约3%的足月新生儿有隐睾，大多数睾丸会在1岁时自动下降，剩下1%为隐睾症。1岁后自然下降可能性较小，为了保持生育能力，睾丸固定术被推荐在2岁时进行。长期未下降的睾丸与睾丸肿瘤，尤其是精原细胞瘤的风险显著增加有关。未下降的睾丸可能位于下降过程中的任何位置，从肾脏的下极到腹股沟浅环。大多数(70%~80%)位于腹股沟管的隐睾超声可以识别。其余部分位于腹部，CT或MR是最好的检查方法。腹股沟管在腹股沟斜形穿过腹股沟管深环和浅环之间腹壁平坦的肌肉，腹股沟深环位于髂前上棘和耻骨联合中间，腹股沟浅环位于耻骨嵴正上方。大多数未下降的睾丸萎缩，可小至1cm大小，与正常睾丸相比呈低回声。阴囊带的球状端部称为阴囊带下腔部，一定不要误认为是未下降的睾丸。阴囊带是一种绳状结构，在下降过程中引导睾丸进入阴囊。正常睾丸下降后牵引带萎缩，但下降不完全时，下腹部牵引带仍呈纤维状或胶状。通过睾丸纵隔可以正确识别睾丸。

急性阴囊疼痛是超声检查的常见适应证(表51.3)。多普勒超声是首选的影像学检查方法。

表 51.3

急性阴囊疼痛病因

常见原因
急性附睾炎/睾丸炎
急性睾丸扭转
不常见原因
附睾附件扭转
睾丸附件扭转
嵌顿性腹股沟疝
睾丸肿瘤出血

睾丸扭转是睾丸在精索上的扭转，导致血液供应障碍。静脉和淋巴管回流在动脉血流受阻前受到破坏，导致局部水肿和肿胀，动脉血流长时间终止导致梗死。睾丸扭转只发生在先天性“钟摆畸形”的患者，睾丸和附睾缺乏与阴囊后壁的正常连接，悬吊在精索上，可以在睾丸鞘膜内发生旋转。大多数患者为12~20岁青少年，手术矫治扭转，时间是至关重要的，如果手术在6h内进行，90%的睾丸可以被挽救。如果手术在扭转后24h以上，几乎所有的睾丸都会因梗死而丧失。典型的超声表现是睾丸和附睾肿胀，呈低回声，缺乏血流(图51.29)。多普勒成像必须小心地进行和设置，以获得对低速流的最大灵敏度。由于正常睾丸血管显像范围宽，需与对侧进行比较。典型的表现是睾丸内静脉和动脉血流消失，患侧阻力指数增加，舒张期血流低或呈反向。睾丸梗死时，流向睾丸周围组织的血流增加(图51.29B)。扭转可能是暂时或不完整的，诊断变为复杂化，彩色或能量多普勒显示动脉血流的存在并不能排除扭转。频谱多普勒显示部分扭转睾丸动脉波形不对称，舒张期血流反向或消失。

睾丸或附睾扭转是儿童急性阴囊疼痛的常见原因。其表现类似睾丸扭转。超声显示附睾头内侧或后部增大的(>5mm)低回声球形肿块。彩色多普勒显示肿块内无血流，但肿

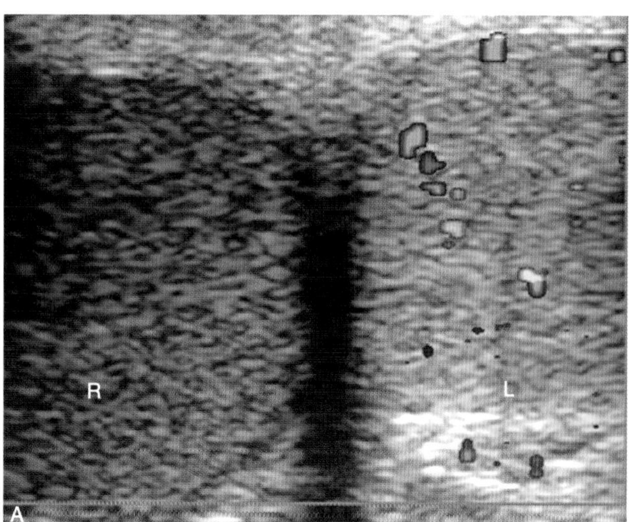

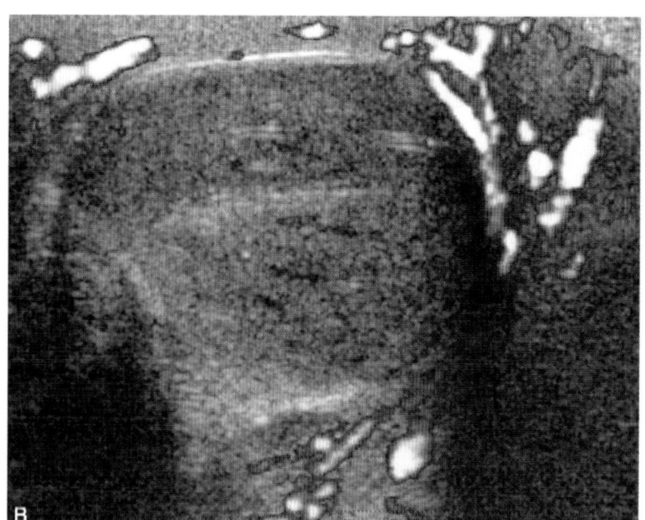

图51.29 睾丸扭转。A.患者右侧阴囊疼痛，双侧睾丸彩色多普勒图像扫查，右侧睾丸(R)肿胀，右侧较正常左侧睾丸(L)回声减弱，右侧睾丸无血流信号，左侧睾丸正常血流。B.另一位患者睾丸疼痛，能量多普勒图像显示受累睾丸内无血流，睾丸周围组织内血流信号增加。睾丸回声呈显著不均质性。手术后这个睾丸被证明是完全梗死，无法挽救。

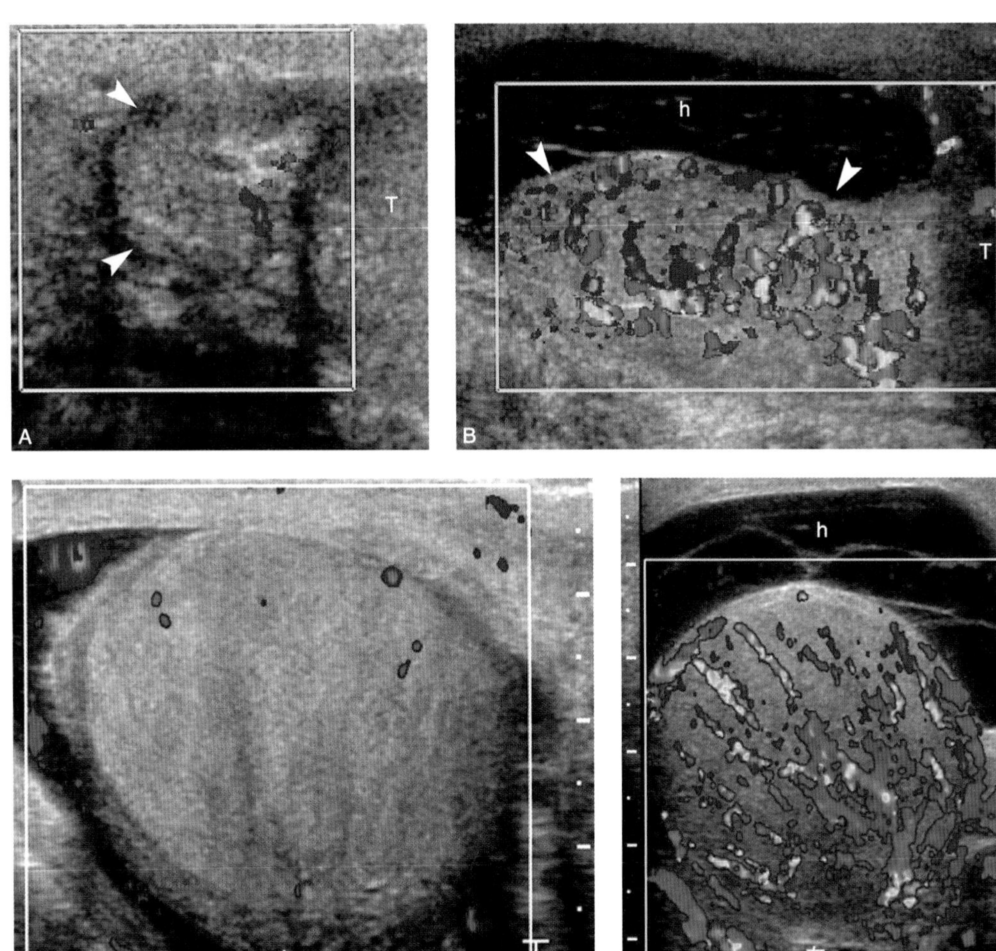

图51.30　急性睾丸附睾炎。A.右侧彩色多普勒图像显示左侧阴囊疼痛患者附睾(箭头间)的正常大小、外观和血管分布。T,右睾丸上极。B.同一患者疼痛侧附睾(箭头间)明显增大,血流量显著增加,提示急性附睾炎。疼痛侧有复杂的鞘膜积液(h)。T,左睾丸上极。C,D.同一患者的双彩色多普勒图像显示无症状的右睾丸血管正常,疼痛的左睾丸血管明显增多。可见炎性鞘膜积液(h),纤维蛋白束穿过阴道内膜。

块周围血流增加。可见鞘膜积液和阴囊壁增厚。睾丸外观正常。可对症治疗,也可能自行缓解。

急性睾丸附睾炎。虽然睾丸扭转在20岁以下患者中最为常见,但急性附睾炎在20岁以后最为常见。伴随附睾炎,疼痛和肿胀的发作更为缓慢。脓尿常见。大肠埃希菌、金黄色葡萄球菌、淋球菌和结核分枝杆菌是最常见的致病微生物。超声心动图显示附睾增厚和增大,回声减弱,提示水肿。彩色多普勒显示受累侧弥漫性血流增加(图51.30)。高血供可能局限于附睾或睾丸,或两者都有。常见阴囊积水。20%的病例发生睾丸炎症改变。发炎的睾丸因水肿而呈低回声。

阴囊肿块。超声对睾丸内和睾丸外肿块的鉴别准确率为80%~95%。大部分睾丸内肿块为恶性(表51.4)。在证实为良性之前,每一个睾丸内病变都应被认为是潜在的恶性。大多数睾丸外病变是良性的,由炎症或创伤引起(表51.5)。

原发性睾丸肿瘤占男性泌尿生殖系统肿瘤的4%~6%,占男性恶性肿瘤的1%。大多数(95%)是生殖细胞肿瘤。这是15~44岁男性最常见的肿瘤。大多数表现为无痛性肿块,然而15%表现为急性疼痛或创伤后疼痛。

表51.4

睾丸内病变的鉴别诊断

恶性	睾丸炎
原始生殖细胞瘤	睾丸附睾炎
精原细胞瘤	流行性腮腺炎
非精原细胞瘤	脓肿
胚胎细胞癌	扭转或梗死
畸胎瘤	性腺基质细胞瘤
绒毛膜癌	睾丸间质细胞瘤
混合细胞瘤	睾丸支持细胞瘤
继发性恶性肿瘤	囊肿
白血病和淋巴瘤	白膜囊肿
转移癌	良性睾丸囊肿
良性	外伤及出血
炎症	

表 51.5

睾丸外病变的鉴别诊断

外源性附睾	精液囊肿
阴囊积液	附睾囊肿
积水	脓肿
积血	实性
脓囊肿	精子肉芽肿
精索静脉曲张	附睾炎
阴囊疝	结节病
附睾病变	腺瘤样肿瘤
囊性	

精原细胞瘤占生殖细胞瘤的50%。它们的攻击性较弱,对放射治疗也比较敏感。精原细胞瘤在组织学上是单一的,由均匀的细胞片和纤维束混合组成。超声示肿瘤组织均匀、低回声(图51.31)。

非精原细胞瘤包括多种生殖细胞恶性肿瘤,它们具有更强的侵袭性,对放射治疗具有耐药性。细胞类型包括胚胎细胞癌、畸胎瘤和绒毛膜癌。大多数肿瘤为混合细胞型。由于混合的细胞结构以及出血和坏死的存在,所有的肿瘤都表现为不均匀的肿块。超声显示不规则的高、低回声区,囊性区和钙化(图51.32)。15%的生殖细胞肿瘤患者存在鞘膜积液。CT和MR对于肿瘤的早期分期和随访都是很好的方法。

在50岁以上的患者中,**淋巴瘤、白血病和其他原发肿瘤的转移**比生殖细胞肿瘤更常见。由于化疗无效,睾丸是疾病的避难所。睾丸受累可能是弥漫性或局灶性的。肿瘤的回声通常低于正常的实质(图51.33)。与对侧睾丸比较对发现病变可能是有必要的。肾细胞癌和前列腺癌是转移到睾丸最常见的肿瘤。

性腺基质细胞肿瘤。睾丸间质细胞瘤和支持细胞瘤占睾丸肿瘤的3%~6%,两者共存占3%;高达15%是恶性的。它们以小而实的肿块出现。

睾丸微石症表现为弥漫的、点状的、无阴影的、高回声的病灶遍布睾丸实质(图51.34)。大多数患者(67%)患有双侧微石症。这是一种良性的细管内微钙化的情况,但其睾丸癌的发病率高达40%。几乎所有的肿瘤都是双侧的。其他关联包括隐睾症和不育症。

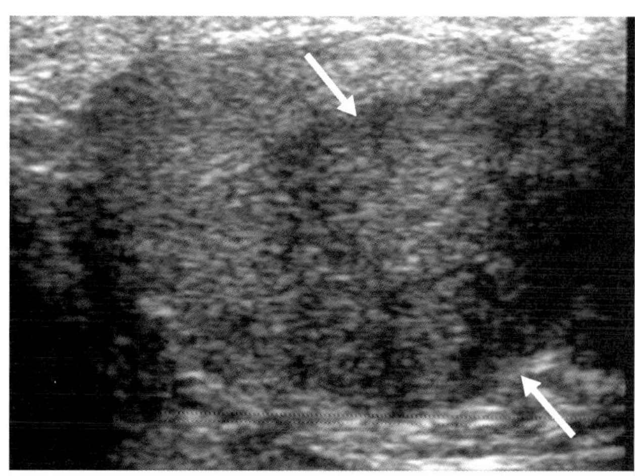

图51.31　精原细胞瘤。均匀的低回声肿块(箭之间)取代了睾丸的大部分。这是精原细胞瘤的典型表现。

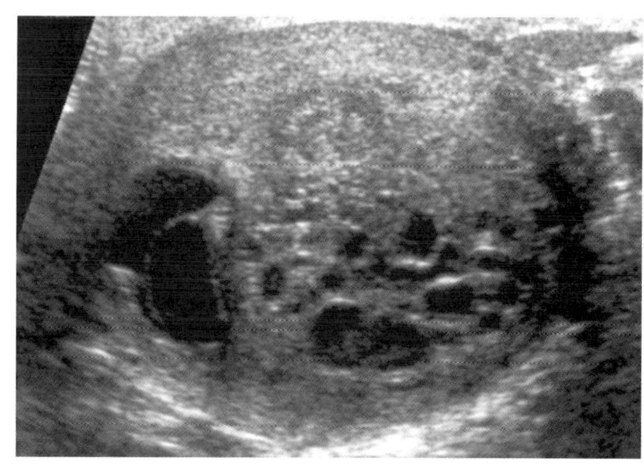

图51.32　混合生殖细胞瘤。该患者的睾丸大部分被一个不均匀的肿瘤所取代,肿瘤有明显的囊性区域。异质性睾丸肿瘤通常是非精原细胞瘤的混合性生殖细胞肿瘤。

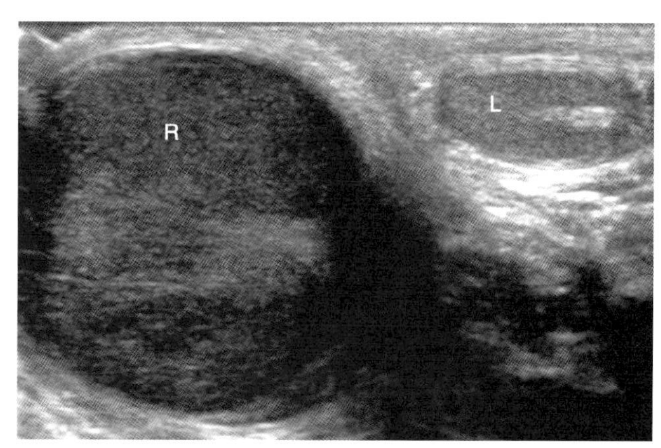

图51.33　睾丸淋巴瘤。与正常的左睾丸(L)相比,这个患有非霍奇金淋巴瘤的六岁男孩的右睾丸(R)明显增大,回声弥漫性降低。

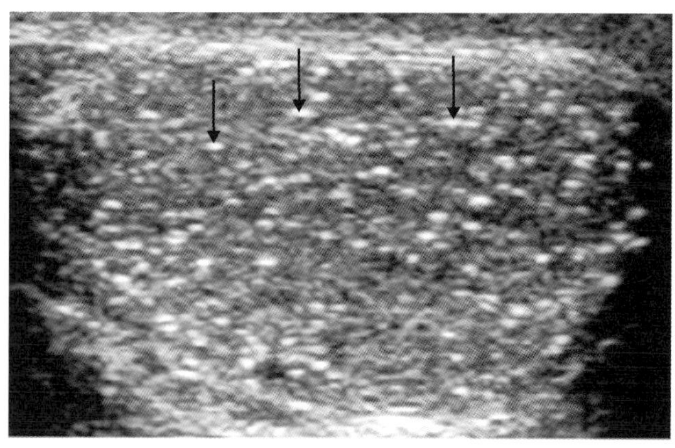

图51.34　睾丸微石症。在整个睾丸实质可见无数的小回声点(细箭)。这种良性情况与睾丸癌的显著风险相关。

囊肿。良性睾丸囊肿偶然发现于8%~10%的男性。白膜囊肿边界清晰,体积小(直径2~5mm),位于外周。两种类型都充满浆液(图51.35)。囊壁不易察觉。

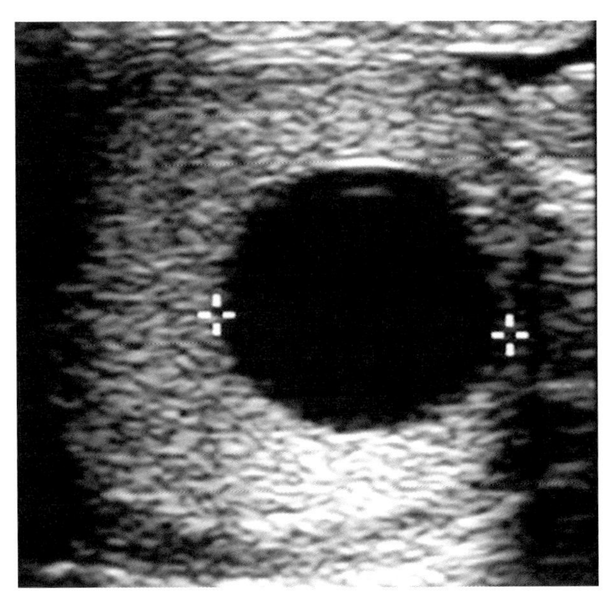

图 51.35　睾丸囊肿。单个良性睾丸囊肿是附着于睾丸的界限清楚的、球形的、均匀无回声的肿块（光标间）。必须注意鉴别单纯睾丸囊肿和睾丸肿瘤内囊性坏死。

扩张的睾丸可以模拟一个复杂的睾丸内肿块。超声显示睾丸纵隔区域有多个小的球形或管状囊性结构（图 51.36）。几乎所有病例都与附睾异常有关，包括精索膨出、附睾囊肿、附睾炎史或输精管切除术。

睾丸炎和脓肿。大多数睾丸炎症与附睾炎有关。腮腺炎是睾丸炎的另一个原因。睾丸炎伴睾丸肿大伴水肿，外形不规则。充满液体的肿块提示脓肿形成。睾丸脓肿可通过白膜破裂而导致脓疡。

梗死。睾丸梗死可由扭转或外伤引起。梗死表现为整个睾丸的局灶性低密度区或弥漫性低密度区（图 51.29B）。随着时间的推移，睾丸萎缩并纤维化。节段性梗死表现为楔形的睾丸内无血管病变。

外伤及出血。在阴囊损伤的情况下，影像学的作用是检测睾丸破裂。大部分（90%）的睾丸破裂可以在创伤后的 72h 内通过手术修复。睾丸的正常形状和清晰的轮廓消失（图 51.37）。睾丸呈异质性，外形异常，无正常血管。血肿通常是存在的。正常的血管裂口不应被误认为骨折。如果排除睾丸骨折，睾丸内血肿可以保守治疗（图 51.38）。血肿是一种无血管的肿块，其回声随时间的推移而减小。

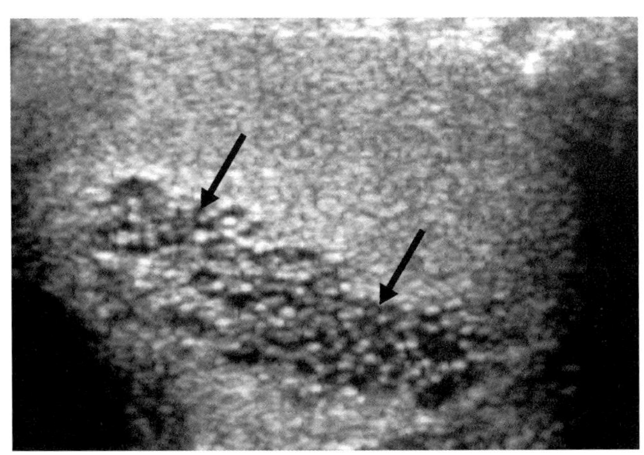

图 51.36　扩张睾丸网。一个复杂的肿块（箭）由许多微小的囊性管状结构组成，位于睾丸纵隔。多普勒显示扩张的小管内无血流。

阴囊积液。鞘膜积液是鞘膜的内脏层和顶叶层之间浆液的累积（图 51.28 和图 51.30）。这是无痛阴囊肿胀最常见的原因。虽然许多病例是特发性的，鞘膜积液可能伴随恶性肿瘤、扭转和炎症。血肿是由外伤或手术出血所致。脓囊肿通常是由于脓肿破裂而进入被膜层之间的间隙鞘突。常见的是内分隔房室积血和脓腔。

阴囊结石表现为可移动的回声灶，在鞘膜层之间的空间内自由移动。大多数都很小（2～10mm）。较大的被称为“阴囊珍珠”。病因尚不清楚，可能与以前的附睾炎发作有关。它们被认为是偶然的，没有临床意义。

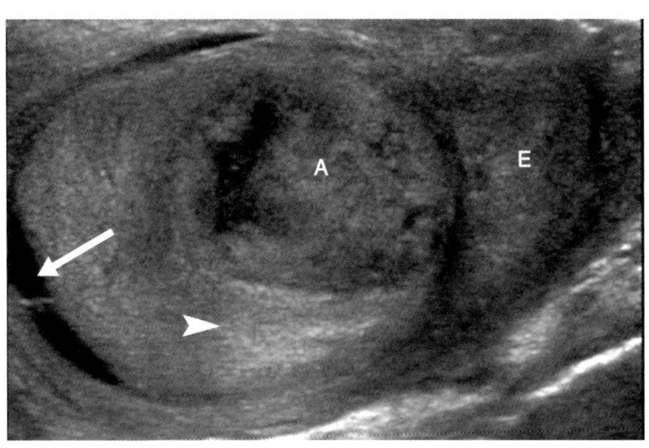

图 51.37　睾丸脓肿。由于未治疗附睾睾丸炎而形成一个睾丸脓肿（A）。附睾（E）增大。请注意脓肿后方回声增强（箭头），表示脓肿内有液体。同时存在一个小的复杂鞘膜积液（箭）。

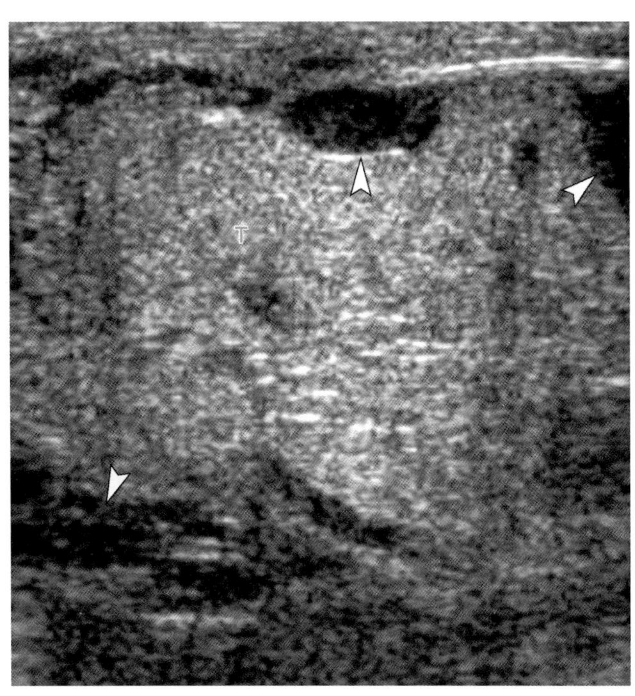

图 51.38　睾丸破裂。睾丸（T）不均匀，正常形态被破坏。多处出血（箭头）明显。该患者在一次摩托车事故中受伤。

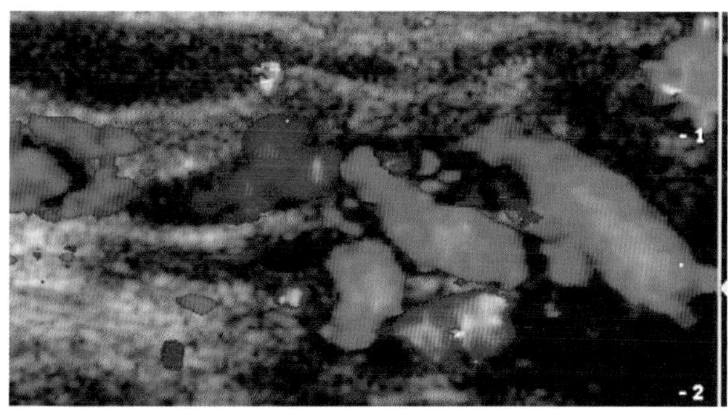

图 51.39　精索静脉曲张。精索矢状位彩色多普勒图像显示一个由弯曲的管状结构组成的网络，频谱多普勒显示为静脉。通过让患者执行 Valsalva 动作，这些细胞被显示出更大的扩张。

精索静脉曲张是指扩张的锯齿状静脉（图 51.39）。它们发生在 15%~20%的男性中，是男性不育最常见的可纠正的原因。在 40 岁或 40 岁以上的成年男性中，精索静脉曲张的急性发作可能是同侧性腺或肾静脉肿瘤阻塞的迹象。在 Valsalva 手术中，随着超声检查的进行，精索静脉曲张变得更加明显。

阴囊疝可包括网膜、小肠或结肠。疝的肿块通过腹股沟管延伸至阴囊（图 51.40）。疝内的大网膜有回声，彩色多普勒示含有血管。疝内的肠呈管状，含有液体和气泡。蠕动是由气泡的运动来确定的。

囊性附睾病变。精液囊肿起源于附睾头阻塞的传出导管。它们含有精子和细胞碎片。附睾囊肿含有透明浆液，可发生在附睾的任何地方。囊肿内的定位和间隔是常见的（图 51.41）。精液囊肿的大小可达几厘米。

实性附睾病变。当精子渗出到附睾周围的软组织时，就会形成精子肉芽肿。慢性附睾炎由未完全解决的急性附睾炎引起，会导致不规则的、或硬或软的肿块。结节病可引起无痛的实性附睾肿块，累及睾丸。腺瘤样肿瘤是良性的，生长缓慢的附睾肿瘤。

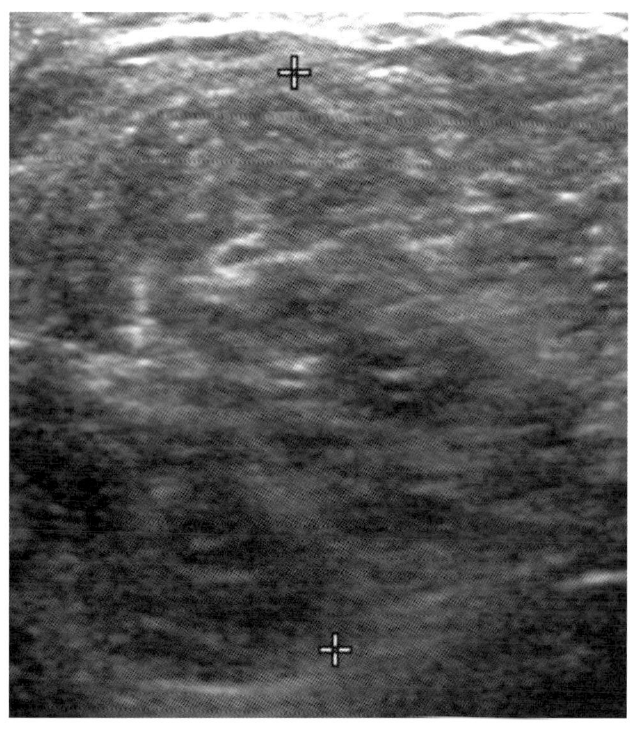

图 51.40　嵌顿性腹股沟疝。纵图经腹股沟管显示混合回声实性肿块（光标之间，+），不能缩小。这是典型的包含网膜的腹股沟疝。临床诊断为睾丸扭转。

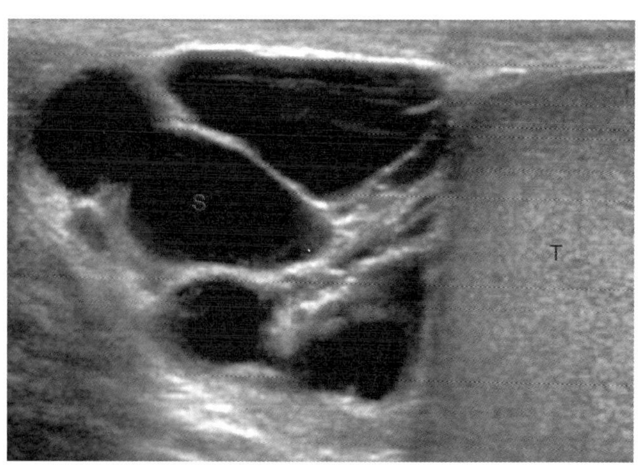

图 51.41　精液囊肿。精液囊肿的典型超声图像是在睾丸上极（T）显示一个复杂的、分离的睾丸外囊肿肿块（S）。

富尼埃坏疽是一种累及阴囊和会阴的快速进行性多菌性坏死性筋膜炎。高死亡率（高达 75%）使其成为外科急诊。它主要是老年男性（50~70 岁）的一种疾病，通常具有糖尿病、免疫缺陷综合征和不良卫生习惯等易感因素。感染沿筋膜平面迅速传播，引起闭塞性动脉炎和迅速的组织坏死。阴囊壁和会阴浅表组织中的气体是超声标记（图 51.42，见图 40.20）。阴囊壁增厚，但睾丸和附睾正常。

前　列　腺

前列腺经直肠超声的主要适应证是指导穿刺活检诊断前列腺癌。早期使用经直肠超声作为前列腺癌筛查的热情，被对经直肠超声检查仅 60%的敏感性所抑制。MR 已被证明在前列腺癌的检测和分期中越来越有用。超声的其他适应证包括发现脓肿、不育并怀疑射精管阻塞或精囊闭锁，以及检查后尿道。

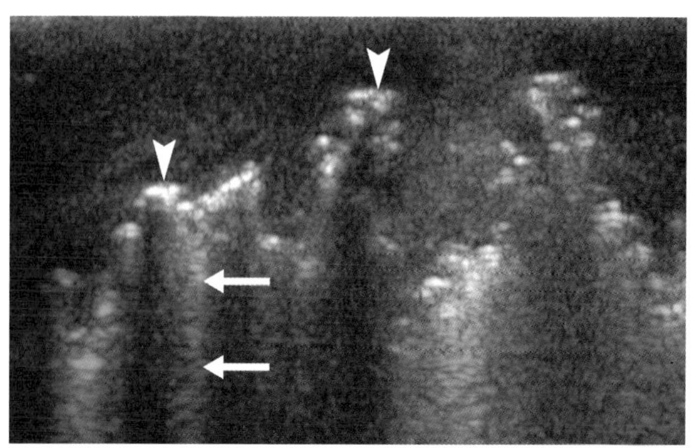

图 51.42　富尼埃坏疽。一名 75 岁糖尿病患者肿胀的阴囊超声图像显示明亮的回声病灶（箭头），产生明亮的混响伪影（箭）。这应该被认为是软组织中的空气。

正常超声解剖。通过膨胀膀胱经腹超声检查,前列腺在膀胱底部呈圆形(图 51.43)。前列腺的增大抬高了膀胱底部。尿道口可被认为是前列腺的 V 形压痕。第 49 章描述了前列腺的带状解剖。在经直肠超声检查中,中心区和周围区回声几乎相等,通常主要由位置来区分。将超声中的腺体描述为由中央和过渡区及其病理改变组成的外周区和内腺是很有用的。纤维肌间质是前列腺前上表面的一个低回声区域。超声测量法计算前列腺的体积,计算公式为宽度×长度×高度×0.52。大于 30mL(或 30g)被认为是增大。精囊位于膀胱基底部和前列腺基底部之间的凹槽内,呈低回声、分叶状、管状结构。

前列腺癌。不幸的是,超声已被证明无法区分恶性和良性前列腺疾病。与前列腺癌相关的超声表现包括明显的低回声结节、外周带低回声区、周围组织肿块样改变、前列腺不对称增大、前列腺轮廓变形、均匀腺体内的不均匀区域,以及彩色血流超声提示外周带局灶性血管增多。所有的发现都是非特异性的。然而,超声引导细针穿刺活检已被证明在前列腺癌的诊断中是有效的。核心活组织检查通常采用超声指导直接从腺体的不同区域取样,通常包括所有 4 个象限以及可疑区域。

良性前列腺增生是过渡区腺体组织的结节性肥大,通常开始于生命的第 5 个十年。移行区变大、不均一,压迫尿道及中心区(图 51.44)。可见离散结节,有些伴有囊性改变。这种扩大通常是由假包膜沿圆周边缘形成的。前列腺体积超过 30mL。前列腺尿道变长、弯曲、受压,造成膀胱出口梗阻。尿潴留可导致膀胱结石的形成。膀胱基底常升高,膀胱壁常增厚。

前列腺钙化在老年男性中发生的频率越来越高。淀粉体是指扩张前列腺导管内的回声性蛋白碎片。钙化发生于前列腺炎和良性肥大,无临床意义。

急性前列腺炎通常由大肠埃希菌感染所致。腺体肿胀,水肿。前列腺脓肿表现为腺体内回声液体的集中(图 51.45)。可能存在分隔。经直肠超声可用于引导针吸脓疡。

前列腺囊肿在前列腺影像学检查中较为常见(表 51.6)。卵圆囊囊肿和米勒管囊肿出现在精阜中线,在影像学上难以区分(图 51.46)。两者都可能无症状或与尿急、阻塞性症状或血尿有关。良性前列腺肥大的囊性病变(图 51.44)和潴留囊肿发生在中线以外,很少引起症状。精囊囊肿与同侧肾发育不全和常染色体显性遗传性多囊病有关。射精管囊肿的发生与射精管阻塞有关,这可能是不育的原因之一。

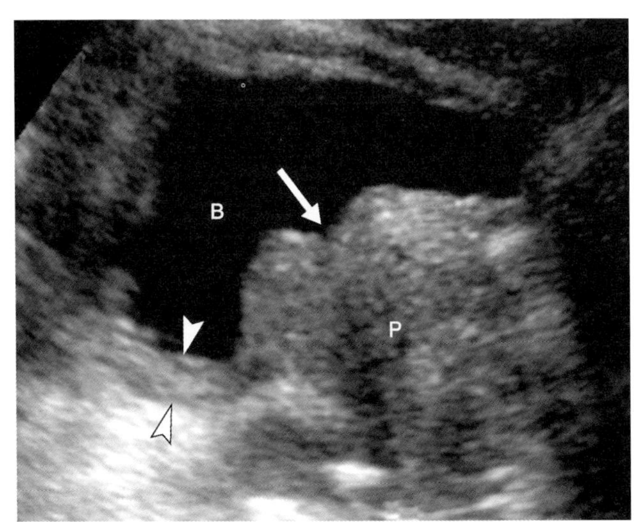

图 51.43　前列腺增大。矢状位中线图像显示前列腺肥大(P)突出并抬高充满尿液的膀胱底部(B),尿道口(箭)在前列腺处形成 V 形凹陷。膀胱壁明显增厚(箭头之间)。

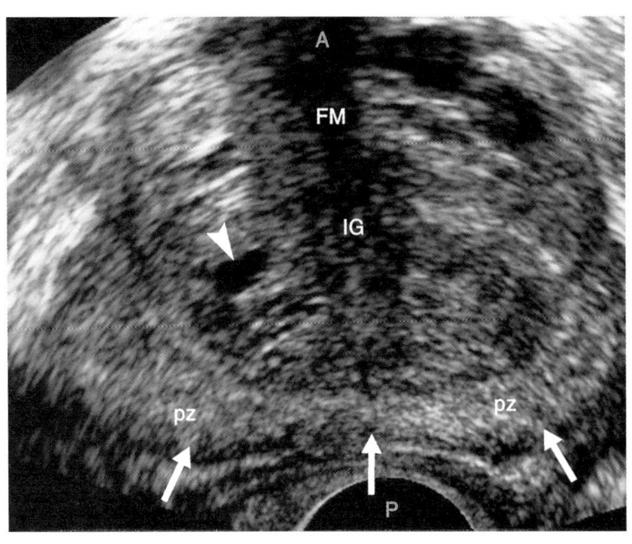

图 51.44　良性前列腺肥大。经直肠的前列腺图像通常是倒置的。换能器在图像的底部,而不是顶部。经直肠轴位超声检查显示前列腺中央区分化良好(pz,箭)。内腺体(IG)增大且不均一,为良性前列腺肥大的特征。可见一个小的前列腺囊肿(箭头)。低回声纤维肌区(FM)位于前部。A,前;P,后。

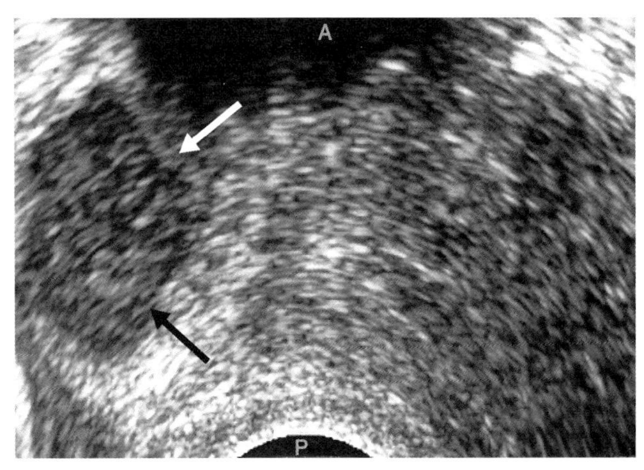

图 51.45　前列腺脓肿。横断面经直肠超声示前列腺右侧脓肿(箭),患者有发热、盆腔疼痛和脓尿。脓肿中含有脓性碎片,在实时超声上显示为漂浮的颗粒物。A,前;P,后。

表 51.6

前列腺囊性病变
米勒管囊肿(中线)
卵圆囊囊肿(中线)
良性前列腺肥大的囊性病变
潴留囊肿
精囊囊肿
射精管囊肿

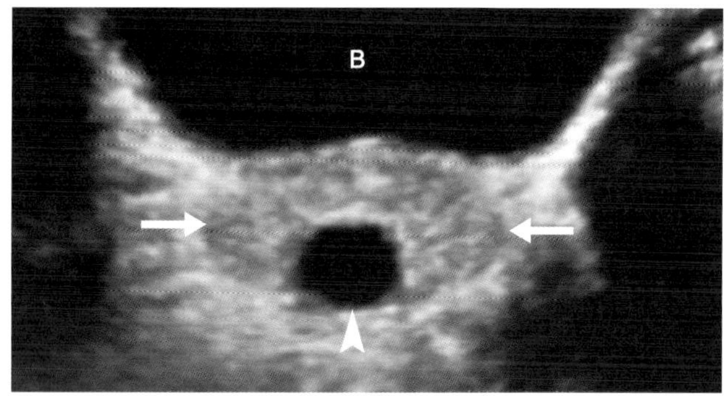

图 51.46 前列腺卵圆囊囊肿。前列腺(两箭之间)横截面超声图像,声波透过充满尿液的膀胱(B)显示前列腺中线内囊性病灶(箭头)。这是卵圆囊囊肿的典型位置和表现。

膀 胱

全膀胱被用作骨盆的声学窗口,用于评估生殖道。膀胱的异常可能被误认为是骨盆其他器官的异常。另外,大的囊性肿块可能被误认为是膀胱。超声对膀胱壁、输尿管远端、膀胱内和膀胱外肿块的诊断具有重要价值。

正常超声解剖。充满尿液的膀胱是薄壁的,含有无回声尿。正常膀胱壁在膀胱扩张时为3mm,膀胱塌陷时为5mm。膀胱体积可用长方形椭圆体积标准公式(长×宽×高×0.52)计算。超声测量方法是用来计算膀胱神经源性或阻塞时,膀胱空洞后残余尿量和膀胱过度膨胀的体积。输尿管喷射(图 51.47)是由于输尿管蠕动而向膀胱喷射尿液。彩色多普勒能很好地观察到它们,但有时在灰度图像中也能看到旋转的微气泡。输尿管喷流的显像证实了输尿管的通畅。

回声尿是由悬浮颗粒物质引起的。原因包括结晶性碎片的浓缩尿、血尿和脓尿(图 51.48)。

膀胱憩室表现为充满液体的囊状物从膀胱壁突出。膀胱黏膜通过膀胱壁的缺陷突出,形成充满液体的肿块,通过一个小孔与主膀胱腔相通(图 51.49)。憩室壁缺乏肌层,比膀胱壁薄。孔可能是不显眼的,需要仔细搜索才能发现。当下腹受压时,彩色多普勒可用于检测通过憩室口的尿液射流。憩室在排尿时不能完全排空,可作为易感染和结石的尿液淤积部位。超声可能显示回声尿与分层碎片,是由于憩室或膀胱内尿潴留、感染和暗影结石导致。憩室内软组织肿块的存在提示合并癌症。

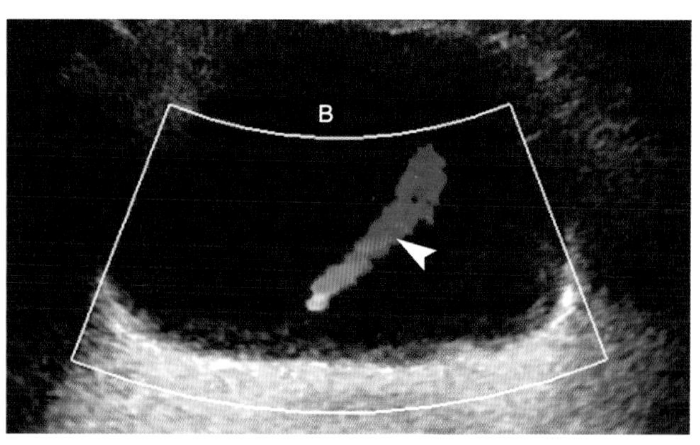

图 51.47 输尿管喷射。通过充满尿液的膀胱(B)横切面图像显示,正常的输尿管射流(箭头)从右输尿管口发出。这一发现证实右输尿管通畅。

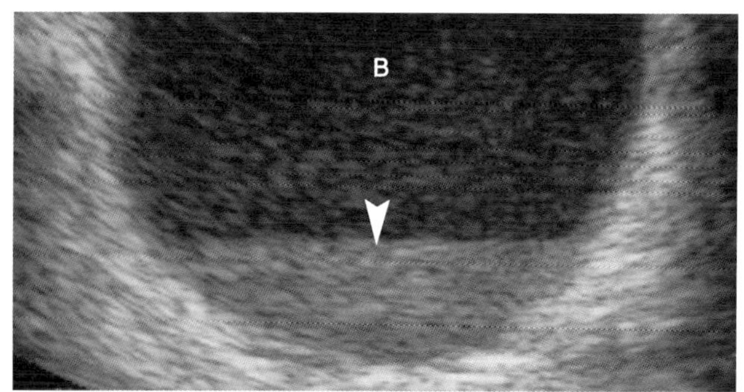

图 51.48 膀胱炎尿液回声。通过膀胱(B)横切面图像显示回声颗粒物质悬浮在尿液和液体层(箭头)的碎片。尿常规显示膀胱炎患者有大量白细胞。

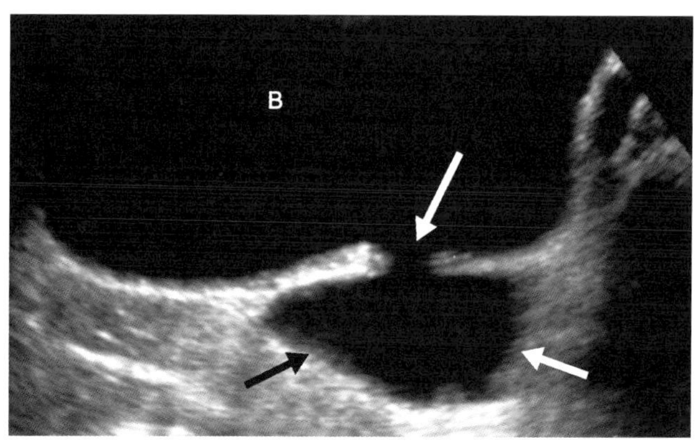

图 51.49 膀胱憩室。通过膀胱(B)的轴向平面图像显示一个充满尿液的憩室(箭),有一狭窄的颈部(长箭)将其连接到膀胱。

单纯性输尿管囊肿产生小的椭圆形充满液体的肿块,突出到膀胱腔内(图 51.50)。输尿管膨出的大小随着输尿管蠕动的充盈和排空而改变。通过观察起源于输尿管囊肿的输尿管喷射,确定了输尿管膀胱交界处的位置。

异位输尿管囊肿常伴有输尿管重复畸形,在膀胱腔内呈大小不等的充满液体的肿块。异位输尿管囊肿通常在排尿后大小不变。远端输尿管扩张且弯曲。

膀胱癌表现为息肉样肿块或膀胱壁的局灶性、多灶性或弥

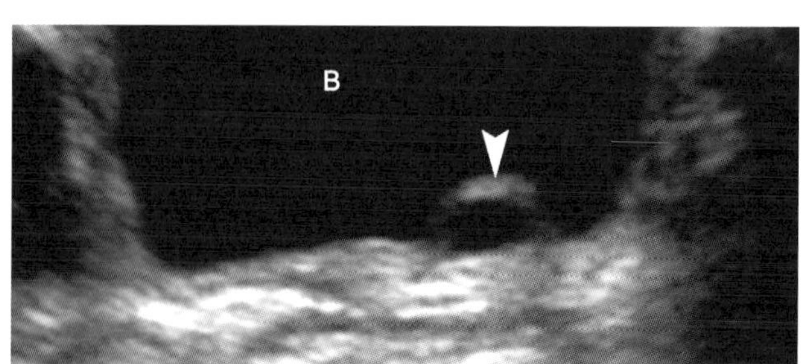

图 51.50 单纯性输尿管囊肿。膀胱(B)横切面图像显示一个充满液体的肿块(箭头)从膀胱后壁的三角区突出。随着时间的推移,观察到这个质量在大小上会增加和减少。输尿管喷射证实其位置在输尿管膀胱交界处。这是单纯性输尿管囊肿典型的超声表现。肾脏检查未发现肾积水。

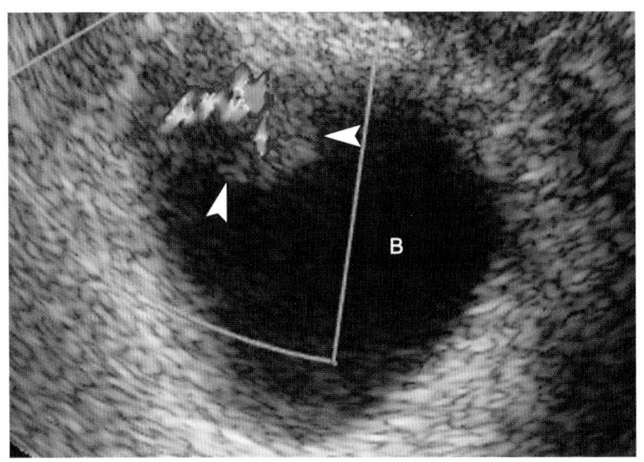

图 51.51 膀胱移行细胞癌。横断面图像显示膀胱(B)部分充盈,可见回声性息肉样肿块(箭头),血流从膀胱壁流出。血流的彩色多普勒超声显示此病变为肿瘤而非血块。膀胱镜活检证实为恶性肿瘤。

漫性增厚。可见肿瘤不规则的乳头状表面。肿瘤可为单发或多发,且多发于憩室内。通过多普勒显示肿块内的血管,可以将肿瘤与血凝块区分开(图 51.51)。膀胱癌很难与良性膀胱壁增厚鉴别,除非存在息肉样肿块。早期肿瘤通常不会在超声表现出来。

膀胱结石是一种发出明亮回声的物体,会产生声影。大多数结石会随着患者体位的改变而移动,但也有一些结石会附着在膀胱壁上。输尿管远端、输尿管囊肿和憩室也可见结石。

异物通常呈回声性和线性,呈角状或地理的外观,而不是圆形或椭圆形的石头。许多人会投射声波阴影并在膀胱内移动。

血凝块在小块或大块时产生分层的液体碎片。多普勒显示无血管内病变。凝块的形状和大小随时间而变化。

膀胱出口梗阻引起膀胱壁肌肉肥大和小梁形成。超声显示壁增厚,腔面明显不规则。病因包括前列腺肥大、神经源性膀胱、尿道狭窄、异位输尿管囊肿、肿瘤和血块。

任何原因引起的**膀胱炎**都可能导致膀胱壁的局灶性或弥漫性增厚,通常伴有尿内分层或肿块样回声性碎片(图 51.48)。由于水肿,黏膜可能被抬高和蜕皮。膀胱壁内的空气(肺气肿性膀胱炎)或腔内产生明亮的回声与声影或环形伪影。

尿道憩室表现为尿潴留、复发性尿路感染和性交困难。超

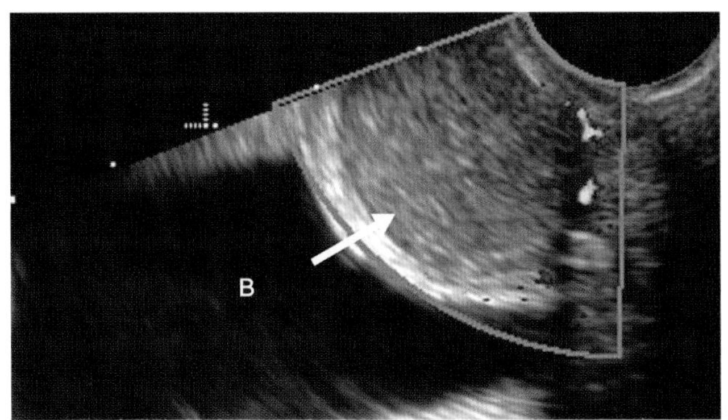

图 51.52 尿道憩室。经阴道超声检查一位有反复尿路感染史的妇女,其定义的囊性肿块(箭)含有低于膀胱底部(B)的回声波。彩色多普勒显示回声材料内缺乏血管,从而证明肿块为囊性。

声显示膀胱下方含有回声尿的囊性肿块(图 51.52)。

推荐阅读

Female Genital Tract

American Institute of Ultrasound in Medicine. AIUM practice parameter for the performance of ultrasound of the female pelvis. Laurel, MD. 2014. Available from http://www.aium.org/resources/guidelines/femalepelvis.pdf.

Boortz HE, Margolis DJ, Ragavendra N, Patel MK, Kadell BM. Migration of intrauterine devices: radiologic findings and implications for patient care. *Radiographics* 2012;32:335–352.

Caserta MP, Bolan C, Clingan MJ. Through thick and thin: a pictorial review of the endometrium. *Abdom Radiol* 2016;41:2312–2329.

Early HM, McGahan JP, Scoutt LM, et al. Pitfalls of sonographic imaging of uterine leiomyoma. *Ultrasound Q* 2016;32:164–174.

Lahwani N, Prasad SR, Vikram R, Shanbhogue AK, Huettner PC, Fasih N. Histologic, molecular, and cytogenetic features of ovarian cancers: implications for diagnosis and treatment. *Radiographics* 2011;31:625–646.

Lee TT, Rausch ME. Polycystic ovarian syndrome: role of imaging in diagnosis. *Radiographics* 2012;32:1643–1657.

Levine D, Brown DL, Andreotti RF, et al. Management of asymptomatic ovarian and other adnexal cysts imaged at US Society of Radiologists in Ultrasound consensus conference statement. *Ultrasound Q* 2010;26:121–131.

Menakaya U, Reid S, Infante F, Condous G. Systematic evaluation of women with suspected endometriosis using a 5-domain sonographically based approach. *J Ultrasound Med* 2015;34:937–947.

Revzin MV, Mathur M, Dave HB, Macer ML, Spektor M. Pelvic inflammatory disease: multimodality imaging approach with clinical-pathologic correlation. *Radiographics* 2016;36:1579–1596.

Sahin H, Abdullazade S, Sanci M. Mature cystic teratoma of the ovary: a cutting edge overview on imaging features. *Insights Imaging* 2017;8:227–241.

Sakhel K, Abuhamad A. Sonography of adenomyosis. *J Ultrasound Med* 2012;31:805–808.

Shaaban AM, Rezvani M, Elasyes KM, et al. Ovarian malignant germ cell tumors: cellular classification and clinical and imaging features. *Radiographics* 2014;34:777–801.

Male Genital Tract

American Institute of Ultrasound in Medicine. AIUM practice parameter for the performance of an ultrasound evaluation of the prostate (and surrounding structures). Laurel, MD. 2015. Available from http://www.aium.org/resources/guidelines/prostate.pdf.

American Institute of Ultrasound in Medicine. AIUM practice parameter for the performance of scrotal ultrasound examinations. Laurel, MD. 2015. Available from http://www.aium.org/resources/guidelines/scrotal.pdf.

Bertolotto M, Derchi LE, Secil M, et al. Grayscale and color Doppler features of testicular lymphoma. *J Ultrasound Med* 2015;34:1139–1145.

Coursey Moreno CC, Small WC, Camacho JC, et al. Testicular tumors: what radiologists need to know—differential diagnosis, staging, and management. *Radiographics* 2015;35:400–415.

Lee JC, Bhatt S, Dogra VS. Imaging of the epididymis. *Ultrasound Q* 2008;24:3–16.

Li Y, Mongan J, Behr SC, et al. Beyond prostate adenocarcinoma: extending the differential diagnosis in prostate pathologic conditions. *Radiographics* 2016;36:1055–1075.

Rafailidis V, Apostolou D, Charsoula A, Rafailidis D. Sonography of the scrotum—from appendages to scrotolithiasis. *J Ultrasound Med* 2015;34:507–518. (Pictorial essay).

Sadeghi-Nejad H, Simmons M, Dakwar G, Dogra V. Controversies in transrectal ultrasonography and prostate biopsy. *Ultrasound Q* 2006;22:169–175.

Sharmeen F, Rosenthal MH, Wood MJ, Tirumani SH, Sweeney C, Howard SA. Relationship between the pathologic subtype/initial stage and microliths in testicular germ cell tumors. *J Ultrasound Med* 2015;34:1977–1982.

Shebel HM, Farg HM, Kolokythas O, El-Diasty T. Cysts of the lower male genitourinary tract: embryologic and anatomic considerations and differential diagnosis. *Radiographics* 2013;33:1125–1143.

Wasnik AP, Maturen KE, Shah S, Pandya A, Rubin JM, Platt JF. Scrotal pearls and pitfalls—ultrasound findings of benign scrotal lesions. *Ultrasound Q* 2012;28:281–291. (Pictorial essay).

Bladder

Bala KG, Chou Y-H. Ultrasonography of the urinary bladder. *J Med Ultrasound* 2010;18:105–114.

Bharwani N, Stephens NJ, Heenan SD. Imaging of bladder cancer. *Cancer* 2008;20:97–111.

Wong-You-Cheong JJ, Woodward PJ, Manning MA, Sesterhenn IA. Neoplasms of the urinary bladder: radiologic-pathologic correlation. *Radiographics* 2006;26:553–580.

(张川 陈娇 陈雯 岳文胜)

第 52 章 ■ 产科超声

影像学检查。超声检查是一种可用来确定怀孕日期，监测胎儿的生长发育，评估胎儿健康状况、胎儿解剖学结构和母体盆腔内脏器的影像学检查方法。经阴道超声检查在评估早孕和判定骨盆深处的胎儿解剖结构时，是一种非常有用的方法。现代的超声检查法可实时、清晰（更好）显示解剖细节，并可实时显示胎儿在宫腔内的运动。三维（3D）超声可缩短检查时间并可为各种病症提供额外的诊断信息，包括面部异常，神经管缺陷以及心脏和骨骼畸形。当超声检查结果比较模糊时，磁共振常常作为超声检查的一种补充检查手段。磁共振能更好地显示母体骨盆器官的细节，能检查出被骨头、气体或者脂肪遮挡后显示不清的结构。胎动会限制胎儿解剖结构的显示，但是胎儿在平静状态时这个问题会通过快速扫描技术解决。CT 是妇产科骨盆检查的一种方法，但是现在很少用于妇产科骨盆的检测。

产科的超声检查标准已由美国医用超声研究所出版，美国放射学会（ACR）、超声放射医师学会（SRU）和美国妇产科医师学会（ACOG）联合签署了这份检查标准。国际妇产科超声学会（ISUOG）也发布了类似的指南。在妊娠前三个月，妊娠囊的位置和外观形状就可以查见，卵黄囊和胚芽是否存在也可以被确定。如果胚芽已经存在，就可以测量顶臀径长度，同时可记录胎心胎动；胎儿的数量可以被确定，而子宫和附件也可以检查到。应尽可能检查胎儿颈部区域并测量胎儿颈后透明层厚度（NT）。妊娠前三个月，超声检查越来越多地被用于检测胎儿畸形。妊娠中期和晚期的超声检查包括胎儿生命迹象和数量的判定，胎位，羊水量，胎盘位置及外观，胎儿大小测量（双顶径、头围、腹围、股骨长度）以及子宫和附件的评估。标准胎儿解剖学调查包括头部，面部，颈部，上唇，小脑，脉络丛，小脑池，侧脑室，中线镰，腔隔膜，四腔心脏，流出道，胃，肾，膀胱，脐带插入部位，脐带血管数量，整个脊柱以及手臂或腿的存在或缺失。有医学指示时确定胎儿性别。进行有限检查以回答特定问题，例如验证胎儿位置或确认胎儿心脏活动。通常只有在事先进行完整检查时才会进行有限的检查。当怀疑胎儿异常时，进行专项检查。专项检查可包括胎儿超声心动图、胎儿结构或胎儿多普勒超声检查。

多普勒超声在妊娠中的应用。通过彩色血流和频谱多普勒评估胎儿与母体的循环系统，对产科诊断有重要意义。然而，由于所有形式的多普勒比传统 B 型超声成像有更高水平的声波能量，因此应谨慎使用这些方式。多普勒能量输出比 B 型超声强 10~15 倍。当现代超声设备以最大功率用于多普勒检查时，声强输出足以产生明显的生物效应，包括热效应、空化效应和组织破坏。潜在的空化和组织破坏效应在妊娠早期最为显著，此时胚胎学组织很小且脆弱。在第 2 和第 3 个三个月，当骨骼存在时，热效应更为显著，这会增加吸收声能。国际围生期多普勒学会和其他组织发布了妊娠期使用多普勒的注意事项和指南。超声的暴露应尽可能低（ALARA），限制输出控制，减少超声波束集中在同一个位置的时间。只有当医疗作用大于潜在风险时，才应使用多普勒超声。产科超声不应用于非医疗原因，如非医疗照片或视频。在孕早期对正常胚胎成像时，应避免使用任何形式的多普勒超声。特别指出的是，多普勒不能用来记录正常的胚胎心脏活动。M 型超声能提供同样的信息，但能量却要低得多。

通过阳性血清绒毛膜促性腺激素（hCG）试验证实了妊娠的存在。血清 hCG 使用世界卫生组织第三或第四国际标准进行测量。血清妊娠试验被定义为阳性值高于 5MIU/mL。

早 期 妊 娠

早期妊娠包括从怀孕开始到末次月经第 13 周。这包括整个胚胎期（0 到第 10 周），它是一个动态的生长时期，也是大多数器官系统分化和发展的时期。在这一时期，因为受外界因素（感染、药物、辐射等）或染色体异常的影响，胚胎和胎儿将存在发育障碍、损伤和死亡等很大的风险。约 40%的植入受精卵会流产（孕后第一次月经时），而另外 25%~35%幸存的受精卵在妊娠早期也有较高流产的风险（征兆）。

正常早期妊娠

正常早期妊娠（表 52.1）。宫内妊娠的首要依据是妊娠

表 52.1

正常早期妊娠的超声特点

- 妊娠前 5 周可没有阳性发现
- 约 5 周时出现 2~3mm 的妊娠囊
  - 蜕膜内征或双蜕膜征可能存在，但至少 35%的病例没有，不存在这些征象并不排除宫内妊娠
- 卵黄囊大约在 5.5 周时出现（平均囊直径>8mm），并提供了妊娠囊的确切证据
- 胚胎在大约 6 周时可见，平均囊直径为 10mm
  - 双气泡的征象可能更早看到
- 胚胎心脏活动在大约 6 周时可见，可能需要经阴道超声来显示
- 6.2~7 周的正常胚胎心率为 100~120 次/min。7 周后平均心率为 137~144 次/min
- 只有 M 型超声才应该用来记录胚胎的心脏活动和心率，多普勒超声不可以

囊。目前高分辨率超声可以看到小于 2~3mm 的妊娠囊，相当于 4.5~5 周的妊娠期。正常妊娠囊和假妊娠囊还是比较好鉴别的，假妊娠囊通常与异位妊娠有关。蜕膜征象表明在 4.5 周时就有一个界限清楚的囊性结构植入高回声蜕膜内（图 52.1）。蜕膜是指妊娠子宫的子宫内膜，这种征兆的敏感性为 60%~68%，特异性为 97%~100%。正常的妊娠囊在超声上呈现一个圆形或椭圆形的囊性结构，位于子宫底部附近的子宫内膜内。正常妊娠囊的回声边缘厚度大于 2mm，代表绒毛膜蜕膜反应。双蜕膜征是由妊娠早期三层蜕膜显示出来的（图 52.2）。孕激素、黄体酮和其他激素，作用于子宫内膜扩大基质细胞和增加血管，促进着床和妊娠发育，真性蜕膜覆盖在子宫内膜腔上，蜕膜被膜覆盖在妊娠囊上。

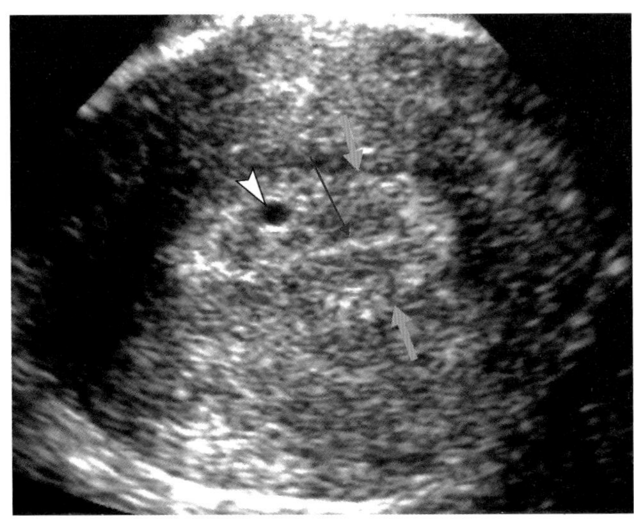

图 52.1　蜕膜内征。经阴道横切面子宫图像显示一个微小的妊娠囊（箭头）植入增厚的蜕膜（蓝色箭之间）。注意妊娠囊完全位于蜕膜内的偏心位置，并与标志子宫腔塌陷的回声线（细红色箭）明显分离。子宫囊的大小与月经年龄约为 4.5 周的妊娠相对应。

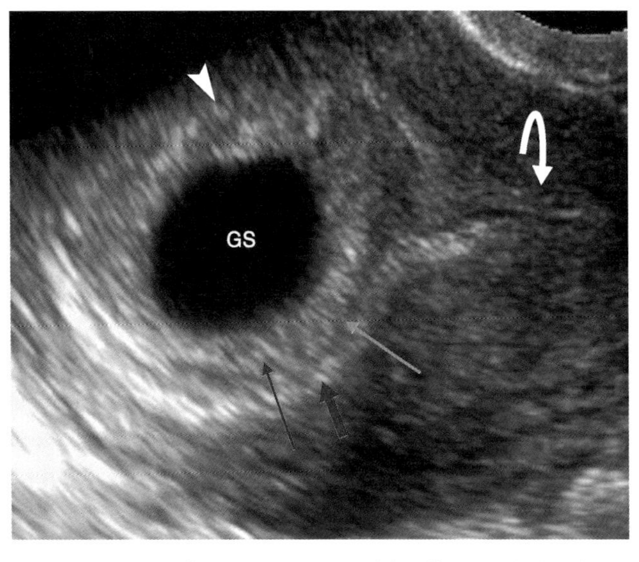

图 52.2　双蜕膜征。放大的纵向阴道内图像显示子宫内孕囊（GS）和正常的蜕膜层，产生双蜕膜征。包蜕膜（细红色箭）覆盖着孕囊。壁蜕膜（短粗红色箭）勾画出子宫腔。这两个蜕膜表面被代表子宫腔的黑色线（细蓝色箭）隔开。子宫腔继续延伸至子宫下段（弯箭），子宫下段由回声增强的壁蜕膜覆盖。宫腔前壁的着床部位（箭头）只有一层蜕膜基底膜，与孕囊绒毛结合形成前置胎盘。

基底蜕膜促进着床部位中心的形成。子宫内膜腔中的少量液体将真蜕膜与蜕膜隔离开来，这样就可以看到“双蜕膜”。妊娠囊的游离缘由绒毛膜和蜕膜组成，通常至少有 2mm 厚。因为胎盘依附于子宫壁，所以双囊不完整。双蜕膜征对早期宫内妊娠敏感性约 64%，特异性接近 100%。卵黄囊是超声在孕囊内看到的第一个结构，是确定妊娠囊的决定性因素。它是一个直径 2~6mm 的球形囊性结构（图 52.3），通过一根细茎即卵黄管，与胚胎的中肠相连。梅克尔憩室是卵黄蒂（也叫卵黄管）与末端回肠连接部的残留物。卵黄囊是胚胎内血细胞形成的最初场所，它在羊膜和绒毛膜间的羊水中自由漂浮着。通常它是妊娠囊内最早被检测到的结构，也是确诊早孕的标志。正常妊娠时，经阴道超声应能观察到 8mm 平均囊径（MSD）的卵黄囊。卵黄囊可见于 5.5 周，通常在 12 周胎龄（GA）时消失。胚胎首先在卵黄囊的边缘呈板状结构。胚胎在羊膜腔内发育，卵黄囊在绒毛膜腔内。两个相邻的囊性结构，即含有胚胎的羊膜囊和卵黄囊，被称为双泡征。当胚胎只有 2mm 左右大时，经阴道超声就能被检测出（图 52.4）。大约 6 周后，当使用实时超声检查法对胚盘进行仔细检查时，原始心管搏动可以被检测到。胚胎、羊膜腔和绒毛膜腔按比例增大，直到胎儿尿液开始产生时大约 10 周。羊膜腔在 14~16 周时，随着羊膜和绒毛膜的融合，羊膜腔比绒毛膜腔扩大得更快。

胚胎可见之前估计胎龄的方法，可以测量妊娠囊的平均直径（MSD），一旦胚胎可见，就可以获得胚胎或胎儿的顶臀长（CRL）测量值。参见胎儿测量和生长。

黄体在卵巢上发育，位于发生排卵的优势卵泡部位。黄体分泌雌激素、孕酮及其他对建立和维持妊娠至关重要的激素。超声必须认识到黄体的广泛正常外观，以便准确诊断妊娠早期

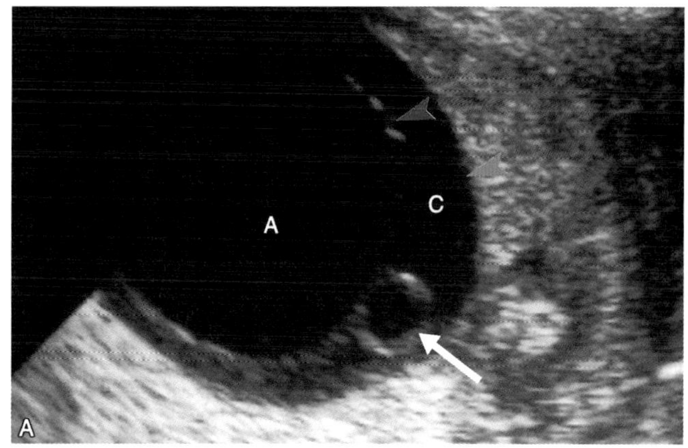

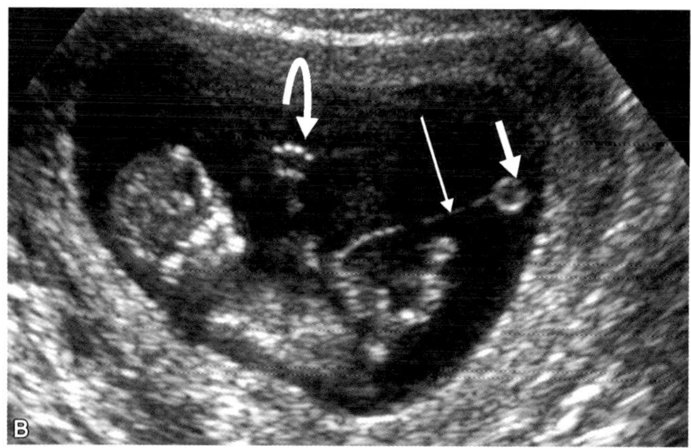

图 52.3　卵黄囊。A. 经阴道可见卵黄囊(箭所示)。正常的卵黄囊直径小于 6mm,呈球形,液体充满一个薄壁。卵黄囊位于羊膜薄膜(红色箭头)和绒毛膜(蓝色箭头)之间的绒毛膜流体空间(C),绒毛膜限定了妊娠囊内流体的体积。胚胎在羊膜腔(A)内发育。B. 11 周胚胎的图像显示卵黄管(细长箭)从脐部延伸到卵黄囊(短箭)。发育中婴儿的手指(弯箭)也很清楚。

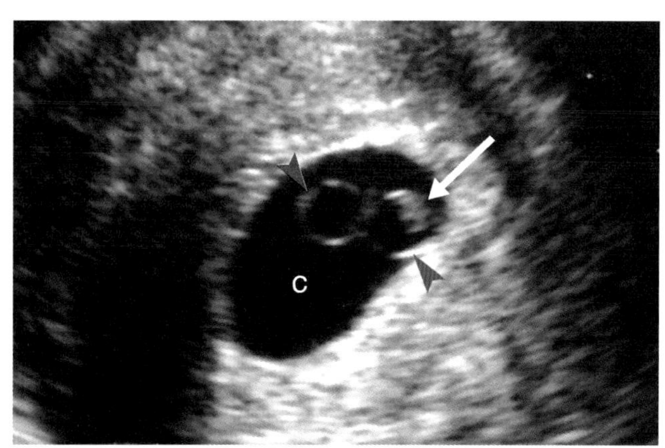

图 52.4　早期胚胎双泡征。双泡是由卵黄囊(红色箭头)和羊膜囊(蓝色箭头)悬浮在早期绒毛膜囊(C)的液体中形成的。胚胎被视为羊膜囊内的微小圆盘状结构(箭)。早期心脏活动在小胚胎中常见。

的异常情况(图 52.5)。排卵后,黄体立即在卵巢上出现局部出血。它很快发展成一个囊性结构,平均大小为 2~5cm,含有透明液体或液体,内部有漂浮的回声或出血凝块。彩色多普勒显示黄体周围有一个强回声的血管化环,并提供血流以支持激素的产生。黄体囊肿急性出血可能是妊娠早期盆腔疼痛的原因。黄体可能类似于异位妊娠,但应记住,大多数异位妊娠发生在输卵管内,而黄体是卵巢结构。在多达 1/3 的病例中,黄体可能出现在卵巢上,与输卵管异位妊娠的一侧相对。

胚胎的正常发育解剖。胚胎在孕早期的正常发育解剖包括菱形的囊性外观和进入脐带底部的肠道突出。6~8 周,后脑(菱脑)形成一个突出的囊性结构(图 52.6),成为正常的第四脑室。在 9~11 周,中肠疝入脐带底部,形成一个生理性脐膨出,被视为一个突出的中线前腹壁肿块,大小为 6~9mm(图 52.7)。这些正常的发育标志不能被误认为是异常现象。

异常早期妊娠

早期妊娠最常见的临床问题是阴道出血或盆腔疼痛。在确诊的妊娠中,大约 25%会流产,1%~2%为异位妊娠。超声用于评价妊娠的正常发育和鉴别阴道出血的各种原因。由于多项研究表明,一些早期正常妊娠使用过去 30 年制定的美国标准被诊断为无活力,SRU 于 2012 年组织了一次多专业会议,为活力不确定和位置未知的早期妊娠制定了新的共识指南(表 52.1~表 52.3)。这些新指南发表于 2013 年,并已通过后续研究进行了验证。推荐用于报告表现为盆腔疼痛和阴道出血的早期妊娠的新术语为活性妊娠、非活性妊娠、不确定活性的宫内妊娠、不明位置妊娠和异位妊娠。

表 52.2

孕早期无效妊娠标准

- ■ **妊娠失败的诊断**(非活性妊娠)
  - 无胚胎心跳,顶臀长≥7mm
  - 无平均囊径≥25mm 的胚胎
  - 若初次超声检查妊娠囊内未见卵黄囊,14d 后复查,妊娠囊内仍未见有心搏的胚胎
  - 若初次超声检查妊娠囊内见卵黄囊,11d 后复查,妊娠囊内仍未见有心搏的胚胎
- ■ **可疑但未诊断为妊娠失败**(不确定活性的妊娠)
  - 顶臀长<7mm,无心跳
  - 平均囊直径 16~24mm,无胚胎
  - 若初次超声检查妊娠囊内未见卵黄囊,7~13d 后复查,妊娠囊内仍未见有心搏的胚胎
  - 若初次超声检查妊娠囊内见卵黄囊,7~10d 后复查,妊娠囊内仍未见有心搏的胚胎
  - 空羊膜
  - 卵黄囊大于 7mm
  - 平均囊径与顶臀长度差小于 5mm
  - 如果发现这些现象,则 7~10d 后进行后续超声检查

表 52.3

异位妊娠的临床危险因素

- ■ 输卵管结扎
- ■ 输卵管手术史
- ■ 盆腔炎/输卵管炎
- ■ 异位妊娠史
- ■ 有宫内节育器
- ■ 子宫内膜异位症
- ■ 体外受精
- ■ 怀孕前的吸烟史
- ■ 子宫内膜或子宫肌层手术史

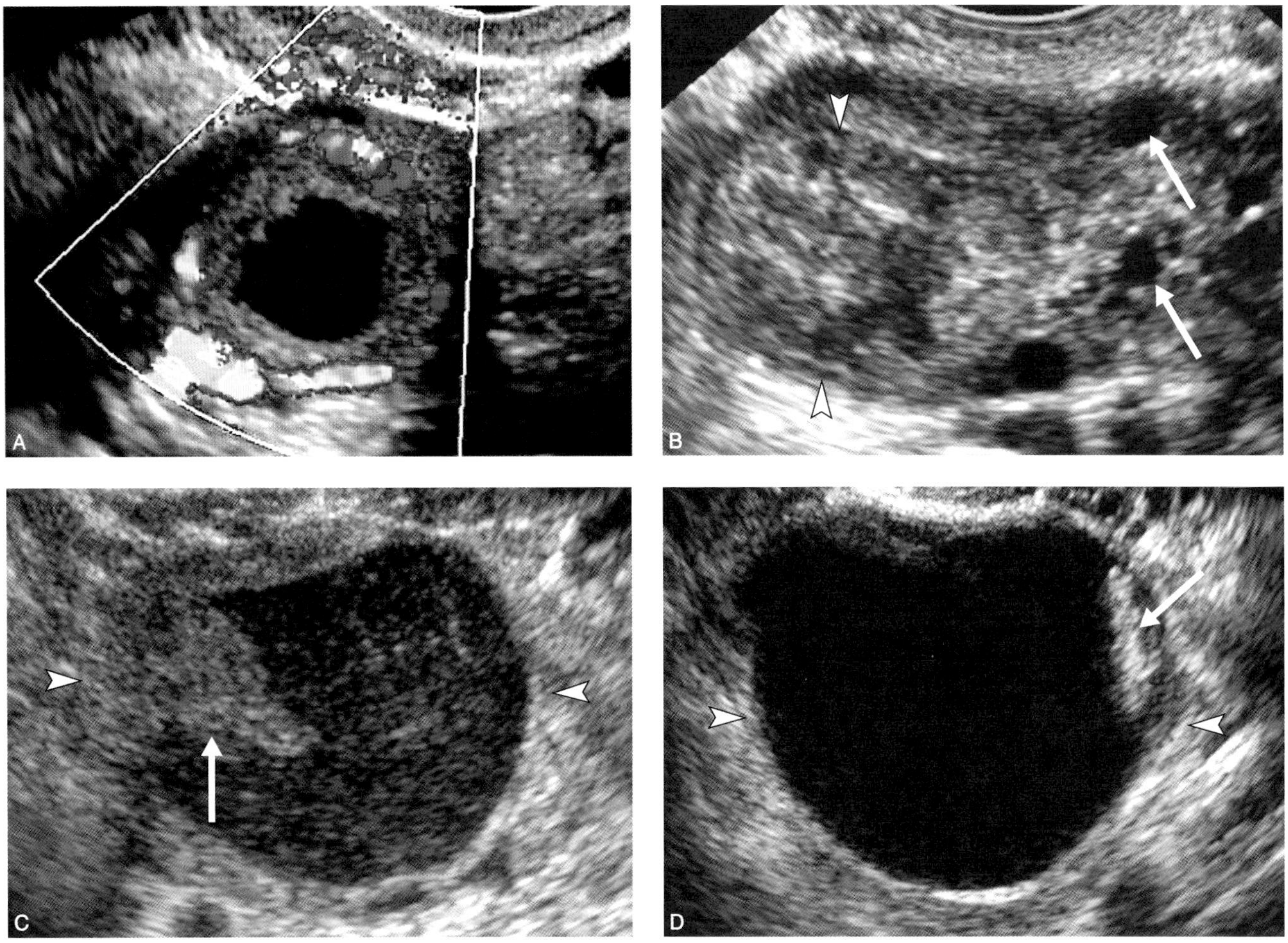

图 52.5　黄体。A. 经阴道彩色多普勒卵巢图像显示一个 3cm 的囊肿，周围有一个强回声的黄体血管环（火环）特征。黄体分泌对妊娠发育至关重要的激素。B. 卵巢经阴道图像显示黄体（箭头之间）囊泡塌陷，发生在排卵后。注意确认卵巢结构位置的优势卵泡（箭）。C. 黄体高度血管化，易发生内出血，形成出血性卵巢囊肿（箭头之间）。注意囊肿内的回声凝块（箭）和颗粒状液体。D. 出血性黄体囊肿（箭头之间）可能扩大成为一个突出的盆腔结构，并在妊娠早期成为附件疼痛的来源。黄体囊肿直径 5cm。囊肿内的血凝块（箭）可能与含有胚胎的异位妊娠不好区分。

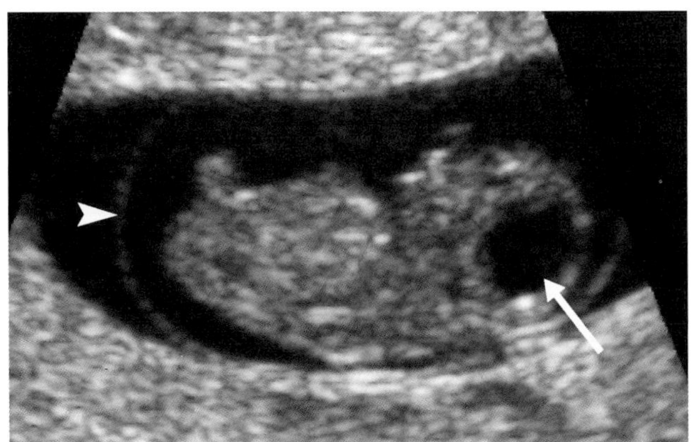

图 52.6　正常囊性菱脑。一个 7 周的胚胎在头盖骨内有一个突出的囊性结构（箭）。这是孕 6~8 周出现的菱形脑囊发育的正常阶段。菱脑的发育导致后窝结构正常。羊膜（箭头）很明显。

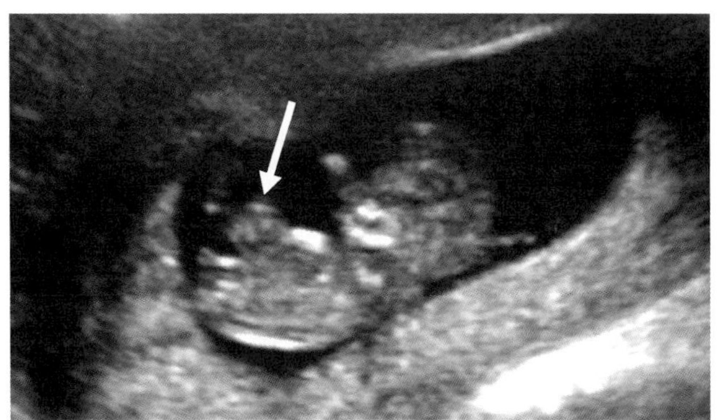

图 52.7　正常的中肠疝。一个 10 周的胚胎在脐带水平上显示一个突出的凸起（箭）。这是由于正常的中肠疝入脐带底部，发生在妊娠 9~11 周。这种正常结构的尺寸不应超过 1cm。

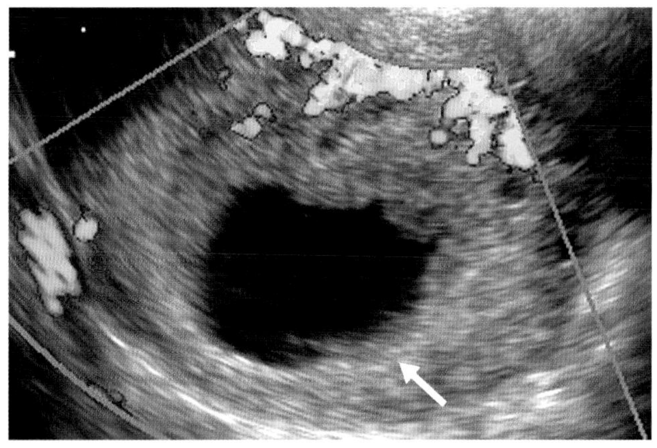

图 52.8　妊娠失败。经阴道超声显示子宫内有一个直径为27mm 的空孕囊。囊缘轮廓不规则，蜕膜反应（箭）不清楚，仅有微弱的回声。彩色多普勒仅显示子宫肌层的血流。根据2013 年修订的标准，当 MSD 大于等于 25mm 时，经阴道子宫应始终可见胚胎。多普勒超声应谨慎使用，尤其是在早孕期怀疑异常妊娠时。

活性妊娠可能会导致活产婴儿。在超声检查阴道出血时，大多数存活的妊娠显示正常（表 52.1）。

非活性妊娠不可能导致活产婴儿（表 52.2）。非活性妊娠包括失败的宫内妊娠和异位妊娠。

流产是指在妊娠 20 周以前终止妊娠。自然流产是因为自然原因而导致妊娠终止。有 10%～15%的已知怀孕者是自然流产的，超过 60%的自然流产者有染色体异常症状。许多临床术语用来描述流产。先兆流产是指在妊娠早期发生阴道出血和子宫痉挛，但宫颈未开，先兆流产使大约 25%的妊娠情况变得复杂。难免流产表现为宫颈口扩张，胎儿或者胎盘组织堵在宫颈口内。完全流产则表示子宫里面所有的内容物都已经完全排出。不全流产指的是部分妊娠物残留在子宫内。过期流产指的是胎儿已经死亡但仍留在子宫内。习惯性流产是指 3 次或多次连续的自发流产。假妊娠或萎缩卵是指在怀孕过程中胚胎死亡，不能再看到胚胎发育的迹象。

空孕囊。超声检测出没有胚胎组织的妊娠囊包括早期的宫内妊娠和已经无法存活的宫内妊娠（假妊娠）（图 52.8）。一个空胚囊应该是不同于异位妊娠所伴随着的假孕囊（见图 52.13）。一个妊娠囊如果具有以下特征则是异常的：尺寸大（孕囊平均直径>25mm）却没有胚胎组织或者卵黄囊，扭曲的形状，不规则的轮廓，细的或者不明显绒毛膜蜕膜反应，双蜕膜征缺失，或者位置异常。尺寸大却没有胚胎组织或者卵黄囊，扭曲的轮廓，则有 100%的特异性和阳性率预示判定为不能存活的妊娠现象。很多作者推荐允许 1～2mm 的误差界限，并要求在几天之内对可疑问题进行重复检测。

胚胎死亡或胎儿死亡。经阴道超声检查证实 CRL≥7mm 但无心脏活动的胚胎，可诊断为胚胎死亡或胎儿死亡（图 52.9）。即使在 CRL 小至 1.5mm 的胚胎中，经阴道超声也可以显示心脏活动。经阴道超声还可以看到小的、正常的但没有心脏活动的活胚胎（CRL<7mm）。CRL 小于 7mm 且无心脏活动的胚胎应在几天内复查以确认存活能力。M 型超声用于记录可视化的心脏活动。

不确定活性的宫内妊娠是指没有胚胎心跳，也没有明确妊娠失败的宫内妊娠囊的存在（表 52.2）。经阴道超声显示的早

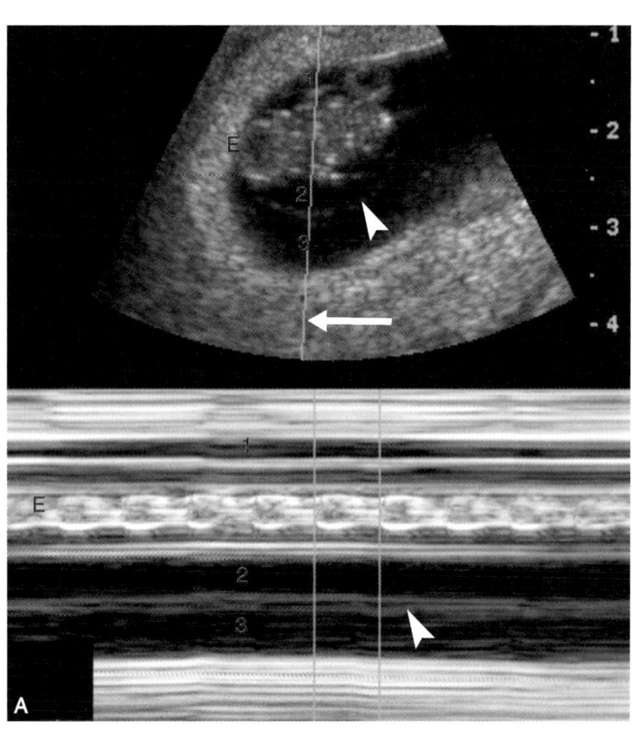

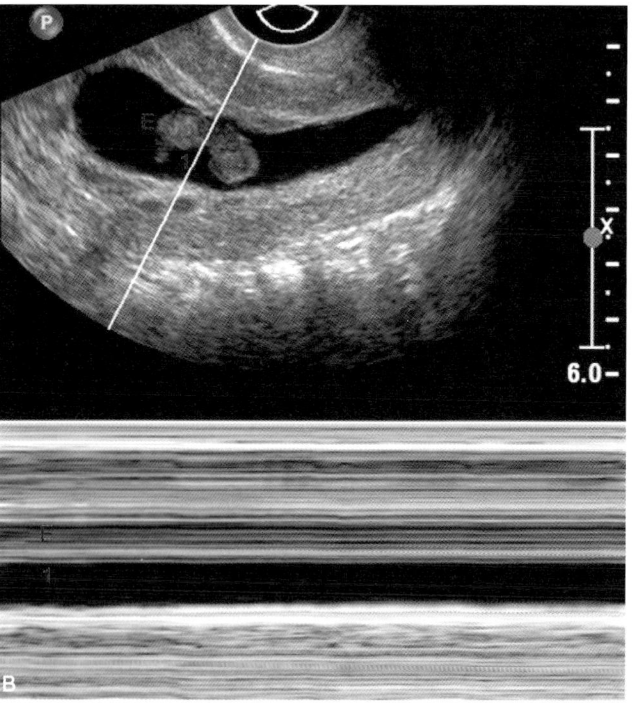

图 52.9　正常的胚胎心跳和胚胎死亡。A. M 型超声用于记录 8 周胚胎（CRL 17mm）的正常心跳。白线（箭）表示铅笔束 M 型声波通过胚胎（E）的路径。M 型光束可以转向所需的方向。M 模式跟踪显示在图像的下半部分。心跳在胚胎（E）水平上表现为波浪形线条。在 M 模式追踪中，数字 1 表明胚胎表面的液体显示为暗带（1）。数字 2 表示羊水刚好在胚胎深处。箭头表示在 M 型追踪中羊膜呈波浪状回声线。数字 3 表示羊膜外的绒毛膜液（箭头）。B. M 型超声用于记录这 8 周后死亡的胚胎（E）（CRL 19mm）中没有心跳。实时经阴道检查未显示心脏活动。M 型光束通过心脏（E）的适当位置引导。没有活动。数字 1 表示胚胎深部的液体是 M 型示踪的暗带。

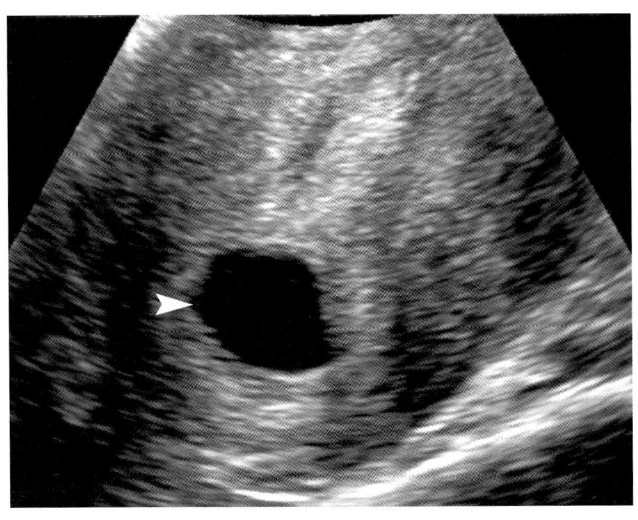

图 52.10　不确定活性的宫内妊娠。子宫横切面显示一个非特异性宫内积液(箭头)测量 MSD 为 14mm。根据 2013 年 SRU 标准,这应被视为一种可能可行的宫内妊娠,除非有其他证据表示妊娠失败。建议 7~10d 内复查。

期妊娠囊变异很大。常缺乏蜕膜内征和双蜕膜征。妊娠的预后与它们的缺乏无关。妊娠患者宫腔内的所有圆形或椭圆形积液应作为妊娠囊和潜在的有活力的妊娠进行治疗,除非被证实(图 52.10)。

不明位置妊娠描述的是在女性尿液或血清妊娠试验阳性的情况下,经阴道超声检查无宫内或异位妊娠。主要的诊断考虑是早期宫内妊娠、隐匿性异位妊娠和完全自然流产。单次定量 hCG 测定未区分这些条件。通过超声检查,约 8%早期妊娠可能属于此类。超声调查结果包括以下内容:

- 子宫空虚,无宫内积液,无异位妊娠证据。如果单次 hCG 水平≥3 000IU/mL,则不太可能发生宫内妊娠;然而,这些结果尚不明确。
- 非特异性宫腔内积液,轮廓光滑,呈圆形或椭圆形,无卵黄囊或胚胎,附件正常。这很可能是宫内妊娠,但异位妊娠不完全除外。宫腔内积液可能是假妊娠囊。

对于这两种结果,只要患者血流动力学稳定,建议在 7~10 周内进行超声随访和 hCG 测定。

异位妊娠的发生率只有 2%,但这也是孕产妇死亡的主要原因(孕产妇死亡率的 9%~14%)。异位妊娠的误诊仍然是最常见的医疗事故。大约一半的异位妊娠最初是无症状的,但随后破裂并出现阴道出血和盆腔疼痛。异位妊娠的高危患者包括有盆腔炎、输卵管手术、子宫内膜异位、诱导排卵、以前有过异位妊娠或者使用过宫内避孕器避孕等病史的患者(表 52.3)。大多数异位妊娠发生在输卵管。异位妊娠的罕见位置还包括腹腔,卵巢和子宫颈。所有妊娠试验阳性(β-hCG)并且有阴道出血,盆腔疼痛或附件包块的患者,都必须考虑存在异位妊娠的风险。

只有当一个有生命力的胚胎或一个具有卵黄囊的妊娠囊被确定存在子宫以外的位置时,超声检查才能肯定有把握地诊断为异位妊娠。在任何情况下,我们都要处理有相对危险度的情况(表 52.4)。当超声检查法确定了宫内妊娠,异位妊娠并存的危险就非常低,大概是 1/30 000。并发宫内妊娠与宫外孕(专业术语称作异位妊娠)是存在的,特别是使用药物诱导排卵

表 52.4

异位妊娠的表现

- ■ **最特异(100%特异,但敏感性低,18%~26%)**
  - 子宫外有心跳的活胚胎
- ■ **附件肿块与卵巢肿块鉴别(89%~100%病例)**
  - 输卵管环(孕囊周围的回声环,40%~68%的案例)
    - 如果存在胚胎和卵黄囊,则具有高度特异性
    - 如果有卵黄囊但没有胚胎,则特异性较差
  - 与卵巢分离的复杂附件肿块
  - 火环征(彩色多普勒显示血流丰富)
    - 不具体
    - 更有可能是黄体
- ■ **骨盆中的复合物游离液体**
  - 强烈提示异位妊娠破裂
- ■ **异位妊娠宫内表现**
  - 正常子宫内膜(86%的病例)
  - 妊娠囊(10%~20%的病例)
    - 宫腔内积液
    - 中心位置周围有厚厚的回声蜕膜
    - 常见的角状或泪滴状
  - 子宫内膜与肌层交界处的蜕膜囊薄壁囊肿

的病人。当宫腔是空的(没有妊娠囊),并且证实了黄体囊肿以外的附件包块,异位妊娠的风险很高。类似地,当子宫是空的并且在直肠子宫陷凹中看到中等或大量的回声液或血凝块时,可能发生异位妊娠。一个妊娠试验阳性的患者,即使超声检查完全正常但未确认为宫内妊娠时,特别是超声检查法检查是完全正常但是子宫内妊娠没有最后确认时,仍然存在异位妊娠的风险。超声检查就是用来找出确定的相对风险。这种检查,需与临床病史和体格检查相结合,来确定异位妊娠的风险和患者下一步的检查。

超声对异位妊娠的检查结果包括显示为有环状回声的包含液体成分的宫外妊娠囊,管状环形征(40%~68%的异位妊娠)(图 52.11)。一个存活的或者死亡的胚胎组织可能会显示出来。发生在卵巢的异位妊娠囊肯定是不同于黄体囊肿的。出血的黄体囊肿看起来像是胚胎组织。最关键的鉴别是看囊性肿块是否来源于卵巢组织(图 52.12)。大多数异位妊娠发生在输卵管,可以在经阴道超声上实时显示,而且是与卵巢分开的。植入卵巢内的异位妊娠是非常罕见的,而黄体囊肿是起源于卵巢组织的。输卵管积血或异位妊娠破裂后将表现为形态不定的包块或者缺乏胚胎组织或妊娠囊的附件区复杂包块(血肿)。盲管里的血液通常显现为有回声的液体,但是如果是液体它也可能完全无回音区,如果凝结以后也可以表现为无回声或者呈现出固体样的声像图。在直肠子宫陷凹中适度或大量的回声液体或血凝块可高度预测异位妊娠。直肠子宫陷凹的少量无回声液是常见且正常的发现。在存在异位妊娠的情况下,子宫内膜会变厚并且回声,反映出由妊娠激素诱导的子宫内膜向蜕膜的转化。在约 20%的异位妊娠中,因为宫腔里血液的聚集而形成的囊性肿块称作假孕囊(图 52.13)。真孕囊与假孕囊的区别在于前者有卵黄囊或胚胎的存在。双蜕膜征

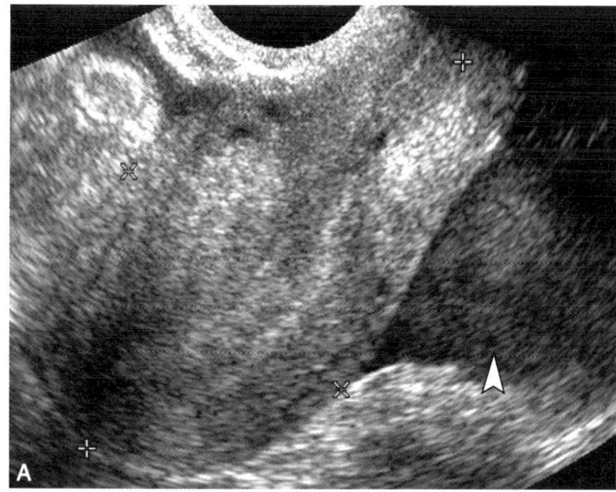

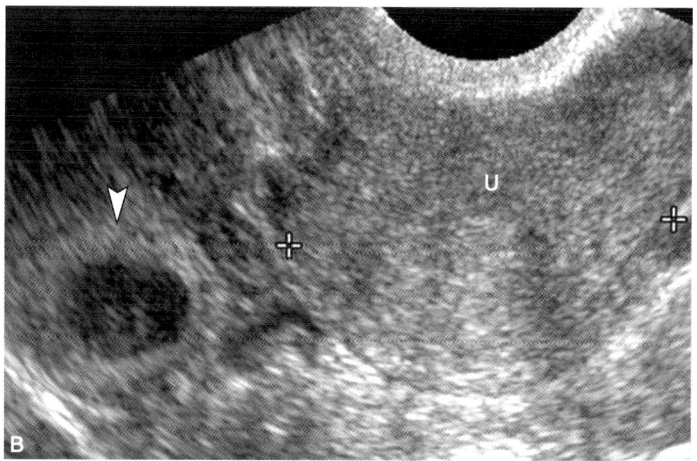

图 52.11 异位妊娠。A. 阴道超声纵切面显示一妊娠患者的空虚子宫(光标之间)。发生回波的血液(箭头)扩大的盲管。B. 阴道超声横切面显示在右附件有一个管状环形征(箭头),高度提示异位妊娠。U,子宫(光标之间)。

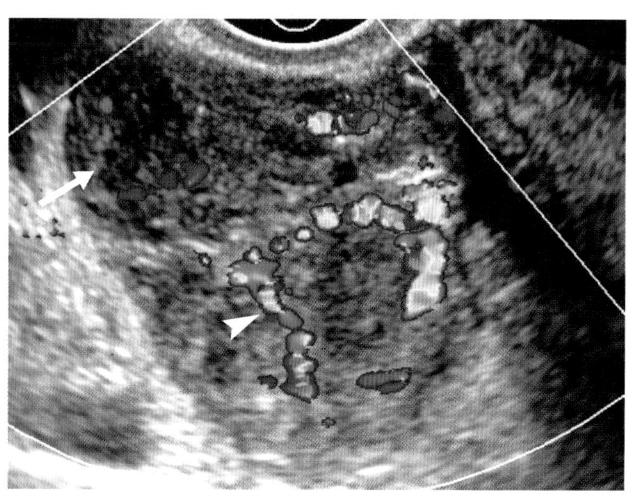

图 52.12 输卵管异位妊娠——“火环征”。经阴道超声显示输卵管肿块周围有一个圆形(箭头)的强血管。这被称为异位妊娠的“火环征”。邻近卵巢(箭)黄体周围血管密度较低。实时超声检查需要将卵巢和输卵管肿块区分开。

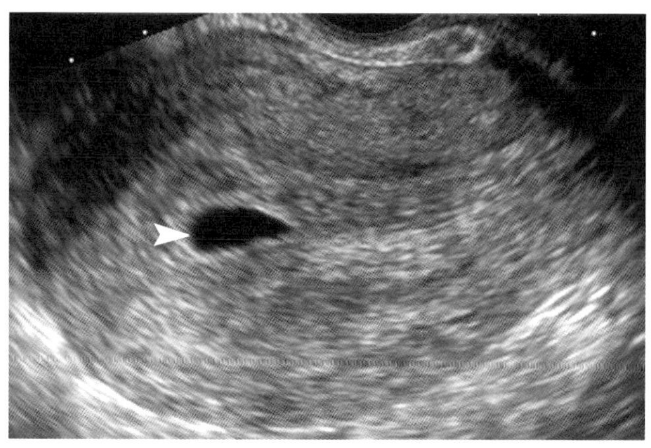

图 52.13 假孕囊。异位妊娠患者子宫内膜腔(箭头)内的液体与宫内孕囊相似。

提示为真孕囊,但也不完全可靠。假孕囊位于子宫管内的中央,而正常的真孕囊在蜕膜内偏心植入。多普勒超声研究显示假孕囊血流稀少或不存在,而真孕囊具有高速低阻的血流信号。大多数异位妊娠的血清 hCG 水平 <3 000IU/mL,常 <1 000IU/mL。然而,hCG 水平是变化的,不能预测异位妊娠的破裂。

异位妊娠发生在下列部位:

输卵管(95%),最常见于输卵管壶腹部(70%输卵管妊娠)。

间质(2%~4%),与母亲严重出血的高发生率有关。着床于输卵管的子宫肌层部分,可使妊娠发展至 16 周,伴有较大的供血动脉。宫底妊娠囊呈偏心性,邻近子宫肌层变薄至 5mm 以下,可与双角子宫单角妊娠相混淆。

卵巢(<3%),与黄体难以鉴别。着床在卵巢实质上。最常发生于放置宫内节育器时。

腹腔(约 1%),可能由于破裂的异位妊娠继发性种植在腹膜腔内而发生。与孕产妇死亡率的显著增加相关,因为妊娠的增长是不受限制的。胎盘位于子宫腔以外。妊娠不被子宫肌层包围。

剖宫产瘢痕(<1%),因瘢痕及周围子宫肌层较薄,易发生破裂。着床在变薄的子宫下段。无附件包块。可能有必要进行子宫切除术。

宫颈(<1%),与既往扩张和刮宫有关。子宫呈沙漏状,增大的宫颈内含妊娠囊。

异位(<0.01%),子宫内和异位妊娠是非常罕见的自然发生,但更常见于体外受精。

异位妊娠的治疗选择包括使用甲氨蝶呤作为细胞生长抑制剂的药物治疗。因为可以保持输卵管的通畅性,这种方法越来越受欢迎。其他选择包括手术切除,异位妊娠局部注射甲氨蝶呤或氯化钾。多达 15%异位妊娠可自行消退。

定量血清 hCG 水平应与超声检查相结合,以协助判别异常妊娠。先前定义的 hCG 值鉴别水平已被确定为不完全有效。SRU 委员会建议,单一的 hCG 水平不应用于排除潜在的正常宫内妊娠或明确诊断失败或异位妊娠。连续的 hCG 水平可能更有帮助,但也显示出变化。一般来说,hCG 的定量水平大约

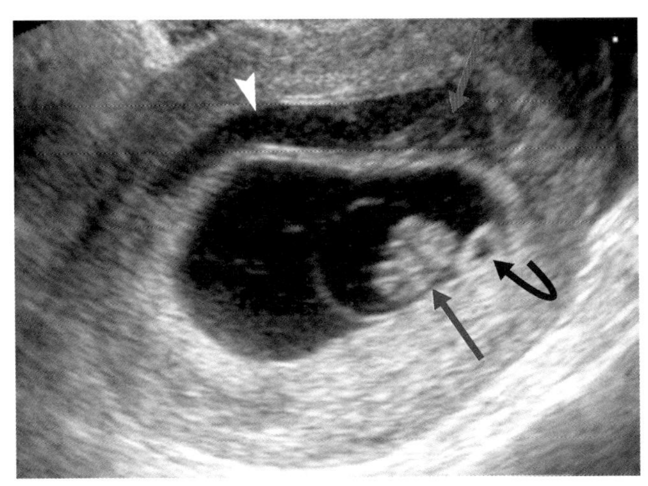

图 52.14　绒毛膜下出血。出血（箭头）可见于包蜕膜和壁蜕膜之间的子宫腔。与液体血液相比，一些血液是凝固的并且显示为更多的回波（蓝箭）。一个存活的胚胎（红箭）存在于它的羊膜囊。卵黄囊（弯箭）部分可见。

每两天翻一倍。

绒毛膜下出血。在孕 20 周之前，绒毛膜下出血是妊娠期女性出血常见的结果（18%～22%）。所有的病例都可以显示，因为胎盘边缘静脉出血从而分离。血肿首先在绒毛膜下聚集，因为与从胎盘分离相比，绒毛膜更容易从子宫肌层分离。如果血肿得到限制，患者可能表现出无症状；如果血肿通过子宫颈渗出，就会表现为阴道出血。很多患者绒毛膜下出血是在无意中检测到的；然而据报告，自然流产率增加与大血肿（妊娠囊周长的 2/3 以上被包围）、高龄产妇（>35 岁）和早期 GA（<8 周）相关。超声检查出的出血现象因为年龄而不同（图 52.14）。急性出血是由无回声到低回声的；伴随着血液的凝固，它变成高回声且不均匀；伴随着溶解，血肿从低回声恢复到无回声。

受精卵植入期出血是一个非特异性的名词，指绒毛膜附着在子宫内膜部位的少量血液集合。本质上，绒毛膜下小范围的出血发生在怀孕早期，超声检查跟踪调查是评估进展的保证。

残留的妊娠物（RPOC）。自然流产或人工流产后，甚至正常分娩后，患者可因妊娠物排出不完全而导致阴道继续出血。RPOC 最常见的超声表现是宫腔内的回声团块，表现为部分胎盘滞留（图 52.15）。包块与正常胎盘一样，回声较子宫肌层强。滞留胎盘组织的息肉样或带蒂肿块称为胎盘息肉。血块表现为宫腔内无血流的低回声团块。RPOC 表现的变异包括子宫内膜不规则增厚（>10mm）、高反射结构伴以代表胎儿部分或钙化胎盘残留的阴影或代表坏死组织的混合回声团块。彩色多普勒所见变化很大，显示 RPOC 内血管稀少或无血管，或肿块内血流丰富（图 52.15B），子宫肌层类似子宫动静脉畸形。保留的滋养细胞组织中高速血流（收缩期峰值流速>60cm/s）与手术切除时大量出血有关。

妊娠滋养细胞疾病

妊娠滋养细胞疾病是一组介于良性与高度恶性之间的肿瘤。所有的病变均来源于异常胎盘组织且是妊娠后遗症。良性和恶性的肿瘤均能产生 β-hCG，β-hCG 水平显著增高是具有特异性的，并且连续的测量是肿瘤活动灵敏和可靠的指标。在美国，妊娠滋养细胞疾病更复杂，其发病率为 1/1 000～1/2 000，远东和拉丁美洲发病率更高。40 岁以上的妇女和那些有葡萄胎妊娠史的妇女风险也有所增加。

葡萄胎是妊娠滋养细胞疾病最常见（80%）的良性肿瘤，但是它具有发展成为恶性肿瘤的可能。由于胎盘水肿和滋养层的增殖，绒毛变得肿胀而形成囊状小水泡，就像一串葡萄。患者表现为剧吐，妊娠性高血压和阴道出血。随着时间的推移，子宫可能会增大（50%）、正常（35%）或变小（15%）。葡萄胎有两种类型，完全性葡萄胎（典型葡萄胎）（70%）侵及整个胎盘，没有胎儿组织，并且是二倍染色体；部分性葡萄胎（30%）只侵及一部分胎盘组织，是与异常的胎儿联系在一起的，是三倍染色体（由于 1 个卵子与 2 个精子受精），这种情况对胎儿来说是致死性的。在双胎妊娠中，很少有 1 个正常的胎儿与 1 个完全性葡萄胎共存的现象；即使存在这种情况，由于母体葡萄胎并发症的影响，正常胎儿的预后往往也是很差的。

妊娠早期完全性葡萄胎的超声表现为子宫内充满血流丰

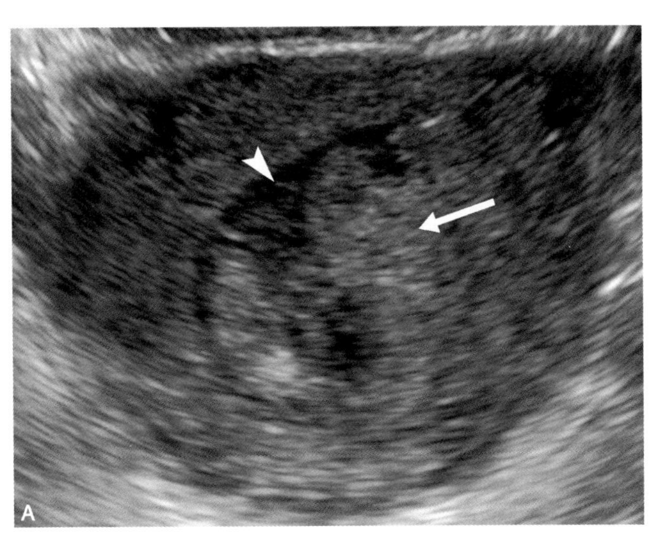

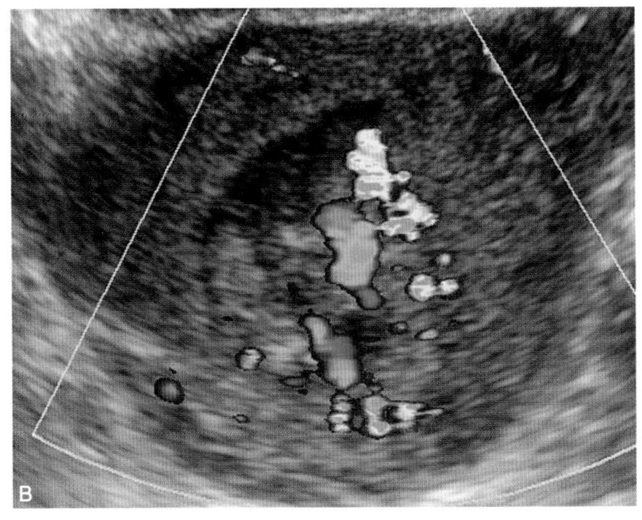

图 52.15　胎盘残留。A. 自然流产后持续出血的妇女，子宫横切面图像显示低回声物质（箭）代表胎盘残留，高回声物质（箭头）代表子宫腔内血液和凝块。B. 同一患者子宫的横向彩色多普勒图像记录了持续的血液流向残留的胎盘。

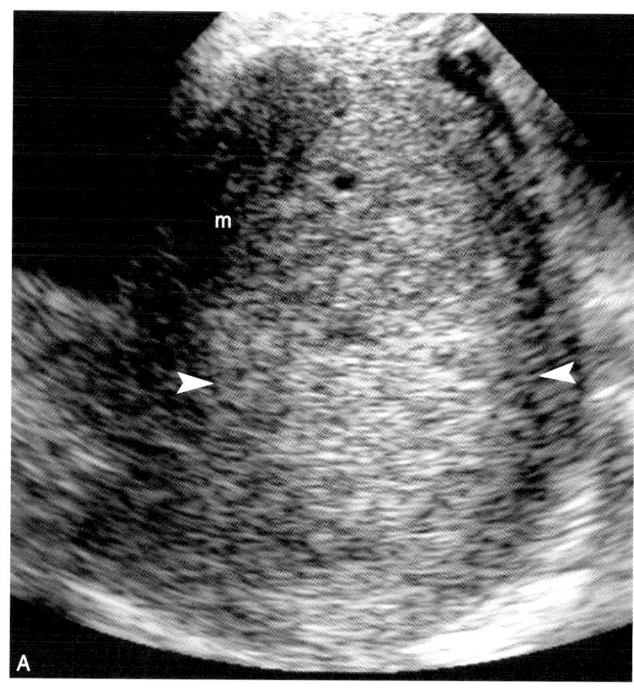

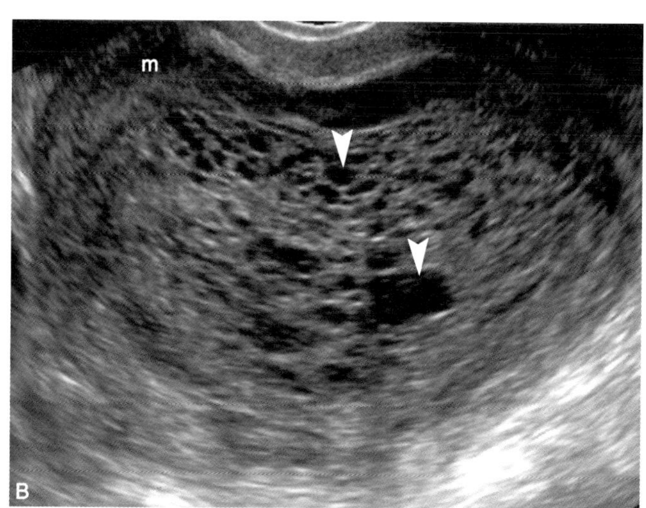

图 52.16　葡萄胎。A. 经阴道超声显示妊娠初期充满宫腔的葡萄胎（箭头之间），呈“暴风雪”样表现。B. 在另一名患者孕中期检查中，在葡萄胎中发现更多离散的囊性组织（箭头）。m，子宫肌层。

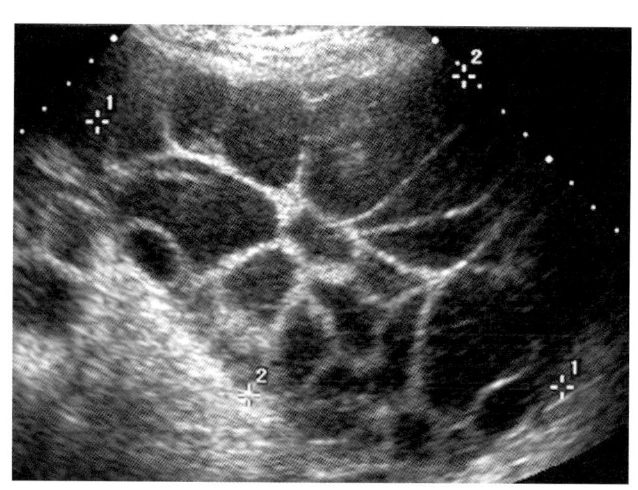

图 52.17　卵泡膜黄素化囊肿。腹部声像图显示接受不孕疗法的双胎妊娠患者其卵巢增大（光标之间：+），其内多个囊性结构。β-hCG 水平也显著升高。该卵巢大小为 16cm×12cm×8cm。

富的实性回声团，通常被描述为“暴风雪”征。组成葡萄胎的小囊泡太小，难以分离，但可引起无数的声反射界面，产生后方回声增强（图 52.16）。在妊娠中期，由于囊泡增大，2~30mm 大小的单个囊泡变得明显，产生成串的葡萄外观。部分性葡萄胎显示仅部分胎盘有水泡状改变。相关的三倍体胎儿有多种异常。葡萄胎的典型表现并不总是明显的。葡萄胎妊娠偶可表现为类似胚胎妊娠的无回声积液。在 25%~65%的葡萄胎妊娠患者中，卵泡膜黄素囊肿表现为双侧卵巢巨大囊性增大的分隔囊肿（图 52.17）。卵泡膜黄素囊肿是由于血 hCG 升高对卵巢过度刺激所致，最常见于中期妊娠的葡萄胎妊娠。

侵袭性葡萄胎（绒膜腺瘤）指的是葡萄胎组织的入侵，但是通常没有超过子宫肌层。它可以在 10%的患者中发现并通常在葡萄胎开始治疗后变得明显。超声显示有回声的滋养层组织穿透进入子宫肌层。MR 在显示如局灶性子宫肌层肿块、血管扩张以及出血和坏死等肌肉侵袭性疾病的表现上比超声更敏感。

绒毛膜癌是一种高度恶性肿瘤，只发生在滋养细胞层而见不到任何绒毛组织结构。绒毛膜癌是局部入侵，蔓延到子宫肌层和子宫旁组织，然后随着血液转移到身体的其他部位。葡萄胎组织排空后，血 β-hCG 水平升高或持续增高 8~10 周将高度提示侵袭性或转移性妊娠滋养细胞疾病。

胎儿测量和生长

确定怀孕日期和判定胎儿生长情况是产科保健的基本。临床上确定怀孕日期是根据孕妇的末次月经（LMP）和双合诊检查子宫大小来确定的。超声声像图确定怀孕日期是根据测量妊娠囊、胚胎或胎儿大小来确定。连续测量胎儿各参数值可用于评估胎儿生长发育情况。根据惯例，妊娠是从末次月经的第 1d 开始算起。临床标准的术语胎龄（GA）和月经龄通常被认为是同义词，是以 28d 的月经周期为基础的。受孕通常是在末次月经后的第 14d 后发生的。足月孕是 40 周，范围 37~42 周。

当胚胎组织还未显示时，**妊娠囊大小**可以作为早期妊娠孕龄的评估。分别测量妊娠囊的 3 条径线（纵径、横径和前后径），再取其平均值，就得到妊娠囊平均直径（MSD）。MSD 可精确到大约 1 周的孕龄。

顶臀长是从头顶部测量到臀部最低点（图 52.18）。12 周之前，在其他胎儿参数测量结果变得更精确之前，顶臀长是评估孕龄非常有用的指标。图像可提供精确到大约 0.5 周的月经龄估算。

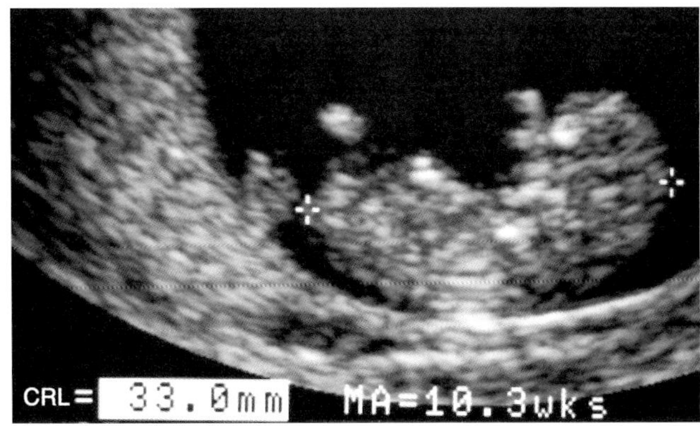

图 52.18　顶臀长(CRL)。顶臀长是从头顶部测量到躯干底部(测量光标之间的距离)。

双顶径(BPD)在胎头横切面测量,在第三脑室和丘脑的水平位置(图 52.19)。根据常规,是从近端颅骨板的外缘测量至远端颅骨板的内缘。测值会受头的形状影响,如果存在长头型(细长的颅骨)或圆头型(圆形的颅骨)时,双顶径测量值将不能够准确评估孕龄大小。

头围(HC)是胎儿颅骨外侧周长,头围的测量与双顶径的测量是在同一个平面(图 52.19)。头围测量相对地不依赖头的形状。

腹围(AC)是胎儿腹部的外侧周长,是在脐静脉入肝时的胎体横切面图像上进行测量(图 52.20)。

股骨长度(FL)是测量股骨干两端的距离(图 52.21)。必须对整个股骨进行成像,并且股骨干必须在光束中居中,以便投射出声影。

孕龄估计在早孕期间是最准确的,随着怀孕时间的增加会慢慢变得不准确。复合孕龄,是通过多个参数平均值来估算孕龄的,它比单个参数评估孕龄更准确,因为胎儿畸形的出现会导致用单个参数评估孕龄的不准确性,结构异常的参数不应纳入复合孕龄的估算。双顶径、头围、腹围和股骨长度等综合测值可以用来估算孕龄,在 12~18 周时,以上指标可精确到 1.1

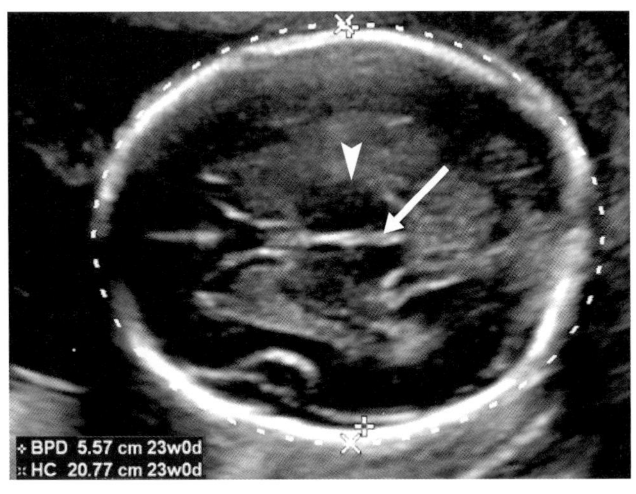

图 52.19　经丘脑平面(双顶径/头围)。胎儿头颅骨横切面显示成对的丘脑(箭头)、脑中线两侧的第三脑室(长箭)。双顶径是从近端颅骨板的外缘测量至远端颅骨板的内缘。头围也是在这个平面上测量,如图所示。

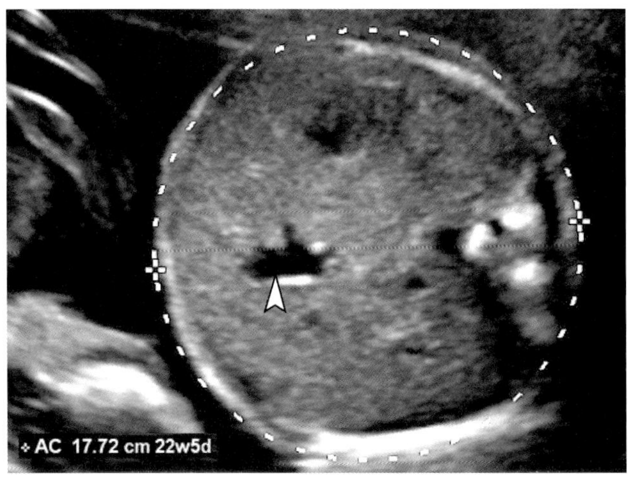

图 52.20　腹围。正确的腹围测量平面是在脐静脉(箭头)与左门静脉交界处呈圆形腹部的轴向平面。椭圆虚线和光标(+)表示测量的腹围为 17.72cm,对应于 22 周 5 天的妊娠年龄。

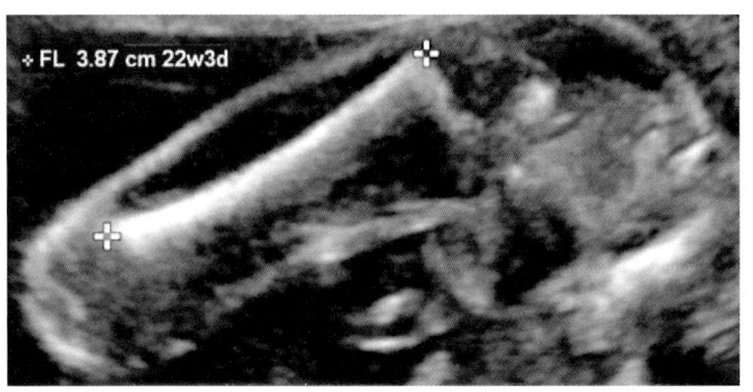

图 52.21　股骨长度。FL 是测量股骨干骨化部分(光标之间:+)。

周,24~30 周时可精确到 1.8 周,但是复合孕龄在 36~42 周时只能精确到 3.1 周。孕龄在第一次超声检查时就可以确定了,并且以后都不会改变。后来所有的超声检查都应与第一次检查相比来确定胎儿生长速度。

宫内发育迟缓(IUGR)。胎儿宫内生长受损将增加胎儿宫内死亡及围生期死亡的风险,与正常胎儿相比,其风险性将提高 4~8 倍。一半的幸存者也将有较高的发病率,包括胎儿呼吸窘迫、低血糖、低血钙、新生儿吸入性肺炎、免疫功能受损、神经系统发育迟缓以及学习能力低下等。一个胎儿或新生儿的体重如果小于正常孕龄体重的 10%则被认为偏小。这种定义包括宫内发育迟缓的正常婴儿与宫内发育迟缓的病理性婴儿。现在面临的问题是如何区分出这两种生长受限的婴儿谁才是正常婴儿。

胎儿生长受损可能是由于胎儿本身的原因,也可能与外在不利环境因素有关(表 52.5)。内在损伤的胎儿有固定的缺陷,而且不利于早期分娩。生长型受损通常在中期妊娠的早期出现,并且改变是匀称的,这种胎儿的头部、腹部和股骨比例等都相应地变小。胎儿暴露在外在损伤生长环境中时,通常都能够获得治疗,并且不影响早期分娩。如果生长受损发生在妊娠中期的后期及妊娠晚期,其身体结构改变就是不对称的,与胎儿头部和股骨相比,胎儿腹部不对称性改变将更明显。由于胎儿肝糖原的分解及皮下脂肪的减少,胎儿腹围将变小。

表 52.5

宫内发育迟缓的原因

- 子宫胎盘功能不全(80%)(易发生不对称性宫内发育迟缓)
  - 孕产妇原因
    - 人口统计
      - 高龄产妇
      - 产妇年龄偏小
      - 未生育过
    - 慢性孕产妇疾病
      - 严重贫血
      - 肾衰竭
      - 糖尿病
      - 子痫前期
      - 血管疾病
      - 慢性心脏病
    - 缺乏营养
      - 孕妇饥饿
      - 吸烟
      - 酒精
      - 非法药物(可卡因、海洛因)
      - 高海拔
  - 胎盘原因
    - 广泛的胎盘梗死
    - 慢性部分性早剥
      - 低位胎盘,前置胎盘
      - 安慰剂(疟疾)
- 胎儿原因(20%)(易发生对称性宫内发育迟缓)
  - 染色体异常(三体、三倍体)
  - 先天性异常(心脏、泌尿系统、神经系统)
  - 病毒感染(风疹、巨细胞病毒、弓形虫病)

许多宫内发育迟缓的超声诊断标准已经提出,但是没有一种是非常精准的。多参数方法用于评估胎儿重量(EFW)、羊水容量、母体高血压存在与否,都将提高诊断这种疾病的精确性。诊断的第一步是确定一个准确的孕龄。早期的超声检查所提供的孕龄大小不会在接下来的超声检查中发生改变。在孕晚期之前还没有做过超声检查,直到孕晚期时进行超声检查,孕龄的评估是根据双顶径、头围和股骨长度等测值进行估测的,因此在孕晚期进行孕龄的评估是不够精确的。EFW 由已建立的图表确定,其中基于 3 个或 4 个生物测量的图表是最准确的。根据使用的图表,这些权重预测的误差范围很大,可高达 18%。当估计胎儿重量低于孕龄第 5 个百分位数时,就可以诊断为宫内发育迟缓;当估计胎儿重量高于孕龄第 20 个百分位数时,就可以排除胎儿宫内发育迟缓。当估计胎儿重量是在第 5~20 个百分位数之间时,如果羊水过少或母体存在高血压时,就可以诊断为胎儿宫内发育迟缓;如果羊水容量正常,母亲血压也正常,那么就不能够诊断胎儿宫内发育迟缓。宫内发育迟缓的胎儿每周或每两周都应该用超声检查法进行随访,包括生长参数的测量、羊水容量的评估、生物物理学评分、脐带多普勒血流频谱。正常的胎儿重量在妊娠晚期时每周会增加 100~200g。羊水指数≤5cm 时(羊水过少)提示预后很差。

生物物理学评分是鉴定缺乏免疫力胎儿的一个测试。以下 4 个参数可用于评估急性缺氧:胎儿心率(无负荷试验)、呼吸活动、大的躯体运动及胎儿肌张力。羊水容量这个参数可以用来评估慢性缺氧。许多种不同技术用来鉴定和评分,2 分是正常响应,而 0 分则是不正常响应。当总分在 0 分或 2 分时,一周内胎儿死亡的危险就很高;当生理评分总分在 8~10 分时,则没有直接的危险。

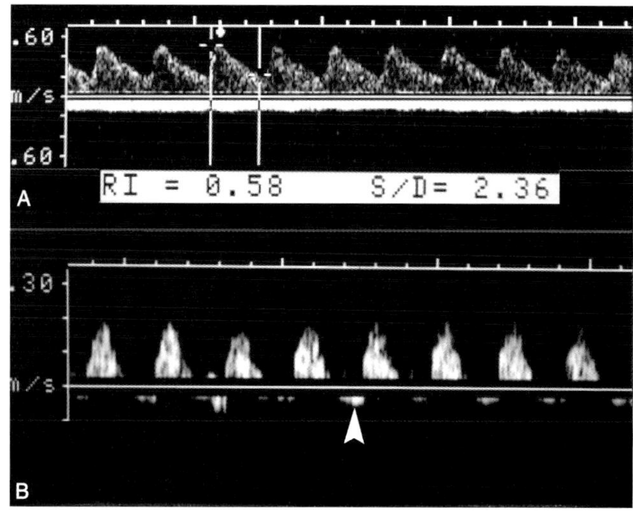

图 52.22 脐动脉多普勒频谱。A. 正常胎儿脐动脉多普勒频谱显示舒张期前向血流频谱以及低阻血流信号(RI = 0.58)。B. 严重生长迟缓胎儿血流频谱显示,收缩期高阻血流信号,舒张期血流反向(箭头),这预示存在严重的胎儿窘迫现象。这个胎儿在检查后 4d 死亡。

胎儿血流多普勒超声提供了另一种评估胎儿健康状况和预测与 IUGR 相关的围生期发病率和死亡率的方法。进入胎盘的脐动脉循环通常是在频谱多普勒波形上出现低阻抗。由于导致胎盘功能不全的疾病可引起胎盘内的血管破坏,增加了胎盘循环中的血管阻力,从而引起在脐动脉多普勒时舒张晚期的流速降低。胎盘中血流阻力指数增高,即收缩期与舒张期的血流之比≥4(见第 54 章),或者舒张期前向血流信号消失时,则强烈证明胎儿存在严重的损伤。发现舒张期血流反向这一特别的现象后,如果胎儿留在子宫内,则高危预示胎儿将在 1~7d 死亡(图 52.22)。胎儿大脑中动脉(MCA)占胎儿脑血流的 80%以上,可进行多普勒超声检查。在正常胎儿大脑中,MCA 循环呈现出高的血管阻力模式,舒张末期很少或没有正向血流。当胎儿暴露于缺氧环境中时,在收缩期和舒张期,大脑中动脉血流的重新分布会增加。

巨大胎儿是指胎儿重量超过孕龄的第 90 个百分位数或者胎儿重量超过 4 000g,其危险因素包括母体糖尿病、母体肥胖症、先前怀有巨大胎儿的病史和怀孕期间体重过度增加。巨大胎儿在分娩时表现出一系列并发症,包括肩难产、创伤性的分娩、骨折、臂丛神经损伤、围生期窒息、新生儿低血糖和胎粪吸入等。

胎儿宫内环境

妊娠期子宫及附件

子宫平滑肌瘤是在怀孕期间最常见的盆腔实性包块。随着怀孕时间的增加,子宫平滑肌瘤通常会长大且因受激素刺激而发生囊性变。它们常伴发阴道出血、过早宫缩、先露异常和产程期间机械梗阻等症状。多发性肌瘤患者的自然流产率高于单发肌瘤患者。平滑肌瘤必须与子宫收缩相鉴别。子宫收缩是暂时的，尽管有时它们可以持续 1h。宫缩的典型表现为与子宫肌层相似的均质低回声，它们一般从子宫壁边缘向内突起，但是一般不向外突。子宫平滑肌瘤是固定的、不均质的，其内可能有钙化，典型的肌瘤向子宫壁外缘突起。多普勒超声显示子宫平滑肌瘤的边缘有环状血流信号，而宫缩时所形成的区域周边没有血流信号。

黄体囊肿是妊娠期间盆腔最常见的囊性肿块，内出血时体积增大到 10~15cm，其内为无回声区且有分隔（图 52.5）。大多数黄体囊肿在妊娠 16~18 周时就会消失。鉴别诊断包括良性囊性畸胎瘤、囊腺瘤、输卵管积水和附件囊肿。

黄素囊肿的形成是由于绒毛膜促性腺激素过度刺激卵泡使之过度黄素化所致。它们表现为双侧卵巢内多房性囊肿，从而使卵巢体积增大（图 52.17）。黄素囊肿与妊娠滋养细胞疾病伴发，多胎妊娠或使用促排卵药物后多可出现黄素囊肿。

宫颈功能不全可能是先天性，也可能是由宫颈裂伤、宫颈过度扩张或治疗性流产等原因引起的。宫颈功能不全时将无法使妊娠维持到分娩。宫颈功能不全是新生儿早产最常见的原因之一。妊娠中期复发性自发性流产的产科病史可确定诊断。超声检查可用来测量和追踪宫颈的长度及外观。检查时膀胱空虚，最好经阴道及会阴进行检查。膀胱过度充盈时将压迫子宫下段，测量时将子宫下段误认为是宫颈而使宫颈长度变长。整个妊娠期间，正常的宫颈长度为 26~50mm。宫颈长度测量时取宫颈中央纵切面，测量宫颈内口（V 形凹口标记）和宫颈外口（三角形箭头标记）之间的距离（图 52.23）。宫颈内管呈现出一个薄的线状低回声或高回声。早产的风险随着宫颈长度的缩短而相应增加；当宫颈长度低于 2.5cm 时，早产的风险是最大的。宫颈扩张是测量宫颈前后唇之间的距离。子宫颈管的扩张大于 8mm 提示宫颈功能不全。子宫内膜可能在子宫颈管里面突出来。宫颈环扎术治疗宫颈功能不全时的缝线在超声图像上表现为有声影的线性强回声。

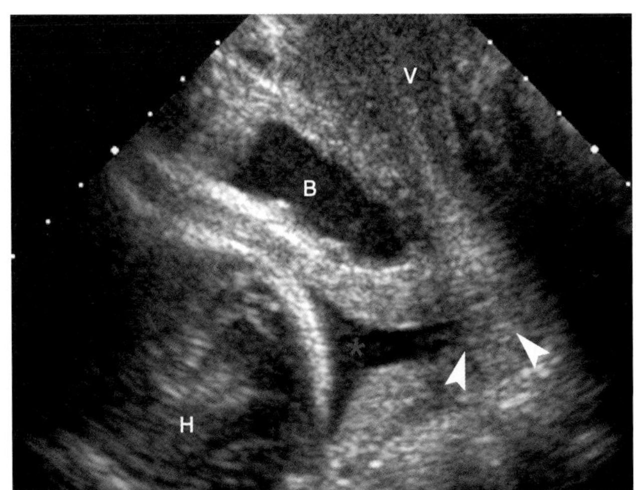

图 52.23　宫颈功能不全。宫颈长度最好是在膀胱（B）空虚时经会阴切面进行测量。显示阴道长轴切面。宫颈长度是测量宫颈内口到宫颈外口的距离（箭头），如图显示的这位有多发自然流产病史的患者，在妊娠中期其宫颈长度缩短到 9mm，同时宫颈也扩张，羊水已经进入子宫颈内管（*）。胎儿头部（H）已出现在宫颈内口。

胎盘和胎膜

正常胎盘。大约 8 周的时候，正常的胎盘就能显示，在超声图像上表现为妊娠囊周边局限性增厚回声区。胎盘的扁圆形盘状结构在 12 周时就变得明显了；在 18 周时，胎盘呈均匀细微的颗粒状结构，平直光滑的绒毛膜覆盖在胎盘的胎儿面。由蜕膜和肌层静脉组成的胎盘后复合体形成一个突出的超声标志（图 52.24）。随着妊娠的进展，由于胎盘内静脉血管的聚集及纤维素的沉积而形成无回声区，从而使胎盘内部回声变得不均匀，胎盘表面不光滑。超声检查显示了胎盘的特征和胎盘表面不光滑的原因。钙化是随着隔膜而出现的，并且散在分布在胎盘实质中。它们是胎盘老化的特征，不应该当作是病变的标志。根据这些正常的超声外观变化对胎盘进行分级，然而临床意义不大。正常胎盘厚度为 1~4cm，胎盘增厚常伴随着母体糖尿病、母体贫血、免疫及非免疫性的积水、慢性子宫感染性疾病。薄胎盘伴随着先兆子痫、胎盘功能不全、宫内发育迟缓、13 三体综合征和 18 三体综合征。

前置胎盘是指胎盘部分或全部覆盖于子宫颈管内口，存在于 0.3%~0.6% 的活胎儿中。在妊娠早期及中期，超声检查可查出多达 45% 的妊娠存在前置胎盘。这些病例是由于胎盘低植入和膀胱过度充盈而扭曲了子宫下段与宫颈。随着妊娠期的发展，子宫颈部分肌肉拉长并增加了胎盘边缘到子宫颈内口的距离。前置胎盘的危险因素包括既往剖宫产术后子宫下段瘢痕、既往有前置胎盘病史、外科手术瘢痕及多次妊娠等。在妊娠晚期，前置胎盘患者通常表现为无痛性阴道流血，流血是因为宫颈狭窄和宫颈扩张破坏了胎盘血管床而引起的，它分裂了胎盘的血管床。超声确定前置胎盘是在膀胱空虚时，经阴道超声鉴别胎盘边缘和子宫颈内口的距离。当胎盘覆盖整个子宫颈内口时，就是完全性前置胎盘（图 52.25）。当胎盘边缘部分覆盖于子宫颈内口时，就是部分性或边缘性前置胎盘。

前置血管。当胎盘血管或脐带附着于盖住子宫颈的内膜时，前置血管就会显现（图 52.26）。其危险因素包括前置胎

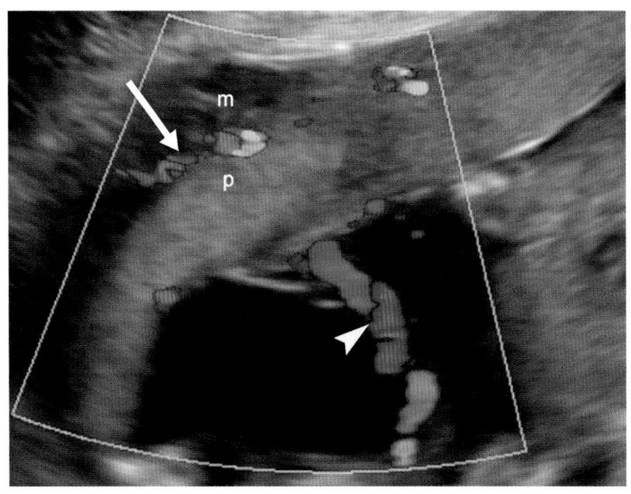

图 52.24　正常胎盘和脐带插入。彩色多普勒腹部扫描显示正常胎盘（p）和脐带在胎盘上的插入位置（箭头）。胎盘后静脉复合体（箭）表现为胎盘下肌层（m）的血管网。

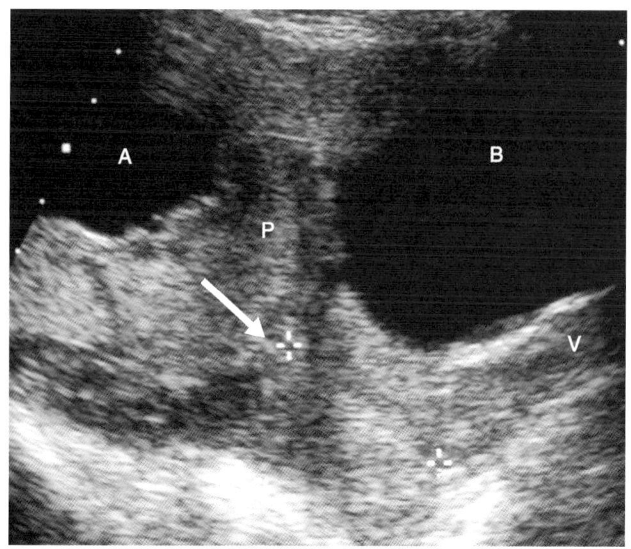

图 52.25　前置胎盘。腹部超声显示正常宫颈（光标之间）测值为34mm，胎盘（P）覆盖在宫颈内口上（箭）。A，羊膜腔；B，膀胱；V，阴道。

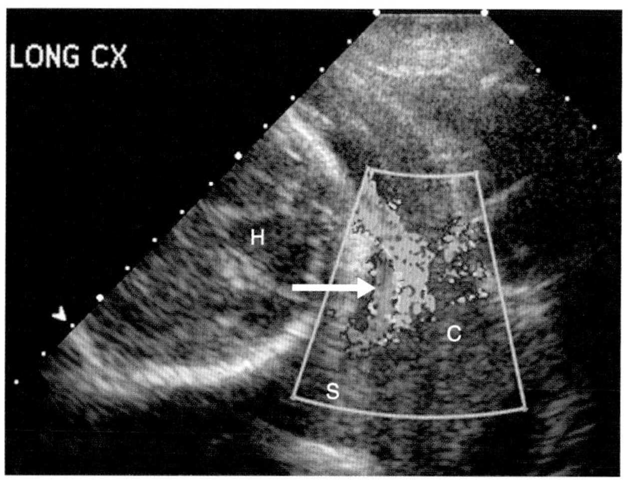

图 52.26　前置血管。经腹部扫描显示与胎盘膜状物（P）植入相关的血管（箭）覆盖宫颈口（C）。胎头（H）可见。

盘、低位胎盘、多胎妊娠和脐带植入（脐带植入胎盘边缘的绒毛羊膜）。因为扩宫而出现宫颈血管撕裂时，将导致胎儿出血和死亡。彩色多普勒可用于辨别固定在子宫颈内口里面的血管。

胎盘早剥就是指处于正常位置的胎盘过早地从子宫肌层中剥离出来。剥离时常伴有胎盘母体面血管的出血。胎盘早剥使0.5%~1.3%的妊娠情况变得复杂，也牵涉了15%~25%的胎儿围生期死亡；胎盘早剥的危险因素包括母体高血压、抽烟、滥用可卡因、既往有胎盘早剥病史等。绒毛膜下出血（边缘分离）的发生是因为胎盘边缘处的分离。出血通常是静脉的，优先地在邻近胎盘的绒毛膜下积聚。

胎盘后出血的发生伴随着更多的中央分离，出血通常是动脉的，并且在胎盘下聚集成无回声或混合的低回声团块（图52.27）。出血情况可能是等回声的，并且很难与胎盘组织区别开来。诊断是通过显示胎盘后静脉复合物破裂和胎盘增厚（>4cm）来完成的。

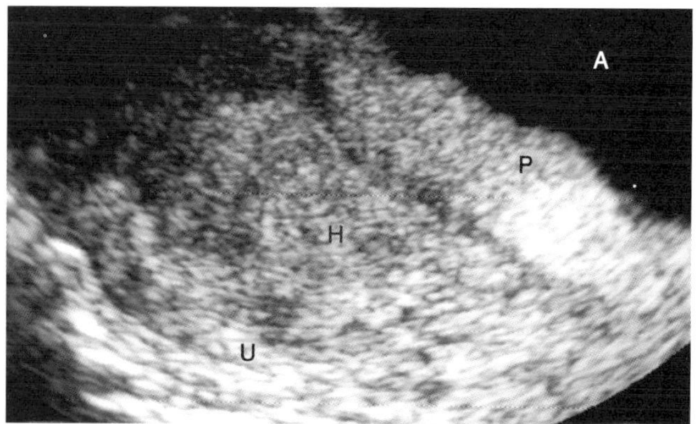

图 52.27　胎盘早剥。胎盘（P）因为高回声的血肿（H）而远离子宫壁（U）。注意胎盘后静脉复合物显像消失。A，羊膜腔。

植入胎盘是胎盘异常附着于子宫壁。植入胎盘是指胎盘侵入到子宫壁里，而穿透性胎盘指的是胎盘穿透了子宫壁。底蜕膜和胎盘后静脉复合物完全或部分缺失。若未能将异常粘连的胎盘完全从子宫肌层分离出来，会造成分娩后大出血。子宫瘢痕导致蜕膜形成缺陷。其危险因素包括既往有剖宫产手术、植入胎盘和前置胎盘等。胎盘增生的发生率随着剖宫产次数的增加而增加。超声在做出诊断时有50%~80%的敏感性，前置胎盘通常为88%。胎盘本身充满空洞，模糊的平行血管通道称为腔隙，彩色多普勒显示血流紊乱。这些不同于正常胎盘的血管湖，其更圆润并且会出现有组织的层流。子宫肌层变薄，胎盘与子宫肌层之间的清晰低回声线消失。正常的胎盘后血管复合体部分或完全缺失。彩色多普勒显示子宫肌层的正常连续血流模式中的间隙。子宫肌层血管增多，可延伸至膀胱黏膜表面并产生结节。磁共振被证明是首选的成像方法。当胎盘位于后部，此时磁共振特别有用。磁共振显示局部子宫肌层变薄或缺失。胎盘的质量效应导致子宫外向隆起。

绒毛膜血管瘤是来源于胎儿循环的良性胎盘血管肿块。它是胎盘中最常见的肿瘤。其在超声图像上表现为实性低回声，有时具有分隔，肿块通常位于胎盘内，通常是在绒毛膜表面附近。频谱多普勒超声显示胎儿博动形成肿瘤供血动脉波形时具有诊断价值。彩色多普勒显示明显的内在血管和较大的供血血管。具有血管分流的大病灶（>5cm）会引起胎儿高输出的心力衰竭和胎儿水肿。

脐带。正常脐带是由2条动脉和1个由沃顿胶样围绕的静脉血管组成的（图52.28）。它的正常直径是1~2cm。在妊娠中，单一脐动脉脐带所占比例约为1%，并且有10%~20%的单一脐动脉脐带合并有先天性畸形，其合并畸形包括心脏、泌尿系和中枢神经系统畸形，脐膨出，13三体综合征，18三体综合征。脐带的肿块包括脐尿管囊肿、血肿、血管瘤和畸胎瘤。脐带环绕胎儿颈部通常是良性的，但也可能与脐带压迫、心动过缓和极少数胎儿死亡有关。

胎盘膜是由一个外层（绒毛膜）和一个内层（羊膜）组成的（图52.3A）。这些膜通常是由一层液体分开的，直到妊娠14~16周两个膜才融合。在超声图像上，羊膜表现为一个漂浮在液体中的薄膜；绒毛膜是一种可以将液体留在胎囊中的膜。在妊娠晚期，偶然存在分离的绒毛膜是没有什么临床意义的。

羊膜带综合征是由羊膜早期破裂引起的（10孕周前），它

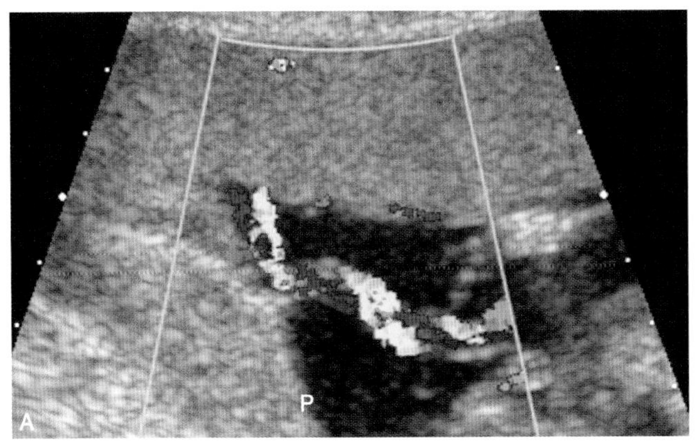

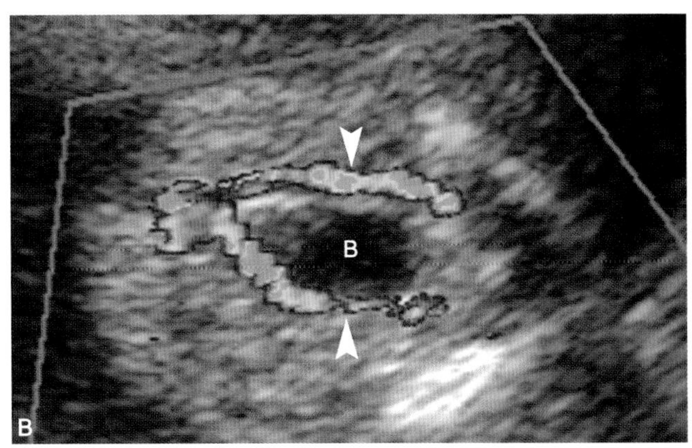

图 52.28　正常的脐带。A. 彩色多普勒图像显示 3 条血管脐带从胎盘(P)延伸时的正常螺旋("杠铃")外观。B. 胎儿骨盆的横向彩色多普勒图像显示膀胱(B)被 2 条脐动脉(箭头)包围,这 2 条脐动脉与胎儿髂内动脉汇合。这一观点提供了一个方便的方法来确定存在一个三血管的脐带。

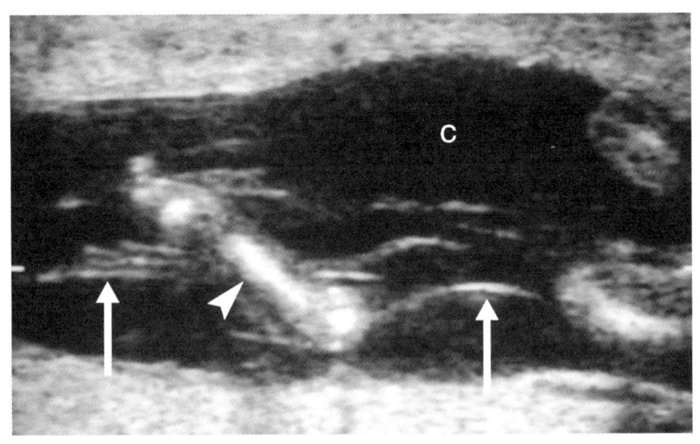

图 52.29　羊膜带综合征。有 15 周胎龄的胎儿前臂(箭头)卷入了纤维束(箭)并延伸横过了绒膜腔(C)。

使得胎儿进入了绒膜腔(图 52.29)。胎儿卷入了穿过绒膜腔的纤维束中。由于胎儿身体部分粘连所致的截肢畸形可使得胎儿生命受到轻重不等的影响。典型的畸形包括像颅骨不对称缺失的无脑畸形、脑膨出、腹裂、躯干缺陷、脊柱畸形和截肢畸形等。粘连胎儿的羊膜带是可以看见的。

羊膜片(子宫腔的粘连)是投射在子宫腔的膜状结构。羊膜片的特征表现为球状游离边缘、中部较薄、基底增厚(图 52.30)。胎儿可以在羊膜片组织周围自由运动,由于这种情况不会伴发胎儿畸形,使得它不同于羊膜带综合征。羊膜片是由于子宫腔粘连而使得绒毛膜与羊膜发生折叠生长而形成的,增加发生羊膜片风险的因素包括那些既往有扩宫术和刮宫术、治疗性流产和子宫内膜炎的患者。据报道,不良产科结果(脐带绕颈、臀位、低出生体重儿和早产)发生率增高。

羊　水

正常羊水在怀孕早期本质上是孕妇血清的透析液。随着妊娠的发展,胎儿的尿液变成了羊水的主要来源。羊水的合成是动态的过程,每 3h 整个容量就会循环一次。胎儿吞咽羊水的速度达到了 450mL/24h。胎儿肺部的渗出液是羊水的小部分来源。水穿过胎盘细胞膜,以响应渗透性梯度。在促进正常发育和胎儿肺部成熟方面,羊水是必需的。超声图像上显示的羊水中悬浮着的颗粒样光点是正常的胎儿皮脂(脱落的胎儿皮肤)、血液或者胎粪。

羊水指数是通过超声粗略测量来估计羊水容量的,它是分别测量子宫 4 个象限的垂直水平面的最大羊水深度,将 4 个象限总和就得到了羊水指数。选择最大深度时不应该包括胎儿部分或者脐带。羊水指数正常值在 5~20cm 之间。

羊水过多指的是羊水过量了。通常,在分娩过程中液

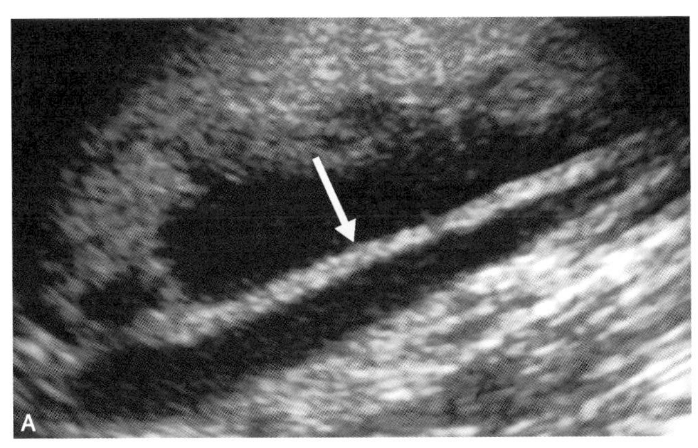

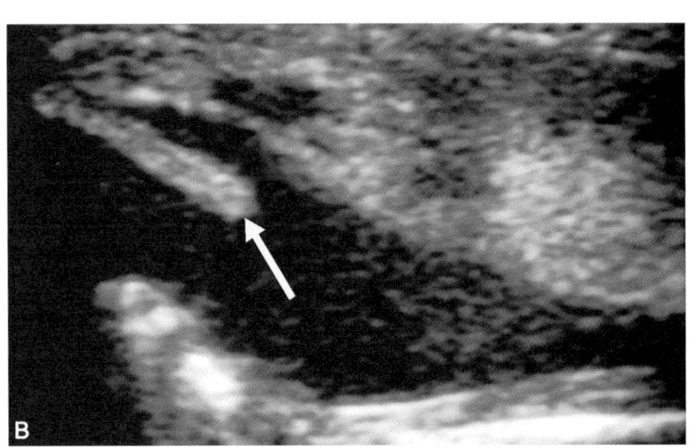

图 52.30　羊膜片。A. 被绒毛膜羊膜(箭)覆盖的纤维带延伸穿过了羊膜腔。子宫粘连样片状结构将宫腔部分隔开,胎儿可以自由进入这两部分。B. 显示了羊膜片特征的游离缘(箭)。

体量超过2L就会被定义为羊水过多。在妊娠任何阶段，超声检查均可用于确定羊水过多。因为羊水容量很难精确地测量出来，所以诊断通常是通过主观目测确定的。羊水与胎儿的视觉比例在妊娠中期的早期是逐渐增加的，而到晚期其比例则逐渐减小。羊水过多指的是相对于胎儿大小与胎龄而言存在太多的液体。羊水指数大于20cm或单个切面羊水最大深度大于8cm则提示羊水过多。在孕24周后，如果胎儿腹部不能够与子宫前壁和后壁相接触的话，也是羊水过多的一个指征。羊水过多常伴发早产、胎膜早破和孕妇身体不适等。大约60%的病例是原发性的，15%~20%是与母体疾病相关联的（糖尿病、先兆子痫、贫血、肥胖症），20%~25%的病例是与胎儿畸形相关联的。大约一半的胎儿畸形都伴有羊水过多的现象。与轻度的羊水过多相比，严重的羊水过多与胎儿畸形的联系更大；羊水过多伴发的畸形包括无脑畸形、脑膨出、胃肠道梗阻、先天性腹裂、软骨发育不全和水肿（同种免疫作用）。

羊水过少指的是羊水容量异常减少，最大羊水池变小或者消失，胎儿部分是拥挤的，胎儿表面特征包括例如面部等很难显影，羊水指数少于5cm。羊水池的垂直水平面的最大深度小于1cm时则预示着严重的羊水过少。羊水过少的原因包括胎膜早破、胎儿宫内发育迟缓、肾脏异常（缺少尿排出量）、胎儿死亡、子痫和妊娠推迟。羊水过少最主要的严重并发症是胎儿肺部发育不成熟。

多胎妊娠

每1 000个新生儿中就有32个是双胞胎。双胎妊娠的发病率和死亡率明显高于单胎妊娠。三胞胎及三胞胎以上的多胎妊娠发病率和死亡率会明显增加。在新生儿死亡病例中，双胞胎占12%~13%。多胎妊娠常伴发早产（高达60%）、羊水过多、增加先天异常发病率、发育不协调、联体畸形等。共用一个胎盘的双胎（单绒毛膜双胎，20%）相对于每个胎儿均拥有自己胎盘的双胎（双卵双胎，80%）而言，前者的相对风险将增加（图52.31）。共用一个羊膜腔的双胞胎（单羊膜双胎）其发病率很高，包括联体双胎、脐带缠绕。绒毛膜度最好在孕11~14周时测定。如果能够清晰地观察到两个独立的胎盘，或者能够判定双胞胎是不同性别，则可证实是低风险的双卵双胎。不幸的是，大约一半的双卵双胎存在胎盘的融合，只有观察到将双胎分开的羊膜才能够确认为双卵双胎。由于单绒毛膜双胎通常存在着两个胎儿胎盘血液循环的相互交通，所以单卵双胎存在很高的双胎输血综合征及双胎栓塞综合征的风险。三分之一的双胎妊娠是单绒毛膜妊娠。以下并发症仅发生于单绒毛膜双胎妊娠。

双胎输血综合征（TTTS）是指通过胎盘中血管的连接，将双胎中其中一个胎儿的血液分流给另外一个胎儿。因此两个胎儿将出现大小差异，其中一个胎儿出现轻重不等的宫内发育迟缓，而另外一个胎儿因为血容量增加而将存在严重水肿。同时将存在两个羊膜囊羊水不相等的情况，双胎之一羊水过多，而另外一个则羊水过少而被挤压（双胞胎通过羊膜压缩子宫壁），其死亡率高达70%。

双胎贫血-真性红细胞增多症（TAPS）发生在高达5%的单绒毛膜双胞胎中。胎盘中微小的动静脉吻合术允许从供体双胞胎向受体双胞胎缓慢输血，导致供体贫血和受体红细胞增多症。胎盘可显示供体的回声增厚部分和受体的变薄的低回声部分。严重程度从轻微的两名健康婴儿到严重的双胞胎宫内死亡。双胎均可发生脑损伤。

双反转动脉灌注（TRAP）综合征在单绒毛膜双胎中很少发生，发生率约为1%。通常在一个共同的脐带植入点附近出现一个大的动静脉吻合区，导致严重畸形的双胞胎。泵在两个胎儿中驱动血液时，会出现高输出量心力衰竭。动脉灌注发生逆转，心脏缺失或畸形。通常只有躯干与畸形的腿出现，而上半身是没有发育的。多普勒超声显示血流经脐动脉进入心包双侧，而经脐静脉流出。如果不进行处理，泵组胎儿在75%的情况下会死亡。

双胎栓塞综合征是双胎之一在子宫内死亡的不常见并发症。死去的胎儿血液通过胎盘血管的连接而分流到另一个存活胎儿体内，从而导致存活胎儿发生弥散性血管内凝血和多发组织梗死。

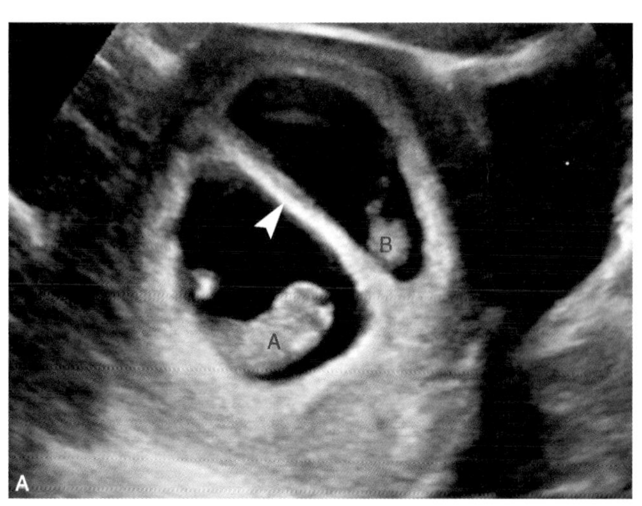

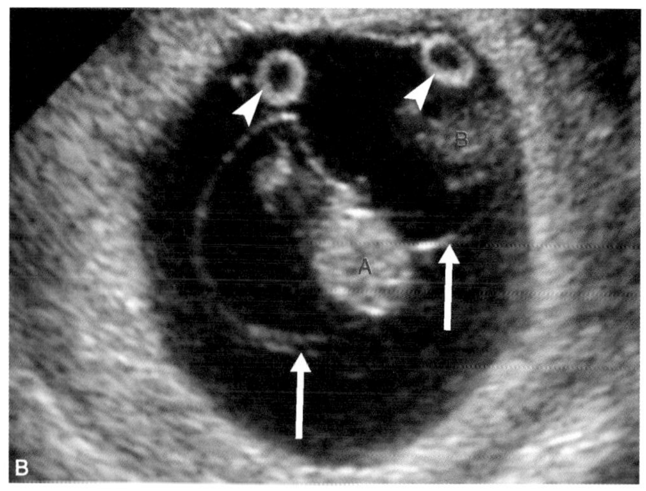

图52.31 双胞胎中的绒毛膜。A.单绒毛膜双胎（A，B）在胎龄9周时被一层由两个融合的绒毛膜组成的厚层（箭头）分开。B.双卵双胎（A，B）由两个薄的羊膜层（箭）分开。两个卵黄囊（箭头）很明显。

胎 儿 畸 形

概　　述

不管危险因素如何，所有妊娠都有 2%～3%的胎儿异常风险。虽然染色体异常仅占出生缺陷的 10%，但由于相关异常的严重性，染色体异常尤为重要。在 18～22 周的最佳时间进行详细的胎儿解剖超声检查，可以发现大多数严重的结构出生缺陷。许多胎儿异常可由熟练的检查人员在妊娠早期经阴道检查发现。

非整倍体筛查试验适用于妊娠任何时候。非整倍体是指细胞中有一个或多个额外的或缺失的染色体。额外的或缺失的遗传物质的存在往往导致无法怀孕或新生儿出生后无法存活。非整倍体的危险因素包括母亲年龄的增长、先前的非整倍体胎儿的病史和胎儿异常的存在。最常见的非整倍体是 21 三体（唐氏综合征）、18 三体和 13 三体。

孕中期非整倍体筛查通常在 11～14 周之间进行，包括胎儿颈后透明层厚度（NT）测量、无血清 β-hCG 或总 hCG 和妊娠相关血浆蛋白 A（PAPP-A）分析物水平。利用这些结果与母亲年龄、体重、种族、胎儿数量和非整倍体既往病史相关，可以计算非整倍体的特定风险估计。

胎儿颈后透明层厚度指的是脊柱和胎儿颈部后部覆盖皮肤之间的正常回声空间。超声测量是在 11～14 周 GA（CRL 45～84mm）之间进行的。在中轴位图像上精确地放置光标，以测量 NT 内部边界之间的宽度（图 52.32）。必须注意区分羊膜和胎儿皮肤。测量 3mm 或 3mm 以上与胎儿非整倍体和结构畸形有关。3mm 测量对唐氏综合征的预测率为 85%，假阳性率为 5%。不良妊娠结局的风险随着 NT 的扩大而增加。

四倍标记筛选最适合 16～18 周胎龄，包括开放性神经管缺陷和非整倍体的筛选。四倍体显示的 4 种母体血浆物质分别是 hCG、甲胎蛋白（AFP）、二聚体抑制素 A 和未结合雌三醇。结果与母亲的年龄、体重、种族、糖尿病的发病率和计算胎儿危险估计数有关。不准确的 GA 日期会降低四倍筛选的精度。五倍体试验是在四倍体试验中加入高糖基化 hCG。其效果目前尚未完全确定。

无细胞 DNA 筛选评估母体血浆中来自胎盘的胎儿 DNA 的短片段。母体血液中胎儿 DNA 的量在整个妊娠期增加，在分娩后数小时内被清除。检测可从 10 周 GA 起在整个妊娠期进行，并可用于确定非整倍体、胎儿性别以及在 Rh 阴性母亲中是否存在 Rh 阳性胎儿。唐氏综合征的检出率为 98%，假阳性率小于 0.5%。18 三体和 13 三体的检出率较低。

超声筛查发现主要胎儿解剖异常，这可能表明存在染色体异常。“遗传超声”也可作为检测唐氏综合征的软性超声标记物（表 52.6）。超声发现与母体血清筛查（Quad Surf）结果作为综合筛查，以确定发生三体和其他染色体异常的风险。超声检测到的结构异常胎儿有 11%～35%的相关染色体异常风险。具有显著染色体异常高风险的胎儿情况包括前脑无裂畸形、丹迪-沃克（Dandy-Walker）综合征、囊性湿疹、心脏畸形、脐膨出、十二指肠闭锁、面部异常和早期对称性宫内发育迟缓。

表 52.6

21 三体综合征的超声标记

- 胎儿颈后透明层厚度≥3.0mm
  - 在孕早期胎龄 11～14 周测量
- 颈部皱褶≥5.0mm
  - 在孕中期胎龄 18～22 周测量
- 无鼻骨
  - 与 13 三体、18 三体及其他异常有关
- 胎儿心腔内强回声灶
  - 任一心室不相连的强光点，像骨组织一样亮
- 短股骨
  - <0.9 股骨长度的中位数
- 短肱骨
  - <0.9 肱骨长度的中位数
- 肾积水
  - 肾盂前后径≥4mm
- 肠道高回声
  - 胎儿肠道像骨头一样明亮

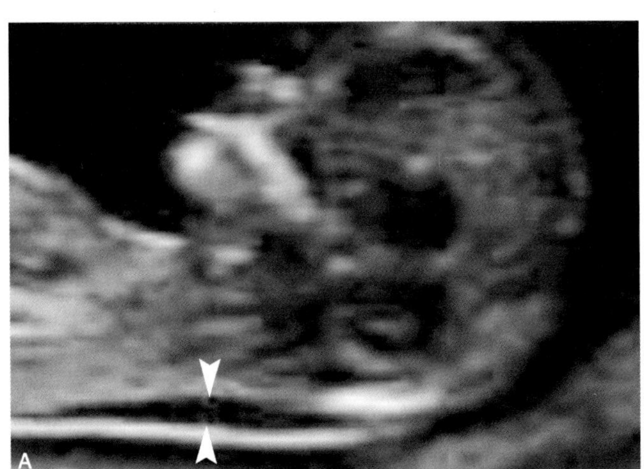

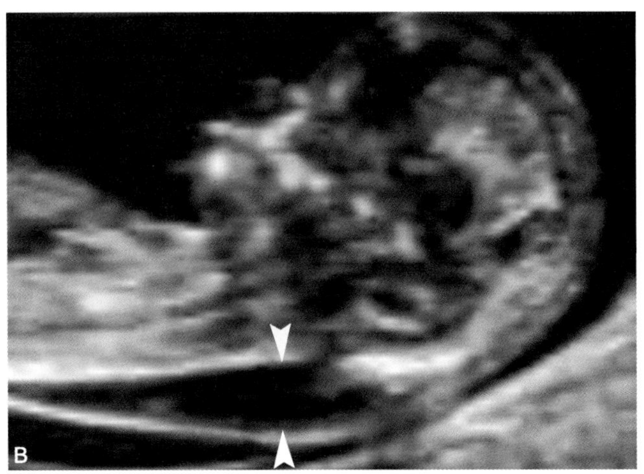

图 52.32　胎儿颈后透明层厚度。A. 正常胎儿颈后透明层厚度 2.6mm。在半透明的内边界（箭头）之间进行精确测量。B. 不正常的胎儿颈后透明层厚度 3.9mm（箭头之间）。大于 3mm 的测量值可预测唐氏综合征的发生率为 85%。

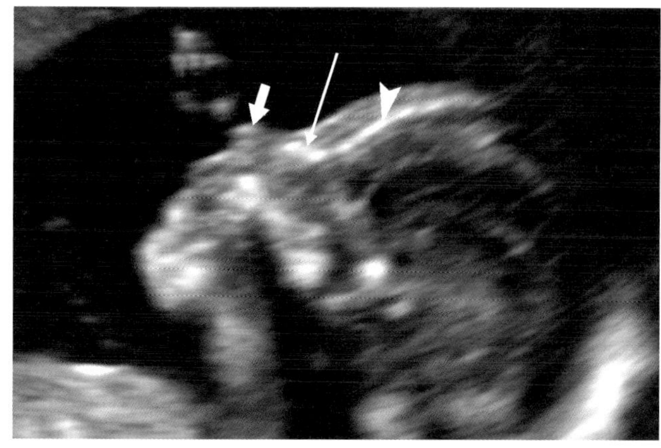

图 52.33　正常鼻骨。正中矢状位图像显示胎儿的面部轮廓。正常的鼻骨(细箭)被视为额骨(箭头)和鼻子(粗箭)之间一条明亮的回声线。

无鼻骨。在正常胎儿中,鼻骨被视为一条在鼻尖和额骨之间突出的明亮的回声线(图 52.33)。唐氏综合征胎儿中 60%~73%在 11~14 周时无回声鼻骨。缺如还与 13 三体与 18 三体、特纳综合征、B 细胞免疫球蛋白缺乏症和其他异常有关。在正常的整倍体胎儿中也可能不存在,非洲裔美国人中的患病率为 5.8%,白种人中的患病率为 2.8%,亚洲人中的患病率为 2.1%。

颈部皱褶是指在妊娠中期,当 NT 不再存在时,覆盖在颈部和枕骨背面的皮肤厚度。在超声轴位图像上,在丘脑和小脑半球的水平上测量皱褶。测量是在枕骨和皮肤表面之间进行的(图 52.34)。厚度≥6mm 对唐氏综合征的敏感性为 33%,假阳性率为 0.1%。只有当正常皮肤厚度相对恒定时,在 15~20 周 GA 之间测量厚度才被认为是可靠的。最近的研究已经得出结论,6mm 的临界值可能在 24 周内有效。随着胎儿的成长,颈部皱褶厚度继续正常增加。

遗传性疾病的产前诊断试验。在产前遗传筛查中,产前诊断试验用于确定是否存在特定的遗传性疾病。胎儿细胞可通过羊膜腔穿刺术或绒毛膜取样进行传统核型分析,以特异性鉴定三体和许多染色体异常。绒毛膜绒毛取样在 10~13 周之间通过经颈或经腹超声引导的胎盘穿刺进行。羊膜腔穿刺术通常在 15~20 周之间由超声引导子宫穿刺获得羊水样本。两种侵入性手术均与妊娠丢失的发生率低有关。胎儿超声、超声心动图和磁共振成像也可能显示胎儿结构异常,这些异常高度预示着遗传性疾病。

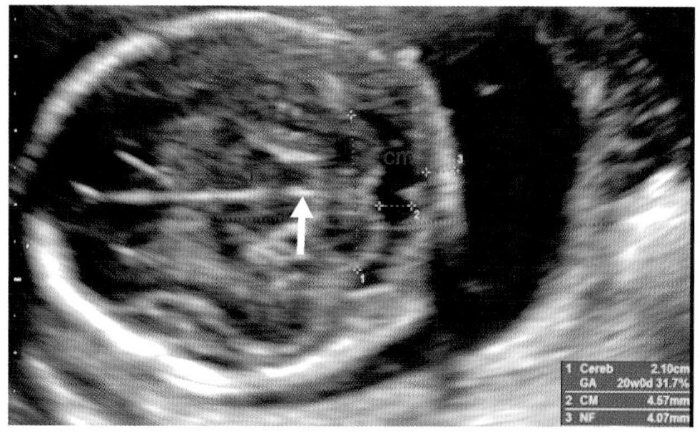

图 52.34　轴位平面颈部皱褶。经大脑平面的标志物是丘脑(T),第三脑室的下部(箭)靠近渡槽,以及大池(cm)。通常在这一水平上进行的测量包括横向小脑(1),其单位为 mm,约等于胎龄;枕大池(2)的前后径(2~11mm 为正常),以及孕中期颈部皱褶(3)的厚度(6mm 以下为正常)。

21 三体综合征,即唐氏综合征,是最常见的染色体异常,其发病率在增加,每 800 个新生儿中会发生 1 例。尽管大于 35 岁的妇女每 250 个中会有 1 例怀有 21 三体胎儿,但 80%的唐氏综合征婴儿发生在年轻产妇中。除了对母体血清进行生化筛查外,各种超声标志物表明可能存在 21 三体(表 52.6)。唐氏综合征婴儿的主要结构缺陷包括先天性心脏病(心内膜垫缺损、室间隔缺损、法洛四联症),十二指肠闭锁、脑室肿大和气管食管闭锁。

18 三体综合征是第二常见的染色体异常,每 3 000 个出生儿中就有 1 例。预后性非常差,这提高了早期检测的重要性。可能会发生大量的结构异常,但是超声最常发现的是宫内发育迟缓(74%)、复杂的先天性心脏病(52%)、脉络丛囊肿(47%)、先天性膈疝、脐膨出、神经管缺陷、Dandy-Walker 综合征、紧握双手和单脐动脉畸形。

中枢神经系统、面部和颈部

每 1 000 例活产儿中就会有 1 例存在中枢神经系统异常。幸存者通常存在严重残疾并需要长期护理。胎儿中枢神经系统异常的筛查是通过胎儿脑部不同超声切面检查来进行的。丘脑平面用于测量双顶径和头围(图 52.19)。头部形状异常、小头畸形、大头畸形以及主要结构的异常都是在这个平面诊断的。第三脑室外形上表现为线状到窄于 3.5mm 的裂缝结构。经侧脑室平面是显示脑中线水平的横切面(图 52.35),其最主要标志性结构是回声增强的脉络丛,正常情况下它几乎充满整个侧脑室。侧脑室的垂直间距一般不超过 10mm。经小脑横切面从眦耳线 10°~15°倾斜扫查,其解剖标志包括第三脑室的下面部分和小脑半球以及小脑延髓池(图 52.34)。正常的小脑

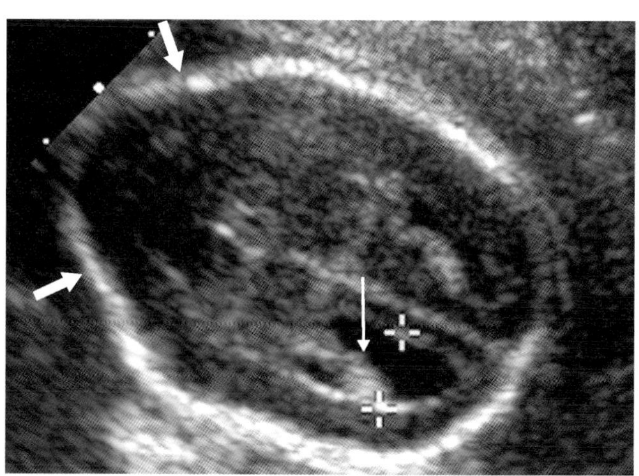

图 52.35　经脑室平面——早期脑室扩张。脉络丛(细箭)独立地悬挂在侧脑室里。侧脑室宽度的测量从它的内侧壁到外侧壁(光标之间:+)。在妊娠任何时期侧脑室的宽度都不会超过 10mm。本病例中侧脑室的直径是 12mm,表示脑室扩张。这个胎儿有脊柱裂缺陷联合 Chiari Ⅱ 型畸形,是脑室扩张的原因。注意额骨(粗箭)的隆起,这种颅骨外表轮廓就像一个柠檬(柠檬头)。

表 52.7

先天性脑畸形的诊断

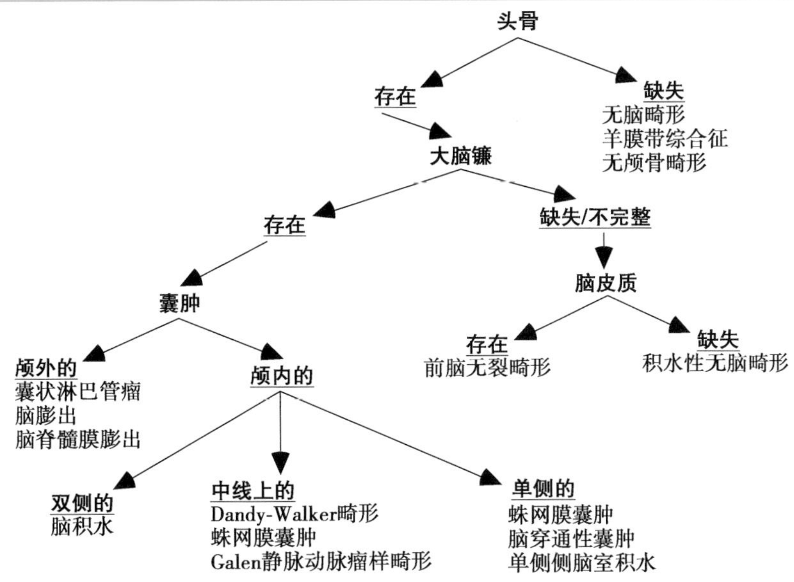

延髓池的宽度是 2~11mm。小脑延髓池的宽度变窄(<2mm)是 ChiariⅡ型畸形,但也可能存在巨脑室。小脑延髓池的宽度增宽(>11mm)可能是正常变异(巨大枕大池)或预示着 Dandy-Walker 畸形、蛛网膜囊肿或小脑发育不全。当这 3 个平面在解剖学上正常时,中枢神经系统异常的危险性很小(0.005%)。表 52.7 给出了一种胎儿中枢神经系统异常的分类算法。磁共振在胎儿脑异常的表征中起着重要的辅助作用。

解剖发现**脑室扩张**有许多原因,可以归类为梗阻性脑积水(脑脊液回流受阻)、脑萎缩(不包括真空)和发育不良(比如胼胝体发育不良)。在宫内检测到脑室扩张其预后不好,超过 80%脑室扩张的胎儿有联合异常。超声诊断脑室扩张的征象包括:侧脑室直径大于 10mm、脉络丛与侧脑室分离间距大于 3mm 以及"脉络膜悬挂征"。脉络丛独立地悬挂在侧脑室里并标出了侧脑室的位置,导致胎儿脑室扩张最主要的原因是 ChiariⅡ畸形和中脑导水管狭窄(图 52.36)。

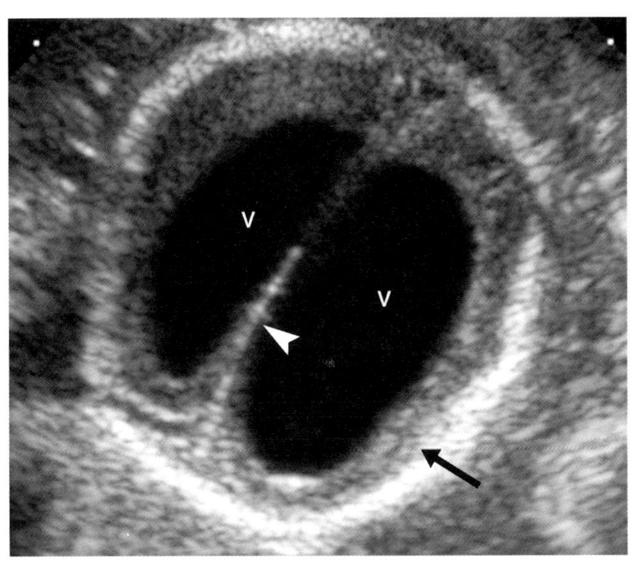

图 52.36　脑室扩张。中脑导水管狭窄的胎儿的头部横切面显示侧脑室(V)明显扩张。大脑镰(箭头)在脑中线处呈现出条状增强回声。脑皮质层(箭)是存在的。后面两个特征可以将脑室扩张从积水性无脑和前脑无裂畸形中区分出来。

无脑畸形是最常见的神经管缺陷,超声表现为包括颅顶骨及眼窝以上的大脑两半球消失(图 52.37)。大脑两半球可以被一个形态不规则的神经血管肿块代替(局部脑血管瘤)。这种情况是致死性的。

脑膨出是指充满了液体和/或脑组织的囊块从颅骨裂隙中膨出来。它们可以在枕骨(75%)、额筛骨(13%)、顶骨(12%)中发现。脑膜膨出只包括脑脊液,然而脑膨出还包括大脑组织(图 52.38)。

脊柱裂是指由于神经管闭合不全而导致脊柱出现异常情况。这种情况包括从皮肤完整的椎弓单纯不融合(隐性脊柱裂)到内含脊髓膜、脊髓或脊神经根的囊状突出(脊髓脊膜突出);甚至到一个完全开放的脊柱缺陷(脊髓裂)。脊柱裂可能发生在脊柱的任何地方,但是最常发生在腰骶椎区。超声检查发现(图 52.39)包括:椎弓板向外皱襞展开,而不是向内聚集;骨异常的上方软组织缺损;包含液体和神经组织囊状突出。联合功能性神经肌肉缺陷常常导致畸形足和髋关节脱位。联合 ChiariⅡ畸形的颅骨异常也为存在脊柱缺陷提供了线索。脊柱

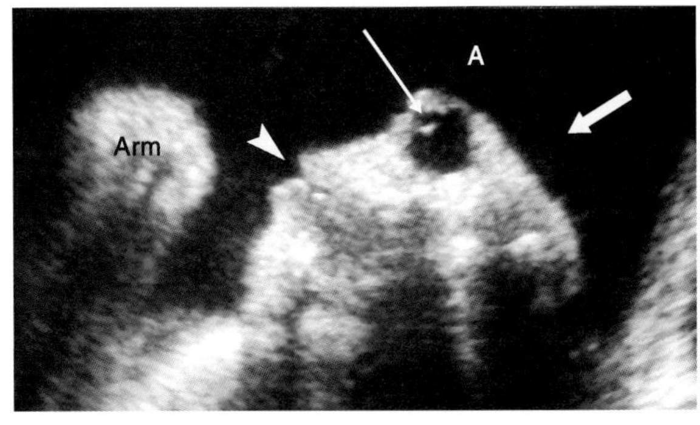

图 52.37　无脑畸形。胎儿头部的矢状切面图像显示眼睛(细箭)上面的颅顶骨缺失(粗箭)。口唇明显(箭头)。羊水容量(A)增加。在无脑畸形的病例中,羊水过多非常普遍。Arm,胎儿手臂。

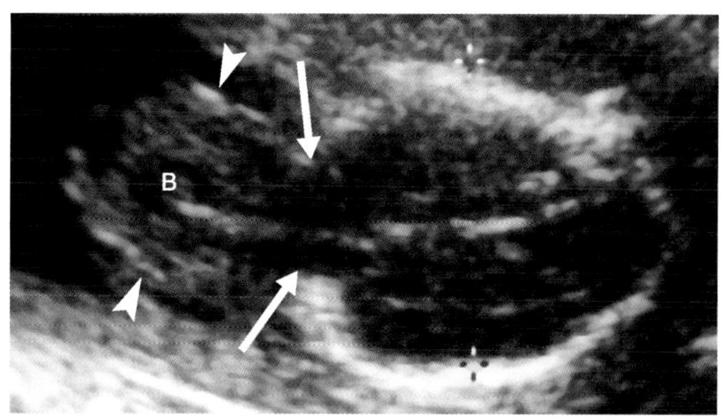

图52.38　脑膨出。胎儿颅骨的轴位超声图像显示，脑组织(B)通过颅骨的一个较大缺陷(箭)膨出，形成枕部脑膨出(箭头之间)。由于脑膨出，颅内内容物减少，BPD(光标之间，+)小于胎龄预期值。

裂中有75%的病例存在脑室扩张。“柠檬征”指的是额骨的隆起，导致头部在轴平面上呈现柠檬形的外表(图52.35)。“香蕉征”即因小脑被压缩而表现为香蕉形状。小脑延髓池宽度变小或闭塞。

Chiari Ⅱ畸形存在95%的脊髓脊膜突出。颅骨异常包括小脑扁桃体、脑桥和延髓尾部移位，第四脑室延长，颅后窝变窄，小脑延髓池闭塞等。

前脑无裂畸形是前脑发育障碍引起的一组复杂的颅面畸形，它可以分开和形成单独的左右半球和丘脑。眼距过短、独眼、象鼻等面部畸形是很常见的。前脑无叶无裂畸形是最严重的形式，它表现为大脑镰缺失，大脑纵裂，出现单一脑室(图52.40)。半月形和叶形显示了脑中线分离的程度。

积水性无脑畸形涉及整个大脑皮质的破坏，通常认为是由于颈内动脉的闭塞而引起的。可以表现为颅顶包含液体，大脑皮质消失(图52.41)。可能看见胎儿大脑镰，但通常是不完全的。由椎动脉供血的脑干组织及结构显示为正常。

Dandy-Walker畸形是由第四脑室顶发育不良引起的，小脑延髓池扩张并且通过它缺失的室顶直接与第四脑室相连。颅后窝扩张，小脑幕隆起，小脑半球通常发育不全(图52.42)。通常存在脑积水。Dandy-Walker畸形分型不同，其严重程度也不同，较轻微的异常通常被称为变异型Dandy-Walker。蛛网膜囊肿和小脑延髓池扩张可以通过他们是否与第四脑室相通而区分出来。

脉络丛囊肿。在妊娠中期，脉络丛囊肿可以在1%～3%的正常胎儿中发现。这种囊肿不会引起临床症状并且大多都会消失。由于在18三体综合征胎儿中有30%～50%存在脉络丛囊肿，因此它们的存在引起了对染色体异常的关注。在所有病例中，包括超声心动图和胎儿手部的详细超声检查，证明染色体组型的膜穿刺术都将用于证实存在胎儿结构的异常。如果详细的超声检查显示胎儿是正常的，就不可能是18三体综合征，也就不需要进行羊膜腔穿刺术。

在美国，**唇裂和腭裂**占所有先天性畸形的13%。侧裂是最常见的，而且50%的病例同时包括唇裂和腭裂，25%只包括唇裂，25%只包括腭裂，在20%～25%的病例中，多包括以上两种情况。高达60%的受影响胎儿存在其他畸形，包括多指、先天性心脏病和21三体综合征。超声检查可以看见一个沟槽从嘴唇延伸到其中一个鼻孔(图52.43)。前正中裂在本质上与前脑无裂畸形是完全不同的，它占所有唇裂的0.7%。在面部冠状切面超声切面显示上唇和上腭之间存在一个较宽的正中缺陷。

囊状淋巴管瘤是由于淋巴系统发育过程中，颈部淋巴管与颈内静脉未能正常连接，从而导致颈部淋巴回流障碍，液体聚集于胎儿颈部。超声表现为双侧颈部囊肿，内部有明显的分隔

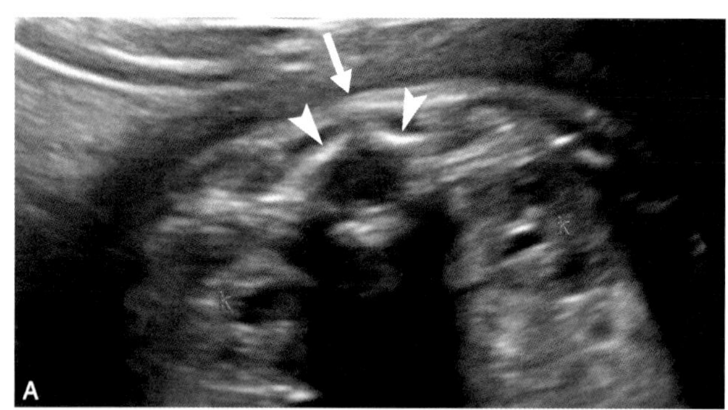

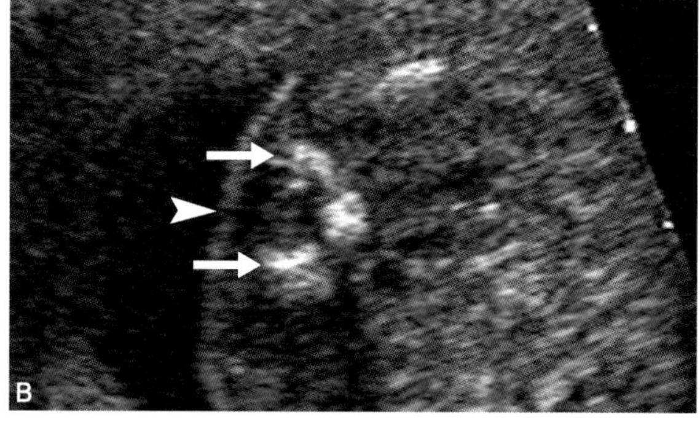

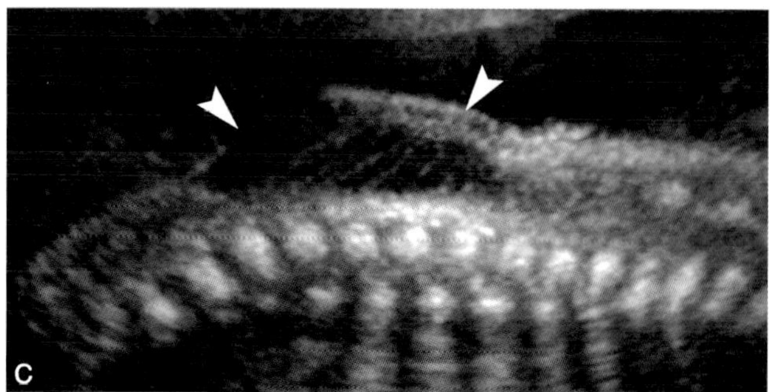

图52.39　正常脊柱和脊柱裂。A.正常脊柱。正常胎儿肾脏(k)水平横断面后面观显示：骨性椎板(箭头)的会聚方向正常。覆盖于脊柱后部的皮肤保持完整(箭)。B.脊柱裂。脊柱裂缺损横断面后面观显示：骨性椎板(箭)后份异常分离。皮肤表面(箭头)保持完好无损。C.脊髓脊膜膨出。在另一位脊柱裂患者身上，一团变形的脊柱组织肿块(箭头)在完整的皮肤下膨胀。

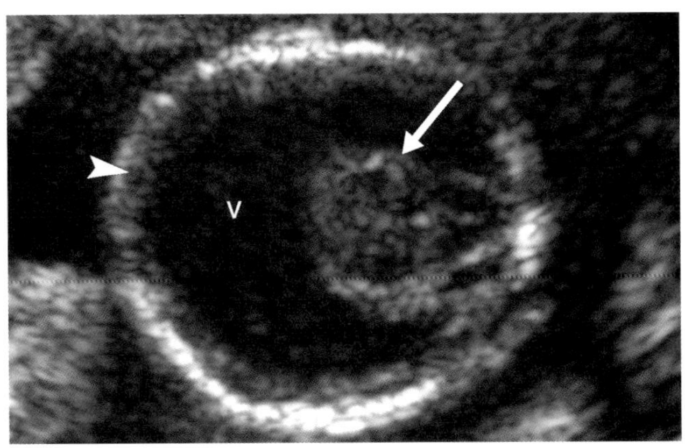

图 52.40 前脑无裂畸形。通过胎儿颅骨切面显示:单一脑室(V)和融合的丘脑(箭),皮质缘薄(箭头),这些发现均是前脑无叶无裂畸形的特征。由于常伴发中央面裂、象鼻等面部畸形,因此胎儿面部也应进行检查。

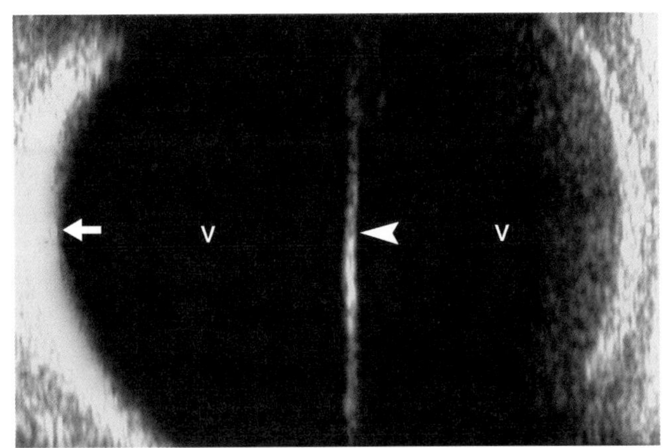

图 52.41 积水性无脑畸形。近足月胎儿脑部的轴向超声切面显示了两个大脑室(V),一个清晰显示的正中线(箭头),大脑皮质全部消失(箭)。这些发现均是积水性无脑畸形的特征。

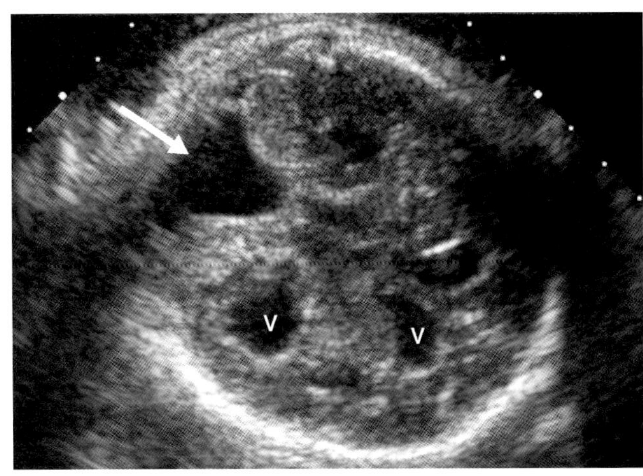

图 52.42 Dandy-Walker 畸形。冠状切面显示颅后窝(箭)呈囊状扩张。侧脑室(V)扩张(V),表明伴随脑积水。

带(图 52.44),多达 70%有异常核型,包括唐氏综合征(大多数)、特纳综合征、18 三体和 13 三体。全身淋巴管扩张和胎儿水肿可能发生,当它们发生时通常是致死性的。

胸部和心脏

胎儿水肿是指体液在体腔和组织中的病理性积聚。超声显示腹腔积液、胸膜和心包积液以及皮下水肿(图 52.45)。免疫性水肿是由母亲和胎儿的血型不相容引起的。目前的治疗包括胎儿输血,是非常成功的。非免疫性水肿是由心脏疾病、感染、染色体异常、双胎妊娠、尿路梗阻和脐带并发症等多种疾病引起。许多病例的病因尚未查明。非免疫性水肿的预后仍然很差。

先天性膈疝是指膈肌发育异常,部分腹腔脏器通过缺损部

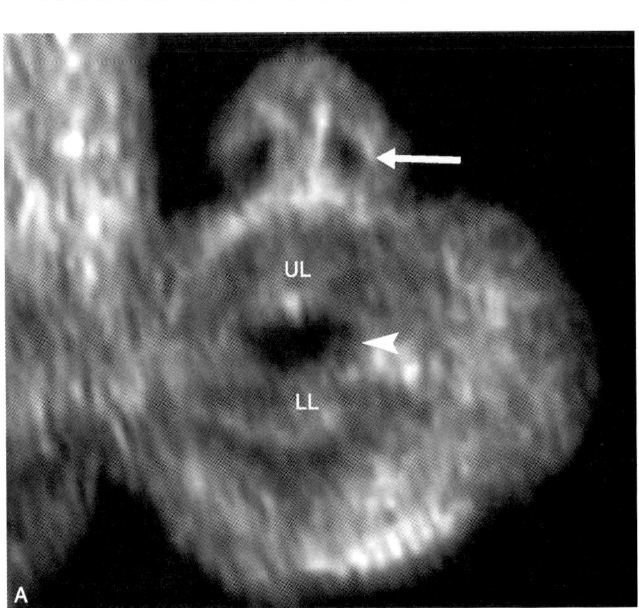

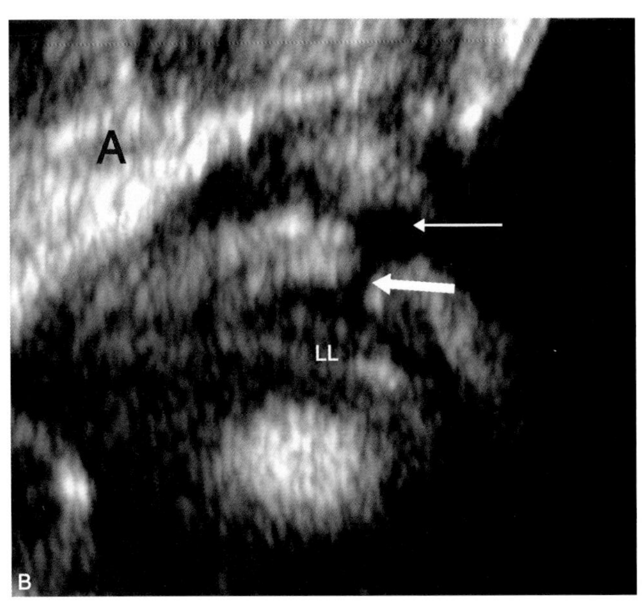

图 52.43 正常面部和唇裂。A. 正常的胎儿面部冠状切面(从鼻子往下看)显影了两个鼻孔(箭),张开的嘴巴(箭头),上唇(UL)和下唇(LL)的肌肉。B. 对比显示另外一个唇裂胎儿,唇裂(粗箭)从左上唇延伸到了左边的鼻孔(细箭)。嘴唇轻微张开,下唇(LL)清晰可见。一只手臂(A)伸到了脸部。

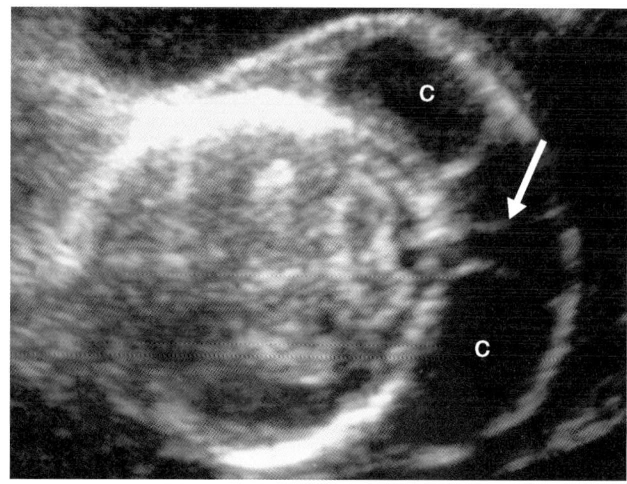

图 52.44 囊状淋巴管瘤。一个多分隔囊块(c)延伸到胎儿颅骨的枕部。通过脑中线(箭)可以看出囊状淋巴管瘤不同于枕部脑膨出,因为脑膨出存在颅骨的缺失及相应颈部软组织的缺失。

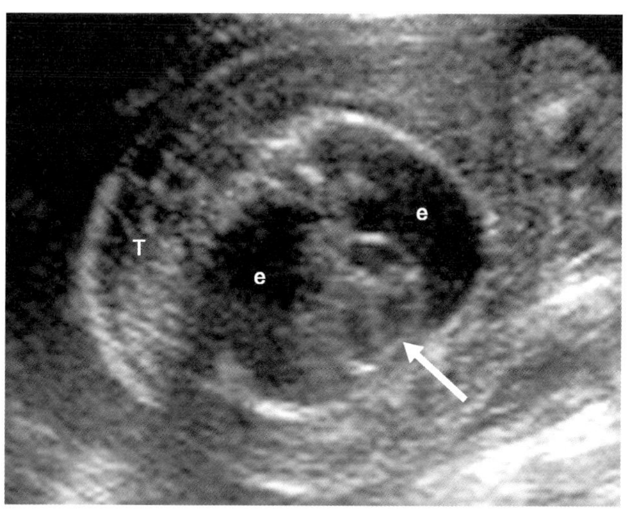

图 52.45 胎儿水肿。从胎儿胸腔的四腔心脏视图(箭)水平的横切面显示双侧胸腔积液(e)。胸部周围的皮肤明显增厚(T)。

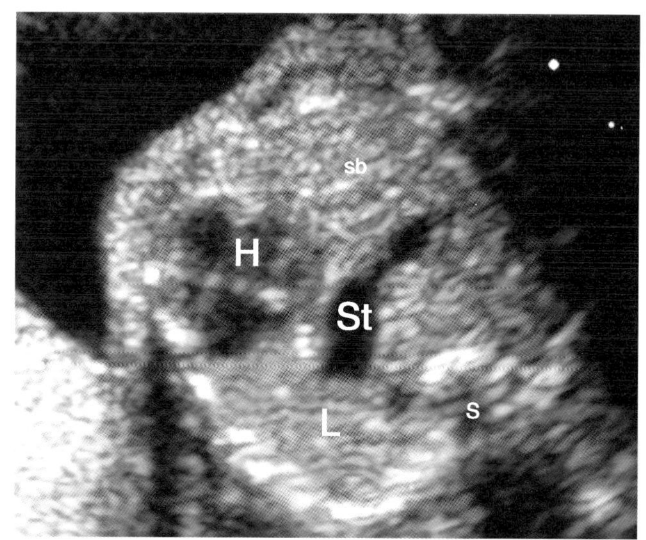

图 52.46 先天性膈疝。轴向切面显示:胎儿胃(St)、小肠(sb)疝入左侧胸腔。心脏(H)明显异常地转移到了右胸胸腔。只有小部分压缩的右肺(L)存在。很可能存在严重的肺发育不全,并且预后很差。在后面可以看到脊柱。

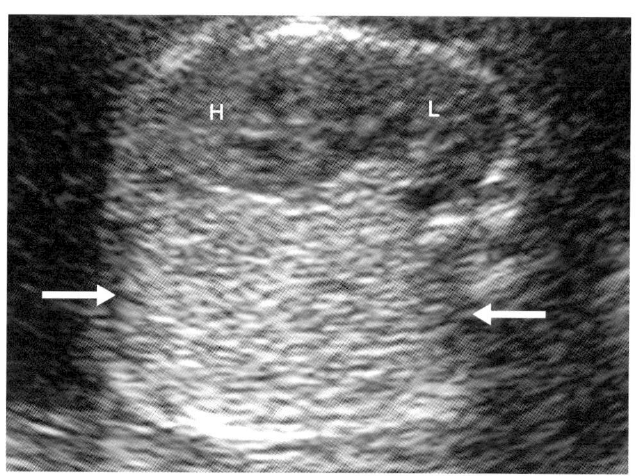

图 52.47 囊性腺瘤样畸形。在右侧胸腔可以看见一个增强的实性回声团块(箭之间),替换并挤压心脏(H)。可以看见一小部分被压缩的左肺(L)。这是Ⅲ型囊性腺瘤样畸形的特征表现。

进入胸腔。大多数(85%)发生在左侧(图 52.46)。疝内容物通常包括胃、肠和部分肝脏。超声检查发现包括:胸部存在充满液体、实性或多囊性肿块;心脏和纵隔移位;腹部观察不到胃声像图,存在羊水过多。常伴发心脏和中枢神经系统畸形。因为肺发育不全,其死亡率很高(70%)。

囊性腺瘤样畸形是肺部先天性的错构瘤,通常发生在一个肺叶。这种损伤包括从极微小的到大于 2cm 的单个或多个大小不等的囊肿。Ⅰ型病变超声表现为单个或多个大于 2cm 的囊肿,Ⅱ型病变超声表现为多个大小均匀的小囊肿(<2cm),Ⅲ型病变因为囊肿很微小,超声表现为高回声团块(图 52.47)。囊性腺瘤样畸形可能伴随羊水过多或者胎儿水肿,这些病变在子宫里面可发生自发性复原。

肺隔离症是肺组织的胚胎团块,没有明确的支气管交通,其血供来源于体动脉。叶内隔离(75%)包含胸膜覆盖在另一个正常的肺叶里面,肺静脉引流得以维持,超声检查发现肺内隔离是比较罕见的。肺叶外隔离虽然比较少见(25%),但超声检查表现更明显。副叶包含在它们自己的胸膜里面并由体动脉和静脉供血。超声检查显示胸腔内存在一个均质、高回声、实性团块,彩色多普勒显示供血的体动脉为胸主动脉。该病可能会出现胸腔积液。

胎儿心脏异常。先天性心脏病是新生儿发病和死亡的主要原因之一,是新生儿中最常见的主要异常,每 200 例活产中就有 1 例。胎儿心脏异常的精确超声诊断通常需要专门的设备和高水平的专业知识。在胎儿四腔心切面上,可以识别出胎儿心脏许多主要结构异常。心脏常规筛查视图(图 52.48)包括四腔心脏视图、右心室流出道(RVOT)和左心室流出道(LVOT)。胎儿四腔心切面是通过胎儿胸部的轴向扫查得到的,就在隔膜上面。心尖与胎儿胃部在同一边,并指向左前胸壁 45°方向,偏离了这个位置则预示着心脏畸形或者胸腔肿块。心包积液表现为环绕心肌周围的液性无回声区。心室大小大约相等,略小于它们对应的心房。在这个切面可以观察到房室瓣的运动。心室内的乳头肌回声稍增强并且显而易见。心腔大小

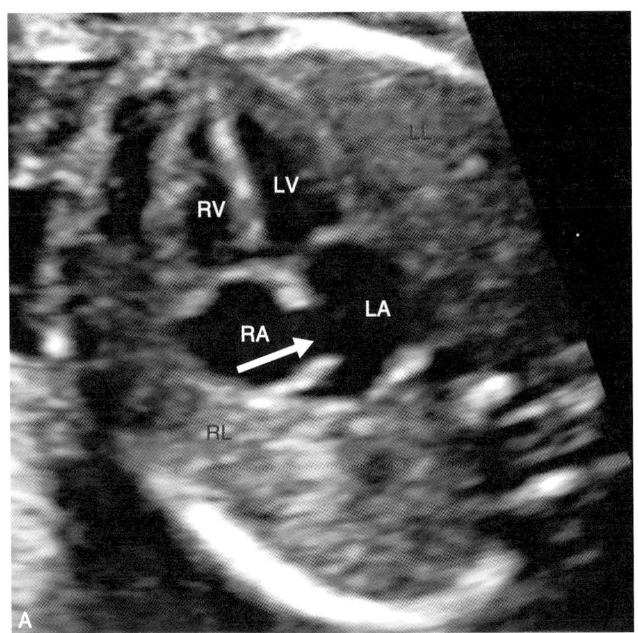

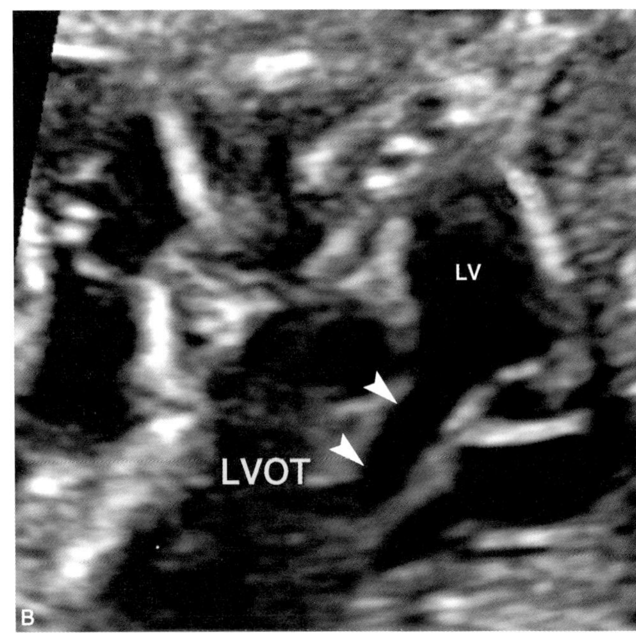

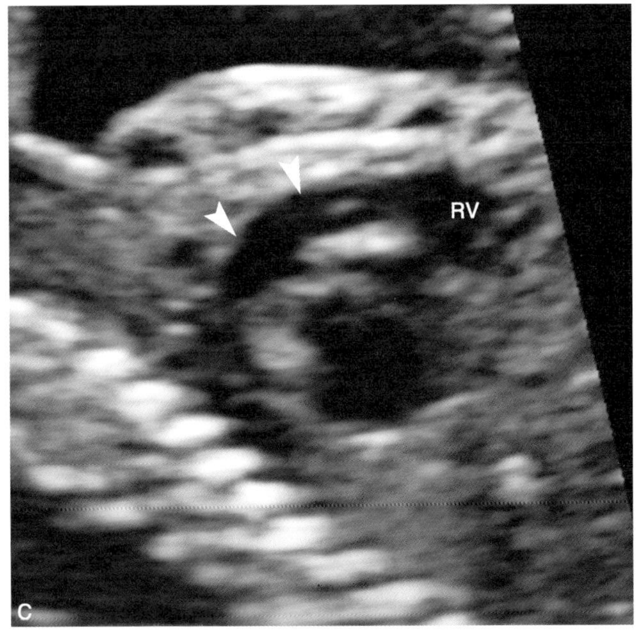

图52.48 正常的胎儿四室心脏图。A.四腔心。胎儿胸部的轴向超声显示18周胎儿的心肺正常。右心室(RV)和左心室(LV)的大小大致相同,右心房(RA)和左心房(LA)大小相同。房间隔未闭(箭所示)明显。心脏通常占据胸腔横截面积的三分之一左右。发育中的肺充满液体,有适度的回声。RL,右肺;LL,左肺。B.左心室流出道视图。此视图显示左心室(LV)主动脉(箭头)的起点。实时显示主动脉瓣。C.右心室流出道视图。肺动脉主干(箭头)从右心室(RV)开始显示。

或瓣膜运动的差异将暗示心脏畸形,所以详细的胎儿超声心动图检查是必需的。LVOT视图是通过将传感器从四腔视图的位置向右肩倾斜来获得的。正常左心室流出道显示主动脉瓣和左心室的主动脉起源。通过从LVOT视图略微倾斜传感器来获得RVOT视图。正常的RVOT图显示肺动脉的起始点到分叉点,分为右肺动脉和左肺动脉。这些视图上的任何异常都是胎儿超声心动图的指示。

腹 部

正常的胎儿腹部。正常胎儿的腹部与年长儿或成人的腹部明显不同。与成人相比,胎儿腹部大小与它的身体长度有很大关系。胎儿肝脏很大,并且肝左叶大于肝右叶。脐静脉是一个重要的超声检查标记,它传递的一半的血液通过静脉导管直接流入下腔静脉,其余的部分则通过左门静脉流向肝脏。因为胎儿带的存在,肾上腺的相对大小高达20倍。骨盆相对较小,盆腔内脏器延伸到下腹部。胎儿在第11~12周胎龄时可出现吞咽动作;在第18周胎龄时,胎儿的胃部应该充满吞咽的液体。小肠呈中等回声,位于中央,并且与肝脏回声相混合。在妊娠末期,可以看到小肠循环的蠕动。能看到的小肠环通常直径小于6mm,且长度小于15mm。在20周后可见结肠,它是环绕在腹腔外围的管状结构,结肠慢慢地会装满胎粪,但是直径仍然不会超过23mm。正常的胎儿肾脏是成对的,它是靠近脊柱的稍低回声结构(图52.39A),肾窦呈条状高回声,胚胎期分叶状肾引起了肾脏的波形轮廓;以毫米为单位,正常胎儿肾脏的长度大约等于胎龄的周数。观察膀胱时可以看到它是充盈还是空虚状态。因为羊水成分大部分是尿液,因此正常的羊水容量意味着至少存在一个功能性肾脏。

胃缺失。在18周胎龄时，如果看不见胎儿的胃，则大约一半的病例存在显著异常。如果不明显，应在约1h后对患者进行复查，以确定是否充满。原因包括梗阻（食管闭锁，胸部包块）、吞咽障碍（面裂和神经肌肉障碍）、低羊水容量和异位胃（膈疝）。

双泡征用来描述胃及十二指肠近段明显液性扩张（图52.49）。十二指肠液性扩张是异常的，是十二指肠闭锁或狭窄、环状胰腺或肠扭转的预示。唐氏综合征也很常见。一半的病例还有其他异常情况。

肠梗死是指小肠扩张，而直径大于6mm（图52.50）。其原因包括空肠或回肠闭锁或狭窄、肠扭转、胎粪性肠梗阻和肠道重叠。扩张或扭曲的输尿管不应被误认为是扩张的肠管。

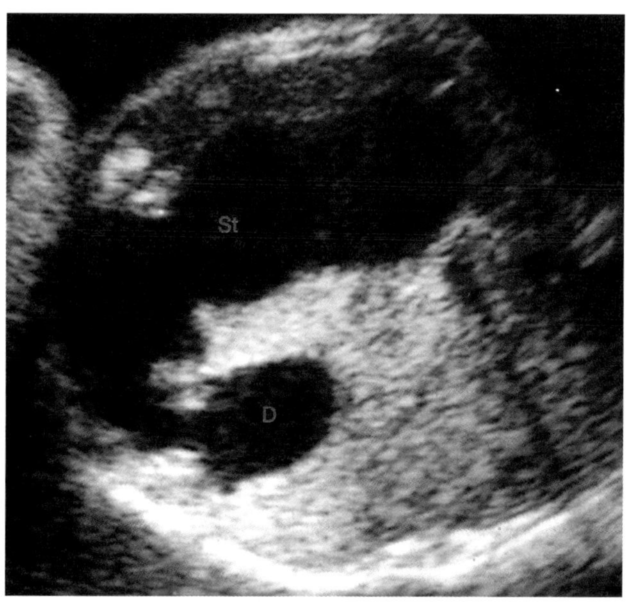

图52.49　双泡征。胃部（St）和十二指肠球（D）液体膨胀，是由于十二指肠下部的梗阻引起的。

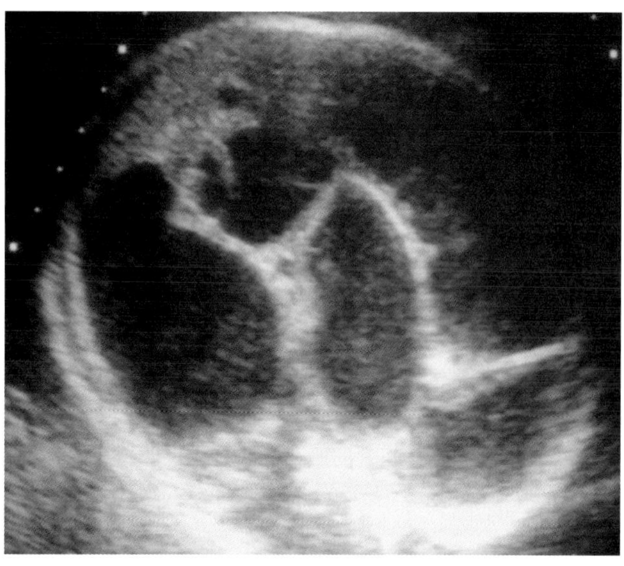

图52.50　小肠梗死。可以看到，回肠闭锁是整个腹部小肠明显扩张的原因。

胎粪性肠梗阻是由于回肠末端异常增厚的胎粪引起了小肠梗阻。胎粪性肠梗阻几乎都伴随着纤维囊泡症。结合肠管扩张及胎粪回声可以做出诊断。

胎粪性腹膜炎是由肠段穿孔引起的，胎粪溢出到腹膜腔引起无菌性腹膜炎，并导致了腹膜腔的钙化、胎粪假囊肿、腹腔积液、肠扩张和羊水过多。其原因通常不确定，但可能是由小肠血管损伤引起的。确定的原因包括胎粪性肠梗阻（纤维囊泡症）、肠闭锁和肠扭转。

肠管回声增强。包含脱屑细胞、蛋白质和胆色素的胎粪，在第15~16周时将充满远端小肠。它的超声声像图表现为从无回声到中等回声。当小肠回声与邻近骨头的回声相等或者其回声强于邻近骨组织回声时，通常认为这种小肠回声是异常增强的；在一半的病例中，这种发现是正常的，但在另外一半病例中，它就是明显异常的标志，其伴随症状包括纤维囊泡症、染色体异常（21三体，18三体）、小肠闭锁、肠扭转、胎儿病毒感染（巨细胞病毒）。

尿路梗阻。胎儿肾盂积水最常见的原因是肾盂输尿管连接处的梗阻、异位输尿管疝和后尿道瓣膜（图52.51）。肾盂扩张使肾脏前后径大于10mm或在纵向切面大于前后径的50%，或存在明确的肾盏扩张，均是明显肾积水的证据。膀胱充盈和羊水容量的评估对梗阻严重程度的判定是必要的。

肾盂轻度扩张通常是由于妊娠中期和晚期正常的生理性膀胱输尿管反流。大于3mm的充满液体的肾盂值得注意，因为它可能是非整倍体（唐氏综合征）的超声标记或先天性尿路梗阻的早期指标。详细的胎儿解剖调查显示，发现额外的异常可能需要进一步的染色体异常测试。由于一些明显的尿路梗阻可能只在中期出现轻度扩张，因此在晚期妊娠超声随访时要注意观察肾盂肾盏扩张的发展变化。对可疑病例可以选择在产后1~2周进行超声检查，以避免低估肾积水量，因为正常情况下，在产后早期也可能会发生少尿。

肾囊性疾病通常在宫内就可以检测出。多囊肾发育不全表现为肾实质内无数个大小不等且不相通的囊肿。因为受损

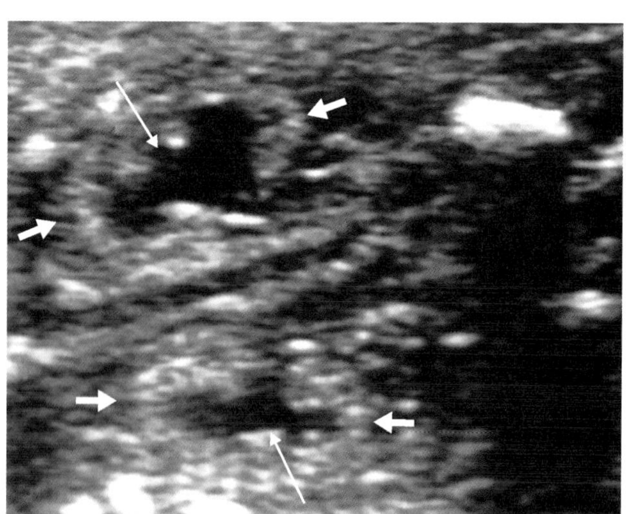

图52.51　肾积水。胎儿腹部冠状切面图像显示双侧后尿道瓣膜引起的双侧肾盂积水（细箭）。肾盏和肾盂是扩张的。两个肾（短箭之间）在大小上都是正常的，这是通过在几周内将肾脏长度（mm）与胎龄（大致相等）进行比较来确定的。

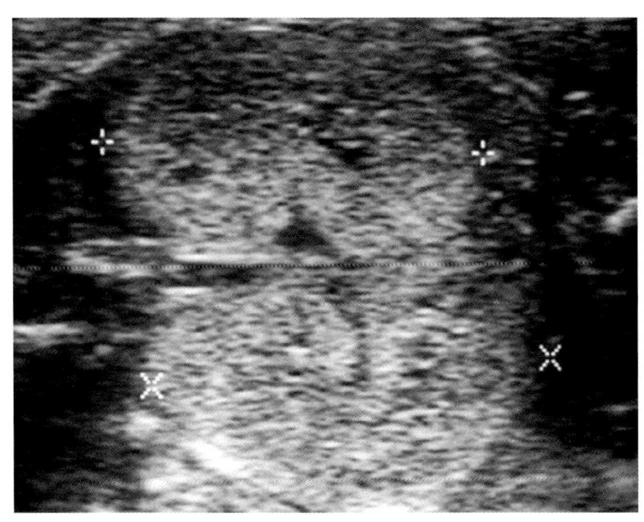

图 52. 52　常染色体隐性遗传性多囊肾。22 周胎儿冠状切面显示：两个明显增大的、高回声的肾脏（光标之间，+，×）充满了整个腹部。每个肾脏长度都超过了 5cm，且存在严重的羊水过少。这种现象是常染色体隐性遗传性婴儿型多囊肾的特点。

肾脏没有功能，双侧多囊肾发育不全常伴发严重的羊水过少，因此胎儿不能存活。双侧肾脏明显增大且伴有羊水过少时，则提示为常染色体隐性遗传性多囊肾；表现为肾实质回声弥漫性增强，有一个透声性的边，看不到散在的囊肿。常染色体显性遗传性多囊肾偶尔会在子宫内检查出（图 52. 52），双侧肾脏增大，但是缺少常染色体隐性遗传性多囊肾的透声性的边，偶尔可以看到散在的囊肿。梗阻性尿路疾病，如后尿道瓣膜会导致囊性肾发育不全。受损肾脏表现为肾积水，肾实质回声增强，其内散在多个大小不等的囊肿。如果超声检查未发现囊肿，则可能是肾脏发育不全。

前腹壁缺陷引起的**腹裂**是在脐的右边，这种缺陷的尺寸通常是 2~5cm。肠管通过腹壁缺损脱出来并自由地漂浮在羊水中，没有腹膜覆盖（图 52. 53）。小缺损常伴随着局部肠管缺血，并可引起脱出肠管的肠壁增厚。脐带腹壁入口位置是正常的。腹裂是最常见的没有染色体异常或再发风险的单独缺陷，出生后的修复常常是成功的，所以当没有其他异常存在时，其预后是良好的。

脐膨出是非常严重的腹壁缺损，与腹裂发生概率几乎相等。缺损发生在脐正中线处，伴有腹部内容物的疝位于脐带基底部（图 52. 53C）。肝脏和肠管都是常见的脐膨出内容物，脐膨出部位由腹膜和羊膜形成的囊膜覆盖着，脐带是通过这层囊膜进入的。67%~88%的病例常伴发其他异常，包括心脏、中枢神经系统、尿路和胃肠道畸形。40%的病例中可以发现染色体异常。腹壁缺陷可能包括心脏（心脏异位）。

骶尾部畸胎瘤。虽然畸胎瘤可能发生在胎儿的任何部位，但骶尾部是最常见的部位（70%~80%）。女性更容易受到影响（4∶1）。胎儿死亡率高达 50%。超声显示为一个异质性、混合囊性或实性肿块。15%的病变可能是纯囊性的，类似于脑膜膨出。肿块的组成部分可能完全位于骨盆外部，可能完全位于骨盆和腹部内部，也可能位于骨盆内部和外部。实体瘤血管明显。肿瘤生长通常很快。相关发现包括积水、羊水过多和其他异常。产科并发症包括早产、难产和肿瘤出血。产后问题包括恶性退化等。

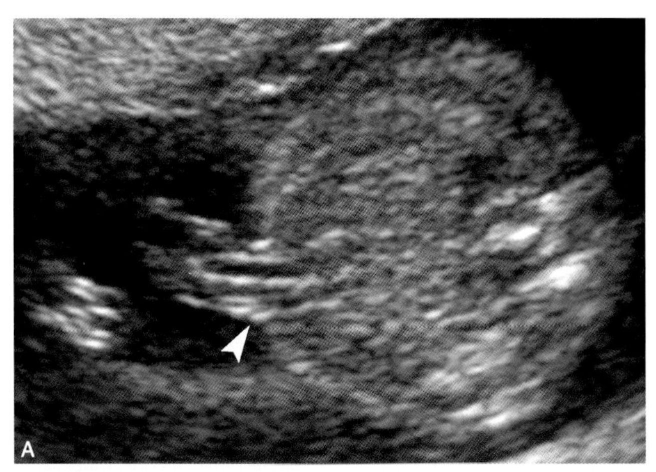

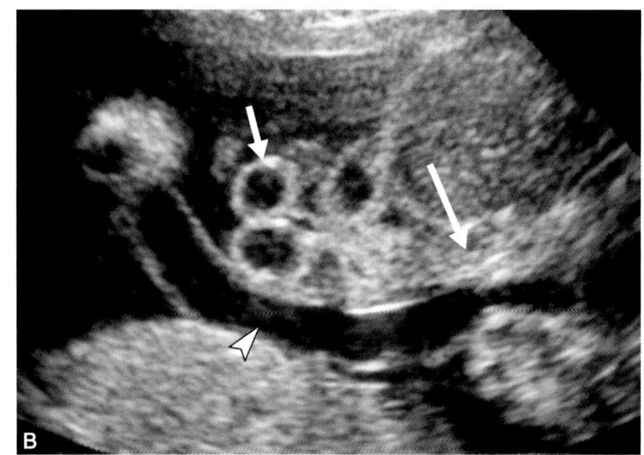

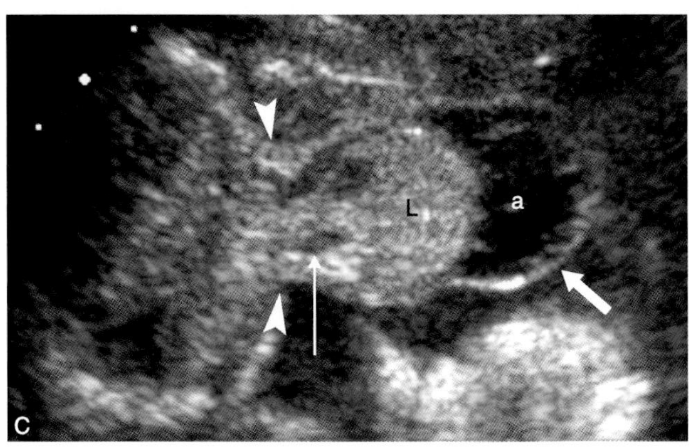

图 52. 53　脐带插入部位正常，腹裂，脐膨出。A. 正常。胎儿腹部脐带水平的轴向图像显示正常的脐带插入部位（箭头）。B. 腹裂。另一胎儿腹部的轴位图像显示肠环（短箭）穿过前腹壁缺损（长箭）并延伸至脐带插入部位右侧（箭头）。C. 脐膨出。另一胎儿脐带水平的轴位图像显示肝脏（L）通过前腹壁的缺损（箭头之间）突出。缺陷包括脐带（细箭）。覆膜（短箭头）是很容易看到的，因为它由脐膨出内的腹腔积液（a）和羊水勾勒出来。

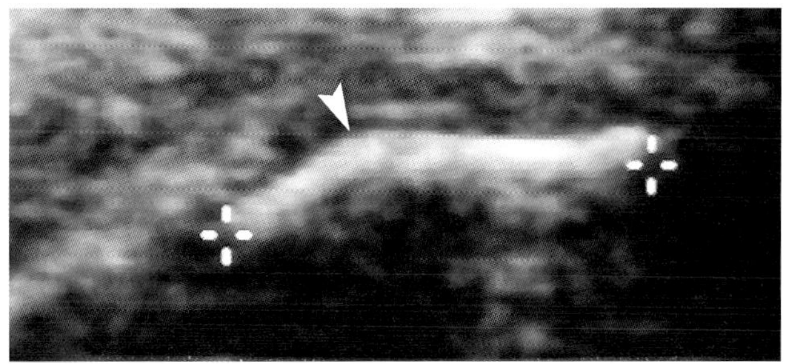

图 52.54 肢端纤细性侏儒。股骨纵切面(光标之间)显示:骨质减少,中央弯曲(箭头),股骨长度小于孕周。

骨 骼

骨骼发育不良是一类异质性的骨骼生长障碍,它们会导致骨骼的大小、密度和形状的异常。超声检查发现末端骨头缩短、骨折、长骨弯曲、脱矿质和小胸等征象(图 52.54)与广义的骨骼发育不良密切相关。发现股骨短小需对骨头做详细检查,并对其他的长骨进行测量。股骨与足长度之比小于 1,则提示骨骼发育不良;然而,比值大于 1 通常与胎儿天生小或生长迟缓有关。其他有助于骨骼发育不良分类的发现有:多指/趾畸形、头颅形状异常、脊柱异常、面中部发育异常、骨结构异常、巨脑室、羊水过多和水肿。骨骼发育异常的精确诊断可能很困难,除非有家族病史。逼近算法是被推荐的。

致死性侏儒症是最常见的致命性骨骼发育不全,其明显特征包括小胸、分叶状颅、大头,脑水肿和羊水过多。软骨发育不全是常染色体显性特征,纯合子是致命的,杂合子是不致命的。因为父母中至少一个肯定有这种情况,超声检查法诊断是在近端肢体缩短术的基础上进行的。成骨不全是有常染色体显性和隐性遗传模式的异型组,这种疾病的特征是骨质疏松症,超声检查时发现增强骨质回声减少,其他特征包括有骨折的骨增厚和骨痂形成、骨弯曲、小胸和隆腹。

胎儿手部和脚部的检查可能会有特异性的发现,预示多种综合征和染色体异常可能。手指紧握呈重叠状提示为 18 三体综合征,有多囊肾的多指提示为 Meckel-Gruber 综合征,第五根手指的第 2 节指骨发育不全并伴发股骨和肱骨短小时提示为唐氏综合征。

推 荐 阅 读

First Trimester

American Institute of Ultrasound in Medicine. AIUM practice parameter for the performance of obstetric ultrasound examinations. Laurel, MD. 2013. Available from http://www.aium.org/resources/guidelines/obstetric.pdf.

Barnett SB, Maulik D, Society IPD. Guidelines and recommendations for safe use of Doppler ultrasound in perinatal applications. *J Matern Fetal Med* 2001; 10:75–84.

Chukas A, Tirada N, Restrepo R, Reddy NI. Uncommon implantation sites of ectopic pregnancy: thinking beyond the complex adnexal mass. *Radiographics* 2015;35:946–959.

Doubilet PM, Benson CB, Bourne T, et al. Diagnostic criteria for nonviable pregnancy early in the first trimester. *Ultrasound Q* 2014;30:3–9.

Histed SN, Deshmukh M, Masamed R, Jude CM, Mohammad S, Patel MK. Ectopic pregnancy: a trainee's guide to making the right call. *Radiographics* 2016;36:2236–2237. Available from http://media.rsna.org/media/journals/rg/presentations/2016/36.7.Histed/index.html.

International Society of Ultrasound in Obstetrics and Gynecology. ISUOG practice guidelines: performance of first-trimester fetal ultrasound scan. *Ultrasound Obstet Gynecol* 2013;41:102–113. Available from https://www.isuog.org/uploads/assets/uploaded/00bceab5-21e0-4ab5-85e6795e01d06d62.pdf

Lane BF, Wong-You-Cheong JJ, Javitt MC, et al. ACR appropriateness criteria first trimester bleeding. *Ultrasound Q* 2013;29:91–96.

Ranade M, Aquilera-Barrantes I, Quiroz FA. Gestational trophoblastic disease and choriocarcinoma. *Ultrasound Q* 2015;31:221–223.

Rodgers SK, Chung C, DeBardeleben JT, Horrow MM. Normal and abnormal US findings in early first-trimester pregnancy: review of the Society of Radiologists in Ultrasound 2012 consensus panel recommendations. *Radiographics* 2015;35:2135–2148.

Sellmyer MA, Desser TS, Maturen KE, Jeffrey RB Jr, Kamaya A. Physiologic, histologic, and imaging features of retained products of conception. *Radiographics* 2013;33:781–796.

Tan S, Pektas MK, Arslan H. Sonographic evaluation of the yolk sac. *J Ultrasound Med* 2012;31:87–95. (Pictorial essay).

Second and Third Trimester

American College of Obstetricians and Gynecologists. Practice Bulletin No. 163 Summary: screening for fetal aneuploidy. Summary published. *Obstet Gynecol* 2016;127:979–981.

American College of Obstetricians and Gynecologists. Practice Bulletin No. 162 Summary: prenatal diagnostic testing for genetic disorders. Summary published. *Obstet Gynecol* 2016;127:976–978.

Blask AN, Fagen K. Prenatal imaging of the gastrointestinal tract with postnatal imaging correlation. *Ultrasound Q* 2016;32:15–24. (Review article).

Dukhovny S, Wilkins-Haug L, Shipp TD, Benson CB, Kaimal AJ, Reiss R. Absent fetal nasal bone—what does it mean for the euploid fetus? *J Ultrasound Med* 2013;32:2131–2134.

Expert Panel on Women's Imaging: Glanc P, Nyberg DA, Khati NJ, et al. ACR appropriateness criteria—multiple gestations. *J Am Coll Radiol* 2017; 14:S476–S489.

Gün I, Muhçu M, Müngen E, Kiliç S, Atay V. Effect of an amniotic sheet on pregnancy outcomes. *J Ultrasound Med* 2013;32:807–813.

Hiersch L, Melamed N, Aviram A, Bardin R, Yogev Y, Ashwal E. Role of cervical length measurement for preterm delivery prediction in women with threatened preterm labor and cervical dilatation. *J Ultrasound Med* 2016;35:2631–2640.

Khalil A, Rodgers M, Baschat A, et al. ISUOG practice guidelines: role of ultrasound in twin pregnancy. *Ultrasound Obstet Gynecol* 2016;47:247–263.

Khurana A, Burt A, Beck G, et al. Fetal cardiac screening sonography: methodology. *Radiographics* 2017;37:360–361. (Online video presentation).

Kilcoyne A, Shenoy-Bhangle AS, Roberts DJ, Sisodia RC, Gervais DA, Lee SI. MRI of placenta accreta, placenta increta, and placenta percreta: pearls and pitfalls. *AJR Am J Roentgenol* 2017;208:214–221.

Magann EF, Sandlin AT, Ounpraseuth ST. Amniotic fluid and the clinical relevance of the sonographically estimated amniotic fluid volume—oligohydramnios. *J Ultrasound Med* 2011;30:1573–1585.

Mehta TS, Levine D. Ultrasound and MR imaging of fetal neural tube defects. *Ultrasound Clinics* 2007;2:187–201.

Moshiri M, Zaidi SF, Robinson TJ, et al. Comprehensive imaging review of abnormalities of the umbilical cord. *Radiographics* 2014;34:179–196.

Nelson DB, Dashe JS, McIntire DD, Twickler DM. Fetal skeletal dysplasias—sonographic indices associated with adverse outcomes. *J Ultrasound Med* 2014;33:1085–1090.

Sandlin AT, Chauhan SP, Magann EF. Amniotic fluid and the clinical relevance of the sonographically estimated amniotic fluid volume—ployhydramnios. *J Ultrasound Med* 2013;32:851–863.

Sheppard C, Platt L. Nuchal translucency and first trimester risk assessment. a systematic review. *Ultrasound Q* 2007;23:107–116.

Winter TC, Kennedy AM, Woodward PJ. Holoprosencephaly: a survey of the entity, with embryology and fetal imaging. *Radiographics* 2015;35:275–290.

Zaidi SF, Moshiri M, Osman S, et al. Comprehensive imaging review of abnormalities of the placenta. *Ultrasound Q* 2016;32:25–42.

Zelop CM, Javitt MC, Glanc P, et al. ACR appropriateness criteria growth disturbances—risk of intrauterine growth restriction. *Ultrasound Q* 2013; 29:147–151.

（朱娅奇 谢雨 陈丽君 余进洪）

第 53 章 胸部、甲状腺、甲状旁腺及新生儿颅脑超声

胸　部

超声检查是相对传统平片、CT 评价胸部疾病的一种非常好的补充;可有效地用于引导胸腔穿刺,特别是床旁胸腔穿刺;可以鉴别平片上均显示为高密度影的胸腔积液和肺实变;其便携性可用于评估无法进行 CT 检查的危重患者。但胸部超声检查常常需与胸部平片或 CT 结合分析。

胸 膜 腔

正常超声解剖。超声声束遇到肺内的空气会发生全反射,导致其无法穿透进入胸腔。然而,当胸腔积液推移肺组织将其与胸壁分离时,超声便可以很好地评价胸腔疾病。超声探头可以通过胸壁肋间隙直接扫查胸腔,也可以经腹通过膈肌间接扫查,肋骨可作为胸部直接扫查的声像图标志(图 53.1)。线阵式探头扫查胸壁时,肋骨表现为弧形强回声后方伴明显声影。肋骨表面强回声后方 1cm 以内的强回声线是脏层胸膜及充满空气的肺表面,并且随呼吸运动而上下移动("滑动征")。探头平行于肋间隙时可以清晰显示随呼吸移动的肺表面,正常滑动胸膜的表面可见微量的胸膜腔液体。当探头从腹部探查时,由于膈肌上方的肺组织对超声声束产生全反射,膈肌呈明亮的弧形界面(图 53.2);膈肌下的器官(肝、脾)因多次反射,可以在膈肌上出现镜面伪像。

胸腔积液位于胸膜的脏壁层之间,将胸壁与肺分开,使得胸膜腔得以较好地显示(图 53.1C,图 53.2B)。胸腔积液多表现为无回声区,或有散在的细点状回声漂浮的低回声区。胸腔积液将脏层和壁层胸膜分开。当探头从腹部切入时,可以在膈肌上方看到低回声的液性暗区,也可以清晰显示胸腔,且无镜面伪像。超声可以很好地显示 CT 常不能显示的胸腔积液内的分隔,其内塌陷或实变的肺组织随着呼吸运动而移动。胸腔内渗出的液体产生的回声包括漂浮的光点或光带或分隔(图 53.3)。无回声的液体可能是渗出液、漏出液,也可能是脓液。胸腔积液形成分隔和怀疑脓胸时,可以行超声引导下细针穿刺抽吸术和置管引流术进行定位和评估。

胸膜增厚。胸部炎症和恶性肿瘤常并发胸膜增厚。超声显示胸膜均匀、波浪状或斑块状增厚(图 53.4),由于近场的混响伪影使部分壁层胸膜显示模糊,而脏层胸膜能很好显示。

胸膜肿瘤。胸膜的转移或原发性肿瘤,均表现为胸膜结节状增厚或从胸膜面向胸腔突出的低回声软组织肿块,例如间皮瘤(图 53.5)。

气胸。超声可用于诊断气胸。气胸形成高回声线,与含气肺组织回声非常相似,但是没有与呼吸运动有关的"滑动征"。此外,在侵入性操作期前清楚显示的肺内病变在操作期间显示不清,常常提示发生气胸。

肺 实 质

正常超声解剖。含气的肺组织及其表面的脏层胸膜对超声产生全反射,导致声束无法穿透进入胸腔。肺表面的脏层胸膜因具有滑动征而很容易被探及,但是其深面的混响伪像使得后方的组织显示不清。然而,肺实变、肺不张或肿瘤累及脏层胸膜面时,为超声检查提供了声窗。当经腹扫查胸腔时,正常的含气肺组织会产生镜面伪像。

肺实变是指肺内的气体被液体或炎性细胞取代。这个过程"固化"了肺组织,并为声波的传播提供了媒介(图 53.6)。肺实变表现为与肝脏回声相似的实性低回声,实变的肺组织内可见"超声空气支气管影和超声肺泡影"。充气支气管表现为线性分支状强回声。实变肺组织内含气的肺泡表现为圆形强回声伴彗星尾征。超声液体支气管影表现为从肺门向外延伸的管状无回声。彩色多普勒超声可显示实变肺内穿行的血管影。

肺不张是指气体吸收后肺泡塌陷导致肺实性变。肺不张时,肺体积缩小,支气管和肺血管聚集。肺塌陷总会伴有大量胸腔积液(图 53.7)。不张的肺组织表现为楔形变,由表面覆盖的胸膜清晰显示。

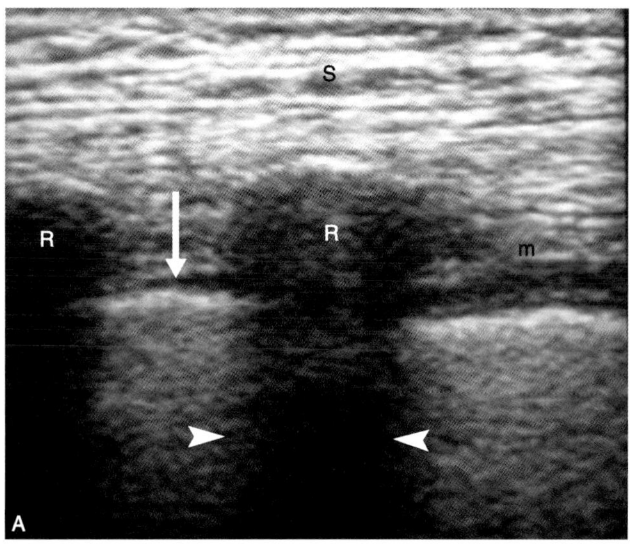

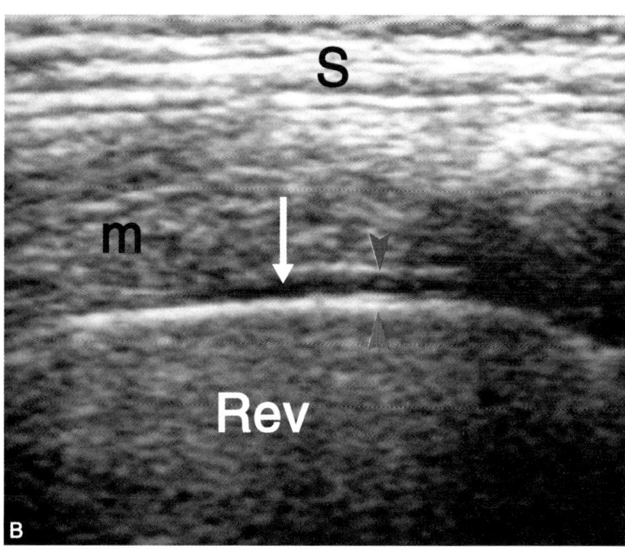

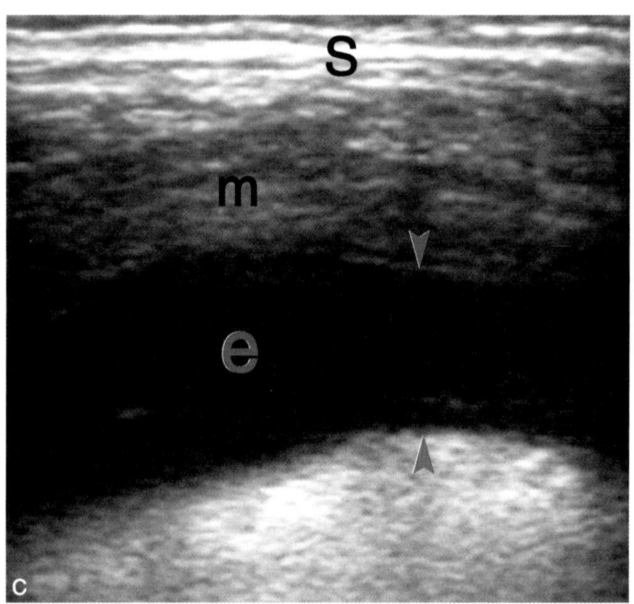

图 53.1 胸膜腔。肋间扫查。A. 胸壁超声长轴切面显示肋骨(R)及后方声影(两箭头之间)。胸腔位于肋骨表面以下约1cm处(箭)。肋骨之间可见肋间肌(m)。B. 平行于肋骨的肋间隙探查可以更好地显示胸腔(箭)。脏层胸膜-含气肺界面(蓝箭头)随呼吸运动而动,为"滑动征"。脏层胸膜与壁层胸膜被胸腔内薄层液体分开(红箭头),混响伪影(Rev)使肺显示不清。C. 胸腔积液(e)将脏层胸膜(蓝箭头)与壁层胸膜(红箭头)分开。m,肋间肌;S,皮下脂肪。

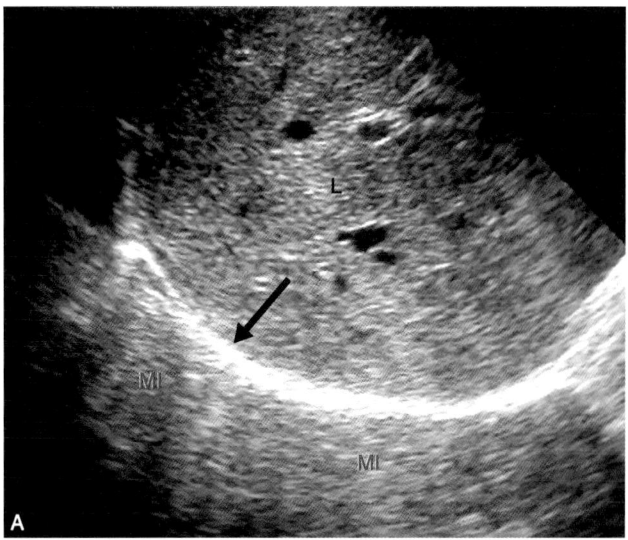

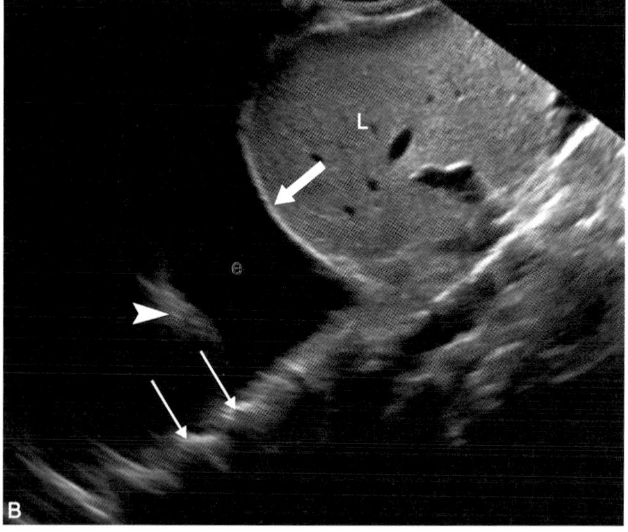

图 53.2 胸膜腔:经腹切面。A. 经腹探查胸部,以肝脏(L)或脾脏作为入射窗口,膈肌呈明亮的弧形线状强回声(箭)。正常的含气肺导致肝脏在横膈上方出现镜像伪影(MI)。B. 大量的胸腔积液(e)消除了这种镜像伪影,并通过横膈(粗箭)和胸膜腔显示具有肋骨阴影(细箭)的胸壁。胸腔积液常伴有肺不张(箭头)。L,肝脏。

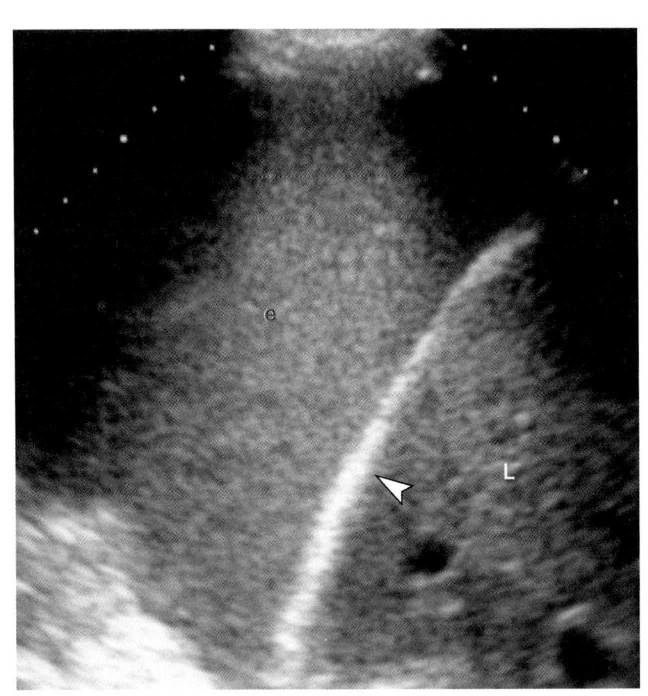

图 53.3　胸腔积液超声表现。右下肺肺炎导致的脓胸在超声上表现为高回声的积液(e),实时超声检查显示积液内漂浮着密集的细小点状强回声,与肝脏(L)的回声相似,膈肌(箭头)呈明亮的弧形强回声。

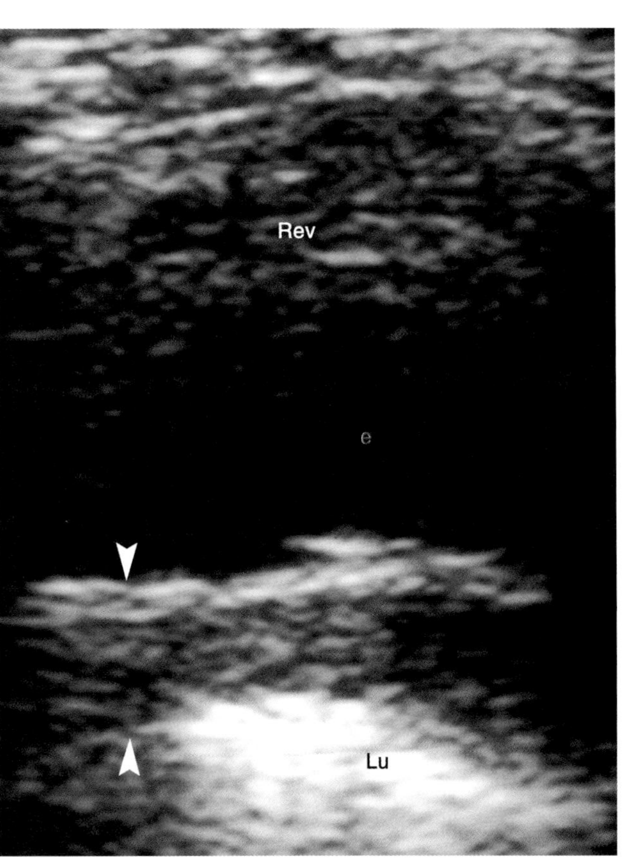

图 53.4　胸膜增厚。经肋间探查显示中等量胸腔积液(e),慢性炎症所致脏层胸膜(箭头之间)增厚。近场的壁层胸膜由于混响伪像(Rev)显示模糊。含气的肺(Lu)表现为强回声。

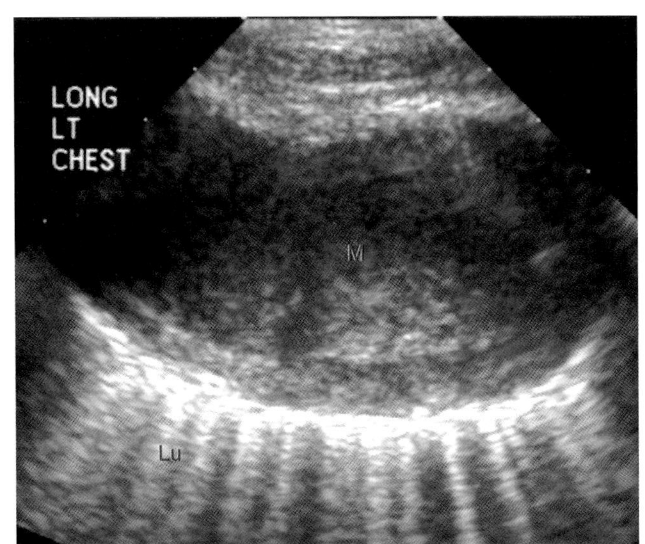

图 53.5　间皮瘤。肋间超声显示从壁层胸膜突出的实性肿块(M),并将含气的肺(Lu)推离胸壁。超声引导下经皮穿刺活检证实为间皮瘤。

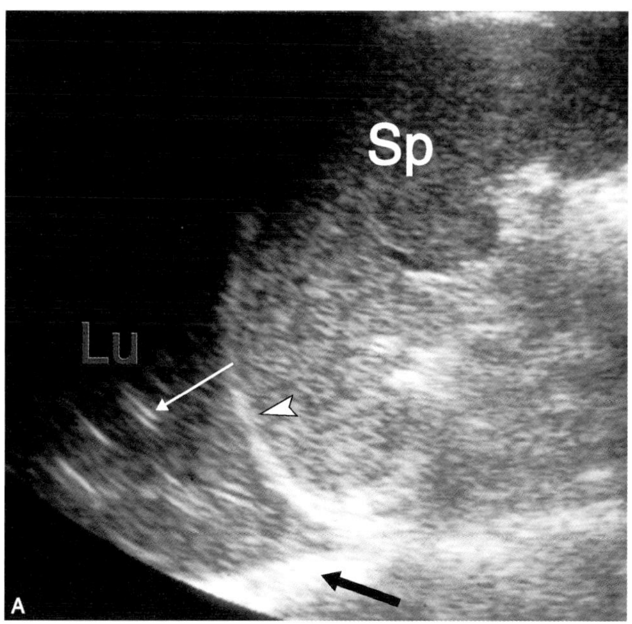

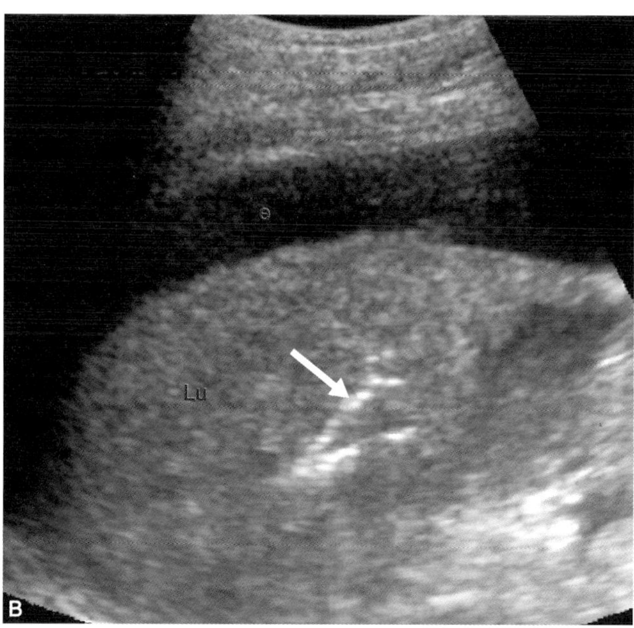

图 53.6 肺实变。A. 以脾(Sp)为声窗的声像图:表现为左侧季肋部疼痛的左下叶肺炎(Lu)。肺内气体被炎性液体和细胞取代而固化,通过无气肺显示胸壁(粗箭)。肺炎组织内可见支气管液相影(细箭);横膈表现为弧形强回声(箭头)。B. 另一患者肋间超声成像:经肺旁胸腔积液(e)显示的实变肺(Lu),其内的超声空气支气管影(箭)表现为分支状的线性强回声。

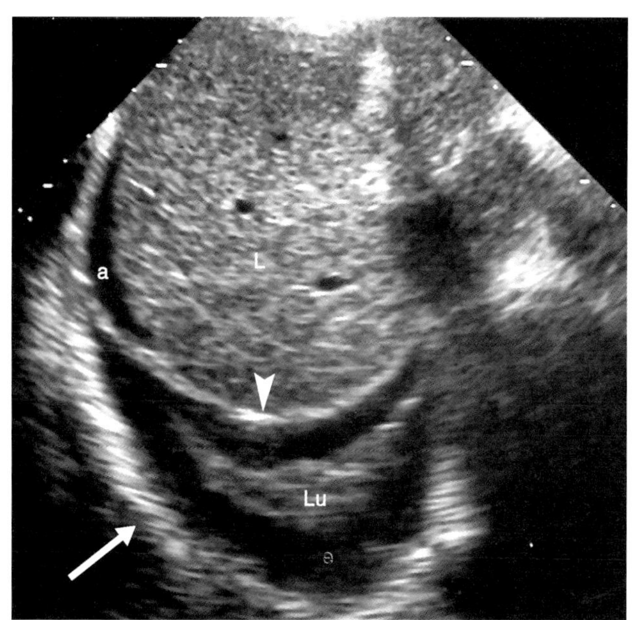

图 53.7 肺不张。经肝(L)横切面显示塌陷的肺舌叶(Lu)周围的胸腔积液(e),该患者还有腹腔积液(a),膈肌(箭头)表现为薄的弧形强回声,胸壁(箭)表现为厚的弧形强回声。

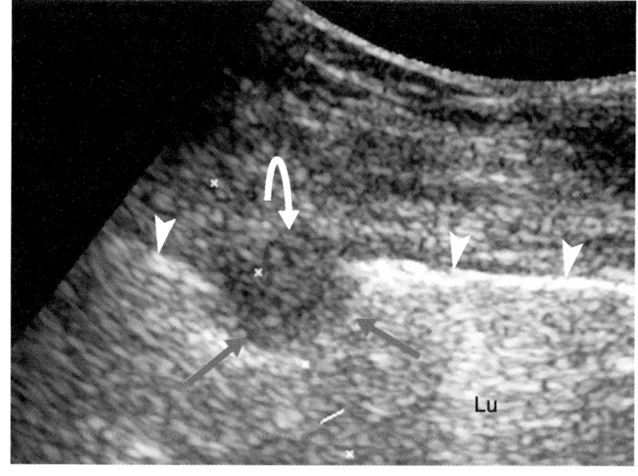

图 53.8 肺周围性结节。肋间超声扫查显示紧邻胸膜表面的一个 1cm 的周围性肺结节病灶(蓝色箭)。注意强回声的脏层胸膜-含气肺界面(箭头)在结节处中断(弯箭)。病灶在强回声含气肺组织背景衬托下得以清晰显示。超声引导下精准细针穿刺活检(光标×行)证实结节病变为颈部鳞状细胞癌转移。

肺肿块。超声不能显示完全被含气肺包绕的肺肿块或结节,但是当病变累及脏层胸膜或伴有周围肺实变或肺不张时,超声可以显示并评估病变(图 53.8)。在 CT 或透视检查评估困难的区域时,可以对肺内肿块行超声引导下抽吸或活检。超声可以有效评价肿瘤中央的坏死、出血及肺脓肿。

肺隔离症是一种先天性肺组织分离,与支气管树不相通。大多数发生在肺的基底部,肺叶内隔离症位于脏层胸膜内,肺叶外隔离症有独立的胸膜。超声通过观察供血的动脉来源于主动脉而诊断此病。肺叶外隔离症通过体静脉引流,而肺叶内隔离症的引流静脉与肺内静脉相通。

纵 隔

正常超声解剖。经胸骨旁或胸骨上窝扫查可有效评价上纵隔和前纵隔病变。后纵隔病变由于受脊柱和肺气的影响而显示困难。纵隔内的占位病变可形成透声窗,有助于病灶的显示。从胸骨上窝向下扫查上纵隔,可以显示无名静脉和起源于主动脉弓的动脉。多普勒超声有助于进一步识别这些血管。

血管性病变。头臂动脉的迂曲伸长是引起老年人纵隔增

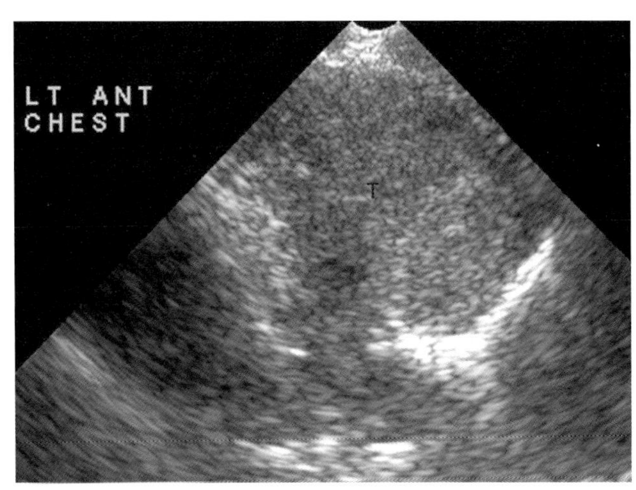

图 53.9　纵隔肿块。经左侧胸骨旁切面超声显示一个大的实性纵隔肿块（T）。超声引导下细针穿刺活检证实为恶性胸腺瘤。

宽的常见原因。超声很容易对其做出诊断，从而排除上纵隔的其他肿瘤。纵隔的许多血管很容易通过彩色多普勒识别。

纵隔肿瘤。超声可以显示胸腺肿瘤、胸骨后甲状腺肿、腺病和其他纵隔肿瘤，并明确肿瘤的成分（囊性或实性）及血供状况。超声可以显示的病变通常可以经超声引导下对病灶进行穿刺活检，以避免损害重要结构（图 53.9）。超声可以明确诊断自颈部向下延伸到纵隔内甲状腺肿大。增大的淋巴结常呈均匀一致的低回声。淋巴瘤系多个肿大淋巴结融合，表现为均匀的实性低回声肿块，包绕并推移周围血管。

甲　状　腺

甲状腺影像检查仍是一个有争议的话题。虽然甲状腺结节非常常见，但是甲状腺癌及死于恶性甲状腺疾病的却少见。常常是由于其他原因在 CT、MR 和超声检查时偶然发现甲状腺结节，需要进一步评估行甲状腺检查。高分辨率超声检测甲状腺结节非常敏感；然而，根据声像图特征来鉴别良恶性甲状腺病变的敏感性和特异性均有限。2012 年，美国放射学会召开会议并确立了甲状腺影像报告数据系统（TI-RADS）。使用该系统的指南于 2015 年和 2017 年出版。TI-RADS 是目前最常用的判断标准，随着其推广应用将会逐步完善。

超声可以精准指导经皮细针穿刺（fine-needle aspiration，FNA）甲状腺结节，筛查高风险甲状腺癌患者，明确甲状腺癌患者复发情况，并判定可触及的结节是否来源于甲状腺。CT 和 MRI 是对超声诊断浸润性甲状腺癌进行分期、评价甲状腺癌术后复发和证实甲状腺肿延伸至胸腔的一种良好补充。超声引导下细针活检安全、精准且价廉，其并发症主要是血肿和疼痛，罕见且轻微。

正常超声解剖。甲状腺位于气管前方，由大小近似的左、右两侧叶（5cm×2cm×2cm）以薄的峡部相连（图 53.10）。甲状腺实质回声均匀，回声略高于肌肉的中等回声。解剖标志包括中央的气管及后方声影；平行于甲状腺侧叶外缘的颈总动脉和颈内静脉；后方的颈长肌；前方的胸骨舌骨肌、胸骨甲状肌和胸锁乳突肌。正常的甲状腺组织内可以观察到小的胶样囊肿。甲状腺左、右两侧叶大小通常略微不同，食管常在气管的左后方突出，不要误认为是甲状腺或甲状旁腺的肿块或淋巴结（图 53.11）。甲状腺上动静脉位于甲状腺上极及颈长肌之间。喉返神经和甲状腺下动静脉位于甲状腺下极的后方。甲状腺检查常采用仰卧位，在双肩下垫枕头以充分暴露颈部。推荐使用高频（7~15MHz）线阵探头。对甲状腺各叶进行纵横断面扫查并测量大小。推荐在横切面时测量甲状腺峡部。观察并描述结节的数量、位置、大小及声像图特点，同时应检查颈部有无淋巴结肿大及其他病变。

甲状腺结节

存在的问题。甲状腺结节很常见，4%~8% 的成人有可以触及的甲状腺结节，高分辨超声检查示多达 68% 的成人有结节，尸检 50% 有结节，随年龄增长发病率越高且女性更常见。然而甲状腺癌的人群发病率仅占 0.1%，占所有癌症的比例小于 1%，占因癌症死亡的人群比例不到 0.5%。大多数甲状腺癌生长缓慢，发病率和死亡率均较低。良性甲状腺结节与甲状腺癌的比例约高达 500∶1。影像学研究与临床评估的目的是确定恶性肿瘤的可能性，并筛选出甲状腺恶性肿瘤患者进行手术治疗。

TI-RADS 是根据甲状腺结节的声像图特征进行评估，包括病灶的存在与否，结节内部的成分、回声、形状、边缘和大小（表

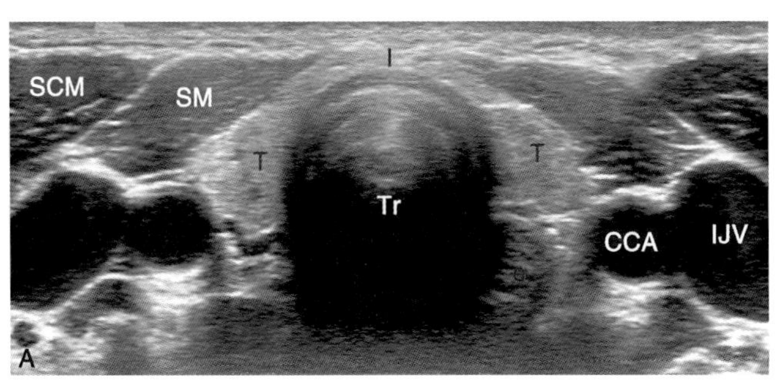

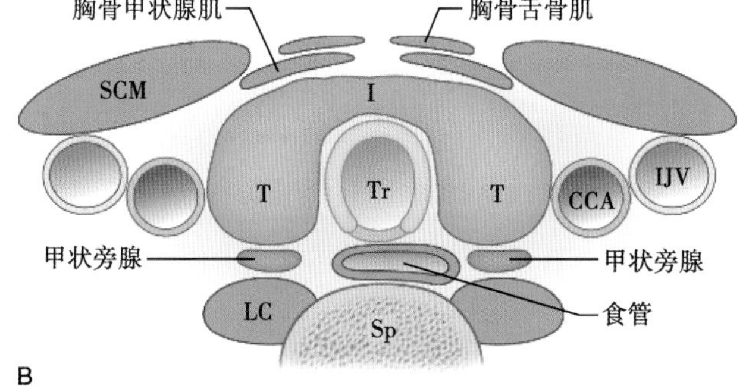

图 53.10　正常甲状腺超声解剖。A. 超声横断位图像。B. 对应绘制示意图。回声均匀的甲状腺两侧叶（T）对称分布于气管（Tr）两侧，较薄的峡部（I）横跨气管前方。解剖标志包括颈总动脉（CCA）、颈内静脉（IJV）、胸锁乳突肌（SCM）、带状肌（SM，胸骨甲状肌，胸骨舌骨肌）、颈长肌（LC）和脊柱（Sp）。食管（e）因气管声影的干扰而部分显示不清，仅显示突出于声影外的左侧部分。示意图示甲状旁腺位于甲状腺两侧叶深面颈长肌表面。

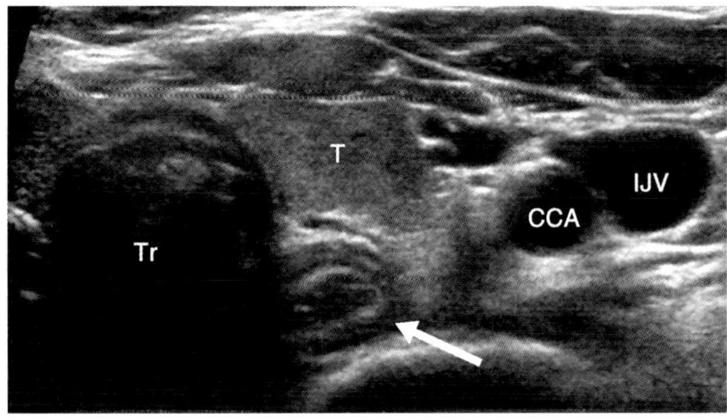

图 53.11 正常食管。甲状腺(T)超声横切面显示甲状腺深面气管声影(Tr)旁有一明显结节(箭)。吞咽运动可证实这是正常的食管结构。注意观察胃肠道结构的多层回声特点。食管不要被误认为甲状腺或甲状旁腺病灶。CCA,颈总动脉;IJV,颈内静脉。

表 53.1

甲状腺结节超声表现的 TI-RADS 分类

成分[a]	回声强度[a]	形状[a]	边缘[a]	强回声光点[b]
囊性,几乎纯囊性 0 分	无回声 0 分	宽大于高 0 分	光滑 0 分	没有或囊性成分内大的(>1mm)彗星尾 0 分
海绵状小囊肿>50% 0 分	高回声或等回声 1 分	高大于宽 3 分	边缘不清 0 分	大颗粒钙化(伴声影) 1 分
囊实性混杂 1 分	低回声 2 分		分叶状或不规则 2 分	周围(边缘)钙化(完全性或不全性) 2 分
实性 2 分	极低回声(比周围带状肌肉回声低) 3 分		甲状腺外侵犯 3 分	细点状强回声 3 分

[a] 选择其中一个。

[b] 选择所有合适的选项。

参考 Tessler FN, Middleton WD, Grant EG, et al. ACR thyroid imaging, reporting and data system (TI-RADS): white paper of the ACR TI-RADS Committee. J Am Coll Radiol, 2017, 14: 587-595.

53.1)。TI-RADS 按恶性风险程度分为良性,不可疑、轻度可疑、中度可疑、高度可疑恶性结节(表 53.2)。TI-RADS 参考了其他作者和协会推荐的超声声像图特征,跟之前的指南一样,TI-RADS 也不推荐对任何 1cm 以下的甲状腺结节进行活检。对正常甲状腺未进行 TI-RADS 分类。剪切波弹性成像虽然有一定的价值,但尚不确切,故未写入 TI-RADS 分类。

表 53.2

TI-RADS 评分、分级和方案推荐

TI-RADS 评分	分级	方案推荐
TR1:0 分	良性	不推荐 FNA
TR2:2 分	不可疑	不推荐 FNA
TR3:3 分	轻度可疑恶性	≥2.5cm, FNA ≥1.5cm,第 1、3、5 年超声 F/U
TR4:4~6 分	中度可疑恶性	≥1.5cm, FNA ≥1cm,第 1、2、3、5 年超声 F/U
TR5:7 分或更高	高度可疑恶性	≥1cm, FNA ≥0.5cm,连续 5 年每年超声 F/U

FNA,细针穿刺活检;F/U(follow-up),随访。

连续随访 5 年结节无明显变化,终止随访。

参考 Tessler FN, Middleton WD, Grant EG, et al. ACR thyroid imaging, reporting and data system (TI-RADS): white paper of the ACR TI-RADS Committee. J Am Coll Radiol, 2017, 14: 587-595.

甲状腺结节的评估。甲状腺结节是指超声声像图中与周围正常甲状腺实质回声明显不同的局灶性病变。无论是单发孤立结节还是多发结节,都根据超声声像图特征对结节进行分类。根据超声声像图特征及患者个人的临床风险程度决定是否需要活检。查体发现实性、质硬、生长迅速或活动度差的结节需要进行活检。年龄小于 20 岁或大于 70 岁、男性、颈部放射史、家族或个人甲状腺癌病史都会增加患甲状腺癌的风险。如 TI-RADS 这类已出版的指南,都旨在提供建议而不是作为严格的标准。TI-RADS 纳入的甲状腺结节特征如下(表 53.1):

- 囊性或几乎完全囊性的结节被认为是良性结节(图 53.12)。
- 海绵状病变,50%以上由细小囊肿组成,基本都是良性结节。
- 囊实混合性病变:实性成分为主,偏心性实性成分或其他可疑恶性特征,包括回声减低、分叶、点状强回声(图 53.13)。
- 彩色多普勒:血供丰富虽不能作为结节良恶性的鉴别点,但是结节内的血流信号有助于鉴别实性成分内的坏死和出血(图 53.14)。
- 回声:病变结节的回声是与邻近甲状腺组织回声强度的比较来确定,极低回声是结节的回声低于带状肌回声。均匀高回声强烈提示良性结节,特别是桥本甲状腺炎患者。
- 形状:长径明显大于宽径的病变高度提示恶性病变,但该征象不常见。
- 边缘:结节周围的回声晕不能鉴别结节的良恶性,也不能明确结节的边缘。边缘呈分叶状、不规则状、毛刺状或突出到周围甲状腺组织内,均增加恶性肿瘤的风险(图 53.14)。

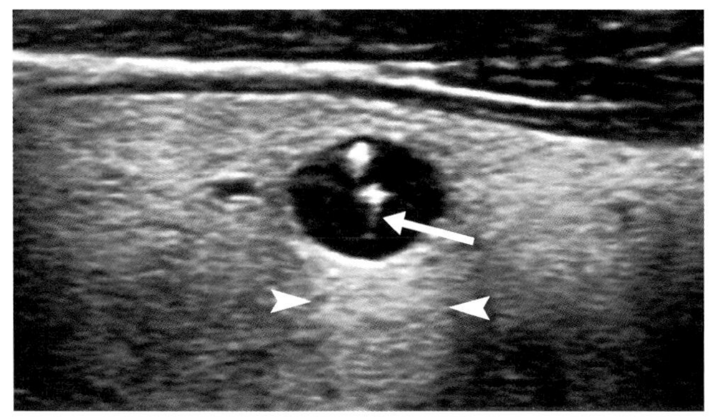

图 53.12 胶样囊肿——彗星尾伪影。甲状腺右侧叶内的囊肿,内漂浮着尾部逐渐变细的点状强回声病灶,大彗星尾征(箭)是浓缩胶质和良性病灶的特征性表现,注意囊壁边缘清楚,后方回声增强(箭头)。

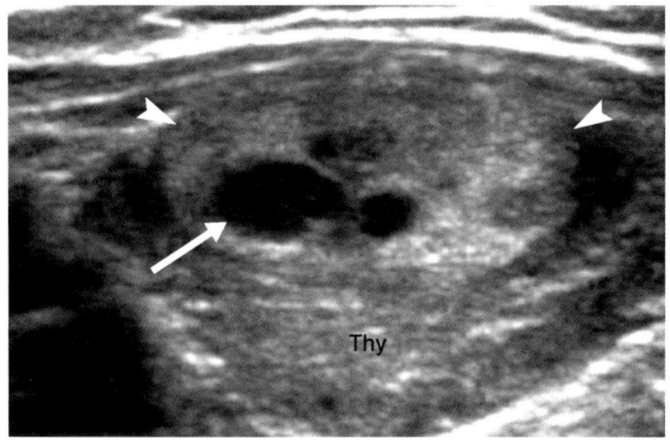

图 53.13 囊实混合性结节——腺瘤。甲状腺纵切面显示一最大径 18mm 的囊(箭)实(箭头之间)混合性结节。超声引导下细针穿刺活检细胞学检查可见正常良性甲状腺细胞和甲状腺胶质,诊断为"胶质结节",胶质结节是腺瘤性结节常用的细胞学术语。注意正常甲状腺实质回声(Thy)均匀。

■ 甲状腺外侵犯:甲状腺外侵犯可轻微也可广泛。轻微甲状腺外侵犯为甲状腺轮廓突起,边缘不清,或甲状腺边缘回声消失。甲状腺外广泛侵犯即侵犯邻近组织或血管,高度提示恶性,预后差。

■ 点状强回声:可能与营养不良性钙化、胶质沉积、砂粒钙化有关。大彗星尾征是指点状强回声后伴>1mm 的"V"形强回声(图 53.12),是浓缩的胶体引起,常见于囊性结节且强烈提示结节病变为良性。大钙化是伴声影的营养不良性钙化,提示恶性的可能性较小。病变结节边缘完全或部分钙化提示恶性的可能更大。不伴声影的细小点状强回声灶(图 53.15)与甲状腺乳头状癌密切相关,在原发肿瘤和转移性淋巴结内都可出现。

■ 大小:虽然单独的大小不能作为甲状腺恶性结节的预测指标,但是任何学会都不推荐对直径小于 1cm 的小结节进行穿刺活检,因为非常小的甲状腺癌很可能生长非常缓慢且没有临床意义。

■ 生长:TI-RADS 对后续随访检查的显著增长定义为,与最早一次检查发现的结节进行比较,结节在两个方向的径线增大大于 20%且最小增加 2mm 或结节病灶体积增大大于 50%。

良性甲状腺结节

腺瘤结节通常也被称作胶样结节,是最常见的甲状腺结节。腺瘤结节不是肿瘤,而是甲状腺组织的周期性增生和退化引起的一种良性生长现象,常为多发且与甲状腺弥漫性增大有关。单个的结节病变相对甲状腺实质呈等或低回声,通常表现为囊性变、坏死、出血及钙化等退行性改变(图 53.13)。

滤泡型腺瘤是最常见的良性肿瘤。自主性功能亢进性甲状腺腺瘤是引起甲状腺功能亢进的原因之一,但是大多数腺瘤不会引起甲状腺功能的改变。腺瘤多为单发、实性且有完整包膜,回声比正常甲状腺回声低、高或相等(图 53.16)。超声血流显示功能亢进的腺瘤为富血供结节。退行性改变包括局灶性坏死、出血、水肿、梗死、纤维化及钙化。甲状腺腺瘤与滤泡状癌鉴别困难,因此,滤泡肿瘤的 FNA 细胞学诊断常常用来判断组织中是否存在癌细胞以及是否需要手术切除的指征。

真性甲状腺囊肿。来源于上皮性的单纯性甲状腺囊肿,非常罕见。大多数甲状腺囊性结节实际上是腺瘤结节或滤泡型腺瘤发生囊性变。

出血。腺瘤结节或滤泡型腺瘤可发生出血,或自发性出血进入正常组织,都会导致患者突发的颈部疼痛,随后颈部肿胀隆起。超声表现为含细点状光点的低回声结节,彩色多普勒超声检查无血流信号可与实性组织鉴别。

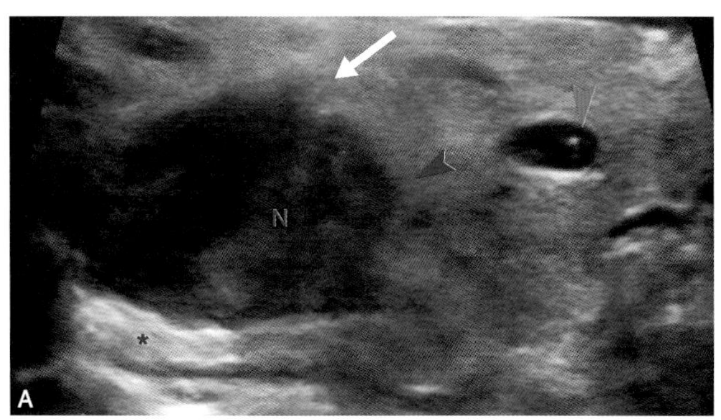

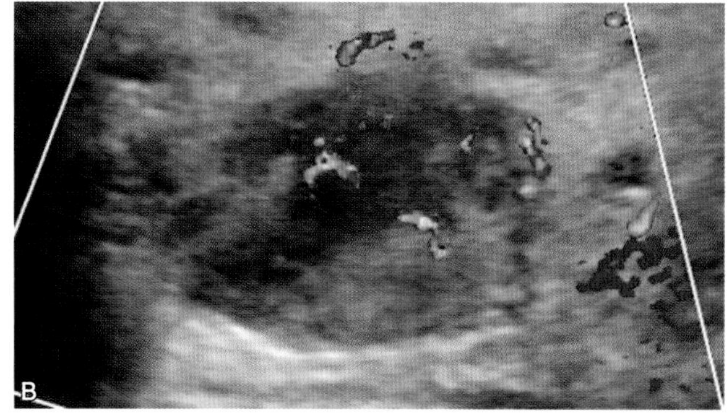

图 53.14 低回声、分叶状、边缘毛刺——乳头状癌。A. 灰阶超声成像。B. 彩色多普勒超声成像。结节病变(N)边缘清楚但呈不均匀低回声(相对周围正常甲状腺组织),边缘毛刺(红箭头)且呈分叶状(箭)。后方回声增强(*)提示结节内囊性成分。然而彩色多普勒显示实性组织中存在血管。另见一小的胶样囊肿(蓝箭头)。超声引导下细针穿刺活检证实为乳头状癌。

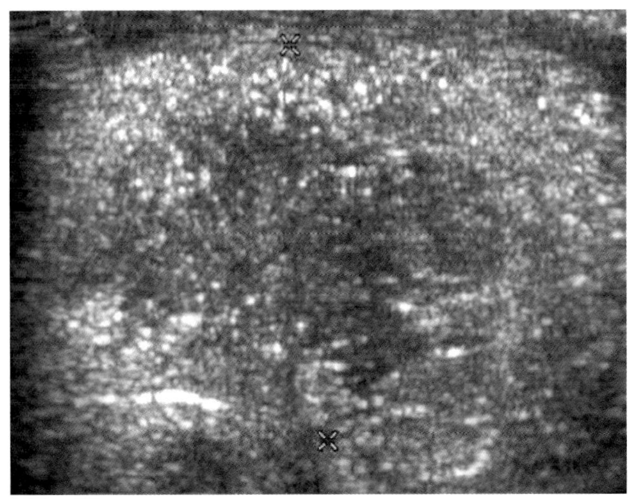

图 53.15 点状强回声——乳头状癌。纵切面显示一个实性结节，内部可见大量不伴声影的点状强回声，高度可疑恶性肿瘤。活检证实为乳头状癌。

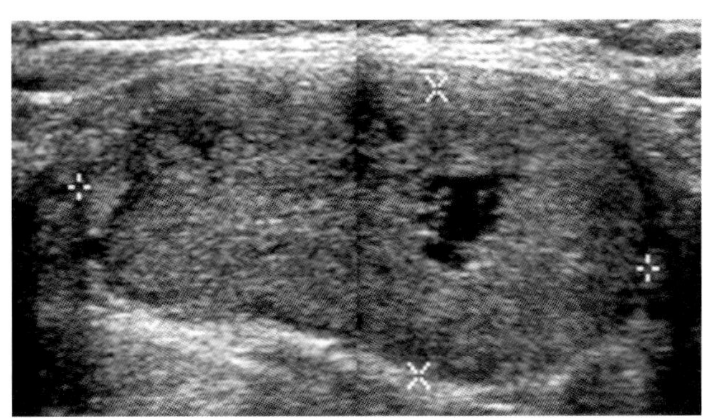

图 53.16 滤泡型肿瘤。超声引导下细针抽吸活检甲状腺大结节（光标×、+之间），细胞学发现大量滤泡细胞，不能排除滤泡状癌，所以行手术切除。目前还没有组织病理学证实是恶性肿瘤，随访观察没有发现肿瘤复发及转移征象。

恶性甲状腺结节

甲状腺乳头状癌（占甲状腺癌的 75%～80%）是侵袭性最低的人类癌症之一。大多数是女性（4∶1）。常表现为多发低回声结节（图 53.14），内伴沙砾状细点状强回声光点（42%）（图 53.15），因而沙砾状点状强回声高度提示恶性。部分病例表现为甲状腺实质内特征性微小钙化而无确切肿块形成，颈部转移性淋巴结也出现类似钙化灶。肿瘤常常转移到局部淋巴结，但是很少（2%～3%）转移到肺和骨骼，5 年生存率为 95%～99%。

甲状腺滤泡状癌（占甲状腺癌的 10%～20%）也是一种生长缓慢的恶性肿瘤，但其特点是侵犯血管可经血行转移至肺和骨，很少侵犯颈部淋巴结。超声检查声像学特点类似滤泡状腺瘤，多表现为单发、等回声、边界不清，常伴出血及坏死等囊性区。有利于腺癌的诊断包括老年男性、更大的大小、低回声和无囊性改变，5 年生存率大约 65%。

甲状腺髓样癌（3%～5%）是一种起源于分泌降钙素的滤泡旁 C 细胞的神经内分泌性恶性肿瘤，降钙素可作为一种肿瘤标志物。约 20%的甲状腺髓样癌具有家族遗传性，且与多发性内分泌腺瘤病有关（MEN 2）。超声声像图表现与乳头状癌相似，肿瘤内部常有粗颗粒状钙化（80%），5 年生存率约 65%。

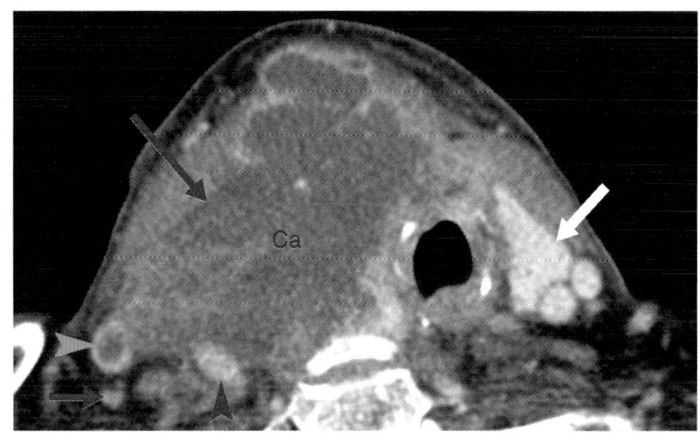

图 53.17 间变性甲状腺癌。一名 90 岁老年女性患者颈部增强 CT 检查示右侧颈部一巨大肿块（Ca）推挤气管向左侧移位，侵犯胸锁乳突肌（长红箭）、颈总动脉（红箭头）及颈内静脉伴血栓形成（蓝箭头），多发转移性淋巴结（短红箭）。甲状腺左侧叶（粗箭）及其邻近血管向左移位。活检证实为侵袭性间变性甲状腺癌。

间变性甲状腺癌（1%～2%）是一种老年性致命性恶性肿瘤。肿瘤生长迅速，广泛转移（图 53.17）。超声声像图显示边界不清、回声不均匀、低回声的实性肿块，容易发生淋巴结转移。5 年生存率不到 4%。

甲状腺癌分级。当使用超声、CT 或 MRI 对甲状腺恶性肿瘤进行早期分级或复发后的随访时，必须考虑特殊类型甲状腺癌的常见扩散方式以优化检查方案。高对比分辨率 MRI 是评价大的侵袭性肿瘤对周围肌肉、咽喉、食管及颈部其他结构浸润情况的理想检查方法。在 T_2 加权像上，复发肿瘤呈比肌肉信号强的高信号，甲状腺区域内的纤维成分呈低信号，低或等于肌肉信号。淋巴结转移主要取决于大小标准，颈部正常的淋巴结直径小于 7mm。

甲状腺癌复发。甲状腺全切后，常用超声随访有无肿瘤复发。甲状腺区域内病变的超声表现不具有特异性，需要结合其他影像学检查或超声引导下细针穿刺活检来判断（图 53.18）。此外，甲状腺床区域内的复发癌结节可能表现为良性淋巴结、纤维化、缝合肉芽肿或者脂肪坏死。

淋巴瘤占甲状腺恶性肿瘤的 4%，最常见于老年女性。大多数是弥漫性大 B 细胞淋巴瘤，多表现为孤立的低回声肿块，部分病例可表现为多个结节。常合并颈部淋巴结肿大。几乎所有原发甲状腺淋巴瘤都合并有桥本甲状腺炎。

转移。转移性甲状腺癌非常罕见，最常见的原发肿瘤是肺癌、乳腺癌、头颈部恶性肿瘤、肾癌及恶性黑色素瘤，可表现为腺体内散在的结节或弥漫性腺体浸润，约 70%伴有颈部淋巴结肿大。

弥漫性甲状腺疾病

多数弥漫性甲状腺疾病可以根据临床表现诊断，超声的运用较少，多用于甲状腺不对称性增大和怀疑有肿块时辅助

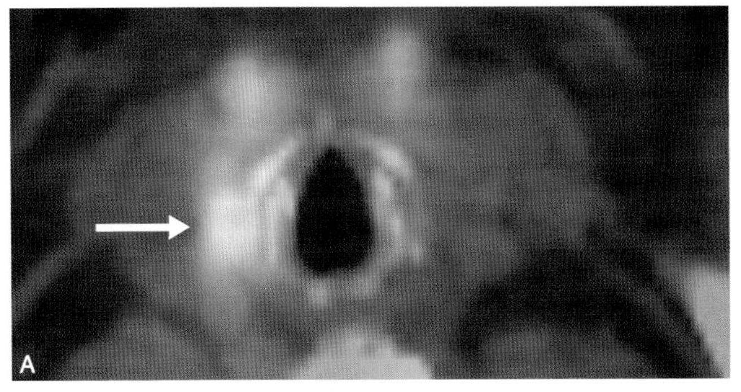

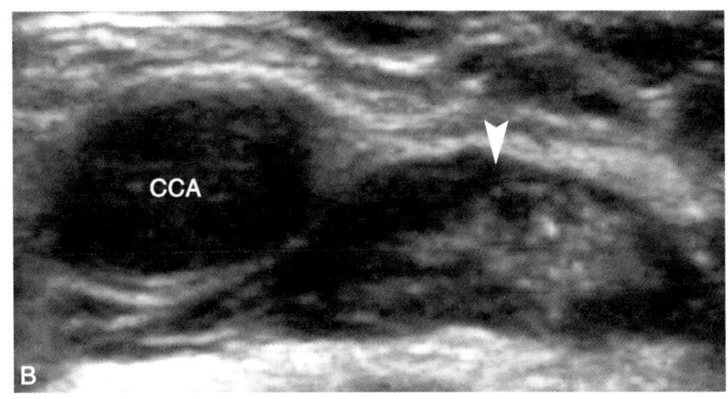

图 53.18　甲状腺癌复发。A. 一因甲状腺滤泡状癌行甲状腺全切除术患者的 PET-CT 检查示几个高代谢区，其中原甲状腺右侧叶区代谢活性最高（箭）。B. 甲状腺右侧叶床区超声检查示一混杂回声的实性结节（箭头），与 A 图中箭所指热区相对应。细针穿刺活检证实为滤泡状癌复发。CCA，右侧颈总动脉。

诊断。

甲状腺肿是指甲状腺弥漫性增大。甲状腺肿患者甲状腺功能可亢进、可减退，也可正常。正常甲状腺大小范围很大，评价甲状腺增大最好是主观上判断。超声诊断甲状腺增大的标准是甲状腺峡部增厚超过 3mm 及腺体向前膨出。超声测量甲状腺大小可用于评估甲状腺肿治疗效果的随访。

非毒性甲状腺肿由碘缺乏所致，饮食中含有致甲状腺肿物质（大豆和十字花科蔬菜）或甲状腺酶类缺乏引起。超声声像图表现为甲状腺实质均匀性增大。非毒性甲状腺肿与甲状腺功能障碍无关。

腺瘤性甲状腺肿又名结节性甲状腺肿，美国的人群发病率约 5%。80%的甲状腺结节是因为腺瘤增生引起。腺瘤性甲状腺肿是指甲状腺因多发增生结节而导致腺体肿大。超声声像图表现为甲状腺实质回声增粗且不均匀，通常伴有粗大钙化，因而必须对各个结节的恶性征象进行评估。

桥本甲状腺炎（慢性淋巴细胞性甲状腺炎）是一种多见于女性的自身免疫性疾病，10%～15%的患者临床表现为甲状腺功能减退，是美国成人甲状腺功能减退和甲状腺肿最常见的原因。与血液中抗甲状腺抗体与腺体弥漫性淋巴细胞浸润有关，超声检查表现为弥漫性甲状腺肿大伴有不均匀低回声区，特征性改变是代表纤维化的线状高回声，实质内多发 1～6mm 的小结节而无正常甲状腺实质回声高度提示该病（图 53.19）。桥本甲状腺炎患者有发展成淋巴瘤的风险，实质内的局灶性病变可能是增生结节、乳头状癌或者淋巴瘤。

Graves 病（毒性弥漫性甲状腺肿）是甲状腺功能亢进最常见的原因，腺体均匀性增大至 2～3 倍，轮廓光滑或呈分叶状，回声均质，常常不伴结节。实质回声正常或者弥漫性减低，彩色多普勒超声表现为弥漫性血管增多，并多发灶状血流显著增多区——“火海征”（图 53.20），甲状腺外的血管也可出现类似表现。

亚急性甲状腺炎，也称为 de Quervain 或肉芽肿性甲状腺炎，表现为病毒性上呼吸道感染后甲状腺疼痛和甲状腺功能亢进。急性期甲状腺碘摄取量减低或不摄取，其后的几周至数个月的亚急性，甲状腺受累区域水肿、肿胀，超声声像图表现为边界不清的回声减低区。

急性化脓性甲状腺炎是一种罕见的细菌感染性疾病，通常只有部分甲状腺组织受累，超声检查有助于脓肿的发现及

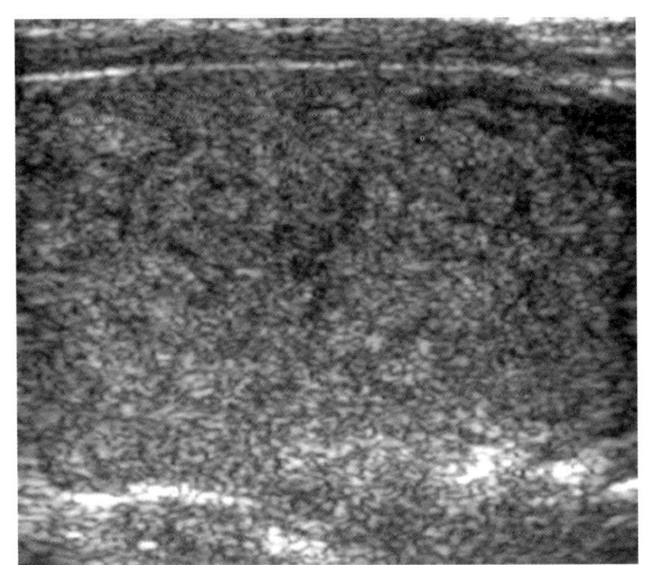

图 53.19　桥本甲状腺炎。甲状腺侧叶长轴切面显示实质回声不均匀，内可见多发边缘模糊的小结节，即桥本甲状腺炎典型的超声表现。

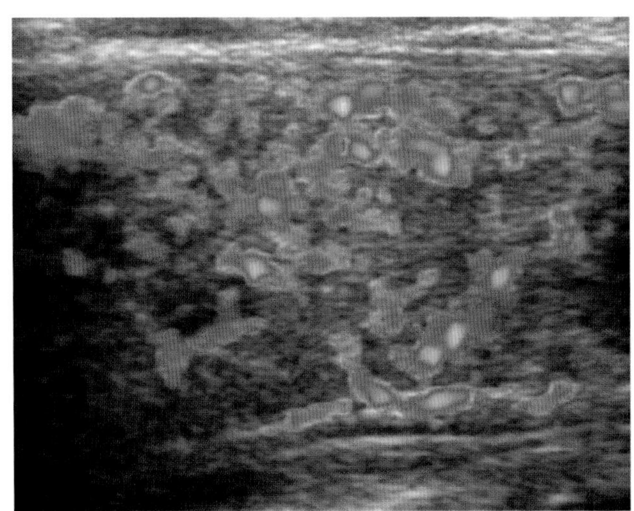

图 53.20　急性 Graves 病。一例伴眼球突出的甲状腺功能亢进患者的甲状腺一侧叶彩色血流超声成像：Graves 病特征性的富血供超声表现“火海征”。

抽吸。

木样甲状腺炎是一种罕见的进行性纤维化并最终破坏甲状腺的炎性疾病，常常延伸到颈部。腺体弥漫性不均质增大，超声可以显示纤维化病变向颈部延伸并包绕颈血管。

甲状旁腺

甲状旁腺影像学检查的目的是甲状旁腺功能亢进患者术前定位甲状旁腺腺瘤或增生的甲状旁腺组织。由于微创甲状旁腺切除术和超声引导乙醇消融术已成为首选的治疗方式，所以术前定位必不可少，尤其是有颈部手术史的患者，术前影像检查尤为重要。术前影像学检查包括超声、CT、MRI 和放射性核素成像，其中放射性核素成像的敏感性和准确性最高（见第72D 章内分泌系统显像）。由于超过 90%的异常甲状旁腺位于颈部，所以超声可以满足大多数甲状旁腺疾病检查。然而，影像学在甲状旁腺功能减退症中没有作用。

正常超声解剖。正常甲状旁腺组织呈扁平状，大小仅为 5mm×3mm×1mm，所有的影像检查方法通常不能很好地显示。大多数增大的腺体位于气管与颈动脉鞘之间的甲状腺侧叶下方。食管通常在气管左后方向外突出，不要把这个正常的结构误诊为甲状腺或甲状旁腺病灶（图 53.11）。异位甲状旁腺腺体可位于颈部或甲状腺上极和胸腺之间的上纵隔内。

甲状旁腺功能亢进

原发性甲状旁腺功能亢进是一种常见病，女性发病率是男性的 2~3 倍，半数以上的患者大于 50 岁。其病因包括：单纯性良性高功能腺瘤占 85%，多发性腺体肿大（两个腺瘤或增生）占 14%，甲状旁腺癌占 1%。大多数甲状旁腺增生都累及所有腺体，但通常是不对称性的，其诊断都是基于不明原因的高钙血症，经血清甲状旁腺激素升高证实，同时，其患肾结石的风险增加 4 倍。继发性和第三次甲状旁腺功能亢进患者的甲状旁腺激素水平升高是由弥漫性或结节样腺体增生引起。慢性肾衰竭引起继发性甲状旁腺功能亢进，是由于慢性低钙血症过度刺激甲状旁腺增生，一旦腺体由慢性过度刺激增生演变成自发性增生后，即被称为继发继发（第三次）甲状旁腺功能亢进。肾细胞癌和支气管肺癌等非内分泌肿瘤也可以引起甲状旁腺激素分泌。

甲状旁腺腺瘤在超声声像图上表现为均匀的实性低回声、边界清楚、大小 8~15mm 的类圆形肿块（图 53.21），彩色多普勒超声显示血供丰富。T_1WI 上腺瘤呈与肌肉信号相似的低信号，T_2WI 呈高于或等于脂肪信号的高信号，因为腺瘤与脂肪信号强度相近，所以单独的 T_2WI 不足以对该疾病进行诊断。CT 增强扫描可以很好地显示强化的甲状旁腺结节。甲状旁腺腺瘤很少出现囊性变或钙化。甲状腺结节与甲状旁腺腺瘤在超声上表现相似，退变的甲状旁腺腺瘤与囊性变的甲状腺肿块表现相似，超声引导细针穿刺细胞学检查能非常有效地鉴别甲状旁腺细胞与甲状腺细胞，由于甲状旁腺组织内甲状旁腺激素含量非常高，对可疑甲状旁腺结节的抽吸液行实验室分析，可以明确是否为甲状旁腺组织源性病变。

甲状旁腺增生。所有甲状旁腺组织都会累及，但肿大程度常不对称。腺体增生与甲状旁腺腺瘤的影像表现相似。

甲状旁腺癌。肿块较大（>2cm），可以借此与甲状旁腺腺瘤区分。肿瘤常常回声不均质，伴囊性变，偶尔可见钙化（图 53.22），病灶呈分叶状或边界显示不清。彩色多普勒超声血流显像对显示病灶侵及邻近血管或肌肉很有帮助。最后的确诊通常是经手术切除病理证实。

异位甲状旁腺。放射性核素显像可以很好地定位异位甲状旁腺。当异位甲状旁腺位于纵隔时，需要 CT 或 MRI 检查显示其与邻近组织的解剖关系（图 53.23）。

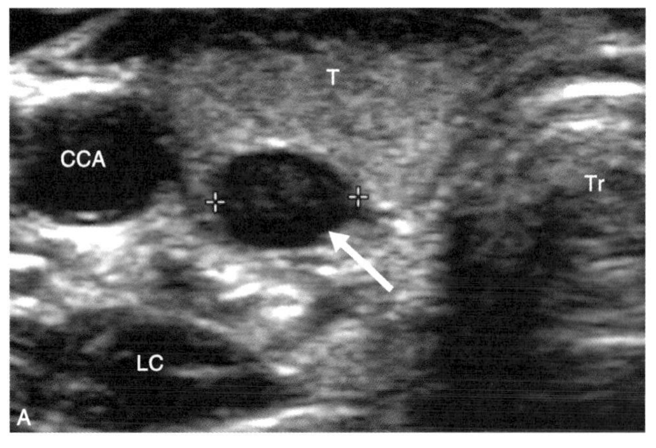

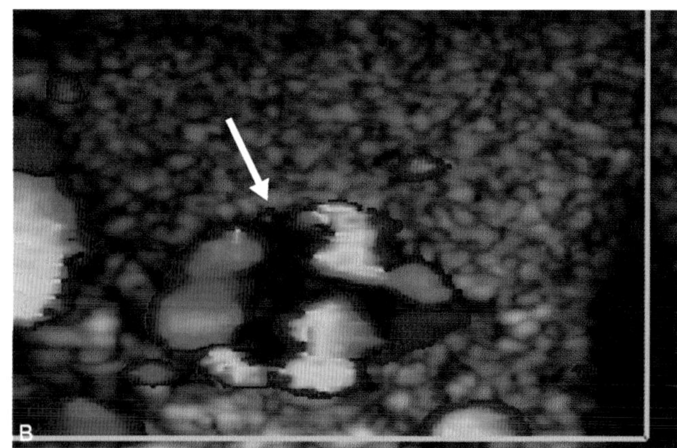

图 53.21　甲状旁腺腺瘤。A. 横断面超声声像图：典型的低回声甲状旁腺腺瘤（箭，光标+间）位于典型的部位[甲状腺侧叶深部（T），颈长肌（LC）表面，颈总动脉（CCA）内侧，气管（Tr）声影侧面]。B. 彩色多普勒超声：甲状旁腺腺瘤结节典型的丰富血供（箭）。

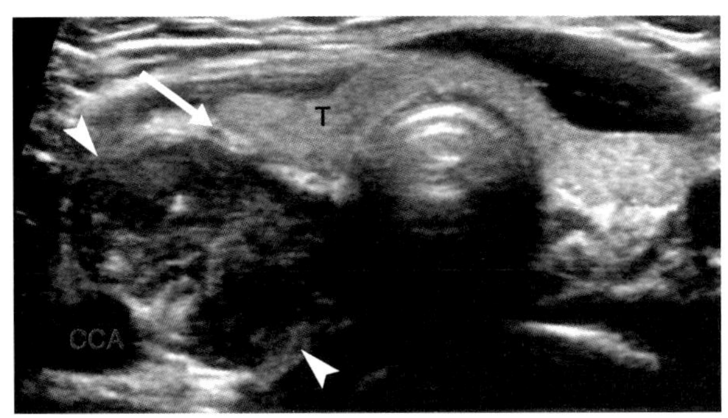

图 53.22　甲状旁腺癌。甲状旁腺功能亢进患者超声横切面显像示甲状旁腺区见不均质分叶状实性肿块(箭头间),并伴点状钙化。注意抬高的甲状腺右侧叶(T)与肿块间分界清楚(箭)。手术切除证实为甲状旁腺癌。CCA,颈总动脉。

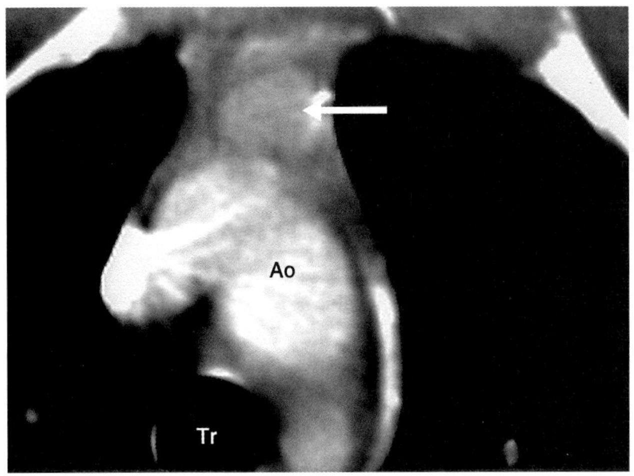

图 53.23　异位甲状旁腺腺瘤。胸部对比增强 CT 证实在主动脉弓(Ao)顶部前纵隔存在异位甲状旁腺腺瘤(箭)。Tr,气管。

新生儿颅脑超声

新生儿颅脑超声检查已经成为新生儿护理的一个重要组成部分,可以在新生儿床旁进行头颅结构的详细评价。标准检查过程相对简单,只需要几分钟,所以不需要注入镇静剂。事实上超声这种便携性相对于 CT 和 MRI 行头颅检查更优越,因为它可以在具有保暖和监护条件下的婴儿房内进行检查,同时没有检查禁忌证。新生儿颅脑超声检查的适应证包括:评估缺氧引起的出血和脑损伤,特别是早产儿;检查和随访脑积水与其他感染后遗症;筛查先天性脑部畸形。

正常超声解剖。常规颅脑超声通过前囟进行检查。直到 2 岁左右时前囟还未闭合,但是在 12~14 个月后由于前囟较小,所以再经前囟检查较难。标准的切面要做冠状面及矢状面显像,常常还需要补做横断面成像(经非薄的颞骨鳞部或通过后囟、未闭合的颅缝及枕骨大孔成像)。检查可以在床旁进行,即具有保暖和监护条件下的密闭新生儿保暖箱内进行,给患儿摆好体位以便经前囟通路检查,最好选用具有宽视角、5~10MHz 高频的扇形探头,每一个患者检查前探头都要用乙醇彻底清洗。冠状面扫查顺序(图 53.24):经前面额角到枕皮质进行检查,扫查并获取经额角、第三脑室及侧脑室三角区的标准切面。矢状面扫查(图 53.25)包括正中线矢状面和旁中线矢状面,旁矢状切面包括经侧脑室额角、体部层面(倾斜 10°)和经颞部层面(倾斜 20°)。轴位扫查(图 53.26):通过薄的颞骨可以很好地显示第三脑室、邻近颅骨内侧的大脑皮质,彩色多普勒超声可以显示 Willis 环。头颅超声扫查的关键解剖标志包括:侧脑室、第三脑室和第四脑室;透明隔腔(Vergae 腔,第六脑室);胼胝体;颞角的脉络丛;侧脑室中央部、侧脑室体部和第三脑室顶部;小脑蚓部;尾状核、丘脑和丘脑尾状沟。通过后囟和枕骨大孔为声窗,可以很好地观察颅后窝结构。

缺氧缺血性脑损伤

小于 32 孕周或体重低于 1 500g 的早产儿很容易发生缺血性脑损伤。残存生发基质内室管膜下出血和脑室周围白质软化是早产儿缺氧性脑损伤的两个最常见形式。存活早产儿因缺血性脑损伤后脑瘫(痉挛性运动障碍)的发生率为 5%~15%(图 53.27),认知障碍发生率为 25%~50%。因此将颅脑超声检查作为早产儿的常规检查,不仅可以发现这些脑损伤,还能监测可治疗的并发症。

生发基质是胎儿大脑中一种位于侧脑室室管膜及尾状核之间易碎的凝胶状组织块。生发基质血供丰富,是胎儿缺血性损伤时主要的出血来源。神经母细胞和成胶质细胞来源于生发基质,移行到大脑表面则形成皮质内神经胶质细胞。随着胎儿的发育,生发基质会逐渐消失,因此在妊娠 32 周时,它只出现在丘脑尾状核沟。到 35~36 孕周时生发基质已经完全消失,所以只有早产儿容易发生生发基质出血(GMH)。

生发基质出血(GMH)。也称为室管膜下或脑室周围-脑室内出血,发生在覆盖侧脑室前角和体部的残留生发基质中。据报道,28~32 孕周的婴儿 GMH 发生率为 67%,23~24 孕周的婴儿发生率为 80%。大多数出血发生于早产儿生发基质最丰富的丘脑尾状核沟区(图 53.25B),出血可以局限于该区,但常常破入脑室,导致脑室内出血、室管膜炎和脑积水。大多数生发基质出血(97%)发生在出生后第一周。出血后的第二周,脑室扩大并可能持续 3~6 个月。早期急性出血表现为无回声,随着纤维蛋白迅速沉积,凝血块变为均匀高回声,常用的出血严重程度分级系统见表 53.3。室管膜下局限性出血表现为丘脑尾状核沟前方的高回声区(Ⅰ级)(图 53.28)。冠状面上,血凝块回声位于侧脑室前角底部,遮蔽尾状核。血肿破入脑室时表现为延伸入脑室内的异常高回声凝血块,不伴(Ⅱ级)(图 53.29)或伴(Ⅲ级)(图 53.30)脑室扩大。血块和脉络丛的回声相似不易鉴别,但可根据部位和形状来区分二者,因为在侧脑室额角及枕角没有脉络丛组织,在这些部位探及任何异常回声信号均很可能提示出血,两侧脉络丛不对称性扩大也需怀疑出血。大脑实质血肿(Ⅳ级)是由 GMH 阻塞髓静脉导致的出血性梗死(图 53.31),血肿的声像图表现随着病程的进展按一定的规律演变,血肿最初表现为高回声,随着血肿的吸收溶解,中央逐渐变为无回声区,边缘仍呈高回声,即可能演变为小囊肿(图 53.32),直到最终血凝块完全溶解,出血产生的细胞碎片声像图表现为脑室脑脊液内漂浮的点状回声。GMH 常见后遗症是脑积水,血凝块、室管膜炎或蛛网膜粒可阻塞脑脊液循环通路而导致脑积水;邻近出血部位的皮质脊髓束受损可导致痉挛性瘫痪;脑损伤还可能导致认知缺陷和学习障碍。

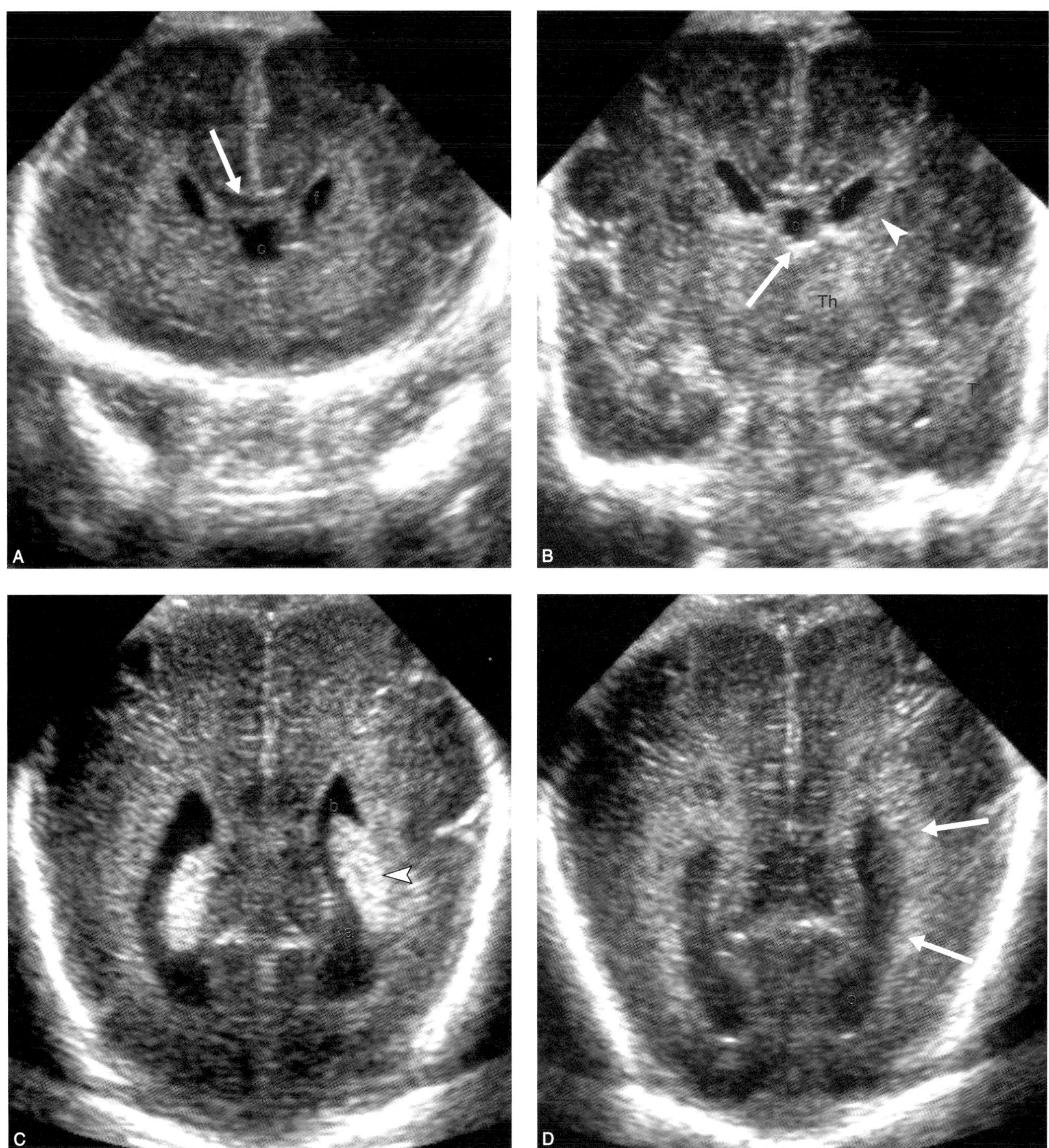

图53.24　正常颅脑超声：冠状面。通过前囟扫查29周早产儿的正常头颅。A.向前探查显示侧脑室额角(f)、透明隔腔(c)及胼胝体(箭)。B.正中冠状面探查：显示第三脑室顶部的脉络丛(箭)、透明隔腔(c)、侧脑室额角(f)和尾状核(箭头)。第三脑室呈裂隙状位于两丘脑(Th)之间，位置低于脉络丛，第三脑室虽然不能在这幅图像上明显显示，但是可以根据位置推断出来。T，颞叶。C.向后探查示通过侧脑室中央部(b)和三角区(a)显示脉络丛(箭头)位于侧脑室下方(左侧)，脉络丛会随着重力而移位。本例患儿检查时处于左侧卧位。D.更向后方层面探查显示侧脑室枕角(o)及中等回声的周围正常白质(箭)。因脑室周围白质束与超声束垂直，因此回声高于大脑其他部分。注意所有早产儿大脑的特征性表现——缺少脑沟和脑回。

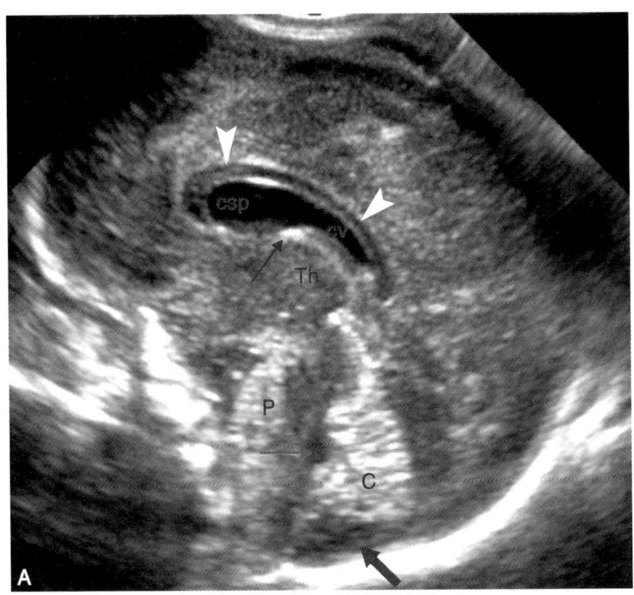

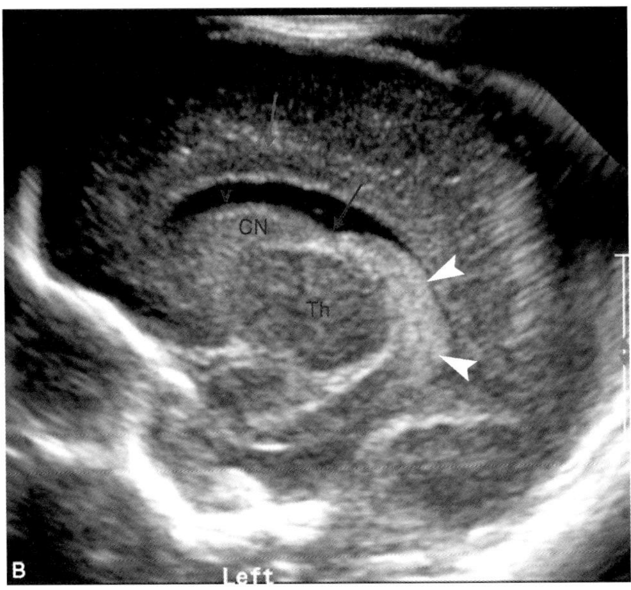

图 53.25　正常颅脑超声：矢状及斜矢状切面。A. 正中矢状纵切面扫查显示胼胝体（箭头）、前方的透明隔腔（csp）、后方的第六脑室（cv）、第三脑室顶部的脉络丛（细红箭），小脑蚓部（C）、三角形状的第四脑室（细蓝箭）、小脑延髓池（粗红箭）、脑干的一部分脑桥（P）。Th，丘脑。B. 旁矢状切面显示侧脑室（v）及填充侧脑室腔的尾状核回声（箭头）、尾状核（CN）、丘脑（Th），丘脑尾状核沟（红箭）。丘脑尾状核沟是孟氏孔（Monro 孔）的定位标志，孟氏孔前方没有脉络丛。丘脑尾状核沟前部尾状核上的异常回声病灶是由早产儿的生发基质出血所致。因脑室周围白质纤维束（蓝箭）与该切面入射超声束平行，所以与大脑其他部分回声相近。

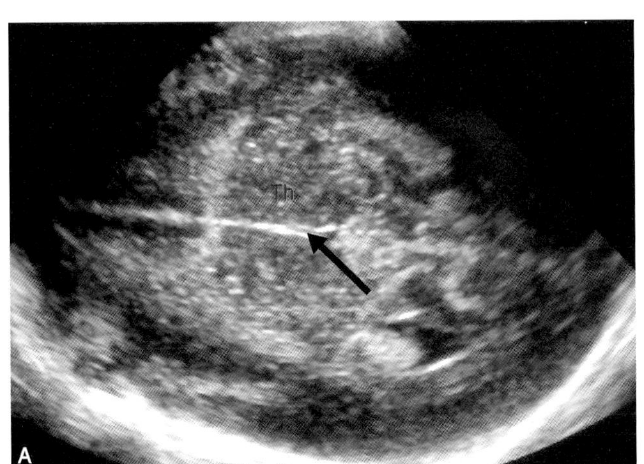

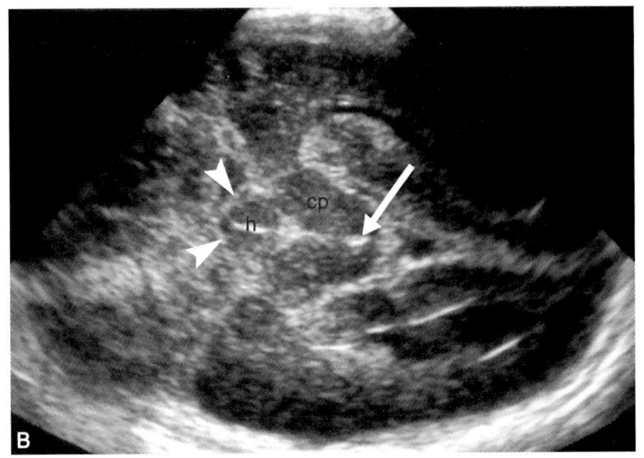

图 53.26　正常头颅脑超声：轴位切面。A. 经颞骨鳞部的轴位切面显示两侧核桃状的丘脑（Th）和两侧丘脑间狭缝状的第三脑室（箭）。B. 稍下方层面横切扫查显示下丘脑（h）和心形大脑脚（cp），后方点状高回声的导水管（箭），Willis 环在鞍上池包绕下丘脑（箭头）。

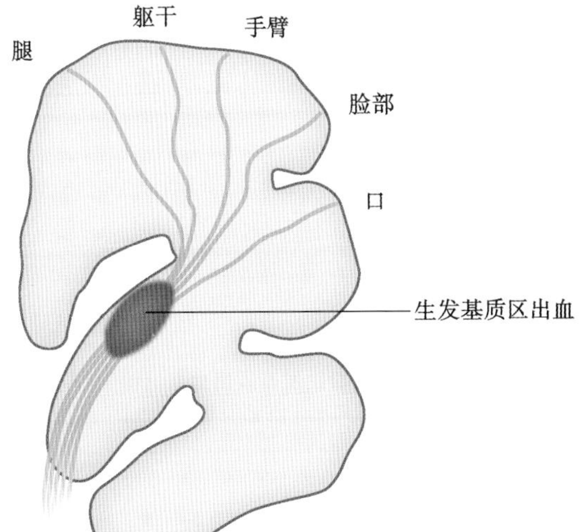

图 53.27　皮质脊髓束。左侧大脑半球冠状面示意图：皮质脊髓束（黄线）从顶叶的运动皮质延伸至生发基质出血灶附近，因此生发基质出血导致痉挛性瘫痪的风险很高。

表 53.3

生发基质出血的 Papile 分级

级别	描述
Ⅰ	局限在生发基质的小出血灶(图 53.28)
Ⅱ	出血破入侧脑室;侧脑室一过性扩张且扩大小于 50%(图 53.29)
Ⅲ	大量出血充满侧脑室内并使侧脑室扩张(图 53.30)
Ⅳ	引流脑室周围白质的髓质静脉阻塞引起脑实质出血性梗死(图 53.31)

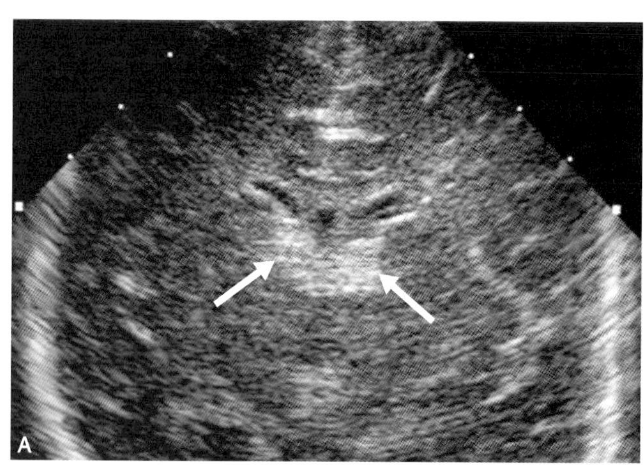

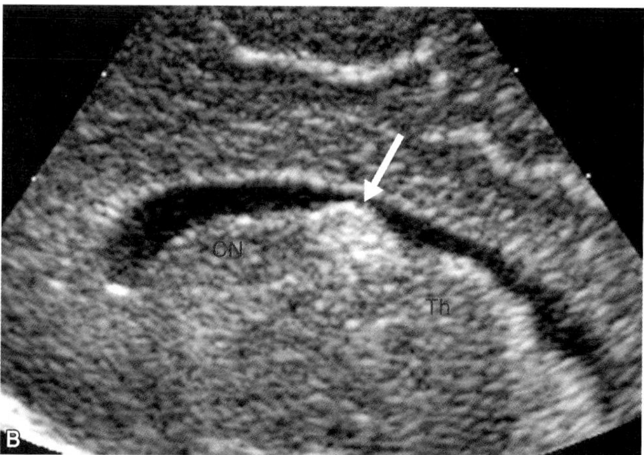

图 53.28　Ⅰ级生发基质出血。A. 早产双胞胎的前囟冠状切面扫查示双侧生发基质Ⅰ级出血,即侧脑室额角下的异常回声病灶(箭)。B. 左侧斜矢状位切面示丘脑尾状核沟前方高回声出血灶(箭)。CN,尾状核;Th,丘脑。

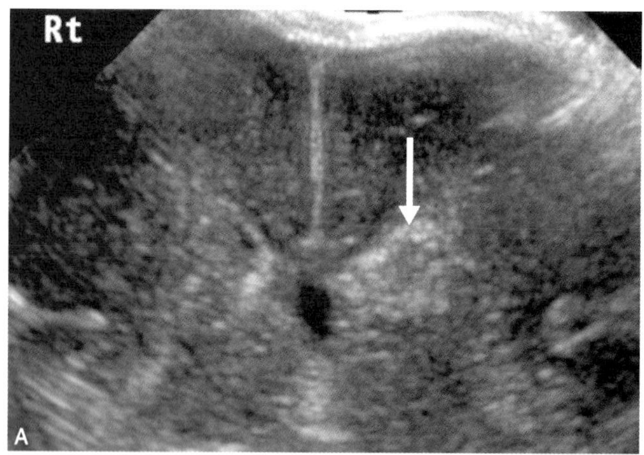

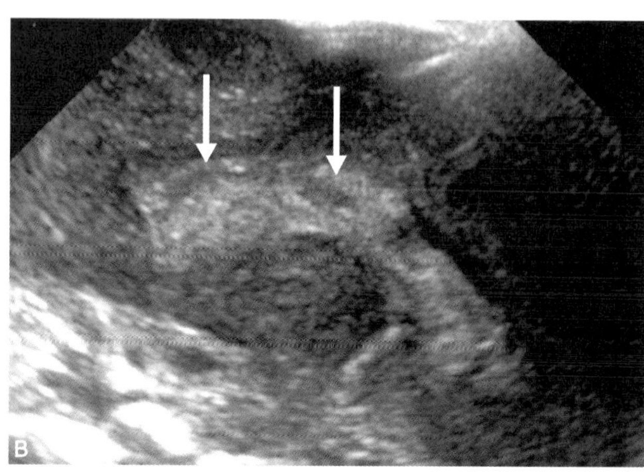

图 53.29　Ⅱ级生发基质出血。冠状位(A)和左侧斜矢状位(B)切面示生发基质出血灶(箭)从室管膜下区域延伸到左侧侧脑室。

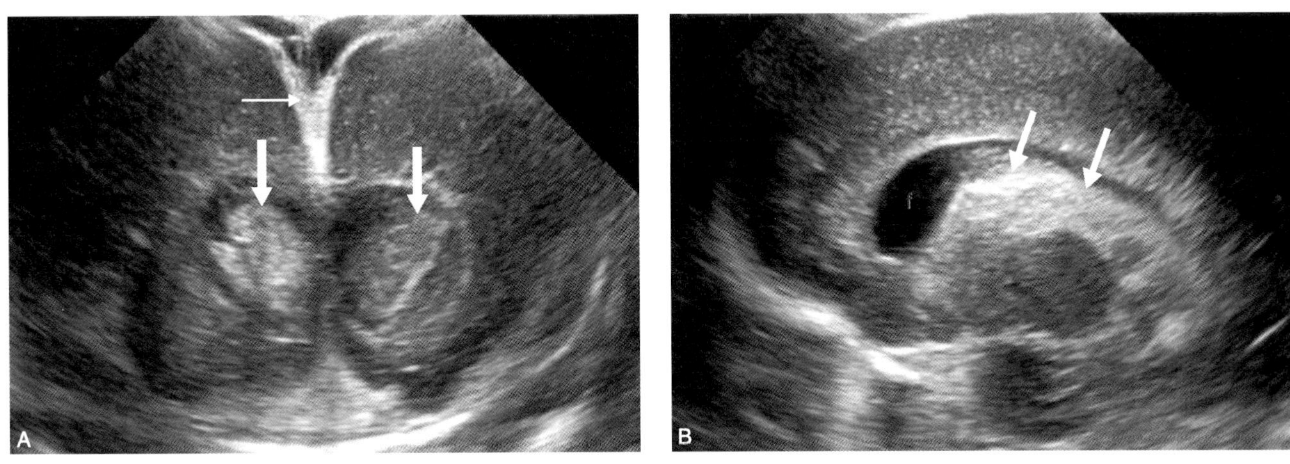

图 53.30　**Ⅲ级生发基质出血。**A. 冠状位超声图像显示双侧侧脑室积血伴前角扩张增大(粗箭),出血进入脑脊液内并引起脑膜炎,表现为中线矢状裂隙增厚(细箭)。B. 左侧旁矢状位切面图像示扩张的左侧侧脑室内充满积血并包绕脉络丛(箭),血凝块和脉络丛回声几乎相同。扩张的额角(f)。

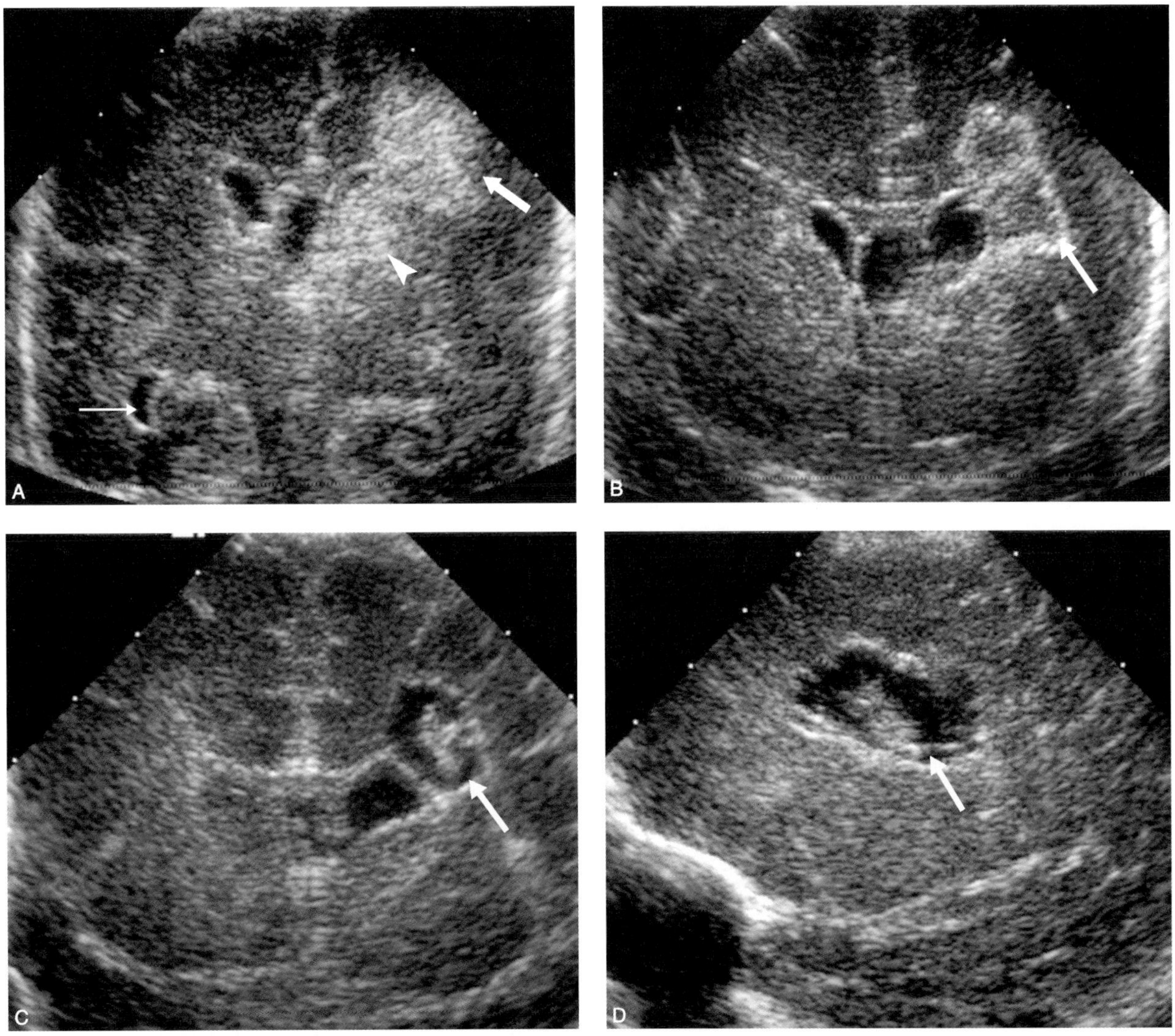

图 53.31　**Ⅳ级生发基质出血导致脑畸形。**A. 出生后第 3d 的早产儿脑冠状位图像显示尾状核(箭头)中的生发基质出血延伸至脑室周围脑实质(粗箭),右侧脑室颞角(细箭)扩大。B. 2 周后,出血灶(箭)已经发生演变,表现为中央低回声区伴边缘高回声晕环。C. 出血 6 周后,出血灶已经演变为脑穿通畸形(箭),含有部分血凝块。D. 与 C 图同时扫查左侧斜矢状切面,示导致脑穿通畸形的破坏灶大小(箭)。

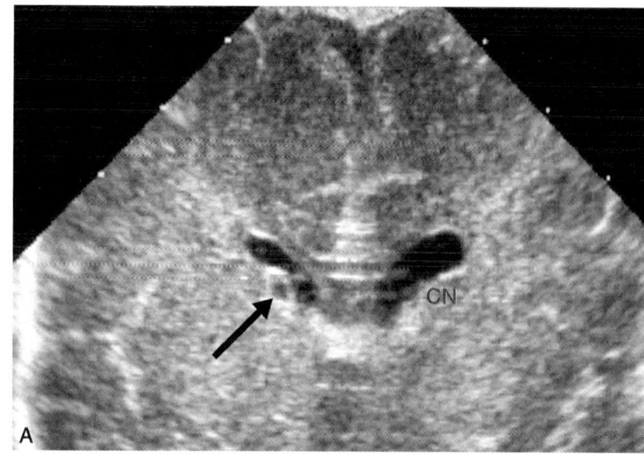

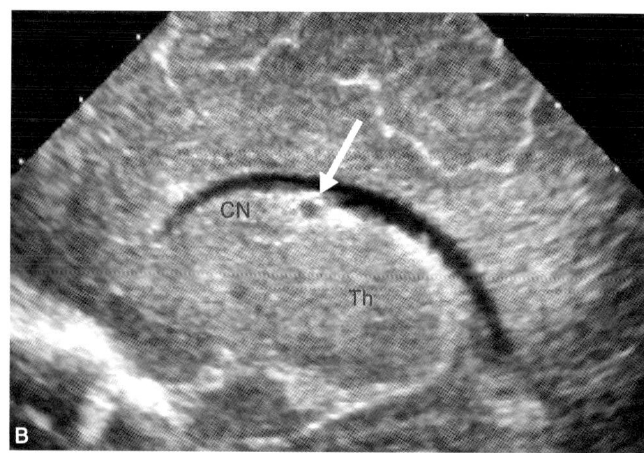

图 53.32　Ⅰ级生发基质内出血的演变。A. 超声冠状切面示Ⅰ级 GMH 在3周龄时演变为室管膜下囊肿(箭),注意其位于侧脑室前角尾状核(CN)上的特征性位置。B. 右侧斜矢状切面图示囊肿正好位于丘脑尾状沟(箭)前方。Th,丘脑。

脑室周围白质软化是指脑室周围白质缺氧缺血性损伤引起的病变,主要见于早产儿。脑室周围白质位于基底节动脉血供和大脑皮质未成熟动脉血供之间的分水岭区。孕34周后,发育成熟的脑动脉将分水岭区从脑室旁移到脑动脉供血的大脑皮质。早产儿缺氧会导致脑室周围白质梗死,随后发生坏死、囊变及胶质增生。这种病变是由于动脉梗死引起的,而 GMH 导致的脑实质损伤是由于静脉梗死引起。超声检查通常不能发现这种早期损伤,只有因出血产生回声改变才可被发现(图 53.33),在此病例中,超声显示脑室周围白质在侧脑室外侧角处回声增强,2~4周后这种现象消失,继而表现为侧脑室周围囊性变(图 53.33B)。2~4个月内,这些囊性病灶的范围可能扩大,融合并形成脑室穿通性囊肿,完全消失或由于脑萎缩导致脑室扩大。

新生儿缺氧缺血性脑病主要发生在全身性缺氧或脑血流量减少的足月新生儿。常见病因系出生时窒息,占世界新生儿死亡病因的23%,严重时死亡率达25%~50%。除脑损伤外,还会出现多器官功能障碍,包括进食困难、心肌收缩力降低、肺动脉高压和肾衰竭。磁共振是首选的检查方法,参见第66章儿科神经放射学。磁共振弥散加权可在脑损伤最初24~48h内显示病变。超声对发现缺氧性脑损伤的敏感性较低(50%),超声主要表现为弥漫性脑水肿,即脑沟和脑回变模糊,脑室变窄,脑池闭塞,实质回声弥漫性增强。不伴其他异常的孤立性狭缝状侧脑室是早产儿常见的正常变异。严重缺氧可引起脑囊性破坏和弥漫性脑萎缩,导致小头畸形。

神经发育缺陷由生发基质出血(GMH)、脑室周围白质软化(PVL)和弥漫性缺氧损伤脑实质所致。皮质脊髓束损伤会导致痉挛性脑瘫或四肢瘫痪,常常伴发生长发育迟缓、学习障碍和轻度智力障碍,较少出现严重的智力障碍。更严重的长期

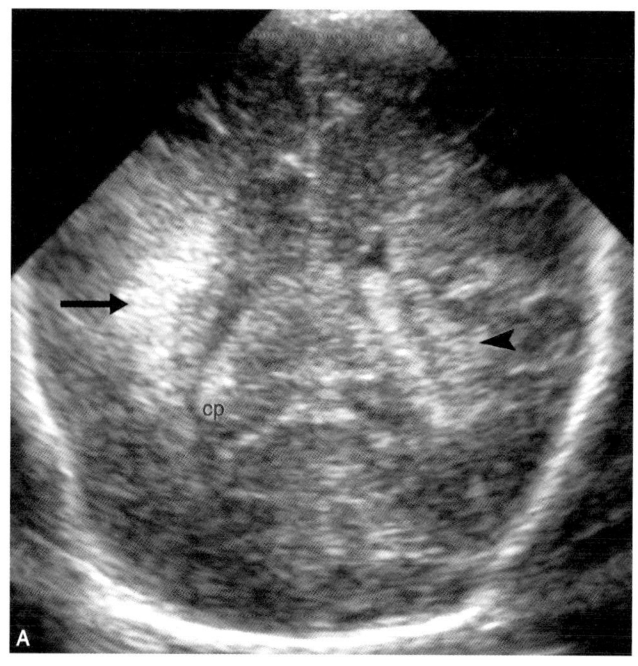

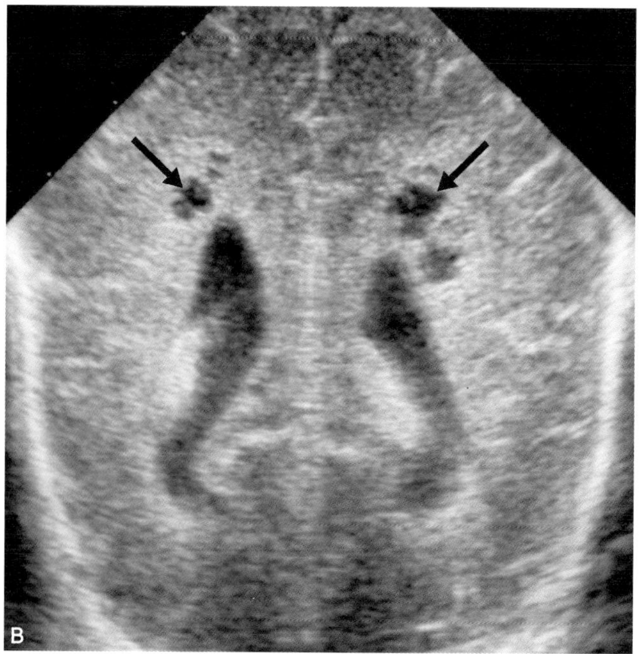

图 53.33　脑室周围白质软化。A. 经侧脑室后角冠状切面示脑室周围白质内非对称性异常回声,是脑室周围白质软化伴出血灶的典型表现。将异常的右侧(箭)与正常的左侧(箭头)进行比较,同时与图 53.24D 中正常脑室周围白质纤维束比较。cp,脉络丛。B. 不同患者脑白质缺血损伤后几周相同的后冠状切面;原脑白质梗死区域内囊肿形成(箭)。

后遗症是与Ⅲ、Ⅳ级 GMH 导致的脑室持续性扩大、实质内大囊肿持续存在以及脑萎缩有关。

感　　染

脑膜炎是由于呼吸道感染的细菌血行播散到颅内，也可经耳朵或鼻窦直接蔓延到颅内所致。病菌以流感嗜血杆菌、大肠埃希菌、B 群链球菌多见。蛛网膜下腔的细菌会引起软脑膜炎和蛛网膜炎。脑膜炎的超声表现（图 53.34）：①脑沟回声增强；②脑室内有细点状回声；③炎性渗出物阻塞引起的脑室扩大；④室管膜回声增强和不规则增厚；⑤短暂性髓外硬膜下间隙积液。超声也可用于检测脑膜炎的并发症，包括持续性脑积水，表现脑实质回声异常的脑梗死、脑炎和脑脓肿。

TORCH 是导致先天性中枢神经系统感染的病原体，包括弓形虫和其他病原体如梅毒、风疹、巨细胞病毒（CMV）和 2 型单纯疱疹病毒。最常见的是先天性巨细胞病毒感染，可导致严重的脑损伤，坏死性脑室周围感染可导致脑室周钙化、室管膜下囊肿和小头畸形。弓形虫感染会导致脑实质内尤其是双侧基底节区散在钙化灶，多发囊性变及脑穿通畸形。疱疹病毒感染会导致脑室周围囊性脑软化、出血性梗死、散在的脑钙化以及视网膜发育不良。风疹很少引起能发现的脑损伤，但已有文献报道会导致小脑畸形、血管病变和大量钙化。

先天性脑畸形

先天性脑畸形是人类各种畸形中最常见的。随着超声在产科的常规应用，很多先天性脑畸形在宫内就可以进行诊断或疑诊。新生儿面部、头部或其他器官系统的异常均可提示大脑异常的可能。新生儿颅脑的床旁超声检查可筛查或确诊是否患有先天性脑畸形。MRI 能对先天性脑畸形进行全面和具体的诊断，关于各种脑畸形的分类和征象的讨论见第 66 章。

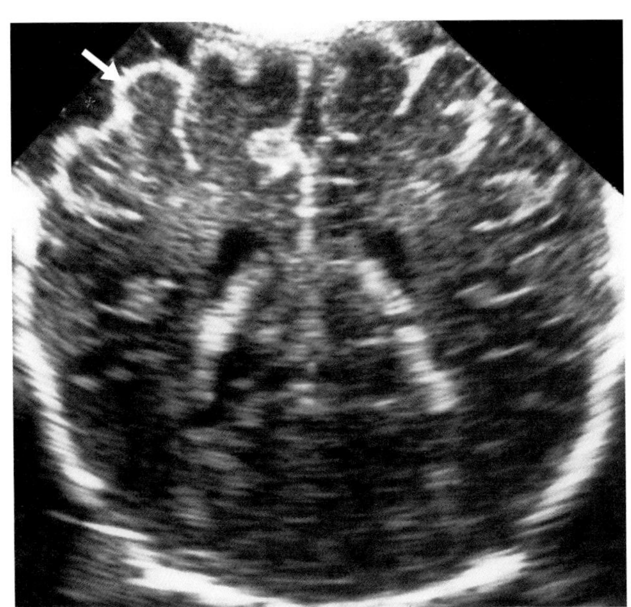

图 53.34　脑膜炎。经后角冠状面切面超声声像图示脑沟、脑回（箭）回声增强，弥漫性脑萎缩导致髓外硬膜下间隙增大（*）。

推 荐 阅 读

Chest Ultrasound

Goh Y, Kapur J. Sonography of the pediatric chest. *J Ultrasound Med* 2016;35:1067–1080. (Pictorial essay).

Husain LF, Hagopian L, Wayman D, Baker WE, Carmody KA. Sonographic diagnosis of pneumothorax. *J Emerg Trauma Shock* 2012;5:76–81.

Jarmakani M, Duguay S, Rust K, Conner K, Wagner JM. Ultrasound versus computed tomographic guidance for percutaneous biopsy of chest lesions. *J Ultrasound Med* 2016;35:1865–1872.

Nations JA, Smith P, Parrish S, Browning R. Sonographic findings of hydropneumothorax. *Ultrasound Q* 2016;32:280–282. (Pictorial essay).

Wongwaisayawan S, Suwannanon R, Sawatmongkorngul S, Kaewlai R. Emergency thoracic US: the essentials. *Radiographics* 2016;36:640–659.

Thyroid Ultrasound

American Institute of Ultrasound in Medicine. AIUM practice parameter for the performance of a thyroid and parathyroid ultrasound examination. Laurel, MD. 2013. Available from http://www.aium.org/resources/guidelines/thyroid.pdf.

Debnam JM, Kwon M, Fornage BD, Krishnamurthy S, Clayman GL, Edeiken-Monroe BS. Sonographic evaluation of intrathyroid metastases. *J Ultrasound Med* 2017;36:69–76.

Klang K, Kamaya A, Tahvildari AM, Jeffrey RB, Desser TS. Atypical thyroid cancers on sonography. *Ultrasound Q* 2015;31:69–74.

Middleton WD, Teefey SA, Reading CC, et al. Multiinstitutional analysis of thyroid nodule risk stratification using the American College of Radiology Thyroid Imaging Reporting and Data System. *AJR Am J Roentgenol* 2017;208:1331–1341.

Oppenheimer DC, Giampoli E, Montoya S, Patel S, Dogra V. Sonographic features of nodular Hashimoto thyroiditis. *Ultrasound Q* 2016;32:271–276.

Tessler FN, Middleton WD, Grant EG, et al. ACR thyroid imaging, reporting and data system (TI-RADS): white paper of the ACR TI-RADS Committee. *J Am Coll Radiol* 2017;14:587–595.

Wang Z, Fu B, Xiao Y, Liao J, Xie P. Primary thyroid lymphoma has different sonographic and color Doppler features compared to nodular goiter. *J Ultrasound Med* 2015;34:317–323.

Xie C, Cox P, Taylor N, LaPorte S. Ultrasonography of thyroid nodules: a pictorial review. *Insights Imaging* 2016;7:77–86.

Parathyroid Ultrasound

Chandramohan A, Sathyakumar K, John RA, et al. Atypical ultrasound features of parathyroid tumours may bear a relationship to their clinical and biochemical presentation. *Insights Imaging* 2014;5:103–111.

Devcic Z, Jefffrey RB, Kamaya A, Desser TS. The elusive parathyroid adenoma: techniques for detection. *Ultrasound Q* 2013;29:179–187.

Kluijfhout WP, Pasternak JD, Beninato T, et al. Diagnostic performance of computed tomography for parathyroid adenoma localization; a systematic review and meta-analysis. *Eur J Radiol* 2017;88:117–128.

Sung JY. Parathyroid ultrasonography: the evolving role of the radiologist. *Ultrasonography* 2015;34:268–274.

Neonatal Brain Ultrasound

American Institute of Ultrasound in Medicine. AIUM practice parameter for the performance of neurosonography in neonates and infants. Laurel, MD. 2014. Available from http://www.aium.org/resources/guidelines/neurosonography.pdf.

Bhat V, Bhat V. Neonatal neurosonography: a pictorial essay. *Indian J Radiol Imaging* 2014;24:389–400.

Cassia GS, Faingold R, Bernard C, Sant'Anna GM. Neonatal hypoxic-ischemic injury: sonography and dynamic color Doppler sonography perfusion of the brain and abdomen with pathologic correlation. *AJR Am J Roentgenol* 2012;199:W743–W752.

Daneman A, Epelman M. Neurosonography: in pursuit of an optimized examination. *Pediatr Radiol* 2015;45:S406–S412.

Maller VV, Cohen HL. Neurosonography: assessing the premature infant. *Pediatr Radiol* 2017;47:1031–1045.

Riccabona M. Neonatal neurosonography. *Eur J Radiol* 2014;83:1495–1506.

（肖应权　陈娇　杨豪　袁红梅）

第 54 章 ■ 血管超声

频谱多普勒超声(spectral Doppler,SD)和彩色血流显像能够弥补灰阶超声的不足,能识别血管并确认其内是否有血流,发现血管狭窄及闭塞,评估器官及肿瘤的灌注,通过血流动力学特征发现生理学的异常。本章就血管超声检查及多普勒超声的基础进行回顾。

多普勒基础知识

多普勒效应指由于声源、声反射器或声接收器的运动而引起声波频率的改变。1842 年,奥地利萨尔茨堡 Johann Doppler 描述了多普勒现象。在医学诊断中,多普勒效应常通过检测运动的丛集红细胞反射回的声波频率变化来确认血流。红细胞反射回的声波非常微弱,信号强度是相邻软组织的 1/10 000;因而,要求多普勒超声仪对微弱信号具有高度敏感性,必须常规优化仪器设置。

多普勒频移是换能器发射的超声波和从运动红细胞反射回的声波频率的改变(图 54.1)。由于多普勒效应导致这种声波频率的改变,当血流方向朝向多普勒信号源时,反射声波的频率增加;反之,当背离多普勒信号源时,频率降低。频率增加称为正向多普勒频移,红细胞朝向声源运动,反射声波被压缩。频率减少称为负向多普勒频移,红细胞背离声源运动,反射声波被拉伸。血管内多普勒频移的存在证实了血流的存在,正负向多普勒频移提示血流的方向。多普勒频移频率在人的听力范围内,正常及异常的动脉和静脉血流具有特定的声音模式。

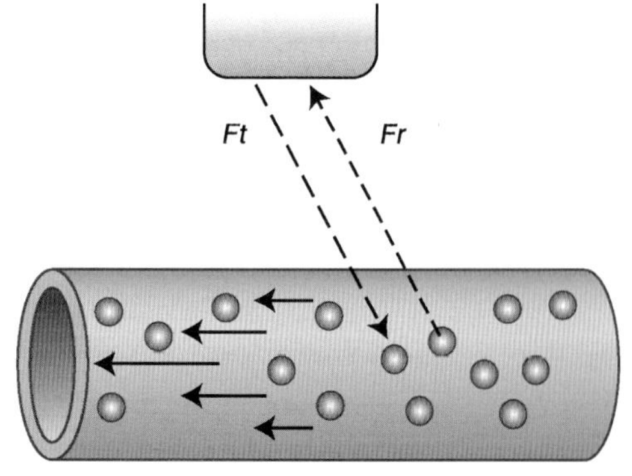

图 54.1 多普勒频移。在可视化的血管内,入射的多普勒超声束(Ft)与朝向它运动的红细胞相遇。由于多普勒效应,运动红细胞引起反射声波(Fr)频率的增加。超声仪能检测反射的多普勒频率,通过多普勒频移现象及方向可证实血流的存在及流动方向。

多普勒方程。由于运动的红细胞产生了多普勒频移,多普勒方程是用数学公式描述多普勒频移(ΔF)与运动红细胞速度(V)之间的关系。

$$\Delta F=(Fr-Ft)=\frac{2(V)(Ft)(\cos\theta)}{C}$$

$\Delta F=(Fr-Ft)$,多普勒频移

Ft,入射多普勒超声波频率(换能器频率)

Fr,反射超声波频率(运动红细胞反射回的频移)

V,红细胞的运动速度(血流速度)

θ,多普勒角度,血流方向与入射多普勒超声声束方向的夹角

C,声波在组织中的传播速度(假定为 1 540m/s)

多普勒频移(ΔF)与下述值成正比:①运动红细胞的速度;②入射多普勒超声波频率(Ft);③多普勒超声束与血流方向夹角的余弦值,这个角度称为多普勒角,用希腊字母(θ)表示。通常认为血流方向平行于被检血管壁(图 54.2)。入射多普勒超声声束方向可以通过超声仪控制,在声图像上显示为一虚线或点线。

多普勒频移与 cosθ 成正比有重要的意义(表 54.1)。首先,当多普勒声束与血管腔平行时(θ=0°,cos0°=1),将获得最大的多普勒频移即最大的多普勒信号。其次,当多普勒声束与管腔垂直时(θ=90°,cos90°=0),没有多普勒频移发生。因此,当多普勒角较小时,因角度估计误差导致的速度误差很小,然而当该角度接近 90°时,多普勒角的微小误差将导致很大的速度误差。因此,一般情况下,应将多普勒角度控制在 60°或 60°以下。

表 54.1
余弦值表

角度	余弦值
0°	1
10°	0. 98
20°	0. 93
30°	0. 87
40°	0. 77
50°	0. 64
60°	0. 50
70°	0. 34
80°	0. 17
90°	0

通过代数运算，可以将多普勒方程改写如下：

$$V=\frac{(\Delta F)(C)}{2(Ft)(\cos\theta)}$$

超声仪器能检测到运动红细胞反射回的多普勒频率（Fr），并且计算出多普勒频移（$\Delta F=Ft-Fr$），入射频率（Ft）由检查过程中选择的换能器决定。假定声波在人体组织中传播速度是恒定的（C）。超声仪器多普勒角度的校正基于平行于被检血管壁的多普勒角度引导线来进行调整（图 54.2，图 54.3）。

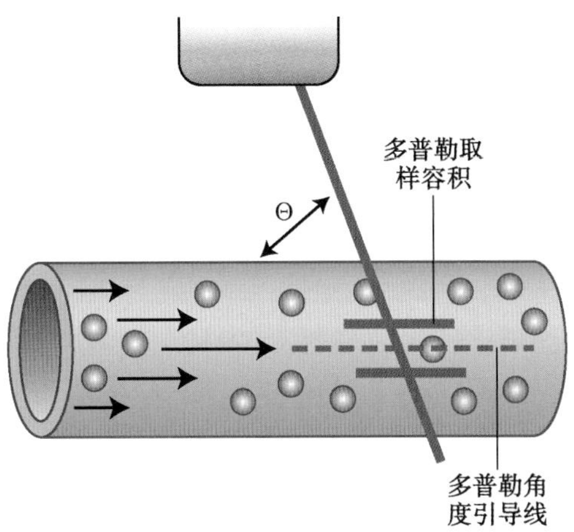

图 54.2　多普勒角度。多普勒角度（θ）是指多普勒超声入射声束与血流方向的夹角，而血流方向假定为平行于血管壁。多普勒取样容积位于两根多普勒平行引导线内，多普勒角度引导线为取样容积内的一条虚线。可通过超声仪器控制按钮用来设置多普勒取样容积大小、调整多普勒角度引导线平行于血管壁。

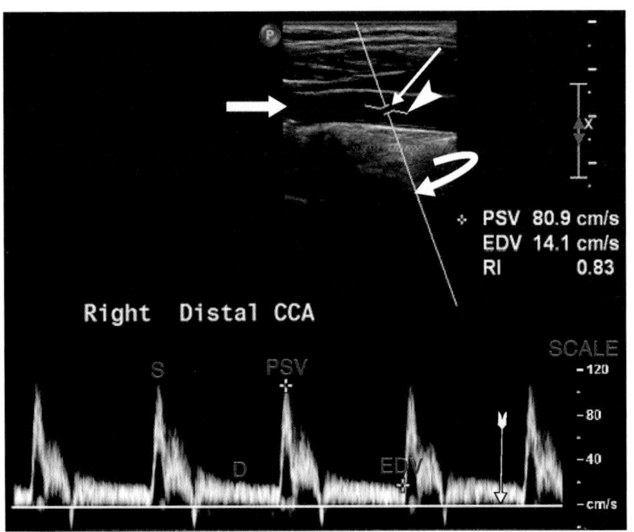

图 54.3　双功能多普勒超声。此图为典型的双功能多普勒超声声像图。图像上方为被探测的血管：右侧颈总动脉远端（粗箭），多普勒声束的方向（弯箭），多普勒取样容积的位置与大小（细箭）和多普勒角度引导线（箭头），需要调整多普勒角度引导线与受检血管壁平行。图像下方为受检血管的多普勒速度频谱：频谱位于零基线上方表示血流方向朝向多普勒声束（带尾部的箭头），表明为流向大脑的正常方向。多普勒频谱图仅显示从取样容积中获得的血流速度范围。右侧为多普勒角度校正速度标尺（cm/s），收缩期（S）速度最高，舒张期（D）血流速度较低。游标（+）测量的收缩期峰值速度（PSV）和舒张末期速度（EDV），并用于计算阻力指数（RI）。

因为超声声像图上组织结构的深度是通过入射到组织的声波与反射回波的时间差来测量的，我们可以利用“时间窗”将多普勒信息限制在选定的区域即“取样容积”，时间窗的长度和延迟的时间分别决定样本量的大小和深度。因此，我们可以获取单根可视化血管内小部分区域的多普勒信息。在大多数超声设备中，取样容积的大小及位置由沿声束指示线的两根短平行线表示（图 54.2，图 54.3）。实时灰阶超声显像加上多普勒扫描称为双功能超声，频谱和彩色多普勒同时成像都是双重成像的例子。

多普勒频谱显示。反射回的多普勒信号用快速傅里叶转换频谱分析器处理，它能够将混杂的多普勒频率分类成单一的频率，并且通过时间速度（频移）函数显示（图 54.3）。这种分析能够快速完成而得以实时显示。多普勒频谱的水平方向（x 轴）以秒（s）为单位表示时间，垂直方向（y 轴）表示血流速度，单位为 m/s 或 cm/s。因为速度和多普勒频移在数学上直接相关，也可以用 y 轴表示多普勒频移而不改变频谱形态。由于血流速度可以提供最有诊断价值的信息，因此常以速度做 y 轴。频谱中的每个像素（点）表示在特定的时间内以特定速度运动的红细胞，在特定的时间和速度范围内运动的红细胞数量越多则像素越亮。血流朝向声束（正向频移）显示在零基线以上，背离声束则显示在零基线以下（负向频移）。高速波峰值代表心室收缩期，低速波谷值代表心室舒张期。

频谱波形。因为不同的血管有各自独特的血流特征，可以通过它们形成的多普勒频谱波形（多普勒特征）识别。影响血流频谱的因素包括心脏的收缩、血管的顺应性及远端血管的阻力。心律失常表现为心脏收缩期时峰值节律和速度的改变。多普勒频谱的波形主要取决于被检动脉血管床的血流阻力，基于多普勒频谱波形，动脉可分为高阻力型或低阻力型动脉。高阻力血管频谱波形特点为收缩期速度急剧上升，心室收缩停止时快速下降，在舒张期很少有或没有前向血流（图 54.4A）。在舒张早期，血流方向可能短暂反转，产生三相波。高阻力动脉中的血流压力通常比较大，并有阻碍血流前向运动的小动脉，沿动脉分支的高脉压反射性引起舒张期极少量血流进入毛细血管床，舒张期流速度低、无或反向，脉压高。收缩期和舒张期速度之比（搏动性）很高。通常表现出高阻力波形的动脉主要是供应静息状态下骨骼肌的动脉，包括髂动脉、股动脉、腘动脉、锁骨下动脉和肱动脉。颈外动脉（external carotid artery，ECA）也表现为较高阻力的频谱波形。

低阻力动脉频谱波形以收缩期初始速度缓慢上升，舒张期逐渐下降为特点，在整个心动周期中有连续的前向血流（图 54.4B）。较低的血管阻力有利于血液流动，多见于供应重要器官的动脉，包括颈内动脉、肝动脉及肾动脉。肠系膜上动脉在空腹时是高阻力，而进餐后变为低阻力，反映了肠道食物作用导致肠道小动脉的开放及血流量的增加。颈总动脉（common carotid artery，CCA）有 70%的血流流向颈内动脉（internal carotid artery，ICA），呈低阻力频谱波形。

层流。大多数正常的动脉及大静脉是层流，在管腔中央流速最高，靠近管腔边缘流速逐渐降低（图 54.5）。层流的多普勒波形特征为窄谱，即在全心动周期中表现为狭窄的流速频带，收缩期频谱曲线下有一个“频窗”（图 54.4B）。像主动脉这样的大动脉有“堵塞”血流，其特征是血管中央到管壁的流速均

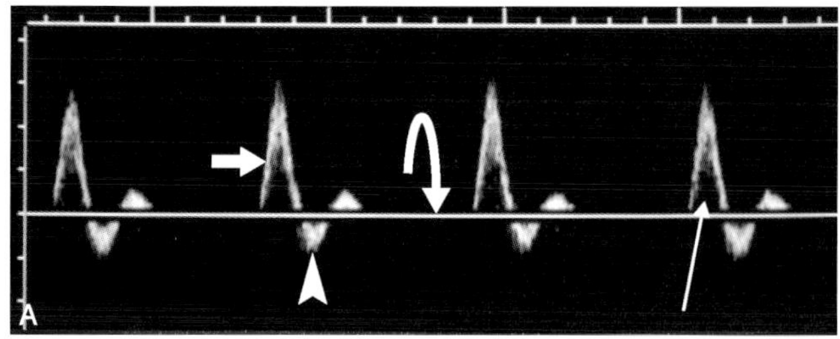

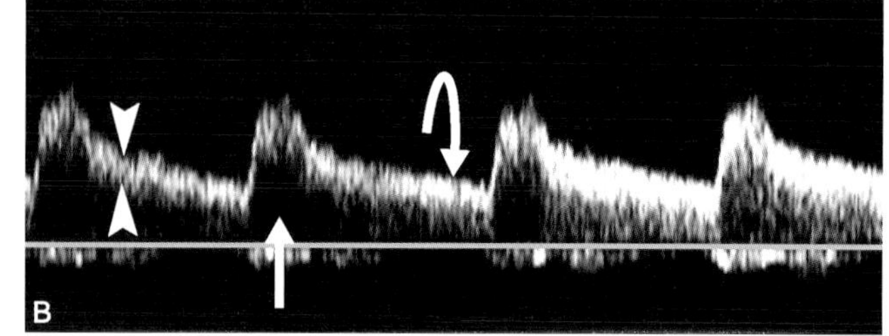

图 54.4　高阻和低阻多普勒频谱。A. 股总动脉的多普勒频谱图示高阻力频谱，其特点是收缩期快速上升（粗箭），舒张期低速血流或无血流（弯箭），且常在舒张早期出现反向血流（箭头），注意窄多普勒频谱和"收缩窗"（细箭）。B. 肾动脉多普勒频谱图示低阻力频谱，其特点是舒张期流速较高（弯箭），层流的特征是窄频谱及清楚的收缩窗（直箭）。供应器官的动脉通常为低阻力波形，表示整个心动周期中有持续的血流供应。

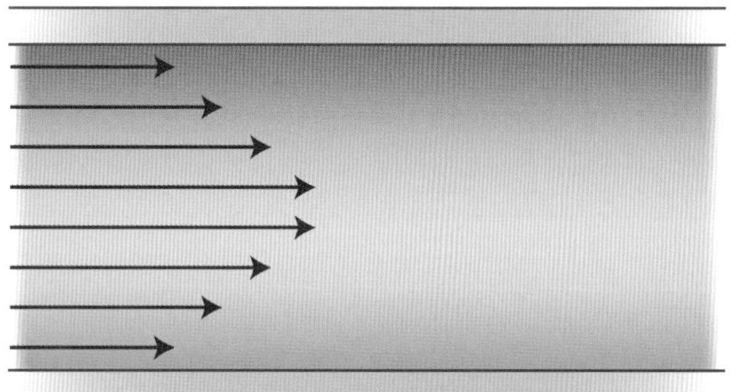

图 54.5　层流图。大多数正常动脉的血流呈有序的分层排列，管腔正中血流速度最高，而近管腔边缘速度最低。

匀一致，由于血管分叉处血液的分流，在与分流管相对的管壁出现局限性正常的反向血流（图 54.6）。弯曲的血管显示管腔中心正常缓慢的血流束，而管腔边缘流速加大。最大血流速度位于弯曲血管的边缘，而不是管腔中心。血流在弯曲血管的远端短距离内重新恢复为层流。

血流分布。湍流及涡流频谱通常但并非全部提示血流的病理改变。湍流提示正常层流的消失，其多普勒频谱特征是：血流速度增加、频谱增宽、前向及反向血流同时存在，以及流速随时间波动。收缩期峰值流速（peak systolic velocity，PSV）随血管狭窄程度的增加而增加，频带增宽是频谱波形的增宽，表示取样容积内血流速度的范围增大。频带增宽随湍流的严重程度而增加。然而，当多普勒取样容积相对血管大小偏大时，或者当取样容积放在近管壁处而不是管腔中央时，正常血流也会发生频带增宽。湍流的特征是血流速度的波动及前向和反向血流同时出现。最严重的湍流发生在血管重度狭窄的下游；狭窄段的高速血流流入大血管时，血流扩散流速降低便产生涡流。

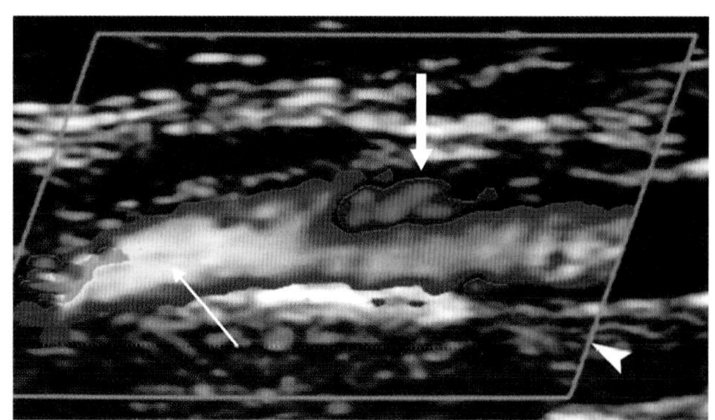

图 54.6　在分叉处的正常反向血流。颈内动脉内的血流显示为红色，而流速较高的区域显示为黄色。在颈动脉球部观察到正常反向血流（粗箭），注意用黑色勾勒出的真正彩色改变，表示流动方向的反转。图像内的白色方框是彩色多普勒取样区（取样容积）（箭头）。管腔中央的高速血流显示为黄色（细箭），提示动脉管腔内为层流。

速度比。血流速度计算取决于多普勒角的准确估计。因兴趣区血管显示较差或血管扭曲（如脐带中的脐动脉），无法确定多普勒角度时，将不能准确计算血流速度。当无法显示多普勒角度指示线时，使用多普勒方程计算速度，常假定多普勒角度为 0°（cos0° = 1）。可以从频谱波形中计算出不依赖绝对速度的速度比值，并可估算血管阻力及血流动力学。常用的速度比值如表 54.2 所示。

评估动脉狭窄程度。管腔的突然变窄将扰乱层流，管腔狭窄的多普勒特征基于血流模式及速度的改变。为了评估管腔的狭窄程度，常在管腔的 3 个部位获取多普勒频谱（图 54.7）：①狭窄近端；②狭窄最明显处；③狭窄远端 1～2cm。狭窄近端通常为层流，在狭窄区域血流速度增加但仍保持层流，狭窄的严重程度与收缩期最大流速（PSV）密切相关。PSV 可能在一个非常小的区域，需要对血管进行仔细寻找。在狭窄后的区域，血流扩散引起湍流和涡流，出现多普勒频带增宽。严重狭窄（>50%）的远端多普勒信号锐减，产生小慢波，表现为血流速度在收缩期上升缓慢（慢波）且峰值最大流速较低（小波），收缩期波形圆顿而不再尖锐。

彩色血流超声。目前，有两种不同的技术用于彩色血流超声成像。彩色多普勒成像是在实时 B 型标准灰阶图像上叠加了多普勒血流信息。B 型灰阶图以灰度显示，多普勒血流信息以彩色显示在同一幅图像上（图 54.8）。频谱多普勒的大多数

表 54.2

多普勒速度比值表

$$A/B\text{ 比率（收缩期/舒张期比率）}=\frac{\text{收缩期峰值速度}}{\text{舒张末期速度}}$$

$$\text{阻力指数}(RI/PoI)=\frac{\text{收缩期峰值速度}-\text{舒张末期速度}}{\text{收缩期峰值速度}}$$

$$\text{搏动指数}(PI)=\frac{\text{收缩期峰值速度}-\text{舒张末期速度}}{\text{瞬时平均速度}}$$

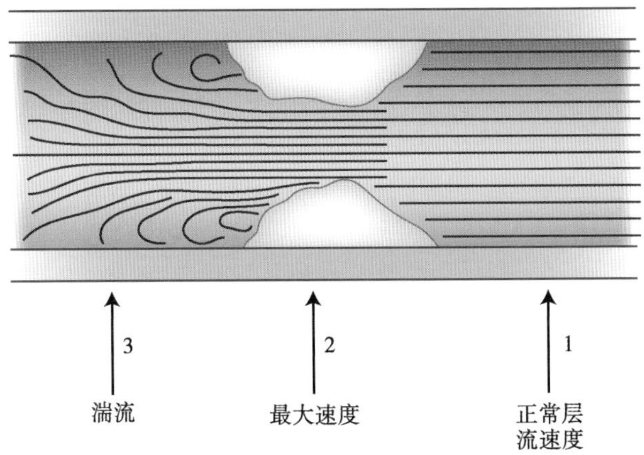

图 54.7 评估动脉狭窄程度。为了评估斑块处血管的狭窄程度,需在以下 3 个部位采集多普勒频谱:①斑块近端:血流速度为正常层流;②斑块区域:血流仍为层流,但是血流速度最高;③斑块下游:发现湍流及涡流。

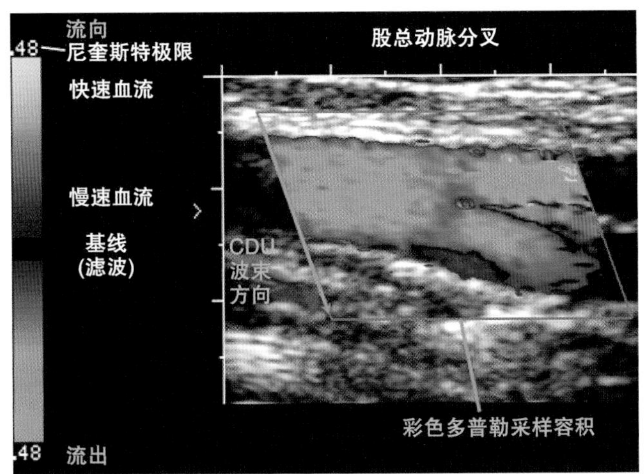

图 54.8 彩色多普勒成像。股总动脉分叉处的彩色多普勒成像示:图像左侧的色表显示基线上方以红色为主,表示血流迎向彩色多普勒光束方向。蓝色表示血流相对背离彩色多普勒光束方向。较高的流速以较亮的颜色显示,在"迎向"方向转变为黄色,在"背离"方向转变为绿色。图像中角度框(平行四边形)表示 CD 取样容积,角度框的斜面表示彩色多普勒超声波束的方向。只能获取并以适当的颜色显示框内平均多普勒频移,背景图像以灰度显示。

原理及不足同样适用于彩色多普勒超声成像。能量多普勒(power Doppler,PD)通过整合多普勒信号的功率而非频移来显示多普勒血流信息。能量多普勒显示的信息与运动红细胞的数量相关而非速度(图 54.9)。相对 CD 而言,PD 没有多普勒角度依赖性,且对低速血流更敏感。

在彩色多普勒图像上,血流朝向探头通常为红色,而背离探头为蓝色。操作者可以任意调整彩色多普勒血流信息。彩色图标是彩色多普勒声图像的一部分。图像上高速血流颜色更亮,而低速血流颜色更暗。彩色图像取决于平均速度,而不是峰值速度。因而,峰值速度只能从频谱多普勒图像上测得,而不能从彩色图像上测及。正常的层流显示管腔中央较亮,而管腔边缘图像较暗淡,反映了管腔中央的高速血流,而管腔边缘的低速血流。紊乱的血流如湍流则显示为多种颜色的混杂模式。

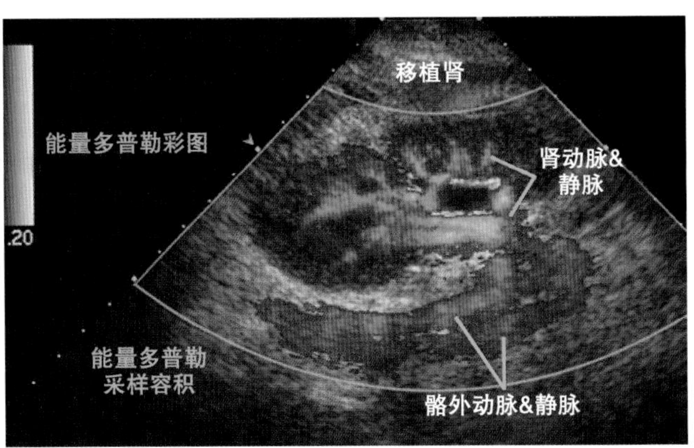

图 54.9 能量多普勒图。移植肾的能量多普勒(PD)图很好地显示了移植肾的动静脉和髂外动静脉。能量多普勒对血流高度敏感,但是不显示血流方向。能量多普勒取样容积形状由所使用的换能器决定,本例使用的是扇形换能器。

在超声血流声像图上,血管内的颜色可能会因以下因素会发生变化:①多普勒角度的改变;②血流速度的改变;③混叠;④伪影。多普勒角度的改变会引起多普勒频移的改变,从而引起血流图上显示的颜色发生改变。多普勒角度的变化可由扇形或弧形探头的声束发散或弯曲血管所致,也可二者兼有。彩色血流图用于发现血流速度的变化,而用频谱多普勒进一步作血流速度的分析。通过彩色图标上的颜色显示明确血流方向,然后分析图像上多普勒角度及血流速度的变化来解释彩色血流图。

多普勒伪像。各种伪像会使多普勒信息失真,使获取的信息有限。

混叠是脉冲多普勒超声对 SD 和 CD 的限制。在高速血流、速度标尺及基线设置不正确时发生混叠。混叠在频谱多普勒上表现为峰值流速"包绕"标尺的另一端(图 54.10),在标尺一端的高速血流顶端被错误的截断,显示在标尺的另一端。彩色多普勒混叠"包裹"高速血流显示为相反的颜色标度(图 54.11)。以设置的红色标尺为例,速度太高就会被错误地显示为蓝色。彩色混叠必须区别于由血流倒转或多普勒角度变化引起的真实颜色变化。真正的颜色改变总是围绕在黑色边界周围,而与混叠相关的颜色变化没有这种黑色边界。

混叠发生在脉冲多普勒采样速率低于受检血流的多普勒

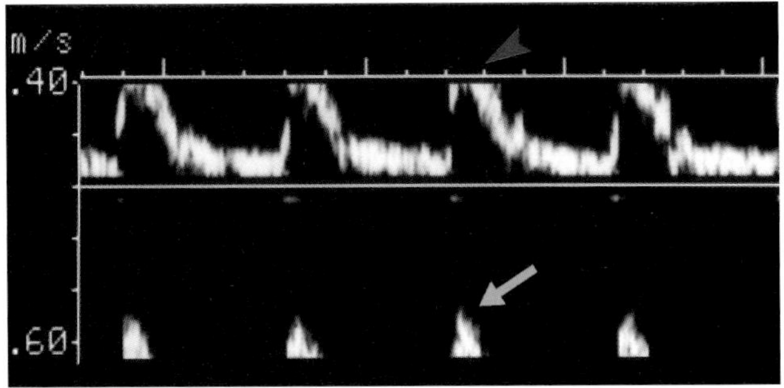

图 54.10 频谱多普勒的混叠效应。频谱多普勒显示的高速峰值在顶部被切断(红箭头),"包绕"并显示在标尺的底部(绿箭)。左侧的频谱多普勒标度设置为尼奎斯特极限 0.40m/s,相对于被检的血管内峰值速度,这个设置速度太低。在这种情况下的混叠可以通过增加"迎向"方向的标尺或降低基线来纠正。

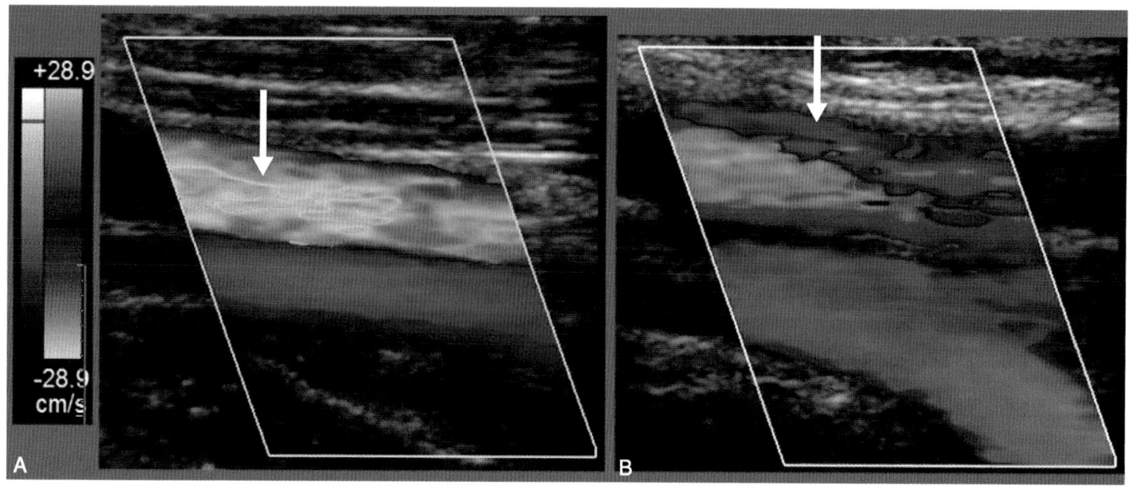

图 54.11　彩色多普勒成像中混叠的血流反向。左边的彩图蓝色表示"朝向"入射声束,红色表示"背离"入射声束。A. 混叠。此图为常见股动脉(红色)和静脉(蓝色),红色股动脉上的斑片状蓝色表示混叠(箭)。需要注意是动脉中的蓝色是浅蓝色,而周围是浅黄色。本例平均流速超过 28.9cm/s 的尼奎斯特极限,发生混叠,表现为从彩色示标一端到另一端最浅的颜色,本例表现为浅黄色到浅蓝色。股动脉中的最高平均速度以浅蓝色的混叠显示。B. 血流反向。同一患者在心动周期后期的股动脉和静脉图像,舒张早期正常的深蓝色血流反向(箭)。真正的流量反转通过基线(显示在图像为黑色边框)并显示较暗的色调。真正的血流反向通过基线(图像上显示为黑色边框)包绕更深的颜色。

信号频率时,导致频率测量不准确。超声仪器通过一系列脉冲多次测量返回的多普勒信号频率。脉冲传输的速率(又称脉冲重复频率,pulse repetition frequency,PRF)受限于被检血管的深度。血管位置越深,超声换能器发射声束到血管及接收返回声波需要更多时间。为了避免混叠,PRF 至少应为探测信号频率的 2 倍以上。能被准确探测而无混叠的最大频率叫尼奎斯特极限,是 PRF 的 1/2。尼奎斯特极限显示在频谱多普勒及彩色标尺的顶端及底端。在彩色多普勒图像上,混叠有助于识别严重狭窄导致的高速血流。可以通过适当调节多普勒标度和基线设置,应用较低的多普勒发射频率或增加多普勒角来消除混叠。

不当的多普勒增益。当彩色多普勒图像的增益设置太低时,将会导致多普勒信息的丢失,且血流不能正常显示。增益太高表现为随机彩色噪声和无血流区域的彩色血流信号。合适的增益应该是通过增大增益直到图像上出现噪声,然后稍微降低增益即可。

速度标尺错误。速度范围设置太高可能会掩盖低速血流,低速血流可能会在噪声及基线附近的壁滤波中丢失,血管通畅的极低速血流可能被误认为血栓形成。速度标尺设置太低时可发生混叠,这种混叠可以通过调节速度标尺的量程及基线来纠正。

彩色闪烁。任何相对换能器运动的反射体都可以产生多普勒频移(图 54.26)。换能器本身的快速运动也会产生多普勒频移和灰阶图像上的彩色闪烁。大多数超声仪器整合了运动识别器,能抑制高回声区域内的彩色闪烁,而不能抑制低回声区域。因此,彩色闪烁现象在囊肿、胆囊及其他低回声的非血管结构中明显。血流敏感度设置过高也能加重彩色闪烁。

组织振动伪影。血管周围组织中没有血流的组织振动可能产生彩色血流信号的假象。无血流区域的杂音、动静脉瘘及分流都可产生组织振动伪影。

流体运动。彩色血流显像中除血液以外的液体流动也能产生彩色信号。囊肿及小肠内液体的流动可能被误认为血流。输尿管蠕动在膀胱内产生的喷射式彩色信号是输尿管通畅的证据。

颈动脉超声

在美国,脑卒中是位居心脏病和癌症之后的主要死亡原因。心脏栓子、颈动脉不稳定斑块或广泛的动脉粥样硬化斑块均引起颈动脉狭窄而导致脑卒中。数十年来,颈动脉成像主要集中在评估颈动脉狭窄的严重程度,并作为脑卒中风险评估和治疗指征的决定性因素。最近,组织学和影像学也集中研究颈动脉斑块的形态,因为它是作为血栓形成和栓塞导致缺血性脑卒中的主要危险因素。这些研究产生了"易损斑块"的概念。

北美症状性颈动脉内膜切除术试验(NASCET,1991)表明,在 ICA 狭窄率为 70%~90%同时伴有症状的患者中,行动脉内膜切除术有显著疗效。无症状颈动脉粥样硬化研究(1995)显示,在 ICA 狭窄率大于 60%的无症状患者中,动脉内膜切除术降低了脑卒中的风险,颈动脉狭窄的治疗包括颈动脉支架置入术和颈动脉血管成形术。研究表明,高效的药物治疗也能有效降低脑卒中风险和预防颈动脉狭窄加剧。药物治疗包括中效至高效他汀类药物,严密控制低密度脂蛋白(LDL)水平,控制收缩和舒张期高血压,控制糖尿病及戒烟。

多普勒超声、MR 血管造影和 CT 血管造影是用于评估颈动脉粥样硬化疾病的主要成像方法。多普勒超声具有适应性广、成本低、无辐射、不需要静脉对比剂的优点。每种成像方式都可以确定狭窄的严重程度并显示易损斑块的特征。目前增强 MR 对易损斑块诊断的敏感性最高。美国预防服务工作组(2015 年)虽然建议不要对无症状的成人进行任何类型的颈动脉狭窄筛查,但是推荐有症状的成人使用多普勒超声筛查颈动脉疾病,其中的症状包括短暂性脑缺血发作、脑卒中或其他神经系统体征或症状。对无症状个体行颈动脉粥样硬化疾病的筛查仍有争议。

表 54.3

颈内动脉与颈外动脉对比

颈内动脉	颈外动脉
内径大(6mm)	内径小(3~4mm)
无分支	有分支
走行于后外侧	走行于前内侧
走行朝向乳突方向	走行朝向面部方向
呈低阻力血流频谱	呈高阻力血流频谱
颈动脉窦的延续	颞浅动脉敲击试验

颈动脉解剖。右侧颈总动脉是无名动脉的一个分支,左侧颈总动脉起始于主动脉弓。颈总动脉沿着颈部前外侧、颈静脉内侧、甲状腺外侧上行。每根动脉的内径为 6~8mm。超声显示正常 CCA 有 3 层结构:强回声的内膜、低回声的中膜及强回声的外膜。两条强回声线间(内中膜)的正常间距应小于 1mm。颈总动脉通常在颈动脉窦处扩张,并在下颌角附近分成颈内动脉和颈外动脉。大部分颈外动脉(70%)走行在颈动脉窦的前内侧,约 20%与 ICA 前后重叠,另有 10%位于 ICA 的侧面。颈外动脉内径 3~4mm,有供应头、面部的侧支血管。颈内动脉内径 5~6mm,走行于颈动脉球的后外侧,在颈外动脉和颈内动脉分叉起始处的管壁是血流分配器(压力感受器和化学感受器)。椎动脉是锁骨下动脉的第一个分支,在 C_6 至 C_2 椎体横突孔上升,并穿过 C_1 的后弓进入枕骨大孔并形成基底动脉。ICA 和 ECA 的声像图特征见表 54.3。正常颈动脉的多普勒波形如图 54.12 所示。

技术。美国医学超声研究所对颈动脉超声检查提供了指南,包括应用灰度成像,多普勒频谱分析和彩色多普勒成像。尽可能完整地检查颈总动脉、颈外动脉、颈内动脉及椎动脉。换能器频率>5MHz 用于成像,>3MHz 用于多普勒血流分析。记录动脉粥样硬化斑块的范围、位置和特征,并注意识别是否属于“易损斑块”。彩色多普勒用于探测血管狭窄区域,并确定频谱多普勒的位置。至少在 CCA、ECA 和 VA 的一个位置以及 ICA 中的两个位置记录测量血流速度值,测量双侧 ICA 的最大收缩期和舒张期峰值流速。记录每个 VA 的血流方向。

斑块的评价。颈动脉斑块多见于颈动脉分叉处 2cm 以内。血管内皮的损伤可导致脂纹沉积于动脉管壁,而斑块的形成源于脂质的逐渐沉积、平滑肌细胞的增殖、炎症、新生血管的形成和纤维细胞的迁移。

内-中膜厚度是判断动脉粥样硬化和脑卒中风险评估的指征(图 54.13)。正常 CCA、颈动脉球和 ICA 管壁内高回声内膜

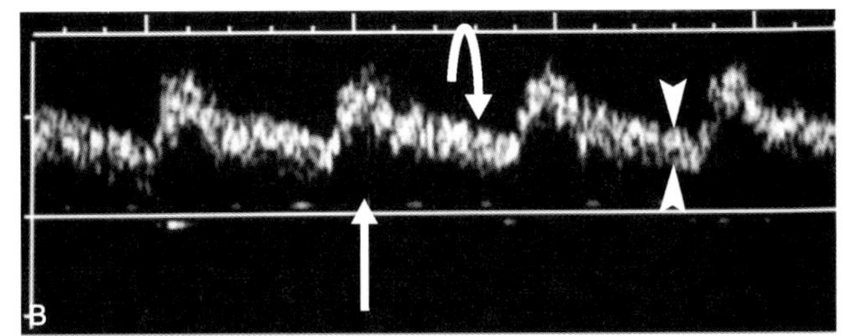

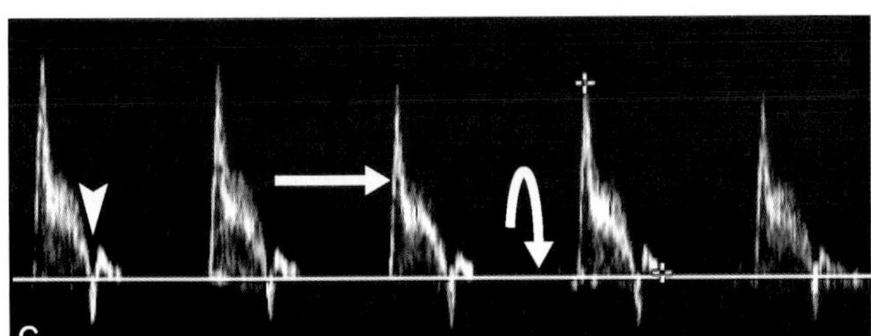

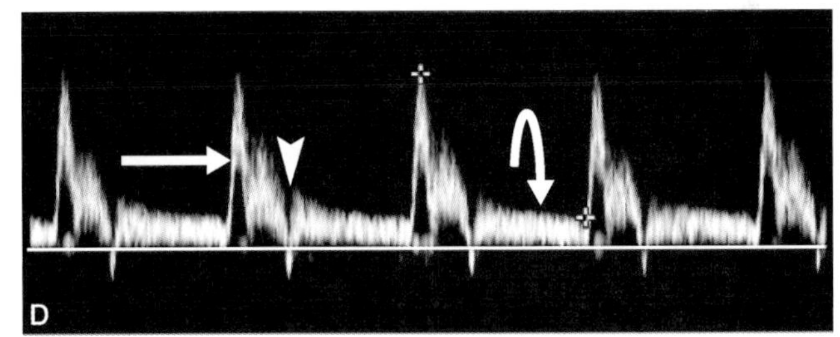

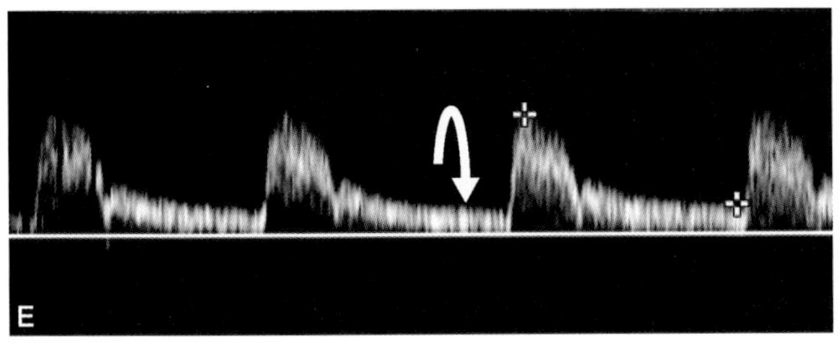

图 54.12　正常颈动脉多普勒波形。A. 颈总动脉。与右侧彩色指示条显示对照,血液朝向换能器的流动(弯箭)是红色和黄色,认为血液向头侧流动。彩色血流从血管壁一侧延伸到另一侧(箭头)提示整个血管腔内的血液流动。管腔中央的明黄色说明是正常的层流。由正常血管搏动引起的管壁运动导致管腔外的彩色伪像(直箭),和 ICA 球部的正常血流反向一样(如图 54.6 所示),CCA、ICA 和 ECA 的这种现象都是正常的。B. 颈内动脉。正常波形为低阻力型,表现为在整个舒张期持续的高流速(弯箭),以保障整个心动周期为大脑提供恒定血流。层流的特征为窄频带(箭头之间)和清晰的收缩窗(直箭)。C. 颈外动脉。正常波形为高阻力型,在收缩初期急剧上升(直箭),舒张期几乎没有血流(弯箭)。通常可见正常的舒张早期切迹(箭头)。D. 颈总动脉。正常的波形具有 ICA 和 ECA 的特征,约 70%的 CCA 血流量流入 ICA。收缩期类似于 ECA,急剧上升(直箭)。舒张期与 ICA 类似,保持较高前向流速(弯箭)。类似于 ECA 的舒张早期切迹(箭头)。E. 椎动脉。正常的多普勒波形是类似于 ICA 的低阻力型,在整个心脏舒张期保持前向血流(弯箭)。

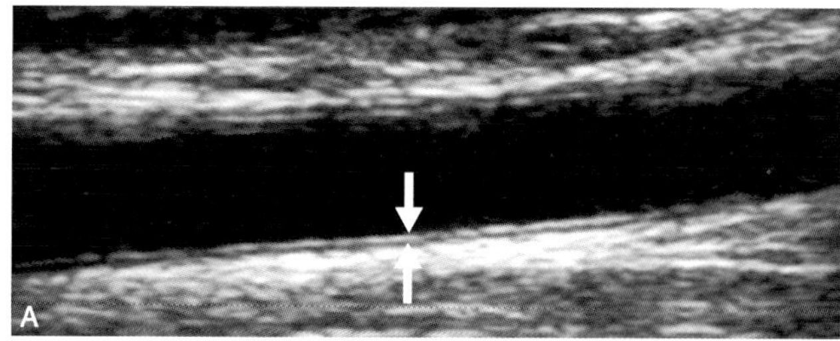

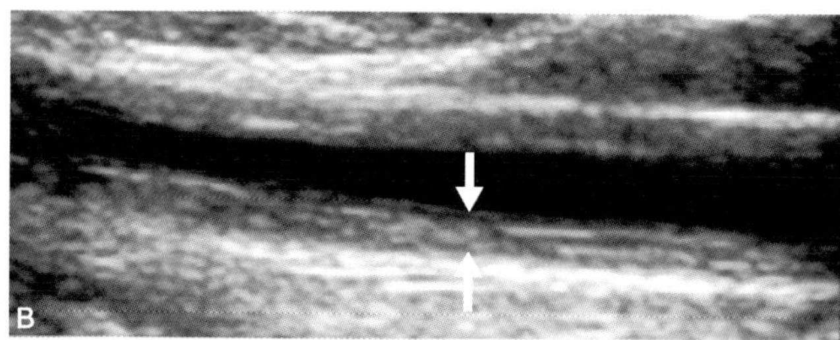

图 54.13 内-中膜厚度。A. 正常。正常的内-中膜复合体厚度(箭之间)小于 1mm。正常内膜光滑,管腔表面清晰。B. 增厚。内-中膜复合体(箭之间)增厚,提示动脉粥样硬化,增加脑卒中与缺血性心脏病的风险。本例内-中膜复合体厚 3mm。

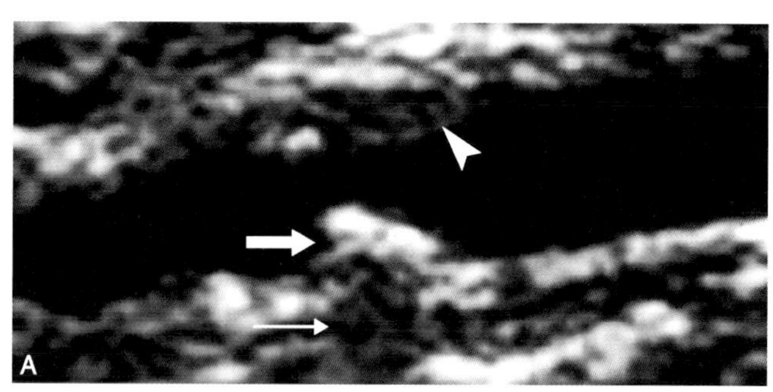

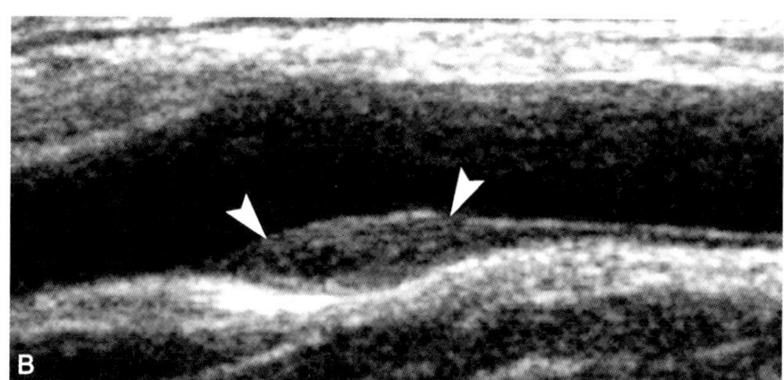

图 54.14 易损斑块。A. 两个斑块使 ICA 管腔明显变窄。上方的斑块(箭头)可被认为是高危易损斑块,因为其核心表现为脂质或出血组成呈无回声。下方的斑块虽然导致管腔明显变窄,但是有明显钙化(粗箭)而被认为是稳定斑块,钙化斑块后方声影(细箭)。B. 图示 ICA 中段典型的易损斑块(箭头),表现为低回声核心和表面覆盖薄层高回声,脂质坏死导致核心的轻微不均质。

与低回声中膜厚度小于 1mm,增厚大于 1mm 与衰老以及脑卒中和缺血性心脏病的风险增加有关。连续的管壁厚度测量可用于监测动脉粥样硬化治疗后的临床疗效。

"易损斑块"。组织学研究表明,易发生破裂的动脉粥样硬化斑块具有明显的形态特征,富脂质坏死核心被覆一薄的炎性纤维帽盖。斑块内含有内膜新生血管、纤维帽裂缝和大量巨噬细胞,可伴有斑块内出血。颈动脉内这种形态的斑块容易破裂形成血栓和栓子导致脑卒中,冠状动脉内的类似斑块可能导致不稳定型心绞痛、心肌梗死和猝死。纤维帽的破裂使得脂基质核心中的高致血栓物暴露于活化的血小板和凝血因子中,导致血栓形成。高分辨率超声的脂质核心显示为无回声(图 54.14),纤维帽呈薄层高回声膜。进行性脂质坏死使斑块回声越来越不均匀。斑块越大,破裂和脑卒中的风险就越大。随着斑块逐渐增大,血流的剪切力导致斑块破裂和内出血反复发生,同时伴有间歇性的愈合。

出血。颈动脉斑块内出血进一步增加了斑块破裂和脑卒中的风险。然而,易损斑块发生斑块内出血后的超声声像图无明显改变。

溃疡是颈动脉易损斑块的严重并发症。溃疡会增加血栓形成、颈动脉闭塞和栓塞、脑卒中的风险。溃疡斑块表现为不规则的斑块表面伴有局灶性凹陷(图 54.15),发现溃疡壁上深 2mm 和长 2mm 的凹陷就可能是溃疡。彩色多普勒常显示凹陷处由涡流引起的反向流动,三维超声可提高溃疡的检出率。

钙化。颈动脉斑块钙化很常见,但并非脑卒中的危险因素。然而,它可形成声学伪影,干扰多普勒成像和颈动脉狭窄的血管造影显像。同时,钙化斑块也是严重心血管疾病的一个确诊标志。

颈动脉狭窄。双功能多普勒超声检查颈动脉狭窄的敏感

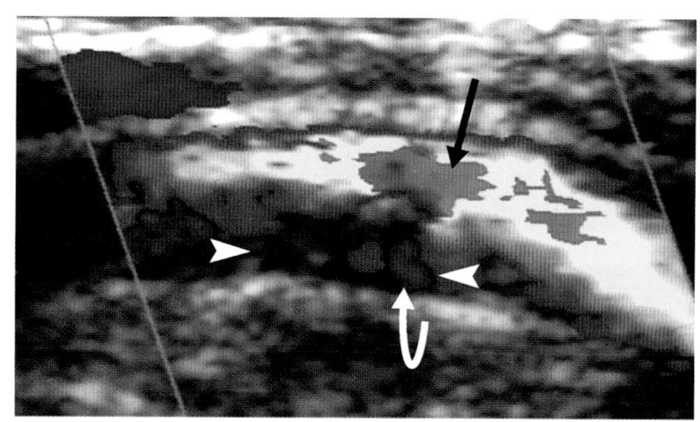

图 54.15 溃疡斑块。ICA 的彩色血流图像显示了不均匀斑块(箭头之间),其中彩色血流逆转的漩涡延伸到斑块中(弯箭),经血管造影证实为溃疡。蓝绿色区域(黑箭)表示由于狭窄引起的流速增加而产生混叠。

性和特异性超过 90%。但是,必须使用高质量的设备以最高标准进行研究,以获得可靠的结果。

颈内动脉狭窄。ICA 狭窄有多种分级标准,包括 PSV,舒张末期速度(end-diastolic velocity,EDV)和 PSV ICA/CCA 比值(表 54.4、图 54.16)。颈内动脉的彩色多普勒图像有助于识别可疑的高流速区(混叠),明显缩短检查时间。对 50%~90%的狭窄,PSV 是最准确的参数;对<50%的狭窄,横断面灰阶及彩色血流显像可更准确地进行分级;狭窄率约为 50%时,ICA 血流频谱增宽、PSV 轻度增加。狭窄率为 90%~95%时,由于狭窄接近闭塞导致 PSV 降低。ICA/CCA 比值在 CCA 速度异常时非常有价值(表 54.5)。EDV(>100cm/s)有助于鉴别狭窄的严重程度(图 54.17)。自从 NASCET 的研究以来,很多学者已经发布颈内动脉狭窄分级的修订标准。这些研究证明了在各个血

表 54.4

超声放射学专家组对二维和多普勒超声诊断 ICA 狭窄标准的一致意见

狭窄程度/%	ICA 的 PSV/(cm/s)	斑块评估/%	ICA 和 CCA 的 PSV 比值	ICA 的 EDV/(cm/s)
正常	<125	无	<2.0	<40
<50	<125	<50	<2.0	<40
50~69	125~230	≥50	2.0~4.0	40~100
≥70 但不到接近闭塞	>230	≥50	>4.0	>100
接近闭塞	高、低或探测不到	可见	不定	不定
完全闭塞	探测不到	可见斑块,探测不到管腔	无	无

注:ICA,颈内动脉;CCA,颈总动脉;PSV,收缩期峰值流速;EDV,舒张末期血流速度。

From Grant EG, Benson CB, Moneta GL, et al. Carotid artery stenosis: grayscale and Doppler ultrasound diagnosis—Society of Radiologists in Ultrasound consensus conference. *Ultrasound Q* 2003;19:190-198.

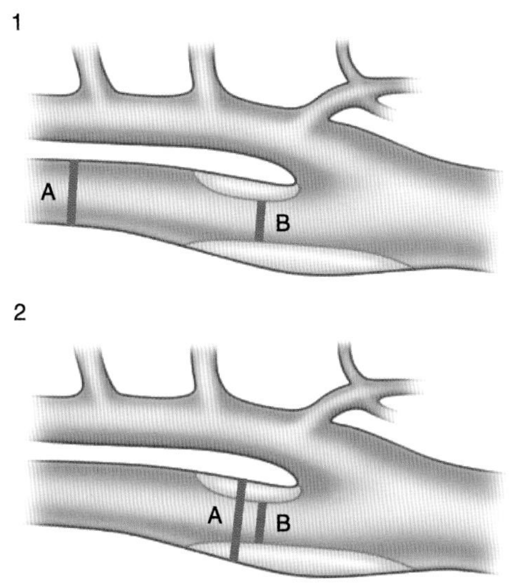

图 54.16　颈动脉狭窄率。颈动脉狭窄率:(A-B)/A×100%。1. 北美症状性颈动脉内膜切除术试验(NASCET)设定 A 为颈动脉球远端颈内动脉的正常直径。2. 欧洲颈动脉狭窄试验(ECST)使用传统方法定义直径 A,即是颈动脉球的正常直径。大多数实验室现在使用 NASCET 方法计算颈动脉狭窄。

管研究实验室中存在很大的差异性。北美大多数血管实验室采用了 NASCET 标准(百分比狭窄)用于颈动脉疾病分级。由于正常人颈内动脉远端的管径存在很大差异,且受到灌注压的影响,很多学者就认为残留管腔直径是更准确和更好预测脑卒中的指标,对于大多数患者而言,残留管腔内径<1.5mm 提示血流动力学显著狭窄。举例说明,如果残留管腔直径约 1.5mm,血管远端内径约 6mm,按照 NASCET 的标准,狭窄率为 75%;如果血管远端内径约 4mm,其狭窄率只有 62%。所以每个血管超声实验室必须结合常规的血管造影、磁共振血管造影、CT 血管造影、临床数据以及所在机构期望得到的敏感性和特异性来制定自己标准。由于缺乏颈动脉双功能超声检查的标准,2003 年超声放射医师学会制定一份共识作为检查指南,结论见表 54.4。

颈总动脉狭窄。超过 50 岁的正常人颈总动脉血流速度为 50~100cm/s。目前还没有一个颈总动脉狭窄分级的速度标准,但是很多血管实验室用颈内动脉参数来评估(表 54.4)。根据灰度及彩色血流图像,可用收缩期最大流速比值来评估狭窄程度,即狭窄处的流速除以狭窄近端的流速(表 54.6)。如果在颈总动脉的近心端或起始端有很明显的狭窄,颈总动脉可能出现小慢波(图 54.18)。

表 54.5

颈总动脉血流速度异常的原因分析

对称的颈总动脉血流速度	
双侧血流速度<50cm/s	**双侧血流速度>100cm/s**
低心排血量	高心排血量
充血性心力衰竭	高血压
心肌病	甲状腺功能亢进性心脏病
心包腔积液	心动过缓
动脉血管扩张	动脉血管狭窄
不对称的颈总动脉血流速度	
单侧流速<50cm/s	**单侧流速>100cm/s**
近端严重狭窄	特殊的情况(如血管弯曲)
远端严重狭窄或闭塞	颈总动脉狭窄
颈总动脉血管扩张	颈总动脉血管缩窄
长段性狭窄	对侧严重狭窄

表 54.6

收缩期峰值流速比估算动脉狭窄程度

速度比	狭窄直径/%
2:1	50
3.5:1	75
7:1	90

颈外动脉狭窄。由于颈外动脉主要供应颜面部,因此其狭窄程度(或闭塞)并不影响临床管理和减少脑卒中发生。然而,明显的颈外动脉狭窄会导致颈总动脉波形改变和颈内动脉流速增高。严重的颈外动脉狭窄可导致颈部杂音。

椎动脉狭窄。目前尚无可靠的速度参数来评估椎动脉狭窄。由于治疗的局限性和椎动脉起源及内径大小的多样性,狭窄的测量无临床意义,通常仅限于确定血流的存在和流向。

颈动脉闭塞。颈内动脉完全闭塞的临床表现包括从完全无症状到脑卒中甚至死亡。无症状的闭塞可能具有相对良性的过程,而症状性闭塞可能会增加未来脑卒中的风险。

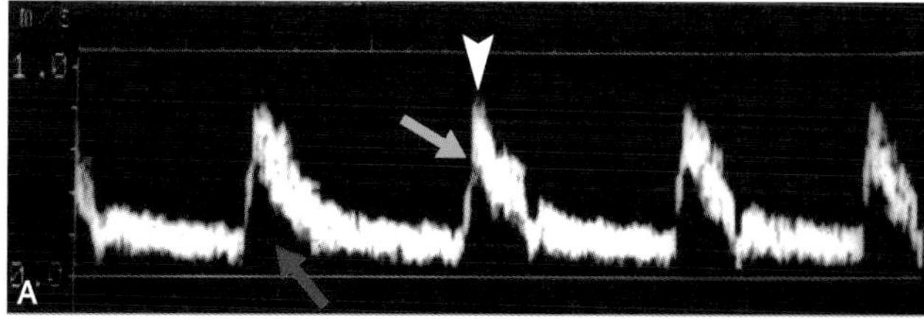

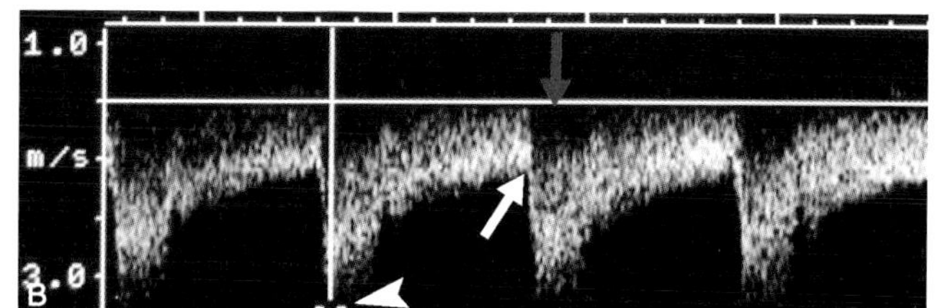

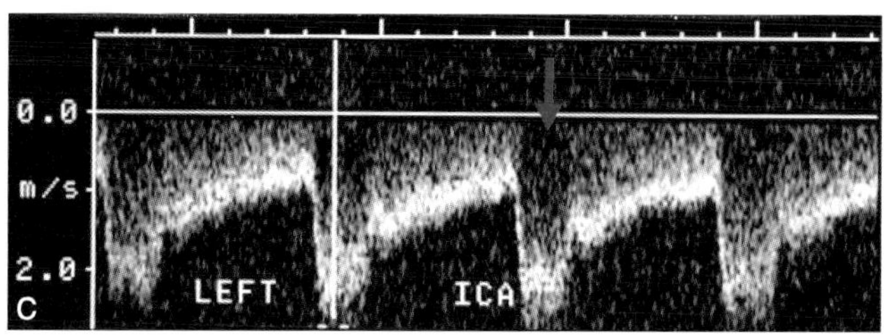

图 54.17 颈内动脉狭窄——频谱多普勒检查结果。A. 颈总动脉分叉处近端的正常频谱多普勒显示 PSV 为 0.86cm/s(箭头)。注意与图 54.18 中的小慢波波形相比较,收缩峰值流速几乎垂直上升(绿箭),清楚的"收缩窗"(红箭)表示 CCA 内正常的层流。B. 在 ICA 斑块突出最明显的管腔狭窄处采集频谱波形显示:PSV=3.57m/s(箭头),ICA/CCA=4.15,舒张末期流速(EDV)为 1.25m/s(白箭),这些结果提示严重狭窄(狭窄内径>70%)。注意多普勒频带的增宽与收缩窗的部分填充(红箭)提示有扰流。C. 在斑块远端的 ICA 中采集频谱波形显示频带进一步加宽(红箭)提示湍流,PSV 仍然高达 2.70m/s。

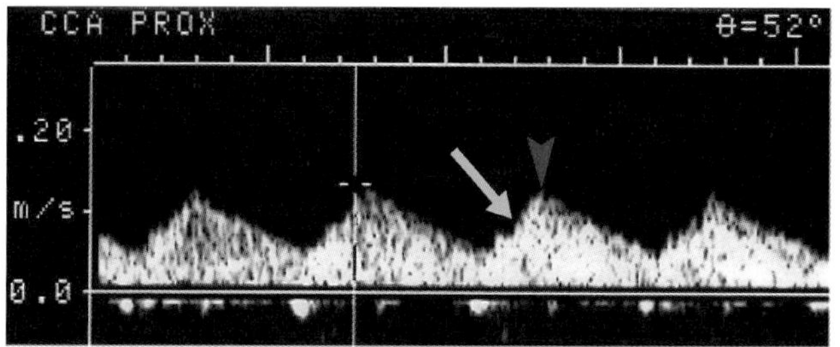

图 54.18 小慢波。通常在严重狭窄动脉远端的频谱多普勒上表现为小慢波。慢是指收缩早期加速的延迟或延长(绿箭)。小是指波幅减小和收缩期峰值变圆钝(红箭头)。该波形是在 CCA 近端采集获取,同时该病例经血管造影证实为 CCA 起始处严重狭窄。

CCA 闭塞。双功能扫描容易识别 CCA 闭塞,CCA 内不能引出频谱波形或彩色血流。常常可以看到异常回声块充填管腔。同侧 ICA 血液通常顺行流动,是继发于经 ECA 逆行到颈动脉分叉后再流入 ICA。在这种情况下的频谱分析能显示 ECA 中的逆流。

ICA 闭塞。通过频谱分析和彩色血流成像发现血管内无血流时则提示 ICA 闭塞(图 54.19)。在灰阶声像图上,ICA 直径可能很小且充满低回声血栓,由于血液对阻塞的"砰击"(称为"砰砰流"),通常在阻塞的近端出现短暂的收缩期脉冲(随后是血流反转)。CCA 频谱呈现高阻力血流形态,舒张流速降低,更具有 ECA 的特点,这种模式通常被称为"CCA 的外化"(图 54.19)。若患者颅内同侧 ECA 至 ICA 侧支血流发育良好,CCA 可能不会被外化。在这种情况下,ECA 波形变为更低阻力型或类似于 ICA,通常被称为"ECA 内化",因为它将为脑实质供应血流(图 54.20),可通过识别 ECA 的分支来鉴别内化的 ECA 与 ICA。

ICA 接近闭塞。区分 ICA 完全闭塞和滴流至关重要。颈

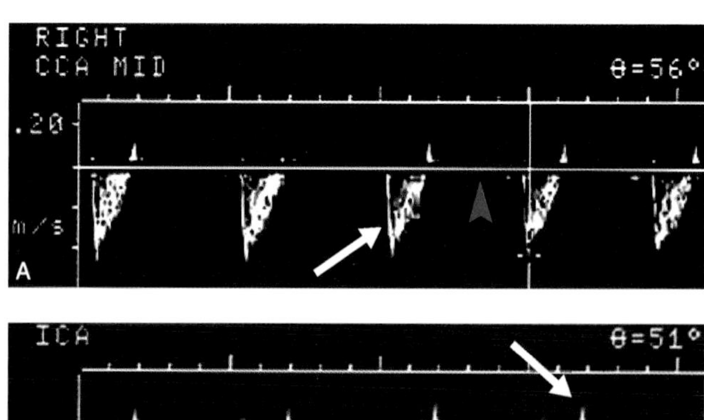

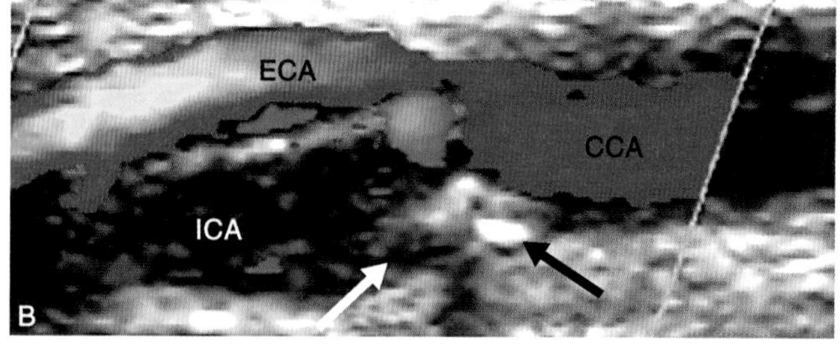

图 54.19 颈内动脉闭塞。A. CCA 中部的频谱多普勒波形(白箭)说明了 CCA 的"外化"。CCA 波形类似于高阻 ECA 波形。注意舒张期无正向血流(红箭头)。B. 颈动脉分叉长轴切面彩色多普勒图像显示颈总动脉(CCA)和颈外动脉(ECA)血流,颈内动脉(ICA)无血流。ICA 内充满低回声血栓,颈内动脉球部可见一明显的斑块伴部分钙化(箭头)。C. 闭塞近端 ICA 的频谱多普勒波形表现为典型的双向流动。顺行血流(红箭头)撞击闭塞血栓导致血流反转(白箭)。扫描时可以听到颈动脉"砰"的一声。

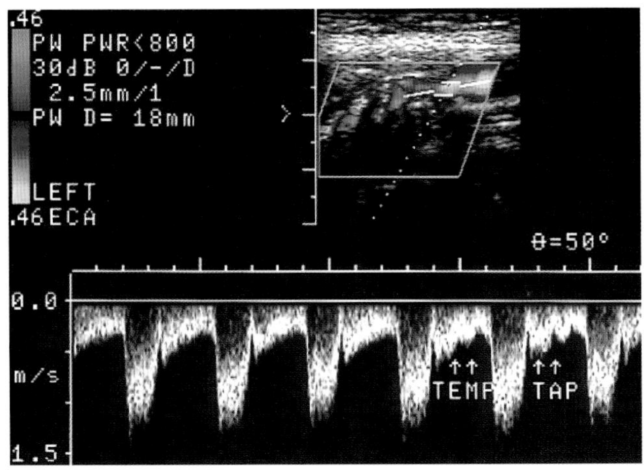

图 54.20　颈外动脉内化。由于 ICA 闭塞，彩色和频谱多普勒显示 ECA 波形"内化"。颈外动脉绕过闭塞的 ICA，为颈内动脉循环提供侧支血流。颞部轻击试验（箭）证实显示的动脉为 ECA。颞浅动脉（ECA 的一个分支）可以在颞骨上方触及，轻轻敲击动脉会传送到 ECA，在 ECA 的波形上出现一系列小尖峰。

动脉内膜切除术可适用于高度狭窄滴流的患者，但不适合完全闭塞者。虽然颈动脉超声在各方面取得了进展，但灰阶、SD、CD 或 PD 超声成像仍然不能检测到 5%～7%的滴流。因此，当多普勒提示闭塞时，建议用导管血管造影、CT 或 MR 血管造影成像进一步证实，以排除滴流的"串征"。

VA 闭塞阻碍了 Willis 环的侧支循环，可使较轻度 ICA 狭窄具有明显的临床意义。VA 闭塞也可产生椎基底动脉功能不全的症状，如平衡困难、行走困难和吞咽困难。但是目前尚无有效的治疗方法。

锁骨下动脉盗血综合征是由头臂干或锁骨下动脉闭塞或 VA 起始段严重狭窄引起的。在这种情况下，同侧上肢通过 Willis 环和 VA 接受来自 CCA 的血液，部分或完全倒流。隐匿性盗血频谱多普勒显示 VA 中正向血流在收缩中期减速，仅在收缩晚期出现逆流；部分盗血仅在 SD 期部分逆流；完全盗血表现为整个心脏周期中 VA 血液逆流（图 54.21）。让患者运动患侧手臂加重盗血有助于频谱多普勒发现隐匿性盗血，患者可能会出现因椎基底动脉供血不足和运动时手臂疼痛的症状。除动脉粥样硬化外，创伤或恶性肿瘤也可能引起锁骨下动脉盗血。

常见伪像。以下情况可能导致对颈动脉多普勒超声表现和解释的错误。

超声波角度。确保超声角小于 60°，当角度>60°时，通过频谱分析计算速度时的误差非常大。通常情况下，操作者可以通过调节换能器获得 45°～60°的声波角。

扭曲和狭窄的血管。血液流经急弯时，血管内层流就会被扰乱。文献报道弯曲血管外弯处的较高速血流可能会高估狭窄程度，或将没有狭窄误诊为有狭窄。频谱多普勒的取样容积应远离血管壁且是 CD 显示的最高流速区。

颈动脉球部。正常情况下可在颈动脉球部与分支血管相对的区域内见到逆向血流（图 54.6），不要误认是病理血流。

钙化斑块。密集的钙化声影会使得部分颈内动脉无法测量流速，导致明显的狭窄漏诊；在这种情况下，彩色血流成像有助于狭窄的诊断，如果斑块前后段管腔内的都是均匀流速，就不太可能有明显狭窄；然而，如果斑块近端管腔内的流速均匀，斑块远端的流速不均匀，则可疑存在明显的狭窄。

单侧高度颈动脉狭窄。单侧颈动脉高度狭窄可能导致对侧 CCA 和 ICA 的流速升高，血流增加和速度加快以维持大脑灌注。

双侧 ICA 狭窄。导致生理性血流量改变，要确定哪一侧的疾病更严重就将变得更困难。

串联病变。一个以上高度狭窄可能导致错误的诠释。严重的 ICA 颅内段病变导致 PSV 减少，而在 ICA 颈部段无舒张期血流。另外，严重的颈总动脉近端病变也会降低 PSV 并增加舒张期血流量。在这两种情况下，都可能低估颈内动脉的狭窄程度。

颈内动脉闭塞时误把颈外动脉当做颈内动脉。注意 ECA 波形可能因侧支循环而内化，可以使用颞部敲击试验来寻找颈外动脉的分支血管以鉴别（图 54.20）。

颈内动脉接近闭塞。当颈内动脉接近闭塞时，其 PSV 和 EDV 可基本正常。如果不进行灰度和彩色血流显像，则可能低

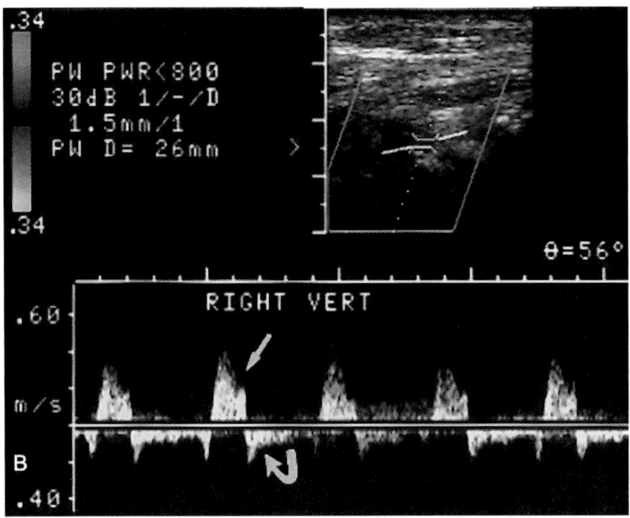

图 54.21　锁骨下动脉盗血综合征。A. 左椎动脉血流逆转（血流远离大脑）。B. 锁骨下动脉部分盗血综合征。另一例患者，在收缩期（如箭所示）出现反向血流，在舒张期出现顺行血流（弯箭）。

估狭窄的严重程度。

Tardus-parvus 波。小慢波通常见于重度动脉狭窄的远端。收缩期加速延迟,PSV 降低(图 54.18),收缩期上行平缓、最大峰值流速变圆。常常在狭窄的远端更易探测到这类波形。

双侧颈总动脉低 PSV。与心输出量减少或胸主动脉瘤相关(表 54.5)。如果 PSV 极低并伴有舒张期血流缺失或逆流,应怀疑远端高位狭窄或闭塞。这一发现的其他考虑因素包括颈动脉夹层、动脉炎、双侧颅内动脉痉挛和颅内压升高。

动脉内膜切除术后。动脉内膜切除术后,动脉壁上可能见到静脉或移植物补片的缝线碎片。通常可见手术侧颈动脉扩张。并发症包括再狭窄(一年内因内膜增生 10%~15%)、内膜瓣和夹钳狭窄。术中超声评估可用于手术开始到结束的整个过程。动脉内膜切除术后,血管内波形常具有类似 ECA 的高阻力型血流。因缺少平滑的血管内皮衬里而常发生湍流。

颈动脉支架置入术后。颈动脉支架置入术后频谱多普勒的变化是无法预估的。应在支架置入后立即进行颈动脉超声检查,以此结果为评价衡量的基准,在此基准上出现 CD 和频谱分析的改变,则表示可能发生了再狭窄。

Takayasu 动脉炎(主动脉炎)。导致受累动脉壁均匀增厚,管腔因管壁增厚而均匀变窄。动脉钙化在该病中非常罕见,如果出现则更多提示是典型的动脉粥样硬化性疾病。可发生血管闭塞和动脉瘤扩张。好发于锁骨下动脉,主动脉弓和颈总动脉。

颈动脉夹层。在无动脉粥样硬化斑块的情况下,任何 ICA 的平滑锥形狭窄或闭塞,都应考虑颈动脉夹层的可能。剥离源于血管内膜撕裂,血液进入动脉壁内并使其分层形成假腔。一种情况是假腔可能会不明原因终止,由于血液阻塞形成血凝块变成壁内血肿;另一种情况是假腔在远端与真腔重新相延续,血液可以经两个通道流动。这两种情况下,血管壁内的血液使得真腔缩小变窄,血流减少,都可能导致阻塞。超声显示两个腔之间有薄厚不一的飘带样回声,真腔平滑呈锥形变窄;假腔、真腔或两者内都有可能形成血栓。

辐射损伤。颈动脉的辐射损伤发生在暴露于辐射区的部分。超声常表现为重度的弥漫性管壁增厚和管腔变窄。动脉粥样硬化斑块可以加速病情的进展,导致明显的狭窄和闭塞。

纤维肌性发育不良。除了影响肾动脉外,还可能会影响颈动脉。最常见的表现是典型"串珠样"改变,它可能导致 ICA 的长节段狭窄。相比动脉粥样硬化性疾病,患者的发病年龄偏小(25~50 岁),以女性多见,女:男=3:1。

心脏瓣膜病。严重的主动脉瓣狭窄可在主动脉至颈动脉内出现小慢波波形。主动脉瓣关闭不全产生双峰脉,即两个明显的收缩峰和收缩中期速度下降。

腹部血管

解 剖

腹主动脉。腹主动脉通过膈肌的主动脉裂孔进入腹部,沿腹中线左侧及脊柱前方下行。约在 L4 椎体水平分为双侧髂总动脉。腹主动脉有 5 个主要分支(图 54.22)。腹腔干、肠系膜上动脉及肠系膜下动脉源于腹主动脉腹侧发出,左、右肾动脉

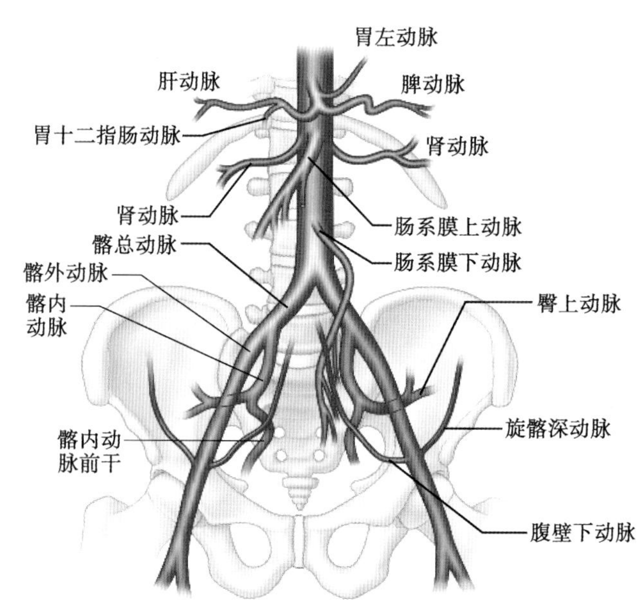

图 54.22 正常腹主动脉和大动脉分支的解剖。

起源于腹主动脉两侧。近端的腹主动脉内径男性约 2.3cm,女性约 1.9cm,从头侧向足侧管径逐渐变细。频谱超声显示为三相波,CD 可用于识别血栓。

下腔静脉。下腔静脉沿腹中线及腹主动脉的右侧上行,其血液流向心脏,在肝脏水平时,被肝脏后表面的一深沟包绕,血管穿过膈肌后血液注入右房。超声检测的分支包括肝静脉和肾静脉,肾静脉在肾动脉前方垂直进入下腔静脉,左肾静脉比右肾静脉长 3 倍。肝静脉从肝脏后表面进入下腔静脉。下腔静脉存在很多先天性变异,包括不延伸于肾动脉平面之上的下腔静脉中断、左侧下腔静脉及双下腔静脉,左肾静脉可位于腹主动脉的后方及周围。由于心脏及呼吸搏动的影响,IVC 的频谱表现为类似肝静脉的典型"锯齿"状波形;而髂总静脉远端的波形与近端肢体相似。

病 理

腹主动脉瘤(abdominal aorta aneurysm,AAA)。超过 95%的腹主动脉瘤累及肾动脉水平以下腹主动脉,累及肾动脉的腹主动脉瘤则非常难修复。大多数腹主动脉瘤呈梭形,每年以 2~4mm 的速度增长。基于 Darling 动脉瘤破裂率的尸检数据(表 54.7),一般建议>5cm 的动脉瘤应行手术治疗。腹主动脉瘤的并发症包括输尿管阻塞、下腔静脉压迫、感染、血栓形成、内膜剥离和远端栓塞。动脉瘤的大小、生长率、临床危险因素、手术发病率和死亡率是治疗决策中的重要因素,血管内支架术可作为与外科手术媲美的一种治疗方法。

表 54.7

主动脉瘤破裂

大小/cm	破裂率/%
<4	10
4~7	25
7~10	45
>10	60

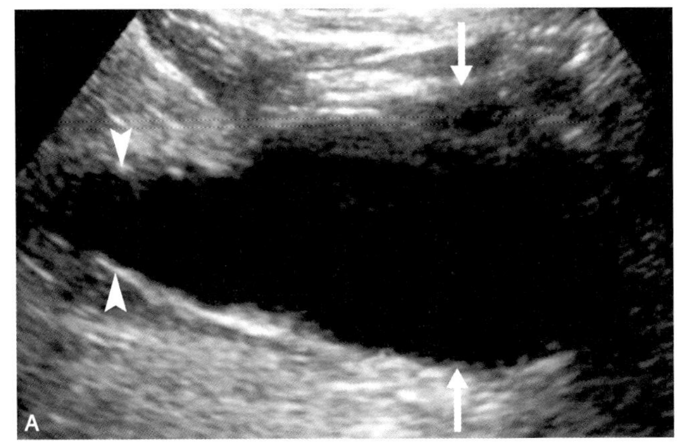

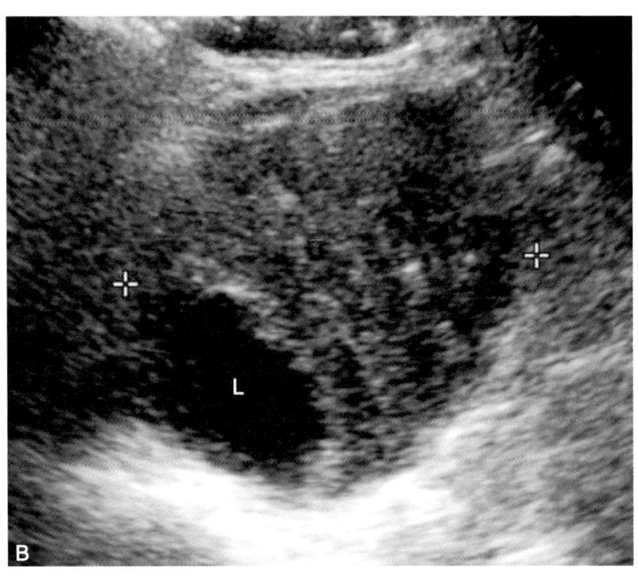

图 54.23　腹主动脉瘤。A. 主动脉远端纵断面显示：管腔从近端 2.8cm（箭头之间）到远端 4.9cm（箭之间）的扩张。动脉粥样硬化斑块致使管腔表面不规则。B. 腹主动脉瘤远端的横切面显示：由于动脉瘤内血流缓慢，导致腹主动脉瘤（光标之间，+）内形成大量血栓（T）。残余管腔（L）代表流动的血液回声。

双功能超声是诊断和随访无症状腹主动脉瘤的首选影像学检查，具有较高的准确性和较低的成本效益。采用 3.5~5.0MHz 的探头对膈下至髂总动脉分叉间的主动脉行纵横断面成像，其不足包括肥胖、肠气干扰和难以识别肾动脉的来源。腹主动脉瘤定义为前后径（AP）大于 3cm 的局限性瘤样膨大（图 54.23）。应在纵横断面上测量主动脉前后径大小，以保证测量的准确。许多动脉粥样硬化患者主动脉走形迂曲，如果倾斜测量则会出现误差。仅在横断面上测量 AP 值可能过大，而在纵断面上测量可能过小。动脉瘤的长度和宽度也有相关报道。正常主动脉由近端至远端逐渐变细，如果其远端扩张，无论绝对测量结果如何，都可认为是动脉瘤。

腔内血栓很常见，从低至高回声不等（图 54.23B），彩色多普勒超声可显示管腔大小以及大多数与腹主动脉瘤相关的异常血流，通常为漩涡状、缓慢流动的血流。炎性动脉瘤表现为主动脉周围的低回声环，代表动脉瘤周围的纤维化。

腹主动脉瘤破裂是医学急症，死亡率高达 50%，需要及时诊断及治疗。超声通常用于紧急情况下使用诊断。结果包括（图 54.24）：①主动脉周围有不均匀液体或凝块、腹膜后血肿；②腹主动脉瘤呈不规则的畸形轮廓；③管腔内血栓不均匀且局部不连续；④腹主动脉瘤外壁局部不连续。

感染（真菌）的腹主动脉瘤表现为腹主动脉瘤形态不规则，瘤壁显示较模糊，动脉瘤周围可见水肿和软组织肿块。多见于身体衰弱或因感染滥用药物的患者。

炎性腹主动脉瘤是一种动脉粥样硬化的腹主动脉瘤，伴有纤维壁增厚、动脉瘤周围粘连及纤维化，这些可导致输尿管阻塞并累及邻近结构。炎性腹主动脉瘤的修复与发病率和死亡率的增加有关。

腹主动脉夹层。超声发现血管内膜瓣或彩色多普勒超声显示假腔内有血流时，可以诊断腹主动脉夹层（图 54.25）。慢性夹层表现为主动脉壁增厚，假腔内有血栓。

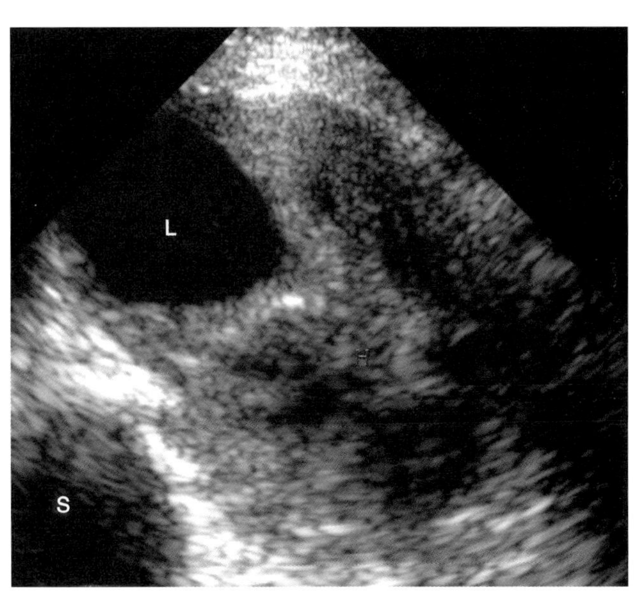

图 54.24　腹主动脉瘤破裂。主动脉远端的横切面显示动脉瘤的低回声管腔（L），并伴向腹膜后延伸的大片混杂回声出血（H），其后可见下腰椎椎体（S）。

腹主动脉瘤术后随访，主动脉移植物表现为不连续的管壁回声。超声可用于确认移植物的通畅性，评估移植物周围积液，并对吻合口狭窄或动脉瘤进行评估。术后 3 个月以上移植物周围出现液体则表示可能存在出血或感染。

髂动脉瘤。约 2/3 的腹主动脉瘤延伸至髂总动脉，然而很少累及髂外动脉。当髂总动脉管腔前后径超过 15mm 可诊断为髂总动脉瘤。孤立的髂总动脉瘤罕见，髂总动脉瘤可破裂或侵蚀邻近的髂静脉、结肠或输尿管。

下腔静脉血栓通常由外周静脉延伸而致，常表现为双下肢水肿，如果急性起病，通常会出现剧烈疼痛。其他的临床症状及表现与受累器官有关，如肾衰竭及肠缺血。灰阶超声图显示急性扩张的 IVC 管腔内出现血块（图 54.25），注意充血性心力

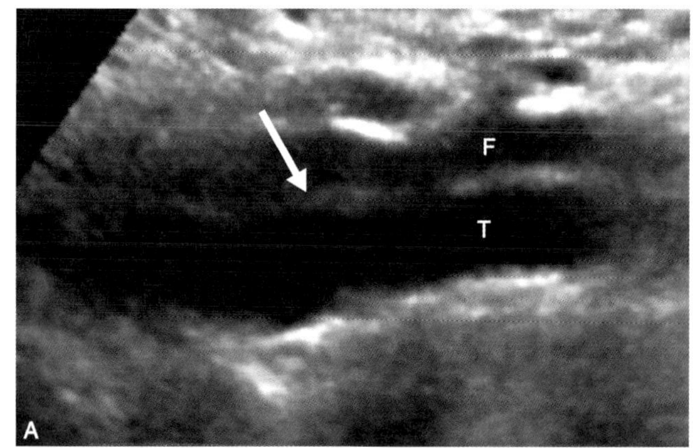

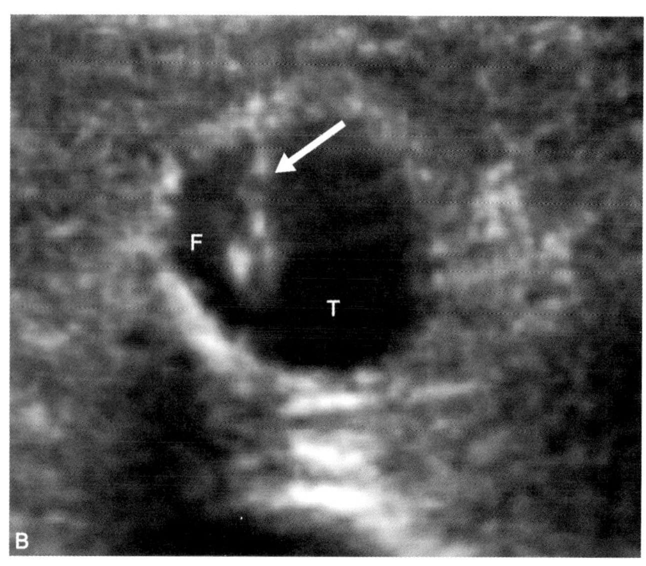

图 54.25 主动脉夹层。腹主动脉的长轴(A)和短轴(B)切面显示了一个明显的内膜瓣(箭)将真腔(T)与假腔(F)分开。慢性夹层的假腔内常可见块状回声。

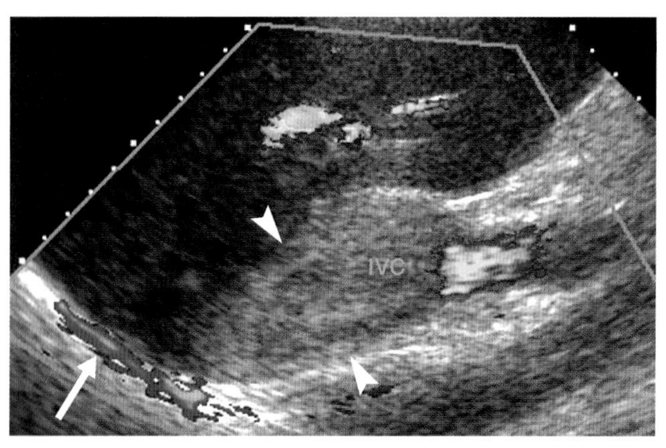

图 54.26 下腔静脉肿瘤血栓。下腔静脉(IVC)的长轴彩色多普勒切面显示有回声的血栓(箭头间)使管腔扩张。频谱多普勒(未展示)证实血栓内有动脉血流,本病例经证实为右肾肾细胞癌延伸至下腔静脉。横膈膜上的蓝色条带(箭)是由实体组织运动引起的闪烁伪影。

衰竭也会使肝静脉和下腔静脉扩张,血流缓慢可能被误诊为血栓。多普勒超声显示完全闭塞的管腔内无血流,或血流位于部分阻塞的血栓周围。在部分血栓区域,频谱波形因不受心脏搏动和呼吸影响而变钝。任何来自腹膜后血管外的压迫,如淋巴结肿大、肝大、腹膜后纤维化或血肿,都可能导致 IVC 阻塞和血栓形成。

肿瘤延伸到 IVC。肿瘤能延伸至 IVC 引起肿瘤血栓(图 54.26),与单纯血栓类似。IVC 管腔内肿块的动脉血流可以证实为肿瘤血栓。延伸至 IVC 最常见的肿瘤为肾细胞癌,其他侵犯 IVC 的肿瘤包括肝癌、肾上腺癌、嗜铬细胞瘤、淋巴瘤、血管平滑肌脂肪瘤和心房黏液瘤。平滑肌肉瘤是 IVC 内最常见的原发性肿瘤。

外 周 动 脉

在四肢,双功能超声是筛选动脉穿刺、动脉旁路移植术和透析移植并发症的首选方法,也是评估动脉粥样硬化性外周血管疾病的辅助手段。

解剖。上肢的右锁骨下动脉起自无名动脉,左锁骨下动脉从主动脉弓发出。通常可以用超声经锁骨上入路确定它们的起源。锁骨下动脉浅于锁骨下静脉,其远端被锁骨遮挡,但是可通过锁骨下入路显示。锁骨下动脉延续成为腋动脉,腋动脉再移行为肱动脉,沿手臂内侧走行。在肘部肱动脉分为尺动脉和桡动脉,移行至手掌,形成掌弓。静息状态下多普勒波形呈高阻力型,舒张期少量或无血流(图 54.27A),舒张早期可见反向血流,说明收缩动脉和小动脉的高阻力状态。锁骨下动脉近端收缩期峰流速约 110cm/s,在腋动脉下降至 85cm/s。

在下肢,股动脉和腘动脉(图 54.28)与同名静脉伴行。超声检查时患者取平卧位,使用 5~10MHz 的线阵探头扫查。股动脉出现于腹股沟韧带深面,并迅速分为股深动脉(deep femoral artery,DFA)和股浅动脉(superficial femoral artery,SFA)。股浅静脉沿着股三角内下行,股浅动脉沿着大腿前内侧穿过内收肌管(Hunter 管),移行为腘动脉。膝盖的下方,腘动脉分支成胫前动脉和一个短的胫腓动脉主干,胫腓动脉主干又分为腓动脉和胫后动脉。胫前动脉下降至距小腿关节前方移行为足背动脉。腓动脉分布在踝关节以上;胫后动脉经内踝后方进入足底,为足底供血。这些动脉的正常多普勒波形均为高阻力三相波形(图 54.27B)。波形第一阶段是在心室收缩期的高速部分,PSV 从近端至远端逐渐下降,股动脉平均流速约 110cm/s,腘动脉平均流速约 70cm/s;第二阶段因远端小血管和毛细血管床阻力增加导致反向血流;第三阶段为血管壁弹性回缩引起舒张早期少量的前向血流。

假性动脉瘤是动脉管壁破裂形成的肿块,因破口与动脉壁相连接(颈部)而形成一个包含旋转血流的搏动性肿块。多见于股总动脉,是动脉穿刺、手术或创伤的并发症。大口径导管的使用、长时间留置导管以及术后常规抗凝治疗,使动脉穿刺后假性动脉瘤的发生率高达 6%。

超声能很可靠地区分假性动脉瘤和其他腹股沟肿块(图

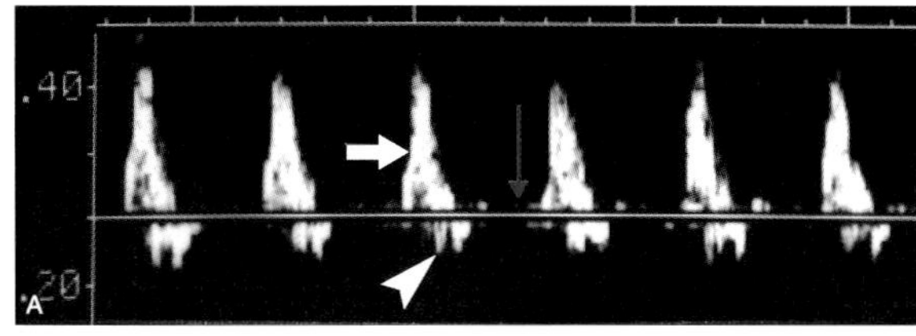

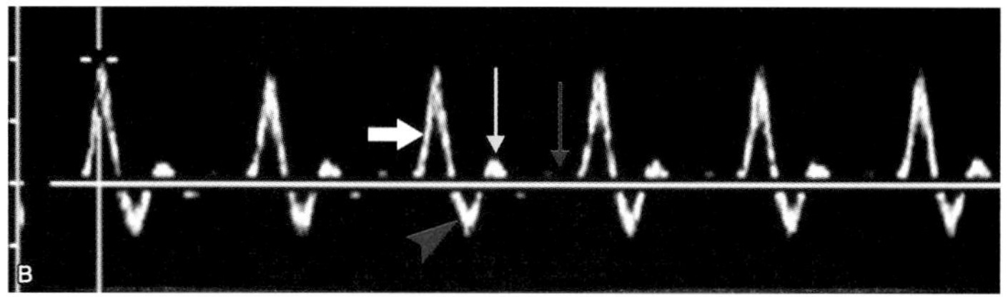

图 54.27 正常的四肢动脉波形。A. 锁骨下动脉。心室收缩导致血流速度迅速上升,随后随着主动脉瓣关闭速度急剧下降。由于静息状态时手臂血管阻力较高,舒张早期可见反流,呈典型的高阻力波形,在舒张期几乎没有前向血流。B. 股浅动脉。静息状态腿部血流特征为三相高阻波形。第一相是收缩时快速上升到峰值速度(粗箭)。第二相是远端血管的高阻力导致收缩末期血流反流(箭头)。第三相为舒张期早期血管壁弹性回缩引起的低速前向血流(细黄箭),舒张晚期无血流(细红箭)。

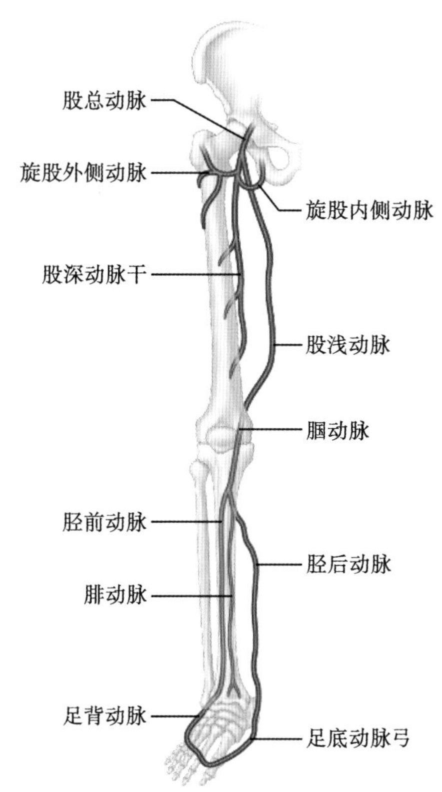

图 54.28 正常的下肢动脉解剖。

54.29)。灰阶超声显示主要为无回声肿块,内部可能含有异常回声或附壁血栓。肿块紧贴邻近动脉,彩色多普勒显示肿块内血流和动脉血流成典型的"阴阳"形态。颈部破口处频谱波形呈"往返血流"特征(图 54.30)。US 通常用于指导持续加压治疗或凝血酶注射假性动脉瘤栓塞术。

动静脉瘘(arteriovenous fistula,AVF)一般由动脉和静脉同时穿刺引起,较假性动脉瘤少见。动静脉瘘通常较小,并可自发消退。较大的动静脉瘘,供血动脉的频谱超声呈低阻力型,舒张期血流量增加,明显异常于正常静息状态下四肢动脉;引流静脉扩张,并呈高速搏动性血流。这些特征通常只出现在瘘口附近的几厘米范围内(图 54.31),在疑似动静脉瘘管的正上方和正下方处可探及频谱多普勒波形。由于软组织振动伪影,在瘘口处的 CD 可能表现为不均匀的杂乱彩色声像图,即 CD 混杂。动静脉瘘很小时,多普勒超声可能表现正常。

aaa 血肿。血肿是最常见于动脉穿刺后立即发生的血管周围肿块。超声图像中血肿表现为从无到高的混杂回声,在 CD 或 SD 上无血流信号显示。血肿与血栓形成的假性动脉瘤、浆液瘤或脓肿不易鉴别。

动脉瘤。外周动脉瘤常见于腘动脉(70%~85%),20%~40%的腘动脉瘤患者同时存在腹主动脉瘤。临床表现为腘窝肿块或下肢缺血的症状,超声显示为局部动脉管腔的梭形膨大。建议对直径超过 2cm 的周围动脉瘤进行治疗,治疗可以是手术修复或血管内支架移植。

狭窄和闭塞。在大多数情况下,临床根据跛行症状和查体结果来诊断严重的周围动脉闭塞性疾病。超声可用于在 CT、MR 或导管造影前筛查狭窄或闭塞,外周动脉的超声检查使用频率为 5~10MHz 的线阵探头。灰阶成像用于定位血管并评估斑块;CD 识别狭窄和湍流的区域;在斑块近端、最大狭窄区域及斑块远端采集多普勒频谱信息,用 PSV 比值对狭窄程度进行分级,即斑块近端的 PSV 与最大狭窄区的 PSV 之比。轻度狭窄(<50%直径狭窄)的 PSV 比值<2,呈双相或三相波形,很少或没有湍流;中度狭窄(50%~75%)的 PSV 大于 2,波形呈单相,具有中度或明显的狭窄后湍流;重度狭窄(>75%)的 PSV 大于 2.5,狭窄区动脉 EDV 高于狭窄近端收缩期流速,狭窄远端可见小慢波;与颈动脉一样,可能无法准确区分完全闭塞与串流。伴有管腔内血栓或血流终止的闭塞血管在 SD 或 CD 上没有血流,超声不能显示其进程。闭塞的动脉常有侧支循环,应从狭窄远端进行检查。

移植物监测。与自身血管检查相比,已确立超声为监测外周循环通路旁路移植的无创检查方法,约 30%动脉移植失败的征象在术后第二年检出,超声可用于早期检测移植物通畅的受损情况(表 54.8)。移植失败通常是由于在吻合口连接处出现假性动脉瘤或狭窄(图 54.32)。吻合口通常呈扩张状态,移植血管略大于原来的自身血管,这种正常现象不应该被误诊为假性动脉瘤。移植血管内的流速取决于移植血管的口径和远端径流,频谱波形从单相到三相不等。由于下游小动脉缺乏自动调节,导致移植血管的持续性舒张期血流。中度移植血管狭窄(50%~75%直径狭窄)显示 PSV 比>2.5,最大狭窄区 PSV>150cm/s;重度狭窄(>75%)显示 PSV 比>3.5,最大狭窄区 PSV>300cm/s,EDV>100cm/s。一般来说,中度狭窄可作为进行性进展的证据,重度狭窄通常需要在血管闭塞前进行移植修复。

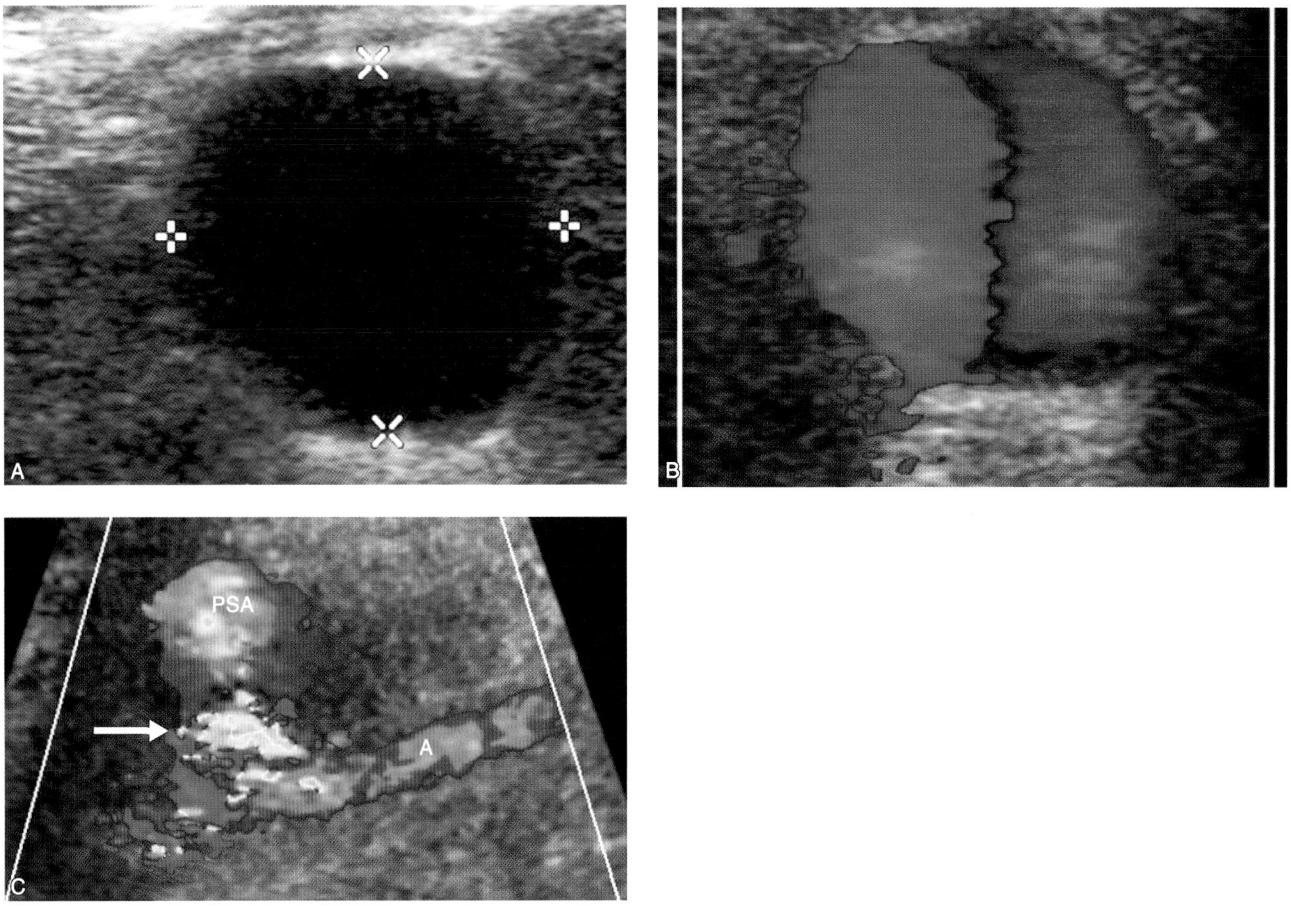

图54.29 假性动脉瘤。A.腹股沟动脉穿刺处可见一伴血栓的无回声肿块(光标+、×间)。B.彩色多普勒图像显示肿块完全被彩色充盈，其内血流丰富。特征性的漩涡或“阴阳”流代表进出于假性动脉瘤的血流。C.长轴彩色多普勒切面显示一涡流从假性动脉瘤(PSA)的宽颈(箭)处进入肿块。本例假性动脉瘤起源于股动脉(A)。

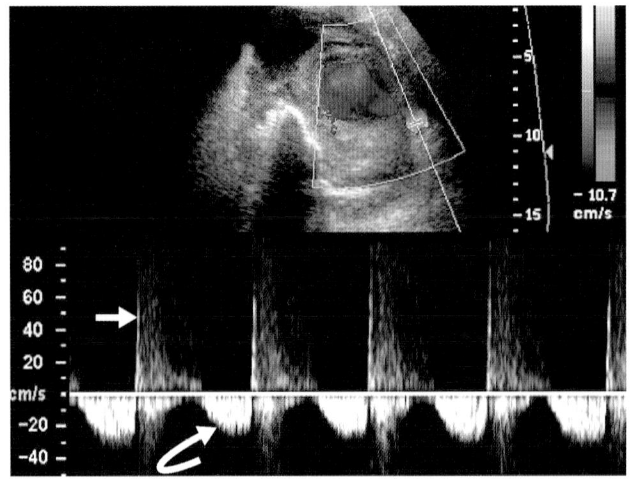

图54.30 假性动脉瘤。频谱多普勒追踪显示假性动脉瘤瘤颈处表现为“往返”的波形特征，收缩期血液流入假性动脉瘤(直箭)，舒张期血液流出假性动脉瘤(弯箭)。

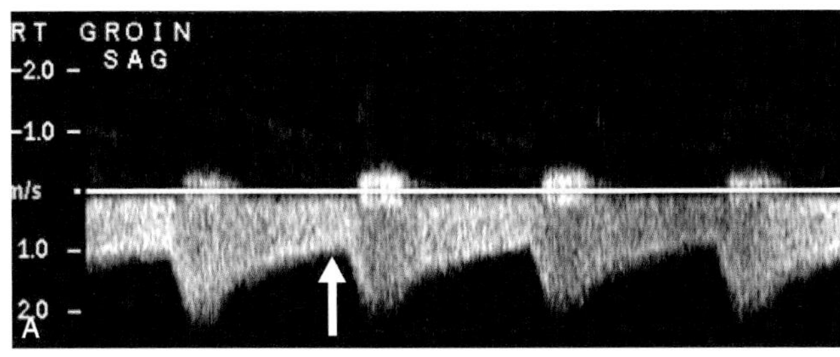

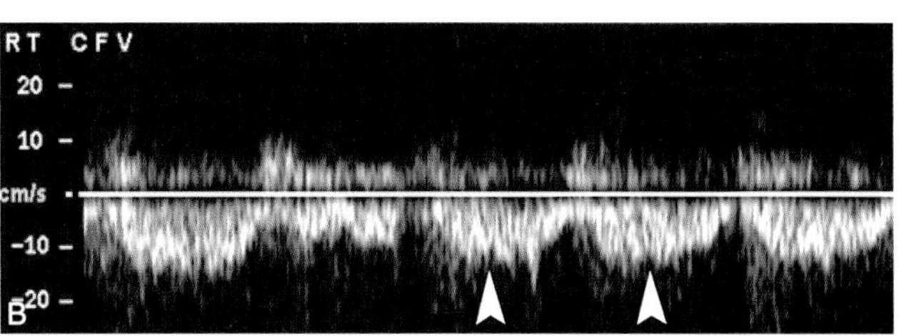

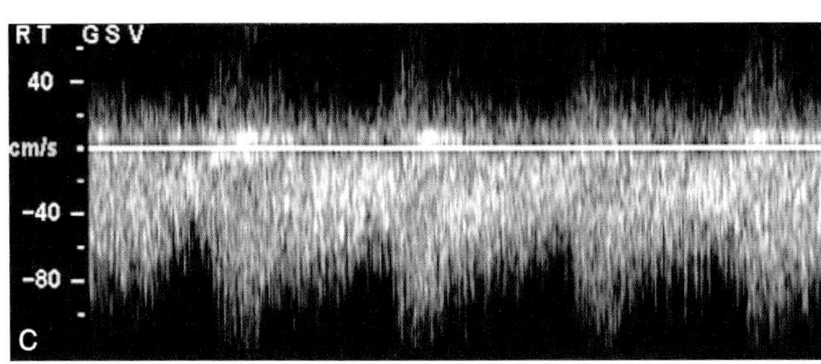

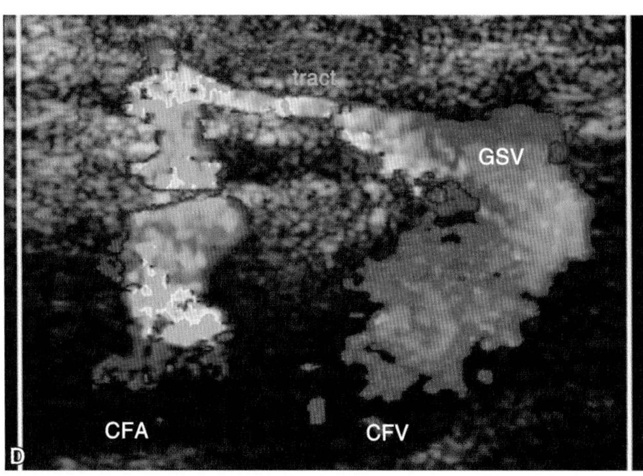

图 54.31 动静脉瘘。动脉穿刺并发动静脉瘘的超声检查应从穿刺部位正上方的动脉和静脉开始。这些图像来自一个心脏插管穿刺部位出现持续杂音的患者。A. 穿刺部位正上方股动脉的多普勒频谱显示舒张期高速血流的异常低阻力模式(箭),静息状态下正常的股动脉应为高阻频谱(图 54.27B)。B. 穿刺部位正上方股静脉多普勒频谱显示异常搏动(箭头)。C. 大隐静脉的多普勒频谱显示明显的湍流和异常的搏动。D. 彩色多普勒超声显示股总动脉(CFA)和靠近股总静脉(CFV)交界处的大隐静脉(GSV)之间的瘘管(tract)。

表 54.8

静脉移植物监测的原则

用彩色多普勒检查整个移植体,以发现明显的血流异常
用频谱多普勒检查可疑区域
收缩期峰值流速>180cm/s 表示 50%及以上狭窄
流速比>2 表示 50%及以上狭窄
流速<45cm/s 提示移植物即将失败
连续检查速度变化明显提示狭窄
波形由三相向单相的变化与近端或远端狭窄一致

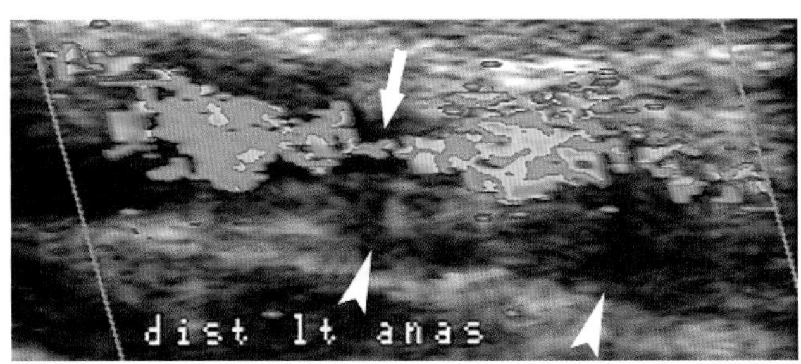

图 54.32 人工移植物吻合口狭窄。主动脉-股动脉远端吻合口彩色多普勒超声长轴切面:纤维内膜增生导致移植物的壁明显增厚(箭头)、吻合口狭窄(箭)。移植物近端流速约 53cm/s,吻合处流速 180cm/s。根据表 54.6,这表示约 75%的直径狭窄(血管造影证实)。

静脉超声

下肢

双侧超声被认为是诊断下肢深静脉血栓形成(DVT)的首选方式。很多研究表明其诊断的灵敏度和特异度分别为 95%、98%。D-二聚体试验对血栓形成的敏感性为 99%,但特异性仅为 50%。当怀疑盆腔、下腔静脉或小腿有血凝块而超声不能诊断时,可用 MR 静脉造影和增强造影等其他方式检查,也有部分机构联合使用 CT 静脉造影和 CT 肺血管造影。

解剖。下肢深静脉系统由与其伴行动脉的同名静脉组成(图 54.33B)。小腿的胫前静脉、胫后静脉和腓静脉于膝下汇合形成腘静脉。腘静脉继续沿大腿穿过收肌管延伸为股浅静脉(superficial femoral vein,SFV)。需要特别强调的是,尽管它的名称是股浅静脉但实际上是深静脉,我国称股浅静脉为股静脉(femoral vein,FV)。在腹股沟处,股深静脉与股浅静脉汇合形成股总静脉(CFV)。股总静脉从动脉内侧进入骨盆成为髂外静脉。髂内、外静脉在骶骨上方汇合形成髂总静脉,髂总静脉上行与其他静脉汇合形成下腔静脉。约 25%的腘静脉和股浅静脉有部分或完全重复变异,小腿静脉有许多正常的变异。腘静脉至股静脉及以上的深静脉血栓患者有发生肺栓塞的危险。小腿深静脉血栓虽然不是肺栓塞的直接危险因素,但有延续至大腿深静脉的风险。

下肢浅静脉系统包括大隐静脉、小隐静脉(图 54.33A)。大隐静脉(greater saphenous vein,GSV)起源于踝关节前内侧,沿大腿前内侧上行,在腹股沟韧带处汇入股静脉。小隐静脉(lesser saphenous vein,LSV)起源于踝关节外侧,沿小腿后方上行,通常汇入腘静脉,很少汇入股深静脉或大隐静脉。小的穿支静脉通过静脉瓣连接小腿和大腿的浅、深静脉系统,血流直接由浅静脉流入深静脉系统。

静脉超声技术。下肢深静脉扫查从腹股沟韧带(大隐静脉与股浅静脉的交界处)开始向下延至腘窝区域。检查股总静脉

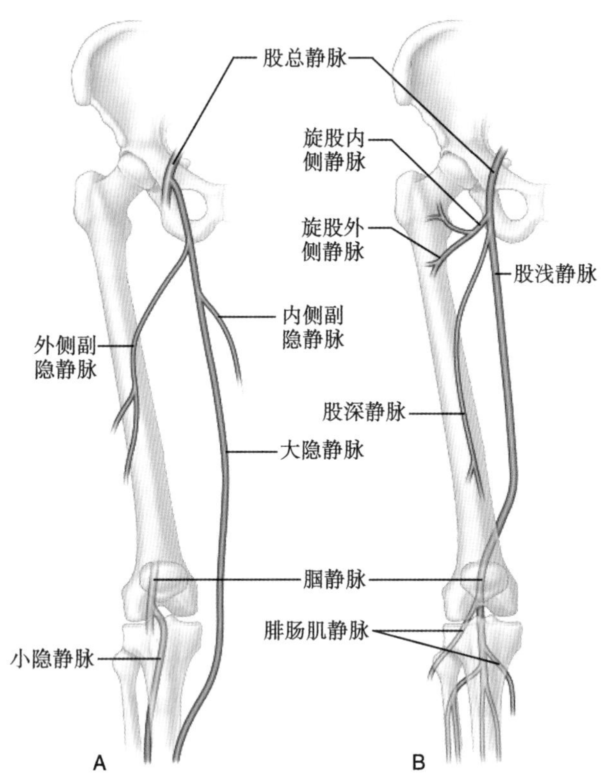

图 54.33　下肢静脉解剖。A. 浅静脉系统；B. 深静脉系统。

或股静脉时，使用频率为 5~7.5MHz 的线阵探头，患者取轻微的头高脚低仰卧位。在横切面，每隔 1cm 轻压和释放探头检查静脉直至腘窝（图 54.34）。以相同的方式在腘窝处检查腘静脉，患者取俯卧位，膝关节屈曲 15°。如果发现血栓，则进行纵轴切面扫查确定其范围。频谱多普勒的呼吸相和心搏相可以证实腹部和盆腔静脉内没有血栓形成或阻塞（图 54.34）。可通过挤压患者小腿或弯曲足底来判断超声扫查部位以远的静脉是否通畅，这种方法使静脉血流发生短暂的加速，CD 用于证实静脉的通畅性和单向流动，特别适用于难以检查的部位或患者（例如内收肌管和肥胖患者）。PD 对缓慢流速的敏感性较高，可以有效地提高 CD 检测的灵敏度。

由于小腿静脉有许多解剖变异和重复，双功能超声检查不仅费时，而且对小血栓的排查不够准确。多数临床医师不对孤立的小腿深静脉血栓进行抗凝治疗，因为它们不导致肺栓塞，而且通常能自发溶解。因此，小腿静脉并没有开展常规超声检查，然而高达 20%的小腿深静脉血栓会向腘静脉或股浅静脉移行，因此为了监测血栓的移行、预防肺动脉栓塞的发生，对于采取保守治疗且有症状的患者，每 3~5d 的连续动态观察非常重要。

深静脉血栓（deep venous thrombosis，DVT）。形成深静脉血栓的危险因素包括长期制动、年龄、妊娠、口服避孕药、手术、外伤、心肌梗死、充血性心力衰竭、恶性肿瘤、红细胞增多症、既往有深静脉血栓形成史或任何其他高凝状态。往往不能依靠临床表现和体格检查的结果得出可靠诊断。鉴别诊断包括 Baker 囊肿、蜂窝织炎、腘动脉瘤、多种原因的水肿（充血性心力衰竭、淋巴管炎、肾衰竭等）、慢性静脉功能不全（chronic venous insufficiency，CVI）、静脉外压、血栓性浅静脉炎和血肿。因 90%的肺栓塞源于下肢，而高达 50%未经治疗的 DVT 可导致肺栓塞，因此不能低估 DVT 诊断的重要性。

急性深静脉血栓。超声诊断 DVT 最准确的标准是静脉的压缩性消失（图 54.35），静脉内血栓会阻止其被压缩。深静脉系统的静脉通常在轻压下就很容易被压缩，任何正常静脉闭塞所需的最大压力都小于相邻动脉形变所需的压力。急性 DVT 的其他表现包括静脉扩张和腔内血栓的直接显示。因为大量的急性血栓与流动的血液回声类似，所以动态加压检查非常重要。彩色多普勒显示管腔缺损或彩色充盈缺损。一些研究表明，彩色多普勒显像和超声加压试验一样准确。当血凝块位于多普勒取样点和用手挤压腿部的位置之间时，SD 的信号不会增强，当 SD 取样靠近血栓尾部时，可表现为呼吸相缺失。因而当 CFV 内没有呼吸相信号时，应考虑髂静脉或下腔静脉内血栓形成（图 54.36）。随着 Valsalva 的释放，CFV 信号没有出现增强则进一步提示更远端（头侧）的阻塞。一套完整的评估包

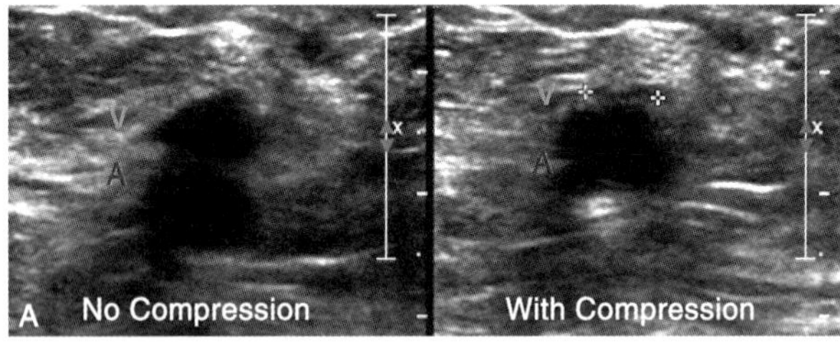

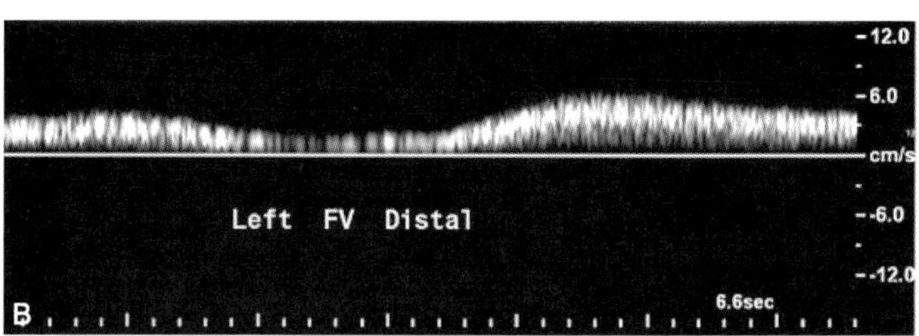

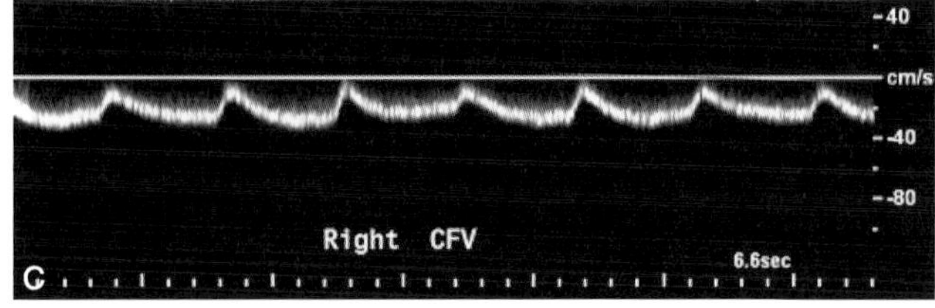

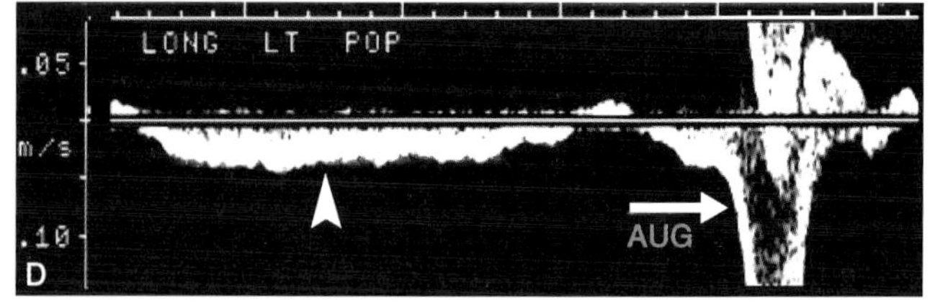

图 54.34　正常静脉超声检查。A. 正常腘静脉（V）和动脉（A）的横断面灰阶图像：不加压（左），加压（右）显示静脉完全贴壁压缩。超声技师通常用水平放置的光标（+）识别正常压迫静脉。如果静脉压缩不正常，则将光标垂直放置。B. 股静脉多普勒波形显示静脉血流速度随呼吸相的正常变化。C. 股总静脉多普勒频谱显示心脏搏动时静脉流速的正常相位变化。这些下肢静脉内流速的呼吸和心脏相位变化证实了超声检查部位和胸腔之间静脉系统的通畅性。D. 静脉多普勒频谱显示正常呼吸相位（箭头），挤压患者小腿导致正常血流的增加（箭，AUG），超声检查部位上下静脉的通畅性得到证实。

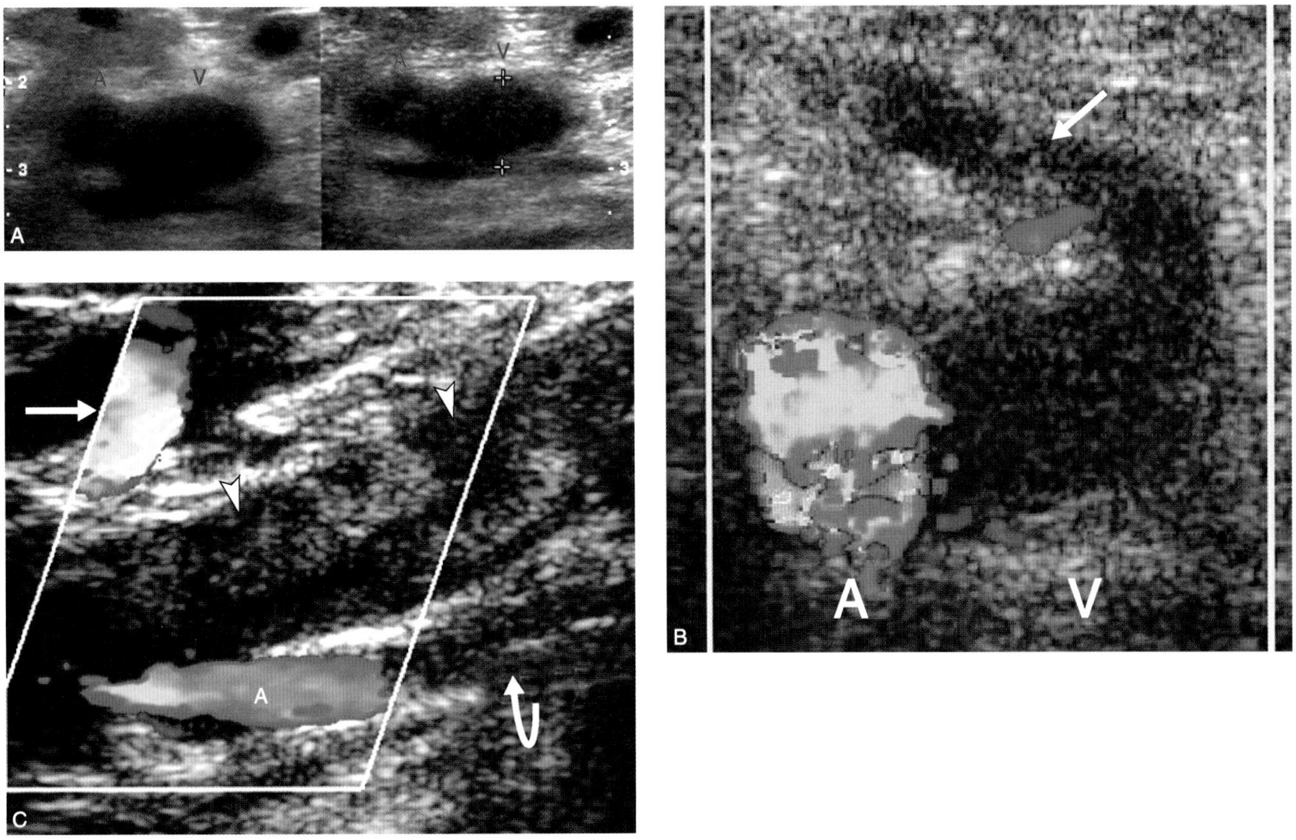

图 54.35 下肢深静脉血栓形成。A. 灰阶超声横断面显示股总静脉（V）和动脉（A），探头无施压（左）和施压（右）显示静脉内存在低回声急性血栓（光标间，+）。B. 彩色多普勒横断面图像显示股总动脉（A）和静脉（V），显示动脉内有血流而静脉内无血流的低回声血栓。血栓延伸到大腿浅静脉系统的大隐静脉（直箭）。C. 纵断面彩色多普勒图像显示闭塞性血栓（箭头）向股深静脉（弯箭）延伸。股深动脉（A）和股浅动脉（箭）的血流正常。

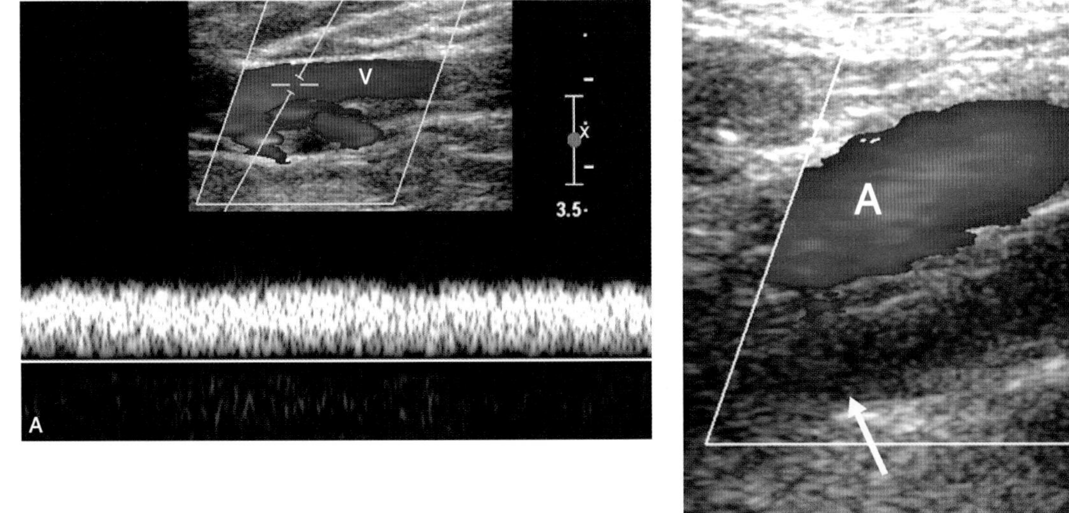

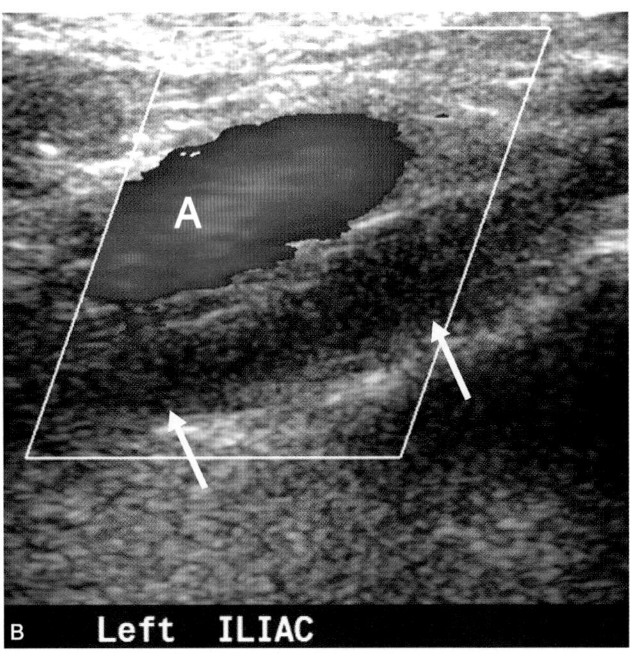

图 54.36 相位丢失——髂静脉血栓形成。A. 频谱多普勒显示股总静脉（V），静脉血流速度恒定，没有正常呼吸和心脏运动引起的时相速度变化。B. 彩色多普勒图像显示同侧髂外动脉（A）和相邻静脉，静脉内闭塞性血栓形成（箭）。通常情况下，超声不能直接显示盆腔深静脉血栓，诊断须通过股静脉的异常多普勒频谱推测。

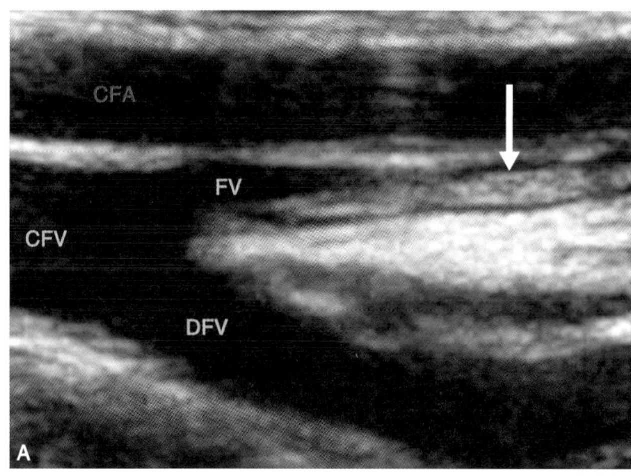

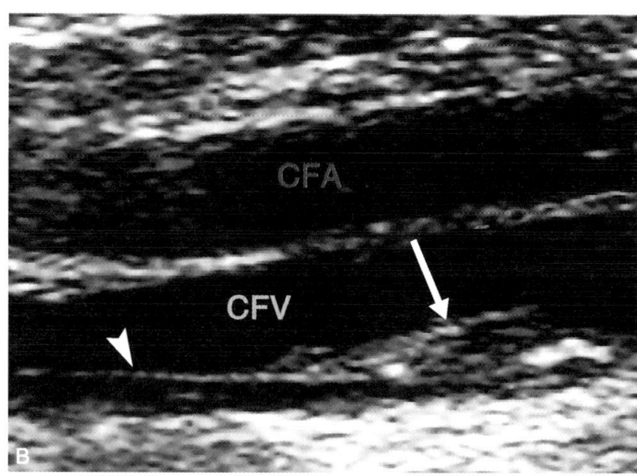

图 54.37 慢性深静脉血栓。A. 股总动脉（CFA）和股总静脉（CFV）的纵断面声像图。CFV 由深静脉（DFV）和浅静脉（FV）交汇而成，慢性血栓（箭）在 FV 中自由漂浮。注意血栓收缩后的回声改变与受累静脉的正常直径。慢性血栓并不能完全阻塞静脉。记住股浅静脉是深静脉，FV 中的急性血栓有肺栓塞的风险。B. 另一名患者的股总动脉（CFA）和股总静脉（CFV）的纵断面声像图，显示肿块样回声的慢性血栓（箭）使静脉管腔变窄，从血栓延伸出的纤维蛋白束带（箭头）在静脉腔内自由浮动。

括上述所有检查技术。

认识超声诊断的局限性是很重要的。在超声检查中，大多数患者的髂静脉和骨盆静脉不能充分显示。肥胖和重度水肿可能导致检查技术的不适合。即使较瘦的患者，超声也很难显示内收肌管。大隐静脉或者其属支可能被误认为股浅静脉，深静脉系统的重复变异可能导致误诊，特别是当一个系统阻塞而另一个系统通畅时，更容易造成误诊。淋巴结或肿瘤的外源性静脉压迫亦可导致呼吸相的丧失和增强。

慢性深静脉血栓。所有影像检查都很难鉴别急性和慢性深静脉血栓。深静脉血栓形成 6 个月后，50% 的患者在超声上存在永久异常。一般来说，慢性血栓与扩张的血管管腔无关，因为血栓会随着时间收缩，慢性血栓的回声信号高于急性血栓（图 54.37），通常可在血管腔内见到条索回声；静脉管壁增厚不规则和回声增强，且静脉不能完全被压缩。彩色多普勒常可见侧支血管，在停止抗凝治疗前获得的基准静脉超声结果有助于在将来的检查中鉴别急性和慢性 DVT。否则如果症状复发，慢性深静脉血栓可能会被误诊为急性或复发性深静脉血栓，致使患者接受长期的抗凝治疗。如果血栓表现为慢性且与基准超声结果相比无变化，则每隔 2～3d 进行随访评估有无变化。超声对慢性血栓合并急性血栓的诊断仍然是一个难题。

慢性静脉功能不全（CVI）非常常见，影响多达 20% 的美国成人，尤其是女性。临床表现包括静脉曲张、皮炎、皮肤变色、淤血溃疡、腿肿胀、疼痛、肌肉痉挛和瘙痒等症状。既往深静脉血栓史是最重要的风险因素，有多种有效的经皮微创治疗方法。双功能超声是诊断、定位静脉曲张，定位静脉反流程度和来源的重要影像学手段，也被用来引导大多数经皮治疗。正常下肢静脉血流是从浅静脉系统至深静脉系统。而多普勒超声显示 CVI 的血流方向与正常相反，即血流方向从深静脉至浅静脉系统。CVI 的超声检查通常先使用常规超声检查以排除 DVT。临床检查确定静脉曲张的位置有助于超声选取 CVI 检查范围，检查时采用站立位，CD 或 SD 用于检测反流，分别检查 CFV、FV、腘静脉、GSV 和 LSV。有 3 种方法可以诱发静脉反流，增强技术包括手动挤压腿部，以增加静脉向心脏的回流（图 54.38），随着压力的释放，血流又回到足部，正常可有短暂（<0.5s）的从深到浅反流，但长时间反流（>1s）表明存在 CVI。

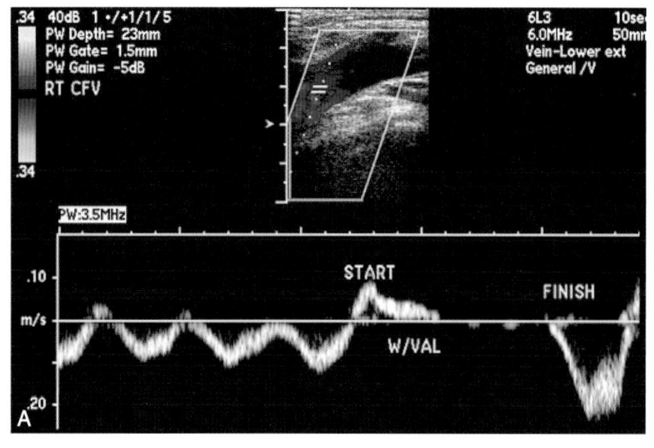

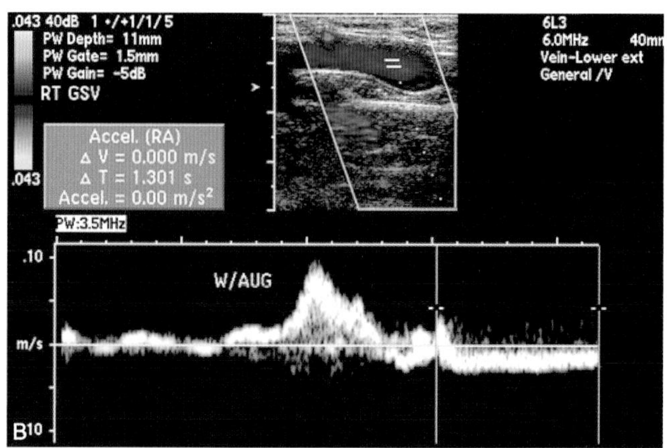

图 54.38 静脉功能不全。A. 正常 CFV 与 GSV 交界处双功能超声成像。患者进行 Valsalva 动作（开始）。Valsalva 动作期间未发现血流。呼吸（结束）时回心血流量增多（正常），未发现反向血流（回流）。B. 反流。汇入 CFV 前的 GSV 双功能超声成像。小腿增强试验开始（W/AUG），压迫小腿后 GSV 中血流流向足部（反向）的时间超过 1s（光标之间基线下方的血流）。长时间的回流表明静脉功能不全。

Valsalva 动作会增加腹压,使静脉血反流至足部,有逆行流表示 CVI。第 3 种方式是直接逆行压迫,包括挤压多普勒检查部位以上的腿部,如果存在 CVI,这将使血液流向足部。

静脉成像。双功能超声是血管外科医师术前评估自体静脉移植物的重要辅助手段。GSV 最常用做静脉移植物,但任何静脉只要直径大于 3mm 且无静脉曲张均可使用。用不易退色的记号笔标记静脉的路径及所有的分支点,此项检查非常耗时,重要的是需要与血管外科医师积极沟通,确保将手术计划所需要的静脉都标记出来。

上 肢

虽然关于上肢血管超声的研究不多,双功能超声是评估上肢静脉常用的筛查方法,尤其是筛查 DVT 和有症状的胸廓出口综合征。

解剖。浅静脉系统是上肢的主要引流通路(图 54.39)。贵要静脉沿前臂尺侧和上臂内侧延伸至腋静脉。头静脉位于前臂的桡侧,并向肩部延伸,在锁骨下汇入腋静脉。腋静脉在第 1 肋外侧面延续成为锁骨下静脉,它与颈内静脉汇合成头臂静脉并延伸至上腔静脉。深静脉系统由较小的成对肱静脉组成,与动脉伴行,随后流入贵要静脉。

静脉超声检查。完整上肢静脉的评估包括双侧腋静脉、锁骨下静脉和颈内静脉(图 54.40),根据临床要求检查贵要静脉、头静脉、肱静脉、前臂静脉及症状区。适用于下肢的评估标准同样适用于肘部以上的上肢(图 54.41)。中央静脉特别是锁骨下静脉的评估受限,是由于上覆锁骨限制其显示和加压检查,其评定以彩色多普勒检查为主。对于锁骨下静脉,深吸气试验和 Valsalva 动作可代替静脉加压试验。深吸气时,锁骨下静脉直径会减小,甚至完全塌陷;Valsalva 动作时,静脉直径会增宽,这些动作需要双侧进行并行双侧对比。静脉波形的双重评估显示中央静脉内正常的呼吸相位和传导的心脏搏动相位,离胸腔入口越远,波形的单相性越强。双侧对比检查,一侧静脉的中心失去正常搏动相(单相波形)常常提示近端中央梗阻(图 54.41C)。

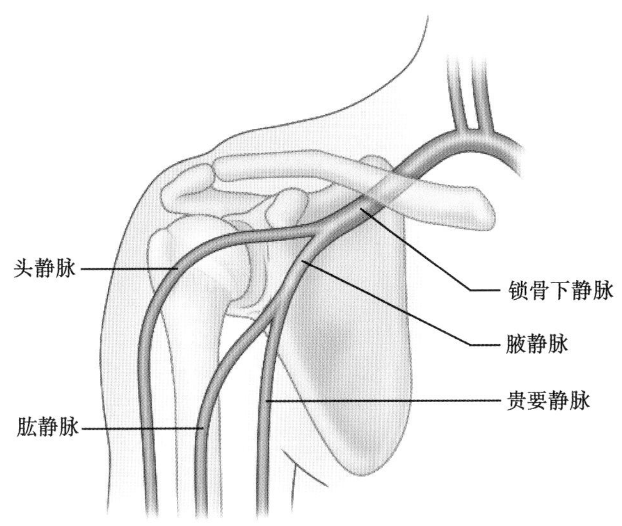

图 54.39 上肢静脉解剖。

上肢深静脉血栓(图 54.41)多由于当前或曾经留置导管所致,常伴同侧的颈内静脉血栓形成;很少因外源性压迫或胸廓出口综合征导致上肢静脉淤滞。相对于下肢,上肢深静脉血栓伴肺栓塞的发生率仅为 12%。除了前文描述的检查方法外,诊断下肢血管栓塞的标准同样适用于上肢。

胸廓出口综合征通常表现为臂丛受压引起的疼痛。静脉血栓比动脉血栓更易引起手臂肿胀。锁骨下静脉常在胸廓入口通过第 1 肋间和斜角肌之间时受到挤压(图 54.42),所以患者经常出现间歇性手臂肿胀、肌紧张后血栓形成和疼痛等临床症状。如果没有发现血栓的直接征象,将患者手臂放身侧进行不同程度的外展试验,CD 和 SD 发现血流中断或频谱波形衰减则提示有血管受压的可能,而健侧则没有衰减。动脉胸廓出口综合征(占 3%的病例)表现为缺血导致跛行、面色苍白、感觉异常、上肢脉搏减弱和手臂发冷,原因包括锁骨下动脉内的栓塞和在第 1 肋骨水平的损伤。锁骨下动脉受累时,动脉频谱波形则可能变钝或无血流(图 54.43)。

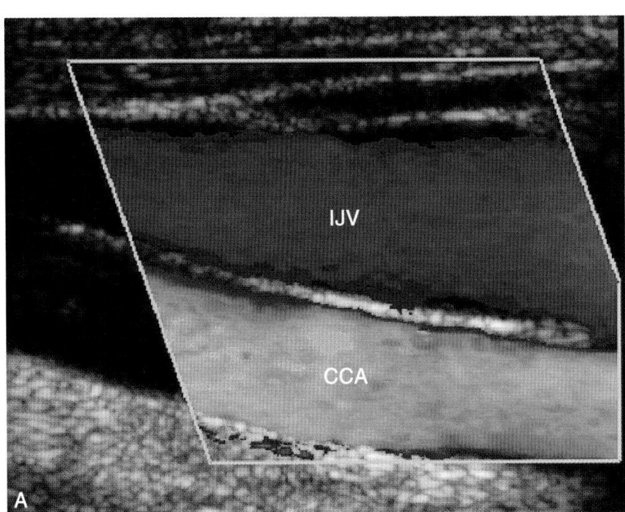

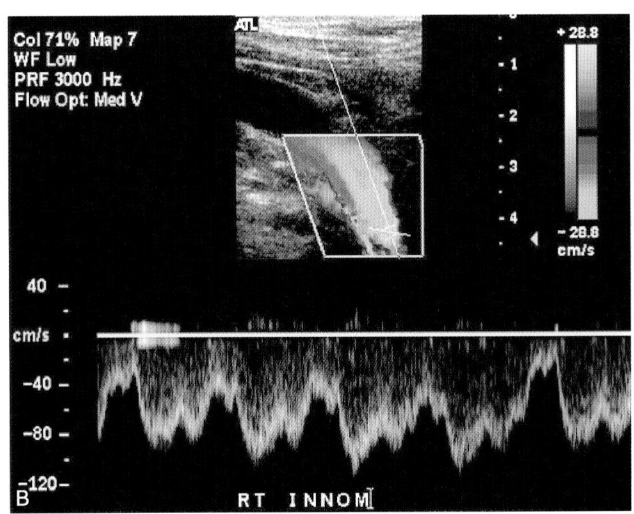

图 54.40 正常的上肢静脉超声。A. 彩色多普勒图像显示正常的颈内静脉(IJV)血流呈蓝色,颈总动脉(CCA)的血流呈红色。B. 无名静脉的正常波形显示的呼吸相位和传导性心脏搏动。

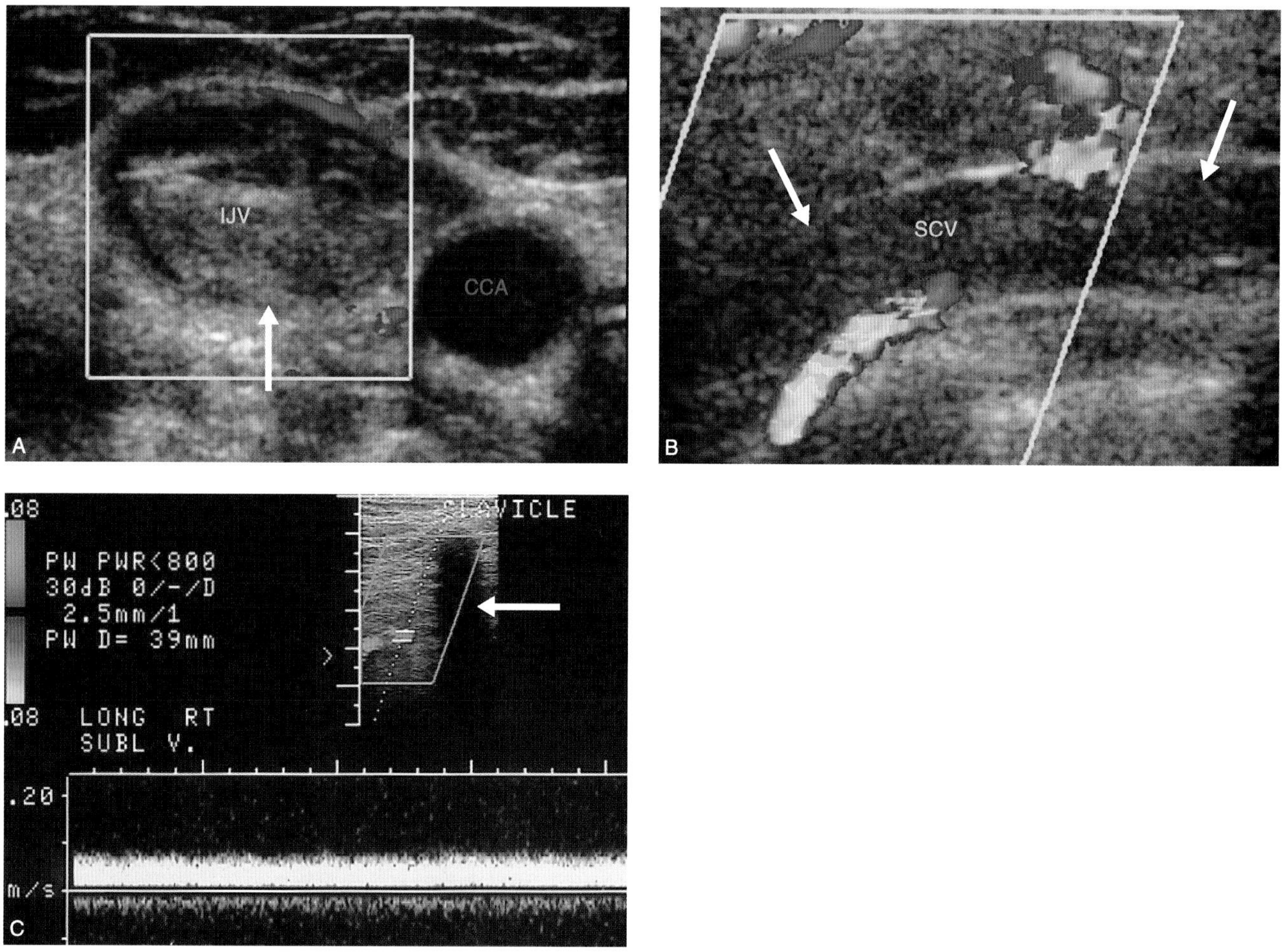

图 54.41 上肢深静脉血栓。A. 右颈内静脉(IJV)和颈总动脉(CCA)的横切面图像显示闭塞性血栓(箭)和扩张的静脉。B. 锁骨下静脉(SCV)的纵断面显示低回声血栓(箭)阻塞血流并充满管腔。C. 右锁骨下静脉近端呈圆钝的单相波形,提示中央梗阻。CT 静脉造影证实左侧头臂静脉血栓形成。注意锁骨后方的声影(箭)遮蔽了部分锁骨下静脉。

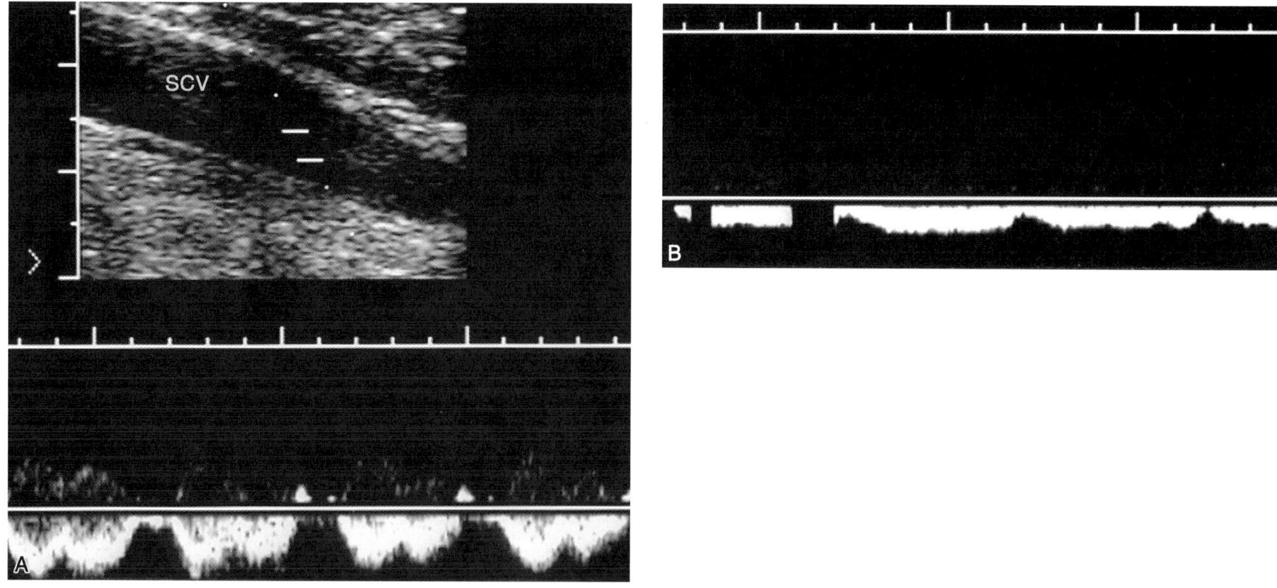

图 54.42 胸廓出口综合征。A. 当手臂位于身侧时,锁骨下静脉(SCV)波形具有正常的相流。B. 随着手臂的外展,由于静脉受压致多普勒频谱波形变低钝(更多是单向),外展试验后对侧波形未见减弱。

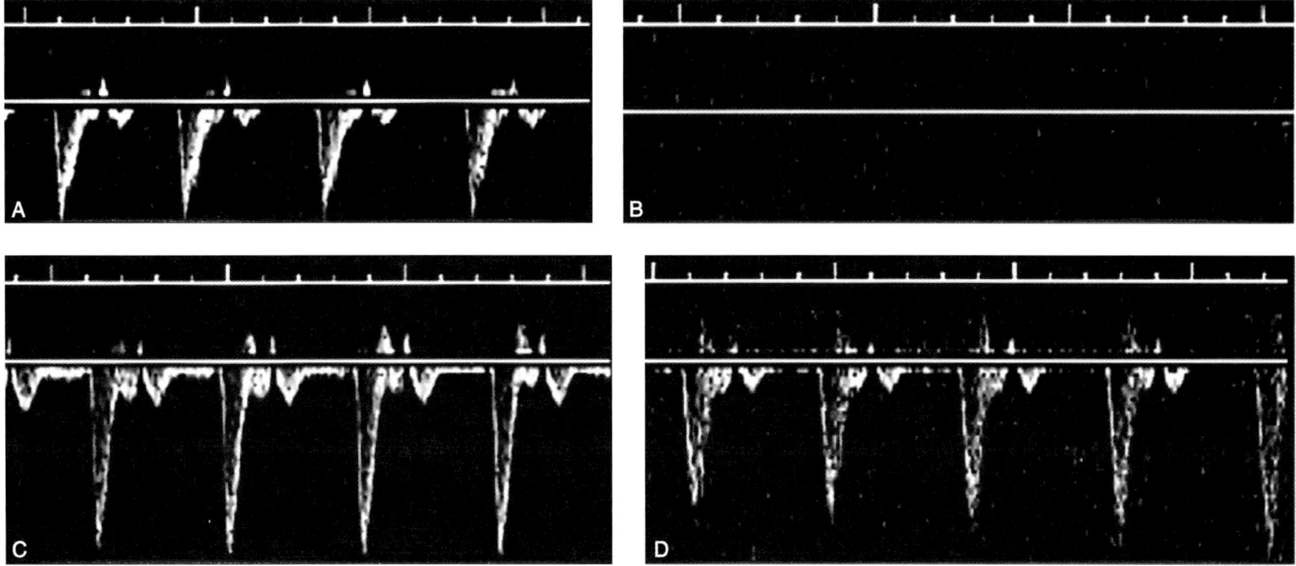

图 54.43　动脉型胸廓出口综合征。A. 手臂位于身侧，超声显示左锁骨下动脉为正常三相高阻力型血流频谱。B. 左臂外展运动试验后查体，左侧桡动脉搏动消失，多普勒证实锁骨下动脉完全无血流。C. 对比右侧，手臂位于身侧时，右侧锁骨下动脉具有正常的三相高阻力型血流频谱。D. 右臂外展试验时，波形未改变，说明无胸廓出口综合征。

推荐阅读

Ali MU, Fitzpatrick-Lewis D, Miller J, et al. Screening for abdominal aortic aneurysm in asymptomatic adults. *J Vasc Surg* 2016;64:1855–1868.

American Institute of Ultrasound in Medicine. AIUM practice parameter for the performance of peripheral arterial ultrasound examinations using color and spectral Doppler imaging. Laurel, MD: American Institute of Ultrasound in Medicine; 2014. Available from http://www.aium.org/resources/guidelines/peripheralArterial.pdf.

American Institute of Ultrasound in Medicine. AIUM practice parameter for the performance of diagnostic and screening ultrasound examinations of the abdominal aorta in adults. Laurel, MD: American Institute of Ultrasound in Medicine; 2015. Available from http://www.aium.org/resources/guidelines/abdominalAorta.pdf.

American Institute of Ultrasound in Medicine. AIUM practice parameter for the performance of peripheral venous ultrasound examinations. Laurel, MD: American Institute of Ultrasound in Medicine; 2015. Available from http://www.aium.org/resources/guidelines/peripheralVenous.pdf.

American Institute of Ultrasound in Medicine. AIUM practice parameter for the performance of ultrasound examination of the extracranial cerebrovascular system. Laurel, MD: American Institute of Ultrasound in Medicine; 2016. Available from http://www.aium.org/resources/guidelines/extracranial.pdf.

American Institute of Ultrasound in Medicine. AIUM practice parameter for the performance of physiologic evaluation of extremity arteries. Laurel, MD: American Institute of Ultrasound in Medicine; 2017. Available from http://www.aium.org/resources/guidelines/extremityArteries.pdf.

Boote EJ. AAPM/RSNA physics tutorial for residents: topics in US: Doppler US techniques: concepts of blood flow detection and flow dynamics. *Radiographics* 2003;23:1315–1327.

Braun RM, Bertino RE, Milbrandt J, Bray M. Ultrasound imaging of carotid artery stenosis: application of the Society of Radiologists in Ultrasound consensus criteria to a single institution clinical practice. *Ultrasound Q* 2008;24:161–166.

Catalano O, Siani A. Ruptured abdominal aortic aneurysm: categorization of sonographic findings and report of 3 new signs. *J Ultrasound Med* 2005;24:1077–1083.

Chin EE, Zimmerman PT, Grant EG. Sonographic evaluation of upper extremity deep venous thrombosis. *J Ultrasound Med* 2005;24:829–838.

DeMarco JK, Huston J 3rd. Imaging of high-risk carotid artery plaques: current status and future directions. *Neurosurg Focus* 2014;36:E1.

Deurdulian C, Emmanuel N, Tchelepi H, Grant EG, Malhi H. Beyond the bifurcation: there is more to cerebrovascular ultrasound than internal carotid artery stenosis! *Ultrasound Q* 2016;32:224–240. (Review article).

Gaitini D, Razi NB, Ghersin E, Ofer A, Soudack M. Sonographic evaluation of vascular injuries. *J Ultrasound Med* 2008;27:95–107.

Gaitini D, Soudack M. Diagnosing carotid stenosis by Doppler sonography: state of the art. *J Ultrasound Med* 2005; 24:1127–1136. (Review article).

Ginat DT, Bhatt S, Sidhu R, Dogra V. Carotid and vertebral artery Doppler ultrasound waveforms: a pictorial review. *Ultrasound Q* 2011;27:81–85.

Gonçalves I, den Ruijter H, Nahrendorf M, Pasterkamp G. Detecting the vulnerable plaque in patients. *J Intern Med* 2015;278:520–530.

Grant EG, Benson CB, Moneta GL, et al. Carotid artery stenosis: grayscale and Doppler ultrasound diagnosis—Society of Radiologists in Ultrasound consensus conference. *Ultrasound Q* 2003;19:190–198.

Khilnani NM. Duplex ultrasound evaluation of patients with chronic venous disease of the lower extremities. *AJR Am J Roentgenol* 2014;202:633–642.

Kuhn JE, Lebus V GF, Bible JE. Thoracic outlet syndrome. *J Am Acad Orthop Surg* 2015;23:222–232.

Øygarden H. Carotid intima-media thickness and prediction of cardiovascular disease. *J Am Heart Assoc* 2017;6:e005313.

Rafailidis V, Chryssogonidis I, Tegos T, Kouskouras K, Charitanti-Kouridou A. Imaging of the ulcerated carotid atherosclerotic plaque: a review of the literature. *Insights Imaging* 2017;8:213–225.

Rubens DJ, Bhatt S, Nedelka S, Cullinan J. Doppler artifacts and pitfalls. *Radiol Clin North Am* 2006;44:805–835.

Shaf Z, Masoomi R, Thapa R, et al. Optimal medical management reduces risk of disease progression and ischemic events in asymptomatic carotid stenosis patients: a long-term follow-up study. *Cerebrovasc Dis* 2017;44:150–159.

Thorisson HM, Pollak JS, Scoutt L. The role of ultrasound in the diagnosis and treatment of chronic venous insufficiency. *Ultrasound Q* 2007;23:137–150.

U.S. Preventative Services Task Force. Screening for asymptomatic carotid artery stenosis: recommendation statement. *Am Fam Physician* 2015; 91:716I–716K.

Wood MM, Romine LE, Lee YK, et al. Spectral Doppler signature waveforms in ultrasonography: a review of normal and abnormal waveforms. *Ultrasound Q* 2010;26:83–99. (Review article).

（吴虹霖　陈娇　袁红梅　余进洪）

第 10 篇

肌肉骨骼影像

第 55 章 ■ 良性骨囊性病变

良性骨囊性病变对于放射科医师来说是比较常见的疾病。需要鉴别的疾病有多种,通常由放射学家根据经验和病变结构来判断。这种被称为鉴别模式的方法具有一定的优点,但是它需要鉴别多种疾病,不经过一些推理可能得出错误的结论。

通常,如果一个鉴别诊断的正确率达 95%,大多数将会将其作为一个有意义的鉴别诊断,但是在骨折和脱位时这个正确率就难以接受了。一般而言,鉴别诊断越少,对临床越有用,越有利于记住。较少的鉴别诊断通常比较多的诊断准确性低,但是,较多的鉴别诊断中有许多罕见的疾病,实质上并未增加诊断的准确性。在放射学上,95%的准确性是可以接受的。如果为了增加诊断的准确性,仅需要在鉴别诊断中简单地增加更多的疾病种类。

当鉴别诊断较多时,例如鉴别囊性骨病变,要考虑到所有的可能疾病是比较困难的。助记符对于较多的鉴别疾病有用而被推荐使用。

良性骨囊性病变的鉴别(FEGNOMASHIC)

FEGNOMASHIC 是一种助记符,可以用于评价良性、囊性骨病变的可能性。它已经应用了多年。它常为一较长的列表——15 种疾病,对于每一种疾病,它需要与其他标准相结合来减少需要鉴别的疾病。例如:患者的年龄可以增加或消除某些可能性。如果出现多种病变,只有 6 种疾病需要进行讨论,用于减少这些鉴别诊断的方法将在本章讲述。

诊断良性、囊性骨病变的第一步是要确定其为良性。鉴别良恶性病变的标准将在第 56 章中讲述。一旦确定为良性、囊性病变,FEGNOMASHIC 可以使鉴别诊断的准确性达 95%,记住 15 种鉴别的疾病是十分容易的(表 55.1)。

在认识了所有病变的名称后,需要了解每一种病变的放射学表现,此时经验成为了抽象因素。对于医学生或第一年的住院医师,这些病变都表现为囊性的、泡状的和良性的,要鉴别它们十分困难。有经验的住院医师可以很好地鉴别单发性骨囊肿和巨细胞瘤,这是由于他们见过各种疾病的许多病例,熟悉其表现。

表 55.1

良性溶骨性病变的鉴别——助记符:FEGNOMASHIC

字母	表示	特征
F	骨纤维异常增殖症	无骨膜反应
E	内生软骨瘤	1. 出现钙化[(指(趾)骨除外] 2. 无痛的(无骨膜炎)
	嗜酸性肉芽肿	年龄<30 岁
G	巨细胞瘤	1. 骨骺闭合 2. 接触到关节面(长骨) 3. 非硬化边缘规则(长骨) 4. 偏心性
N	非骨化性纤维瘤	1. 年龄<30 岁 2. 无痛(无骨膜炎)
O	成骨细胞瘤	出现动脉瘤性骨囊肿(ABC)时提示该疾病(尤其是出现在脊柱后方)
M	转移性疾病和骨髓瘤	年龄>40 岁
A	动脉瘤性骨囊肿	1. 膨胀性的 2. 年龄<30 岁
S	单发性骨囊肿	1. 中心性 2. 年龄<30 岁
H	甲状旁腺功能亢进症(棕色瘤)	大多数有甲状旁腺功能亢进的其他表现
	血管瘤	罕见;可多发
I	感染	始终都有可能
C	软骨母细胞瘤	1. 年龄<30 岁 2. 发生于骨骺
	软骨黏液样纤维瘤	无钙化基质

在对每一种病变的放射学表现有了一定的认识时,就会意识到许多病变的影像表现较为相似(异病同影),掌握鉴别要点有助于将该病变与其他病变区分开来。这些鉴别要点有时候很有用,但并不是绝对的或是教条,只是准确率较高的指南。

教科书很少说病变征象“总是”或“从不”出现，而倾向于使用“几乎总是”“常常”“通常”或“特征性”。尽力找出接近“总是”的征象，诊断准确率也只有大约 95%，但这对于大多数放射医师来说已经足够好了。

以下仅为每种疾病的大体描述，更进一步的描述在各章中可见。本处所强调的是每种疾病所独有的表现，从而能够区别于其他疾病。表 55.1 是这些鉴别诊断的纲要。

骨纤维异常增殖症

骨纤维异常增殖症是一种良性先天性疾病，可发生于任何年龄的患者，在放射学上可表现为任何病理过程。可表现为杂乱的、散在的透明状、不规则、硬化的、膨胀性的、多发的以及许多其他表现。因此，观察囊状病变并且明确其是否为骨纤维异常增殖症十分困难。当 FEGNOMASHIC 能够运用时要更好一点，比如：巨细胞瘤或软骨母细胞瘤的鉴别，有一些明确的标准。但是，由于骨纤维异常增殖症是最好发的，也需要考虑到它的可能性。

当骨纤维异常增殖症表现不典型时，该如何去诊断或排除？经验是最重要的，换句话说，查阅参考文献，尽可能多地收集不同的病例，从而获得对骨纤维异常增殖症的认知。

骨纤维异常增殖症一般不会出现骨膜炎，因此当出现骨膜炎时，可以明确排除骨纤维异常增殖症的可能性。骨纤维异常增殖症事实上不会出现恶性的改变，在没有骨折时不会出现疼痛。隐形骨折常发生于有骨纤维异常增殖症的长骨，因此，患者长骨出现疼痛而没有明显骨折并不少见。扁骨疼痛，如肋骨或颅骨（非承重骨）不会出现于骨纤维异常增殖症中。

骨纤维异常增殖症可为单骨性（最常见）或多骨性，好发于骨盆、近端股骨、肋骨和颅骨。当出现于骨盆时，常常也会在同侧近端股骨发生（图 55.1，图 55.2）。笔者仅见过 1 例患者，其骨盆受累而近端股骨不受累。但是，可以出现仅近端股骨受累，而骨盆不受累（图 55.3）。

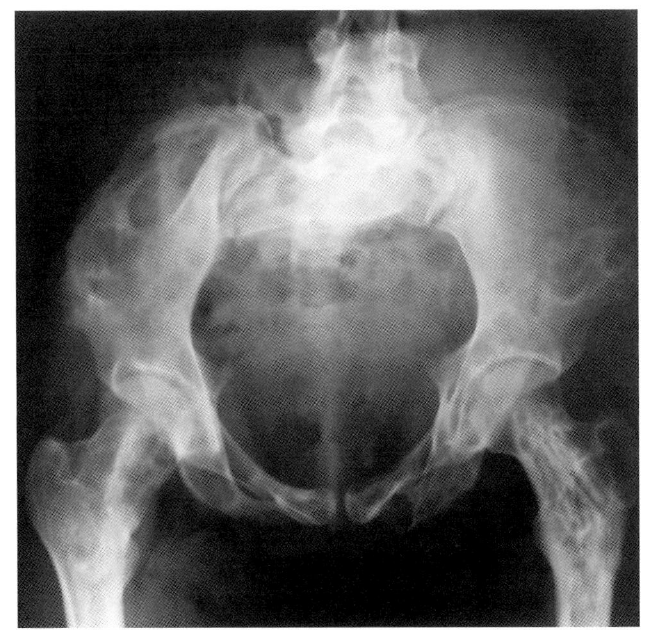

图 55.1　骨纤维异常增殖症。该患者为多发性骨纤维异常增殖症，骨盆和股骨近端都有弥漫性受累。

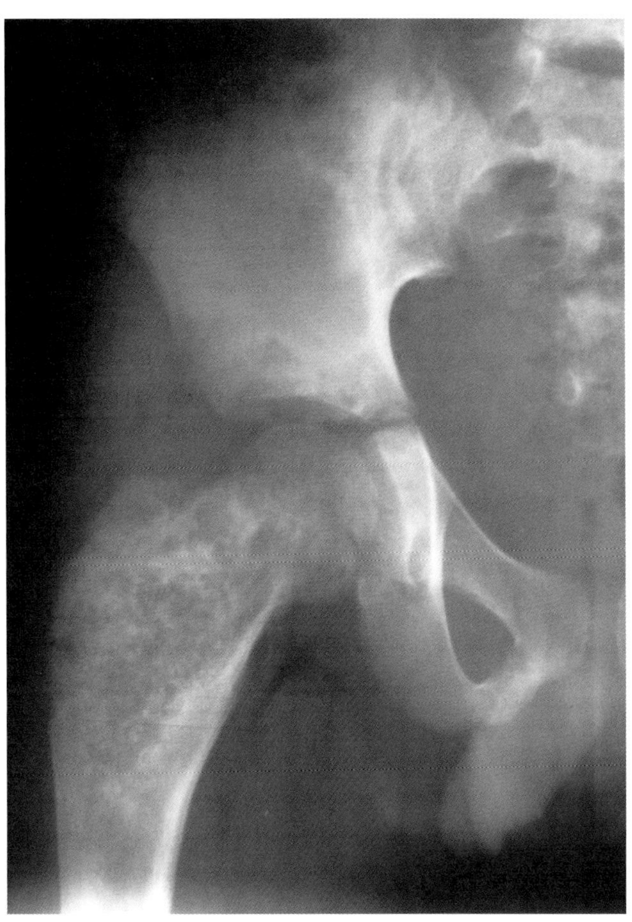

图 55.2　骨纤维异常增殖症。该患者有多骨的骨纤维异常增殖受累，右侧股骨及髂骨的髋臼上部分都有累及。当骨纤维异常增殖累及骨盆时，同侧的股骨常常也有受累。

骨纤维异常增殖症常累及肋骨，典型表现为后肋的膨胀性、溶解性破坏（图 55.4），前肋的硬化性表现。

（编者评论：骨纤维异常增殖症的典型描述为磨玻璃样或烟雾状。该描述在帮助人们理解同时也困惑了人们，而编者也不推荐使用“磨玻璃样表现”来描述骨纤维异常增殖症。骨质的纤维异常增生通常为骨质的完全溶解，当伴有基质钙化时才变得模糊或呈磨玻璃样（图 55.5），接着可出现明显钙化，进而呈现硬化性改变。同时，编者也见过除了骨纤维异常增殖症外经病理确诊其他溶骨性病变，这些病变也可表现为典型的磨玻璃样表现，因此，“磨玻璃样”改变在骨纤维异常增殖证诊断中的价值可能被误解。）

釉质瘤。当胫骨上出现类似于骨纤维异常增殖症的病变时，也要考虑到釉质瘤的可能性。釉质瘤是一种在放射学和组织学上与骨纤维异常增殖症相似的恶性肿瘤（图 55.6），它几乎只发生于胫骨和颌骨（原因未明），并且很罕见。由于其发病较少，人们通常不将其纳入鉴别诊断中，几乎不会误诊。

McCune-Albright 综合征。多发性骨纤维异常增殖症有时并发皮肤 café-au-lait 斑（黑色色素沉着、雀斑样病变）和青春期早熟。这种疾病被称为 McCune-Albright 综合征。该综合征中骨病变，甚至在单纯性多骨病变，常发生于一侧，即遍及身体的一侧。但这在鉴别骨纤维异常增殖症和其他病变时并不是经

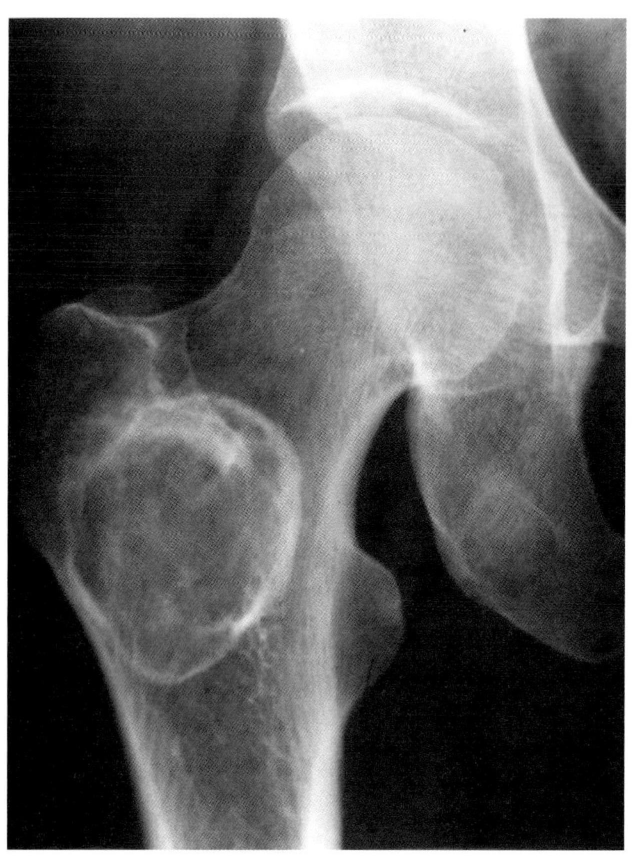

图 55.3　骨纤维异常增殖症。该患者呈边界清楚的溶骨性病变，右侧股骨颈部模糊，呈磨玻璃样。骨盆未受累。这种单骨受累的骨纤维异常增殖症并不少见，累及近端股骨而骨盆不受累。

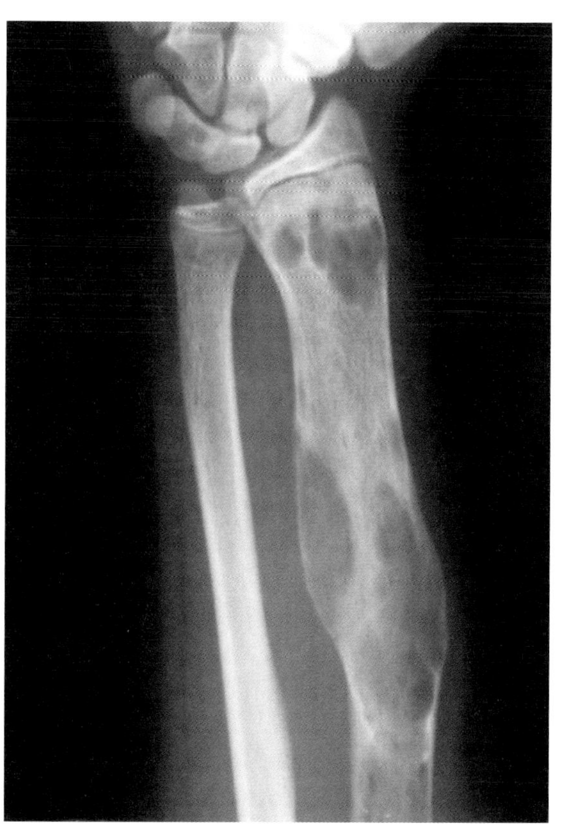

图 55.5　骨纤维异常增殖症。多骨性骨纤维异常增殖症出现于该儿童的桡骨。病变的一部分表现为模糊的、磨玻璃样表现，而其他多为溶骨性表现。模糊的、磨玻璃样表现常出现于骨纤维异常增殖症中，但同时，其表现可为单纯性的溶骨性甚或硬化性改变。

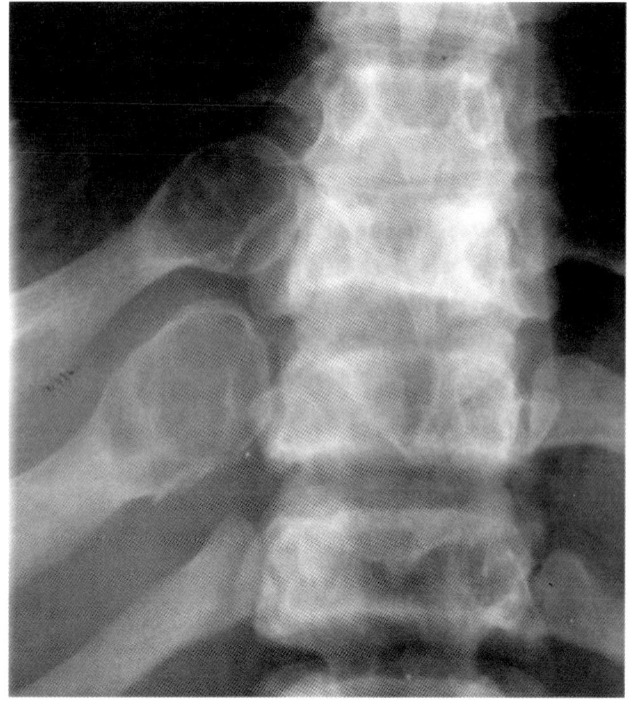

图 55.4　骨纤维异常增殖症。当骨纤维异常增殖症累及肋骨时，后肋常表现为溶骨、膨胀性表现，如同本例患者。而前肋受累时，多数呈现硬化性表现。同时要注意胸椎的受累。

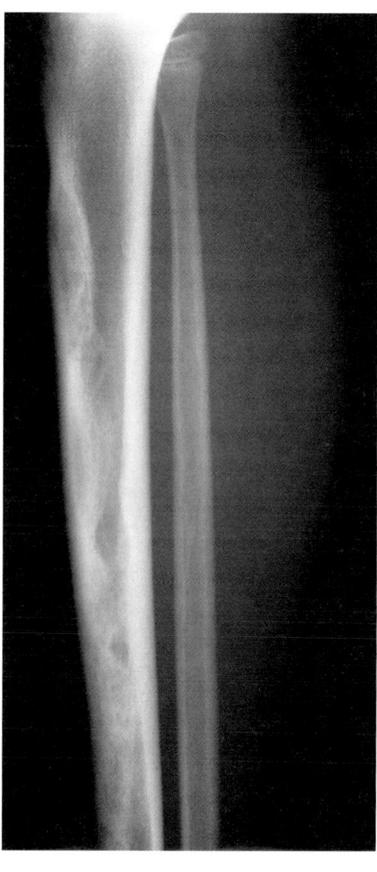

图 55.6　釉质瘤。该病变中胫骨中份的溶骨性和硬化性病变是骨纤维异常增殖症的典型病变。釉质瘤具有相同的表现，在胫骨任何与骨纤维异常增殖症相似的病变中都应考虑其可能性。活检证实为釉质瘤。

常出现，不具有诊断作用。

颌骨的多发性骨纤维异常增殖症被称为巨颌症。病变发生于儿童时表现为向外突出的面颊。巨颌症的颌骨病变一般在成年会消退。

鉴别。无骨膜反应。

内生软骨瘤

内生软骨瘤发生于任何来源于软骨的骨骼，可为中心性、偏心性、膨胀性或非膨胀性。除了指（趾）骨，其内常含有钙化的软骨基质。内生软骨瘤是指（趾）骨最常见的良性囊性病变（图 55.7）。如果一个囊性病变在除指（趾）骨以外都没有出现软骨样基质钙化，将不会考虑内生软骨瘤。

通常，要鉴别内生软骨瘤和骨梗死是比较困难的。骨梗死通常表现为一边缘清楚的、硬化明显的波浪形边缘（图 55.8），而内生软骨瘤则不会（图 55.9）。内生软骨瘤常引起骨内膜呈扇状征，而骨梗死则不会。尽管这些标准对于鉴别骨梗死和内生软骨瘤有用，但也不是绝对的。

很难鉴别内生软骨瘤和软骨肉瘤。临床表现（主要为疼痛）比放射学表现提示性更好。对于近似内生软骨瘤疼痛的患者，应该进行手术。内生软骨瘤不会出现骨皮质破坏和骨膜炎。在组织学上要鉴别内生软骨瘤和软骨肉瘤是比较困难的，所以不提倡应用常规组织活检来鉴别可疑的内生软骨瘤。

经验丰富的病理学家也常误诊良性内生软骨瘤。因此，放射科医师最好不要提及其病变为“软骨肉瘤可能”或“软骨肉瘤不能除外”类似短语。这将不可避免地导致活检，然后导致不必要的根治或广泛手术。放射科医师最好简单地描述其“没有侵略性表现”。如此一来，外科医师更有可能通过病变的影像表现和是否有疼痛的临床症状进行诊断。

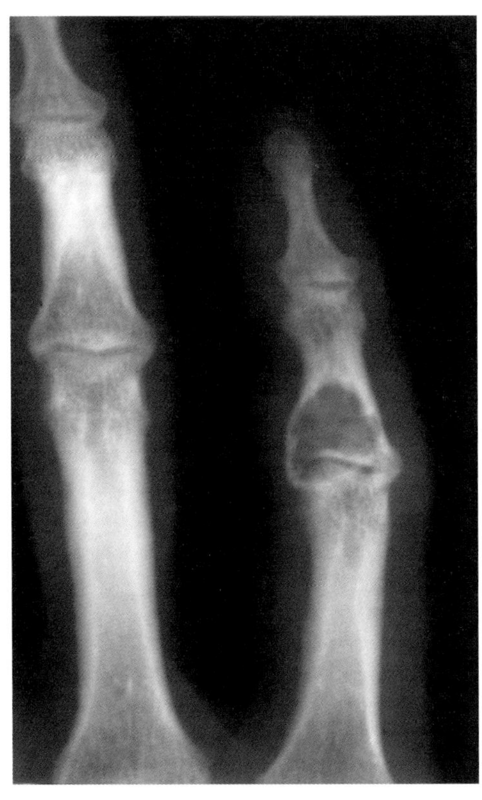

图 55.7　内生软骨瘤。指（趾）骨的溶骨性病变最常为内生软骨瘤。这是内生软骨瘤不含有钙化软骨样基质的唯一部位。如同本例患者，它们最常表现为病理性骨折。

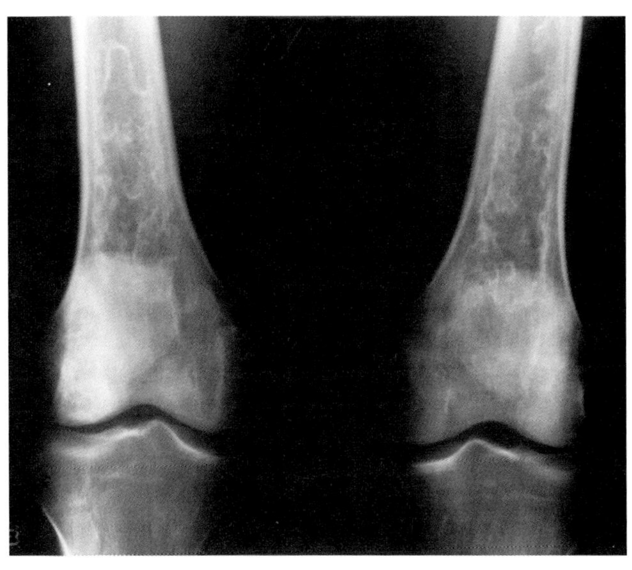

图 55.8　骨梗死。股骨远端的溶骨性病变，伴有钙化、波浪形边缘，为典型的骨梗死表现。有时在 X 线平片上要鉴别骨梗死和内生软骨瘤是比较困难的，但本例患者诊断较为容易。

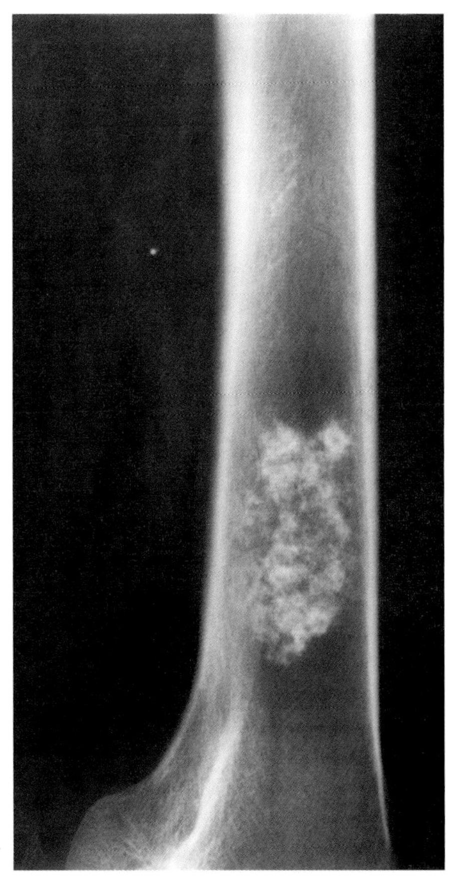

图 55.9　内生软骨瘤。右股骨远端显示典型的软骨样基质的点状钙化。

多发性内生软骨瘤偶有发生，这被称为 Ollier 病（图 55.10）。它并不具遗传性，有较低的恶化风险。多发性内生软骨瘤并发软组织血管瘤时被称为 Maffucci 综合征（图 55.11）。

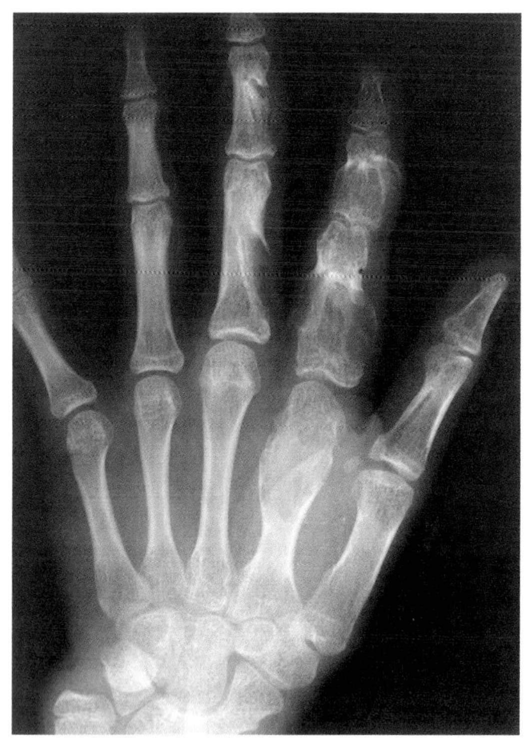

图 55.10　Ollier 病。全手可见多发性内生软骨瘤。此为典型的 Ollier 病。

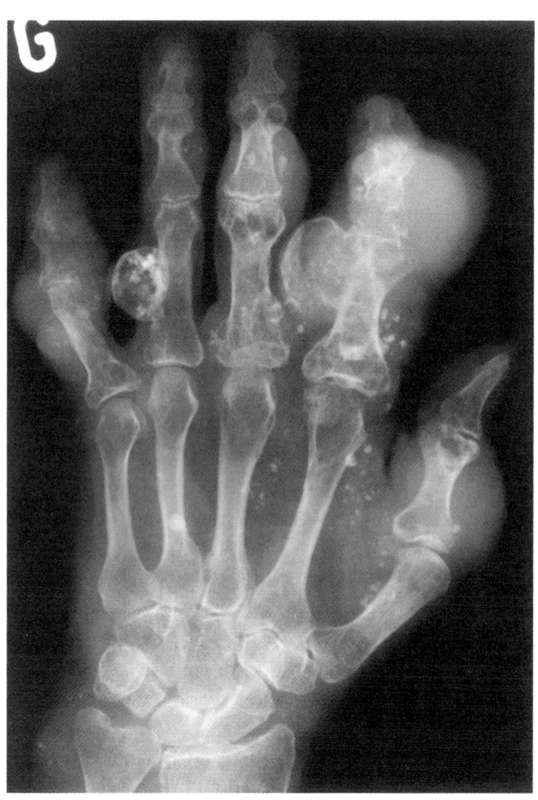

图 55.11　Maffucci 综合征。指(趾)骨内见多发性内生软骨瘤伴静脉石形成。这些征象通常代表 Maffucci 综合征中的血管瘤和内生软骨瘤。

该综合征也不具有遗传性、罕见,但是内生软骨瘤和血管瘤恶变的风险更高,同时也会增加患其他恶性肿瘤的风险。

鉴别。①必须有钙化[指(趾)骨除外]。②无骨膜炎或疼痛。

嗜酸性肉芽肿

嗜酸性肉芽肿(EG)是朗格汉斯细胞组织细胞增多症中最常见和最不严重的类型(也称为骨的 LCH),其他类型包括 Letterer-Siwe 病和 Hand-Schuller-Christian 病。尽管它们可能仅仅是同一种疾病的不同阶段,多数人是将它们分开的。三种疾病的骨表现相似,在本评论中简单归入 EG。

遗憾的是,EG 具有许多表现形式,可为溶骨性或硬化性,形态规则或不规则,有或无硬化的边缘,有或无骨膜反应。当出现骨膜炎时,通常为良性表现(较厚、均匀的、波浪状),也可为板层状或无定形。EG 表现可与 Ewing 肉瘤相似,呈浸润性病变(多发小孔)。

如何鉴别嗜酸性肉芽肿与其他溶解性病变?记住要从任何骨病变中排除 EG 是十分困难的,无论该病变是良性或恶性。EG 几乎只发生于小于 30 岁的患者(通常小于 20 岁),因此,患者的年龄是最重要的标准。笔者认为 30 岁以下患者都应考虑到 EG 的可能性。由于 EG 表现形式多种多样,除了关节炎性皮疹或损伤,都应该考虑到 EG。

嗜酸性肉芽肿大多数为单骨性(图 55.12),但也可为多骨性(图 55.13),因此,对于出现在小于 30 岁患者的多发性病变,要考虑到 EG 的可能性。

由于 EG 可出现或不出现相关的软组织肿块,因此有无软组织肿块并不能有助于鉴别诊断。相关的软组织肿块出现与

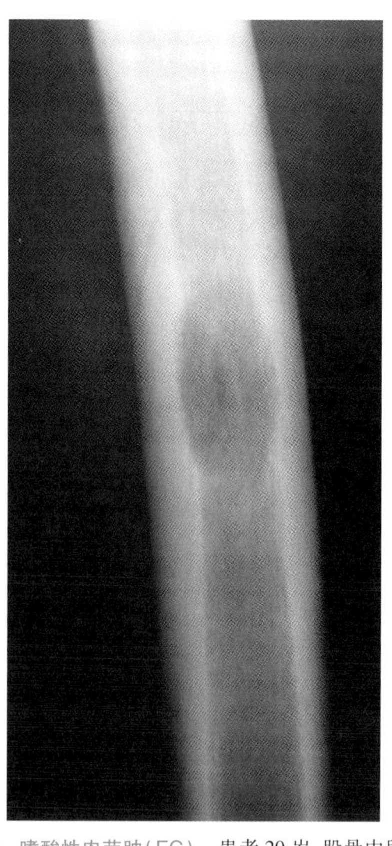

图 55.12　嗜酸性肉芽肿(EG)。患者 20 岁,股骨中段可见界限清楚的溶骨性病变。活检证实为 EG。

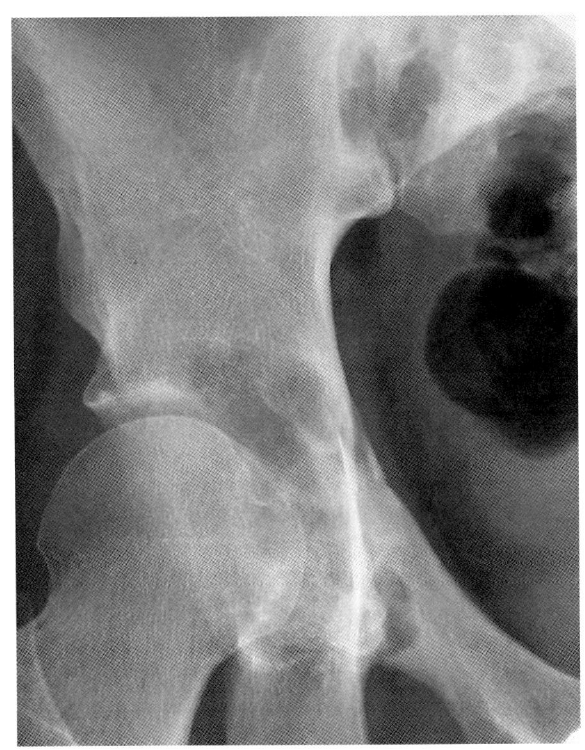

图 55.13　嗜酸性肉芽肿(EG)。患者 24 岁,骨盆多发性分布边界清楚的溶骨性病变。除了右髋周围的病变,右侧骶髂关节也可见一病变。活检显示为 EG。

否并不能完全地诊断或排除该疾病。观察软组织肿块的出现(或缺乏)十分重要,但是这对于鉴别诊断作用不大。

多数放射科医师不能评价软组织是因为它们较难发现,而 CT 和 MR 使得评价软组织不需要仅仅依靠平片。幸运的是,对于多数病例,软组织肿块出现与否并不改变鉴别诊断。治疗医师无疑想了解软组织是否受累以及受累的范围,这可以通过 MR 来做到。

嗜酸性肉芽肿有时可出现死骨(图 55.14)。其他可能出现死骨的疾病较少:骨髓炎、淋巴瘤和纤维肉瘤。因此,当出现死骨时,要考虑到嗜酸性肉芽肿、骨髓炎、淋巴瘤和纤维肉瘤的可能性。如同第 61 章所讨论,骨样骨瘤的病灶局部钙化时,表现为死骨样。

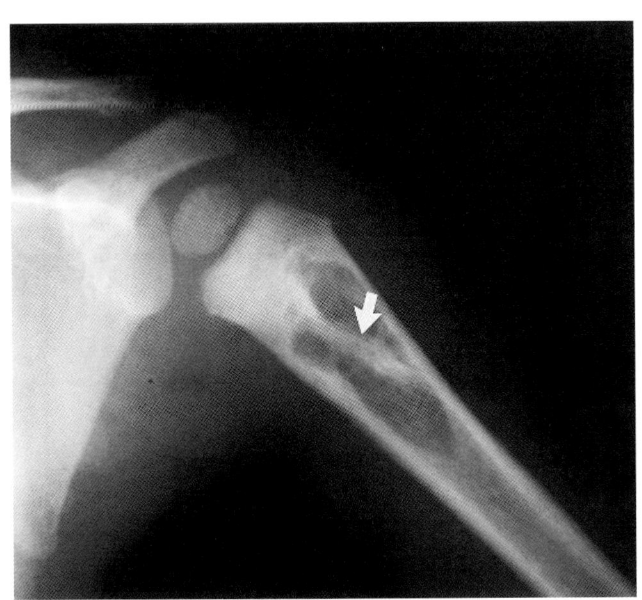

图 55.14　嗜酸性肉芽肿(EG)。该病变边缘清楚,其内有死骨(箭),常见于骨髓炎或 EG。活检证实为 EG。

在临床上,EG 可伴有或不伴有疼痛,因此,临床病史对于大多数诊断用处不大。

鉴别。年龄必须小于 30 岁。

巨细胞瘤

巨细胞瘤是一种罕见的肿瘤,常见于成人长骨末端及扁骨。

重要的是,无论其放射学表现如何,不能判定巨细胞瘤是良性或者恶性。在组织学上,巨细胞瘤不能分成良性或恶性。多数手术为刮除或填塞病灶,不复发时,将其作为良性病变。但是,尽管出现第 2 次、第 3 次复发,它也可以是良性的。基于其复发率,约 15% 的巨细胞瘤被认为是恶性的。当其为恶性时,可以转移至肺,但较少见。

巨细胞瘤有 4 种典型的放射学表现,如果病变中均没有出现这些表现,则在鉴别诊断中可以排除巨细胞瘤。

1. 巨细胞瘤只发生于骨骺闭合的患者,这在 98%~99% 的患者中出现,非常有用。在骨骺未闭合的患者,不考虑巨细胞瘤的诊断。

2. 病变发生于骨骺,并贴近关节面(图 55.15)。对于巨细胞瘤起源于骨骺、干骺端或骺板,目前观点尚不一致。但是,除了少数病例,放射学上发现的病变都发生于骨骺,进而破坏关节面。由于肿瘤较大,干骺端也可出现肿瘤。当出现巨细胞瘤

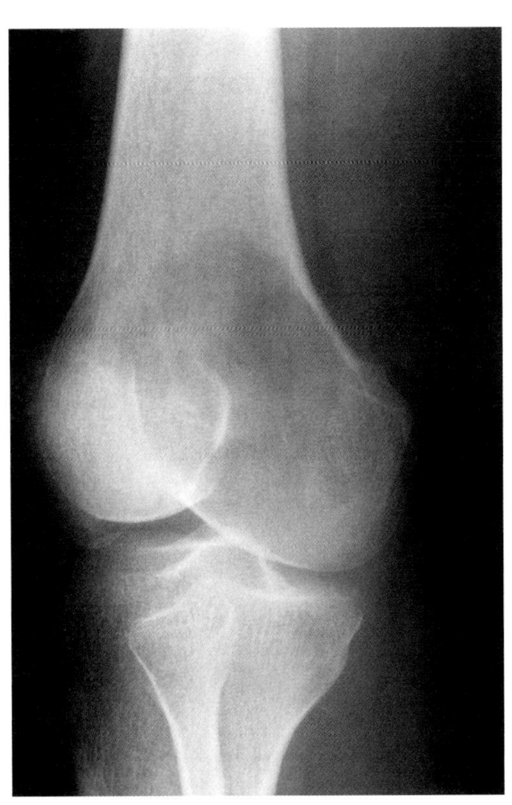

图 55.15　巨细胞瘤。患者骨骺闭合,股骨远端关节面附近可见一边界清晰的溶骨性病灶,边缘无硬化缘。这是典型的巨细胞瘤的特征。

时，一般发生于骨骺。它可能破坏关节面，这可能显得更为重要。这发生于98%~99%的巨细胞瘤患者，因此，当一个病变远离关节面，边界清晰时，不用考虑巨细胞瘤的诊断。这对于扁骨不适用，例如骨盆或骨端（图55.16），它们没有关节面。

3. 巨细胞瘤通常表现为偏心性，而不出现在骨髓腔的中心。当病变很大时，很难区分病变为中心性或偏心性。这不是一个非常有用的特点，但是却是骨巨细胞瘤的一个典型"规则"。

4. 病变存在清楚无硬化的过渡带（边界），这在巨细胞瘤中是十分有用的征象。该特点不适于扁骨，如骨盆（图55.17）和跟骨。

以上4条标准仅适于巨细胞瘤，而不能用于其他疾病。例如，没有其他疾病取决于骨骺闭合与否，鉴别诊断中，没有其他的疾病应用过渡带是否出现硬化来诊断（许多病变，如非骨化性纤维瘤常有硬化边缘，但该病较少出现，而不将其作为鉴别诊断）。其他病变不会常常累及关节面，同时也不会表现为偏心性（尽管许多病变，包括非骨化性纤维瘤和软骨黏液样纤维瘤多数表现为偏心性）。

尽管这4个标准能很好地用于骨巨细胞瘤，但不能用于其他病变。住院医师经常将这些标准用于所有的溶骨性病变。

一旦不满足任何一条标准，就可以排除骨巨细胞瘤。例如，如果一个溶骨性病变发生于骨干中份，就可以排除骨巨细胞瘤。没有必要进一步确认它是否是偏心性、、是否有非硬化的边缘或骨骺是否闭合。

应该指出的是，这些标准只限于长骨的巨细胞瘤。而对于骨盆或跟骨这两个经常发生骨巨细胞瘤的部位，则不适用。当有一两个病例与该标准不符合时，需要病理学专家来确定。许多病理学家把动脉瘤性骨囊肿看做巨细胞瘤。由此，他们所诊断的巨细胞瘤不遵从这些标准。这些病理学家可能是正确的，但是这可能不是大多数人诊断巨细胞瘤的主流看法，如在放射学上和组织学上。

鉴别。①骨骺必须闭合。②必须累及关节面。③边界清楚，无硬化缘。④必须具备偏心性。

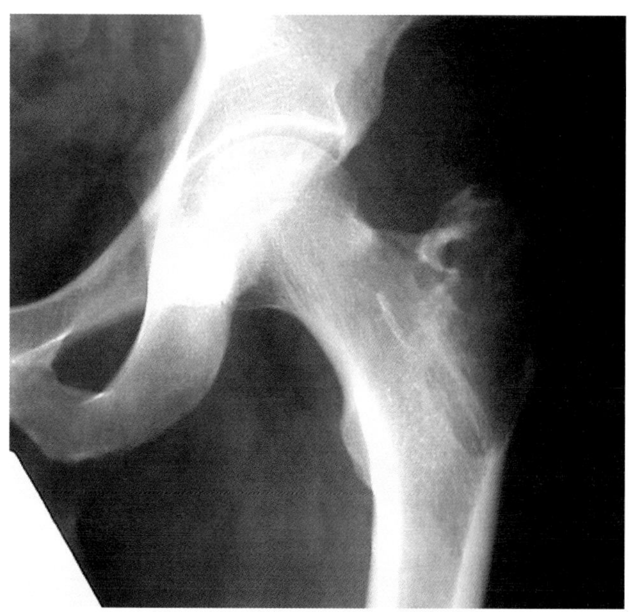

图55.16　巨细胞瘤。该病变为边界清楚的溶骨性病变，无硬化的边缘，完全累及大转子。骨端与骨骺都可能发生同一种病变，该例患者高度可能为巨细胞瘤。活检证实为巨细胞瘤。

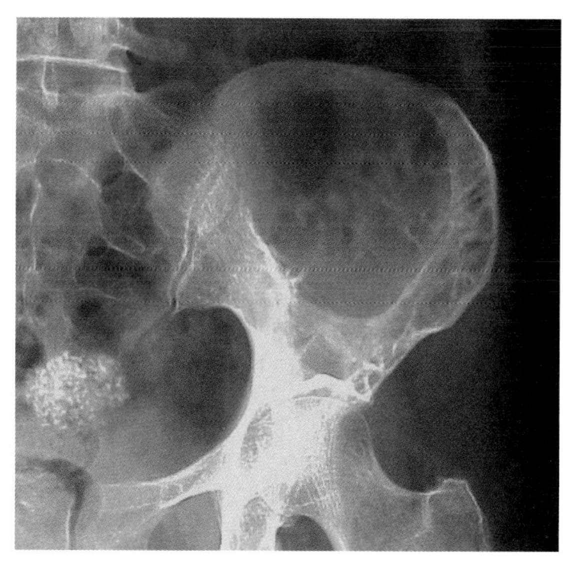

图55.17　巨细胞瘤。在髂骨翼可见一个大的边界清楚的溶骨性病变，包含硬化边缘，似乎与任何关节面相邻。活检证明骨盆是巨细胞瘤的好发位置。巨细胞瘤的一般规则如非硬化边缘的存在不适用于扁平骨。

非骨化性纤维瘤

非骨化性纤维瘤（NOF）可能是放射学家遇到的最常见的良性骨病变。据报道，其在儿童中发生率高达20%，常能自愈，而在30岁以上患者中很罕见。"纤维性骨皮质缺损"与NOF相似，一些人根据病灶的大小来鉴别这两种病变，纤维性骨皮质缺损长度小于2cm（图55.18），而NOF则大于2cm（图55.19）。在组织学上，两种病变是相同的，因此，应该把它们都看做NOF，而不根据其大小来分类。

非骨化性纤维瘤为良性、无症状性病变，好发于长骨干骺端，源于皮质。通常有薄的硬化边缘，呈圆齿状，轻度膨胀（图55.20）。

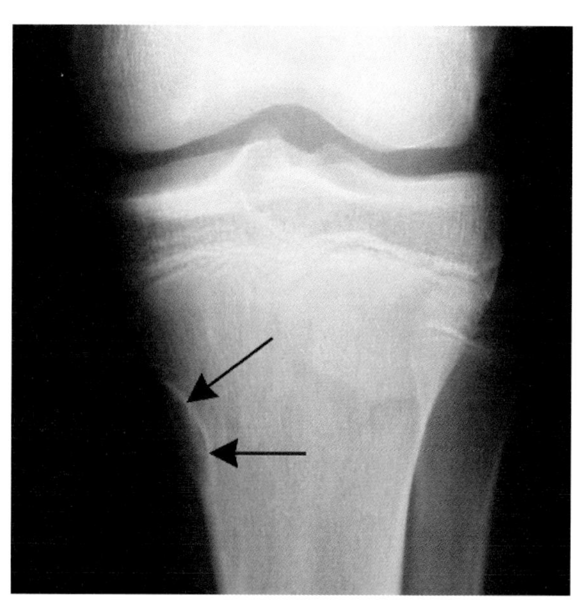

图55.18　纤维性骨皮质缺损。胫骨干骺端中份可见一边界清楚的溶骨性病变（箭），这是典型的纤维性骨皮质缺损表现。

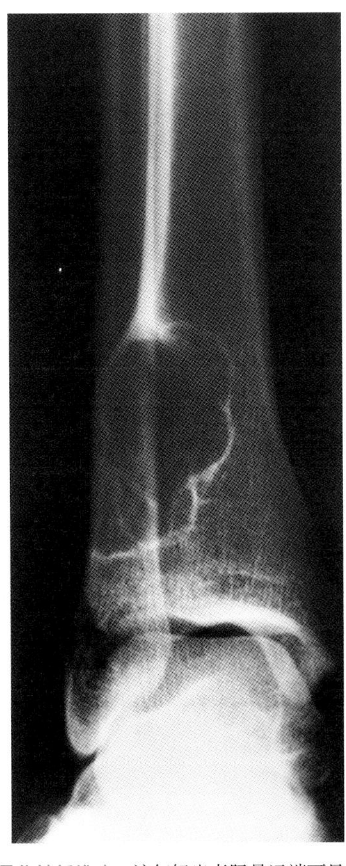

图 55.19　非骨化性纤维瘤。该年轻患者胫骨远端可见一巨大的、边界清楚的溶骨性病变，轻度膨胀，有齿状硬化缘。此为典型的非骨化性纤维瘤表现。该检查是因为踝关节扭伤，而不是该无症状病变。

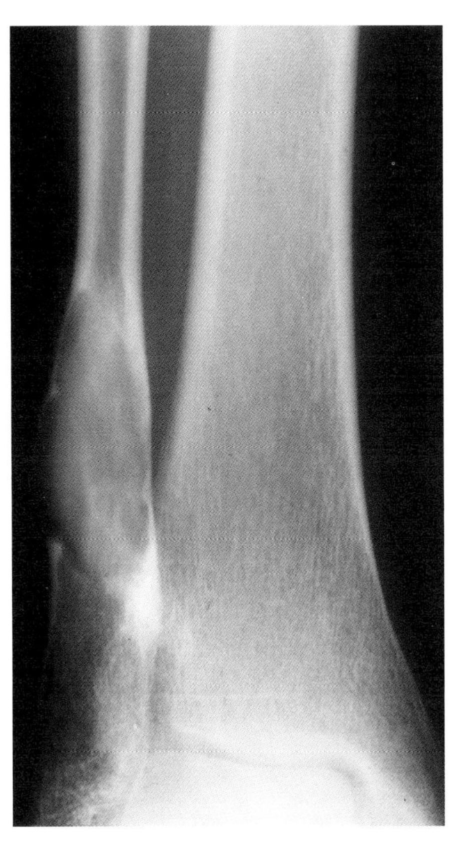

图 55.20　非骨化性纤维瘤。患者无症状，腓骨远端可见一边界清楚的膨胀性病变，此为典型的非骨化性纤维瘤。

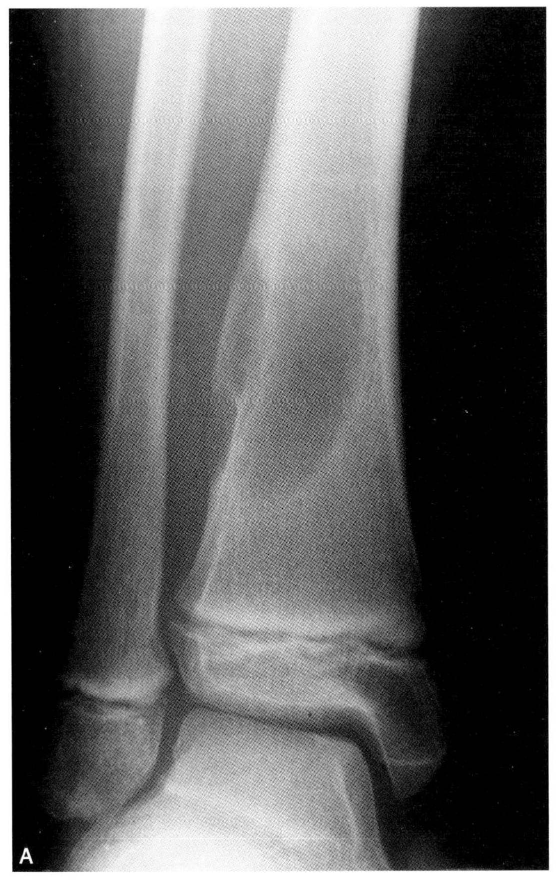

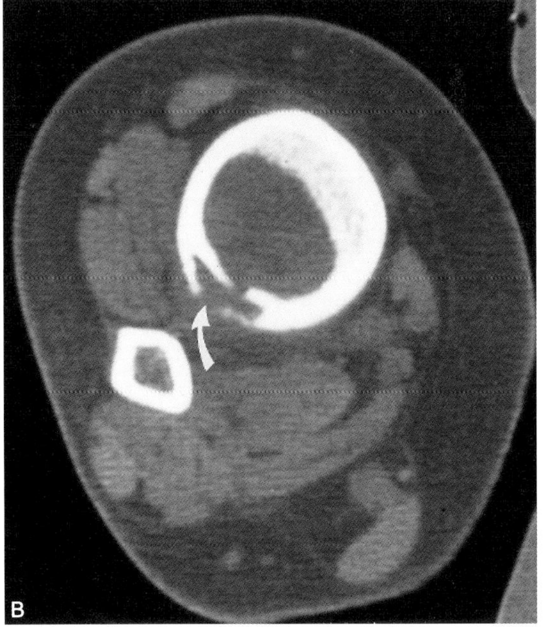

图 55.21　非骨化性纤维瘤。A. 患儿因踝关节扭伤行检查，胫骨远端可见一边界清楚的溶骨性病变，轻度膨胀。B. CT 检查发现明显的皮质破坏(箭)，被认为是侵入性病变的表现。活检证实为非骨化性纤维瘤。CT 和 MR 常显示有明显的骨皮质破坏，这只是良性的纤维组织取代皮质。

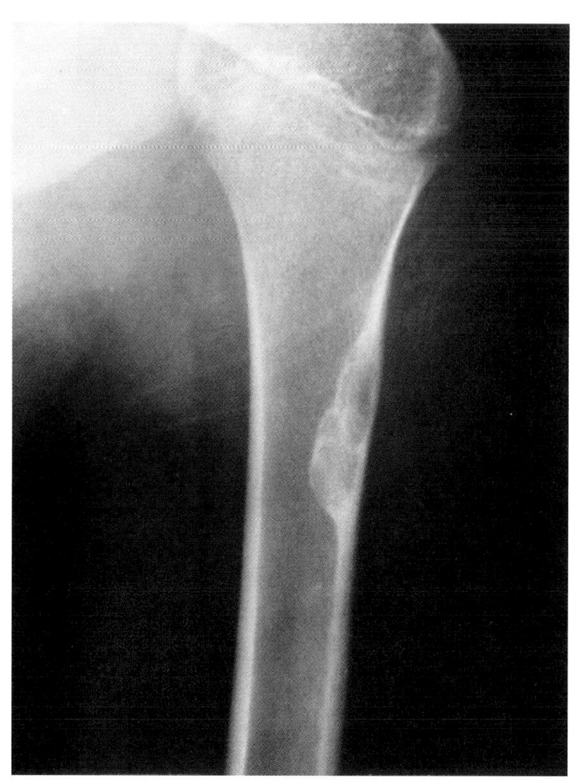

图 55.22　非骨化性纤维瘤治愈后。患者为儿童，无明显症状，病变位于肱骨近端，主要为硬化性，轻度膨胀，边界清楚。这是非骨化性纤维瘤消失或治愈后的典型表现。随时间的延长，病变将会愈合，表现为正常骨。

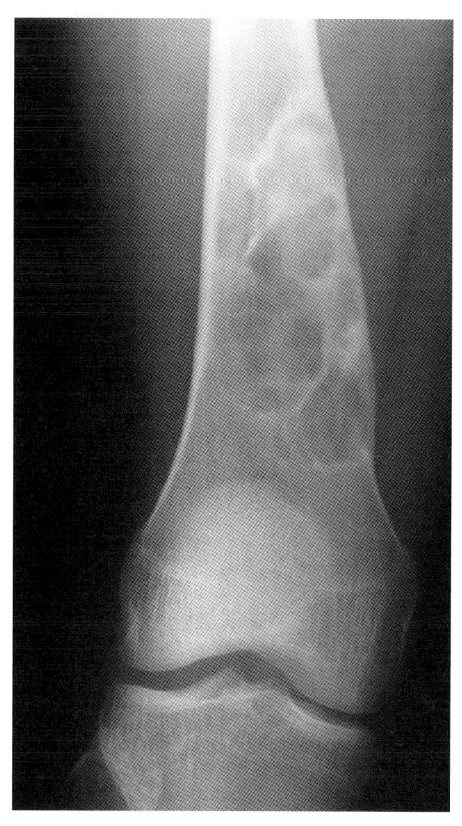

图 55.23　非骨化性纤维瘤。股骨远端可见一巨大的、边界清楚的溶骨性病变，边缘可见模糊硬化缘。它具有典型的巨细胞瘤的特征，但是，其边缘有硬化，而且没有破坏关节面。活检证实为非骨化性纤维瘤。

但是，这种描述通常用于 75% 的病变，在 FEGNOMASHIC 系统中也可以应用。它们不一定有膨胀或圆齿状或硬化边缘，不一定局限于干骺端。那么如何最好的认识呢？最好的方法是通过教科书上的例子来熟悉病变的一般性表现。这可以在 15min 内完成。认识这些病变十分重要，因为它们是笔者所谓的“不要论及”病变（见第 46 章），即放射学诊断应该是最后诊断，可以取代活检。病变非常典型，不需要考虑其他的鉴别诊断，尽管有少数病变可以与它们相似。

当 CT 或 MR 上出现 NOF 时，会出现皮质中断，可能被误解为皮质破坏（图 55.21）。这仅仅是因为良性纤维组织取代皮质，而不需要进一步研究。

如果患者年龄大于 30 岁，不考虑 NOF 的可能性，除非先前有损伤病史，NOF 必须为无症状的，并且没有骨膜炎。这些有硬化的患者“治愈”并且硬化消失（图 55.22）通常出现在 20～30 岁。在治疗阶段，由于成骨细胞瘤的活性，在放射性核素扫描时为热点。少数病变可增大（图 55.23），因此，生长或大小的改变不能改变诊断。该病变最常见于膝关节，但可见于任何长骨。多发性非骨化性纤维瘤发生于膝部的情况很少见，但其表现具有特征性。

鉴别：①年龄必须小于 30 岁。②无骨膜炎或疼痛。

成骨细胞瘤

成骨细胞瘤是一种罕见的病变，合理的情况下应被排除在鉴别诊断之外。为什么要将它包括在鉴别诊断内？因为如果没有成骨细胞瘤开头字母“O”，那么助记符 FEGNOMASHIC 就缺乏元音字母，因此得以保留。

成骨细胞瘤有两种表现：①与大的骨样骨瘤相似，常被称为巨大骨样骨瘤。由于骨样骨瘤为硬化性病变，与溶骨性病变表现不同，在本鉴别诊断中不考虑成骨细胞瘤。②与动脉瘤性骨囊肿（ABC）类似，表现为膨胀性，通常为“肥皂泡”样表现。当考虑动脉瘤性骨囊肿时，也要考虑成骨细胞瘤的可能。成骨细胞瘤通常出现在椎体后缘，半数病例有斑点状钙化（图 55.24）。典型的放射学鉴别为椎体后缘的膨胀性溶骨性病变，包括成骨细胞瘤、动脉瘤性骨囊肿和结核。

鉴别。当考虑动脉瘤性骨囊肿时要考虑该病变（尤其是出现在脊柱后缘）。

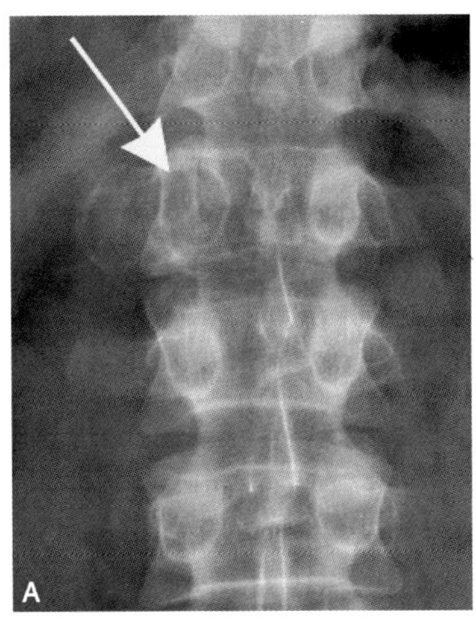

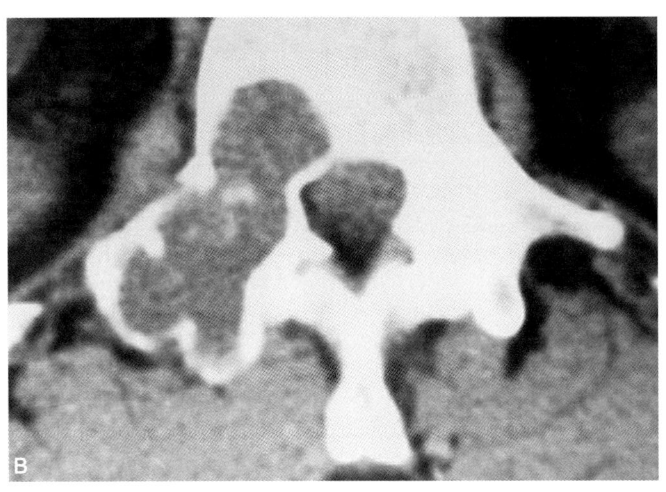

图55.24　成骨细胞瘤。A.前后位平片显示，一溶骨性膨胀性病变侵犯胸12(箭)右侧椎弓根和横突。B.CT显示病变侵犯至椎体。其皮质未受累，内含钙化的基质。此为脊柱成骨细胞瘤的典型病例。

转移性疾病和骨髓瘤

在40岁以上的患者中，任何溶解性病变，无论良性的或侵袭性的，都应考虑转移性疾病。转移性疾病在放射学上可完全表现为良性病变(图55.25)，因此不能够说"该病变看上去像是良性病变，而不可能是转移性"。大多数转移性病变表现为侵犯性，没有出现在FEGNOMASHIC鉴别诊断中。但是许多的转移性病变表现为良性。事实上，转移性肿瘤可为任何放射学表现，因此，年龄大于40岁的患者出现任何骨病变都要考虑到转移性疾病，除非损伤或关节炎是主要表现。

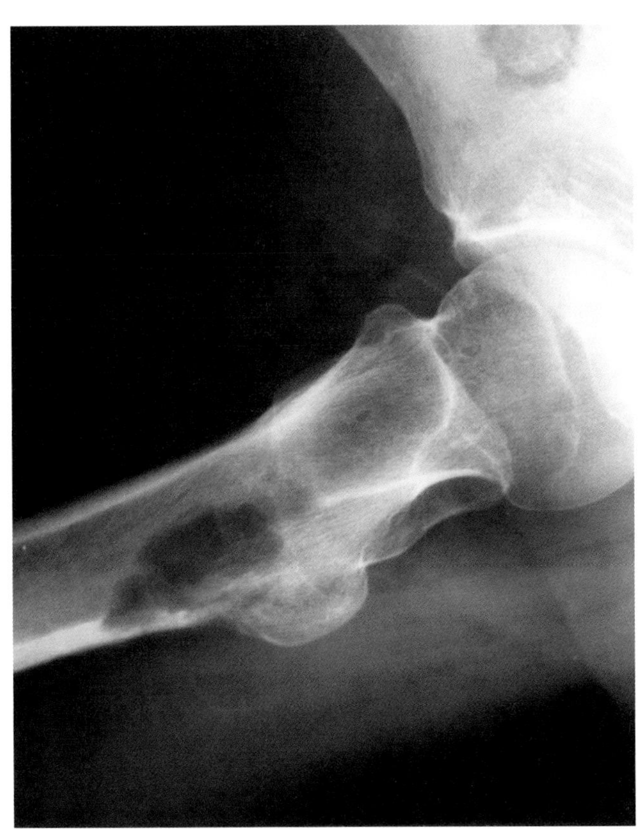

图55.25　转移性疾病。患者50岁，股骨近端可见一边界清楚的溶骨性病变，伴有疼痛。活检显示为肾脏转移性病变。许多转移性病变可完全表现为良性，例如该例患者。

(编者评论：出于统计学目的，没有提及40岁以下患者的转移性疾病。在绝大部分情况下将40岁作为是否转移的分界点都是正确的。否则，对每一个溶骨性病变都要考虑到转移性的可能性，而编者更喜欢化繁为简。并不是代表转移性疾病不会发生于40岁以下患者，只是认为这种漏诊率是可以接受的(除非患者有明确的肿瘤病史)。)

尽管骨髓瘤多数表现为骨骼的弥漫性浸润(图55.26)，但也可表现为单发性病变(图55.27)或多发性溶骨性病变。泡状、溶骨性骨髓瘤通常称为浆细胞瘤。将浆细胞瘤与转移性疾病区别是因为其发生于稍微年轻的人群(35岁为分界点)，并且可能出现的改变要比骨髓瘤的临床或血液学表现早3~5年。通常，可以将转移性肿瘤归为一类，包括骨髓瘤，并且将40岁作为一个限制因素。

事实上，所有的转移性病变都可以表现为溶解性、良性表现，因此依靠病变的表现来推测肿瘤的来源是困难的。一般而言，溶骨性、膨胀性转移性病变常源于甲状腺和肾脏肿瘤(图55.28)。唯一的仅表现为溶骨性病变的转移性肿瘤是肾细胞癌。

累及椎体的浆细胞瘤在CT和MRI上的特征性表现称为"微型脑"(图55.29)。与转移性疾病、淋巴瘤和感染不同，当浆细胞瘤侵犯椎体时倾向于剩余一些骨质，使皮质骨结构持续存在。这表现为神经解剖学课程中切割脑标本的外观。这个发现实际上是浆膜细胞瘤的特征性表现。

鉴别。年龄必须大于40岁。

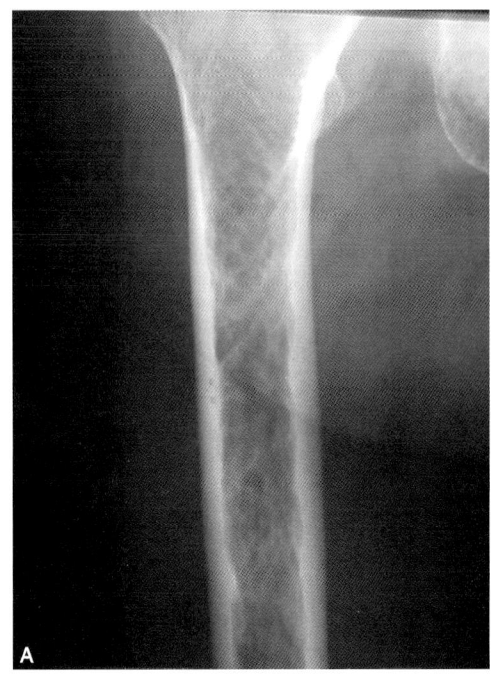

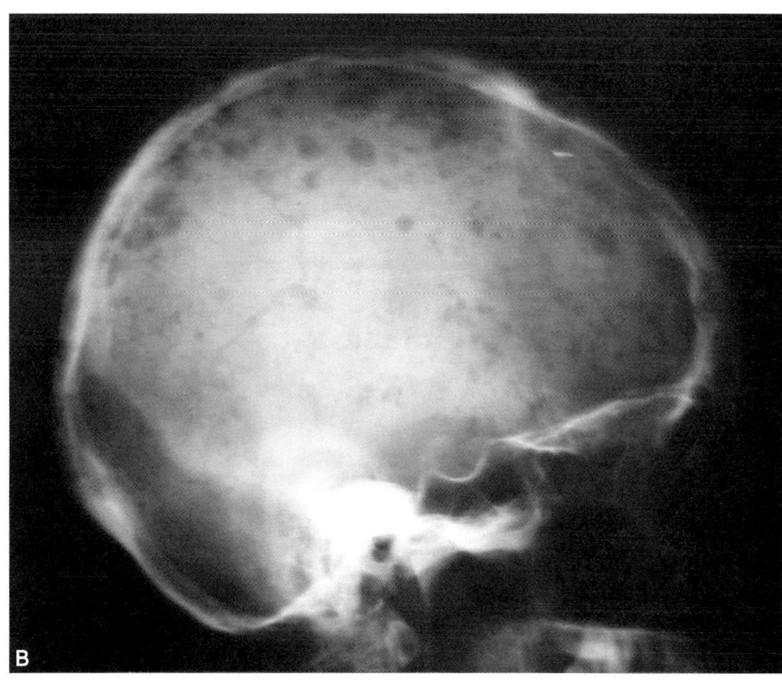

图55.26 多发性骨髓瘤。A.患者为多发性骨髓瘤,整个股骨可见弥漫性浸润性病变。B.颅骨侧位片显示颅骨多发性骨髓瘤的典型表现,颅盖骨可见多发性小孔,边界清楚。

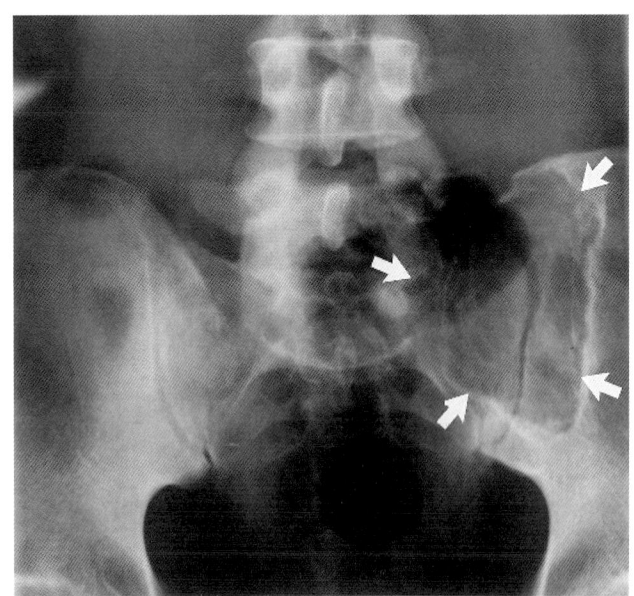

图55.27 浆细胞瘤。患者为多发性骨髓瘤,左髂骨可见一巨大的、边界清楚的溶骨性病变(箭)。此为浆细胞瘤的常见部位。与转移性肿瘤相似,浆细胞瘤通常具有良性表现。

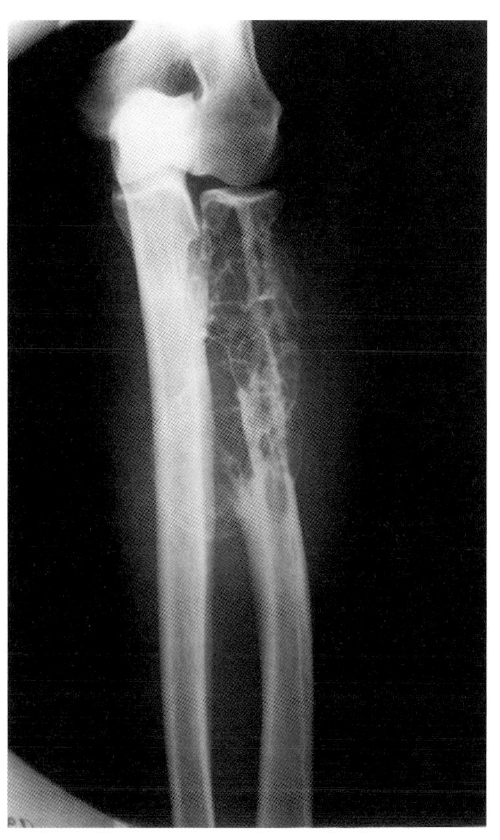

图55.28 转移性病变。肾细胞癌患者,近端桡骨可见膨胀性病变,呈肥皂泡样表现。膨胀性溶骨病变在肾脏或甲状腺转移性病变中常见。

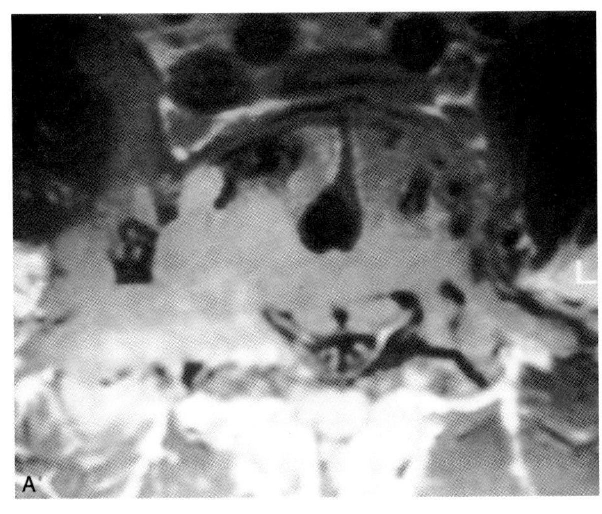

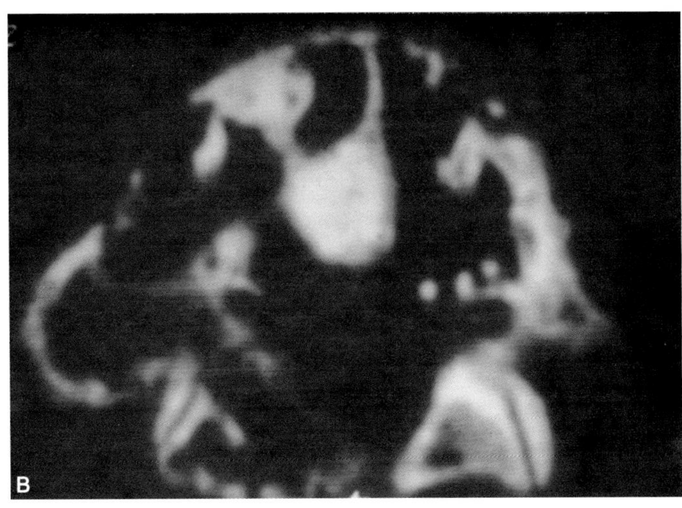

图 55.29 浆细胞瘤。轴位 MRI(A)和通过 L_5 椎体的 CT(B)显示出"微型脑"外观,其余的骨结构类似于解剖切割脑切片中的脑回和脑沟。这是浆细胞瘤的特征。

动脉瘤性骨囊肿

动脉瘤性骨囊肿(ABC)是唯一以其放射学表现命名的疾病。它们表现为动脉瘤性或膨胀性(图 55.30,图 55.31)。动脉瘤性骨囊肿在膨胀之前即可表现出来,但较为少见,不必担心。该病主要发生于小于 30 岁患者,尽管少数会发生于更大年龄患者。在 CT 或 MR 上,病变经常会出现液-液平面(图 55.32),尽管这不是特异性表现,因为其他许多病变也会有液-液平面。

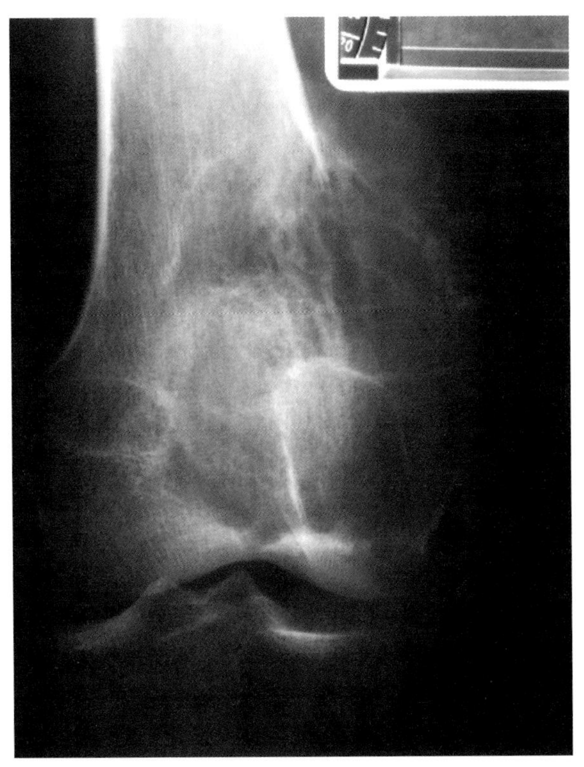

图 55.30 动脉瘤性骨囊肿(ABC)。患者 24 岁,患处疼痛,股骨远端可见一膨胀性溶骨性病变。这是典型的动脉瘤性骨囊肿表现。

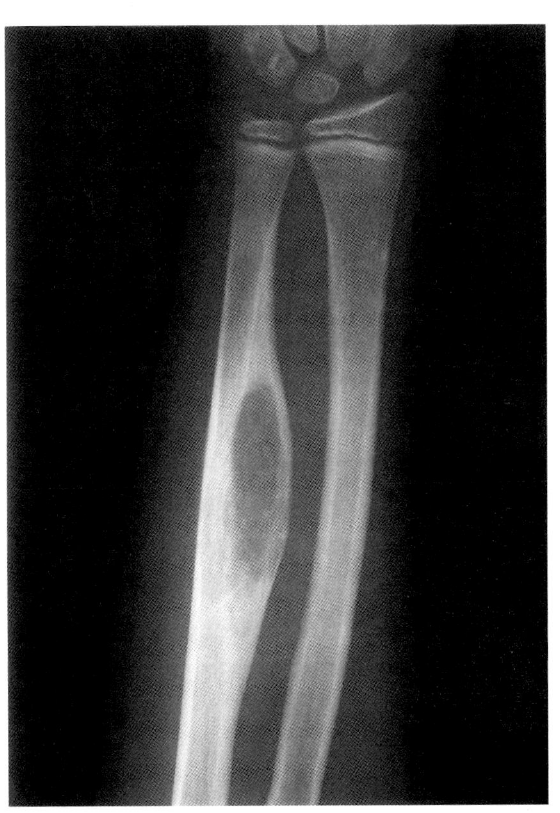

图 55.31 动脉瘤性骨囊肿(ABC)。患儿尺骨中间可见一边界清楚的膨胀性病变,患处有疼痛。此为典型的动脉瘤性骨囊肿表现。

与巨细胞瘤相似,动脉瘤性骨囊肿有一点受到争议。动脉瘤性骨囊肿有 2 种类型:原发型和继发型。继发型是在骨其他病变或损伤的基础上发生,而原发型与其他病变无相关性。继发性动脉瘤性骨囊肿常合并巨细胞瘤、骨肉瘤和其他任何疾病。至于损伤引起的,笔者不清楚为什么会出现年龄限制。同样的,恶性肿瘤曾经也认为是继发于损伤之后,因为恶性骨肿瘤经常与先前损伤相联系。但目前并未深究,认为这只是巧合。笔者猜测动脉瘤性骨囊肿和损伤同样也是巧合,但这只是猜测。

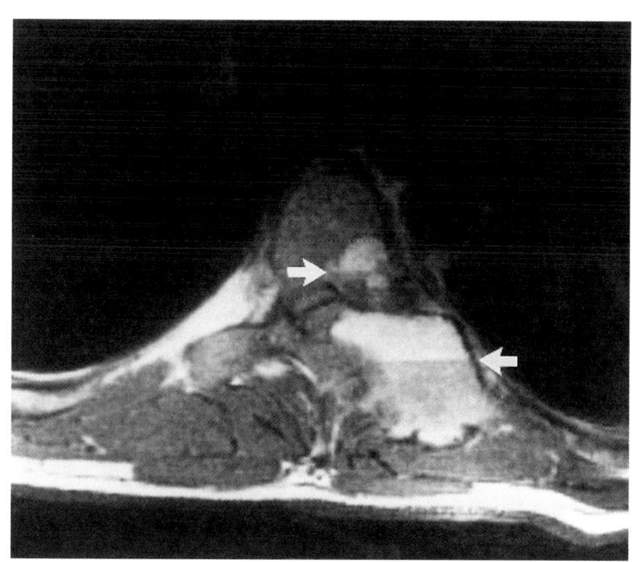

图 55.32 动脉瘤性骨囊肿(ABC)。胸椎椎体的轴位 T_2 加权成像显示涉及后部结构的膨胀性病变,其具有多个液-液平面(箭)。这是 ABC 的典型外观。

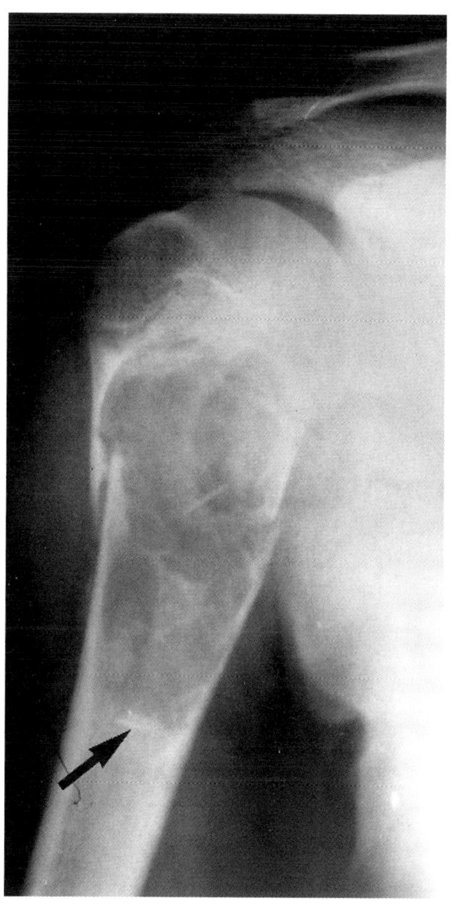

图 55.33 单发性骨囊肿。患儿肱骨近端可见边界清楚的溶骨性病变,患处有骨折。病变的位置、其中心性表现及患者的年龄都为单发性骨囊肿的典型表现。可见一小块骨皮质折断,病变内含有浆液,骨折碎片经浆液下降,可见骨片降落征(箭)。骨片降落征是单发性骨囊肿的特征性征象。

动脉瘤性骨囊肿的典型表现是疼痛。它可出现在骨骼的任何部位,并不特异地出现于某些骨骼。与成骨细胞瘤一样,常出现于脊柱的后缘。

鉴别。①必须为膨胀性。②年龄必须小于 30 岁。

单发性骨囊肿

单发性骨囊肿同样被称为单纯性骨囊肿或单房性骨囊肿,但它们不一定是单发的(一个间隔)。在 FEGNOMASHIC 中是唯一的呈中心性的病变。其他也有许多病变可表现为中心性,当不是中心性时,可以排除单发性骨囊肿。该疾病是少见的不常发生于膝关节周围的病变之一。2/3~3/4 的病变发生于肱骨近端(图 55.33)和股骨近端(图 55.34)。不应单独使用这个规则,否则 1/3~1/4 会漏诊。

单发性骨囊肿在未发生骨折时通常没有症状。即使当发生病理性骨折时,也很少形成骨膜炎,其典型的放射学表现为骨片降落征(图 55.33)。当病变处发生骨折,一小片皮质脱落,由于重力而下降。这不会发生于其他的病变,它提示为充满液体的囊性病变,而不是充满基质。这是一个不寻常的发现。

单发性骨囊肿大多数发生于年龄较小的患者(<30 岁)。尽管多发生于长骨,但可以发生于人体内的任何骨骼。它开始于长骨的骺板,长入骨干,这样就不表现为骨骺病变。但是少数情况下,它们可以在骨骺闭合后向上延伸。跟骨为其相对较常见的发病部位,典型的发病部位靠近跟骨下缘(图 55.35)。

鉴别。①必须为中心性。②年龄小于 30 岁。

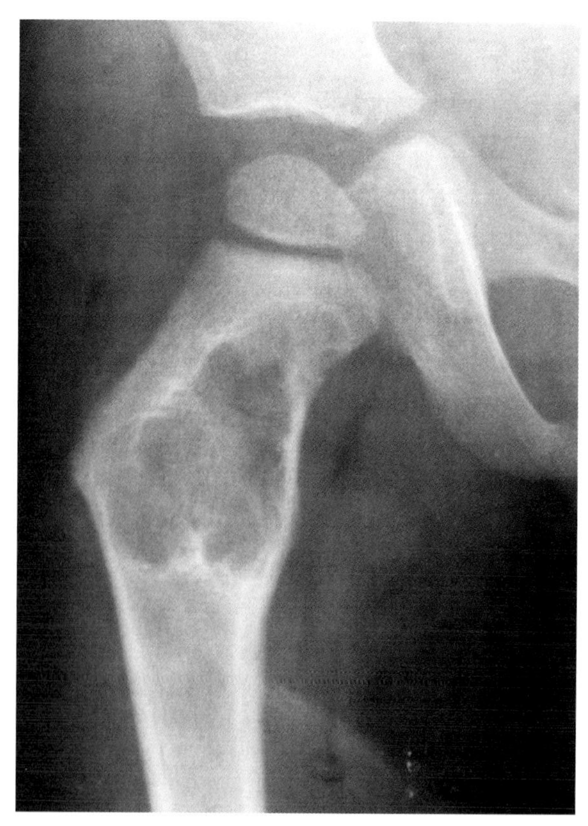

图 55.34 单发性骨囊肿。患儿股骨近端可见一边界清楚的溶骨性病变,呈中心性。此为单发性骨囊肿的典型表现。

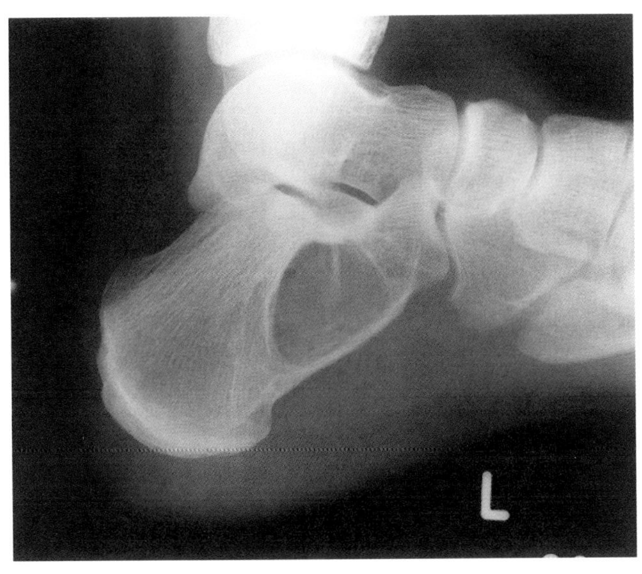

图 55.35　单发性骨囊肿。跟骨近下缘处可见一边界清楚的溶骨性病变,此为单发性骨囊肿的典型发生部位和表现。跟骨的单发性骨囊肿几乎都发生于该部位,相对于股骨和肱骨近端的病变,该处不易发生病理性骨折。

甲状旁腺功能亢进症(棕色瘤)

甲状旁腺功能亢进症(HPT)引起的棕色瘤可有多种表现,从单纯的溶骨性病变(图 55.36)到硬化性病变。一般的,HPT 患者治愈后,棕色瘤会出现硬化,最终消失。当考虑到棕色瘤的可能性时,可以发现 HPT 的其他放射学表现。骨膜下骨质吸收为 HPT 的特征性表现,需要注意指骨(尤其是在中节指骨的桡侧)(图 55.36)、锁骨远端(吸收)、胫骨近端的中份和骶髂关节。当骨骺未闭合时,可表现为破损样,与甲状旁腺激素引起的佝偻病相似。骨质疏松或骨硬化提示继发于 HPT 的肾性骨营养不良,但是必须出现骨膜下骨质吸收,否则可以排除棕色瘤。

比起 30 年前,如今很少诊断棕色瘤,可能是因为更积极和成功地治疗肾脏疾病。

鉴别。必须有 HPT 的其他征象。

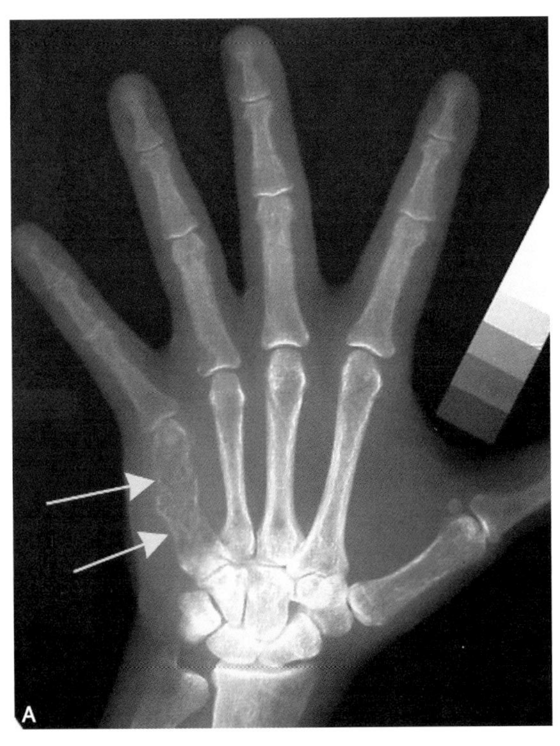

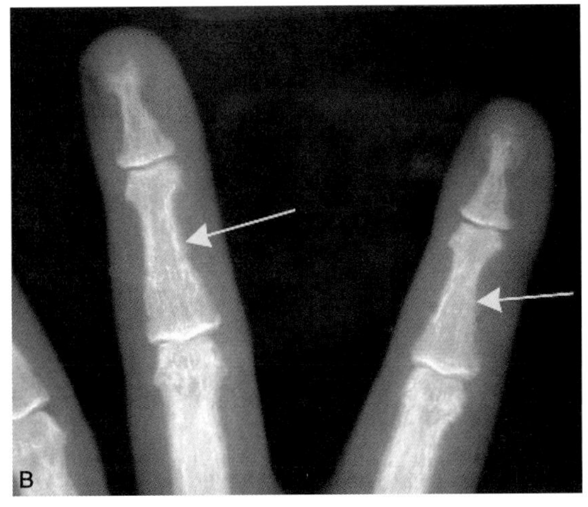

图 55.36　棕色瘤。A. 第 5 掌骨可见一膨胀性溶骨性病变(箭),第 4 近节指骨近端部分可见小的溶骨性病变。B.(箭)该患者有骨膜下骨质吸收,在放射学上表现为中节指骨皮质模糊、中断。考虑甲状旁腺功能亢进症并多发性棕色瘤。

血　管　瘤

多发性血管瘤又称囊性血管瘤或囊性淋巴管瘤病,虽然不常见,但比棕色瘤更常见,应该更换它们为 FEGNOMASHIC 中的"H"。囊性血管瘤病通常是偶然发现整个骨骼中多处溶骨性病变(图 55.37)。尽管它们是偶然的,但有些人认为它们与 Gorham 病(大量骨质溶解或骨质消失)类似,但没有破坏性。当遇到无症状的多处溶骨性病变时,应考虑囊性血管瘤病。

鉴别。多发病变。

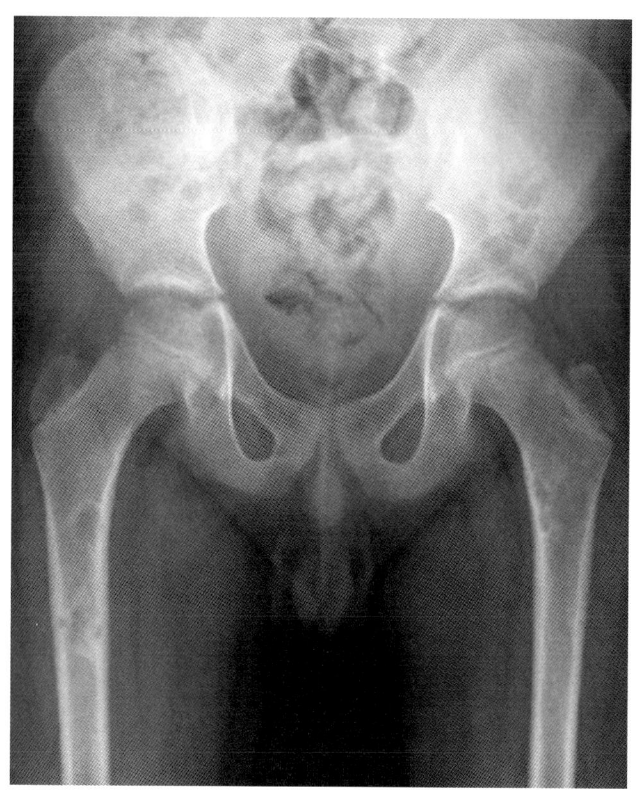

图 55.37 囊性血管瘤病。在这个无症状年轻女性的骨盆和股骨中可见多处溶解性病变。

感 染

不幸的是,在放射学上没有可靠的方法来排除骨髓炎。其放射学表现多样,可发生于任何部位和任何年龄。可为膨胀性或非膨胀性、边缘硬化或无硬化或伴有骨膜炎。因此,对于几乎所有的溶骨性病变,都需要考虑感染的可能性,因为这是最常见的骨病变之一。软组织征象如邻近脂肪消失不是可靠的征象,有时甚至会误诊,因为肿瘤和嗜酸性肉芽肿也可出现同样的表现。

当骨髓炎靠近关节时,如果接触到了关节面,关节必定会受累,出现软骨消失和积液(图 55.38),或者两者同时发生。该征象不是特异性的,因为其他病变也可以引起积液,但是如果没出现积液或病变邻近关节面时,对排除骨髓炎有用。

当出现死骨时,应高度考虑骨髓炎(图 55.39)。如前所述,唯一出现死骨的病变为感染、嗜酸性肉芽肿、淋巴瘤和纤

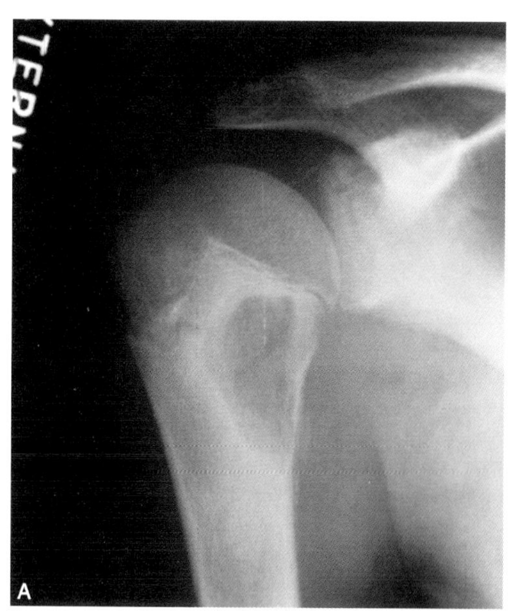

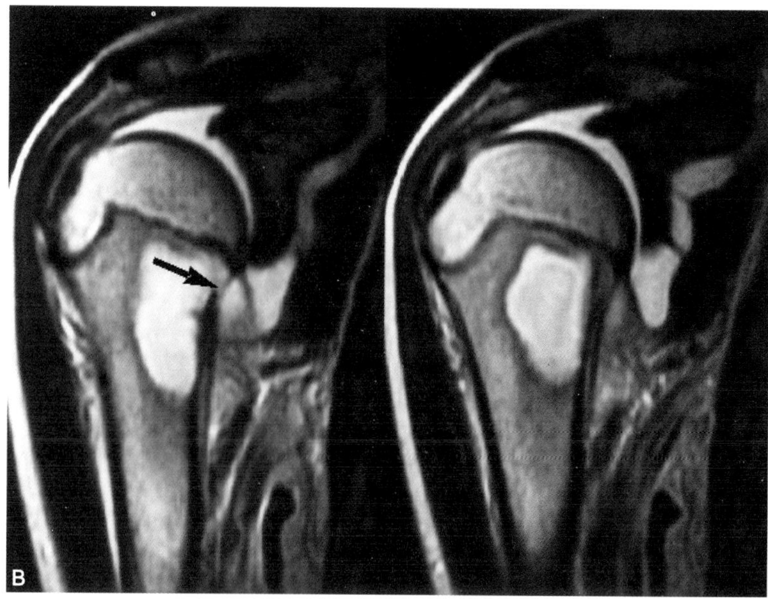

图 55.38 骨髓炎。A. 患儿肩部疼痛,平片显示该肱骨近端一边界清楚的溶骨性病变,病变位于干骺端中份。B. 肱骨 T_2WI 显示病变为高信号,有关节积液。箭所示一与关节相通的连接物。可能为引流脓肿。抽吸该关节液显示为脓液。此为骨髓炎或 Brodie 脓肿。

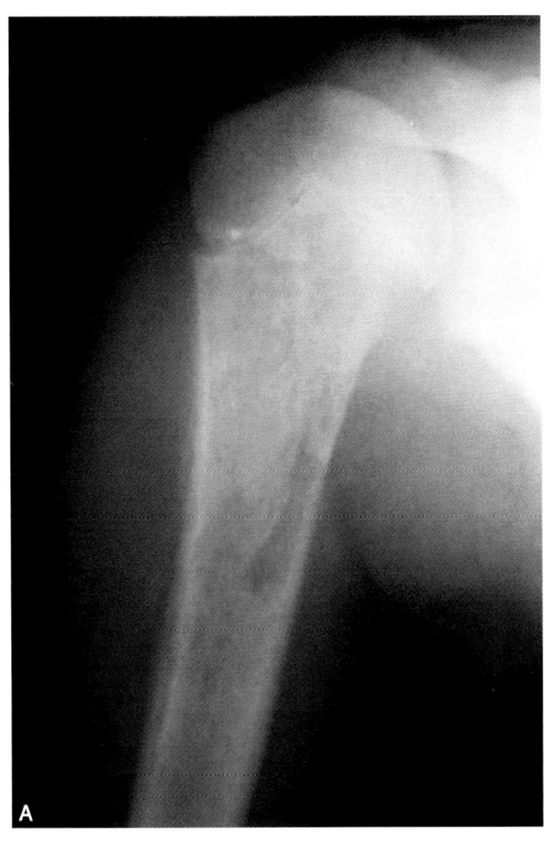

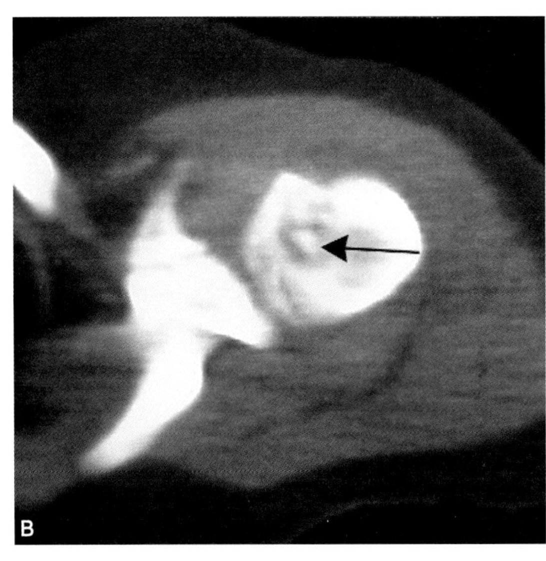

图 55.39　骨髓炎。A. 肱骨近端可见一溶骨性病变，其侧方有骨膜炎。B. CT 扫描显示该区域为溶骨性病变，内含有钙化密度影（箭），代表死骨。该区域为骨髓炎伴有坏死骨。

维肉瘤，骨样骨瘤有时表现与死骨片相似。骨髓炎的死骨征象对于治疗十分重要，它提示需要手术切除而不是单用抗生素治疗，因为死骨时失去活力的骨组织中心，缺乏血供，口服药物治疗效果欠佳。因此，当考虑骨髓炎时，应该常规行 CT 检查。

鉴别。无。

软骨母细胞瘤

软骨母细胞瘤是在放射学上早期可发现的少见病变，它只发生在骨骺（图 55.40）（据报道，一些病例发生于干骺端，但较少），几乎只发生于年龄小于 30 岁的患者。40%～60%病例显示有钙化，因此缺少钙化是没有帮助的，而钙化的出现则有用，只要它们不是感染或嗜酸性肉芽肿引起的骨碎片或死骨，这两者都可以发生于骨骺。

年龄小于 30 岁，发生于骨骺的溶骨性病变有：①感染（最常见）；②软骨母细胞瘤；③巨细胞瘤（有其自身的诊断标准，因此可以明确诊断或排除）。这是一个旧的、典型的鉴别诊断，可能包括 98%的骨骺病变。

骨骺的损伤通常提示为软骨下骨囊性变或淋巴腔（图 55.41），可发生于以下 4 种疾病。①退行性关节病（必须出现关节间隙变窄、硬化和骨赘形成）；②风湿性关节炎；③焦磷酸钙二水合物晶体沉积或假性痛风；④缺血性坏死。临床医师必须确定关节是否有病变，病变提示可能存在以上疾病的一种，否则可能为了鉴别骨骺病变而进行不必要的活检。

骨端和骨骺发生溶骨性病变的可能性相同。除了淋巴腔只是发生在关节面附近。腕骨、跗骨和髌骨的病变需要与骨骺相鉴别。这样，这些区域的溶骨性病变存在与骨骺病变相似的鉴别诊断。

鉴别。①年龄必须小于 30 岁。②位于骨骺。

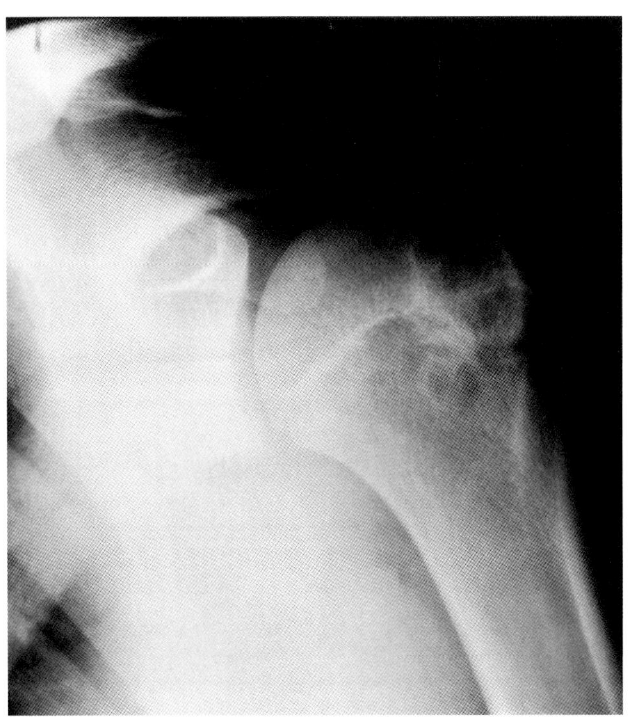

图 55.40　软骨母细胞瘤。该年轻患者平片显示肱骨大结节处可见一边界清楚的溶骨性病变。活检证实为软骨母细胞瘤。

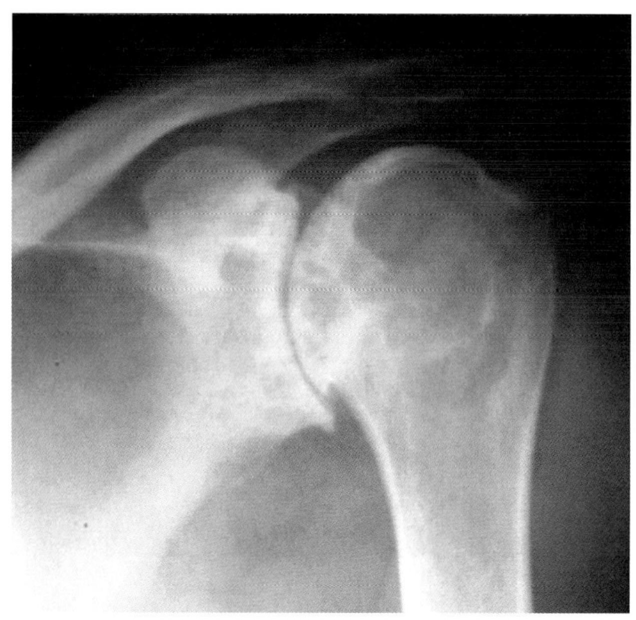

图55.41 淋巴腔。肱骨近端可见一巨大、边界清楚的溶骨性病变,肩关节可见明显的退行性改变。当出现明确的关节疾病和溶骨性病变时,要考虑淋巴腔。活检证实为淋巴腔或软骨下骨囊性变,然而活检本可以避免。

软骨黏液样纤维瘤

软骨黏液样纤维瘤与成骨细胞瘤相似,是罕见的疾病,一生中都很难见到。那为什么鉴别诊断要包括该疾病呢?笔者推荐不包括该疾病,但是它是FEGNOMASHIC中典型的鉴别诊断。当提到该疾病时,至少知道其表现。软骨黏液样纤维瘤与非骨化性纤维瘤(NOF)相似。但与NOF不同的是,它可以发生于任何年龄。软骨黏液样纤维瘤常延伸至骨骺(图55.42),而NOF很少如此。同样,软骨黏液样纤维瘤可出现疼痛,而NOF则不会。尽管软骨黏液样纤维瘤为软骨病变,事实上在放射学上不会出现软骨基质的钙化。

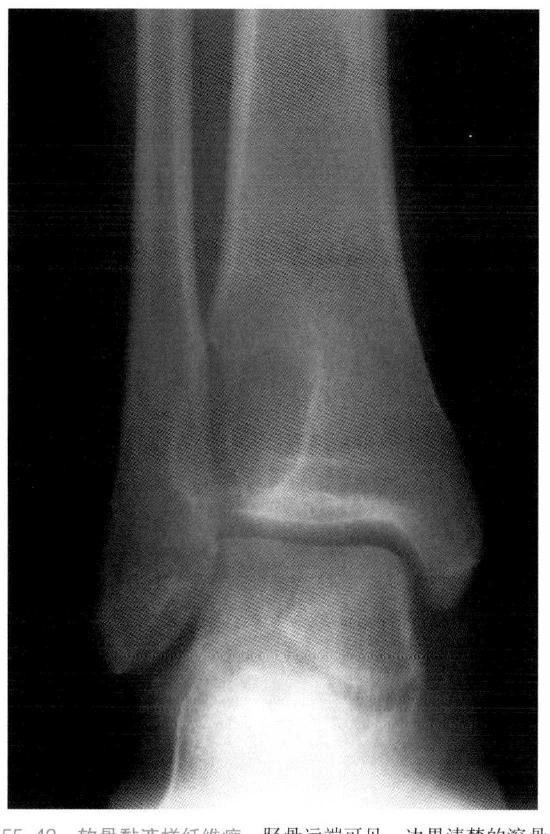

图55.42 软骨黏液样纤维瘤。胫骨远端可见一边界清楚的溶骨性病变,前后位平片显示轻度向骨骺延伸。非骨化性纤维瘤也可有该表现,但是活检证实为软骨黏液样纤维瘤。软骨黏液样纤维瘤常延至骨骺,如本例患者,而非骨化性纤维瘤则不会。

鉴别。①诊断NOF时要考虑本病。②无钙化基质。

小　　结

这些实际上是良性骨囊性病变的一些鉴别诊断。其准确性约98%,对于多数放射科医师是足够的。要将准确性增加至99%,需要增加许多少见或罕见的疾病,这样反而使放射科医师更加难以学习和应用。如果有一种好发的疾病没有在列表中,应将其列入。同样的,如果该列表显得很累赘,应将成骨细胞瘤、棕色瘤、血管瘤和软骨黏液样纤维瘤去除。笔者现在不能再将其简化,它现在有较高的准确性。

一些故意省略掉的疾病有骨内腱鞘囊肿、血友病假瘤、血管内皮瘤、骨化性纤维瘤、骨内脂肪瘤、血管球瘤、神经纤维瘤、浆细胞肉芽肿和神经鞘瘤。当然其他疾病应该添加进该列表,但是最好交给病理学家而非放射学家来诊断。

在FEGNOMASHIC中的疾病,有许多自身的特点来相互鉴别。例如,患者年龄小于30岁,应该考虑嗜酸性肉芽肿、软骨母细胞瘤、非骨化性纤维瘤、单发性骨囊肿和动脉瘤性骨囊肿(表55.2)。患者大于30岁,则可将这5种疾病排除。请注意,这不是年龄小于30岁患者的鉴别诊断;仅仅意味着这些疾病多发生于年龄更大一点的患者。对于小于30岁的患者,其他疾病如骨纤维异常增殖症和感染也必须考虑。

有少数溶骨性病变,除了年龄没有较好的鉴别点,因此,必须要作为考虑。笔者将这些病变称为"自主鉴别",是因为它们可以自主鉴别,而不论其部位或表现。年龄小于30岁的患者必须考虑到感染和嗜酸性肉芽肿,而转移性病变和感染在大于40岁的患者中需要考虑(表55.3)。这些病变的放射学表现不定,良性囊性病变和侵犯性病变都要考虑。

表55.2

好发年龄小于30岁的疾病

嗜酸性肉芽肿	软骨母细胞瘤
动脉瘤性骨囊肿	单发性骨囊肿
非骨化性纤维瘤	

表55.3

"自主鉴别"

小于30岁
　感染
　嗜酸性肉芽肿
大于40岁
　感染
　转移性疾病或骨髓瘤

当出现骨膜炎或疼痛时(假设没有外伤),可以排除骨纤维异常增殖症、单发性骨囊肿、非骨化性纤维瘤和内生软骨瘤(表 55.4)。当病变发生于骨骺时,需要鉴别的疾病有感染、巨细胞瘤、软骨母细胞瘤(及淋巴腔)(表 55.5)。当患者年龄大于 40 岁时,要考虑到转移性疾病和骨髓瘤,而排除软骨母细胞瘤。

骨骺的鉴别诊断同样可用于跗骨(尤其是跟骨)、腕骨和髌骨。在跟骨也要考虑到单发性骨囊肿,它有典型的表现和部位(图 55.35)。骨端与骨骺相似,与骨骺有相同的鉴别诊断。两者的区别在于骨骺决定骨骼的长度,而骨端是韧带连接处。

肋骨的良性囊性病变的鉴别诊断助记符为 FAME(表 55.6)。

当出现多发性溶骨性病变时,FEEMHI 对于 FEGNOMASHIC 中的多发性病变是一个有用的助记符(表 55.7)。

一些征象的出现与否不能用于缩小鉴别诊断,如软组织肿块、骨组织的膨胀性改变(除了必须出现在动脉瘤性骨囊肿)、硬化或无硬化的边缘(除了巨细胞瘤必须为非硬化性边缘)、病变内骨性结构或间隔和病变的大小。

如果病变内出现了钙化的基质,提示可能为类骨质或软骨样病变,这是基于基质的特点。这得十分小心。很少有放射学家能准确区别软骨样与类骨质基质。骨髓炎中出现的病变、碎片或死骨的常规钙化可以与软骨样或类骨质钙化的表现相似,而不易鉴别。唯一必须出现钙化基质的病变是内生软骨瘤[除外指(趾)骨]。软骨母细胞瘤和成骨细胞瘤约一半会出现钙化基质,软骨黏液样纤维瘤在放射学上不会出现钙化基质。

表 55.4

无疼痛或骨膜炎的病变

骨纤维异常增殖症
内生软骨瘤
非骨化性纤维瘤
单发性骨囊肿

表 55.5

骨骺病变

感染
巨细胞瘤
软骨母细胞瘤
淋巴腔

表 55.6

肋骨病变的鉴别

F 骨纤维异常增殖症
A 动脉瘤性骨囊肿
M 转移性病变和骨髓瘤
E 内生软骨瘤和嗜酸性肉芽肿

表 55.7

多发性病变(FEEMHI)

F 骨纤维异常增殖症
E 内生软骨瘤
E 嗜酸性肉芽肿
M 转移性病变和骨髓瘤
H 甲状旁腺功能亢进(棕色瘤)
I 感染

硬化性病变的鉴别诊断

许多溶骨性病变会自发性退化,较少发生于大于 30 岁患者。当病变退化时,常充满新生骨,有硬化或成骨表现。因此,当 20~40 岁患者出现硬化,尤其为无症状偶然发现的,需考虑以下病变:非骨化性纤维瘤(图 55.43)、嗜酸性肉芽肿、动脉瘤性骨囊肿、单发性骨囊肿和软骨母细胞瘤。其他一些病变也可出现硬化表现:骨纤维异常增殖症、骨样骨瘤、感染、棕色瘤(治愈后)和巨大的骨岛(图 55.44)。对于任何大于 40 岁患者,最大的可能性为转移性病变。

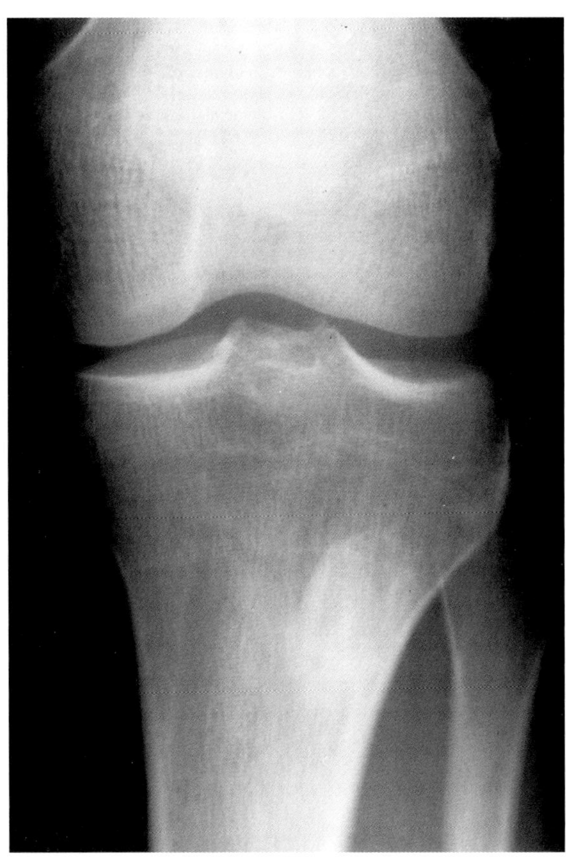

图 55.43 非骨化性纤维瘤治愈后。25 岁患者,膝关节平片显示胫骨近端一硬化性病变,为好转和溶解中非骨化性纤维瘤。

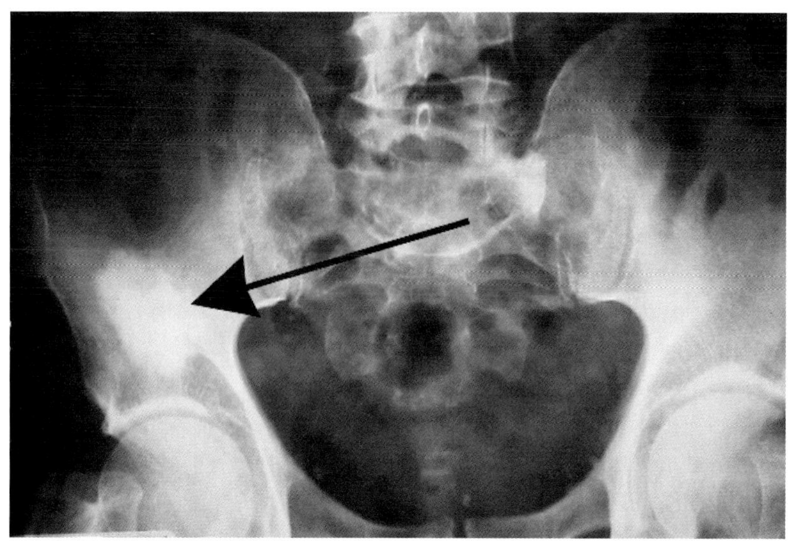

图 55.44 巨大骨岛。右侧髂骨髋臼上区可见一巨大的硬化性病变(箭),为巨大的骨岛。病变的轻微羽毛状边缘为正常骨组织渗入,病变的长轴在主要承重方向,为典型的骨岛表现。

推 荐 阅 读

Dahlin DC. Giant cell tumor of bone: highlights of 407 cases. *AJR Am J Roentgenol* 1985;144:955–960.

David R, Oria RA, Kumar R, et al. Radiologic features of eosinophilic granuloma of bone. *AJR Am J Roentgenol* 1989;153:1021–1026.

Gold RH, Hawkins RA, Katz RD. Bacterial osteomyelitis: findings on plain radiography, CT, MR, and scintigraphy. *AJR Am J Roentgenol* 1991;157:365–370.

Skeletal Lesions Interobserver Correlation Among Expert Diagnosticians (SLICED) Study Group. Reliability of histopathologic and radiologic grading of cartilaginous neoplasms in long bones. *J Bone Joint Surg Am* 2007;89:2113–2123.

(吴虹霖 杨春燕 左后东)

第 56 章 骨恶性肿瘤和软组织肿瘤

影像学表现
- 骨皮质破坏
- 骨膜炎
- 病变的生长方向或中轴
- 过渡带
- 磁共振成像

肿瘤
- 骨肉瘤
- 骨旁骨肉瘤
- 尤因肉瘤
- 软骨肉瘤
- 恶性巨细胞瘤
- 恶性纤维组织细胞瘤——旧称纤维肉瘤
- 硬纤维瘤
- 原发性骨淋巴瘤(旧称网状细胞肉瘤)
- 转移瘤
- 骨髓瘤
- 软组织肿瘤

影像学表现

幸运的是,恶性骨肿瘤不是很常见。尽管如此,每一位诊断医师都应该有能力诊断这种疾病,并做出有价值的鉴别诊断。首先,如何诊断恶性肿瘤并与良性肿瘤相鉴别呢?这比较困难,通常也很难做到。诊断它具有侵袭性通常是比较容易的,但诊断它是恶性肿瘤是比较困难的。虽然感染和嗜酸性肉芽肿(EG)的影像表现与恶性肿瘤相似,但是它们是良性的。这种情况通常就包含有侵袭性病变与恶性肿瘤的鉴别诊断。确定病变是恶性还是良性的 X 线标准是什么?权威教材指出,应从以下 4 个方面进行观察:①骨皮质破坏;②骨膜炎;③病变的定位或轴位;④过渡带。讨论这些标准并指出为什么最后一个(过渡带)标准的准确率能达到 90% 以上。要认识到,这些标准只是 X 线的诊断标准,在很多病例中并不适用于 CT 或 MR。

骨皮质破坏

良性纤维骨病和软骨病变的部分骨皮质被非钙化灶(纤维组织或软骨样组织都能被普通 X 线穿透)取代,这种情况能在平片或 CT 上造成骨质破坏的假象(图 56.1)。同样,良性的病变,如感染和 EG 也能造成广泛的骨皮质破坏,表现与恶性肿瘤相似。众所周知,动脉瘤性骨囊肿可造成骨皮质变薄,以致在平片上看不到骨皮质(图 56.2)。由此可见,骨皮质破坏偶尔也会误导医师。骨皮质破坏通常使人像"格式塔"一样想到恶性病变,但是恶性病变还必须有其他的判断标准,如大范围的过渡带。

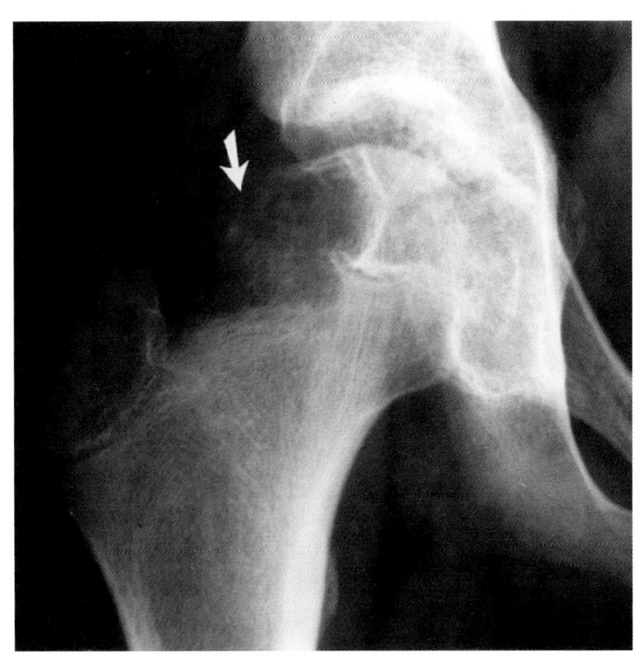

图 56.1 明显的皮质破坏。良性的软骨母细胞瘤,由于近端股骨的骨皮质由未钙化的软骨样组织来代替(箭),所以这种病变看起来有破坏性的表现。这是一个皮质缺失而不是皮质破坏的病例,如果把皮质缺失当作是侵袭性或恶性病变的标准,就会使人困惑。该病例的过渡带非常窄,这样的表现常提示良性病变。

骨 膜 炎

无论何时,无论是恶性肿瘤、良性肿瘤、感染或外伤,骨膜受刺激都会出现非特异性的骨膜反应。骨折后骨痂的形成实际上就是最典型的良性骨膜反应。骨膜反应常见于两种情况:良性反应和侵袭性反应,比起良恶性,刺激时间的长短对骨膜炎更重要。比如,生长缓慢的良性肿瘤会引起厚的、波浪状的、均匀的或致密的骨膜炎(图 56.3A),因为它是轻度的慢性刺激,所以能有时间使新形成的较厚的骨膜重塑成趋近正常的骨皮质。恶性的肿瘤会产生急性的、重度的骨膜反应,因此,骨膜没有足够的时间进行重塑,就会呈板层状(洋葱皮样)(图 56.3B)、不规则状甚至是辐射状的改变。如果刺激停止或减少,这种侵袭性的骨膜炎就会稳定并表现为良性。因此当出现骨膜炎时,诊断医师应诊断它是良性的(厚的、致密的、波浪状

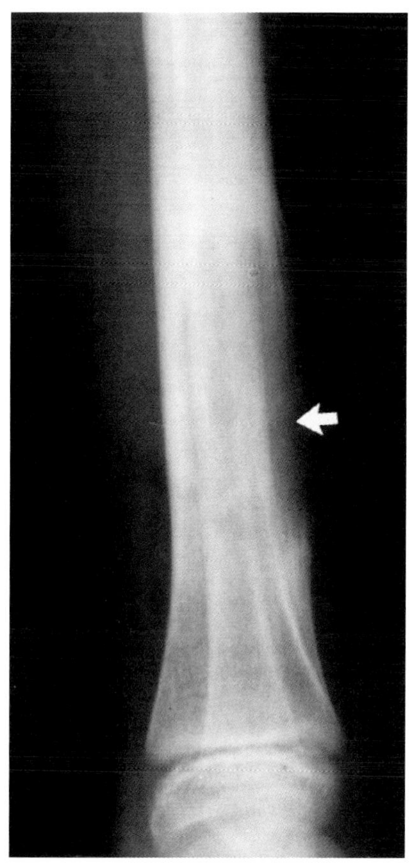

图56.2　动脉瘤性骨囊肿。这种良性病变可使骨皮质变薄，这种程度使医师难以察觉(箭)。如图56.1所示，这种可被误认为是骨皮质缺损，给人一种恶性或侵袭性病变的错觉。

的)还是侵袭性的(板层状的、不规则的、辐射状的)。不幸的是，仅通过骨膜炎来诊断一种病变是容易误诊的。首先，它需要丰富的经验来正确判断骨膜炎，因为很多时候这种良性或侵袭性的反应并不是很明显。其次，许多良性的病变可造成侵袭性的骨膜炎，比如感染、EG、动脉瘤性骨囊肿、骨样骨瘤，甚至外伤。恶性病变不会引起良性的骨膜炎，因此，良性骨膜炎的判断是很有价值的。一些有丰富经验的研究者在探讨恶性骨肿瘤特点时指出，恶性病变中出现良性骨膜炎的唯一情况是伴有骨折或感染。除了这种情况外，其他都很罕见。

病变的生长方向或中轴

病变的生长方向或中轴对病变是良性还是侵袭性的影响不大，也很难确定病变应该属于哪一类。如果一个病变在长骨上沿长轴的方向生长，而不是环形生长，这便是良性的。然而，这种规则比较简单，也有很多例外。比如尤因肉瘤，一种典型的恶性病变，通常沿长骨干生长。相反，许多纤维性骨皮质缺损是环形的，但都是良性病变。因此，病变的中轴在辨别良恶性时并不是很有用。

过　渡　带

在平片上，过渡带在辨别良、恶性方面毫无疑问是最可靠的。不过，它也有一些缺点。过渡带是正常骨组织和病变组织的交界区。如果它比较“狭窄”，表明界限清楚就可以用细笔尖描绘出来(图56.4)，如果它模糊不清而没办法清晰描绘，这说明它比较“宽”(图56.5)。当然，所有的灰色阴影都处于两者之间，但是大多数病灶都有或“窄”或“宽”的过渡带。如果病变的边界锐利，它就有一个较窄的过渡带。如果一个病变的过渡带很窄，这很有可能是良性病变。

这种例外比较罕见。如果这种病变的过渡带比较宽，尽管

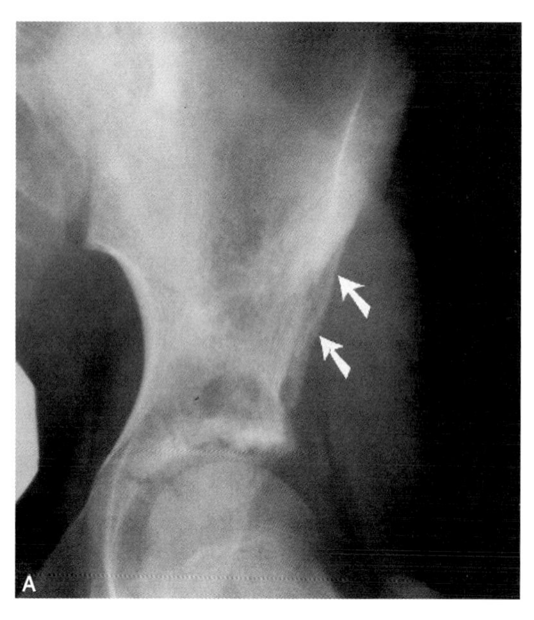

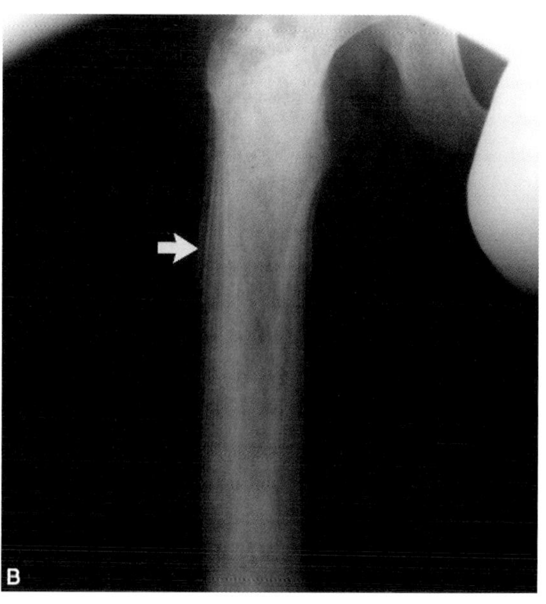

图56.3　骨膜炎。A. 良性骨膜炎。在一个骨盆有弥漫性病变的患儿中，沿髂骨生长的厚的、波浪状的骨膜炎(箭)是感染或嗜酸性肉芽肿的标志。在鉴别诊断中，首先应该考虑尤因肉瘤，但是，良性骨膜炎不太可能引起恶性的病变。活组织检查表明这种病变是嗜酸性肉芽肿。B. 侵袭性的骨膜炎。板层状、洋葱皮状的骨膜炎(箭)是侵袭性病程的标志，比如这个股骨尤因肉瘤患者。再次强调，这种侵袭性的骨膜炎可能会发生在良性的病程中，比如感染或嗜酸性肉芽肿，认为是骨皮质损伤，给人一种恶性或侵袭性病变的错觉。

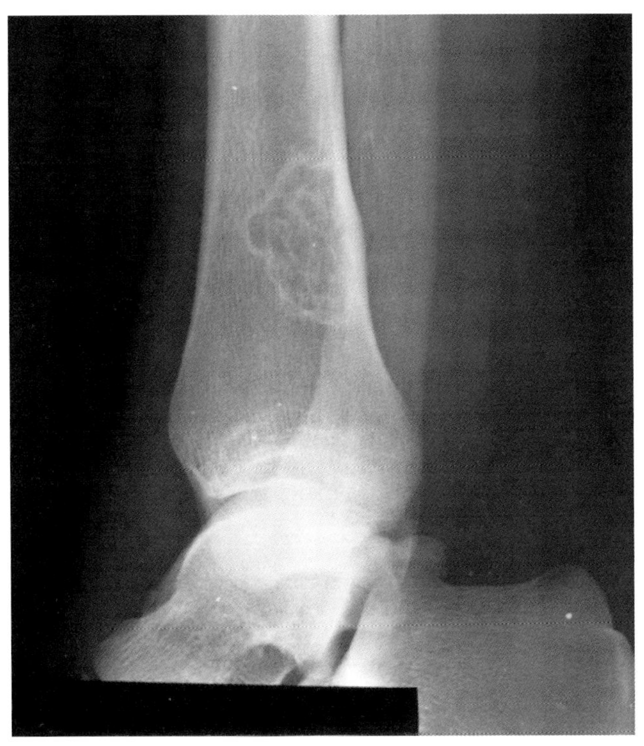

图 56.4　窄的过渡带。当病变的边缘可用细笔描绘出来，比如这个病例，就可以说是个狭窄的过渡带，这是良性病变的标志。狭窄的过渡带可以有或没有硬化的边缘。这就是一个非骨化性的纤维瘤。

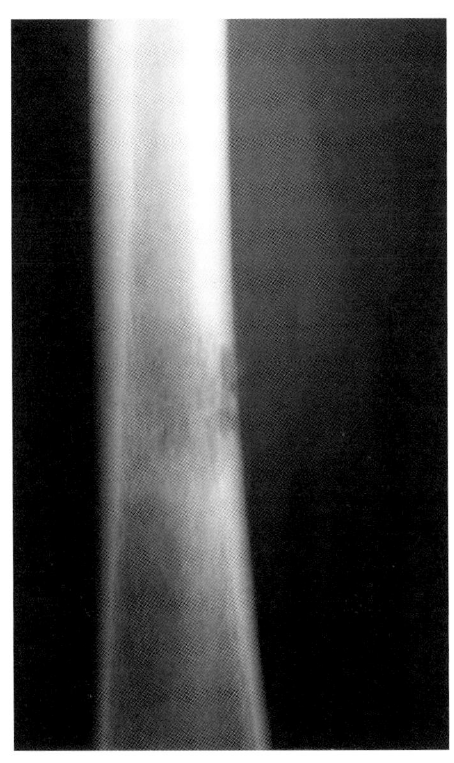

图 56.5　宽的过渡带。在这个患者的股骨干中段可发现一个弥漫的溶骨性病变，活检表明是恶性纤维组织细胞瘤。这个病变的过渡带较宽，不易用细笔标注。这是个弥漫性的破坏，符合过渡带较宽的定义。

它不一定是恶性的，但具有侵袭性。在侵袭性的骨膜炎中，许多良性和恶性病变都可以形成比较宽的过渡带。某些有相似病程的病变也可以引起侵袭性骨膜炎，有类似恶性肿瘤引起的比较宽的过渡带样改变（即感染和 EG）。它们有侵袭性的放射学表现，因为通常病变有侵袭性，进展快。过渡带出现的时间较骨膜炎早，而且许多病变（不管是良性还是恶性）在还没有骨膜炎时，过渡带通常已经有评估的价值了。综上所述，过渡带是区分良、恶性的最有用指标。

由多种小缺损组成的缺损一般被认为是弥漫性病变（见第 59 章，关于弥漫性和假弥漫性病变的讨论）。它没有明显的边界，因此过渡带较宽。圆细胞肿瘤比如多发性骨髓瘤、网状细胞肉瘤（原发性骨淋巴瘤）和尤因肉瘤都是这种典型的损伤。感染和 EG 也有这种相似表现。

一旦确定某种病变倾向恶性，这种差别还是很明显的。首先，恶性肿瘤的种类很少；其次，大多数肿瘤有明显的好发年龄阶段。Jack Edeiken 是当代杰出的骨放射学者，通过评估 4 000 名恶性骨肿瘤患者，发现有 80% 的患者仅通过他们的年龄就被正确地诊断出来。他以患者患病时年龄计算，把这些肿瘤以每 10 年为一年龄组进行分类。比如，骨肉瘤和尤因肉瘤是仅发生于儿童的主要的恶性骨肿瘤，超过 40 岁以后，只有转移性疾病、骨髓瘤及软骨肉瘤常见（表 56.1）。尽管有一些不常见的例外情况，但是这些年龄指导方法确实很有用。在 40 岁的患者中谈及尤因肉瘤或在 15 岁的患者中考虑转移性疾病是并不妥当的，除非在那已经发现有原发性肿瘤。实际上，任何骨质病变，无论其表现如何，都可以是转移性病变，也可以怀疑有原发性肿瘤。

磁共振成像

尽管平片是显示骨质病变最好的方法，也就是说，它可以区分良恶性病变并做出鉴别诊断。但是，毫无疑问，MRI 无论是在骨骼还是软组织，都可以很好地显示病变的范围。

在评估良恶性方面，MR 或多或少都有些争议。良性病变边缘锐利，信号均匀一致，不会包绕神经血管结构，也不会侵犯骨组织。恶性病变边缘不规则，信号不均匀，可能也会包绕神经血管结构并侵犯骨组织。

尽管几乎所有的肿瘤在 T_1WI 都呈低信号，T_2WI 呈高信号（如液体一样），但是也有少数例外。纤维肉瘤、恶性纤维组织细胞瘤及硬纤维瘤在 T_1 和 T_2 序列上有时会呈低信号。任何有钙化的肿瘤在 T_1 和 T_2 序列上都呈低信号。

有些情况，MR 比平片能更好地显示病变的特征，并且能够特异性诊断疾病。MR 可以很容易诊断脂肪瘤，在 T_1WI 图像上，无论在骨内还是软组织内都表现为均一高信号，边缘锐利

表 56.1

恶性肿瘤患者的年龄分布

年龄	可能的诊断
1~30 岁	尤因肉瘤、成骨肉瘤
30~40 岁	巨细胞瘤、骨旁骨肉瘤、恶性纤维组织细胞瘤、一度骨淋巴瘤
40 岁以上	软骨肉瘤、转移瘤、骨髓瘤

(图56.6)。血管瘤和血管畸形一般在两个序列上都表现为混杂的高低信号,因为它们由脂肪和血液组成(图56.7)。它们可看见典型的迂曲的低信号血管影。

在 T_1WI 上为低信号,T_2WI 上为高信号的肿块可怀疑是肿瘤,但并不是特异性的表现,应该结合临床。和软组织损伤一样,肌内注射部位也可表现与软组织肿瘤类似。许多恶性肿瘤邻近的骨组织表现为高信号,这是软组织水肿,不易与肿瘤的扩散相区别。

当一个不典型结节或黏液囊肿怀疑有液体成分时,要区分实体瘤(弥漫性强化)和积液(边缘可强化)时可常规注射钆对比剂(图56.8)。否则,在对肿瘤成像时不需要常规使用钆给药。除了黏液样或坏死区域或基质(骨样或软骨)的病灶外,所有实体瘤都会增强。因此,通常不会增加肿瘤钆的检查。在术后病例中,钆对比剂可用于区分血清肿和固体肿块,但在其他方面没有作用——手术后的瘢痕组织和残留或复发的肿瘤都会强化。一旦决定给予钆对比剂(并且,重申一遍,它很少必须用于肿瘤成像),没有必要在对比增强后进行多平面成像。单个轴向序列足以看出肿块是否强化,额外的成像是浪费时间。最后,如果是平扫 T_1WI 不压脂,那么对比增强后的图像就不应该压脂。如果钆和脂肪抑制均用于对比增强,则与对比前图像相比,两个变量都在变化;肿块内任何增高的信号都受钆对比剂的增强或者脂肪抑制的影响(图56.9)。

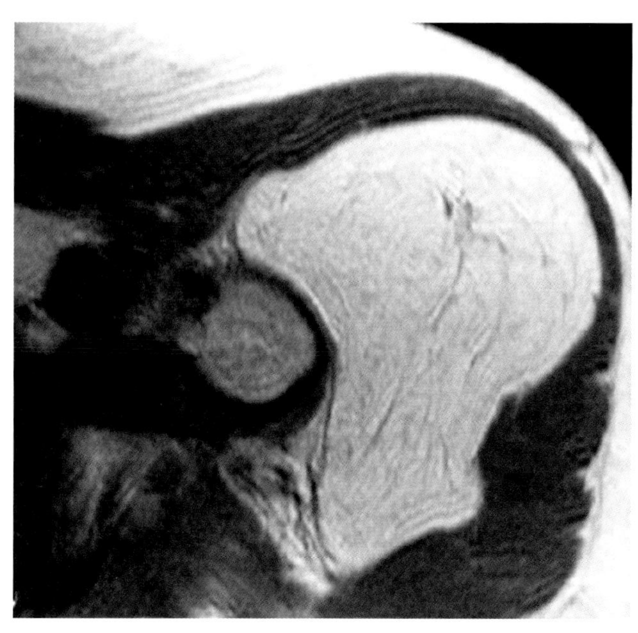

图56.6　脂肪瘤。这个轴位骨盆质子密度图像,股骨旁可见一个巨大的肿块影,边缘锐利,信号特征与皮下脂肪相似。这便是一个脂肪瘤。脂肪瘤通常包括一些少量的低信号线样组织,如该例,就不应该认为是恶性病变。

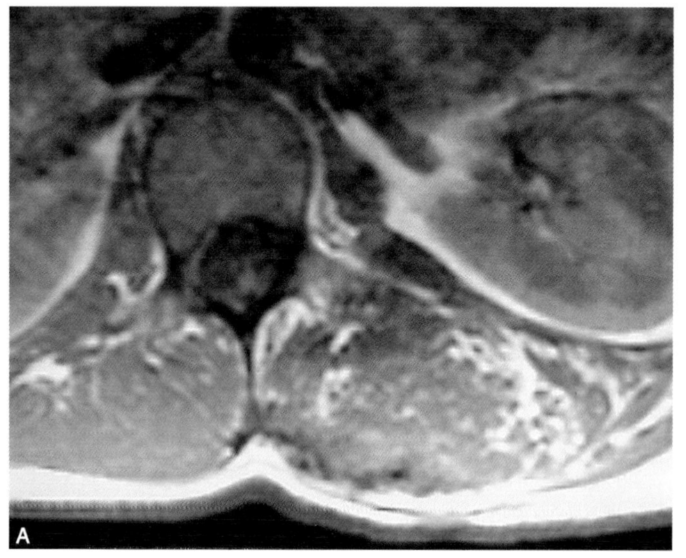

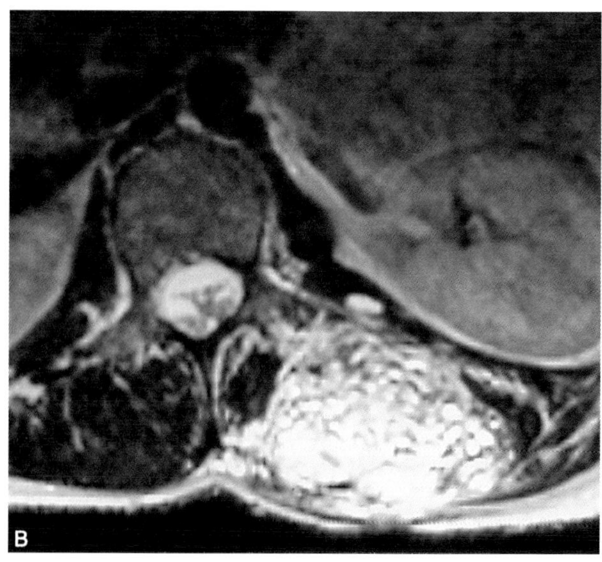

图56.7　血管瘤。A. 一名30岁的肿块患者通过中背部的 T_1 加权轴位图像显示一个低信号为主的肿块,带有点状高信号区域,代表许多血管周围的脂肪。B. FSE T_2 加权轴位图像显示不均匀高信号,点状区域非常亮,代表血管。血管瘤典型的有脂肪和血管混合组织,在 T_1 和 T_2 序列上均呈高信号。

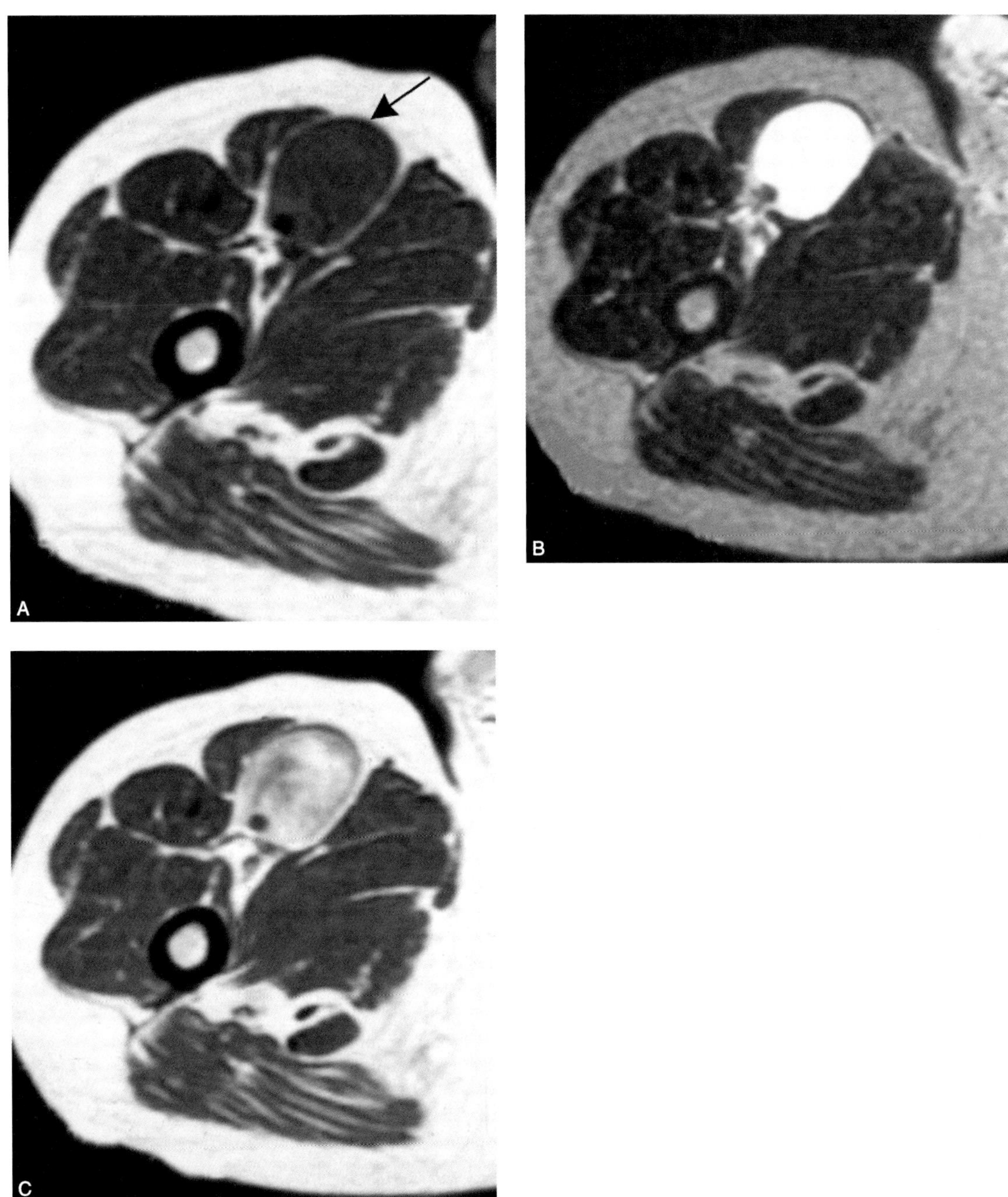

图 56.8　神经鞘瘤。A. 轴位 T_1WI 显示一个肿块(箭)位于大腿前部。B. T_2WI 图像显示为均匀的高信号,看起来与液体信号相同。C. 在注射钆对比剂后,T_1WI 图像显示肿块弥漫性强化,这表示它是一个实性肿瘤。活检表明这是一个神经鞘瘤。

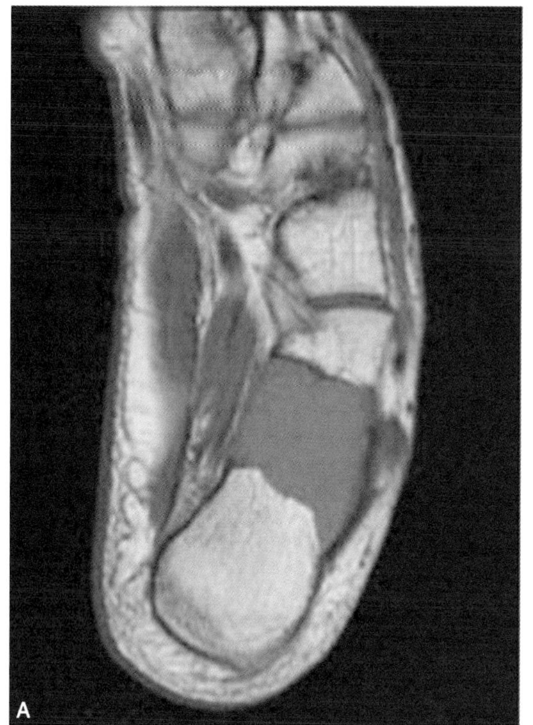

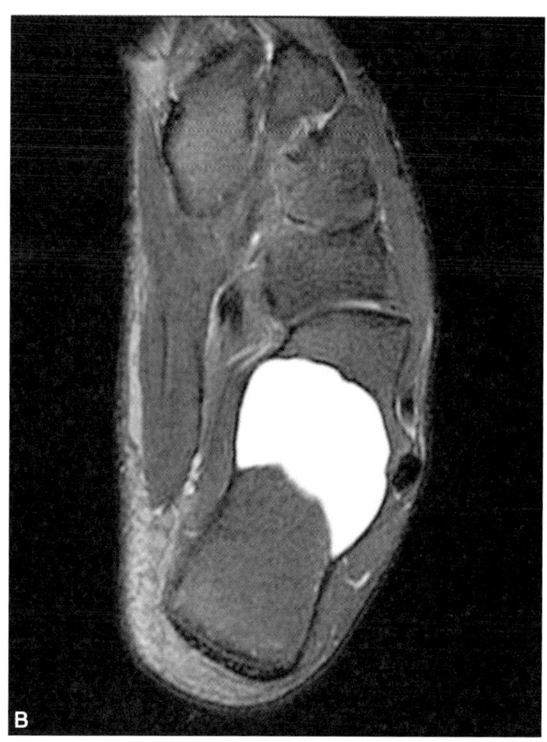

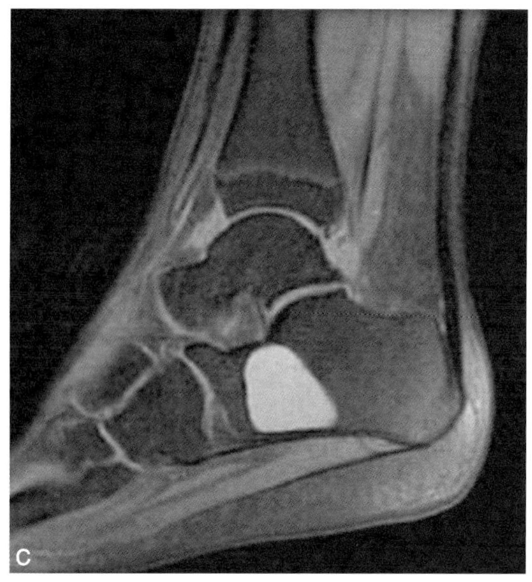

图 56.9　抑制脂肪的影响。A. 通过跟骨的轴向 T_1 加权图像显示低信号，在 T_2 加权图像上是均匀高信号。B. 这是单发性骨囊肿的典型表现，其是充满液体的良性骨肿瘤。C. 具有脂肪抑制的矢状位 T_1 加权图像显示病变信号均匀增加。如果给予钆对比剂，可能会错误地认为这是一种强化的实体肿瘤而不是一个单发性骨囊肿。由于没有给对比剂，明显增加的信号是由于脂肪抑制的影响。

肿　瘤

骨　肉　瘤

骨肉瘤是最常见的原发性恶性骨肿瘤。好发于儿童和青少年(<30岁)。一些文献也认为骨肉瘤的第二好发高峰是60岁左右，但是这可能是因为 Paget 病所继发的骨肉瘤或之前的放射造成的。尽管骨肉瘤典型部位是在长骨末端，但是它也经常出现在骨骼的其他地方，所以病变位置并不有益于鉴别。这些病变常常具有破坏性，出现明显的硬化，有瘤骨形成或活动性硬化(图 56.10，图 56.11)；然而，骨肉瘤也可以是完全的溶骨型。这些通常是毛细血管扩张型骨肉瘤。骨肉瘤有许多分型和分类，但是对于放射学专家并不常用。骨肉瘤在磁共振 T_1WI 和 T_2WI 上表现为巨大软组织肿块，其内由混杂的高低信号构成(图 56.10)。

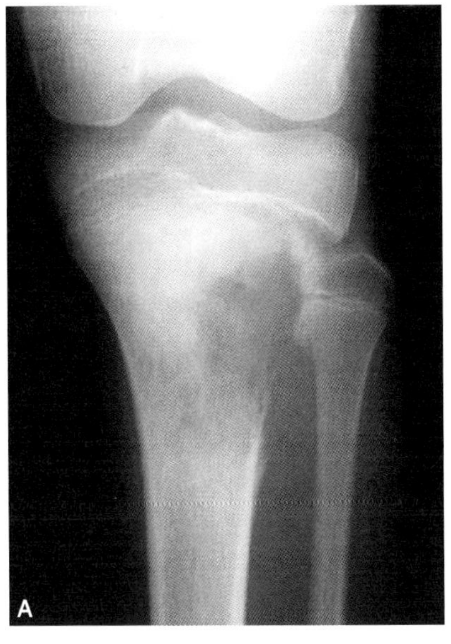

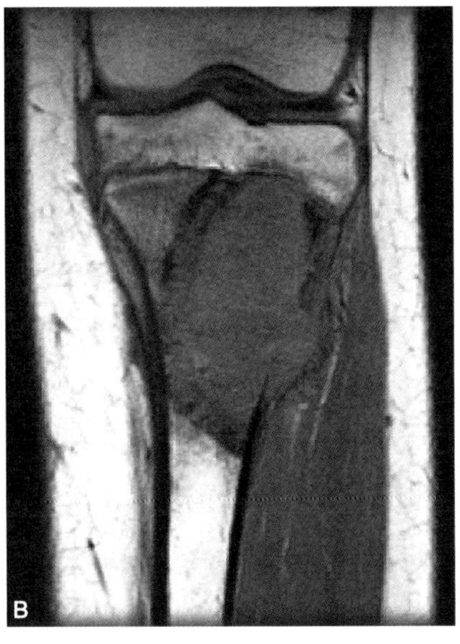

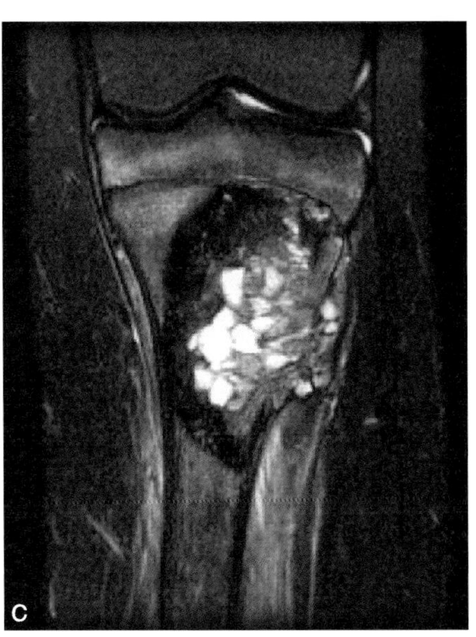

图 56.10　骨肉瘤。A. 儿童,胫骨近端的溶骨性和成骨性病变,这是典型的成骨性骨肉瘤表现。B. 冠状 T_1WI 图像显示了病变软组织侵犯的范围。C. 所有这些表现都可以在 T_2WI 上看到。

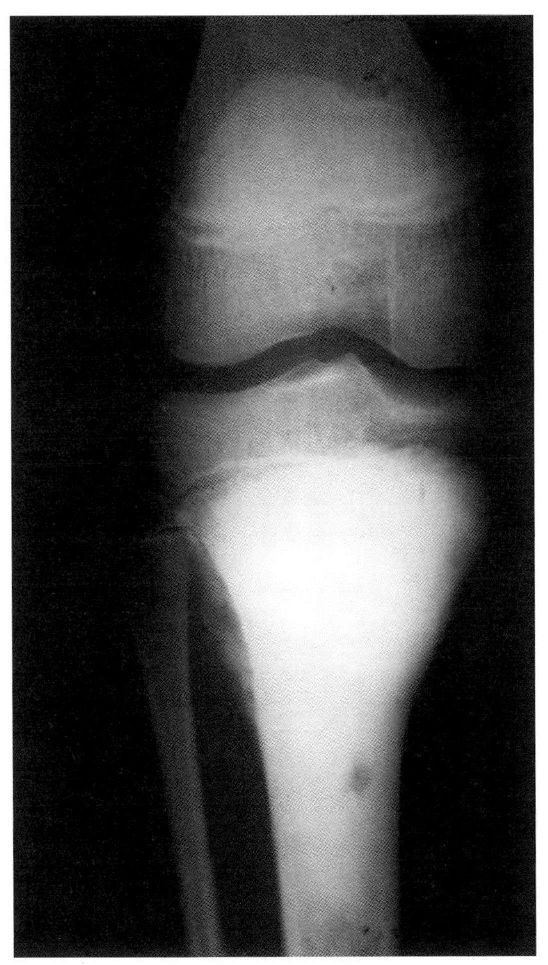

图 56.11　骨肉瘤。该患儿的胫骨近端可见致密的硬化性病变,这是骨肉瘤的典型特征。

骨旁骨肉瘤

骨旁骨肉瘤应当与骨内骨肉瘤相鉴别。骨旁骨肉瘤来源于骨膜,在骨外生长(图 56.12)。常包绕骨干,并不穿透皮质。相比于骨内骨肉瘤,它多发于老年人,未侵犯骨髓时,它的侵袭性或死亡率不高。治疗方案包括仅切除突出于骨组织的肿瘤;但是复发率较高,需要一整块切除。骨旁骨肉瘤一旦侵犯邻近的骨皮质,它具有与骨内骨肉瘤一样的侵袭性,治疗方案也相似——也就是:截肢术或根治术。放射学者需要评估病变对邻近皮质的侵犯来帮助做出治疗方案和推测预后。这最好使用 CT 或 MR(图 56.13)。骨旁骨肉瘤最易出现的位置在靠近膝关节的股骨远端。

在这个病变位置,与早期骨旁骨肉瘤相似的是皮质硬纤维瘤。皮质硬纤维瘤是一种撕脱性损伤,完全是良性病变但可表现为侵袭性。然而在组织学上,它可表现为恶性病变,因此活检可导致不良后果。常有良性皮质硬纤维瘤被误认为恶性病变而进行截肢手术。

另一个易与骨旁骨肉瘤相混淆的病变是骨化性肌炎。和皮质硬纤维瘤一样,骨化性肌炎在组织学上易与恶性肿瘤相混淆,导致不良后果。鉴别诊断当然很重要。庆幸的是,骨旁骨肉瘤和骨化性肌炎在 X 线上的鉴别比较容易(见第 60 章,关于骨旁骨肉瘤和骨化性肌炎以及皮质硬纤维瘤鉴别点的讨论)。

尤 因 肉 瘤

尤因肉瘤是典型的弥漫性(多个小缺损)病变,位于儿童长骨骨干(图 56.3B)。只有 40% 发生于骨干,其余的多发于干骺端、穿过干骺端和扁骨。尤因肉瘤多原发于儿童和青少年,特别是发生于扁骨的患者,大多数都在 20 岁以内。尽管他们的表现大多都是弥漫性的,但是可出现活动性新骨,这使得病变局部表现出硬化性和“不均匀性”。尤因肉瘤常具有洋葱皮样

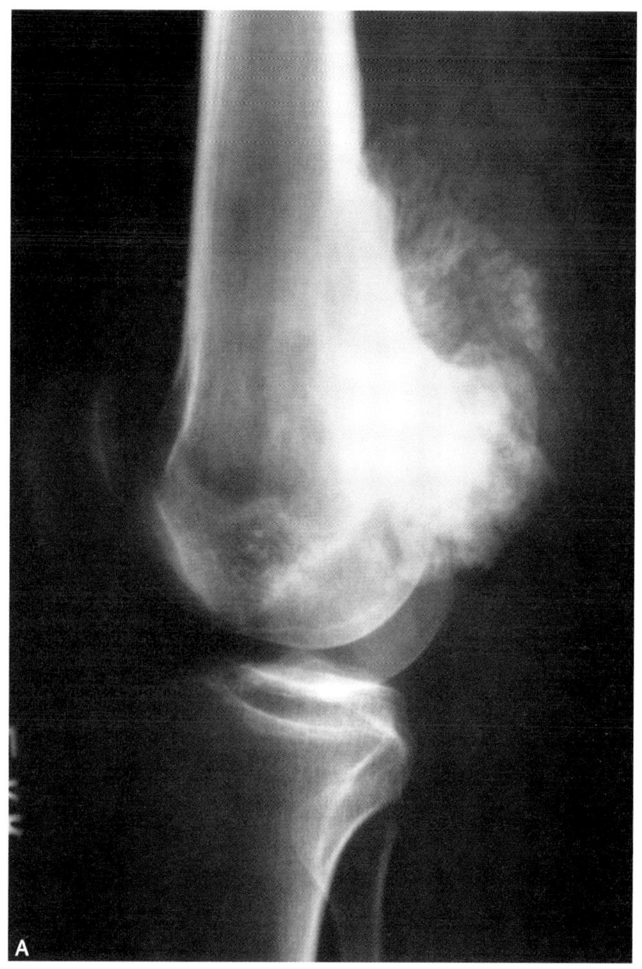

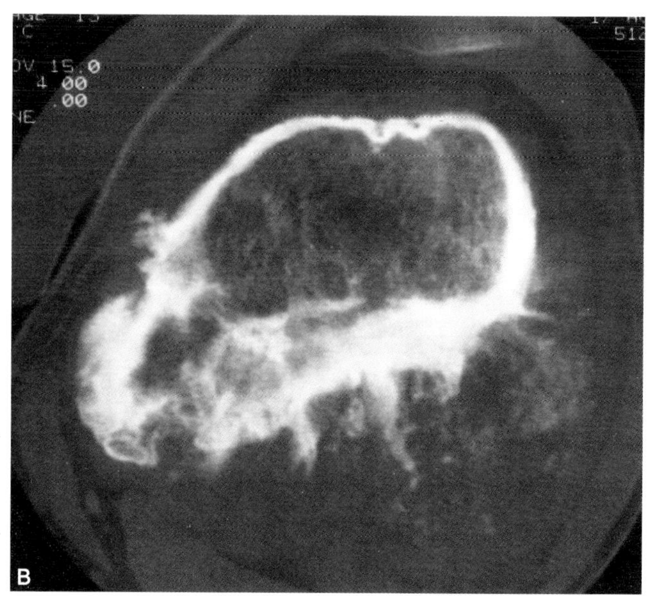

图 56. 12　骨旁骨肉瘤。A. 膝关节侧位片显示了一处源于股骨远端后部皮质的骨病变,表现为巨大软组织肿块,其内可见钙化。注意高密度的钙化位于中央,边缘仅有轻微钙化;这些都是骨旁骨肉瘤的典型表现。B. CT 显示病变侵入骨髓。这是预后不佳的表现,也是外科手术的重要指征。

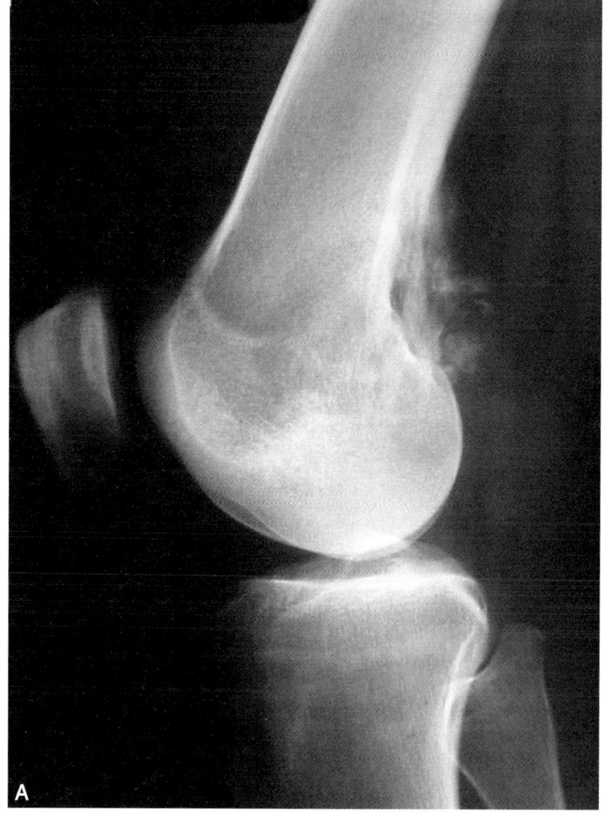

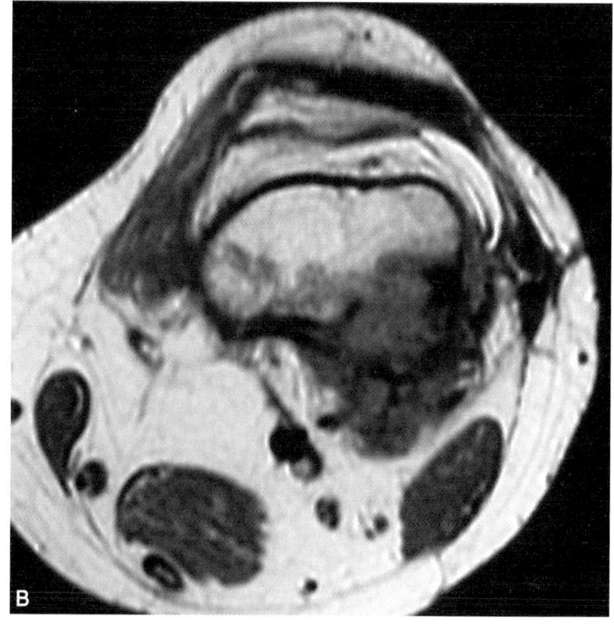

图 56. 13　骨旁骨肉瘤。A. 另一名骨旁骨肉瘤患者的侧位片显示了股骨远端的软组织钙化。B. 质子密度加权轴位图像显示较多骨质受累。

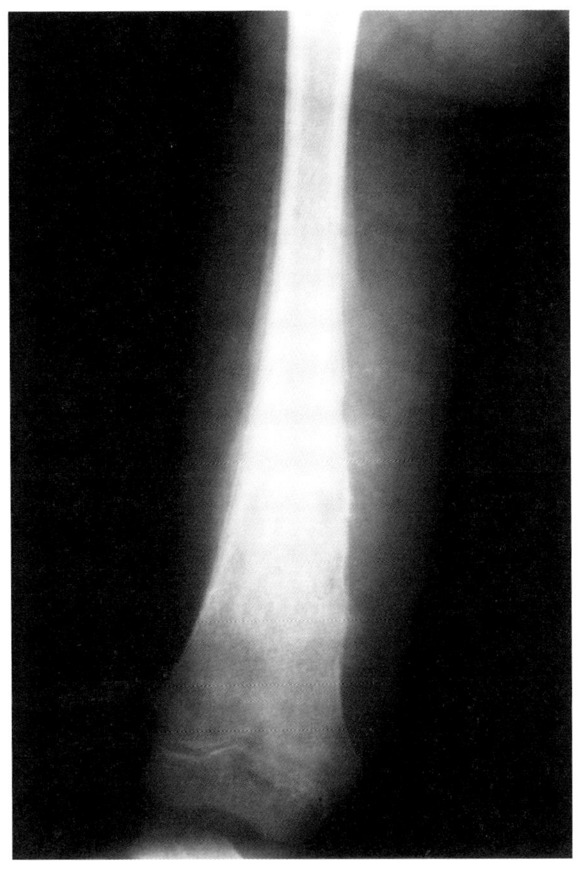

图 56.14　尤因肉瘤。患儿股骨前后位片显示病变主要表现为硬化性，骨干有大量放射样的骨膜炎，活检发现是尤因肉瘤。

骨膜炎，但是也有些骨膜炎的形状为放射状或不规则状（图 56.14）。极少数情况，尤因肉瘤也可表现为良性骨膜炎（厚的、均匀的或波浪状）。

如果出现良性的骨膜炎，就应考虑到其他病变，比如感染和嗜酸性肉芽肿。儿童弥漫性病变典型的鉴别诊断是尤因肉瘤、感染和嗜酸性肉芽肿。这 3 种病变的放射学表现相同。如果是典型的良性骨膜炎或死骨，可排除尤因肉瘤。软组织肿块的有无对鉴别这 3 种疾病作用并不是很大。临床症状对于鉴别也不是很有用，因为这 3 种疾病的临床表现相似。

软骨肉瘤

软骨肉瘤因其多样的表现使得目前对它的诊断比较困难。多发于 40 岁以上患者。软骨肉瘤很少出现在儿童，尽管偶尔会遇到，也是由骨软骨瘤恶变形成的。在组织学上，低级别的软骨肉瘤很难与内生软骨瘤相鉴别。软骨肉瘤诊断后通常采取根治性切除和治疗，尽管对低级别的软骨肉瘤是否是恶性肿瘤仍然有争论（或多或少有些争议）。因为这些原因，对于“可能的软骨肉瘤”的诊断也源于那些引起疼痛的病变（图 56.15）或明显的侵袭性特征，如骨膜炎和破坏。放射学专家和病理学家都不能准确地区分内生软骨瘤和低级别软骨肉瘤。MRI 对鉴别良性内生软骨瘤和软骨肉瘤很有帮助。如果出现了软组织肿块或水肿，就不太可能是内生软骨瘤。

任何情况下，在老年患者（>40 岁）发现有骨组织或软组织肿块，有不规则的雪花状钙化，都可考虑是软骨肉瘤（图 56.16）。对于没有出现钙化的软骨样变化，则不易与其他侵袭性的溶骨性病变相鉴别，比如转移性疾病、浆细胞瘤或感染。通常放射科医师只能提供一个大范围的鉴别诊断，这是完全可以接受的。这些病变在任何级别都必须活检，所以放射科医师也不必做出诊断。大多数恶性肿瘤都是如此。

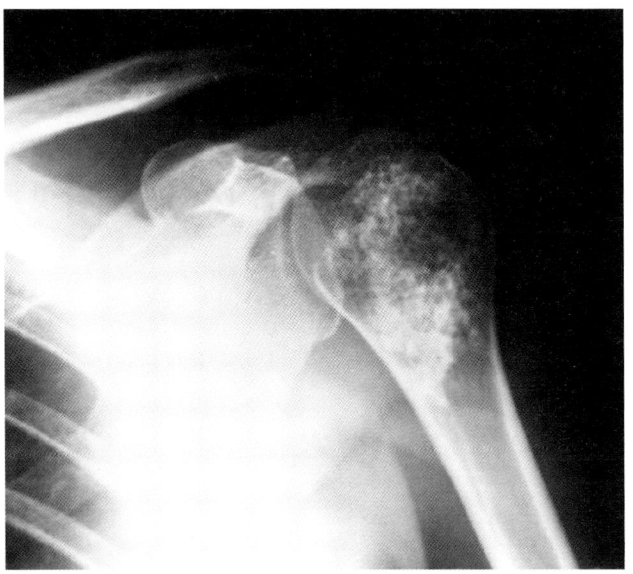

图 56.15　软骨肉瘤。可见肱骨近端有典型的雪花状或爆米花样不规则的钙化，这是内生软骨瘤的典型改变。然而，这位患者有与这种病变相关的疼痛，活检发现这是软骨肉瘤。

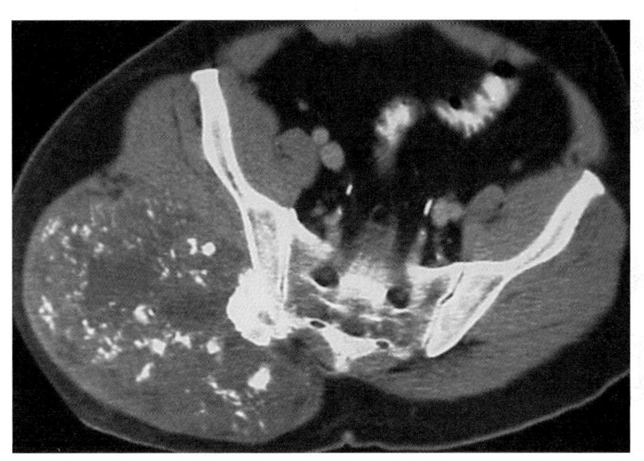

图 56.16　软骨肉瘤。在这张骨盆的 CT 上可见此源于髂骨的病变，有一个巨大的含不规则钙化的软组织肿块。这是典型的软骨肉瘤的表现。

恶性巨细胞瘤

大概有 15%的巨细胞瘤是恶性的；但是，这是基于它的复发率而不是转移性病变，这比较少见。然而，没有什么方法可以预测哪一类巨细胞瘤会发生恶变。放射学上，良性和恶性的巨细胞瘤表现相同。组织学上，良性和恶性的巨细胞瘤也表现相同。如果出现转移灶（通常是肺），大多数肿瘤科医师都认为是恶性的。这相当少见。恶性巨细胞瘤容易首先在 40 岁年龄段出现。

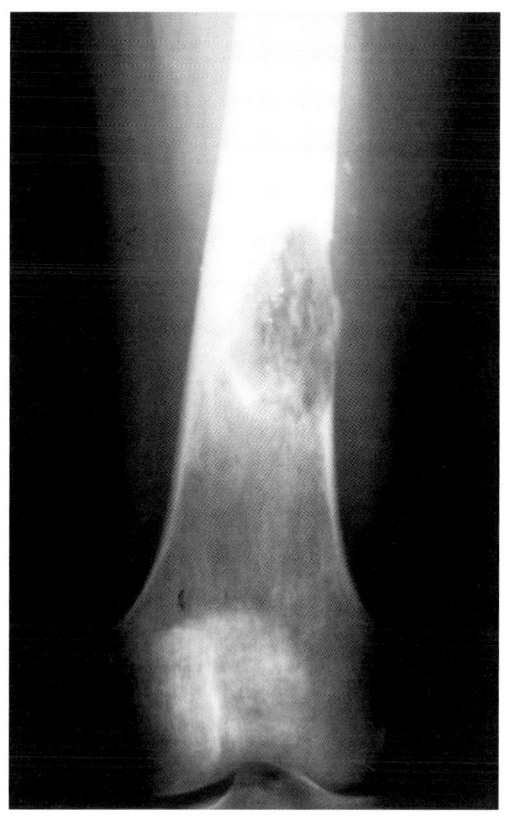

图 56.17 恶性纤维组织细胞瘤(MFH)。股骨骨干可见一边界不清的溶骨性病变,表现为弥漫性或虫蛀样,活检证明是 MFH。

恶性纤维组织细胞瘤——旧称纤维肉瘤

恶性纤维组织细胞瘤(MFHs)是溶骨性恶性肿瘤,不会产生类骨样或软骨样改变。它们通常不会产生活动性新骨,因此通常都表现为溶骨性改变。这种溶骨性表现可能有很多种形式,从弥漫性(图 56.17)到虫噬样再到界限清楚的溶骨病变(图 56.18)。纤维肉瘤的好发年龄范围较大,但是倾向于 40 岁年龄段。这是少数的恶性肿瘤之一,有时会出现死骨。

硬纤维瘤

硬纤维瘤(不要与皮质硬纤维瘤混淆,见第 60 章)是低分化纤维肉瘤,旧称促结缔组织增生纤维瘤或侵袭性纤维瘤病。它们常出现在软组织中,不易出现在骨骼内。这些病变,在骨骼内时,因为其生长缓慢,通常界限清晰。常出现良性的骨膜炎,有较粗的骨刺或"毛刺"。它们都表现为多房性,间隔较厚(图 56.19),生长缓慢,不会转移,但是也会出现周围软组织扩散,并且具有破坏性。就像纤维肉瘤和恶性纤维组织细胞瘤,这些病变都可出现死骨。

原发性骨淋巴瘤(旧称网状细胞肉瘤)

原发性骨淋巴瘤(网状细胞肉瘤)的放射学表现与尤因肉瘤相同,呈弥漫性或虫蛀样改变(图 56.20)。原发性骨淋巴瘤比尤因肉瘤更易出现在老年患者,但是尤因肉瘤有典型的全身

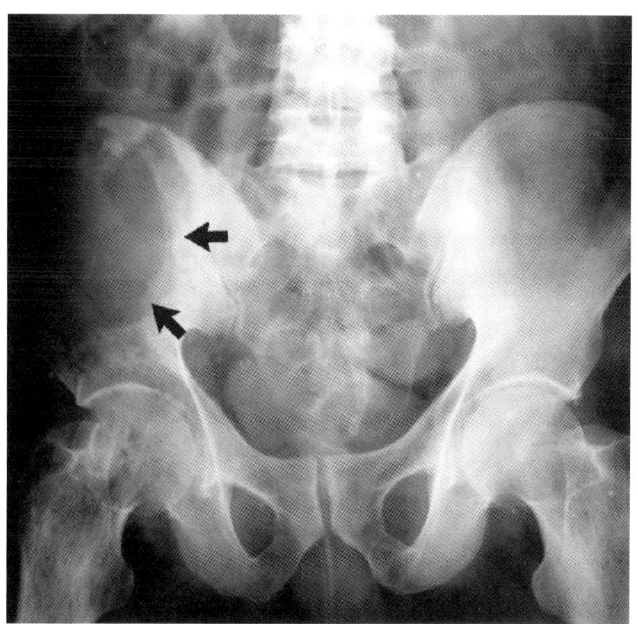

图 56.18 恶性纤维组织细胞瘤(MFH)。整个右侧髂骨翼(箭)可见一个巨大的溶骨性破坏病变,边界较清楚。活检证明是 MFH。MFH 生长缓慢,偶尔会出现狭窄的过渡带,如本例所示。

性症状,原发性骨淋巴瘤患者通常没有任何症状。也就是说,唯一能侵袭大量骨组织的恶性肿瘤是没有症状的。

转移瘤

大于 40 岁的患者,对骨组织病变的任何鉴别诊断都应该考虑转移性疾病。转移性疾病实际上有很多种表现,可表现为良性病变或侵袭性原发性骨肿瘤。通过转移灶来辨别肿瘤的来源通常比较困难,甚至不可能,尽管有些表现很具有特征性。例如,男性的多发性硬化灶就很像前列腺的转移灶(图 56.21),尽管肺、肠或其他转移性肿瘤都与它相似。在女性患者,胸部的转移灶也可有相同的表现。尽管几乎每一个转移性骨病变都是溶骨性或成骨性,但是唯一没有成骨性转移的原发性肿瘤就是肾细胞癌。膨胀性和溶骨性转移典型的鉴别诊断就是肾细胞癌和甲状腺癌(图 56.22)。

骨髓瘤

与转移性肿瘤相似,在 40 岁以上的患者才考虑骨髓瘤,尽管有些放射学专家认为骨髓瘤的最低发病年龄是 35 岁。骨髓瘤有典型的弥漫性表现(图 56.23),这与尤因肉瘤或原发性骨淋巴瘤相似。因为年龄的标准,尤因肉瘤和骨髓瘤有不同的差别,但是骨髓瘤通常要侵犯颅骨(图 56.24)。骨髓瘤很少有多发性硬化灶,因此也很像弥漫性的转移性疾病。在放射性核素骨扫描时,骨髓瘤是唯一没有强放射性的病变。因此,当临床上认为可能是骨髓瘤时,可在放射性核素骨扫描时运用放射学的"骨检查"。少数情况下,骨髓瘤也会出现溶骨性病变,称为浆细胞瘤。这种病变的表现与任何溶骨性病变相似,无论良性还是恶性,它可比骨髓瘤提前长达 5 年出现。椎体内的浆细胞

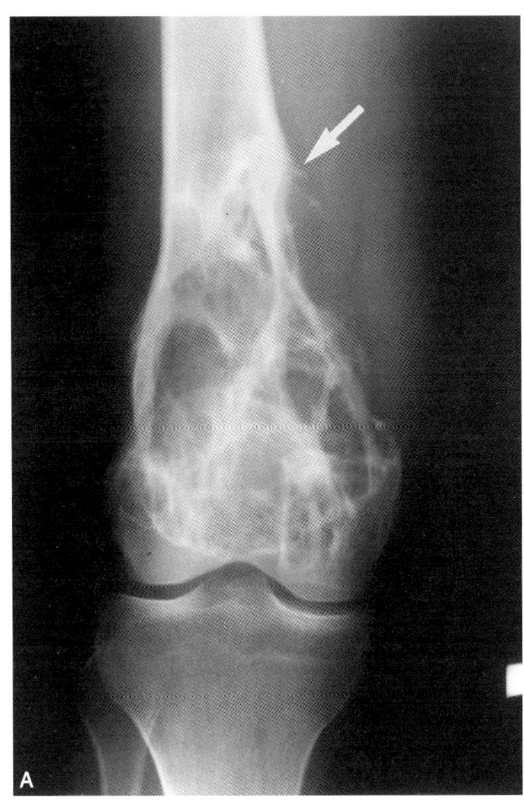

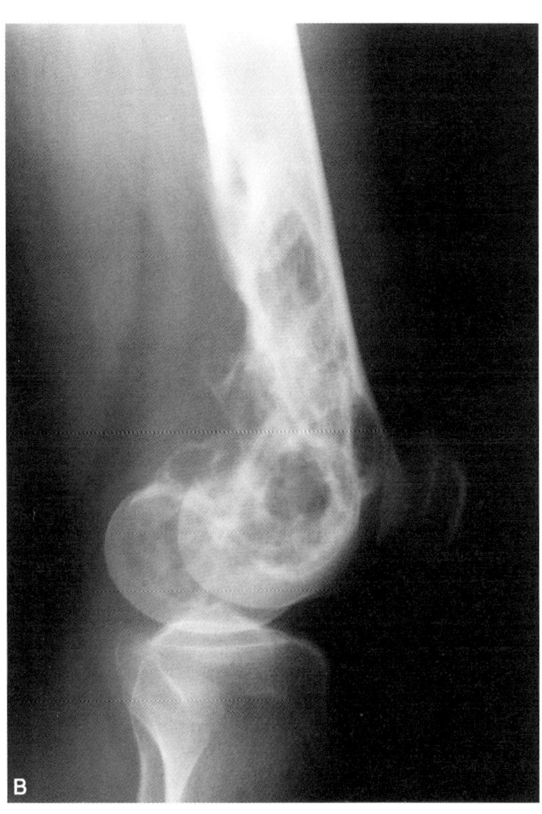

图 56.19　硬纤维瘤。在股骨的前后位(A)和侧位片(B)上,可见股骨远端多发性、分隔样、破坏性的溶骨病变,这是硬纤维瘤的典型特征。厚间隔和狭窄的过渡带是良性病变的特征,然而 Codman 三角(箭)和大量的骨质缺损则表示是侵袭性病变。

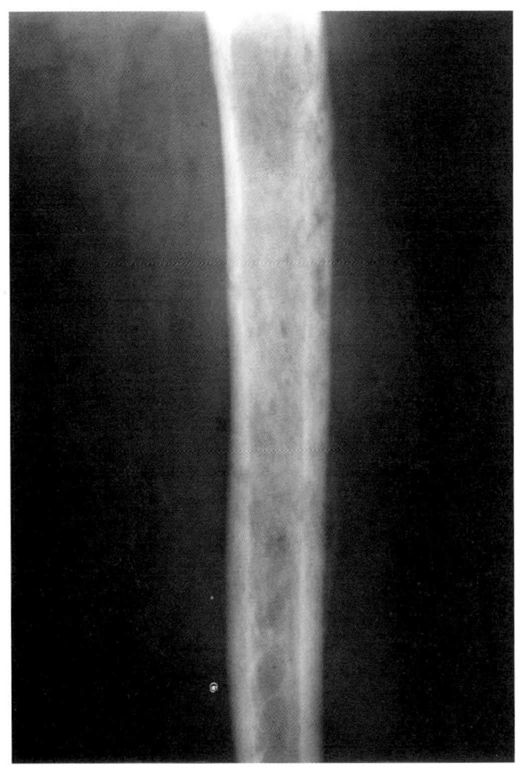

图 56.20　原发性骨淋巴瘤。35 岁患者,肱骨可看见其弥漫性骨病变,这是原发性骨淋巴瘤的特征。

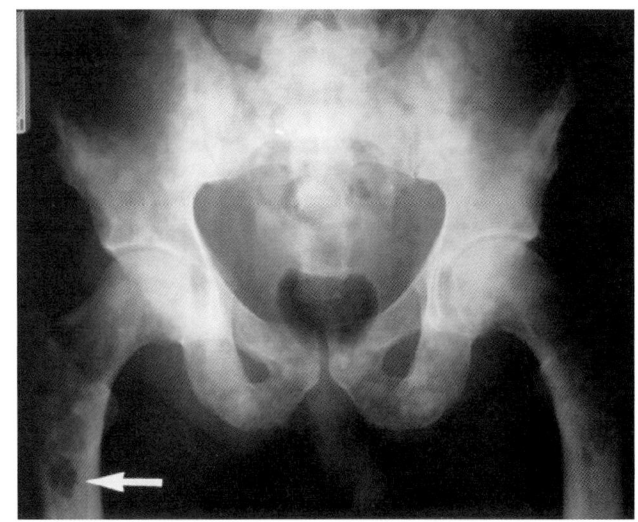

图 56.21　转移性前列腺癌。骨盆和近端股骨可看见弥漫性的成骨转移灶,在右侧近端股骨可见溶骨性的破坏性损伤(箭)。前列腺转移灶通常是成骨性的,但偶尔也是溶骨性的。

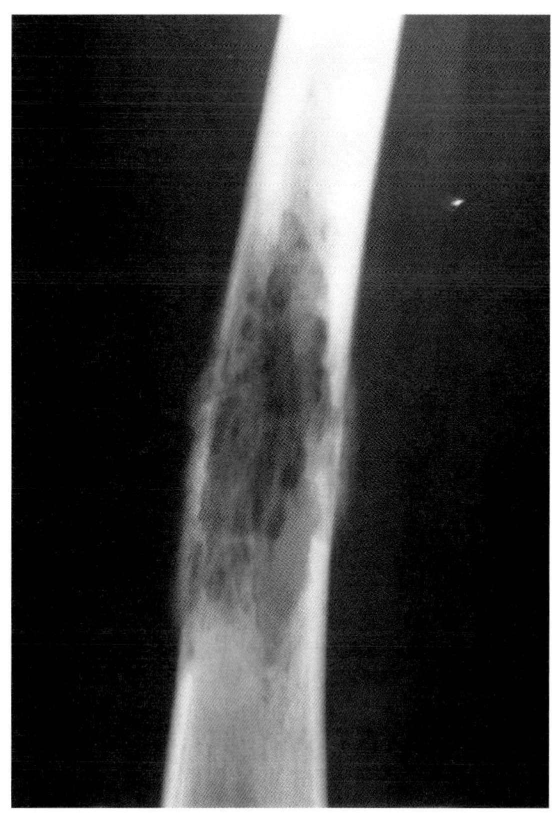

图 56.22　转移性肾细胞癌。这是一个股骨干的溶骨性病变，是典型的肾细胞癌。1/3 的肾细胞癌在早期就有骨转移。实际上肾细胞癌不会出现成骨性转移。

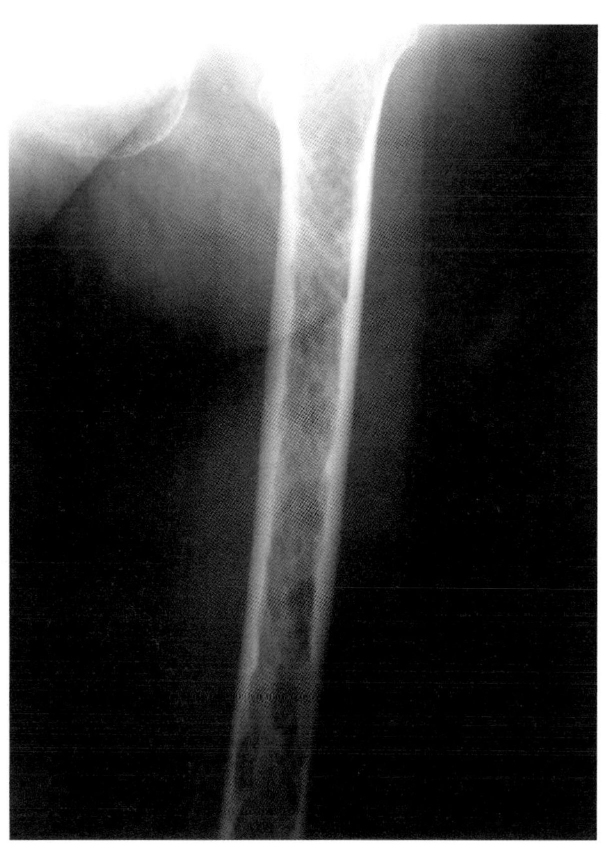

图 56.23　多发性骨髓瘤。45 岁患者，股骨干可见弥漫性的虫噬样病变，这是骨髓瘤的特征性征象。原发性骨淋巴瘤也有类似的表现。

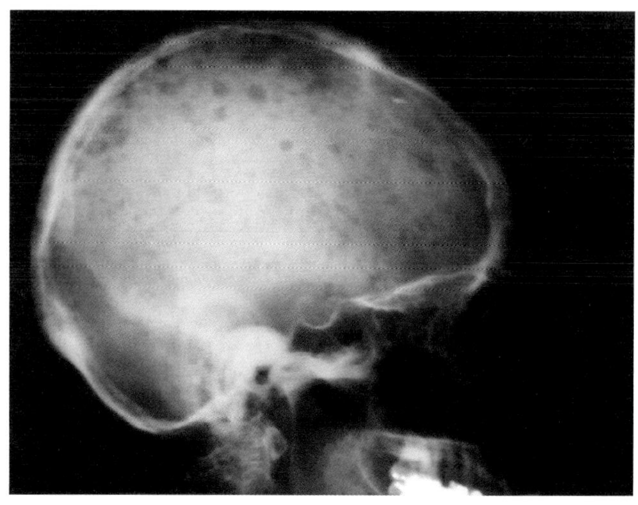

图 56.24　多发性骨髓瘤。颅骨的侧位片显示了颅骨多发的弥漫性病变，这是多发性骨髓瘤的特征性改变。

瘤具有一种称为“微型脑”的特征性表现（见第 55 章图 55.29）。

软组织肿瘤

多形性未分化肉瘤。无论肿瘤是否有钙化、骨质破坏、侵犯脂肪等，软组织肿瘤都没有简洁而有用的鉴别诊断。最常见的两种软组织肿瘤：恶性纤维组织细胞瘤和脂肪肉瘤。最近病理学家重新定义为多形性未分化肉瘤。因为高级别肿瘤，它们在组织学上几乎无法区分。对于放射科医师来说也不能区分，因为无法鉴别脂肪肉瘤和 MFH。脂肪肉瘤很少在 MRI 上显示脂肪成分，并且两种肿瘤通常都有出血，这可能类似于 T_1 加权图像上的脂肪信号。一些病理学家仍然将 MFH 与脂肪肉瘤分开，但大多数人没有。脂肪瘤显然可通过其脂肪予以鉴别，但是脂肪肉瘤可能或者不可能存在脂肪。因此，通常只需描述肿瘤的大小和范围，并让病理学家确定诊断。

滑膜肉瘤（旧称滑膜瘤）很少发生于关节，而是邻近关节。关节疾病的鉴别诊断通常都很少考虑是恶性的。有两种典型的肿瘤（神经肿瘤），在 T_2WI 上都是典型的均一高信号，滑膜肉瘤就是其中之一——就这种程度上说容易误以为是积液。如前所述，当 MRI 在腱鞘囊肿或黏液囊肿的非典型部分上发现类似积液的肿块时，都必须使用对比剂来确定是液体还是实性肿块。

滑膜骨软骨瘤病是一种良性的关节病变，可能来源于滑膜的化生，可在关节产生多处钙化的游离体。在组织学上和软骨肉瘤相似，因为它有特殊的放射学表现，所以可以较好地进行诊断（图 56.25）。高达 20% 的游离体不会钙化，但是，骨软骨瘤病也与色素沉着绒毛结节性滑膜炎相似。

色素沉着绒毛结节性滑膜炎是一种良性的滑膜软组织病变，可引起关节肿胀和疼痛，偶尔也可造成关节侵蚀（图 56.26）。实际上它不会产生钙化。色素沉着绒毛结节性滑膜炎的 MRI 表现很具特异性，因为有含铁血黄素沉着（图 56.27），所以在 T_1WI 和 T_2WI 滑膜都表现为显著的低信号。慢性的出血进入关节，称为血脂性关节炎，也有相似的表现，但是很少见。

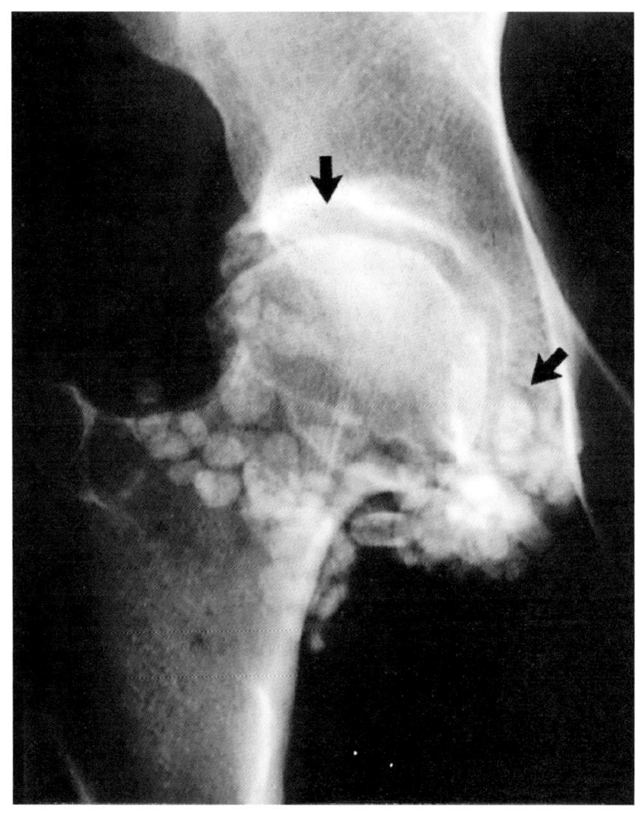

图 56.25　滑膜骨软骨瘤病。该患者髋关节多发性钙化游离灶，实际上是滑膜骨软骨瘤典型表现。注意髋臼的侵蚀（箭）。高达 20%的病例中，游离体并未骨化；这些病例不易与色素沉着绒毛结节性滑膜炎相鉴别。

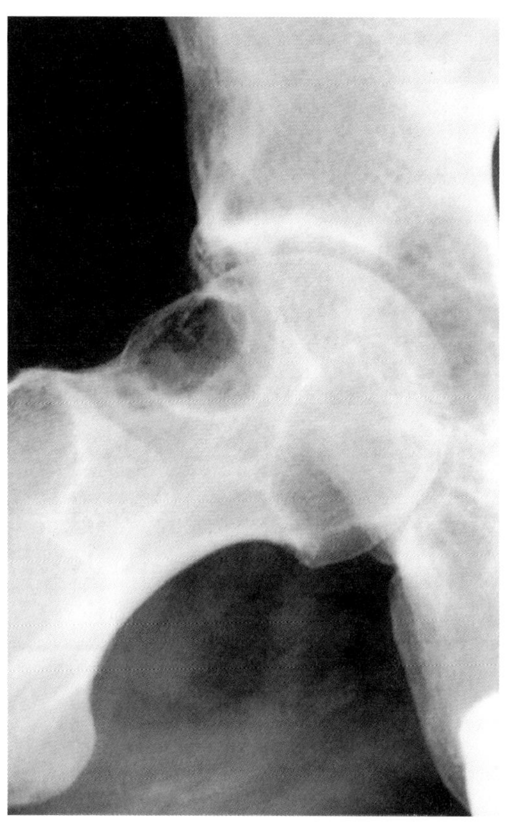

图 56.26　色素沉着绒毛结节性滑膜炎（PVNS）。股骨头和髋臼大范围的侵蚀是 PVNS 的特征性改变。然而，未骨化的滑膜性骨软骨瘤也有相似的表现。

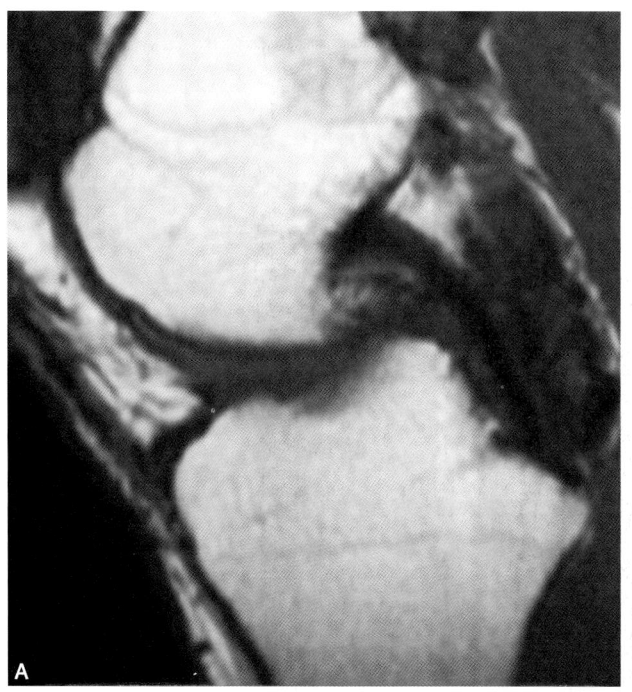

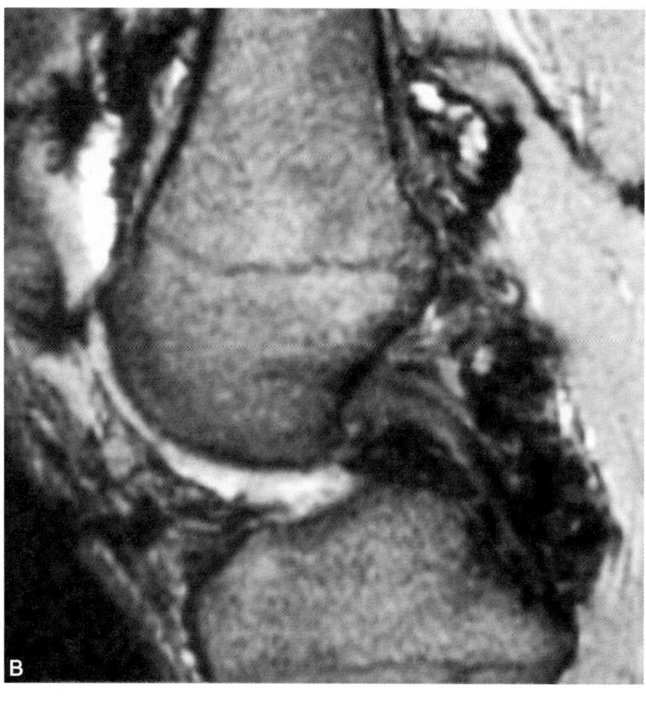

图 56.27　色素沉着绒毛结节性滑膜炎（PVNS）。膝关节疼痛伴肿胀的患者，其质子密度（A）和 T_2WI（B）矢状成像显示滑膜弥漫性的低信号。PVNS 因为有含铁血黄素沉着，所以 T_1WI 和 T_2WI 都呈典型的低信号。

血管瘤通常有静脉石，通常也会对邻近的骨骼造成骨质缺损，这可在假弥漫性的病变中造成类似弥漫性和虫噬样的改变（图 56.28）。小圆形细胞病变的真正弥漫性改变发生于骨髓内或骨内，可通过完整的皮质与假弥漫性病变相鉴别。

非典型滑膜囊肿，比如膝关节周围的 Baker 囊肿，可以以软组织肿块形式出现，而导致不必要的活检。CT 上，这些病变可能不会认为是充满液体的病变，它与关节相连，容易被忽略。MRI 在 T_2 加权像上显示均一的极高信号，通常有分隔（图 56.29）。应用钆对比剂可以区分它是积液还是实性肿瘤。如前所述，滑膜肉瘤和神经瘤在 T_2WI 上与积液表现很相似。

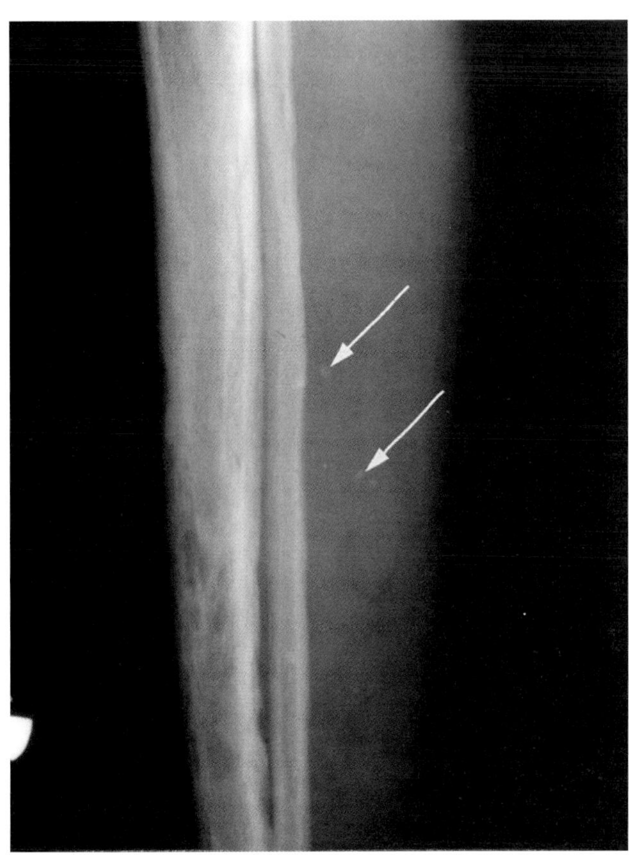

图 56.28　血管瘤。患者胫骨可见软组织肿块，并见多发、不规则的溶骨样病变，多数位于骨皮质。像这种皮质缺损大多都发生在放疗后或软组织血管瘤。注意后方软组织内的静脉石（箭），通常都见于血管瘤，也很好诊断。

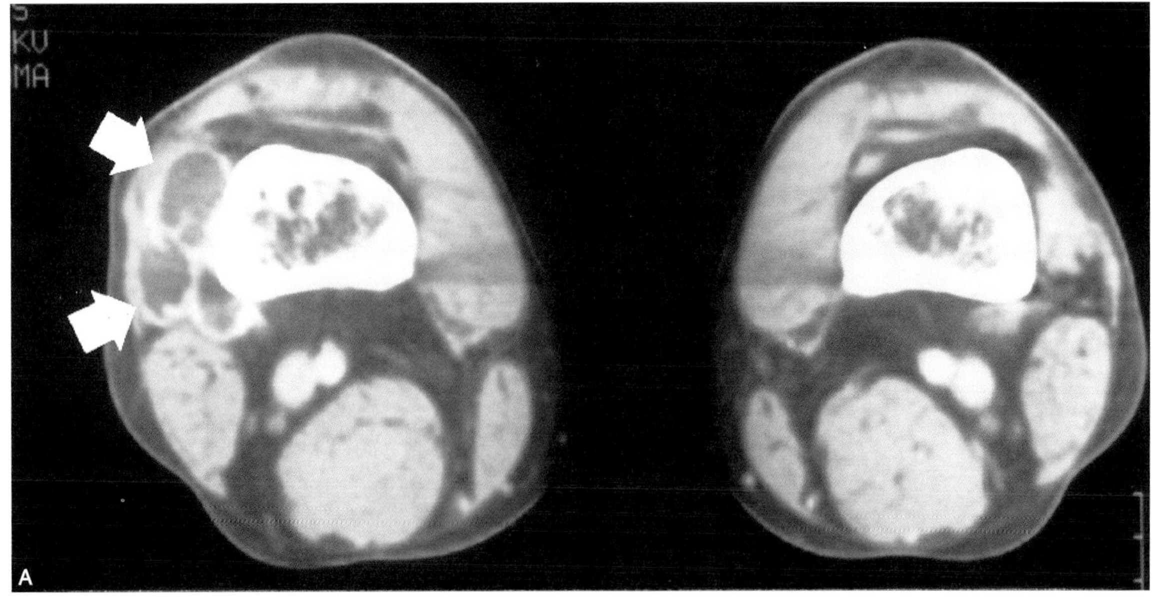

图 56.29　非典型滑膜囊肿。A. 患者右膝周围可见软组织肿块，股骨远端的 CT 扫描显示了邻近右侧股骨远端的多发性软组织肿块（箭）。

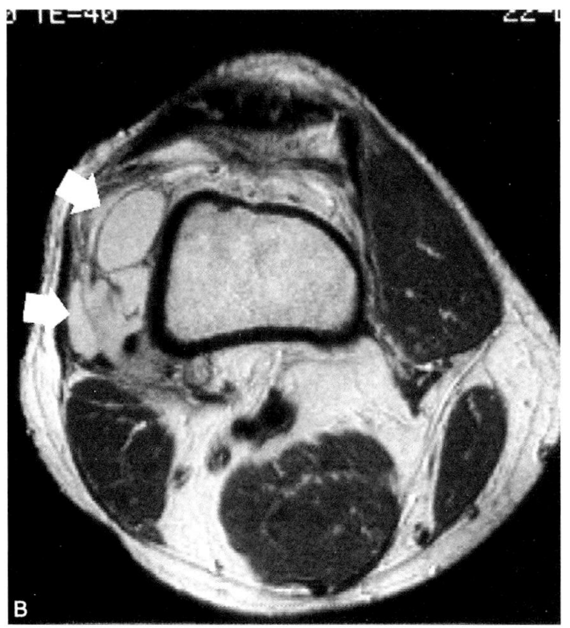

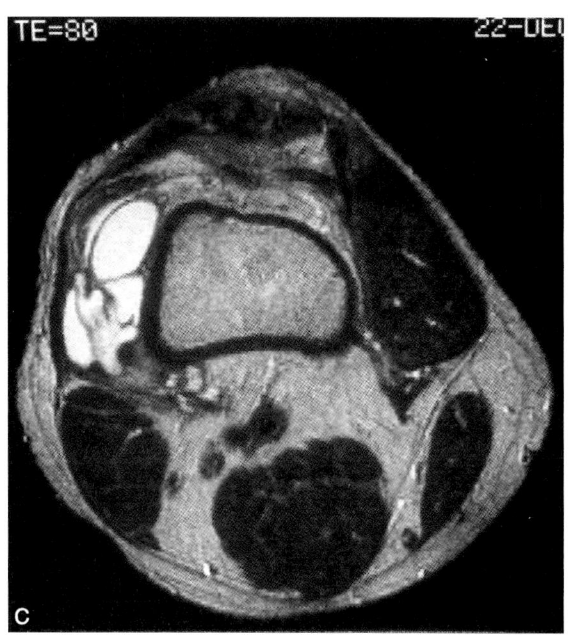

图 56. 29（续） B. 质子密度加权 MRI 显示均匀中等信号的多发软组织肿块（箭）。C. T_2WI 显示病变为高信号，这是液体的典型表现，有的肿瘤也有这些信号特征。这是一个源于膝关节的非典型滑膜囊肿。

推荐阅读

Berquist T, Ehman R, King B, Hodgman CG, Ilstrup DM. Value of MR imaging in differentiating benign from malignant soft-tissue masses: study of 95 lesions. *AJR Am J Roentgenol* 1990;155(6):1251–1255.

Brien EW, Mirra JM, Kerr R. Benign and malignant cartilage tumors of bone and joint: their anatomic and theoretical basis with an emphasis on radiology, pathology and clinical biology. I. The intramedullary cartilage tumors. *Skeletal Radiol* 1997;26(6):325–353.

（任逢春 杨春燕 左后东）

第 57 章 ■ 骨骼外伤

本书教学内容涵盖了骨肌系统绝大多数疾病(约 95%)的影像诊断和鉴别诊断,也就是说,通过本章节学习,对于骨骼损伤诊断的准确率可达到 95%。这种准确率可以通过加长列表来实现,但是如果列表太长,则可能很冗长,对临床医师的帮助不大。但是,在有创伤的情况下,95%的诊断准确率仍然不够,即使是 5%的漏诊率在临床上也是不可接受的,骨折不容漏诊。

在开始具体病例之前,应牢记有关创伤放射学的一些关键点。首先,要高度怀疑。每一位放射科医师在工作中都可能会漏诊,因为他们不可能对每一种骨折的表现都了然于心。常有患者提供不确切,甚至虚假的病史来误导诊断。因此,对于诊断存疑的患者进行体格检查是很有必要的。外科医师在阅片时很少漏诊骨折是因为他们对患者进行了体格检查,了解受伤部位,并高度怀疑。第二,每位外伤患者均需要正侧位摄片。在一个位置(正位或侧位)上观察,则相当多的骨折征象都可能遗漏。因此,必须常规行正侧位摄片观察。第三,一旦发现骨折,还须注意片内其他骨骼结构的情况。大约 10%的病例有第 2 个阳性发现,通常与初次的发现一样重要或甚至更重要。许多骨折都并发脱位、异物或其他骨折,因此,需要对整个片内骨骼进行仔细而全面的观察。

最后,当平片与临床不符时,应立即行 CT 或 MR 检查。当平片结果为阴性或骨折的诊断模棱两可时,MR 常取代 CT 或核素扫描而成为首选的影像检查手段。是否应该将 CT 或 MR 等昂贵医疗设备应用于骨创伤检查,应取决于是否有利于患者治疗方案的制订及临床预后的改善,而不仅仅是为了显示骨折和骨骼异常。例如,用 CT 或 MR 成像显示桡骨小头细微或隐匿骨折显然毫无必要,患者只需要进行简单的夹板固定而不必进行烦琐而复杂的影像学检查(例如,若患者肘部外伤伴疼痛,平片显示脂肪垫移位时,提示关节腔积液)。对于一位跌倒后髋部疼痛的老年患者而言,MR 检查则是必需的,治疗方案的选择取决于有无隐匿性骨折。

脊 柱

颈椎是急诊繁忙工作中最为常见的摄片部位,同时又是最难以诊断骨折的部位之一。对放射科医师而言,最重要的诊断线索就是患者的临床病史。若车祸伤患者无颈部疼痛,则颈椎骨折的概率很低,所谓的“预防性摄片”是不合乎情理的。但对于一位表现为颈部疼痛或神经功能障碍的车祸伤患者,若平片为阴性,则需进一步行 CT 检查。

通常,首选横断位扫描,避免位置不适当的移动,否则有可能加重损伤。如果颈椎侧位显示正常,在患者配合的情况下还应进行颈部伸展位和屈位摄片。现在很多创伤中心,除了或代替颈椎放射线图外,还会进行矢状和冠状位颈椎重建。人们在颈椎侧位片上观察什么信息呢?首先,应确保所有 7 个椎体都清楚显示。由于大部分颈椎骨折的漏诊是由肩部干扰影响低位颈椎显示而导致的(图 57.1),如果颈椎不能全部被包括在 X 线片内,需下压双肩后重新摄片。

接下来,应对下述 5 条平行线有无偏移或不连续进行评估(图 57.2):

1 线为椎前软组织连线,沿气道后方向下延伸至喉软骨水平,距上位的 3 或 4 个颈椎椎体距离仅数毫米。线 1 与 C_3 或 C_4~C_7 椎体前缘的距离应小于 1 个椎体宽度,其边缘应光滑连续。

2 线为椎体前缘连线,也应光滑连续。椎体前缘骨赘可突入并超出该连线,故勾画此线时骨赘应被忽略。椎体前缘连线中断是严重损伤的一个征象(图 57.1B)。

3 线为颈椎椎体后缘连线,与线 2 类似,应光滑连续,该线连续性中断也是严重损伤的一个征象。

4 线与椎体后方的椎板和棘突的连接有关,又称椎板棘突线。脊髓位于第 3 和第 4 条线之间,因此该两条线任意一条线有偏离都可能意味着骨性结构对脊髓的压迫。脊髓轻微受压迫都可能引起严重的神经功能障碍,因此,任何骨性结构对脊髓的压迫情况都应尽早明确。

5 线并不是由连结点组成的真实的连线——为棘突的末端连线。颈椎的棘突大小和形态变异较多,但 C_7 的棘突始终最大。单纯的棘突本身骨折不是一个严重的伤害,但有时可预示着其他更为严重的损伤。

在颈椎侧位片上观察了这 5 条线后,需对 C_1~C_2 区域进行仔细观察。C_1 前结节后缘与齿状突前缘的距离通常不超过 2.5mm(图 57.3)。若距离大于 2.5mm(在儿童其距离达 5.0mm 亦为正常),需怀疑 C_1 和 C_2 的横韧带断裂(图 57.4)。

接下来需注意观察椎间隙有无不规则增宽和狭窄,前者可能提示急性损伤,后者通常继发于退行性变。但在诊断退行性变时,需确定其临床症状与骨质增生硬化有关。

颈椎侧位摄片不到 1min 即可完成。如无异常,还可进一步行过伸位和过屈位摄片检查。至关重要的是,患者必须在技术人员或其他任何人的帮助下开始屈伸运动。如果患者有意识和神志清楚时,则不会因自愿屈伸而受伤,并且如果有受伤,

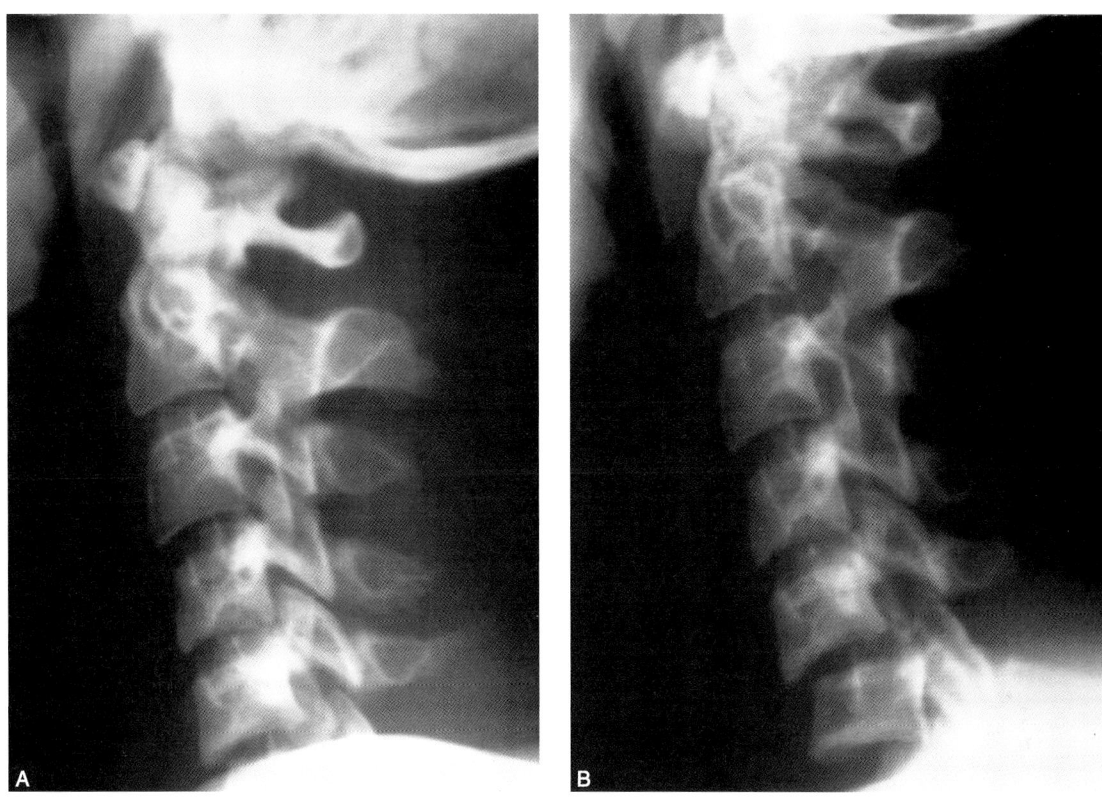

图 57.1 肩部遮盖 C_5 ~ C_6 错位的显示。这名患者在潜入浅水游泳池受伤后被送往急诊室，临床表现为颈部疼痛，无神经功能障碍。A. 颈椎初次摄片并无明显异常，但因双肩位置高而仅能显示 C_1 ~ C_5 颈椎。B. 使双肩下压后摄片显示 C_5 ~ C_6 错位。双肩进一步下压方可显示第 7 颈椎。外伤患者的每次颈椎侧位摄片都必须包括第 7 颈椎。

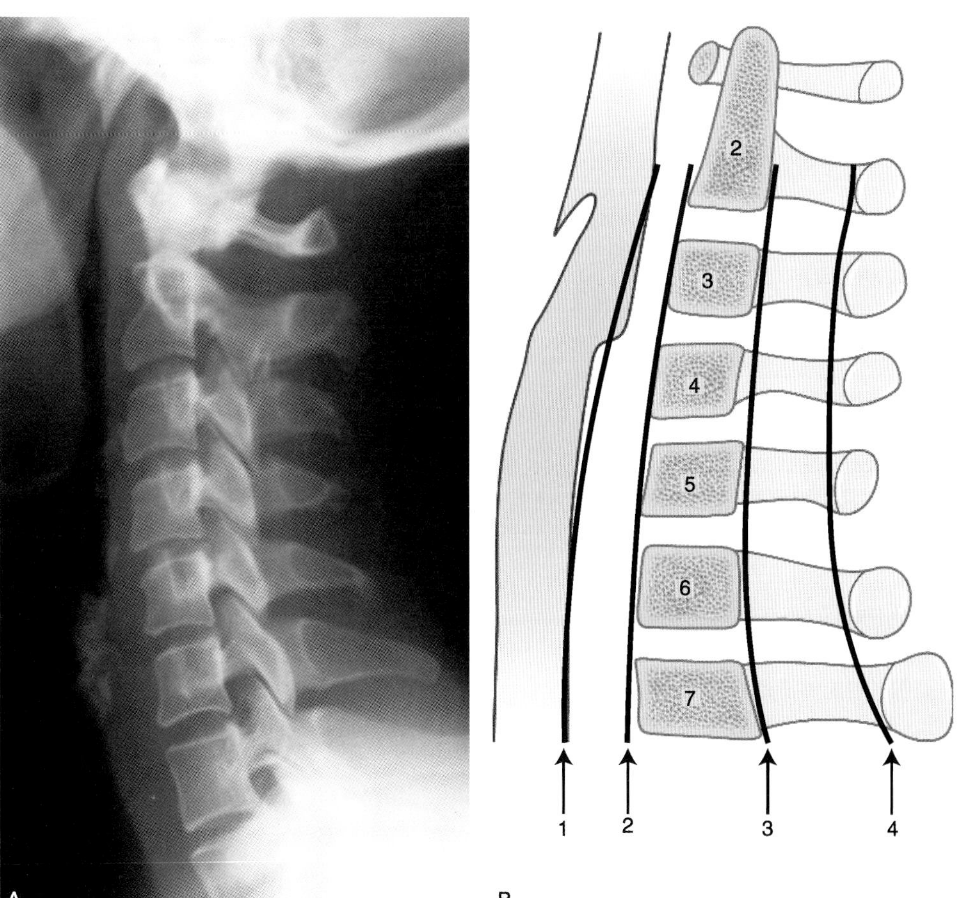

图 57.2 正常颈椎侧位图。A. 正常颈椎的侧位 X 线片。B. 侧位颈椎图解，每次颈椎侧位检查中需仔细观察的 4 条平行线。线 1 为椎前软组织线，紧贴于气道后缘，并走行于上位的 4 或 5 个椎体前方，喉软骨周围椎前软组织厚度增加，其走向与下位颈椎前缘平行。线 2 是颈椎椎体前缘连线。线 3 为颈椎椎体后缘连线。线 4 是椎弓板与棘突连接点连线，常被称为椎板棘突线。它代表包含脊髓的椎管后方范围。通常情况下这些线光滑连续，无突然偏离、中断改变。

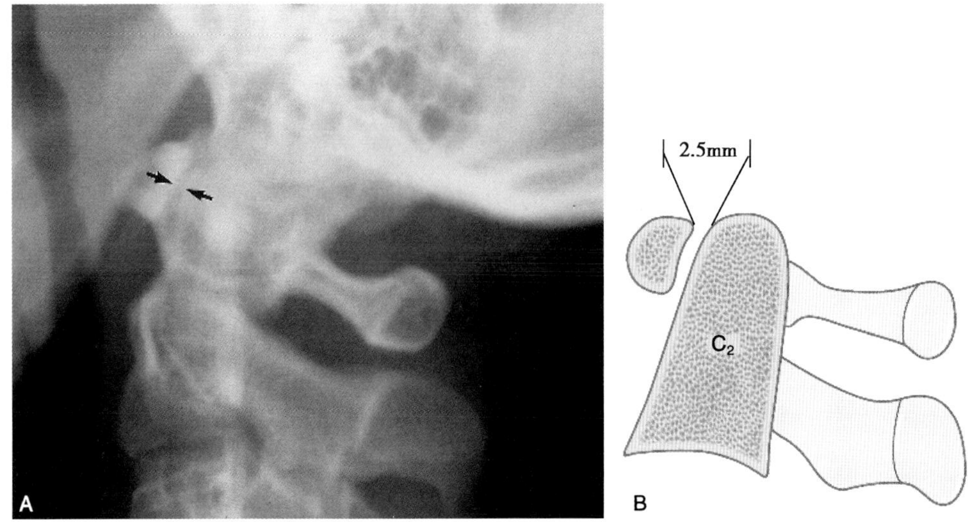

图57.3　正常 C_1 和 C_2。X线侧位片(A)和图解(B)高位颈椎线图显示 C_1 前弓与 C_2 齿状突(箭)间距正常,小于2.5mm。

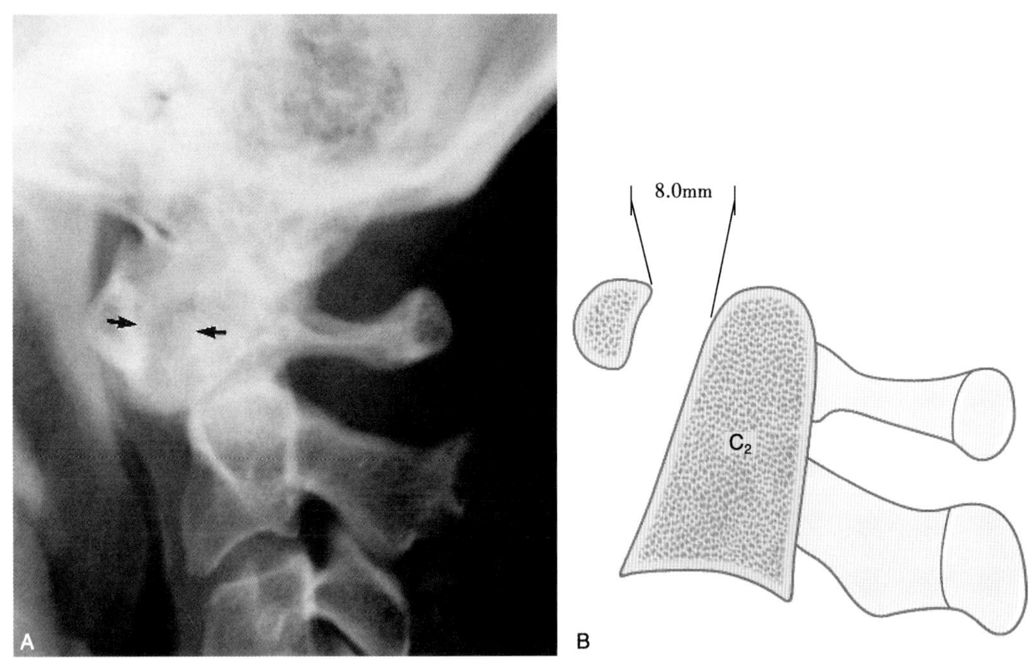

图57.4　C_1~C_2 脱位。颈部外伤患者上颈椎的侧位X线片(A)和图解(B)显示 C_1 前弓后缘与齿状突(箭)的距离为8mm,诊断为寰枢关节脱位,提示固定椎体的横韧带断裂。

将有肌肉防护装置防止运动。如果存在骨折或脱位,即使是适度的压力以帮助弯曲或伸展,也可能导致严重伤害。以下列举了一些骨折,脱位和其他异常的例子。

Jefferson骨折。头顶部经受重击时,如高空坠落物体直接撞击颅顶部,可导致寰椎侧块滑脱和寰椎前后弓多处骨折,即Jefferson骨折(图57.5),这种损伤机制能够清楚解释椎弓骨折为何不只发生于一处而是多处。所有的椎弓骨折时多是2处或2处以上骨折,这是一个基本的骨折规律,与骨盆环骨折的表现相似。

CT是一种极佳的检查方法,能够清楚、完全地显示 C_1 骨环及其骨折,对软组织病变的显示也优于平片。在诊断X线片上的Jefferson骨折时,C_1 的侧块必须延伸超出 C_2 体的边缘(图57.5A)。齿状突与两侧块间距不对称尚不足以诊断Jefferson骨折,因为正常的旋转性不对称或寰枢关节的旋转固定均可导致两侧间距的不对称。

"Clay-Shoveler"骨折。一种相对损伤较小的骨折,是 C_6 或 C_7 棘突骨折,以 C_6 或 C_7 棘突骨折为特点,称为"铲土者"骨折。由于铲土工人在取土时常挥铲过高,有时铲子上还附有黏土,使附着于棘突上的韧带(棘上韧带)承受巨大负荷,使棘突因过度牵拉而撕裂,可以发生在任何下颈椎棘突(图57.6)。

"Hangman"骨折。"Hangman"骨折是一种因过度伸展和牵拉所导致(如头部向前撞击于仪表盘上)的一种极为严重的不稳定性高位颈椎骨折,常以 C_2 后部骨折为特点,并伴有 C_2

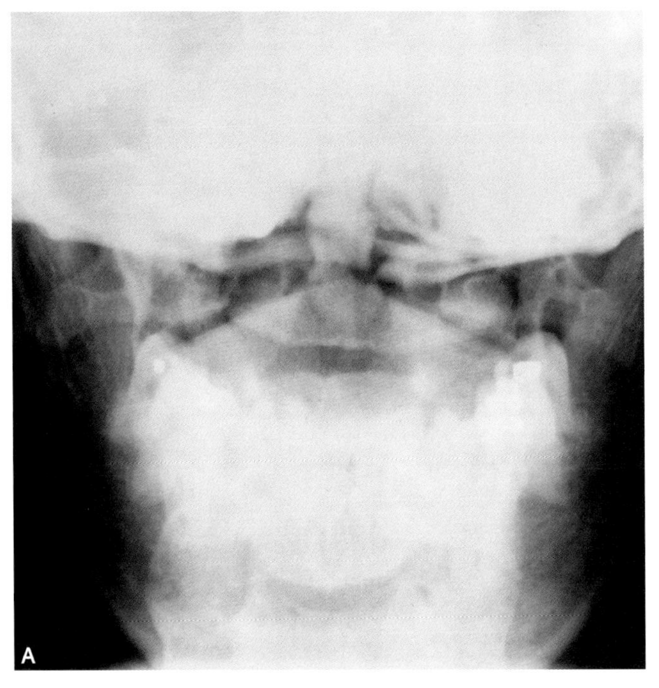

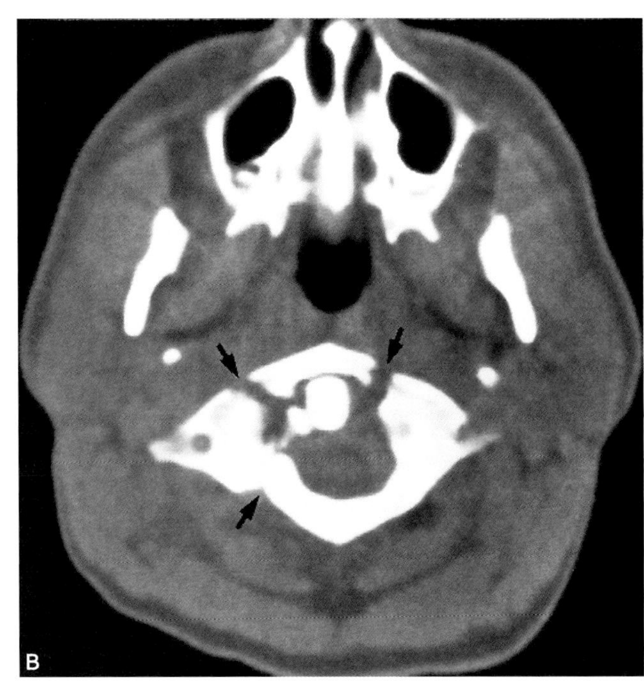

图 57.5　Jefferson 骨折。A. 齿状突张口前后位怀疑 C_1 侧块向 C_2 椎体方向移位，由于结构重叠，明确诊断较为困难。B. CT 轴位扫描检查显示寰椎前弓、后弓多发性骨折（箭），即所谓的 Jefferson 骨折。由于平片存在诸多不足，CT 应作为脊柱外伤的常规检查。

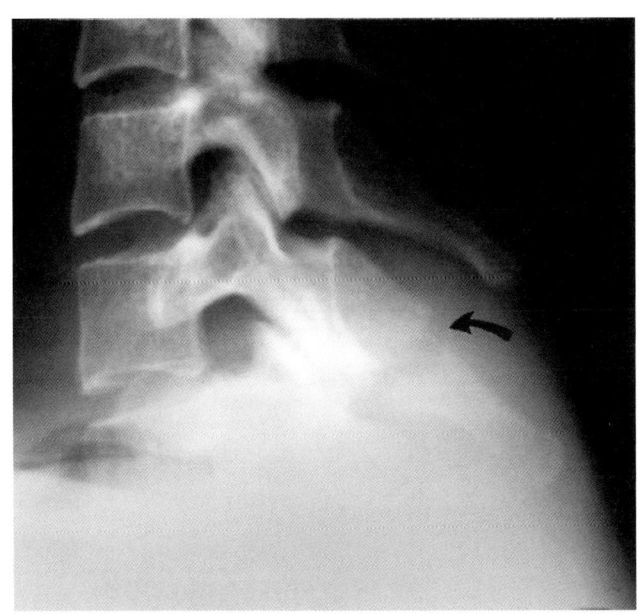

图 57.6　Clay-Shoveler 骨折。C_7 棘突非错位性骨折（箭），诊断为 Clay-Shoveler 骨折。

椎体向 C_3 前方移位（图 57.7）。但这些患者的临床症状通常不如想象的那么严重，由于 C_2 后部骨折减轻了椎管和损伤区域的压力，以致患者通常没有明显的神经功能障碍。

屈曲-泪滴型骨折。颈椎极度屈曲时可导致椎体后部韧带撕裂和椎体前部的压缩性骨折，即所谓“屈曲-泪滴型”骨折（图 57.8）。泪滴型骨折预示着脊髓损伤，通常由椎体后部结构错位、压迫椎管所致。

单侧关节突绞锁。单侧关节突绞锁是指过度屈曲和旋转时可发生关节突韧带撕裂和关节突错位，导致关节突交错重叠和绞锁。实际上，关节突绞锁也具有稳定和保护作用，可防止脊髓的进一步损伤。本例为单侧关节突绞锁（图 57.9）。有时，也可发生于双侧。

“安全带损伤”。“安全带损伤”是腰部过度屈曲导致的继发性损伤，常见于系缚安全带的交通事故，其损伤机制在于对椎体后部结构和韧带等的剪切撕裂和椎体前部结构的压缩，多见于 T_{12}、L_1 和 L_2。常见的“安全带损伤”类型有：椎体后部骨折——Smith 骨折，骨折线贯通棘突的 Chance 骨折。椎弓根、椎板和横突的水平骨折也可能发生（图 57.10）。

脊椎滑脱。脊椎滑脱是由椎弓峡部断裂或缺损导致的脊柱异常（图 57.11），是否与外伤有关尚存有一定争议。在斜位片中，“苏格兰狗”结构由脊柱后部结构组成，横突为狗的鼻子，椎弓根为狗的眼睛，下关节突为狗的前肢，上关节突为狗的耳朵，椎弓峡部即为狗的颈部。脊椎滑脱时，椎弓峡部（即狗的颈部）将出现裂隙或缺损，形似佩戴于狗颈部的项圈。

脊椎滑脱的病因尚不完全清楚，通常认为与脊柱的先天发育异常或外伤有关。多数人认为本病与婴幼儿蹒跚学步时反复跌倒（臀部着地时将压力传递至低位腰椎）所产生的压力累积性损伤关系密切。脊椎滑脱的临床意义与其病因学一样具有争议性。一个被越来越多临床医师所认同的观点是：大多数的脊椎滑脱并不具备显著的临床症状，多为偶然中发现。有文献报道，无症状的脊椎滑脱在人群中的比例可达 10%。一些脊椎滑脱患者的疼痛可因休息或姿势固定而缓解，一部分患者需要进一步行椎体融合术。脊椎滑脱可与椎间盘突出症的临床症状类似，因此，在腰椎间盘切除术前与脊椎滑脱的鉴别诊断具有十分重要的临床价值。尽管平片是诊断脊椎滑脱的常用检查方法，但 CT 对滑脱的显示更佳，并能清楚显示椎间盘等结构。虽然 MR 也可以显示脊椎滑脱情况，但对滑脱的细节显示较为困难并容易漏诊。

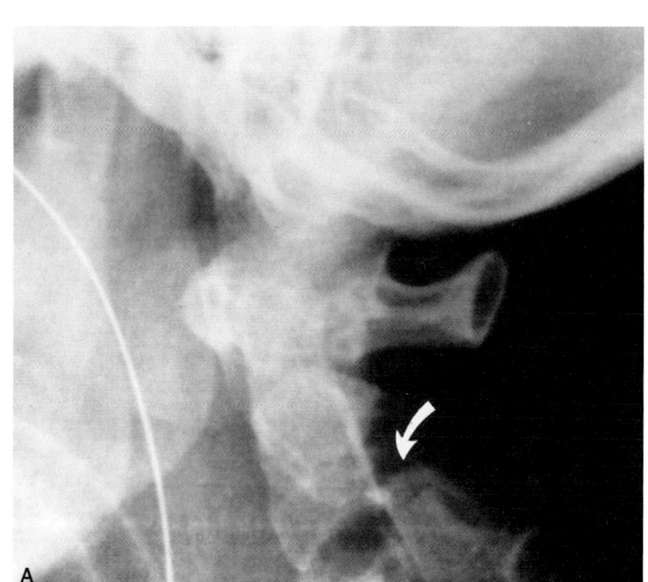

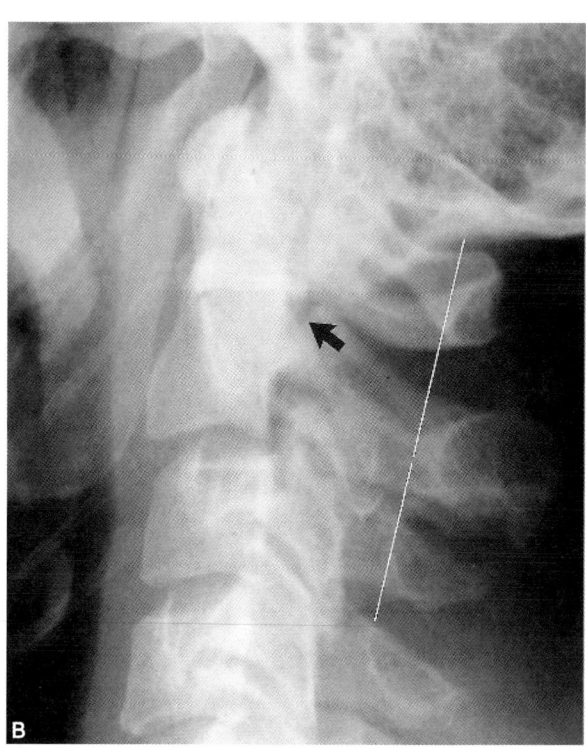

图 57.7　Hangman 骨折。A. Hangman 骨折患者侧位片示椎体的后部结构骨折，并向下移位（箭）。B. 另一患者的侧位片中可显示一横过 C_2 后部（箭）的细微骨折。在椎体后方画椎板棘突线可显示 C_2 的椎板棘突线后移。

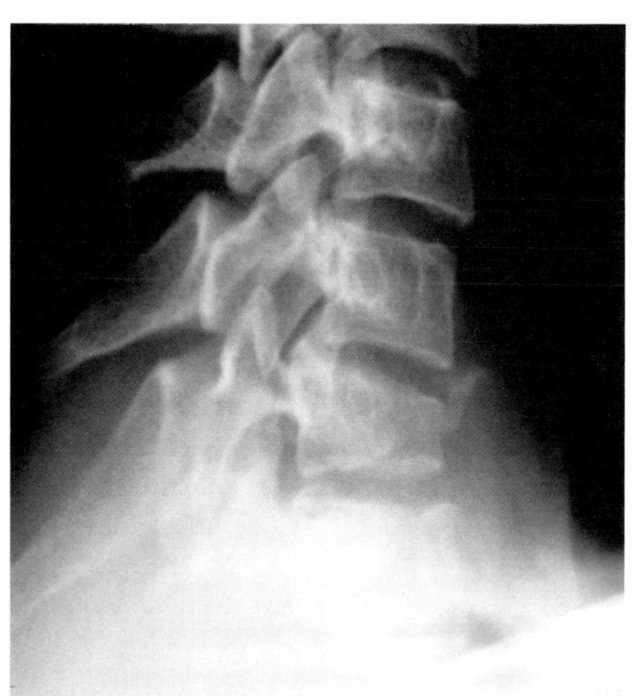

图 57.8　屈曲-泪滴型骨折。急诊入院车祸伤患者，为屈曲过度损伤伴严重神经功能障碍。低位颈椎侧位片示 C_7 楔形骨折伴 C_7 椎体向后方移位并突入椎管内。椎体前缘可见撕脱骨片。

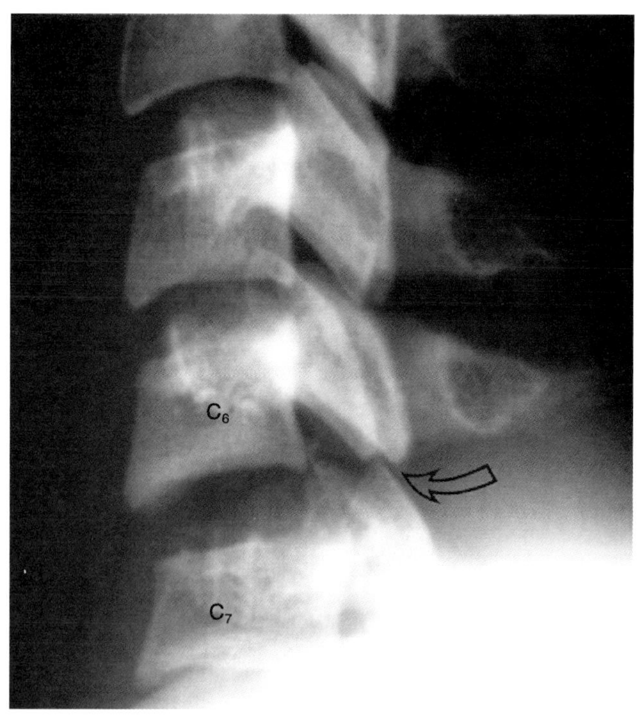

图 57.9　单侧关节突绞锁。C_6 ~ C_7 椎间隙异常增宽，C_7 椎体相对于 C_6 向后方移位，脱位的 C_7 关节突与 C_6 关节发生错位、固定（箭），这称为关节突绞锁，通常见于单侧。

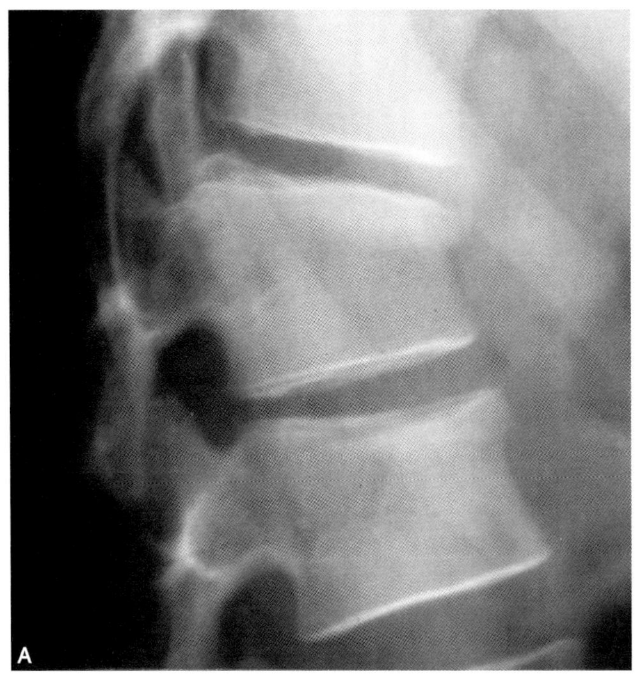

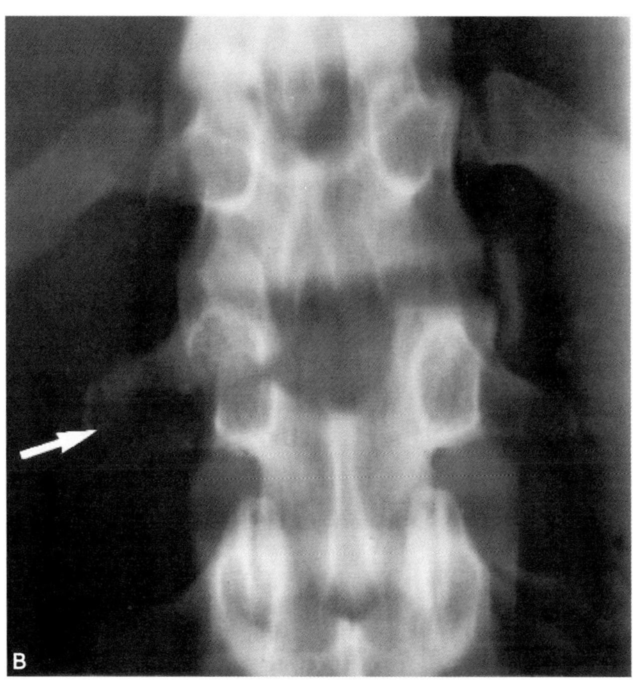

图 57.10　安全带骨折。腰部过度屈曲可导致低位胸椎或高位腰椎椎体的前部楔形骨折（如图 A）。此类骨折尽管疼痛症状明显，但通常不导致脊髓和外周神经损伤；图 B 为屈曲损伤过程中承受的牵引力过大，导致贯通右侧横突和椎弓根的横行骨折（箭），为不稳定性骨折并可能伴有脊髓和外周神经损伤。无论何种类型的椎体前部的楔形压缩性骨折，都应对与该平面邻近的椎体后部结构进行仔细观察。

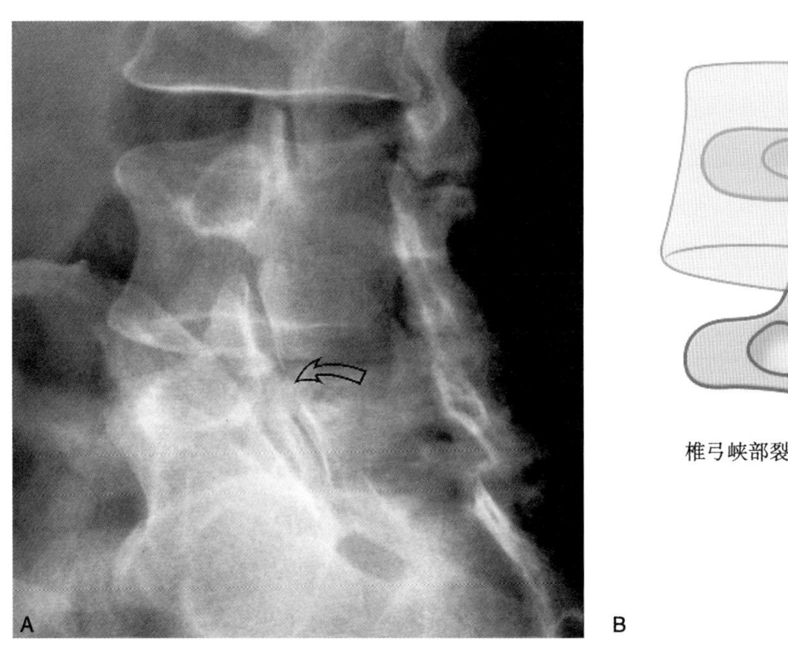

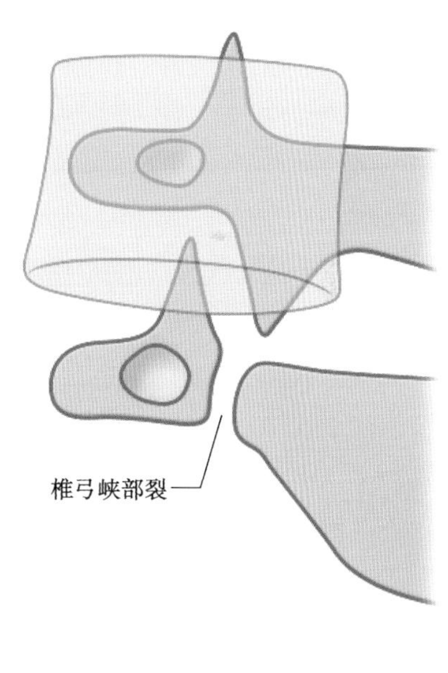

图 57.11　脊椎滑脱。A. 腰椎斜位片示椎弓峡部裂，即苏格兰狗的颈部裂隙（箭），诊断为 L_5 脊椎滑脱。B. 腰椎斜位图显示椎体滑脱——苏格兰狗颈部的“项圈征”。

如果脊椎滑脱为双侧，位于头侧的椎体向尾侧椎体的前方移位，即为脊椎前移（图 57.12）。脊椎前移可出现或不出现临床症状，其本身并不具有临床意义，但若前移明显，可导致椎间孔和椎管狭窄，神经根受压，出现严重的神经根性症状，需行外科手术固定。

椎体前部压缩性骨折（图 57.13）是临床常见的脊柱骨折，好发于胸腰结合部。X 线平片中可遗漏陈旧性的压缩，但若对脊椎形态详细观察也可以发现。所存在的问题是根据平片表现并不能区分新鲜骨折和陈旧性压缩，甚至无法与退行性变（与骨折无关）相鉴别。如果为急性压缩且未加以保护，可能最终导致脊柱塌陷，出现严重的神经功能障碍（图 57.14），即所谓的 Kummell 病，典型的 Kummell 病发生于脊椎外伤后最初的 1~2 周。已有多起由于放射科医师漏诊了轻微椎体压缩性骨折，导致患者后期出现严重的脊柱塌陷，甚至出现截瘫的诉讼案例报道。需注意的是，当骨折所处阶段不明确时必须注重影像与临床的结合。若患者在该区域出现疼痛，必须佩戴脊椎矫

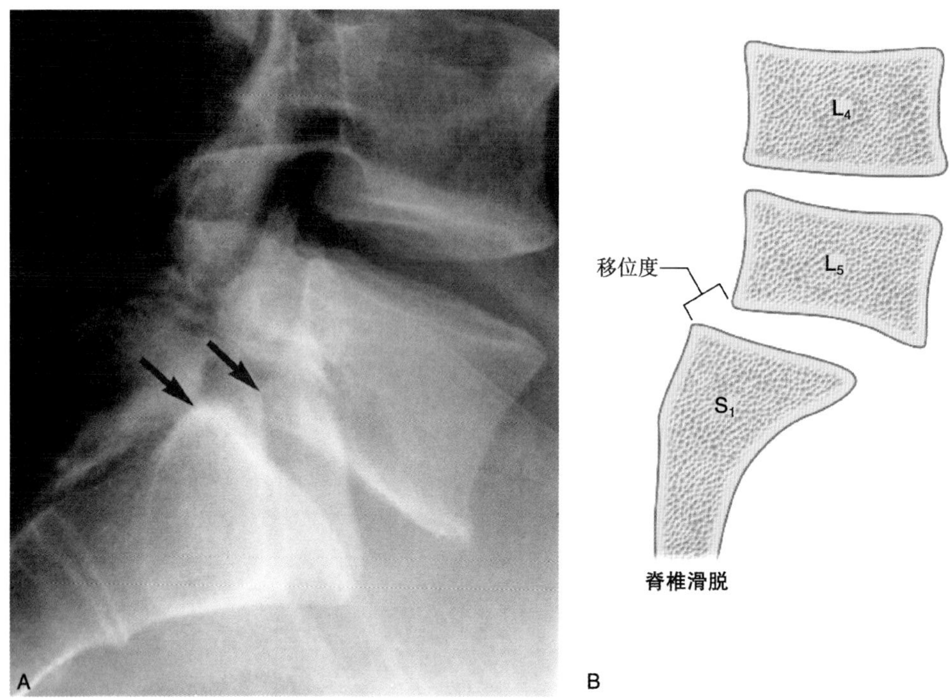

图 57.12 脊椎滑脱。A. 腰椎侧位片显示位于 S_1 上方的 L_5 椎体向前轻度移位，椎体后缘连线显示椎体前移更加明显（箭）。B. 线图更清楚地显示椎体前移，以 S_1 终板的长度为参照进行测量，椎体前移<25%，为Ⅰ度前移。Ⅱ度为椎体移位程度>S_1 终板长度的25%，但<50%。

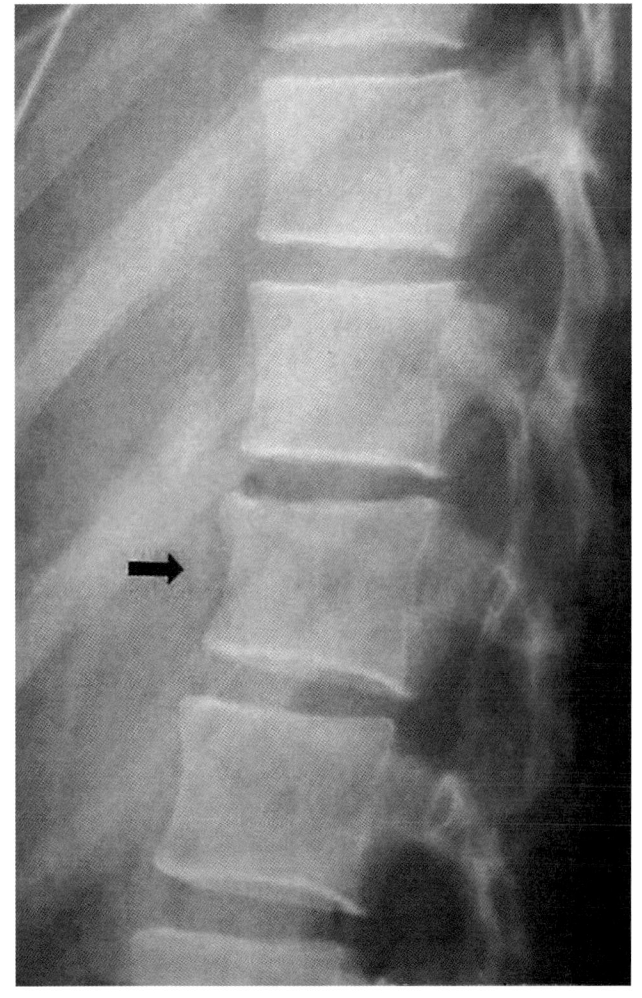

图 57.13 椎体前部的压缩性骨折。低位胸椎的前部压缩性改变（箭），可能为急性骨折或慢性压缩。若该区域疼痛明显，则考虑急性压缩性骨折可能性大，必须佩戴护具加以保护直至症状消失。

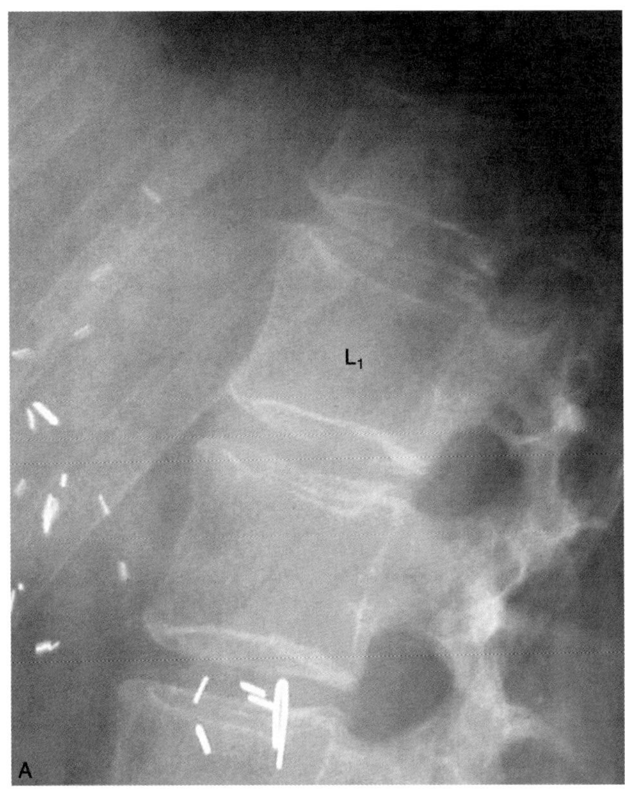

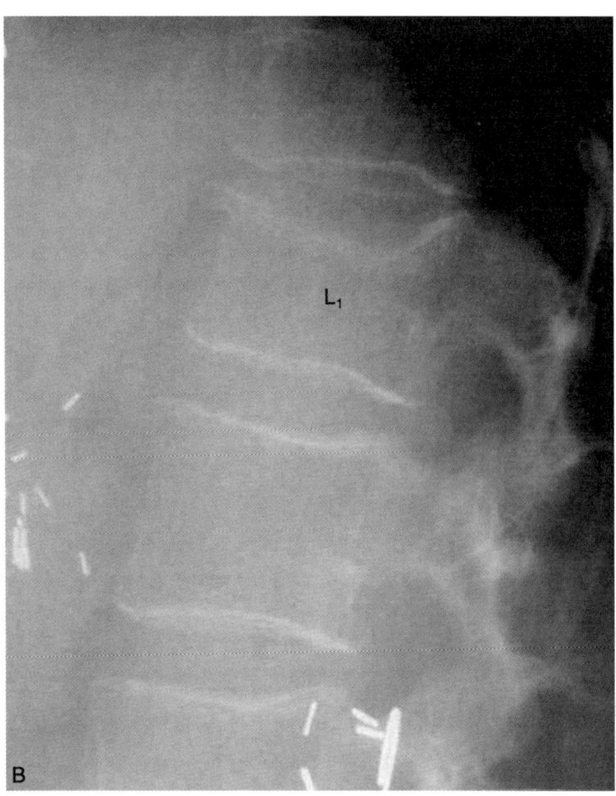

图 57.14　Kummell 病。A. 通过椎体前部和后部的高度比较可观察到 L_1 的轻微压缩性骨折。患者有车祸伤病史，诉背部疼痛且未行任何治疗。B. 在持续性背痛数周后，患者出现下肢乏力并逐渐形成截瘫。脊柱平片显示 L_1 椎体塌陷，实际上，仅需要伤后初期即行简单的脊柱矫形固定即可避免椎体塌陷。

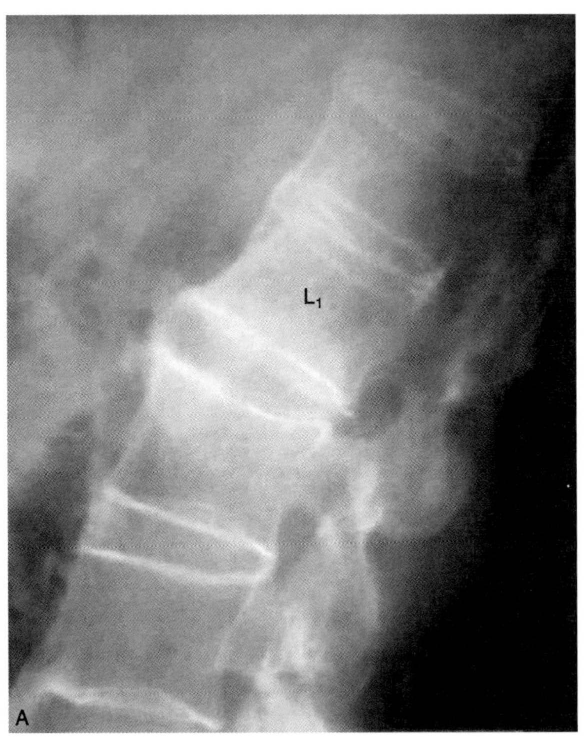

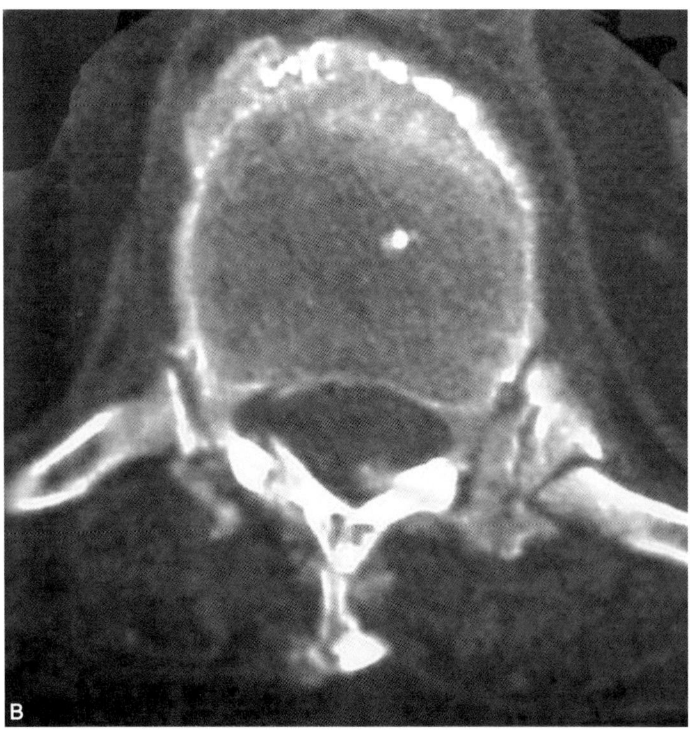

图 57.15　强直性脊柱炎患者的脊柱骨折。A. 脊柱外伤后侧位片示脊柱前缘融合，为强直性脊柱炎的继发性改变。L_1 椎体前部轻微压缩性骨折，初次检查时被漏诊。B. 2 周后因突发截瘫行急诊 CT 检查，轴位扫描诊断 L_1 椎体后部骨折。对于有外伤的强直性脊柱炎患者需进行仔细的背部检查，如有背部疼痛，则需进一步行 CT 或 MR 检查。

形器直至症状消失。对比旧片可帮助诊断是否为陈旧性骨折。若体格检查没有疼痛表现,则可以确定为陈旧性骨折。对于单纯的椎体前部压缩性骨折,即使有疼痛症状,也不是必须进行 MR 或 CT 检查,因为无论 CT 或 MR 表现如何,其治疗方案均相同。脊柱稳定性骨折在不伴有脊柱后凸或神经功能障碍时不必手术治疗,故 CT 或 MR 检查除了花费时间和增加费用以外,并不能为患者带来更多的益处。

对于有椎体融合的强直性脊柱炎患者和部分少见疾病,如弥漫性特发性骨骼骨肥厚(diffuse idiopathic skeletal hyperostosis,DISH)患者,即使是轻微外伤也极易发生脊椎骨折。典型的强直性脊柱炎患者常合并有严重的骨质疏松,进一步增加了骨折的风险。融合的脊椎比正常的脊椎更容易骨折,其原因与长玻璃吸管比短玻璃吸管更易折断类似。在杠杆一端施加的较小压力即可得到明显放大,因此,强直性脊柱炎患者在外伤后如出现背痛,需按脊椎骨折处理,若平片/CT 为阴性,必须进行 MR 检查(图 57.15)。

手和腕关节

一些表面看似妨害不大的手部骨折实际上却需要行手术内固定,而不是简单的外固定处理,放射科医师应将这些骨折视为严重损伤。

Bennett 骨折。第一掌骨基底部骨折(图 57.16)。由于强健的拇收肌附着在第一掌骨基底部,当第一掌骨基底部骨折时将不可避免地发生掌骨脱位。因此,通常需行手术内固定处理。有时,放射科医师不得不提醒非专业的矫形外科医师仔细观察骨折的对位对线情况,尤其是当 Bennett 骨折仅简单行石膏包扎,而未行手术内固定处理时。

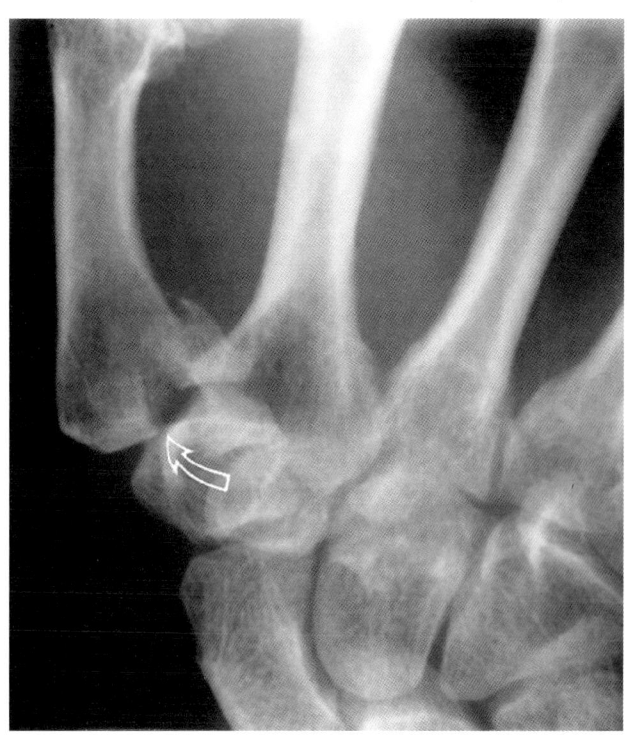

图 57.16　Bennett 骨折。第一掌骨基底部转角处骨折并累及关节面(箭);这是一种严重的损伤,通常需要行手术内固定。

发生于第一掌骨基底部并波及腕掌关节面的粉碎性骨折称之为 Rolando 骨折(图 57.17),当第一掌骨基底部粉碎性骨折无关节面受累时则称为假 Bennett 骨折。

槌状指或棒球指是远节指骨基底部的撕脱性损伤(图 57.18)伴指伸肌腱嵌入。由于伸肌腱功能丧失使远节指骨屈曲,伸指不能,若治疗不当,可导致远指关节屈曲畸形和伸指功能丧失。

指间关节和掌指关节掌侧骨基底部的掌侧面撕脱骨折可能看起来不是很严重,但通常需要外科手术。掌骨板由致密的纤维软骨带构成并覆盖在掌侧关节,掌骨板一旦撕裂,碎裂的纤维软骨可嵌入关节中,常需要外科手术取出。

"Gamekeeper 拇指"。"Gamekeeper 拇指"指另一种表面上妨害不大但通常需要手术内固定的骨折,是第一掌指关节尺侧关节面的撕脱骨折(图 57.19),这是拇指尺侧副韧带插入的地方。尺侧副韧带撕裂可导致拇指功能受损,若未经及时正确处理,则可出现严重的功能障碍。虽然撕脱可以是纯粹的韧带,但如果用韧带撕掉一小块骨头,可以在 X 线片上看到损伤。历史上,英国的狩猎场看护者们在用拇指和示指来抓兔子的颈部,故又称"猎场看护者拇指"。现在,这种损伤多见于将滑雪杆把手置于拇指和示指间的滑雪爱好者,这种撕脱性损伤通常需要植钉固定术进行妥善固定。

腕月骨脱位及月骨周围脱位。跌倒时手臂伸直着地可引起多种腕部骨折和脱位,其中较为严重的是月骨或月骨周围脱位。常发生于头状骨和月骨之间的韧带断裂,使头状骨从月骨的杯状关节面上脱出,在侧位时显示最佳。正常情况下,侧位片中头状骨应位于月骨杯状凹面内(图 57.20 和图 57.21A)。当头状骨向背侧移位时(偶也可向掌侧移位,但很少见),头

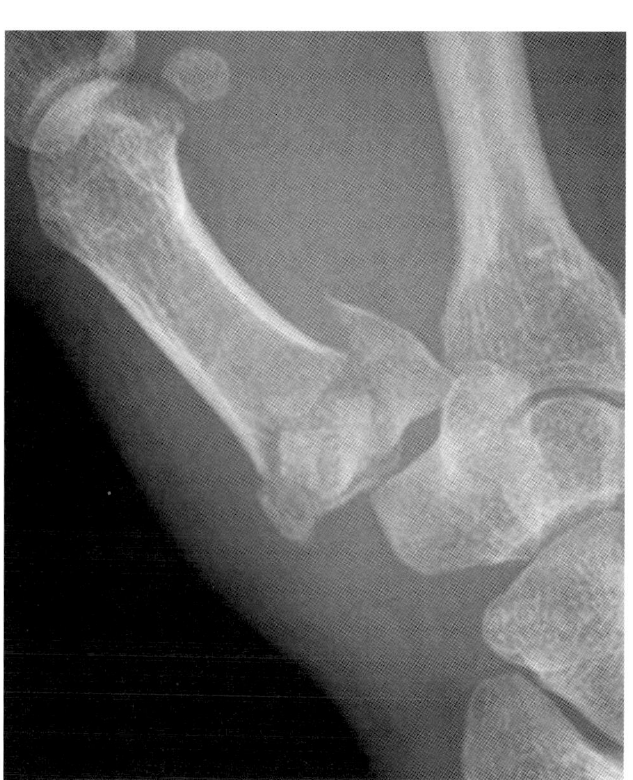

图 57.17　Rolando 骨折。第一掌骨基底部粉碎性骨折并波及关节面,是 Bennett 骨折中较严重的类型,称之为 Rolando 骨折。

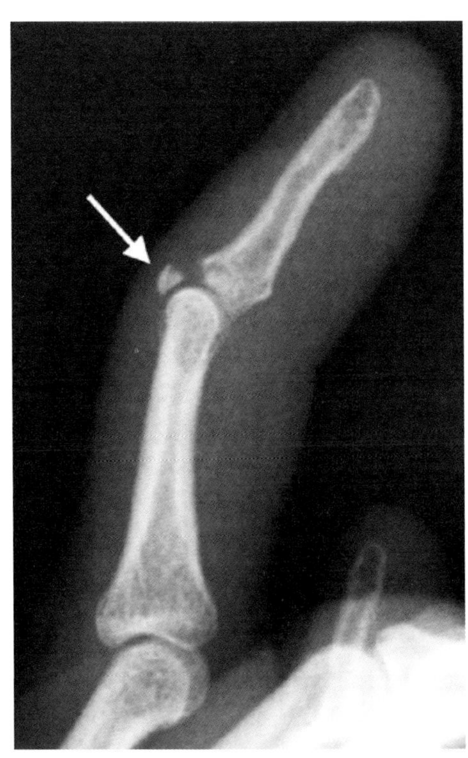

图 57.18　槌状指。远端指骨基部背侧一个小的撕脱伤(箭)，并伴有指伸肌腱嵌顿，这被称为槌状指或棒球指，因为它往往是棒球手的远节指骨受棒球撞击而导致撕脱性骨折。

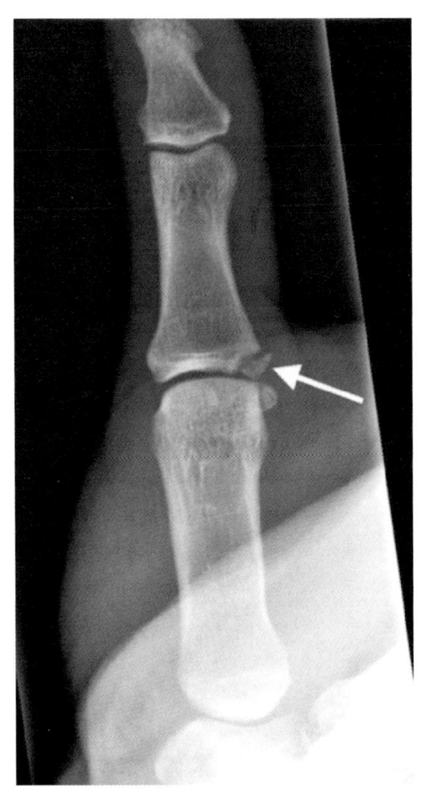

图 57.19　Gamekeeper 拇指。第一掌指关节尺侧面较小的撕脱性骨折(箭)，诊断为猎场看护者拇指，这是尺侧副韧带附着的区域，常需要行内固定手术。

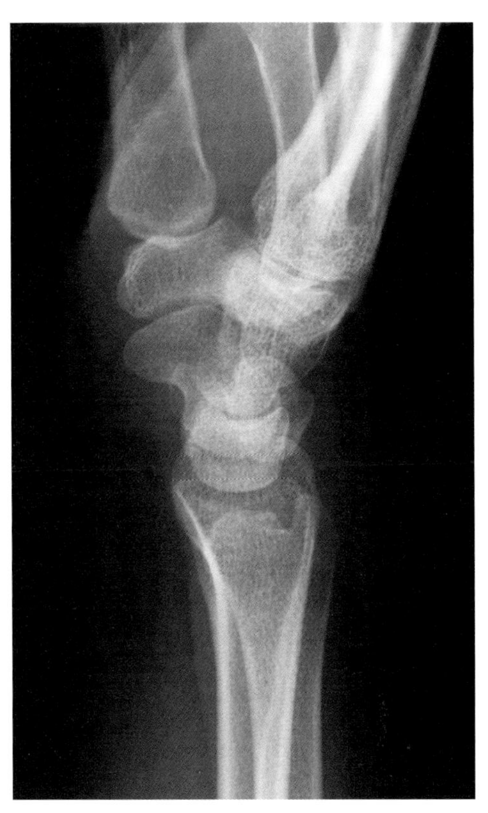

图 57.20　腕部正常侧位片。在正常侧位片中，月骨应位于桡骨远端，并且头状骨应位于月骨的杯状凹面内。经过桡骨中点画一直线，这 3 块骨应位于这条直线上。将此 X 线片与图 57.21A 中的绘图进行比较。

状骨及其周围诸骨，包括掌骨都位于月骨和桡骨连线的背侧(图 57.21B 和图 57.22)。若头状骨向掌侧推移月骨，并将其翻过来，经桡骨画线可显示月骨向掌侧移位，这被称为月骨脱位(图 57.21C 和图 57.22)。由于月骨向掌侧移位可压迫正中神经，故诊断不准确和处理不当时可导致正中神经永久性损伤。

在腕部前后位上月骨呈三角形或馅饼样改变可以诊断月

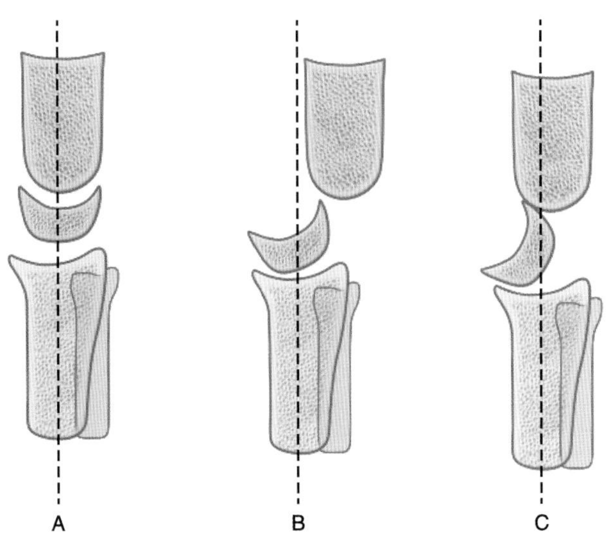

图 57.21　月骨和月骨周围脱位。图 A 为正常腕关节侧位示意图，图 B 为月骨周围脱位，图 C 为月骨脱位(右侧为背侧)。

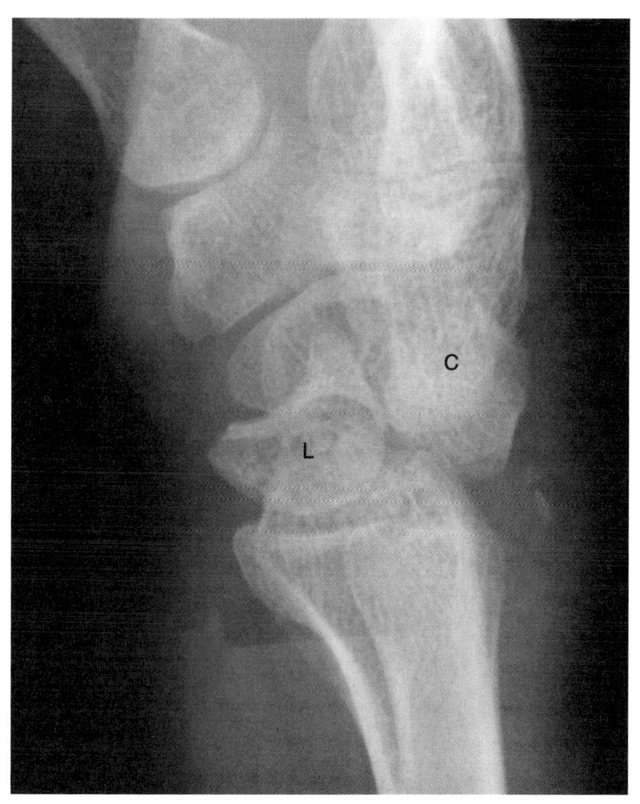

图 57.22 月骨周围脱位。虽然月骨(L)与桡骨远端位置关系正常,但头状骨(C)和其余腕骨相对于月骨向背侧移位。请注意与图 57.21B 比较。

骨或月骨周围脱位(图 57.23B)。正常情况下,在腕部前后位片中,月骨呈菱形。其上下缘相互平行。

在与月骨周围脱位相关的骨折中,舟骨骨折最常见。在月骨周围脱位时,头状骨,桡骨茎突和三角骨也常发生骨折。

钩骨骨折。钩骨骨折是平片上最难诊断的腕骨骨折之一。钩骨特殊位和腕管位投照可显示钩骨的钩部。腕管位是投照时将腕部(掌心向下)平放于片盒上,同时将手指向背侧推移,X 线束与手掌平行地呈 45°角,使得腕管处于剖面中,有利于腕管显示。钩是钩骨在腕管尺侧面形成的骨性突起。钩骨骨折可以在腕管位(图 57.24)上诊断,但有时也较困难。平片为阴性的钩骨骨折在 CT 扫描时能够清楚显示(图 57.25),因此,平片诊断困难时应考虑进行 CT 扫描。

钩骨骨折在运动医学中颇受关注,最常发生于手臂呈伸展位跌倒时,常发生于职业运动员在挥棒或挥拍击球时。当运动员挥棒或挥拍过度时,球柄或拍柄可直接撞击钩骨,这种损伤在职业棒球、网球和高尔夫球运动员中较为常见,在业余爱好者中却很少见,可能与他们的体格不够强壮,所施加力量尚不足以形成钩骨骨折有关。钩骨骨折通常可因暂停运动而治愈,但职业运动员可因持续运动,导致不愈合或骨不连。

另一种常见的手臂伸直位跌倒引起的腕部损伤是舟骨旋转性半脱位,常因舟月韧带断裂所致,这使得舟骨向掌侧旋转,而月骨向背侧倾斜。在腕关节前后位片上,舟骨和月骨之间可见一间隙显示(图 57.26),而正常情况下,舟骨应与月骨紧密相贴。这种征象以 20 世纪 50 年代著名英国演员托马斯(他的两颗前切牙间有明显的缝隙)命名为托马斯征。

舟骨骨折。舟骨骨折是一种潜在的严重损伤,发生缺血性坏死的概率很高。当发生缺血性坏死时,通常需要外科手术植骨和螺钉固定方能治愈。由于舟骨骨折在初期常难以发现,因此当临床怀疑舟骨骨折时(腕部创伤伴鼻烟盒区疼痛),应行腕部固定并于 1 周内接受 X 线复查。随后,骨折可因骨折处充血和失用性骨质疏松而得以显示。因此,急性期平片结果阴性并不能除外舟骨骨折。现在,怀疑舟骨骨折的患者可随即行 MR 检查即可确定有无骨折(图 57.27),而不是行腕部固定和 1 周内摄片复查。事实证明,患者随即行 MR 检查的费用要少于腕部固定和 1 周内复查的费用。

由于舟骨为由远端向近端供血,因此,舟骨骨折可使其近端血供中断,死骨形成进而发展为舟骨缺血性坏死。通过注意

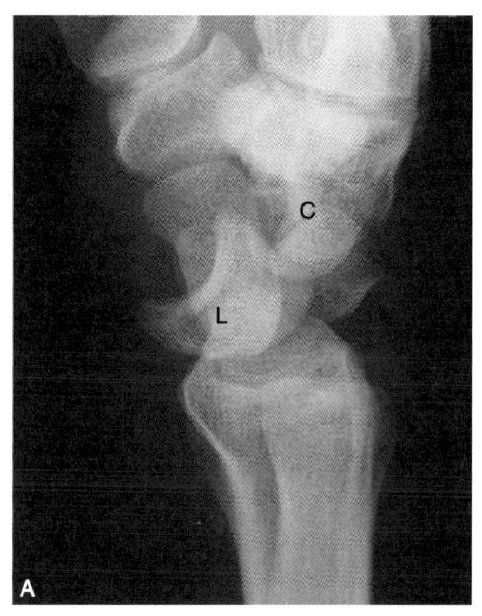

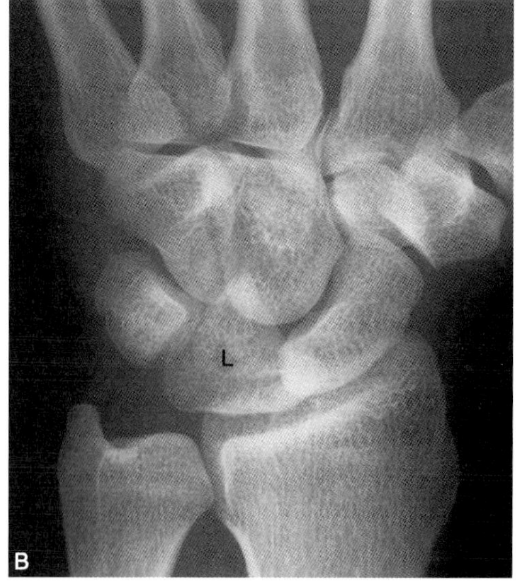

图 57.23 月骨脱位。A. 腕部侧位片显示月骨(L)偏离桡骨远端,而头状骨(C)与桡骨远端的位置关系相对正常(相对于偏移的月骨)。请注意与图 57.21C 比较。B. 前后位显示月骨呈馅饼样而不是菱形。前后位片中月骨呈馅饼样改变可诊断月骨或月骨周围脱位。

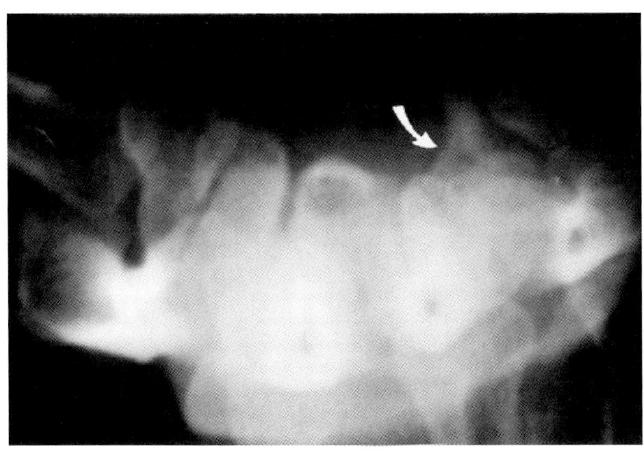

图 57.24 腕管位的钩骨骨折。腕管位显示该患者不明显的钩骨骨皮质断裂(箭)和周围的骨硬化区,为钩骨基底部骨折。

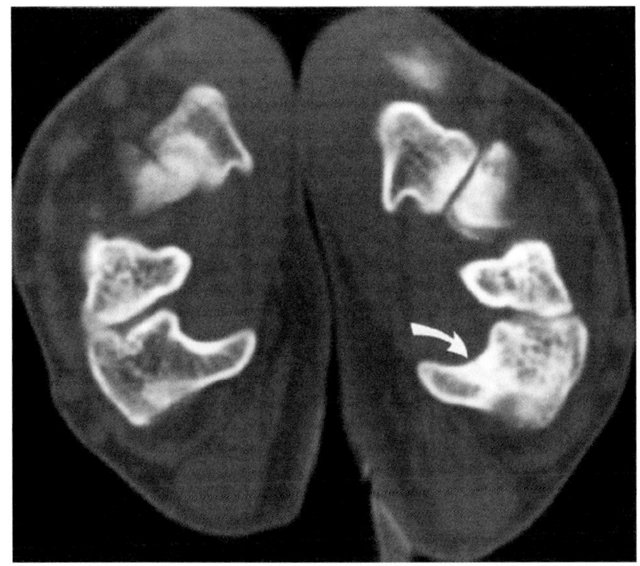

图 57.25 CT 片中钩骨骨折。该患者腕部 CT 扫描显示左侧钩骨内见一局部硬化影(箭),表明钩骨基底部骨折基本愈合。上述改变即使是回顾来看,在平片上也不能显示。

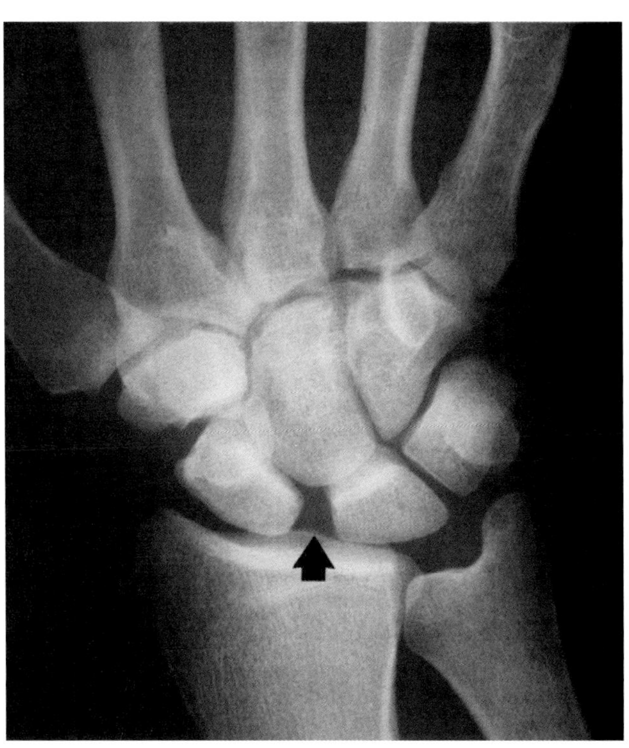

图 57.26 舟骨旋转性半脱位。腕部前后位片示舟骨和月骨之间见一空隙(箭),这种异常改变即为“托马斯”征,代表舟月韧带断裂,是诊断舟骨旋转性半脱位的特征性表现。

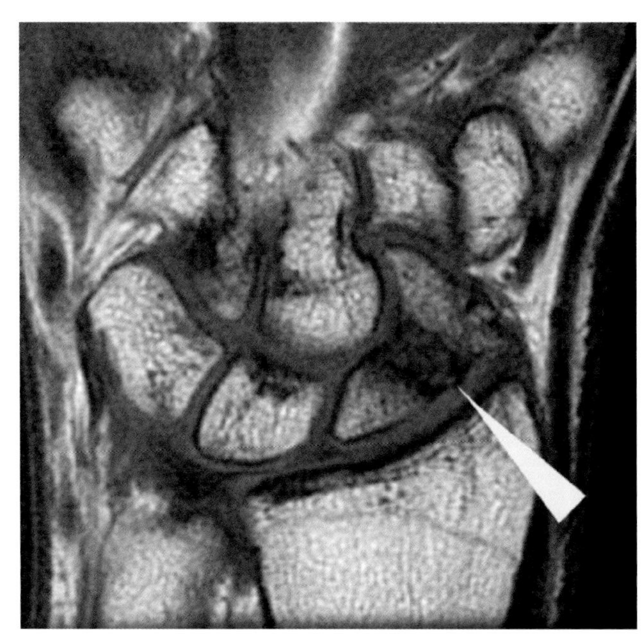

图 57.27 舟骨骨折。患者手腕鼻烟盒区压痛,平片为阴性,腕部冠状位 T_1WI 显示舟骨中部骨折(箭头)。

舟骨近端的密度与腕骨的其余部分相比,即可诊断舟骨缺血性坏死(图 57.28)。

发生于其他腕骨的缺血性坏死以月骨最为常见,又称为 Kienböck 软化,通常由创伤引起,但也有人认为是特发性的,其诊断依据主要是月骨密度明显增高,并可能发展为月骨塌陷和碎裂(图 57.29)。Kienböck 软化通常需要手术植骨,偶尔需行死骨取出术或近端腕骨融合术。Kienböck 软化与桡腕关节的尺骨和桡骨的长度差异关系密切。如果尺骨短于桡骨,称为尺骨负性差异,发生 Kienböck 软化的概率较高(图 57.29)。若尺骨长于桡骨,则为尺骨正性差异,发生三角纤维软骨撕裂的概率增高。

三角骨骨折是腕部常见的撕脱性骨折,最适宜在侧位片上观察,腕部背侧可见一小游离骨片(图 57.30),为三角骨撕脱性骨折的特征性表现。

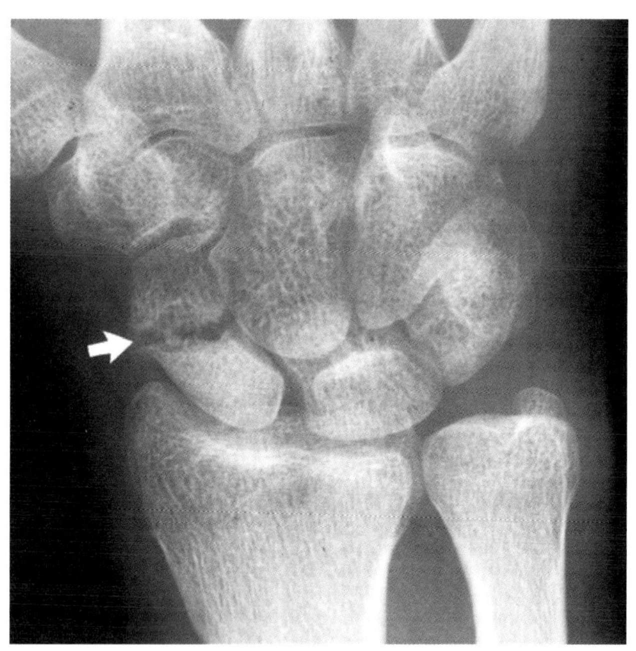

图 57.28　舟骨缺血性坏死。腕部前后位片显示骨折贯通舟骨腰部（箭）。舟骨的近侧 1/2 与其余腕骨相比有轻度硬化，提示舟骨近侧 1/2 缺血性坏死。

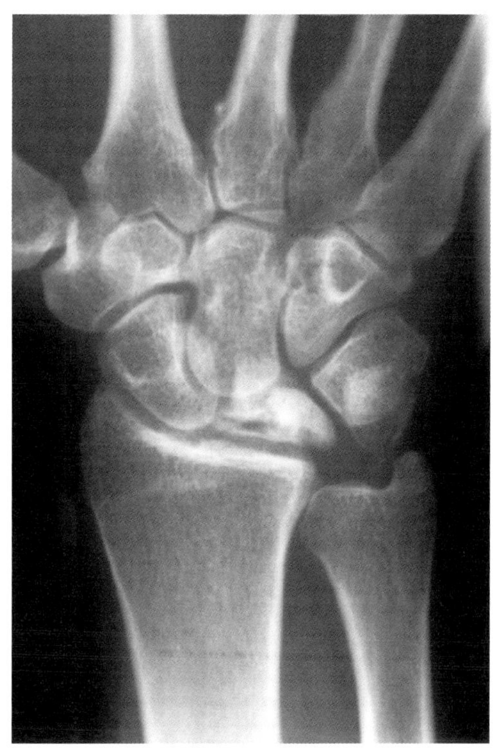

图 57.29　Kienböck 骨软化。腕部前后位片显示月骨硬化及形态异常，月骨因缺血性坏死而塌陷，即所谓 Kienböck 骨软化。尺骨明显短于桡骨，称为尺骨负性差异，通常与 Kienböck 软化有关。

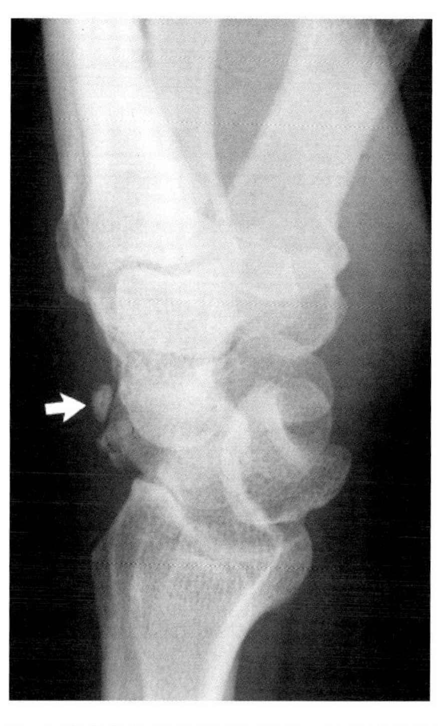

图 57.30　三角骨骨折和月骨周围脱位。月骨或月骨周围脱位（由于月骨和头状骨均有位置异常，难以准确鉴别）。腕部背侧可见一小撕脱骨片（箭），可诊断为三角骨撕脱性骨折，常与月骨或月骨周围脱位有关。

上　　肢

Colles 骨折。是桡骨远端最常见的骨折之一，通常是由跌倒时手臂伸直着地所致，桡骨远端和尺骨骨折。这导致前臂远端和腕部的背侧成角，称为 Colles 骨折（图 57.31）。当骨折在

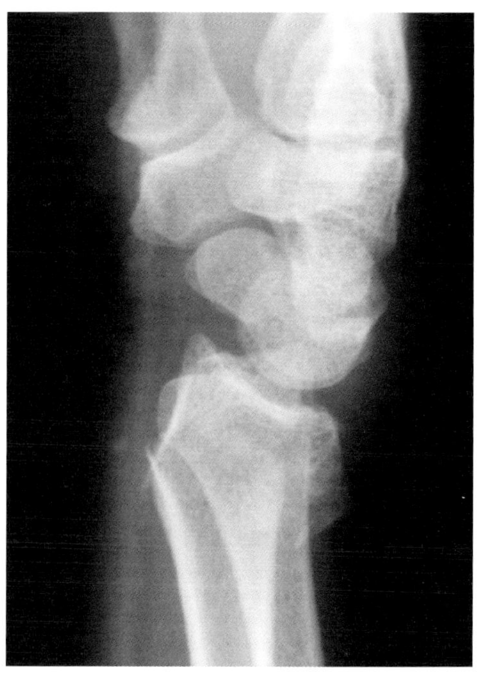

图 57.31　Colles 骨折。桡骨远端骨折伴背侧成角，这称为 Colles 骨折。

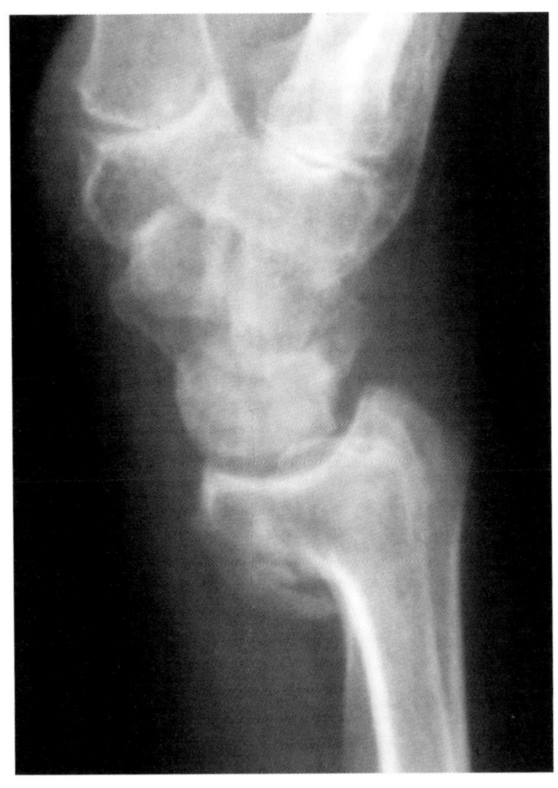

图 57.32 Smith 骨折。桡骨远端骨折伴掌侧成角,称为 Smith 骨折,这种远不及 Colles 骨折(图 57.31)常见。

掌侧成角时,称为 Smith 骨折(图 57.32)。Smith 骨折不如 Colles 骨折常见。有时,尺骨和桡骨可因外伤传导的压力使骨骼变形弯曲而并无明显骨折,称为可塑性的前臂弓形畸形(图 57.33),可在麻醉下整复。如未整复,则可能影响前臂的旋前或旋后功能。

Monteggia 骨折。前臂是一个双骨系统,其特点与骨盆环类似。前面章节中曾提到,坚固的骨盆环在骨折时不可能仅为单处骨折,至少为 2 处(或以上)骨折。在前臂,一骨的骨折常伴有另一骨的骨折。即使另一骨没有骨折,但也常常会发生脱位。其中以尺骨骨折伴桡骨近端脱位最为常见(图 57.34),称 Monteggia 骨折。在临床上,桡骨头脱位可能被忽略并进展为骨缺血性坏死,导致肘部活动障碍。无论何种类型的前臂骨折,都必须检查肘关节以排除脱位。

Galeazzi 骨折。尺骨远端脱位的桡骨骨折称为 Galeazzi 骨折(图 57.35)。这比 Monteggia 骨折少见。

肘部骨折。后脂肪垫移位是对诊断肘部骨折非常有用的一个提示性征象。正常情况下,由于后脂肪垫被肱骨远端的鹰嘴窝遮盖,故在正常侧位片中并不能显示后脂肪垫。当肘关节因骨折而充血肿胀时,后脂肪垫可被推移出鹰嘴窝外,在侧位上得以显示(图 57.36A)。因此,肘部创伤时后脂肪垫显示常提示肘部骨折,对于成年人(骨骺已闭合),绝大多数为桡骨头骨折(图 57.36B)。而对于儿童(因骨骺未闭合),通常提示肱骨髁上骨折(图 57.37)。

常规正侧位摄片有时并不能显示骨折的直接征象,这就需要临床和放射科医师采取其他方法来显示骨折。这些方法包括:斜位,桡骨头特殊位,体层摄影,甚至 CT 或 MR 检查。也有一些处置不当的临床案例,即不论 X 线摄影是否显示骨折,都

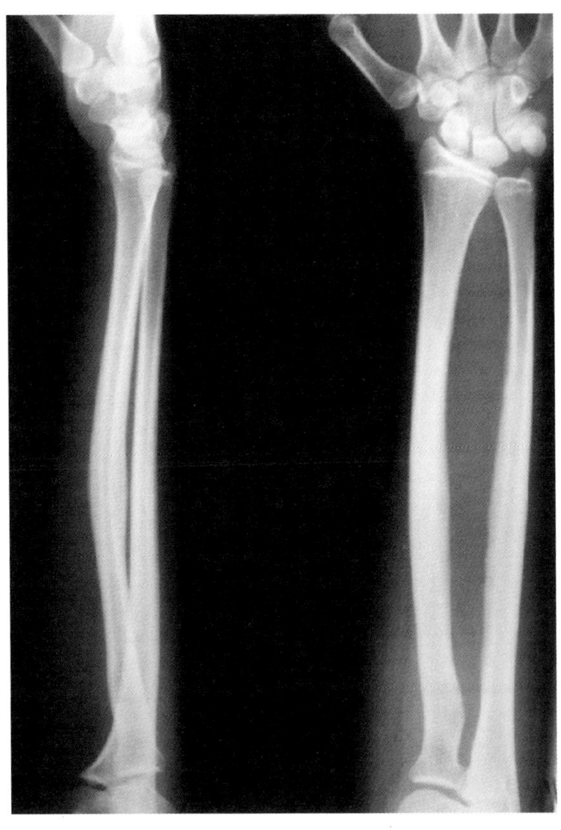

图 57.33 前臂弹性弓状畸形。患儿前臂的前后位和侧位片显示桡骨向前呈弓形弯曲,这种改变称为前臂弹性弓状畸形(实为青枝骨折),仅见于儿童。

按同一种方法进行处理。而对于外伤肘部疼痛和后脂肪垫显示的患者,不论骨折是否显示确切,只要肘部无明显畸形或撕脱骨片,无须特殊处理。感染,关节炎或任何肘部积液都可导致关节囊积液和后脂肪垫移位,但在临床上都不能排除骨折。

关节积液也可引起前脂肪垫移位。侧位片上,前脂肪垫位于肱骨干远端前方,呈一较小的三角形(图 57.38)。肘关节积液时,前脂肪垫向肱骨上、外方移位,因形似一大三角帆,又称为"帆征"(图 57.36 和图 57.37 所示)。

肩关节脱位。在临床和平片中通常均较容易诊断。前脱位是最常见的肩关节脱位类型,其发病率至少是后脱位的 10 倍。出于实用目的来看,肩关节脱位类型中,仅前脱位和后脱位两种类型在临床上较受关注。

肩关节前脱位常发生于手臂强力外旋和外展时,多见于足球运动员在比赛时拉扯肩部,皮划艇运动员奋力挥桨后划,滑雪者持杆支撑起滑时,也可发生于运动姿势与之类似的其他运动中。在影像学上,肩关节前脱位在前后位平片上是很容易诊断的:肱骨头位于关节盂的下内方(图 57.39)。前脱位时,因肱骨头撞击肩胛盂下唇,可在肱骨头后上缘形成压迹,称为 Hill-Sachs 畸形。Hill-Sachs 畸形的出现提示发生反复肩关节脱位的概率很大。一些外科医师把 Hill-Sachs 畸形视为手术治疗、防止反复脱位的指征。肩关节盂下缘出现不规则骨块或出现游离骨片时称为 Bankart 畸形,其机制与 Hill-Sachs 畸形机制一致。在临床上,Bankart 畸形常不及 Hill-Sachs 畸形多见。

肩关节后脱位在临床和影像诊断中均较为困难。在肩关节前后位片上,肩关节可表现为"完全正常"或近似正常。正常

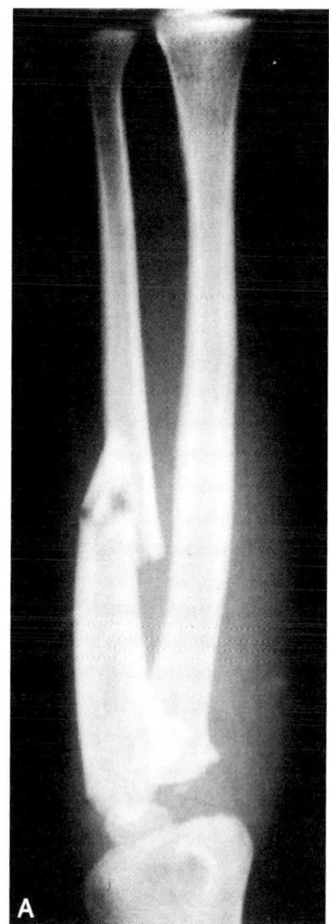

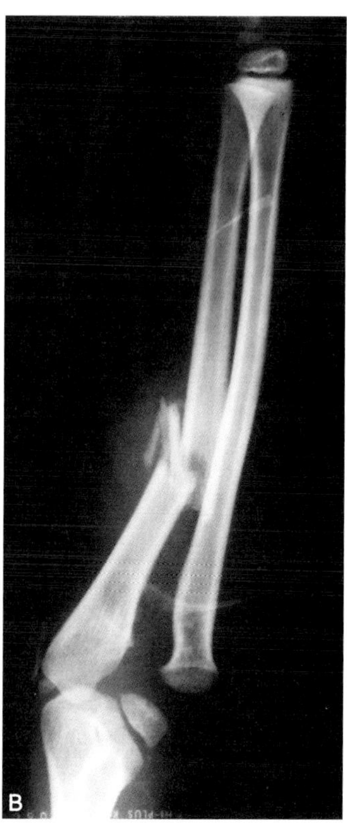

图 57.34 Monteggia 骨折。前臂遭受打击时（如警棍敲打）可发生尺骨骨折。虽然在前后位上桡骨头位置正常（A），但侧位显示桡骨头移位（B）。一旦漏诊则可能导致桡骨头缺血性坏死和肘关节功能障碍。这体现了外伤后正侧位摄片观察的重要性。

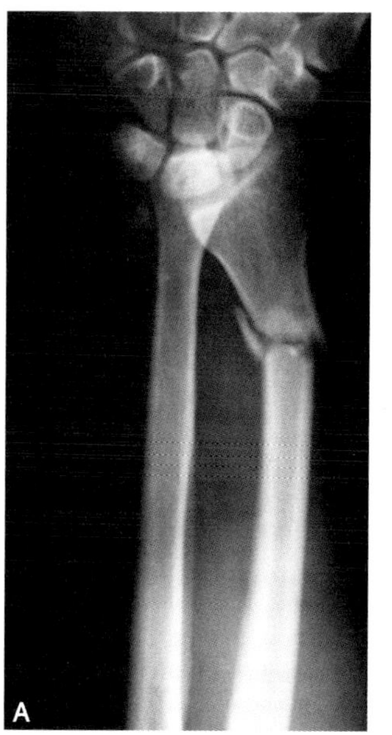

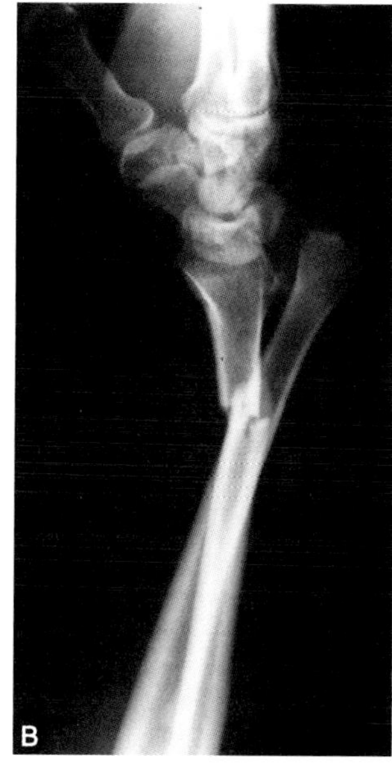

图 57.35 Galeazzi 骨折。A. 前后位上，该患者为桡骨远端骨折，尺骨无明确骨折征象。B. 侧位显示尺骨远端明显脱位。在临床上，这种脱位是不可能漏诊的。这被称为 Galeazzi 骨折，在临床上远不如 Monteggia 骨折多见。

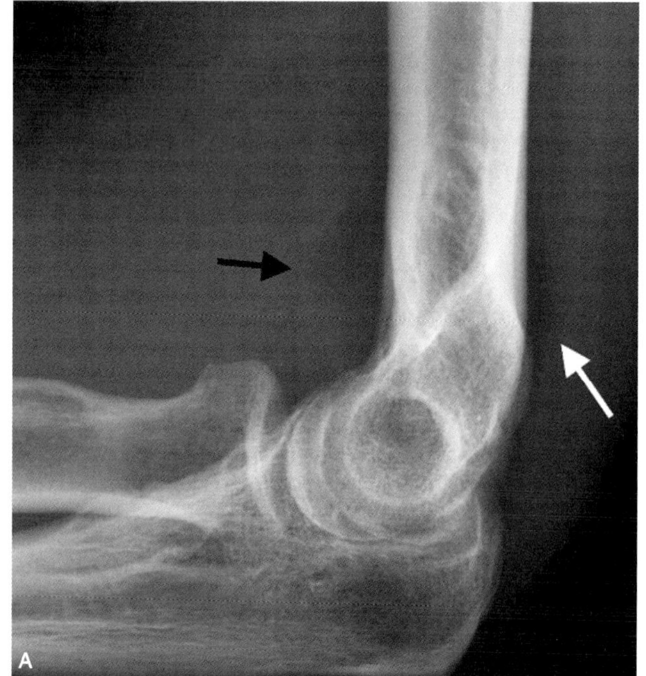

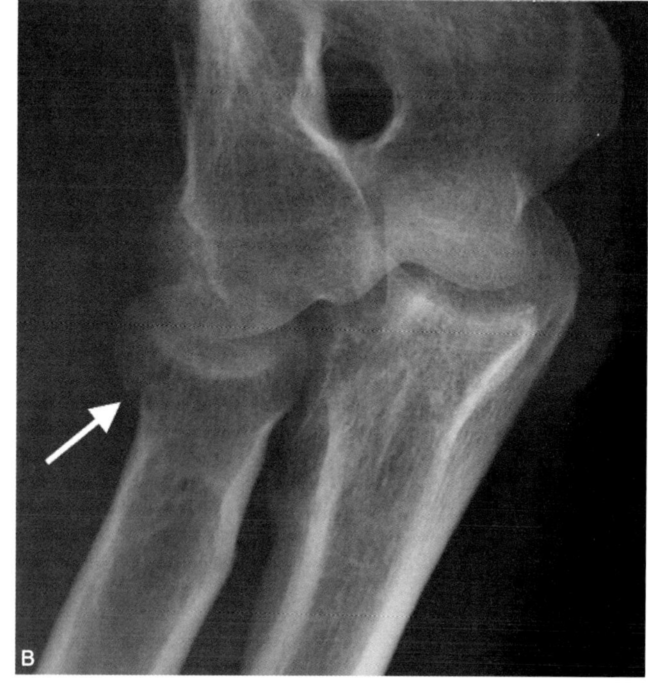

图 57.36 肘脂肪垫移位。A. 在这个肘部的侧面视图中，后部脂肪垫隐约可见（白箭），前部脂肪垫抬高并向前移位（黑箭），与关节积液一致。这些发现表明该成人患者应该在桡骨头处有肘部骨折。B. 斜位片示桡骨头骨折（箭）。在肘部外伤前提下，若肘后脂肪垫显示，即使 X 线片未显示骨折，也应考虑骨折可能。前脂肪垫隆起和移位即为帆征。

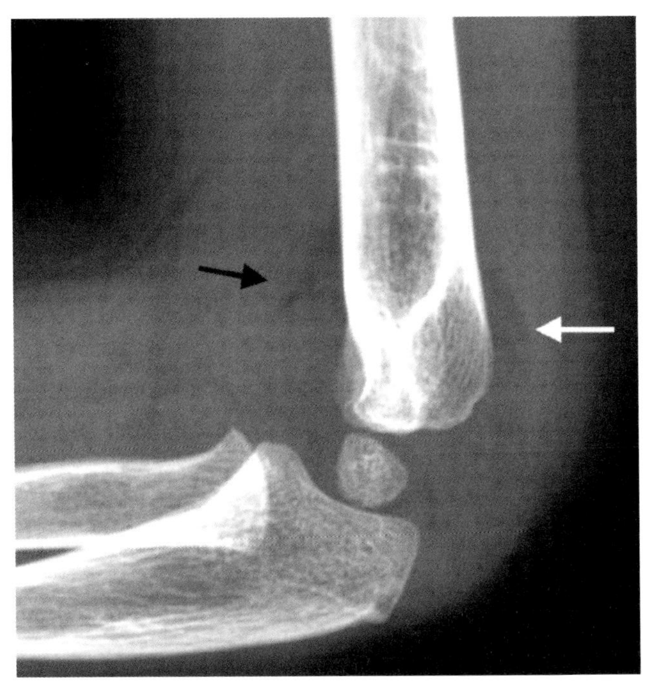

图 57.37　肘脂肪垫移位。该患儿的肘部侧视图显示后部脂肪垫(白箭)和前部的帆征(黑箭)。这表明肘部骨折,在儿童中(骨骺未闭合)通常为髁上骨折。

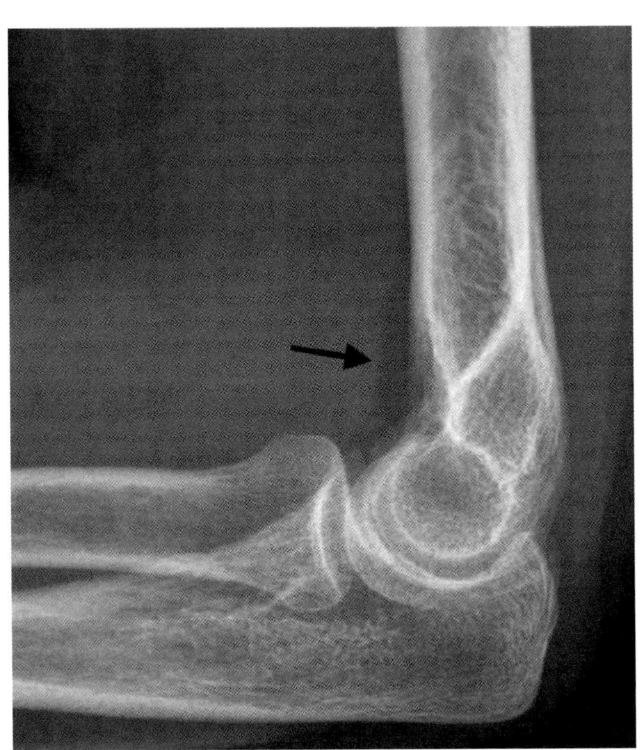

图 57.38　正常肘部前脂肪垫。注意这个正常肘部肱骨前方的正常脂肪垫透明影(箭),并将其与图 57.36 和图 57.37 中异常移位的前脂肪垫的帆征进行比较。

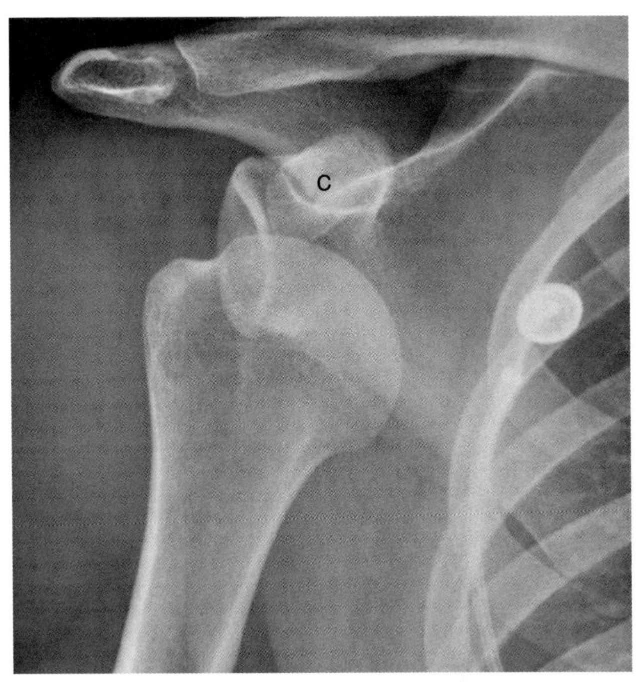

图 57.39　肩关节前脱位。右肩前后位显示肱骨头位于关节盂内侧和喙突(C)的下方,即可诊断肩关节前脱位。

情况下,肱骨头应与关节盂轻度重叠(图 57.40)而形成所谓的“新月征”。肩关节后脱位患者的前后位片常不能显示骨重叠形成的新月征,在关节盂和肱骨头之间可见一小间隙(图 57.41)。后脱位的肱骨头内收内旋并且通常“关节”在关节盂的后缘;尽管可能不会立即出现明显异常,但是肱骨头前部的

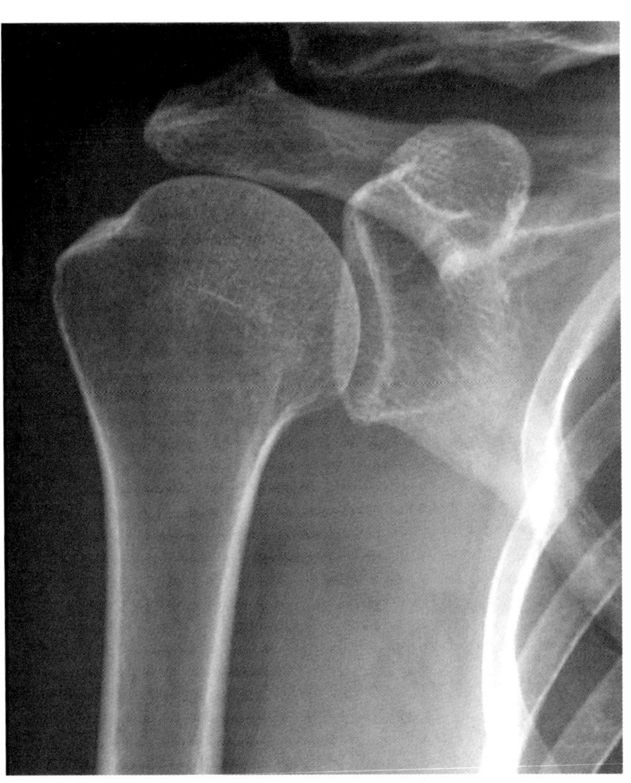

图 57.40　正常肩关节前后位。这个正常的肩关节病例中,肱骨头与关节盂轻度重叠,称为新月征。

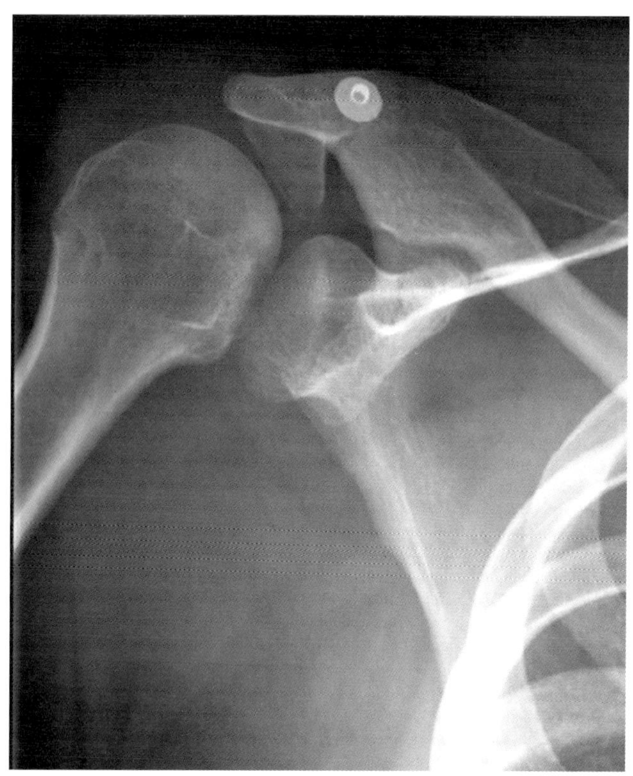

图 57.41　肩关节后脱位。肩关节前后位上，患者的肱骨头从关节盂内轻度脱位，称为新月征消失，常见于肩关节后脱位。注意与正常肩关节（图 57.40）比较。

撞击骨折（反向 Hill-Sachs 畸形或槽征）可能是明显的（图 57.42A）。如果怀疑有后脱位但无法通过放射学确认，CT 扫描可以提供明确的诊断（图 57.42B）。肩关节后脱位的最常见原因是癫痫发作，偶尔可见双侧损伤。

穿肩胛位投照是能明确诊断肩关节脱位的最好方法（也称为"肩胛骨-Y"位）。腋位投照的显示效果与穿肩胛位基本相同，但投照时需要移动患者的手臂和肩部，可加剧疼痛或甚至使已复位的肩关节再次脱位。穿肩胛位投照是使 X 线束以一定的角度穿过肩胛骨（X 线束与肩胛冈位于同一平面内），可显示关节盂全貌，根据肱骨头与关节盂关系判断是否为正常，是前脱位（图 57.43A）或是后脱位（图 57.43B）。由于肋骨和锁骨的重叠影响，穿肩胛位片中的正常解剖结构难以辨别，可借助喙突、肩峰、肩胛冈来寻找关节盂，这 3 个结构呈 Y 形围绕关节盂，有利于判定其位置。确定关节盂中心需找到骨性标记，喙突和肩胛冈是两个较常用的骨性标记，然后可寻找到肱骨头并确定其位置。然而，即使在穿肩胛位也可能偶尔难以诊断后脱位，并且在某些情况下需要 CT 来确诊（或排除）。

在 X 线片前后位肱骨头下方的创伤性血肿可能被误诊为肩关节脱位（图 57.44）。因为前脱位在内侧移位，所以不应该与此混淆。通过观察穿肩胛位或通过注意肱骨在前后位上没有向内旋转，可以排除后脱位。这被称为假脱位。应该意识到这种情况，此外，它可以提示一个轻微或隐匿的肱骨头骨折。

如果怀疑肩部骨折，但平片为阴性或显示不确切时，应进一步行 CT 扫描。对于肩关节或髋关节等复杂关节，在需要确定有无骨折及判定其损伤程度时，CT 是最好的检查方法（图 57.45）。

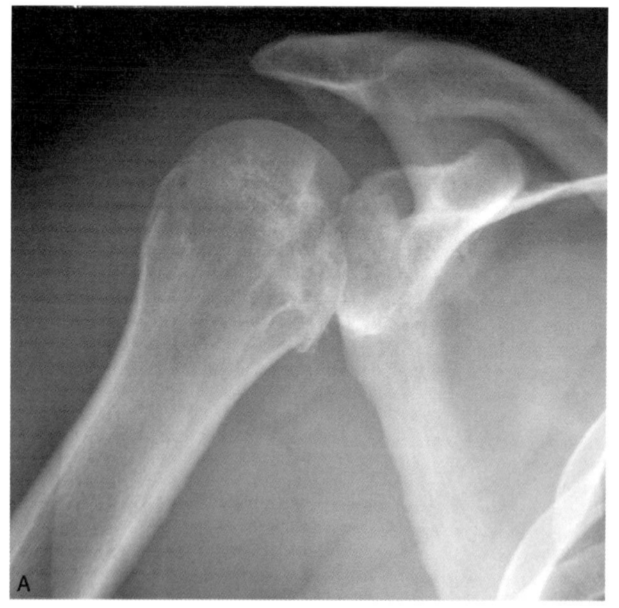

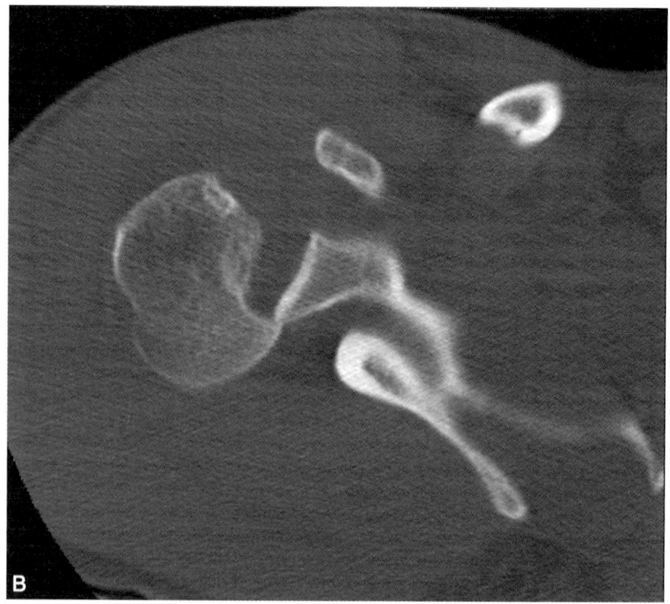

图 57.42　肩关节后脱位。A. 右肩的前后位片显示肱骨头向内旋转，并且注意到前内侧肱骨头的撞击骨折（反向 Hill-Sachs 畸形）。B. 轴向 CT 图像显示由肱骨头撞击引起的槽状缺损，其边缘位于关节盂的后上缘。

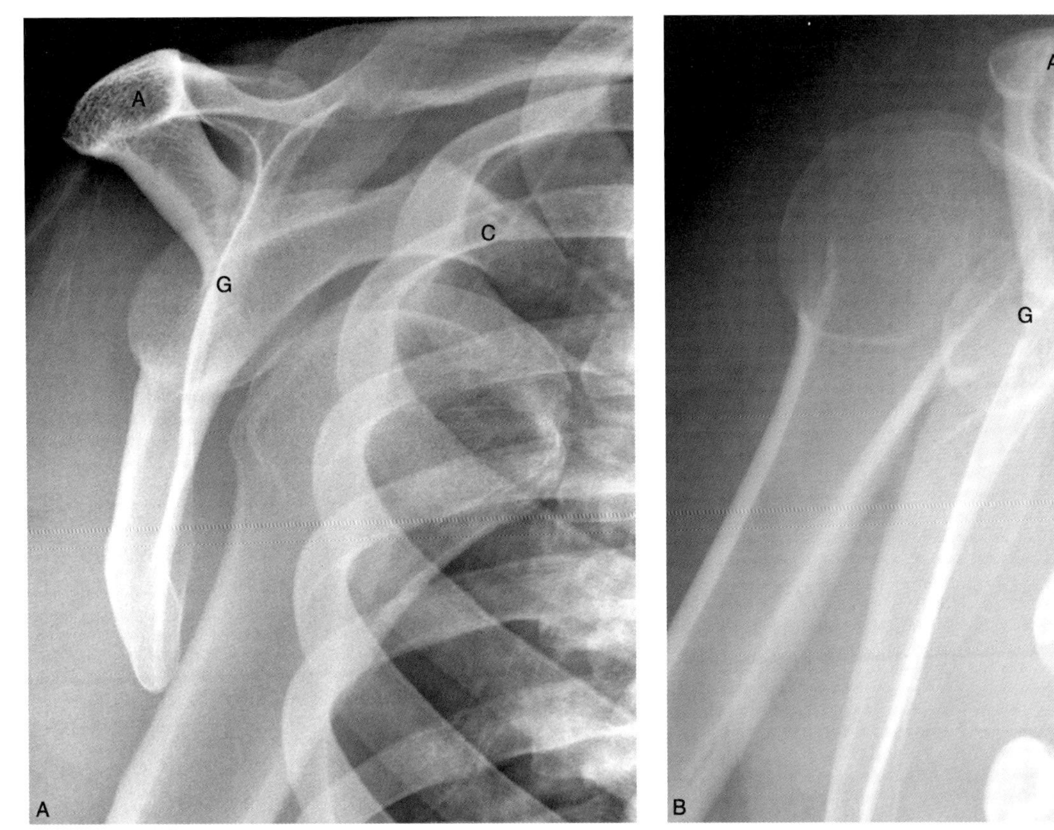

图 57.43 穿肩胛位的肩关节前脱位和后脱位。通过将 X 线束平行于肩胛骨照射，获得肩部的穿肩胛位视图。可以在前面看到喙突(C)、后面的肩峰(A)。这两种结构都向内延伸并在关节盂(G)处相遇。A. 在这个病例中，肱骨头位于关节盂前面。B. 在该示例中肱骨头位于关节盂后面。

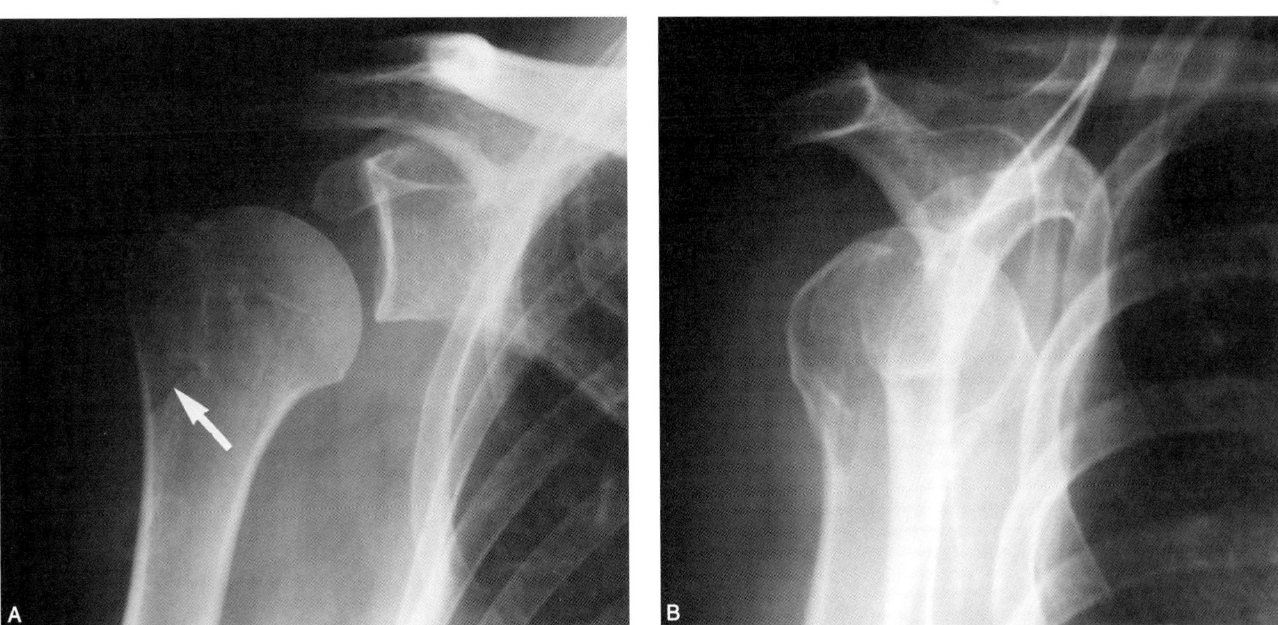

图 57.44 肩关节假性脱位。A. 肩部外伤患者肩关节前后位片显示肱骨头相对于关节盂下移，伴正常时新月征消失，疑为肩关节脱位。B. 但在穿肩胛位上，肱骨头与关节盂的位置关系正常。肩关节假性脱位与关节积血有关，仔细观察可发现较为隐匿的骨折。本病例中，图 A 中可见引起关节积血的骨折(箭)。

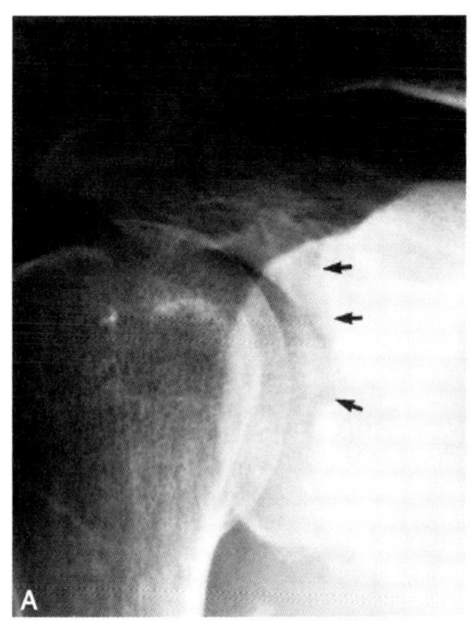

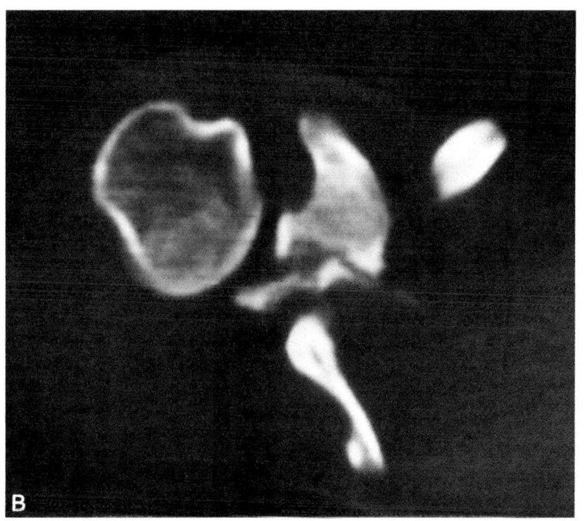

图 57.45　关节盂骨折。A. 肩关节前后位片见一模糊透亮影，提示关节盂骨折（箭），肩关节下方可见碎骨片影。B. CT 检查方显示骨折全貌。CT 扫描见骨折贯通整个肩胛骨，伴部分关节位置的轻度移位。

骨　盆

骨盆骨折，尤其是累及髋臼的骨折，平片很难对损伤情况进行全面的评估。由于可能存在的游离骨片和细微骨折在平片上均不能显示（图 57.46），故几乎所有的髋臼骨折都应进行CT 扫描。

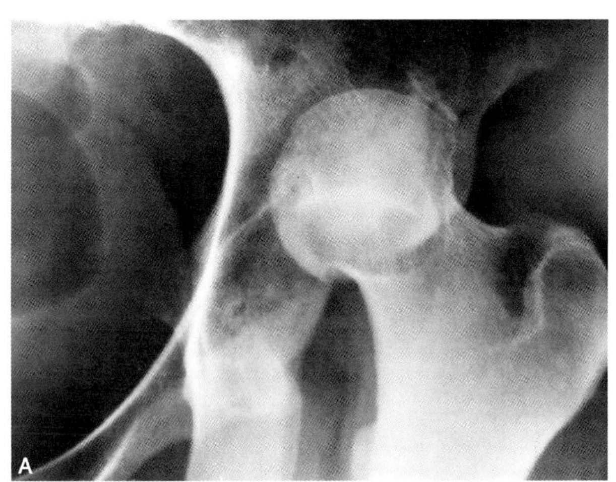

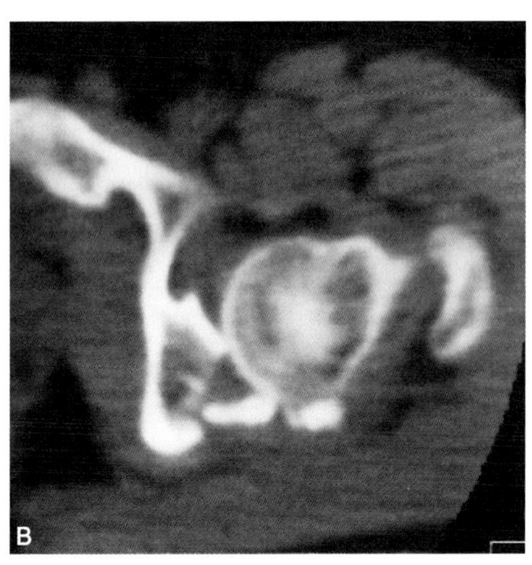

图 57.46　髋关节脱位。A. 左髋前后位平片显示股骨头脱位，股骨头向髋臼上方轻度移位。B. CT 扫描清楚显示骨折，髋臼后缘的关节面骨皮质断裂，并伴有髋关节脱位。

骶骨骨折。有文献报道，大约有 1/2 的骨盆骨折是骶骨骨折。由于常受肠气干扰，即使是投照质量极佳的平片也很难显示骶骨骨折。在寻找骶骨的骨折征象过程中，需要仔细观察骶骨双侧的弓状线是否完整。骨折时此线常有中断，并由于两侧不对称，易于观察和诊断骶骨骨折（图 57.47）。

骶骨应力性骨折。有骨质疏松或有放疗病史患者的骶骨应力性骨折在平片上可表现为骶骨翼区域的片状或线样硬化，可伴有或不出现骨皮质断裂（图 57.48A）。这种应力性骨折可根据其分布特征、临床和影像表现、此前的放疗病史以及骨皮质断裂与骨转移瘤相鉴别。CT 常用于显示骨皮质断裂（图 57.48B），但并非每次均能显示。骶骨应力性骨折在放射性核素扫描时具有特异性的表现（图 57.49A），被称为“Honda”征，因其形似本田车的标志而得名。Honda 征仅见于双侧应力性骨折；单侧应力性骨折时，在患侧骶骨翼的放射性核素摄取率增加。T_1WI 显示相应受累区域骨质呈弥漫性低信号（图 57.49B）。骶骨应力性骨折又称不全性骨折，提示深层的骨质

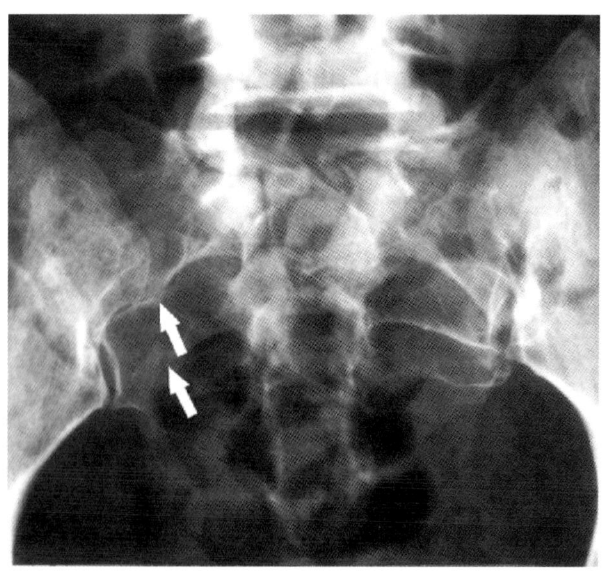

图 57.47　骶骨骨折。患者的骶骨前后位片显示骶骨左侧正常的弓状线，而右侧的弓状线中断（箭）。一侧弓状线中断提示骨折线通过该侧骶骨。

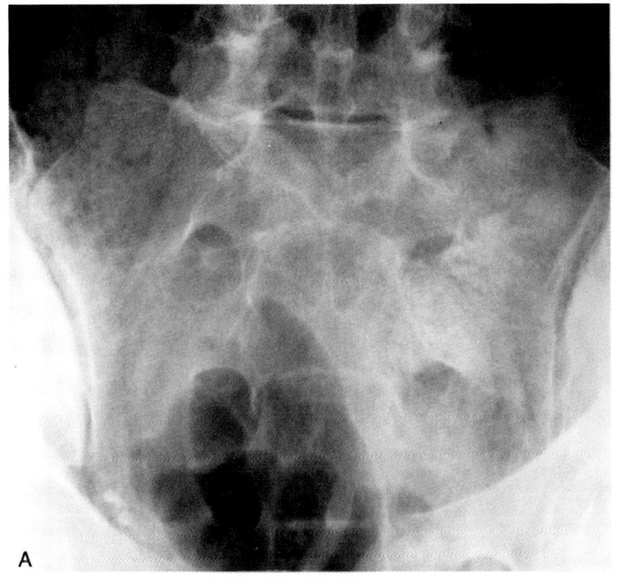

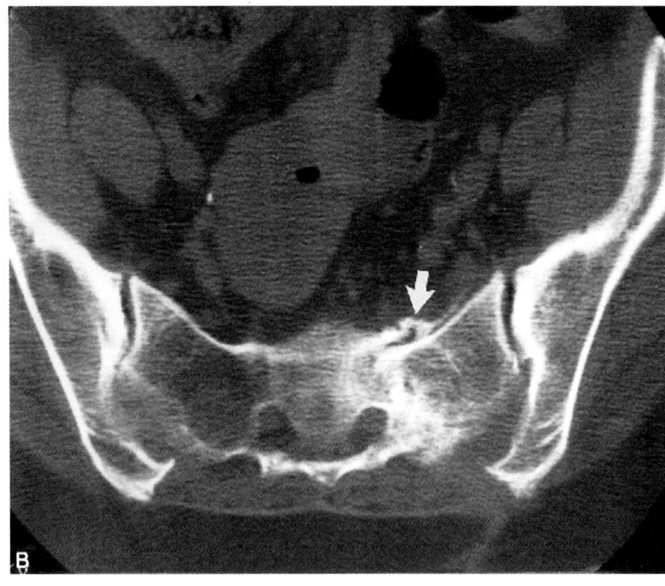

图 57.48　骶骨应力性骨折。A. 自诉骨盆疼痛患者,同右侧相比,部分左侧区域的骶骨有轻度硬化。放射性核素扫描显示左半侧骶骨放射性核素摄取率升高,怀疑为骨转移。B. CT 扫描显示该区域骨皮质断裂(箭),提示为骨折改变。这是骶骨应力性骨折的特征性平片和 CT 表现。

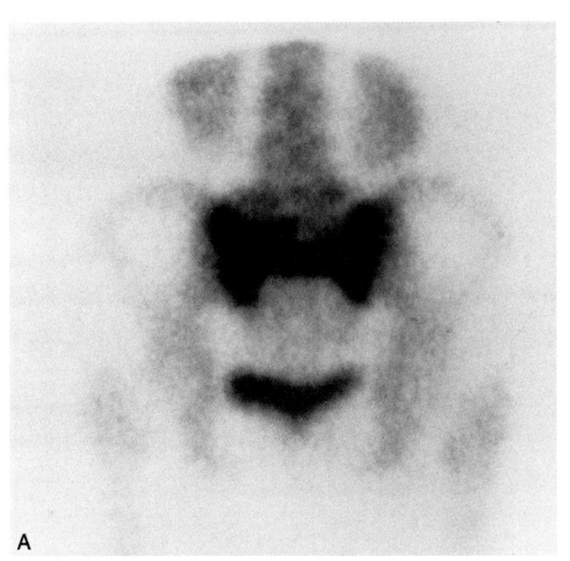

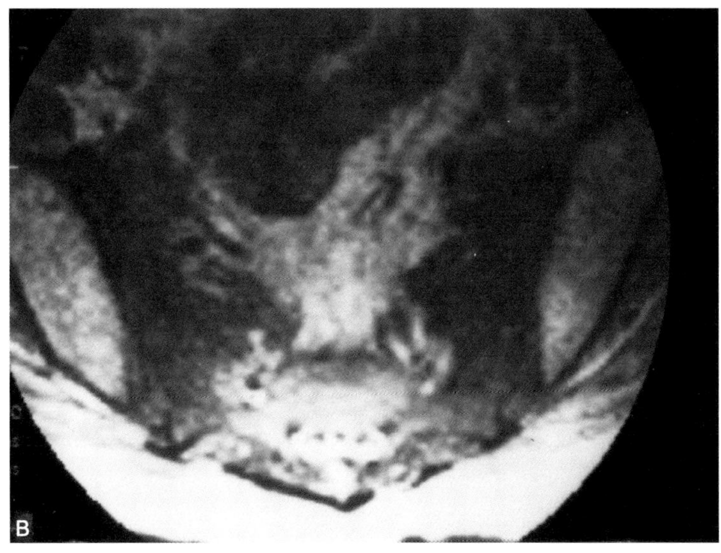

图 57.49　骶骨应力性骨折。A. 伴有骨盆疼痛的骨质疏松患者,放射性核素扫描显示双侧骶骨应力性骨折,为经典的"Honda"征。B. 该患者的 MR 横断位 T_1WI 显示,邻近骶髂关节的双侧骶骨呈弥漫性低信号,代表骨折区的水肿和出血,与骨扫描的 Honda 征相一致。

异常,类似于病理性骨折。

撕脱伤。累及骨盆的撕脱伤在临床上极为常见,通过 X 线摄片,放射科医师能够很容易地进行诊断。有时,撕脱伤具有侵袭性的表现,如果在影像学上不能诊断,则可能需要组织活检。但不幸的是,由于撕脱伤与恶性病变的组织结构类似,有可能被误诊为恶性病变,从而采取根治性治疗(图 57.50)。因此,当考虑撕脱性损伤时,俨然成为了一个"请勿触摸"的病变(见第 60 章)。常见的骨盆撕脱伤包括坐骨、髂前上棘或髂前下棘(图 57.51)以及髂嵴。据报道,这些撕脱性损伤在跳远、短跑、跨栏和体操运动员以及啦啦队员中较常见。

值得特别提及的撕脱性骨折是股骨近端小转子:在儿童和青少年中,这些撕裂通常是由运动损伤引起的并且是良性的。然而,在成人中,小转子的孤立性撕脱性骨折通常仅发生在下面的骨病变的背景中,例如转移,应迅速检查潜在的病变,并进一步查找原发性恶性肿瘤部位(图 57.52)。小转子骨折在粉碎性股骨转子间髋部骨折的情况下更常见,并且在这种情况下不一定与潜在的恶性肿瘤相关。

骨盆中另一个可以显示压力导致的放射学发现的区域是耻骨联合。超马拉松、越野滑雪、足球和其他运动员都可表现出退行性关节病(degenerative joint disease,DJD)或骨关节炎的征象(图 57.53)。退行性关节病的特征性表现为骨质硬化,关节间隙狭窄和增生骨赘。然而,在特定的一些关节中,退行性关节病可引起骨质侵蚀,这些关节包括:颞下颌关节、肩锁关节、耻骨联合和骶髂关节。

当骶髂关节发生退变时,可与人白细胞相关抗原-B27(HLA-B27)脊柱关节病,即强直性脊柱炎的表现极为类似(图 57.54),从而导致错误的诊断和治疗。大的骨赘可跨越骶髂关节,与骨硬化症甚至骨肿瘤相似(图 57.55)。

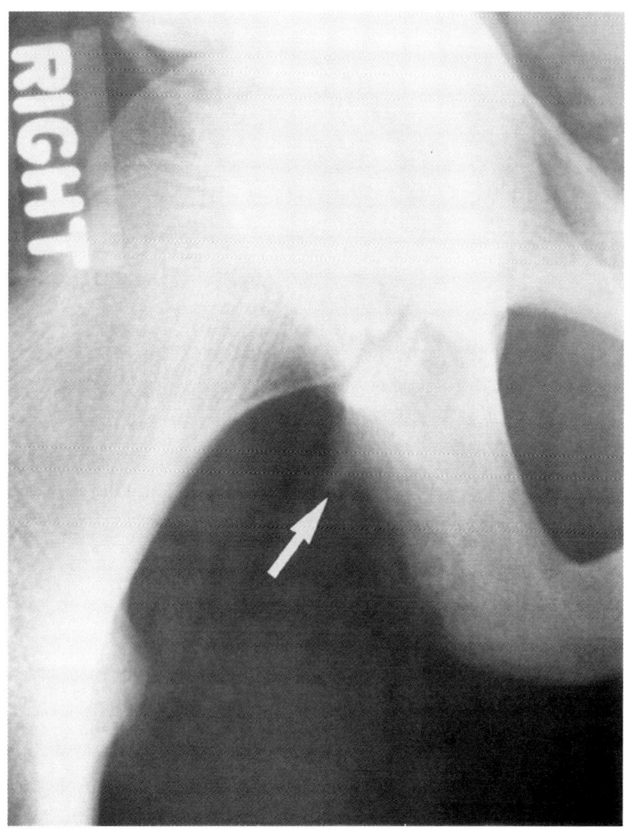

图 57.50 坐骨撕裂。诉右侧坐骨疼痛患者，骨盆前后位片显示右侧坐骨（箭）骨皮质断裂和骨膜反应，以上征象为坐骨撕裂的特征性表现，无须组织活检。

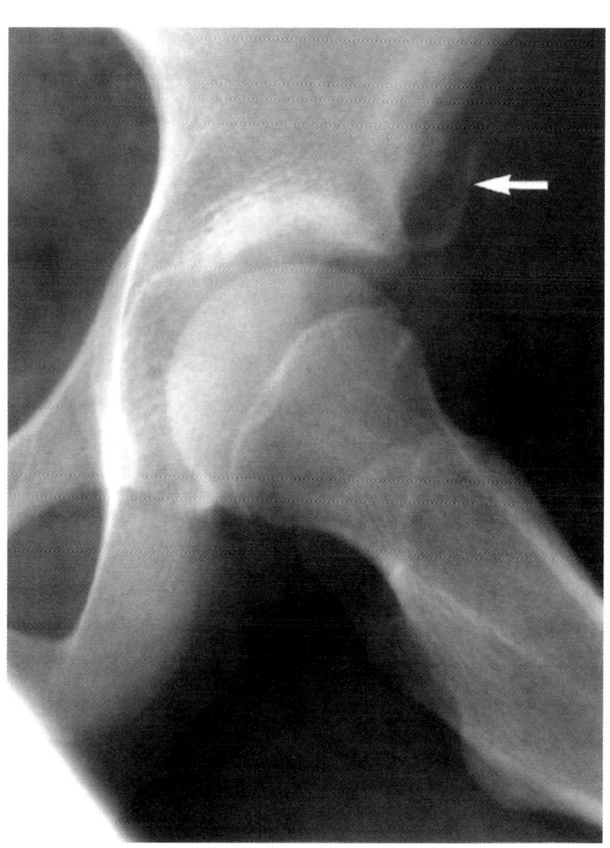

图 57.51 股直肌撕脱。左侧髋关节前后位片显示髋臼上缘见一细微的高密度影（箭），这是附着于髂前下棘的股直肌撕脱的特征性表现。

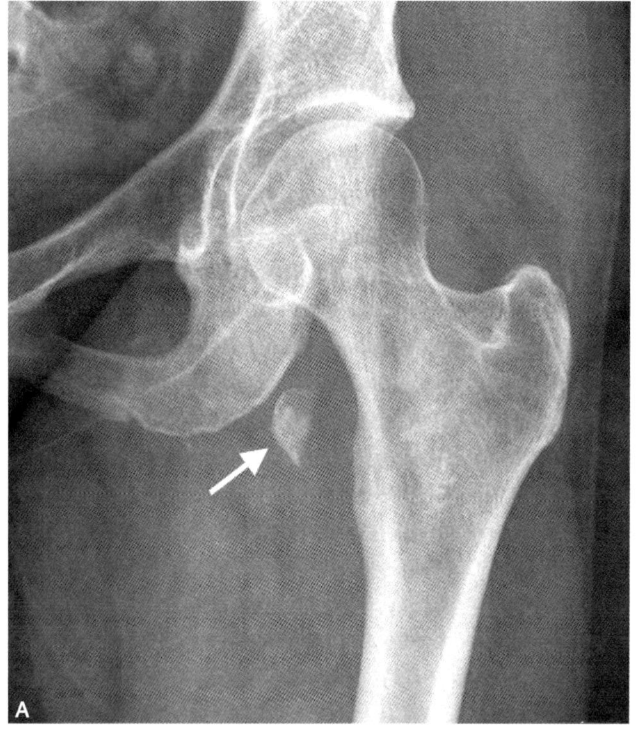

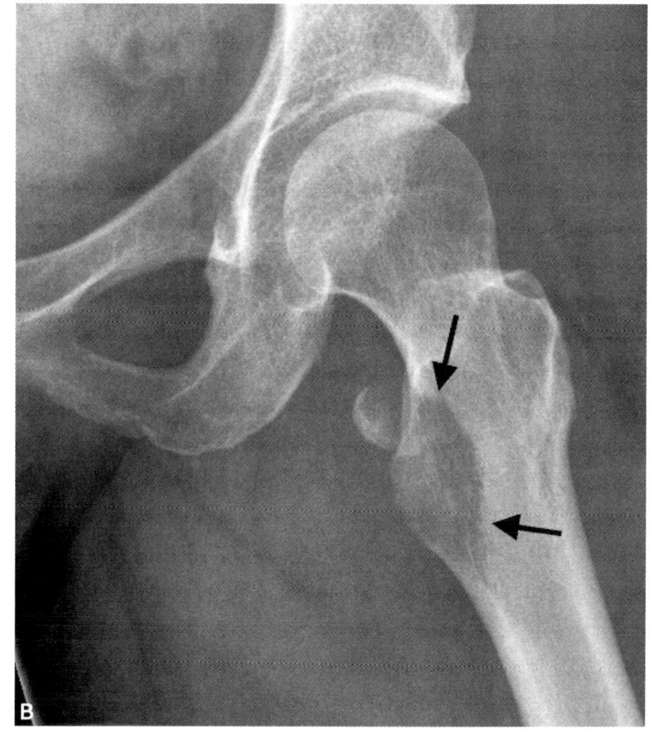

图 57.52 小转子的病理性撕脱骨折。A. 左侧髋关节的前后位片示在行走时发生的小转子（白箭）的孤立撕脱骨折；在成人中，该位置的孤立性撕脱症可能是病理性骨折。B. 蛙腿式侧位显示股骨的下方透明影（黑箭），这是来自肾细胞癌的溶解性转移性病变。

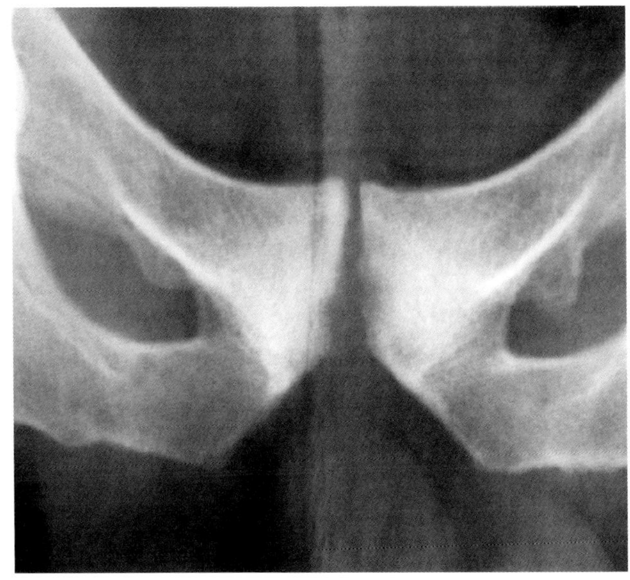

图 57.53　耻骨联合骨关节炎。自诉耻骨疼痛严重的超马拉松赛运动员，耻骨联合侵蚀伴骨质硬化，这是退行性关节病(DJD)或超负荷时在耻骨联合引起的骨关节炎特征性表现。关节面侵蚀一般不常见于 DJD，但一些特定的关节除外，如耻骨联合，骶髂关节，肩锁关节。

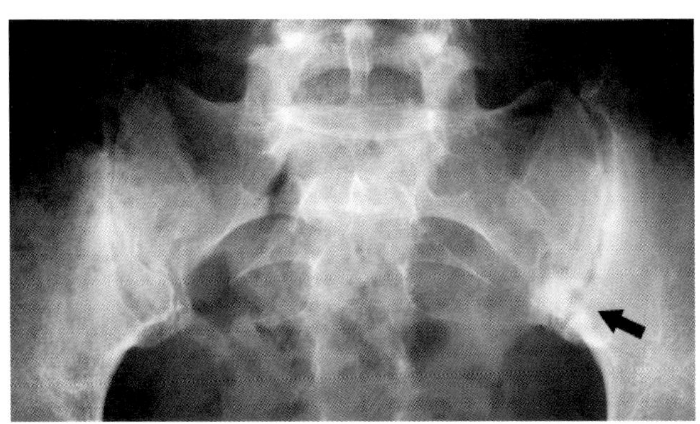

图 57.54　骶髂关节骨关节炎。这位年轻的专业舞蹈演员的左侧骶髂关节有骨质硬化和关节面侵蚀(箭)。尽管为关节炎的影像表现，但骨质硬化和骨侵蚀也可见于退行性关节病(DJD)或超负荷所继发的骨关节炎。

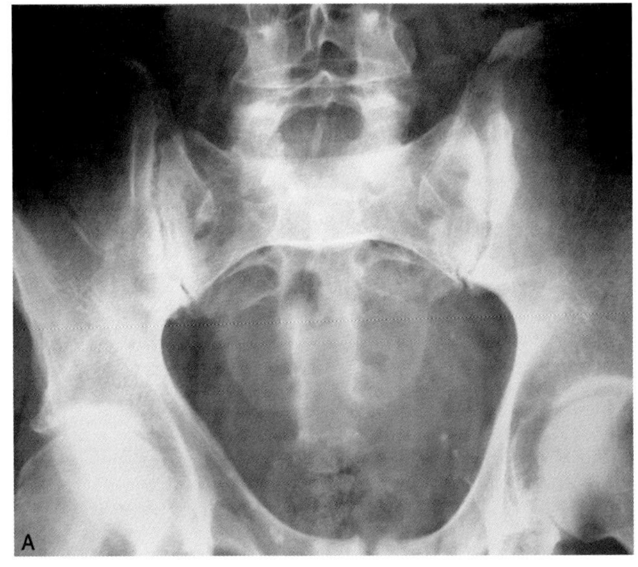

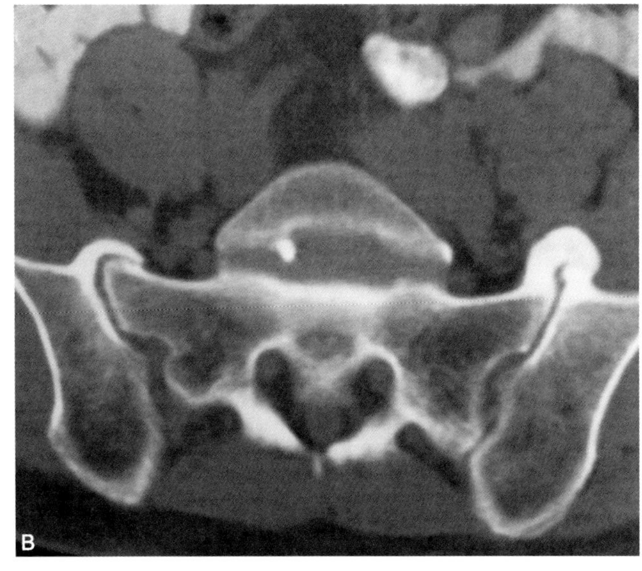

图 57.55　骶髂关节骨赘病。A. 这位马拉松运动员的骨盆前后位片显示双侧骶髂关节致密硬化。B. CT 扫描显示骶髂关节面骨密度增高，增生骨赘形成骨桥，为退行性关节病(DJD)的特征性表现。

下　肢

对于大多数的股骨和小腿骨折，平片表现都很明显，不必担心遗漏细微的骨折和畸形对临床治疗的影响。

应力性骨折。任何患有髋部或腿部疼痛的人都需要考虑应力性骨折，因为一旦漏诊就可能发展为完全性骨折。所幸的是，最严重的应力性骨折，即股骨颈应力性骨折，是临床上最罕见的骨折之一(图 57.56)。随着重力负荷的持续增加，应力性骨折可进展为完全性骨折(图 57.57)，并引起断端移位，成为临床上很严重的骨折。

应力性骨折也可发生在股骨干的远端和近端，胫骨中段以及胫骨下 1/3 处。这些应力性骨折在治疗时应予高度重视，因为在持续性压力负荷下发展为完全性骨折的例子并非少见(图 57.58)。承重骨出现横行或斜线样硬化时需考虑应力性骨折，除非有确凿证据为其他原因所致。应力性骨折并不总是有反复承受压力负荷的病史，故在诊断时不应当仅依赖于临床病史。在一定程度上，应力性骨折偶尔可具有侵袭性，表现为侵袭性的骨膜炎和不确切的线样硬化(图 57.59A)。若被误诊为肿瘤并进行组织活检，则可能与恶性病变相混淆，进而采取根治性治疗。因此，应力性骨折在任何情况下都不应该选择组织活检。如果临床表现不符合应力性骨折，而其平片又不能诊断，则应该于 1 周或 2 周后行 X 线复查。有时，运用 CT 或 MR

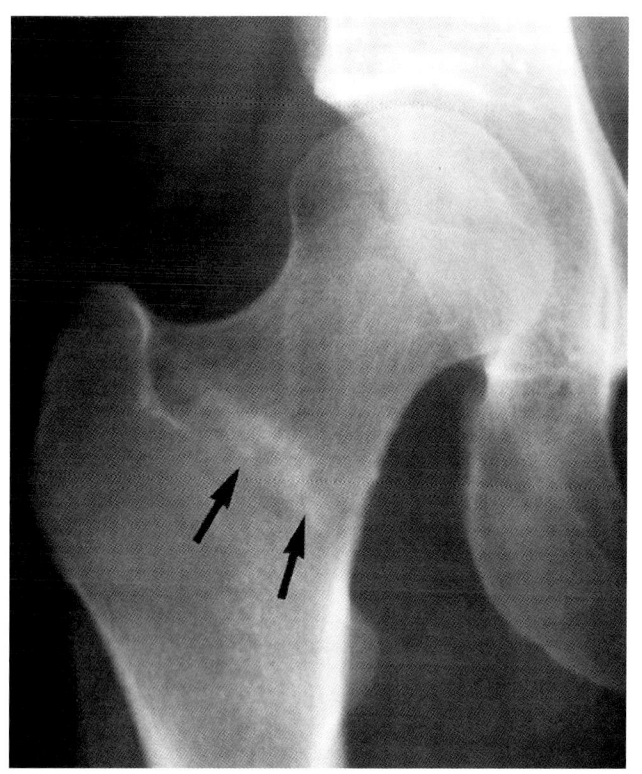

图57.56 股骨颈应力性骨折。赛跑运动员，诉髋关节疼痛，于股骨颈基底部见一线样硬化带（箭），即可诊断为股骨应力性骨折。

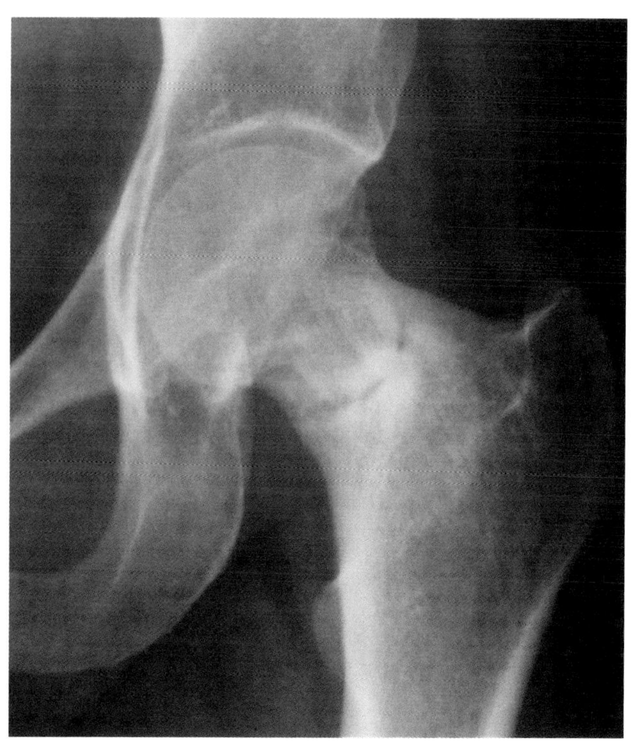

图57.57 股骨颈应力性骨折。髋部疼痛的慢跑运动员，于股骨颈见周围有硬化带环绕的线样透亮影，为严重的股骨颈应力性骨折。

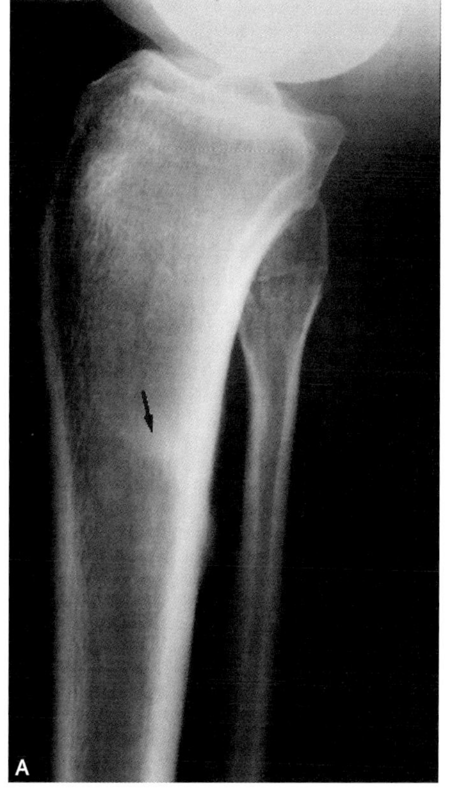

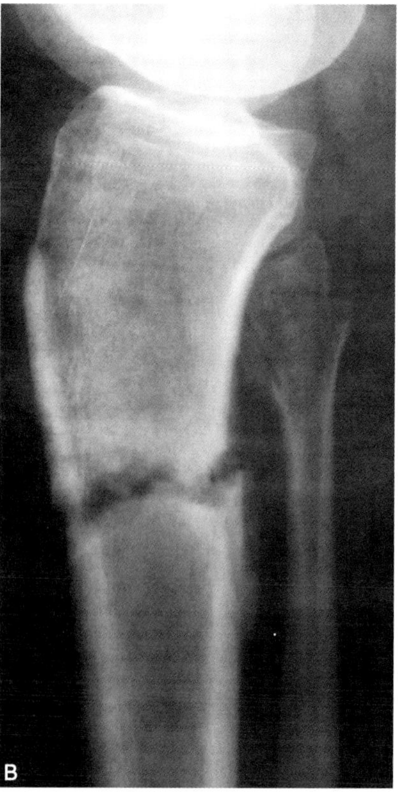

图57.58 胫骨近端应力性骨折。A.胫骨中上段见一模糊的线样硬化区（箭），为胫骨近端应力性骨折的特征表现。B.因持续运动，应力负荷持续增加的结果：胫骨和腓骨近端完全性骨折。

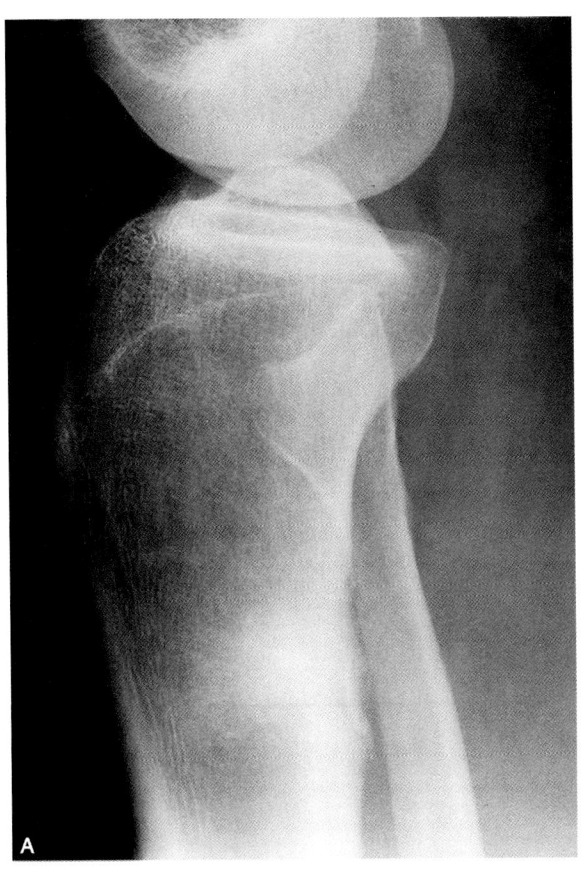

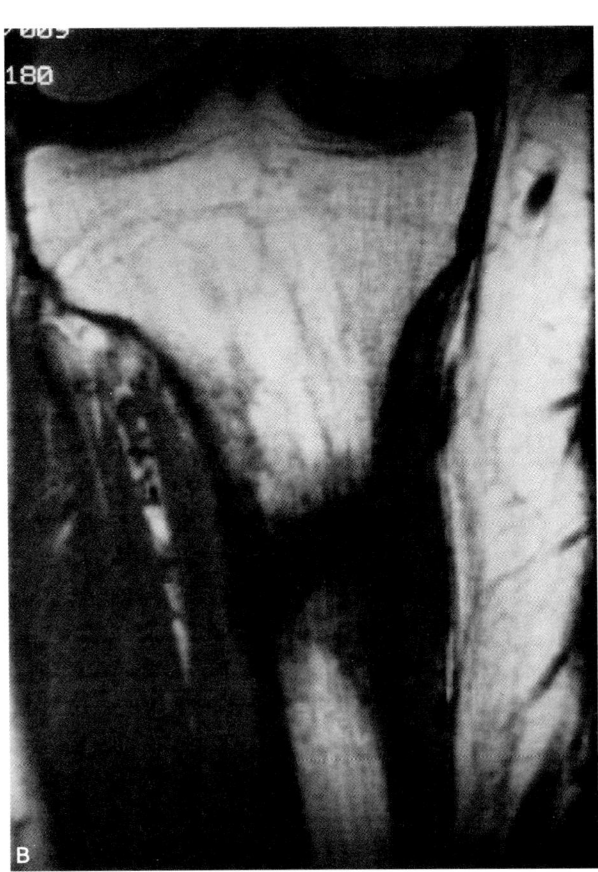

图 57.59　胫骨应力性骨折。A. 胫骨上段后缘不规则硬化，邻近区域有骨膜反应。疑为原发性骨肿瘤，外科医师建议组织活检。B. MR 检查，冠状位 T_1WI 显示有线样低信号带斜向通过胫骨，为应力性骨折的特征性表现，未发现明显的软组织肿块。患者有近来运动负荷增加病史，根据上述影像表现可诊断为应力性骨折。

能更好地显示病变（图 57.59B）。在 X 线片上诊断早期应力性骨折比较困难，但在几周后复查诊断已无困难。

在长期服药影响骨代谢的患者中，股骨中段骨干近端的外侧皮质偶尔会发生不全骨折（图 57.60）；有时被称为“非典型”股骨骨折，因为大多数应力和不全骨折发生在股骨压力大的中段或内侧。可见局灶性外侧皮质增厚，有或没有透明的骨折线。这些骨折的诊断很重要，因为它们很容易进展到完全骨折，因此，它们通常需预防性内部固定；它们通常也是双侧的，因此诊断时应尽量双侧股骨成像。

最后一个值得一提的应力性骨折是跟骨应力性骨折（图 57.61），因为它经常被临床误诊并且在影像学上漏诊。临床上常误诊为跟骨骨刺或足底筋膜炎，在 X 线片上的改变也较细微。

髋部骨折。下肢明显的骨折在平片上不易漏诊。然而，对于一些特例应予足够重视。老年人的髋部骨折常不容易发现（图 57.62），应保持较高的怀疑指数。对于有外伤史、髋部疼痛的老年患者（即使是相对很轻的外伤），平片阴性也不能排除股骨颈骨折。MR 对显示隐匿性的股骨颈骨折具有很高的临床价值（图 57.63）。

胫骨平台骨折。另一种在平片上很难确切显示（或除外）的下肢骨折是胫骨平台骨折。在膝关节创伤时，应行膝关节水平侧位摄片，以便于确定有无脂-液平面（图 57.64）；这个征象常提示骨折并伴有脂肪髓渗漏进入膝关节腔。在具有特定的

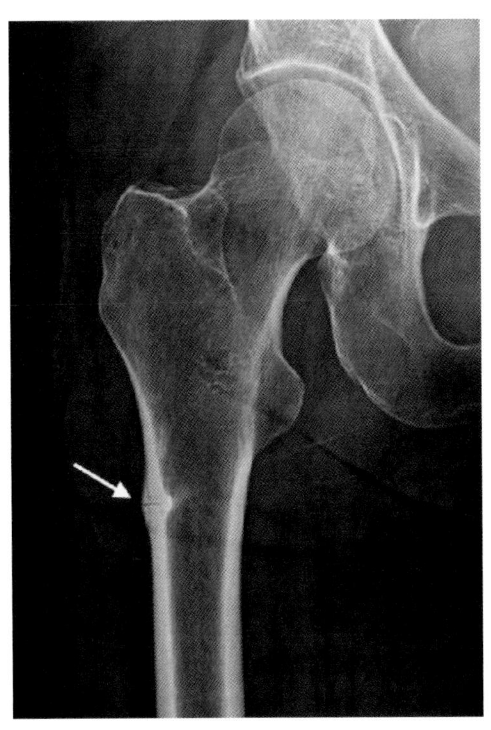

图 57.60　非典型股骨骨折。在使用破骨细胞抑制剂长期治疗的骨质疏松患者，其股骨近端骨干（箭）的外侧皮质中可见局部透明区并伴有周围皮质增厚，这与非典型股骨不全骨折相一致。

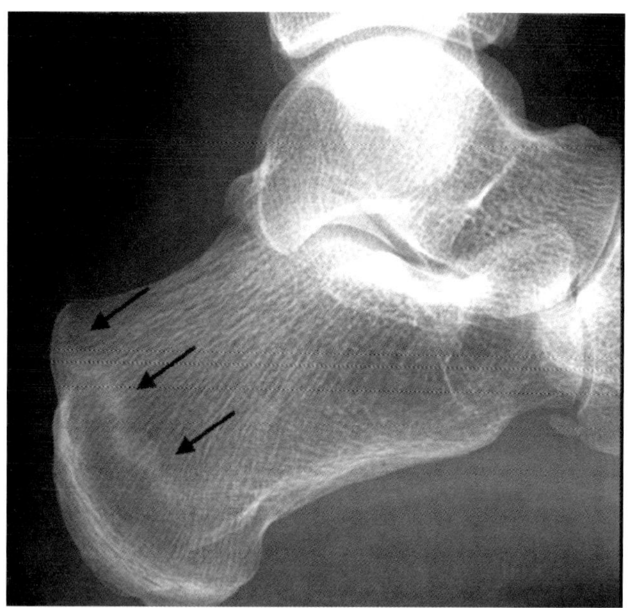

图 57.61　跟骨应力性骨折。跟骨后跟(箭)可见曲线带硬化,可诊断为跟骨应力性骨折。

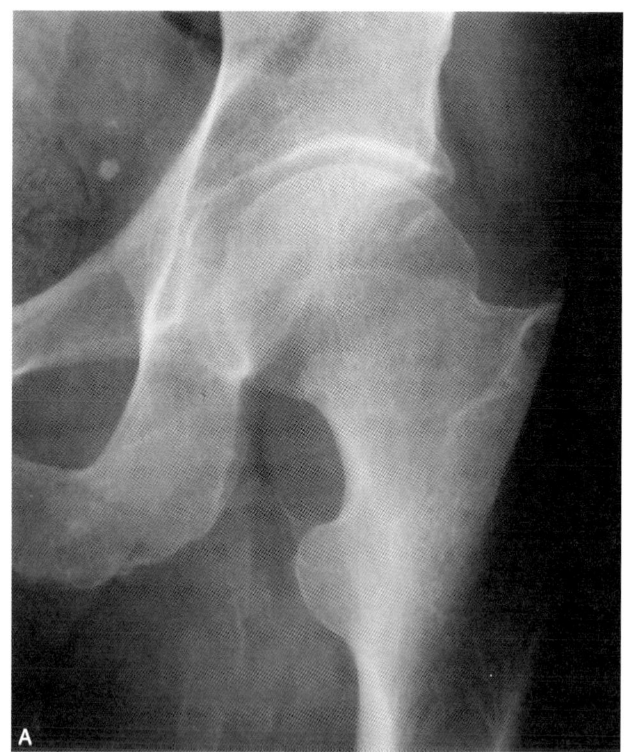

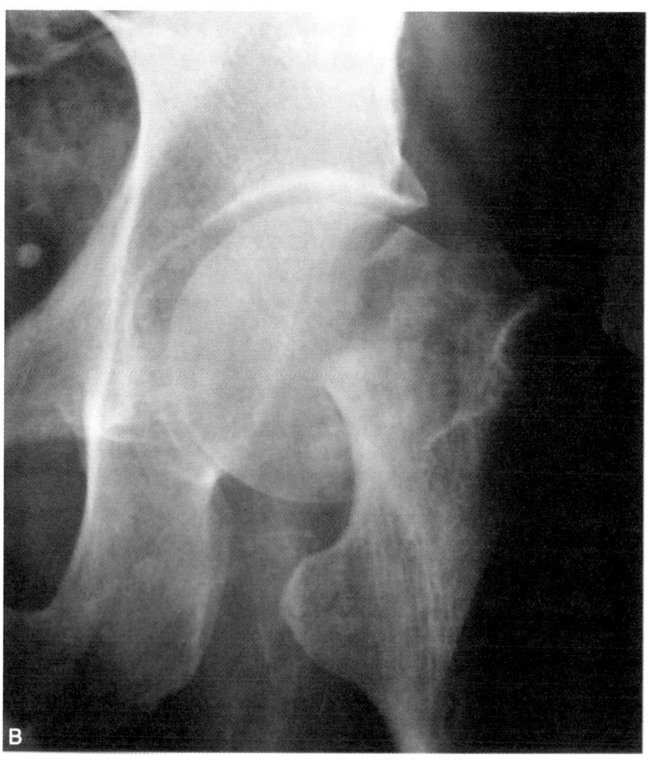

图 57.62　髋部骨折。A. 老年患者跌倒后的髋关节前后位片。X 线平片结果为正常,急诊科未收治该患者。2 周后,患者再次到急诊科就诊,已不能行走,髋关节正位片(B)显示股骨颈完全性骨折。回顾以前旧片,骨折线隐约可见(A),在初次摄片时就应诊断。老年人的髋部骨折通常很难显示,应对其仔细观察,在情况允许时,还应行其他体位的摄片观察。

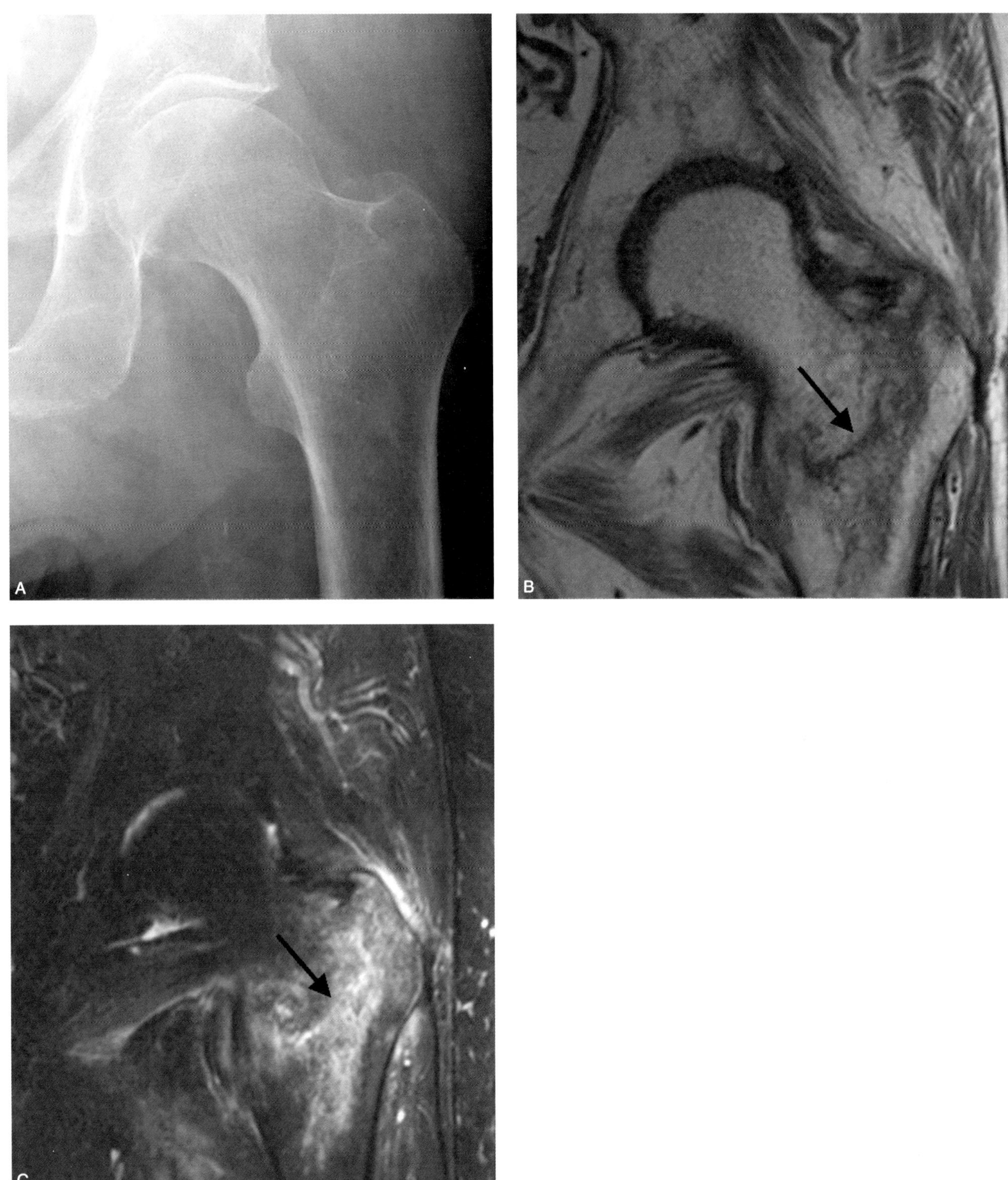

图 57.63　髋关节隐匿性骨折。A. 老年患者跌倒后髋部疼痛的前后位平片显示正常。B、C. 由于临床怀疑骨折而进行 MR 检查。冠状 T_1 加权(A)和 T_2 加权(B)图像显示曲线样信号异常和股骨转子间区域的水肿(箭),证实骨折。

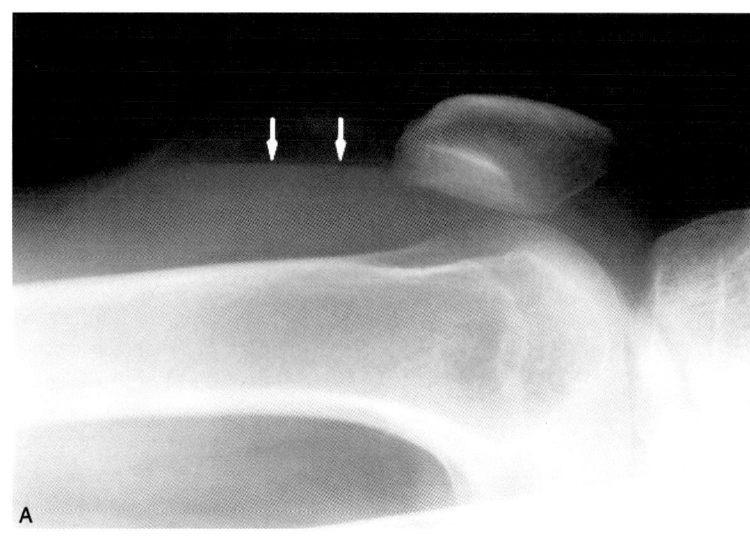

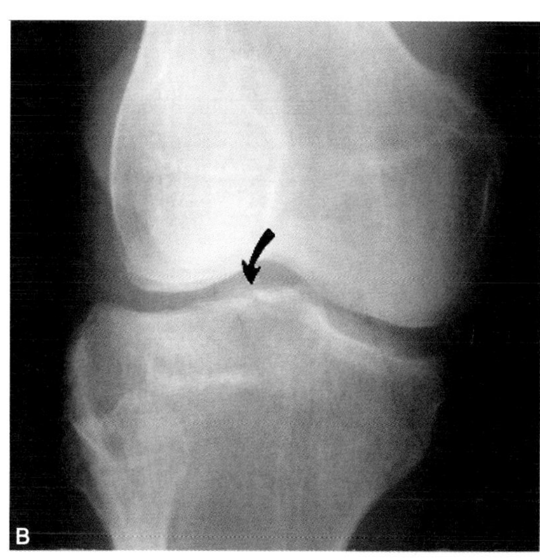

图 57.64　胫骨平台骨折。A. 膝关节水平侧位片上可见脂-液平面（箭），提示骨折并伴有脂肪髓渗漏入关节腔。B. 膝关节前后位片上，邻近髁间棘处见一细微骨折（箭），提示胫骨平台骨折。

临床症状时，MR 或 CT 检查有助于诊断胫骨平台骨折。

Lisfranc 骨折是发生于足部的一种严重骨折（图 57.65），在未发生移位或轻度移位时，在平片上很容易漏诊。这种骨折是以拿破仑军队中的外科医师 Lisfranc 而命名，他曾对因冻伤而导致足趾坏疽的患者实施过足部切除术。Lisfranc 骨折为跗跖骨折伴脱位。如果仅为轻度脱位——通常是这样，特别是在非承重射线照片上——它很容易漏诊。跗跖骨是否排列正常是确定 Lisfranc 骨折的关键，第二跖骨内侧缘与中间楔骨内侧缘应始终位于同一条线上；反之，则应考虑为 Lisfranc 骨折伴脱位。这种骨折最常见于前足陷入地面或从马背上摔倒，前足悬挂于马镫上的患者。糖尿病患者在发生 Lisfranc 骨折时，常被视作神经营养性骨病或 Charcot 关节。

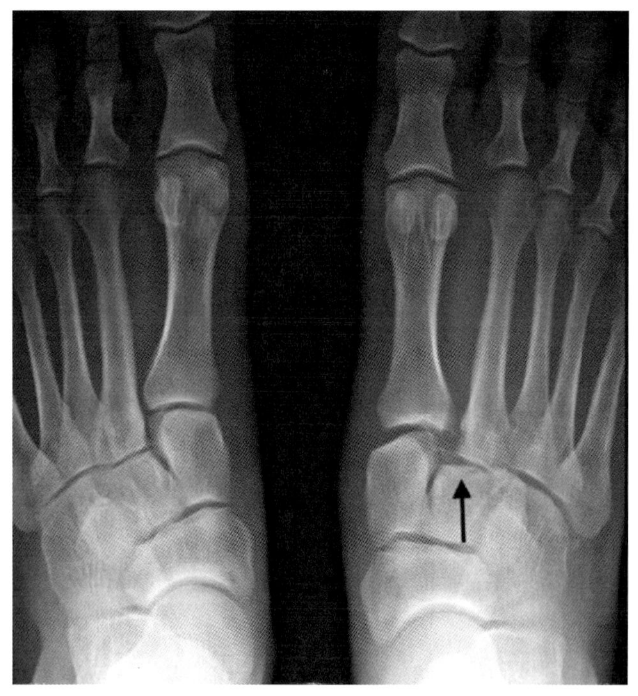

图 57.65　Lisfranc 骨折。该患者受伤的右脚站立 AP 视图显示右脚第一和第二跖骨之间的空间加宽，右脚第二跖骨的基部偏离第二楔骨（箭）；与正常左脚比较。这是 Lisfranc 骨折脱位。

跟骨骨折。普通平片常难以清楚显示跟骨骨折。Böhler 角是一个正常解剖标志，当创伤发生时，应在每个足侧 X 线片中寻找（图 57.66）。若角度小于 20°，则提示跟骨压缩性骨折，多见于坠跳伤（图 57.67）。

本章是对一些常被忽视的骨折和错位进行了简述，更多详尽内容请参阅参考文献。

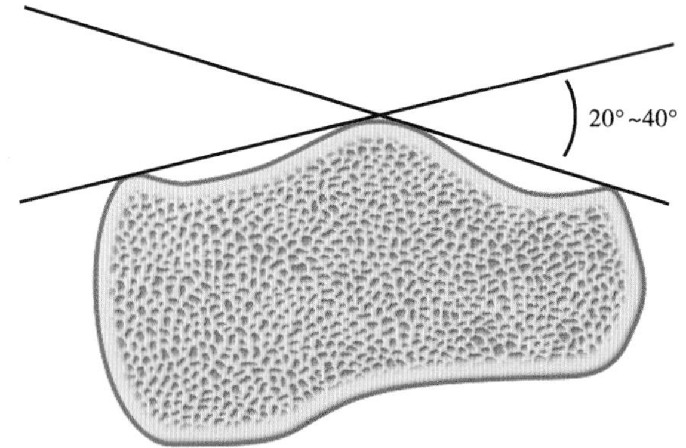

图 57.66　正常跟骨的 Böhler 角。该图描绘了正常跟骨，经跟骨前缘突至载距突顶点做一连线，与跟骨后缘突起与载距突顶点的连线相交形成的角为 Böhler 角。当 Böhler 角扁平，或角度小于 20°时，应诊断为跟骨骨折。

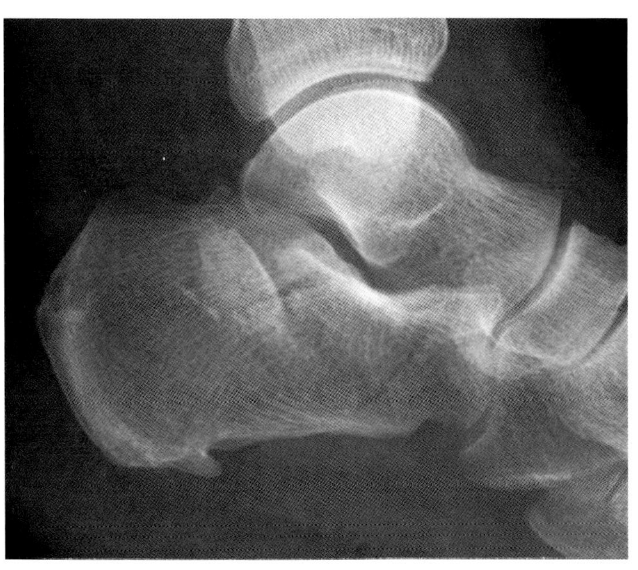

图 57.67　跟骨骨折。该跟骨中的 Böhler 角度小于 20°，这表明是跟骨骨折。

推 荐 阅 读

Dorsay TA, Major NM, Helms CA. Cost-effectiveness of immediate MR imaging versus traditional follow-up for revealing radiographically occult scaphoid fractures. *AJR Am J Roentgenol* 2001;177:1257–1263.

Harris JH Jr, Harris WH. *The Radiology of Emergency Medicine*. 4th ed. Baltimore, MD: Lippincott Williams & Wilkins; 2000.

Mirvis SE, Diaconis JN, Chirico PA, Reiner BI, Joslyn JN, Militello P. Protocol-driven radiologic evaluation of suspected cervical spine injury: efficacy study. *Radiology* 1989;170:831–834.

Rockwood CA Jr, Green DP. *Fractures in Adults*. 5th ed. Philadelphia, PA: Lippincott Williams & Wilkins; 2001.

Rogers LF. *Radiology of Skeletal Trauma*. 3rd ed. New York: Churchill Livingstone; 2002.

（张勇　杨春燕　左后东）

第 58 章 ■ 关节炎

- 骨关节炎
- 类风湿关节炎
- HLA-B27 脊柱关节病
- 晶体性关节炎
  - 痛风
  - 假性痛风(焦磷酸钙沉积症——CPPD)
- 胶原血管病
- 结节病
- 血色素沉着病
- 神经源性或沙尔科关节
- 血友病、幼年型类风湿关节炎和脑卒中
- 滑膜软骨瘤病
- 色素沉着绒毛结节性滑膜炎
- 创伤后骨萎缩
- 关节积液
- 缺血性坏死

骨关节炎

骨关节炎,或者退行性关节病(DJD),是最常见的关节炎类型。通常由创伤(明显创伤或者多年微小创伤积累)引起,但也有遗传类型存在(即所谓的原发性骨关节炎,最常见于中年妇女)。退行性骨关节病的标志是关节间隙进行性变窄、关节面硬化及边缘骨赘形成(表 58.1 和图 58.1)。如果这 3 种征象在 X 线片上均未出现,就应该考虑其他诊断。关节间隙变窄是退行性骨关节病的常见征象,是上述 3 种征象中最不具特异性的,也常见于几乎所有的其他关节病变类型中。

表 58.1

退行性骨关节病的征象
关节间隙变窄
关节面硬化
边缘骨赘形成

不同程度硬化应该出现在所有的退行性骨关节病中,除非患者同时患有严重的骨质疏松症。骨质疏松症会引起硬化消失。例如慢性类风湿关节炎病例中(患者关节软骨已经被破

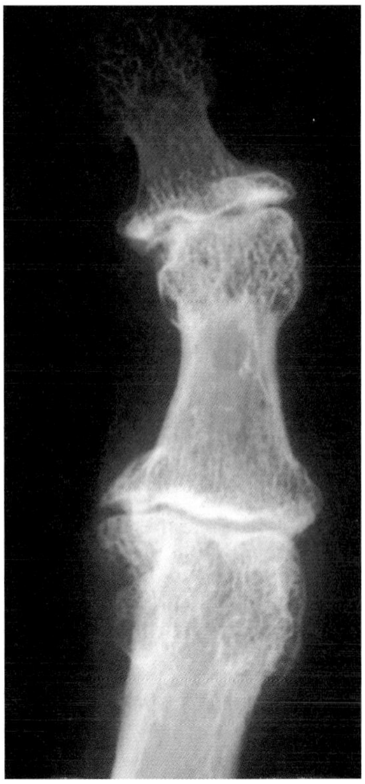

图 58.1 骨关节炎(DJD)。一骨关节炎患者的手指平片。远端及近端指间关节都表现有关节间隙变窄、软骨下骨质硬化和边缘骨赘形成,这些都是退行性骨关节病的标志。

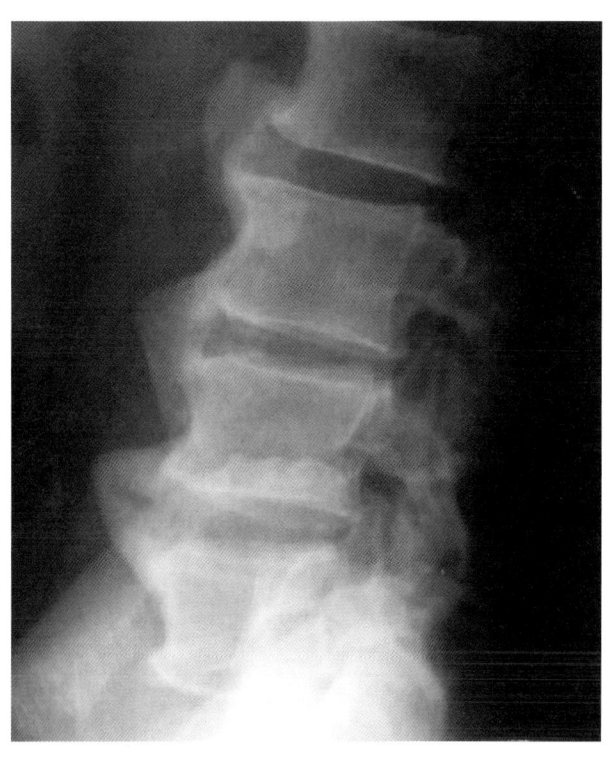

图 58.2 弥漫性特发性骨骼肥厚病。腰椎侧位片示椎体边缘大量骨赘形成,不伴有椎间隙狭窄和骨质硬化表现,即弥漫性特发性骨骼肥厚病的典型影像表现。

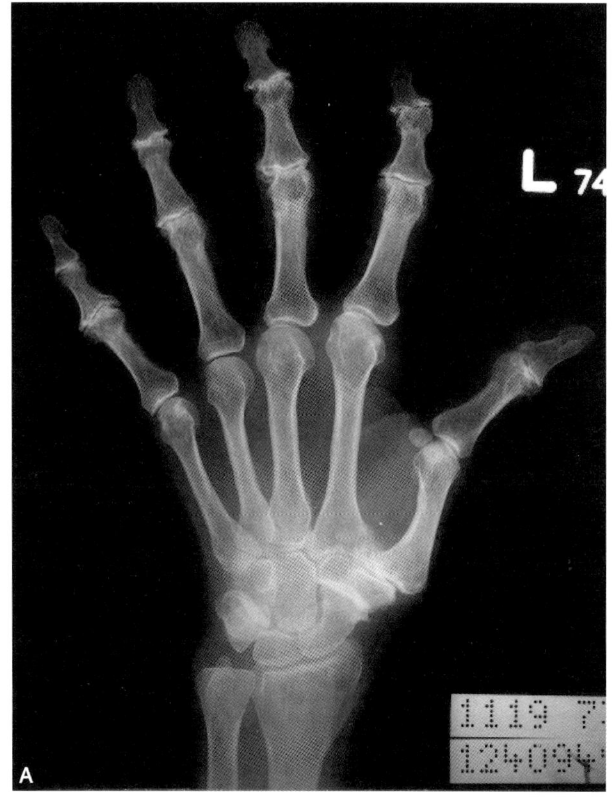

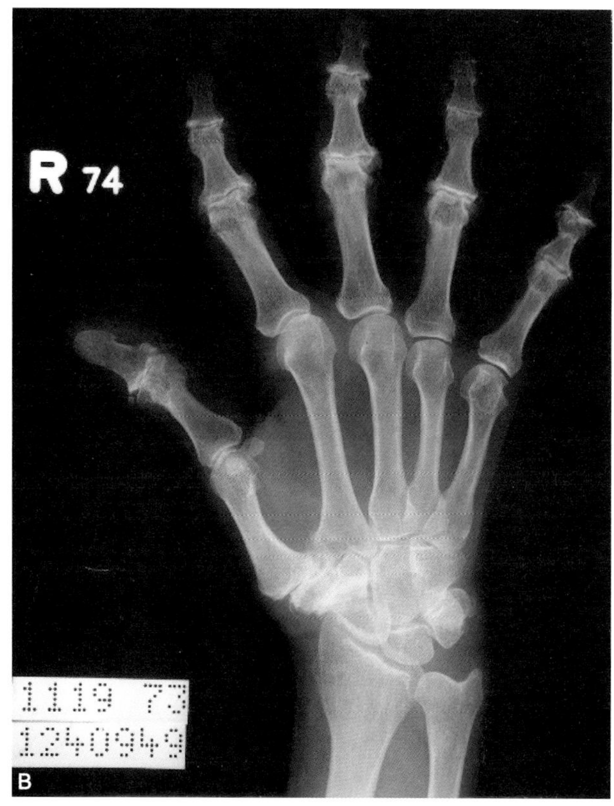

图 58.3　原发性骨关节炎。一患原发性骨关节炎患者的双手平片。典型征象：远端指间关节、近端指间关节及手指基底部边缘骨赘形成，关节间隙变窄和骨质硬化。这些表现呈双侧对称性改变，这是原发性骨关节炎的典型征象。

坏)，退行性骨关节病常常只有非常少的骨质硬化改变。骨赘在患者合并骨质疏松症时也可消失。否则，骨质硬化和边缘骨赘就应该在退行性骨关节病中表现突出。

唯一仅引起边缘骨赘形成而不伴有骨质硬化或者关节间隙变窄的关节紊乱病是弥漫性特发性骨骼肥厚病(DISH)。这是一种常见的成骨性关节紊乱病，其早期表现类似退行性骨关节病，除非没有关节间隙(或者椎间隙变窄)进行性变窄和关节面硬化(图 58.2)。人们并不认为弥漫性特发性骨骼肥厚病(DISH)像退行性骨关节病一样是由创伤或者压力引起，退行性骨关节病常伴有疼痛和功能障碍表现，而 DISH 患者常常不存在上述临床表现。美国联邦政府在职员退休时将会支付数百万美元，用于治疗所谓的退行性骨关节病引起的功能障碍。然而事实上，这些退休人员患的却是弥漫性特发性骨骼肥厚病且一直被误诊。

骨关节炎分 2 种类型：原发性和继发性。继发性骨关节炎即放射科医师所说的退行性骨关节病。正如前边提及，它继发于某些创伤。它可发生于全身任何关节，但以手、膝关节、髋关节和脊椎常见。

原发性骨关节炎是一种家族性关节炎，中年妇女多见，且常累及手关节。特征性表现为对称性影响双侧远端指间关节、近端指间关节和手指基底部(图 58.3)。如果不是双侧对称性改变，则其诊断就应该进一步推敲。

侵蚀性骨关节炎是一类能够引起患者明显疼痛和虚弱的原发性骨关节炎。好发于原发性骨关节炎常见部位，同时与手严重骨关节炎和侵蚀相关。又名 Kellgren 关节炎。

有几个不同于退行性骨关节病典型三联征(硬化、关节间隙变窄和骨赘)的其他表现。如侵蚀征象也可出现在部分关节的退行性骨关节病中，例如颞下颌关节、肩锁关节、骶髂关节、耻骨联合(表 58.2)。当侵蚀征象出现在这些关节中时，必须考虑退行性骨关节病的诊断，否则会导致不适合的治疗(图 58.4)。

表 58.2

以出现侵蚀性病变为特征的退行性骨关节病关节

骶髂关节	颞下颌关节
肩锁关节	耻骨联合

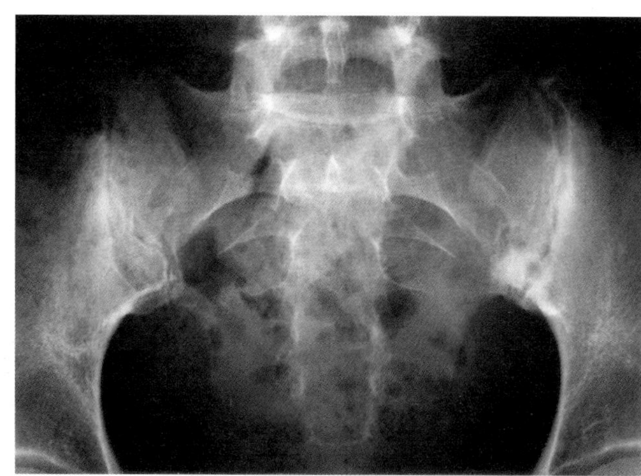

图 58.4　骶髂关节骨关节炎。一年轻女性职业舞蹈演员诉左侧髋部疼痛。骨盆前后位平片示左侧骶髂关节硬化、关节面不规则及侵蚀改变。HLA-B27 阴性排除脊柱关节病(强直性脊柱炎)，且没有实验室或者临床感染证据。其临床病史表明这完全与其职业相关，因此没有采用针吸活组织检查来排除感染。这是骶髂关节退行性骨关节病一个非常常见的表现。

表 58.3

伴有晶洞形成的关节疾病

退行性关节病	焦磷酸钙沉积症(CPPD)
类风湿关节炎	缺血性坏死

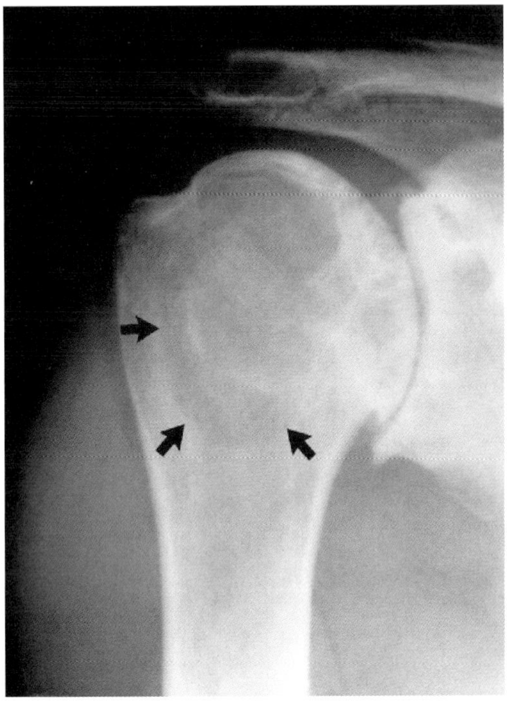

图 58.5 肩关节面下囊变或晶洞。肩关节退行性关节病患者,表现为肩关节间隙变窄、关节面硬化及骨赘形成。肱骨头内见一大的囊性病变(箭),为退行性关节病常见表现,因而可以排除恶性病变,从而避免了不必要的穿刺活检。

软骨下骨囊性变,或者晶洞(借鉴于地理学术语,被用于描述火山岩因曾经出现气囊而留下大空腔)常见于退行性骨关节病。晶洞是发生在关节周围的囊腔,见于各种类型关节疾病[包括除退行性骨关节病之外的类风湿关节炎、焦磷酸钙沉积症(CPPD)和缺血性坏死](表 58.3)。据推测,晶洞形成是由于滑液被挤压到关节软骨下骨质内,引起局部关节液囊状聚集;另一个病因是继发于骨挫伤,挫伤骨形成囊肿。其本身很少引起问题,但是常常被误诊为某些恶性病变(图 58.5)。

类风湿关节炎

类风湿关节炎是一种病因不明的自身免疫性结缔组织病,可影响全身任何滑膜关节。其 X 线检查以软组织肿胀、骨质疏松、关节间隙变窄和边缘骨质侵蚀为特点。手典型表现为双侧对称性基底部突起(表 58.4 和图 58.6)。但也有很多例外情况,以至于已经开始认为其诊断准确率不超过 80%。类风湿关节炎有很多表现,仅从其放射学表现很难做出肯定性诊断。

大关节类风湿关节炎相当具有特异性,因为其会引起明显关节间隙变窄和骨质疏松改变。骨质破坏可出现也可不出现,且倾向于关节边缘(即远离关节承重部位)。在髋关节,股骨头倾向于向轴向移位,而在骨关节炎时却倾向于向外上方脱位

表 58.4

类风湿关节炎征象

软组织肿胀	边缘骨质破坏
骨赘	近端为主(双手)
关节间隙变窄	双侧对称性改变

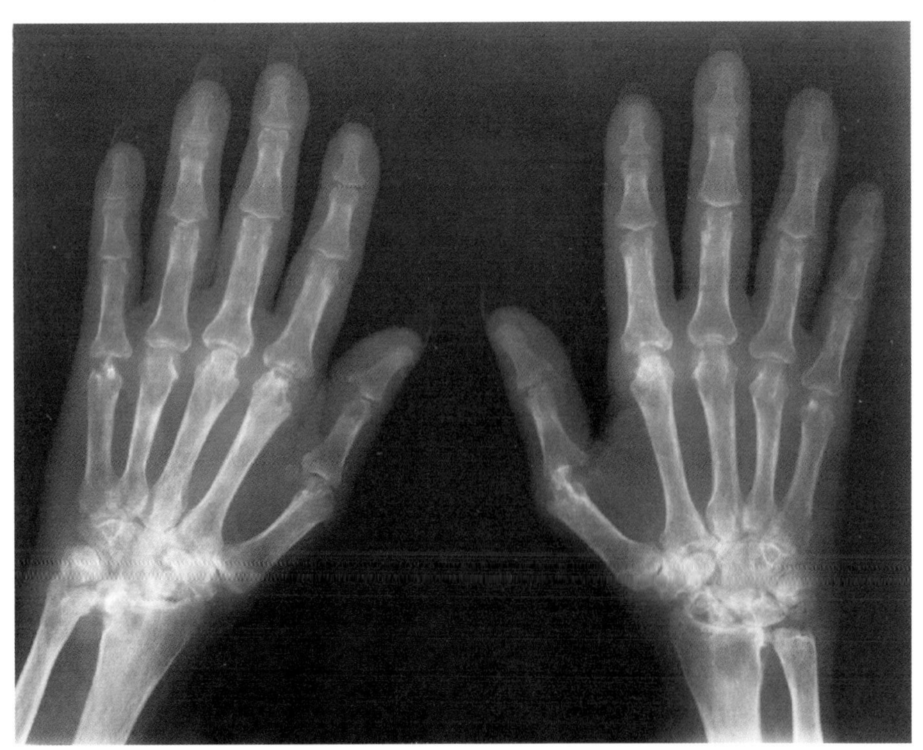

图 58.6 类风湿关节炎。一种主要累及腕骨和掌指关节的侵蚀性关节炎,同时伴有骨质疏松及软组织肿胀(尺骨茎突周围软组织)。双侧对称性发病是其典型表现。

(图 58.7,图 58.8)。在肩关节,肱骨头倾向于处于高骑状态(图 58.9)。当肱骨头处于高骑状态时还应该考虑到其他疾病,如肩袖撕裂、焦磷酸钙沉积症(CPPD)(表 58.5)。

当类风湿关节炎处于慢性稳定期时,继发退行性骨关节病非常常见,同时出现类风湿关节炎和退行性骨关节病双重表现,因此与平常所见退行性骨关节病表现略有不同;这是因为相比关节间隙变窄的程度上,骨质硬化和骨赘明显减轻(图 58.10)。

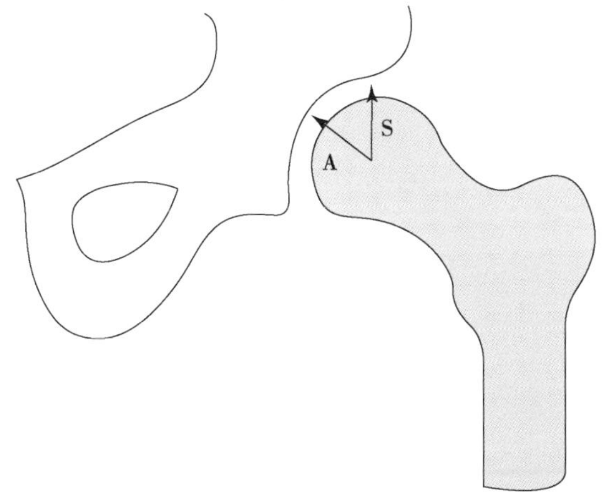

图 58.7 股骨头脱位。髋关节线图示股骨头脱位方向。髋关节骨关节炎倾向于引起股骨头相对于髋臼向上(S)脱位,而类风湿关节炎是倾向于轴向(A)脱位。

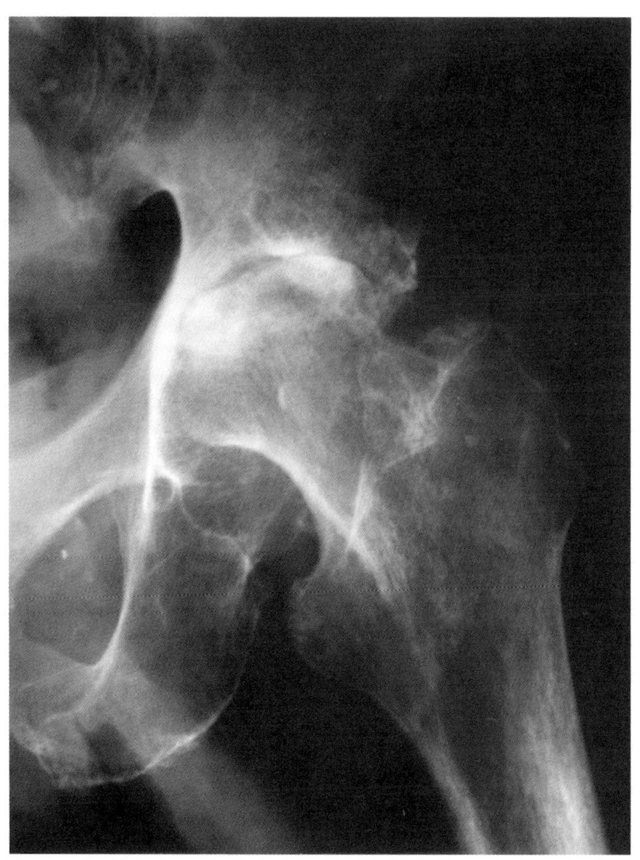

图 58.8 髋关节类风湿关节炎。该例类风湿关节炎患者髋关节间隙显著狭窄,股骨头轴向移位并关节间隙向心性狭窄,还可见轻微退行性改变征象:上方部分关节面硬化,然而这种征象往往会因骨质疏松而表现不明显。

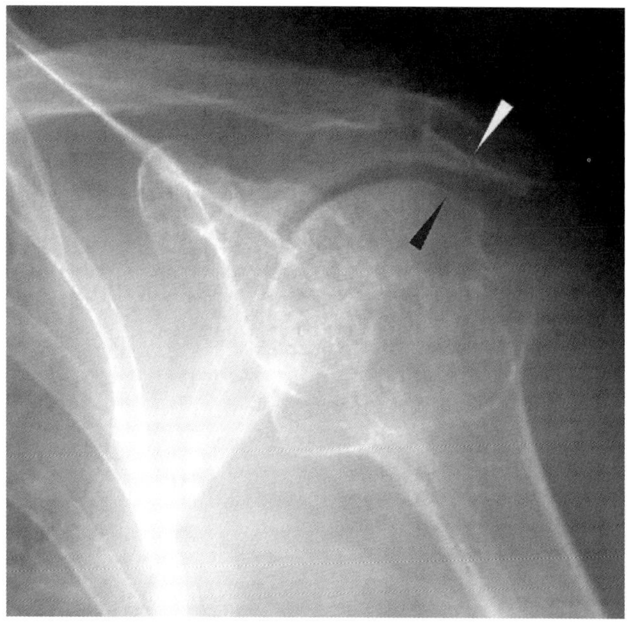

图 58.9 肩关节类风湿关节炎。一类风湿关节炎患者肩关节后前正位片示肩峰与肱骨头间距(箭头)变小。正常情况下,该间距约 1cm 宽以容纳肩袖在肩峰下自由通过。这是类风湿关节炎的一个常见征象,与焦磷酸钙沉积症一样。

表 58.5

高位肩关节的病因
风湿性关节炎
焦磷酸钙沉积症(CPPD)
肩袖撕裂

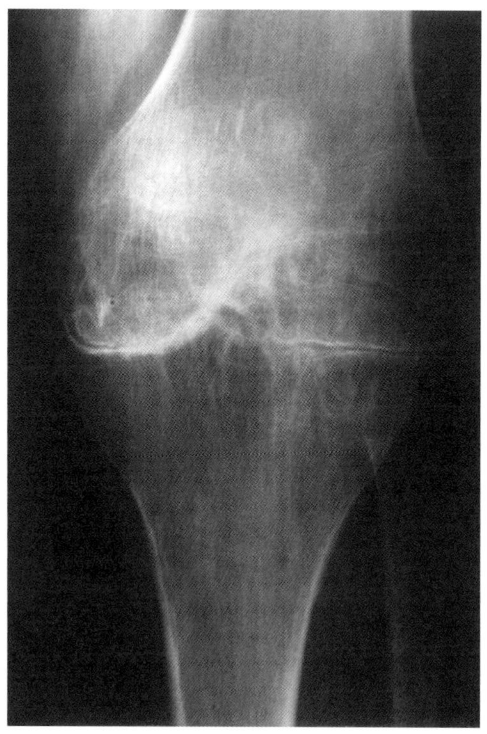

图 58.10 类风湿关节炎患者膝部继发性退行性关节病(DJD)。本例患者有慢性类风湿关节炎病史,平片检查表现为炎症的骨质疏松和关节间隙狭窄,并继发退行性骨病表现:硬化及骨赘,然而这些征象与显著关节间隙狭窄不匹配。退行性骨病发展到这种程度,硬化和骨赘无论如何肯定存在。

HLA-B27 脊柱关节病

以前被归为类风湿变异的一组疾病如今被认为是 HLA-B27 血清阴性脊椎关节病。这组疾病均与 HLA-B27 组织相容性抗原相关,包括强直性脊柱炎、炎性肠病、银屑病关节炎和反应性关节炎(旧称赖特综合征),以引起骨性强直、新骨增生和中轴骨(脊柱)受累为主为特点。

这组疾病的一个更具特异性的征象是椎旁韧带骨化。韧带骨化是椎旁骨化的一种,类似骨赘,但往垂直方向发展,而骨赘则呈水平方向延伸。有时仅依靠其生长方向来判断一特殊的椎旁骨化是骨赘还是韧带骨化往往很困难(图 58.11)。这是因为桥形骨赘与大的韧带骨化外观上相像:它们中途方向都处于垂直方向和水平方向间。为了评估这些病例,必须留意其他椎体及其上的骨化情况来鉴别。如果无其他椎体受累,则很难做出鉴别诊断。

按是否是边缘对称性改变或者是非边缘非对称性改变将韧带骨赘进行分类。边缘性韧带骨赘起自椎体边缘并可延伸到邻近椎体。脊柱后前位片上常常呈双侧对称性改变。强直性脊柱炎典型的表现为对称性边缘性脊柱韧带骨化(图 58.12)。当炎性肠病累及脊柱时也具有相同的表现。非边缘性且不对称性韧带骨赘通常很大,起自椎体且背离终板及椎体边缘,脊柱后前位片上呈单侧非对称性改变(图 58.11,图 58.13),如典型的银屑病关节炎和反应性关节炎。

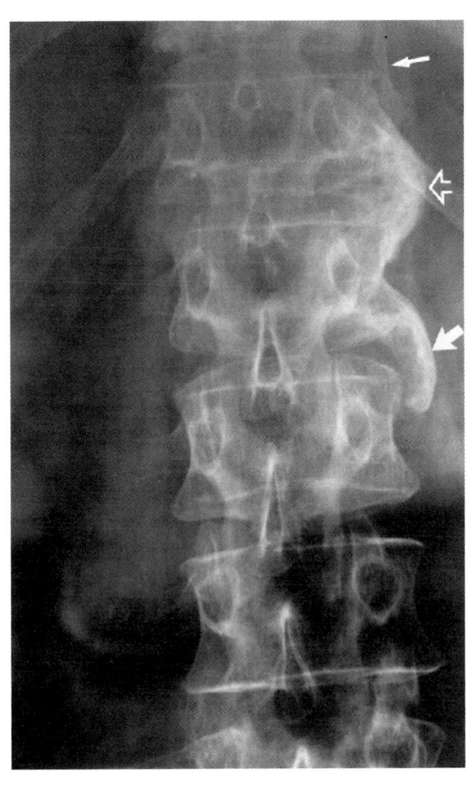

图 58.11　伴有韧带骨赘形成的银屑病。$T_{12} \sim L_1$ 椎间隙(空心箭)左侧大的椎旁骨化改变很难诊断为骨赘或者是韧带骨赘,因两者都可有这样的表现。$L_1 \sim L_2$ 椎间隙左侧椎旁骨化(大实心箭)呈明显的垂直走行而非水平延伸改变,这与 $T_{11} \sim T_{12}$ 椎间隙小骨化(小实心箭)改变一样。这些病变都明确代表韧带骨化。因此,假定 $T_{12} \sim L_1$ 椎间隙左侧大的椎旁骨化也属韧带骨赘就非常具有说服力。该患者具有大的非边缘性和非对称性韧带骨赘,这是银屑病关节炎或反应性关节炎的典型表现。该患者也的确患有银屑病关节炎。

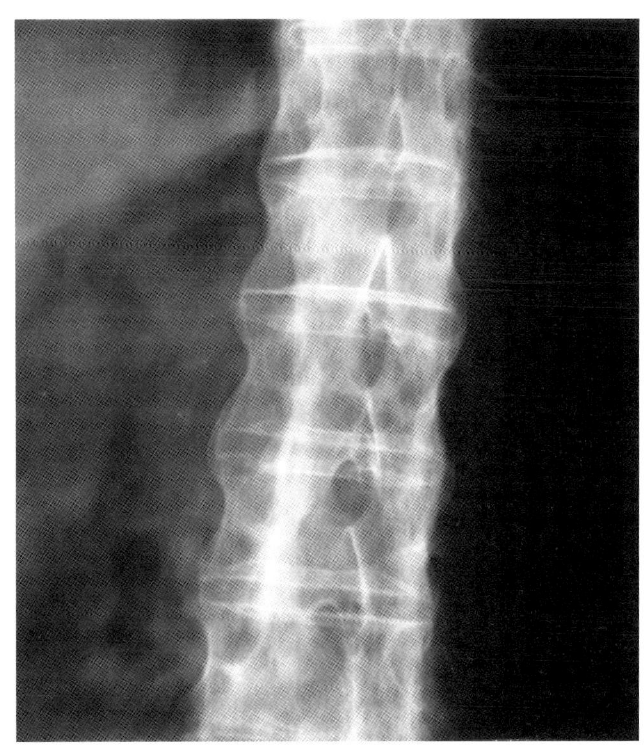

图 58.12　强直性脊柱炎的对称性边缘性韧带骨赘改变。患者腰椎双侧可见边缘性韧带骨赘贯通椎间隙相连接。即所谓的竹节样脊柱,是强直性脊柱炎和炎性肠病的典型表现。

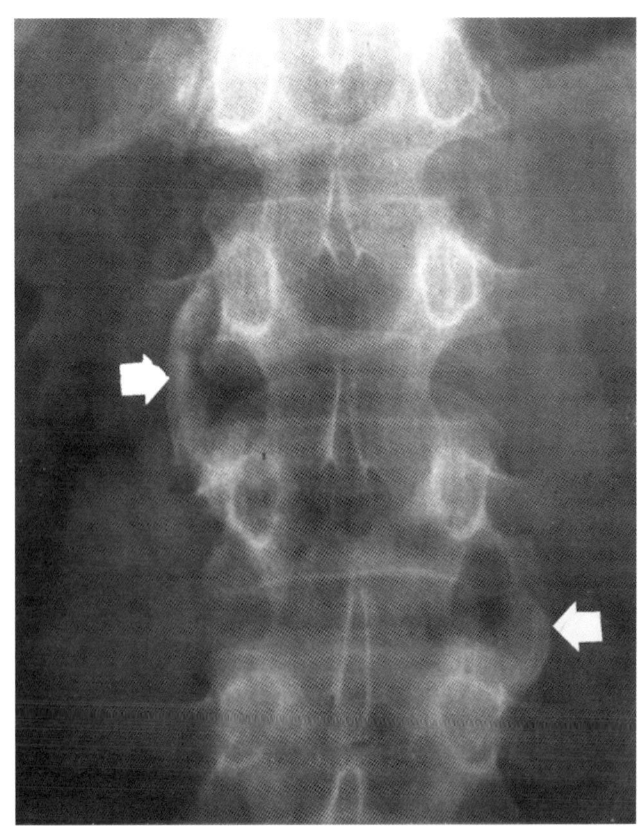

图 58.13　银屑病关节炎韧带骨化表现。表现为大块状非边缘性不对称骨化(箭)。

HLA-B27 脊柱关节病常常有骶髂关节受累表现。与脊柱受累的形式一样，其受累形式对每种病而言都有典型特征。强直性脊柱炎和炎性肠病引起双侧骶髂关节典型的对称性改变，早期表现为骨质破坏，进展期骨质硬化融合（图 58.14，图 58.15）。这两种病罕见引起非对称性或者单侧骶髂关节病变。

反应性关节炎和银屑病关节炎可表现为单侧或双侧骶髂关节受累，双侧受累约占 50%，双侧受累时常常不对称，但是如果表现为对称性改变时就很难明确诊断；因此，当明确表现为双侧受累且不是确切非对称性改变时，就应当考虑那些引起双侧骶髂关节对称性病变的疾病。这就意味着如果有双侧骶髂关节对称性改变，它就可能是由 4 种 HLA-B27 相关性脊柱关节病中的一种引起；如果是单侧骶髂关节受累（或者明确的双侧非对称性改变），就可排除强直性脊柱炎和炎性肠病，而可考虑反应性关节炎或银屑病。在后一个例子中，还必须考虑感染和退行性骨关节病（切记退行性骨关节病可引起骶髂关节骨质破坏）。尽管不常见，痛风也可引起单侧骶髂关节病变（表 58.6 和图 58.4、图 58.16）。

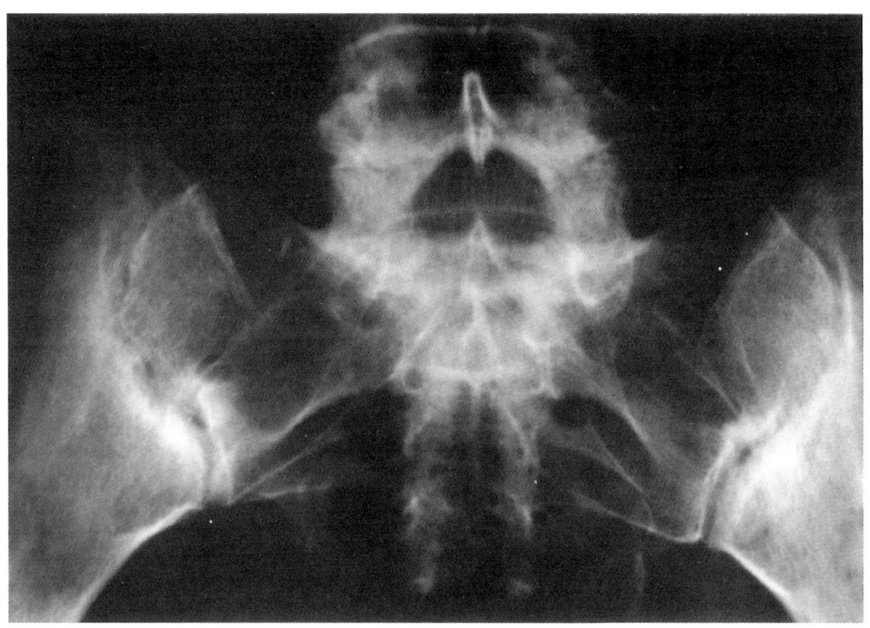

图 58.14　强直性脊柱炎。该强直性脊柱炎患者双侧骶髂关节呈对称性骨质硬化和破坏表现。炎性肠病也可出现类似的征象。尽管这是这两种疾病的典型表现，但是并不是说银屑病患者或者反应性关节炎患者就不出现同样改变。同样，尽管可能性小，关节感染甚至退行性骨关节病也可能出现这样的改变。

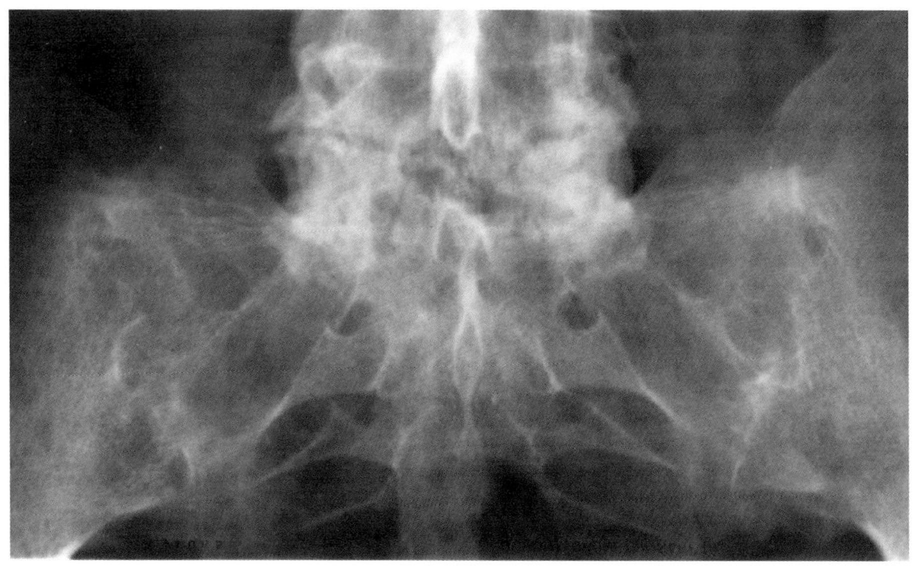

图 58.15　强直性脊柱炎骶髂关节融合表现。双侧骶髂关节完全性骨性强直使骶髂关节消失。炎性肠病患者骶髂关节可出现类似表现。

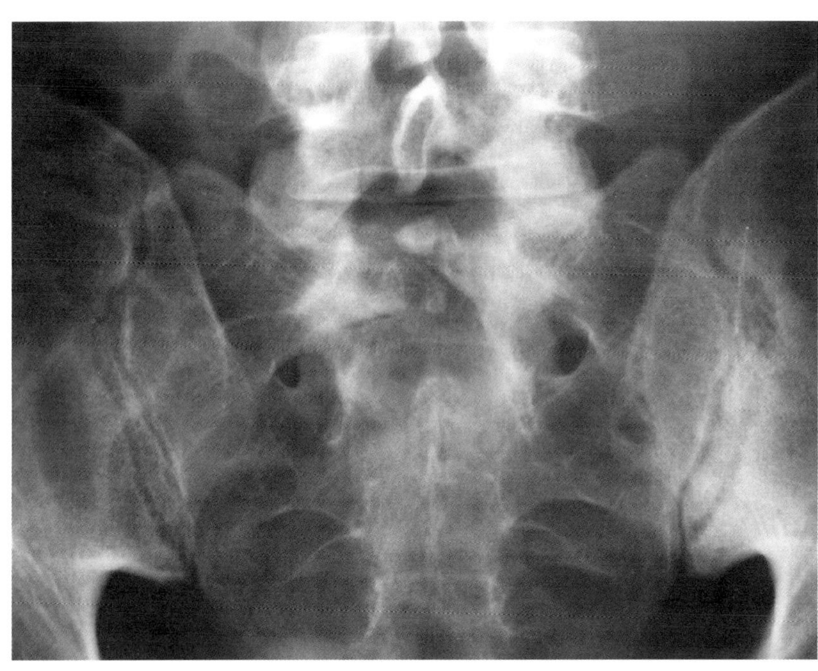

图 58.16　骶髂关节部位的银屑病关节炎。单侧骶髂关节的骨质硬化和破坏改变常见于银屑病关节炎患者。相反，强直性脊柱炎和炎性肠病没有上述征象。

表 58.6

骶髂关节病变的病因

强直性脊柱炎	感染性病变
炎性肠病	退行性骨关节病(DJD)
银屑病关节炎	痛风
反应性关节炎	

普遍认为 CT 在骶髂关节病变检查时很有价值，甚至很多人认为它是骶髂关节病变诊断的必要诊断程序，这是因为它可以全面地观察整个关节(图 58.17)。

HLA-B27 脊柱关节病很少累及大关节(强直性脊柱炎除外)，如果出现这种情况时，表现类似类风湿关节炎(图 58.18)。多达 50%的强直性脊柱炎患者髋关节有受累。

小关节受累，特别是手、足，在强直性脊柱炎和炎性肠病患者中很少见。银屑病关节炎可引起特征性关节病，即末梢关节增生性骨质侵蚀改变，软组织肿胀和骨膜炎。其中增生性骨质侵蚀改变不同于其他侵蚀性关节炎的骨质改变(骨质边缘整齐锐利)，因为它有小的骨膜反应而边缘变得模糊(图 58.19A)。重型改变与关节骨性强直(图 58.19B)和破坏性关节炎畸形相关。一个相当常见的征象是跟骨骨刺，它边缘模糊，与退行性骨关节病或者创伤性关节炎时见到的边界清楚的跟骨骨刺相反(图 58.20)。

反应性关节炎引起的关节改变与银屑病关节炎在各个方面都一样，但是其手不像足一样常常受累，且男性基本不受累。踇趾的趾间关节是反应性关节炎常见的受累位置(图 58.21)。

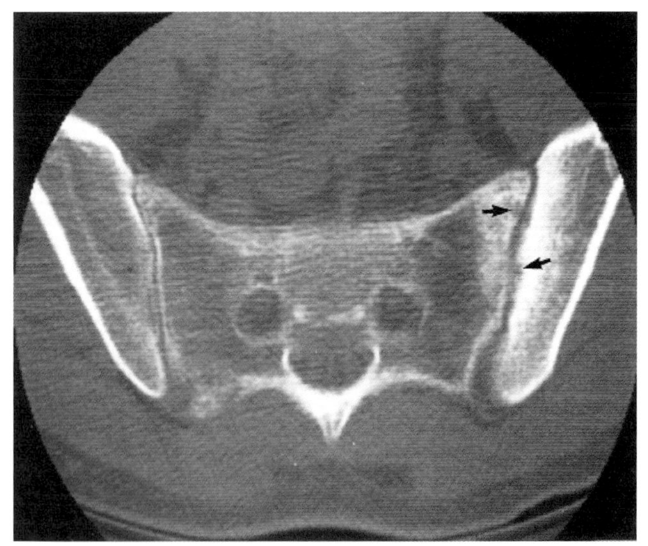

图 58.17　银屑病性骶髂关节炎 CT 表现。一侧骶髂关节骨质硬化及破坏(箭)，为银屑病关节炎和反应性关节炎的典型表现，感染也可有类似表现

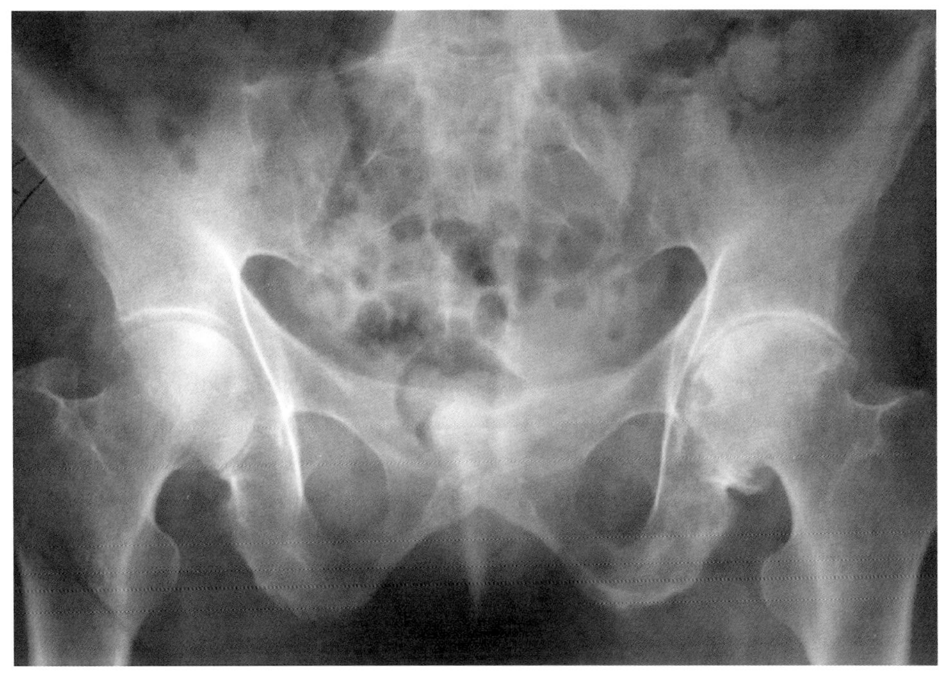

图 58. 18　髋关节强直性脊柱炎。一强直性脊柱炎患者的骨盆前后位片示双侧骶髂关节完全融合改变。左侧髋关节间隙向心性狭窄并股骨头轴向移位。这是类风湿关节炎或者强直性脊柱炎(正如该病例)的典型征象。同时,还可发现左侧髋关节合并有退行性骨关节病。

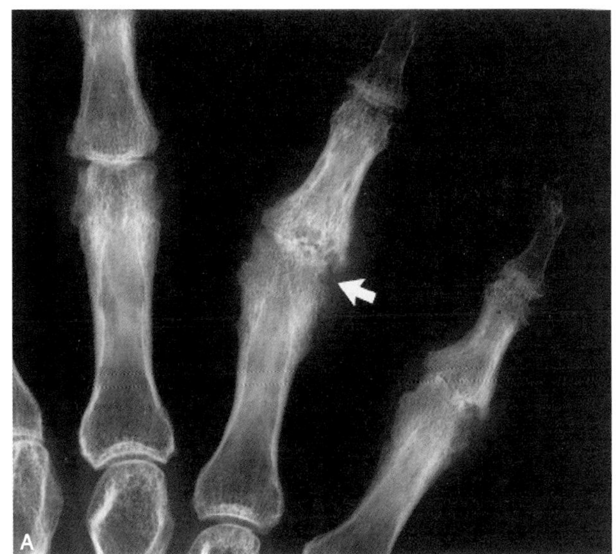

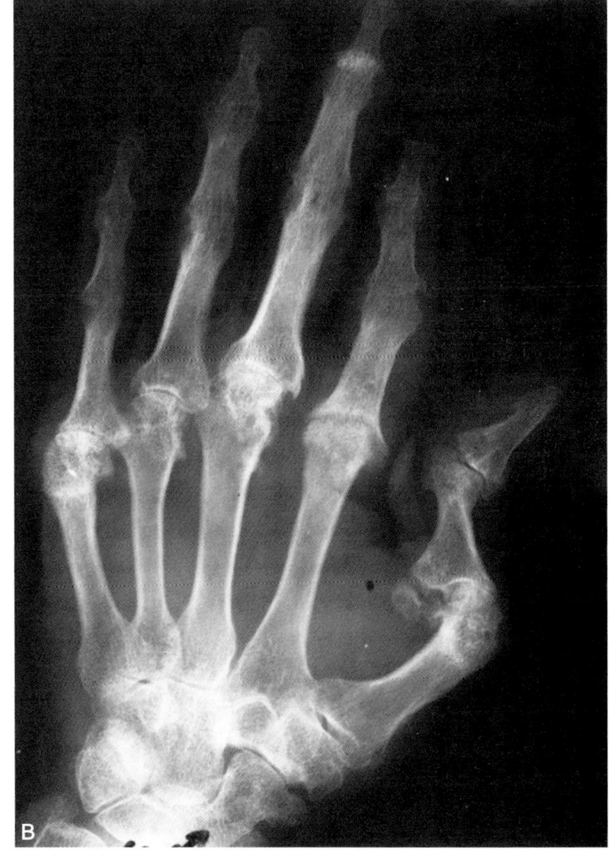

图 58. 19　银屑病关节炎。A. 第 3、4、5 指近端指间关节软骨消失,伴第 4 指明显骨质破坏改变(箭),骨质破坏病灶边界不清并有散在的新骨形成,即所谓的增生性骨质破坏,还有骨痂形成。B. 进展期银屑病关节炎。第 2~5 指近端指间关节明显强直改变,数个远端指间关节也呈骨性强直改变,掌指关节间隙明显狭窄,远端关节受累是进展期银屑病关节炎的典型表现。

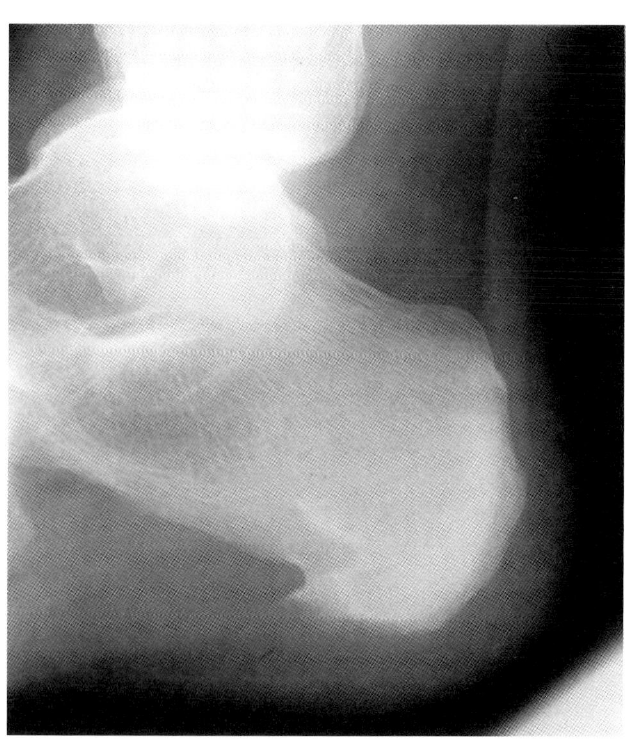

图58.20　反应性关节炎。一反应性关节炎患者的跟骨侧位片，提示跟骨后下缘局部边缘模糊的新骨形成；该跟骨还合并一骨刺，边界欠清。这是银屑病或者反应性关节炎典型征象，与退行性骨关节病中边界清楚的跟骨骨刺正好相反。

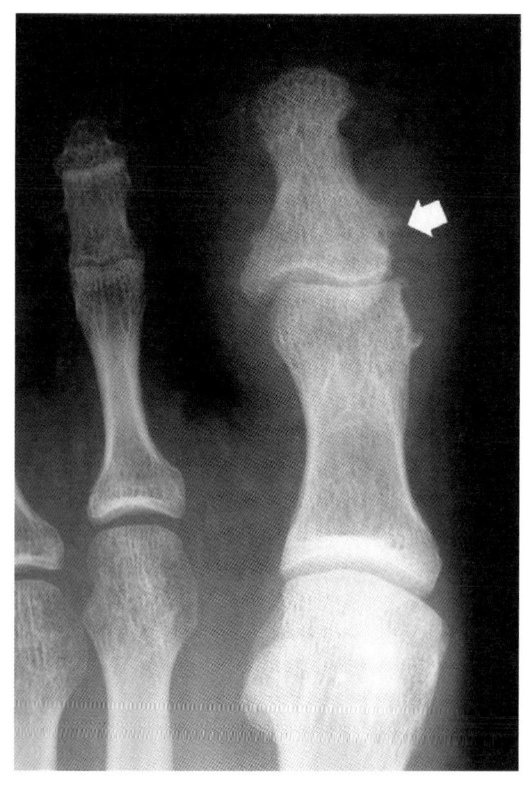

图58.21　反应性关节炎。一反应性关节炎患者足正位片，示跗趾趾间关节骨质破坏灶周围有松散的骨膜新生骨（箭）形成；周围软组织明显肿胀。这些是反应性关节炎或者银屑病关节炎的典型放射学表现和分布部位。

晶体性关节炎

晶体性关节炎主要包括痛风和假性痛风（CPPD）。褐黄病和 Wilson 病因较罕见，故在此不进行讨论。

痛　　风

痛风是一种代谢紊乱性疾病，其导致高尿酸血症和尿酸盐结晶在人体不同部位沉淀，特别是关节。引起高尿酸血症的病因很多包含有遗传相关性。

痛风引起的关节炎，具放射学征象具有特征性。但痛风需要4~6年才能引起明显的放射学异常改变，因此大多数患者在出现破坏性关节病变之前早已得到有效治疗；以至于难以碰到典型的痛风性关节炎。

典型的放射学表现：边界清楚的骨质破坏，且常常伴有硬化边缘或者穿凿样外观；软组织内痛风结节（肾衰竭时钙化）形成；可发生于手任何关节且不伴明显骨质疏松改变（表58.7和图58.22）。穿凿样骨质破坏也可见于其他疾病，并非痛风性关节炎的特征性表现。但其他关节炎病变极少出现骨质破坏边缘硬化的改变，因此可作为有效的鉴别点。痛风性关节炎以跗趾的跖趾关节改变最为典型（图58.23）。进展期关节变形非常明显（图58.24）。痛风患者常合并有软骨钙质沉着症，这是因为这类患者有假性痛风（CPPD）的倾向。统计表明多达40%的痛风患者并发有假性痛风（CPPD）。

假性痛风（焦磷酸钙沉积症——CPPD）

假性痛风有一个典型的三联征表现：疼痛、软骨钙化和关节破坏。患者随时都可出现由其中任何一个或多个构成的复合表现。在本章节中将分别详细论述；软骨钙化和关节破坏属放射学征象。假性痛风是一种最易通过放射学检查做出诊断的疾病。

假性痛风的疼痛表现不具有特异性，与痛风（因此才称为"假性痛风"）、感染性关节炎甚至所有关节炎类似；表现为一年多次间歇性疼痛直到出现退行性骨关节病，且后者成为其疼痛的主要原因为止。

软骨钙化，即软骨钙质沉着症，可见于任何关节，但是大多数患者倾向于累及某几个部位，如膝关节半月板（图58.25），腕关节三角纤维软骨（图58.26），耻骨联合（表58.8）。这些部位见到软骨钙质沉着症就意味着可做出焦磷酸钙沉积症的诊断。当焦磷酸钙晶体沉积在软组织内时，如肩关节肩袖，平片不能鉴别是焦磷酸钙还是钙羟磷灰石（见于钙化性肌炎）。除非极其罕见的病例，钙羟磷灰石几乎不出现在关节软骨内；因此，所有的软骨钙质沉着症都可被考虑为继发性焦磷酸钙沉积症。

表58.7
痛风的特征

边界清楚的骨质破坏灶（硬化边缘）
软组织内痛风结节
任何部分均可发病
无骨质疏松

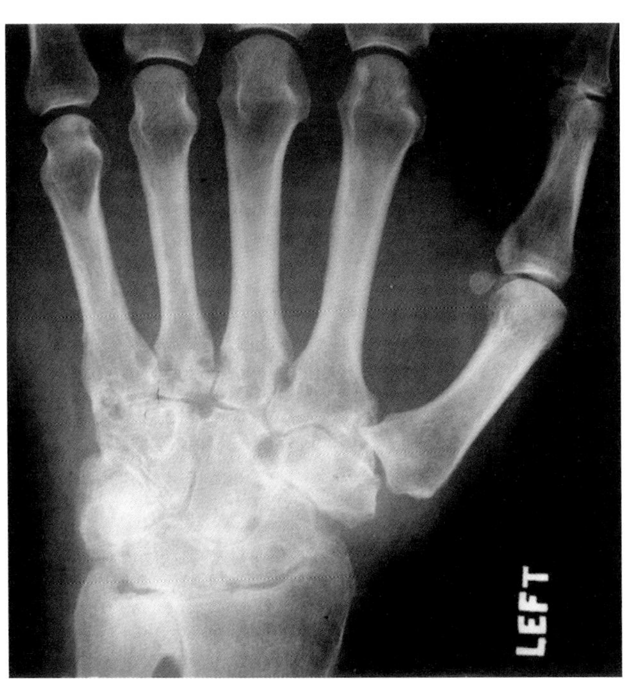

图 58.22　痛风。整个腕骨和近端掌骨均可见边界清楚的骨质破坏灶且部分病灶伴有硬化边缘，是痛风的典型表现；不伴明显的骨质疏松改变。

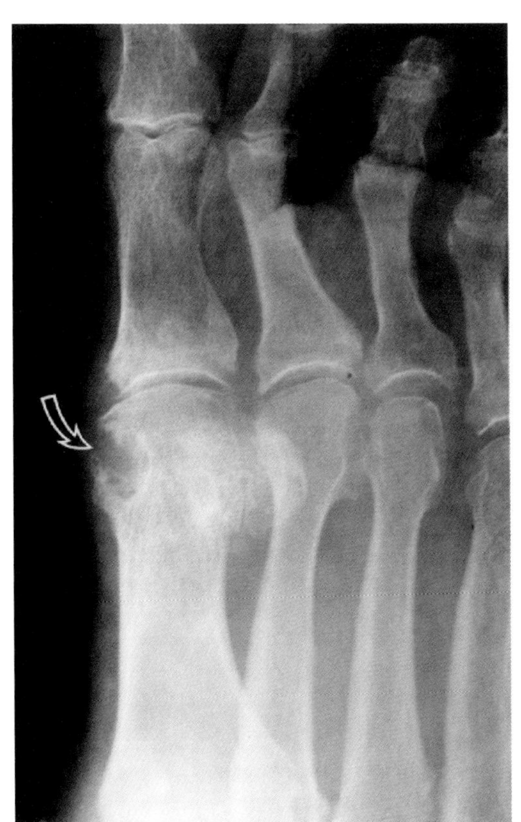

图 58.23　痛风。本例痛风患者表现为第一跖骨头部边界清楚、边缘硬化的穿凿样骨质破坏改变，这是痛风的好发部位及典型影像表现，而银屑病和反应性关节炎常常累及趾间/指间关节，且骨质破坏边缘模糊。

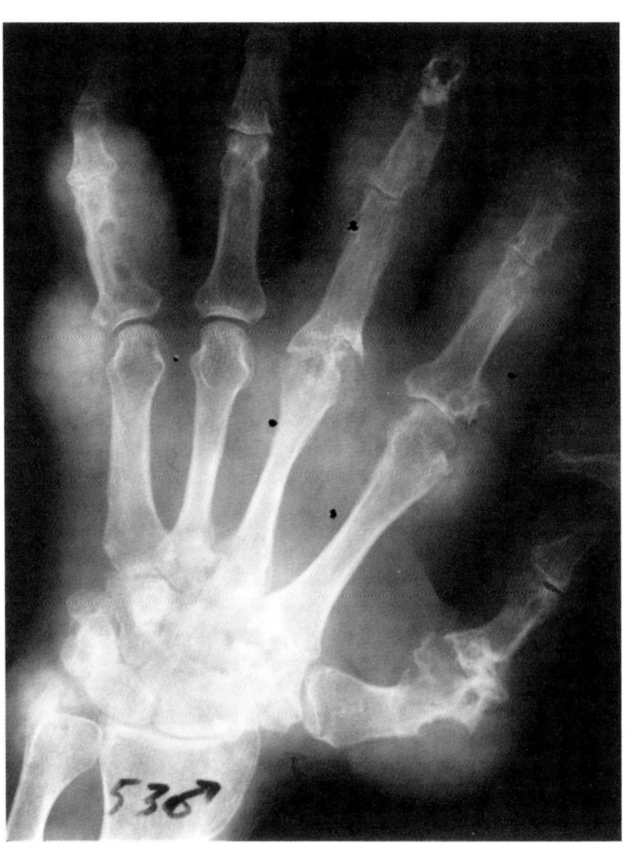

图 58.24　进展期痛风。痛风慢性稳定期平片：整个手及腕部明显弥漫性和局灶性软组织肿胀；多个关节附近边界清楚、大的溶骨性骨质破坏灶（部分病灶伴有硬化边缘）。局灶性软组织肿胀即痛风结节；部分痛风结节已经钙化，但这种钙化只在合并有肾脏疾病时才出现。

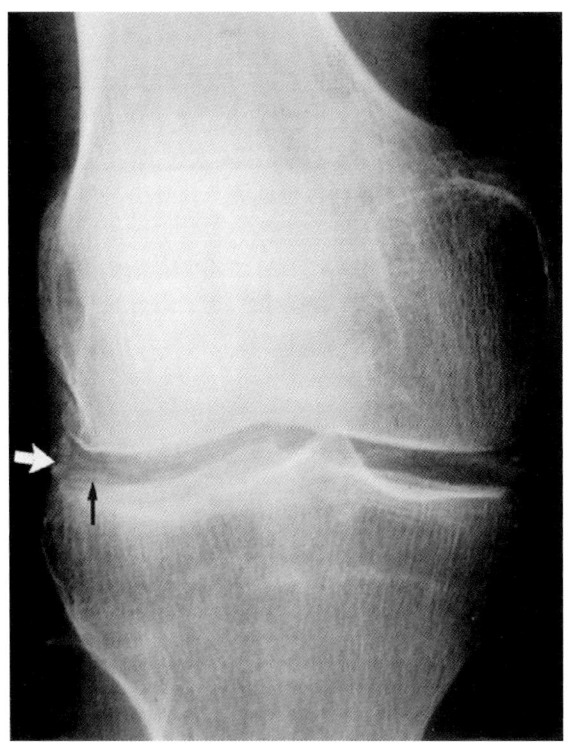

图 58.25　膝关节软骨钙质沉着症。软骨钙化被称作软骨钙质沉着症，本例 CPPD 患者纤维软骨（白箭）和透明软骨（黑箭）钙化。

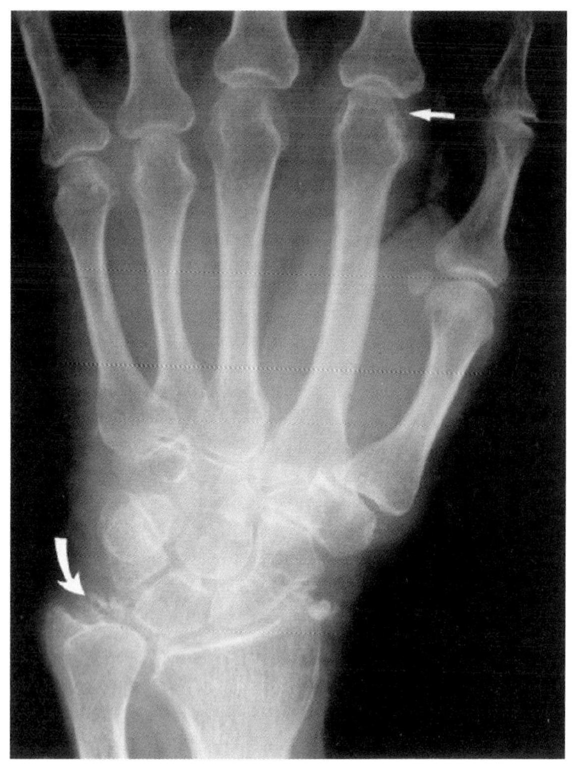

图 58.26 腕关节软骨钙质沉着症。本例 CPPD 患者表现为腕关节三角纤维软骨钙化(弯箭),第二掌指关节少量钙质沉着(小箭),三角纤维软骨是软骨钙质沉着症的一个常见部位。

表 58.8

焦磷酸钙沉积症中软骨钙质沉着症的最常见发病部位

膝关节
腕关节的三角纤维软骨
耻骨联合

焦磷酸钙沉积症引起的关节破坏或关节病实质上很难与退行性骨关节病(DJD)相鉴别。事实上,它就是退行性骨关节病。它是由焦磷酸钙晶体侵蚀关节软骨引起的。尽管如此,还是有几个征象有助于焦磷酸钙侵蚀引起的退行性关节病与创伤或者过度磨损引起的退行性骨关节病相鉴别。主要的区别是发病部位,焦磷酸钙侵蚀引起的退行性关节病好发于肩关节、肘关节(图 58.27),腕部的桡腕关节(图 58.28),膝部的髌股关节以及手的掌指关节(表 58.9)。它们是退行性骨关节病不常累及的磨损区域(例如手的远侧指间关节、髋关节和膝关节的内侧间隙)。当退行性骨关节病出现在焦磷酸钙沉积症易于累及的关节时,就应该仔细观察软骨是否钙化。如果有必要,可进行关节抽吸物焦磷酸钙晶体检查来加以证实。

表 58.9

焦磷酸钙沉积症的最常见发病部位

肩关节
桡腕关节
髌股关节
肘关节
掌指关节

表 58.10

与焦磷酸钙沉积症高度相关的疾病

原发性甲状旁腺功能亢进症
痛风
血色素沉着病

偶尔,焦磷酸钙沉积症关节病也可造成严重的骨质破坏性改变,其平片表现与神经性或者沙尔科关节相似,因此又被命名为“拟沙尔科关节”。但不是真正的沙尔科关节,因为患者相应部位仍有感觉存在。

原发性甲状旁腺功能亢进症、痛风、血色素沉着病(表 58.10)也与焦磷酸钙沉积症高度相关。但这不是软骨钙质沉着症的鉴别诊断,更确切地说,这些是一类倾向于与焦磷酸钙沉积症并发的疾病。如果患者出现这 3 种疾病中的任何一种,那么与其他正常人(未患上述 3 种病)相比,患焦磷酸钙沉积症的可能性会更高。但是并不是说每个软骨钙质沉着症患者都与上述 3 种疾病的一种相关;因为这 3 种疾病是较罕见的,但焦磷酸钙沉积症却极其常见。

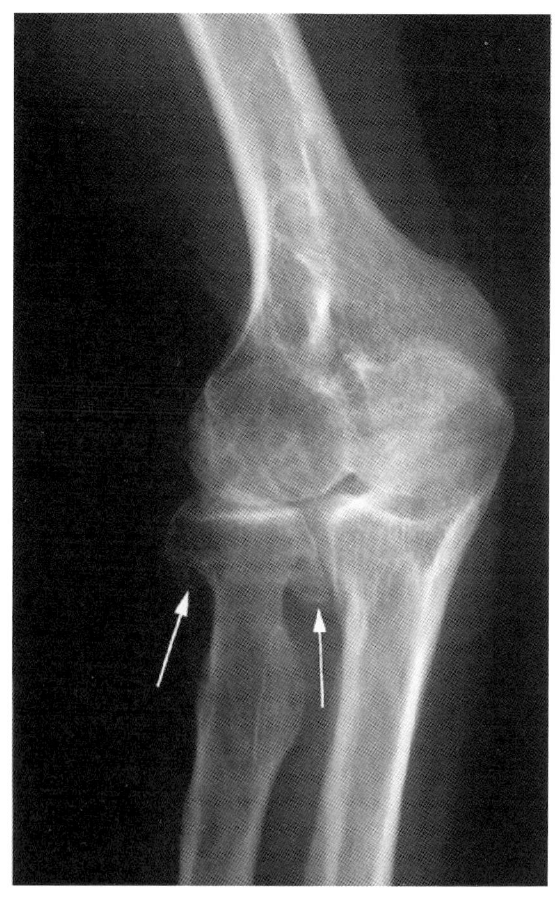

图 58.27 焦磷酸钙沉积症(CPPD)关节病。本例 CPPD 患者肘关节发生退行性关节病,表现为关节间隙变窄并轻度骨质硬化和背离关节面的大块骨赘形成(箭),这种背离关节的大块增生骨赘常见于 CPPD 患者。除非患者患有 CPPD 或创伤情况下,一般肘关节很少见到退行性关节病改变。

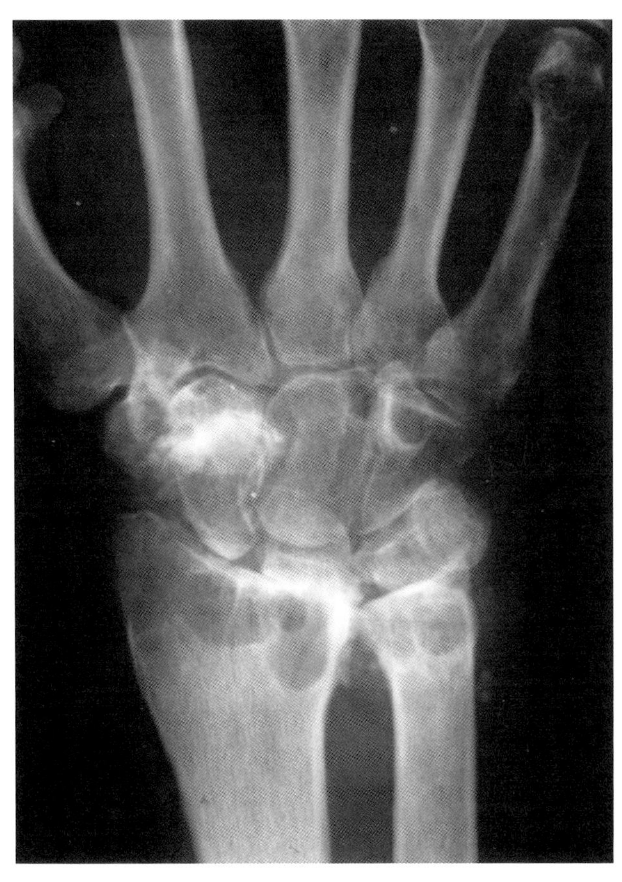

图 58.28　焦磷酸钙沉积症关节病。一位焦磷酸钙沉积症关节病患者的腕关节平片，示桡腕关节呈明显退行性骨关节病改变；关节间隙明显狭窄和骨性关节面硬化并大的软骨下囊肿形成。这些都是退行性骨关节病的典型征象。唯一特殊的是发病部位，因腕关节退行性骨关节病只有在之前存在焦磷酸钙沉积症或者创伤的情况下才会发生。

胶原血管病

硬皮病、系统性红斑狼疮、皮肌炎和混合性结缔组织病都被归类为胶原血管病。每种疾病手部都有明显的异常改变：骨质疏松及软组织萎缩。系统性红斑狼疮会有严重的指骨尺偏(图 58.29)。骨质破坏一般来说不是这类疾病的特点。软组织钙化是硬皮病(图 58.30)和皮肌炎的典型改变。典型的硬皮病钙化灶位于皮下，而皮肌炎则位于肌肉内。混合性结缔组织病是一种与硬皮病、系统性红斑狼疮、多肌炎和类风湿关节炎等重叠的结缔组织病，其放射学表现较为复杂。

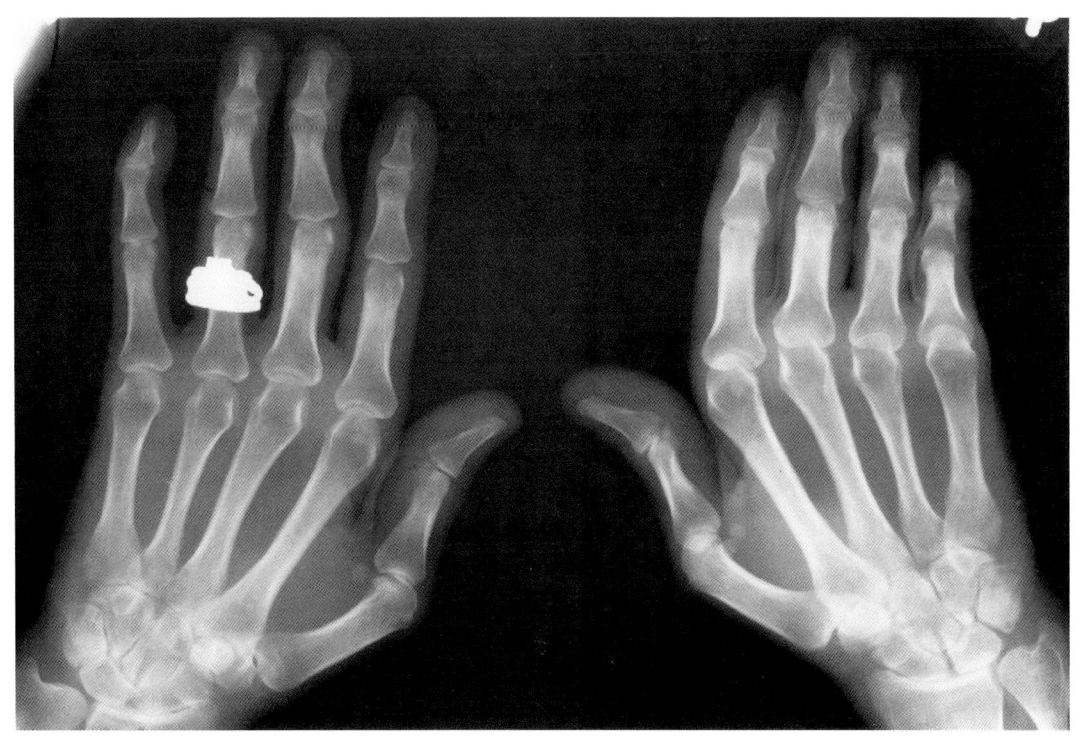

图 58.29　系统性红斑狼疮。系统红斑狼疮典型征象：明显的软组织萎缩(小鱼际边缘凹陷)及指骨尺偏(主要见于右手)。

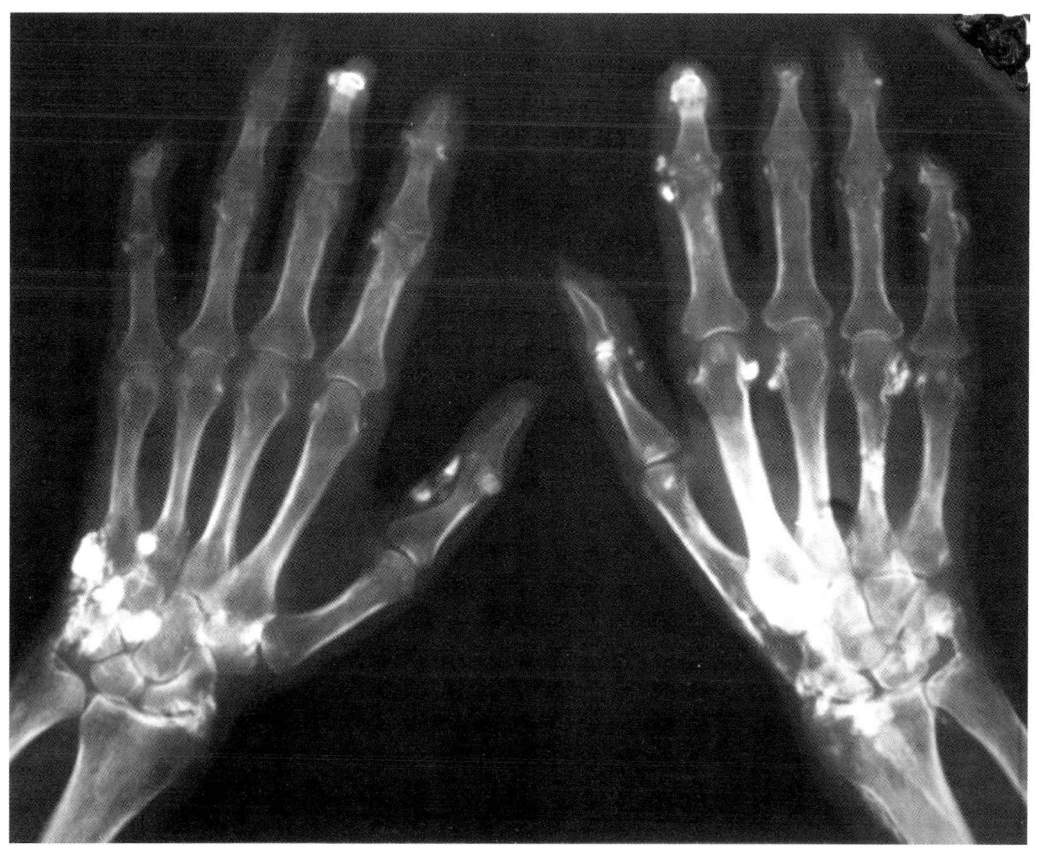

图 58.30 硬皮病。一硬皮病患者手部平片示手及腕部皮下软组织内弥漫性钙化,软组织变薄,骨质疏松(这类患者常常还有因合并血管异常而继发指或趾远端骨质丢失)。

结 节 病

结节病是一种肉芽肿性疾病,最常见于肺部,也可见于骨骼。在骨骼系统中,以手最常见,引起骨皮质溶骨性骨质破坏,形成所谓的“花边样”征象[特征性征象(图 58.31)]。结节病还可在手部形成相关性皮肤结节。

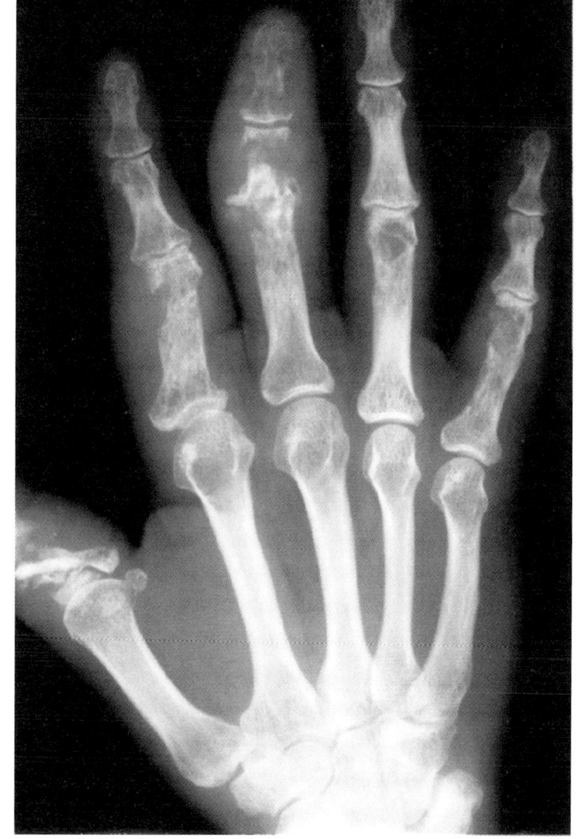

图 58.31 结节病。一结节病患者手部前后位平片示多个指骨因肉芽肿浸润而出现异常表现:花边样骨质破坏(以指骨近端和指骨远侧 1/3 最明显)。软组织肿胀和一些部位严重的多发性溶骨性破坏(见于结节病进展期)。这些典型的改变局限在手部,但在骨骼系统其他部位也偶尔可见。

血色素沉着病

血色素沉着病是一种全身组织内铁过度沉积进而纤维化，最终引起器官衰竭的疾病。20%~50%的血色素沉着病患者有特征性手关节改变(提示该病的诊断)。典型的放射学征象基本上与退行性骨关节病一样，累及第 2~4 掌指关节(图 58.32)。多达 50%的血色素沉着病患者伴有焦磷酸钙沉积症改变；因此，应该寻找是否有软骨钙质沉着症的表现。血色素沉着病常常还可见到另外一个表现，即所谓的掌骨头部“方形”征(因大的骨赘形成而表现为大的块状样外观)。骨赘常被描述成“下垂”，这是因为其罕见的生长方式所致：附着于关节边缘。

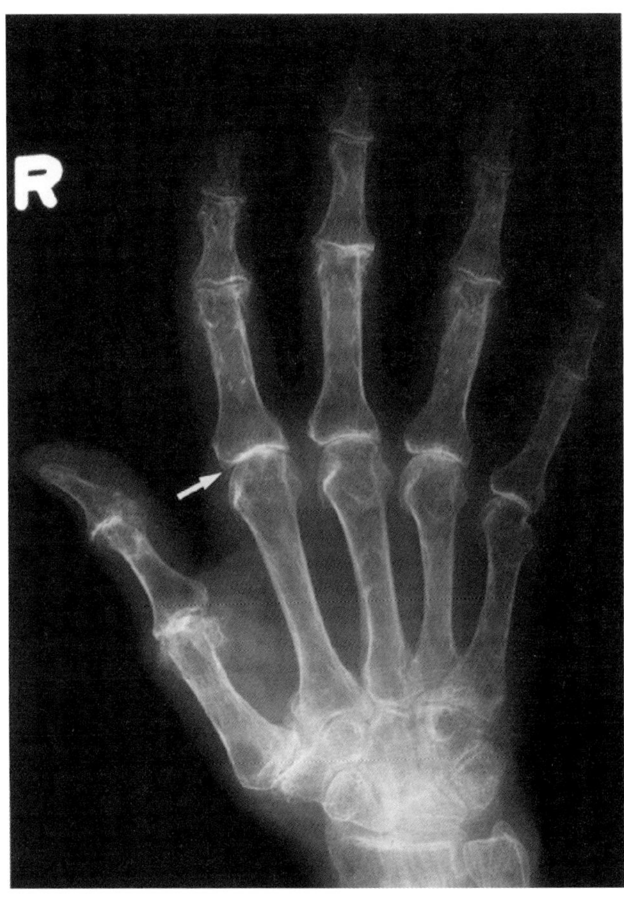

图 58.32　血色素沉着病。一血色素沉着病患者手部前后位平片示整个手部关节的关节间隙都变窄(以掌指关节间隙为甚)。受累掌指关节的关节面硬化且存在大的骨赘自掌骨头部突起，提示退行性骨关节病(DJD)改变。这些都是退行性骨关节病罕见的发病部位，然而却是血色素沉着病的典型征象。该患者鼻外侧软骨找不到软骨钙质沉着症的表现，但是，在第 2 掌指关节(箭)可见到少量的软骨钙质沉着症表现。50%的血色素沉着病患者合并有焦磷酸钙沉积症。

神经源性或沙尔科关节

沙尔科关节的放射学征象具有特征性，几乎具有病理特征。典型的三联征：关节破坏、关节脱位和异位新骨形成(表 58.11 和图 58.33)。

表 58.11

神经性关节病的征象

关节破坏
脱位
异位新骨形成

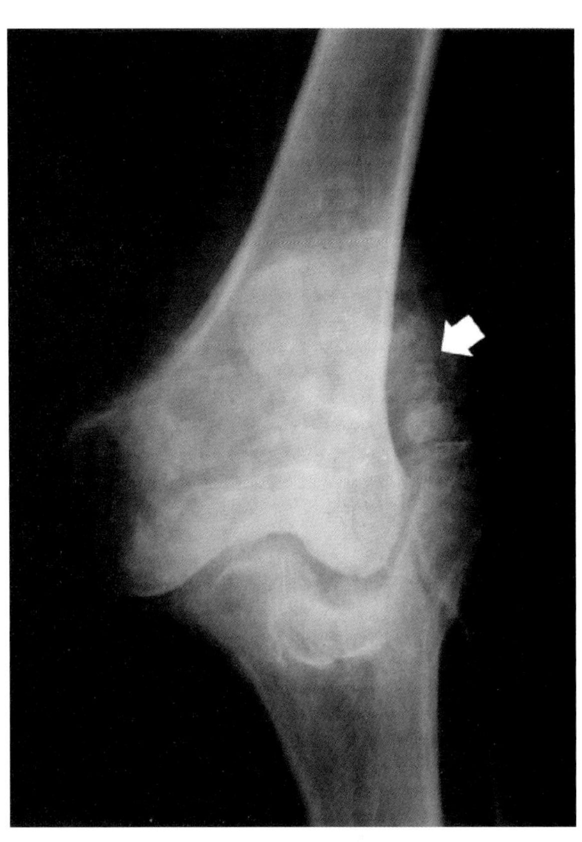

图 58.33　沙尔科关节。脊髓结核患者膝关节后前位片示沙尔科关节的典型影像表现：显著的关节骨质破坏、关节半脱位及异位新骨形成(箭)。

所有类型的关节炎都可见到关节破坏改变，因此关节破坏这一征象似乎缺乏特异性；然而除了沙尔科关节外，没有其他任何关节炎能够引起如此严重的关节破坏性改变。神经性关节表现为进行性关节破坏，这是因为不准确的肌肉活动使关节对位不良且缺乏正常的神经反射保护。只有在沙尔科关节早期阶段，关节破坏可能仅仅表现为关节间隙变窄。这对于早期阶段的诊断价值不大。在脊柱则表现为椎间盘破坏(图 58.34)。

与关节破坏一样，各阶段都可出现关节脱位表现；早期可仅有半脱位。

异位新骨已经被命名为骨碎片或者碎屑，由关节周围软组织钙化或簇状骨化组成。

目前，沙尔科关节最常见于糖尿病患者足部。该病典型表现为第一、二跗跖关节受累，大致类似于利斯弗朗(Lisfranc)骨折脱位(图 58.35)。

如今梅毒患者并发脊髓结核已经相对罕见。与之相比，脑卒中患者并发沙尔科关节更为常见，这常常是因为患者患肢没有制动所致。沙尔科关节也可偶见于焦磷酸钙沉积症，即所谓的拟沙尔科关节。

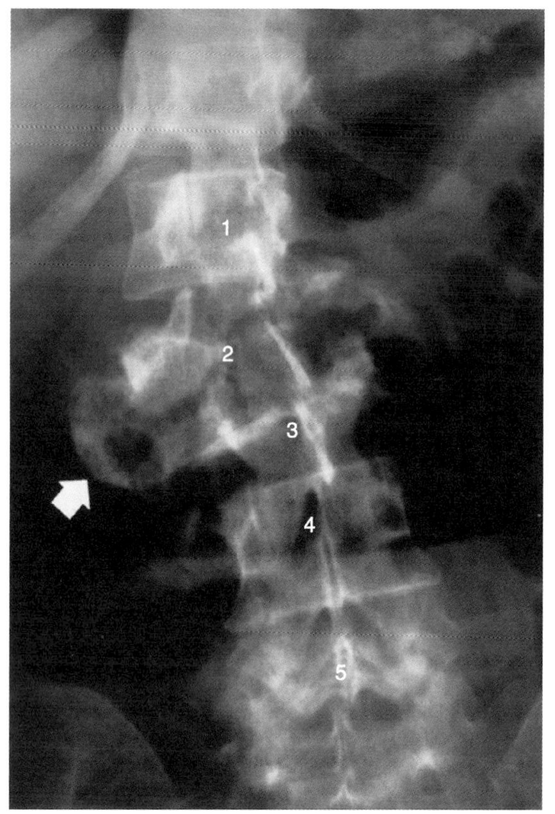

图 58.34　沙尔科脊柱。一截瘫患者脊柱前后位平片示 L_2 和 L_3 椎体及椎间盘严重破坏，异位新骨（箭）和脊柱序列不连续（或者滑脱）。

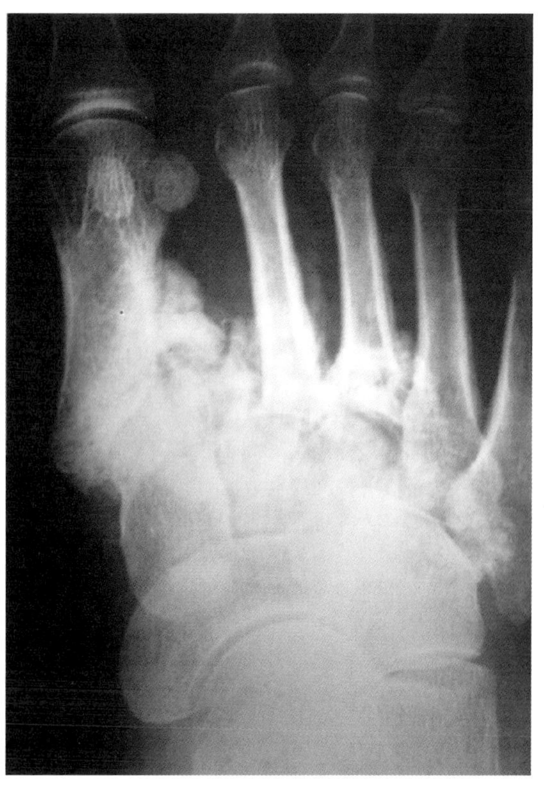

图 58.35　Lisfranc 沙尔科关节。一位糖尿病患者足正位片示第二、三跖骨脱位并关节骨质破坏和大量异位新骨形成，这些都是沙尔科关节的典型表现，被专称为 Lisfranc 骨折脱位，最常见于创伤后而非沙尔科关节，是目前最常见的神经病理性关节。

血友病、幼年型类风湿关节炎和脑卒中

为什么在不同的医疗机构，脑卒中、幼年型类风湿关节炎和血友病都被报道为相同的一类疾病呢？这是因为它们常常具有相同放射学表现且不易鉴别。

幼年型类风湿关节炎和血友病的典型征象是骨末段过度生长（骨骺增大）而骨干相对细小（图 58.36）。关节破坏不一定出现。膝关节髁间窝增宽被误认为是幼年型类风湿关节炎和血友病的典型征象。这一征象变异性较大，实际可操作性不强。并且在其他典型征象缺乏和不明显时，膝关节髁间窝增宽这一征象很少出现。

另一个与幼年型类风湿关节炎和血友病征象具有类似病理过程的是脑卒中后失用性关节（图 58.37）。人们总是认为幼年型类风湿关节炎和血友病患者出现骨骺膨大的原因是充血；然而很多其他能够引起充血改变的疾病并没有导致骨骺增大改变（例如类风湿关节炎和感染）。失用性关节是脑卒中、幼年型类风湿关节炎和血友病的共同点，也是最可能引起骨末段膨大（这 3 种病都可见到）的原因。

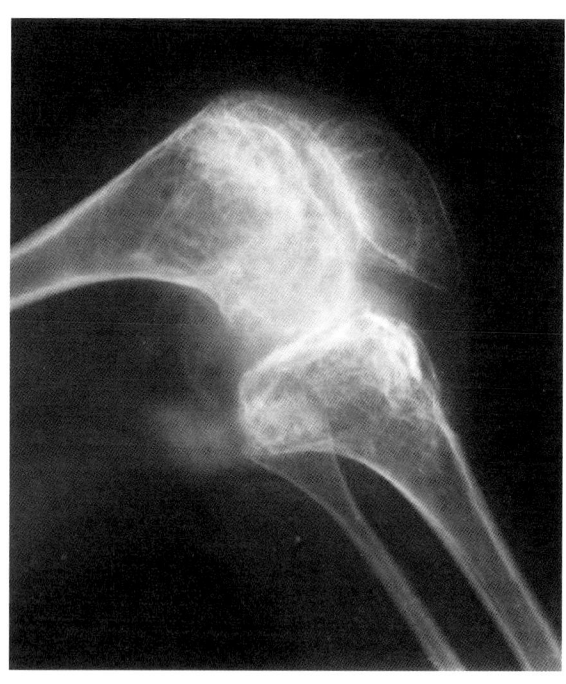

图 58.36　幼年型类风湿关节炎（JRA）。一幼年型类风湿关节炎患者膝关节侧位片示典型的受累骨骨端膨大、骨干细长征象。这些征象也可见于血友病或脑卒中患者。

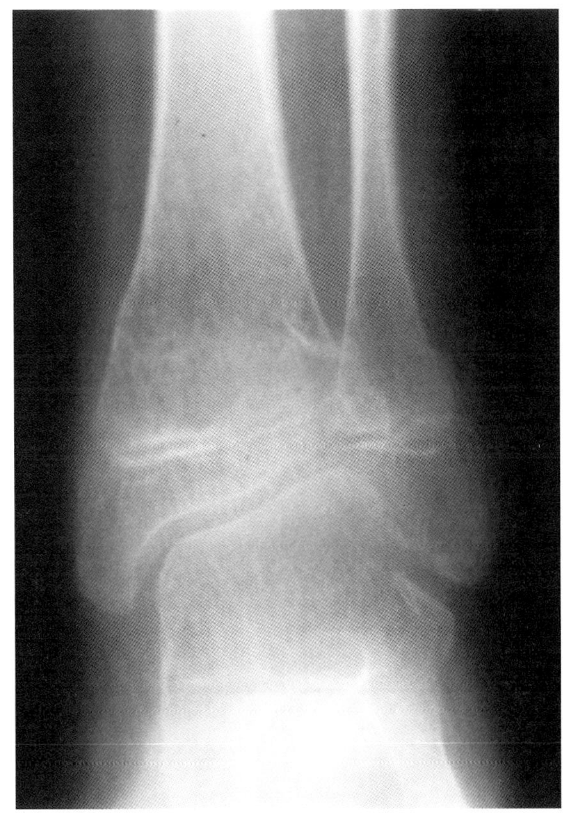

图 58.37　肌肉营养不良幼年型类风湿关节炎（JRA）或血友病。一位肌肉营养不良患者踝关节正位片示胫骨、腓骨骺轻度肥大及明显的胫距骨倾斜改变。

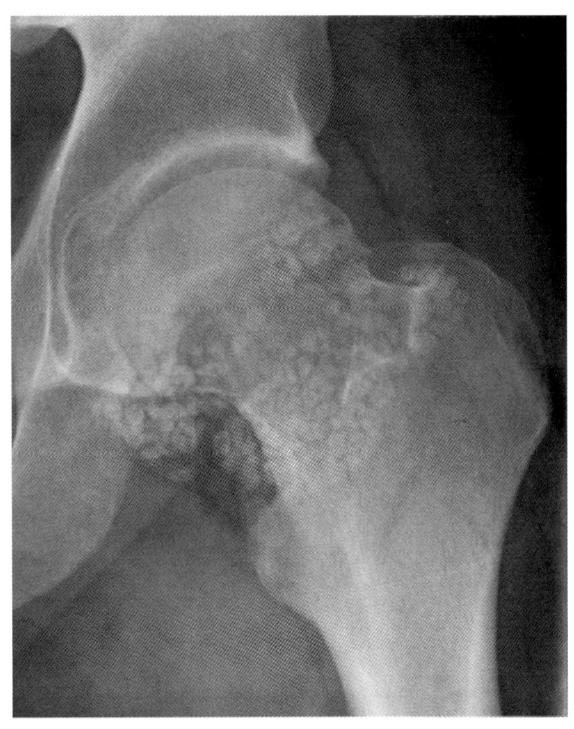

图 58.38　滑膜软骨瘤病。一患者因髋关节疼痛进行髋关节前后位平片检查，示髋关节内多发松散钙化灶；该患者最终诊断为滑膜软骨瘤病。

滑膜软骨瘤病

滑膜软骨瘤病是一种相对比较常见的疾病，它是因为滑膜组织化生导致关节内软骨结节沉积。大多数时候，这些软骨沉积病灶会发生钙化，进而可借助 X 线检查被发现（图 58.38）。最常见的发病部位是膝关节、髋关节和肘关节。多达 30%的软骨沉积灶不会发生钙化。这些病例放射学检查所能看到的征象仅有关节渗出性改变，除非有关节侵蚀或者破坏等其他情况时例外（图 58.39）。

软骨结节起源于滑膜，随后容易脱落进入关节腔，成为游离碎片或者“关节鼠”；然后植入滑膜固定不动。为了缓解症状，临床常常需要进行全滑膜切除术。

一个不常见的表现（可能导致诊断混淆）是松散增生的软骨体被密封包裹在关节内，在 MR 检查时形成肿瘤样外观（图 58.40）。这已经被定义为肿瘤样滑膜软骨瘤病。活检被证实为软骨肉瘤，继而进行根治性手术治疗。因关节内没有恶性肿瘤发生，因此诊断不应该是什么难题。

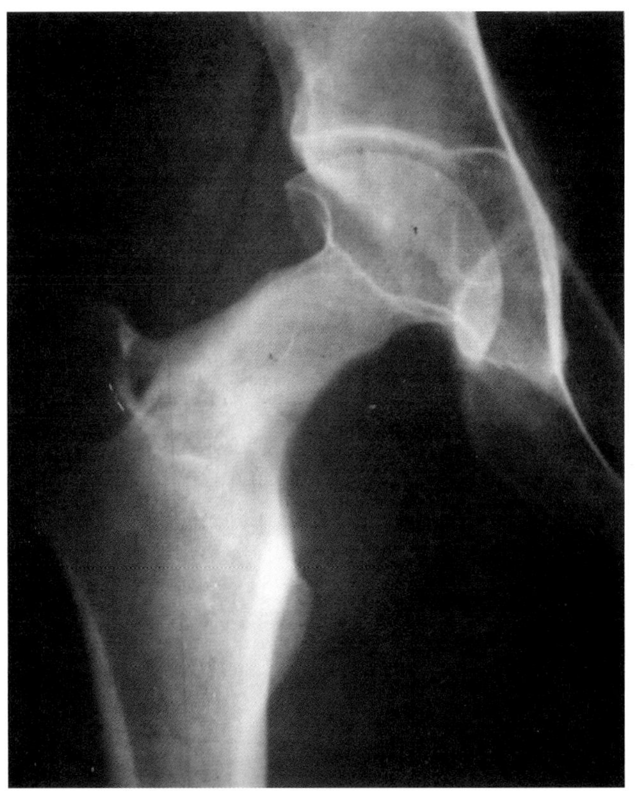

图 58.39　不伴钙化的滑膜软骨瘤病。髋关节正位片示股骨颈骨质吸收破坏呈“苹果核”外观，该征象由关节内未钙化软骨体压迫所致。通常滑膜软骨瘤并不会引起这么明显的骨质吸收破坏，因而与色素沉着绒毛结节性滑膜炎不易鉴别。

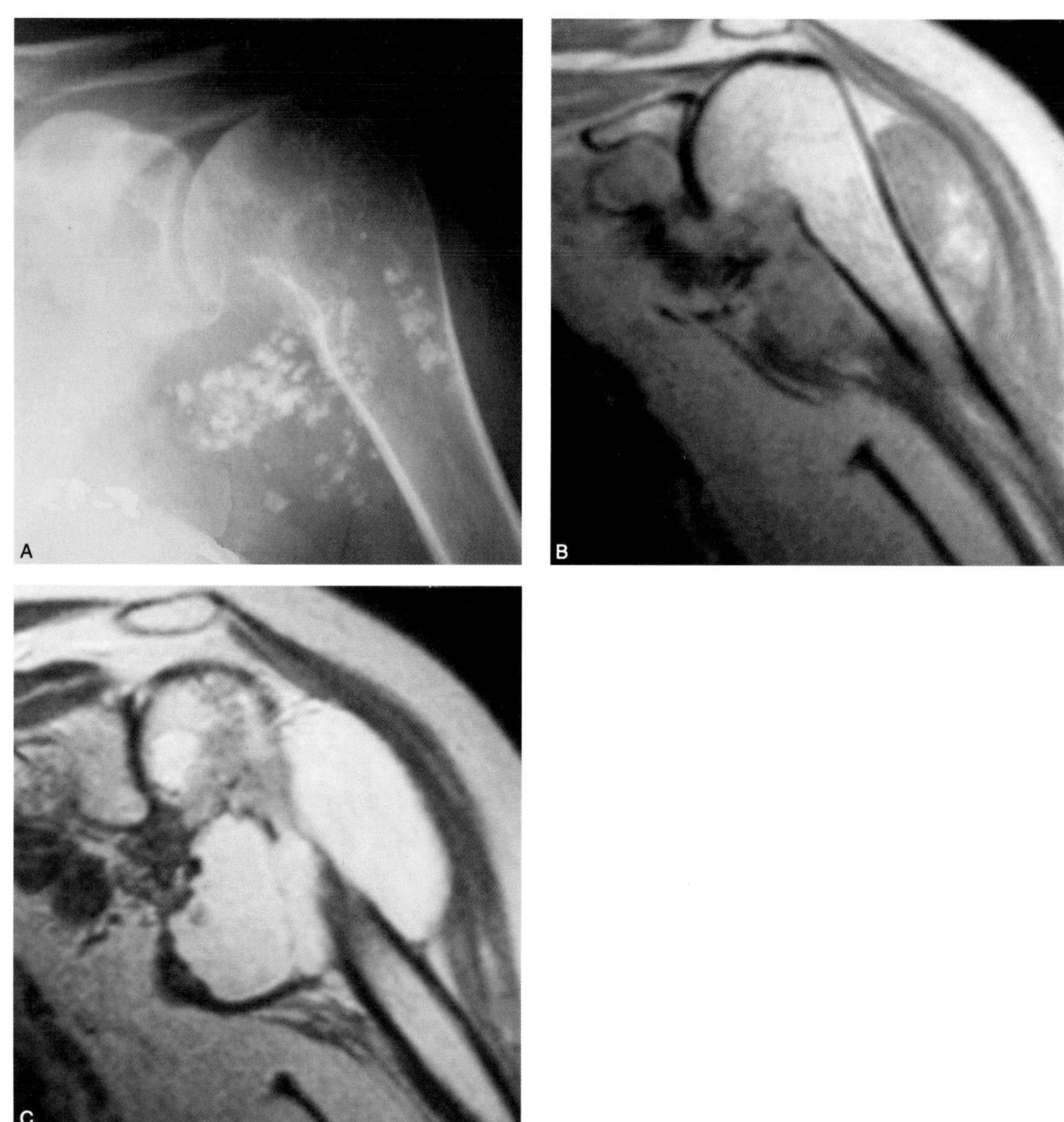

图 58. 40　肿瘤样滑膜软骨瘤病。肩关节平片(A)示局限性钙化肿块并肱骨内侧面骨质侵蚀改变。肩关节质子密度(B)和 T_2 加权(C)冠状位成像示一巨大肿块环绕肱骨头(曾经被解释成肉瘤)。活检证实为软骨肉瘤,进而进行了肩胛带离断术治疗。该肿块病变直到根治术后(当被正确诊断为滑膜软骨瘤病时)才被证实位于关节内。

色素沉着绒毛结节性滑膜炎

色素沉着绒毛结节性滑膜炎(PVNS)是一种罕见的滑膜慢性炎症性增生性疾病。关节肿胀并滑膜分叶状肿块,引起关节疼痛和破坏(图 58.41)。该病几乎不会钙化。当发生在腱鞘时被称为腱鞘巨细胞瘤和腱鞘黄色瘤,该病并不少见。关节色素沉着绒毛结节性滑膜炎与非钙化性滑膜软骨瘤病的放射学表现相似,但是前者相对少见一些。因此,只要考虑色素沉着绒毛结节性滑膜炎诊断时,都应该同时考虑到非钙化性滑膜软骨瘤病。色素沉着绒毛结节性滑膜炎的 MR 检查具有特征性征象:T_1 和 T_2 加权成像上滑膜内层因含铁血黄素沉着均呈低信号表现(图 58. 42)。

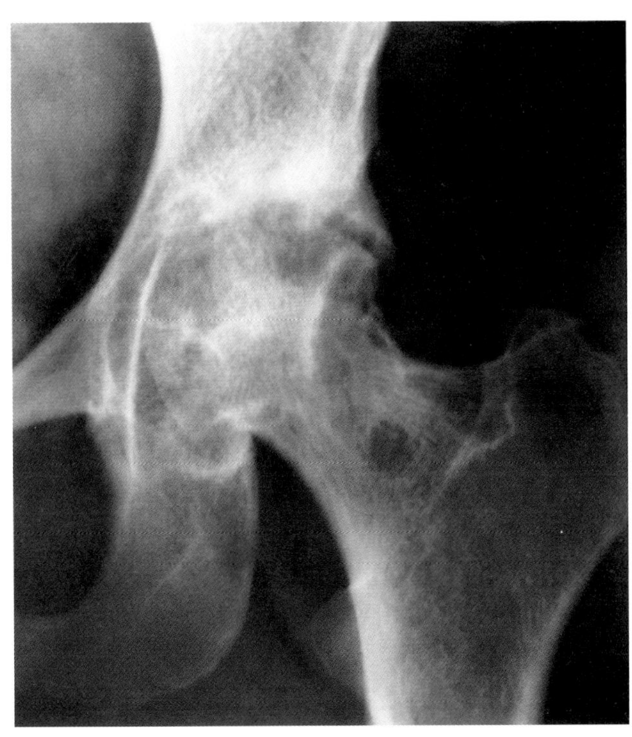

图58.41　色素沉着绒毛结节性滑膜炎。一患者髋关节正位片示关节间隙破坏和整个股骨头、颈部骨质侵蚀改变。色素沉着绒毛结节性滑膜炎或者滑膜软骨瘤病都可出现类似的征象。

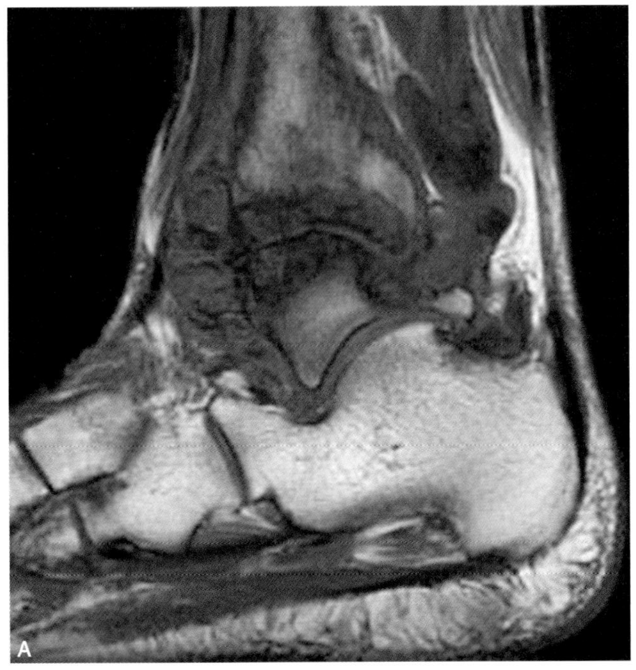

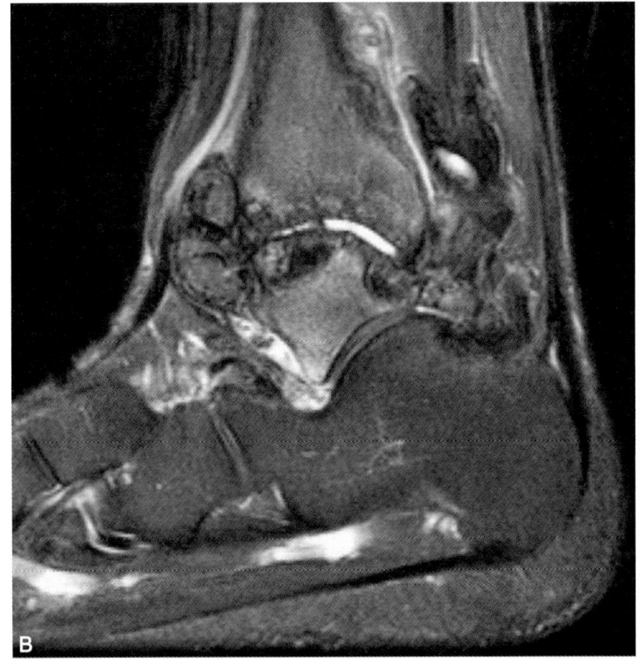

图58.42　色素沉着绒毛结节性滑膜炎(PVNS)。一位PVNS患者踝关节矢状位T_1WI(A)及压脂T_2WI(B)图像,示起源于踝关节的软组织肿块影,在2个序列中均呈低信号,滑膜因含铁血黄素沉着而呈线状极低信号改变(PVNS的特征性表现)。

创伤后骨萎缩

创伤后骨萎缩,又名肩手综合征和反射性交感神经营养障碍、慢性局部疼痛综合征,是一种难以理解的关节疼痛性疾病。该病典型地发生于四肢小创伤后,表现为疼痛、肿胀和功能障碍。X线检查征象有严重的斑片状骨质疏松症和软组织肿胀(图58.43)。好发于四肢末梢,例如手或足,然而一些人认为也可累及中间部位关节如膝关节和髋关节。患者疼痛感觉减退,骨质疏松改变持续存在。随着时间推移,肿胀将减退,皮肤会萎缩。放射科医师鉴别进行性骨质疏松症与失用性骨质疏松具有重要意义,其鉴别有助于医师及时进行积极的物理治疗。

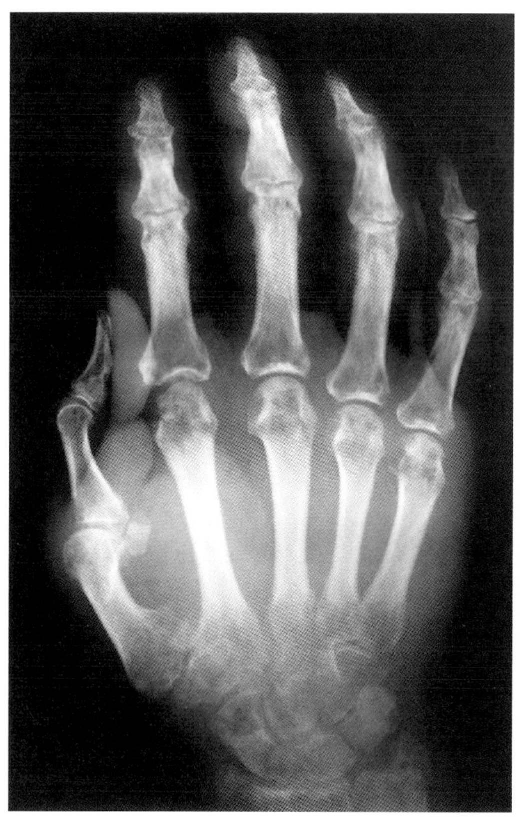

图 58.43 创伤后骨萎缩。手部所有关节都出现弥漫性软组织肿胀和局灶性或者弥漫性骨质疏松改变。该患者在小的创伤后有严重的手部疼痛和功能障碍病史。这是典型创伤后骨萎缩特征性表现。

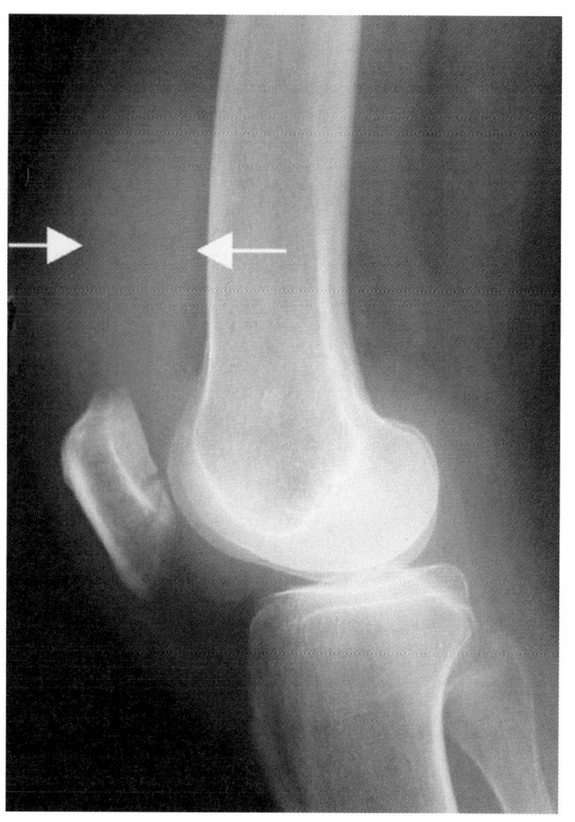

图 58.44 膝关节积液。一位膝关节积液患者侧位片示脂肪垫明显移位。髌上脂肪垫(左箭)距股前脂肪垫(右箭)大于5mm,这一征象提示关节积液。该患者有髌骨骨折。

关节积液

大多数关节积液临床表现都比较明显而不需要放射学检查来确诊,但是肘关节例外。在肘关节外伤情况下,渗出性改变一般都预示着骨折。肘关节渗出的放射学征象通常都能够清楚显示(脂肪垫移位,在第57章提及)并且被证实很有诊断价值。因临床诊断肘关节积液很困难,因此放射科医师在这方面就具有举足轻重的作用。

临床诊断髋关节积液也很困难。在某些情况下,髋关节积液的具有很重要的诊断价值。例如,患者存在髋关节积液伴疼痛时应抽液检查以排除关节感染。如果患者只有疼痛,就不需要进行关节抽液检查。有放射学著作指出髋关节周围脂肪垫移位是关节积液的一个间接征象,但是最终证实这一观点并不可靠。在关节积液时,髋关节周围唯一移位的脂肪垫是闭孔内肌脂肪垫,但这一征象并不常见。

膝关节渗出的放射学征象(似乎是最可靠的诊断依据):测量髌上脂肪垫与股前脂肪垫间的距离(图58.44),其间距大约10mm即表示膝关节积液;间距小于5mm属正常;间距在5~10mm为可疑。不管有无积液治疗都是一样的。如果对患者来说关节积液的诊断极其重要的话,可以通过关节抽液或者MR检查来明确。应当指出的是,不能仅仅是为了明确有无关节积液而做MR检查。

肩关节积液只有在肩关节因骨折和出血(见第57章)进而大量积液,引起肱骨头下移位的情况下可做出临床诊断,一般情况下是很难被发现的。幸运的是,与其他关节一样,不会单独根据是否有积液来确定治疗方案,所以说积液的诊断并不重要。踝关节、腕关节和其他小关节也是一样的。

缺血性坏死

缺血性坏死(AVN),或者骨坏死,存在很多原因,如类固醇激素的使用、创伤、各种潜伏性疾病,甚至不明原因都可引起几乎所有关节发生缺血性坏死。以肾移植患者较常见。

缺血性坏死的特征是:正常关节内出现骨密度增高病灶。伴关节间隙变窄的局限性骨密度增高常常预示着退行性骨关节病;然而,如果骨赘或者关节间隙缺少1个,就需要考虑另外一种疾病。

缺血性坏死最早期的征象是关节积液,这在平片上往往不能被发现或因缺乏特异性而诊断价值不大,当然临床上已经开始怀疑缺血性坏死的情况除外。下一个征象是斑片状或者斑点状密度增高病灶(图58.45)。膝关节,整个骨节密度都可增高,而髋关节常常只累及整个股骨头。其次,软骨下透亮区通常沿关节面下分布(图58.46)。这种透亮线影被当做缺血性坏死的一个早期征象,然而事实上,它只是一个晚期征象。另外缺血性坏死进展期,这种透亮影常常消失。因此,以透亮线影作为缺血性坏死一个主要的标准会导致出现遗漏一些病例的早期征象和漏诊其他疾病的情况发生。

缺血性坏死的晚期征象是关节面塌陷和关节碎片形成(图

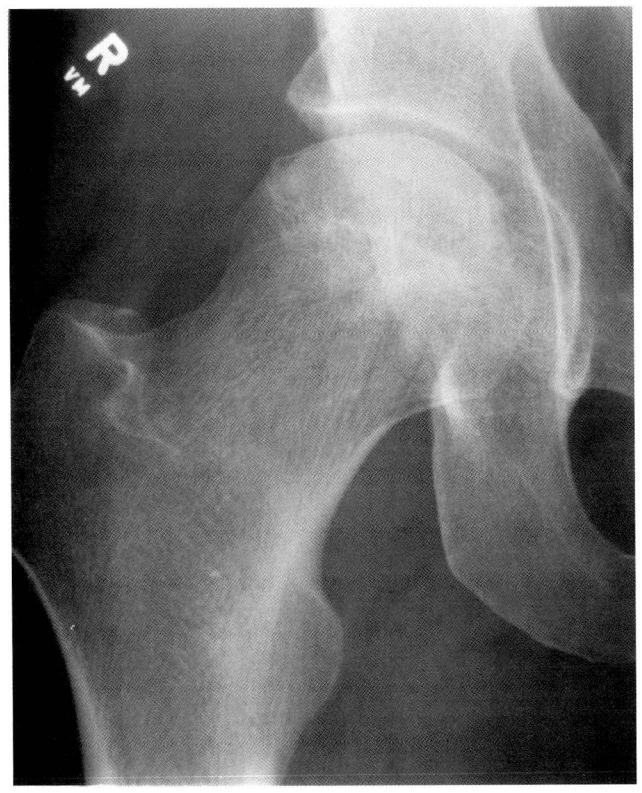

图 58.45　早期股骨头缺血性坏死。一肾移植并右股骨头缺血性坏死患者的髋关节正位片示股骨头内局灶性骨质硬化改变,无软骨下透亮区及关节面承重部位不规则改变,侧位小的不规则骨皮质改变除外。

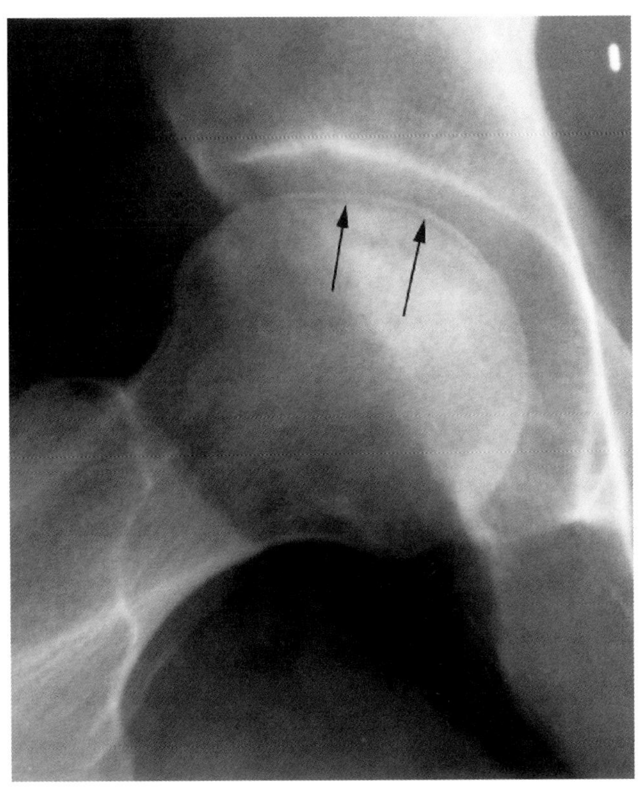

图 58.46　股骨头缺血性坏死(AVN)。本例肱骨头缺血性坏死患者平片表现为股骨头承重部位软骨面下透亮线影(箭),股骨头内未见弥漫性斑片状骨质硬化改变。

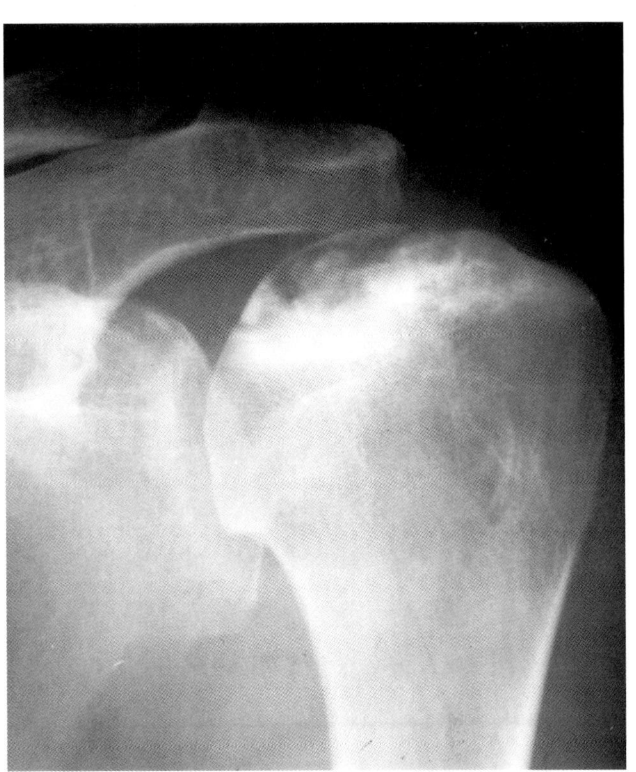

图 58.47　肩关节缺血性坏死。一肩关节慢性缺血性坏死患者正位片示肱骨头关节面塌陷;多发骨质硬化带。

58.47)。这些改变只发生在关节的一边,因而容易诊断;这是因为几乎其他所有的疾病都是双侧关节同时受累。

MR 检查在缺血性坏死的诊断方面具有极高的诊断价值,它是最敏感的成像方法(在平片或者 CT 扫描检查正常的情况下就可有阳性发现)。髋关节典型的缺血性坏死病灶表现为股骨头前上部 T_1 加权像上低或者混杂信号改变(图 58.48、图 58.49)。如果股骨头前部没有受累,那么缺血性坏死的诊断就值得怀疑,因为这样的情况较罕见。在髋关节脱位致股骨头压向髋臼后柱后的情况下,偶尔可发现股骨头后部的缺血性坏死改变。

一种较小的、局限性缺血性坏死形式被描述为剥脱性骨软骨炎。其很可能是由创伤所致;然而,这种观点目前还存在争议,一部分人认为属特发性。好发部位是膝关节内上髁(图 58.50)。也常常见于距骨顶部(图 58.51),肱骨小头(图 58.52)偶尔见到。剥脱性骨软骨炎经常有小骨碎片脱落形成关节内游离体("关节鼠")(见图 58.50)。

缺血性坏死是能够引起关节软骨下囊肿或者晶洞形成的诸多疾病中的一种;并且是 4 种疾病(类风湿关节炎、退行性骨关节病和焦磷酸钙沉积症)中唯一能在正常关节基础上形成晶洞的疾病(图 58.53)。其他疾病都会至少合并有诸如关节间隙变窄、骨赘、骨质疏松、软骨钙质沉着症或者其他征象中的一种或几种。

有些患者(因他们是第一个被报道特定部位骨骼发生缺血性坏死的患者)的名字被用于描述一些特定部位的缺血性坏死改变。这些病变一直被称作骨软骨病。它们中的大多数被认为是原发性的,但也有少数继发于创伤。几个相对比较常见的发病部位如下:基恩博克(Kienböck)软化病中的腕月骨(图 58.54 和图 58.58);科勒(Köhler)病中的跗舟骨(图 58.55);

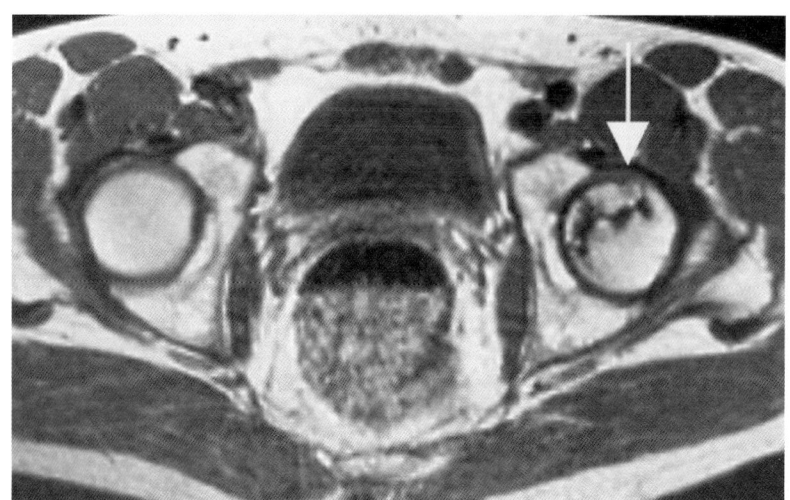

图 58.48　股骨头缺血性坏死。髋关节轴位 T_1 加权成像示左股骨头局限性异常改变(箭):前部匐行性的低信号病灶(缺血性坏死的特征性改变)。

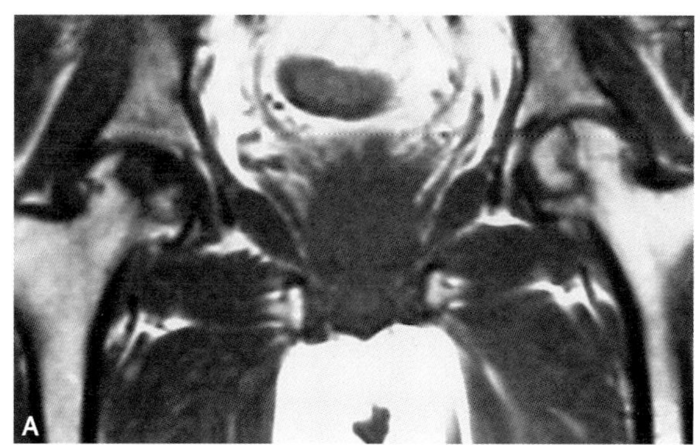

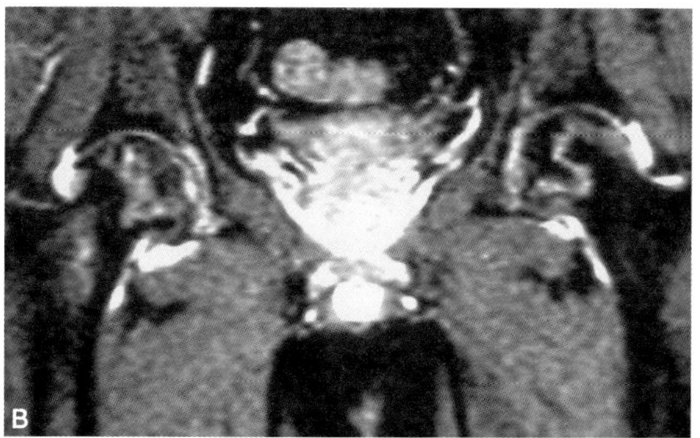

图 58.49　股骨头缺血性坏死(AVN)。冠状位 T_1WI(A)及 STIR 图像(B)示双侧股骨头缺血性坏死改变。

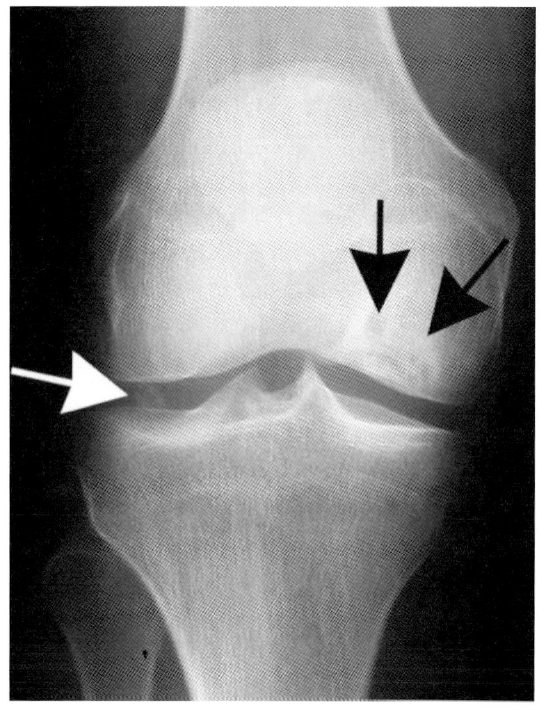

图 58.50　剥脱性骨软骨炎。股骨内上髁一小的局灶性缺血性坏死灶(黑箭),该病灶就是剥脱性骨软骨炎的发病部位。部分病灶脱落形成一骨碎片(白箭)并游离于关节腔内,这一游离的骨碎片被命名为游离体或者“关节鼠”。

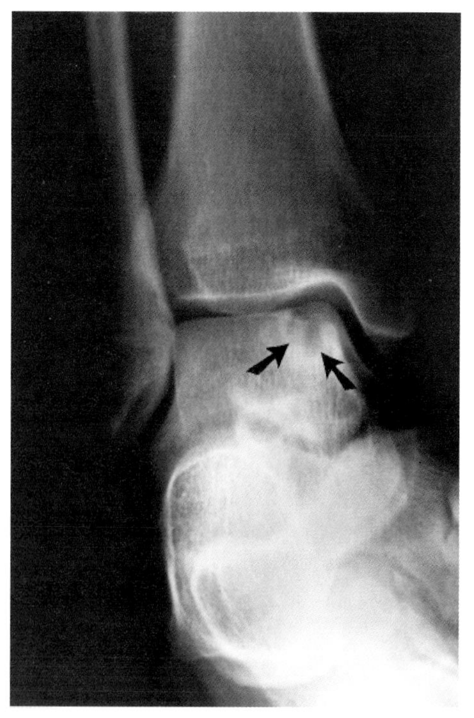

图 58.51　距骨剥脱性骨软骨炎。距骨局部缺血性坏死(箭)又名距骨剥脱性骨软骨炎,距骨是继膝关节之后第二常见的发病部位,导致关节内游离体形成。

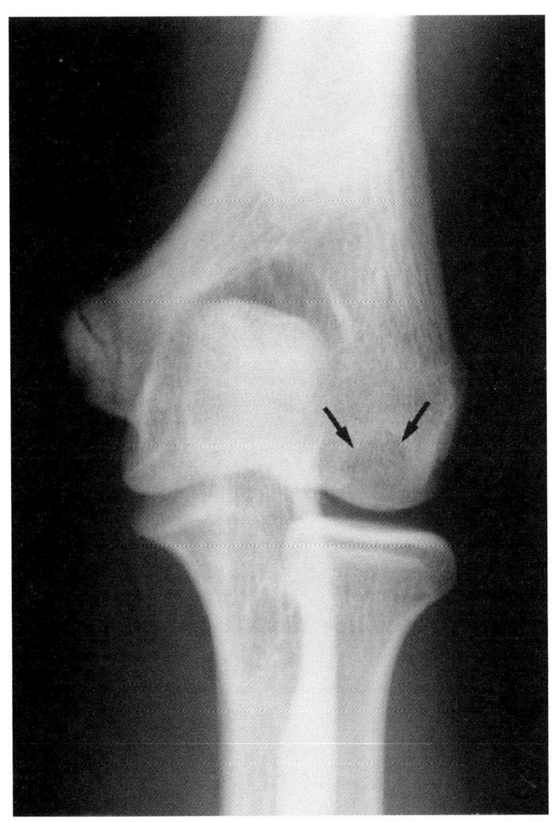

图 58.52　肘关节剥脱性骨软骨炎。剥脱性骨软骨炎第三个好发部位是肘关节肱骨小头。片内肱骨小头(箭)模糊透亮影最初被当做是一个软骨母细胞瘤或感染。

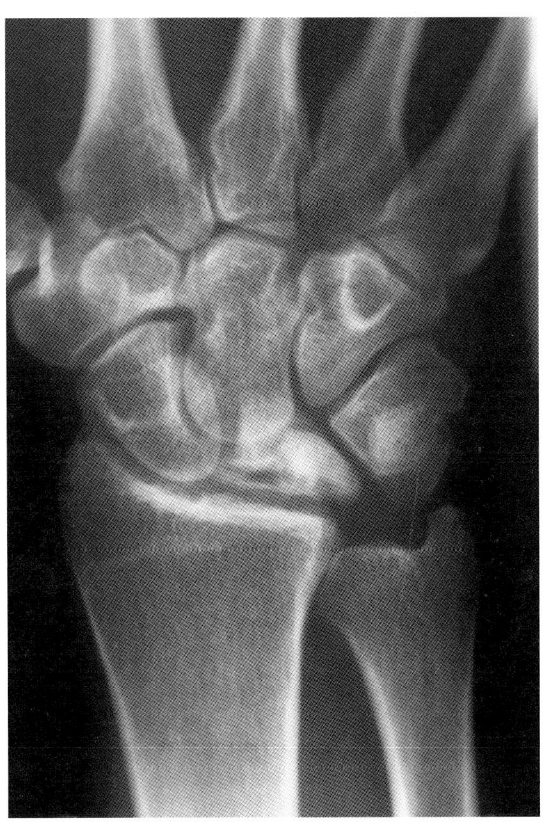

图 58.54　Kienböck 软化病。患者腕部月骨或者 Kienböck 缺血性坏死。月骨高密度病灶和节段性碎片表现是月骨缺血性坏死的特征性征象;另外还有尺骨轻微缩短(与桡骨相比),这被称为负性尺骨改变。人们认为负性尺骨改变与 Kienböck 软化病有极高的相关性。

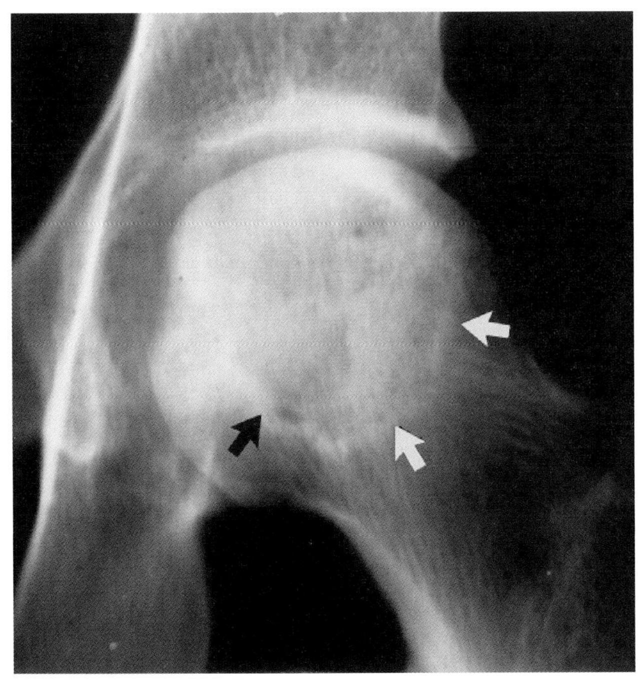

图 58.53　髋关节晶洞。一位股骨头缺血性坏死患者髋关节正位片示股骨头内一大的囊性病灶(箭)及其周围斑片状骨质硬化改变。任何时候只要发现关节周围囊性病变,均应该想到关节软骨下囊变或晶洞的可能。

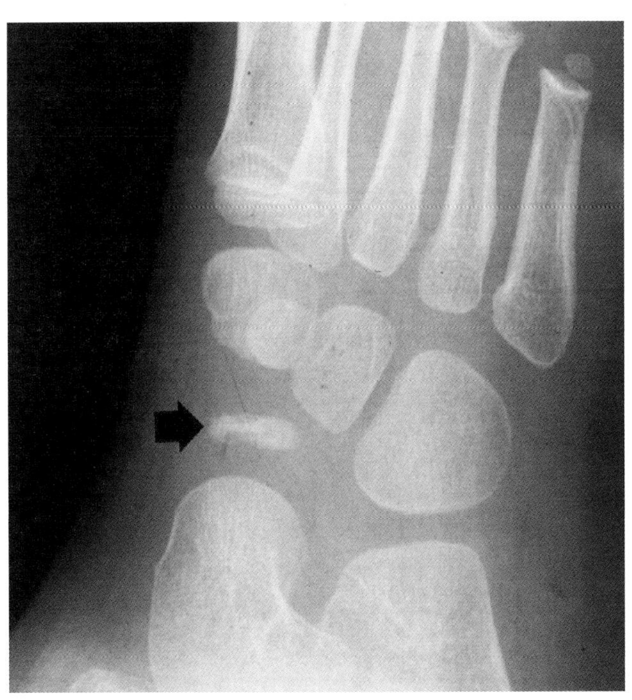

图 58.55　Köhler 病。儿童跗舟骨变扁并骨质硬化(箭)被大多数医师认为是缺血性坏死并专称为 Köhler 病,而部分医师认为是偶然发现的无任何症状的正常变异。

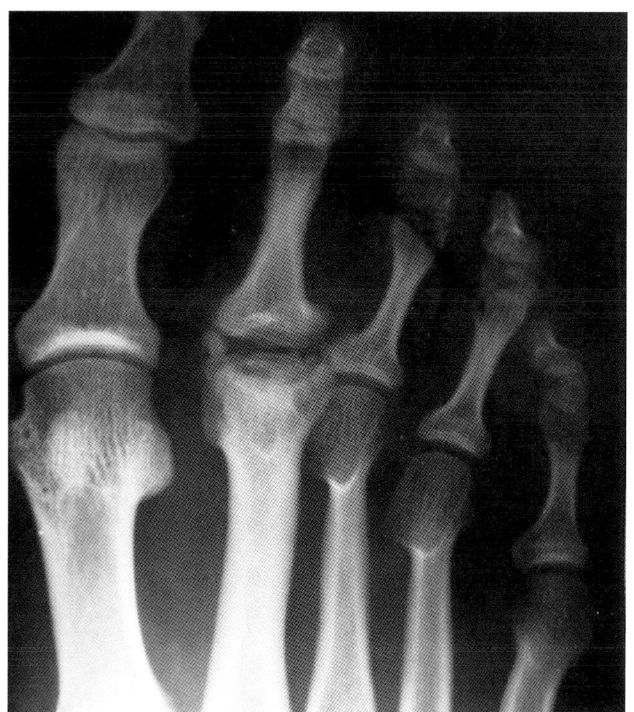

图 58.56 Freiberg 不全骨折。如该患者所见，第二跖骨头扁平、塌陷、硬化是缺血性坏死或者 Freiberg 不全骨折的典型征象。当然该病也可累及第三、四跖骨头。该病还常常见到第二跖骨头骨皮质代偿性肥大改变。

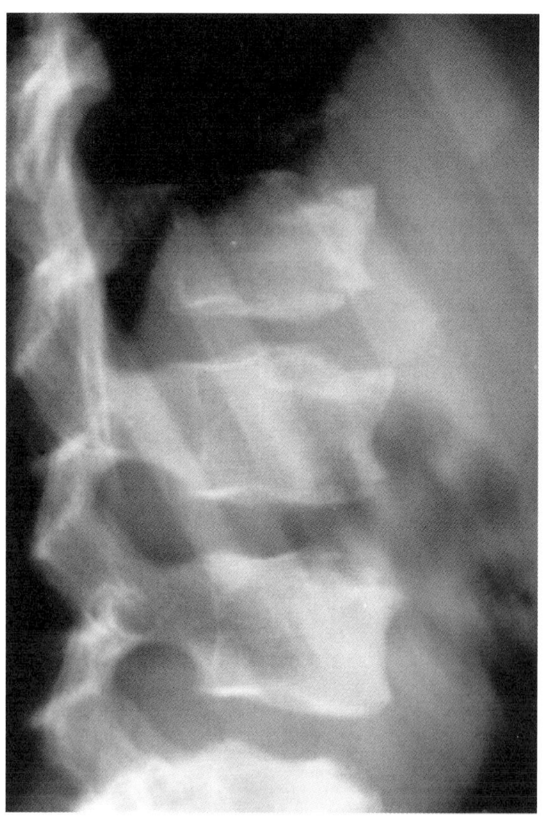

图 58.57 Scheuermann 病。椎体骨骺环缺血性坏死被称为 Scheuermann 病。因 Scheuermann 是第一个被记录的疼痛性脊柱后凸患者，故以他的名字命名该病。该病大多数患者仅几个椎体受累，而没有脊柱后凸或疼痛表现。

弗莱伯(Freiberg)不全骨折中的跖骨头(图 58.56)；莱格-佩尔特斯(Legg-Perthes)病中的股骨头；舒尔曼(Scheuermann)病中脊柱的环状骨骺(图 58.57)；奥斯古德-施拉特(Osgood-Schlatter)病(又名冲浪者膝关节)中的胫骨结节。MR 检查在辨别这些部位的缺血性坏死病变有极高的临床价值；因整个缺血性坏死区在 T_1 加权像上常常呈低信号改变(图 58.58)。

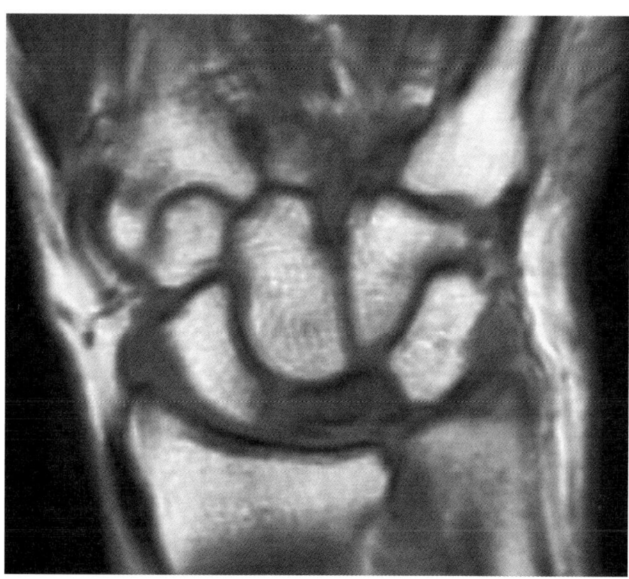

图 58.58 Kienböck 软化病。腕关节冠状位 T_1WI 图示月骨弥漫性低信号，此为月骨缺血性坏死或 Kienböck 软化病的特征性表现。

推 荐 阅 读

Helms CA, Chapman GS, Wild JH. Charcot-like joints in calcium pyrophosphate dihydrate deposition disease. *Skeletal Radiol* 1981;7:55–58.

Mitchell DG, Kressel HY, Arger PH, Dalinka M, Spritzer CE, Steinberg ME. Avascular necrosis of the femoral head: morphologic assessment by MR imaging, with CT correlation. *Radiology* 1986;161:739–742.

Resnick D, Niwayama G, Coutts R. Subchondral cysts (geodes) in arthritic disorders: pathologic and radiographic appearance of the hip joint. *AJR Am J Roentgenol* 1977;128:799–806.

Resnick D, Niwayama G, Goergen TG, et al. Clinical, radiographic and pathologic abnormalities in calcium pyrophosphate dihydrate deposition disease (CPPD): pseudogout. *Radiology* 1977;122:1–15.

Resnick D, Shaul SR, Robins JM. Diffuse idiopathic skeletal hyperostosis with extraspinal manifestations. *Radiology* 1975;115:513–524.

(肖应权 杨春燕 张川)

第 59 章 ■ 代谢性骨病

骨质疏松症

骨质疏松症被定义为骨量减少而骨其他方面正常；而骨软化症的骨量正常但是骨质异常，表现为骨矿化物异常。骨软化导致未矿化的骨质增多。大部分病例在平片上很难区别骨质疏松症和骨软化症；因此，当平片上出现骨矿化减少时，很多人喜欢用"骨质减少"这一名词。

骨质疏松症的原因众多，其中最常见的是原发性骨质疏松（所谓的老年性骨质疏松或成年性骨质疏松症）。这在停经后的妇女最常见，且由于在这群患者中椎体和髋关节骨折的概率增加，故成为一个主要的健康隐患。

继发性骨质疏松症为导致骨质疏松症的一种基础疾病，例如：甲状腺毒症或肾疾病。只有约 5%的骨质疏松症病例为继发性。继发性骨质疏松症的鉴别诊断相当长，而不被记住。仅仅根据平片表现很难确定是骨质疏松症还是骨软化症；因此，骨质疏松症的鉴别诊断还应该考虑骨软化症的病因。

骨质疏松症的主要 X 线表现是骨皮质变薄。虽然所有骨中均可见，但是诊断最可靠的是病变出现在第 2 掌骨中段。正常掌骨皮质厚度为掌骨厚度的 1/4～1/3（图 59.1）。骨质疏松症的皮质变薄（图 59.2）。掌骨皮质（所有骨皮质均如此）正常情况下随年龄增长而变薄，且相同年龄的女性较男性骨皮质更薄。已经发布的几个表格数据，给出了掌骨皮质的正常测量结果，正常值随年龄和性别而改变。但这些只能判断四肢骨骼的矿化程度，而不能判断椎体或髋关节骨折是否发生。

双能 X 线吸收法（DXA）测量骨矿物质含量，通过比较患者与 30 岁健康成年人的脊柱和髋关节的骨密度，用于骨折风险预测及疗效监测。

运动和适当的饮食似乎有助于延缓原发性骨质疏松症的发生。补充含钙物质并不能扭转原发性骨质疏松症的进程。雌激素可显著缓解绝经后骨质疏松症，然而对其广泛使用仍有争议。双膦酸盐类药物能抑制破骨细胞活性，从而减少骨质流失，常用于治疗骨质疏松症和预防骨转移性疾病相关的骨并发症，降低骨折风险。长期使用双膦酸盐治疗的患者很少会发生股骨罕见骨折，即骨折部位不同于典型股骨不全性骨折。

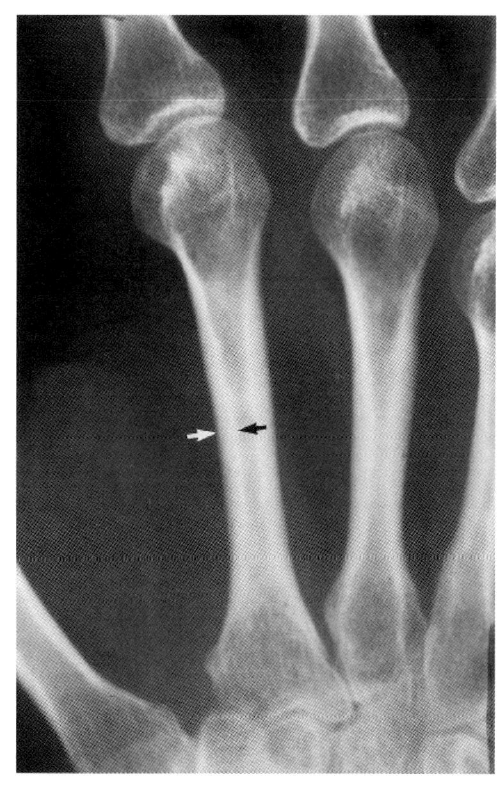

图 59.1 正常矿化。正常矿化患者第 2 掌骨中段的皮质宽度（箭）大于掌骨总宽度的 1/3。

在任何年龄的患者中均可见的骨质疏松症类型是失用性骨质疏松，可起源于任何原因的固定行为，最常见的是骨折治疗后固定。失用性骨质疏松的 X 线表现不同于原发性骨质疏

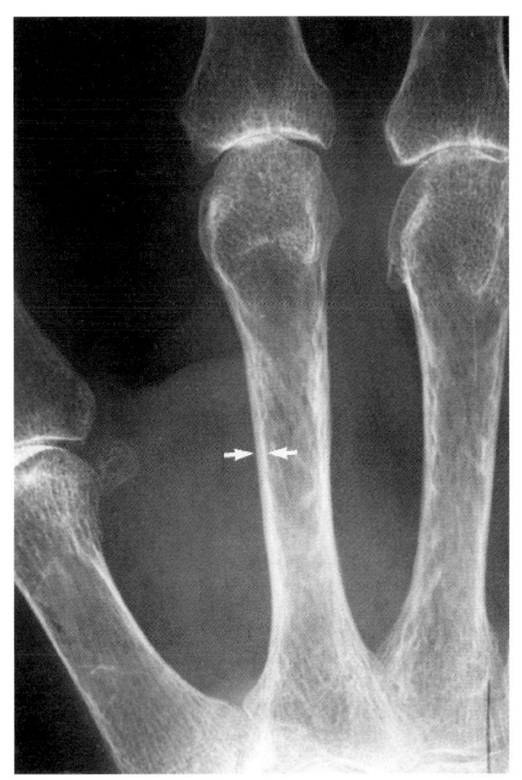

图 59.2　骨质疏松症。严重骨质疏松症患者可见第 2 掌骨中段的骨皮质严重变薄(箭)。骨的皮质内穿透改变可见。

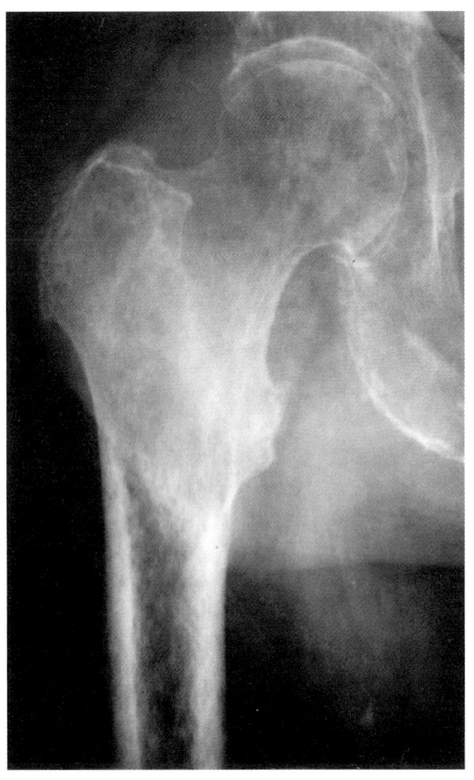

图 59.3　失用性骨质疏松症。继发于截肢术的严重失用性骨质疏松症患者,可见右侧股骨近端的密度呈斑点状不均匀表现。股骨干骨皮质斑点状不规则表现,代表皮质中断,于严重骨质疏松症中可见。

松症的表现,其发生的速度更快且出现骨质不均的表现(图 59.3)。这源于骨皮质的破骨细胞性骨吸收,其导致皮质内的空洞形成。如果失用继续存在,则此骨表现类似于典型的骨质疏松,即严重的骨皮质变薄。

偶尔,失用所致的侵袭性骨质疏松症可类似于穿透性损伤,例如尤因肉瘤或多发性骨髓瘤,由于多处皮质中断突入骨髓腔,因此类似于骨髓的穿透性病变(图 59.4)。区分真的髓内穿透性病变和骨质疏松症等所致的皮质内病变的方法是观察骨皮质,判断其是否完好或是布满空洞(图 59.5)。如果皮质是完整的,则可假定穿透性病变源于骨髓腔(图 59.6);如果皮质含多个小空洞,则临床医师可怀疑穿透性病变源于皮质。笔者称皮质空洞引起的穿透性表现为“伪穿透性病变”,用于区别真穿透性病变。

导致伪穿透性病变的其他原因是血管瘤和放射性损伤。血管瘤可通过 2 种方式形成皮质空洞:局部充血导致的局部骨质疏松症或通过血管自身穿通皮质(图 59.7)。辐射由于皮质骨细胞的死亡,可导致类似于穿透性病变的骨皮质空洞,这可能导致皮质的巨大缺失(图 59.8)。辐射所致的皮质空洞可较大,不会与真的穿透性病变混淆;但是其也可较小,类似于侵袭性损伤。

穿透性病变鉴别诊断常为侵袭性病变,例如年轻人(<30 岁)的尤因肉瘤、感染、嗜酸性肉芽肿或老年人的多发骨髓瘤、骨的转移性肿瘤或原发性淋巴瘤。然而,如果穿透性病变是由皮质空洞导致(伪穿透性病变),则鉴别诊断为非恶性疾病:侵袭性骨质疏松症、血管瘤或放射性改变。鉴别诊断不常出现,但是其非常有用(表 59.1)。

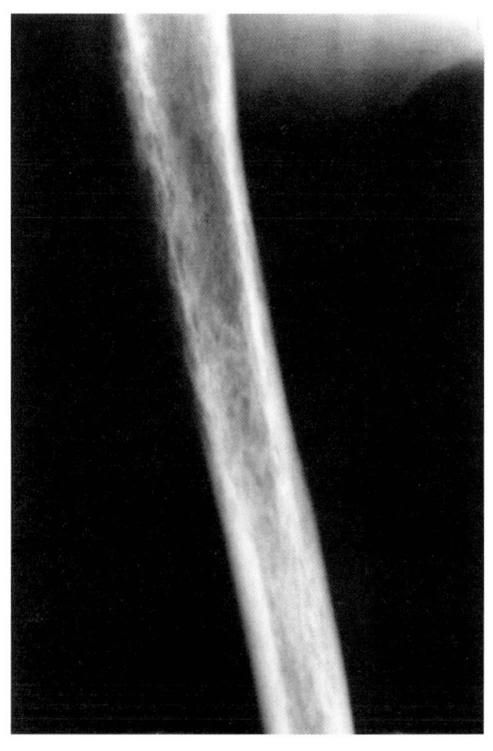

图 59.4　侵袭性骨质疏松症。该名脑卒中患者的皮质和肱骨近端髓质空间上可见多个小孔。这代表失用所致的侵袭性骨质疏松症,类似侵袭性穿透性病变。然而,这些空洞几乎完全位于骨皮质内。

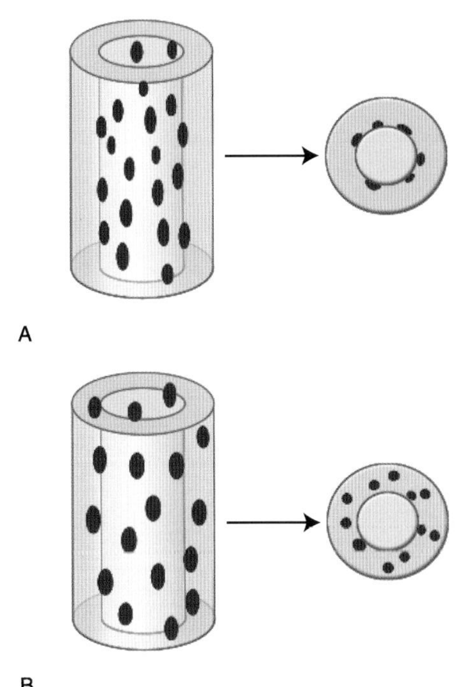

图 59.5 穿透性病变的分化。A. 穿透性病变的示意图。真性穿透性病变具有多发小空穴，其继发于骨内膜病变，而骨皮质病变少见。这表示骨髓病变。B. 伪穿透性病变的示意图。骨质疏松症所致的伪穿透性病变具有多发微小皮质空穴，其覆盖于骨髓上，表现为类似穿透性病变的表现。

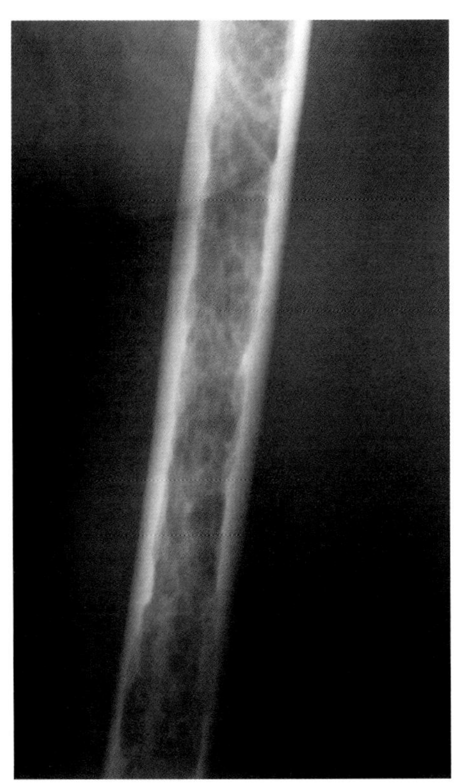

图 59.6 骨髓瘤所致的穿透性病变。骨髓瘤患者可见弥漫性穿透性病变遍及整个股骨。显示皮质完整，而骨内膜呈扇状表现。这是真性穿透性病变的表现。

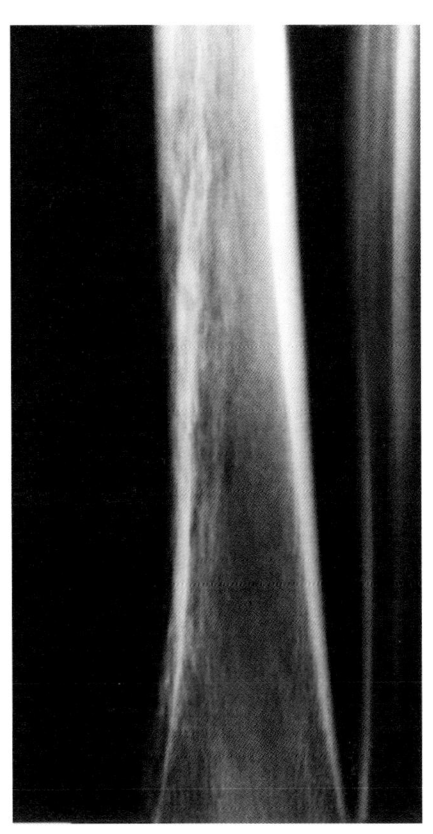

图 59.7 继发于血管瘤的伪穿透性病变。患者的远端胫骨疼痛、肿胀，可见穿透性病变。考虑尤因肉瘤，组织活检完成后并发严重失血。最终确诊为血管瘤。皮质检查显示相对于皮质的外侧部分，皮质内侧部分弥漫性布满皮质空洞，侧位看骨内膜完整，排除髓内穿透性病变。血管瘤、射线和骨质疏松均可导致伪穿透性病变，然而在这个病例中，放射损伤及骨质疏松均不会导致此类局部病变。

表 59.1

伪穿透性病变的鉴别诊断

侵袭性骨质疏松症
血管瘤
射线损伤

骨软化症

依前所述，骨软化症是大量未矿化类骨质堆积的结果。最常见的原因是肾性骨营养不良。其平片表现与骨质疏松症几乎完全相同，通常这两种疾病无法区别。骨软化症的唯一特异性表现是松脱骨折（也称为松脱区域），这是一种穿过巨大骨样缝隙的骨折（图 59.9）。这种表现非常少见，但是可出现在股骨、骨盆和肩胛骨。

儿童的骨软化症被称为佝偻病。其导致骨骺端呈不规则喇叭状，长骨由于骨软化而变弯曲（图 59.10）。而成人最常见的原因是肾病，而像胆道疾病、摄入不足等其他病因偶尔可见。

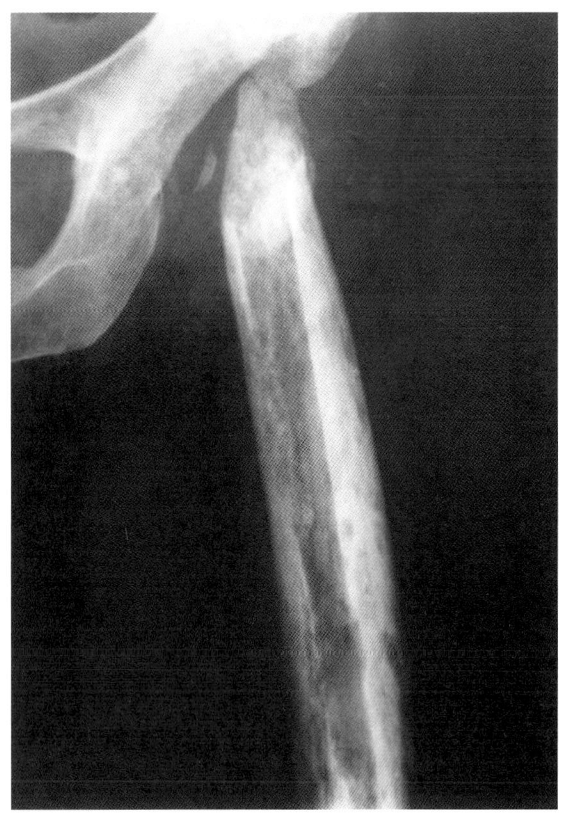

图 59.8 辐射所致的伪穿透性病变类型。纤维肉瘤患者股骨头切除治疗后放疗。随访 X 线片显示遍及股骨近端的弥漫性穿透性病变。由于骨皮质布满空洞，故认为其是继发于辐射而不是肿瘤复发。这就是辐射所致的伪穿透性改变。

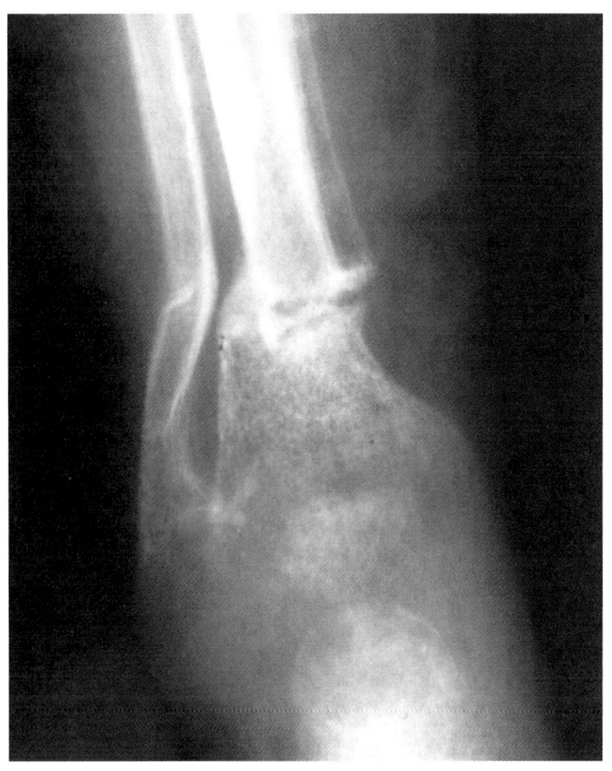

图 59.9 骨软化症的松脱骨折。骨软化症（佝偻病）儿童的胫腓骨出现水平裂缝。这种骨折称为松脱骨折，实质上是骨软化症的特异表现；然而，其非常少见。

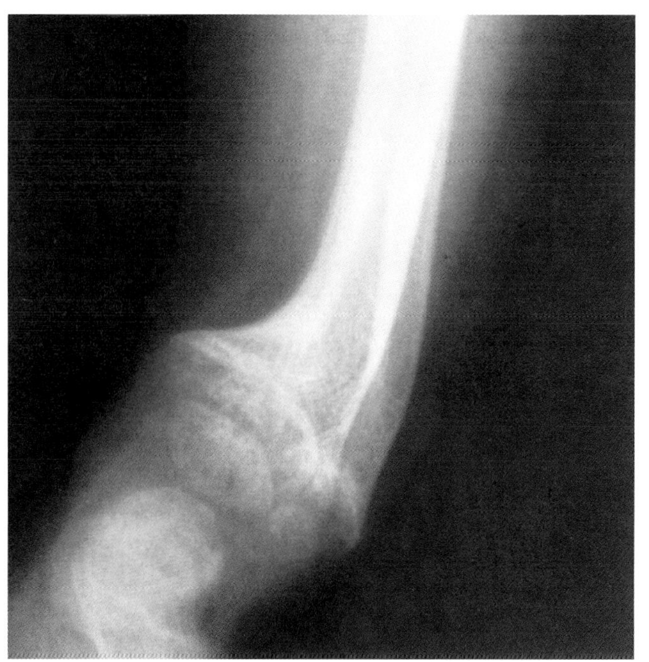

图 59.10 佝偻病。儿童骨软化症称为佝偻病，表现为骨骺的磨损、变平以及继发于骨软化的骨弯曲。该患者为肾性骨营养不良。

甲状旁腺功能亢进症

甲状旁腺功能亢进症（HPT）的病因是甲状旁腺激素过量。甲状旁腺激素（PTH）导致骨的破骨细胞性骨吸收，这导致骨质疏松症和骨软化症。原发性甲状旁腺功能亢进症的病因是甲状旁腺腺瘤和增生肥大。高达 40%以上的原发性甲状旁腺功能亢进症患者在 X 线片上表现出骨骼畸形。继发性甲状旁腺功能亢进症的最常见原因是肾病。继发性甲状旁腺功能亢进症是血钙过少所致甲状旁腺分泌过多甲状旁腺激素的结果。

HPT 的特征性 X 线表现是骨膜下骨吸收。其最常见位于手的中节指骨的桡侧面（图 59.11），但是在身体的其他长骨也可见，常见于胫骨近端内侧，骶髂关节（图 59.12）和锁骨远端。

其他 X 线表现有骨硬化，其常弥漫性分布但常累及脊柱形成类似夹心的条纹状表现，因此称为“夹心椎”（图 59.13）。棕色瘤常常表现为膨胀性和侵袭性囊性病变（图 59.14）。以前认为这在原发性 HPT 中最常见，但是由于继发性患者较原发性患者明显多见，故现在认为其在继发性 HPT 中更常见。棕色瘤可有很多表现，但是其唯一的特征性表现是骨膜下骨吸收。如果 HPT 完全治愈，骨膜下骨吸收将在棕色瘤消失前恢复。但是，这并不常见。

代谢性骨病检查（手、脊柱和长骨的平片）曾经常规开展，用于发现骨膜下骨吸收、棕色瘤、骨硬化、钙化和松脱骨折。然而，由于其阳性结果很少且阳性结果很少能指导治疗，所以现在不再推荐。现在推荐双手平片检查用于发现骨膜下骨吸收。所选的病例进行放射性核素骨扫描，可显示棕色瘤和松脱骨折的放射性核素摄取增加。转移性疾病或代谢性骨病导致的高钙血症原因研究也包括骨扫描。

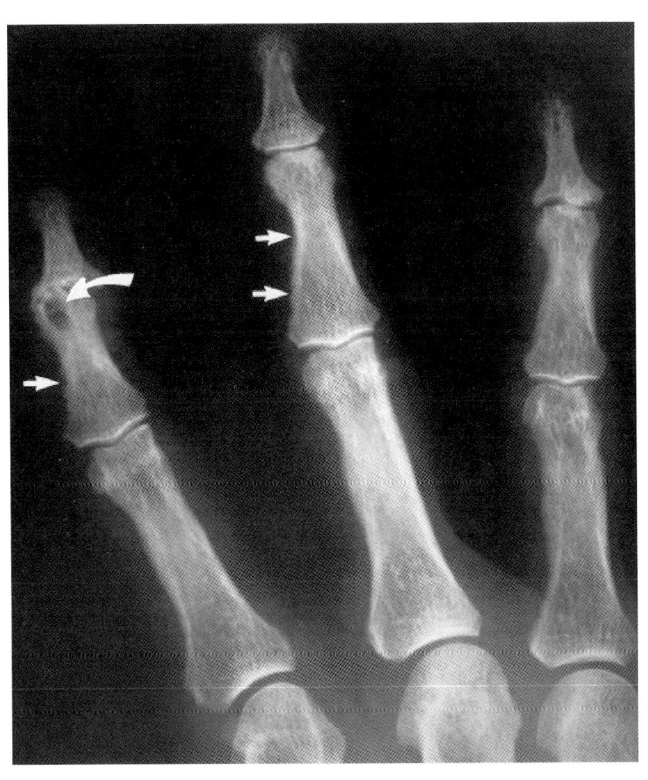

图 59.11　甲状旁腺功能亢进症(HPT)。中节指骨桡侧可见骨膜下骨吸收(直箭),这是 HPT 的特征性表现。中节指骨远端(弯箭)可见溶骨性骨质破坏,这可能是一个小的棕色瘤。

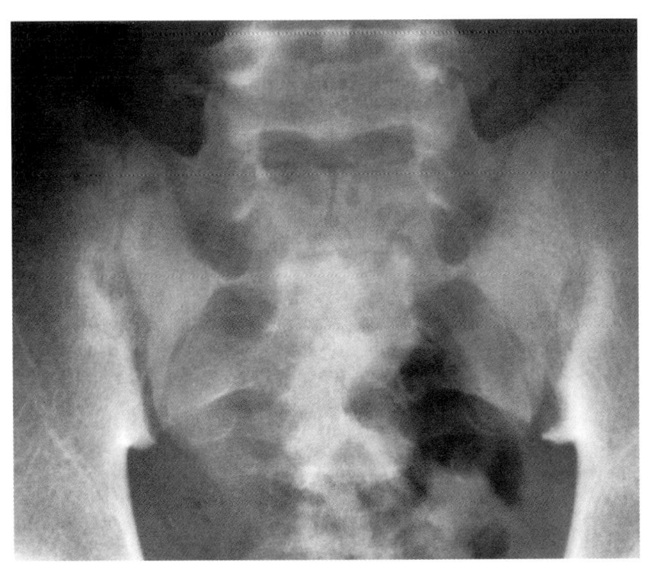

图 59.12　甲状旁腺功能亢进症(HPT)。肾性骨营养不良和继发性 HPT 患者出现双侧骶髂关节侵蚀性改变伴骨硬化。双侧骶髂关节的这种改变在 HPT 中常见。

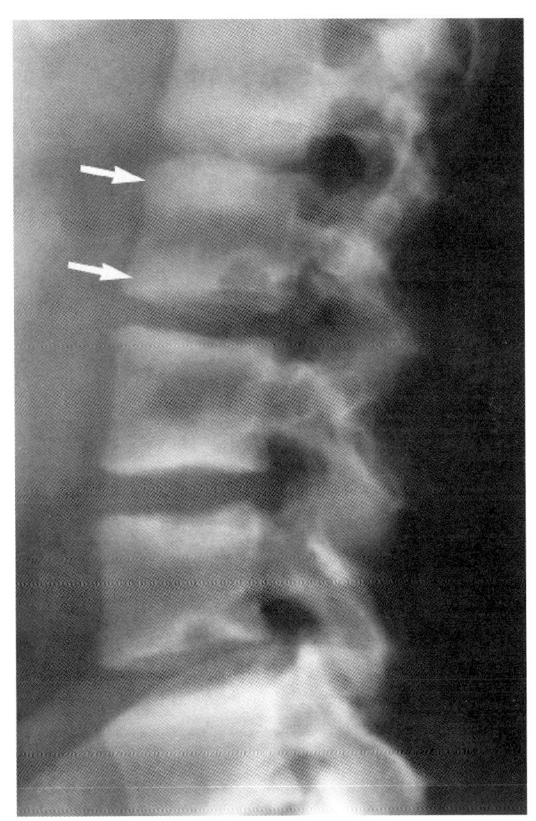

图 59.13　甲状旁腺功能亢进症(HPT)。椎体终板出现硬化带(箭)是"夹心椎"的特征。在 HPT 中可见。

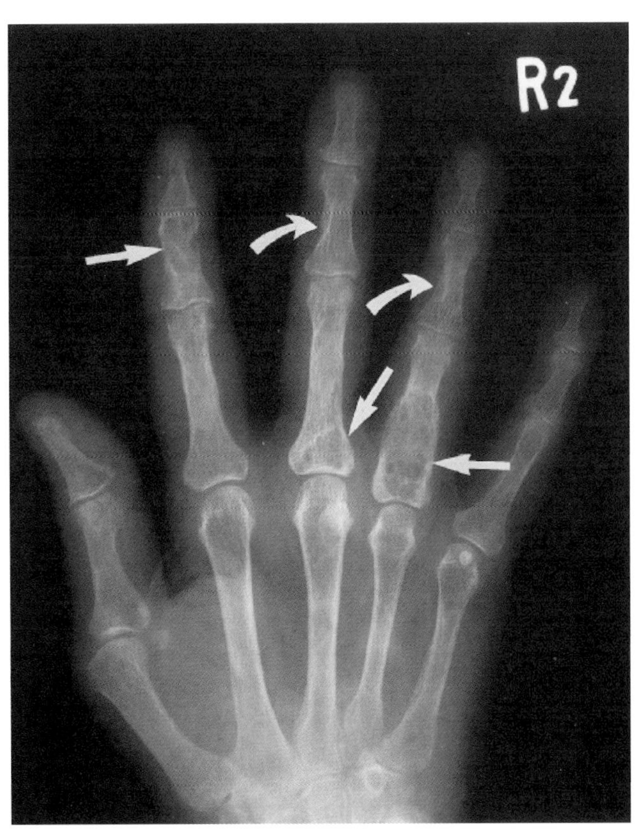

图 59.14　甲状旁腺功能亢进症(HPT)的棕色瘤。该 HPT 患者的指骨出现几处溶骨性骨质破坏(直箭),即棕色瘤。中节指骨的桡侧面出现骨膜下骨吸收(弯箭),这是 HPT 的特征表现。

甲状旁腺功能减退症

甲状旁腺功能减退症的出现是由于甲状旁腺分泌 PTH 不足。甲状旁腺功能减退症可出现少数骨骼改变。颅骨有时可见增厚，大脑基底节区钙化已见报道。

假性甲状旁腺功能减退症和假性假甲状旁腺功能减退症

假性甲状旁腺功能减退症是甲状旁腺激素应答的先天性组织衰竭所导致。此类疾病甲状旁腺正常。由于这些患者的问题出在终末器官而不是甲状旁腺上，所以给予甲状旁腺激素治疗没有作用。患者可见特征性表现：肥胖、圆脸、身材短小以及短指畸形（图 59.15）。四肢管状骨常常极度短小。假性假甲状旁腺功能减退症中没有甲状旁腺异常，也没有终末器官异常；仅仅只是这些患者的表现类似于假性甲状旁腺功能减退症。总的来说，甲状旁腺功能减退症是甲状旁腺的问题；假性甲状旁腺功能减退症是终末器官的问题；假性假甲状旁腺功能减退症仅在形态学上类似于假性甲状旁腺功能减退症。

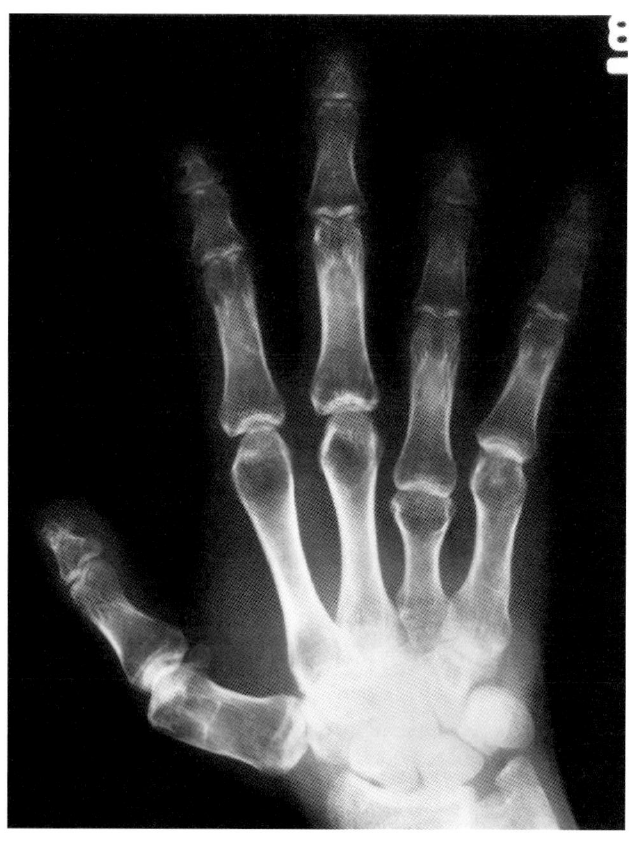

图 59.15　假性甲状旁腺功能减退症。假性甲状旁腺功能减退症患者的部分掌骨可见短指畸形。这个患者可见第 4 掌骨短小，该表现在这种疾病中很常见。

垂体功能亢进

腺垂体的分泌型腺瘤或增生肥大可加速骨发育的速度。如果疾病出现在骨骺闭合之前，将导致巨人症。如果在骨骺闭合后发病，则导致肢端肥大症。

肢端肥大症有几个典型的骨骼系统 X 线表现。颅骨平片常常显示颅骨增厚，窦道及蝶鞍扩大、颌骨突出。远端指骨的尖端过度增大，形成所谓的铲状表现（形态类似铲状）（图 59.16）。由于透明关节软骨肥大，导致关节间隙偶尔轻度增宽。软骨自身病变导致的早期退行性关节病，软组织也常常肿胀，不同程度的软组织增厚过去常常被认为是类肢端肥大症的指征。例如，邻近跟骨的跟腱增厚曾经作为类肢端肥大症的标志。

甲状腺功能亢进

儿童的甲状腺功能亢进症可导致骨骼成熟加快，但表现并不是很明显。成人甲状腺功能亢进症少数可表现为甲状腺杵状指。这仅仅发生在前期甲状腺切除术后，其原因不明。典型的骨膜炎表现出现在四肢的掌骨和指骨（图 59.17）。常常累及第 5 掌骨的尺侧部分，可用于区别甲状腺杵状指和其他原因所致的弥漫性骨膜炎。后者包括肥大性肺性骨关节病，厚皮性骨膜病（特发性骨膜炎和皮肤增厚的少见类型）。

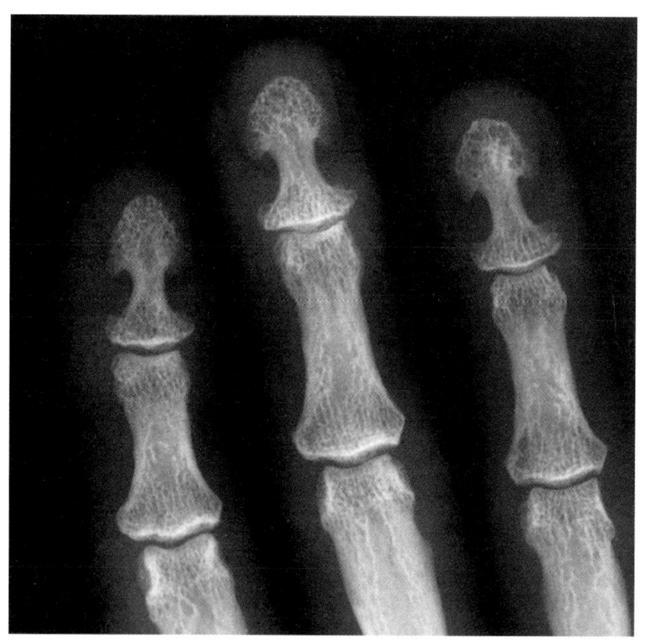

图 59.16　肢端肥大症。指骨的末端指节增大（称为铲状指节）是肢端肥大症的特征。

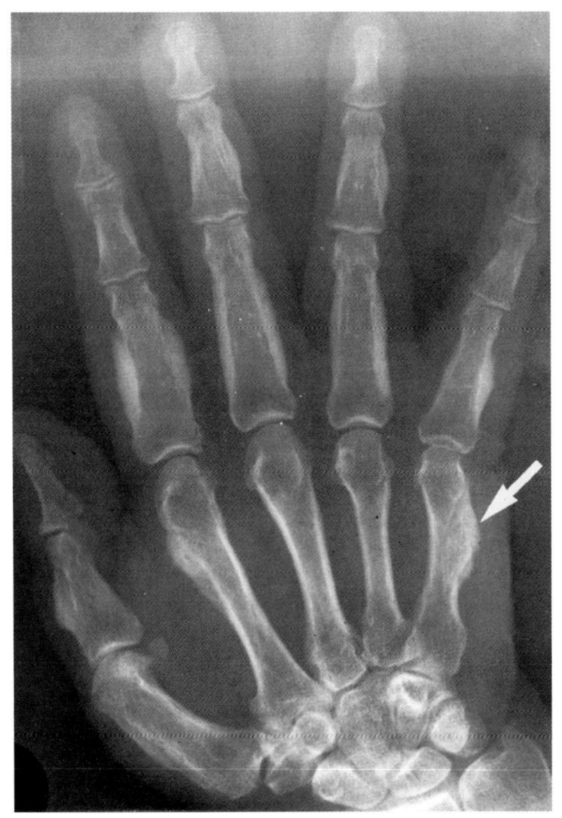

图 59.17　甲状腺杵状指。甲状腺杵状指患者的掌骨和指骨可见广泛性骨膜炎改变。病变显著且常累及第 5 掌骨(箭)的尺侧部分是其特征性表现。

甲状腺功能减退

甲状腺激素分泌减少或呆小病导致儿童的骨发育迟缓。次级骨化中心骨化延迟,有时可见"点状"骨骺表现。可致骨骺闭合延迟,有些病例在 30 岁或 40 岁时骨骺仍未闭合。

骨　硬　化

骨硬化,即弥漫性骨密度增加,其 X 线表现不是很常见,但每位放射科医师都应该能对这一病变进行鉴别诊断。幸运的是,这很好鉴别,有缩小可能性病变范围的标准。

可导致弥漫性骨硬化的疾病很多,但是表 59.2 的清单就可以涵盖 95%~98%的病理性变化。弥漫性骨硬化的主要鉴别诊断见表 59.2。

下面将全面观察这些题目中的每一个,试着指出可以用于判断包含或排除鉴别的每一个特征。

表 59.2

弥漫性骨硬化病的鉴别诊断

肾性骨营养不良	转移癌
镰状细胞病	肥大细胞增生症
骨髓纤维化	佩吉特病
骨硬化病	运动员
骨发育障碍矮小症	氟中毒

肾性骨营养不良

任何导致 HPT 的病因均可导致骨硬化,但是肾脏病变是导致骨硬化最常见的原因。虽然肾性骨营养不良的最常见表现是骨质减少,但是 10%~20%的肾性骨营养不良患者可表现为骨硬化,其原因不明。如先前所述,肾性骨营养不良的诊断必要条件是骨膜下骨吸收,手的中节指骨尺侧面出现最早且最可靠。由于肾脏疾病得到了更好和更早的治疗,如今骨膜下骨吸收不像 30 年前那么常见了。

镰状细胞病

相对于肾性骨营养不良来说,镰状细胞病的骨密度病变的根本原因不明。这仅出现在小部分患者中。其他表现是骨梗死以及随后的椎体终板变形(图 59.18)。由于这些表现类似于鱼类的椎骨,也称为"鱼椎样"椎骨。髋关节缺血性坏死是其常发生的伴随症状。

骨髓纤维化

骨髓纤维化也称为原因不明性髓样化生,是一种导致骨髓渐进性纤维化的疾病,主要发生在 50 岁以上的患者。可导致贫血,伴显著的脾大和髓外血细胞生成。当 50 岁以上患者发现骨硬化时,应该进行是否有巨脾和髓外血细胞生成的检查(图 59.19)。

骨 硬 化 病

骨硬化病是一种遍及全身骨骼的骨密度极度增高的遗传

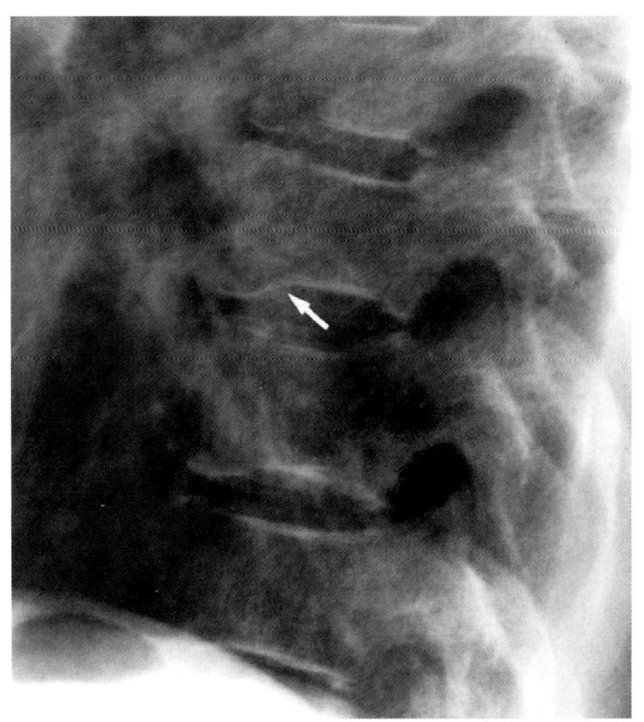

图 59.18　镰状细胞病。镰状细胞病患者某些椎体的终板可见移位变形(箭)。有人也称其为"鱼椎样"椎骨。

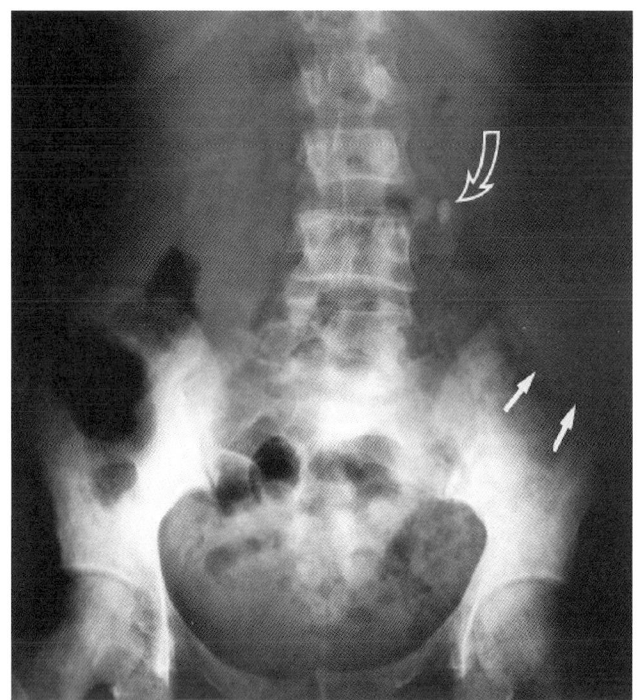

图 59.19　骨髓纤维化。骨髓纤维化患者的骨盆和脊柱可见弥漫性骨密度增加。脾脏明显增大(直箭),可见片状高密度影(弯箭),在这类疾病中常可见贫血。

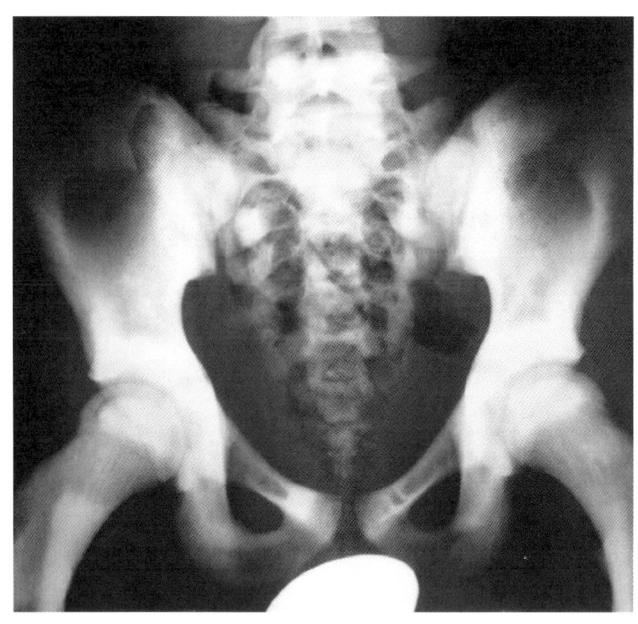

图 59.20　骨硬化病。该骨硬化病患者的全身骨骼明显弥漫性骨硬化。

性疾病(图 59.20),可分为先天型和迟发型,且严重程度不一。先天型出现在患儿出生时,可致命。贫血、黄疸、肝脾大和感染在这种类型中经常出现。迟发型可见于较大儿童和成年人,其临床表现轻,事实上,其临床表现可轻微到不表现出来。虽然不常见,但是也不致罕见到一个病例都不见;因此,可作为鉴别诊断。一个特征性表现是所谓的椎体常见的骨内骨表现,正常椎骨内可见小的椎体影像。也可有"三明治"椎骨的特征性表现,其终板增厚硬化,形成三明治样(图 59.21)。三明治椎体表现类似于"夹心椎",但是这种类型的骨密度更高,边界更清楚。

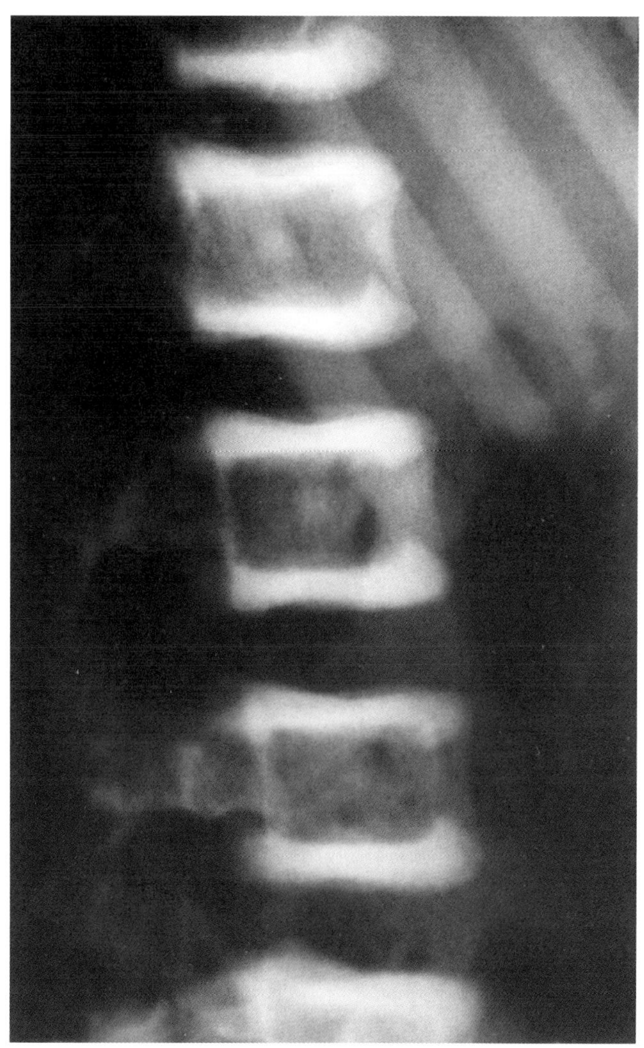

图 59.21　三明治椎体。骨硬化病患者的致密带平行于椎体终板。称为三明治椎体,这明显有别于"夹心椎"的硬化致密带(见图 59.13)。

骨发育障碍矮小症

骨发育障碍矮小症是另一种骨密度先天性异常,可作为骨硬化病的鉴别诊断。它较骨硬化病少见。这类患者明显矮小且伴下颌骨发育不全。其 X 线片上特征性的鉴别点是肢端溶骨伴硬化症。末端指骨常呈转笔后粉笔的表现:尖且密度增高(图 59.22)。其他疾病不会出现这些表现。此疾病的其他名称是 Toulouse-Lautrec 综合征,以受骨发育障碍矮小症折磨的著名艺术家命名。

转　移　癌

诊断弥漫性转移癌很少有困难。在弥漫性转移癌中笔者只见过为数不多的类似弥漫性骨硬化的表现,在这些病例中,原发肿瘤不是前列腺癌就是乳腺癌。如果出现皮质破坏或溶解,则很容易进行鉴别诊断,因此这种检查是必需的。

肥大细胞增多症

肥大细胞增多症是另一种可以导致骨密度均匀增高的罕

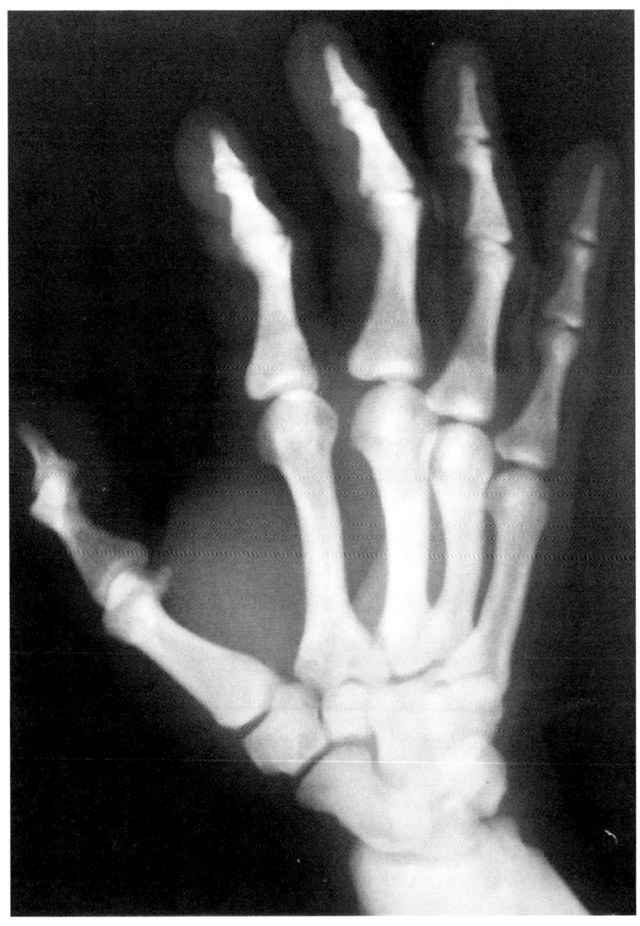

图59.22　骨发育障碍矮小症。骨发育障碍矮小症患者可见遍及手和腕关节的弥漫性致密骨硬化。而远端指间关节缺乏明显的硬化现象,这种表现实际上是骨发育障碍矮小症的特征性表现。

见疾病。不幸的是,平片上没有其他的特征有助于诊断。这种疾病的患者可见小肠皱襞结节状增厚,当然只能在上消化道双对比检查中才可以发现(图59.23)。色素性荨麻疹是这些患者的典型皮肤损伤表现。

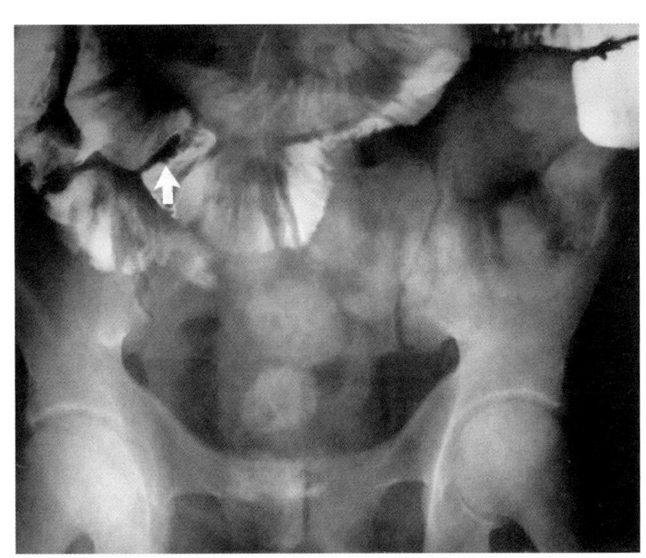

图59.23　肥大细胞增多症。肥大细胞增多症患者骨盆骨密度均匀增加。钡剂检查中可见小肠皱襞结节状增厚(箭),常见于肥大细胞增多症。

佩吉特病

弥漫性佩吉特病在广泛性骨硬化病的鉴别诊断中可与另一种疾病相混淆,且其非常少见。佩吉特病的特征改变是骨过度生长(图59.24),但是却不常出现。它最常出现在骨盆(图59.25),据说佩吉特病出现则骨盆边缘的髂耻线必然增厚。事

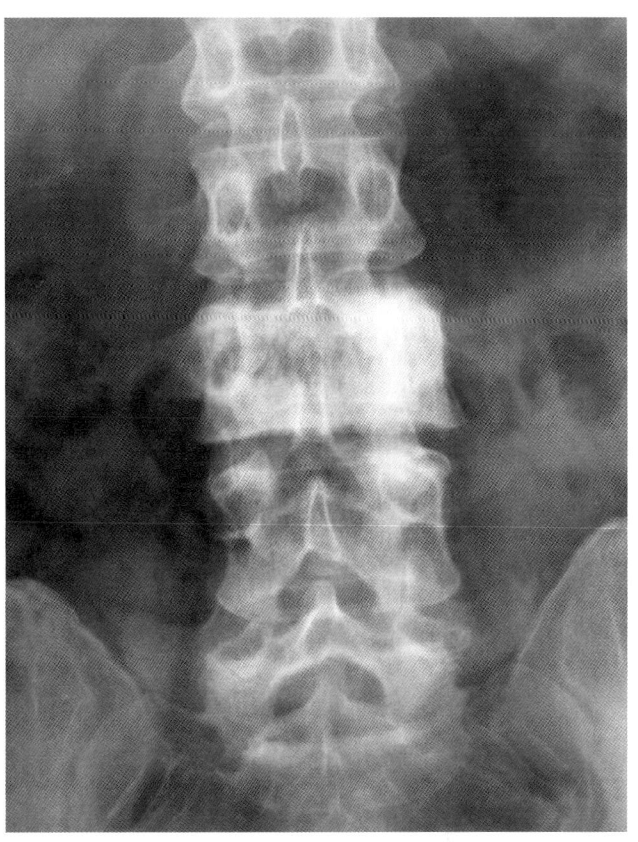

图59.24　佩吉特病。该佩吉特病患者可见L_3椎骨的椎体过度发育伴密度增高、骨质硬化。L_3左侧椎弓根密度明显增高且体积增大。

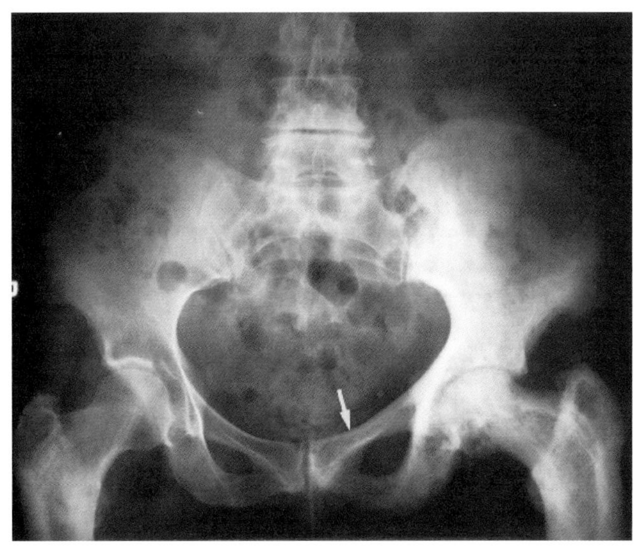

图59.25　佩吉特病。此患者的左侧骨盆和近端股骨可见骨质硬化合并部分骨体积增大,这是佩吉特病的典型表现。左侧上耻骨支可见皮质增厚(箭),这被称为髂耻线增厚,在佩吉特病中常见。

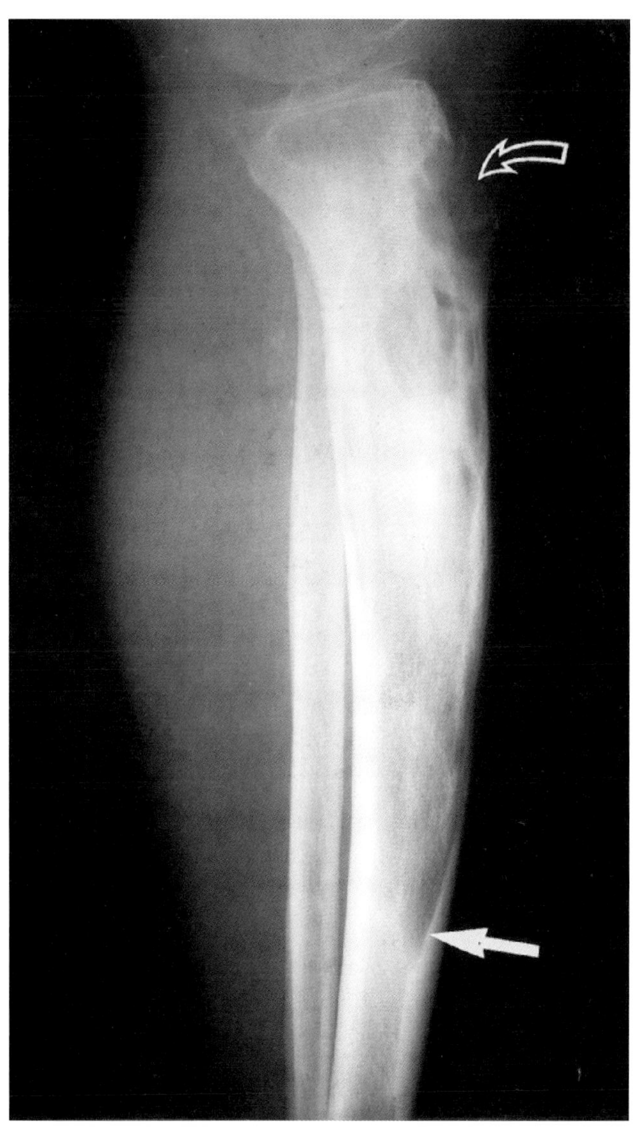

图 59.26　佩吉特病。佩吉特溶解期累及胫骨近端 2/3 出现刀片样或火焰样清晰边缘（直箭），这是佩吉特病的典型表现。佩吉特病的硬化期可见于病变的中间部分，且在胫骨近端可见肉瘤变性区（弯箭），其表现为皮质破坏。这代表所有三期或佩吉特病的各阶段。

实上，髂耻线常见，但并不总是增厚。佩吉特病可出现在身体内的所有骨中，包括四肢短管状骨。

佩吉特病因 X 线表现不同分为三个阶段：溶解期、硬化期和溶解硬化混合期。溶解期常有清晰锐利的边缘，称为火焰状或刀片状边缘（图 59.26）。在长骨中，除胫骨外，佩吉特病常开始于骨端；因此，如果病损出现在长骨的中段，而不延伸到任一终端，就可确定排除了佩吉特病。

运 动 员

专业运动员的常规 X 线表现常常显示骨皮质厚度增加，出现弥漫性骨质硬化，且达到了病态程度。毫无疑问，应激增高导致骨、肌肉肥大。在那些正常受试者中，骨密度增加有时误诊为异常，导致进行过度检查，甚至是骨组织活检。

氟 中 毒

氟中毒是一种少见疾病，常是某一地区饮水中出现大量氟化物所致的慢性摄入增加的结果。也可由骨质疏松症的长期氟化钠治疗而导致。氟中毒患者的 X 线表现中常有韧带钙化的表现。骶结节韧带钙化是氟中毒的典型表现。

结　　论

在代谢性骨病章节内还有这些疾病的其他分类方式，但是大多数余下的疾病非常少见，且在常规检查中大多数放射科医师可能不能发现。

推 荐 阅 读

Cooper KL. Radiology of metabolic bone disease. *Endocrinol Metab Clin North Am* 1989;18:955–976.

Helms CA, Munk PL. Pseudopermeative skeletal lesions. *Br J Radiol* 1990;63:461–467.

McAfee JG. Radionuclide imaging in metabolic and systemic skeletal diseases. *Semin Nucl Med* 1987;17:334–349.

（王雪梅　徐龙　左后东）

第 60 章 ■ 骨骼中“不要碰”的病变

创伤后病变
正常变异
明显的良性病变
结论

骨骼中“不要碰”的病变是指骨骼中一些具有影像学典型表现并且不需要活检或者额外检查就可以确诊的疾病。在这些疾病中,活检不仅会导致一些不必要的并发症和无意义的额外费用,而且在某些患者中,活检会导致误诊,从而导致非必要的手术治疗。

大部分的影像学技能训练强调给疾病提供鉴别诊断,让临床医师在这些鉴别诊断中做出最终的诊断。然而对于“不要碰”的病变,提供鉴别诊断是不合适的,这往往导致外科医师下一步就决定进行活检来明确诊断。正是因为这些疾病的最终诊断不需要活检,所以影像学的诊断就不能够提供鉴别诊断。这些病变可以被分为 3 类:①创伤后病变;②正常变异;③明显的良性病变。

创伤后病变

骨化性肌炎就是一个例子,它虽然表现出浸润性的组织学特点,而且影像学表现与肉瘤相似,但这种疾病不需要活检就能确诊。不幸的是,基于组织学特点,即使放射学做出骨化性肌炎的诊断,也会有外科医师对骨化性肌炎进行根治性手术。骨化性肌炎典型的影像学表现是边缘钙化并中心出现低密度区(图 60.1)。这种表现在 CT 图像上很容易观察到。表现类似于骨化性肌炎的恶性肿瘤,会出现边缘不清晰和中央出现钙化或骨化(图 60.2)。在肿瘤或骨化性肌炎中能看到骨膜反应。有时,骨化性肌炎周边的钙化会很模糊而影响观察,在这些病例中,CT 扫描会提供帮助,或者可以推荐 1 周或 2 周后延期摄影对比观察。临床诊断为骨化性肌炎后,就不需要做活检了。MR 检查会因为病变周围钙化显示不佳和软组织内的水肿范围超过了钙化的边缘(图 60.3),从而导致误诊。

撕脱性损伤。一些创伤后导致的撕脱性损伤,活检也会导致误诊。这些损伤在影像学上会出现类似于肿瘤的浸润性表现,但是由于它特征性地出现在韧带和肌腱附着端(例如,髂前下棘或坐骨结节),所以此类疾病应被视为是良性的(图 60.4,图 60.5)。与骨化性肌炎一样,几周后的延期摄片通常病变边界会逐渐清晰。活检有时会被误诊为肉瘤,所以应该避免活检。在疾病愈合过程中会出现高核质比和高有丝分裂象,因此有时在组织结构上很像恶性肿瘤。皮质硬纤维瘤发生于股骨内侧髁上嵴,是由于大收肌撕脱伤所致。该疾病有时在平片图像上极类似于浸润性疾病,组织学表现上看起来也类似于恶性疾病。有多处的病例报道,这种良性且有典型影像学表现的疾病会因活检导致误诊,从而截肢(图 60.6,图 60.7)。皮质硬纤维瘤只发生在股骨髁后中部。疾病有时会伴有疼痛,也可不伴有疼痛,骨扫描检查会出现放射性核素吸收增加。疾病偶尔可出现骨膜新生骨,该疾病通常发生于年轻患者。在所有病例中都应该避免活检。皮质硬纤维瘤导致的疼痛在休息后会消失。在 MR 膝关节扫描中会偶然发现该疾病并且会出现典型的表现(图 60.8)。

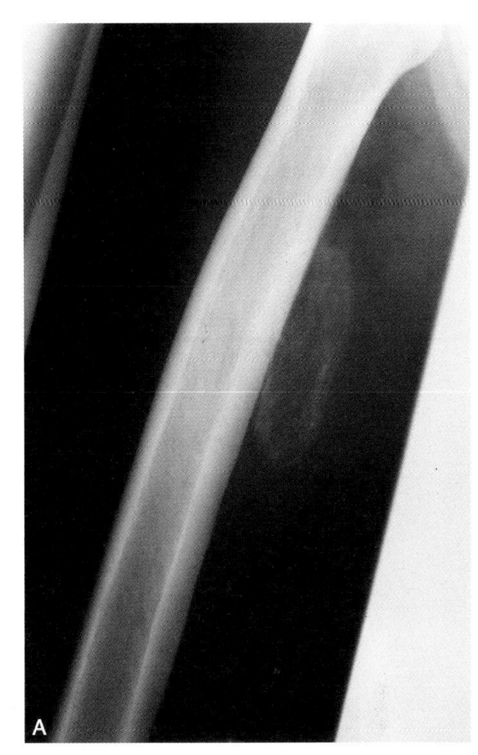

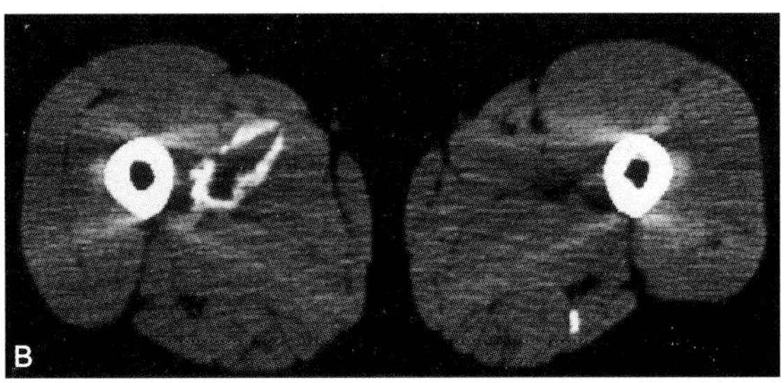

图 60.1 骨化性肌炎。A. 在该患者的股骨平片中看到股骨后面骨皮质邻近部位钙化密度的软组织肿块,并且钙化首先出现在外围。如果不能从平片中准确观察到明确外围和环形的钙化,CT 扫描(B)对显示周围明确的钙化很有帮助。实际上这已经可以确证为骨化性肌炎。

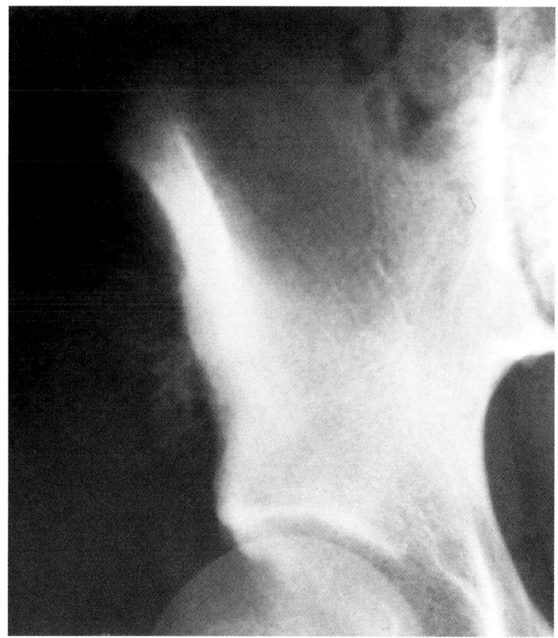

图 60.2 骨肉瘤。在该患者髂骨翼邻近部位看到模糊、不规则的钙化灶，在平片上可以确定不是环形的钙化。虽然该患者有受过创伤的病史，但是这种钙化不能考虑为骨化性肌炎。活检证实为骨肉瘤。

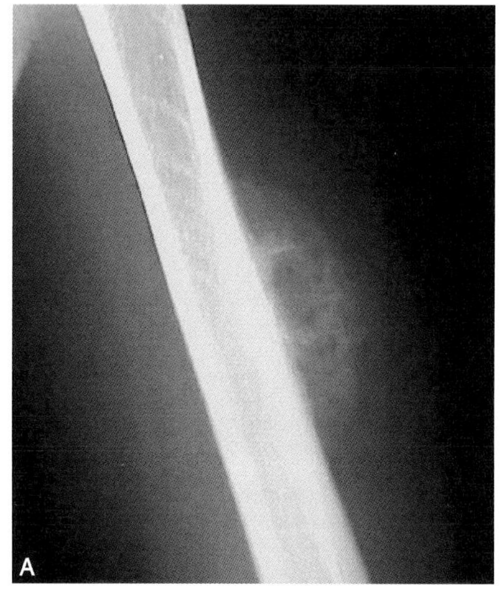

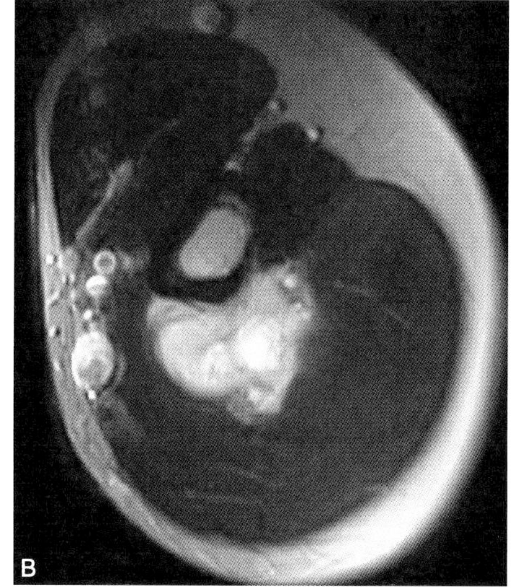

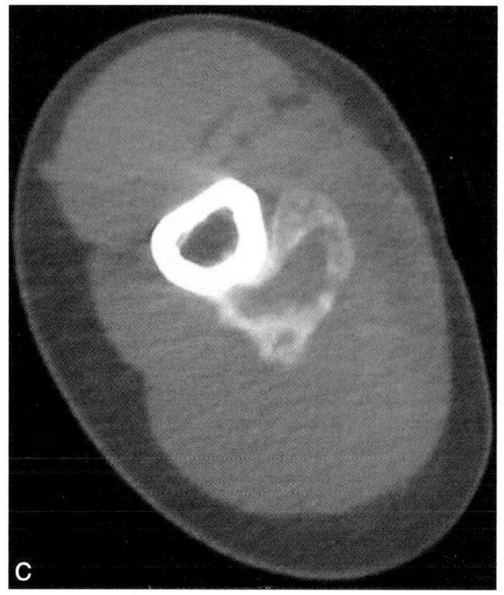

图 60.3 骨化性肌炎。A. 在一个30岁男性患者中，肱骨平片看到邻近于肱骨骨干的钙化性肿块。钙化在病变周围并不清晰，虽然病变中央部分是没有完全钙化的。B. 通过肿块的轴相位 T_2WI 只看到高信号的肿块而没有显示出钙化。C. 通过病变的 CT 扫描看到典型的病变周围钙化，这实际上就是骨化性肌炎的特异病征。

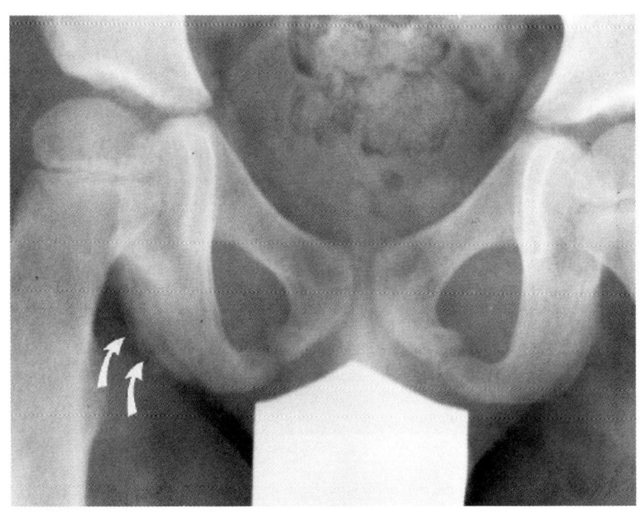

图 60.4　撕脱性损伤。在该患者坐骨结节处出现骨皮质不规则(弯箭)并且该部位出现疼痛,这些表现可能被误认为是肿瘤性疾病。然而,这是一种典型的撕裂伤,应该避免活检。

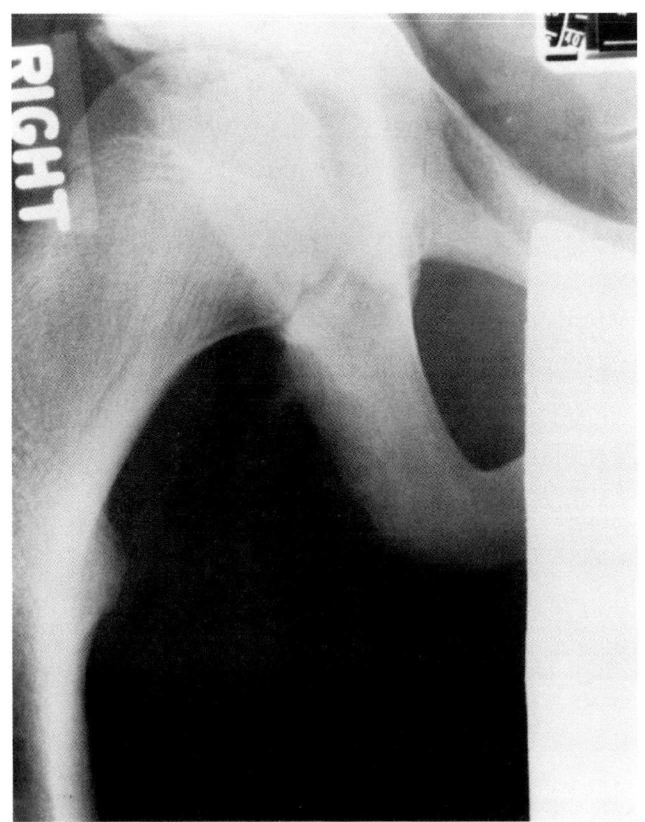

图 60.5　撕脱性损伤。由于坐骨结节处骨皮质不规则并且有骨膜炎导致的 Codman 三角,所以第一印象认为该疾病是恶性的。然而因为典型的发病部位,所以要考虑撕脱性损伤,并且病变可以被观察到。疾病治愈后并没有后遗症。

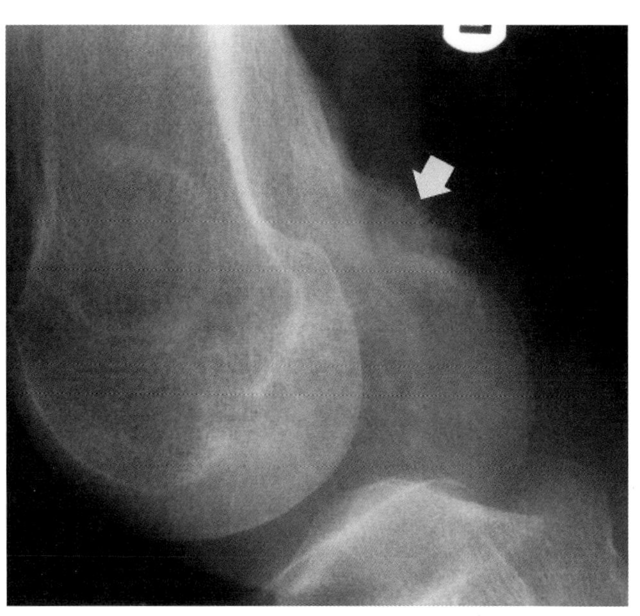

图 60.6　皮质硬纤维瘤。该患者股骨后侧(箭)看到局灶性的骨皮质不规则并且邻近部位出现骨膜炎。虽然肿瘤(例如早期的骨旁骨肉瘤)可能会出现这种表现,但是典型的部位和影像表现可以确诊为皮质硬纤维瘤,并且不需要活检来证实。疼痛在休息后会消失。

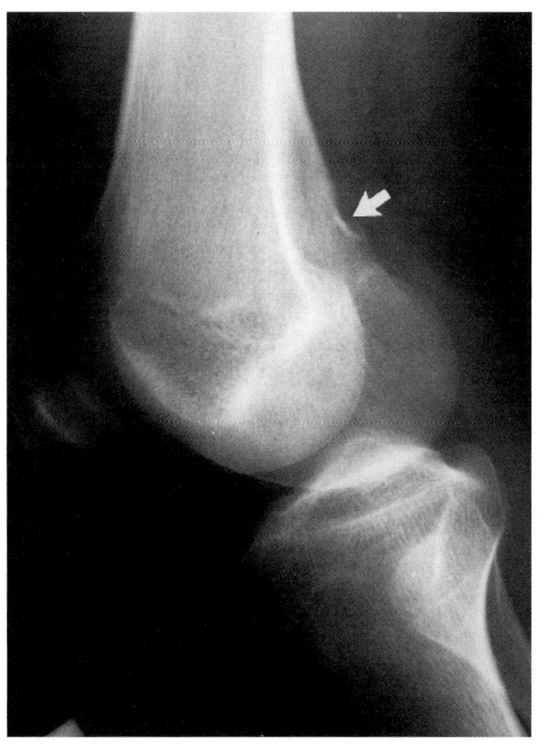

图 60.7　硬纤维瘤。在股骨远端后侧(箭)看到一个界限清楚的缺损,这是硬纤维瘤愈合良好的常见表现。

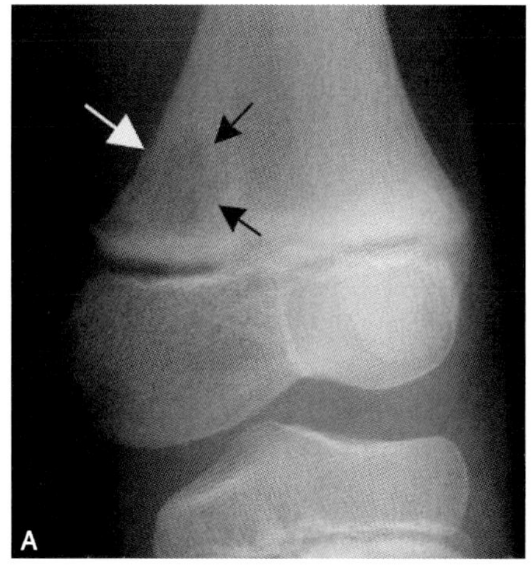

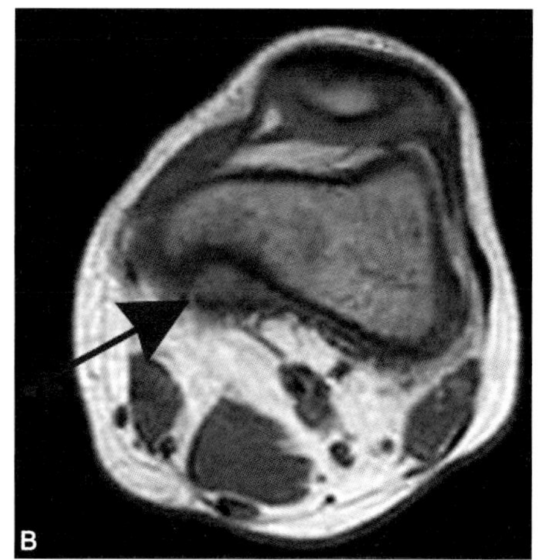

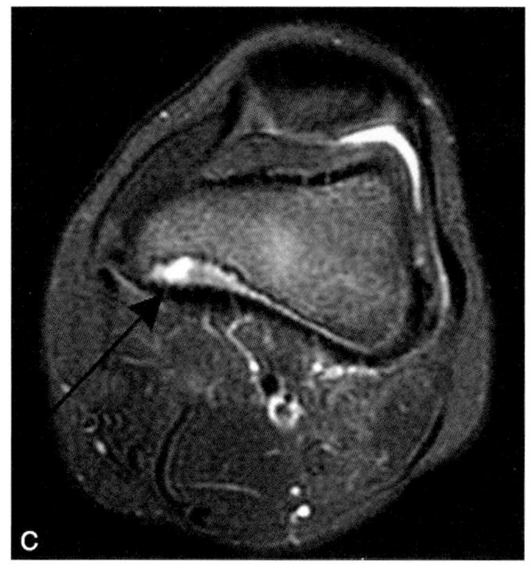

图 60.8 皮质硬纤维瘤。A. 一个儿童膝关节后前位片上在股骨远端内侧看到一个模糊的溶骨性病变(箭)。轴相位 T_1WI(B)和 T_2WI(C)可见内侧髁上嵴皮质区的病变(箭),这是皮质硬纤维瘤的典型表现。

外伤会导致大的囊性空腔或邻近关节的软骨下囊肿形成,这些病变会被误诊为其他疾病从而导致进行活检。即使活检证实非恶性病变,但不必要的活检也是应该避免的。由于退行性病变所形成的"晶洞"几乎总是与关节间隙变窄、硬化和骨赘等相关联,因此应该进行影像学诊断(图 60.9)。有时,这些额外的征象很细微,不容易被发现(图 60.10)。"晶洞"改变也可出现在焦磷酸钙沉积症(CPPD)、风湿性关节炎和缺血性坏死等疾病。

椎间盘源性脊椎硬化。这是一种经常被误诊为脊椎转移瘤的疾病,而其实质是椎间盘源性的脊椎硬化性疾病。其影像表现与转移性疾病类似,除非影像诊断医师对该疾病的发病过程非常熟悉,不然就会导致不必要的活检。椎间盘源性脊椎硬化性疾病通常是局限性的硬化病变(图 60.11)。疾病通常邻近于终板,相邻的椎间隙变窄,常伴有骨质增生。实际上是许莫结节的一种特殊表现,所以必须与转移性病变进行鉴别。有时,病变会出现骨质破坏或破坏、硬化并存。典型的临床表现是发生于中年妇女的慢性腰背疼痛。旧片对比通常能确定疾病的良恶性。出现如椎间隙狭窄、骨赘形成、邻近终板的多处硬化,则不需要活检就能确诊。

骨折。有时,骨折可以引起广泛的骨质硬化和骨膜炎,这些表现很像原发性的骨肿瘤(图 60.12)。骨折缺乏固定会导致过剩的骨痂形成,这也容易被误诊为侵袭性骨膜炎或新生的肿瘤骨。在这种疾病中,活检结果很像恶性病变;因此,任何与创伤有关的疾病都要慎重考虑是否是骨折所导致的。

肱骨假脱位。另一种创伤性的疾病过程在 X 线表现上会引起误诊,从而导致不适当的治疗,这种疾病就是肱骨假脱位(图 60.13)。这种疾病是由于骨折合并关节腔内积血所导致,导致关节囊膨胀和肱骨头向下移位。轴位图像或经肩胛骨位摄片可以观察到,并不是肱骨头向前或向后脱位(肩关节脱位的常见形式),而只是肱骨头的不全性脱位。在前后位片中,其很像是肱骨头后脱位,因为肱骨头正常的叠影和关节窝消失。这常常导致患者进行肱骨头"复位"手术,当然这都是不必要的(因为它并不是脱位)并且会引起疼痛。骨折通常很容易观察,如果在最初的平片图像没有观察到明显的骨折,就需要追加其他体位的摄片来帮助诊断。经肩胛骨或轴位观察是诊断肱骨假脱位的关键。如果有必要,关节腔吸引术可以证实关节腔内的积血,当关节腔内液体被抽吸掉后就会看到肱骨头位于正常的位置。

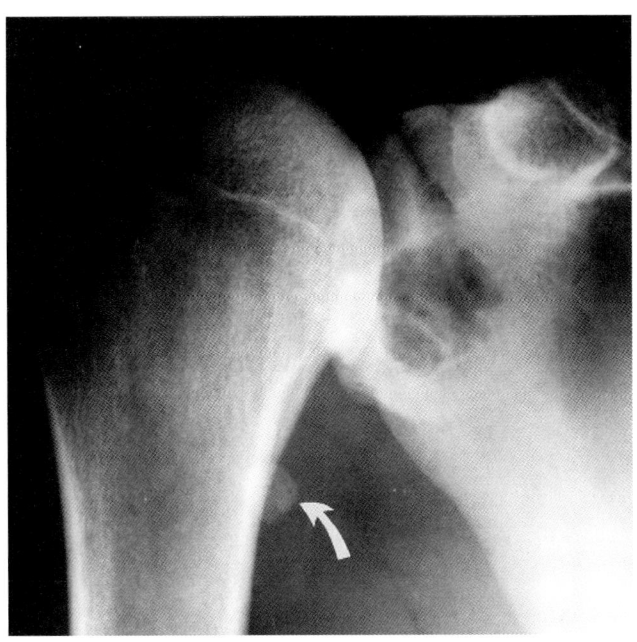

图 60.9　淋巴腔。在这个中年举重运动员肩关节处看到一个大的囊性病损，这可能会被考虑为恶性病变。因为出现肱骨头硬化和骨赘增生，同时关节内出现游离体（弯箭），所以应诊断为肩关节的退行性关节病。这种囊性病损几乎都是由淋巴腔或软骨下骨囊性变所导致的。

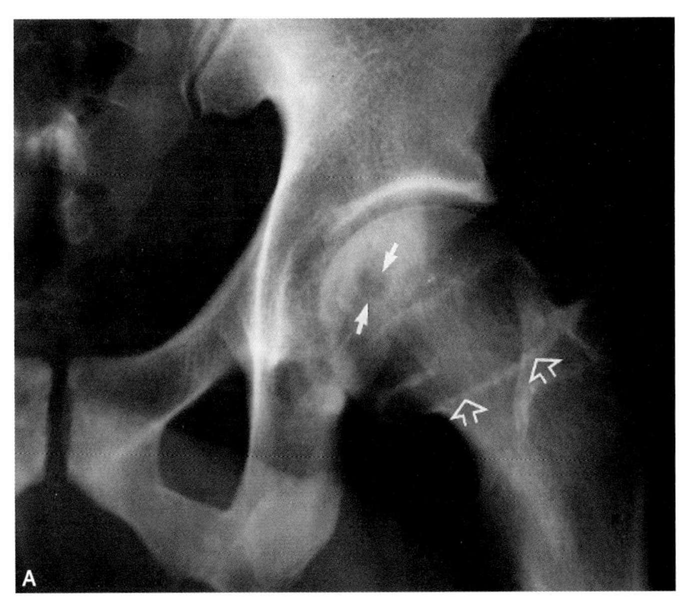

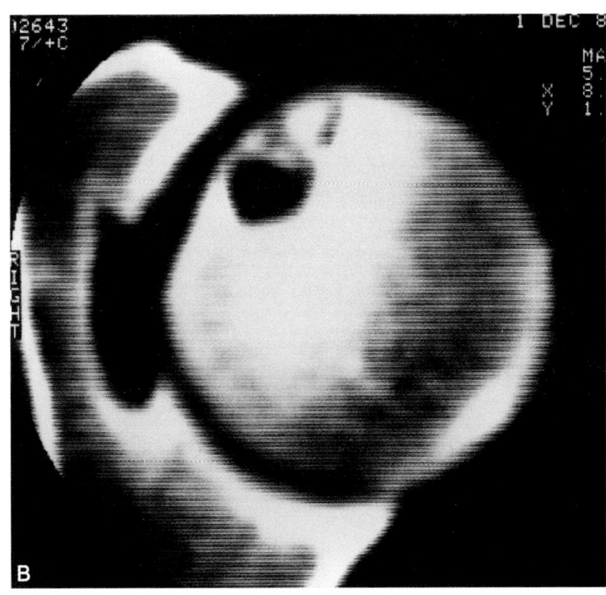

图 60.10　淋巴腔。A. 在一髋部疼痛的年轻男性股骨头处（箭）看到一个囊性病变。B. CT 扫描通过这个部位看到它是关节下的病变并且邻近部分出现硬化，鉴别诊断可以给出感染、嗜酸性肉芽肿、软骨母细胞瘤。在回顾性平片上可以看到股骨头下方圆形的骨赘形成（开口箭头），提示髋关节退行性疾病。退行性关节病在 20 岁健康男性中非常少见。然而，股骨头的溶骨性病变可以确定是软骨下骨囊性变或淋巴腔。这是个活跃的足球运动员，在他的髋部受伤后出现运动时疼痛，这已经很多年了，从而导致了退行性关节病的形成。不幸的是，在手术活检后才证实为软骨下骨囊性变或淋巴腔。

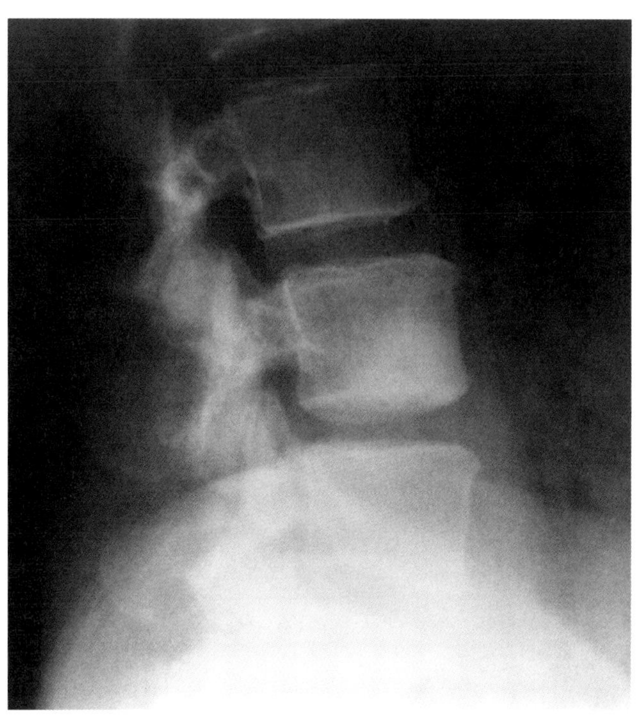

图 60.11 椎间盘源性脊椎硬化。该患者出现 L_4 椎体下方硬化，合并有极轻的骨赘增生和邻近椎间盘关节间隙狭窄。这是椎间盘源性脊椎硬化的典型表现，不需要再进行活检来排除转移性病变。

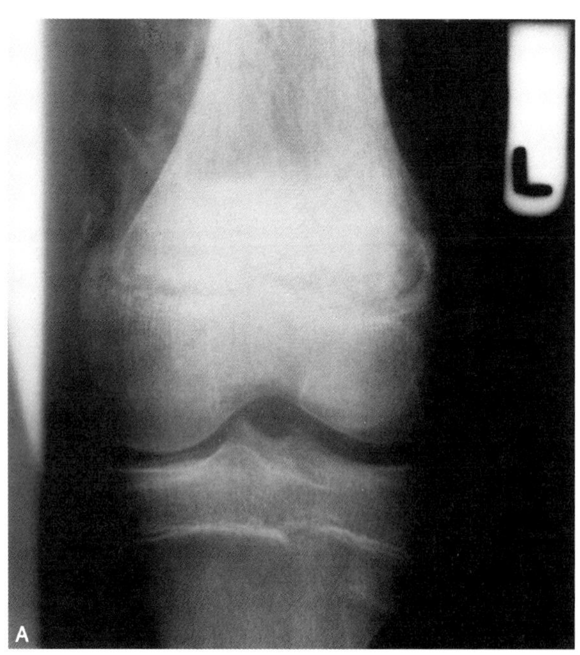

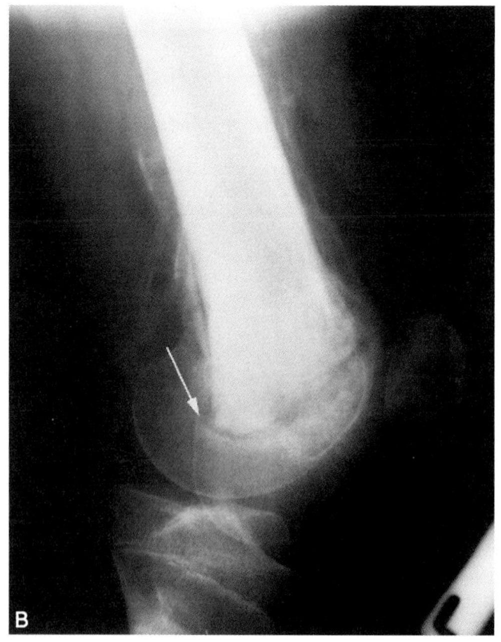

图 60.12 与骨肉瘤相似的骨折。A. 这位 16 岁的患者在接受 X 线片检查前，膝盖周围疼痛 2 周。膝关节 X 线片显示股骨远端弥漫性骨质硬化和广泛的骨膜炎，这被认为是成骨性肉瘤的典型表现。并发的骨膜炎由于骨膜增厚并且密度较高，边缘呈波浪状，常被误认为是转移性病变所致的骨膜炎。B. 可以看到一小部分的骨骺偏离（箭），它显示的骨骺滑动符合索尔特骨骺骨折的征象。这个少年从自行车上跌倒并且有股骨骨折的病史。缺乏固定导致增生性骨膜炎或大量反应性硬化形成的骨痂，这些很像是成骨性肉瘤的表现。

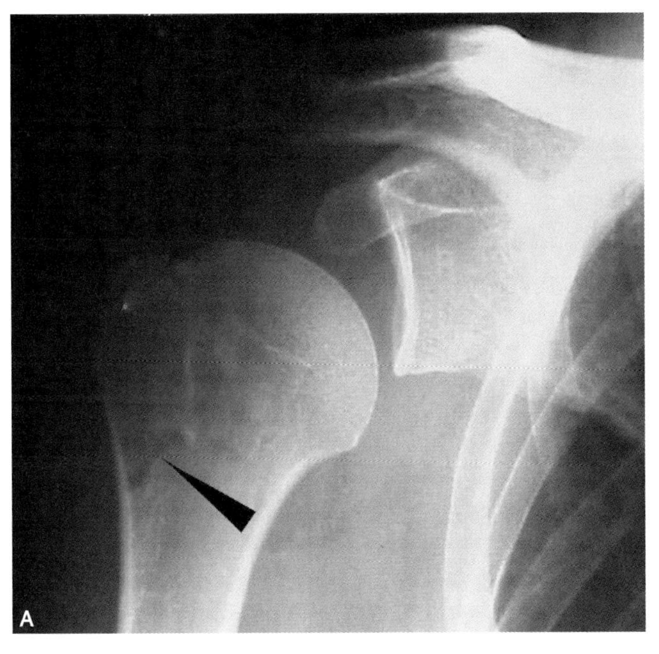
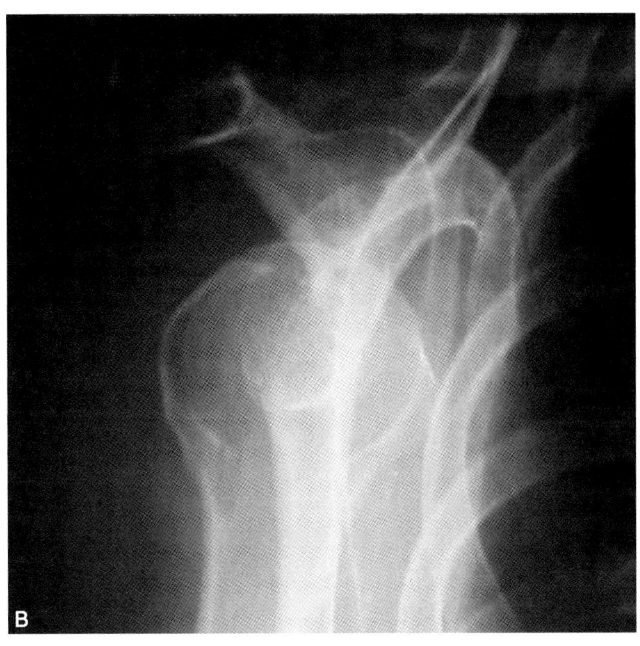

图 60.13 肩关节假性脱位。A. 该患者有外伤史,肩关节活动受限伴疼痛,在前后位摄片后,医师认为是肩关节脱位。肱骨头位于关节窝的下方。然而,这并不是前或后脱位出现的典型部位。B. 经肩胛骨位摄片看到肱骨头正常位于关节窝内,并没有出现前或后脱位。造成假性脱位是由于关节内积血形成的典型表现,关节内积血可以导致半脱位,而不会造成完全性脱位。如果看到假性脱位,就像在该病例中那样,必须寻找隐性的骨折。在该病例中,图 A 可以看到最初平片漏诊的骨折(箭头)。

正 常 变 异

髌骨背侧缺损。髌骨有一种正常变异常被误诊,这就是髌骨外上象限出现的溶骨性改变,称为髌骨背侧缺损(图 60.14)。该疾病类似于局限性感染病灶或剥脱性骨软骨炎。髌骨背侧缺损是一种正常的发育异常,因为它典型的发病部位而容易诊断,所以该疾病不需进行活检。在 MR 上,它的表现与其他骨性病变一样,T_1WI 呈低信号,T_2WI 呈高信号(图 60.15)。

肱骨假性囊肿。另一种通常会被误诊为溶骨性病变的疾病是肱骨假性囊肿(图 60.16)。肱骨假性囊肿是由于肱骨大结节处骨松质范围增加所导致的解剖学变异,平片图像上在这

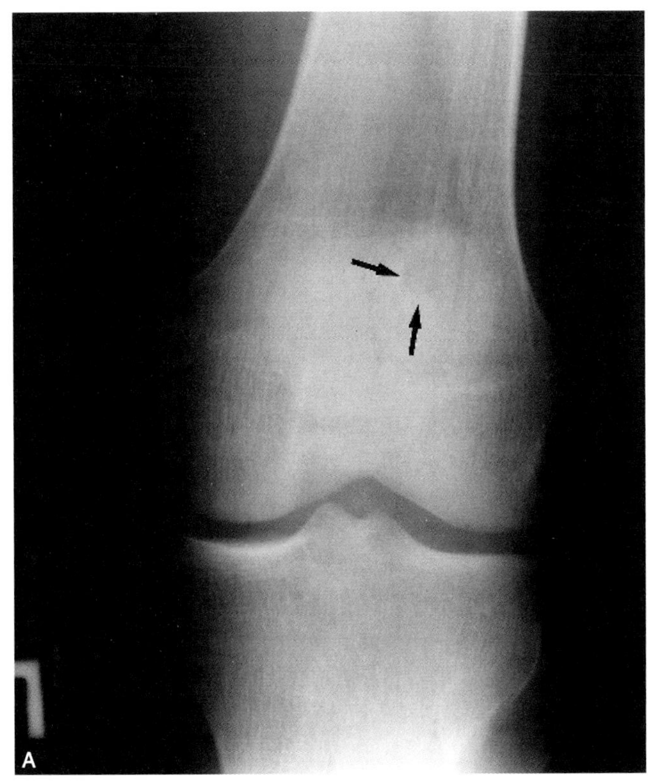
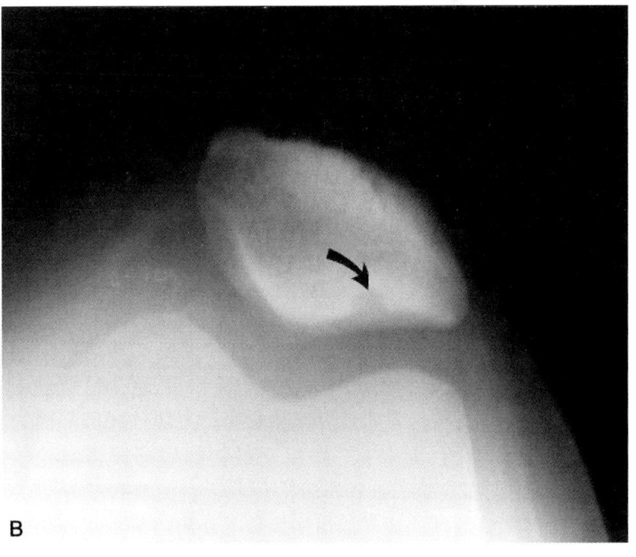

图 60.14 髌骨背侧缺损。在前后位(A)和轴位片(B)上,在该患者的髌骨外上象限看到一个溶骨性病变(箭),这就是髌骨正常变异的典型表现,这种正常变异就是髌骨背侧缺损。该疾病只发生在髌骨外上象限,并且通常没有症状。

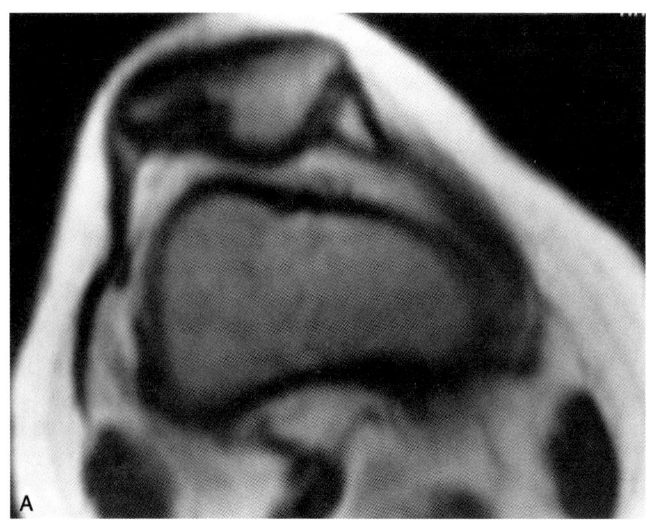

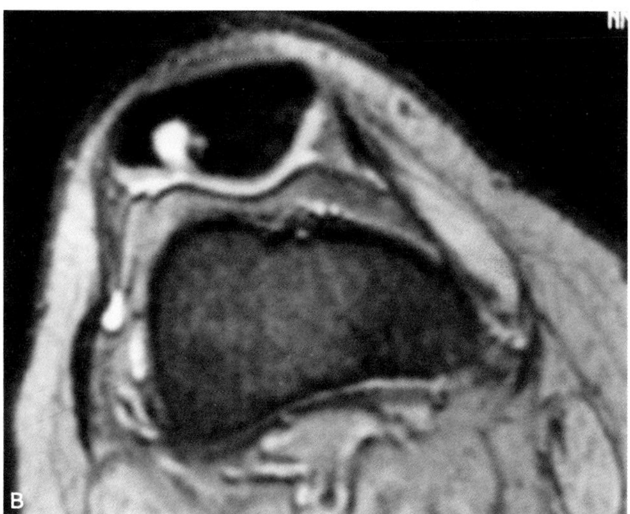

图 60.15 髌骨背侧缺损。A. 轴相位 T_1WI 在髌骨外侧面关节面下可见到一个局限性低信号区。B. 轴相位 T_2WI 在该区显示为高信号。这是髌骨背侧缺损典型的发病部位和影像表现。

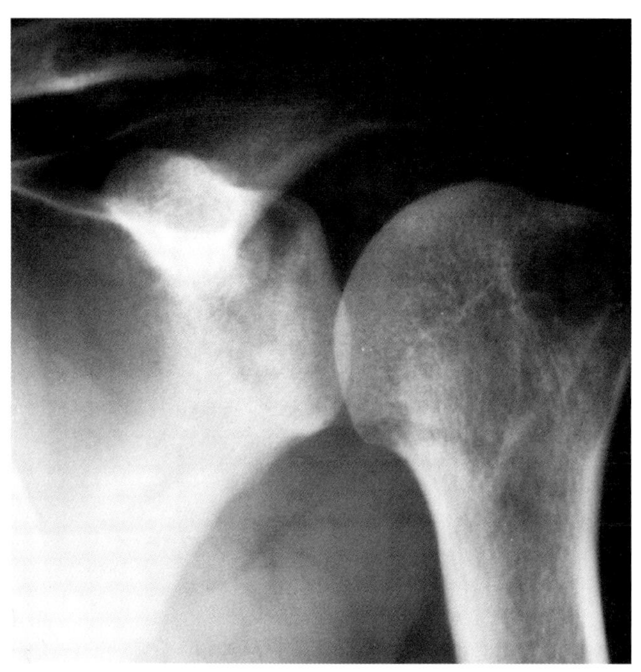

图 60.16 肱骨假性囊肿。在肱骨大结节处看到一个边界清晰的溶骨性病变。该患者有临床症状，并在放射性核素骨扫描时该区出现放射性核素聚集增加。然而，这只是肱骨假性囊肿典型的发病部位和影像表现，它只代表此处皮质骨较少。当肩关节出现疼痛、出血或失用性骨质疏松时，这种情况变得更加明显。

个区域形成很明显的低密度区。由于肩袖损伤或其他肩关节疾病导致的关节充血和关节失用性骨质疏松，在这个区域表现为明显的透明区，并且很像是溶骨性病变。大部分病例都因为误诊而进行了活检，其中有一些由于最初的病理报告结论为"正常骨组织"而接受了重复的活检。由于肩关节病变导致关节内充血（是肩袖损伤或其他损伤的情况），所以骨扫描会出现放射性核素摄取增加，从而导致这种正常变异接受手术活检。因为在特定部位出现典型的影像表现，所以该疾病不需要进行活检。虽然其他的一些疾病，例如软骨母细胞瘤、巨细胞瘤、感染、转移性病灶都可以在相同的部位出现，但是这些疾病并没有和肱骨假性囊肿相同的影像表现。

游离齿状突。也称齿状突小骨，曾被认为是颈椎的正常变异，但实际上是由创伤所致。没有融合的齿状突可以游离到 C_2 椎体之前，其弯曲的表现很像是齿状突骨折（图 60.17）。许多这样的疾病需要外科手术固定，把齿状突融合，因为外科医师认为未融合的齿状突是不稳定的。放射科医师应该认识到这种疾病不是由急性损伤造成的，因此可以让患者避免可能立刻进行的外科手术。大多数病例都是在创伤后发生的，如果没有神经功能缺陷，这些患者急诊治疗颈椎骨折是可做或可不做的。游离齿状突的影像学表现是齿状突表面光滑，下缘骨皮质均匀增生，C_1 前弓骨皮质密度增加。后一种表现提示可能是代偿性的肥大，并表明是长期改变所致。

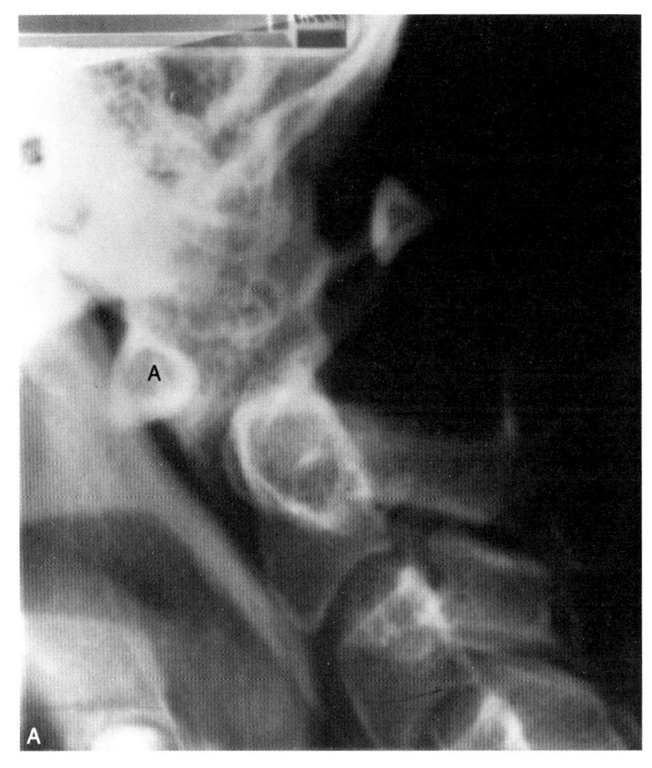

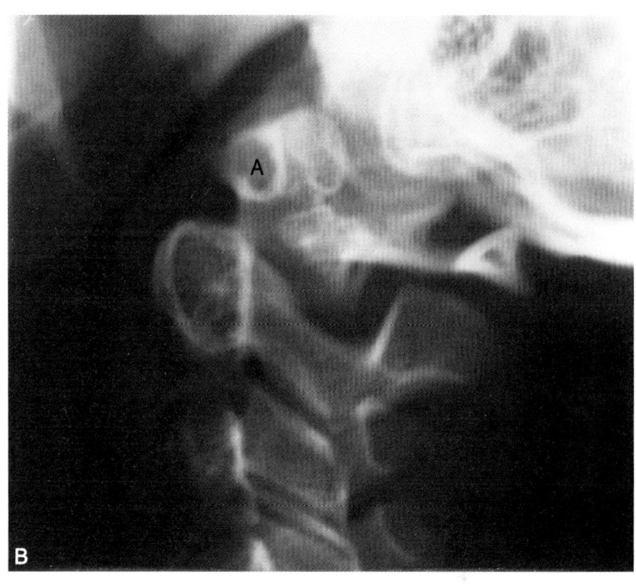

图 60.17　齿状突畸形。屈曲位(A)和伸展位(B)看到 C_1 的前弓在屈曲时与 C_2 相比,明显向前移位。齿状突很难被观察到,但可以看到它是从 C_2 椎体上分离而来的。因为分离的齿状突边界是光滑的,并且 C_1 的前弓骨皮质过度肥大,这就可以称为齿状突畸形,它是先天性或创伤后长期遗留的畸形,而不是急性骨折造成的。显然,患者没有神经系统的问题,然而很多病例被认为是不稳定的并且接受了外科融合术。其实,这些患者可以选用另外一种治疗方式。

明显的良性病变

出现多发真性病灶可以在发射学上被认为是良性的,并且不用处理。这些病变应该由放射科医师做出诊断而不需要病理医师做出诊断。这些疾病发生时列举大量的鉴别诊断会引导外科医师进行手术活检,但是没有任何该类疾病需要活检检查。

非骨化性纤维瘤。也许在这一类中最常见的病变是非骨化性纤维瘤。非骨化性纤维瘤和纤维性骨皮质缺损相同,但是纤维性骨皮质缺损通常表示大于 2cm 的缺损。上述两种疾病,典型的表现是位于长骨干骺端的低密度病变,并且边界清晰光滑,边缘出现贝壳样的钙化、骨皮质出现轻度膨胀的改变(图 60.18)。这类疾病只发生于小于 30 岁的人群。因此,病变的自然进程很复杂。因此,病灶中会出现新生骨,并且出现硬化的外壳(图 60.19)。在骨扫描时会出现放射性核素异常浓聚。这类疾病通常会被误诊为感染性病变、嗜酸性肉芽肿、骨纤维异样增殖症或动脉瘤性骨囊肿。这种疾病没有症状,并且没有文献报道会出现恶变。有时会伴发病理性骨折,但是大部分外科医师不建议运用与单腔骨囊肿相同的预防性刮除术来防止骨折的发生。非骨化性纤维瘤可能会很大但常常表现为良性疾病(图 60.20),并且应该避免活检。在鉴别诊断中,该疾病没有临床症状的特征可以帮助与很多其他疾病鉴别。有时,该疾病是多发的,但是每个病灶有很典型的特征,很容易做出诊断。

骨岛。当骨岛为 1cm 或更小时并不会出现影像学上的诊断困难。有时,它长大到高尔夫球大小或更大时就很类似硬化性的转移病灶(图 60.21)。骨岛通常没有临床症状。影像学上,如果发现下面两个征象就可以把巨大骨岛和转移性病灶鉴别开来。第一个,骨岛通常是椭圆形的,它的长轴与骨的压力轴保持一致——例如,在长骨中骨岛的排列与骨干轴一致;第二个,如果仔细检查骨岛的边缘,可以看到骨梁以针状的方式从病变延伸到正常骨。这是骨岛的典型表现,有助于鉴别诊断。

单房性骨囊肿通常使用预防性刮除和填充术,这是为了防止并发畸形并导致骨折发生。但当该疾病发生在跟骨时,就不需要手术。该疾病通常发生于跟骨的前下部(图 60.22),这个地方并没有遭受到过度的压力。实际上,跟骨的假性肿瘤也可以在这个部位发生,因为这个部位缺乏压力并且导致骨小梁萎缩(图 60.23)。这些疾病没有症状,只有很少一部分发生骨折,所以并不能用发生在长骨时使用的切除术来治疗该部位发生的单房性骨囊肿。

骨梗死。在骨梗死发展的早期,它可表现为斑驳样的或囊性-硬化性混合存在的外观,或很像渗透的过程(图 60.24)。在患者出现骨痛和渗透性骨病,医师就会提出很多的鉴别诊断,并且需要活检确诊疾病。如果病灶是多发的并出现在长骨干骺端,特别是当患者正患有镰状细胞贫血、系统性红斑狼疮时,就应该考虑为早期骨梗死。在一些病例中,梗死在 MR 上出现典型的表现,这可以避免因为平片显示欠佳,诊断含糊不清时患者被迫进行活检(图 60.25)。

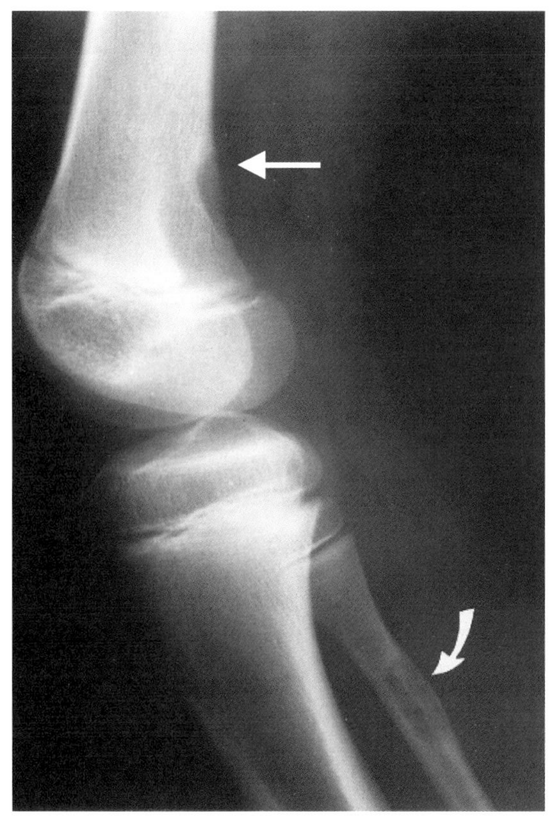

图 60. 18 非骨化性纤维瘤(NOF)。在腓骨上(低位弯曲箭)可以看到一个边界清楚、轻度膨胀的溶解性病灶。这是非骨化性纤维瘤的典型表现。第 2 个溶解性的病灶在股骨远端后侧可以看到(高位直箭),它也是代表非骨化性纤维瘤的典型表现。

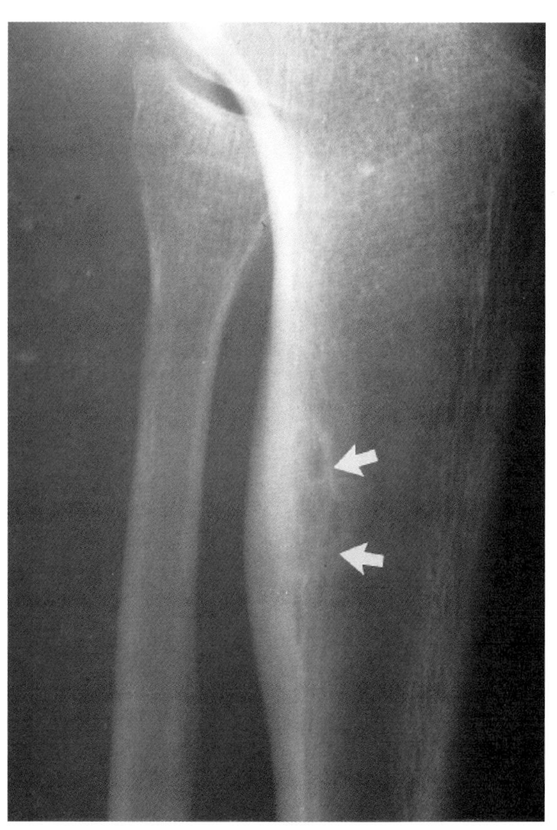

图 60. 19 治愈的非骨化性纤维瘤。在胫骨近端看到一个极小的硬化性病灶(箭),虽然患者没有任何症状,但外科医师仍然认为它代表的是一个局限性感染或骨样骨瘤。有这种非骨化性纤维瘤消散期或治愈后的典型表现,就不应该再进行活检证实了。

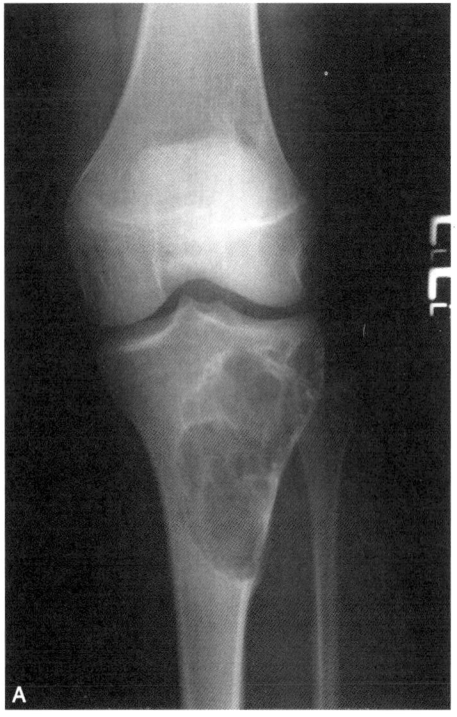

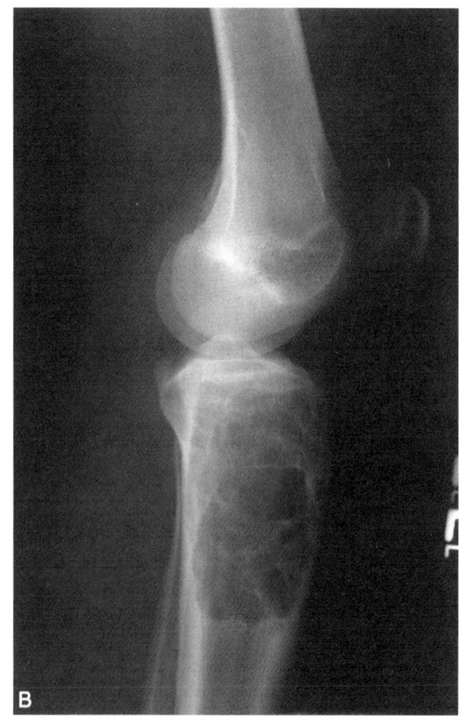

图 60. 20 非骨化性纤维瘤。胫骨前后位(A)和侧位(B)平片上,在胫骨近端可以看到一个大的、边界清楚的、轻度膨胀的溶解性病损,它就是非骨化性纤维瘤的典型表现。虽然患者没有症状,但该患者仍进行了活检才证实为非骨化性纤维瘤。第 2 个非骨化性纤维瘤可见于髌骨正上方的股骨。

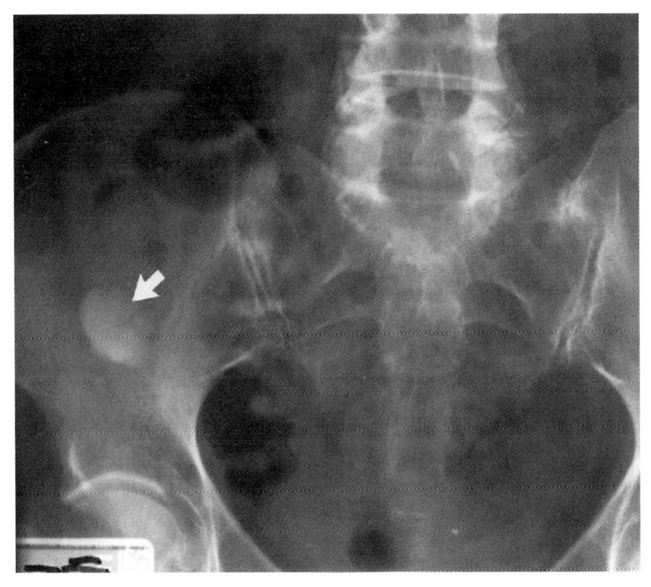

图 60.21　巨大骨岛。在右侧髂骨翼处看到一个巨大的硬化性中心(箭)。提示:病变近似圆形或椭圆形,并且和骨小梁压力线一致,这就是骨岛的典型表现。该患者并没有任何临床症状,而且没有原发癌的证据。

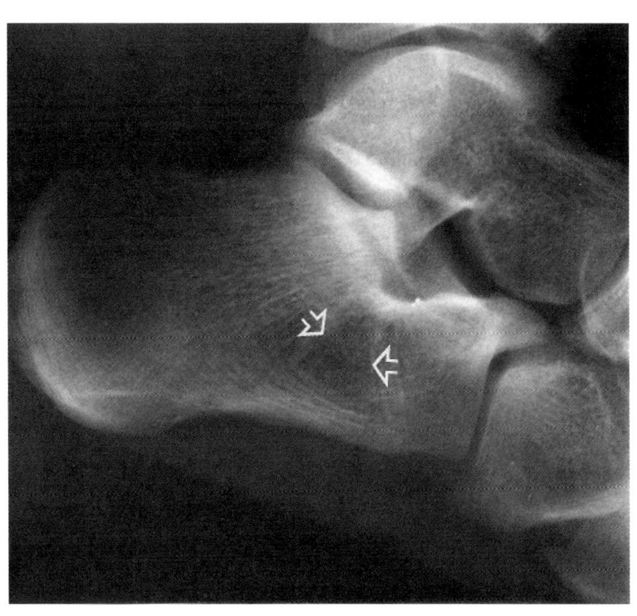

图 60.23　跟骨假性囊肿。在跟骨前下部(箭)可以看到一个与图 60.22 病例中相同的 X 线可透性增加的区域,但是该病例中病灶并没有清楚的边界。这种假性囊肿与肱骨假性囊肿都是由该区域压力减小所致。

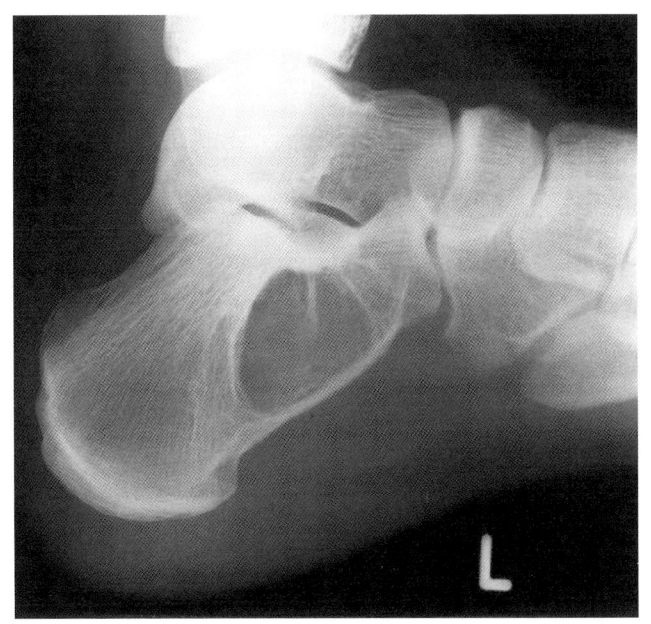

图 60.22　单房性骨囊肿。在跟骨前下部看到一个边界清楚的溶解性病灶,在该病例中,它实际上表现的是单房性骨囊肿或简单性骨囊肿的特殊征象。因为这个部位压力较小,所以并不需要使用在肱骨和股骨中运用的刮除和填充术来预防该部位的病理性骨折。

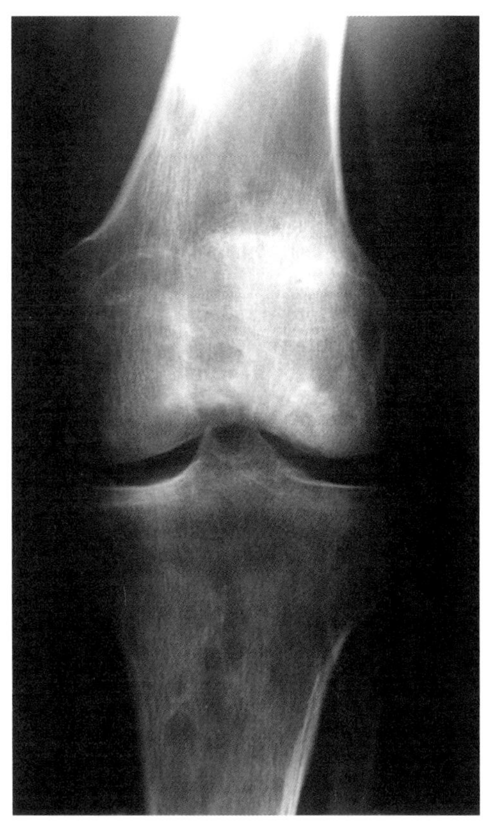

图 60.24　早期骨梗死。在患有系统性红斑狼疮的该患者股骨远端和胫骨近端可以看到斑块样的去矿化区域。该患者另外一条腿也出现相同的表现。这是早期骨梗死的典型表现,不要与感染灶或转移性病灶相混淆。

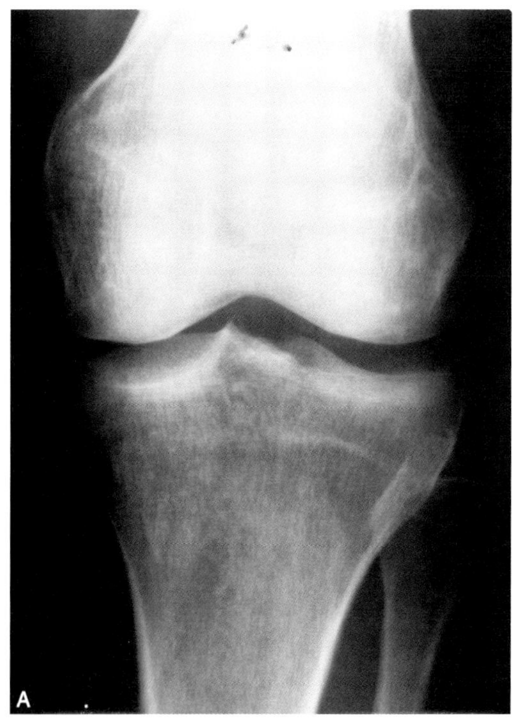

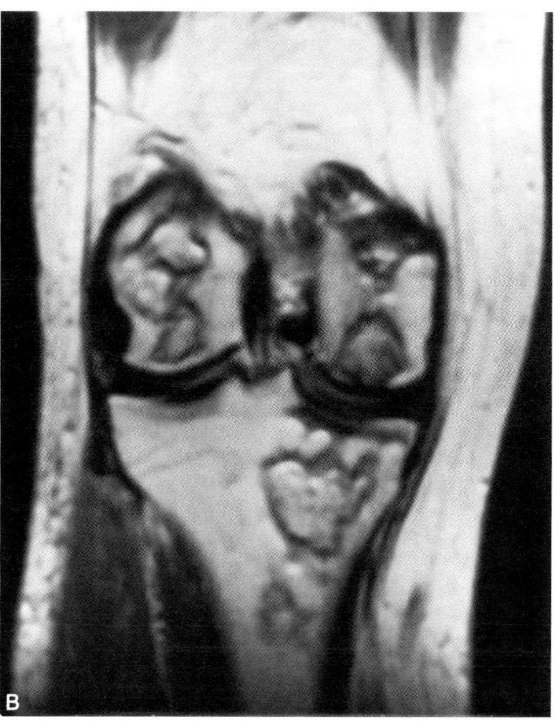

图 60.25 骨梗死。A. 膝关节平片显示胫骨近端有一种渗透模式，最初被认为是感染或原发性肿瘤。B. 冠状位 T_1WI 显示胫骨和股骨骨梗死中出现的独特的匐行性的边界。MR 有时可显示早期边界不清晰的骨梗死的典型表现，如该病例中。该患者患有系统性红斑狼疮。

结 论

这些只是骨骼放射学中诸多病例中的几个例子，在这些病例中，训练有素的放射科医师可以帮助临床医师进行诊断，使患者避免不必要的活检。很多其他的病例在教科书上描述为正常变异，并且这些教科书应用广泛。因为在不必要的活检中存在潜在性危害，所以在这章中描述的病例被特别强调。当放射科医师遇到这些疾病时不用给出鉴别诊断，因为鉴别诊断有时会带来不必要的活检。活检在这些疾病中不仅是不需要的，而且会导致误诊。

推 荐 阅 读

Barnes GR Jr, Gwinn JL. Distal irregularities of the femur simulating malignancy. *Am J Roentgenol Radium Ther Nucl Med* 1974;122:180–185.

Helms C. Pseudocyst of the humerus. *AJR Am J Roentgenol* 1978;131:287–292.

Helms C, Richmond B, Sims R. Pseudodislocation of the shoulder: a sign of an occult fracture. *Emerg Med* 1986;18:237–241.

Holt RG, Helms CA, Munk PL, Gillespy T 3rd. Hypertrophy of C-1 anterior arch: useful sign to distinguish os odontoideum from acute dens fracture. *Radiology* 1989;173:207–209.

Johnson JF, Brogdon BG. Dorsal effect of the patella: incidence and distribution. *AJR Am J Roentgenol* 1982;139:339–340.

Lipson S. Discogenic vertebral sclerosis with calcified disc. *New Engl J Med* 1991;325:794–799.

Martel W, Seeger J, Wicks J, Washburn RL. Traumatic lesions of the discovertebral junction in the lumbar spine. *AJR Am J Roentgenol* 1976;127:457–464.

Minderhoud J, Braakman R, Penning L. Os odontoideum: clinical, radiological, and therapeutic aspects. *J Neurol Sci* 1969;8:521–544.

Munk PL, Helms CA, Holt RG. Immature bone infarcts: findings on plain radiographs and MR scans. *AJR Am J Roentgenol* 1989;152:547–549.

Murray R, Jacobson H. *The Radiology of Skeletal Disorders*. 2nd ed. New York: Churchill Livingstone; 1977:603.

Onitsuka H. Roentgenologic aspects of bone islands. *Radiology* 1977;123:607–612.

Ostlere SJ, Seeger LL, Eckardt JJ. Subchondral cysts of the tibia secondary to osteoarthritis of the knee. *Skeletal Radiol* 1990;19:287–289.

Resnick D, Cone RO 3rd. The nature of humeral pseudocysts. *Radiology* 1984;150:27–28.

Resnick D, Niwayama G, Coutts RD. Subchondral cysts (geodes) in arthritic disorders: pathologic and radiographic appearance of the hip joint. *AJR Am J Roentgenol* 1977;128:799–806.

Schneider R, Kaye J, Ghelman B. Adductor avulsive injuries near the symphysis pubis. *Radiology* 1976;120:567–569.

Wootton JR, Cross MJ, Holt KW. Avulsion of the ischial apophysis. The case for open reduction and internal fixation. *J Bone Joint Surg* 1990;72(7):625–627.

（刘建壕 黄杰 左后东）

第 61 章 ■ 骨混杂信号/密度病变

从肌肉骨骼放射诊断学的系统性和整体性而言,仍有诸多的骨病理异常、疾病和临床综合征不能沿用前面任何章节的内容予以解读。在本章中将按英文字母排列顺序(尽管这种排序缺乏足够的科学依据)对这些骨骼异常或疾病进行概述。

软骨发育不全

软骨发育不全(achondroplasia)是一种由软骨内成骨障碍引起的先天性遗传性疾病,是侏儒症最常见的病因。软骨发育不全可发生在全身骨骼,最常见于肱骨和股骨。脊柱软骨发育不全的一个典型征象是尾侧方向的脊椎椎弓根间距逐渐变窄(图 61.1),而正常则与之相反,位于脊柱远端的椎弓根间距逐渐增宽。长骨的软骨发育不全表现为骨长度变短而宽度保持正常,骨皮质明显增厚。

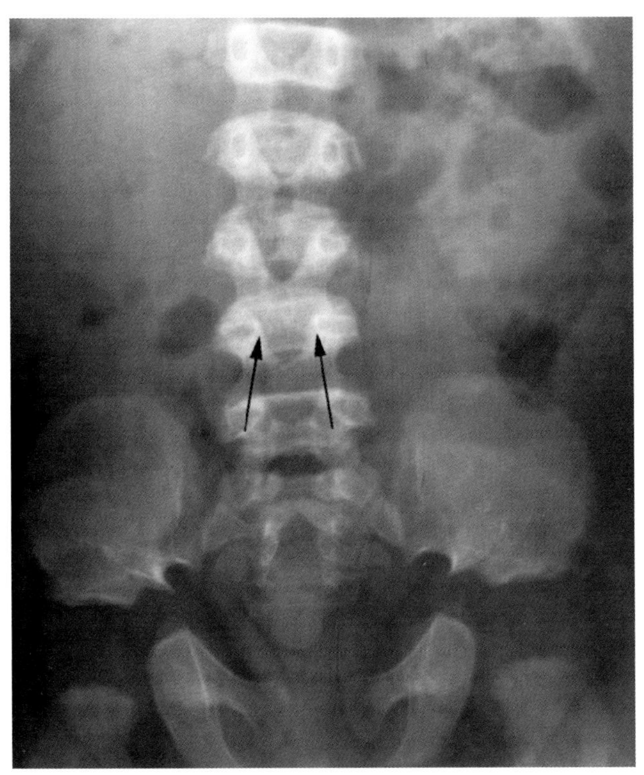

图 61.1 软骨发育不全。软骨发育不全患者的脊柱前后位 X 线片显示位于尾侧的椎弓根间距变窄,这是本病的特征性表现(箭)。正常情况下,位于尾侧的椎弓根间距应逐渐增宽。

缺血性坏死(骨坏死)

缺血性坏死(avascular necrosis,AVN)或骨坏死是指由于骨质缺乏血液供应而导致骨质坏死以及随之而来的关节面塌陷的疾病。发生 AVN 的原因很多,常见病因包括创伤,服用类固醇、阿司匹林,肾脏疾病,胶原血管性疾病,酒精中毒,以及一些特发性疾病(表 61.1)。其影像表现可由初期的斑片状骨质硬化(图 61.2A)进展到关节面塌陷和碎裂(图 61.3)。在关节面塌陷之前可见软骨下透亮区(图 61.4),但这个征象常见于 AVN 晚期,表现多样且不稳定。目前,MR 是显示 AVN、评估其进展最有价值的检查方法(图 61.2B),在平片表现为阴性时即可准确诊断 AVN。MRI 是目前诊断 AVN 的最佳方法,不仅适用于髋关节,而且适用于膝关节、腕关节、足和踝关节。

表 61.1

缺血性坏死的常见病因
创伤
服用类固醇
肾脏疾病
胶原血管性疾病
酒精中毒
特发性疾病

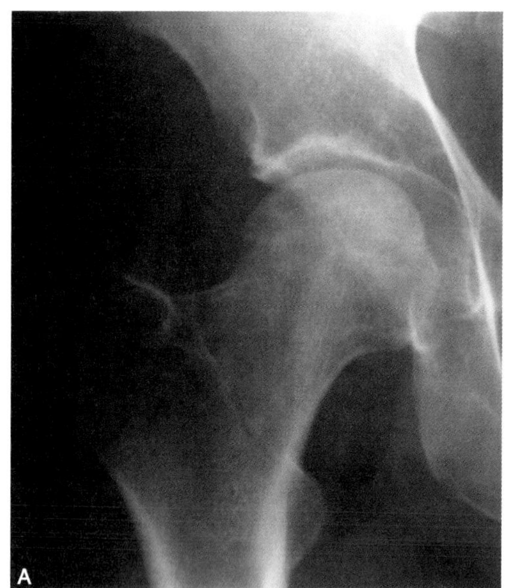

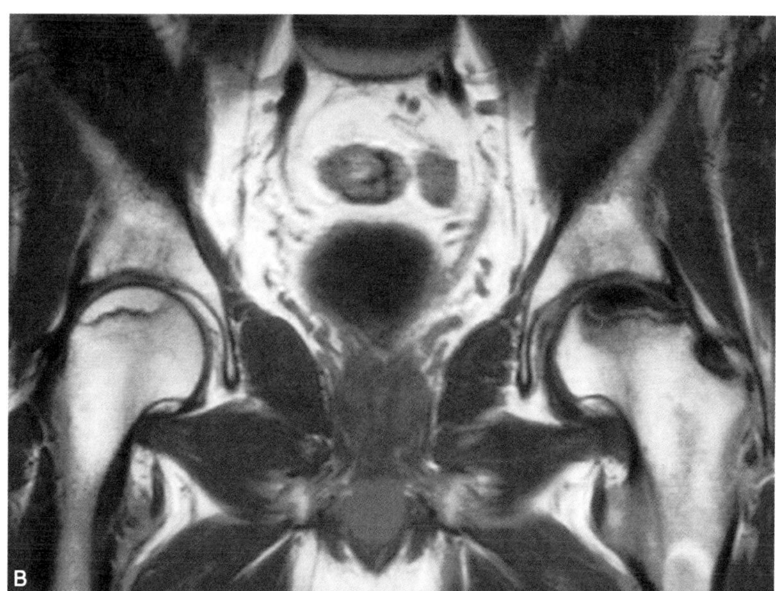

图 61.2 缺血性坏死(AVN)。A. 缺血性坏死患者的髋关节平片显示股骨头内呈普遍性分布、模糊不清的斑片状骨质硬化,为平片诊断AVN的相对早期征象。B. 冠状位 T_1WI 显示 AVN 的典型表现。左髋关节弥漫性信号减低,累及范围较右侧广泛。右侧股骨头软骨下见镶边样低信号带,为 AVN 的特征性表现。

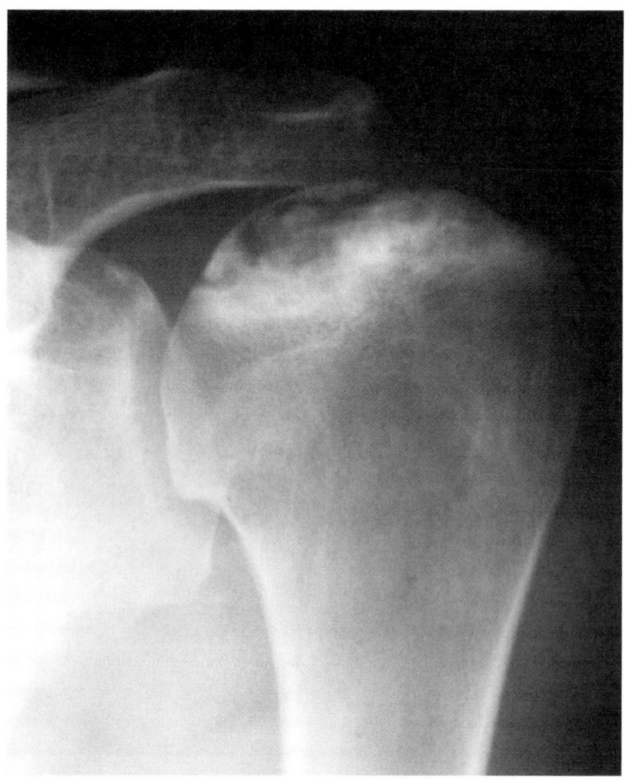

图 61.3 缺血性坏死(AVN)。系统性红斑狼疮患者,有应用激素治疗史,肩关节前后位 X 线片示关节面塌陷,为 AVN 的晚期表现。

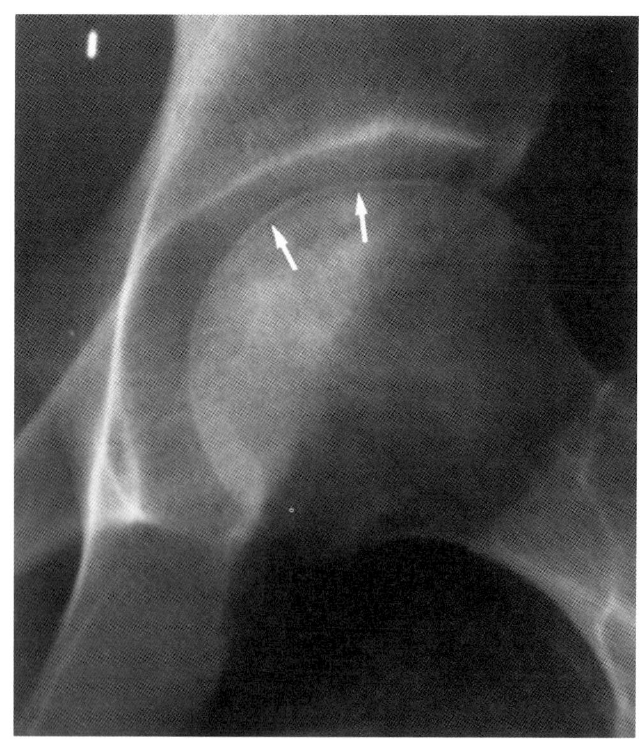

图 61.4 缺血性坏死(AVN)。镰状细胞贫血患者髋关节蛙形侧位 X 线片示软骨下透亮区(箭)和斑片样骨质硬化,提示AVN,且为 AVN 的相对晚期表现。蛙形腿侧位片有利于更好地显示软骨下透亮区。

肺型肥大性骨关节病

肺型肥大性骨关节病(hypertrophic pulmonary osteoarthropathy)主要表现为杵状指和骨膜炎,多见于上肢和下肢的末端关节(图 61.5),伴或不伴有骨痛。在临床上最常见于肺癌或其他肺部疾病的患者(如支气管扩张),但文献中也报道有其他病因,包括胃肠道疾病和肝脏疾病患者。在远离原发恶性肿瘤或其他病变的骨骼上出现继发性骨膜炎的确切机制尚不清楚。不伴有骨骼的其他病理改变时,发生于长骨的骨膜炎的鉴别诊断应包括肺型肥大性骨关节病、静脉淤滞、甲状腺性杵状指、厚皮性骨膜病和创伤(表 61.2)。

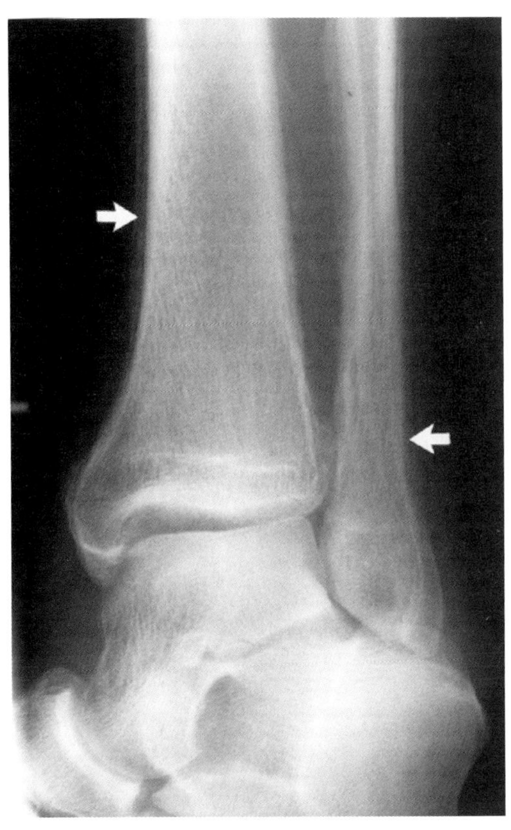

图 61.5　肺型肥大性骨关节病。支气管腺癌并伴下肢疼痛患者,X 线片显示胫骨和腓骨远侧的骨干骨膜炎(箭),为肺型肥大性骨关节病的特征性表现。

表 61.2

不伴有潜在骨病变的骨膜炎

不伴有潜在骨病变的骨膜炎
创伤
肺型肥大性骨关节病
静脉淤滞
甲状腺性杵状指
厚皮性骨膜病

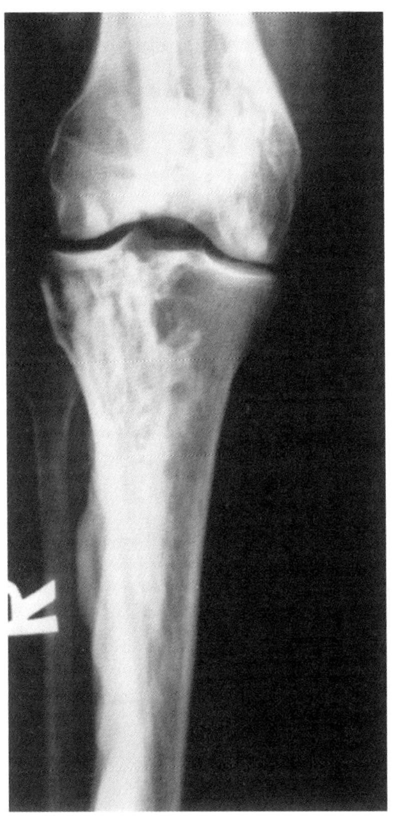

图 61.6　肢骨纹状增生症。胫骨外侧骨皮质增厚,大量新生骨呈蜡油样聚集,为肢骨纹状增生症的典型表现,于股骨远端内侧面亦可见类似改变。

肢骨纹状增生症(蜡油样骨病)

肢骨纹状增生症(melorheostosis)是一种罕见的特发性骨病,其特征是长骨末端(通常发生于一侧)骨皮质增厚,新生骨聚集,外观类似滴落的蜡烛(图 61.6)。亦可累及邻近多骨,并引起相应的临床症状。

黏多糖贮积症(Morquio、Hurler 和 Hunter 综合征)

黏多糖贮积症(mucopolysaccharidoses)是一组以黏多糖在体内异常蓄积和尿液中含量增加为特征的遗传性溶酶体储存疾病。如,硫酸角质素升高见于 Morquio 综合征、硫酸肝素升高见于 Hurler 综合征和 Hunter 综合征。临床上患者常因脊柱短缩而表现为矮小症,并具有特征性的 X 线表现。Morquio 综合征患者脊椎的椎体普遍性变扁,椎体中前部突起(呈双凸形),在侧位片上呈鸟嘴样突起(图 61.7)。Hurler 综合征和 Hunter 综合征患者也表现为扁平椎,椎体前下缘突起呈"鸟嘴"征(图 61.8)。黏多糖贮积症患者的骨盆形态与软骨发育不全相似,表现为髂骨翼增宽呈喇叭状,股骨颈增粗。在手部的一个特征性表现是第 5 掌骨近端基底部的尺侧面可见局限性内凹(图 61.9)。

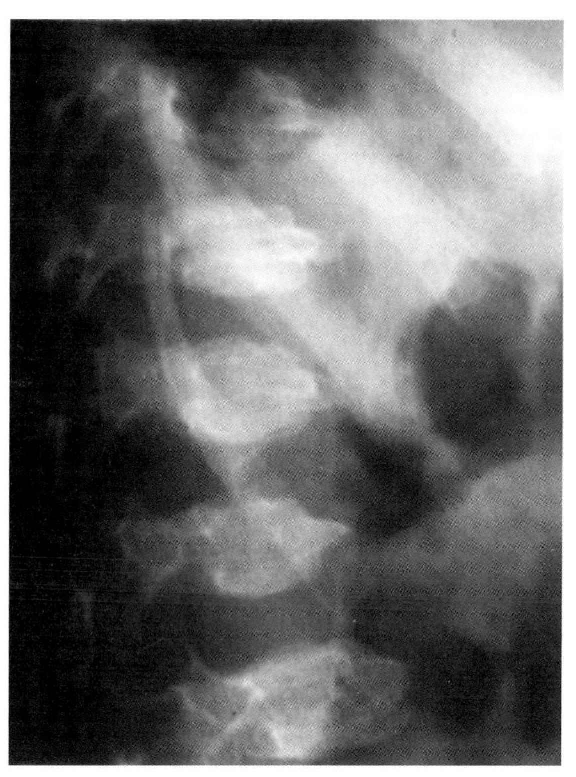

图 61.7 Morquio 综合征。Morquio 综合征患者脊柱侧位片示椎体中部凸出或椎体前部的鸟嘴样突起。

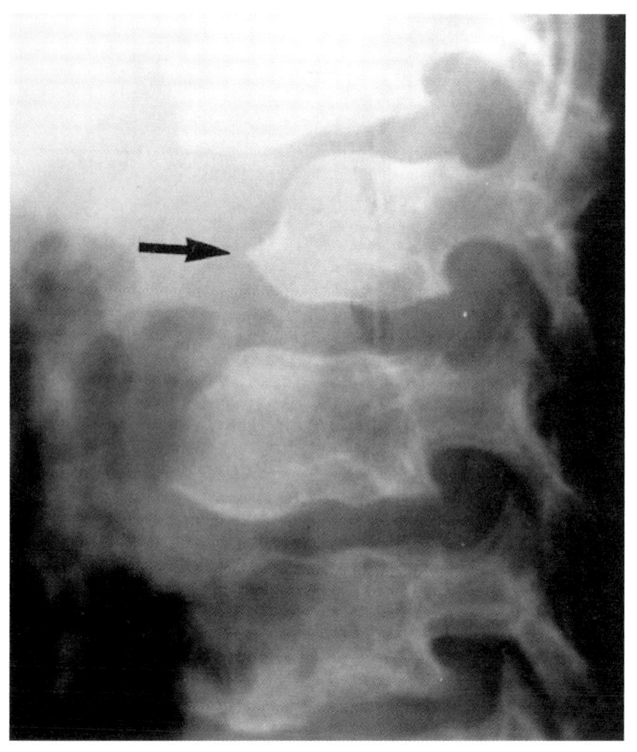

图 61.8 Hurler 综合征。Hurler 综合征患者脊柱侧位片示椎体前下缘鸟嘴样突起(箭)。

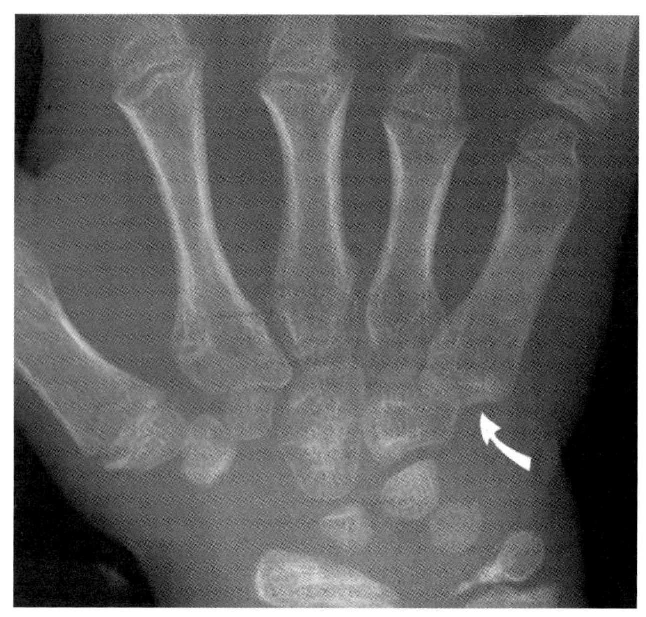

图 61.9 Hurler 综合征。Hurler 综合征患者的手部前后位 X 线片显示在第 5 掌骨基底部有一个切口(弯箭),这是所有黏多糖贮积症的典型特征。

多发性遗传性外生骨疣

多发性遗传性外生骨疣(multiple hereditary exostoses)又称骨干性软骨发育不全,是一种常见的遗传性疾病,表现为同一家族内多个成员发生的多发性骨软骨瘤或外生骨疣。所形成

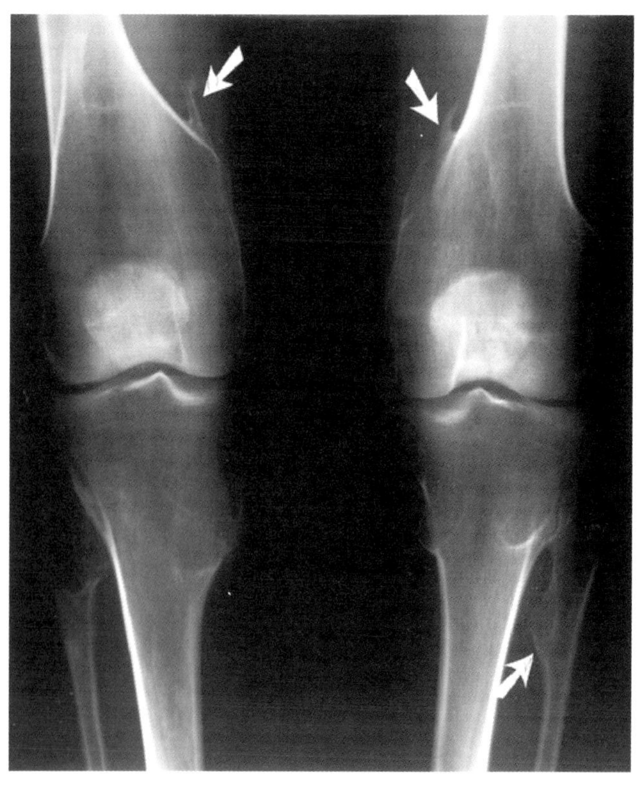

图 61.10 多发性遗传性外生骨疣。几乎每一例多发性遗传性外生骨疣都会累及及膝盖。他们通常不仅显示多个外生骨疣(箭),而且在干骺端有明显的小管化。

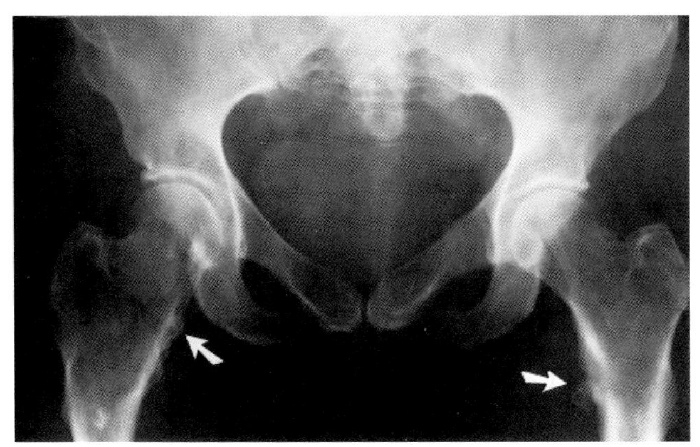

图 61.11　多发性遗传性外生骨疣。股骨颈是多发性遗传性外生骨疣的好发部位，如本病例所示，股骨颈形态异常，常有一个或多个外生骨疣（箭）。

的骨软骨瘤为有蒂或不带蒂的骨性突起，表面覆有软骨帽。具有多发性遗传性，膝关节常受累（图 61.10）。外生骨疣的管状骨通常均有塑形异常（骨干增宽）。据文献报道，多发性遗传性外生骨疣的恶变率可高达 20%，但这被严重高估，实际上发生恶变者极为少见。对于单发性的骨软骨瘤，病变位于中轴骨者容易发生恶变，病变位于外周骨者则发生恶变的可能性很小。本病常累及近端股骨并具有特征性的影像表现（图 61.11）。

骨样骨瘤

骨样骨瘤（osteoid osteoma）的病因尚不清楚，通常好发于 30 岁以下的青少年，症状以骨痛为主，手术切除或热消融治疗消除病灶后疼痛可消失。骨样骨瘤通常具有典型的 X 线表现，但有时可表现不典型，给诊断带来一定的困难。骨样骨瘤的典型影像表现为以长骨的骨皮质为基底的骨质硬化病变，中心有小透亮区，称为“瘤巢”（图 61.12A）。“瘤巢”可引起疼痛并导致周围骨质的反应性硬化。手术切除或热消融“瘤巢”后，疼痛可完全消失。CT 对显示“瘤巢”的确切位置极有帮助（图 61.12B）。如果骨样骨瘤的“瘤巢”并不位于骨皮质区，而是在髓腔内，或者其位置邻近关节时，“瘤巢”周围的硬化反应可不明显，其 X 线表现与皮质区的骨样骨瘤明显不同，“瘤巢”周围可不出现硬化带。高达 80%的骨样骨瘤位于骨皮质内，少部分发生于髓腔内。极个别的“瘤巢”可位于骨膜，导致明显的骨膜增生。

“瘤巢”通常表现为硬化带中的透亮区，其内常可发生钙化，其 X 线表现类似于骨髓炎的死骨片。如果“瘤巢”完全钙化，与周围的硬化带融合，在 X 线片上常难以辨别。因此，骨样骨瘤的诊断不应仅仅依赖于“瘤巢”的显示。不论“瘤巢”检出与否，骨样骨瘤的 X 线表现与骨髓炎相似，二者的鉴别有时也较困难。因此，骨样骨瘤的准确诊断不应仅依赖于 X 线、CT 或 MRI。由于“瘤巢”血液供应非常丰富，在骨扫描时，“瘤巢”内摄取显著增加，位于中心的“瘤巢”和周边的反应性硬化带内核素浓聚（图 61.13），称为双重阴影征。骨髓炎则与之相反，平片上所显示的透亮区表现为核素摄取的稀疏区，代表无血供的脓性物质积聚。由于患者年龄很少超过 30 岁，故骨样骨瘤又被认为是一种自限性疾病。

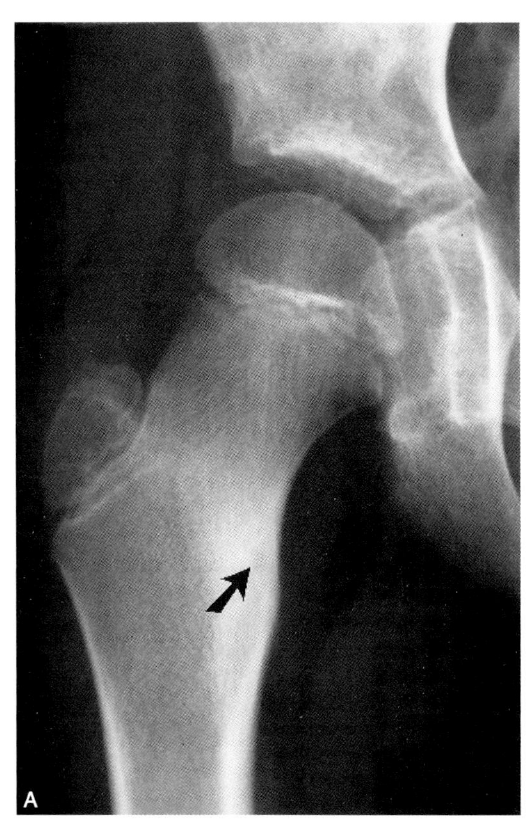

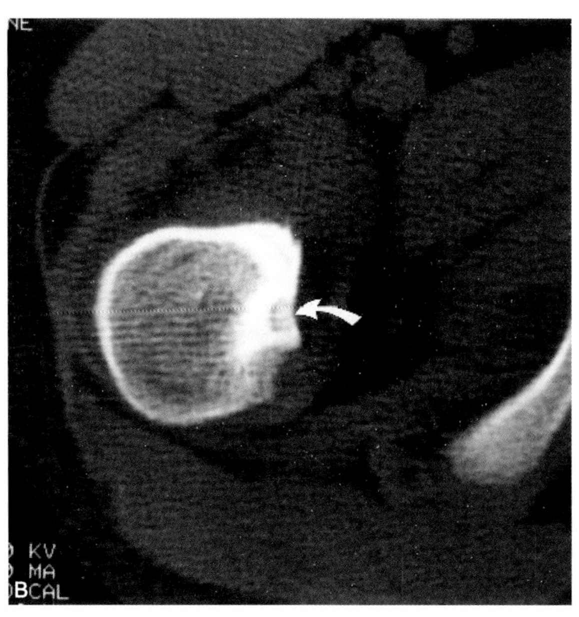

图 61.12　骨样骨瘤。A. 患儿髋部疼痛，股骨前后位平片示股骨小转子内侧见骨质硬化区，中心可见一小透亮区（箭），为骨样骨瘤的瘤巢。有时骨髓炎也具有类似征象。B. 股骨 CT 扫描更清楚地显示内侧皮质的硬化带和半透亮的瘤巢（箭）。与 X 线平片比较，CT 扫描能准确显示瘤巢，为外科手术提供精确的解剖信息。

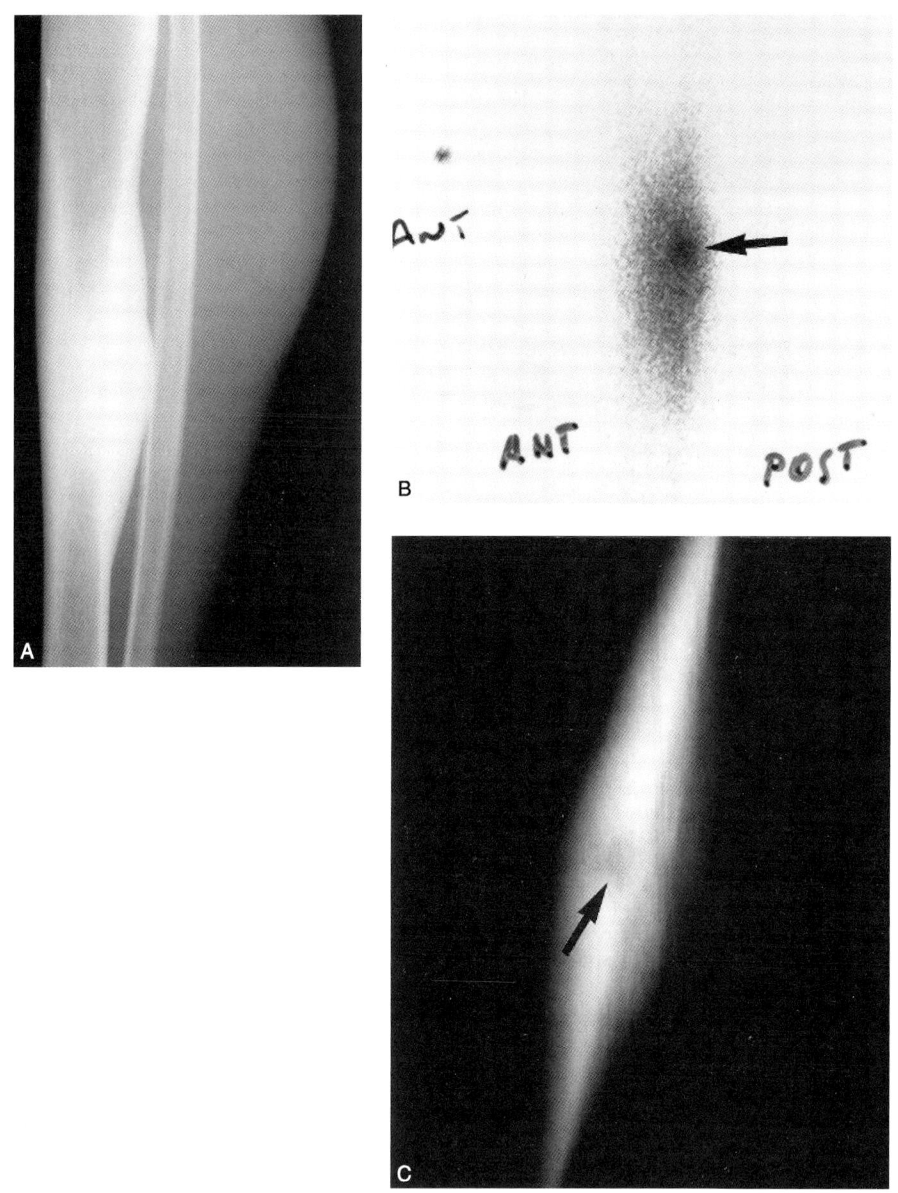

图61.13 骨样骨瘤。A. 儿童患者，诉腿部疼痛，胫骨侧位片示胫骨骨干后缘骨皮质增厚，在硬化带内未发现透亮区。B. 放射性核素骨扫描发现胫骨硬化区有核素浓聚，其中心有更明显的核素摄取（箭），为骨样骨瘤的双重阴影征。C. 手术标本摄片示瘤巢为硬化带内边缘模糊的透亮影。

条纹骨病

条纹骨病(osteopathia striata)又称 Voorhoeve 病,主要表现为宽 2~3mm 的线条样骨硬化带,与骨长轴平行(图 61.14)。通常累及多根长骨,并且缺乏相应的临床症状,因此通常为偶然发现。

全身脆性骨硬化病

全身脆性骨硬化病(osteopoikilosis)是一种无症状的遗传性疾病,常在偶然中发现长骨末端和骨盆内有多发的细小硬化点(直径 3~10mm)(图 61.15),在临床上并无特殊意义,影像上容易与弥漫性成骨性转移瘤相混淆。

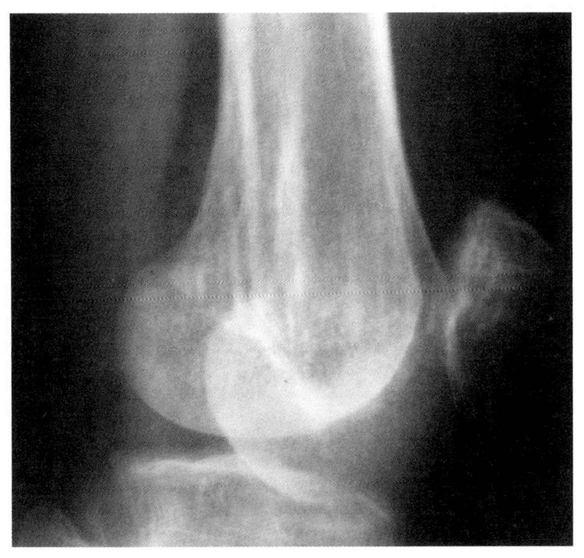

图 61.14　条纹骨病。股骨远端可见多发线状致密条痕,是条状骨病的特征性表现。

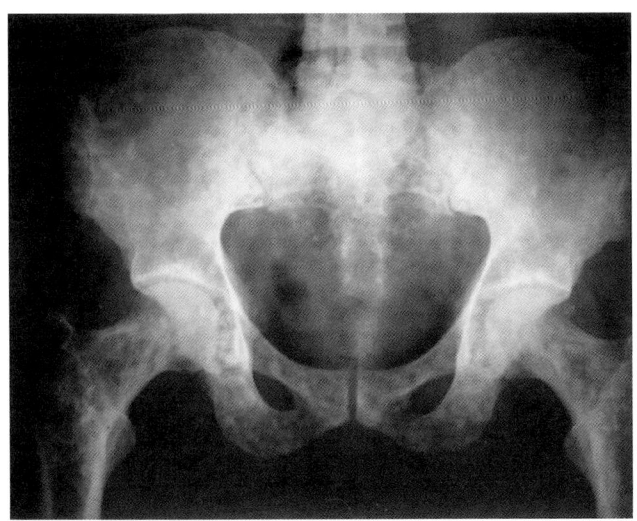

图 61.15　全身脆性骨硬化病。骨盆纵视图显示骨盆和股骨有多个小而圆的硬化灶。这些是骨质增生的诊断,有时会被误认为转移性疾病。

厚皮性骨膜病

厚皮性骨膜病(pachydermoperiostosis)或原发性肥大性骨关节病是一种罕见的家族性疾病,主要表现为骨端和面部的皮肤增厚,杵状指和广泛分布的骨膜炎。本病常发生于黑种人,厚皮性骨膜病的骨膜反应与肺型肥大性骨关节病的骨膜反应类似,但前者仅偶尔出现疼痛。

结节病

结节病(sarcoidosis)是一种主要发生于肺的非干酪性肉芽肿,当骨骼肌肉系统受累时,最易发生于手指关节,脊柱和长骨很少受累。结节病最具特征性的征象是手指关节的花边样骨质溶解(图 61.16),一侧或两侧多个指骨受累为其特征性的 X 线表现,几乎不需要与其他疾病相鉴别。

髋关节一过性骨质疏松

髋关节一过性骨质疏松(transient osteoporosis of the hip)是一种仅限于髋关节的特发性骨质疏松症,并不伴有其他骨质异常的髋关节疼痛性疾病,目前其发病机制不清。本病的 MR 表现与早期 AVN 类似,股骨头和股骨颈出现异常信号影,T_1WI 低信号、T_2WI 高信号(图 61.17)。但髋关节一过性骨质疏松的骨髓水肿范围明显大于 AVN,并且不会出现典型的

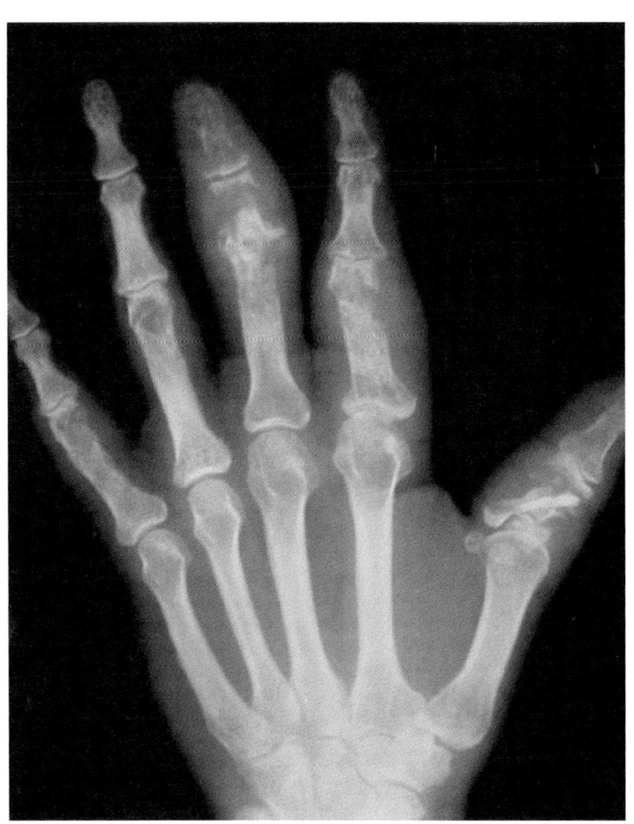

图 61.16　结节病。结节病患者的手前后位 X 线片示多发的骨溶解和骨破坏病变大多数呈花边样表现。

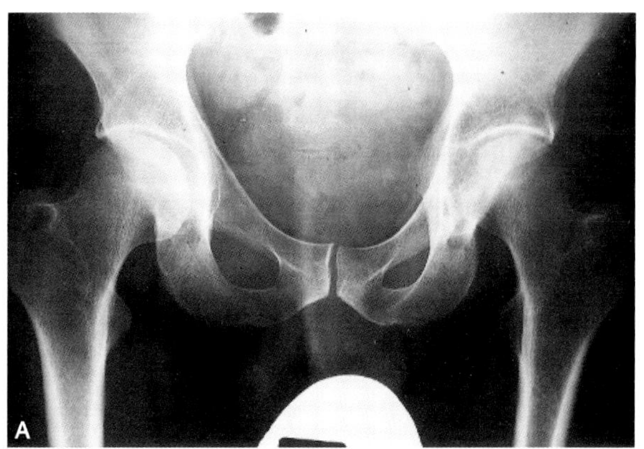
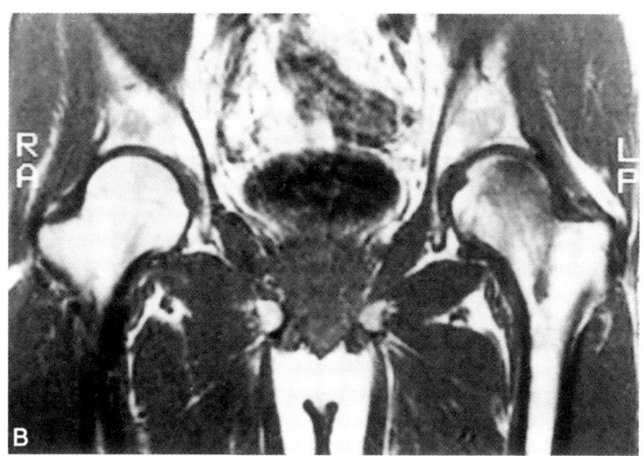

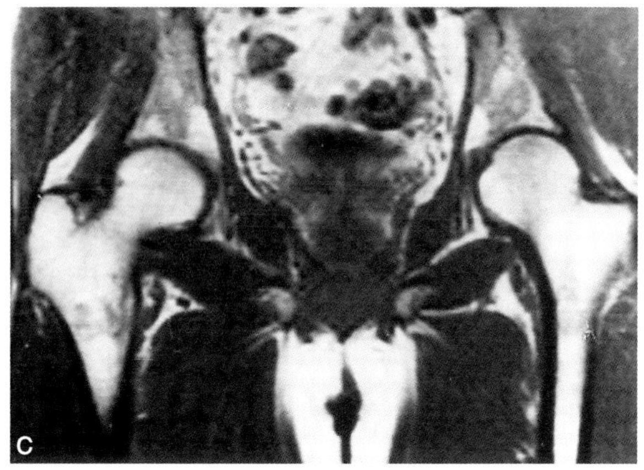

图 61.17　髋关节一过性骨质疏松症。A. 一名 40 岁男性左髋关节疼痛患者的 X 线片显示骨质疏松症累及左髋关节，未见其他异常。B. 与 X 线片同时期进行的 T_1 加权冠状位 MR 在左股骨头上段显示低信号。出现缺血性坏死（AVN）的特征性表现，但非特异性表现。在临床上，该患者没有 AVN 的潜在原因，他被采取保守治疗。C. 7 个月后，在髋关节疼痛几乎完全停止后，复查 MR 显示髋关节未见异常。这与髋关节的特发性短暂性骨质疏松症是一致的。

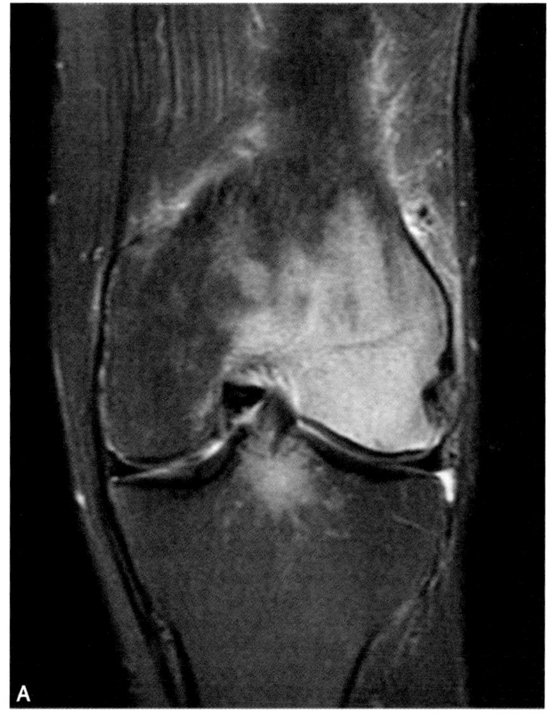
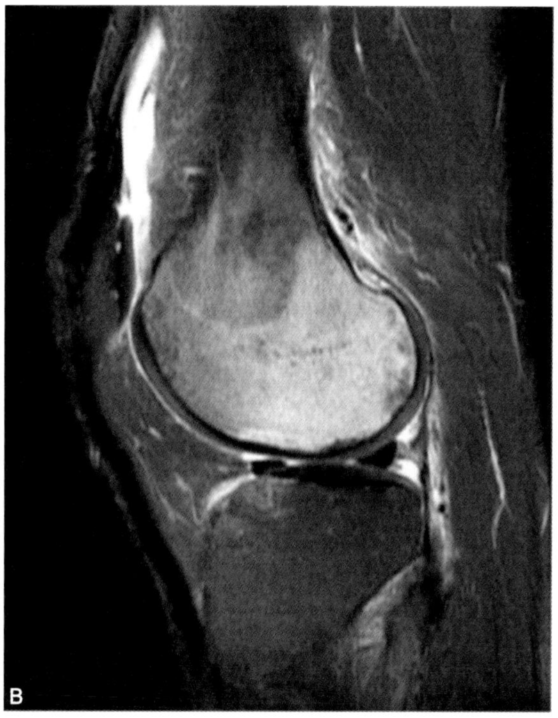

图 6.18　痛性骨髓水肿综合征患者膝关节 MRI。患者为中年女性，突发膝关节疼痛。冠状位（A）和矢状位（B）T_2 脂肪抑制序列显示股骨内侧髁大片高信号。患者膝关节疼痛于 6 个月后完全缓解。这是一例典型的痛性骨髓水肿综合征。

镶边征。本病具有自限性，甚至可完全消退，骨质疏松期间可能发生关节下病理性骨折，多见于中年男性，但也可见于女性患者，特别是在妊娠晚期或产后早期。与之情况类似的是发生在膝关节的痛性骨髓综合征(图 61.18A、B)，最常见于股骨内侧髁，但也可呈横向发展或位于邻近关节的胫骨近端。减少负重负荷有助于预防由此导致的不全性骨折。据报道，痛性骨髓水肿也可发生于髋关节、膝关节、锁骨远端和踝关节。随着时间的推移，可发生于不同部位或同时累及多个部位，即所谓的区域性迁移性骨质疏松症。与髋关节一过性骨质疏松一样，皆为自限性病程，在治疗上只需要简单的镇痛治疗和减少承重负荷即可。

推荐阅读

Helms CA, Hattner RS, Vogler JB, 3rd. Osteoid osteoma: radionuclide diagnosis. *Radiology* 1984;151:779–784.

Korompilias AV, Karantanas AH, Lykissas MG, Beris AE. Bone marrow edema syndrome. *Skeletal Radiol* 2009;38:425–436.

Mankin HJ. Nontraumatic necrosis of bone (osteonecrosis). *N Engl J Med* 1992;326:1473–1479.

Marcove RC, Heelan RT, Huvos AG, Healey J, Lindeque BG. Osteoid osteoma. Diagnosis, localization, and treatment. *Clin Orthop Relat Res* 1991;(267):197–201.

Mitchell DG, Kressel HY, Arger PH, Dalinka M, Spritzer CE, Steinberg ME. Avascular necrosis of the femoral head: morphologic assessment by MR imaging, with CT correlation. *Radiology* 1986;161:739–742.

Takatori Y, Kokubo T, Ninomiya S, Nakamura T, Okutsu I, Kamogawa M. Transient osteoporosis of the hip. Magnetic resonance imaging. *Clin Orthop Relat Res* 1991;271:190–194.

（张勇　黄杰　左后东）

第 62 章 ■ 膝关节磁共振成像

技术
半月板
交叉韧带
侧副韧带
髌骨
骨异常
滑囊

膝关节 MR 成像已是常规检查项目。这是因为其在描述关节损伤以及矫形外科医师行关节镜后续治疗的引导方面具有极高准确性。虽然 MR 也有很高的阴性预测值;然而,一个标准的膝关节 MR 检查在排除关节内有无损伤有很高的准确性。

技　术

正确选择成像序列在提高诊断准确率方面非常重要。如果选择了正确的序列,准确性可高达 90%~95%。矢状位 T_1WI(或质子密度)序列对于检查半月板是必须的,一般要求 4~5mm 层厚,256×192 矩阵。膝关节应使用专用线圈,并向外旋转 5°~10°(不应该超过 10°)使前交叉韧带在水平面成像。T_2 快速自旋回波(FSE,也称为 turbo spin echo)或者 T_2^* GRASS(稳态梯度重聚焦采集或者快速梯度回波)矢状成像主要用于检查交叉韧带或软骨。

FSE 序列对于检查半月板作用有限。即使是短回波的快速质子密度成像,其图像也会过于模糊而不能准确描绘半月板的撕裂情况。常用的自旋回波成像对于半月板撕裂伤有 90%~95%的敏感性;而对于半月板撕裂,FSE 质子密度序列在许多文献中被提到有 80%的敏感性。

冠状位成像对侧副韧带及软骨损伤有一定价值,及寻找半月板囊性分离物。这常在 T_2WI 可见到改变。冠状 T_1WI 无须检查,对诊断帮助很小,同样不能见于矢状影像或 T_2 或 T_2^* 冠状成像(冠状位 T_1WI 不能等同于矢状位的 T_2WI)。对于矢状位不能鉴别的半月板撕裂伤,冠状位 T_1WI 作用不大。在冠状位图上很少看到孤立的线性撕裂,因此,冠状半月板敏感序列通常是不必要的。

轴位图像用于观察髌软骨,鉴别关节腔内积液,及再次检查交叉韧带和侧副韧带。T_2WI 冠状位成像应作为例行检查,以避免漏诊。

半　月　板

正常的半月板是纤维软骨结构,近似 C 形,于 T_1WI 和 T_2WI 图像上都是均匀的低信号。在抑制脂肪的 T_1WI 或质子序列(图 62.1)上,半月板很容易观察。在 T_2^* 序列,半月板通常会显示为特异性的信号。在 T_1WI,半月板内的各种信号都是异常的,但在儿童,T_1WI 上半月板内的异常信号有时候代表血管。

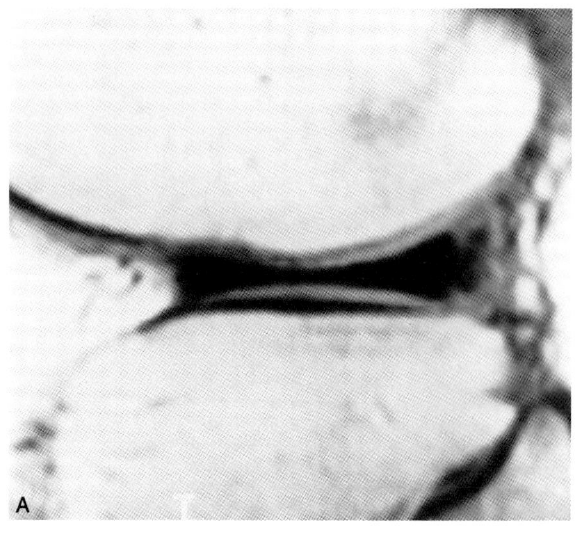

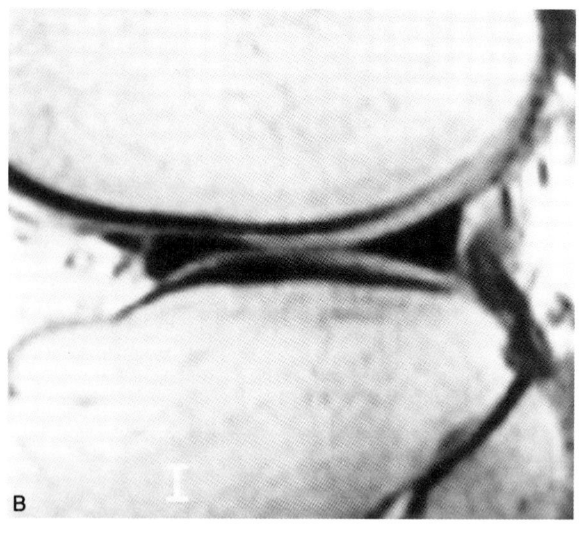

图 62.1　正常的半月板结构。A. 正常外侧半月板在矢状 T_1WI 呈均匀的低信号。通过半月板体部的断面,像一个蝴蝶结样结构。4~5mm 层厚,每个半月板的前后角均可显示。B. 在相同层面的矢状位 T_1WI 序列,正常外侧半月板的前角和后角均呈均匀的低信号。

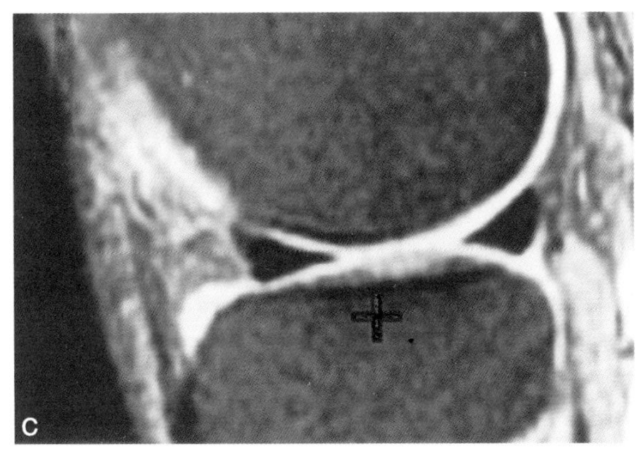

图 62.1(续) C. 矢状位质子加权成像通过抑制脂肪将半月板显示更佳。

半月板变性由纤维软骨的黏液样变而引起，它的特征性信号改变是不通过关节面(图 62.2)。它最可能由于老化和正常的磨损而引起，不一定有临床症状，且在临床上或通过关节镜检查不能被诊断。影像学检查定性就更加困难。

半月板撕裂。当关节面的上方或下方出现高信号，就可诊断为半月板撕裂。半月板撕裂有多种不同的形态和位置；一斜形的撕裂延伸到内侧半月板后(角)脚的下表面是最常见的类型(图 62.3)。半月板径向撕裂相当普遍。这个撕裂沿平面发生，垂直于该半月板的长轴，并涉及至少半月板的内自由边缘部分；如果大径向撕裂可跨越半月板的整个宽度。其在 MR 上的外观取决于撕裂相对于成像平面的位置。如果撕裂涉及半月板的体部，矢状面图像显示出了裂隙(图 62.4A)，而冠状图像上相同的撕裂显示为截短的半月板(图 62.4B)。

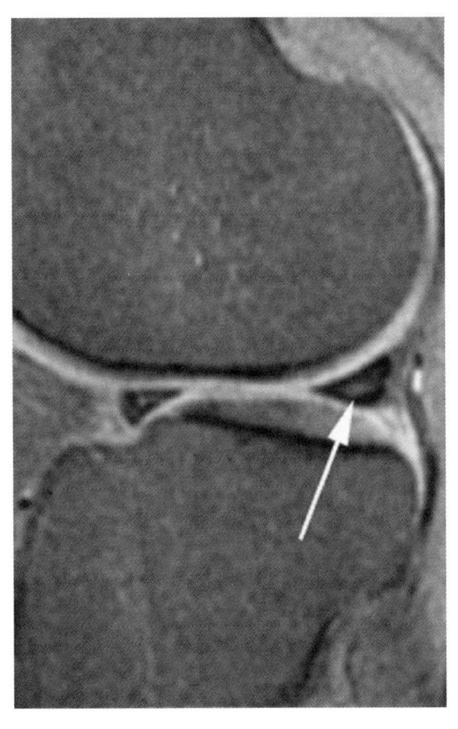

图 62.2 半月板变性。半月板后角线样等信号(箭)即半月板的变性。

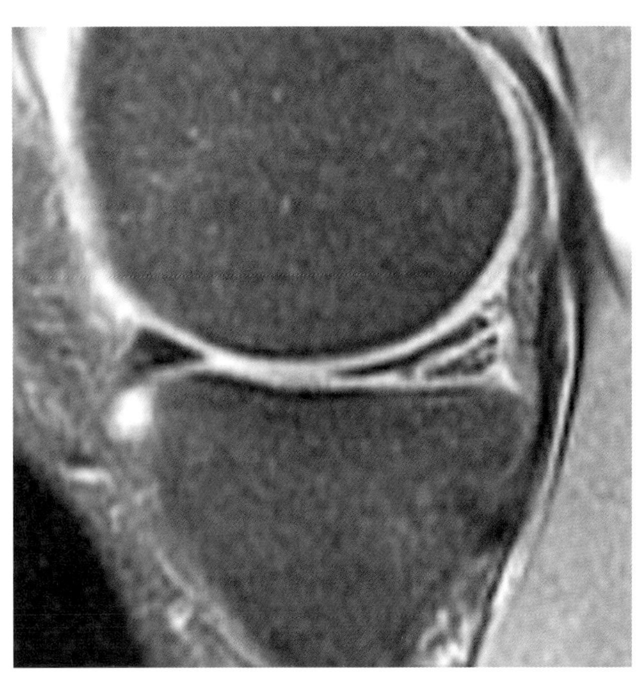

图 62.3 半月板撕裂。矢状位 T_1WI 显示半月板的后角内线状异常信号并达到关节面。

当前交叉韧带撕裂时显著降低了 MR 对半月板撕裂诊断的敏感性，外侧半月板后角的撕裂常被忽略。这些常被忽略的撕裂发生于半月板的外周及外侧半月板后角。因此，在前交叉韧带损伤的患者中，应特别注意外侧半月板后角的观察。

桶柄状撕裂。另外一种十分常见的半月板撕裂是桶柄状撕裂。这是一种垂直纵向的撕裂，能导致半月板的内侧游离缘向髁间窝移位(图 62.5)。通过观察矢状面图像，最容易识别的是只有一个图像具有半月板体部的蝴蝶结外观(图 62.6)。正常情况下，由于正常半月板的宽度为 9~12mm，矢状面图像的厚度为 4~5mm，可以看到两个相邻的蝴蝶结状矢状面图像。在冠状影像上，一桶柄状撕裂可能使半月板显得缩短；然而，这种撕裂的半月板常常发生改变，且横断面不能被识别。移位的半月板内侧缘(桶的“把手”)常常在矢状面或冠状面的髁间窝可见(图 62.7A、B)。

盘状半月板是一巨大的有多种不同形状的半月板：透镜

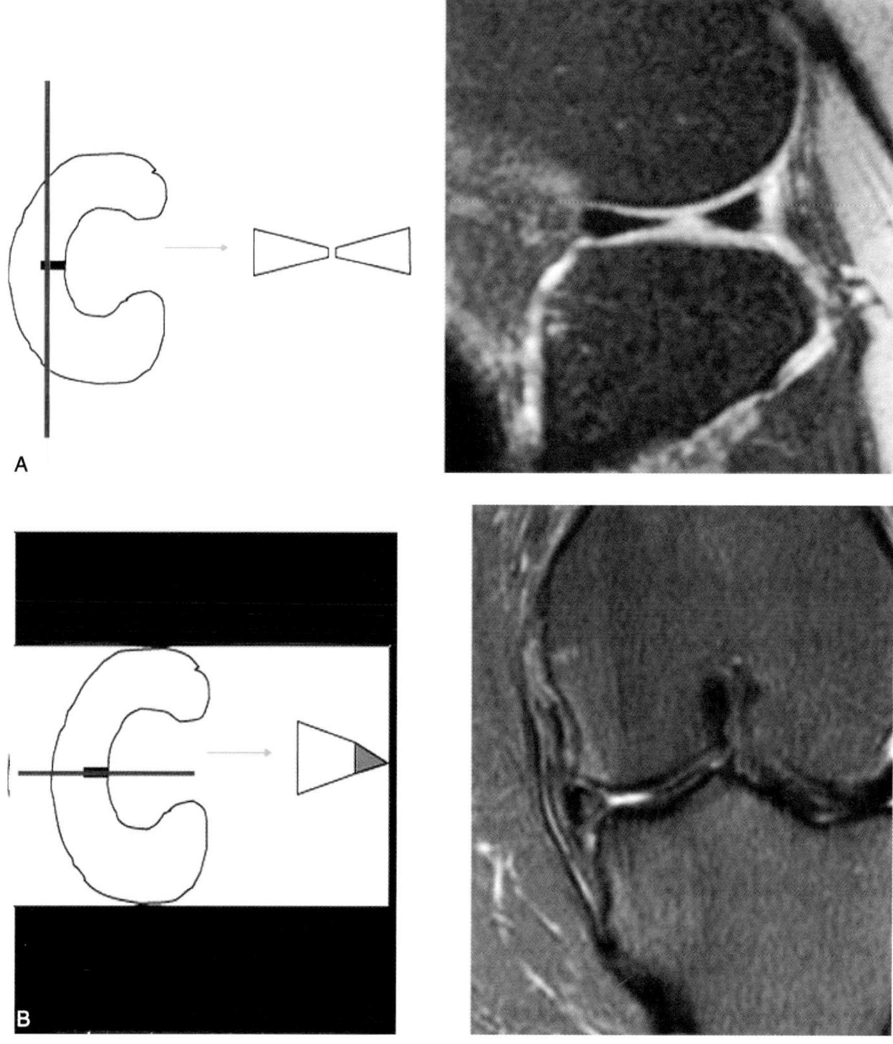

图62.4　径向撕裂。A.矢状图像中的径向撕裂图。撕裂处被描绘成蝴蝶结的裂缝。B.冠状图像的径向撕裂图。撕裂处描绘为截断三角形。

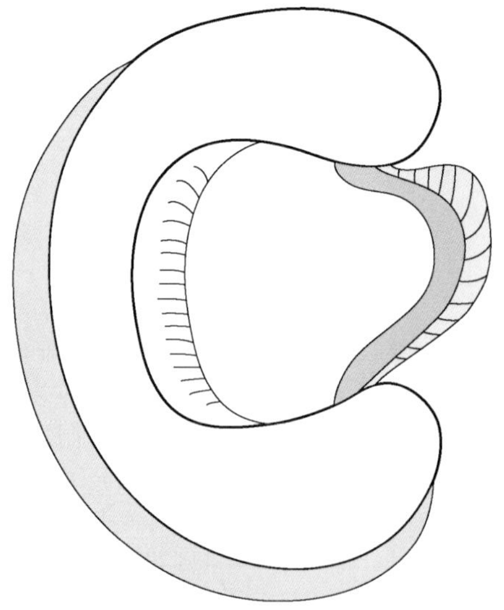

图62.5　桶柄样撕裂。该图显示一桶柄样撕裂，有半月板撕裂游离缘像桶柄一样的移位。

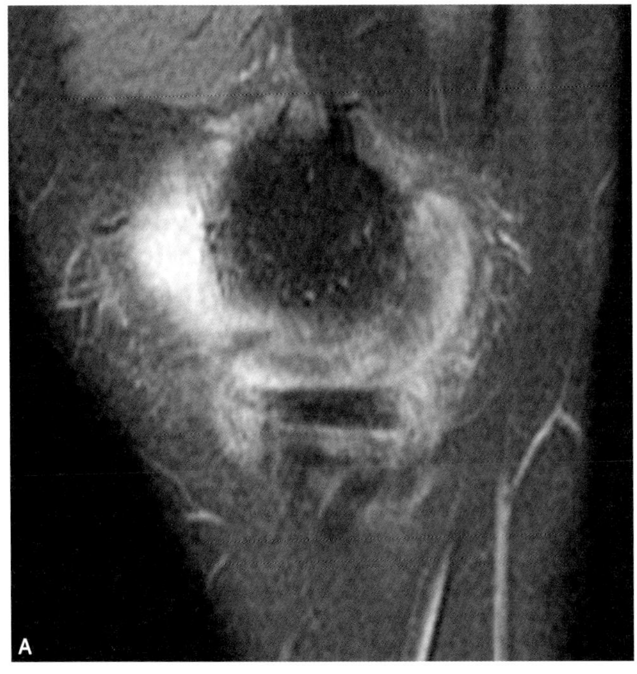

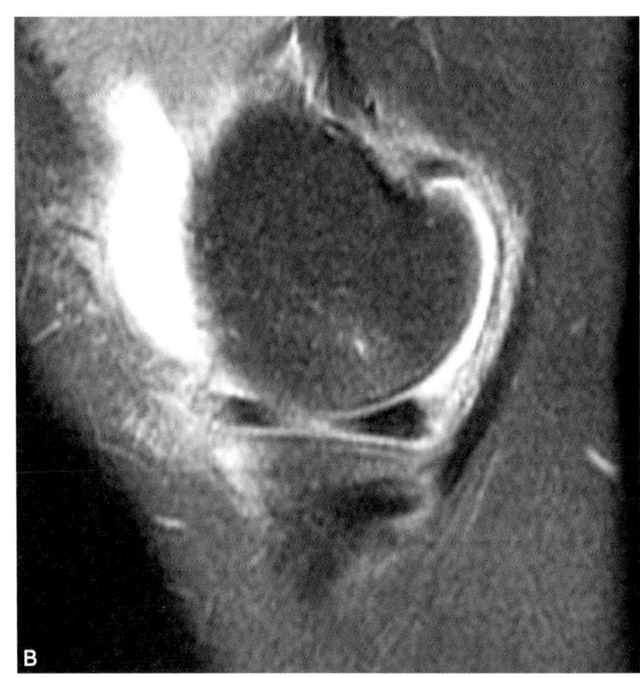

图 62.6　桶柄样撕裂。通过内侧半月板中分的矢状 T_1WI 显示一领结样，提示半月板体部（A），而在相邻图像（B）则显示似乎正常的前角和后角。然而，只要有 2 个连续的矢状影像有领结样结构，即提示一桶柄样撕裂。

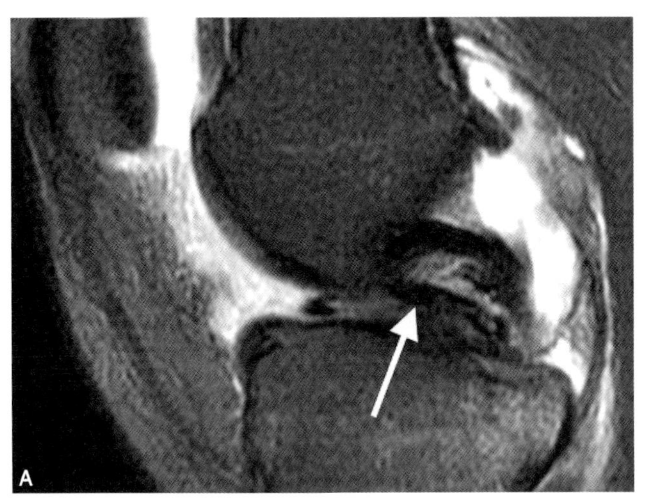

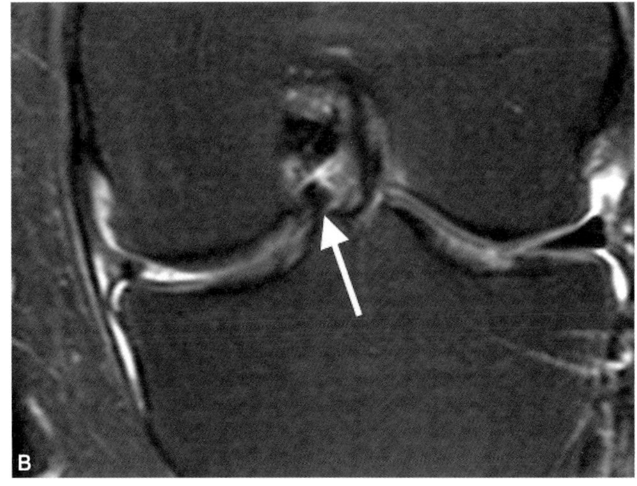

图 62.7　桶柄样撕裂中的位移碎片。A. 通过髁间凹陷的矢状脂肪抑制 T_2 加权像，患有桶柄样撕裂的患者显示移位的自由碎片或手柄（箭）仅在后交叉韧带下方，有时被称为“双 PCL 征”。B. 在另一名患有桶柄样撕裂的患者中，冠状脂肪抑制的 T_2 加权图像显示髁间隙（箭）中的碎片影。

样形状、楔形、扁平形及其他形状。其病因是先天性或获得性的尚不清楚，但是大多数都发生在儿童和青年。患病率大约 3%，盘状半月板变得越来越少见。盘状半月板被认为比正常半月板更容易撕裂，即使不被撕裂，也会有症状。虽然它们在冠状图像上很容易通过观察半月板组织延伸到胫骨髁间窝来识别（图 62.8），但它们最可靠的诊断还是根据观察到超过 2 个连续的矢状图像显示蝴蝶结外观的半月板（图 62.9）。

半月板囊肿。半月板囊肿的患病率约 5%，甚至在半月板没有撕裂的情况下也可引起疼痛。病因学目前并不清楚，但是它们更常发生于盘状半月板。如果半月板没有撕裂，有些外科医师使用的外科手术方法是经皮减压及填充；反之，如果半月板撕裂伴囊肿，其手术方法就是关节腔内的。因此，半月板撕裂的正确诊断非常关键。囊肿在 T_2WI 图像没有水信号似的高信号（图 62.10），这会误导许多放射科医师，而忽视了囊肿的存在。半月板囊肿会使半月板扩大，并有肿胀的表现，除非通过半月板撕裂减压填入软组织（称为半月板旁囊肿）或关节缝隙。减压进入关节旁囊肿并不提示半月板撕裂。半月板撕裂如同它的定义一样，必须累及关节面。

横韧带。外侧半月板通常在靠近其前角上缘处出现一撕裂伤，这是由于横韧带插入而造成的假撕裂伤（图 62.11）。横韧带沿着 Hoffa 脂肪垫内侧穿过膝部，插入内侧半月板的前角，这一特征可以很容易地将其与真正的撕裂区分开来。

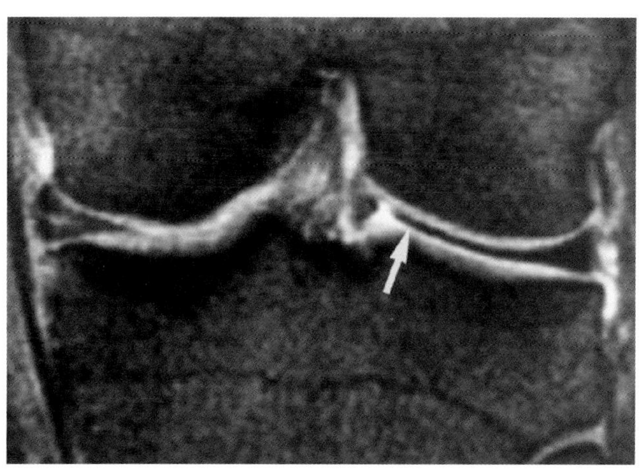

图 62.8 盘状半月板。通过髁间窝的冠状梯度重复获得的稳态图像系显示，一大的盘状半月板伴半月板组织延伸进入髁间窝（箭）。

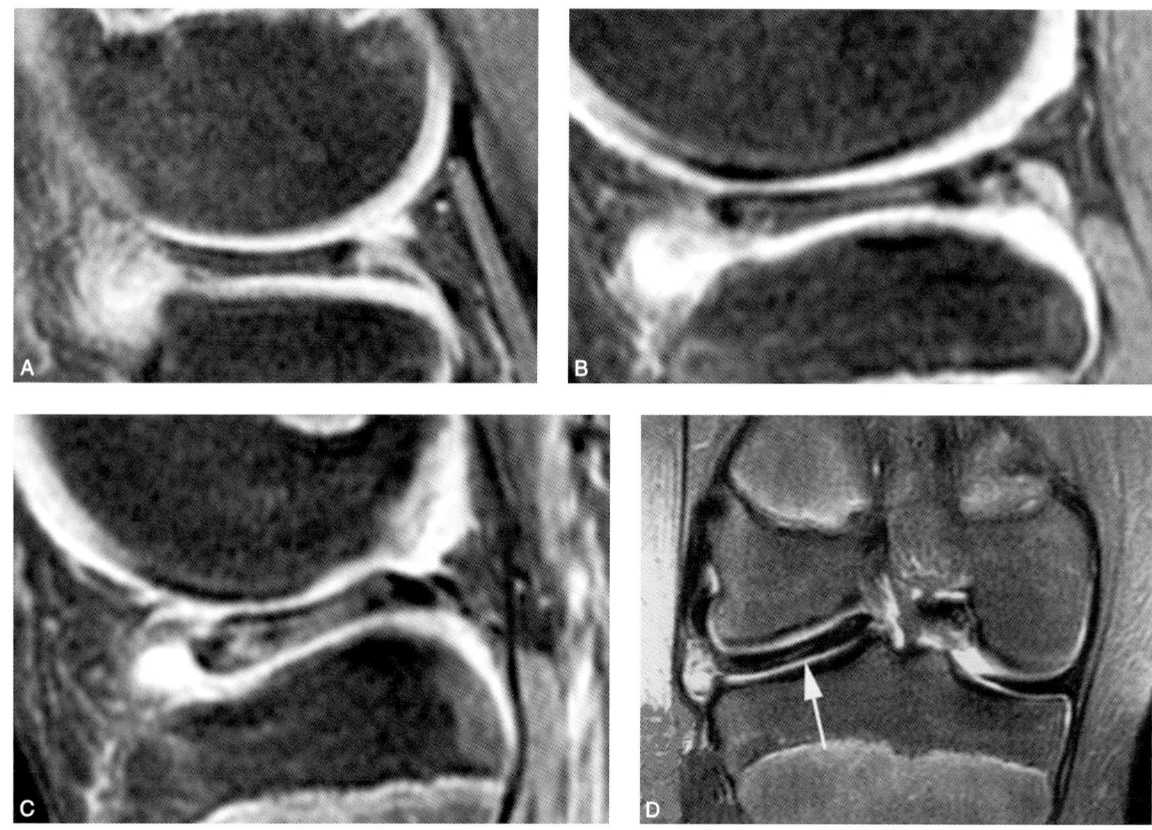

图 62.9 外侧盘状半月板。通过外侧半月板连续三个 4mm 厚的质子密度图像，从最外侧（A）开始并向内侧延伸（B、C），每个都显示半月板具有领结样结构。由于只有两个图像应该具有领结样形状，指示半月板的体部，这是诊断盘状横向半月板的关键。D. 冠状 T_2 加权图像显示盘状外侧半月板（箭）远大于内侧半月板并延伸到髁间窝。

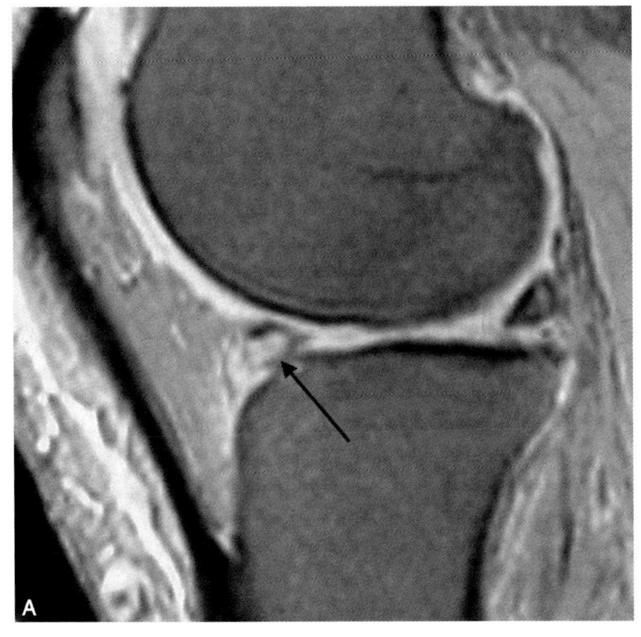

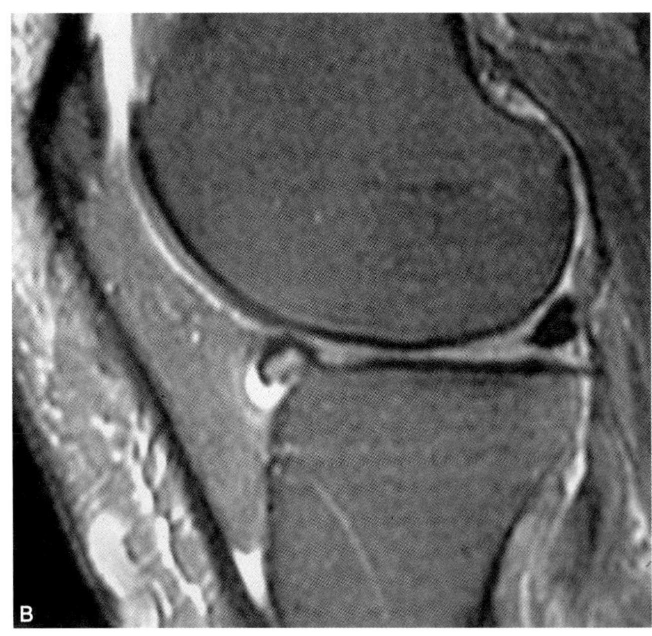

图 62.10 半月板囊肿。通过内侧半月板的矢状质子密度加权图像(A)显示一肿胀的前角内的高信号(箭)。T_2WI(B)显示在半月板周边类似于液体的高信号,而半月板外信号是中等的。

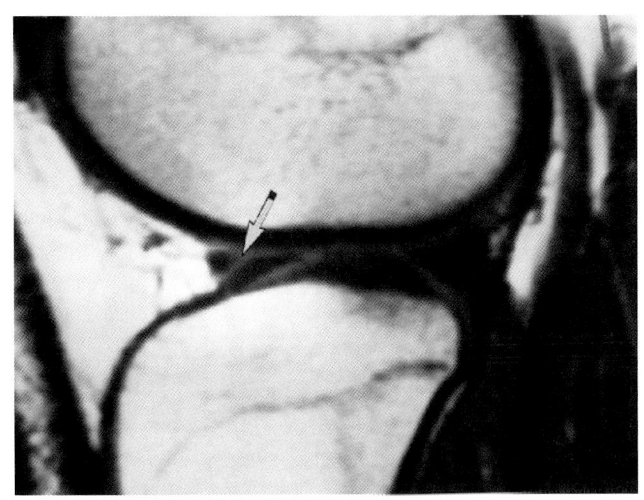

图 62.11 横韧带的假撕裂。通过外侧半月板矢状 T_1WI 显示通过前角上部(箭)的线样高信号,类似一撕裂。这是横韧带连接半月板处。

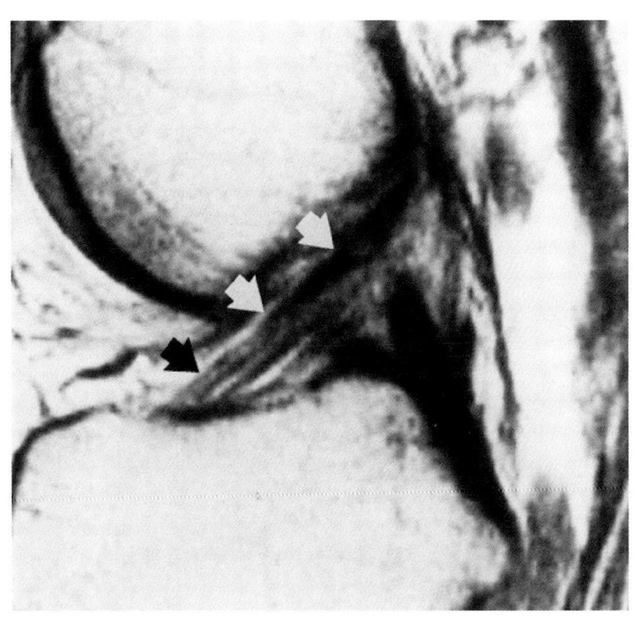

图 62.12 正常前交叉韧带(ACL)。通过髁间窝的矢状 T_1WI 显示前交叉韧带的正常外形(箭)。

交叉韧带

前交叉韧带。正常的前交叉韧带在髁间窝内呈线样,在 T_1WI 呈低信号;当观察矢状图像时,它在其插入内侧靠近胫骨髁间棘处常常显示为线样条纹(图 62.12)。当撕裂时,前交叉韧带常是完全不可见的,尽管偶尔能看见存在的破裂处(图 62.13)。T_2WI 图像是诊断前交叉韧带撕裂高准确率的保障,因为在 T_1WI 上,积液和积血可能混淆而漏诊。前交叉韧带的部分撕裂或扭伤显示为高信号。MR 在诊断前交叉韧带撕裂方面具有高度的准确性,据文献报道敏感性达到 100%。

后交叉韧带。正常的后交叉韧带(PCL)呈稍微弯曲的、均一的低信号(图 62.14),它不常撕裂并很少被外科医师修补。当其撕裂时,它呈现弥漫的中等信号(图 62.15)。这种信号的增强常常不会在 T_2WI 变得很高,因此常被忽略。当其撕裂时,由于其几乎不会影响关节的稳定性,大多数外科矫形医师在关节镜检查时至没有检查 PCL,也没有在单独撕裂时修复 PCL。

半月板股骨韧带。一低信号,圆形结构常仅在后交叉韧带之前或之后可见,在矢状图可见。一半月板撕裂的游离体或游离碎片可能出现这种表现(图 62.16),但它最常由半月板股骨韧带造成,其从股骨内髁到外侧半月板后角斜形地穿过膝部。如果半月板股骨韧带在后交叉韧带前面通过,称为 Humphrey

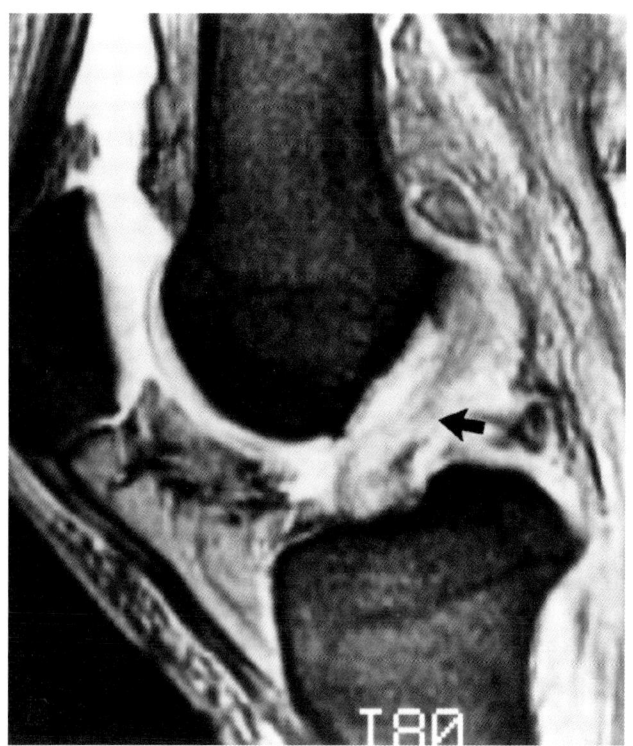

图 62.13 前交叉韧带撕裂(ACL)。通过髁间缺口的矢状 T_2 加权图像显示 ACL 的纤维在中央受到破坏(箭)。这是撕裂的 ACL 的常见 MR 外观。

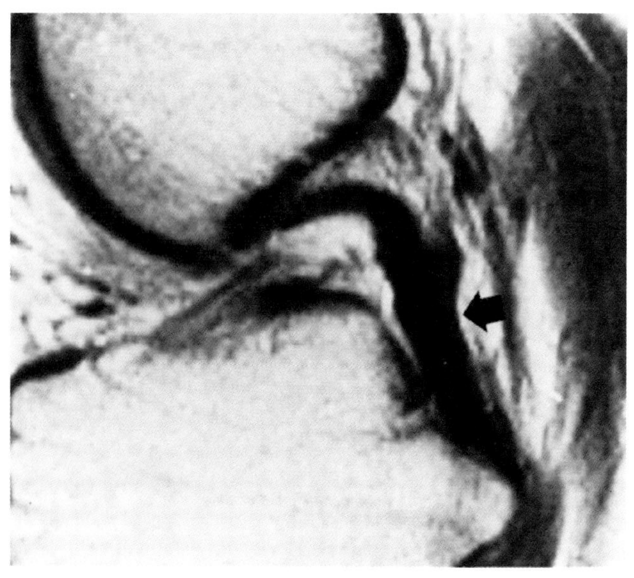

图 62.14 正常的后交叉韧带(PCL)。通过髁间窝的矢状 T_1WI 显示正常后交叉韧带的形状,带有其特征性的均一低信号(箭)。

韧带;如果在后交叉韧带后面通过,称为 Wrisberg 韧带(图 62.17)。这两种韧带的其中之一在所有膝关节中的出现达 72%。

Humphrey 韧带或 Wrisberg 韧带插入外侧半月板能形成一假撕裂,类似于由横韧带在外侧半月板前角所导致的(图 62.18)。既往诊断的外侧半月板后角上份的撕裂,必须仔细寻找半月板股骨韧带以确定它不是由该韧带插入导致的假撕裂。

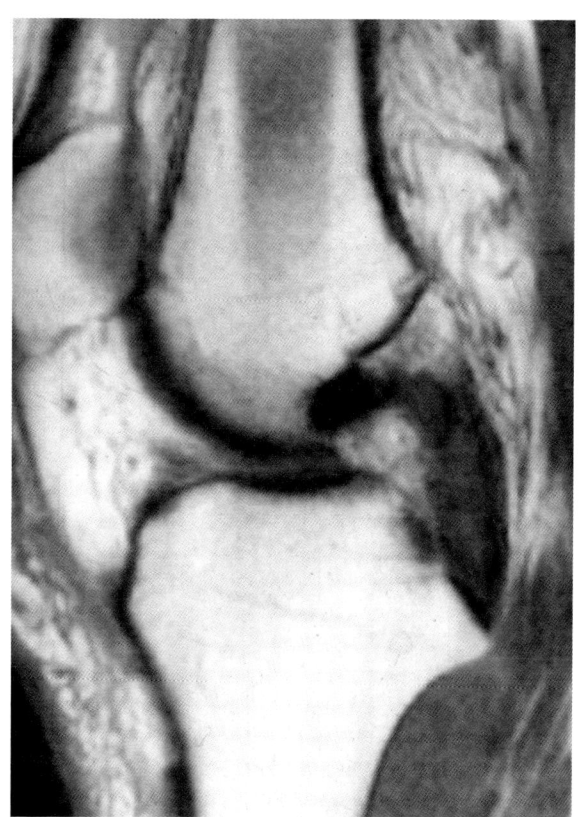

图 62.15 后交叉韧带撕裂(PCL)。穿过髁间缺口的矢状面显示 PCL 整个区域均具有弥散的中间信号,并且比正常情况厚。这是 PCL 撕裂的典型现象。

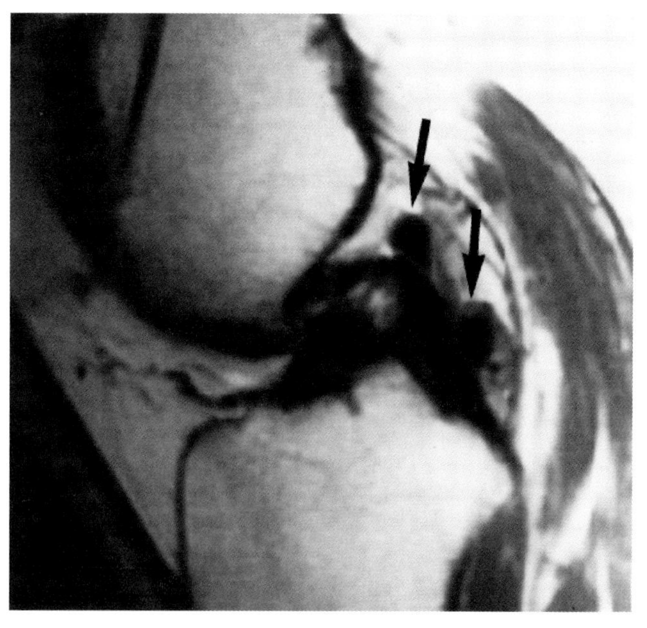

图 62.16 半月板撕裂的游离碎片。通过半月板撕裂患者髁间窝的矢状 T_1WI 显示 2 个圆形的低信号结构(箭),这是半月板组织的游离碎片。Wrisberg 半月板股骨韧带具有这些游离体的表现。

同样的,既往诊断的后交叉韧带前面或后面的游离体,必须沿着后交叉韧带穿过外侧半月板以确定它是否为半月板股骨韧带。

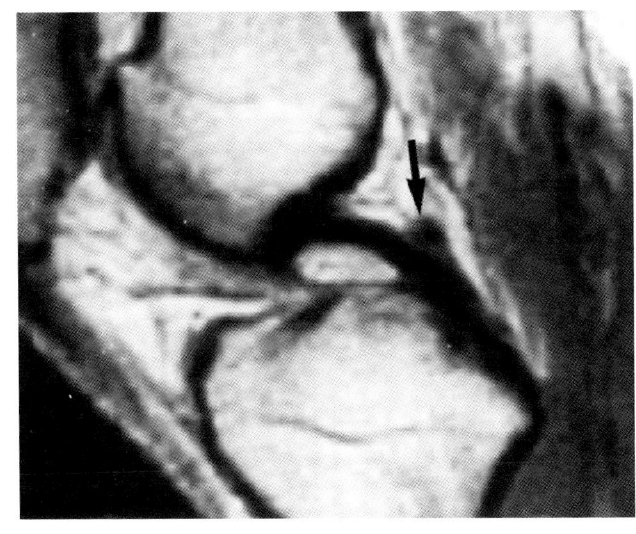

图 62.17　Wrisberg 韧带。通过髁间窝的矢状 T_1WI 显示后交叉韧带之后的一环形低信号结构，即 Wrisberg 半月板股骨韧带（箭）。

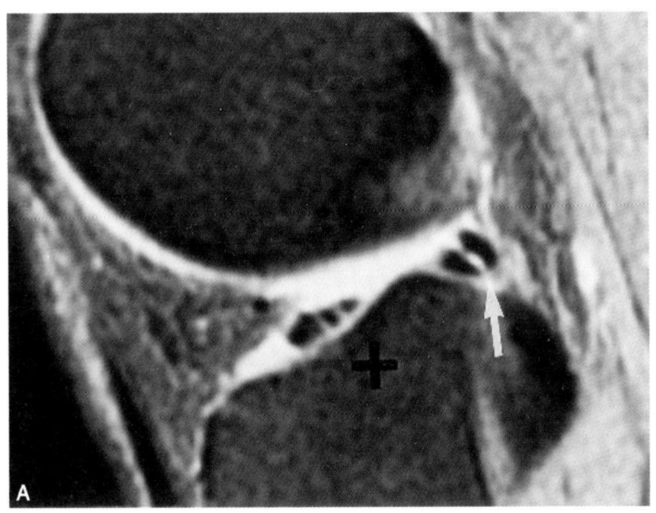

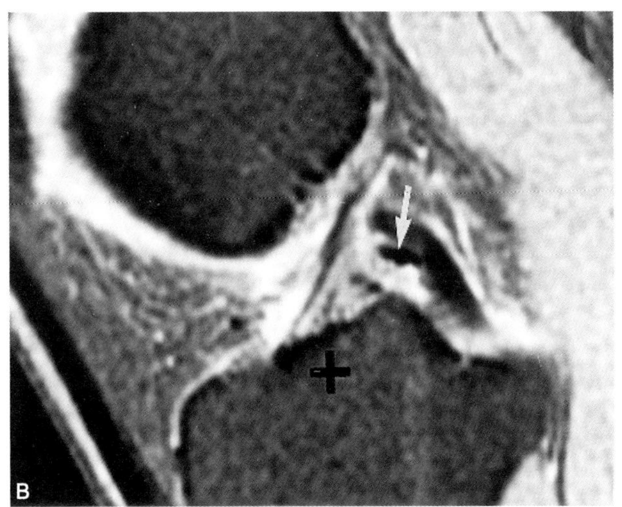

图 62.18　Humphrey 韧带插入的假撕裂。A. 一通过外侧半月板的矢状质子密度脂肪抑制图像显示一后角的明显撕裂（箭）（在外侧半月板前角有斑点状的现象是一常见的正常变异，不要与半月板撕裂混淆）。B. 在通过髁间棘的图像上，可以看到 Humphrey 韧带（箭）位于后交叉韧带（PCL）的前面。在相邻图像上，可以观察到 Humphrey 韧带的位置，从 PCL 的前面到外侧半月板的后角。

侧副韧带

内侧副韧带。内侧副韧带（MCL）起于股骨内髁，止于胫骨。它紧密连接关节和内侧关节囊及内侧半月板。内侧副韧带在 T_1 和 T_2 或 $T_2{}^*$ 序列是均匀的低信号。内侧副韧带损伤通常是发生于膝部外侧部的外翻压力（例如踢足球时的“铲球”损伤）。1 级损伤指的是轻微扭伤，在 MR 上通过内侧副韧带内侧软组织存在积液或积血而诊断，内侧副韧带的其余部分是正常的。2 级损伤是指韧带部分撕裂。在 T_2 或 $T_2{}^*$ 序列内侧副韧带内及其周围可见高信号。该韧带是完整的，尽管纤维内部或表面可能显示微小的断裂（图 62.19）。3 级损伤是内侧副韧带的完全断裂。在 T_2 或 $T_2{}^*$ 图像上最好识别（图 62.20）。

半月板囊样分离发生在内侧半月板从其附着的关节囊撕裂时。这最常发生在内侧副韧带的位置，并常伴有内侧副韧带损伤的发生。在 T_2 或 $T_2{}^*$ 图像通过观察关节液延伸到内侧半月板和关节囊之间可很容易辨认（图 62.21）。当 T_1WI 不能发现半月板和关节囊之间的液体时，使用 T_2 或 $T_2{}^*$ 序列是必需的。

外侧副韧带。外侧副韧带（LCL）由 3 部分组成。最靠后的结构是股二头肌肌腱，附着在腓骨小头。之后，在肱二头肌之前是“真正”的外侧副韧带，也称之为腓侧副韧带，从股骨外髁延伸到腓骨小头。股二头肌和腓侧副韧带常连接并以一连接的形式附着在腓骨小头。外侧副韧带之前是髂胫带，在更前面延伸到筋膜内并在髌骨融合到外侧韧带。外侧副韧带撕裂与内侧副韧带相比很少见，但是这种撕裂如果存在不稳定性则需要外科手术。外侧副韧带撕裂在冠状图像上作为韧带纤维的断裂而可见（图 62.22）。

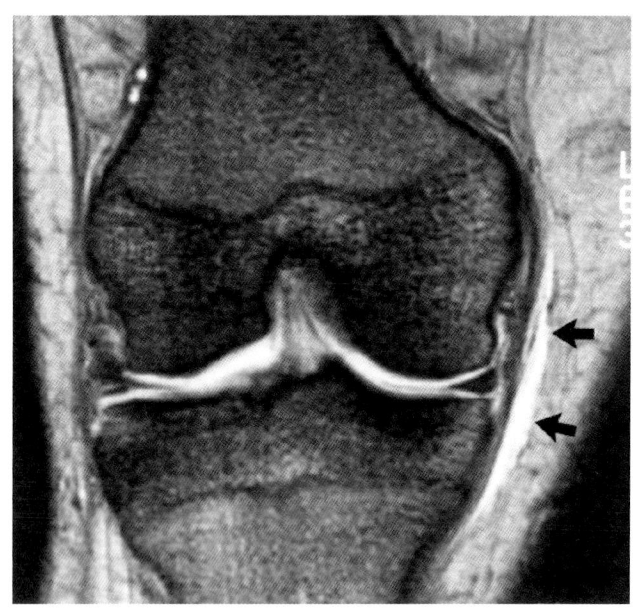

图 62.19　内侧副韧带(MCL)部分撕裂 1 级。稳态梯度重聚焦采集冠状图像显示邻近内侧副韧带(MCL)的高信号(箭)，代表部分撕裂或扭伤的内侧副韧带的水肿或出血。内侧副韧带明显是完整的;因此,完全性撕裂很容易被排除。

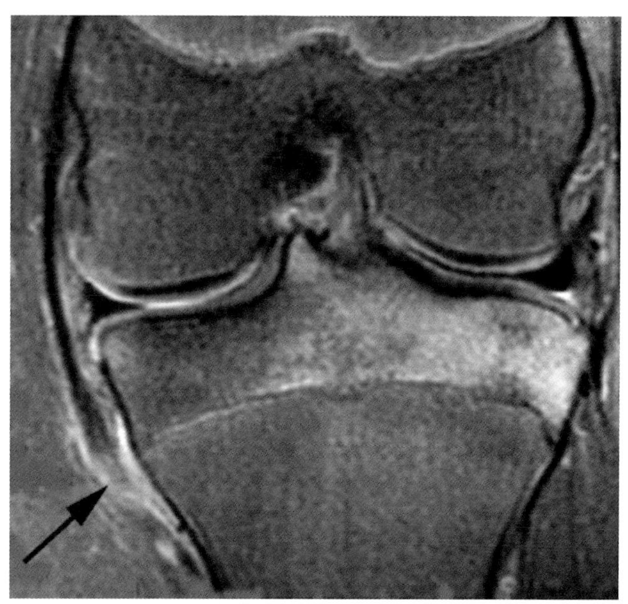

图 62.20　内侧副韧带撕裂。冠状 T_2WI 图像显示内侧副韧带远端撕裂(箭)。

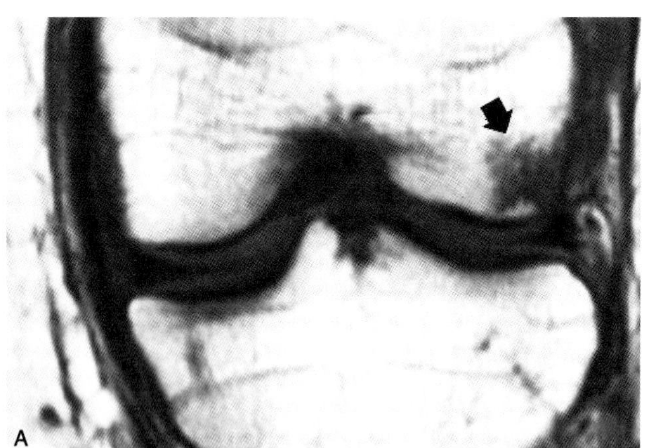

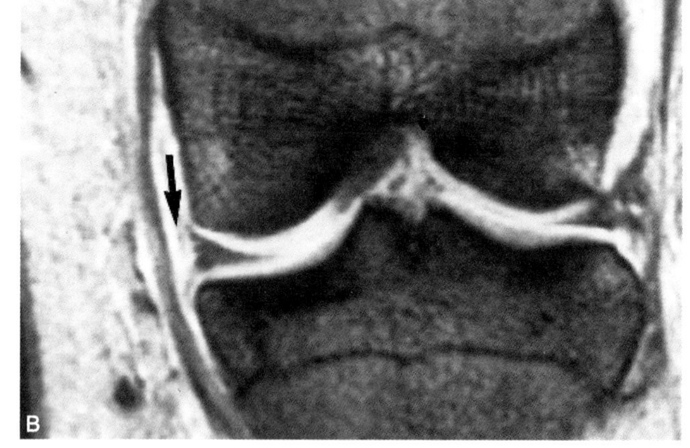

图 62.21　半月板囊样分离。A. T_1WI 冠状图像显示一股骨外髁挫伤(箭),提示一外翻紧张,常伴随内侧副韧带(MCL)撕裂。内侧副韧带在这些图像上看起来是正常的;然而,在靠近内侧副韧带的软组织内的线样低信号提示积液。这提示内侧副韧带的部分撕裂或扭伤。B. 在同一膝部的稳态梯度重聚焦采集冠状图像显示内侧半月板及内侧副韧带(箭)之间的液体,是半月板囊样分离的诊断特征。在内侧副韧带内及其邻近处的稍高信号提示一部分撕裂。冠状面的 T_2 或 T_2* 序列对于看见这些异常是非常必要的。

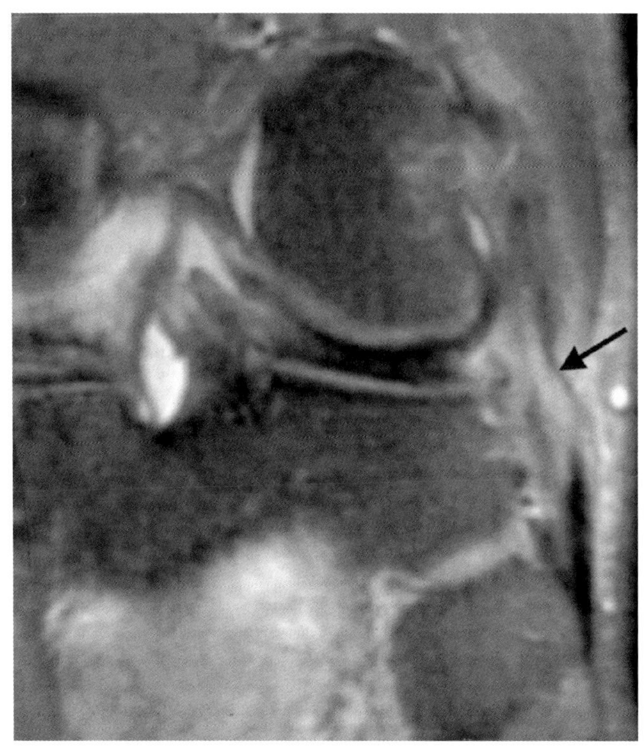

图 62.22　外侧副韧带撕裂。脂肪抑制的冠状快速自旋回波 T_2WI 显示外侧副韧带的撕裂（腓侧副韧带）（箭）。正常的韧带是股骨和腓骨之间的一低信号结构。

髌　　骨

髌骨软化。髌骨软骨常常发生退化，导致疼痛及压痛，称为髌骨软化。这可在矢状图像上诊断，但是在轴向图像上更容易识别。由于透明关节软骨在 T_1WI 序列是与关节液相同的信号强度，在大多数病例，T_2 或 $T_2{}^*$ 序列对于诊断髌骨软化是必需的。

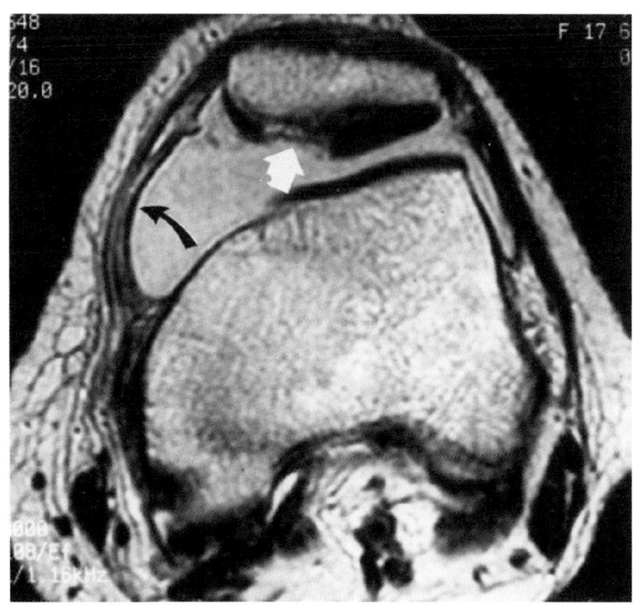

图 62.23　髌骨的软骨缺损。通过髌骨的轴向快速自旋回波 T_2WI 显示在髌骨脱位患者的髌骨顶点和内侧面（白箭）的软骨缺损。注意穿过中间支持带（弯箭）的高信号，这是髌骨脱位后的一种常见表现。

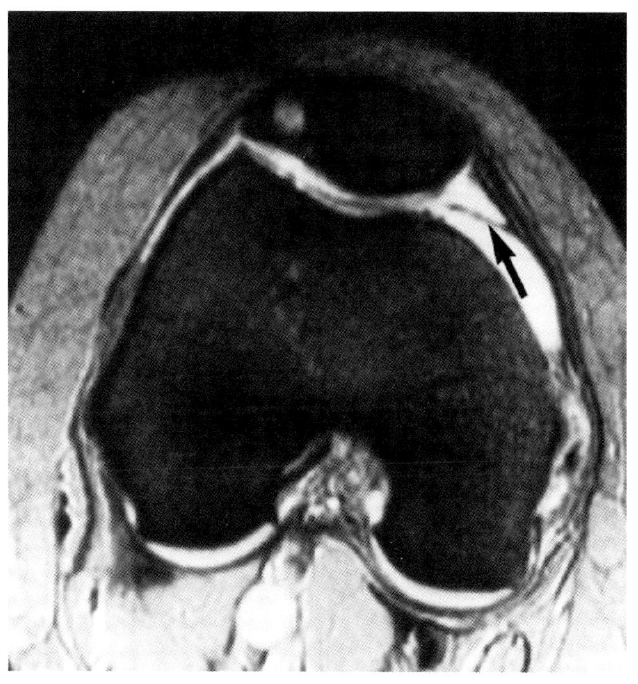

图 62.24　髌骨皱襞。一通过髌骨的稳态梯度重聚焦采集轴向图像显示一从关节囊中间向髌骨内侧面延伸的低信号线样结构。这是一内侧的髌骨皱襞，不是异常增厚。没有关节渗出液或 T_2WI，该皱襞不能显影。

髌骨软化开始是软骨的局灶性肿胀和退化。这在软骨作为低信号或高信号局灶性病变可见。它的进展导致软骨关节面变薄和形态不规则；最终，软骨下的骨质暴露出来。该终末期更常发生于创伤。髌骨软骨缺损的一常见原因是髌骨的脱位，髌骨撞击股骨外髁并取代部分髌骨关节软骨（图 62.23）。股骨外髁在髌骨脱位后常有挫伤。

髌骨皱襞。内侧髌骨皱襞，约半数以上的正常人可见。这是一胚胎期的残留，那时膝部划分为 3 部分。这是一从内侧关节囊延伸到髌骨内侧面的细纤维带（图 62.24）。髌上及髌下皱襞也存在。内侧髌骨皱襞在少数病例中可增厚，并导致很难与半月板撕裂鉴别的临床症状；这曾称为“滑膜皱襞综合征”。异常皱襞在关节内镜很容易被切除。

骨 异 常

挫伤。MR 上最常见的骨异常是挫伤。挫伤表示外伤导致的微小骨折，也称为骨挫伤。在 T_1WI 上作为关节下区不均质的低信号而很容易识别。T_2 加权，挫伤几周后会显示信号强度增加，取决于其严重程度（图 62.25）。$T_2{}^*$ 图像的增强信号显影会很困难，是因为 $T_2{}^*$ 图像看到的是骨磁敏感性伪影。挫伤如果没有减压治疗，会进展为剥脱性骨软骨炎；因此，不伴随其他关节内伤的孤立的骨挫伤，是需要保护的严重损伤。

骨挫伤好发于外侧胫骨平台的后部（图 62.26）。它常常伴随有前交叉韧带撕裂。急性前交叉韧带撕裂有超过 90% 的病例伴随此种类型的挫伤。

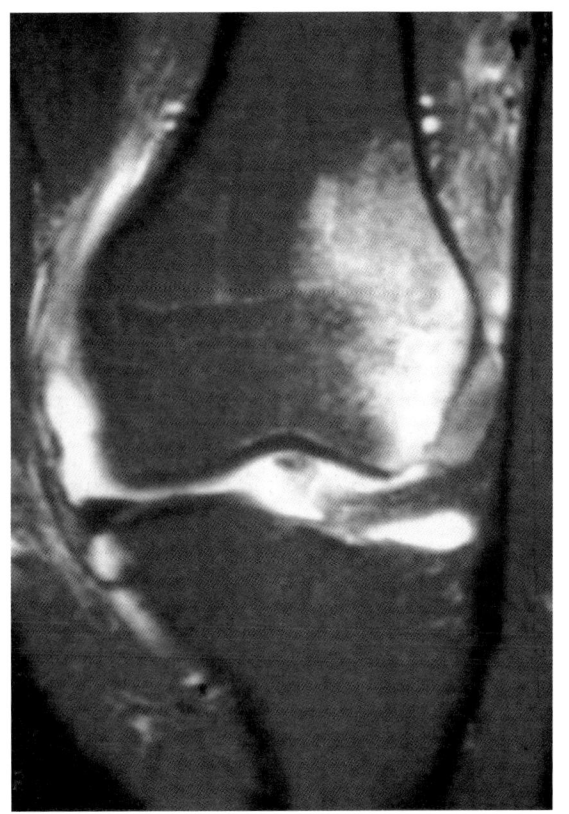

图 62.25　挫伤。一冠状脂肪抑制的快速自旋回波 T_2WI 显示股骨外髁的局灶性高信号，是严重骨扭伤的典型表现。伴有髌骨脱位。

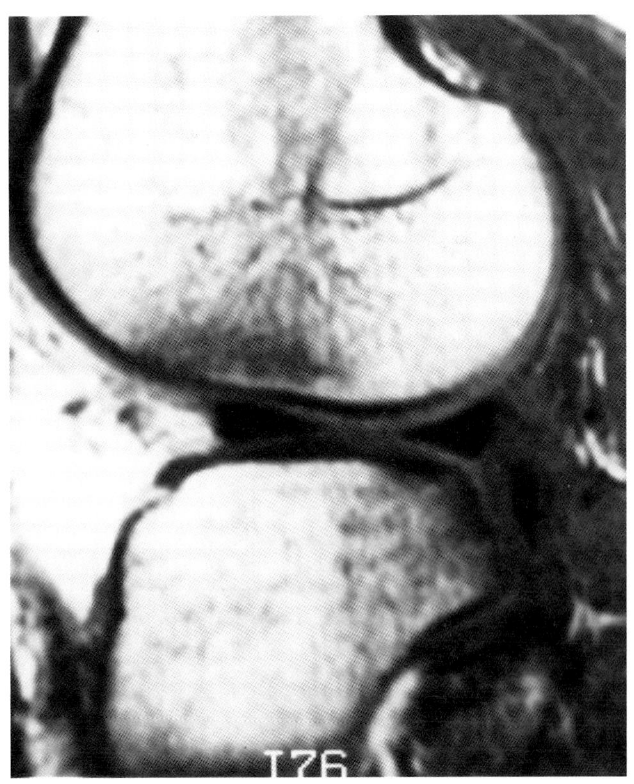

图 62.26　挫伤。通过侧板的矢状 T_1WI 显示不规则的低信号，在胫骨平台后关节面下和股骨外髁的前部。这些表现是骨挫伤的特征。后外侧胫骨平台和股骨外髁之前的挫伤分布几乎都伴随前交叉韧带的撕裂。

骨折。MR 检查膝部骨折非常有用。胫骨平台骨折可以在 CT 上精确成像；而 MR 使软组织在除骨异常之外都可见。骨折时骨小梁紊乱。小的骨折碎片通过外侧关节囊撕脱伤而撕裂胫骨后外侧份，它最常伴随前交叉韧带撕裂。

滑　　囊

滑囊炎能导致关节疼痛及类似于滑膜皱襞综合征或半月板撕裂。所涉及的两个滑囊常都位于内侧，可出现相应症状。一种是鹅足滑囊，不常见。由三个肌腱——缝匠肌、股薄肌、半腱肌——以扇形的方式插入胫骨的前内侧面，就像一个鹅足，因此称为鹅足囊。该囊位于插入点之下，会有炎症并导致关节内侧或髌骨疼痛；这可能与滑膜皱襞综合征或内侧半月板撕裂混淆(图 62.27)。另一种更常见的内侧囊是半膜肌胫侧副韧带囊。它发生在内侧关节线并类似于半月板囊肿。当其垂下包裹半腱肌时，具有典型的"逗号"形状(图 62.28)。通过 MR 图像做出鹅足囊或半膜肌胫侧副韧带囊的诊断可以防止非必需的关节镜检查。因为是囊外结构，所以可能在该检查时被忽视。

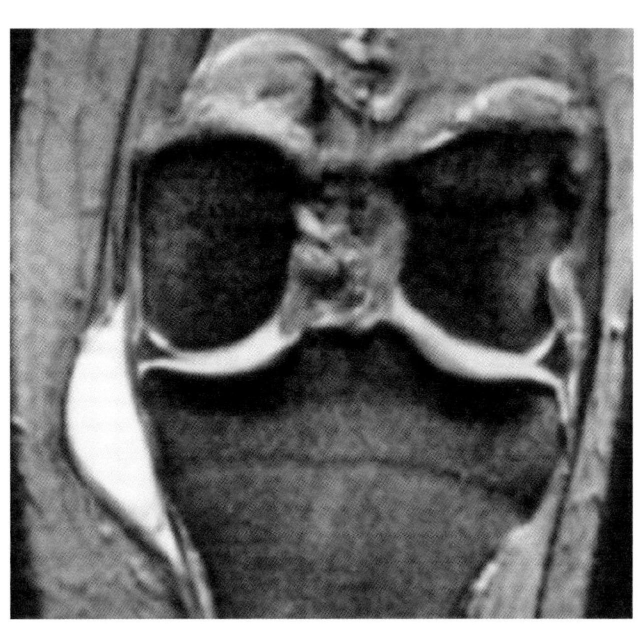

图 62.27　鹅足滑囊炎。一冠状 $T_2{}^*$ 梯度回波图显示靠近鹅足肌腱插入物的内侧连接线之下的液体积聚。这就是鹅足滑囊炎。

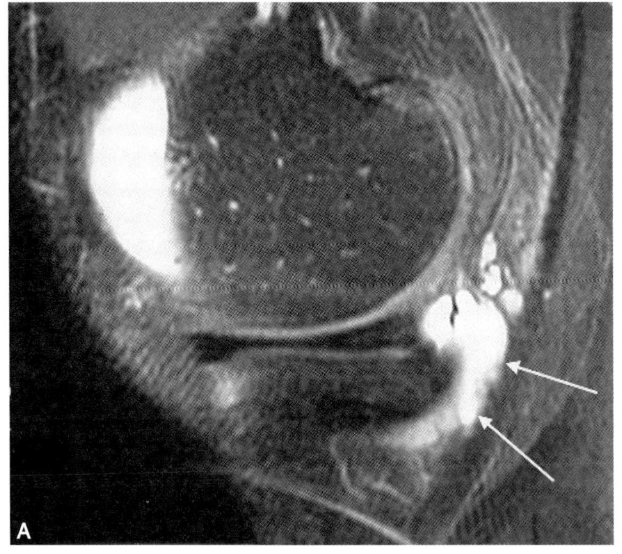

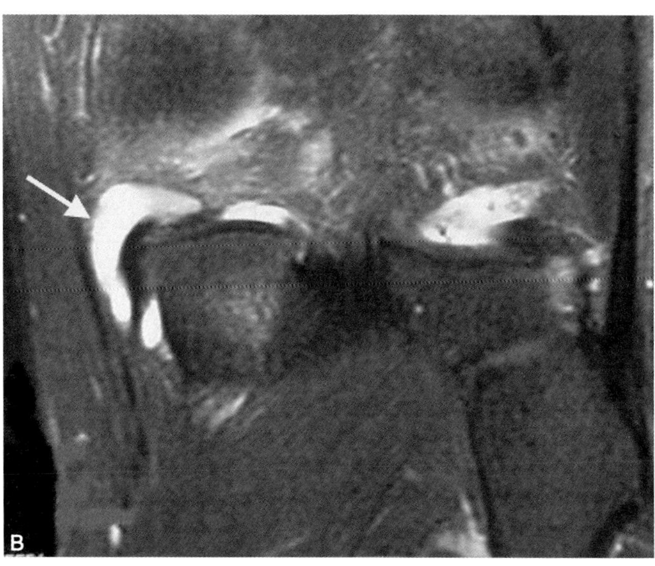

图 62.28　半膜肌胫侧副韧带囊。A. 通过膝部内侧的矢状脂肪抑制快速自旋回波(FSE)T_2WI 显示，在连接内侧半月板后角的连接处液体积聚(箭)，这是典型的半膜肌胫侧副韧带囊积液。B. 冠状脂肪抑制快速自旋回波(FSE)T_2WI 显示，该囊在连接处有一“逗号”形状(箭)。

推荐阅读

Crues JV 3rd, Mink J, Levy TL, Lotysch M, Stoller DW. Meniscal tears of the knee: accuracy of MR imaging. *Radiology* 1987;164:445–448.

De Smet AA, Graf BK. Meniscal tears missed on MR imaging: relationship to meniscal tear patterns and anterior cruciate ligament tears. *AJR Am J Roentgenol* 1994;162:905–911.

Helms CA, Laorr A, Cannon WD Jr. The absent bow tie sign in bucket-handle tears of the menisci in the knee. *AJR Am J Roentgenol* 1998;170:57–61.

Mink JH, Deutsch AL. Magnetic resonance imaging of the knee. *Clin Orthop Relat Res* 1989;244:29–47.

Mink JH, Deutsch AL. Occult cartilage and bone injuries of the knee: detection, classification, and assessment with MR imaging. *Radiology* 1989;170:823–829.

Murphy BJ, Smith RL, Uribe JW, Janecki CJ, Hechtman KS, Mangasarian RA. Bone signal abnormalities in the posterolateral tibia and lateral femoral condyle in complete tears of the anterior cruciate ligament: a specific sign? *Radiology* 1992;182:221–224.

Rodriguez W Jr, Vinson EN, Helms CA, Toth AP. MRI appearance of posterior cruciate ligament tears. *AJR Am J Roentgenol* 2008;191:1031.

Silverman JM, Mink JH, Deutsch AL. Discoid menisci of the knee: MR imaging appearance. *Radiology* 1989;173:351–354.

(靳秀丽　李涛　左后东)

第 63 章 ■ 肩关节磁共振成像

解剖	肱二头肌肌腱
肩袖	肩胛上神经卡压
骨异常	四边孔综合征
盂唇	Parsonage-Turner 综合征

肩关节 MRI 对肩袖损伤和关节盂唇异常具有诊断价值而广泛应用，它有较高的诊断准确性。肩关节 MRI 可以在注射钆剂和生理盐水后进行，也可以不做关节造影，但是对于哪一种技术更好目前存在争议。

解　　剖

肩袖由附着于肱骨大、小结节的四条肌腱组成：冈上肌腱、冈下肌腱、肩胛下肌腱和小圆肌腱（图 63.1）。临床上，冈上肌腱最常出现损伤，且常需进行手术治疗。冈上肌腱位于肩胛骨上方、肩锁（AC）关节和肩峰下方，附着于肱骨大结节，附着点附近 2~3cm 肌腱部分为被称为"危险区"。该区域血供较少，损伤后不易愈合。冈上肌腱危险区是肩袖撕裂的常见部位。但是，多数肩袖撕裂始于肱骨大结节的骨骼、肌腱部位。

盂唇为包绕在肩胛骨关节窝周围的纤维软骨环，作为关节囊附着部分，增宽了肩关节基底部分从而增加其稳定性。盂唇损伤或断裂常常由肱骨不稳、脱位造成，且盂唇损伤或断裂常常引起并加剧肱骨不稳、脱位。

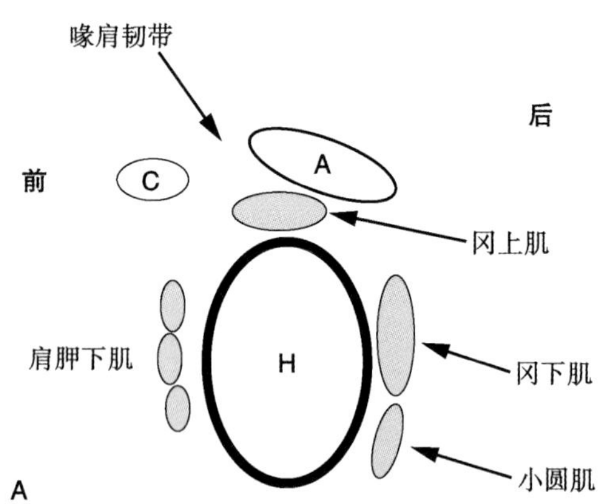

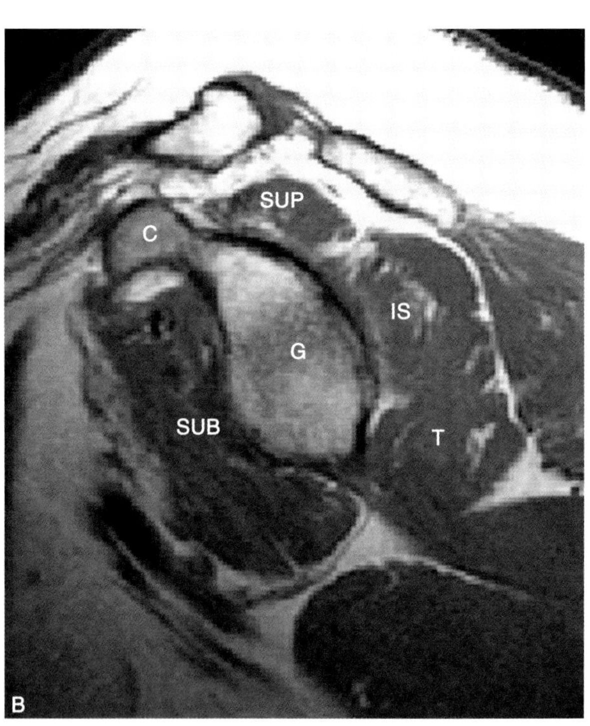

图 63.1　正常肩关节解剖。A. 矢状面显示肩袖肌肉（左侧为前方）。C，喙突；A，肩峰；H，肱骨头。B. 经肩胛盂的斜矢状位 T_1WI 显示正常的关节囊周围肌群；SUB，肩胛下肌；SUP，冈上肌；IS，冈下肌；T，小圆肌；C，喙突；G，肩胛盂。

肩　袖

几十年来,肩袖损伤的病因学被认为是由于肩峰和肩锁关节骨赘的夹持而导致的肩袖冲击或磨损。喙肩弓减压术是肩关节疼痛最常见的治疗方法之一,即切除肩峰韧带、肩峰前外侧部分及肩锁关节骨赘。最近,喙肩弓减压术已基本被放弃,大多数肩关节专家认为撞击并不是一个真正的实体,而固有的退行性变是大多数肩袖损伤的根源。治疗内源性退行性变需要清除异常组织并修复袖带。

肩袖损伤的最佳观察断面是经冈上肌的斜冠状位(图 63.2)和斜矢状位成像(图 63.3)。尽管多数放射科医师在 T_1WI 上得到的诊断信息很少,仍常规行 T_1 加权(或质子密度加权)和 T_2 加权序列扫描。可以应用多序列扫描来显示肩袖的正常及异常结构。脂肪抑制快速自旋回波(FSE)T_2WI 的斜冠状位扫描成为显示肩袖的基本序列。扫描层厚应小于 5mm,通常 3mm 较为适宜。与多数大关节成像相似,推荐应用小视野(16~20cm)。须使用专用的肩关节线圈或表面线圈置于肩关节前方。

当有关节积液时,关节内结构,如盂唇、肱二头肌和肩袖关节面更容易评估。因此,许多人认为关节造影后磁共振优于非关节造影磁共振。磁共振关节造影通常是通过注射 10~15mL 盐水/钆混合物,然后在多个平面上可以获得 T_2WI 序列以及压脂的 T_1WI 序列。这可能是一个耗时的检查。因此,一些医疗中心已经开始注射 10~15mL 的盐水用于关节扩张,而不注射钆对比剂。这意味着可以消除压脂 T_1 加权序列,此能节省成像时间。具有脂肪抑制的高质量 T_2WI 与用 T_1WI 获得的图像质量非常接近(它们的信噪比最小)。

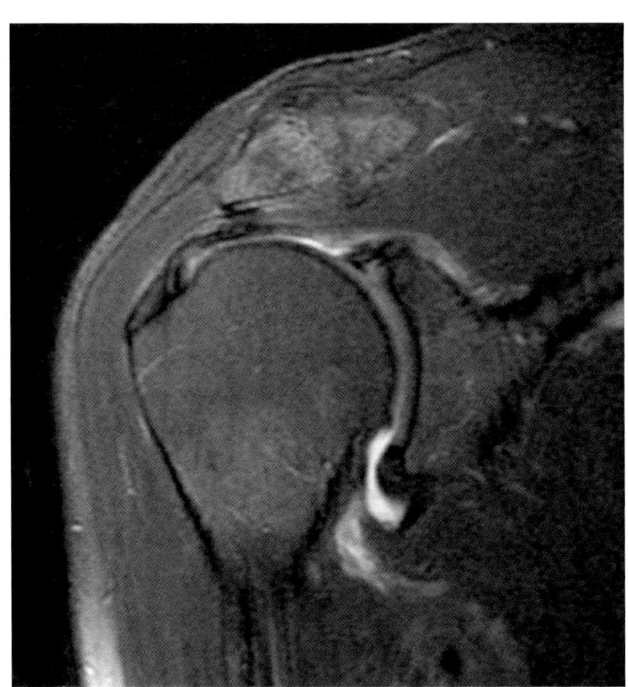

图 63.2　正常肩袖斜冠状位图像。经冈上肌斜冠状位脂肪抑制快速自旋回波序列 T_2WI 示:正常的冈上肌腱附着于肱骨大结节较宽的上压迹。

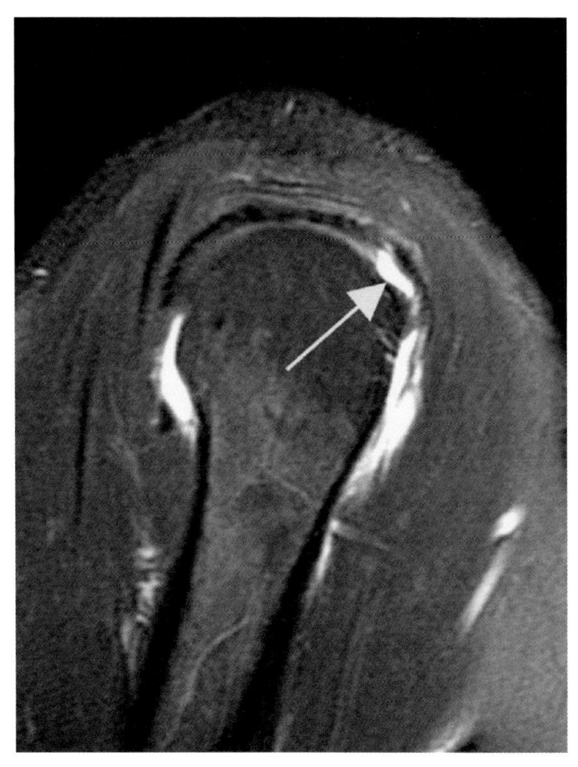

图 63.3　斜矢状位图像显示肩袖损伤。斜矢状位脂肪抑制快速自旋回波序列 T_2WI 示:肩袖与肱骨大结节附着部位信号正常,附着部位远端信号异常(箭)。提示肩袖纤维部分撕裂。

在检查肩袖时,最前面的斜冠状图像将显示冈上肌腱。要注意冈上肌腱的前部分,一个有用的标志是肱二头肌沟,冈上肌腱的前大部分纤维位于肌沟的后外侧。该部位为大多数肩袖撕裂伤始发部位,且当患者体位内旋时可能漏诊(图 63.4)。

正常冈上肌腱在所有的脉冲序列上常表现为均匀的低信号。实际上,肌腱中常可见到中等信号到高信号,从而导致误诊为病灶。如果在 T_2WI 上肌腱的信号变得明亮,此为异常表现,代表肌腱炎(许多研究者常称为肌腱变性或肌腱炎,组织学上未见炎症细胞)或部分撕裂伤。当显示肌腱变薄则提示肌腱部分撕裂(图 63.5)。

冈上肌腱黏液样、纤维样变性在老年人的尸体解剖标本中较常见。通常认为多数大于 50 岁的无症状性患者都有一定程度的冈上肌退化,这被称为肌腱退变。在 T_1WI 上,发生于危险区的肌腱退变显示高信号,在 T_2 加权像上信号不高。肩袖表现为中等信号及肩袖增厚,则认为是黏液样变性(图 63.6)。

许多外科医师认为对于肩袖病变的病因来说,黏液样变性比解剖学上的撞击更为重要。外科医师认为可以通过切除肩袖肌腱的黏液样变性区域来使喙肩弓减压,而不需要改变骨性结构和喙肩韧带。

肌腱退变(肌腱变性)可以出现在无肩部症状的各组年龄段人群,因此,需要结合临床表现。当在 T_2WI 上信号变高时,要考虑到病理性改变可能——肌腱炎或部分撕裂伤。

观察到冈上肌腱断裂时,提示全层撕裂。这些病例中一般

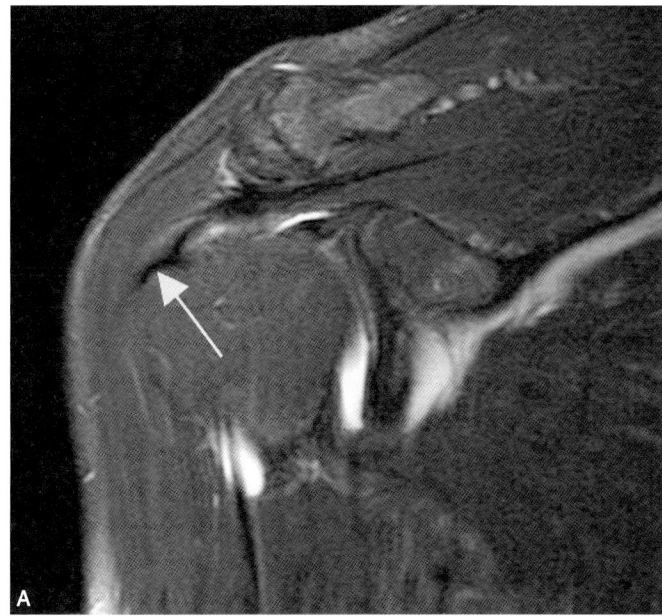

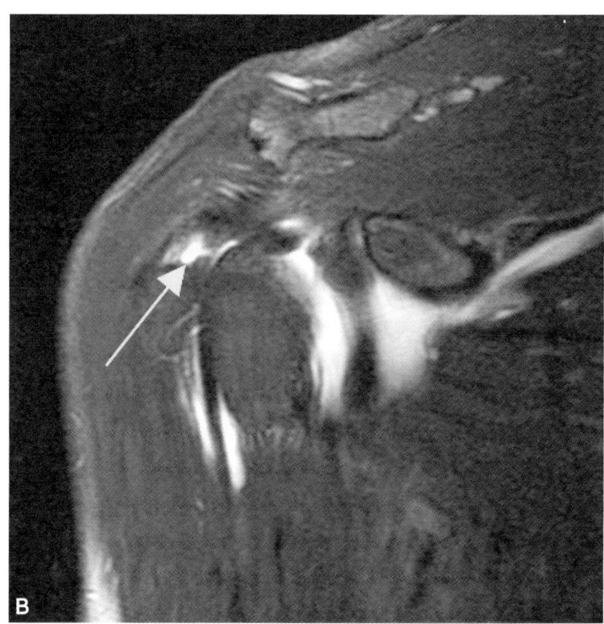

图 63.4 内旋转遮挡了冈上肌腱部分撕裂。A. 斜冠状位脂肪抑制 T_2WI 显示正常冈上肌腱附着于肱骨大结节（箭）。B. 肱二头肌沟的前方，可以看到位于沟外侧的冈上肌纤维从大结节处抬起（箭），提示冈上肌腱前侧部分的部分性撕裂伤。

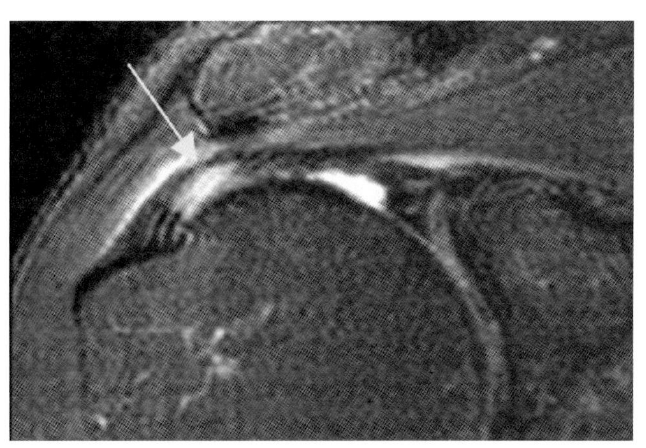

图 63.5 肩袖部分性撕裂伤。脂肪抑制 T_2WI 序列斜冠状位扫描图像显示冈上肌腱变薄（箭），提示肩袖近关节侧的部分性撕裂伤。

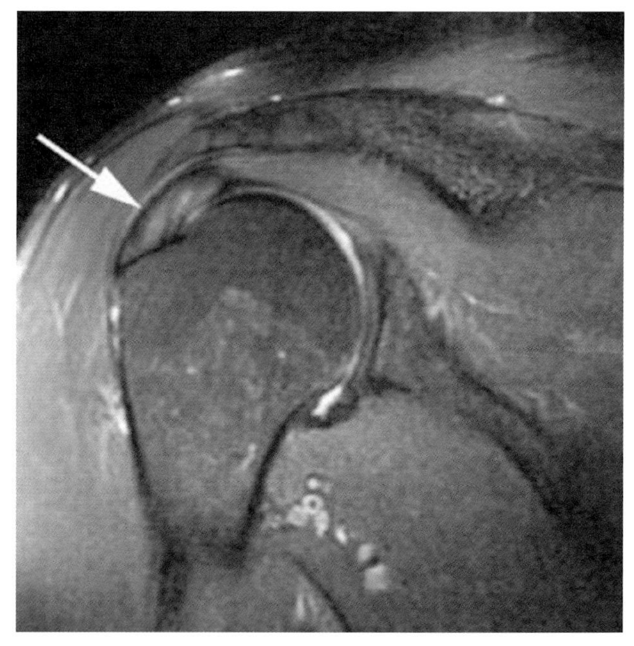

图 63.6 黏液样变性。斜冠状面脂肪抑制 T_2WI 图像显示呈中等信号的增厚冈上肌腱（箭），提示黏液样变性。

都会出现肩峰下囊的积液（图 63.7）。需要注意的是，肩峰下囊积液也可以出现在肩峰下囊炎或滑囊注射性治疗数天后的患者中。当冈上肌全层撕裂时，要注意冈上肌的收缩，因为明显的收缩提示不适于某些类型的手术治疗。

肩袖部分性撕裂伤有重要的临床意义，因为多数学者都认为当撕裂范围超过整个肌腱的 25% 时就不能自愈。尽管无法评价肌腱受累准确的百分比，但常常可以鉴别部分性撕裂伤。虽然肩袖部分性撕裂可累及袖带囊侧或关节侧（图 63.3 和图 63.5），但绝大多数的部分性撕裂发生在关节侧。

肩袖发生于关节侧的部分性撕裂伤较为常见，也较特殊，被称为“边缘性撕裂”（图 63.8）。它常常发生于肌腱纤维附着于肱骨大结节部位。如前所述，这种撕裂常常发生于前侧，冈上肌腱附着部位，当患者手臂处于内旋位时容易漏诊。这是 MRI 上最常见的肩袖撕裂。

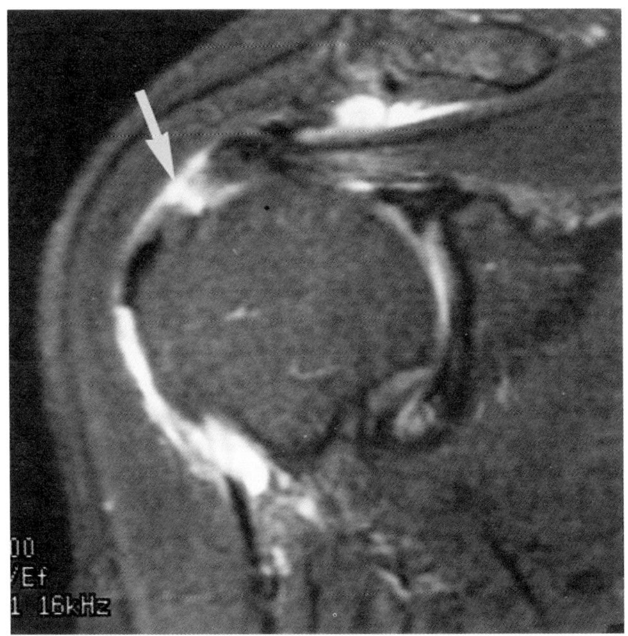

图 63.7 冈上肌腱完全性撕裂伤。斜冠状位脂肪抑制序列 T_2WI 显示冈上肌腱(箭)断裂,关节腔内积液。

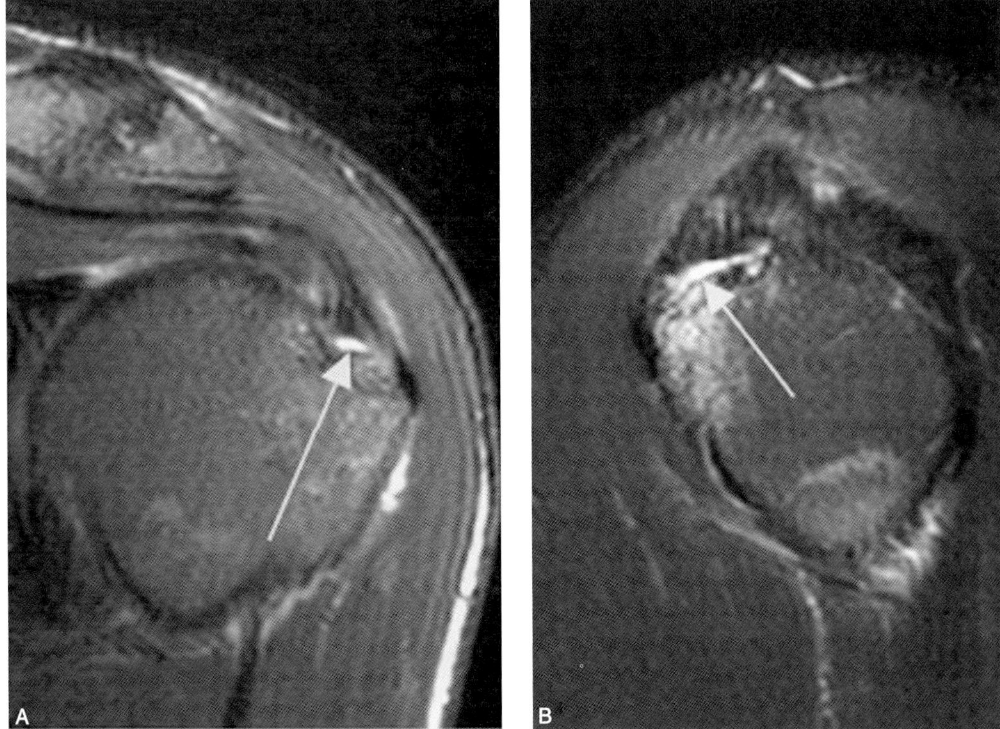

图 63.8 边缘性撕裂。A. 斜冠状位脂肪抑制 T_2WI 显示冈上肌插入大结节处信号增强(箭)。B. 斜矢状位图像显示袖带纤维与大结节间的线性高信号(箭)。这种关节面部分撕裂,称为边缘性撕裂。

骨 异 常

肱骨头异常包括大转子硬化和囊性改变，这在肩撞击综合征和肩袖撕裂伤中很常见。肱骨头前方不稳定患者可见骨质嵌入肱骨头的后上方，称为 Hill-Sachs 病变，在二维或三维轴位图像上显示较好（图 63.9）。Hill-Sachs 病变几乎总是提示前下唇撕裂或脱落。正常肱骨头在上方层面上表现为圆形。

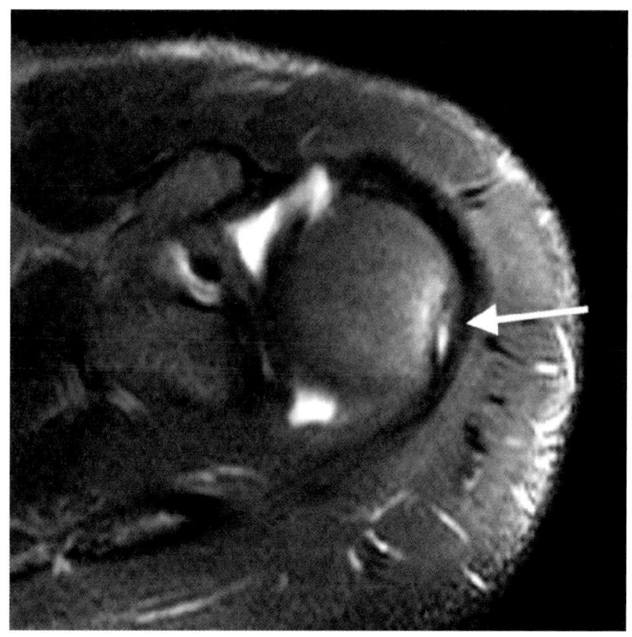

图 63.9 Hill-Sachs 病变。通过肱骨头上部的轴向脂肪抑制 T_2WI 图像显示肱骨前脱位时由关节盂引起的后嵌塞（箭），称为 Hill-Sachs 病变。

盂 唇

盂唇的撕裂或分离可以导致肩关节失稳。它们通常由于脱位引起，但少部分病例由外伤引起，如投掷运动造成反复性创伤，也可以导致盂唇中央部撕裂。盂唇撕裂或分离通常可以经关节镜进行很好的修复。

盂唇最好的检查方法为轴位 T_1WI 或 T_2WI 扫描，T_1WI 对于诊断盂唇疾病不是必需的，可以不进行 T_1WI 扫描。关节内积液可以使盂唇更容易显示，因此，MR 关节造影在许多影像中心已成为常规检查。

正常盂唇在轴位图像上显示为三角形、低信号结构，前方的盂唇通常比后方的大（图 63.10）。上方盂唇常在斜冠状位图像上观察。

当关节腔没有积液时，除了十分严重的病变外，盂唇撕裂伤诊断较为困难。当液体出现在骨性关节盂和盂唇基底部之间，则为盂唇分离。诊断盂唇的撕裂或分离是基于骨性关节盂和盂唇间可见液体或者盂唇呈截断征（图 63.11）。上盂唇的撕裂伤称为上盂唇从前到后的损伤（SLAP 病变）（图 63.12），最常见于投掷运动员，第二常见原因为肱二头肌长头拉伤，为肱二头肌长头嵌入上盂唇所致。也可见于肩袖撕裂的老年患者。

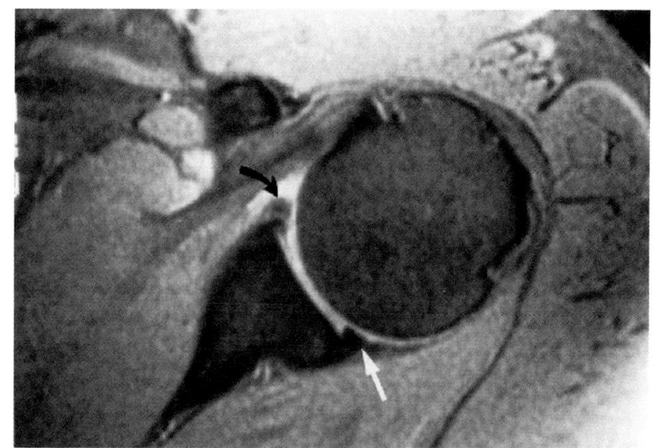

图 63.10 正常的上盂唇。轴位 T_2^* 图像显示正常前（黑箭）和后（白箭）盂唇。前盂唇通常比后盂唇大。

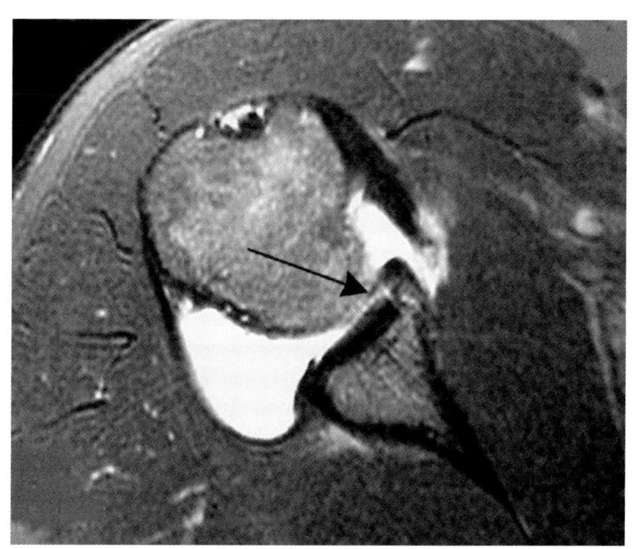

图 63.11 盂唇撕裂。轴位脂肪抑制 T_2WI 显示前唇撕裂（箭）。

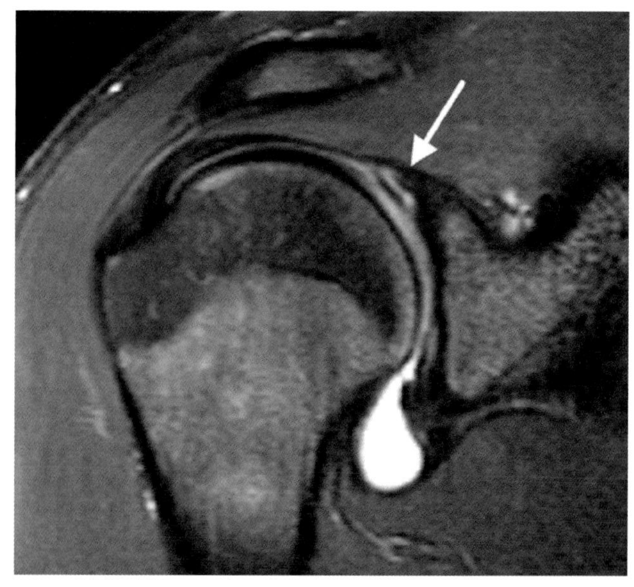

图 63.12 上盂唇从前到后撕裂（SLAP）病变。关节造影斜冠状位脂肪抑制序列 T_2WI 显示上盂唇撕裂（箭）。

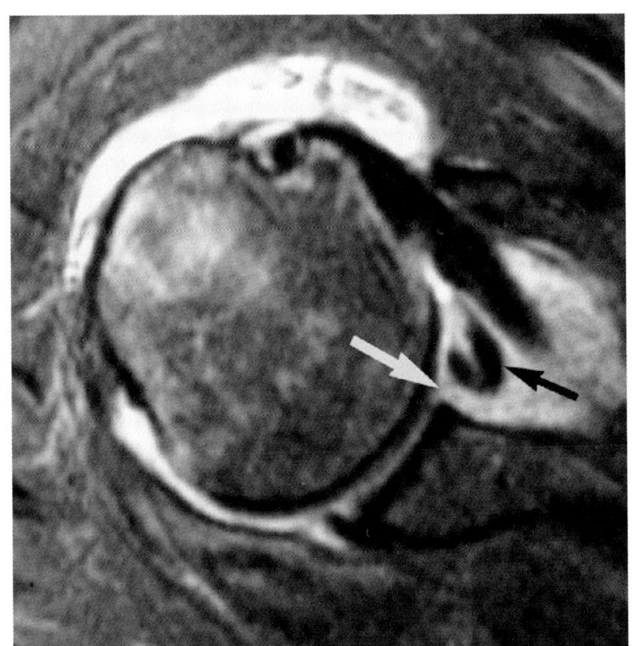

图 63.13 盂唇下孔。脂肪抑制快速自旋回波序列轴位 T_2WI 显示关节窝和前唇之间的液体（白箭），表现为盂唇分离；但是，这是盂唇下孔，为前上盂唇的正常变异。注意盂肱韧带中段（黑箭）位于盂唇前方。

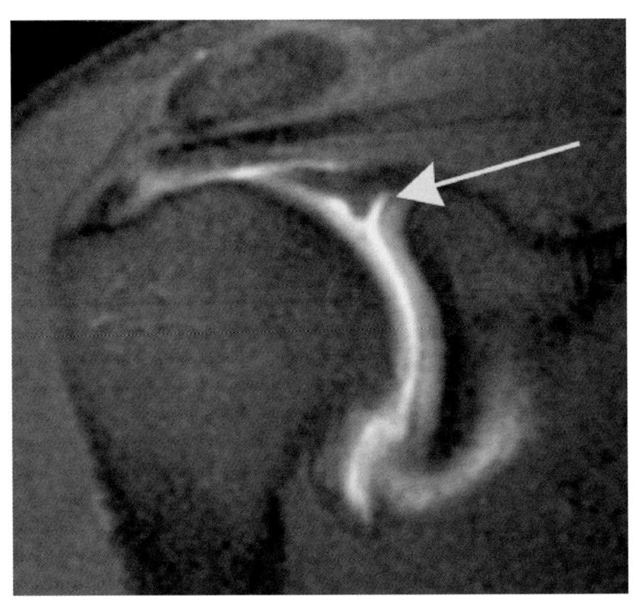

图 63.14 盂下隐窝。关节造影后的斜冠状位 T_1WI 显示上盂唇和关节窝软骨间可见液体（箭），薄而平滑。此为盂下隐窝。

许多盂唇正常变异的影像表现可与撕裂和分离相似。有两种只发生在盂唇的前上部分，该区域较少发生撕裂伤。第一种是盂唇下孔，在前上盂唇和骨性关节盂的下方，其形态与分离相似（图 63.13），可见于 20%正常人群。第二种变异称为 Buford 复合物，其前上盂唇缺失，盂肱韧带中部增厚呈带状，这在人群中发生率约 3%。盂下隐窝在斜冠状位图像上常可见，这在肩关节中高达 70%，易与 SLAP 撕裂混淆。盂下隐窝只在上唇的前部分可见，薄而平滑（图 63.14），向中间延伸，而 SLAP 撕裂的典型表现为不规则及向上或侧面延伸。

肱二头肌肌腱

肱二头肌长头肌腱走行于大、小结节间的肱二头肌沟内，插入上唇。腱鞘炎时，可见形态正常的肌腱周围有液体存在，由于肱盂关节内液体可以分布在肱二头肌长头肌腱鞘，因此仅仅依靠 MRI 较难诊断。如果肌腱增粗和/或肌腱内信号增高，则提示肌腱炎或部分性撕裂伤（图 63.15）。如果在一幅或更多的轴位像上未见肱二头肌长头肌腱，提示断裂或脱位。脱位较少见，但发生时，肱二头肌长头肌腱位于关节的前内侧。肱二头肌长头肌腱脱位时必定伴发肩胛下肌撕裂。

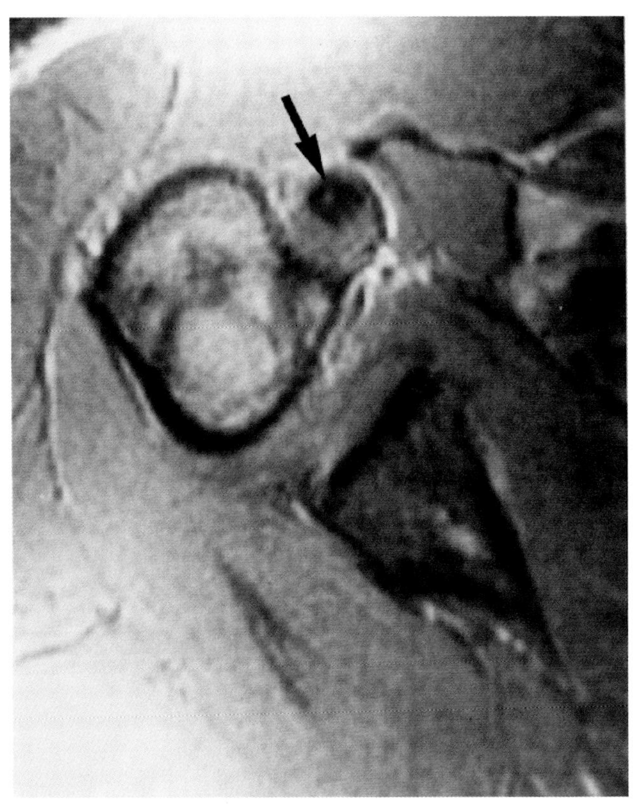

图 63.15 肱二头肌长头肌腱炎。稳态梯度回波（GRASS）轴位 T_2^*WI 显示肱二头肌长头肌腱肿胀，内呈高信号（箭），提示肌腱炎。

肩胛上神经卡压

肩胛上神经由臂丛 C_4、C_5、C_6 神经根的分支组成，由前向后走行于肩胛骨上方、肩胛骨喙突内侧。在肩胛切迹后方发出分支支配冈上肌，在肩胛骨后方的肩胛冈关节盂沟走行时发出分支支配冈下肌。肩胛冈关节盂沟内神经节压迫支配冈下肌部分神经较常见，导致疼痛和冈下肌萎缩（图 63.16）。这在男性运动员较多见，尤其是举重运动员，在这类人群中，几乎总是与上唇和/或后唇撕裂以及随后在冈盂切迹形成的唇旁神经节有关。该神经节可以在 CT 导向下经皮毁损或外科手术切除，如果相关的上唇撕裂没有解决，其可能会复发。另外它也可以

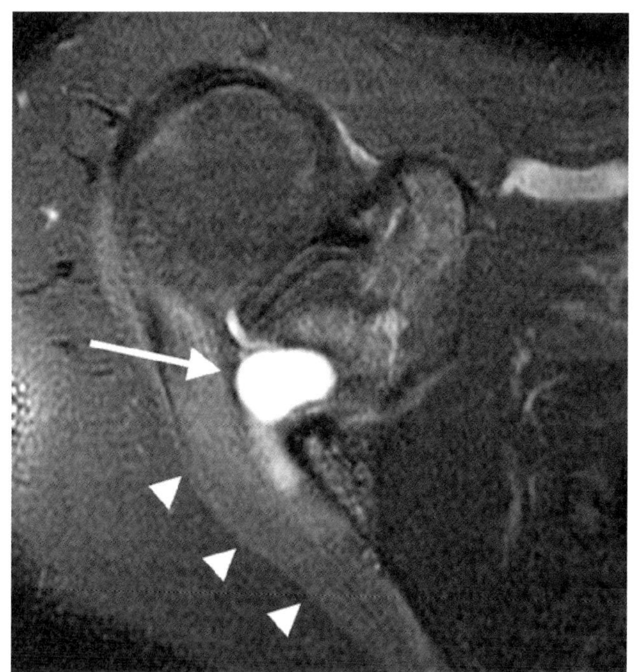

图 63.16　冈盂切迹内神经节。轴位压脂 T_2WI 显示冈盂切迹内、肩胛骨后方可见一高信号团块(箭)。后上盂唇撕裂形成的神经节压迫肩胛上神经,导致冈下肌水肿(箭头)和肩部疼痛。

自发破裂,从而使症状消失。临床上,这些患者可以与肩袖撕裂类似;因此,磁共振是做出诊断的关键。

四边孔综合征

斜矢状位 T_1WI 对于观察肩袖肌肉萎缩、脂肪变性十分有用。如果冈下肌比其他肌肉小和/或有脂肪浸润,则可能诊断

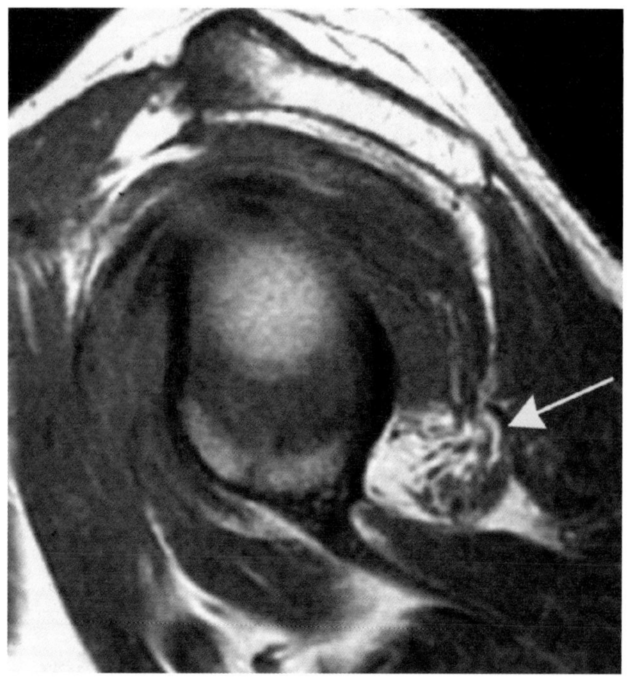

图 63.17　四边孔综合征。斜矢状位 T_1WI 显示小圆肌萎缩并脂肪变性(箭),提示为四边孔综合征。

为肩胛上神经卡压,由冈盂切迹内的神经节引起。如果小圆肌有脂肪浸润(图 63.17),诊断为四边孔综合征。最常见原因为纤维束或瘢痕组织挤压四边孔内走行的腋神经。四边孔位于小圆肌上方、大圆肌下方、三头肌长头内侧、肱骨骨干旁。腋神经穿过四边孔,支配小圆肌和三角肌。但是,三角肌在四边孔综合征中很少受累。在肩部 MRI 检查中,四边孔综合征发现率约为 1%。其临床表现与肩袖撕裂相似,不少四边孔综合征患者误诊为肩袖病变而进行了不必要的手术。一般来说,四边孔综合征患者不需要手术治疗,因为物理疗法通常能够破坏这些引起症状的纤维束或瘢痕组织。

Parsonage-Turner 综合征

斜矢状位脂肪抑制序列 T_2WI 能有效显示肌肉水肿。在 1%的患者中,可以显示一些特定的神经支配肌群出现的神经源性水肿(如冈上肌/冈下肌,肩胛上神经;小圆肌/三角肌,腋神经)。此为 Parsonage-Turner 综合征的特点(图 63.18),但不是其特异性表现,因为外伤性神经损伤(如臂丛神经损伤)也可有类似表现。结合临床病史可特异性诊断。如果没有外伤史并且发作突然,剧痛后短时间内出现严重无力,此时的水肿为 Parsonage-Turner 综合征的特异性表现。

Parsonage-Turner 综合征的病因学目前不清楚,但约 1/3 的病例似乎与先前的疫苗接种、病毒感染或全身麻醉有关。10%～15%病例为双侧发生。它影响各个年龄段,无性别差异,具有自限性。可累及腋神经或肩胛上神经,或者同时累及。许多 Parsonage-Turner 综合征患者在做出正确诊断之前,接受过不必要的肩部、臂丛和颈椎手术。

Parsonage-Turner 综合征于 1998 年首次在放射学文献上报道,这意味着该疾病在 MRI 上被漏诊超过 15 年。这是因为肩关节的脂肪抑制序列扫描直到 20 世纪 90 年代都未成为常规序列,肌肉水肿在非脂肪抑制序列图像上的信号改变不能被明显发现。

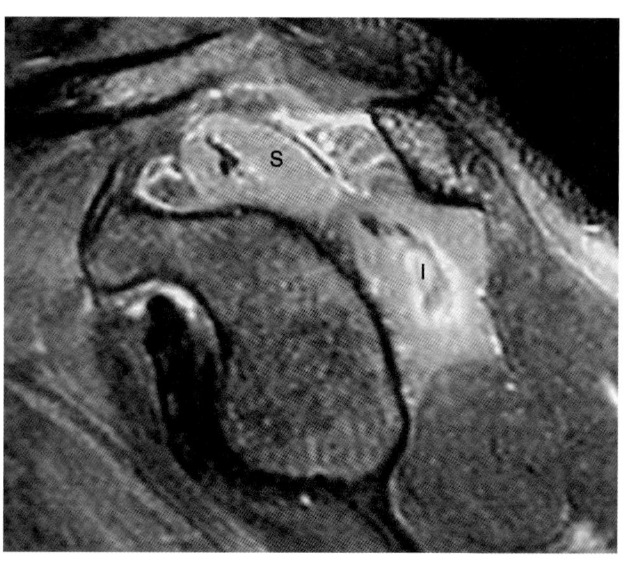

图 63.18　Parsonage-Turner 综合征。斜矢状位脂肪抑制序列 T_2WI 显示冈上肌(S)和冈下肌水肿(I),与肩胛上神经受累相一致。患者无外伤病史、突然发病,为 Parsonage-Turner 综合征的特征性表现。

推荐阅读

Budoff JE, Nirschl RP, Guidi EJ. Débridement of partial-thickness tears of the rotator cuff without acromioplasty. Long-term follow-up and review of the literature. *J Bone Joint Surg Am* 1998;80(5):733–748.

Carroll KW, Helms CA. Magnetic resonance imaging of the shoulder: a review of potential sources of diagnostic errors. *Skeletal Radiol* 2002;31(7):373–383.

Fritz RC, Helms CA, Steinbach LS, Genant HK. Suprascapular nerve entrapment: evaluation with MR imaging. *Radiology* 1992;182(2):437–444.

Fukuda H. The management of partial-thickness tears of the rotator cuff. *J Bone Joint Surg Br* 2003;85(1):3–11.

Helms CA, Martinez S, Speer KP. Acute brachial neuritis (Parsonage–Turner syndrome): MR imaging appearance—report of three cases. *Radiology* 1998;207(1):255–259.

Helms CA, McGonegle SJ, Vinson EN, Whiteside MB. Magnetic resonance arthrography of the shoulder: accuracy of gadolinium versus saline for rotator cuff and labral pathology. *Skeletal Radiol* 2011;40(2):197–203.

Kjellin I, Ho CP, Cervilla V, et al. Alterations in the supraspinatus tendon at MR imaging: correlation with histopathologic findings in cadavers. *Radiology* 1991;181(3):837–841.

Palmer WE, Brown JH, Rosenthal DI. Rotator cuff: evaluation with fat-suppressed MR arthrography. *Radiology* 1993;188(3):683–687.

Papadonikolakis A, McKenna M, Warme W, Martin BI, Matsen FA 3rd. Published evidence relevant to the diagnosis of impingement syndrome of the shoulder. *J Bone Joint Surg Am* 2011;93(19):1827–1832.

Rafii M, Firooznia H, Sherman O, et al. Rotator cuff lesions: signal patterns at MR imaging. *Radiology* 1990;177(3):817–823.

Singson RD, Hoang T, Dan S, Friedman M. MR evaluation of rotator cuff pathology using T2-weighted fast spin-echo technique with and without fat suppression. *AJR Am J Roentgenol* 1996;166(5):1061–1065.

Vinson EN, Helms CA, Higgins LD. Rim-rent tear of the rotator cuff: a common and easily overlooked partial tear. *AJR Am J Roentgenol* 2007;189(4):943–946.

（雷楠　杨朝凤　左后东）

第 64 章 ■ 足和踝的磁共振成像

MR 对足和踝的检查变得日益重要。骨科医师和足病治疗师都意识到重要的诊断信息不能通过其他方法获得，并且许多治疗方案都要依赖 MRI。

肌　　腱

进行足和踝关节磁共振检查最常见的原因之一是检查肌腱。尽管通过踝关节的肌腱很复杂，但通常只有很少部分在病理上受累。这主要是屈肌腱位于踝关节的后侧。伸肌腱位于前方，很少有病变。只有那些经常发生病变的肌腱才被详细讨论。肌腱会直接受伤或因过度使用而受伤。这些病因都会导致腱鞘炎，在 MR 上表现为肌腱腱鞘内液体信号及其下方正常肌腱的显示。肌腱变性表现为肌腱内信号增高，而低于 T_2WI 序列上液体的信号，这代表黏液样变性。肌腱炎或者部分撕脱，可见到肌腱内有局部或梭形的隆起，并且在 T_2W 或 T_2^*W 成像上肌腱内的信号变亮，肌腱的变薄和衰减是肌腱炎的严重表现，这可通过 MR 验证。肌腱断裂可通过轴向成像很好地确诊，表现为 1 个或多个成像上肌腱有缺失。因为肌腱的走形斜行于成像平面，肌腱的完全断裂在矢状和冠状位成像上很难看到，但跟腱例外，通常在矢状图像上显示得最好。区分肌腱炎和完全性肌腱破裂非常重要，因为手术修复常用于后者而不是前者。临床上予以区分通常比较困难。

跟　　腱

跟腱没有鞘包裹，因此不会出现腱鞘炎。跟腱常见病变是肌腱变性和部分撕裂。由于跟腱完全断裂在临床容易诊断，因此通常不需要 MR。肌腱完全断裂通常出现在运动员和 40 岁左右的男性中。通常也与造成肌腱衰弱的其他系统性疾病有关，比如类风湿关节炎、胶原血管性疾病、结晶沉积性疾病和甲状腺功能亢进。跟腱断裂可通过手术治疗或将患者置于马蹄足模型中（使趾处于弯曲状态）治疗，这需要几个月时间。哪种治疗方法更优还存在争议，两种治疗方法看上去都很有效。许多外科医师都使用 MR 检查来帮助决定是否需要手术治疗。如果跟腱出现较大裂隙（图 64.1），一些外科医师就运用手术来修复肌腱的撕裂末端。另一方面，如果肌腱的末端没有收缩，就首选非外科治疗。然而，确实还没有任何已发表的论文表明，这实际上是有效的。

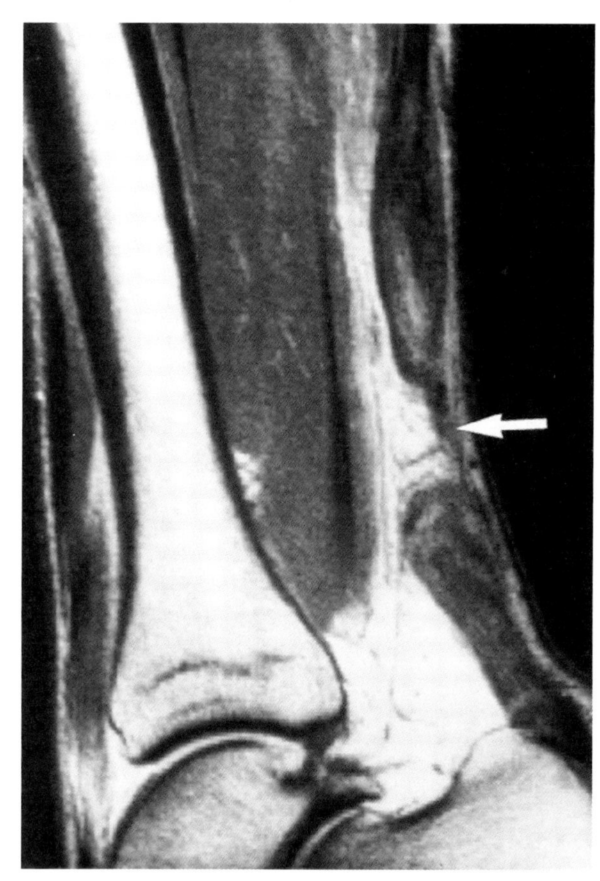

图 64.1　跟腱撕裂。矢状位 T_1WI 图像显示了跟腱的撕裂，有 2cm 的裂隙。只残留一小部分很薄的肌腱在缝隙中保持完整（箭）。注意分离肌腱肿胀端的高信号，提示出血。

胫 后 肌 腱

使用助记词“Tom，Dick 和 Harry”，屈肌肌腱很容易被记忆或识别，Tom 代表胫后肌腱（PTT），Dick 代表趾长屈肌肌腱，Harry 代表踇长屈肌（FHL）肌腱。除了跟腱，PPT 是屈肌肌腱中最内侧和最大的肌腱（图 64.2）。胫后肌腱嵌入舟骨、第二和第三楔形骨，以及第二至第四跖骨的基底部。它经过足底

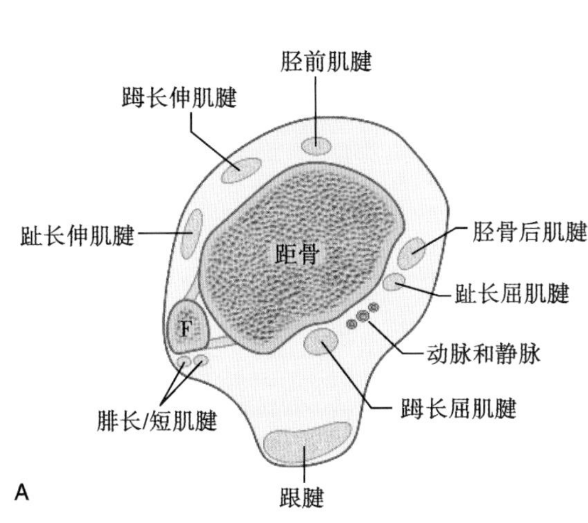

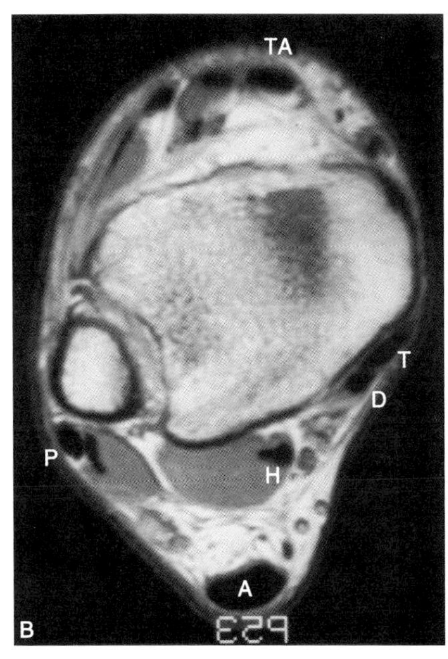

图 64.2　正常踝关节的解剖。A. 在胫距关节的水平上绘制踝关节周围的肌腱，显示了屈肌腱后部和伸肌腱前部的关系。B. 经胫距关节的踝关节轴位 T_1WI 显示了正常的解剖位置。A，跟腱；T，胫后肌腱；D，趾长屈肌腱；H，踇长屈肌腱；P，腓骨肌腱；TA，胫前肌腱。

部，对足底纵弓提供支持，因此，纵弓和足底筋膜的病变有时会压迫胫后肌腱，从而导致肌腱炎甚至撕裂。类风湿关节炎患者常出现胫后肌腱炎和肌腱撕裂。

部分撕裂和肌腱断裂的鉴别通常比较困难，MR 非常有助于此鉴别诊断。大多数外科医师都会对断裂的胫后肌腱进行手术治疗。然而，非手术治疗方法通常用于肌腱炎及部分撕裂。

胫后肌腱变性表现为在 T_1 轴加权图像上的一张或多张图像上，显示正常低信号肌腱内的肿胀和/或信号（图 64.3）。T_2 加权图像显示肌腱中的信号变得更亮，但没有液体信号明亮。通过观察，一个或多个轴位图像上肌腱的缺失来诊断肌腱断裂（图 64.4）。这通常发生在胫距关节水平或以上。

临床上 PTT 的断裂可导致扁平足，是因为失去了肌腱对足弓的支撑。跟舟韧带深入到 PTT 并沿距骨颈下走行，它像吊索一样支撑着距骨。当 PTT 撕裂时，应力被施加在跟舟韧带上以支撑距骨和足弓。当 PTT 撕裂时，跟舟韧带断裂的发生率很高。跟舟韧带可以在轴位和冠状位图像上辨认出来，它位于 PTT 较深的位置。当它受到压力时，通常出现瘢痕以及增厚（图 64.5）。通过观察韧带内的裂隙便可确诊韧带撕裂。

在 PTT 和跟舟韧带撕裂后，下一个发生病变的结构是在跗骨窦的距下关节韧带。在一个关于 20 例有 PTT 撕脱患者的报道中，发现有 92%的患者其跟舟韧带异常（增厚或撕裂），并且有 75%的患者其跗骨窦异常。很显然，这些结构关系密切，其中一个结构损伤或受压都会影响其他结构。

踇长屈肌肌腱

在胫距关节附近很容易识别出 FHL，因为它通常是唯一一个在末端有肌肉附着的肌腱。在足部，可在距骨下方看见 FHL，其作用主要是使足底弯曲。FHL 在芭蕾舞者中

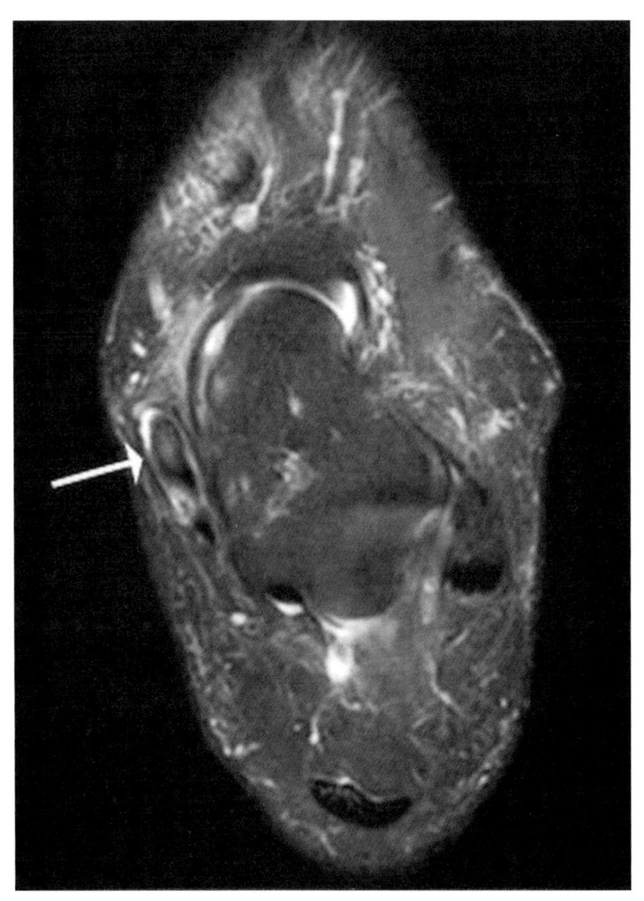

图 64.3　胫后肌腱腱鞘炎。通过踝关节在跟骨中间水平处的质子密度轴向成像，显示了肿大的胫后肌腱（箭）及其内高信号，这是肌腱变性的表现。

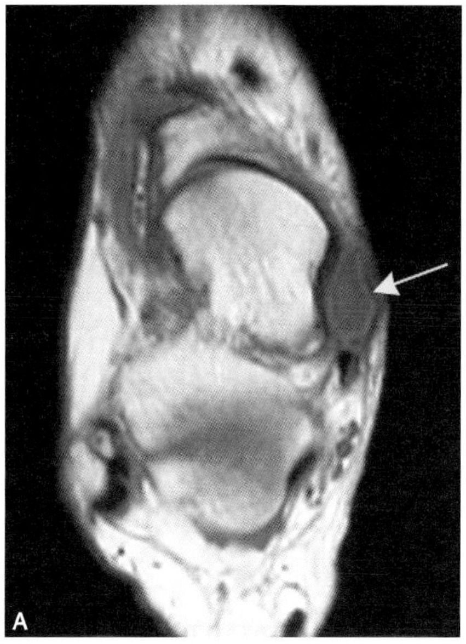

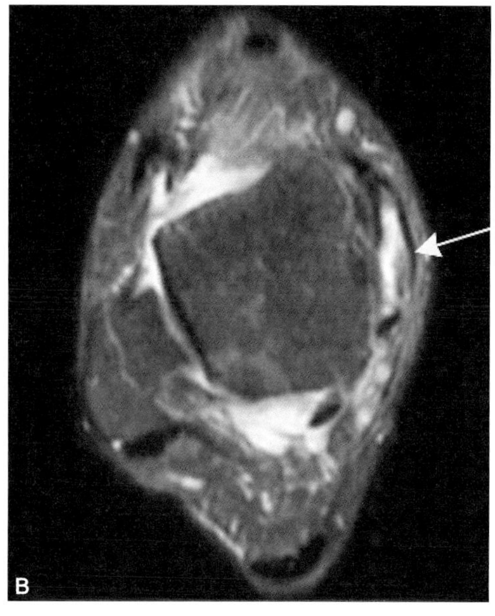

图 64.4　胫后肌腱撕裂。慢性疼痛患者踝关节的轴向 T_1 加权(A)和 T_2 加权(B)图像显示胫骨后腱鞘扩张(箭),内无肌腱低信号。此为胫后肌腱撕裂。

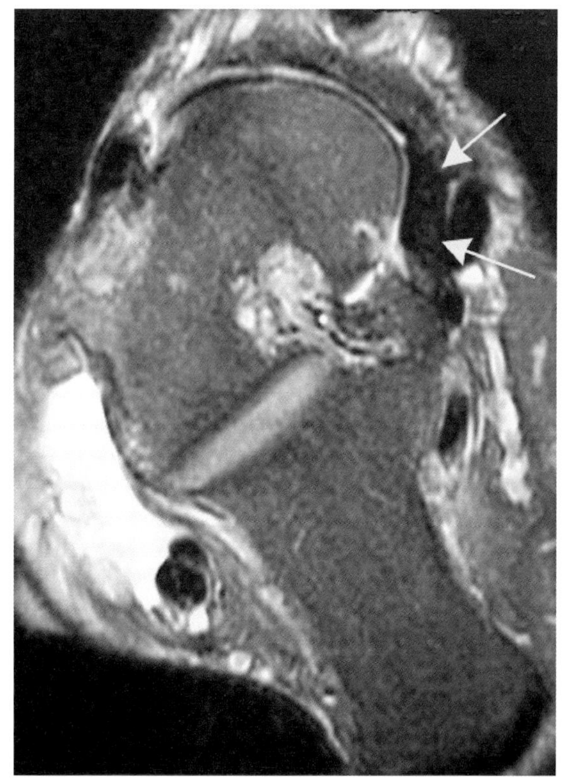

图 64.5　跟舟韧带异常。通过踝关节的轴向 T_2WI 显示了穿过胫后肌腱的显著增厚的跟舟韧带(箭)。

称为跟腱,因为他们常保持足部极度弯曲的姿势。芭蕾舞者常患有 FHL 腱鞘炎,MR 上表现为在围绕肌腱的腱鞘中可看到液体信号。必须注意此病的相关临床表现,因为在多达 20%的正常患者中,FHL 腱鞘与胫距关节相通,因此亦可在 FHL 腱鞘内看到来自踝关节的液体信号。FHL 断裂比较少见。

腓骨肌腱

在腓骨远端的后方可见到腓骨长肌肌腱和腓骨短肌肌腱,它们由一层薄的纤维结构联接,即腓骨肌上支持带。其肌腱主要是使足外翻,此时腓骨起滑轮的作用。肌腱群靠近跟骨的侧方,离外踝仅几厘米处分开,腓骨短肌肌腱进入第 5 趾骨基底部,腓骨长肌肌腱通过足底到达第 1 趾骨基底部。

在滑雪事故中,通常可见到腓骨肌上支持带的撕裂,并导致腓骨肌腱横向移位(图 64.6),常需要通过手术矫正。这也

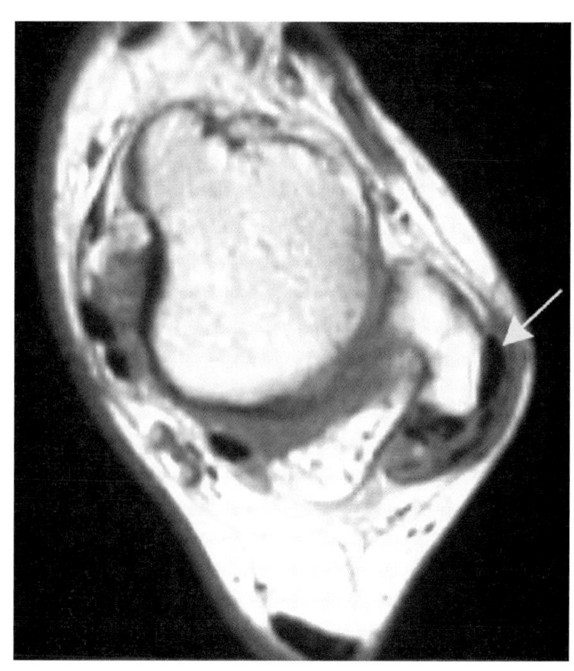

图 64.6　腓骨长肌腱移位。一位攀岩者摔伤了踝关节,其轴向 T_1WI 显示靠近外踝的一个圆形的低信号区(箭)。表示腓骨长肌腱移位。

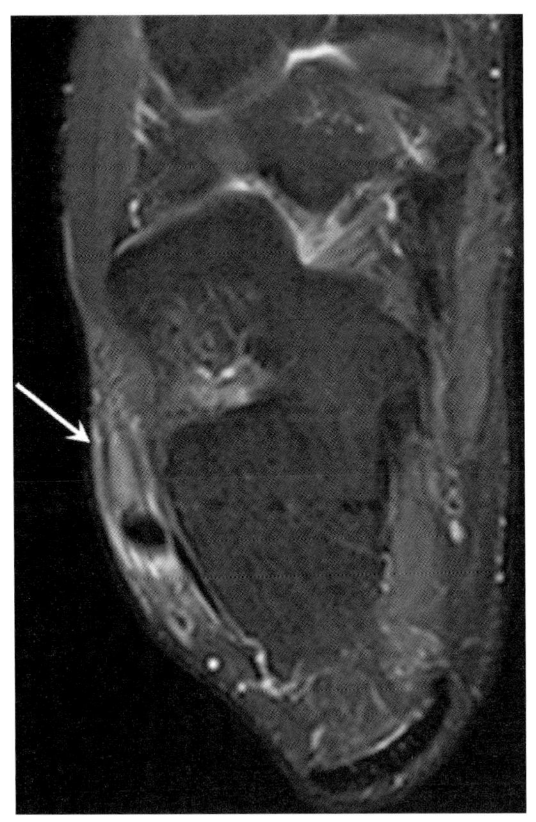

图 64.7　腓骨短肌纵裂伤。该轴位 T_2 压脂序列显示了呈“V”形或人字形的腓骨短肌(箭),这是腓骨短肌纵裂伤的典型特征。

常伴轻微的骨性撕脱,称为腓骨撕脱性骨折。

在跟骨或腓骨骨折时,可出现腓骨肌腱内陷,这在 MR 上容易诊断,但临床诊断比较困难。腓骨肌腱的完全撕裂并不常见,但在 MR 成像上诊断很容易。

腓骨短肌纵行撕裂伤常见于伴有背屈逆行性的踝关节扭伤患者。腓骨短肌通过腓骨长肌抵制腓骨,会导致腓骨短肌的纵裂伤。这些患者有外踝关节慢性疼痛史,通常与外侧副韧带断裂导致的踝关节不稳定有关,也发生在内翻性创伤中。腓骨短肌纵裂伤通过 MR 很容易诊断,表现为腓骨远端的肌腱呈人字形或“V”形(图 64.7),或者肌腱分为了两部分。有 80%都与外侧韧带的撕裂有关。因此当发现有腓骨短肌的纵裂伤时,更应注意韧带的变化。

缺血性坏死

缺血性坏死好发于足和踝。距骨滑车是软骨病变(OCL)的第二好发部位,以前也称为剥脱性骨软骨炎(膝关节是最易好发部位)。MR 有助于 OCL 的诊断和分期。甚至在平片上不明显的病变,在 MR 的 T_1WI 上都可显示距骨滑车的 OCL 呈低信号区。在 T_2WI 上,如果在骨骼的碎片床或看到剥脱性碎片的周围有高信号区(图 64.8),这就表示碎片很可能不稳定。如果碎片移动并且如游离体一样在关节处,MR 就可对其定位。但是,任何一个关节的游离体都很难发现。

T_1WI 和 T_2WI 上,跗骨弥散性的低信号是缺血性坏死的典型改变。如果信号在 T_2WI 上增强,代表有可能是可逆的,也可能是不可逆的。这偶尔发生于跗舟骨(图 64.9)。当平片是正常或可疑时,MR 对它的诊断非常有用。

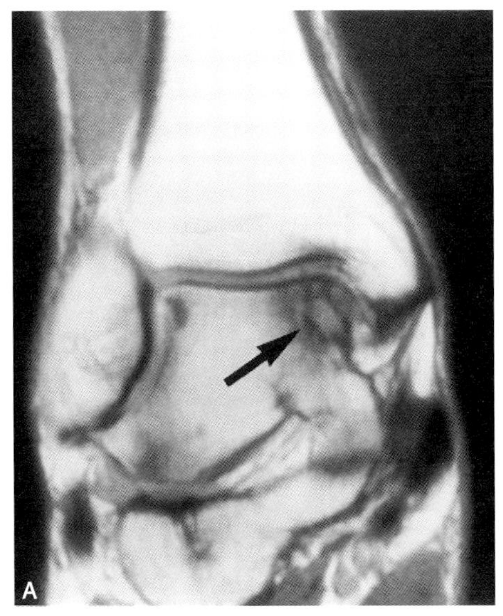

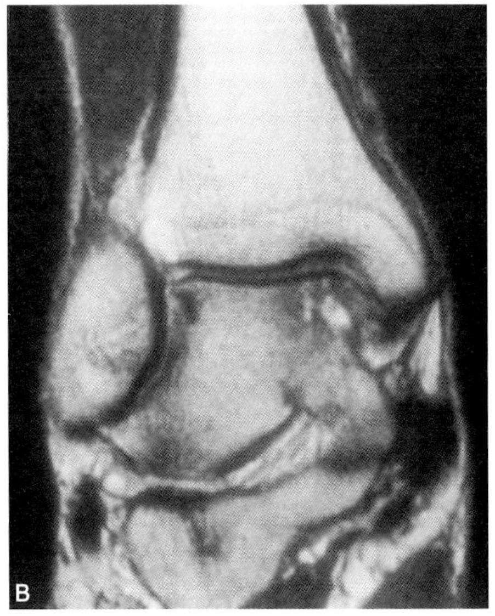

图 64.8　距骨不稳定性剥脱性骨软骨炎。A. 通过距骨质子密度冠状成像显示了距骨内侧关节面下有一低信号区(箭)。这是剥脱性骨软骨炎的典型表现。B. 剥脱性骨软骨炎 T_2WI 表现为高信号,通过 A、B 两幅图表示这是个不稳定的碎片。

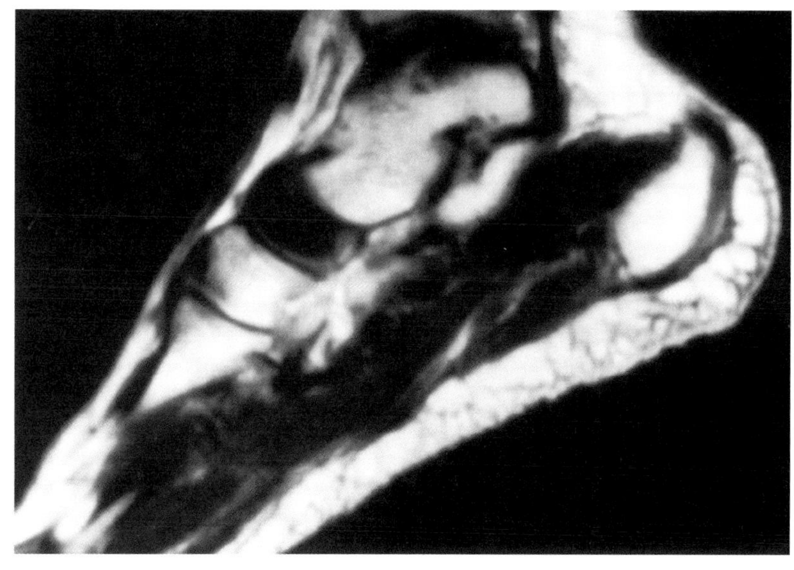

图64.9　跗舟骨的缺血性坏死。该足背疼痛患者，其踝关节的T_1WI矢状成像显示了跗舟骨呈弥漫性的低信号。这是缺血性坏死的典型表现，其表现常先于任何影像学检查。

肿　　瘤

某些肿瘤特别好发于足或踝。高达16%的滑膜肉瘤发生于足部。硬纤维瘤也常见于足。腱鞘巨细胞瘤通常也见于足或踝关节腱鞘（图64.10）。在T_1WI和T_2WI上，它们的特征表现是滑膜衬里和肌腱都会出现明显的低信号，正如出现在关节的色素沉着绒毛结节性滑膜炎一样。

跟骨肿瘤的鉴别诊断与骨骺巨细胞瘤、软骨母细胞瘤及单房骨囊肿合并感染的鉴别诊断相似。虽然这种鉴别诊断在骨骺中占95%以上，但在跟骨中可能不到50%，但它是一个很好的出发点。

足踝内侧的软组织肿瘤会压迫胫后神经，导致跗管综合征。临床上，有跗管综合征的患者，其足底会出现疼痛和感觉异常。前面提到的记忆法中，"Tom, Dick, and Harry"中的"and"是指动脉、神经和静脉。所指的神经是胫后神经。踝管中的神经很容易被压迫，跗管在内侧被屈肌支持带所围绕，屈肌支持带是一条强纤维带，沿上下方向延伸穿过踝关节内侧5~7cm。神经节和神经肿瘤在T_1WI和T_2WI上的表现相似，都位于踝管内（图64.11）并且会压迫胫后神经，从而导致足底部的疼痛和感觉异常，然后扩散到足趾。跗管综合征常继发于外伤或纤维化，或者自发性出现。无论如何，这种综合征的外科手术治疗都没有什么作用，因此，MR对可治病变的显示非常有价值。

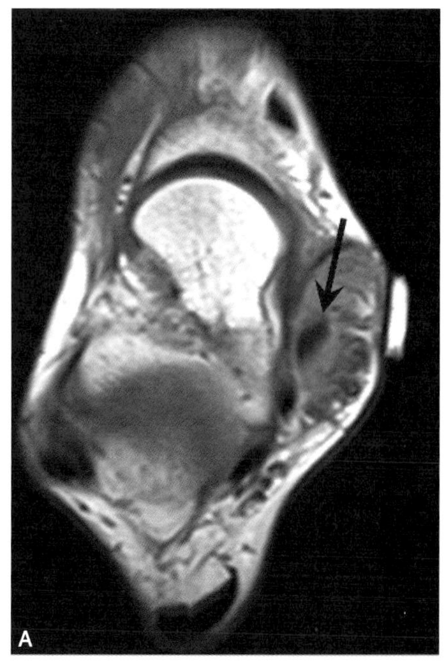

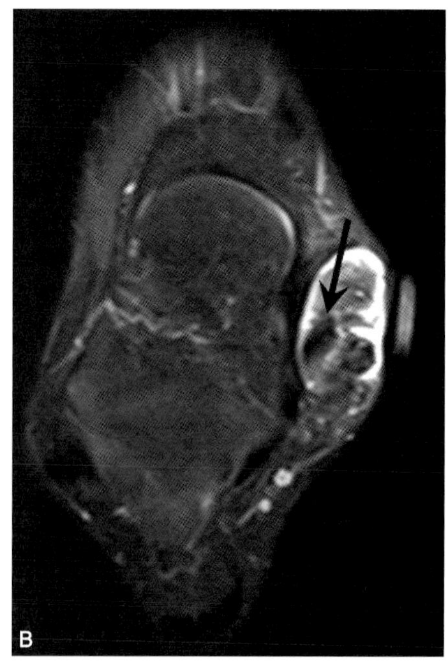

图64.10　腱鞘巨细胞瘤。轴T_1加权（A）和T_2加权（B）成像显示了胫后肌腱周围有一肿块（箭），它被腱鞘包绕。尽管出现高信号液体，但在增大的腱鞘中仍有大片低信号组织。这种低信号便是含铁血黄素，典型出现在腱鞘的巨细胞中。关节中色素沉着绒毛结节性滑膜炎也有相同的表现。

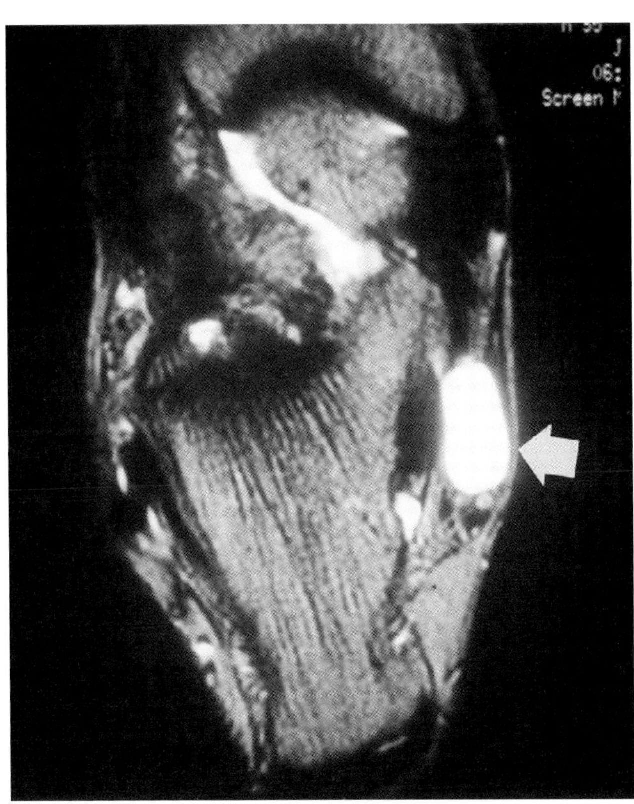

图 64.11　神经节导致的踝管综合征。足底部疼痛和感觉异常的患者，通过其踝关节的快速自旋回波 T_2 加权轴位成像显示了在踇长屈肌肌腱旁有一均匀的高信号肿块（箭）。这是包含胫神经的踝管位置，肿块会压迫它，从而导致踝管综合征。例如在本例中，这是神经节。

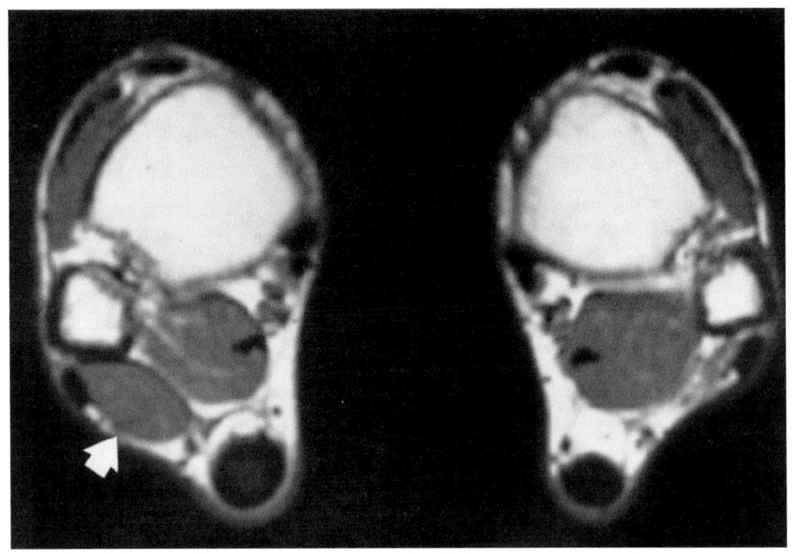

图 64.12　肌肉发育变异。该患者诉右侧踝关节有一肿块，通过踝关节的轴向 T_1WI 显示了踇长屈肌侧方的异常肌肉（箭），这便是腓骨四头肌。

据报道，有高达 6%的人群其足和踝的肌肉是不规则的。这些都可能被误认为肿瘤，并做不必要的活检。MR 显示这些“肿瘤”具有和正常肌肉一样的特性（图 64.12）并且界限清楚。副比目鱼肌和腓骨短肌是足和踝部周围最常见的副肌。

韧　　带

MR 并不是诊断急性踝关节韧带疾病的最好方式，临床的评估通常比较直接，任何诊断性的成像都不是特别必要。虽然如此，临床上有可疑病例或有其他原因需要做检查时，大多数情况下，高质量的 MR 可以对韧带进行清晰的评估。

三角肌韧带位于内侧，显示为一条宽带状位于肌腱下方。尽管通常在冠状成像上看到其穿入胫后肌腱，但它也有不同的解剖形状。只有 5%～10%的踝关节扭伤患者，其内侧韧带会受伤。

超过 90%的踝关节扭伤都会使外侧韧带受创。外侧结构主要由两部分组成：上部分，即胫腓前韧带和胫腓后韧带，它们组成了韧带联合（图 64.13）；下部分，即胫腓前韧带、胫腓后韧带和跟腓韧带（图 64.14）。轴向成像上，在胫距关节处或稍下方可看到胫腓前后韧带，在胫距关节的下方可看到距腓前后韧

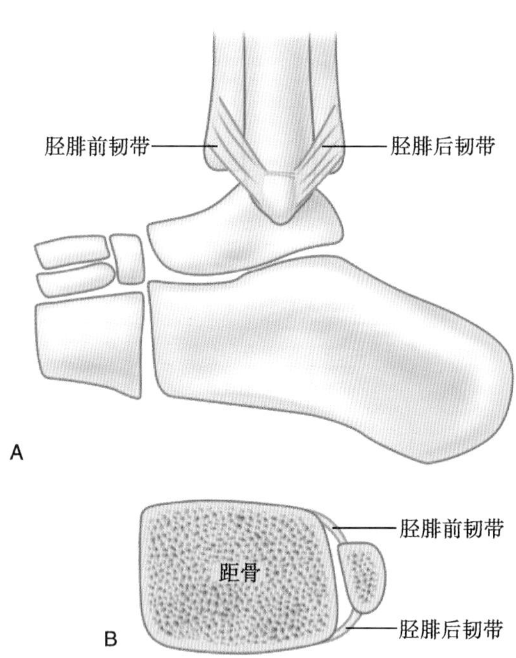

图 64.13 外侧副韧带的示意图。A. 这张踝关节的侧位图显示了胫腓前后韧带如何延伸至腓骨以及上行至胫骨。B. 这张轴平面图像显示了在这些韧带的起点，腓骨的表面比较平坦或凸起。

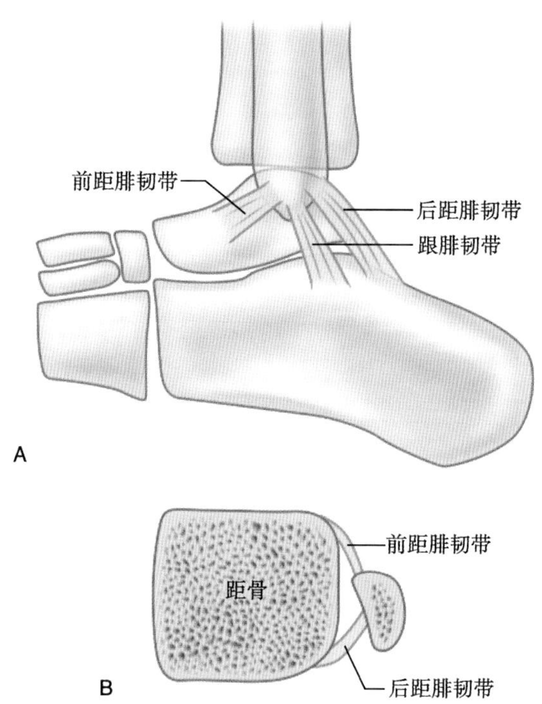

图 64.14 外侧副韧带的示意图。A. 这张踝关节的侧位图显示了腓骨前韧带和距腓后韧带以及跟腓韧带是如何从腓骨向外延伸并向下走行的。这些韧带发自腓骨，位于胫腓前后韧带发出点的更远端。B. 轴平面图像显示了距腓前后韧带都来自腓骨远端水平，其中间表面是凹陷的，为踝窝。

带，发自腓骨远端凹陷处，即踝窝（图 64.14B）。距腓前韧带是最易撕裂的踝关节韧带。当出现关节积液时很容易识别，因为它构成关节前囊（图 64.15）。通常距骨前韧带撕裂而不累及其他韧带。但是，如果受伤比较严重，邻近的跟腓韧带也会撕裂。即使非常严重的创伤，距腓后韧带也很少撕裂。

外侧韧带的慢性撕裂伤与某些原因有很大关系。这包括慢性外侧踝关节的不稳定、跗窦综合征、腓短骨断裂和前外侧撞击综合征。患有跗骨窦综合征的患者表现为踝关节外侧疼痛和压痛，并感觉后脚不稳。从侧面来看，跗骨窦是距骨和跟骨之间的锥形空间。其内充满脂肪，几条重要的韧带从中穿过，维持距下稳定。跗骨窦综合征的患者，这些韧带被撕裂，脂肪组织被肉芽组织或瘢痕组织替代。因此在 T_2WI 上，可能呈

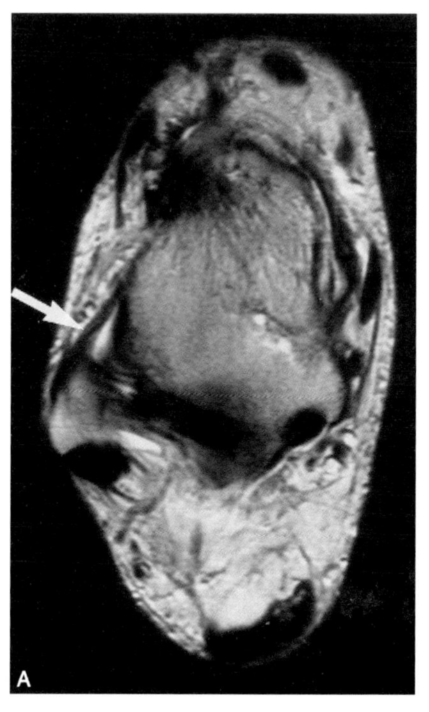

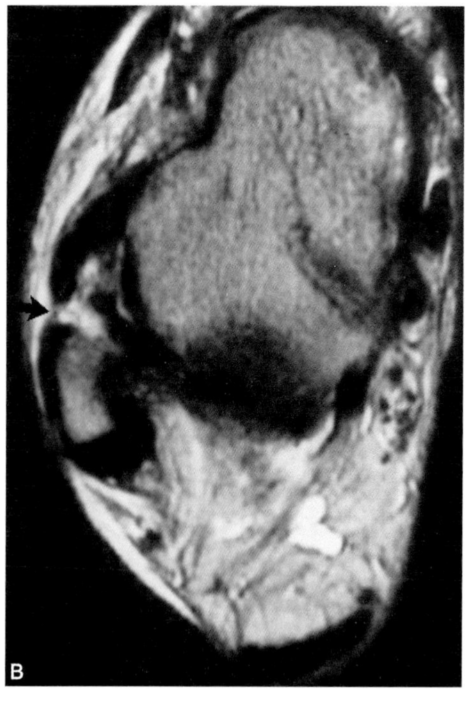

图 64.15 距腓前韧带。A. 在踝窝水平（腓骨内凹面），通过远端腓骨的轴向 T_2WI 显示了完整的距腓前韧带（箭），它是该水平关节囊的组成部分。注意邻近韧带高信号的关节积液。B. 在踝窝水平，此轴向 T_2WI 显示了一个增厚的撕裂的距腓前韧带（箭）。韧带的显著增厚表明它是个慢性的病程。

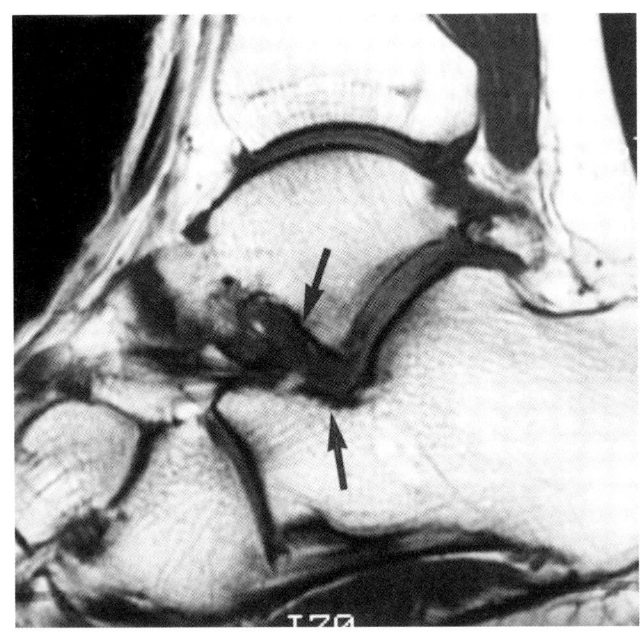

图 64.16 跗骨窦综合征。一个有慢性外侧踝关节疼痛的患者，其矢状 T_1WI 显示了其跗骨窦正常脂肪的缺失（箭）。除了急性踝关节扭伤，这实际上就是跗骨窦综合征。

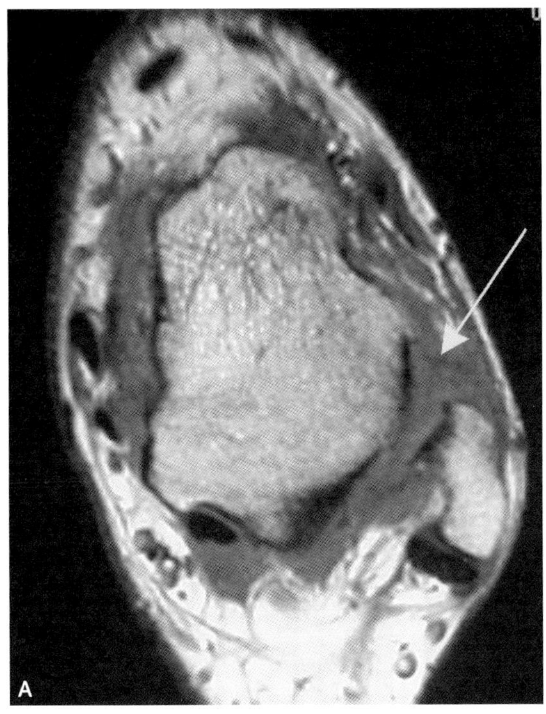

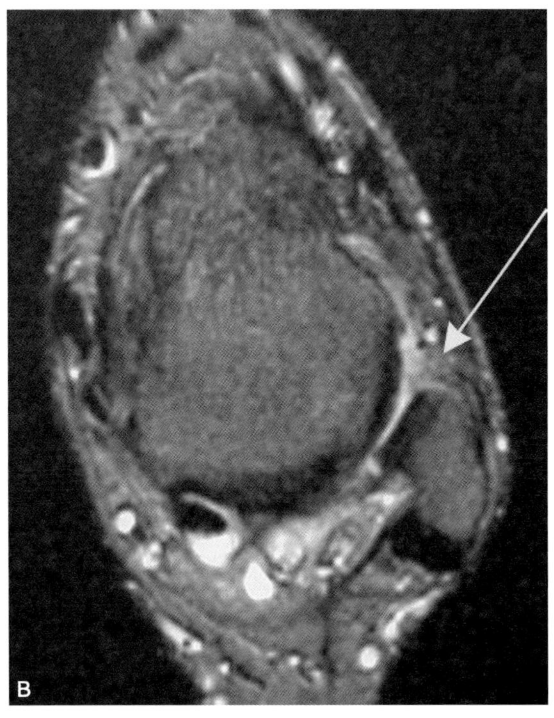

图 64.17 前外侧撞击综合征。通过踝关节的轴向 T_1WI（A）显示了距腓前韧带的缺失（箭）。对应的 T_2WI（B）显示了低信号的瘢痕组织，它深入距腓前韧带之中（箭），这就提示是前外侧撞击综合征。

高信号（肉芽组织）或低信号（瘢痕组织），但是在 T_1WI 上，跗骨窦内为低信号（图 64.16）。急性踝关节扭伤时，由于出血和水肿，跗骨窦脂肪被替代，但在大多数情况下出血和水肿是会消退的。前外侧撞击综合征是因踝关节外侧沟的滑膜过度增生肥大或瘢痕形成导致的。外侧沟是胫骨和腓骨之间的一个间隙，被外侧踝关节韧带包绕。前外侧撞击综合征的患者会出现外侧踝关节疼痛以及不能正常背屈，背屈时常可听到咔嗒声。据报道，可进行关节镜切除术，疗效较好。T_2WI 显示外侧沟内为低信号组织（图 64.17）。这种情况下，距腓前韧带通常被撕裂或形成纤维组织。

骨骼畸形

跗骨融合是引起扁平足疼痛的常见原因。它好发于跟舟关节和距跟关节的中份（图 64.18）。高达 80% 的跗骨融合患者其双侧都融合，在平片上很难（或不能）看到这种融合。但是，CT 和 MR 都可以很清楚地显示骨质融合。这种融合可以是纤维性的或软骨性的融合。在这些病例中可以看到继发表现，比如受累的关节间隙不规则，或受到更大应力的邻近关节处的退行性关节病变。

足和踝关节骨折通常都可用平片诊断。但是，应力性骨折很难在X线或临床上诊断出来，并且这与恶性病变表现相似。MR上，应力性骨折在 T_1WI 上呈线性低信号，在 T_2WI 呈水肿样高信号(图64.19)。

当MR用于诊断足部的骨髓炎时，常有混合的表现。糖尿病伴足部感染的患者，骨髓炎的诊断非常重要，因为其治疗通常比不涉及骨骼病变的情况更具损伤性，其中包括截肢。但是，如果在关节周围的骨髓内出现低信号，不能排除患有骨髓炎。水肿和无感染的充血也可以出现低信号。最终确定有骨髓炎的MR表现是皮质破坏、骨质膨肿(不是常见的表现)或窦道形成(更是不常见的表现)。因此，MR对足和踝关节骨髓炎的诊断敏感性高，但特异性不高。

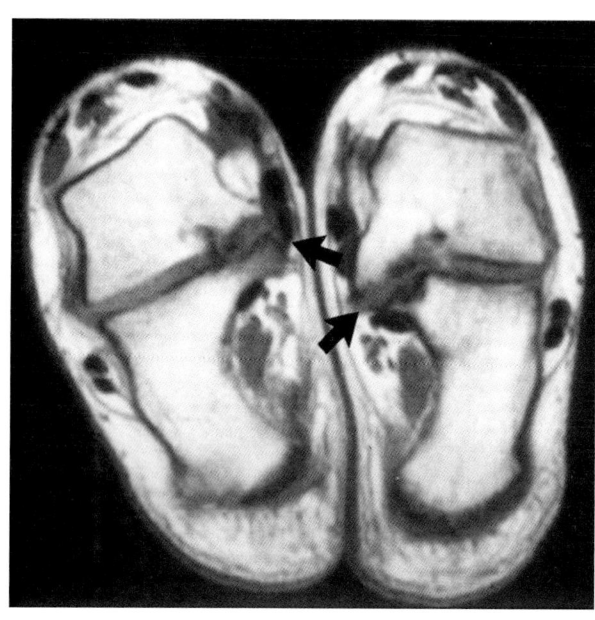

图64.18 跗骨融合。一个扁平足疼痛的患者，其轴向 T_1WI 显示了双侧跟距骨融合(箭)，这主要是纤维化。正常关节间隙不规则并且两侧变宽。在可疑的跗骨融合病例中，两脚踝关节都应该检查，因为融合常常发生在双侧。

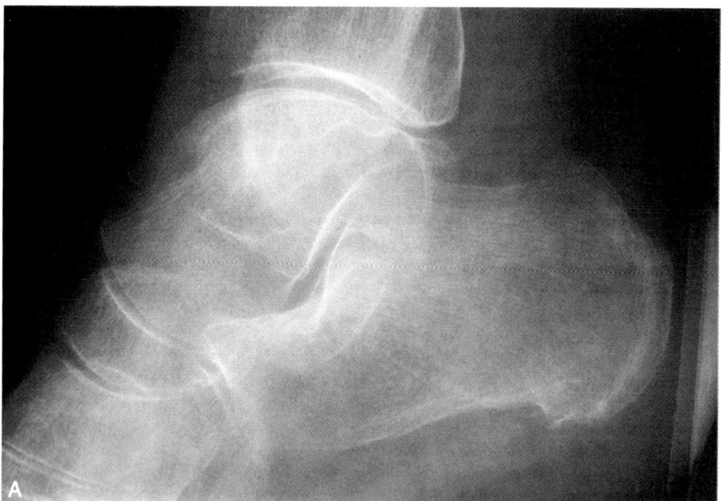

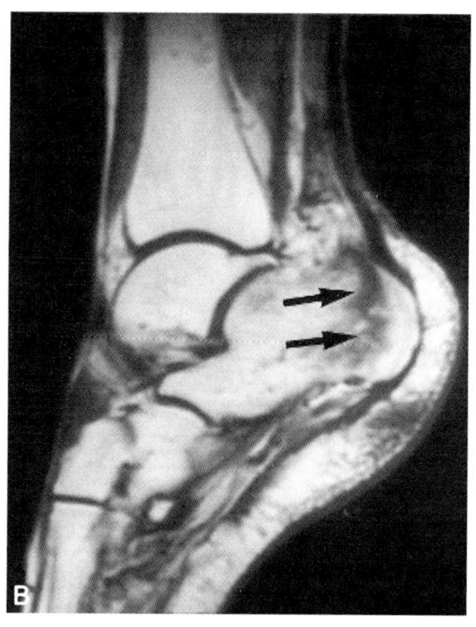

图64.19 跟骨应力性骨折。A. 该患者70岁，患有肺癌并伴跟骨疼痛，但平片未见异常表现。骨扫描显示跟骨后部放射性核素摄取增加。B. 矢状 T_1WI 显示了一个低信号的线性区域(箭)，这是应力性骨折的典型表现。而转移性疾病不会出现这种表现。

推 荐 阅 读

Anzilotti K Jr, Schweitzer ME, Hecht P, Wapner K, Kahn M, Ross M. Effect of foot and ankle MR imaging on clinical decision making. *Radiology* 1996;201:515–517.

Balen PF, Helms CA. Association of posterior tibial tendon injury with spring ligament injury, sinus tarsi abnormality, and plantar fasciitis on MR imaging. *AJR Am J Roentgenol* 2001;176:1137–1143.

Erdman W, Tamburro F, Jayson HT, Weatherall PT, Ferry KB, Peshock RM. Osteomyelitis: characteristics and pitfalls of diagnosis with MR imaging. *Radiology* 1991;180:533–539.

Erickson SJ, Quinn SF, Kneeland JB, et al. MR imaging of the tarsal tunnel and related spaces: normal and abnormal findings with anatomic correlation. *AJR Am J Roentgenol* 1990;155:323–328.

Erickson SJ, Smith JW, Ruiz ME, et al. MR imaging of the lateral collateral ligament of the ankle. *AJR Am J Roentgenol* 1991;156:131–136.

Keigley BA, Haggar AM, Gaba A, Ellis BI, Froelich JW, Wu KK. Primary tumors of the foot: MR imaging. *Radiology* 1989;171:755–759.

Kijowski R, Blankenbaker DG, Shinki K, Fine JP, Graf BK, De Smet AA. Juvenile versus adult osteochondritis dissecans of the knee: appropriate MR imaging criteria for instability. *Radiology* 2008;248:571–578.

Oden RR. Tendon injuries about the ankle resulting from skiing. *Clin Orthop Relat Res* 1987;216:63–69.

Quinn SF, Murray WT, Clark RA, Cochran CF. Achilles tendon: MR imaging at 1.5 T. *Radiology* 1987;164:767–770.

Rosenberg ZS, Cheung Y, Jahss MH, Noto AM, Norman A, Leeds NE. Rupture of posterior tibial tendon: CT and MR imaging with surgical correlation. *Radiology* 1988;169:229–235.

(任逢春　于佳琳　左后东)

第 11 篇

儿科放射学

第 65 章 ■ 儿科影像——你需要知道什么

不要跳过这部分，这部分内容很容易理解，因为它是介绍性章节，没有图像。虽然你的放射科同事可能不会在会议或工作站问你这些东西，但是这一章是关键的——我们分享经验，消除误解，这些将使你成为一个更好的放射科医师，一个更好的医师，并且可能帮助你回答那些在会议上提出的令人恐惧的医学问题。所以，请继续读下去……这将是值得的。

在放射科从事儿科工作

你不能仅仅使用专为成年人设计的放射学技术和设备给儿童成像，尤其是希望得到良好的儿科影像。儿童比成年人小，好动，难以配合。此外，从事儿科工作通常意味着与孩子的父母打交道。相对于自己，父母往往更关心孩子，对孩子的照顾也要求更多，包括对辐射暴露的担忧，以及任何可能对他们孩子造成伤害的事情。

与儿童的积极互动需要一些特殊的技能。而且，在很多方面，对孩子有效的技能对其他任何人也有效，因此这些技能和技术适用于你在放射学领域的大部分工作。医院对于任何人（大人、小孩）来说都是一个可怕的地方。冷静、安静、简单的指导和解释将大大减少恐惧，改善合作。一旦孩子们开始说话，他们就能理解对他们说的很多东西。2 岁的孩子可以按照简单的方法学习。此外，应该直接处理儿童问题，而不是通过他们的父母或看护人。跪着以面对面的姿势与孩子交流，使用简单的词语，真诚地解释期望，可以极大地促进合作。从介绍自己开始，并简要介绍自己的工作。明确你的计划，并且用简单的术语描述事物，记住不要给出没有的选择。“你准备好了吗？我们要开始了”暗示你愿意等待，直到孩子准备好。“我们现在就开始了”，这样更诚实，更不容易被误解。记住，孩子（甚至一些成年人）经常从字面上理解事物。告诉孩子你要“拍摄一幅图片”，他会理解为用枪或注射器，这其中任何一个都是令人害怕和停止合作的好理由。在任何涉及很多人在场的情况下，都应该选择单独一个人与孩子对话。

婴儿不能听从指示，但对平静和安静反应良好。捆扎/包裹婴儿是一项有用的技术，可使孩子感觉舒适，减少激动（对孩子以及父母都是）。此外，学习襁褓法也是一项技能，除了放射学工作外，如果你自己要照顾孩子，它也可以为你服务。给婴儿喂食几乎总是能使所有孩子做好睡觉的准备。如果婴儿不需要因检查禁食，喂食可以让孩子平静下来，让他们安静地躺着。刚喂食的婴儿，襁褓和温暖甚至可以让他们通过磁共振成像（在有听力保护或相应对策的情况下）。

对于任何幼儿，如果可能的话，痛苦的操作，如静脉注射，应该在成像之前完成。如何接受这项痛苦的操作取决于孩子，因为有些人想知道所有情况，而有些人不想知道细节，只是想把操作做完。当孩子一直参与其中时，与家庭互动是提供最好经验的重要部分，父母能帮助更好地完成诸如抱孩子和喂孩子之类的任务。父母常常可以在什么对孩子起作用和什么不起作用方面给予我们很好的指导。

儿童生活从业人员越来越多地受雇于儿科中心。儿童生活从业人员对儿童成长和行为的了解可以帮助儿童理解他们的成像过程，并帮助他们合作和应对，有时能减少或消除镇静的需要。如果你很幸运，有儿科医师在你的放射科，你就会知道他们的投入和帮助有多重要。

辐 射 风 险

随着 2001 年发表的一篇论文（该论文根据当时用于成像的辐射剂量和原子弹研究的数据，计算了 CT 扫描对于癌症的长期风险），对诊断成像辐射风险的关注达到顶峰。再读一遍文章中的最后一句话，想想那些计算中所有的假设……

2001 年，那篇论文写出来时，无论患者的年龄（或体格），均使用单一的 CT 检查技术。幼儿所受的辐射剂量是诊断图像质量合格所需的必要剂量的很多倍。这不仅仅是美国绝大多数医疗系统的实际情况。在这篇文章和其他文章发表之后，人们便致力于减少医学成像的辐射剂量。这些努力集中在 CT 上，还扩展到其他存在电离辐射的所有模式。在许多医疗机构中，在不损失诊断质量的情况下，成人所受的剂量减少了 50%。在一些情况中，儿童所受辐射剂量甚至减少了 90%以上。

尽管研究相关技术并优化它们对受检者是值得的，但是这些努力产生了重大的意外后果。强调儿童癌症死亡引起了人们对辐射暴露的恐惧，特别是在当今 CT 扫描很普遍的情况下。

父母因为担心辐射暴露而开始拒绝 CT 扫描，并且使用不太合适或较不准确的模式来替代 CT 扫描，原因很简单，他们是“无辐射”的。父母不是唯一陷入辐射恐惧中的人。即使 CT 扫描是最合适的检查方法，医师在建议 CT 扫描时也很勉强。放射科医师竟然也被辐射剂量吸引了注意力，有时甚至特别强调，在合理的情况下，辐射剂量应该尽量低（ALARA）。对 ALARA 和减少剂量的关注，导致了图像噪声增大、CT 诊断力降低的意外后果。一项研究发现，在儿童专科医院，6% 的 CT 扫描是无法进行诊断的。ALARA 是一个过时的术语，忽略了影像检查的效益和图像质量的重要性。因此，医学物理学家路易斯·K. 瓦格纳建议我们应该从利益/风险比角度考虑，应该使用术语 AHARA（在能合理实现的情况下，辐射剂量应尽可能地高），始终致力于以最低的风险获得最大的效益。

在这里谈论这个有什么意义呢？重点是：风险应该始终放在这篇文章中。在成像模式上，文中需要包括癌症的风险（是针对普通人群，而不是个别患者），从成像研究中获得的信息带来的好处，潜在替代方案的有效性，以及对于患者和社会日益增长的成本。重要的是，相比较于高风险的散发癌症人群的高发病率，决定使用电离辐射进行 CT 扫描或其他诊断研究是一个极小或可能没有风险的选择。在我们的一生中，每个人都有 40% 的风险发生癌症。在这些癌症中，50% 是致命的；这意味着我们每个人都有 20% 的风险死于癌症，而这与特定的辐射暴露无关。诊断性成像的真正风险仍然存在疑问的原因之一，是人群罹患癌症的背景风险很高，而由诊断成像引起癌症的风险很小。现在人们普遍认为不可能精确地量化电离辐射在用于 CT 扫描范围内的风险，计算值变化 5 倍是很常见的。如果我们假定风险处于已公布的估计值的较高端，则 CT 扫描相当于致命癌症的 1/4 000 风险。也就是说，CT 扫描 99.975% 是安全的。很难想象要去避免一个 99.975% 安全的检查，即便是健康受益机会较小。

镇静与麻醉

幼儿可能难以在更长时间的影像学检查（例如，MRI 或 FDG-PET）中静卧，并且在获得某些影像学检查（例如，CT 或 MRI）所需的时间内可能无法屏住呼吸。因此，在儿童中使用镇静剂或麻醉剂比在成人中更常见，并且成为儿童成像中需要考虑相关的益处/风险的附加变量。虽然镇静/麻醉通常可以毫无困难或没有显著风险地完成，特别是由专门的儿科医师完成，但镇静事件并非没有风险。典型风险包括康复时间延长以及呕吐和误吸的风险。越来越多的数据表明麻醉可能有神经毒性，但这仍然是一个不确定的领域。

当镇静/麻醉可帮助获取需要的图像时（另一个不让对小风险的恐惧压倒潜在益处的情况），镇静/麻醉绝对应该使用。也就是说，存在其他选择和先进技术，并且在继续发展的态势下，某些情况可以避免镇静。例如，超声（US）可能足以提供软组织异常的初步评估。现代 CT 系统可以足够快地获取图像以达到制动效果。正在被开发的 MR 序列可以更快地获取图像（例如，压迫传感）或者可以在自由呼吸的情况下获得图像（例如，径向/螺旋桨序列）。

分心技术也可以减少镇静或麻醉的使用。MRI 中的视频护目镜、超声的 DVD 播放器，以及透视中的平板电脑都非常有效。儿童生活从业者的参与也起着重要作用。

对　比　剂

对比剂在小儿 CT 成像、磁共振、透视和超声检查中广泛应用。对比剂为儿童成像带来的诊断价值与成年人是一样的。也就是说，这些对比剂的作用随着与风险和利益相关的证据不断演变，正在不断地被重新评估。例如，不断增加的与钆沉积有关的数据。虽然有害影响尚未得到证实，但在儿科成像中优化钆基对比材料的利用（以平衡风险和益处的方式使用，而不仅仅是全面避免）仍存在推动力，尤其是考虑到成像患者的潜在寿命很长。

在所有情况中，考虑对比剂是否为正在执行的成像检查带来价值是合理的。如果给予的对比剂有预期价值，那么许多适用于成年人的考虑也适用于儿童，包括：

1. 对比剂过敏反应的风险、治疗和预防
2. 肾毒性与肾保护问题
3. 肾源性系统性纤维化的风险
4. 其他

如果对比剂没有增加价值或者可能构成撤销风险，则应避免使用。在儿童，避免使用引起疼痛的针剂（用于静脉注射对比剂）具有潜在的附加优点。

大多数用于儿科成像的对比剂是基于体重施用的。在某些情况下，这意味着施用的量非常小，可能不能实现自动/动力注射，这就需要细心的技术以实现定时成像。

儿科成像中比较独特的一个因素是由于口感或质地，患儿可能不太愿意使用口服对比剂。在这些情况下，调味品可以帮助掩盖或改善对比剂的味道，并且在儿科临床中被广泛使用。通常调味品不会造成成像伪影。

儿科成像中特定成像方式的特殊考虑

X 线摄影

虽然 X 线摄影的辐射剂量比 CT 扫描低得多，但儿科人群的放射线摄影要多得多，因此需要优化剂量和图像质量以保持最高的效益/风险比。使用基于成像身体部位厚度的剂量成像是向不同大小的儿童提供适当的图像质量/剂量比的一种方法。

当涉及儿童成像与成人的比较时，可能最大的差别是使用不同的患者体位和射线方向以提供最佳图像，最大限度地检测异常。其中一些差异包括：

胸部摄影。小儿胸部摄影可在仰卧位进行前后位检查。有些设备可使孩子保持在直立位置（查一查备受诟病的 Pigg-O-Stat，这是值得的），但这不是必需的。为评估空气滞留而使用吸气/呼气相胸片检查时，最好使用双侧卧位胸片检查以避免因患儿不合作而造成的一些问题。在评估婴幼儿气胸时,不需要立位摄片。除了特别虚弱的婴儿外,所有婴儿都可进行卧位摄影,解释起来比水平侧位要容易得多。

腹部摄影。对于婴儿,在X线片上区分小肠和大肠通常是不可能的。小肠扩张应该只在肠袢少的时候才分为近端,在肠袢多的时候才分为远端。尤其是小孩,他们的大便中混合的气体很少,从而使含有粪便的远端肠管很难与塌陷的肠道区分开来。

测量肠袢的管径以确定是否存在肠腔扩张是愚蠢的——在整个儿童时期,正常的肠袢口径急剧变化。仰卧位和卧位(与成人直立位相比)的腹部双视图摄影效果更好。左侧卧位需要较少的合作,并且具有增加右下象限气体量的好处,这在考虑诊断阑尾炎时是有帮助的(常见情况)。

肌肉骨骼X线摄影。大多数情况下,评估肌肉骨骼系统需要小视野图像以提高图像的质量。把两只下肢都放在一张图像上是非常好的,这可能足以进行粗略的评估,例如是否存在骨发育不良或肢体长度的评估,但对于创伤、可疑的骨损伤,特别是对于可疑的儿童虐待,必须对每个区域进行专门的观察并获得多个图像(正面和侧面),这是检测异常的关键。在某些情况下,这意味着需要获得大量的图像。对受虐儿童的骨骼检查需要至少20张单独的X线图像(因为遗漏虐待给儿童带来的风险以及诊断的益处,这里甚至不考虑辐射风险)。

透　视

透视在儿童胃肠道(GI)和生殖泌尿系统疾病成像中扮演着重要的角色。尤其重要的是对旋转不良和扭转的评估、肠套叠的透视复位和膀胱输尿管反流的评估。几乎所有的透视成像都可以在儿童清醒的情况下进行,只有特殊情况才需要镇静。透视技术的关键是使用脉冲、间歇性透视和适当的视野来优化辐射剂量与图像质量。

成人和儿童透视的主要区别是,双重对比胃肠造影很少在既不能忍受腹胀,也不能维持肠道气体的儿童中进行。这并不是真正的问题,因为黏膜涂布过程很少有问题,相反,大多数问题与肠管(旋转、反流)和流动有关。

超　声

超声是儿科成像的主要技术。它是对腹部进行初步评估的首选检查方法,创伤除外。身体其他部位的超声适应证类似于成人,包括婴儿的头部超声。运动,包括呼吸运动,使超声技术具有挑战性;但超声技术,包括彩色多普勒、频谱多普勒和弹性成像,对儿童有良好的效果。对儿童进行检查,应选择高频、小面积的换能器。大多数超声检查仪都有儿童设置,这是许多检查的良好起点。检查过程中几乎不需要镇静,分散注意力非常有效,比如看电影。对所有年龄的患者,超声技术人员可能是获得高质量图像最重要的因素。找一个能与患儿相处融洽的专家,向他或她学习,并鼓励他或她教导别人。

核 医 学

关于核医学在儿科中的应用范围和数量,各机构差异很大。基本的核医学研究,包括利尿药肾脏扫描(用于尿路梗阻)、肝胆扫描(例如HIDA,用于胆道闭锁)和膀胱造影(用于膀胱输尿管反流)仍然是儿童核医学的主要项目。此外,^{18}F FDG-PET越来越多地用于小儿恶性肿瘤,如淋巴瘤和肉瘤(骨和软组织)的分期和随访。^{123}I-MIBG扫描几乎是儿科独有的检查,目前仍广泛用于神经母细胞瘤的诊断、分期和随访。

核医学成像技术和方案的细节超出了本文的范围,但读者应了解《北美儿科管理共识指南》,该指南推荐了常用的放射性药物。当你在临床工作中需要对儿童进行核医学检查时,这可能是一个宝贵的资源。

MRI

MRI是儿科的主要检查方法,部分原因在于无须使用电离辐射即可获得图像。这种益处很可能赋予它更大的权重,但是MRI还具有其他优点,包括软组织对比度高和多参数成像(T_1加权、T_2加权、扩散加权等)。虽然MRI与儿童成像相关,但它也有缺点,包括长期检查和需要屏气(因此需要镇静/麻醉),以及成本和可行性问题。

随着MRI在急诊科的使用增加,以及定量技术的可行性增加(例如,弹性成像),MRI在儿科中的作用持续增加。供应商仍在努力优化序列和硬件(例如,线圈)以用于儿科成像,因为系统基本上是为成人成像而设计的。从很小的早产儿到肥胖的年轻成人,孩子的体型各不相同,这让情况变得更加复杂。

快速和运动稳定序列在优化儿童MR成像中起着重要作用,并且日见成效。呼吸触发和导航也有助于获取高质量的图像。一般来说,注意保持序列简短将有助于任何年龄的儿童成功成像(成年人可能也会从这种方式中受益)。

CT

应优化CT技术以适应儿童成像的各种尺寸,这需要调整视野和扫描参数(kVp、mAs等)。在儿科特定程序的时代,使CT扫描的效益/风险比最大化的程序应强调在获取诊断质量图像的同时,进一步减少辐射暴露。一个不能犯的错误——获得高分辨率CT图像应同时在吸气和呼气时采用容积采集法。与整个胸部扫描相比,胸部高分辨率CT每10mm间隔扫描1mm几乎或没有剂量节省,甚至只会造成肺部视野被隐藏。

胸部CT在幼儿中尤其具有挑战性,因为呼吸运动(可能使小结构变得模糊)必须与镇静或麻醉的风险以及经常发生的大面积肺不张相平衡。在缺乏具有维持肺通气技巧的专业儿科医师的情况下，处理呼吸可能比处理大面积肺不张要好。

经静脉增强扫描使得对纵隔和肺门的评价变得容易得多。甚至有经验的儿科放射科医师在面对纵隔脂肪的缺乏和不同年龄肺门的大小时也存在困惑。除了 CTPA 和专用心脏 CT，常规胸部增强扫描通常能提供所有需要的信息，即使需要评估血管。只有必需时才需要通过胸部 CTA 来避免错过造影时机、静脉注射量少、快速注射增加运动风险以及来自密集造影流的伪影等问题。

盆腹腔 CT 也可能具有挑战性，因为许多儿童腹腔内脂肪很少，这使得腹部 CT 诊断更加困难。若减少辐射剂量，将进一步掩盖微小的病理改变。除了肾结石的 CT 检查外，绝大多数盆腹腔 CT 检查都需要使用静脉对比剂。口服对比剂可帮助将肠道与其他结构区分开，但在评估阑尾炎或外伤时不需要。由于疾病谱不同，多期 CT 扫描（例如，动脉期和门静脉期）很少在儿童中进行。

推荐阅读

Brenner D, Elliston C, Hall E, Berdon W. Estimated risks of radiation-induced fatal cancer from pediatric CT. *AJR Am J Roentgenol* 2001;176(2):289–296.

Brody AS, Guillerman RP. Don't let radiation scare trump patient care: 10 ways you can harm your patients by fear of radiation-induced cancer from diagnostic imaging. *Thorax* 2014;69(8):782–784.

Garcia Guerra G, Robertson CM, Alton GY, et al; Western Canadian Complex Pediatric Therapies Follow-up Group. Neurotoxicity of sedative and analgesia drugs in young infants with congenital heart disease: 4-year follow-up. *Paediatr Anaesth* 2014;24(3):257–265.

Goske MJ, Strauss KJ, Coombs LP, et al. Diagnostic reference ranges for pediatric abdominal CT. *Radiology* 2013;268(1):208–218.

Podberesky DJ, Angel E, Yoshizumi TT, et al. Comparison of radiation dose estimates and scan performance in pediatric high-resolution thoracic CT for volumetric 320-detector row, helical 64-detector row, and noncontiguous axial scan acquisitions. *Acad Radiol* 2013;20(9):1152–1161.

Treves ST, Gelfand MJ, Fahey FH, Parisi MT. 2016 Update of the North American Consensus Guidelines for Pediatric Administered Radiopharmaceutical Activities. *J Nucl Med* 2016;57(12):15N–18N.

Wagner LK. Should risk from medical imaging be assessed in the absence of benefit and vice versa? *Pediatr Radiol* 2014;44(Suppl 3):414–417.

（何淼　周海鹰　李杨）

第 66 章 ■ 儿科神经放射学

引　言

尽管儿童和成人的神经放射学通常被视为完全不同的个体，但事实上存在互补。对大脑发育的理解增加了对成人神经病理学的洞察力，就像熟悉成人大脑对伤害的反应一样，对儿童患者的评估起到了提示和启发作用。

成人神经放射学中遇到的许多异常是由于慢性重复性轻微损伤随时间发展而引起的病变。因为需要时间发展这样的病变，它们显然很少发生于儿童。例如，退行性椎间盘病是成人神经放射科医师最常见的病理之一，但在儿童中极为罕见。因此，如果在儿童的 X 线片上发现孤立性异常椎间盘，则更可能反映局部感染性/炎症性疾病。

由于其发育程度和成熟程度，大脑对伤害做出反应这种能力同样存在巨大差异。因此，相同的伤害可以以不同的方式表现出来，无论是身体上的检查还是成像，这取决于中枢神经系统（CNS）的成熟程度。了解大脑发育的正常速度和模式及其对伤害不同的应对能力，对于神经影像学研究结果的适当评估和解释至关重要。

本文的其他章节详细介绍了许多儿科病变，如大脑和脊柱的肿瘤与创伤，先天性头颈部畸形。在本章中，我们将关注胎儿和新生儿期正常大脑的发育，以及各种各样的儿科独有病症，如先天性畸形、新生儿脑病和斑痣性错构瘤病。我们还将回顾一些在儿科中经常遇到的脊柱病变，例如脊柱侧凸和脊髓空洞症。

正 常 发 育

在儿科神经影像学中，最具挑战性的概念是建立“什么是正常”的基础，尤其是胎儿和很小的婴儿。无论是胎儿还是婴儿的脑部磁共振，知道成像时的胎龄是必要的，拥有正常大脑发育的图谱可以参考，对识别发育具有里程碑式的意义（图 66.1）。表 66.1 概述了其中一些里程碑。

髓鞘形成始于第 5 个胎儿月并持续一生。无论髓鞘在何处沉积，脂蛋白的脂肪结构都会引起 T_1 缩短，但 T_2 髓鞘的低强度反映了轴突上髓鞘的逐渐增厚引起的间质水的移位，因此稍后出现。在正常婴儿中，常规 T_1 加权图像（T_1WI）显示完整的髓鞘形成大约需要 12 个月，T_2 加权图像（T_2WI）24 个月，40 个月大的时候在 FLAIR 序列上可以看到。因此，我们在第一年首先依靠 T_1WI 进行髓鞘评估，第二年用 T_2WI 评估。

在术语“新生儿”中，我们应该看到小脑深部白质、脑干背侧和内囊后肢的 T_1 高信号髓鞘（图 66.2）。胼胝体的膝部和压部在 6 个月大时髓鞘化，到 1 岁时 T_1 脑白质髓鞘化的表现与成人相似。1 年后的 T_2WI 显示大脑半球白质逐渐髓鞘化，以 T_2 低信号为特征。三角区周围对称的在 FLAIR 上呈高信号的定义不清区域（所谓的“髓鞘终末区”）反映了间质液体更集中在区域，在最初几年里一直在。

表 66.1

产前脑发育里程碑

孕周/周	可见结构
16~18	外侧裂
20~22	枕顶裂
22~23	距状裂和胼胝体沟
24~25	中央沟和扣带回沟
26	中央前沟
27	中央后沟及颞上沟
29	额上、下沟
33	颞下沟
34	所有原发性和多数继发性脑沟

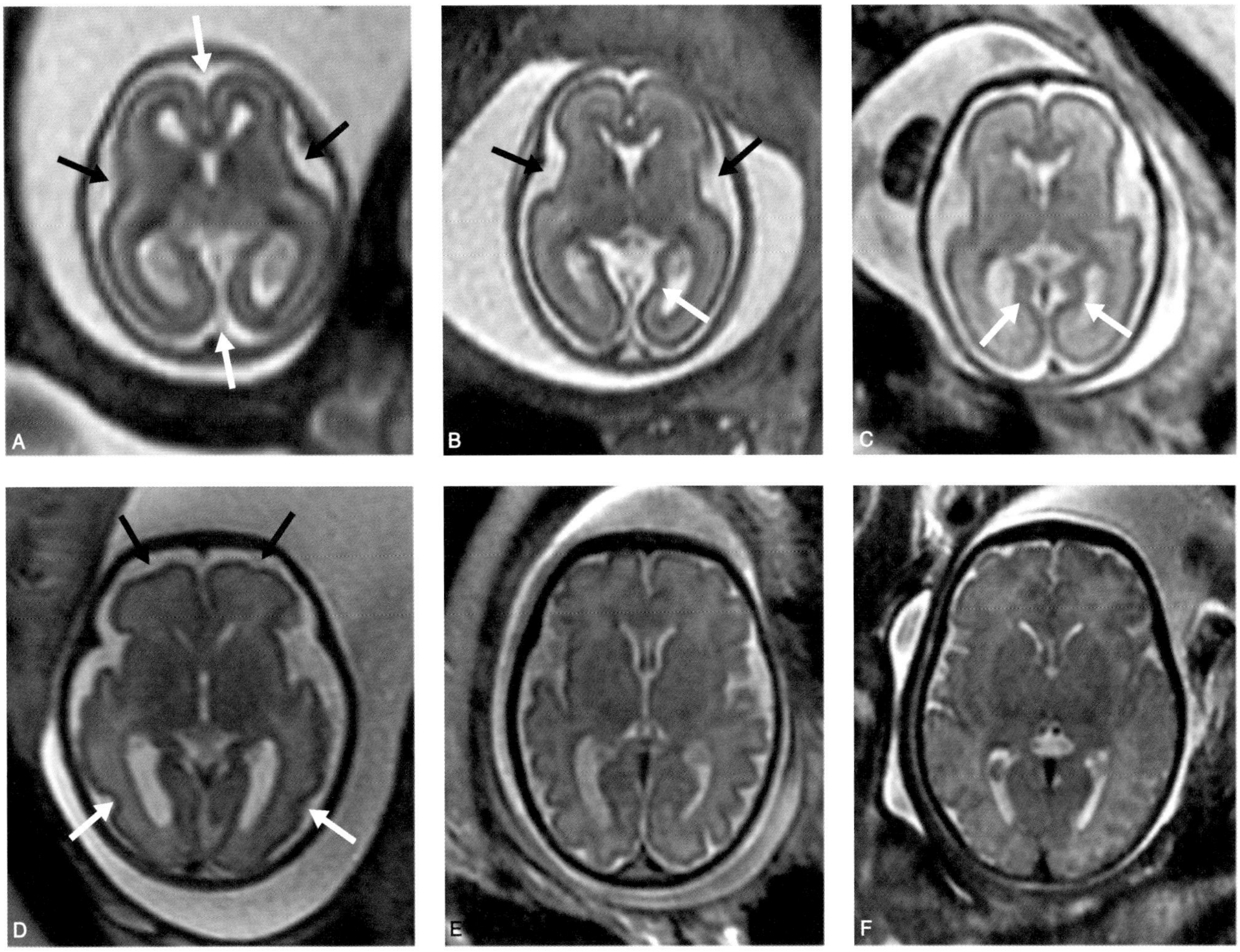

图 66.1　轴向 T_2 SSFSE 图像。胎龄 18 周(A)、22 周(B)、26 周(C)、30 周(D)、34 周(E)和 38 周(F)时胎儿大脑。在第 18 周(A),我们发现存在半球间(白箭)和广阔的外侧裂(黑箭)。在 22 周(B)有更多外侧裂(黑箭)和距状裂开始形成(白箭)。到 26 周(C)距状裂(白箭)形状良好。到 30 周(D)时,颞部(白箭)和额叶沟(黑箭)形成或正在形成。34 周(E)所有初级脑沟均已形成。到 38 周(F)时,外观与足月儿相似。

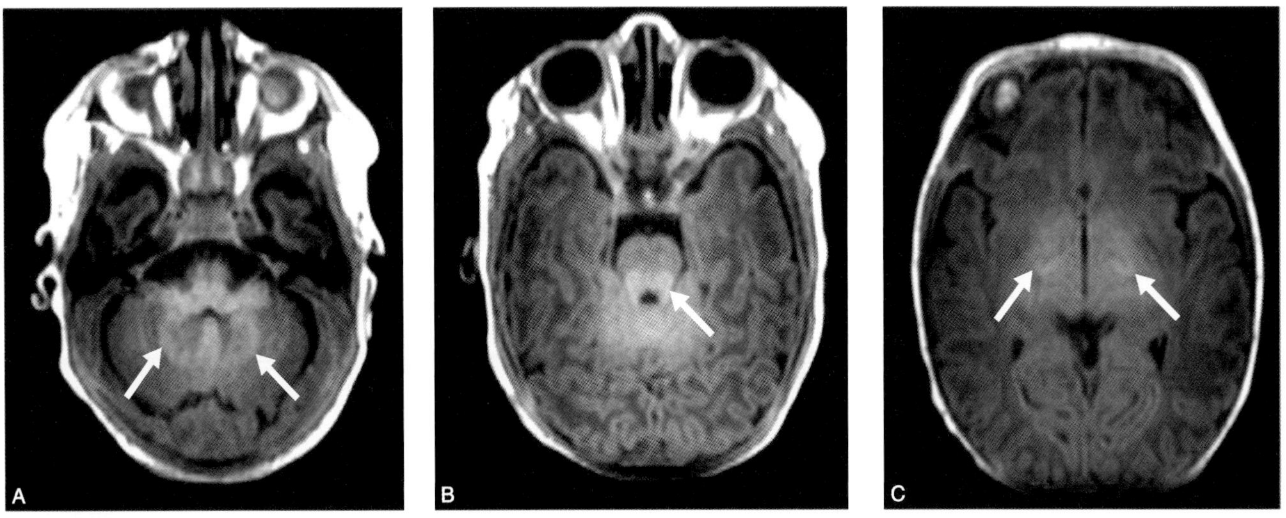

图 66.2　正常足月新生儿的脑轴向 T_1 3D SPGR 图像。在小脑深部白质(A)、脑干背侧(B)、丘脑底核(C);

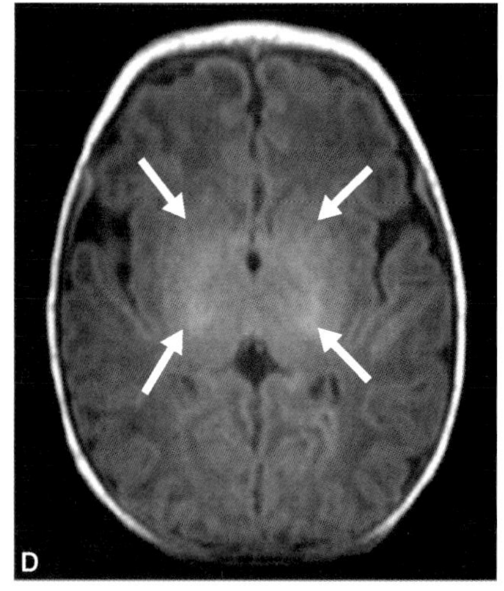
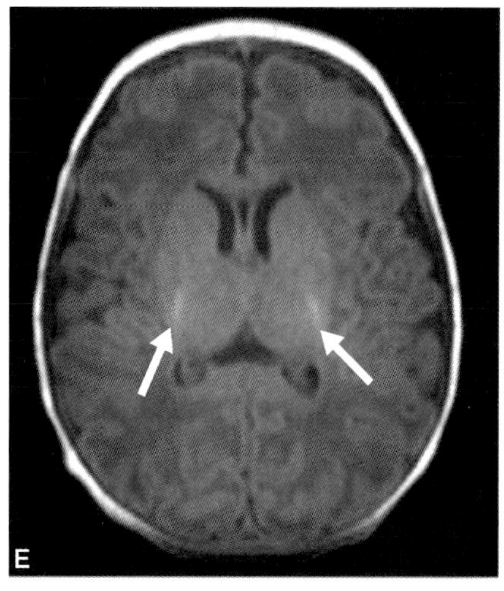
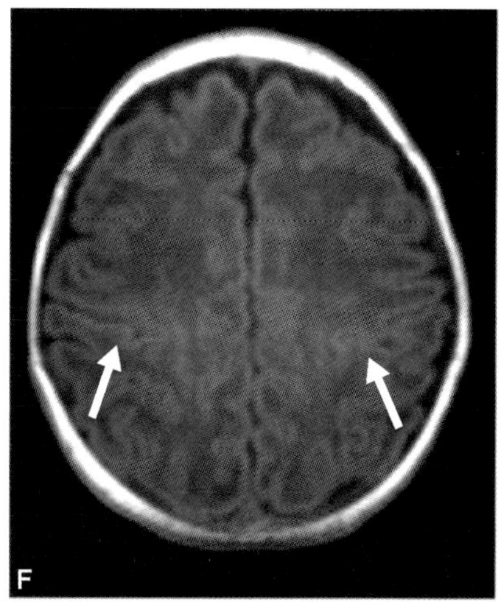

图 66.2(续)　腹外侧丘脑和基底神经节(D)、内囊后肢(E)以及边缘皮质(F)的 T_1 高信号髓鞘形成(白箭)。

硫化和髓鞘化的轻度延迟通常归因于宫内或围生期应激，但更为严重的延迟应该引起对先天性代谢错误和白质营养不良的关注。

中线结构发育异常

虽然正常的新生儿胼胝体很薄，但到 1 岁时，其压部应至少和膝部一样厚。胼胝体发育异常称为**胼胝体发育不全**，其范围从完全发育不全到部分发育不全到胼胝体发育不全。在胼胝体完全发育不全的情况下，侧脑室有一个平行的方向，后角扩张称为空洞脑。通常情况下，轴突会穿过中线，而不是沿着每个侧脑室的内侧呈前后排列；这些束称为普劳斯特(Probst)束。冠状图像显示侧脑室前角向上，扣带回沟的缺失使大脑半球间沟一直延伸到第三脑室边缘，海马体通常旋转不足(图 66.3)。

胼胝体部分发育不全或发育不全通常被视为前后径的截断，尽管也可以是节段性的，但是胼胝体通常表现为两个独立的联合，通常与半球间囊肿或脂肪瘤有关。区域性脑胶质病或脑软化可引起胼胝体局灶性萎缩，也可继发于轴索损伤(图 66.4)。

"视隔发育不良"一词最初由德莫西于 1956 年提出，用于描述视神经发育不全和透明隔发育不全的尸检结果。随着磁共振成像的出现，人们发现了与视神经发育不全有关的广泛多样性的发现：部分或完全缺乏透明隔、胼胝体发育不全、下丘脑-垂体轴异常以及皮质发育畸形，最显著的是头裂畸形。视神经发育不良的诊断依赖于眼科检查，只有 50%的患者在 MRI 上有明显的视神经发育不良(图 66.5)。

无前脑畸形包括由第 5 孕周前脑分化和中线分裂异常引起的一系列畸形。影像学特征是中线间灰质和/或白质的异常通讯；面部畸形的发生率高达 80%，包括低血糖症、独眼畸形、筛骨畸形、猴头畸形和中线唇裂/腭裂。

无脑畸形意味着完全没有分裂，脑组织前部移位为一个"煎饼"形状和一个大单脑室后扩张成背侧囊肿。半脑叶前脑裂的程度更大，后侧脑室有明显的分化，而大脑前叶可部分存在于脑叶前脑无裂畸形中，但两者的分化有点随意。在大脑中半球间无裂畸形，也被称为端脑融合畸形，额叶后部及顶叶异常连接，前额叶及枕叶正常分离(图 66.6)。

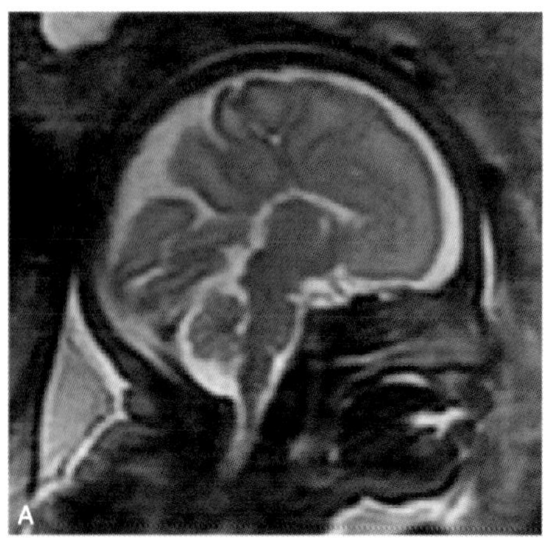
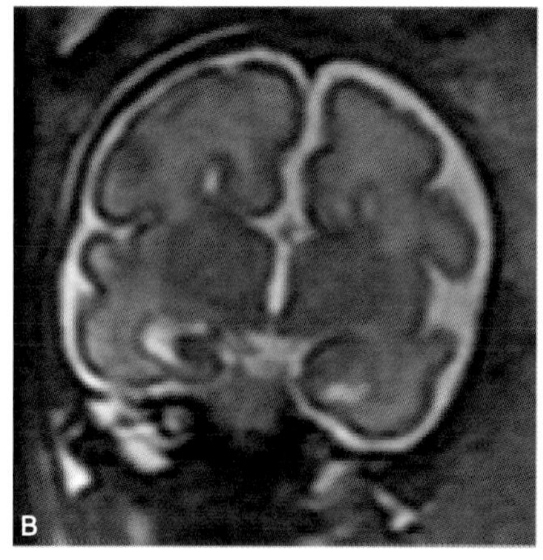
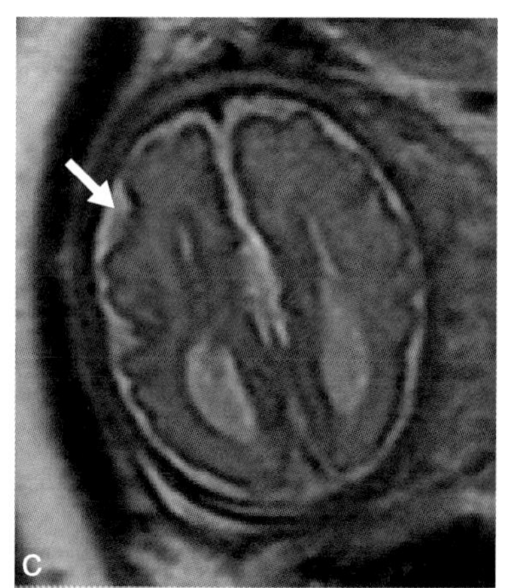

图 66.3　胎儿 MRI 的 T_2-SSFSE 图像显示 31 周 6 天胎龄胎儿完全发育不全。在中线矢状面(A)图像上，没有扣带回沟，沟向上辐射至第三脑室边缘。在冠状(B)图像上，我们可以看到侧脑室的"德克萨斯长角"外观。在轴位(C)图像上，侧脑室有空洞脑和平行结构。怀疑右额叶皮质畸形(箭所示)。

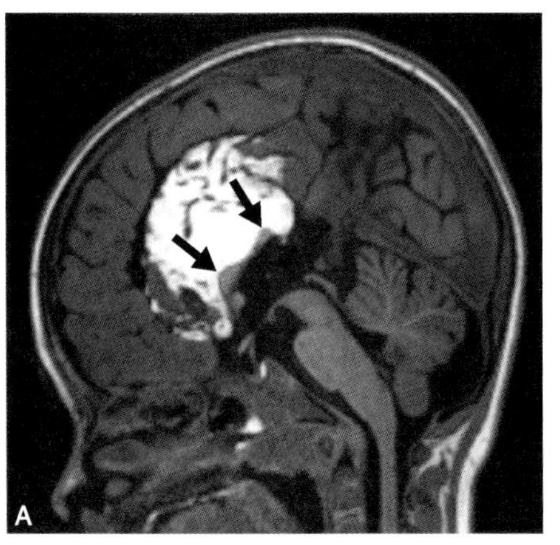

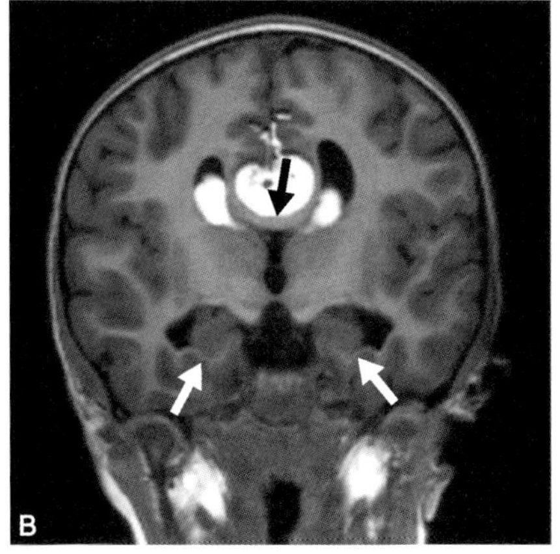

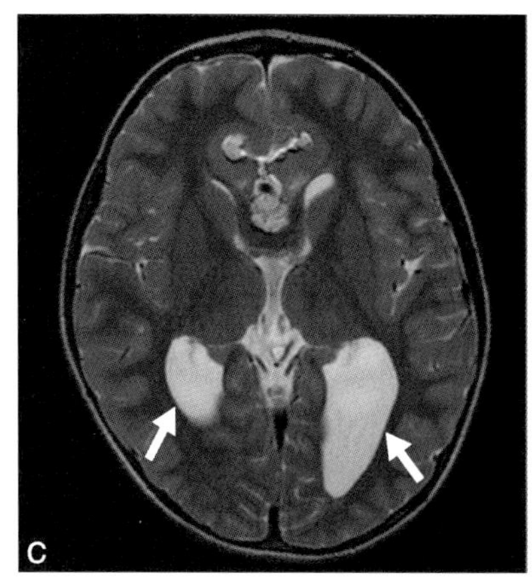

图 66.4　一名 5 岁男性患儿，胼胝体发育不全，半球间脂肪瘤。在矢状面(A)和冠状面(B)T_1 SPGR 图像上，有一个大的 T_1 高信号的半球间脂肪瘤延伸到侧脑室。胼胝体发育不全，仅有少量的膝部和压部(黑箭)。海马体(白箭)旋转不足，呈球状。轴向 T_2 加权图像(C)显示相关的空洞脑畸形(白箭)。

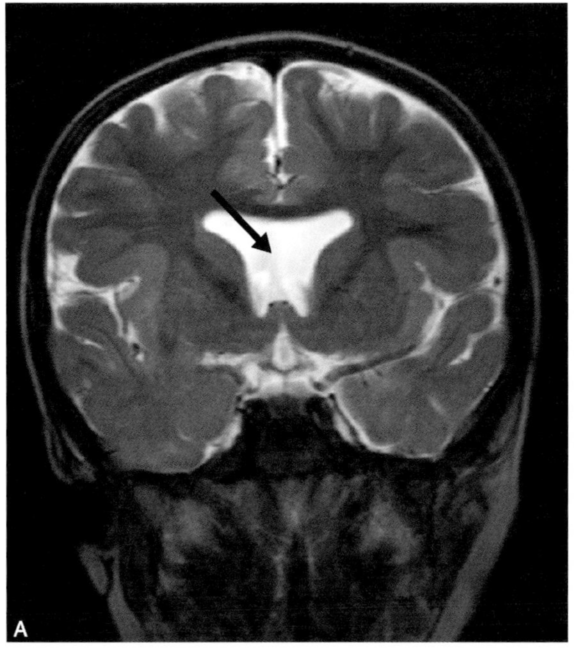

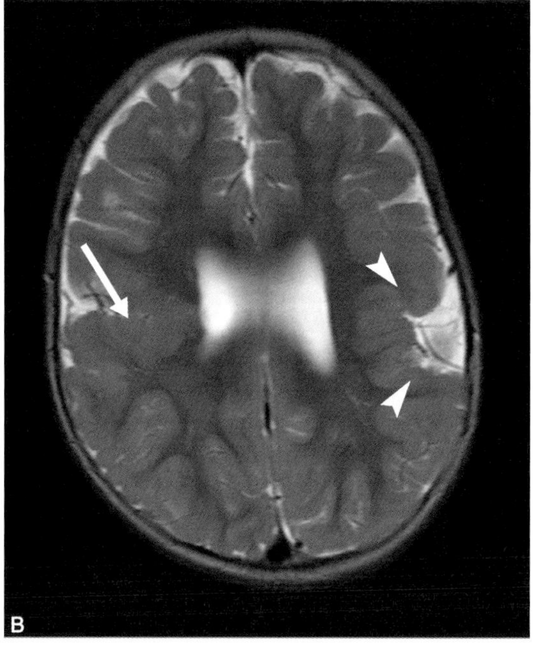

图 66.5　2 岁男性患儿，视神经发育不良，眼科检查。A. 冠状 T_2 加权图像显示透明隔缺失(箭)。B. 轴位 T_2 加权图像显示右外侧裂周区闭合唇脑裂畸形(白箭)，内衬发育异常的皮质。还有左侧的外侧裂周区多小脑回(箭头)。

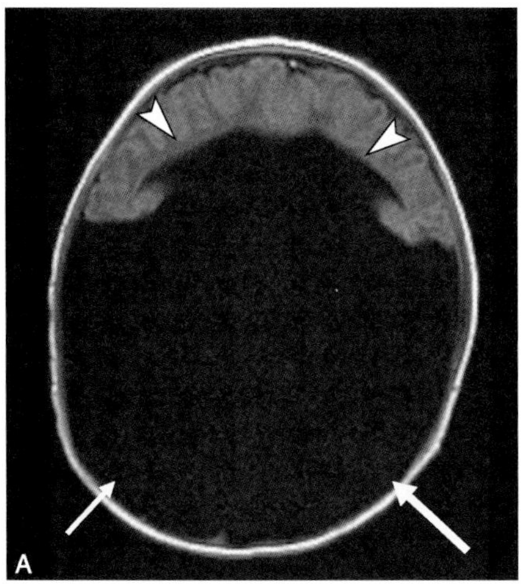

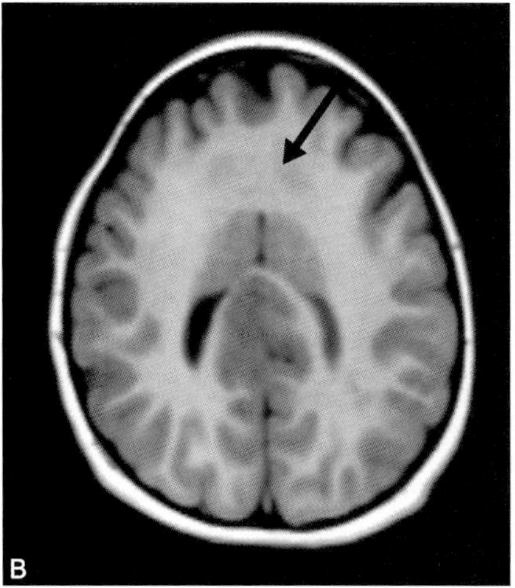

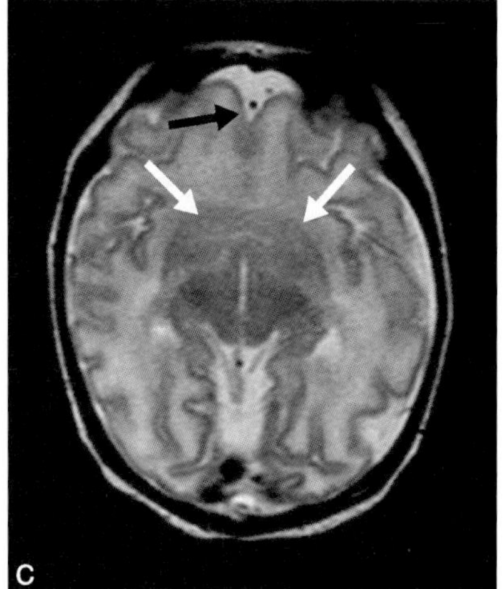

图 66.6　无前脑图谱。A. 另一名 6 天大前脑无裂畸形患者轴位 T_1 加权图像示大脑组织(箭头)的前部扁平化(也称为“煎饼征”)，可见新月形单脑室与背部囊肿(箭)相通。B. 一位 3 岁女性前脑无裂畸形患儿轴位 T_1 加权三维 SPGR 图像，可见胼胝体前部缺失，额叶分离不完全(黑箭)。C. 一个 3 日龄前脑无裂畸形患者轴位 T_2-FSE 图像，显示基底节不完全分离(白箭)，额叶部分分离，可见奇大脑前动脉(黑箭)。

颅后窝畸形

大多数颅后窝畸形可被分为 Chiari 畸形或 Dandy-Walker 连续体的囊性畸形其中之一。不常见的是所谓的臼齿畸形和菱形脑突触。

Hans-Chiari 在 1891 年首先描述了脑积水相关的颅后窝畸形的三种亚型。Chiari Ⅲ畸形较罕见,其特征是包含颅后窝内容物的颈枕部脑膨出,许多人已经使用 Chiari 名称描述各种颅后窝异常,如 Chiari 0、Chiari 1.5 和 Chiari Ⅳ。然而,还是 Chiari Ⅰ和 Chiari Ⅱ畸形最常见。

Chiari Ⅰ畸形的特征是小脑在大孔下方突出,无开放性脊柱发育障碍或颅内肿块效应。虽然对诊断所需的扁桃体下降程度没有绝对一致意见,但许多人使用扁桃体位置在从颅底到枕骨的绘制线(McRae 线)以下≥5mm 作为标准。典型的临床表现是由 Valsalva 手法引起或加重的枕部头痛,但在影像学上确定的病例中,多达 14%是无症状的。相关的影像学表现包括小脑扁桃体的异常尖状形态、颅窝的背倾、颅底内陷和枕骨大孔处脑脊液间隙的消失。相关的脊髓空洞症是一个重要的发现,因为这是神经系统症状和缺陷的主要原因之一(图 66.7)。

尽管有报道,但脑积水在该人群中相对少见。颅后窝减压术是枕下颅骨切除术和 C_1 椎板切除术单独进行的手术治疗,在某些情况下还可加上硬膜成形术、小脑扁桃体烧灼术和脑脊液分流术。

Chiari Ⅱ畸形包括一系列与开放性脊柱(脊髓脊膜膨出或脊髓膨出)相关的脑部影像学发现。这种畸形可通过胎儿超声时头盖骨的双额凹陷("柠檬"征)和围绕脑干的扁平小脑("香蕉征")发现。出生后的影像学表现包括小颅后窝,合并小脑幕向下倾斜,小脑组织疝入颈管,背侧至颈上脊髓的髓质"扭结",顶盖喙突和镰刀功能不全(以指状半球沟为特征)。许多病例还会出现狭窄(脑回异常多且小)、室管膜下灰质异位和胼胝体发育不良。其中一些表现,尤其是小脑组织疝入颈管,可以通过产前脊髓脊膜膨出修补术得到改善(图 66.8)。

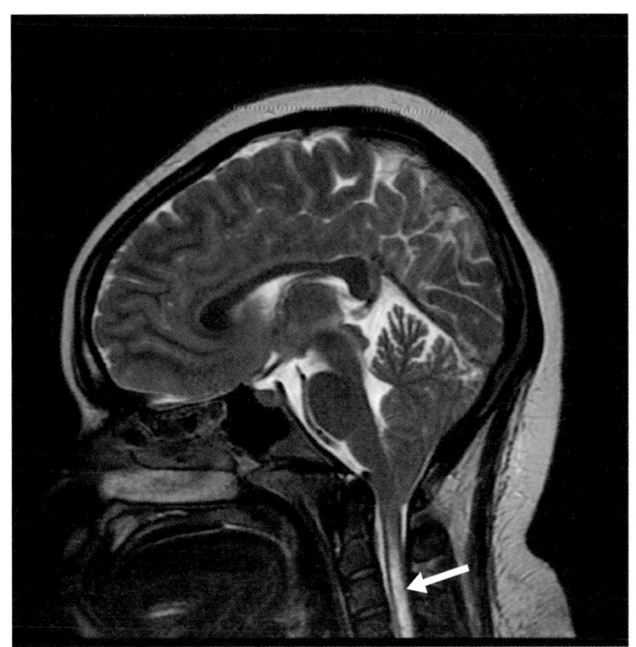

图 66.7　Chiari Ⅰ畸形的 16 岁女性患者的矢状位 T_2WI。小脑扁桃体变尖,并向下延伸到颈上脊髓管。颈部脊髓上部有一部分影像显示脊髓空洞(白箭)。

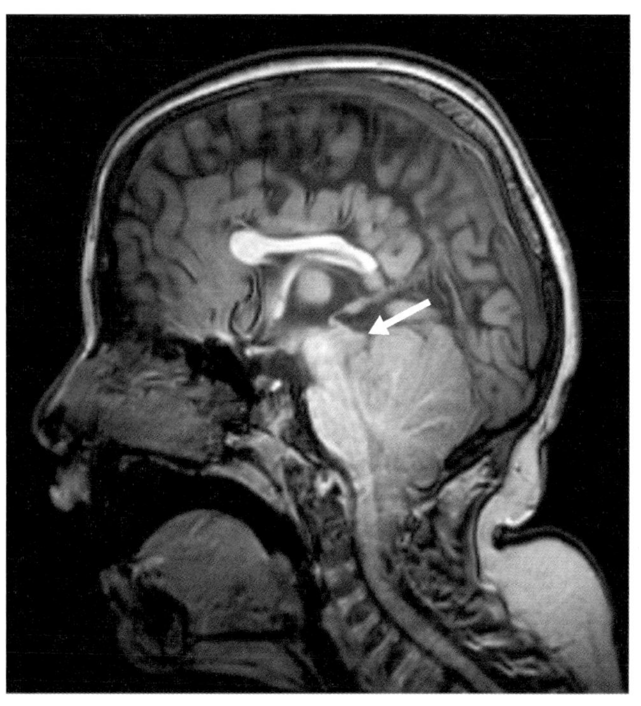

图 66.8　Chiari Ⅱ畸形的 6 岁男性患儿的矢状位 T_1WI。除了颅后窝拥挤和后脑突出外,还有胼胝体发育不全和顶盖喙突(白箭)。

丹迪-沃克连续体

这组颅后窝畸形包括一系列异常,其特征是不同程度的小脑蚓部发育不全和与颅后窝囊肿相关的错位。一种理论认为,这些异常都是菱形囊泡顶的发育异常,但术语和分类存在争议,并没有得到普遍认同。因此,理想的方法系统地集中于颅后窝的大小,小脑蚓部的大小、形态和方向以及小脑延髓池的大小(表 66.2)。

典型的 Dandy-Walker 畸形是由小脑蚓部完全或部分发育不全、第四脑室囊性扩张和后颅窝扩大并小脑幕向上移位组成的三联畸形。小脑幕上移使窦汇高于人字缝,这是 CT 成像(称为"环-人字反转")出现之前血管造影诊断本病的关键征象。梗阻性脑积水是一种常见的并发症,但并不是畸形本身的一部分(图 66.9)。

表 66.2

"丹迪-沃克连续体"特点

结构	"经典"丹迪-沃克畸形	小脑蚓发育不全	Blake 囊残留	巨型大脑大池
颅后窝大小	大	正常	正常	正常
小脑蚓大小	发育不全	发育不全	正常	正常
T-V 角度	>18°	>18°	>18°	正常

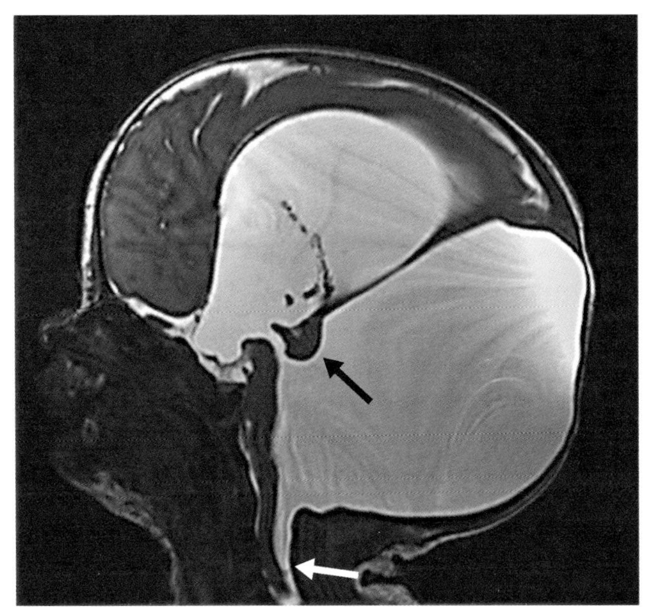

图 66.9　一位患典型的丹迪-沃克畸形的 1 岁女性患儿矢状位 FISTA 图像。有"torcular-lambdoid 倒置"合并小脑幕向上倾斜，小脑蚓扭转发育不全（黑箭），以及扩大的颅后窝。Blake 囊残留的一部分可见于上颈椎管（白箭）阻塞处。

小脑蚓发育不良通常是逆时针旋转的。这样，由沿着脑干和腹侧蚓部形成的被盖-小脑角大于 18°。这种没有后窝扩大的发现被一些人称为"Dandy-Walker 变种"，但这个术语的应用和不精确程度各不相同。孤立性小脑蚓发育不良的儿童通常有正常的神经发育结局。在出生后阶段，小脑蚓的高度应大致等于中脑顶盖和闩脑之间的距离。

Blake 囊是一种胚胎结构，在孕早期形成第四脑室正中孔和 Luschka 孔。当穿孔延迟或不完全时，会导致 Blake 囊残留或囊肿，导致正常形成的小脑蚓向上移位。小脑蚓大小和形态均正常，但被盖-小脑蚓角度增大。Blake 囊残留在妊娠 20 周时被认为是正常的，可单独存在，或与其他异常并存，根据非穿孔程度，可导致阻塞性脑积水。巨型脑大池被认为是 Blake 囊延迟开窗的结果；它被定义为大脑大池单独扩大（>10mm），具有正常的被盖-小脑蚓角，被认为是正常的变异。

Joubert 综合征和相关疾病（JSRD）是一类异质性疾病，主要由编码纤毛蛋白的基因突变引起。临床上，这些患者被描述为婴儿期出现不规则呼吸（"喘气"或"大笑"呼吸），合并动眼神经麻痹。典型的神经影像学表现包括小脑蚓发育不全和"臼齿征"，在轴位磁共振图像上，小脑上脚的增厚和伸长类似于拔除臼齿的根部（图 66.10）。可能是发育不全，甚至没有下脑干核。其他相关异常包括多指畸形、缺损和多囊肾。

菱形脑突触是指不完全分离的小脑半球与部分或完全没有的小脑蚓。磁共振成像可以独特地显示横向连续的薄层（图 66.11），以及至少部分小脑蚓缺失引起的平坦的顶凹。高达 65%的患者同时存在导水管狭窄。其他相关综合征包括 Gomez-Lopez-Hernandez 综合征和 VACTERL。

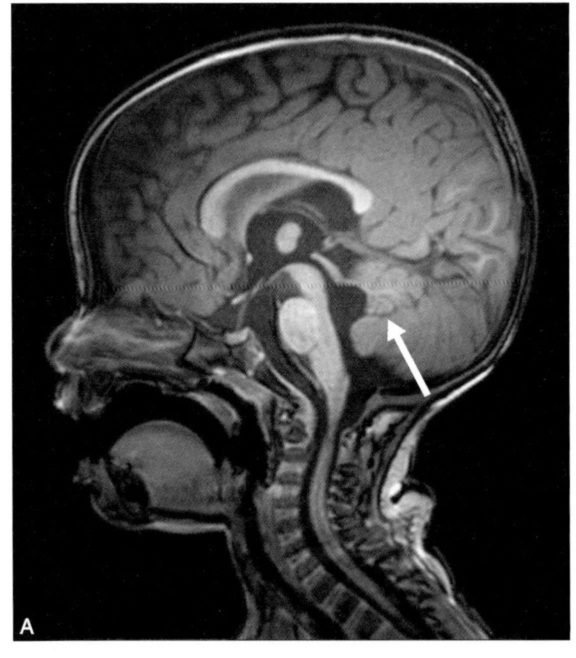

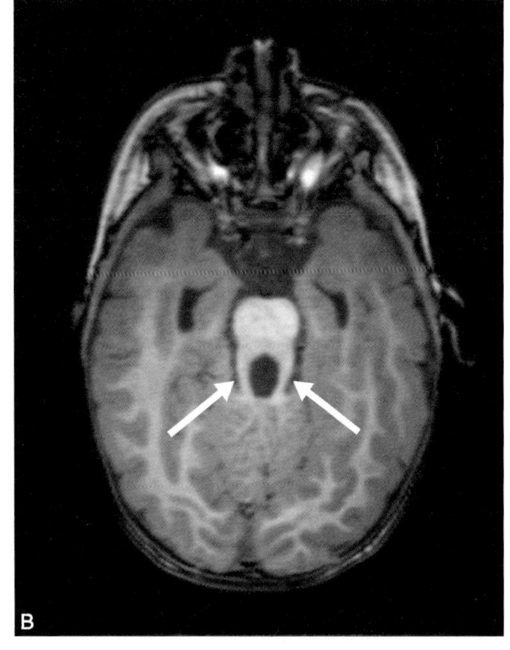

图 66.10　15 个月大女性 JSRD 患儿的矢状位 T_1WI（A）和轴位 T_1WI（B）。A. 小脑蚓发育不良（白箭）；B. 小脑上脚（白箭）呈"臼齿"状拉长。

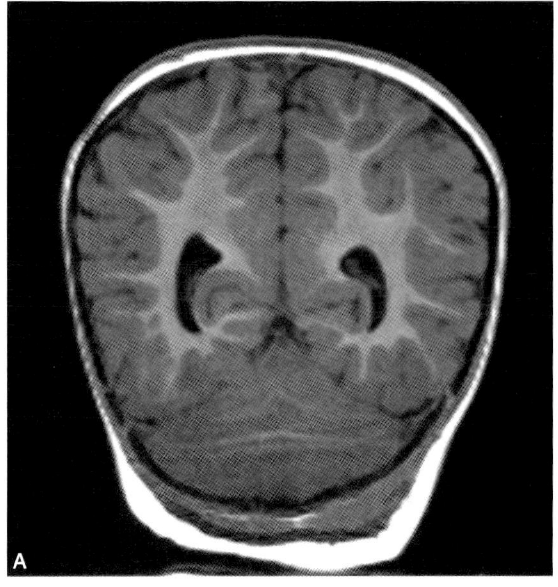

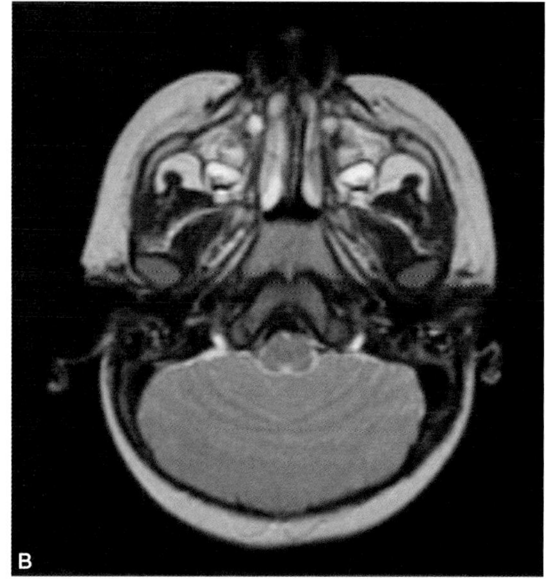

图 66.11 11 月龄的女性患儿菱形脑突触的冠状 T_1WI(A)和轴向 T_2WI(B)。

皮质发育畸形

这些脑畸形被认为是由细胞增殖、细胞迁移和/或皮质组织的紊乱引起的，而且通常有证据表明这三种成分的紊乱。

小头畸形是细胞增殖减少，脑沟和脑回几乎完全消失，小头畸形明显（图 66.12）。脑回模式简化的小头畸形是一种较温和的表现型，大脑比正常人小，出现的单纯脑回数量减少。

细胞增殖增加的最极端表现是**半巨头畸形**，一种大脑半球部分或完全的错构性过度生长。不受抑制的增殖和异常分化导致受累半球的奇异外观，侧脑室异常增大，皮质带增厚和不清晰，矿化和神经元异位，导致"白质"出现过早髓鞘化（图 66.13）。密切评估对侧半球以排除其他异常是至关重要的，因为功能性半球切开术（手术断开整个受影响半球）是治疗这种情况的首选方法。对侧畸形可能会使这种手术没有意义。

增殖不太明显与更局部的增殖与异常的细胞分化相关，可导致Ⅱ型局灶性皮质发育不良（FCD Ⅱ），这是儿科学上难治性癫痫的主要原因。这些病变在影像学上表现非常细微，有局灶性皮质增厚，灰白质交界处模糊，以及从皮质下区域向侧脑室延伸的漏斗状白质信号异常（图 66.14）。

灰质异位是神经元迁移阻滞的结果，在迁移阶段，神经元从生发基质沿侧脑室壁迁移到发育中的大脑皮层。在影像学上可看到在所有脉冲序列上，结节在信号强度上与正常灰质平行（图 66.15）。带性异位症是一种基因驱动的迁移阻滞，通常表现为在侧脑室表面和大脑皮质之间发现的平滑对称的灰质带。上覆皮质要么正常，要么伴有无脑回/巨脑回，几乎所有受影响的患者都是女性（图 66.16）。

无脑畸形/巨脑回畸形。无脑畸形是神经细胞迁移停止的结果，导致皮质异常增厚，没有正常的回沟模式。在完整形态（无脑回）中，由于宽厚和浅的外侧裂，完全没有脑回/脑沟，具有"沙漏形"或"8 字形"外观。巨脑回存在但异常宽，脑沟浅。一个特征是细胞稀疏区，一个非常薄的白质信号带，将薄的外层皮质层和厚的内层皮质层分开（图 66.17）。

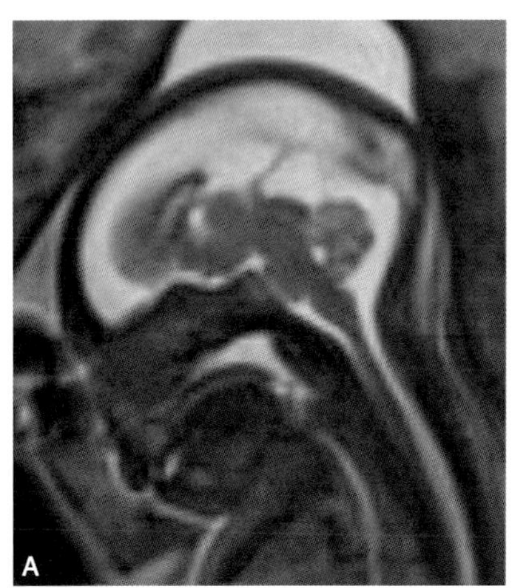

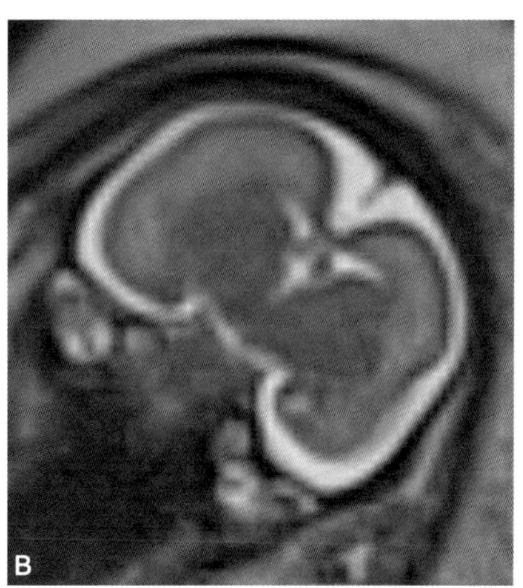

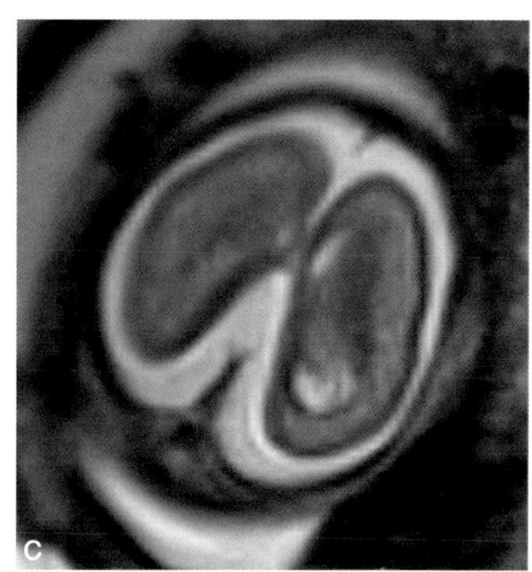

图 66.12 25 周 2 天胎龄胎儿大脑 MRI 的矢状面(A)、冠状面(B)和轴向(C)T_2 SSFSE 图像。A. 小头畸形，其特点是颅面比率降低。B、C. 没有正常的脑回-沟模式，甚至大脑外裂还没有形成。研究结果与小头畸形相符。

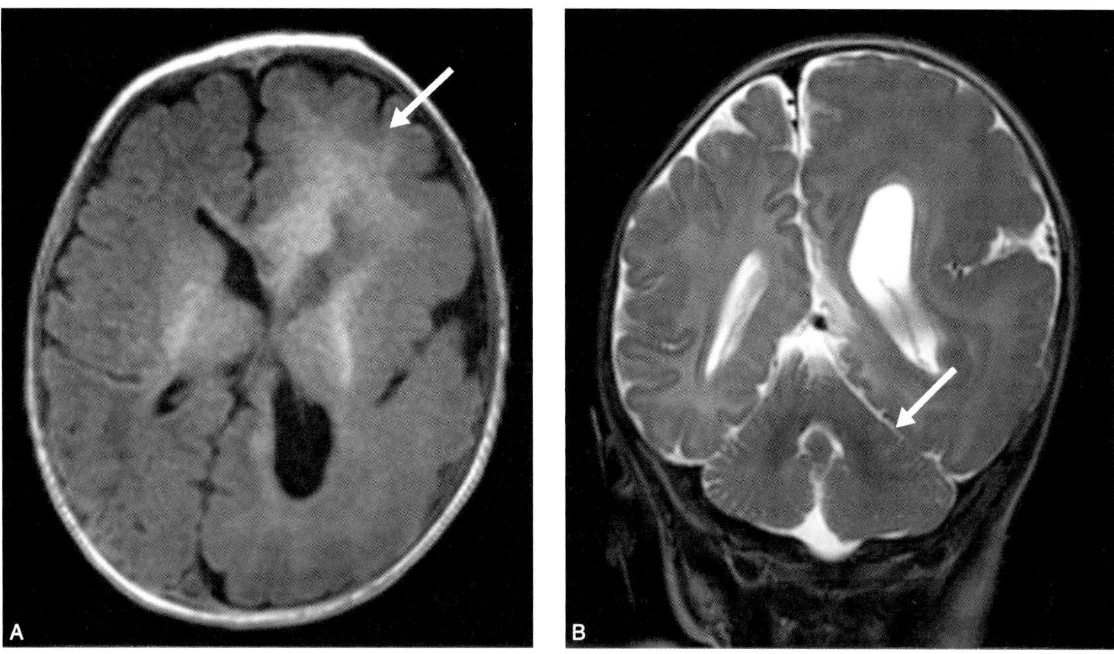

图 66.13　2 月龄男性患儿的大脑轴向 T_1 加权(A)和冠状 T_2 加权(B)图像,患有左侧巨脑症,伴有右下肢脂肪瘤过度生长的偏头痛和 CLOVES 综合征。A. 左侧大脑半球有扩大和发育不良,出现不对称加速髓鞘形成(箭)左单侧脑室肥大。B. 小脑左半球也有轻微的扩大(箭)。

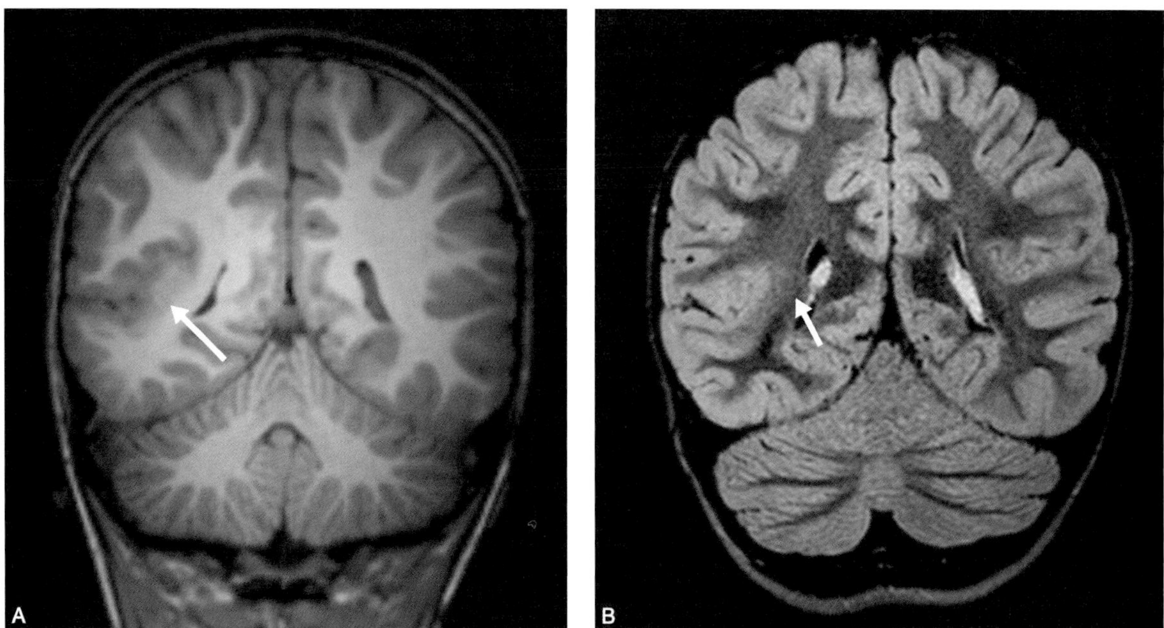

图 66.14　一名 6 岁男性癫痫患儿的大脑 MRI 冠状 T_1 SPGR(A)和冠状立方体 FLAIR(B)图像。A. 右颞后区灰质-白质交界处有轻微模糊(箭)。B. 也有“漏斗状”向侧脑室方向的高信号异常延伸(箭)。患儿接受手术切除,病理表现与局灶性皮质发育不良Ⅱb 型一致。

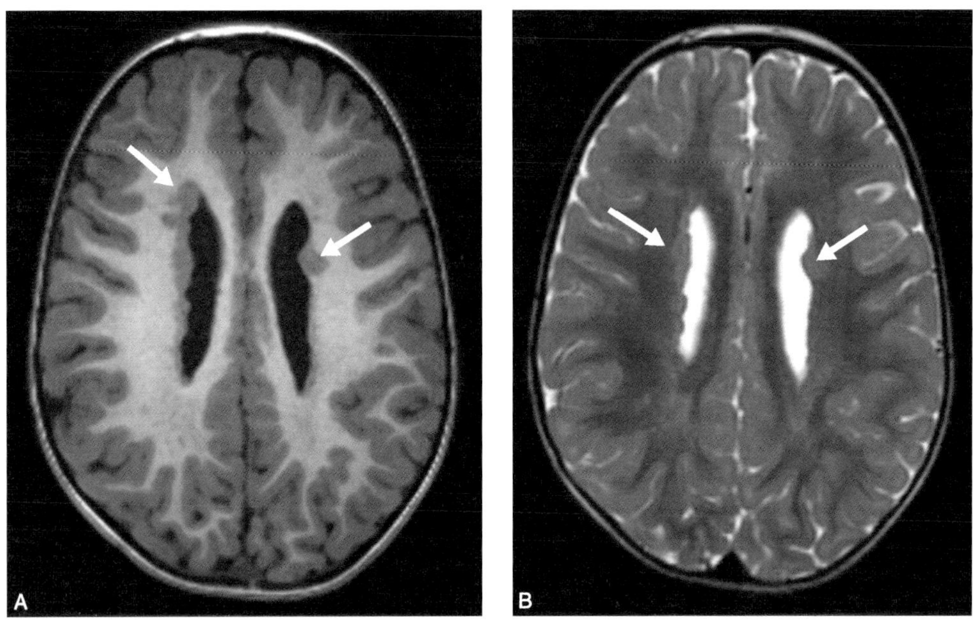

图66.15 21月龄男性患儿的大脑轴向 T_1 加权(A)和轴向 T_2 加权(B)图像,侧脑室有大量室管膜下和室周灰质异位(箭)。可以注意到,这些结节在所有脉冲序列上都与灰质信号平行。侧脑室系统的相关畸形在这些患者中是一个常见的现象。

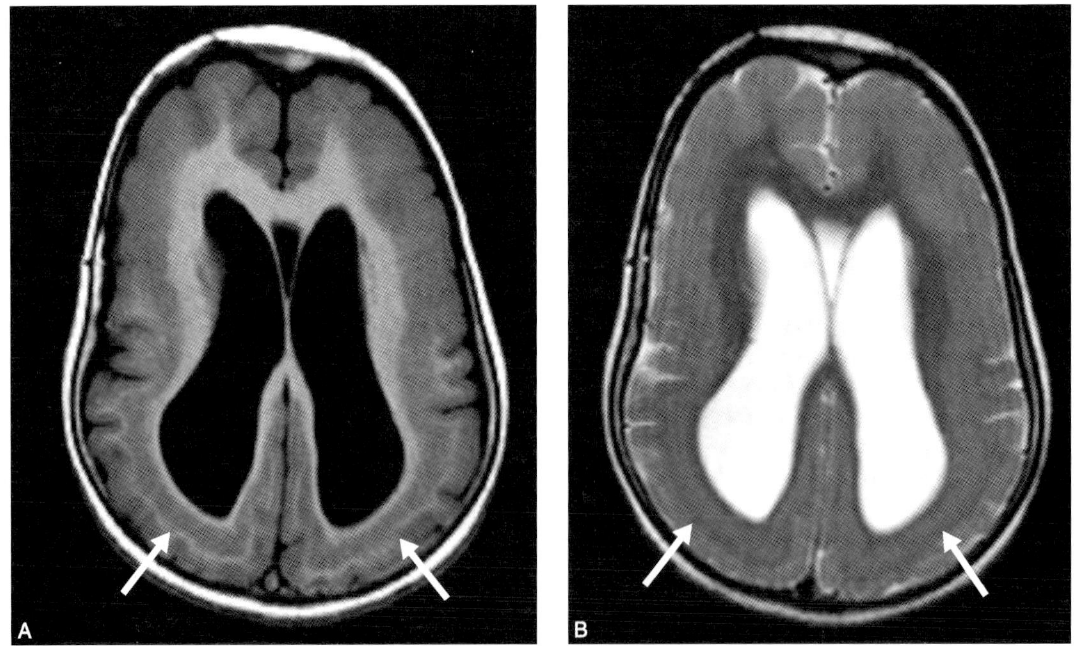

图66.16 一位9岁女性患儿巨脑回伴后带异位,其脑部磁共振成像的轴位 T_1 加权(A)和轴位 T_2 加权(B)图像。平行于灰质信号(箭)的平滑信号带出现在枕顶叶,并通过白质与上覆起伏的皮质分离。

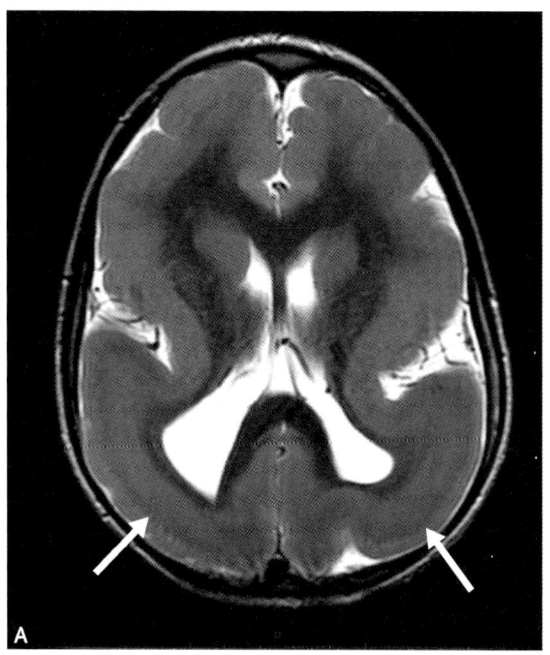

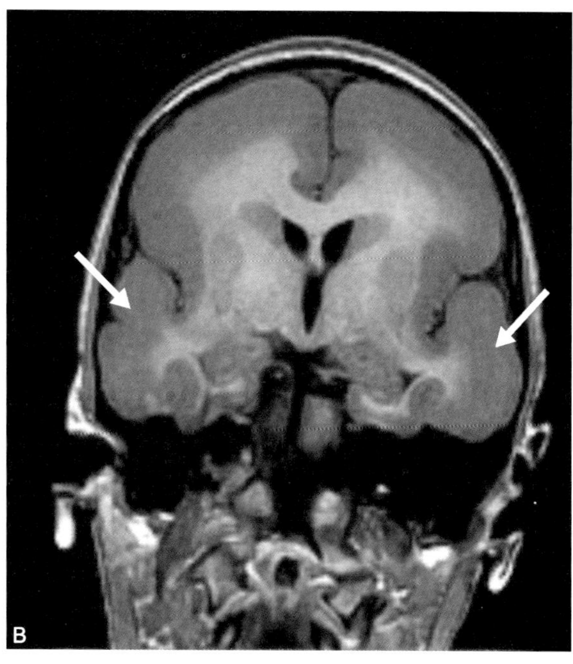

图 66.17　一位 8 岁无脑畸形的女性患儿，其脑部磁共振成像的轴位 T_2 加权（A）和冠状位 T_1 加权（B）图像。双侧额颞部巨脑回为近完全性无脑回。轴位图像（A）显示了垂直方向的外侧裂导致的大脑沙漏形外观。细胞稀疏区（箭）在枕颞叶加厚皮质的外侧被视为一条细线，与白质信号平行。

多小脑回是由于晚期神经元迁移和皮质组织异常引起的，导致异常小脑回数量增加。在胎儿和新生儿中，多小脑回表现为脑回/沟发育模式的增加或减少、局灶性或弥漫性。一旦髓鞘形成完成，病变就出现皮质增厚，具有不规则的灰白质连接。多小脑回可以是局灶性的，也可以是弥漫性的，并且可以发生在大脑的任何地方，尽管它最常见于大脑外侧（图 66.18）。

脑裂畸形被认为反映了一种阻止神经元从生发基质向外迁移的现象，导致一个由发育异常的灰质从室管膜延伸到软脑膜表面形成的跨膜裂隙。在闭合唇脑裂畸形中，裂口的皮质立即闭合；而在开唇脑裂畸形中，脑脊液在脑室和上覆的蛛网膜下腔之间传递。最多 50%的病例为双侧脑裂畸形，对侧多小脑回常见于单侧病例（图 66.19）。

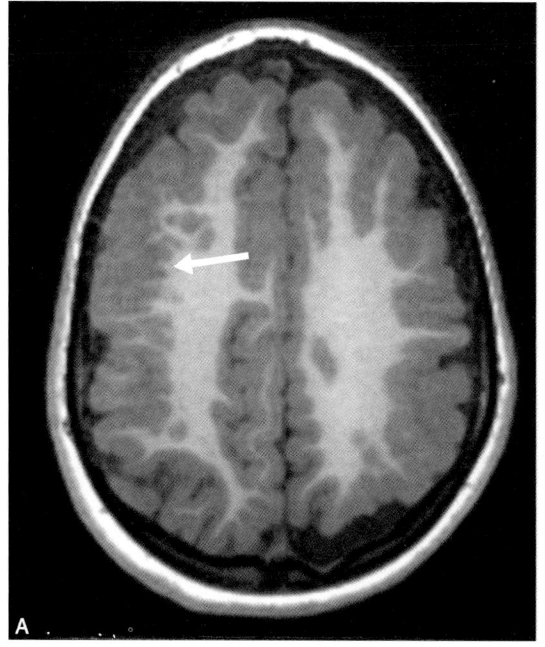

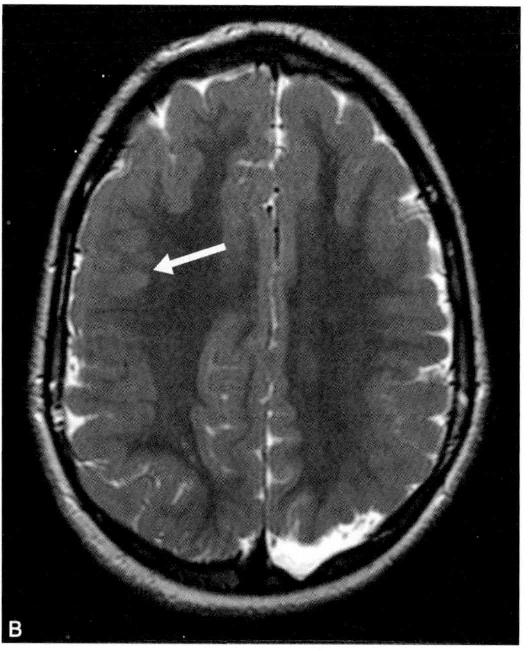

图 66.18　一名双侧多发性多小脑回的 6 岁女性患儿颅脑 MRI 的轴位 T_1 加权（A）和轴位 T_2 加权（B）图像。与左侧相比，主要严重影响右侧（箭）外侧沟区域，枕后顶叶相对保留。

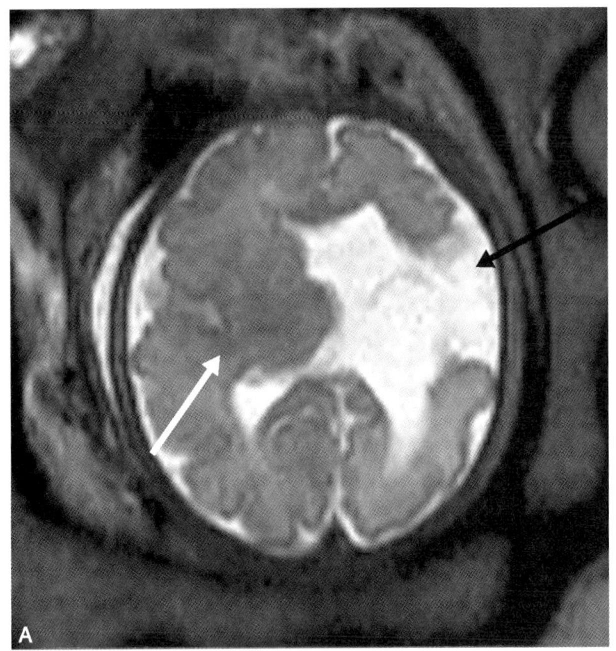

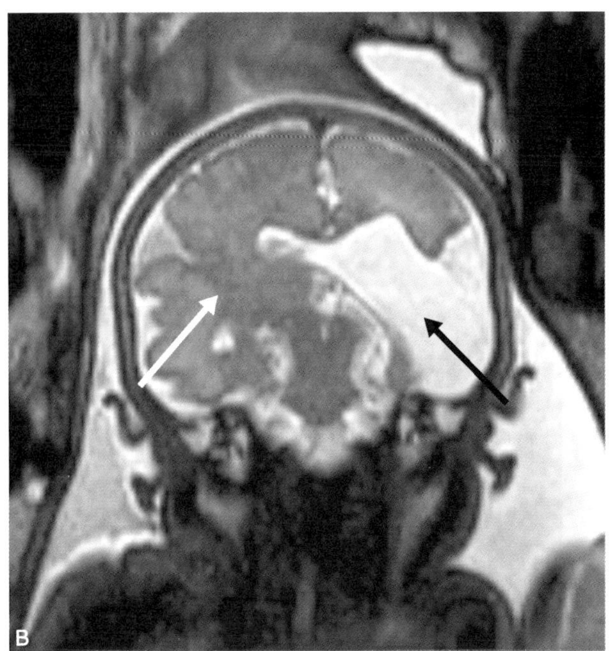

图 66.19　胎龄 35 周 6 天的胎儿大脑 MRI 的轴向(A)和冠状(B)T_2 SSFSE 图像。左前额颞部(黑箭)开唇脑裂畸形很明显。近距离观察发现右外侧沟闭合唇脑裂畸形(白箭),周围有多小脑回。

新生儿脑病

世界卫生组织将怀孕 28 周前出生的婴儿归类为"极早产儿",28~32 周之间出生的婴儿归类为"早产儿",32~37 周之间出生的婴儿归类为"中晚期早产儿"。这一术语反映了分娩时间对总生存率和发病率的巨大影响,但对分娩时间的关注可能会误导对伤害的反应。严重缺氧对 26 周妊娠的婴儿(无论是在子宫中还是在新生儿重症监护室中)都有类似的影响,明智的临床医师不会忽视在分娩前很早就开始出现产后明显病理的可能性。

在对新生儿脑损伤影像学研究的解释中,有一个很大的困惑,即根据损伤脑区和损伤影像学特征,提出损伤本质的理论。不幸的是,在伤害模式和损伤原因之间存在着大量的重叠,因此在做出这种"后续推测"时的准确度通常低于临床所能依赖的水平。然而对大脑发育对损伤的反应过程的清晰理解具有很大的价值,因此临床期望与影像学结果之间的矛盾可以被认识和探索,从而能有更具指导性和有效的治疗策略。

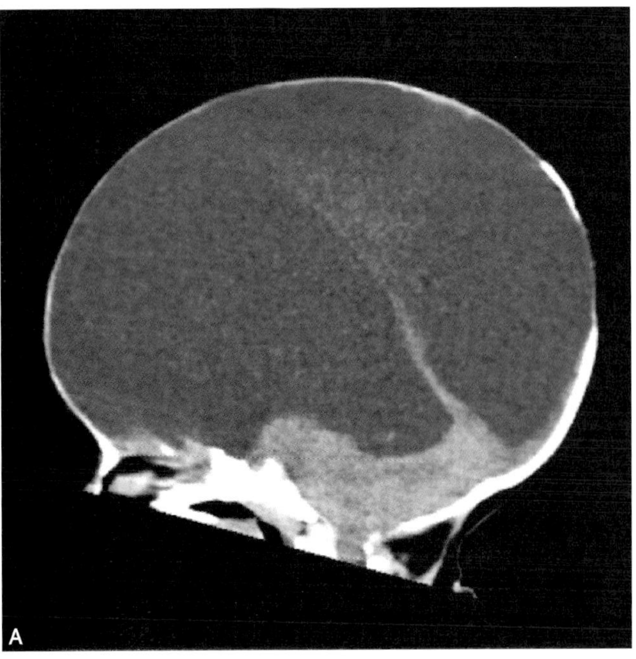

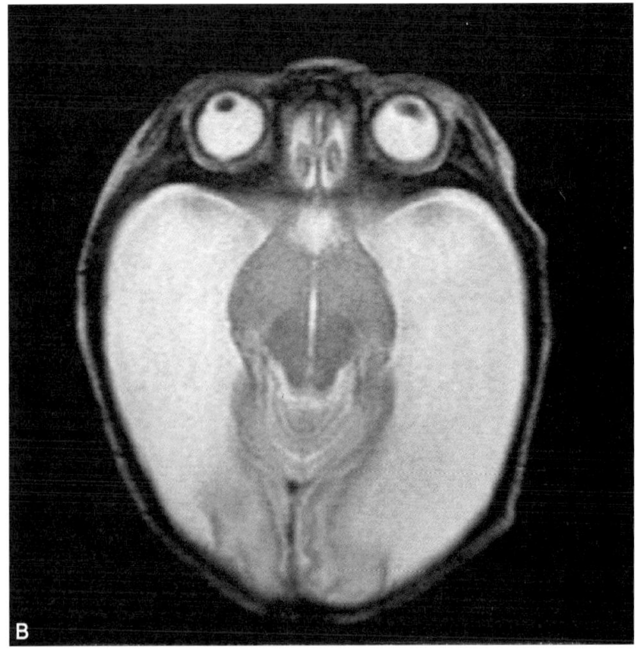

图 66.20　积水性无脑畸形。矢状位 CT(A)和轴位(B)T_2 加权磁共振成像显示,一个有积水性无脑畸形的新生儿没有颈动脉提供的所有脑实质,保留了颅后窝结构和内侧颞叶。有时颈外动脉的脑膜分支在这种情况下会保留一些额外的皮质,但这并不常见。巨颅是典型表现,因为脑脊液仍然产生,但在没有大脑半球的情况下不能有效地再吸收。脑脊液分流通常作为一种缓解措施。

畸 形

尽管神经细胞迁移在整个妊娠期和分娩期后继续发生,但大多数发生在 12~24 周之间。因此,妊娠 24 周前发生的破坏这一过程的损伤往往导致胎儿死亡或严重的全脑畸形。其中最明显的是积水性无脑畸形(图 66.20),这是一种严重的宫内脑损伤,通常归因于双侧颈内动脉闭塞。这是由于积水性无脑畸形婴儿的大脑存活完全由颈外动脉的后循环或脑膜分支提供。较不严重或局部损伤可能表现为特定的迁移异常,如脑裂畸形。

脑室周围白质软化

脑室周围白质软化(PVL)是一种独特的白质损伤模式,在妊娠 24~34 周之间影响发育中的大脑,由少突胶质细胞前体细胞[前少突胶质细胞、少突胶质细胞祖细胞(OPCs)]的损伤引起。这种损伤被认为是缺氧和缺血加上先前存在的炎症因素造成的。在患有 PVL 的婴儿中,母体感染和胎盘炎症之间有很强的相关性,并且认为脑室周围白质代表了未成熟大脑中脑血流的“分水岭”,且自身调节能力较差。PVL 是一种损伤模式,在许多诊断为脑瘫的儿童中可见;在侧脑室三角区周围对称性的脑室周围白质丢失,当相邻侧脑室扩张至空出的实质时,其具有特征性的角形态(图 66.21C)。

在怀孕 34 周前,大脑对损伤的修复反应能力明显受到限制,因此很少或没有神经胶质增生。这种损伤模式也被称为“早产儿白质损伤”(WMOP),承认在早产儿中检测到白质损伤的频率很高。然而,应该认识到这种损伤可以而且确实发生在子宫内。

经颅超声可以识别这种损伤,损伤的白质可能出现异常的高回声(图 66.21A)。早期超声和 CT 对 PVL 的敏感性相对较低,但磁共振成像会在 T_1WI 上显示侧脑室周围白质异常高强度的点状病灶(图 66.21B)。随着损伤的发展,囊性改变可以通过这些方式中的任何一种来识别,随着囊壁的破裂,侧脑室扩张的特征性角形态变得明显。

34 周后,成熟少突胶质细胞的数量足以在面对类似伤害时对白质损伤提供更大的抵抗力。在这一阶段,也有能力产生一类星形胶质细胞介导的神经胶质细胞反应的损伤。炎性/缺氧损伤超过 34 周胎龄可能导致白质损伤,周围神经胶质增生更为广泛。

深部核团损伤

在更严重的缺氧/缺血性损伤中,损伤和扩散的主要原因是由于神经递质谷氨酸和 N-甲基-D-天冬氨酸(NMDA)受体填充的兴奋性突触的存在。这些受体在大脑发育过程中过度表达,尤其在丘脑和丘脑下核中。缺氧和/或缺血可导致受体持续性开放状态,导致钙离子内流,进而导致神经元死亡。这种兴奋性神经毒性不仅限于新生儿,也是严重缺氧后常见的典型损伤(图 66.22A)。

弥漫性和周围性损伤

足月新生儿对缺氧缺血性损伤的反应与年龄较大的儿童或成人相似。严重的灌注不足可导致弥漫性损伤,并完全丧失灰白质分化(图 66.22B)。更有限的低灌注损伤可能只影响大脑前、中和中、后动脉区域之间“分水岭”或边界区(图 66.22C)。局灶性动脉闭塞会导致典型的梗死,正如成人所见(图 66.23A~C)。一种常见的临床情况是婴儿表现出早期的用手偏好;通常情况下,在 18 月龄之前用手偏好不明显。影像学通常显示这些婴儿的脑室周围损伤,可能是由于短暂的大脑中动脉闭塞和穿支豆纹动脉的梗死所致(图 66.23D)。

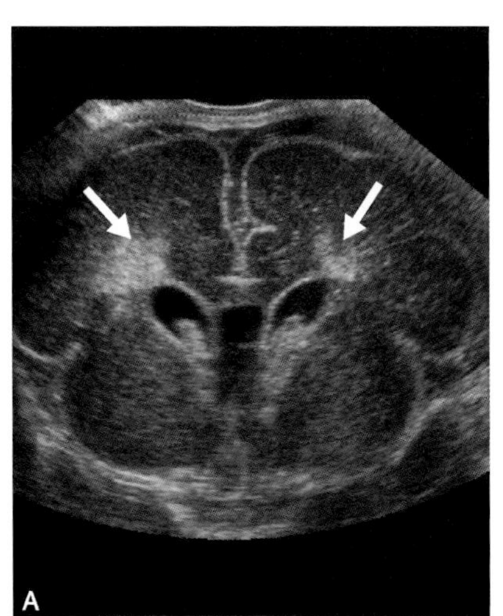

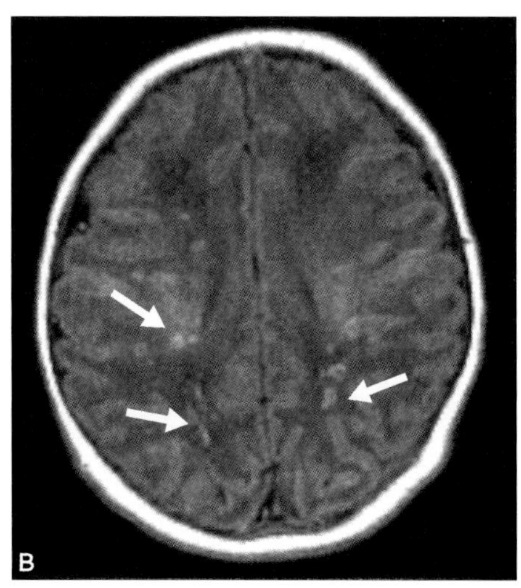

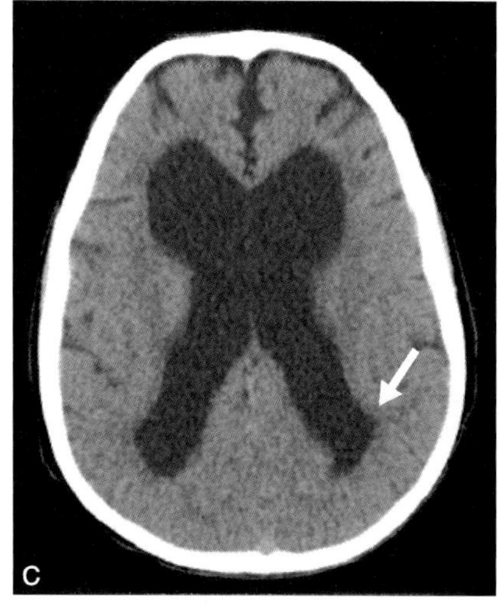

图 66.21 脑室周围白质软化(PVL)。A. 通过前囟门获得的冠状头部超声图像显示,侧脑室边缘的白质(箭)回声异常增强,这是新生儿室周损伤的早期发现。B. 轴向 T_1 加权磁共振图像显示侧脑室周围白质中多个高信号小病灶(箭)。这些焦点表现出扩散限制。如果婴儿足够稳定,能够耐受磁共振成像,则是诊断缺血性损伤的首选研究。C. 6 岁脑瘫患儿通过侧脑室轴位平扫 CT 图像显示慢性 PVL 后遗症,脑室周围白质丢失导致侧脑室扩大和特征性角形态(箭)。

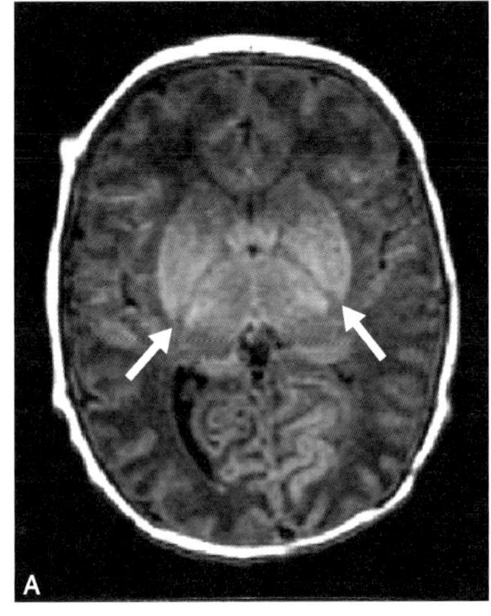

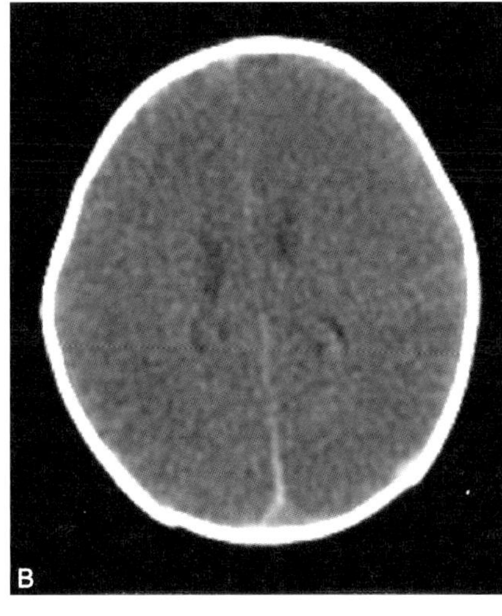

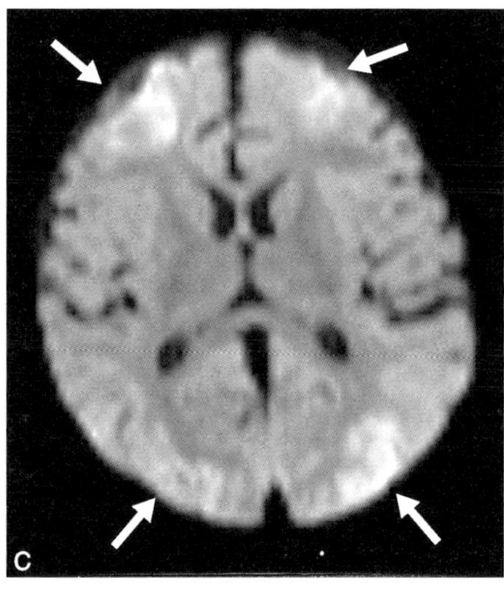

图 66.22 弥漫性缺血性损伤。A. 轴位 T_1 加权图像显示 3 日龄新生儿的深部核团低氧缺血性损伤，在丘脑腹外侧和邻近基底节显示异常高信号。注意双侧内囊后肢（PLIC）为低信号（箭）。在正常新生儿中，由于髓鞘的存在，这种结构在 T_1 加权图像（图 66.2E）上显示为高信号，但相邻结构的信号异常使该患儿该区域的信号相对较低。B. 先天性心脏病和长期心脏停搏患儿的轴位 CT 表现为灰白质分化和脑沟回消失的弥漫性脑损伤。C. 肝衰竭婴儿的轴向弥散图像显示，双侧大脑前、中动脉交界区弥散受限（箭），呈“分水岭”分布表明整个大脑灌注差。

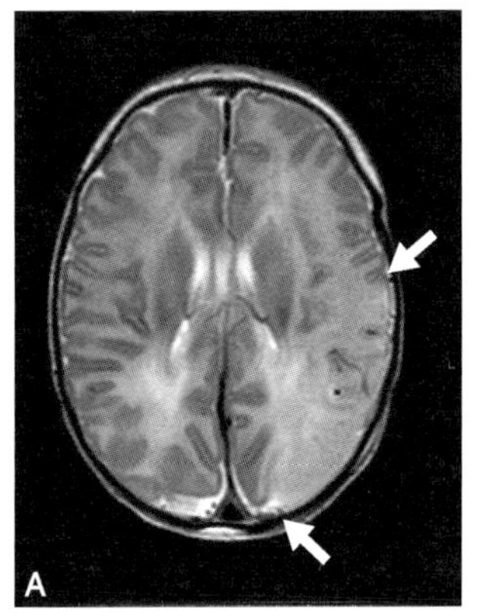

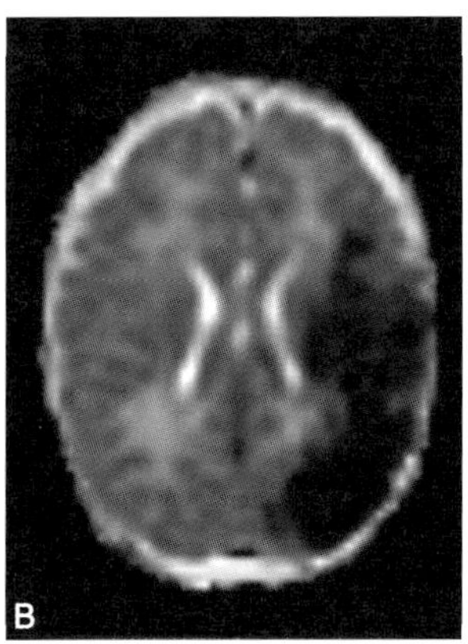

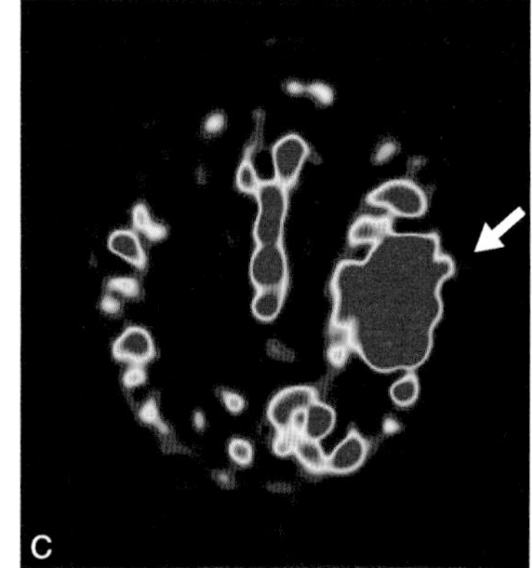

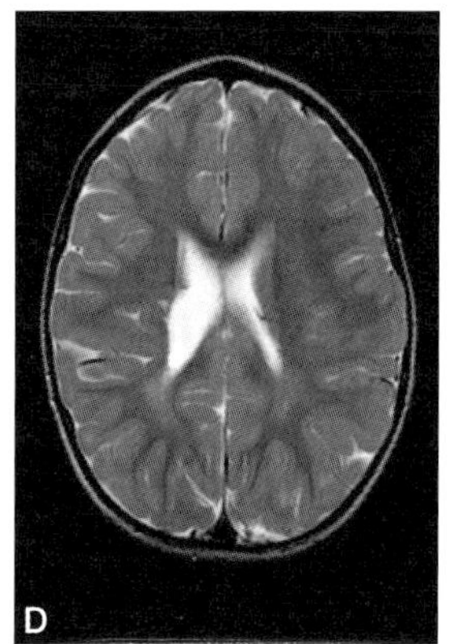

图 66.23 局灶性动脉缺血损伤。2 日龄癫痫患儿的轴位 T_2 加权图像（A）显示左侧大脑中动脉区域皮质带丢失（箭），并通过 ADC 图（B）上弥散明显受限得以证实。ASL 灌注成像（C）显示了相应的高灌注（箭），反映了毛细血管床的扩张和梗死（过度灌注）所引起的通过时间缩短。癫痫是新生儿急性缺血性损伤一个非常常见的症状。早期左利手婴儿的轴向 T_2 加权图像（D）显示右 MCA 近端“无症状”梗死导致的右侧脑室周围白质胶质增生和体积减少。

斑痣性错构瘤病

神经性皮肤疾病，也被称为斑痣性错构瘤病，是一种遗传综合征，由于它们主要影响外胚层起源的结构，即神经系统和皮肤，因此被归为一类。

1 型和 2 型神经纤维瘤病在其最初的临床描述上是有历史联系的。尽管它们有一些相似的特征，但在临床和遗传学上是不同的疾病。两者均为常染色体显性遗传，由不同肿瘤抑制基因的异常所引起（表 66.3）。

神经纤维瘤病 1 型（von Recklinghausen 病，NF-1）是斑痣性错构瘤病最常见的一种。位于 17 号染色体上，由 *NF-1* 基因编码神经纤维蛋白，具有多种功能，包括肿瘤抑制，髓鞘形成，神经元和星形细胞发育。在成骨细胞和血管内皮细胞中的表达可有其他表现。NF-1 患者出现多发皮肤病变（咖啡牛奶斑、腋生雀斑、皮肤神经纤维瘤和 Lisch 结节），因此，NF-1 被称为“周围神经纤维瘤病”。表 66.4 中记录了诊断 NF-1 的临床标准。

表 66.3

神经纤维瘤病：NF-1 与 NF-2

特点	NF-1	NF-2[a]
流行病学		
发病率	1/4 000	1/50 000
好发年龄	儿童	青年成人
受影响染色体	17	22[a]
中枢神经系统发现		
脑 T_2 高信号	是	否
视神经胶质瘤	是	否
前庭神经鞘瘤	否	是[a]
脑膜瘤	否	是
硬膜扩张	是	否
脊髓胶质瘤	罕见	是
神经鞘瘤（NST）	神经纤维瘤	神经鞘瘤

表 66.3

神经纤维瘤病:NF-1 与 NF-2(续)

特点	NF-1	NF-2[a]
NST 的恶性变形	是	否
丛状神经纤维瘤	是	否
骨骼发现		
脊柱侧凸	常见	不常见
蝶骨发育不良	是	否
长骨皮质变薄(带状肋骨)	是	否
血管发育不良	是	否

[a] 对于 NF-2,通过数字 2 帮助记忆:通常 NF-2 患者有 2 个(双侧)听神经鞘瘤和 1 个异常的染色体 22。

表 66.4

1 型神经纤维瘤病:诊断标准

诊断需符合以下 2 种或 2 种以上:
6 个或更多的咖啡牛奶斑(青春期前>5mm,青春期后>15mm)
2 个或多个神经纤维瘤或 1 个丛状神经纤维瘤
腋窝或腹股沟雀斑
视路神经胶质瘤
独特的骨损伤(蝶骨发育不良,长骨皮质增厚+/-假性关节病)
一级亲属患有 NF-1

在脑 MRI 上,T_2 高信号的特征病灶在超过 75%的 NF-1 患儿中可见(图 66.24)。常见于基底节、丘脑、大脑深部白质和小脑,没有占位或增强表现,可与灰白质结构重叠。呈动态性变化,通常在幼儿中不存在,频率增加直到 10 岁左右,青春期后下降,在成人中很少见到。在病理学上,是由于异常髓鞘空泡化引起的海绵状改变,其后的消退可能与髓鞘修复有关。尽管是良性病变,但会使相邻肿瘤病变的鉴别变得更加困难。

视路神经胶质瘤(OPG)是 NF-1 的常见特征,大多数是毛细胞星形细胞瘤。不像散发性肿瘤,OPG 通常有隐匿性,患者常没有临床表现。在磁共振成像上表现为视神经的梭形肿大,可有不同程度强化,并向视交叉延伸(图 66.25A、B),也可向背侧扩散到视神经束和邻近的脑组织。

神经胶质瘤在大脑中的发病率很高,就像 OPG 一样具有隐匿性,甚至可能自发消退。他们的行为表现难以通过影像学预测,需通过对比增强 MRI 进行监测(图 66.25C)。大脑中离散的、不典型位置的或增强的异常信号影,为低级别胶质瘤的可能性较大,并根据大小和位置进行密切随访。治疗通常是针对那些引起神经症状或表现出快速进展的患者。NF-1 的其他颅骨异常包括大头畸形、血管发育不良/狭窄和骨发育不良,最常见于蝶翼且与邻近的神经纤维瘤有关。

NF-1 中最常见的脊髓病变是神经根的神经纤维瘤、神经胶质瘤以及骨发育不良和硬膜扩张引起的脊柱侧凸(图 66.26A)。当周围神经肿瘤引起占位效应或疼痛时,它们可能已经长到很大尺寸(图 66.26B)。

神经纤维瘤病 2 型(NF-2)比 NF-1 更不常见,是 22 号染色体突变影响肿瘤抑制基因 merlin(也称为神经鞘蛋白)所致。历史上称为"中枢神经纤维瘤病",实质上是一种多发性肿瘤综合征,很少有皮肤表现。NF-2 患者出现多发性脑神经和周围神经的神经鞘瘤;双侧前庭神经鞘瘤是该综合征的典型表现(图 66.27A)。脑膜瘤也很常见,60%的患者患有脑膜瘤。最常见的脊柱肿瘤是来自背神经根的神经鞘瘤。当它们通过神经孔时,通常呈"哑铃"状,其内侧压迫脊髓。髓内室管膜瘤很常见,但生长缓慢。大脑和脊髓受压所致的进行性神经损伤是不可避免的(图 66.27B、C)。MISME 便于该综合征的记忆:多发性(multiple)、遗传性(inherited)、神经鞘瘤(Schwannomas)、脑膜瘤(meningiomas)、室管膜瘤(ependymomas)。

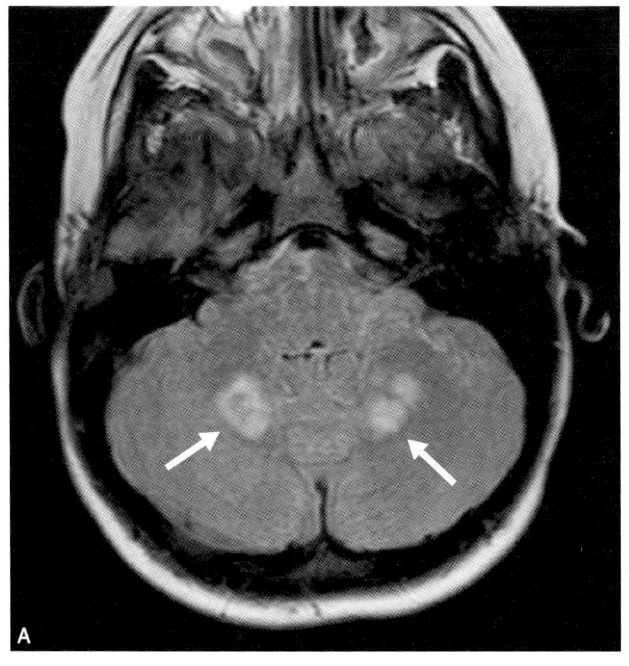

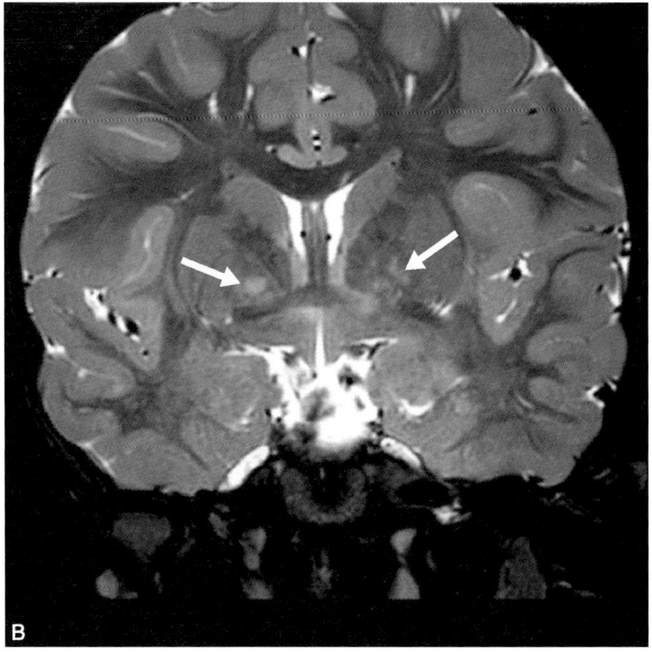

图 66.24　T_2/FLAIR 病变呈高信号。轴位 FLAIR(A)和冠状位 T_2(B)图像显示 NF-1 的典型表现,在小脑白质、基底节和下丘脑(箭)有多个高信号病灶。在病理学上,是髓鞘空泡化和胶质增生,增强没有强化,也没有占位效应。在青春期减少,到了成年后就会消退。

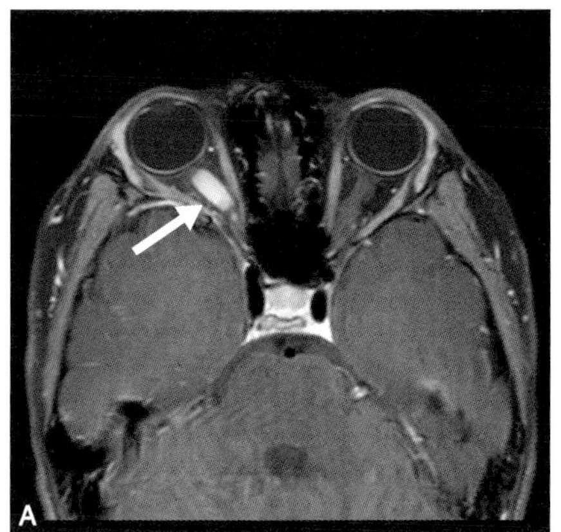

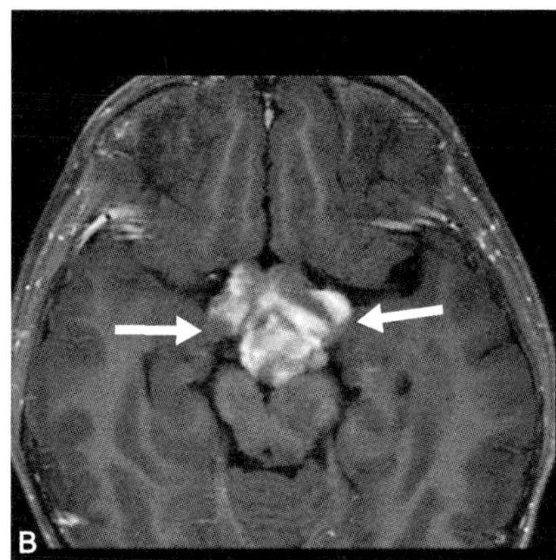

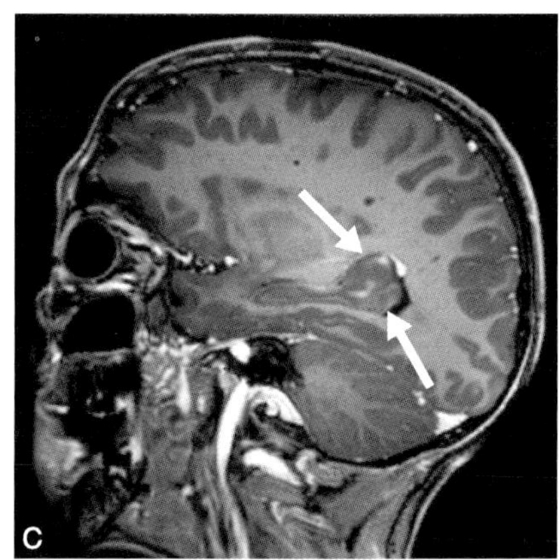

图 66.25　NF-1 的神经胶质瘤。一个 5 岁 NF-1 患儿的轴位 T_1 增强图像(A)显示异常增强的右侧眶内视神经(箭)。近 20%的 NF-1 患儿被诊断为视路神经胶质瘤。一个 6 岁患儿鞍上池的轴位图像(B)显示了视交叉更大、更广泛的不均匀强化病变(箭)。10 岁 NF-1 患儿的矢状窦旁对比增强图像(C)显示神经胶质瘤从右颞叶延伸到侧脑室(箭)。胶质瘤具有隐匿性,治疗常常延误到有明显症状时。

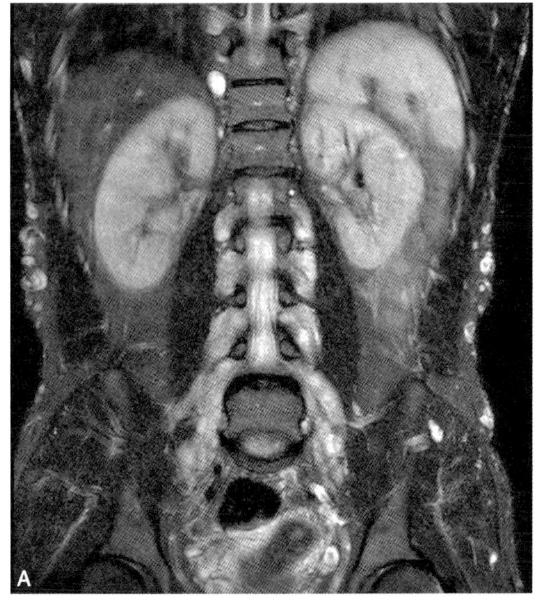

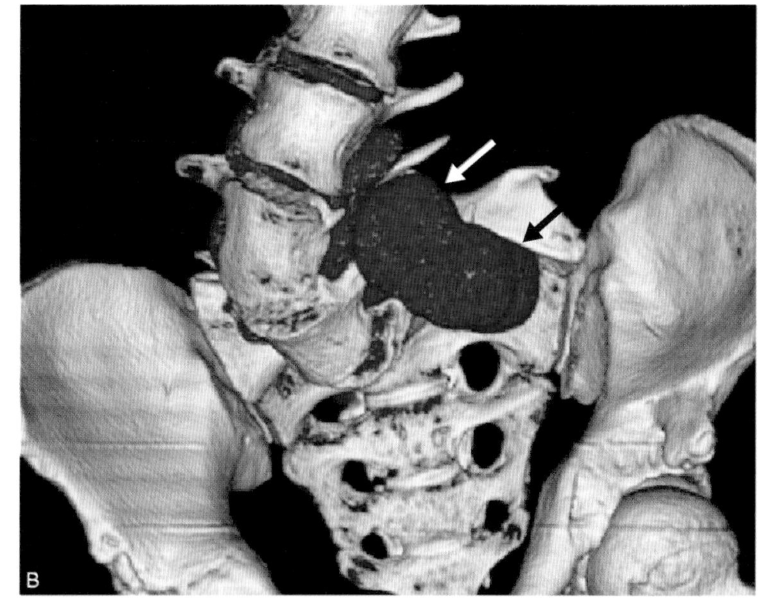

图 66.26　NF-1 的脊髓损伤。一例 10 岁 NF-1 患儿的腰椎冠状面 STIR 图像(A)显示,每个腰、骶神经根都有大的丛状神经纤维瘤,以及无数小的皮下神经纤维瘤。对一名 NF-1 的青少年进行 CT 重建(B)显示严重的硬膜扩张(箭)和脊柱后凸,相对于 S_1,L_5 完全滑脱。

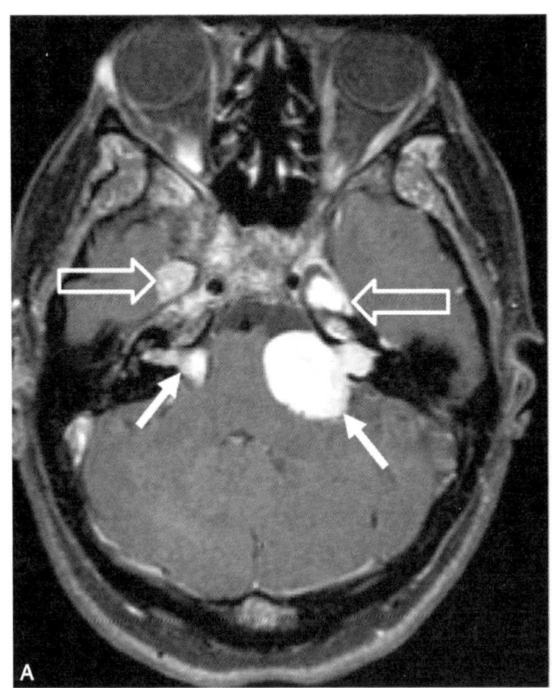

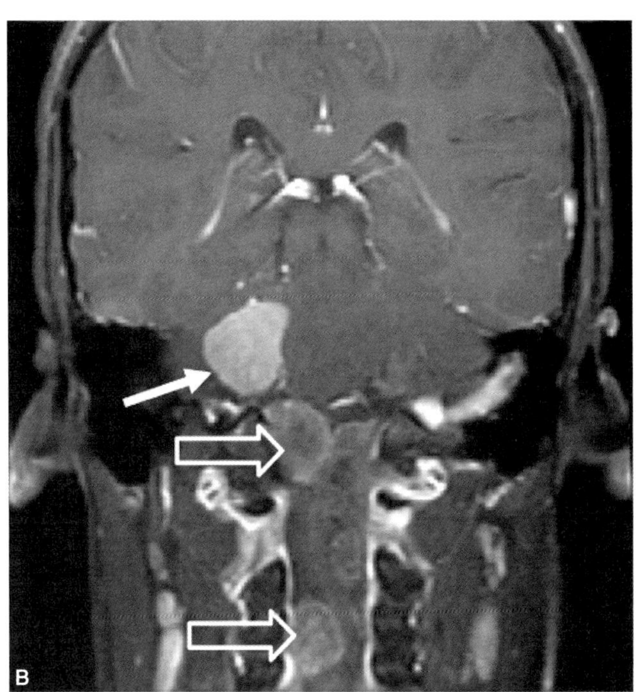

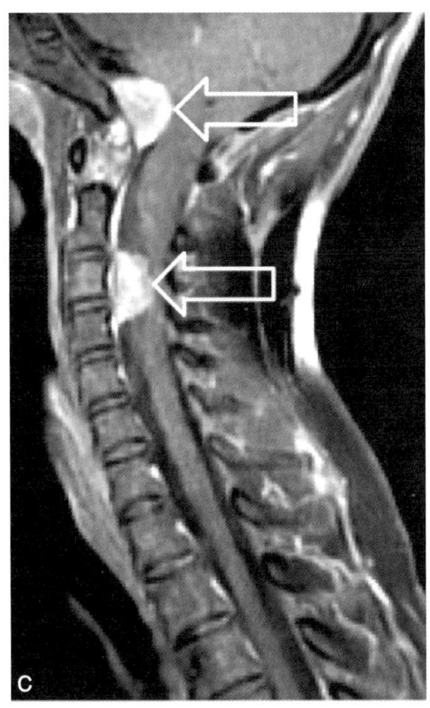

图 66.27　NF-2 患者的轴位 T_1 增强图像(A)显示多发性脑神经肿瘤。双侧前庭或听神经鞘瘤(箭)是具有诊断意义的，但其他脑神经也常受累，必须仔细评估(空心箭)。颈椎冠状位和矢状位 T_1 增强图像(B、C)显示几个大的髓外肿瘤压迫延髓和颈髓。本例中的肿瘤与神经根无关，因此是脑膜瘤。注意右前庭神经鞘瘤(B 中箭所示)。

结节性硬化(TS)是一种常染色体显性遗传病,由分别编码错构蛋白和结节蛋白的 *TSC1* 和/或 *TSC2* 基因突变引起。特征是脑、肺、皮肤、肾脏和心脏出现异常增殖的肿瘤样病变。癫痫是其常见的神经症状,在90%的患者中都有表现。50%的患者有认知障碍。皮肤病变包括血管纤维瘤和脱色素痣(也被称为灰叶斑)。

95%的TS患儿脑MRI可发现异常。TS特征性的外周信号异常是皮质-皮质下增生异常病变或"结节"。个别患者可能只有一个或多达几十个。以扩张的多边形脑回异常覆盖皮质下白质为特征,其MRI表现随髓鞘变化而改变。在新生儿中,异常脑回在 T_1WI 表现为高信号,T_2WI 表现为低信号。相反,一旦髓鞘形成完成,这些病变就可以在 T_2 加权序列上得到最好的显示,在 T_2 加权序列中,它们相对于正常白质具有高信号(图66.28)。随着时间的推移,皮质下的成分可能会变成囊性,一些病变可能会发生钙化。增强常不强化,即使强化,在临床上也没有显著意义。

TS最典型的脑损伤是室管膜下结节(SEN),从侧脑室的外壁向内突出。与周围结节一样,在婴儿,这些结节在 T_1WI 上呈高信号,T_2WI 上呈低信号,但随着年龄的增长,这些结节逐渐与白质的信号相同。SEN在出生后第一年开始钙化,并表现出不同程度的强化(图66.29A~D)。

SEN和外周结节都含有发育异常的神经元和气球样细胞,但在尾端丘脑沟附近的SEN可能发展成气球样细胞的增殖,成为室管膜下巨细胞星形细胞瘤(SEGA)。在5%的TS患者,这些良性肿瘤可增大并阻塞孟氏孔而引起脑积水。这就是对进展性SEGA的TS患者进行影像学随访的主要原因。

大多数TS患者会有曲线状从侧脑室边缘向外周结节延伸的白质病变,反映了 *tuberin* 基因突变引起紊乱神经束的迁移。TS其他较少见的中枢神经系统表现包括视网膜良性胶质瘤(巨大视盘玻璃膜疣或视网膜星形细胞瘤)和巨大动脉瘤。

导致TS病变的无序增殖是由mTOR通路引导的。抑制这种细胞代谢途径的药物可以阻止TS病变的进展,并使病变消退。肾和肺损伤也可能是TS发病的重要来源,影像学在监测该疾病的所有方面发挥着重要作用。

与传统的斑痣性错构瘤病不同,*Sturge-Weber* 综合征(脑三叉神经血管瘤病)不是遗传性疾病,而是大脑皮质、眼和皮肤静脉结构发育失败的结果。在面部,可导致皮肤毛细血管畸形,称为葡萄酒痣。大脑的原始静脉引流被称为软膜血管瘤,不能充分引流底层大脑,导致慢性静脉功能不全伴缺血,并导致皮质下钙化、脑回萎缩和胶质增生。眼部病变为脉络膜血管瘤,可导致青光眼和渗出性视网膜脱离。增强磁共振可以揭示软脑膜血管瘤病的全部范围,在钙化性萎缩尚未发生的情况下更有用。原始静脉引流[发育性静脉异常(DVAS)]和同侧脉络丛肥大是该疾病的另一个特征(图66.30)。

von Hippel-Lindau 综合征(中枢神经系统血管瘤病)是一种由视网膜、小脑和脊髓血管母细胞瘤组成的常染色体显性疾病。其他特征包括肾细胞癌,嗜铬细胞瘤,肾脏、肝脏和胰腺囊肿。它通常出现在第二和第三个阶段。

50%的患者有血管母细胞瘤,尽管被认为是良性肿瘤,但术后复发率很高是常见的原因。这些血管病变容易突发自发性出血。血管母细胞瘤的特征包括一个边界清楚的囊性病变和强化的壁结节(图66.31)。其他表现包括增强肿块,实体瘤伴中央囊肿,或孤立的囊性病变。发现大血管导致结节强化有助于诊断。

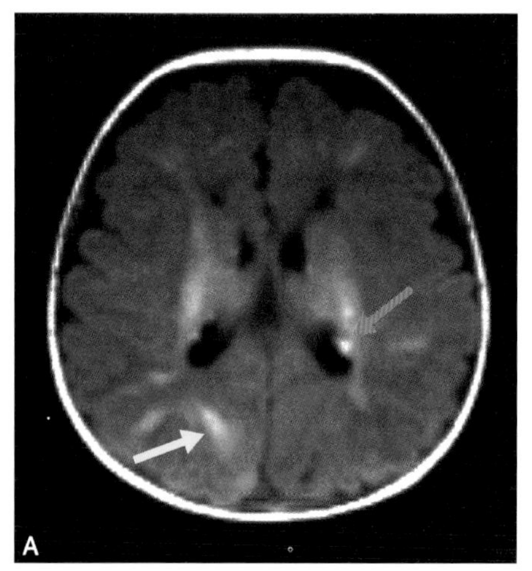

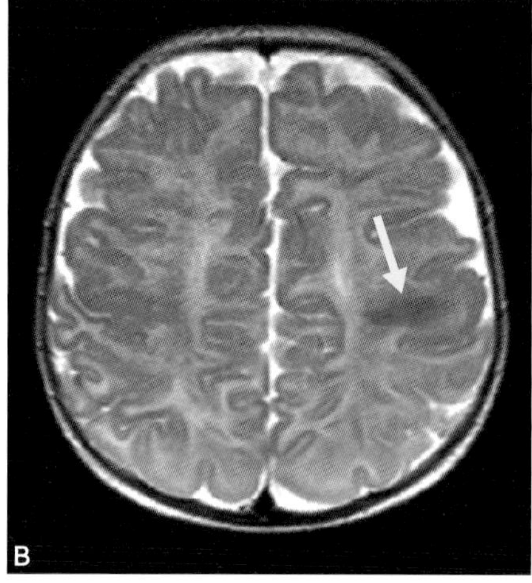

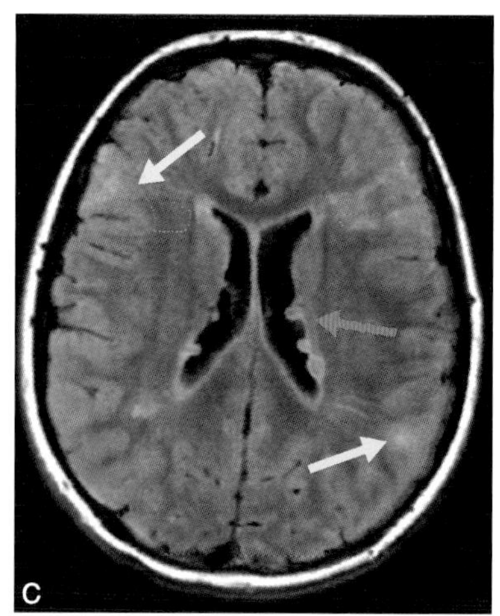

图66.28 结节性硬化病变。一个2月龄的结节性硬化患儿的轴位 T_1 加权图像(A)显示TS的多中心(橙色箭)和周边(黄色箭)损伤,这些病变相对于周围无髓鞘的白质表现为高信号。由于同样的原因,在婴儿的 T_2 加权图像(B)上,这些病变浸润的增生异常细胞是低信号的(黄色箭)。然而随着大脑的成熟,周围病变表现为皮质下高信号区(黄色箭)伴上覆脑回的增宽,如一名患有TS的青少年的FLAIR图像(C)所示。

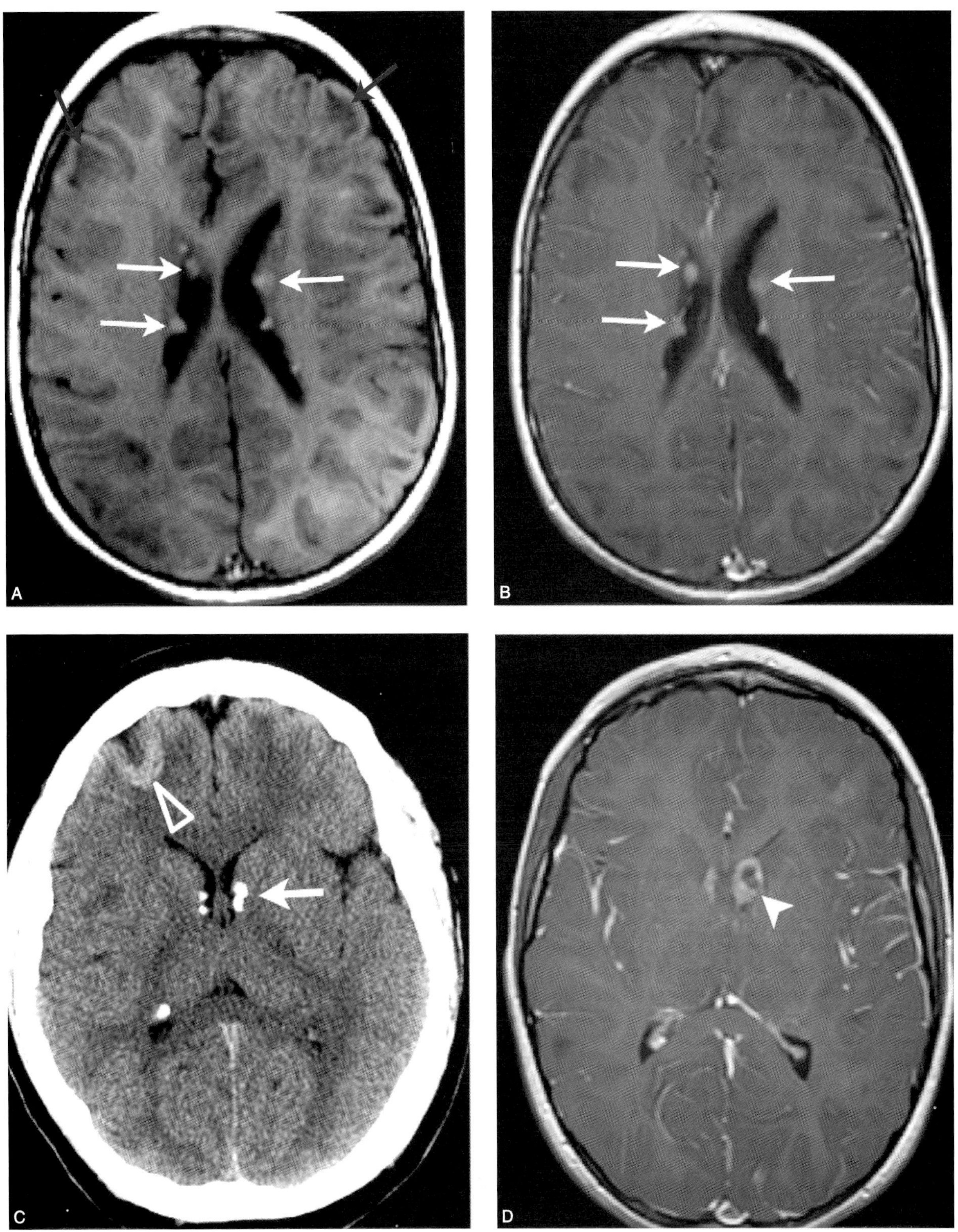

图 66.29 结节性硬化。T_1WI(A)、增强后 T_1WI(B)、CT 图像(C)和增强后 T_1WI(D)。在增强前 T_1WI 上可见大量皮质下结节(A 中的红色箭)和室管膜下结节(A 中的白色箭)。室管膜下结节轻度强化(B 中箭所示)。这些良性病变的强化是很常见的,但并不能反映恶性程度。室管膜下结节(C 中的箭)和皮质下结节(C 中箭头)可能有钙化,在 CT 上最容易显示。MRI 上,室管膜下结节在梯度回波和 T_2 加权成像上可能最为明显,因为病变呈低信号,与脑室内高信号的脑脊液形成鲜明对比。孟氏孔区(D 中箭头)的强化结节可能增大,进而导致脑积水,称为"室管膜下巨细胞星形细胞瘤"(SEGA)。

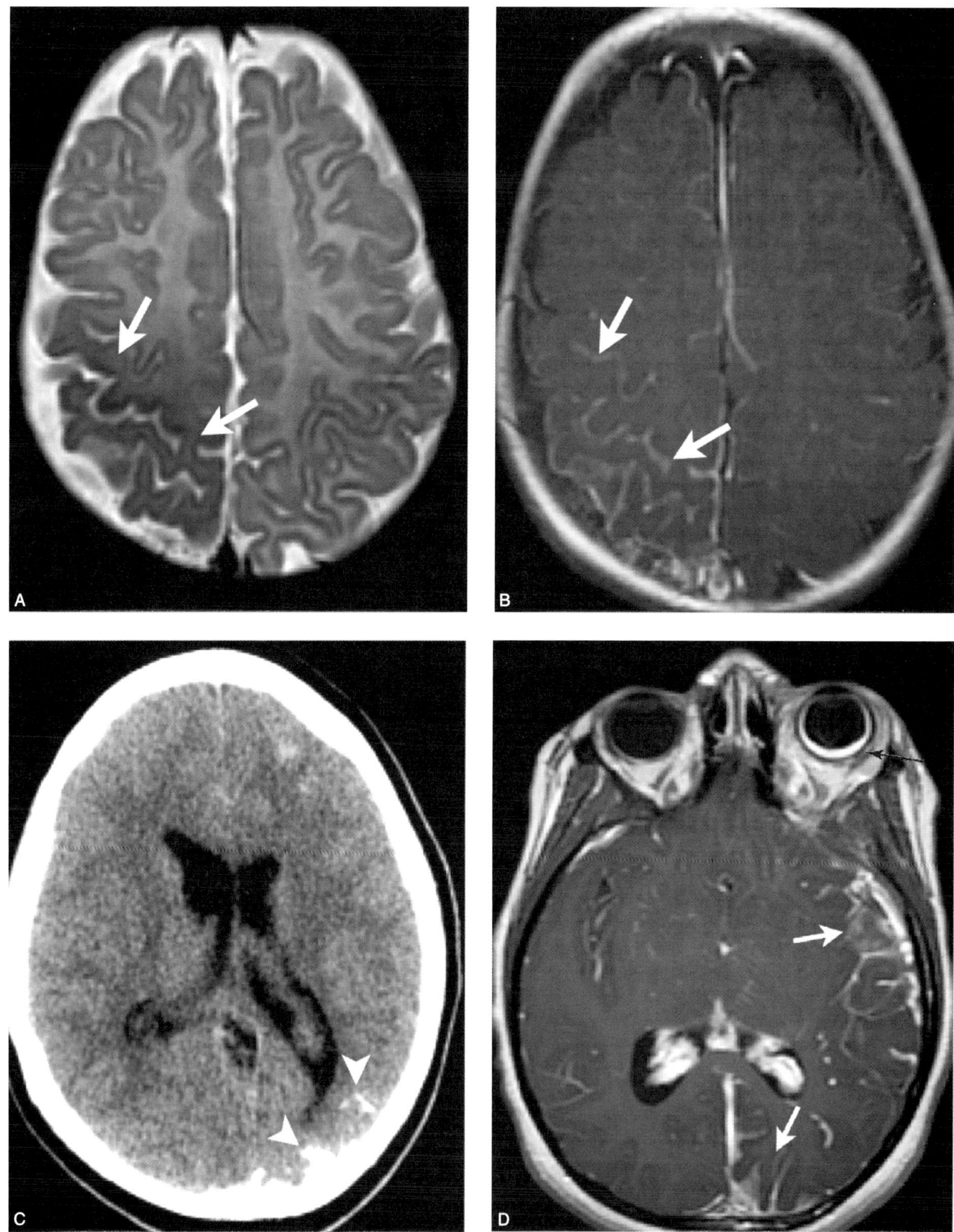

图 66.30　Sturge-Weber 综合征。3 月龄有葡萄酒色斑患儿的 T_2WI(A)和增强后 T_1WI(B)。来自不同 Sturge-Weber 综合征患者的 CT 图像(C)和增强后 T_1WI(D)。大脑的病理状态被称为软膜血管瘤病，通过皮质和软脑膜的对比增强(B 和 D 中的箭所示)后容易识别。这些软膜血管瘤发生了年龄依赖性钙化，在 CT 上表现为脑回样钙化(C 中箭头)，在 MR 上表现为 T_2 缩短(A 中箭)。同侧脉络丛肥大和脉络膜血管瘤(D 中红色箭)是该疾病的另一特征。

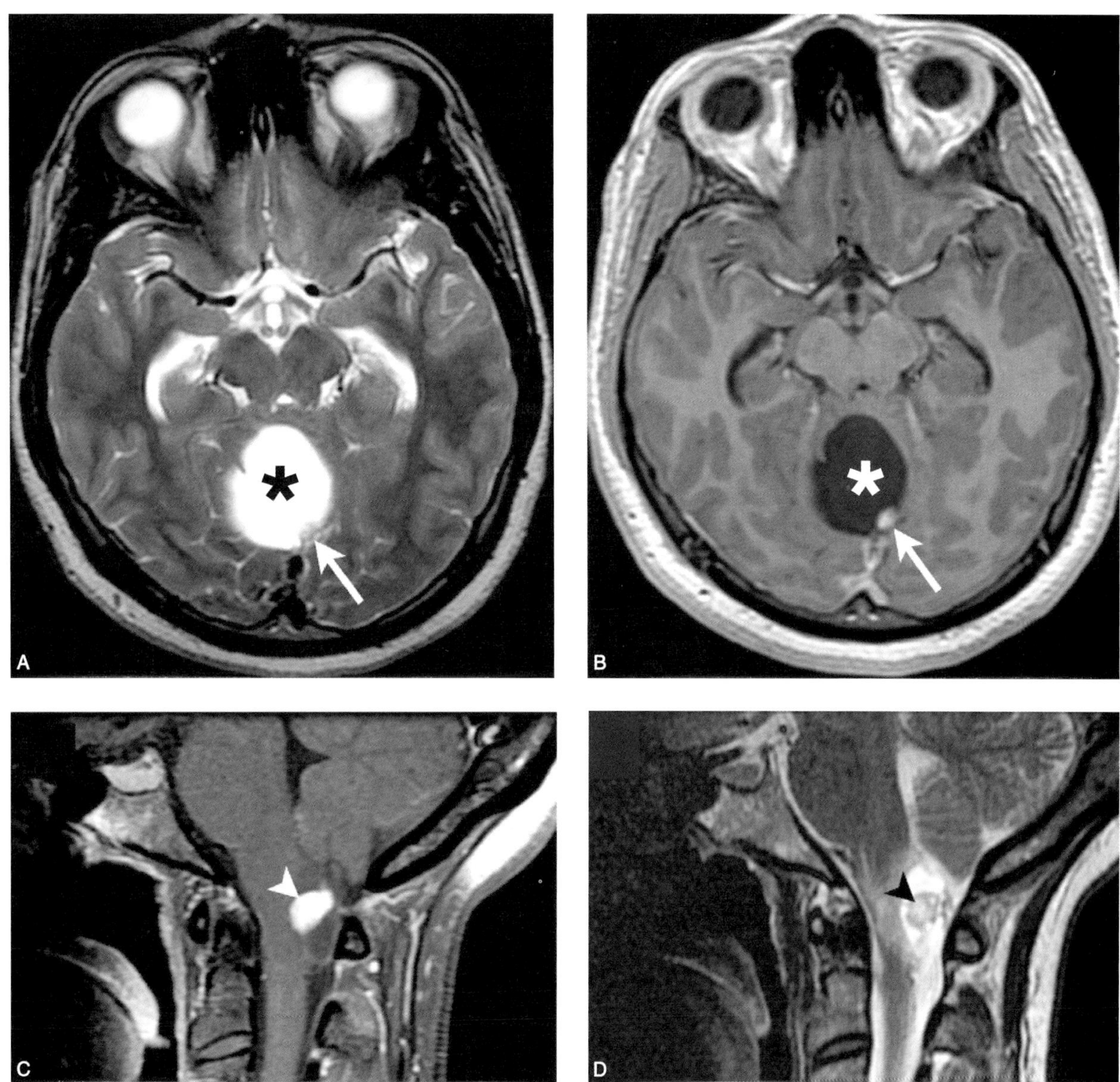

图 66.31 von Hippel-Lindau 综合征。T_2 加权图像(A、D)和增强后 T_1 加权图像(B、C)。带有强化壁结节的大囊性病变(*)是小脑血管母细胞瘤的典型表现。通常可发现与结节相关的血管血流流空,为血管瘤的诊断提供进一步的支持。von Hippel-Lindau 综合征还包括视网膜血管母细胞瘤,脊髓血管母细胞瘤(C 和 D 中箭头),肾细胞癌,嗜铬细胞瘤,肾、肝和胰腺囊肿。

小儿脊柱

典型的成人神经放射学实践主要是脊柱成像,是背痛和退行性疾病普遍存在的结果。退行性疾病在儿科不常见,而且创伤、感染和脊柱、脊髓的肿瘤在其他章节也有介绍,所以本节将重点介绍先天性畸形、脊髓空洞症和脊柱侧凸。

先天性脊柱畸形

在妊娠第 3 周开始时,胚胎背侧发育出由神经外胚层组成的神经板,神经外胚层与皮肤外胚层在两侧连续。在神经形成的过程中,神经外胚层向内折叠形成一个管道,管道的中心成为脑室和脊髓的中央管。为了完成这一过程,神经外胚层必须与邻近的皮肤外胚层分离,然后皮肤外胚层聚集在一起,完全覆盖神经管。这个过程发生在妊娠 24~27d 之间,提前向头部闭合,可能许多先天性脊柱畸形与这个复杂而重要的过程受到破坏有关。

脊髓脊膜膨出和脊髓膨出

如果内折神经板未能与相邻的皮肤外胚层分离,神经管就不能闭合,脊髓中央管就会与羊膜囊相通。暴露在外的神经组织被称为神经基板;如果它伸出背部平面以外引起畸形,则被称为脊髓脊膜膨出(图 66.32);如果它相对于背部其余部分平坦,则是较少见的脊髓膨出。这是两种开放性脊柱闭合不全,有时被归类为脊柱裂。

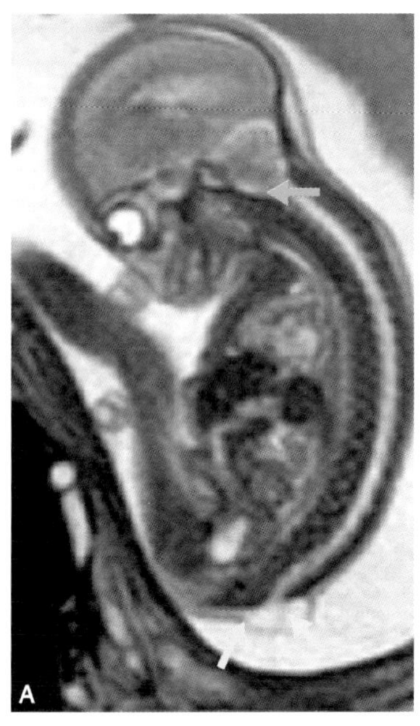

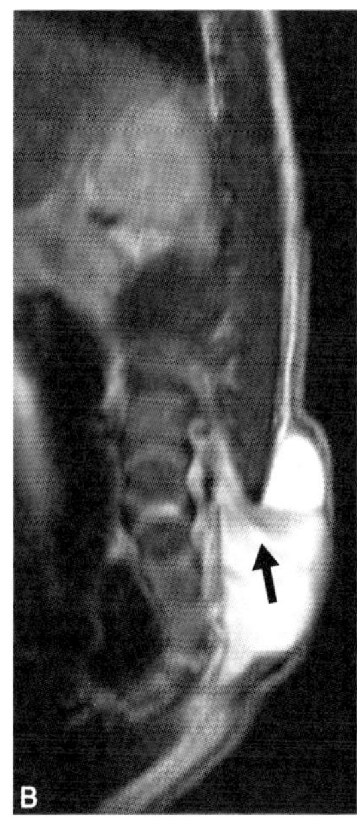

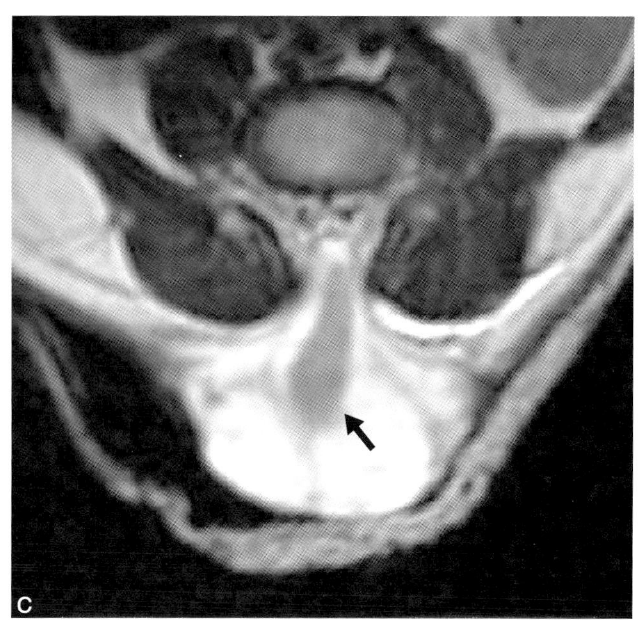

图66.32　脊髓脊膜膨出。胎儿MRI的矢状位T_2加权图像(A)显示腰骶连接处后部的局灶性缺损,其中远端脊髓突入羊膜囊(黄色箭)。注意颅颈交界处的Chiari Ⅱ畸形(蓝色箭)。1日龄新生儿未修复的脊髓脊膜膨出的矢状位(B)和轴位(C)图像显示脊髓背侧延伸到管外(黑色箭)。病变背侧覆以绷带,是在俯卧的情况下进行的。

在大多数病例中,腰区神经管闭合失败导致"上游"畸形共同构成Chiari Ⅱ畸形。这些畸形通常由超声在产前诊断,并用胎儿磁共振进一步检查。在宫内发现时,畸形可在产前修复,并显著降低相关颅后窝畸形的发生率和严重程度。

脂脊髓脊膜膨出、脂脊髓膨出和硬膜内脂肪瘤

如果内折神经板成功地从皮肤外胚层分离,但中胚层组织被夹在两个边缘之间,这也将阻止神经管闭合,并覆以完整的皮肤。穿插的中胚层组织阻碍了后部骨性成分的正常发育,并分化成脂肪与皮下脂肪相连,拴在畸形部位(图66.33)。这种病变称为脂脊髓脊膜膨出(或脂脊髓膨出,如果基板不超出后椎板线),可能在分娩时不明显,直到几年后儿童出现膀胱或肠道功能障碍时才得以确诊。

如果中胚层组织与被覆的中胚层完全分离,骨管的后部可以闭合,其结果是硬膜内脂肪瘤。

背　皮　窦

在极少数情况下,神经管能成功地从皮肤的外胚层分离并闭合,但皮肤缺损将持续存在,下降到皮下组织或椎管称为背皮窦。在管道底部可能包含皮肤组织,仅由鳞状上皮(表皮样)或多种皮肤成分(皮样)组成。如果没有发现,背皮窦可能会出现灾难性感染,因为通过该通道可使病原体很容易进入中枢神经系统(图66.34)。

尾部退化综合征

尾部退化综合征也称为尾部发育不全,其特征是尾椎的一部分发育不全,通常与脊髓、肛肠和/或泌尿生殖系统异常有关。虽然大多数病例散发,但母亲患有糖尿病会导致其孩子患有该病的风险增高。根据形态学描述分为两类。第1类患者有高的(L_1或更高)、钝的脊髓圆锥,前后神经根分离呈"双束"结构。第2类有低位脊髓拴系,可能合并脊髓闭合不全,如硬膜内脂肪瘤或脂脊髓脊膜膨出。

脊　髓　囊　肿

这种病变的胚胎学基础尚不确定,但脊髓囊肿的主要异常不是与皮肤外胚层的持续性联系,而是中央管的局部扩张,导致脊髓从背侧部分缺损处突出(图66.35)。皮肤覆盖性病变,脊髓囊肿常见于腰椎或腰骶部(终末脊髓囊肿),但也可发生在颈椎或胸椎(非终末脊髓囊肿),如任何先天性脊柱畸形。与其他闭合性(皮肤覆盖)脊柱闭合不全不同,脊髓囊肿可能与后脑疝有关。

脊髓分裂畸形

研究认为,神经板的发育和随后的内折形成神经管是由位于外胚层和内胚层之间的细胞条纹脊索诱导的。如果脊索分裂导致两条半索,可能会形成两个独立的神经管,称为脊髓纵裂或脊髓分裂畸形(SCM)。两个半索可以各自有自己的硬脑膜囊(1型SCM),在这种情况下,它们可以由一个骨刺分开(图66.36)。或者它们可以位于单个硬脑膜囊内(2型SCM)。SCM通常是"串联"损伤,与另一种畸形如脊髓脊膜膨出有关。这就是为什么当诊断为脊柱畸形时,寻找额外的病变是很重要的。

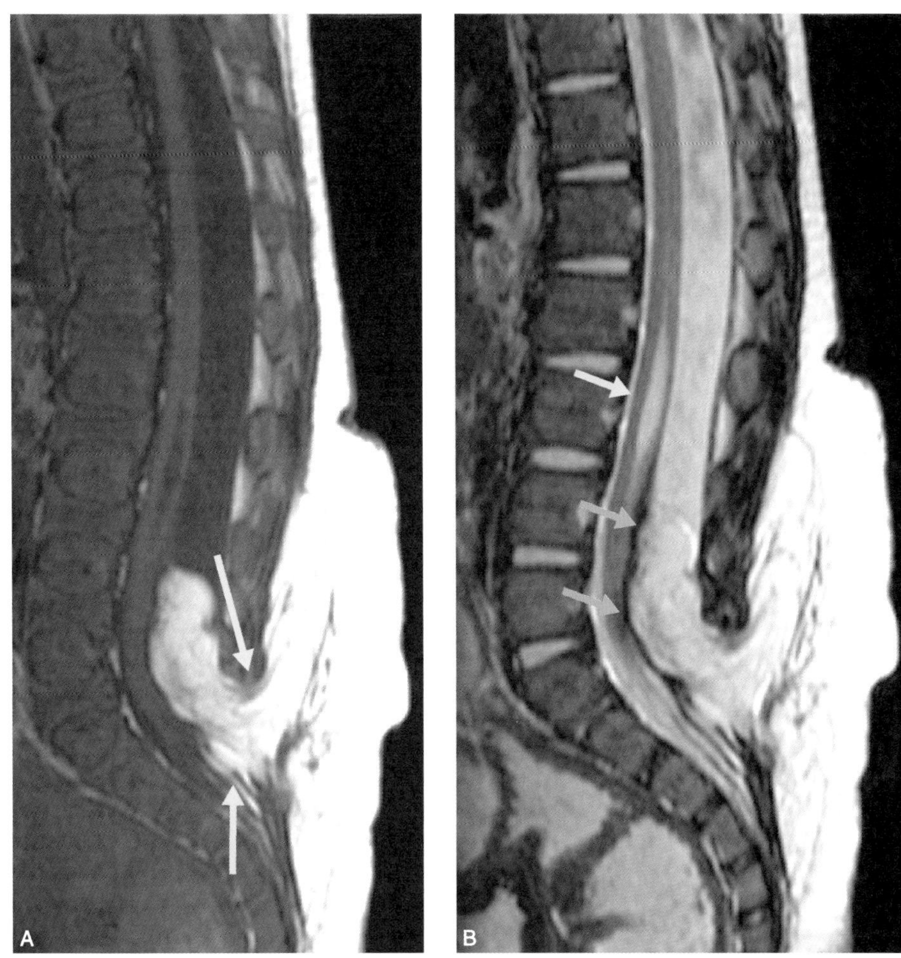

图 66.33 脂脊髓膨出。一名 3 岁的患有脂脊髓膨出患儿的矢状位 T_1(A)和 T_2(B)加权图像显示脂肪组织穿过腰骶交界处后部的缺损结构(黄色箭)进入椎管,直接粘连到脊髓背面(椎板-脂肪瘤交界界面)。脊髓被病变拴住,脂肪瘤头部有个脊髓空洞(B 中黄色箭)。注意脂肪瘤附着处脊髓背侧化学位移伪影(B 中蓝色箭)。

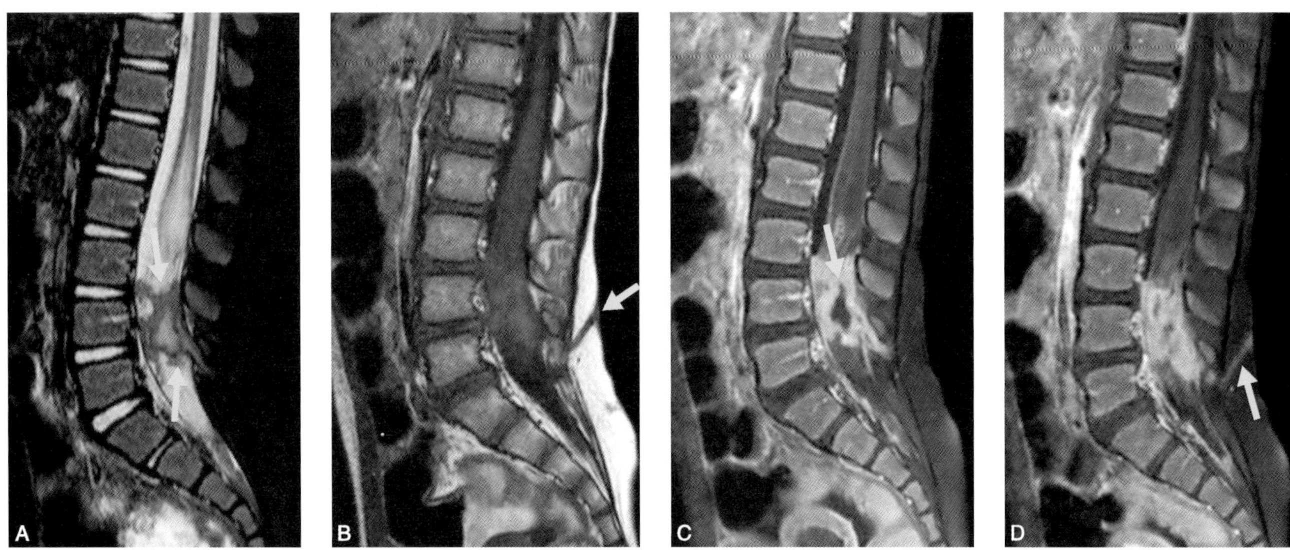

图 66.34 背皮窦感染。2 岁下肢无力发热患儿的 T_2 加权矢状位图像(A)显示椎管背侧至 L_4 有一个不均匀肿块(箭),在 L_4 和 L_5 棘突之间有一条延伸的通道。矢状位 T_1 加权图像(B)显示了通过皮下脂肪延伸到皮肤表面的通道(箭)。增强后 T_1 加权图像(C、D)显示脊髓内脓肿明显强化,中心区域为未强化的脓性物质(C 中箭所示)。通道也有所强化(D 中箭所示)。

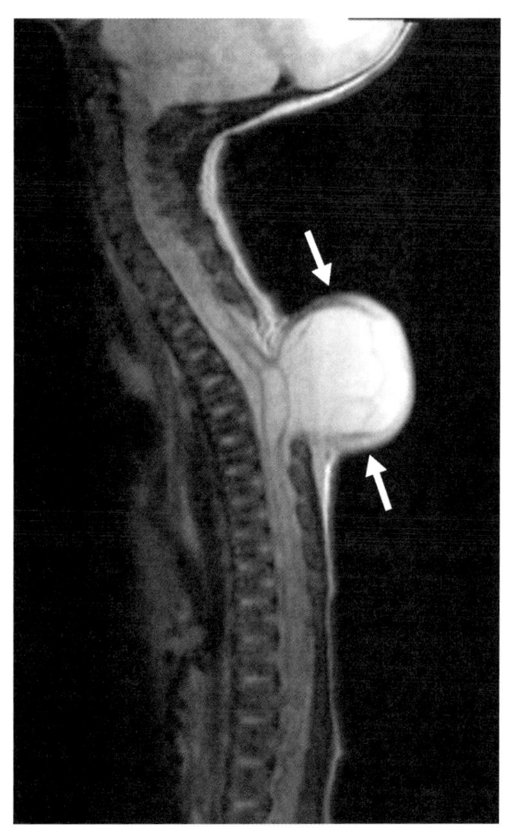

图 66.35　非终末性脊髓囊肿。一个上胸部肿块的新生儿 T_2 加权矢状位图像显示被覆皮肤的囊，内被神经组织包围（如箭所示）。在相邻的胸段脊髓中有个脊髓空洞，后部有一个大的缺损。因为病变是皮肤覆盖的，所以它不是脊髓脊膜膨出，而且因为里面的囊性结构被神经组织包围，符合非终末性脊髓囊肿的诊断标准。

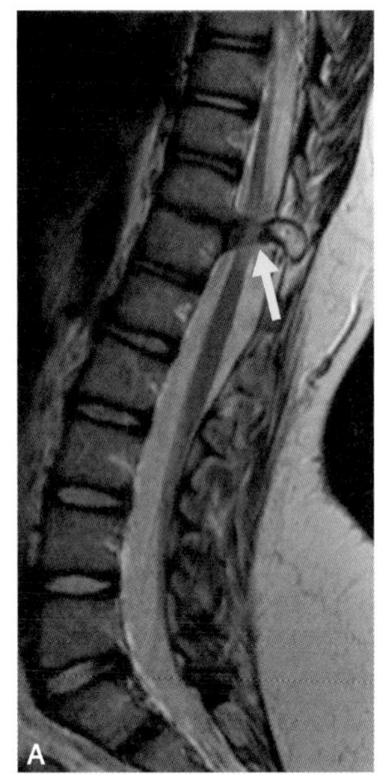

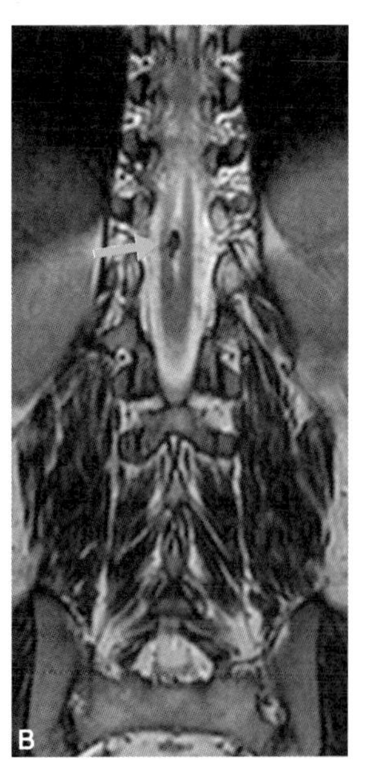

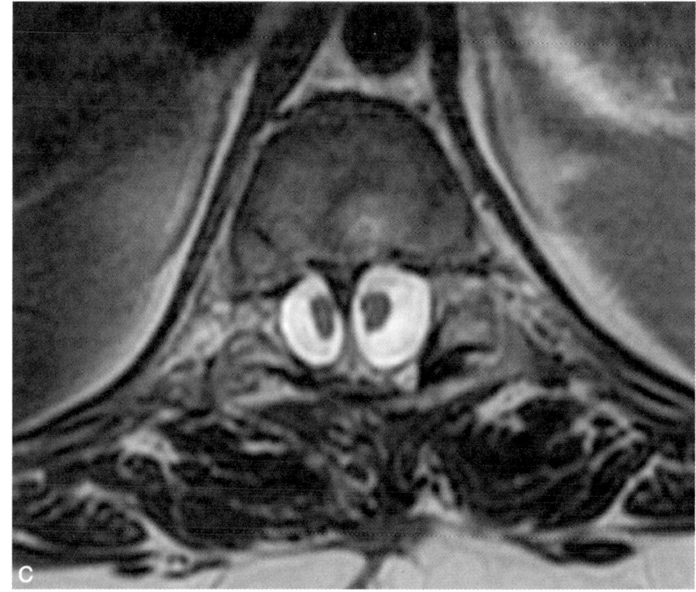

图 66.36　1 型脊髓分裂畸形。矢状位 T_2 加权图像（A）源于 T_{11} 和 T_{12} 椎体上骨刺（黄色箭）并延伸到后部。冠状（B）和轴位（C）图像在该水平上显示脊髓分裂成两条半索，每一条都在自己的硬膜囊内。如果两个半索重新融合，这根刺（蓝色箭）将导致拴系，在这种情况下，症状将随着患者的生长恶化。这也被称为脊髓纵裂，这些畸形通常合并其他先天性脊柱畸形，当发现有相关畸形时，需对整个脊柱进行全面评估。

脊髓拴系综合征

脊髓拴系综合征是基于疼痛、步态异常、感觉障碍和/或下肢无力的一系列临床诊断，与远端脊髓的结构异常有关，可能是导致脊髓圆锥张力增加或活动受限的原因。以上所列的主要先天性脊柱畸形对远端脊髓均有拴系作用，但有些儿童可能有症状群，但异常症状不明显，如终丝增粗或脂肪浸润（终丝纤维脂肪瘤）。然而，这些也可能是无症状儿童和成人的偶然发现。俯卧或电影成像显示圆锥活动度降低可能有助于临床诊断（图 66.37）。

脊髓空洞症

与注射器的词根相同，脊髓空洞症是用来描述脊髓内囊腔的术语，通常代表扩张的中央管（图 66.38）。从这个方面来说，它类似于脑积水，即脑脊液通常占据的空间增大。囊性脊髓软化症也可以适当地称为脊髓灰空洞症，但通常与中央管相通。

大多数脊髓空洞是先天性后脑畸形的结果，如 Chiari Ⅰ或 Chiari Ⅱ畸形。枕骨大孔处的闩脑和蛛网膜下腔的阻塞导致脑脊液在中央管和进行性扩张。这些病例可通过手术减压枕骨大孔，解除梗阻而获得治疗成功。较少见的是，脊髓空洞症可由肿瘤阻塞或感染引起的粘连所致。正常的中央管在磁共振成像上经常可见，直径达 3mm 可能没有任何意义。如果确定有脊髓空洞，需要仔细检查整个脊柱，特别注意颅颈交界处。

脊柱侧凸

大多数儿童脊柱侧凸畸形（80%）是特发性的，分为婴儿型、少年型和青春期型。青春期型（10～18 岁）最常见，女性多见，典型表现为原发性胸腰椎曲线向右凸（右旋脊柱侧凸）。脊柱侧凸定义为任何脊柱侧凸>10°。根据惯例，Cobb 角是从患者站立位获得的二维 X 线片测量的，其方向与常规显示水平相反，就像从背部观察患者一样（图 66.39A）。进展最快的常见于少年型特发性脊柱侧凸，可能在生长激增期间加速。CT 三维重建有助于显示骨异常和显示复杂的曲率，以便于手术计划。非特发性脊柱侧凸可能是由于椎体异常，如半椎体；或神经异常，如 SCM 或脊髓空洞症所致。脊柱侧凸也可能在儿童期继发于神经肌肉疾病，如脑瘫和肌肉营养不良。综合征病因包括 1 型神经纤维瘤病，其中骨发育不良引起短段成角（图 66.39B）。

儿童也可能出现脊柱侧凸继发于严重的基础疾病，如肿瘤或感染。任何新发的非典型脊柱侧凸、快速进行性或疼痛性脊柱侧凸或神经功能恶化都是紧急成像的指征（图 66.40）。MRI 是评估脊髓和骨髓潜在疾病（如感染、脊髓空洞症、脊髓拴系或肿瘤）的首选影像学方法。

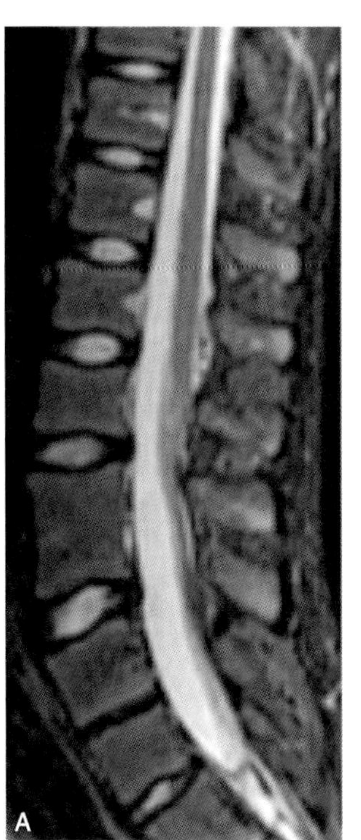

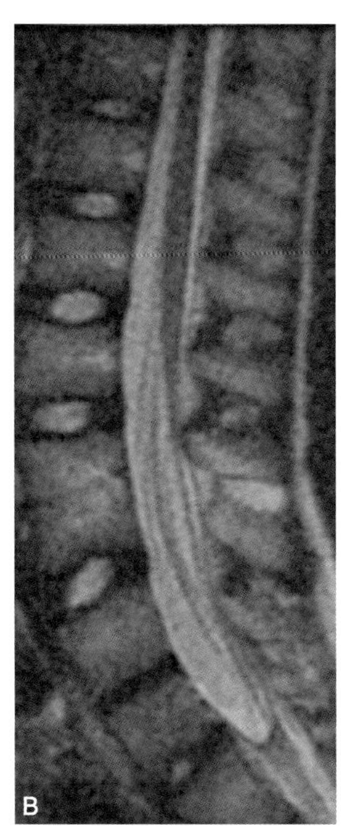

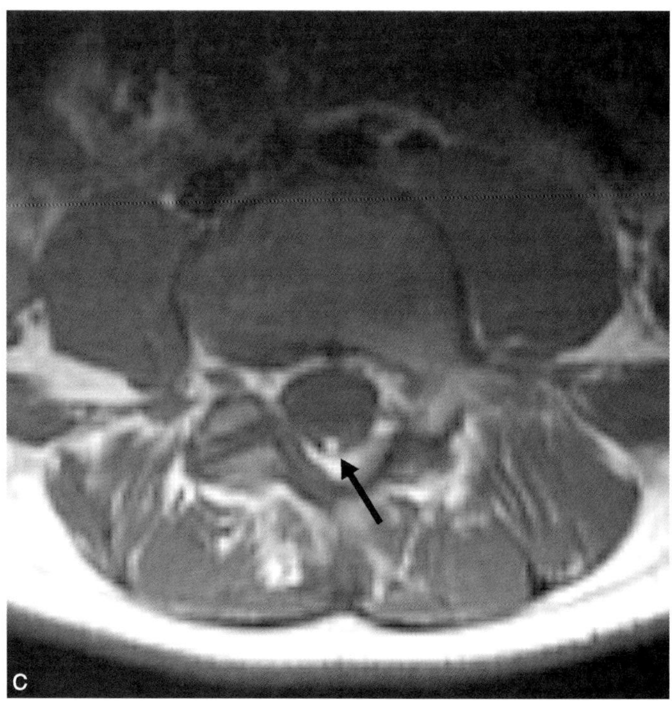

图 66.37　终丝脂肪浸润与脊髓拴系综合征。12 岁肛门直肠畸形患儿的矢状面 STIR 图像（A）显示脊髓圆锥在 L_2～L_3 低于正常位置，L_4 和 L_5 节段异常，到达 $S_{1/2}$ 层面。患者俯卧位（B）显示脊髓位置没有变化；通常圆锥会朝着椎管的前缘下降；同一患者的轴位 T_1 加权图像（C）显示终丝增粗和脂肪浸润（箭），也称为终丝纤维脂肪瘤。

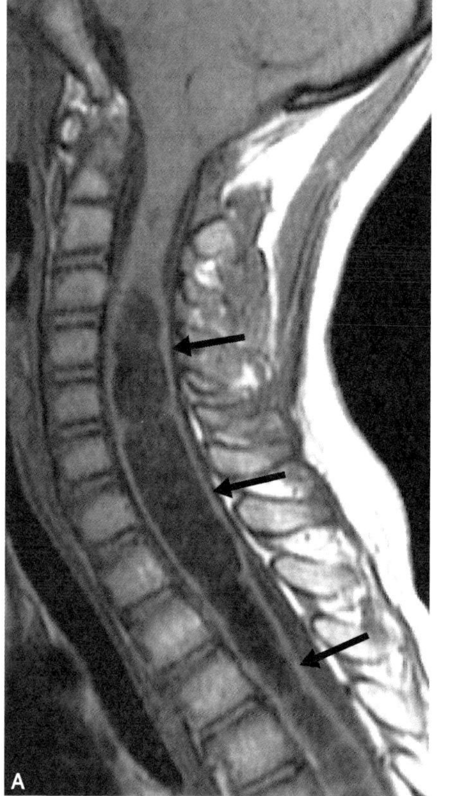

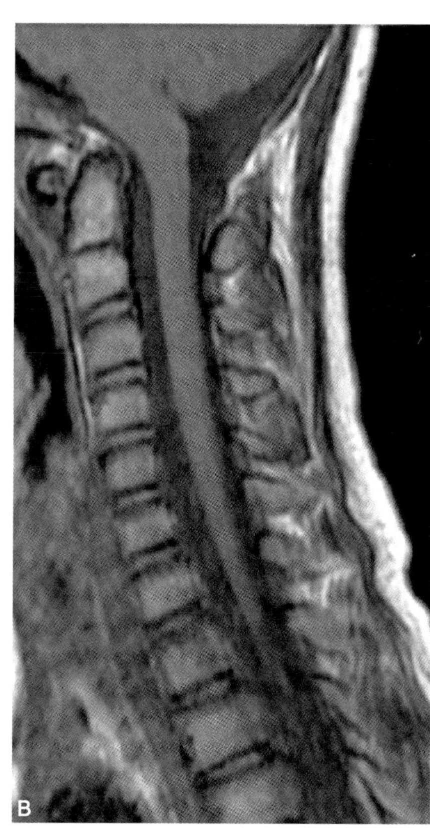

图66.38　脊髓空洞症和Chiari Ⅰ。矢状位T_1加权图像(A)显示，小脑扁桃体位置异常低导致颅颈交界处明显拥挤，脊髓空洞扩大(箭)。在枕下减压术和发育异常小脑扁桃体切除术后5年，同一患者的再次成像(B)显示了空腔的塌陷。

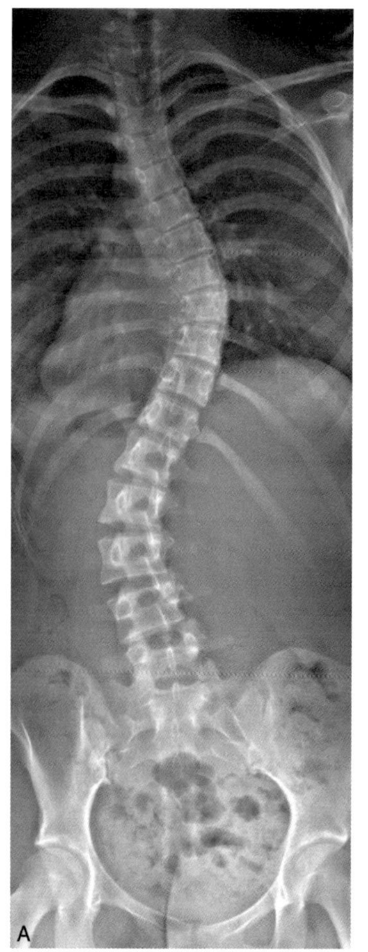

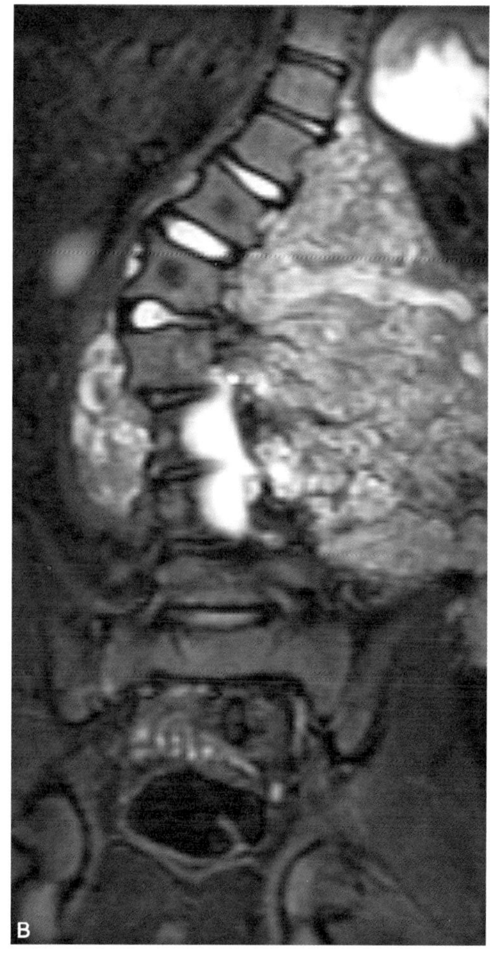

图66.39　特发性和综合征性脊柱侧凸。一名特发性脊柱侧凸青少年的PA射线照片(A)，按照骨科惯例心脏在图像的左侧。B.一个患NF-1和急性腰椎侧凸的青少年显示了与弯曲相关的丛状神经纤维瘤。

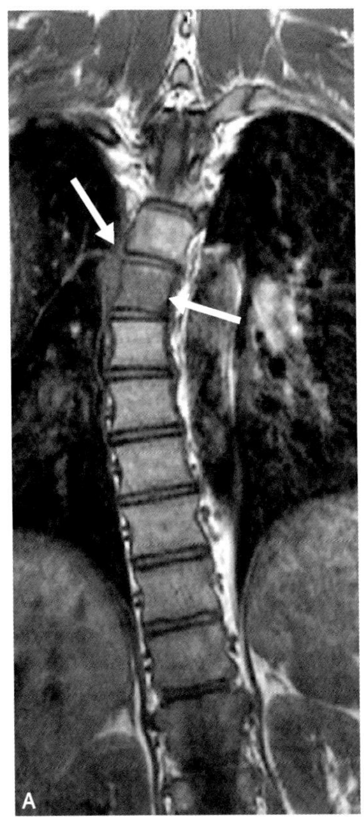

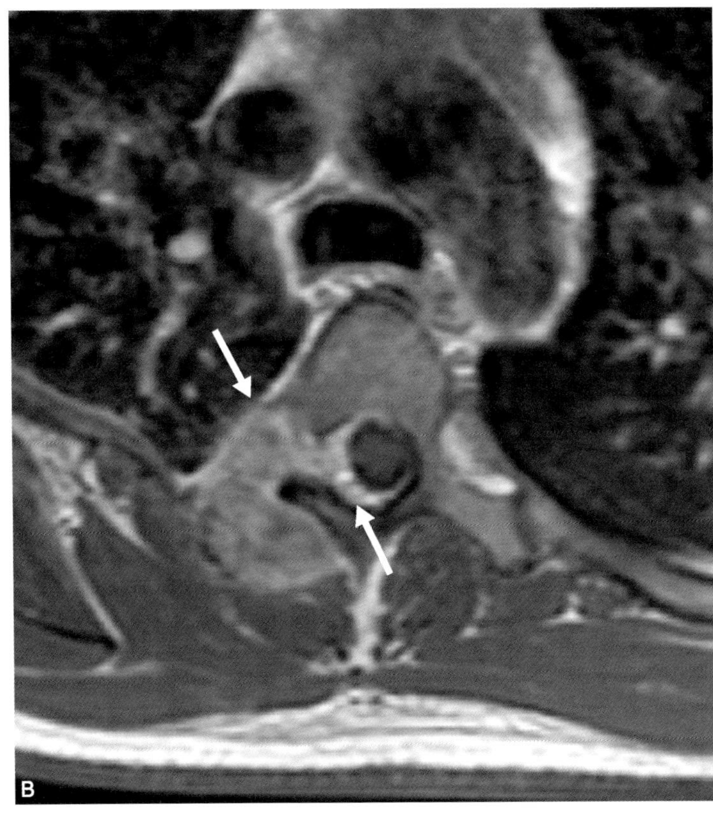

图 66.40 病理性脊柱侧凸。一名患有急性疼痛性脊柱侧凸青少年的胸椎冠状 T_1 加权图像(A)显示了 T_4 椎体的浸润和椎旁软组织肿块(箭)。轴位 T_1 增强图像(B)显示骨肉瘤广泛强化,侵蚀椎弓根和椎骨和侵入椎管(箭)。脊柱侧凸的非典型临床表现提示需要影像学进一步检查。

推荐阅读

Abdel Razek AA, Kandell AY, Elsorogy LG, Elmongy A, Basett AA. Disorders of cortical formation: MR imaging features. *Am J Neuroradiol* 2009;30(1):4–11.

Barkovich AJ, Guerrini R, Kuzniecky RI, Jackson GD, Dobyns WB. A developmental and genetic classification for malformations of cortical development: Update 2012. *Brain* 2012;135(5):1348–1369.

Barkovich AJ, Millen KJ, Dobyns WB. A developmental and genetic classification for midbrain-hindbrain malformations. *Brain* 2009;132(12):3199–3230.

Garel C, Chantrel E, Brisse H, et al. Fetal cerebral cortex: Normal gestational landmarks identified using prenatal MR imaging. *Am J Neuroradiol* 2001; 22(1):184–189.

Groenendaal F, de Vries LS. Fifty years of brain imaging in neonatal encephalopathy following perinatal asphyxia. *Pediatr Res* 2017;81(1-2):150–155.

Jones BV. Cord cystic cavities: Syringomyelia and prominent central canal. *Semin Ultrasound CT MR* 2017;38(2):98–104.

Manoukian SB, Kowal DJ. Comprehensive imaging manifestations of tuberous sclerosis. *AJR Am J Roentgenol* 2015;204(5):933–943.

Merhar SL, Chau V. Neuroimaging and other neurodiagnostic tests in neonatal encephalopathy. *Clin Perinatol* 2016;43(3):511–527.

Raybaud C. The corpus callosum, the other great forebrain commissures, and the septum pellucidum: Anatomy, development, and malformation. *Neuroradiology* 2010;52(6):447–477.

Robinson AJ. Inferior vermian hypoplasia—Preconception, misconception. *Ultrasound Obstet Gynecol* 2014;43(2):123–136.

Rufener SL, Ibrahim M, Raybaud CA, Parmar HA. Congenital spine and spinal cord malformations—Pictorial review. *AJR Am J Roentgenol* 2010;194 (3 Suppl):S26–S37.

Ryabets-Lienhard A, Stewart C, Borchert M, Geffner ME. The optic nerve hypoplasia spectrum: Review of the literature and clinical guidelines. *Adv Pediatr* 2016;63(1):127–146.

Singhal R, Perry DC, Prasad S, Davidson NT, Bruce CE. The use of routine preoperative magnetic resonance imaging in identifying intraspinal anomalies in patients with idiopathic scoliosis: a 10-year review. *Eur Spine J* 2013;22(2):355–359.

Tortori-Donati P, Rossi A, Cama A. Spinal dysraphism: A review of neuroradiological features with embryological correlations and proposal for a new classification. *Neuroradiology* 2000;42(7):471–491.

Vézina G. Neuroimaging of phakomatoses: overview and advances. *Pediatr Radiol* 2015;45 Suppl 3:S433–S442.

Welker KM, Patton A. Assessment of normal myelination with magnetic resonance imaging. *Semin Neurol* 2012;32(1):15–28.

Winter TC, Kennedy AM, Woodward PJ. Holoprosencephaly: a survey of the entity, with embryology and fetal imaging. *Radiographics* 2015;35(1): 275–290.

(何淼 王恒 陈莉)

第67章 ■ 小儿胸部

引　　言

儿科医师和儿科放射科医师都说儿童不是缩小版的成人。这是正确的,但在这里,我们要知道儿童和成人是密切相关的。你需要了解的大部分关于儿童胸部的知识将来自于你对成人胸部的研究。在本章中,将着重强调那些在成人中不会发生的疾病,如果没有意识到儿童与成年人的差异,就会导致犯错误。

小儿胸部X线片

儿童胸部成像最困难的地方可能是将正常和异常的征象区分开来。一般来说,孩子越小,心脏越大,胸部相对于身高越宽,肺纹理特别是肺血管也就越不清楚。更困难的是幼儿经常不配合检查。胸部X线片(CXR)不可能在任何情况下都是在肺完全充气的状态下获得的,旋转或其他体位是难以避免的(图67.1)。

正位CXR常在儿童中获得,特别是在婴儿中,但是侧位CXR可以添加一些有用的信息。侧位片可以为不配合检查的孩子提供再次评估机会。肺容积异常仅见于正位片,可能与吸气的程度有关,而非肺病理改变所致。心脏大小是用正、侧位两个视图进行评估。重要的气管异常可能只有在侧位片上才能看到。

不鼓励重复成像检查,特别是在儿童中,再次CXR将增加患者的经济负担。二次CXR照射带来的辐射可能有潜在的风险,而且如果通过获得更好的CXR来解决问题,则可以避免额外成像或其他诊断检查带来的风险。

心　　脏

在新生儿中,心脏横径可达胸廓横径的60%,胸廓横径测量的是两侧肋骨内缘的距离。随着孩子年龄增长,心胸比率会下降,到了20岁,心胸比应该会下降到50%以下。

人们普遍认为,前后位胸片比侧位胸片更可能错误地提示心脏肥大。正常心脏大小的一个诊断标准是:在侧位胸片上沿着气管后壁画的一条线应该穿过心脏后方。虽然这是一个有用的方法,但与横断位图像相比,胸片上的心脏大小与真正心腔容积的相关性不大。

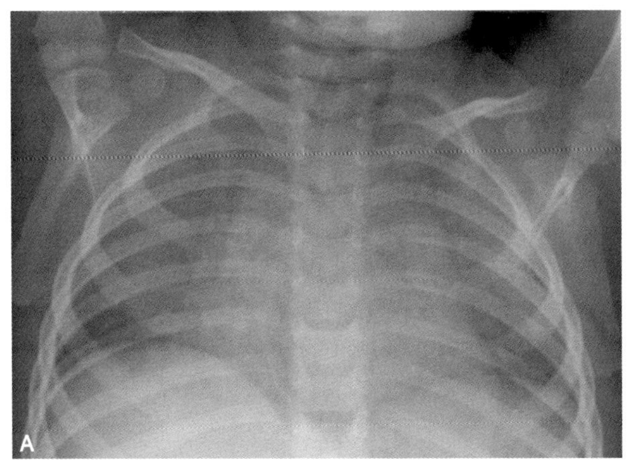

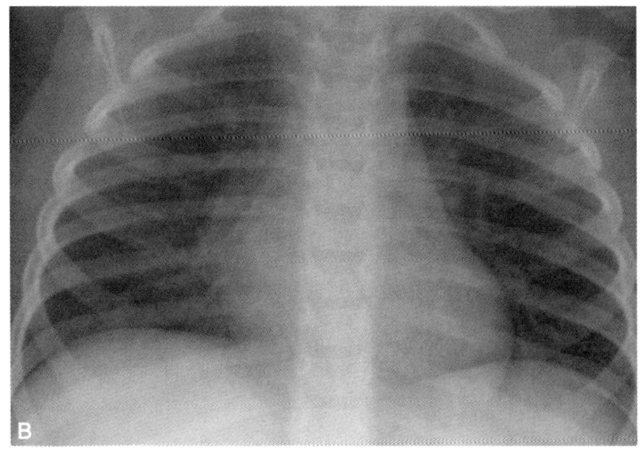

图 67.1　始终仔细评估胸片的质量，对于重复提示病理学的有限研究，阈值较低。A. 呼气相获得的胸片可被解读为心脏增大，肺水肿，或双侧边界不清的浸润影。B. 几分钟后重摄的胸片显示是正常的。

心脏结构多年来一直被用于提示特定类型的心脏病，尤其是先天性心脏病，但收效甚微。先天性心脏病在人群中的发病率大约为 1%，其中大多数人心脏表现正常。“靴形心”或“吊蛋征”表现通常更可能是正常的变异，而不是与这种描述相联系的畸形。

左心房的右缘在正常儿童中约 1/3 是看得见的。当被清楚看见时，容易误诊为纵隔肿块。

刚出生几个月里，主动脉结常常很难看到。主动脉弓异常的气管表现见下文。升主动脉在正常儿童中并不突出。降主动脉的位置可能是由于上覆主动脉一侧的血管蒂逐渐变薄而凸显。

胸　腺

当评价幼童胸部时，胸腺被形容为“房间里的大象”。胸腺在出生时比例是最大的，但随着年龄增长，胸腺以比孩子生长更慢的速度继续生长，青春期时胸腺体积达到最大。胸腺随后萎缩，但在整个青少年时期，前纵隔仍然可见边界清楚的软组织影。一岁时，胸腺是胸部的主要结构，有时与心脏一样突出（图 67.2）。它使上纵隔变宽，常遮挡主动脉，可以沿右心边界延伸至膈肌，表现类似于心脏肥大。这种明显的心脏扩大只能在正面观看到；这是侧面观在评估心脏大小时被认为比正面观更可靠的原因之一。

胸腺是柔软的，所以它不会使血管或其他结构变窄或移位。前肋骨末端的压迹使得胸腺形成波浪状边缘（胸腺波浪征）（图 67.3），这在斜位图中更容易看到。从侧面看，胸腺前部致密，通常沿着小裂隙分布。胸腺切迹经常在正位观上被看见，标志着胸腺下缘和心脏边缘之间的过渡。

新生儿胸腺在 6h 内可因生理应激反应而消退。胸腺也可以在经过一段时间的应激后恢复生长，尽管这需要几周或几个月的时间。这种“胸腺反弹”最常见于化疗结束后，也可见于其他生理应激延长的情况，如多阶段心脏手术（图 67.4）。

胸腺的其他信息可见纵隔章节。

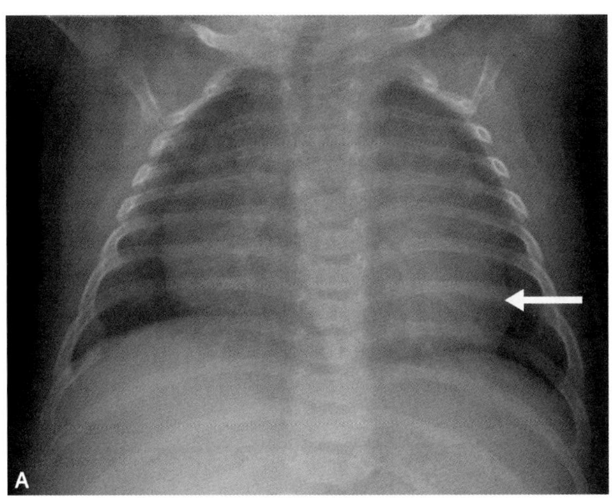

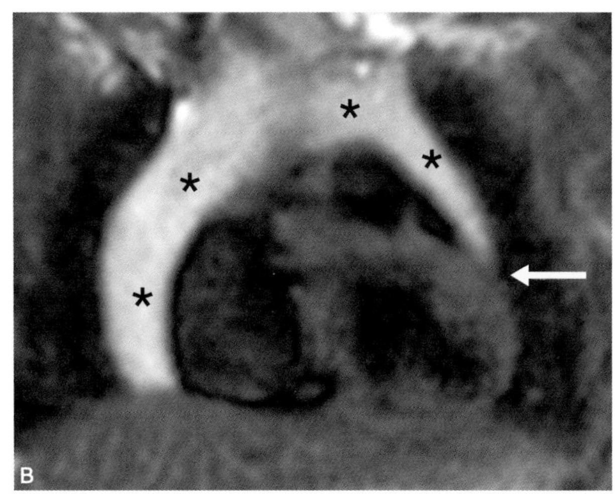

图 67.2　胸部 X 线检查（A）和 MRI（B）。几乎整个心脏纵隔轮廓影是由胸腺（*）形成的。右叶形成整个右心纵隔边界。左侧胸腺切迹指胸腺左叶下缘，下方只有一小部分心脏轮廓。

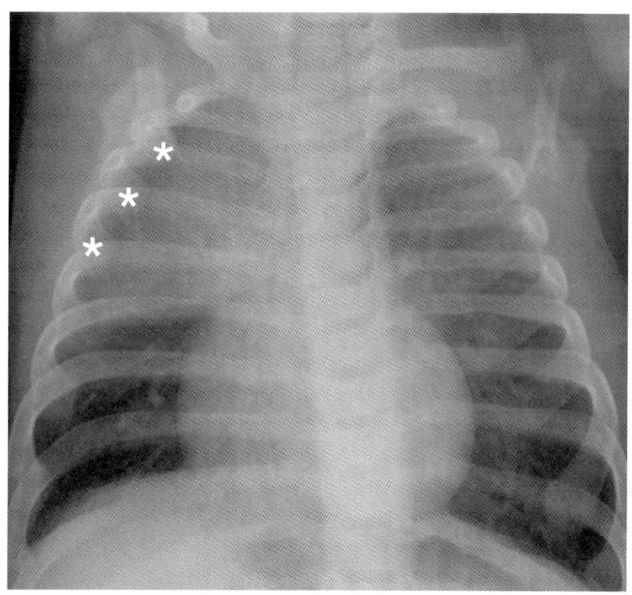

图 67.3　大而正常的胸腺右叶。肋骨前段末端（＊）伸进柔软的胸腺，形成“波浪征”。

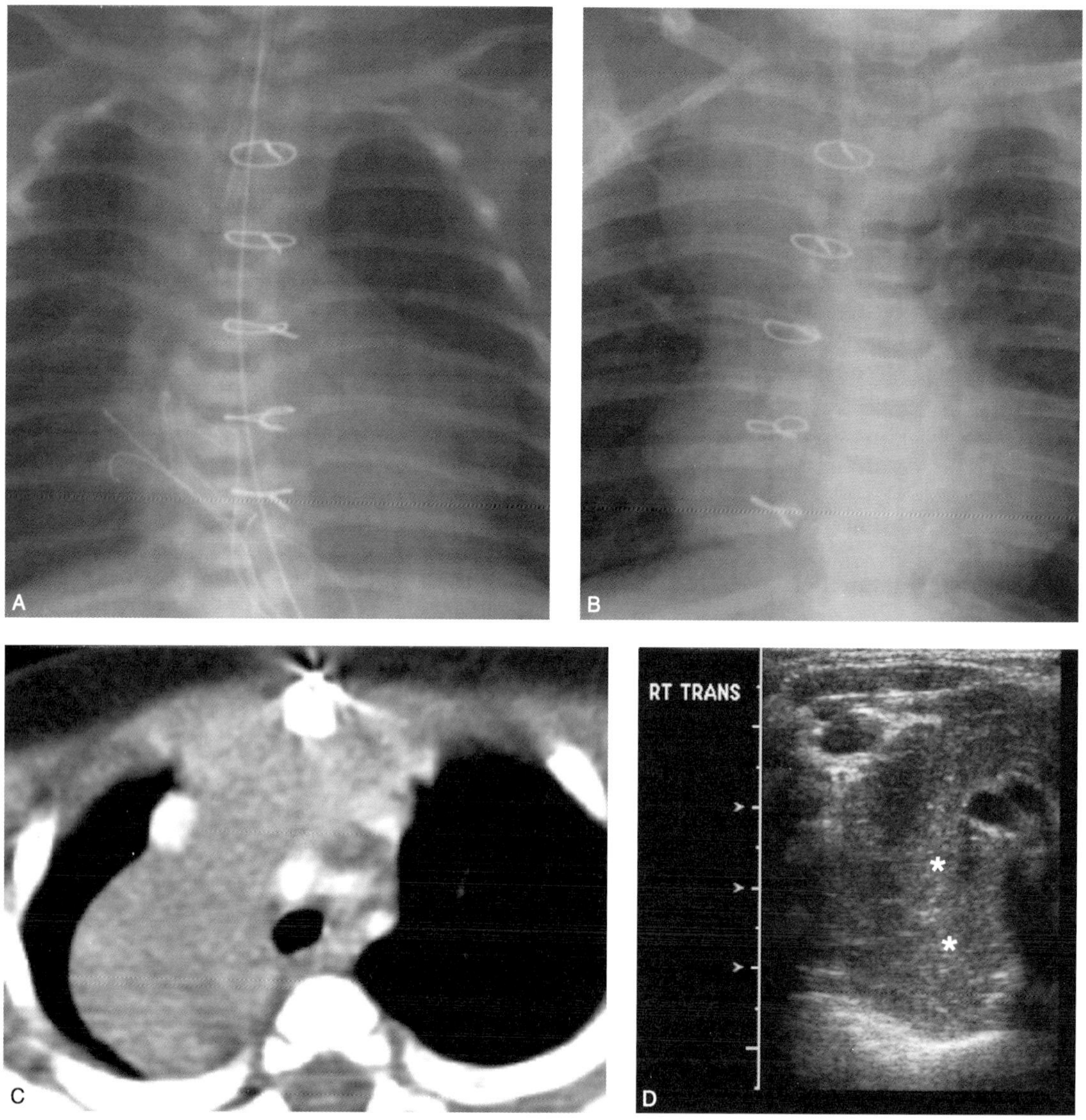

图 67.4　胸腺反弹（不对称）增大。A. 术后早期胸片显示正常的纵隔轮廓。B. 4 个月后右侧气管旁出现了巨大肿块。肿块被怀疑为动脉瘤，但 CT（C）和 US（D）显示为正常胸腺组织（＊）。胸腺的“点划线”表现对于区分正常胸腺和其他组织非常有用。

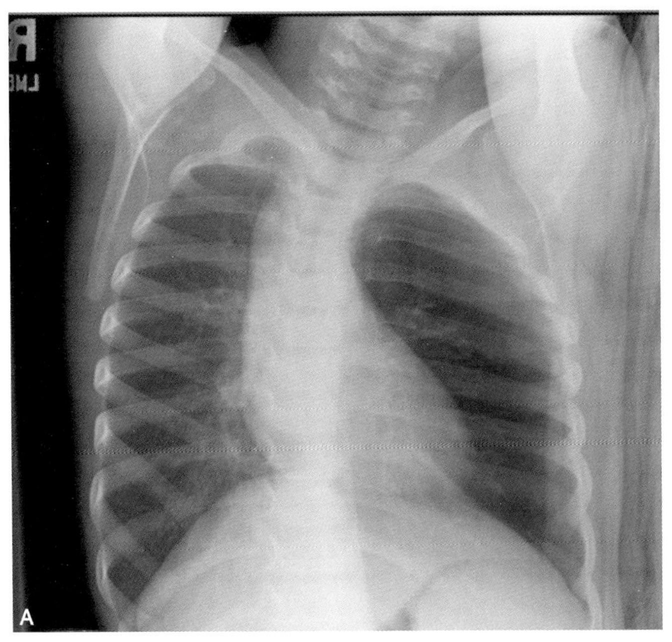

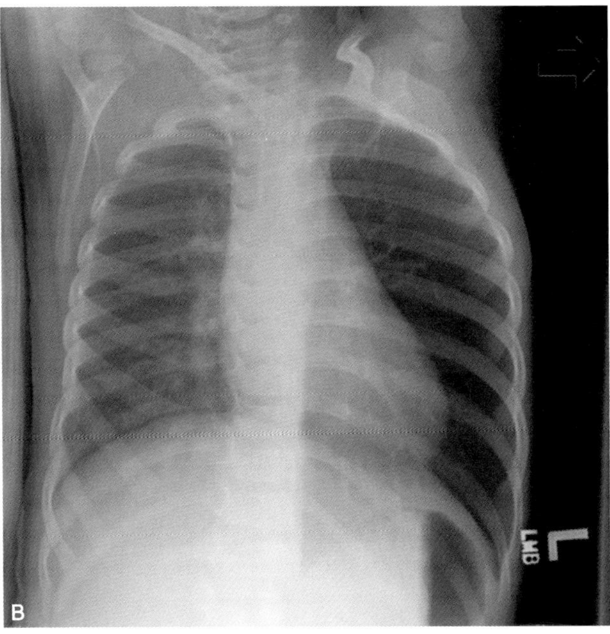

图 67.5　由于异物而造成的空气潴留。右侧卧位图(A)显示“下”肺的正常塌陷和“上”肺的过度膨胀。左侧卧位图(B)显示“下”肺持续膨胀。单侧卧位图可能就足够了,但在较少情况下比较两侧卧位图片非常有用。

肺

肺容积是解释儿童胸片的一个重要方面。低肺容积表现类似于心脏肥大和肺水肿(图 67.1)。肺过度膨胀是哮喘的主要表现,病毒性肺炎比细菌性肺炎更为常见。不幸的是,没有一种简单的测量方法能够显示与肺容积有高度相关性。肋骨计数提供了肺容积的粗略评估。与后肋相比,横膈的上部更靠近前肋,因此使用前肋计数。第 6 前肋应该是第 1 个穿过横膈的。吸气相少于 5 根或多于 7 根肋骨很可能是异常的。在诊断心脏肥大前计数肋骨是一个很好的方法。横膈的形态也需被考虑,平坦的横膈提示肺过度膨胀。

如果双肺密度是不对称的,可能很难确定哪侧肺是不正常的。一个有用的指标是肺血管的外观更正常,那么肺通常是正常的(图 67.5)。用呼气相胸片来评估气体潴留是有用的,如在异物阻塞时所见。对于不能遵循指示的儿童,双侧卧位胸片通常更容易获得和解释(图 67.5)。在这种情况下,可依靠重力来产生呼气,并证明肺部在向下的一侧无法压缩时存在空气潴留。闭塞性细支气管炎,又称 Swyer-James-MacLeod 综合征,当不对称时会导致一侧肺组织透光度增强(图 67.6)。不对称的肺血管或者轻度发育不全可能导致一侧肺组织透光度减弱。

气　管

正常的气管是圆形的,从胸廓入口到隆突间的大小相似。当轻度狭窄即气管直径小于 50% 时,儿童头臂动脉(无名动脉)交叉水平前常见压痕。更大程度的狭窄可能与症状有关。气管前后径的减小,提示气管软化或外源性压迫。气管空气柱作为主动脉弓异常的指标特别有价值。在正位呼气相 CXR 中,气管经常弯曲,有时很明显(图 67.7)。气管总是向主动脉弓相反的方向弯曲。

由于主动脉弓的位置,正常气管略位于中线右侧。真正的中线气管是异常的,这是双主动脉弓的迹象,虽然这很少有前瞻性的认识。通常比受旋转影响的主动脉弓位置更有用的是气管气柱上的压痕。气管上的局部右侧压痕几乎总是由右弓造成的(图 67.8)。双侧压痕,右侧高于左侧,是典型的双弓。有症状的血管环患者几乎都有气管异常。这种异常通常是气管气柱上的压痕,只能在侧位图上看到。

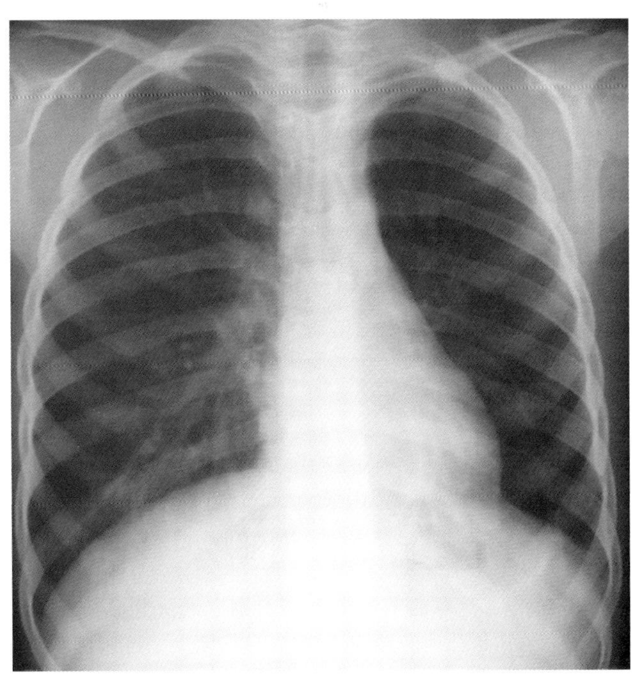

图 67.6　Swyer-James 综合征(闭塞性细支气管炎)。与右肺相比,左肺小而透亮。左肺血管减少。Swyer-James 综合征的肺容积可增大、正常或减小。由于异物造成的空气潴留通常会增加肺容积,在无肺不张的情况下肺容积不应该减小。

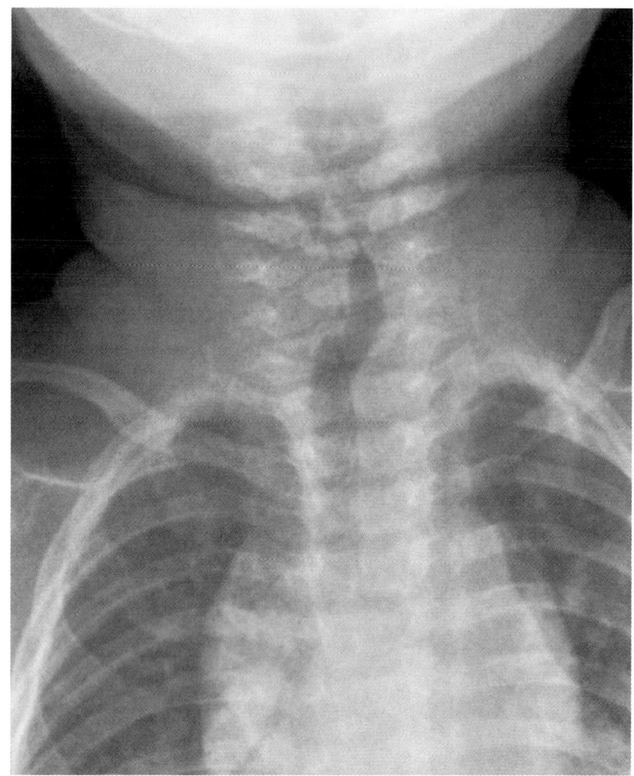

图 67.7 正常气管弯曲。弯曲气管的锐角与肿块所致的更圆的移位有很大不同。保留的气管直径也是正常弯曲的线索。记住,气管总是弯离主动脉弓。

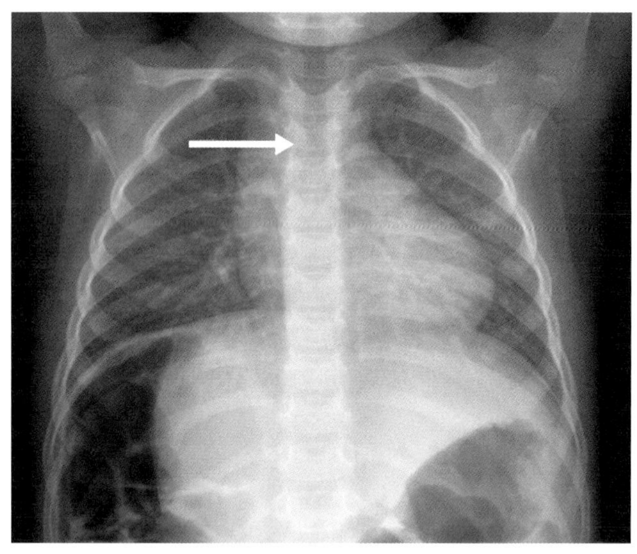

图 67.8 右主动脉弓患者气管上的右侧压痕(Chilaiditi 征)。

新生儿胸部

本节,也是这章的主要部分,将分别讨论新生儿肺部疾病和心脏病。这是合理的,疑似心脏病在临床上是迅速诊断的。然而,如果没有病史,肺血管容量的增加和肺水肿的实质改变可能难以与肺部疾病进行区分。不同类型的新生儿肺部疾病有可以识别的方式,但最重要的是要识别线和管的位置,以及护理并发症,尤其是肺气漏。

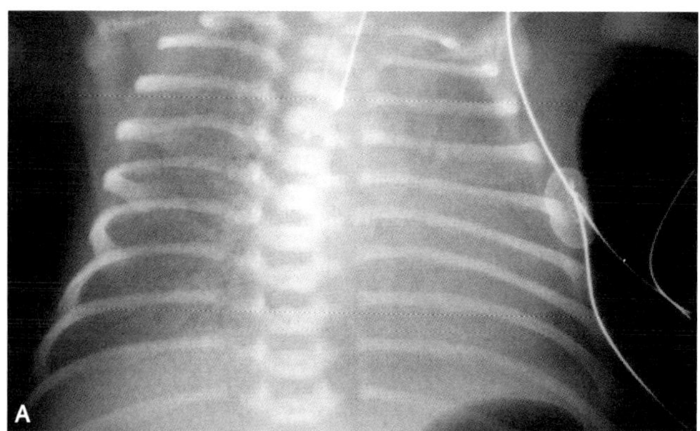

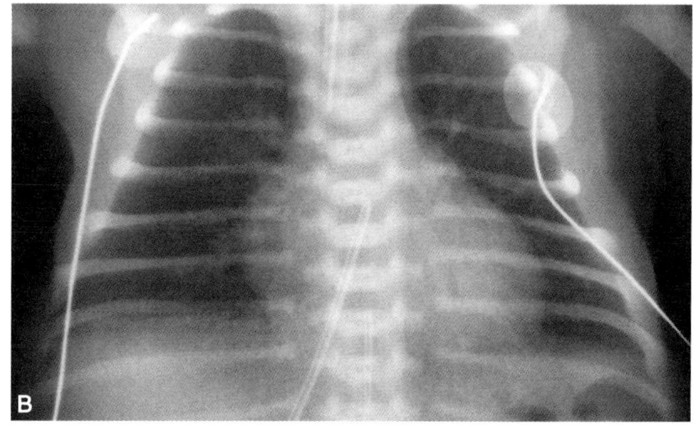

图 67.9 表面活性物质缺乏症。A. 刚出生后不久,肺体积小,颗粒状弥散性透光度减低。无胸腔积液,双肺均匀分布阴影。这些特征有助于区分表面活性物质缺乏与其他原因的弥漫性透光度减低。空气支气管征,如该患儿影像所见,可能存在或不存在。B. 经气管注入表面活性物质治疗后,肺体积明显改善,肺内阴影几乎消失。

新生儿肺部疾病

四种类型的胸部影像学异常可以提供一个框架来鉴别出生后一周新生儿的不同类型肺部疾病。

弥漫性磨玻璃影提示新生儿表面活性物质缺乏。透明膜病和婴儿呼吸窘迫综合征是常见的同义词。磨玻璃外观呈颗粒状,不模糊,应均匀地分布于肺部,且无胸腔积液(图 67.9A)。这种诊断技巧需要经验,但经验很难获取,因为表面活性物质缺乏症通过早期用外源性表面活性剂治疗,其影像表现几乎立即消散(图 67.9B)。不对称影像表现或胸腔积液均提示 B 组链球菌性肺炎可能,其表现类似于表面活性剂缺乏。外源性表面活性剂由气管内管注入,其分布可能不均匀,从而造成异常表现。

双侧对称的粗线状和分枝状阴影提示胎粪吸入(图 67.10)。在近足月或足月儿中,在临产期的即刻应激会导致胎儿胎粪进入羊水。吸入被胎粪污染的液体,由于其颗粒性质和包括胆汁在内的刺激物的存在,从而导致机械性和化学性气道损伤。结果是局部肺交替发生肺不张、炎症和过度充气。肺通常过度充气。虽然机制不同,但表现可能非常类似于“旧”支气管肺发育不良(BPD)(见下文)。胎粪吸入后,胸片异常几乎立即出现,并随时间推移而改善。因此,年龄和临床信息很容易鉴别。

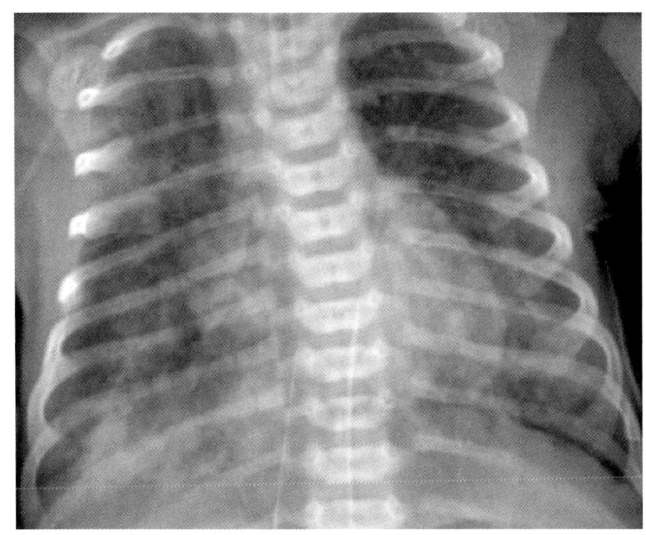

图 67.10 胎粪吸入。双肺过度充气和粗线状、结节状密度增高影是胎粪吸入的典型表现。

中央大于外周的线条状阴影，尤其从肺门呈放射状分布时，提示双肺积液，也称为新生儿短暂性呼吸急促（图 67.11A）。这种情况发生在胎儿肺液在出生时没有完全清除，然后从肺泡吸收并通过淋巴管清除。除了反映淋巴管扩张的线性阴影外，通常还有胸腔积液。经阴道急促分娩或剖宫产时缺乏正常胸压已被认为是发病机制，虽然这是一个有争议的领域。双肺积液 72h 内可从临床和影像学上消散（图 67.11B），年龄较大的婴儿不适用这一诊断。

与上述表现相比，边界不清、不对称的致密不透明阴影的特异性要低得多，但新生儿肺炎（图 67.12）和肺出血可有这些表现。不同于年龄较大的儿童或成人是有症状的，新生儿肺出血表现为气管内出血。放射科医师不太可能第一个提出这种可能性。新生儿肺炎很难用任何方法诊断，也没有任何数据可以评估 CXR 在新生儿肺炎诊断中的准确性。胸片上提示的肺炎也不太可能影响临床护理，因为新生儿重症监护病房（NICU）的大多数新生儿会应用抗生素并密切观察呼吸状况。包含这些信息是为了完整性，因为肺不张导致的持续性不对称性阴影在新生儿中似乎并不常见，因此不对称性阴影可能比在年龄较大的儿童或成人中更能反映真实的异常。

B 组链球菌（GBS）引起的肺炎与其他病原引起的肺炎有不同的表现。GBS 更可能出现弥漫性磨玻璃影，可类似表面活性剂缺乏的表现（图 67.13）。其表现可能与表面活性物质缺乏无法区分，但是胸腔积液的存在表明感染而不是简单的表面

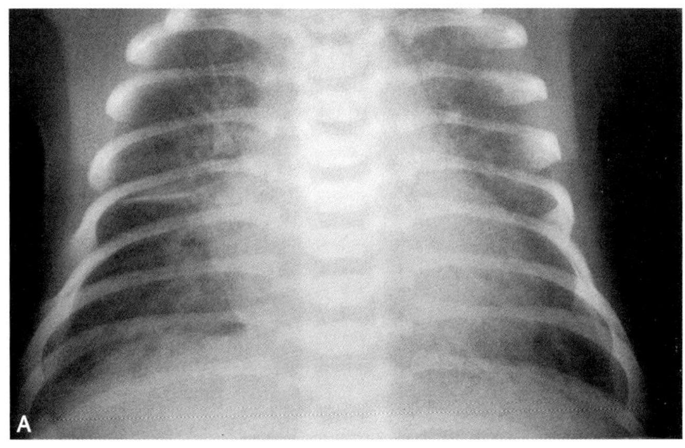

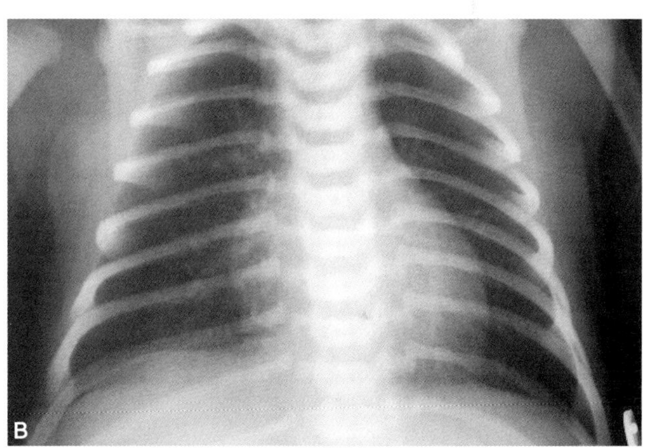

图 67.11 双肺积液。A. 出生后第一天，双肺呈弥漫性阴影，肺门旁线条状阴影和双侧胸腔积液。B. 出生后第二天，所有的异常表现都消失了，这是婴儿双肺积液的典型表现。双肺积液是排除性诊断。不建议在出生 72h 以上的儿童中给出这种诊断！

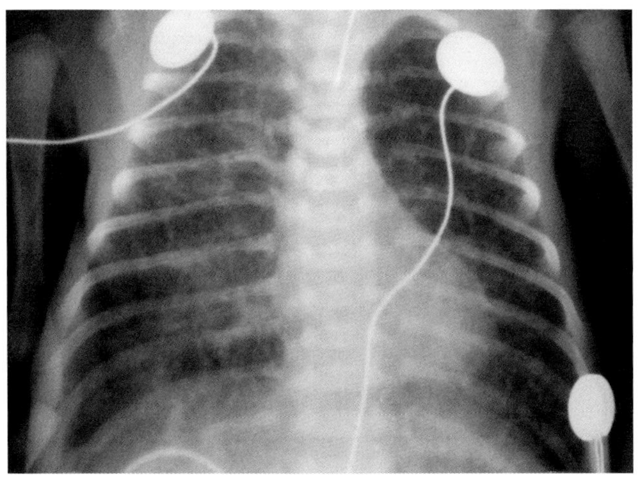

图 67.12 新生儿肺炎。新生儿肺炎的表现为非特异性的。双肺不对称阴影应怀疑肺炎。新生儿肺炎很少见，其他原因包括肺出血可产生这种现象。

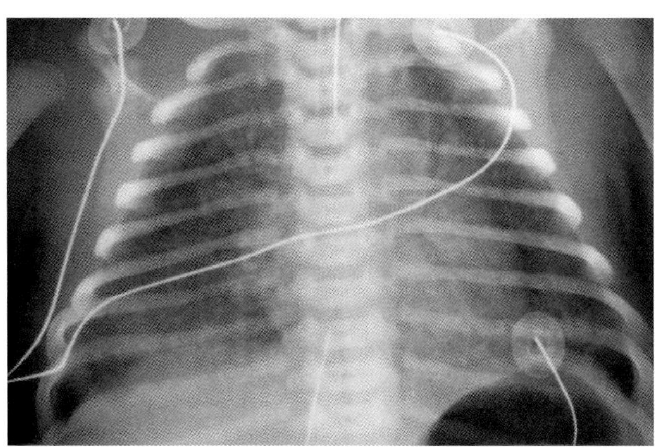

图 67.13 B 组链球菌感染引起的新生儿肺炎，不同于其他原因的肺炎，GBS 感染可与表面活性物质缺乏的影像学表现相似。表现为肺弥漫性磨玻璃影，呈颗粒状，与透明膜病相似。多发密度不均匀的阴影和胸腔积液的存在可提示诊断，尤其是足月或近足月婴儿。请记住，早产儿肺炎是罕见的，而表面活性物质缺乏很常见。

活性物质缺乏。在新生儿期,GBS通常引起肺炎,在婴儿早期GBS更容易引起脑膜炎。

慢性肺疾病是新生儿重症监护病房中年龄较大患儿肺部异常的最常见原因。支气管肺发育不良(BPD)是这类慢性肺部疾病的术语。BPD最初描述于20世纪60年代,但那时描述的疾病主要是与治疗有关的继发性气压伤和氧中毒。20世纪60年代,经典BPD的病理生理学是因肺不张而出现肺过度充气膨胀和肺内致密阴影交替出现的区域,而肺不张是由于早期的炎症进展为纤维化引起的。这种表现仍然存在,并且通常被称为"旧BPD"(图67.14)。目前的治疗方法创伤较小,现在的BPD往往有一种相对均匀的模糊阴影表现(图67.15)。这被称为"新BPD",已经提出的病理生理学是弥漫性毛细血管渗漏。

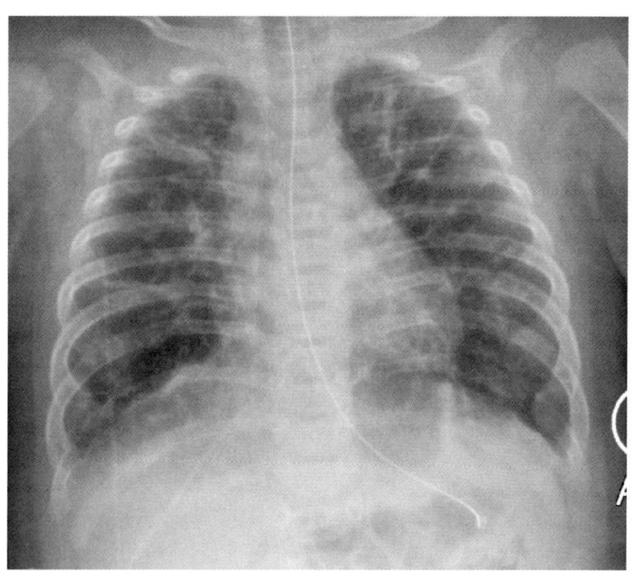

图67.14 "旧BPD",肺内分布粗线影和网状阴影。肺过度充气。

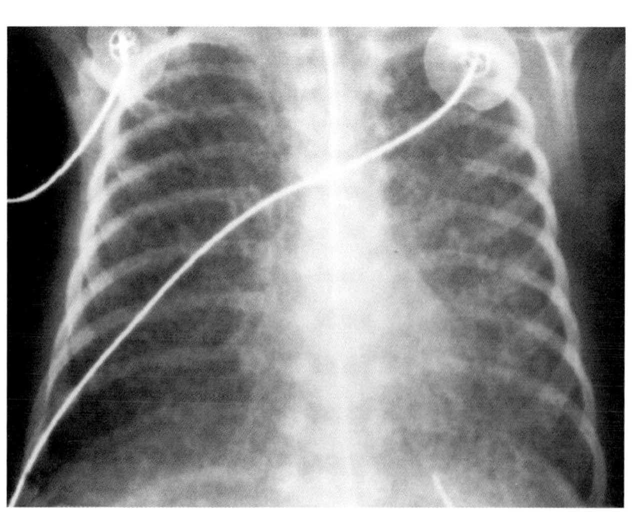

图67.15 "新BPD"。弥漫性模糊阴影反映毛细血管渗漏。

肺 气 漏

气胸。新生儿气胸的表现与大龄儿童和成人不同。新生儿CXR通常是仰卧位获得的,而新生儿的腹部较大,使得肺底的胸膜间隙高于肺尖。肺基底部气胸,尤其是位于内侧的,比肺尖气胸更常见。肺基底气胸表现为与心-纵隔邻近的透亮区,其有着比胸膜线更清晰的边界清楚的心脏或横膈边缘(图67.16)。新生儿肺部疾病患儿的肺通常很僵硬,即使有张力性气胸,肺也很少塌陷(图67.17)。注意皮肤皱褶,其很容易被误诊为气胸。皮肤皱褶而非气胸的表现为中央较高密度和外围低密度之间的界面处没有白色细胸膜线,皮肤皱褶线终止于肺的中部而不是延伸到胸膜表面,而"气胸"依赖于肺部位,如仰卧婴儿靠近上叶的侧胸膜(图67.18)。如果有疑问,不要花时间猜测,可进行卧位的胸部X线检查。

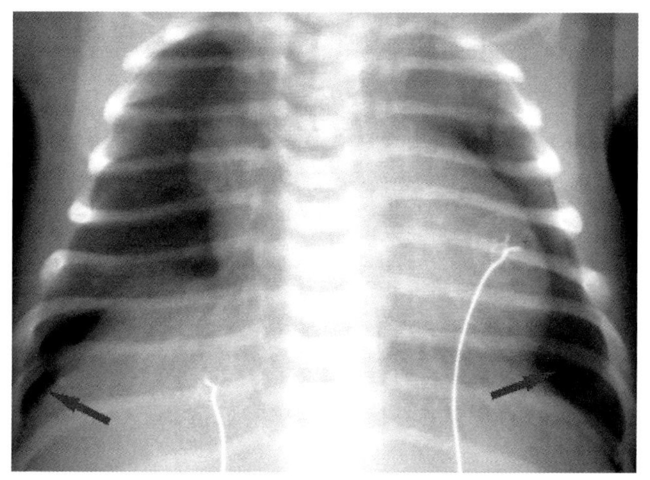

图67.16 新生儿双肺气胸。在婴儿仰卧位胸片中,前部气胸(箭)导致右侧纵隔和左侧心脏边界的透光度增加,边缘清晰。肋膈角加深,边界清晰。

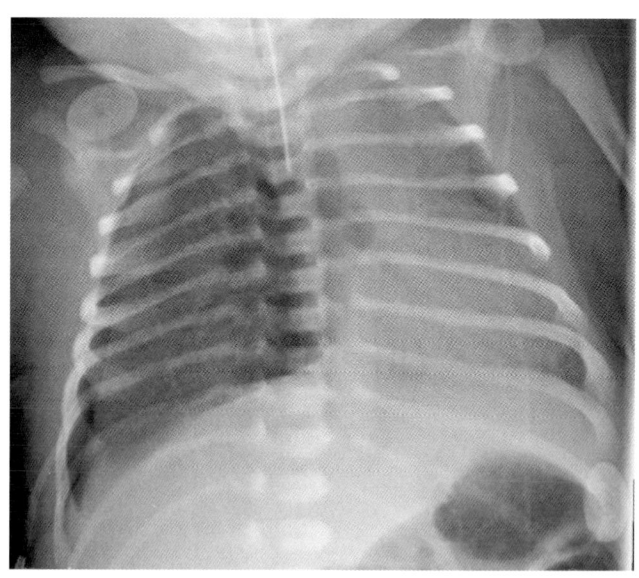

图67.17 右侧大量气胸,中线向左移位,但肺并未塌陷。该婴儿肺异常僵硬,肺表面活性物质缺乏,肺几乎保持正常大小。

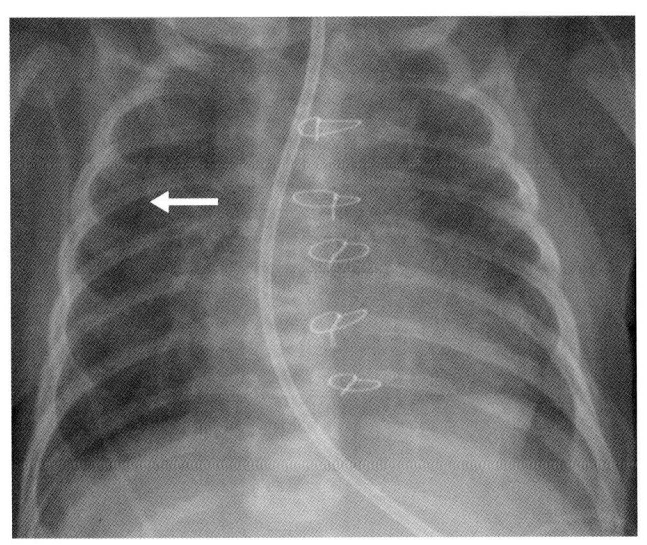

图 67.18　皮肤皱褶(箭)类似右侧气胸。不像气胸,肺和“气胸”之间没有胸膜线界面。胸周的透明区向下消失而不是延伸到胸膜表面。如果这是气胸,那么空气量不仅限于外侧上肺,而是会延伸到肺底,即仰卧位婴儿中的最高点。如果不确定,就进行卧位 X 线成像。

纵隔气肿。新生儿纵隔气肿的最佳征象是胸腺从纵隔的其余部分抬高(图 67.19)。婴幼儿颈部皮下气肿远不及老年人常见,而空气进入腹膜腔更为常见。张力性纵隔气肿极为罕见,孤立的纵隔气肿几乎不需要引流。

心包积气。心包积气与纵隔气肿最好的鉴别征象是环绕整个心脏轮廓的空气密度影,尤其在侧位片上更容易区分。心包积气是罕见的,但张力性心包积气也会发生,并需要引流。

间质性肺气肿。间质性肺气肿(PIE)是气压伤的并发症,当肺泡撕裂空气进入肺间质和淋巴管时发生。肺泡外的空气使肺变硬,常导致局灶性疾病进展,并发生纵隔气肿或气胸。PIE 的 CXR 表现为小而圆、棒状的透光区,叠加在相对高密度的肺上(图 67.20)。这可能难以与其他形式的不均匀阴影,如与空气支气管征象的区分。诊断依据包括快速发作,累及外周带和中央带的分布。PIE 通常很快能消散,但有的 PIE 影像学表现可持续存在几个月。

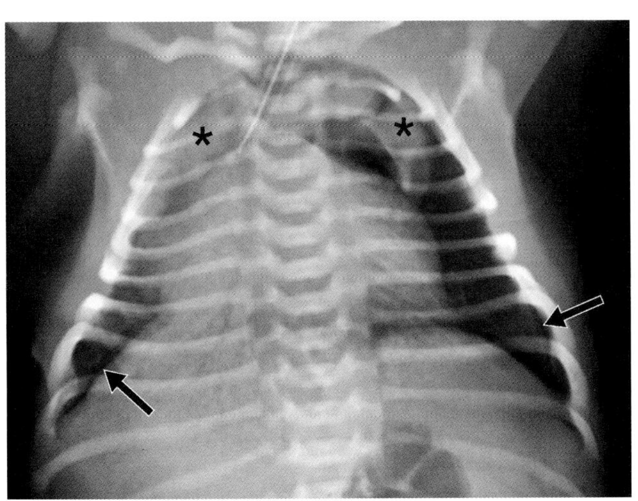

图 67.19　纵隔气肿。纵隔中的空气使胸腺的两叶(*)升高,从其余的纵隔结构中分离出来。也存在双侧气胸(箭)。

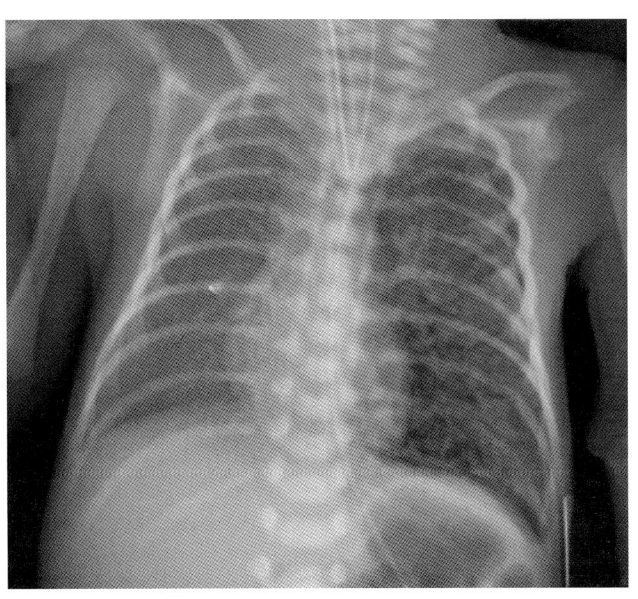

图 67.20　间质性肺气肿。左肺呈圆形和棒状的透光区。右肺表现为更细且分布规则的由表面活性剂缺乏导致的颗粒状阴影。左侧气胸。

新生儿支持设备

气管内导管位置应通过相对位置而不是具体测量来评估。在所有新生儿和婴儿中,导管尖端位于胸廓入口和隆突之间是令人满意的。

脐动脉和脐静脉提供新生儿中央循环的通路。这两种血

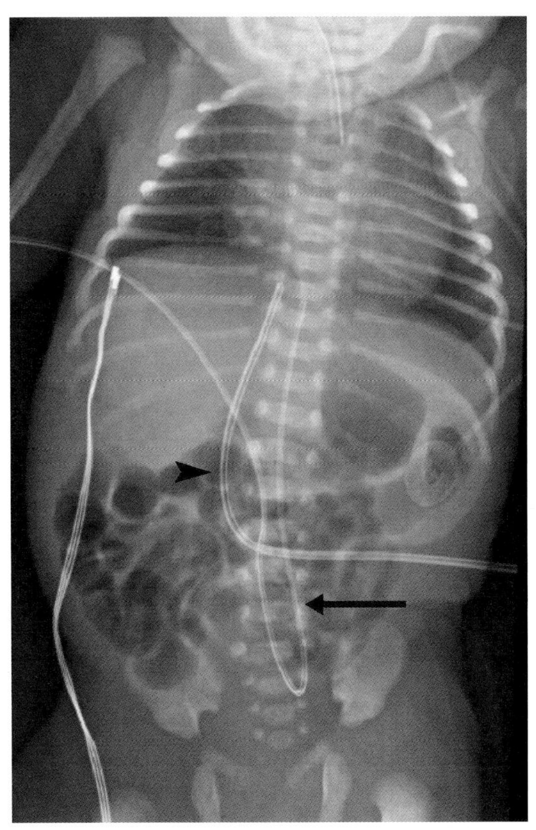

图 67.21　脐静脉导管(箭头)进入脐部并向头侧延伸,而脐动脉导管(箭)延伸至尾部,然后形成锐角并向头侧延伸。

管内的导管走向是不同的。脐静脉导管(UVC)从脐部以直线或轻微弯曲的轨迹向头侧延伸(图 67.21),而脐动脉导管(UAC)首先向尾部延伸,然后转动并向头侧延伸(图 67.21)。旋转点形成一个锐角,通常位于骶髂关节底部附近。在侧位 X 线片上更容易分辨,因为 UVC 保持在前方,UAC 向后通过位于后方的主动脉位于脊柱前方。因为一个位于前方,另一个位于后方,所以在正位 X 线片上轻微的旋转将改变导管的相对位置。因此,定位在脊柱的右侧或左侧并不是确定导管位置的可靠方法,也不是提示导管错位的可靠方法。

UAC 汇入连接髂内动脉和主动脉的脐动脉。错误定位的 UAC 几乎总是在主动脉内,导管尖端要么太高要么太低。有两种可接受的放置方式,它们都避免靠近内脏动脉或脊髓前动脉的起源;高位放置,导管尖端在 T_6 和 T_9 之间;低位放置,导管尖端理想的位置是 L_3 的底部。可根据当地条件或各自的偏好选择其一。

UVC 的走行比较复杂,多方面的原因可导致其异位。导管进入脐静脉,脐静脉从脐部延伸并与门静脉左支相连,UVC 通过静脉导管进入下腔静脉(IVC)。静脉导管进入肝静脉正下方的 IVC。在膈肌水平,UVC 的尖端位于 IVC 中。如果导管尖端在肝脏内,就有发生严重并发症的风险,因此不应忽视 UVC 的“稍低”位置。UVC 导管常进入右心房,再穿过卵圆孔进入左心房。当尖端位于左心房氧合良好的血液中时,通过 UVC 获得的血气被报告为动脉血,这可能引起混乱。

体外膜氧合术(ECMO)可以通过单根导管进行,该导管通常位于右心房,也可以置于任何大的静脉中。这种类型的 ECMO 不允许心脏完全旁路。完全旁路需要两个导管,使血液从右心房进入 ECMO 回路,并通过颈动脉返回至儿童的主动脉。与 Fontan 生理学相似,血液可以被动地流经右心,因此不需要右侧支持。右心房导管常规放置。一种广泛使用的导管应是近端不透光的,而不是远端。尖端如果由容易漏掉的 1~2mm 的不透 X 线标志来标记,位置可能会被错误地报告,进而引起外科医师的恐慌和愤怒。通过将第二导管置入颈动脉来提供主动脉入路。颈动脉中的血流方向则与正常相反,逆流进入主动脉(图 67.22)。表 67.1 中列出了导管位置的实用测量方法。

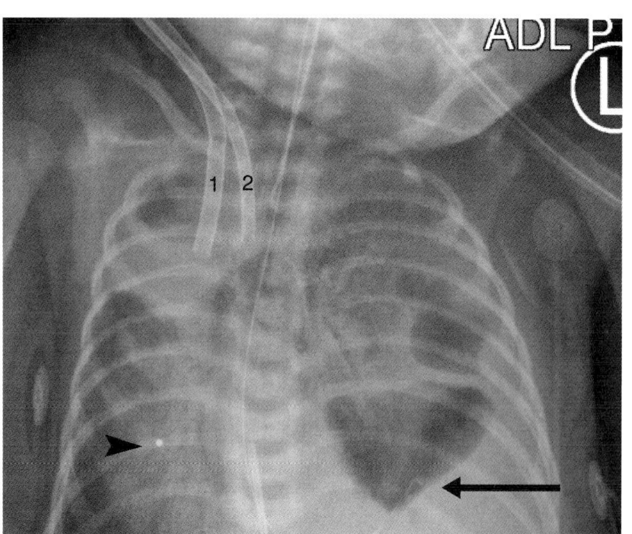

图 67.22　新生儿左侧膈疝中的体外膜肺氧合(ECMO)导管。静脉导管(1)进入颈内静脉,并通过 SVC 延伸到右心房。导管的尖端用点状高密度(箭头)标记,而不是加强近端导管的螺旋线末端。动脉导管(2)进入颈总动脉并终止于主动脉弓上方。患者胃管的尖端(箭)位于左下半胸,表明胃已经进入左侧胸腔。

表 67.1
小儿导管尖端位置的实用测量方法

脐动脉导管(UAC)T_6~T_9 或 L_3 顶部
脐静脉导管(UVC)膈肌水平
上肢 PICC 位于隆突下方两个椎体(包括椎间隙)
下肢 PICC 膈肌水平
静脉体外膜肺氧合导管(ECMO)右心房下部
动脉 ECMO 导管位于主动脉弓上方

先天性肺畸形

先天性肺畸形(CLM)是一组异质性的局灶性病变,其表现差异很大,从充满空气的囊肿到实性软组织肿块,从局限性病变到弥漫性累及部分肺的病变。这些病变可单独存在,但在同一患者中可以看到不同的畸形,单个病变可以发现不同的组织学表现。例如,当在一种病变中同时发现了肺隔离和先天性肺气道畸形(CPAM)的组织学特征时,可以使用“混合性病变”一词。在文献中,对诸如支气管肺前肠畸形一类病变的分类是不一致的,并且常常更令人困惑。CLM 的起源尚不清楚,肺出芽异常和气道阻塞是两个可能的原因。

与出生后相比,先天性肺畸形现在更常见于产前诊断。这些病变在胎儿超声和胎儿 MRI 上可以很好地显示,MRI 上病变区域表现为异常信号,并可见肿块效应(图 67.23)。大多数先天性肺部病变的自然病史是在妊娠期间肺体积相对于胎儿的

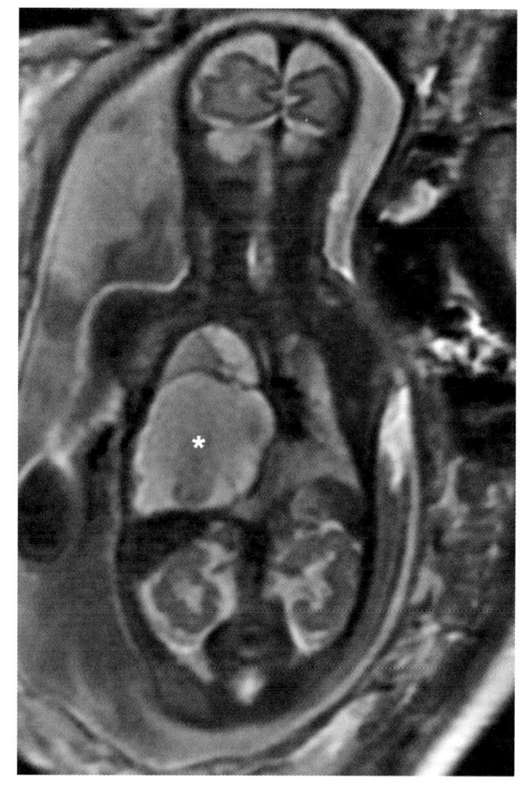

图 67.23　胎儿 MRI 示右侧 1 型先天性肺气道畸形(CPAM)。一个巨大的囊肿(*)以及几个较小的囊肿。妊娠晚期 CPAM 的相对体积减少是很常见的。(Usha Nagaraj,MD 提供)

体积减小。虽然它们的体积在缩小，但大多数并不能完全消失。这些病变通常在 CXR 上难以发现，但在产后 CT 图像上可以看到。大多数患有这些疾病的儿童在出生时都是无症状的，而且由于任何手术通常会延迟到3~4 月龄，最初的成像通常仅限于 CXR。当 CXR 未发现明显异常或症状无明显进展的情况下，CT 扫描通常是在准备手术之前进行的。大部分都进行了手术切除，尽管是否需要切除目前仍有争议。

影像学上最重要的特征是病变是否有供给血管（动脉）。供血血管可以帮助识别肺隔离症，或至少一个包含隔离组织学特征的病灶。除了提供特异性诊断外，还需识别供血血管，如果这些血管起源于主动脉，必须在手术中避开以免发生危及生命的出血。血管的来源可以是腹主动脉以及胸主动脉，因此当怀疑下叶病变时，还应行上腹部 CT 扫描。

先天性肺气道畸形

先天性肺气道畸形（CPAM），以前称为先天性囊性腺瘤样畸形，是最常见的畸形，占产前诊断肺病变的 1/4~1/2。CPAM 通常单发，大多数同时含有实性组织和充满空气的囊肿（图 67.24）。CPAM 共分为五种类型。1 型，至少有 1 个囊肿≥2cm；2 型，多发小囊肿；3 型，所有囊肿均<5mm。3 型病变范围广，通常累及整个肺叶，该型病变与积液有关，预后差。60%~70%为 1 型，3 型较罕见（约 10%）。0 型和 4 型病变极为罕见。

肺 隔 离 症

肺隔离是一团无功能的肺组织，与气管支气管树没有连接。肺叶内型肺隔离症位于脏层胸膜内，由侧支通气形成。肺叶外型为独立的脏层胸膜所包裹，不能通气。肺叶内型可以是实性的，也可以是囊性的，通常同时包含两种成分。动脉和静脉引流是可变的，但最常见的是从主动脉到肺静脉。最能鉴别

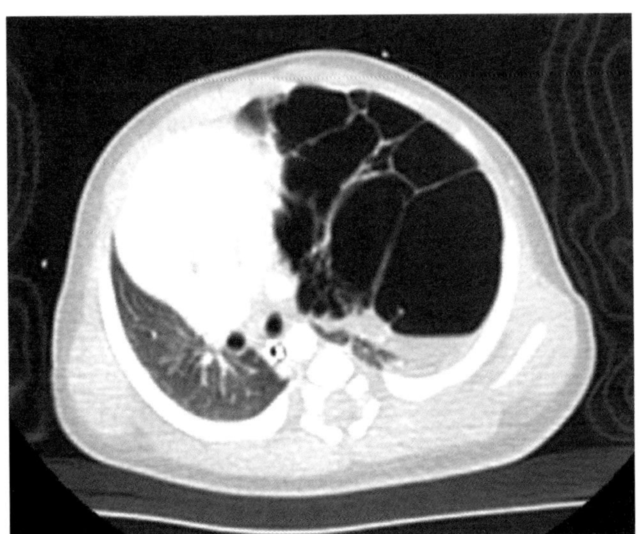

图 67.24　1 型先天性肺气道畸形（CPAM）。一例出生 1 日龄婴儿，CT 增强扫描显示多个大囊肿。可见纵隔移位，其中一个囊肿内见液平。1 型 CPAM 含有一个或多个大于 2cm 的囊肿，约占 CPAM 的一半。CPAM 以前被称为先天性囊性腺瘤样畸形（CCAM）。

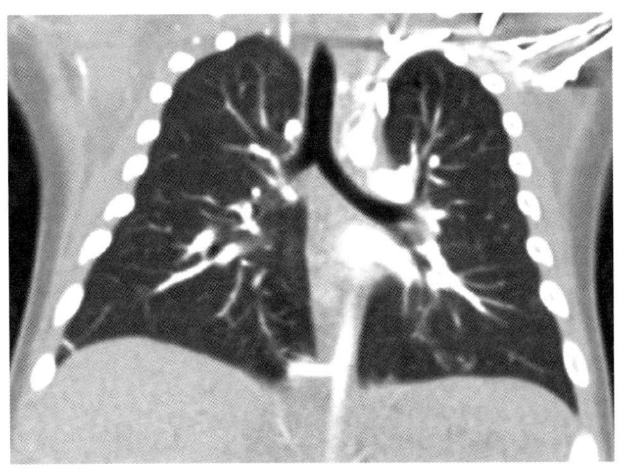

图 67.25　肺叶内型隔离症。先天性肺疾病最重要的特征是有供血血管。供血动脉提示肺隔离症。可出现含有多个先天性病变成分的病变，特别是含有肺隔离和 CPAM 的混合病变，因此实质异常的表现可能有所不同。异常区域内的气体影表明肺叶内型隔离症。

肺隔离症的影像学特征是存在供应组织的异常供血动脉（图 67.25）。这两种类型都常见于下叶，左肺比右肺更常见。

前肠重复囊肿

前肠重复囊肿包括支气管囊肿（BC）、食管重复囊肿和神经管原肠囊肿。支气管囊肿是圆形、边界清晰的肿块，可发生在纵隔或肺部，通常位于中央（图 67.26）。支气管肺前肠的异常出芽导致囊肿，其内衬呼吸上皮充满液体或黏液。支气管囊肿不与气管支气管树相通，其内的气体提示存在感染。在 CT 上，支气管囊肿表现为均匀的低密度，通常比水密度高，这可能是由于高蛋白黏液引起的。该病可类似实性肿块，但病灶常无强化或强化仅限于壁和/或壁结节。食管重复囊肿发生在食管附近，与纵隔支气管囊肿相似。神经管原肠囊肿非常罕见，发生在后纵隔，可与椎体异常有关。影像学检查前肠囊肿的目的是确认诊断，确定其与邻近结构的关系，并评估相关异常。

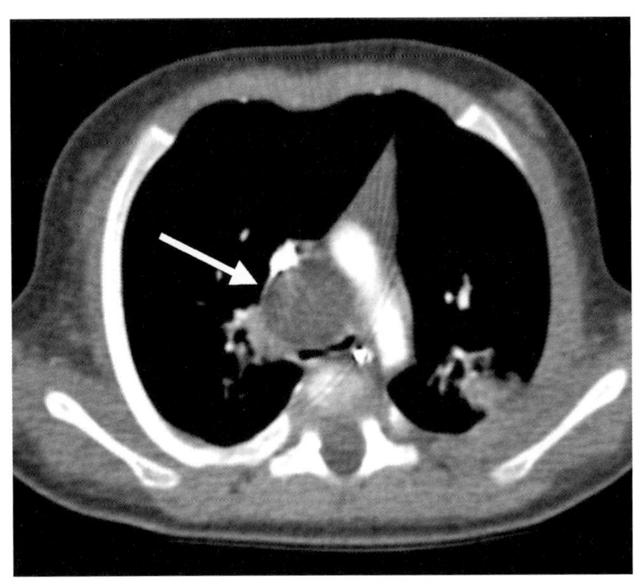

图 67.26　3 月龄婴儿纵隔支气管囊肿。CT 表现为中纵隔边界清晰的低密度影（箭）。病变引起局部占位效应，没有包绕周围其他结构，病灶没有强化。

先天性肺叶过度充气

先天性肺叶过度充气(CLO)又称先天性肺叶性肺气肿,是一种导致肺叶过度充气的发育异常(图67.27)。气道异常,特别是软骨异常和气道软化,导致止回阀机制,被认为是病因,但在半数病例中没有发现相关解剖表现。由于胎儿肺液清除速度慢,CLO可在新生儿早期表现为实性肿块。肺过度充气发展迅速,CLO最常发生于双肺上叶和右肺中叶。下叶受累和多叶受累都是罕见的,可能发生在不到5%的病例中。

其他先天性肺实质异常

影响整个肺的先天性异常包括无支气管的肺发育不全;肺闭锁即有一个短的盲端支气管;以及肺发育不全,肺大小和/或支气管肺段数量减少。与外科手术切除不同,心脏位置异常会引起血管和气道并发症,先天性异常通常是无症状的,可能到晚年才被发现。

肺静脉小叶,或弯刀综合征,可同时影响肺和肺血管。肺叶异常引流至下腔静脉、肝静脉或左心房。异常静脉的形状就像一把弯刀。受累的肺叶较小。通常也有来源于主动脉的异常动脉供应。这并不表示同时存在着肺隔离症。当看到弯刀静脉时是令人印象深刻的,但在大多数情况下没有前瞻性的诊断(图67.28)。

先天性气管及支气管畸形

支气管闭锁发生在肺发育过程中支气管局部中断时。该病因尚不明确,但正常发育的支气管树远端的中断意味着产前发生过创伤。阻塞的远端气道产生黏液,黏液聚集在阻塞端后部。这种黏液囊肿几乎在所有的支气管闭锁病例中都能见到,可能是圆形或分支性的(图67.29)。阻塞气道的远端肺组织通过侧支通气。支气管闭锁的特征是气体滞留于这一区域。与局灶性气体包裹有关的软组织结节几乎总是由支气管闭锁引起的。

小儿的气管支气管树走行与成人相似,但由于小儿支气管较小且照射时运动伪影大,使得儿童的支气管异常较成人诊断更为困难,但异常的表现都是相同的。

肺位置异常或异型综合征的患儿需确定肺部位。支气管分支模式可能不典型、不可靠,有时难以确定。因此,确定主支气管(左或右)与肺动脉的关系是确定肺位置的最佳方法。动脉上支气管在肺动脉穿过中央支气管的水平面以上发出;动脉下支气管出现在这一水平面以下。正常情况下,右上叶支气管为动脉上支气管,其余均为动脉下支气管。

气管狭窄可为局限性或弥漫性。局限性气管狭窄通常是由气道损伤引起的,如反复插管或长时间插管。弥漫性狭窄通常是先天性的,可为整个气道同等狭窄,或者呈胡萝卜状,即从声带至隆突间的正常尺寸逐渐变小。完全性气管环,无气管后壁膜部,导致局限性气管狭窄,表现为一个小而圆的气管腔(图67.30)。先天性心脏病相关性气管狭窄通常是由完整性气管环引起的。大多数儿童不会长成完整的气管环,手术是唯一的治疗方法。

气管发育不全最严重的形式为食管支气管瘘,其中远端瘘管连接隆突和食管。在这些病例中,主支气管是水平走行的。

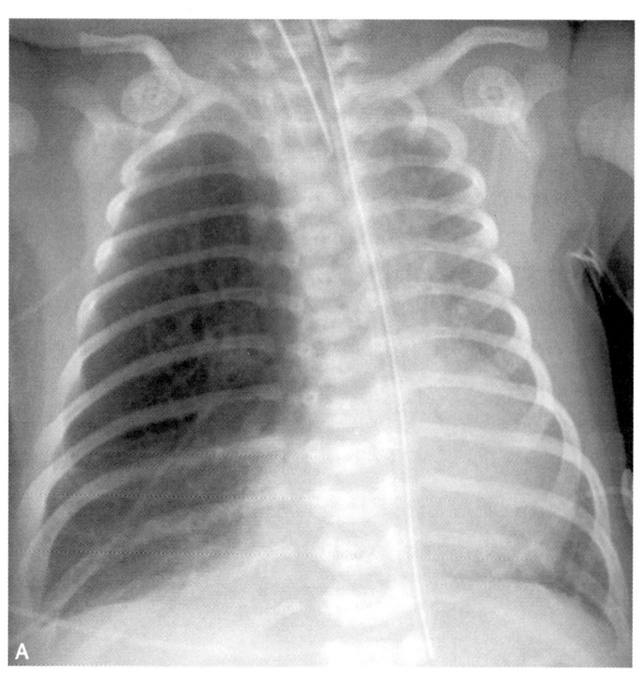

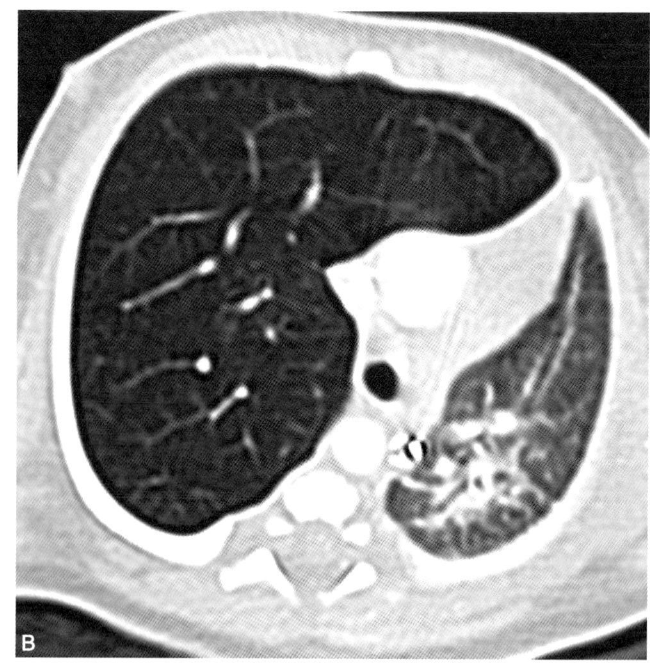

图67.27　14日龄婴儿先天性肺叶过度充气。CXR(A)显示右肺上叶有明显的过度充气,右肺中叶、下叶和左肺受压。CT(B)显示右肺上叶明显膨胀。肺纹理存在,未见囊性或实性病灶。

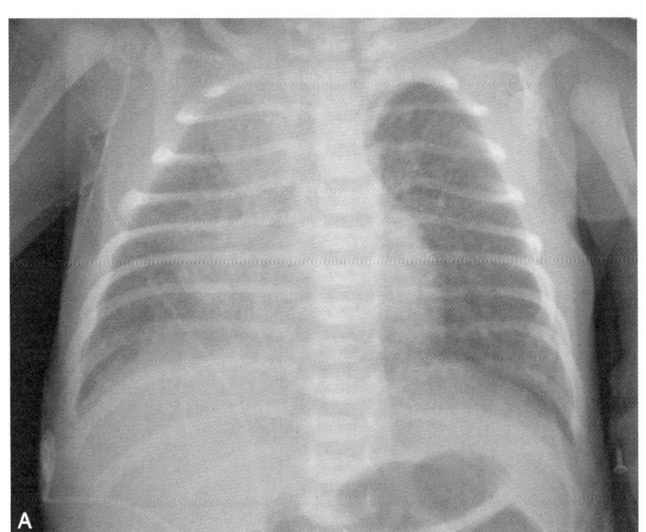

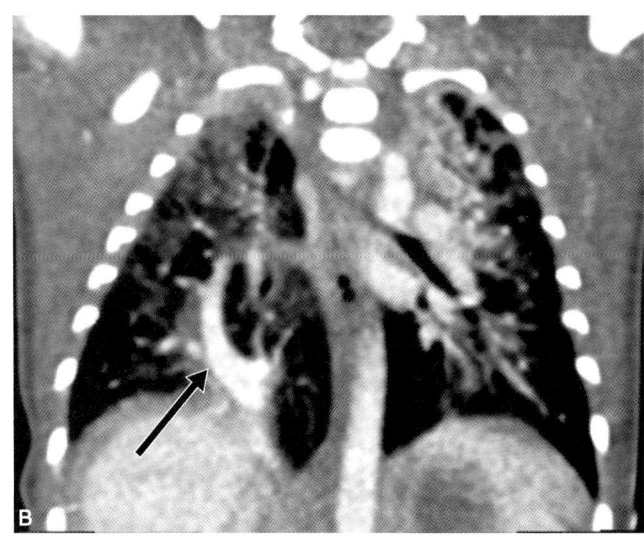

图67.28 弯刀或肺发育不全综合征。CXR(A)显示右肺变小,心脏和纵隔右移。在中央和肺底有不清晰的密度增高影。这种表现是非特异性的,最常见于患有弯刀综合征的儿童。冠状位CT图像(B)显示弯刀样静脉(箭)。很容易观察到此静脉与下腔静脉相连接。右肺引流都是通过这条血管。

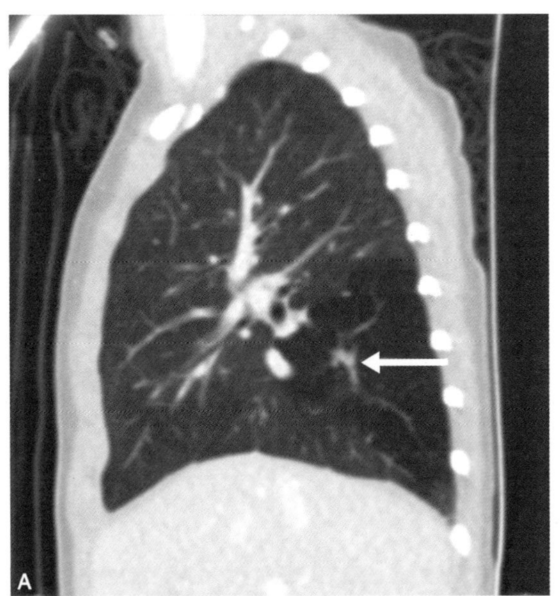

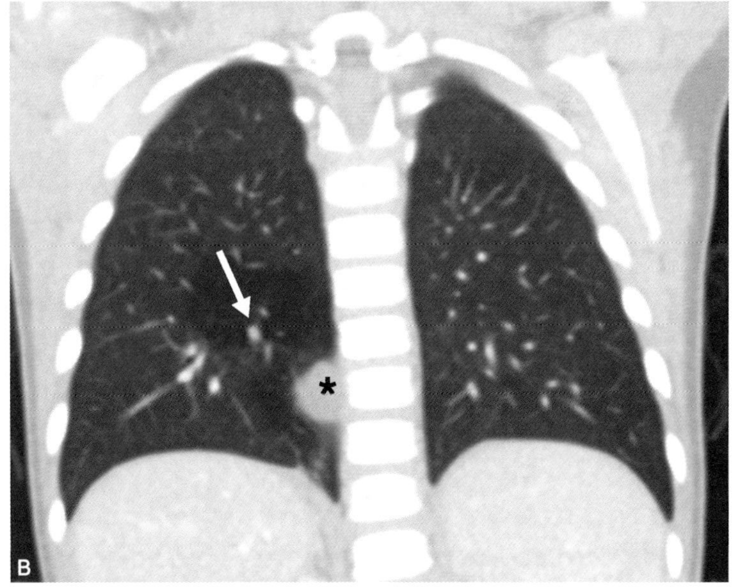

图67.29 20月龄婴儿支气管闭锁和支气管囊肿。矢状位(A)和冠状位(B)CT图像显示边界清晰的肺实质密度减低区,中央可见线状结构(箭),其密度低于阻塞气道中黏液所致的强化血管影。在冠状位图像上可以看到另一个病变(*)。手术切除后发现其为一个无关的支气管囊肿。在同一个孩子身上发现不止一种先天性病变的情况并不少见。

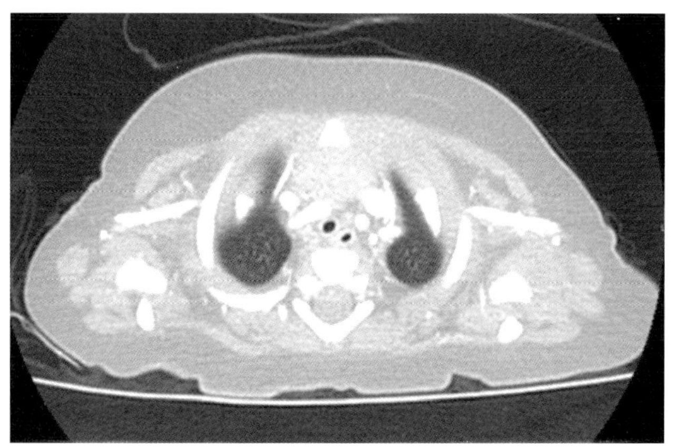

图67.30　完整的气管环。无名动脉平面的CT图像显示一个小气道，几乎呈圆形，而不是外源性压迫导致的扁平状或正常气管的D形外观。气管后壁没有形成气管膜部，相反，管壁完全被软骨气管环包围。这通常需要手术矫正，常与先天性心脏病有关。

肺部感染

儿童肺炎

下呼吸道感染是儿童最常见的感染性病变。通常通过病史和体格检查做出诊断。诊断肺炎不需要胸部X线片，仅在临床基础上对儿童进行常规肺炎治疗。由于肺炎患儿的临床、实验室和影像学表现各不相同，通常仍需进行CXR检查。CXR正常时对排除肺炎非常有用，并且可用于解决临床和实验室检查结果相互矛盾的情况，以及确定呼吸窘迫的其他原因。

进行CXR检查的最常见原因可能是确定是否存在细菌性肺炎，以决定是否给予抗生素治疗。CXR中"病毒"和"细菌"性肺炎的描述被广泛使用，尽管人们普遍认为这两种描述并不能可靠地区分肺炎的不同原因。同样重要的是要认识到"病毒"性肺炎包括非典型肺炎，例如肺炎支原体。

"病毒"性肺炎的CXR表现是肺过度充气和支气管管壁对称性增厚，尤其是中央支气管，以及边界不清的阴影。常见肺不张，表现为分散的亚节段阴影，可以是突出的影像学征象(图67.31)。没有胸腔积液，也没有节段性或较大面积的阴影。作者指出，在婴儿和幼儿中，任何病因引起的下呼吸道感染，最常见的反应是气道炎症和黏液增多。由于气道尺寸小，导致过度通气和肺不张，即使是细菌感染，也会出现"病毒"性肺炎的CXR表现。新生儿有记录的细菌感染几乎从来没有明确的小叶浸润。

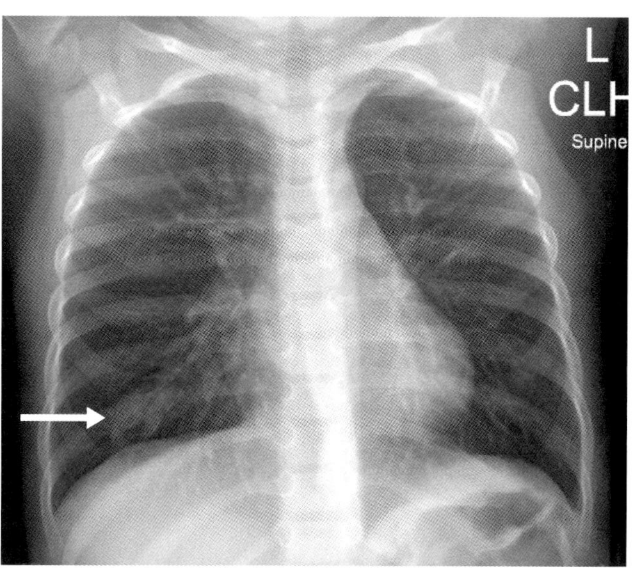

图67.31　一名3岁儿童"气道疾病"的CXR表现。肺部过度充气膨胀，膈肌低平。支气管壁增厚导致肺纹理突出。小的局灶性的斑片影(箭)在有呼吸道疾病的儿童中很常见，与肺炎相比更容易表现为肺不张。

图67.32　细菌性肺炎。A.正位片。B.侧位片。右肺上叶典型的肺实变。请注意，叶间裂没有移位，这意味着体积没有明显减小。可见右侧胸腔积液。

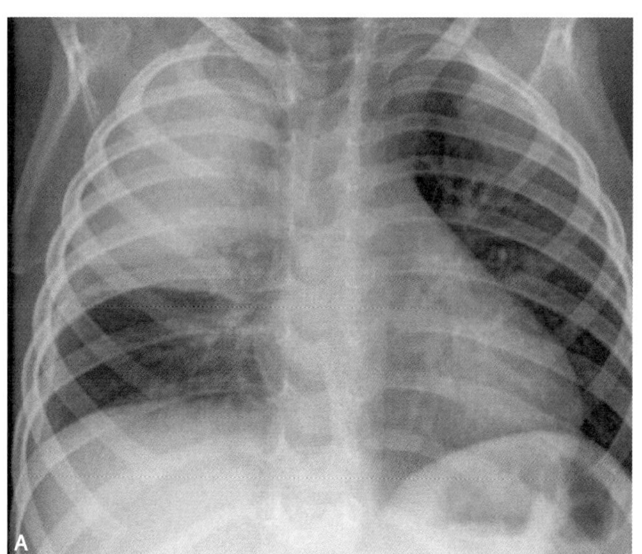

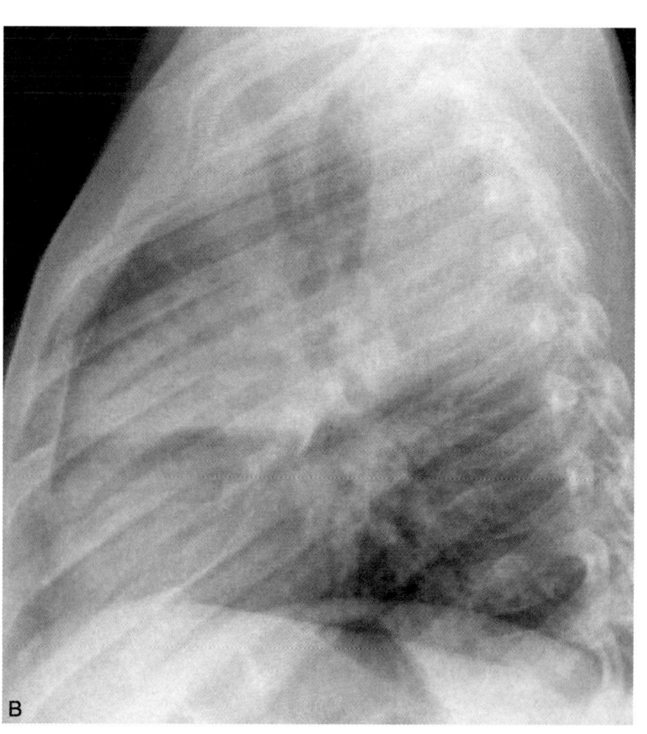

细菌感染性肺炎的特征表现是不对称的双肺中外带的一个或多个斑片影，肺容积无明显异常。这些斑片影边界清晰，并且往往局限于一个肺叶或肺段内，可出现空气支气管征象。胸腔积液是细菌感染的最好预示，但在大多数情况下并不会出现（图 67.32）。

已经有研究评估了 CXR 鉴定病毒性肺炎或细菌性肺炎的能力。CXR 表现与细菌或病毒感染的血清学或血培养结果之间的总体相关性较差。然而，在一项研究中，作者报道，病毒感染的 CXR 表现与细菌感染的 CXR 表现之间的相关性较差。这一发现与坊间经验相符，但广泛的经验表明很少有病毒性肺炎患者具有明确的细菌感染，而看到明确的阴影在数天内消退并不少见，真正的细菌性肺炎其恢复速度要比预期快得多。

孩子的年龄可能是传染源最重要的预测因素。在新生儿期，母体免疫提供了免受病毒感染的保护，而细菌感染可能在出生时由母体传播，这两种因素都增加了细菌感染的可能性。GBS 和革兰氏阴性肠杆菌是婴儿出生后第 1 个月内肺炎最常见的病原体。沙眼衣原体也可在出生时传播，肺炎衣原体是 6~12 周龄婴儿“病毒”感染的常见病原体（图 67.33）。在 1~3 月龄之间，肺炎链球菌感染是最常见的病因。从几个月到几岁，病毒感染占主导地位，年龄越大细菌感染越常见。表 67.2 列出了社区获得性肺炎的常见病原体。

儿童肺炎的特异性病因分析

呼吸道合胞病毒（RSV）是婴幼儿肺部感染最常见的病因，也是毛细支气管炎最常见的病因。临床上将毛细支气管炎定义为 2 岁以下儿童喘息和呼吸窘迫的疾病。这是一种季节性疾病，发生在冬季。大约 20%的儿童在出生后第一年就会出现毛细支气管炎，其中 10%需要住院治疗。CXR 显示出典型的病毒表现，通常具有明显的肺不张区域，变化迅速（“游走”或“移位”肺不张）。

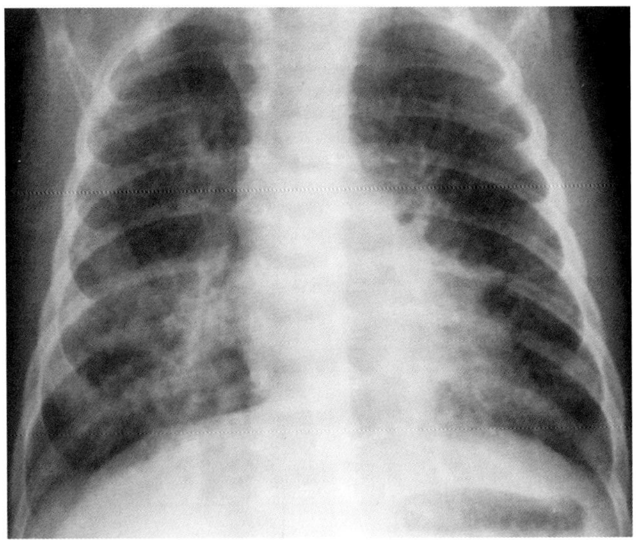

图 67.33　衣原体肺炎。双肺散在阴影，特别是在肺底部。其表现与病毒感染相似。在 6~12 周龄的患儿中，有咳嗽和“病毒”感染样 CXR 表现，应该考虑到衣原体肺炎。

表 67.2

常见的儿童社区获得性肺炎病原体

第 1 个月	流感病毒
革兰氏阴性杆菌	鼻病毒
B 组溶血性链球菌	腺病毒
李斯特菌（特别是早产儿）	肺炎链球菌
1~6 个月	肺炎支原体
沙眼衣原体	肺炎衣原体
肺炎链球菌	**5 岁以上**
腺病毒	肺炎支原体
呼吸道合胞病毒	肺炎衣原体
流感和副流感病毒	肺炎链球菌
6 个月至 5 岁	鼻病毒
呼吸道合胞病毒	腺病毒
副流感病毒	流感病毒

支原体肺炎是儿童肺炎的最常见病因，占小儿肺炎的 40%或更多。支原体主要影响学龄期到青春期的儿童。CXR 通常为“病毒”性肺炎的表现，在某些情况下可见肺门淋巴结肿大和少量胸腔积液。局灶性疾病已经有报道，但由于支原体可以与其他病原体，特别是肺炎球菌发生混合感染，使情况变得复杂。

肺炎链球菌是新生儿期后儿童细菌性肺炎的最常见原因。常规免疫接种使肺炎球菌肺炎的发病率降低了 60%~70%，但其感染仍然是肺炎的常见原因。肺炎球菌产生经典的“细菌”型 CXR 表现，通常具有单一明确的浸润。球形肺炎是链球菌肺炎的一种表现，呈明显的肿块状。未满 8 岁儿童的肺下叶发生球形肺炎（图 67.34）。鉴别球形肺炎与肿块的第一步是评估相关胸壁情况，如果存在胸壁异常，表明肺内病灶可能是肿块。如果胸壁是正常的，则通过临床表现来区分球形肺炎和肿块，这是侵入性最小的鉴别方法。8 岁以下儿童出现肺炎症状和下叶“肿块”，很可能是球形肺炎而不是肿瘤。1~2 周内随访复查 CXR 可确定诊断，因为边界清晰的球形病灶不会持续很长时间。没有必要看密度改变，影像外观的变化表明这不是一个肿块。CT 扫描可以鉴别肺炎与肿块，但在大多数情况下是不必要的。

结核分枝杆菌

儿童结核病（TB）是最常见的肺原发疾病，直到青春期，成人中继发性病变更加普遍。原发性肺结核是当吸入结核分枝杆菌引起局灶性肺部炎症，称之为原发灶。杆菌随后扩散到局部淋巴结，引起淋巴结肿大。原发灶与肿大淋巴结形成原发性综合征（Ghon）。

儿童结核病的体征和症状不如老年患者明显，儿童患者细菌培养阳性的可能性较小。儿童结核病更有可能进展并播散到肺外。由于儿童很少产生痰，并且由于儿童细菌培养不太可能产生阳性结果，因此儿童间的传播极为罕见。儿童感染被视为其身边成人近期感染的哨点事件。

与继发性肺结核通常发生于肺尖不同，原发性结核病中最常见的是淋巴结肿大。肺实质病变也很常见，原发性结核病的典型表现是与肺门或纵隔淋巴结肿大相关的非特异性浸润（图 67.35）。浸润可以发生在任何位置，但最常见的是外周和中下肺。通常只有一个原发病灶，但可有多个病变。在多达 1/3 的病例中，肺门淋巴结病变发生在与浸润病变相对的一侧。

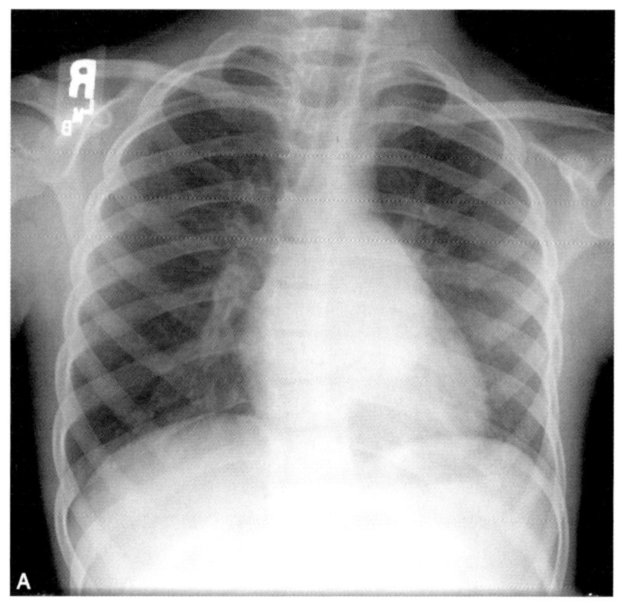

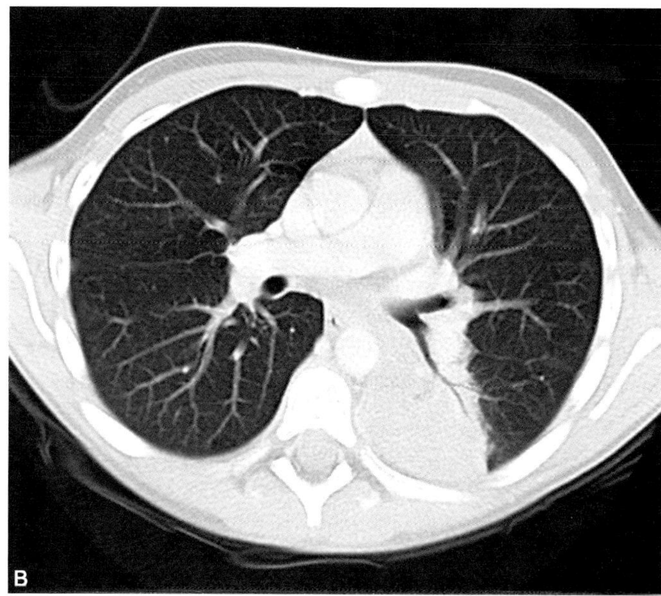

图67.34 一名7岁男孩的球形肺炎。CXR(A)显示明显的心脏后肿块影。无肋骨骨质改变,患者表现为发热、咳嗽和白细胞增多。轴位CT(B)显示团块内的空气支气管影,表明它是球形肺炎。CXR征象和临床症状提示为肺炎,短期随访CXR将是合理的策略。

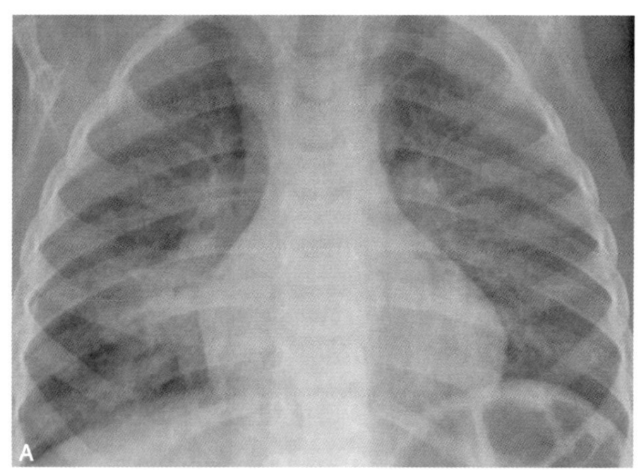

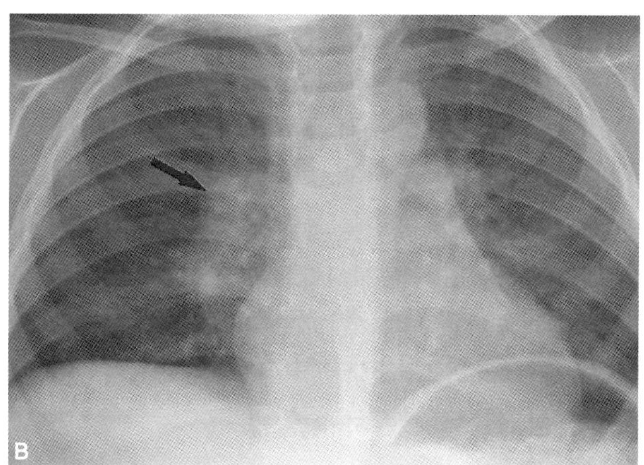

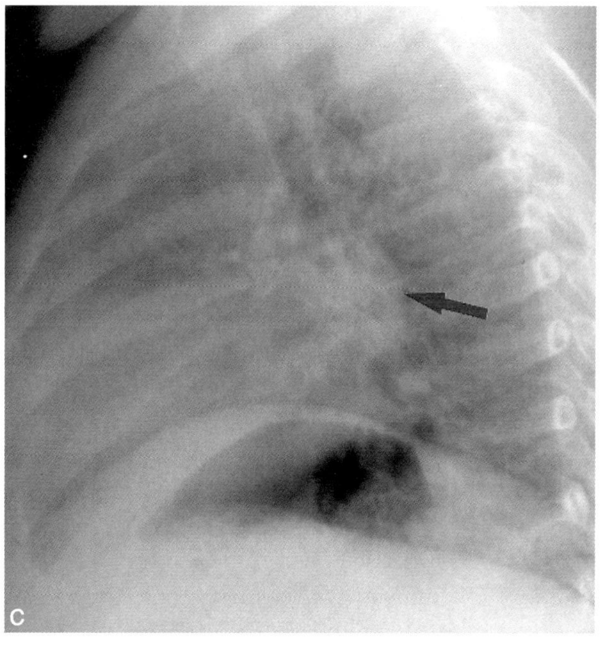

图67.35 原发性肺结核。A.该儿童的初始X线片显示右侧肺门区一个实变影。B和C.经过2周的治疗后,实变影消失,但右肺门淋巴结肿大依然存在(箭)。注意这个表现是非特异性的。如果没有提示病史,最初不可能做出诊断。肺炎治疗后的持续性淋巴结肿大应考虑社区获得性肺炎以外的其他病因所致疾病,包括肺结核。

对于筛查，胸部的正位图就足够了。当怀疑有结核病时，建议采用侧位图来提高肺门肿大淋巴结的检测。CT 扫描增加了对淋巴结病变的检测率，并可能显示胸片上未见的微小浸润，但通常仅限于复杂病例。影像学上的表现消退很慢，CXR 表现最长可达 2 年。

肺 肿 块

儿童最常见的肺部肿块是假性肿瘤，最常见的是球形肺炎。转移瘤是最常见的小儿胸部恶性肿瘤，其发生率至少是原发性恶性肿瘤的 10 倍以上。儿童肺转移的临床表现和影像学征象与成人没有什么不同。

儿童最常见的真性肺肿瘤是炎性肌成纤维细胞瘤（IMT），也称为浆细胞肉芽肿和黄色肉芽肿。IMT 已被归类为良性和低级别恶性肿瘤。IMT 通常表现为与胸膜或纵隔毗邻的实性团块。IMT 可能是侵袭性的，并且难以与更具侵袭性的肿瘤相区分。

在肺源性肿瘤中，良性病变比恶性肿瘤更常见。肺错构瘤是最常见的原发良性肿瘤。它通常表现为孤立的，无钙化的小叶状肿块。其次是肺软骨瘤和呼吸道乳头状瘤病。

支气管内类癌和胸膜肺母细胞瘤（PPB）是最常见的原发性恶性肺部病变。PPB 通常发生在 6 岁以下儿童，可以从囊性病变开始发展为实性病变。新生儿囊性 PPB 在放射学上与 CPAM 无法区别。新生儿 PPB 存在的依据是气胸、多发病灶和家族史（DICER1）。

肺结节和囊肿

结节在儿童 CT 扫描中很常见，在 40% 的胸部外伤儿童中可见。与成人不同的是，除了在转移的情况下，结节很少是恶性肿瘤。同样，与成人不同，原发性不明的转移性疾病极其罕见，当检测到肺结节时就进一步降低了对肿瘤的担忧。记住，肺结节随访的 Fleischner 标准适用于 35 岁以上的成年人，并不适用于儿科患者。

肺气肿的成人表现在儿童中是罕见的，因此肺气肿不应该被认为是肺囊肿的原因。淋巴管肌瘤病在儿童中非常罕见，但可能是引起薄壁囊肿的原因之一。朗格汉斯细胞组织细胞增生症（LCH）发生在儿童，可能会出现不规则形状的囊肿。它与吸烟无关，不同于成人，囊肿不出现于肺底。当肺结节与囊肿相关时，应考虑呼吸道乳头状瘤病和 LCH 侵犯肺部。

纵 隔 病 变

有几种方法用于描述纵隔解剖。在儿童中，沿着椎体前部画出的线和从胸骨顶部平行于椎体的线，可以把纵隔分为前、中、后三部分。重要的是要记住，这些是随意的分割，没有筋膜平面或其他结构将病变或过程限制在特定的划分区域。

胸腺是前纵隔最大的正常结构。胸腺轮廓在婴儿中是圆形的，且多为长方形而非三角形。学龄儿童，边界变直，胸腺变成三角形。胸腺在成像上是密度均匀的，没有占位效应，轮廓光滑。胸腺内通常可见小血管。在 CT 或 MRI 上，胸腺的正常表现通常足以排除肿瘤或其他病变的存在。胸腺在超声上具有非常典型的“点-划线”表现，可用于确认正常胸腺的存在，进而排除前纵隔的其他病变。

中纵隔包括心脏和血管结构。在主动脉和肺动脉之间的动脉导管闭合处，经常可见数毫米的圆形或线形钙化。这不应该被误认为是病理性钙化。

表 67.3 列出了纵隔病变的一些原因。淋巴瘤是儿童最常见的前纵隔肿块。它通常具有轮廓不规则、密度不均匀、占位效应等特征，很容易与胸腺区分开来。畸胎瘤可能是不成熟的恶性病变或成熟的良性病变。脂肪、液体和钙化的存在是畸胎瘤的基本诊断标准，但在大多数病例中都不存在。例如钙化，见于约 1/4 的病例中。“淋巴管畸形”一词优于淋巴管瘤或囊性水瘤。先前出血或感染可导致复杂的影像学表现。神经源性肿瘤占后纵隔肿瘤的 90%，多为神经母细胞瘤（图 67.36）。

表 67.3

儿童纵隔疾病

任何区域	食管裂孔疝
胸腺	食管病变
淋巴瘤/白血病	心脏/心包病变
淋巴结肿大	大血管异常
纵隔炎	**后纵隔**
血肿	神经母细胞瘤
前纵隔	其他神经源性肿瘤
畸胎瘤	神经管原肠囊肿
甲状腺（罕见）	脊柱肿瘤与感染
胸腺瘤（罕见）	主动脉或奇静脉畸形
中纵隔	髓外造血
支气管肺前肠畸形	

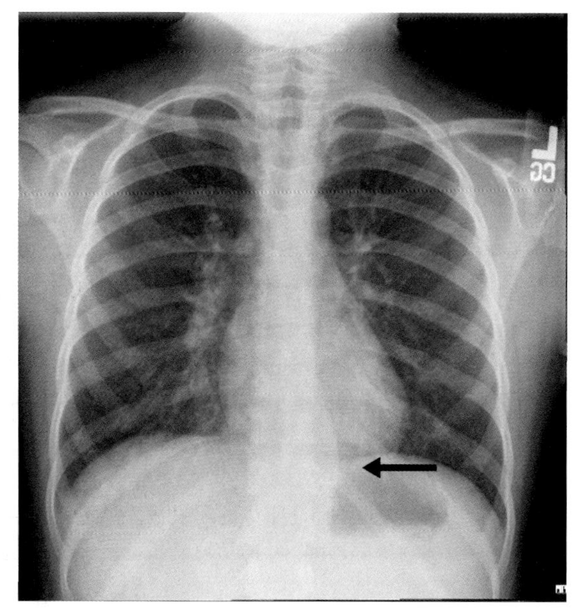

图 67.36　神经母细胞瘤致左侧椎管旁增宽（箭）。椎旁线条不应有凸缘，且不应超过椎弓根的宽度。

胸 壁

了解儿童胸壁最重要的事情是,无症状但可触及的前胸壁病变应进行CXR检查,如果CXR正常,则无须进一步的评估。这一原则是基于一项包括了相对少数受试者的研究,该研究机构为美国最大的儿童医院之一,在20年中没有例外。但这不适用于后胸壁。表67.4列出了儿童的一些胸壁病变。

表67.4

儿童胸壁疾病

发育不良	骨纤维异常增殖
不对称	**恶性**
肋软骨	转移瘤
漏斗胸和鸡胸	横纹肌肉瘤
感染	阿斯金瘤(Ewing家族)
真菌	**创伤**
细菌	术后创伤
肿瘤	钝器伤
良性	虐待
骨软骨瘤	

弥漫性(间质性)肺疾病

与成人一样,儿童"间质性"肺部疾病不仅仅只影响肺间质。同样,像成人一样,"间质性肺病"这一术语被过于广泛地使用,以致不能坚持使用更正确的"弥漫性肺疾病"。在儿科肺部医师中,这些疾病被描述为儿童间质性肺病,其缩写"chILD"很流行。无须多介绍。对于一般放射科医师来说,有两件关于chILD的事情要知道。首先,儿童和成人都会发生肺间质疾病。第二,这是发生在难以想象的患者中的一组令人困惑的疾病。应尽快转诊给儿科肺部医师和/或儿科胸科放射科医师。笔者发现这些疾病很有趣,对于那些对这些疾病感兴趣的人来说,下面是一些额外的想法。

儿童间质性肺疾病的病因不同于成人(表67.5)。特发性肺纤维化是迄今为止成人ILD最常见的病因,而chILD由多种疾病组成,没有主要的疾病。事实上,特发性肺纤维化不会发生在儿童身上。此外,在儿童中也有一些在成人中没有看到的疾病。与成人ILD一样,CT表现通常是非特异性的。该组疾病的表现常常有重叠,并且往往不可能做出具体的诊断。然而,有几种CT表现提示了具体的诊断。

婴儿期神经内分泌增生是chILD的一种比较常见的形式,通常有非常特殊的CT表现和典型的临床表现。对于2岁前有缺氧和逐渐出现症状的儿童,正常的或"病毒性"婴儿神经内分泌细胞增生症(NEHI)的CXR表现有很大差别。NEHI的经典影像学表现为磨玻璃状混浊,最明显的是右肺中叶和舌叶,在其他部位主要分布在纵隔周围(图67.37)。

表面活性蛋白突变通常出现在婴儿时期,并伴有肺泡蛋白沉积改变。虽然"碎石路"征象是有区别的,在呼吸窘迫的新生儿中,表面活性蛋白突变是最有可能的原因(图67.38)。

表67.5

儿童弥漫性(间质性)肺疾病的病因

弥漫性发育障碍[a]	肺泡成熟前阶段发育停滞,或血管发育异常	腺泡/肺泡发育不良,先天性肺泡发育不良,肺泡毛细血管发育不良伴肺静脉错位
与特异性突变相关的肺结构紊乱[a]	已知特定基因缺陷的多种疾病(不包括表面活性物质功能障碍)	丝素A(FLNA),叉头盒F1(FOXF1),包被体蛋白复合物亚基α(COPA),干扰素刺激因子(STING)
肺泡发育异常[a]	肺泡发育异常,肺结构简化,大空隙	支气管肺发育异常,肺发育不良,与21染色体三体或其他染色体紊乱有关
不明病因的特殊情况[a]	具有明确病理标准的2种无关疾病	婴儿神经内分泌增生与肺间质糖原贮积症
表面活性物质功能障碍[a]	表面活性剂无效或对表面活性剂代谢的异常调节	SP-B、SP-C、ABCA3、甲状腺转录因子1、GMCSF受体缺乏、赖氨酸蛋白不耐受
淋巴紊乱	可出现在任何年龄,严重的变化存在于临产或接近出生时	淋巴管扩张症
正常儿童的疾病	短期、急性发作除外	闭塞性细支气管炎、误吸、肺出血、过敏性肺炎、嗜酸性粒细胞肺炎
免疫缺陷儿童的疾病	原发性或与移植/排斥有关	机会性感染,与治疗干预有关,LIP(淋巴细胞间质性肺炎)
与系统性疾病有关的疾病	呼吸系统疾病可能先于其他症状,但通常一开始不以呼吸系统疾病形式出现	自身免疫、类风湿、代谢性疾病、朗格汉斯细胞组织细胞增生症

[a] 最常见于2岁以下儿童。

肺泡生长异常是由产前或围生期肺损伤引起的,是chILD的一种常见形式。这是患有BPD的婴儿由于羊水过少导致肺发育不全的病理表现,并且它也可以与心脏和染色体异常有关,如21三体综合征。典型的CT表现包括磨玻璃影、囊肿和扭曲的次级肺小叶结构,次级小叶大小和密度不同(图67.39)。

越来越多的与特定基因突变有关的肺部结构紊乱正在被发现。不同于表面活性疾病有特定的基因突变,这类疾病没有统一的生理学基础。随着新的遗传疾病的发现,对不同系统中由于单一突变而出现的不同变化的认识肯定也会增加。

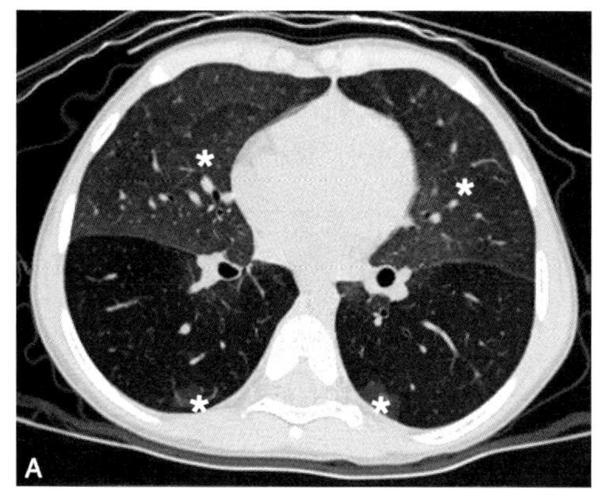

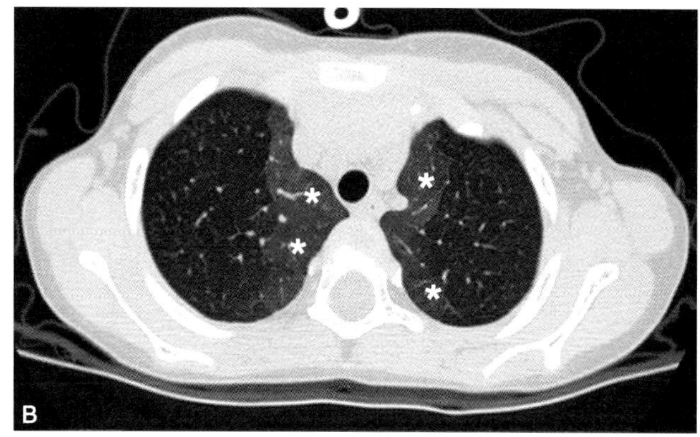

图 67.37　2 岁儿童神经内分泌细胞增生(NEHI)的两幅图像。磨玻璃样密度影(＊)与正常肺组织所形成的地图样表现是 NEHI 的特征。磨玻璃样阴影最明显的是右肺中叶和左肺上叶舌段(A)。其他区域常为纵隔旁肺组织(B),而胸膜下肺组织内少见(A)。

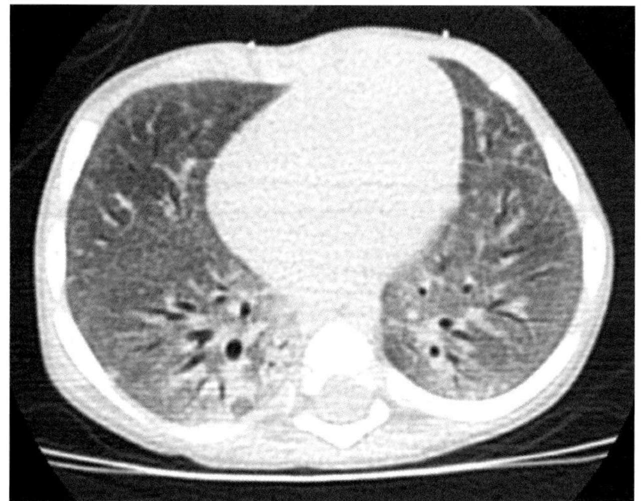

图 67.38　10 月龄,出生后呼吸急促,呼吸窘迫加重。通过血液测试进行遗传分析发现表面活性蛋白 ABCA3 突变。不必要做活检。在这些婴儿中经常可以看到"碎石路"样典型表现,但是小叶间隔增厚表现多样,可能远不如弥漫性磨玻璃密度影明显。

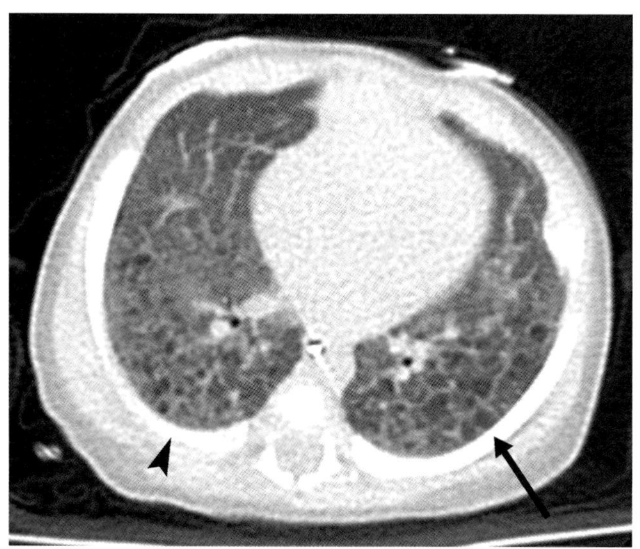

图 67.39　肺泡发育异常。30 周出生的 2 月龄新生儿因呼吸窘迫而插管。肺泡发育异常的影像学表现是非特异性的。其特点是次级小叶结构扭曲,小叶大小和密度不同(箭)。囊肿(箭头)和磨玻璃影也提示诊断。

影响肺的全身疾病

免疫功能缺陷类病变

原发性免疫缺陷(PrID)可根据免疫系统的受影响成分进行分类:体液的(B 细胞)、细胞的(T 细胞)、B/T 联合细胞、补体和吞噬细胞。细菌感染在体液 PrID 中更为常见;病毒感染和机会性感染在细胞性 PrID 中更常见。现在美国大多数州都有对新生儿严重的联合免疫缺陷和 DiGeorge 综合征进行检测。大多数 PrID 没有筛查试验,所以诊断通常是在发生频繁或不寻常的感染时进行的。胸腺、腺样体或扁桃体小或缺失是几种 PrID 的特征,它们的存在或缺失对鉴别诊断有所帮助。广泛的遗传缺陷与 PrID 相关,遗传基因检测很可能是未来的主要诊断工具。

囊性纤维化

囊性纤维化(CF)是由称为囊性纤维化跨膜调节器(CFTR)的细胞膜氯通道缺陷引起的。有超过 3 000 个突变可导致 CFTR 缺陷。新生儿筛查 CF 在美国所有州都能进行,并且在全世界广泛开展。几乎所有 CF 病例现在均通过新生儿筛查确诊。大多数 CF 患儿的 CXR 可表现为正常或只表现出轻微的气道病变。CT 扫描通常为正常或轻度支气管扩张、支气管壁增厚伴部分黏液堵塞。囊性支气管扩张和黏液阻塞曾经是 CF 患儿的特征表现,现在只见于少数病例。新的药物治疗,称为 CFTR 调节剂,可以纠正 CF 的基本缺陷,并有望在未来进一步改善 CF 患者的预后。

镰状细胞贫血

镰状细胞贫血患儿最常见的胸部表现是心脏肥大,但通常是轻微的。最常见的肺部表现为急性胸部综合征(ACS)。ACS 的定义在成人和儿童中类似。在儿童中,所发现 ACS 的病因不到 15%。肋骨梗死和相关的疼痛被认为是常见的病因,疼痛管理和激励性肺活量测定被认为有助于加速 ACS 的解决。

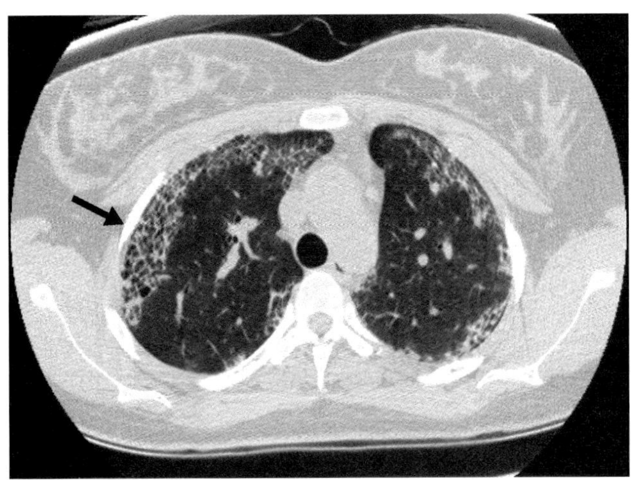

图67.40 17岁多发性肌炎患者。周边阴影被描述为“网状磨玻璃样影”。这些改变(箭)可能类似于特发性肺纤维化,但分布不同,该病主要是上叶受累,肺基底段少见。最重要的是特发性肺纤维化不发生于儿童。

类风湿/胶原血管病

弥漫性肺疾病是这些疾病最常见的肺部表现。带状或周围局灶性的“网状磨玻璃样影”两种特征可提示诊断,该表现可能先于临床诊断(图67.40)。

肺创伤

儿童自发性气胸(SP)主要发生在十几岁的男孩。肺尖肺大疱通常在SP患者中发现,而异常胶原被认为是病因。SP可分为原发性,没有相关的呼吸道疾病;继发性,存在呼吸道疾病,如哮喘。原发性比继发性更常见,两者都更常见于男性。一项研究发现,SP患者的所有异常CT表现均位于肺尖,提示该病CT表现可局限于上肺。

纵隔气肿

大多数其他情况良好而患有纵隔气肿的儿童都没有找到病因。当病因被确定时,哮喘是最常见的,异物吸入是成人罕见的重要原因。与成人不同的是,儿童食管外伤很少导致纵隔气肿,不需要常规食管X线造影检查。

钝器伤

钝器伤约占儿童胸部外伤的3/4。肺挫伤是最常见的损伤。胸膜下空间保留可以区分挫伤和肺不张。肺撕裂伤罕见,发生在不到2%的重大胸部创伤中。主动脉和气管损伤是罕见的,但确实有发生过。主动脉损伤的CXR表现通常是异常的,在一项研究中有94%的病例可见模糊的主动脉结。儿童肋骨比成年人活动性大,即使没有肋骨骨折,也可能存在着严重的肺损伤。

在一项研究中,超过98%的严重胸部损伤是在腹部CT上发现的,支持聚焦CT而不是“泛扫描”。

上呼吸道

上呼吸道评价

学龄期和年龄较大的儿童,其气道类似于成人气道,正常结构通常显示清晰。婴幼儿颈部短,软组织较多,配合差等,使得气道评估更具挑战性。在应对这些挑战中,一些技术可能是有用的。如果担心急性气道异常,应同时获得正位和侧位片。如果只要求评估扁桃体和腺样体的大小,可只行侧位片摄片。在吸气时摄片可避免气道屈曲和气道正常塌陷。颈部伸展对评估气道是非常有益的,特别是观察咽后软组织时。

气管通常不是中线结构,而是稍微偏离中线,位于主动脉弓的对侧。当气管在呼气弯曲时,它会从主动脉弓处弯曲,所以通常应该向右弯曲。气管屈曲的程度可能是惊人的。弯曲气管的锐角可以将正常的气管弯曲与颈部有肿块时的气管弯曲区分开来(图67.7)。

上呼吸道感染

哮吼。哮吼,也称喉气管支气管炎,是一种影响上、下呼吸道,尤其是声门下气管的病毒感染。哮吼是上呼吸道最常见的传染病。副流感病毒是最常见的病原体,但许多其他病毒甚至支原体都能引起哮吼。哮吼常逐渐起病,常伴有低热。典型的患者会出现犬吠样咳嗽和频繁喘鸣。哮吼具有季节性,最常见于秋季。6个月至3岁的儿童最好发。

X线正位片显示声门下区呈“笔尖样”或“塔尖样”对称性狭窄(图67.41A)。在侧位片中,声门下气道可能变窄,并且常常具有模糊的表现,这反映了在正位片中所看到的逐渐变细的情况(图67.41B)。会厌和杓状会厌襞正常,可区别哮吼和会厌炎。

细菌性气管炎

细菌性气管炎,也称为细菌性咽炎和膜性喉炎,也可影响声门下气道,但感染性更强。该病发作突然,常伴高热。细菌性气管炎好发于年龄较大的儿童。黏液脓性渗出物形成于气道壁上,可分离和阻塞气道。卡他莫拉菌和金黄色葡萄球菌是最常见的病原体。

腔内的充盈缺损,代表黏膜脱落,是一种特殊但不敏感的气道X线征象(图67.42)。其他表现包括气道壁不规则和不对称的狭窄,但这些不能可靠地区分病毒性喉炎和细菌性气管炎。气道内镜能直接显示渗出液,是最可靠的诊断方法。

会厌炎

由于流感嗜血杆菌疫苗的广泛使用,会厌炎已成为引起上呼吸道疾病的罕见原因。虽然现在非常罕见,但会厌炎仍有发生,是危及生命的感染。会厌炎也被称为声门上炎。这是一个合适的术语,因为炎症不限于会厌。声门上炎是一个有用的术语,因为它提醒我们,肿胀包括杓状会厌襞和会厌,肿胀的会厌襞与肿胀的会厌都会导致气道阻塞(图67.43)。

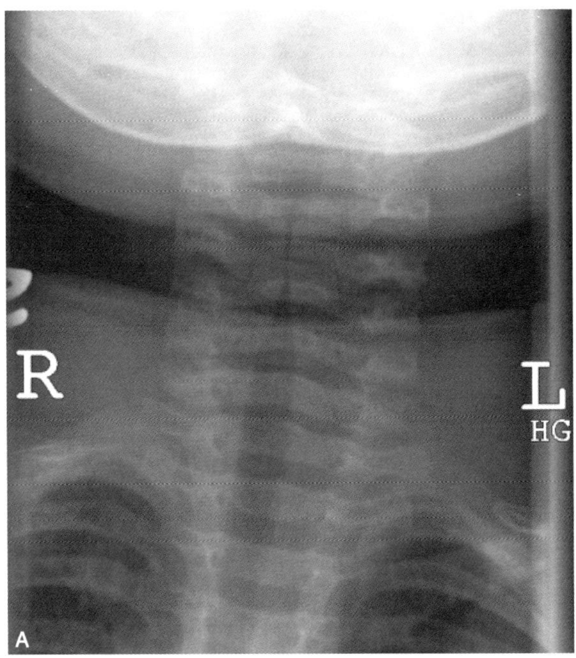

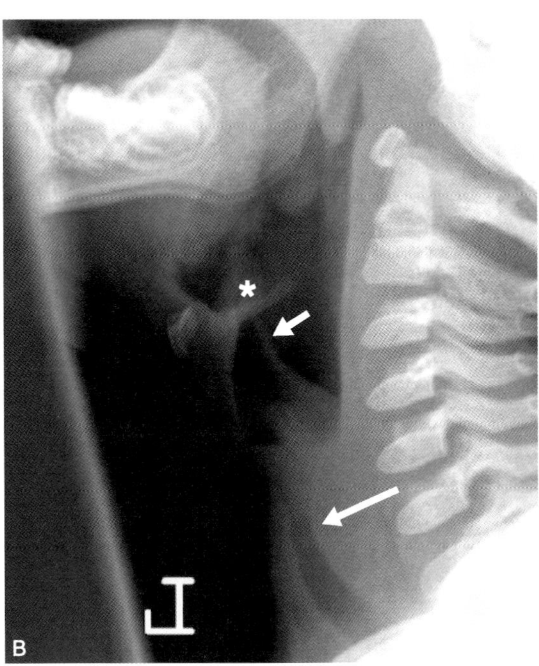

图 67.41　哮吼。前后位 X 线片(A)，对称的声门下狭窄导致声门下气道的正常"肩样外观"丧失。这被称为塔尖顶或铅笔尖样改变。在侧位片中(B)，声带下方的声门下气道模糊，反映了正位片上的狭窄(箭)。会厌(＊)正常，呈 U 形或 Ω 会厌。在区分哮吼和会厌炎时，比会厌形状更重要的是杓状会厌襞(箭头)的出现，它应该是薄的。

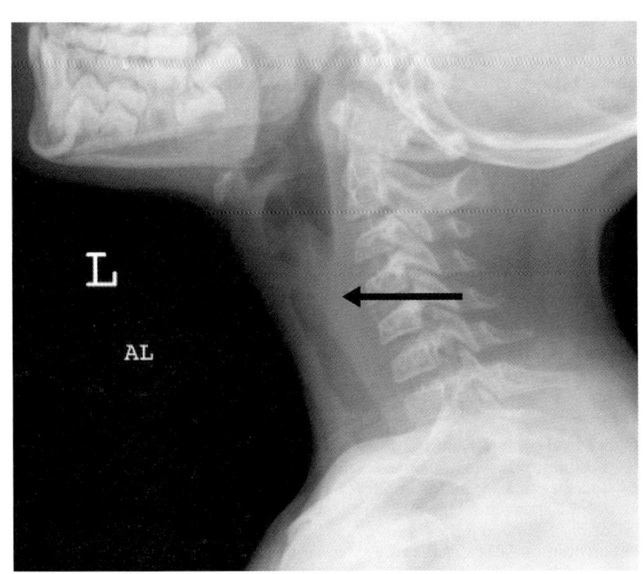

图 67.42　6 岁儿童细菌性气管炎。气管壁不规则，管腔内充盈缺损(箭)。

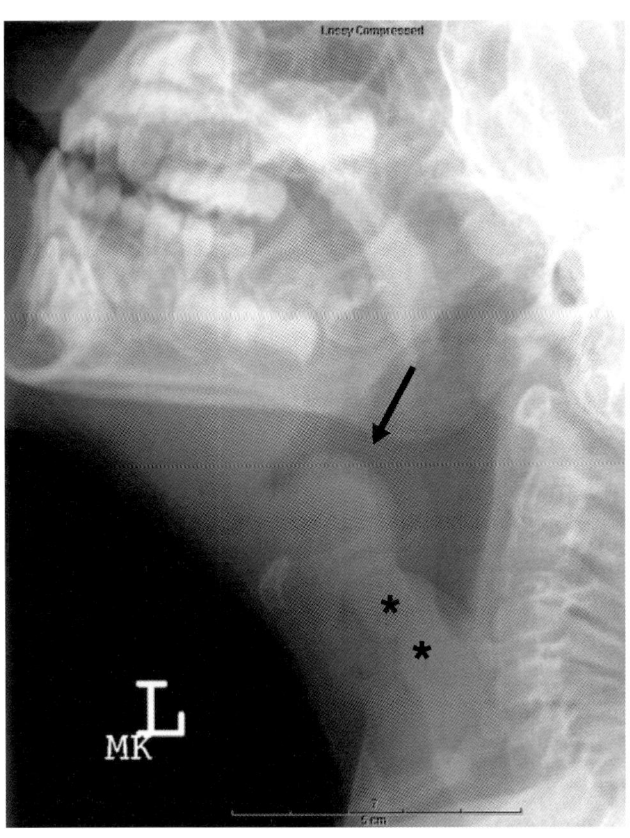

图 67.43　会厌炎。会厌(箭)宽而短。杓状会厌襞增厚(＊)。请注意，杓状会厌襞的密度与周围颈部软组织密度相似，表明气道几乎完全闭塞。图片显示阻塞更多的是由于增厚的皱襞，而不是肿胀的会厌。

咽后脓肿

咽后间隙位于从颅底到气管隆突气道后方。咽后间隙内有淋巴结，这些淋巴结在儿童很突出，但在青春期后会退化。口咽菌群扩散到这些淋巴结被认为是咽后脓肿最常见的发病机制。混合性感染最常见的是 A 组链球菌，也是最常见的单一病原体感染。侧位片上，咽后软组织增宽是最常见的发现。不过要小心，多余的软组织导致咽后软组织增宽非常常见，易被误诊为病理性增宽。

喉软骨软化病

喉软骨软化病是一种先天性的咽部软组织软化，导致吸气时气道塌陷。这是婴儿呼吸噪声最常见的原因，是最常见的先天性喉畸形。喉软骨软化病通常发生于出生的第 1 个月，出生时可能是有症状的。症状改善通常需要 6 个月，症状缓解时间为 18 个月。该病很少需要治疗，90% 的喉软骨软化病患者可自愈。

阻塞性睡眠呼吸暂停

阻塞性睡眠呼吸暂停（OSA）确实发生在儿童，可能是导致呼吸系统和中枢神经系统疾病的重要原因。治疗的第一步通常是扁桃体切除术和腺样体切除术，并在适当的情况下减轻体重。如果上述疗法不成功，可以进行其他多种治疗。颈部侧位 X 线片可用于评价腺样体大小。必要时，在镇静下进行模拟睡眠的 MRI 扫描，可以提供最完整的影像学评价。解释这些研究需要专业知识，并且需要仔细的解释，因为结果经常会影响到手术方式。

推荐阅读

Agrons GA, Courtney SE, Stocker JT, Markowitz RI. From the archives of the AFIP: lung disease in premature neonates: radiologic-pathologic correlation. *Radiographics* 2005;25(4):1047–1073.

Ampofo K, Bender J, Sheng X, et al. Seasonal invasive pneumococcal disease in children: role of preceding respiratory viral infection. *Pediatrics* 2008;122(2):229–237.

Baez JC, Lee EY, Restrepo R, Eisenberg RL. Chest wall lesions in children. *AJR Am J Roentgenol* 2013;200(5):W402–W419.

Bano S, Chaudhary V, Narula MK, et al. Pulmonary Langerhans cell histiocytosis in children: a spectrum of radiologic findings. *Eur J Radiol* 2014;83(1):47–56.

Berrocal T, Madrid C, Novo S, Gutiérrez J, Arjonilla A, Gómez-León N. Congenital anomalies of the tracheobronchial tree, lung, and mediastinum: embryology, radiology, and pathology. *Radiographics* 2004;24(1):e17.

Bettenay FA, de Campo JF, McCrossin DB. Differentiating bacterial from viral pneumonias in children. *Pediatr Radiol* 1988;18(6):453–454.

Breen M, Zurakowski D, Lee EY. Clinical significance of pulmonary nodules detected on abdominal CT in pediatric patients. *Pediatr Radiol* 2015;45(12):1753–1760.

Bullaro FM, Bartoletti SC. Spontaneous pneumomediastinum in children: a literature review. *Pediatr Emerg Care* 2007;23(1):28–30.

Chang AB, Masel JP, Masters B. Post-infectious bronchiolitis obliterans: clinical, radiological and pulmonary function sequelae. *Pediatr Radiol* 1998;28(1):23–29.

Cruz AT, Starke JR. Pediatric tuberculosis. *Pediatr Rev* 2010;31(1):13–25; quiz 25–26.

Daltro P, Fricke BL, Kuroki I, Domingues R, Donnelly LF. CT of congenital lung lesions in pediatric patients. *AJR Am J Roentgenol* 2004;183(5):1497–1506.

Deutsch GH, Young LR, Deterding RR, et al. Diffuse lung disease in young children: application of a novel classification scheme. *Am J Respir Crit Care Med* 2007;176(11):1120–1128.

Dishop MK, Kuruvilla S. Primary and metastatic lung tumors in the pediatric population: a review and 25-year experience at a large children's hospital. *Arch Pathol Lab Med* 2008;132(7):1079–1103.

Donnelly LF. Maximizing the usefulness of imaging in children with community acquired pneumonia. *AJR Am J Roentgenol* 1999;172(2):505–512.

Donnelly LF. Magnetic resonance sleep studies in the evaluation of children with obstructive sleep apnea. *Semin Ultrasound CT MR* 2010;31(2):107–115.

Donnelly LF, Lucaya J, Ozelame V, et al. CT findings and temporal course of persistent pulmonary interstitial emphysema in neonates: a multiinstitutional study. *AJR Am J Roentgenol* 2003;180(4):1129–1133.

Edwards DK, Higgins CB, Gilpin EA. The cardiothoracic ratio in newborn infants. *AJR Am J Roentgenol* 1981;136(5):907–913.

Epelman M, Kreiger PA, Servaes S, Victoria T, Hellinger JC. Current imaging of prenatally diagnosed congenital lung lesions. *Semin Ultrasound CT MR* 2010;31(2):141–157.

Eslamy HK, Newman B. Pneumonia in normal and immunocompromised children: an overview and update. *Radiol Clin North Am* 2011;49(5): 895–920.

Esposito S, Bosis S, Cavagna R, et al. Characteristics of Streptococcus pneumoniae and atypical bacterial infections in children 2–5 years of age with community-acquired pneumonia. *Clin Infect Dis* 2002;35(11):1345–1352.

Ferwerda A, Moll HA, de Groot R. Respiratory tract infections by Mycoplasma pneumoniae in children: a review of diagnostic and therapeutic measures. *Eur J Pediatr* 2001;160(8):483–491.

Garcia-Garcia ML, Calvo C, Pozo F, Villadangos PA, Pérez-Breña P, Casas I. Spectrum of respiratory viruses in children with community-acquired pneumonia. *Pediatr Infect Dis J* 2012;31(8):808–813.

Giuseppucci C, Reusmann A, Giubergia V, et al. Primary lung tumors in children: 24 years of experience at a referral center. *Pediatr Surg Int* 2016;32(5):451–457.

Guimaraes CV, Donnelly LF, Warner BW. CT findings for blebs and bullae in children with spontaneous pneumothorax and comparison with findings in normal age-matched controls. *Pediatr Radiol* 2007;37(9):879–884.

Guo W, Wang J, Sheng M, Zhou M, Fang L. Radiological findings in 210 paediatric patients with viral pneumonia: a retrospective case study. *Br J Radiol* 2012;85(1018):1385–1389.

Hudak ML, Martin DJ, Egan EA, et al. A multicenter randomized masked comparison trial of synthetic surfactant versus calf lung surfactant extract in the prevention of neonatal respiratory distress syndrome. *Pediatrics* 1997;100(1):39–50.

Jesenak M, Banovcin P, Jesenakova B, Babusikova E. Pulmonary manifestations of primary immunodeficiency disorders in children. *Front Pediatr* 2014;2:77.

Kaneko M, Suzuki K, Furui H, Takagi K, Satake T. Comparison of theophylline and enprofylline effects on human neutrophil superoxide production. *Clin Exp Pharmacol Physiol* 1990;17(12):849–859.

Kim YW, Donnelly LF. Round pneumonia: imaging findings in a large series of children. *Pediatr Radiol* 2007;37(12):1235–1240.

Langston C. New concepts in the pathology of congenital lung malformations. *Semin Pediatr Surg* 2003;12(1):17–37.

Laya BF, Goske MJ, Morrison S, et al. The accuracy of chest radiographs in the detection of congenital heart disease and in the diagnosis of specific congenital cardiac lesions. *Pediatr Radiol* 2006;36(7):677–681.

Leung AN, Müller NL, Pineda PR, FitzGerald JM. Primary tuberculosis in childhood: radiographic manifestations. *Radiology* 1992;182(1):87–91.

Maldonado JA, Henry T, Gutierrez FR. Congenital thoracic vascular anomalies. *Radiol Clin North Am* 2010;48(1):85–115.

Manchanda, S., Bhalla AS, Jana M, Gupta AK. Imaging of the pediatric thymus: Clinicoradiologic approach. *World J Clin Pediatr* 2017;6(1):10–23.

McIntosh K. Community-acquired pneumonia in children. *N Engl J Med* 2002; 346(6):429–437.

Menashe A, Atzaba-Poria N. Parent-child interaction: Does parental language matter? *Br J Dev Psychol* 2016;34(4):518–537.

Michelow IC, Olsen K, Lozano J, et al. Epidemiology and clinical characteristics of community-acquired pneumonia in hospitalized children. *Pediatrics* 2004; 113(4):701–707.

Neuman MI, Monuteaux MC, Scully KJ, Bachur RG. Prediction of pneumonia in a pediatric emergency department. *Pediatrics* 2011;128(2):246–253.

Newman B. Thoracic neoplasms in children. *Radiol Clin North Am* 2011; 49(4):633–664, v.

Nissen MD. Congenital and neonatal pneumonia. *Paediatr Respir Rev* 2007; 8(3):195–203.

Olarte L, Barson WJ, Barson RM, et al. Pneumococcal pneumonia requiring hospitalization in US children in the 13-valent pneumococcal conjugate vaccine era. *Clin Infect Dis* 2017;64(12):1699–1704.

Oymar K, Skjerven HO, Mikalsen IB. Acute bronchiolitis in infants, a review. *Scand J Trauma Resusc Emerg Med* 2014;22:23.

Pabon-Ramos WM, Williams DM, Strouse PJ. Radiologic evaluation of blunt thoracic aortic injury in pediatric patients. *AJR Am J Roentgenol* 2010;194(5):1197–1203.

Pauze DR, Pauze DK. Emergency management of blunt chest trauma in children: an evidence-based approach. *Pediatr Emerg Med Pract* 2013;10(11):1–22; quiz 22–23.

Perez-Velez CM, Marais BJ. Tuberculosis in children. *N Engl J Med* 2012; 367(4):348–361.

Pickhardt PJ, Siegel MJ, Gutierrez FR. Vascular rings in symptomatic children:

frequency of chest radiographic findings. *Radiology* 1997;203(2):423–426.
Ranganath SH, Lee EY, Restrepo R, Eisenberg RL. Mediastinal masses in children. *AJR Am J Roentgenol* 2012;198(3):W197–W216.
Sandu K, Monnier P. Congenital tracheal anomalies. *Otolaryngol Clin North Am* 2007;40(1):193–217, viii.
Satou GM, Lacro RV, Chung T, Gauvreau K, Jenkins KJ. Heart size on chest x-ray as a predictor of cardiac enlargement by echocardiography in children. *Pediatr Cardiol* 2001;22(3):218–222.
Schlesinger AE, Braverman RM, DiPietro MA. Pictorial essay. Neonates and umbilical venous catheters: normal appearance, anomalous positions, complications, and potential aid to diagnosis. *AJR Am J Roentgenol* 2003;180(4):1147–1153.
Semple T, Akhtar MR, Owens CM. Imaging bronchopulmonary dysplasia—a multimodality update. *Front Med (Lausanne)* 2017;4:88.
Soudack M, Plotkin S, Ben-Shlush A, et al. The added value of the lateral chest radiograph for Diagnosing Community Acquired Pneumonia in the Pediatric Emergency Department. *Isr Med Assoc J* 2018;1(20):5–8.
Stuckey-Schrock K, Hayes BL, George CM. Community-acquired pneumonia in children. *Am Fam Physician* 2012;86(7):661–667.
Wahlgren H, Mortensson W, Eriksson M, Finkel Y, Forsgren M, Leinonen M. Radiological findings in children with acute pneumonia: age more important than infectious agent. *Acta Radiol* 2005;46(4):431–436.
Wasilewska E, Lee EY, Eisenberg RL. Unilateral hyperlucent lung in children. *AJR Am J Roentgenol* 2012;198(5):W400–W414.
Zorc JJ, Hall CB. Bronchiolitis: recent evidence on diagnosis and management. *Pediatrics* 2010;125(2):342–349.

（张莉　杨朝凤　李杨）

第 68 章 小儿先天性心脏病

自胸部 X 线出现以来,其在儿科放射科医师诊断先天性心脏病(CHD)中发挥着重要作用,随着更多的方式可用于先天性心脏病的诊断和评估,在姑息治疗之前和之后,医师也发挥着越来越重要的作用。目前,许多发达国家都通过产前超声进行评估,为出生前诊断先天性心脏病提供了良好机会,并在有护理能力的中心得到先天性心脏病患儿产前超声心动图检查,以进行分娩。许多先天性心脏病变相对较早出现,需进行胸部 X 线和/或超声心动图检查。胸部 X 线有时是能提供帮助,但通常不能显示特定结构病变的解剖;而超声心动图通常是诊断性的,能详细观察婴儿时期的心脏、瓣膜、大动脉和静脉的解剖结构。放射科医师在胸部 X 线片中诊断先天性心脏病的贡献在现代医学中仍然很重要,但更难的是我们现在必须认识到未确诊先天性心脏病的儿童出现的某些异常情况。

CT 和 MRI 已成为评估影响儿童心脏的许多疾病的首选成像方式。CT 血管成像可评估整个胸腔,包括大动脉、冠状动脉、肺动脉(PA)和静脉、气道和肺,这些都可能在手术前或手术后具有重要临床意义。MRI 可提供心肌、心室功能、血管流量和纵隔的独特信息,不久的将来也能提供有关肺、肺灌注和通气等信息。MRI 在评估缓和型先天性心脏病及心肌病的诊断和评估中发挥着重要作用。

由于空间和时间的限制,本章将从胸部 X 线开始讨论,并包括更多用于说明胸部 X 线检查结果的高级成像,以及关于使用 MRI 和 CT 作为"挑战者"的讨论要点,以便进一步深入了解心脏成像。

肺　血　管

在先天性心脏病的评估中,肺血管分布评估非常重要,但却难以掌握。有 4 种类型:①通过肺部的血液流量增加而导致的肺血流量增加(主动充血);②肺静脉压升高导致的肺血流量增加(被动充血);③阻塞致流过肺动脉血流量减少引起的肺血分布减少;④正常肺血管分布(表 68.1)。重要的是,研究表明,放射科医师对于检测正常或肺血管分布增加具有良好的敏感性和特异性,但识别肺血管分布减少的敏感性较差,而特异性良好。因此,当识别出肺血管分布减少时,肺血管减少很可能就是存在的。这并不是要最小化肺血管分类的重要性,而是为了鼓励用眼睛进行仔细观察和校准,以便可以准确识别肺血管异常,这是鉴别先天性心脏病的要点,因为在患有相对非特异性呼吸窘迫症状的儿童中会存在分流型血管分布、肺淤血或肺血流量减少。

表 68.1

肺血管模式

无发绀的肺血流量增加
- 房间隔缺损
- 室间隔缺损
- 动脉导管未闭
- 主肺动脉窗
- 主动脉窦瘤破裂
- 冠状动脉瘘
- 部分性肺静脉回流异常

伴有发绀的肺血流量增加(主动充血)
- 完全性肺静脉回流异常(1,2 型)
- 永存动脉干
- 完全性心内膜垫缺损
- 大血管复合体转位
- 单心室(无肺动脉狭窄)

肺血流量增加(被动充血)
- 完全性肺静脉回流异常(3 型)
- 肺静脉闭锁
- 左心发育不全综合征
- 三房心

肺血流量减少
- 法洛四联症
- 假性动脉干
- 右心发育不全综合征(右向左分流)
  - 三尖瓣闭锁
  - 肺动脉闭锁
  - 三尖瓣狭窄
  - 右心室发育不全
- Ebstein 畸形
- Uhl 畸形
- 法洛三联症
- 单心室或伴肺动脉狭窄或闭锁的大血管转位
- 三尖瓣或肺功能不全伴右向左分流

肺血正常
- 左心病变
  - 主动脉缩窄
  - 主动脉弓中断
  - 左心发育不全综合征(发育障碍前发生)
  - 心内膜弹力纤维增生症
  - 心肌病
  - 异常性左冠状动脉
  - 二尖瓣狭窄和功能不全
  - 主动脉瓣狭窄和功能不全
  - 三房心
- 右心病变(无右向左分流)
  - 肺动脉狭窄或功能不全
  - 三尖瓣功能不全

主动充血或通过肺血管系统增加的血流量是常规胸部 X 线检查中最常见的未确诊先天性心脏病的血流模式表现。在出现全身到肺部，从左向右分流量足够大时，这些表现在胸部 X 线检查是可观察到的。这通常需要肺血流量达到左心室（LV）输出量的 2~2.5 倍。这种肺血流量增加需要临床注意。在这种情况下，纵隔轮廓和肺血管的主肺动脉（MPA）段增宽。根据经验，如果右下肺动脉与气管直径一样大，且其他血管增粗、迂曲，则说明肺血流量增加（图 68.1）。如果没有被动充血（肺淤血），则肺血管边界清楚。通常存在主动和被动充血的混合模式，由于肺间质水肿，肺血管边缘模糊，并且由于小气道阻塞而有肺气肿征。

被动充血是当肺静脉压升高时发生的（肺淤血），原因包括左心室（LV）、二尖瓣、右心房（RA）（三房心）或肺静脉回流阻塞［完全性肺静脉异位回流（TAPVR）或肺静脉狭窄］的异常。由于液体渗漏到肺间质组织，肺静脉扩大且边界不清（图 68.2）。这种情况下通常通过增加淋巴循环量来代偿，但这取决于肺静脉压和循环时间，肺间质水肿可以渗入肺泡，导致肺泡性肺水肿，进入胸膜腔引起胸腔积液。

肺血流量减少通常是由流入肺血管床的血流量减少导致的，其原因包括右心室流出道漏斗部、肺动脉瓣或主肺动脉狭窄。流向肺部的血流量减少导致双肺呈现出对称的半透明状态（磨玻璃样改变），其内可见细小的血管纹影，伴肺动脉段凹陷（图 68.3）。

肺血管容量正常会出现在预期有肺血流量减少的先天性心脏病变中，以及血流改变不足以引起肺血管管径明显变化的情况下。单纯的瓣膜疾病，主动脉缩窄和早期心肌病的血流量正常，因此肺血管分布正常。

不对称性肺血流值得一提的是，不对称的肺血流常见于先天性心脏病，尤其是法洛四联症（TOF）、动脉干、肺动脉狭窄和术后患者。不对称性肺血流可能是由于局灶性肺动脉狭窄（William 综合征）或潜在的肺部异常（早产、先天性膈疝）引起的。

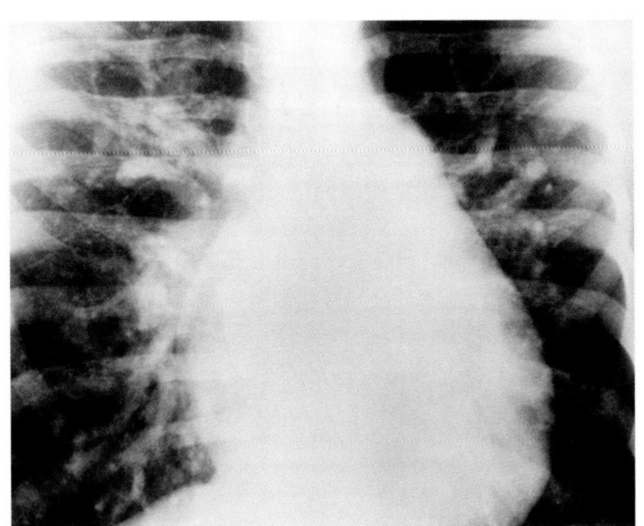

图 68.1　主动充血（肺充血）。在患有大型室间隔缺损的患者中，由于从左向右分流，大而明显的肺血管延伸到肺周边。

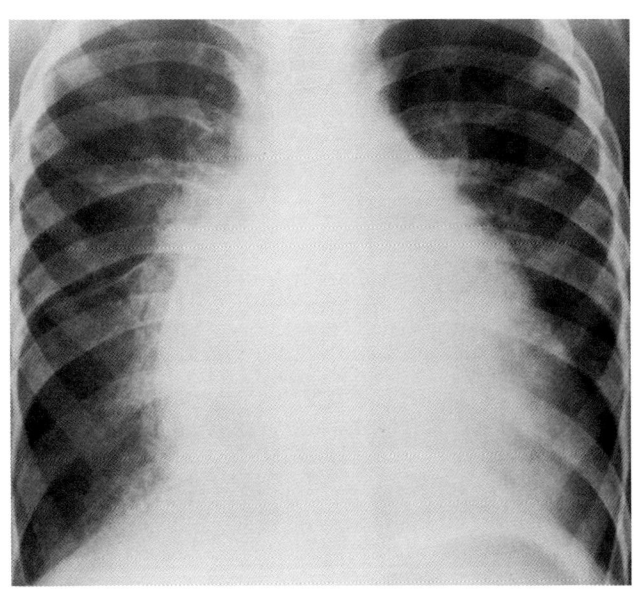

图 68.2　被动充血（肺淤血）。被动肺充血（肺淤血）是由二尖瓣关闭不全引起的，肺血管纹理显示不清。

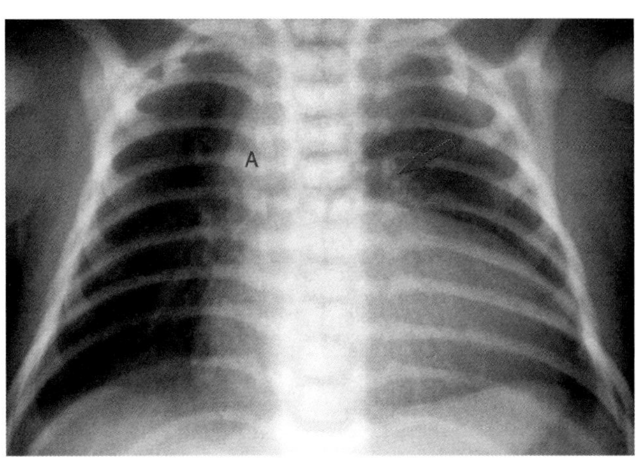

图 68.3　法洛四联症患者，肺血管纹理明显减少。注意右主动脉弓（A）、肺动脉段凹陷（箭），右心室增大，心脏呈"靴形"。

心脏和纵隔轮廓

笔者的一位导师曾经说过，"正常的胸部 X 线检查并不能排除先天性心脏病，但仔细分析胸部 X 线异常可以为潜在的病理生理学提供非常好的线索！"

气管是充气的透亮管腔结构，衬托显示相邻结构的重要影像。这些结构中最重要的是主动脉弓。主动脉弓的位置是评估先天性心脏病的重要线索，并且在幼儿中通常难以看到主动脉结。如果气管可见，主动脉结通常略微位于主动脉中线的相对侧。常在主动脉对侧的气管上略呈圆形。右主动脉弓的存在经常导致气管向左移位和气管右侧压痕（图 68.3）。右主动脉弓可见于法洛四联症、动脉干、双主动脉弓和右主动脉弓伴左锁骨下动脉异常。

左侧心脏纵隔轮廓包括三部分。沿正常纵隔可见的第一个轮廓来自横向主动脉结，当其可见时，可以评估其大小、位置和形态（图 68.4）。最常见的轮廓异常常见于主动脉缩窄，这可能与主动脉瓣膜异常有关（见下文）（图 68.5）。

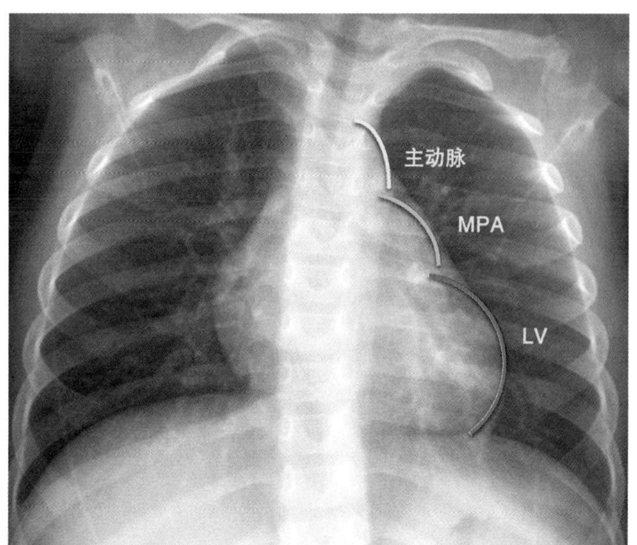

图 68.4 3岁儿童的典型胸部X线片。黄色轮廓区是横向主动脉结。绿色轮廓代表主肺动脉段(MPA),通常其在正常患者中轻微凸起。蓝色轮廓区域是左心室(LV)。

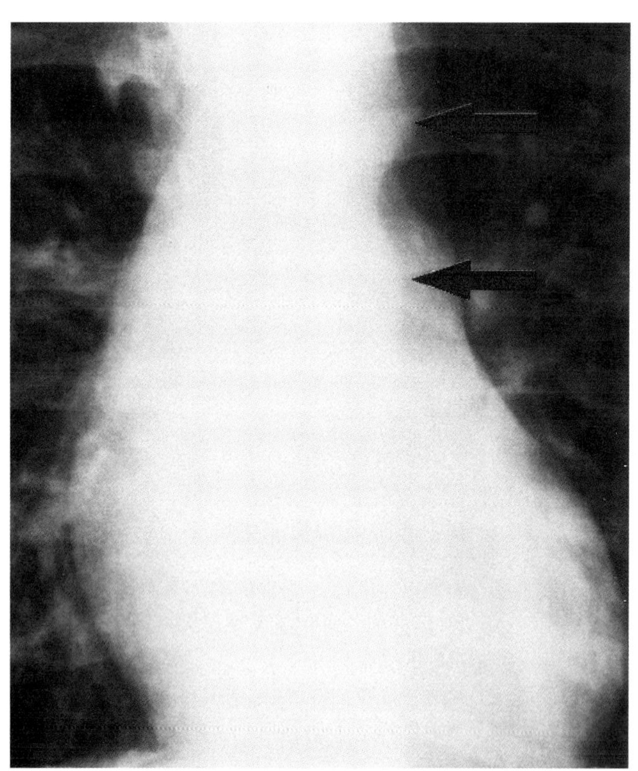

图 68.5 主动脉缩窄。主动脉缩窄段和主动脉扩张段形成特征性的"3"字征(箭)。

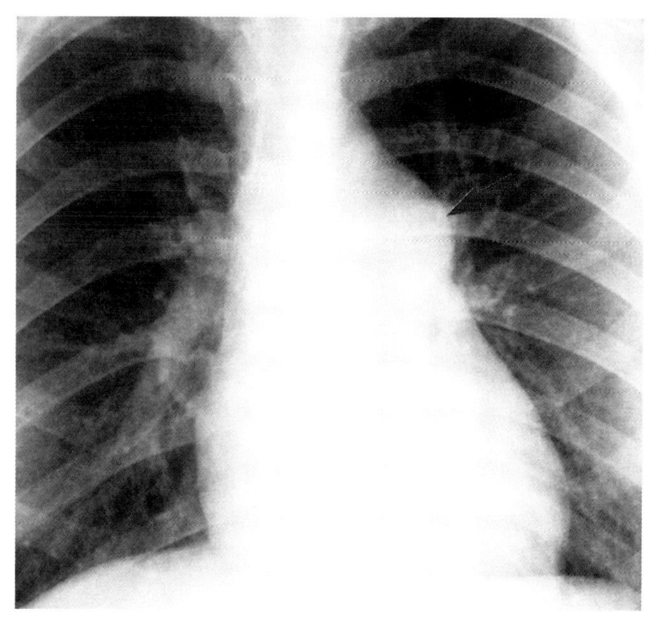

图 68.6 肺动脉扩张。肺动脉瓣狭窄患者,狭窄远端肺动脉段扩张、膨突(箭)。

沿正常纵隔可见的第二个轮廓是主肺动脉段。如果主肺动脉很小,肺动脉段凹陷,肺血管通常会减少,如法洛四联症所见(图 68.3)。由于左向右分流,肺动脉瓣狭窄后扩张,肺动脉瓣关闭不全或肺动脉高压,肺动脉段增大膨突(图 68.6)。

纵隔轮廓最下方是心脏和心包。左边通常是左心室,右边通常是右心房。评估儿科患者的心脏大小充满困难,但有些指南是有帮助的。首先,心胸比率随着年龄而迅速变化,从胸部横向尺寸的约65%到小于50%的正常成人比率。其次,相对于胸部横向直径而言,幼儿心脏的大小很大程度上取决于他们的吸气程度(在低吸气时,心脏看起来很大)。因此,在评估心脏大小之前评估肺充气程度很重要。正常横膈上方可见6个肋骨前端。如果可以获得侧位胸部X线检查,则可以通过沿气管前画一条线来评估心脏扩大。如果心脏的后缘没有超出这条线,则不太可能存在心脏扩大。评估儿童心脏大小的另一个主要混淆因素是胸腺组织,这可能非常突出。在考虑心脏增大时,请记住可能是心包积液导致心包扩大。通常,心包积液的心脏呈球形、心影下垂(图 68.7A),但可能难以确定。超声心动图可以诊断心脏扩大和心包积液(图 68.7B)。引起心包积液的原因很多,包括伴有病毒感染、川崎病、肾衰竭、胶原性血管疾病、风湿热、恶性肿瘤等。心脏扩大的非心脏原因包括动静脉瘘(Galen 静脉动脉瘤样扩张、婴儿肝脏血管瘤),慢性贫血如镰状细胞病和地中海贫血,以及甲状旁腺功能亢进。

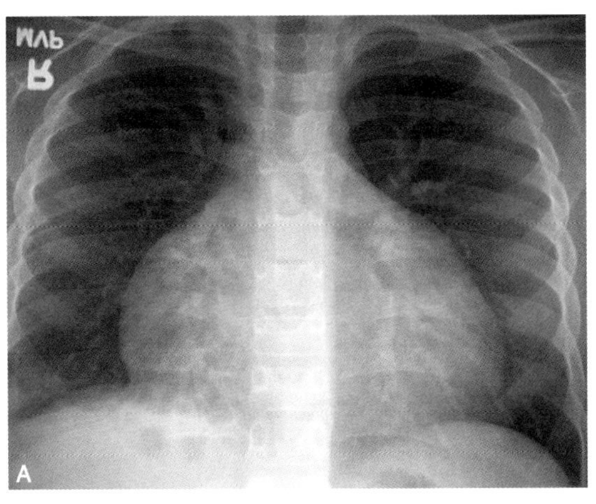

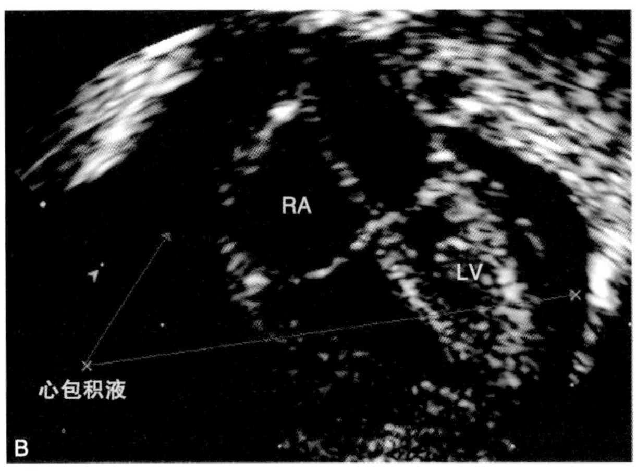

图 68.7 心包积液。A. 心脏轮廓明显增大，呈球形，由继发于细菌性心内膜炎的心包积液引起。B. 超声是确定心包积液的最佳方法，心包积液显示为心脏周围无回声液体。RA，右心房；LV，左心室。

伴肺血流量增加的非发绀型心脏病

这是在日常实践中通过胸部 X 线检查发现的最常见的未确诊先天性心脏病之一。从左向右的分流导致心脏、肺动脉和主肺动脉段增大。最常见的原因包括房间隔缺损（ASD）、动脉导管未闭（PDA）或室间隔缺损（VSD）。如果从左向右的分流量足够大，最终肺动脉压增高并且分流会因肺动脉高压而逆转，这种现象称为艾森门格综合征。

室间隔缺损是最常见的先天性心脏病，可以独立存在，也可以与其他畸形并存而成为复杂性先天性心脏病。室间隔膜部缺损最常见，也是最有可能出现临床症状的。室间隔膜部缺损发生在室间隔膜部和肌部间隔融合的地方。室间隔肌部缺损通常很小，多发，对血流动力学影响小，并且随着时间的推移往往会闭合。圆锥室间隔缺损不常见（5%），由心脏发育期间室间隔圆锥部分的异常发育而来，最常见于法洛四联症或动脉干。

由于出生时肺血管阻力高，新生儿室间隔缺损在临床或影像学中通常表现不明显。如果心室之间没有压力梯度，几乎没有血液从左向右分流。随着肺血管阻力下降，左向右分流增加，临床上杂音可能变得明显。症状和表现取决于缺损大小和患者的血流动力学。中至重度室间隔缺损通常会在患儿出生后一两年出现临床症状。小室间隔缺损通常会闭合或无症状。室间隔缺损影像学特征（除了血管增加外）还包括左心室增大，主肺动脉段膨大（图 68.8A）和左心房扩大（图 68.8B）。

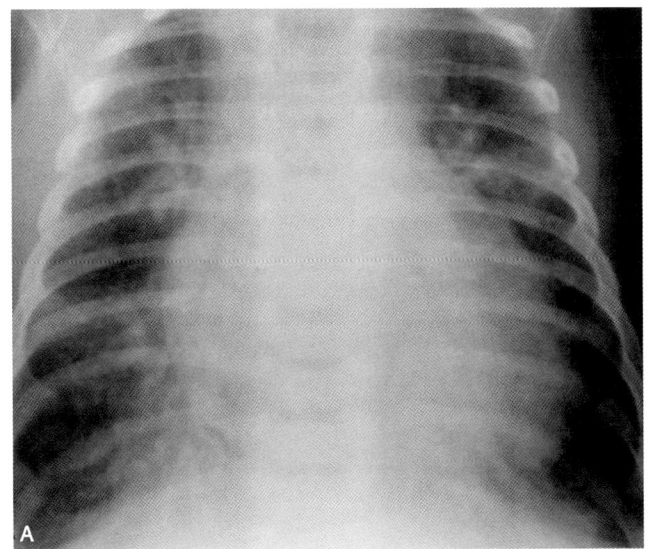

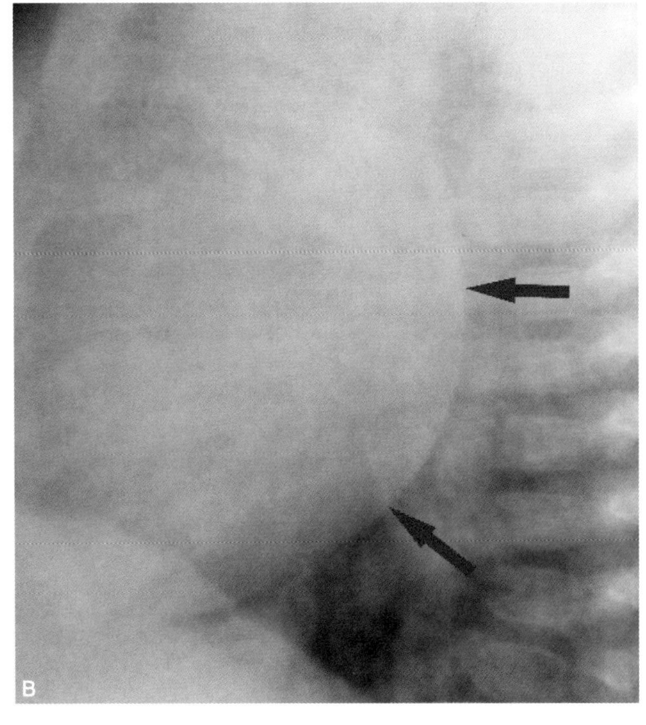

图 68.8 室间隔缺损（VSD）。A. 心脏增大，主要是左心增大；肺血流量增加，肺纹理增多，两者是 VSD 的特征表现。B. 侧位片示左心房增大（箭）。

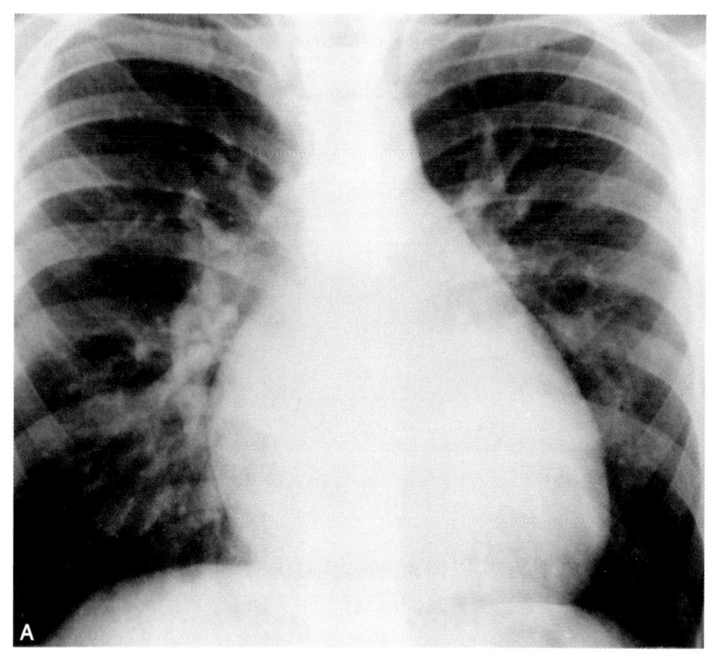

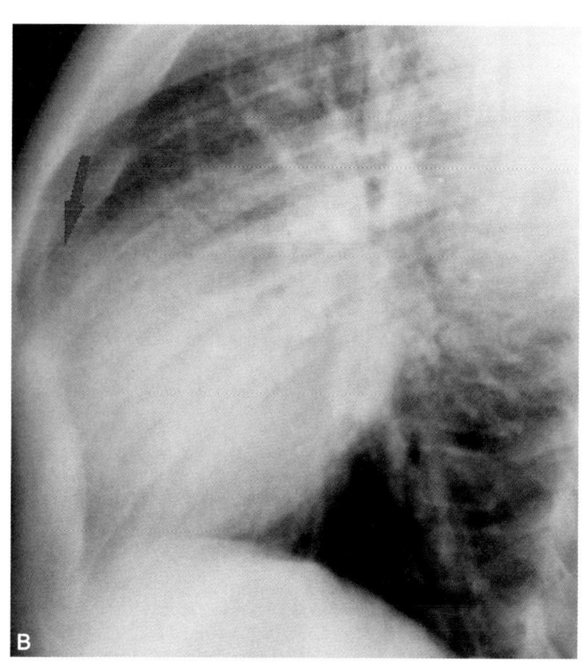

图 68.9 房间隔缺损(ASD)。A. 心脏增大、轻度右心房增大和肺血管纹影增多是 ASD 的特征表现。B. 侧位片示左心房正常,胸骨后区(箭)由增大右心室充填。

房间隔缺损是婴儿期最常被忽略的心脏病。因为它是一种低压力的左向右分流,随着出生后肺阻力降低而增加。如果分流量足够大,胸部 X 线上肺血管增加,通常在胸片上可排除肺炎。房间隔缺损存在的征象(除了肺血管增加)还包括由于右心房增大而扩大或突出的右心缘(图 68.9A)(左心房不扩大,因为它的作用就像血液被动地从左心房流至右心房的导管一样)。侧位片上可见右心室延伸到胸骨后空间(图 68.9B)。然而,最好的征象是肺血管增加。

动脉导管未闭(PDA)。在胎儿期,右心室血流通过动脉导管从发育中的肺分流到主动脉。出生后,动脉导管立即开始闭合。同时,肺血管阻力迅速下降。如果动脉导管保持开放,则血液从主动脉分流到较低阻力的肺血管床,导致肺血流增加。动脉导管未闭的结果是左心扩大。随后,如果分流量特别大,则主动脉,左心房、左心室和肺动脉扩大。在胸部 X 线检查中,这些发现可能难以识别,肺血管分布增加是一个更可靠的征象(图 68.10)。通过经胸超声心动图确诊,通常通过血管造影放置闭合器。早产儿肺部不成熟的并发症可能导致动脉导管闭合延迟。重要的是,一些心脏异常对全身血流的影响是"导管依赖性"的,尤其是左心发育不全或主动脉弓中断,在导管关闭之前这些异常可能无法识别。

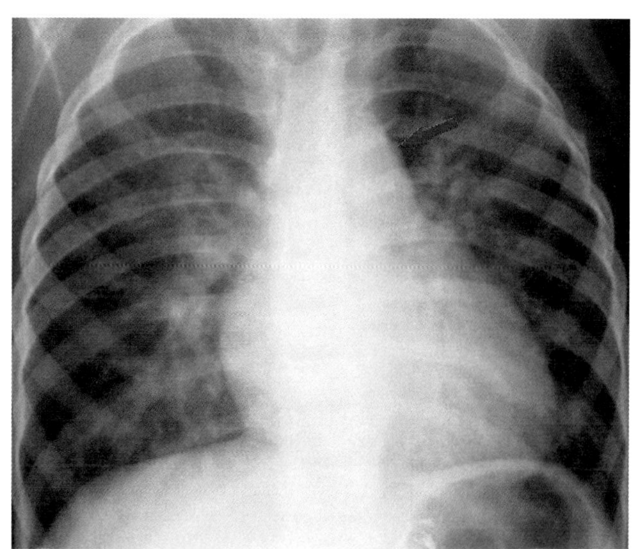

图 68.10 动脉导管未闭(PDA)。心脏增大,左心增大明显,肺血管纹影增多。注意膨突的主动脉(箭)。

主肺动脉窗是一种罕见的心脏缺陷,当原始动脉干分裂不完全,主动脉和主动脉瓣上方的肺动脉之间没有壁时,就会出现这种情况。这导致血液分流到低阻力肺循环中。其生理学与动脉导管未闭相同。血液从左向右分流的另一个罕见原因是冠状动脉瘘,可以将血液从主动脉分流到右心腔、冠状窦或肺动脉。

伴肺血流量增加的发绀型心脏病

当胸片发现有肺血管分布增加时,了解患者是否有发绀十分重要。如果患者有发绀,则意味着存在氧合血液与脱氧血液混合。这些是所谓的"混合性"心脏病,意味着是复杂性先天性心脏病。

导致这种经典模式且最常见的先天性心脏病是**完全性大血管转位(D-转位)**。这种情况下,全身静脉、肺静脉血流和房室连接正常,但肺动脉和主动脉的起源相反(主动脉起源于右心室,肺动脉起源于左心室),导致心室-动脉不一致。这会产生一个从全身返回并随后被泵回身体的血液回路,以及第二回路,血液从肺部返回然后被泵回肺部,除非在某个水平两回路混合,否则这与生命循环不相容。这种混合通常是室间隔缺损、房间隔缺损和主动脉导管未闭。由于产前诊断的进步，这些病变很少为人所知。

由于产前诊断和早期干预，完全性大血管转位伴血管增加的“经典”胸部 X 线表现并不常见。可能存在其他表现，包括心尖突出的椭圆形心脏和可变化的心脏扩大，以及由于主动脉和主肺动脉在前-后平面(正位片)中的重叠而致上纵隔缩窄。这些发现与胸腺萎缩(由于压力)相结合，可以呈“吊蛋征”表现(图 68.11)。

一旦确诊，患者将接受导管插入术，并进行球囊房间隔造口术(Rashkind 手术)，以允许氧合血液和脱氧血液的自由混合，直到可以进行最终修复。

矫正移位(L-移位)不太常见，并且表现更多变，最初可以通过成人或儿童的胸部 X 线检查发现。这种情况下，心室也倒置，形态学左心室附着于右心房，右心室附着于左心房。由于肺动脉和主动脉也转位，通过心脏的血流被“矫正”。全身静脉血流从右心房至左心室至肺动脉至肺循环，然后通过肺静脉返回心脏进入左心房至右心室到主动脉和全身。通常存在共存的心脏缺损，例如全身至肺部分流的室间隔缺损。由于相关的异常，大多数患者在出生后的第一个月出现症状。

矫正移位中，胸部 X 线上肺血管的表现是变化的。如果存在大的室间隔缺损并且没有肺血流出限制，则肺血管分布将增加(图 68.12A)。胸片上，升主动脉沿着心脏的左侧形成边界，这是由于主动脉起源于右心室左后侧(图 68.12B)。这是胸部 X 线检查中的一个特征性表现，可以在没有肺血流量增加表现下提示诊断。

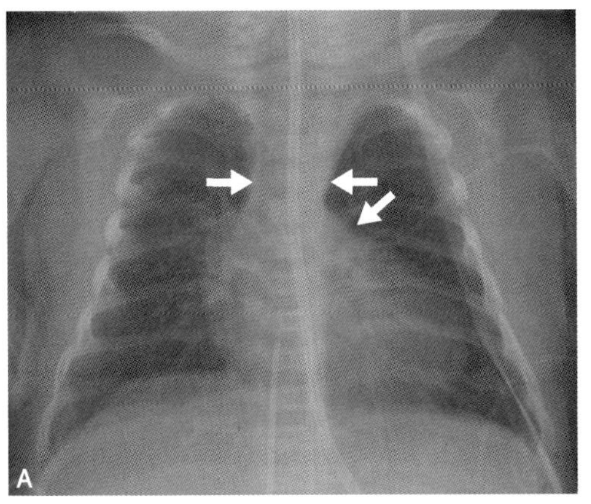

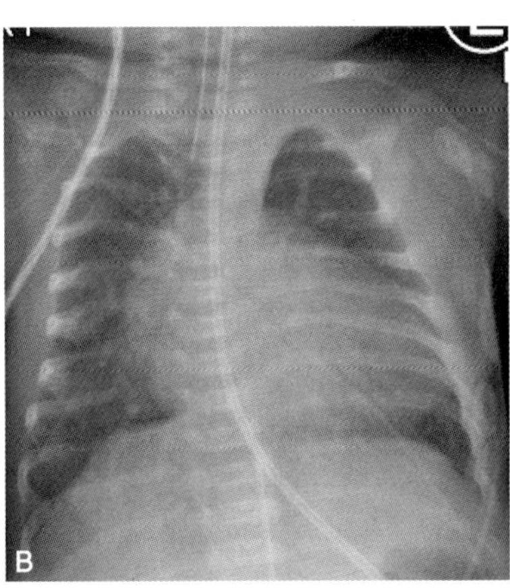

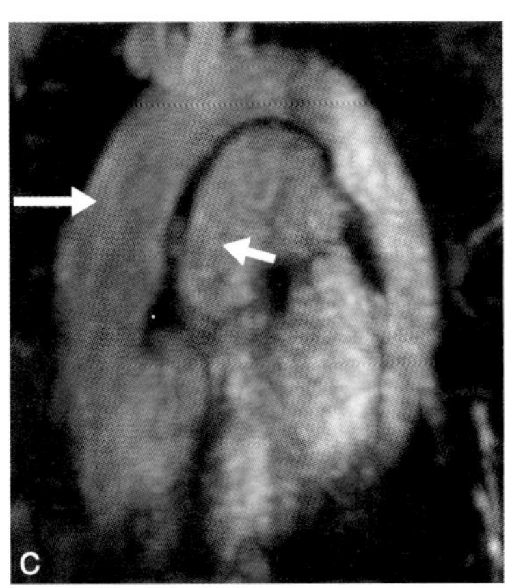

图 68.11　D-大动脉转位。A. 出生后第 2d，便携式胸部 X 线检查显示心脏呈椭圆形，上纵隔狭窄(水平成对箭)和主肺动脉段凹陷。这个表现被称为“吊蛋征”。注意肺血管纹影正常或减少。B. 出生后第 14d，由于肺血管阻力降低，肺血管纹影增多，心脏增大。C. 矢状位对比血管造影显示主动脉和肺动脉并列重叠。主动脉(长箭)发自前(右)心室，肺动脉(短箭)发自后(左)心室。

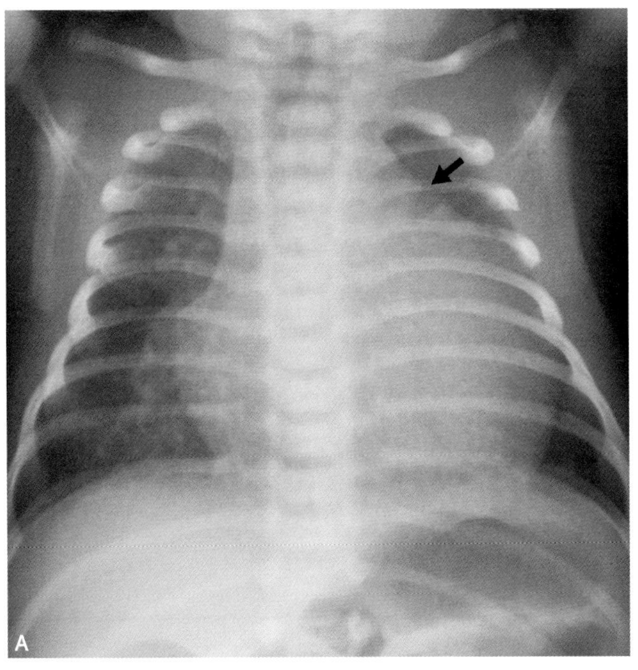

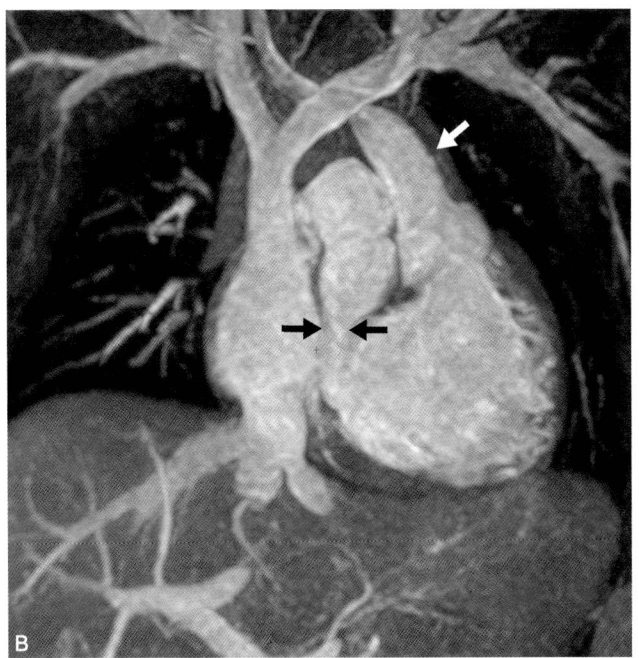

图 68.12　L-大动脉转位(“矫正转位”)。A. L-大动脉转位(L-TGA)患儿，便携式胸部 X 线片显示心脏肥大和肺血管纹影增多。箭所指上纵隔边界，组成部分心脏边界。B. 非增强的心脏和呼吸门控全心图像，与胸片显示的主动脉组成心脏边界(箭)有很好的相关性。图像还显示右心室流出道狭窄(成对箭)导致肺血管纹影减少。

双出口右心室是另一种具有可变血流分布的先天性心脏病。在没有肺动脉狭窄的情况下，表现为肺血流量增加。顾名思义，两条动脉均来自右心室，左心室的唯一出口是室间隔缺损(图 68.13)。

双出口右心室(DORV)的临床表现可以从轻微到明显的发绀变化。如果没有肺动脉狭窄，则表现为充血性心力衰竭。双出口右心室的胸部 X 线表现是可变的，并且取决于肺动脉与主动脉的相对流量。无肺动脉狭窄导致主肺动脉段膨大，血流分布增加，心脏中度增大。严重的肺动脉狭窄导致肺动脉段凹陷，血流分布减少，心脏轻度扩大。

完全性肺静脉异位回流(TAPVR)是所有血液从肺部回流到右心。通常情况下，所有肺静脉都会形成单一汇合，然后回流到异常部位，如全身静脉[心外最常见(图 68.14)]、冠状窦或右心房。引流到心脏远端的静脉(门静脉，下腔静脉，肝静脉或静脉导管)常伴有肺静脉回流阻塞，并且在胸部 X 线片上表现肺水肿、心脏大小正常。

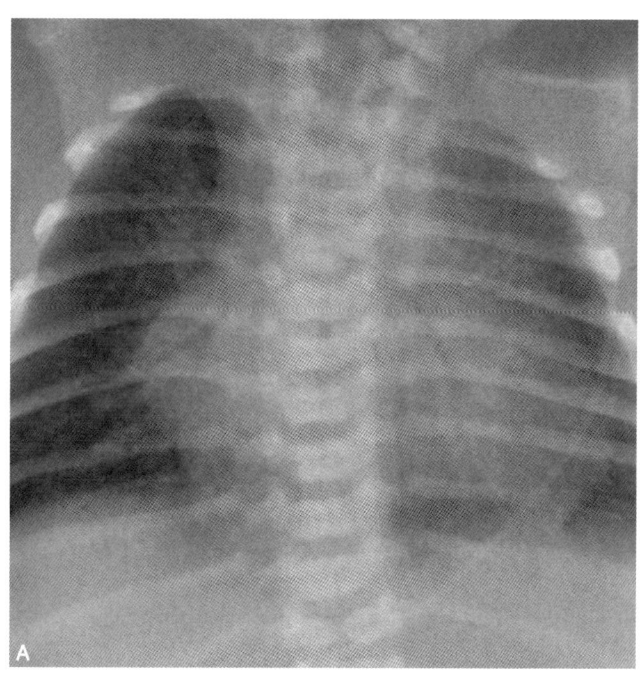

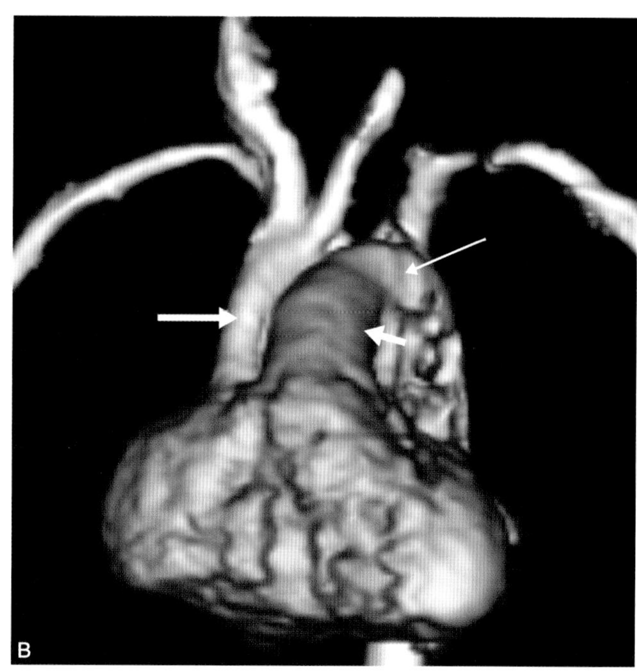

图 68.13 双出口右心室(DORV)。A. DORV 患儿，便携式胸部 X 线片显示心脏肥大和肺血管纹影增多。B. 增强 MRA 的 3D 曲面重建显示大动脉的并排关系。这些大动脉发生转位，主动脉(长箭)位于肺动脉右侧(短箭)，大动脉导管(长细箭)供应降主动脉，因为左侧颈总动脉远端的主动脉中断。

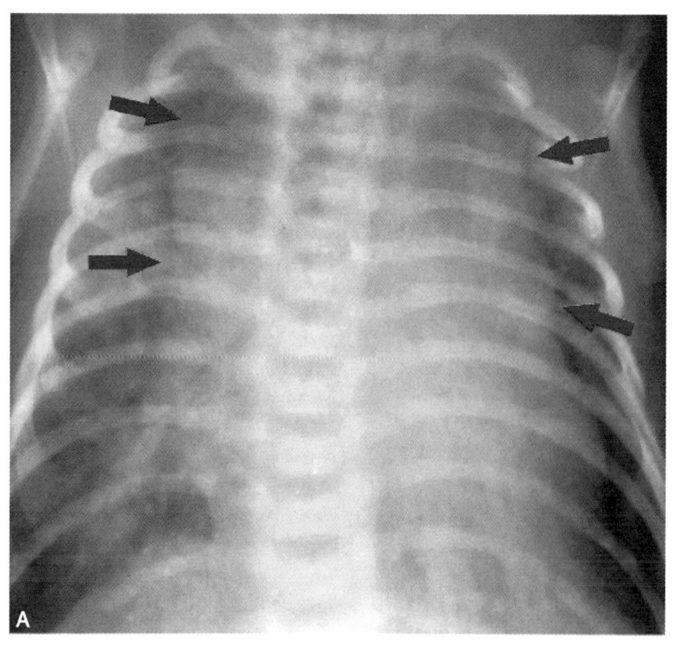

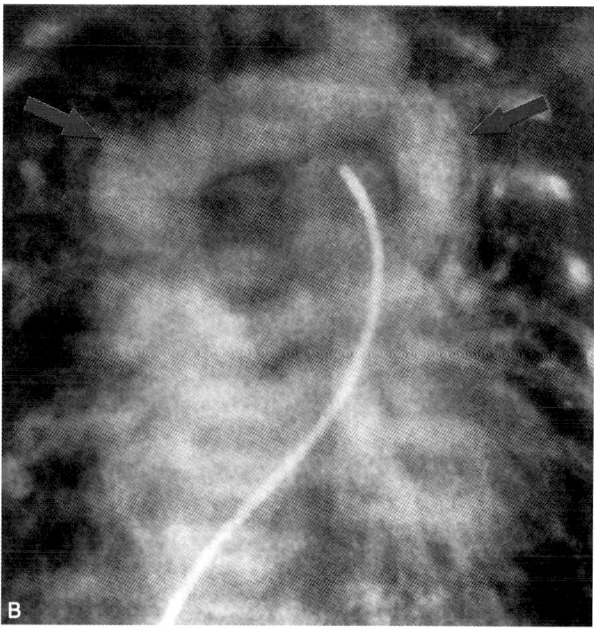

图 68.14 完全性肺静脉异位回流，1 型。A. 特征性“雪人征”(箭)或“8”字征，由于肺静脉回流异常，心脏扩大，纵隔影增宽而形成。B. 心血管造影显示倒置的 U 形血管(箭)，其构成“雪人”的上部分。

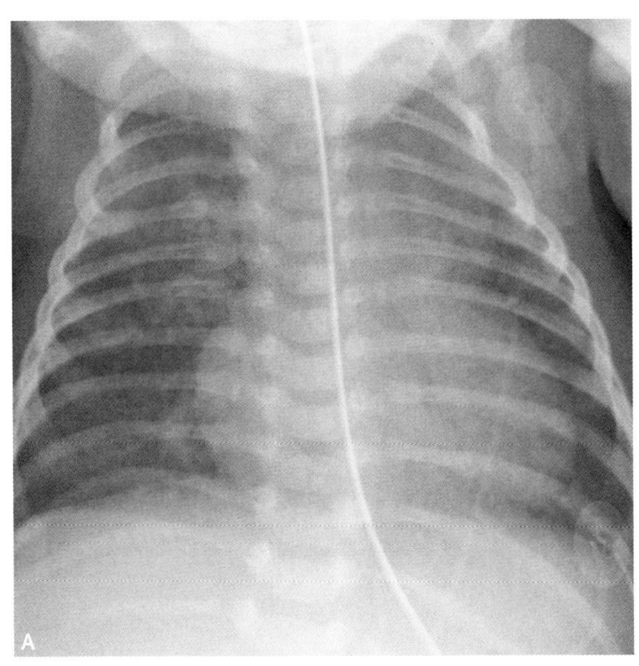

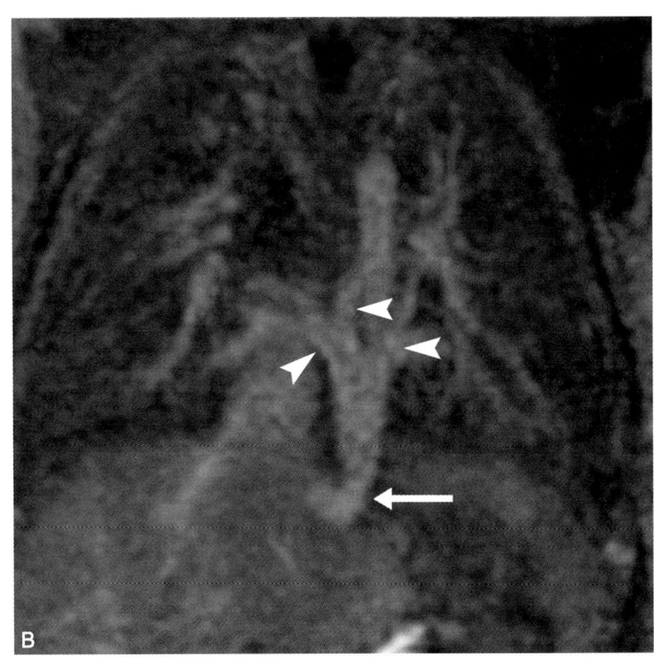

图 68.15　完全性肺静脉异位回流(TAPVR)。A. 男性,16 岁,便携式胸部 X 线片,临床出现发绀。肺血管分布增加伴肺淤血,心脏相对正常,提示 TAPVR 伴有阻塞或左心发育不全。急诊超声心动图显示 TAPVR。B. 对比 MRA 的 3D 最大强度投影显示肺静脉(小箭头)流向下腔静脉(IVC)的垂直引流静脉。

血流生理学需要房间隔缺损、卵圆孔未闭(PFO)或室间隔缺损,以允许血液从右心分流到全身循环。因此,右心和肺动脉扩大,肺部血流量增加。患有此病的儿童出生时常有轻度发绀,可以忽略。如果发生肺静脉回流受阻,这些患儿可出现进行性发绀和代谢性酸中毒。这是经常出现的一种紧急情况,放射科医师可以根据胸片快速做出诊断并立即将该发现传达给临床主治医师。阻塞性完全性肺静脉异位回流的表现是心脏大小正常,伴有严重的间质或肺泡性肺水肿(图 68.15)。鉴别诊断包括:阻塞性完全性肺静脉异位回流、左心发育不全和肺静脉闭锁。"雪人征"是一种经典放射学表现,但很少见到(图 68.14)。

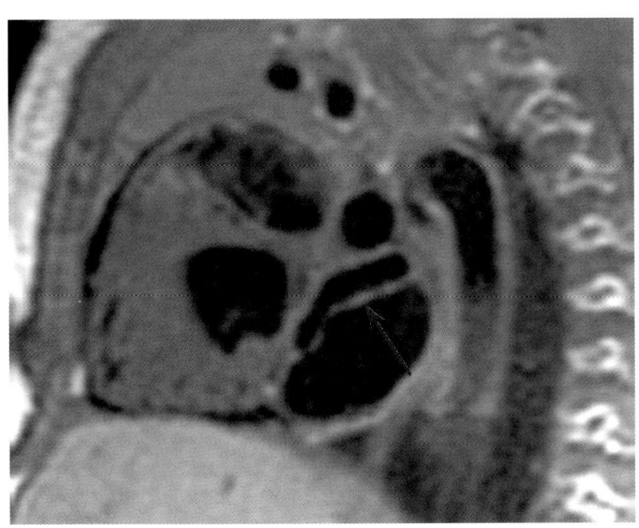

图 68.16　三房心。矢状位 MR 图像显示左心房内的膜(箭),肺静脉进入其中,导致肺静脉阻塞。

然而,这仅在垂直静脉进入头臂静脉时发生。如果引流静脉进入其他静脉(例如奇静脉),就不会表现为"雪人征"。右心的过度负荷和肺充血通常出现在出生后最初几天,并可能表现在胸部 X 线片上。

三房心是一种罕见的异常,在婴儿早期出现肺静脉阻塞。在此异常中,肺静脉通过部分瓣膜回流入与左心房分离的共同汇合处,导致肺静脉流回到左心受阻。导致被动性肺水肿,心

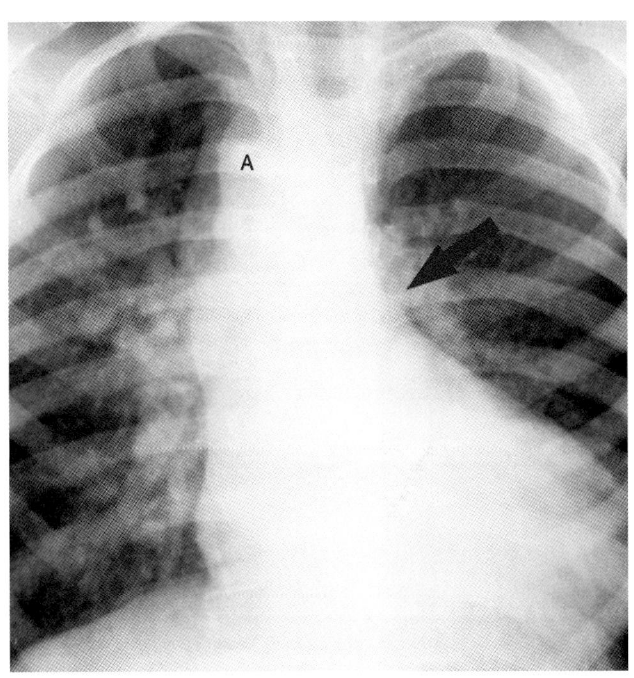

图 68.17　永存动脉干。注意心脏扩大呈椭圆形,肺血管纹影增多,肺动脉段凹陷(箭)和右主动脉弓(A)。

脏扩大。三房心的名称来源于左心房后一个额外的“心房”(图68.16)。

动脉干(truncus arteriosus)是一种罕见病变,仅占先天性心脏病的1%。它发生于原始主干不能正确地分为主动脉和肺动脉时。动脉干覆盖大的室间隔缺损。胸部X线检查显示心脏增大和主动性肺充血。如果存在右动脉弓,则提示诊断该病的可能性大(图68.17)。另一表现可能是主肺动脉段凹陷。

肺血管容量减少

这组表现为肺血管分布减少的病症通常有右心梗阻,心内右向左分流。如本节开头所述,检测肺血管减少的敏感性较差,但特异性良好。因此,胸部X线检查对于肺血流量减少有特异性。

法洛四联症是最常见的发绀型先天性心脏病,占先天性心脏病的6%。尽管最初描述了四种病变(膜周室间隔缺损、肺动脉狭窄、右心室肥大和主动脉骑跨于室间隔缺损之上),但生理学上实际主要是右心室流出道(RVOT)阻塞和大型膜周室间隔缺损。25%的病例是右侧主动脉弓,肺动脉闭锁中更常见右侧主动脉弓。右主动脉弓也可以存在主动脉瓣下无名静脉。

临床表现在很大程度上取决于右室-肺流出阻塞的严重程度,因为右向左分流越大,发绀越重。不太严重的右心室流出道(RVOT)阻塞可有非常轻微的表现,并且通常被称为“粉红色”法洛四联症。

胸部X线检查可以反映临床表现,其表现可以从正常到“典型”。典型表现为右心室肥厚导致的心尖圆钝上翘、主肺动脉段凹陷,肺血管分布减少(图68.18)。此外,25%的病例存在右侧主动脉弓。心尖上翘和主肺动脉段凹陷导致心脏呈“靴形心”或“靴状心”,如Fallot在原始文章中所述。

目前的治疗方法是完全手术修复,术后长期生存和生活质量良好。然而,随着时间的推移,可能有肺动脉瓣关闭不全或狭窄,需要手术更换。

法洛四联症最严重的形式是肺动脉瓣闭锁,因为肺部的血流依赖于动脉导管或来自主动脉或其他全身血管的系统侧支。心脏CTA和MRI在手术前评估解剖结构方面具有重要作用,因为它们可以显示肺动脉的血液供应,主动脉侧支的起源和走行,以及肺动脉血是是否连续。所有这些在手术修复中都很重要。

三尖瓣闭锁不伴大动脉转位(TGA)。胸部X线通常表现为肺血流量减少,并且患者在出生后的第1d即出现发绀。右心房边缘突出,主肺动脉段凹陷(图68.19)。这种生理现象源于三尖瓣完全闭锁,不允许血液从右心房流入右心室。因此,需要心房分流,80%的病例是卵圆孔未闭。通常,右心室发育不全,但右心室和右心室流出道的大小取决于室间隔缺损的大小,允许血液从左心室流向右心室。流向肺动脉的血流量取决于动脉导管。由于全身血液大部分分流到左侧,患者出现发绀。

患者的即时需求旨在通过保持动脉导管开放,进行改良的Blalock-Taussig分流术或上腔静脉吻合术(双向Glenn静脉)以及最终的完全腔静脉吻合术(Fontan)来增加肺血流量。

Ebstein畸形(三尖瓣下移畸形)是一种罕见的病症,其临床和胸部X线表现可以变化。潜在的异常是多余的三尖瓣,该三尖瓣突入右心室并附着于右心室心肌上。生理上,心脏血流很难从右心房到右心室,再到肺部。由于血液难以从右心房到右心室,因此通过未闭的卵圆孔或房间隔缺损从右心房传递到右心室,从而导致发绀。严重患者有重度心脏扩大和肺血管分布减少伴临床发绀(图68.20)。

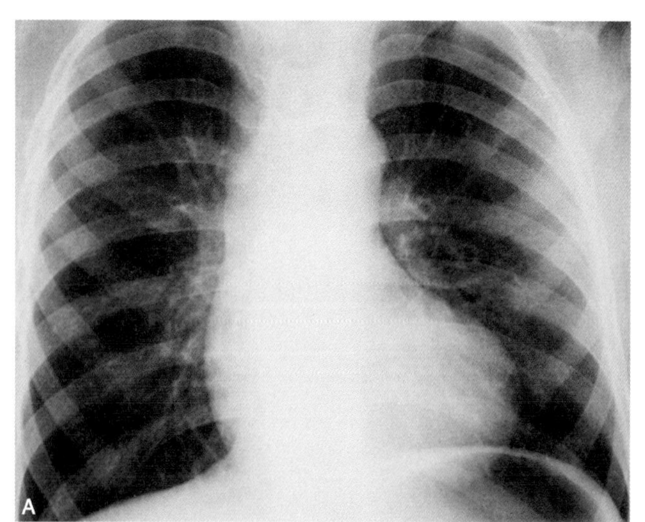

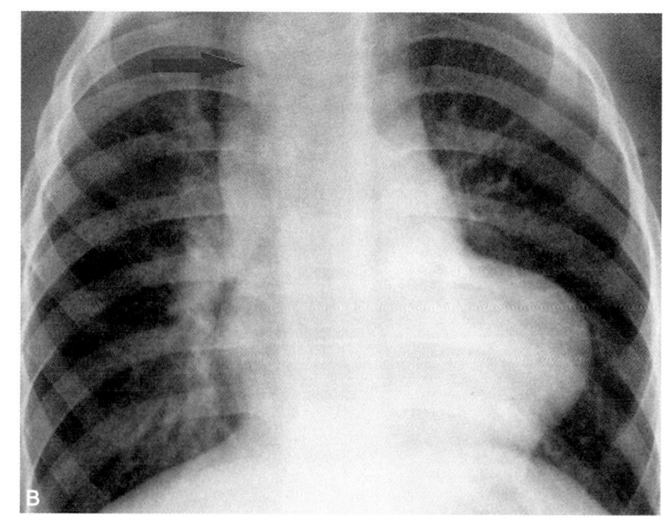

图68.18 法洛四联症。A.右心室肥大、肺动脉段凹陷,心尖圆钝上翘是法洛四联症的特征表现。B.另一患儿,因为肺动脉狭窄程度较轻,心脏呈特征性“靴形”,肺血管正常。注意右侧主动脉弓(箭)。

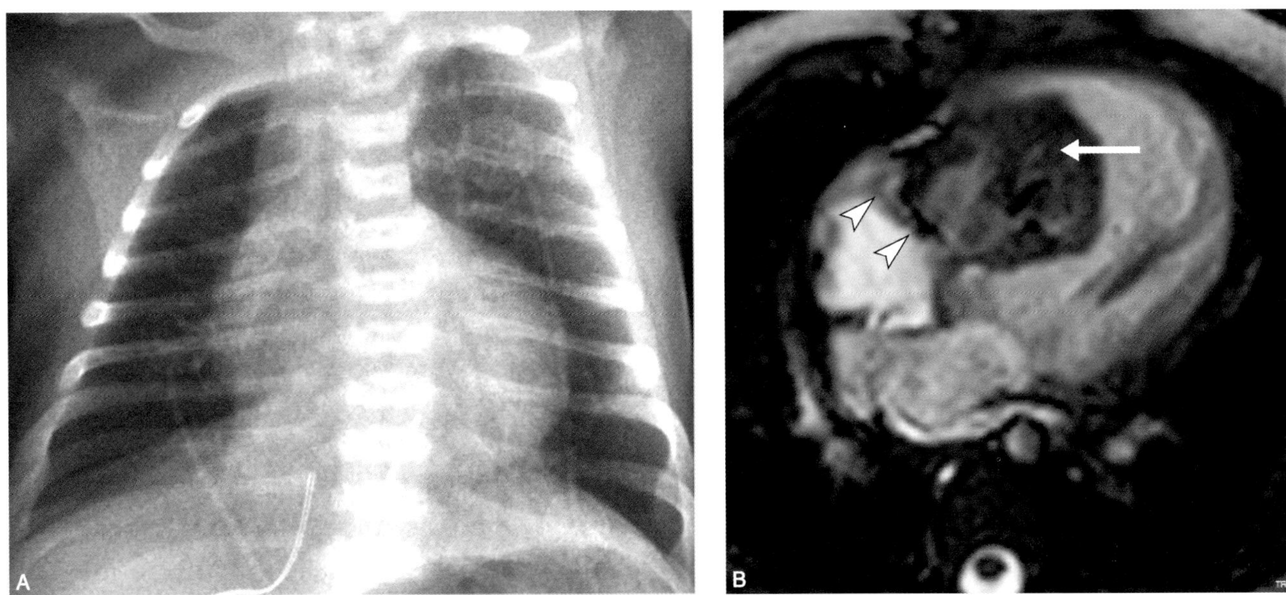

图68.19 三尖瓣闭锁。A.产前诊断为三尖瓣闭锁的新生儿胸部X线片。肺血管纹影减少,右心房边缘突出,主肺动脉段凹陷相对较为明显。B.MR SSFP电影成像序列,四腔心层面显示三尖瓣成板状闭锁(箭头),右心室缩小,心肌肥大(短箭)。由于室间隔缺损小,因此右心室前向血流量很小,导致肺动脉细小。

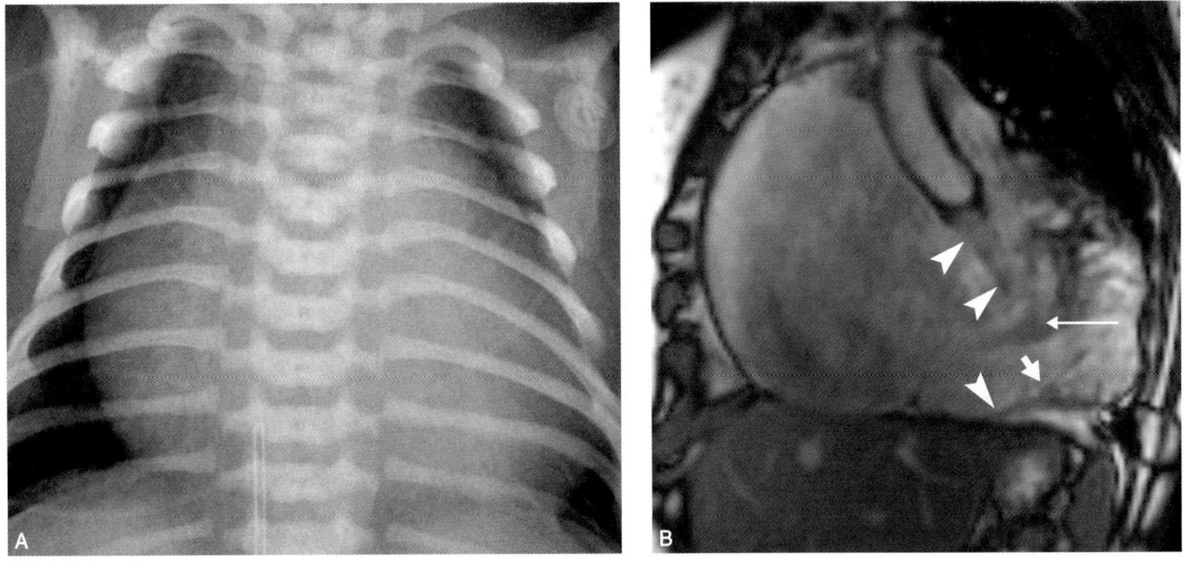

图68.20 Ebstein畸形(三尖瓣下移畸形)。A.心脏重度扩大,右心房扩大明显。肺血管通常减少。B.未经修复的成年人三尖瓣下移畸形。冠状斜MR SSFP电影成像序列显示多余下移的三尖瓣(箭头),使流入右心室的很大一部分血液"心房化",巨大右心房和三尖瓣反流(细箭)。

肺血管容量正常

正如本节开头所讨论的，识别正常的肺血管是放射科医师非常擅长的事情。不幸的是，缩小鉴别诊断范围并没有多大帮助，并且许多先天性心脏病具有不同的肺血管分布。这就是心脏和纵隔的轮廓观察特别有用的地方。

肺动脉瓣狭窄是继室间隔缺损和房间隔缺损之后第三常见的先天性心脏病。患者通常无临床症状，当听诊到收缩期心脏杂音时首先应怀疑本病。胸片可见主肺动脉段可从正常到膨大的改变（图 68.6）。左肺动脉通常正常。右心室肥大可引起心尖部抬高和胸骨后间隙减小。最常见的病因是瓣联合融合（90%），瓣膜发育不良少见，但在 Noonan 综合征中可见。

主动脉瓣狭窄是相对常见的，但实际上不如法洛四联症在小儿先天性心脏病中常见。然而，由于是二叶主动脉瓣，主动脉瓣畸形是心脏最常见的先天性异常。早期出现主动脉瓣狭窄很关键，约占总数的 10%。其余部分，如肺动脉瓣狭窄，在儿童期或成人表现为无症状的收缩期射血杂音。瓣小叶通常由于联合融合、增厚和僵硬而形成二尖瓣，且狭窄随着时间的推移逐渐递增。胸部 X 线片的最佳表现可能是心脏上方右纵隔的升主动脉狭窄后扩张的影像，主动脉随着年龄增长而延长，横断面明显（图 68.21）。左心室肥大也可能发生，但除非存在心力衰竭，否则心脏不会扩大。

主动脉缩窄是先天性心脏病变之一，可以在生命晚期出现，通过胸部 X 线或超声检查评估高血压而识别出来的。在胸部 X 线检查中，升主动脉和主动脉弓扩张以及降主动脉缩窄后扩张，加上主动脉的向内凹陷形成"3"字征（图 68.5）。如果有良好的侧支循环，通常直到 8 岁才可能会出现肋骨切迹（图 68.22）或胸骨后区域密度变化，分别代表扩张的肋间动脉或乳腺动脉，但这种情况并不常见。临床上，患者可能有上肢动脉搏动，或者相对于下肢有上肢高血压。在对高血压患者进行肾多普勒超声检查时，评估降主动脉搏动曲线非常重要。如果主动脉中存在短脉冲，患者可能有主动脉缩窄。主动脉缩窄主要有两种类型：局限型和弥漫型。弥漫型，因其早期表现而被称为"婴儿型"，在许多情况下与室间隔缺损、房间隔缺损和二尖瓣异常有关。局限型通常被称为近端导管型，狭窄位于动脉导管或动脉导管远端。两种类型都与二叶主动脉瓣有关。

左心发育不全综合征是一种单心室心脏病，表现为左侧心脏结构（主动脉，主动脉瓣，左心室，二尖瓣和左心房）发育不全。他们通常通过产前筛查超声诊断，因为无法获得"四腔心视图"，进而送去做胎儿超声心动图检查，并适当转诊治疗，但出生时可能在事先不知情的情况下出现。它们依赖于心房水平的血液从左心房向右心房分流，以及依靠大的动脉导管向大脑和身体供血。如果患者未确诊并出院，由于动脉导管关闭，他们将出现心脏终末期症状。胸部 X 线片通常显示正常的心脏和肺血管分布，可以从正常到肺间质水肿改变（图 68.23）。患者临床表现严重，往往与胸部 X 线表现不相符，X 线片表现似乎相对正常。幸运的是，许多病例在产前或产后早期得到确诊，自 20 世纪 80 年代早期诺伍德（Norwood）手术发展以来，存活率高。这种两阶段手术及其改进可使目前 80% 以上的患者存活，但由于许多长期的病变和系统性右心室发育不全，治疗只是姑息性的，并不能治愈。

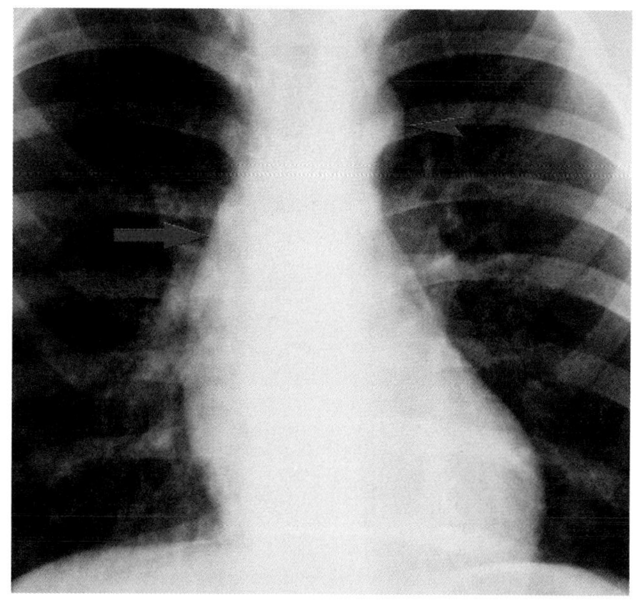

图 68.21　主动脉瓣狭窄。5 岁儿童，先天性主动脉瓣狭窄，升主动脉（箭）和主动脉弓（箭头）突出。

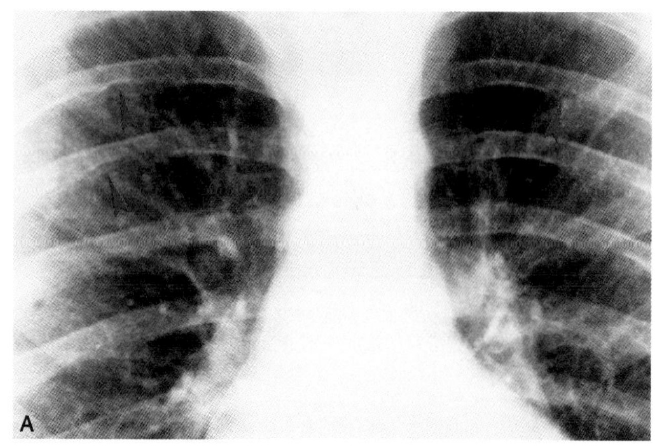

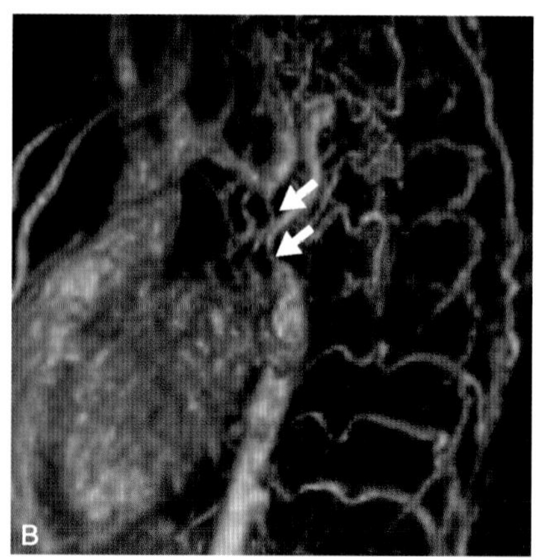

图 68.22　主动脉缩窄伴肋骨切迹。A. 上部分肋骨沿肋骨下缘的凹陷小切迹（箭头），由扩张的侧支血管引起。B. 11 岁男性患儿，患有上肢高血压。MRA 显示一长段主动脉缩窄（箭）和大量扩张的肋间侧支。

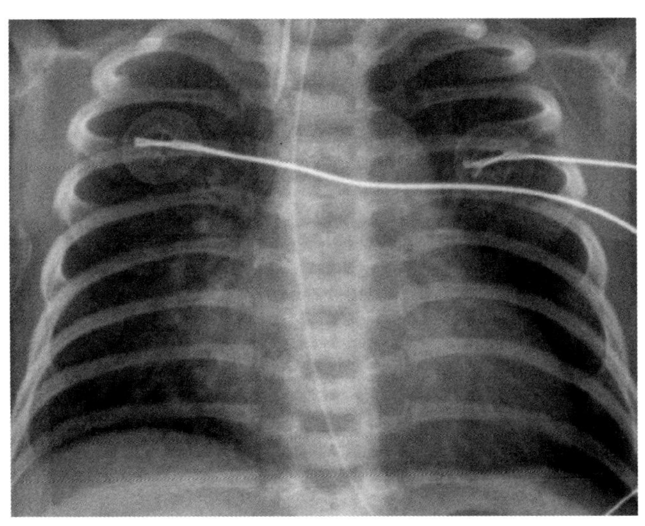

图 68.23　左心发育不全综合征。心脏增大和被动肺血管充血(肺淤血),通常在出生后头几天内发生。

心 脏 异 位

胸部和腹部脏器之间的关系是根据位置来描述的。心房、支气管肺系统和腹部器官的位置应单独指出。胸腹脏器正位结构是,心尖、胃、脾在左侧,肝在右侧。全反位是胸腹内脏器的完全镜像。所有其他的结构都是一种内脏异位综合征。

假设没有心外原因“错位”,心脏的位置被描述为左位心、右位心或中位心。左位心是心尖和心脏的大部分在左侧。右位心是心尖在右边,心脏大部分位于右侧。中位心是心脏位于中心并且心脏大部分侧向不确定。如果可能的话,中位心时应该描述心尖的侧向性。例如“中位心,心尖偏向右侧”,但有时通过胸部 X 线不能确定心尖的方向。

当提示发生内脏异位时,以下迹象可以帮助确定胸腹内脏的关系。在胸部,胸片上两组主要心房异构体的最佳判定指标是肺上叶支气管与肺动脉的关系。如果存在双侧动脉旁支气管,则很可能存在右心房异构和无脾。通常也存在双侧三叶肺和横跨腹部的肝脏。多脾综合征通常有动脉下支气管和双叶肺,肝脏不对称,其大部分在左边或右边。

总　　结

根据胸部 X 线诊断先天性心脏病的特异性异常并获得正确结果是不合理的期望。能够准确地确定肺血管并识别心脏扩大和心脏纵隔异常,以便您可以建议进一步咨询心脏病专家,这是非常宝贵的。当怀疑时,一定要与主治医师交谈,因为额外的临床信息(例如发绀或非发绀)可能非常有帮助,而没有其他更好的方式来表达您的疑虑。一般来说,避免建议超声心动图,而是首先建议心内科会诊。让心脏病专家把所有病史、临床表现和体格检查数据放在一起,决定下一步诊治。

推 荐 阅 读

Chest X-Ray in the Evaluation of Congenital Heart Disease

Fonseca B, Chang R, Senac M, Knight G, Sklansky MS. Chest radiography and the evaluation of the neonate for congenital heart disease. *Pediatr Cardiol* 2005;26:367–372.

Laya BF, Goske MJ, Morrison S, et al. The accuracy of chest radiographs in the detection of congenital heart disease and in the diagnosis of specific congenital cardiac lesions. *Pediatr Cardiol* 2006;36:677–681.

Teele SA, Emani SM, Thiagarajan RR, Teele RL. Catheters, wires, tubes and drains on postoperative radiographs of pediatric cardiac patients: the whys and wherefores. *Pediatr Cardiol* 2008;36:1041–1053.

Tumkosit M, Yingyong N, Mahayosnond A, Choo KS, Goo HW. Accuracy of chest radiography for evaluating abnormal pulmonary vascularity in children with congenital heart disease. *Int J Cardiovasc Imaging* 2012;28:69–75.

Repair of Congenital Heart Disease

Gaca AM, Jaggers JJ, Dudley LT, Bisset GS 3rd. Repair of congenital heart disease: a primer—part 1. *Radiology* 2008;247:617–631.

Gaca AM, Jaggers JJ, Dudley LT, Bisset GS 3rd. Repair of congenital heart disease: a primer—part 2. *Radiology* 2008;248:44–60.

Rodríguez E, Soler R, Fernández R, Raposo I. Postoperative imaging in cyanotic congenital heart diseases: part 1, normal findings. *AJR Am J Roentgenol* 2007;189:1353–1360.

Soler R, Rodríguez E, Alvarez M, Raposo I. Postoperative imaging in cyanotic congenital heart diseases: part 2, complications. *AJR Am J Roentgenol* 2007;189:1361–1369.

MRI in Congenital Heart Discasc

Caro-Dominguez P, Yoo SJ, Seed M, Grosse-Wortmann L. Magnetic resonance imaging of cardiovascular thrombi in children. *Pediatr Radiol* 2018;48:722–731.

Fratz S, Chung T, Greil GF, et al. Guidelines and protocols for cardiovascular magnetic resonance in children and adults with congenital heart disease: SCMR expert consensus group on congenital heart disease. *J Cardiovasc Magn Reson* 2013;15:51.

Lu JC, Dorfman A, Attili AK, Mahani MG, Dillman MD, Agarwal PP. Evaluation with cardiovascular MR imaging of baffles and conduits used in palliation or repair of congenital heart disease. *Radiographics* 2012;32:E107–E127.

Woodard PK, Ho VB, Akers SR. ACR Appropriateness Criteria® known or suspected congenital heart disease in the adult. *J Am Coll Radiol* 2017;14:S166–S176.

Specific Congenital Heart Disease

Geva T. Repaired tetralogy of Fallot: the roles of cardiovascular magnetic resonance in evaluating pathophysiology and for pulmonary valve replacement decision support. *J Cardiovasc Magn Reson* 2011;13:9.

Geva T, Martins JD, Wald RM. Atrial septal defects. *Lancet* 2014;383:1921–1932.

Hanneman K, Newman B, Chan F. Congenital variants and anomalies of the aortic arch. *Radiographics* 2017;37:32–51.

Visceroatrial Situs

Ghosh S, Yarmish G, Godelman A, Haramati LB, Sindola-Franco H. Anomalies of visceroatrial situs. *AJR Am J Roentgenol* 2009;193:1107–1117.

Lapierre C, Déry J, Guérin R, Viremouneix L, Dubois J, Garel L. Segmental approach to imaging of congenital heart disease. *Radiographics* 2010;30:397–411.

Other

Anwar S, Singh GK, Miller J, et al. 3D printing is a transformative technology in congenital heart disease. *JACC: Basic to Translational Science* 2018;3:294–312.

(朱丽　杨朝凤　李睿)

第 69 章 ■ 腹部

梗阻——概述

怀疑胃肠(GI)道梗阻是儿童被转诊进行成像的一个常见原因。患者通常出现呕吐、腹胀、喂养不耐受,以及在年龄较大的儿童中出现腹痛。胃肠道梗阻可能是先天性和后天性原因所致,鉴别诊断最初相当广泛。然而,通过考虑患者的年龄和一些临床因素,鉴别诊断通常可以缩小到更小的可能范围,并且可以相应地调整成像方法。例如,新生儿中梗阻更可能是由于先天性原因,如肠闭锁造成;而先前健康的青少年患者的梗阻更可能是由于获得性感染或炎症性疾病引起,如阑尾炎。类似地,临床病因,例如胆汁性呕吐与非胆汁性呕吐的存在,通过将可能的梗阻部位相对于 Vater 壶腹部定义为近端(非胆汁性)或远端(胆汁性),可以缩小鉴别诊断。对疑似梗阻的儿童进行影像学检查的目的是确定梗阻的最可能原因,并对患者进行适当的外科手术或非手术治疗分类。

先天性梗阻

食管闭锁和气管食管瘘

食管闭锁是先天性食管梗阻的最常见原因。这种情况是妊娠早期前肠异常发育的结果,它导致食管不连续,并且经常在食管和气管之间发生相关的瘘管连接[气管食管瘘(TEF)]。食管闭锁/TEF 有几种亚型,最常见的是完全性食管闭锁,有盲端食管袋和气管下部与食管远端段之间的远端瘘管连接。闭锁部位最常见于食管近端 1/3,通常位于隆突的上方。其他不太常见的食管闭锁/TEF 类型详见图 69.1。食管闭锁/TEF 可与其他先天性异常相关,包括椎体异常,先天性心脏病,肛门直肠畸形和 VACTRL 的其他特征(V,椎骨;A,肛门;C,心脏;T,气管食管;R,肾;L,肢体)。

妊娠合并食管闭锁可能有羊水过多,因为食管的不连续可阻碍羊水正常吞咽。如果在产前影像学检查中未能做出食管闭锁/TEF 的诊断,那么当新生儿不能耐受喂养时,这种异常通常在出生头几小时内变得明显。无法放置鼻胃管或胃管往往会导致临床进一步怀疑。

疑似食管闭锁/TEF 患者最常见的初始影像学检查是胸片。通常可以看到充满空气的盲端食管袋,如果尝试鼻胃管放置,该管将盘绕在闭锁性近端食管(图 69.2)。胃和小肠中是否存在气体有助于确定食管闭锁/TEF 的类型。如果胃和小肠中有气体,则存在远端瘘管。胃和小肠缺乏气体表明无远端瘘管。

通常,胸片是确定食管闭锁/TEF 异常的唯一影像学检查。有时,外科医师会要求放射科医师将对比剂注入袋中(所谓的“袋状图”)以进一步定义解剖结构。最常见的是,这样做是为了排除食管袋和气管之间罕见的近端瘘的可能性,而这种近端瘘需要在外科手术中处理(图 69.3)。在这些患者中进行“声谱图”时,需要考虑一些重要的技术。首先,必须获得最有可能证明近端 TEF 存在的真实侧向视图。其次,由于小袋通常非常

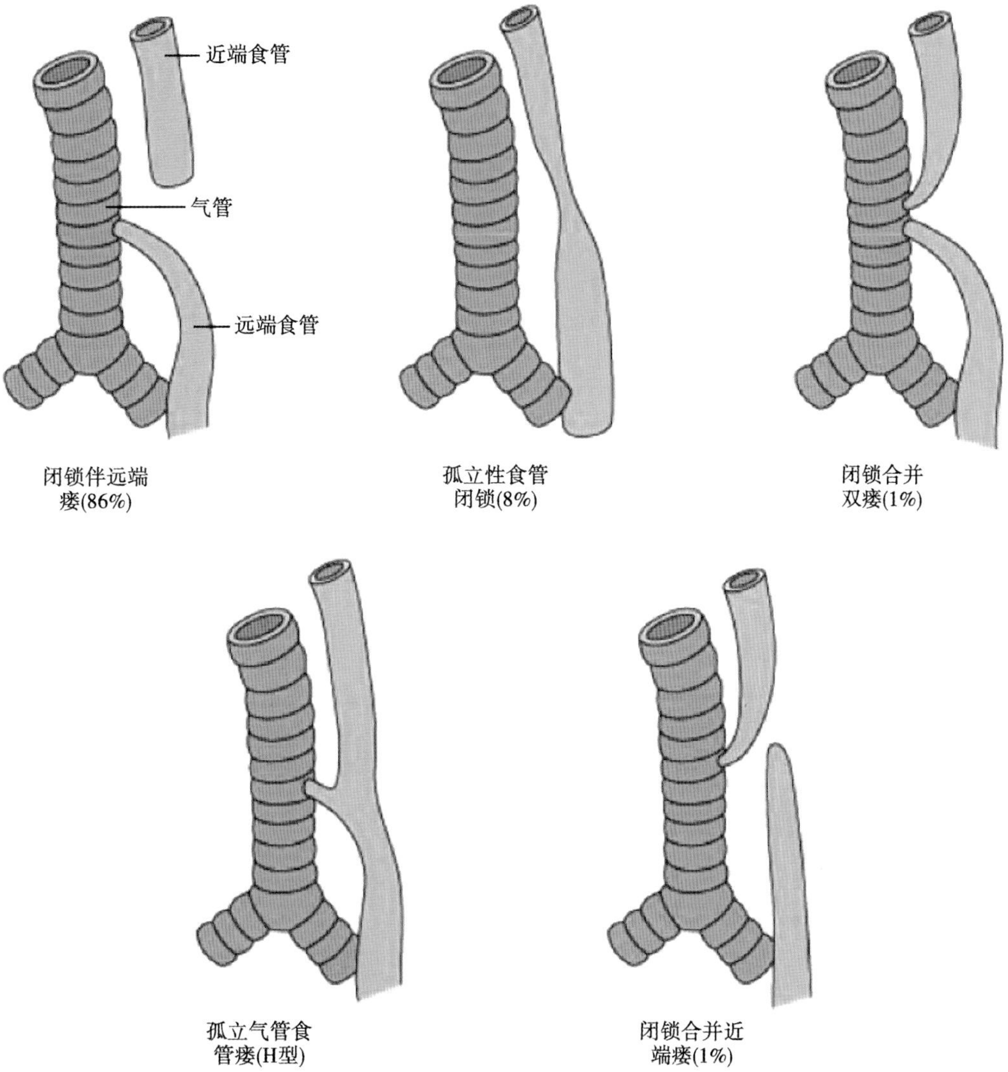

近端食管

气管

远端食管

闭锁伴远端
瘘(86%)

孤立性食管
闭锁(8%)

闭锁合并
双瘘(1%)

孤立气管食
管瘘(H型)

闭锁合并近
端瘘(1%)

图 69.1 食管闭锁和气管食管瘘图示。最常见的形式是完全食管闭锁,远端气管食管瘘。症状和影像学表现取决于具体的畸形。近端食管与气管的任何连接都能引起误吸。气管和远端食管之间的连接(或食管-胃的连续性)是肠内气体存在的必要条件。

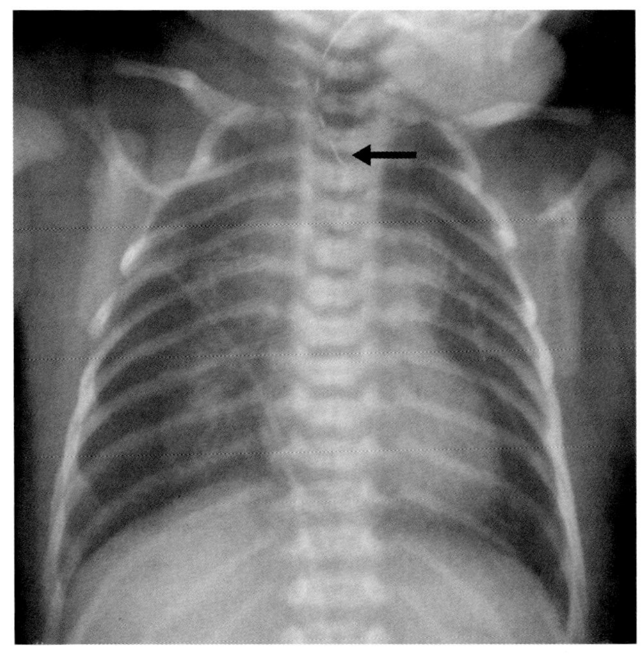

图 69.2 食管闭锁和气管食管瘘。胸部 X 线片显示在盲端食管袋中卷曲的鼻胃管(箭)。

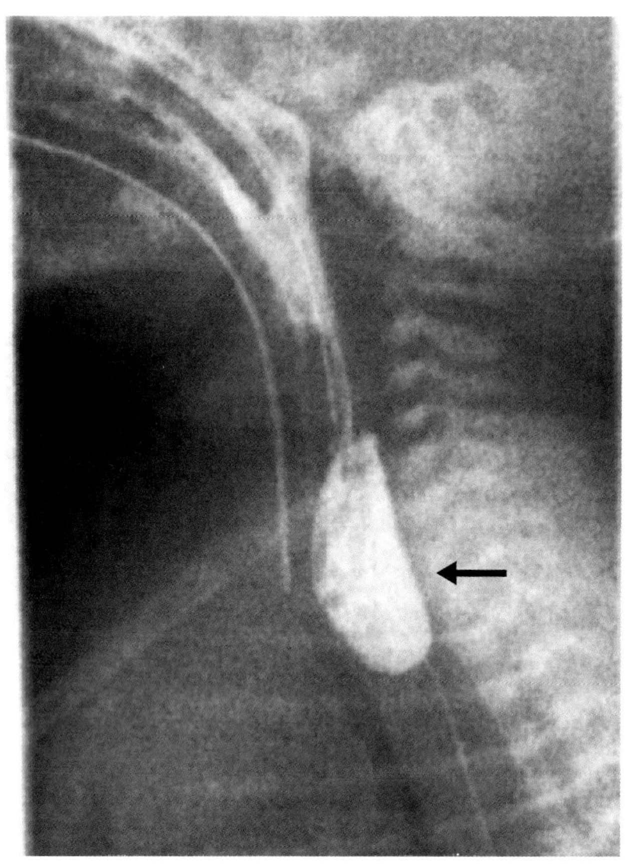

图69.3　食管闭锁和气管食管瘘。侧位透视显示盲端食管袋被对比剂扩张(箭)。本研究的目的是在术前描绘解剖结构并排除近端气管食管瘘的存在。

短,经常会发生对比剂回流到下咽部,造成少量对比剂吸入。因此应使用惰性(硫酸钡)或等渗对比剂以避免发生误吸而造成化学性肺炎。使用仅具有端孔的导管有助于限制进入下咽部的回流量。最后,建议在注射对比剂的同时将下咽部包括在所有图像中,以便如果在气管中看到任何对比剂,则可以确定它是否来自误吸而不是近端小TEF。

尽管罕见,但没有食管闭锁的TEF(H型瘘)值得特别考虑。患有孤立性TEF的患者可能在儿童后期出现,因为他们没有喂养不耐受,并且可能因喂食呛咳或由于通过H型TEF误吸而出现复发性肺炎。由于动力性塌陷,在内镜检查中可能看不到H型瘘管,可能需要食管造影来显示瘘管(图69.4)。与袋状图一样,必须获得真实的侧视图使瘘管可视化。食管上潜在的H型瘘的其他迹象包括食管向下气管的微妙牵拉和气管/气道中所摄取的对比剂的可视化。

十二指肠梗阻

旋转不良伴中肠肠扭转。由于在发育过程中肠和肠系膜的正常旋转顺序失败而发生旋转不良(图69.5)。通常,Treitz韧带相对固定在左上象限,而盲肠固定在右下腹,为肠系膜提供了宽阔的基础,从而防止扭转。在旋转不良时,肠系膜的基部相对较短,因此容易扭转(肠扭转)。解剖学变异易导致中肠扭转,但患者可能在没有中肠扭转的情况下旋转不良。如果发生肠扭转,则通常在十二指肠的第三部分可见梗阻。十二指肠扭转可能是致命的,因为它累及肠系膜血管并且可导致肠系膜静脉和动脉缺血。

十二指肠扭转最常见的临床表现是胆汁性呕吐(由于Vater壶腹远端阻塞)。大多数患有旋转不良和中肠扭转的患者在出生后的第一个月发现。然而,中肠扭转不良可以出现在任何年龄,已报告病例出现在成年后期。

旋转不良可通过X线透视检查识别,但也可以在横截面成像中偶然检测到。然而,肠扭转的诊断最常用上消化道造影,并且怀疑肠扭转是急诊上消化道造影的指征。为了确认正常扭转或诊断旋转不良,需要通过消化道十二指肠的侧位和前后位(AP)投影摄片。在正常状态下,十二指肠的第三部分应位于腹膜后、脊柱前方;侧视图上,应在AP视图中穿过中线(图69.6)。Treitz韧带应位于中线左侧,与十二指肠球的水平相似。在旋转不良时,十二指肠的第三部分常不穿过中线并且可以在侧视图中向前延伸。Treitz韧带可能位于中线右侧,也可能异常低。盲肠的位置经常是不固定的,在中线或是右上象限的高处。旋转不良在计算机断层扫描(CT)、磁共振成像(MRI)或超声的表现为十二指肠的第三部分未通过肠系膜上动脉(SMA)和主动脉之间。小肠环主要位于腹部的右侧,而结肠可以仅位于左侧。SMA与肠系膜上静脉(SMV)之间的关系可能与右侧的SMA和左侧的SMV相反[通常,SMA和SMV的位置反映了主动脉和下腔静脉(IVC)]。

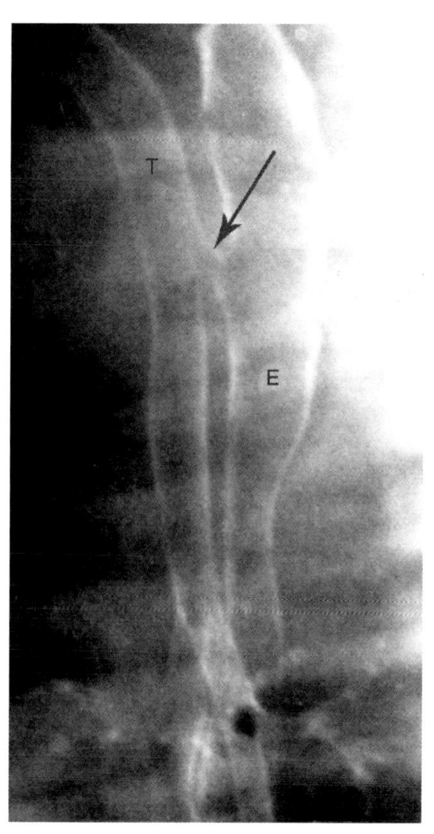

图69.4　气管食管瘘。气管(T)和食管(E)由瘘道(箭)连接。

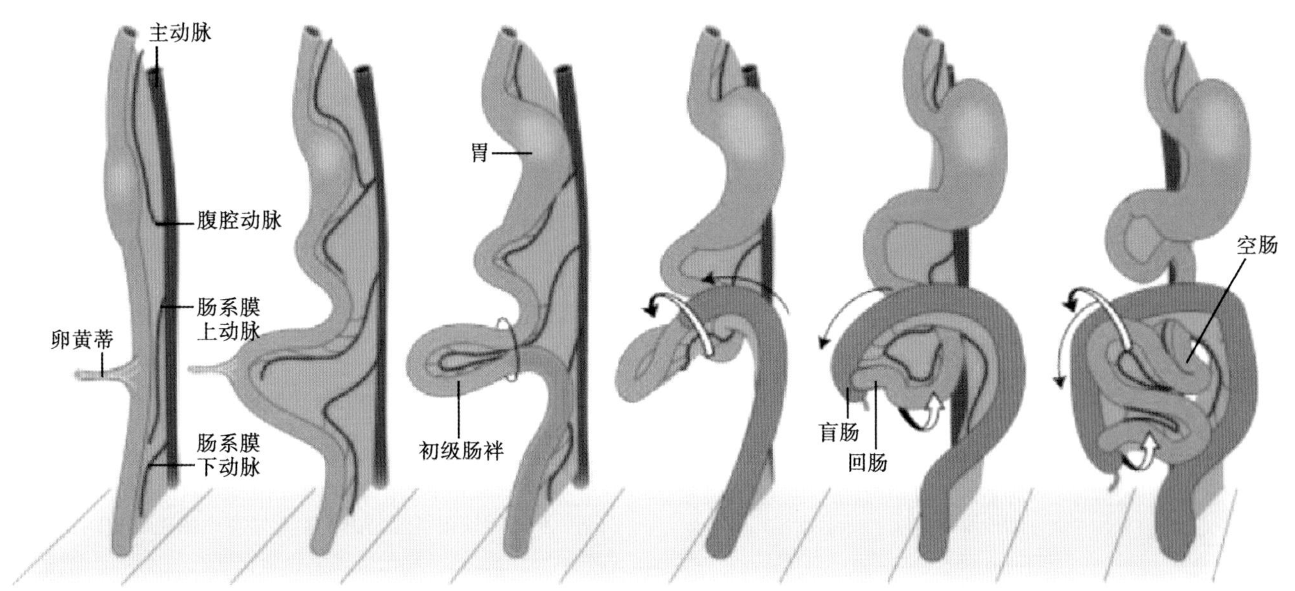

图 69.5 发育过程中肠旋转正常过程的图示。在这个过程中，肠道在腹部外侧突出，旋转，然后移回腹部固定。该过程的失败导致"旋转不良"，这可能易于中肠扭转。

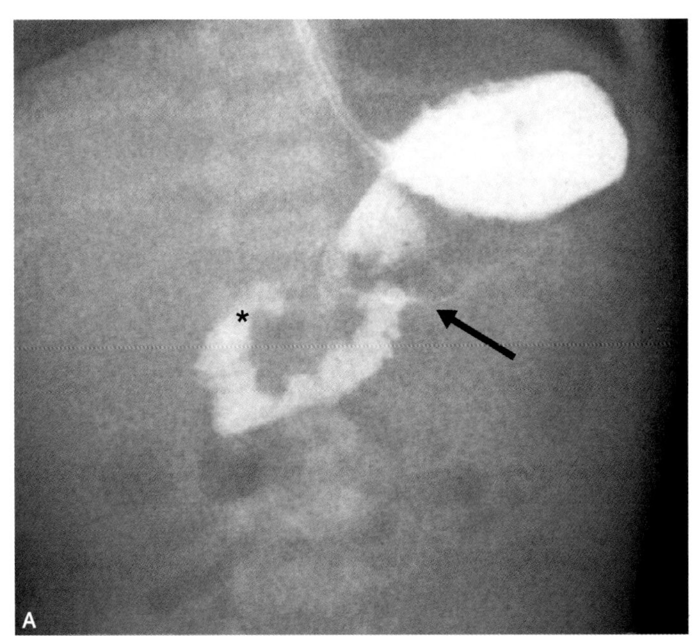

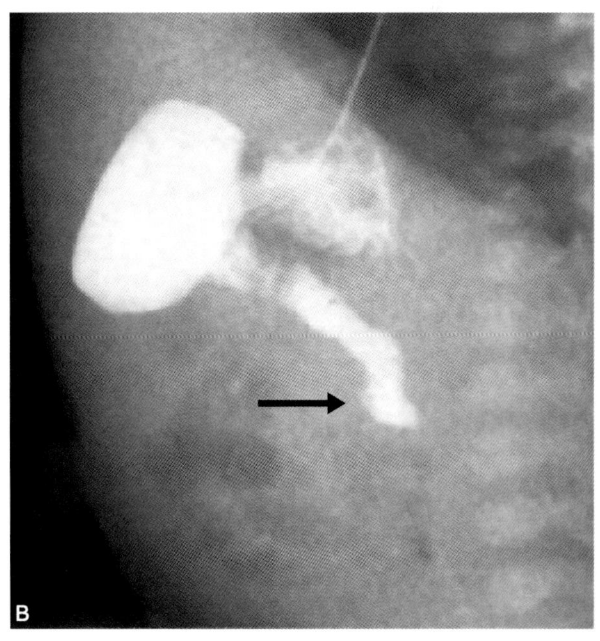

图 69.6 上消化道造影正常十二指肠。A. AP 图像显示正常十二指肠，正常位置的 Treitz 韧带。十二指肠应该穿过中线左侧然后上升，Treitz 韧带（箭）位于与十二指肠球（*）相似的水平。B. 横向图像显示十二指肠的第三部分（箭）位于脊柱前方，确认腹膜后位置。前后位图和侧位图都需要确认正常旋转。

十二指肠扭转的诊断取决于看到不同程度的十二指肠梗阻，通常伴有扭转或十二指肠第三部分的"螺旋状"外观。如果阻塞，十二指肠的第三部分经常呈"喙"状表现，因为管腔被扭曲阻塞（图 69.7）。

十二指肠扭转是一种外科急症，需要及时进行外科手术以避免肠缺血。矫正外科手术称为"Ladd 手术"，在此过程中，粘合带和肠道被解开，小肠置于右腹部，结肠置于左侧。重要的是，该手术减少了复发性肠扭转的可能性，但不能"纠正"旋转不良，因此随后的成像仍将显示十二指肠的异常过程、小肠和结肠的位置异常。

十二指肠闭锁。十二指肠闭锁与 21 三体综合征有很强的相关性。在十二指肠的正常胚胎发育过程中，管腔通过正常的细胞增殖和随后的再通，管腔经历了一系列的闭塞。这种正常再通的失败导致十二指肠闭锁，梗阻发生在十二指肠的第二部分。患者通常在新生儿早期出现喂养不耐受。呕吐可能是胆汁性的或非胆汁性的，取决于与 Vater 壶腹相关闭锁的确切水平。X 线片表现为经典的"双泡"征，由胃和十二指肠球部气体扩张引起，远端肠腔没有气体（图 69.8）。然而，当放置肠管进

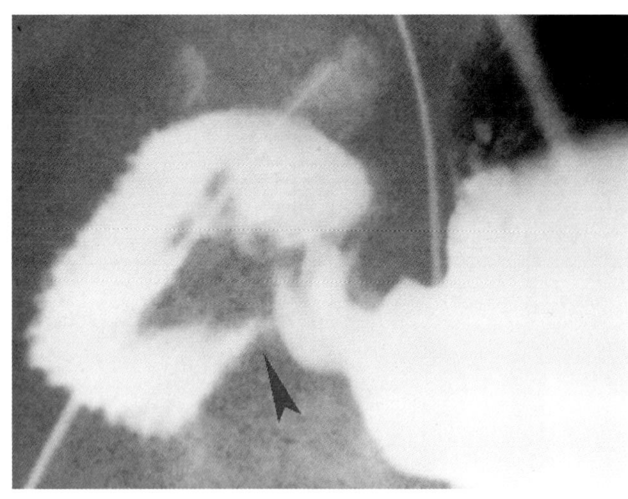

图 69.7　十二指肠扭转。一个患有十二指肠扭转儿童的透视影像显示在十二指肠的第三部分梗阻部位有一锥形的喙(箭头)。

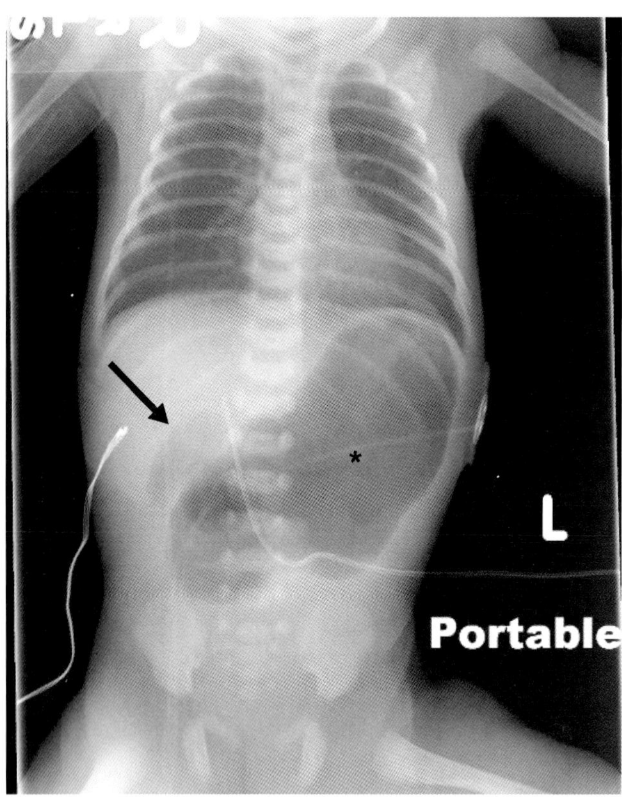

图 69.8　十二指肠闭锁。出生后不久获得的腹部 X 线片显示充气、扩张的胃(*)和十二指肠球(箭)。这就是所谓的“双泡”征,诊断十二指肠闭锁。

行减压时,这种“双泡”征将消失。当存在经典的“双泡”征时,不需要进一步成像。如果进行上消化道造影,对比剂将局限于扩张的胃和十二指肠球部,不会延伸到远端。十二指肠闭锁通过绕过闭锁段进行十二指肠造口术治疗。

环状胰腺。胰腺的发育分为两部分:背侧和腹侧胰芽出现在十二指肠的第二部分。在正常发育过程中,腹芽围绕双核旋转并与正常解剖位置的背芽融合。如果旋转异常,胰腺组织可以环绕十二指肠,引起狭窄或梗阻。根据梗阻的程度,患者可能在生命早期出现喂养不耐受,或者可能直到儿童后期甚至成年才出现。由于来自胰腺组织的外源性压迫,上消化道造影将显示十二指肠第二部分的周向变窄。CT 或 MRI 可用于显示十二指肠周围的异常胰腺组织。环状胰腺的治疗采取外科手术,通常绕过十二指肠的狭窄部分。

十二指肠网。十二指肠黏膜的冗余可能导致相对变窄的圆周区域,或袋状结构(“风向袋畸形”)可能导致部分十二指肠梗阻。上消化道造影可以显示由冗余组织引起的相对管腔狭窄或充盈缺损。外科手术是十二指肠网的治疗方式,切除多余组织或绕过较少相关节段。有时,可能会进行内镜球囊扩张或切除网状物。

小肠梗阻

空肠和回肠闭锁。小肠闭锁可发生在空肠或回肠的任何水平。通常,有一个短小的闭锁段;但是却存在多个闭锁段的病例。小肠闭锁很可能是由于胎儿发育中的血管损伤,导致缺血和瘢痕形成,这一理论得到了频繁发现的与小肠闭锁性节段相关的楔形肠系膜缺损的支持。

患有小肠闭锁的新生儿在生命的早期通常表现为喂养不耐受、胆汁呕吐(位于 Vater 壶腹远端梗阻)和不同程度的腹胀。影像学表现取决于闭锁的位置。对于非常近端空肠闭锁的患者,可能存在“三泡”征,有胃、十二指肠和空肠近端至闭锁前的扩张(图 69.9)。在远端空肠闭锁和回肠闭锁的患者中,通常存在多个扩张的小肠袢。一个巨型扩张的肠段据说是小肠闭锁的特征,但并非常见。在 X 线片上可以看到的另一个征象是腹膜钙化的存在(图 69.10)。这一发现表明,子宫内胎儿肠穿孔,胎粪溢出到腹腔,导致炎症和钙化(“胎粪性腹膜炎”)。偶尔,可能存在一个离散的周边钙化的囊性肿块,称为胎粪假性囊肿。

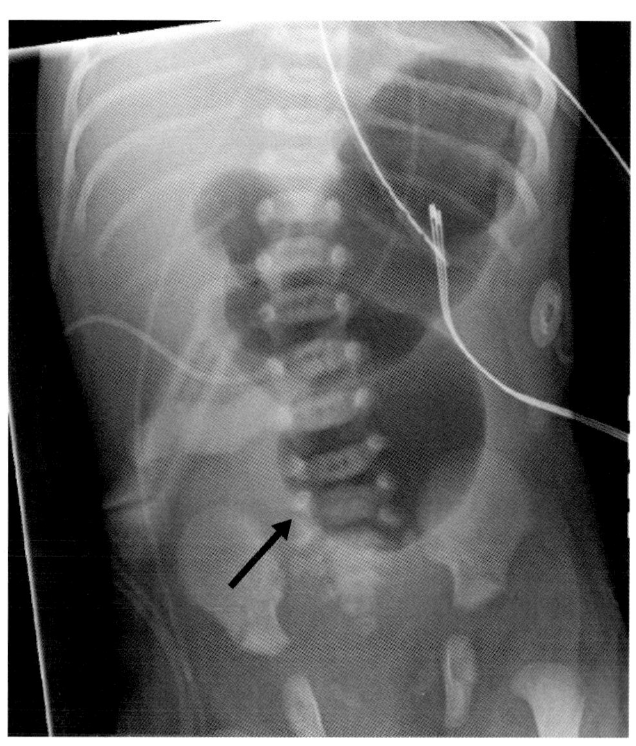

图 69.9　空肠闭锁。新生男婴的腹部 X 线片显示扩张的胃和十二指肠,另外一个扩张的肠环代表扩张的近端空肠(箭)。这种现象被称为“三泡”征。

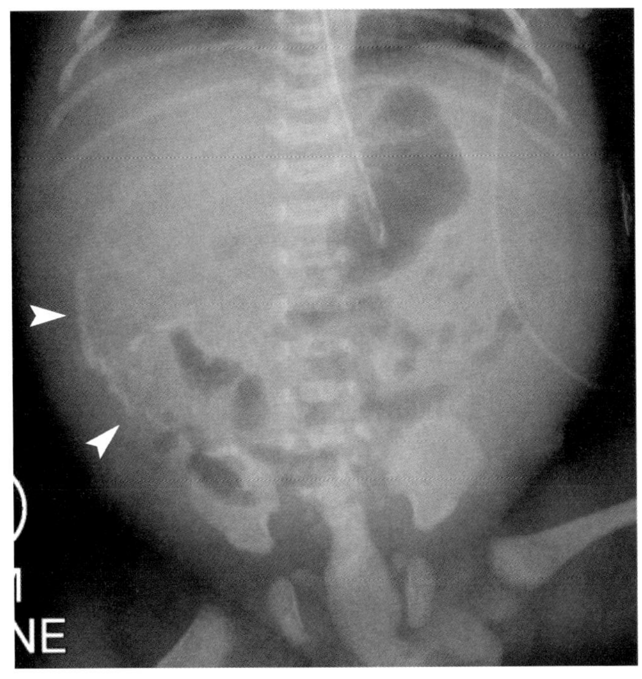

图 69. 10　胎粪性腹膜炎。新生儿腹胀的腹部 X 线片显示右侧腹部(箭头)的曲线钙化,为典型的胎粪性腹膜炎。邻近充满气体的肠袢有肿块效应,提示存在胎粪假性囊肿,后来在超声检查中得到证实。

根据扩张袢的数量和梗阻的可疑部位,可以进行上消化道造影(对于可疑的近端梗阻)或造影灌肠(对于可疑的远端梗阻)。有时这两项检查都表现异常。如果进行上消化道造影,对比剂将充满扩张的肠,但不会延伸至闭锁的远端;如果进行灌肠造影,应尽量使对比剂逆行回流到小肠,接近扩张的肠袢。结肠闭锁在小肠闭锁中的表现取决于闭锁部位。例如在远端回肠闭锁中,结肠通常呈弥漫性小口径("微结肠"),因为胃肠道缺乏可阻止肠道分泌物的正常流动,从而阻止正常的结肠发育。然而,如果闭锁更近端(空肠或回肠近端),结肠可能看起来正常,因为来自闭锁远端正常肠的分泌物允许正常的结肠发育。

小肠闭锁的治疗是手术旁路或切除受影响的节段。手术时必须注意检查整个小肠,因为可能存在其他的闭锁部位。

胎粪性肠梗阻。新生儿胎粪潴留引起的回肠远端梗阻称为胎粪性肠梗阻。这种症状与囊性纤维化密切相关,并可能继发于异常黏稠的肠分泌物和胎粪,导致回盲瓣梗阻。患儿出现无胎粪排出,腹胀、喂养不耐受和呕吐等症状。X 线片显示远端梗阻型,多发性肠袢扩张。与宫内穿孔和胎粪性腹膜炎相关的钙化可同时存在。具有水溶性对比剂的造影灌肠是诊断和治疗的方法。对比剂灌肠将显示弥漫性小结肠,对比剂回流到扩张的末端/远端回肠,其包含代表残留胎粪的多个充盈缺损(图 69. 11)。虽然回肠末端回流很重要,灌肠应小心进行,因为高渗水溶性对比剂会导致水分流入肠腔,使顽固的胎粪松动并使其通过结肠。这些液体转移有可能导致口服摄入量不大或没有适当地监测新生儿脱水。可能需要额外的灌肠来彻底清除胎粪。偶尔,需要进行外科手术。当发现合并胎粪性肠梗阻时,应开始全面检查囊性纤维化。

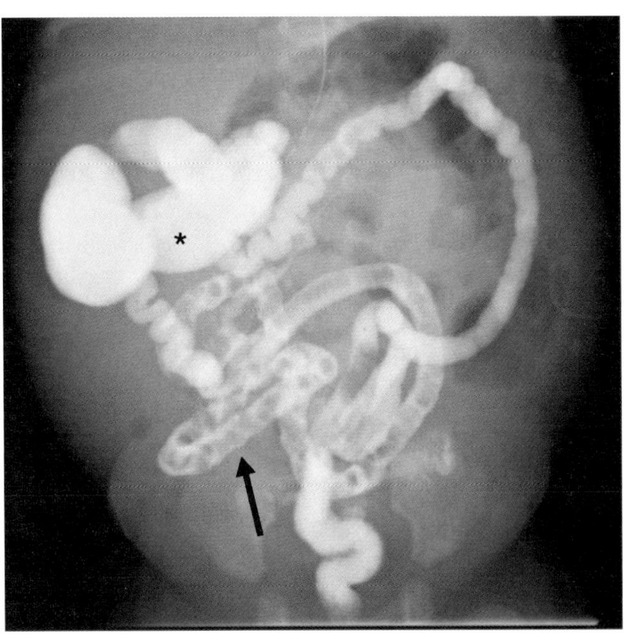

图 69. 11　胎粪性肠梗阻。来自对比灌肠的图像显示与微小管一致的弥漫性小口径结肠。回肠末端有多处充盈缺损,代表胎粪(箭)。对比剂可以回流到扩张的远端小肠(*)。胎粪性肠梗阻应进一步检查囊性纤维化。

结肠梗阻

左小结肠。这种情况,也称为"结肠的功能性不成熟"和"胎粪栓塞综合征",发生在糖尿病母亲的婴儿和母亲在妊娠期间使用宫缩抑制剂(如硫酸镁)的婴儿中。X 线片将显示远端梗阻。水溶性对比灌肠是首选的诊断性试验。顾名思义,左小

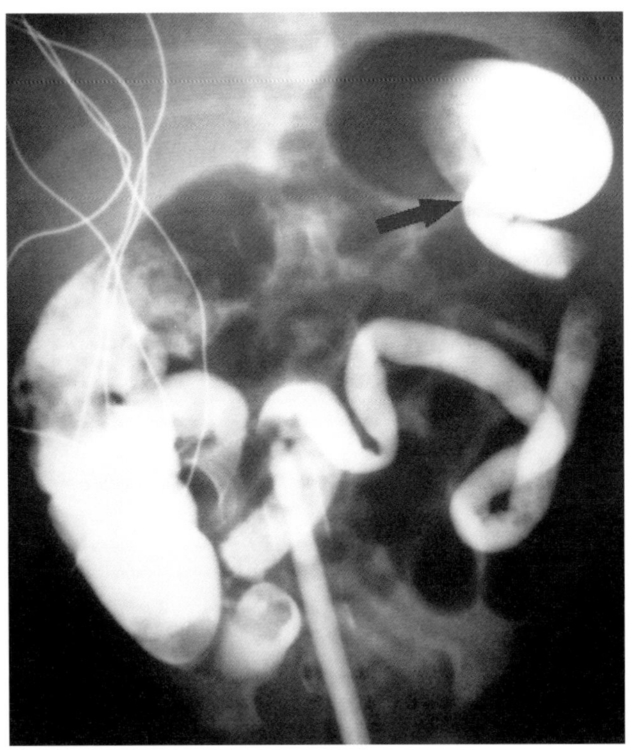

图 69. 12　胎粪栓塞综合征(左小结肠综合征)。对比灌肠显示了具有特征过渡区(箭)的左小结肠。这些发现类似于先天性巨结肠症。

结肠综合征表现为近端结肠扩张，管径突然改变，通常在脾曲处，并且远端结肠的管径非常小(图69.12)。在近端扩张结肠的充盈缺损表示残留胎粪。对比灌肠一般是治疗性的，梗阻随着胎粪的通过而消失。通常不需要手术。尽管与胎粪性肠梗阻名称混淆("胎粪栓塞综合征")，但两者实质不同，这种梗阻与囊性纤维化无关。

结肠闭锁。结肠闭锁比小肠闭锁少得多，可能是由于结肠供血过剩。其病因最可能是缺血。闭锁段常见于降结肠和乙状结肠交界处。患儿通常在出生后不久出现腹胀和呕吐，X线片显示远端阻塞。对比灌肠显示远端结肠管径小，其突然中断，对比剂不会回流到扩张的近端肠袢。结肠闭锁的治疗方法是手术治疗。

先天性巨结肠症。由于结肠缺乏正常神经节细胞支配，发生先天性巨结肠，导致结肠蠕动异常和不同程度的梗阻。直肠常常受累，并且近端受累的程度不同，通常累及毗邻的近端直肠。先天性巨结肠症患者的临床表现可根据病变节段的长度和梗阻程度而变化。一些患者直接表现为结肠梗阻，伴有腹胀、胎粪梗阻和呕吐。在一些患者中，这种病症可能要到儿童接受慢性、难治性便秘的评估才被诊断出来。

根据梗阻的程度，先天性巨结肠症的X线表现可从远端肠梗阻伴多个肠袢扩张的表现到逐渐接近正常的肠内气体，且常伴便秘。灌肠造影是评价疑似先天性巨结肠患者的首选影像学检查方法。影像学表现可有所不同，但与较近端未受累结肠相比，典型的受累段收缩(管径较小)(图69.13)。"直肠乙状结肠比值"是先天性巨结肠的诊断指标。在正常结肠中，直肠的管径大于更近端的结肠(例如乙状结肠和降结肠)。然而，在先天性巨结肠中，直肠(和先天性巨结肠累及的结肠全长)收缩，管径通常会小于更近端的、未受累的结肠(图69.13)。获得直肠完全膨胀的真侧位片，避免膨胀不足引起的假阳性具有重要意义。另一个可能有帮助的发现是在侧位视图上可视化直肠壁由异常蠕动和痉挛引起不规则"锯齿"外观。一般来说，灌肠造影的作用是尽可能做出诊断，确定移行区的大致位置(扩张结肠和收缩结肠之间的过渡区)，并排除结肠梗阻的其他原因。重要的是，影像学过渡区可能与病理学上的过渡区相关性差，但评估梗阻水平仍然有助于手术。

全结肠神经节病是一种罕见的先天性巨结肠疾病，累及整个结肠。神经节细胞的缺乏很少涉及近端小肠。在全结肠神经节病中，结肠呈弥漫性小管径("微结肠")，或者管径大小正常，有或没有相关的小肠扩张。

在先天性巨结肠中，对比灌肠并不总是具有诊断性，在某些情况下结肠可显示为完全正常。为此，大多数患者将接受直肠抽吸活检明确诊断。正常结肠可能出现在两种情况下，要么非常短的先天性巨结肠疾病只涉及直肠，或者很少发生在全结肠无神经节症中。

肛门/肛门直肠畸形。后段肠道正常发育失败可导致肛门直肠畸形和/或肛门闭孔，导致远端结肠梗阻。该病症在临床上很容易诊断，在体检时肛门没有开口。通常，在远端结肠和泌尿道之间或会阴部之间存在瘘管。在男孩中，通常表现为直肠膀胱瘘或直肠尿道瘘。在女孩中，可能存在复杂的畸形，包括直肠和泌尿生殖系统，称为泄殖腔。肛门直肠畸形往往伴随着其他异常，为VACTRL的一部分。

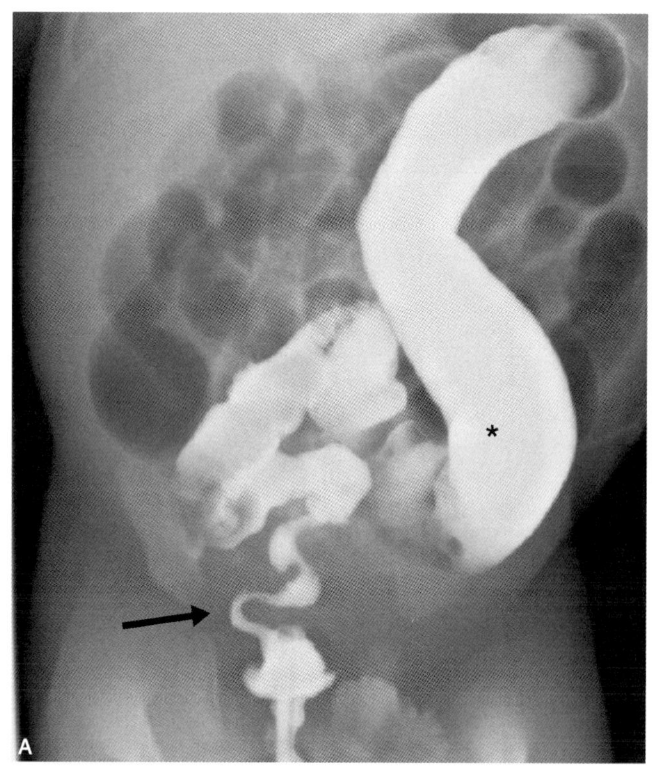

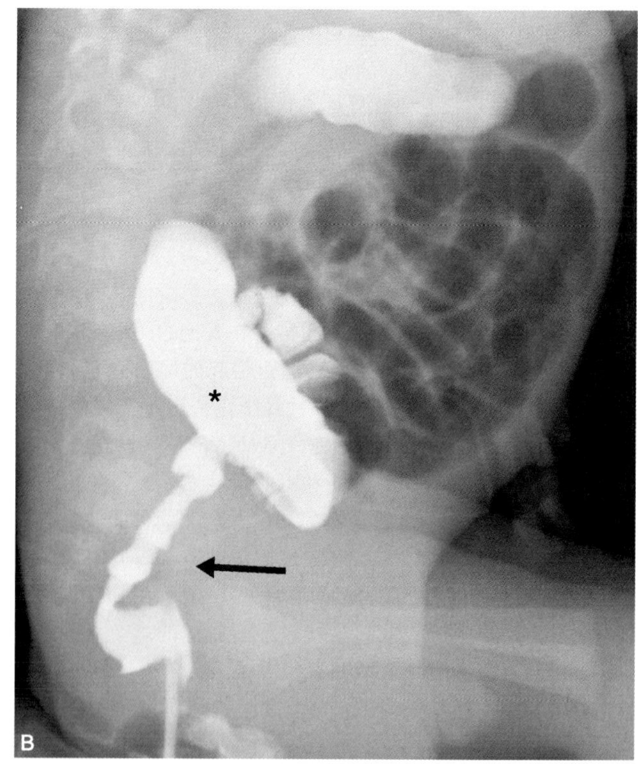

图69.13 先天性巨结肠症。A.对比灌肠的AP视图显示小口径直肠、远端乙状结肠(箭)和近端扩张结肠(*)。这代表"直肠乙状结肠比值"异常，高度提示先天性巨结肠症。B.侧视图证实了这一发现：小口径直肠(箭)和近端结肠扩张(*)。

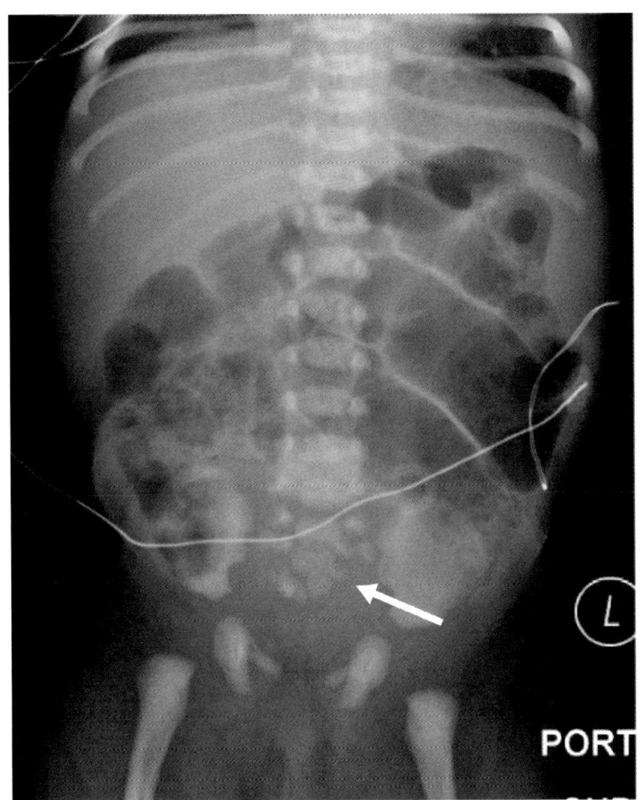

图 69.14　肛门直肠畸形。新生儿的腹部 X 线片示由于肛门直肠畸形和肛门闭锁导致的肠管扩张。注意骶骨的发育异常(箭)。

肛门直肠畸形患者的影像学表现为远端梗阻型(图 69.14)。俯卧、横卧位的侧视有助于气体扩张远端结肠/直肠，更好地显示梗阻水平。传统上，这些畸形被归类为“高”或“低”，这取决于梗阻部位相对于耻骨尾骨线。这些畸形通常合并骨骼异常，包括骶骨发育不良/发育不全。“骶骨比”的测定在手术修复后的肠功能方面具有预后价值。

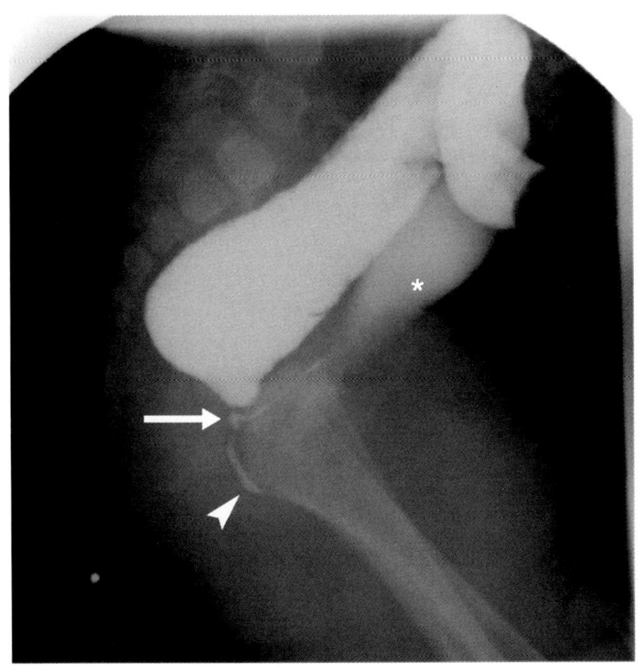

图 69.15　另一患者的肛门直肠畸形。高压结肠造影，对比通过造瘘口注射并扩张远端结肠。结肠终止于连接直肠和后尿道的直肠尿道瘘(箭)。对比剂回流入膀胱(*)，并存在于尿道膜部(箭头)。在大多数肛门直肠畸形患者中存在直肠与泌尿道或会阴之间的瘘管。

对肛门闭锁患者进行外科治疗，通常在出生后不久进行结肠造口术以缓解梗阻，几个月后进行彻底的手术治疗。在明确的手术矫正之前，可进行远端结肠造影，通过黏膜瘘管注射对比剂使远端结肠扩张，以识别瘘管的存在(通常在直肠和泌尿道之间)，并确定瘘管的长度用于手术计划远端节段(图 69.15)。

后天性梗阻

食管梗阻

后天性食管梗阻在儿童中很少见。与成人一样，年龄较大的儿童和年轻人可以发展为原发性贲门失弛缓症和与胃食管反流病有关的狭窄，但是这种情况相对少见。需要特别提及的获得性食管梗阻的一个原因是嗜酸性粒细胞性食管炎(EoE)。EoE 是一种过敏性炎症，发生于易感患者，通常发生在哮喘和其他形式的特应性患者。由此产生的炎症反应可引起食管运动障碍，局灶性或弥漫性食管狭窄。患者可能出现不同的临床症状，从吞咽困难到食物潴留。未确诊的 EoE 是儿童和年轻人中新发食物潴留的最常见原因。食管可显示局灶性狭窄，通常位于食管相对较高的位置(图 69.16)。或者，整个食管的口径弥漫性缩小，或者可以造影检查完全正常。在临床怀疑 EoE 的情况下，即

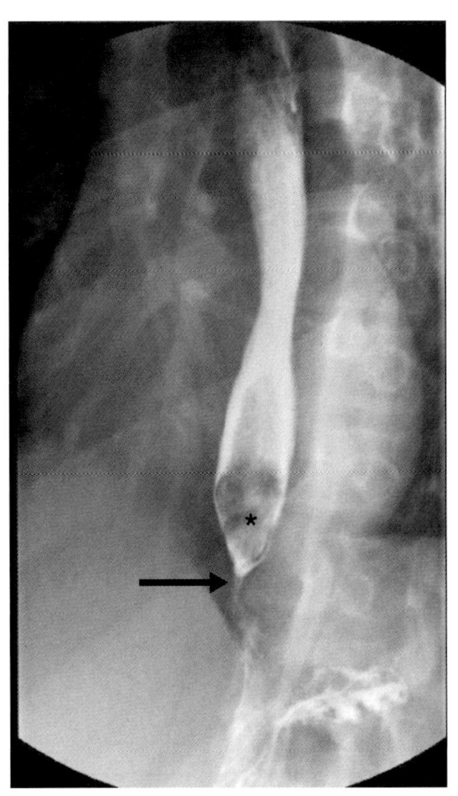

图 69.16　嗜酸性粒细胞性食管炎和狭窄。来自患者食管造影透视图像，具有残留食物。远端食管狭窄(箭)。其上方存在一个充盈缺损(*)，表示食物团块太大而不能通过狭窄部分。

使影像未见异常，患者也应进行内镜和食管活检。如果存在局灶性狭窄，则使用药物治疗或偶尔进行内镜下球囊扩张治疗。

肥大性幽门狭窄

肥大性幽门狭窄（HPS）是由幽门肌异常肥大引起的，导致胃出口梗阻。确切的病因尚不清楚，但可能与异常的神经支配或一氧化氮合酶活性有关，导致幽门痉挛延长，最终导致肌肉肥大和胃出口梗阻。HPS 是获得性疾病，因为患者在出生时是正常的，但通常在 2~12 周龄之间发展为疾病。该病多见于男性，有家族遗传，有不完全外显遗传。典型的临床表现是复发性非胆汁性呕吐，通常是强有力的（喷射性呕吐）。

超声是首选的影像学检查，如果临床怀疑 HPS，这是首选检查方式。超声可以直接评估幽门的形态，包括幽门通道的长度和壁的厚度。应该在相对于幽门的纵向和横向平面采集图像。诊断的基础是识别异常延长和增厚的幽门（图 69.17）。测量的诊断截断值有所不同，但一般来说，幽门壁厚度大于 3mm 且幽门通道长度大于 14mm 则可做出诊断。肥厚的肌肉和黏膜可能导致幽门与充满液体的胃窦和十二指肠球之间产生凸起边缘。重要的是，检查应该在几分钟内进行，以排除由于胃窦短暂塌陷或幽门痉挛引起的假阳性改变。如果需要，患者可以在检查期间进食，并将患者右侧向下翻转以确保用流体最大限度地扩张胃窦。在成像期间通过幽门的少量流体并不排除 HPS 的诊断，因为经常会有这种现象出现。重要的是，HPS 的诊断取决于幽门的持续异常形态，而不是内容物是否在成像期间通过幽门。同样重要的是，HPS 是一个渐进的过程，并且根据采图和成像的时间不同，可能存在不同程度的梗阻。

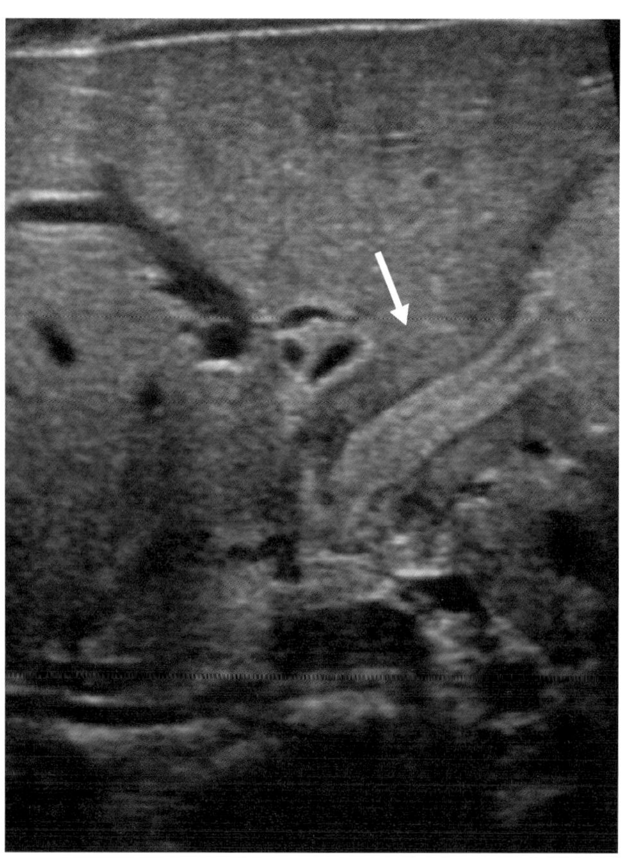

图 69.17　肥大性幽门狭窄。横向超声图像显示细长和增厚的幽门（箭）。整个过程中幽门的异常形态仍然存在，与肥大性幽门狭窄相一致（与短暂性幽门痉挛相反）。

如果由于呕吐而拍摄 X 线片，可能显示不同程度的胃扩张，尽管胃膨胀程度可能取决于患者最近呕吐的程度。胃远端有肠道气体通常是正常的。如果进行胃造影检查，可显示胃扩张并含有食物残渣。在胃窦中经常存在由肥大肌肉（“伞”或“蘑菇”征）引起的外在压迹。胃排空通常延迟。当胃排空时，幽门通道细长且变薄，通常具有“电车轨道”征象（图 69.18）。与胃窦的外观相似，肥大的幽门经常引起外源性十二指肠球部压迫。

HPS 通常采用外科手术治疗。高位幽门纵向切开以破坏肌肉的紧密性并减轻梗阻（称为“幽门肌切开术”）。

小 肠 梗 阻

儿童小肠梗阻可由多种原因引起，既有机械性的、也有炎症性的。患者的年龄和临床病史通常可以指导鉴别诊断。小儿小肠梗阻的基本鉴别诊断可以使用助记符 AAIIMM：粘连（adhesions）、阑尾炎（appendicitis）、腹股沟疝（inguinal hernia）、肠套叠（intussusception）、十二指肠扭转（midgut volvulus）、Meckel 憩室（Meckel diverticulum）。可通过年龄和临床表现来缩小范围，适当的影像学检查以确定诊断。例如，阑尾炎在幼儿中罕见，并且在 1 岁时是小肠梗阻的罕见病因；然而，在先前健康的青少年中，以腹痛和肠梗阻为先兆，阑尾炎在鉴别诊断中首当其冲。腹部 X 线片为首选的影像学检查，可显示不同的梗阻模式，典型地伴有扩张的小肠袢和气液平面（图 69.19）。进一步的影像学检查取决于鉴别诊断，可能包括超声、透视、CT 甚至 MRI。

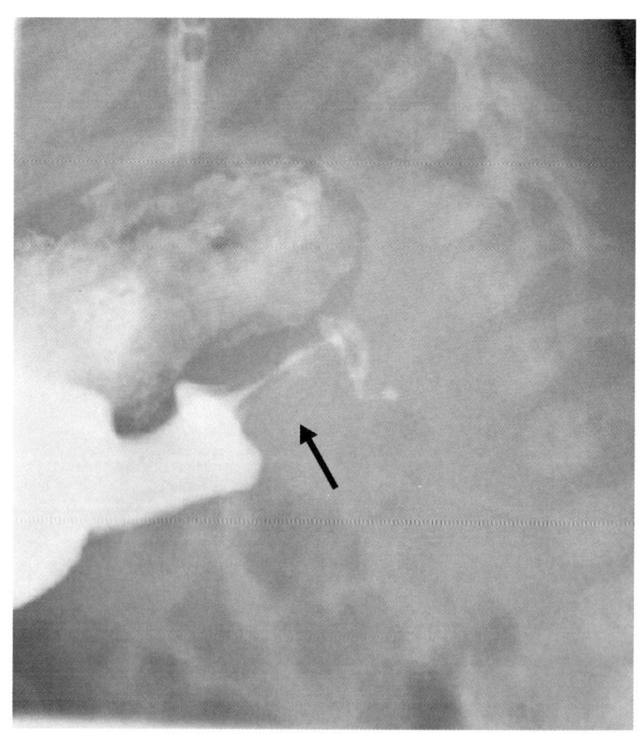

图 69.18　肥大性幽门狭窄。来自上消化道造影检查图像显示与肥大性幽门狭窄一致的细长的幽门通道（箭）。

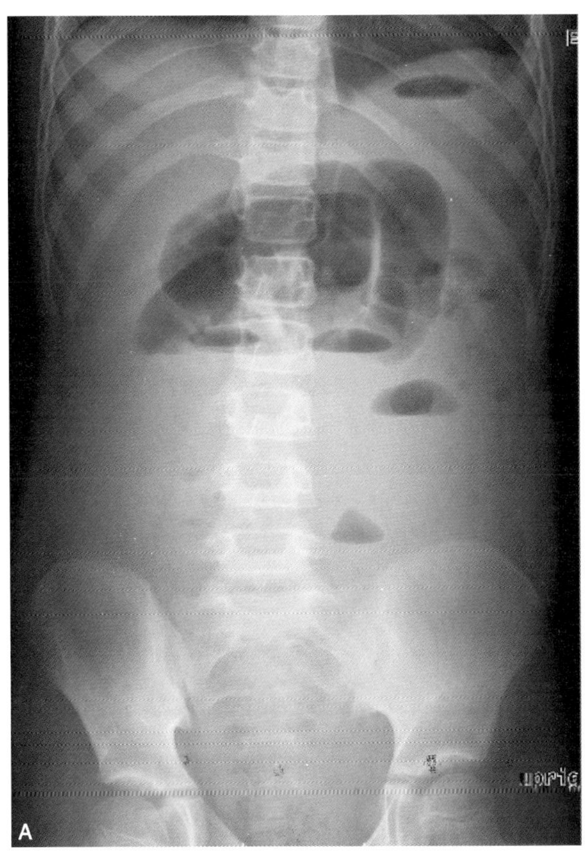

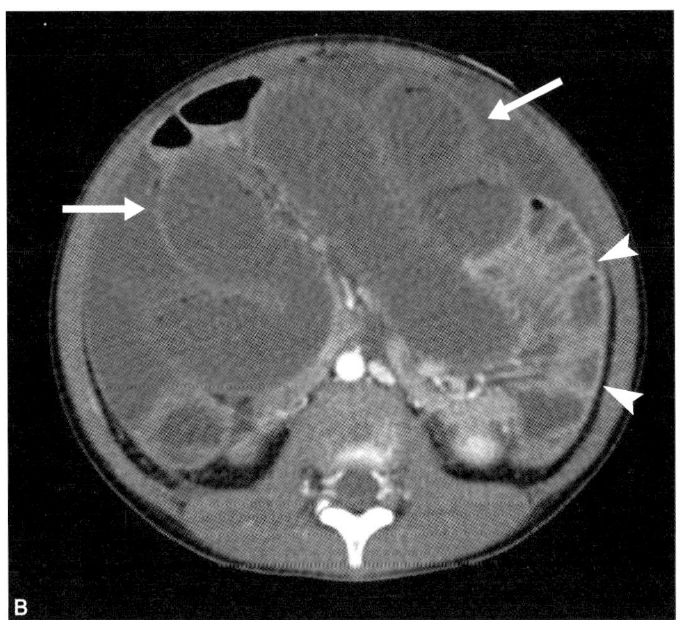

图 69.19 闭袢性小肠梗阻。A. 腹部疼痛和呕吐患者的立位腹部 X 线片显示扩张的小肠袢多个气液平面。结肠未见气体。B. 对比增强的横断位 CT 图像显示扩张的、充满液体的小肠袢(箭)和塌陷的远端小肠(箭头),与小肠梗阻表现一致。扩张的小肠表现为肠壁的增强程度减低,可疑缺血。在手术中,发现患者由于先前阑尾切除术粘连,导致坏死性肠梗阻。

粘连。与成人一样,有腹部手术史的患儿易发生肠道粘连,进而导致肠梗阻。患有既往腹腔内感染或其他炎症的患者,或有脐肠管残留的患者也可能出现肠粘连。在可疑急性小肠梗阻的情况下,腹部 X 线片和对比增强 CT 是最常见的影像学方式。实际的粘连带通过成像看不到。相反,典型的征象是多个扩张的小肠袢,通常有一个突然的过渡点到减压的远端肠管。重要的是要评估肠缺血,包括肠壁增强减弱、肠壁增厚、气肿和广泛的肠系膜水肿/腹腔积液,一旦出现这些征象,应进行紧急手术治疗(图 69.19)。

阑尾炎。阑尾炎,最常见的是穿孔性阑尾炎,是健康大龄儿童肠梗阻的常见原因之一。这可能由于机械性梗阻,或者更典型的是由于阑尾穿孔和腹膜炎相关的广泛炎症引起的肠梗阻。阑尾炎成像的细节将在后面的章节中讨论。

嵌顿性腹股沟疝。腹股沟疝在 6 个月以下的婴儿中较常见,男孩中更为常见。滑动疝是最常见的,由阴道正常闭合失败引起,导致腹膜腔与阴囊持续相通。肠袢,最常见的是远端小肠袢,可能会陷入或嵌顿疝,导致梗阻,甚至在某些情况下会导致缺血性坏死。X 线摄片通常显示远端梗阻,并且在腹股沟区域甚至阴囊内可以看到充满气体的肠袢(图 69.20)。通常不需要影像学检查,因为该体征在临床上是明显的。偶尔可以通过超声显示腹股沟管或阴囊内扩张的厚壁肠袢,常伴有游离液体。嵌顿性腹股沟疝的治疗包括最初的手动复位法,但最终常需要外科干预。

回结肠肠套叠。6 个月大后,回结肠肠套叠成为肠梗阻的常见原因。当近端肠段(最常见的是回肠末端)进入远端肠段时发生肠套叠。小儿肠套叠多为回结肠型,病因为特发性,但

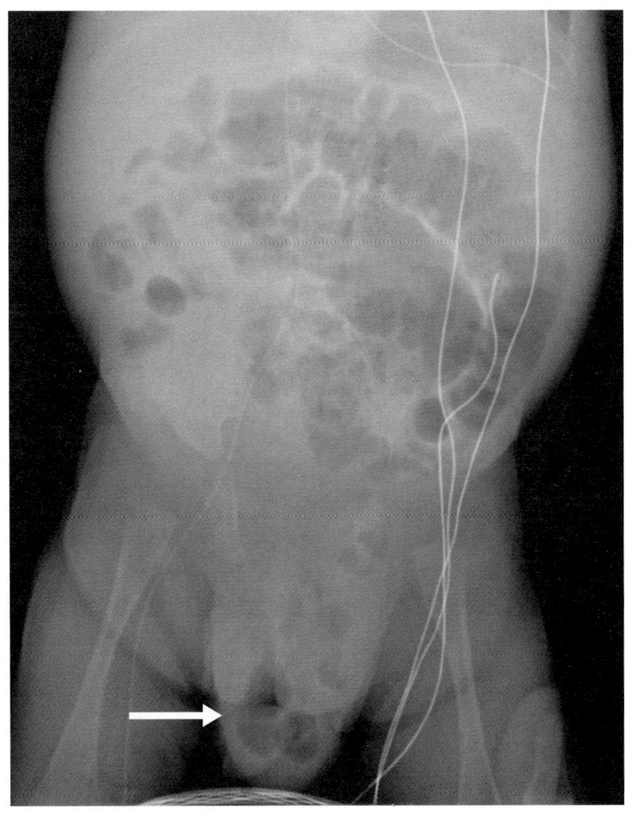

图 69.20 腹股沟疝。一个婴儿的腹部 X 线片显示阴囊内未扩张的、充气的肠袢(箭),间接诊断腹股沟疝。

可能与反应性淋巴结有关。特发性肠套叠在 6 岁以上儿童中较为罕见，在年龄较大的儿童和那些反复肠套叠的儿童中更有可能出现。病理学特点包括肿瘤、息肉、憩室或炎症性肠壁增厚，如过敏性紫癜。

影像学可显示远端梗阻。偶尔，通常在右上象限可以看到代表肠套叠的软组织肿块。如果结肠含有气体，可以看到肠套头被结肠气体包围，表现为圆形软组织/气体界面（图 69.21）。超声（US）是诊断可疑肠套叠的首选影像学检查，因其特异性高、阴性预测值高。肠套叠典型的超声成像包括腹部四个象限的图像，沿着结肠的走形进行追踪。肠套叠通常表现为软组织肿块，其在横向平面中具有同心圆（“靶征”），代表多层肠壁和肠系膜组织（图 69.21）。当在纵向平面成像时，延伸到肠套叠的近端肠袢常常可见肠套叠呈肾形（假肾征）。对于彩色多普勒，异常肠袢可以表现出由于静脉缺血导致的充血至缺血的任何形式。如果血流减少，这意味着肠套叠可能存在较长时间，并且可能更难以回复。肠套叠时肠壁各层之间的液体滞留，表明肠套叠更难复位。

大多数肠套叠病例采用空气灌肠复位治疗（图 69.22）。这是通过增加腔内压力，迫使肠套叠回到正常位置。灌肠的禁忌证包括气腹和腹膜征。灌肠减压最重要的潜在并发症是肠穿孔，在减压过程中必须注意保持腔内压低于 120mmHg。使用空气灌肠，大约 80%的病例可以成功复位。在那些灌肠难以复位的情况下，进行手术复位。

旋转不良伴中肠扭转。虽然在 1 个月大的新生儿中最常见，但任何年龄都可能出现肠扭转不良。在鉴别诊断胆汁呕吐和近端梗阻性病变时，应考虑这一因素。具体的成像表现在前面一节中描述过。

Meckel 憩室。Meckel 憩室是由正常胚胎结构、卵黄管的持续存在引起的。这导致不同程度的异常，从连接脐管到远端回肠（脐带束缚带）的纤维带到由远端回肠引起的真正憩室，通常位于距回盲瓣约 60cm 处。梗阻可能由炎症引起，类似于阑尾炎（Meckel 憩室炎），由于憩室和肠系膜之间的持续连接而引起扭转，或相关肠袢被纤维带卡住。如果发炎，可在超声或 CT 上看到实际的 Meckel 憩室；然而，通常憩室和/或带通过成像是看不到的，并且是基于以右下象限为中心但不涉及阑尾的梗阻和/或炎症而推断的。通过手术治疗，切除憩室和/或带以减轻梗阻。

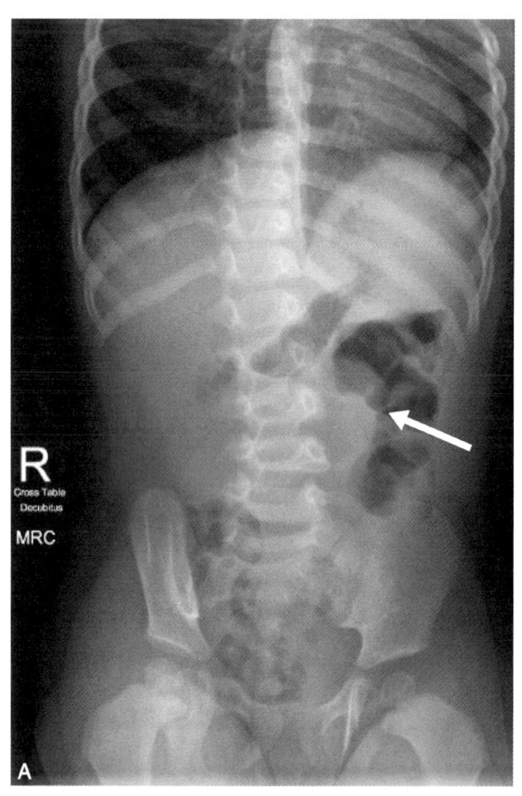

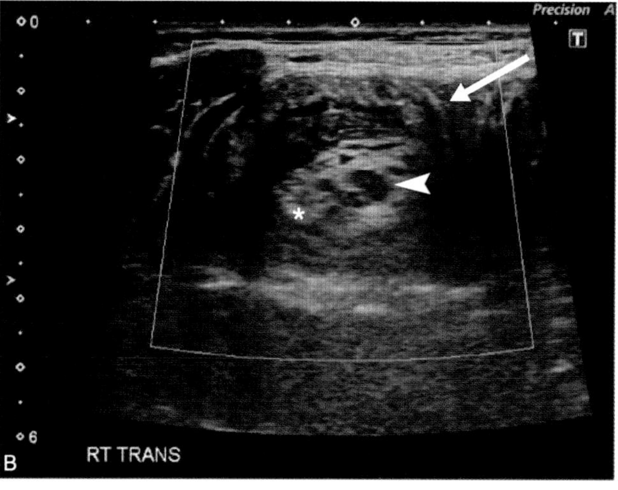

图 69.21　回结肠肠套叠。A. 腹痛患儿的腹部 X 线片显示结肠内空气内见软组织肿块（箭）。B. 同一儿童的超声图像显示同心圆的环形肿块（“靶征”），典型的肠套叠（箭）。注意肠系膜脂肪内的高回声脂肪（＊）和低回声淋巴结（箭头）。肠套叠内肠系膜脂肪和淋巴结是回结肠肠套叠的常见征象。

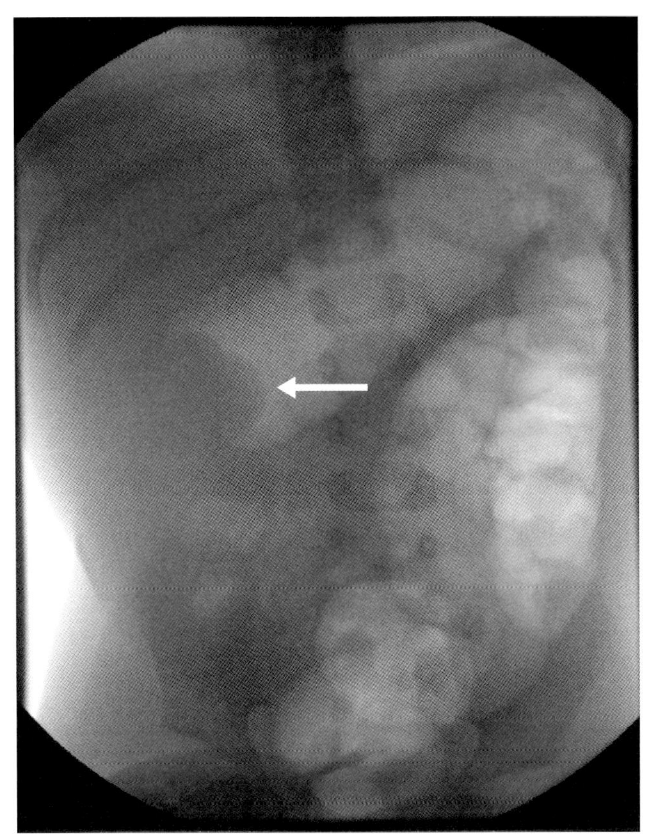

图 69.22　空气灌肠复位治疗肠套叠。在空气灌肠期间的透视图像显示由近端横结肠中气体衬出的肠套叠(箭)。经空气灌肠可成功地复位大部分简单的回结肠肠套叠。

感染和炎症

坏死性小肠结肠炎

坏死性小肠结肠炎(NEC)是一种炎症过程,可见于早产儿或有潜在先天性心脏病病史的婴儿中。其病理生理学尚不清楚,但最有可能的原因是肠道相对灌注不足,导致炎症和易感染。最终的结果是肠壁炎症和肠壁缺血及穿孔的风险增加。婴儿通常在 2 周到 4 个月出现症状,表现为腹胀、喂养不耐受和血便。NEC 最常见于婴儿出生后长时间住院。NEC 中最早的影像学表现是一种非特异性肠梗阻,通常伴有肠壁增厚、肠腔分离和肠腔细长的管状外观。NEC 的后期表现包括肠腔内线性和气泡状的腔室以及多种静脉积气,如肝脏上方的分支(图 69.23 和图 69.24)。NEC 常通过临床诊断;X 线片的目的是支持临床诊断(肠道积气和门静脉气体),以及评估表明肠穿孔的周围气体。气腹是急诊干预的指征,无论是手术还是经皮引流。如果没有穿孔,NEC 常采取肠道禁食和抗生素治疗。

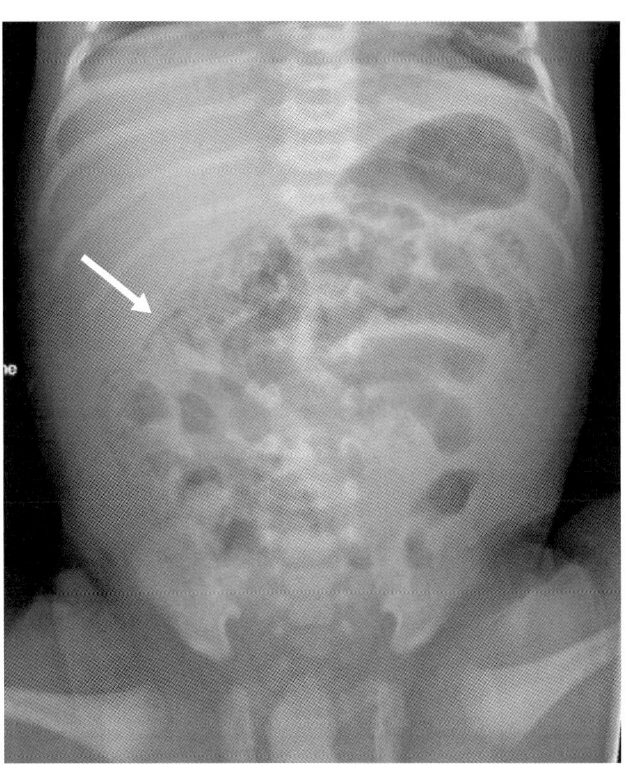

图 69.23　肠道积气征。怀疑坏死性小肠结肠炎婴儿的仰卧位 X 线片显示沿肠壁(箭)呈线状透亮影,与积气一致。

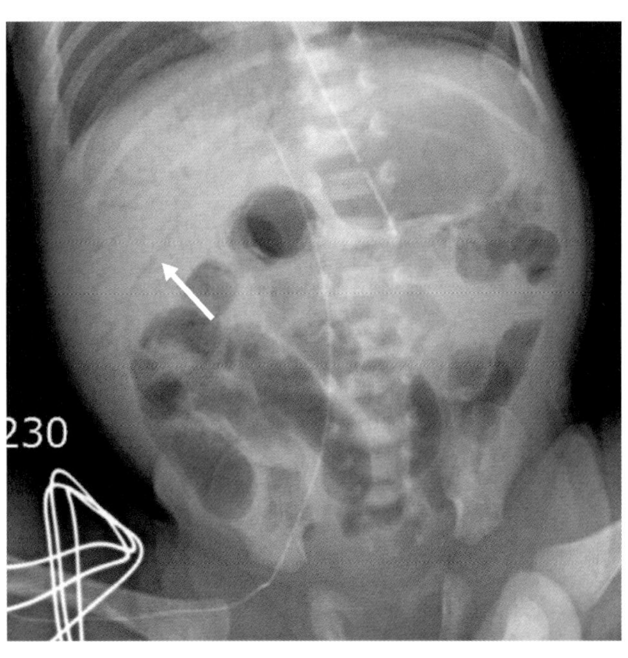

图 69.24　门静脉积气。另一名患有坏死性小肠结肠炎婴儿的仰卧位 X 线片示肝上(箭)与门静脉分支一致的线状透光影。

阑　尾　炎

急性阑尾炎是小儿腹部手术最常见的适应证。阑尾炎发生在阑尾腔阻塞时,通常由粪便内容物(粪石或钙化阑尾结石)阻塞,导致梗阻和继发感染。如果不进行治疗,最终会导致阑尾穿孔和脓肿形成。阑尾炎在幼儿中相对罕见,在大约 2 岁后变得常见。患者通常出现腹痛,常局限于右下腹,伴或不伴发热和其他感染征象。传统上,阑尾炎是根据临床和体格检查结果进行诊断,可接受的阴性剖腹手术率为 20%~30%。然而,临床上很大程度上依赖于影像学检查来确认术前诊断,并相应降低了阴性阑尾切除率。影像学检查对于术前识别穿孔性阑尾炎非常重要,这些病例可能受益于最初的非手术治疗,即抗生素和引流管放置。影像学检查是首选的检查,因为患者可能出现更广泛的腹痛。摄片的结果可能是梗阻的气体或完全正常。仔细检查右下象限以寻找钙化粪石是很重要的。即使存在穿孔，在影像学上游离气体也极为罕见。

无论患者年龄大小，超声是疑似急性、无并发症阑尾炎的首选诊断方法。图像应通过分级加压（逐步增加压力）获得，以排除肠道气体。应该使用允许穿透的最高频率传感器。成像应包括右下腹和骨盆，以确定偶尔延伸到骨盆深处的阑尾。偶尔，从后路或全方位成像有助于识别盲肠阑尾。超声检查正常阑尾是一个蠕虫状的管状结构，具有易于观察的壁层和可压缩的腔。存在阑尾炎时，阑尾常常扩张超过 6mm，尽管大小本身不足以做出诊断。阑尾壁层通常变得模糊不清，并且由于脓性液体的扩张，管腔变得不可压缩。阑尾周围脂肪回声增强表明炎症，是急性阑尾炎最可靠的征象（图 69.25）。偶尔，可以在阑尾腔内看到钙化的粪石。虽然超声对穿孔不敏感，但在阑尾异常情况下阑尾穿孔的特殊征象包括脓肿、阑尾壁缺损，或整个右下腹和骨盆的广泛炎症，而不是局限于阑尾。

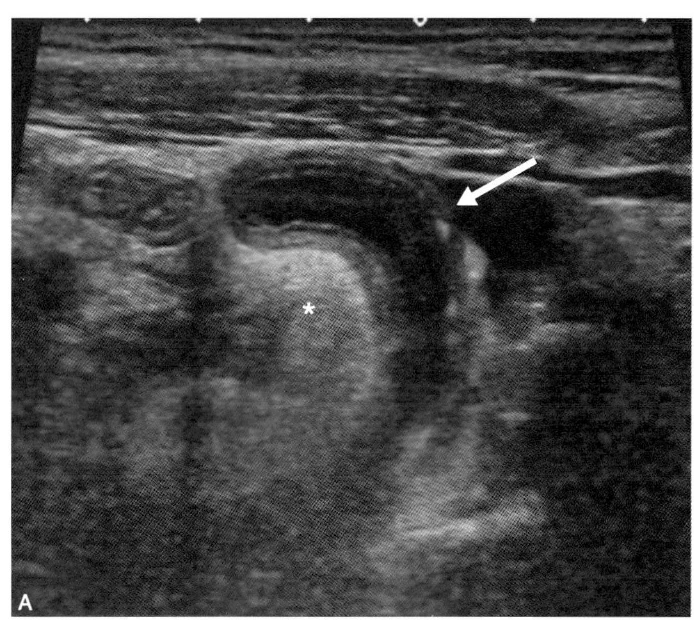

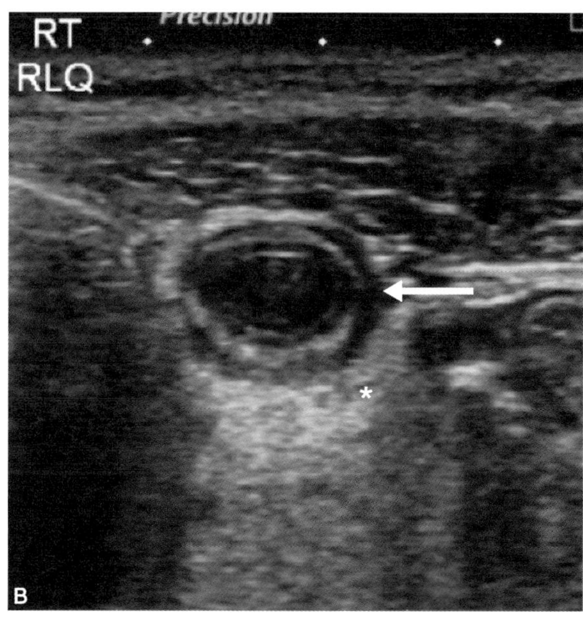

图 69.25　急性阑尾炎超声检查。右下腹的纵向（A）和横向（B）超声图像显示扩张的阑尾（箭），相邻阑尾的周围脂肪（＊）回声增强，表明存在炎症。

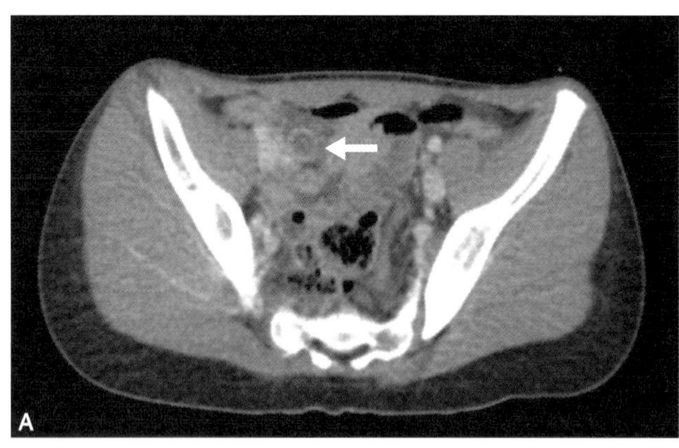

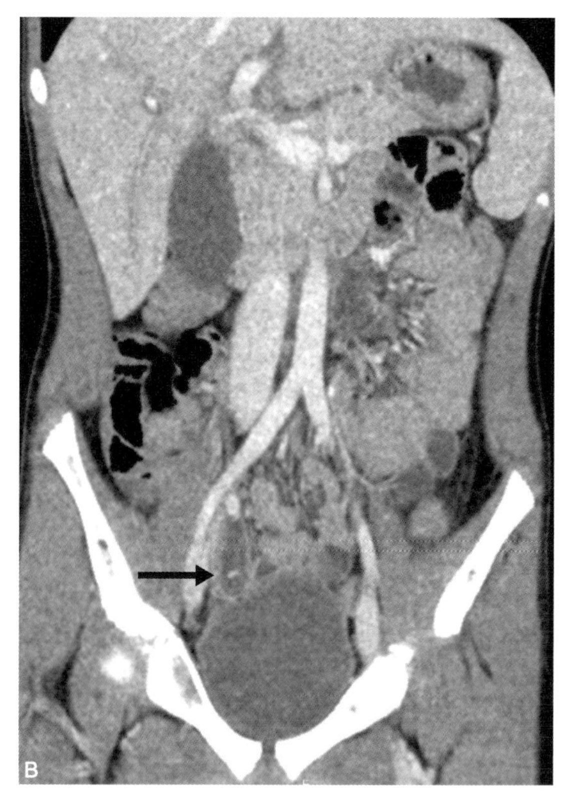

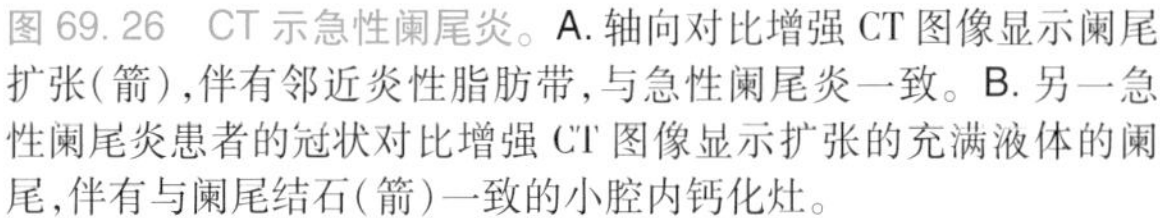

图 69.26　CT 示急性阑尾炎。A. 轴向对比增强 CT 图像显示阑尾扩张（箭），伴有邻近炎性脂肪带，与急性阑尾炎一致。B. 另一急性阑尾炎患者的冠状对比增强 CT 图像显示扩张的充满液体的阑尾，伴有与阑尾结石（箭）一致的小腔内钙化灶。

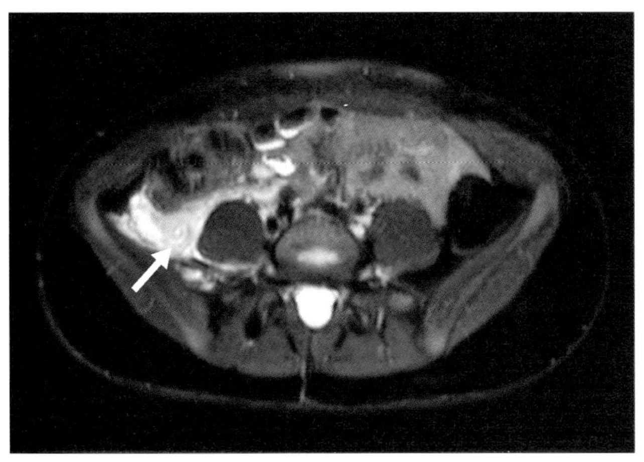

图 69.27　MRI 示急性阑尾炎。T_2WI 轴位脂肪饱和图像显示与轻度扩张的阑尾周围水肿和炎症一致的高信号（箭）。需注意，阑尾壁也增厚，并证明 T_2WI 高信号与水肿一致。

CT 在急性阑尾炎的诊断中也起着重要作用。在一些超声检查或资源有限的中心，CT 是急性阑尾炎的一线影像学检查。在大多数儿科中心，CT 仅适用于阑尾在超声不可见但临床上高度怀疑阑尾炎的病例，或疑有穿孔性阑尾炎的病例。急性、无并发症阑尾炎的 CT 表现包括阑尾扩张、阑尾周围脂肪模糊和阑尾钙化粪石（图 69.26）。在疑似穿孔性阑尾炎的情况下，CT 的主要目的是确定可能需要手术或经皮引流的包裹性脓肿，并确定需要在手术时切除的腔外阑尾。

MRI 越来越多地用于疑似急性阑尾炎的诊断，以避免与 CT 相关的电离辐射暴露。典型的 MRI 序列主要包括 T_2 加权（T_2WI）序列来识别右下腹的液体和炎症（图 69.27）。实际的阑尾可能会或不会显示。

炎症性肠病

克罗恩病（CD）、溃疡性结肠炎（UC）和不确定性结肠炎是儿童和成人中所有形式的炎性肠病（IBD）。虽然这些病症在年龄较大的儿童中更为常见，但在生命的最初几年，幼儿很少发生 IBD。IBD 成像的目的是帮助诊断、确定疾病严重程度、量化对药物治疗的反应，识别可能需要手术干预的并发症（例如，狭窄或脓肿），并评估相关异常（例如，硬化性胆管炎、自身免疫性胰腺炎、胆石症等）。

克罗恩病。CD 引起透壁炎症，并且可以影响从口腔到肛门的胃肠道的任何部分，以及可影响会阴和口周区域的皮肤。年龄较小的 CD 患者通常会出现更广泛的近端小肠疾病、影响空肠，而年长的儿童通常累及回肠末端和/或结肠。

CT 小肠造影（CTE）和 MR 肠造影（MRE）是评估已知或可疑 CD 的首选成像方式。有数据表明 CTE 在儿科患者中较敏感，但在临床实践中，两者基本是等效的。活动期 CD 的影像学表现包括肠壁炎症，典型表现为肠壁增厚和过度增强（图 69.28）。在 MRE，肠壁可能呈 T_2WI 高信号，表明水肿和炎症。CD 是不连续的，在病变节段之间有正常肠段。与 CD 相关的其他病变包括纤维脂肪增生、直肠血管充血、肠壁溃疡和局部肠壁变薄（假瘢痕）。在评估 CD 患者时，重要的是寻找治疗狭窄和穿透性疾病的证据。狭窄表现为固定的管腔狭窄，上段扩张（通常直径超过 3cm）（图 69.29）。穿透性疾病包括瘘管和窦道。瘘管连接两个上皮化表面（例如，肠腔到肠腔或肠腔到皮肤表面），通常表现为受影响的肠袢的束缚，伴有瘘道和受累肠环的相关增强。窦道不连接两个上皮化表面，通常表现为从肠壁延伸到邻近脂肪的线性增强。瘘管和窦道均与腹腔脓肿发生有关。在评估肛周瘘管疾病时，MRE 优于 CTE（图 69.30）。

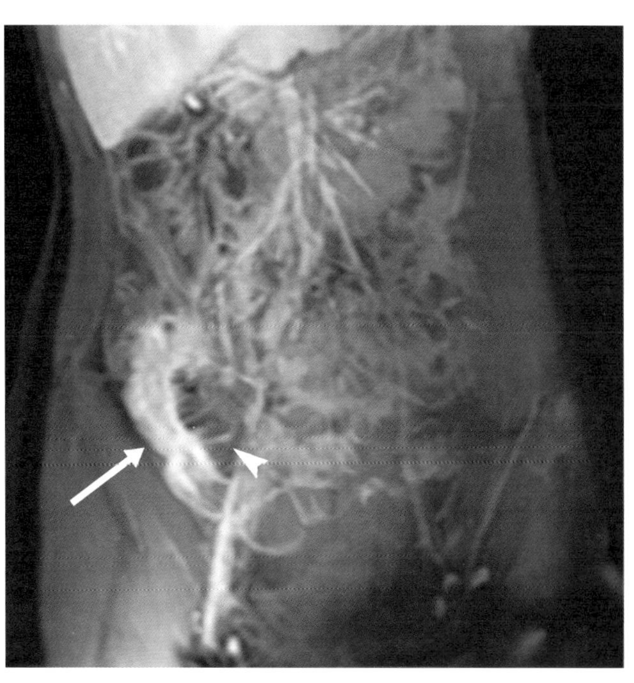

图 69.28　活动期克罗恩病。磁共振肠造影的冠状对比增强 T_1WI 图像显示回肠远端和末端回肠的肠壁增厚且明显增强（箭）。注意充血性直肠血管（箭头），是活动性炎症的次要征象。

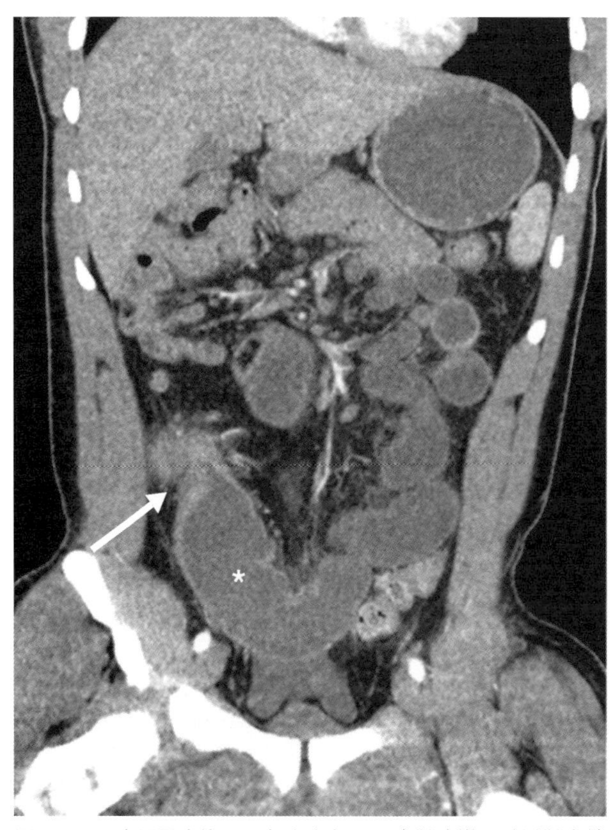

图 69.29　克罗恩病伴回肠末端狭窄。CT 小肠造影显示回肠末端短段壁增厚和炎症（箭）。炎症部位近端肠道扩张（*）。克罗恩病的狭窄通常有活动性炎症和纤维化的结合。

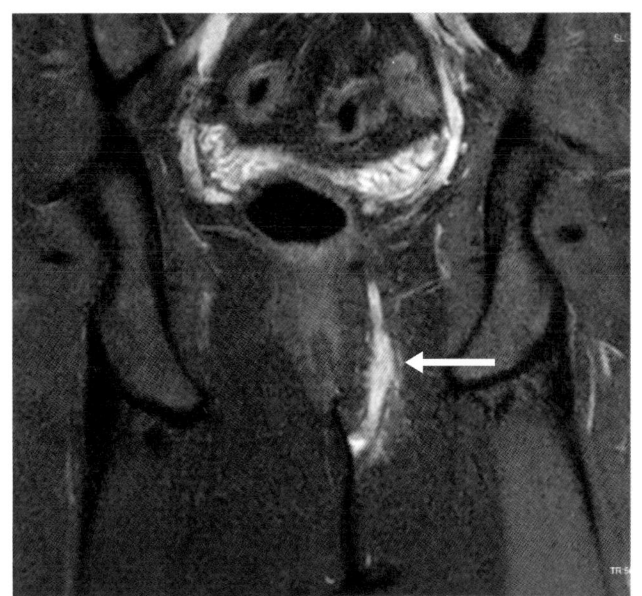

图69.30　克罗恩病患者的肛周瘘。冠状位STIR图像显示从直肠到皮肤表面（箭）的线性高信号，与括约肌间瘘一致。

在腹痛的患儿中，可以通过超声检测CD。超声也是评估已知CD的成像方式。受影响的肠段明显增厚和充血，伴邻近脂肪的增厚和回声增强，表明有炎症。超声在评估整个小肠和大肠病变是困难且耗时、灵敏度有限的。

溃疡性结肠炎。UC是一种炎症过程，累及整个结肠。CTE和MRE通常在诊断时用于排除小肠疾病的存在。在成像时，结肠常表现为肠壁增厚和邻近的炎症，尽管肠壁增厚的程度可能相对较轻。有时，结肠在成像时可能表现正常。在全结肠炎的情况下，由于盲肠炎性分泌物的回流（所谓的“反流性回肠炎”），末端回肠可有轻度增厚及明显增强。如果存在，这种炎症通常是轻微的，只涉及回肠末端的远端部分。

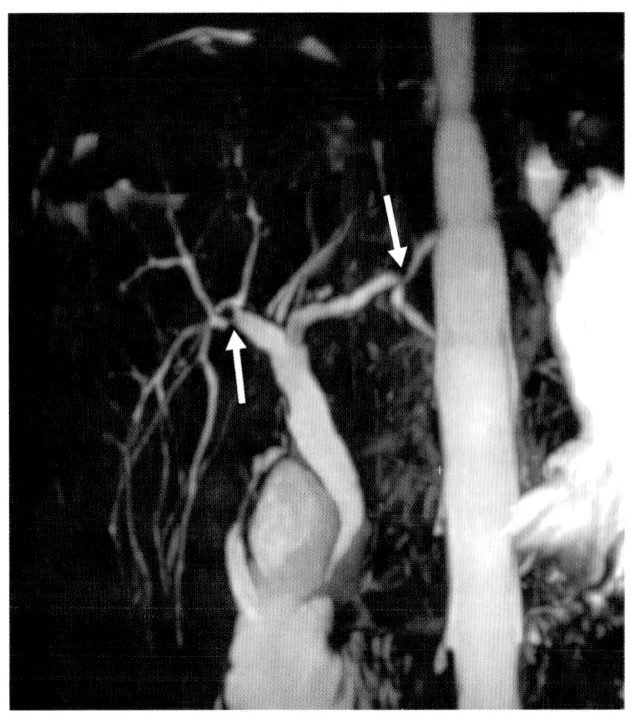

图69.31　硬化性胆管炎。MRCP冠状斜位最大强度投影显示肝内外胆管不规则轻度扩张，多个狭窄区域与狭窄（箭）一致。

与UC的一个重要联系是这些患者硬化性胆管炎的患病率增加。硬化性胆管炎可影响CD和UC患者，但更常见于UC。硬化性胆管炎通常表现为胆管不规则扩张、胆管成串珠状，代表狭窄和扩张交替的区域（图69.31）。

不确定性结肠炎。在一些患者中，特别是在年幼的儿童中，尽管进行了成像、内镜检查和活组织检查，CD和UC难以鉴别诊断。这些患者通常被诊断为不确定性结肠炎。这些患者在其疾病的终末过程中表现出CD的特征。

肝胆系统

先天性肝胆疾病

胆道闭锁。胆道闭锁是新生儿胆汁淤积的最常见原因，是闭塞性胆管病变的结果，其中中央肝内胆管和肝外胆管由于不典型炎症而闭锁。最终结果是胆汁淤积，并且患者在出生时或出生后不久出现黄疸和无胆汁粪便。如果病情得不到治疗，胆汁淤积会导致进行性肝病，纤维化和极为严重的肝硬化。治疗包括Kasai手术或门静脉造口术以恢复肝脏的胆汁引流，其中肠袢被移到肝脏并与肝门吻合，并切除远端多余胆管。即使采用适当的手术治疗，仍有相当多的患者进入终末期肝病并需要肝移植。

超声通常是新生儿胆汁淤积的首选影像学检查方法。由于进行性纤维化，甚至在生命的早期，肝实质的外观可以从正常到异质和结节都有所不同。正常的肝外胆管将不存在。相反，在主门静脉分支附近可能存在三角形高回声组织，代表肝总管的纤维化，即所谓的“三角索征”（图69.32）。该发现具有高度特异性，但对胆道闭锁的敏感性相对较低。胆囊可能完全缺失，或者是小而不规则的。通常不存在肝内胆管扩张。

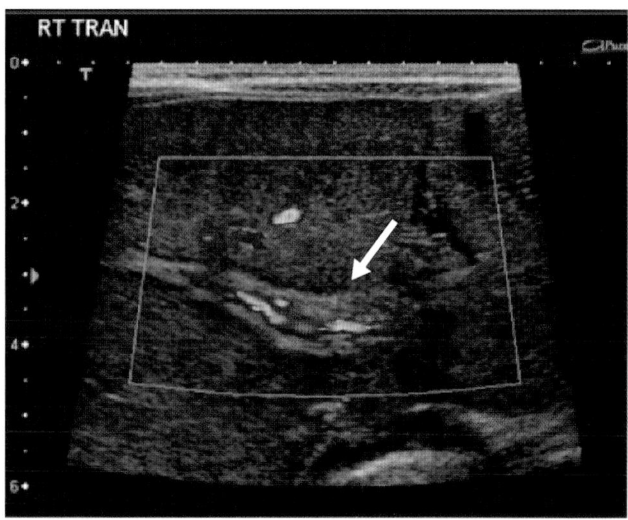

图69.32　胆道闭锁。肝门的横向超声图像缺乏可见的肝总管。相反，存在三角形回声组织（箭），即所谓的“三角索征”。

图 69.33 胆道闭锁。来自 HIDA 扫描的平面图像显示肝脏中示踪剂的摄取(*),但没有示踪剂进入肠道。

疑似胆道闭锁的进一步检查可能涉及肝胆显像术。患者通常用苯巴比妥预处理数日,缺乏预处理可能导致假阳性结果。示踪剂的肝细胞摄取发生在胆道闭锁,但没有胆汁排泄(图 69.33)。诊断取决于延迟(24h)图像中缺乏排泄到肠道的放射性示踪剂活性。

胆总管囊肿。胆总管囊肿以肝内胆管和/或肝外胆管的局限性或弥漫性扩张为特征。胆总管囊肿最广泛接受的病因学理论是胆总管囊肿、胰胆管异常连接,共同通道引流胆总管和胰管,可使胰酶回流到胆总管并引起炎症和胆管壁损伤。Todani 分类是胆总管囊肿最广泛接受的分类系统,但错误地包括具有不同发病机制的 Caroli 病(图 69.34)。Ⅰ型胆总管囊肿伴肝外胆管弥漫性扩张,是最常见的,但很难与Ⅳ型区分(图 69.35)。

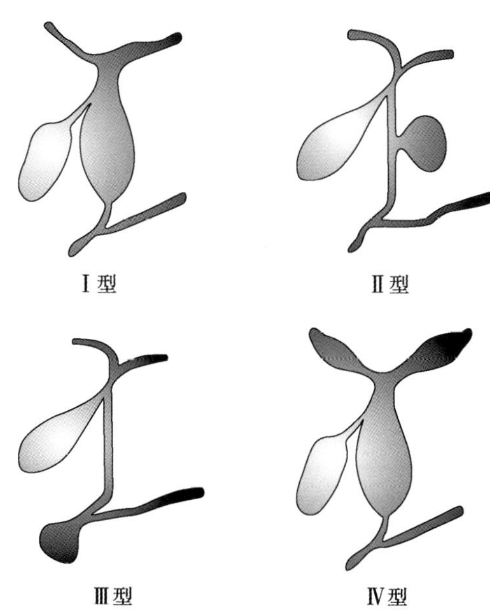

图 69.34 胆总管囊肿亚型的图解表示。Ⅰ型梭形胆总管扩张(+/-肝总管)。来自胆总管的Ⅱ型囊状憩室。Ⅲ型囊状扩张(胆总管扩张),突出至十二指肠。肝内外胆管的Ⅳ型梭形扩张。在临床实践中,Ⅰ型和Ⅳ型经常重叠。

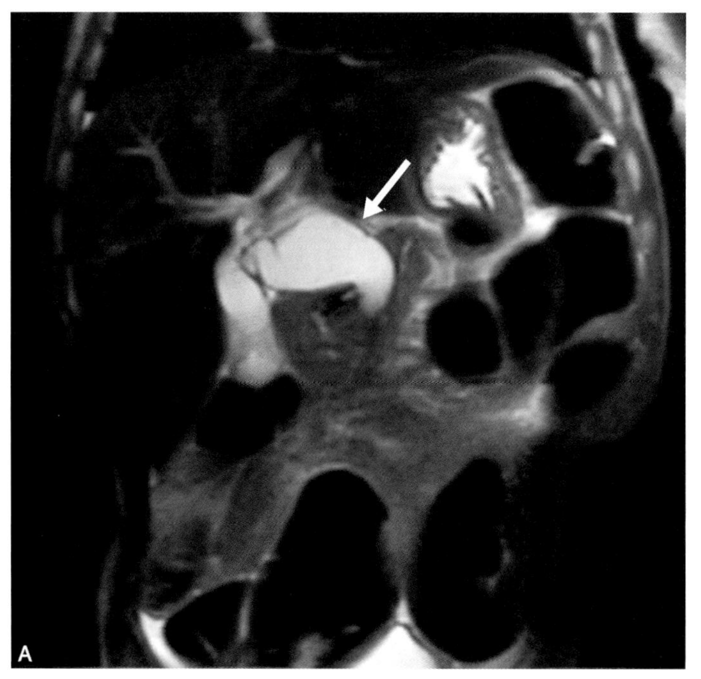

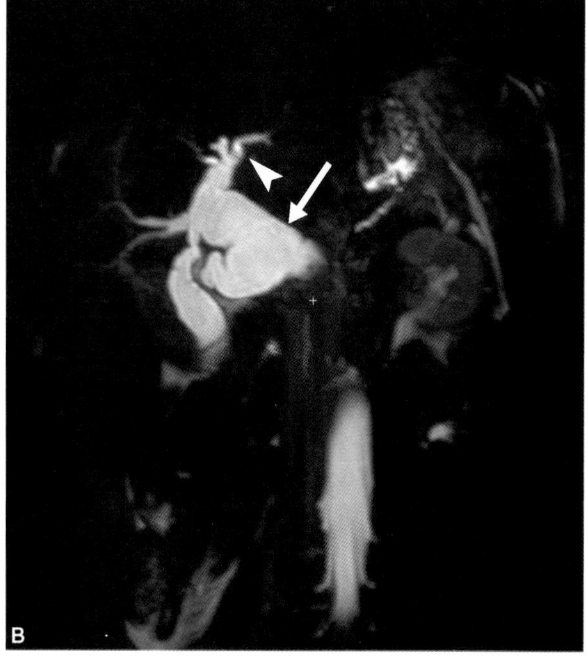

图 69.35 两位不同患者的胆总管囊肿。A. 冠状动脉 T_2WI 图像在幼儿中显示出肝外胆管明显扩张(箭),与Ⅰ型胆总管囊肿一致。B. 来自另一儿童的 MRCP 冠状最大强度投影图像,显示肝内(箭头)和肝外胆管(箭)扩张,与Ⅳ型胆总管囊肿一致。

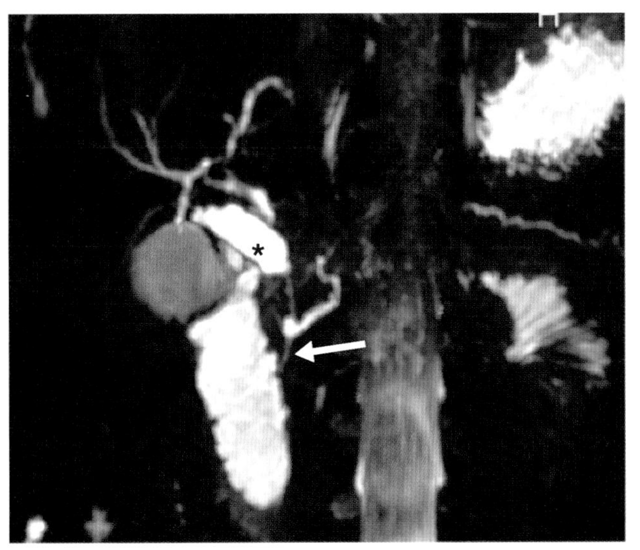

图 69.36 胆总管囊肿。来自 MRCP 的冠状斜位最大强度投影图像显示肝管和胆总管部分的局灶性扩张（*）。胰管插入 Vater 壶腹附近的胆总管，即所谓的"共同通道"（箭），这是与胆总管囊肿发展相关的解剖学发现。

临床上，胆总管囊肿通常在 10 岁前出现，伴有黄疸、腹痛，很少触及腹部肿块。超声将显示胆管不同程度的扩张，有时可大量扩张。MRI 和 MRCP 是充分描述可疑胆总管囊肿和识别异常胰胆管连接的成像方式（图 69.36）。胆总管结石与胆总管囊肿有关。

胆总管囊肿的治疗包括手术切除。这不仅可以改善胆汁引流，还可以降低成年期胆管癌的发生风险。

Caroli 病。Caroli 病之前被归类为 V 型胆总管囊肿，它是由肝内胆管先天性导管畸形引起的一种独特的疾病，表现为多个肝内胆管囊性扩张。肝外胆管通常是正常的。病变可以是弥漫分布，也可以是节段性的。US、CT 和 MRI 都将显示"中心点征"，表现为门静脉分支完全被扩张的肝内胆管包围（图 69.37）。Caroli 病可伴有纤毛病的其他表现，如多囊肾等。

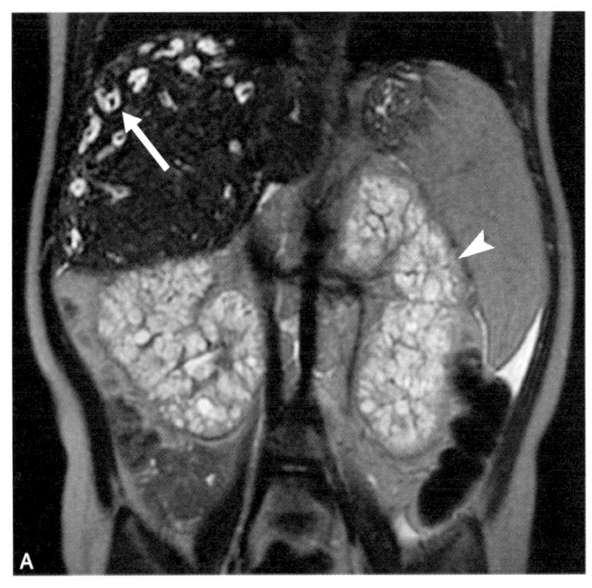

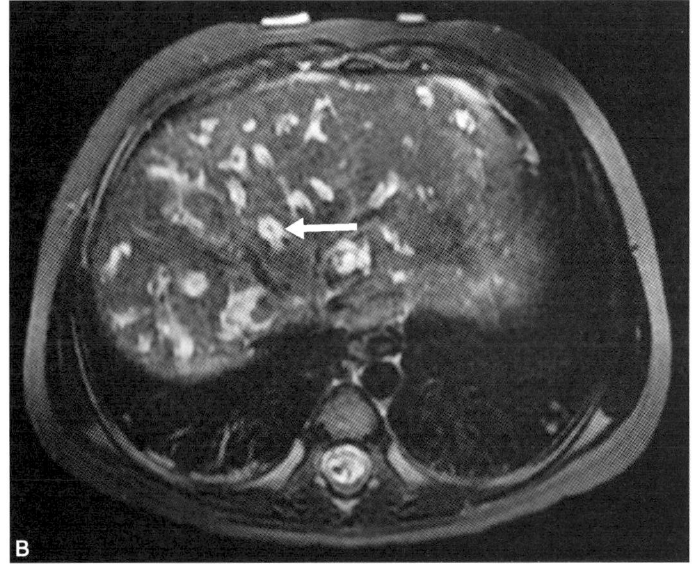

图 69.37 Caroli 病。青少年男性的冠状位（A）和轴位（B）T_2WI 图像显示肝内胆管的囊性扩张，伴有"中心点"征（箭）。注意患者还有多个肾囊肿（箭头），符合多囊肾病表现。Caroli 病和多囊肾病都是由于初级纤毛的先天性异常（"纤毛病"）。

泌尿生殖系统

肾脏融合和异位肾

肾脏融合和异位肾，包括马蹄肾、交叉融合的异位、肿块/扁平肾和盆腔肾，并非儿科独有。这些发育异常可以在出生前检测到，或者在任何时刻进行成像检查到异常。它们与创伤的易感性和潜在的并发症有关，包括结石形成，集合系统梗阻及罕见的肿瘤。肾脏融合可能难以通过超声完全评估，因此横断面成像，包括 CT 和 MR 尿路造影（MRU），在这些患者中发挥着巨大作用（图 69.38）。

多囊性肾发育不良

多囊性肾发育不良（MCDK）反映了肾脏异常发育导致的完全或节段性肾发育不良。出生后，发育不良的肾脏常呈弥漫性或分段性缩小，但很少会扩大。肾实质被多个大小不一的囊肿取代（图 69.39），可识别的肾组织很少甚至没有。如果存在肾实质，超声将出现异常回声。MCDK 通常不难诊断，尽管偶尔会有一大群囊肿与扩张的集合系统相似。区分两者的关键在于 MCDK 的囊肿不与扩张的肾盂相通。

MCDK 可以是单侧或双侧的，后者与羊水过少及其相关效应（Potter 序列：特定面容，肺发育不全，杵状足）相关，并且通

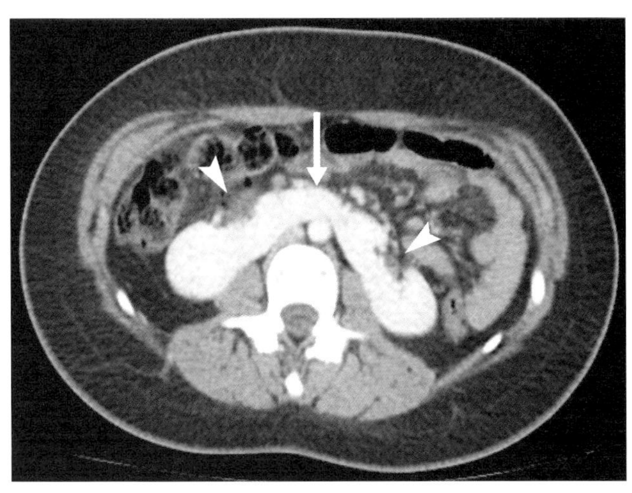

图 69.38 马蹄肾。静脉造影轴位 CT 图像显示肾脏组织在中线处连接(箭)。两个肾脏的肾盂都朝向前方(箭头)。在马蹄肾中,肾脏部分存在于脊柱的两侧,横跨中线有实质或纤维部分。交叉融合与之不同的是其中一个肾是在位的(在肾窝中或邻近肾窝)而另一个肾是异位的(在肾窝之外)并且与在位肾融合,导致两个肾位于腹部的一侧。

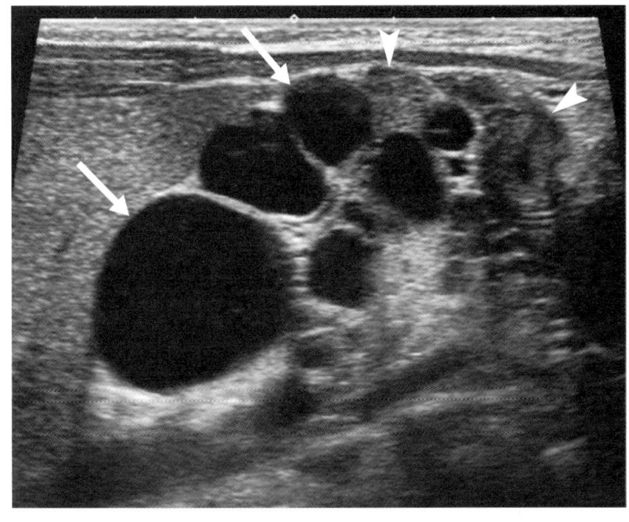

图 69.39 多囊性肾发育不良。右肾的纵向超声图像显示多个肾囊肿(有些用箭指示)用部分残留的、异常回声的下极肾实质(箭头)取代大部分肾脏。多发性大囊肿和扩张的肾集合系统有时可能看起来相似,但区别在于囊肿不应相通/连接。

常与症状不相符。单侧肾发育不良通常无症状,与对侧肾代偿性增大有关。重要的是,MCDK 可能与对侧肾脏的异常有关,包括膀胱输尿管反流(VUR)和输尿管肾盂交界处梗阻,这两者在孤立性功能肾中具有更大的意义。影像学检查用于评估发育异常的肾脏(解剖学超声,功能显像)和排除对侧肾脏的异常(超声、排尿期膀胱尿路造影术或核细胞膀胱造影术)。一部分 MCDK 能自发地消退,余下的将伴随整个生命周期。既往,MCDK 可通过手术切除,然后通过超声检查进行随访。现在不再是常规做法,影像学通常只用于对可能发生的并发症,如感染或高血压患者进行随访。

重复肾和重复集合系统

肾脏发育早期,由于肾脏前体组织(后肾胚芽和输尿管芽)分裂,肾脏集合系统复制,导致肾脏(通常为上下极)的引流系统分离成两个独立的部分。这可以从单个输尿管引流的二裂肾盂到两个(或多个)肾的完全重复,其中每个肾脏部分都有独立的至膀胱水平的输尿管(图 69.40)。一定程度的肾脏集合系统重复并非罕见。在具有多个部分的系统中,每个部分的相对大小是可变的。在任何类型的集合系统重复中最常见的发现是肾脏大小不对称。肾脏长度相差 1cm 左右或更大,提示肾脏重复畸形或另一个肾脏整体瘢痕化。

集合系统重复在一些情况下完全没有症状,并且由于其他原因而在成像时偶然发现的。其他病例可能因阻塞或 VUR 而复杂化。Weigert-Meyer 描述了相关的并发症:在重复的集合系统中,上集合系统通常因输尿管的异位插入形成的末端输尿管囊肿而阻塞(图 69.41)。较低部分的输尿管通常在原位插入,但允许 VUR。并非所有的输尿管在重复集合系统的情况都插入膀胱。在少数情况下,异位输尿管可插入膀胱颈部、尿道或阴道,由于尿液渗漏导致阴部持续润湿。

影像学在识别重复的集合系统以及定义解剖结构和相关并发症方面起着作用。超声是首选检查,通常可确定肾脏异常和瘢痕形成程度以及与梗阻相关的发育不良。然而,超声在显示复杂输尿管解剖结构的能力方面受到限制。MRU 可以提供这些复杂的重复集合系统的解剖细节,是识别远端异位输尿管的首选检查方式,有助于手术计划的制订(图 69.40)。某些形式的膀胱造影(排尿或核)可用于记录下半部分的反流(图 69.40)。MRU 和核素显影都可用于检测肾脏部分的相对分裂功能和集合系统梗阻程度,这两者对于手术计划的制订都有重要意义。

产前/围生期肾积水

产前识别肾积水(肾盂和肾盏的扩张)对产后超声有一定的指导性。产后超声检查的目的是确定肾积水是否已经消失,并评估肾实质。出生后不久的相对脱水可能导致低估肾积水程度,因此影像检查通常推迟到出生后约 1 周。出生后持续存在的肾积水提示集合系统梗阻,最常见的是输尿管-盆腔连接部梗阻或 VUR,这两者都需要进一步评估和潜在干预。

泌尿道扩张(UTD)分类系统提供了一种通用的标准化语言,根据肾盂前后径(在肾内测量,不在肾盂外),肾盏扩张、肾实质厚度和肾脏外观,膀胱异常和输尿管异常来对尿路异常的严重程度进行分类(表 69.1,图 69.42)。这种分类系统的一个重要定义是,中央肾盏是与肾盂直接相连的,而外周肾盏是髓质杯状物,并引流到中央肾盏(图 69.42)。

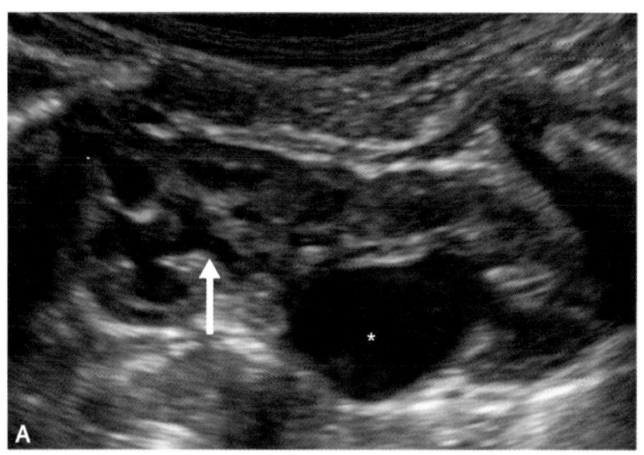

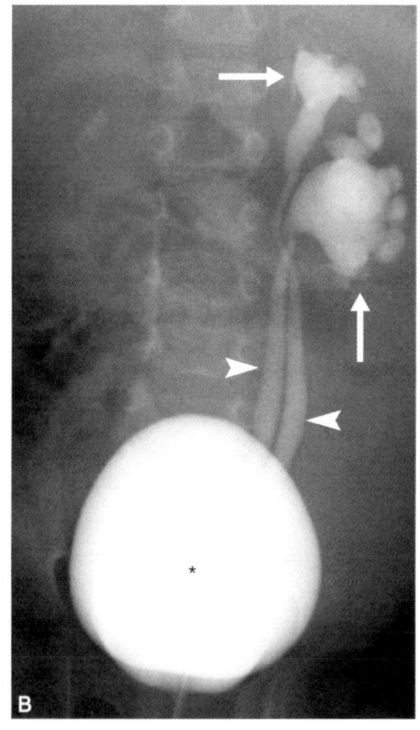

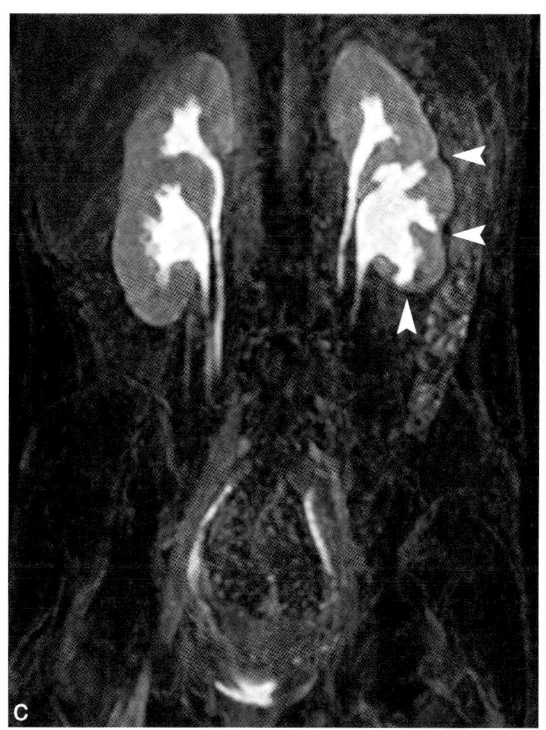

图 69.40　肾重复畸形。A. 肾的纵向超声图像显示扩张的低位集合系统（*）和非扩张的上部集合系统（箭）。B. 来自不同儿童的排泄期尿路造影（VCUG）的冠状 X 线透视图显示两个独立的肾盂（箭），及两个独立的输尿管（箭头）至膀胱（*）。输尿管和集合系统中对比剂的存在反映了两个部分的回流。肾盂和肾盏扩张。C. 来自不同儿童的 MR 尿路造影图，冠状位 MIP T_1 加权对比增强后图像显示双侧重复肾，每个肾脏具有两个肾盂和两个输尿管。累及左侧下部（箭头）的多灶性瘢痕形成。

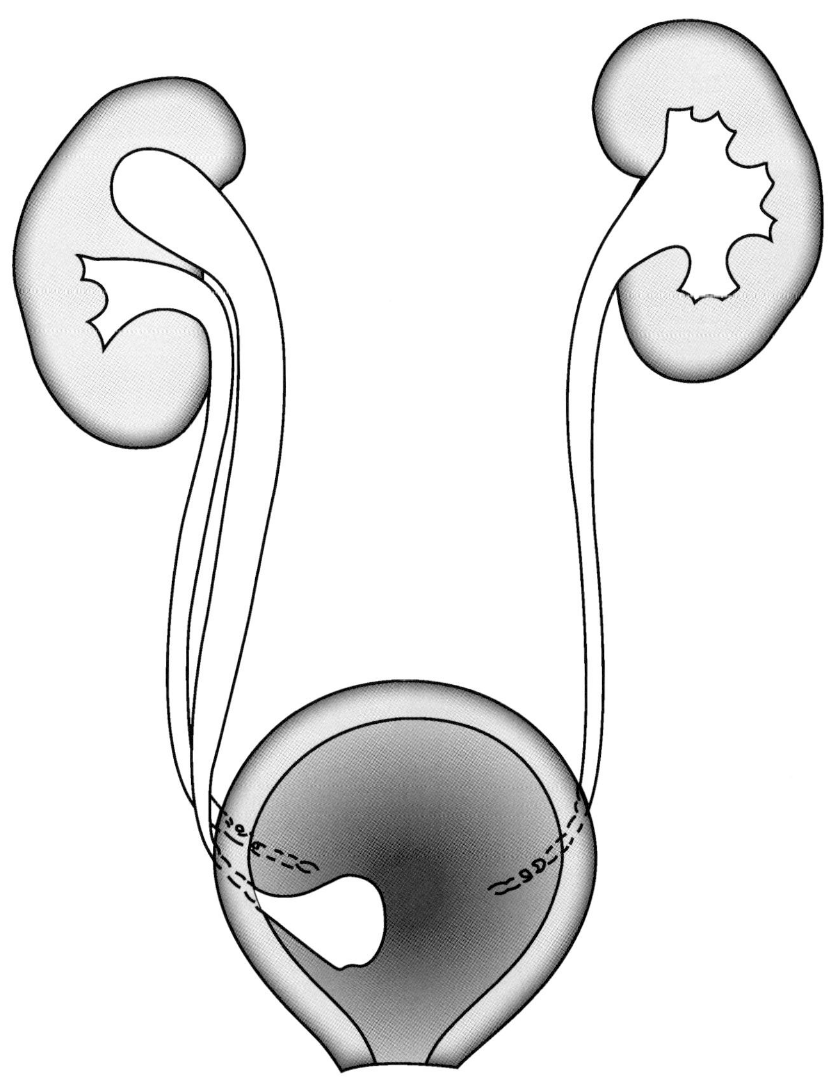

图 69. 41　Weigert-Meyer 法则。虽然不是所有的肾脏重复畸形都有症状，但其并发症与集合系统重复相关。上部集合系统通常因输尿管的异位插入而阻塞，并终止于输尿管囊肿。下部分输尿管原位插入，允许膀胱输尿管反流。

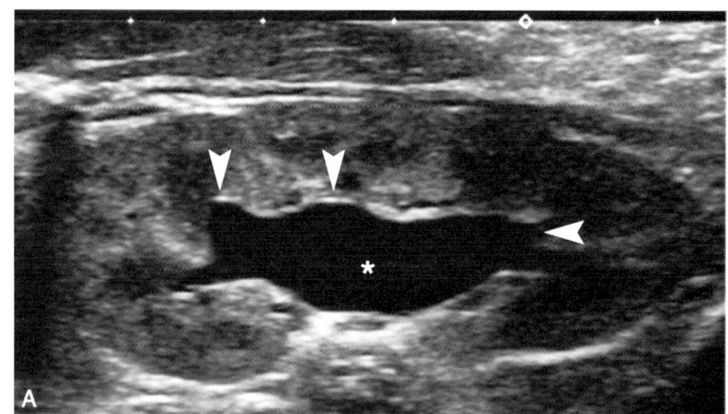

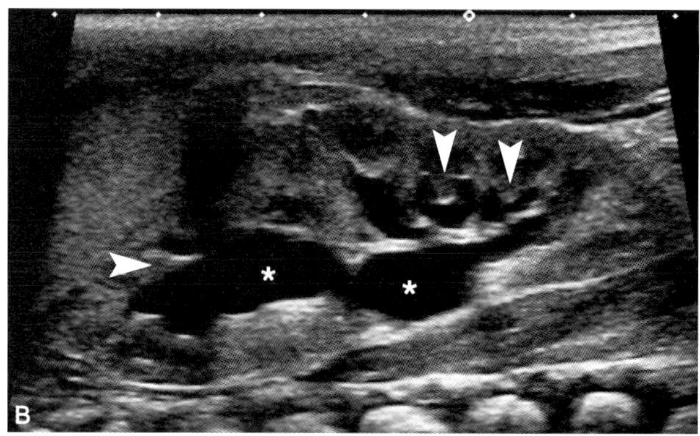

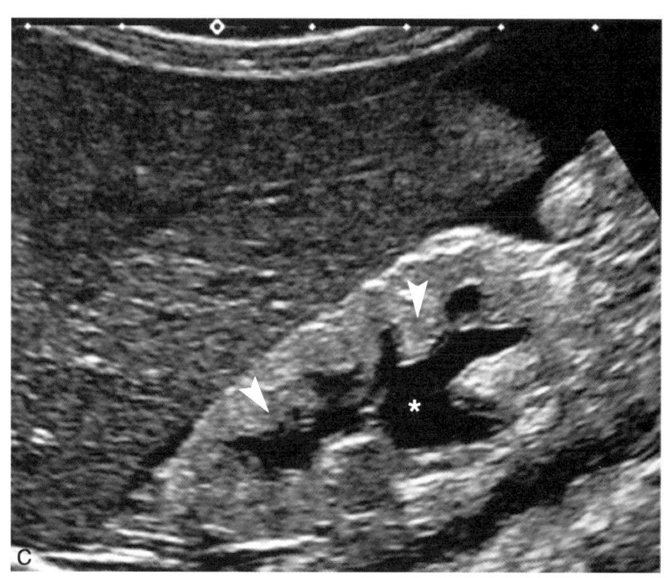

图69.42 尿路扩张(UTD)分类。A. UTD P1。P1扩张的纵向超声图像显示肾盂(*)和中央肾盏(箭头)扩张。B. UTD P2。在另一患儿的纵向超声图像显示P2扩张的肾盂(*)和外周肾盏扩张,其中包括髓质肾盂(箭头)。C. UTD P3。另一患儿的纵向超声图像显示P3扩张的肾盂(*)和外周肾盏扩张,其包括髓质(箭头)。肾实质弥漫性异常,回声增强。

表69.1

尿路扩张(UTD)分类系统

UTD分类	表现
P1	前后肾盂直径10~15mm 或 中央肾盏扩张
P2	前后肾盂直径≥15mm 或 外周肾盏扩张(在肾锥体处呈杯状) 或 持续的输尿管扩张,伴有P1或P2的征象
P3	前后肾盂直径≥10mm 和 肾实质异常(变薄、回声异常、囊肿) 或 膀胱异常

前后肾盂直径最好是在俯卧的横断面上测量,并且必须在肾内测量(不是在肾盂的肾外部分)。输尿管扩张没有特定的临界值。

发热性尿路感染

VUR反映了输尿管膀胱交界处(UVJ)功能不全,允许尿液从膀胱逆行流入输尿管直至肾脏。VUR可能是输尿管异常垂直角度插入的结果,这使得UVJ在膀胱收缩和排尿期间保持开放。与VUR诱导的肾盂肾炎相关的反复感染和炎症可导致瘢痕肾,并最终导致肾功能不全。

对发热性UTI儿童成像的目的是评估解剖异常,记录VUR是否存在,并评估罕见的并发症(例如,肾脓肿)。用于评估UTI发热儿童的主要检查方式是超声,排尿膀胱尿路造影(透视或超声检查),核膀胱造影和潜在的肾皮质核素成像。

超声的目的不是诊断肾盂肾炎(这是临床诊断),尽管肾盂肾炎通过超声可发现回声增强和灌注减少的节段或位置(通过多普勒)(图69.43)。但超声检查在发热性UTI患儿中的目的是评估解剖学和形态学异常,包括重复集合系统,输尿管或集合系统扩张和肾脏瘢痕形成(反映肾盂肾炎发作)。肾脏瘢痕可表现为局灶性实质缺损,局部或全部实质变薄,或弥漫性萎缩(图69.44)。在没有重复集合系统的情况下,双侧肾脏长度差异超过1cm,会增加整体瘢痕形成/体积减少的可能性。尿路上皮增厚可能也很明显,但这是非特异性的,并且该发现对感染的敏感性和特异性尚未确定。超声还可以检测到可能引发感染的结石,且可用于评估肾盂肾炎(包括肾脓肿或肾周脓肿)的罕见并发症。

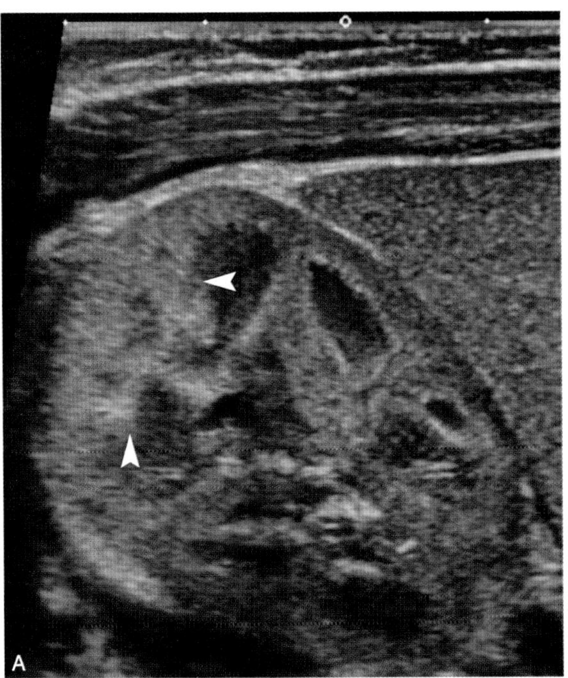

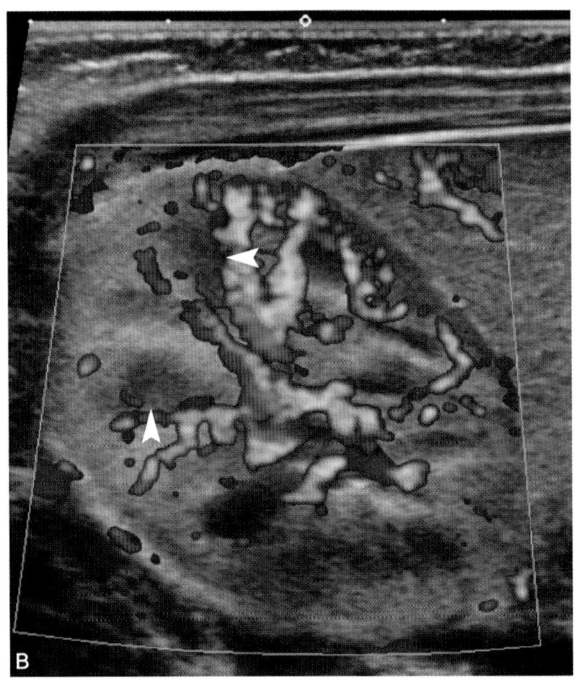

图 69.43 肾盂肾炎。A. 横向超声图像显示回声增强(箭头)增加的楔形区域,皮质髓质分界消失。肾脏的其他区域保留了皮髓质分化,与上覆的肾皮质相比,髓质显示相对低回声。B. 同一患者的横向彩色多普勒超声图像显示异常回声区域(箭头)的血流减少。在肾脏的其他区域存在血液。

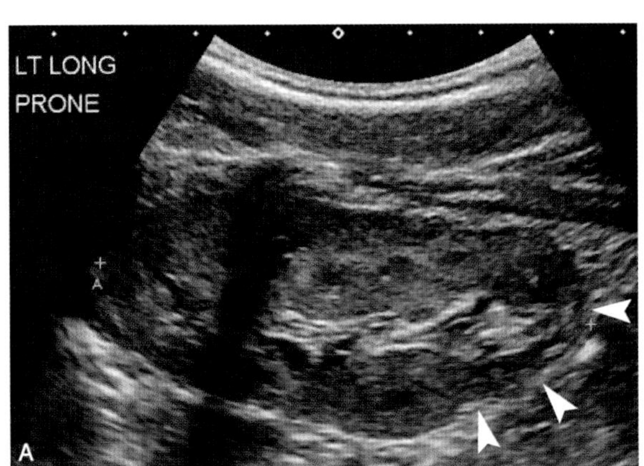

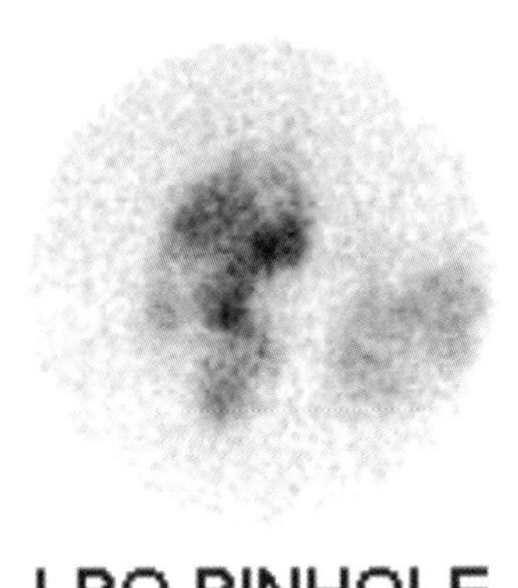

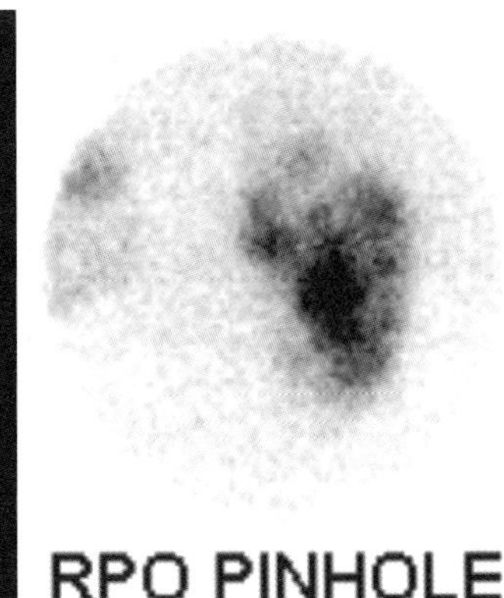

图 69.44 瘢痕肾。A. 纵向超声图像显示肾下极多处小实质缺损,提示瘢痕组织(箭头)。正常情况下,肾脏轮廓应相对平滑,因为它位于上极。B. 同一患者^{99m}Tc-二巯丁二酸(DMSA)扫描的针孔图像显示双肾多灶性实质缺损表现为光减少区域。DMSA 的缺陷可以反映由于灌注减少引起的活动性肾盂肾炎,或者由于实质缺损反映瘢痕形成。肾盂肾炎与瘢痕形成的鉴别取决于临床病史,实质缺损在持续感染后 6 个月以上瘢痕形成。本例中瘢痕和活动肾盂肾炎都存在。

透视和超声排尿膀胱尿路造影可通过对比剂(碘化对比剂或超声对比剂)灌注到膀胱直接观察 VUR。在这些检查期间采集的图像包括:给药之前骨盆和肾窝的图像,以评估结石或解剖异常;膀胱的早期充盈图像,以评估输尿管囊肿(图 69.45);在针对 UVJ 的最大膀胱充盈处的左右斜位图像,以评估 1 级 VUR,若发现反流则确定 UVJ 的解剖结构(图 69.45);排尿期间的尿道图像(女孩正面,男孩斜面),以评估尿道解剖结构(图 69.45);膀胱和肾窝的排泄后图像,以评估排尿时残留和反流(图 69.45)。可以根据需要获得更多图像进一步确定 VUR。

在膀胱排尿尿路造影术中,对比剂逆行流入输尿管或肾脏集合系统都是异常的。现有的透视下对 VUR 进行分级的系统(图 69.46)已推广至超声。核膀胱造影原理也是类似的,通过放射性示踪剂灌注到膀胱,并获得图像以评估是否逆流到肾集合系统。

VUR 的三种评价方法都是有效的,但各有利弊。透视 VCUG 是发热 UTI 男性患儿的首选检查方法,它为男性尿道提供了最佳的解剖结构评估。透视的局限性是间歇成像(以维持低辐射剂量),因此可能无法检测到间歇性的低度反流。排尿性尿路超声检查视野较小和对比材料半衰期短,可能遗漏间歇性低度反流。核膀胱造影可连续监测 VUR,敏感性高,但解剖细节有限;由于膀胱的活动,该技术无法诊断 1 级 VUR。对于患有发热性 UTI 的女孩来说,核膀胱造影是首选检查,但主要用于对既往确定的、不再需要进行解剖学评估的 VUR 患儿进行随访。

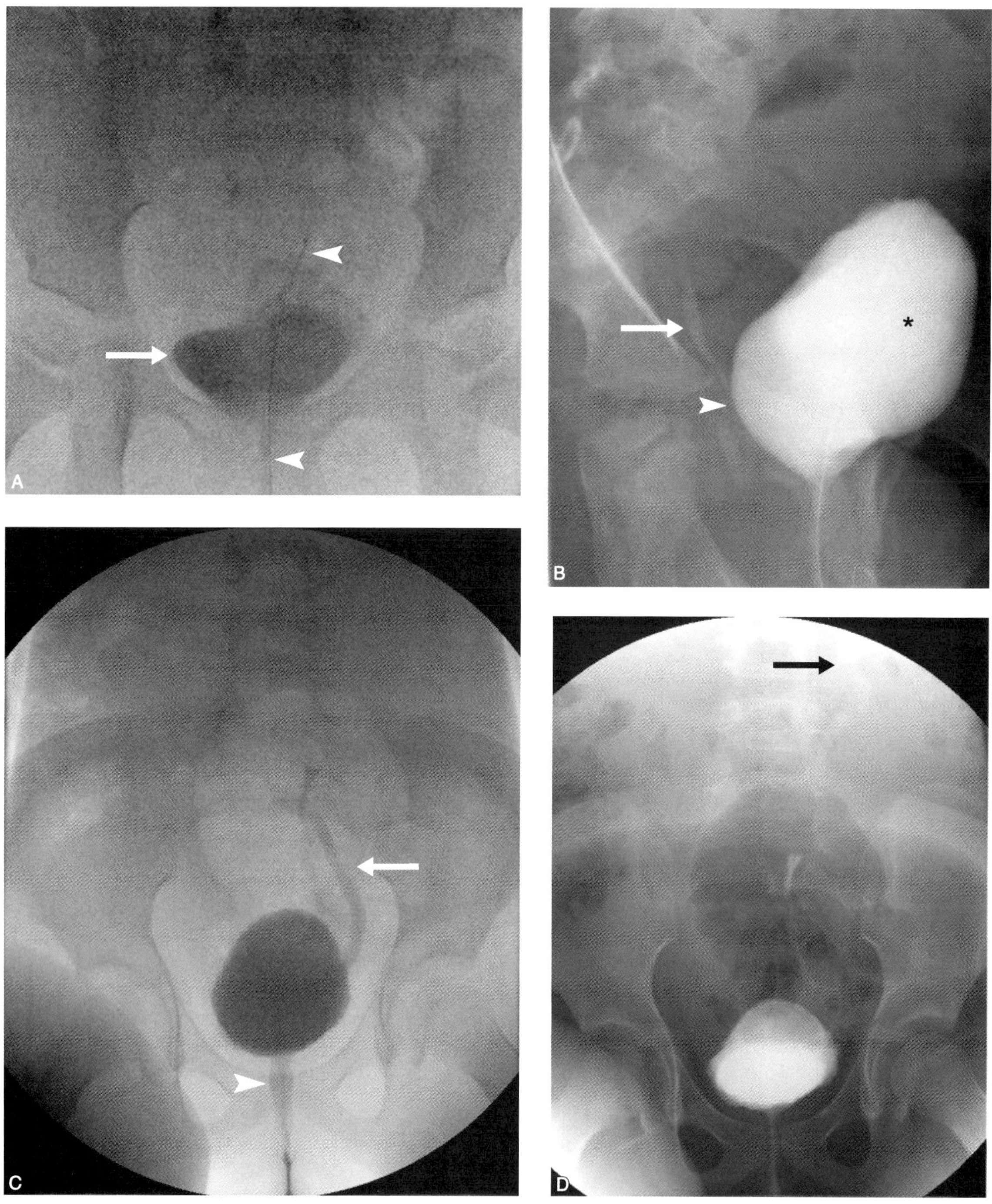

图 69.45　透视排尿膀胱尿路造影(VCUG)。A. 膀胱早期充盈图像。透视图像显示膀胱导管(箭头)和膀胱局部对比剂填充(箭)。早期充盈图像是在预填充图像之后作为透视 VCUG 的一部分获得的图像。获取该图像的目的是寻找提示存在输尿管囊肿的充盈缺损区。在膀胱进一步充盈后获得的图像可能不能显示输尿管囊肿,当膀胱压力增加时,输尿管囊肿被压缩或外翻。B. 1 级膀胱输尿管反流(VUR)。在膀胱最大充盈时,获得患儿膀胱输尿管交界处斜位透视斑点图像,显示正常口径的右侧远端输尿管对比剂回流(箭)。可见输尿管在膀胱输尿管连接处(箭头)进入膀胱水平。双斜位图像是完整的透视膀胱排尿尿路造影的关键,因为当患者仰卧时,对比剂充盈的膀胱(*)可能会遮挡 1 级 VUR,确定输尿管的插入位置以排除异位插入是很重要的。C. 排尿时左侧 VUR。在不同患儿,排尿时获得透视图像,显示对比剂在正常口径左侧输尿管的回流(箭)。女性尿道正常(箭头)。一些 VUR 病例可能仅在排尿期间膀胱压力进一步增加时出现。D. 左侧 2 级 VUR。在同一患者排尿后获得的透视斑点图像显示对比剂回流至左肾盂水平(箭)。少量对比剂到达肾盂可能只在点片上明显(而在透视图像不明显)。

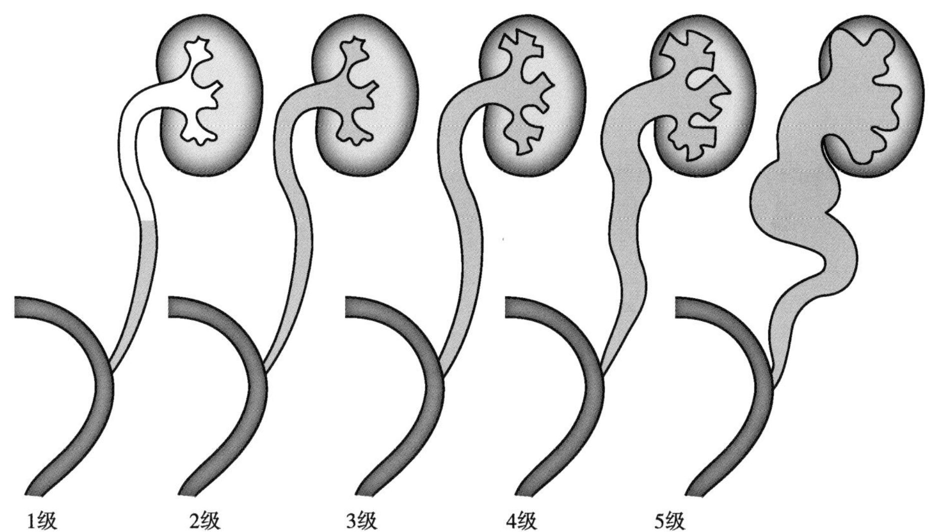

图 69. 46　膀胱输尿管反流透视分级示意图。1 级:仅回流至输尿管水平。2 级:回流至肾脏水平,无肾盂输尿管扩张。3 级:回流至肾脏水平,轻度输尿管扩张和肾盂变钝。4 级:回流至肾脏水平,伴有输尿管扩张和迂曲。5 级:回流到肾脏水平,伴有肾盂、肾盏以及输尿管明显扩张。

肾皮质核素显像可用于评估急性肾盂肾炎,或形成 VUR 瘢痕肾的后遗症,以及反复发作的肾盂肾炎。两者都表现为肾脏的实质放射性缺损(图 69. 44)。

后尿道瓣膜

后尿道瓣膜是男性婴儿和新生儿肾脏集合系统扩张的重要鉴别诊断。前列腺尿道水平的薄膜组织部分或完全阻塞尿道,导致其上游扩张。后尿道瓣膜常导致严重的肾损伤,最终肾衰竭需要肾移植。瓣膜的治疗相对简单,包括瓣膜消融以减轻梗阻。然而,在子宫内时已存在肾脏和膀胱的广泛损害,并且通常需要额外的药物和手术治疗来管理这些患者。

由于后尿道瓣膜阻塞整个尿道,所以根据胎儿羊水过少和男性婴儿双侧集合系统扩张的影像学表现,可怀疑后尿道瓣膜(图 69. 47)。部分或不完全后尿道瓣膜导致不完全梗阻,造成延迟或不太严重的表现,比较少见。

超声和膀胱排尿尿路造影是两项研究,通常在怀疑后尿道瓣膜的情况下进行。超声检查发现包括输尿管肾积水(通常是双侧的)、膀胱壁增厚和小梁形成(由于出口梗阻)、膀胱憩室和不同程度的肾发育不良(图 69. 47)。发育不良包括以下任何一种情况:肾脏体积缩小,皮质回声增强或皮质髓质分化丧失,以及实质囊肿。扩张的后尿道可以通过超声观察到,膀胱和扩张的后尿道外观被比喻为“钥匙孔”。

膀胱尿道造影通常显示小膀胱伴小梁化、壁增厚,有时伴有憩室,通常显示反流到扩张的集合系统或反流至肾脏水平。在排尿时后尿道扩张,在前列腺尿道的瓣膜水平可以看到薄膜组织(图 69. 47)。

其他成像方式,包括 MRI 和核素显像,可用于评估肾发育不良和残余肾功能。

性 腺 扭 转

急性性腺扭转(睾丸或卵巢)是一种外科急症。与任何器官的缺血一样,手术时间与性腺的可挽救性直接相关。当性腺固定不充分时就会发生扭转,使性腺血管蒂扭曲。这种扭转最初导致静脉回流受阻,并且随着扭转次数的增加,进展为动脉血流障碍。

急性睾丸扭转。超声是睾丸扭转的首选影像学检查。睾丸血流量减少或缺失是最具特异性的表现(图 69. 48)。在急性扭转时,受影响的睾丸可能比未受影响的睾丸体积更大,看起来更不均匀。精索的旋转/扭曲是重要的辅助诊断,表现为睾丸水平以上的“精索结”(图 69. 48)。

急性卵巢扭转。血流的评估对卵巢扭转没有那么大的帮助。卵巢扭转时仍可检测到血流,即使在正常的小儿卵巢中,有时也很难检测到血流,特别是在青春期前的女孩中。因此,大小差异和卵巢形态是更有用的影像学特征。扭转的卵巢通常比未受累侧大得多,并且受累的卵巢可能出现异常,异质性和外周卵泡增加(图 69. 49)。偶尔,扭转的卵巢可能会很大,以致与盆腔肿瘤相混淆。已经提出卵巢体积大于 20mL 或两侧卵巢体积相差 15 倍是扭转的特异性表现。可以看到附件血管的旋转/扭曲,但不应依赖这一表现诊断。

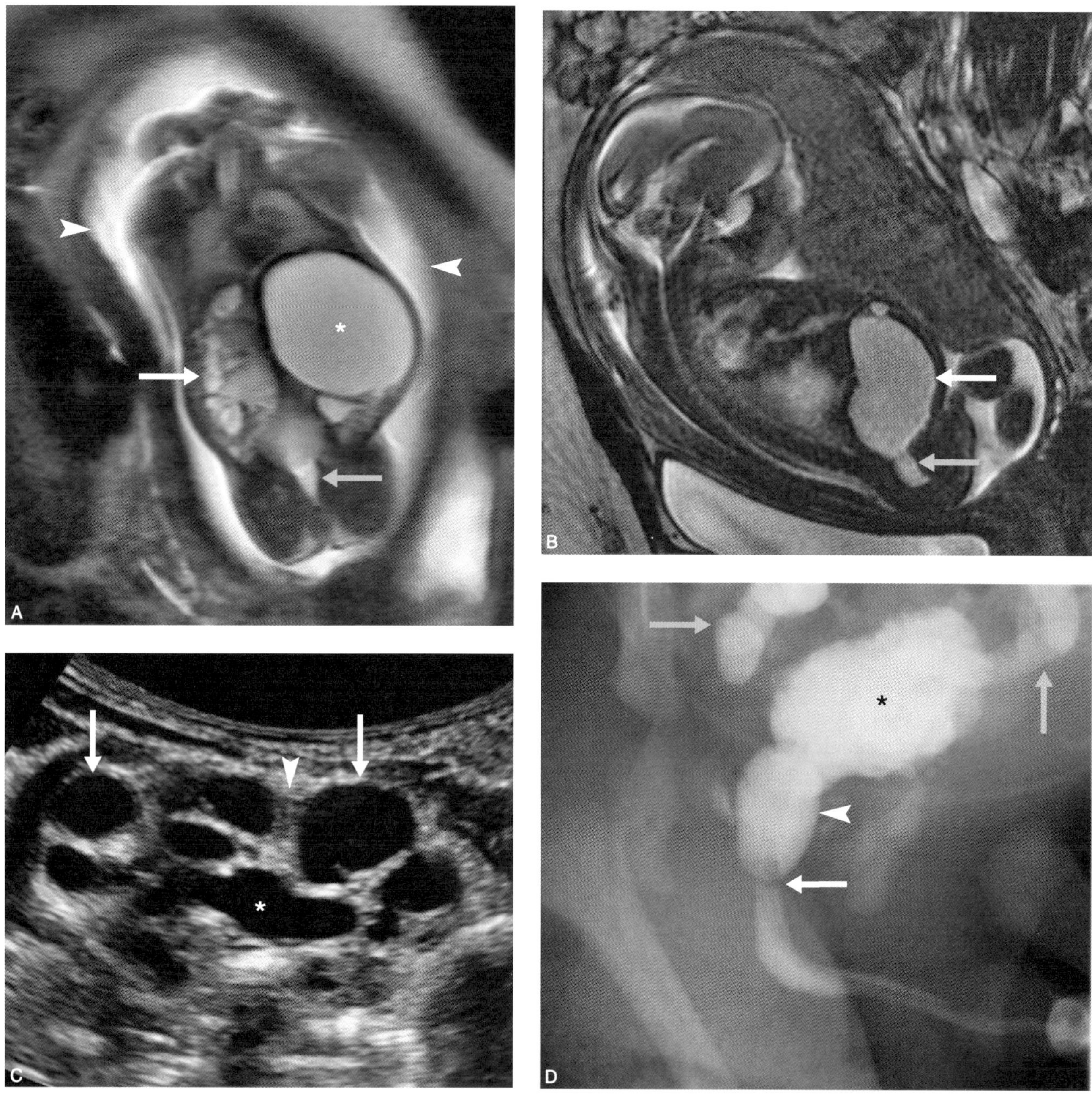

图 69.47　后尿道瓣膜。A. 胎儿 MRI 冠状位 T_2 加权像显示一侧肾集合系统明显扩张（＊），另一侧肾集合系统扩张伴囊性肾发育不良（箭）。后尿道扩张部分可见（蓝箭）。羊水（箭头）体积减少，提示羊水过少。B. 来自同一胎儿 MRI 的矢状位 T_2 加权图像显示膀胱扩张（箭），后尿道扩张（蓝箭），呈"钥匙孔"外观。C. 另一患儿，后尿道瓣膜伴肾发育不良。纵向超声图像显示肾盂扩张（＊）和多个肾囊肿（箭）。肾实质（箭头）异常，回声增强，皮质髓质分化减少。这些都是尿路梗阻的表现。D. 在 VCUG 期间同一男孩的尿道和膀胱（＊）的斜位透视点片，超声显示后尿道（箭头）在瓣膜薄膜组织（箭）水平上扩张。膀胱小而呈小梁状，双侧膀胱输尿管反流（蓝箭）。

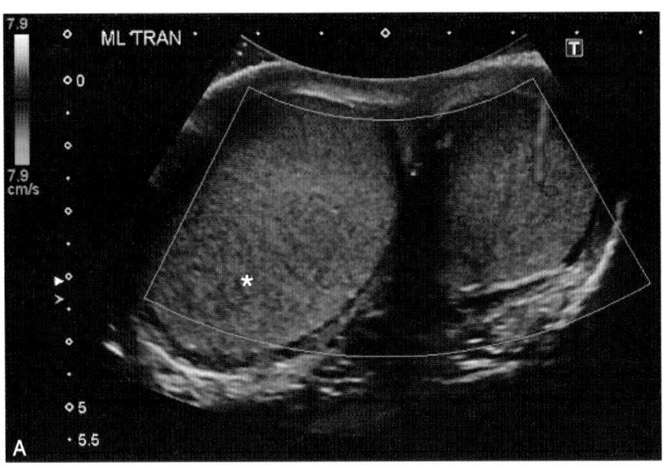

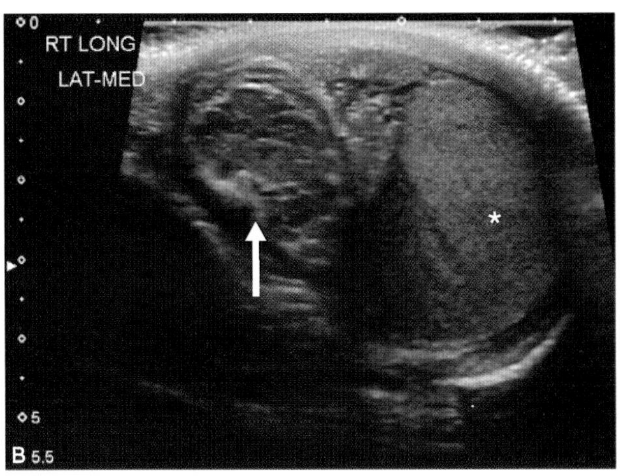

图 69.48　睾丸扭转。A. 横向彩色多普勒超声图像显示右侧睾丸(＊)没有血流信号,左侧睾丸有血流信号。在这种情况下,右侧睾丸回声均匀。在扭转时间更长的情况下,睾丸回声可能变得不均匀。B. 同一患者的纵向灰阶图像显示睾丸(＊)上方有一条扭曲的精索(箭)。睾丸横卧。

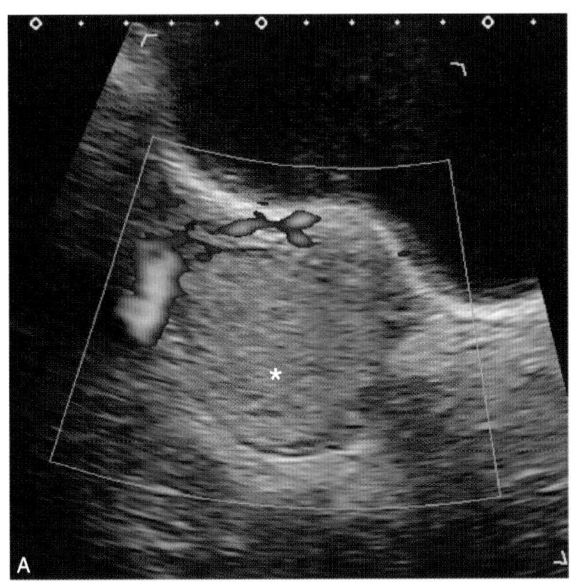

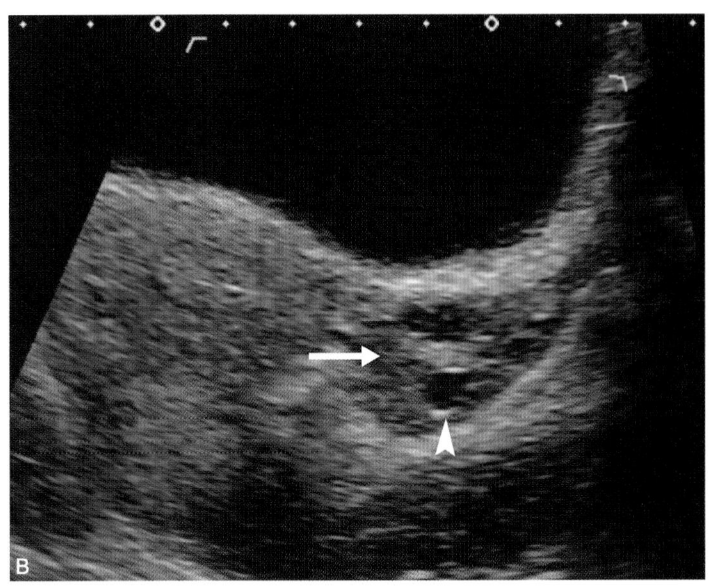

图 69.49　卵巢扭转。A. 卵巢扭转。右侧卵巢的多普勒图像显示卵巢肿大,回声较均匀,无可见的正常卵巢滤泡(＊)。卵巢中未检测到血流。B. 左侧正常卵巢显示卵巢(箭)大小和回声结构正常,卵巢滤泡外观正常(箭头)。

盆腹腔肿瘤

神经母细胞瘤

神经母细胞瘤是神经鞘起源的肿瘤,是儿童最常见的腹部肿瘤之一。肾上腺是最常见的起源部位,但肿瘤可能出现在交感神经从颅底到骨盆分布的任何地方。神经母细胞瘤比其他常见的腹腔肿瘤(肾母细胞瘤)浸润性更强,肿瘤常包绕血管、侵入相邻的实质器官并延伸到椎管内(图 69.50)。神经母细胞瘤的外观高度可变,可以是无症状的小肿块到占据腹部大部分并产生占位效应的肿块。转移很常见,常累及骨髓(图 69.50)。神经母细胞瘤的肺转移是罕见的。

虽然神经母细胞瘤可通过影像学检查,但全面评估和分期需要原发肿瘤的 CT 或 MRI 来量化肿瘤大小并识别图像定义的危险因素(IDRF)以及难以手术切除的一些相关表现。肿瘤的影像学表现常具有异质性,部分存在钙化,并且经过治疗钙化变得更普遍。

转移性神经母细胞瘤的评估是通过放射性碘(^{123}I 优于^{131}I)标记的间碘苄基胍(MIBG)来进行扫描的。任何不在生物分布范围内的摄取,特别是骨,都提示转移性疾病(图 69.50)。大多数神经母细胞瘤也是亲^{18}F-FDG,可以通过 PET 扫描成像。

除非肿瘤小且可切除,否则神经母细胞瘤的治疗包括化疗,然后进行手术切除和进一步化疗。在治疗期间进行随访成像,通常采用横断面成像(CT/MRI)和 MIBG 扫描。肿瘤常常会缩小,逐渐纤维化,有些会在化疗期间出现钙化。

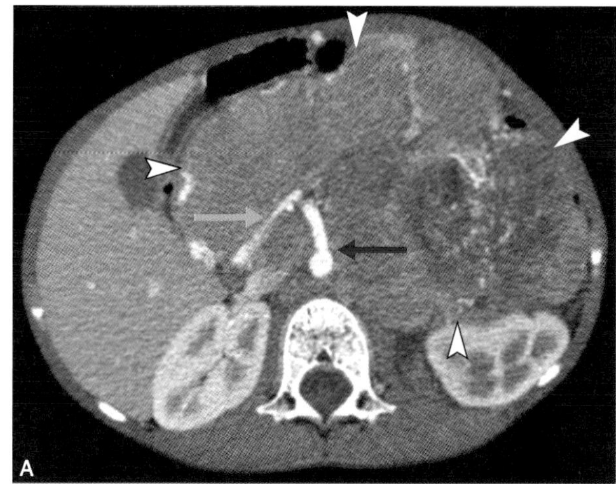

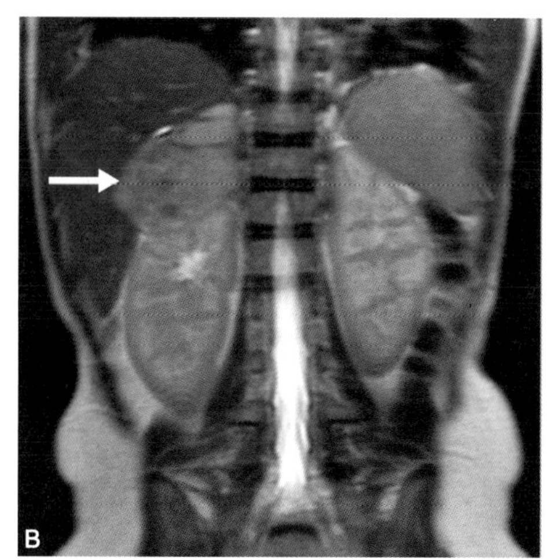

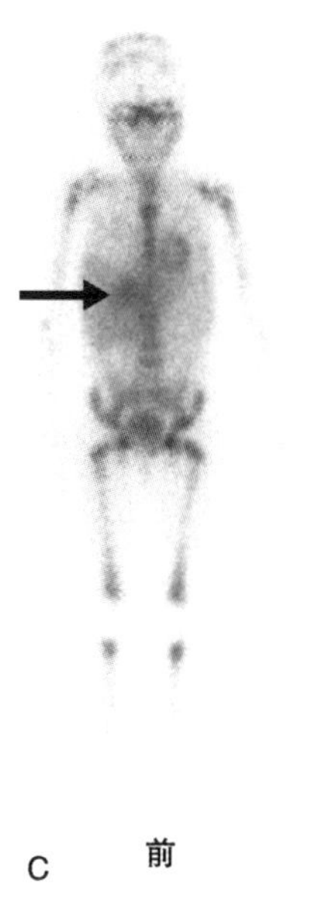

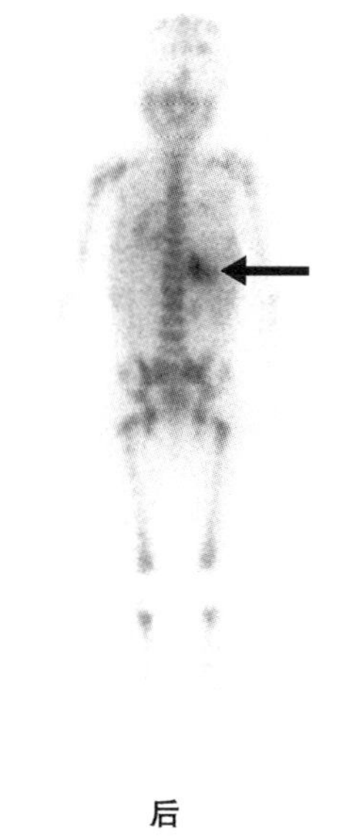

图 69.50　神经母细胞瘤。A. 静脉造影的 CT 轴位图像显示一个大的、不均匀的肿块(箭头),具有显著的占位效应,并包绕主动脉和肠系膜上动脉(白箭)以及门静脉(蓝箭)。B. 另一神经母细胞瘤患者,冠状位 T_2 加权 MR 图像显示右肾上腺肿块(箭)伴右肾上极受压。C. 同一患者的^{123}I-MIBG,右肾上肿块在 MIBG 上显影(箭)。MIBG 在中轴及附肢骨广泛异常摄取,反映疾病的转移。MIBG 的正常生物分布包括唾液腺、甲状腺(如果没有阻塞)、心脏、肝脏、泌尿道(排泄)和低水平的软组织活性。骨中任何摄取都是异常的,它反映了转移性疾病。

神经节细胞瘤(良性)和神经节神经母细胞瘤(恶性,但较神经母细胞瘤侵袭性小)是神经源性肿瘤的其他类型,也可在肾上腺和交感神经发生。这些肿瘤更常见于年龄较大的儿童中,比神经母细胞瘤更常见,通常较小,边界更清楚;然而,常常不能通过影像学检查区分这些肿瘤与神经母细胞瘤。

肾 肿 瘤

肾母细胞瘤。肾母细胞瘤是儿童最常见的原发性肾脏肿瘤。肿瘤起源于持续性未成熟的后肾母细胞,是正常肾组织的胚胎前体。新生儿后肾母细胞的存在是比较常见的。如果组织持续超过 4 个月,病变称为"肾源性剩余"。这些残余组织的存在增加了肾母细胞瘤发生的风险。广泛的肾源性剩余组织的存在被称为"肾母细胞瘤病"(图 69.51)。

尽管在所有年龄组,包括成人中都报告有肾母细胞瘤,但肾母细胞瘤通常出现在 1~6 岁儿童。最常见的临床表现是可扪及的腹部肿块。血尿相对少见。通常肿瘤被发现时已经较大,可局部扩散到腹膜后淋巴结、延伸到血管,包括肾静脉和 IVC(图 69.52)。转移最常见于肺部,也可累及肝脏。除了非常晚期的病例外,骨转移很少见。肾母细胞瘤的分期取决于局部范围,肿瘤包膜的完整性、局部扩散和转移(表 69.2)。一般而言,肾母细胞瘤预后良好,5 年生存率超过 90%。

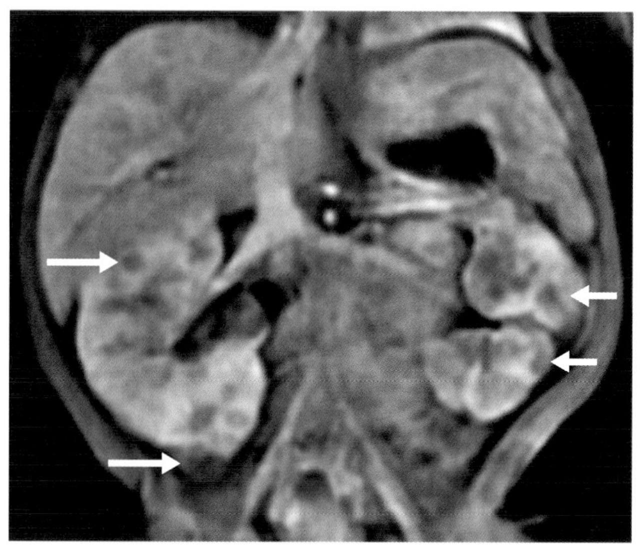

图 69.51　肾母细胞瘤病。钆的对比剂给药后,冠状位 T_1 加权、脂肪饱和的 MR 图像显示这个有肾母细胞瘤病史的儿童双肾多个轻度强化的肿块(部分用箭表示)。与正常肾皮质相比,肾源性剩余组织强化程度较低。

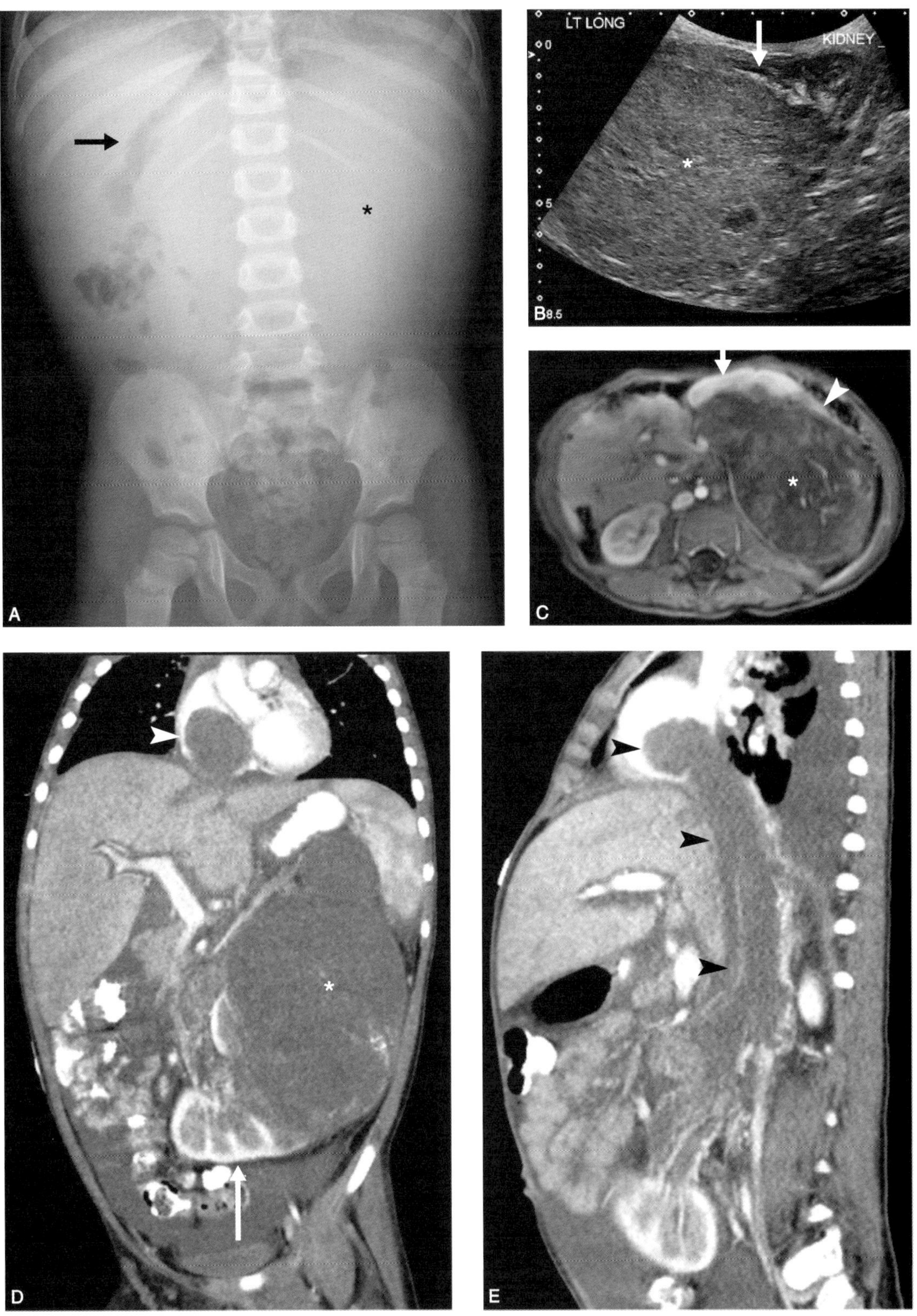

图 69.52　肾母细胞瘤。A. 腹部 X 线片显示左上象限（＊）缺乏肠道气体，占位效应可使肠袢和胃进入右半侧腹部（箭）。没有钙化提示为神经母细胞瘤。B. 同一患者的纵向超声图像显示来自肾上极的巨大肿块（＊）。肾组织（箭）存在于肿瘤和肾脏之间的界面。C. 同一患者的轴位 T_1 加权、脂肪饱和的 MR 图像显示左肾巨大的、低强化的肿块。肾脏的其余部分向前和向右受压移位（箭），并且在肿瘤和肾脏之间的界面处有肾组织桥（箭头）。D. 不同肾母细胞瘤患者的冠状位 CT 增强显示左肾上极（箭）的巨大肿块（＊）。注意肿瘤和肾脏交界处的肾组织爪。右心房（箭头）中存在充盈缺损，提示瘤栓。E. 在同一患者中静脉造影的矢状位 CT 图像显示 IVC 到右心房的瘤栓（箭头）的持续范围。IVC 扩张是一个诊断线索，这是癌栓，而不是其他的血栓。

表 69.2

肿瘤分期

分期	表现
Ⅰ期	肿瘤局限于肾脏,无包膜或血管侵犯 无活检或破裂 手术完全切除
Ⅱ期	肿瘤超出肾包膜,伴/不伴血管侵犯 无活检或破裂 手术完全切除 腹膜后淋巴结阴性
Ⅲ期	手术没有完全切除肿瘤 腹膜后淋巴结阳性 术前活检或破裂
Ⅳ期	肿瘤转移
Ⅴ期	诊断时双肾肿瘤

腹部X线片是首选的影像学检查,经常表现为巨大软组织肿块,通常会压迫肠袢(图69.52)。钙化少见,约10%的肾母细胞瘤中可见。超声显示肾脏巨大的、异质的实性肿块(图69.52)。通常,肿块周围有正常肾组织的"爪"。应使用多普勒评估肾静脉和IVC中的肿瘤血栓。CT或MRI常用于评估最终分期(图69.52)。原发性肿瘤通常较大且不均匀,与正常肾实质相比通常显示低强化。CT是评估肺转移的首选方式,其表现为固体非钙化肺结节。CT和MRI在鉴别局部扩散和腹部转移性疾病方面具有相当的准确性。多灶性和双侧肾母细胞瘤均可发生,因此评估对侧肾脏是否有肿块至关重要,因为双侧疾病的存在将改变治疗方案。

中胚层肾肿瘤。先天性中胚层肾肿瘤是6个月以下儿童最常见的肾实质肿块。这是一种错构瘤样病变,在影像上可与肾母细胞瘤表现相同。手术切除有效且预后良好。

肾细胞癌。肾细胞癌(RCC)通常发生在年龄较大的儿童身上。与成人不同,儿科RCC通常与遗传易位有关,最常见的是Xp11易位(20%~40%)。小儿RCC通常表现为血尿、腹痛,偶尔也可触及腹部肿块。RCC通常比肾母细胞瘤更小。转移包括局部淋巴结、肺和骨。在成像时,儿科RCC似乎与成人RCC相似,具有不均匀强化的肾脏肿块且不伴钙化(图69.53)。

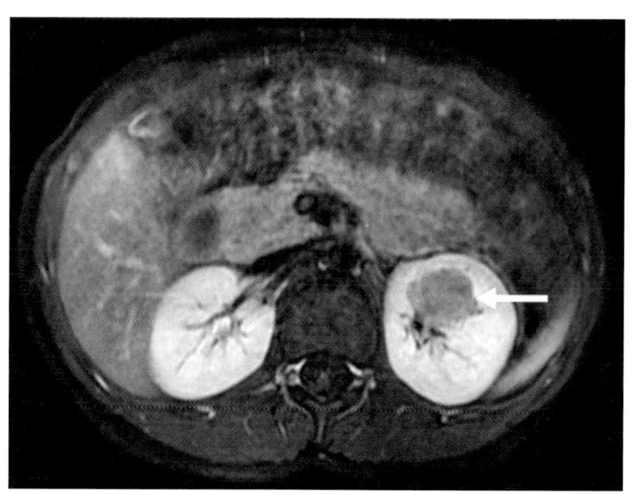

图69.53 肾细胞癌。在给予钆基对比剂后,轴位T_1加权的脂肪饱和MR图像显示左肾轻度强化肿块。

其他肾脏肿块。其他几种类型的肾脏恶性肿瘤可在儿童中出现。透明细胞癌发生在与肾母细胞瘤相同的年龄组,在影像学上表现与肾母细胞瘤类似,只是钙化和骨转移相对更常见。横纹肌样瘤是一种侵袭性肾肿瘤,预后差,通常发生于幼儿。在影像上,肿瘤表现为大的侵袭性肿块。新月体包膜下积液是一种特征性表现,但并不总是存在。横纹肌样肿瘤与同时存在的脑肿瘤之间存在关系,通常发生在颅后窝。肾髓样癌是一种侵袭性肿瘤,预后极差,发生在患有镰状细胞病的青少年和年轻人中。

肝 肿 瘤

肝母细胞瘤。肝母细胞瘤是幼儿最常见的原发性肝肿瘤。有早产史的儿童肝母细胞瘤的发病率增加。肿瘤最常见于6个月至4岁的儿童。肝母细胞瘤通常有可扪及的腹部肿块或无症状。患者可能偶尔会出现腹痛,这与肿瘤大小有关。甲胎蛋白(AFP)常显著升高。也可能具有副肿瘤效应,如血小板增加。转移性疾病在诊断时相对少见(10%),通常发生于肺部。因为可有多灶性肝母细胞瘤的发生,因此评估整个肝脏的肿块至关重要。

肿瘤起初可通过超声波识别,最常见的是由肝脏引起的巨大不均匀肿块(图69.54)。需要CT和MRI来确定病灶范围以及患者的整个临床阶段。在CT和MRI中,肝母细胞瘤常表现为巨大、不均匀肿块,相对于正常肝实质强化程度低(图69.54)。出血和营养不良性钙化并不罕见。肿瘤还具有血管侵犯的倾向,常侵入肝静脉和IVC,但也侵犯门静脉。对于多灶性肝肿瘤,MRI比CT更敏感。使用肝细胞特异性MR对比剂可以进一步提高敏感性。使用PRETEXT系统描述局部疾病的范围(图69.55)。整个分期是基于局部和转移扩散来确定的。

肝母细胞瘤可能的治疗方法包括新辅助化疗和化疗后手术切除。如果该疾病是多灶性且无法切除,患者可能需要肝移植来控制疾病。

肝细胞癌。肝细胞癌(HCC)倾向于发生在年龄较大的儿童和肝病患儿。与经常接受筛查的成年人相比,在儿童中,HCC往往呈巨块型。多灶性疾病也会发生。分期取决于病灶浸润的范围,包括血管侵犯和常见于肺部的转移。肝细胞特异性钆对比剂可增加检测多灶性病变的敏感性。

在MRI,HCC大小是可变的。随着大小的增加,肿瘤变得不均匀。可能存在与成人HCC类似的特征,包括同反相位上的信号丢失,表明细胞内存在脂质;T_2稍高信号和弥散受限。肿瘤通常在动脉期明显增强、静脉期廓清(图69.56)。在静脉期也可以看到囊状坏死。通常,如果使用肝细胞特异性对比剂,则肿瘤在相对于肝脏的其余部分强化程度较低。

小儿HCC的治疗包括化疗与手术组合。在广泛或多灶性疾病的情况下,可考虑肝移植。在少数情况下,可考虑经皮消融或经动脉化疗栓塞(TACE)。

纤维板层 HCC。HCC 的纤维板层变体发生在年龄较大的儿童和青年人中。肿块常呈巨块型,患者通常表现为可触及的肿块和非特异性的症状。通常肿瘤边界清楚,并具有丰富的纤维,散布有平行的肿瘤细胞层。肿瘤不产生或分泌 AFP。

超声可发现巨大的不均质肝脏肿块(图 69.57)。在 CT 上,肿瘤很大并有中央纤维性瘢痕(图 69.57)。钙化可能存在。MRI 将显示巨大肿块,中央瘢痕在所有序列上呈低信号(图 69.57)。纤维板层 HCC 通常表现为动脉期不均匀强化,静脉和延迟期的进一步强化,中央纤维性瘢痕呈延迟强化。

纤维板层 HCC 的预后与 HCC 相似。手术切除是长期生存的最佳选择,但局部复发率相对较高。不可切除的肿瘤预后不良。

淋 巴 瘤

在儿童中,非霍奇金淋巴瘤比霍奇金淋巴瘤更常见,Burkitt 淋巴瘤是儿童最常见的非霍奇金淋巴瘤。在儿童中,腹部是非霍奇金淋巴瘤常见的位置之一。包括实体器官(肝脏、脾脏和肾脏)的异常结节影,以及肠道、肠系膜和网膜/腹膜肿块(图 69.58)。肿瘤通常为相对均匀的软组织肿块,体积可以很大,外观上通常具有浸润性。肠内肿块表现与肠套叠类似,既可以在典型年龄范围之外,也可以复发或无法减少(图 69.58)。Burkitt 淋巴瘤嗜 FDG,因此^{18}F-FDG PET 通常用于分期和随访。重要的是,Burkitt 淋巴瘤的倍增时间可短至 24h,意味着肿块可迅速生长,引起急性症状。化疗后手术切除用于引起肠梗阻的肿瘤。

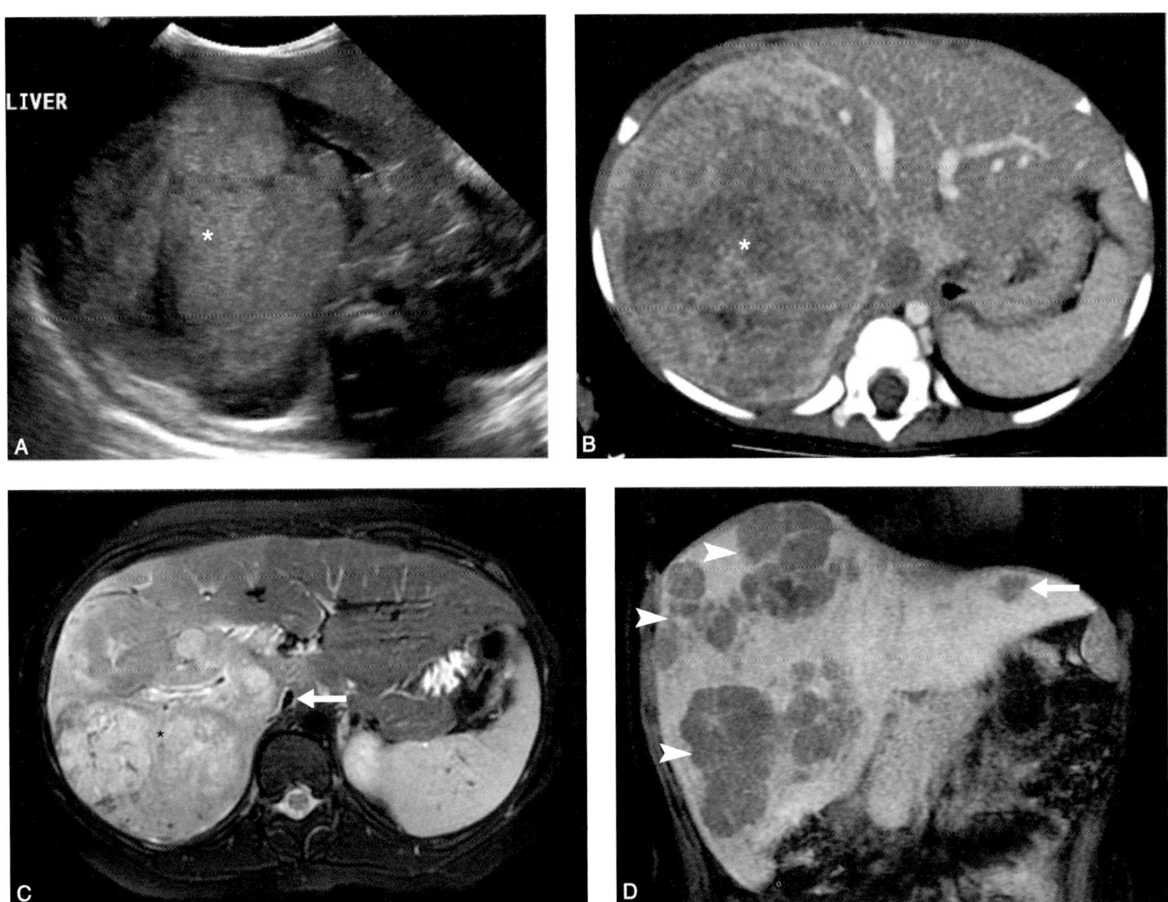

图 69.54 肝母细胞瘤。A. 横向超声图像显示肝右叶(*)巨大的异质性肿块。在超声波上确定巨大肿块的来源较困难。B. 同一患者的 CT 图像静脉期显示肝右叶巨大不均匀肿块(*)。确定肿瘤与肝静脉(门静脉和肝脏)的关系至关重要,因为这有助于分期,并且对计划手术切除很重要。本例不存在钙化,但大部分肝母细胞瘤钙化。C. 同一患者的轴位 T_2 加权、脂肪饱和 MR 图像显示肝右叶(*)中的异常高信号肿块。下腔静脉(箭)由于肿块压迫而变窄,但是没有癌栓。D. 另一患者,对多灶性肝母细胞瘤采用钆对比剂后,冠状位 T_1 加权、脂肪饱和的 MR 图像显示肝脏右叶中的多个轻度强化肿块(箭头)以及肝左叶(箭)肿瘤坏死物。本例分级 PRETEXT Ⅳ期,在这种情况下,对肿瘤进行分期进而制订治疗计划至关重要。

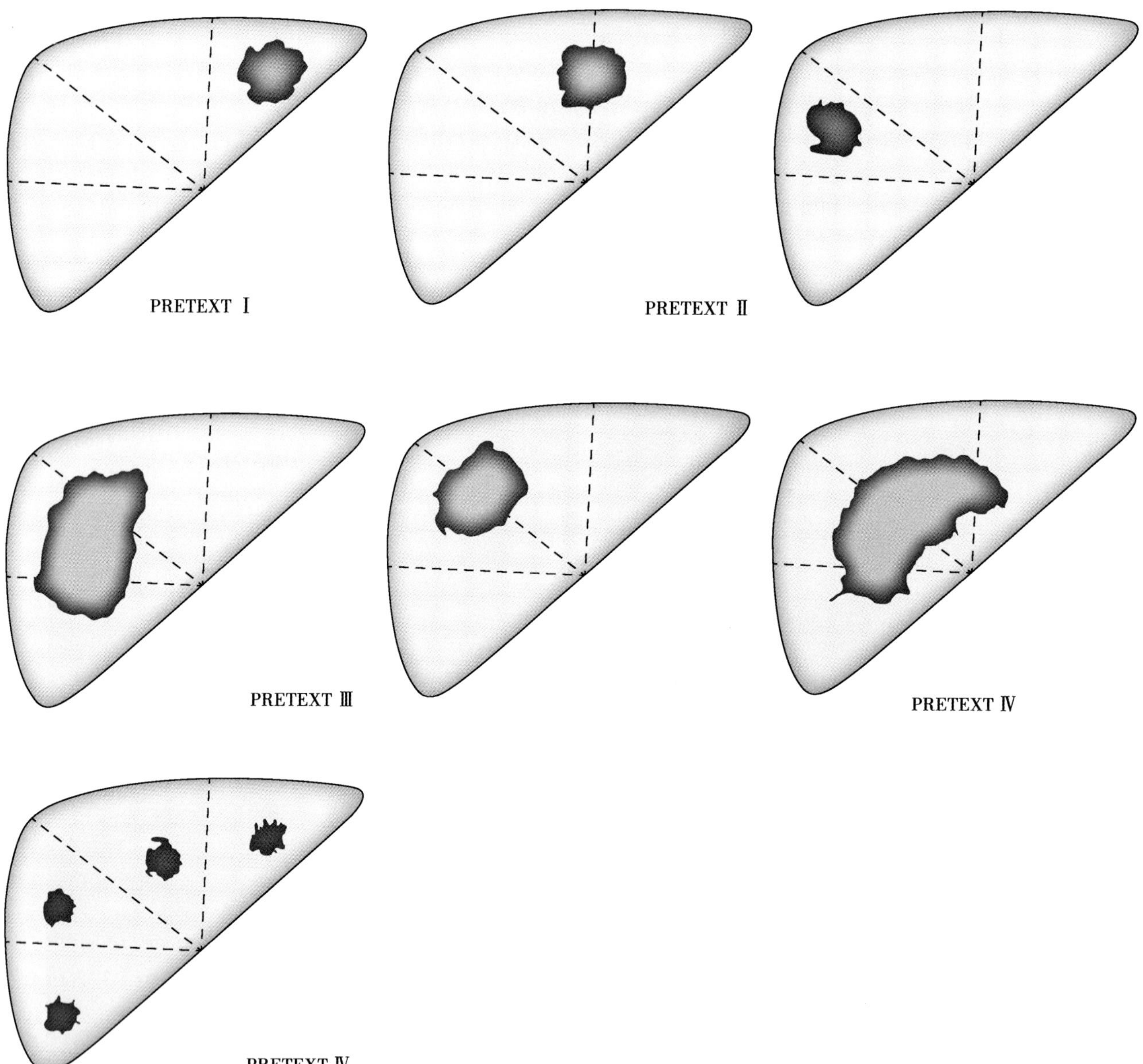

图 69. 55　肝母细胞瘤 PRETEXT 分期。使用 PRETEXT 系统描述肝母细胞瘤的局部范围，这提示外科医师需要切除几个肝段（肝脏由四个部分组成：右后、右前、左内侧和左外侧）来完全切除肿瘤。PRETEXT Ⅰ指肿瘤累及左外叶或右后叶。PRETEXT Ⅱ指肿瘤累及右前叶或左内叶部分受侵，需要切除一半肝脏（整个右叶或整个左叶）。PRETEXT Ⅲ指 3 个相邻的部分都被肿瘤累及，或肿瘤累及右前叶及左内叶。对于后者，需要进行三段切除术，因为肝脏中部不能单独切除。PRETEXT Ⅳ意味着大肿瘤累及肝脏所有部分或多灶性肿瘤累及所有节段。

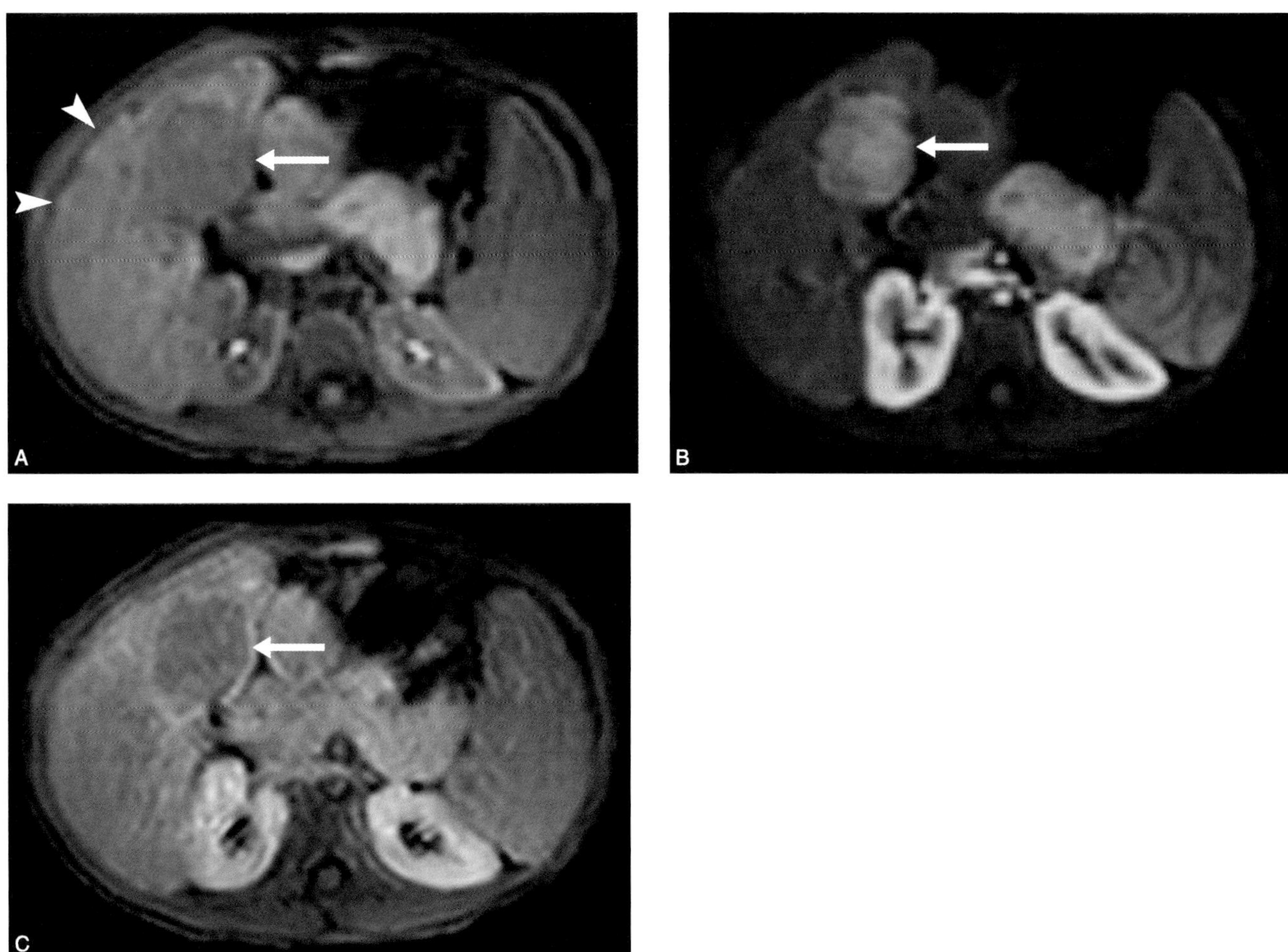

图 69.56　肝细胞癌(HCC)。A. 增强前 T_1 加权、脂肪饱和序列 MR 图像显示,Alagille 综合征患儿肝纤维化和再生结节(箭头),肝脏低信号肿块(箭)。B. 钆增强造影动脉期,肿瘤不均匀强化(箭)。C. 静脉晚期,肿瘤(箭)相对于背景肝脏廓清。边缘明显强化,提示包膜的存在。动脉期明显强化,门静脉期廓清和包膜的存在都是肝细胞癌的特征。典型的 HCC(像这样)发生在基础肝脏疾病(本例中为 Alagille 综合征)的背景下,与发生在正常肝脏背景下纤维板层型 HCC 相反。

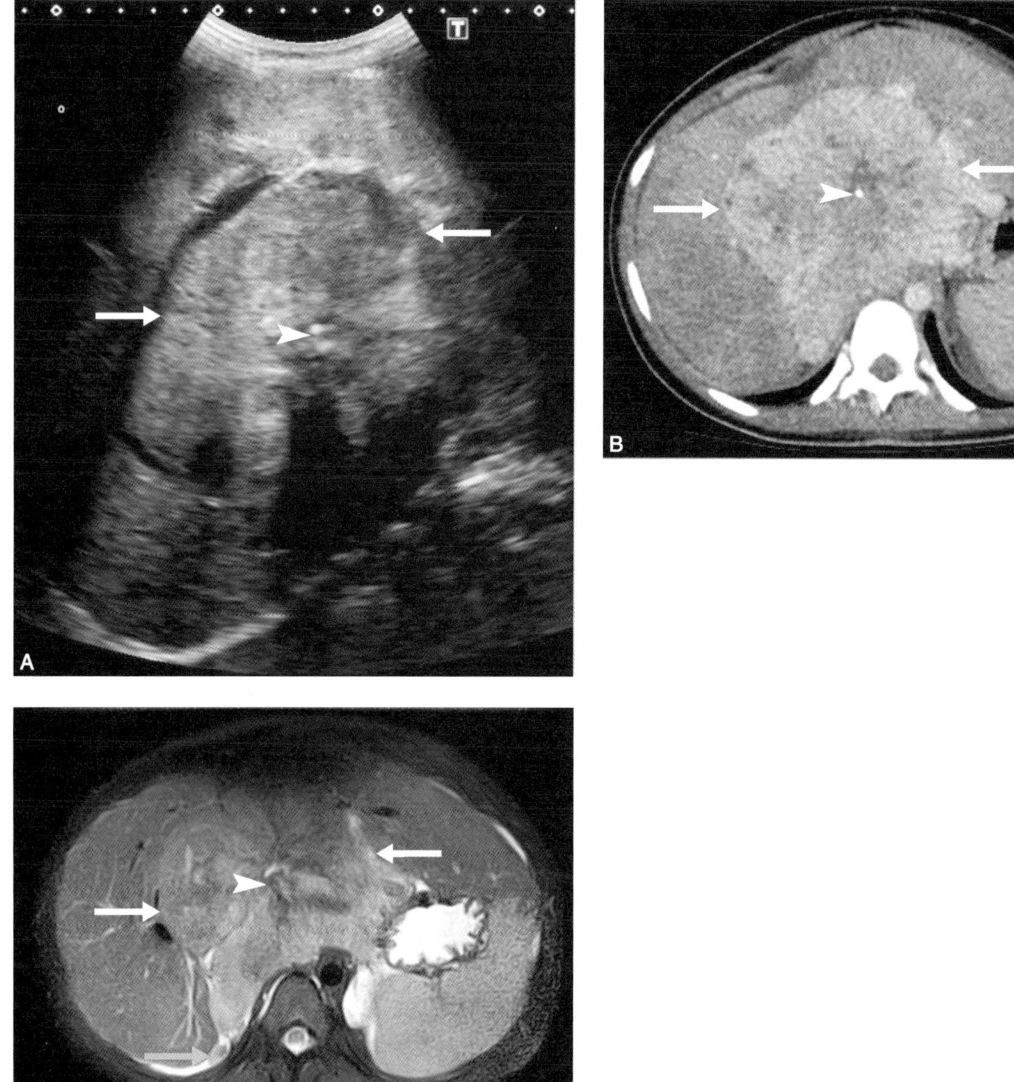

图69.57 纤维板层肝细胞癌。A. 横向超声图像显示肝脏（箭）巨大不均匀肿块且中央有钙化（箭头）。B. 同一患者静脉造影，轴位CT图像显示肝脏中央不均匀强化的肿块（箭），中央轻度强化和钙化（箭头）代表中央瘢痕。C. 同一患者轴位 T_2 加权 MR 图像显示异常高信号肿块（箭），中央不规则低信号表示瘢痕组织（箭头）。膈下肿块（蓝箭）反映转移性疾病。

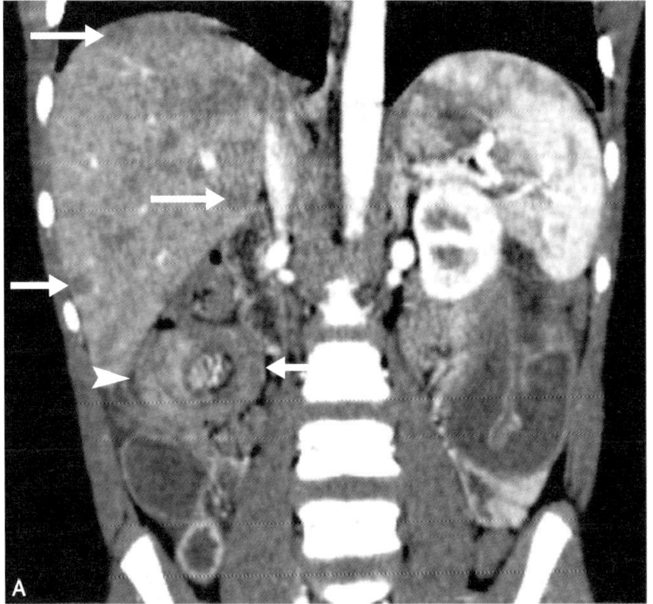

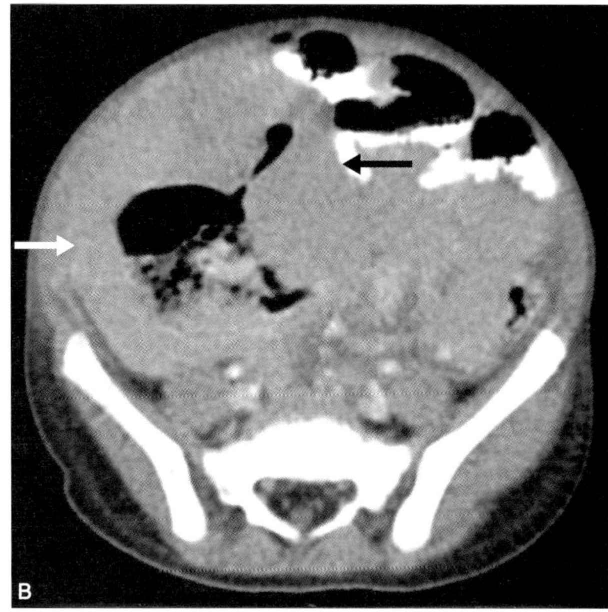

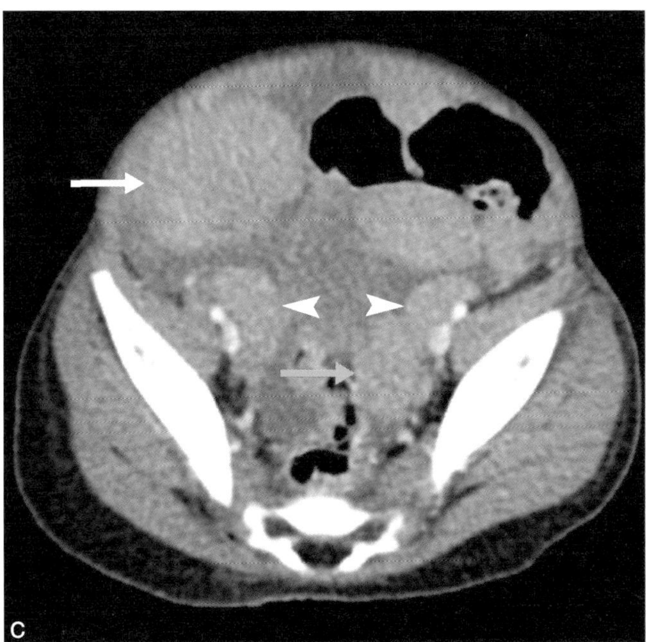

图 69. 58　Burkitt 淋巴瘤。A. 静脉造影冠状位 CT 显示右腹部肠套叠(箭)。肠套叠(箭头)的一侧壁不均匀增厚及异常强化。虽然在本例中是由 Burkitt 淋巴瘤引起的,但不均匀强化在肠套叠中很常见,不应被过度解释。反映肿瘤引起肠套叠的一个线索是肝脏中存在多个低强化的肿块(箭)。B. 另一 Burkitt 淋巴瘤患者中,静脉注射对比剂和口服对比剂的轴位 CT 图像显示右下腹部肠管瘤样扩张,肠壁明显增厚(箭)。这是 Burkitt 淋巴瘤的特征。C. 同一患者附加的轴位 CT 图像,腹部/骨盆下部,显示肿瘤累及的肠袢末端(箭)及髂淋巴结(箭头)和腹膜种植转移(蓝箭)。Burkitt 淋巴瘤是儿童中已知会扩散到腹膜的肿瘤之一。

推 荐 阅 读

Adeb M, Darge K, Dillman JR, Carr M, Epelman M. Magnetic resonance urography in evaluation of duplicated renal collecting systems. *Magn Reson Imaging Clin N Am* 2013;21(4):717–730.

Alamo L, Meyrat BJ, Meuwly JY, Meuli RA, Gudinchet F. Anorectal malformations: finding the pathway out of the labyrinth. *Radiographics* 2013;33(2):491–512.

Al-Hussaini A, AboZeid A, Hai A. How does esophagus look on barium esophagram in pediatric eosinophilic esophagitis? *Abdom Radiol (NY)* 2016; 41(8):1466–1473.

Alkhori NA, Barth RA. Pediatric scrotal ultrasound: review and update. *Pediatr Radiol* 2017;47(9):1125–1133.

Bagade S, Khanna G. Imaging of omphalomesenteric duct remnants and related pathologies in children. *Curr Probl Diagn Radiol* 2015;44(3):246–255.

Berrocal T, Lamas M, Gutieérrez J, Torres I, Prieto C, del Hoyo ML. Congenital anomalies of the small intestine, colon, and rectum. *Radiographics* 1999; 19(5):1219–1236.

Berrocal T, Madrid C, Novo S, Gutiérrez J, Arjonilla A, Gómez-León N. Congenital anomalies of the tracheobronchial tree, lung, and mediastinum: embryology, radiology, and pathology. *Radiographics* 2004;24(1):e17.

Chavhan GB, Babyn PS, Manson D, Vidarsson L. Pediatric MR cholangiopancreatography: principles, technique, and clinical applications. *Radiographics* 2008;28(7):1951–1962.

Chow JS, Koning JL, Back SJ, Nguyen HT, Phelps A, Darge K. Classification of pediatric urinary tract dilation: the new language. *Pediatr Radiol* 2017;47(9):1109–1115.

Chung EM, Conran RM, Schroeder JW, Rohena-Quinquilla IR, Rooks VJ. From the radiologic pathology archives: pediatric polycystic kidney disease and other ciliopathies: radiologic-pathologic correlation. *Radiographics* 2014;34(1):155–178.

Chung EM, Cube R, Lewis RB, Conran RM. From the archives of the AFIP: Pediatric liver masses: radiologic-pathologic correlation part 1. Benign tumors. *Radiographics* 2010;30(3):801–826.

Chung EM, Graeber AR, Conran RM. Renal tumors of childhood: radiologic-athologic correlation part 1. The 1st decade: from the radiologic pathology archives. *Radiographics* 2016;36(2):499–522.

Chung EM, Lattin GE Jr, Cube R, et al. From the archives of the AFIP: pediatric liver masses: radiologic-pathologic correlation. Part 2. Malignant tumors. *Radiographics* 2011;31(2):483–507.

Chung EM, Lattin GE Jr, Fagen KE, et al. Renal tumors of childhood: radiologic-pathologic correlation part 2. The 2nd decade: from the radiologic

pathology archives. *Radiographics* 2017;37(5):1538–1558.
Chung EM, Pavio M. Pediatric extranodal lymphoma. *Radiol Clin North Am* 2016;54(4):727–746.
Chung EM, Soderlund KA, Fagen KE. Imaging of the pediatric urinary system. *Radiol Clin North Am* 2017;55(2):337–357.
Cogley JR, O'Connor SC, Houshyar R, Al Dulaimy K. Emergent pediatric US: what every radiologist should know. *Radiographics* 2012;32(3):651–665.
Decter RM. Renal duplication and fusion anomalies. *Pediatr Clin North Am* 1997;44(5):1323–1341.
Derinkuyu BE, Boyunağa Ö, Öztunalı Ç. Imaging features of Burkitt lymphoma in pediatric patients. *Diagn Interv Radiol* 2016;22(1):95–100.
Dillman JR, Adler J, Zimmermann EM, Strouse PJ. CT enterography of pediatric Crohn disease. *Pediatr Radiol* 2010;40(1):97–105.
Edwards EA, Pigg N, Courtier J, Zapala MA, MacKenzie JD, Phelps AS. Intussusception: past, present and future. *Pediatr Radiol* 2017;47(9):1101–1108.
Esposito F, Mamone R, Di Serafino M, et al. Diagnostic imaging features of necrotizing enterocolitis: a narrative review. *Quant Imaging Med Surg* 2017;7(3):336–344.
Gongidi P, Bellah RD. Ultrasound of the pediatric appendix. *Pediatr Radiol* 2017;47(9):1091–1100.
Govindarajan KK. Biliary atresia: where do we stand now? *World J Hepatol* 2016;8(36):1593–1601.
Hains DS, Bates CM, Ingraham S, Schwaderer AL. Management and etiology of the unilateral multicystic dysplastic kidney: a review. *Pediatr Nephrol* 2009;24(2):233–241.
Hochart V, Lahoche A, Priso RH, et al. Posterior urethral valves: are neonatal imaging findings predictive of renal function during early childhood? *Pediatr Radiol* 2016;46(10):1418–1423.
Hwang SM, Jeon TY, Yoo SY, Choe YH, Lee SK, Kim JH. Early US findings of biliary atresia in infants younger than 30 days. *Eur Radiol* 2018;28(4):1771–1777.
Kumar P, Kumar C, Pandey PR, Sarin YK. Congenital duodenal obstruction in neonates: over 13 years' experience from a single centre. *J Neonatal Surg* 2016;5(4):50.
Kurtz MP, Chow JS, Johnson EK, Rosoklija I, Logvinenko T, Nelson CP. Imaging after urinary tract infection in older children and adolescents. *J Uro* 2015;193(5 Suppl):1778–1782.
Langer JC. Intestinal rotation abnormalities and midgut volvulus. *Surg Clin North Am* 2017;97(1):147–159.
Linam LE, Darolia R, Naffaa LN, et al. US findings of adnexal torsion in children and adolescents: size really does matter. *Pediatr Radiol* 2007;37(10):1013–1019.
Long FR, Kramer SS, Markowitz RI, Taylor GE. Radiographic patterns of intestinal malrotation in children. *Radiographics* 1996;16(3):547–556; discussion 556–560.
Mollard BJ, Smith EA, Dillman JR. Pediatric MR enterography: technique and approach to interpretation-how we do it. *Radiology* 2015;274(1):29–43.
Mortelé KJ, Rocha TC, Streeter JL, Taylor AJ. Multimodality imaging of pancreatic and biliary congenital anomalies. *Radiographics* 2006;26(3):715–731.
Ngo AV, Stanescu AL, Phillips GS. Neonatal bowel disorders: practical imaging algorithm for trainees and general radiologists. *AJR Am J Roentgenol* 2018;210(5):976–988.
Nour-Eldin NE, Abdelmonem O, Tawfik AM. Pediatric primary and metastatic neuroblastoma: MRI findings: pictorial review. *Magn Reson Imaging* 2012;30(7):893–906.
O'Donovan AN, Habra G, Somers S, Malone DE, Rees A, Winthrop AL. Diagnosis of Hirschsprung's disease. *AJR Am J Roentgenol* 1996;167(2):517–520.
Piepsz A. Antenatally detected hydronephrosis. *Semin Nucl Med* 2007;37(4):249–260.
Putnam LR, John SD, Greenfield SA, et al. The utility of the contrast enema in neonates with suspected Hirschsprung disease. *J Pediatr Surg* 2015;50(6):963–966.
Riccabona M. Imaging in childhood urinary tract infection. *Radiol Med* 2016;121(5):391–401.
Rodriguez MM. Congenital anomalies of the kidney and the urinary tract (CAKUT). *Fetal Pediatr Pathol* 2014;33(5–6):293–320.
Sarhan OM, Alghanbar M, Alsulaihim A, Alharbi B, Alotay A, Nakshabandi Z. Multicystic dysplastic kidney: impact of imaging modality selection on the initial management and prognosis. *J Pediatr Urol* 2014;10(4):645–649.
Sharp SE, Parisi MT, Gelfand MJ, Yanik GA, Shulkin BL. Functional-metabolic imaging of neuroblastoma. *Q J Nucl Med Mol Imaging* 2013;57(1):6–20.
Siegel MJ, Chung EM. Wilms' tumor and other pediatric renal masses. *Magn Reson Imaging Clin N Am* 2008;16(3):479–497.
Sivit CJ, Siegel MJ, Applegate KE, Newman KD. When appendicitis is suspected in children. *Radiographics* 2001;21(1):247–262.
Stanescu AL, Liszewski MC, Lee EY, Phillips GS. Neonatal gastrointestinal emergencies: step-by-step approach. *Radiol Clin North Am* 2017;55(4):717–739.
Swift CC, Eklund MJ, Kraveka JM, Alazraki AL. Updates in diagnosis, management, and treatment of neuroblastoma. *Radiographics* 2018;38(2):566–580.

（蒋小凤　杨朝凤　肖波　杜勇）

第 70 章 ■ 小儿科的 MSK

引　　言

儿童肌肉骨骼系统与成人显著不同。其骨骼组成与成人骨有明显差异。儿童的解剖和生理使其容易受到特定的伤害以及各种感染性、炎性疾病。此外，还有些不发生在成人的特定的骨病和软组织肿瘤，儿童有一定的发生风险。先天性和发育障碍性骨病很常见，影像学在诊断和治疗中有重要的作用。本章的重点是描述不成熟骨骼的生长和发育，突出儿童特有的病理学特点。

不成熟骨的生长和发育

骨 的 组 成

儿童长骨具有骨骺，位于大多数骨骼的末端，这些骨骼通过初级骨骺或生长板与干骺端分开。管状骨的轴是骨干。骨骺最初为软骨，随着二次骨化中心的发育转换成骨组织。初级骨骺负责骨的纵向生长，而次级骨骺负责骨骺球形生长。

小儿骨骼密度较小，孔隙更多，并且与成年骨相比矿物质含量较低。这使得其骨骼更有弹性和柔韧度，并且在断裂之前发生不同程度的变形，因此青枝骨折和 T 环面（弯曲）骨折在儿科很常见。孔隙度增加也阻止骨折裂缝延伸；因此粉碎性骨折在儿童相对少见。

骨的 MR 表现

在新生儿，骨髓完全用于造血（红骨髓）。出生后一年，骨髓转化为脂肪（黄）骨髓开始，并以可预见的模式发生。在整个身体中，骨髓转化从外周开始，首先发生在手指和脚趾的（指）趾骨上，并向中央发展。随着骨骼成熟，附肢骨骼的脂肪骨髓转化通常与中轴骨骼内的脂肪骨髓转化一起完成，后者在整个生命中以较慢的速度发生。单个长骨内的骨髓转化也以一种可预测的模式发生。骨骺是第一个转化为脂肪骨髓的，发生在二次骨化中心形成的 6 个月内。骨干继续发生转变，其次是干骺端，近端干骺端最后转变。

在 MR 上，造血骨髓由于脂肪含量低，在 T_1WI 呈低信号（SI），在水敏感的图像上呈高信号。典型的，造血骨髓在 T_1 加权上相对于骨骼肌呈等或稍高信号，除了在新生儿期由于大量的红细胞存在，T_1 加权上相对于骨骼肌呈低信号。新生儿期过后，T_1 加权成像骨髓相对于肌肉呈低信号时应警惕存在骨髓疾病。

在 MR 上，骨骺具有三层信号外观，包括含有活性软骨细胞的软骨区、软骨基质钙化的钙化区和初级松质骨形成编织骨的区域。水敏感成像中软骨区呈中至高信号。钙化区在所有序列上呈低信号，而初级松质骨在水敏感序列上呈高信号（图 70.1）。骨骺厚度比较均匀，并且随着骨骼的成熟，骨骺将逐渐变薄且最终消失，留下一个骨骺瘢痕。软骨膜是围绕骨骺软骨

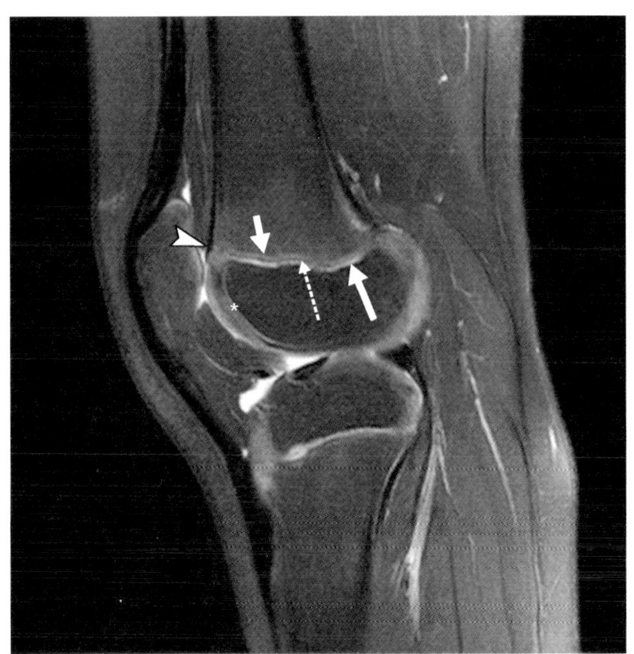

图70.1 正常膝关节MRI。6岁女孩的矢状位 T_2 加权脂肪饱和的MR图像。初级骨骺的三层外观:软骨区域(长箭)、临时钙化区(虚线箭)区域和初级松质骨(短箭)。这由软骨膜(箭头)所包围。初级骨骺负责骨的纵向生长。相同的层存在次级骨骺(*),其负责骨骺的球形生长。在儿童中,干骺端与骨骺相比信号增高,因为骨骺有更多的脂肪骨髓。

的纤维软骨结构,在所有序列呈低信号。它与骨骺紧密相连并且是预防疾病的屏障。骨膜很薄,呈低信号,与骨皮质平行,松散地附接在骨干并紧紧地贴于软骨膜。骨膜深面是一个丰富的血管网,滋养日益生长的干骺端。

意外创伤

骨 折

因为生长过程中骨的结构发生变化,儿童创伤的类型随年龄不同而有所不同。儿童常见的骨折类型,由施加在骨上的外力大小不同而分为5类;变形,弯曲骨折,青枝(单皮质)骨折,完全骨折,骨骺损伤。变形是由于沿骨长轴的外力导致骨骼弯曲,但骨膜完整。这些损伤在尺桡骨、胫骨、腓骨中常见。X线片没有骨折线,但随访的X线片上可见骨膜反应。弯曲或环面骨折是由于轴向受力造成,在干骺端或骨干背侧发生。由弯曲力造成皮质相反方向的急性成角(图70.2)。在骨折部位,皮质被压缩凸起,而不会延伸。弯曲骨折占儿科腕骨折的50%,并且通常可以通过初级保健医师进行治疗。青枝骨折是由于垂直的应力使一侧骨皮质断裂,而导致不完全性骨折。完全性骨折累及整个骨结构,并且可以呈螺旋形、斜形或横形骨折。骨骺损伤将在下文中提到。

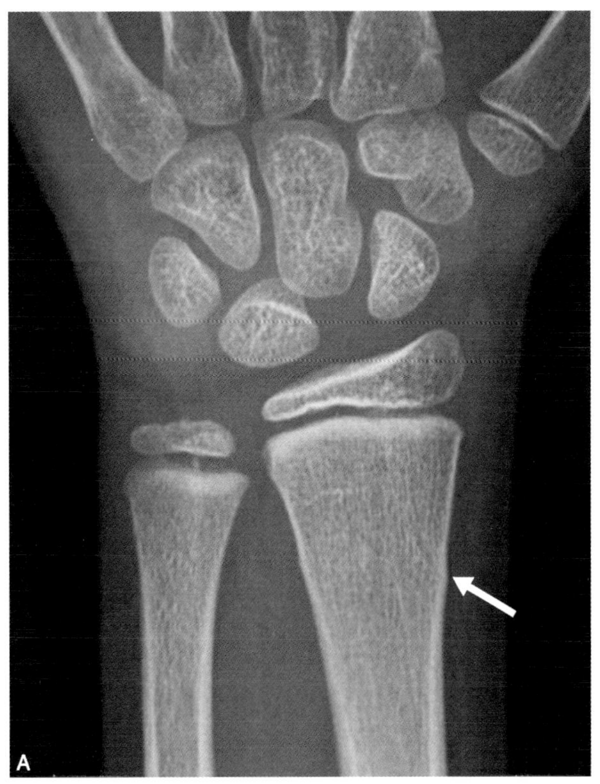

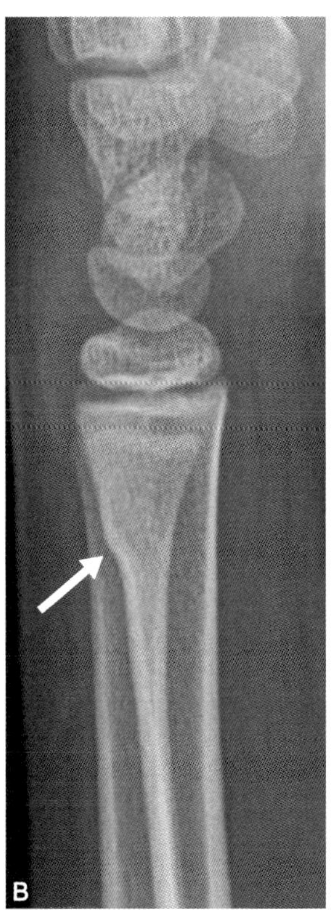

图70.2 弯曲骨折。前后位(A)和侧位(B)X线片,一名8岁女孩摔倒时用手撑地。A.桡骨远端骨干(箭)有细微的皮质屈曲。这在侧位片上更为明显,在远端桡骨背侧有皮质皱褶(箭),伴轻微的软组织肿胀。由于SalterⅡ型骨折处理方式不同,应仔细评估骨折是否延伸至骨骺。

表 70.1

Salter-Harris 分型，Ⅰ～Ⅴ型

类型	Salter-Harris 骨折特点
Ⅰ	骨骺分离，通常是通过肥厚和退化软骨细胞柱
Ⅱ	骨折累及骺板的一部分，通过干骺端延伸
Ⅲ	骨折累及骺板的一部分，通过骨骺延伸
Ⅳ	整个干骺端、骺板、骨骺骨折
Ⅴ	骺板粉碎性骨折

急性骨骺外伤。骨骺软骨容易受到损伤，因为它较骨和韧带更脆弱。软骨在活跃生长期间，例如青春期早期最易受损。最脆弱的部分是临时钙化区，介于骨骺软骨和干骺端之间的区域。Salter-Harris 分型定义了骨骺损伤的类型，并且类型的得分越高，生长停滞的风险越大（表 70.1）。伤及骨骺对骨的纵向生长具有重要的影响，并且可以导致生长停滞和成角畸形。值得注意的是，Salter-Harris Ⅰ型骨折罕见，常常是细微的，并且可能是隐匿性骨折。

慢性骨骺外伤。强度较大和持续时间长的体育训练导致重复的负荷而改变干骺端血流灌注，干扰肥大软骨细胞骨化而导致慢性骨骺损伤。典型的慢性骨骺损伤常见于参加高强度训练的运动员的膝关节，棒球选手的肱骨近端（“小联赛肩”）（图 70.3），以及体操运动员的桡骨远端（“体操运动员腕”）（图 70.4）。慢性骨骺损伤在影像学上表现为原发性骨骺扩大，常伴有邻近干骺端边缘硬化。在 MR 上，受影响的骨骺将变得更宽和不规则，表明水敏感图像上信号强度增高。及时停止活动是防止永久性骨损伤和骨发育的必要措施。

骨骺桥。骨骺的一系列损伤（创伤、感染或局部缺血的后遗症）可导致细胞破裂和局部缺血，引起骨骺和干骺端之间异常骨连接（“骨桥”或“骨棒”）。这些骨桥可以导致肢体长度差异，成角畸形，或关节改变可能导致长期病态。在儿童所有骨折中有大约 15% 累及骨骺；然而，这些损伤中不到 10% 会导致骨骺桥和生长停滞。股骨远端、胫骨近端和胫骨远端创伤后骨骺桥的发生率较高。需要注意的是股骨远端和胫骨近端骨骺对下肢生长起很大作用，因此，这些区域的骨骺桥对肢体长度差异影响最大。

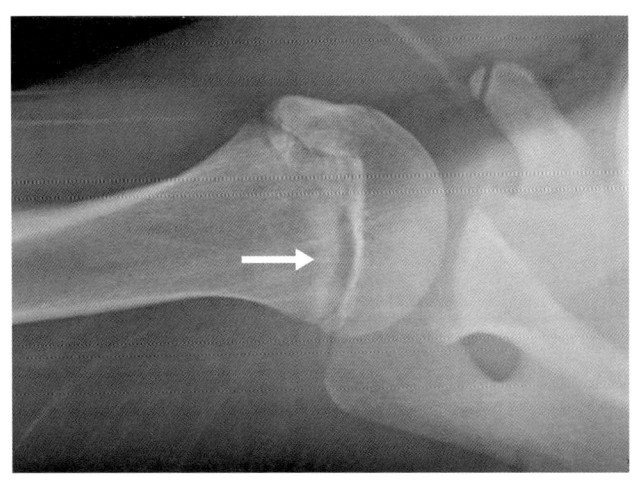

图 70.3 小联赛肩。一个 15 岁的棒球投手的右肩 X 线片。由于在重复投掷运动中持续的慢性创伤，肱骨近端的内侧面异常扩大伴相邻的干骺端硬化症（箭）。在疑难病例中，与对侧无症状的肩比较有鉴别意义。

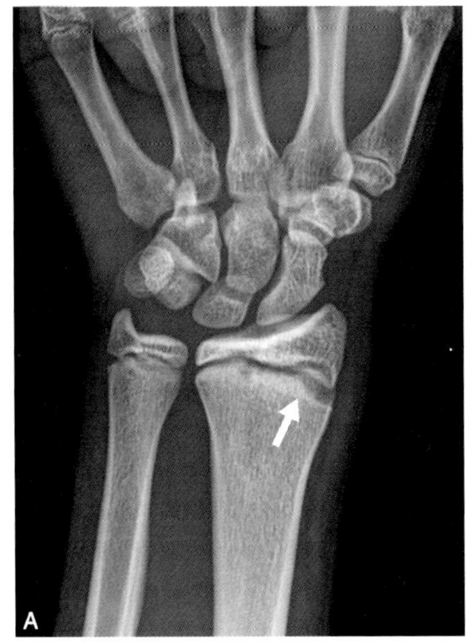

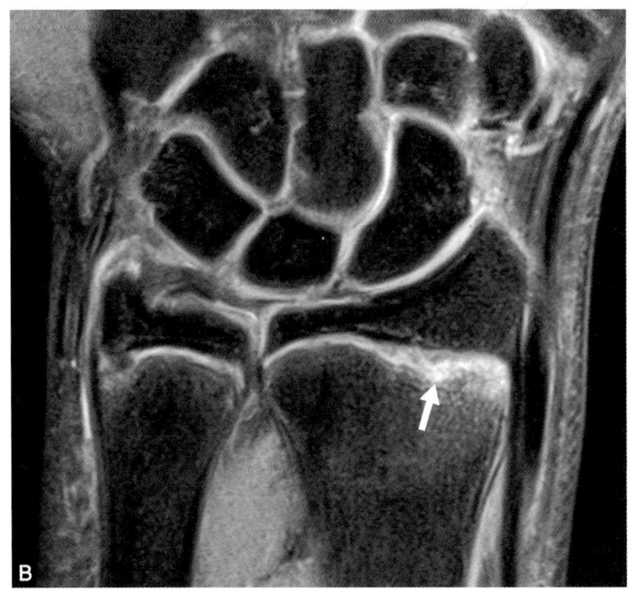

图 70.4 体操运动员腕。一名 13 岁的女性体操运动员手腕疼痛。A. 前后位手腕 X 线片示桡骨远外侧径向骺板加宽（箭）。B. 冠状位脂肪饱和 MR 成像，由于重复性创伤和对骨化的干扰，软骨区域（箭）变宽，远端桡骨体的外侧面异常变宽。在相邻的干骺端内可见轻度骨髓水肿。

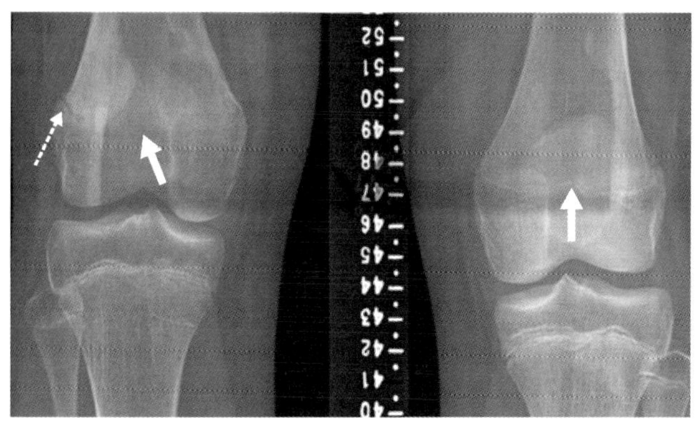

图 70.5　骨桥。13 岁女孩膝关节的前后位片，右股骨远端骨髓炎愈合，股骨远端受损。在远端右股骨的中心方向内有一个大的骨条（实线箭），侧面有一小部分开放的骺板（虚线箭）。左膝是正常的，可见股骨远端（箭）。与正常的左股骨相比，右股骨有缩短。

当骨骺损伤和骨骺桥在骨周边或偏心位置形成时，骨骺桥会导致运动受限，并将导致成角畸形。如果骨骺的中央部分受到影响，中央受限，将导致受累骨整体缩短（图 70.5）。骨骺桥越大，对骨骼的生长影响越大。骨骺桥可能在伤后 1~2 个月开始形成，但在青春期生长突增时才会出现临床症状。幼儿复杂骨骺骨折应随访直到骨骼成熟。在传统的 X 线片，骨骺桥可能表现为透 X 射线的骨骺板与硬化骨桥间的不完全骨性桥接。间接征象可能比较明显，如生长恢复线的不对称或骨骺桥的束缚。MR 成像可以发现早期的纤维条和已经建立的骨骺桥。等体素梯度回波序列在确定骨骺桥的位置和大小方面比较好。治疗取决于骨桥的位置和大小、畸形程度，以及评估儿童的未来生长潜力。

骨突损伤。骨突是肌腱附着位点的生长中心，其骨界面有骺板。骨突损伤是由于突起受到反复大压力（“牵引性骨突炎”），要么由于突起受到一个很大的力，造成明显移位，称为骨突撕脱骨折。

牵引性骨突炎在软骨骨质交界处造成细微撕裂损伤，和试图修复产生的继发性炎症，导致骺板过度生长。四肢和骨盆内骨突炎的常见部位见表 70.2 和表 70.3。牵引性骨突炎通常影像表现为骨骺加宽和形态不规则（图 70.6）。随着时间的推移，由于在软骨骨连接处慢性应力损伤，可以在肌腱的止点形成不规则骨化/过度生长。在 MR 上往往表现为骨突骨髓水肿和骺板的扩大。邻近软组织水肿或滑囊积液较常见。

表 70.2

四肢牵引性骨突炎常见部位和机制

部位	牵引机制
肱骨内上髁	“少年棒球肘”是由于慢性肘部外翻应力施加在年轻棒球手内上髁隆起而导致的肘内侧疼痛
髌骨下极	“Sinding-Larsen-Johansson”综合征是由于极大的力施加在髌腱引起髌骨下极牵拉，导致膝前疼痛的一种运动员过度使用综合征
胫骨结节	“Osgood-Schlatter”病是由于髌韧带在成熟的胫骨前结节上重复牵拉所致的胫骨结节疼痛
第五趾骨基底部	“Iselin 病”是由于第五跖骨骨突基底部腓骨短肌腱牵引，表现为足外侧疼痛
跟骨	“Sever 病”是跟腱在跟骨突上过度牵拉引起愈合性疼痛

表 70.3

慢性骨突炎和急性骨突损伤的骨盆常见部位

位置	肌肉或肌腱附件
髂嵴	腹肌
髂前上棘（ASIS）	缝匠肌，阔筋膜张肌
髂前下棘（AIIS）	股直肌
大转子	髋关节回旋肌
小转子	髂腰肌
坐骨结节	股后肌群

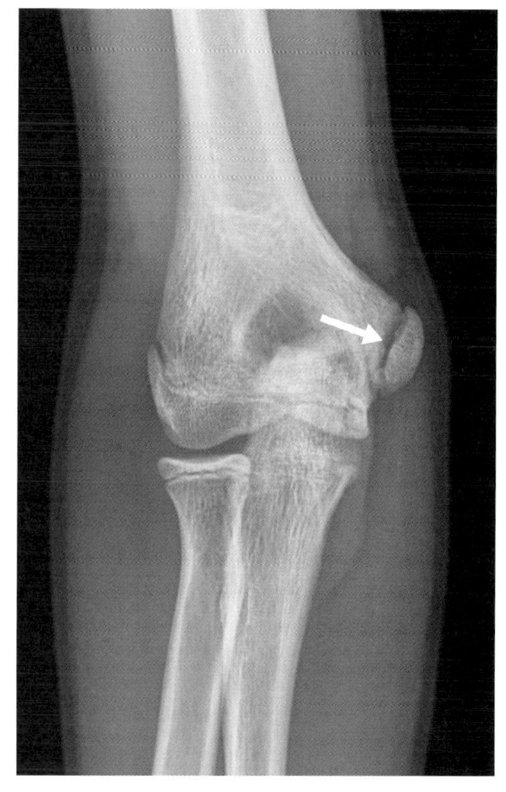

图 70.6　内侧髁突炎。手肘内侧疼痛的 13 岁棒球投手右肘的前后位 X 线片。由于重复外翻应力，导致与创伤一致的骨骺增宽和邻近内侧髁不规则隆起（箭）。

急性骨突炎在活跃的青少年中常见，是由于骨突软骨本身比较薄弱，它们是由于极端的不平衡的往往是偏心性肌肉收缩造成，导致严重的疼痛和功能丧失。骨盆撕脱伤常发生在六个部位（表 70.3）。坐骨结节是最常见的部位，在股后肌肉群的起始附着点。在急性期，X 线片通常表现为一片边界清晰的撕脱骨影，邻近其起源骨。可能需要 MR 评估撕脱骨块移位的程度。撕脱性骨折亚急性/愈合期在 X 线片和 MR 上具有与肿瘤和感染类似的侵袭性表现并不罕见，这使得病史在鉴别诊断中具有重要意义。

儿童特有的骨折

上肢。锁骨骨折在所有儿童的骨折中最常见。在新生儿中可能是产伤的结果。绝大多数发生在锁骨的中间 1/3 处。

在小于13岁儿童中,肩部外伤可能会导致锁骨外侧骨骺骨折,称为"骨膜套筒"骨折。在骨骼发育成熟的患者,这种类型的损伤可能会导致肩锁关节脱位。Salter Ⅰ和Ⅱ型骨折也可以发生在锁骨内侧并且必须与锁骨头脱位鉴别。如果怀疑锁骨头脱位,应进行CT扫描评价脱位情况和血管及其他软组织损伤情况。

肱骨骨折,不包括肘部受伤。因为运动量的增加,在青少年时期最为常见,最常见是Salter Ⅱ型骨折。骨折通常用吊带固定愈合良好。在没有明显外伤的情况下,应考虑病理性骨折,因为肱骨是骨囊肿和其他良性病变的常见部位。

肘关节骨折占儿童所有骨折的10%左右。为了准确地诊断肘关节损伤,首先必须熟悉正常肘骨化(骨化中心的外观)模式,其可使用助记符"CRITOE"(表70.4)帮助记忆。骨化中心闭合的年龄不容易预测,表70.4中提供了估计的年龄。在幼儿中,肱骨髁上骨折是最常见的损伤,5~7岁为发病高峰。最常见的机制是跌倒手部撑地和过伸位负载(例如,从单杠跌落)引起鹰嘴向后移位,造成肱骨远端薄的骨板受到外力。侧位X线片中,应评估远端肱骨和前肱骨线的经典8字形外观,并应通过寻找"脂肪垫征"来寻找是否有关节积液。另外,在正常的肘关节,前肱骨线(沿着远端肱骨的前皮质绘制的线)应平分肱骨小头的中间1/3。在髁上骨折的情况下,肱骨小头位于前肱骨线后方(图70.7)。在外伤和肘关节疼痛时,如果没有骨折但存在关节积血的情况下("脂肪垫征"反映了由关节中的液体或血液引起的脂肪垫升高),建议采用保守治疗,并进行X线片随访,以评估隐匿性骨折。与仅前脂肪垫抬高相比,后脂肪垫的存在更能提示肘部隐匿性骨折。值得注意的是,大约30%的患者在随访成像中能观察到隐匿性骨折。肱骨髁上骨折并发症的发生率在上肢骨折中最高。并发症包括神经血管损伤、骨筋膜室综合征、Volkmann缺血性挛缩和肘内翻畸形。

外侧髁骨折穿过外侧髁的关节内部分,并在一定程度上延伸到滑车和髁间区或肱骨小头的未骨化的骨骺软骨中,损伤的范围大于X线片所见。在前后位图上难以显示外侧髁骨折,在外斜位图像上可以更好地观察到(图70.8)。应注意移位的程度,因为这将影响手术方法的选择(即开放与闭合复位)。在年幼的儿童中,MR可用于评估未骨化软骨的骨折范围。

急性内侧髁骨折约占所有肘关节骨折的1/5。稍比肘关节脱位发生率的一半要多。X线片通常显示轻度移位的隆起,伴有不同程度的骨骺增宽和髁上旋转。在部分诊断困难的案例中,对比观察有帮助。在肘关节脱位的情况下,隆起可能被卡在肱尺关节内(图70.9)。如果6~7岁以上的儿童没有发现内髁上突,则需要仔细检查肘关节。如果内上髁移位大于5mm,骨折需要手术固定。

表70.4

"CRITOE"肘关节骨化中心出现的年龄和骨骺闭合的年龄

骨化中心	出现年龄/岁	闭合年龄/岁
C=肱骨小头	1	14
R=桡骨头	3	16
I=内上髁	5	15
T=滑车	7	14
O=鹰嘴	9	14
E=外上髁	11	16

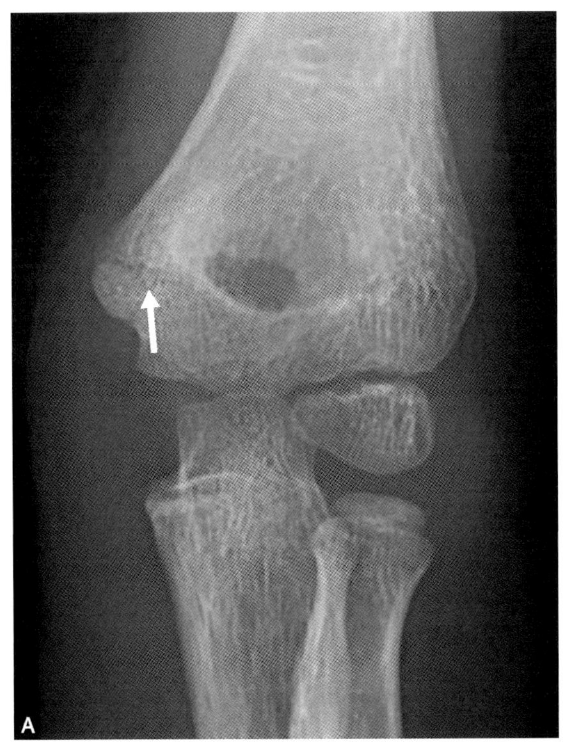

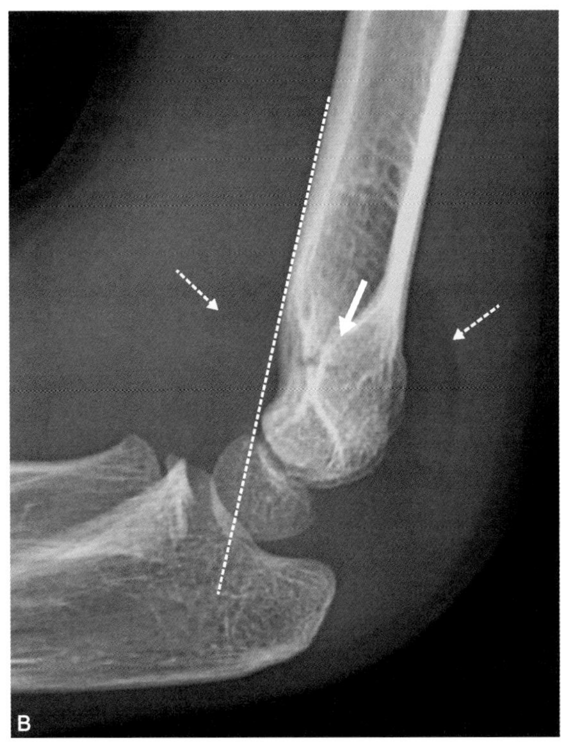

图70.7 肱骨髁上骨折。一名7岁男孩,向后跌倒时用手撑地,肘部疼痛的前后位(A)和侧位(B)X线片。A. 远端肱骨干骺端(箭)内可见不完全骨折透亮线。侧位片(B)显示明显的骨折(箭)伴有外伤后关节内积血导致的前后脂肪垫抬高(虚线箭)。相邻的软组织肿胀。肱骨前线(虚线)未见移位。前肱骨线对齐。

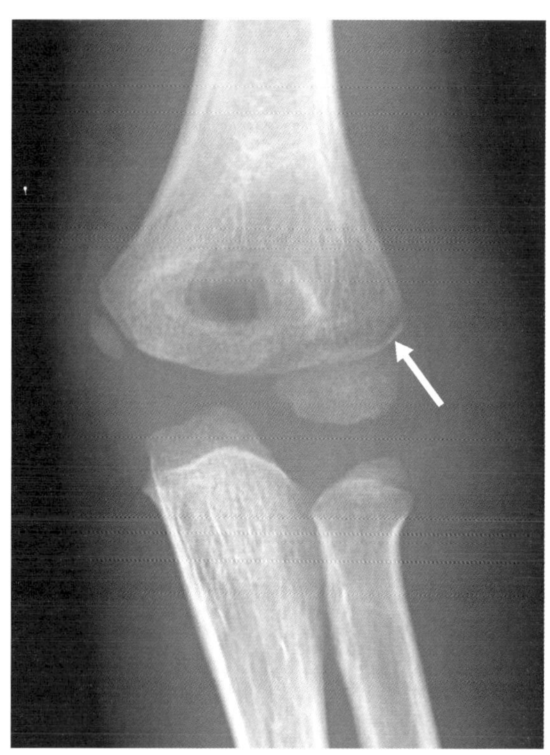

图 70.8 外侧髁骨折。6岁女孩跌倒后肘部疼痛，斜位片显示有一个轻微移位骨折累及外侧髁（箭）。由于骨折移位很少，所以患者采用外固定治疗。

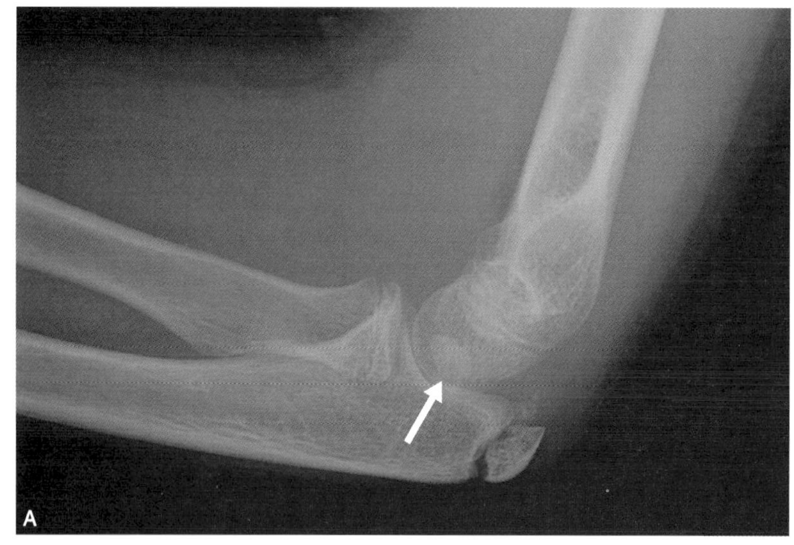

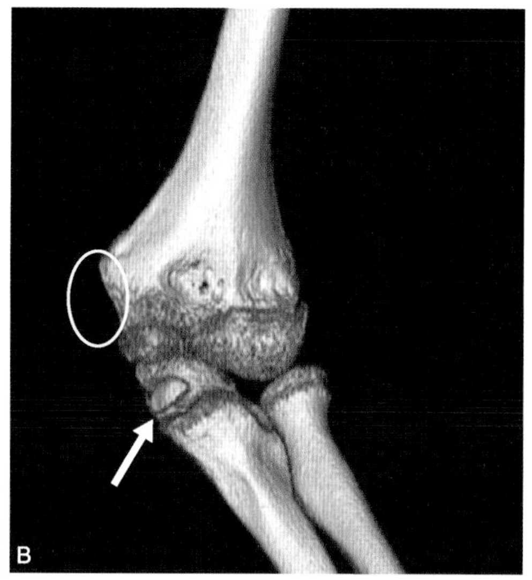

图 70.9 内上髁突起骨折。一名12岁男童肘关节脱位伴持续性疼痛。A. 肘部侧位片显示肱尺关节内卡压的髁上隆起（箭）。B. 三维重建的CT图像（为手术计划获得）显示预期的位置（椭圆形）内髁缺失。移位的突起位于肱尺关节（箭）内。患者行切开复位内固定术。

肘关节少见的骨折包括鹰嘴骨折和桡骨近端干骺端骨折。鹰嘴骨折是最常漏诊的肘关节骨折。桡骨近端干骺端骨折通常是Salter-Harris Ⅱ型肘部骨折，常发生在跌倒时肘伸直和外翻状态下用手撑地（FOOSH机制）。

儿童前臂骨折非常常见，占儿童所有骨折的40%～50%。大多数骨折位于前臂远端。与成人一样，前臂骨折-脱位损伤也会发生：Monteggia和Galeazzi骨折分别为尺骨骨折伴桡骨头脱位和桡骨骨折伴远端尺桡关节脱位。

腕关节的急性损伤通常是由跌倒后手部撑地（FOOSH）造成的。由于腕骨主要是软骨性的，所以损伤通常导致前臂远端骨折。在年龄稍长的儿童中，最常见的腕骨骨折是舟骨骨折，由于有发生缺血性坏死（AVN）的风险而得到重视，与成人的治疗相似。手部损伤是常见的，且骨折方式相对简单。一种常见的损伤是指骨屈曲骨折，这种骨折可能很细微，斜位X线片对诊断有所帮助。

下肢。股骨头骨骺滑脱（SCFE）是股骨近端骨骺的损伤，股骨干骺端相对于骨骺向前、上、外侧移位。患者表现为髋部疼痛、大腿内侧疼痛和/或膝盖疼痛，伴有隐性跛行发作和髋关节活动范围减小。它在男性患儿中更常见，主要发生在10～16岁之间。其他危险因素包括肥胖、甲状腺功能减退、生长激素

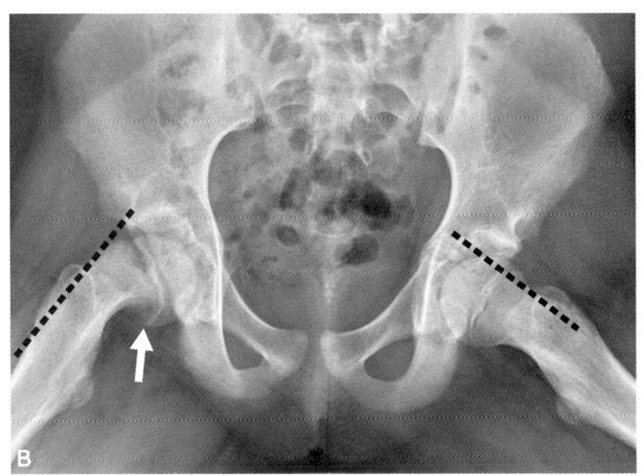

图 70.10　股骨头骨骺滑脱。一名肥胖的 11 岁女孩右髋部疼痛的正位(A)和蛙位(B)的髋部 X 线片。A. 与正常、无症状的左髋相比,右侧股骨近端骨骺板异常增宽和透光度增强(箭),伴有邻近干骺端硬化。右侧股骨近端骨骺高度与左侧相比相对降低。在蛙位图(B)中,右髋股骨近端骨骺相对于干骺端(箭)向内侧(和后侧)滑动。Kline 线(虚线)与右侧的骨骺不相交;但是与正常的左髋关节骨骺相交。患者接受了右侧髋关节原位固定及无症状左侧髋关节预防性固定。

水平过低、21 三体综合征以及其他内分泌疾病。大约 20% 的患者在就诊时双侧受累,另外 20%~40% 的患者将在 SCFE 初始 18 个月内的不同时期出现滑脱。因此,X 线片正位(AP)和蛙式位均应该完整包括骨盆。

蛙式位是敏感性最高的照射体位,因为骨骺向后移动并且在较小程度上更靠内侧。SCFE 的典型影像学征象包括股骨近端骺板增宽且不规则,在正位上,股骨颈的前凹消失,干骺端"漂白征"(由于股骨头后部的突出,股骨颈近端和内侧的密度增加形成新月形区域),并且在慢性病例中干骺端可发生囊变。"Kline 线"沿股骨颈上缘走形。在正常髋关节中,该线将与骨骺外侧相交。在 SCFE 中,与无症状侧相比,骨骺向内移位,Kline 线不与骨骺相交或更向侧面相交(图 70.10)。患者 X 线片诊断有困难时,MR 有较好的诊断价值,特别是在"即将滑脱"SCFE 中,如显示骺板增宽和骨骺周围骨髓水肿,提示即将出现滑脱。这通常与关节积液和反应性滑膜炎有关。

在轻度或中度 SCFE 中,通常行原位固定。根据患者的年龄和风险因素,无症状患者因髋关节滑脱的风险增加,可进行预防性固定。在更严重的 SCFE 病例中,可采用切开复位,轻轻地将股骨头推回到其正常解剖位置,然后进行螺钉固定。SCFE 最常见的并发症是缺血性坏死和软骨溶解。影像学随访评估是必要的,因为缺血性坏死可能至少需要手术后 12 个月才会表现出来。

髌骨袖状骨折发生在当髌骨下极的软骨从髌骨下极撕脱时,通常伴有小的撕脱骨碎片。X 线片可以显示髌骨下极下方一个较小的骨碎片、高位髌骨、关节腔积液。软骨和软组织损伤的程度通常被严重低估;因此,MR 通常被用来评估整体损伤的严重程度(图 70.11)。

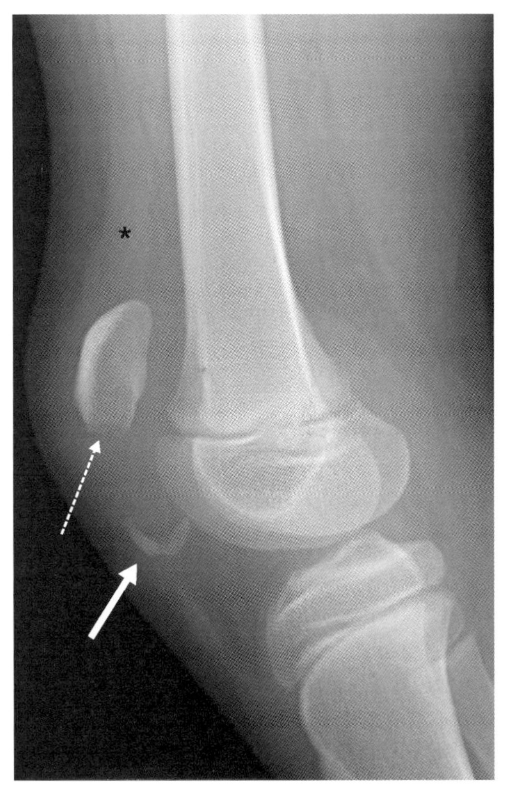

图 70.11　髌骨袖状骨折。一个 8 岁的男孩,因踢足球受伤后,膝关节疼痛和肿胀,无法站立。膝关节侧位 X 线片显示髌骨下极撕脱性骨折(箭)伴邻近软组织水肿。髌骨下极部位(虚线箭)。高位髌骨,股四头肌腱收缩(*)。患者行切开复位内固定术。

胫骨髁间棘撕脱骨折或胫骨隆起骨折见于 8~13 岁的儿童,通常与运动相关,尤其在骑自行车或滑雪时发生。其原因是不完全骨化的胫骨隆起相对于较强韧的前交叉韧带(ACL)而言较脆弱。在过伸性损伤中,沿前交叉韧带的牵引力导致胫骨棘撕脱。膝关节正位及侧位片有助于显示骨折块和移位程度。在诊断困难时,撕脱切线位片可以作为补充。在骨骼未发育成熟的患者中,由于碎片中软骨的存在,碎片的实际大小可能显著大于 X 线片上看起来的大小。MRI 可用于评估非骨性伴随损伤,以及评估复位障碍,如半月板内横韧带卡压(图 70.12)。治疗取决于移位程度和是否存在关节内附加损伤。

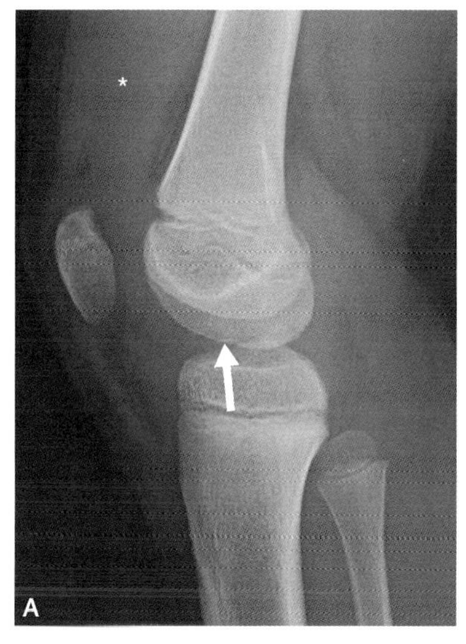

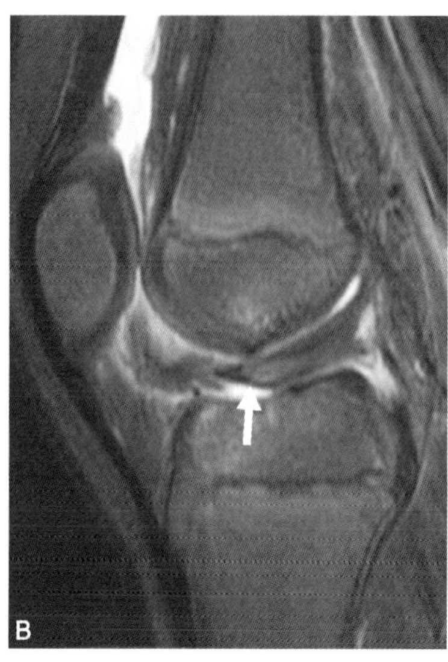

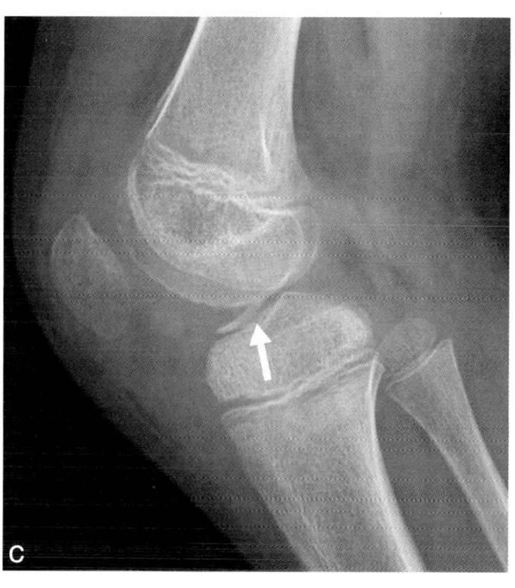

图 70.12 胫骨髁间棘撕脱性骨折。一名 8 岁男孩，在踢足球时被人从后面绊倒后感到膝盖疼痛，他的膝盖受了拉伸伤。A. 最初的膝侧位 X 线片显示关节积液(＊)，其细微的线性密度高于胫骨骨骺(箭)，与胫骨髁间棘撕脱性骨折相一致。B. 2d 后的矢状位 T_2 加权脂肪饱和 MR 图像更好地显示前交叉韧带附着处胫骨皮质撕脱(箭)。骨折块与骨折床之间相邻有骨髓水肿，无间隙结构。C. 儿童采用保守治疗，3 周后膝关节随访摄片显示，早期桥接(箭)显示骨折碎片的骨化增加。关节积液减少，间隔失用性去骨化。

表 70.5

胫骨结节骨折根据 OGDEN 的分类(有修改)

类型	介绍
Ⅰa	髌韧带止点的胫骨结节远端骨折
Ⅰb	碎片向前和近端移位
Ⅱa	骨折通过胫骨近端骨化和胫骨结节的结合处延伸
Ⅱb	胫骨结节粉碎性骨折
Ⅲa	骨折延伸到关节并且和关节表面的不连续有关
Ⅲb	胫骨结节碎片为粉碎性

胫骨结节骨折最常见于男性青少年患者，这种损伤通常由膝盖的活动性伸展和股四头肌的剧烈收缩引起，且常在跳跃运动中发生。临床病史和体格检查结果常有助于区分急性损伤和慢性重复性损伤(即，Osgood-Schlatter 病)。X 线片通常足以确定是否仅累及结节，或骨折是否累及骨骺，以及移位和骨折的程度(表 70.5)。局限于结节的骨折可以保守治疗；然而，累及骨骺的骨折需要手术固定。

胫骨近端干骺端骨折可能发生于幼儿与另一个较大的儿童/成人在蹦床或类似环境中玩耍时所遭受的轴向负荷伤所致。这些骨折称为“蹦床骨折”，通常是胫骨近端干骺端的非移位、非成角的线性骨折或屈曲骨折，骨折可以相当轻微(图 70.13)。

胫骨“小儿学步骨折”是一种 1~4 岁儿童胫骨远端非移位性斜形骨折。创伤通常比较轻微，比如走路或跑步时绊倒或从中等高度跌倒造成的扭伤。由于这个年龄段的儿童通常不能提供病史，所以没有明确的外伤史是很常见的。通常，没有瘀伤或局部压痛，儿童也不能负重。传统的影像学表现通常很细微，有一条细小的斜线穿过胫骨远端(图 70.14)。斜位片在显示骨折线时更敏感。然而，影像学可以是阴性的。有急性跛行、不愿负重及摄片显示正常的幼童，应进行 X 线片随访，以评估愈合的征象。这些损伤影响腓骨不太常见。

胫骨远端移行性骨折，三平面骨折和撕脱骨折，是儿童第二常见的骺板损伤。它们只见于青少年，通常发生在 10~16 岁之间，骺板以不对称形式闭合时。胫骨远端骨骺闭合于中心开始，然后向前内侧方向进行，接着向后内侧，最后横向，照此可预测特定损伤模式。

三平面骨折是 SalterⅣ型骨折，骨折线向矢状、横向和冠状面穿过骺板。正位片显示骨骺的组成和侧位片展示干骺端组成(图 70.15)。青少年撕脱骨折分离到胫骨远端骨骺的前外侧部分，属于 SalterⅢ型骨折。撕脱骨折见于骨骼接近成熟的青少年，影响胫骨远端骨骺仅存的部分。正位片显示胫骨远端骨骺内横向延伸的垂直骨折线。侧位片显示撕脱骨片向前移位(图 70.16)。移位超过 2mm 的三平面和撕脱骨折通常需要手术复位。CT 经常用于术前检查。

儿童胫骨和腓骨内可见反复应力损伤引起的应力性骨折或称疲劳性骨折。胫骨应力性骨折通常累及胫骨近 1/3，且后部更常见。应力性骨折可能累及骨干的任何部分。偶尔，在重复性创伤的背景下可以看到具有皮质破坏线性透光影。长骨的骨膜反应或局灶性皮质增厚可提示愈合反应。与成人一样，MR 是一种更敏感的评估应力损伤的方式，特别是急性期。不全性骨折在活动频繁的儿童中并不常见；然而，在青少年中可以看到所谓的“女运动员三联征”：骨质疏松、闭经和进食障碍。

跖骨和跗骨受伤是幼儿脚疼痛的重要原因。蹒跚学步的儿童后足撞击伤可导致距骨或跟骨无移位或屈曲型骨折。无移位的骰骨骨折可以见于患有强迫足底屈曲，压迫骰骨、第四和第五跖骨的幼儿。最初的 X 线片通常是正常的，但是后续 X 线片将显示沿着骰骨的底部或远端的线性硬化(图 70.17)。跖骨骨折常见，可能是由于撞击伤，也可能是由于施加在脚上的扭转力所致。常见的骨折是第一跖骨骨折或“双层床骨折”，当儿童从高处跌落或跳跃时(足底屈曲的垂直负荷)，发生跖骨近侧屈曲骨折。

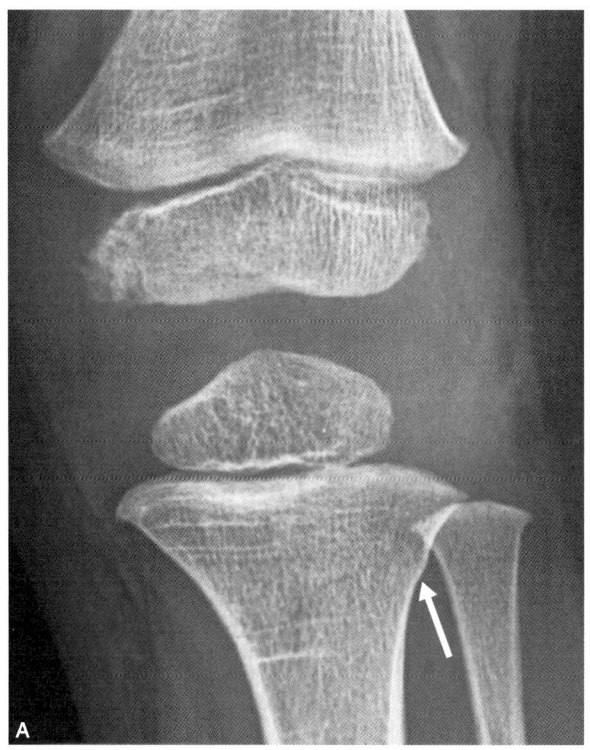

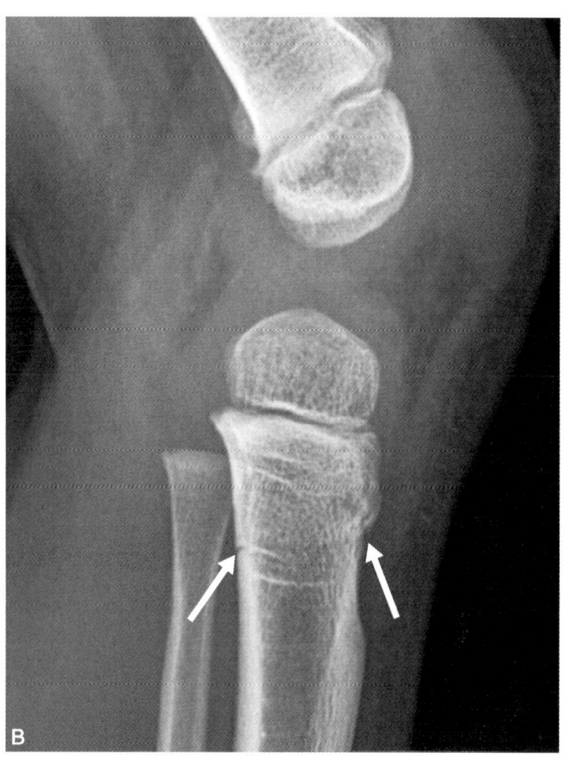

图70.13 蹦床骨折。一名3岁儿童在蹦床上玩耍后左腿无法负重。A.膝关节正位X线片显示胫骨近端干骺端(箭)外侧有轻微的屈曲骨折。B.侧位X线片显示胫骨近端干骺端横向非移位骨折,邻近软组织肿胀(箭)。这是儿童下肢轴向负荷损伤的常见部位。

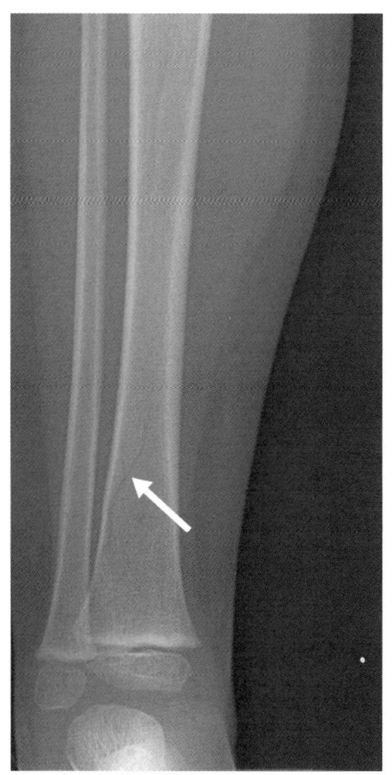

图70.14 "小儿学步骨折"。一个4岁的男孩坐在妈妈的腿上,从游乐场的滑梯上滑下来后出现跛行。胫骨远端未移位骨折(箭)。受伤的机制很可能是,孩子的腿被抓住并沿着滑梯的一侧扭曲。

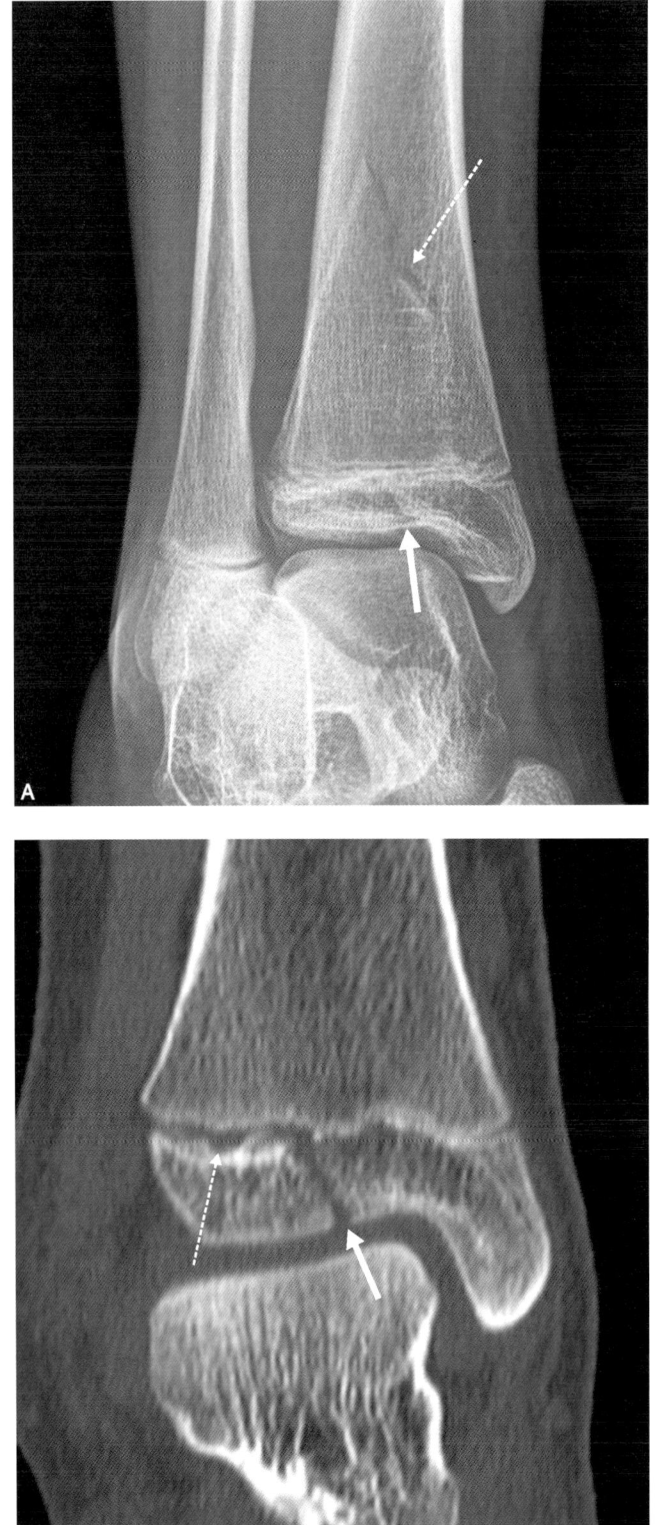

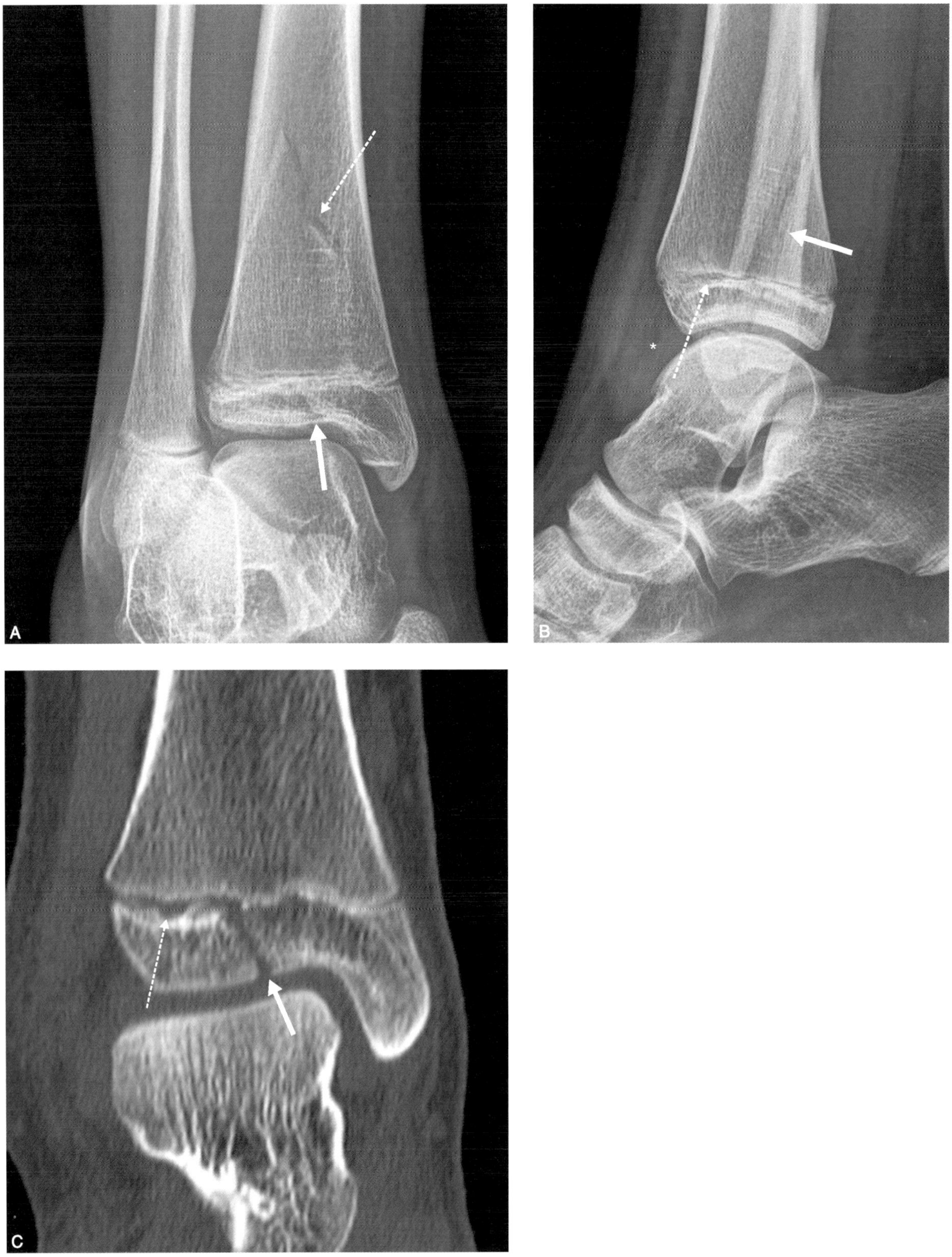

图 70.15　三平面骨折。一名 12 岁女孩在打垒球受伤后脚踝疼痛及肿胀。A. 踝关节正位片显示胫骨远端骺端（实线箭）SalterⅢ型骨折，冠状位显示胫骨远端干骺端骨折透亮线（虚线箭）。B. 踝关节侧位 X 线片显示干骺端骨折为 SalterⅡ型骨折（实线箭），胫骨远端前突增宽（虚线箭）。有关节积液（*）。C. 踝关节冠状位重建 CT 能更好地显示 SalterⅢ型骨折（实线箭）以及骺板侧向延伸（虚线箭）。

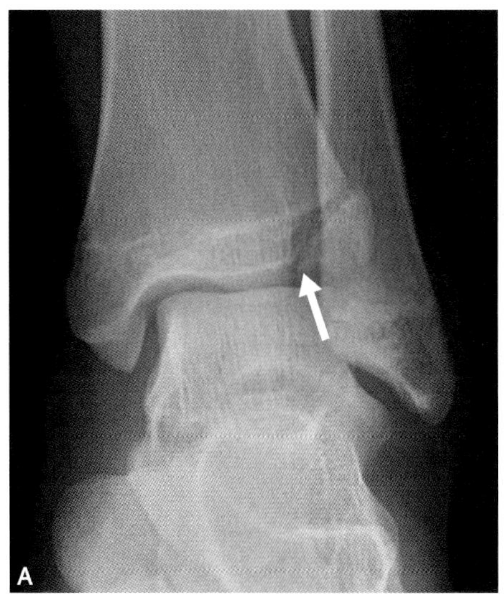
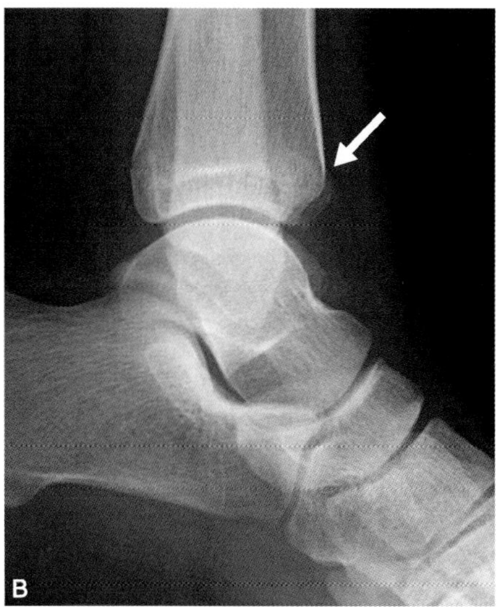
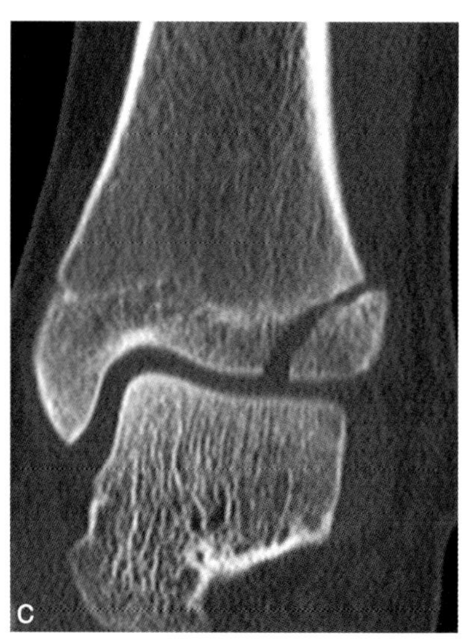

图 70.16 撕脱骨折。一名12岁的女啦啦队员摔倒后脚踝受伤。A. 踝关节正位X线片显示胫骨远端骨骺外侧面 SalterⅢ型骨折伴轻度外侧移位(箭)。骺板的中央和中间部分已经闭合。B. 踝关节侧位片显示骨折碎片(箭)轻度前移位。伴有关节积液。C. 冠状位CT重建图像更准确地显示骨折移位程度(5mm),患儿行螺钉固定。

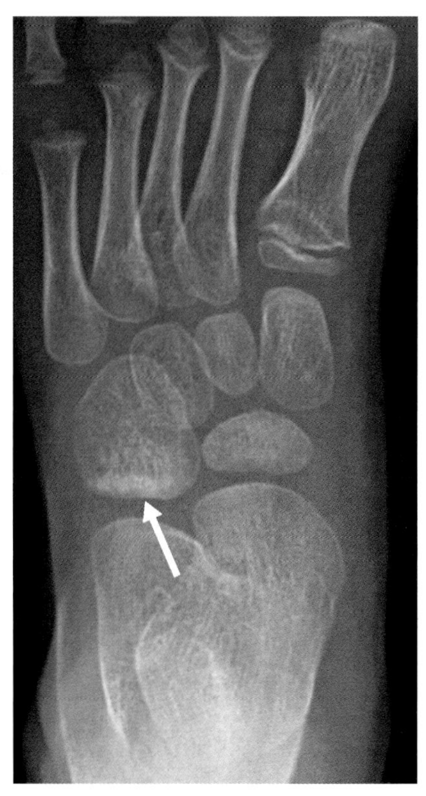

图 70.17 骰骨骨折。一名6岁男童,1周前摔倒后持续跛行。足部正位X线片显示骰骨基底部的线状硬化(箭),与未移位的骰骨骨折愈合一致。这种类型的骨折也可以见于骰骨远侧。

骨软骨损伤

骨软骨损伤(OCL)是由急性损伤或反复微创伤引起的,可导致关节软骨变薄、软骨下骨碎裂,偶尔也可导致骨质疏松。骨软骨损伤最常见的位置是负重区,如投掷运动员和体操运动员的股骨髁、肘部的肱骨小头和踝关节(表70.6)。患儿常诉疼痛、肿胀和无法活动。传统的X线片通常显示软骨下骨透光区,有或无骨碎片。相关表现包括关节积液和骨性游离体。仅凭X线片无法评估碎片的稳定性和是否存在软骨碎片的缺失,磁共振成像是首选的成像方式。成人不稳定的骨折,在磁共振 T_2 加权图像中碎片周围有高信号边缘,但在儿童中不可靠(敏感但不特异);累及病灶的关节软骨骨折,敏感性和特异性中等;以及相关囊肿或充满液体的充盈缺损碎片影,敏感性低但特异性高。最近对骨骼发育不成熟的患者进行的骨软骨损伤研究表明,不稳定骨碎片的边缘存在环形高信号,如果它与碎片 T_2WI 低信号的外缘有关,则提示软骨下骨碎裂,或其信号与关节液相似。此外,如果骨软骨碎片周围的囊肿数量众多,则提示骨碎片的不稳定性(图70.18)。

骨软骨病

骨软骨病或“骨-软骨病变”在幼儿中很常见,包括骨骺、骺板和骨突的异质性损伤。骨软骨病是软骨内成骨障碍所造成的,通常是自限性的。快速增长、遗传学、解剖学因素、创伤、饮食习惯和血供缺陷是其可能的病因。骨软骨病的发生有一系列特有的病理改变:骨坏死、血运重建、肉芽组织形成和重组、破骨细胞对坏死骨组织的吸收,最终类骨质被成熟板层骨替代。

表 70.6

儿童骨软骨损伤的部位

部位	常见的OCL部位
膝部	股骨内侧髁外侧面、股骨内侧髁或外侧髁负重面、髌骨、滑车
肘部	肱骨小头、滑车侧面
踝部/足	距骨内侧、距骨外侧、距骨中部、胫骨远端、距下小关节、距骨头

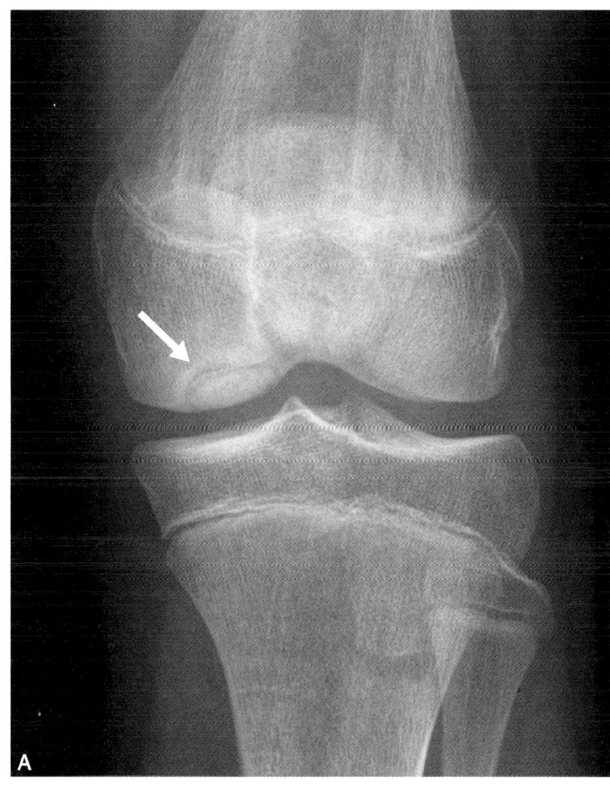

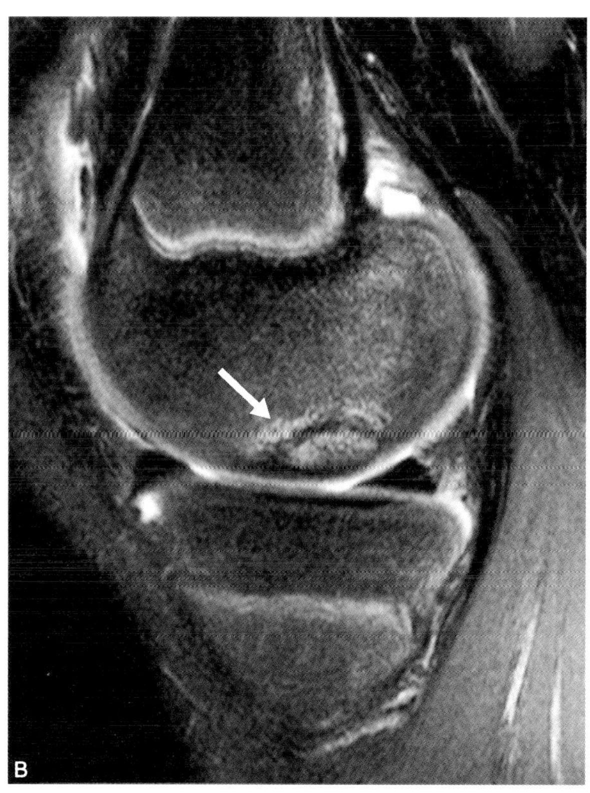

图 70.18　青少年膝关节骨软骨病变。一名14岁男孩患有膝关节疼痛。A.膝关节正位片表现为股骨内侧髁外侧面的骨软骨病变，周围透明，邻近母骨内轻度反应性硬化（箭）。B.膝关节矢状位液体敏感MR图像显示骨软骨病变，母骨内相邻骨髓水肿（箭）。覆盖软骨完整；母骨没有液体信号破坏病变，也没有"囊性"变。病变可归类为"稳定病变"。

Legg-Calvé-Perthes 病。Legg-Calvé-Perthes 病是一种常见的股骨头骨软骨病，是青春期前儿童髋关节疼痛和跛行的常见原因。5~6岁是发病高峰期，男孩发病率是女孩的5倍。本病为特发性，多数病例为单侧，约15%为双侧。当两个髋部都受到影响时，通常是一个非同步的过程。在病程早期，影像学检查可显示关节内间隙变宽（提示关节积液），患者的股骨骺不对称变小与硬化。骺板可能变得模糊不清。可见股骨干骺端的低密度区。随着时间的推移，骨骺可能开始碎裂并变平（图70.19）。股骨颈发育不全。MRI被用来评估该病的严重程度和评估股骨头的血运重建。早期再灌注与预后改善有关。预后指标包括骨坏死程度、侧挤压量、骺板受累和干骺端异常。骺板异常和干骺端透光提示随后的生长障碍。发病年龄越小，预后越好。

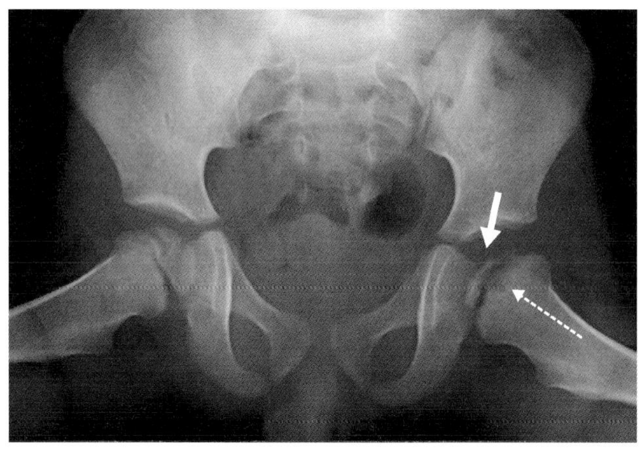

图 70.19　Legg-Calvé-Perthes 病。左髋关节疼痛的6岁男孩蛙式位骨盆正位X线片。左侧股骨近端骨骺（箭）碎裂并严重扁平，可见干骺端透亮影并增宽（虚线箭）。干骺端透亮影代表骺板损伤产生的软骨舌，提示预后差，骺板早期闭合的风险增加。右髋关节正常。

Panner 病。Panner 病是一种发育性的肱骨小头的自限性骨软骨病，发生于12岁以下儿童。这在棒球投手中很常见，属于"小联盟肘"。推测其原因可能是反复的慢性撞击损伤，对肱骨小头的血液供应造成伤害。典型的表现为整个肱骨小头受累，而不是青少年的肱骨小头骨软骨损伤。儿童通常表现为肘部隐痛和僵硬。常见的影像学表现为肱骨小头去矿化，失去通常锐利的皮质边缘，接着是硬化和体积缩小，最终进展为直接的碎裂。在MR上，肱骨小头表现为异常的 T_1 加权低信号，T_2 加权信号随病程变化而变化。覆盖的关节软骨不受影响，病变通常在休息后愈合（图70.20）。与肱骨小头的OCL不同，Panner 病预后良好。

Köhler 疾病。Köhler 病是一种发生在4~9岁儿童的跗骨舟骨骨软骨病，男孩患病率较高（男女比例为6∶1）。在25%的病例中，病变可能是双侧的。表现为足中部疼痛和跛行，症状通常随着负重和活动增加而加重。在相应的临床环境下影像学表现为舟骨硬化和变窄/扁平。值得注意的是，这种表现也可以在无症状的儿童中看到。MRI 显示舟骨骨髓信号异常，T_1 加权呈低信号，不同阶段的液体敏感序列上信号不同，可高可低。骨皮质不规则、碎裂和邻近软组织水肿是可能存在的，与症状和疼痛部位相关。大多数情况下采用休息、冰敷和镇痛药保守治疗。

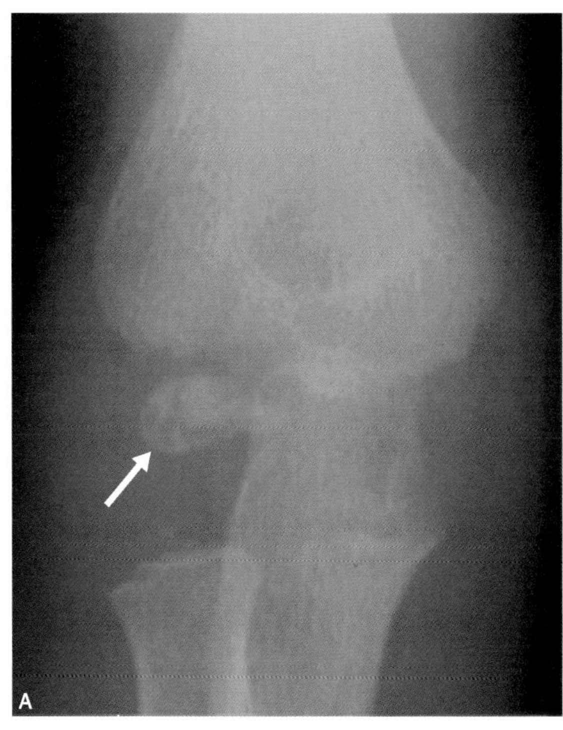
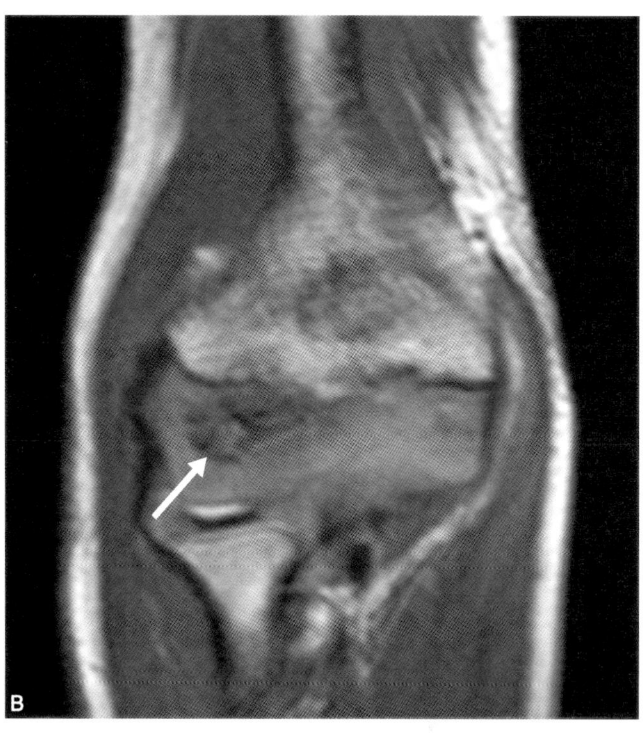

图 70.20 Panner 病。一名 7 岁男性棒球运动员,右肘疼痛。A. 手肘 X 线正位片显示肱骨小头硬化和碎裂(箭)。小头的皮质边界不连续。B. 冠状位质子密度加权 MR 图像显示肱骨小头内脂肪信号丢失伴硬化区(箭)。关节软骨完好。

跖骨头骨软骨病。跖骨头骨软骨病是跖骨头的骨软骨病,最常受累的是第二跖骨头,然后是第三跖骨头。该病在青少年女性运动员中最为普遍。影像学表现为跖趾关节变宽伴跖骨头塌陷和硬化。这可能与游离体形成、背侧骨刺以及伴随的跖骨干增厚有关,CT 可能有助于术前计划的制订(图 70.21)。治疗方法通常是避免有症状的足部负重或甩腿活动。

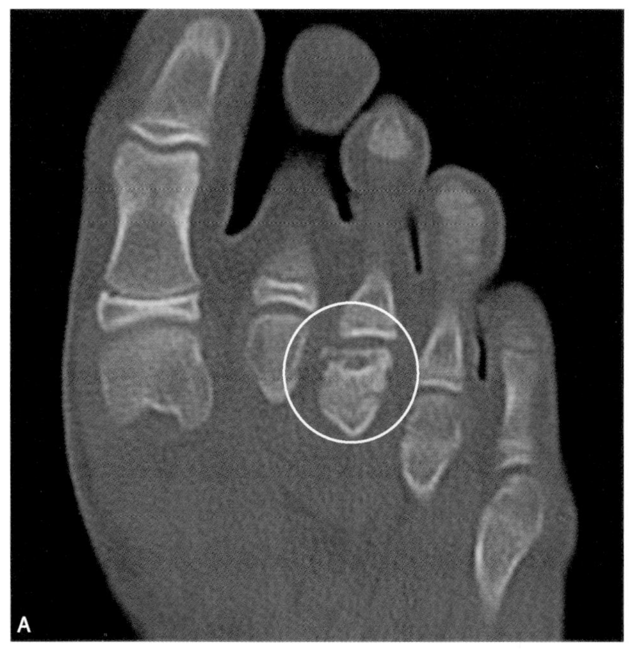
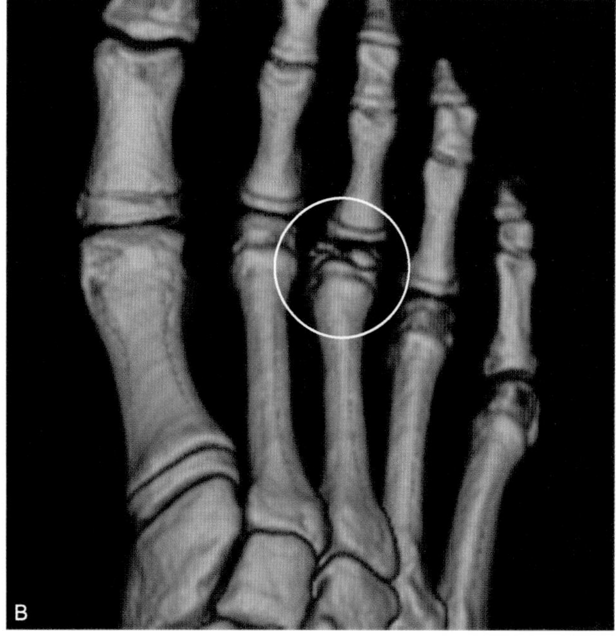

图 70.21 跖骨头骨软骨病。一名 12 岁的男性足球运动员表现为第三跖骨远端的骨损伤。轴位 CT 图像(A)和前足三维 CT 图像(B)显示,第三跖骨软骨下塌陷伴硬化,碎裂(圆圈处),第三 MTP 关节增宽,符合跖骨头骨软骨病。

非意外创伤

在美国,每年有近 100 万儿童受到伤害或面临危险,每年造成 1 200 人死亡。大多数儿童不到 5 岁,几乎一半不到 1 岁。虐待的其他危险因素包括多胞胎、男孩、继子女、早产、身体残疾、出生体重低和社会经济地位低。

非意外创伤(NAT)的临床表现通常是非特异性的。影像学研究在评估中至关重要,尤其是在没有提供创伤病史的情况下。虽然骨骼损伤很少对受虐儿童的生命构成威胁,但除了单纯的软组织损伤外,骨骼损伤是最常见的与虐待有关的损伤,而且往往是提示儿童遭虐待最有力的放射学指标。常见的伤害模式可以在生命的不同阶段看到。在婴儿期,颅骨骨折、肋骨骨折和干骺端移位损伤占大多数。1 岁后,长骨损伤占多数。提示虐待儿童的高特异性骨折包括典型干骺端损伤(CML);肋骨骨折,特别是后肋骨骨折;肩胛骨折;棘突骨折和胸骨骨折。常见的影像学表现包括骨膜下新骨形成、锁骨骨折、长骨骨干骨折和颅骨线性骨折。在任何年龄,特别是具有不一致的病史,在不同的愈合阶段多发骨折,高度提示 NAT。鉴别诊断时应考虑代谢性骨病、Caffey 病、成骨不全症(OI)、佝偻病和继发于早产的骨脆性等潜在疾病。

疑似虐待儿童的初步放射学检查应包括完整的骨骼检查和额外的脑成像(在其他地方讨论过)。调查应遵循美国放射学会的《儿童骨骼调查实践指南》:“每个解剖区域都应该使用高细节成像系统进行单独的放射学成像。”

儿童虐待评估中最具特异性的骨骼损伤是“典型干骺端损伤”(CML)。CML 因其外形独特又称“角状骨折”或“桶柄型”骨折。它们是受虐儿童最常见的长骨损伤,常见于股骨远端、胫骨近端和胫骨远端以及肱骨近端。它们通常发生在 2 岁以下的儿童,是由过度的牵引力和扭转力引起的。在正位 X 线片上,骺端碎片表现为离散的三角形骨碎片(“角状骨折”)。如果图像是在一个角度投影中得到的,曲线密度将是很明显的,干骺端碎片边缘分离(“桶柄”)(图 70.22)。虽然可能伴有软组织肿胀,但通常无瘀伤。

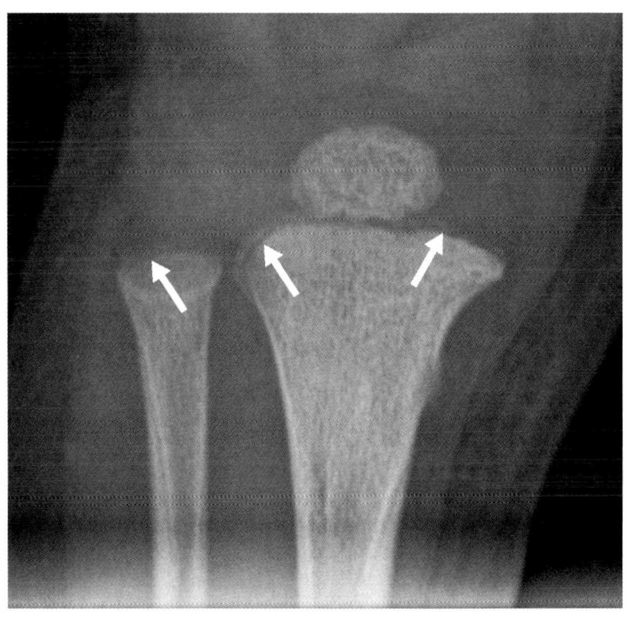

图 70.22　非意外损伤,典型的干骺端骨折。一个 2 月龄男婴出现发热和股骨中段骨折移位。骨骼检查是为了评估其他的骨折。膝关节 AP 片显示胫骨和腓骨近端桶柄骨折,干骺端骨折沿关节平面(箭)。由于图像是在一个有角度的投影中获得的,干骺端碎片的边缘很明显,呈现出柄状外观。

CML 可以愈合,但没有明显的骨痂或骨膜下新骨形成,这使得骨折时间难以确定。随着 CML 的愈合,骨折线变得模糊,可能伴有硬化或皮质增厚。4 周后 CML 不明显,长期后遗症小。这就要求在初次骨骼影像检查后 2 周进行后续的骨骼检查,因为这将提高显示细微或隐匿性骨折的敏感性。

肋骨骨折最常见于婴儿,往往是多发和双侧。当婴儿在剧烈摇晃时胸部被挤压,肋骨的后部或腋部是典型的受累部位。在前后维度施加力时,应力被传递到肋骨后部的腹侧皮层,腹侧皮层又与横突相连,导致支点效应和骨折。当胸部被挤压时,这种压力也会导致肋骨侧面骨折(图 70.23)。由于儿童肋骨的可塑性,肋骨骨折通常与心肺复苏无关。在急性情况下,肋骨骨折可能很难被发现,特别是不完全性的、没有移位、斜行入射 X 线或涉及肋-脊柱交界处的骨折。斜位胸片增加骨折检出的敏感性。由于肋骨骨折随着硬化和愈合组织的形成而愈合,后续的骨骼检查非常重要。

虐待性损伤导致骨干骨折常见于股骨、肱骨和胫骨。长骨骨折是直接外伤所致,通常为横向骨折。不能步行患儿的螺旋形腿骨骨折是非意外创伤的典型表现。

儿童因被虐待而发生椎体骨折是罕见的。椎体压缩性骨折主要是在摇晃过程中直接撞击坚硬的表面所造成的过伸和过屈损伤。常见部位包括胸腰椎和胸腰椎交界处的损伤。如果怀疑脊椎骨折,损伤可能与椎旁韧带和/或脊髓损伤有关,应进行磁共振成像。

颅骨骨折在意外创伤和非意外创伤(NAT)中都很常见,但不幸的是,颅骨骨折在虐待儿童中并没有特异的表现。提示 NAT 的特征包括双侧骨折、骨折分离、跨颅缝的骨折、星形和凹陷性颅骨骨折,特别是枕部(图 70.23)。颅骨骨折通常不能通过骨膜反应或骨痂愈合,这使得确定骨折时间变得困难。头皮血肿的存在可能有助于诊断,因为大多数血肿会在 3~4d 后消失,所有没有头皮血肿并不能排除骨折,没有骨折也不能提示无颅内损伤。

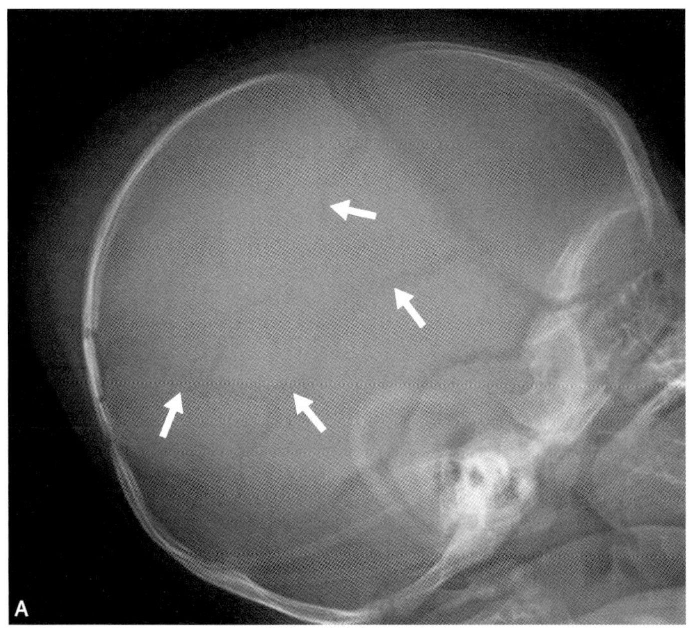

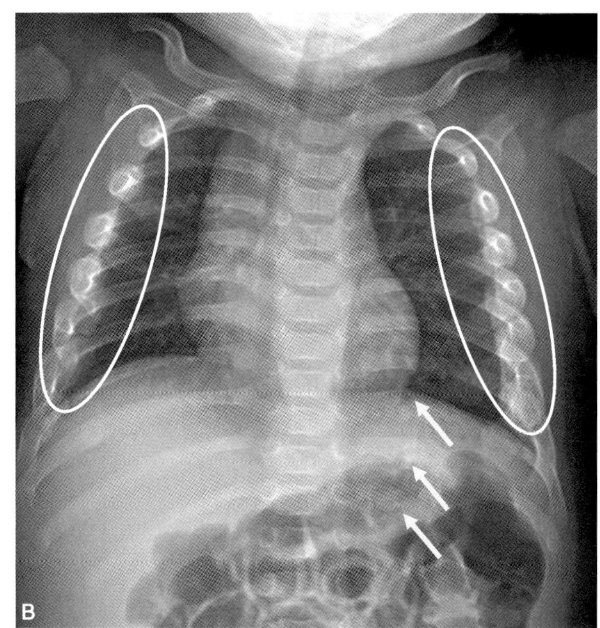

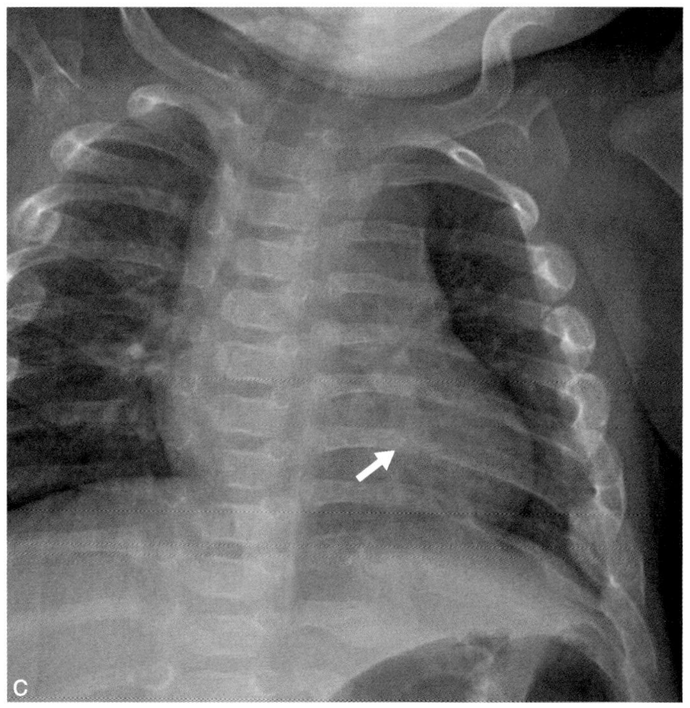

图 70.23　非意外创伤。一个癫痫发作的 3 月龄女孩。A. 头颅侧位 X 线片显示左侧顶骨粉碎性骨折，移位并延伸至左侧颞、枕骨（箭），伴有相邻的头皮血肿。B. 胸部正位片见双侧肋骨多处骨折愈合，伴很多愈合组织（椭圆圈），邻近胸膜增厚，左侧后肋骨折（箭）。C. 斜位 X 线片显示骨折愈合，并伴有左侧第 7 后肋急性骨折（箭）。

感　染

急性骨髓炎

骨感染主要通过三种途径发生：血源性感染、创伤直接感染和从邻近软组织感染蔓延。急性骨髓炎是儿童最常见的获得性血源性感染，最常见的微生物是金黄色葡萄球菌、β-溶血性链球菌、肺炎链球菌、大肠埃希菌和铜绿假单胞菌。在欧洲，4 岁以下儿童感染常见的微生物为金格杆菌。

急性血源性骨髓炎主要累及长骨干骺端或干骺端等同区（邻近骨骺的骨区），其中微生物在缓慢流动的静脉窦中大量繁殖。这导致渗出性炎症反应，导致骨内压升高、水肿、血流停滞和小血管栓塞，导致骨坏死和骨吸收。如果不加以治疗，这种炎症过程将穿透皮质并抬高骨膜，因骨膜与骨的粘连松散，导致骨膜下脓肿，最终剥离至邻近软组织。虽然已有文献报道，化脓性干骺端骨髓炎由于跨越骨骺的血管通道闭塞，2 岁以后很少越过生长板进入骨骺，但目前文献显示，所有年龄组的跨骨骺端骨髓炎都比较常见（图 70.24）。

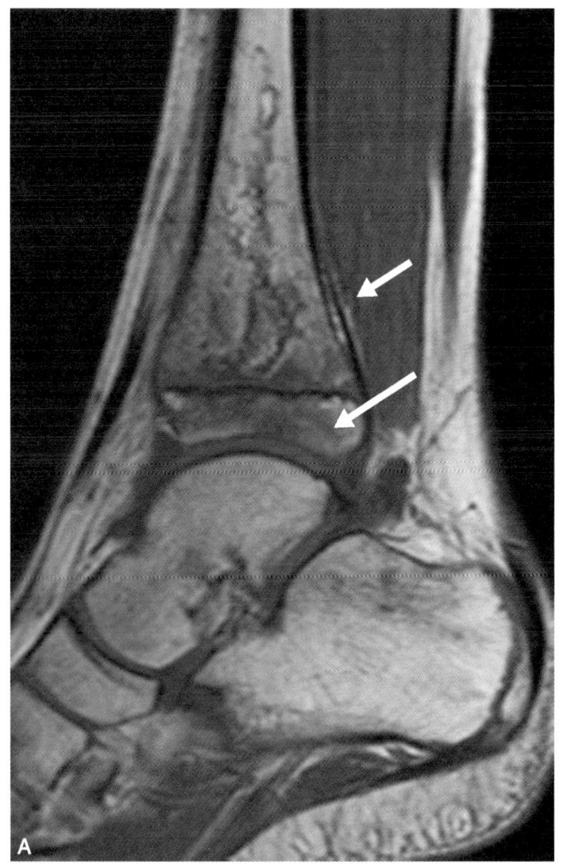

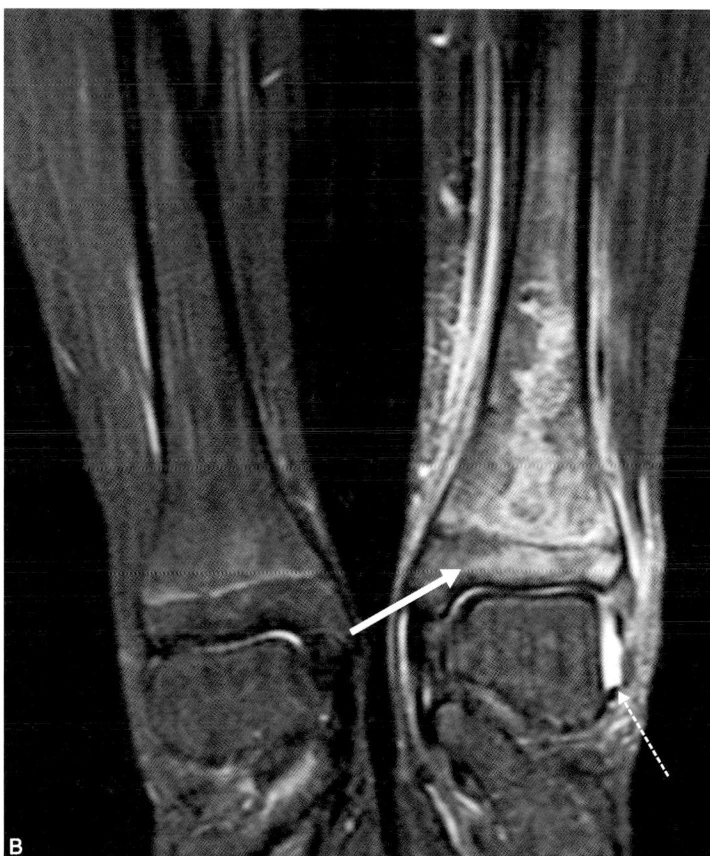

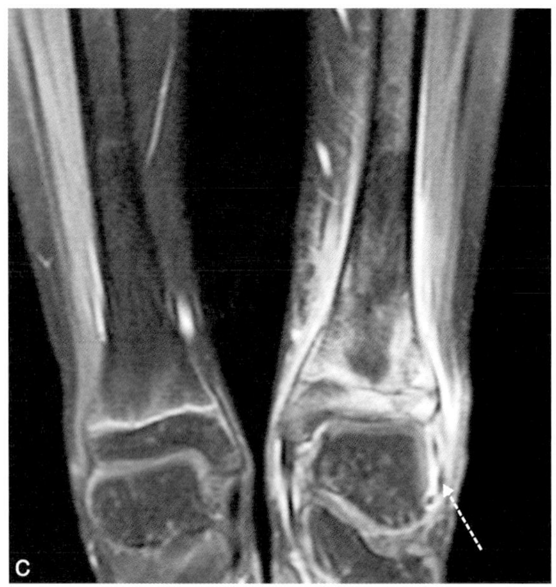

图 70.24　骨髓炎。一个 10 岁的男孩脚踝疼痛和肿胀。A. 左踝关节矢状位 T_1 加权 MR 图像及踝关节冠状位液体敏感 MR 图像(B)显示胫骨远端干骺端内呈片状、异常低信号，邻近软组织水肿，并伴有骨髓炎伴跨关节延伸(长箭)。胫骨后远端干骺端骨膜轻度隆起(短箭)和少量踝关节积液(虚线箭)。C. 踝关节冠状位 T_1 加权脂肪饱和对比增强图像，表现为相应的异常强化及轻度滑膜炎(虚线箭)。相比之下，右踝是正常的。

影像学在诊断和治疗中起着至关重要的作用。诊断常延迟，多灶受累也很常见。在常规的放射线检查中，受感染的骨骼在感染早期通常是正常的；然而，影像学可能显示脂肪层消失，提示深层软组织肿胀。在儿童磁共振成像时，大视野冠状位液体敏感成像可以作为不能准确定位症状的儿童的初步检查序列。受感染骨髓在 T_1 加权图像上表现为低信号，在液体敏感图像上表现为高信号。钆增强扫描后，T_1 加权脂肪抑制成像用于描述髓内、骨膜下和软组织脓肿，包括化脓性肌炎。MR 增强扫描在新生儿或幼儿的影像学检查中也起着重要作用，因为骺软骨的感染可累及或不累及相邻骨。如果不使用钆增强扫描，分离到骺软骨的感染可能无法检测到。大多数骨髓炎或软骨炎发生于 4 岁以下儿童，最明显的表现为软骨缺血/无强化区。

急性骨髓炎的并发症包括血栓性静脉炎，在多达 30%的病例中可见血栓性静脉炎，通常与耐甲氧西林金黄色葡萄球菌(MRSA)有关。肺和脑可发生脓毒性栓塞。迟发性并发症包括骨桥形成引起的生长停滞、病理性骨折和慢性骨髓炎。

化脓性关节炎和毒性滑膜炎

化脓性关节炎可能是由血源性细菌播散或在骨髓炎或邻近软组织感染的情况下直接延伸进入关节间隙引起的。在非常幼小的婴儿中，多灶受累常见，髋关节是最常见的受累部位。超声是显示异常关节积液的一种有价值的筛查工具；然而，磁共振成像通常用于评价伴发的骨髓炎。影像学不能可靠地鉴别反应性积液(中毒性滑膜炎)和化脓性关节炎。如果临床怀疑关节感染(白细胞计数升高、炎症标志物升高、活动受限或不能负重、发热)，则需要紧急引流和使用抗生素治疗。

中毒性滑膜炎，或暂时性/反应性滑膜炎，是一种自限性疾病，没有已知的长期后遗症。它是 3~10 岁幼儿髋关节的一种常见疾病。儿童表现为无中毒反应的疼痛和跛行，通常无发热，白细胞和炎症标志物正常或轻度升高。父母诉先前有病毒性或细菌性上呼吸道或胃肠道疾病史(4~5 周内)。超声可以确认关节积液的存在，并提示液体的复杂性和滑膜增厚的严重程度。疑似毒性滑膜炎的患者接受休息和镇痛药物治疗，症状在 24~48h 开始缓解。如果怀疑化脓性关节炎，则需进行关节穿刺。

骨　病　变

良性骨病变

为了避免不必要的手术，鉴别骨良性肿瘤的典型外观是很重要的。在儿童中发现的许多良性骨病变在本书成人肌肉骨骼部分中有描述。

骨软骨瘤。骨软骨瘤是一种非常常见的良性肿瘤/肿瘤样骨病变，占人口的 1%~2%。骨软骨瘤被认为是骨膜损伤继发的骨骼生长发育缺陷，而不是真正的肿瘤。骺软骨通过这种缺口疝出、生长形成骨性赘生物，与下面的髓腔和皮质相连，并有一顶覆在上面的软骨帽。下肢的长骨是最常见的受累部位，在膝关节周围多见。大多数骨软骨瘤是无症状偶然发现的，或在病灶缓慢生长的过程中发现外观畸形。症状取决于病变部位，与邻近肌肉、神经、肌腱、血管甚至骨骼的刺激有关。有些可能发展成上覆的外膜囊，随后可能发炎、感染或出血。骨软骨瘤骨折可出现疼痛，但继发于恶变的疼痛在儿童中是比较罕见的。

骨软骨瘤的影像学特征是骨性赘生物，皮质和髓腔从底层骨进入骨软骨瘤。骨软骨瘤的形状各不相同，它们可能无蒂与母骨宽基底相延续，或具有狭窄的蒂。当有蒂时，病变通常背离最近的关节。影像学具有诊断意义；然而，CT 和 MRI 可以用来确认诊断。MRI 特别有助于确认骨髓与病变的连续性，评估对邻近软组织的影响，软骨帽的大小，以及评估黏液囊的发育。如果软骨帽厚度超过 1.5cm，则应考虑罕见的向软骨肉瘤的转变。骨软骨瘤的治疗包括切除大而有症状的病灶。

多发骨软骨瘤见于父母患有遗传性多发骨软骨瘤(HME)的情况，又称家族性骨软骨瘤病或骨干续连症(图 70.25)。HME 是常染色体显性遗传，通常在 10 岁时发现。

特雷弗病。半侧骺板发育不良，又称特雷弗病，是一种继发于骨软骨瘤的特殊疾病，发生于下肢的骺板。在 X 线片上，骨骺呈偏心、不对称增大，早期出现骨化中心(图 70.26)。患者骨骼检查主要是评估是否累及其他关节。

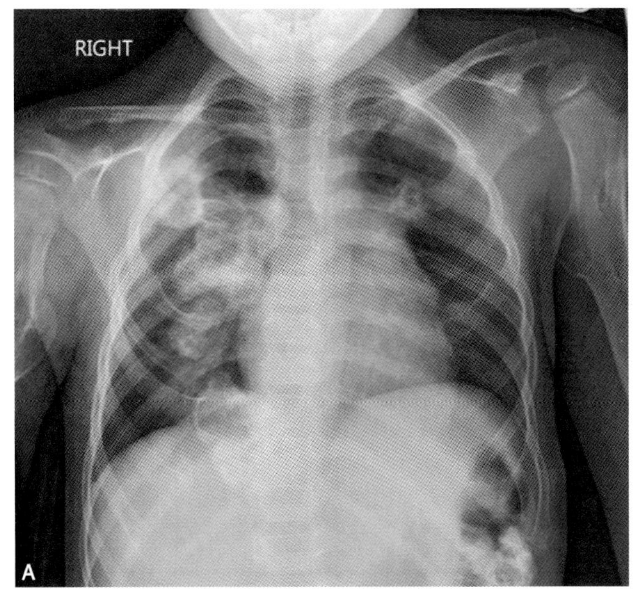

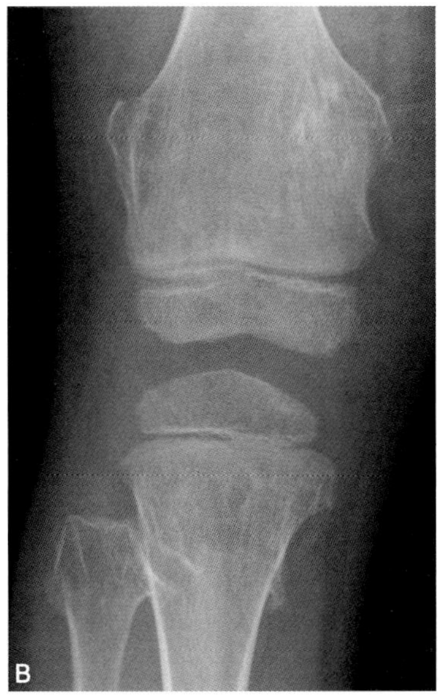

图 70.25　多发遗传性外生骨疣。一名 4 岁女孩，患有多发性无蒂和有蒂骨软骨瘤。A. 正位胸片，肱骨近端及肋骨前方多发骨软骨瘤。B. 膝正位 X 线片显示股骨远端和胫骨近端干骺端骨软骨瘤。

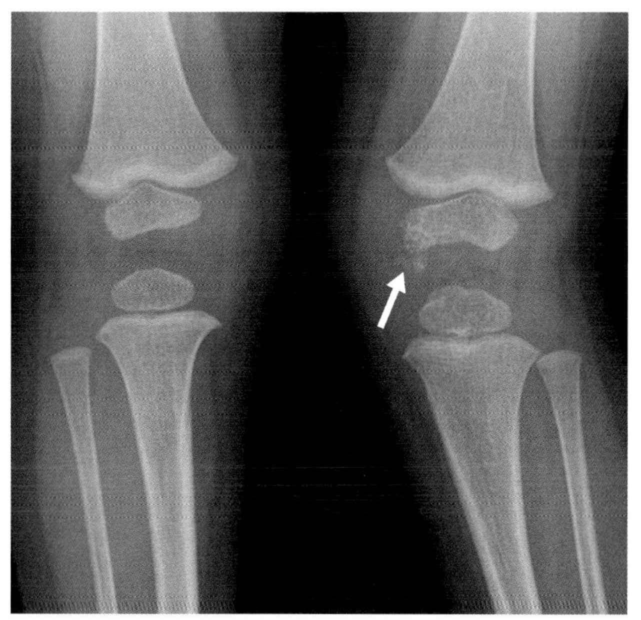

图 70.26　特雷弗病。一名2岁女童获得性左膝外翻。膝关节立位，正位片显示左膝轻度膝外翻，股骨远端骨骺不对称增大，内侧面骨化异常（箭），关节面不规则，成角畸形。相关软骨异常在影像学上显示欠佳。

软骨母细胞瘤。软骨母细胞瘤是一种少见的良性软骨肿瘤，其特征是在儿童的骺端或骨骺处偏心生长，70%发生在肱骨、股骨和胫骨。患者通常表现为关节疼痛、肌肉萎缩和肿胀。在X线片上，软骨母细胞瘤是一种界限清楚的透光的病灶，边界光滑或分叶状，边缘薄而硬化，可能伴有骨内扇形边。半数病例内可见钙化灶，邻近骨膜反应明显。CT可用于评估软骨基质和潜在的皮质破坏。MR最适合于经骨骺或骨皮质延伸，通常表现出比X线片更广泛的受累范围。病变典型表现为软骨信号，即T_1WI呈低或中信号，T_2加权上信号升高。有典型的邻近骨髓水肿、骨膜反应和软组织反应，可能会误认为更具有侵袭性的肿瘤或感染（图70.27）。治疗包括刮除和填塞病变或射频消融。病变接近骺板时，由于完全切除很困难，复发率较高。软骨母细胞瘤很少发生恶变并转移到肺。

朗格汉斯细胞组织细胞增生症。朗格汉斯细胞组织细胞增多症（LCH）是一种由朗格汉斯细胞（一种组织细胞）的增殖和积累引起的紊乱。病因尚不清楚，但一些研究认为免疫调节异常是其潜在因素，另一些则认为是肿瘤形成过程。LCH表现为多种方式，从单个骨病变到涉及多个器官系统的播散性疾病。

局限型LCH常见于10~12岁的儿童。孤立性病变可表现为疼痛、压痛和肿块。LCH可以累及任何骨骼；但好发于扁骨，超过一半的局限型LCH病变发生在颅骨、下颌骨、骨盆和肋骨。当有长骨累及时，LCH通常发生在骨干，股骨是最常受累的长骨。

影像学表现取决于疾病的部位和阶段。早期病灶边界不清，呈溶骨性，常难与尤因肉瘤或感染相鉴别。病变可进展并表现为皮质侵蚀、骨膜反应和软组织生成。长骨的晚期病变通常是边界清楚的溶骨性病变，轻度膨胀，边缘硬化。颅骨病变表现为溶骨性、穿凿样改变，边缘清晰，内外板受累程度不等形成了特征的斜边（图70.28）。如果有多发颅骨病变，它们可能合并成一个“地理”的外观。由于下颌骨的破坏导致“浮动牙齿”的外观。在脊柱内，LCH往往累及胸椎椎体，可表现为疼痛性脊柱侧凸。椎体高度的下降是不可避免的，可能只是轻微的楔形畸形或导致明显的高度下降和特征性的“扁平椎”外观（图70.29）。

CT有助于明确骨解剖和累及范围，尤其是颅底。与其他病变一样，MRI在评估骨髓受累和任何软组织肿块方面优于CT。MRI在评估颅内病变时特别有用，因为它可以显示向硬脑膜或脑实质的延伸，在脊柱中，相邻椎间盘间隙的保留有助于区分LCH和感染，以及评估硬脑膜外软组织的延伸。影像学上LCH的溶骨性病变在T_1加权图像上表现为低信号，在T_2加权图像上表现为高信号。早期病灶常出现周围水肿。在静脉注射对比剂后，骨损伤和任何软组织成分通常都会增强。当病灶愈合时，由于骨化、水肿减少，T_2信号降低。

核医学骨显像和骨骼测量都可以用来评估多灶性病变，因为一些病灶在一种检查方法上显示而在另一种检查方法可能无法显示。最近，全身MRI和FDG-PET扫描都被报道是多灶性疾病随访和评估的可选方法。FDG-PET也有助于区分活跃和愈合的病变，并评估治疗反应。

孤立性骨病变通常会持续到自发退化。然而根据位置和症状，可能需要更积极的治疗。直接治疗包括刮除、消融术和病灶直接注射甲泼尼龙，对播散性较强的疾病可用类固醇和化疗治疗。

恶性骨肿瘤

骨肉瘤。骨肉瘤是儿童和年轻人最常见的原发性恶性骨肿瘤。在15~25岁的人群中发病率最高，男性多于女性。患者通常表现为持续数周至数月疼痛和/或肿胀。骨肉瘤有多种类型，包括髓内型（高级别、毛细血管扩张型、低级别、小细胞型、骨肉瘤和颌面型）、表面型（骨旁型、骨膜型、皮质内型和高级别表面型）、骨外型和继发性骨肉瘤。骨外型和继发型在儿童中比较少见。骨肉瘤组织学上的定义是产生骨样基质的肿瘤细胞。然而，也可能存在其他组织类型，传统骨肉瘤在组织学上进一步分为成骨细胞型、成软骨细胞型和成纤维细胞型。

高级别髓内型最常见，称为“常见骨肉瘤”。这些骨肉瘤起源于长骨干骺端髓腔，最常见于股骨远端和胫骨近端。在影像学上，传统骨肉瘤通常表现为肿块，包含绒毛状、云状不透明，代表骨样基质的产生。病变通常有一种溶骨和成骨的混合型外观，伴有皮质的侵蚀和破坏。由于呈侵袭性生长，骨膜新生骨常呈针状（日光放射状）骨膜，骨膜隆起常导致Codman三角（图70.30）。然而，根据组织学亚型的不同，骨肉瘤也可以表现为主要为溶骨性病变，很少或没有骨膜反应。磁共振成像可以评估骨髓受累程度，也可以评估跳跃性病变。考虑到这一点，获取从一个关节到另一个关节的整个骨的纵向图像非常重要，以便对患者进行充分的分期和评估。骨髓受累在T_1加权图像上表现为异常低信号，在T_2加权图像上表现为异常高信号。MRI显示软组织增生，通常表现为不均匀性，静脉注射钆对比剂后，软组织成分与骨成分强化。静脉滴注钆后的脂肪抑制T_1加权图像也有助于评估是否存在关节受累和积液。10%~20%的患者在出现转移性病变时，最常见的转移部位是肺，因此骨肉瘤患者的分期应行胸部CT检查。与原发性肿瘤一样，肺转移性疾病可发生钙化。此外，胸膜表面的病变可导致气胸、血胸或恶性胸腔积液。虽然MRI是评估原发病灶局部范围从而制订手术计划的首选方法，但FDG PET-CT通常用于评估转移性疾病，可以无创评估原发肿瘤的组织学分级。此外，FDG PET-CT在检测原发部位和远处部位的复发方面也很有用，通常与其他成像方式互补。

中心的狭窄过渡区，穿过骺板进入近端干骺端(箭)。肩关节冠状位(B)和轴位质子密度脂肪饱和 MR 图像(C)显示以骨骺为中心的病灶，经骺板扩散(箭)。有一个薄的硬化边和内部软骨基质。周围有广泛的骨髓水肿，累及肱骨近端干骺端的一半(*)，伴有反应性关节积液和邻近软组织轻度水肿。

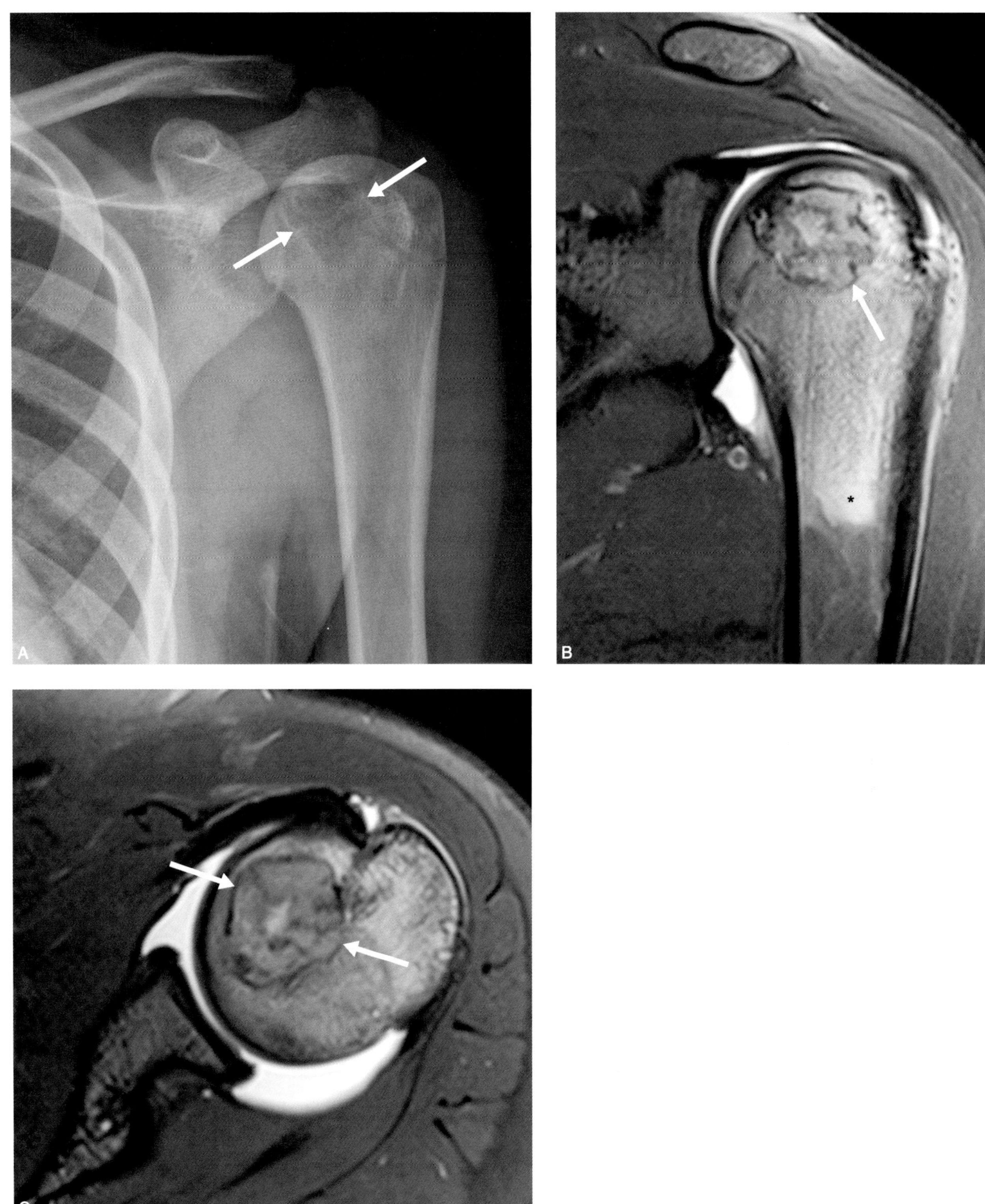

图 70.27　软骨母细胞瘤。一名 16 岁的女孩，骨瘦如柴，左肩疼痛数周。A. 左肩正位片影像学表现为界限清楚的透明病灶，以肱骨近端骺端为中心的狭窄过渡区，穿过骺板进入近端干骺端(箭)。肩关节冠状位(B)和轴位质子密度脂肪饱和 MR 图像(C)显示以骨骺为中心的病灶，经骺板扩散(箭)。有一个薄的硬化边和内部软骨基质。周围有广泛的骨髓水肿，累及肱骨近端干骺端的一半(*)，伴有反应性关节积液和邻近软组织轻度水肿。

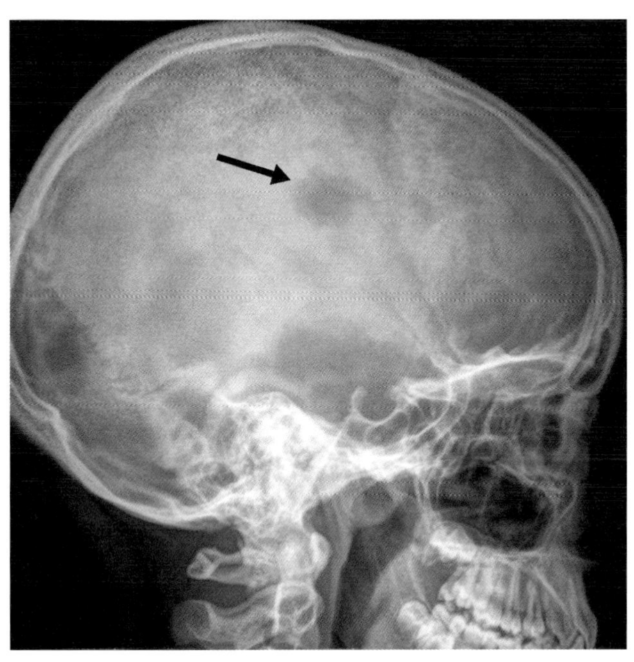

图70.28　嗜酸性肉芽肿。一名12岁男孩头皮肿胀。侧位颅骨X线片显示由于颅骨内板和外板受累不均而出现一透亮病变，边缘呈斜面或"孔中孔"（箭）。

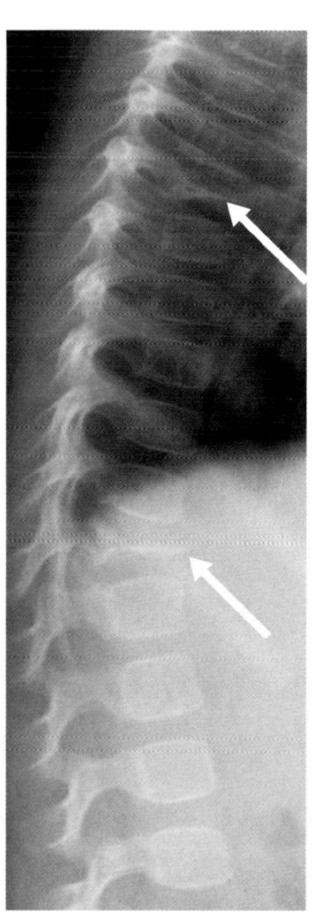

图70.29　嗜酸性肉芽肿。一名2岁女孩背痛。脊柱侧位片显示T_6和T_{12}椎体高度明显降低，即所谓的"扁平椎"（箭）。这些区域有轻度的局灶性后凸。

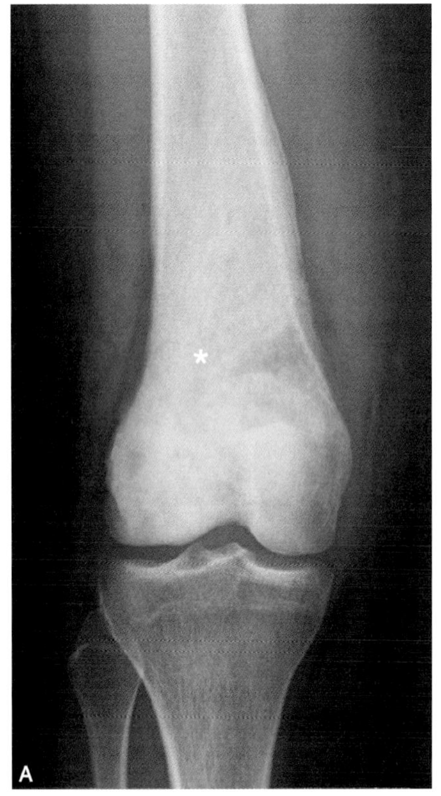

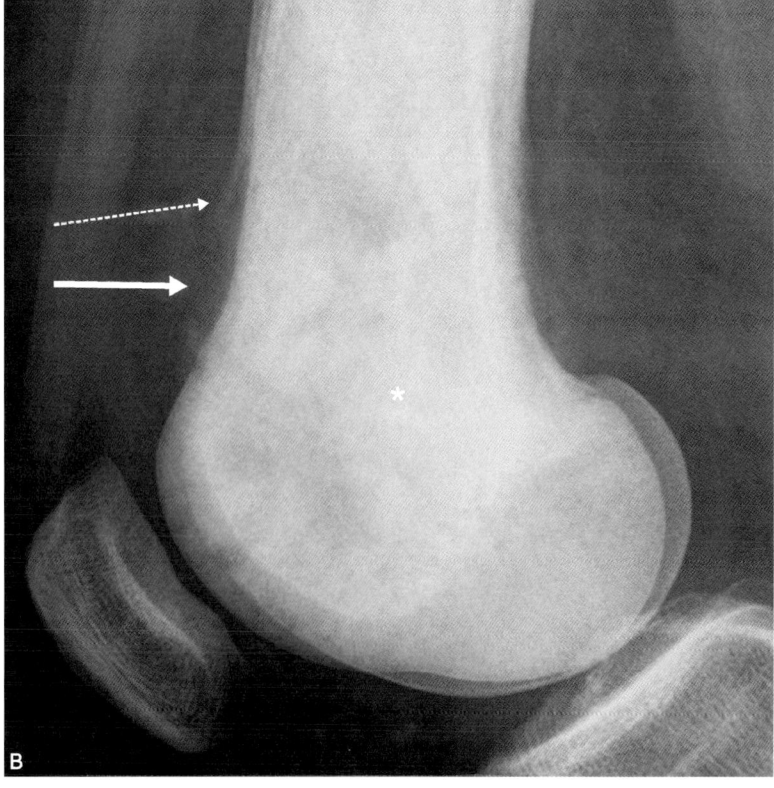

图70.30　骨肉瘤。一名17岁男孩膝盖疼痛。正位（A）和右膝侧位（B）X线片显示以股骨远端干骺端为中心的硬化病变（*）。从侧面看，骨膜反应呈"日光放射"状（箭），骨膜反应呈"Codman三角"状（虚线箭）。

毛细血管扩张型骨肉瘤是一种少见的髓内骨肉瘤亚型，但值得注意的是，其容易与动脉瘤性骨囊肿（ABC）混淆。毛细血管扩张型骨肉瘤常发生于膝关节周围，并伴有充满血液或坏死肿瘤的大囊腔，其壁/间隔内含有产生类骨质的恶性细胞。典型的影像学表现为溶骨性病变，有广泛的移行带区和骨内扇形边。覆盖的皮质层倾向于膨胀性重塑，而不是破坏。MRI 和 CT 都有助于进一步显示，并有助于鉴别毛细血管扩张型骨肉瘤与动脉瘤性骨囊肿，因为它们可以显示骨样基质以及强化的周围结节/间隔软组织成分。

最常见的两种表面型骨肉瘤是骨旁型、骨膜型两种亚型。骨旁型最常见，往往发生在老年患者人群中。骨膜型骨肉瘤是一种中度恶性的病变，起源于骨周深层，与传统骨肉瘤发病年龄相仿。它们往往出现在骨干，股骨和胫骨是最常见的位置。在影像学上，它们表现为增厚的贝壳状皮质，并伴有邻近的骨膜反应。通常很少有骨化，因为它们通常是成软骨细胞。CT 和 MRI 有助于表面型骨肉瘤的软组织成分和邻近结构受累的显示。

骨肉瘤的治疗包括化学疗法和外科手术的结合。MRI 对手术计划至关重要，因为其可以评估原发肿瘤的位置和浸润情况。值得注意的是，骨肉瘤对放射不敏感。此外，胸部 CT 对随访也很重要，因为 80%的复发只发生在肺部。

尤因肉瘤肿瘤家族。尤因肉瘤是儿童期一种小圆形的蓝色细胞瘤，属于包括骨外尤因肉瘤、Askin 肿瘤、原始神经外胚层肿瘤（PNET）等的肿瘤家族。它是儿童和青少年中第二常见的原发性恶性骨肿瘤，年发病率约为 200 例。尤因肉瘤在 30 岁以前最为常见，在 10~20 岁之间达到高峰。男性略占优势，在非洲裔美国人和亚洲人当中很少见。尤因肉瘤的表现是非特异性的，通常为疼痛、肿块或肿胀。患者还可能出现发热、红细胞沉降率升高以及类似骨髓炎的白细胞计数升高。

尤因肉瘤最常发生在四肢、肋骨和骨盆。股骨最常受累，长骨病变通常发生在干骺端和骨干。在 X 线片上，尤因肉瘤通常表现为侵袭性，骨质破坏导致虫蛀样或穿凿样的形态。骨膜反应通常表现为层状（洋葱皮样）。它们的移行带宽，边缘不清。相关的软组织肿块也是一个常见的发现，与潜在的骨质破坏相比，肿块往往更大（图 70.31）。由于尤因肉瘤不发生骨化，

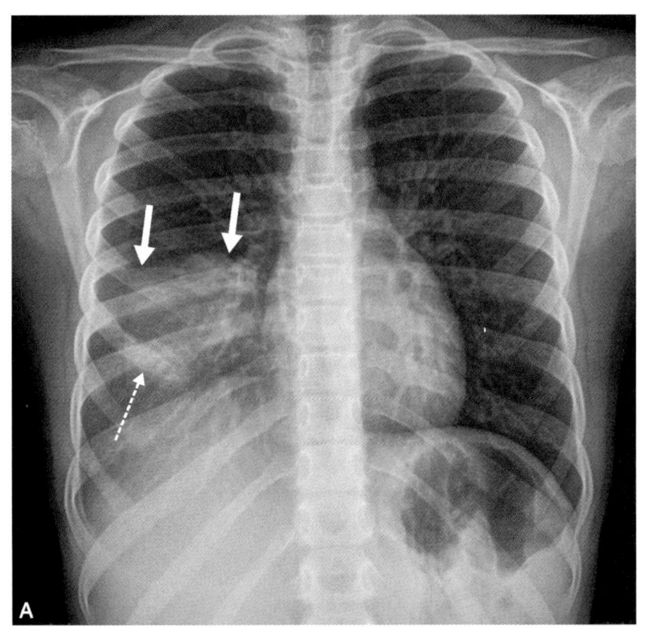

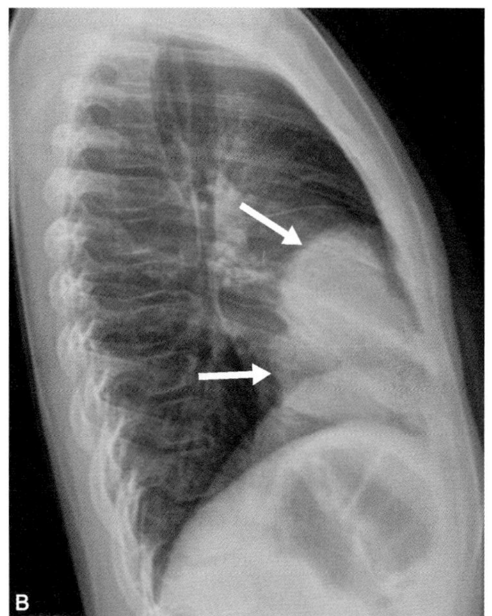

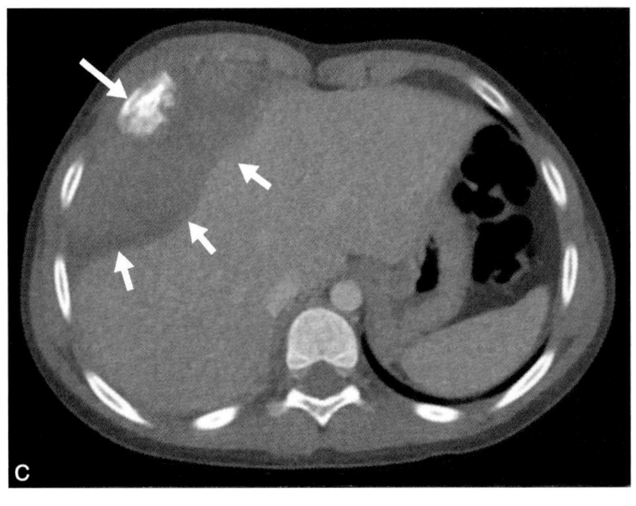

图 70.31　尤因肉瘤。9 岁男孩，胸痛、发热和咳嗽。正位（A）和侧位（B）胸部 X 线片显示右侧前下胸腔占位（箭）。右侧第 6 肋骨远端（虚线箭）硬化且不规则。从侧面看，呈分叶状、团状。C. 静脉造影后胸部轴位 CT 表现为第 6 肋前部（长箭）硬化、皮质破坏、骨膜反应，邻近软组织肿块（短箭），对肝脏有占位效应。

X 线片上可能遗漏其软组织成分，CT 和 MRI 可以更详细地显示病变范围。尤因肉瘤在 T_1 加权图像上通常信号较均匀，相对于肌肉呈低到等信号，在 T_2 加权图像上通常是中等到高信号。随着病灶大小的增加，病灶的异质性增多，可能表现为坏死或出血。静脉注射对比剂后尤因肉瘤强化，通常表现为弥漫性或周围性/结节性强化。鉴于有相当数量的患者有转移性疾病，需要对患者进行适当的分期。这需要一种多模态的方法，可能包括 FDG PET-CT，原发肿瘤的 MRI，因为肺转移较多见还需行胸部 CT。MRI 和 FDG PET-CT 常用于随访。特别是 MRI 在评估原发肿瘤缩小中起着关键作用，其与肿瘤对化学疗法的组织学反应良好有关。尤因肉瘤的治疗需要综合治疗，包括手术和化疗，也可能包括放疗。

白血病。急性白血病是儿童最常见的恶性肿瘤。最常见的类型是急性淋巴细胞白血病（ALL），发病高峰期在 2～3 岁。儿童经常出现骨骼症状，包括跛行、疼痛、肿胀和压痛，伴有肝脾大、淋巴结肿大和发热。

在 X 线片上，最常见的骨骼发现是弥漫性去矿化。这可能导致病理性骨折，包括椎体压缩性骨折。横形透亮的干骺端带，即所谓的“白血病线”，在多达 50% 的有骨骼症状的患者中可见。这些是非特异性的，在那些快速生长的骨，如股骨远端、

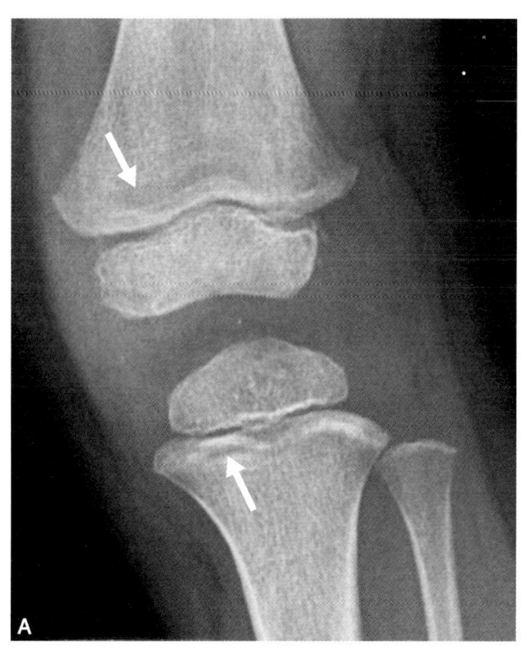

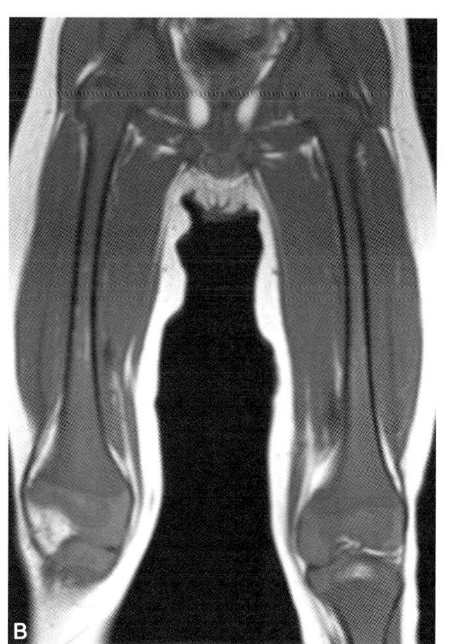

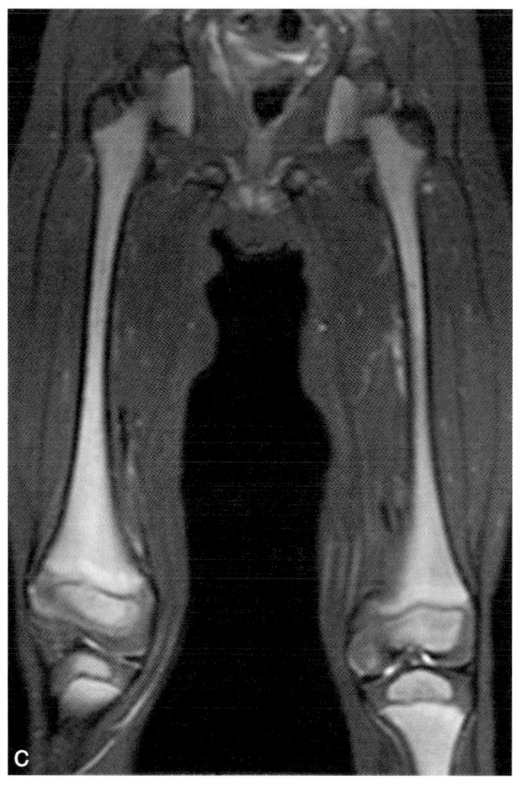

图 70.32 白血病。一名 8 岁男童左腿疼痛及跛行。A. 左膝正位 X 线片显示与白血病线相一致的干骺端透明带。冠状位 T_1 加权（B）和液体敏感 MR 图像（C）显示 MR“反转”信号。在 T_1 加权图像中，所有骨髓内都有弥漫性异常低信号，并且在这个 8 岁男孩的骨骺和骨干中脂肪信号丢失。在液体敏感的图像中，骨髓内弥漫性异常高信号。

胫骨近端、肱骨近端、椎体和髂骨嵴的干骺端也会出现宽而均匀且有规则的透明带(图 70.32A)。患者也可能有溶骨性病变,骨通常有"虫噬"样外观。MRI 显示骨髓浸润,T_1 加权图像信号均匀降低,液体敏感图像上信号升高。注射钆对比剂后骨髓异常强化。骨髓置换可能包括所有的骨骼,从而导致"反转"的征象与正常的骨髓磁共振成像相反(即 T_1 加权序列低信号,液体敏感序列高信号)(图 70.32B、C)。

软组织病变

血 管 瘤

根据国际血管异常研究学会(ISSVA)的分类,血管瘤是一种良性血管肿瘤。婴儿血管瘤是婴儿期最常见的血管肿瘤。婴儿血管瘤有典型的临床表现。它们在出生时不存在,尽管有时会出现前驱病变,如脱色或斑疹。在增殖阶段,生长迅速,在 1 岁左右达到高峰。恢复期是随时间推移而发生的自发退化和缩小。最后一个阶段是纤维化期,残余少量纤维脂肪组织。婴儿血管瘤可以是表浅的或深在的,最常见的是皮肤,其次是肝脏。表浅病变通常被临床诊断,通常被描述为"草莓痕"。深部病变临床诊断可能更难,需要影像学检查。

一些情况需要进一步的成像评估。如果患者有 5 个及以上的病变,通常会进行筛查以评估肝脏的受累情况。眼眶周围的病变用 MRI 进行评估,因为病变范围的不同,病变的生长可能会造成视力问题。类似地,那些分布于胡须生长区域的血管瘤可能累及呼吸道。当出现在腰椎时,可能会出现相关的脊髓异常,需要进行筛查。婴儿血管瘤与 PHACE 综合征(颅后窝脑畸形,面部、颈部或头皮血管瘤,动脉异常,主动脉缩窄和心脏缺陷,眼异常)和 LUMBAR 综合征(下肢婴儿血管瘤,泌尿生殖异常,溃疡,脊髓病,骨畸形,肛门直肠畸形,动脉异常,肾异常)有关。先天性血管瘤在临床上可与婴儿血管瘤区别开来,它们在出生时就存在,增殖期发生在子宫内。

超声是血管瘤的主要影像诊断方法,应采用彩色和频谱多普勒成像。在超声上,婴儿血管瘤是边界清楚的小叶/卵形软组织病变,具有不均匀回声。单个血管在灰度成像中不能看到,但在彩色多普勒成像中有明显的血管分布,每平方厘米有 5 条或更多血管。频谱多普勒显示低阻力动脉波形(图 70.33)。随着病变恢复,其血管密度降低,回声增强。婴儿血管瘤 MRI 表现为边界清楚的病灶,T_2 加权图像信号升高,T_1 加权图像呈中等信号。可见到流空效应,静脉滴注钆对比剂后可出现早期明显均匀强化。当病变恢复时,信号变得更加不均匀。值得注意的是,病灶周围无水肿,如有水肿则应考虑其他病因。

由于病变会逐渐消失,通常不需要治疗。但是,在可能出现继发性功能丧失或美观问题的情况下,可能使用普萘洛尔进行治疗,可能还需要进行栓塞或手术。

颈纤维瘤病

颈纤维瘤病,又称"婴儿假肿瘤"或"胸锁乳突肌假瘤",是一种发生于婴儿胸锁乳突肌的纤维瘤病。它是一种良性疾病,通常表现为在出生 2 周左右胸骨锁乳突肌可触及肿块。颈纤维瘤病通常为单侧,右侧受累较多,可引起斜颈。确切原因尚不清楚,但大多数病例在 2 岁前就能解决。

超声是可选择的检查方式。结果各不相同,可以显示胸锁乳突肌均匀增大,呈梭形外观,肌纤维保持不变,甚至在胸锁乳突肌内部有一个独立的低回声肿块(图 70.34)。诸如边缘不规则、筋膜平面消失或胸锁乳突肌外伸等特征是非典型的,应关注其他病因。如果超声检查结果不典型,12 个月后症状未见缓解,或有不典型的症状/体征,建议进行磁共振检查。MRI 显示胸锁乳突肌弥漫性肿大,非独立肿块,周围筋膜平面清晰。增大的肌肉显示异常,在 T_2 加权图像上信号增加。治疗采用伸展运动的保守治疗和物理治疗。

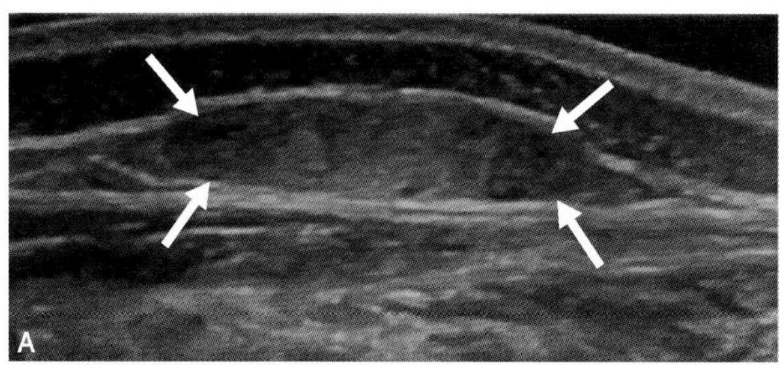

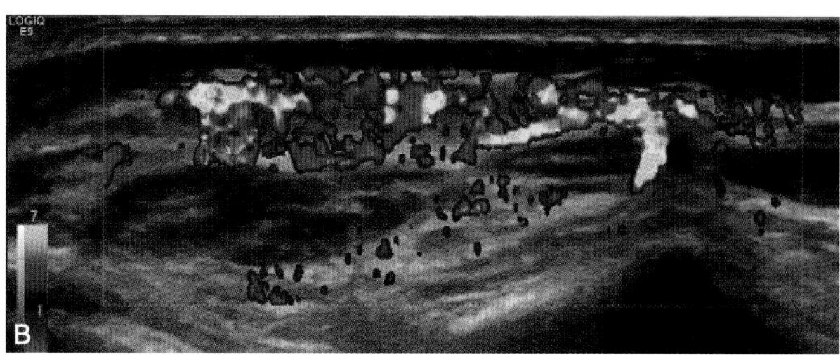

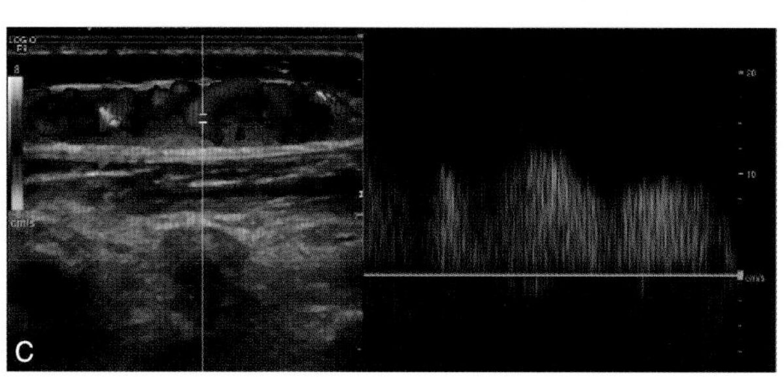

图 70.33 血管瘤。一个 3 月龄女孩,背部有明显的肿块。A. 上背部矢状位图像,在感兴趣区,皮下组织脂肪层深处内有一个界限清楚、不均匀的卵圆形肿块(箭),无钙化或囊变。B. 彩色多普勒显示血流丰富。C. 频谱显示低阻力动脉波形和静脉血流(未显示)。由于病变在出生时不存在,表现与婴儿血管瘤是一致的。

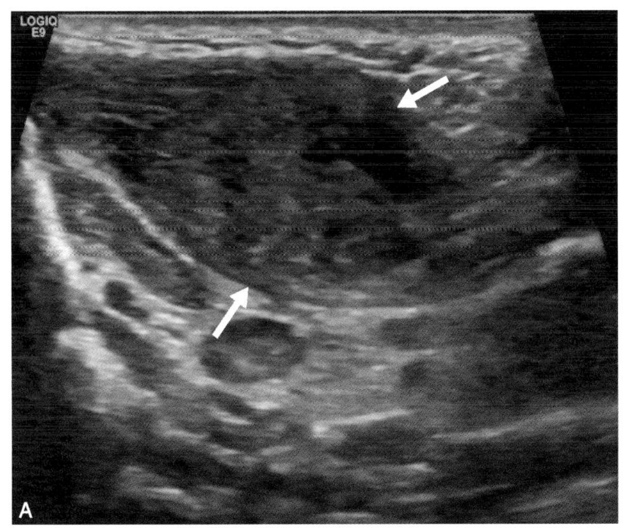

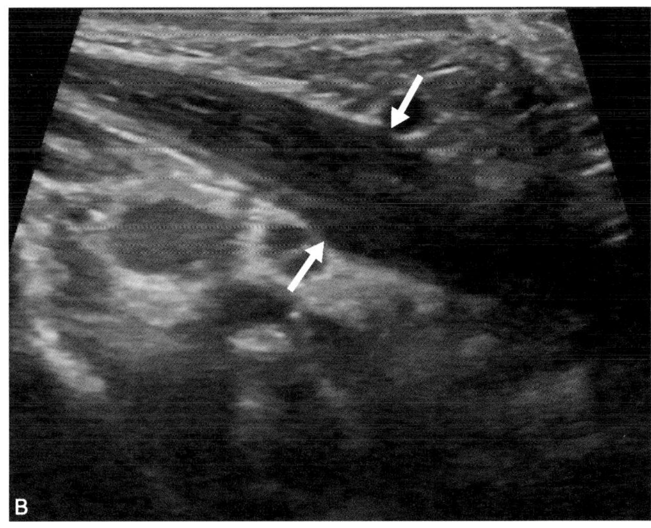

图 70.34 颈纤维瘤病。一个 4 周龄女孩，斜颈、颈部僵硬。右侧（A）和左侧（B）胸锁乳突肌（SCM）矢状位超声图像（箭）显示右侧胸锁乳突肌有梭形增厚；但是肌纤维仍然可见。边缘是分离的，没有超出肌肉边缘。特征与颈纤维瘤病一致。左侧 SCM（箭）正常。

原发性骨结构异常

骨骼发育不良

骨骼发育不良是一种异质性疾病，其特征是骨骼和软骨生长异常。

任何个体骨骼发育不良都是罕见的。这些在围生期是致命的，而非致命的发育不良通常是由于在婴儿期或幼儿期生长异常而出现。特定发育不良的诊断可能相当困难，需要家族史、临床病史、体格检查、放射学检查以及分子和遗传学检查同时进行。与教科书比较，Taybi 和 Lachman 的 *Radiology of Syndromes*，*Metabolic Disorders and Skeletal Dysplasia* 是较为常用的书籍之一。

放射学评估是许多发育不良的一个组成部分，并以一个完整的骨骼检查开始。与 NAT 相比，用于评估综合征或代谢紊乱的骨骼检查包含的图像更少。对于骨骼发育不良，当孩子的身高允许时，可以将整个胳膊和腿在一张胶片上曝光。另外，全身正位和侧位 X 线片很可能有用，而不是单独对脊柱和躯干成像。颅骨的两个视图（正位和侧位）通常是足够的，肋骨的斜位片是不必要的。许多方法在文献中都有描述，一个有序的方法可有助于评估。一般来说，我们必须评估每块骨头的大小、形状和比例。对于长骨，发育不良可能影响四肢近端（根性麻痹）、中端（中肢麻痹）或远端（肢端麻痹）。整个肢体的缩短是小肢畸形。四肢、颅骨、胸部、脊柱和骨盆的评估很重要，如表 70.7 所示显示了需要注意的表现，它可帮助放射科医师进行诊断。

软骨发育不全。软骨发育不全是最常见的非致死性骨骼发育不良，患者有正常的心理状态和生命周期。在影像学上，患者有根麻痹。颅骨前凸增大，横断面显示枕骨大孔狭窄。胸腔小，肋骨短。椎弓根间距离变窄，尤其在腰椎靠尾部节段，椎体后弯和驼背畸形。髂翼圆形，髋臼顶扁平，骶骨坐骨沟狭窄，骨盆入口呈香槟杯状。双手呈短指状，呈三叉戟形。在下肢，婴儿期股骨近端呈铲状，股骨远端在中央生长板上有深切口（人字形畸形），腓骨过度生长（图 70.35）。

致死性侏儒症。致死性侏儒症是最常见的致死性骨骼发育不良之一。典型的影像学特征包括颅缝早闭所致的“三叶草颅骨”，长骨如股骨弯曲的表现与“法国电话听筒”类似，还包括扁平椎、短肋骨和把手锁骨、小肢等。特别是，扁平椎的存在可以帮助区分致死性侏儒症和其他形式的侏儒症。

表 70.7

评估骨骼发育不良的典型骨骼放射学特征

解剖部位	骨骼发育不良的放射学表现
颅骨	颅缝——颅缝早闭 缝间骨 额部隆起 中面部、下颌发育不全和缩颌 J 形鞍
胸部	肋骨——缩短、纤细、增厚、融合 锁骨缺失、发育不良 伴心脏异常的心脏轮廓大小
脊柱	排列——脊柱侧凸、后凸、前凸畸形。颅颈的排列和发育 椎体形态——扁平、冠状裂、椎间距离、后扇形、前喙突 分割/融合异常
骨盆	骨化延迟 短髂骨伴有狭窄的骶髂沟 髋臼顶陡峭或平坦 股骨头延迟或不规则骨化
长骨	骨骺——延迟骨化，外观不规则或平坦 干骺端——增宽、不规则 骨干——皮质变薄或增厚、弯曲 指骨——锥形

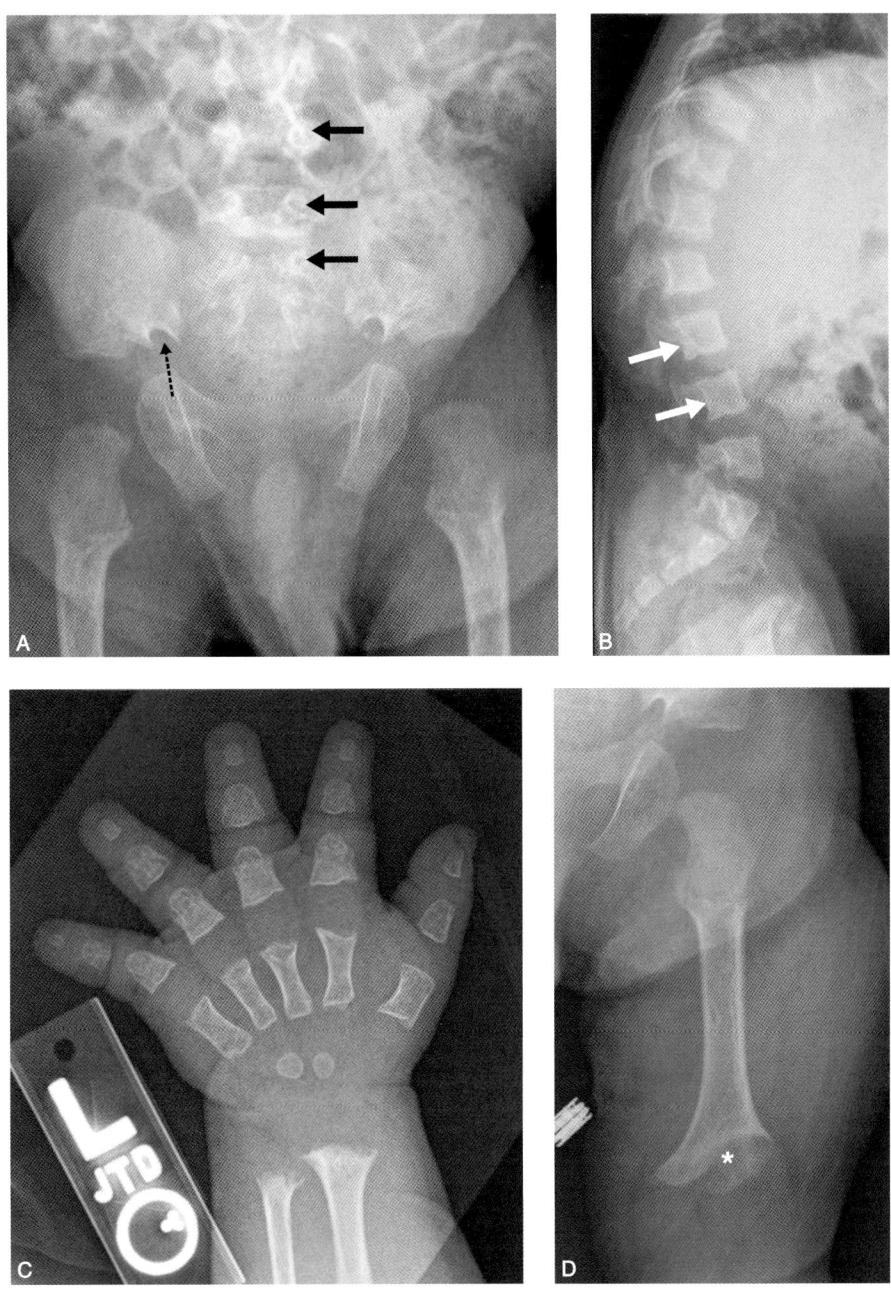

图 70.35 软骨发育不全。1月龄男孩软骨发育不全。A. 骨盆X线片显示圆形髂翼，髋臼顶扁平，骶骨坐骨沟狭窄（虚线箭）。腰椎椎弓根间距离变窄（箭）。B. 下腰椎侧位图显示椎体缩短（AP位），椎体后凸（箭）。C. 左手正位片显示骨短而增厚。第二和第三指间关节有很大的分离，“三叉戟”外观。D. 左股骨正位片显示股骨近端呈铲状外观。股骨远端干骺端呈喇叭形，远端骨骺中央有缺口（*）。

黏多糖贮积症。黏多糖贮积症是一类涉及溶酶体酶活性缺陷的代谢性疾病，其主要机制是阻碍黏多糖的降解，从而导致代谢紊乱。碳水化合物的长链出现在细胞内，帮助构建骨骼、软骨、肌腱、角膜、皮肤和结缔组织。亚型不同，临床特征和严重程度各不相同。最常见的亚型包括 Hunter、Hurler、Sanfilippo 和 Morquio 综合征。常见的骨性特征包括颅骨增大，J 形蝶鞍，桨状或桨状肋骨，胸腰椎椎体呈喙状，有时伴有驼背畸形。髂翼呈喇叭形，小而下尖，髋臼顶陡峭。掌骨近端逐渐变细（图 70.36）。

成骨不全症。成骨不全症（OI）是一种遗传性结缔组织疾病，其特点是骨质疏松和骨量低。其他临床表现包括蓝色巩膜，牙本质形成不全，皮肤松弛，关节活动过度。根据临床表现和疾病严重程度进行分类，目前已确认 8 种类型（表 70.8）。OI 患者的影像学表现有很大差异，从正常或接近正常到严重异常。此外，某些类型的 OI 患者可能没有蓝色巩膜，缺乏这一临床表现并不排除 OI 的诊断。最常见的类型是较为温和的 I 型疾病。

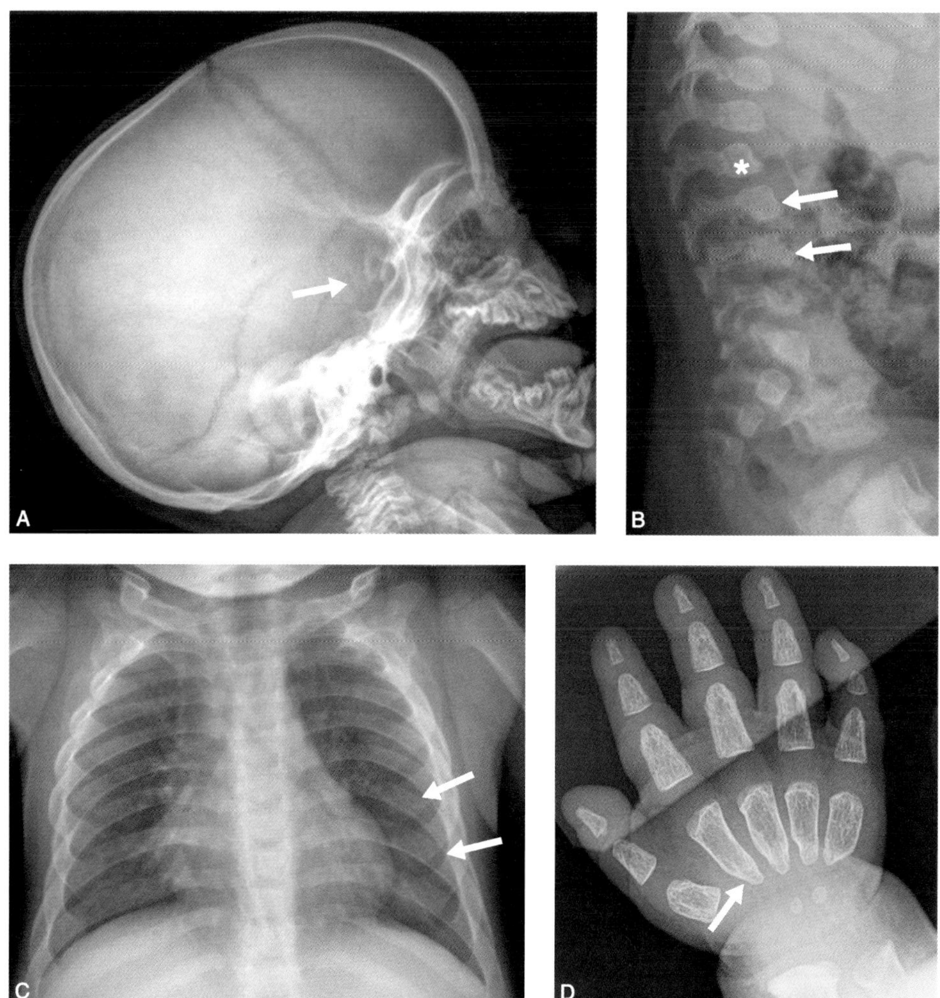

图 70.36 黏多糖贮积症。一名患有 Hurler 综合征的 1 岁女孩。A. 颅骨侧位片显示 J 形蝶鞍（箭）。B. 下脊柱侧位片显示胸腰椎前突（箭），胸腰椎交汇处局灶性后凸，L_1 椎体发育不全（*）。C. 胸片示桨状肋骨（箭）。锁骨增宽，肩胛骨变小，肩胛盂发育不良。D. 右手后前位片显示掌骨近端逐渐变细（箭）。

表 70.8

成骨不全症亚型

类型	临床严重程度	典型特征	遗传
Ⅰ	温和不变形	身高正常或轻度身材矮小；蓝巩膜；无牙本质发育不全	常染色体显性遗传
Ⅱ	围生期致死	出生时多根肋骨和长骨骨折；明显畸形；广泛的长骨头；X 线下颅骨密度低；深色巩膜	常染色体显性遗传，很少有常染色体隐性遗传
Ⅲ	严重变形	很矮；三角脸；严重的脊柱侧凸；灰色巩膜；牙本质发育不全	常染色体显性遗传
Ⅳ	中度变形	中度矮小；轻度至中度脊柱侧凸；巩膜呈灰色或白色；牙本质发育不全	常染色体显性遗传
Ⅴ	中度变形	轻度至中度身材矮小；桡骨头脱位；矿化骨间膜；增生性的愈伤组织；白色巩膜；无牙本质发育不全	常染色体显性遗传
Ⅵ	中至严重变形	中度矮小；脊柱侧凸；类骨质在骨组织中的积累、鱼鳞样骨板结构；白色巩膜；无牙本质发育不全	常染色体隐性遗传
Ⅶ	中度变形	轻微的身材矮小；短肱骨和股骨；髋内翻；白色巩膜；无牙本质发育不全	常染色体隐性遗传

摘自：Glorieux FH. Osteogenesis imperfecta. Best Pract Res Clin Rheumatol，2008，22（1）：85-100.

主要影像学表现为弥漫性脱矿、骨折和畸形。骨折通常累及长骨和脊柱。颅骨通常显示缝间骨数量异常（图 70.37）。爆米花钙化见于干骺端/骨骺，是继发于骺板碎片以及移位后的骨化。重要的是，OI 的诊断是困难的，病例可能与 NAT 相混淆，特别是对于那些小于 2 岁且没有 OI 家族史的患者。知道与虐待儿童有关的特异性骨折是有所帮助的。

骨硬化病。骨硬化病是一种罕见的骨疾病，由破骨细胞无法吸收骨所致。破骨活性降低导致骨弹性降低，修复功能受损，骨折风险增加。患者术后感染和延迟愈合等并发症的风险也更大。

骨硬化病的标志是骨髓部密度增加，皮质相对稀疏。常染色体显性遗传骨硬化病有 2 个变异表型。1 型有长骨、颅骨和脊柱的均匀硬化；2 型有“骨中骨”的外观和颅底硬化。在脊柱中，“骨中骨”的外形又称“夹心椎体”或“镜框”椎体（图 70.38）。

锁骨颅骨发育不良。锁骨颅骨发育不良是一种较为常见的发育不良，表现为宽大的骨缝、大量缝间骨、锁骨和耻骨缺失/发育不全、胸椎体后楔状、掌骨大量假骨骺、指骨远端呈锥形。

Caffey 病

Caffey 病又称婴儿骨皮质增生症，其特征是在出生 5 个月内表现为应激性过度、软组织肿胀和骨损伤，尤其是下颌骨受累。这是一种遗传性疾病，常染色体显性或隐性遗传。长骨、锁骨、肩胛骨和肋骨也可累及，并显示骨干新骨形成，不累及骨骺和干骺端（图 70.39）。影像学显示骨膜下新骨形成，下颌骨弥漫性皮质增厚。婴儿还可能出现邻近关节和软组织肿胀。这是一个典型的自限性过程，骨重塑和吸收发生在 2 岁。有时，四肢远端长骨可能融合，这可能导致生长问题，如果累及肋骨，可导致脊柱侧凸和胸廓畸形。

神经纤维瘤病

神经纤维瘤病Ⅰ型（neurofibromatosis typeⅠ，NF1）又称 von Recklinghausen 病，是 17 号染色体上 *NF1* 基因突变或缺失导致的常染色体显性遗传疾病。NF1 的特征是神经纤维瘤的形成和与中胚层发育不良相关的异常。这种斑痣性错构瘤病（先天性神经皮肤疾病）影响多个器官系统，但在多达 50% 的患者中可以看到骨骼异常。

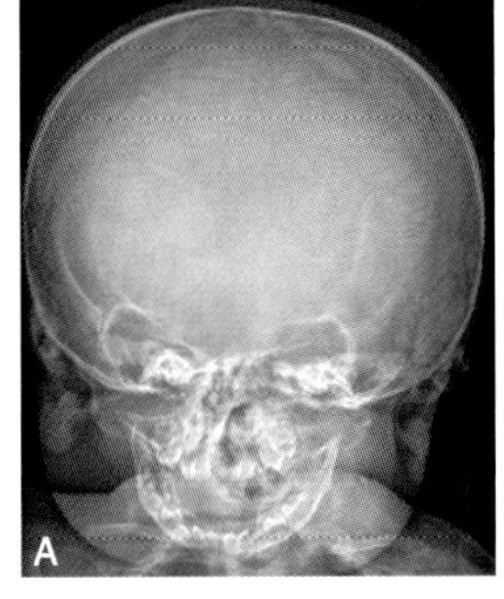

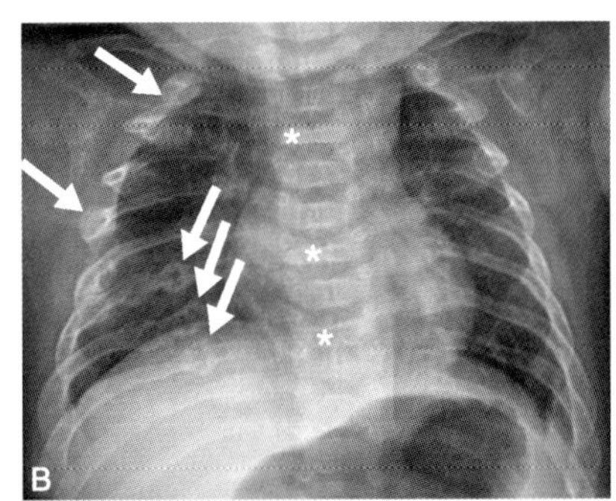

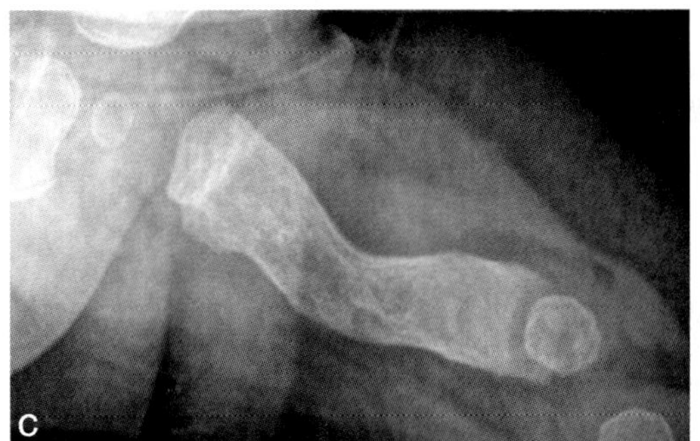

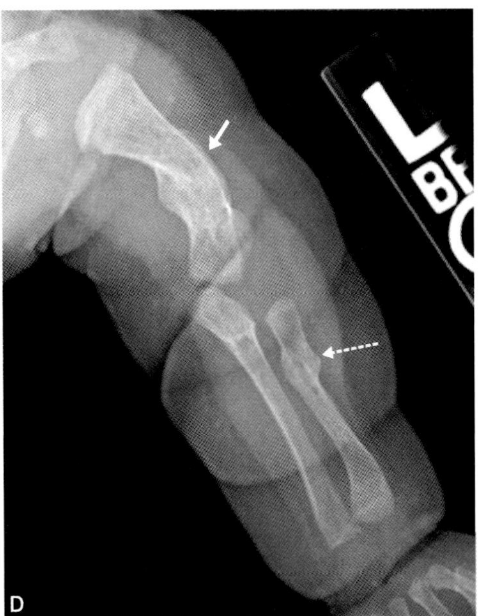

图 70.37　成骨不全症。4 月龄男婴，成骨不全。A. 前后位头颅 X 线片显示颅骨变薄，伴多发缝间骨。B. 胸片显示弥漫性骨脱矿，伴多根肋骨骨折愈合（箭）。许多胸椎体高度减低，与压缩性骨折一致（＊）。C. 左侧股骨侧位片显示骨干弓形畸形。D. 左臂前后位片示肱骨中段骨干骨折愈合，弓形畸形（实线箭）。桡骨近端骨干也有骨折愈合（虚线箭）。

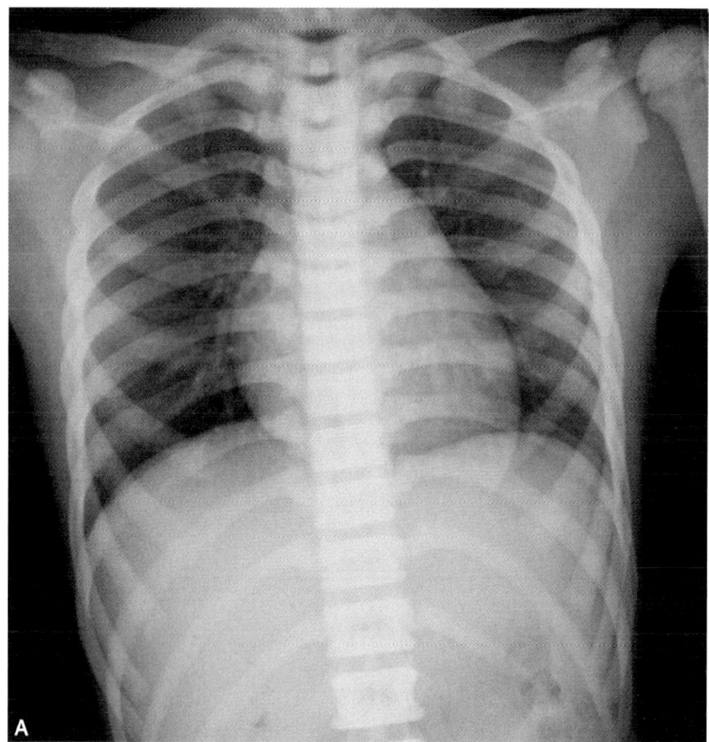

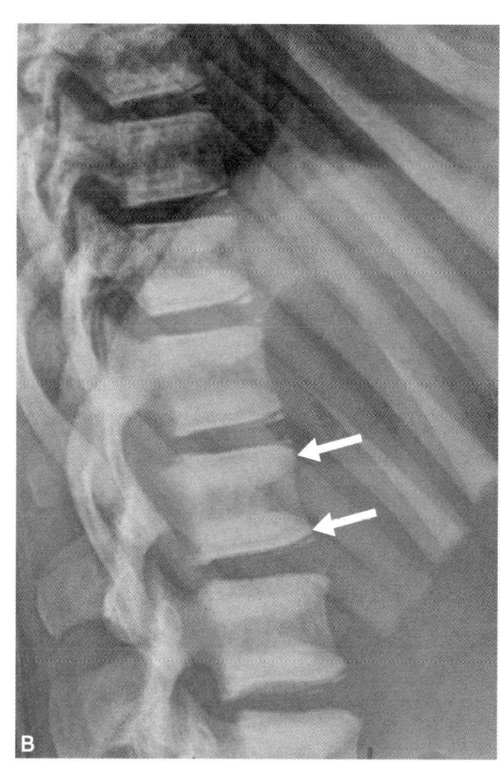

图 70.38　骨硬化病。一名 10 岁男童患有骨硬化病。A. 胸片示弥漫性骨密度增高。B. 下胸椎和上腰椎侧位片显示椎体上、下终板硬化，呈“夹心椎体”样（箭）。

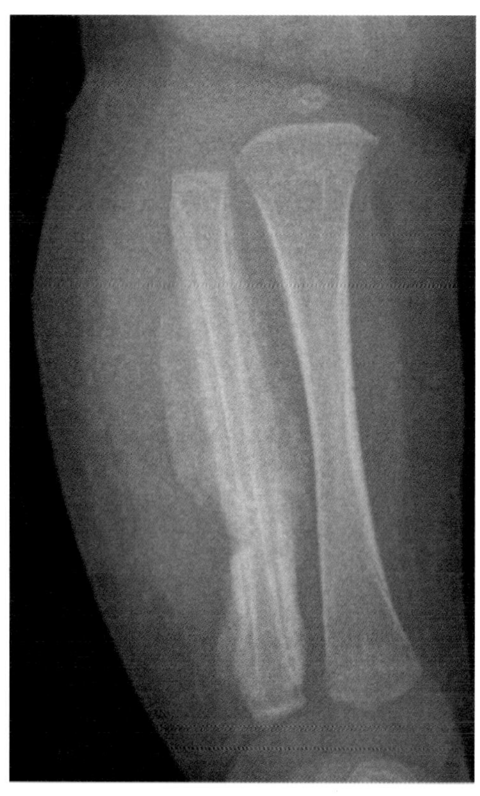

图 70.39　Caffey 病。一个 2 月龄女婴右小腿肿胀，无发热。右小腿远端正位片显示软组织外侧肿胀，弥漫性骨膜反应，皮质增厚累及整个腓骨干，骨干最明显，胫骨正常。骨活检结果与 Caffey 病一致，随访骨骼检查未见其他病变。

离散性神经纤维瘤发生在青春期前，由于肿块效应和压力改变，可使相邻骨变形。脊柱畸形很常见，脊柱侧凸是最常见的并发症（占所有患者的 21%）。营养不良性脊柱侧凸是由影响脊柱的神经纤维瘤相关的骨质改变引起的。脊柱后凸通常是脊柱侧凸的主要表现，4~6 个椎体节段呈锐角。进展越快，预后越差。影像学特征包括椎体突起、神经孔变宽（因哑铃状神经纤维瘤扩张），横突细长，铅笔样肋骨（潜在的中胚层发育不良和来自邻近神经纤维瘤的骨重塑导致肋骨变薄）（图 70.40）。椎体后凸是由于骨质疏松和硬膜囊向周边扩张（硬膜扩张）引起的。这会导致脊柱不稳定和成角畸形。在马方综合征、软骨发育不全和脊柱肿瘤中也可以看到椎体后凸。

在胸骨、骨盆以及长骨的表现与中胚层发育不良的影响有关，包括皮质变薄、侵蚀性缺损、骨膜增生、硬化和囊样病变。双下肢多发对称非骨化性纤维瘤也可见于 NF1。弓形和假关节可影响多种骨骼，但最常见的是胫骨。胫骨弯曲可能是 NF1 最早的表现之一，通常出现在几岁以前。弓形通常为前外侧弓形（与后内侧良性位置弓形相反），往往累及远端骨干，导致肢体缩短（图 70.41）。该区域骨折通常发生在 3 岁以前，伴有假性关节发育。

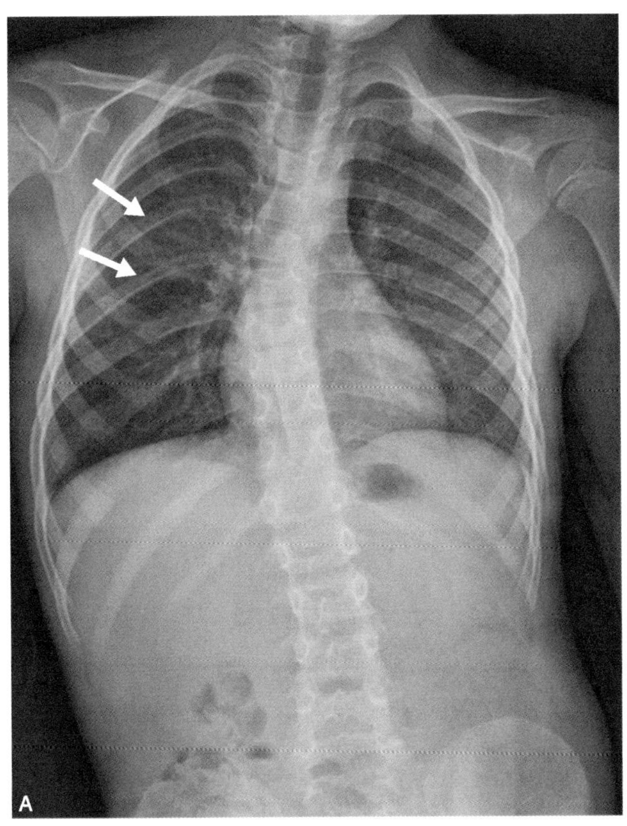

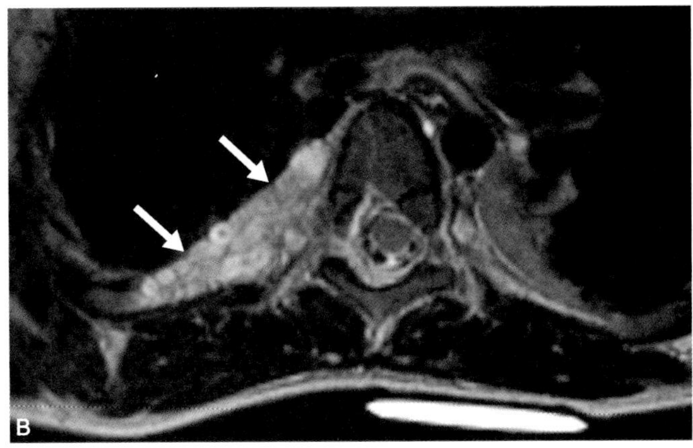

图 70.40　多发性神经纤维瘤伴营养不良性脊柱侧凸。一名 11 岁男童，脊柱侧凸。A. 胸腰段脊柱前后位片显示以 T_5 为中心的局灶性右旋脊柱侧凸。右侧第 6 和第 7 后肋骨（箭）变薄，肋间距离增加。B. T_6 层面胸部后侧面轴向液体敏感 MR 图像显示右侧 T_6~T_7 间隙内丛状神经纤维瘤（箭），导致右侧第 6 肋骨下表面压力重塑。神经孔轻度受累，合并脊柱侧凸。

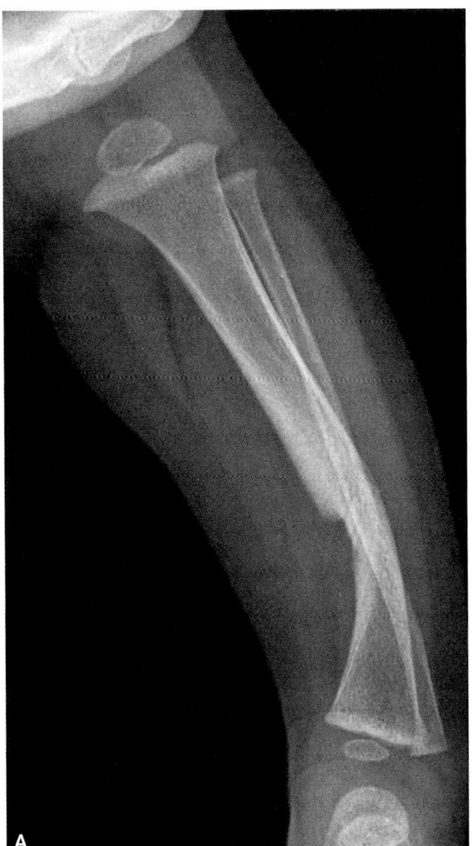

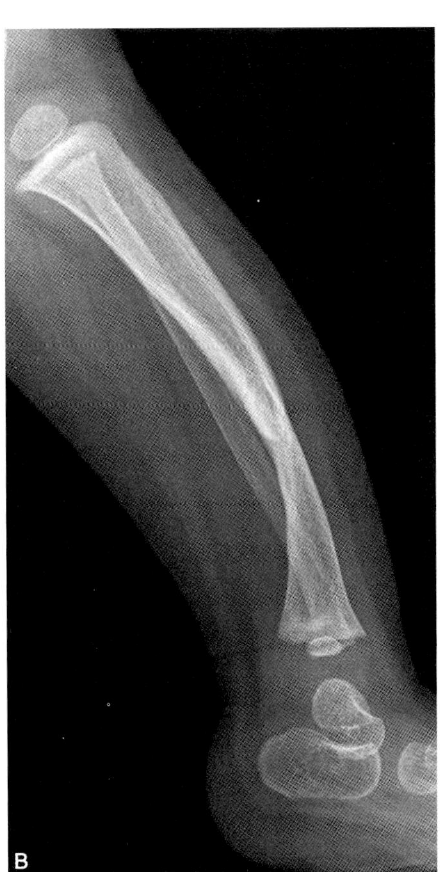

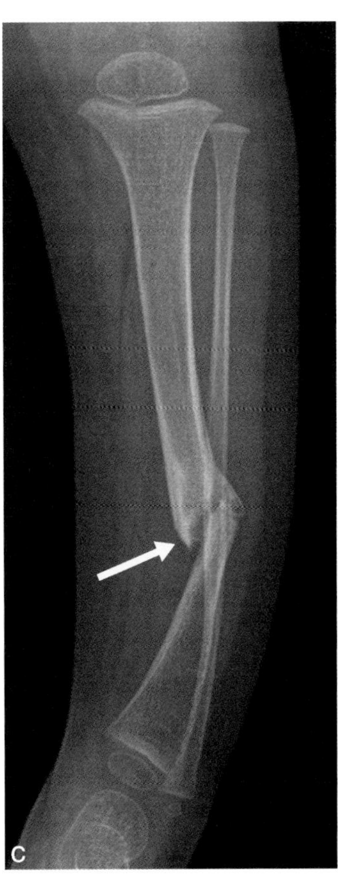

图 70.41　神经纤维瘤病和胫骨假关节。1 岁男童，患有 NF1 及左下肢畸形。左侧胫骨和腓骨的正位（A）和侧位（B）X 线片显示胫骨以远端骨干为中心前外侧弯曲，胫骨骨干畸形。C. 3 岁时胫骨正位片；胫骨骨折并发假关节（箭）。

代谢性骨病

佝　偻　病

佝偻病是一种以软骨矿化和骨化受损、类骨质和软骨内成骨延迟为特征的疾病。这就导致了软骨过多，生长受限和骨骼畸形。引起佝偻病的原因有很多，但是大多数佝偻病是由缺乏维生素 D 引起的。尽管佝偻病的发病率自采取维生素 D 和食物强化剂以来有所下降，但仍然有一些人群处于危险之中，包括纯母乳喂养的婴儿和非洲裔美国人（由于色素沉着导致皮肤中维生素 D 的生成减少）。临床上，佝偻病患者表现为矮小、发育不良、虚弱和弓背等畸形。

佝偻病最早的表现是去矿化；然而，这在普通 X 线片上很难确定。最具诊断价值的影像学表现是生长板和干骺端矿化及骨化紊乱。这些发现在生长最快的骨干骺端最为突出：桡骨和尺骨远端、股骨远端、胫骨近端、肱骨近端和肋骨前端。骨骺最早期的变化之一是暂时性钙化区消失。由于未骨化软骨的堆积，可见干骺端变宽、磨损和杯状（图 70.42）。在评估腕关节时，重要的是要知道尺骨远端干骺端通常呈杯状，如果桡骨远端干骺端正常，则不应将其误认为佝偻病。骨化中心在骨骺和手足的小骨也受到延迟发育和脱矿的影响，但是因为生长速度较慢，表现不是那么明显。颅骨也可表现为骨化不良，边缘不明显，颅缝明显加宽。骨干的表现被认为是继发性甲状旁腺功能亢进的影响：骨膜下吸收、皮质变薄、皮质内隧道样改变和骨内吸收。由于骨骼异常，负重患者也可能出现不全骨折或弓背畸形。

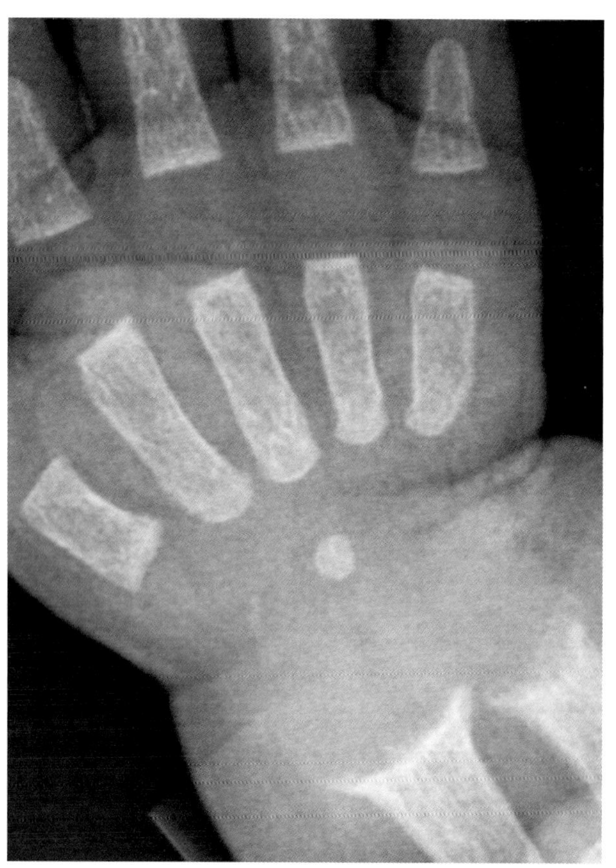

图 70.42　佝偻病。7 月龄女婴，完全母乳喂养，没有补充维生素 D。右腕正位片显示桡侧远端及尺侧干骺端有磨损及“杯状”外观。骨质去矿化导致临时钙化带丧失。

营养性佝偻病的治疗依赖于维生素 D 的补充。在 2～3 个月内，影像学上可以看到愈合的变化，其中早期的发现之一是暂时钙化区矿化。补充维生素 D 有助于预防营养性佝偻病。

坏　血　病

坏血病是由于长期缺乏维生素 C（抗坏血酸）所致，维生素 C 是胶原蛋白生物合成所必需的。胶原蛋白产生异常导致血管脆性增加和骨基质异常，骨基质异常发生在与佝偻病一样骨生长最快的区域。坏血病在临床上可能不能识别，通常会延误诊断。因此，识别高危人群的放射学表现对促进诊断是很重要的。

在影像学上骨弥漫性脱矿，皮质变薄。此外，还有许多坏血病的“典型”症状。生长板不规则，干骺端在临时钙化带处有致密带，称为 Frankel 线。这条线的外周延伸形成了一个尖的“喙状”轮廓。邻近 Frankel 线的一条位置更接近骨干的透明线，称为 Trummerfeld 区或坏血病线，代表积血（图 70.43A）。Pelkan 骨刺是一种愈合性干骺端病理性骨折，为与干骺端相邻的致密区。温伯格环征是薄的硬化皮质包围着透明的骨骺。由于血管脆性，可发生骨膜下出血，引起骨膜抬高和骨膜反应。

在 MRI 上，患者长骨干骺端骨髓中 T_2WI 信号升高，T_1WI 信号降低，尤其是在膝关节周围骨中。骨膜抬高，骨膜下出血在 T_1WI、T_2WI 上信号增高。邻近软组织常出现水肿（图 70.43B）。虽然表现是非特异性的，但是弥漫性对称双侧干骺端改变伴邻近软组织水肿和骨膜反应应怀疑坏血病。治疗采用外源性维生素 C。

铅　中　毒

自从油漆和汽油中去除铅以来，儿童铅中毒已大大减少，但它仍然是最常见的重金属中毒。目前的铅中毒病例是由于在家里接触了含铅的灰尘和油漆屑造成的。高危人群包括非西班牙裔黑种人、墨西哥裔美国人、来自联邦贫困线以下家庭的儿童以及生活在铅中毒高发地区的儿童。大多数儿童无症状，但儿童可出现腹痛、脑病、神经病和贫血。

儿童铅中毒可导致干骺端出现致密带，即所谓的“铅线”。然而，在许多疾病中可以看到干骺端致密带，最常见的原因是正常变异。铅中毒时，致密带是由于铅离子沉积在临时钙化区所致，不是铅本身导致了致密带形成。铅能抑制破骨细胞的重塑，但不影响成骨细胞，导致骨小梁和骨厚度增加。在患者的成长过程中一个有帮助的征象出现。一旦发生间隔生长，可以将铅线与临时钙化区区分清楚，而正常变异的致密干骺端带始终与临时钙化区相邻。此外，评估腓骨近端是有帮助的。正常变异者腓骨近端不会出现致密带，而铅中毒患者胫骨和腓骨干骺端都出现致密带。腹部 X 线片也可显示肠内摄取的铅碎片。

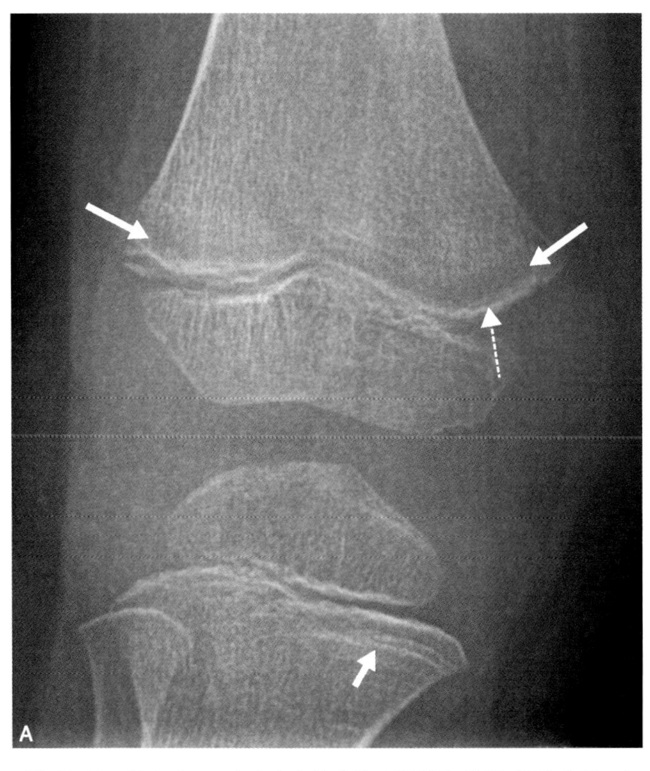

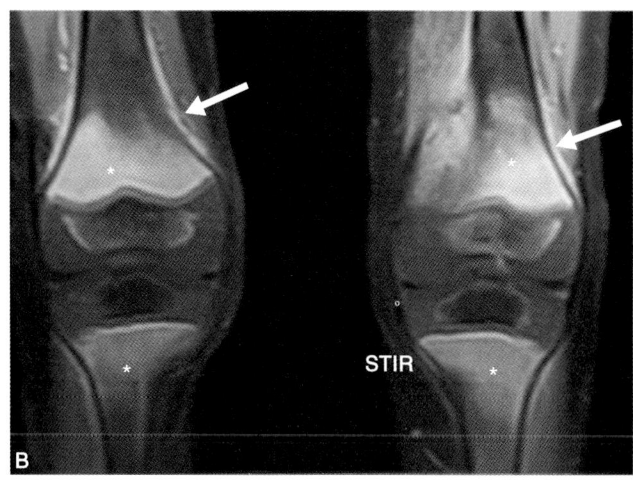

图 70.43　坏血病。一个患有自闭症的 4 岁男孩，跛行，拒绝负重。A. 右膝 X 线正位片显示弥漫性骨脱矿，可见股骨远侧干骺端和 Trummerfeld 区（长实线箭）透光区，临时钙化区增加，Frankel 线（虚线箭）。生长恢复线也存在，最明显的是在胫骨近端干骺端（短箭）。B. 膝关节水平冠状面液体敏感 MR 图像显示，股骨远端和胫骨近端干骺端对称的信号增高（*），骨周信号增高（箭）。

先天性和发育性骨骼与关节疾病

下　肢

股骨近端局灶性缺损。股骨近端局灶性缺损（PFFD）是一种先天性疾病，表现不一，从发育不全到股骨近端完全缺失。多达 15%的病例累及双侧。PFFD 伴有同侧下肢畸形，包括：腓骨半肢畸形（高达 80%的病例）、胫骨缩短、髌骨发育不全、交叉韧带发育不全、足外侧缺损、距跟骨联合、马蹄外翻足和马蹄内翻足。X 线是诊断和指导治疗的主要手段。考虑到相关的同侧肢体畸形和腿部长度异常，对下肢进行整体成像是必要的。股骨近端轴的初始形态与 PFFD 畸形的严重程度有很高的相关性（图 70.44）。当 X 线片上未见股骨头或股骨头与股骨干之间的连接时，MRI 和 US 可用于进一步评价。这有助于避免错误的分类。

布朗病。布朗病是一种胫骨过度内翻的疾病。它被认为是由于胫骨后内侧近端骨骺受到异常应力的结果，导致内侧骨骺软骨内成骨延迟。这导致不对称生长和内翻角。根据发病年龄有三种类型：婴儿型（早发病）、少年型（晚发病）和青春期型。婴儿型是最常见的类型，通常在 4 岁之前被诊断。体重增加和布朗病之间有联系。

诊断主要依靠拍摄站立位的下肢 X 线片。膝内翻是通过股骨中轴和胫骨线交点的角度来测量的。胫骨近端内侧干骺端凹陷、不规则、碎裂、尖裂，胫骨近端内侧干骺端缺损（图 70.45）。布朗病与生理性弯曲的鉴别是非常重要的。布朗病通常是单侧和不对称的。MRI 可以评估胫骨近端骨骺，也可以评估膝关节的结构，有助于术前规划。治疗方法为半骺板固定术和截骨引导生长。

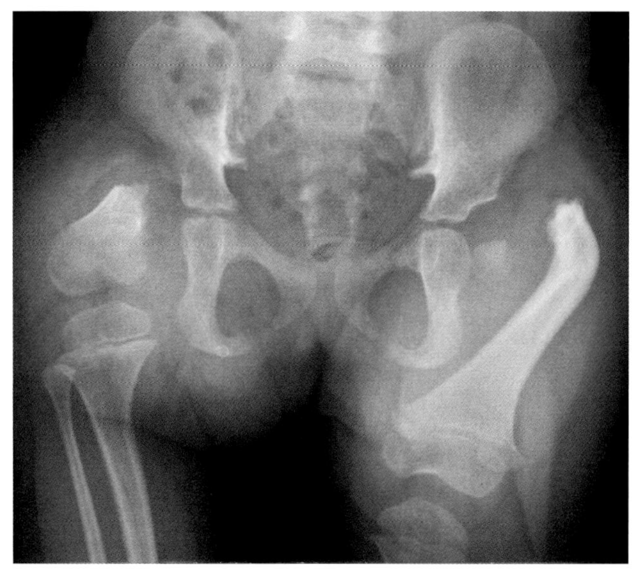

图 70.44　股骨近端局灶性缺损。4 岁女童双下肢畸形。骨盆正位片显示股骨及双侧髋臼发育不全，右侧较左侧严重。右侧股骨头骨化中心缺失。

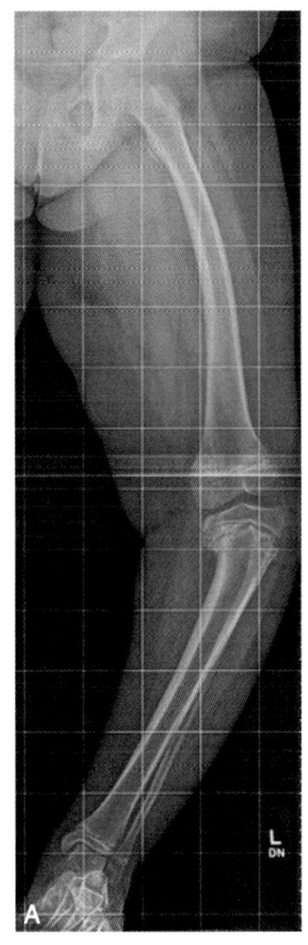

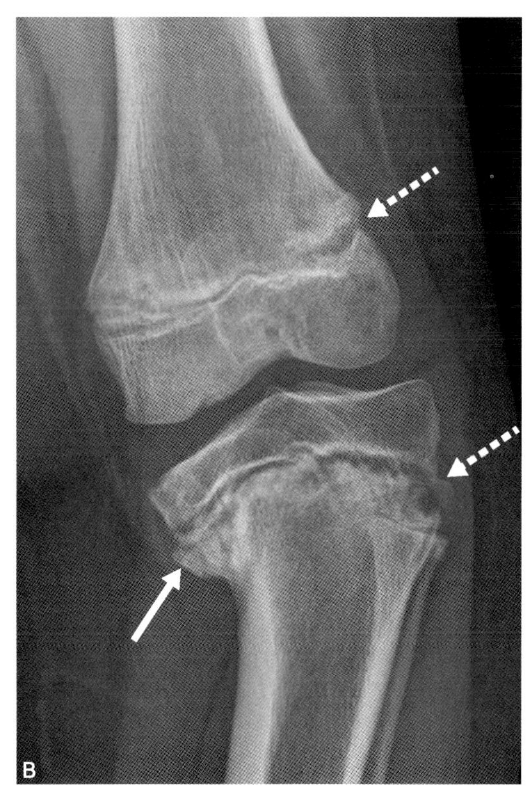

图 70.45　布朗病。一个患有膝内翻的 9 岁男孩。A. 左下肢站立正位片示膝内翻。B. 膝关节正位片示胫骨近端内侧干骺端凹陷、不规则、碎裂(实线箭)，胫腓骨角增大。由此导致股骨远端和胫骨近端外侧骨的加宽(虚线箭)。

跗骨联合。跗骨联合是一种不正常的纤维、软骨或骨连接在两块跗骨之间。患者表现为慢性疼痛，常发生在青少年。最常见的联合是距跟骨和跟舟骨联合。跗骨联合是常见的，估计影响 1%～2%的人口，双侧受累约占 50%。

在 X 线片上，跟舟联合在足部斜位片最明显。骨联合中可以看到直接的骨连接。在纤维或软骨联合中，跟骨和舟骨很接近，关节边缘不规则。足的侧位片显示了相关发现，包括跟骨向前上延伸到舟骨，也就是所谓的“食蚁兽的鼻子”。

距跟联合的表现包括距骨破坏、距跟关节间隙显示不清、侧位片显示关节中部关节间隙消失。侧位 X 线片上也可以看到“C 征”，其 C 形线勾勒出距骨内侧穹窿和后下支撑物(图 70.46)。

CT 在跗骨联合的诊断和手术计划中具有重要的价值，尤其是在普通 X 线片不容易表现出来的跗骨联合。与普通 X 线检查一样，骨性联合时可看到直接骨连接或狭窄，非骨性联合可见边缘不规则和硬化。由于双侧受累的发生率较高，应对双足进行影像学检查。MRI 已被证明与 CT 在诊断跗骨联合同样有效。除了与 CT 相似的表现外，液体敏感序列还可能显示联合关节部位的骨髓水肿。最初治疗是保守治疗，包括铸造、物理治疗、矫形和抗炎药物。保守治疗失败的患者进行手术切除。

先天性马蹄内翻足。先天性马蹄内翻足是一种常见的下肢发育障碍。足固定在内收、外旋或内翻。跟骨、舟骨和骰骨相对距骨向内侧旋转。前足相对于后足是内旋的，这就产生了空泡足。足部的韧带和肌腱紧紧地将足部固定在畸形的状态。

负重位 X 线片将展示四个特征：后足马蹄内翻足与足外侧距跟骨角小于 35°；正位片后足弓与距跟骨角小于 20°；跖内收和内翻畸形的前脚和距骨与第 1 跖骨角度大于 15°；以及舟骨相对于距骨向内侧半脱位。在侧位片上，距骨和跟骨近平行排列(图 70.47)。许多患者需要矫形治疗，可选择从连续铸造到手术释放。

发育性髋关节发育不良。发育性髋关节发育不良(DDH)包括一系列异常，从股骨头和髋臼的轻度到明显异常。报告的 DDH 发病率为每 1 000 名婴儿有 1.5～30 名。虽然病因尚不清楚，但正常的髋关节发育需要髋臼与股骨头的紧密结合。多种危险因素包括子宫内臀位、羊水过少、家族史、女性和头胎。其他与胎儿运动受限相关的情况，如足部畸形、颅骨畸形和胸锁乳突肌斜颈症与 DDH 的相关性增加。左髋关节比右髋关节更容易受累。体格检查可发现幼儿在髋关节向上用力外展(Ortolani 试验)或向下用力内收(Barlow 试验)时髋关节的喀嚓声或撞击声。检查还可发现不对称的皮肤皱褶和腿长度差异。

超声是筛查和评价 6 个月以下儿童 DDH 的主要成像方式。6 个月后，股骨头骨化中心模糊影响髋臼评估和影像学诊断。在超声检查中，都是在横向和冠状面髋关节的静态和动态图像中评估髋臼的形态和股骨头的位置。在静态超声图像上，测量和评估重点在髋臼中部水平的标准冠状位图像。正常位置的股骨头超过 50%被髋臼覆盖(图 70.48A、B)。Graf α 角可以测量，是髂骨皮质和髋臼顶形成的角。角度小于 60°为异常。压力也被用来评估松弛。

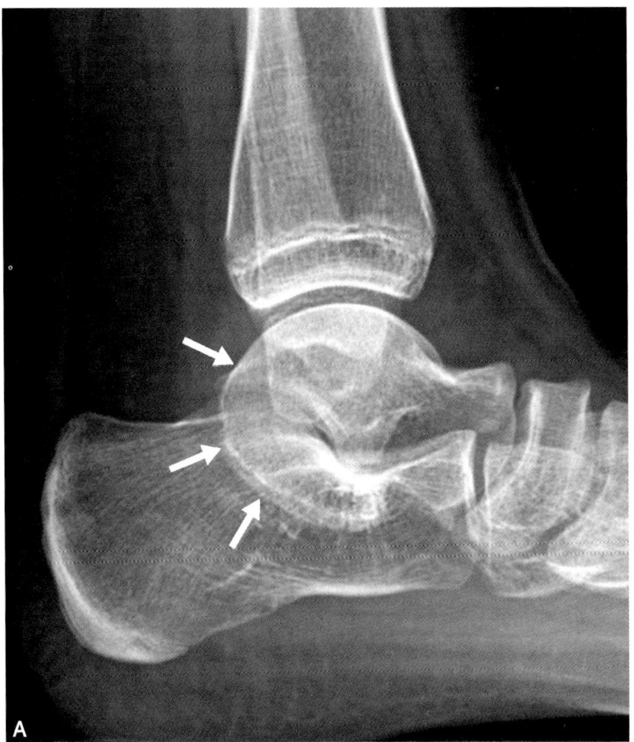
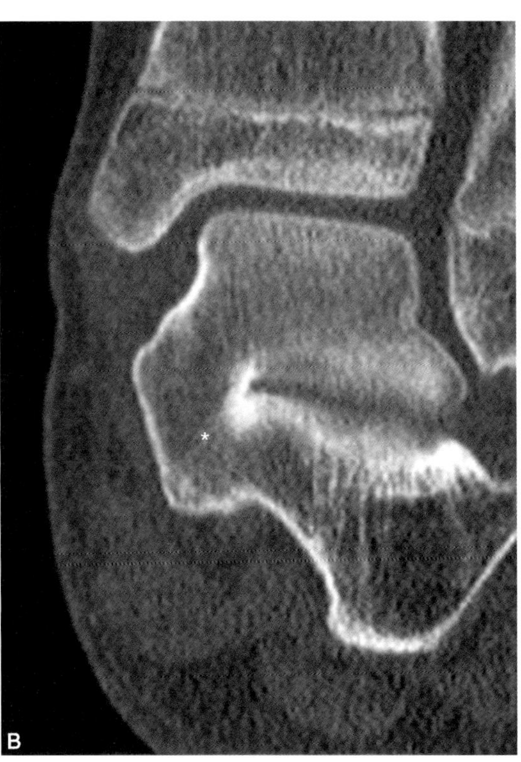

图 70.46　距跟联合。一名患有慢性左脚踝关节疼痛的 14 岁男孩。A. 左踝关节侧位 X 线片显示距骨穹窿至距骨支撑(箭)轮廓处有连续的“C 征”。B. 左脚冠状位重建 CT 图像显示距跟关节中部骨性融合(＊)。

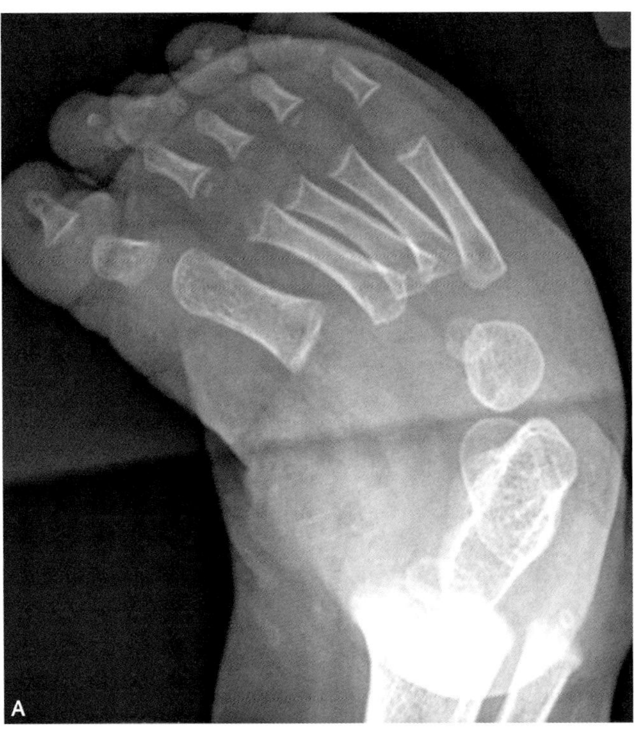
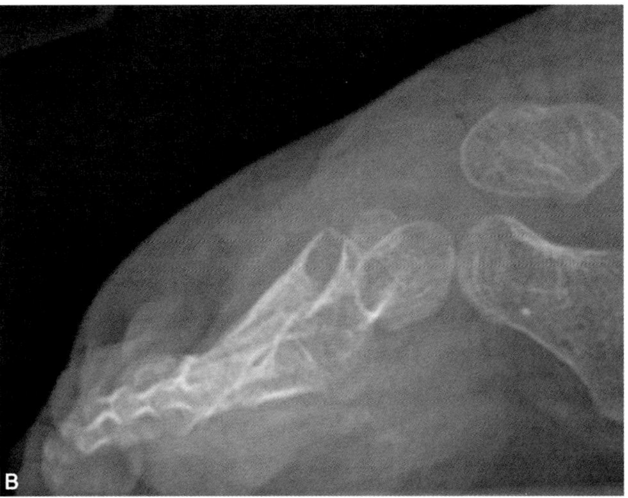

图 70.47　先天性马蹄内翻足。一个 8 月龄的固定足畸形男孩(内收,旋后,内翻)。正位(A)和模拟负重足侧(B)X 线片显示距骨和跟骨近平行,距骨角减小。有前足内收和内翻畸形。

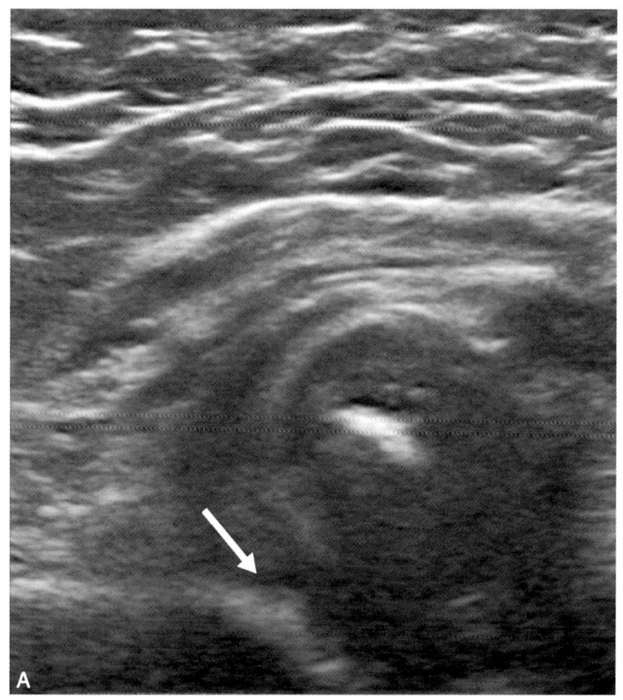

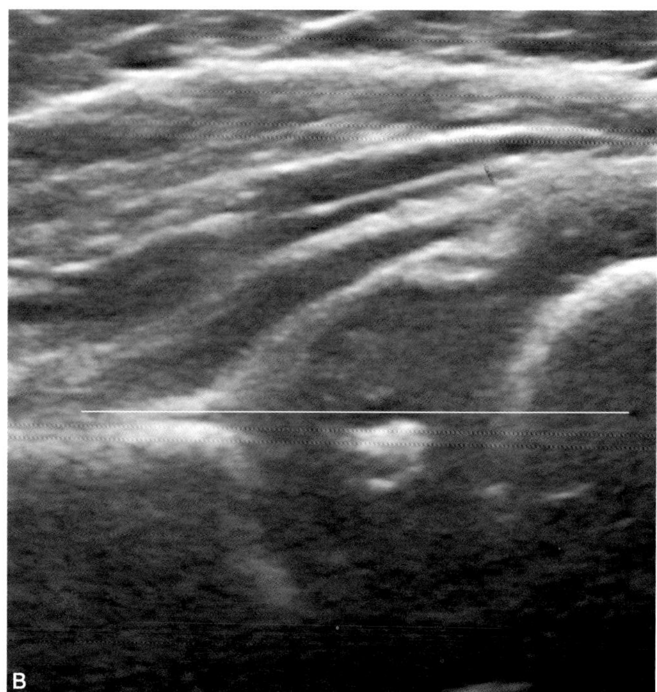

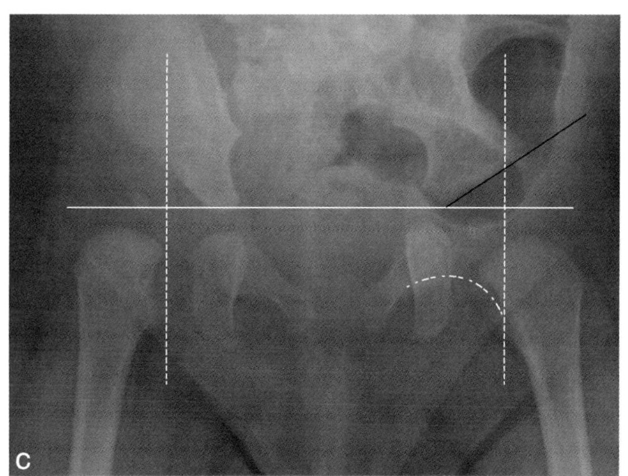

图 70.48　发育性髋关节发育不良。6 月龄女婴，右髋关节发育不良，左髋关节正常。A. 右侧髋关节冠状位超声显示右侧股骨近端骨骺相对于髂骨脱位（箭）。B. 与左侧髋关节冠状位超声比较，左侧股骨头与髋臼对齐正常。用沿髂骨画的线测量股骨头的覆盖率超过 50%。C. 同一例患儿骨盆的前后位 X 线表现为右侧股骨近端骨化中心较左侧延迟骨化，右侧髋臼浅。绘制水平 Hilgenreiner 线（实线）和垂直 Perkin 线（虚线）。左侧股骨头通常位于相交线的内下象限，右侧股骨头位置异常，位于与超声检查结果相对应的外上侧象限，提示脱位。左侧显示髋臼角，髋臼顶（黑色实线）与 Hilgenreiner 线相交。在左侧画一条正常的 Shenton 线（曲线虚线）。

在较大的婴儿中，骨盆中立位置的前后位 X 线片可以对髋部进行形态学评估，而蛙式位侧位片可以帮助确定髋关节半脱位是否减少。影像学表现包括股骨头骨化延迟，髋臼浅，股骨头相对于髋臼位置异常（图 70.48C）。可以画许多线和角来帮助评价 X 线片上的 DDH（表 70.9）。

治疗取决于诊断时的年龄。早期治疗更成功，残余发育异常和长期并发症的发生率更低。大于 6 个月的患者，可选择 Pavlik 线束治疗。如果不成功或较大的婴儿，需进行闭合手术复位与髋关节人字形铸造。如果髋部不能通过闭合的方式还原，则需切开复位和人字形铸造。

复位铸造后，应确定股骨头在髋臼的正确位置。这是重要的，因为过度的捆绑可导致 AVN。MRI 可显示唇侧倒置、边缘形成、韧带肥大、垫扩大等障碍。一些机构使用静脉钆对比剂评估股骨头灌注。

上　肢

肩关节发育不良。发育性肩关节发育不良通常是由于分娩时牵引伤所致，进而导致臂丛神经麻痹。危险因素包括肩难产、臀位、产钳助产和巨大儿。

当肱骨近端骨骺发展为一个不对称的小的，非球面体的，扁平的肱骨头时，X 线检查是有用的。肩胛盂发育不良和肩胛骨发育不全并且肩胛盂向后倾。超声和磁共振成像越来越多地用于婴儿和非常年幼的儿童，以更好地描述和量化这些和其他异常，如相对肌肉体积（与对侧肩）和神经根撕脱的差异。

表 70.9

前后位骨盆片对发育性髋关节发育不良的影像学评价

界线	位置	意义
Hilgenreiner 线	穿过两软骨的水平线	正常股骨头应位于髋臼下内侧象限内，由 Perkins 线与 Hilgenreiner 线交点确定
Perkins 线	与髋臼顶部外侧边缘相交的垂直线，垂直于 Hilgenreiner 线	
Shenton 线	沿着耻骨支的下侧面并一直延伸到股骨颈下边缘的 C 形线	正常髋部，这应该是一条平滑的线
髋臼角（指引）	通过髋臼顶和 Hilgenreiner 线形成的角度	新生儿髋臼角度应小于 30°，随着年龄的增长，髋臼角度应小于 22°
前中心边角	角度由 1 条垂直线穿过股骨头中心，和沿髋臼顶外侧缘的相交形成	中心边角小于 20°为 DDH

治疗在很大程度上取决于影像学表现。早期发现发育不良可予物理治疗、肉毒杆菌毒素注射或闭合复位。年龄较大的儿童和发育不良症状较重的儿童可能需要手术，而神经根多处撕脱的儿童可能需要神经移植。

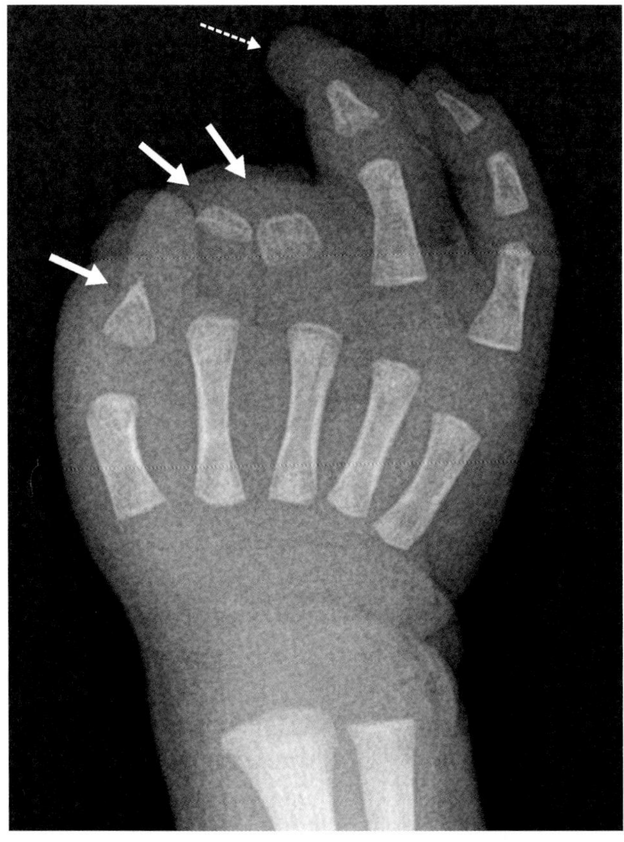

图 70.49　羊膜带综合征。一个 8 月龄女孩，先天性左手畸形，没有其他异常。前臂 X 线片显示 1～4 指部分截肢，1～3 指近端指骨截短且呈锥形（实线箭），第 4 指远端指骨缺失（虚线箭）。第 2 和第 3 指有并指软组织。是由于收缩的羊膜带引起缺血和截肢所造成的。

羊膜带综合征

羊膜带综合征（也称为收缩带综合征）包括一系列先天性异常，胎儿部分被破坏的羊膜纤维带包裹，通常会导致四肢、手指截肢和收缩环（图 70.49）。发育不良是由发生在胚胎早期的血管损伤引起的。罕见的是，颅面区和体壁（体壁复合体）也会发生重大异常。这通常是产前诊断，治疗取决于身体部位和收缩的严重程度。如果血液在远端肢体内流动，可以尝试通过胎儿镜释放。为了提供预后信息和可能的手术计划，出生后可通过 X 线片评估骨结构。

炎 性 疾 病

幼年特发性关节炎

幼年特发性关节炎（JIA）是一个涵盖所有形式的炎症性关节炎的术语，在 16 岁之前开始发病，持续超过 6 周，并且病因不明。它是最常见的儿童风湿病，病因尚不完全清楚，但认为与环境和遗传因素有关。

JIA 所有亚型的标志性特征是关节炎症。这通常始于滑膜衬里的炎症。如果不进行治疗，滑膜炎症会进展为血管增多的滑膜增生，从而导致高度细胞炎性血管翳。由于抗体沉积和降解酶的作用，血管翳最终会侵蚀到覆盖的软骨和骨中，导致关节破坏。在儿童中，炎症也可能在受影响的关节中引起全身和局部的生长障碍。

X 线片在早期活动性关节炎方面的敏感性较差，并且在疾病后期表现为侵蚀性变化，因为在看到任何骨性表现之前关节和骨骺软骨就已受侵蚀。疾病早期的影像学表现通常是非特异性的，包括软组织肿胀，关节积液和骨质软化（关节周围和全身骨质软化）。随着疾病的进展，关节局部充血可能导致骨骺增大，加速成熟和骨质过度生长。最初，这可能会导致患肢长度增加；然而，在长期存在的疾病中，加速成熟导致过早的骨融合并导致肢体缩短或关节错位。对于承重关节，建议采用立位 X 线片。

超声和 MRI 的使用一直在稳步增加，因为这些方式可以可靠地评估滑膜、软骨和骨的异常（超声可以评估骨表面，而 MRI 可以评估骨髓水肿）。超声可以用于评估滑膜增生、关节积液、软骨厚度、皮质糜烂、腱鞘炎和附着点炎，是一种快速且廉价的方法。一次就诊可评估多个关节，无须镇静。如果在灰度成像中存在滑膜增厚，则需要使用彩色或能量多普勒来评估与滑膜炎相伴的滑膜血管的增加。

MRI 是评估关节、肌腱和关节炎症的最佳无创成像方式。它可用于描述骨髓水肿以及评估超声探头无法获得的关节内结构。多个平面脉冲序列包括 T_1 加权、软骨特异性序列、液体敏感序列以及钆后序列。应在注射后的早期阶段（<5min）获得造影图像，以提供增强滑膜从更缓慢增强的积液中的最佳区分。活动性关节炎被视为增厚滑膜的病理性增强（图 70.50）。其干预的目的是抑制滑膜和肌腱附着点炎症，以防止软骨和骨损伤。治疗包括全身治疗以及直接药物关节注射。

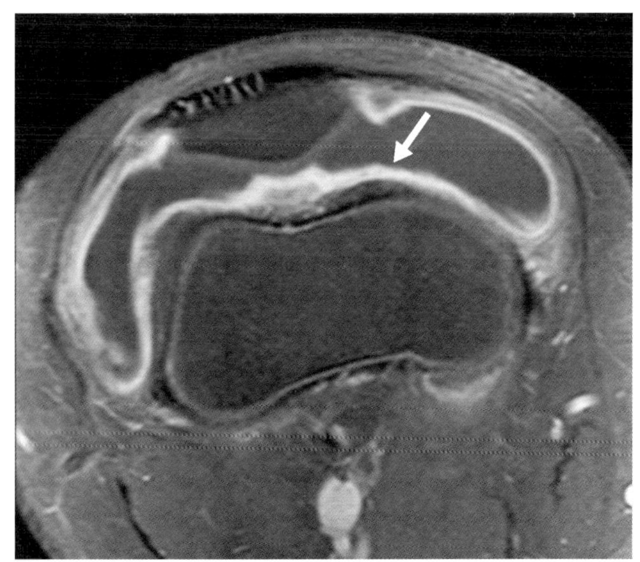

图 70.50 JIA。一名 12 岁男孩膝盖肿胀数周。静脉内对比剂给药后的轴向 T_1 加权脂肪饱和 MR 图像显示弥漫性滑膜增厚和增强(箭)。存在中量膝关节积液。实验室检查示正常的白细胞计数,红细胞沉降率升高和抗核抗体(ANA)测试阳性。患者在裂隙灯显微镜检查时有前葡萄膜炎。

血友病性关节病

血友病 A 和 B 分别是由凝血因子Ⅷ或因子Ⅸ缺失或减少引起的与 X 连锁相关的先天性出血性疾病。关节出血是该疾病最常见的表现,并且反复关节积血可能导致血友病性关节病,这可能对患者的活动能力和生活质量产生显著的负面影响。滑膜炎是最早的并发症之一,其特征在于滑膜肥大和炎症伴有新血管生成和随后的出血。关节中的血液引起关节和骨损伤的致病机制和分子途径尚不完全清楚。

常见的大关节受累顺序:膝关节、肘关节、踝关节、髋关节和肩关节。同一关节反复受累并不罕见。在膝关节典型的表现包括髁间切迹加宽,髌骨边缘呈方形,以及具有扁平表面的球根状股骨髁。肘关节反复出血,导致桡骨头扩大,并滑车切迹加宽。踝关节畸形可能是由于胫骨远端骨骺侧方的生长发育不良引起的。MRI 是早期疾病的最佳检查方法。梯度序列可用于评估含铁血黄素,钆可用于描述滑膜炎。软骨序列用于评估慢性,包括软骨变薄和侵蚀性变化。

慢性复发性多灶性骨髓炎

慢性复发性多灶性骨髓炎(CRMO)是儿童和年轻人的特发性炎症性疾病,其特征在于非细菌性骨髓炎的加重和缓解。CRMO 还可以与其他炎性疾病如银屑病和炎性肠病同时出现,病变可用抗炎疗法治疗。由于没有实验室确诊试验,CRMO 仍然是一种排除性疾病。活检可以在难以诊断的病例中进行,其在早期病例中为具有粒细胞浸润的非特异性炎症,伴或不伴多核巨细胞。随着病变的进展,可能存在浆细胞和组织细胞。影像学检查在诊断和管理中起着重要作用。

患者通常出现非特异性症状,例如疼痛、压痛、肿胀或一个或多个部位的活动受限。通常不存在发热、体重减轻或其他症状。发病可能是隐匿的,症状可在诊断前存在数月至数年。特征部位包括下颌骨和锁骨的内侧面(血源性感染性骨髓炎的罕见部位)。长骨病变最常见于下肢干骺端。肋骨、椎骨、骶髂关节和骨盆(干骺端等)受累是常见的。

影像学检查应从有症状部位的常规 X 线片开始。最初,X 线片显示在干骺端生长板附近的溶骨性病变。随着时间的推移,在溶解区域周围存在进行性硬化。炎症可破坏骨骺并扩展到邻近的骨骺(图 70.51A)。可能存在骨膜反应和软组织肿胀。MR 成像可用于确定疾病的局部范围和监测。在活动性炎性病变中,存在典型的骨髓水肿的表现,伴有或不伴有邻近的软组织水肿和骨膜炎。在常规 X 线片上通常低估了在 MR 上看到的干骺端疾病。在邻近关节中可见关节积液和滑膜炎症。CRMO 患者的成像通常涉及全身成像(例如,全身 MRI 或骨扫描)以评估多个涉及的部位以及临床隐匿的炎症部位(图 70.51B～D)。

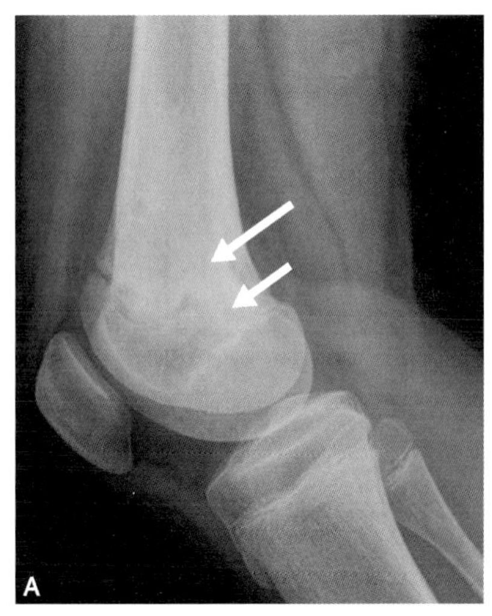

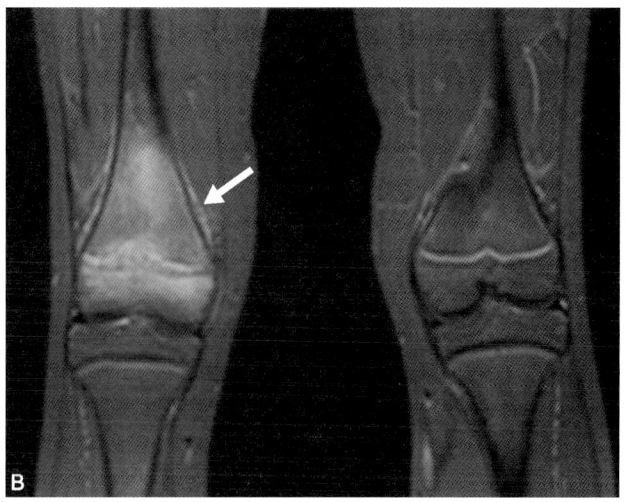

图 70.51 CRMO。一名 12 岁女孩,患有右膝疼痛数月,无明显外伤史。没有发热且其白细胞计数和炎症标记正常。A. 右膝的侧位 X 线片示股骨远端干骺端(长箭)和骨干金字塔形状的唇形(短箭)硬化。没有骨膜反应或软组织肿块。在骨骺内也可见轻度硬化。B. 膝关节的冠状液体敏感 MRI 显示右股骨远端干骺端和骨骺的信号增加,股骨远端增宽和不规则。沿股骨远端干骺端(箭)可见邻近软组织轻度水肿。

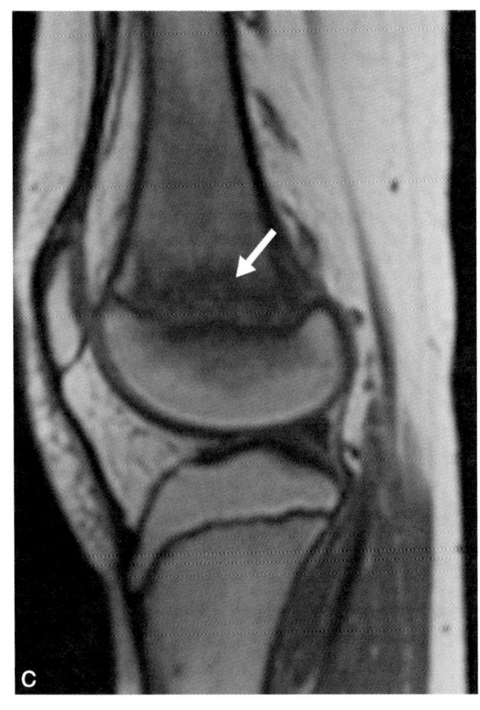

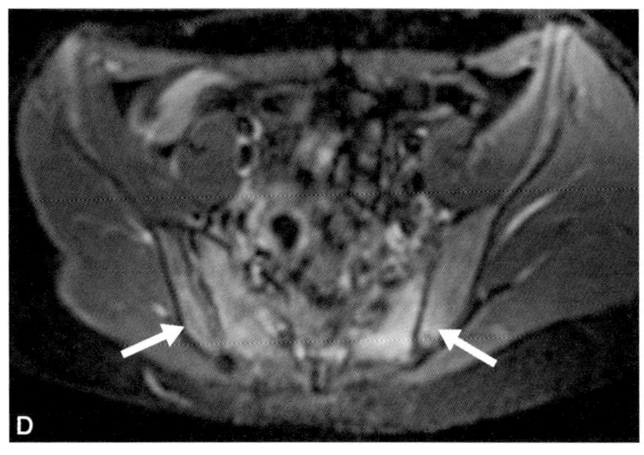

图 70.51(续) C. 右膝的矢状 T_1 加权图像显示 X 线片发现的远端右股骨中的低信号[2 年后的随访成像显示骨条(未示出)]。D. 对另外的病变进行 WB-MRI。在骶髂关节水平的骨盆轴向液体敏感 MR 显示骶髂关节周围信号增加(箭),与骶髂关节炎相一致。非甾体抗炎药可以改善症状。

血红蛋白病

血红蛋白病是一组遗传性疾病,其血红蛋白分子存在异常。儿科中与临床最相关的两个病症是镰状细胞病和 β-地中海贫血。两者有不同的病程,即使在同一种疾病中骨质表现也会有很大差异,这取决于治疗的介入。

镰状细胞病

镰状细胞病及其变异体是由血红蛋白分子 β 链中的单点突变引起的。这导致血红蛋白分子在异常聚合时变得"黏稠",使红细胞变形成经典的镰刀形状,进而导致微血管闭塞和缺血事件。镰状细胞病患者在大部分轴向和附肢骨骼中都有红髓,包括脚踝和手腕。红骨髓持久存在可能导致髓腔增宽、皮质变薄、骨质软化和小梁样变粗。这常见于颅骨内,其中颅骨的板障间隙增宽,且内部或外部颅骨板变薄,从而产生经典的"竖发征"改变。

脊柱内可发生同样的骨质重塑。由于邻近椎间盘的骨质和压力作用减弱,椎体内可能出现渐进性皮质变薄和平滑的双腔,被称为"鳕鱼"椎骨。由于局灶性梗死,在终板的中央部分会发生更明显的凹陷,从而产生典型的"Lincoln log"或"H 形"椎体(图 70.52)。弥漫性硬化症也可以在脊柱从重复梗死中表现出来。

镰状细胞指骨炎或"手足综合征"将影响约 50% 的儿童患者,大多数在 6 个月~2 岁之间。手和脚的小管状骨骼特别容易梗死,造成痛苦的危象。在这些骨骼中,镰状细胞病患者中红骨髓向黄骨髓的转化发生得晚得多,使得在 6 岁以后发病的情况不常见。最初的 X 线片通常正常;然而,随着时间的推移,指骨炎表现为伴有骨膜反应的斑片状透明区。更严重的病例将表现为骨质破坏和畸形。

在长骨内也可见镰状细胞性骨坏死。X 线片对急性梗死相对不敏感,但后期阶段可能表现出硬化或骨质溶解。具有液体敏感序列的 MRI 可显示出急性变化,因为液体信号增加的区域代表骨髓水肿。一种特征性的"双线",其由高信号内线(炎症反应)和低信号外边界(反应性骨界面)组成。皮层梗死也可能发生,导致皮层增厚或继发于分层骨膜下新骨形成"骨中骨"外观。

镰状细胞相关的骨骺坏死最常见于肱骨和股骨头,通常为双侧。后期骨骺梗死的影像学表现包括新月形软骨下透明影、关节不规则以及软骨下塌陷和碎裂。这在负重关节如髋关节,往往更为明显,关节畸形可导致继发性退行性改变。MRI 对骨骺坏死最为敏感。利用冠状面及矢状面影像来评估骨骺球形的丧失。股骨干骺端的早期闭合可继发于骨坏死或随后股骨头骨骺重建,导致骨缩短和代偿性干骺端杯状改变。

镰状细胞病患者的骨髓炎通常是由于沙门氏菌或其他革兰氏阴性生物如大肠埃希菌引起的,并且是一个具有挑战性的诊断问题,因为骨危象和骨感染谱重叠,并且两者都可能呈现疼痛、发热、异常炎症标志物,以及受影响区域的软组织肿胀。血液培养可能有用,但通常只有一半病例是阳性的。骨髓炎和骨坏死的特征影像学表现会重叠,通常需要活检或抽吸来确诊,注意两者都可能显示中性粒细胞、巨噬细胞和坏死组织的浸润。

β-地中海贫血

β-地中海贫血是与 β-珠蛋白基因有关的遗传性疾病,导致 β-珠蛋白链合成减少或缺失,最终影响红细胞生成和红细胞寿命。表现为贫血、肝脾大、心脏肥大伴充血性心力衰竭,骨髓显著扩张伴继发骨畸形。该病的骨显像表现与髓外造血以及铁螯合治疗的结果有关,而铁螯合治疗与镰状细胞病有明显的不同。由于治疗方法的改进和骨髓扩张程度的降低,许多经典的骨骼表现变得不那么明显。

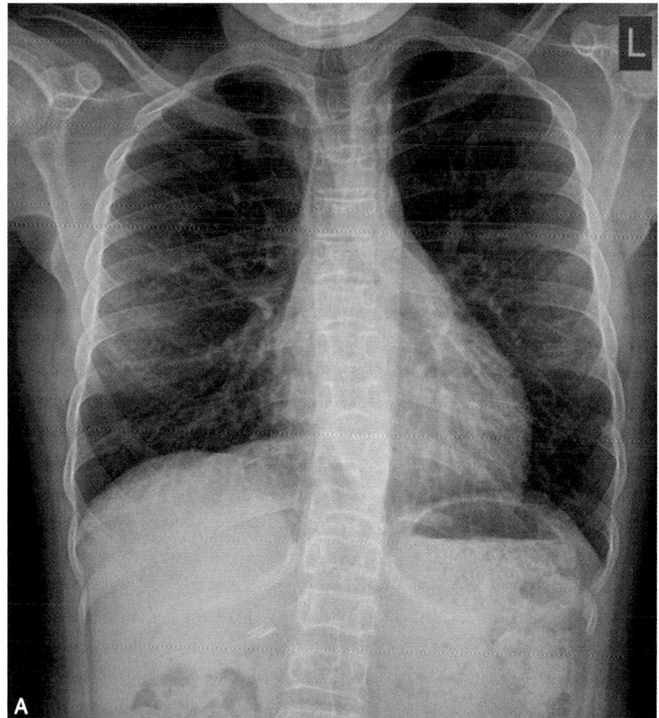

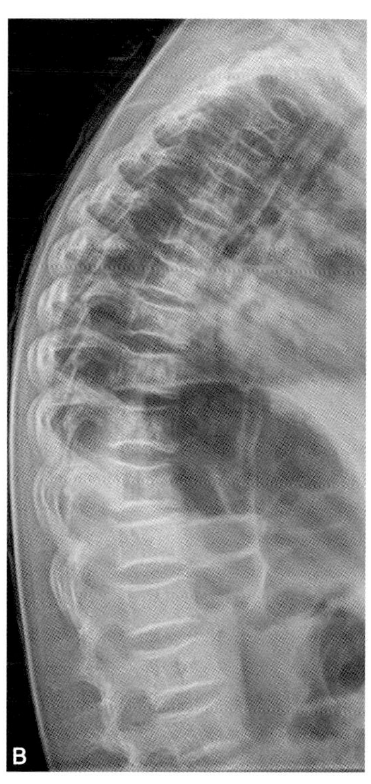

图 70.52　镰状细胞病。14 岁女孩有咳嗽症状。胸部正位(A)和侧位(B)X 线片显示无急性心肺过程;然而,发现了脊柱的镰状细胞骨病。随着小梁粗化,出现脱矿现象。由于在骨骼减弱的情况下相邻椎间盘的压力,"鳕鱼椎骨"存在多级椎体。脾影缺失(继发于自身梗死),胆囊切除术的术后改变,以及轻度突出的心脏轮廓。

骨骼的变化是由于严重的贫血和对红细胞需求的大量增加而引起的,红细胞的需求使颅骨、脊柱、骨盆和几乎所有管状骨的弥漫性骨髓扩张。这导致松质骨皮质变薄和吸收,小梁变粗。肋骨扩张通常表现为肋骨的头部和颈部扩张(图 70.53)。

图 70.53　β-地中海贫血。一位 11 岁的男孩患有 β-地中海贫血伴有咳嗽。胸部正位 X 线片无急性性病变。由于在高红细胞周转率的环境中骨髓生成增加,多个相邻肋骨的近端扩大。

颅骨增厚在额骨中最突出,外板变薄,突出的骨膜下骨针突出,形成"竖发征"外观。此外,明显的骨髓扩张导致鼻旁窦的气化减弱。上颌骨中的骨髓扩张可能使中切牙向腹侧和眶侧移位,从而产生地中海贫血的所谓"啮齿动物相"的特征性面部外观。

没有接受输血治疗的地中海贫血患者表现出婴儿骨髓分布。在没有铁螯合疗法的输血患者中,在大部分骨骼中存在造血骨髓和铁沉积的混合物。接受输血和铁螯合治疗的患者将显示铁沉积主要在中轴骨骼内,其余为造血骨髓。

推 荐 阅 读

Ablin DS, Greenspan A, Reinhart M, Grix A. Differentiation of child abuse from osteogenesis imperfecta. *AJR Am J Roentgenol* 1990;154(5):1035–1046.

Ablin DS, Jain K, Howell L, West DC. Ultrasound and MR imaging of fibromatosis colli (sternomastoid tumor of infancy). *Pediatr Radiol* 1998;28(4):230–233.

Ackman J, Altiok H, Flanagan A, et al. Long-term follow-up of Van Nes rotationplasty in patients with congenital proximal focal femoral deficiency. *Bone Joint J* 2013;95-B(2):192–198.

ACR–AIUM–SPR–SRU Practice Parameter for the Performance of the Ultrasound Examination for Detection and Assessment of Developmental Dysplasia of the Hip. Revised 2013.

Aitken GT. Proximal femoral deficiency—definition, classification, and management. In: Aitken GT, ed. *Proximal Femoral Focal Deficiency: A Congenital Anomaly*. Washington, DC: National Academy of Sciences; 1969:1–22.

Almeida A, Roberts I. Bone involvement in sickle cell disease. *Br J Haematol* 2005;129(4):482–490.

Arnold WD, Hilgartner MW. Hemophilic arthropathy. Current concepts of pathogenesis and management. *J Bone Joint Surg Am* 1977;59(3):287–305.

Arora R, Fichadia U, Hartwig E, Kannikeswaran N. Pediatric upper-extremity fractures. *Pediatr Ann* 2014;43(5):196–204.

Azouz EM, Saigal G, Rodriguez MM, Podda A. Langerhans' cell histiocytosis: pathology, imaging and treatment of skeletal involvement. *Pediatr Radiol* 2005;35(2):103–115.

Azouz EM, Slomic AM, Marton D, Rigault P, Finidori G. The variable manifestations of dysplasia epiphysealis hemimelica. *Pediatr Radiol* 1985;15:44–49.

Babhulkar SS, Pande K, Babhulkar S. The hand-foot syndrome in sickle-cell

haemoglobinopathy. *J Bone Joint Surg Br* 1995;77(2):310–312.
Baron JH. Sailors' scurvy before and after James Lind—a reassessment. *Nutr Rev* 2009;67:315–332.
Bedoya MA, Chauvin NA, Jaramillo D, Davidson R, Horn BD, Ho-Fung V. Common patterns of congenital lower extremity shortening: diagnosis, classification, and follow-up. *Radiographics* 2015;35(4):1191–1207.
Bedoya MA, Jaramillo D, Chauvin NA. Overuse injuries in children. *Top Magn Reson Imaging* 2015;24(2):67–81.
Beltran LS, Rosenberg ZS, Mayo JD, et al. Imaging evaluation of developmental hip dysplasia in the young adult. *AJR Am J Roentgenol* 2013;200:1077–1088
Bernard EJ, Nicholls WD, Howman-Giles RB, Kellie SJ, Uren RF. Patterns of abnormality on bone scans in acute childhood leukemia. *J Nucl Med* 1998;39(11):1983–1986.
Bernard SM, McGeehin MA. Prevalence of blood lead levels > or = 5 micro g/dL among US children 1 to 5 years of age and socioeconomic and demographic factors associated with blood of lead levels 5 to 10 micro g/dL, Third National Health and Nutrition Examination Survey, 1988–1994. *Pediatrics* 2003;112(6 pt 1):1308–1313.
Berry DH, Gresik MV, Humphrey GB, et al. Natural history of histiocytosis X: a pediatric oncology group study. *Med Pediatr Oncol* 1986;14:1–5.
Binkovitz LA, Olshefski RS, Adler BH. Coincidence FDG-PET in the evaluation of Langerhans cell histiocytosis: preliminary findings. *Pediatr Radiol* 2003;33:598–602.
Blickman JG, van Die CE, de Rooy JW. Current imaging concepts in pediatric osteomyelitis. *Eur Radiol* 2004;14(Suppl 4):L55–L64.
Blickman JG, Wilkinson RH, Graef JW. The radiologic "lead band" revisited. *AJR Am J Roentgenol* 1986;146(2):245–247.
Bodnar LM, Simhan HN, Powers RW, Frank MP, Cooperstein E, Roberts JM. High prevalence of vitamin D insufficiency in black and white pregnant women residing in the northern United States and their neonates. *J Nutr* 2007;137:447–452.
Boles CA, el-Khoury GY. Slipped capital femoral epiphysis. *Radiographics* 1997;17:809–823.
Bonafe L, Cormier-Daire V, Hall C, et al. Nosology and classification of genetic skeletal disorders: 2015 revision. *Am J Med Genet A* 2015;167A:2869–2892.
Burnett MW, Bass JW, Cook BA. Etiology of osteomyelitis complicating sickle cell disease. *Pediatrics* 1998;101(2):296–297.
Campanacci M, Picci P, Gherlinzoni F, Guerra A, Bertoni F, Neff JR. Parosteal osteosarcoma. *J Bone Joint Surg Br* 1984;66:313–321.
Carter R, Anslow P. Imaging of the calvarium. *Semin Ultrasound CT MR* 2009;30(6):465–491.
Centers for Disease Control and Prevention (CDC). Blood lead levels—United States, 1999-2002. *MMWR Morb Mortal Wkly Rep* 2005;54(20):513–516.
Chambers HG. Ankle and foot disorders in skeletally immature athletes. *Orthop Clin North Am* 2003;34(3):445–459.
Chambers HG, Shea KG, Carey JL. AAOS Clinical Practice Guideline: diagnosis and treatment of osteochondritis dissecans. *J Am Acad Orthop Surg* 2011;19(5):307–309.
Chang CY, Rosenthal DI, Mitchell DM, Handa A, Kattapuram SV, Huang AJ. Imaging findings of metabolic bone disease. *Radiographics* 2016;36(6):1871–1887.
Chauvin NA, Jaimes C, Laor T, Jaramillo D. Magnetic resonance imaging of the pediatric shoulder. *Magn Reson Imaging Clin N Am* 2012;20(2):327–347.
Chauvin NA, Khwaja A. Imaging of inflammatory arthritis in children: status and perspectives on the use of ultrasound, radiographs, and magnetic resonance imaging. *Rheum Dis Clin North Am* 2016;42:587–606.
Cheema JI, Grissom LE, Harcke HT. Radiographic characteristics of lower-extremity bowing in children. *Radiographics* 2003;23(4):871–80.
Chesney RW. Rickets: the third wave. *Clin Pediatr (Phila)* 2002;41:137–139.
Chesney RW. Rickets: an old form for a new century. *Pediatr Int* 2003;45:509–511.
Crawford SC, Harnsberger HR, Johnson L, Aoki JR, Giley J. Fibromatosis colli of infancy: CT and sonographic findings. *AJR Am J Roentgenol* 1988; 151(6):1183–1184.
Crim JR, Kjeldsberg KM. Radiographic diagnosis of tarsal coalition. *AJR Am J Roentgenol* 2004;182(2):323–328.
Daffner RH, Lupetin AR, Dash N, Deeb ZL, Sefczek RJ, Schapiro RL. MRI in the detection of malignant infiltration of bone marrow. *AJR Am J Roentgenol* 1986;146:353–358.
Daldrup-Link HE, Steinbach L. MR imaging of pediatric arthritis. *Magn Reson Imaging Clin N Am* 2009;17(3):451–467, vi.
De Smet AA, Ilahi OA, Graf BK. Reassessment of the MR criteria for stability of osteochondritis dissecans in the knee and ankle. *Skeletal Radiol* 1996;25(2):159–163.
De Smet AA, Ilahi OA, Graf BK. Untreated osteochondritis dissecans of the femoral condyles: prediction of patient outcome using radiographic and MR findings. *Skeletal Radiol* 1997;26(8):463–467.
de Vernejoul MC. Sclerosing bone disorders. *Best Pract Res Clin Rheumatol* 2008;22(1):71–83.
Delgado J, Jaramillo D, Chauvin NA. Imaging the injured pediatric athlete: upper extremity. *Radiographics* 2016;36(6):1672–1687.
DeLuca HF. Overview of general physiological features and functions of vitamin D. *Am J Clin Nutr* 2004;80:1689S–1696S.
Discepola F, Powell TI, Nahal A. Telangiectatic osteosarcoma: radiologic and pathologic findings. *Radiographics* 2009;29(2):380–383.
Donnelly LF. Toddler's fracture of the fibula. *AJR Am J Roentgenol* 2000; 175(3):922.
Donnelly LF. Developmental dysplasia of the hip. In: Donnelly LF. *Pediatric Imaging: The Fundamentals*. Philadelphia, PA: Elsevier; 2009:188–191.
Dugan LO, Meyer SJ, Chua GT. General case of the day. Acute lymphoblastic leukemia. *Radiographics* 1993;13(1):221–223.
Dunbar JS, Owen HF, Nogrady MB, et al. Obscure tibial fracture of infants—the toddler's fracture. *J Can Assoc Radiol* 1964;15:136–144.
Dupuis CS, Westra SJ, Makris J, Wallace EC. Injuries and conditions of the extensor mechanism of the pediatric knee. *Radiographics* 2009;29:877–886.
Dwek JR, Chung CB. A systematic method for evaluation of pediatric sports injuries of the elbow. *Pediatr Radiol* 2013;43 Suppl 1:S120–S128.
Ecklund K, Jaramillo D. Patterns of premature physeal arrest: MR imaging of 111 children. *AJR Am J Roentgenol* 2002;178(4):967–972.
Eggert P, Viemann M. Physiological bowlegs or infantile Blount's disease. Some new aspects on an old problem. *Pediatr Radiol* 1996;26(5):349–352.
Ejindu VC, Hine AL, Mashayekhi M, Shorvon PJ, Misra RR. Musculoskeletal manifestations of sickle cell disease. *Radiographics* 2007;27(4):1005–1021.
Emery KH, Bisset GS 3rd, Johnson ND, Nunan PJ. Tarsal coalition: a blinded comparison of MRI and CT. *Pediatr Radiol* 1998;28(8):612–616.
Emery KH, Zingula SN, Anton CG, Salisbury SR, Tamai J. Pediatric elbow fractures: a new angle on an old topic. *Pediatr Radiol* 2016;46(1):61–66.
Favara BE, Feller AC, Pauli M. Contemporary classification of histiocytic disorders. The WHO Committee on histiocytic/reticulum cell proliferations. Reclassification Working Group of the Histiocyte Society. *Med Pediatr Oncol* 1997;29:157–166.
Fernandez-Latorre F, Menor-Serrano F, Alonso-Charterina S, Arenas-Jiménez J. Langerhans cell histiocytosis of the temporal bone in pediatric patients: imaging and follow-up. *AJR* 2000;174:217–221.
Flors L, Leiva-Salinas C, Maged IM, et al. MR imaging of soft-tissue vascular malformations: diagnosis, classification, and therapy follow-up. *Radiographics* 2011;31(5):1321–1340; discussion 1340–1341.
Foad SL, Mehlman CT, Ying J. The epidemiology of neonatal brachial plexus palsy in the United States. *J Bone Joint Surg Am* 2008;90(6):1258–1264.
Gilbertson-Dahdal D, Wright JE, Krupinski E, McCurdy WE, Taljanovic MS. Transphyseal involvement of pyogenic osteomyelitis is considerably more common than classically taught. *AJR Am J Roentgenol* 2014;203:190–195.
Gillespie H. Osteochondroses and apophyseal injuries of the foot in the young athlete. *Curr Sports Med Rep* 2010;9(5):265–268.
Glorieux FH. Osteogenesis imperfecta *Best Pract Res Clin Rheumatol* 2008; 22(1):85–100.
Golriz F, Donnelly LF, Devaraj S, Krishnamurthy R. Modern American scurvy—experience with vitamin C deficiency at a large children's hospital. *Pediatr Radiol* 2017;47(2):214–220.
Goo HW, Yang DH, Ra YS, et al. Whole-body MRI of Langerhans cell histiocytosis: comparison with radiography and bone scintigraphy. *Pediatr Radiol* 2006;36(10):1019–1031.
Greenspan A. Sclerosing bone dysplasias: a target-site approach. *Skeletal Radiol* 1991;20(8):561–583.
Grissom L, Harcke HT, Thacker M. Imaging in the surgical management of developmental dislocation of the hip. *Clin Orthop Relat Res* 2008;466(4):791–801.
Gulko E, Collins LK, Murphy RC, Thornhill BA, Taragin BH. MRI findings in pediatric patients with scurvy. *Skeletal Radiol* 2015;44(2):291–297.
Gurney JG, Severson RK, Davis S, Robison LL. Incidence of cancer in children in the United States. Sex-, race-, and 1-year age-specific rates by histologic type. *Cancer* 1995;75(8):2186–2195.
Hall CM. International nosology and classification of constitutional disorders of bone (2001). *Am J Med Genet* 2002;113:65–77.
Haque S, Bilal Shafi BB, Kaleem M. Imaging of torticollis in children. *Radiographics* 2012;32(2):557–571.
Harper GD, Dicks-Mireaux C, Leiper AD. Total body irradiation-induced osteochondromata. *J Pediatr Orthop* 1998;18:356–358.
Hartkamp MJ, Babyn PS, Olivieri F. Spinal deformities in deferoxamine-treated homozygous beta-thalassemia major patients. *Pediatr Radiol* 1993; 23(7):525–528.
Helix-Giordanino M, Randier E, Frey S, Piclet B; French association of foot surgery (AFCP). Treatment of Freiberg's disease by Gauthier's dorsal cuneiform osteotomy: retrospective study of 30 cases. *Orthop Traumatol Surg Res* 2015;101(6 Suppl):S221–S225.
Hesper T, Zilkens C, Bittersohl B, Krauspe R. Imaging modalities in patients with slipped capital femoral epiphysis. *J Child Orthop* 2017;11:99–106.
Heywood CS, Benke MT, Brindle K, Fine KM. Correlation of magnetic resonance imaging to arthroscopic findings of stability in juvenile osteochondritis dissecans. *Arthroscopy* 2011;27(2):194–199.
Hillmann JS, Mesgarzadeh M, Revesz G, Bonakdarpour A, Clancy M, Betz RR. Proximal femoral focal deficiency: radiologic analysis of 49 cases. *Radiology* 1987;165(3):769–773.
Ho-Fung V, Jaimes C, Delgado J, Davidson RS, Jaramillo D. MRI evaluation of the knee in children with infantile Blount disease: tibial and extra-tibial findings. *Pediatr Radiol* 2013;43(10):1316–1326.
ISSVA Classification of Vascular Anomalies ©2014 International Society for the Study of Vascular Anomalies. Available from www.issva.org/classification. Accessed March 14, 2018.
Iyer RS, Thapa MM. MR imaging of the paediatric foot and ankle. *Pediatr Radiol* 2013;43 Suppl 1:S107–S119.
Jaimes C, Chauvin NA, Delgado J, Jaramillo D. MR imaging of normal epiphyseal development and common epiphyseal disorders. *Radiographics* 2014;

34(2):449–471.

Jaramillo D, Dormans JP, Delgado J, Laor T, St Geme JW 3rd. Hematogenous osteomyelitis in infants and children: imaging of a changing disease. *Radiology* 2017;283(3):629–643.

Jaramillo D, Shapiro F. Musculoskeletal trauma in children. *Magn Reson Imaging Clin N Am* 1998;6(3):521–536.

John SD, Moorthy CS, Swishuck LE. Expanding the concept of the toddler's fracture. *Radiographics* 1997;17:367–376.

Johnson CM, Navarro OM. Clinical and sonographic features of pediatric soft-tissue vascular anomalies part 1: classification, sonographic approach and vascular tumors. *Pediatr Radiol* 2017;47(9):1184–1195.

Kakel R. Trampoline fracture of the proximal tibial metaphysis in children may not progress into valgus: A report of seven cases and brief review. *Orthop Traumatol Surg Res* 2012;98(4):446–449.

Kalayjian BS, Herbut PA, Erf LA. The bone changes of leukemia in children. *Radiology* 1946;47:223–233.

Kan JH, Hernanz-Schulman M, Frangoul HA, Connolly SA. MRI diagnosis of bone marrow relapse in children with ALL. *Pediatr Radiol* 2008;38(1):76–81.

Karasick D, Schweitzer ME, Eschelman DJ. Symptomatic osteochondromas: imaging features. *AJR Am J Roentgenol* 1997;168:1507–1512.

Keats TE, Riddervold HO, Michaelis LL. Thanatophoric dwarfism. *Am J Roentgenol Radium Ther Nucl Med* 1970;108(3):473–480.

Keith A. Studies on the anatomical changes which accompany certain growth disorders of the human body: 1. The Nature of the Structural Alterations in the Disorder known as Multiple Exostoses. *J Anat* 1920;54:101–115.

Khana G, Sato TSP, Ferguson P. Imaging of chronic recurrent multifocal osteomyelitis. *Radiographics* 2009;29:1159–1177.

Kijowski R, Blankenbaker DG, Shinki K, Fine JP, Graf BK, De Smet AA. Juvenile versus adult osteochondritis dissecans of the knee: appropriate MR imaging criteria for instability. *Radiology* 2008;248(2):571–578.

Kim HJ, Chalmers PN, Morris CD. Pediatric osteogenic sarcoma. *Curr Opin Pediatr* 2010;22(1):61–66.

Kleinman PK. Problems in the diagnosis of metaphyseal fractures: *Pediatr Radiol* 2008;38 Suppl 3:S388–S394.

Kocher MS, Mandiga R, Zurakowski D, Barnewolt C, Kasser JR. Validation of a clinical prediction rule for the differentiation between septic arthritis and transient synovitis of the hip in children. *J Bone Joint Surg Am* 2004; 86-A(8):1629–1635.

Kollipara R, Dinneen L, Rentas KE, et al. Current classification and terminology of pediatric vascular anomalies. *AJR Am J Roentgenol* 2013;201(5): 1124–1135.

Kooy A, de Heide LJ, ten Tije AJ, et al. Vertebral bone destruction in sickle cell disease: infection, infarction or both. *Neth J Med* 1996;48(6):227–231.

Koskimies E, Syvänen J, Nietosvaara Y, Mäkitie O, Pakkasjärvi N. Congenital constriction band syndrome with limb defects. *J Pediatr Orthop* 2015;35(1):100–103.

Kozlowski K, Grigor WG. Probably congenital histiocytosis X with unusual radiographic finding in a 7-week-old infant. *Pediatr Radiol* 1980;9:45–47.

Kransdorf MJ, Smith SE. Lesions of unknown histogenesis: Langerhans cell histiocytosis and Ewing sarcoma. *Semin Musculoskelet Radiol* 2000;4(1): 113–125.

Kwack KS, Cho JH, Lee JH, Cho JH, Oh KK, Kim SY. Septic arthritis versus transient synovitis of the hip: gadolinium-enhanced MRI finding of decreased perfusion at the femoral epiphysis. *AJR Am J Roentgenol* 2007; 189:437–445.

LaFrance RM, Giordano B, Goldblatt J, Voloshin I, Maloney M. Pediatric tibial eminence fractures: evaluation and management. *J Am Acad Orthop Surg* 2010;18(7):395–405.

Langer LO Jr, Baumann PA, Gorlin RJ. Achondroplasia. *Am J Roentgenol Radium Ther Nucl Med* 1967;100(1):12–26.

Laor T, Jaramillo D. MR imaging insights into skeletal maturation: what is normal? *Radiology* 2009;250(1):28–38.

Laor T. Musculoskeletal imaging: evaluation of congenital anomalies. *Pediatr Radiol* 2008;38 Suppl 2:S246–S250.

Lateur LM, Van Hoe LR, Van Ghillewe KV, Gryspeerdt SS, Baert AL, Dereymaeker GE. Subtalar coalition: diagnosis with the C sign on lateral radiographs of the ankle. *Radiology* 1994;193:847–851.

Laval-Jeantet M, Balmain N, Juster M, Bernard J. Relations of the perichondral ring to the cartilage in normal and pathologic growth. *Ann Radiol (Paris)* 1968; 11:327–335.

Lawrence DA, Rolen MF, Haims AH, Zayour Z, Moukaddam HA. Tarsal coalitions: radiographic, CT, and MR imaging findings. *HSS J* 2014;10(2): 153–66.

Leone AJ Jr. On lead lines. *Am J Roentgenol Radium Ther Nucl Med* 1968; 103:165–167.

Letts M, Davidson D, Ahmer A. Osteochondritis dissecans of the talus in children. *J Pediatr Orthop* 2003;23(5):617–625.

Levin TL, Sheth SS, Ruzal-Shapiro C, Abramson S, Piomelli S, Berdon WE. MRI marrow observations in thalassemia: the effects of the primary disease, transfusional therapy, and chelation. *Pediatr Radiol* 1995;25(8):607–613.

Lonergan GF, Baker AM, Morey MK, Boos SC. From the archives of the AFIP. Child abuse: radiologic-pathologic correlation. *Radiographics* 2003;23: 811–845.

Lonergan GJ, Cline DB, Abbondanzo SL. Sickle cell anemia. *Radiographics* 2001;21(4):971–994.

Maheshwari AV, Cheng EY. Ewing sarcoma family of tumors. *J Am Acad Orthop Surg* 2010;18(2):94–107.

Malanga GA, Ramirez-Del Toro JA. Common injuries of the foot and ankle in the child and adolescent athlete. *Phys Med Rehabil Clin N Am* 2008;19(2):347–371, ix.

Malghem J, Vande Berg B, Noel H, Maldague B. Benign osteochondromas and exostotic chondrosarcomas: evaluation of cartilage cap thickness by ultrasound. *Skeletal Radiol* 1992;21:33–37.

Mar WA, Taljanovic MS, Bagatell R, et al. Update on imaging and treatment of Ewing sarcoma family tumors: what the radiologist needs to know. *J Comput Assist Tomogr* 2008;32(1):108–118.

Markowitz RI, Zackai E. A pragmatic approach to the radiologic diagnosis of pediatric syndromes and skeletal dysplasias. *Radiol Clin North Am* 2001;39(4):791–802, xi.

Mckie J, Radomisli T. Congenital vertical talus: A review. *Clin Podiatr Med Sug* 2010;27:145–156.

Melchiorre D, Manetti M, Matucci-Cerinic M. Pathophysiology of hemophilic arthropathy. *J Clin Med* 2017;6(7):63.

Menapace D, Mitkov M, Towbin R, Hogeling M. The changing face of complicated infantile hemangioma treatment. *Pediatr Radiol* 2016;46(11):1494–1506.

Menashe SJ, Tse R, Nixon JN, et al. Brachial plexus birth palsy: multimodality imaging of spine and shoulder abnormalities in children. *AJR Am J Roentgenol* 2015;204(2):W199–W206.

Merrow AC, Gupta A, Patel MN, Adams DM. 2014 revised classification of vascular lesions from the International Society for the Study of Vascular Anomalies: radiologic-pathologic update. *Radiographics* 2016;36(5):1494–1516.

Meyer JS, Harty MP, Mahboubi S, et al. Langerhans cell histiocytosis: presentation and evolution of radiologic findings with clinical correlation. *Radiographics* 1995;15:1135–1146.

Miedzybrodzka Z. Congenital talipes equinovarus (clubfoot): a disorder of the foot but not the hand. *J Anat* 2003;202:37–42.

Milgram JW. The origins of osteochondromas and enchondromas: a histopathologic study. *Clin Orthop Relat Res* 1983;174:264–284.

Mirbey J, Besancenot J, Chambers RT, Durey A, Vichard P. Avulsion fractures of the tibial tuberosity in the adolescent athlete: risk factors, mechanism of injury, and treatment. *Am J Sports Med* 1988;16(4):336–340.

Mitnick JS, Pinto RS. Computed tomography in the diagnosis of eosinophilic granuloma. *J Comput Assist Tomogr* 1980;4:791–793.

Morrissy R. *Lovell and Winter's Pediatric Orthopaedics*. 5th ed. Philadelphia, PA: Lippincott Williams & Wilkins; 2001:1218–1247.

Munns CF, Shaw N, Kiely M, et al. Global consensus recommendations on prevention and management of nutritional rickets. *J Clin Endocrinol Metab* 2016;101(2):394–415.

Murphey MD, Choi JJ, Kransdorf MJ, Flemming DJ, Gannon FH. Imaging of osteochondroma: variants and complications with radiologic-pathologic correlation. *Radiographics* 2000;20(5):1407–1434.

Murphey MD, Robbin MR, McRae GA, Flemming DJ, Temple HT, Kransdorf MJ. The many faces of osteosarcoma. *Radiographics* 1997;17: 1205–1231.

Murphey MD, Senchak LT, Mambalam PK, Logie CI, Klassen-Fischer MK, Kransdorf MJ. From the radiologic pathology archives: Ewing sarcoma family of tumors: radiologic-pathologic correlation. *Radiographics* 2013;33(3): 803–831.

Murphey MD, wan Jaovisidha S, Temple HT, Gannon FH, Jelinek JS, Malawer MM. Telangiectatic osteosarcoma: radiologic-pathologic comparison. *Radiology* 2003;229(2):545–553.

Navarro SM, Matcuk GR, Patel DB, et al. Musculoskeletal imaging findings of hematologic malignancies. *Radiographics* 2017;37:881–900.

Neuhauser EB, Wittenborg MH, Berman CZ, Cohen J. Irradiation effects of roentgen therapy on the growing spine. *Radiology* 1952;59:637–650.

Newman JS, Newberg AH. Congenital tarsal coalition: multimodality evaluation with emphasis on CT and MR imaging. *Radiographics* 2000;20(2):321–332; quiz 526–527, 532.

Nimkin K, Kleinman PK. Imaging of child abuse. *Radiol Clin North Am* 2001;39:843–864.

Oestreich AE, Ahmad BS. The periphysis and its effect on the metaphysis. II. Application to rickets and other abnormalities. *Skeletal Radiol* 1933; 22:115–119.

Oestreich AE. The acrophysis: a unifying concept for enchondral bone growth and its disorders. 1. Normal growth. *Skeletal Radiol* 2003;32:121–127.

Oliveira JC, Abreu MS, Gomes FM. Sternocleidomastoid tumour in neonate: fibromatosis colli. *BMJ Case Rep* 2018;2018. pii: bcr-2017-223543. doi: 10.1136/bcr-2017-223543.

Onikul E, Fletcher BD, Parham DM, Chen G. Accuracy of MR imaging for estimating intraosseous extent of osteosarcoma. *AJR Am J Roentgenol* 1996; 167:1211–1215.

Ording Muller LS, Humphries P, Rosendahl K. The joints in juvenile idiopathic arthritis. *Insights Imaging* 2015;6(3):275–284.

Palmucci S, Attinà G, Lanza ML, et al. Imaging findings of mucopolysaccharidoses: a pictorial review. *Insights Imaging* 2013;4(4):443–459.

Panda A, Gamanagatti S, Jana M, Gupta AK. Skeletal dysplasias: a radiographic approach and review of common non-lethal skeletal dysplasias. *World J Radiol* 2014;6(10):808–825.

Parnell SE, Phillips GS. Neonatal skeletal dysplasias. *Pediatr Radiol* 2012;42 Suppl 1:S150–S157.

Patel CV. The foot and ankle: MR imaging of uniquely pediatric disorders. *Magn Reson Imaging Clin N Am* 2009;17(3):539–547, vii.
Patel NB, Stacy GS. Musculoskeletal manifestations of neurofibromatosis type 1. *AJR AJR Am J Roentgenol* 2012;199:W99–W106.
Perez-Rossello JM, Feldman HA, Kleinman PK, et al. Rachitic changes, demineralization, and fracture risk in healthy infants and toddlers with vitamin D deficiency. *Radiology* 2012;262(1):234–241.
Piehl FC, Davis RJ, Prugh SI. Osteomyelitis in sickle cell disease. *J Pediatr Orthop* 1993;13(2):225–227.
Pirkle JL, Brody DJ, Gunter EW, et al. The decline in blood lead levels in the United States. The National Health and Nutrition Examination Surveys (NHANES). *JAMA* 1994;272(4):284–291.
Polat AV, Bekci T, Say F, Bolukbas E, Selcuk MB. Osteoskeletal manifestations of scurvy: MRI and ultrasound findings. *Skelet Radiol* 2015;44:1161–1164.
Pontell D, Hallivis R, Dollard MD. Sports injuries in the pediatric and adolescent foot and ankle: common overuse and acute presentations. *Clin Podiatr Med Surg* 2006;23(1):209–231, x.
Pöyhiä TH, Lamminen AE, Peltonen JI, Kirjavainen MO, Willamo PJ, Nietosvaara Y. Brachial plexus birth injury: US screening for glenohumeral joint instability. *Radiology* 2010;254(1):253–260.
Prakken B, Albani S, Martini A. Juvenile idiopathic arthritis. *Lancet* 2011;377(9783):2138–2149.
Raber SA. The dense metaphyseal band sign. *Radiology* 1999;211(3):773–774.
Rao P, Carty H. Non-accidental injury: review of the radiology. *Clin Radiol* 1999;54:11–24.
Rauch F, Glorieux FH. Osteogenesis imperfecta. *Lancet* 2004;363:1377–1385.
Reinus WR, Gilula LA. Radiology of Ewing's sarcoma: Intergroup Ewing's Sarcoma Study (IESS). *Radiographics* 1984;4(6):929–944.
Renaud A, Aucourt J, Weill J, et al. Radiographic features of osteogenesis imperfecta. *Insights Imaging* 2013;4(4):417–429.
Restrepo R, Palani R, Cervantes LF, Duarte AM, Amjad I, Altman NR. Hemangiomas revisited: the useful, the unusual and the new. Part 2: endangering hemangiomas and treatment. *Pediatr Radiol* 2011;41(7):905–915.
Restrepo R, Palani R, Cervantes LF, Duarte AM, Amjad I, Altman NR. Hemangiomas revisited: the useful, the unusual and the new. Part 1: overview and clinical and imaging characteristics. *Pediatr Radiol* 2011;41(7):895–904.
Rexroad JT, Moser RP III, Georgia JD. "Fish" or "fish mouth" vertebrae? AJR *Am J Roentgenol* 2003;181(3):886–887.
Robbin MR, Murphey MD, Temple HT, Kransdorf MJ, Choi JJ. Imaging of musculoskeletal fibromatosis. *Radiographics* 2001;21(3):585–600.
Rosenbaum DG, Servaes S, Bogner EA, Jaramillo D, Mintz DN. MR Imaging in postreduction assessment of developmental dysplasia of the hip: goals and obstacles. *Radiographics* 2016;36(3):840–854.
Ruzal-Shapiro C, Berdon WE, Cohen MD, Abramson SJ. MR imaging of diffuse bone marrow replacement in pediatric patients with cancer. *Radiology* 1991;181(2):587–589.
Sabharwal S. Blount disease. *J Bone Joint Surg Am* 2009;91(7):1758–1776.
Sabharwal S. Blount disease: an update. *Orthop Clin North Am* 2015;46(1):37–47.
Sachs HK. The evolution of the radiologic lead line. *Radiology* 1981;139(1):81–85.
Samet JD, Rusinak D, Grant T. Case 174: Hunter Syndrome. *Radiology* 2011;261:321–324.
Schima W, Amann G, Stiglbauer R, et al. Preoperative staging of osteosarcoma: efficacy of MR imaging in detecting joint involvement. *AJR Am J Roentgenol* 1994;163:1171–1175.
Shore RM, Chesney RW. Rickets: Part II. *Pediatr Radiol*. 2013;43(2):152–172.
Shore RM, Chesney RW. Rickets: Part I. *Pediatr Radiol* 2013;43(2):140–151.
Sinigaglia R, Gigante C, Bisinella G, Varotto S, Zanesco L, Turra S. Musculoskeletal manifestations in pediatric acute leukemia. *J Pediatr Orthop* 2008;28(1):20–28.
Smith JA. Bone disorders in sickle cell disease. *Hematol/ Oncol Clin North Am* 1996;10(6):1345–1356.
Smith SE, Murphey MD, Jelinek JS, Torop AH, Mulligan ME, Flemming DJ. Imaging of Ewing sarcoma and primitive neuroectodermal tumor of bone with pathologic correlation and emphasis on CT and MRI [abstr]. *Radiology* 1998;209(P):420.
Soldado F, Aguirre M, Peiró JL, et al. Fetoscopic release of extremity amniotic bands with risk of amputation. *J Pediatr Orthop* 2009;29(3):290–293.
Starr V, Ha BY. Imaging update on developmental dysplasia of the hip with the role of MRI. *AJR Am J Roentgenol* 2014;203(6):1324–1335.
Steinbach HL, Noetzli M. Roentgen appearance of the skeleton in osteomalacia and rickets. *Am J R Roentgenol Radium Ther Nucl Med* 1964;91:955–972.
Stevens MA, El-Khoury GY, Kathol MH, Brandser EA, Chow S. Imaging features of avulsion injuries. *Radiographs* 1999;19:655–672.
Storer SK, Skaggs DL. Developmental dysplasia of the hip. *Am Fam Physician* 2006;74(8):1310–1316.
Tenenbein M, Reed MH, Black GB. The toddler's fracture revisited. *Am J Emerg Med* 1990;8(3):208–211.
Thapa MM, Iyer RS, Gross JA. Pictorial essay of pediatric upper extremity trauma: normal variants and unique injuries. *Can Assoc Radiol J* 2013;64(2):101–107.
Theppeang K, Glass TA, Bandeen-Roche K, Todd AC, Rohde CA, Schwartz BS. Gender and race/ethnicity differences in lead dose biomarkers. *Am J Public Health* 2008;98(7):1248–1255.
Tiderius C, Jaramillo D, Connolly S, et al. Post-closed reduction perfusion magnetic resonance imaging as a predictor of avascular necrosis in developmental hip dysplasia: a preliminary report. *J Pediatr Orthop* 2009;29(1):14–20.
Tigges S, Nance EP. Skeletal case of the day. Radiation-induced osteochondroma. *AJR Am J Roentgenol* 1992;158:1368–1369.
Torres MFL, DiPietro MA. Developmental dysplasia of the hip. *Ultrasound Clinics* 2009;4(4):445–455.
Tunaci M, Tunaci A, Engin G, et al. Imaging features of thalassemia. *Eur Radiol* 1999;9(9):1804–1809.
Tyler PA, Madani G, Chaudhuri R, Wilson LF, Dick EA. The radiological appearances of thalassaemia. *Clin Radiol* 2006;61(1):40–52.
Vanhoenacker FM, De Beuckeleer LH, Van Hul W, et al. Sclerosing bone dysplasias: genetic and radioclinical features. *Eur Radiol* 2000;10(9):1423–1433.
Vanhoenacker FM, Van Hul W, Wuyts W, Willems PJ, De Schepper AM. Hereditary multiple exostoses: from genetics to clinical syndrome and complications. *Eur J Radiol* 2001;40:208–217.
Warniment C, Tsang K, Galazka SS. Lead poisoning in children. *Am Fam Physician* 2010;81(6):751–757.
Waters PM, Smith GR, Jaramillo D. Glenohumeral deformity secondary to brachial plexus birth palsy. *J Bone Joint Surg Am* 1998;80:668–677.
Weinstein M, Babyn P, Zlotkin S. An orange a day keeps the doctor away: scurvy in the year 2000. *Pediatrics* 2001;108:e55.
Windebank K, Nanduri V. Langerhans cell histiocytosis. *Arch Dis Child* 2009;94:904–908.
Worch J, Matthay KK, Neuhaus J, Goldsby R, DuBois SG. Ethnic and racial differences in patients with Ewing sarcoma. *Cancer* 2010;116(4):983–988.
Yarmish G, Klein MJ, Landa J, Lefkowitz RA, Hwang S. Imaging characteristics of primary osteosarcoma: nonconventional subtypes. *Radiographics* 2010;30(6):1653–1672.
Zhu G, Wu X, Zhang X, Wu M, Zeng Q, Li X. Clinical and imaging findings in thalassemia patients with extramedullary hematopoiesis. *Clin Imaging* 2012;36(5):475–482.

（雷丽程　杨朝凤　左后东）

第 12 篇

核医学

第 71A 章 ■ 核医学绪论

引　　言

核医学包括核医学治疗和核医学影像诊断两种,目前仍然是诊断和治疗各种疾病有效的方法之一。其他医学影像如 X 线平片、超声、计算机断层摄影(CT)和磁共振成像(MRI)提供高空间分辨率、精细的解剖结构信息来推测疾病的进展,核医学影像可直接提供生理和功能信息。解剖成像可以提供病灶大小并评估其变化,核医学的功能成像可以评估病变在功能或代谢上是活跃的(图 71A.1)还是静止的。正电子发射断层显像(PET/CT)和单光子发射计算机断层显像(SPECT/CT)在临床的广泛应用明显提高了对神经、心脏和肿瘤诊断的敏感性和特异性。PET/CT 极大地提高了患者的检查速度、肿瘤分期准确率及治疗后疗效评价(图 71A.2)。分子医学成像有望带来基因组学和蛋白组学的临床应用,目前我们已能对患者行基因干细胞治疗。淋巴显像有助于外科医师确定黑色素瘤和乳腺癌的淋巴结清扫范围,显著降低了术后患者的复发率,同时减少由于根治性手术带来的并发症(如淋巴水肿)。手持探测仪可更好地定位前哨淋巴结以及氟(^{18}F)-氟脱氧葡萄糖(^{18}F-FDG)/PET 上因病灶过小而难以鉴别是否有转移的淋巴结。核医学治疗包括放射性核素标记抗体治疗淋巴瘤,^{131}I-MIBG 和钇(^{90}Y)标记的奥曲肽用于多种不同的神经内分泌肿瘤治疗,肿瘤多发骨转移疾病[锶(^{89}Sr)、钐(^{153}Sm)、镭(^{223}Ra)]治疗等。目前多种用于治疗的新型药物研究正在进行中。

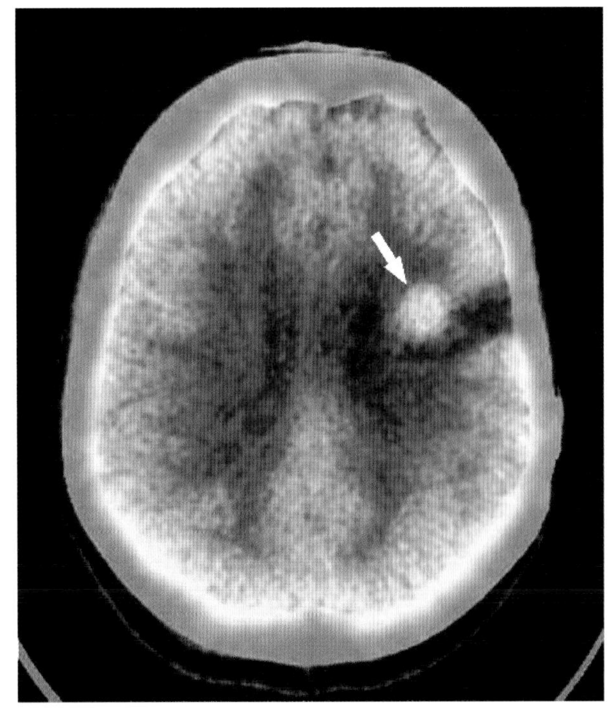

图 71A.1　脑 PET/CT 扫描。融合^{18}F-FDG PET/CT 图像显示左额叶内高代谢活动(箭),胶质母细胞瘤术后、放疗后复发。

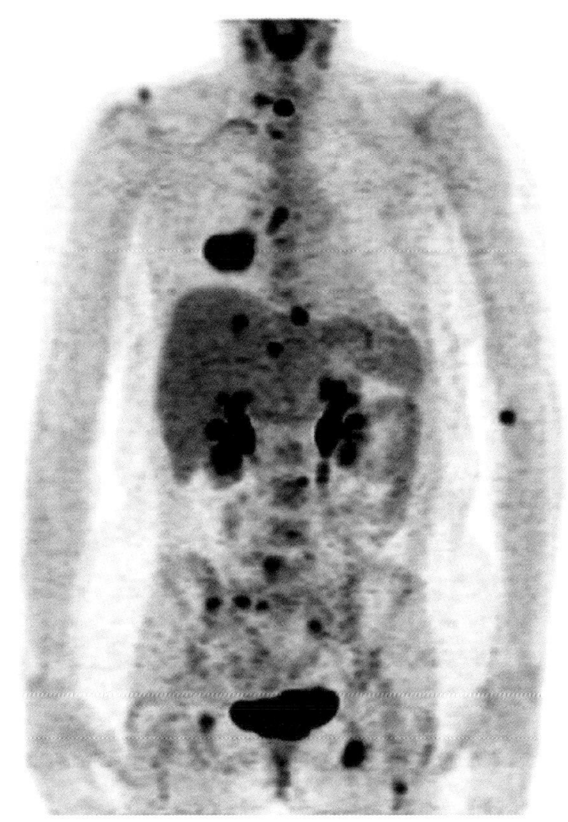

图 71A.2　全身^{18}F-FDG PET/CT 扫描最大密度投影(MIP)。乳腺癌患者分期行全身 PET/CT 扫描,可见全身多发异常高代谢灶,提示肿瘤广泛转移。

本节中的材料旨在提供专业的概述,并为住院医师提供重要考试范围。

核医学成像原理

核放射学诊断的基本原理很容易掌握,但不知为何,第 1

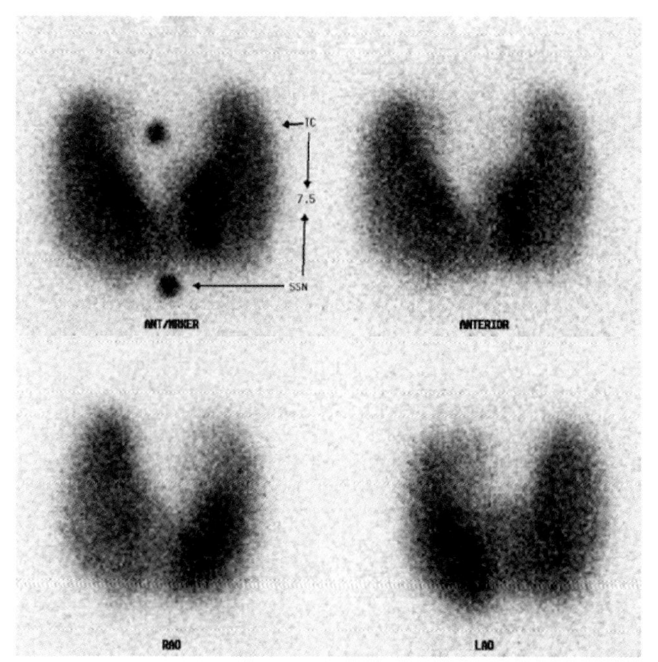

图71A.3　^{123}I甲状腺扫描。患者有典型甲状腺功能亢进症状，实验室检查示甲状腺激素水平明显增高，^{123}I甲状腺扫描示甲状腺明显增大，摄碘率增加了77%，这与Graves病表现一致。患者随后行^{131}I治疗。

年的住院医师似乎无法理解，可能是因为他们在培训一开始就被其他信息所淹没。核医学闪烁成像提供放射性示踪剂的生物分布范围，了解正常的摄取、分布、排泄方式能够确定疾病存在与否。

核医学诊断所使用的放射性核素或放射性同位素可以是正常生理功能所必需的元素（例如，碘-123）或类似物[例如，锝-99m-高锝酸盐（$^{99m}Tc\text{-}O_4$）]，无须额外的化学改变即可使用（图71A.3）。更常见的是放射性同位素与配体（生理功能所需的"化合物"）结合而成放射性药物进行成像。这些药物可以静脉给药、口服或直接注射引入体内，通过定向分布等方式成像，如用于骨骼显像的^{99m}Tc与双膦酸盐标记而得到的^{99m}Tc-MDP。如果放射性同位素与一个亚氨基二乙酸衍生物标记，那么该图像就可反映胆汁合成、转换及排泄过程。放射性标记血细胞，单克隆抗体，多肽和能量底物如葡萄糖和脂肪酸的生物分布均基于同样的原理。

放射性核素治疗

放射性核素治疗是放射性核素在核医学的临床应用之一，是临床医学的关键组成部分。治疗性放射性同位素和诊断所用的放射性同位素的区别特征在于不同的射线，发射β射线的放射性药物临床应用远高于发射α射线的放射性药物。β射线在体内射程为数毫米，在此距离可有效杀灭肿瘤细胞而不会过多累及正常组织。^{131}I用于治疗良性甲状腺疾病，如Graves病、毒性甲状腺腺瘤和Plummer病或多结节性甲状腺肿（图71A.3）。^{131}I也用于治疗分化型甲状腺癌术后残余病灶和转移灶治疗。^{131}I与其他靶向药物标记后用于治疗其他恶性肿瘤，包括^{131}I标记MIBG治疗肾上腺素能肿瘤等。

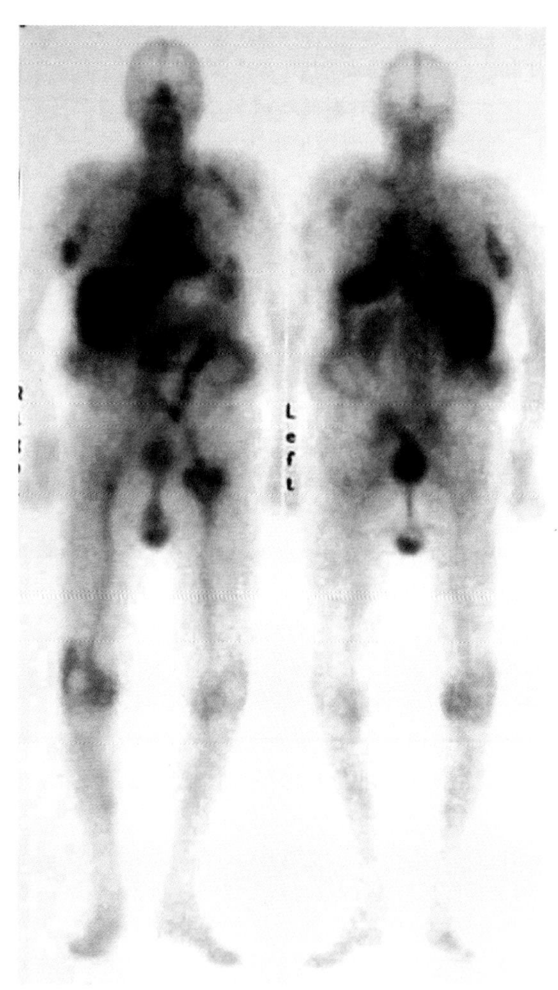

图71A.4　^{111}In标记的Zevalin©抗体诊断扫描。B细胞淋巴瘤患者，全身扫描示多发点状异常显像剂浓聚灶，提示淋巴结多发浸润。患者随后行^{90}Y标记的Zevalin©抗体治疗。治疗后CT扫描结果和患者临床症状均明显好转。

放射免疫疗法（RIT）即放射性核素与单克隆抗体标记，目前用于治疗其他方法难以治疗的恶性肿瘤，如钇（^{90}Y）标记的Zevalin©和^{131}I标记的Bexxar©治疗难治性淋巴瘤（图71A.4）。放射免疫疗法也用于难治性转移性乳腺癌的治疗。放射栓塞治疗（RET）通过注射用于治疗不能切除的肝细胞癌和转移性病灶，放射性核素标记的^{90}Y-微球通过选择性插管将微球直接进入肝动脉分支，可最大限度地杀灭肿瘤细胞，同时减少对正常组织的影响。

影像分析

核医学影像诊断和鉴别诊断需要解剖学、生理学和核医学成像的基础知识。在分析具体病例时，首先要确定使用的是何种放射性药物。如果尚未了解所使用的放射性药物就不应该进行图像分析。与此同时，也应该了解其他重要的信息，如患者年龄、性别、注射点、扫描顺序、图像类型（平面或断层、静态或动态）和成像期间的患者体位（右/左斜位、后位、直立/仰卧等）。

如果图像上未注明的话可以使用几种方法来确定放射性

药物类型。相对计数密度可能有助于区分放射性示踪剂类型为中能和高能同位素（如^{111}In、^{67}Ga 和^{131}I 等）。^{131}I 具有较低的计数密度和较长半衰期，因此给药剂量较低，结果与高计数密度同位素如^{99m}Tc 相比，其图像中噪声较大。使用动态采集和血流灌注图像中由于采集时间短，^{99m}Tc 图像噪声明显增大（通常为 1~5s/帧）。图像的数量、类型以及采集方式（例如，PET，SPECT 或平面）非常重要。如果是连续图像，那么该检查要么是动态采集，通常在单位时间（s 或 min）采集一系列图像，要么是连续断层图像。断层图像采集时间较长，通常有较高的计数，因此图像比较清晰和平滑，当然这也与不同算法有关。显像剂分布方式也能推测所用的放射性药物。如是否存在心脏或大血管血池分布？骨骼是否摄取？图像上有什么器官或结构？是否存在明显的局灶性异常？从以上的分析中可以推测最有可能使用的放射性药物。

确定所用的放射性药物和显像方式后，接下来就进行图像分析。初学者容易出错的有两个地方，其一是很难看到"显像剂分布缺损区域"；其二是想当然地认为在正常图像上所有器官和组织都应该显影。在图像上常能见到多个异常显像剂分布区域，一部分人常忽略其他异常区域，另一部分人常试图找到更多的异常显像剂分布区域而反复查看图像，最终把正常区域误认为异常区域。分析核医学图像应尽量避免上述错误方法。

在分析动态图像如^{99m}Tc 标记的红细胞用于胃肠道出血的定位、肾功能图像等，要注意每帧图像的时间，因为需要确定放射性药物分布的时间信息，此信息对图像解释至关重要，并要反复观察。识别每帧图像中放射性药物分布变化可能很难，这时可以直接比较第一帧和最后一帧图像，其差异将是最明显的。这有助于观察者重点关注显像剂分布发生明显变化的区域和确定分布发生异常的时间。回溯从第一帧到最后一帧的图像有利于识别后期图像的任何异常，可以快速评估胃肠道出血等疾病征象。

静态图像的分析方法也非常重要，但应根据检查项目而有所不同。以下是一些常见检查项目，其具体分析方法可能会对正确分析核医学图像有所帮助。

骨骼成像。使用"自上而下"方法分析图像，首先分析正位图像，然后是后位图像（图 71A. 5）。注意显像剂分布增加或减少的区域，这些变化在最初并没有重视他们的临床意义。要注意肾脏的摄取，以此评估软组织摄取程度是否有增加或减少，是否对称，变化范围是否正常。这种方法适用于其他检查方法，虽然不同显像剂的生物分布会有所不同。

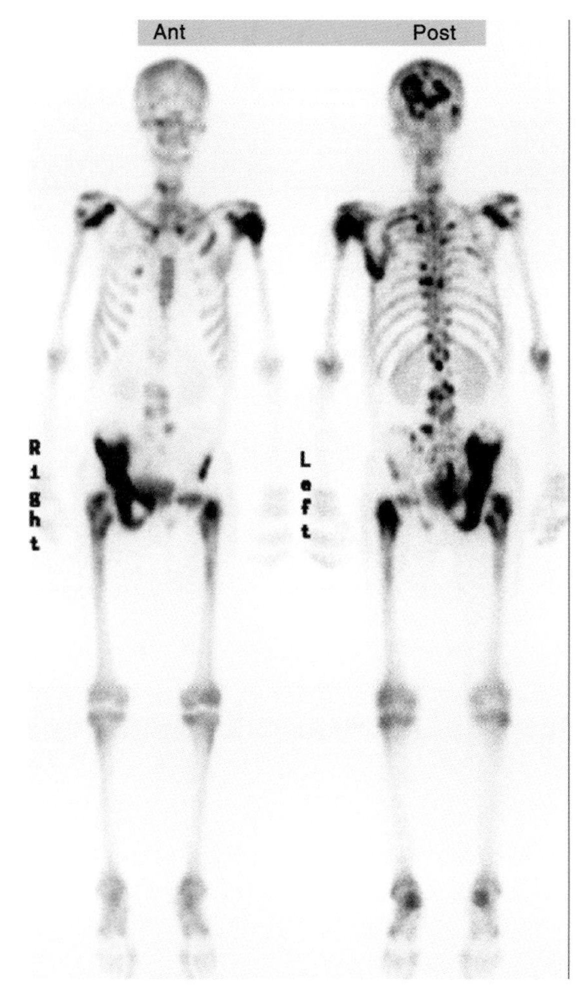

图 71A. 5　前列腺癌患者^{99m}Tc-MDP 全身骨扫描。可见多处骨骼显像剂异常浓聚，前列腺癌多发骨转移。

SPECT 心肌灌注显像。注意查看原始数据图像（如果有），并评估质量控制（QC）问题，注意是否有成像伪影（乳房衰减、运动伪影、起搏器伪影、肺部摄取、乳腺肿瘤等）。接下来分析短轴断层图像，然后是垂直长轴断层图像，最后是水平长轴断层图像。注意是否存在减少的区域灌注以及它们是否为相同区域或是新增区域，分析负荷图像和静息图像的差异，注意各心腔大小和左心室是否有扩张。此外还要分析舒张末期和收缩末期容量，评估射血分数，最后得出该患者是否正常或者是否表现出可逆性缺血改变，是否为心肌梗死或心肌梗死相关的固定缺损？是否表现出应激后的扩张或 LVEF 减少？

肺通气-灌注成像。请务必首先检查胸片或胸部 CT。如果没有，在做出诊断前应补充相应的检查以便确定是否有肺栓塞。分析图像时首先回顾整个灌注过程，是否存在任何分布缺损，缺损区的大小（肺段、节段和亚段）和他们的位置，并观察不同体位图像辅助诊断。一旦确定分布缺损位置和数量，尽量匹配这些缺陷与通气缺损区域。如果二者不匹配或其他检查未见肺栓塞证据，则需要进一步检查如 CT 来确定是否有肺栓塞存在。

肝胆成像。和其他动态成像一样，首先根据成像时间分析动态图像，然后分析静态图像（右或左前斜位是最常见体位），注意显像剂从注射后到达肾脏、脾脏、肝脏和腹部其他器官的时间。约占 80%的肝脏血流通过门静脉系统到达肝脏，这意味着正常情况下肝脏应该比其他器官晚出现，如果没有，可能是由高血压引起。早期胆囊显影可能是胆囊炎。在动态显像的系列图像上应首先观察早期图像，然后再观察晚些时候的图像，比如胆囊和肠道摄取是否正常，如果没有明显异常，那么就应该回过头观察这些器官首次显影时的图像。然后观察肝总管、胆囊、胆总管和十二指肠摄取是否正常。正常器官显影之外还有没有其他器官异常显影,比如胃、食管等,有没有显像剂溢出到腹膜腔等。注意观察肝脏、胆囊窝和其他部位有没有异常浓聚灶,肝脏有没有显像剂分布异常缺损区等。

某些情况下能发现显像剂异常分布,但找不到合理的解释。这时就应该仔细思考可能导致这些异常的疾病范围和出现显像剂异常分布的原因。可以采用下列原则——VINDICATE 原则,即考虑一下疾病范围:血管疾病(任何引起血流增加/减少的疾病,胶原血管性疾病);传染病(包括结核病,真菌,艾滋病病毒);肿瘤(良性或恶性,原发性或转移性);药物导致(放射性药物制剂和质量控制方面的原因);特发性(结节病,淀粉样变);先天性疾病;认知方面的疾病;伪影(与患者、患者衣服有关,或者与成像设备、计算机处理有关);外伤;内分泌/代谢(Paget 病,甲状旁腺功能亢进等)。

如果某种显像剂异常分布是由生理性因素导致的,那么这种异常多数是由类似的原因引起的。从代谢的角度来说,显像剂异常浓聚要么是合成代谢增强导致显像剂浓聚程度增加或者显像剂过多滞留于组织内,要么是显像剂清除速度减低。显像剂浓聚增加常见原因有注射时错误将显像剂注入动脉内,先天性血管异常或畸形,感染,肿瘤,局部创伤导致的炎症,肢体活动增加,神经反射增强导致血流量增加,对侧身体部位的摄取减少导致一侧显像剂浓聚相对增强。骨骼显像剂摄取增加的原因包括以下:正常骨骺生长,骨折修复反应,感染,良性或恶性肿瘤。显像剂滞留时间延长可能是由于衣服过紧,止血带压迫,静脉阻塞和淋巴管阻塞等。

在具体分析病例时,如果根据原始图像进行分析并得出诊断结论,在没有新证据的情况下不要轻易改动原诊断结论。在分析时不能只考虑某一种疾病,在诊断过程中应充分考虑鉴别诊断,不同疾病类似的图像和同种疾病在不同患者之间的差异。

上述讨论当然不能解决在分析图像中遇到的所有问题,核医学医师应在开始学习时养成良好思维习惯,培养影像分析能力。每章内容都附有相关病例分析,读者在阅读时应现结合病史分析图像得出结论,然后再参考最终诊断结果。这些病例和分析方法将有助于提高初学者分析能力,提高诊断准确率,培养良好的自信心。

总 结

正如你将在以下章节看到的,与传统的解剖成像检查相比核医学有明显的优势,即功能成像技术。核医学常见成像技术有用于检测全身疾病的,如全身骨显像、白细胞显像、^{131}I 、^{123}I MIBG、^{111}In-标记的奥曲肽显像和^{18}F-FDG PET/CT 扫描。核医学可通过计算机分析提供功能性评估,如放射性核素心室造影、门控心脏检查、肾闪烁检查、胆囊射血分数、胃排空、食管转运和甲状腺摄取。单侧功能分析可用于肾脏、肺和大脑。诊断性评价用于^{123}I 诊断甲状腺结节、^{18}F-FDG PET/CT 治疗肺结节和大量恶性肿瘤、利尿药重建治疗输尿管梗阻、^{99m}Tc-RBC 治疗肝血管瘤和胃肠道出血。

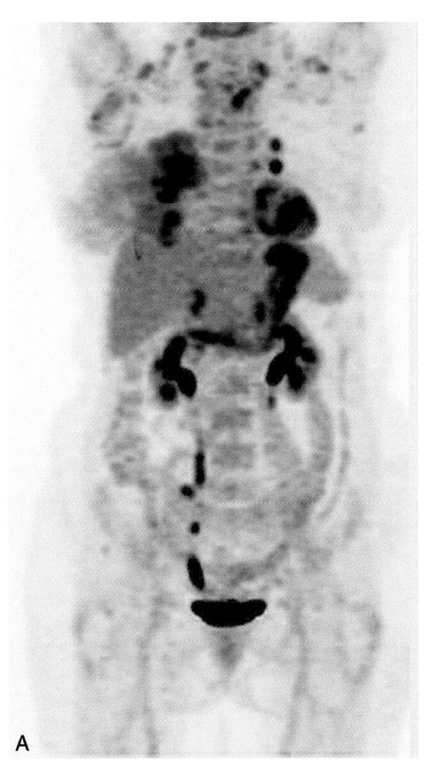

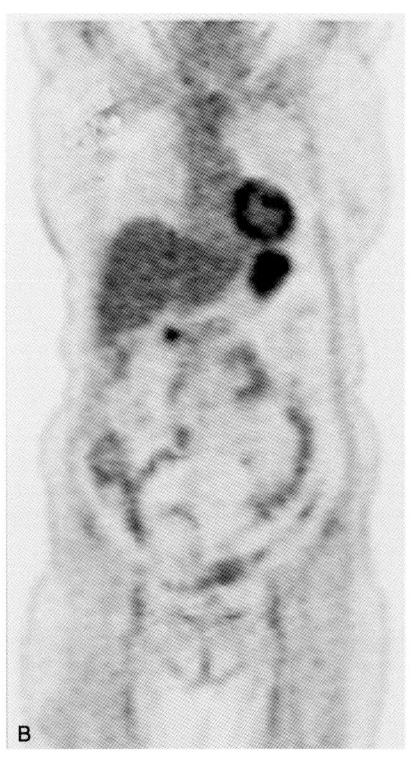

图 71A. 6 炎性乳腺癌患者^{18}F-FDG PET/CT 扫描 MIP 图像(最大密度投影)。A. 基线扫描示广泛骨转移。B. 化疗 2 个周期后的扫描,显示患者多处病灶代谢活性明显减低,提示患者对化疗反应良好。

核医学疗效评估是核医学临床应用中非常重要的方面。放射性核素标记的靶向药物既可以用于治疗某些恶性肿瘤，也可以用于评价疗效。^{111}In 标记的奥曲肽治疗类癌，^{131}I-MIBG 治疗神经母细胞瘤，^{123}I/^{131}I 治疗甲状腺癌，^{99m}Tc-MDP 治疗原发性和继发性（转移性）骨性恶性肿瘤等，以及^{18}F-FDG PET 用于典型的高代谢恶性肿瘤，如肺癌、乳腺癌和淋巴瘤（图 71A.6）。

单光子（非正电子发射体，如^{99m}Tc）和双光子（正电子发射体）发射放射性药物用于分子成像，包括^{18}F-FDG、^{11}C-胆碱、^{18}F-氟胸啶和^{18}F-多巴胺等药物，其中许多目前都是实验性的。放射性示踪技术通常用于干细胞跟踪和研究基因组学与蛋白质组学。靶向放射治疗技术是当前感兴趣的领域，能够直接将放射治疗剂送达靶细胞，最大限度地减少治疗的全身效应。

（杨耀武　朱娅奇　李素平）

第 71B 章 ■ 核医学基础知识

放射物理学基础
辐射安全
放射性药物
成像系统和辐射探测仪
γ 相机质量控制
PET 扫描仪质量控制
非成像探测器系统

放射物理学基础

核医学中的辐射类型。辐射可分为非电离辐射和电离辐射两种类型。非电离辐射包括可见光,微波和射频(用于无线电传输和 MRI 成像)。用于诊断医学成像的电离辐射包括 X 射线、γ 射线和湮没辐射。这些形式的辐射之间的差异取决于他们的起源不同。X 射线来源于高速电子轰击金属靶。在放射诊断学中,这是通过在 X 射线管内用高能电子轰击一个金属目标,产生一个 X 射线能量的光谱来实现的。γ 射线在不稳定核过渡到更稳定的状态中产生。在核医学中,单光子发射体(非 PET 剂)的 γ 射线能量通常在 80~350keV 范围内(表 71B.1)。

表 71B.1

放射性核素

放射性核素(代号)	生产方法	衰变类型(%)	主成像光子 kev(丰度)	半衰期	评论
铬-51(Cr-51)	核反应堆(中子活化)	EC(100)	320(9)	27.8d	用于体内红细胞容量测定,不用于成像;碘化钠样本的井式计数器
钴-57(Co-57)	回旋加速器	EC(100)	122(86) 136(11)	271d	主要用作伽马相机乏光源质量控制
氟-18(F-18)	回旋加速器	$β^+$(97) EC(3)	511(Ar)	110min	这种放射性核素占 PET 所有临床使用量的 80% 以上;通常用于标记氟脱氧葡萄糖(FDG)
镓-67(Ga-67)	回旋加速器	EC(100)	93(40) 184(20) 300(17) 393(4)	78h	实际上,93、184 和 300kev 的光子主要用于成像
铟-111(In-111)	回旋加速器	EC(100)	171(900) 245(94)	2.8d(67.2h)	主要用于注射后 24 小时以后成像最佳时;这两种光子都用于成像
碘-123(I-123)	回旋加速器	EC(100)	159(83)	13.2h	取代 I-131 用于大多数诊断性成像应用,以减少辐射剂量
碘-125(I-125)	核反应堆(中子活化)	EC(100)	35(6) 27(39) 28(76) 31(20)	60.2d	I-125 白蛋白可用作体内血液/血浆容量测定;不用于成像、样本井式计数器
碘-131(I-131)	核反应堆(U-235 裂变)	$β^-$(100)	284(6) 364(81) 637(7)	8.0d	现在主要用于治疗;成像受到高能光子(364kev)和来自 β 粒子的高患者剂量的限制
氪-81m(氪-81m)	通过发生器产生	IT(100)	190(67)	13s	超短寿命(Rb-81,4.6 小时)和高昂的费用限制了这种药物的使用
钼-99(Mo-99)	核反应堆(U-235 裂变)	$β^-$(100)	181(16) 740(12) 780(4)	67h	Mo/Tc 发生器的来源(母);不能直接使用;740- 和 780-Kev 光子常用于识别 Tc-99m 洗脱污染,称为"钼突破"

表 71B.1

放射性核素(续)

放射性核素(代号)	生产方法	衰变类型(%)	主成像光子 kev(丰度)	半衰期	评论
磷-32(P-32)	核反应堆(中子活化)	β^-(100)		14.3d	用于治疗真性红细胞增多症、骨转移性疾病和浆液性渗出
钐-153(Sm-153)	核反应堆(U-235 裂变)	β^-(100)	103(28)	46h	用于转移性骨痛的姑息治疗
锶-89(Sr-89)	核反应堆(U-235 裂变)	β^-(100)	910(0.02)	50.5d	用于转移性骨痛的姑息治疗
锝-99m(Tc-99m)	通过发生器产生	IT(100)	140(90)	6.02h	这种放射性核素通常以试剂盒的形式出现，占所有成像研究的 70%以上
铊-201(Tl-201)	回旋加速器	EC(100)	69-80(94) 167(10)	73.1h	大多数光子是低能 x 射线(69-80Kev)，来自汞-201(由 Tl-201 衍生)
氙-133(Xe-133)	核反应堆(U-235 裂变)	β^-(100)	81(37)	5.3d	Xe-133 是一种比空气重的气体；光子的丰度和能量低会降低图像分辨率

β^-,β 负衰变；β^+,β 正衰变；EC，电子捕获；IT，异构化转变(即伽马射线发射)；kev，千电子伏。

湮没辐射是当粒子和对应的反粒子相互作用并相互湮灭，这就是 PET 探测的原理。当正电子产生湮没辐射时，每个 β 粒子(正电子和电子)的质量被转换成具有固定能量的两个光子(能量由公式 $E=mc^2$ 确定，对应 β 粒子能量为 511keV)，所产生的光子能量相同，方向相反。

电离辐射有两种形式：电磁辐射(光子)和粒子辐射(β 粒子、α 粒子、中子等)。医学上常用的粒子大多是 β 粒子，可以是负电子形式(β^-粒子)或正电子形式(β^+正粒子)，两者都来源于不稳定核的衰变(中子→电子；质子→正电子)。与 X 射线和 γ 射线不同，β 粒子很容易与物质相互作用并将能量传递给周围组织，可在几毫米的范围内产生高辐射剂量。发射电子的放射性核素有碘-131(^{131}I)、钇-90(^{90}Y)和镥-177(^{177}Lu)。这些放射性药物当给予较高剂量时可用于治疗某些良性疾病(如 Graves 病)和某些恶性肿瘤(如甲状腺癌、淋巴瘤和肿瘤骨转移等)。

韧致辐射，或称"制动辐射"，是辐射的一种形式。尽管它在辐射安全方面发挥着次要作用，在核医学的成像部分却很少引起人们的兴趣(这点与放射学相反，韧致辐射是 X 射线束产生的主要组成部分)。当高能电子与原子核相互作用并产生 X 射线时，就会产生韧致辐射。韧致辐射发生的概率随粒子能量和原子序数(Z)的增加而增加，因此很少发生在软组织中(低原子序数物质)。当高能电子或正电子与原子核相互作用时，可产生韧致辐射。低原子序数物质如软组织，可以有效减少韧致辐射的危害。如果有需要，外周可采用高密度材料进行屏蔽，比如铅或钨(用来阻挡 511keV 光子)，可以减少任何额外的光子辐射(γ 射线)。偶尔，利用 γ 相机韧致辐射成像可以用来验证 β 粒子发射疗法如^{90}Y-涂层微球的剂量分布，虽然得到的图像空间分辨率很差。

光子与物质的相互作用。在核医学中，光电效应和康普顿效应是光子与物质的主要相互作用方式。光电效应又称光电相互作用，是一个入射光子(γ 光子)与原子核内层轨道电子(k-shell)相互作用，将其全部能量传递给电子，使其脱离原子而成为自由电子，而 γ 光子被吸收，脱离原子轨道的电子成为光电子，称为光电效应(图 71B.1)。该电子可能具有足够的能量使其他的原子电离。康普顿效应也称为康普顿散射，入射光子将其一部分能量传递给外层电子，使其脱离原子而运动，光子本身能量减少(图 71B.1)。从本质上讲，光子会发生偏转(散射)，并在这个过程中减速。低能量的电子与光子偏离原来的轨道沿另一角度开始传播。光子在散射中损失的能量与散射角有关，当散射角很小时，光子在散射中几乎不损失能量；当散射角为 180°时，损失的能量最大。

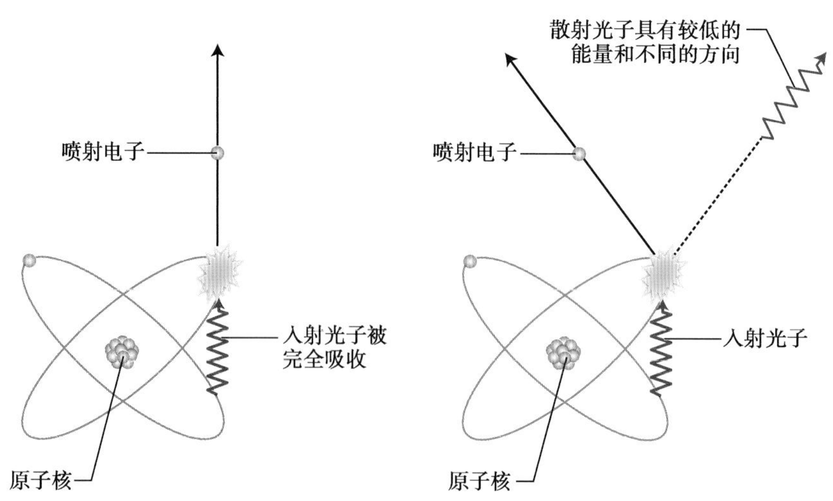

图 71B.1　相关光子相互作用与物质。左：光电相互作用。右：康普顿散射。

表 71B.2

传统辐射单位及国际剂量单位和转换系数

传统单位			国际剂量单位/常规单位	国际剂量单位		
量	名称	符号		名称	符号	举例
放射性活度	居里	Ci	3.7×10^{10}	Becquerel[a]	Bq	10mCi = 370MBq
照射量	伦琴	R	2.58×10^{-4}	Coulombs per kilogram	C/kg	
吸收剂量	辐射吸收剂量	rad[b]（首字母缩写）	10^{-2}	Gray[c]	Gy	100rad = 1Gy
等效剂量	伦琴每人	rem（首字母缩写）	10^{-2}	Sievert	Sv	100rem = 1Sv
有效剂量	伦琴每人	rem（首字母缩写）	10^{-2}	Sievert	Sv	100rem = 1Sv

[a]1Bq = 1disintegration/s.

[b]1rad = 0.01J/kg.

[c]1gray = 1J/kg.

当光子与原子相互作用时，发生光电效应或康普顿效应的可能性取决于光子能量和目标电子的密度。在典型核医学光子能量中，康普顿效应最常见于与软组织的相互作用中，特别是与高能放射性核素如^{67}Ga 和 PET 放射性示踪剂的相互作用。虽然康普顿散射仍然是主要的相互作用方式，但在探测器内部（高原子序数材料）中发生光电效应的频率更高。

辐射剂量单位。现已有多种单位来描述辐射剂量及其辐射效应。由于传统单位和国际剂量单位存在转换关系，表 71B.2 提供了转换系数。放射性活度表示放射性物质在每秒时间内发生衰变的原子数量，传统单位是居里（Ci），国际单位是贝可勒尔（Bq）。伦琴（R）是表示照射量的传统单位，表示 X 射线或 γ 射线对空气电离能力的量。辐射剂量可用于粗略估计患者吸收的辐射暴露量，传统单位是拉德（rad），国际单位是戈瑞（Gy）。

由于某些射线对生物体的影响大于其他射线，描述射线对生物体影响时，应根据不同的电离辐射类型（X/γ 射线、β 粒子、α 粒子、中子等）乘以辐射权重因子（也称品质因数，W_R），其传统单位为雷姆（rem），国际单位为希沃特（Sv）。如光子和电子辐射权重因子为 1，因此在软组织的诊断能量范围内，1 伦琴约等于 1rad，约等于 1rem（图 71B.2）。即 1R ≈ 1rad（0.01Gy）≈ 1rem（0.01Sv）。

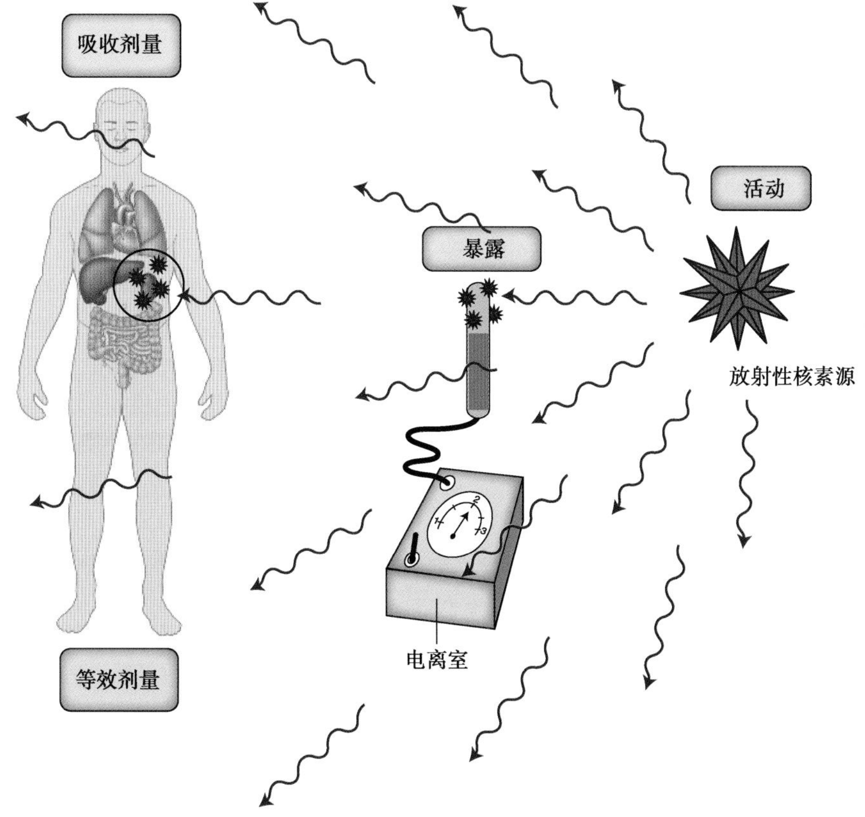

图 71B.2　辐射单位的图形表示。运动（在体内或体外）与每秒的分解次数有关，并且是放射源的特性（单位：Bq/Ci）。辐射剂量是对辐射在空气中传播时引起电离的一种度量，可以使用电离室进行测量（单位：C/kg 或 R）。吸收剂量是一种度量辐射在组织中沉积的每单位质量能量的平均值（单位：Gy/rad）。当量剂量（Sv/rem）用于衡量对辐射组织的生物效应，是吸收剂量和品质因数的乘积。光子和 β 粒子的质量因子为 1。对于中子，其质量因子在 5～20 之间，具体取决于能量。对于 α 粒子，它是 20。

采用无量纲组织加权因子（W_T）来考虑各种器官对辐射的不同敏感性，并将只考虑入射辐射类型的平均等效剂量（H_T）转换为有效剂量，有效剂量影响到器官对辐射的相对敏感性。某一特定组织或器官的组织加权因子代表了当整个组织被均匀辐射时，对全身造成的总辐射损害比例。组织加权因子是从不同性别和不同年龄段的参考人群中发展而来的，不应用于计算特定患者的剂量，以分配风险。由于不同组织对射线敏感程度不一致，所以衡量不同射线对不同组织的影响时还应乘以不同的权重因子，如骨表面、大脑、唾液腺和皮肤的 W_T 值为 0.01；膀胱、食管、肝脏和甲状腺为 0.04；如性腺为 0.08；乳房、骨髓、结肠、肺、胃和其余部分为 0.12 等。有效剂量（E）以 $E=\sum W_T \times H_T$ 计算，其中 $\sum W_T=1$。应当主要关注的是辐射引起的致命癌症的发展和严重的可遗传基因突变（随机效应）。

放射性活度：单位时间内发生衰变的原子核数。单位：贝可勒尔（Bq）或居里（Ci）。

照射量：是直接量度 X 射线或 γ 射线对空气电离能力的量。单位：库伦/千克（C/kg）或伦琴（R）。

吸收剂量：指每单位质量的被照射物质所吸收任何电离辐射的平均能量。单位：戈瑞（Gy）或拉德（rad）。

当量剂量：将能量和辐射类型（Sv 或 rem）考虑在内的对组织的辐射剂量。单位：焦耳/千克（J/kg）。

有效剂量：考虑能量/辐射类型和器官/组织敏感性的患者辐射剂量。单位：希沃特（Sv）或雷姆（rem）。

辐 射 安 全

工作人员照射剂量。X 射线技术人员年均照射量为 0.5~1mSv（50~100mrem），核医学技术人员照射量为 2~3mSv（200~300mrem），PET 工作人员由于接触高能射线，其照射量可能达到其他核医学工作人员剂量的 4~5 倍，其来源主要为注射显像剂、摆位时接触到高能 γ 射线（511keV）。

核管理委员会（NRC）对职业接触人员放射性核素的限制辐射剂量（总有效当量剂量）为 50mSv/年（5rem/年），公众人员 1mSv/年（100mrem/年）。

职业照射剂量限值：50mSv/年（5rem/年）

公众照射剂量限值：1mSv/年（100mrem/年）

辐射的主要危害是增加癌症风险（随机效应）。有效剂量每增加 1Sv，癌症风险将增加 5%（5×10^{-4}/rem）。一般人群的癌症风险约为 40%。因此，以终身职业性全身剂量为 50mSv（5rem）为例，假设职业照射为 2.5mSv/年，其发生癌症的危险度从 40%升高到 40.25%，每年 2mSv 的照射剂量时其发生癌症的危险度从 40%增加到 40.01%。根据以上数据，以下几点需要注意：增加的风险将贯穿一生；增加的风险来自额外的职业照射，癌症的最小潜伏期是 4 年，实体组织肿瘤潜伏期接近 8 年，平均潜伏时间为 20~25 年。

每增加 1mSv 照射剂量，终身癌症风险将增加 5%。

每年增加 2mSv 的照射剂量其发生癌症的危险度从 40%增加到 40.01%。

工作场所的放射性污染将增加职业照射剂量。以下措施将有助于减少工作场所污染导致的照射量：

（1）穿戴标准的防护用品。

（2）使用塑料内衬防止放射性药物泄漏。

（3）经常洗手。

（4）如果污染立即更换。

（5）经常检测污染情况。

（6）处理放射性药物时不能进食、喝水。

一般人群和患者的辐射暴露。美国人均年平均有效剂量为 6.2mSv/年（620mrem/年）。大气和土壤本地辐射剂量约 3.1mSv/年（310mrem/年），约占 50%。而人工辐射几乎完全来自医疗照射，约 3.1mSv/年，约占另外的 50%。人工辐射中约 26%来自核医学检查，其中最主要的来源是 ^{99m}Tc 和 ^{201}Tl 心肌灌注显像，虽然 ^{201}Tl 心肌灌注显像使用比例不断下降。

放射性核素和放射性药物在体内分布有很大差异，因此不同组织器官有效剂量根据放射性药物注射量、生物分布、引入体内方式不同而有所差异。物理半衰期（T_P）是放射性核素衰变至原来活度一半所需的时间，生物半衰期（T_B）是将体内放射性核素排泄一半所需的时间，二者可以结合为有效半衰期（T_E），表示放射性药物引入体内后剩余活度为原来一半所需的时间，用公式表示为 $1/T_E=1/T_P+1/T_B$。大多数核医学检查患者平均有效剂量为本地辐射的 1/2 至 6 倍（从对 ^{99m}Tc-MAA 肺灌注显像的 2mSv 到 185MBq 的 ^{67}Ga-柠檬酸盐肿瘤显像的 20mSv）。在 PET/CT 检查或 SPECT/CT 检查时患者接受的额外剂量来自 CT 辐射，具体剂量根据采用低剂量定位、衰减校正和诊断剂量 CT 而有所不同。因此核医学检查中来自 CT 的辐射剂量可能有很大的差异。

辐射敏感器官是显像时照射量最大的器官或者对放射性药物辐射生物效应最敏感的器官。其辐射剂量取决于该器官对放射性药物的浓聚程度，放射性药物在该器官有效滞留时间，以及该器官对放射性药物的敏感程度。然而多数情况下，靶器官和周围器官的有效剂量基本一致。

孕妇行核医学检查需要仔细权衡利弊。孕期放射性治疗和 ^{131}I 诊断性显像是绝对禁忌。孕妇进行其他核医学显像之前必须进行风险-收益评价，这是核医学检查实践正当性的必需要求。如条件许可，尽量行无电离辐射的检查（如 MRI 或超声），或者分娩后再行核医学检查。如必须在孕期行核医学检查，则应采取措施尽量减少对患者的辐射剂量，如减少显像剂用量，延长成像时间，加强水化以加快放射性药物排泄。PET/CT 扫描时，CT 管电流可降低到 20mA，该方法不会显著影响 PET 图像质量，但会使 CT 图像的质量有所下降。

由于大多数放射性药物可以通过乳汁分泌，在哺乳期行核医学检查后，需要暂停一段时间哺乳。暂停哺乳时间应根据该放射性药物有效半衰期而定，直到乳汁中放射性核素达到安全剂量。推荐暂停哺乳时间在表 71B.3 中已列出。如果放射性药物不在该表中，暂停哺乳时间请咨询放射性药物生产厂家。

表 71B.3

服用放射性药物后暂停哺乳时间表

放射性药物	显像剂量	扫描方法	建议中断母乳喂养的时间[a]
^{99m}Tc-高锝酸钠	1 110MBq(30mCi)	甲状腺扫描和 Meckel 扫描	24h
^{99m}Tc 药盒(常规剂量)	185~935MBq(5~25mCi)		24h
^{99m}Tc-DTPA	370~555MBq(10~15mCi)	全肾扫描	无
^{99m}Tc-MAA	111~185MBq(3~5mCi)	肺(血流)灌注扫描	12h
^{99m}Tc-SC	185kBq(5μCi)	肝脾扫描	6h
^{99m}Tc-MDP	555~935MBq(15~25mCi)	骨扫描	无
^{99m}Tc sestamibi/tetrofosmin[b]	370~1 110MBq(10~30mCi)	心脏扫描	无
^{18}F-FDG	370~740MBq(10~20mCi)	肿瘤、神经或心脏 PET 扫描	12h
^{67}Ga-柠檬酸	222~370MBq(6~10mCi)	感染及肿瘤扫描	4 周
^{201}Tl-氯化物	111MBq(3mCi)	心肌灌注扫描	2 周
^{23}I-钠	1.11MBq(30μCi)	甲状腺摄取率	无
^{23}I-钠	7.4~14.8MBq(200~400μCi)	甲状腺扫描	无
^{23}I-钠	185kBq(5μCi)	甲状腺摄取率	中止[c]
^{23}I-钠	370MBq(10mCi)	甲状腺癌变形术或 Graves 疗法	中止[c]
^{23}I-钠	1 221MBq(33mCi)	门诊治疗功能亢进结节	中止[c]
^{23}I-钠	3.7GBq(100mCi)或更多	更多甲状腺癌治疗(消融术)	中止[c]

[a] 改编自 NRC 监管指南 8.39,1997。请参阅 Romney BM 等。用于推导放射性药物的牛奶浓度值。

[b] 母乳中的^{18}F-FDG 最低(J Nucl Med,42:1238-1242,2001)。等待 6 个半衰期(12h)可降低婴儿从母亲处接触暴露的风险。

[c] 中止不仅基于建议停止母乳喂养的过多时间,而且还取决于乳房本身在放射性药物乳房转运期间将接受的高摄取剂量。

DTPA,二乙烯三胺五乙酸;FDG,氟脱氧葡萄糖;MAA,大颗粒聚合白蛋白;MDP,二膦酸二甲酯;SC,硫胶体。

工作场所辐射安全——总则。辐射安全的目标是尽量减少工作人员、患者及公众的辐射剂量。辐射防护三原则是时间防护、距离防护和屏障防护。

时间防护是尽量减少与放射源的接触时间。

距离防护是尽量增大与放射源的距离(辐射强度与其距离的平方成反比)。

屏障防护是使用屏障与放射源隔离,如果可能的话尽量用铅、钨等重金属。

法律法规。美国核管理委员会负责管理核材料及其附属产品以及加速器生产的放射性材料。附属产品包括反应物产生的放射性核素,如钼-99(^{99}Mo)和碘-131(^{131}I)。核管理委员会向使用者(个人或机构)发放许可证,并管理核医学操作的许多方面,包括防辐射标准(辐射保护计划)、废物处理、发放许可证、调查、仪器仪表和培训要求。美国许多州政府通过承担管理放射性物质的责任而成为"协议州"。这些州负责向用户发放许可证,并执行与 NRC 类似的法规。

放射防护的最终目标是提高防护水平,将辐射剂量降低到尽可能低的水平(ALARA)。美国核管理委员会鼓励和监督相关单位采用一切尽可能的方法降低辐射剂量。ALARA 计划扩展到人员暴露(工人)、医疗事件(患者)和环境释放(一般公众),以实现这一剂量最小化目标。

美国联邦安全法第 19、20、35 章对核医学检查辐射安全做出了详细的规定。第 19 章规定了相关机构保持检查环境辐射安全的责任和权利以及机构负责人对工作人员辐射安全培训的义务。第 20 章规定了个人剂量限定、辐射防护设备等内容。第 35 章规定了医疗辐射源定义以及医疗放射性事故的认定,对授权进行医疗照射的工作人员的相关培训。

辐射安全设备。检查核医学辐射安全的设备常见的有两种,一种是盖革计数器(GM),另一种是电离室探测器。盖革计数器在密封的气体中设置两个电极,射线产生的粒子在电场作用下分别沿电场作用方向漂移,漂移电荷大小与射线产生的粒子数量正相关。盖革计数器在探测小剂量射线方面灵敏度非常高,缺点是难以给出准确的剂量值。电离室探测器是另一种气体封装探测器,这种探测器能准确记录射线剂量值,尤其在剂量较大的情况下。

盖革计数器是气体探测器之一,灵敏度很高,常用来检查少量放射性污染。

电离室探测器是另一种气体探测器,准确检测暴露率,用于量化暴露水平,在给药前测定剂量,并检查包装是否符合运输规定。

放射性药物的保管和处理。总的来说,对放射性药物的保管和处理应遵循"摇篮到坟墓"的过程。这个过程包括从授权机构订购放射性药物开始,然后进行符合要求的包装、运输,然后是放射性药物的接收,最后记录这些药物的使用(包括科研使用和临床使用)和处理结果。以上处理过程中的每一步都应详细记录,让放射性药物从生产到最终去处都可追溯。

辐射监测。在人员检测方面,暴露于辐射的放射工作人员佩戴个人剂量计,通常为一个热释光剂量计(TLD)或光激发发光剂量计(OSLD)。两者都以徽章的形式随身佩戴来估计全身的暴露情况。鉴于在放射性药物管理期间直接和频繁地处理单位剂量,TLDs也以做成手环的形式,以估计技术人员的手部接触量。

TLD:辐射激发TLD材料中的电子。

标识读数:电子在加热后返回基态,并发射出与接收到的辐射剂量成比例的光。

OSLD:辐射暴露后将电子能量捕获在晶体结构的特定区域内。

标识读数:可见光照射导致储存的能量以光的形式发射,与接收到的辐射剂量成比例。

核医学工作场所因为污染相对比较频繁,因而典型的检测方案如下。

每日。用盖革计数器(GM)来检测所有工作台表面和医疗垃圾。一般来说,如果任何计数大于本底的两倍,则该区域应进行消毒(清洗)和重新采样,直到计数小于本底的两倍。将所有受污染的垃圾贴上放射性标签并储存起来以备腐烂。储存中衰变程序的参数将在该机构的《放射性材料许可证》中规定。大多数许可证都规定,废物应当保存10个物理半衰期。

每周。利用电离室进行辐射场测量,以测量工作场所内受管制的范围。在清洁区剂量率必须在任何1h内小于20μSv(2mrem),且小于1mSv(100mrem),并且所有潜在的暴露都应该被控制在最低水平(ALARA)。

每周。擦拭测试工作场所的多个样品区域。使用碘化钠γ探测器测量所有能窗1min内的γ计数。可接受的阈值是每100cm^2 物体表面200次衰变/min。如果超过这个阈值,则需要净化环境然后重新取样,直到达到这个标准。

放射性药物

放射性药物在体内定向分布机制。放射性药物是标记有放射性核素的药物(在显像中也可以称为示踪剂或者显像剂)。配体决定放射性药物在体内的分布,许多放射性药物类似生物体本身的化合物,在体内有相似的代谢途径和定向分布。比如,^{99m}Tc-高锝酸盐类似于碘分子,从而可被甲状腺、唾液腺、胃、肾脏等摄取。^{99m}Tc-硫胶体类似于分布于整个内皮系统(肝、脾、骨髓)的胶状粒子。^{99m}Tc-亚氨基二乙酸(HIDA)类似胆红素,可被肝细胞摄取并通过胆管系统排出。^{18}F-FDG作为一种葡萄糖类似物,进入细胞后被磷酸化,所形成的产物不能继续进行三羧酸循环而被贮存于细胞内。因此引入机体后45~90min,FDG在组织内的浓度达到高峰从而进行显像(其他例子请参阅表71B.4)。

表71B.4

生物分布:放射性药物的分布机制

显像程序	放射性药物	分布机制	类似物	关键器官(辐射剂量)/mGy
肺灌注扫描	^{99m}Tc-MAA	毛细血管阻塞	血栓栓子	肺(1.5~4.8)
肺通气扫描	^{133}Xe气体	定位分布	空气	气管(6.4)
骨扫描	^{99m}Tc-MDP	骨晶体上化学吸附	磷酸盐	膀胱(1~3)
肝胆管扫描	^{99m}Tc-IDA	主动转运	胆红素	胆囊(1.2~1.8)
心肌灌注扫描	^{201}Tl-氯化物	腺苷三磷酸转运系统	钾离子	肾脏(4~9)
标记的白细胞扫描	^{111}In-WBC ^{99m}Tc-HMPAO	放射性核素与细胞内成分结合后,白细胞主动迁移至感染或炎症部位	迁徙白细胞	脾脏(84~180)(7.9)
肾脏扫描	^{99m}Tc-DTPA	肾小球滤过	菊粉	膀胱(0.7~6)
	^{99m}Tc-MAG3(巯替肽)	肾小球滤过和肾小管分泌物	对氨基马尿酸盐(PAH)	
甲状腺	^{123}I	主动转运	碘	甲状腺(110~200)
头颅扫描	^{99m}Tc-HMPAO	亲脂性被动运输	脂肪酸	泪腺(51.6)
门控平衡血池扫描	^{99m}Tc标记的RBC	^{99m}Tc结合细胞内血红蛋白后红细胞的隔室定位	红细胞	脾脏(22)
肿瘤显像	^{18}F-FDG	细胞通过葡萄糖转运体摄取,然后代谢捕获FDG-6-磷酸	葡萄糖	膀胱(4)
	^{67}Ga-柠檬酸盐	未知;铁受体理论	高铁离子	结肠(6~9)
	^{111}In-癌细胞单克隆抗体(沙妥莫单抗喷地肽)	抗体-抗原复合物	抗体	脾脏(32)
Meckel扫描	^{99m}Tc高锝酸盐	离子主动转运	碘化物	甲状腺(1.2~1.8)
肝脾扫描	^{99m}Tc胶体	网状内皮吞噬	胶体微粒	肝脏(2~4)

DTPA,二乙烯三胺五乙酸;FDG,氟脱氧葡萄糖;HMPAO,六甲基丙烯胺肟;IDA,亚氨基二乙酸;MAA,大颗粒聚合白蛋白;MAG3,巯乙丙胺;MDP,二膦酸二甲酯;RBC,红细胞;Tc,锝。

放射性药物的产生。理想的放射性示踪剂包括具有理想的生理机制（如进入胆道系统），放射性核素应有合适的半衰期，以便在合适的时间内成像，同时又不对患者造成额外的辐射损伤。因此示踪剂不能被长期保存，必须每天用放射性核素发生器产生，而且尽快使用。另外，也可通过医用回旋加速器产生放射性核素标记示踪剂。这种方法产生的一般是正电子核素，用于 PET 的检查。在核医学检查中，最常用的放射性核素为^{99m}Tc，这种放射性核素的产生在下面将详细描述。

回旋加速器生产的放射性核素被运送到核医学药房（当地或第三方核药房）进行放射性药物生产。放射性药物通常从第三方核药房以单位剂量出售和分发，除非医院设有回旋加速器（通常是大型学术中心）。回旋加速器生产的放射性核素见表 71B.1。包括如 F-18 和 I-123 等放射性核素。**发生器**也被广泛使用，它含有一种母体放射性核素，这种放射性核素以可预测的速率衰变为所需的子放射性核素。发生器可以保留在应用现场，在常规预约检查和计划外的住院和紧急检查（如通气/灌注肺扫描和肝胆扫描）时，可以即时获取放射性核素。常见的发生器包括^{99}Mo /^{99m}Tc（钼发生器）和^{82}Sr /^{82}Rb（用于心脏 PET 灌注成像）发生器。核医学程序中最常见的放射性核素是^{99m}Tc，下文详细介绍了这种放射性核素的产生。

钼-锝发生器。^{99m}Tc 由钼-锝发生器产生。^{99}Mo 通过高能 γ 射线（740keV 和 780keV）进行 β^- 和 γ 衰变，物理半衰期（$t_{1/2}$）为 67h；而^{99m}Tc 通过 140keV 的 γ 射线进行衰变，物理半衰期为 6h（图 71B.3）。^{99}Mo 吸附在氧化铝柱上，衰变为^{99m}Tc 高锝酸盐（$^{99m}TcO_4^-$），^{99m}Tc 高锝酸盐通过一种被称为洗脱的过程从氧化铝柱中移除。生理盐水（氯化钠）通过氧化铝柱，将氯离子交换成$^{99m}TcO_4^-$。得到的溶液被称为洗脱液，以高锝酸钠（$Na^{99m}TcO_4$）的形式从发生器中去除（图 71B.4）。

钼-锝发生器淋洗后（也被称为“挤奶”），立即产生短半衰期的子核素^{99m}Tc。这种再循环往往需要一定的时间，也就决定了下一次淋洗（图 71B.5）时^{99m}Tc 的产量。再次淋洗时间和产量的关系密切，6h 后的活度约为原来的一半，而 23h 之后的活度最大。据此可以很容易得到发生器的淋洗曲线，不难发现，24h 一次的淋洗既方便又有效。

钼发生器在每次洗脱后都要进行质量控制，以评估两种污染：^{99}Mo 和铝离子（Al^{3+}）突破。这是指^{99}Mo 或铝离子无意中离开氧化铝柱，进入用于标记供患者服用的示踪剂洗脱溶液中。

钼的突破导致患者和技术人员不必要地接触^{99}Mo 衰变产生的有害的 β-粒子和高能 γ 射线。这是一种放射性核素杂质（错误存在于洗脱液中的放射性核素）。这种突破可形成高能量的^{99}Mo 光子（740 和 780keV）。整个洗脱液放置在钼铅罐中，这个铅罐可吸收大部分^{99m}Tc 的 140keV 光子，但允许高能量的^{99}Mo 光子传播。因此可以用铅罐上边的^{99}Mo 按钮进行检测，NRC 的阈值是产生 1mCi ^{99m}Tc 的同时有 0.15mCi ^{99}Mo 产生。

铝的衰变会导致^{99m}Tc 试剂盒内的颗粒絮凝成胶体，从而导致图像降解。这些微粒会导致硫胶体肝脾扫描时肺高摄取以及骨扫描时肝的高摄取。这是一种化学杂质（洗脱酸中的不正确化学物质，正确的放射性核素/放射性示踪剂）。检查铝是否有衰变的质量控制程序是：在比色纸上放置 1 滴洗脱液的比色点测试，并与标准的相比较。淋洗液中铝含量的阈值为 10μg/mL。

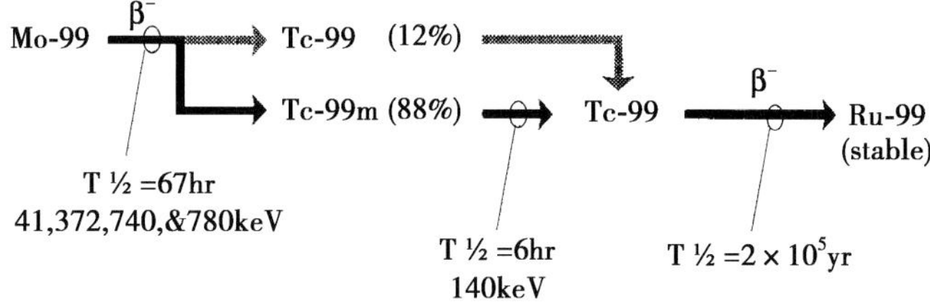

图 71B.3　^{99}Mo/^{99m}Tc 衰减方案。^{99}Mo 随高能光子和 β 粒子（电子）而衰变。^{99}Mo 衰减的 12% 直接用于^{99}Tc，而其他 88% 则生产亚稳态的^{99m}Tc。^{99m}Tc 放弃其 140keV 光子到达^{99}Tc。

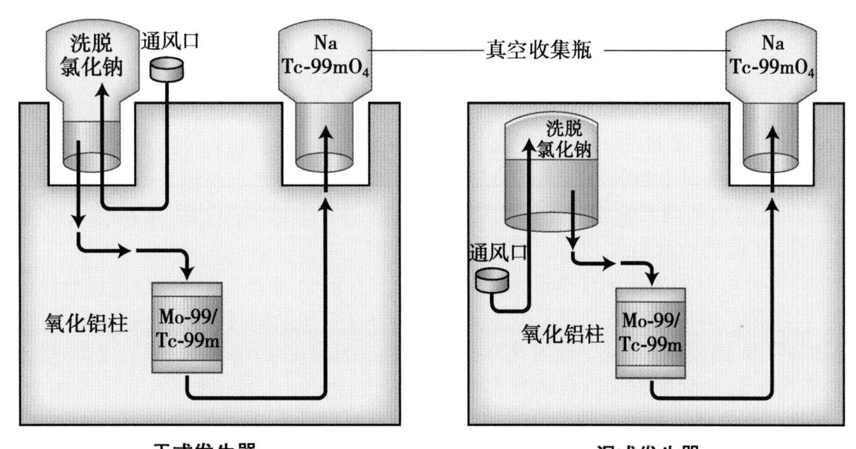

图 71B.4　干湿发生器。二者都使用真空收集瓶；区别在于氯化钠洗脱液的来源。干式发生器有一个可更换的小瓶，而湿式发生器有一个固定的小瓶。2 种发生器均使用氧化铝柱，因此易受铝和^{99}Mo（Moly）的影响。最终产物也相同：高锝酸钠（$Na^{99m}TcO_4$）。现在干式发生器很少使用，主要具有历史意义。

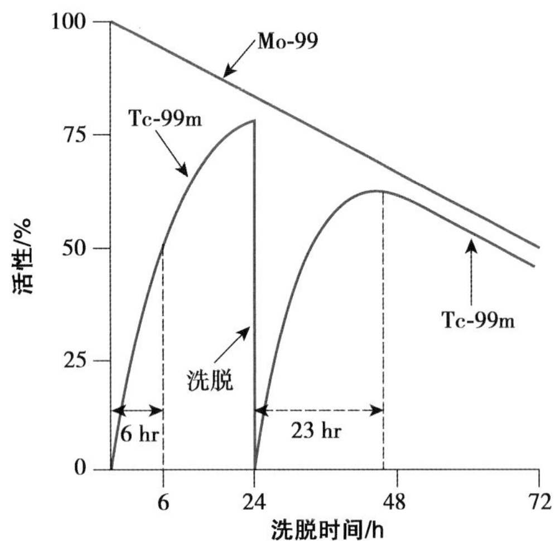

图 71B.5 $^{99}Mo/^{99m}Tc$ 发生器洗脱曲线。每次洗脱后，子核素^{99m}Tc 在柱上的再生都是一个可预测的过程。观察曲线可知，洗脱后 6h 约有 50%的活性存在并在洗脱后 23h 达到最大活性。这个便于每天早晨进行预定的洗脱，如果需要，可在中午之前进行计划外洗脱。

放射性药物的生产。许多以^{99m}Tc 为基础的放射性药物是通过向含有螯合物（如 MDP、DTPA、DISIDA）和还原剂（通常为氯化亚锡）的“冷”试剂盒中加入“游离”或未结合的^{99m}Tc-高锝酸盐（$^{99m}TcO_4^-$）而产生的。锡氯化物将^{99m}Tc 从+7 的稳定价态降低到与大多数试剂盒示踪剂螯合所需的不太稳定/更有反应的+3 和+4 态。有些药物需要加热才能发生螯合，如硫胶体和 MAG3。在试剂盒制备过程中引入空气或水可能导致产生放射性药物杂质（正确的放射性核素、错误的放射性药物）。引入的空气可能导致锡离子氧化（Sn^{+2} 到 Sn^{+4}），抑制^{99m}Tc 的还原，防止与示踪剂复合。过量的水会将氯化物水解成胶体氢氧化物。水解-还原^{99m}Tc，也称为^{99m}Tc 二氧化物（$^{99m}TcO_2$），是在放射性药物制备过程中可能形成的另一种杂质，导致肝脾吸收。

放射化学纯度的定义为放射性药物的放射活性与总放射性的百分比。一个新的药物在投入临床使用前，均需通过监管机构（FDA）的放射化学纯度测试。其中，杂质测试的过程实际上是利用溶剂中物质的溶解度不同而进行分离。在各种溶剂和溶解方法中，最常用的为薄层色谱法，其由玻璃纤维和硅胶条组成。一般将待测样品点于薄层色带的两端后，置于适当的溶液中，样品各组分将以不同的速度移动。由于游离的^{99m}Tc 易溶于丙酮和生理盐水，其移动速度最快。在生理盐水中，^{99m}Tc 氧化物和^{99m}Tc 锡胶体因不溶于水而保持在原点，游离的^{99m}Tc 和^{99m}Tc 标记的放射性药物均移动到顶端。在丙酮中，只有游离的^{99m}Tc 移动到顶端，其他物质保持在原点。将前后两部分的条带分开，条带的每部分可以用碘化钠计数器测量放射性。放射化学纯度是减去目前已知各种杂质的百分比总和（游离的^{99m}Tc、^{99m}Tc 氧化物和^{99m}Tc 锡胶体）。关于放射化学纯度没有明确的 NRC 标准，但美国药典的规定认为放射性药物的化学纯度应达到 90%，少数药物例外。制造商所提供的包装上应有每种放射性药物的具体信息。

生理盐水：^{99m}Tc 氧化物和^{99m}Tc 锡胶体因不溶于水而保持在原点，游离的^{99m}Tc 和^{99m}Tc 标记的放射性药物均移动到顶端。

丙酮：只有游离的^{99m}Tc 移动到顶端。

医疗事件。NRC 关于医疗事件的定义，以前称为医疗差错，即放射性药物管理中的某些错误。目前 NRC 关于医疗事件的明确定义如下：

A. 放射性药物副产品的服用会导致以下情况之一（1 或 2），除非其发生是患者干预的直接结果（比如，在^{131}I 核素治疗中，患者只服用了处方剂量的一半，然后本人拒绝服用剩余剂量）。

a. 处方剂量与有效剂量当量相差 0.05Sv（5rem），器官或组织超过 0.5Sv（50rem），也就是对皮肤剂量当量为 0.5Sv（50rem）；或发生下列情况。

i. 总剂量与处方剂量相差 20%以上。

ii. 总用量与处方剂量相差 20%以上或者属于规定的剂量范围以外的，不属于规定的剂量范围是指放射性药物用量大于或者超过给定的程序范围［比如，骨扫描的用量为 370~1 100MBq（10~30mCi）］。

iii. 分割剂量不同于处方剂量，分割剂量≥50%。

b. 有效剂量当量>0.05Sv（5rem），器官、组织或皮肤剂量当量>0.5Sv（50rem）。

i. 放射性药物及其副产品管理不当。

ii. 不恰当的运输途径。

iii. 用于不合理的个人或人类的科学研究。

iv. 错误的治疗模式所计算的剂量。

v. 密封源泄漏。

B. 医师干预指医师将放射性核素及其副产品由用于个人或人类研究课题，可能导致无法预料的永久性功能器官或生理系统的损害。患者干预是指患者有意或无意地对放射性药物治疗产生影响的行为。

联邦法律要求医疗事件向 NRC 呈报的日期不迟于发现时间后的下一个周末。要求必须在 15d 内书面报告，详细介绍药物的数量，包括医疗事件的起因，所涉及的对个人的影响（如果有的话），并最终提出解决措施。其他报告要求在 10CFR35（美国核管理委员会，联邦法规法典第 10 篇第 35 章关于医疗副产品的使用）中详细列出。需要说明的是，不同的国家关于医疗事件的定义可能不同，从而会有不同的呈报要求。

成像系统和辐射探测仪

图片内容。大多数 X 线、MR 和超声图像均具有明显的解剖形态学优势（但彩色多普勒和功能 MRI 并非如此）。而对于核医学显像，相较于解剖形态学的改变，主要提供功能状态的信息。目前经过利用图像融合，核医学可提供越来越多的解剖学信息。这一趋势在 PET/CT 及 SPECT/CT 使用后日趋凸显。在联合扫描设备的应用后，功能信息和解剖信息的有机融合充分展示图像融合的优势，这在临床中，特别是在神经影像学的应用也日益普遍。

核医学图像不仅可以反映放射性药物在体内的生理分布，而且在显像的同时可以提供解剖、病理以及生理方面的信息。因此，对核医学图片的阅读不仅需要熟悉机体正常的和病理的改变，同时也要有生理、解剖以及图像处理相关方面的知识。在核医学显像过程中，对图像处理的技术要求可能起到决定性的作用，即使细小的改变也会造成截然不同的输出结果。因而核医学科医师也需要了解一些影响图像采集的人为因素以及一些图像的采集细节，从而结合患者的生理、解剖、图像、技术因素等得出结论，以避免做出错误的诊断。

闪烁探测器。目前几乎所有可用的核医学成像设备都是基于闪烁探测器技术。这种探测器由一个闪烁晶体组成，与 γ 射线或湮灭光子相互作用后发射可见光子。这些可见光子，利用光导耦合被各个光电倍增管接收后转换成电信号(图 71B.6)。在大多数成像系统中，晶体通常与光电倍增管阵列相连接。对每一次闪烁，各个光电倍增管接收的闪烁光子数目随其离闪烁中心的距离增加而减少，其输出的电脉冲幅度也因此不同。通过检查光电倍增管阵列信号，可以精确地指出光子与闪烁中心的距离(图 71B.7)。安格相机是这种成像探测器最早的形式，由哈尔·安格发明，类似于现在核医学广泛使用的 γ 相机。伽马相机是现代版的安格相机，是当今核医学中使用最广泛的成像工具。

阵列中光电倍增管(PMT)的表面覆盖了很大一部分晶体，以便最大限度地收集光。PMT 信号的直接读取将导致信号扭曲分布，因为 PMT 相对于其中心的距离没有完美的线性响应。因此，要通过其存储的校正矩阵来调整信号。该校正矩阵取决于入射光子的能量，也可随时间而变化，如 PMT 增益漂移或晶体老化。闪烁探测器成像质量控制的一个重要部分是确保该校正矩阵保持精确。对于旋转伽马相机来说尤其如此，探测器一部分的故障可能会影响最终图像的很大部分，并可能产生环形伪影。校正矩阵可能由几个部分组成，包括均匀性、能量和线性。闪烁晶体材料的厚度也是设计闪烁探测器时重要的考虑因素。较厚的晶体对传入光子的吸收较强，其敏感性较高。主要应用于高能量光子，如 PET 显像。然而由于晶体较厚，其空间分辨率较低。对于低能量的光子成像，薄晶体是首选。

厚晶体：灵敏度高，空间分辨率低(例如，PET 成像)。

薄晶体：更低的灵敏度，更高的空间分辨率(例如，甲状腺成像)。

检查使用的最理想的晶体还依赖于其应用程序。重要的相关参数包括停止功率、闪烁光输出、闪烁光衰减速度以及成本。对于 γ 相机的单光子成像而言，NaI 晶体为首选，其价格低廉而且一定量的相互作用能产生大量的光子。对 PET 来说，高能湮灭光子需要大止动功率的材料。PET 探测器的运行必须保证非常高的数据传输率，因而闪烁光衰减的速度也很重要。目前常用的材料包括氧正硅酸镥(LSO)及其变体，锗酸铋(BGO)、硅酸钇镥(LYSO)和硅酸钆(GSO)。BGO 和 LYSO 的止动能力最强，但 LSO 和 GSO 产生闪烁光的速度更快，可以提供更高的数据率。

准直器。单个光子的测定不足以形成一幅图像，因而确定探测到光子的方向也是必要的。在光学成像设备中，如照相机主要依靠镜头来实现。在核医学显像中，光子的波长太短不足以引起镜头的折射，可由单光子成像中的准直器或 PET 成像时重合电路(也称为“电子准直”)探及。

针孔准直器是最简单的准直器，由铅圆锥面和可置换的头组成(图 71B.8)。因其探测面较小，敏感性较低。可通过扩大准直器孔径增加灵敏度，但同时会降低图像的空间分辨率。针孔准直器的主要作用是将探测对象所形成的图像放大，可简单地从探测对象与针孔之间距离以及针孔至探测器距离的比例了解放大倍数。这种成像原理适用于小器官显像，如甲状腺或局部骨骼。在连续采集时，必须确保针孔与器官之间的距离以及放大倍数是恒定的。

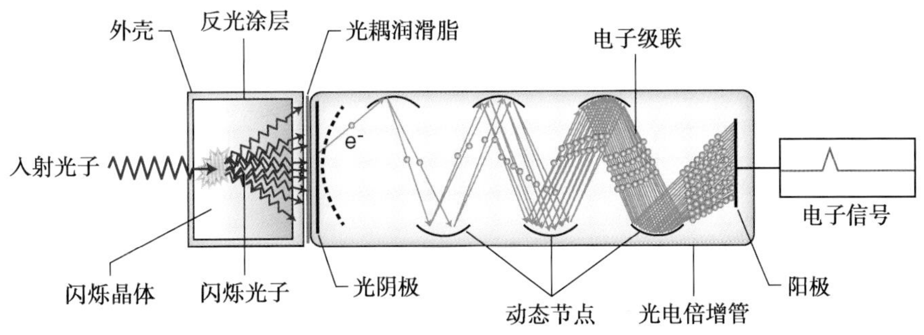

图 71B.6 闪烁检测器的组件

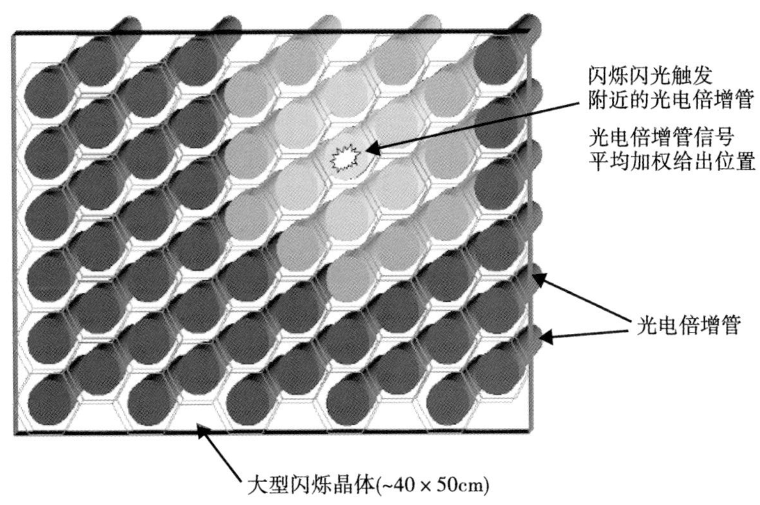

图 71B.7 伽马相机探测器的组成部分

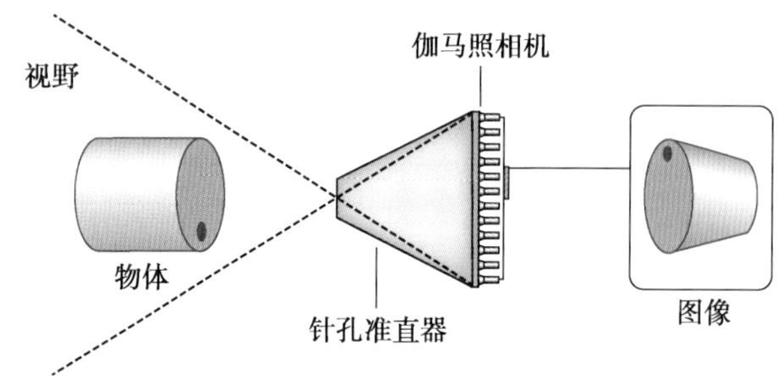

图 71B.8　针孔准直。图像倒置并且到针孔的距离减小时，放大倍率增加，它会失真。

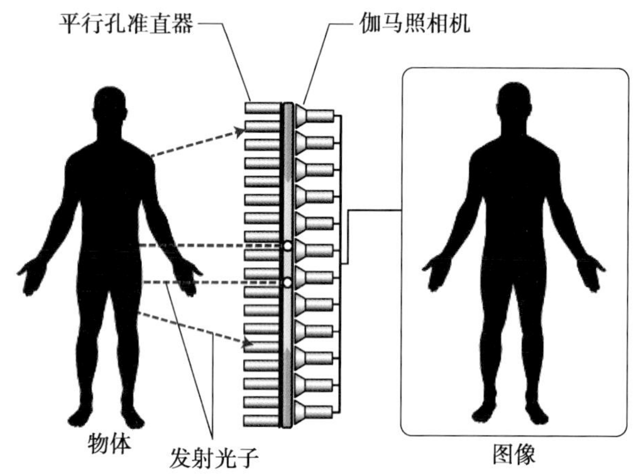

图 71B.9　平行孔准直。仅光子平行于准直器的孔可能会碰到检测器，图像没有倒置，也没有放大。

平行孔准直器是由铅或钨构成的晶格组成，呈小平行孔矩阵排列，主要用于防止与晶体孔不平行的光子到达晶体（图 71B.9）。其结果是患者发出的光子数量与击中晶体特定区域的光子一一对应，从而形成图像。经过平行准直器所生成的图像没有放大或者缩小。但是图像的空间分辨率与探测对象和准直器之间的距离有关。因而，在扫描时，患者应尽可能接近准直器。

吸收晶格准直器的“格”形态影响图像的生成，主要影响参数是格长度、格厚度以及孔直径。格长度越长、孔径越小，空间分辨率就越高，但灵敏度会降低，因为“格”吸收了更多的光子。因此“格”的相关参数取决于成像部位的大小和放射性核素的 γ 射线能量，比如，^{67}Ga 成像（最大光子能量 300keV）由于高能光子可以穿透短而薄的铅间隔，因此应该使用间隔更长、更厚的高能准直器。低能量高分辨率准直器用于大多数单光子发射器，如^{99m}Tc。但在有些情况下，需要更高的灵敏度和低能量的通用准直器以供选择，不适当地使用高能量光子发射器的低能量高分辨率准直器，会导致图像质量下降。

汇聚和发散准直器。汇聚准直器用于图像的放大，其灵敏度高于针孔准直器，其图像可用于融合。然而，发散准直器则根据相反的原理用于图像的缩小，这种对于图像的缩小可导致视野的扩大，允许在不移动患者的情况下显示更多的组织或器官。

电子准直或符合检测。正电子发射的 511keV 的湮没辐射成像可以使用专为超高能量设计的准直器进行探测，这种准直器可通过商业购买，但是却没有专门为此设计的准直间隔用于高能量之间的渗透以及适当的权衡，因而其灵敏度、空间分辨率及图像质量均较差。这可以通过使用符合检测来克服。可以利用湮灭光子产生两个方向相反、能力相等的光子，获得相关光子的方向信息（图 71B.10）。1 个光子运行 1m 左右大约需要 3ns，与断层扫描相类似。如果两个相对的探头均在同一时间同一位置探测到光子，那么可认为这两个事件是同时发生的——也就是说，关于一对事件发生的数据是“符合”的。这些也就是所谓的出现相同的湮灭事件。在目前的 PET 系统中，4～12ns 内同时发生的时间默认为符合。根据这一原理，光子的飞行方向可以不因准直器的使用而受到限制，从而根据获得的数据产生图像，这一过程被称为电子准直或符合检测。

错误的或“随机”的符合也可以被检测到，因为不是湮灭所产生的光子，一般不会在符合时间内被探测器探及。虽然随机符合可以被纠正，但是其结果往往导致图像噪声的增加。随机符合发生的概率与图像的范围相关，范围越大，发生率越高，其上限是成像时间内患者体内的活力浓度。

去掉吸收准直器会使其敏感性增加，但也影响到探测器整体的设计。符合探测器必须能够在非常高的数据速率下工作，以应对到达探测器的光子数量增加的情况。当较多的光子组合与闪烁器在较短的时间和距离内发生作用产生而“堆积”后，就会产生这种消极的结果。多数 PET 扫描器通过将探测器分割而实现高速率，也就是说，扫描器由小探测器方阵（一般为 100～300）组成，而不是由少数的大型探测器（通常为两个或三个准直器）所构成。这样的话，如果一个小的探测器忙于处理一个信号，别的探测器就可以自由地继续处理其他相关数据。这种设计的缺陷是增加了扫描仪的复杂性和成本。典型的 PET“块”检测器如图 71B.11 所示。

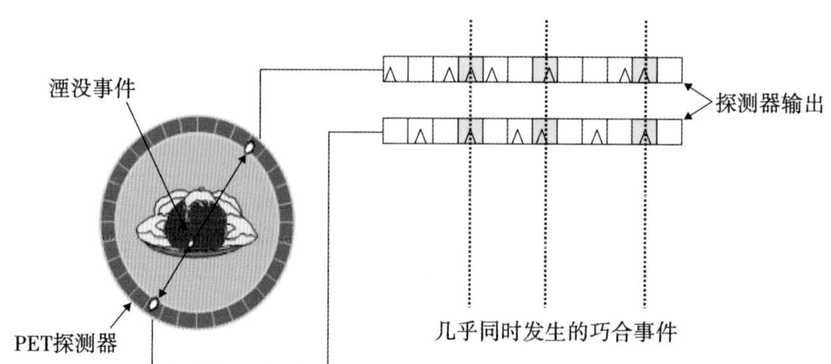

图 71B.10　符合检测原理。当来自不同探测器元素的脉冲在短时间内一起发生时，假定产生这些脉冲的光子是由单个湮没事件产生的。

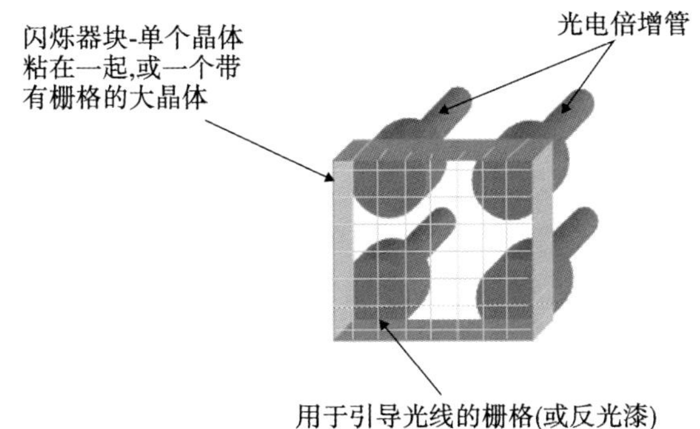

图 71B. 11 用于 PET 成像的检测器块

"飞行时间"PET。近年来,探测器的物理和电子技术发展,使得灵敏的 PET 探测器的响应速度达到或低于 500ps。这些快速响应时间允许新的探测器对两个探测器之间的初始湮灭事件的可能位置产生约束,通过更精确地确定湮灭点来提高空间分辨率。这种方法被称为飞行时间 PET,似乎对肥胖患者的成像特别有益。

能量分析。尽管每种放射性核素有一个或多个成像光子能量(表 71B. 1),但是原始光子、患者和照相机之间的康普顿效应产生的能量范围很广,可以被探测到(图 71B. 12)。这些多种多样的能量可被大多数 γ 相机利用多通道分析功能探及,这种分析能力主要依据能量事件的发生概率而探测。理想的光子能量范围包括作用光子的全部能量,也就是全能量或能量峰。能量峰以外的光子与机体或探测器发生康普顿散射。患者周围光子所产生的投射不与源发射点产生交互,这些事件都是不利的,因为均不反映患者体内的源分布且不影响其结果,但在某些情况下会因人为因素改变最终图像。

放射性核素可以通过多通道分析仪图上的光峰来识别(例如,^{99m}Tc 的 140keV 处的数据峰)。

γ 相机可以通过多通道分析的功能,选择一个窗口探测所需光子能峰 10%左右的能量,从而减少了图像散射的影响。根据需要,可以采用多窗口方式收集能量。比如,^{67}Ga(93keV、184keV、300keV),^{111}In(172keV 及 245keV)。PET 扫描仪因为设计权衡,分辨率往往不如 γ 相机。其能源窗口一般收集 511keV 能峰±15%的能量,以增加散射为代价进行补偿,尤其是在对体型较大的患者成像时。

平面和断层成像。γ 相机通过平行准直器收集患者的相关信息,也就是说,计算机中累积的事件与准直器探测到的所有来自患者的光子相吻合。这种采集方式将直接形成图像,也就是平面成像。这类似于 X 线片,只不过光子来自患者体内,而不是 X 线管。

平面成像的缺点是沿视线分布的所有事件相互叠加,难以区分重叠结构。多视角平面成像通过让阅片者观察不同深度的效果,可能会减少这个问题的存在。如果需要获得足够的视图,可以通过数学模型进行三维重建。例如,通过一系列相邻和平行的身体切片。这些图像通过进行图像重建,此过程也叫计算机断层扫描(CT),这种方法的应用已与 CT 断层扫描一样普遍。在核医学显像中,主要以两种形式存在:单光子发射计算机断层显像(SPECT),通过一个旋转的 γ 相机实现;正电子发射断层扫描(PET),通过专用的 PET 扫描仪或合并后的 PET-CT 扫描仪实现。

大多数 PET 扫描仪包括一个完整的环形探测器,可以同时获得必要的平面图像用于重建。γ 相机除了一个或两个专门设备外,还包含一个、两个或三个平板探测器,这些探测器是平行的,但同时又可以进行旋转以获得必要的背投影像。因为探测器是围绕着患者旋转,患者和准直器之间的平均距离必须大于可实现的平面成像。这种方法虽然降低了分辨率,但提供了图像深度的相关信息。有些相机通过非圆形轨道减少患者的平均距离,从而提高了分辨率。

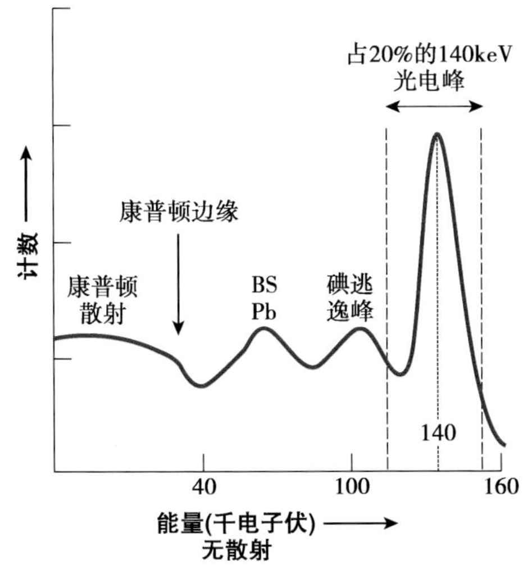

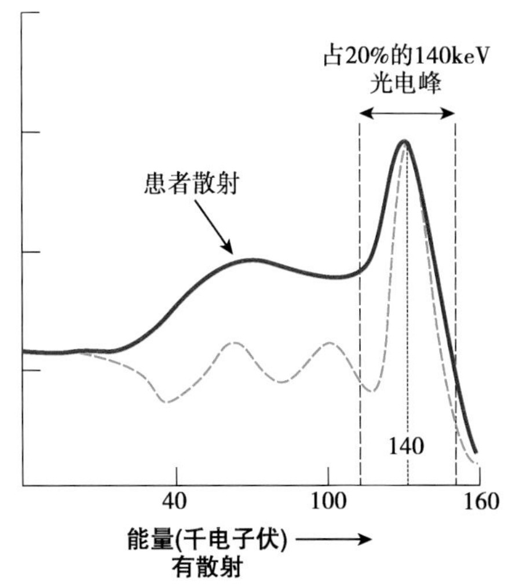

图 71B. 12 ^{99m}TC 光谱。左边的光谱描述了由自身成像的放射性核素(无散射)产生的能量,而右边光谱则描述了从患者体内成像(有散射)的放射性核素产生的能量。曲线的主要能量包括:①康普顿散射(0~50keV);②50keV 时的康普顿边缘——请注意,在患者中,散射会导致 90~140keV 的水平大幅度增加;③后向散射(BS)——主伽马经历 180°散射从晶体后面再进入晶体后,它们就被完全吸收了;④X 线铅峰(Pb)——照相机外壳铅屏蔽层中的光电吸收会引起 75~90keV 的 X 线光子;⑤碘逃逸峰(112keV)——碘 K 壳电子以 28keV 的能量逸出碘化钠晶体,因此,例如 140keV 的入射伽马射线会损失这么多的能量,然后再由 PM 管记录下来(140-28=112keV);⑥光电峰值——用于成像目的,占 20%的 140keV 光电峰上方的窗口定义了检测到的能量的接受极限。

典型的SPECT包括60个点或投射角度，每到一个点采集5s。在增加计数采集的同时也增加了患者的不适和运动的可能性。在PET扫描时，就必须权衡患者的耐受情况和信号强度。SPECT的数据通常改建为一个64×64的图像矩阵，如果计数可以提供较多的数据，则图像矩阵可增加至128×128。PET数据采集了大约100和250之间的投射角度（取决于系统设计），通常是重建128×128图像矩阵。PET图像的像素大小，通常全身显像约为5mm×5mm，脑显像通常为2mm×2mm。

图像重建。重建图像有多种方法。滤波反射投影法是一种在无限投影角度和无噪声数据的限制下生成物体精确复制品的分析方法，直到20世纪末一直是核医学中使用的主要重建算法。其主要缺点是对原始数据中的所有投影都给予了同等的权重，即使是那些计数很少、在统计上不可信的投影，这将导致图像中的条纹伪影。近年来，基于统计学考虑的迭代算法即将数据中加入加权因子的图像处理方法逐渐得到青睐。这些数据的计算量巨大，目前已经有了用于这些数据近似完整的计算方法。目前最流行的方法是有序子集-期望-最大化（OSEM）方法。这些迭代方法对噪声数据有较强的鲁棒性，但当获得的计数较低时，容易产生斑驳或斑点状的图像，使图像判读困难。

图像质量不仅与采集到数据的质量相关，还取决于重建参数的选择。这种关系比较复杂，简单来讲，更多的迭代和/或子集会使图像分辨率提高，但同时也会加大图像噪声。相反，当迭代和/或子集较少时，分辨率会降低，但相关干扰因素也同时减少。无论用什么方法重建的图像，均可以通过滤波来减低噪声。滤波器的类型多种多样，滤波器的优化也是一个极其复杂的问题。因为滤波总是以牺牲空间分辨率为代价来降低噪声，所以它的应用往往取决于制造商的选择。

衰减校正。在核医学和放射学，光子（γ射线和X射线）穿过患者到达探测器，光子在这个过程中向周围物质传递动能，导致能量损失，这种能量的损失被称为衰减。光子经历的衰减量取决于入射光子的初始能量、被穿过物质的类型和穿过物质的深度。

质量衰减系数（μ，m^2/kg）是材料对入射辐射的吸收和散射能力指标。质量衰减系数在很大程度上取决于材料的密度和原子序数，并随材料密度的增大而增大。这就是为什么铅常用于屏蔽材料的原因。

材料使窄波束强度减半所需的厚度被称为半值层（HVL）。半值层可以提供关于放射学中X线束的强度/质量以及用于核医学的患者体内源辐射的信息。通过确保足够数量的γ射线到达检测器以创建诊断质量的图像，这是确定各种放射性药物可接受剂量范围的一个重要因素。PET成像软组织中高能511keV光子的HVL约为7cm，^{99m}Tc成像软组织中高能140keV光子的HVL约为4.6cm。

心脏灌注示例：与接受相同检查的前后径厚度为25cm的患者相比，前后径厚度为35cm的患者所需的^{99m}Tc标记放射性示踪剂剂量约为前者剂量的两倍（如放射线从患者的中心穿过大致要等于多穿过额外5cm患者组织）。患者体型过大可能导致类似心肌缺损的衰减伪影，膈肌衰减导致明显的下壁缺损，乳房衰减导致明显的前壁或侧壁缺损。

屏蔽示例：^{99m}Tc 140keV光子在铅内的HVL为0.027cm，使铅成为制作屏蔽材料的极好原料。铅可以融合在墙壁、衣服甚至玻璃中。

在平面成像中，衰减有时很有帮助，因为它可以减少视线上重叠器官的干扰。然而，在断层成像（SPECT和PET）中，它会导致严重的图像失真。特别会造成深部结构的显示效果较差，而表面结构曝光过于强烈。肺密度较低，因此比软组织衰减较小，也可能表现为假性高强度。这有时可能有助于肺部病变的检测，但一般来说，衰减效应会使图像更难解释，并干扰病变的检测。

已经研究出几种方法通过建立患者的衰减图来校正患者的辐射衰减。最常见的方法包括透射扫描和低剂量CT。透射扫描通过旋转与患者成像的放射性核素具有类似光子能量的放射源来创建患者的衰减图，产生所使用的放射性核素镜像。随着SPECT/CT和PET/CT设备的发展，低剂量CT已成为首选的衰减校正方法，并创建了类似于透射扫描的衰减图。CT传输扫描通常比放射性核素传输扫描快得多，并且有更短的扫描时间。它们还可以通过闪烁扫描和CT图像的融合提供相关解剖学信息。

传输CT有几个固有的限制。

CT的成像速度过快，而核医学成像相对速度较慢，导致图像不匹配。比如，肺扫描时往往需要几分钟的时间，而CT仅需要几秒，由于肺的呼吸运动，导致图像失真和肺/肝边界错误配准。

此外，使用CT造影可以导致过度衰减，有时也可能引起人为的图像改变而被误以为是疾病本身所致。PET扫描时这点尤为显著，因为发射光子的能量（511keV）与传输光子能量（70～140keV）之间的差距非常大。

外来金属材料，如假体、手术夹子和异物，如子弹碎片，可能会导致发射数据中出现错误的焦点伪影。对非衰减校正图像的回顾有助于识别这些伪影。

进行衰减校正时，能源窗口可能探及部分散射光子，衰减校正之前的散射可能导致人为的光子密集从而干扰定量分析。在这种情况下，使用散射校正来进行平面显像可避免这一差错。

运动器官成像。放射性核素显像往往需要几分钟的时间，那么对于几秒或更短的时间就运动一次的器官成像无疑是一个挑战。这就导致了心脏和呼吸系统的图像模糊。呼吸运动本身并没有特殊的临床意义。而心脏运动不同，在临床诊断中其运动的改变可能导致诊断结果大相径庭。对这些过程的检测过程被称为“门控”，以心电图信号触发采集系统。这使得计算机传入的数据排列成几个“盒子”，每一个均对应心动周期的特定部分。采集心肌运动多个周期的数据，对每个容器进行单独重建，最后形成一个心脏运动的动态图像。

呼吸运动的采集也使用类似方法，其程序相对比较麻烦。因为呼吸运动不如心脏运动规律。呼吸门控可减少运动（在肺基底段非常明显）所造成的伪影，从而提高小病灶的检出率。

成像系统的质量控制。核医学的质量控制方案中必须包括仪器（表71B.5）以及放射性药物的准备。γ相机的质量控制目标是保证探测器的统一响应和闪烁晶体探测光子的准确位子。PET扫描仪质量控制的目标还包括定量精度校准。

表 71B.5

平面和 Spect 相机推荐的质量控制程序

程序	频率	相机系统	注释
泛源照射野	每日	平面	内或外;在进行或不进行 100 万~200 万次均匀性校正的情况下,获得固有泛源;对于大多数系统,百分比差异应小于 15%
灵敏度	每周	平面	内或外;结果以每分钟每 μCi 计数
空间分辨率	每周	平面	内或外;使用 bar phantom 体模
直线性	每周	平面	条形体模或多孔体模
高计数准直器泛光源	每周	SPECT	3 000 万个 64×64 矩阵;9 000 万次 128×128 矩阵
旋转中心	每周	SPECT	对于 64×64 矩阵,校正为小于 0.5 像素;对于 128×128 矩阵,校正为小于 1.0 像素
像素校准	每月	SPECT	测量 X 和 Y 方向上的像素大小;用于衰减校正
贾斯扎克或卡尔松体模	每季度	SPECT	测试整个系统性能的商用体模

除下文所列的具体程序,同时需要使用市售的体模对总的成像性能进行评估。这种体模的设计是在水溶液中加入适当的放射性核素,使高活力区和低活力区可以显示不同的尺寸。随后进行回收,图像重建,通过测试体模评估成像系统的对比度、分辨率、均匀性以及衰减校正。

γ 相机质量控制

固有泛源。γ 相机是最快速和最简单的检查,可以每日测试固有(无准直器)泛源均匀性。固有泛源图像是通过探测一个暴露于整个晶体的源放射性物质获得的,通常是 ^{99m}Tc 点源或市售的 ^{57}Co 晶体。还可以获得外部(有准直器)泛源均匀性,不均匀性因素与准直器相关(参见下面的"准直器质量控制")。无论使用何种类型的点源,整个晶体表面探测的计数率变化小于 1%。完成定位点源探测器表面至少有 4 个准直器的晶体宽度。这种探测器一般由制造商提供,其内在变化应小于 1%。通过目视检查固有泛源,将能得到足够的不均匀的定性评估。人眼可探及 5%及以上的显著不均匀。随着泛源领域相关软件的发展,可以探测到细微改变。只需要登录到相应的数据库,则可获得一系列的相关信息,在泛源出现差错时,可提供的相应补救措施包括重新加载校正矩阵,替换光电倍增管并提供其他电子或机械方面的相关信息(图 71B.13)。

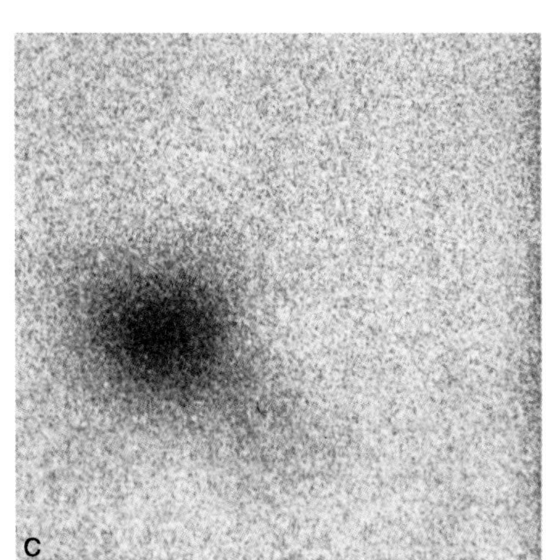

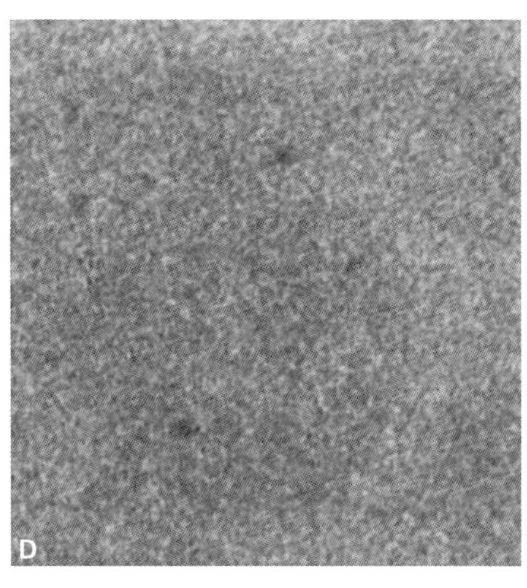

图 71B.13　固有泛源。A. 正常的均匀泛源,并应用了校正矩阵。B. 与(A)中相同的照相机,但校正材料已关闭。校正矩阵有时能够补偿泛源场中的明显不均匀性。这些校正是可以接受的,只要它们不会造成太大的数据丢失和延长的成像时间即可。C. 不可校正的非峰值 PM 管。该 PM 管的光电峰值已下降,并且比其相邻的 PM 管接受的计数更多。D. 不可校正的晶体水合作用("麻疹")。黑点是晶体中水突破制造商的水密性密封而进入吸湿性碘化钠晶体的区域。

同样，一般相机不论是否具有均匀性校正，可以通过固有泛源的均匀性来判断是否能进行定量分析。这种差异的价值被称为“数据丢失”，代表额外的校正处理时间已达到定量的要求。使用100万~200万计数固有泛源，数据丢失的多少根据均匀性校正和不校正时获得泛源均匀性的百分比来计算。通常情况下，近期γ系统出现小于15%的差异被认为正常的，当有较大差异时则需延长显像时间，并需要给服务商致电，要求处理其统一性或其他校正矩阵以及其他相关电子硬件的问题。

分辨率和线性度。在质控程序中，两个非常重要的问题是空间分辨率和线性度，以确保光子的正确定位（图71B.14）。这个检测一般每周执行一次，通过带（外部）或不带（内部）准直器采集专门设计的体模泛源来实现。体模位于^{57}Co片与相机间。另外，在4个准直器外的^{99m}Tc源可以用薄片代替。一些商业的体模，比如等距平行线（PLES）和四分仪，均可用一系列等距的铅条来评估空间分辨率。也可以通过对体模的目视检测评估其线性或者通过专门对特殊体模如正交（垂直于晶体）孔型体模的评估来实现。一般来说，这些类型的泛源检查均会发现任何线性失真，如枕状或桶状。

准直器质量控制。准直器的质量控制主要是评估准直器的完整性。准直器栅格的损害会导致均匀性的减低，最终引起图像质量下降。这些准直不完善的结果可因为每次平面图像重建前对泛源高计数的统计学分析而最小化。当对非固有泛源^{57}Co片的计数为3 000万时使用64×64矩阵，当计数为9 000万时使用128×128矩阵。

旋转中心。除了常规的平面相机质量控制，SPECT的几个具体的质控程序对减少伪影也是必不可少的（表71B.5）。其中最重要的就是关于旋转中心（COR）的校正，它必须使用计算机矩阵从晶体表面投影时的矩阵中心进行校准（图71B.15）。出于机械和电子方面的原因考虑，中心并非完全重合。64×64矩阵的偏移大于半像素将会导致对比度和分辨率减低，从而引起断层图像失真。COR校准是对点或线源的360°成像。计算场源偏移的平均差异并在随后的三维重建时将此值存入计算机。在重建过程中使用校正因子可使矩阵的中心转移到机械旋转中心。SPECT采集时必须对每个准直器、缩放因子以及矩阵尺寸进行COR校准。

多数衰减校正方法均要求知道像素的尺寸，以配合矩阵的大小。因而关于像素大小的质控也是有必要的。通常是采集两个电源的图像，电源之间的距离是已知的，这个距离除以图像上两个电源之间距的像素数目，就是像素大小。

PET扫描仪质量控制

大多数PET扫描仪由探测器环组成，避免了轮换的需要。这改变了对图像不均匀的探测，与单一探测器相比，增加了环状伪影的可能性。此外，在一个系统中存在多个探测器，单个探测器发生故障的影响可能不会像平面成像及SPECT成像那样大，以致成像必须停止，直到修复为止。而且越多的探测器也就代表更大的故障发生概率。同时，也存在下游组件对多数探测器的影像，如果它们出现故障，也会导致图像质量的下降。大多数的PET使用分段探测器，消除了像素大小校准的需要，但是PET/CT系统则需要检查PET和CT组件的对齐方式。

日常检查。探测器每天需用旋转的高能光子源（通常是正电子发射器）照射，其结果与高质量的参考扫描做对比。这个比较通常是自动进行对相关数据的检查，包括整体漂移和探测器性能的特定变化，比如失败的或未探及的。

时间校准和光电倍增管增益调整。对PET扫描仪来说，探测器探及的定时信号必须有很好的一致性，否则其敏感性将降低。此外，同γ相机相比，光电倍增管有漂移的倾向，其获得的数据必须进行调整以保持在允许范围内。进行这些调整的周期与硬件相关，有些厂家建议每周一次，而其他则设计了保证系统正常运行的相关程序（见下文标准化和校准）。

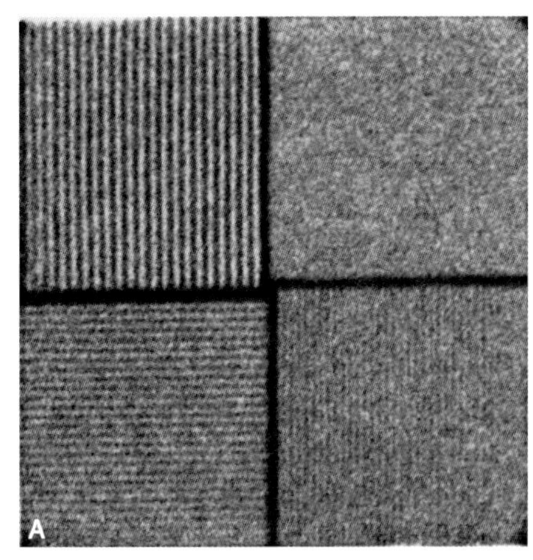

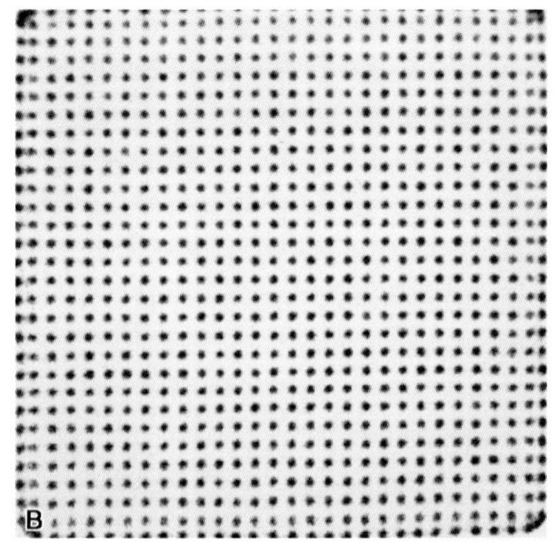

图71B.14　伽马相机的空间分辨率和线性度。这两种泛源都是在不使用准直器的情况下使用体模上的^{57}Co片源获得的。A.四象限的条形模型。条形之间的距离在一个象限内相等，但在两个象限之间逐渐减小。这种条形泛源表明，在具有最窄条形的象限中，条形缺乏可见性。将条形旋转90°可以检查整个晶体。线性度也可以用这个模型来评估。B.正交孔体模。枕形（向内）和桶形（向外）变形可以通过目视检查该泛源而容易地评估。

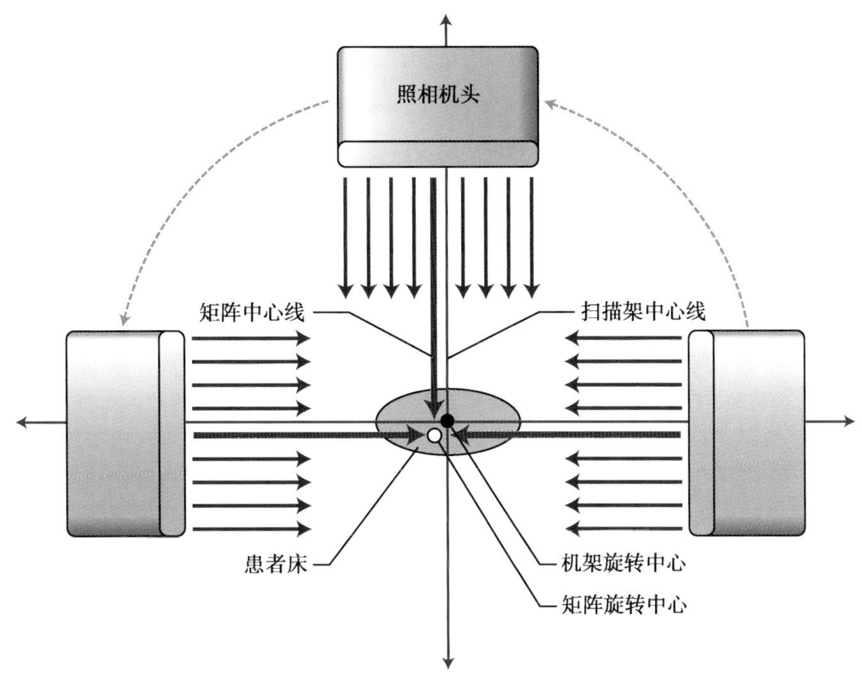

图71B.15 旋转中心(COR)。为了清晰起见,放大了图示。COR代表机械旋转中心(黑色虚线箭/黑点)与投影图像矩阵中心(灰色虚线箭/黑圈)之间的差异。对于64×64矩阵,此差异必须调整到小于0.5像素;对于128×128矩阵,必须调整为1像素,以避免SPECT重建缺陷。

标准化和校准。PET探测系统的敏感性很容易发生改变。此外,整个视野几何学的变化也会导致系统灵敏度的改变。综合这些因素考虑,使用旋转的放射源进行高密度采集,计算校正矩阵的灵敏度。这个过程被称为探测器标准化。通常是通过补充扫描一个已知数量活性的圆柱源。用剂量校准器确定源浓度从而用于测量患者剂量。通过这种方法允许扫描仪进行适当校准,以便准确测量SUV值。必须注意的是,确保圆柱源摆在视野中央,且与探测器间无任何衰减材料遮拦。最后通过后台处理减少中心偏移或额外衰减媒介的影响。

标准化应不低于每季度一次,最好是每个月一次。标准化之后,设置基准参考扫描用于日常检查。

模型和验收测试。评估总的成像性能,可使用市售的体模如Derenzo模型、Jaszczak模型、Rollo模型、Hoffman脑模型、IEC胸模型等。这些模型均由运营商设计,即在水溶液中加入适当的放射性核素,使高活力区和低活力区呈现不同的分布。随后进行回收,图像重建,通过测试体模评估成像系统的对比度、分辨率、均匀性以及衰减校正。美国国家电气制造商协会(NEMA)已颁布相关性能检测的标准,包括核医学成像设备,也是经常使用新的扫描仪验收测试的一部分。更多细节可参考相关标准。

非成像探测器系统

剂量校准器。作为NRC的一项强制性要求,所有的诊断及治疗剂量在给药前均需参照NRC相关要求(有关处方限制,见前文"医疗事件"相关内容)。剂量校准器是一个电离室,而非碘化钠晶体。其为一个充满惰性气体的有两极的圆柱体(图71B.16)。对整个电极施加电压的话,如果圆柱体内没有放射性药物产生的辐射电离效应,则整个圆柱体内将探测不到电流。所形成的电流与给定放射性核素的活度呈正比。通过校正已知放射性核素及其活度,使电流与放射性活度相同。在控制部件面板上有一列标有放射性核素名称的按钮。不同的放射性核素有相应的校准系数,用于调整电流与活度间正确的比例关系。剂量校准器可以显示任何选定按钮下的活度,但是只对按钮所校准的同位素准确。与计数器只能显示几微居里范围不同,剂量校准器的测量范围可以是居里(Ci)、毫居里(mCi)以及微居里(μCi)。因此计数器不能代替剂量校准器。

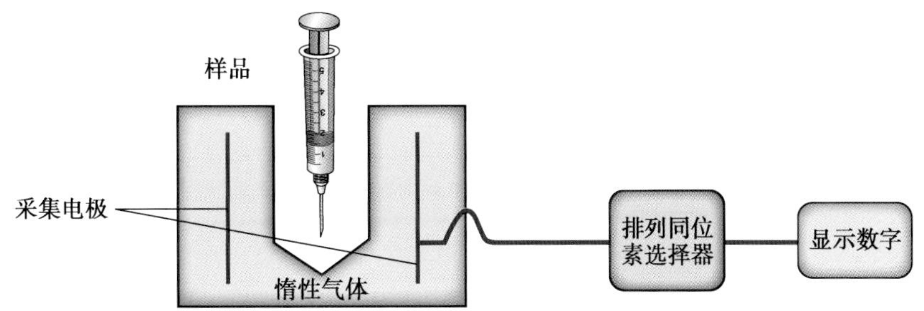

图71B.16 剂量校准器。

■ 电离室
■ 产生的电流与放射性成比例,并用于估计样品的放射性
■ 必须选择被分析的放射性核素,以获得准确读数
■ 非常适合测定单位剂量(μCi至Ci范围)

剂量校准器的质量控制主要是定期检查其性能。

■ 每日恒定检查、测量长寿命的参考源活度,寻找与期望值的偏差。使用长半衰期的核素,比如在^{99m}Tc的程序下测量^{57}Co或者在^{99}Mo的程序下测量^{137}Cs,其测量值与计算所得的活度相差应该在±5%以内。
■ 每季度进行线性检查,通过测量大范围的活度来评估其准确性。通常从10μCi至最大给药剂量,一般实验室约为200mCi。可以使用高活度的^{99m}Tc源,可以在48h内或者使用商业上可用的模拟衰减(含铅)气瓶测量一系列数据。这些测量值与计算(使用衰减因素)所得数据相比,其偏差应该在±10%以内。
■ 每年进行一次准确性的检查。通过测量认证的光子能量,通常使用从美国国家标准与技术研究院(原国家标准局)获得的^{57}Co和^{137}Cs。测量值与已知源活度的偏差应该在±10%以内。
■ 在安装和维修后,应进行几何形状评估以弥补不同稀释度或不同容器测量的偏差。玻璃和塑料注射器的读数显著不同。操作者在进行活度测量时应知道这些校正因子(例如,体积增加2%所产生的计数可能大于20mL)。

碘化钠计数器。碘化钠计数器用于量化检查,比如体外希林试验或擦拭测试。它由光电倍增管上有孔的碘化钠圆柱筒组成,四周被铅包绕,这种设计有良好的几何学基础并提高其检测效率(图71B.17)。

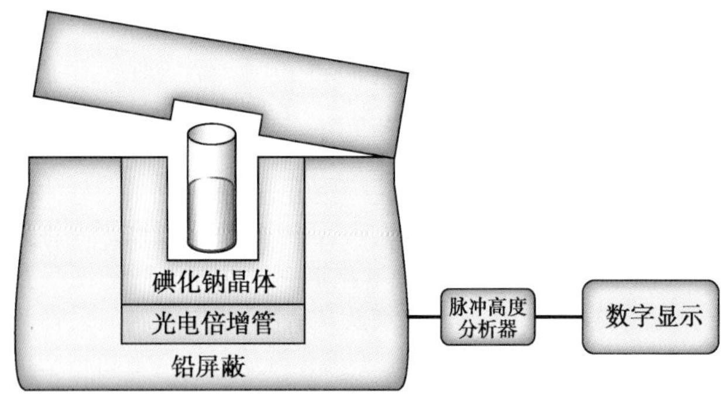

图71B.17 碘化钠计数器。

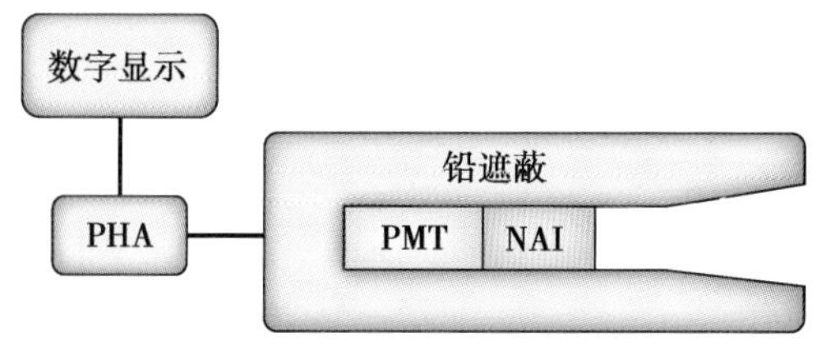

图71B.18 甲状腺摄取探针。PMT,光电倍增管;NAI,碘化钠;PHA,脉冲高度分析器。

碘化钠计数器的质量控制主要是对计数器和灵敏度的日常评估。此外,每季度进行一次卡方和线性检测。

甲状腺摄取探针。甲状腺摄取探针是用来定量检测患者甲状腺摄取放射性碘的百分比和碘治疗后可能进入工作者体内(所谓的内部污染)的污染测定(所谓活体检定)。该探针由一个直径5cm,厚为5~8cm的碘化钠晶体和一个PMT组成。视野由锥形的平面准直器决定(图71B.18)。这类探头不用于成像,只用于测量患者与固定晶体间的定量计数。其质量控制方法与碘化钠计数器相同。

推荐阅读

Bushberg JT, Seibert JA, Leidholdt EM, Boone JM. *The Essential Physics of Medical Imaging*. 3rd ed. Philadelphia, PA: Lippincott Williams & Wilkins; 2012.
Cherry SR, Sorensen JA, Phelps ME. *Physics in Nuclear Medicine*. 4th ed. Philadelphia, PA: Elsevier Saunders; 2012.
Kowalsky RJ, Falen S. *Radiopharmaceuticals in Nuclear Pharmacy & Nuclear Medicine*. 2nd ed. Washington, DC: APhA Publications; 2004.
Mettler FA, Guiberteau MJ. *Essentials of Nuclear Medicine Imaging*. 6th ed. Philadelphia, PA: WB Saunders Co; 2012.
National Electrical Manufacturers Association. *NEMA Standards Publication NU-2 2007. Performance Measurements for Positron Emission Tomographs*. Rosslyn, VA: National Electrical Manufacturers Association; 2007.
Saha GB. *Fundamentals of Nuclear Pharmacy*. 5th ed. New York: Springer-Verlag; 2004.
Valk PE, Bailey DL, Townsend DW, Maisey MN, eds. *Positron Emission Tomography—Basic Science and Clinical Practice*. London: Springer-Verlag; 2003.
Vallabhajosula S. *Molecular Imaging: Radiopharmaceuticals for PET and SPECT*. New York: Springer; 2009.
Zanzonico P. Routine quality control of clinical nuclear medicine instrumentation: a brief review. *J Nucl Med* 2008;49:1114–1131.

(杨耀武 朱娅奇 李素平)

第 72A 章 胃肠道、肝脾和肝胆显像

胃肠道显像

核医学胃肠道显像在评估功能方面能提供很多有价值的信息，常规检查方法包括肝胆显像、胃肠道出血显像和胃排空测量等。其他临床不常规使用的检查方法如 Meckel 显像等也能为临床提供有价值的诊断信息。

食 管 显 像

食管显像是患者通过吞咽放射性核素^{99m}Tc-硫胶体(SC)标记的固体或液体食物来测量食物通过食管的时间的检查方法，是一种可以代替食管测压的检查方法。据报道，在其他方法无法判断的伴有吞咽困难等症状的患者中，该方法可发现 50%的患者有食管通过障碍。

患者处于站立位或仰卧位，伽马相机置于前方，患者吞咽被放射性核素标记的食团，然后用计算机动态收集数据。食管划分为三个感兴趣区——上段，中段和下段，通过时间-放射性曲线定量分析感兴趣区的食管内残留率或食管通过时间。对曲线的分析可区分贲门失弛缓症和硬皮病。食管通过成像是功能性成像，不提供详细的解剖信息。必要时应加做钡剂造影或内镜检查以排除肿瘤或感染的可能性，这些疾病可能是食管功能受损的原因(图 72A.1)。

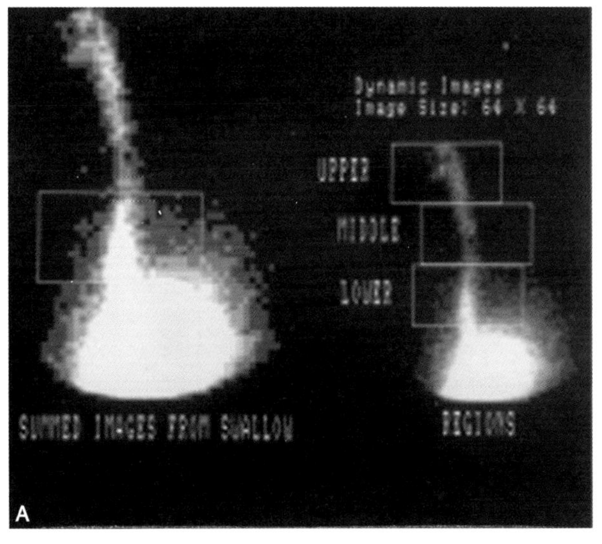

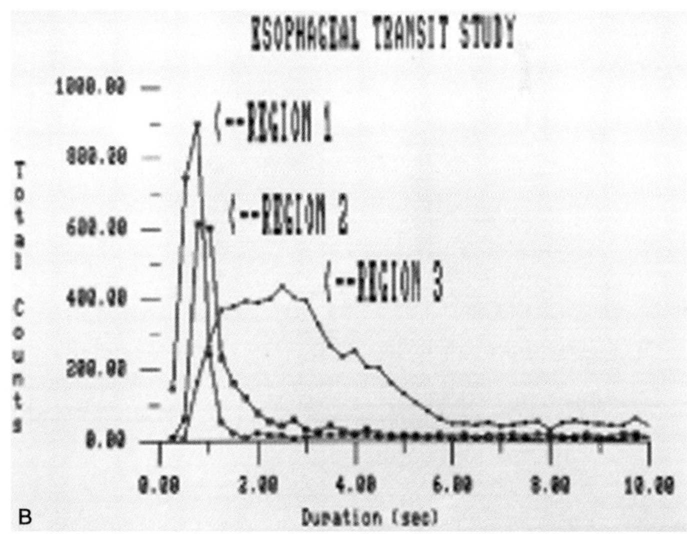

图 72A.1 正常食管通过成像。A. 食管上、中、下段感兴趣区域。B. 吞咽后显示每个区域的时间-放射性曲线。

胃食管反流

成年患者出现胃灼热感和非典型胸痛时需要排除胃食管反流病(GERD)。儿童发育不良和反复发生肺炎的患儿同样需要排除反流性食管炎(GERD)。GERD 目前常用诊断方式是胃酸回流监测,但这种方法要求从鼻食管中插管并行 24h 不间断监测记录。这是一种侵入性检查,极不方便,特别是在儿科患者中。

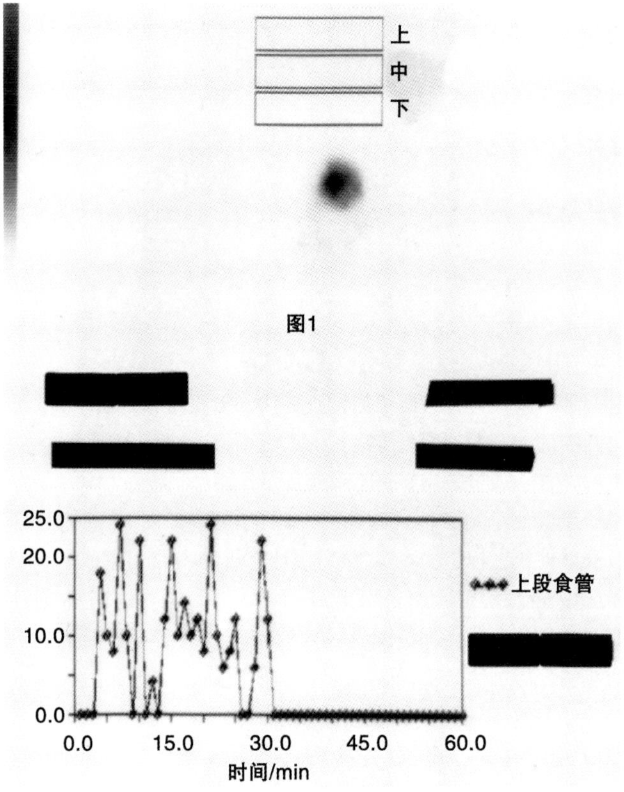

图 72A.2 胃食管反流异常。食管建立三段感兴趣区(ROI)。对应于食管上段 ROI 的持续 60min 时间-活动曲线中显示 3min 后出现反流,持续约 30min。

胃食管反流显像使用混有^{99m}Tc-硫胶体(SC)的酸性果汁,酸性物质可降低食管下端括约肌压力,同时也延缓了胃的排空时间。在计算机辅助下建立与胃和食管上段、中段和下段一致的感兴趣区,儿科患者中,肺部的感兴趣区应在 1~3h 后行延迟显像。成人可使用腹带从 10mmHg 到最大 100mmHg 逐渐增加腹压。正常人没有胃食管反流显像,这项检查在监测胃食管反流病中敏感性约为 90%(图 72A.2)。

胃排空显像

胃排空是一个复杂的生理过程,不仅涉及神经内分泌的因素,还有很多其他原因,如食物类型、食物 pH、脂肪含量和食物渗透压都会影响胃排空速率。胃排空障碍可有很多原因,比如糖尿病、电解质紊乱、迷走神经切断术后综合征和某些药物。

检查前排除由机械原因引起的胃排空障碍是临床工作中非常重要的环节。临床怀疑胃溃疡、肿瘤或胃肠结石时应首先选择内镜检查和钡剂造影。胃排空显像在评价胃动力方面已经成为临床"金标准"。虽然这是基于复杂的数学模型用来阐述的检查,但在临床工作中简单易行。患者服用经放射性核素标记的固体、液体或混合食物,通过获取胃肠的数字图像和时间-强度曲线来分析患者胃排空速率(图 72A.3)。

有放射性标记的固体或液体食物的半排空时间($T_{1/2}$)随着采用不同的技术而有所差异。总的来说,固体食物正常的 $T_{1/2}$ 小于 90min,液体食物正常的 $T_{1/2}$ 小于 60min。如果条件允

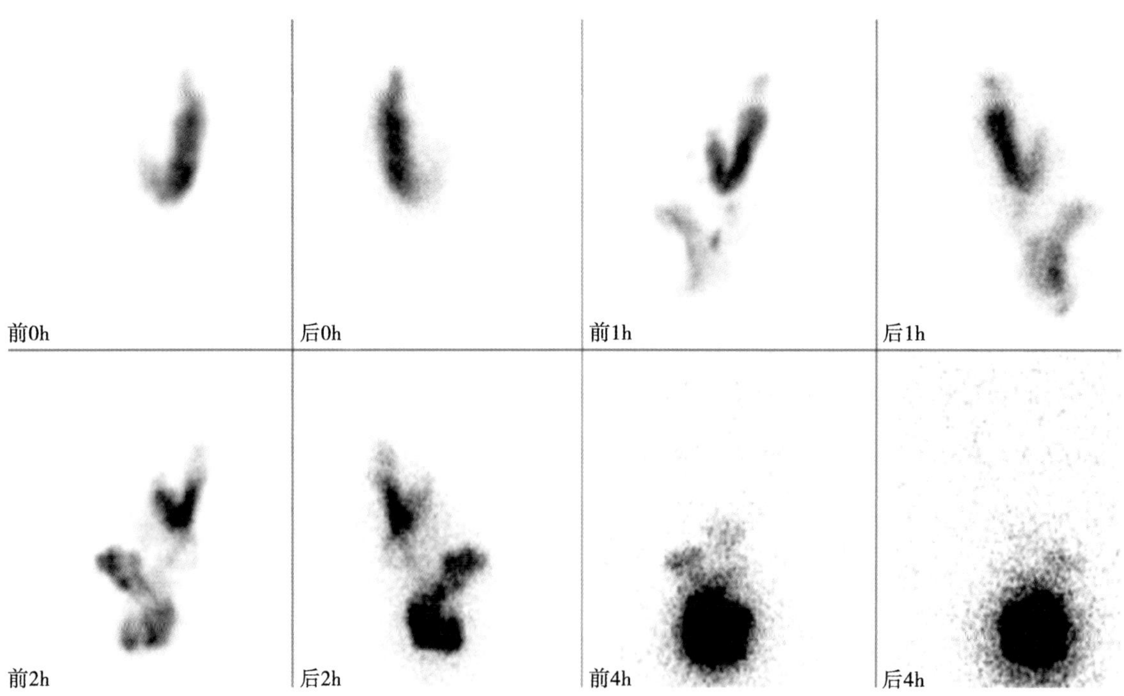

图 72A.3 正常胃排空。相应部位的前位和后位图像,显示在 2h(55%)和 4h(100%)时正常胃排空。

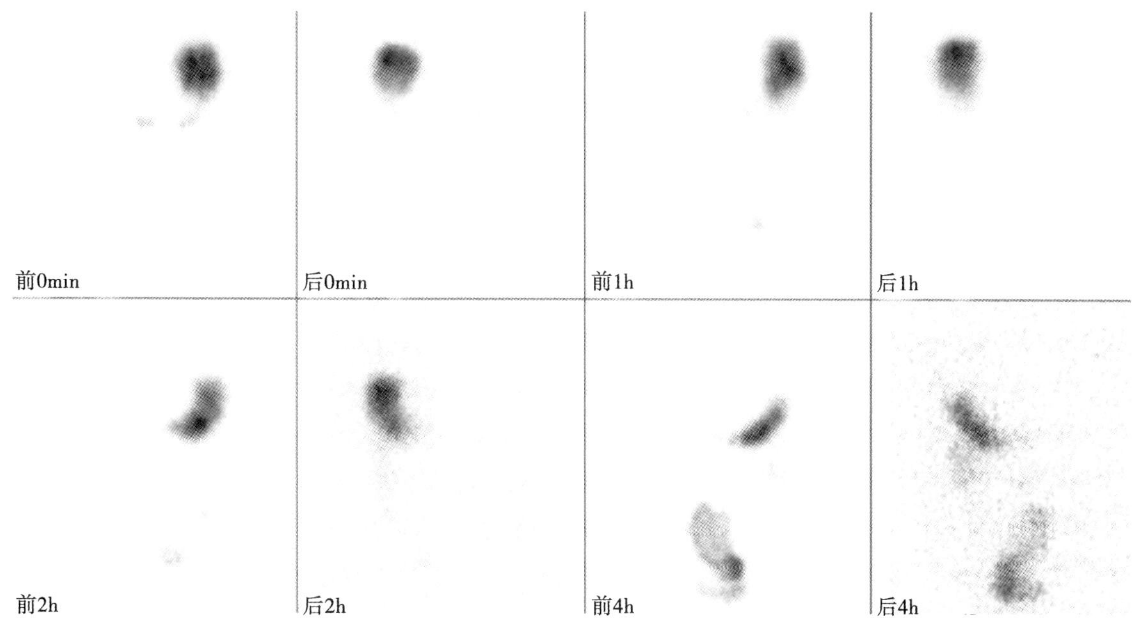

图72A.4　胃轻瘫。胃排空延迟，2h(18%)、4h(72%)。

表72A.1

胃潴留的正常限度

时间/h	下限/%(值越低提示胃排空越快)	上限/%(值越大提示胃排空越慢)
0.5	70	
1.0	30	90
2.0		60
3.0		30
4.0		10

许，每个实验室都应建立自己正常的 $T_{1/2}$ 值。液体食物胃排空时间一般符合指数曲数，然而固体食物胃排空时间是双相的，在线性曲线后紧随一个延迟期。胃排空显像可以用液体、固体食物或混合性食物(使用两种不同的放射性核素或者使用双能探测器)，然而研究显示用固体食物检查胃轻瘫比用液体食物检查敏感性更高，分析图像时视觉分析比单纯排空时间更有诊断价值。

胃排空显像的标准方案是患者服用1mCi ^{99m}Tc-SC标记的110g蛋白、2片吐司、1包果冻和120ml司水后，计算30min、1h、2h、3h和4h的胃排空率(图72A.4)。

根据SNMMI指南，正常胃排空参数见表72A.1。

胃排空显像可以扩展应用至评估胃-结肠通过时间，结肠通过时间，还可用于评估消化道平滑肌和神经功能状态，目前这些检查在临床并不常用。

胃肠道出血显像

临床怀疑上消化道出血的患者常用内镜进行检查和治疗，大多数这类患者通常不需要作消化道出血显像。胃肠道出血显像通常用于消化道内镜不能区分出血来自上消化道或下消化道的患者。这类患者中，用^{99m}Tc标记的体内红细胞显像对消化道出血非常敏感，并且能确定出血位置。注射^{99m}Tc标记的红细胞后，连续60min动态采集(每分钟1帧)前位图像，或者延长显像时间直到出血量能够定位出血点，显像范围包括腹部及盆腔。该检查能够检查出低至0.1mL/min的出血量，而血管造影只能诊断1mL/min的出血量。当临床怀疑胃肠道出血应紧急行胃肠道出血显像，特别是通过介入放射学行经皮栓塞时。在红细胞标记后24h内的任何时间可重复成像，但应该注意，因为血液有可能进入结肠而不要误认为出血点位于结肠。

胃肠道出血治疗需要准确定位出血点。如果要进行血管造影和介入等方法治疗胃肠道出血，建议第一步行更灵敏的胃肠道出血检查确认出血点。胃肠道出血检查将指导选择合适的血管栓塞或注入血管活性药物。该检查有以下三个基本原则：①示踪剂浓聚点在进入肠腔时似乎“无处不在”；②示踪剂浓聚点可持续存在或随时间增加而增加；③示踪剂浓聚点可向前、向后或双向移动(图72A.5~图72A.7)。

肠腔内显像剂溢出可见沿肠道走行异常浓聚，显像剂外渗可以发生在小肠和结肠，此种现象不一定是异常现象。解读图像应考虑假阳性可能，应特别注意膀胱和会阴部位显像剂浓聚，排除此类假阳性应观察侧位图像。

Meckel显像

Meckel憩室是先天性胃肠道畸形，患病率为2%~4%。20%~57%的Meckel憩室含有异位的胃黏膜，可能伴发溃疡和出血。静脉注射^{99m}Tc显像剂1h后采集腹部动态及静态图像。^{99m}Tc浓聚在异位的胃黏膜处，可用于检测憩室中异位的胃黏膜。五肽胃泌素刺激可增加异位胃黏膜显像剂的摄取，西咪替丁可阻断憩室内的^{99m}Tc显像剂外流，这两种方法可增加此检查的敏感性(图72A.8)。

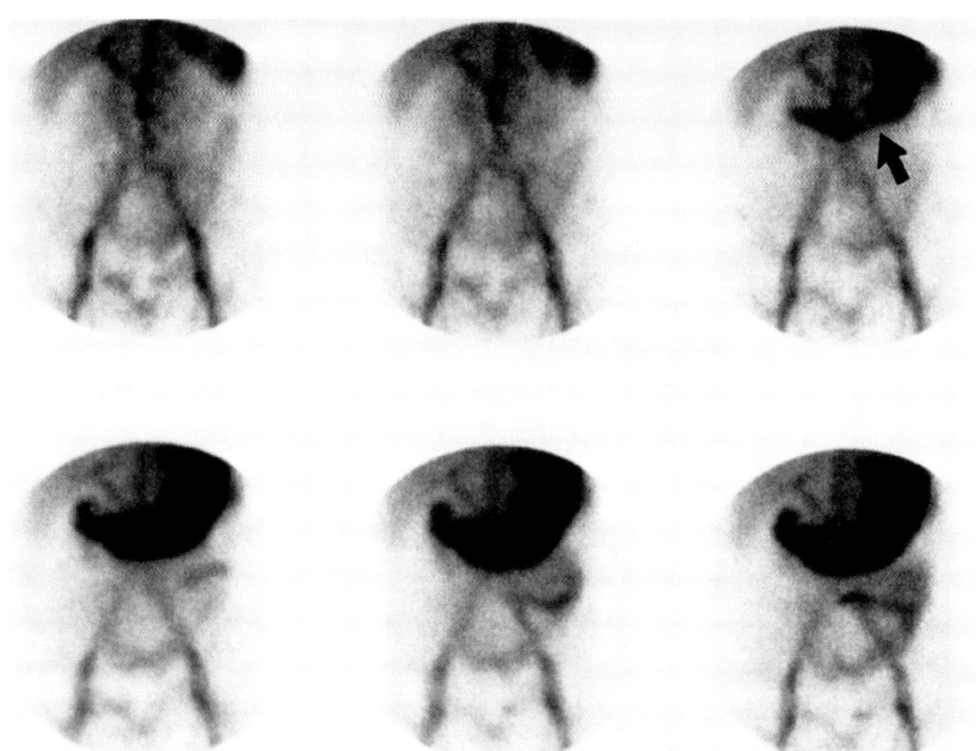

图72A.5　胃内静脉曲张引起的上消化道出血。该患者内镜检查阴性，连续的5min胃肠道出血显像示$^{99m}TcO_4$标记的红细胞填充胃腔（箭）。如果游离$^{99m}TcO_4$与红细胞标记，则游离锝将会在胃生理性浓聚，从而无法进行胃肠道出血诊断。该检查使用的标记红细胞没有游离的$^{99m}TcO_4$。

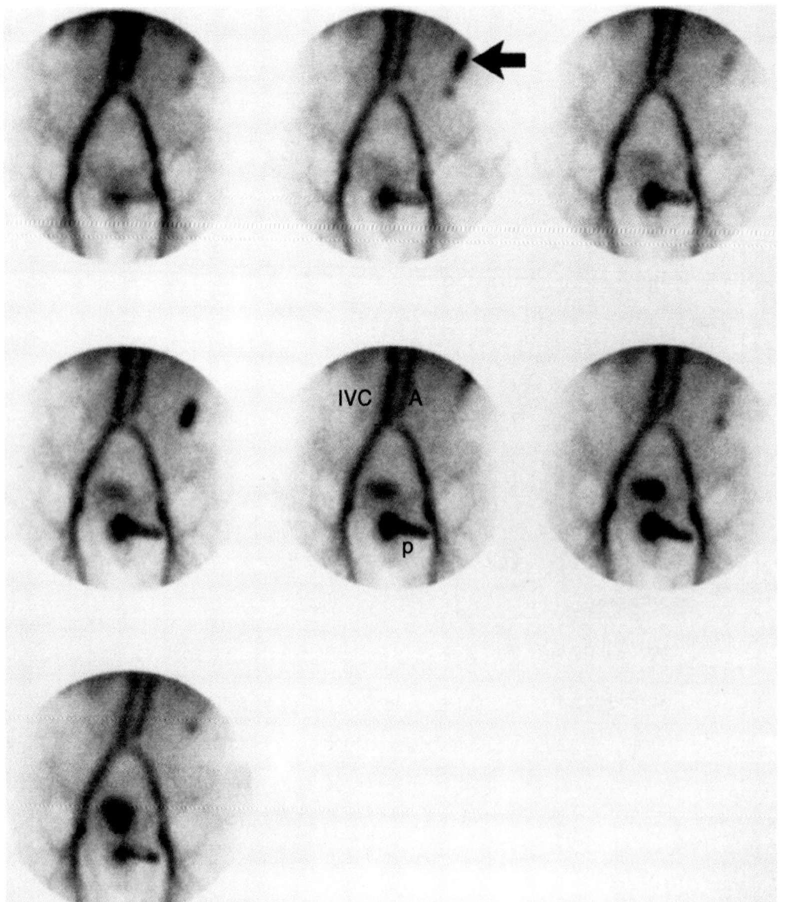

图72A.6　结肠脾曲憩室出血。每5min连续图像示出血点位于左上象限（箭），随时间变化其出血量也随之变化并进入结肠。注意此患者在阴茎部有一大而静止的血池。静止的血池如主动脉（A），下腔静脉（IVC）和阴茎（p）不要被误认为出血。

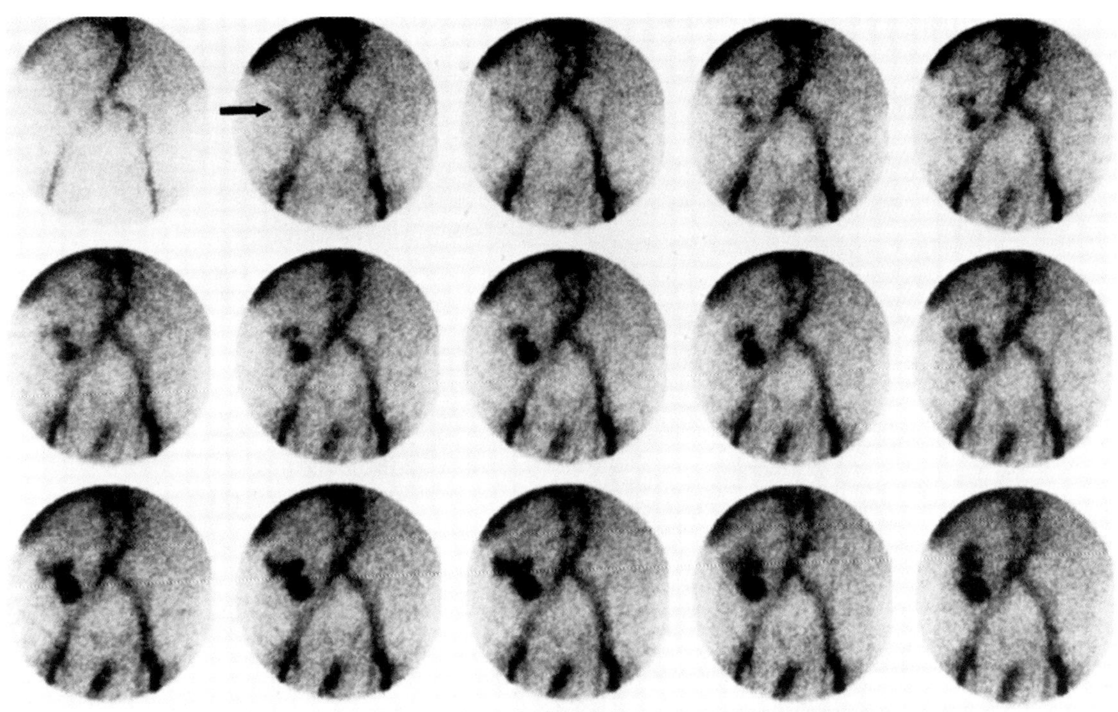

图 72A. 7　血管发育不良导致的盲肠出血。图像示出血点位于右下腹(箭)。

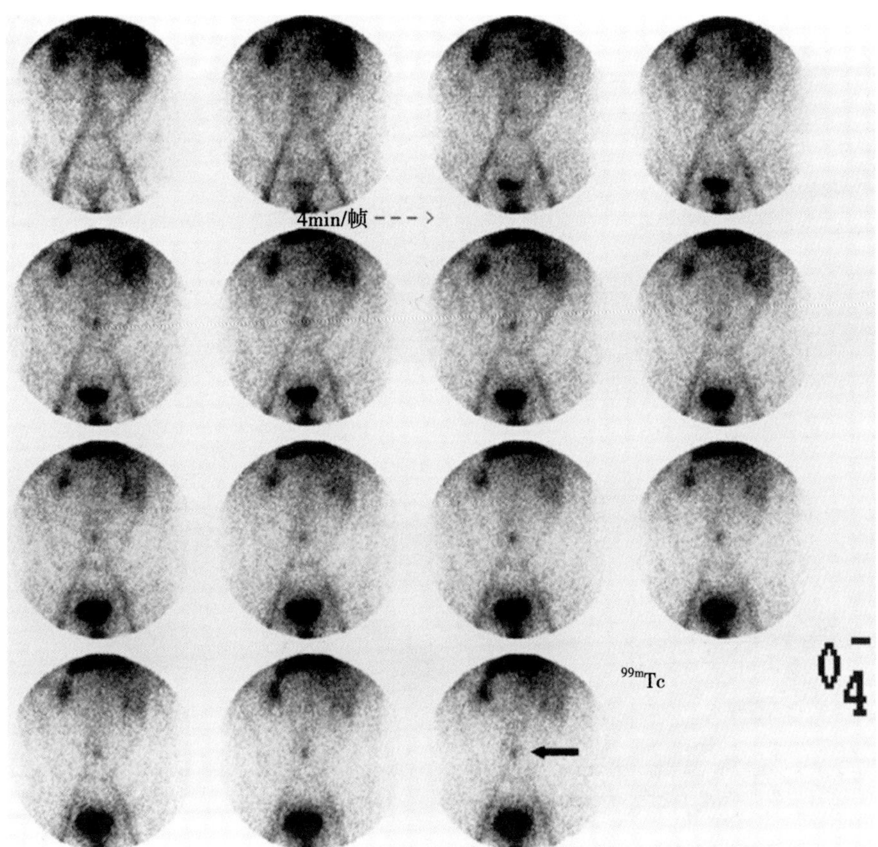

图 72A. 8　Meckel 憩室。显像剂$^{99m}TcO_4$ 摄取浓聚(箭),在异位胃黏膜显像中可见 Meckel 憩室位于腹部中心。

肝脏和脾脏相关运用

肝/脾显像

静脉注射^{99m}Tc 标记的硫胶体用于肝和脾显像。胶体显像提供基于器官灌注和吞噬胶粒的网状内皮细胞(肝脏中的 Kupffer 细胞和脾脏中的网状内皮细胞)的分布信息。肝、脾血流灌注丰富,富含网状内皮细胞,^{99m}Tc 标记的硫胶体可被网状内皮细胞吞噬而使肝脾显影。骨髓网状内皮细胞很少,故肝/脾显像吞噬的胶体颗粒就少,所以骨髓很少显影。肝/脾显像是评价局灶性或弥漫性肝脾病变方便而又廉价的手段,但缺乏特异性。腹部很多种病变都可显示为放射性异常摄取。由于核医学分辨率较低,直径小于 1cm 的肝病变不能被发现,SPECT 扫描常为阴性。MRI、超声和 CT 的分辨率较高,是临床诊断肝局灶性病变的主要方法。^{99m}Tc 标记的硫胶体肝脏 SPECT/CT 显像是肝局灶性结节性增生(FNH)的特异性检查方法。FNH 是由于局部肝动静脉畸形导致的局部肝细胞增生所形成的结节。结节中^{99m}Tc 标记的硫胶体摄取增加可以诊断为 FNH,这是由于增生的结节内网状内皮细胞增多,吞噬活动增强,表现为对^{99m}Tc 标记的硫胶体显像剂摄取增强。^{99m}Tc 标记的硫胶体显像还可用于诊断肝脏以外的病变,如骨髓脂肪瘤和髓外造血。

肝/脾显像在评价肝脾大小、形态和位置时较准确和方便,同时有助于评价临床怀疑因阻塞性肺部疾病而导致肝肿大的患者,用于检查解剖变异的患者如巨大肝左叶或位于右侧的 Riedel 肝叶。正常的肝/脾显像见图 72A. 9。

由肝硬化和肝炎引起的肝脾灌注和网状内皮系统的功能改变被视为肝、脾、骨髓和肺部吞噬细胞及网状内皮细胞之间的功能"转变",表现为肝摄取减低而其他器官摄取增高。肝/脾显像在监测疾病进展和疗效方面可提供非常有价值的诊断信息,见图 72A. 10。

肝/脾显像还可从其他核素扫描图像中减去^{99m}Tc 标记的硫胶体图像,从而获得肝脾的减影图像。用于炎症显像的^{111}In 白细胞扫描,用于炎症、淋巴瘤或肝癌显像的^{67}Ga 扫描,用于神经内分泌肿瘤显像的^{111}In 奥曲肽扫描,这些显像肝脾均有生理性摄取,这些扫描中减去肝脏/脾脏扫描图像证实肝脾局灶性摄取增高,即"热点"(图 72A. 11)。这可能对显示肝硬化再生性结节有特殊诊断价值。

热变性红细胞脾显像

^{99m}Tc 标记的热变性红细胞可被脾组织的巨噬细胞吞噬,从而使脾脏显影。这项检查可应用在特发性血小板增多症的诊断和副脾组织的确认,比单独 CT 和 SPECT 检查更有诊断价值(图 72A. 12)。

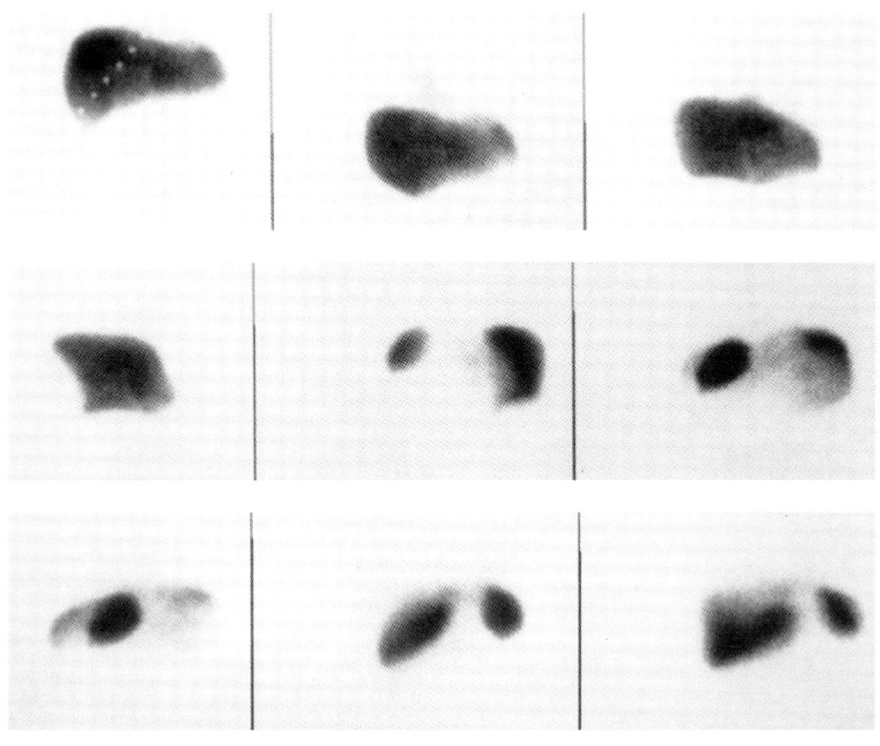

图 72A. 9　正常肝/脾显像。序列图像从前位开始,带标记的投影(小圆点)在右肋缘。后续图像分别为前位、右前斜位、右外侧、右后斜、后位、左后斜、左外侧和左前斜位。注意肝脏、脾脏的相对大小和这两个器官的位置投影。

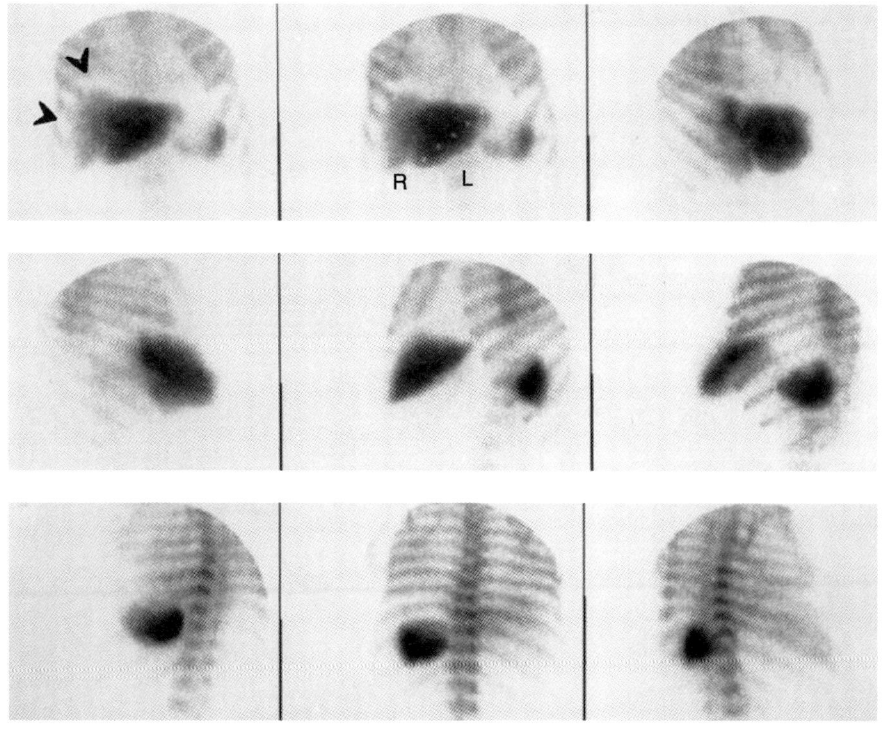

图 72A. 10 异常肝/脾显像。患者为肝硬化患者。肝脏显影明显缩小，摄取明显减低，左叶(L)显影较右叶(R)明显。注意脾摄取和骨髓摄取强度转换。腹腔积液从右侧肋骨边缘推移肝脏(箭头)。注意与图 72A. 9 对比。

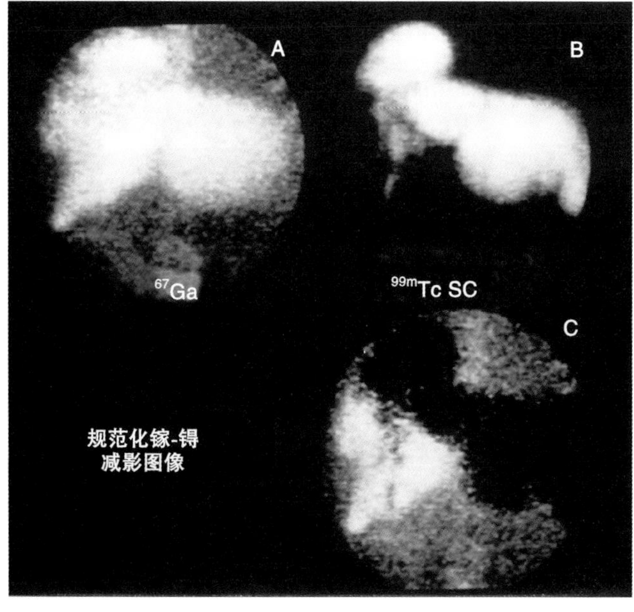

图 72A. 11 ^{67}Ga 扫描中减去肝脏、脾脏影像的肝癌患者。A. ^{67}Ga 显像，注射显像剂后 48h 前位图像。B. 与之匹配的硫胶体分布图像。选择合适伽马相机的能窗以便这两种放射性药物的同时成像。减影后图像(C)显示肝癌细胞对^{67}Ga 的亲和性，而不是对所用胶体的亲和性。

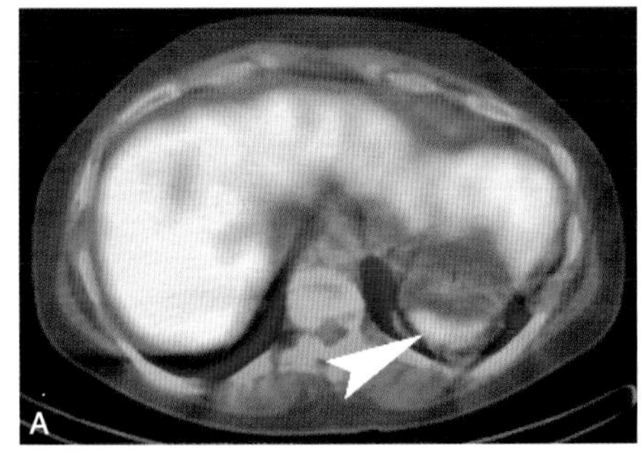
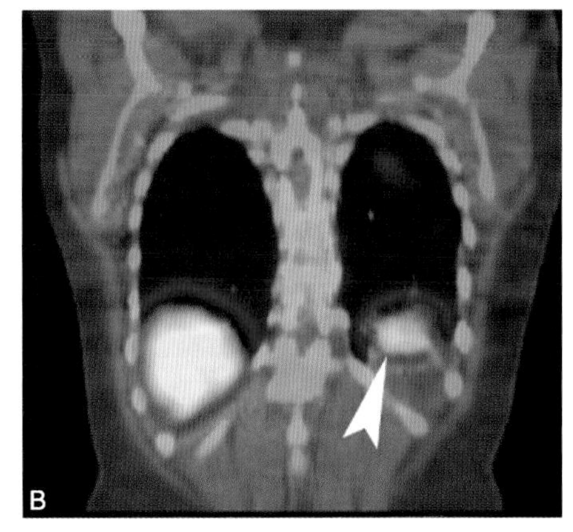
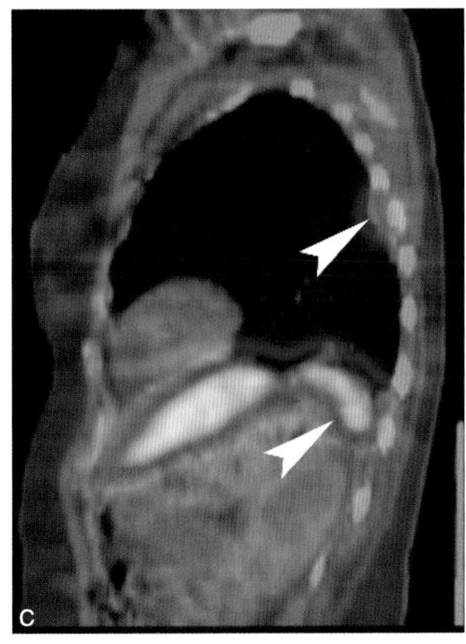
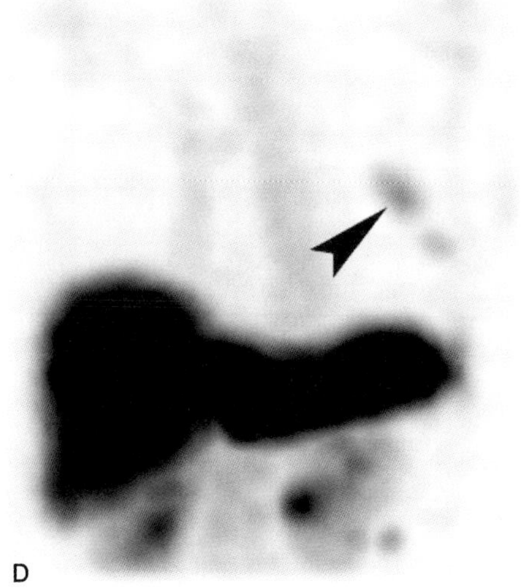

图 72A. 12 SPECT-CT 示脾大。热变性^{99m}Tc 标记的红细胞 SPECT/CT 显像示腹腔内脾大(箭头)。融合 SPECT/CT:轴向(A),冠状位(B),矢状面(C)融合 SPECT/CT,冠状面(D)。

肝胆显像

胆囊和胆道系统显像用^{99m}Tc 标记的亚氨基二乙酸的酸性复合物进行。目前在为数众多的亚氨基二乙酸复合物中,只有两种药物常用:^{99m}Tc 标记的地索苯宁(disofenin)和甲溴苯宁(mebrofenin)。^{99m}Tc 标记的利多苯宁(lidofenin)实际上已经不再应用于临床。这些放射性药物以原型从胆道系统排泄,即使存在血清胆红素增高的情况下也能起作用,尽管更高的放射性药物剂量可能是必要的。

急性胆囊炎。肝胆显像最常用来诊断可疑的急性胆囊炎。在进行这项检查前推荐至少禁食 2h。正常肝胆正位显像示肝脏显像剂快速而均匀的摄取,当显像剂逐渐排泄到胆道系统再进入到小肠时肝影逐渐消退。1h 内肝外管道、胆囊、小肠将依次显影(图 72A. 13)。大多数急性胆囊炎患者都有结石或胆管梗阻,一小部分患者常常是慢性胆囊炎患者,属于无结石性胆囊炎。急性胆囊炎患者胆道显像最常见的征象是在静脉注射显像剂 1h 后胆囊无显影,4h 后仍无胆囊显影(无吗啡刺激),或者吗啡(典型用量为 2mg)刺激 30min 后不显影。如果检查前准备妥当,检查的敏感性和特异性均高达 98%以上,检查准确率在 95%以上。在扫描时可静脉注射少量吗啡(1~2mg)以提高 Oddi 括约肌张力,可促使显像剂进入胆囊。它是一种方便的加速"正常扫描"的方法,因为当胆囊显影时可排除急性胆囊炎的诊断。吗啡也可用于阴性扫描,尤其是应用在扫描前已通过用餐的方式来刺激胆囊收缩的患者。

在放射性核素血管造影中,胆囊窝血流增加有助于对急性胆囊炎的诊断。肝胆显像中的"环形征"表现为在胆囊窝处一条带状放射性摄取增加区域,它表示此处因肝细胞炎症从而导致放射性药物排泄减少,这种征象常预示坏疽性胆囊炎(图 72A. 14)。

肝胆显像诊断急性胆囊炎诊断中一个容易发生误诊的可能性在于因患者长期禁食而导致胆囊扩张,显像剂不会进入完全空虚而呈扩张状态的胆囊。这可通过给患者使用胆囊收缩素(CCK)类似物进行处理。CCK 是种短效的自体产生的激素,它可以促使胆囊收缩。在胆囊排空以后,胆囊被充填,此时胆汁再次进入胆囊。胆囊切除术后,肿瘤阻塞胆管,先天性胆囊发育不良均可导致得出急性胆囊炎的假阳性诊断。当胆囊不显影时也应考虑其他假阴性情况,如 Mirizzi 综合征和胆管梗阻。

无结石性胆道疾病包括慢性无结石性胆囊炎、胆囊管综合征和胆囊运动障碍。这些患者常主诉右上腹疼痛,不耐受油腻食物和上腹不适。常规胆道显像和超声常无异常发现。CCK 刺激胆道显像在胆囊收缩乏力患者中证实胆囊收缩力下降和胆囊排胆分数下降。正常胆囊排胆分数大于 35%。临床上常用检查方法是在注射显像剂 1h 后静脉注射 CCK,此时胆囊已经显影。注射 CCK 时应缓慢注射更符合生理状态,更好促使胆囊排空,同时减少副作用。如果 30min 内注射 CCK 0. 02μg/kg,胆囊排胆分数大于 30%,则为正常胆囊(图 72A. 15)。如果胆囊排胆分数小于 30%,则可诊断为胆囊运动障碍或慢性无结石性胆囊炎(图 72A. 16)。

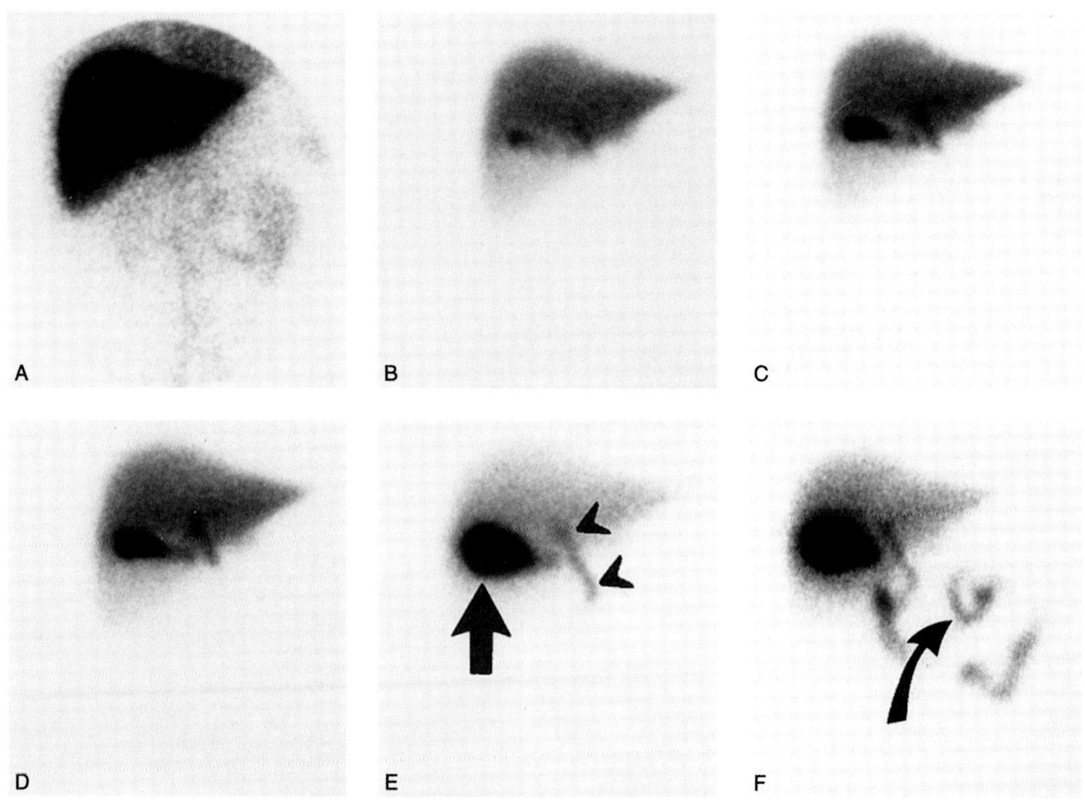

图 72A.13　肝胆扫描正常。注射后即刻显像(A)和每 5min 采集图像(B~F)显示显像剂从血池快速清除，紧接着是中央胆道和胆囊显影(箭)。显像剂在 20min 时继续填充胆总管(箭头)和小胆管(E)，小肠 25min 时显像(弯箭)(F)。

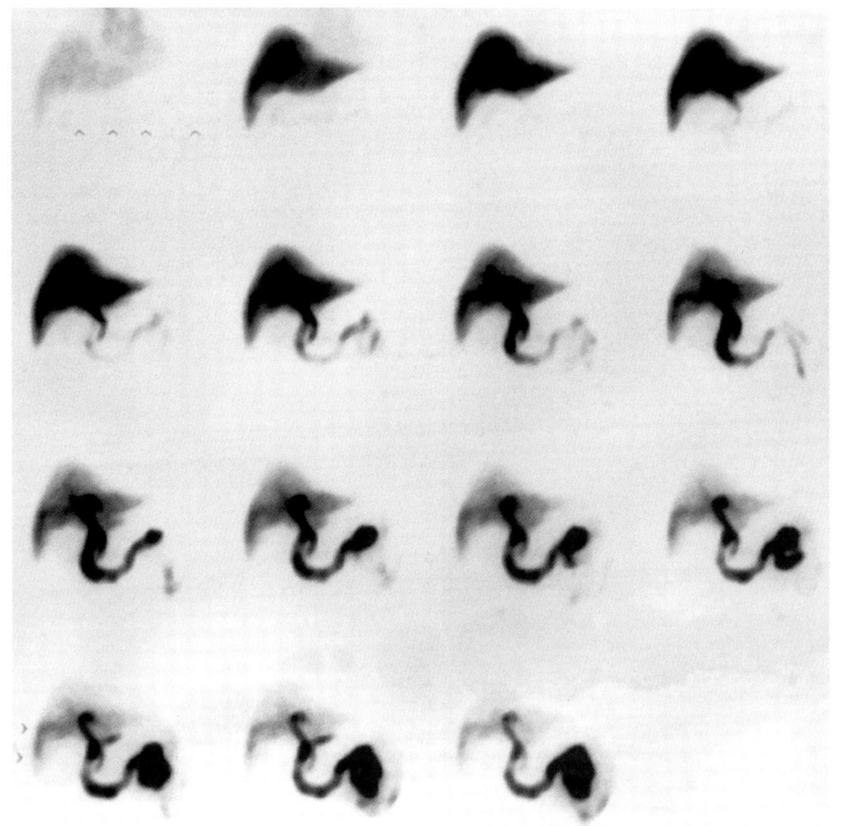

图 72A.14　肝胆显像诊断为急性胆囊炎。患者第一次胆管扫描时显示急性胆囊炎阳性，但其陈述不支持此诊断。第 2d 重复扫描了一次。在这次扫描中显像剂排泄比第一次延迟，横结肠处有一细小线样放射性摄取。在第二次扫描中使用了胆囊收缩素(CCK)作预处理。从第二幅图像开始，显像剂迅速被肝摄取和排泄进入胆管与小肠，胆囊没有填充。随着肝影消退，在胆囊窝有一轮胎样放射性摄取增加“热区”，表明严重的急性胆囊炎导致肝细胞炎症。

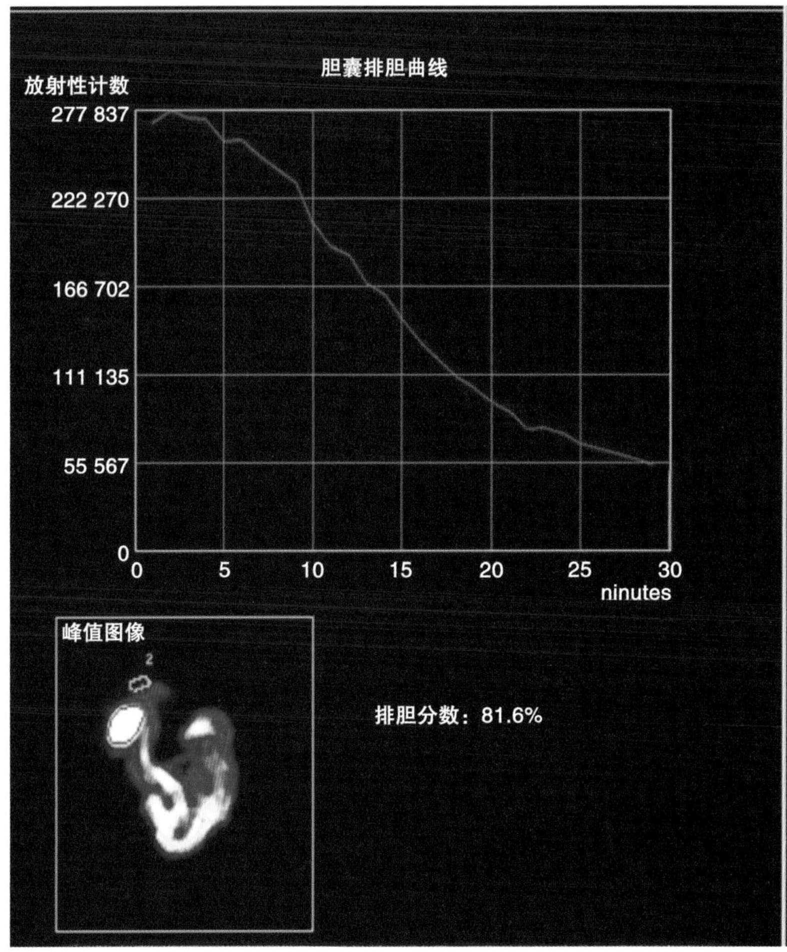

图 72A. 15 正常胆囊排胆分数(GBEF)。HIDA 扫描示胆囊正常填充，随后注射胆囊收缩素(CCK)后 GBEF 正常(正常值>30%)。

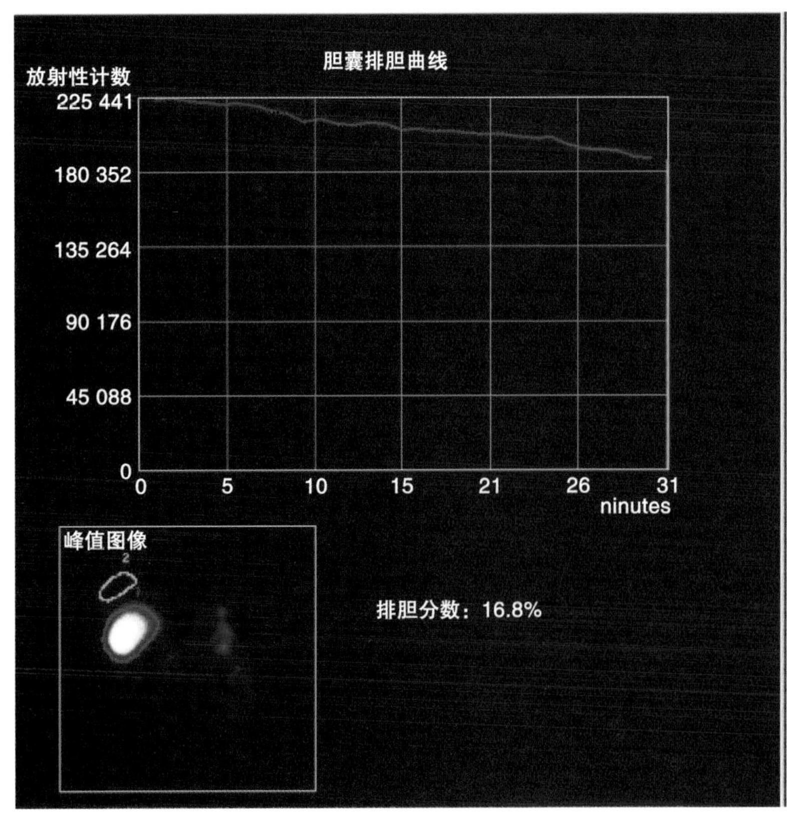

图 72A. 16 胆囊排胆分数(GBEF)异常。胆囊正常充盈(排除急性胆囊炎)，但注射 CCK 后 GBEF 减低(16.8%)，与慢性胆囊炎表现一致(正常 GBEF>30%)。

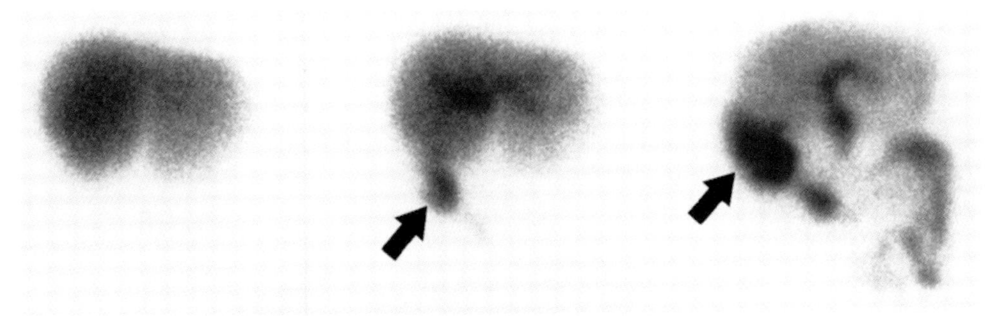

图 72A. 17　肝胆显像示胆囊切除后并发胆漏。图像（从左到右）为即时显像、30min 延迟像和 1h 后延迟显像，胆道系统显影 1h 后显示显像剂聚集在肝右叶区域（箭）。

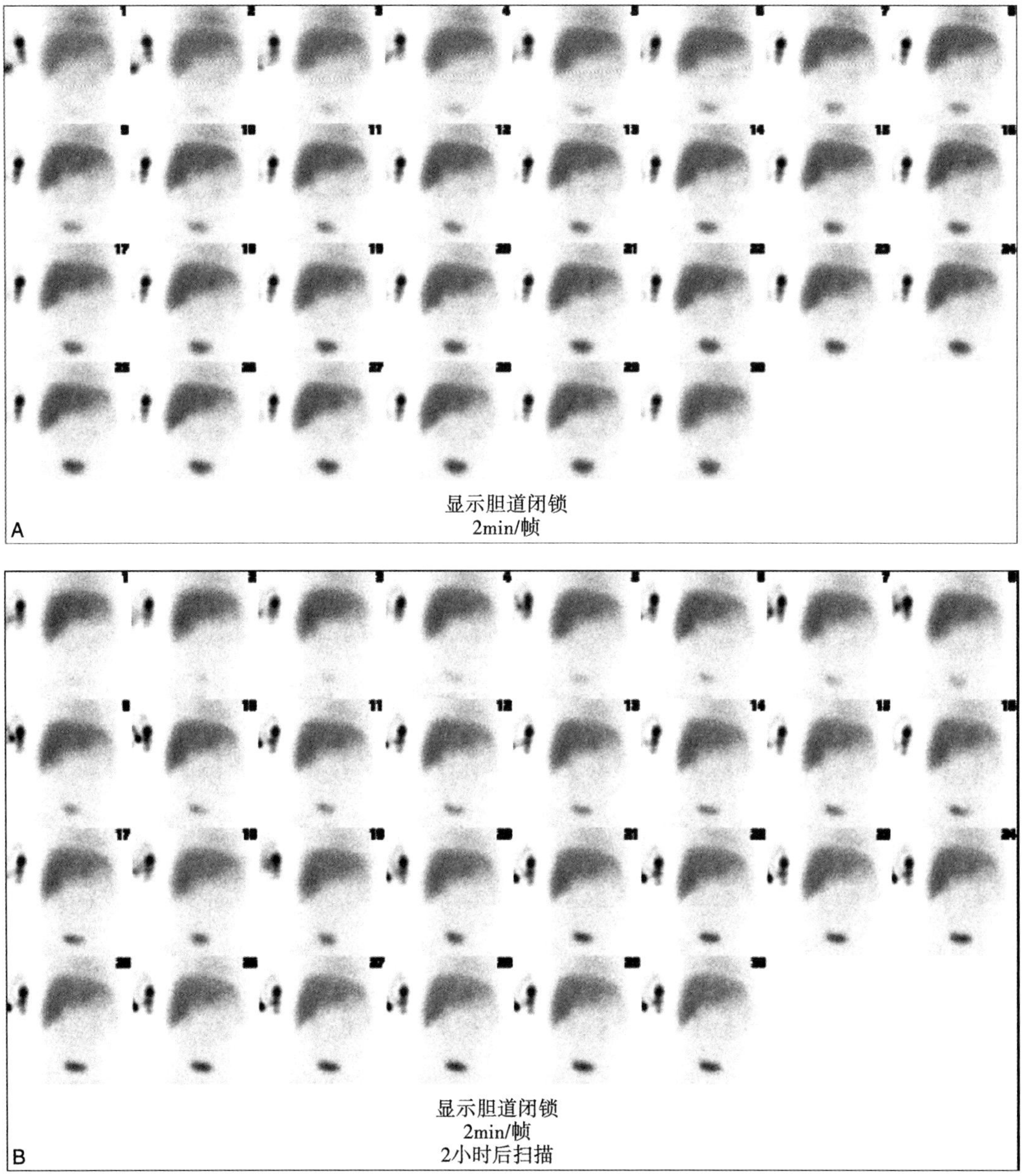

显示胆道闭锁
2min/帧
A

显示胆道闭锁
2min/帧
2小时后扫描
B

图 72A. 18　HIDA 扫描示胆道闭锁。A. 第 1 小时图像。B. 第 2 小时图像。在注射^{99m}Tc 标记的甲溴苯宁 2h 后无显像剂进入胆道、胆囊或肠道，与胆道闭锁表现一致。

胆道显像的其他临床应用包括术后并发症和外伤胆漏(图72A.17)。排泄阶段的扫描在评价肝功能和胆总管通畅性方面非常重要。延迟1h后胆道显影提示胆道梗阻。由于严重的阻塞性肝病和胆道梗阻都表现为胆道延迟显影,严重肝脏疾病会导致胆道延迟显影和显像剂从血池中清除减低或心脏摄取增加,所以需认真区分这两种疾病。肝胆显像在区分新生儿肝炎和胆道闭锁方面有明显优势,新生儿肝炎在胆道扫描时胆囊区表现为冤影,这有别于胆道完全闭锁,胆道闭锁患者显像剂不会经由胆道进入胆囊或小肠(图72A.18)。如果是重度肝炎则显像剂会出现排泄延迟,但肠道可见显像剂浓聚(通常这需要4~24h),那么胆道闭锁就可以排除。

肝血池显像

海绵状血管瘤是肝最常见的良性肿瘤和除肝转移性肿瘤外第二常见的肝肿瘤。由于肝海绵状血管瘤常位于被膜下,故可在超声检查、CT和MRI检查时偶然发现。虽然这些检查在诊断肝血管瘤时都有具体标准,但其特异性还不是100%。由于活检有可能导致出血风险,因此应优先选择一种非侵入性诊断方法。^{99m}Tc标记的红细胞显像提供了一种敏感而又特异的检查海绵状血管瘤的方法。由于肿瘤和炎性病变往往血流更丰富、显像剂摄取增高,排除肝血管瘤诊断首先作一系列能表现为显像剂摄取正常或降低的早期摄取检查。SPECT延迟显像病灶摄取增加,显像中表现为热区。如果病灶小于1.5cm、位置较深或采用单探头SPECT,都会导致敏感性下降。延迟显像中偶有发现结肠或肺部原发性肿瘤或转移性肿瘤的报道。总体来说,如果这四种显像技术中的两种都有肝海绵状血管瘤特征,那么没必要做进一步检查(图72A.19)。

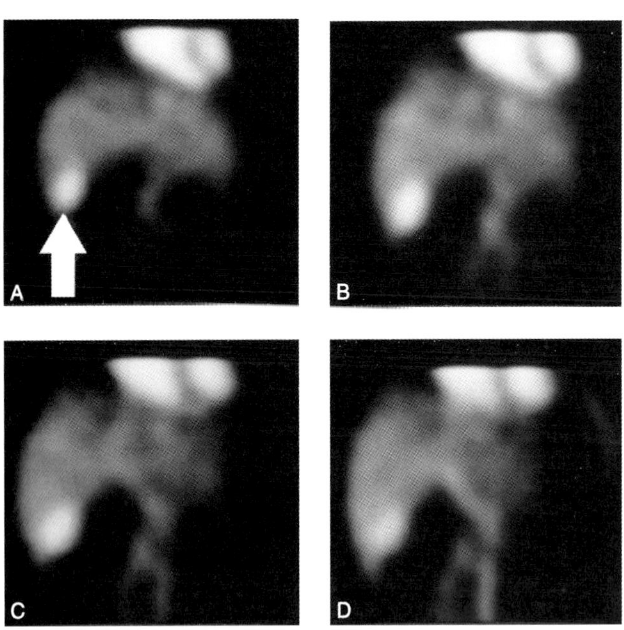

图72A.19 肝移植后肝血管瘤。注射^{99m}Tc标记的红细胞显像剂25mCi,1h后SPECT冠状断层显像。图像(A~D)可能与胆道扫描混淆,注意心脏血池。箭所指区域可见显像剂浓聚,类似胆囊。

推荐阅读

Balon HR, Fink-Bennett DM, Brill DR, et al. Procedure guideline for hepatobiliary scintigraphy. Society of Nuclear Medicine. *J Nucl Med* 1997; 38(10):1654–1657.

Chamarthy M, Freeman LM. Hepatobiliary scan findings in chronic cholecystitis. *Clin Nucl Med* 2010;35:244–251.

Charron M. Pediatric inflammatory bowel disease imaged with Tc-99m white blood cells. *Clin Nucl Med* 2000;25(9):708–715.

Charron M, Di Lorenzo C, Kocoshis S. CT and 99mTc-WBC vs colonoscopy in the evaluation of inflammation and complications of inflammatory bowel diseases. *J Gastroenterol* 2002;37(1):874–875.

Chatziioannou SN, Moore WH, Ford PV, Dhekne RD. Hepatobiliary scintigraphy is superior to abdominal ultrasonography in suspected acute cholecystitis. *Surgery* 2000;127(6):609–613.

Connolly LP, Treves ST, Bozorgi F, O'Connor SC. Meckel's diverticulum: demonstration of heterotopic gastric mucosa with technetium-99m-pertechnetate SPECT. *J Nucl Med* 1998;39(8):1458–1460.

Donohoe KJ, Maurer AH, Ziessman HA, Urbain JL, Royal HD. Procedure guideline for gastric emptying and motility. Society of Nuclear Medicine. *J Nucl Med* 1999;40(7):1236–1239.

Ford PV, Bartold SP, Fink-Bennett DM, et al. Procedure guideline for gastrointestinal bleeding and Meckel's diverticulum scintigraphy. Society of Nuclear Medicine. *J Nucl Med* 1999:40(7):1226–1232.

Hustinx R. PET imaging in assessing gastrointestinal tumors. *Radiol Clin North Am* 2004;42(6):1123–1139, ix.

Kamel EM, Thumshirn M, Truninger K, et al. Significance of incidental 18F-FDG accumulations in the gastrointestinal tract in PET/CT: correlation with endoscopic and histopathologic results. *J Nucl Med* 2004;45(11):1804–1810.

Klein HA. Esophageal transit scintigraphy. *Semin Nucl Med* 1995;25(4):306–317.

Klingensmith WC 3rd, Lawrence SP. The gastric emptying study: protocol design considerations. *J Nucl Med Technol* 2008;36(4):195–199.

Krishnamurthy S, Krishnamurthy GT. Cholecystokinin and morphine pharmacological intervention during 99mTc-HIDA cholescintigraphy: a rational approach. *Semin Nucl Med* 1996;26(1):16–24.

Mariani G, Boni G, Barreca M, et al. Radionuclide gastroesophageal motor studies. *J Nucl Med* 2004;45(6):1004–1028.

Maurer AH. Gastrointestinal bleeding and cine-scintigraphy. *Semin Nucl Med* 1996;26(1):43–50.

Maurer AH, Krevsky B. Whole-gut transit scintigraphy in the evaluation of small-bowel and colon transit disorders. *Semin Nucl Med* 1995;25(4):326–338.

Nadel HR. Hepatobiliary scintigraphy in children. *Semin Nucl Med* 1996; 26(1):25–42.

Szepes A, Bertalan V, Várkonyi T, Pávics L, Lonovics J, Madácsy L. Diagnosis of gallbladder dyskinesia by quantitative hepatobiliary scintigraphy. *Clin Nucl Med* 2005;30(5):302–307.

Tripathi M, Chandrashekar N, Kumar R, et al. Hepatobiliary scintigraphy: an effective tool in the management of bile leak following laparoscopic cholecystectomy. *Clin Imaging* 2004;28(1):40–43.

Urbain JL, Charkes ND. Recent advances in gastric emptying scintigraphy. *Semin Nucl Med* 1995;25(4):318–325.

Ziessman HA, Fahey FH, Hixson DJ. Calculation of a gallbladder ejection fraction: advantage of continuous Sincalide infusion over the three-minute infusion method. *J Nucl Med* 1992;33(4):537–541.

Zuckier LS, Freeman LM. Selective role of nuclear medicine in evaluating the acute abdomen. *Radiol Clin North Am* 2003;41(6):1275–1288.

(杨耀武 李泽勇 李素平)

第 72B 章 ■ 肺显像

虽然 CT 血管造影(CTA)在诊断肺栓塞(PE)中起着主要作用,但核医学通气/灌注(V/Q)显像仍然是非常重要的检查方法。肺显像提供的是反映肺基本生理功能的图像,这些图像可用于评估肺血管灌注及肺段支气管树的通气状况。肺显像最常用于评估临床可疑肺栓塞的患者。为了提供更精确的结果,V/Q 显像图像的解读原则曾几度变更。人们从不同的模式对肺灌注显像的缺陷与肺通气显像和/或胸片(CXR)的缺陷进行对比,并从这些对比结果中估计肺栓塞发生的可能性。本章将阐述肺显像使用的放射性药物,检查技术,成像方法和 V/Q 显像结果解读原则。

肺解剖学和生理学

了解肺段的解剖(图 72B.1)对解读肺扫描结果至关重要。肺通气或灌注缺损的三维定位必须分别进行,这一过程还要结合肺段或亚段解剖结构。肺栓塞常呈肺段或亚段分布,形态上常呈周围形或楔形分布。

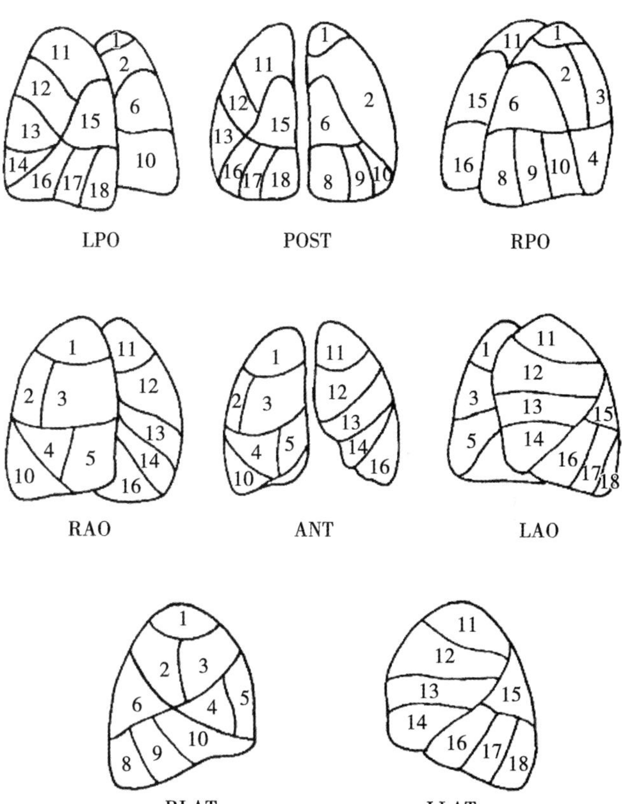

图 72B.1　肺段解剖。右肺支气管肺段:(1)尖段;(2)后段;(3)前段;(4)外侧段;(5)内侧段;(6)背段;(7)内底段;(8)后底段;(9)外基底段;(10)前底段。左肺支气管肺段:(11)尖后段;(12)前段;(13)上舌段;(14)下舌段;(15)背段;(16)前内底段;(17)外底段;(18)后底段。LPO,左后斜位;POST,后位;RPO,右后斜位;RAO,右前斜位;ANT,前位;LAO,左前斜位;RLAT,右侧位;LLAT,左侧位。

虽然肺通气主要经由支气管系统发生,但也存在能使远端肺泡通气的其他路径。肺泡间孔(Kohn)连接相邻肺泡,Lambert 管把肺泡与呼吸性细支气管、终末细支气管和终末前细支气管连接起来。这些管道和小孔允许支气管在主气道阻塞时侧支通气。这些侧支通气不是固定的,受神经激素调节,并可被病理事件、大气压/肺泡气体张力和药物改变。

肺通气和肺动脉血流都受重力影响。当患者处于直立位时,肺血流梯度是从肺尖到肺底,此时肺尖血流量只有肺底的 1/3。当患者端坐时也存在相应的通气梯度。由于肺底部的胸膜腔内压较大,所以肺尖部胸膜腔内压差为负,使得肺尖部肺泡在呼气末与肺底部肺泡相比仍处于相对膨大状态。因此,肺底部肺泡在呼吸周期中承受了更大的形变。这就导致了更大的通气量发生在肺底部,更大的氧张力在肺尖部。平均来说,肺底部通气量是肺尖部的 1.5~2 倍。当患者仰卧时,通气的压力梯度从上下位转移到了前后位,肺后部灌注压也相应增加。

正常情况下,毛细血管灌注和肺泡通气相匹配,以最大限度地实现气体交换。而导致局部组织缺氧的病变会激活肺自身调节机制,这种机制使得缺氧肺段血流量减少。这种动态调节机制使通气不足的肺段不至于过度灌注。相反,局部血流灌注不足很少导致局限性支气管收缩。原发性血管疾病,如肺栓塞,如果不合并肺实质实变或肺梗死,肺通气量通常是正常的。因此,具有正常通气的肺解剖部位出现灌注不足被称为 V/Q 不匹配,这种不匹配是肺栓塞的诊断标志。

肺通气显像

放射性药物

氙-133(^{133}Xe)是一种广泛用于肺通气显像的放射性同位素。^{133}Xe是^{235}U在核反应堆中裂变时产生的一种惰性气体，其半衰期为5.3d，经历γ衰变和β^-衰变。^{133}Xe基本光子能量为81keV，由于其光子能量低，所以软组织衰减效应明显。^{133}Xe通气显像应先于肺灌注显像，因为^{99m}Tc标记人血清大颗粒聚合白蛋白(MAA)的高能射线(140keV)会产生康普顿散射而进入^{133}Xe扫描中能量为81keV的能窗，从而干扰肺通气显像。成人肺通气显像中^{133}Xe用量为10~20mCi(370~740MBq)。

氙-127(^{127}Xe)是一种在回旋加速器中产生的放射性同位素，其物理半衰期为36.4d，发射光子能量为203keV、172keV和365keV。因其光子能量更高，由康普顿散射而造成的图像质量下降不是那么显著，如果有必要的话在肺灌注显像后可加做^{127}Xe通气显像。

氪-81m(^{81m}Kr)是另一种用于肺通气显像的放射性惰性气体。^{81m}Kr由铷-氪发生器产生，其半衰期极短，只有13s。^{81m}Kr衰变方式为同质异能转变，其光子能量为191keV。如果有必要，高能量使得^{81m}Kr肺通气显像可在肺灌注显像出现异常时进行。然而发生器价格昂贵，因此它在临床应用有限。成人常用量为10~20mCi(370~740MBq)。

^{99m}Tc气溶胶。肺通气显像可使用气溶胶代替，而不是一定要用放射性气体才能进行。放射性核素标记的气溶胶可通过将放射性药物进行雾化后给患者吸入。^{99m}Tc标记的二乙烯三胺五乙酸(DTPA)是最常用的放射性气溶胶。^{99m}Tc标记的放射性气溶胶的优点是容易获得，价格便宜。其发射能量为140keV的光子，是γ相机理想的显像能量。雾化后的气溶胶经过一个吸附装置，在这个装置中雾化后的气体吸附更大的颗粒。标记后的气溶胶经过一个防重复吸入活瓣后让患者吸入，这个过程效率不高，只有2%~10%标记的气溶胶沉降到肺部。在吸入30mCi的^{99m}Tc-DTPA后，实际上只有1~2mCi的放射性药物沉降到肺部。

放射性气溶胶在肺内的沉降部位取决于吸入颗粒的大小。颗粒越大，受重力作用就越明显，这促使更多的放射性颗粒沉降到中心。大于2μm的颗粒主要沉降到咽部和气管。现在主流的雾化装置可产生小于0.5μm的颗粒，因此放射性气溶胶颗粒已足够小，能到达远端支气管树，并由此反映肺局部通气功能。由哮喘、支气管炎或慢性阻塞性肺疾病(COPD)引起气道狭窄的患者，由于气道阻塞，使得放射性气溶胶在主支气管有着比正常人更多的沉积，这就导致肺野周边显影很差。沉降的^{99m}Tc-DTPA通过肺泡膜吸收，其清除半衰期为60~90min。吸烟者的清除半衰期比不吸烟者短20min，这主要是由于肺泡通透性增加造成的。

放射性剂量。^{133}Xe通气显像时的靶器官是支气管，其吸收剂量为0.64rad/mCi，肺的吸收剂量为0.01~0.04rad/mCi，全身吸收剂量为0.001rad/mCi。如采用^{99m}Tc标记的气溶胶，那么肺的吸收剂量为0.1rad/mCi，膀胱的吸收剂量为0.18rad/mCi，全身吸收剂量为0.01rad/mCi。

肺通气显像操作技术

在使用放射性气体进行肺通气显像时，需要特殊的装置来防止放射性气体泄漏到显像工作室内外。气体输送系统包括有防护装置的肺活量表、氧气输送系统和氙活性炭吸收塔来吸附呼出的大部分氙气。因为氙气比空气重，所以较重的氙积累在底层空气中，为了防止放射性危害可以利用地板通风口的负压通风来收集^{133}Xe。

^{133}Xe通气显像。患者首先戴上合适的密闭面罩，当其用力吸气时将^{133}Xe通过面罩的吸入口注入面罩内。然后要求患者尽可能长时间屏气。通过后置计数器计数100 000获得肺第一次吸气显像。面罩通风系统随即打开以便患者再次吸入最大限度的空气/^{133}Xe混合气体。在重复呼吸5min后，开启后置计数器计数100 000以获得平衡期显像。^{133}Xe平衡期图像代表了肺容积。然后调整通气系统让患者呼吸新鲜空气以便把^{133}Xe混合气体排出到活性炭吸收塔中，在5min间隔后连续采集30s的^{133}Xe动态清除图像。在正常情况下，^{133}Xe在3~4min内就会从肺中清除出去。因为肺底通气量大于肺尖的通气量，在正常人中^{133}Xe从肺底清除的速度大于肺尖的清除速度。如果可能的话，所有图像都应在患者直立位获取。

^{127}Xe肺通气显像。^{127}Xe肺通气显像过程与^{133}Xe肺通气显像相同。只有当肺灌注显像出现异常时才需要加做^{127}Xe肺通气显像。

^{81m}Kr肺通气显像。^{81m}Kr的高能光子使得可在肺灌注显像之后进行肺通气显像。在每一次肺灌注显像之后患者保持原有体位不动，吸入^{81m}Kr，随即获得相应的肺通气图像。检查中重复这一过程直到获得6个体位的通气/灌注图像。

^{99m}Tc气溶胶肺通气显像。患者应在仰卧位时吸入^{99m}Tc标记的气溶胶，以避免直立位时重力造成的肺尖-肺底重力梯度的不利影响。在吸入^{99m}Tc标记的气溶胶3~5min后，患者取端坐位进行显像，这一过程与肺灌注显像相同。患者呼出的^{99m}Tc标记的气溶胶用过滤器收集并存贮足够长的时间以使其中的^{99m}Tc自然衰变后安全排放。

^{99m}Tc标记的气溶胶肺通气显像可在肺灌注显像之前或之后进行。如果先进行肺灌注显像，则采用小剂量(0.5mCi)的^{99m}Tc-MAA和大剂量(30mCi)的^{99m}Tc-DTPA。如果先进行肺通气显像，则采用放射性药物用量为5~10mCi的^{99m}Tc-DTPA和5mCi的^{99m}Tc-MAA。

肺灌注显像

放射性药物

肺灌注显像是建立在肺毛细血管阻塞的基础之上。静脉注射比肺毛细血管稍大的颗粒(>8μm)并随血流到达右心，在此静脉血与注入颗粒均匀混合。然后，放射标记的颗粒经肺动脉随血流进入远端肺循环。因放射标记的颗粒大于肺毛细血管，这些颗粒就嵌顿于肺毛细血管前血管。这些颗粒在肺内的分布反映了血流在肺段的相对分布状态。肺段血流分布减少或缺乏在图像上表现为放射性分布稀疏。

^{99m}Tc-MAA。^{99m}Tc 标记的人血清大颗粒聚合白蛋白(MAA)曾是最常用的肺灌注显像剂。MAA 通过加热人血清白蛋白使之变性而制得。MAA 颗粒是形状不规则的大分子物质，其大小各不相同，在商品化试剂中对其大小和数量有严格控制。大多数颗粒大小在 20~40μm 之间，其中 90%的颗粒介于 10~90μm。大于 150μm 的颗粒因其可能阻塞更多的近端小动脉而不能用于注射。试剂盒中颗粒数量和大小可通过取样后在血细胞计数的光学显微镜下进行计数。^{99m}Tc-MAA 是通过把$^{99m}TcO_4$ 加入到 MAA 试剂盒中制得的。MAA 通过分解成更小的颗粒从肺部清除，这些颗粒经肺泡毛细血管进入到体循环，最后被网状内皮系统吞噬细胞吞噬。MAA 颗粒在肺内的生物半衰期为 2~9h。^{99m}Tc-MAA 的物理半衰期为 6h。

一次显像需要注射至少 60 000 颗粒以确保可靠的计数统计量和显像质量。一般情况下注射 200 000~500 000 个颗粒，不到 0.1%的肺毛细血管被暂时阻塞，这一过程是安全的。然而，少数几种类型的患者在肺灌注显像时注射颗粒数量应少于这个数量。肺动脉高压和存在右向左分流的患者只能注射 100 000 颗粒。儿童因肺小动脉数量较少，因而也只能注射 100 000 个颗粒。为了进行这种低计数的显像，每一视野都要延长采集时间，以此获得相似的计数量。相应地，试剂盒也可进行改造，以获得比平常放射性活度更高的颗粒；正常的 5mCi 剂量标记较少的颗粒进行注射。肺灌注显像的禁忌证包括严重的肺动脉高压和对人血清白蛋白产品过敏的患者。

放射性剂量。普通成人肺灌注显像放射性药物剂量为 3~5mCi(111~185MBq)。肺是照射的靶器官，吸收剂量为 0.15~0.5rad/mCi，全身吸收剂量和性腺吸收剂量均是 0.15rad/mCi。

肺灌注显像操作技术

装有^{99m}Tc-MAA 的注射器在注射之前必须轻轻晃动，以使所有颗粒都处于悬浮状态。注射时患者取仰卧位，同时做慢而深长的呼吸以使重力梯度对肺灌注影响最小化。在注射时不能回抽注射器以免血液倒流形成血凝块，形成的血凝块可能被^{99m}Tc-MAA 标记而影响图像判读。凝聚成团的^{99m}Tc-MAA 或者^{99m}Tc-MAA 标记的血凝块可导致多个小的局灶性“热点”散落在肺部。

显像时患者常取直立位，使用大视野高分辨率 γ 相机。获取的图像(500 000 计数)包括前位、后位、右侧位、左侧位、右后斜位、左后斜位、右前斜位和左前斜位。如有需要，可加做其他体位或卧位来证实标准体位发现的结果。

肺通气/灌注显像

应用指南。肺通气/灌注(V/Q)显像最常见的用途就是诊断可疑的肺栓塞。这项检查也用来监测肺移植后的肺功能情况，为计划部分或完全肺切除的肺癌患者提供术前肺功能评估，评估右向左分流性疾病。胸部 X 线检查应在 V/Q 显像前 24h 内进行。因为呼吸道疾病、胸腔积液、肺水肿或气胸可解释肺功能的突然恶化，因此不需要进行肺 V/Q 显像。

CT 血管造影与肺通气/灌注显像对比。在某些情况下，人们很难决定在诊断肺栓塞时到底是先选择 V/Q 显像来还是先选择 CT 血管造影(CTA)。随着薄层螺旋 CT 和多层螺旋 CT 的应用(图 72B.2)，CTA 在诊断肺栓塞方面的灵敏度和特异性都有了很大的提高。当患者处于重症监护状态，X 线胸片异常，有肺栓塞高危因素，或者有抗凝治疗相对禁忌证等因素时，应考虑 CT 肺血管造影。CTA 也有助于显示 X 线胸片上未检测到或被低估的其他异常。V/Q 扫描灵敏度很高，不使用碘对比剂。当患者肺栓塞风险不高，X 线胸片无异常，患者有碘对比剂禁忌证时，应考虑肺 V/Q 显像。

妊娠期间某些方面的生理变化可类似肺栓塞，使得仅依靠临床表现不能准确诊断肺栓塞。这时为了结果准确可靠，常使用影像学检查。肺 V/Q 显像和 CTA 都会对孕妇和胎儿造成辐射，并增加潜在致癌风险。然而，未确诊 PE 或不适当抗凝的风险通常超过放射性检查导致的潜在风险。有报道认为，肺 V/Q 显像时胎儿的辐射剂量(640~800μGy)高于 CTA 检查(3~131μGy)，也有报道指出这两种检查方法辐射剂量相近。对于临床怀疑肺栓塞的孕妇是首选肺 V/Q 显像还是首选 CTA 检查，目前仍存有争议。因此，临床医师应根据患者的临床表现、胸部 X 线检查结果、辐射剂量和患者选择来决定采用哪种检查方法。然而，一个共同的建议是密切关注胸部 X 线检查，如果检查结果无明显异常而临床表现高度怀疑肺栓塞或 D-二聚体结果不能排除肺栓塞，则可行肺通气/灌注显像；如果胸部 X 线检查有异常，则首选 CTA。

普通 CT 肺动脉造影检查时乳腺的辐射剂量为 20~60mSv，64 层螺旋 CT 检查时乳腺的辐射剂量为 50~80mSv。通气/灌注显像时乳腺的辐射剂量为 0.28~0.9mSv。因此，CTA 检查对乳腺的辐射剂量比肺 V/Q 显像高 65~250 倍。

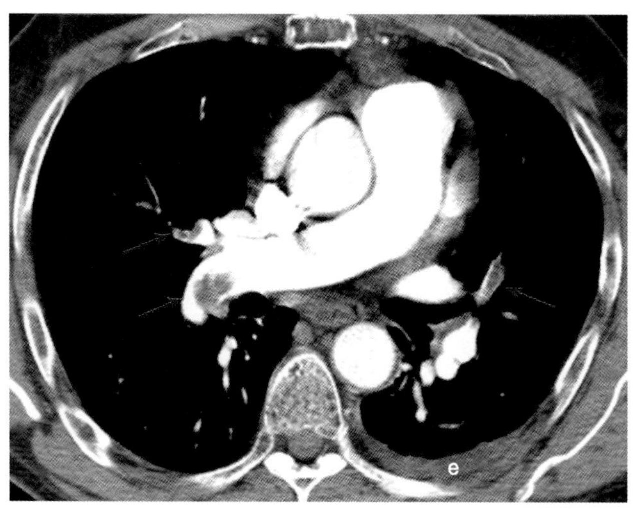

图 72B.2 多层螺旋 CT 肺血管造影。双侧多发肺动脉栓塞(箭)，左胸腔积液。

正常肺通气显像。正常肺通气显像(图 72B. 3A)在三时相(吸入相、平衡相、清除相)显像中全肺野放射性药物分布均匀。因肺实质更多分布于肺底,在图像上可能见到肺底至肺尖的微妙梯度。因^{133}Xe 计数率相对不高,在^{133}Xe 通气显像中第一次吸入相时图像呈颗粒状。尽管如此,它仍然可反映局部肺容量。在平衡相图像中肺的摄取率更高并且填充限制性肺部病变所在区域。在清除相中显示了^{133}Xe 快速从肺内清除。在正常情况下,^{133}Xe 从肺内清除一半的时间不到 1min,从肺内全部清除的时间在 3min 之内。^{133}Xe 在肺内呈局灶状或弥漫性分布是阻塞性肺病的征象(图 72B. 4)。

正常情况下,^{99m}Tc-DTPA 气溶胶显像与^{99m}Tc-MAA 通气显像相似。然而放射性药物常沉积于气管和主支气管内,特别在吸烟者更是如此。被患者吞咽下的^{99m}Tc-DTPA 气溶胶有时可在食管和胃中见到。

正常肺灌注显像可从所有角度良好显示肺的边界,肋膈角清晰可见。因为肺底的厚度大于肺尖,肺底至肺尖的放射性摄取梯度轻微可见。放射性药物分布基本均匀、对称,无明显显像剂分布缺损区或浓聚(图 72B. 3B)。

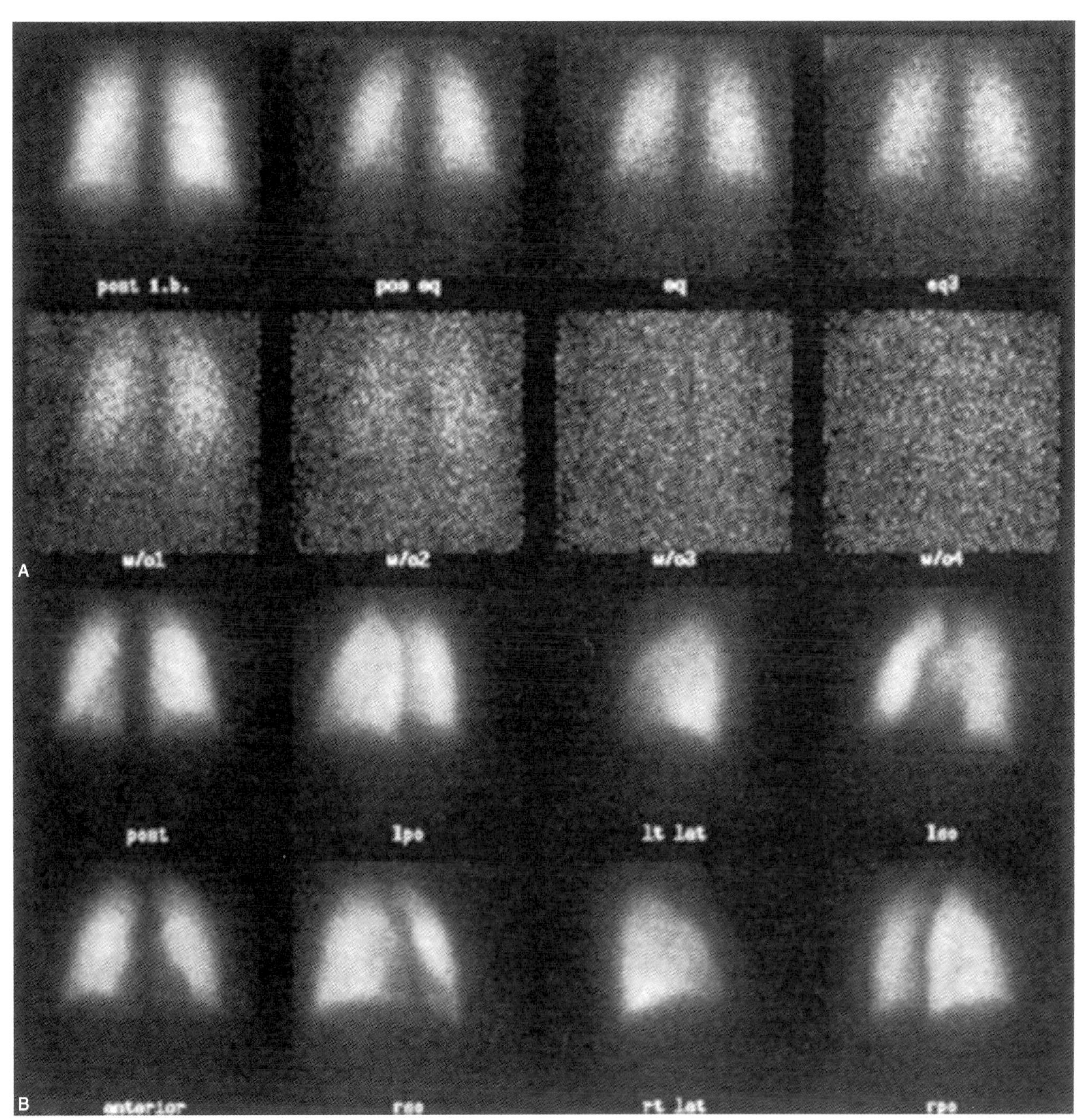

图 72B. 3　正常肺通气/灌注显像。A. 正常^{133}Xe 通气显像(前两行)。post ib,后位,首次吸入相;pos eq,后位,平衡相;eq,平衡相;eq3,平衡相后 3min;wo/1,开始清除后 1min;wo/2,2min 后的清除相;wo/3,3min 后的清除相;wo/4,4min 后的清除相。B. 正常^{99m}Tc-MAA 灌注显像(后两行)。post,前位;lpo,左后斜位;lt lat,左侧位;lao,左前斜位;rao,右前斜位;rt lat,右侧位;rpo,右后斜位。

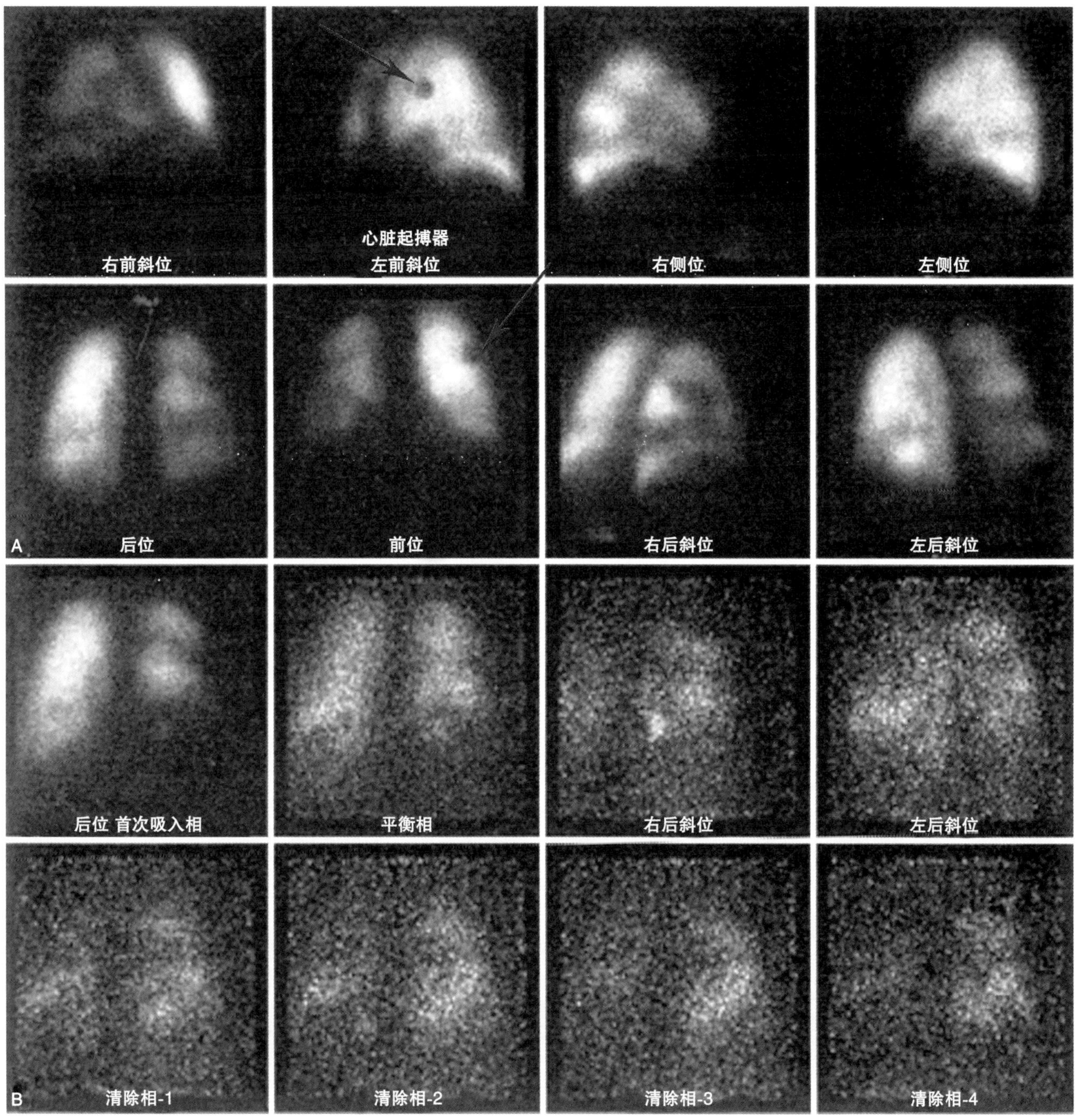

图 72B. 4 慢性阻塞性肺疾病。A. ^{99m}Tc-MAA 灌注显像（前两行）。双肺多发相匹配的中等范围到大范围的通气/灌注显像缺损区。左肺上叶的非节段性缺损是心脏起搏器衰减伪影（箭）所致。B. ^{133}Xe 通气显像（后两行）。在首次吸入相可见右肺中、下部片状缺损。平衡相（equilibrium，RPO，LPO）见缺损部分填充。清除相（图 1～图 4）见^{133}Xe 滞留在上述缺损区域。标记与图 72B. 1 相同。

心脏沿着左肺内侧边界形成一个平滑的放射性分布缺损区域，在所有的投影中都呈曲线状。如在邻近心脏区域见一突起、局灶状的三角形边缘，则提示心脏附近存在灌注缺损区。即便是在正常人中，肺门也常可见到。但肺门区不对称的局灶性缺损是不正常的表现。心脏扩大，主动脉迂曲，纵隔或肺门增大均可引起肺内侧缘放射性分布缺损，同时在肺通气显像中伴有相应的边界不清晰的缺损区。在肺通气显像中，纵隔的大小和形状应该与胸片相匹配。

异常显像。不论是在肺通气显像中还是在肺灌注显像中，局灶性放射性分布缺损或放射性分布不均匀都是异常的表现。局部灌注缺损应与肺通气显像时的相应区域进行比较，反之亦然。在肺 V/Q 显像中放射性分布缺损的大小、形状应该和近期的 X 线胸片上相应区域相关联。理想情况下，与之相关联的 X 线胸片应在 V/Q 显像前不超过 6~12h（肯定不能超过 24h）时进行摄片，因为肺急性病变可能会在短时间内发生改变。

如果在 ^{133}Xe 通气显像中出现吸入相或清除相延迟，则是不正常的表现。在单次气体吸入相显像中出现的局限性改变或缺损可能会在平衡相显像中消失，这种情况出现在 ^{133}Xe 通过肺泡 Kohn 孔和 Lambert 管绕过阻塞的细支气管时（见图 72B.12）。空气在通过气道旁路时要比通过细支气管时速度慢，这会导致在吸入相和清除相上出现延迟。因此，出现异常放射性滞留灶则提示存在阻塞性肺病（图 72B.4 和图 72B.5）。

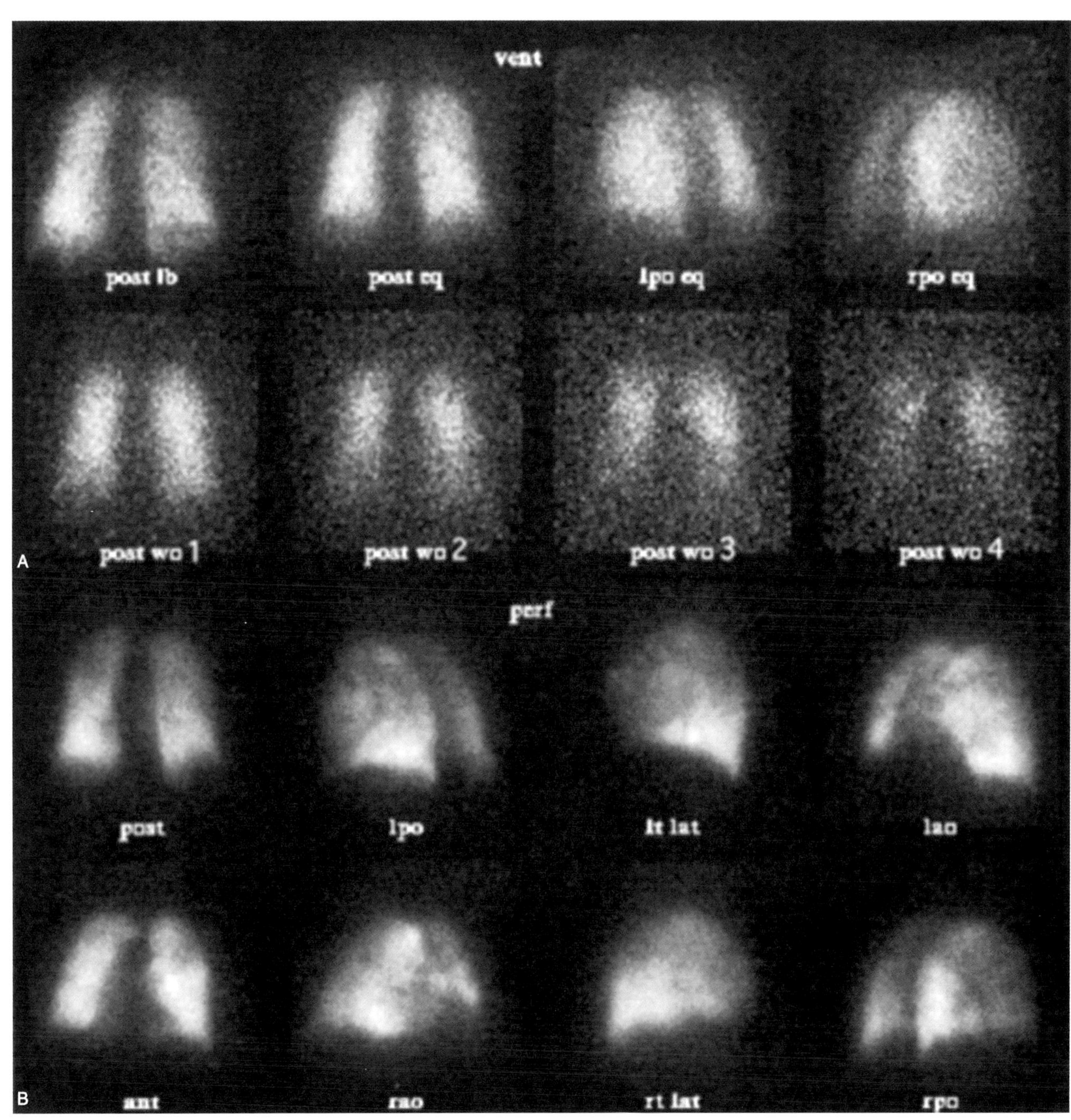

图 72B.5　慢性阻塞性肺疾病。A. 通气显像，后位采集（前两行）。4min 清除相上可见上叶和中叶由于阻塞性病变导致 ^{133}Xe 滞留（post wo 4）。post ib，后位，首次吸入相；post eq，后位，平衡相；lpo eq，左后斜位，平衡相；rpo eq，右后斜位，平衡相；第二行，清除相 1~4min。B. ^{99m}Tc-MAA 灌注显像（后两行），标记与图 72B.1 相同。不均匀片状的摄取主要见于中、上肺叶。灌注缺损区与通气显像的首次吸入相所见相符。

肺　栓　塞

肺栓塞(PE)在美国是常见的死亡原因。据 Dahlen 和 Alpert 估计,大约有 30%未经治疗的肺栓塞患者由于肺部栓子栓塞而死亡,而经过规范抗凝治疗的肺栓塞患者死亡率只有 10%~16%。然而,抗凝治疗可能会使患者面临危及生命的出血风险,因此不应该对无肺栓塞高危风险的患者或者无肺栓塞的患者进行抗凝治疗。

造成肺栓塞的栓子通常来源于深静脉系统中下肢深静脉和骨盆深静脉中的血栓。肺栓塞的危险因素包括长期制动、手术(特别是盆腔或髋部手术)、既往肺栓塞史、心血管系统疾病、雌激素治疗、吸烟、各种因素所致的高凝血状态(例如癌症)和先天性溶栓功能缺陷。

PE 在临床上是很难诊断的。约 70%的肺栓塞幸存患者临床上都没有考虑到有肺血栓的存在。典型的肺栓塞三联征(呼吸困难、咯血、胸膜性胸痛)只发生在少于 20%的肺栓塞患者中。肺部较大的血栓会增加出现症状的可能性,但这些症状与肺栓塞的关系是非特异性的。肺部感染或炎症、气胸、癌症、水肿、心力衰竭和其他各种原因都可能出现相似的症状。临床怀疑肺栓塞的患者应当进行心电图检查,以便发现引起胸痛或呼吸困难的原因。如果患者由于肺部血栓而发展成为急性肺源性心脏病,那么在心电图上就会出现右心负荷加重的征象。

肺栓塞的影像学表现。约 12%的肺栓塞患者胸部 X 线检查是正常的。胸部 X 线检查异常的患者中常见原因是扫描剂量不足、对图像解读出现偏差,导致本应行肺通气/灌注扫描的患者没有进行正确的影像检查。

肺栓塞胸部 X 线检查经典的影像学所见是楔形的、与胸膜相连的梗死灶(汉普顿峰),或楔形血供减少区域——韦斯特马克征(Westermark sign)。胸部 X 线检查最常见但不具备肺栓塞特异性的表现是栓塞区肺不张或界限不清。患侧膈肌抬高,少量胸腔积液或肺门突出等这些征象也经常见到。

螺旋 CT 和 MRI 也被用来诊断肺栓塞。螺旋 CT 诊断肺栓塞的敏感性为 73%~95%,特异性为 87%~97%。螺旋 CT 和 MRI 可准确发现在肺段或较大肺动脉内的血栓,但常不能显示更大范围的外周血栓。

急性肺栓塞在 CTA 图像上表现为腔内不规则的充盈缺损,肺动脉部分或完全阻塞,又或表现为肺血管突然截断。更为常见的表现是栓塞区域受累血管充盈延迟。其他间接征象包括中心肺动脉扩张、右心扩大、肺野楔形密度增高影。CT 扫描阴性的主要原因是呼吸运动引起伪影,图像噪声、图像重建导致信息部分丢失,肺内导管植入,血流异常等。其他病理因素,如黏液堵塞或血管周围水肿,也可导致 CT 对肺栓塞的误诊。

深静脉血栓(DVT)CT 扫描。DVT 治疗不足会导致肺栓塞反复发作。对于多普勒超声无法诊断的 DVT,目前推荐行 CT 扫描。目前推荐的扫描方法是联合肺 CTA 和间接的 CT 静脉造影。患者接受肺 CTA 后,不需要额外的对比剂来进行间接的 CT 静脉造影。CT 静脉造影不仅为患者提供了另一种诊断方法,而且与单独的肺 CTA 相比,还将肺栓塞诊断的准确率提高了 20%。

肺通气/灌注显像图像解读

肺栓塞在核素扫描中经典的诊断性表现为正常的肺通气显像伴双侧多发性灌注缺损(图 72B.6)。阻塞肺动脉的栓子在图像上表现为节段性灌注缺损,这些缺损一直延续到胸膜表面。然而,肺炎、COPD、肿瘤和陈旧性梗死灶也可能造成灌注缺损。因此,临床上为提高灌注显像的特异性,一般都会加做肺通气显像。肺血管内的血栓不会影响肺支气管树,因此发生肺血栓栓塞区域在肺通气显像中表现仍然是正常的。大多数非栓塞性肺部疾病在肺通气显像和肺灌注显像中都表现出异常,表现为典型的相匹配缺损区。肺栓塞在肺下叶多见,因为更多的血流量流向肺基底段。

根据肺血管造影显示栓塞的可能性,已制定标准对 V/Q 显像结果进行分类。对图像进行的所有解读都应建立在对肺灌注显像中缺损区域仔细分析的基础上,并由此来判定这些缺损区是否与肺解剖学上的肺段或亚段相对应。对肺段解剖学上的了解是正确分析图像的基础。任何缺损区域的形状、位置和大小都应仔细分析,并从各个角度确认这些病变属于哪些特定的肺段。

肺节段性缺损区域的大小必须仔细评估。根据定义,如果缺损区域小于单个肺段的 25%则称之为小范围缺损,处于单个肺段 25%~75%的缺损称之为中等范围缺损,如果缺损区域大于单个肺段的 75%则属于大范围缺损。亚段的缺损区按其总合大小折算为总节段当量。两个中等范围缺损区或四个小范围缺损区相当于一个全肺段缺损面积。即使是经验丰富的读片人员,也常会低估肺段缺损区域的大小。

将灌注显像显示的缺损区与通气显像和 X 线胸片的相应区域进行比较,从而对图像进行解释。与正常的通气影像相对应的灌注缺损称为不匹配缺损。与通气缺损相同大小、位置的灌注缺损称为匹配缺损。灌注缺损在大小和位置上同时匹配通气影像和 X 线胸片上所见的异常,则称之为三重匹配缺损。匹配或不匹配节段性缺损的大小和数量被用来估计缺损代表肺栓塞的可能性。

非节段性缺损应与 X 线胸片进行比较,并由此判定是否是肿块、积液、纵隔或肺门结构造成了肺灌注显像的异常。与肺段解剖结构不一致的非楔形缺损或楔形缺损通常不是由肺栓塞造成的。非节段性缺损常见于心脏扩大、胸腔积液(图 72B.7)、胸腺疾病、肺门和实性肿块、心脏起搏器衰减伪影(图 72B.5)、肺炎、肺大疱、肺不张、肺出血、主动脉瘤或主动脉迂曲等。

诊断标准。Biello 标准最初把 V/Q 显像结果分为正常、低危、中危和高危。PIOPED 标准则使用修改过的 Biello 标准,这个标准对 V/Q 显像结果进行了更详细的分类。在对数据进行回顾性分析后发现,过去对显像结果的子分类存在不正确的分类方式,因此 PIOPED 分类方式进行了几次大的修改。修订后的 PIOPED 标准已在表 72B.1 中列出,相应的例子见图 72B.3、图 72B.4、图 72B.7 和图 72B.8。

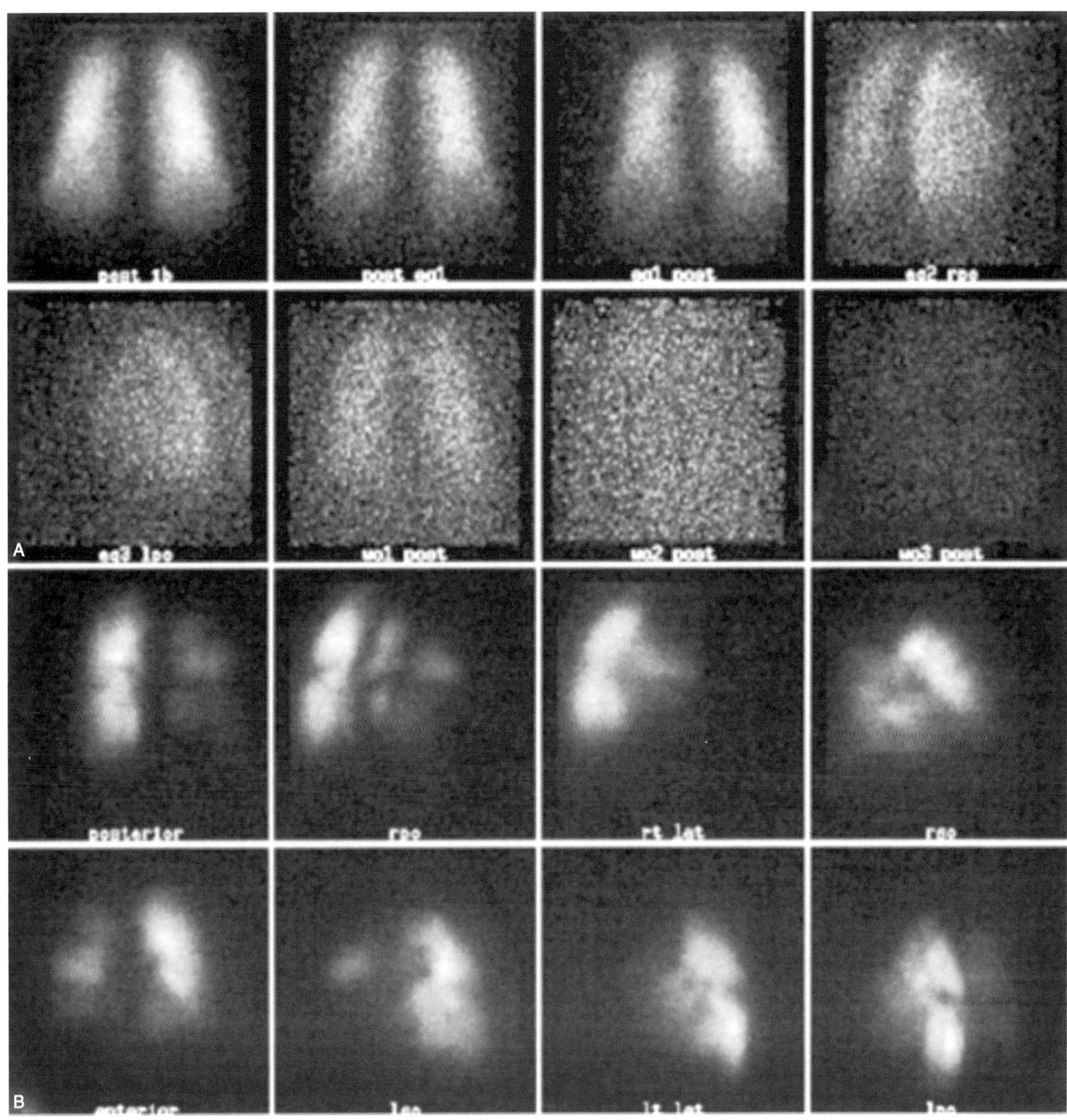

图 72B.6 高度可能性肺栓塞 V/Q 显像。A. ^{133}Xe 通气显像（前两行）正常。B. ^{99m}Tc-MAA 灌注显像（后两行）。灌注显像示右肺大部分节段无灌注，左肺多个亚节段缺损。标记与图 72B.3 相同。

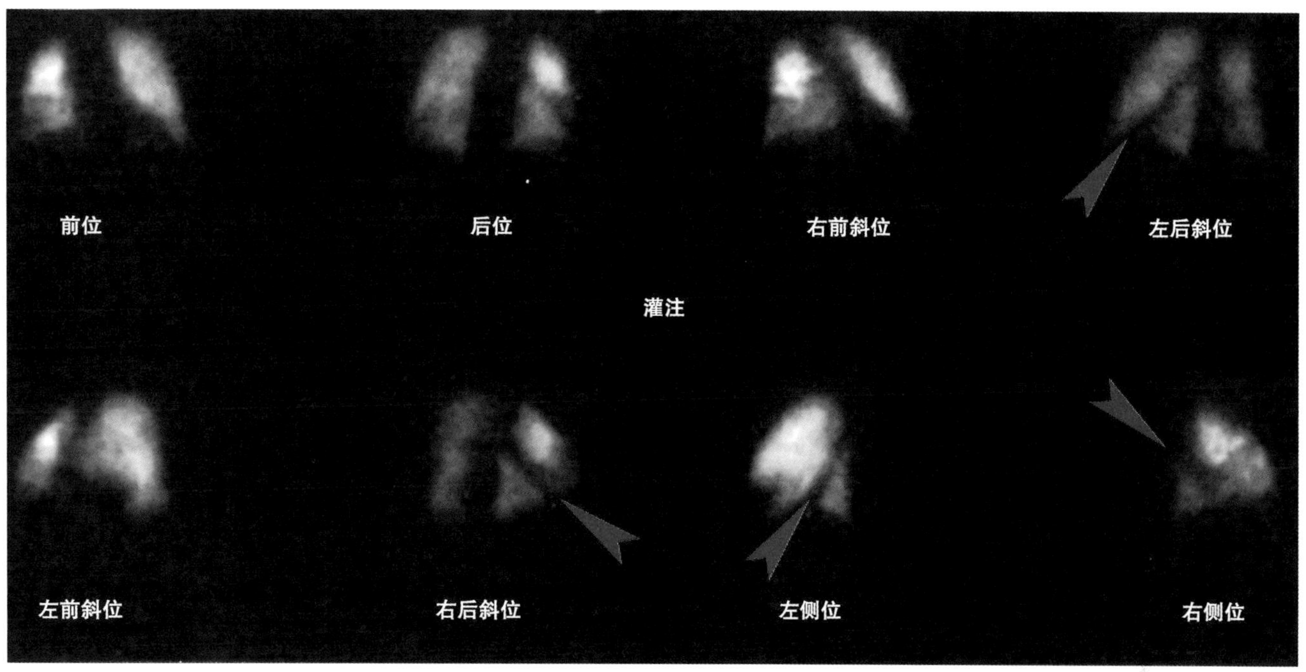

图 72B. 7　双侧胸腔积液的低度可能性肺栓塞灌注显像。显像示双侧楔形放射性分布缺损，与双侧大裂隙和右侧小裂隙内胸腔积液相对应（箭头）。标记与图 72B. 1 相同。

表 72B. 1
修订后的 PIOPED 标准

V/Q 显像分类	标准	肺栓塞的可能性/%	肺栓塞的患病率/%
高度可能	两个或多个不匹配的灌注段或分段等效物，没有相应的通气或 CXR 异常： a. ≥2 个大型节段性灌注缺陷 b. 1 处大和 2 处中度节段性缺损 c. ≥4 个中等节段性缺损	≥80	87
中度可能	1. 1 个中等到≤2 个大的不匹配片段或片段，没有相应通风或 CXR 的等效装置异常 2. 下肺区三重匹配缺陷 3. 具有正常 CXR 的单个中等匹配的 V/Q 缺陷 4. 相应的 V/Q 缺陷和少量胸腔积液 5. 难以归类为正常，高或低的发现	20~79	35
低度可能	1. 具有正常 CXR 的多个匹配的 V/Q 缺损 2. 在肺中部或上肺区相应的 V/Q 缺损和 CXR 不透明性（三重匹配缺损） 3. 相应的 V/Q 缺损和较大的胸腔积液（占半胸腔的 1/3 以上） 4. 任何灌注缺陷，其 CXR 异常明显较大 5. 任何周围正常灌注肺边缘的缺陷（条带状） 6. >3 个小灌注缺陷，CXR 正常 7. 非节段性灌注缺陷	≤19	12
非常低度可能	<3 正常 CXR 的小灌注缺陷		2. 5
正常	灌注扫描中没有缺陷，或者它们与 CXR 上的肺部形状完全匹配		0

V/Q，通气/灌注显像。

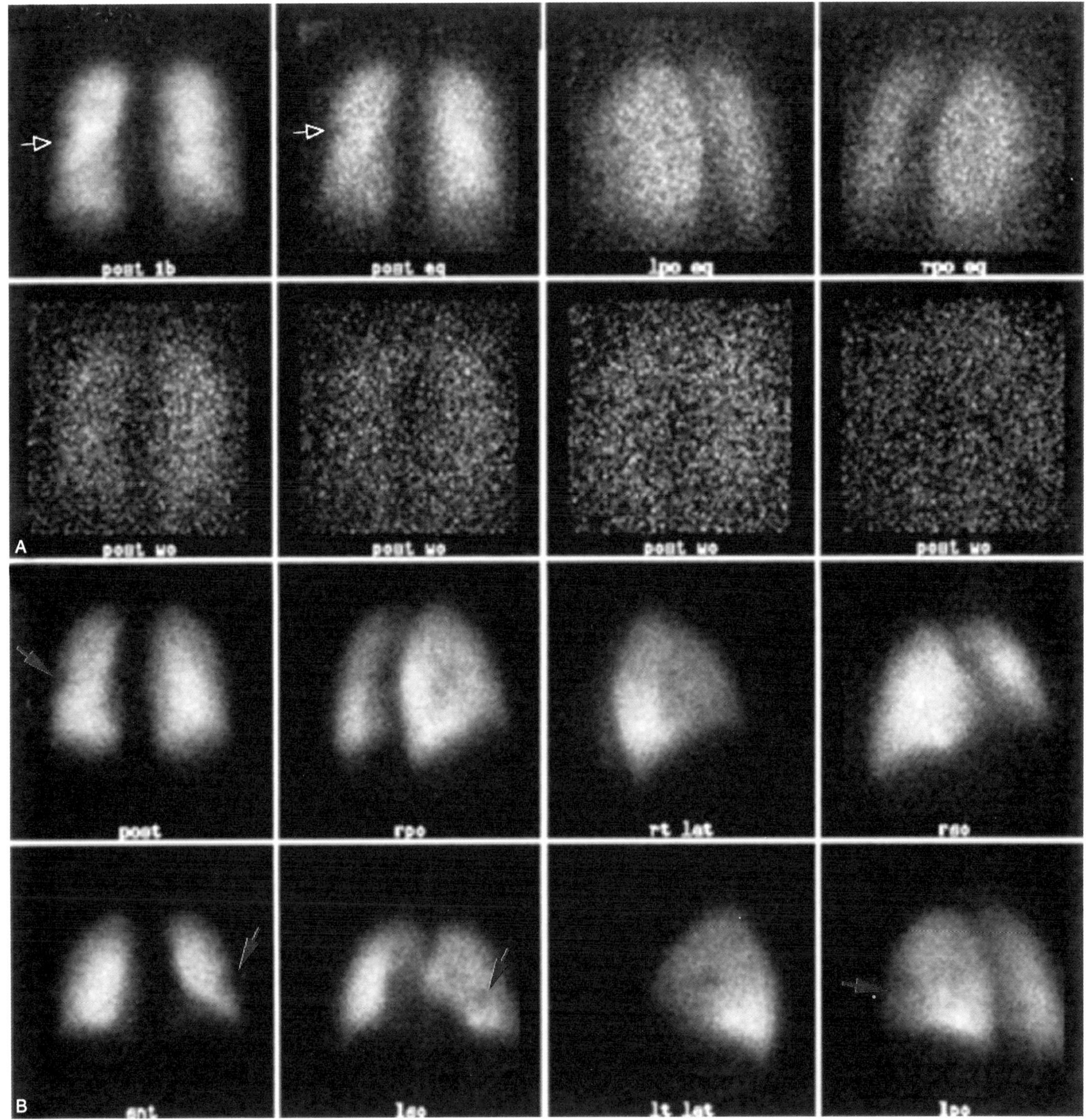

图 72B.8　中度可能肺栓塞 V/Q 显像。A. ^{133}Xe 通气显像(前两行)示左肺下叶前内底段中等范围的放射性分布缺损(箭)。B. ^{99m}Tc 标记 MAA 灌注显像(后两行)。左肺下叶前内底段可见一个中等范围的匹配灌注缺损(箭)。标记与图 72B.1 相同。

条状征和叶间隙征。两种类型的灌注缺损既没有在最初的 PIOPED 标准中列出,也没有在 Biello 标准中列出,但是在临床中却发现这两种灌注缺损和正常的肺血管造影有紧密的联系。

第一种缺损表现为中心性放射性分布缺损周围伴有环状或条纹状放射性摄取增加影,这种表现只有不到 10%的可能性是由肺栓塞引起的。这种缺损应该在不同的角度都可看见,但不会延伸到胸膜表面。肺灌注显像中出现的这种环绕的条纹称之为条状征。肺栓塞灌注缺损常延伸到胸膜表面,并且在灌注显像后的肺表面没有重叠的条索状影。

第二种缺损表现为与肺叶间裂位置、形态相一致的灌注缺损,这通常表示存在与肺叶间裂走行一致的胸膜积液(图 72B.7)。当见到这种缺损时,可对患者重复做仰卧位或俯卧位的侧位显像,以确定液体分层情况。叶间隙征常与 X 线胸片上发现的胸腔积液相关。

PIOPED 标准。PIOPED 标准旨在评价 V/Q 显像对急性肺栓塞的诊断价值。在最初的研究中,13%的患者在 V/Q 显像中表现为肺栓塞高度可能,39%的患者表现为肺栓塞中度可能,34%的患者表现为肺栓塞低度可能,14%的患者表现正常或非常低度可能。各观察者在 V/Q 显像结果为正常/接近正常和高度可能的分类中一致性非常好(92%～95%)，但在低度可能和中度可能的分类中一致性较差(25%～30%)。在接受血管造影的患者中，肺血栓栓塞的发生率为33%。V/Q显像提示高度可能性时诊断肺栓塞的敏感性为41%，特异性为97%。

在没有肺栓塞病史的患者中，V/Q显像结果为高度可能时，其阳性预测值为91%；但在既往发生过肺栓塞的患者中，阳性预测值则降低至74%。既往肺栓塞可能遗留一些灌注缺损，除非进行对比显像，否则很难与急性栓塞相鉴别。如果使用2个节段当量作为肺栓塞高度可能性的诊断标准，肺栓塞发生的可能性为71%。如果使用2.5个节段性不匹配缺损区作为肺栓塞高度可能性的诊断标准，，那么肺栓塞预测率为100%。

V/Q显像结果正常/接近正常时，其阴性预测值为91%～96%；V/Q显像结果为低度可能性时，其阴性预测值为84%～88%。对V/Q显像结果为正常或接近正常的患者则不太可能发生具有临床意义的肺栓塞。

临床评估和肺通气/灌注显像解释。对V/Q显像结果的解释应结合临床。PIOPED标准指出，在对V/Q显像结果进行解释时如果把临床评估，如Wells标准(表72B.2)考虑进去，可以提高评估患者发生肺栓塞可能性的准确率。D-二聚体水平升高对静脉血栓栓塞并不特异，弥散性血管内凝血、感染、败血症、近期创伤和术后状态均可导致D-二聚体水平不同程度升高。因此，临床医师常在Wells标准基础上结合D-二聚体检查结果决定是否需要进一步检查。

表 72B.2

Wells 肺栓塞评分表

临床特征	评分/分
DVT的临床体征和症状(客观测量到的腿部肿胀和疼痛，并在深静脉系统中触诊)	3.0
心率>100次/min	1.5
连续制动超过3d(卧床休息，但不能进入洗手间)或在过去4周内进行过手术	1.5
先前经过客观诊断的PE或DVT	1.5
咯血	1.0
恶性肿瘤(癌症患者在6个月内接受治疗或接受姑息治疗)	1.0
与其他诊断相比，PE可能性更大(基于病史、体格检查、胸片、心电图和血液检查)	3.0

该标准综合了其他诊断标准，采用结合临床表现、D-二聚体检测结果以及CTA计算机断层显像检查结果综合判断，总评分≤4分表示肺栓塞可能性低，≥4.5分表示肺栓塞可能性大。PE，肺栓塞；DVT，深静脉血栓。

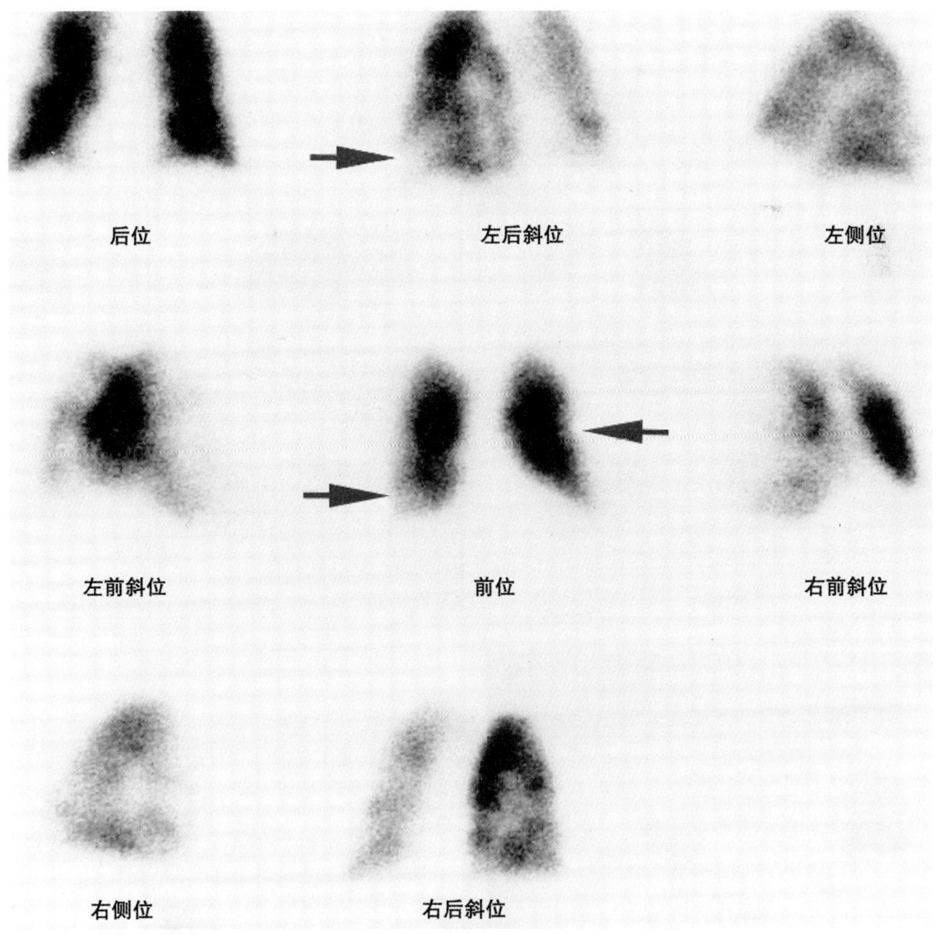

图 72B.9　中度可能的肺栓塞V/Q扫描。^{99m}Tc-MAA灌注显像示双肺多发中、小范围缺损(箭)。^{133}Xe通气显像正常。标记与图72B.1相同。

在 V/Q 显像结果为肺栓塞高度可能且临床又高度怀疑肺栓塞的患者中，96% 的患者在肺血管造影时可发现血栓的存在。V/Q 显像结果为肺栓塞低度可能且临床低度怀疑肺栓塞的患者中，96% 的患者在肺血管造影时都没有发现有血栓的存在证据。V/Q 显像结果为肺栓塞高度可能但临床中度怀疑肺栓塞的患者中肺栓塞的阳性率为 88%，然而 V/Q 显像结果为肺栓塞高度可能但临床低度怀疑肺栓塞的患者中肺栓塞的阳性率为 56%。V/Q 显像结果为肺栓塞高度可能同时临床高度或中度怀疑肺栓塞的患者有很高的肺栓塞发生率，这个结论证实了溶栓治疗的必要性。V/Q 显像结果为肺栓塞低度可能性且临床低度怀疑肺栓塞的患者中，肺栓塞发生率很低。

肺通气/灌注显像和肺血管造影。V/Q 显像结果为肺栓塞中度可能的患者有相当高的肺栓塞发生率。然而，仅凭单一 V/Q 显像结果还不足以判别这些患者中哪些人需要进行溶栓治疗。V/Q 显像结果为肺栓塞中度可能性的患者（图 72B.9）如果同时伴有多个危险因素或临床表现提示 DVT 时，这些患者需要加做另外一些检查，如多普勒超声或 CTA。如果已明确诊断为 DVT，那么患者就需要进行针对深静脉血栓的治疗，这些治疗措施还可治疗以后可能发生的肺栓塞。如果针对深静脉血栓的非侵入性检查结果是阴性的，那么就应当进行 CT 血管造影（CTA）或肺血管造影检查。在肺灌注显像中，不匹配的缺损区域所在的地方是最有可能发生肺栓塞的地方。当 V/Q 显像结果提示肺栓塞高度可能性，但对患者进行溶栓治疗又有风险时，就应当加做 CTA 或肺血管造影以确诊是否发生了肺栓塞。CTA 或肺血管造影也可用于确认 V/Q 显像结果为肺栓塞低度可能性但临床高度怀疑肺栓塞的患者是否真正发生了肺栓塞。

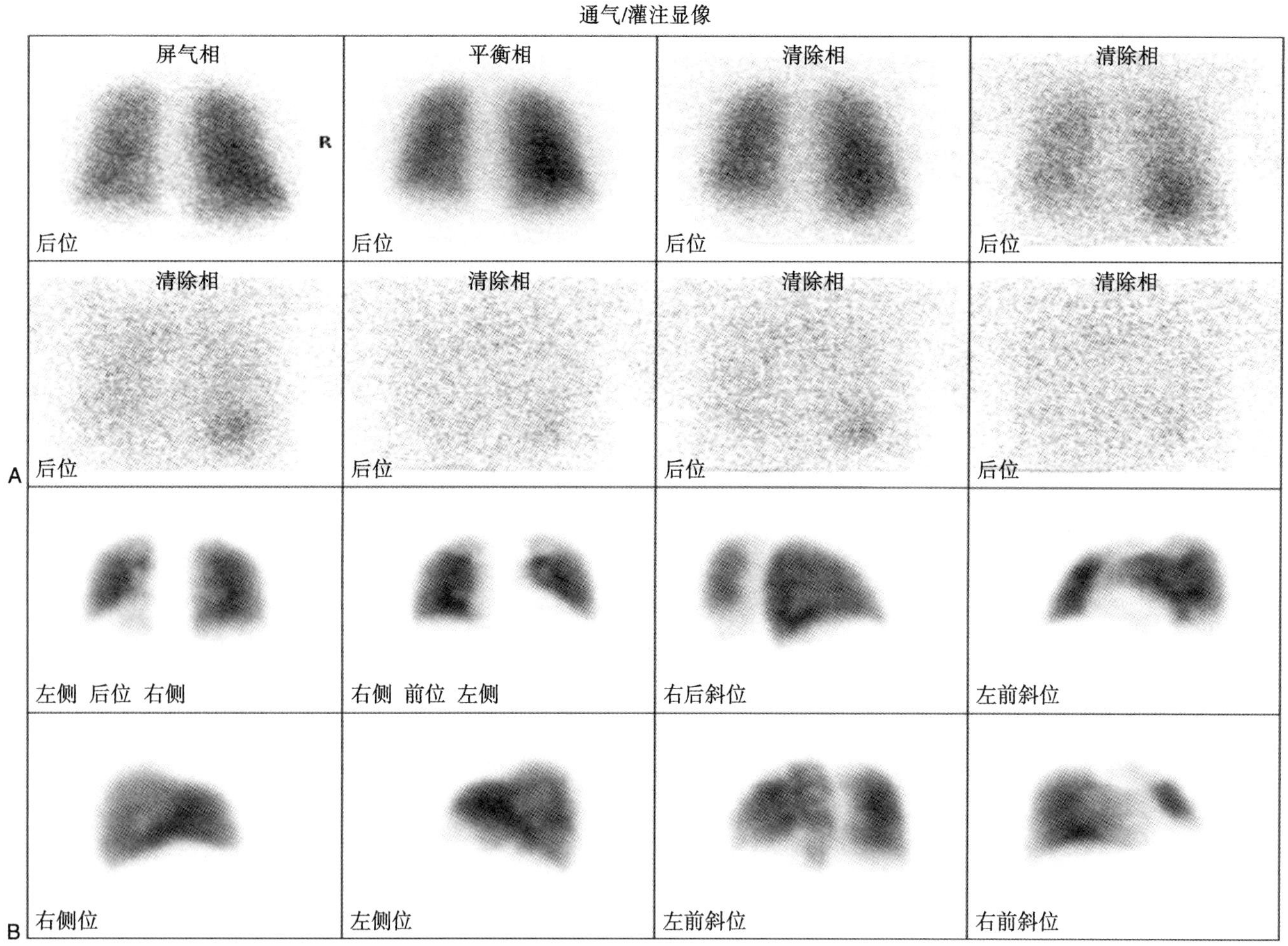

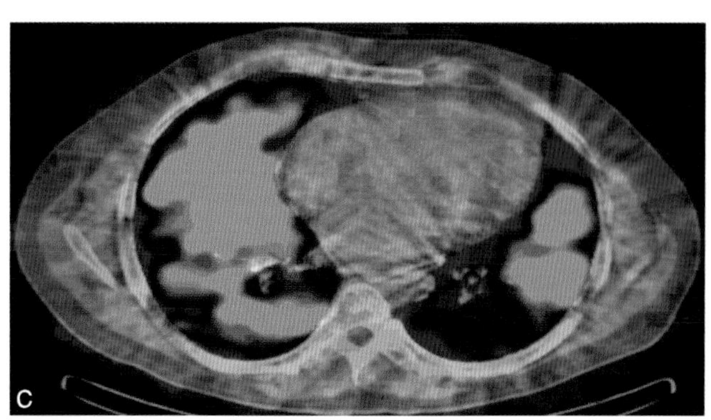

图 72B.10　高度可能性肺栓塞 SPECT/CT 通气/灌注显像。A. ^{133}Xe 通气显像（前两行）示屏气相和清除相正常，但右肺下叶可见显像剂中度滞留。B. ^{99m}Tc-MAA 灌注显像（后两行）示左肺上叶前段和尖后段小至中等范围的不匹配缺损，左肺下叶外底段大范围的不匹配缺损，左肺下叶内底段小范围的不匹配缺损，右肺底小范围非节段性匹配缺损。C. 胸部 SPECT/CT 融合图像示双肺多个灌注异常缺损区，肺栓塞的可能性很高。标记与图 72B.1 相同。

SPECT 肺通气/灌注显像和低剂量 CT。SPECT 肺通气/灌注显像和 CTA 对肺栓塞的诊断准确率均高于单独的 V/Q 显像(图 72B. 10)。近年来,γ 相机/CTA 结合系统能同时进行 V/Q 显像和 CTA 成像,该项技术有望进一步提高肺栓塞诊断的准确率。

Gutte 等于 2009 年进行了一项前瞻性研究。该研究对比了 SPECT V/Q 显像、SPECT V/Q 显像联合非增强低剂量 CT、CTA 三种检查方法对肺栓塞的诊断准确率。结果表明,SPECT V/Q 显像、SPECT V/Q 显像联合低剂量 CT 两种检查方法诊断肺栓塞的敏感性高于 CTA。SPECT V/Q 显像联合低剂量 CT 和 CTA 检查诊断肺栓塞的特异性为 100%,单独的 SPECT V/Q 显像特异性较低。此外,SPECT 灌注显像联合低剂量 CT 的敏感性更高,但特异性较低。

低剂量 CT 扫描不仅可替代传统的 X 线胸片,而且提高了诊断的敏感性、特异性和准确率。与 CTA 相比,SPECT V/Q 显像联合低剂量 CT 不仅降低了辐射剂量,而且提高了诊断肺栓塞的敏感性和特异性。

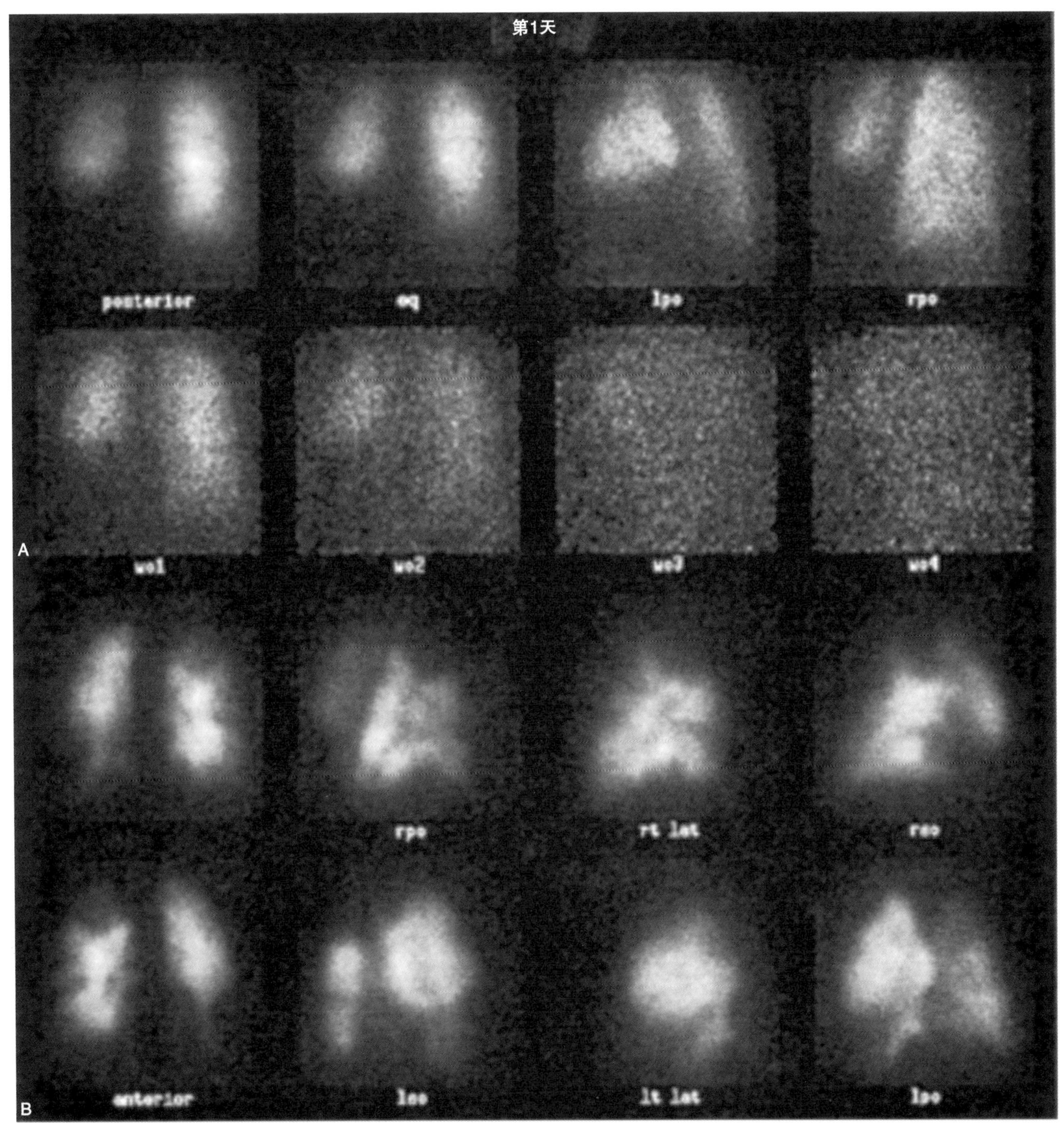

图 72B. 11　复发性肺栓塞。A. ^{133}Xe 通气显像(前两行)显示由于胸腔积液导致左肺下叶大片状放射性分布缺损区。B. ^{99m}Tc-MAA 灌注显像(后两行)显示右肺多发中等范围、大范围不匹配灌注缺损。

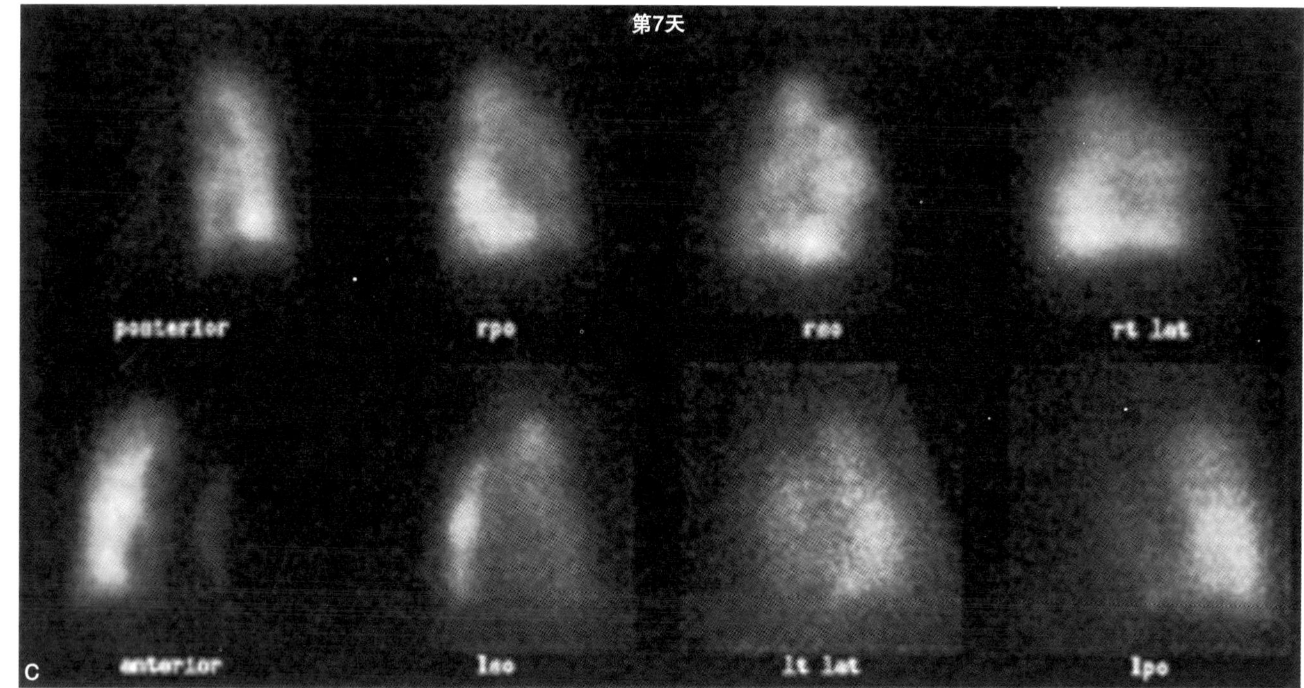

图72B. 11(续)　C. 该患者1周后再次进行^{99m}Tc-MAA灌注显像。患者在肝素抗凝治疗过程中出现复发症状。右肺灌注缺损有明显改善，表明右肺血栓部分溶解。左肺几乎完全没有灌注，提示尽管已行抗凝治疗，左肺仍出现了新发栓塞。

抗凝治疗后进行的肺通气/灌注显像。大多数肺栓塞的患者在治疗后显示灌注缺损区域面积逐渐减少，在3个月之内显像结果恢复正常。在抗凝治疗3个月后仍存在的缺损区域通常将成为永久性异常。最初的灌注缺损区域越大，那么病灶完全消散的可能性越小。通常认为肺灌注显像中缺损区域持续存在的时间比在CTA和肺血管造影上充盈缺损存在的时间都要长。

在最初抗凝治疗2周内所做的随访显像可能会发现新的缺损区域，然而这些新发现的缺损区域并不代表血栓复发。中央大血栓可破碎并产生小的远端血栓。因此，以前没有完全阻塞血管的血栓现在可阻塞血管并显示为新的缺损。如果在以前扫描中表现正常的区域新出现多个大范围或中等范围的缺损区，则诊断为血栓复发的可能性更大一些(图72B. 11)。

肺通气/灌注显像中的假阳性。既往发生过肺栓塞的患者中出现不匹配的灌注缺损区常代表慢性肺栓塞。患者接受口服抗凝药物治疗后的随访V/Q显像可作为该类患者的基线显像。如果还能找到过去的图像，那么就完全可能确定哪些是新发血栓和哪些是陈旧性血栓。有过肺栓塞病史的患者再发生肺栓塞的风险高于无肺栓塞病史的患者。不匹配的灌注缺损也可由肺血管的外在压迫(如肿块或纵隔、肺门肿大淋巴结)引起。肺血管也可能因纵隔纤维化、癌细胞血管内转移、肉瘤和淋巴管转移癌等因素而受阻。放射治疗和血管炎，如大动脉炎和系统性红斑狼疮，也会导致显像结果假阳性。

通气/灌注显像中的假阴性。如果血栓只是部分阻塞血管，V/Q显像可能出现假阴性。非常小的血栓在显像中产生的缺损很小，无法在灌注显像中见到，那么这些微小的血栓也没有临床意义。

非栓塞性肺部疾病

哮喘造成支气管痉挛并由此使气道变得狭窄，因而导致肺通气量减少。在哮喘急性发作期，首次吸入相常出现局部节段性或亚节段性缺损。这些缺损在随后的平衡相中可能会消失，与黏液阻塞有关的缺损可能会持续存在。支气管痉挛引起局部缺氧，而局部缺氧又会导致局部血管收缩和与肺通气显像缺损相匹配的肺灌注显像缺损。这种缺损会导致V/Q显像结果提示肺栓塞中度可能或低度可能。大多数由哮喘导致的V/Q显像缺损在使用支气管扩张药治疗后24h左右消失。

肺肿瘤可能会造成V/Q显像结果出现异常。转移到肺实质的局灶性实性肿块、外源性的纵隔或胸壁肿瘤往往会产生相应的V/Q显像缺损，而这种缺损在大小、形态上与X线胸片上的团块影相一致。除非肿瘤侵入或压迫支气管血管树的局部分支，否则V/Q显像缺损一般与肺段解剖结构不一致。肿瘤可能会导致肺灌注缺损、通气缺损或者相匹配的通气/灌注缺损。

肺定量灌注显像在评估肺癌患者外科手术后残留肺的肺功能方面有很大的实用价值。肺定量灌注显像过程和常规肺灌注显像过程一样，只是多出一个单独的后位显像。沿每一侧肺走行分布画出感兴趣区，然后就可以获得每一侧肺的放射性计数。通常，每侧肺被分成三个感兴趣区：上、中、下三个区域。再根据所得到的数据计算每一侧肺所占总计数的百分比(图72B. 12)。手术后FEV_1(第1s用力呼气量)可通过如下公式估计，即外科手术前FEV_1乘以手术后残留肺组织的灌注百分比。通过SPECT采集或侧位投影，肺上叶或下叶切除术后残肺功能仍可用这种方法估计。患者术后FEV_1至少需要800～1 000mL才能保证足够的肺功能。

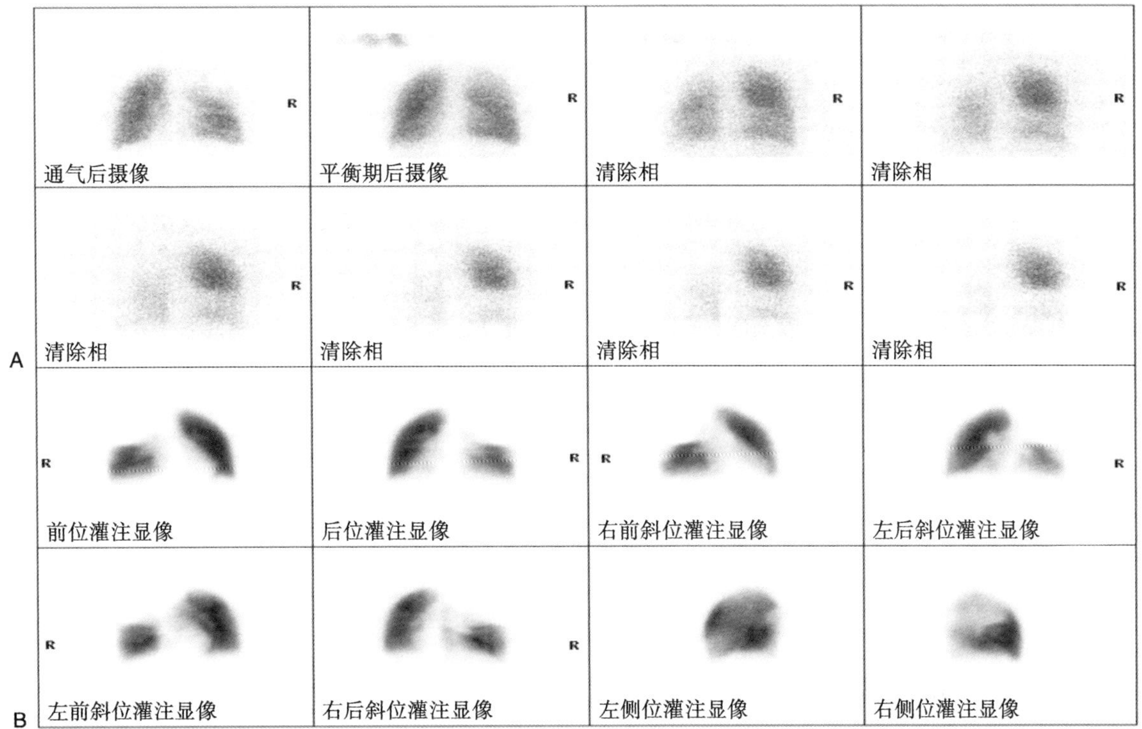

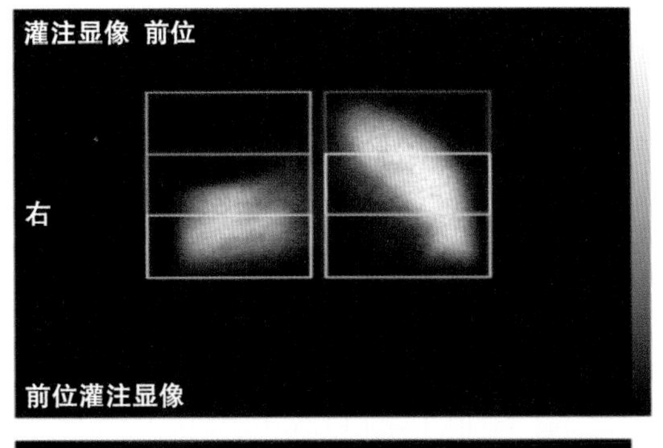

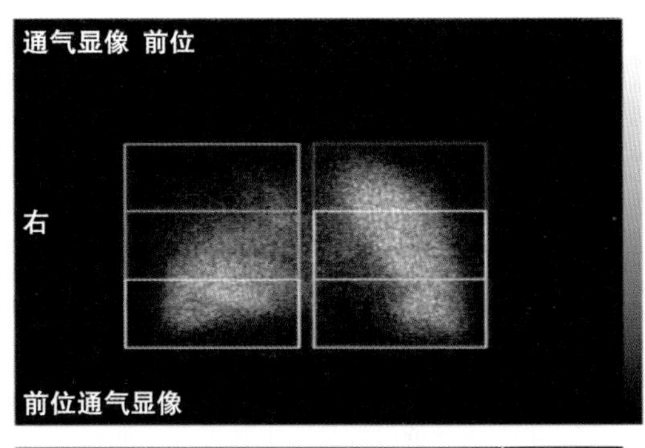

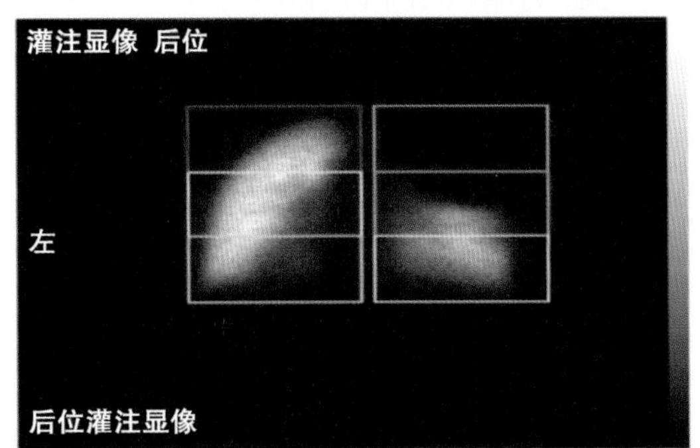

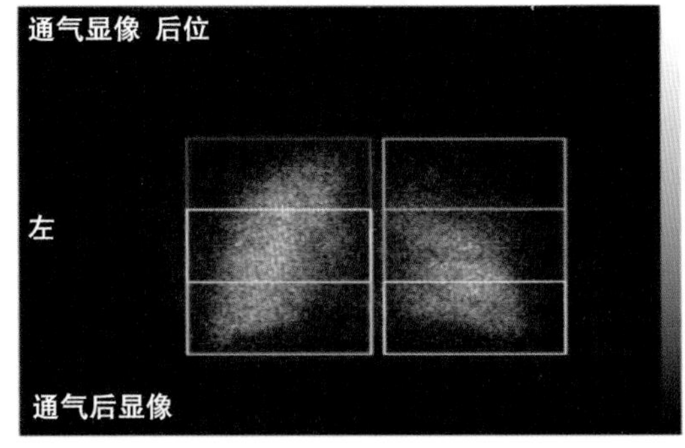

	灌注显像% 几何平均数		通气显像% 几何平均数	
	右侧	左侧	右侧	左侧
上部	1.1	18.0	5.3	14.5
中部	13.2	32.6	20.0	27.3
下部	19.8	15.2	17.1	15.9
总计	34.2	65.8	42.4	57.6

C

图72B.12 ^{99m}Tc-MAA定量灌注显像。A. ^{133}Xe通气显像(前两行)显示不对称通气,右肺上叶延迟摄取,符合气道限制性过程。清除相中,右肺上叶延迟摄取区可见明显^{133}Xe滞留,符合气道阻塞性过程。B. ^{99m}Tc-MAA灌注显像(后两行)显示右上叶灌注明显减少,与通气显像匹配。C.肺定量通气和定量灌注显像。基于后位图像上每侧肺的放射性相对计数来测定每侧肺的肺灌注百分比。

慢性阻塞性肺疾病(COPD)。COPD 相关的气道狭窄会导致通气量减少。^{133}Xe 通气显像可显示吸入相摄取延迟和清除相显像剂滞留。首次吸入相也可能会出现缺损,但这些缺损在平衡相中逐渐充填。^{133}Xe 在异常区域的清除速度比在正常区域的清除速度要慢,甚至在患者转换成呼吸室内空气后 3min 仍可在图像上见^{133}Xe 显影。

COPD 患者肺灌注显像也经常出现异常。肺局部缺氧引起局部血管收缩。炎症导致的肺血管狭窄和肺组织破坏会导致血流量减少,进而导致灌注减少。肺通气显像异常在肺灌注显像上有相应的异常表现(图 72B.4 和图 72B.5)。肺组织出现广泛的通气异常时,灌注显像常表现为斑点状缺损区。如果通气阻塞产生肺组织轻度缺氧或血管轻度损伤时,灌注显像可能表现为正常。COPD 对肺尖的影响大于肺底,因此 V/Q 显像异常在肺尖更明显。然而,α_1-抗胰蛋白酶缺乏导致双肺下叶出现更明显的肺气肿改变,这在 V/Q 显像上就表现为双肺下叶更严重的异常。**肺部炎症/感染性疾病**。X 线胸片上的肺实变在 V/Q 显像上表现为异常。肺实变区域通气不良,在肺通气显像中可出现缺损区域。实变区域局部缺氧会造成反射性血管收缩,并可能导致实变区出现灌注缺损。比 X 线胸片上实变区域小得多的灌注缺损区域发生肺栓塞的可能性很低。比 X 线胸片上实变区域大得多的灌注缺损区域发生肺栓塞的可能性很高。

肺组织中^{99m}Tc 气溶胶的清除速度也可用于评估肺炎症性疾病。正常情况下,^{99m}Tc 气溶胶在肺中的清除半衰期约为 60min。炎症会导致肺上皮细胞通透性增加,进而导致^{99m}Tc 气溶胶在肺中的清除时间缩短。肺泡炎和急性呼吸窘迫综合征具有较快的^{99m}Tc 气溶胶肺清除速度。吸烟者的^{99m}Tc 气溶胶肺清除速度也比正常人快。相反,使肺泡膜增厚或纤维化的疾病则使^{99m}Tc 气溶胶在肺中的清除时间延长。^{99m}Tc 气溶胶清除速度异常是一种非常敏感但非特异性的炎症指标。

烟尘吸入。严重烧伤患者常合并肺吸入性损伤。在烧伤的住院患者中,20%~30%的患者会发生肺部并发症;在发生肺部并发症的患者中,70%~75%死亡。烟尘中含有多种有毒的气体和微粒。吸入这些有毒的混合物,再加上高温气体损伤,可对肺产生严重的伤害。X 线胸片在检测早期吸入性损伤时不敏感,在 X 线胸片出现异常之前可有 12~48h 的滞后期。含 Xe 生理盐水通气显像在检测吸入性肺损伤方面被证明是有效的。^{133}Xe 加压后可溶解在生理盐水中;当由静脉内注射时,^{133}Xe 在到达肺之前仍处于溶解状态。在肺泡毛细血管中,^{133}Xe 通过毛细血管膜扩散到肺泡内并被呼出体外。正常情况下,^{133}Xe 从肺中清除的时间不到 2min。吸入性肺损伤区域会显示^{133}Xe 滞留。含 Xe 生理盐水通气显像在诊断吸入性肺损伤时的准确率为 92%。

推荐阅读

Bell WR, Simon TL, DeMets DL. The clinical features of submassive and massive pulmonary emboli. *Am J Med* 1977;62:355–360.

Biello DR, Mattar AG, McKnight RC, Siegel BA. Ventilation–perfusion studies in suspected pulmonary embolism. *AJR Am J Roentgenol* 1979;133:1033–1037.

Cham MD, Yankelevitz DF, Henschke CI. Thromboembolic disease detection at indirect CT venography versus CT pulmonary angiography. *Radiology* 2005;234:591–594.

Dahlen JE, Alpert JS. Natural history of pulmonary embolism. *Prog Cardiovasc Dis* 1975;17:259–270.

De Faucal P, Peltier P, Planchon B, et al. Evaluation of indium-111-labeled antifibrin monoclonal antibody for the diagnosis of venous thrombotic disease. *J Nucl Med* 1991;32:785–791.

Elgazzar AH, Silberstein EB, Hughes J. Perfusion and ventilation scans in patients with extensive obstructive airways disease: utility of single-breath (washin) xenon-133. *J Nucl Med* 1995;36:64–67.

Eng J, Krishnah JA, Segal JB, et al. Accuracy of CT in the diagnosis of pulmonary embolism: a systematic literature review. *AJR Am J Roentgenol* 2004;183:1819–1827.

Fraser RS, Muller NL, Coleman N, Pare PD. *Diagnosis of Diseases of the Chest*. 4th ed. Philadelphia, PA: WB Saunders; 1999.

Freeman LM, Stein EG, Sprayregen S, Chamarthy M, Haramati LB. The current and continuing important role of ventilation–perfusion scintigraphy in evaluating patients with suspected pulmonary embolism. *Semin Nucl Med* 2008;38:432–440.

Goldberg SN, Richardson DD, Palmer EL, Scott JA. Pleural effusion and ventilation/perfusion scan interpretation for acute pulmonary embolus. *J Nucl Med* 1996;37:1310–1313.

Gottschalk A, Sostman HD, Coleman RE, et al. Ventilation–perfusion scintigraphy in the PIOPED study. Part II. Evaluation of the scintigraphic criteria and interpretations. *J Nucl Med* 1993;34:1119–1126.

Gottschalk A, Stein PD, Henry JW, Relyea B. Matched ventilation, perfusion and chest radiographic abnormalities in acute pulmonary embolism. *J Nucl Med* 1996;37:1636–1638.

Groves AM, Yates SJ, Win T, et al. CT pulmonary angiography versus ventilation–perfusion scintigraphy in pregnancy: implications from a UK survey of doctors' knowledge of radiation exposure. *Radiology* 2006;240:765–770.

Gutte H, Mortensen J, Jensen C, von der Recke P, Kristoffersen US, Kjaer A. Added value of combined simultaneous lung ventilation-perfusion single-photon emission computed tomography/multi-slice-computed tomography angiography in two patients suspected of having acute pulmonary embolism. *Clin Respir J* 2007;1:52–55.

Gutte H, Mortensen J, Jensen CV, et al. Detection of pulmonary embolism with combined ventilation-perfusion SPECT and low-dose CT: head-to-head comparison with multidetector CT angiography. *J Nucl Med* 2009;50:1987–1992.

Henry JW, Stein PD, Gottschalk A, Raskob GE. Pulmonary embolism among patients with a nearly normal ventilation/perfusion lung scan. *Chest* 1996;110:395–398.

Juni JE, Alavi A. Lung scanning in the diagnosis of pulmonary embolism: the emperor redressed. *Semin Nucl Med* 1991;21:281–296.

Kipper MS, Moser KM, Kortman KE, Ashburn WL. Longterm follow-up of patients with suspected pulmonary embolism and a normal lung scan. Perfusion scans in embolic suspects. *Chest* 1982;82:411–415.

Leung AN, Bull TM, Jaeschke R, et al; ATS/STR Committee on Pulmonary Embolism in Pregnancy. American Thoracic Society documents: an official American Thoracic Society/Society of Thoracic Radiology clinical practice guideline—evaluation of suspected pulmonary embolism in Pregnancy. *Radiology* 2012;262(2):635–646.

Line BR. Scintigraphic studies of inflammation in diffuse lung disease. *Radiol Clin North Am* 1991;29:1095–1114.

Lull RJ, Anderson JH, Telepak RJ, Brown JM, Utz JA. Radionuclide imaging in the assessment of lung injury. *Semin Nucl Med* 1980;10:302–310.

Morrell NW, Nijran KS, Jones BE, Biggs T, Seed WA. The underestimation of segmental defect size in radionuclide lung scanning. *J Nucl Med* 1993;34:370–374.

Muto P, Lastoria S, Varrella P, et al. Detecting deep venous thrombosis with technetium-99m-labeled synthetic peptide P280. *J Nucl Med* 1995;36:1384–1391.

Palevsky HI. The problems of the clinical and laboratory diagnosis of pulmonary embolism. *Semin Nucl Med* 1991;21:276–280.

Parker JA, Coleman RE, Siegel BA, Sostman HD, McKusick KA, Royal HD. Procedure guideline for lung scintigraphy: 1.0. Society of Nuclear Medicine. *J Nucl Med* 1996;37:1906–1910.

PIOPED Investigators. Value of the ventilation/perfusion scan in acute pulmonary embolism. Results of the prospective investigation of pulmonary embolism diagnosis (PIOPED). *JAMA* 1990;263:2753–2759.

Robinson PJ. Ventilation-perfusion lung scanning and spiral computed tomography of the lungs: competing or complementary modalities? *Eur J Nucl Med* 1996;23:1547–1553.

Schaible TF, Alavi A. Antifibrin scintigraphy in the diagnostic evaluation of acute deep venous thrombosis. *Semin Nucl Med* 1991;21:313–324.

Sostman HD, Coleman RE, DeLong DM, Newman GE, Paine S. Evaluation of revised criteria for ventilation–perfusion scintigraphy in patients with suspected pulmonary embolism. *Radiology* 1994;193:103–107.

Sostman HD, Gottschalk A. The stripe sign: a new sign for diagnosis of nonembolic defects on pulmonary perfusion scintigraphy. *Radiology* 1982;142:737–741.

Sostman HD, Gottschalk A. Prospective validation of the stripe sign in ventilation-perfusion scintigraphy. *Radiology* 1992;184:455–459.

Sostman HD, Layish DT, Tapson VF, et al. Prospective comparison of helical CT and MR imaging in clinically suspected acute pulmonary embolism. *J Magn Reson Imaging* 1996;6:275–281.

Susskind H. Technetium-99m-DTPA aerosol to measure alveolar-capillary membrane permeability. *J Nucl Med* 1994;35:207–209.

van Belle A, Buller HR, Huissman MV, et al. Effectiveness of managing suspected pulmonary embolism using an algorithm combining clinical probability, D-dimer testing, and computed tomography. *JAMA* 2006;295:172–179.

van Rossum AB, Treurniet FE, Kieft GJ, Smith SJ, Schepers-Bok R. Role of spiral volumetric computed tomographic scanning in the assessment of patients with clinical suspicion of pulmonary embolism and an abnormal ventilation/perfusion scan. *Thorax* 1996;51:23–28.

Wells PS, Anderson DR, Rodger M, et al. Excluding pulmonary embolism at the bedside without diagnostic imaging: management of patients with suspected pulmonary embolism presenting to the emergency department by using a simple clinical model and d-dimer. *Ann Intern Med* 2001;135:98–107.

Wittram C, Maher MM, Yoo AJ, Kalra MK, Shepard JA, McLoud TC. CT angiography of pulmonary embolism: diagnostic criteria and causes of misdiagnosis. *Radiographics* 2004;24:1219–1238.

Worsley DF, Alavi A. Comprehensive analysis of the results of the PIOPED study. Prospective Investigation of Pulmonary Embolism Diagnosis Study. *J Nucl Med* 1995;36:2380–2387.

Worsley DF, Alavi A. Radionuclide imaging of acute pulmonary embolism. *Radiol Clin North Am* 2001;39:1035–1052.

（杨耀武　刘建壕　李素平）

第 72C 章 ■ 骨骼系统显像

操作技术
图像解读
^{18}F-NaF PET/CT
全身性放射性核素姑息性疼痛治疗
骨密度测定

操作技术

^{99m}Tc 标记的双膦酸盐 SPECT/CT 骨骼显像是核医学最主要的检查。骨扫描是成骨性反映的图像,而这些图像是机体对一系列良恶性病变的反映。核医学骨扫描是骨骼系统解剖成像非常好的补充,对骨骼代谢异常的敏感性远高于其他检查方法,如在骨髓炎和肿瘤性骨转移的早期诊断。显像剂经静脉进入人体内,随血流分布至细胞外液,数分钟之内,成骨细胞将显像剂吸附到羟磷灰石晶体表面并形成新的骨基质,浓聚程度与成骨细胞活跃程度有关。该检查方法不能检测破骨细胞的活跃程度和功能。

放射性药物。用于骨骼显像基本的放射性药物(显像剂)是^{99m}Tc 标记的双膦酸盐,近年来使用最广泛的是^{99m}Tc 标记的亚甲基双膦酸盐^{99m}Tc-MDP(二膦酸二甲酯,简称 MDP)。^{99m}Tc 的物理半衰期为 6h,发射能量为 140keV 的 γ 射线(表 72C.1)。成人常用量为 20mCi 静脉注射,然而对于肥胖患者或者是为了显示细节,其用量可高达 30mCi。

^{18}F-NaF 是用来做 PET 或 PET/CT 骨骼显像的正电子放射性药物,静脉注射常用剂量是 5~10mCi,注射后 30~120min 均可显像。^{18}F 发射能量为 511keV 的 γ 射线,物理半衰期为 110min。^{18}F-NaF 骨骼显像的成像质量优于^{99m}Tc-MDP,通常不需要 CT 进行衰减校正。

目前有三种放射性药物用于肿瘤骨转移导致的全身性骨痛的姑息性内照射治疗,即^{89}Sr(氯化锶)、^{153}Sm 和^{223}Ra。

^{89}Sr(商品名 Metastron)是发射能量为 1.46MeV 的纯 β 射线,物理半衰期 50.5d。静脉注射常用剂量为 2~4mCi。

表 72C.1

骨骼显像中使用的放射性核素

放射性核素	用量	半衰期	能量	衰变方式
Tc-焦膦酸盐	15~25mCi	6h	140keV	同质异能转变
Tc-MDP	20~30mCi	6h	140keV	同质异能转变
^{18}F	5~15mCi	110min	511keV	正电子发射
^{89}Sr	2~4mCi	50.5d	1.46MeV	β 衰变
^{153}Sm	1mCi/kg	1.9d	0.81MeV 103keV	β 衰变和 γ 衰变

^{153}Sm(商品名 Quadramet)发射 0.81MeV 的 β 射线和 103keV 的 γ 射线,其中 γ 射线可以用于成像,检测该放射性药物在体内的分布情况。静脉注射剂常用量为 1mCi/kg,物理半衰期为 1.9d。

^{223}Ra(商品名 Xofigo)发射 5~7.5MeV 的 α 射线,物理半衰期为 11.4d。推荐静脉注射剂量为 1.35μCi/kg。

生物分布和生理。^{99m}Tc-MDP 是用于静脉注射的放射性药物,注射后随血流分布到全身骨骼系统。强烈的成骨活动,比如青少年骨骺生长、骨折愈合、病理条件刺激使骨骼血流增加和破坏后的修复都会使骨骼对显像剂摄取增加,未被摄取的显像剂通过泌尿系统排泄。在正常情况下,4h 后有 50%的显像剂排出体外,经过 24h 后多达 80%的显像剂被排出体外。正常情况下肾脏能清除多余的显像剂,增加靶器官的对比度,使骨骼显影清晰;任何原因导致的肾功能不全都会因显像剂残留过多导致图像质量下降。通常显像时间为注射显像剂后 3~4h,此时多余显像剂排出体外,对比度较高,同时也不会因时间太长导致放射性药物衰变而导致剂量不足。骨三时相或四时相显像对判断病变性质有很大临床意义,比如软组织感染和骨髓炎等。第一时相是血流相;第二时相是血池相,为一系列的静态图像,代表了血池和软组织组织摄取,它可以通过多角度获取;第三时相是延迟相,是注射显像剂后 3~4h 后的静态图像,代表全身骨骼系统对显像剂的延迟摄取;第四时相是注射显像剂后次日上午获取的图像,是对第三时相的补充,针对第三时相的细节部分进行采集,在判读第三时相图像后认为有必要加做第四时相时再次采集静态图像。该方法不是全身骨显像的常规检查方法,通常用于肾功能较差的患者,比如糖尿病足患者。

^{99m}Tc-MDP 显像剂的摄取机制是通过化学吸附到骨骼的矿物质表面,首先是到成骨活跃的部分。膀胱是显像剂辐射的主要器官,辐射剂量为 26mGy/20mCi,全身辐射剂量是 1.3mGy/20mCi。锶是钙的类似物,能紧密地结合到骨的羟磷灰石晶体上。^{18}F、^{89}Sr、^{223}Ra 均可通过化学吸附和离子交换等方式沉积到骨骼羟磷灰石晶体表面。^{153}Sm 与羟磷灰石晶体的作用机制尚不明确。

^{18}F-氟脱氧葡萄糖(FDG)是葡萄糖类似的放射性药物,其生理功能与葡萄糖类似,能够以代谢的方式沉积在细胞内,细胞内沉积的量与细胞糖代谢活性呈正相关。由于多数肿瘤细

胞糖代谢活性高于正常细胞，因此这种显像剂也能显示细胞代谢活性，用于肿瘤良恶性鉴别诊断和转移灶检测。

图像采集技术。核医学骨骼显像的分辨率在最佳条件下约为 5mm，实践表明成人静脉注射 20mCi（740MBq）或更多^{99m}Tc-MDP 足以用于 3~4h 后静态显像。动态图像通常在注射后前位或者后位采集，或使用针孔准直器采集手、足等感兴趣区。血池显像可以多角度地获得图像。全身延迟显像通常在前后位获得，并可根据需要获得斜位、侧位或其他部位的影像。静态图像通常比全身图像有更好的分辨率（更小的视场允许更小的像素）。高分辨率低能量准直器最常用于获取高质量图像，超高分辨率准直器会对图像质量产生轻微的改善，但是需要更长的图像采集时间。针孔型准直器可用来采集像手腕这样小区域的高分辨率图像。SPECT 图像可改善对比度分辨率，或显示更精细的部位比如脊柱、头颅、膝关节或踝关节的解剖结构。

将 SPECT 与 CT 结合，同机 CT 提供衰减校正和融合图像，一次检查可获得功能成像和解剖成像，明显提高骨扫描的灵敏度和特异性。

SPECT/CT 在良性骨病中也有很高的临床应用价值，在^{99m}Tc-MDP 骨扫描中，相对于单独 SPECT 检查，SPECT 检查后加做低剂量 CT 扫描修正了高达 59%非肿瘤患者骨扫描的诊断结论（图 72C.1）。在无肿瘤病史伴有严重骨痛的患者中，行三时相骨显像和 SPECT/CT 检查，SPECT/CT 检查结果修正了高达 32%单独 SPECT 检查的诊断结论。

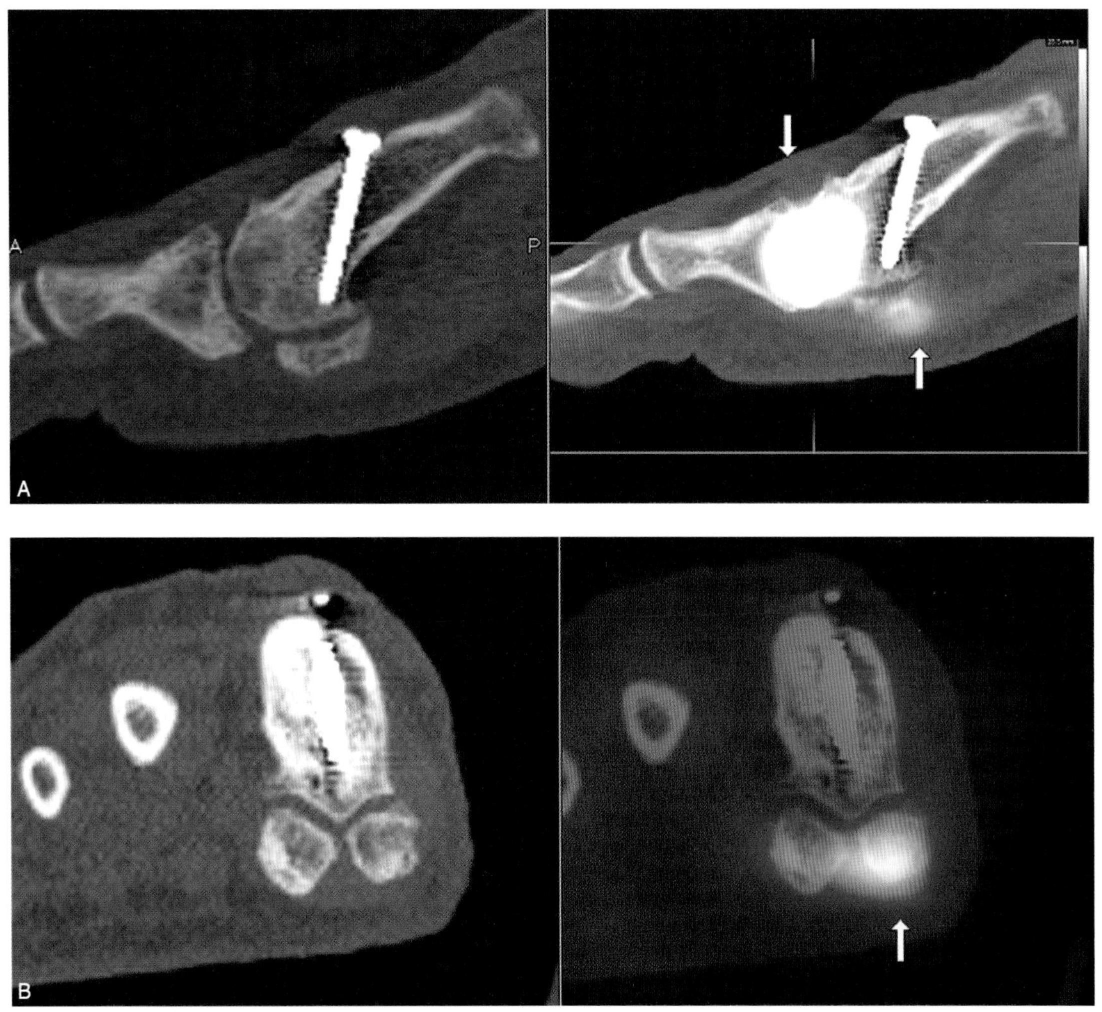

图 72C.1　足部的 SPECT/CT 图像。A. 矢状位 SPECT/CT。B. 冠状位 SPECT/CT。该患者左足植入固定螺栓后术区严重疼痛，临床医师怀疑为固定螺栓松动导致。SPECT/CT 显示植入的螺栓未出现移位或松动，产生疼痛的 2 个主要原因是：①第一跖骨严重骨关节炎（MTP）（箭）；②胫骨间盘炎（箭）。

图像解读

正常骨扫描。在正常成人,骨骼对示踪剂的摄取是相对均匀和对称的。中轴骨(骨盆和脊柱)的摄取高于附肢骨骼(头颅和四肢)。少量的软组织摄取是典型的表现。肾脏摄取显像剂应该比软组织背景略强一些。由于肾脏的清除作用,肾集合系统、输尿管和膀胱显像清晰。儿童由于处于生长发育阶段,骨骼会表现对称性高摄取,这需要仔细评估判读。

骨骼创伤在X线检查中可能发现不了,特别是应力性骨折(正常骨的过度使用)和功能不全性骨折(正常使用弱化或骨质疏松的骨骼)。骨扫描比X线检查提前10d发现应力性骨折。在骨折修复的第一阶段,成骨细胞活性降低或正常。随后成骨活动的活动在显像上表现为“热区”,与X线检查发现骨痂形成和钙化相比,可以提前几周做出诊断(图72C.2、图72C.3)。在简单的骨折中,在经过几个月的骨痂塑形后骨折部位就会恢复到正常状态(图72C.4)。负重骨复杂骨折的愈合(包括角化愈合)可能需要更多年时间才能在骨扫描上恢复正常状态,一些骨折可能会在骨扫描上显示为终身重塑。在椎体成形术之前,骨扫描或SPECT检查在由骨质疏松导致的脊椎骨折中常常有其应用价值。骨扫描可以评价移位方式、骨折准确定位和骨折程度判断。

三时相骨扫描能准确鉴别胫骨中部应力综合征和应力性骨折。胫骨中部应力综合征常表现为沿胫骨皮质线性显像剂摄取增加,应力性骨折更常见于局灶性、水平位的摄取。最近研究表明针孔型准直器骨扫描在诊断腕部舟骨骨折时比X线平片和CT更敏感,其灵敏度与MRI类似。全身骨扫描在诊断严重的多发性骨折时有重要的临床价值。

人工关节置换后可能发生关节松动和感染。在髋关节置换术6个月后,假关节处显像剂仍异常浓聚,说明人工关节有松动或感染。假体松动的典型表现呈在假体两端局限性放射性浓聚(图72C.5),感染表现为假体周围弥漫性放射性浓聚。^{99m}Tc或^{111}In标记的白细胞显像是鉴别是否发生感染的最好方法,显像剂仅浓聚于感染部位。

骨关节病和关节炎。关节炎导致局部血流量增加和放射性药物异常浓聚。滑膜炎、化脓性关节炎和早期骨关节病均可表现为显像剂异常浓聚,骨扫描诊断骨关节病的灵敏度远高于X线平片和CT,在无明显解剖结构改变的情况下发生代谢的改变,骨显像中代谢改变常表现为显像剂异常浓聚(图72C.6)。

骨髓炎。三时相骨扫描可在出现症状的最初几天诊断骨髓炎。在三时相骨扫描中,骨髓炎表现为三个时相显像剂均异常浓聚(表现为热区),而放射学如X线平片、CT和MRI在发病后10~14d均无异常发现。如胫骨之类较大的骨骼,三时相骨扫描能敏感和特异地发现急性骨髓炎,比X线平片更早发现。当感染发生在较小的骨(如足部骨)时检测的特异度会下降,此时应仔细观察图像,或使用针孔型准直器(图72C.7和图72C.8)。儿童患者应结合临床病史以减少误诊。

蜂窝织炎。邻近骨骼的蜂窝织炎三时相显像在血流相和血池相显像剂摄取增加,延迟相摄取减少。如果细小的骨组织周围发生蜂窝织炎,三时相骨扫描难以鉴别骨髓炎和蜂窝织炎,由于核医学空间分辨率关系,二者均表现为局部显像剂异常浓聚。即使骨髓炎治愈后局部骨重建也需要几个月,这期间仍可表现为显像剂异常浓聚,此时白细胞显像可能更具临床价值。

血管现象。血管对骨骼显像剂的摄取有重要影响。血流增加将刺激成骨细胞和破骨细胞的活动,导致显像剂摄取增多。通常在病理状态下如肿瘤和创伤,血流增加,将更多的显像剂带到骨的成骨细胞,引起显像剂浓聚增加,这是对创伤的正常反应。

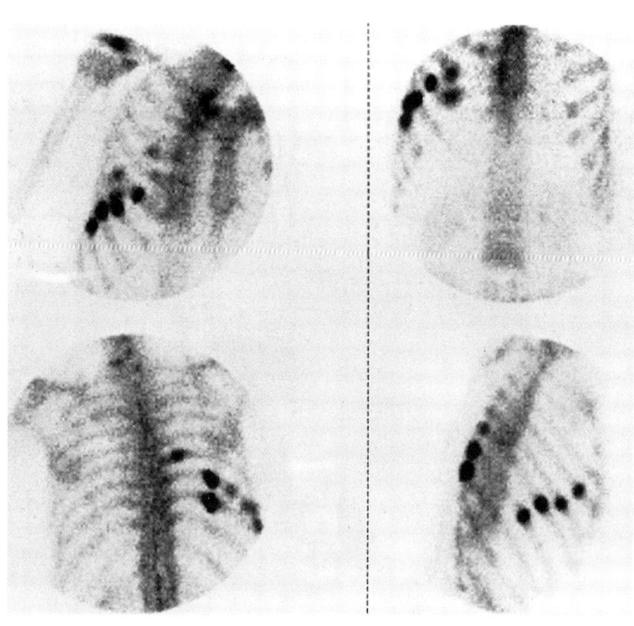

图72C.2　多发性肋骨骨折。图像上清晰可见两行骨折点上成骨细胞强烈的修复活动,这在X线图像上很难看到。注意显像剂异常浓聚呈线性分布,与转移性骨肿瘤明显不同。类似图像见图72C.13和图72C.14。

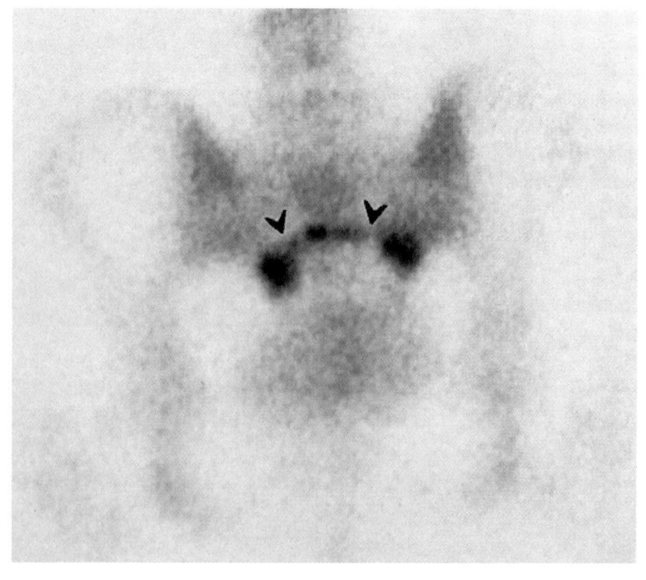

图72C.3　骶骨骨折。骨盆的后位像示骨盆处水平走行的骨折线(箭头),它显示了在X线平片不显示的已愈合骨折,表现为H型,即“Honda征”。

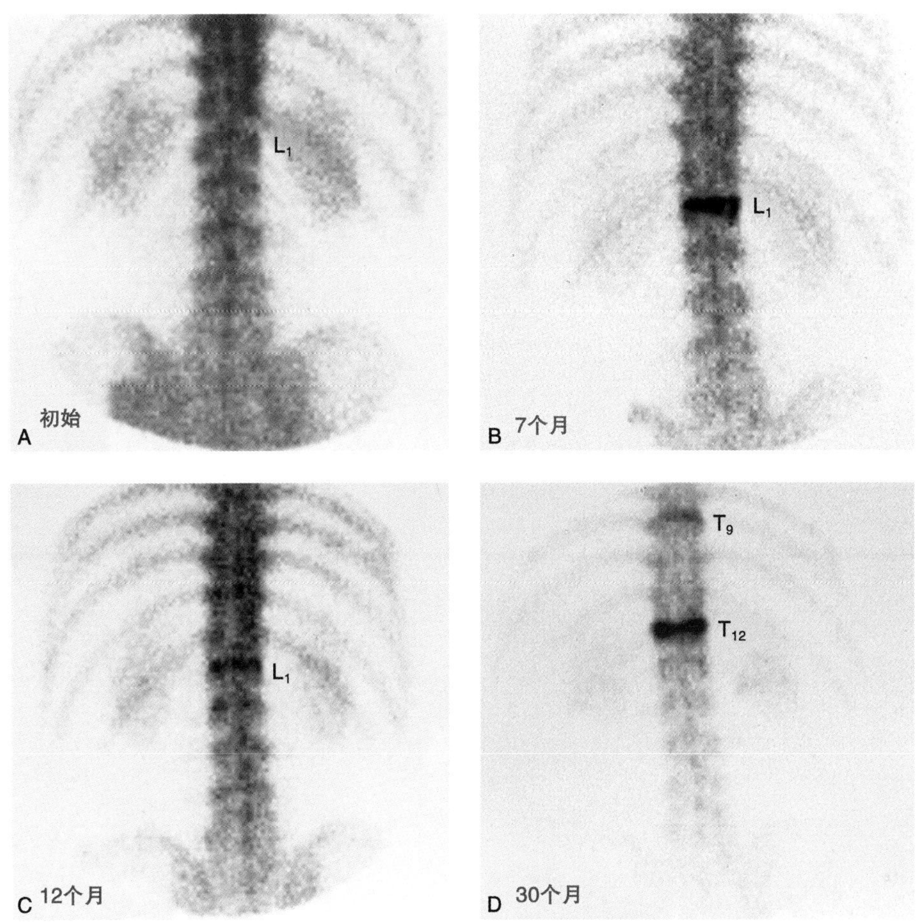

图 72C. 4　骨折愈合。下段胸椎和腰椎连续骨扫描示：正常脊柱(A)，L_1 压缩性骨折(B)，L_1 骨折愈合(C)，T_9 和 T_{12} 新发骨折(D)。注意观察呈水平走行的骨折线。

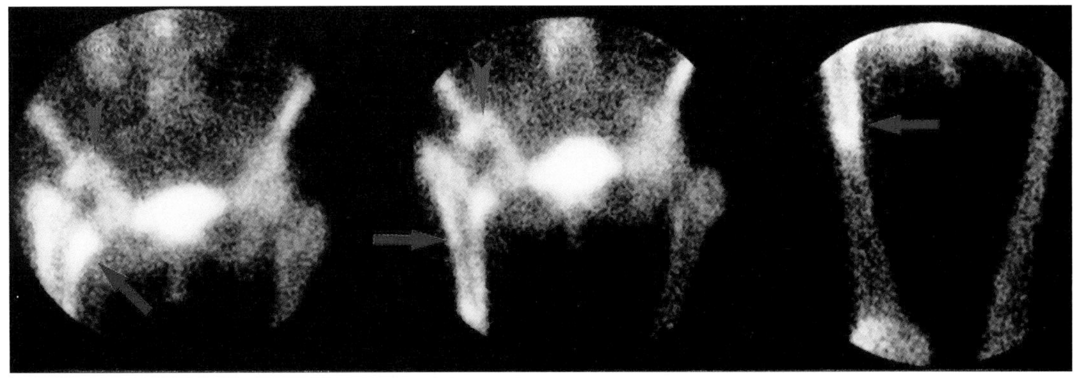

图 72C. 5　髋关节假体松动。全髋关节置换术 2 年后，骨盆和股骨的显像示股骨(箭)和髋臼(箭头)见放射性浓聚区，二者发生松动但无感染。

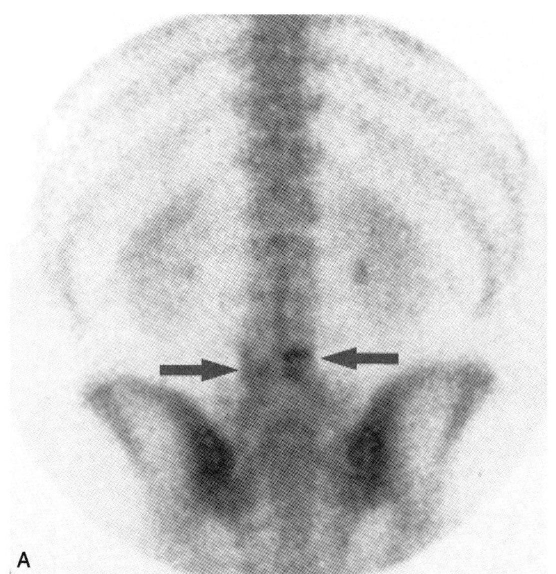

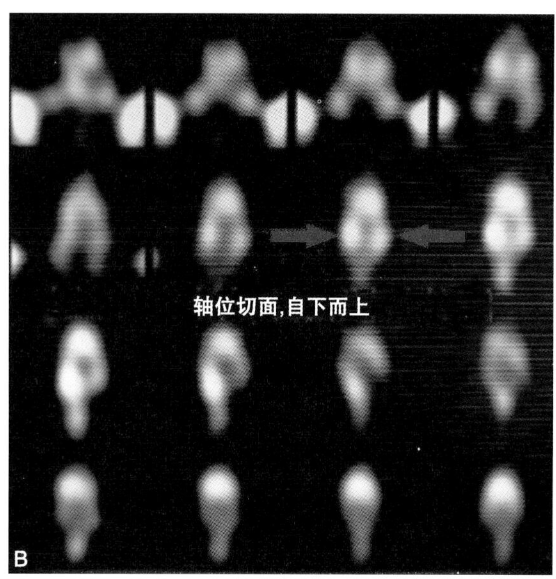

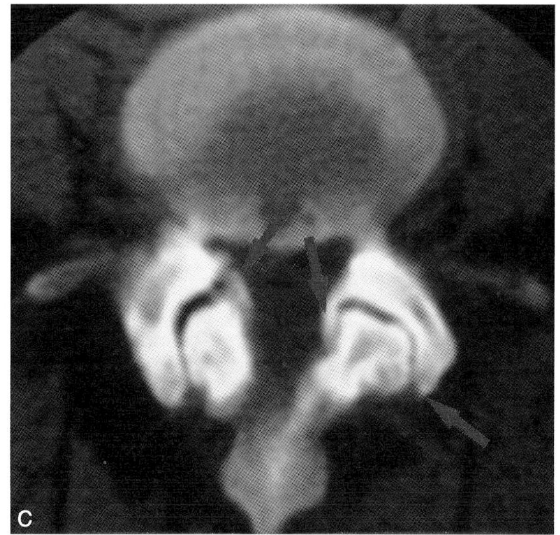

图 72C. 6　L_4 ~ L_5 平面退行性骨关节病。患者诉长期腰背部疼痛,A. 后位像显示腰椎示放射性浓聚区(箭)。B. 轴位像显示 L_5 ~ S_1 的关节面和 L_3 ~ L_4 关节面放射性浓聚区(箭)。C. CT 显示椎小关节骨质增生硬化(箭),关节间隙狭窄。

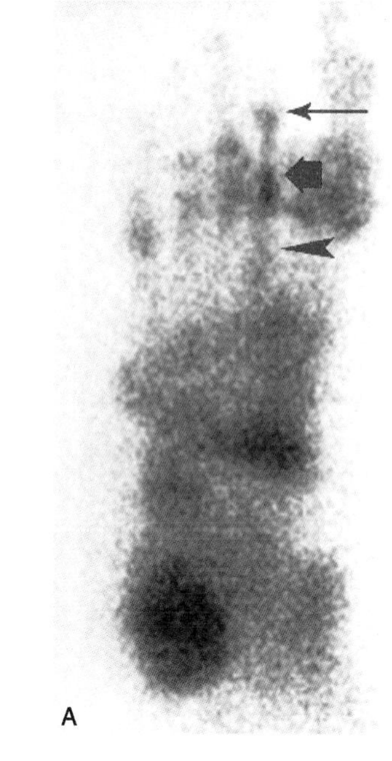

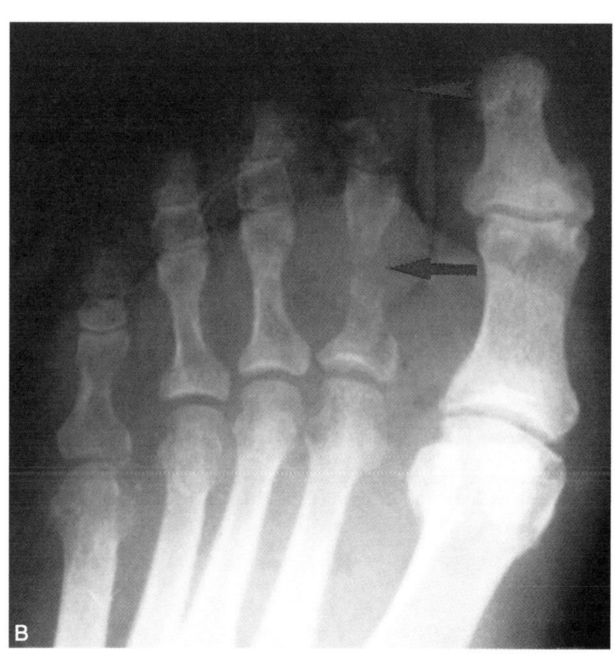

图 72C. 7　第二跖骨和趾骨骨髓炎。A. 骨扫描示第二近端跖骨(长箭)、跖骨指骨关节(粗箭)和第二跖骨(箭头)显像剂摄取浓聚伴局部分布稀疏。B. X 线平片示第二近端跖骨(箭)的破坏性变化,但在第二跖骨关节和跖骨指骨骨轴中显示正常。注意第二脚趾中部和远端指骨的骨损伤(箭头)。

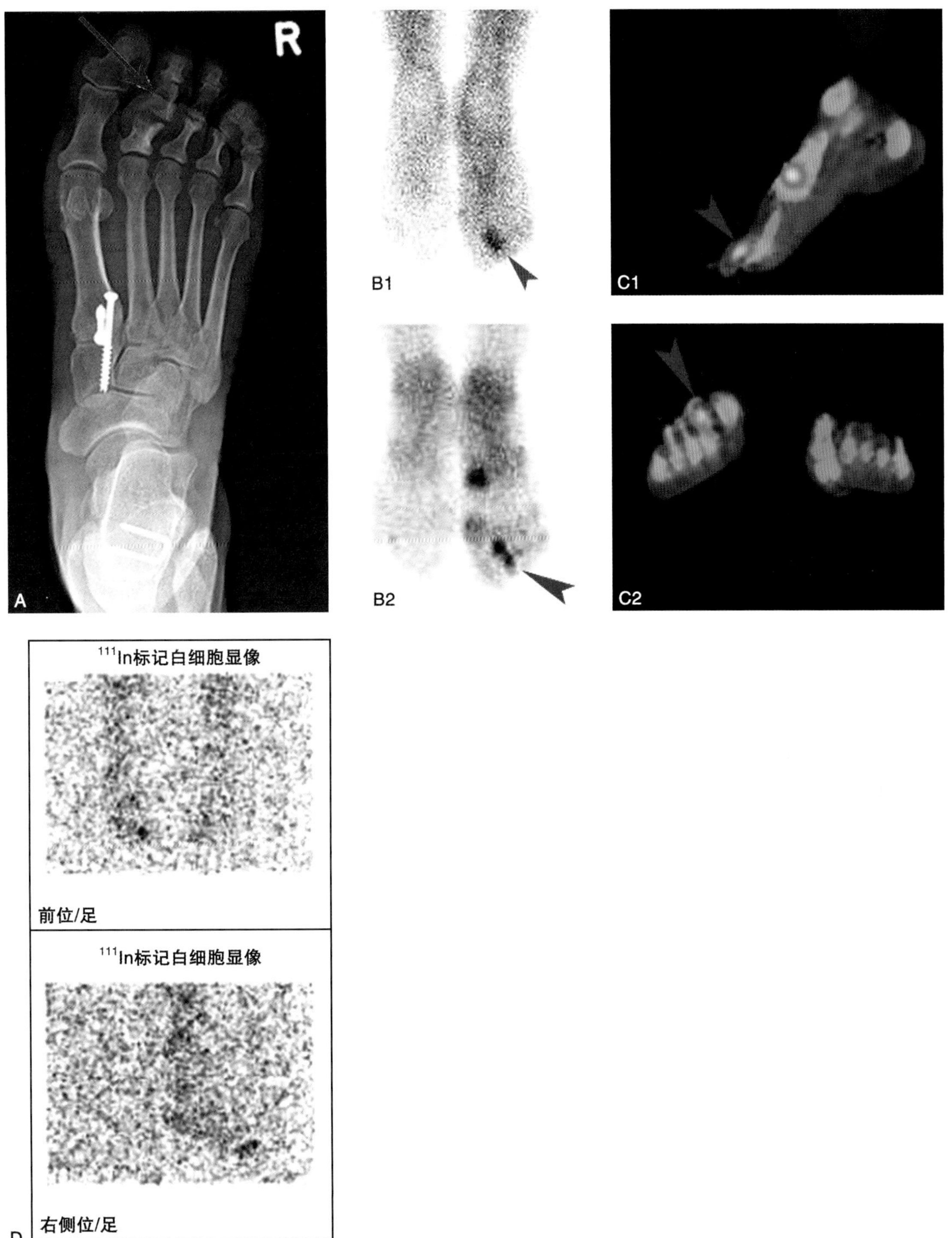

图 72C. 8　右足第二趾骨骨髓炎。48 岁女性，有右足手术史，因右足第二趾骨疼痛肿胀行 SPECT/CT 扫描。A. X 线平片示趾骨间隙透光度增高。三时相骨扫描（B）和延迟 SPECT/CT 图像（C）显示血池相（蓝色箭头）和延迟相（红色箭头）显像剂摄取增加，提示该处骨髓炎可能。D. ^{111}In 标记的白细胞显像证实该处骨髓炎。

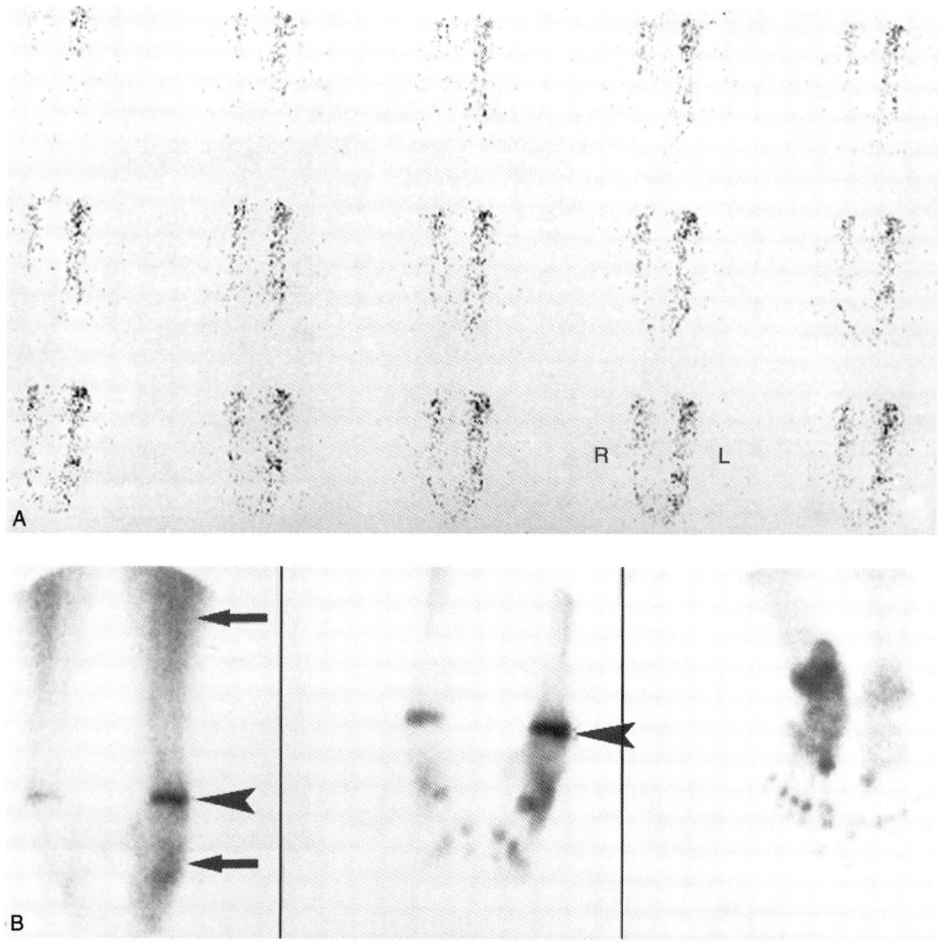

图 72C.9 反射性交感神经营养不良。患者男，13岁，左踝关节和左脚疼痛。A. 三时相骨扫描，弹丸注射后1帧/s连续图像。B. 早期血池相（左）示显像剂摄取增加（箭）。3h延迟相（中、右分别是前和足底投影）示显像剂摄取增加。注意密封板（箭头）的优先标签，这是对青少年患者的预期。

反射性交感神经营养不良[RSD，也称复杂区域疼痛综合征（CRPS）]。因交感神经影响导致受累肢体的血管比未受累肢体的血管扩张，血流增多，呈现更“热”，为血管反应过度。其发生原理为交感血管紧张度下降引起血管扩张（图72C.9）。然而，非典型RSD约10%，在受累侧由于血管痉挛引起血流减少导致显像剂摄取减少。骨扫描反映骨代谢和血供，只有骨组织存在血供和代谢才会出现显像剂浓聚。急性缺血性坏死（AVN）由于无血供和代谢，则不会出现显像剂浓聚。放射治疗后由于骨修复出现血供和代谢增加，骨扫描表现为显像剂摄取增加，边缘整齐的显像剂分布缺损常是放疗后反应（图72C.10）。

软组织的非正常摄取。软组织显像剂摄取增加可见于如乳腺癌或正常乳腺生理性对称摄取。在股动脉和颈动脉等处的动脉粥样硬化斑块可见显像剂摄取增加。肝脏弥散摄取可见于弥漫性肝脏疾病或技术问题，如放射性示踪胶体铝污染。肝局灶性非正常摄取常见于转移性疾病，如结肠癌或乳腺癌的肝转移。软组织外伤，蜂窝织炎，滑囊炎，横纹肌溶解都会引起软组织非正常摄取。

异位骨。机体软组织损伤后修复有时会导致异位骨的形成。组织结构上，异位骨可能形成于正常骨损伤后成纤维细胞的分化。在骨扫描上肌肉挤压伤愈合后伴有异位骨形成（骨化

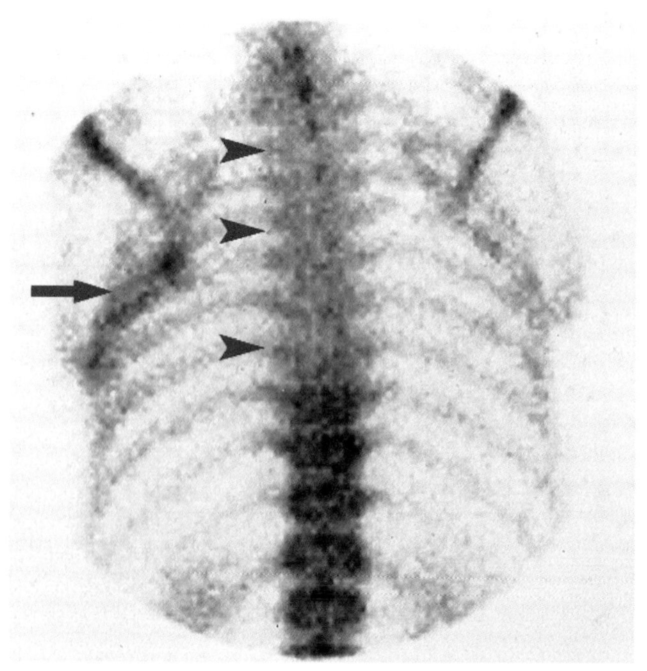

图 72C.10 放射治疗后改变。骨扫描示胸椎（箭头）显像剂摄取减少。注意左侧肋骨外段（箭）的反应性显像剂摄取增高。患者肺癌术后，经左侧肋骨行肺叶切除术。

性肌炎）容易识别，而 X 线平片常要在几周后才会出现钙化征象。在血池阶段稳定后，异位骨可以安全切除，否则会加大复发风险。假体、瘫痪的四肢和烧伤周围的软组织常形成异位骨。

代谢性骨病。甲状旁腺激素（或由肿瘤产生的类甲状旁腺激素的物质）的升高会增加血清钙和磷酸盐的含量。甲状旁腺功能亢进症引起钙/磷酸盐复合物在肺和胃的沉积，这种转移性钙化很少在 X 线平片上发现，但在骨扫描上随着复合物沉积的增多，导致显像剂摄取增加而被发现。其他全身骨异常，如肿瘤钙化、肥大性骨关节病、肥大细胞增多症或其他疾病所致的钙化均可在骨扫描上显示（图 72C. 11）。

骨发育不良。良性骨发育不良常表现为显像剂摄取增加。Paget 病、骨纤维异常增殖症、内生软骨瘤、外生骨疣和很多其他良性骨病常在骨扫描中发现，比 X 线更容易鉴别这种多中心骨化。骨扫描是全身筛查多发性骨化的一种有效方法。在 Paget 病的溶骨性阶段，影像学的改变伴随骨显像剂的摄取增加，修复过程中显像剂摄取增加贯穿疾病的骨硬化、膨胀和畸形性骨炎阶段。当骨修复完成，这种显像剂摄取增加最终可能会消失（图 72C. 12）。骨纤维发育不良是一种良性疾病，也可表现为多中心性骨化，由于病灶大量摄取显像剂，全身骨扫描很容易诊断。

原发性骨肿瘤分为良性和恶性肿瘤两类。骨肉瘤和软骨肉瘤均伴有肿瘤骨不同程度钙化，骨扫描中均会有不同程度的显像剂摄取且浓聚程度较高（图 72C. 13、图 72C. 14）。原发性骨肿瘤转移到非骨骼部位也可摄取显像剂，全身骨扫描容易发现这些转移性病变。原发性肿瘤中，由于成骨细胞对骨破坏做出的反应导致 ^{99m}Tc-双膦酸盐被大量浓缩，这一过程导致肿瘤毗邻的骨骼比周围的骨骼摄取较多显像剂；一些恶性肿瘤可累及邻近的软组织或者通过骨膜入侵骨骼，成骨细胞的这两种反应表明了肿瘤浸润的范围而不局限于肿瘤自身。肿瘤组织对正常骨造成的破坏会诱发成骨细胞修复反应，骨扫描中表现为溶骨性病变，出现显像剂异常浓聚。对骨极具破坏性的恶性肿瘤，对骨破坏的程度可能大于骨修复的速度，结果那些浸润速度极快的肿瘤在骨扫描上会出现一个“冷区”。高度恶性的肉瘤常出现这种现象。

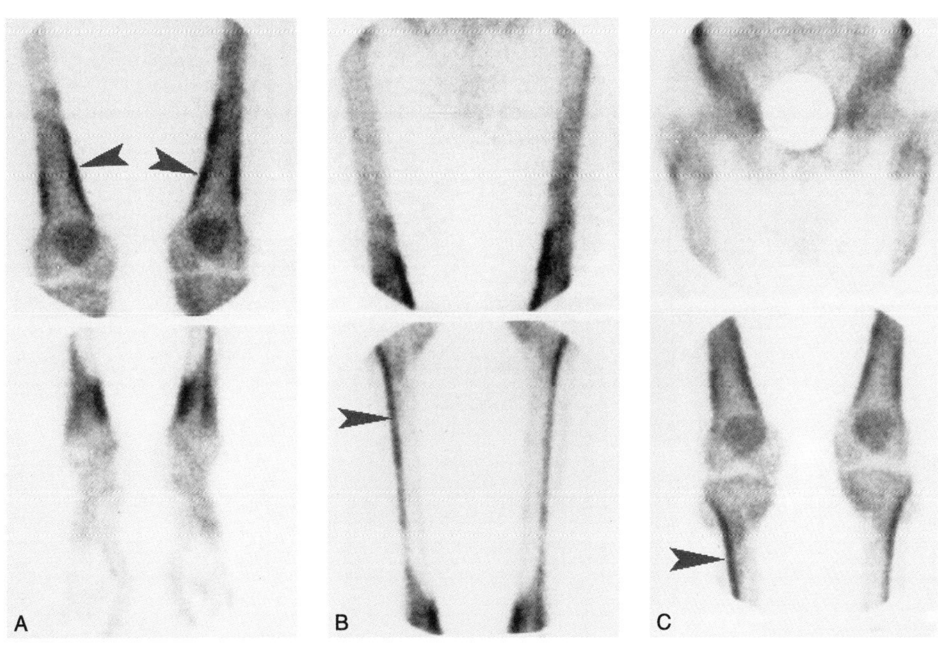

图 72C. 11　肺性肥大性骨关节病。肺癌患者行骨扫描提示骨转移，骨扫描示双侧股骨、胫骨上段显像剂摄取（箭头）增加，为骨转移基本表现。A. 股骨远端和胫骨远端。B. 股骨中部和胫骨中部。C. 近端股骨和胫骨。

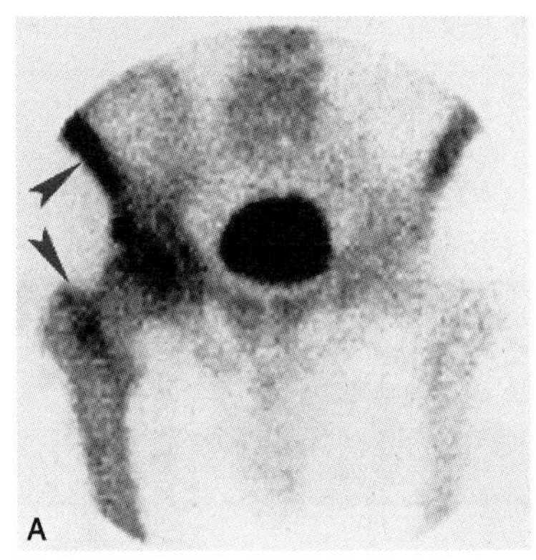

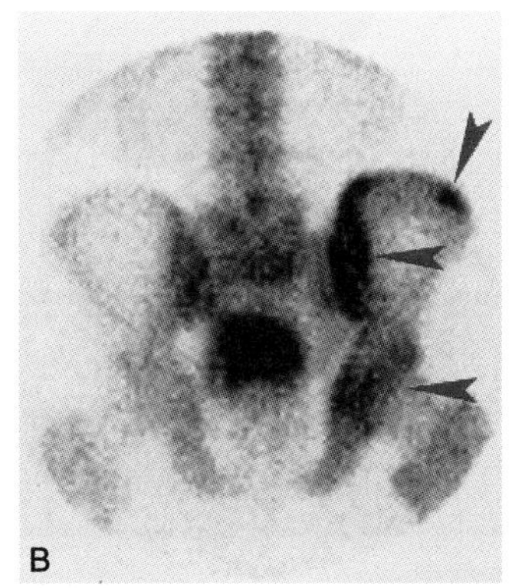

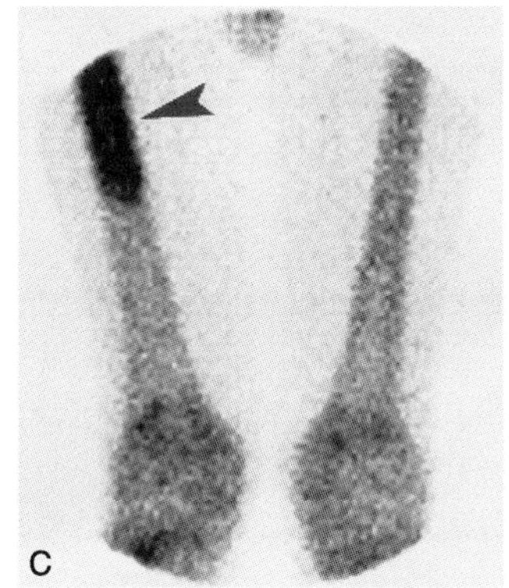

图 72C. 12　Paget 病。前列腺癌患者，60 岁，右半骨盆和右股骨近端（箭头）显像剂摄取异常增加，为 Paget 病的特征性表现，患者无肿瘤骨转移。A. 骨盆前位图像。B. 骨盆后位图像。C. 股骨远端前位图像。

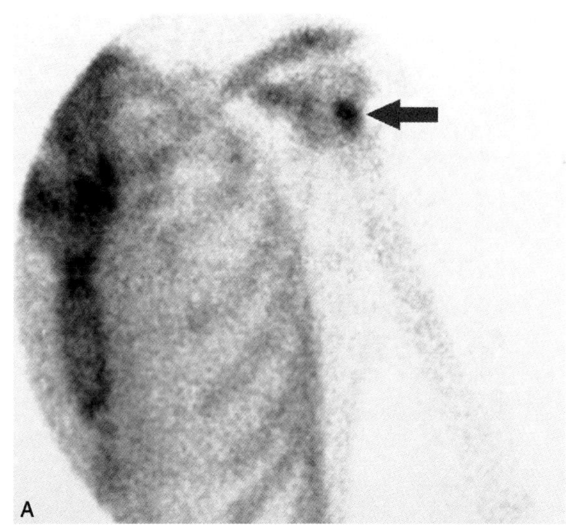
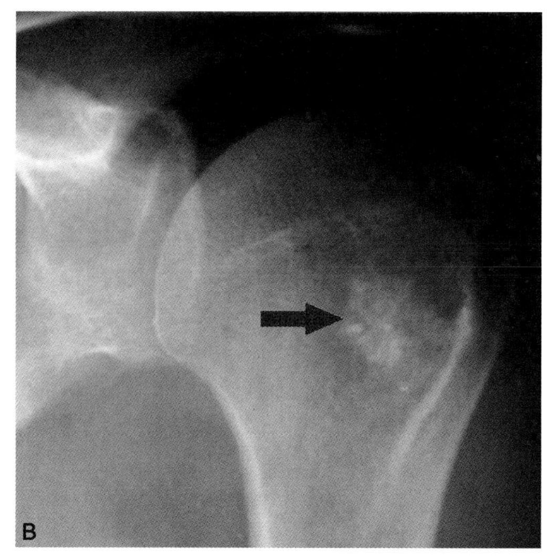

图 72C. 13　低级别软骨肉瘤。A. 左侧肱骨干骺端可见反应性成骨区(箭)。B. X 线平片示肿瘤钙化的软骨基质(箭)。

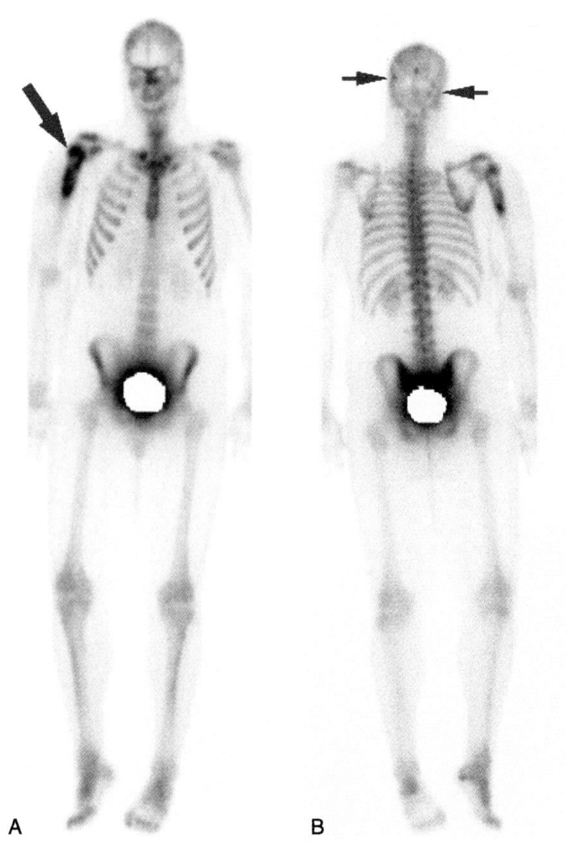
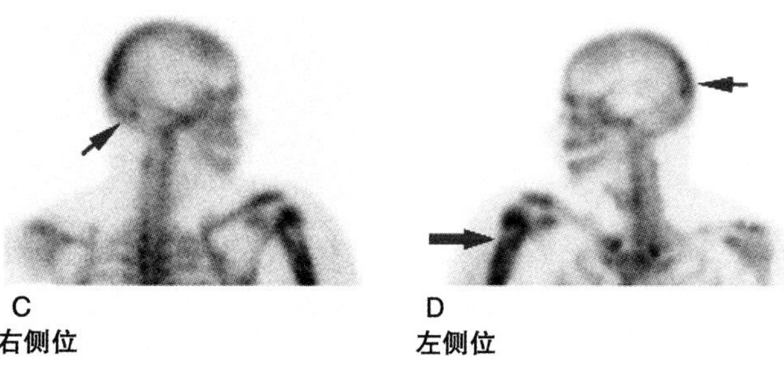

图 72C. 14　骨肉瘤伴多发骨转移。患者男,26 岁,肱骨近端原发性骨肉瘤(大箭),肱骨上段和颅骨多发显像剂异常浓聚(小箭头),与转移一致。A. 前全身视野。B. 后部全身。C. 右侧头骨和颈部。D. 左外侧头骨和颈部。

骨扫描在良性骨肿瘤中也有其应用价值。Osler 结节(骨岛)和骨刺在 X 线平片中出现骨膜反应,但在骨扫描中可因显像剂浓聚不明显而漏诊。Osler 结节因其原发灶显像剂的高摄取,可表现为热区并显示"双密度"征。

转移性骨病。骨扫描最常应用于恶性肿瘤骨转移的检查和监测,易发生骨转移的常见恶性肿瘤包括前列腺癌、肺癌、乳腺癌、甲状腺癌和肾癌等。肿瘤转移最常累及中轴骨,与造血的红骨髓分布一致,未累及中轴骨而转移到附肢骨的概率很低。恶性肿瘤骨转移大多数情况下是多发性骨转移,发生颅骨或肋骨转移的可能性很小(<10%)。间隔 3~6 个月进行骨扫描检查可帮助评估骨转移的情况(图 72C. 15)。由于骨扫描敏感性高,当癌症患者新出现背部疼痛或骨痛时可行骨扫描。同样,在骨膜反应(如骨刺)或溶骨性反应时骨扫描也有很高的临床应用价值。

骨扫描对特定原发肿瘤有骨转移倾向时有助于对结果的解释。初学者对如何区别常见的退行性、创伤后改变及转移灶感到迷惑，仅仅计算热点对如何进一步评估肿瘤骨转移几乎没有帮助。在判断骨转移灶方面，经验非常重要。随着转移灶的进展或消退，显像剂的摄取增加了反应骨修复的程度而不是肿瘤的恶化情况。骨病变的扩大或数量增加常表明肿瘤骨转移的进展。单个病变密度增加（无新病变）常提示肿瘤趋向静止而其周围的成骨细胞正对其进行修复，这种闪烁现象反映了肿瘤对早期化疗的反应，是治疗有效的指标，在这种情况下化疗不能中断，以免造成病情的恶化。侵袭性转移灶会很快破坏骨质，常不伴有骨的修复（图 72C. 16）。鉴别转移灶对股骨等承重骨的破坏时应特别注意，因为及时的治疗可避免病理性骨折。如果有必要进行活检，骨扫描对活检部位的选择有很大的指导作用（图 72C. 17）。

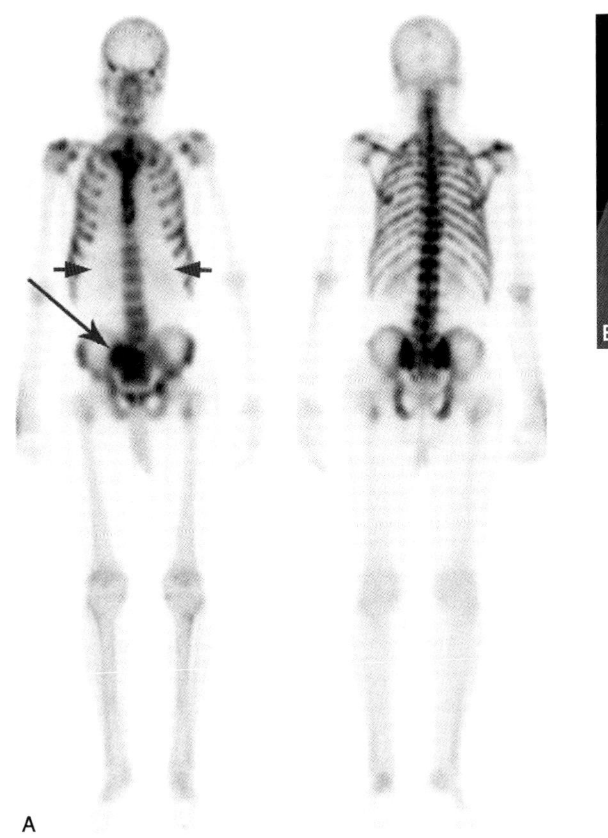

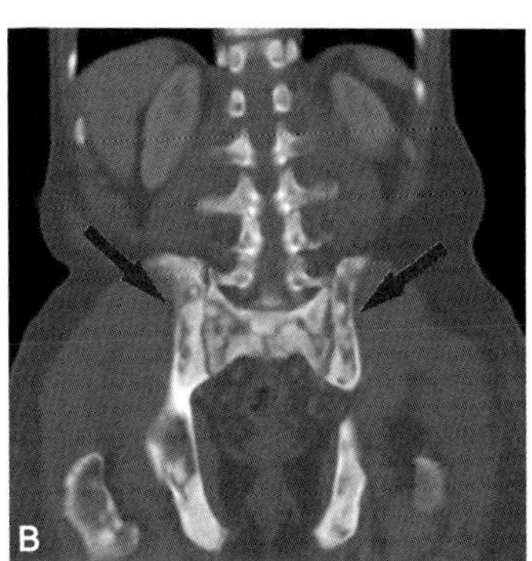

图 72C. 15　超级骨显像。A. 许多前列腺癌转移产生几乎均匀的强烈同位素积累的“热点”，留下很少或没有留下放射性药物供肾脏排泄（短箭）或软组织吸收。骨盆的强烈同位素浓聚（长箭）是由于骨盆骨质多个转移性病变，而不是膀胱浓聚。B. 骨盆的冠状位 CT 图像证实了骨盆有多处转移（箭）。

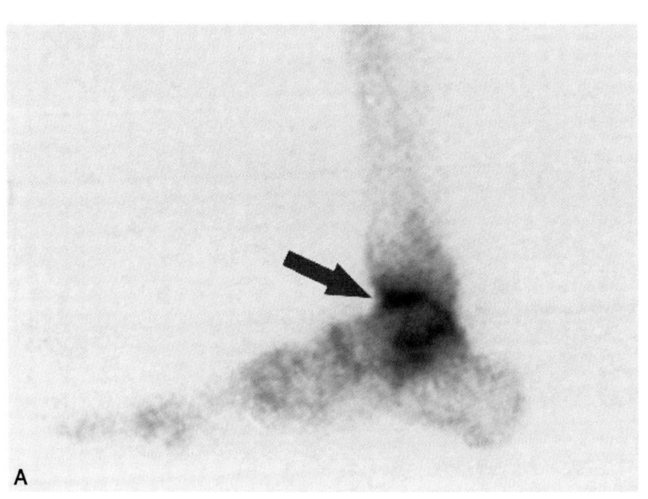

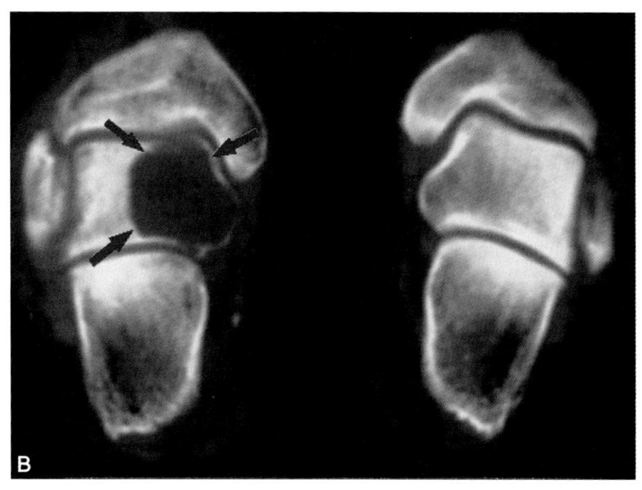

图 72C. 16　侵袭性骨转移。A. 肾细胞癌患者踝、足内侧骨扫描显示踝关节周围显像剂分布稀疏区，周围显像剂环状异常浓聚（箭）。B. 踝关节的 CT 扫描显示右距骨溶骨性病变（箭）。

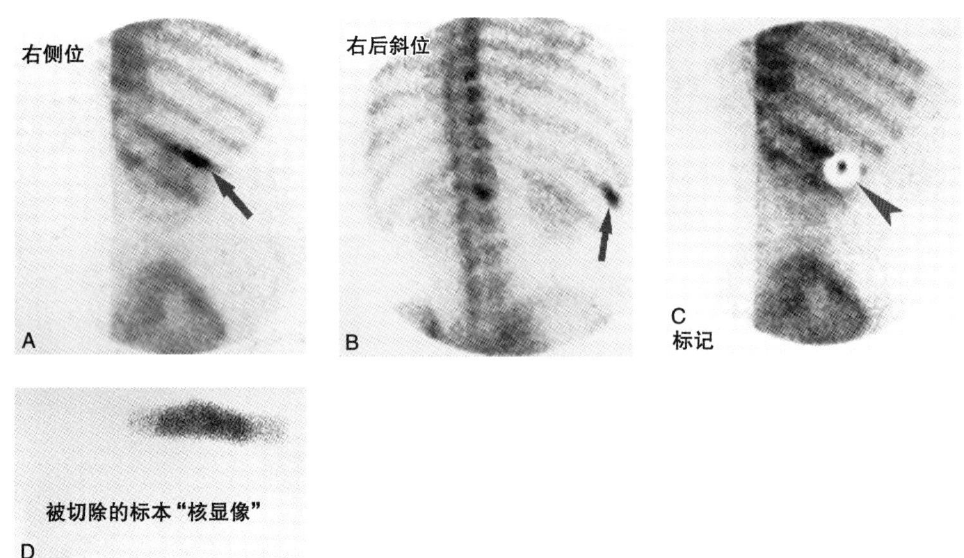

图 72C. 17 孤立性骨转移切除。骨骼扫描的肋骨图像(A、B)显示孤立转移(箭),原发灶不明。右肋骨术定位铅环标识(箭头)(C)。术后病理证实为转移性腺癌(D)。

颗粒疾病。最常发生于关节成形术术后 1~5 年,本病继发于反复发生的轻微磨损和不断脱落的假体材料的微小颗粒。异物通过肉芽肿反应和巨细胞迁移引发炎症反应,这种级联放大效应导致破骨细胞活性增加,骨扫描和 ^{18}F-NaF PET/CT 显像表现为骨关节周围显像剂异常浓聚增加(图 72C. 18)。

^{18}F-NaF PET/CT

^{18}F 标记的 NaF 由于高度特异性和骨组织高摄取而成为新一代骨扫描显像剂,^{18}F 标记的 NaF 从血液中清除快(血浆蛋白结合率低),本底低于其他显像剂,对比度高,放射性剂量测定类似于 ^{99m}Tc-MDP。

过去很多研究证实 ^{18}F 标记的 NaF 在良恶性骨肿瘤和转移性骨肿瘤诊断的灵敏度和特异性均高于 ^{99m}Tc-MDP SPECT/CT 骨扫描(图 72C. 18)。此外,注射 ^{18}F 标记的 NaF 后 1h 即可显像,与传统骨扫描方法相比,患者等待时间更少,临床应用更方便,患者流通量大。^{18}F 标记的 NaF 唯一不足之处在于不能行三时相骨显像,这是 ^{99m}Tc-MDP 唯一优于 ^{18}F-NaF PET/CT 显像的地方。

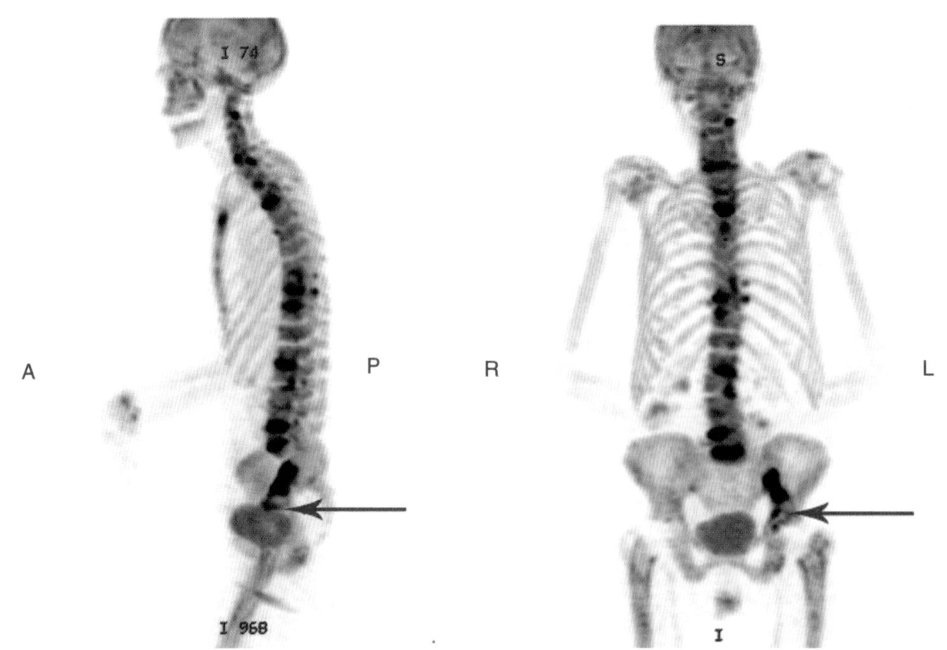

图 72C. 18 ^{18}F-NaF PET/CT 显像。有双侧髋关节置换和乳腺癌病史的患者,^{18}F-NaF PET/CT 最大强度投影示左髋臼顶部的活动增加,符合颗粒疾病(箭)和轴向与附属骨骼中多个关节中心焦点的活动增加,与关节病理变化相兼容。A,前;P,后;R,右;L,左。

全身性放射性核素姑息性疼痛治疗

65%的前列腺癌或乳腺癌患者和 35%的进展期肺癌、甲状腺癌、肾癌患者由于肿瘤骨转移导致骨痛，显著降低了患者的生活质量。肿瘤骨转移导致的骨痛临床治疗困难，通常要求采取综合治疗措施，如镇痛药治疗、激素治疗、双膦酸盐治疗、外照射和全身性放射性药物治疗。肿瘤多发性骨转移患者行全身性放射性药物治疗后约 80%（60%～92%）的患者骨痛明显减轻。肿瘤骨转移早期阶段患者行全身性放射性药物治疗预后明显优于中晚期治疗患者。

放射性同位素^{32}P、^{89}Sr 是第一批用于肿瘤骨转移治疗的药物，^{153}Sm、^{89}Sr、^{186}Re、^{188}Re 和^{223}Ra 是发射 β 射线的放射性同位素，在美国只有^{153}Sm、^{89}Sr 和^{223}Ra 通过批准并使用。尽管这些同位素的物理性质不同，但他们有非常相似的临床治疗效果。^{223}Ra 是美国 FDA 批准的发射 α 射线的放射性核素，用于治疗前列腺癌骨转移性骨痛。^{223}Ra 是一种钙类似物，能结合骨转换区域的羟磷灰石。高能量 α 粒子破坏双链 DNA，导致周围包括癌细胞在内的细胞死亡。骨髓细胞因 α 粒子通过距离较短而幸免。此外，已证明^{223}Ra 与安慰剂相比，可延长约 3 个月存活时间。

什么患者适合行放射性核素治疗，治疗的禁忌证是什么？最适合行全身放射性核素治疗的患者是确定恶性肿瘤骨转移伴严重骨痛的患者，且 8 周内行骨扫描证实为成骨性转移。外照射治疗不是禁忌证，可以作为有限区域的辅助物使用。患者预期寿命应超过 4 周，由于骨髓毒性作用，患者应在过去 4～12 周内停止化疗和大范围外照射治疗。

绝对禁忌证：妊娠、哺乳、急性肾损伤和慢性肾病Ⅳ期或Ⅴ期[肾小球滤过率（GFR）<30mL/（min・1.73m^2）或透析]。相关禁忌证包括血红蛋白<90g/L，白细胞计数<3.5×10^9/L，中性粒细胞计数<1.5×10^9/L，血小板计数<100×10^9/L，以及 GFR 值为 30～50mL/（min・1.73m^2）。如果患者血细胞计数低于临界水平、广泛的骨髓受累（低血细胞计数或骨扫描呈“超级骨显像”），由于严重的骨髓毒性，不应使用放射性药物。

骨密度测定

骨密度（BMD）测定是为数不多的放射性检查用于健康筛查的项目之一，常用于随访骨质疏松和骨质减少的患者治疗监测。双能 X 线吸收测定法（DEXA）使用两种不同能量的 X 线来测定骨、肌肉和脂肪的密度。DEXA 通常应用于腰椎（L_{1-4}）和双侧股骨颈。如果存在硬化、溶骨性或囊性病变、骨水泥或金属异物，椎体和股骨可能会被排除在外，因为这些改变会人为地影响骨密度的观察。在这些情况下，可以用手腕或脚踝等位置替代。将测得的骨密度与数据库中同年龄和性别的正常值进行比较并据此得出 Z 得分（图 72C.19）。Z 得分是根据患

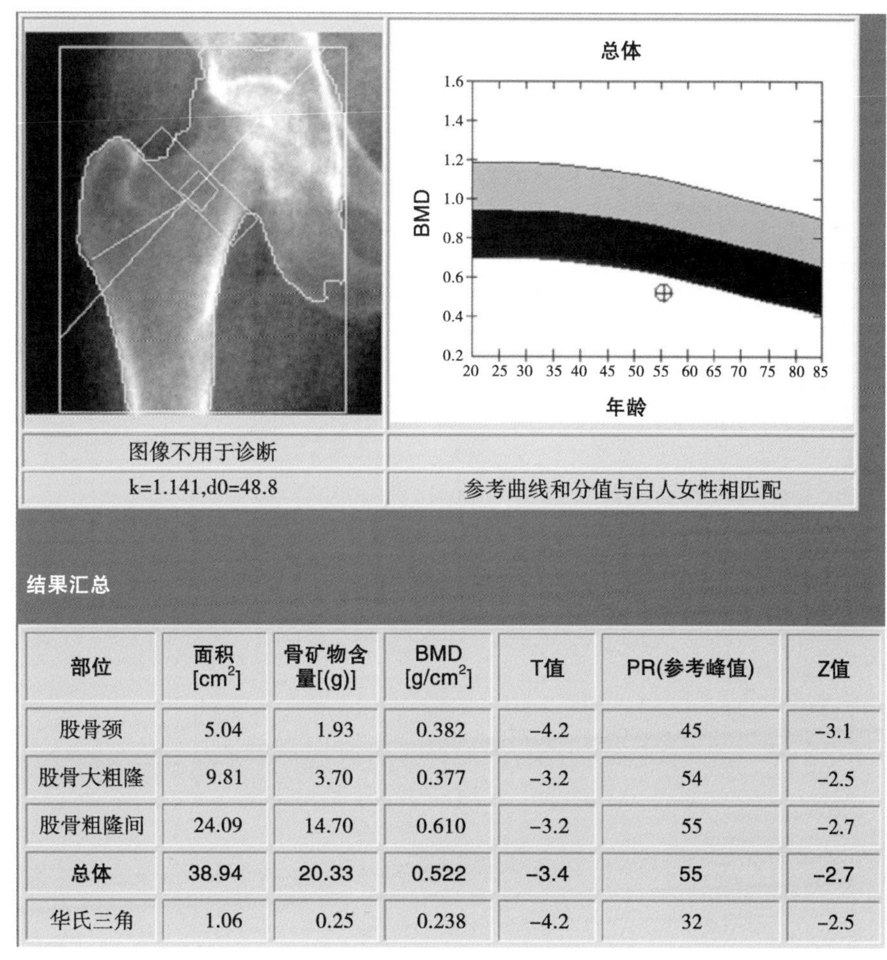

部位	面积[cm^2]	骨矿物含量[(g)]	BMD[g/cm^2]	T值	PR(参考峰值)	Z值
股骨颈	5.04	1.93	0.382	-4.2	45	-3.1
股骨大粗隆	9.81	3.70	0.377	-3.2	54	-2.5
股骨粗隆间	24.09	14.70	0.610	-3.2	55	-2.7
总体	**38.94**	**20.33**	**0.522**	**-3.4**	**55**	**-2.7**
华氏三角	1.06	0.25	0.238	-4.2	32	-2.5

图 72C.19　双能 X 线吸收测定法（DEXA）测定骨密度。DEXA 扫描一位 55 岁老年妇女右髋时发现骨密度（BMD）减低，Z 评分和 T 评分低，符合骨质疏松症表现。该患者脊柱有类似表现，提示骨折高风险。

者年龄和性别偏离正常值上限和下限得出一个固定的分数。T得分在-1分到-2.5分之间就可认为骨质减少。T得分在-2.5分或以下可认为是骨质疏松。T得分为-1分或以上是正常情况。对每一个T得分偏离正常值的人来说，骨折风险就会大约增加3个危险因子。骨密度也可通过CT虚拟技术检测。

推荐阅读

Batt ME, Ugalde V, Anderson MW, Shelton DK. A prospective controlled study of diagnostic imaging for acute shin splints. *Med Sci Sports Exerc* 1998;30:1564–1571.

Brown ML, Collier BD, Fogelman I. Bone scintigraphy: Part I. Oncology and infection. *J Nucl Med* 1993;34:2236–2240.

Brunader R, Shelton DK. Radiologic bone assessment in the evaluation of osteoporosis. *Am Fam Physician* 2002;65:1357–1364.

Collier BD, Fogelman I, Brown ML. Bone scintigraphy: Part 2. Orthopedic bone scanning. *J Nucl Med* 1993;34:2241–2246.

Collier BD, Fogelman I, Rosenthal I, eds. *Skeletal Nuclear Medicine*. St. Louis, MO: Mosby; 1996.

Collier BD, Hellman RS, Krasnow AZ. Bone SPECT. *Semin Nucl Med* 1987;17:247–266.

Connolly LP, Connolly SA. Skeletal scintigraphy in the multimodality assessment of young children with acute skeletal symptoms. *Clin Nucl Med* 2003;28:746–754.

Corcoran RJ, Thrall JH, Kyle RW, Kaminski RJ, Johnson MC. Solitary abnormalities in bone scans of patients with extraosseous malignancies. *Radiology* 1976;121:663–667.

Cummings SR, Black DM, Nevitt MC, et al. Bone density at various sites for prediction of hip fractures. The study of Osteoporotic Fractures Research Group. *Lancet* 1993;341:72–75.

De Maeseneer M, Lenchik L, Everaert H, et al. Evaluation of lower back pain with bone scintigraphy and SPECT. *Radiographics* 1999;19:901–912.

Evan-Sapir E. Imaging of malignant bone involvement by morphologic, scintigraphic, and hybrid modalities. *J Nucl Med* 2005;46:1356–1367.

Freeman LM, Blaufox MD, eds. Metabolic bone disease. *Semin Nucl Med* 1997;27:195–305.

Freeman LM, Blaufox MD, eds. Orthopedic nuclear medicine (Part I). *Semin Nucl Med* 1997;27:307–389.

Freeman LM, Blaufox MD, eds. Orthopedic nuclear medicine (Part II). *Semin Nucl Med* 1998;28:1–131.

Grant FD, Fahey FH, Packard AB, Davis RT, Alavi A, Treves ST. Skeletal PET with 18F-fluoride: applying new technology to an old tracer. *J Nucl Med* 2008;49:68–78.

Groves AM, Cheow H, Balan K, Courtney H, Bearcroft P, Dixon A. 16-MDCT in the detection of occult wrist fractures: a comparison with skeletal scintigraphy. *AJR Am J Roentgenol* 2005;184:1470–1474.

Helyar V, Mohan HK, Barwick T, et al. The added value of multislice SPECT/CT in patients with equivocal bony metastasis from carcinoma of the prostate. *Eur J Nucl Med Mol Imaging* 2010;37:706–713.

Kozin F, Soin JS, Ryan LM, Carrera GF, Wortmann RL. Bone scintigraphy in the reflex sympathetic dystrophy syndrome. *Radiology* 1981;138:437–443.

Langsteger W, Heinisch M, Fogelman I. The role of fluorodeoxyglucose, 18F-dihydroxyphenylalanine, 18F-choline, and 18F-fluoride in bone imaging with emphasis on prostate and breast. *Semin Nucl Med* 2006;36:73–92.

Linke R, Kuwert T, Uder M, Forst R, Wuest W. Skeletal SPECT/CT of the peripheral extremities. *AJR Am J Roentgenol* 2010;194:W329–W335.

Matin P. Bone scintigraphy in the diagnosis and management of traumatic injury. *Semin Nucl Med* 1983;13:104–122.

McNeil BJ. Value of bone scanning in neoplastic disease. *Semin Nucl Med* 1984;14:277–286.

Merkow RL, Lane JM. Current concepts of Paget's disease of bone. *Orthop Clin North Am* 1984;15:747–763.

Orzel JA, Rudd TG. Heterotopic bone formation: clinical, laboratory, and imaging correlation. *J Nucl Med* 1985;26:125–132.

Paes FM, Serafini AN. Systemic metabolic radiopharmaceutical therapy in the treatment of metastatic bone pain. *Semin Nucl Med* 2010;40:89–104.

Palestro CJ. Nuclear medicine and the failed joint replacement: past, present, and future. *World J Radiol* 2014;6(7):446–458.

Pandit-Taskar N, Batraki M, Divgi CR. Radiopharmaceutical therapy for palliation of bone pain from osseous metastases. *J Nucl Med* 2004;45:1358–1365.

Renzulli JF, Collins J, Mega A. Radium-223 dichloride: illustrating the benefits of a multidisciplinary approach for patients with metastatic castration-resistant prostate cancer. *J Multidiscip Healthc* 2015;8:279–286.

Rosenthal DI, Chandler HL, Azizi F, Schneider PB. Uptake of bone imaging agents by diffuse pulmonary metastatic calcifications. *AJR Am J Roentgenol* 1977;129:871–874.

Ryu JS, Kim JS, Moon DH, et al. Bone SPECT is more sensitive than MRI in the detection of early osteonecrosis of femoral head after renal transplantation. *J Nucl Med* 2002;43:1006–1011.

Savelli G, Maffioli L, Maccauro M, De Deckere E, Bombardieri E. Bone scintigraphy and the added value of SPECT (single photon emission tomography) in detecting skeletal lesions. *Q J Nucl Med* 2001;45:27–37.

Schauwecker DS. The scintigraphic diagnosis of osteomyelitis. *AJR Am J Roentgenol* 1992;158:9–18.

Schirrmeister H, Glatting G, Hetzel J, et al. Prospective evaluation of the clinical values of planar bone scans, SPECT, and (18)F-labeled NaF PET in newly diagnosed lung cancer. *J Nucl Med* 2001;42:1800–1804.

Shehab D, Elgazzar AH, Collier BD. Heterotopic ossification. *J Nucl Med* 2002;43:346–353.

Stevenson JS, Bright RW, Dunson GL, Nelson FR. Technetium-99m phosphate bone imaging: a method for assessing bone graft healing. *Radiology* 1974;110:391–394.

Sutter CW, Shelton DK. Three-phase bone scan in osteomyelitis and other musculoskeletal disorders. *Am Fam Physician* 1996;54:1639–1647.

Treves ST, ed. *Pediatric Nuclear Medicine and Molecular Imaging*. New York: Springer; 2014.

Vande Streek P, Carretta RF, Weiland FL, Shelton DK. Upper extremity radionuclide bone imaging: the wrist and hand. *Semin Nucl Med* 1998;28:14–24.

Weiss PE, Mall JC, Hoffer PB, Murray WR, Rodrigo JJ, Genant HK. 99mTc-methylene diphosphonate bone imaging in the evaluation of total hip prosthesis. *Radiology* 1979;133:727–729.

（杨耀武　曾晨　李素平）

第 72D 章 ■ 内分泌系统显像

甲　状　腺

显像方法。甲状腺疾病的诊断与治疗需要对甲状腺功能、解剖结构和组织特征进行检查。放射性核素扫描和甲状腺摄碘试验是检测甲状腺功能的基本检查方法。甲状腺功能成像结合血清甲状腺激素水平变化常用于甲状腺疾病的确定和分类。超声是甲状腺影像学检查的首选方式，尤其是甲状腺结节的检查和分类。与超声相比，CT 扫描缺乏对甲状腺结节细节特征的分辨，只能偶尔识别甲状腺结节。就核医学分辨率而言，小于 1cm 的结节核医学检查常为阴性，因此不用于甲状腺小结节的检查和诊断。

放射性核素扫描常用于评估内分泌腺体或结节的生理功能，确定穿刺部位。甲状腺显像最常用于检测甲状腺生理功能，例如甲状腺功能亢进诊断和高功能腺瘤检查。甲状腺实性结节首选超声检查，根据结节特征（尺寸、形状、回声、微钙化等）决定是否需要细针穿刺活检。单光子发射计算机断层扫描仪（SPECT）结合同机 CT 扫描能更好地定位局部摄碘病灶，正电子发射计算机断层扫描（PET/CT）利用^{18}F-氟脱氧葡萄糖（FDG）代谢显像，常用于失分化型甲状腺癌转移灶检测。

正常甲状腺实质均匀摄取^{123}I 或^{99m}Tc-高锝酸盐。碘通过主动转运被捕获并有机化到甲状腺滤泡内甲状腺球蛋白中所含的酪氨酸上。$^{99m}TcO_4$ 只是被主动转运进甲状腺然后就排出甲状腺而不被有机化。^{123}I 是甲状腺显像理想的显像剂，特别是针对甲状腺结节（表 72D.1）。甲状腺功能亢进患者进行$^{99m}TcO_4$ 显像常和^{131}I 放射性碘摄取（RAIU，口服后特定时间甲状腺内给药剂量的百分比，通常在 4h 和 24h 获得）相结合。

甲状腺结节的功能状态可分为功能亢进（热区）和功能低下（冷区），或者不确定性（有时称之为暖区）。“暖区”这个术语会对临床医师造成误导，应避免使用。热区常代表功能亢进的组织且很少是恶性的。虽然冷区中大约 40% 是功能低下的腺瘤，15% 的病例可能是恶性肿瘤。不确定结节和冷区有相同的性质。“温结节”这个术语由于可能会产生误导，使之产生与热结节有相同的临床意义而不应使用。不确定结节有可能是正常组织覆盖或包围功能低下的冷结节。

$^{99m}TcO_4$ 扫描价格便宜但有靶/本比低的缺点。如果在$^{99m}TcO_4$ 扫描中表现为热结节，则应加做^{123}I 扫描。不一致的结节显示$^{99m}TcO_4$ 摄取增加，而^{123}I 摄取减少，那么此结节有可能是恶性的。对锝和碘摄取不一致的结节仍能摄取$^{99m}TcO_4$，但已失去了有机化和保留碘的能力。因为高锝酸盐显像是在注射后 4~6h 进行，放射性药物最初的摄取可能表现为放射性摄取增加或者与正常组织相近似。^{123}I 显像是在注射后 18~24h 后进行的，因此被吸收的碘有时间从腺体以外的组织中清除出去，所以可显示结节的真实性质。

多年以来，在实验室检测方法发展之前放射碘摄取率测定一直作为甲状腺功能的测定方法。准确测定血清中甲状腺激素水平技术的进步和超灵敏的促甲状腺激素（TSH）测量技术提供了评价甲状腺功能的更好方法。血清 TSH 含量是了解甲状腺功能最好的单一指标。在怀疑下丘脑或垂体病变的情况下，单独检测 TSH 不足以筛查甲状腺功能状态。放射碘摄取率的测量通常用于以下三方面：

1. 区别 Graves 病（高摄取率，常 24h 摄取率>35%）和亚急性或人为的甲状腺功能亢进（摄取率<2%）。
2. 在治疗 Graves 病时辅助计算放射性碘用量。
3. 评估可疑的毒性多结节性甲状腺肿。

表 72D.1
甲状腺显像常用放射性药物

同位素	半衰期	射线能量/keV	优点	缺点	临床应用
^{123}I	13h	159	对比度好，可用于显像和检测甲状腺功能	价格昂贵，4h 后才能显像	—
^{131}I	8d	364	价格便宜，使用广泛，半衰期长	剂量大，γ 射线能量高，成像模糊	全身显像用于甲状腺癌全身转移灶检测
^{99m}Tc	6h	140	价格便宜，图像清晰	使用不同准直器	—
^{18}F-FDG	110min	511	图像质量优良，剂量低	价格昂贵	失分化甲状腺癌转移灶检测

如果要使用^{131}I测量24h放射碘摄取率，通常剂量为口服5~10μCi，但在这种剂量下无法显像。口服200~400μCi的^{123}I既可用于显像，也可用于摄取率的研究。在计算RAIU时，将一非显像用探针置于颈部模型前以获得放射性计数。在24h内可获得患者颈部、大腿和背部放射性计数。很多实验室也采集患者4~6h放射性计数以免误诊那些高代谢率的患者。高代谢率患者在4~6h显示25%~50%的摄取率。高代谢率常在Graves病早期，出现这种情况是少量的碘迅速被摄取和有机化并释放入血，并由此增加本底计数。

$$甲状腺摄^{131}I率=\frac{(甲状腺部位放射性计数-本底)}{标准源放射性计数-本底}\times 100\%$$

正常成人24h摄^{131}I率是10%~30%，达甲状腺摄碘率高峰。

甲状腺胚胎学、解剖学和生理学。从胚胎学上说，滤泡细胞在舌起源基础上起源于内胚层（卵圆孔），然后降至下颈部形成大小大致相同的两叶（5cm×2cm），位于气管两侧，并由一薄的峡部相连（图72D.1），常在大小上有轻微不对称。甲状腺分叶位于颈动脉和颈静脉侧面，其余在颈长肌后面并被胸骨舌骨肌、胸骨甲状肌和胸锁乳突肌覆盖。咽中线增厚表明甲状舌管存在，从舌根延伸到峡部。锥状叶（正常变异）可从峡部往前延伸或多达40%的人更常见于从左叶延伸，此种情况说明了低位甲状舌管残留。甲状腺未能下降至正常位置可导致舌甲状腺。儿科舌甲状腺患者发生甲状腺功能减退的风险很高（大约30%）。甲状舌管存在时间超过妊娠第2个月即甲状腺下降期，可导致永久性甲状舌管。

从组织学上说，甲状腺是由处于腺泡中的分泌甲状腺激素的滤泡细胞和中央胶质组成。毛囊周围的细胞（C细胞），即产生降钙素的细胞只占细胞总数的一小部分，主要分布在甲状腺的上2/3。滤泡旁C细胞位于滤泡细胞附近的结缔组织中。发生恶性病变的滤泡旁C细胞是甲状腺髓样癌的解剖来源。

甲状腺的功能就是合成，贮存和释放甲状腺激素。由垂体合成的TSH控制甲状腺激素的合成和分泌，TSH的分泌受下丘脑促甲状腺素释放激素（TRH）调控，由循环甲状腺素（T_4）和三碘甲状腺原氨酸（T_3）抑制。食物中的碘由胃和小肠上段吸收。根据食物中含碘量的不同，大约25%的碘被甲状腺摄取，剩余的75%从尿液中排泄。建议成人每日碘摄入量为100~150mg。发达国家通常会用碘强化某些食物，并超过推荐剂量，尽管碘缺乏在世界某些地区仍然是地方性的。

甲状腺功能减退症。在一些地区，甲状腺功能减退症常由食物中碘含量不足造成的（常伴有甲状腺肿大）。而在碘含量高地区，非医源性甲状腺功能减退症最主要的原因是慢性淋巴细胞性甲状腺炎（桥本病），这种疾病中常伴有甲状腺肿大。对甲状腺功能亢进症进行放射性碘治疗是另一个引起甲状腺功能减退症的原因（不伴有甲状腺肿）。新生儿甲状腺功能减退

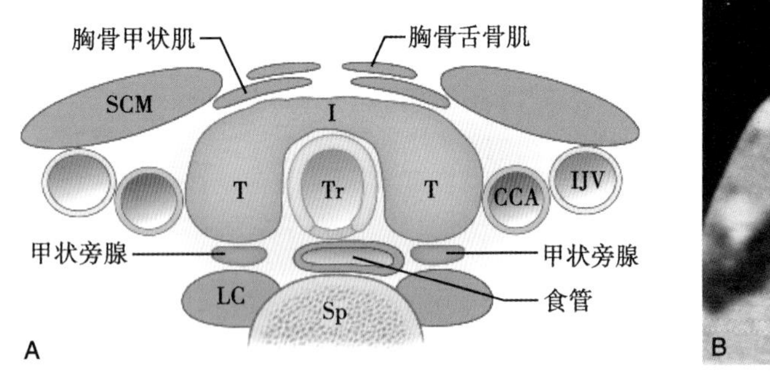

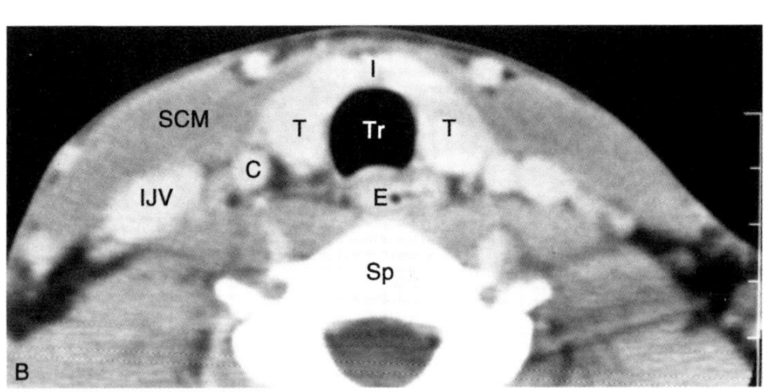

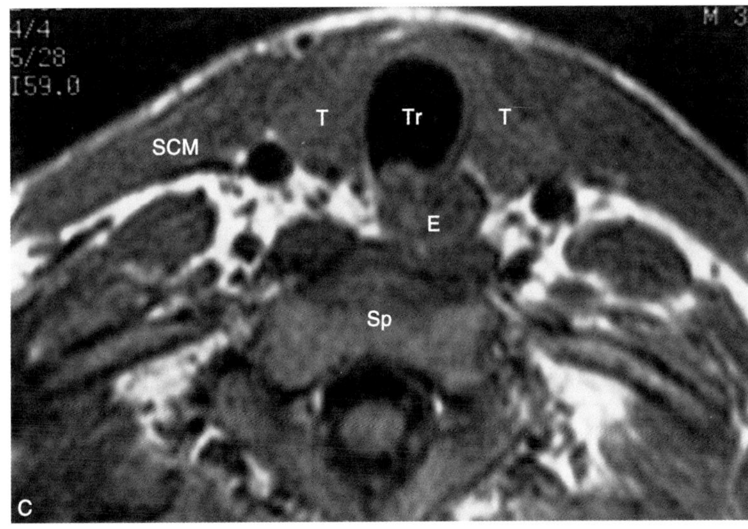

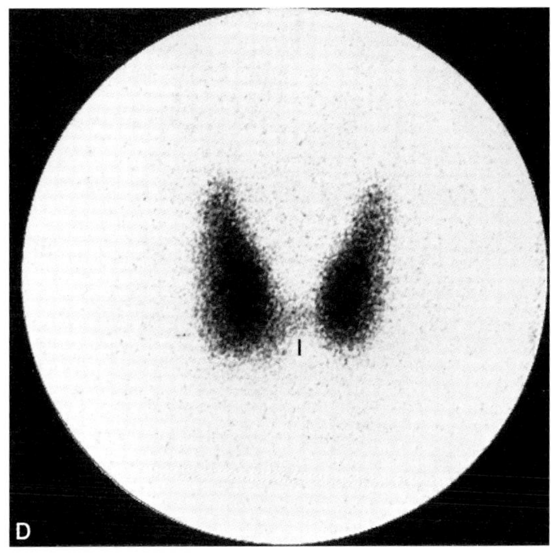

图72D.1　正常甲状腺。A.解剖结构示意图。B.CT图像。C.MRI图像。D.^{123}I扫描。T，甲状腺；I，甲状腺峡部；Tr，气管；CCA，颈总动脉；IJV，颈内静脉；E，食管；SCM，胸锁乳突肌；LC，颈长肌；Sp，脊柱。

常由甲状腺发育不全引起，如甲状腺缺如、无分泌功能和异位。儿童舌甲状腺有30%的可能性会发展成为甲状腺功能减退症，如果没有及早诊断和治疗可影响大脑发育。甲状腺功能减退症的临床特点包括低体重，怕冷，呆滞，易疲劳和皮肤干燥。实验室检查结果包括高血清TSH和低T_4。

甲状腺功能亢进症。Graves病是甲状腺功能亢进症最常见的原因。其他原因包括亚急性或无痛性甲状腺炎，毒性结节性甲状腺肿和因摄入甲状腺素片而造成的人为甲状腺功能亢进。甲状腺功能亢进症的临床特点包括体重减轻、食欲旺盛、震颤、怕热、心悸、肌无力、甲状腺肿、眼球突出和性格改变或易怒。实验室检查结果包括血清中显著减低的TSH和增高的T_4。

甲状腺肿。甲状腺肿指的是临床发现甲状腺弥漫性肿大。甲状腺肿可伴有正常甲状腺激素功能增加，减少或正常。体格检查怀疑甲状腺肿大，经甲状腺US证实，其肿大程度可由一系列的显像方法测定。胸骨后甲状腺可用^{123}I测定。因心脏血池有很高的摄取，$^{99m}TcO_4$很少应用于寻找异位甲状腺。

多结节性甲状腺肿。多结节性甲状腺肿是甲状腺腺瘤常用的临床术语。甲状腺显像研究显示它是多个散在的增生的甲状腺结节，各结节对放射性药物摄取不完全相同，一些热结节散在分布于正常背景或表现为冷区的组织。临床上应对这些患者仔细触诊并找出主要的结节，并在接下来的检查中确认其是否为冷结节。最近的研究报道，在冷结节占优势的多结节性甲状腺肿有4.1%是恶性的。热结节代表了自主性甲状腺腺瘤，这些腺瘤通常是良性的(图72D.2)。

非毒性甲状腺肿。非毒性甲状腺肿可能和碘缺乏有关，也可能和饮食中某种致甲状腺肿物质或甲状腺某种酶缺陷有关。甲状腺肿通常质地较软且对称，但可随着年龄的增长而出现多个结节。

甲状腺炎。各种甲状腺炎的特点是甲状腺迅速、非对称增大，伴或不伴结节。炎症可能改变甲状腺内部结构并导致恶性肿瘤的发生。由革兰氏阳性菌引起的甲状腺感染可为急性或化脓性，由病毒引起的感染可为亚急性或只累及部分腺体。免疫力低下的患者(如糖尿病伴发多结节性甲状腺肿)在甲状腺感染时有很高的风险发展成为化脓性感染。化脓性感染常伴发出血，坏死和脓肿形成并且常因其可扩散到纵隔而需要紧急处理。亚急性病毒感染常引起腺体局限性水肿和增大。亚急性病毒感染常有Graves病的临床特点，其原因在于感染造成已合成的贮存在甲状腺球蛋白中的甲状腺激素过量释放。放射

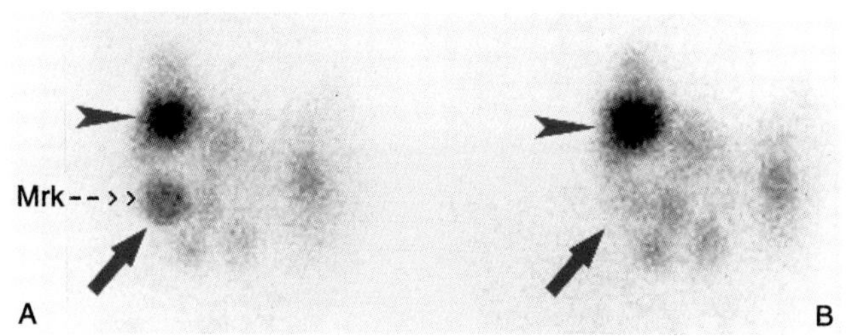

图72D.2 甲状腺结节。两幅图像均为^{123}I扫描图像。A.放射性标记物放置于2cm大小结节(箭)表面。B.取下放射性标记物后结节无显像剂摄取，表明该结节为冷结节，该结节上方(箭头)可见一热结节。活检结果示该冷结节为甲状腺乳头状癌。Mrk，放射性标记物

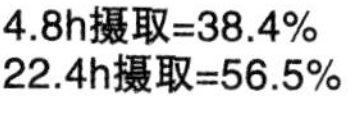

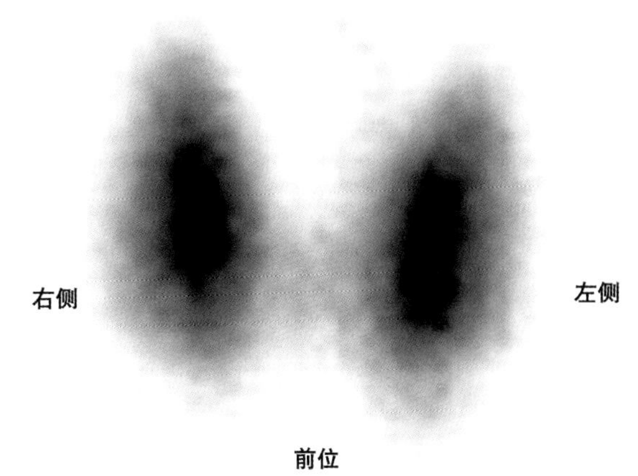

图72D.3 Graves病。^{123}I扫描示弥漫性摄取增强、无冷结节。4.8h、22.4h摄取率分别约为38.4%、56.5%。

碘摄取率试验可区别这种综合征和Graves病。Graves病表现为高放射碘摄取率，而亚急性病毒感染放射碘摄取率很低。大多数甲状腺亚急性病毒感染的患者在经过一段时间的过渡期之后，甲状腺功能会恢复到正常状态，而放射碘摄取率正常是其功能恢复正常的指标。

Graves病。Graves病是甲状腺功能亢进症最常见的原因。它是一种自身免疫性疾病，甲状腺刺激性抗体引起腺体增生和功能亢进。腺体通常增大到正常状态时的2~3倍，扫描时表现均一，无可触及结节(图72D.3)。对非妊娠和非哺乳期甲状腺功能亢进患者的治疗，常采用口服^{131}I和如普萘洛尔之类的β受体拮抗剂。其他治疗措施包括甲状腺次全切除或抗甲状腺药，如丙硫氧嘧啶、甲巯咪唑和卡比马唑。

^{131}I用于治疗甲状腺功能亢进和分化型甲状腺癌已很多年。^{131}I通常以胶囊或液体的形式口服给药。甲状腺摄取后，高能β射线(平均能量0.19MeV)以平均0.01Sv/mCi(1rad/mCi)的量被腺体吸收。由于β射线在软组织中平均射程为0.8~1.0mm，因此只有相对少量的射线逸散到甲状腺之外。大多数患者在一次服药后可治愈甲状腺功能亢进或继发甲状腺功能减退。10%~20%的患者需要第二次治疗。患者通常在治疗后10~12周甲状腺功能恢复正常。给药量通常根据经验确定。常用公式为：

$$剂量(mCi)=\frac{100\sim150\mu Ci/g\times 甲状腺重量}{24h\ 甲状腺摄碘率\%\times10}$$

通常口服用量是5~20mCi的^{131}I。剂量越高起效就越迅速，患者发生甲状腺功能减退的时间也就越短。剂量越小起效就越慢，患者发生甲状腺功能减退的时间就越长。然而，甲状腺功能减退是无法避免的，只能通过使用小剂量的^{131}I来延迟。由于甲状腺功能减退不可避免而且很容易通过口服左甲状腺素进行替代治疗，很多医疗中心都采用口服大剂量^{131}I(15~25mCi)。育龄期妇女在给药前进行妊娠检查是非常重要的，因为放射性碘能通过胎盘屏障从而破坏胎儿甲状腺。此外，哺乳期妇女接受^{131}I治疗后母乳中可含碘和^{131}I，会使婴儿接触到碘，因此需停止母乳喂养。

这种治疗方法的并发症不常见，但一过性甲状腺中毒症状加重却常见，其发生时间从治疗后几天到两三周不等，常由甲状腺滤泡上皮细胞破坏而使已合成的甲状腺激素过量释放引起的。偶尔患者会出现亚急性甲状腺炎的症状，伴有甲状腺疼痛和压痛，常放射至耳部或下颌。有报道称在放射性碘治疗后暂时发生甲状旁腺功能减退和喉返神经损伤，但二者都极为罕见。虽然甲状腺危象病情严重而常威胁患者生命，但发生率很低，而且更常见于准备不充分的外科手术患者中。如果患者在治疗后6个月怀孕的话，这种治疗方法对胎儿的遗传损害不会比治疗前大。癌症发生也没有增加。

急性(化脓性)甲状腺炎。急性(化脓性)甲状腺炎继发于细菌感染，由链球菌、葡萄球菌或肺炎球菌引起。患者可出现发热、严重颈部疼痛、喉部不对称肿胀等表现，并可由血源性播散或经筋膜向纵隔扩张而导致败血症。

亚急性甲状腺炎。由病毒引起的亚急性甲状腺炎有很多名称，但常用的是亚急性肉芽肿性甲状腺炎或de Quervain病。亚急性甲状腺炎常发生在上呼吸道感染之后，同时伴有甲状腺疼痛和甲状腺功能亢进症状，这是由于感染使甲状腺受损而使已合成的激素释放到血液中。在急性期碘摄取率降低或不摄取碘。在治愈前几周到几个月之间疾病进入到亚急性期，然后甲状腺功能回归到正常状态。

产后甲状腺炎。产后甲状腺炎通常在产后2~6个月出现，表现为无痛性非炎症性变化。患产后甲状腺炎的风险包括自身免疫紊乱、抗甲状腺抗体阳性或有产后甲状腺炎病史。临床上早期表现为甲状腺功能亢进症状，晚期表现为甲状腺功能减退。大多数患者1年内甲状腺功能将恢复正常，少数需要终身服用甲状腺激素替代治疗。

桥本甲状腺炎。淋巴细胞性甲状腺炎(桥本甲状腺炎)是发达国家成年人中最常见的甲状腺肿和原发性甲状腺功能减退的原因。它是一种自身免疫异常的伴血液中有抗甲状腺抗体的疾病，腺体弥漫性淋巴细胞性浸润。甲状腺腺体组织增大并伴有橡胶样可触及肿块。其早期为甲状腺功能亢进样，随后发展为最终的甲状腺功能减退。由于炎症反应，^{18}F-FDG PET/CT显像可见甲状腺糖代谢弥漫性增高。

慢性纤维性甲状腺炎。慢性纤维性甲状腺炎(Riedel甲状腺炎)是一种罕见的因炎症导致的甲状腺组织纤维化并常累及颈部的疾病，在疾病累及区域放射性核素摄取表现为冷区(不摄取)。

继发性甲状腺功能亢进。继发性甲状腺功能亢进可发于葡萄胎或绒毛膜癌。人绒毛膜促性腺激素(hCG)的一个亚单位与TSH有相当大的相似性，直接刺激甲状腺导致甲状腺功能亢进。当怀疑此类疾病时，应根据病史和进行血清人绒毛膜促性腺激素检查。

甲状腺结节

虽然甲状腺癌相对少见，但甲状腺结节非常常见。在美国成年人中4%~7%可发生甲状腺结节，这些人是无症状的甲状腺疾病患者。尸体解剖研究表明在甲状腺临床表现正常的人中约50%存在甲状腺结节。美国的一项研究表明在36%~41%的中年人中可以检查到甲状腺结节，在另一些研究中曾报道这一比例高达67%。另一方面，甲状腺癌只占总人口的0.1%。截至2018年，美国癌症协会报道甲状腺癌发病率每年增加53 990例新病例(40 900名女性和13 090名男性)。甲状腺癌占所有癌症的不到1%，死亡人数占所有癌症死亡人数的不到0.5%。临床评估和影像学研究面临的挑战是确定恶性肿瘤的可能性，并由此筛选出高风险患者进行手术治疗。最近的共识小组已经开发了甲状腺结节的检查和管理策略。

超声对甲状腺结节的检测高度敏感，但对恶性肿瘤的特异性相当低。最近专家小组一致不赞成使用超声作为例行检查。CT和MRI在特异性方面没有显著优势。由于良性滤泡腺瘤和分化良好的滤泡状癌在组织学上的差异仅仅在于是否侵犯血管，所以出现这样的结果并不意外。

结节根据^{123}I和^{99m}TcO$_4$的摄取可分为功能低下(冷区)(图72D.4)、功能亢进(热区)(图72D.5)或相对于腺体其他部位的不确定区。对于结节性甲状腺肿患者，主要考虑是否存在甲状腺癌。单个冷结节有10%~15%的可能性是恶性肿瘤，但热结节很少是恶性的。伴有一个或多个冷区的多结节性甲状腺肿患者中，至多有约5%的患者可能合并癌症。如果在使用^{99m}TcO$_4$显像中发现一个热结节，那就必须有^{123}I重复显像，因为甲状腺癌可能会偶然摄取^{99m}TcO$_4$而出现热结节。这些结节在^{123}I上呈冷性，称为不协调甲状腺结节。

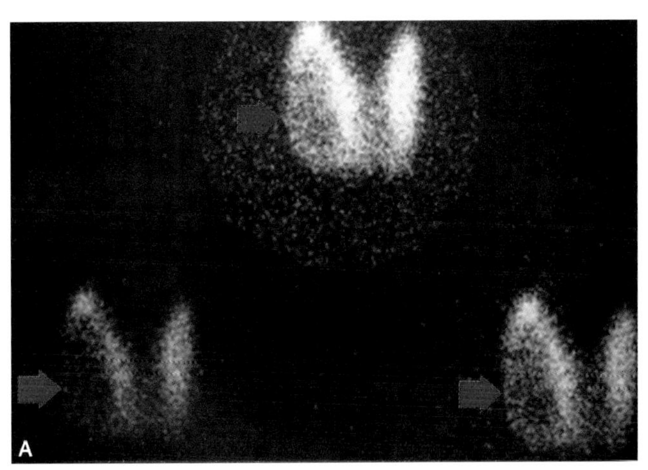

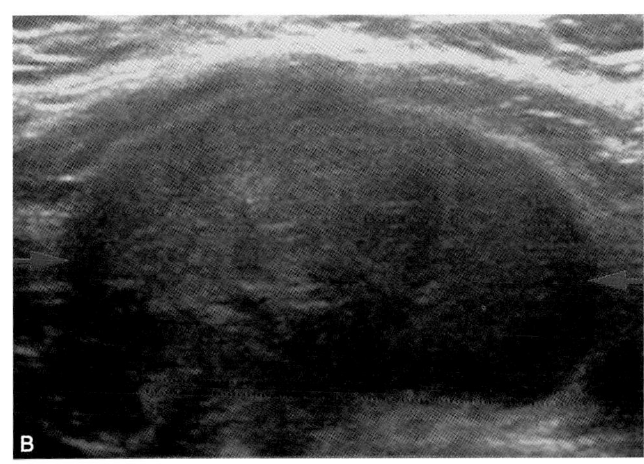

图72D.4　冷结节——甲状腺腺瘤。A. 3种不同强度的^{123}I扫描示甲状腺右侧叶有一个大的功能低下结节(箭)。B. 甲状腺右侧叶的纵向超声图像示边界清楚的实性结节(箭)。

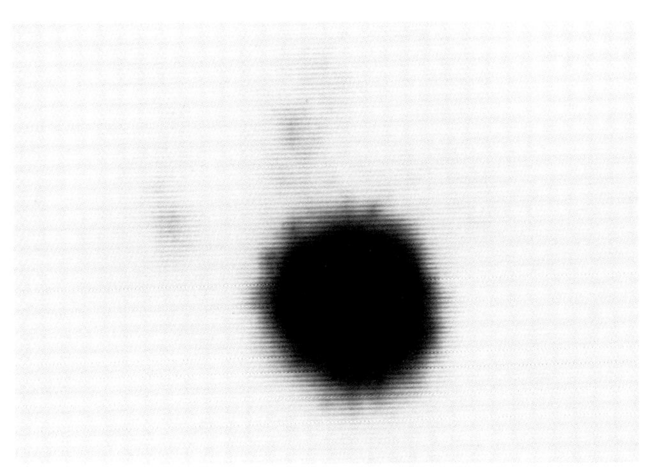

图72D.5 热结节——高功能腺瘤。扫描示结节强烈摄取，正常甲状腺组织受抑，几乎无显像剂摄取。

甲状腺结节鉴别诊断如下：

滤泡状腺瘤是甲状腺最常见的良性新生物并约占所有甲状腺结节的20%。根据组织学的判别标准可再分为若干亚型，包括Hürthle细胞腺瘤，胶质腺瘤和其他类型。大多数滤泡状腺瘤单发，圆形或椭圆形，有完整的包膜。滤泡状腺瘤退行性改变很常见并可极大地影响结节显像时的表现。这些表现包括局灶性坏死、出血、水肿、梗死、纤维化和钙化。

腺瘤性增生占甲状腺结节的50%以上。腺瘤性增生也称为胶质结节，它不是真正的肿瘤，而是增生不断循环和甲状腺小叶向内卷曲的结果。腺瘤性增生常多发，但有一个结节起主导作用。腺瘤性增生退行性改变很常见，包括坏死、出血、囊变和钙化。

甲状腺囊肿非常少见。大多数已发现的甲状腺囊肿实际上是腺瘤结节的囊性变性或滤泡腺瘤。据报道，甲状腺囊肿恶变率在0.5%~3.0%之间。因此，囊液应做细胞学检查，取样量应充足。

出血性囊肿常表现为腺瘤结节或滤泡腺瘤内出血。正常实质内出血也可产生出血性囊肿。

甲状腺癌

甲状腺癌。据估计，美国每年新发甲状腺癌的人数约为53 990人（美国癌症协会2018年数据），造成约2 060人死亡。甲状腺癌年发病率上升了约14.2/100 000（2010—2014年数据），无临床症状的患者检出率明显增加，甲状腺癌患者生存率大于98%。甲状腺癌可能早于其他原发性癌的发展，因为最近的纵向研究表明，甲状腺癌幸存者的第2个原发性癌的发病率增加了30%。目前没有任何显像技术能有效区分良性结节和恶性结节，甲状腺结节良恶性鉴别依赖于细胞学检查，甲状腺细针穿刺活检统计分析表明甲状腺结节恶性率为5.3%~12.6%，与患者年龄、性别、甲状腺结节大小有关。尽管甲状腺影像学检查特异性很低，目前有一系列的标准可用于评估发生相关恶性肿瘤的风险（表72D.2、表72D.3）。对每一例患有甲状腺结节患者的评估都必须考虑所有临床特点和显像特点。同位素扫描中发现的热结节几乎不可能是恶性的，孤立的冷结节中有6%~10%的可能性是恶性的。有过颈部照射史，特别是在儿童时期，其恶性肿瘤的发生率将增加5~10倍[(0.3~12.5)/10 000(人·年)]。在超声上见到的结节内大部分为囊性成分(>50%)或界限清楚伴周边钙化的结节不可能是恶性的。随着甲状腺激素治疗而在慢慢消退的结节是良性结节的征象。甲状腺癌经治疗后5年生存率为90%~95%。甲状腺癌的组织学类型有：

表72D.2

甲状腺结节的良性征象

主要为囊性成分	LT_4治疗后结节缩小
多发结节	突发结节
放射性核素扫描示热结节	女性
外周钙化	老年患者

表72D.3

甲状腺结节的恶性征象

图像	临床
实性结节	质硬
放射性核素扫描示冷结节	颈部放射史
轮廓不规则	年龄<20岁
边界不清	女性
钙化	颈部疼痛
直径>4~5cm	声嘶/变声
	宫颈腺体疾病
	甲状腺癌家族史

乳头状癌是甲状腺癌中最常见的类型，大约占75%。患者中女性占大多数（女：男=4：1），平均年龄约为45岁。主要的转移途径是经局部淋巴结转移，其次是经血液循环传播到肺和骨骼（图72D.6~图72D.8）。

滤泡状癌约占15%，也是女性多见，碘扫描表现为摄碘病灶，其主要转移途径是经血液循环传播到肺和骨骼。滤泡状癌的预后比乳头状癌差。

髓样癌起源于C细胞并在一些病例中与多内分泌性腺瘤形成（MENⅡ）有关。降钙素是有价值的肿瘤标志物。预后较乳头状癌或滤泡状癌差，可通过淋巴途径和血液循环转移。虽然不浓集^{131}I或^{123}I，其转移灶可被^{201}Tl、^{99m}Tc标记的二巯基琥珀酸和^{131}I或^{123}I标记的间碘苯甲胍（MIBG）探测到。^{111}In-喷曲肽显像的灵敏度为65%~70%。在回顾性研究中，^{18}F FDG PET/CT的灵敏度为85.7%，特异性为83.3%。如果肿瘤在^{123}I-或^{131}I-MIBG的诊断扫描上显示摄取，^{131}I-MIBG也可用于治疗。

未分化癌是预后最差的恶性肿瘤，多发生于老年人群，由于病灶无摄碘能力，故不能采用碘扫描治疗和检查，目前也没有其他有效的治疗措施，其5年生存率不足4%。肿瘤很容易侵及周围正常组织并在早期就向远处扩散。

甲状腺癌显像和治疗。甲状腺切除术后，根据病理报告中肿瘤病理类型、大小、对侧叶是否受累、淋巴结转移情况等，采用小剂量^{131}I全身扫描和72h碘摄取率，根据检查结果考虑是否采用^{131}I治疗及其治疗剂量。根据统计数据分析结果，近年来显像多采用^{123}I。由于^{123}I不发生β射线，可避免产生顿抑效应，防止对后续^{131}I治疗产生不良影响。治疗前是否行^{131}I或^{123}I显像目前还存在争议，目前一般认为治疗前^{123}I显像不会对后续治疗产生不良影响。

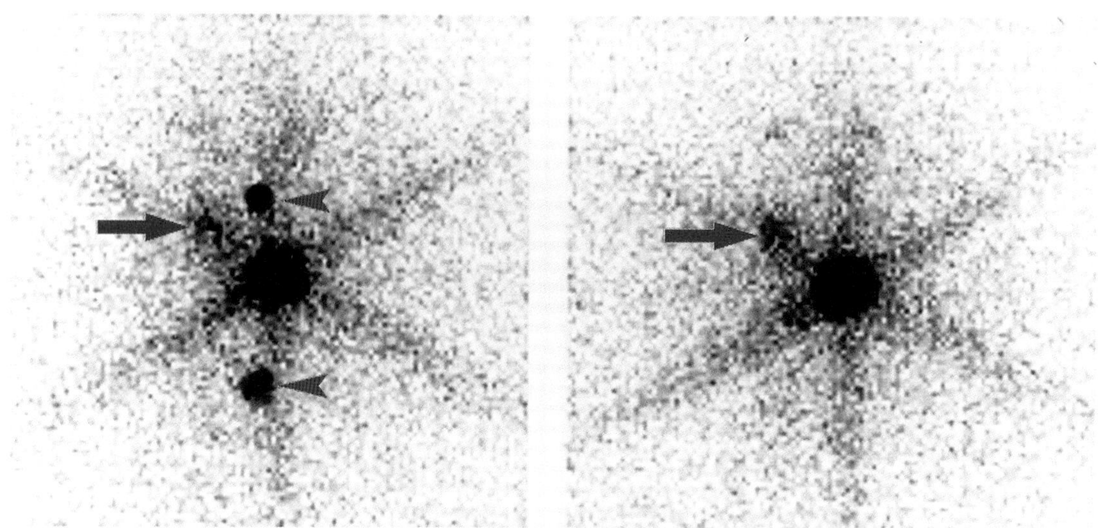

图 72D. 6　甲状腺癌转移。甲状腺近全切术后颈部淋巴结转移，蓝色箭头为放射性标记物，用以测量病灶大小。最大黑色区域为颈部甲状腺床区域术后残留甲状腺组织，星形伪影为射线穿透准直器所致，红色箭为颈部淋巴结转移灶。

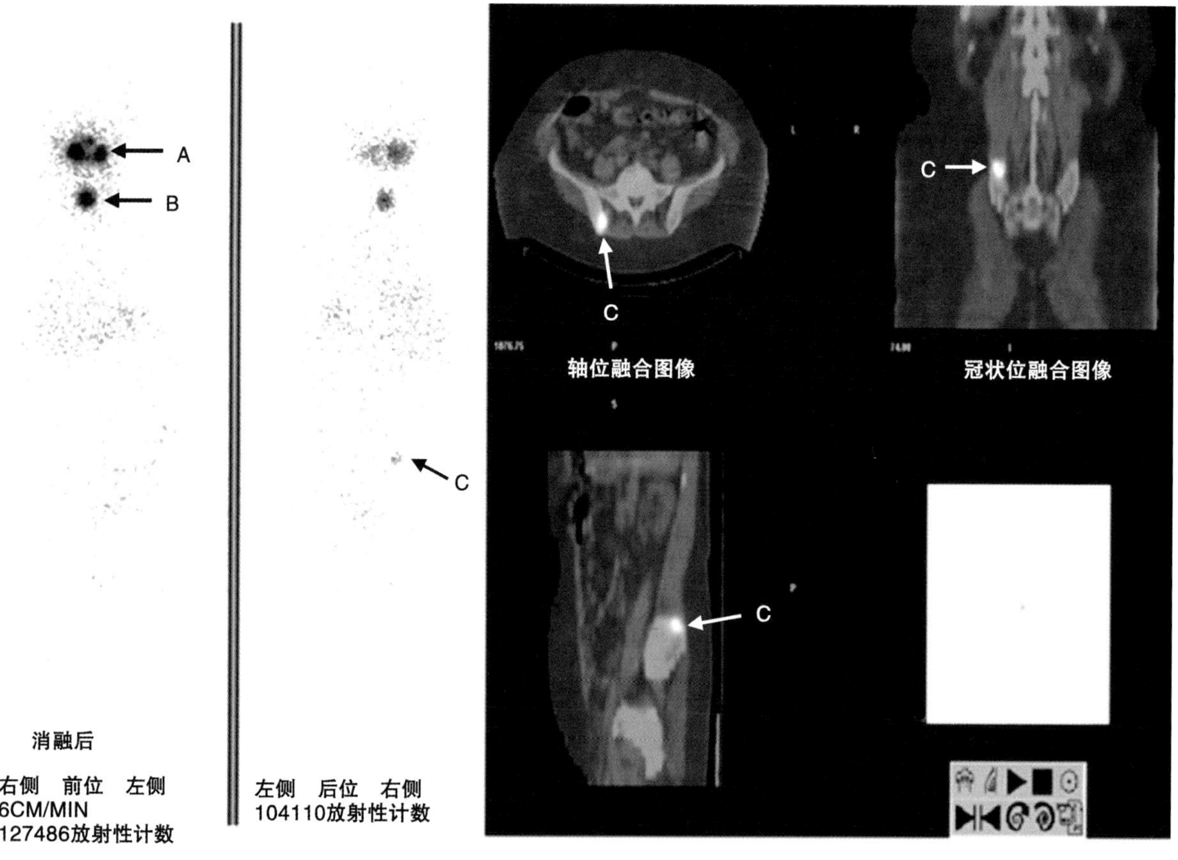

图 72D. 7　甲状腺滤泡状癌盆腔转移。^{123}I 平面体扫描（左）显示腮腺摄取（箭 A）和残余甲状腺床摄取（箭 B）。在平面图像上可以看到右下腹部显像剂异常浓聚（箭 C）。SPECT/CT 融合图像示右侧髂骨翼显像剂异常浓聚，CT 未见骨质破坏，右侧髂骨翼骨转移（箭 C）。

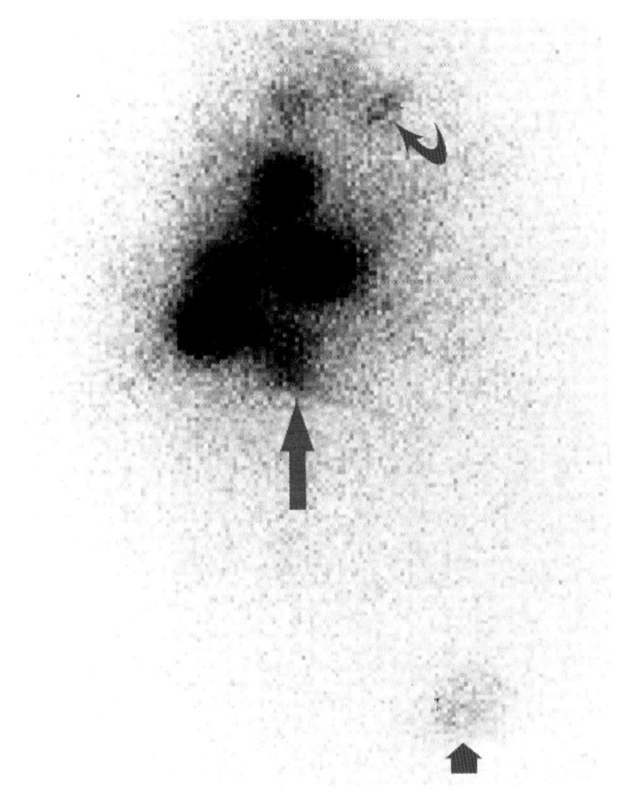

图 72D. 8 甲状腺癌复发伴淋巴结转移。甲状腺切除术后^{131}I 全身扫描显示颈部淋巴结转移灶摄取^{131}I(红色长箭)。胃内显像剂残留(蓝色短箭)和颌下腺摄取(蓝色弯箭)。

治疗前行诊断性全身^{131}I 或^{123}I 扫描以确定手术甲状腺组织残留量,并可应用于治疗前分期、评估疗效。颈部甲状腺区显像剂摄取代表术后残留甲状腺组织。唾液、胃、肠、膀胱和乳房显像剂浓聚常为生理性摄取。鼻腔分泌物中可能含有放射性碘,多数为体表污染,不应与转移性疾病混淆。^{131}I 或^{123}I 全身放射性核素扫描在显示甲状腺转移和乳头状癌甲状腺切除术后肿瘤复发方面有重要价值(图 72D. 8)。肺、骨骼或在颈部远离甲状腺区域的显像剂局灶性摄取通常是病理性的。最近研究提倡治疗前后行 SPECT/CT 融合显像以更精确地分期。治疗前后 SPECT/CT 显示在 11%~58%的病例中病灶数量、大小发生明显改变。^{18}F-FDG PET/CT 用于髓样癌和间变性癌等不摄碘的甲状腺恶性肿瘤和 TG 阳性、碘扫描阴性患者的检查和分期。^{18}F-FDG PET/CT 显像表明对 TG 阳性、碘扫描阴性患者的敏感性为 60%~89%,特异性为 60%~89%。^{201}Tl、^{99m}Tc-MIBI、^{99m}Tc-替曲膦显像表明有一定的临床使用价值,但目前多用^{18}F-FDG PET/CT 替代。Hürthle 细胞癌的生物学特性与滤泡细胞癌相似,但 Hürthle 细胞癌分化良好但摄碘能力差,通常具有侵袭性,死亡率较高。最近的一项研究表明^{18}F-FDG 显像对 Hürthle 细胞癌转移灶的检出率高达 95%。

解剖成像(US、CT、MRI)主要根据淋巴结大小确定是否为转移灶,颈部正常淋巴结短轴小于 10mm。

甲状腺癌患者手术后显像。使用重组人促甲状腺激素(rhTSH)治疗对甲状腺癌患者手术后进行随访筛查,是一种不需要停用左甲状腺素替代治疗以维持患者更好生活质量的显像方法。研究对比了左旋甲状腺素与传统替代治疗方法疗效对比,左旋甲状腺素治疗成功率为 88%。血清甲状腺球蛋白是分化型甲状腺癌复发的一种敏感的检测指标。在第 1 天测得血清甲状腺球蛋白基础值,然后在第 1 天和第 2 天肌内注射 0. 9mg rhTSH,在第 3 天和第 5 天测定血清甲状腺球蛋白。在注射 rhTSH 后甲状腺球蛋白低于基础值或小于等于 2ng/mL 提示肿瘤复发。在第二次给予 rhTSH 24h 后进行^{131}I 或^{123}I 显像。可以^{131}I 给药后 48h 或^{123}I 给药后 24h 进行成像。

放射性碘治疗。大多数权威专家同意当原发肿瘤大于 1. 5cm 时在手术后进行消融治疗是必要的。对于小于 1cm 的原发性肿瘤,一些专家不同意这样做,他们认为对这样的患者进行^{131}I 治疗更合适。

根据核管理委员会(NRC)(NUREG-1556, vol. 9)的规定,接受 33mCi 或以上剂量^{131}I 治疗的患者需要住院观察,直到残留放射性降至 33mCi 以下或在 1m 处计数率小于 7mR/h,除非有证据表明患者出院不会导致公众遭受的辐射剂量大于 5mSv(500mrem)。在门诊上常用接近 33mCi 剂量的^{131}I 对甲状腺癌患者术后去除残余甲状腺。修订后的 NCR 规则规定门诊患者如果^{131}I 用量大于 33mCi 则要进行完整的记录和准确的计算。一些作者提倡加大用量,他们认为 33mCi ^{131}I 不足以摧毁残余的甲状腺癌组织,反而会导致残余的甲状腺癌组织在后续治疗中产生放射性抵抗。临床上常用剂量为 100~200mCi ^{131}I,具体用量应根据肿瘤细胞学分类、大小、是否存在包膜、是否有血管或淋巴结受累等情况而定。或将根据肿瘤的大小和有无远处转移,使用剂量学计算来确定^{131}I 的剂量,以最大限度地增加肿瘤负荷的剂量,同时限制骨髓对^{131}I 的辐射。

患者在全身^{131}I 显像和消融治疗之前应确定血清 TSH 大于 40IU/mL,因为 TSH 是最强的刺激甲状腺细胞摄取碘的激素。这是确保甲状腺肿残余组织和/或残余癌细胞最大限度摄取碘并由此提高放射性碘的治疗效应。在治疗前应停止食用含碘丰富的食物至少一周,如贝类、面包和藻类。乳制品也应限制食用,因其富含可阻止甲状腺摄取^{131}I 的“冷”碘。如果在 X 线摄影中使用过碘作为对比剂,那么应至少推迟 2~3 个月再进行治疗,除非临床上对患者采取过排除外源性碘的治疗措施。

副作用出现的频率与碘的用量直接相关。大于 100mCi 的量可能会引起唾液腺炎,甚至造成永久的口腔干燥症。为了防止这种并发症,应鼓励患者在治疗后 3~7d 内多喝水和采取刺激唾液腺分泌的措施,如喝柠檬汁和吃带酸味的糖果。已有因广泛肺转移而接受多倍剂量^{131}I 治疗的患者发生肺纤维化的报道,也有累计剂量超过 600~800mCi 的患者发生白血病的报道。

转移。肿瘤转移到甲状腺是非常罕见的。最常见的转移到甲状腺的原发肿瘤是乳腺、肺、肾、恶性黑色素瘤和淋巴瘤。

甲状旁腺

甲状旁腺功能失调可根据功能分为:甲状旁腺激素(PTH)产生过多(甲状旁腺功能亢进)和甲状旁腺激素产生不足(甲状旁腺功能低下)。甲状旁腺显像用于定位甲状旁腺功能亢进患者的甲状旁腺异常,如增生、腺瘤和癌。甲状旁腺显像无特殊要求。甲状旁腺功能亢进的原因见表 72D. 4。

表 72D.4

甲状旁腺功能亢进原因

原发性甲状旁腺功能亢进	三发性甲状旁腺功能亢进
孤立性甲状旁腺腺瘤,85%	长期继发性甲状旁腺功能亢进所致的自主甲状旁腺功能综合征
甲状旁腺增生,10%	**副肿瘤综合征**
多发性甲状旁腺腺瘤,4%	异位甲状旁腺
甲状旁腺癌,1%	支气管源性癌
继发性甲状旁腺功能亢进	肾细胞癌
钙丢失性肾病所致弥漫性或腺瘤性甲状旁腺增生	

显像方法。80%~85%的异常甲状旁腺位于甲状腺附近。异位甲状旁腺组织包括胸腺(10%~15%)、后纵隔(5%)、食管后(1%)、颈动脉鞘内(1%)和咽旁(0.5%)。超声、^{201}Tl 显像、^{99m}Tc-MIBI 显像、CT 和 MRI 等显像技术各有其敏感性和特异性,这取决于患者是否在显像之前做过手术。SPECT/CT 在显像方面具有特殊作用(图 72D.9)。在经验丰富的外科治疗中心,无手术史的甲状旁腺功能亢进患者手术成功率可达 92%~98%,但需要再次手术的患者再次手术的成功率只有 62%。外科手术中没有找到甲状旁腺的患者需要通过显像定位,当局部手术经验不足时,在初次手术前进行显像可能会对手术有所帮助。

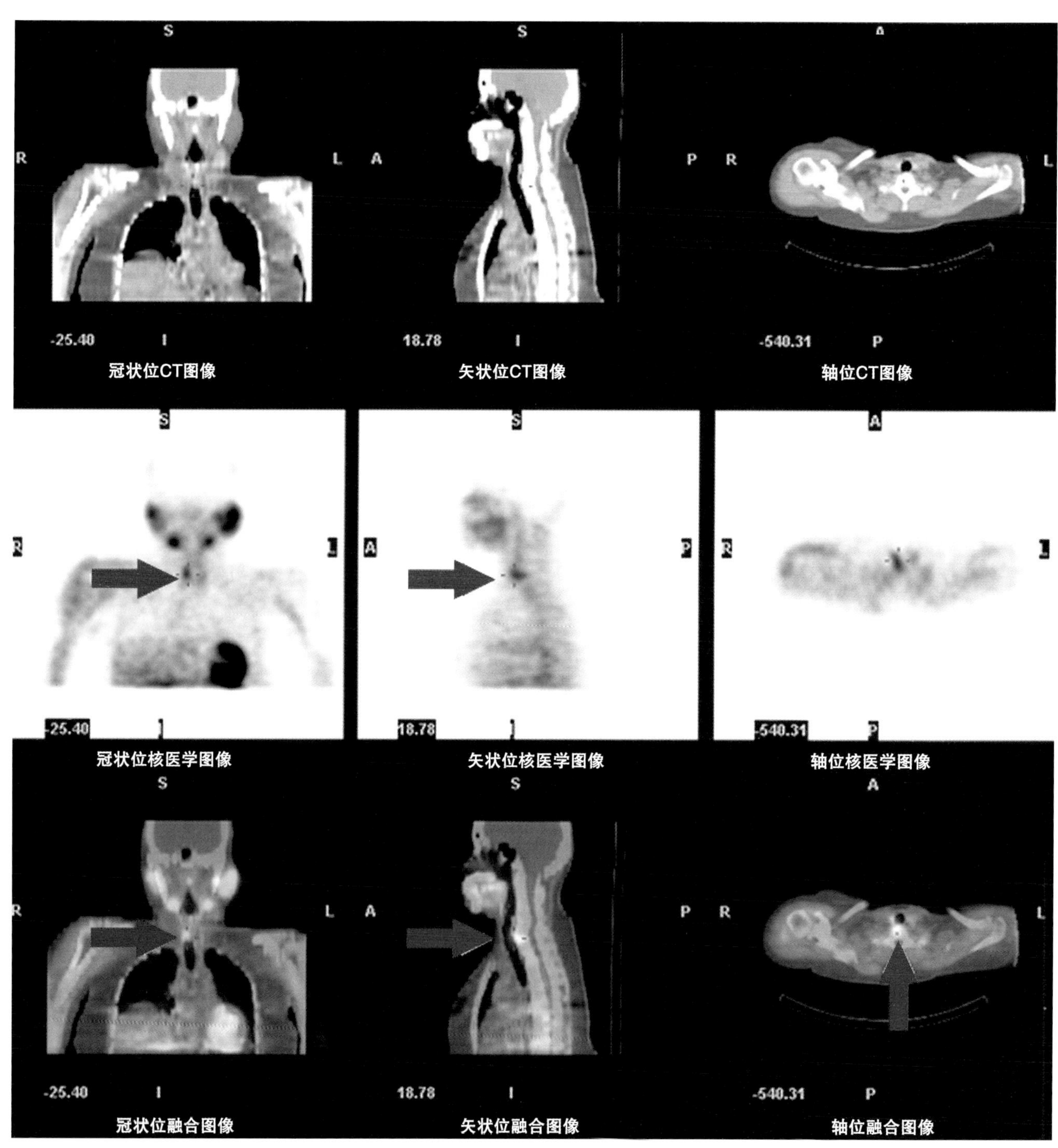

图 72D.9 甲状旁腺腺瘤。SPECT/CT 扫描,冠状、矢状、横轴图像和融合图像。箭表示甲状旁腺腺瘤,手术证实为甲状旁腺腺瘤。

放射性核素减影显像(图 72D. 10)。$^{99m}TcO_4$/^{201}Tl 放射性核素减影显像常用来探测甲状旁腺腺瘤,其灵敏度为 75%,特异性为 90%。甲状腺组织浓集$^{99m}TcO_4$/^{201}Tl 或^{99m}Tc-MIBI/^{123}I,而甲状旁腺腺瘤浓集^{201}Tl 但不浓集$^{99m}TcO_4$,这是同位素双重显像的基础。首先进行^{201}Tl 显像,然后患者保持原有体位,在监视下注射$^{99m}TcO_4$ 并在其达峰时刻显像。然后从^{201}Tl 的图像中减去$^{99m}TcO_4$ 的图像,剩余的图像就是甲状旁腺腺瘤的图像。患者保持原有体位不动是至关重要的,否则将会得出错误的结论。假阳性结果可见于甲状腺结节摄取^{201}Tl、淋巴结肉瘤或颈部转移灶,因为这项检查技术的前提是存在正常的甲状腺。

^{99m}Tc-MIBI 和^{99m}Tc-替曲膦显像。最近在大多数医疗中心,^{99m}Tc-MIBI 和^{99m}Tc-替曲膦显像已取代了$^{99m}TcO_4$/^{201}Tl 显像。相对其他成像方法而言,这两种显像剂的灵敏度和特异性均相似。当^{99m}Tc-MIBI 和^{99m}Tc-替曲膦用于甲状旁腺显像时,立即和延迟成像颈部及纵隔。即时显像时可能获得也可能不能获得甲状旁腺腺瘤图像,但甲状旁腺腺瘤可保有放射性药物(1~2h)而获得延迟像,而正常甲状腺中的放射性药物则被洗脱出去(图 72D. 11)。出现甲状旁腺腺瘤保有放射性药物的现象是因为其细胞富含线粒体。出现假阴性可见于腺瘤透明细胞,这是由于这类细胞缺乏线粒体。SPECT/CT 可改善异位甲状旁腺的定位(图 72D. 9)。

解剖结构。大多数人(80%)有 4 个甲状旁腺,2 个位于甲状腺上部,另外 2 个位于其下部。但尸体剖检显示 20%的人有 3 个、5 个或 6 个甲状旁腺。上部甲状旁腺与甲状腺一起起源于第四鳃囊并很少异位。下部甲状旁腺与胸腺一起起源于第三鳃囊,异位甲状旁腺多见,常异位于纵隔内。正常腺体大小约 5mm×3mm×1mm,平均重 10~80mg。由于腺体如此小和扁平,任何显像技术通常都不能发现正常的腺体。甲状旁腺正常情况下位于甲状腺后方,颈长肌的浅面(图 72D. 1),气管和颈动脉鞘之间。

甲状旁腺腺瘤。甲状旁腺腺瘤在形态上为特有的卵圆形,最大直径 8~15mm。其细胞构成具有相似性,在各种显像方法上其内部结构表现均相同。

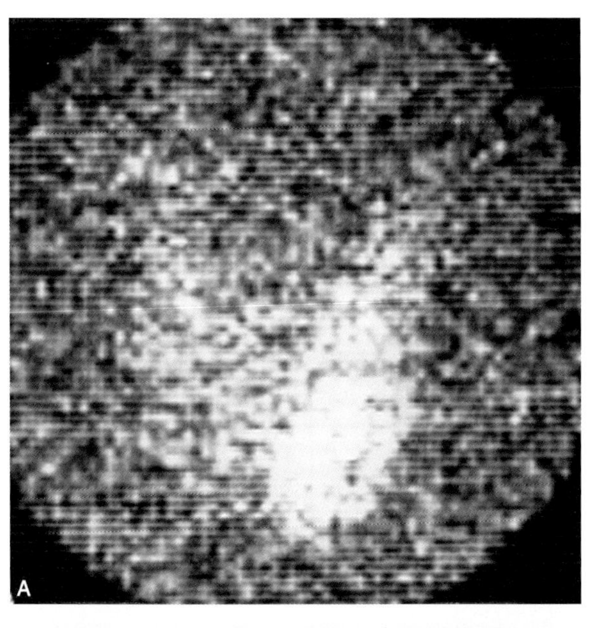

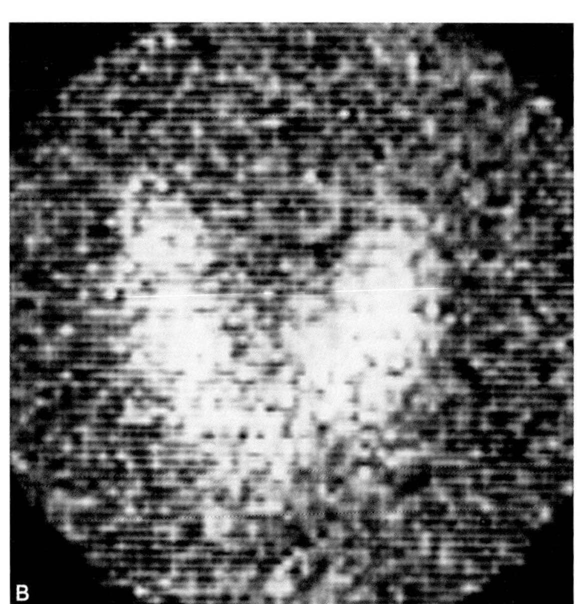

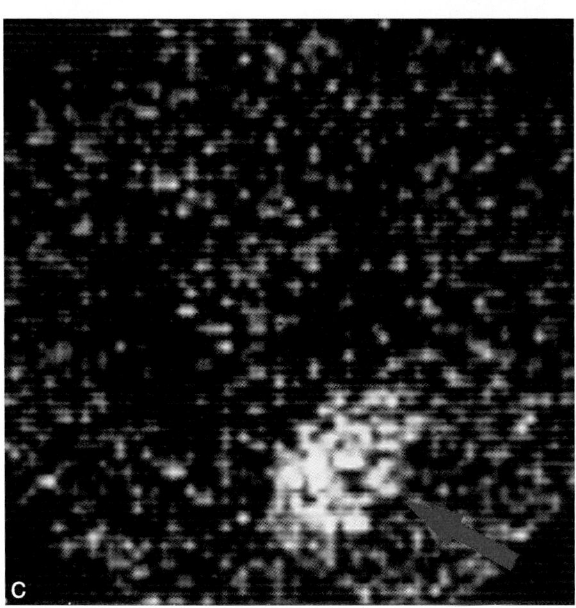

图 72D. 10　甲状旁腺腺瘤:锝-铊减影图像。A. 铊图像示甲状腺、甲状旁腺和甲状旁腺腺瘤均摄取显像剂。B. $^{99m}TcO_4$ 图像显示甲状腺摄取,甲状旁腺腺瘤未摄取显像剂。C. 减影图像,甲状旁腺腺瘤位于甲状腺左侧叶下极(箭)。

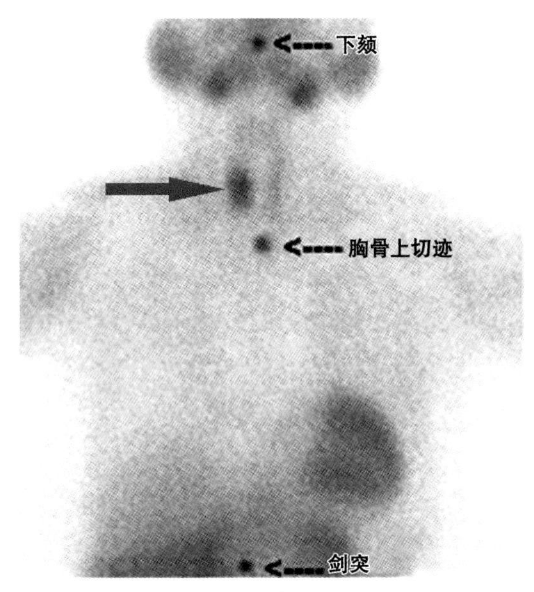

图 72D. 11　甲状旁腺腺瘤锝扫描。红色箭表示延迟成像，甲状腺右侧叶下极显像剂异常浓聚，手术证实为甲状旁腺腺瘤。

多发性甲状旁腺疾病。甲状旁腺增生在显像上不能和甲状旁腺腺瘤相区别。增生累及整个腺体但常常是不对称的，单个腺体在显像上和甲状旁腺腺瘤有相同的表现。

甲状旁腺癌。甲状旁腺癌通常比腺瘤大（至少 2cm 大小）。肿瘤组织来源复杂，常伴有囊性变，可入侵邻近肌肉或血管。甲状旁腺癌与大腺瘤的鉴别诊断通常依赖组织病理学检查。

异位甲状旁腺。异位甲状旁腺最常见于前上纵隔或下颈部。^{99m}Tc-MIBI 或 ^{99m}Tc-替曲膦即时显像和延迟显像对异位甲状旁腺诊断的灵敏度为 75%。CT、MRI 和核医学显像诊断异位甲状旁腺的灵敏度均约为 75%。使用 ^{99m}Tc-MIBI 的 SPECT/CT 显像能更准确地定位（图 72D. 9）。

肾　上　腺

肾上腺高分辨率显像如 CT、MRI 已在第 47、50 章中讨论。肾上腺增生或肿瘤的功能显像可用下列放射性药物：^{131}I-6β-碘甲基-19-降胆固醇（NP59）或 ^{131}I-MIBG，以 MIBG 为首选。NP59 是可被肾上腺组织摄取的胆固醇，胆固醇是盐皮质激素，糖皮质激素和雄激素的前体。MIBG 可被起源于肾上腺髓质的细胞摄取，如嗜铬细胞瘤细胞。另外，神经嵴起源的肿瘤如神经母细胞瘤和甲状腺髓样癌常浓集 MIBG。MIBG 显像能探测到 90%的神经母细胞瘤和其转移灶。在美国以外，MIBG 是第一种应用于临床的神经母细胞瘤功能显像剂和治疗药物，90%以上原发性神经母细胞瘤和转移瘤都可以显像，其敏感性为 88%～93%，特异性为 83%～92%。当标记核素为 ^{131}I 时，MIBG 可用于治疗 MIBG 浓聚的恶性病变。^{18}F-FDG PET/CT 已开始在小部分患者中使用，在恶性肾上腺肿瘤中表现出良好的应用前景，其灵敏度和特异性高达 100%。

神经内分泌肿瘤

神经内分泌肿瘤如嗜铬细胞瘤、副神经节瘤和神经母细胞瘤可以用 ^{123}I-MIBG（图 72D. 12）或 ^{111}In-奥曲肽成像。

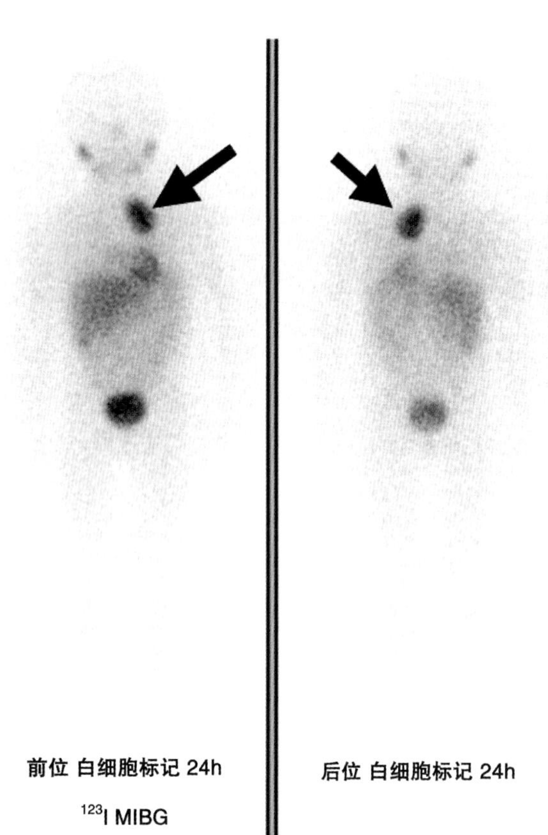

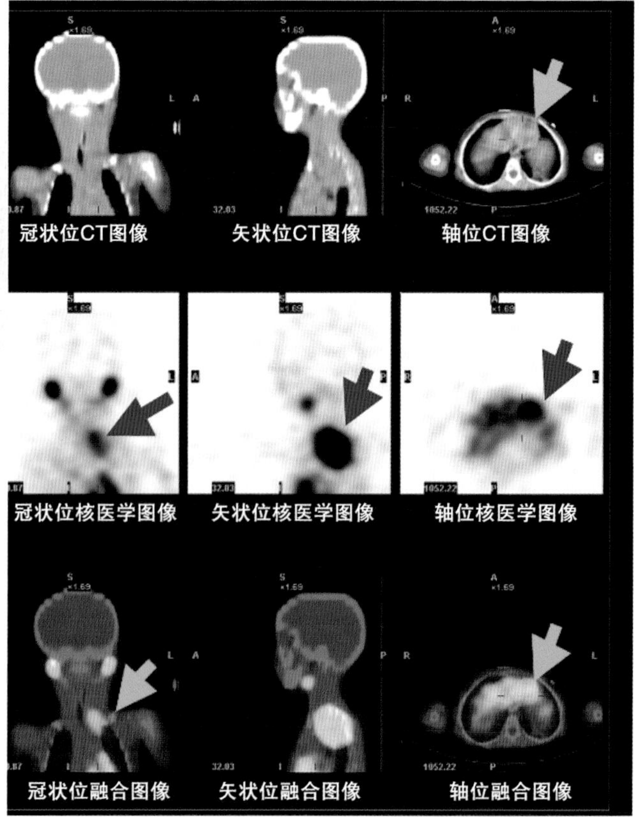

图 72D. 12　神经母细胞瘤患儿 ^{123}I-MIBG 扫描。全身 ^{123}I-MIBG 平面扫描显示病灶摄取异常强烈（黑色箭）。同一天的 SPECT/CT 扫描更好地显示了转移灶位置、大小以及与邻近组织器官的关系（绿色和蓝色箭）。

^{111}In-奥曲肽是一种合成的生长抑素类似物，但血浆半衰期比天然生长抑素长，是多种神经内分泌肿瘤（表 72D. 5）和类癌显像时常用的放射性药物（图 72D. 13），灵敏度 86%～95%，高于 CT 或 MRI 检查。SPECT/CT 提供肿瘤代谢信息和解剖结构（图 72D. 14），诊断灵敏度和特异性均有所提高。

^{123}I-MIBG 可用于嗜铬细胞瘤、副神经节瘤和甲状腺髓样癌的评估，但主要用于非转移性肾上腺嗜铬细胞瘤的评估。CT 和 MRI 检测嗜铬细胞瘤的灵敏度为 93%～100%，特异性为 50%～90%。对 15 项^{123}I-MIBG 研究的 meta 分析显示，灵敏度为 92%，特异性约为 94%。目前正在研究新的 PET 示踪剂，包括^{68}Ga DOTA-NOC、^{68}Ga DOTA-TOC 和 6-^{18}F-氟多巴胺。

表 72D. 5

^{111}In-奥曲肽显像的肿瘤

同位素	半衰期	射线能量	可显像肿瘤
^{111}In	67. 9h	171keV 和 245keV	肾上腺髓质肿瘤：嗜铬细胞瘤，神经母细胞瘤，神经节肿瘤 类癌（高敏感） 胃、肠道、胰腺肿瘤（GEP）：如胃泌素瘤，胰岛素瘤，胰高血糖素瘤，血管活性肠肽分泌性肿瘤 甲状腺髓样癌 皮肤 Merkel 细胞瘤 副神经节瘤 垂体腺瘤

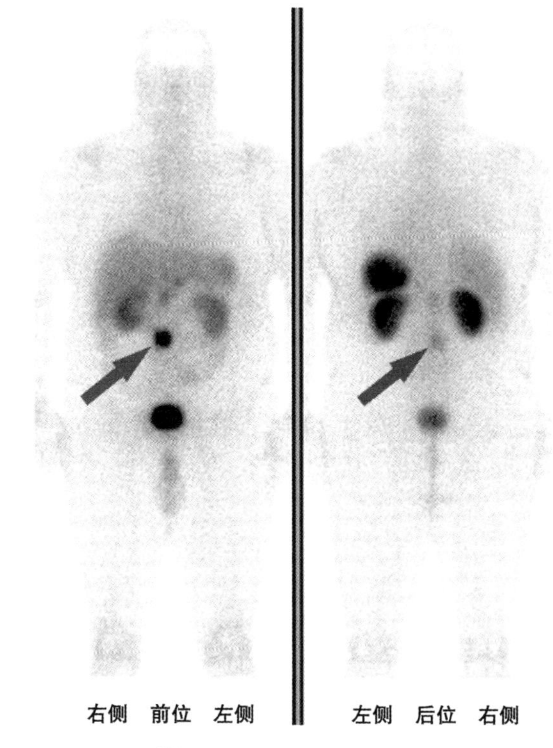

图 72D. 13　类癌^{111}In 扫描。图像示患者腹部两处显像剂异常浓聚，术后病理证实为类癌（箭）。

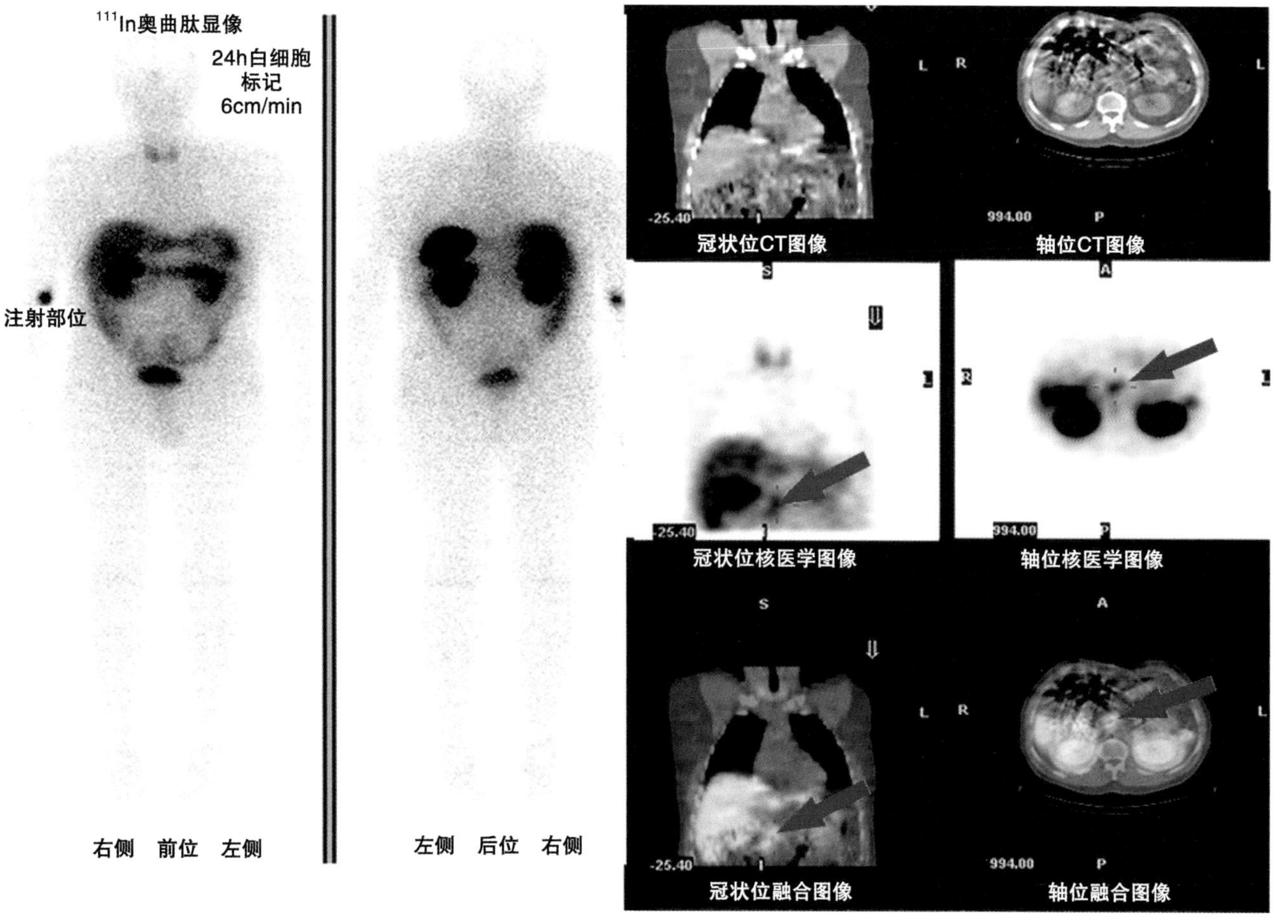

图 72D. 14　胰岛素瘤^{111}In 标记奥曲肽显像。平面图像可见胃肠道弥漫性摄取，未见局灶性显像剂异常浓聚。断层图像及融合图像可见显像剂局灶性浓聚，实验室检查证实为胰岛素瘤。

推荐阅读

Akslen LA, Haldorsen T, Thoresen SO, Glattre E. Survival and causes of death in thyroid cancer: a population-based study of 2479 cases from Norway. *Cancer Res* 1991;51:1234–1241.

American Cancer Society. *Cancer Facts & Figures 2009*. Atlanta, GA: American Cancer Society; 2018.

Avram AM. Radioiodine scintigraphy with SPECT/CT: an important diagnostic tool for thyroid cancer staging and risk stratification. *J Nucl Med* 2012;53:754–764.

Bal CS, Kumar A, Pant GS. Radioiodine dose for remnant ablation in differentiated thyroid carcinoma: a randomized clinical trial in 509 patients. *J Clin Endocrinol Metab* 2004;89:1666–1673.

Ballinger JR, Cooper MS. Increasing the radiochemical purity of 99mTc-sestamibi commercial preparations results in improved sensitivity of dual-phase planar parathyroid scintigraphy. *Nucl Med Commun* 2006;27:543–544.

Barbaro D, Boni G, Meucci G, et al. Radioiodine treatment with 30 mCi after recombinant human thyrotropin stimulation in thyroid cancer: effectiveness for postsurgical remnants ablation and possible role of iodine content in L-thyroxine in the outcome of ablation. *J Clin Endocrinol Metab* 2003;88:4110–4115.

Baudin E, Habra MA, Deschamps F, et al. Therapy of endocrine disease: treatment of malignant pheochromocytoma and paraganglioma. *Eur J Endocrinol* 2014;171:R111–R122.

Belfiore A, La Rose GL, La Porta GA, et al. Cancer risk in patients with cold thyroid nodules: relevance of iodine intake, sex, age and multinodularity. *Am J Med* 1992;93:363–369.

Bénard F, Lefebvre B, Beuvon F, Langlois MF, Bisson G. Rapid washout of technetium-99m-MIBI from a large parathyroid adenoma. *J Nucl Med* 1995; 36:241–243.

Bergenfelz A, Tennvall J, Valdermarsson S, Lindblom P, Tibblin S. Sestamibi versus thallium subtraction scintigraphy in parathyroid localization: a prospective comparative study in patients with predominantly mild primary hyperparathyroidism. *Surgery* 1997;121:601–605.

Berna L, Chico A, Matías Guiu X, et al. Use of somatostatin analogue scintigraphy in the localization of recurrent medullary thyroid carcinoma. *Eur J Nucl Med* 1998;25:1482–1488.

Berthe E, Henry-Amar M, Michels JJ, et al. Risk of second primary cancer following differentiated thyroid cancer. *Eur J Nucl Med Mol Imaging* 2004;31:685–691.

Bessey LJ, Lai NB, Coorough NE, Chen H, Sippel RS. The incidence of thyroid cancer by fine needle aspiration varies by age and gender. *J Surg Res* 2013; 184:761–765.

Brander A, Viikinkoski P, Nickels J, Kivisaari L. Thyroid gland: US screening in a random adult population. *Radiology* 1991;181:683–687.

Chen MK, Yasrebi M, Samii J, Staib LH, Doddamane I, Cheng DW. The utility of I-123 pretherapy scan in I-131 radioiodine therapy for thyroid cancer. *Thyroid* 2012;22:304–309.

Cooper DS, Doherty GM, Haugen BR, et al. Revised American Thyroid Association management guidelines for patients with thyroid nodules and differentiated thyroid cancer. *Thyroid* 2009;19:1167–1214.

Dadparvar S, Krishna L, Brady LW, et al. The role of iodine-131 and thallium-201 imaging and serum thyroglobulin in the management of differentiated thyroid carcinoma. *Cancer* 1993;71:3767–3773.

David A, Blotta A, Bondanelli M, et al. Serum thyroglobulin concentrations and (131)I whole-body scan results in patients with differentiated thyroid carcinoma after administration of recombinant human thyroid-stimulating hormone. *J Nucl Med* 2001;42:1470–1475.

Davies L, Welch HG. Increasing incidence of thyroid cancer in the United States, 1973–2002. *JAMA* 2006;295:2164–2167.

Eslamy HK, Ziessman HA. Parathyroid scintigraphy in patients with primary hyperparathyroidism: 99mTc sestamibi SPECT and SPECT/CT. *Radiographics* 2008;28:1461–1476.

Ezzat S, Sarti DA, Cain DR, Braunstein GD. Thyroid incidentalomas: prevalence by palpation and ultrasonography. *Arch Intern Med* 1994;154:1838–1840.

Fjeld JG, Erichsen K, Pfeffer PF, Clausen OP, Rootwelt K. Technetium-99m-tetrofosmin for parathyroid scintigraphy: a comparison with sestamibi. *J Nucl Med* 1997;38:831–834.

Flynn MB, Tarter J, Lyons K, Ragsdale T. Frequency and experience with carcinoma of the thyroid at a private, a Veterans Administration, and a university hospital. *J Surg Oncol* 1991;48:164–170.

Freitas JE, Freitas AE. Thyroid and parathyroid imaging. *Semin Nucl Med* 1994;24:234–245.

Hall P, Boice JD Jr, Berg G, et al. Leukaemia incidence after iodine-131 exposure. *Lancet* 1992;340:1–4.

Hall P, Holm LE, Lundell G, et al. Cancer risks in thyroid cancer patients. *Br J Cancer* 1991;64:159–163.

Hassan FU, Mohan HK. Clinical utility of SPECT/CT imaging post-radioiodine therapy: does it enhance patient management in thyroid cancer? *Eur Thyroid J* 2015;4:239–245.

Haugen BR, Pacini F, Reiners C, et al. A comparison of recombinant human thyrotropin and thyroid hormone withdrawal for the detection of thyroid remnant or cancer. *J Clin Endocrinol Metab* 1999;84:3877–3885.

Hoefnagel CA, Delprat CC, Zanin D, van der Schoot JB. New radionuclide tracers for the diagnosis and therapy of medullary thyroid carcinoma. *Clin Nucl Med* 1988;13:159–165.

Iagaru A, Kalinyak JE, McDougall IR. F-18 FDG PET/CT in the management of thyroid cancer. *Clin Nucl Med* 2007;32:690–695.

Iagaru A, Masamed R, Singer PA, Conti PS. Detection of occult medullary thyroid cancer recurrence with 2-deoxy-2-[F-18]fluoro-D-glucose-PET and PET/CT. *Mol Imaging Biol* 2007;9:72–77.

Ilias I, Chen CC, Carrasquillo JA, et al. Comparison of 6–18F-fluorodopamine PET with 123I-metaiodobenzylguanidine and 111In-pentetreotide scintigraphy in localization of nonmetastatic and metastatic pheochromocytoma. *J Nucl Med* 2008;49:1613–1619.

Ilias I, Divgi C, Pacak K. Current role of metaiodobenzylguanidine in the diagnosis of pheochromocytoma and medullary thyroid cancer. *Semin Nucl Med* 2011;41:364–368.

Jacobson AF, Deng H, Lombard J, Lessig HJ, Black RR. 123I-meta-iodobenzylguanidine scintigraphy for the detection of neuroblastoma and pheochromocytoma: results of a meta-analysis. *J Clin Endocrinol Metab* 2010;95:2596–2606.

Johnson NA, Tublin ME. Postoperative surveillance of differentiated thyroid carcinoma: rationale, techniques, and controversies. *Radiology* 2008;249:429–444.

Kamran SC, Marqusee E, Kim MI, et al. Thyroid nodule size and prediction of cancer. *J Clin Endocrinol Metab* 2013;98:564–570.

Krenning EP, Kwekkeboom DJ, Bakker WH, et al. Somatostatin receptor scintigraphy with [111In-DTPA-D-Phe1] and [123I-Try3]-octreotide: the Rotterdam experience with more than 1000 patients. *Eur J Nucl Med* 1993;20:716–731.

Lee J, Yun MJ, Nam KH, Chung WY, Soh EY, Park CS. Quality of life and effectiveness comparisons of thyroxine withdrawal, triiodothyronine withdrawal, and recombinant thyroid-stimulating hormone administration for low-dose radioiodine remnant ablation of differentiated thyroid carcinoma. *Thyroid* 2010;20:173–179.

Lind P, Gallowitsch HJ, Langsteger W, Kresnik E, Mikosch P, Gomez I. Technetium-99m tetrofosmin whole body scintigraphy in the follow-up of differentiated thyroid carcinoma. *J Nucl Med* 1997;38:348–352.

Luigi S, Charboneau JW, Osti V, et al. The thyroid gland. In: Rumack CM, Wilson SR, Charboneau JW, Johnson JM, eds. *Diagnostic Ultrasound*. 3rd ed. St. Louis, MO: Elsevier Mosby; 2005:735–794.

Maurea S, Klain M, Mainolfi C, Ziviello M, Salvatore M. The diagnostic role of radionuclide imaging in evaluation of patients with nonhypersecreting adrenal masses. *J Nucl Med* 2001;42:884–892.

Maurea S, Mainolfi C, Bazzicalupo L, et al. Imaging of adrenal tumors using FDG PET: comparison of benign and malignant lesions. *AJR Am J Roentgenol* 1999;173:25–29.

Maxon HR 3rd, Englaro EE, Thomas SR, et al. Radioiodine-131 therapy for well-differentiated thyroid cancer—a quantitative radiation dosimetric approach: outcome and validation in 85 patients. *J Nucl Med* 1992;33:1132–1136.

McBiles M, Lambert AT, Cote MG, Kim SY. Sestamibi parathyroid imaging. *Semin Nucl Med* 1995;25:221–234.

McDougall IR. *Thyroid Diseases in Clinical Practice*. New York: Oxford University Press; 1992.

McEwan AJ, Shapiro B, Sisson JC, Beierwaltes WH, Ackery DM. Radio-iodobenzylguanidine for the scintigraphic location and therapy of adrenergic tumors. *Semin Nucl Med* 1985;15:132–153.

Meier DA, Dworkin HJ. The autonomously functioning thyroid nodule. *J Nucl Med* 1991;32:30–32.

Miyamoto S, Kasagi K, Misaki T, Alam MS, Konishi J. Evaluation of technetium-99m MIBI scintigraphy in metastatic differentiated thyroid carcinoma. *J Nucl Med* 1997;38:352–356.

Mortenson JD, Woolner LB, Bennett WA. Gross and microscopic findings in clinically normal thyroid glands. *J Clin Endocrinol Metab* 1955;15:1270–1280.

Pacini F, Ladenson PW, Schlumberger M, et al. Radioiodine ablation of thyroid remnants after preparation with recombinant human thyrotropin in differentiated thyroid carcinoma: results of an international, randomized, controlled study. *J Clin Endocrinol Metab* 2006;91:926–932.

Palestro CJ, Tomas MB, Tronco GG. Radionuclide imaging of the parathyroid glands. *Semin Nucl Med* 2005;35:266–276.

Palmedo H, Bucerius J, Joe A, et al. Integrated PET/CT in differentiated thyroid cancer: diagnostic accuracy and impact on patient management. *J Nucl Med* 2006;47:616–624.

Paltiel HJ, Gelfand MJ, Elgazzer AH, et al. Neural crest tumors: I-123 MIBG imaging in children. *Radiology* 1994;190:117–121.

Park HM, Perkins OW, Edmondson JW, Schnute RB, Manatunga A. Influence of diagnostic radioiodines on the uptake of ablative dose of iodine-131. *Thyroid* 1994;4:49–54.

Pryma D, Schöder H, Gönen M, Robbins RJ, Larson SM, Yeung HW. Diagnostic accuracy and prognostic value of 18F-FDG PET in Hürthle cell thyroid cancer patients. *J Nucl Med* 2006;47:1260–1266.

Rojeski MT, Gharib H. Nodular thyroid disease. Evaluation and management. *N Engl J Med* 1985;313:428–436.

Ron E, Modan B, Preston D, Alfandary E, Stovall M, Boice JD Jr. Thyroid neoplasia following low-dose radiation in childhood. *Radiat Res* 1989; 120:516–531.

Rufini V, Calcagni ML, Baum RP. Imaging of neuroendocrine tumors. *Semin Nucl Med* 2006;36:228–247.

Sandeep TC, Strachan MW, Reynolds RM, et al. Second primary cancers in thyroid cancer patients: a multinational record linkage study. *J Clin Endocrinol*

Metab 2006;91:1819–1825.
Sandler MP, Patton JA, Gross MD, et al. *Endocrine Imaging*. Norwalk, CT: Appleton & Lange; 1992.
Sarkar SD, Kalapparambath TP, Palestro CJ. Comparison of (123)I and (131)I for whole body imaging in thyroid cancer. *J Nucl Med* 2002;43: 632–634.
Schlumberger M, Ricard M, De Pouvourville G, Pacini F. How the availability of recombinant human TSH has changed the management of patients who have thyroid cancer. *Nat Clin Pract Endocrinol Metab* 2007;3:641–650.
Schluter B, Bohuslavizki KH, Beyer W, Plotkin M, Buchert R, Clausen M. Impact of FDG PET on patients with differentiated thyroid cancer who present with elevated thyroglobulin and negative 131I scan. *J Nucl Med* 2001;42:71–76.
Schmidt D, Szikszai A, Linke R, Bautz W, Kuwert T. Impact of 131I SPECT/ spiral CT on nodal staging of differentiated thyroid carcinoma at the first radioablation. *J Nucl Med* 2009;50:18–23.
Schteingart DE. Management approaches to adrenal incidentalomas. A view from Ann Arbor, Michigan. *Endocrinol Metab Clin North Am* 2000;29: 127–139.
Shammas A, Degirmenci B, Mountz JM, McCook BM, Branstetter B, Bencherif B, Joyce JM, Carty SE, Kuffner HA, Avril N, et al. 18F-FDG PET/CT in patients with suspected recurrent or metastatic well-differentiated thyroid cancer. *J Nucl Med* 2007;48:221–226.
Shankar LK, Yamamoto AJ, Alavi A, Mandel SJ. Comparison of 123I scintigraphy at 5 and 24 hours in patients with differentiated thyroid cancer. *J Nucl Med* 2002;43:72–76.
Sharma P, Singh H, Bal C, Kumar R. PET/CT imaging of neuroendocrine tumors with (68)Gallium-labeled somatostatin analogues: an overview and single institutional experience from India. *Indian J Nucl Med* 2014;29:2–12.
Sharp SE, Trout AT, Weiss BD, Gelfand MJ. MIBG in neuroblastoma diagnostic imaging and therapy. *Radiographics* 2016;36:258–278.
Shi W, Johnston CF, Buchanan KD, et al. Localization of neuroendocrine tumors with [111In] DTPA-octreotide scintigraphy (Octreoscan): a comparative study with CT and MR imaging. *QJM* 1998;91:295–301.
Shore RE, Hildreth N, Dvoretsky P, Andresen E, Moseson M, Pasternack B. Thyroid cancer among persons given x-ray treatment in infancy for an enlarged thymus gland. *Am J Epidemiol* 1993;137:1068–1080.
Siddiqi A, Foley RR, Britton KE, et al. The role of 123I diagnostic imaging in the follow-up of patients with differentiated thyroid carcinoma as compared to 131I scanning: avoidance of negative therapeutic uptake due to stunning. *Clin Endocrinol* 2001;55:515–521.
Spencer CA, Schwartzbein D, Guttler RB, LoPresti JS, Nicoloff JT. Thyrotropin (TSH)-releasing hormone stimulation test responses employing third and fourth generation TSH assays. *J Clin Endocrinol Metab* 1993;76:494–498.
Tessler FN, Middleton WD, Grant EG, et al. ACR thyroid imaging, reporting and data system (TI-RADS): white paper of the ACR TI-RADS committee. *J Am Coll Radiol* 2017;14:587–595.
Thompson NW. Localization studies in patients with primary hyperparathyroidism. *Br J Surg* 1988;75:97–98.
Tucker MA, Jones PH, Boice JD Jr, et al. Therapeutic radiation at a young age is linked to secondary thyroid cancer. The Late Effects Study Group. *Cancer Res* 1991;51:2885–2888.
Tuttle M, Leboeuf R, Robbins RJ, Qualey R. Empiric radioactive iodine dosing regimens frequently exceed maximum tolerated activity levels in elderly patients with thyroid cancer. *J Nucl Med* 2006;47:1587–1591.
Tuttle RM, Lopez N, Leboeuf R, et al. Radioactive iodine administered for thyroid remnant ablation following recombinant human thyroid stimulating hormone preparation also has an important adjuvant therapy function. *Thyroid* 2010;20:257–263.
United States Nuclear Regulatory Commission. Title 10 Code of Federal Regulations Part 35, Subpart C, Section 35.75, August 2007.
Wilson NM, Gaunt J, Nunan TO, Coakley AJ, Collins RE, Young AE. Role of thallium-201/technetium-99m subtraction scanning in persistent or recurrent hypercalcaemia following parathyroidectomy. *Br J Surg* 1990;77:794–795.
Zoller M, Kohlfuerst S, Igerc I, et al. Combined PET/CT in the follow-up of differentiated thyroid carcinoma: what is the impact of each modality? *Eur J Nucl Med Mol Imaging* 2007;34:487–495.

（杨耀武　张晓东　程祝忠）

第73章 ■ 心血管系统显像

核医学在心血管系统中的应用包括心肌灌注显像(MPI)、心肌存活情况检测、门控心室血池显像及心内分流定性和定量测定。

心肌灌注显像

操作技术

心肌显像常采用运动负荷试验或药物负荷试验等方法提高检测的敏感性。在负荷条件下,正常冠状动脉血管扩张,血流增加。狭窄血管不能正常扩张,会出现相对缺血症状。

在实际应用中,运动试验需要连接心电监护仪,实时测量患者血压、心率等,询问患者是否有心绞痛等症状。在患者运动负荷达最高峰时注射显像剂(至少到达最高心率的85%,即MPHR),注射显像剂后应继续运动负荷30~60s以获得最佳心肌灌注图像。当患者出现心绞痛或心电图出现明显改变时应停止负荷试验。

MPHR值等于220减去年龄后的数字(MPH=220-年龄)。足够的运动持续时间可更全面地区分"双乘积"(DP)(心脏收缩压×心率=DP)的计算。DP和个人的心肌工作状态相关,然而运动持续时间和心率与个人的肌工作状态无关。与休息时相比,如果DP增加1倍或者2倍则可认为运动是足够的,此时DP应当大于20 000。

对于不能行运动试验的患者,可以用药物(血管舒张和心肌变力药)来刺激冠状动脉使之扩张。静脉注射腺苷、双嘧达莫或瑞加德松将扩张正常的冠状动脉,使血流增加3~5倍。腺苷的半衰期短,为30s,不需要逆转剂。双嘧达莫阻止腺苷的再摄取,从而增加其内源性水平。瑞加德松是一种选择性腺苷受体。与腺苷和双嘧达莫不同,瑞加德松是通过固定的静脉注射给药。氨茶碱可用于逆转双嘧达莫和瑞加德松的副作用。多巴酚丁胺是一种肾上腺素能药物,可以在禁用血管扩张剂时使用,如在严重哮喘或最近使用咖啡因。多巴酚丁胺具有直接的强心和变时效应,导致冠状动脉血流量增加,刺激运动。应用在狭窄超过50%的疾病时无法扩张冠状动脉,并使心肌灌注减少。

图像获取。平面显像在很大程度上已被SPECT按心肌短轴进行左心重建显像代替,SPECT也可进行水平长轴重建。由于心脏在胸腔内处于不对称位置和存在后位投影时的脊柱衰减效应,所以探头旋转180°所获得的图像质量优于探头旋转360°所获得的图像,心电图门控采集允许评估心肌的运动和厚度。心肌功能数据可以包括舒张末期容积(EDV)、收缩末期容积(ESV)和左室射血分数(LVEF)。

俯卧位成像可在标准仰卧位图像获得后进行,由于乳房或横膈膜的衰减、横膈运动或其他运动伪影可能导致假阳性。SPECT/CT使用CT解剖数据提供精确的衰减校正,从而明显减少运动伪影造成的不良影响。SPECT本身可以是单探头、双探头或三探头。

放射性药物

铊-201(^{201}Tl)是一种K^+类似物,它可以随血流到达毛细血管床并被心肌存活细胞上的Na^+/K^+泵(钠-钾三磷酸腺苷酶)主动转运至细胞内。^{201}Tl由回旋加速器生产,物理半衰期长(73h),它发射的γ射线能量低,穿透能力差(大多数为69~83keV的γ光子),容易受到胸壁软组织衰减伪影的影响,相对高的吸收率(在2~5mCi用量时全身吸收剂量为0.24rad/mCi),这些不利因素使得^{201}Tl不是一种理想的显像剂。然而,由于它能被细胞主动转运至细胞内,相比^{99m}Tc标记的显像剂而言是一种更符合生理功能的显像剂。

^{201}Tl负荷显像可应用于运动负荷显像和药物负荷显像,可在注射显像剂后立即采集或者休息5~10min后采集图像,以便降低患者的心率和呼吸频率,减少运动伪影影响。

静息显像或再分布显像在负荷显像后3~4h后进行,^{201}Tl有复杂的再分布过程,整个过程受心肌细胞摄取显像剂后排泄速率、心肌细胞再摄取速率和肾排泄速率等多种因素影响。缺血心肌与正常心肌相比,显像剂的摄取和代谢延迟,在最初的应激图像上表现为缺失,随后在静息图像上正常化。相比之下,瘢痕将显示灌注缺失,在再分布成像上持续显示。

此外,胸部和心脏的^{201}Tl图像可以辅助评估心脏的功能。运动后立即出现的高肺活动通常表明运动中发生了左心室衰竭。与静息图像相比,应激后心脏扩张是多血管疾病的一个指标。无论是高肺活动还是应激后心脏的扩张,都能推断预后不良,发生心脏病变(心绞痛、梗死、心律失常和猝死)的风险增加(图73.1)。

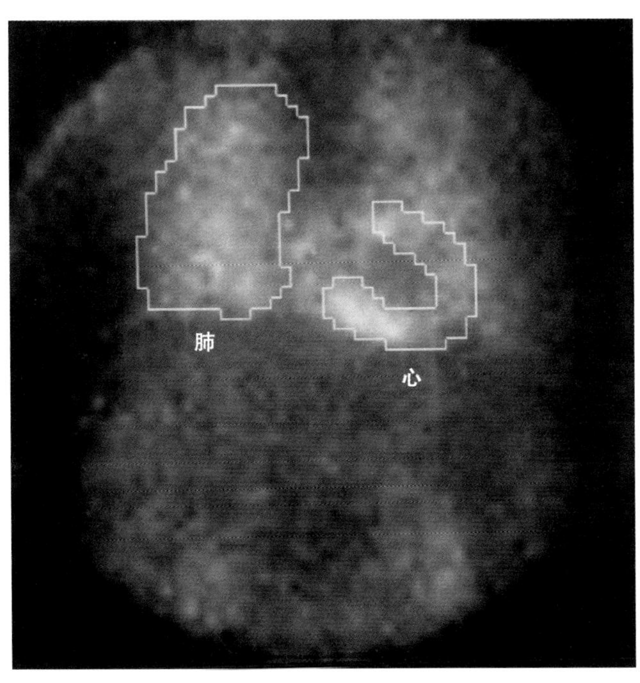

图 73.1　^{201}Tl 肺/心比值异常。这一帧是在应力扫描研究开始后立即获得的前部投影。肺:心为0.77,明显升高,提示患者在运动过程中出现心力衰竭。

^{99m}Tc 常用来标记两种商品化的心肌灌注显像剂 sestamibi 和 tetrofosmin。

^{99m}Tc 标记的甲氧异腈(商品名 Cardiolite)以被动扩散的方式被心肌细胞摄取并被限制在细胞内,大多数在心肌线粒体内。这种显像剂没有显著的再分布效应。从心肌细胞中排出的部分可忽略不计。在负荷状态下注射后延迟 15~60min 显像,这样做的目的在于让多余显像剂从胆道排泄和消除本底噪声。因^{99m}Tc 标记的甲氧异腈既没有再分布的特点也不会从心肌细胞中清除,在第 2 天常再注射 15~20mCi 的量后再进行静息显像。由于显像时间长达 2d,常在第 1 天进行负荷显像。另一种显像方法是在 1d 内完成显像,这种显像方法是先注射少量(8mCi)进行静息显像,4h 后进行更大剂量的负荷显像,此时显像剂用量为 20~25mCi。

^{99m}Tc 标记的替曲膦(商品名:Myoview)在灌注扫描时很快被心肌从血液中摄取,这一点与^{99m}Tc 标记的甲氧异腈相似。药品生产商宣称这种药物的背景消除更快,因此显像比^{99m}Tc 标记的甲氧异腈更迅速。这两种显像剂在临床上证明效果非常相似,在这种情况下价格和方便程度成为重要的考虑因素。

这两种^{99m}Tc 标记的显像剂都容易显像,具有良好的软组织穿透力(140keV 的 γ 射线)和高光子通量,其常用量为 8~25mCi。门控 SPECT 显像研究可用来评价心室壁运动和左心室功能指标,如 LVEF。

双同位素心肌扫描。最大限度地增加患者检查流量的一个革命性方法需要使用^{201}Tl 和^{99m}Tc 标记的显像剂进行序贯扫描。最广泛使用的双同位素心肌扫描使用^{201}Tl 进行静息扫描,然后立即或稍后行^{99m}Tc 标记的甲氧异腈或替曲膦负荷扫描。因为后续进行的^{99m}Tc 扫描的能量和光子通量高于先前进行的^{201}Tl 扫描,所以静息扫描和负荷扫描这两种扫描方式之间没有交叉影响。在 1d 之内可获得两种高质量的扫描图像,如果有必要可在 24h 后加做^{201}Tl 延迟扫描以便对"固定缺损"区进行评估。

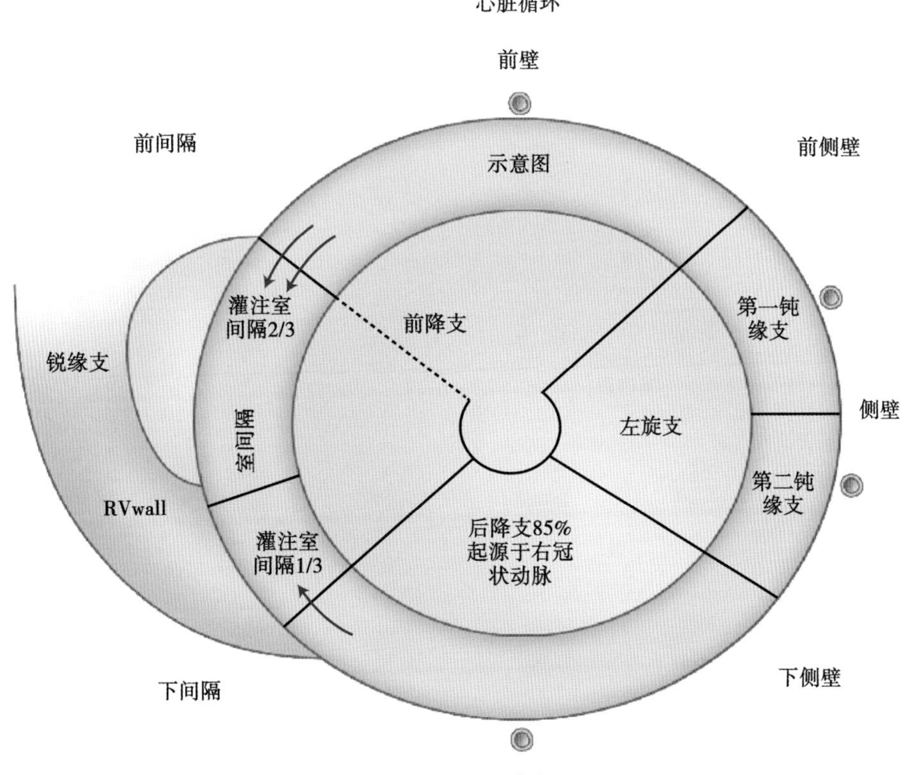

图 73.2　LV 短轴的血管分布和壁的名称。该示意图确定了主冠状动脉的预期位置。左前降支(LAD)通常位于心尖。壁段的名称按顺时针顺序排列为前、前外侧、外侧、下外侧、下、下隔、中隔、前隔。LAD 发出的对角血管(按它们离开 LAD 的次序用数字编号,例如,D1、D2 等)进入前壁、前侧壁和中隔穿孔器进入中隔。左旋(LCX)沿自由壁发送钝边缘(OM)分支,这些分支按顺序编号(OM1、OM2 等)。后降支(PDA)85% 起源于右冠状动脉(RCA),与下壁和下隔壁相连。

图像分析

心肌缺血。MPI图像显示局部心肌灌注情况。由于冠状动脉粥样硬化导致的病变血管不能在心肌负荷时扩张以满足心肌需要而出现缺血，在灌注图像上表现为低灌注区。心肌负荷试验可以是运动负荷，也可以是药物负荷。可逆性缺血是指静息图像上未见明显异常，负荷图像上出现明显缺血征象。不论是运动负荷还是药物负荷中出现的可逆性缺血都表述冠状动脉粥样硬化狭窄程度超过50%。血管成形术或冠状动脉旁路移植术可纠正这个病变过程，改善心肌血供。心肌显像上可见的另一种缺损就是心肌梗死，心肌梗死后显像可见显像剂分布缺损区，在梗死发生后即可出现异常。

心肌灌注短轴图像通常以二维极坐标图或靶心图方式显示。分析图像时可参照根据年龄、性别获得的正常图像对显像剂分布缺损情况进行分析。根据统计分析和实际研究，心肌灌注显像检测心肌缺血的敏感性和特异性为80%~90%。根据贝叶斯定理，某种检测的阳性预测值和阴性预测值受所测试人群该疾病发生率的影响(图73.2)。

一些设备自带可以进行心肌灌注半定量分析的程序。方法之一就是使用20段模型，该模型将短轴靶心图分成20个区段，每个区段的等级从0到4。在这种方法中，0是正常的，1是轻微减少，2是中度减少，3次严重减少，4次未见明显灌注。然后计算总得分(SSS)。虽然不是绝对正确，但SSS是一个非常好的、客观的量化缺血严重程度的方法。小于4的SSS是正常灌注，4~8是轻度缺血，9~13是中度缺血，超过13是重度缺血。

心肌缺血的严重程度与不良心脏事件的预后密切相关，包括心绞痛和心脏死亡(图73.3)。心肌灌注扫描也可以检测缺血的原因，这些造成心肌缺血的原因在冠状动脉造影上常无法检测，包括糖尿病患者的毛细血管疾病，左束支传导阻滞，血管痉挛，血管炎或心肌病等。如果有这些疾病，即使冠状动脉未见明显狭窄也会导致心肌缺血。相反，如果运动不足、药物负荷未达到理想状态或者供应心肌的3条冠状动脉均出现相近程度狭窄，则心肌灌注显像可能无法检测到心肌缺血。当然3条冠状动脉均出现相似程度狭窄的情况很少见，通常会出现应激后扩张[(短暂性缺血扩张(TID)]或LVEF降低。

冬眠心肌。严重心肌缺血可导致冬眠心肌。在心肌严重缺血条件下，心肌细胞保持低代谢状态，不收缩和做功。冬眠心肌在灌注显像和代谢显像中均类似于心肌梗死表现。区别冬眠心肌和梗死是非常重要的，因为冬眠心肌在恢复灌注后恢复正常功能(图73.4)。

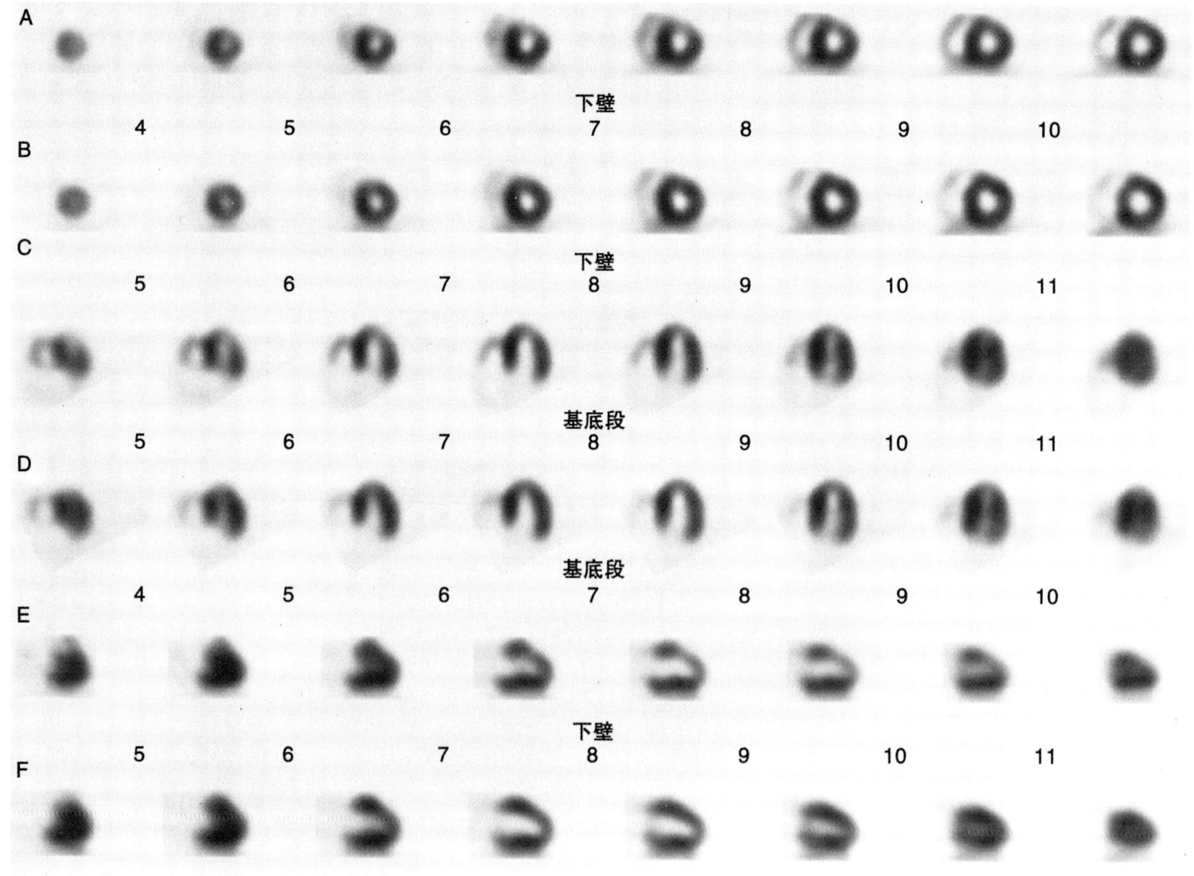

图73.3 左前降支可逆性缺血SPECT检查。短轴应力的连续图像(A)在前壁有灌注缺损，在其余的短轴图像(B)中正常灌注。水平长轴应力(C)和垂直长轴应力图像(E)也有相同的灌注缺损。静息时，匹配的图像(D、E、F)显示灌注正常。

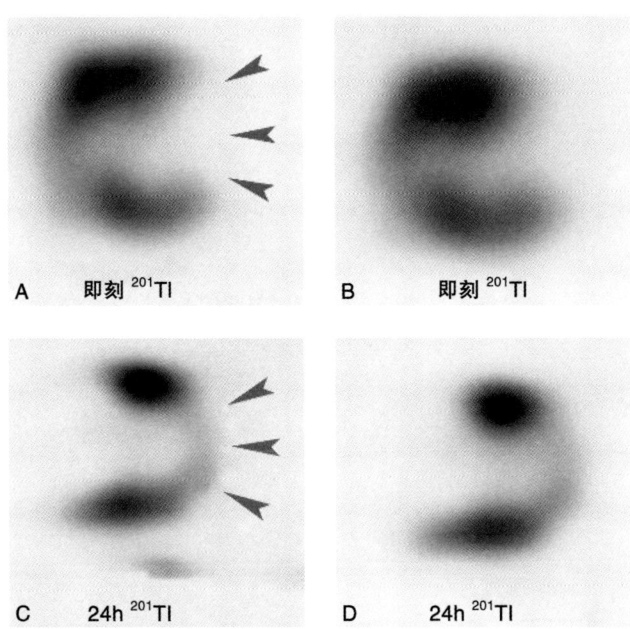

图 73.4　冬眠心肌。两个垂直长轴^{201}Tl 静止图像(A 和 B)与 24h 的匹配图像(C 和 D)进行比较。随着时间的推移,前心尖缺损(箭头)部分填充,表明一些冬眠(存活)心肌存在于最初看起来是梗死的组织中。

静息状态下注射^{201}Tl 并延迟成像可检测冬眠心肌。严重缺血心肌仍然有放射性示踪剂摄取、清除和再分布缓慢。因此,延迟 24h 成像可能是必要的。延迟显像时重复注射^{201}Tl 可提高图像质量。冬眠心肌也可用^{18}F-FDG PET/CT 或增强磁共振成像检测。冬眠心肌在^{18}F-FDG PET/CT 显像中可见代谢活性,增强磁共振可见增强。未见增强的区域可能是梗死心肌或瘢痕心肌。

心肌梗死。梗死心肌因无代谢活性和血流灌注,在静息显像和负荷显像中均表现为无灌注区域。显像可见从心内膜下梗死到跨壁梗死范围(图 73.5)。

在平面或 SPECT 断层图像上乳房组织遮挡、手臂位置不佳、膈肌运动因 γ 射线吸收和散射均可造成伪影,导致灌注缺陷(衰减伪影)。强烈的邻近心脏的膈下放射性(放射性在肝脏和胃肠道内)可能因衰减校正过度导致明显的下壁灌注减少,在滤波反投影重建过程中还可能出现星状伪影。这些原因均可导致出现假阳性或假阴性。

有几种方法可以减少这些伪影。患者俯卧位成像时心脏、乳腺、膈膜下器官相对位置发生改变,可在很大程度上消除衰减伪影并纠正灌注缺陷。重复俯卧位成像也可能消除运动伪影。一些肥胖患者因有乳房或膈下肌衰减过度,即使俯卧位也不能消除伪影(图 73.6)。心肌电影成像可现实室壁运动异常和灌注异常相关连。正常心肌收缩期向内移动,收缩时心肌增厚,在显像中可见放射性药物摄取增加,这些心肌不可能是梗死心肌、缺血心肌或冬眠心肌。SPECT/CT 可以通过 CT 进行衰减校正,避免因患者过度肥胖导致 γ 射线吸收过度导致的伪影(图 73.7)。

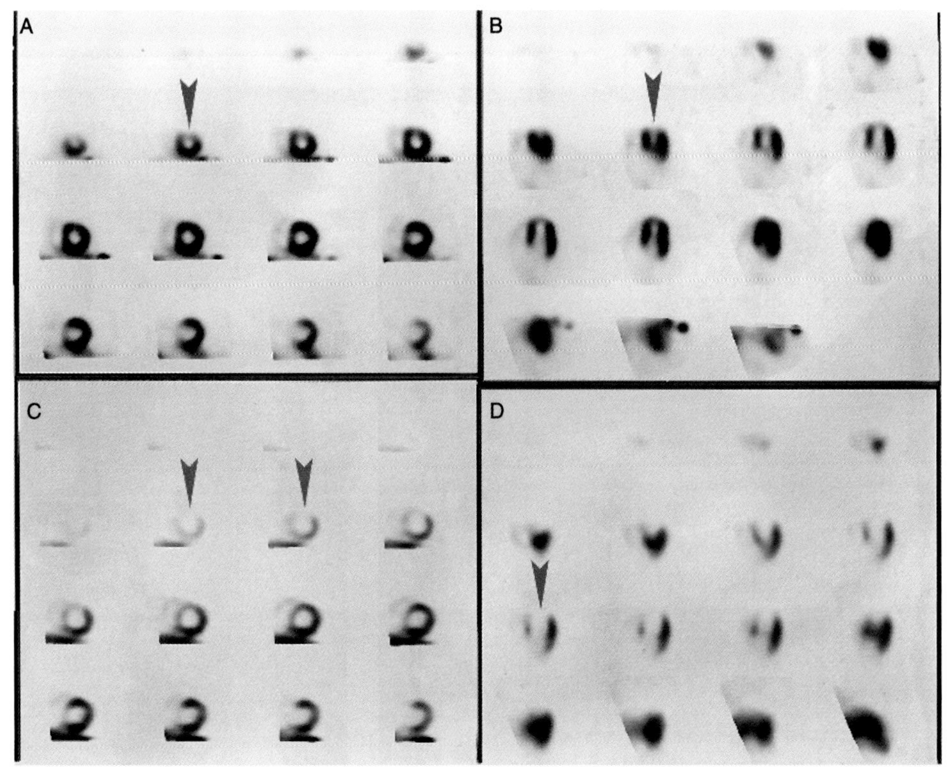

图 73.5　左前降支梗死的静息图像。短轴(A)和水平长轴(B)SPECT 图像显示前降支小梗死灶(箭头)。这是与另一名 LAD 梗死面积(C 和 D)相同血管分布(箭头)的患者进行比较。注意第二位患者的梗死灶从前外壁延伸至隔膜。休息时心室也扩张。

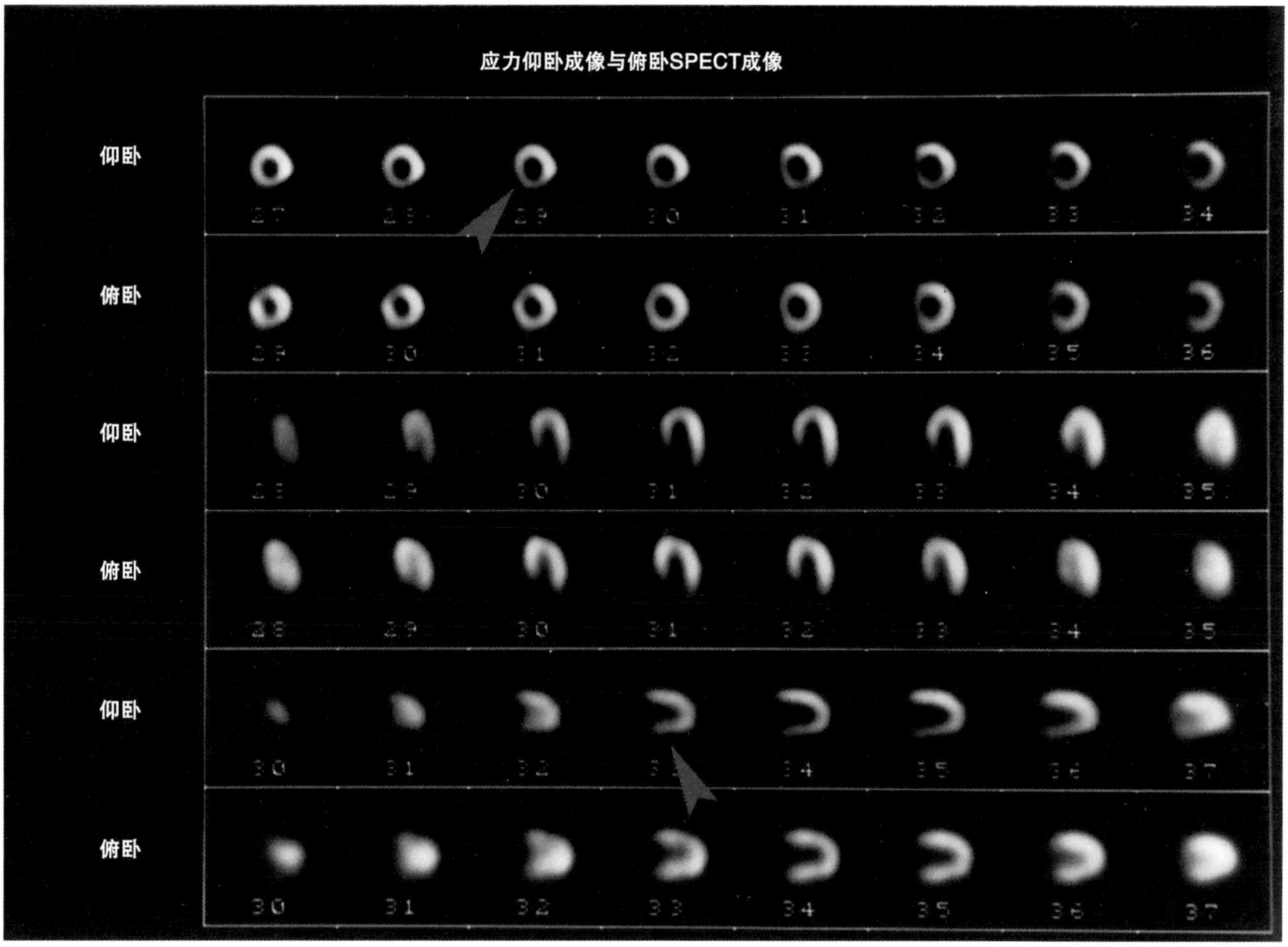

图 73.6　应力成像与俯卧成像对比。^{99m}Tc-sestamibi 单头 SPECT 成像显示，在应力成像（箭头）时，下壁有缺陷，但当患者以俯卧位再入时，该缺陷不存在。

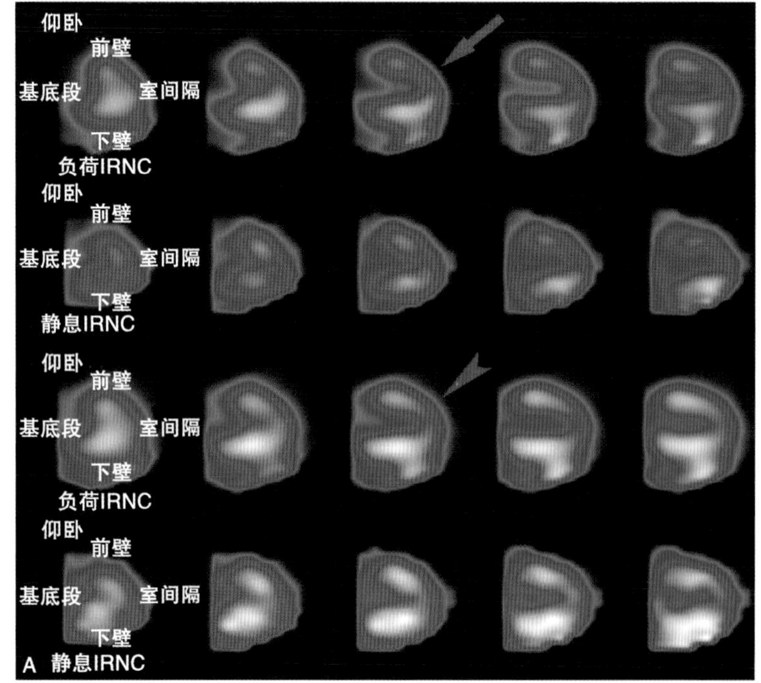

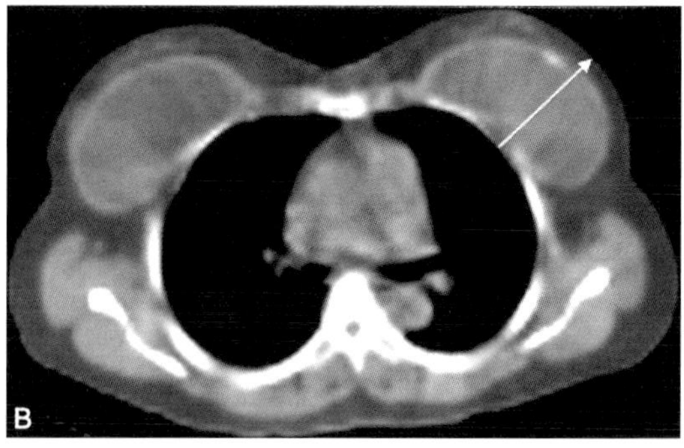

图 73.7　衰减校正。A. 由大乳房引起的衰减导致的前壁缺陷可以通过同时进行 CT 和发射（SPECT）扫描来矫正。未校正的垂直长轴扫描（IRNC 顶部两行）显示明显的前壁缺陷（箭），当使用透射扫描（B）校正不对称衰减（IRAC 底部两行）时，该缺陷消失。前壁（箭头）正常。B. CT 透射图显示植入物的大乳房（左侧箭）造成衰减伪影，前壁（箭头）正常。IRNC，迭代重建未校正；IRAC，迭代重建衰减校正。

顿抑心肌是心肌缺血后功能恢复较慢的心肌。顿抑心肌细胞代谢低下或无收缩运动，但^{201}Tl 显像会出现反向再分布，^{18}F-FDG 显像表现为低代谢。心肌收缩功能随时间推移有所恢复。短暂性缺血扩张可能是顿抑心肌的表现之一。

梗死区阳性扫描。急性梗死可用^{99m}Tc 标记的焦磷酸盐显像。从肌细胞中释放出的钙离子和磷酸盐类形成营养不良性钙化，因此在梗死部位形成“热点”。^{99m}Tc 或^{111}In 标记的抗肌球蛋白抗体也会聚集在急性梗死的周围。临床经常需要对梗死形成区域进行显像，特别是在左束支传导阻滞时。用这种技术也可检测到心肌顿抑现象。

急诊室(ED)心肌梗死筛查。许多急诊室使用 MPI SPECT 安全、经济、高效地筛查急性心肌梗死或急性冠状动脉综合征(ACS)患者。患者在急诊室注射心肌灌注示踪剂。如果灌注扫描显示未见缺血征象，患者可以安全出院回家。如果发现可逆性灌注缺损区，患者通常会入院以评估 ACS，常行心导管介入治疗和/或冠状动脉旁路移植术(CABG)，以纠正或分流阻塞性冠状动脉病变。

正电子发射断层显像(PET)

操作方法。PET 显像比常规心肌灌注显像昂贵，但有其自身的优点，比如采用符合成像技术，光子能量高，有效的衰减校正和不同的放射性药物。PET 显像剂也可用于复合型 SPECT 或使用厚重型准直器的 SPECT 相机显像。PET 显像使用符合探测技术，这种技术因不需要使用准直器而允许高光子通量。与标准 MPI 相比，PET 显像分辨率更高，衰减伪影更少。因此，PET 扫描可能成为 MPI 的“金标准”。

放射性药物。对 PET 扫描而言，PET 灌注显像使用的放射性药物包括铷-82(^{82}Rb)或氮-13(^{13}N-NH$_3$)，图像分析时也需要对静息显像和负荷显像进行对比，这一过程和 MPI 一样。PET 显像所用的放射性药物为短半衰期放射性核素，所以可以使用较大活度同时降低患者的吸收剂量。由于半衰期短，PET 显像不能进行运动负荷显像，只能使用药物负荷显像。^{82}Rb 是钾的类似物，从^{82}Sr 中洗脱，半衰期 76s。^{82}Rb 显像过程不到 1h。^{13}N-NH$_3$ 的半衰期为 10min，由回旋加速器产生，由于射线能量较低，成像分辨率优于^{82}Rb(图 73.8)。

^{18}F-FDG PET 可用于评估心肌存活能力。与肿瘤学成像一样，^{18}F-FDG 的摄取与葡萄糖代谢有关。FDG 的半衰期为 110 分钟，产生的正电子能量较低，因此空间分辨率较高。存活心肌在葡萄糖负荷图像下可显示葡萄糖摄取(使心肌优先代谢葡萄糖)，而梗死心肌细胞已失去代谢葡萄糖的能力，因此缺乏^{18}F-FDG 摄取。将^{18}F-FDG PET 静息图像与静息 MPI 扫描发现的缺损区进行比较，可评估心肌存活能力(图 73.9)。

图像分析。负荷图像出现显像剂分布缺损、静息图像中缺损区域填充是冠状动脉狭窄的典型表现(图 73.8)。负荷图像和静息图像均出现固定性缺损表明为梗死心肌或冬眠心肌。与静息图像相比，在^{18}F-FDG 显像中冬眠心肌表现为正常代谢或稍高代谢活性，这是由于冬眠心肌代谢由游离脂肪酸转变为葡萄糖，特别是葡萄糖负荷的时候。梗死心肌无糖代谢活性(图 73.9)。

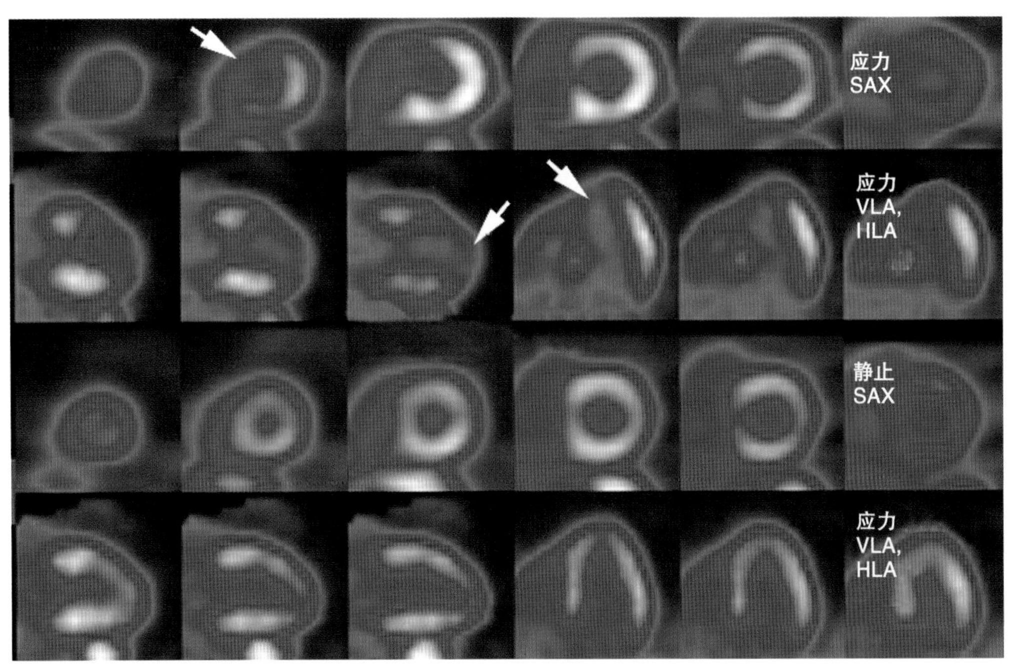

图 73.8　^{82}Rb-PET 心肌灌注扫描。短轴(SAX)、垂直长轴(VLA)和水平长轴(HLA)视图用于显示应力和静止状态。前壁、中隔壁大的可逆缺损(短箭)表明左前降支分布缺血。

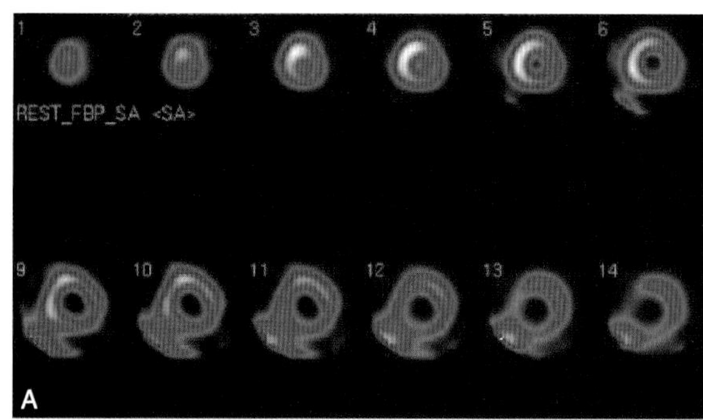

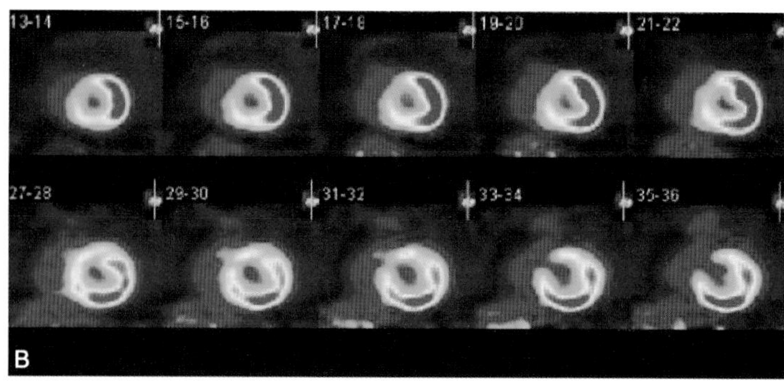

图 73.9　FDG PET 心肌活力扫描。^{82}Rb 静息扫描(A)显示侧壁缺陷。^{18}F-PET 静息扫描(B)显示正常摄取与完全存活的冬眠心肌一致。

门控血池显像

放射性核素心室图(RNV)或多门控采集扫描(MUGA)是一项定时(门控)采集方法,使用心脏血池图像计算左室射血分数。采用计数左心室^{99m}Tc 标记红细胞的数量来分析左心室大小、室壁运动状态和收缩功能指标。右心室(RV)评估最好通过第一次通过法采集,具体方法稍后讨论。

操作技术

用^{99m}Tc 标记红细胞,标记方法有好几种,根据临床需要采用其中一种标记方法。成人注射量一般为 20~30mCi,连接心电监护仪以采集患者心电门控信号(R 波)。图像为患者平均心率下的叠加图像,整个采集过程必须获得足够数量的心脏循环(几百次)数据,以便分析有统计学意义的图像。典型采集每个视图的时间为 5~20min(图 73.10)。

分析左心室功能参数最准确的图像是左前斜位图像。这种采集方式最大限度地采集左心室图像,尽量减少右心室干扰。具体处理过程由计算机自动完成,采用空间和时间平衡算法,左心室容积曲线是由计算机自动绘制,通过绘制心室数量与心循环时间的关系得到的(图 73.11)。LVEF 计算方法如下:(舒张末期计数-收缩末期计数)/(舒张末期计数-背景)。

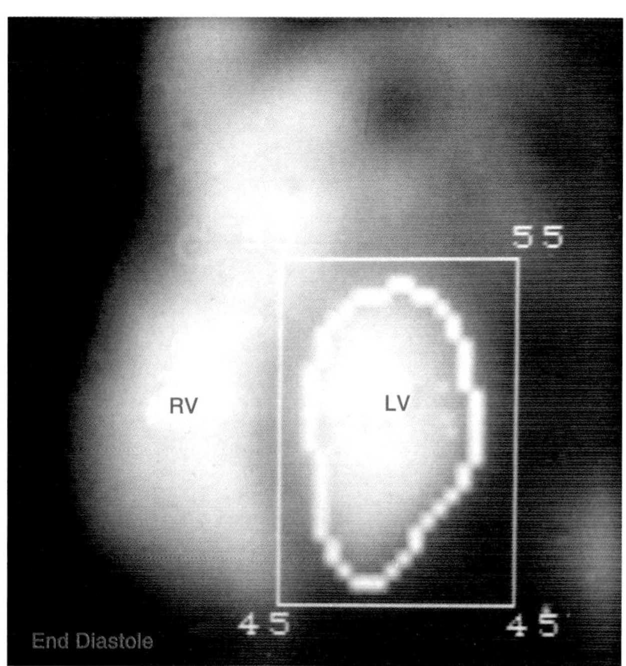

图 73.10　正常门控血池图像。左心室(LV)血池周围由计算机生成的感兴趣区域显示舒张末期图像。右心室(RV)相邻。

背景计数会影响到计算 LVEF 的准确性。高背景计数会导致 LVEF 值偏低,低背景计数会导致 LVEF 值偏高。

心律失常,如频繁的期前收缩和心房房颤往往会错误地降低左室射血分数。R-R(R 波)心电图的间隔柱状图可以证明存在心律失常。大多数核医学计算机系统允许分析相同节律的人群 R-R 间期,以获得更精确的左室射血分数。

心输出量。如果知道心率、LVEF 和左心室舒张末期容积(LVEDV),就可以计算心输出量(CO)。如果把已知血流容积样本计数率和心室在舒张期末与收缩期末的计数率进行对比,就可以测量 LVEDV 值。

静息状态下正常 LVEF 值为 50%~75%。LVEF 准确值取决于多种因素,如采集帧数,每帧图像计数量,背景校正和靶区勾画等。

图像分析

左室射血分数。左室射血分数(LVEF)由 RNV 计算,此种方法计算得到的 LVEF 值准确性高于其他方法。

舒张末期容积。左室与右室舒张末期大小和形状(RV-EDV 和 LVEDV)是临床关注的指标。尽管在正常的"最佳间隔"LAO 视图中看起来大致相等,RVEDV 通常为大于 LEVDV。因为右心室射血分数(RVEF)小于 LVEF,心室的每博输出量是相等的。当任何原因导致左心室衰竭时,会造成左心室扩张、变得更圆。

室壁运动。观察左心室室壁运动的最佳方法是左前斜位左心室运动图像,左前位和右前位图像作为补充。

当心室肌受损或梗死时,心室壁收缩的幅度就会降低甚至无收缩运动。如果动脉瘤形成,心室壁可能表现出反常运动。门控心肌 SPECT 显像和 RNV 都可观察到。由于心室边缘是心肌和心血池的分界,对心肌异常收缩分级时要注意心室边界。

对左心室的收缩幅度(振幅)及其相对时相(相位)的傅里叶相位分析提供了有用的附加信息。振幅图像尤其适用于确定电影显示上怀疑为低收缩运动或无收缩运动的区域。受损心肌收缩活力低于正常值,相位显示可能有助于检测这些区域,因为受损区域收缩缓慢。动脉瘤异常区将在振幅上显示室壁收缩运动,但与未受损区域方向相反(180°异相,即反向收缩运动)(图 73.12 和图 73.13)。

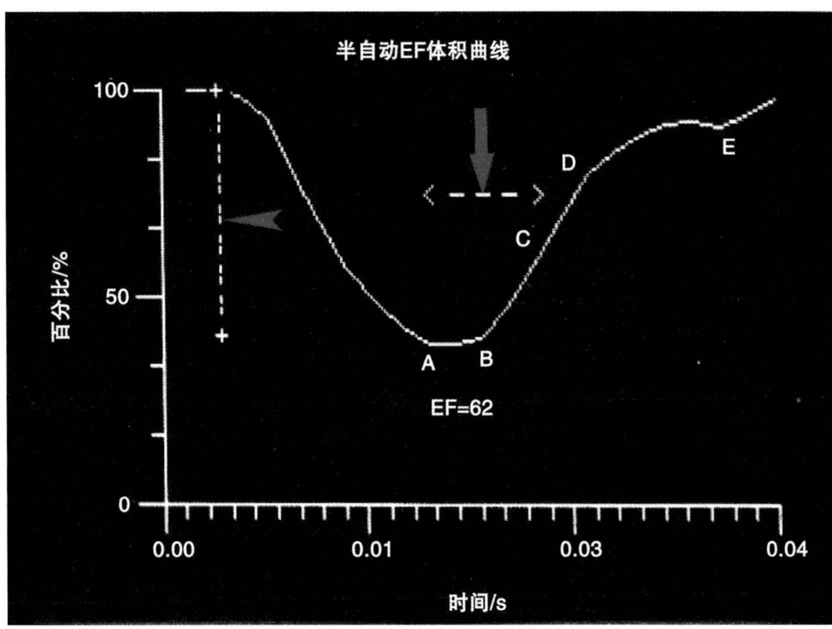

图 73.11　左心室时间活动曲线。该图(来自图 73.9 中的患者)显示了一条心室在心动周期内相对容积的曲线。垂直虚线(箭头)表示以射血分数(EF)表示的相对心搏(排血)量为 62%。曲线开始于舒张末期,A 标志收缩期结束,B 标志舒张期充盈开始,C 标志最高充盈率,D 标志快速充盈结束,E 标志心房收缩开始。水平虚线(箭)表示舒张期前 1/3 的时间间隔,在此期间恢复了一半以上的心搏(排血)量。

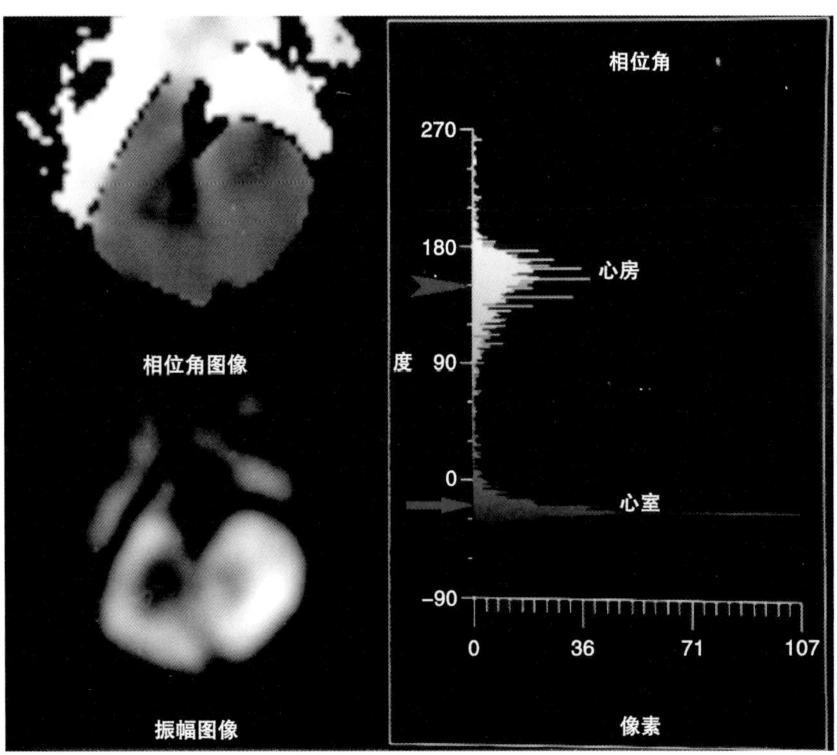

图 73.12　正常的傅里叶相位和振幅图像。较低的(振幅)图像(来自图 73.9 和图 73.10 中的同一患者)显示了心脏各腔的相对位移。像素亮度描述了运动的相对程度。上角(相角)图像显示了每个腔室收缩的相对时间。直方图总结了给定相位角的像素数量。心脏周期以-90°~270°的任意标度表示。值得注意的是,代表心室运动的灰色像素(箭)在-30°左右紧紧地聚在一起,表示同步收缩。在时间尺度上大约 180°,有一簇白色像素(箭头)对应于心房运动。

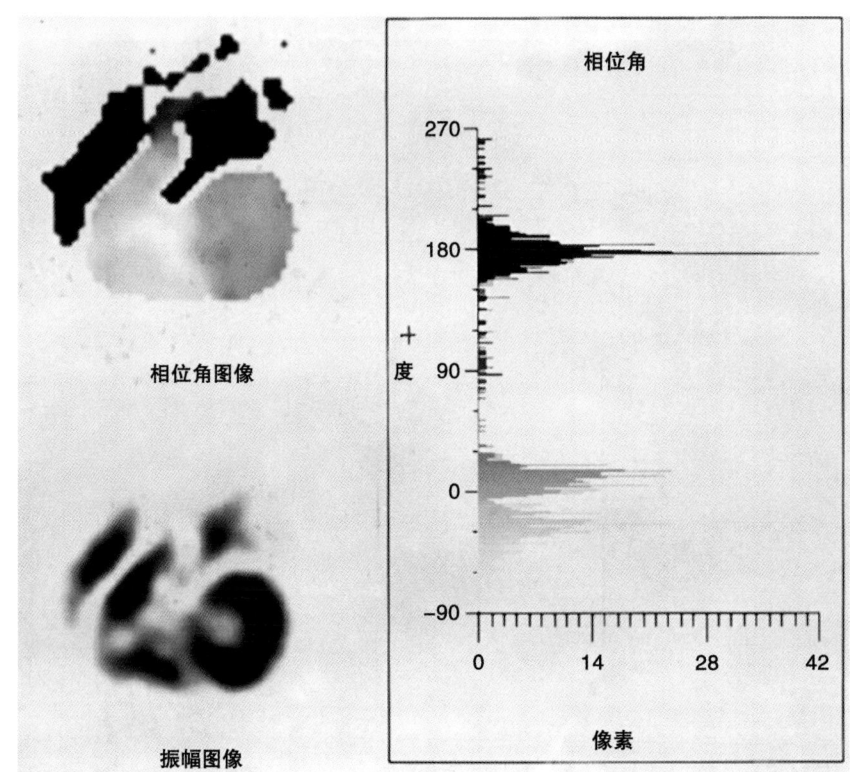

图73.13　左束支传导阻滞的傅里叶相位和振幅。在RV和LV中观察到两个独立的相位值总体。颜色较浅的RV在颜色较深的LV之前收缩。这在颜色上更容易看到。LV，左心室；RV，右心室。

瓣膜反流。主动脉瓣或二尖瓣病变的严重程度与左心室和右心室反流的比值相关。在正常人中，左心室和右心室的流量相等。在存在反流的患者中，左心室可从右心室泵血，因此左心室流量与右心室的流量比值增加。反流部分计算方法如下：

(左心室计数-右心室计数)/左心室计数

这种方法只在隔膜一侧有反流瓣膜时才有效，也不能区分主动脉瓣反流和二尖瓣反流；然而在实际工作中，可疑病变瓣膜通常是已知的（图73.14）。

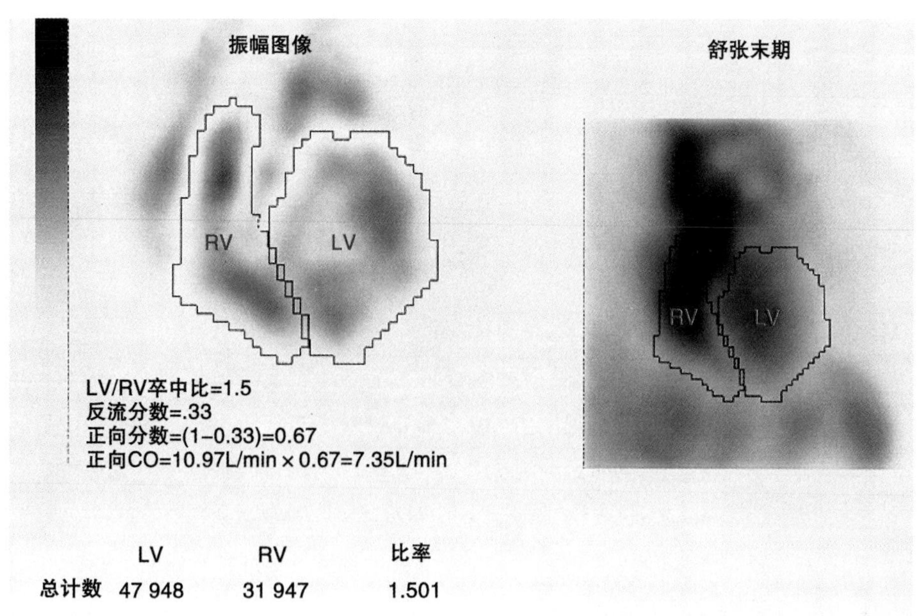

图73.14　由傅里叶振幅图像计算二尖瓣反流现象。在感兴趣的LV和RV区域的总计数产生1.5~1的LV/RV卒中比，反流分数为0.33。全心输出量（CO）为10.97，乘以反流分数（0.67），得到正向CO为7.35L/min。LV，左心室；RV，右心室。

运动放射性核素静脉造影（RNV）。RNV 检查可以检测运动对患者心脏功能的影响。正常人应该在每个运动阶段至少能增加 5%的左室射血分数。瓣膜病变导致反流的患者、严重冠状动脉疾病或充血性心脏病患者通常会随着运动量的增加左室射血分数降低。

右心室成像研究

首次通过法功能显像

通过 RNV 法检测右心室功能比用同样的方法来估计左心室功能的难度大，因为左心室运动状态较容易单独检测，而右心室则难以用同样的方法检测。对 RV 功能的最佳评估方法是在静脉弹丸式推注放射性核素时，通过分析左侧心腔出现重叠影像前放射性核素首次通过右侧心腔和肺的情况。患者通常取右前斜位进行显像。高放射性活度的显像剂必须快速注射，随后立即注射非放射性注射剂。在 3~8 个心动周期内放射性药物将通过右心室。在右心室建立感兴趣区和时间-活度曲线，计算每个心动周期右心室射血分数，然后计算右心室平均射血分数（图 73.15）。RVEF 常低于 LVEF，正常值范围在 32%~52%。

首次通过法血流显像

首次通过法显像可用于检测从一侧肺到另一侧肺的异常血流。用这种方法可检测到纵隔或肺门肿块对肺动脉的外源性压迫。也可以检测肺段异常血流，如肺隔离症。同时，这种方法也很容易诊断上腔静脉梗阻（图 73.16）。

左向右心内分流。首次通过显像技术可显示左向右心内分流，还可以对其进行定量。这种方法不是在右心室上勾画感兴趣区进行分析，而是对肺勾画感兴趣区进行分析。在正常人中，“弹丸”进入肺和从肺中排出的指数可通过 γ 函数进行分析。如果存在左向右的分流，一部分本应经过肺到达左侧心腔的血液就会返回到右侧心腔然后被泵入肺。这会导致在肺部感兴趣区域放射性药物排除时间延长。γ 函数曲线拟合法可用于对从左到右分流量的检测和定量。这种方法可敏感地检测到低至 1.2∶1的分流量，低于 2∶1的分流量可通过胸部 X 线平片检测（图 73.17）。

右向左的分流可通过静脉注射大颗粒白蛋白的方式进行检测。在正常人中，低于注射量 10%的大颗粒白蛋白经过正常的动静脉短路到达肺并在体循环中可见。在注射后可获得患者全身的静态显像。然后勾画患者肺、头部、颈部、腹部和四肢的感兴趣区。随后可在体循环中对肺外的放射性活度进行定量。这种检查可在以后的时间重复进行，以了解疾病进展情况（图 73.18）。

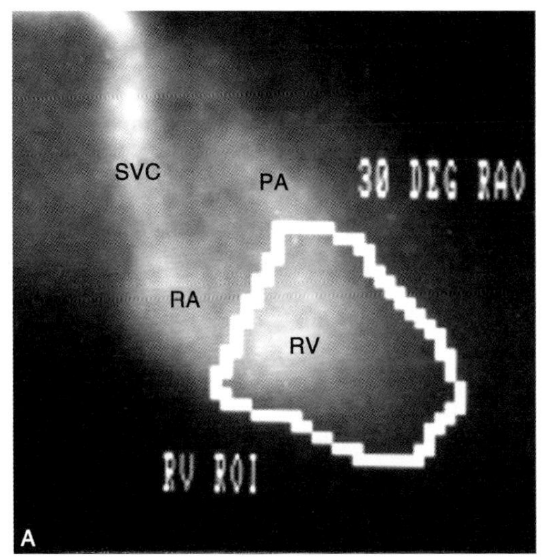

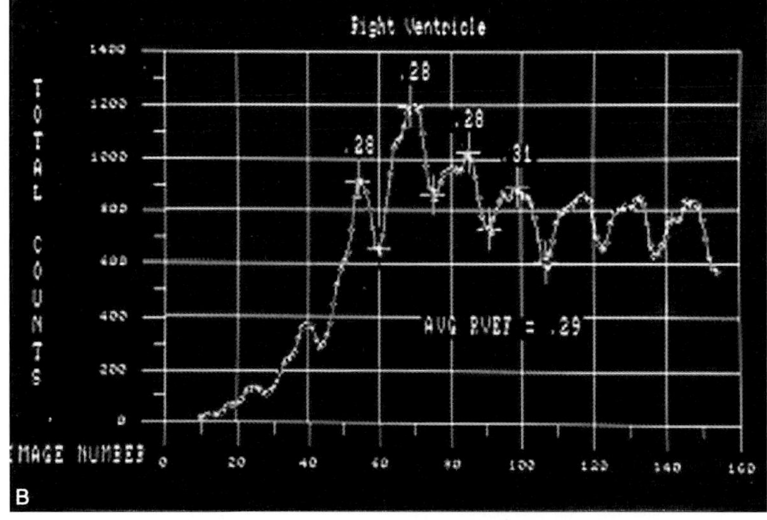

图 73.15　右心室首次通过法功能研究。A. 首次通过法测快速动态右心室射血分数。当团注放射性显像剂穿过右心房（RA）和右心室（RV）时，以 40ms 的间隔在右前斜位（RAO）上采集了 512 帧图像。RV 的图像是由几十个单独帧相叠加而成的。在 RV 周围绘制一个固定的感兴趣区域（ROI）。B. A 中 ROI 的时间-活动曲线显示心室的相对体积随舒张和收缩而上升和下降。标记曲线中的峰和谷，并计算每搏射血分数的平均值。SVC，上腔静脉；PA，肺动脉。

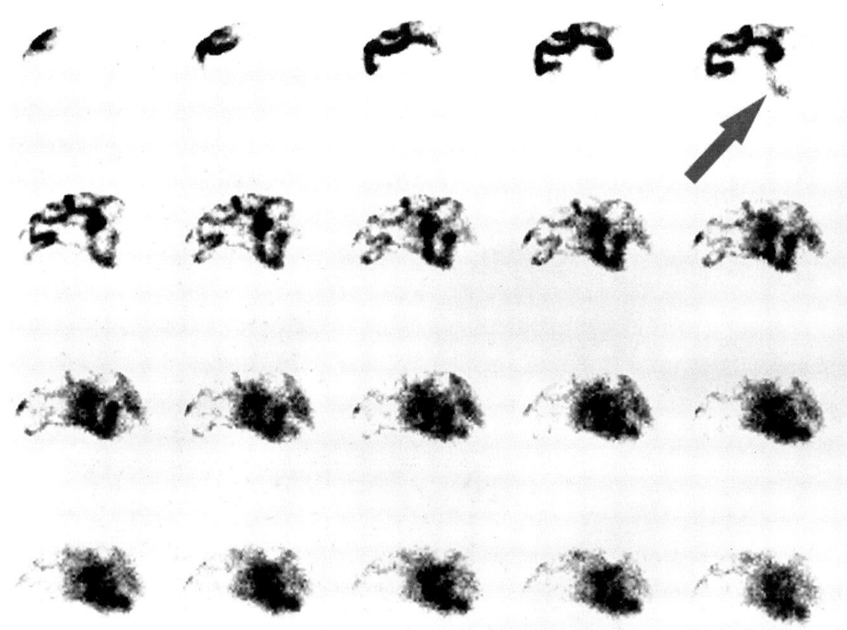

图 73.16 上腔静脉阻塞(SVC)。在右肘前静脉注射后的前投影中显示了具有 1s 帧的首次通过研究。胸壁的匐行侧支静脉可能与肋间静脉和奇静脉相通。极少血流通过 SVC 进入右心房和心室(箭)。患者需要在上腔静脉(SVC)植入支架,以解除周围肿瘤造成的阻塞。

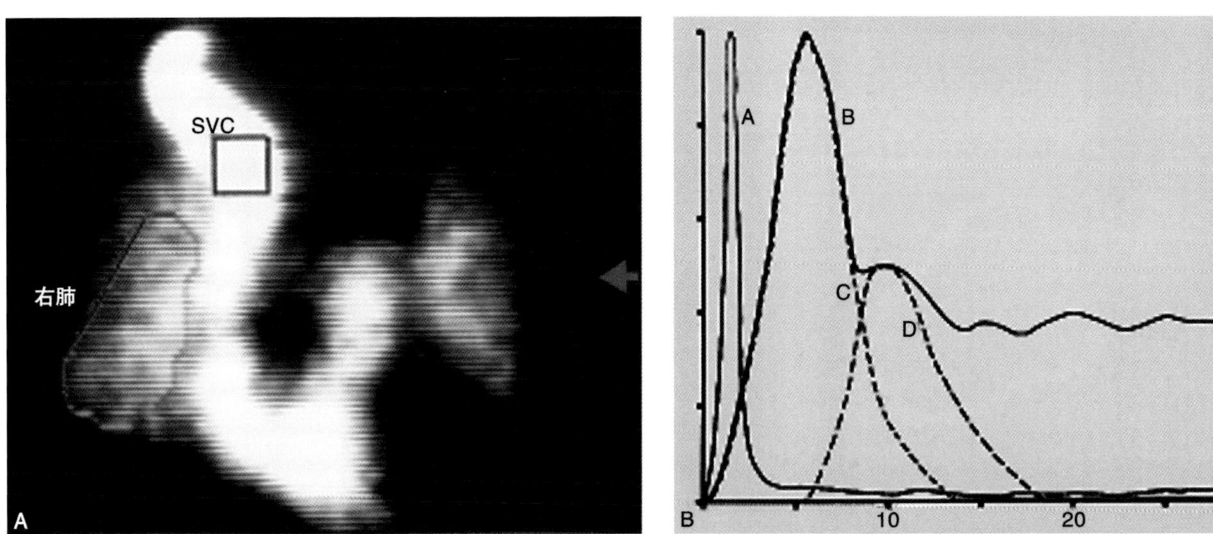

图 73.17 异常左向右心内分流。A. 在首次通过血流研究的影像数据上,围绕上腔静脉(SVC,方框)和右肺绘制感兴趣区。请注意,在该血流右相期图像总结中,LV(箭)缺乏活性。B. 图表显示了 A 所示两个区域内活性的时间-活性曲线。A 是通过 SVC 的快速推注。B 是右肺时间-活性曲线,呈指数上升,但在下降过程中不遵循拟合的 γ 变量曲线(C)。这表明由于左向右分流导致早期再循环。通过比较 C 下面积与拟合再循环 γ 变量(D)下面积,对分流进行定量。

0.5 mCi ^{99m}Tc MAA

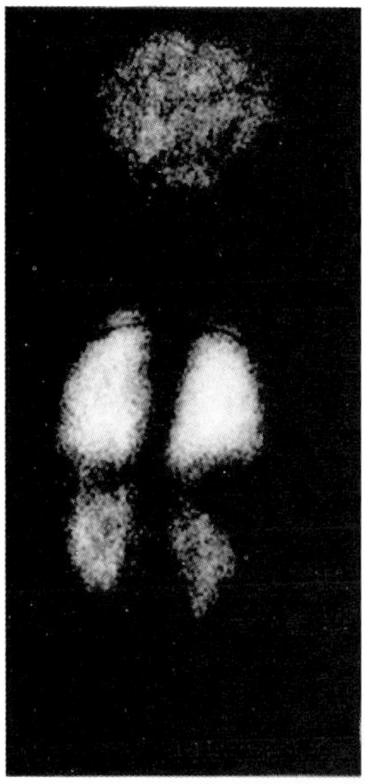

27%头和颈

26%右肺

24%左肺

23%腹部

后位

图 73.18　异常右向左分流。注射的^{99m}Tc-大颗粒聚合白蛋白(MAA)大部分可见于大脑和肾肺外的毛细血管床。这表明有分流,并可测量分流的血液量。

推 荐 阅 读

Allman KC. 18F-FDG PET and myocardial viability assessment: trials and tribulations. *J Nucl Med* 2010;51:505–506.

Anagnostopoulos C, Harbinson M, Kelion A, et al. Procedure guidelines for radionuclide myocardial perfusion imaging. *Heart* 2004;90:i1–i10.

Bax JJ, Cornell JH, Visser FC, et al. Comparison of fluorine-18-FDG with rest-redistribution thallium-201 SPECT to delineate viable myocardium and predict functional recovery after revascularization. *J Nucl Med* 1998; 39:1481–1486.

Bax JJ, Patton JA, Poldermans D, Elhendy A, Sandler MP. 18-Fluorodeoxyglucose imaging with positron emission tomography and single photon emission computed tomography: cardiac applications. *Semin Nucl Med* 2000; 30:281–298.

Beller GA. First annual Mario S. Verani, MD, Memorial lecture: clinical value of myocardial perfusion imaging in coronary artery disease. *J Nucl Cardiol* 2003;10:529–542.

Camici PG, Prasad SK, Rimoldi OE. Stunning, hibernation, and assessment of myocardial viability. *Circulation* 2008;117:103–114.

Crean A, Dutka D, Coulder R. Cardiac imaging using nuclear medicine and positron emission tomography. *Radiol Clin North Am* 2004;42:619–634.

DePuey EG, Berman DS, Garcia EV. *Cardiac SPECT Imaging*. 2nd ed. Philadelphia, PA: Lippincott Williams & Wilkins, 2001.

Di Carli MF, Dorbala S, Meserve J, El Fakhri G, Sitek A, Moore SC. Clinical myocardial perfusion PET/CT. *J Nucl Med* 2007;48:783–793.

Dilsizian V, Arrighi JA, Diodati JG, et al. Myocardial viability in patients with chronic coronary artery disease. Comparison of 99mTc-sestamibi with thallium reinjection and [18F] fluorodeoxyglucose. *Circulation* 1995;91(12): 3026.

Germano G, Berman DS. *Clinical Gated Cardiac SPECT*. Malden, MA: Blackwell Publishing, 2006.

Gibbons RJ, Balady GJ, Bricker JT, et al. ACC/AHA 2002 guidelines update for exercise testing: summary article. A report of the American College of Cardiology/American Heart Association Task Force on Practice Guidelines (Committee to Update the 1997 Exercise Testing Guidelines). *J Am Coll Cardiol* 2002;40(8):1531–1540. Available from http://www.acc.org/clinical/guidelines/exercise/dirIndex.htm.

Hayes SW, De Lorenzo A, Hachamovitch R, et al. Prognostic implications of combined prone and supine acquisitions in patients with equivocal or abnormal supine myocardial perfusion SPECT. *J Nucl Med* 2003;44:1633–1640.

Heller G, Hendel R. *Nuclear Cardiology: Practical Applications*. 2nd ed. New York: McGraw-Hill, 2010.

Iskandrian AE, Garcia EV. *Nuclear Cardiac Imaging: Principles and Applications*. New York: Oxford University Press, 2008.

Kapur A, Latus KA, Davies G, et al. A comparison of three radionuclide myocardial perfusion tracers in clinical practice: the ROBUST study. *Eur J Nucl Med Mol Imaging* 2002;29:1608–1616.

Leppo JA. Dipyridamole myocardial perfusion imaging. *J Nucl Med* 1994; 35:730–733.

Loong CY, Anagnostopoulos C. Diagnosis of coronary artery disease by radionuclide myocardial perfusion imaging. *Heart* 2004;90(Suppl 5):v2–v9.

Mahmarian JJ, Cerqueira MD, Iskandrian AE, et al. Ragadenoson induces comparable left ventricular perfusion defects as adenosine: a quantitative analysis from the ADVANCE MPI 2 trial. *JACC Cardiovasc Imaging* 2009;2:959–968.

Masood Y, Lia YH, Depuey G, et al. Clinical validation of SPECT attenuation correction using x-ray computed tomography-derived attenuation maps: multicenter clinical trial with angiographic correlation. *J Nucl Cardiol* 2005;12:676–686.

Miller DD, Younis LT, Chaitman BR, Stratmann H. Diagnostic accuracy of dipyridamole technetium 99m-labeled sestamibi myocardial tomography for detection of coronary artery disease. *J Nucl Cardiol* 1997;4:18–24.

Robinson VJ, Corley JH, Marks DS, et al. Causes of transient dilatation of the left ventricle during myocardial perfusion imaging. *AJR Am J Roentgenol* 2000;174:1349–1352.

Santoro GM, Sciagra R, Buonamici P, et al. Head-to-head comparison of exercise stress testing, pharmacologic stress echocardiography, and perfusion tomography as first-line examination for chest pain in patients without history of coronary artery disease. *J Nucl Cardiol* 1998;5:19–27.

Sharir T, Germano G, Kavanagh PB, et al. Incremental prognostic value of post-stress left ventricular ejection fraction and volume by gated myocardial perfusion single photon emission computed tomography. *Circulation* 1999;100:1035–1042.

Sinusas AJ. Multimodality cardiovascular molecular imaging: an overview. *J Nucl Med* 2010;51:1S–2S.

Slomka PJ, Nishima H, Berman DS, et al. Automated quantification of myocardial perfusion SPECT using simplified normal limits. *J Nucl Cardiol* 2005;12:66–77.

Tamaki N, Ohtani H, Yamashita K, et al. Metabolic activity in the areas of new fill-in after thallium-201 reinjection: comparison with positron emission tomography using fluorine-18-deoxyglucose. *J Nucl Med* 1991;32:673–678.

Tamaki N, Takahashi N, Kawamoto M, et al. Myocardial tomography using technetium-99m-tetrofosmin to evaluate coronary artery disease. *J Nucl Med* 1994;35:594–600.

Van Train KF, Garcia EV, Maddahi J, et al. Multicenter trial validation for quantitative analysis of same-day rest–stress technetium-99m-sestamibi myocardial tomograms. *J Nucl Med* 1994;35:609–618.

Watanabe K, Sekiya M, Ikeda S, Miyagawa M, Kinoshita M, Kumano S. Comparison of adenosine triphosphate and dipyridamole in diagnosis by thallium-201 myocardial scintigraphy. *J Nucl Med* 1997;38:577–581.

Wijns W, Vatner SF, Camici PG. Hibernating myocardium. *N Engl J Med* 1998; 339:173–181.

Yamagishi H, Shirai N, Yoshiyama M, et al. Incremental value of left ventricular ejection fraction for detection of multivessel coronary artery disease in exercise (201)Tl gated myocardial perfusion imaging. *J Nucl Med* 2002;43: 131–139.

Zaret BL, Beller GA. *Clinical Nuclear Cardiology*. 4th ed. Philadelphia, PA: Mosby Elsevier, 2010.

（杨耀武　何淼　程祝忠）

第 74 章 ■ 核医学脑显像

正电子发射断层显像和单光子发射计算机断层显像

^{18}F-氟脱氧葡萄糖（^{18}F-FDG）是用于正电子发射断层显像（PET）的显像剂，其作为葡萄糖类似物可以穿过血脑屏障显示脑实质糖代谢活跃程度。

^{99m}Tc-HMPAO（六甲基丙烯胺肟）和^{99m}Tc-ECD（半胱氨酸乙酯二聚体）用于单光子发射计算机断层显像（SPECT）。这两种显像剂都能穿过血脑屏障，陷落于脑实质细胞内。然而，PET 由于有高分辨率和高效性，在脑部有许多适应证而 SPECT 使用相对较少。

PET 和 SPECT 显像的临床适应证有很多相同之处，其临床应用包括痴呆、癫痫、卒中、肿瘤和创伤等。

显像剂：^{99m}Tc-HMPAO、^{99m}Tc-ECD、^{18}F-FDG

操作技术。在脑部 FDG-PET 显像前，患者至少禁食 4h，^{18}F-FDG 的静脉注射剂量为 5~10mCi。血糖水平升高会干扰脑内^{18}F-FDG 摄取。注射 8mCi 的^{18}F-FDG 后安静休息 60~90min，扫描过程需睁眼。如果患者扫描时闭眼，则可能会导致枕叶糖代谢下降，有可能将路易体痴呆症误诊为老年性痴呆。脑 FDG-PET 显像常需结合正常同龄人脑代谢数据库数据，如果代谢水平低于 2 个以上标准偏差则以特定的颜色显示这种差别，以明确地识别脑代谢降低。

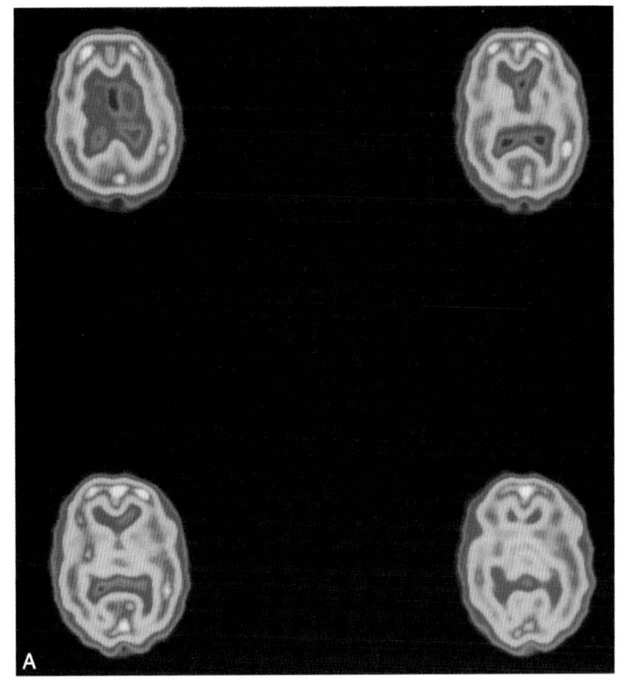

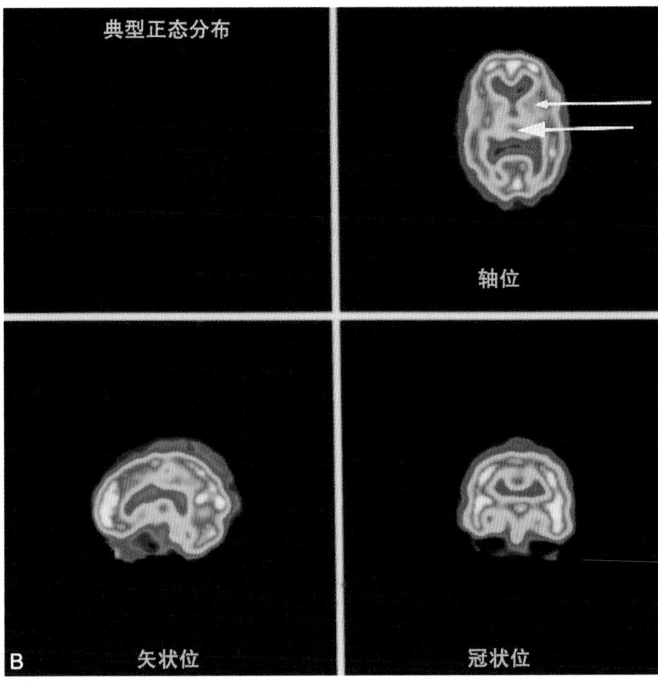

图 74.1 正常六甲基丙烯胺肟（HMPAO）显像。从正常^{99m}Tc-HMPAO 研究中选择的图像。A. 轴向图像。B. 代表 3 个标准平面（轴向、矢状和冠状）到长轴的中心图像。大箭表示脑干；小箭表示基底节。使用现代成像设备可以常规地获得能够分辨脑回、基底节和脑干的扫描。阅片者应查阅图谱，熟悉放射性示踪剂在大脑结构中的正态分布。

脑灌注 SPECT 显像常采用多探头设备并配备高分辨率准直器，探头围绕患者头部旋转获得三维图像。患者安静休息状态下静脉注射 15~30mCi 的 ^{99m}Tc-HMPAO 或 ^{99m}Tc-ECD，注射后患者闭目仰卧休息，房间保持安静。显像应在注射后至少 60min 后进行（图 74.1）。

癫痫发作即时 SPECT 显像应在癫痫发作时注射显像剂以鉴别癫痫病灶。这类患者应留置静脉导管，准备好显像剂，以便在癫痫发作时能立即注射显像剂以确定癫痫病灶。

图像分析

痴呆。脑 SPECT 显像和 PET 显像最重要的用途之一就是区分阿尔茨海默病（AD）和其他类型的痴呆。AD 患者双侧颞叶、顶叶灌注减少，枕部灌注分布稀疏。AD 的细节特征包括颞叶扣带回后部显像剂分布稀疏，扣带回的低代谢常常是最早的代谢异常。AD 中的低代谢缺陷通常是双边不对称，在进展期中低代谢病灶可以延伸到额叶。PET 检测 AD 的敏感性为 78%~83%，特异性为 78%~94%。AD 患者代谢减低程度与痴呆症严重程度呈正相关（图 74.1~图 74.3）。

路易体痴呆（DLB），其特征为视觉幻觉、认知衰退和帕金森病症状，表现为大脑 SPECT 的颞顶低灌注，类似于 AD。然而，DLB 也涉及枕叶灌注不足，包括视觉中枢和低级视觉皮质部分。如果上述区域存在低代谢，则对 DLB 具有高度特异性。扣带回后侧代谢减低有助于区分 AD 的 DLB；然而，这一发现尚未证实为 DLB 特异性表现，其临床价值仍有争议。

额颞叶痴呆（FTD）表现为额叶和颞前叶代谢低下，典型病例前扣带回也可受累。颞叶前部受累有助于区分 FTD 和 AD，后者保留了颞叶前部代谢功能。FTD 也可以表现为额叶为主且不涉及颞叶的病变，通常表现为行为改变；以及颞叶为主且不涉及额叶的变异（语义性痴呆），通常表现为语言和词汇困难。

血管性痴呆的特征表现为低显像剂在脑内随机分布，并且可以在一定比例的老年人中伴发阿尔茨海默病。血管性痴呆通常是基于临床病史和 CT 或 MRI 检查结果，很少需要 PET 诊断。血管性痴呆通常表现为血管边缘突变的多个低代谢区分布区域。

癫痫发作。颞叶综合征伴典型复杂癫痫发作通常用脑电图、磁共振成像和连续视频监控诊断。如果这些检查结论一致，则患者可直接行颞叶病灶切除术，无须进行 SPECT 显像或 PET 显像。部分复杂性癫痫患者脑电图、磁共振和临床发现可不一致，发作间期脑 SPECT 和发作间期脑 PET 成像可以在术前帮助定位癫痫灶。近颞叶癫痫病灶患者中，高达 85%的患者可以通过手术治愈。

在发作间期扫描中，癫痫病灶往往表现为摄取减少。发作期扫描癫痫病灶通常显示灌注增加（图 74.4）。发作期 SPECT 可识别癫痫病灶，尤其适用于脑电图阴性的皮质发育不良导致的癫痫病灶。发作期 SPECT 显像显示局部血流增加，发展间期血流量减少是癫痫病灶比较可靠的证据。据报道，发作期 SPECT 显像的准确性超过 90%，比发作间期 SPECT 显像和 PET 显像更准确。

^{18}F-FDG 扫描只能在发作间期进行，因为 ^{18}F 的半衰期短（110min），不允许行床旁扫描。发作间期，癫痫病灶通常是低代谢。通常认为是由于相邻神经元减少神经活动，从而导致连接部位和较远部位的新陈代谢降低（整复现象）。发作间期 PET 扫描颞叶癫痫病灶的定位准确率为 70%~85%，假阳性率仅为 5%。

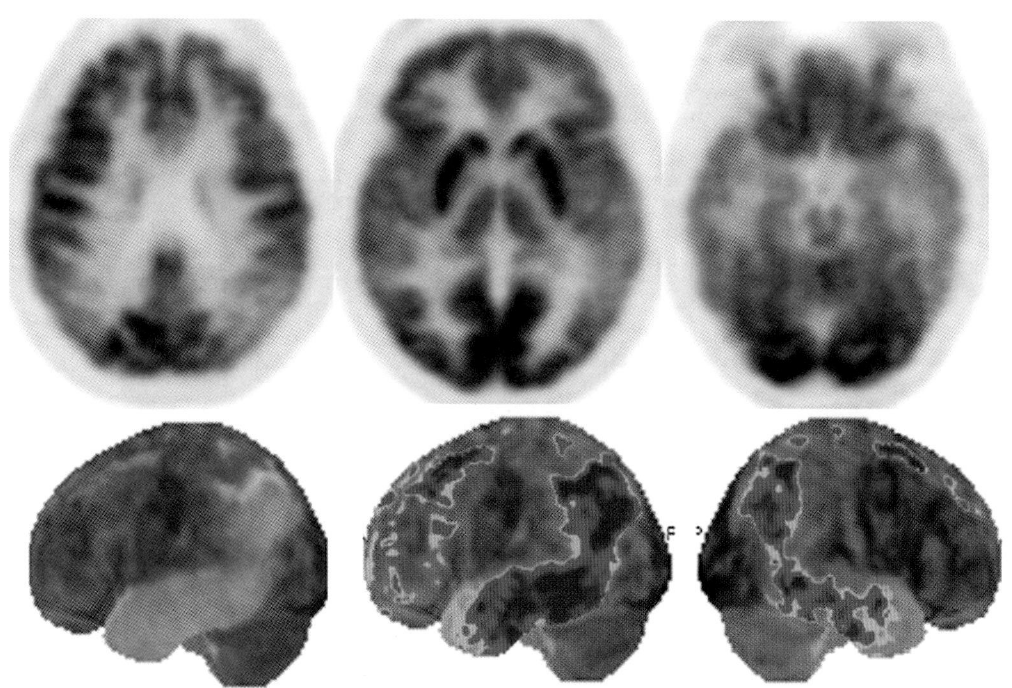

图 74.2　阿尔茨海默病的 PET。阿尔茨海默病 FDG-PET 扫描的横断面。感觉运动皮质、视觉皮质、基底神经节、丘脑和小脑的代谢存在，双侧颞顶联合皮质代谢活动缺陷（图片由 Satoshi Minoshima 博士提供）。

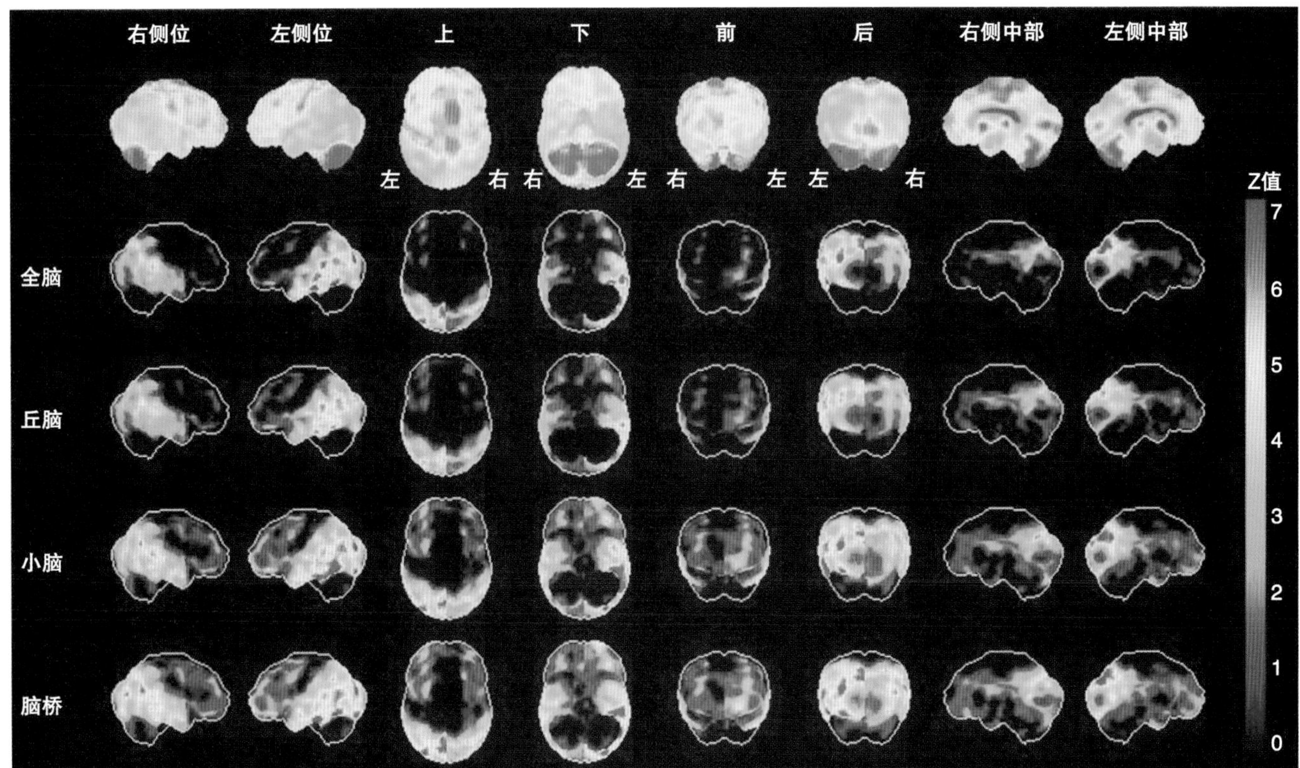

图74.3 阿尔茨海默病SPECT的三维SSP。立体定向三维面投影显示阿尔茨海默病脑SPECT的z值，显示双侧颞顶联合皮质和后扣带回的灌注明显减少。GLB、THL、CBL和PNS表明，每个对应的行分别被标准化为全局、丘脑、小脑和脑桥摄取。

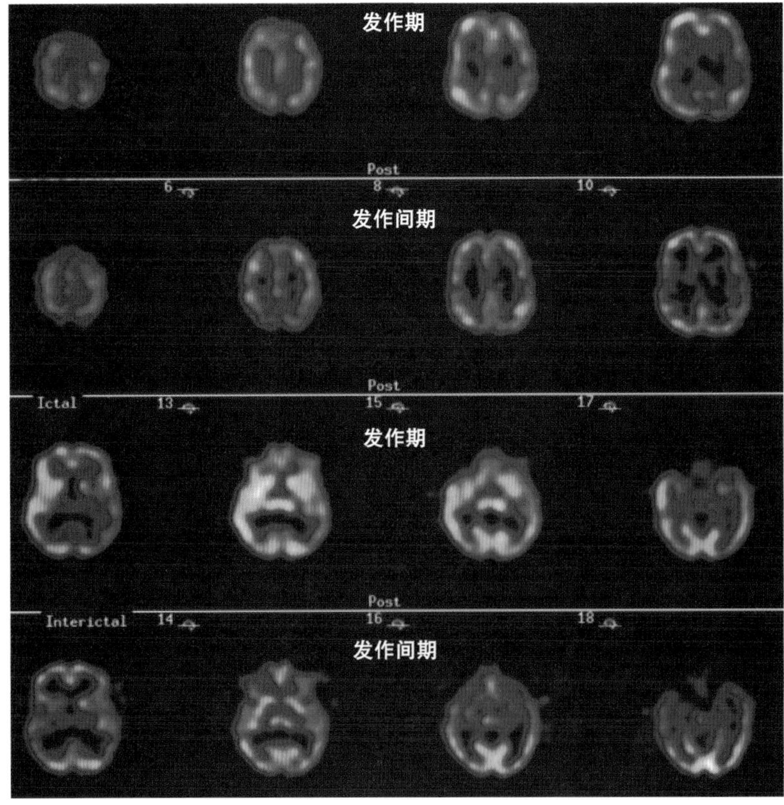

图74.4 复杂部分性癫痫发作期和发作间期SPECT扫描。注射^{99m}Tc-ECD的横向轴向图像，癫痫发作行1行和3行扫描，发作间期行2行和4行扫描。发作期时显示右半球摄取增加，主要在右颞叶。发作间期显示右颞叶摄取相对减少。

卒中和缺血。在脑 SPECT 和 PET 扫描中，急性卒中表现为局限性灌注减少。卒中范围可以在卒中发生后短时间内用脑功能显像进行评估（图 74.5 和图 74.6）。例如，在急性卒中定位诊断方面^{99m}Tc-ECD 的特异性为 98%，敏感性为 86%。由于卒中需立即诊断并排除脑出血，这类患者通常行脑部 CT 平扫并结合临床表现进行诊断，少数情况下需要行 MRI 检查，以排除脑实质出血后行溶栓治疗。由于卒中发生后需立即治疗，而核医学脑功能显像需要较长时间，所以临床应用受到一定的限制。

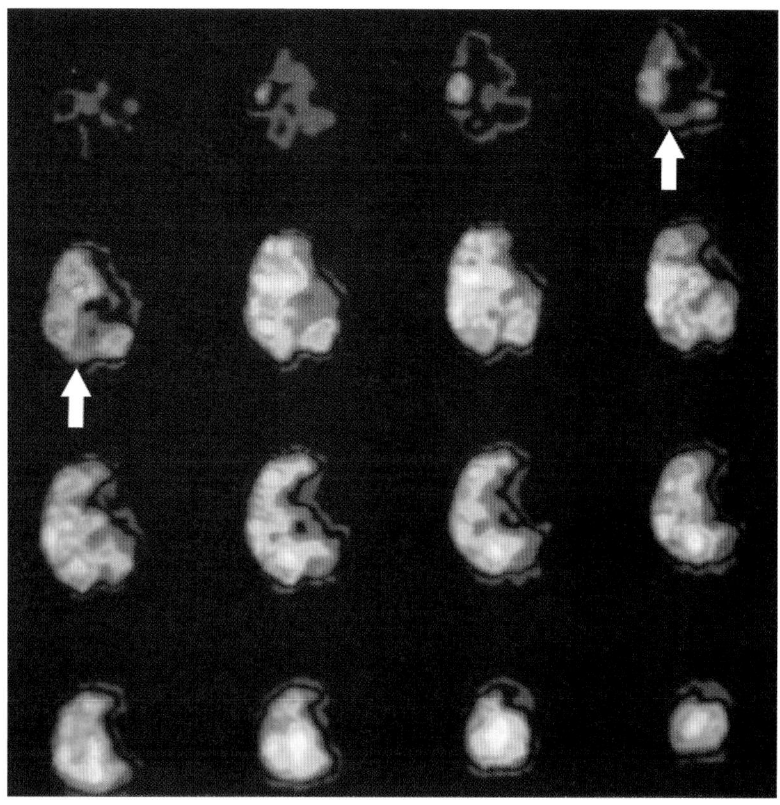

图 74.5 脑梗死。经^{123}I-碘非他胺扫描重建眶鼻线平面（标准 CT 格式）的横断面图像显示，脑梗死后左侧大脑中动脉的分布区存在大面积的灌注缺失（箭）。注意梗死对侧小脑活动减弱（箭），这个例子存在交叉性小脑失联络。这种现象是由于右侧小脑和左侧大脑半球梗死的部分神经元通信减少，导致右小脑代谢减少所致（本章中的所有碘非他胺图像都是在按照批准的方案对药物进行Ⅲ期临床试验期间获得的）。

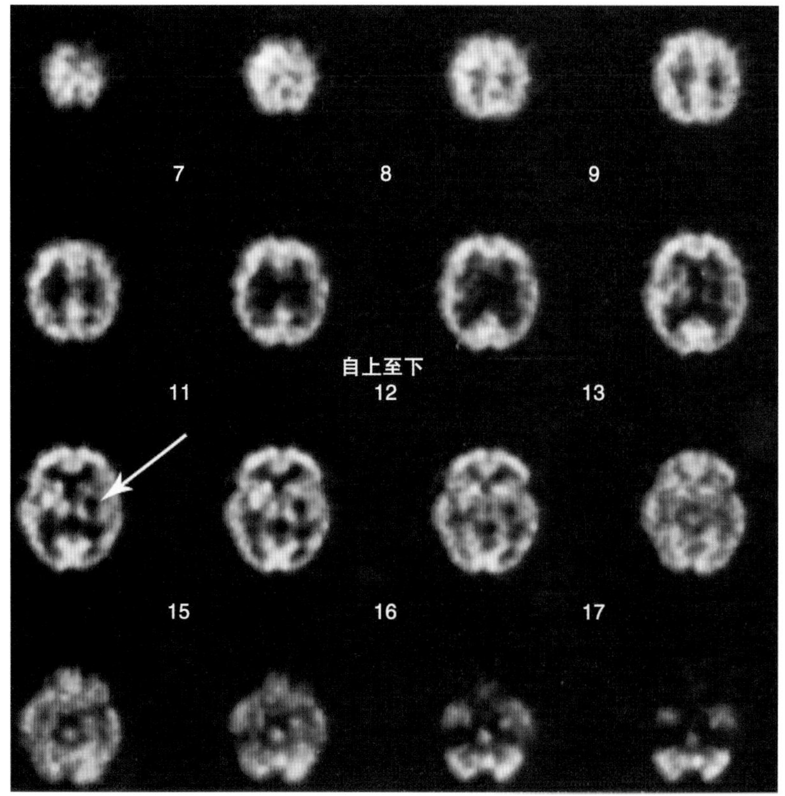

图 74.6 皮质下脑梗死。急性脑卒中患者的^{99m}Tc-ECD 横向轴位图像显示在左豆状核（箭）中没有摄取。

脑 SPECT 显像和 PET 显像也可用于检查梗死后脑出血，约 30%的患者脑梗死后可发生蛛网膜下腔出血(图 74.7)。功能性脑成像、神经检查和经颅多普勒(TCD)动脉检查动脉狭窄程度等方面，均可无创监测病情变化以及早期干预。脑 SPECT 显像和 TCD 对血管痉挛的敏感性和特异性相似。

脑梗死后，梗死脑组织的氧需求量减低，血管代偿性扩张，二者共同作用导致脑组织过度灌注。随着血管重建，梗死区脑组织在梗死后几天至几周内持续高灌注状态，在 SPECT 和 PET 显像中均表现为灌注增加。

乙酰唑胺在冠状动脉储备成像中可检测血管舒张储备功能。乙酰唑胺对比成像可能提供有关缺血机制的信息，这些检查结果对冠状动脉旁路移植术前制订手术计划或者冠状动脉内/外旁路选择有一定的临床价值，因为这些检查可以显示病变血管的生理意义。图像分析需重点关注乙酰唑胺刺激后灌注相对减少的区域(实际上表明大脑未受影响部分的灌注增加)，如果刺激后没有血流量增加，表明血管舒张储备功能受损(图 74.8)。这与其他地方讨论的双嘧达莫或腺苷应激成像评估冠状动脉储备完全相似。

脑肿瘤。PET 在脑肿瘤诊断中起着重要作用，包括肿瘤分级、预后判断及鉴别放射性坏死和肿瘤复发。PET 鉴别放射治疗后坏死与肿瘤复发的灵敏度达 86%，特异性为 56%。糖代谢相关结果表明：高级别肿瘤高代谢，而低级别肿瘤可能是低代谢。一个反例是幼年毛细胞星形细胞瘤，尽管其性质为良性，但通常具有高葡萄糖代谢。应该注意的是，PET 不能鉴别中枢神经系统原发性淋巴瘤，脑转移或恶性胶质瘤，因为所有这些都可能是高代谢的。

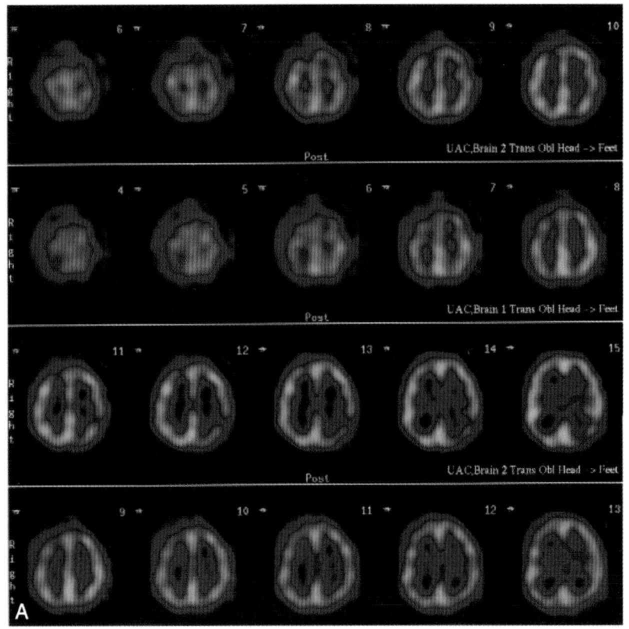

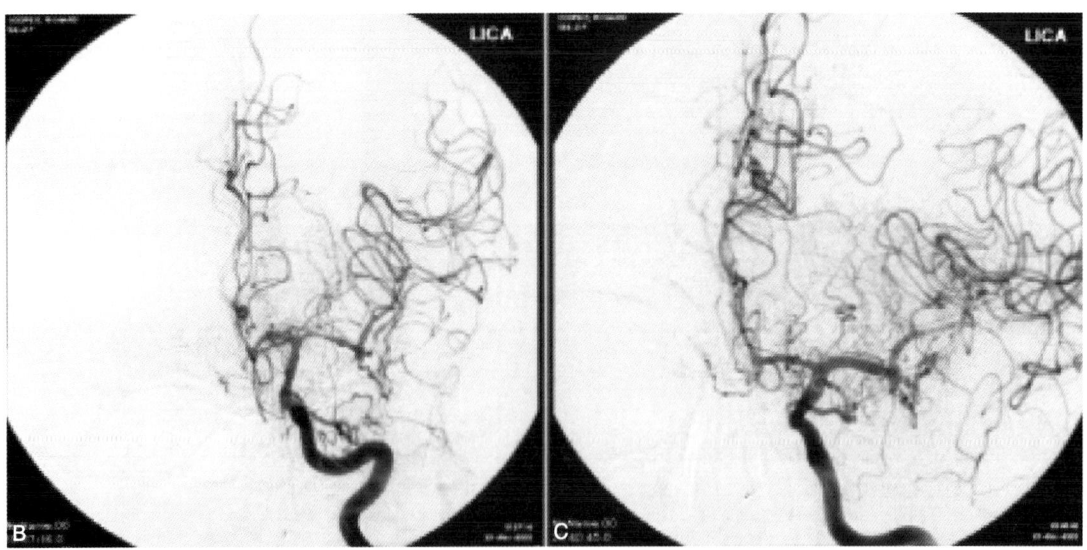

图 74.7 蛛网膜下腔出血和脑血管痉挛。A. ^{99m}Tc-ECD 的横轴图像显示第 2 行和第 4 行的基线扫描，在血管痉挛期间行第 1 行和第 3 行扫描。左半球额顶叶后皮质出现新的缺损，与血管痉挛引起的缺血有关。B. 左颈内动脉造影显示左大脑中动脉中段血管痉挛。C. 左颈内动脉造影显示经皮腔内微血管成形术后血管痉挛消失。

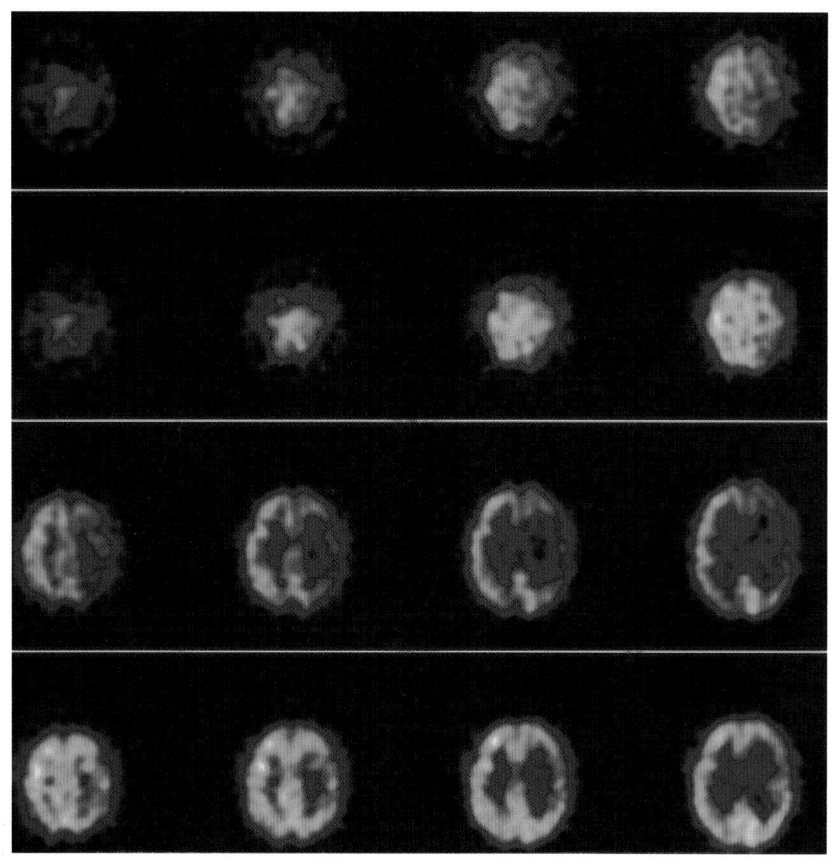

图 74.8 闭塞性颈动脉疾病的乙酰唑胺血管储备试验。第 1 行和第 3 行用乙酰唑胺以及第 2 行和第 4 行静息时^{99m}Tc-ECD 的横轴位图像。图像显示左半球乙酰唑胺摄取减少，静息时显著改善。该结果表明左颈内动脉闭塞对应的左半球血管舒张储备耗竭。

脑外伤。SPECT 脑成像对外伤后持续存在症状，但其他检查无阳性发现的患者是否存在局灶性或弥漫性损伤有独特的价值。与 CT 和 MRI 相比，ACR 应用实践指南推荐行功能性 SPECT（2007 年 ACR 指南）。此外，SPECT 和 PET 检查均表明轻度创伤性脑损伤和脑功能异常之间有重要联系。

帕金森病（PD）可用 SPECT 脑显像进行评估。使用可卡因类似物^{123}I-β-CIT（2β-羧甲氧基-3β-4-碘甲烷）（DOPASCAN）和^{123}I-FP-CIT（氟丙基-2β-甲氧基-3β-4-碘苯基去甲氧基丙烷）（DaTscan）成像。PD 是一种基于经典运动功能障碍的临床疾病，包括运动迟缓、僵硬和静止性震颤。主要的神经病理学特征是黑质多巴胺能神经元严重变性。10%～20%的病例临床诊断有一定困难，附加测试可以提高诊断准确率。具体来说，测试可以区分原发性震颤和帕金森综合征。DOPASCAN 和 DaTscan 能与多巴胺转运体结合，这类受体与帕金森病患者发病有密切的关系。在使用放射性药物前，甲状腺应使用适当剂量的高氯酸钠进行保护（至少 200mg，注射前 60min 口服）。放射性药物被缓慢注射，时长应超过 20min。患者注射 DOPASCAN 后 18～24h 显像，注射 DaTscan 后 3～6h 显像。由于放射性药物影响突触多巴胺的摄取，患者可以在成像前继续行多巴胺治疗。然而，由于这些示踪剂是可卡因的类似物，可卡因本身会干扰这项检查。

纹状体包括尾状体和壳状体，应该是放射性示踪剂摄取的渐强区域，图像类似新月或逗号。帕金森病患者纹状体的异常表现包括其后侧面退化（图 74.9）。视觉和半定量分析有助于纹状体功能评估。

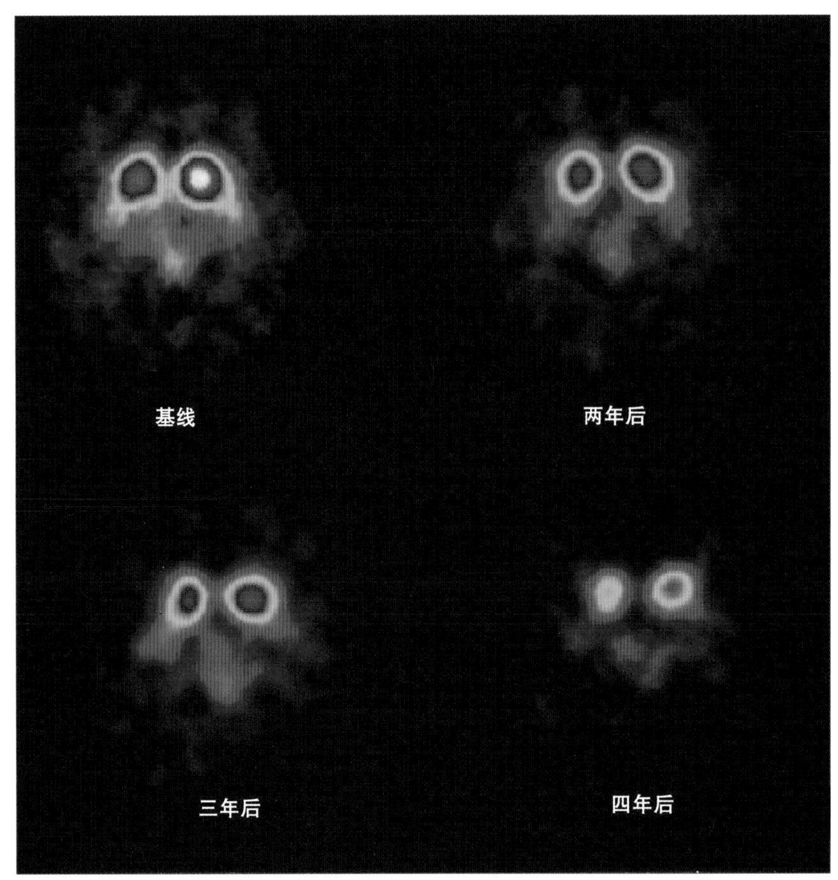

图 74.9 ^{123}I-碘氟烷(FP-CIT)SPECT。帕金森病患者基底节水平的^{123}I-碘氟烷 SPECT 图像显示,随着时间的推移,摄取逐渐减少,反映出多巴胺能功能的丧失。

脑灌注显像

^{99m}Tc-HMPAO 和^{99m}Tc-ECD 是亲脂性放射性示踪剂,通过被动扩散可以穿过完整的血脑屏障,因此可以通过平面成像评估脑实质灌注状态。HMPAO 和 ECD 在很大程度上取代了传统的二乙烯三胺五乙酸(DTPA)和葡庚糖酸盐(GH)平面脑成像来诊断脑死亡。

放射性药物。^{99m}Tc-HMPAO;^{99m}Tc-ECD。

显像技术。脑灌注显像技术类似于传统的平面脑显像。静脉注射 30mCi 的^{99m}Tc-HMPAO 或^{99m}Tc-ECD。采集方法通常是以 60s 内每 3s 采集 1 张的速率获取动态图像。采集方位包括前位、后位、侧位的即时图像和延迟静态图像。每位患者均需要采集动态图像和静态图像。

图像分析。诊断脑死亡应包括整个大脑无摄取、脑血管无血流灌注。图像上应可见颈总动脉和头皮血流灌注,以便确认大脑无血流灌注不是颈总动脉分流或者显像剂标记率不高而引起的假阳性。显像期间无脑灌注是诊断脑死亡的辅助标准之一,根据脑死亡统一鉴定法(美国统一州法律委员全国会议,1981 年),与脑死亡相一致的灌注扫描不能诊断脑死亡,而只能支持脑死亡的临床诊断。注射点应进行现场检查以确认注入是否正确。新型的脑灌注显像剂比传统的显像剂在鉴别脑死亡方面更有优势,如^{99m}Tc-GH 或^{99m}Tc-DTPA,这些新型显像剂更容易标记,图像更清晰,并能显示颅后窝血流。

脑灌注显像也可用于检测其他颅内疾病。放射性示踪剂摄取增加可提示脑血管畸形,高级别或血管性脑肿瘤或炎症过程。放射性示踪剂摄取量的减少可能为低度恶性或良性肿瘤,脑软化或水肿区域,或血管闭塞。在颈总动脉和头皮血流迅速的情况下,包括小脑在内的大脑活动完全缺失与脑死亡是一致的。

脑平面显像

传统上用于脑平面显像的放射性药物不能穿过完整的血脑屏障,如^{99m}Tc-DTPA 以及^{99m}Tc-GH,因此可用于检测血脑屏障功能状态。

放射性药物。^{99m}Tc-GH;^{99m}Tc-DTPA。

显像技术。静脉注射 15~20mCi ^{99m}Tc-DTPA 或^{99m}Tc-GH,60s 内以 3s 间隔连续采集动态图像,即时图像和延迟图像均包括前位、后位和侧位图像。即时静态图像可显示血池图像,动态图像因血流背景清除后显影清晰,可显示血脑屏障功能状态。

图像分析。首先要确定放射性药物是否在脑实质内。某些情况下放射性药物分布在头皮软组织、颅骨和血管内。脑实质摄取局限性或对称性增加表明血脑屏障受损。这些异常发现是非特异性的,导致异常的原因可能是脑梗死、颅内原发性或继发性肿瘤、颅内感染等。患者的临床资料在鉴别诊断中十分重要。

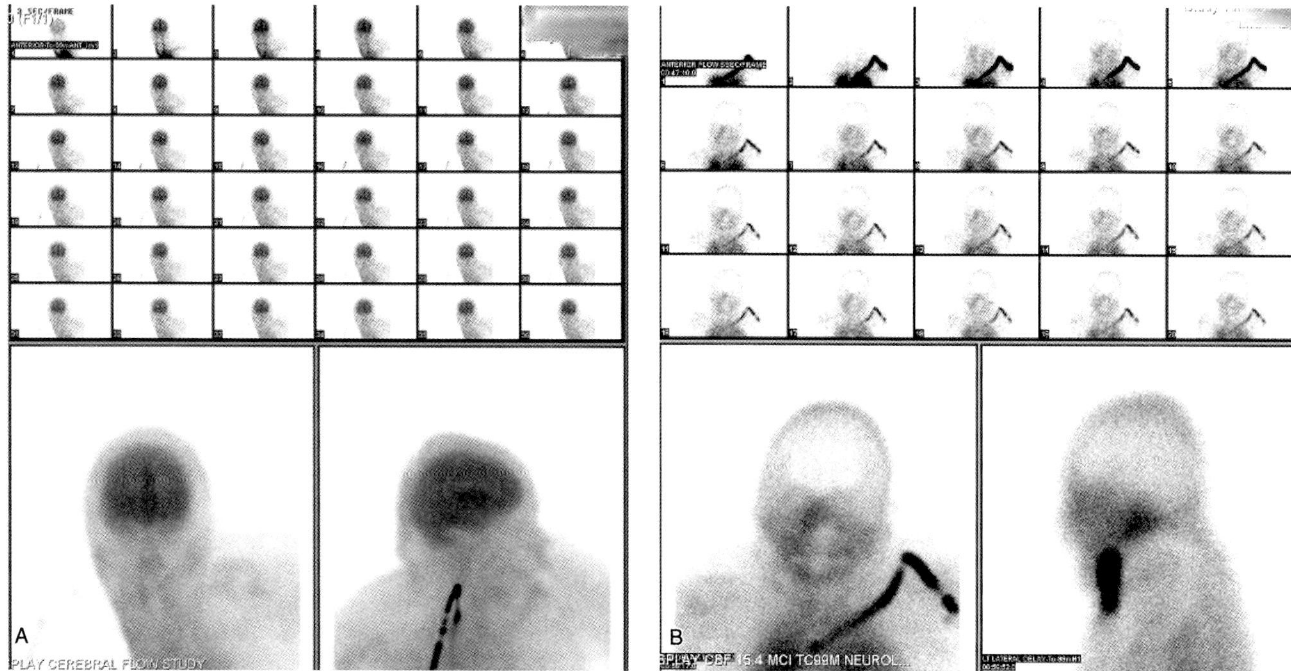

图 74.10 脑死亡的脑平面显像。A. 平面扫描显示脑实质组织的吸收，因此不符合核医学中证实脑死亡的临床印象的标准。B. 脑内无放射性示踪剂摄取，符合完全无脑血流证实脑死亡临床印象的标准。

在脑死亡的情况下，放射性药物滞留在颅底，这是由于脑死亡后颅内压超过大脑灌注压。如果颈总动脉没有明显显像剂分布，则应重复注射显像剂。在注射过程中，高质量弹丸十分重要。静脉注射显像剂后脑实质内无动脉血流和静脉窦不显影，支持对脑死亡的诊断(图 74.10)。"热鼻征"是一种脑死亡的非特异性继发性症状，是由于通过颈外动脉的鼻侧支血流量增加所致。

脑脊液显像

脑脊液(CSF)形成于脉络丛血浆的超滤，流过第四脑室室间孔，最终被蛛网膜吸收。脑脊液循环过程受阻则导致脑积水。放射性示踪技术是这一过程成像的理想方法，因为少量注射显像剂不会改变脑脊液的流动。通过将示踪剂直接注射到脑室分流设备中，也可以很容易地评估分流治疗和储液囊的通畅性及流量。

显像剂：^{111}In-DTPA、^{99m}Tc-DTPA、^{99m}Tc-高锝酸盐

脑积水。显像方法为鞘内注射 0.5mCi 的^{111}In-DTPA。观察初始图像以确保鞘内注射。4h 后放射性药物上升到基底池，正常人 24h 内放射性药物分布至大脑凸面。在 4~6h 内获得基底池图像。如果在 24h 后显示出大脑凸面、基底池、大脑纵列等结构，则表明为正常图像，显像过程可以终止。否则应继续显像至 48h 和 72h。

标准脑池造影用于评估压力性脑积水患者的颅内压，这种疾病与共济失调、痴呆和尿失禁有关。颅内压增高患者脑池造影表现为侧脑室持续 24h 显影(图 74.11)。虽然这些发现表明对分流有临床反应的可能性增加，但它们不是结果的单变量预测因子。

脑脊液漏。脑池造影也可以用来高灵敏度地评估脑脊液漏。鞘内注射显像剂后 1~3h 采集图像，必要时延迟至 24h 或者 48h。调整患者和摄像头相对位置以便最大限度地提高从侧面观察脑脊液鼻漏和从正面观察脑脊液耳漏的可能性。在鞘内注射放射性示踪剂后，患者鼻内放置棉签，4~6h 后取出棉签测量放射性活度，同时与外周血中提取的血清样本进行比对。脑脊液活度超过血清浓度的 1.5 倍高度提示脑脊液鼻漏。

脑脊液分流和储液囊。研究脑脊液分流和储液囊是通过将放射性示踪剂直接注入分流装置中来进行的。^{111}In-DTPA、^{99m}Tc-DTPA 和^{99m}Tc 高氯酸盐均可用于评估分流和储液囊是否通畅。通常注射少量放射性药物，如 0.1mL 生理盐水含 0.1~0.2mCi ^{99m}Tc 高氯酸盐。10min 后行动态伽马相机成像，通常采用仰卧位。如果放射性示踪剂从储液囊中排出，则可获得导管下游尖端的图像。

对于分流评估主要是评估其通畅性。如果将分流管近端部分手动闭塞(或具有单向阀)，则可以评估通过远端分支的流量。正常情况下示踪剂应自由流入腹膜(脑室-腹腔分流术)。分流管尖端流出延迟或持续流出表明存在故障。如果脑脊液流量异常，且开放压力低，则阻塞位于引流管近端。如果脑脊液开放压力高(超过 20cmH_2O)，则阻塞位于储液囊的远端。

过度分流是指当开放压力较低且仰卧位时压力减半时间小于 1min。过度分流表明分流阀或分流管需要调整或修正。通常情况下，过度分流的患者头痛的程度较严重，可从早上持续到晚上。

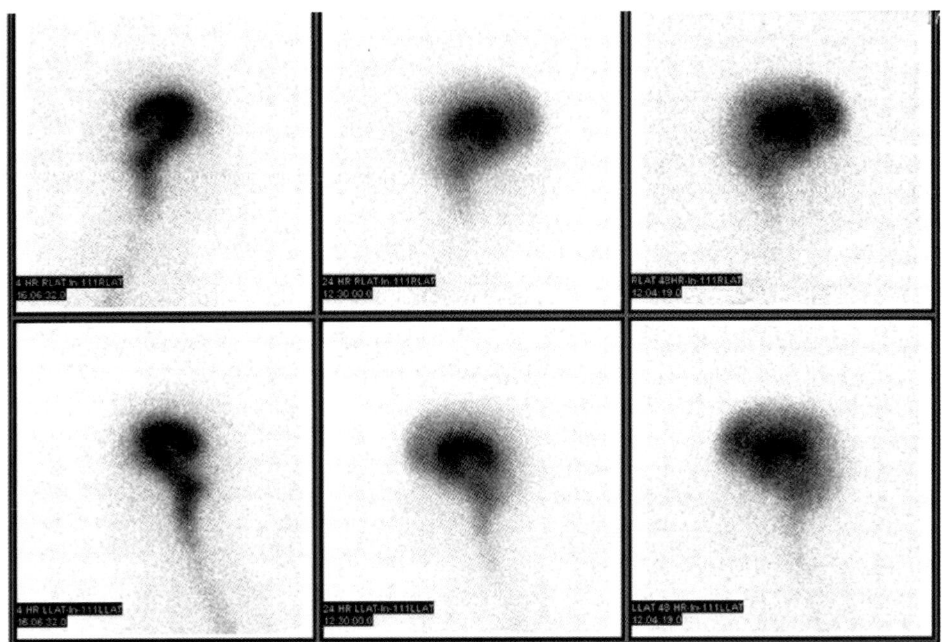

图 74.11　正常压力脑积水的脑池造影。在 4~6h、24h 和 48h 从^{111}In-DTPA 脑池图的侧面视图中选择的图像。侧脑室摄取异常持续 48h。

推 荐 阅 读

Alberts MJ, Faulstich ME, Gray L. Stroke with negative brain magnetic resonance imaging. *Stroke* 1992;23(5):663–667.

Alexandrov AV, Black SE, Ehrlich LE, et al. Simple visual analysis of brain perfusion on HMPAO SPECT predicts early outcome in acute stroke. *Stroke* 1996;27(9):1537–1542.

Assessment of brain SPECT. Report of the Therapeutics and Technology Assessment Subcommittee of the American Academy of Neurology. *Neurology* 1996;46(1):278–285.

Bogousslavsky J, Delaloye-Bischof A, Regli F, Delaloye B. Prolonged hypoperfusion and early stroke after transient ischemic attack. *Stroke* 1990;21(1):40–46.

Bonte FJ, Harris TS, Roney CA, Hynan LS. Differential diagnosis between Alzheimer's and frontotemporal disease by the posterior cingulate sign. *J Nucl Med* 2004;45(5):771–774.

Booij J, Tissingh G, Boer GJ, et al. [123I]FP-CIT SPECT shows a pronounced decline of striatal dopamine transporter labeling in early and advanced Parkinson's disease. *J Neurol Neurosurg Psychiatry* 1997;62(2):133–140.

Borghesani PR, DeMers SM, Manchanda V, Pruthi S, Lewis DH, Borson S. Neuroimaging in the clinical diagnosis of dementia: observations from a memory disorders clinic. *J Am Geriatr Soc* 2010;58(8):1453–1458.

Bose A, Pacia SV, Fayad P, Smith EO, Brass LM, Hoffer P. Cerebral blood flow (CBF) imaging compared to CT during the initial 24 hours of cerebral infarction. *Neurology* 1990;40(Suppl 1):190.

Brass LM, Walovitch RC, Joseph JL, et al. The role of single photon emission computed tomography brain imaging with 99m Tc-bicisate in the localization and definition of mechanism of ischemic stroke. *J Cereb Blood Flow Metab* 1994;14(Suppl 1):S91–S98.

Brown RK, Bohnen NI, Wong KK, Minoshima S, Frey KA. Brain PET in suspected dementia: patterns in altered FDG metabolism. *RadioGraphics* 2014;34(3):684–701.

Brun A, Englund B, Gustafson L, et al. Clinical and neuropathological criteria for frontotemporal dementia. The Lund and Manchester Groups. *J Neurol Neurosurg Psychiatry* 1994;57(4):416–418.

Chollet F, Celsis P, Clanet M, Guiraud-Chaumeil B, Rascol A, Marc-Vergnes JP. SPECT study of cerebral blood flow reactivity after acetazolamide in patients with transient ischemic attacks. *Stroke* 1989;20(4):458–464.

Cooke D, Koppula B, Seiler D, et al. Semiquantitative software SPECT analysis in aneurysmal subarachnoid hemorrhage-related vasospasm. *Nucl Med Commun* 2010;31(1):53–58.

Darcourt J, Booji J, Tatsch K, et al. EANM procedure guidelines for brain neurotransmission SPECT using (123)I-labelled dopamine transporter ligands, version 2. *Eur J Nucl Med Mol Imaging* 2010;37(2):443–450.

Davis SM, Andrews JT, Lichtenstein M, Rossiter SC, Kaye AH, Hopper J. Correlations between cerebral arterial velocities, blood flow, and delayed ischemia after subarachnoid hemorrhage. *Stroke* 1992;23(4):492–497.

Di Chiro G, Ommaya AK, Ashburn WL, Briner WH. Isotope cisternography in the diagnosis and follow up of cerebrospinal fluid rhinorrhea. *J Neurosurg* 1968;28(6):522–529.

Drzezga A, Arnold S, Minoshima S, et al. 18F-FDG PET studies in patients with extratemporal and temporal epilepsy: evaluation of an observer-independent analysis. *J Nucl Med* 1999;40(5):737–746.

Haense C, Herholz K, Jagust WJ, Heiss WD. Performance of FDG PET for detection of Alzheimer's disease in two independent multicenter samples (NEST-DD and ADNI). *Dement Geriatr Cogn Disord* 2009;28(3):259–266.

Hammers A, Koepp MJ, Labbe C, et al. Neocortical abnormalities of [11C]-flumazenil PET in mesial temporal lobe epilepsy. *Neurology* 2001;56(7):897–906.

Harbert JC. Radionuclide cisternography. *Semin Nucl Med* 1971;1(1):90–106.

Hartshorne ME. Positron emission tomography. In: Orrison WW, Lewine JD, Sanders JA, Hartshorne MF, eds. *Functional Brain Imaging*. St. Louis, MO: Mosby; 1995:187–212.

Hattori N, Swan M, Stobbe GA, et al. Differential SPECT activation patterns associated with PASAT performance may indicate frontocerebellar functional dissociation in chronic mild traumatic brain injury. *J Nucl Med* 2009;50(7):1054–1061.

Ho SS, Berkovic SF, Berlangieri SU, et al. Comparison of ictal SPECT and interictal PET in the presurgical evaluation of temporal lobe epilepsy. *Ann Neurol* 1995;37(6):738–745.

Holman BL, Johnson KA, Gerada B, Carvalho PA, Satlin A. The scintigraphic appearance of Alzheimer's disease: a prospective study using technetium-99m-HMPAO SPECT. *J Nucl Med* 1992;33(2):181–185.

Hughes CP, Siegel BA, Coxe WS, et al. Adult idiopathic communicating hydrocephalus with and without shunting. *J Neurol Neurosurg Psychiatry* 1978;41(11):961–971.

Hustinx R, Pourdehnad M, Kaschten B, Alavi A. PET imaging for differentiating recurrent brain tumor from radiation necrosis. *Radiol Clin North Am* 2005;43(1):35–47.

Idea RJ, Lewis DH. Timely diagnosis of brain death in an emergency trauma center. *AJR Am J Roentgenol* 1994;163(4):927–928.

Infield B, Davis SM, Donnan GA, et al. Streptokinase increases luxury perfusion after stroke. *Stroke* 1996;27(9):1524–1529.

Jeffery PJ, Monsein LH, Szabo Z, et al. Mapping the distribution of amobarbital sodium in the intracarotid Wada test by use of Tc-99m HMPAO with SPECT. *Radiology* 1991;178(3):847–850.

Kagi G, Bhatia KP, Tolosa E. The role of DAT-SPECT in movement disorders. *J Neurol Neurosurg Psychiatry* 2010;81(1):5–12.

Kim HJ, Karp JS, Mozley PD, et al. Simulating technetium-99m cerebral perfusion studies with a three-dimensional Hoffman brain phantom: collimator and filter selection in SPECT neuroimaging. *Ann Nucl Med* 1996;10(1):153–160.

Krishnanathan R, Minoshima S, Lewis D. Tc-99m ECD neuro-SPECT and diffusion weighted MRI in the detection of the anatomical extent of subacute stroke: a cautionary note regarding reperfusion hyperemia. *Clin Nucl Med* 2007;32(9):700–702.

Kuzniecky R, Mountz JM, Wheatley G, Morawetz R. Ictal single-photon emission computed tomography demonstrates localized epileptogenesis in cortical dysplasia. *Ann Neurol* 1993;34(4):627–631.

la Fougère C, Rominger A, Förster S, Geisler J, Bartenstein P. PET and SPECT in epilepsy: a critical review. *Epilepsy Behav* 2009;15(1):50–55.

Launes J, Nikkinen P, Lindroth L, Brownell AL, Liewendahl K, Iivanainen M. Diagnosis of acute herpes simplex encephalitis by brain perfusion single photon emission computed tomography. *Lancet* 1988;1(8596):1188–1191.

Laurin NR, Driedger AA, Hurwitz GA, et al. Cerebral perfusion imaging with technitium-99m HM-PAO in brain death and severe central nervous system injury. *J Nucl Med* 1989;30(10):1627–1635.

LeBihan D. Molecular diffusion nuclear magnetic resonance imaging. *Magn Reson Q* 1991;7(1):1–30.

Leveille J, Demonceau G, Walovitch RC. Intrasubject comparison between technetium-99m-ECD and technetium-99m-HMPAO in healthy human subjects. *J Nucl Med* 1992;33(4):480–484.

Lewis DH, Hsu S, Eskridge J, et al. Brain SPECT and transcranial Doppler ultrasound in vasospasm-induced delayed cerebral ischemia after subarachnoid hemorrhage. *J Stroke Cerebrovasc Dis* 1992;2(1):12–21.

Lipton AM, Benavides R, Hynan LS, et al. Lateralization on neuroimaging does not differentiate frontotemporal lobar degeneration from Alzheimer's disease. *Dement Geriatr Cogn Disord* 2004;17(4):324–327.

Masdeu JC, Abdel-Dayem H, Van Heertum RL. Head trauma: use of SPECT. *J Neuroimaging* 1995;5(Suppl 1):S53–S57.

Matsuda H, Higashi S, Asli IN, et al. Evaluation of cerebral collateral circulation by technetium-99m HM-PAO brain SPECT during Matas test: report of three cases. *J Nucl Med* 1988;29(10):1724–1729.

McKusick KA, Malmud LS, Kordela A, Wagner HN Jr. Radionuclide cisternography: normal values for nasal secretion of intrathecally injected 111-In-DTPA. *J Nucl Med* 1973;14(12):933–934.

Messa C, Fazio F, Costa DC, Ell PJ. Clinical brain radionuclide imaging studies. *Semin Nucl Med* 1995;15(2):111–143.

Minoshima S, Foster NL, Kuhl DE. Posterior cingulate cortex in Alzheimer's disease. *Lancet* 1994;344(8926):895.

Minoshima S, Foster NL, Sima AA, Frey KA, Albin RL, Kuhl DE. Alzheimer's disease versus dementia with Lewy bodies: cerebral metabolic distinction with autopsy confirmation. *Ann Neurol* 2001;50(3):358–365.

Monsein LH, Jeffery PJ, van Heerden BB, et al. Assessing adequacy of collateral circulation during balloon test occlusion of the internal carotid artery with 99mTc-HMPAO SPECT. *AJNR Am J Neuroradiol* 1991;12(6):1045–1051.

Moretti JL, Caglar M, Weinmann P. Cerebral perfusion imaging tracers for SPECT: which one to choose? *J Nucl Med* 1995;36(3):359–363.

Mrhac L, Zakko S, Parikh Y. Brain death: the evaluation of semi-quantitative parameters and other signs in HMPAO scintigraphy. *Nucl Med Commun* 1995;16(12):1016–1020.

National Institute of Neurological Disorders and Stroke rt–PA Stroke Study Group. Tissue plasminogen activator for acute ischemic stroke. *N Engl J Med* 1995;333(24):1581–1587.

O'Brien DF, Taylor M, Park TS, Ojemann JG. A critical analysis of "normal" radionucleotide shuntograms in patients subsequently requiring surgery. *Childs Nerv Syst* 2003;19(5–6):337–341.

O'Connell RA. Psychiatric disorders. In: Van Heertum RL, Tikofsky RS, eds. *Cerebral SPECT Imaging*. 2nd ed. New York: Raven Press; 1995.

Palmini A, Andermann F, Olivier A, et al. Focal neuronal migration disorders and intractable partial epilepsy: a study of 30 patients. *Ann Neurol* 1991;30(6):741–749.

Peterman SB, Taylor A Jr, Hoffman JC Jr. Improved detection of cerebral hypoperfusion with internal carotid balloon occlusion and 99mTc–HMPAO cerebral perfusion SPECT imaging. *AJNR Am J Neuroradiol* 1991;12(6):1035–1041.

Pietrzyk U, Herholz K, Schuster A, von Stockhausen HM, Lucht H, Heiss WD. Clinical applications of registration and fusion of multimodality brain images from PET, SPECT, CT, and MRI. *Eur J Radiol* 1996;21(3):174–182.

Ramsay SC, Yeates MG, Lord RS, et al. Use of technetium-HMPAO to demonstrate changes in cerebral blood flow reserve following carotid endarterectomy. *J Nucl Med* 1991;32(7):1382–1386.

Reid RH, Gulenchyn K, Ballinger JR. Clinical use of technetium-99m HM-PAO for determination of brain death. *J Nucl Med* 1989;30(10):1621–1626.

Rudd TG, Shurtleff DB, Loeser JD, Nelp WB. Radionuclide assessment of cerebrospinal fluid shunt function in children. *J Nucl Med* 1973;14(9):683–686.

Shishido F, Uemura K, Inugami A, et al. Discrepant 99mTc-ECD images of CBF in patients with subacute cerebral infarction: a comparison of CBF, CMRO2 and 99mTc-HMPAO imaging. *Ann Nucl Med* 1995;9(3):161–169.

Silverman DH. Brain 18F-FDG PET in the diagnosis of neurodegenerative dementias: comparison with perfusion SPECT and with clinical evaluations lacking nuclear imaging. *J Nucl Med* 2004;45(4):594–607.

Silverman DH, Small GW, Chang CY, et al. Positron emission tomography in evaluation of dementia: Regional brain metabolism and long-term outcome. *JAMA* 2001;286(17):2120–2127.

Society of Nuclear Medicine Brain Imaging Council. Ethical clinical practice of functional brain imaging. *J Nucl Med* 1996;37(7):1256–1259.

Soucy JP, McNamara D, Mohr G, Lamoureux F, Lamoureux J, Danais S. Evaluation of vasospasm secondary to subarachnoid hemorrhage with technetium-99m-hexamethyl-propyleneamine oxime (HM-PAO) tomoscintigraphy. *J Nucl Med* 1990;31(6):972–977.

Suess E, Malessa S, Ungersbock K, et al. Technetium-99m-d,1-hexamethylpropyleneamine oxime (HMPAO) uptake and glutathione content in brain tumors. *J Nucl Med* 1991;32(9):1675–1681.

Tatsch K. Imaging of the dopaminergic system in parkinsonism with SPECT. *Nucl Med Commun* 2001;22(7):819–827.

（杨耀武　何淼　程祝忠）

第 75 章 ■ 核医学炎症和感染性疾病显像

在临床实践中,核医学对疑似炎症或感染性疾病有重要诊断价值。通常首先对这类患者行解剖成像(因为这类检查技术检查速度更快而且临床应用广泛),核医学检查用于对发现的异常情况进一步确认。在某些情况下,如解剖成像检查不能得出结论,或者由于其他情况不能进行检查,则核医学可作为首选检查方式,如疑似骨髓炎的患者 X 线平片无异常发现,或者因植入金属设备而不能行磁共振成像(MRI)扫描。

核医学炎症和感染性疾病显像临床应用非常广泛,包括多种放射性药物、成像技术和疾病。除介绍柠檬酸镓-67(^{67}Ga)和放射性标记白细胞显像外,本章还讨论了 ^{18}F-氟脱氧葡萄糖正电子发射断层显像(^{18}F-FDG PET)在炎症和感染性疾病的应用潜力。

镓-67 (^{67}Ga)

^{67}Ga 通过非特异性机制在感染和炎症部位聚集,这可能与肿瘤摄取不同(见第 76 章)。^{67}Ga 与转铁蛋白结合,炎性病变导致血流增加和血管通透性增加,二者共同作用导致 ^{67}Ga 在炎性病变部位浓聚。^{67}Ga 也与乳铁蛋白结合,在炎症灶处被白细胞吸收。细菌可以直接浓聚 ^{67}Ga,细菌铁转运体与 ^{67}Ga 形成复合体进入细菌,最终被巨噬细胞吞噬。尽管 ^{67}Ga 可能与白细胞结合运输,但即使循环白细胞不存在,它也会在炎症和感染部位浓聚,这与稍后讨论的放射性标记白细胞不同。

^{67}Ga 通过电子俘获衰变,物理半衰期 78.3h。主光子能量为 93 184keV 和 296keV,用于成像,但每次衰变的光子产量很低,所以 ^{67}Ga 不是最优的显像剂。通常在静脉注射 185 ~ 370MBq(5 ~ 10mCi) ^{67}Ga 柠檬酸盐 18 ~ 72h 后进行成像,配备中等能量准直器的伽马相机能够对多个能峰成像。^{67}Ga 正常生物分布是可变的,包括骨骼、骨髓,肝脏、胃肠道、尿路和软组织。鼻咽部、泪腺、胸腺、乳房和脾脏有时可见明显的浓聚(图 75.1)。

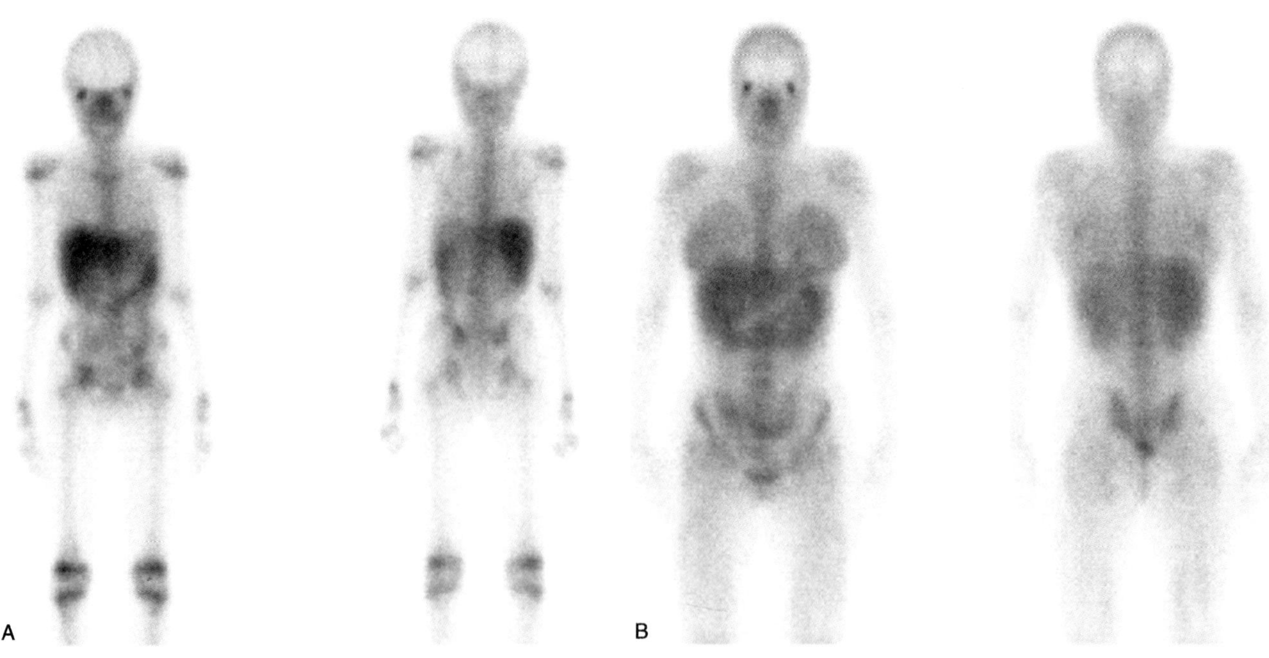

图 75.1　正常 ^{67}Ga 显像。A. 儿科患者:11 岁儿童前后位全身 ^{67}Ga 图像。显著的骨骼摄取在儿童中是正常的。股骨远端和胫骨近端生长板易于识别。B. 成人患者:20 岁女性前后位全身 ^{67}Ga 显像。与(A)中所示的儿科患者相比,软组织摄取较多,而骨骼摄取较少。生理性的乳腺摄取可与异常的肺部摄取相混淆,但可以通过斜位和侧位观来解决。

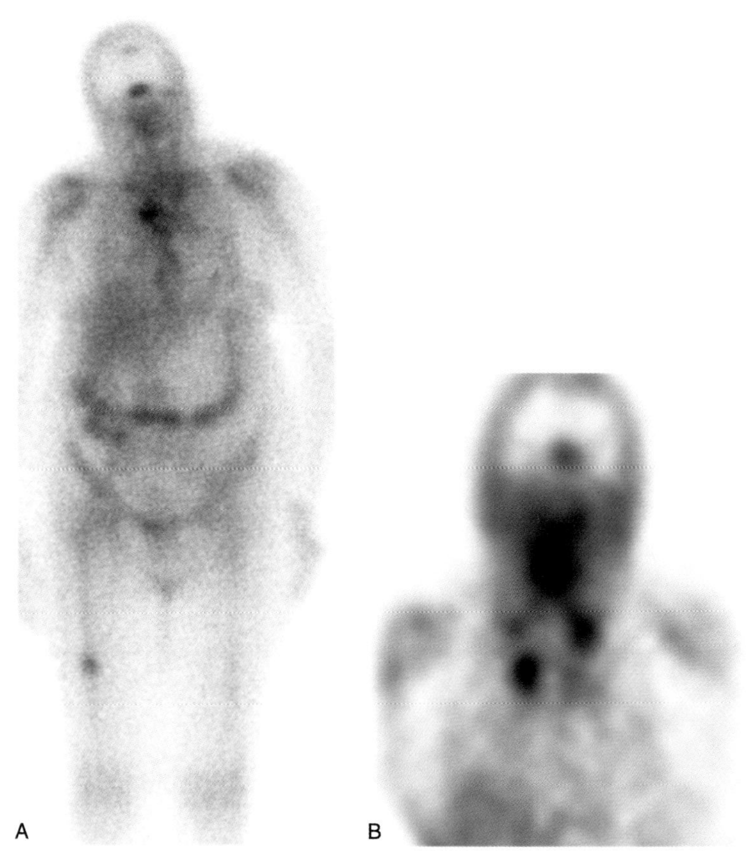

图 75.2　不明原因发热的转移性肾细胞癌患者。81 岁女性患者进行^{67}Ga 显像，其前全身（A）和冠状位 SPECT（B）图像显示大脑、左锁骨上区、纵隔和右股骨远端摄取增强。纵隔淋巴结活检证实为转移性肾细胞癌。脑和股骨转移经放射学证实。

尽管标记的白细胞成像是免疫反应性炎症和感染性病变的首选影像学检查，^{67}Ga 成像对多种疾病有明显诊断价值：

不明原因发热。不明原因发热（FUO）是指发热超过 3 周仍然未能确定病因的门诊或者住院患者，多次发热超过 38.3℃。引起不明原因发热的疾病多种多样，但最常见的原因是感染，恶性肿瘤和胶原血管疾病。其次为肺栓塞，脑血管意外，药物原因，人为原因等。炎症显像主要用于其他检查无异常发现的患者。80%的不明原因发热是由感染以外的病灶引起，^{67}Ga 对炎症病变、感染性病变及肿瘤性病变均有诊断价值，因此对于该适应证，^{67}Ga 通常优于 WBC 成像（图 75.2）。

脊柱骨髓炎。脊柱骨髓炎的最佳检查方法是放射性标记白细胞成像。然而，^{67}Ga 仍然可用于脊柱骨髓炎显像，因为放射性标记白细胞有很高的假阴性率。^{67}Ga 成像经常与骨扫描联合检查，图像综合分析如下：

骨髓炎性显像阳性：①^{67}Ga 摄取部位骨扫描无摄取或摄取空间位置不一致；②^{67}Ga 和骨扫描在同一位置（空间一致）摄取，但^{67}Ga 摄取比骨扫描摄取更强烈（图 75.3）。

骨髓炎性显像与骨扫描大体一致：^{67}Ga 和骨扫描摄取在空间上一致并显示出相似的强度（图 75.4）。

骨髓炎阴性：①无论骨扫描结果如何，^{67}Ga 图像正常；②^{67}Ga 和骨扫描摄取范围一致，但^{67}Ga 的摄取强度低于骨扫描摄取（图 75.5）。

机会性感染。因为^{67}Ga 局灶性浓聚不需要白细胞反应，^{67}Ga 可在其他炎症反应区域浓聚，这可用于检测免疫功能低下患者的机会性感染。许多机会性感染会影响肺部，胸部常规的^{67}Ga 显像阴性可在很大程度上排除感染的可能性。肺实质局部^{67}Ga 摄取提示细菌性肺炎（即使是免疫功能正常的患者）。在 HIV 阳性患者中，肺孢子虫肺炎可出现^{67}Ga 弥漫性分布（图 75.6），而^{67}Ga 的淋巴结摄取通常与分枝杆菌病或淋巴瘤有关。^{67}Ga 也有助于诊断腹部感染，如脓肿或结肠炎。有些疾病也不会浓聚^{67}Ga，包括卡波西肉瘤，一种在艾滋病患者中常见的恶性肿瘤。因此，此类患者即使没有^{67}Ga 浓聚也不能排除局灶性异常。

其他肺部感染。^{67}Ga 是肺部炎症灵敏的显像剂，在其他病变如间质性肺炎、药物反应、胶原血管疾病和尘肺等也有显像剂异常浓聚。然而，显像剂强度和分布模式通常不能对特定疾病进行鉴别诊断。

在结节病中，肺摄取^{67}Ga 与疾病活动有关，因此可用于监测对治疗的反应。据报道，^{67}Ga 在检查活动性肺内和肺外结节病的灵敏度高达 97%（图 75.7）。

间质性肾炎。间质性肾炎是公认的急性肾衰竭的原因。虽然活检是最终诊断依据，但是^{67}Ga 可提示该疾病，^{67}Ga 显像可见肾摄取比腰椎摄取更强烈，而急性肾小管坏死的特征是很少或没有肾脏摄取（图 75.8）。

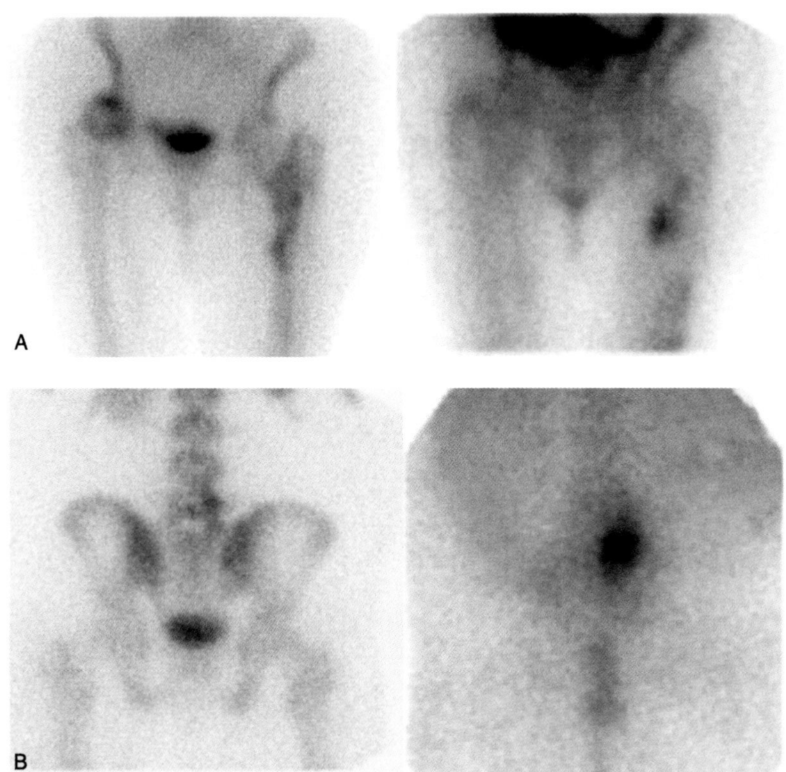

图 75.3 阳性骨^{67}Ga 显像。A. 骨扫描(左)和^{67}Ga(右)图像显示,骨扫描时左股骨近端摄取不规则增加,而异常的^{67}Ga 摄取区域更小(空间上不一致)。B. 骨扫描(左)和^{67}Ga(右)图像显示,两种成像均显示右侧 L_5 椎弓根区摄取增高(空间一致性),但^{67}Ga 显像比骨扫描摄取更优。

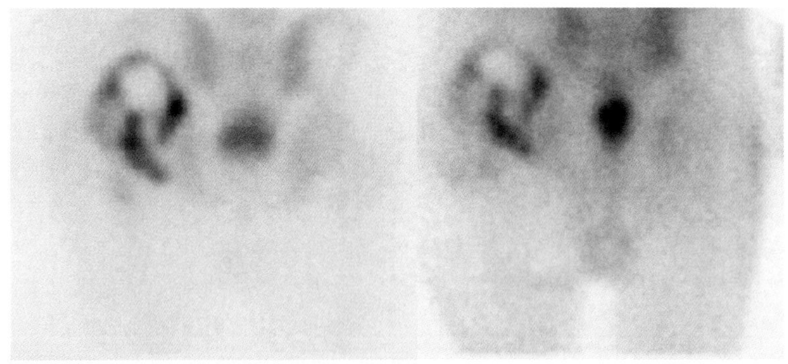

图 75.4 骨髓炎性显像与骨扫描大体一致。对左髋关节置换术失败患者进行骨扫描(左)和^{67}Ga(右)显像。这两种放射性示踪剂的空间分布和摄取强度实际上是相同的,因此,这两种成像对于感染是大体一致的。

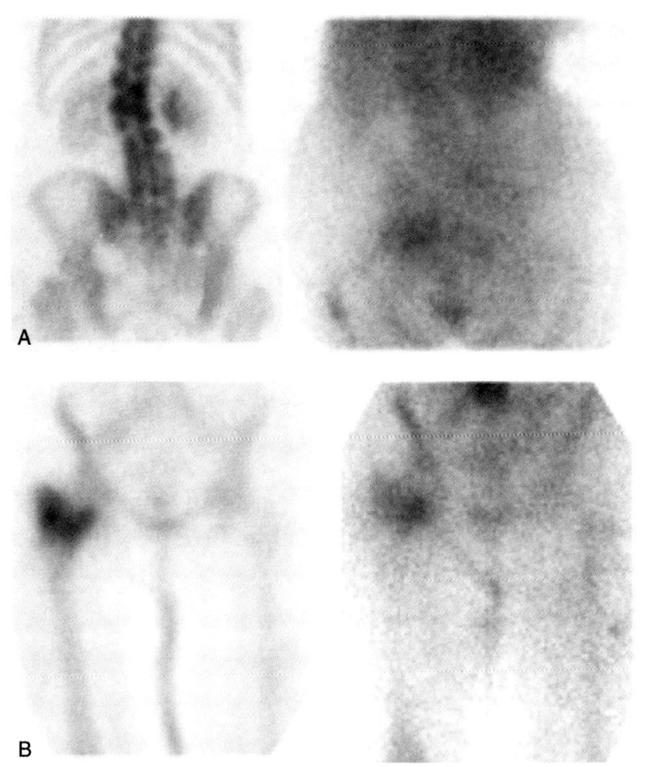

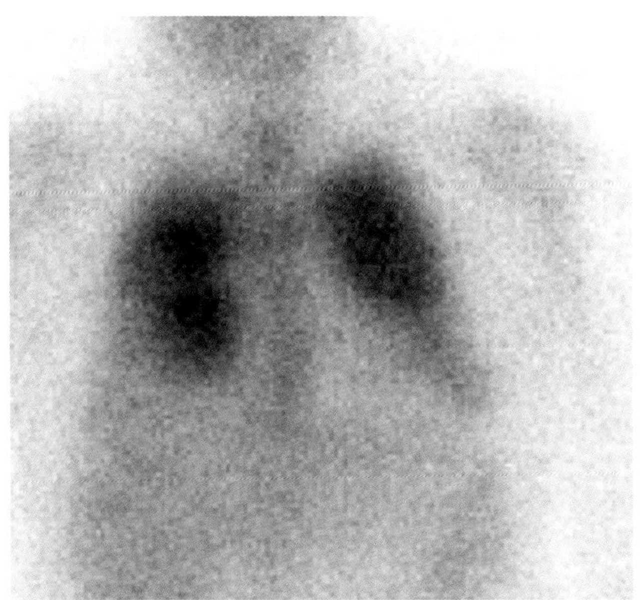

图 75.5　阴性骨^{67}Ga 显像。A. 骨扫描(左)和^{67}Ga(右)图像显示，骨扫描显示下胸/上腰椎摄取增强，但^{67}Ga 图像显示正常。B. 骨扫描(左)和^{67}Ga(右)图像均显示股骨转子间区域摄取增强(空间一致性)，但^{67}Ga 图像不如骨扫描图像摄取强烈。

图 75.6　肺孢子虫肺炎。在胸片正常的艾滋病患者中，胸部^{67}Ga 图像显示强烈、弥漫性的双侧肺摄取，强烈提示肺孢子虫肺炎。

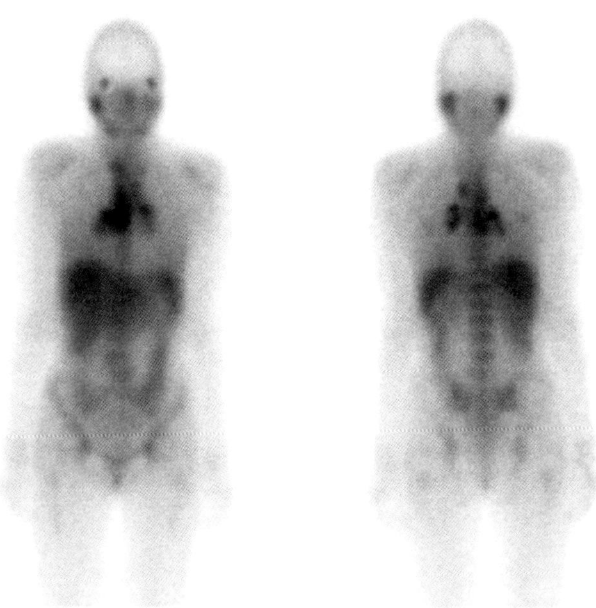

图 75.7　结节病。前后全身^{67}Ga 图像显示双侧肺门和纵隔摄取，是结节病的典型表现。腮腺和颌下腺摄取明显也常见于结节病。降结肠中等强度摄取是正常的。

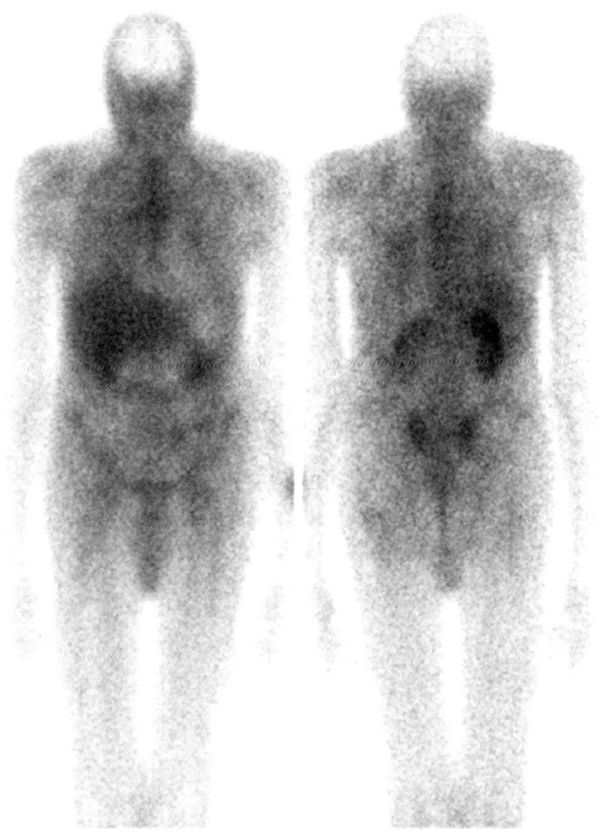

图 75.8　间质性肾炎。前、后全身^{67}Ga 图像显示肾脏比邻近腰椎摄取更强烈，这是间质性肾炎的典型表现。

放射性标记白细胞

尽管有多种体外白细胞标记技术，美国批准使用的标记方法只有使用亲脂化合物^{111}In-氧喹啉和^{99m}Tc-六甲基丙烯胺肟(HMPAO)标记白细胞两种。标记时均需要抽取患者全血，分离白细胞进行标记，经检测标记合格后再注入患者体内。

^{111}In 标记的白细胞。^{111}In 通过电子俘获衰变，半衰期为67h。能峰173keV和247keV，能峰成像特性优于^{67}Ga。使用伽马相机进行成像，以两个能峰为中心的中等能量准直器和窗口成像。脾脏是辐射剂量的关键器官，成人剂量限制在18.5MBq(500μCi)。

高目标率(感染率)背景对比提供了良好的图像对比度。注射后显像表现出肺显像剂明显浓聚，可能是因为白细胞在标记过程中被激活。解决方法是注射后24h采集图像，此时显像剂分布仅限于肝脏、脾脏和骨髓。

^{111}In 标记白细胞的优点包括分布不会有明显变化、标记后稳定性良好和67h的物理半衰期，有充分时间行延迟成像(尤其对肌肉骨骼系统感染有明显诊断价值)。

^{99m}Tc-HMPAO 标记白细胞。^{99m}Tc-HMPAO 标记白细胞使用低能伽马相机进行成像。平行孔准直器，能峰140keV。通常成人剂量为185~370MBq(5~10mCi)，高于^{111}In 标记白细胞。

^{99m}Tc-HMPAO 标记白细胞的正常生物分布较^{111}In 更为多变。两种药物均显示早期肺摄取和网状内皮系统摄取(肝脏、脾脏和骨髓)。然而，^{99m}Tc-HMPAO 标记白细胞显像剂浓聚也见于血池，偶尔见于胆囊，通过尿路和胃肠道排泄(图75.9)。通常在注射后几小时内进行成像，成像时间早于^{111}In 标记白细胞。

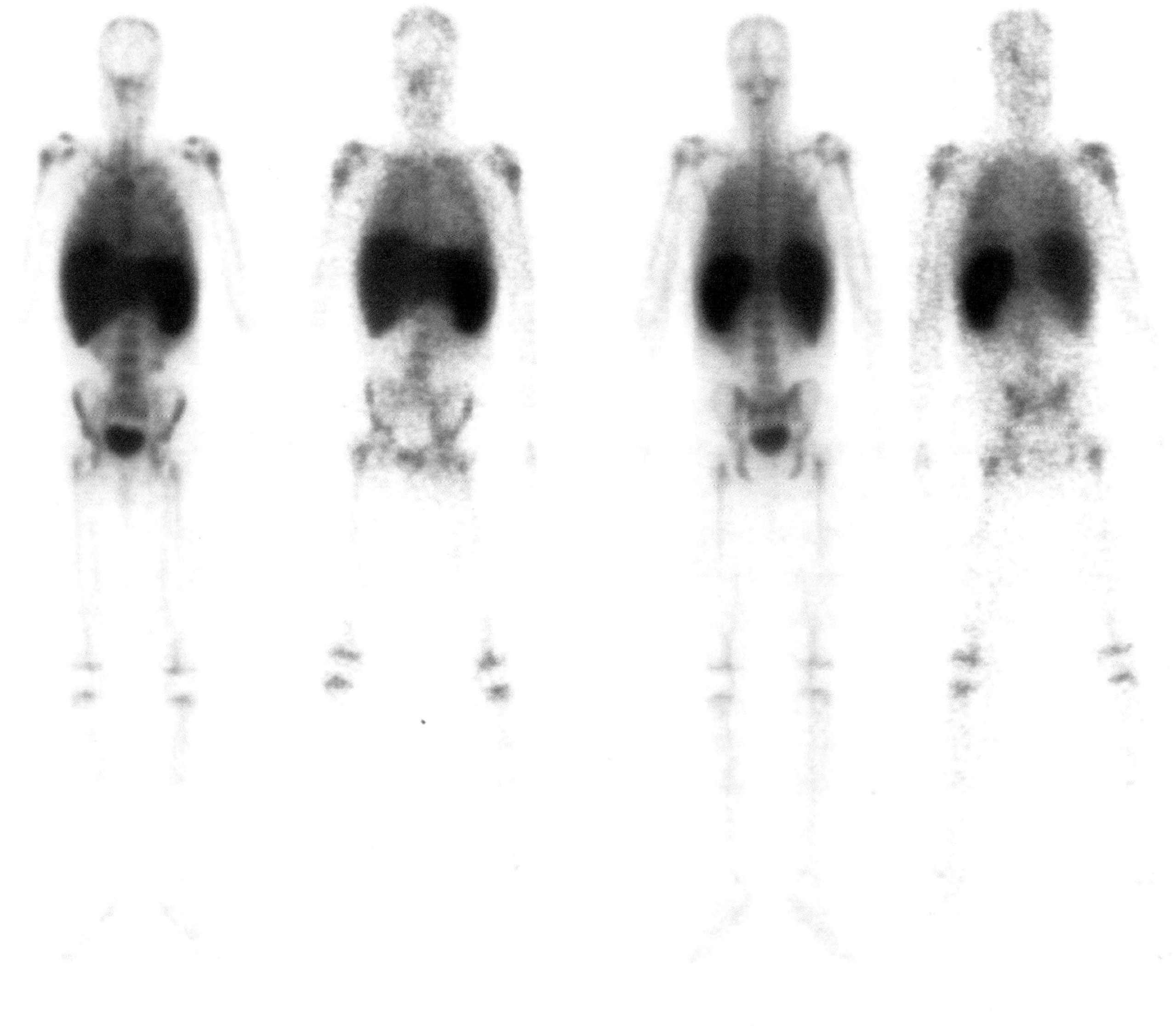

图75.9 在同一青少年男性患者中进行的正常白细胞(WBC)研究，间隔约2周。左侧为前部图像，右侧为后部图像。比较^{99m}Tc-WBC 注射后90min 与^{111}In-WBC 注射后18h 的生物分布。注意在^{99m}Tc-WBC 图像上心脏、股血管、肾脏和膀胱的活动，这在^{111}In-WBC 上不存在。前部^{99m}Tc-WBC 图像骶骨上叠加微弱的早期肠道活动。两项研究中的骺板骨髓活性均与患者年龄相符。T，^{99m}Tc-WBC；I，^{111}In-WBC。

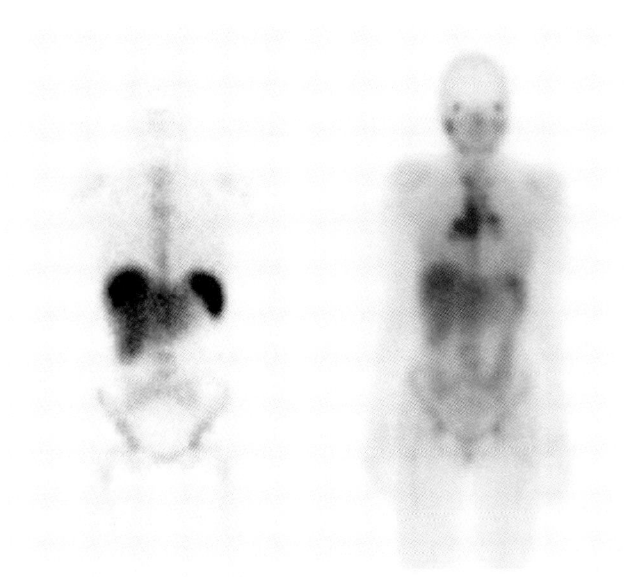

图 75.10　结节病。结节病患者的前部^{111}In-WBC(左)和全身^{67}Ga(右)图像(与图 75.7 所示患者相同)。将正常的^{111}In-WBC 图像与明显异常的^{67}Ga 图像进行比较。放射学标记的白细胞成像对于检测炎症和感染没有用处,因为中性粒细胞不是主要的反应细胞。

^{99m}Tc-HMPAO 标记白细胞的优点包括光子能量适合成像、高光子通量和注射后数小时内检测异常的能力。缺点在于显像剂通过尿路和胃肠道排泄,泌尿系统和胃肠道很快就会出现显像剂分布。注射显像剂 4h 后可出现胃肠道、泌尿系统显像剂分布,影响邻近器官的病变分析。标记不稳定性和 6h 的物理半衰期限制了^{99m}Tc 在 24h 后延迟成像的应用,尤其是惰性感染性病变需要延迟显像时。

浓聚机制。放射性标记白细胞积聚在白细胞免疫反应部位,包括炎症部位,无论感染是否得到控制。摄取取决于完整的趋化性,而不受标记程序影响。标记细胞的数量和类型也很重要,要求患者足够的粒细胞计数($>3\times10^6$/mL),以便提供足够的细胞进行标记。最后,摄取取决于特定炎症反应的细胞成分。因为大多数被标记的白细胞是中性粒细胞,所以最有利于鉴别中性粒细胞介导的炎症反应,如细菌感染。放射性标记白细胞对那些主要细胞反应不是中性粒细胞的炎症,如机会性感染、肺结核和结节病其诊断价值有限(图 75.10)。放射性标记白细胞成像临床应用包括以下方面:

不明原因发热。前文提到^{67}Ga 由于多种感染均可浓聚,因此可以作为不明原因发热诊断用显像剂。但有研究认为^{111}In-WBC 成像对早期炎症性疾病诊断的灵敏度更高,^{67}Ga 对较慢性感染诊断灵敏度高。因此显像剂应根据疾病不同阶段进行选择。

骨髓炎。三相骨闪烁扫描是诊断骨髓炎的重要方法且不受潜在条件影响。局限性显像剂浓聚、局限性灌注增高、延迟显像显像剂浓聚增加是骨髓炎特征性表现。然而骨扫描是非特异性检查(主要反映新骨形成),显像剂浓聚也见于其他情况如骨折、人工关节置换等,在无感染时也可见显像剂浓聚。这些情况统称为复杂性骨髓炎,骨扫描对这类疾病无特异性。

除脊柱外,标记白细胞扫描是几乎所有部位复杂骨髓炎诊断的显像方法。尽管脊柱摄取增加表明脊柱感染性病变,但超过 50%的椎体骨髓炎表现为白细胞摄取下降,原因尚不清楚。此外,这种现象不是椎体骨髓炎特有的,其他实体如肿瘤、梗死和 Paget 病均可出现(图 75.11)。

^{111}In 标记白细胞的另一个优势是(与标记白细胞相反)可同时进行骨扫描,双核素显像可同时进行,允许同时检测和区分^{111}In 标记白细胞与^{99m}Tc 标记的骨扫描显像剂。然后可以将图像精确地匹配,以便确定^{111}In 标记的白细胞摄取增加部位是否与骨扫描摄取增加部位为同一部位(骨髓炎),或者在邻近区域软组织(蜂窝织炎),或两者兼而有之。相比之下,^{99m}Tc-HMPAO 标记白细胞不能与^{99m}Tc 标记骨显像剂同时使用。这使得两个检查之间的精确比较难以实现,显像时间差也需要至少 48~72h。

为了最大限度地提高精度,^{99m}Tc-HMPAO 标记白细胞扫描常与用于骨髓显像的^{99m}Tc-硫胶体扫描结合。标记的 WBC 在感染病灶和有造血活性的骨髓内聚集。然而,造血系统的“正常”分布是可变的,可能会因疾病状态改变而改变,如镰状细胞病和戈谢病、局部损伤(如骨折、骨科手术和神经性关节病等)。此外,儿童造血系统的正常分布随年龄变化而变化。因此单一^{99m}Tc-HMPAO 标记白细胞扫描可能无法确定摄取是由于感染造成的还是骨髓分布异常造成的。^{99m}Tc-硫胶体显像可解决诊断困难的问题。^{99m}Tc-HMPAO 标记白细胞扫描和^{99m}Tc-硫胶体骨髓显像联合诊断的准确率约为 90%。

联合显像结果分析如下:

骨髓炎阳性:^{99m}Tc-HMPAO 标记白细胞显像阳性、对应部位硫胶体骨髓图像阴性,表明白细胞浓聚不是因为造血系统异常分布而是因为感染(图 75.12)。

骨髓炎阴性:其他类型的^{99m}Tc-HMPAO 标记白细胞显像和硫胶体骨髓图像(图 75.13)。

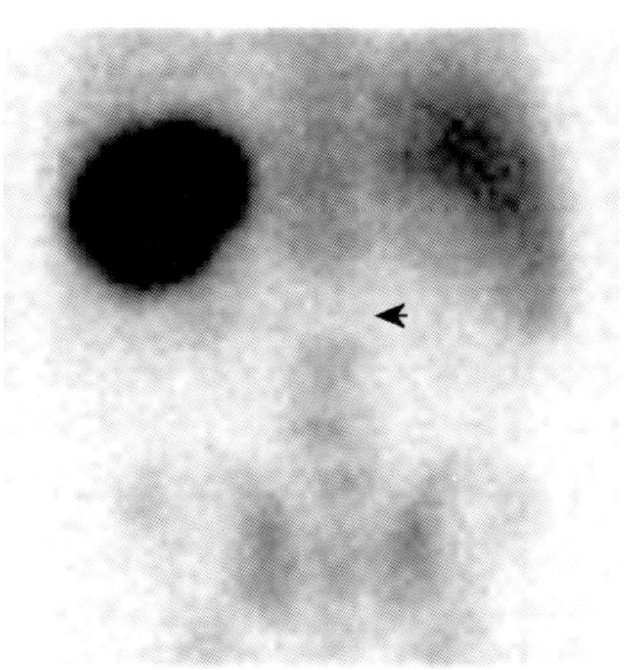

图 75.11　椎体骨髓炎。^{111}In-WBC 后腹部图像显示腰椎无摄取(箭)。在所有脊柱骨髓炎病例中,50%以上没有摄取。虽然白细胞图像摄取降低可能与脊柱骨髓炎一致,但这一发现并非特异性,可能代表其他原因。

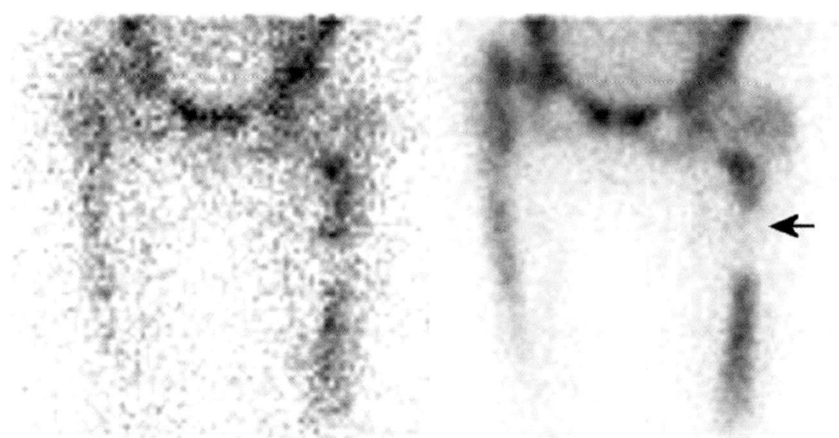

图75.12　骨髓炎。左股骨髓内感染患者的^{111}In-WBC图像(左)显示左股骨活动略微增加。同时获得的^{99m}Tc-硫胶体骨髓图像(右)显示^{111}In-WBC活性增加部位的光减少区(箭),本研究为感染阳性。请注意,^{111}In-WBC图像上剩余的大部分左股骨活动在^{99m}Tc-硫胶体上有相应的摄取,因此是由于骨髓,而不是感染。

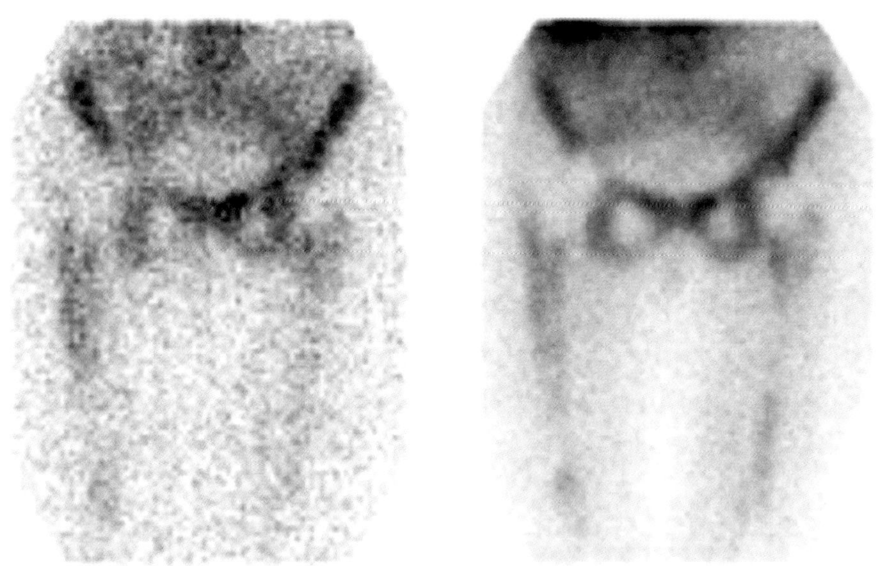

图75.13　右髋关节置换术无菌性松动。^{111}In-WBC图像(左)显示右侧全髋关节置换术后股骨周围摄取增加,不能排除感染。^{99m}Tc-硫胶体骨髓图像(右)显示,骨髓分布是^{111}In-WBC成像中摄取增加的原因。因此,联合成像对感染呈阴性反应。

术后感染。放射性核素炎症显像可弥补单一解剖成像的不足，有助于鉴别术后感染形成的脓肿、术后正常炎症反应、术后局限性积液和肿瘤（图 75.14）。^{67}Ga 可检测腹腔内感染，但可能被结肠高摄取所掩盖。注射^{67}Ga 显像剂后需要等待 48h 或更长时间才能显像，此外，^{67}Ga 也可浓聚在正常愈合的手术切口，在急性感染性病变的临床应用受到一定限制。相比之下，放射性核素标记白细胞不会聚集在愈合后的手术切口，有摄取则表明存在感染。由于这些原因，术后感染性病变检查首选白细胞显像（图 75.15）。然而某些部位也可浓聚放射性核素标记白细胞，如各种人工造口（气管造口、回肠造口、胃造口等）以及皮肤移植（图 75.16）。静脉置管、透析导管甚至腰椎穿刺部位也可能造成假阳性结果。

心血管系统感染。细菌性心内膜炎通常采用超声诊断，放射性核素检查在诊断心血管系统感染性病变中的作用非常有限。然而，与超声、心动图相比，^{67}Ga 和标记白细胞成像对感染性心内膜炎的严重并发症心肌脓肿的检测更为敏感。标记白细胞成像可作为诊断心肌脓肿的有效方法，其灵敏度超过 90%，特异性 53%～100%（图 75.17）。假阳性结果的原因包括移植物周围血肿、出血、移植物血栓形成、假性动脉瘤和移植物内皮化，以上情况多发生在术后 2 周内。

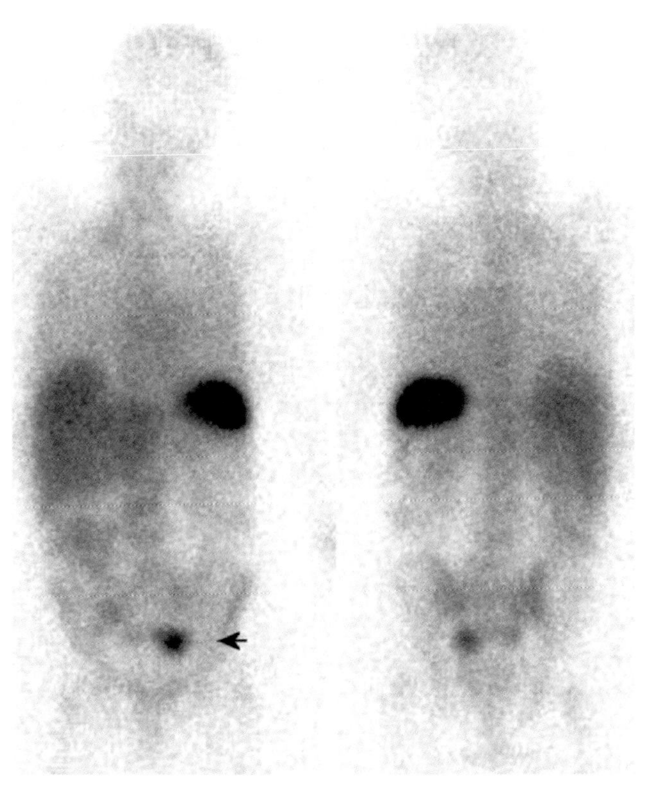

图 75.14　盆腔脓肿伴不明原因发热（FUO）。全身前后^{111}In-WBC 图像显示，左下腹（箭）为摄取强烈的病灶。随后的 CT 扫描（未显示）证实盆腔脓肿。微弱的升结肠和横结肠摄取归因于抗生素相关性结肠炎。

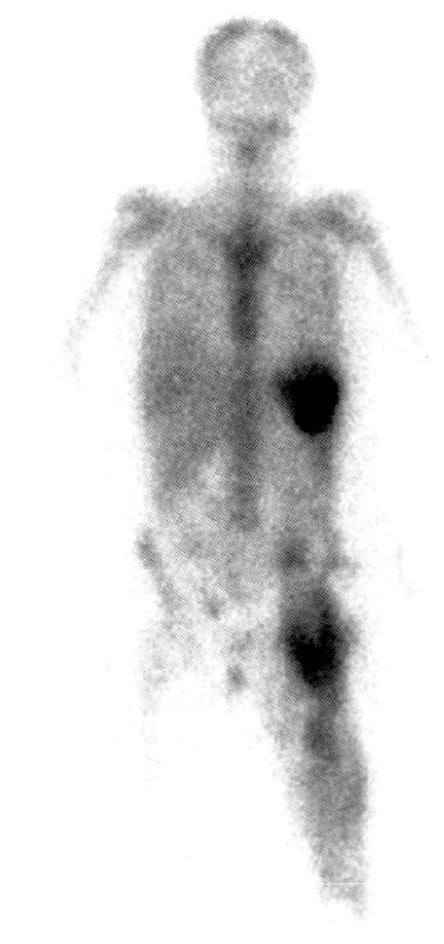

图 75.15　术后感染。有腹部多次手术史的患者在腹部和骨盆 CT 扫描中发现了一个类似于肿块的病灶（未显示）。鉴别诊断包括术后改变和肿瘤。在全身前^{111}In-WBC 图像上，标记的白细胞异常堆积从左腹部延伸至大腿。随后引流了多个脓肿。

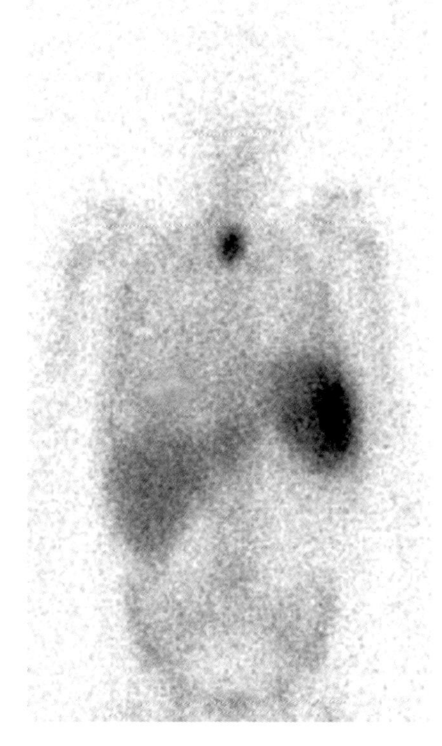

图 75.16　气管造口部位的白细胞（WBC）摄取。全身前^{111}In-WBC 图像显示气管造口处局部摄取增强。“造口”是肉芽状伤口，可显示强烈的摄取。

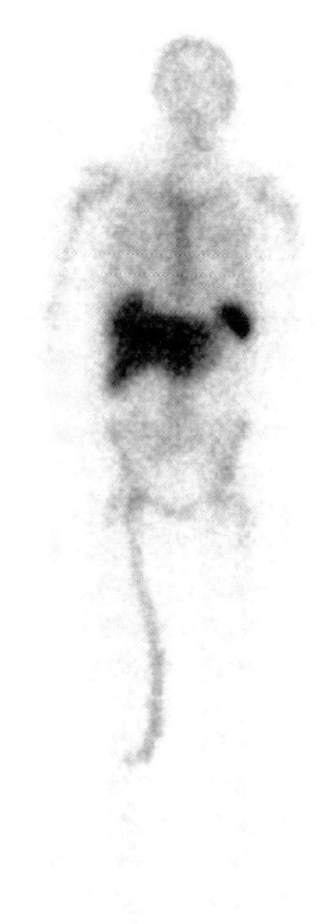

图 75.17　人工血管移植物感染。^{111}In-WBC 成像显示，沿着感染移植物，从腹股沟到膝盖的右大腿内侧摄取呈线性增加。

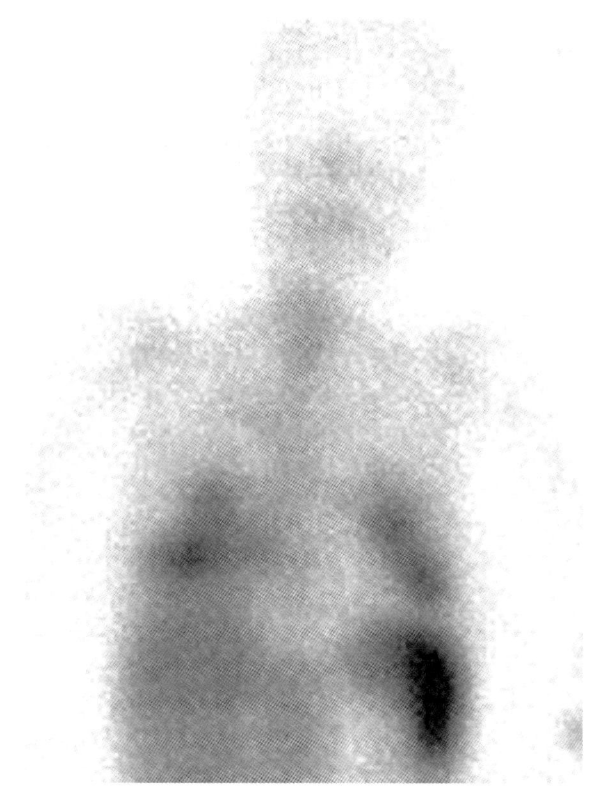

图 75.18　局灶性白细胞肺摄取。如^{111}In 标记白细胞显像所示，局灶性肺摄取表现为节段性或肺叶性，通常与细菌性肺炎有关。

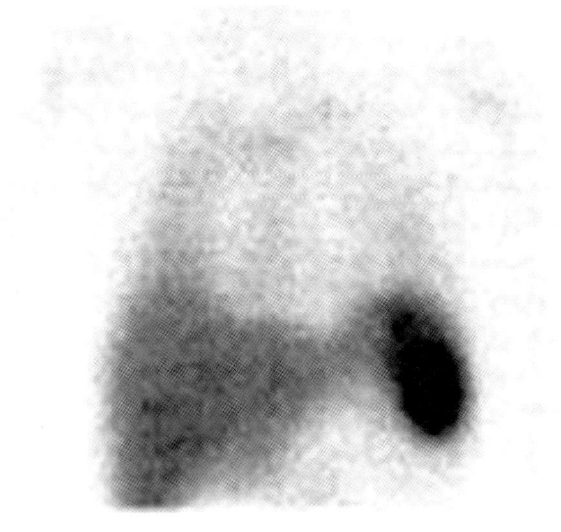

图 75.19　弥漫性白细胞肺摄取。^{111}In-WBC 图像显示轻度弥漫性双侧肺摄取。药物注射不久后图像上出现这种表现是正常的，但出现在后来的图像上是不正常的，这与许多原因有关，但与细菌性肺炎无关。

中枢神经系统感染。中枢神经系统感染性疾病的鉴别诊断包括肿瘤，脑血管意外，脓肿，多发性硬化症等，常规检查方法为增强 CT 和 MRI 检查。标记白细胞成像对强化病灶可提供有价值的诊断信息。如果这两种诊断方法均提示感染性病变，则几乎可以肯定是感染性病变；如果检查结论均排除感染性病变，则很大程度上排除感染性病变。脑肿瘤可见轻度显像剂摄取，患者进行大剂量类固醇激素治疗可导致假阴性。

肺显影。注射后数小时内肺浓聚标记白细胞是正常的生理摄取，但 24h 后肺出现局灶性、节段性或肺叶摄取可能是细菌性肺炎（图 75.18），但也可见于支气管扩张区合并分泌物中白细胞积聚而导致囊性纤维化的患者。非节段性局灶性肺摄取通常是由标记过程中的技术问题引起或与图像融合有关，通常与感染无关。

注射 4h 后弥漫性肺摄取见于肺水肿、机会性感染、放射性肺炎、肺毒性药物和成人呼吸窘迫综合征（图 75.19）。然而，注射 4h 后弥漫性肺摄取也可以见于胸片正常、无临床症状的败血病患者，这类患者无呼吸道炎症或感染的临床证据，出现这种情况可能是由于细胞因子激活。

炎症性肠病。^{111}In 标记白细胞不会浓聚于正常的肠道。肠道出现^{111}In 标记白细胞浓聚是肠道炎性病变征象，可能原因包括感染性结肠炎（包括抗生素相关性结肠炎或假膜性结肠炎），炎症性肠病，缺血性结肠炎和胃肠道出血（图 75.20）。然而，目前研究认为^{99m}Tc-HMPAO 标记白细胞可用于诊断炎症性肠病，包括克罗恩病和溃疡性结肠炎。支持克罗恩病诊断的影像学表现是结肠肠中跳跃性摄取或小肠摄取（图 75.21）。^{99m}Tc-HMPAO 标记白细胞是检测炎性肠道疾病的筛选检查。在已确诊的炎症性肠病患者中，^{99m}Tc-HMPAO 标记白细胞成像可用于鉴别活动瘢痕组织和活动性病变，也可用于监测治疗效果。

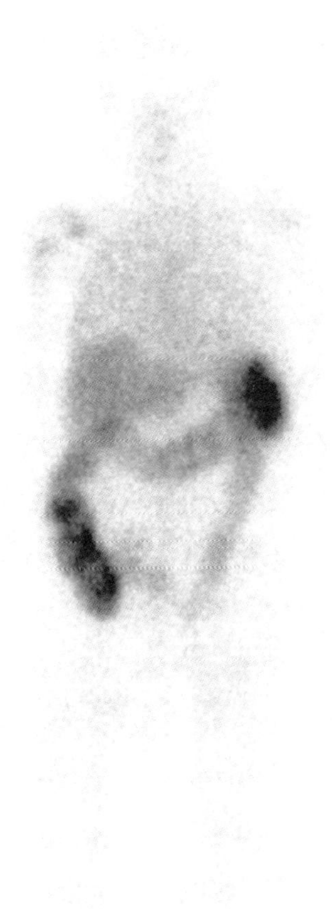

图 75.20　结肠炎。全身前^{111}In-WBC 图像显示全结肠摄取，升结肠最明显。

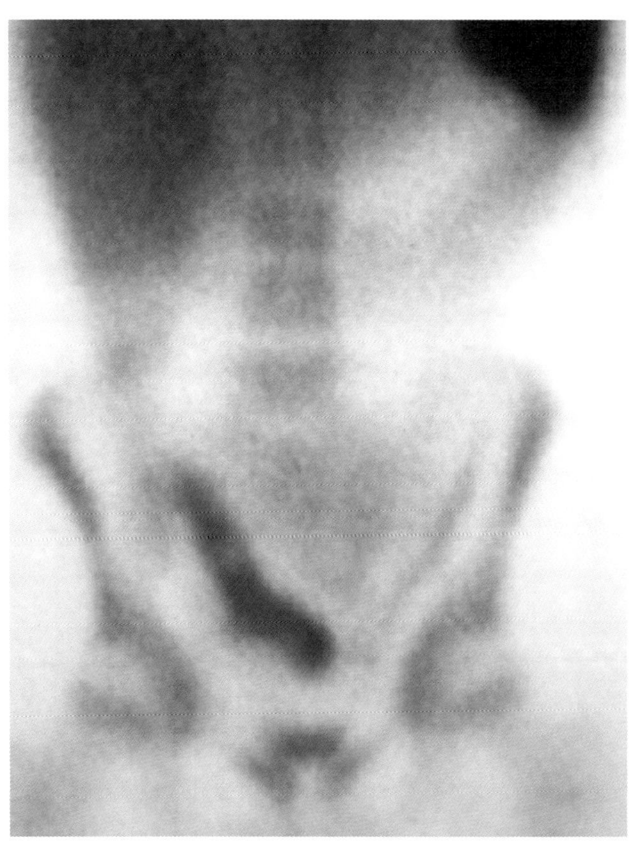

图 75.21　克罗恩病。在^{99m}Tc-WBC 图像上，远端空肠、近远端回肠以及结肠（回肠最强烈）存在摄取。结肠炎患者的小肠摄取支持克罗恩病的诊断。

SPECT/CT

单光子发射计算机断层显像（SPECT）是一种提供三维成像、显示放射性核素摄取空间分布的核医学成像技术。伽马相机围绕患者旋转（通常为 360°），数据由计算机重建。SPECT/CT 扫描仪包括一个传统的 CT 扫描仪和 SPECT 设备，两套设备图像进行综合分析。将放射性核素示踪信息（如^{67}Ga，^{111}In-WBC 和^{99m}Tc-WBC）与 CT 图像提供的解剖细节融合，可以提高诊断的可信度和准确性。如对疑似骨髓炎患者的 SPECT/CT 扫描可鉴别放射性示踪剂分布于骨骼、软组织或两者均有（图 75.22）。

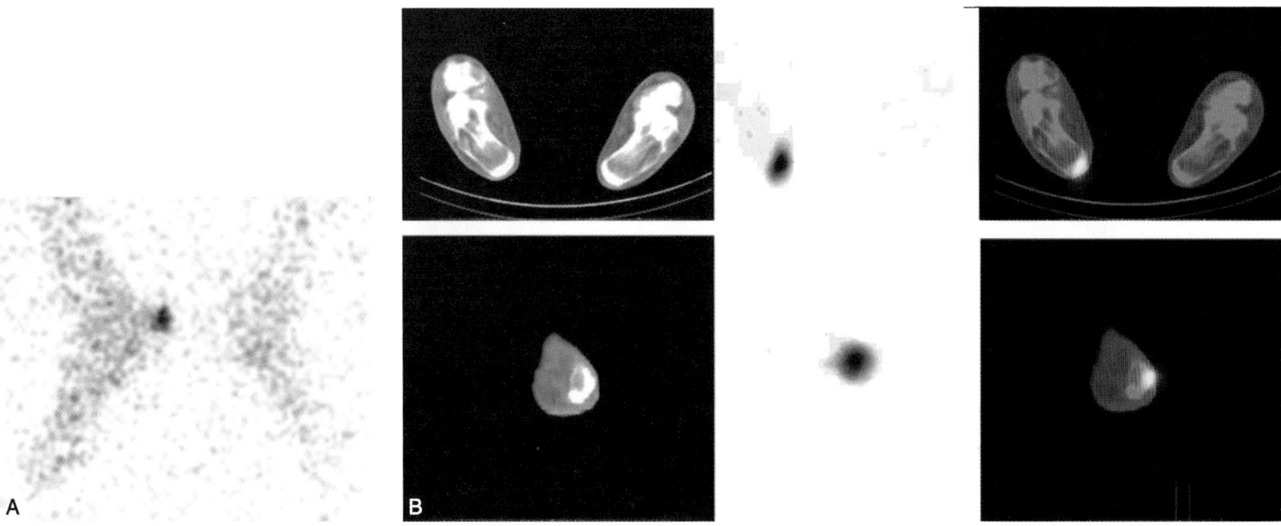

图 75.22　右跟骨骨髓炎。A. 24h 平面^{111}In-白细胞图像显示右足跟后部摄取增强。无法确定病灶累及骨内还是局限于软组织内。B. 在轴位和矢状位 SPECT/CT 图像中，^{111}In-白细胞摄取明显延伸到骨内。

^{18}F-氟脱氧葡萄糖正电子发射断层显像

PET/CT 显像常用的显像剂^{18}F-FDG 是一种葡萄糖类似物，广泛应用于肿瘤显像，具体应用见第 76 章。此外，^{18}F-FDG PET 显像也能检测炎症反应。^{18}F-FDG 与^{67}Ga 均为非特异性显像剂，可用于炎症显像和肿瘤显像。^{18}F-FDG 为 FUO 的评估提供了一个有用的选择，其中许多病例并不是由感染引起的（图 75.23）。

虽然在美国没有批准^{18}F-FDG PET 显像用于诊断炎症和感染性病变，但是有文献指出^{18}F-FDG PET 在各种该类病情下也有用，包括结节病（图 75.24），周围骨髓炎，椎体骨髓炎（图 75.25）和血管炎（如巨细胞动脉炎）。

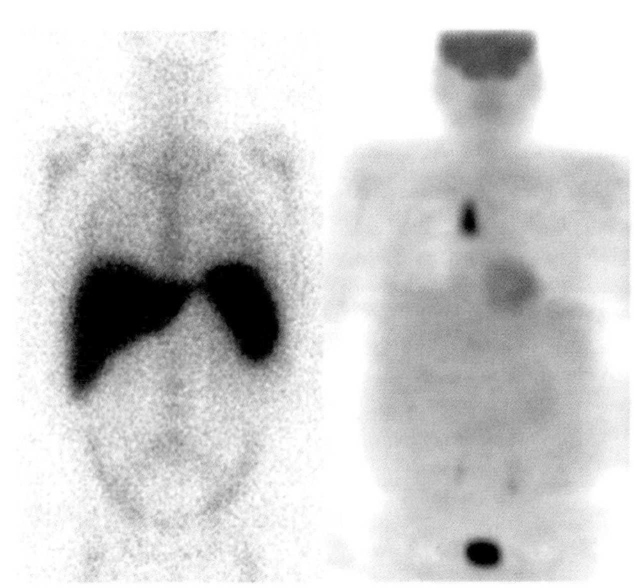

图 75.23　复发性肺癌患者伴不明原因发热。81 岁男性，患有慢性淋巴细胞白血病，有肺癌病史，不明原因发热，白细胞计数升高。^{111}In-WBC 显像（左）为阴性。^{18}F-FDG PET（右）显示右侧气管旁区域局灶性高代谢，与 CT 上淋巴结相对应（未显示）。最后诊断为复发性肺癌。

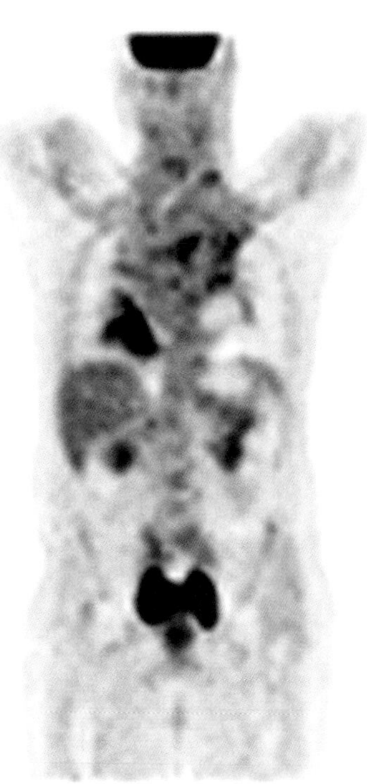

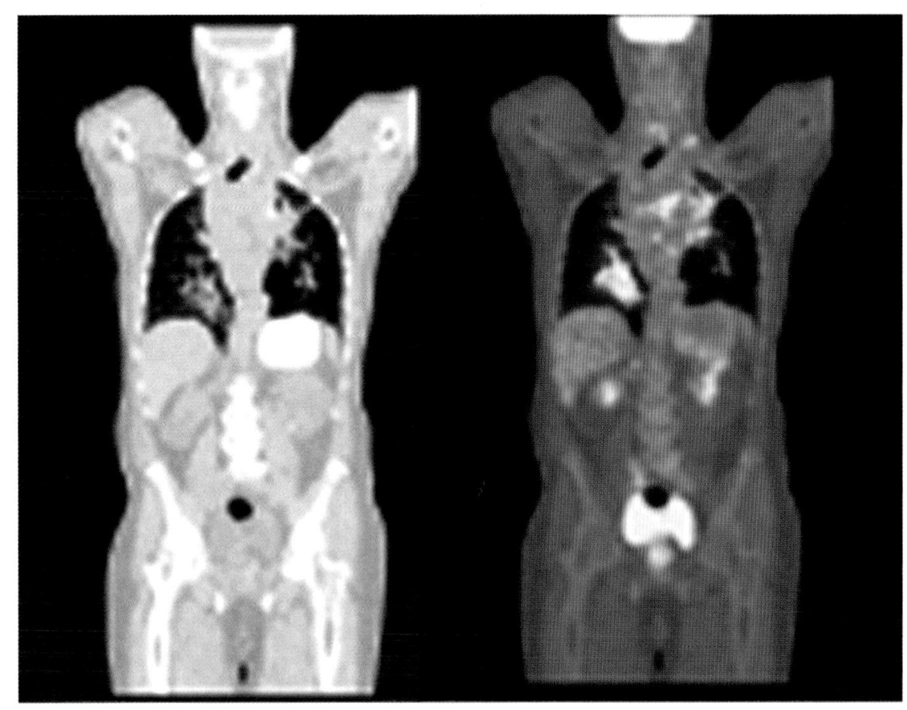

图 75.24　结节病。冠状位^{18}F-FDG PET/CT 图像显示，71 岁男性活动性结节病患者的纵隔淋巴结和右下肺高代谢。

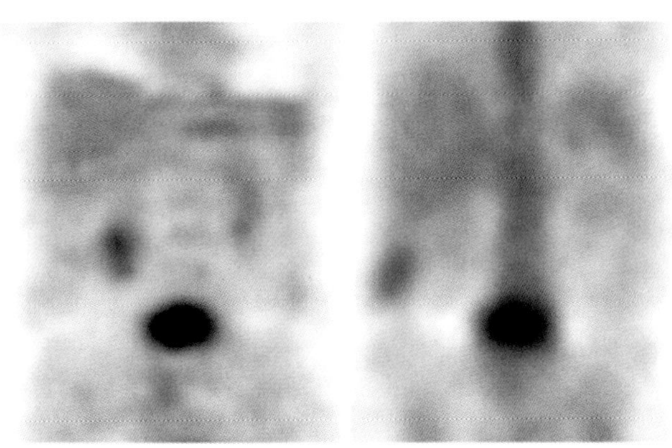

图 75.25　椎体脊髓炎。^{18}F-FDG PET(左)和^{67}Ga SPECT 图像(右)均显示一位脊柱骨髓炎患者的下腰椎有强烈的放射性示踪剂积聚。

结　论

放射性核素显像对炎症和感染性疾病的诊断至关重要,可弥补单一解剖成像诊断的不足,在许多情况下可提供其他检查方法不能提供的功能信息。具体显像方法需要根据患者临床表现和适应证选择。

推 荐 阅 读

Bar-Shalom R, Yefremov N, Guralnik L, et al. SPECT/CT using 67Ga and 111In-labeled leukocyte scintigraphy for diagnosis of infection. *J Nucl Med* 2006;47:587–594.

Bleeker-Rovers CP, van der Meer JW, Oyen WJ. Fever of unknown origin. *Semin Nucl Med* 2009;39:81–87.

Charron M. Pediatric inflammatory bowel disease imaged with Tc-99m white blood cells. *Clin Nucl Med* 2000;25:708–715.

Filippi L, Schillaci O. Usefulness of hybrid SPECT/CT in 99mTc-HMPAO-labeled leukocyte scintigraphy for bone and joint infections. *J Nucl Med* 2006;47:1908–1913.

Fineman DS, Palestro CJ, Kim CK, et al. Detection of abnormalities in febrile AIDS patients with In-111-labeled leukocyte and Ga-67 scintigraphy. *Radiology* 1989;170:677–680.

Granquist L, Chapman SC, Hvidsten S, Murphy MS. Evaluation of 99mTc-HMPAO leukocyte scintigraphy in the investigation of pediatric inflammatory bowel disease. *J Pediatr* 2003;143:48–53.

Jamar F, Buscombe J, Chiti A, et al. EANM/SNMMI guideline for 18F-FDG use in inflammation and infection. *J Nucl Med* 2013;54:647–658.

Kramer EL, Divgi CR. Pulmonary applications of nuclear medicine. *Clin Chest Med* 1991;12:55–75.

Kwee TC, Kwee RM, Alavi A. FDG-PET for diagnosing prosthetic joint infection: Systematic review and met analysis. *Eur J Nucl Med Mol Imaging* 2008;35:2122–2132.

Love C, Opoku-Agyemang P, Tomas MB, Pugliese PV, Bhargava KK, Palestro CJ. Pulmonary activity on labeled leukocyte images: physiologic, pathologic, and imaging correlation. *Radiographics* 2002;22:1385–1393.

Love C, Tomas MB, Tronco GG, Palestro CJ. FDG PET of infection and inflammation. *Radiographics* 2005;25:1357–1368.

Martin-Comin J, Prats E. Clinical applications of radiolabeled blood elements in inflammatory bowel disease. *Q J Nucl Med* 1999;43:74–82.

Palestro CJ, Goldsmith SJ. The role of gallium and labeled leukocyte scintigraphy in the AIDS patient. *Q J Nucl Med* 1995;39:221–230.

Palestro CJ, Kim CK, Swyer AJ, Vallabhajosula S, Goldsmith SJ. Radionuclide diagnosis of vertebral osteomyelitis: indium-111-leukocyte and technetium-99m-methylene diphosphonate bone scintigraphy. *J Nucl Med* 1991;32:1861–1865.

Palestro CJ, Love C. Radionuclide imaging of musculoskeletal infection: conventional agents. *Semin Musculoskelet Radiol* 2007;11:335–352.

Palestro CJ, Love C, Bhargava KK. Labeled leukocyte imaging: current status and future directions. *Q J Nucl Med Mol Imaging* 2009;53:105–123.

Palestro CJ, Love C, Tronco GG, Tomas MB. Role of radionuclide imaging in the diagnosis of postoperative infection. *Radiographics* 2000;20:1649–1660.

Palestro CJ, Swyer AJ, Kim CK, Muzinic M, Goldsmith SJ. Role of In-111 labeled-leukocyte scintigraphy in the diagnosis of intracerebral lesions. *Clin Nucl Med* 1991;16:305–308.

Palestro CJ, Torres MA. Radionuclide imaging of nonosseous infection. *Q J Nucl Med* 1999;43:46–60.

Schmidt KG, Rasmussen JW, Frederiksen PB, Kock-Jensen C, Pedersen NT. Indium-111-granulocyte scintigraphy in brain abscess diagnosis: limitations and pitfalls. *J Nucl Med* 1990;31:1121–1127.

(杨耀武　雷楠　程祝忠)

第 76 章 ■ 正电子发射断层显像

简　介

正电子发射断层显像(PET)是临床分子影像学检查的一个重要组成部分。PET/CT 和 PET/MRI 将解剖成像设备和分子影像结合,能一次性完成分子影像和解剖成像检查。随着新型显像剂的临床应用,在可预见的将来 PET 在临床应用中将会发挥越来越大的作用。

PET 设备。PET 成像采用正电子衰变的同位素。这些发射正电子的放射性核素是不稳定的原子,当原子核内的质子衰变成中子就会有正电子的发射。正电子与电子质量相同,但是是带正电的。在极短时间内,正电子与附近的电子碰撞而湮灭,释放两个对向(近 180°)运动的高能 γ 光子(511keV)。这些高能光子在软组织中具有高度的穿透性,因此在体内吸收或偏转十分有限,PET 检测这些光子并最终形成图像。

最常见的正电子发射放射性核素包括镓-68(^{68}Ga)、氟-18(^{18}F)、氮-13(^{13}N)、氧-15(^{15}O)、碳-11(^{11}C)和铷-82(^{82}Rb)。有两种产生放射性核素的方法——核素发生器和回旋加速器。目前大部分临床 PET 成像是基于^{18}F,^{18}F 是一种由回旋加速器生产的不稳定的放射性同位素,半衰期为 109min。同时^{18}F-18 可在配送中心生产并运送至检查机构,其他短半衰期(75s 至 20min)的正电子发射放射性核素如^{82}Rb 必须通过现场生产和使用。

应该注意的是正电子在湮灭前离开母原子的距离与母原子的能量成正比。因此更高能量的母原子如^{82}Rb,比低能量母原子具有更高的移动距离,从而影响图像的空间分辨率。^{18}F 发射正电子能量较低,在组织中射程短,空间分辨率高于其他高能正电子。

PET 相机由一组环形探测器组成,用以检测符合事件光子。正电子发生湮没辐射事件,发射两个 511keV 光子,如果同时被两个探测器探测到,表明在两个探测器之间空间中的某个地方发生了湮灭事件(即符合事件)。非相干光子通常是分散性的,在数据重建过程中大多被过滤掉。这些原始数据被重建成横截面图像,类似于 CT 和 MRI。大多数商业 PET 系统的空间分辨率是 4~5mm,虽然有些时间飞行技术(TOF)系统拥有 2mm 的分辨率。这些 TOF 系统利用匹配重合对中每个光子到达探测器的时间差异来确定湮没辐射发生的具体位置,这种方法提高了图像空间分辨率和检测灵敏度。

单独 PET 图像形态学细节非常有限,图像模糊而难以进一步诊断。PET/CT、SPECT/CT 和最近的 PET/MR 将两种检测设备集成在一套检测系统中,可提供出色的解剖细节和功能(代谢)信息。PET 和多层螺旋 CT(MDCT)的结合使互补的检查结果相互关联,形成单一的综合检查。因此,现在 PET/CT 扫描仪几乎取代了所有独立的 PET 系统。典型的 PET/CT 扫描仪由一个 PET 和紧邻的 MDCT 扫描仪组成。两种检查设备共用一张检查床,实现精确定位,利用计算机软件融合两组图像。

在过去的几年里,一种新检查技术 PET/MR 应用于临床。PET/MR 概念的提出早于 PET/CT,但是 MR 的强磁场、梯度场和射频场会影响 PET 性能,该技术难题推迟了 PET/MR 的应用,直到新的磁敏感 PET 光电二极管的应用使 PET/MR 成为现实。

当光子穿过人体时,它们可以被吸收或衰减,导致检测不到真正的湮灭辐射事件。光子计数的丢失导致图像伪影和噪声。光子衰减随光子产生于人体内部深度增加而增加,因为光子需要穿过更厚的软组织。由于肺部充满气体,胸腔内的光子衰减低于腹部或骨盆。为了弥补这种衰减,PET 图像必须要进行衰减校正。PET/CT 同机 CT 数据可用于 PET 衰减校正。对于单独 PET,通常采用^{68}Ge/^{68}Ga 棒源进行衰减校正。现在单独 PET 机型几乎均被淘汰,新机器均为 PET/CT。衰减校正提高了正电子活动检测的灵敏度,但它可能会在图像中引入伪影,如 PET 和 CT 数据集之间的配准错误。因此,PET 图像的最佳分析包括审阅衰减校正和未衰减校正的 PET 图像。

PET/CT 检查。在显像剂为^{18}F-FDG 的扫描中,患者显像前应禁食 4~6h 以限制胃肠道的代谢活动,并限制血液中循环的胰岛素量,降低本底糖代谢水平,并控制血糖水平(<150mg/dL)以限制过高血糖竞争葡萄糖受体,必要时使用胰岛素降低血糖。胰岛素与口服降糖药应在注射显像剂前给药,以降低肌肉组织糖代谢水平。注射胰岛素时间应根据胰岛素不同和血糖水平不同而采取不同注射时间和剂量。在使用放射性核素之前和之后的 24h 内,应限制剧烈活动,以限制 FDG 的肌肉摄入。患者注射显像剂后应保持安静,尽量少说话,特别是头颈部肿瘤和伴有头颈部转移灶的患者,防止咽喉部肌肉因运动导致代谢增高。注射显像剂前应排空膀胱,排尿困难患者应导尿,防止膀胱内过多显像剂浓聚影响骨盆、泌尿系统、生殖系统病变的观察。也可采

用膀胱持续冲洗降低膀胱内显像剂残留。如果有必要，可注射如呋塞米等利尿剂加速显像剂排泄。通常静脉注射显像剂剂量为 10~20mCi(0.22mCi/kg)，儿科患者剂量根据体重调整，最低剂量为 2mCi。

由于细胞摄取显像剂通常需要一定时间，静脉注射后约 60min 进行扫描，同时也可降低血液中显像剂残留量，增加靶区和非靶区对比度。患者平躺在检查床上，双上肢举过头顶或分别放置于身体两侧。如果患者病情允许，则尽可能举过头顶防止干扰，如果放置于身体两侧可能在 CT 扫描时出现硬化性伪影(见图 76.5)。全身扫描范围至少应包括颅顶至双侧股骨中段，扫描常采用 CT 平扫。某些情况下患者可口服肠道对比剂以提高诊断的准确性。虽然静脉注射和/或口服碘化或含钡对比剂可以提高 CT 的诊断质量，但它会在 PET 图像的衰减校正中产生伪影，并影响标准摄取值(SUV)的计算。通常 MDCT 扫描时间不超过 2min，PET 扫描时间 10~30min，具体时间取决于扫描范围大小、计数率高低和扫描速度。CT 和 PET 图像分别采集重建，再通过计算机软件进行融合。

PET/CT 图像分析。在工作站上交互查看横断面、冠状面和矢状面重建的 CT 图像、衰减校正和未衰减校正的 PET 图像和融合的 PET/CT 图像。工作站上可进行各种后处理，如最大密度投影(MIP)等，有助于定位显像剂的分布范围。根据需要调整窗宽、窗位和融合图像色彩分布。根据目测、SUV 计算、糖代谢速率计算病灶的代谢活性。

^{18}F-FDG 是目前应用最广泛和最适用的 PET/CT 显像剂。了解^{18}F-FDG 的性质是分析大多数 PET/CT 图像的基础。^{18}F 是放射性示踪分子 2-^{18}F-氟-2-脱氧-D-葡萄糖(FDG)中的放射性同位素。FDG 是一种葡萄糖类似物，因此它类似于正常葡萄糖的主动转运通过细胞膜，在人体中分布并倾向于富集在代谢活性高的区域。有丝分裂率高的肿瘤细胞代谢活性高，葡萄糖转运体增加，因此 FDG 浓度高于正常组织。^{18}F-FDG 随后被磷酸化成^{18}F-FDG-6-磷酸盐。由于 FDG 与葡萄糖空间结构上的差异，使得该磷酸盐不能进一步代谢而陷落在细胞内。肝脏内磷酸酶可以脱去 FDG-6-磷酸并将之从肝脏清除，因此肝脏内^{18}F-FDG 的代谢活性并不能完全反映真实糖代谢活性。

^{18}F-FDG 的积累取决于血供和糖代谢活性水平。糖代谢活性较高的器官如大脑，可能累积更多^{18}F-FDG。此外，多种因素会影响^{18}F-FDG 浓聚程度，如血糖水平、胰岛素高低、肌肉活动状态等。^{18}F-FDG 主要通过尿路排泄，不会被重吸收，因此肾脏、输尿管和膀胱会残留大量^{18}F-FDG。胃肠道、肝脏、胸腺、乳腺、唾液腺和骨髓也会不同程度浓聚^{18}F-FDG。心肌浓聚^{18}F-FDG 的程度主要取决于注射时心肌代谢状态。胸膜、腹膜和关节囊内液体可见到少量^{18}F-FDG 浓聚。其他腺体如泪腺、唾液腺和汗腺可少量浓聚显像剂，在图像分析时应仔细鉴别，不能误认为高代谢灶。

^{18}F-FDG 在糖代谢增高的病灶中均可浓聚，由于大多数恶性肿瘤糖代谢活性高于其他组织，可浓聚更多的^{18}F-FDG。某些良性病变，如感染、良性肿瘤或其他炎性病变由于糖代谢活性增高，也可浓聚^{18}F-FDG。PET 图像分析难点之一在于从糖代谢增高的区域中区分恶性病变。

骨骼肌对^{18}F-FDG 的摄取依赖于肌肉活动状态和胰岛素水平。在静息状态下，肌肉摄取^{18}F-FDG 可以忽略不计。显像前 24h 剧烈运动可能导致^{18}F-FDG 摄取增高。注射显像剂后患者应尽量减少活动以减少肌肉摄取。呼吸困难患者可能会出现胸壁和膈肌摄取增高。糖尿病患者注射胰岛素可增加骨骼肌 FDG 的摄取，与非空腹患者相似(图 76.1)。眼球运动增多可增加眼部肌肉的摄取，患者注射显像剂后言语过度可增加声带和咀嚼肌的摄取(图 76.2)。

大脑。由于脑组织主要以葡萄糖为能量来源，脑内^{18}F-FDG 摄取程度始终是显著的(图 76.3)。正常情况下灰质摄取特别强烈，因此难以鉴别颅内恶性病变。局部性摄取减低见于放疗后或局部组织切除术后。非禁食状态下脑摄取程度可有弥漫性降低。

心肌。进食后心肌摄取特别强烈。扫描前禁食 4~6h 会减少心肌对^{18}F-FDG 的摄取，这是由于禁食后心肌能量物质主要由脂肪酸提供，扫描前 24h 前进食高脂肪低碳水化合物饮食能进一步降低^{18}F-FDG 的摄取。大多数患者由于心肌向脂肪酸代谢的不均匀过渡而出现心肌 FDG 活性的变化和不均匀性，即使禁食后也是如此。冬眠心肌优先使用葡萄糖代谢，在显像中表现为高摄取。^{18}F-FDG 摄取变化在左心室壁表现最为明显(图 76.4)。

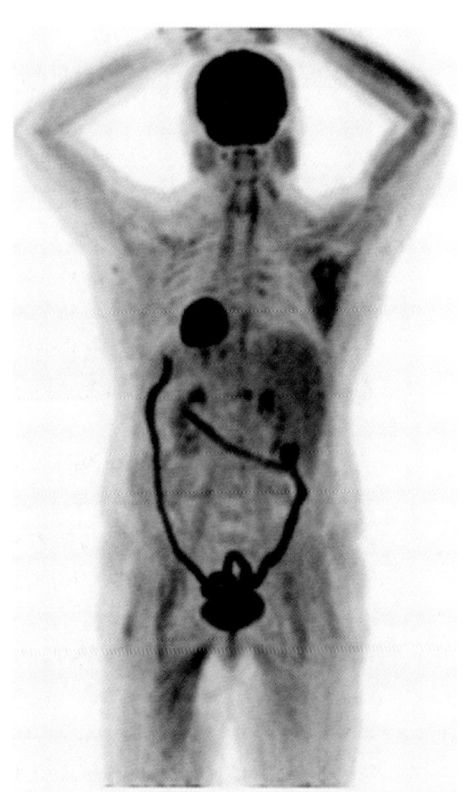

图 76.1　全身 FDG 最大密度投影(MIP)PET 成像显示异常生理分布，肌肉骨骼和结肠强烈摄取显像剂。患者服用了二甲双胍，这可能是导致结肠强烈摄取的原因。经询问，患者在注射显像剂前吃过薯条。餐后扫描通常示肌肉骨骼、心脏代谢增高。

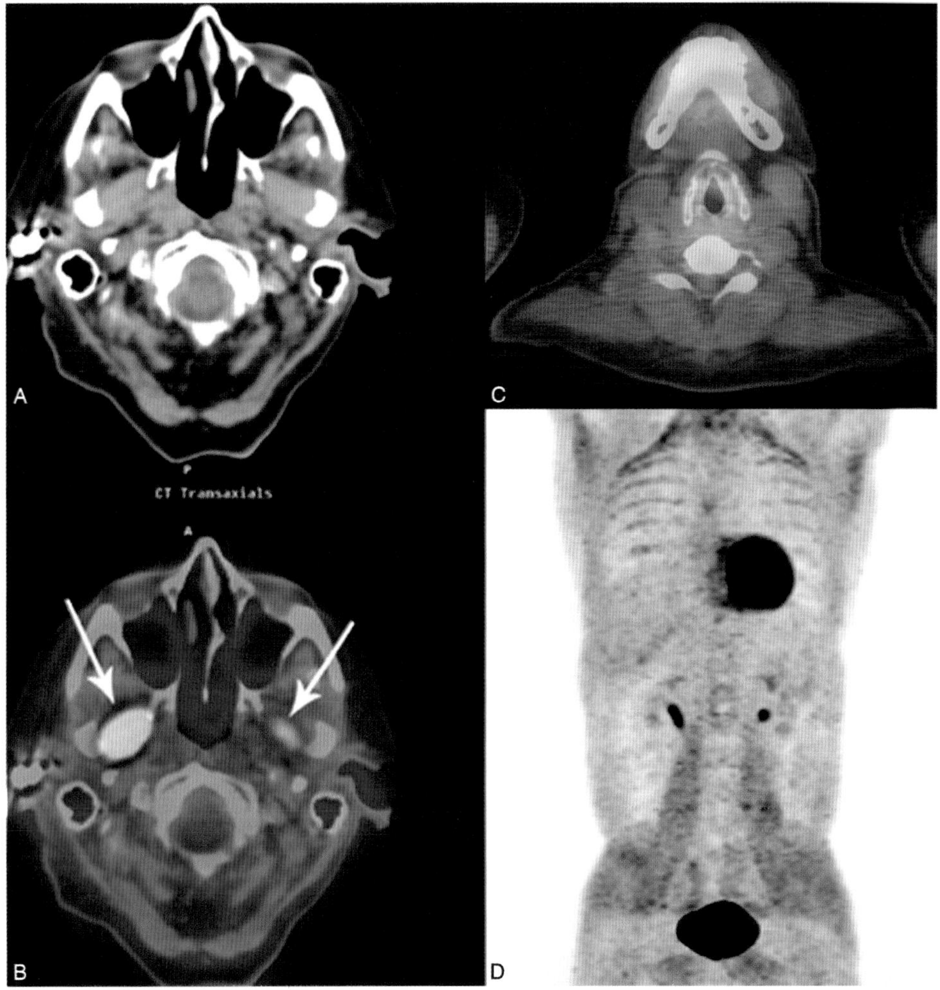

图 76.2 肌肉生理性摄取氟脱氧葡萄糖(FDG)。轴向 CT(A)和融合 PET/CT 图(B)显示翼状肌(箭)对 FDG 强烈的生理性摄取,这是由注射显像剂后患者说话和咀嚼引起,不应与恶性病变混淆。C. 喉部的轴向融合 PET/CT 图像显示声带摄取增强。如果肌肉摄取过多将不利于喉癌患者的检查。D. 全身 MIP 图像显示患者弥漫性对称肌肉摄取,询问患者得知在注射 FDG 前 12h 内进行过剧烈运动。

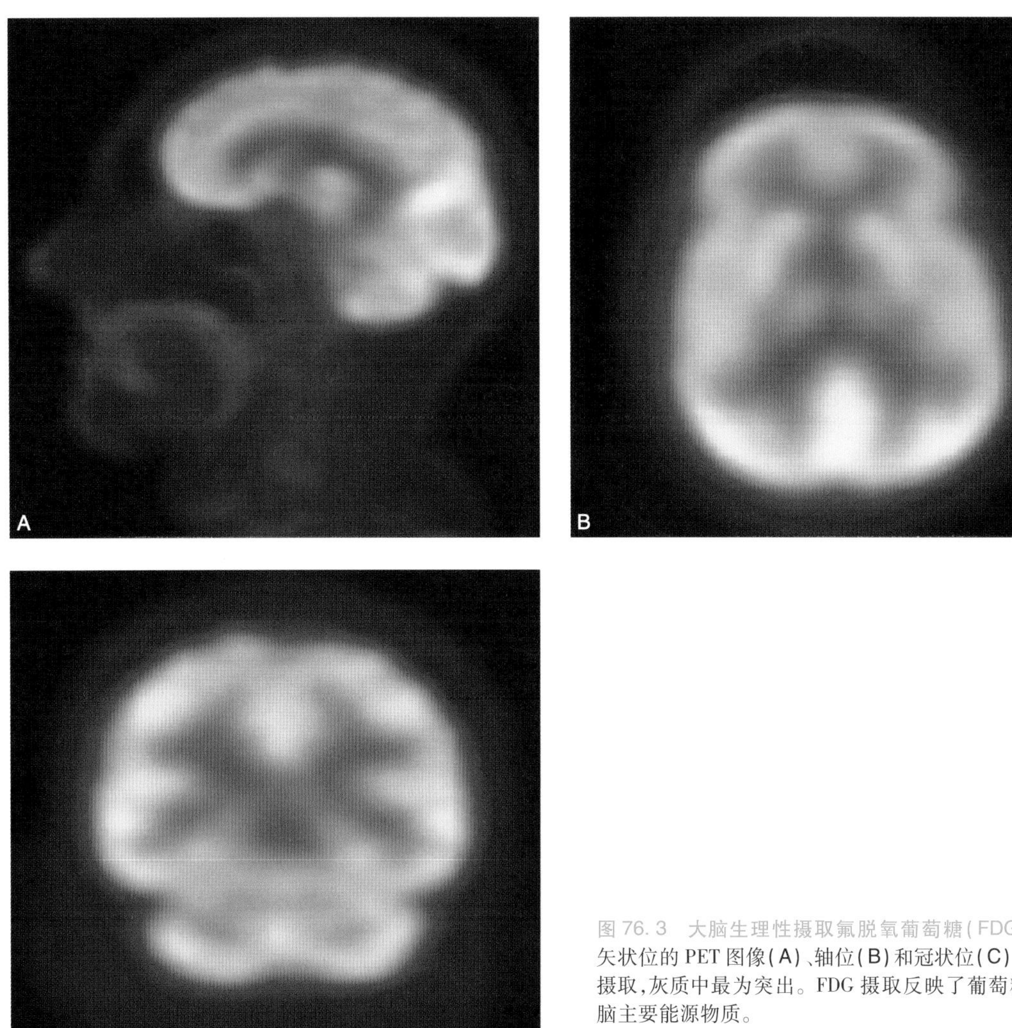

图 76.3　大脑生理性摄取氟脱氧葡萄糖(FDG)。人脑矢状位的 PET 图像(A)、轴位(B)和冠状位(C)呈弥漫性摄取,灰质中最为突出。FDG 摄取反映了葡萄糖作为大脑主要能源物质。

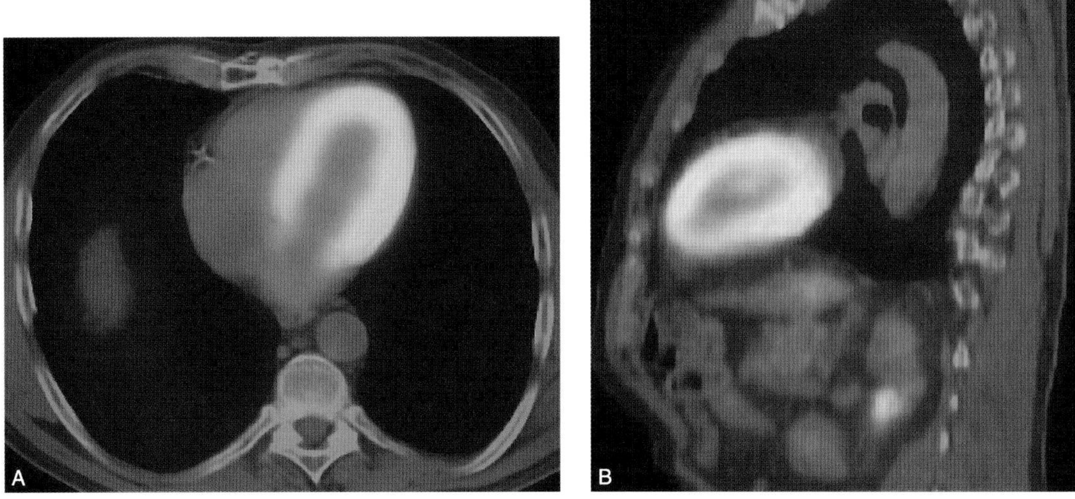

图 76.4　心脏生理性摄取氟脱氧葡萄糖(FDG)。轴位(A)和矢状位(B)融合图像显示左心室心肌摄取正常。

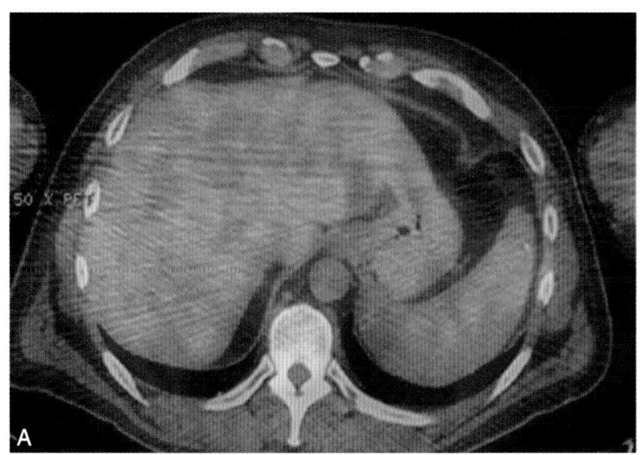

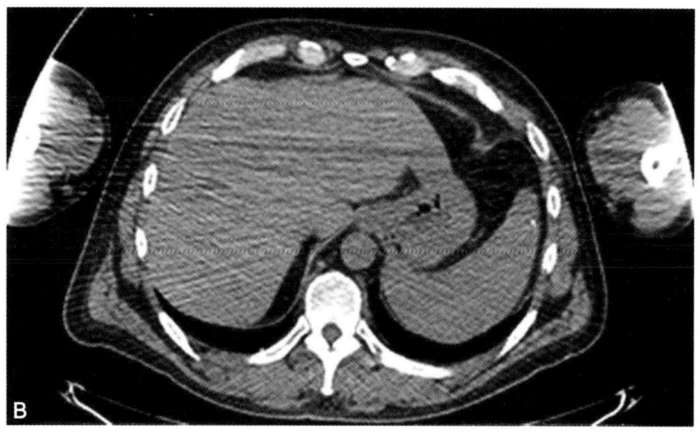

图76.5 肝脏生理性摄取氟脱氧葡萄糖(FDG)。A. PET/CT融合图像上肝脏不均匀摄取FDG,活性不均匀,为正常生理现象,肝内高代谢活性加上肝细胞FDG清除率的变化导致了这种异质性,这种特性使得PET检测肝肿块有些困难。B. 对应的CT图像显示由于患者处于臂侧位造成的硬化伪影条纹。与(A)的后叶相比,这种伪影还可降低右、左肝叶前部经衰减校正图像上的FDG摄取值。

肝脏。几乎所有患者的整个肝脏都表现为^{18}F-FDG低代谢活性。肝脏是碳水化合物代谢的主要部位,包括糖酵解和糖原储存。然而,肝细胞也具有高水平的FDG-6-磷酸酶,可以清除肝细胞的^{18}F-FDG。肝脏摄取可能呈现异质性,与多发性小转移灶的表现类似(图76.5)。

胆囊。很少见胆囊摄取。胆囊^{18}F-FDG高摄取提示急性或慢性胆囊炎、胆囊癌或邻近的肝肿瘤。

脾脏摄取通常略大于血池,但通常比肝脏低。髓外造血激活、化疗后或免疫疗法治疗后脾脏摄取均可增加。

骨髓。脊柱、骨盆、肋骨、胸骨和近端股骨可表现为轻度到中度、弥漫性和对称性骨髓摄取。不对称或不均匀摄取多是由骨骼转移、陈旧性骨折和放疗后辐射效应引起的。化疗引起严重贫血治疗后、粒细胞集落刺激因子治疗后骨髓可表现为弥漫性摄取增高。

胃壁通常表现为低摄取和最好的识别轴向图像的特点位置和形状。胃壁肌肉收缩可增加其对^{18}F-FDG的摄取。下胸部摄取病灶可能代表裂孔疝内的炎症或食管远端与反流相关的炎症。

结肠的摄取通常比小肠摄取高,且变异较大。结肠强烈的FDG摄取导致难以识别腹部病变部位(图76.6)。结肠摄取可随结肠肌肉收缩、黏膜炎症、结肠壁淋巴组织数量、结肠细菌等变化而变化。多灶性或节段性摄取提示炎症性肠病,强烈的局灶性摄取提示结肠癌,腹膜转移灶或邻近淋巴结转移。某些良性病变也可出现局灶性摄取,如结肠息肉。服用二甲双胍的患者可表现为远端小肠和右结肠强烈的摄取,类似于小肠结肠炎。CT图像上如果结肠和小肠表现正常,未见肠壁增厚等异常征象有利于排除假阳性表现。

泌尿系统。FDG通过肾小球滤过排出,不被肾小管重吸收,因此尿液中放射性活性很高(图76.7)。PET成像前应排空膀胱。良好水化有助于FDG清除并减少泌尿系统放射性活度。肾集合系统高活度(但正常)不利于集合系统病变检测。输尿管蠕动可能出现局灶性高摄取。正常蠕动引起的输尿管部分充盈,可在输尿管的任何位置显示局灶性高FDG活性。膀胱排空后膀胱憩室内残留尿液仍表现为高活度。

子宫。月经期子宫内膜通常表现为FDG高摄取。阴道填塞物中也可见摄取增高。肌瘤也可能有可变的局灶性FDG摄取。由于CT对子宫肌瘤和恶性肿瘤缺乏特异性表现,因此超声或磁共振检查对排除子宫恶性肿瘤是必要的。

卵巢。绝经前黄体可表现为局灶性摄取(图76.8)。任何绝经后女性卵巢的摄取均应考虑病理性摄取,应该进一步行超声或磁共振检查。

唾液腺通常表现为低摄取或无摄取。放疗、感染和炎症可增加FDG摄取。

甲状腺通常表现为弥漫性低水平摄取。Graves病和甲状腺炎可导致摄取增加。甲状腺癌可表现为不对称局灶性高摄取,如果出现这种情况应进一步行组织活检。

棕色脂肪。纵隔、颈部和锁骨上区域对称性片状高摄取可能为棕色脂肪组织,CT图像上表现为脂肪密度(图76.9)。棕色脂肪可能出现在不典型部位,包括心脏的心房间隔和毗邻肾上腺区域。患者感到寒冷或焦虑时,儿茶酚胺增加导致棕色脂肪代谢活性增加,导致与病灶鉴别困难。保暖、使用镇静药可减少棕色脂肪组织的干扰。

标准摄取值(SUV)。为半定量计算放射性示踪剂的摄取量,特引入SUV值。根据患者体重、注射活度等参数,系统自动计算划定区域SUV值。大多数成像系统都提供了计算SUV的软件。SUV的计算方法是将感兴趣区放置在该区域上,以kBq/mL为单位测量示踪剂浓度。再用该值比以注射剂量除以患者体重获得。

$$SUV=\frac{病灶的放射性浓度(kBq/mL)}{注射剂量(MBq)/患者体重(kg)}$$

大多数恶性病变的SUV值大于2.5~3.0,不同组织器官生理性摄取通常在0.5~2.5之间。然而,单纯依靠SUV值有很大局限性,因为FDG的摄取会随着肿瘤不同病理类型而变化很大。例如,肺原位腺癌可以接近生理SUV值。此外,许多因素可以影响FDG的摄取,包括偏瘦体型、水化状态、胰岛素水平、血糖水平、非靶区器官部分容积效应和空间分布等。单纯考虑体重因素影响SUV值的准确性,但即便如此SUV值的准确度仍高于单纯视觉分析。

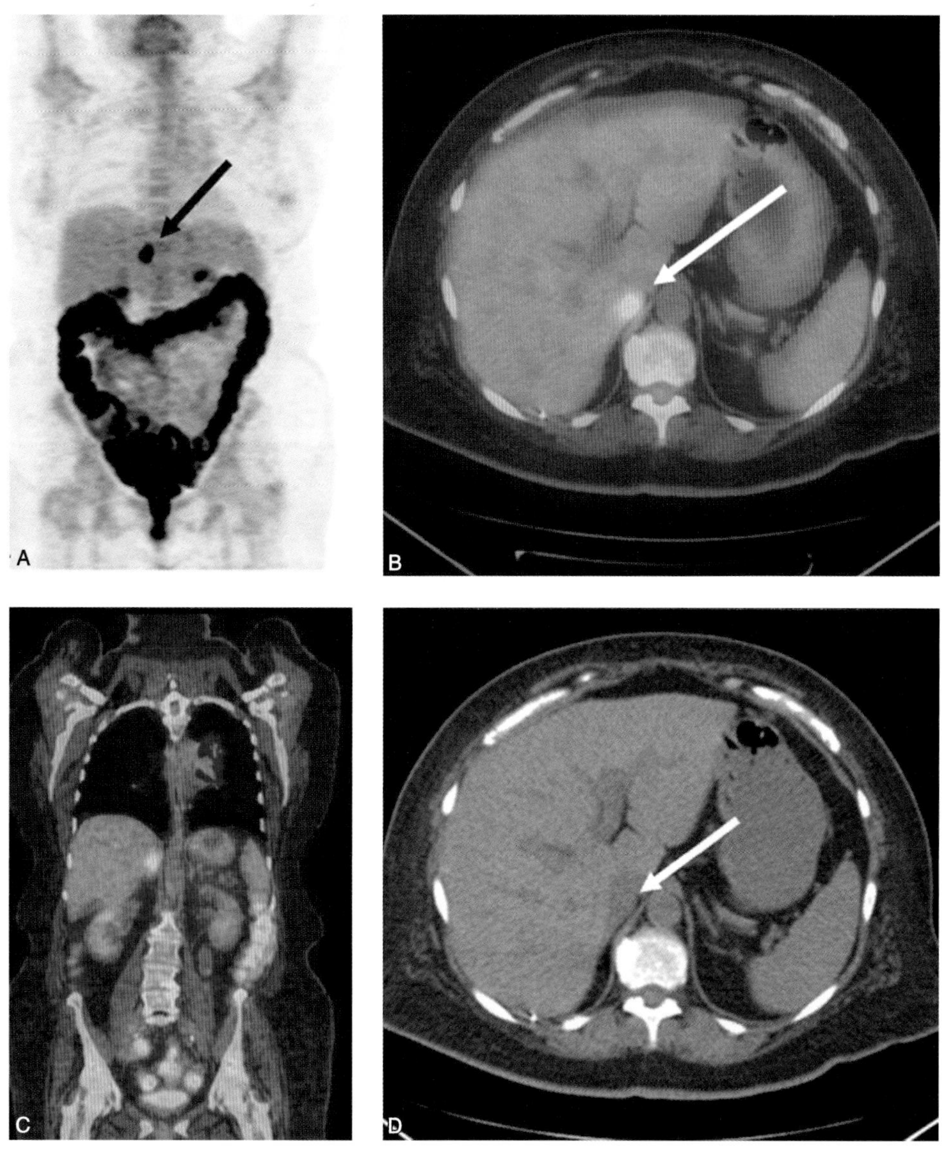

图 76.6　结肠大量生理性摄取。PET MIP 图像(A)和融合冠状位图像(C)显示结肠大量摄取显像剂，可能干扰腹部诊断。注意肝脏、右侧肾上腺高摄取灶，为肿瘤转移(A、B、D 中的箭)。

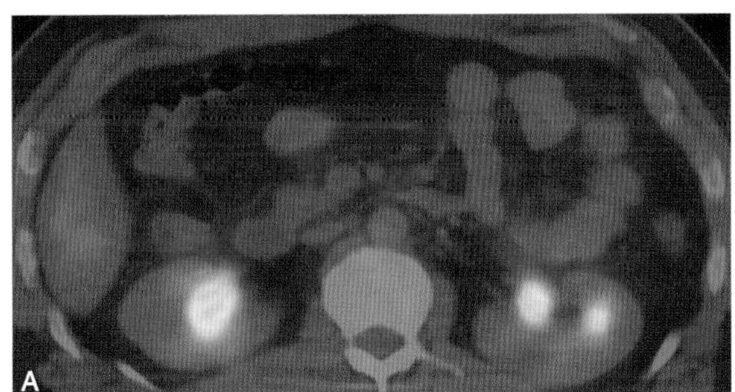

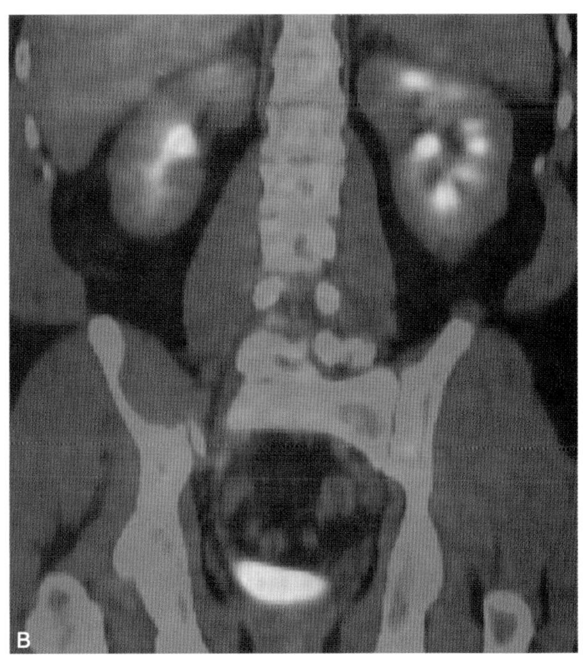

图76.7　泌尿系统生理性摄取。轴位(A)和冠状位(B)融合PET/CT图像显示尿液中高氟脱氧葡萄糖活度，肾小球滤过和尿路排泄引起的尿路放射性核素浓聚。放射性核素浓聚主要在肾集合系统、输尿管和膀胱。

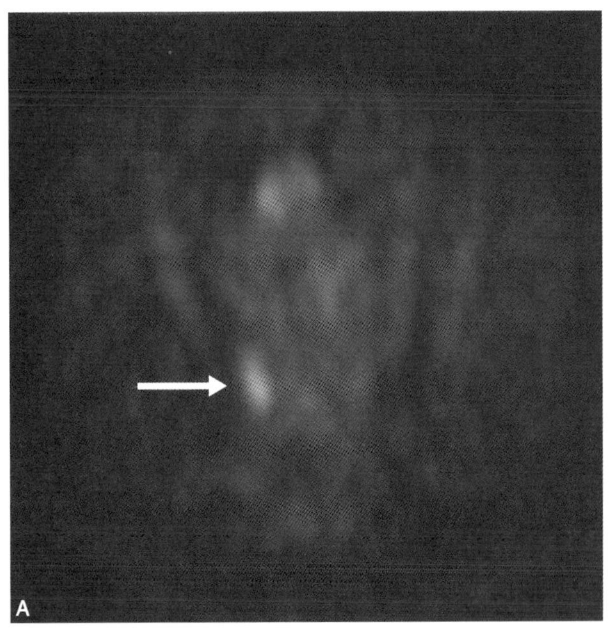

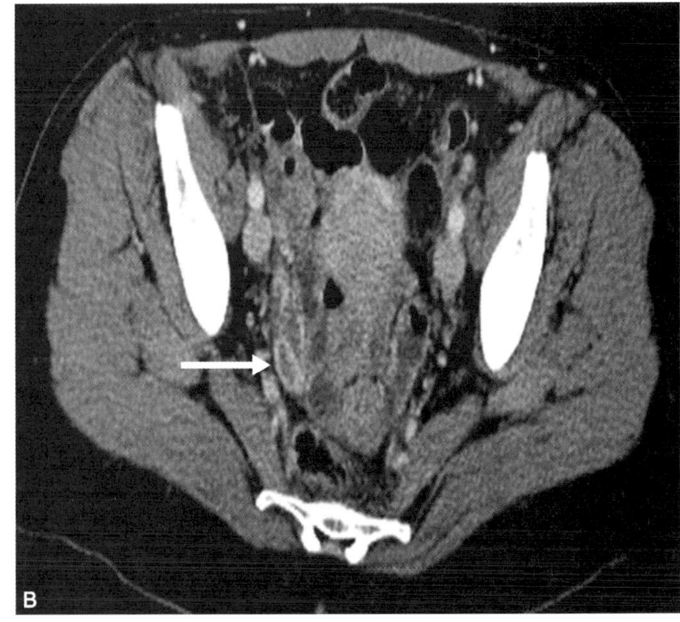

图76.8　黄体FDG摄取。右卵巢局灶性FDG摄取；46岁女性，PET上右侧卵巢摄取，CT图像示黄体囊肿。A. 轴向FDG PET。B. 增强CT。

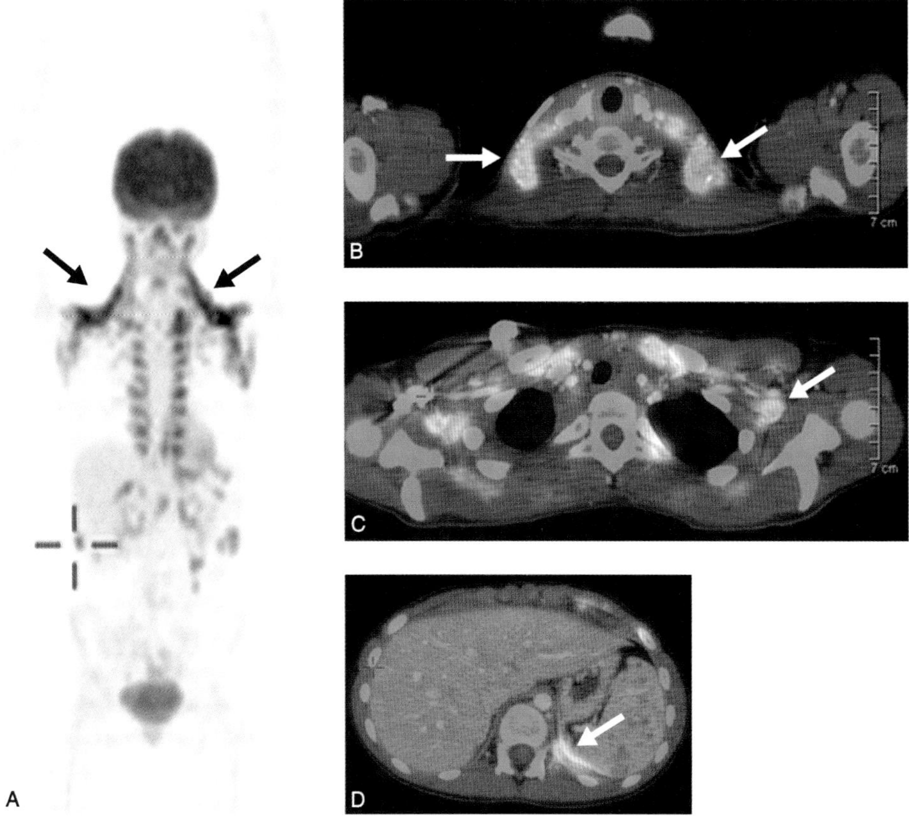

图76.9　广泛的棕色脂肪高代谢。FDG PET的全身MIP(A)图像示颈部、上纵隔和上腹部区域高代谢(黑箭)。PET/CT融合图像(B、C和D)显示,在所有病例中,高代谢都与正常脂肪区域相关(白箭)。

肿瘤PET显像

目前PET在肿瘤显像中主要应用于以下三个方面:早期诊断和分期;治疗反应评价;复发风险评估。最近的文献表明PET检查可根据病灶对显像剂摄取程度判读患者预后。PET检查评价大于8mm的肺单发结节的良恶性也是临床接受的检查方法(图76.10)。虽然少数低糖代谢活性恶性肿瘤可导致PET假阴性,但大多数恶性肿瘤表现为糖代谢高活性(图76.11)。此外还有一些良性病变表现为高代谢活性,比如感染性、炎症病变和某些良性肿瘤,应予以识别,以避免假阳性结果。

肺癌。传统上肺癌被分为小细胞肺癌(15%)和非小细胞肺癌(85%)。大多数肺癌表现为高代谢,PET检查对于肿瘤转移灶探测的特异性和敏感性均明显高于CT。总体来说,PET显像对于单发结节良恶性评价、术前分期、复发者检测、疗效评价等方面均有明显的诊断价值(图76.12)。

孤立性肺结节。PET检查对孤立性肺结节有明显的诊断价值,多数肺癌在PET显像表现为高代谢。大多数良性病变如肉芽肿、瘢痕组织和错构瘤等病变糖代谢活性低,在PET成像表现为低摄取。PET检查对孤立性肺结节中的恶性病变高度敏感(>90%),而特异性变化较大,在一些研究中为75%。因此,低代谢孤立性肺结节可以采用保守监测方法如CT动态观察病灶变化。结节高代谢不能确定为恶性肿瘤,应通过活检确认。假阳性结果常为肺结核、真菌感染或结节病等。此外,如果孤立性肺结节是转移性病变,PET可能检测到肺外原发灶。然而SUV不是理想的参数,许多学者建议使用2.5或更高作为恶性肿瘤SUV。然而SUV小于2.5、1cm以下结节仍有可能是恶性肿瘤。由于部分容积效应,小于1cm的肿瘤可能导致测量的SUV值低于实际SUV值。在这些情况下,代谢活性增加更应该考虑恶性病变。另一个例外是磨玻璃结节,通常表现为轻微高代谢或无代谢活性。因此PET在磨玻璃结节的诊断上价值有限。

分期。PET的临床应用之一便是肺癌患者术前分期。CT上大小正常的淋巴结也可能有肿瘤细胞转移,PET对这些转移灶的检测率明显高于CT。PET检查显著降低了无效的肺癌手术发生率。PET/CT检查对肺门部和纵隔淋巴结转移的敏感性和特异性均高于CT。然而炎症或者感染性病变可因代谢增高而导致假阳性。PET显像有助于转移灶检测,包括对侧肺转移、胸膜转移、肾上腺转移、骨转移和肝转移。此外,PET检查还有助于在大片肺不张中检测肿瘤病灶。

检测复发和监测治疗反应。无论是放疗还是手术治疗,复发在肺癌中很常见。PET检查对肿瘤复发检测有很大的临床应用价值。但是初始基线扫描(图76.13)通常很难区分治疗后的变化与复发。放射性肺炎可以表现为代谢增高,持续时间最长可达6个月。

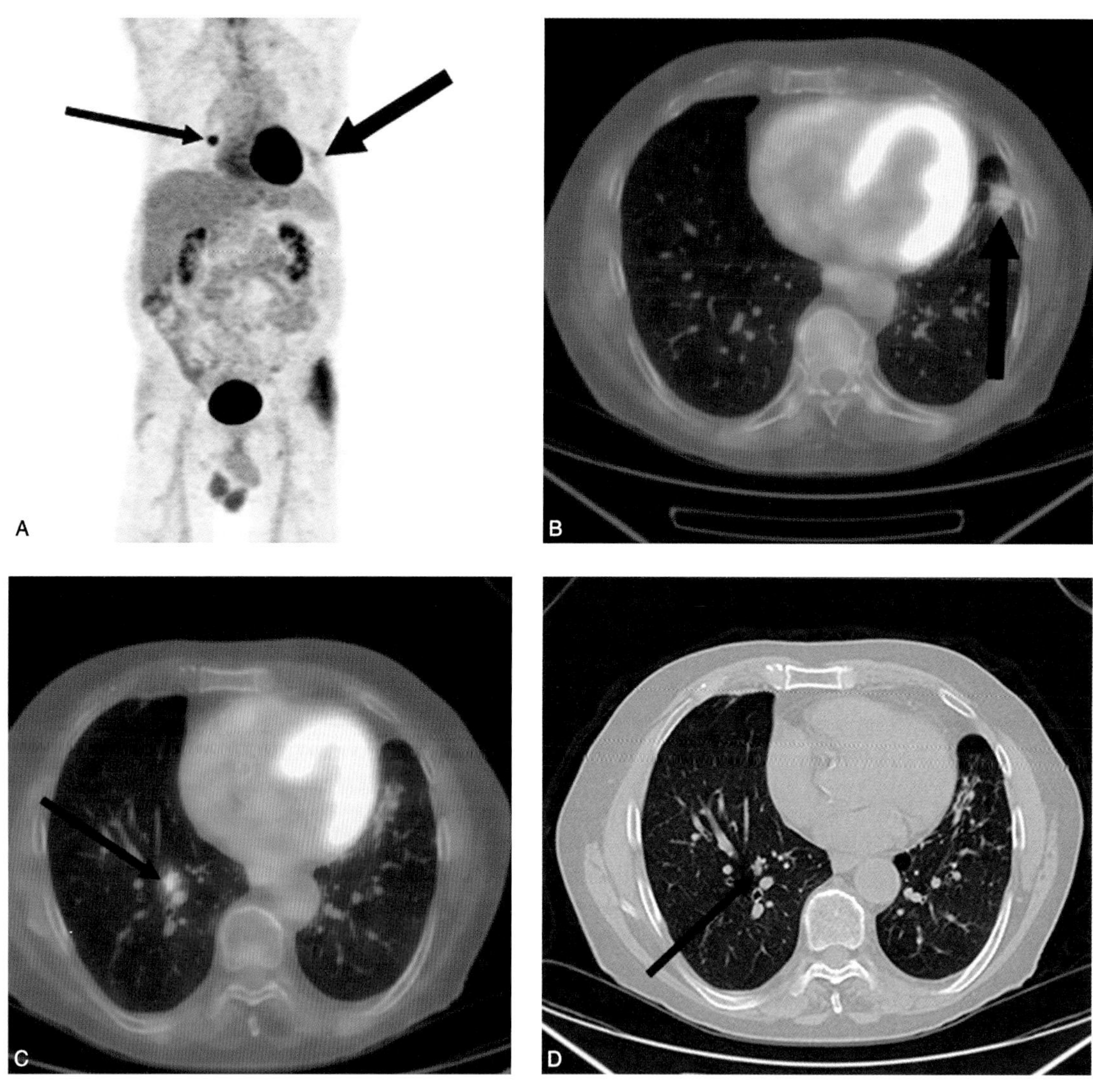

图76.10　肺高代谢性结节:腺癌。偶然发现肺高代谢性结节(A、C、D中的细箭)和高密度胸膜结节,注意较大的舌叶病变低代谢活性,表明存在炎性病变。A. PET MIP图像。B. 舌叶病变PET/CT融合图像。C. 右肺癌PET/CT融合图像。D. 右肺结节(癌)CT。

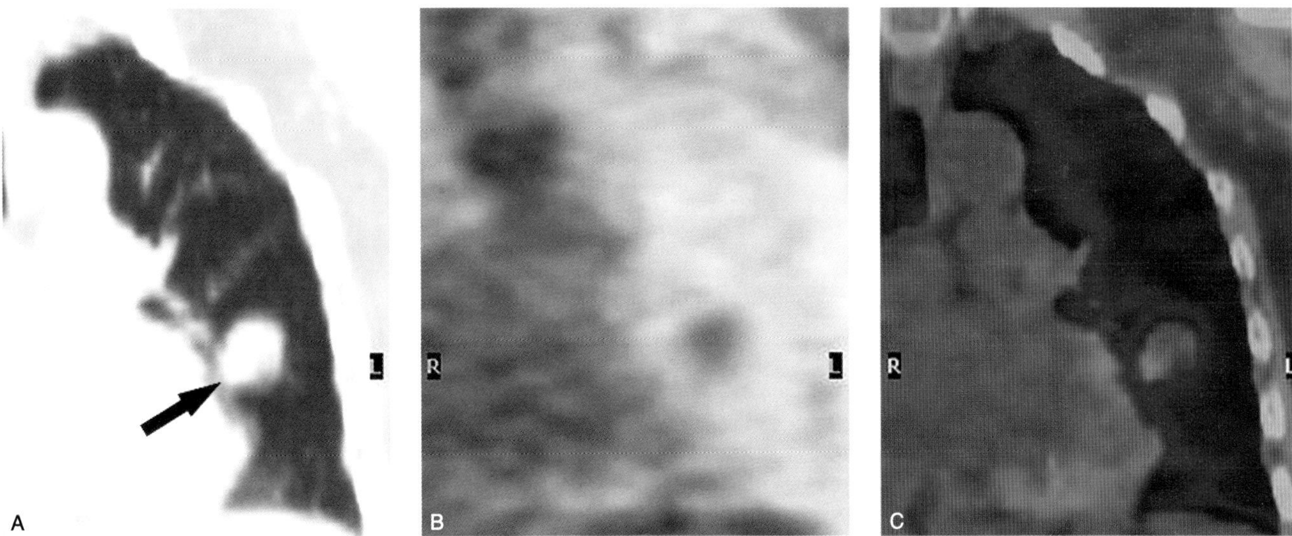

图 76.11　肺中等代谢性结节：支气管肺泡癌。在支气管肺泡的 PET 图像上发现轻度摄取病灶（箭）。轻度摄取与炎性病变类似。A. CT 图像。B. 校正后 PET 图像。C. PET/CT 融合图像。

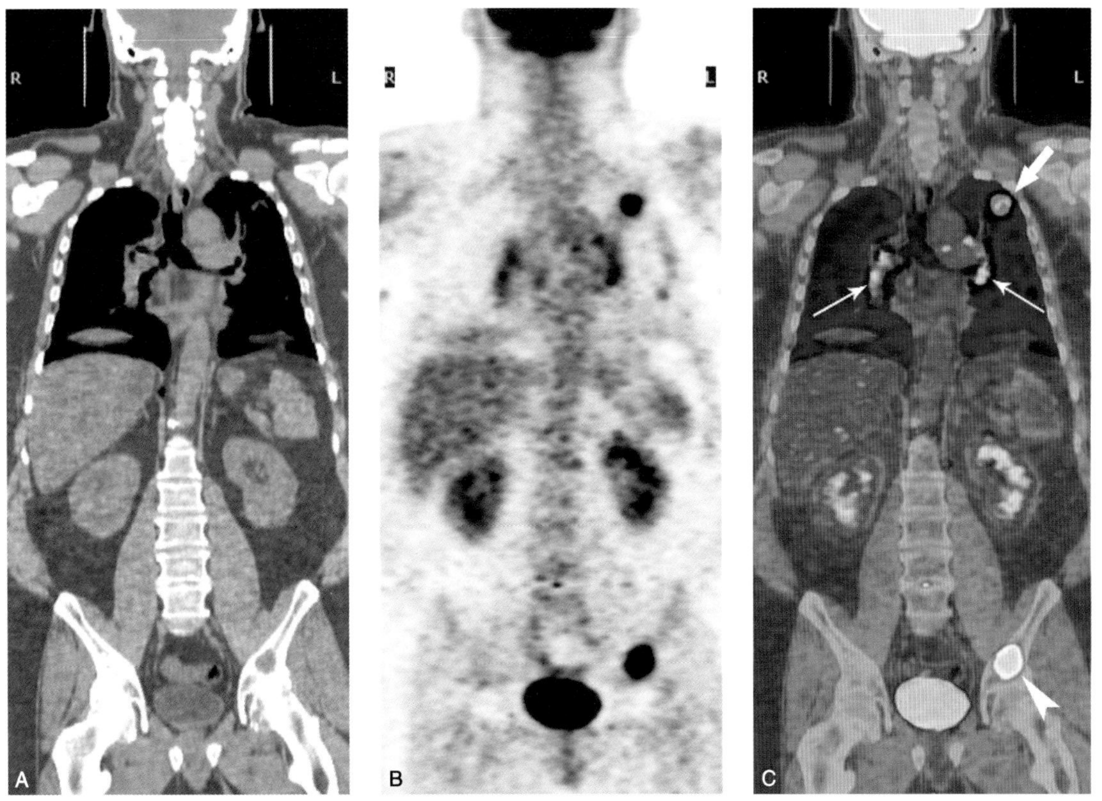

图 76.12　肺癌分期。冠状位 PET/CT 图像示原发灶（宽箭）以及肺门淋巴结内（细箭）和左髋臼（箭头）高代谢，表明广泛转移。肝脏、脊柱、肠道、双肾和膀胱的摄取正常。A. CT 图像。B. 校正后 PET 图像。C. PET/CT 融合图像。

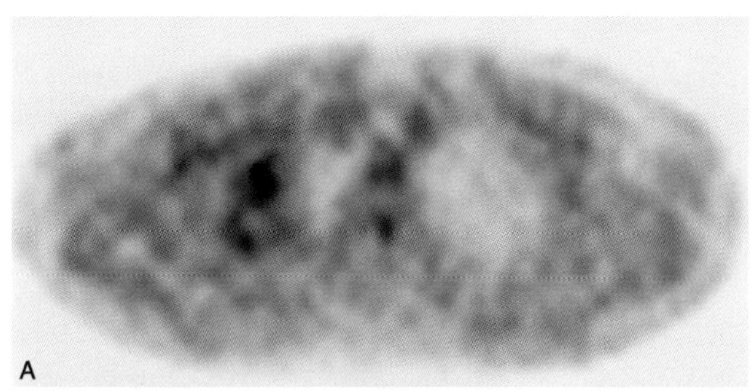

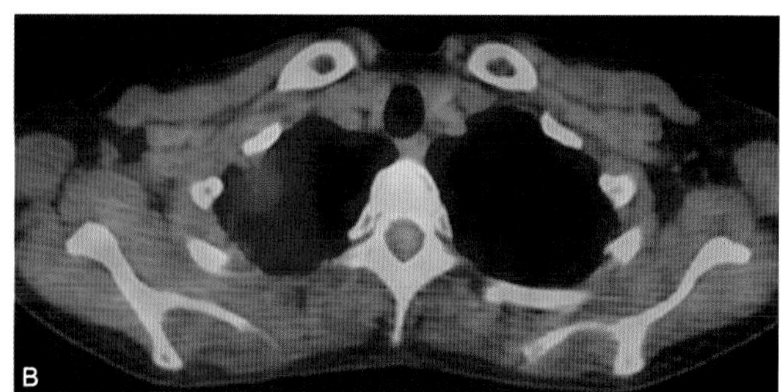

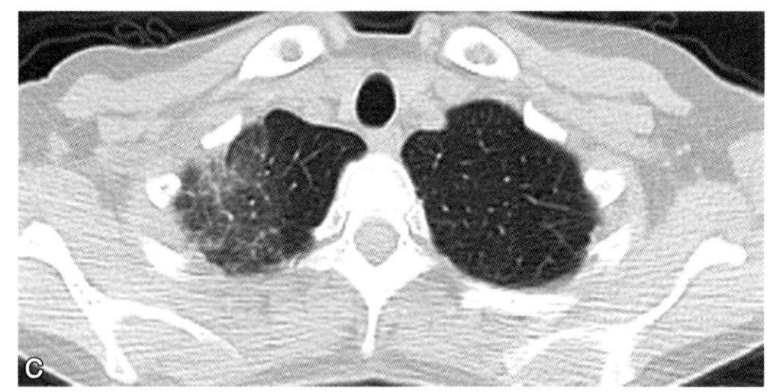

图 76.13 放射性肺炎。轴位 PET/CT 图像显示右上叶 FDG 摄取增高，患者 4 个月前接受过放疗。图像所示高代谢灶是非特异性的，可能是放射治疗后引起的放射性肺炎，也可能是肿瘤复发。A. 衰减校正后 PET 图像。B. PET/CT 融合图像。C. CT 平扫。

淋巴瘤的分期是基于膈上或膈下病变，累及单个或多个淋巴结盆，局限于淋巴结内还是扩散到淋巴结外组织，分期结果最终目的是指导治疗（图 76.14）。与 CT 相比 FDG PET 更敏感（81%对 86%），淋巴瘤分期更具特异性（41%对 96%），因为 PET 能够检测未增大的淋巴结中高代谢病灶。此外，FDG 摄取程度与组织学分级和淋巴瘤组织增殖活性程度有关。然而，并非所有恶性淋巴瘤都是高代谢性的，因此单一 PET 显像可能产生假阴性结果。低级别淋巴瘤很少或没有 FDG 摄取，而黏膜相关淋巴组织（MALT）淋巴瘤由于胃肠道的背景活动很容易被忽视。有许多潜在的可导致 FDG-PET 显像假阳性的疾病，如结节病、肺结核、化脓性脓肿、组织胞浆菌病和其他真菌感染，以及椎间盘炎。在临床实践中，高代谢性淋巴结通常被认为是恶性的，除非组织活检证明是良性病变。

初始分期。FDG PET 显像对霍奇金淋巴瘤和侵袭性非霍奇金淋巴瘤（NHL）都具有相当高的临床应用价值，但对低级别滤泡性 NHL 价值有限。PET/CT 对胸腹部结节的诊断价值优于 CT，FDG PET 显像也非常适合淋巴结外浸润的诊断，40%的淋巴瘤患者可出现结外病变。脾脏局灶性摄取提示脾脏浸润局灶性淋巴瘤，无论 CT 上是否显示相应的肿块（图 76.15）。骨髓代谢在正常情况下表现出代谢活性差异较大，因此 PET/CT 显像评价骨髓浸润程度有一定局限性。然而 PET/CT 显像可指导穿刺活检部位，穿刺局限性增高灶可提高活检的阳性率。弥漫性骨髓高摄取常由化疗后骨髓增生引起而不是弥漫性浸润。NHL 的溶骨病变与其他恶性肿瘤骨转移类似，多表现为^{99m}Tc-MDP 放射性核素骨扫描上的冷区，PET/CT 可以显示出显著的高代谢活性。

对治疗反应的早期评估。临时 FDG PET 可以提供重要的预后信息。淋巴瘤患者无 FDG 摄取者有很大概率的无病生存期（图 76.16）。治疗前、治疗中和治疗后的 SUV 值变化情况可评价治疗反应。

治疗后残留肿块。如果在治疗结束后没有检测到残余活性，那么可以提示患者病情缓解，预后良好。CT 可见残留软组织肿块但未见 FDG 摄取，高度提示肿瘤无残留活性。局限性 FDG 摄取需要谨慎考虑，可能代表残余的高代谢性肿瘤组织或伴有持续坏死的活跃炎症反应。这些情况需要活检或短期重复 FDG-PET 确认诊断。

检测复发。定期 PET 扫描是用于评估持续缓解的可靠方式。治疗前后对比非常重要。FDG 高摄取提示肿瘤复发，没有 FDG 摄取表明病情缓解。PET 随访包括疗效评价和继发性疾病诊断，如感染、药物毒性反应等。感染在化疗后骨髓抑制患者中很常见，多见于胃肠道感染和肺部感染。某些药物，如博来霉素可能引起肺损伤，导致双肺弥漫性 FDG 摄取增加。粒细胞集落刺激因子可导致骨髓摄取增加，类似淋巴瘤复发表现。放射治疗或外科手术引起的炎症反应可导致局灶性摄取增加。胸腺组织中 FDG 摄取导致的假阳性可能与胸腺活动有关，通常发生在正在接受治疗的儿童和年轻人。

黑色素瘤。早期黑色素瘤（85%的患者）可通过手术治愈，而 15%的患者有晚期原发灶疾病或转移。通常通过体格检查和活检诊断。原发性黑色素瘤病变 PET 上可出现局灶性摄取，其他皮肤病变如痤疮等也可摄取 FDG，与黑色素瘤或皮肤转移性病变类似。虽然 FDG PET 具有很高的特异性（97%），但是对这些区域淋巴结转移相对不敏感（敏感度低至 17%），因为局部淋巴结可以有微小转移灶。因此需要前哨淋巴结活检来评估区域淋巴结。FDG PET 主要用于黑色素瘤 T_{3a} 期或更晚期的患者。FDG PET 显像在确诊远处转移有明显优势，如出现肺、肝脏、肾上腺、胃肠道和骨骼，以及脾脏、甲状腺、胆囊、胰腺和皮肤的转移。在确诊全身转移灶方面 PET 敏感性为 92%，特异性为 90%。脑转移灶由于高代谢背景不易检查到，肺部转移灶如果太小也容易漏诊。

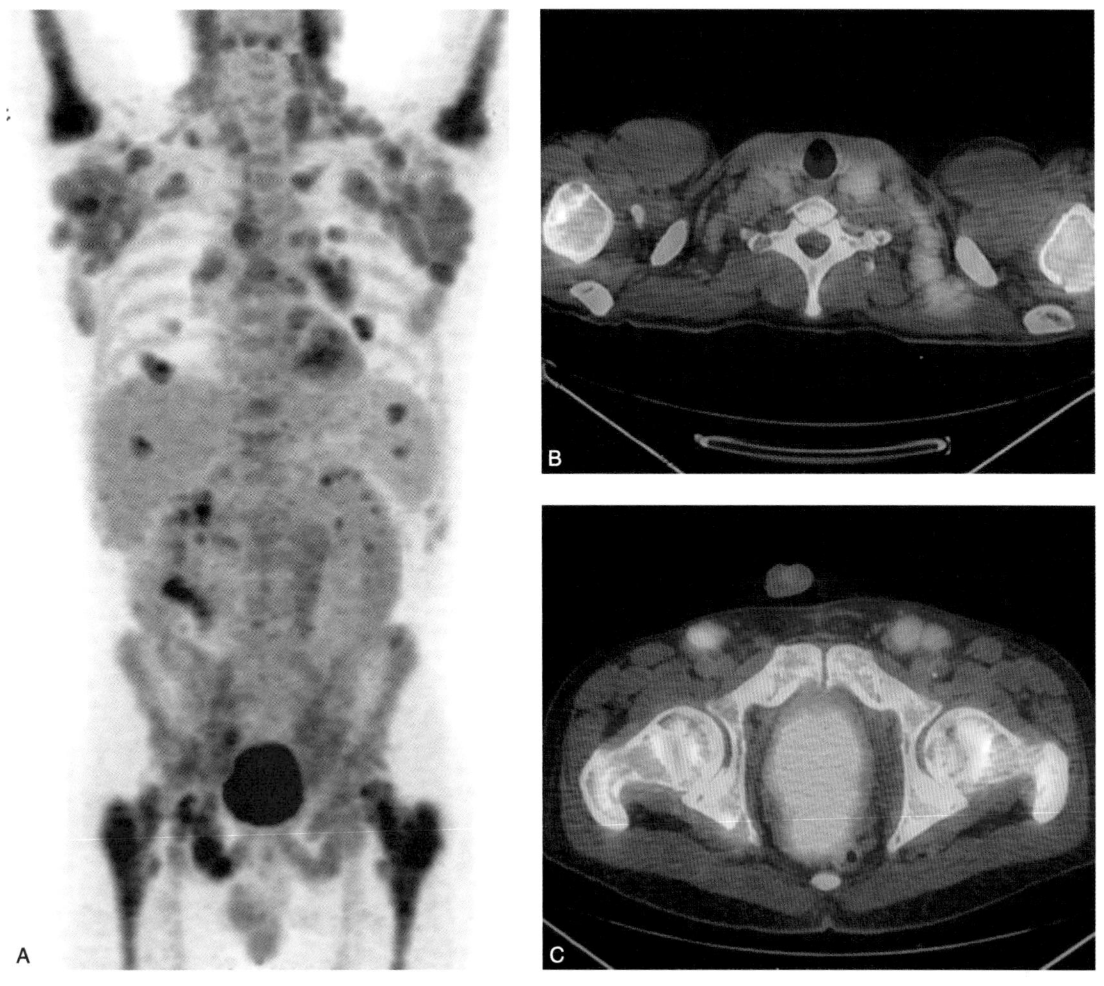

图 76.14　淋巴瘤分期。PET/CT 显示患者有广泛淋巴结累及和多发骨转移。全身扫描示病变位于膈上或膈下。A. 衰减修正的 PET MIP。B,C. PET/CT 融合图像。

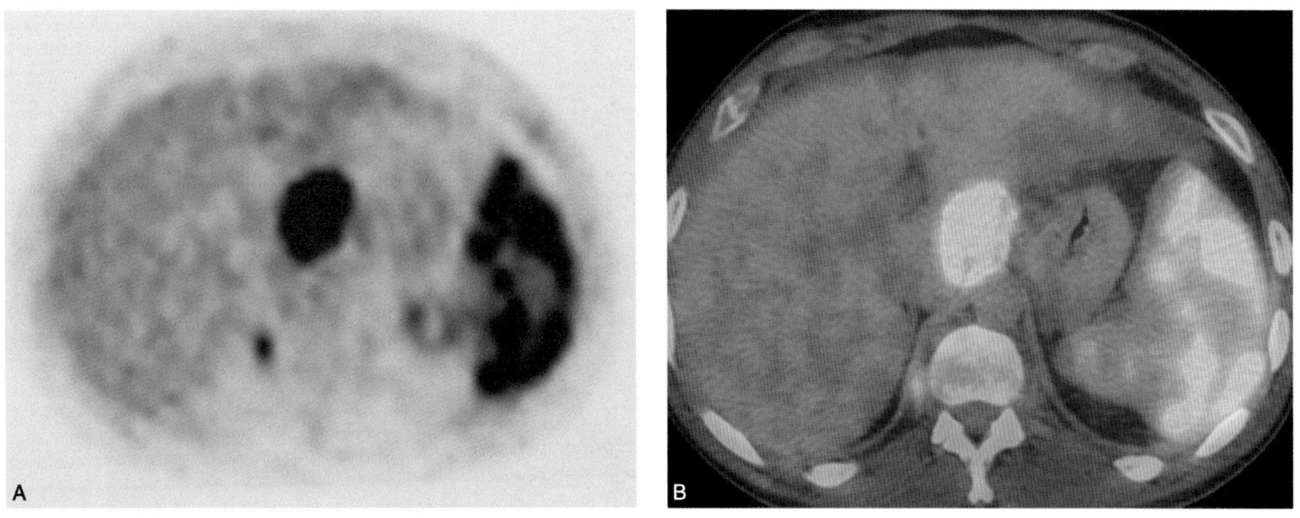

图 76.15　脾脏淋巴瘤。PET 示脾脏多发高代谢灶,在 CT 平扫上,上述病变不明显。膈脚和腹膜后可见淋巴结转移(B)。A. 经衰减校正的 PET 轴向图像。B. PET/CT 融合图像。

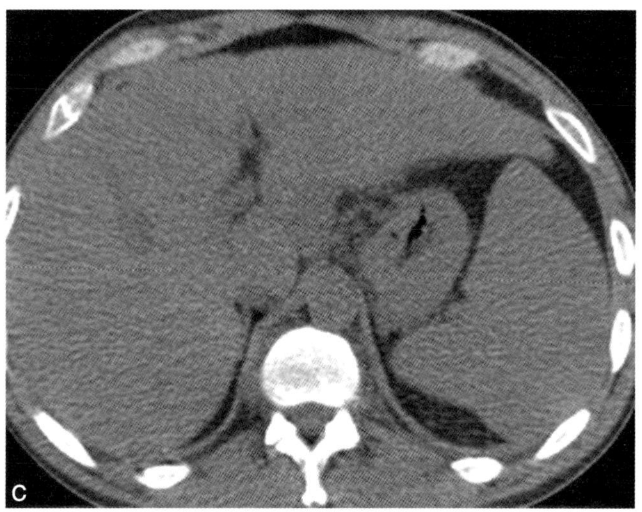

图 76. 15(续)　C. 非对比度 CT 平扫。

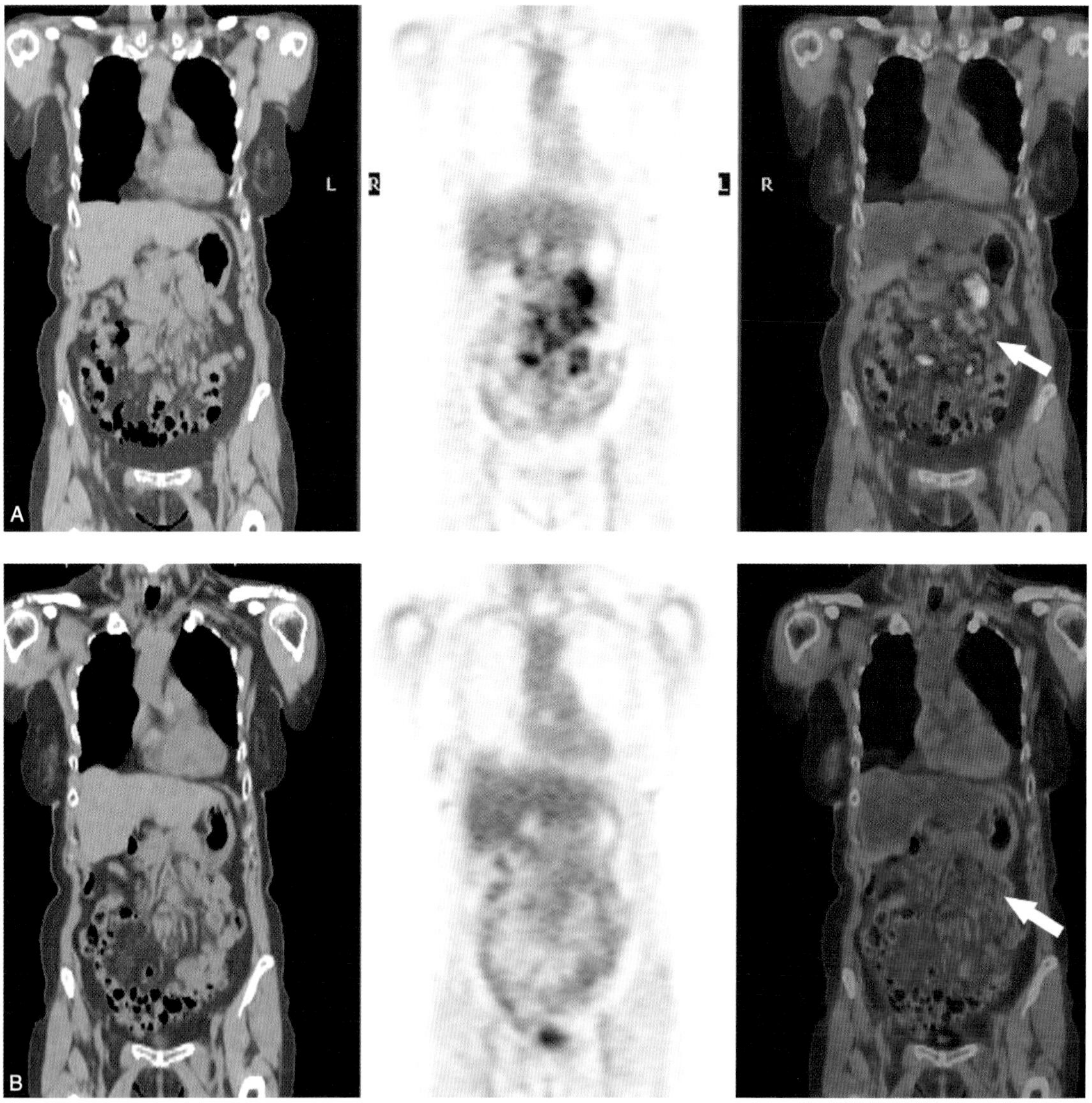

图 76. 16　淋巴瘤:对治疗的早期反应。病灶大小未见明显改变之前,FDG PET 图像可早期显示病灶代谢变化,显示病灶对治疗的早期反应。A. 冠状 PET/CT 示肠系膜(箭)淋巴结转移。B. 第一个疗程后 CT 未见病灶大小发生变化,PET 示病灶代谢活性降低(箭)。

黑色素瘤可能在治愈后多年复发,并且通常在出现症状之前就广泛存在。全身 FDG PET 显像有助于监测复发和转移,其临床价值类似于远处转移诊断的初始分期。

食管癌。PET 显像在食管癌分期和疗效监测方面有很高的临床应用价值。PET 能在大约 20%的准备手术的患者中发现远处转移灶。PET 在术前辅助化疗患者疗效监测中是最精确的成像方式。化疗后病灶代谢无变化的患者预后差。由于食管炎症是常见病变,尤其是在胃-食管交界部位,在确定病变范围时应考虑到该因素。一般来说,炎症变化是节段性的,CT 上没有相关的肿块。

PET 显像可用于手术后或放疗后疾病复发的监测。PET 显像在检测手术区域内复发病灶有很高的灵敏度,由于术后炎症反应导致高代谢而降低了特异性。在这种情况下 PET 显像是高敏感性(95%)和相对低特异性(80%)。因此,PET/CT 已成为食管癌患者早期分期、疗效监测、复发灶检测的诊断标准。

胃癌。原发性胃肿瘤很难在 CT 和 PET 成像上检测到。胃壁常出现持续性收缩,黏膜可表现为生理性高代谢和炎性病变等,均可影响原发性胃癌的诊断。PET 显像对胃癌淋巴结转移的敏感性较低(约 40%),而特异性高(95%)。胃癌常见转移部位包括肝脏、腹膜和骨骼,在多数情况下,CT 或 MRI 都很容易检测到。因此,与肺癌或淋巴瘤相比,PET/CT 在胃癌诊断中的作用较小。

胰腺癌。由于 PET 成像缺乏解剖学细节,如血管受累等,胰腺癌分期最好通过增强 CT 或 MRI 来完成。FDG PET 可用于慢性胰腺炎和胰腺癌的鉴别诊断与检测远处转移。此外,FDG PET 还提供有用的预后判断指标,如病变糖代谢变化率,肿瘤体积以及可靠评估治疗反应。持续高代谢患者提示预后非常差。

结直肠癌。大多数结肠癌(95%)是糖代谢活度低的腺癌。目前,FDG PET 显像主要应用于患者的分期、治疗后再分期以及评估对治疗的反应。在约 40%的病例中,PET 结果改变了临床分期,约 20%的患者在诊断时发现有转移性疾病。由于 PET 的准确分期可以避免晚期疾病患者进行不必要的手术,因此 FDG PET 可以在初次诊断时对全身分期提供一站式的准确评估(图 76.17)。PET 目前没有广泛用于早期检测或结肠癌筛查,但是有部分医师使用 PET/CT 和虚拟结肠镜的混合技术,为早期检测腺瘤性息肉和小型结肠癌提供功能性与解剖学成像。非特异性结肠摄取可能是假阳性的来源(图 76.6)。弥漫性摄取通常是生理性的,特别是在降结肠和乙状结肠。良性病变,包括乙状结肠憩室炎、炎性息肉和肠道粪便均可导致 FDG 浓聚。结肠中的局限性病灶活动都应该进一步检查。应立即排空膀胱,扫描应从骨盆开始,并向上进行,以限制排泄的膀胱放射性对直肠的模糊。

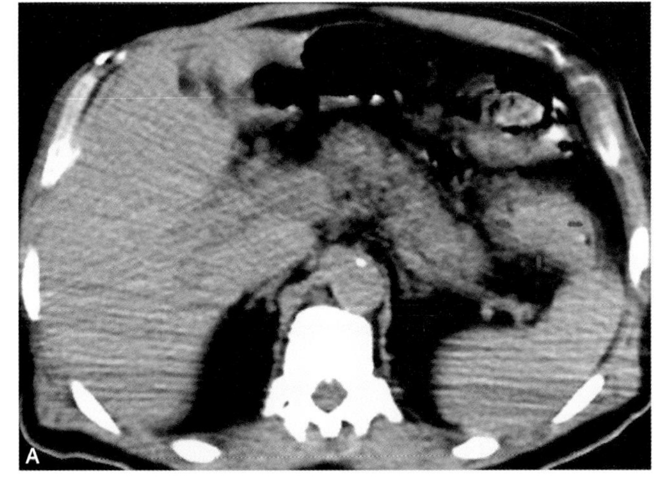

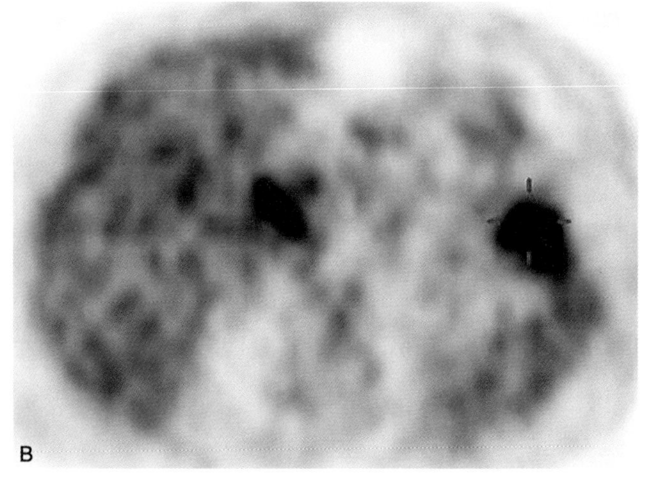

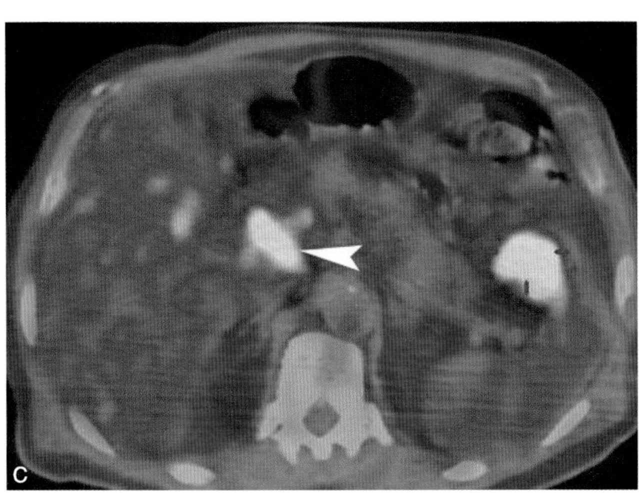

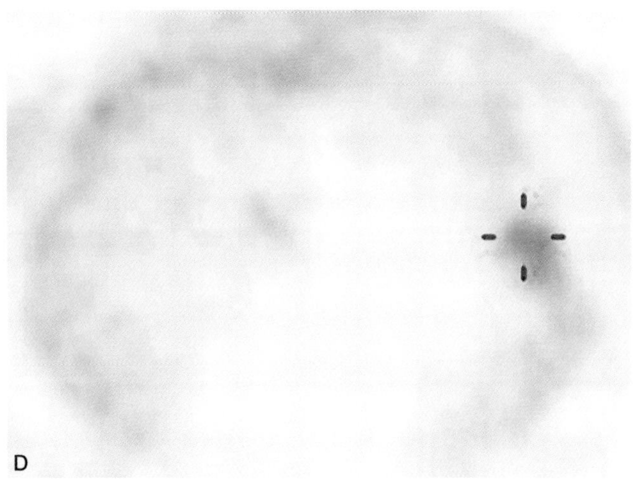

图 76.17 结肠癌分期。在 PET/CT 上,脾曲中的结肠癌(光标之间)原发灶、肝门淋巴结转移(箭头)表现为高代谢活性。A. CT 图像。B. 校正后 PET 图像。C. PET/CT 融合图像。D. 未校正 PET 图像。

FDG PET 对结直肠局限性转移灶的灵敏度较低(29%)。结直肠癌转移累及淋巴结通常很小,肿瘤细胞数量有限,容易被结直肠生理性高摄取掩盖。当结肠周围淋巴结为 FDG 阳性时,其特异性很高(96%)。PET 显像对肝转移的敏感性与单独 CT 相当或略好,对肝转移瘤的检测灵敏度接近 100%。PET 显像通常检测不到小病灶(<1cm),而且由于 PET 分辨率较低,难以对病灶做出精确定位。PET 能检查到肝外转移(11%~23%),这部分患者不适合行肝叶部分切除术治疗转移灶。PET 检查的主要目的是检测远处转移灶,避免无效手术。在检测远处转移灶方面,FDG PET 的灵敏度为 97%,特异性为 76%。

结肠癌的复发可能发生在吻合口、手术区或在远处,通常是肝或肺。吻合部位高摄取可能是肉芽组织高摄取导致,术后可大量浓聚 FDG(图 76.18)。CT 检查结果、手术时间和/或放疗病史有助于鉴别诊断。慢性瘢痕在 CT 上通常会表现为非特异性的软组织密度。术后或放疗后 6 个月出现局部 FDG 摄取,CT 上可见软组织结节提示肿瘤复发,手术瘢痕代谢低下。

肝恶性肿瘤。肝脏实质的非均质摄取和较高的代谢活性生理背景相结合,使得 PET/CT 检测小病灶价值受限。此外,肝细胞癌(HCC)对 FDG 的摄取与肿瘤分化程度呈负相关,高分化 HCC 仅显示低 FDG 浓聚。因此对 HCC 应谨慎使用 PET/CT 检查。然而,一旦诊断确定,PET/CT 可评价患者区域性和全身状态。PET/CT 检测原发性肝癌总灵敏度约为 70%,然而特异性是有限的。非恶性肝病变,如肝腺瘤等可能表现出高摄取,导致假阳性。

PET/CT 检测胆管癌的敏感性主要取决于病灶的形态。结节性(灶性)亚型的检出率高达 80%,浸润性亚型的检出率低于 20%。胆道阻塞引起的炎症可导致假阳性结果。PET/CT 虽然可以用于胆管癌分期及复发检测,但不是一线检查方法。

肝转移。对于大于 1cm 的肝转移灶,PET 是最准确的检查方法(图 76.19)。受 PET 分辨率限制和肝高代谢背景影响,较小病灶难以检测。由于肝脏摄取是不均匀的,因此对病灶活性的分析必须谨慎。转移灶表现为分散性高摄取,通常多发且大小不一。有坏死中心的大转移可出现环状高摄取(图 76.20)。少数病灶,即使是大的病变,也不会表现出 FDG 摄取增加。在结直肠癌患者中,PET 检查在切除的肝段标本上只显示了 70% 的肝转移灶。

胆囊癌对 FDG 有很高的亲和力,PET/CT 检测灵敏度高。CT 或 MR 能更准确地评估肝脏的局部浸润。FDG PET 用于检查胆囊癌局部受累情况和全身分期。胆囊区高代谢更多见于胆囊炎而不是胆囊癌(图 76.21)。联合 CT、MR 或 US 检查可明显减少假阳性。胆囊窝局灶性摄取容易被误认为胆囊局灶性摄取,多平面重组图像提高了定位的准确性,有利于减少误诊,在临床上应常规使用。

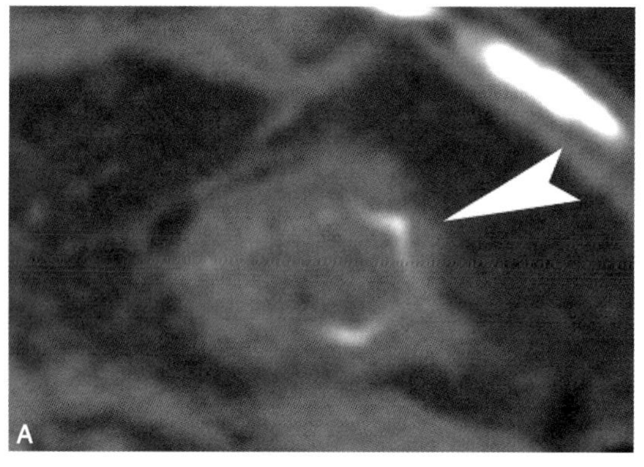

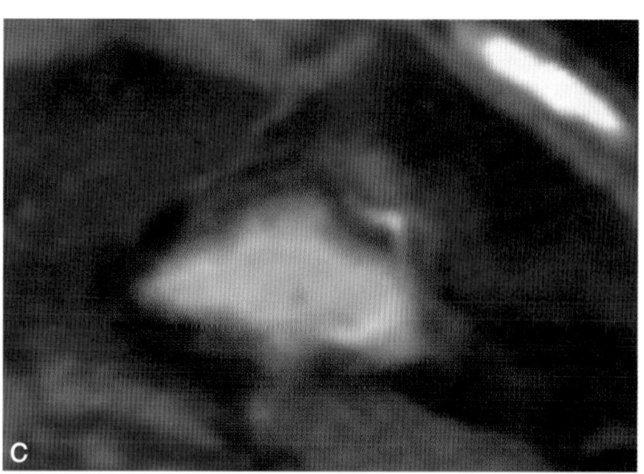

图 76.18　结肠癌:吻合口摄取。A. 结肠癌近期切除术后,CT 显示结肠吻合处(箭头)有肿块样改变。注意肠吻合口处高密度吻合器影。同一区域的 PET(B)和融合 PET/CT(C)图像显示术后炎症引起明显的高代谢。复发的肿瘤可能有相似的表现。

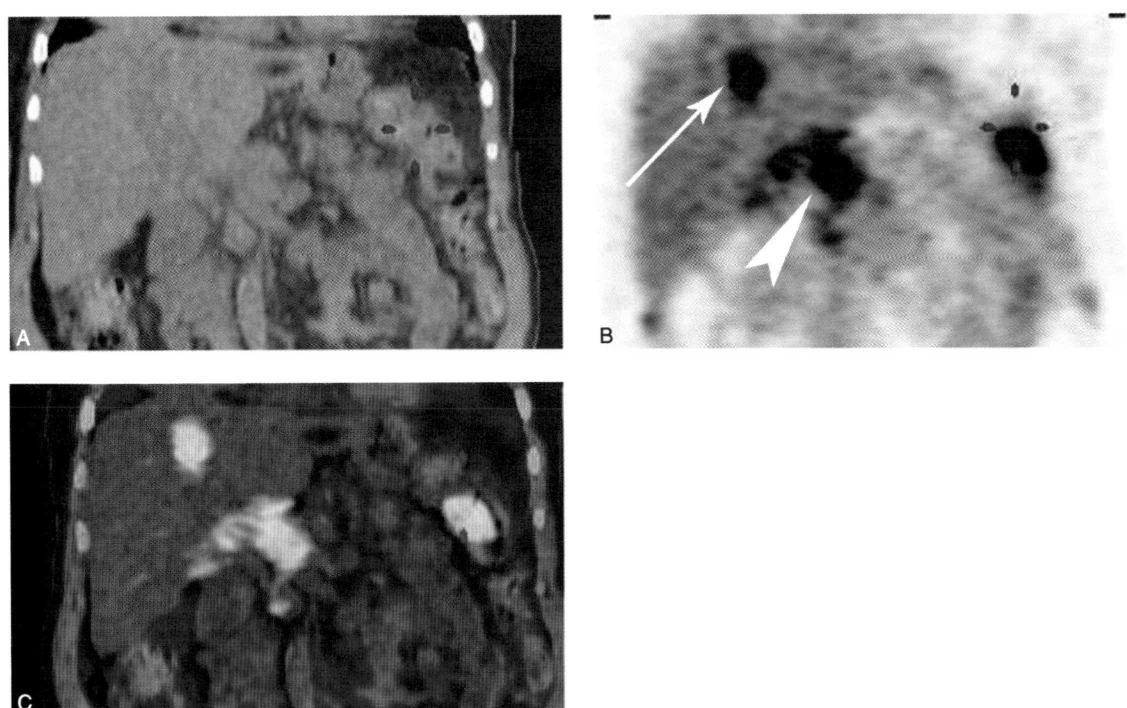

图 76.19　结肠癌肝转移。与图 76.17 为同一患者，PET 显示肝转移（箭），在 CT 平扫中难以显示。肝门转移性淋巴结（箭头）和结肠脾曲原发灶（光标之间）都有明显的高代谢。A. 平扫 CT。B. 校正后 PET 图像。C. 融合 PET/CT 图像。

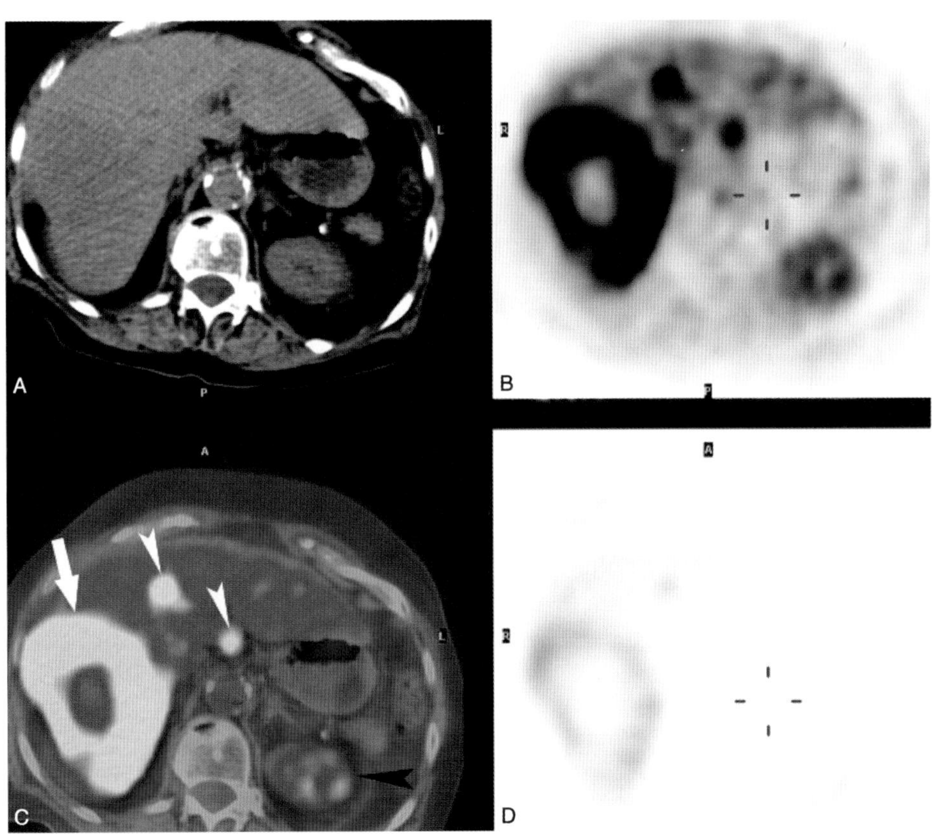

图 76.20　坏死性肝转移。PET/CT 显示肝转移伴中央坏死（箭）。患者有结肠癌肝转移病史，对化疗反应极差。可见另外 2 个肝转移灶（白色箭头）。左肾（黑色箭头）生理性摄取。A. CT。B. 校正后 PET 图像。C. 融合 PET/CT 图像。D. 未校正 PET 图像。

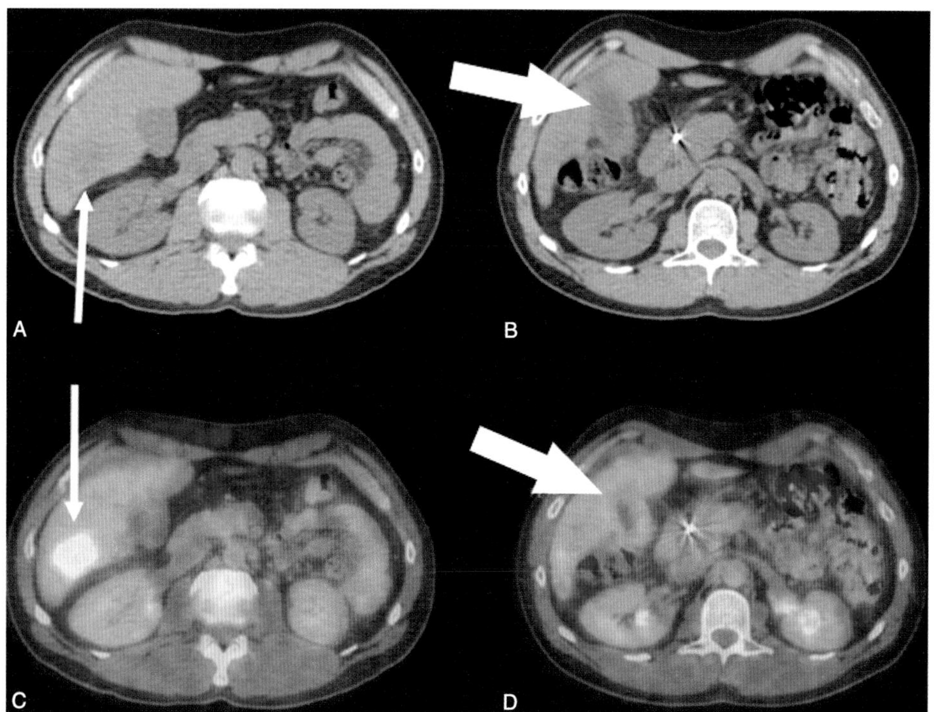

图76.21 胆囊炎。胆囊壁高代谢(B、D中粗箭),患者6周前因结肠癌肝转移行^{90}Y-微球栓塞治疗(A、C中细箭)。胆囊摄取氟脱氧葡萄糖可能代表炎症或肿瘤。双侧肾盂可见生理性摄取。B、D中可见胃右动脉螺旋栓塞术后金属伪影。A、B. CT。C. 与A同一水平的PET/CT融合图像。D. 与B同一水平的PET/CT融合图像。

乳腺癌。FDG PET可用于评估大于15~20mm的乳房病变(图76.22)。正常哺乳乳腺表现为弥漫性、对称性摄取(图76.23),局灶性摄取增高应高度重视。微小乳腺癌检查目前超出PET/CT的分辨率因而难以检测。总体来说,乳腺癌对显像剂的摄取低于肺癌,SUV高于2.0提示恶性病变。假阳性见于乳腺炎性病变和乳腺纤维腺瘤。据报道,侵袭性小叶癌的假阴性率高达60%,侵袭性导管癌的假阴性率高达24%。就像黑色素瘤分期一样,前哨淋巴结显像是非常有价值的,但目前超越PET探测能力。总体而言,PET/CT全身显像能准确分期,评估治疗反应,并且广泛用于检测复发。

由于对FDG亲和力较低,乳腺癌PET/CT显像前必须禁食。注射显像剂时应选择病变对侧手臂。这样做是为了尽量减少同侧的假阳性率,因为淋巴管可以吸收渗出的放射性显像剂,从而导致注射侧强烈摄取FDG。PET和CT图像(图76.24和图76.25)均应在冠状面和矢状面详细评估腋窝和乳腺内淋巴结链。对侧乳腺也应仔细观察以免遗漏病变。术后肌肉皮瓣可能含有高代谢性肌肉组织,放疗后肺炎表现可与转移病变类似。显像前应详细了解放疗区域和时间,患者病史对正确诊断是至关重要的。FDG PET可检测到放射性核素骨扫描不明显的骨转移。

宫颈癌。FDG PET对宫颈癌的诊断价值明显优于CT和US,而磁共振仍是显示肿瘤局部累及范围的首选检查方式。FDG PET可用于评价治疗反应,鉴别肿瘤复发和纤维化。为进一步提高诊断的准确率,检查前静脉注射呋塞米或膀胱冲洗能明显降低膀胱内残留显像剂的活性,提高对小病灶的检测率。

子宫癌。FDG PET对子宫癌的早期检测和浸润深度检测方面价值有限,与其他妇科恶性肿瘤如宫颈癌等类似。FDG PET主要用于全身转移灶检查,肿瘤复发与纤维化鉴别,疗效评估等(图76.26)。腹膜转移灶在PET检查中显示困难,应特别注意观察CT图像。子宫肌瘤和卵巢的排卵期高代谢可能造成诊断困难。

卵巢癌。PET/CT检查对卵巢癌的诊断价值明显优于CT扫描(图76.27)。然而小的腹膜转移(<5mm)如果没有进行腹部单独高分辨率扫描和重建,可能会遗漏小病灶。对CA125升高的患者,PET/CT可检测全身的复发灶。由于黄体囊肿,绝经前的局灶性卵巢摄取增高是正常现象,绝经后的局灶性卵巢摄取增高应视为异常,应进一步检查。多平面重组图像有利于追踪输尿管走行,避免将输尿管内尿液残留视为转移性病变。

肾癌。由于肾实质内高摄取和集合系统内显像剂残留,泌尿系统内局灶性病变难以检测。肾癌在PET/CT显像中常表现为低代谢活性,这些因素导致PET/CT对原发性肾癌诊断价值有限。但PET/CT对肾癌肾外转移灶灵敏度高,可用于判断正常大小淋巴结是否受累。在骨扫描上,肾癌骨转移常表现为显像剂分布稀疏或缺损区,PET/CT对肾癌骨转移的诊断价值优于骨扫描。PET/CT也可用于肿瘤复发的早期诊断。

输尿管和膀胱恶性肿瘤。FDG PET在膀胱肿瘤检测中的局限性主要是由于尿液中FDG的高活性(图76.28)。然而,FDG很容易检测膀胱外受累。FDG PET可用于膀胱外转移性病变的检测和分期,准确率优于CT和MRI。充分水化、频繁的排尿和冲洗膀胱对提高诊断准确性方面的价值有限。膀胱持续冲洗可提高病灶检出率。原发性输尿管肿瘤如果出现梗阻,在FDG PET显像中可见软组织肿块和集合系统摄取增高(无显像剂排泄)。

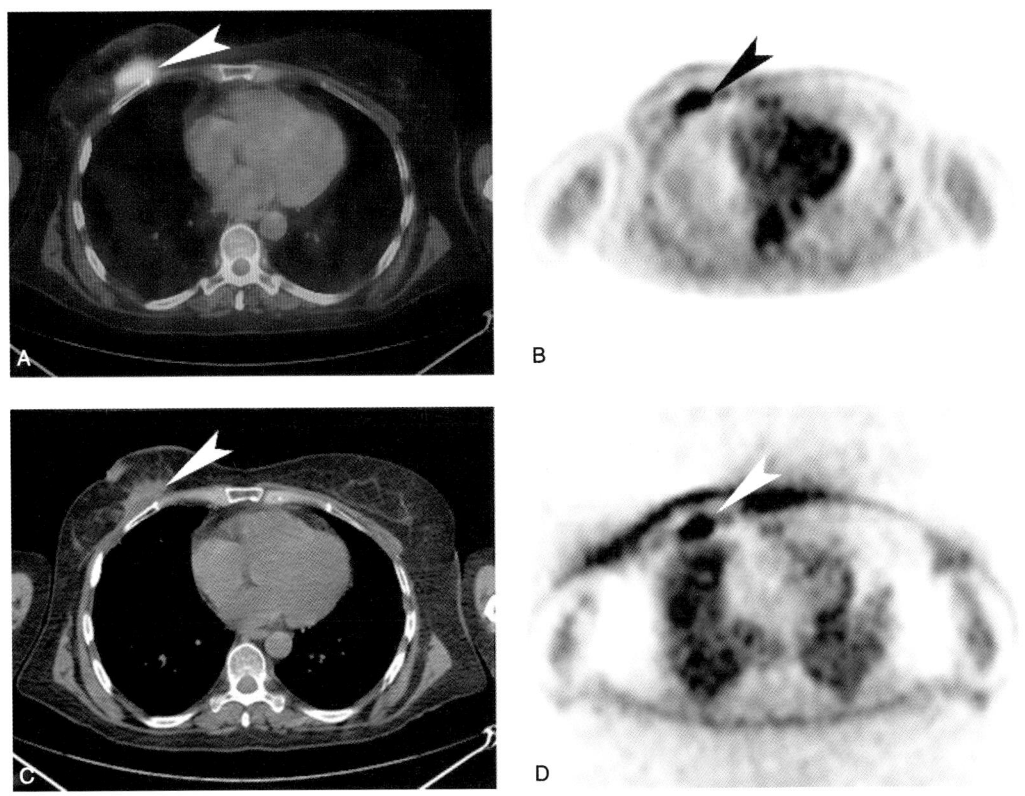

图 76. 22　乳腺癌 PET/CT。胸部轴位图像显示右侧乳腺肿瘤(箭头)内明显的氟脱氧葡萄糖(FDG)摄取。心脏和椎体可见正常心肌 FDG 摄取。A. PET/CT 融合图像。B. 衰减校正的 PET 图像。C. 平扫 CT。D. 无衰减校正的 PET 图像。

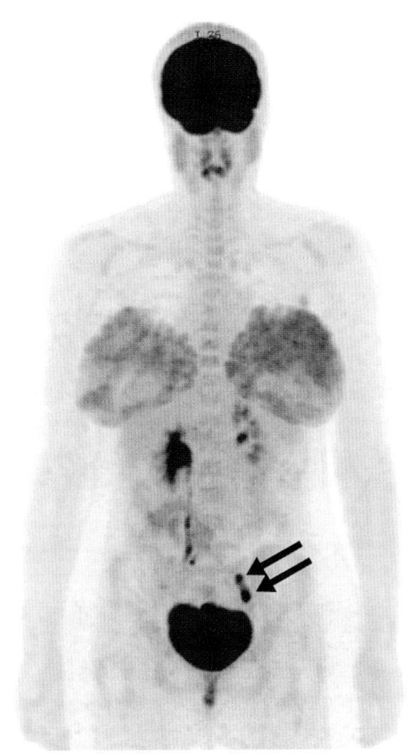

图 76. 23　FDG PET 上弥漫性乳腺摄取。32 岁子宫内膜癌妇女的 PET 图。除了盆腔转移性淋巴结肿大(箭)外,还可见强烈的弥漫性乳腺摄取,这与该患者最近分娩哺乳有关。

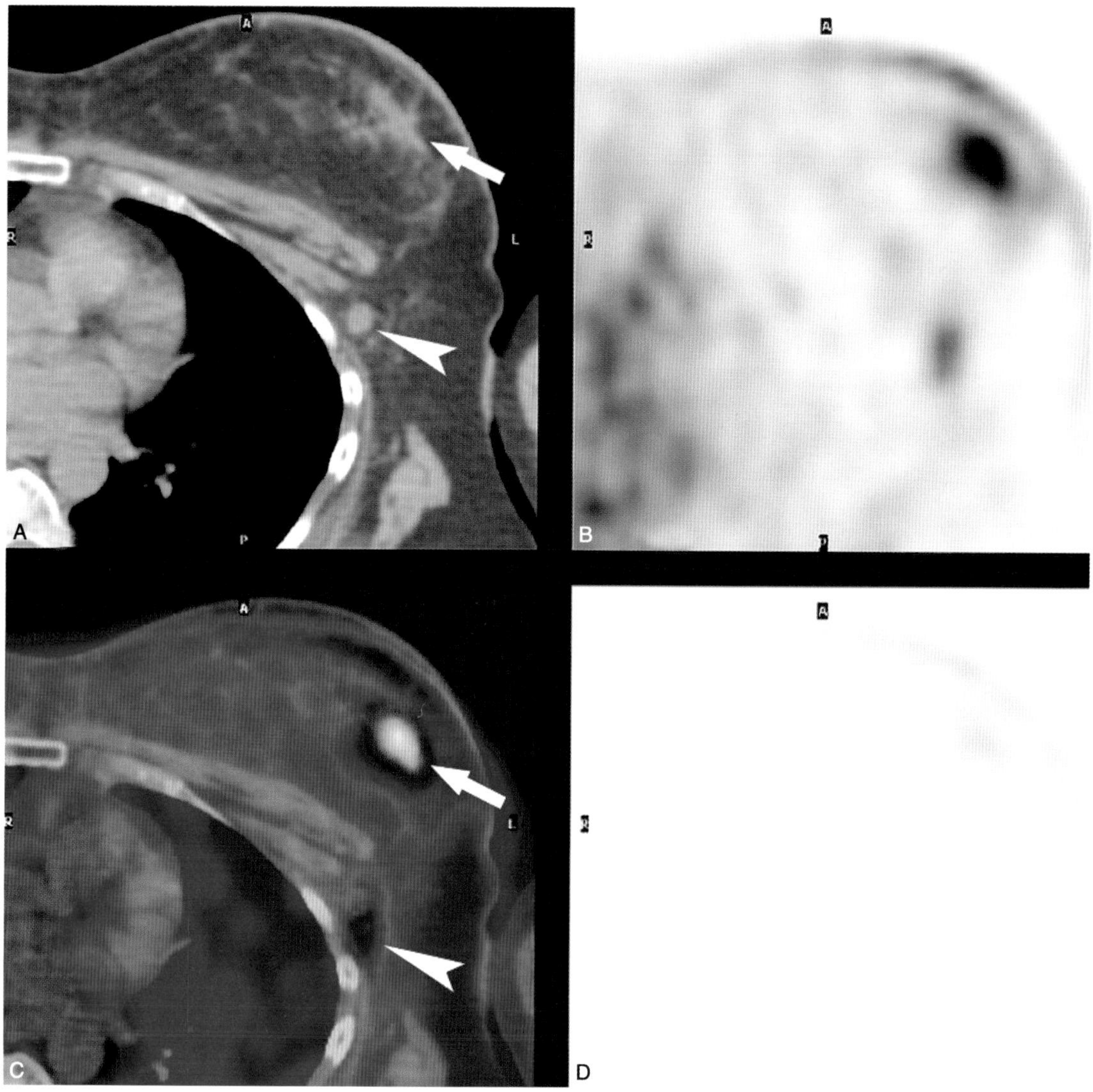

图 76. 24　乳腺癌伴腋窝淋巴结转移。PET/CT 轴位图像显示左乳肿瘤(箭)和腋窝淋巴结(箭头)的高代谢摄取,该淋巴结按 CT 大小标准认为是良性的。A. CT。B. 校正后 PET 图像。C. PET/CT 融合图像。D. 未校正 PET。

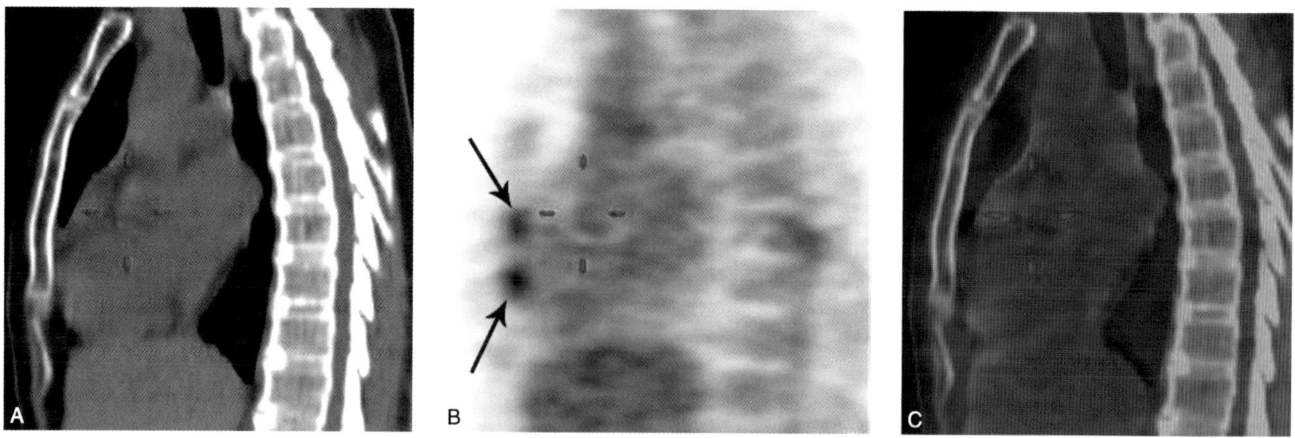

图 76. 25　乳腺癌伴乳腺内淋巴结转移。乳腺癌患者的 PET/CT 矢状位图像显示乳腺癌伴乳腺内淋巴结转移(箭)。A. CT 平扫。B. 校正后 PET 图像。C. PET/CT 融合图像。

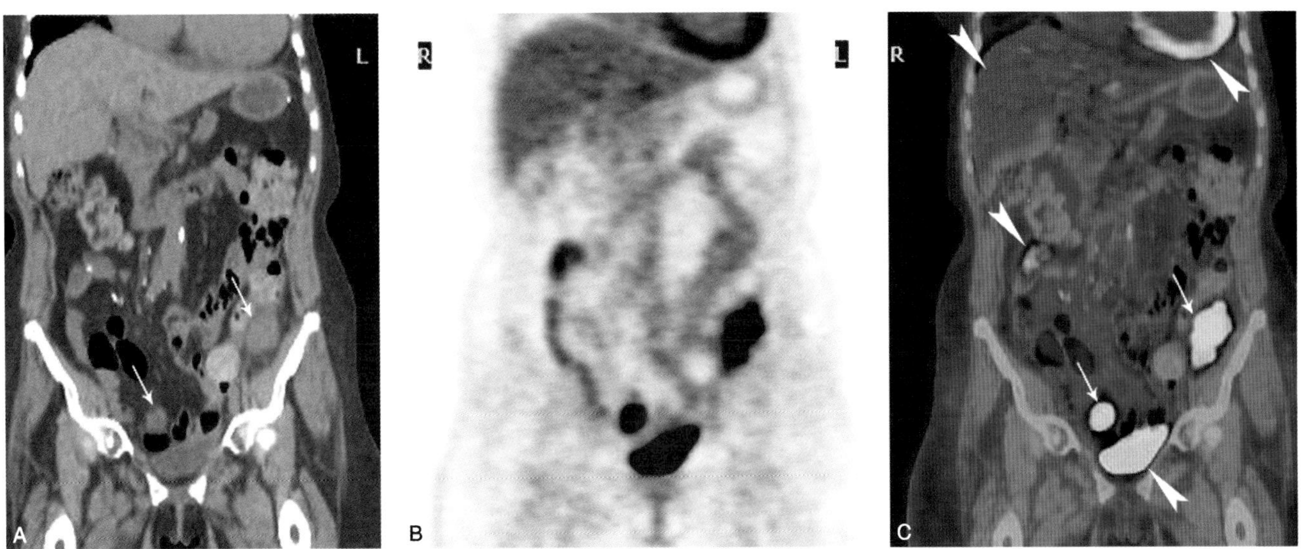

图 76.26　子宫癌复发。患者子宫及双侧卵巢切除术后的 PET/CT 图像显示两处肿瘤复发(箭)。生理摄取(箭头)可见于膀胱、肝脏、心脏和肠道。A. CT 平扫。B. 校正后 PET 图像。C. PET/CT 融合图像。

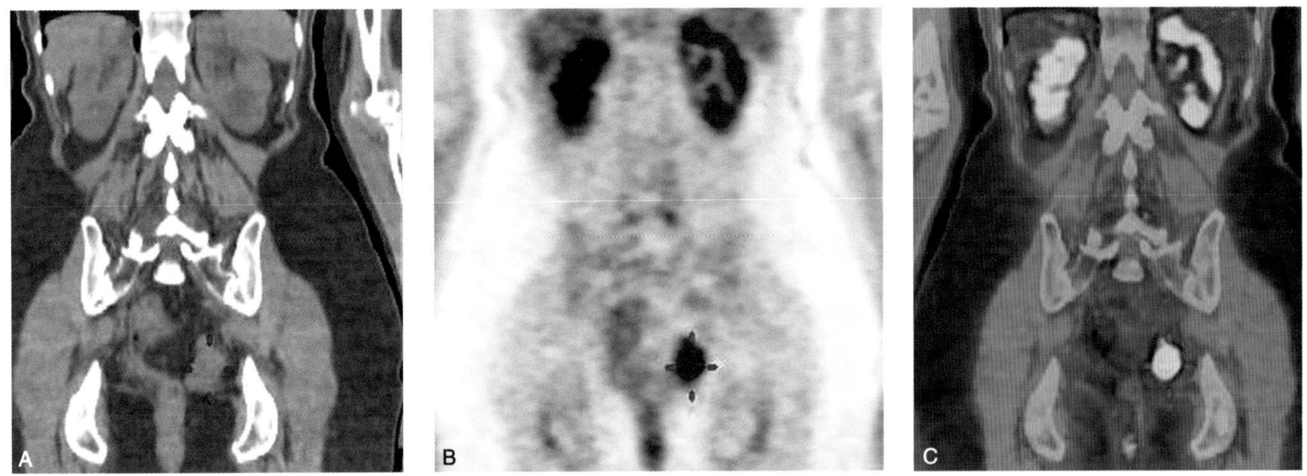

图 76.27　卵巢癌,1 期。PET/CT 显示左卵巢(光标之间)有高代谢病灶。术后病理确认病灶局限于卵巢内。在生理性卵巢囊肿中也可见类似的 FDG 摄取。A. CT 平扫。B. 校正后 PET 图像。C. PET/CT 融合图像。

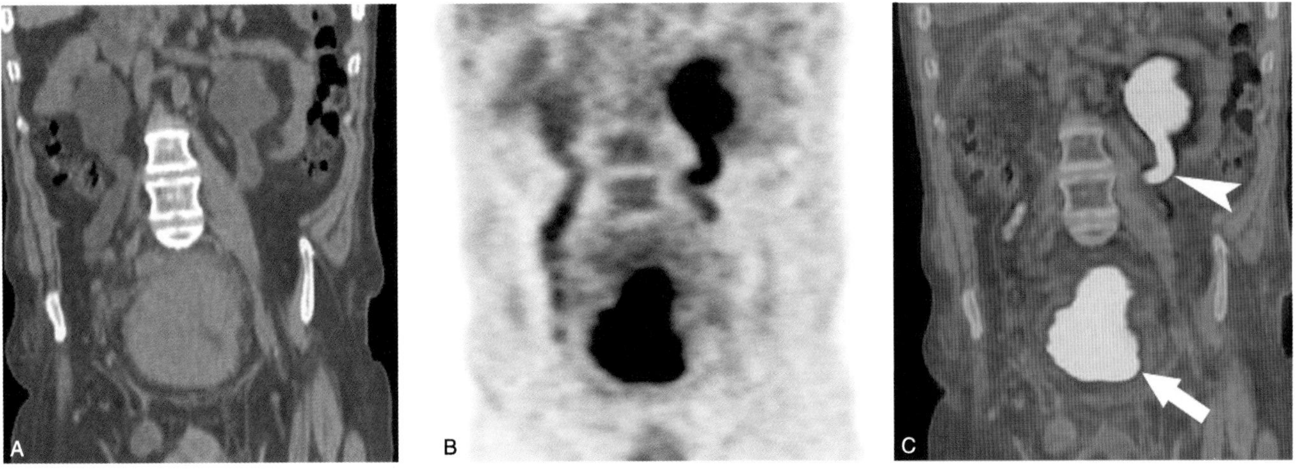

图 76.28　膀胱移行细胞癌。一个大的膀胱肿瘤(箭)显示氟脱氧葡萄糖高代谢。膀胱肿瘤导致左肾集合系统梗阻性积水(箭头)。A. CT 平扫。B. 校正后 PET 图像。C. PET/CT 融合图像。

肾上腺恶性肿瘤。有限的研究证实了 FDG PET 显像在鉴别肾上腺良恶性肿瘤方面的诊断价值(图 76.29 和图 76.30)。CT 和 MR 仍然是鉴别肾上腺良性肿瘤和转移癌的主要检查方法(见第 48 章)。肾上腺结节如果摄取高于大血管则不能排除恶性病变可能,应进一步行增强 CT 或者 MRI 检查,肾上腺结节摄取高于肝脏则恶性病变的可能性更大。

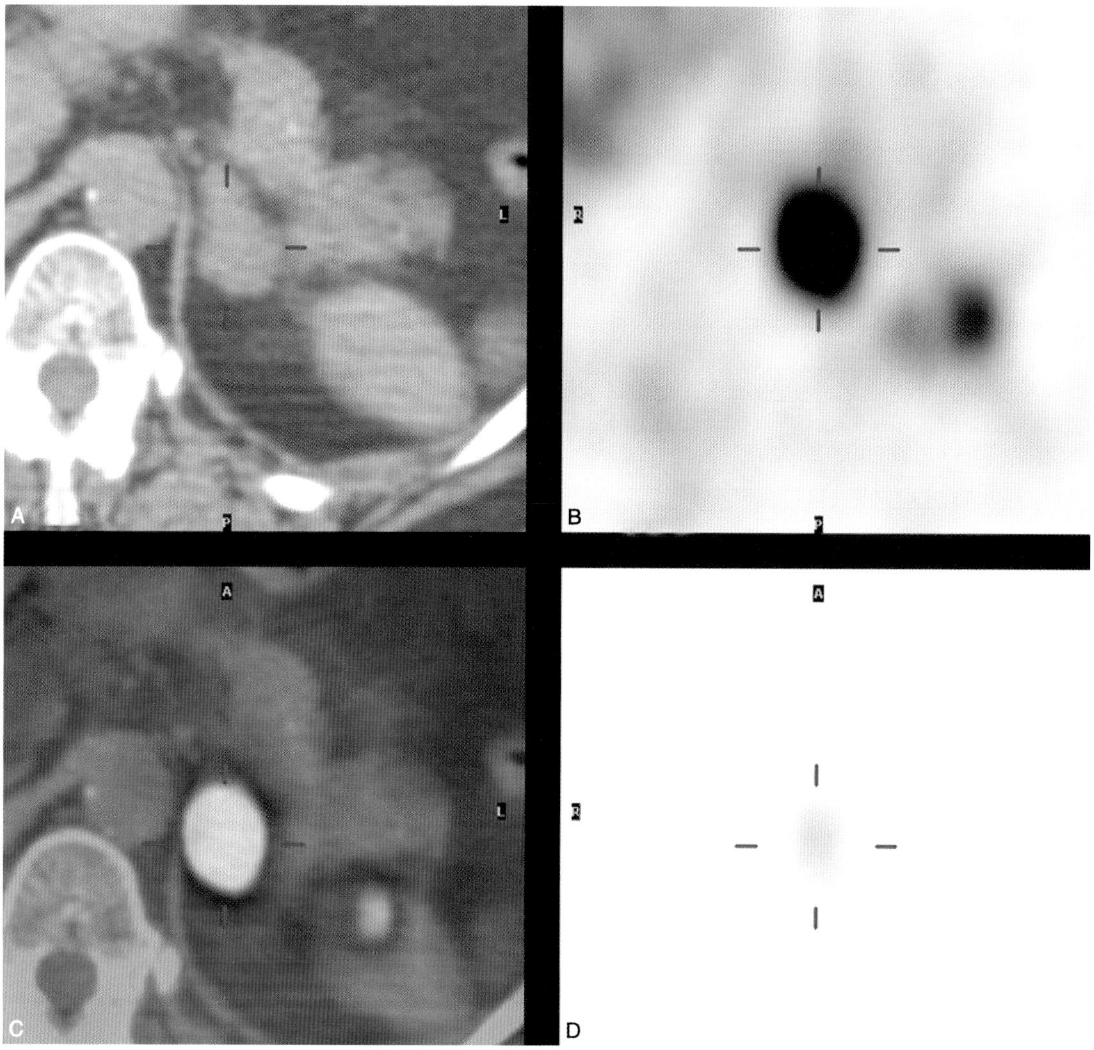

图 76.29 肾上腺转移癌。肺癌病史患者 PET/CT 显示左侧肾上腺(光标之间)高代谢病灶。活检证实为肺癌肾上腺转移。该患者仅有一处转移灶。A. CT 平扫。B. 校正后 PET 图像。C. PET/CT 融合图像。D. 未校正 PET 图像。

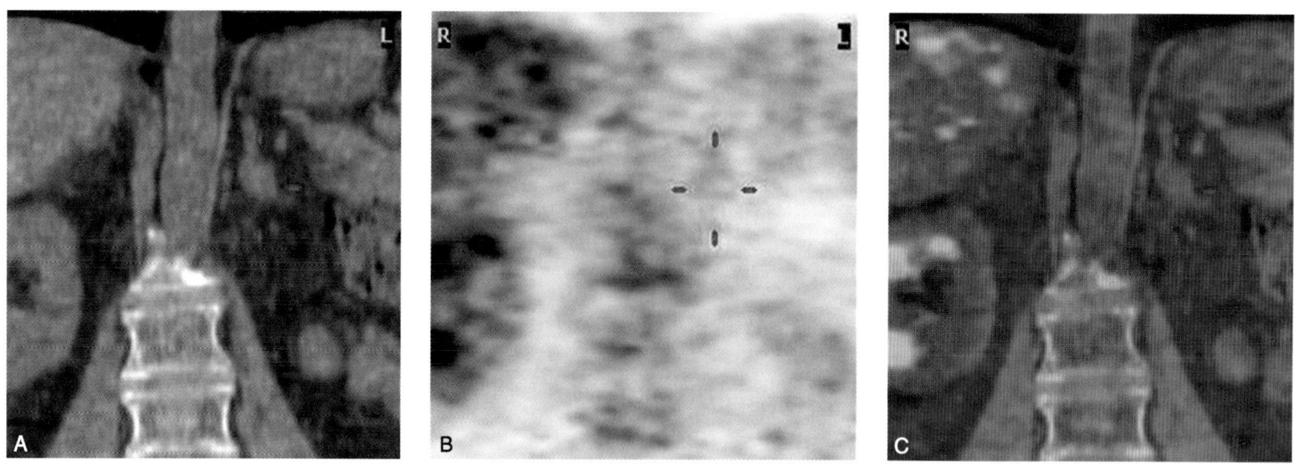

图 76.30 良性肾上腺腺瘤。结肠癌患者 PET/CT 显示左肾上腺增大(光标之间)。PET 显示与良性病变类似的低代谢活性。肾上腺 CT 检查证实该病。A. CT 平扫。B. 校正后 PET 图像。C. PET/CT 融合图像。

睾丸恶性肿瘤。PET 在检测睾丸癌在全身转移方面有很高的临床应用价值，但由于除老年男性外睾丸生理性摄取很高，PET/CT 检查对原发性睾丸恶性肿瘤的诊断价值有限。精原细胞瘤通常比非精原细胞瘤摄取更多的 FDG，但 PET 均可用于二者转移灶的检测。检查前排空膀胱有利于减少膀胱内显像剂干扰。检查前可适当应用利尿剂减少集合系统内显像剂残留以提高图像对比度。与相应的 CT 图像的相关性对于初始分期和复发评估都是必不可少的。

前列腺癌。大多数前列腺癌 FDG 的摄取量很低，分化良好的前列腺癌摄取更低。由于这些因素影响，PET/CT 不用于原发性前列腺癌的诊断，对前列腺癌骨转移诊断价值不高。前列腺弥漫性高摄取可能是前列腺炎的表现。局限性高摄取需要进一步检查以除外前列腺癌。PET/CT 主要用于前列腺癌治疗后疗效评价。然而随着新的靶向药物的应用，如胆碱、氟昔洛韦和 PSMA 导向的前列腺癌药物，PET 成像在这方面有很大的应用前景(参见下文)。

头颈部恶性肿瘤。常见的头颈部恶性肿瘤包括黏膜表面鳞状细胞癌、唾液腺癌及泪腺癌等。由于这些恶性肿瘤恶性程度高，糖代谢活跃，PET/CT 可用于原发灶诊断及转移灶检测、分期及联系评价(图 76.31)。PET/CT 对这类恶性肿瘤检测具有极高的敏感性和特异性，灵敏度为 98%，特异性为 92%，准确率为 94%。PET/CT 不仅对淋巴结转移灶非常敏感，还能检查到其他部位的隐匿性原发恶性肿瘤和转移灶(图 76.32)。

与其他解剖区域相比，PET 对头部和颈部的评估具有挑战性。由于大脑、眼外肌和面肌、扁桃体、声带和棕色脂肪等部位强烈的生理性摄取 FDG，因此对这些部位转移灶检测受限。此外，轻度高代谢反应性淋巴结病在头部和颈部是一个常见的发现。由于术后或放疗后炎症反应，术后复发检测及放疗后评价疗效应在治疗结束后 2～3 个月进行。**肉瘤和骨恶性肿瘤**。PET 已成为软组织肉瘤和原发性骨肿瘤分级、分期的标准检查流程。组织肉瘤和原发性骨肿瘤。这些恶性肿瘤转移灶很常见，转移灶可以手术切除或放疗。对于局限性高代谢灶首先要考虑为转移性病变，但关节周围高摄取首先考虑关节炎性病变(图 76.33)。此外，由于骨髓刺激作用，骨骼可见弥漫性摄取增高(图 76.34)。多灶性 FDG 摄取增高和/或 CT 图像有助于区别于弥漫性骨转移和骨髓刺激导致的摄取增高(图 76.35)。

在诊断恶性肿瘤骨转移时，应考虑原发性肿瘤的病理类型(图 76.36 和图 76.37)。PET/CT 对多种疾病转移灶高度敏感，如乳腺癌和骨髓瘤等，其他如前列腺癌等疾病，骨扫描对肿瘤骨转移更敏感。

神经内分泌肿瘤。神经内分泌肿瘤最常见于胰腺或肠道，核医学成像技术是目前最好的检查方法。一般来说，使用生长抑素受体导向的药物，如^{111}In-奥曲肽或^{68}Ga-DOTATATE，能较好地评估低级别神经内分泌肿瘤(图 76.38)。相反，在高级别

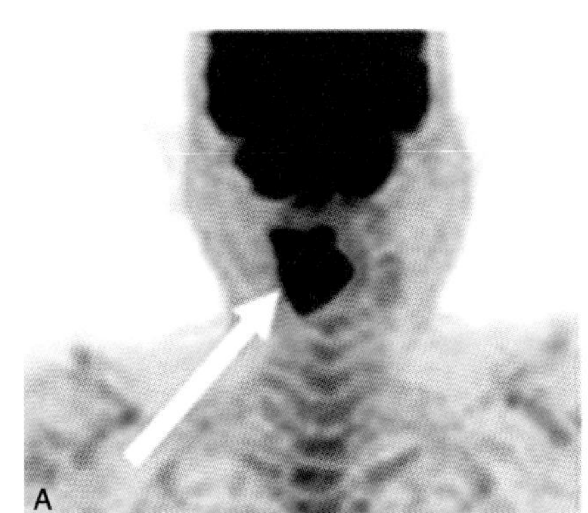

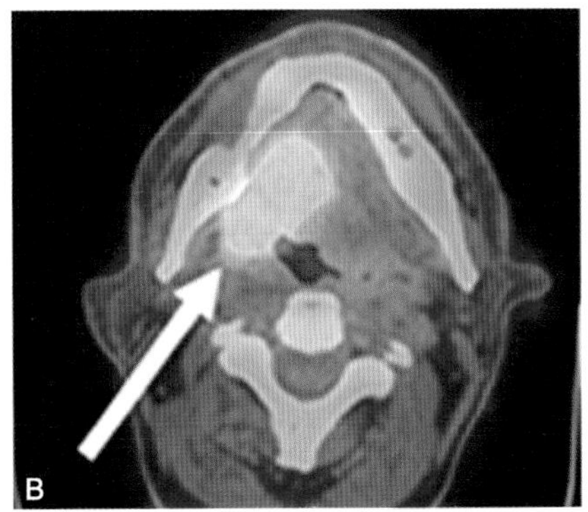

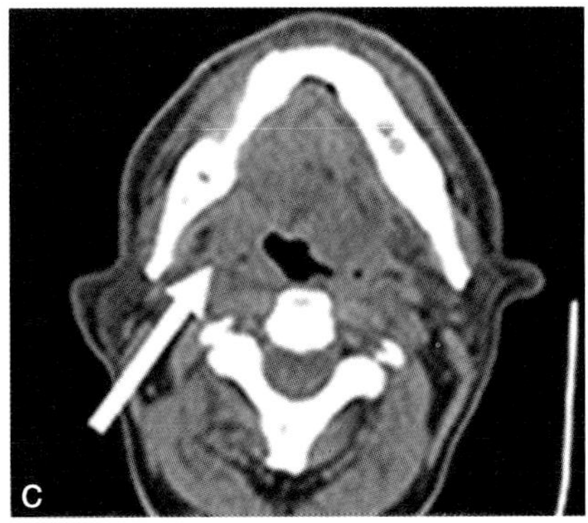

图 76.31　舌鳞状细胞癌。PET/CT 显示肿瘤位于右侧舌根(箭)，未见转移。A. PET MIPS。B. PET-CT。C. 非对比 CT 平扫。

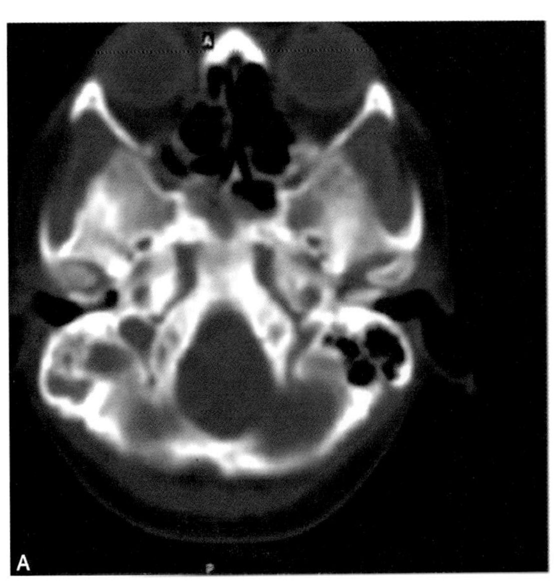

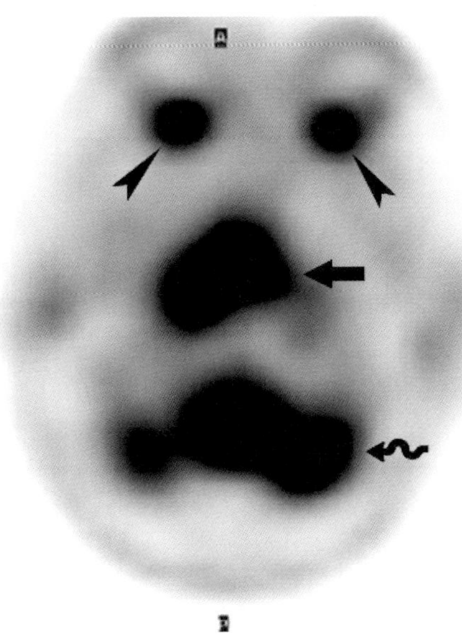

图 76.32　鼻咽转移性鳞状细胞癌。轴向 PET/CT 图像(A. CT、B. 校正后 PET、C. PET/CT 融合图像、D. 未校正的 PET)显示鼻咽浸润性肿瘤(直箭)。眼球运动引起的眼部肌肉(黑色箭头)摄取氟脱氧葡萄糖十分明显。与未衰减校正的 PET 图像(D)相比，衰减校正高估了 B、C 中肿瘤范围(直箭)和大脑摄取程度(弯曲箭)。准确的解释需要与 CT 和其他影像学检查仔细对比。冠状位 PET/CT 图像(E. CT、F. 校正后 PET、G. PET/CT 融合图像)显示肿瘤转移至鼻咽淋巴结(箭头)和下颌骨(弯箭)。

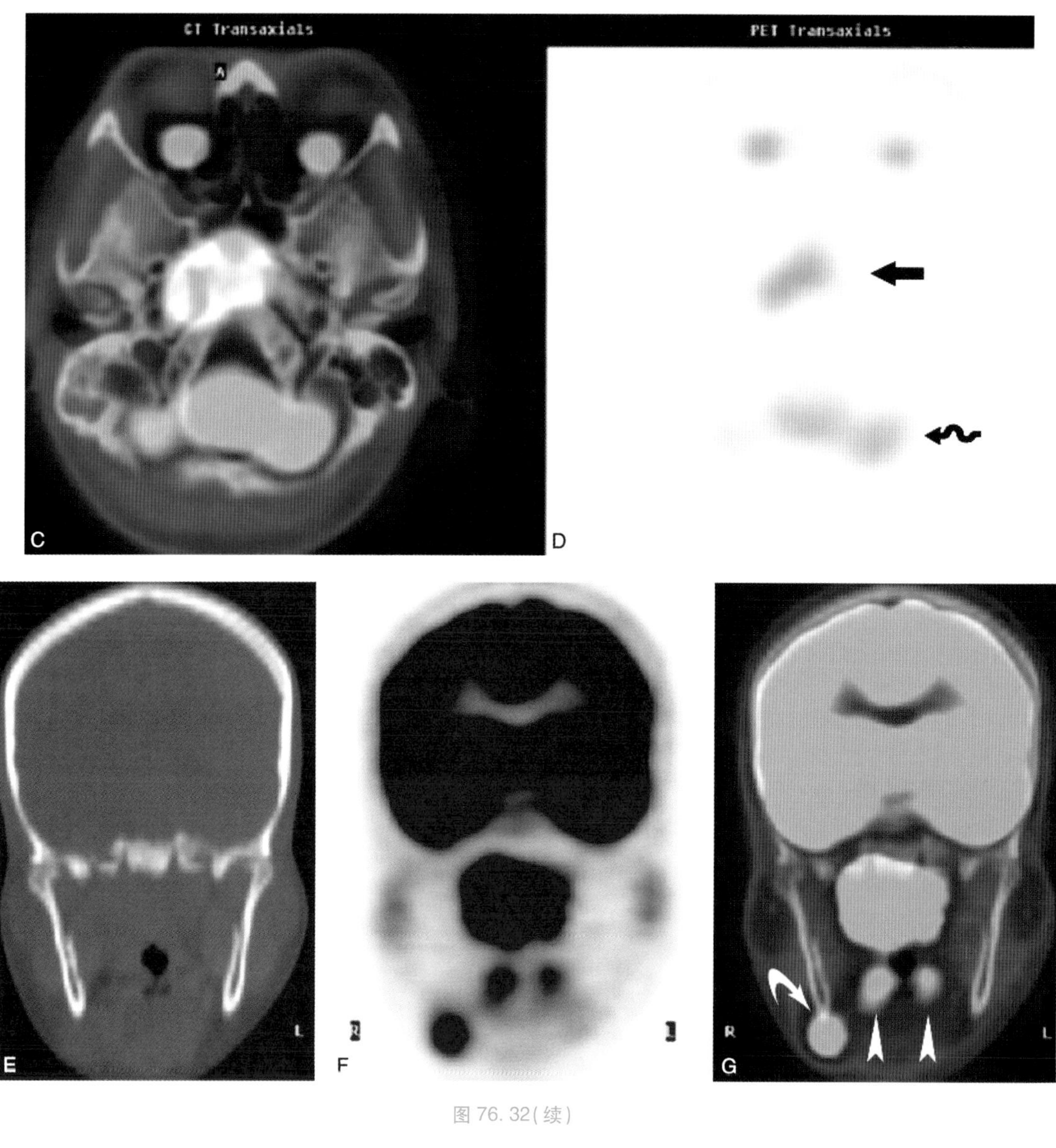

图 76.32(续)

图 76.33　小关节肥大,而不是转移。乳腺癌患者的 PET/CT 显示颈椎局灶性氟脱氧葡萄糖摄取(光标之间)。PET 与 CT 的相关性证实该摄取代表了小关节退变性疾病相关的良性炎症。A. CT 平扫。B. 校正后 PET 图像。

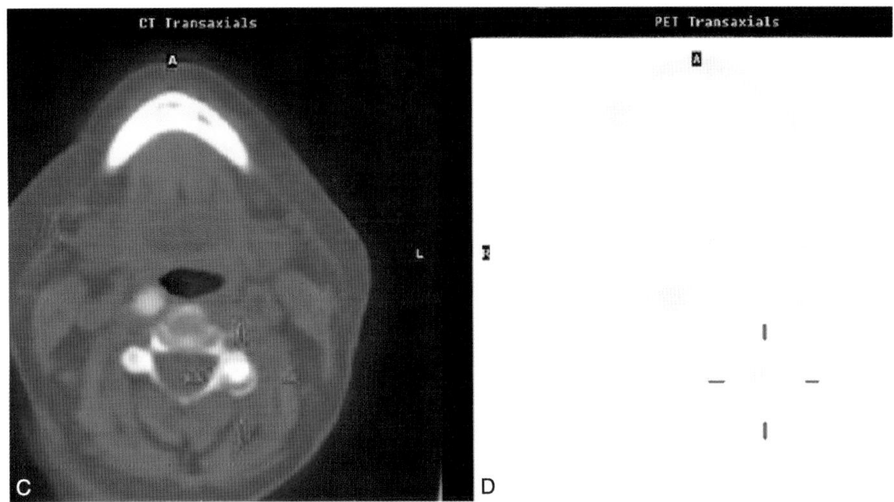

图 76.33（续）　C. PET/CT 融合图像。D. 未校正 PET 图像。

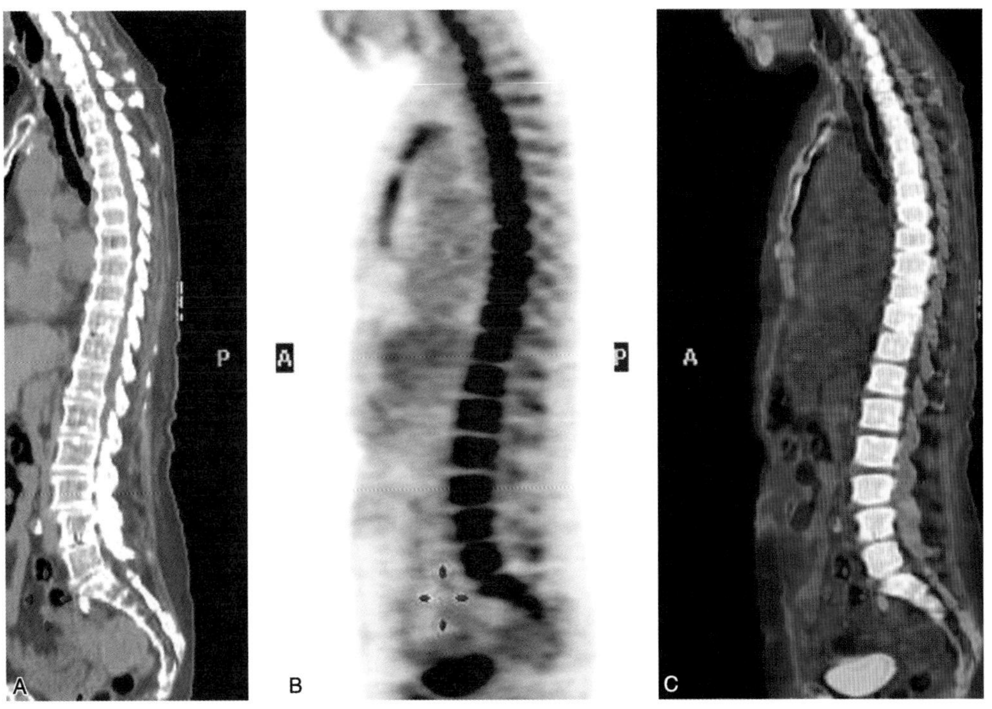

图 76.34　良性高代谢型骨髓。结肠癌患者脊柱可见明显的弥漫性氟脱氧葡萄糖摄取。CT 扫描未见转移性病变。化疗或骨髓刺激药物导致弥漫性骨髓摄取。A. CT 平扫。B. 校正后 PET 图像。C. PET/CT 融合图像。

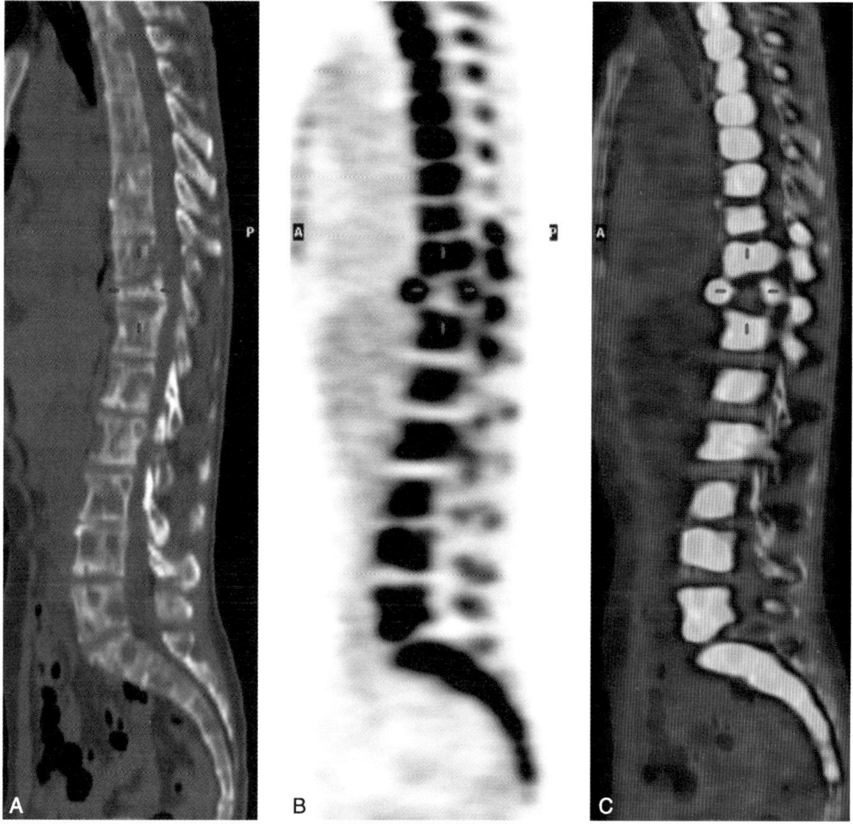

图 76.35　弥漫性转移性疾病伴骨髓高代谢。与图 76.34 比较。本例乳腺癌患者在 CT 图像上可见整个脊柱明显的溶骨性破坏。PET 表现为弥漫性骨髓高代谢,骨髓刺激和骨转移性疾病均可表现为高代谢。十字瞄准线示胸椎病理性压缩性骨折。A. CT 平扫。B. 校正后 PET 图像。C. PET/CT 融合图像。

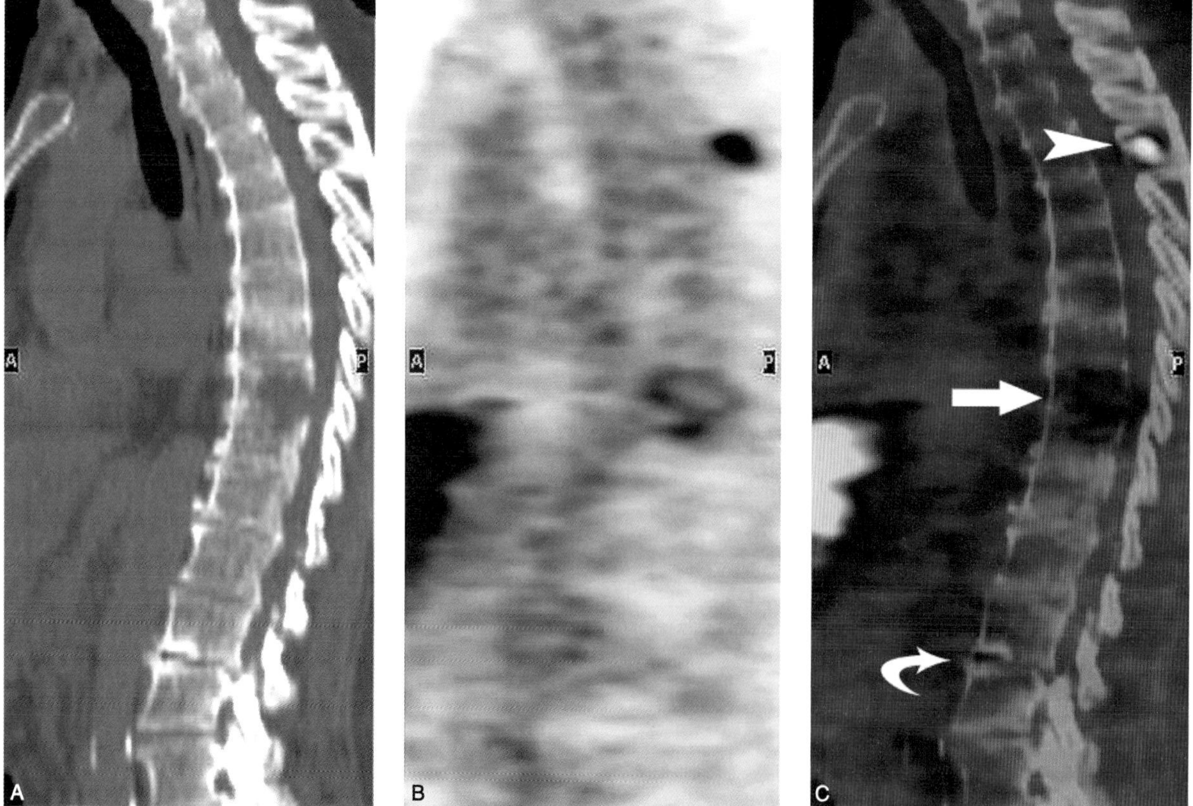

图 76.36　骨转移的冷结节及热结节。另一名乳腺癌患者的脊柱 PET/CT 显示骨转移伴氟脱氧葡萄糖高摄取(箭头),CT 上有明显的破坏性转移,但 PET 的代谢减弱(直箭),退行性改变(弯箭)没有 FDG 摄取。A. CT 平扫。B. 校正后 PET 图像。C. PET/CT 融合图像。

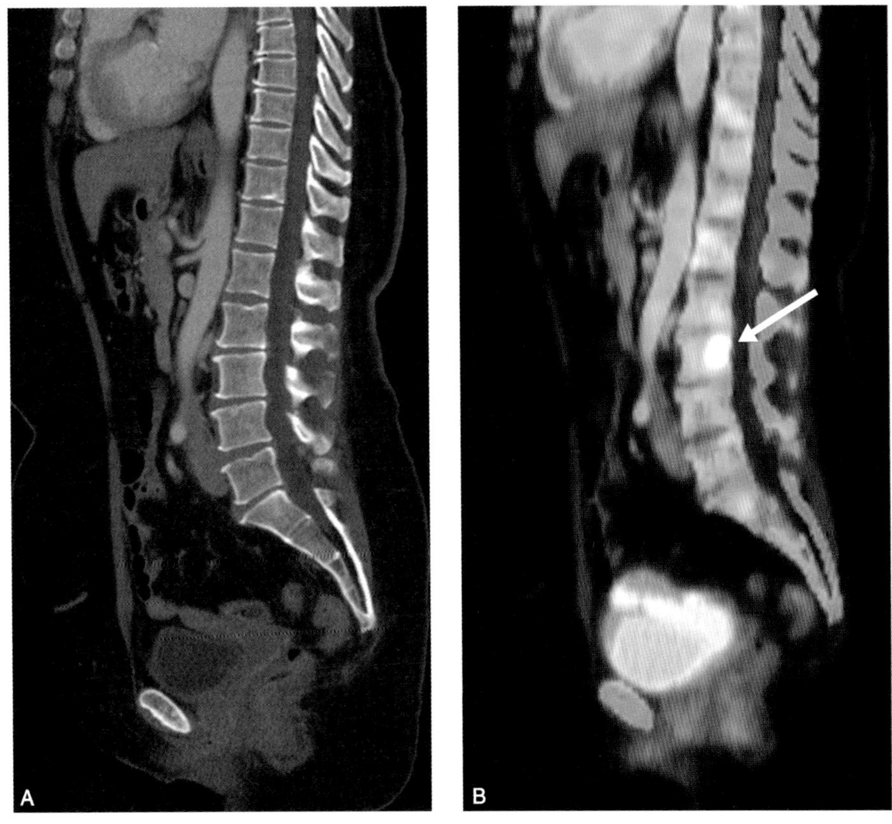

图 76.37 FDG 明显骨转移。43 岁妇女被诊断为乳腺癌。腰椎矢状位 CT 扫描(A)未发现转移性病灶。PET/CT(B)显示 L_3 椎体后方有高代谢转移灶(箭)。

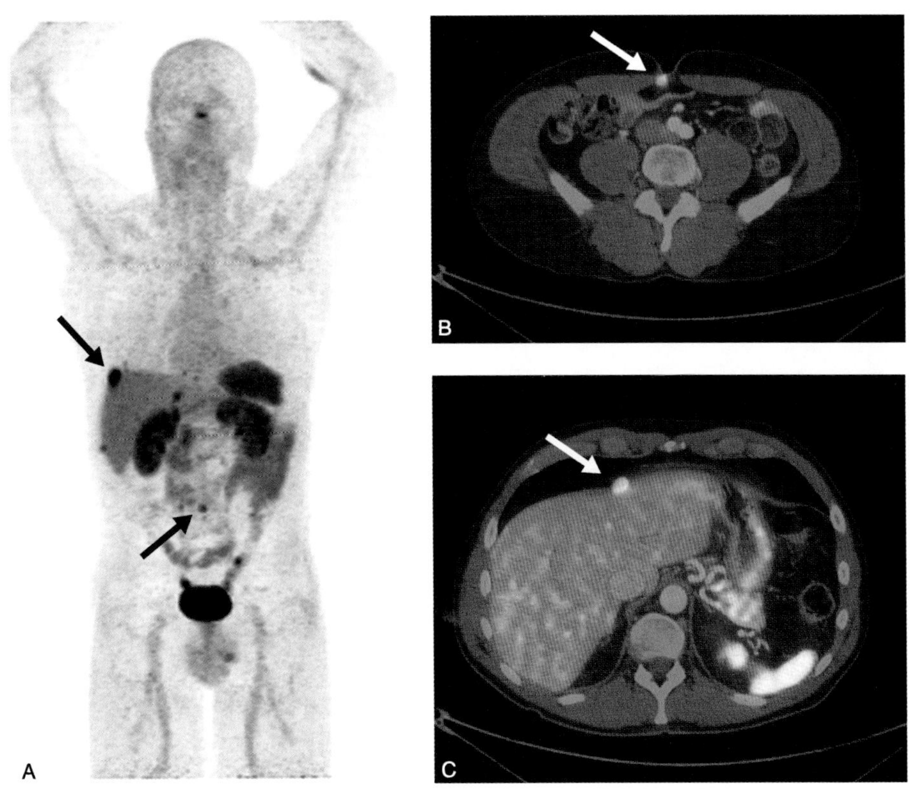

图 76.38 生长抑素受体阴性转移。61 岁有类癌病史患者。^{68}Ga-DOTATOC PET/CT 最大强度投影(A)显示，除垂体和肾上腺、脾脏、肝脏、肾脏和膀胱的正常生理性摄取外，腹部散在多个摄取区域(黑色箭)。PET/CT 融合图像(B、C)显示摄取异常区域与腹膜结节一致(白色箭)，表明腹膜转移性疾病。

肿瘤中，FDG PET检查更敏感。高、低级别肿瘤可以同时存在于同一位患者中，因此在这些病例中，两种检查方法应联用以免漏诊远处转移灶，以及选择最佳的治疗方法。在核医学治疗领域，一些新型显像剂有望取得重大进展，如^{177}Lu-DOTATATE可用于监测治疗后反应。

炎症和感染性疾病PET/CT检查

因为在PET/CT检查中表现为高代谢现象不是肿瘤特有的，炎症和感染性疾病也可表现为高代谢，因此PET/CT也可用于检测炎症和感染性疾病。

不明原因发热（FUO）指无明显诱因反复发热至少3周以上。引起不明原因发热的疾病非常多，包括感染性疾病和肿瘤性疾病。全身PET是检测这两种原因的有效方法。

结节病是一种相对常见的炎性病变，可累及皮肤、肺、淋巴结和心脏等多器官。病变摄取FDG与病变活跃程度相关，因此PET/CT显像可用于确定疾病的程度，何时治疗和评估治疗后反应。PET/CT特殊的临床应用价值之一是检测是否有心肌受累（图76.39），这是相对少见但致命的病变。检测是否有心肌受累时PET/CT检查应结合心肌灌注显像，心肌受累表现为低灌注区或者无显像剂分布区糖代谢明显活跃，FDG异常浓聚。在检查前应做好准备工作，检查前应进食高脂肪低碳水化合物饮食以避免出现假阳性结果。

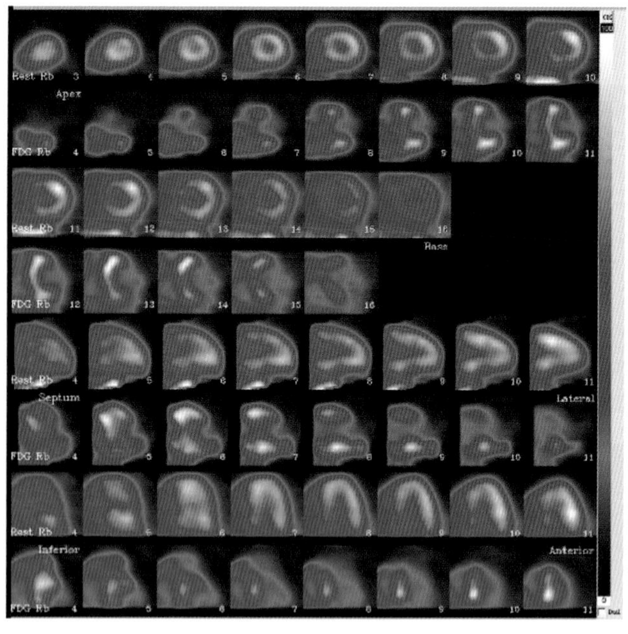

图76.39　心脏结节病。46岁男性患者出现室性心动过速，冠脉造影未见明显异常。PET心肌门控灌注显像示室间隔、下壁灌注减低（顶行），PET/CT心肌代谢显像示相应部位代谢增高（底行），活检证实心肌病。

PET/CT检查的缺陷

生理性摄取反映正常组织器官的糖代谢活动，在各个组织器官中都能见到，如前述的肌肉组织（图76.2～图76.7）。PET/CT图像上任何高摄取区域均应排除生理性摄取的可能。

棕色脂肪组织。如果出现高摄取，应仔细观察相应层面的CT图像以排除棕色脂肪组织FDG摄取可能，尤其是淋巴瘤、乳腺癌等伴有高风险淋巴结转移可能的疾病（图76.9）。棕色脂肪组织常对称性分布于颈部、冈上窝、脊柱旁等区域。不典型分布区域包括心包、肾上腺区域等。

炎症反应可导致葡萄糖代谢增加，FDG摄取增高。鉴别诊断时，任何高代谢区域均应考虑炎性病变和感染性病变（图76.21）。临床病史与CT表现是鉴别诊断的必要条件。髋关节、膝关节、肩关节、胸锁关节、肩锁关节和脊柱小关节是关节炎好发部位（图76.40、图76.33）。肺炎和放射性肺炎也可出现不同程度的FDG摄取（图76.13）。结节病累及区域可出现FDG摄取，痔常伴有不同程度的急性炎症，也可出现FDG摄取。化疗和接受免疫抑制剂治疗的患者可能在不常见部位发生感染。

免疫治疗已成为许多恶性肿瘤的一种关键治疗方式，尤其是黑色素瘤。免疫治疗后PET/CT显像可能产生非常复杂的图像，难以鉴别治疗后相关反应和肿瘤进展。例如，免疫治疗后广泛性淋巴结高代谢和类肉瘤反应很常见，PET/CT显像难以鉴别治疗后反应和肿瘤进展。免疫治疗后其他副作用也很常见，如垂体炎，肾上腺炎，结肠炎和滑膜炎等（图76.41）。这些副作用在初始免疫治疗中即可出现。

良性肿瘤也可浓聚FDG。FDG不是恶性肿瘤特异性显像剂，良性肿瘤如纤维瘤和脂肪瘤也可浓聚FDG。

术后反应。任何外伤均可浓聚FDG，包括术后反应。浓聚与术后炎症反应、创伤修复有关，气管切开术、胸骨切开术等手术部位摄取增高时间可持续6个月，关节假体愈合（必须区别于感染）也可出现显像剂摄取增高，与其他疾病鉴别困难。

骨折后数周内可显示FDG摄取（图76.42），摄取增高与骨质愈合、肉芽组织形成、骨质塑性等因素有关。CT骨窗可显示骨折。

恶性肿瘤低摄取。一些恶性病变显示很少或无糖代谢活性，PET/CT扫描可能漏诊。这些疾病包括乳腺小叶癌、低度恶性淋巴瘤、唾液腺肿瘤、前列腺癌、肺原发性腺癌、类癌等恶性肿瘤，低糖代谢活性病变可见于广泛坏死的原发性肿瘤和淋巴结转移灶。

衰减校正伪影显示为伪焦点，PET/CT图像衰减校正后表现为高代谢。这些都是由衰减校正过度引起的，常见于高密度金属，包括金属关节假体、骨折固定装置、椎体成形术手术部位、心脏起搏器、义齿，也可见于口服和静脉注射对比剂。这些伪影主要表现为高密度区域附近出现高代谢区域，未衰减校正图像上的PET影像表现为显像剂分布稀疏或缺损区。采用迭代法衰减校正可减少此类伪影。

错误配准。由于CT和PET是在不同的时间点获得的，因此应始终考虑PET检查结果与CT的错误配准。最常见的错配发生在肺和肠。肠蠕动使肠内容物在PET扫描和CT扫描时移位，便会发生肠活动的错配。在PET上，病灶的摄取增加或减少可以在肠道附近看到。这个缺陷可以通过仔细地将CT图像与PET图像关联来识别。患者在CT和PET之间的移动导致融合图像上FDG摄取的错误配准。这也常见于CT和PET数据之间的呼吸配准错误。与CT相比，PET在大多数情况下需要2～3min扫描，因此肺底和上腹部会有一定程度的配准错误。

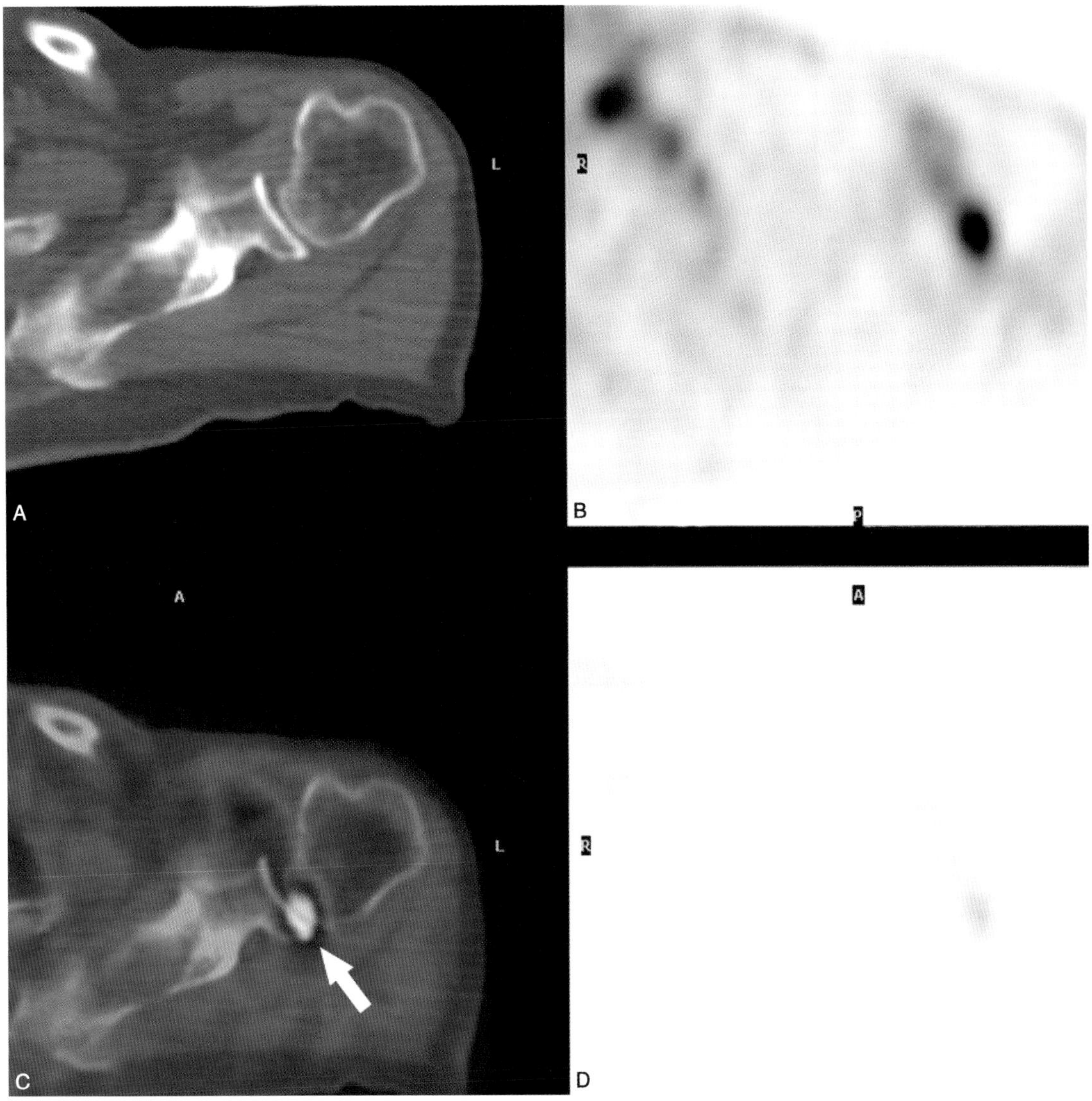

图 76.40　肩关节炎。PET/CT 显示强烈的氟脱氧葡萄糖摄取(箭)局限于肩关节,提示炎症而非转移性疾病。A. CT 平扫。B. 校正后 PET 图像。C. PET/CT 融合图像。D. 未校正 PET 图像。

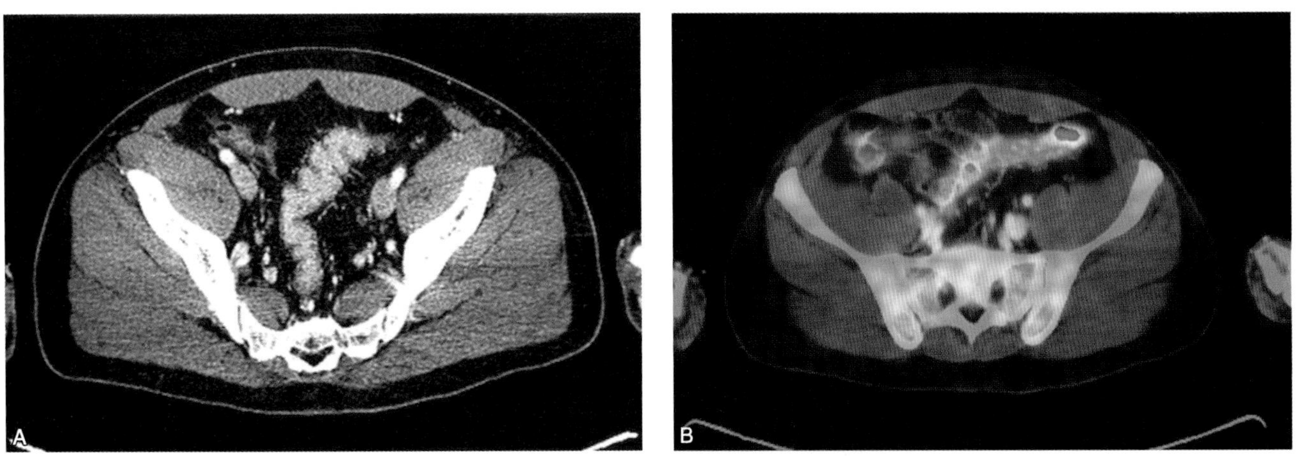

图 76.41　FDG-PET/CT 免疫治疗相关性结肠炎。患者正在接受派姆单抗(pembrolizumab)治疗,治疗开始后一直出现腹泻。CT(A)和 PET/CT 融合图像(B)显示高代谢性的乙状结肠壁增厚,与免疫治疗引起的结肠炎一致。

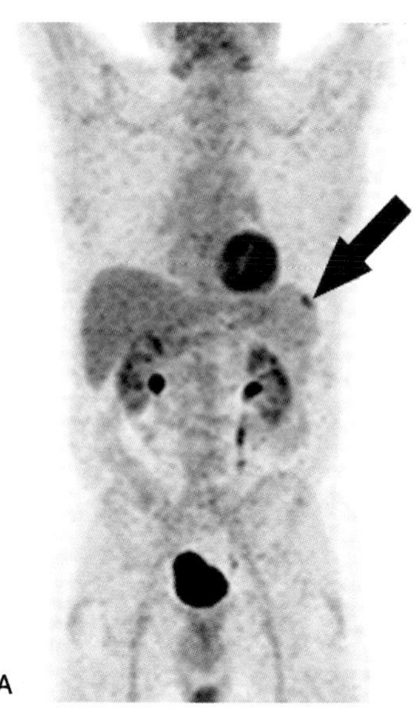
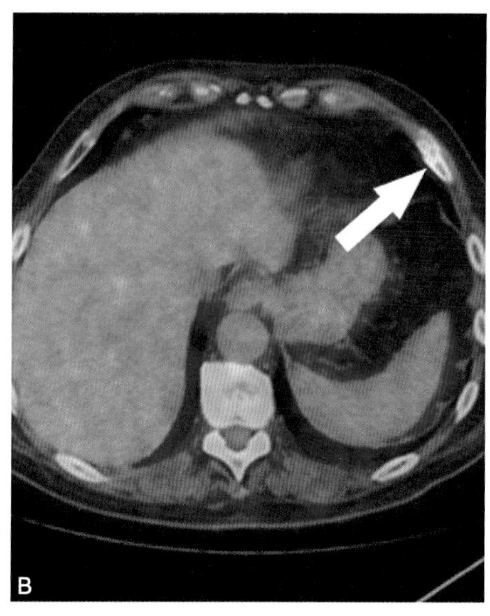
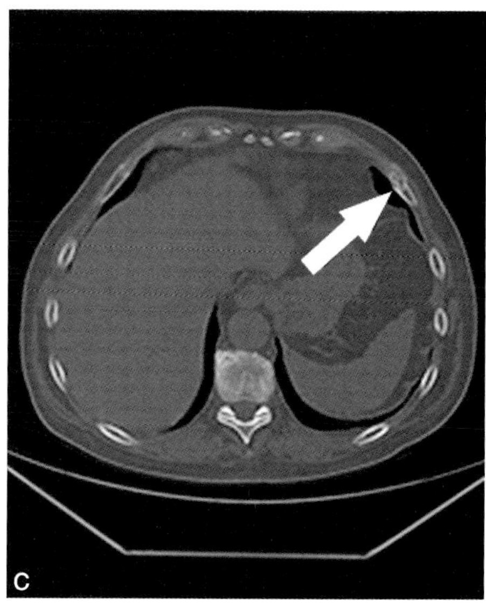

图 76.42　肋骨骨折。图像显示左侧肋骨的高摄取(箭)。A. PET MIPS。B. PET-CT 融合图像。C. CT 平扫。

CT 截断伪影是超出 CT 扫描范围造成的,在校正后 PET 图像上类似一系列黑线,主要见于过度肥胖的患者和在 PET 扫描中发生位移的患者,尤其是上下肢。由于 PET 扫描时间较长,患者可发生自觉或不自觉上肢或下肢移动。衰减校正无法消除此类伪影。

胸腺反弹。正常胸腺在青春期退化,脂肪组织逐渐代替胸腺腺体。化疗或皮质类固醇可引起胸腺细胞凋亡,治疗停止后胸腺细胞可出现代偿性增生,在 PET 显像中出现高摄取,CT 图像中可见软组织密度影(图 76.43)。这种现象不应与淋巴瘤或淋巴结转移性疾病相混淆。

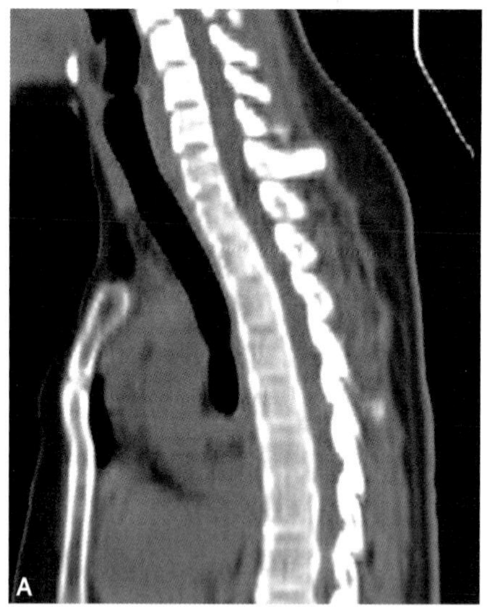
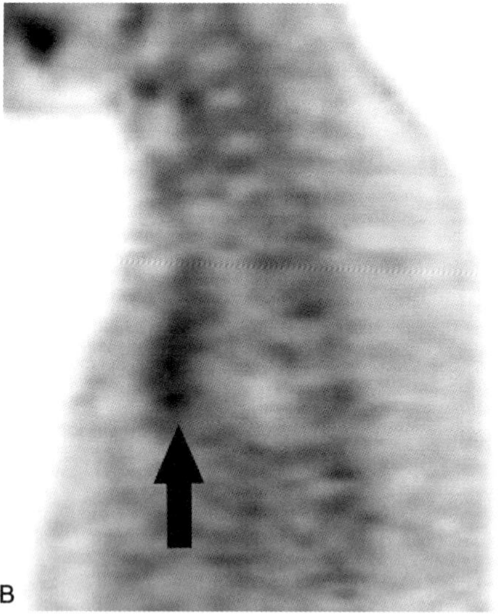
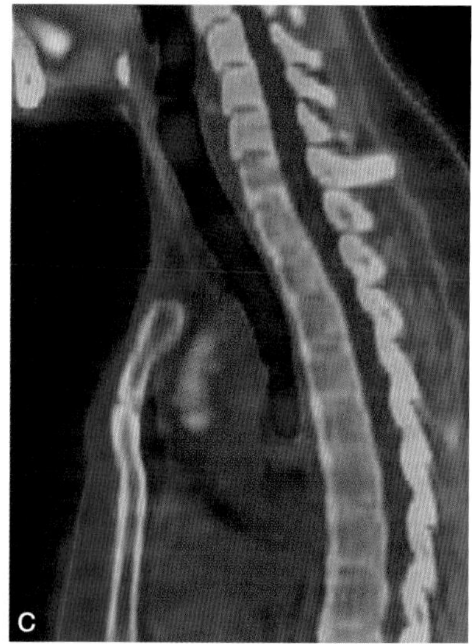
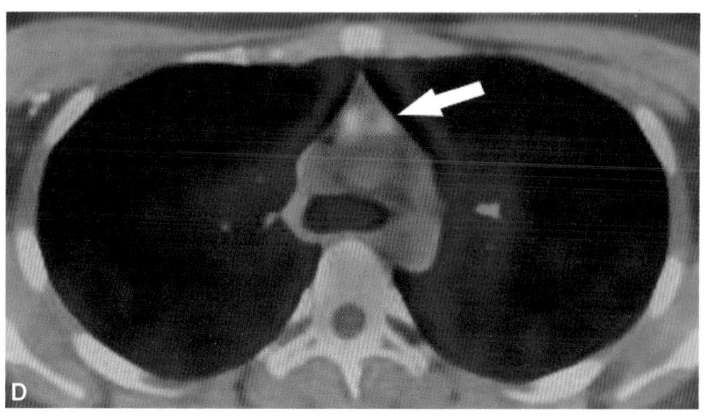

图 76.43　胸腺反弹。结肠癌化疗结束后患者的随访扫描,胸腺(箭)显示出氟脱氧葡萄糖高摄取,胸腺在 CT 上变为软组织密度影。这是化疗后的常见情况。A. 矢状位 CT。B. 矢状位校正后 PET 图像。C. 矢状位 PET/CT 融合图像。D. 轴位 PET-CT 融合图像。

骨赘常见于脊柱和关节中，部分骨赘代谢活跃，可浓聚 FDG，类似于椎旁病变。

注射点泄漏。如果在注射 FDG 期间发生皮肤浸润或留置导管顶端出现血栓，则可在注射部位或引流注射部位的淋巴结内看到 FDG 的摄取。

药物影响。一些药物可以改变 FDG 分布。例如，二甲双胍会导致右半结肠 FDG 摄取，类似结肠炎表现。

新型显像剂

目前使用最广泛的显像剂是 ^{18}F-FDG。^{18}F-FDG 在原发病诊断、术前分期、疗效评价、预后判断等方面有极高的应用价值。然而，^{18}F-FDG 并不是所有疾病的理想显像剂，临床应用确实有其局限性。例如，在评价分化良好的神经内分泌肿瘤方面价值有限，放射性核素标记的生长抑素受体显像剂如 ^{68}Ga-DOTATATE 的敏感性远高于 ^{18}F-FDG（见前面“神经内分泌肿瘤”相关内容）。此外，在前列腺癌中，^{18}F-FDG 敏感性差，其他示踪剂如胆碱、前列腺特异性抗原衍生物等新型显像剂有望提高敏感性。

^{18}F 标记氟昔洛韦又称抗 1-氨基-3-^{18}F-氟环丁烷-1-羧酸（FACBC），是一种亮氨酸类似物，主要被氨基酸转运蛋白转运。这种显像剂最近被批准用于前列腺癌的诊断。其优点是很少通过泌尿系统排泄，注射显像剂后早期泌尿系统内无显像剂分布，正常的生理分布包括肌肉，肝脏和胰腺（图 76.44）。这种示踪剂的主要用途是用于被新诊断为高危前列腺癌患者的复发检测。放疗后患者也可应用该显像剂评价疗效，监测肿瘤局部进展情况。

核素标记前列腺特异性膜抗原（PSMA）。有几种用 ^{68}Ga 和 ^{18}F 标记的基于 PSMA 的 PET 显像剂。初步研究表明，这些显像剂对各期的前列腺癌患者都显示出巨大的前景。虽然主要用于前列腺癌的研究，但 PSMA 在其他良性和恶性病变过程中，如纤维异常增生、淋巴瘤和头颈部鳞状细胞癌中也可以看到 PSMA 的表达，理论上也可用于这些肿瘤的诊断、分期和疗效评价等。

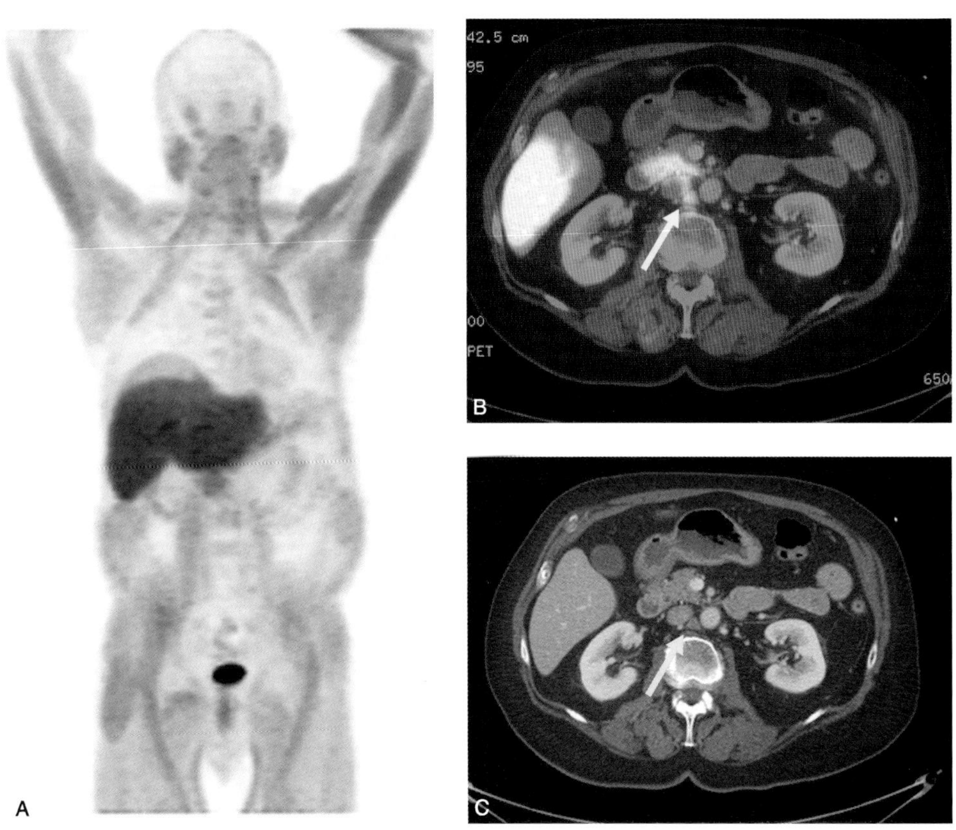

图 76.44　^{18}F 标记氟昔洛韦，PET/CT。73 岁男性患者在接受根治性前列腺切除术后，出现前列腺癌的生化复发。全身最大强度投影（A）显示正常的生理性分布，包括肌肉、膀胱、肝脏和胰腺。然而，PET/CT 融合（B）和 CT 图像（C）显示示踪剂在边界扩大的腹膜后淋巴结（箭）内摄取，因此与转移性疾病相一致。

推荐阅读

Basu S, Hess S, Nielsen Braad PE, Olsen BB, Inglev S, Høilund-Carlsen PF. The basic principles of FDG-PET/CT imaging. *PET Clin* 2014;9(4):355–370.

Blodgett TM, Fufui MB, Snyderman CH, et al. Combined PET-CT in the head and neck: part 1. Physiologic, altered physiologic, and artifactual FDG uptake. *Radiographics* 2005a;25(4):897–912.

Blodgett TM, Fufui MB, Snyderman CH, et al. Combined PET-CT in the head and neck: part 2. Diagnostic uses and pitfalls of oncologic imaging. *Radiographics* 2005b;25(4):913–930.

Bouchelouche K, Choyke PL. PET/computed tomography in renal, bladder and testicular cancer. *PET Clin* 2015;10(3):361–374.

Cheson BD. PET/CT in lymphoma: Current overview and future directions. *Semin Nucl Med* 2018;48(1):76–81.

Deroose CM, Hindié E, Kebebew E, et al. Molecular imaging of gastroenteropancreatic neuroendocrine tumors: current status and future directions. *J Nucl Med* 2016;57(12):1949–1956.

Dibble EH, Yoo DC, Noto RB. Role of PET/CT in workup of fever without a source. *Radiographics* 2016;36(4):1166–1177.

Dunphy MP, Lewis JS. Radiopharmaceuticals in preclinical and clinical development for monitoring of therapy by PET. *J Nucl Med* 2009;50(Suppl 1): 106S–121S.

Eubank WB, Mankoff DA, Takasugi J, et al. 18Fluorodeoxyglucose positron emission tomography to detect mediastinal or internal mammary metastases in breast cancer. *J Clin Oncol* 2001;19(15):3516–3523.

Flavell RR, Naeger DM, Aparici CM, Hawkins RA, Pampaloni MH, Behr SC. Malignancies with Low Fluorodeoxyglucose Uptake at PET/CT: Pitfalls and prognostic importance: Resident and fellow education feature. *Radiographics* 2016;36(1):293–294.

Flechsig P, Mehndiratta A, Haberkorn U, Kratochwil C, Giesel FL. PET/MRI and PET/CT in lung lesions and thoracic malignancies. *Semin Nucl Med* 2015;45(4):268–281.

Fogelman I, Cook G, Israel O, Van Der Wall H. Positron emission tomography and bone metastases. *Semin Nucl Med* 2005;35(2):135–142.

Garg G, Benchekroun MT, Abraham T. FDG-PET/CT in the postoperative period: Utility, expected findings, complications, and pitfalls. *Semin Nucl Med* 2017;47(6):579–594.

Goldberg MA, Mayo-Smith WW, Papanicolaou M, Fischman AJ, Lee MJ. FDG PET characterization of renal masses: preliminary experience. *Clin Radiol* 1997;52(7):510–515.

Groheux D, Cochet A, Humbert O, Alberini JL, Hindié E, Mankoff D. 18F-FDG PET/CT for staging and restaging of breast cancer. *J Nucl Med* 2016;57(Suppl 1):17S–26S.

Himeno S, Yasuda S, Shimada H, Tajima T, Makuuchi H. Evaluation of esophageal cancer by positron emission tomography. *Jpn J Clin Oncol* 2002;32(9):340–346.

Hofman MS, Hicks RJ, Maurer T, Eiber M. Prostate-specific membrane antigen PET: clinical utility in prostate cancer, normal patterns, pearls, and pitfalls. *Radiographics* 2018;38(1):200–217.

Kapoor V, Fukui MB, McCook BM. Role of 18F-FDG PET/CT in the treatment of head and neck cancers: posttherapy evaluation and pitfalls. *AJR Am J Roentgenol* 2005a;184:589–597.

Kapoor V, Fukui MB, McCook BM. Role of 18F-FDG PET/CT in the treatment of head and neck cancers: principles, technique, normal distribution, initial staging. *AJR Am J Roentgenol* 2005b;184(2):579–587.

Kapoor V, McCook BM, Torok FS. An introduction to PET-CT imaging. *Radiographics* 2004;24(2):523–543.

Koga H, Sasaki M, Kuwabara Y, et al. An analysis of the physiological FDG uptake pattern in the stomach. *Ann Nucl Med* 2003;17(8):733–738.

Kostakoglu L, Hardoff R, Mirtcheva R, Goldsmith SJ. PET-CT fusion imaging in differentiating physiologic from pathologic FDG uptake. *Radiographics* 2004;24(5):1411–1431.

Kwee RM, Marcus C, Sheikhbahaie S, Subramaniam RM. PET with fluorodeoxyglucose F-18/computed tomography in the clinical management and patient outcomes of esophageal cancer. *PET Clin* 2015;10(2):197–205.

Lakhani A, Khan SR, Bharwani N, et al. FDG PET/CT pitfalls in gynecologic and genitourinary oncologic imaging. *Radiographics* 2017;37(2):577–594.

Lakhman Y, Nougaret S, Miccò M, et al. Role of MR imaging and FDG PET/CT in selection and follow-up of pelvic exenteration for gynecologic malignancies. *Radiographics* 2015;35(4):1295–1313.

Laurens ST, Oyen WJ. Impact of fluorodeoxyglucose PET/computed tomography on the management of patients with colorectal cancer. *PET Clin* 2015;10(3):345–360.

Lee SI, Catalano OA, Dehdashti F. Evaluation of gynecologic cancer with MR imaging, 18F-FDG PET/CT, and PET/MR imaging. *J Nucl Med* 2015;56(3):436–443.

Lerut T, Flamen P, Ectors N, et al. Histopathologic validation of lymph node staging with FDG-PET scan in cancer of the esophagus and gastroesophageal junction: a prospective study based on primary surgery with extensive lymphadenectomy. *Ann Surg* 2000;232(6):743–752.

Liu Y. Role of FDG PET-CT in evaluation of locoregional nodal disease for initial staging of breast cancer. *World J Clin Oncol* 2014;5(5):982–989.

Love C, Tomas MB, Tronco GG, Palestro CJ. FDG PET of infection and inflammation. *Radiographics* 2005;25(5):1357–1368.

MacMahon H, Naidich DP, Goo JM, et al. Guidelines for management of incidental pulmonary nodules detected on CT images: from the Fleischner Society 2017. *Radiology* 2017;284(1):228–243.

Maurer AH, Burshteyn M, Adler LP, Steiner RM. Utility of FDG PET/CT in inflammatory cardiovascular disease. *Radiographics* 2011;31(5): 1271–1286.

Meller J, Sahlmann CO, Scheel AK. 18F-FDG PET and PET/CT in fever of unknown origin. *J Nucl Med* 2007;48(1):35–45.

Paes FM, Singer AD, Checkver AN, Palmquist RA, De La Vega G, Sidani C. Perineural spread in head and neck malignancies: clinical significance and evaluation with 18F-FDG PET/CT. *Radiographics* 2013;33(6):1717–1736.

Perng P, Marcus C, Subramaniam RM. (18)F-FDG PET/CT and melanoma: staging, immune modulation and mutation-targeted therapy assessment, and prognosis. *AJR Am J Roentgenol* 2015;205(2):259–270.

Rajadhyaksha CD, Parker JA, Barbaras L, Gerbaudo VH. Normal and benign pathologic findings in 18-FDG-PET and PET-CT. An interactive web-based image atlas. Joint Program in Nuclear Medicine, Harvard Medical School, 2005. Available from http://www.jpnm.org

Ruilong Z, Daohai X, Li G, Xiaohong W, Chunjie W, Lei T. Diagnostic value of 18F-FDG-PET/CT for the evaluation of solitary pulmonary nodules: a systematic review and meta-analysis. *Nucl Med Commun* 2017;38(1):67–75.

Stafford SE, Gralow JR, Schubert EK, et al. Use of serial FDG PET to measure the response of bone-dominant breast cancer to therapy. *Acad Radiol* 2002;9(8):913–921.

Sugawara Y, Zasadny KR, Kison PV, Baker LH, Wahl RL. Splenic fluorodeoxyglucose uptake increased by granulocyte colony-stimulating factor therapy: PET imaging results. *J Nucl Med* 1999;40(9):1456–1462.

Szyszko TA, Cook GJR. PET/CT and PET/MRI in head and neck malignancy. *Clin Radiol* 2018;73(1):60–69.

Wahl RL, Siegel BA, Coleman RE, Gatsonis CG. Prospective multicenter study of axillary nodal staging by positron emission tomography in breast cancer: a report of the staging breast cancer with PET study group. *J Clin Oncol* 2004; 22(2):277–285.

Wallitt KL, Khan SR, Dubash S, et al. Clinical PET imaging in prostate cancer. *Radiographics* 2017;37(5):1512–1536.

Wang HY, Ding HJ, Chen JH, et al. Meta-analysis of the diagnostic performance of [18F]FDG-PET and PET/CT in renal cell carcinoma. *Cancer Imaging* 2012;12(3):464–474.

Wimber AG, Burger IA, Sala E, Hricak H, Weber WA, Vargas HA. Molecular imaging of prostate cancer. *Radiographics* 2016;36(1):142–215.

Wong ANM, McArthur GA, Hofman MS, Hicks RJ. The advantages and challenges of using FDG PET/CT for response assessment in melanoma in the era of targeted agents and immunotherapy. *Eur J Nucl Med Mol Imaging* 2017;44(Suppl 1):67–77.

Yau YY, Chan WS, Tam YM, et al. Application of intravenous contrast in PET/CT: does it really introduce significant attenuation correction error? *J Nucl Med* 2005;46(2):283–291.

Ziai P, Hayeri MR, Salei A, et al. Role of optimal quantification of FDG PET imaging in the clinical practice of radiology. *Radiographics* 2016;36(2):481–496.

（杨耀武　雷楠　程祝忠）